实用医学词典

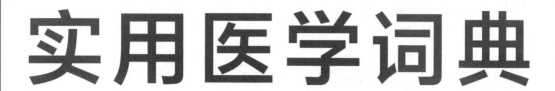

THE PRACTICAL
MEDICAL DICTIONARY

第 3 版
3rd Edition

名誉主编　谢启文
主　　编　于　淼
副 主 编　于洪昭　宋世昌

人民卫生出版社
·北 京·

图书在版编目(CIP)数据

实用医学词典/于淼主编.—3版.—北京:人
民卫生出版社,2022.8

ISBN 978-7-117-32839-5

Ⅰ.①实… Ⅱ.①于… Ⅲ.①医学-词典 Ⅳ.
①R-61

中国版本图书馆 CIP 数据核字(2022)第 021988 号

人卫智网	www.ipmph.com	医学教育、学术、考试、健康,
		购书智慧智能综合服务平台
人卫官网	www.pmph.com	人卫官方资讯发布平台

实用医学词典

Shiyong Yixue Cidian

第 3 版

主　　编:于　淼

出版发行:人民卫生出版社(中继线 010-59780011)

地　　址:北京市朝阳区潘家园南里 19 号

邮　　编:100021

E - mail:pmph @ pmph.com

购书热线:010-59787592　010-59787584　010-65264830

印　　刷:三河市宏达印刷有限公司(胜利)

经　　销:新华书店

开　　本:787×1092　1/16　　印张:89.5　　插页:9

字　　数:5026 千字

版　　次:1990 年 5 月第 1 版　　2022 年 8 月第 3 版

印　　次:2022 年 9 月第 1 次印刷

标准书号:ISBN 978-7-117-32839-5

定　　价:660.00 元

打击盗版举报电话:010-59787491　E-mail:WQ @ pmph.com

质量问题联系电话:010-59787234　E-mail:zhiliang @ pmph.com

《实用医学词典》(第3版)

编写人员

名誉主编 谢启文

主　　编 于　淼

副 主 编 于洪昭　宋世昌

编　　者(以姓氏笔画为序)

丁仁彧　于　淼　于洪昭　王　勇　王　彧　白　霞
冯甲棣　冯晓东　吉阳涛　刘元健　刘国平　孙丽华
孙良琦　孙咏梅　孙宝桢　孙黎光　李　丹　李心国
李远志　李衍文　李爱琳　时利德　佟　静　佟玉兰
宋世昌　张　毅　陈　阳　陈桂芳　苗　原　周莹莹
周添浓　赵　鑫　赵爱农　姜成钢　袁树德　徐　威
徐小嫚　黄世威　曹艳丽　韩立伟　韩佳利　谢启文
裘孝琦　管　宇

第 3 版前言

《实用医学词典》是一部综合性的医学工具书，第 2 版自 2007 年 9 月出版以来，深受广大读者的欢迎。近十几年来，随着医学科学技术的飞速发展，新学科、新理论、新技术不断涌现，诊疗技术迅速更新，医学新词也相应地大量产生，因此第 2 版中的有些内容已不再适用。为了适应医学科学技术的发展，满足广大读者的需求，我们组织各学科的专家、教授对《实用医学词典》进行全面修订、增补工作，精心编写了这部综合性医学工具书的第 3 版，主要供医药卫生从业人员、医药院校师生使用，也可供翻译、编辑及其他各界读者查阅参考。

第 3 版收词 30 000 余条，较第 2 版更新了近万个词条。内容包括祖国医学、基础医学、临床医学、预防医学、药学等近 60 个学科的基本、常用词汇，特别增加了分子生物学、医学遗传学、神经生物学、医学心理学、精神病学、医学影像学、医学美容学和基本医疗保险等方面的词汇，体现了收词尽量全面、内容力求新颖、重在实用的特点。

书中每个词条含词目、英文对应词、定义、解释和医药应用。本书的词汇力求以全国科学技术名词审定委员会审定公布的名词为主要依据，由专业人员在查阅国内外有关书籍和资料的基础上编写；尽量做到概念准确，有实用价值，有科学依据；文字言简意赅，深入浅出。为便于读者查阅，采取按汉语拼音字母顺序综合排目，并列有汉语拼音检字表、笔画检字表。正文后附有英中文索引、临床检验参考值、人体系统解剖图、针灸经穴名及针灸穴位图等。

本书虽经多次审校，但由于内容涉及的领域广泛，不足之处和错误仍不可避免，望广大读者批评指正，以备今后改进。

主　编

2022 年 3 月

于中国医科大学

使 用 说 明

一、本词典所收词目按汉语拼音字母顺序排列；同音异声的，按四声顺序排列；同音同声的按笔画多少排列；同音同声异字同笔画的，按起笔横、竖、撇、点、折排列。多字词条如第一字相同，则按第二字的汉语拼音字母顺序排列；第二字相同的，按第三字排列；以此类推。

二、带有阿拉伯数字、罗马数字或拉丁文、希腊文、英文等的词目，仍按汉语拼音排序，其中数字和外文字母都不参与排序。

三、词目中在 [ ] 内的字可以省略，参与排序；在 ( ) 内的字可与其前一字互换，但不参与排序。

四、同义词的解释写在其中常用的词目内，非常用词目的解释注明见常用词目。

五、词典正文前分别列有按汉语拼音字母顺序排目和按汉字笔画排目的检字表，正文后列有英中文索引，供读者查阅。

六、本书载入的天然药物中有些动、植物属国际或国家保护物种，在实际应用中应寻求人工制品或代用品。

目　录

首字检字表

一、汉语拼音检字表

A

ā 吖阿 1 ／ 阿 1
āi 埃 5
ái 癌 6
ǎi 嗳矮 7, 7
ài 艾爱 7, 9
ān 安桉氨鞍 9, 10, 10, 13
àn 按胺暗 13, 13, 13
áng 昂 14
āo 凹 14
áo 鳌 14
ào 奥澳懊 14, 17, 17

B

bā 八巴 18, 18
bá 拔 21
bǎ 靶 21
bái 白 21
bǎi 百柏摆 28, 28, 29
bài 败拜 29, 29
bān 扳班斑瘢 29, 29, 30
bǎn 板 30
bàn 半扮伴瓣 31, 33, 33, 33
bāng 邦 34
bàng 棒 34
bāo 包胞胞 34, 35, 35
bǎo 饱保 35, 36
bào 抱豹鲍暴爆 36, 36, 36, 37, 37
bēi 杯卑背悲 38, 38, 38, 38
běi 北 38
bèi 贝备背钡倍被 38, 39, 39, 40, 40, 40
bēn 奔贲 41, 41
běn 本苯 41, 42
bēng 崩绷 44, 44
bèng 泵 44
bī 逼 44
bí 鼻 44
bǐ 比吡彼笔 49, 50, 51, 51
bì 必毕闭荜铋荜睥痹蓖壁避臂髀 51, 51, 52, 52, 52, 52, 53, 53, 53, 53, 53, 53
biān 蝙鞭编 54, 54, 54
biǎn 扁 54
biàn 苄变便辨 55, 55, 58, 58
biāo 标 59
biǎo 表 60
biē 鳖憋 62, 62
bié 别 62
bīn 宾槟濒 62, 62, 62
bìn 髌 63
bīng 冰 63
bǐng 丙柄饼屏 63, 65, 65, 65
bìng 并病 65, 65
bō 拨波玻剥菠播 70, 70, 71, 72, 72, 72
bó 伯 73
铂勃博搏薄 73, 73, 73, 74, 74
bǒ 跛 74
bò 薄 74
bǔ 卜补哺 74, 75, 76
bù 不布步部 76, 79, 81, 81

C

cā 擦 83
cǎi 采彩踩 83, 83, 83
cài 菜 83
cān 参餐 83, 83
cán 残蚕 83, 84
cāng 苍 84
cáng 藏 84
cāo 操糙 84, 84
cáo 嘈 84
cǎo 草 85
cè 侧测策 85, 86, 86
cén 岑 86
céng 层 86
chā 差插 86, 86
chá 查茶搽察 87, 87, 87, 87
chái 柴 87
chài 瘥 87
chán 缠蝉蟾 87, 87, 87
chǎn 产铲 88, 90
chàn 颤 90
chāng 菖 90
cháng 长肠常 91, 92, 96
chǎng 场 97
chāo 超 97
cháo 潮 101
chē 车 101
chè 彻撤 101, 101
chēn 腆 101
chén 尘辰沉陈晨 101, 101, 102, 102
chéng 成承城乘程澄 102, 104, 104, 104, 104, 105
chī 痴 105
chí 弛迟持匙 105, 105, 105, 107
chǐ 尺齿耻 107, 107, 107
chì 赤炽瘈 108, 108, 108
chōng 充冲 108, 109
chóng 虫重 109, 110
chōu 抽 111
chóu 稠 112
chǒu 丑 112
chòu 臭 112
chū 出初 112, 113
chú 除 113
chǔ 处杵储楮 114, 114, 114, 114
chù 搐触 114, 114
chuān 川穿 115, 115
chuán 传船 116, 118
chuǎn 喘 118
chuàn 串 119
chuāng 创疮窗 119, 119, 120
chuáng 床 120
chuàng 创 120
chuī 吹 120

二、笔画检字表

说明：①本表收入本词典汉语词目的首字，按笔画多少进行排列。②同笔画数的字按起笔的不同笔形横（一）、竖（丨）、撇（丿）、点（丶）、折（一）排列。③笔画数和笔形相同的字，按字形结构排列。

一　画

一 1043
乙 1055

二　画

[一]
二 205
十 782
丁 175
七 673

[丿]
八 18
人 708
入 728
儿 201
几 385,409
九 474

[一]
了 532
刀 155
力 524

三　画

[一]
三 732
干 272,285
于 1097
工 300
土 860
士 794
下 920
寸 130
大 132
万 873

[丨]
上 744
小 944
口 500
山 741

[丿]
千 681
川 115
个 297
久 475
凡 214
丸 871

[丶]
广 327
亡 874
门 587
义 1059

[一]
尸 778
己 409
已 1059
弓 301
子 1173
卫 884
女 640
刃 715
飞 223
习 913
马 564

四　画

[一一]
丰 247
王 874
开 487
井 468
天 848
夫 250
元 1101
无 899
韦 878
云 1110
专 1169

[一丨]
扎 1120
木 604
五 903
支 1132

[一丿]
不 76
犬 701
太 836
区 696
历 524
尤 1088
厄 199
匹 661

[一一]
车 101
巨 479
牙 1010
戈 293
比 49
互 356
切 688,689
瓦 865

[丨一]
止 1143

[丨丿]
少 747

[丨一]
日 717
中 1149,1157
贝 38
冈 285
内 616
水 436

[丿一]
午 905
牛 636
手 802
气 579
毛 676
升 768
长 91

[丿丨]
仁 715
片 662
化 358

[丿丿]
爪 1122
反 214

[丿丶]
介 456
父 256
从 126
凶 978
分 243
乏 213
公 301

[一一]
月 1109
风 247
丹 141
匀 1110
乌 897
凤 250

[丶一]
六 544
文 895
方 217

[丶丿]
火 381

[丨一]
计 413
认 715
心 952

[一一]
尺 107
引 1076

[一丨]
丑 112
巴 18
孔 500
队 188

[一丶]
允 1110
邓 159
双 813

[一一]
书 806
幻 370

五　画

[一一]
玉 1099
未 885
末 602
示 794
击 385

[一丨]
打 132
巧 688
正 1129
扑 667
功 697
去 274
甘 794
世 7
艾 308
古 139
节 448
本 41
术 811
可 495
丙 63

[一丿]
左 1191
石 784
右 1092
布 79
戊 906
龙 545

[一丶]
平 664
灭 600

[一一]
东 177

[丨一]
卡 486
北 38
占 1120
卢 547

[丨丨]
旧 476

[丨丿]
归 327

[丨一]
目 605
叶 1041
甲 420
申 752
电 171
田 850
卟 74
只 1143
史 793
叭 504
叹 839
凹 14
四 825

[丨一]
生 768
矢 793
失 779

[丿丨]
丘 694
代 139
仙 923
仪 1049
白 21
他 833

[丿丿]
瓜 320

[丿丶]
丛 126

[丿一]
用 1087
印 1079
乐 516,1109
外 865
处 114
冬 177
鸟 626
包 34
饥 385

[丶一]
主 1165
立 524
冯 250
玄 987

[丶丨]
闪 742

[丶丿]
兰 510
半 31

[丶丶]
汇 377
头 857
汉 335
穴 989

[丶一]
必 51
记 413
永 1086

[一一]
司 821
尼 621
弗 251

[一丨]
出 112

[一丿]
奶 606
加 416
皮 653
边 53
孕 1110
发 211,214

[一一]
对 188
矛 582

[一一]
纠 474
母 604
幼 1095
丝 822

六　画

[一一]
邦 34
动 177

[一丨]
吉 395
考 493
托 862
老 513
巩 305
扩 508
扣 588
扫 738
地 164
场 97
扬 1029
耳 203
共 306
芍 747
芒 578
亚 1015
机 385
过 329
再 1113
协 950
西 908

[一丿]
压 1010
厌 1028
百 28
有 1089
存 130
夸 505
夺 196
灰 375
达 132
列 532
死 824
成 102

[一丶]
夹 418

[一一]
邪 950
迈 567
毕 51
至 1145

[丨一]
贞 1123

[丨丿]
尘 101
尖 431

[丨丶]
光 325
当 155

[丨一]
早 1115
吐 861
虫 109
曲 696
吕 551
同 853
吊 174
因 1067
吸 908
吖 1
吗 566
帆 214
回 376
刚 285
网 874
肉 721

[丿一]
钆 271
年 624
朱 1163
先 924
牝 664
舌 748
竹 1164
迁 681
乔 688

[丿丨]
传 116
乒 664
休 983
伏 252
优 1087
延 1020
任 715
伤 742
伦 558
华 357,362
仰 1032
仿 220

A

吖啶橙染色法（acridine orange staining）①阳离子荧光色素，非特异染色剂，细胞脱氧核糖核酸（DNA）呈绿色、核糖核酸（RNA）呈橙红色荧光，用于检查细菌、真菌或衣原体包涵体及阿米巴等。②鉴别血吸虫卵活性的一种方法。活卵为橙红色、红绿相间颜色。近期变性卵为淡黄色，而远期变性卵为橙黄色、黄绿色、蓝色或绿色中间有橙黄、橙红色颗粒。

阿巴迪征［Abadie（Charles Abadie）sign；Abadie（Jean Abadie）sign］①突眼性甲状腺肿的一种体征。上睑提肌痉挛。②诊断脊髓结核的重要体征。以叩诊锤叩击病人跟腱而不引起足向跖面屈曲或以手挤压跟腱而不引起疼痛感即为此征。多见于脊髓结核，因其脊髓后根及后索发生退行性变所致。常为双侧性，但程度可能不一致。

阿贝手术（Abbe operation）其他名称：阿贝线割法。用肠线连续缝合进行的肠侧侧吻合术。一种用线割法分离食管狭窄的食管扩张术。

阿苯达唑（albendazole）其他名称：肠虫清、阿丙条。为驱肠虫药。用于驱除钩虫、蛔虫、蛲虫、鞭虫；也用于治疗旋毛线虫病和包虫病。制剂：片剂、胶囊剂。2 岁以下小儿及孕妇、哺乳期妇女禁用。肝肾功能不全、急性病、蛋白尿、化脓性或弥漫性皮炎及有癫痫病史者慎用。

阿波霉素（albomycin）其他名称：白霉素。大环内酯类抗生素的混合物。其酒石酸盐为白色或类白色结晶或粉末，无臭，味苦，微有吸湿性。易溶于水、乙醇、甲醇，几乎不溶于氯仿、乙醚。抗菌谱与红霉素相似，但细菌产生耐药性较慢。主治革兰氏阳性细菌引起的各种感染，也用于链球菌、肺炎双球菌等引起的感染。副作用很小，偶有过敏反应、胃肠道反应。静脉注射太快，可发生血栓性静脉炎。

阿-德综合征（Ahumada-del Castillo syndrome）无垂体及下丘脑肿瘤，非产后泌乳-闭经综合征。一种原因不明的下丘脑垂体功能障碍引起的女性非产后闭经与泌乳。

阿狄森病（Addison disease）见原发性慢性肾上腺皮质功能减退症。

阿地芬宁（adiphenine）其他名称：解痉素、屈生丁。抗胆碱药。白色结晶粉末，味苦带麻酸，易溶于水，溶于乙醇、氯仿，不溶于乙醚。具有解痉和局部麻醉作用。治胃十二指肠溃疡、胆道痉挛及输尿管绞痛、痛经等。冠状动脉功能障碍、心力衰竭、幽门梗阻、前列腺肥大、青光眼等病人及手术前不宜使用。

阿的平（atebrin，mepacrine）见米帕林。

阿蒂斯反应（Arthus reaction）其他名称：实验性局部过敏反应。向动物皮下多次注射相同的无毒性抗原，局部可出现炎症细胞浸润，并继发水肿、出血、坏死等剧烈炎症反应。Ⅲ型变态反应。由免疫复合物激活补体系统释放化学趋化物质 C3a、C5a 和 C567 所致的变态反应。表现为水肿、出血、硬结和坏死。

阿尔贝斯·舍恩贝格病（Albers-Schönberg disease）见骨硬化症。

阿尔茨海默病（Alzheimer disease，AD）旧称老年前期痴呆、早老性痴呆。其他名称：阿尔茨海默痴呆。一组病因未明的原发性退行性脑变性疾病。起病缓慢，以逐渐加重的痴呆为主要临床症状，病情发展虽可停顿一时，但不可逆转。病理主要改变为皮层弥漫性脑萎缩，神经元大量减少，并可见老年斑、神经原纤维缠结、颗粒性空泡小体等病变，胆碱乙酰化酶及乙酰胆碱含量减少。多在中、老年期发病，以女性较多见。治疗：以无有效疗法，以对症治疗和替代治疗为主。生

活上的照顾与护理极为重要。

阿尔斯科格综合征（Aarskog syndrome）其他名称：面-指-生殖器综合征。以身材矮小、生殖器畸形、颜面异常为特点的一种性染色体遗传病。表现为眼距宽、外耳郭畸形、上颌发育不良、手足小而宽、隐睾、漏斗胸、关节活动受限等。治疗：试用生长激素。

阿尔斯特伦综合征（Alström syndrome）常染色体遗传性疾病。呈向心性肥胖，2～5 岁即开始肥胖，仅男性有生殖功能减退，视网膜色素变性，失明，神经性耳聋，糖尿病，智商正常。

阿伐斯汀（acrivastine）其他名称：欣民立、新敏乐。抗变态反应药（第二代 H_1 受体阻滞药）。用于过敏性鼻炎、急慢性荨麻疹、特异性风疹、皮肤划痕症、花粉症过敏反应。制剂：胶囊剂。过敏者、孕妇，哺乳期妇女禁用，肾功能低下者、高空作业和驾驶人员慎用。

阿法骨化醇（alfacalcidol）其他名称：阿法 D_3。血钙调节药。用于改善慢性肾功能不全合并骨质疏松、甲状旁腺功能减退、抗维生素 D 的佝偻病病人。制剂：片剂。治疗期间应定期监测血钙，高钙血症者禁用。孕妇慎用。

阿法罗定（alphaprodine）其他名称：安那度、安依痛。阿片受体激动药。常用于短时间的止痛，如外科、五官科小手术及手术后的止痛等。与阿托品合用可解除胃肠道、泌尿道等平滑肌痉挛性疼痛。有成瘾性。

阿法双酮（althesin，alphadione）其他名称：安泰酮。由 α-羟孕双酮和乙酯羟孕双酮按 3∶1 比例配制的混合物。作用时效比硫喷妥钠短，清醒较完全，有良好的肌肉松弛作用，不刺激组织。适用于短时手术或诱导麻醉。

阿方那特（arfonad，trimethaphan）见咪噻芬。

阿-费综合征（Hayem-Faber syndrome）其他名称：无酸缺铁舌炎综合征。特发性低血色素性贫血伴胃酸缺乏。以少女常见。表现除重型缺铁性贫血外常有舌痛、咽痛，食管异物感，舌光滑、乳头萎缩，胃黏膜壁细胞萎缩，胃酸分泌减少，甚至无酸。

阿弗他口炎（aphthous stomatitis）其他名称：口疮性口腔炎。口疮的一种类型。口腔内均可发生，其特点是口腔黏膜上出现小圆形溃疡，边缘充血。溃疡数量可达十几个或更多，不丛集，烧灼痛明显，伴淋巴结肿大或发热、头痛等症状，病因不明，易复发。治疗：对症，去除病因。

阿桔片（compound platycodon）其他名称：复方桔梗片。成瘾性镇咳药。用于上呼吸道感染引起的干咳、咳痰困难。制剂：片剂。有成瘾性，不宜长期使用。严重肝功能不全、肺源性心脏病、支气管哮喘、哺乳期妇女及婴儿禁用。

阿-金征（Alsenvski-Kienbock sign）膈肌的反常运动，表现为呼气时膈肌的病变部分松弛而吸气时向上移动，同时健侧向相反方向移动。患膈肌弛缓症时出现。

阿咖片（Tabellae Aspirini et Caffeini）解热镇痛药。每片含阿司匹林 0.35g，咖啡因 0.03g。用于发热、头痛、神经痛、牙痛等。

阿卡波糖（acarbose）其他名称：拜唐苹。口服降血糖药（葡萄糖苷酶抑制剂）。用于对胰岛素依赖型和非依赖型的糖尿病，亦可与其他口服降血糖药或胰岛素联合应用。制剂：片剂。剂量应个体化。服药期间若出现急性低血糖时，应给予不需要分解即可吸收的葡萄糖。

阿卡明（aicamin，orazamide）见奥拉米特。

阿克森费尔德综合征（Axenfeld syndrome）其他名称：角膜后胚胎环综合征。表现为两眼距离增宽，角膜后部周边部环状混浊（角膜后胚胎环），伴有高血压，虹膜粘连，瞳孔、

A

晶状体异位，婴儿性青光眼，偶见白内障。

阿克吐（aclatonium napadisilate）　见萘二磺乙乳胆铵。

阿库雷里病（Akureyri disease）　良性流行性神经性肌无力。常在夏季流行，青年妇女发病多，神经精神主观症状多而客观体征少，肌痛明显，有复发倾向，预后较好。治疗：对症处理，休息和支持疗法。

阿拉伯胶（arabic gum）　药用辅料。豆科植物阿拉伯胶树及其同属植物的干、枝中渗出的树胶经干燥而得的浅黄色颗粒或粉末。主要含阿拉伯胶素，可作润滑剂、助悬剂、乳化剂、结合剂。

阿拉明（aramine, metaraminol）　见间羟胺。

阿拉日耶综合征（Alagille syndrome）　见先天性肝内胆管发育不良征。

阿拉坦五味丸（alatan wuweiwan）　蒙药名。健胃药。组成：诃子、石榴、木鳖子、五灵脂、黑冰片等。用于胃肠炽热、宿食不消、肝胆热症、黄疸。

阿莱点（Hallé point）　其他名称：输尿管盆缘点。两髂前上棘连线与通过耻骨结节垂线的交点，相当于输尿管与盆腔上缘的交叉点。

阿朗定律（Aran law）　颅骨骨折延伸定律。颅顶损伤时产生的颅底骨折（反冲伤除外）骨折线沿最短的圆周线作放射状延伸。

阿列德格征（Arredger sign）　髋关节的髋臼底骨折及股骨头半脱位的体征之一。患侧大转子与耻骨联合之间的距离缩短为阳性。主要见于髋关节髋臼底骨折及股骨头半脱位。

阿列克谢夫试验（Alekseew test）　判断肢体有无血液循环障碍的方法。①方法：测定第1趾间腔的温度后，让病人以平常步伐行走至腓肠肌或足掌出现剧烈疼痛为止，测量所走的路程并再次测量皮肤温度。健康人步行2 000m后其皮肤的温度平均升高1.8～1.9℃，而患下肢血液循环障碍（闭塞性动脉内膜炎、闭塞性动脉粥样硬化）的病人步行300～400m时便出现疼痛，且皮肤温度下降1～2℃。②上肢：行进时关节屈伸运动5min前后分别测量手指的皮肤温度。闭塞性血管损害时，运动后患侧肢体温度降低0.5～1.5℃，而健侧肢体的皮肤温度则升高。

阿列克谢夫征（Alekseew sign）　肿瘤转移的体征之一。颈动脉肿瘤的转移可出现心率减慢、血压降低和心动周期（收缩期缩短、舒张期延长）的改变。

阿隆征（Aaron sign）　阑尾炎时压迫McBurney点出现剑突下和心前区疼痛或不适的征象。病人仰卧位时，检查者触诊病人腹部。如按压下腹无疼痛，却引起脐周围或上腹部疼痛则为此征阳性。偶见按压下腹时引起病人心前区、左下腹或左腹股沟疼痛。此征阳性提示阑尾炎。

阿罗洛尔（arotinolol）　其他名称：阿尔马尔。α及β受体阻滞药。用于轻度至中度原发性高血压、心绞痛、快速型心律失常、原发性震颤，也可用于青光眼治疗。制剂：盐酸阿罗洛尔片剂。严重心动过缓、窦房传导阻滞、二度及三度房室传导阻滞、充血性心力衰竭、心源性休克、支气管哮喘、糖尿病酮症酸中毒及哺乳期妇女禁用。

阿-罗瞳孔（Argyll Robertson pupil）　其他名称：阿盖尔·罗伯逊综合征、阿-罗综合征、阿盖尔·罗伯逊瞳孔。常见于神经梅毒，也可见于糖尿病、脑瘤、脊髓及延髓空洞症、脑外伤、多发性硬化、流行性脑炎等。其特征表现为单侧或双侧瞳孔缩小，双眼瞳孔不等大，直接和间接的瞳孔对光反射消失，但调节反射和辐辏功能正常。

阿罗约征（Arroyo sign）　肾上腺功能不全病人所观察到的瞳孔对光反射迟钝现象。

阿洛西林钠（azlocillin sodium）　其他名称：阿乐欣、苯咪唑青霉素。半合成抗铜绿假单胞菌广谱青霉素类抗生素。主要用于铜绿假单胞菌与其他革兰氏阴性菌所致的系统感染，如败血症、脑膜炎、肺炎及尿路和软组织感染。制剂：注射剂。对青霉素过敏者禁用，用前需皮试。

阿-马综合征（Allen-Master syndrome）　阔韧带撕裂综合征。因阴道手术、分娩或急产时阴道裂伤出血所致的阔韧带撕裂。临床上以隐性出血为主，表现为盆腔区疼痛、性交困

难、痛经及腰背痛。术中检查可发现阔韧带后叶撕裂，静脉组织增生，子宫位置正常而宫颈可移位。可手术修补，预后良好。

阿曼-里奇综合征（Hamman-Rich syndrome）　见急性间质性肺炎。

阿霉素（adriamycin）　见多柔比星。

阿米巴病（amebiasis）　由溶组织内阿米巴感染引起的疾病。阿米巴在溶组织内有两种形态，即滋养体和包囊，包囊是传播疾病的唯一形态，是原虫的感染型。原虫经消化道侵入可引起阿米巴痢疾；通过血液循环等途径可引起肝脓肿、肺脓肿、脑脓肿和化脓性脑膜炎；阿米巴经泌尿系可感染子宫，以及引起阴道溃疡、肛门脓肿等；原虫可直接经鼻咽引起原发性脑膜脑炎。最常见的是阿米巴性肝脓肿。从病变处或大便中检出阿米巴原虫可确诊。治疗：甲硝唑、氯喹。

阿米巴病肠穿孔（amebic intestinal perforation）　阿米巴原虫侵袭肠壁浆膜的阿米巴溃疡可致肠穿孔。好发于盲肠、阑尾和升结肠，往往有多处穿孔。大多缓慢发生，无剧烈腹痛。急性肠穿孔表现为突发的弥漫性腹膜炎。如发生在已确诊为阿米巴痢疾的病人，诊断并不困难。否则，肠穿孔的性质常难以确定。治疗：手术。

阿米巴病结肠穿孔（amebic colon perforation）　结肠阿米巴病的严重并发症。急性穿孔表现为急骤剧烈腹痛，初发部位多在盲肠或乙状结肠处，急性腹膜炎体征明显。治疗：急症开腹探查手术，小的穿孔可予以缝合，如穿孔大或肠壁有大片坏死，可做结肠切除及两断端造口，或肠段外置术。

阿米巴痢疾（amebic dysentery）　由溶组织内阿米巴原虫引起的肠道传染病。多缓慢起病，发热不显或无热，腹部隐痛，里急后重，大便每日数次，糊状带血和黏液，常呈"果酱色"，易呈慢性。可并发肠穿孔、肠出血、肠梗阻及肝脓肿等。主要借包囊体污染食物经口感染；污染的手、苍蝇、蟑螂等可起传播作用。水源污染可引起流行。大便检出阿米巴滋养体可确诊。治疗可用甲硝唑。

阿米巴脑脓肿（amebic cerebral abscess）　由溶组织内阿米巴大滋养体侵入脑组织引起的疾病。多继发于肠、肝、肺阿米巴病。原虫可自上述部位经血流达脑部形成脑脓肿。其症状与细菌性脑脓肿相似，脑实质可有出血、软化及化脓灶，局部可找到滋养体。抗阿米巴药物治疗有效。

阿米巴脓肿（amebic abscess）　由溶组织内阿米巴引起组织坏死液化并形成脓腔。脓肿壁组织中，常可查见溶组织内阿米巴。腔内的坏死物中由于缺氧，查不到阿米巴。常见于肝、肺、脑等处。治疗：甲硝唑、氯喹，B超引导下穿刺引流，手术切开引流。

阿米巴属（Amoeba）　其他名称：变形虫属。根足纲中的一类原生动物。虫体为单细胞，随质的流动，体表形成指状、舌状或针状的伪足，虫体借助伪足的形成而移动，形状多变。大多数类营自生生活。寄生于人体的溶组织内阿米巴，是阿米巴痢疾的病原体。

阿米巴性肝脓肿（amebic liver abscess）　肠阿米巴原虫上升至肝引起的化脓性病变。多继发于肠道阿米巴痢疾，是阿米巴肠病最常见的并发症。右叶多于左叶。表现为发热时间长，肝区痛，盗汗，肝区隆起，肋间隙比对侧宽，肝大并有压痛，血中白细胞总数增高。B超、CT、X线等检查有助于诊断，肝抽脓并找到原虫可确诊。治疗：穿刺引流和杀虫联合治疗。

阿米巴性宫颈炎（amebic cervicitis）　阿米巴原虫引起的宫颈炎。常继发于肠道或阴道阿米巴感染。表现为阴道血性浆液性或黄色黏液脓性分泌物。检查见宫颈有典型的不规则浅表、边缘隆起的溃疡，表面覆以血性黏液性分泌物或黄棕色坏死组织，有触痛，易出血。个别呈瘤样增生。宫颈分泌物涂片或溃疡处刮片找到阿米巴原虫的滋养体即可确诊。治疗：注意个人卫生；全身和局部应用抗阿米巴药物。

阿米巴性心包炎（amebic pericarditis）　溶组织内阿米巴原虫所致的心包炎症。多由肝左叶脓肿穿向心包所致。病人同时具有心包炎和肝脓肿的症状与体征。治疗以抗阿米巴药物为主，必要时可行心包穿刺抽脓，以明确诊断或解除心脏压塞

症状。

阿米巴性阴道炎（amebic vaginitis） 由阿米巴原虫引起的阴道炎。多由肠道阿米巴病变污染外阴，并上行侵入阴道而致，目前较罕见。常见症状为黄色黏液脓性或血性浆液性白带，检查时可见外阴或阴道、宫颈处有典型的阿米巴溃疡，其边缘不整齐，显著突起，表面附着黄棕色坏死物，易出血，有触痛。注意与癌瘤或结核鉴别，从溃疡表面取材检查找到阿米巴原虫的滋养体，即可确诊。治疗以全身用药为主，常用药物有甲硝唑（灭滴灵），用法同治疗滴虫性阴道炎。也可采用喹碘方、鸦胆子、依米丁（吐根碱）盐酸盐等药物治疗。

阿米卡星（amikacin） 其他名称：丁胺卡那霉素。半合成氨基糖苷类抗生素。用于对卡那霉素或庆大霉素耐药的革兰氏阴性杆菌所致的败血症，尿路、下呼吸道、腹腔、软组织、骨和关节、生殖系统等感染。制剂：硫酸阿米卡星注射剂；滴眼剂。肾功能不全、脱水、服用强效利尿剂的病人、老年病人及过敏者应慎用。因有呼吸抑制作用，不可静注。

阿米洛利（amiloride） 其他名称：氨氯吡咪。主要用于治疗水肿性疾病，亦可用于难治性低钾血症时的辅助治疗。用于心衰所致水肿，常与噻嗪类或其他失钾型利尿药合用，一般不单用。制剂：盐酸阿米洛利片剂。老年人及虚弱病人用药酌情减量，哺乳期妇女慎用。

阿米替林（amitriptyline） 其他名称：依拉维。抗抑郁药。用于治疗各型抑郁或抑郁状态，神经源性疼痛的辅助治疗，亦用于治疗小儿遗尿症、儿童多动症。制剂：盐酸阿米替林片剂。过敏者、过去 14 天内应用过单胺氧化酶抑制剂者及心肌梗死急性恢复期病人、青光眼、排尿困难病人禁用。近期有心肌梗死病史者、不稳定心脏病、肝肾功能受损者慎用。

阿莫西林（amoxicillin） 其他名称：阿莫仙、新达贝宁、羟氨苄青霉素、新达贝宁。广谱抗生素。对链球菌、肺炎球菌、金黄色葡萄球菌、脑膜炎球菌及白喉棒状杆菌、破伤风梭菌、大肠埃希菌、布鲁氏菌、痢疾杆菌等有较强抑制作用。口服吸收好，血药浓度高。用于敏感菌的呼吸道、尿路和胆道感染及伤寒等。用前须做过敏试验。

阿莫西林/克拉维酸钾（amoxicillin and clavulanate potassium） 其他名称：积大阿584、力百汀。阿莫西林与 β-内酰胺酶抑制剂配伍的药物。主要用于产生 β-内酰胺酶的细菌感染。用于扁桃体炎、肺炎、肾盂肾炎、蜂窝织炎、腹内脓毒症等。制剂：片剂、注射剂。对青霉素过敏者禁用，严重肾功能障碍、孕妇及哺乳期妇女慎用。

阿莫西林钠/舒巴坦钠（sulbactam sodium and amoxicillin sodium） 阿莫西林与 β-内酰胺酶抑制剂配伍的复方制剂。主要用于产生 β-内酰胺酶的耐药菌所致的感染。制剂：注射剂。妊娠及哺乳期妇女慎用，青霉素或头孢菌素过敏者禁用。

阿姆斯特丹型侏儒征（Amsterdam dwarfism, Cornelia de Lange syndrome） 其他名称：科妮莉亚·德朗格综合征、浓眉-小头-短肢综合征。一种多系统先天异常症候群，包括并眉，生长迟缓，心智、运动发展迟缓，短肢畸形，生殖器短小，隐睾，尿道下裂。与基因缺陷有关。

阿诺德-基亚里畸形（Arnold-Chiari deformity） 小脑扁桃体下疝畸形，小脑及延髓经枕骨大孔向下突出至脊髓腔。

阿诺德-基亚里综合征（Arnold-Chiari syndrome） 其他名称：小脑扁桃体和延髓下疝综合征。脑多个部位畸形的综合征。主要表现为脑积水的症状，枕骨大孔处的压迫症状，以及延髓、脊髓空洞症的症状。婴幼儿病人常因双侧声带麻痹引起吸入性鸣叫。

阿诺征（Arnoux sign） 双胎妊娠胎心听诊现象。此时胎心音呈奔马律，甚至可闻及 4 个心音。此征的出现是由于双胎双心跳动所致。该征对鉴别多胎有诊断价值。重叠心音有多变性。

阿诺综合征（Hanot syndrome） 胆管炎性胆汁性肝硬化综合征。慢性非化脓性肝内小胆管炎症、梗阻与胆汁淤滞所致的肝硬化疾病。中年女性常见，主要症状为皮肤瘙痒，可有黄疸，肝脾大，晚期出现肝硬化表现。活检可诊断。治疗：应用免疫抑制剂、考来烯胺、维生素等。

阿佩尔综合征（Apert syndrome） 先天性尖头并指（趾）畸形病。颅和颜面骨形成异常，伴指（趾）合并和不同程度智力障碍的一组症候群。临床表现为头尖短，前额高耸，前囟向上隆起，特殊面容，心脏畸形，中枢神经系统异常，骨骼异常，胎儿在宫内羊水过多。对症治疗，并指（趾）可手术。

阿片类物质（opioid） 从罂粟中提取的生物碱（阿片碱）、人工合成以及机体内源性产生的具有类似作用的物质的总称。阿片碱及其半合成衍生物包括吗啡、二乙基吗啡（海洛因）、氢化吗啡、可待因和氧可酮。合成的吗啡类物质包括左啡诺、丙氧酚、芬太尼、美沙酮及哌替啶等。内源性阿片类物质包括内啡肽和脑啡肽等。上述物质可与中枢神经内的特异性受体结合而产生镇痛作用及欣快感。长期使用可成瘾。成瘾后停用产生戒断综合征，其表现是渴求、焦虑、心境恶劣、打哈欠、流泪、流涕、恶心、呕吐、出汗及起鸡皮疙瘩等。

阿片类物质使用障碍（opioid use disorder） 使用阿片类物质所导致的心理和行为障碍的总称。包括欣快、淡漠及心境恶劣、呼吸抑制、困倦、精神运动迟滞、语言不清、注意或记忆受损及判断受损等。戒断症状亦归属此类障碍。

阿片类药物中毒（opium poisoning） 口服或静注阿片类药物过量引起的中毒。本类药物包括阿片、吗啡、可待因、复方樟脑酊及罂粟碱等。表现为面色苍白、心动过速、肌无力、发绀、昏睡、呼吸深慢、瞳孔缩小、呕吐，甚至昏迷、瞳孔对光反射消失、呼吸衰竭。急救措施为吸氧，使用呼吸兴奋剂、静脉补液，重症可给烯丙吗啡拮抗，其他为对症处理。误服者应洗胃、导泻。

阿扑吗啡（apomorphine hydrochloride） 其他名称：去水吗啡。半合成的中枢性催吐药，是吗啡在酸作用下脱水重排而成的一种阿扑啡类生物碱。白色或类白色结晶，有光泽，易溶于水。水能直接刺激延髓中的催吐化学感受区而引起呕吐。用于药物中毒及不能施行洗胃术病人的催吐。因可能加深中枢抑制，麻醉药中毒者禁用。

阿普加评分（Apgar score） 其他名称：新生儿评分。评价新生婴儿窒息程度的方法。5 项体征分数相加，总分在 0～2 分者为重度抑制；3～6 分者为中度抑制；7～10 分者属正常情况。一般在生后 1min 及 5min 分别进行检查和评价。见表 1。

表 1 新生儿评价标准

体征	0 分	1 分	2 分
心率(次/min)	无	<100	>100
呼吸	无	表浅，哭声微弱	有力，哭声响亮
肌张力	松弛	四肢稍有屈曲	四肢活动好
刺激反应（弹足底或导管插鼻后反应）	无反应	有些动作（皱眉）	哭，打喷嚏
皮肤颜色	青紫，苍白	躯干红，四肢青紫	全身红

阿普林定（aprindine） 其他名称：安搏律定、茚丙胺、茚满丙二胺。Ⅰb 抗心律失常药。用于室性房性期前收缩、阵发性室上性心动过速、房颤，对快速型心律失常疗效较好。制剂：片剂，口服。老年、帕金森病、肝肾功能不全者慎用；窦性心动过缓、房室传导阻滞及癫痫病人忌用。

阿普洛尔（alprenolol） 其他名称：心得舒。有内在拟交感活性的、无选择性的 β 受体阻滞药。除具有较明显的内在拟交感活性外，其他方面均与普萘洛尔相似。用于高血压、心绞痛、心律失常。

阿普唑仑（alprazolam） 其他名称：佳静安定、佳乐定、甲基三唑安定。抗焦虑药。有抗焦虑、抗抑郁、镇静、催眠、抗惊厥和肌肉松弛等作用。制剂：片剂。阿普唑仑或其他苯二氮䓬类过敏者、急性闭角型青光眼病人禁用；肝、肾及肺部疾病人、精神抑郁病人慎用；避免长期使用，久用突然停药有戒断症状（失眠、兴奋、焦虑、震颤甚至惊厥）；孕妇、哺乳期妇女禁用；服用者不宜驾驶车辆或操作机器。

阿奇霉素（azithromycin） 其他名称：希舒美、泰力特、芙奇星、丽珠奇乐。半合成的十五元环大环内酯类抗生素。用于敏感微生物所致的呼吸系统、皮肤和软组织感染。制剂：片剂、胶囊剂、注射剂。大环内酯类抗生素过敏者禁用。肝功能不全、孕妇及哺乳期妇女慎用。

阿曲库铵（atracurium） 其他名称：阿曲可宁，卡肌宁。非去极化型肌松药。用于气管插管和维持全麻期间肌肉松弛。制剂：苯磺酸阿曲库铵注射剂。重症肌无力病人禁用。神经肌肉疾病、严重电解质紊乱、孕妇慎用。

阿绍夫细胞（Aschoff cell） 其他名称：阿尼齐科夫（Anichkov）细胞、心肌组织细胞。心肌风湿性小结中一种多核巨细胞。其胞质丰富，嗜碱性染色；单核或多核，核大、呈卵圆或椭圆形、空泡状，染色质集中在中央。核的纵切面上，染色质块呈毛虫样，核的横切面外观似鹰眼。

阿绍夫小体（Aschoff body） 其他名称：阿绍夫小结。风湿性心肌炎时心肌间质中的小粟粒状细胞集团。小体略带梭形，其中心含有肿胀和纤维素样坏死的胶原纤维，其边缘有淋巴细胞和单核细胞浸润。

阿舍综合征（Ascher syndrome） 眼睑松垂症。以非毒性甲状腺肿伴眼睑、皮肤松弛为主要特征的一组病征。除上述特征性表现外，还可出现基础代谢正常或稍低，眼睑、口唇反复水肿，唇及牙龈增厚，呈双重唇外观。甲状腺素治疗，或手术矫形。

阿施内尔现象（Aschner phenomenon） 见眼心反射。

阿是穴（ah shih, ah shih point） 其他名称：天应穴、不定穴。中医穴位分类名。既无具体名称又无固定位置的穴位，是以压痛点或其他反应点作为穴位应用。阿是穴多位于病变附近，也可在离病变较远部位。

阿司咪唑（astemizole） 其他名称：苄苯哌咪唑、息斯敏。哌啶类抗组胺药。用于过敏性鼻炎、过敏性结膜炎、慢性荨麻疹、皮肤划痕症及其他过敏性疾病。制剂：片剂。过敏者、低钾血症者禁用。肝肾功能不全、孕妇及哺乳期妇女慎用。为保证其吸收，应于饭前1～2h服用。

阿司匹林（aspirin） 其他名称：乙酰水杨酸、醋柳酸。常用的前列腺素合成酶抑制剂。为解热镇痛消炎药、抗风湿药、抗血栓药。解热镇痛作用温和而确定，消炎、抗风湿作用较强，抗血小板聚集作用较持久。适用于感冒、发热、头痛、神经痛、肌肉痛，以及风湿热、急性风湿性及类风湿性关节炎的首选药物；亦可用于防止术后血栓形成，预防动脉硬化、短暂性脑缺血、心肌梗死、胆道蛔虫病、痛风、腹泻、偏头痛、癌性疼痛、大骨节病、早期老年性白内障；小剂量可预防妊娠高血压综合征、先兆子痫和胎儿发育迟缓；粉末外用可治疗足癣等。常与其他药物组成复方。胃、十二指肠溃疡，有出血倾向者，肝功能减退及肝硬化者禁用。孕妇、哺乳期妇女、哮喘、高血压等慎用。

阿司匹林精氨酸盐（aspirin-arginine） 阿司匹林和精氨酸盐制成的可溶性盐。作用与阿司匹林相似。解热镇痛及抗风湿作用良好，作用迅速，可供肌内注射，避免口服阿司匹林对胃肠道的刺激。适用于发热、头痛、神经痛、牙痛、肌肉痛及活动性风湿病、类风湿性关节炎、创伤及手术后疼痛等。过敏体质及哮喘者慎用，3个月以下婴儿禁用。

阿司匹林耐量试验（aspirin tolerance test） 诊断血管性假性血友病的重要检验方法。口服少量阿司匹林（成人量为0.65g），服药后2h，4h各测出血时间一次，如两次结果比服药前延长2min以上者为阳性。轻型者服药前出血时间可正常，但服阿司匹林后则见延长。

阿司匹林片（Tabellae Acidi Acetylsalicylici） 其他名称：乙酰水杨酸片。口服解热、镇痛，抗风湿药。为避免阿司匹林刺激胃黏膜，常制成肠溶衣片。

阿司匹林三联征（aspirin triad） 即哮喘、鼻息肉和阿司匹林过敏三联征。

阿司匹林哮喘（aspirin-induced asthma, AIA） 以阿司匹林为代表的酸性非类固醇性抗炎药物所引起的哮喘。

阿司匹林样缺陷（aspirin defect） 一种常染色体显性遗传血小板功能障碍性疾病。与血小板内缺乏环氧化酶有关。阿司匹林可抑制环氧化酶，正常人服用阿司匹林其表现和本病相似，故名。一般对症治疗。这类病人对阿司匹林非常敏感，服用后可引起严重后果。

阿斯卡利试验（Ascoli test） 其他名称：炭疽环状试验。一种热沉淀素试验，用于炭疽的血清学诊断。将待检材料加至10ml生理盐水中煮沸10min，滤过澄清。用毛细滴管将含炭疽沉淀素的血清加于小试管底部，再用另一支毛细滴管将滤过澄清后的液体沿管壁徐徐加入，使两者交界面清楚。静置15min判定结果。在两者交界处产生白色沉淀环为阳性。

阿斯克-乌普马克肾（Ask-Upmark kidney） 见节段性肾发育不良。

阿斯佩格综合征（Asperger syndrome） 无语言、认知和自理能力障碍孤独症，见于儿童期的分裂样障碍。特征为交互性社交活动异常，有兴趣与活动内容局限、刻板和重复。没有语言或认知发育的延迟或迟滞，显得很笨拙。可延续到青少年及至成年期，在成年早期可见精神病发作。

阿斯特罗夫征（Astrow sign） 左肺内有不小于10cm的包虫囊肿时，在小囊肿接触相应的胸壁上出现搏动，并在此处听到通过包虫囊肿传递的心音。目前有学者在右侧囊肿时也发现这个体征。

阿-斯综合征（Aarskog-Scott syndrome） 因心搏暂停或严重的心律失常所致大脑严重缺血而发生的暂时性意识丧失。常伴有血压下降、四肢抽搐、呼吸暂停、发绀等。可于几秒后恢复，也可为死亡先兆。多见于严重心肌损害，某些药物亦可引起。应及时抢救，行心脏按压、人工呼吸，并酌情应用药物、人工心脏起搏或电复律等方法。

阿糖胞苷（cytarabine） 其他名称：赛德萨。抗嘧啶药物，抗代谢类抗肿瘤药。用于急性粒细胞白血病、单核细胞白血病及消化道癌，也用于急性淋巴细胞白血病、头颈部鳞癌、眼部带状疱疹、单纯疱疹性结膜炎。制剂：注射剂、滴眼剂。肝功能不全者慎用，孕妇禁用。用药期间定期检查血象。

阿糖腺苷（vidarabine） 抗病毒药。用于单纯疱疹病毒性脑炎以及免疫抑制病人的带状疱疹和水痘感染。制剂：注射剂、眼膏剂。孕妇禁用。肝肾功能不全、造血功能不全和哺乳期妇女慎用。

阿糖腺苷单磷酸（vidarabine phosphate） 抗病毒药。为阿糖腺苷衍生物，作用与阿糖腺苷相似，可用于治疗疱疹性脑炎，可降低死亡率，但有后遗症。也可治疗乙型肝炎，治疗后血清和肝内病毒指标可暂时下降或消失。肾功能不全者禁用。

阿特休勒征（Altschuler sign） 盲肠后阑尾炎征象。病人仰卧，双下肢伸直，检查者站在病人左侧，先将左手轻放于其右下腹，使中指、环指和小指微屈末节，能轻轻勾住右髂嵴的外缘，再用示指在髂前上棘附近的皮肤上触诊，自上而下、由外至内循序触诊，如有压痛即为此征。注意检查手法应轻柔，并左右对比检查。此征对盲肠后阑尾炎有诊断意义。此征出现较早，有助于早期诊断。

阿替洛尔（atenolol） 其他名称：氨酰心安。选择性β_1受体阻滞药。主要用于治疗高血压、慢性稳定型心绞痛、室上性心律失常，也可用于青光眼。制剂：片剂。老年高血压病人、肾功能不良者，应适当减少剂量。严重窦性心动过缓、房室传导阻滞、心力衰竭者及孕妇禁用。

阿托伐他汀钙（atorvastatin calcium） 其他名称：阿乐、立普妥。降血脂药。用于原发性高胆固醇血症和混合型高脂血症，以及高胆固醇血症并有动脉粥样硬化危险的病人。制剂：片剂。过敏者、活动期肝病或不明原因的血清转氨酶持续升高者、孕妇及围生期妇女禁用。病人应随时报告不明原因的肌痛、肌紧张或肌无力，特别是有不适和发热时。当磷酸肌酸激酶水平明显升高，确诊或怀疑为肌病时，应停用。

阿托品（atropine） 拮抗M胆碱受体的抗胆碱药。用于各种内脏绞痛、麻醉前给药、心律失常、抗休克；有机磷酸酯及某些毒蕈中毒；虹膜睫状体炎、角膜炎、白内障手术前后及验光。制剂：硫酸阿托品片剂、注射剂、滴眼剂、眼膏剂。青光眼及前列腺肥大病人禁用。

阿托品类药物中毒（atropines poisoning）　误服或使用过量阿托品类药物引起的中毒。表现为多语、双手摸空、阵发性、强直性抽搐，口干，皮肤干燥而潮红，瞳孔散大，尿潴留，心动过速，高热，严重者可出现昏迷、休克、呼吸麻痹。急救措施为停用阿托品类药物，应用拟胆碱药物及抗乙酰胆碱酯酶药物，以及对症处理。

阿托品试验（atropine test）　①胎儿应激试验的一种方法。给孕妇静脉注射阿托品 0.01mg/kg，药物经胎盘抑制胎儿迷走神经，使胎心率在 2～5min 内增加 10～35 次/min。如仅增加 5～6 次/min 或延迟出现，均表示胎盘功能不全，胎儿应激能力差。②临床上常用的一种窦房结功能试验。方法为静脉注射阿托品 1mg，于注射前及注射后 1、2、3、5、10、15、20min 分别描记心电图。如窦性心率每分钟不能达到 90 次者为阳性。见于窦房结功能衰竭所引起的窦性心动过缓。神经功能性窦性心动过缓此试验阴性。青光眼病人禁做此试验。

阿托品抑制生长激素试验（atropine suppressing growth hormone secretion test）　生长激素瘤诊断方法之一。正常人胆碱能受体阻滞药阿托品可通过抑制下丘脑弓状核内乙酰胆碱的作用而抑制生长激素释放激素的释放，从而使生长激素分泌减少。但自主性分泌的生长激素瘤病人不受抑制。

阿韦利斯综合征（Avellis syndrome）　其他名称：疑核脊髓丘脑性麻痹。脑干病变导致病灶同侧软腭与咽喉肌麻痹，病灶对侧分离性感觉障碍的一组综合病征。表现为声带麻痹、语言不清，吞咽困难，咽部感觉丧失，对侧痛觉温觉消失，触、压觉存在。对症并针对病因进行治疗。

阿魏酸钠（sodium ferulate）　其他名称：心血康。能扩张冠状动脉、解除血管痉挛、增加冠状动脉血流量、改善心肌缺血，又可抗血小板凝集、增强造血系统功能，还有抗辐射作用。可用于白细胞减少症、冠心病、脑血管疾病、脉管炎及苯中毒的治疗。

阿昔洛韦（aciclovir）　其他名称：克毒星、无环鸟苷。抗病毒药。用于Ⅰ、Ⅱ型单纯疱疹病毒（HSV₁、HSV₂）的皮肤或黏膜感染，也用于带状疱疹病毒感染及乙型肝炎、疱疹性角膜炎等。制剂：片剂、胶囊剂、注射剂、滴眼剂、软膏剂。不可快速推注，不可肌注，不可皮下注射。滴眼剂如出现结晶，加温溶解使用。过敏者禁用。孕妇、哺乳期妇女慎用。

阿昔莫司（acipimox）　其他名称：吡莫酸、氧甲吡嗪、乐脂平。降血脂药。用于Ⅱ～Ⅴ型高脂血症的治疗。制剂：片剂、胶囊剂。孕妇及哺乳期妇女慎用；肾功能不全者酌减用量；消化性溃疡病人禁用。

阿夏-蒂斯综合征（Achard-Thiers syndrome）　其他名称：多毛妇女糖尿病。肾上腺皮质雄激素分泌过多所致糖尿病、多毛症和其他男性特征，多见于绝经后妇女。表现为声音变粗，月经稀少或闭经，面部生须，有痤疮，阴蒂大，乳房萎缩，肥胖，高血压，高血糖，糖耐量降低、糖尿。进行肾上腺手术治疗。

阿肖夫征（Aschoff sign）　淤滞性胆囊征象。表现为胆绞痛、恶心、呕吐。见于胆汁回流受阻等。

阿义马林（ajmaline，rauwolfine）　其他名称：缓脉灵。是萝芙木中的一种生物碱。具有抗异位自律性心律失常作用。作用与奎尼丁基本相似，延长不应期作用较奎尼丁显著，尚有一定的抗肾上腺素作用。适用于房性和室性期前收缩、阵发性室上性和室性心动过速、阵发性房颤及强心苷中毒所致的心律失常。房室传导阻滞、心肌炎、低血压禁用。

埃波拉病毒（Ebola virus）　见埃博拉病毒。

埃伯特线（Eberth lines）　在显微镜下观察到的心肌细胞连接处的断续或梯纹状线。

埃博拉病毒（Ebola virus）　以刚果民主共和国（旧称扎伊尔）的埃博拉河命名的一类埃博拉病毒属下数种病毒的统称。可

导致埃博拉出血热，表现为发热、恶心、呕吐、腹泻、肤色改变、全身酸痛、体内外出血等，病死率高达 50%～90%。致死原因主要为脑卒中、心肌梗死、低血容量性休克或多发性器官衰竭。目前已确认埃博拉病毒有 4 个亚型，即扎伊尔型、苏丹型、莱斯顿型和科特迪瓦型。

埃博拉出血热（Ebola hemorrhagic fever）　一种出血性热病。流行于非洲，病人呕吐物、排泄物和血液有传染性。急起寒热，无力，厌食，剧烈胸痛、腰痛、关节痛和腹痛，有时伴腹泻。半数病例出现红色斑丘疹；重症出现眼结膜和牙龈出血，肠道出血，精神异常。轻病例经 2 周左右可恢复。治疗：无特效方法，恢复期血浆有效。

埃布斯坦综合征（Ebstein syndrome）　其他名称：三尖瓣下移畸形。一种少见的先天性心脏畸形，在我国不太少见。三尖瓣向右心室下移，右心室被划分为两个腔。畸形瓣膜以上的心室壁薄，与右心室成一大心腔，为心房化的右心室。畸形瓣膜以下为一个小的、功能不足的右心室。多数病人在婴幼儿时症状明显，症状轻重不一，有心悸、气喘、乏力、头昏和心力衰竭、心律失常、发绀等。治疗：手术。

埃德博耳卧位（Edebohls position）　一种曲膝背卧位。两膝和两大腿提起，小腿屈向大腿上，大腿屈向腹部，髋抬起，大腿外展。

埃德海姆-切斯特病（Erdheim-Chester disease，ECD）　其他名称：脂质肉芽肿病。一种罕见的非朗格汉斯细胞组织细胞增生症。病因不明。以老年人为主，多系统受累，进行性发展。临床表现多样化，但所有病人都有骨骼破坏，骨痛是最常见的临床表现，主要对称性累及下肢骨骼，尤其是膝关节和踝关节。X 线检查特征性表现为双侧对称性长骨干骺端和长骨干骺皮质硬化，尤其是股骨远端和胫腓骨的近端部位，骨骼和骨骺部分有明确界限。受累骨骼主要为股骨、胫骨、腓骨。骨骺和眼眶后组织肿块病理学检查，表现为泡沫样组织细胞或"充满脂质"的巨噬细胞或组织细胞浸润的黄色瘤或黄色肉芽肿，病变周围纤维化。糖皮质激素、化疗、手术切除和放疗为主要治疗方法。

埃德松征（Adson sign）　在举起患侧上肢的同时将头偏向患侧时桡动脉脉搏消失。显示斜角肌区域内的血管神经束受压迫。

埃定格定律（Edinger law）　一神经元，如逐渐增加其活动，能促进其生长，但如果活动增加不规则或过度，则将导致其萎缩和退化。

埃尔本现象（Erben phenomenon，Erben reflex）　其他名称：埃尔本反射。屈颈和躯干过度前屈引起迷走神经兴奋，导致脉搏减慢。检查时病人站立，先测得 1min 脉搏数，然后令病人尽量向前弯腰，如脉搏变为徐缓即为该征象。多见于神经衰弱的病人。

埃（爱）尔·托弧菌（El Tor vibrio）　霍乱弧菌的一个生物型。特性与霍乱弧菌相似并能引起副霍乱病。能溶解红细胞，借此与霍乱弧菌鉴别。

埃耳加松征（Ergason sign）　肱二头肌长头腱鞘炎征象之一。在病人的抗拒下将屈曲 90° 的肘关节被动伸直，若引起疼痛，则为阳性。本征提示肱二头肌长头腱鞘炎。

埃费林征（Oefelin sign）　胃溃疡的临床症状之一。让病人站立或取坐位，躯干稍前屈，检查者用叩诊锤或手指直接叩击病人背部 7～12 胸椎之间的背肌，如出现单侧背肌反射，即为该征。

埃芬迪耶夫试验（Effendiew test）　判断胸水有无化脓的方法。将胸腔穿刺液离心后用下列方法加以评价：如果分成血浆和红细胞两层，则血胸系无菌性；沉淀层与血浆之比为 1：4，并有溶血现象则显示有炎症反应，但尚未化脓；两层之比为 1：10，同时在两层之间有白细胞层则证明有化脓。

埃-戈综合征（Erb-Goldflam syndrome）　其他名称：重症肌无力综合征。一种与自身免疫有关的神经性肌病。儿童多见，亦可见于青壮年。临床特点：横纹肌群异常疲劳，下午、傍晚加重，休息后消失，可自行缓解；晚期可瘫痪。治疗：胸腺放疗或手术切除，药物治疗。

埃及血吸虫病（schistosomiasis haematobia） 由埃及血吸虫寄生于人体而引起的疾病。流行于非洲，儿童和青年易患。尾蚴从皮肤侵入，成虫寄生于膀胱静脉丛和盆腔静脉丛。急性期可有发热、荨麻疹，肝脾大和嗜酸性粒细胞增多。慢性期表现为尿频、尿痛和血尿。晚期则表现为膀胱纤维化、尿潴留、结石等。虫卵可反复通过膀胱静脉经下腔静脉进入肺脏引起动脉闭塞性炎症乃至肺源性心脏病。尿检出虫卵和毛蚴可确诊。治疗：吡喹酮，对症处理、支持疗法。

埃及伊蚊（Aëdes aegypti） 成蚊黑色，有银白斑纹。头部正中有纵向白纹，中胸背部有一对半琴形白色鳞片而形成纹筛，足附节有基白环，末节全白。滋生于容器积水中、房屋周围。家栖性，白天活动，嗜吸人血。以卵过冬。分布于我国东南沿海。该蚊为城市型黄热病、登革热传染媒介。

埃可病毒（enterocytopathogenic human orphan virus，ECHO virus） 即人肠道致病性孤儿病毒的简称。为 20 面体 RNA 病毒。直径为 17～28nm，无包膜。多数能在细胞培养中生长，产生典型溶细胞型病变。绝大多数型对猴及新生小鼠致病。已知有 34 个血清型。某些型甚至与柯萨奇病毒间也有交叉。对人的致病与柯萨奇病毒同，只有少数出现肌炎，在自然界中分布广。通过粪-口传播。

埃可病毒感染（ECHO virus infection） 由人肠道致病性孤儿病毒（简称埃可病毒）所致的感染。常见临床症候群有急性呼吸道感染、疱疹性咽峡炎、出疹性发热、流行性胸痛、急性心肌炎和心包炎、无菌性脑膜炎、急性胃肠炎、急性眼结膜炎和肝炎等。其流行病学、发病机制、临床表现、诊断、治疗和预防与柯萨奇病毒感染基本相同。

埃可病毒脑膜脑炎（ECHO viral meningoencephalitis） 人肠道致病性孤儿病毒所致的脑膜脑炎。可由病毒的 1～9、11～23、25～27、30～33 型等引起。急起发热、头痛、呕吐、嗜睡或昏迷和脑膜刺激征，检查可见脑脊液压力增高，细胞数轻度增加。治疗：无特效方法，多数恢复良好。

埃克布姆综合征（Ekbom syndrome） 见不宁腿综合征。

埃勒凡特试验（Elefent test） 鉴别食管闭锁的方法。用注射器通过插入婴儿食管深度为 8～10cm 的导管注入空气。如空气带有杂音从口腔或鼻孔逆向排出即为此征阳性，提示食管闭锁。如空气无声地从食管进入胃内提示食管通畅。

埃勒斯-当洛斯综合征（Ehlers-Danlos syndrome） 其他名称：象皮人综合征。遗传性结缔组织病，以皮肤关节异常为主要表现。表现为皮肤弹性过度，皮肤和血管脆弱，容易受伤和瘢痕形成，易出血，关节活动度大。还可有骨、眼和内脏的病变。治疗：应用维生素 C、维生素 E，硫酸软骨素等；必要时手术。

埃勒特综合征（Ehret syndrome） 其他名称：止痛后姿势性萎缩综合征。疼痛刺激使某一肌群制动一段时间后发生肌萎缩，功能减退。表现为受累肌群疼痛、功能减退、肌肉挛缩。治疗：对症处理。

埃里克森征（Erichsen sign） 骶骨或髂骨病变的体征之一。用力向内挤压双侧髂骨，局部有痛感为有骶髂部疾患。检查方法：①病人站立或俯卧位暴露臀部，检查者站于其背后，将两手分别放于其两侧髂骨翼处并相对用力挤压。若其骶骨或髂骨处产生轻痛，则为该征阳性。②让病人侧卧位，检查者站于病人一侧，以右手掌用力按压其上侧的髂骨翼，若其髂骨或骶骨处产生疼痛亦为该征阳性。本征阳性提示骶骨或髂骨病变且有定位作用。检查本征时对髋关节无影响，不出现任何症状，可与之鉴别。

埃利奥特卧位（Elliot position） 下胸部垫高。胆囊手术时，将一垫物置于仰卧于手术台上病人的下肋缘下，以使其下胸部高抬的体位。

埃利伟综合征（Ellis-van Creveld syndrome） 其他名称：软骨外胚层发育不良症。先天性发育异常，属常染色体隐性遗传。多见于近亲结婚的后代。临床表现有多指（趾）畸形、侏儒、肢体多为近端缩短、掌指融合、膝外翻。常伴有先天性心脏缺损，以房间隔缺损多见。

埃-马征（Albot-Magnier sign） 先天性肥厚性幽门狭窄的 X 线征象。表现为 X 线检查时胃窦部呈凹形。

埃姆斯实验（Ames test） 用鼠伤寒沙门氏菌的 his⁻（组氨酸）回复突变为 his⁺，检测环境中诱变剂的实验方法。

埃舍利希征（Escherlich sign） 检查神经肌肉兴奋性是否增高的方法。以手指或叩诊锤轻叩小儿口周时，如出现口周肌肉的收缩则为本征阳性。提示神经肌肉兴奋性增高。见于低钙血症和低镁血症。甲状旁腺功能减退时常见。

埃斯凯韦契征（Escherich sign） 破伤风病人症状之一。手足抽搐时叩击唇或舌内表面，引起唇、舌和咬肌收缩为该征阳性。一般用于早期或轻型破伤风的诊断。

埃瓦尔特结（Ewald node） 胃癌左锁骨上窝淋巴结转移的征象。检查方法同魏尔啸结。

埃文斯综合征（Evans syndrome） 其他名称：伊文思综合征。获得性溶血性贫血伴获得性血小板减少为主要特征的一种综合征。病人有不同程度的贫血、黄疸、瘀斑、牙龈出血、鼻出血及脾大。血常规检查有助于诊断。治疗：激素，脾切除。

埃希菌属（Escherichia） 一群革兰氏阴性杆菌。无芽孢，发酵葡萄糖、甘露醇，通常产气，多数能迅速分解乳糖，产酸产气，均可产生吲哚。甲基红试验阳性，Voges-Proskaue（VP）试验阴性，不利用柠檬酸盐。大多数不分解尿素，不产生硫化氢，不液化明胶。本属细菌多寄生于人和动物肠道，多不致病。代表株大肠埃希菌（即通称的大肠埃希菌）是人类和动物肠道正常寄居菌，随粪便排出，广泛分布于自然界，是食品和水源卫生监督的指示菌。它们寄生于肠道能合成维生素 B 及维生素 K 供机体利用。还可抑制致病菌过度繁殖。但也可以条件致病引起肠道外感染和腹泻等症。

癌变（carcinogenesis） 上皮细胞发生恶性转化生成恶性肿瘤的过程。正常细胞经癌因素启动、促癌因子作用，逐步形成恶性细胞。恶性细胞还将遗传信息传给子代，同时还有新的分化更差、恶性程度更高、繁殖更快、更适应环境的干细胞群补充。多数肿瘤细胞发生于单个细胞。临床上能检出的肿瘤，其细胞数约为 10^9 个，约 $1cm^3$ 大小、1g 重，此时肿瘤细胞已经经过了 30 次以上的倍增。

癌巢（cancer nests） 巢状、条索状、片块状排列的癌细胞团。

癌-睾丸抗原（cancer-testis antigen，CTA） 一类肿瘤相关抗原。表达于多种肿瘤细胞和正常睾丸组织，但不表达于其他正常组织。

癌基因（oncogene） 能诱导它所在的细胞发生癌变的基因。指位于细胞核内或胞质内控制细胞生长的蛋白如生长因子、识别因子、蛋白激酶等的遗传密码。癌基因存在于所有细胞，在正常状态下叫原癌基因，不表达，只有活化的癌基因才具有将正常细胞转化为癌细胞的能力。原癌基因活化机制是目前化学致癌研究的重点之一。基因突变被认为是癌基因活化的方式之一。

癌基因家族（oncogene family） 真核细胞基因组中细胞癌基因。目前研究较多者为 src、ras、sis、myc 和 myb 等。每个癌基因可在不同癌组织中表达增强。

癌基因与抑癌基因（oncogene and antioncogene） 调控细胞生长、增殖、成熟和凋亡的两大类基因。癌基因向细胞发出正向调节信号，促进细胞生长、增殖和阻止其向终末分化。抑癌基因则向细胞发出负向调节信号，促进细胞成熟、向终末分化以及最终的凋亡。正常情况下这两类信号保持动态平衡，十分精细地调控着细胞的生长、增殖和成熟。一旦这两类信号中的前者过强或后者过弱，则细胞的生命过程失控而发生癌变。检测癌基因和抑癌基因中发生的突变，有利于肿瘤的早期诊断。

癌家族综合征（cancer family syndrome） 常染色体显性遗传病。同一家族中腺癌，尤其结肠癌、子宫内膜癌发病率增加，多发性、原发性、恶性新生物的发病率增加。发病年龄较早。

癌旁综合征（cancer-side syndrome） 癌旁征象。如原发性肝癌，大多表现为特征性的生化改变，可先于肝癌局部症状而现。重要的癌旁综合征有低血糖、红细胞增多症、高钙血症和高胆固醇血症等。

癌胚抗原（carcinoembryonic antigen，CEA）　一种存在于血清内的生理性蛋白质。正常值不超过 $2.5\mu g/L$；如果超过 $5\mu g/L$ 时，则为病理性，最高值常见于胃肠道远端癌肿。CEA 对癌肿手术后的疗效及预后的判断有所帮助，如癌肿术前有 CEA 升高，而术后下降，说明大部分癌肿已切除。如术后又重新升高，则表示有转移扩散。

癌脐（cancer umbilicus）　脏器表面瘤结节的中央因出血、坏死而出现的脐状凹陷。

癌前［期］病变（precancerous lesion）　有癌变潜在可能性的良性病变。其长期不愈可能转变为癌。对其早期诊断、及时治疗，可防止其发展为癌瘤。属于此类病变的大体有：黏膜白斑、纤维囊性乳腺病、家族性息肉病、慢性萎缩性胃炎、慢性溃疡等。

癌前细胞综合征（precancerous cell syndrome）　病理学术语。在涂片和病理切片上除核异质外，还有细胞增生和化生等综合性征象，尤其是异常的增生、异常角化细胞、角化珠，以及超常角化细胞增多等。

癌肉瘤（carcinosarcoma）　兼有癌和肉瘤结构的肿瘤。其成分可以为任何类型的癌和肉瘤，按任何比例的复合。两种成分的复合方式可为边靠边、相互浸润或紧密混杂。两者可清晰分明，以基底膜为界，或彼此间有移行过渡。还可为癌和肉瘤两种细胞的杂交种，在超微结构水平上兼有上皮和间充质两者的特征。

癌乳（cancer milk）　自癌组织切面灰白色颗粒上刮下或挤出的混浊的乳糜状物质，是癌细胞巢中的组织液和脱落癌细胞的混合物。

癌痛（carcinomatous pain）　恶性肿瘤晚期组织破坏广泛引起的疼痛。有的癌症病人，各种检查阴性，除疼痛而无其他异常，以致癌变晚期才得以确诊。对具局限性剧痛的病人，应结合总体情况密切观察。治疗：三阶梯镇痛疗法，放疗、化疗、激素疗法，椎管内注药，心理和支持治疗。

癌细胞（cancer cell）　恶性肿瘤细胞之一。是从相应的正常组织细胞经癌变而来。其特征是比正常细胞大且有变异。核增大，轮廓不整，核仁肥大，数目增多；胞质着色改变，排列紊乱，边界不清。特性是：失控增长和分化不良；易脱落和侵入周围组织或血管、淋巴管并随之播散，在新的部位形成瘤块；恶性特能遗传给子细胞。

癌性肌病（carcinomatous myopathy）　非转移性肿瘤所致的肌病。包括神经肌肉接头传递障碍病、多发性肌炎、皮肌炎、内分泌代谢肌病 4 种类型。多并发于白血病、淋巴瘤、肺癌、卵巢癌等。主要临床特征为 50 岁以上起病的进行性四肢远端和躯干纵轴的肌无力，可伴轻度肌萎缩。肌电图检查有助于诊断。癌性肌病无特殊治疗。部分症状可自行缓解。预后随肿瘤性质决定。

癌性空洞（carcinomatous cavity，carcinous cavity，cancerous cavity）　由于肿瘤生长较快，中央部供血不足发生坏死、液化而形成的空洞。多见于较大的癌肿。典型表现为厚壁偏心性空洞，内壁凹凸不平，很少有明显的液体平面。

癌性淋巴管炎（lymphangitis carcinomatosa）　其他名称：淋巴管性癌病。为肺转移性癌的一种形式。多来自乳腺、肺、胃、甲状腺等癌肿的转移。病变以两下肺较为明显，淋巴结和淋巴管内充满癌细胞。临床上有逐渐加重的咳嗽、气急和发绀等症状。X 线检查有特征性改变，病理检查可确诊。治疗：无特效疗法。

癌性胸膜炎（carcinomatous pleurisy）　癌肿侵犯胸膜所引起的炎症。常并发胸腔积液。积液大多是血性，红细胞常超过 10×10^{12} 个/L（10 万个/mm^3），胸液量大，增长迅速。常见的有支气管肺癌和乳癌。

癌原性神经病（carcinomatous neuropathy）　癌肿部位并无细胞转移而累及神经元、髓鞘、肌肉和神经肌肉接头的继发改变，发病率可因癌肿类型和部位而异，以肺癌引起的最高，而直肠、子宫颈癌发病率较低。发病与癌肿毒素、代谢紊乱、营养障碍、自身免疫或免疫反应异常等多种综合因素有关。随累及部位而出现各种症状和体征，如疼痛、感觉障碍、肌肉萎缩无力、共济失调，可出现精神症状等。其病程和严重性与癌肿的大小及生长速度并不一定平行。治疗：根治原发癌肿。用肾上腺皮质激素、维生素 B 族等药物。

癌［症］（cancer）　各种恶性肿瘤的统称。细胞的生长和分裂速度高于正常的细胞，且往往可转移到其他组织。

癌症疼痛综合征（cancerous pain syndrome）　因癌症疼痛所带来的一系列症状。表现为躯体痛、内脏痛、神经性痛及暴发痛，治疗：药物三阶梯镇痛、中医药、放射治疗，神经阻断和神经外科止痛。

癌肿的免疫治疗（immunotherapy of carcinoma）　采用免疫疗法来治疗癌肿。肿瘤免疫治疗可广义地分为肿瘤抗原特异性和非特异性两大类。前者用经过处理的自体肿瘤细胞制成针剂，作皮下注射；后者用卡介苗、转移因子、免疫核糖核酸、干扰素、白细胞介素等生物制品或左旋咪唑等药物来激发人体免疫功能。

癌肿根治性手术（radical operation of carcinoma）　彻底清除癌肿的一种手术治疗。要求：①应将原发灶与区域淋巴结作整块切除，自四周向原发灶中心解剖；②术中作活检者应按沾污性手术处理方式更换手套、器械及手术野消毒巾；③术中不应切入肿瘤或与淋巴结之间组织以免癌细胞污染创面。

癌珠（cancer pearl）　其他名称：角化珠。分化好的鳞状细胞癌巢中央的层状角化物。癌珠周围相当于棘细胞层，外层则相当于基底细胞层。是典型的鳞状细胞癌的癌巢。分化差的鳞状细胞癌无癌珠形成。

嗳气［症］（eructation belching）　曾称神经性嗳气。气体自胃经食管上逆出口腔排出。多因空气咽下后又逆出，见于胃神经官能症、慢性胃炎等。可细分为吞气症和非特异性过度嗳气。治疗：找出致病因素，忌食刺激性食品，节制易产气食物。症状严重时，可试用精神镇静类药物。

矮胖体型（pyknic type）　其他名称：超力型。正常成人体型之一。表现为身材较矮，脂肪较厚，肌肉亦较发达，体格健壮，一般颈项较短，肩宽，面红，胸廓宽阔，上腹角大于 $90°$。

矮身材（microsoma）　身高较正常人群平均身高减两个标准差。

矮小波（short and small wave）　心电图学术语。常见于心力衰竭或扩张型心肌病。为心阻抗图的 C 波异常形态。该波振幅低（<$1\Omega/s$）；上升速率迟缓。

矮小综合征（runting syndrome）　以移植物抗宿主反应或类似的细胞免疫反应为基础、伴有组织损伤为主的综合征。主要见于器官、组织移植者，大量输血史者，恶性肿瘤者及免疫抑制剂治疗者。主要有口腔干燥、皮疹、脱发、关节痛、腹泻、消化道出血、生长停止、全身呈消耗性病变、身材矮小等表现。

艾伯克龙比综合征（Abercrombie syndrome）　淀粉样物质在组织中沉着引起的一组病征。特征为胃肠道蠕动减慢，常有腹痛、腹泻和便秘，脂肪泻、消瘦、水肿等。可并发肠出血、肠穿孔和假性肠梗阻。治疗：对症治疗及手术。

艾伯特病（Albert disease）　继发于外伤或关节炎的跟骨滑囊炎。其他见艾伯特综合征。

艾伯特手术（Albert operation）　一种治疗连枷关节的手术，切除膝关节以松解僵直的关节。

艾伯特综合征（Albert syndrome）　其他名称：跟腱痛综合征。由跟骨滑囊炎所致的一组病征。表现为局部疼痛，行走困难，足后部有不同硬度肿胀，上皮角化过度，偶尔并发感染。治疗：理疗、封闭。

艾布勒姆斯心反射（Abrams heart reflex）　刺激心前区皮肤引起心肌收缩和心影缩小，见于 X 线透视下。

艾迪生病（Addison disease）　见原发性慢性肾上腺皮质功能减退症。

艾迪生点（Addison point）　上腹部中点。

艾迪生面容（Addison face）　艾迪生病的面部表现。病人面部有淡褐色或棕黑色，甚至焦煤色的色素沉着，分布不均匀，呈块状或片状。前额及眼周部位常较浓黑，口唇上有大小不等的点片状蓝色或蓝黑色色素沉着。

A

艾迪生平面（Addison planes）　一系列平面用作胸和腹局部解剖等的标志性平面。

艾迪生试验（Addison test）　物理诊断方法。病人取坐位，检查者用示、中指触摸患侧桡动脉，嘱病人后伸头部，并将下颌向患侧旋转，深吸气后憋住，如桡动脉搏动消失即为阳性。应同时作两侧对比。前斜角肌综合征病人可以为阳性。

艾迪斯计数（Addis count）　12h 尿沉渣计数法，计采沉淀中的细胞数。因结果不够准确，近年多主张用 1h 计数法。准确收集病人 2h 全部尿液，计数尿沉渣中白细胞、红细胞。再按 1h 折算。正常范围白细胞应少于 20 万个/h，20 万～30 万个/h 应结合临床表现判定；大于 30 万个/h 为阳性。红细胞应少于 3 万个/h；3 万～10 万个/h 应结合临床表现判定，大于 10 万个/h 为阳性。本试验对诊断尿路感染、出血、肾炎等疾病有参考意义。

艾迪综合征（Adie syndrome）　其他名称：强直瞳孔综合征。以病侧瞳孔放大及收缩迟缓为主要表现的症候群。原因不明。多见于女性青年，常突然起病，表现为一侧（80%）或两侧瞳孔散大、视力减退。瞳孔直接、间接对光反射以及辐辏反射消失或减弱。多数病人合并两侧跟腱反射消失或减弱。

艾杜糖（idose）　一种六碳醛糖。与古洛糖为表异构体。以艾杜糖醛酸的形式存在于硫酸皮肤素、肝素中。

艾附暖宫丸（aifu nuangong wan）　中医方剂。扶正剂。组成：艾叶、香附、吴茱萸、肉桂、当归、川芎、白芍、地黄、黄芪、续断。用于子宫虚寒、月经不调、经来腹痛、腰酸带下。

艾利斯线（Ellis line, Ellis curve, Ellis-Garland curve）　其他名称：艾利斯曲线、艾-加曲线、胸腔积液曲线。胸部 S 形线，指示胸膜渗出液的上界。渗出性胸膜炎有中等量积液时，让病人取坐位，做胸部叩诊，于一侧胸壁可叩出上缘呈弧状的浊音区，该浊音区上界的顶点在腋部，并沿腋部前、后向下倾斜，呈弧状曲线。这是由于胸腔外侧补充腔较大，且离肺引较远，液体在此处遇阻力较小的缘故。

艾利斯征（Allis sign）　先天性髋关节脱位或股骨颈骨折的体征之一。病人仰卧位，双髋和双膝关节均屈曲，足底平置床面，两足平齐。检查者观察膝顶部的高度，若患侧偏低即为阳性。主要见于髋关节脱位，亦可见于股骨颈骨折。

艾伦法则（Allen rule）　寒冷地区温血动物的身体延伸部分（尾、耳和腿等）一般较温暖地区者为短。

艾伦反常定律（Allen paradoxical law）　正常人糖摄入越多，利用的也越多。而糖尿病病人则相反。

艾伦征（Allen sign）　肺小动脉栓塞的体征。表现为短暂的胸痛、呼吸困难和胸痛。

艾-马征（Allen-Masters sign）　子宫阔韧带后层破裂的临床征象。表现为下腹部和骨盆区疼痛、里急后重、子宫后间隙有渗出液以及子宫的病理性活动。见于病理性生产或剖宫者。

艾森贝格征（Aizenberg sign）　胆囊疾病的征象。病人坐位，检查叩击病人右侧肩胛骨下角区时，病人胆囊区出现放射性疼痛为阳性。见于胆囊疾病。

艾森门格综合征（Eisenmenger syndrome）　其他名称：肺动脉高压右至左分流综合征。心室间隔缺损合并肺动脉显著高压伴有右至左分流，持续性青紫的一组综合征。与法洛四联症不同之处，无肺动脉口狭窄。临床上有呼吸困难，全身水肿，时有咯血，肺动脉瓣区第二音亢进，可有收缩早期喷射音或短促收缩期杂音。仅能内科对症处理，无法手术。

艾司唑仑（estazolam）　其他名称：舒乐安定。抗焦虑药。用于失眠、焦虑不安、紧张、恐惧、癫痫、术前镇静。制剂：片剂。过敏者、孕妇禁用。抑郁症、有自杀倾向者，肝、肾及肺部疾病病人，老年高血压病人慎用。老、幼、体弱者可酌减用量。

艾条灸（moxa-stick moxibustion）　灸法的一种，将艾条一端用火点燃后，对准施灸穴位，保持一定距离熏灸，使病人有温热感以及轻度灼痛感；也可一近一远如雀啄状熏灸，灸至皮肤红晕为度，时间长短视需要而定。此法使用方便，能温经散寒、活血止痛。

艾条灸美容（aesthetic therapy by moxa-stick）　艾绒卷成条状，在施灸部位上熏灸，以达到美容目的的技术方法。

艾-托试验（Alan-Todd test）　骨外科检查方法之一。病人取立正位，检查者两手拇指分别按在其两侧髂前上棘处，示指按在大粗隆尖端，其余 3 指放在大粗隆上方作固定，两侧对比，若患侧示指较高，则为阳性。本试验阳性提示髋关节脱位、股骨颈骨折、髋关节病变以及骨盆骨折变形。应注意双下肢长短不齐可出现假阳性。

艾叶（argyi leaf, Folium Artemisiae Argyi）　其他名称：蕲艾、家艾。中药名。止血药。为菊科多年生草本植物艾的叶。味辛、苦，性温。入肝、脾、肾经，功能：温经止血、散寒止痛。用于腹中寒痛、冷痢、崩漏带下、月经不调、宫冷不孕、胎动不安。外治疥癣。用量 3～10g。阴虚血热者慎用。艾叶油有镇咳、平喘、祛痰、消炎的作用。艾叶以炒炭用为好。

艾叶油（domestic wormwood oil）　从菊科植物家艾中提出的挥发油。主要含有 α-萜烯醇。有平喘、镇咳、祛痰、抑菌、抗过敏等作用。用于喘息性支气管炎、支气管哮喘。对某些过敏性疾病和口腔真菌感染亦有效。

艾叶油气雾剂（Aerosolum Olei Argyi）　抗炎和支气管扩张药。艾叶油的乙醇溶液，加适宜的抛射剂和食用香精制成，每瓶含艾叶油 3ml 的淡黄色、有特殊香气的液体。具有平喘、镇咳、祛痰和消炎作用。主治慢性支气管炎、肺气肿、支气管哮喘等。

艾因托文定律（Einthoven law）　见爱氏定律。

艾炷灸（moxa-cone moxibustion）　灸法的一种。将细艾绒制成圆锥形艾炷，大的如蚕豆，中的如黄豆，小的如麦粒。置于穴位上点燃施灸，每灸一炷称为一壮。分直接灸和间接灸两种，小炷多用于直接灸，大炷多用于间接灸。

艾滋病（acquired immunodeficiency syndrome, AIDS）　见获得性免疫缺陷综合征。

艾滋病病毒（human immunodeficiency virus, HIV）　见人类免疫缺陷病毒。

艾滋病神经病变（nervous lesion of acquired immunodeficiency syndrome, nervous lesion of AIDS）　艾滋病（AIDS）病人的神经系统并发症。可由病毒直接感染引起，亦可由继发感染所引起，或伴发病所引起。常见的有 AIDS 痴呆综合征、人类免疫缺陷病毒脑膜炎、脑弓形虫病、隐球菌性脑膜炎、脑淋巴瘤等。临床可有相应的神经系统症状。依据 AIDS 的肯定诊断，血清（特别是脑脊液）中人类免疫缺陷病毒抗体阳性和机会感染的病原体证据可确诊。对症及原发病治疗。

艾滋病所致的精神障碍（mental disorders caused by acquired immunodeficiency syndrome）　一种由 HIV 感染所致的神经精神症状，以及免疫功能下降所致的中枢神经系统机会性感染、肿瘤、抗病毒治疗的不良反应，包括感染 HIV 后的各种社会心理应激等对神经精神方面的影响。HIV 相关疾病往往表现为典型的精神病症状群（焦虑障碍、抑郁障碍和精神病性障碍）。艾滋病所致的精神症状主要有两类，一类是脑组织受损所致的器质性症状，主要表现为认知障碍；另一类是因患此不治之症所致的心因性症状，主要表现为情感症状。以预防为主。心理治疗、对症药物治疗。

艾滋病相关综合征（AIDS-related complex, ARC）　其他名称：AIDS 前期症状。无症状的人类免疫缺陷病毒携带者经 1 年左右，出现持续性全身淋巴结肿大、神经症状、条件性感染和其他症状。表现为 HIV 抗体阳性、腹股沟以外的淋巴结肿大、发热、体重减轻、腹泻等。治疗：目前应用的药物有齐多夫定（AZT），可改善临床症状。卡波西（Kaposi）肉瘤可行外科切除或选用氮芥、长春新碱、博来霉素、皮类固醇治疗。

艾滋病血清学试验（serological test for AIDS）　用于 AIDS 诊断的血清学试验分两类，一类为过筛试验，包括酶联免疫吸附试验（ELISA）、间接免疫荧光试验（IFA）等。尤以前者应用广泛，但用于低危人群有较高的假阳性；另一类为确证试验，包括蛋白质印迹法（WB）和放射免疫沉淀试验（RIP）。以前者应用较为普遍，特异性强。

爱德生试验（Adson test）　见斜角肌压迫试验。

爱迪注射液（Aidi zhusheye）　中医成药名。肿瘤科用药。组成：人参、黄芪、刺五加、斑蝥等。用于原发性肝癌、肺癌、直肠癌、恶性淋巴瘤、妇科恶性肿瘤等。

爱里希溶液（Ehrlich solution）　对二甲氨基苯甲醛的盐酸溶液。遇含氨化合物、酚类等能显色。用于爱里希试验（反应），以检验尿胆原等。

爱伦试验（Edgar V. Allen test）　检查肢体动脉通畅状况的方法。①尺动脉或桡动脉：让病人用力握拳，检查者用手指紧压尺动脉或桡动脉 10～15s 后让病人伸开手指。如动脉通畅，则手指迅速由白变红；若动脉阻塞则手指白色长时间不变或转红极缓慢。②胫后动脉或足背动脉：病人仰卧，足部高抬，检查者紧压胫后动脉或足背动脉 15～30s 后使其足下垂，观察足部颜色变化情况，结果判定方法同上。临床上用于慢性动脉闭塞性疾病的诊断。

爱茂尔注射液（Injectio Emoli）　中枢安定药。每安瓿 2ml 内含溴米那 2mg、盐酸普鲁卡因 3mg 及苯酚 6mg 的无色澄明灭菌水溶液。具有镇吐、镇静和轻度催眠作用。用于妊娠呕吐、神经性呕吐及晕船、晕车、胃肠障碍等引起的呕吐、呃逆症等。

爱普列特（episteride）　其他名称：依立雄胺、爱普立特、川流。前列腺疾病用药（雄激素合成抑制药）。用于良性前列腺增生，减important其增生有关症状。制剂：片剂。过敏者禁用。孕妇及儿童禁用。本品可使血清前列腺特异性抗原值下降而干扰前列腺癌的诊断。也适用于男性脱发、女性多毛及痤疮等。

爱氏等边三角形学说（Einthoven equilateral triangle theory）　关于心电图导联形成原理的一种假说。此学说的要点：①人体是一个近圆形的导电均匀的容积导体；②左肩、右肩和躯干下部 3 点之间距离相等，3 点构成等边三角形（称之为"爱氏三角"）的 3 个顶点；③心脏可视为一个单一的电偶，作为电源，位于爱氏三角的中心；④在心动周期中，该综合电偶的位置固定不变；⑤心脏与上述 3 点在同一平面（冠状面）上。此学说与人体的真实情况有很大差别，但前人已按此学说积累了丰富资料，因此一直沿用至今。

爱氏定律（Einthoven law）　其他名称：艾因托文定律、爱氏方程式。同时用三个肢体导联记录心电图，导联Ⅱ的电位等于导联Ⅰ和导联Ⅲ电位的和，即Ⅱ＝Ⅰ＋Ⅲ。据此可以推测各肢体导联间电压振幅大小的关系，并可以查对导联连接或标记是否有误，以及导联线接错所致的伪差。

安吖啶（amsidine）　其他名称：胺苯吖啶、胺苯吡啶、安沙克林。合成的吖啶类衍生物中筛选出来的抗肿瘤药。用于急性粒细胞白血病。对恶性淋巴瘤有较好的疗效，亦可用于乳腺癌。制剂：注射剂。肝功能不全者、骨髓抑制者慎用。定期检查血象。

安贝氯铵（ambenonium, ambestigmin chloride）　其他名称：美斯的明、酶司的明、酯抑宁、阿伯农。为抗胆碱酯酶药。主要用于腹气胀、重症肌无力。常用片剂。与新斯的明相比，抗胆碱酯酶作用和兴奋骨骼肌的作用较强而且持续时间也较长。不良反应及注意事项同新斯的明。

安搏律定（aprindine）　见阿普林定。

安瓿自动割圆机（automatic ampule cutting and rounding machine）　将空安瓿切割成一定长度并使其截面熔融平整光滑的一种联动机械。由空安瓿加料斗、砂石割刀架、压丝等安瓿切割装置和火焰圆口装置构成。

安达血平片（Tabellae Adelserpini）　其他名称：阿达芬片。降血压及安定药。为含主药利血平 0.1mg，双肼屈嗪 10mg 的糖衣片剂。作用及用途与利血平相同，但所含成分有协同作用，使疗效增强、剂量减少、副作用降低。

安德森病（Andersen disease）　糖原贮积症Ⅳ型。主要因缺乏 α-1,4-葡萄糖酐和 1,4-葡萄糖酐-6-葡糖转化酶导致糖原沉积。婴儿早期发病。主要症状为：肝脾大、肝硬化。遗传方式为常染色体隐性遗传。预后差。

安定（diazepam, valium）　见地西泮。

安非拉酮（amfepramone, anorex）　减肥药。可兴奋下丘脑腹侧的饱食中枢，抑制食欲，又能兴奋中枢神经系统，增加机体代谢。口服给药。适用于治疗单纯性肥胖以及伴有冠心病、高血压和糖尿病的病人。不宜间歇性服药，并适当配合饮食控制和体育锻炼。精神抑郁症、癫痫、孕妇及接受胍乙啶、甲基多巴等药物治疗或上述药物停药时间 2 周内者禁用。青光眼病人、高空作业者及驾驶员慎用。

安氟醚（enflurane, ethrane）　见恩氟烷。

安宫黄体酮（medroxyprogesterone, provera）　见醋酸甲羟孕酮。

安宫牛黄胶囊（angong niuhuang jiaonang）　中医成药名。清热开窍剂。组成：牛黄、水牛角浓缩粉、麝香、珍珠、朱砂、雄黄、黄连、黄芩、郁金、冰片、栀子。用于高热、昏迷、惊厥及脑炎、脑膜炎、中毒性脑病、脑出血、败血症等具有上述症状者。舌苔白腻、寒痰阻窍证勿用；中风脱证神昏不可使用。孕妇忌服。

安吉尔曼综合征（Angelman syndrome, AS）　见快乐木偶综合征。

安杰利斯库征（Anghelescu sign）　脊椎结核体征。病人仰卧、头和足跟紧贴床面，嘱其不用双手而使躯干前屈。若病人不能完成此动作，即为此征阳性。本征可见于脊柱结核、脊柱化脓性骨髓炎、强直性脊柱炎、脊柱肿瘤、腰肌急性纤维织炎以及椎体压缩性骨折。

安静腹（resting abdomen）　肠鸣音减弱或消失。

安坤赞育丸（ankun zanyu wan）　中医方剂。扶正剂。组成：香附、鹿茸、阿胶、紫河车、白芍、当归、牛膝、川牛膝、北沙参、没药等。用于气血两亏、肝肾不足、形瘦虚羸、神倦体瘦、面黄浮肿、心悸失眠、腰酸腿软、午后低烧、骨蒸潮热、月经不调、崩漏带下、产后虚弱、瘀血腹痛、大便溏泻。孕妇遵医嘱服用。

安乐嗪棕榈酸酯（pipotiazine palmitate）　见哌泊噻嗪棕榈酸酯。

安乐死（euthanasia）　患不治之症的病人在危重濒死状态时，由于精神和躯体的极端痛苦，应本人和亲属要求，经医生认可，停止无望的救治或用人为的方法使病人在无痛苦状态下度过死亡阶段而终止生命的全过程。医务人员或其他人员采取措施加速病人死亡者，称主动安乐死；停止对病人的一切治疗与抢救，终止维持病人生命的医疗措施，任凭其自行死亡者，称被动安乐死。由于安乐死的出现不仅与传统的死亡概念和传统的医学道德观相冲突，而且又易与自杀、他杀相混淆，因此被整个社会所瞩目，成为当今医学界、法律界乃至医学伦理界的重要研究课题。

安痢平（entobex）　见泛喹酮。

安络血（carbazochrome salicylate）　见肾上腺色腙。

安眠（anmian）　穴位名。经外奇穴。位于翳风穴与风池穴连线的中点。主治：烦躁、失眠、眩晕、头痛、心悸等。直刺 1～1.5 寸。

安眠酮（methaqualone, hyminal）　见甲喹酮。

安那度（anadol）　见阿法罗定。

安那糊（Unna paste, gelatin of zinc）　一种收敛剂。每 100g 糊剂中含氧化锌 10g、甘油 40g、明胶 15g、水 35g。用于治疗慢性单纯性溃疡、结核性溃疡、慢性脓皮症、外伤性溃疡等。

安钠咖注射液（Injectio Caffeinum Natrio Benzoicum）　其他名称：苯甲酸钠咖啡因注射液。中枢神经兴奋剂。组成：无水咖啡因、苯甲酸钠。用于催眠药、麻醉药等中毒所引起的循环衰竭及呼吸衰竭等。

安乃近（metamizole sodium）　其他名称：罗瓦尔精、诺瓦经。解热镇痛抗炎药。主要用于解热，亦用于急性关节炎、头痛、风湿性痛、牙痛及肌肉痛等。

安脑丸（annao wan）　中医成药名。清热开窍剂。组成：黄连、黄芩、珍珠、栀子、郁金、赭石、雄黄、朱砂、石膏、冰片、水牛角浓缩粉、人工牛黄、薄荷脑、珍珠母、猪胆汁粉。用于高热神昏、烦躁谵语、抽搐痉厥、中风窍闭、头痛眩晕。亦用于高血压及一切急性炎症伴有的高热不退、神志昏迷等症。

安宁（miltown, meprobamate）　见甲丙氨酯。

安其敏（softran, buclizine）　见布可利嗪。

安全期避孕［法］（safe period contraception）　一种避孕方法。此法根据如下：精子和卵子的存活时间一般不超过48h；月经正常的妇女，一般规律是于月经中期（月经前14天±2天）排卵。在排卵前2～3天至排卵后1～2天避免性交以达避孕目的。但由于排卵功能受很多因素影响，安全期不易掌握，因而往往达不到目的。

安全水普及率（popularization rate of safe water）　某地饮用安全水人数占总人口数的比例。安全水指饮用水的感官指标、pH值和亚硝酸盐含量及细菌指标达到国家卫生标准。安全水普及率＝某地饮用安全水人数/该地总人口数×100％。

安全性评价（safety evaluation）　为判断某化学物能否投产或使用而对其危害性进行测试和评估。安全性指在规定的使用方式和用量条件下对人体健康不产生任何损害，即不引起急性、慢性中毒，不对接触者（包括老、弱、病、幼和孕妇）及其后代产生潜在危害。安全性评价一般需通过动物实验和对人体的观察，阐明该化学物的毒性及潜在危害。预测人群接触或使用时的安全性可为制定预防措施及制定卫生标准提供毒理学依据。

安热静片（Tabellae Analgini et Chlorpromazini Hydrochloridi）　解热和中枢安定药。含安乃近和盐酸氯丙嗪的糖衣片。具有解热、镇痛、镇静、止痉、镇吐、降压等作用。用于高热、痉挛、头痛、神经痛、肌肉痛、关节痛、手术后疼痛、呕吐和失眠等。

安塞综合征（Ancell syndrome）　其他名称：毛发上皮瘤综合征。常染色体显性遗传疾病。是典型圆柱瘤表现的头皮肿瘤。好发于头面部的毛发上皮肿瘤。女性多见，多在青春期发病，出现大小不等的头皮多发性肿瘤，以及面部特别是鼻唇区毛发上皮瘤。有家族倾向。治疗：手术。

安神（tranquilization）　中医治法之一。治疗神志不安、心悸失眠的方法。适用于阳气躁动，症见心悸、失眠、惊痫、狂妄、烦躁易怒等。分为重镇安神、养心安神等。如因胆气虚或胆热引起心烦失眠，则用温胆安神或清胆安神。

安神补脑液（anshen bunao ye）　中医成药名。安神剂。组成：鹿茸、淫羊藿、制首乌、干姜、大枣、甘草、维生素B$_1$。用于神经衰弱、失眠、健忘、头晕、乏力。

安神补心丸（anshen buxin wan）　中医方剂。养血安神剂。由丹参、五味子、石菖蒲、珍珠母、夜交藤、旱莲草、合欢皮、菟丝子、生地黄、女贞子组成。功能养心安神。用于头晕、失眠、耳鸣、心悸、思虑过度、健忘。

安神剂（drugs for tranquilizing mind）　以养心安神药为主组成的方剂。本方剂具有养心、镇心安神的功效，适用于心神不宁之证。本方剂包括养血安神和镇心安神两类。前者主要用于心血不足、血不养心，如补心丸、柏子养心丸等；后者用于心阴不足、心肝火盛，如朱砂安神丸。

安嗽灵（tipepidine, asverin）　见替培啶。

安他唑啉（antazoline, antistin）　其他名称：安он心。乙二胺类抗组胺药。常用其磷酸盐或盐酸盐。有抗胆碱和局麻作用。可用于抗过敏和抗心律失常，作用短暂。口服用药。长期服用可致特发性血小板减少性紫癜。

安胎（miscarriage prevention）　中医术语。对胎动不安或习惯性流产的预防性医疗措施。基本原则是：因母病而胎动者，应治母病，其胎自安；若胎气不固而母者安胎母自愈。见胎动不安、胎漏等。

安泰乐（atarax, hydroxyzine）　见盐酸羟嗪。

安泰酮（althesin, alphadione）　见阿法双酮。

安坦（benzhexol, trihexyphenidyl）　见苯海索。

安特诺新（adrenosen, carbazochrome）　见肾上腺色腙。

安体舒通（antisterone spironolactone）　见螺内酯。

安替比林（antipyrine）　其他名称：氨替比林。一种解热镇痛药。解热作用迅速，持续时间长，但毒性较大。适用于发热、感冒、头痛、神经痛及痛经等。现不单独使用，多与其他药物组成复方口服或肌注。也可引起粒细胞缺乏症，应注意检查血象。

安痛定（antondine）　解热镇痛药。用于发热、头痛、偏头痛、神经痛、风湿痛、关节痛、外科手术后疼痛、创伤痛。制剂：片剂。如发生喉痛或发热，应立即停用。有严重副作用者不宜长期使用，肾功能不全者慎用。贫血、造血功能障碍者忌用。

安痛定注射液（Injectio Antondini）　解热镇痛剂。组成：氨基比林、安替比林和巴比妥（钠盐）的pH值6.5～7.5的无色或微黄色澄明的灭菌水溶液。用于发热、头痛、关节炎、神经痛、肌肉痛、活动性风湿症与月经痛等。

安痛片（Tabellae Salicylamidi Compositae）　其他名称：复合水杨酰胺片。解热镇痛药剂。组成：水杨酰胺、非那西丁、咖啡因的片剂。用于感冒、发热、头痛、神经痛、关节炎及活动性风湿症等。

安妥百舒（entobex）　见泛喹酮。

安妥碘（entodon）　见普罗碘铵。

安妥明丙二酯（diclofibrate, simfibrate）　见双贝特。

安妥中毒（ANTU poisoning, α-naphthylthiourea poisoning）　大量误服灭鼠药安妥引起的中毒。表现为口部灼热感、呕吐、头晕、嗜睡，重者出现呼吸困难、发绀、肺水肿、昏睡、休克等。晚期可有肝、肾功能损害表现。急救用高锰酸钾液洗胃、硫酸镁导泻和积极的对症治疗。

安胃灵（antrenyl, oxyphenonium）　见奥芬溴铵。

安慰剂（placebo）　其他名称：无效剂、对照剂。①药学试验研究中与受试药物外表相同的惰性化合物，用以排除主观因素来测定药物效果。②对有药瘾的人、癔症病人等投以淀粉片或营养药以满足其心理的需要。

安西他滨（cyclocytidine, cyclo-C, ancitabine）　其他名称：环胞苷。阿糖胞苷的环状衍生物。常用其片剂、粉针剂、滴眼剂，主要用于各种急性白血病，对急性粒细胞白血病疗效最好，对脑膜白血病也有效，对恶性淋巴瘤尚有一定治疗作用；也用于浅层、深层疱疹性角膜炎，特别是对碘苷耐药的病人。

安息香（Benzoinum）　中医成药名。安息香科植物安息香树或泰国安息香树树干渗出的香树脂。辛、苦、平。归心、脾经。开窍祛痰，行气活血。主治：①温热病，痰热蒙蔽心窍的神志昏迷、痰涎壅盛；②中风痰厥；③猝然心痛或产后晕属血瘀气滞者。

安息香酸（benzoic acid）　见苯甲酸。

桉油（eucalyptus oil）　从桃金娘科桉属植物蓝桉的叶中提出的挥发油。主成分为桉树脑、α-蒎烯、α-水芹烯等。有抑菌、祛痰、驱风作用。用作消炎药、祛痰药和矫味剂。也用于神经痛。

氨苯蝶啶（triamterene）　其他名称：三氨蝶啶。留钾利尿药。用于治疗各种水肿，如心力衰竭、肝硬化和慢性肾炎引起的水肿或腹水，以及糖皮质激素治疗过程中发生的水钠潴留。常与排钾利尿药合用。制剂：片剂。严重肝、肾功能不全者、有高钾血症倾向者、孕妇及哺乳期妇女禁用；服药后多数病人出现淡蓝色荧光尿。老年人、衰弱病人、糖尿病病人慎用。

氨苯蝶啶试验（triamterene test）　原发性醛固酮增多症的特殊试验。氨苯蝶啶有利钠保钾作用，每日200mg，分2～3次口服，持续1周以上，如能使血钾上升、血压下降者，提示患原发性醛固酮增多症。

氨苯砜（dapsone）　抗麻风病药。对麻风杆菌有抑制作用。用于各型麻风病。制剂：片剂、胶囊剂。过敏者禁用。肝肾功能不全、贫血、溃疡病及有精神病史者慎用。

氨吡酮（inocor, amrinone）　见氨力农。

氨苄西林（ampicillin）　其他名称：安比西林、安必仙、氨苄青霉素。半合成广谱青霉素。主要用于敏感菌所致的泌尿系统、呼吸系统、胆道、肠道感染以及脑膜炎、心内膜炎等。制剂：胶囊、注射剂。对青霉素过敏者禁用，用前做皮试。

氨苄西林/丙磺舒（ampicillin and probenecid）　其他名称：艾罗迪。氨苄西林与丙磺舒配伍的复方制剂。用于呼吸道、尿路、皮肤软组织等感染。制剂：胶囊剂。磺胺类或青霉素类过敏者及肾功能不全者禁用。

氨苄西林钠/舒巴坦钠（ampicillin sodium and sulbactam sodium）　其他名称：优立新、凯兰欣、施坦宁。氨苄西林与β-内酰胺酶抑制剂配伍的复方制剂。既防止敏感菌产生耐药性，又增加对氨苄西林耐药菌株的抗菌活性。用于敏感菌所致的下呼吸道、泌尿道、胆道、皮肤和软组织、中耳、鼻窦等部位感染。制剂：注射剂。青霉素过敏者禁用，肾功能减退者酌减剂量或给药次数。

氨茶碱（aminophylline）　其他名称：茶碱乙烯双胺，茶碱乙二胺盐。平喘药。茶碱和乙二胺的混合物。用于支气管哮喘和喘息性支气管炎、急性心功能不全和心源性哮喘、胆绞痛等。制剂：片剂、缓释片剂，注射剂。急性心肌梗死伴有血压显著降低者禁用。儿童、甲状腺功能亢进症（简称"甲亢"）、溃疡病人慎用。

氨氮（ammonia nitrogen）　①水质污染指标之一。水中有机物被微生物分解成游离状态或铵盐形式的氨，其含氮量即氨氮。源于人畜粪便、工业废水、化肥等，其增高表示该水近期曾被含氮有机物污染且在分解。②在临床检验上指血液非蛋白氮的成分之一（属于尿素氮以外的残余氮）。其值的病理性增高见于肝性脑病（肝昏迷）、急性重型肝炎、肝脑综合征、尿毒症及休克等。

氨蝶呤（aminopterin）　抗代谢抗肿瘤药。有对抗叶酸作用，阻碍肿瘤细胞的核酸代谢。用于急性白血病、绒毛膜上皮癌和恶性水泡状胎块等。但对正常细胞也有毒性，宜慎用。

氨非咖片（Tabellae Aminopyrini et Phenacetini et Caffeini，PPC）　其他名称：镇痛片。解热镇痛药。含氨基比林 100mg、非那西丁 150mg 及咖啡因 30mg 的白色片剂。用于感冒、偏头痛、关节痛、神经痛、活动性风湿病及痛经等。

氨酚待因（paracetamol and codeine phosphate）　其他名称：博钠痛。镇痛药。用于各种疼痛、感冒咳嗽。制剂：Ⅰ号片每片含乙酰氨基酚 0.5g，可待因 8.4mg；Ⅱ号片每片含乙酰氨基酚 0.3g，可待因 15mg。能产生依赖性。7 岁以下儿童不宜用。对病因不明的疼痛、肝肾功能不全的病人及孕妇慎用。

氨酚伪麻（paracetamol and pseudoephedrine hydrochloride）　其他名称：联邦菲迪乐。解热镇痛药。用于感冒和上呼吸道过敏，缓解鼻塞、流涕、喷嚏、头痛、咽痛、发热、咳嗽等症状。制剂：片剂。高血压、心脏病、糖尿病、甲状腺疾病、青光眼、哮喘病人及对非甾体抗炎药过敏者慎用。用于发热勿超过 3 日。

氨[基]丁三醇（trometamol，trishydroxymethylaminomethane）　其他名称：三羟甲基氨基甲烷、缓血酸铵。氨基缓冲剂，酸碱平衡用药。可用于急性代谢性酸中毒及呼吸性酸中毒。用于呼吸性酸中毒时应同时给氧，静滴时应避免剂量过大，滴速过快，勿溢出血管，以免局部坏死，禁用于肾性酸中毒和慢性呼吸性酸中毒。

氨基丁三醇注射液（Injectio Trometamoli）　其他名称：缓血酸胺注射液。氨基缓冲剂，酸碱平衡药。每安瓿 10ml、20ml 或 100ml 的氨基丁三醇 7.28% 的无色澄明、等渗、无热原灭菌水溶液。能摄取氢离子而纠正酸中毒。作用强且能透过细胞膜。用于急性代谢性和呼吸性酸中毒及碱化尿液。慢性呼吸性及慢性肾性酸中毒病人忌用。

γ-氨基丁酸（γ-aminobutyric acid，GABA）　其他名称：γ-氨酪酸。①机体代谢中间产物。由 L-谷氨酸通过 L-谷氨酸脱羧酶的作用而生成。γ-氨基丁酸可与 α 酮戊二酸进行转氨基反应，生成琥珀酸半醛，然后进一步氧化生成琥珀酸而进入三羧酸循环。②作为一种药物，能降低血氨及促进大脑新陈代谢，在体内与血氨结合生成尿素排出。用于治疗各种类型的肝性脑病（肝昏迷）、尿毒症，亦用作催眠药及煤气中毒等所致昏迷的苏醒剂。还可用于脑血管障碍引起的偏瘫、记忆障碍、儿童智力发育迟缓和精神幼稚症等。大剂量可引起运动失调、肌无力、血压降低、呼吸抑制等。

氨基己酸（aminocaproic acid）　其他名称：6-氨基己酸、ε-氨基己酸。止血药（纤维蛋白溶解抑制药）。用于纤溶性出血，如脑、肺、子宫、前列腺、肾上腺、甲状腺等外伤或手术出血，亦用于肺出血、肝硬化出血、上消化道出血等。制剂：片剂、注射剂。泌尿道手术后血尿的病人慎用（形成凝血块阻塞尿路）；有血栓形成倾向或有栓塞性血管病的病人慎用。不能阻止小动脉出血，如有活动性动脉出血，仍须结扎止血。

氨基甲酸酯类杀虫剂中毒（carbamates insecticide poisoning）　其他名称：氨基甲酸酯类农药中毒。机体在意外或服毒自杀方式接触氨基甲酸酯类杀虫剂后引起的中毒。氨基甲酸酯是广泛使用的杀虫剂，主要毒性作用是抑制胆碱酯酶活性，抑制速度与复能速度几乎接近。临床特点为症状轻、恢复快、病程短。表现为头痛、视力模糊、呕吐、腹痛、流涎、多汗、瞳孔缩小、重者有肌纤颤、呼吸浅快、浅昏迷等。治疗：清除体内药物，使用阿托品类。

氨基甲酰磷酸（carbamyl phosphate）　在鸟氨酸循环、氨的固定及嘧啶的生物合成中有重要作用的一种高能化合物。分子式是 $NH_2—COO—PO_3H_2$。

氨基甲酰磷酸合成酶（carbamoyl phosphate synthetase）　其他名称：氨甲酰磷酸合成酶。催化氨基甲酰磷酸合成反应的酶。参与嘧啶核苷酸的合成。分为氨基甲酰磷酸合成酶 Ⅰ 和合成酶 Ⅱ。合成酶 Ⅰ 分布于肝线粒体或细菌中，参与尿素的合成。合成酶 Ⅱ 分布于所有细胞的胞液或细菌中，在哺乳动物中参与嘧啶核苷酸的合成。

氨基甲酰血红蛋白（carbaminohemoglobin）　二氧化碳与血红蛋白的氨基结合而形成的物质。是二氧化碳在血液中的一种运输形式，大约占血液中运输的二氧化碳总量的 7%。

氨基酸（amino acid）　同时含有一个或多个氨基和羧基的脂肪族有机酸，组成蛋白质的基本单位。根据氨基和羧基的位置，有 α 和 β 氨基酸等类型，参与蛋白质合成常见的是 20 种 L-α 氨基酸。体内合成的量不能满足机体需要，必须从食物中摄取的氨基酸（必需氨基酸）的有 8 种，即甲硫氨酸、缬氨酸、亮氨酸、异亮氨酸、色氨酸、苯丙氨酸、赖氨酸、苏氨酸，称为必需氨基酸。甘氨酸、丙氨酸、丝氨酸、门冬氨酸、谷氨酸、谷氨酰胺、脯氨酸、羟脯氨酸、组氨酸、胱氨酸和半胱氨酸，也可以从人或动物机体自身合成，是不需通过食物补充的氨基酸（非必需氨基酸），非必需氨基酸共 12 种。

氨基酸标准模式（provisional pattern of amino acid）　联合国粮食及农业组织在 1973 年提出的理想蛋白质的氨基酸含量。越接近此模式蛋白质的利用率就越高。模式以 mg/g 蛋白质计：赖（氨酸，下同）50，亮 70，异亮 40，甲硫＋胱 35，苯丙＋酪 60，苏 40，色 10，缬 50。

氨基酸代谢病（metabolic disorders of amino acid）　由于先天性酶缺陷，转运系统障碍或后天性肝、肾疾病引起的氨基酸代谢紊乱。氨基酸可在血中水平升高，或在尿中大量排泄（氨基酸尿），例如苯丙酮尿、黑尿酸尿、酪氨酸代谢病、草酸代谢病等。治疗：尚无有效方法。

氨基酸代谢库（amino acid metabolic pool）　体内分布于各组织及体液中参与代谢的游离氨基酸总和。可利用或贮存。通常以游离氨基酸总量计算，肌肉中占总代谢库的 50% 以上，肝约占 10%，肾约占 4%，血浆占 1%～6%。

氨基酸分析仪（amino acid analyzer）　采用离子交换树脂色谱法原理，对氨基酸定性、定量分析的专用液相色谱仪器。由流路、控制、检测 3 个系统组成。用于氨基酸分离和纯度分析、蛋白质的结构和酶以及基础代谢等的研究。供生物化学、医药学、微生物学、营养学、农业、食品工业用。

氨基酸耐量试验（amino acid tolerance test）　检查肝脏功能的方法之一。用于慢性肝病的辅助诊断。方法是将 10% 水解酪蛋白 40ml 静脉注射，在注射前及注射后 35min、95min 抽血，做氨基酸氮测定。大部分病人于注射后 35min 已恢复至注射前（空腹）水平，一部分人于注射后 95min 恢复至注射前水平。如注射后 95min 仍未恢复至注射前水平则提示肝脏疾患。

氨基酸尿（aminoaciduria）　某些氨基酸由于代谢异常（大多因先天性酶缺陷）或肾小管重吸收障碍（肾小管的转运载体缺陷）随尿排泄的量超过正常。

A

氨基酸尿症（aminoaciduria）　人类的一种以尿中存在异常量的一种或多种氨基酸为特性的遗传性疾病。如苯丙酮尿症、黑尿酸尿症、酪氨酸尿症等。

氨基酸脱羧酶（decarboxylase）　催化氨基酸脱羧反应的酶。参与个别氨基酸的脱羧基作用，产生具有生理功能的物质。如：组氨酸脱羧基生成组胺，谷氨酸脱羧基生成 γ-氨基丁酸等。氨基酸脱羧酶的辅酶是磷酸吡哆醛。

氨[基]肽酶（aminopeptidase）　一种外肽酶。它从多肽链的 N 末端依次催化最靠近 N 末端的一个肽键水解，释出 N 末端的氨基酸。

氨基糖苷类抗生素（aminoglycosides antibiotics）　由氨基糖分子和非糖部分的苷元结合而成的一类抗生素。常用的为链霉素、庆大霉素、卡那霉素、阿米卡星等。其主要特点为：①抗菌谱广，对许多革兰氏阳性和阴性菌及结核分枝杆菌均具有较大抗菌作用，其作用机制是抑制细菌蛋白质的合成，高浓度时有杀菌作用，低浓度时有抑菌作用；②可逐渐产生耐药性，同类间可出现交叉耐药现象；③毒性普遍较大，主要对第 Ⅷ 对脑神经（前庭蜗神经）及肾脏有损害，应用时须注意。

δ-氨基-γ-酮戊酸（δ-amino levulinic acid，ALA）　卟啉合成过程中最早由甘氨酸与琥珀酰辅酶 A 缩合脱羧的产物。可进一步脱水生成卟胆原（胆色素原）（3-丙酸基-4-乙酸基-5-氨甲基吡咯）。

氨基转移酶（aminotransferase）　简称转氨酶。催化将氨基酸的氨基转移给酮酸的反应，从而产生相应的酮酸与氨基酸的酶。该酶的辅酶是磷酸吡哆醛。

氨甲苯酸（aminomethylbenzoic acid）　其他名称：止血芳酸、抗血纤溶芳酸、对羧基苄胺。止血药（纤维蛋白溶解抑制药）。用于纤维蛋白溶解过程亢进所致的出血，如肺、肝、胰、前列腺、肾上腺等手术时的异常出血，妇产科和产后出血以及肺结核咯血或痰中带血，血尿、前列腺肥大出血、上消化道出血等。制剂：片剂、注射剂。有血栓形成倾向或有血栓栓塞病史者禁用。对一般慢性渗血效果较显著，对癌症出血以及创伤出血无止血作用。

氨甲苯酸注射液（aminomethylbenzoic acid injection）　其他名称：对氨甲基苯甲酸注射液。止血药。组成：氨甲苯酸与适量氯化钠等制成的无色澄明、pH 值 5.5～7.0、等渗的灭菌水溶液。抗血纤维蛋白溶解作用强，排泄较慢，不易形成血栓。用于血纤维蛋白溶解亢进引起的各种出血情况，例如外科、妇产科手术时的异常出血、紫癜病、白血病等及肺结核咯血或痰中带血、血尿等。对慢性渗血疗效显著；对癌出血、大量创口出血等严重出血无止血作用。肾功能不全者慎用；有血栓形成倾向者忌用。

氨甲蝶呤（methotrexate，MTX）　见甲氨蝶呤。

氨甲环酸（tranexamic acid）　其他名称：妥塞敏、血博、止血环酸。促凝血药。用于各种出血性疾病及手术时异常出血等。制剂：片剂、注射剂。有血栓形成趋向者禁用，肾功能不全者慎用。

氨甲酰转移酶（carbamyl transferase）　其他名称：转氨甲酰酶。有两种：①鸟氨酸氨甲酰基转移酶，存在于肝细胞线粒体中，与氨甲酰基合成酶Ⅰ结成复合物，以乌氨酸为底物，形成瓜氨酸用于尿素合成。②天冬氨酸氨甲酰基转移酶，存在于胞质，与氨甲酰基合成酶Ⅱ结合在一起，以天冬氨酸为底物，形成氨甲酰天冬氨酸，用于嘧啶合成。

氨甲酰磷酸合成酶（carbamyl phosphate synthetase，carbamoyl phosphate synthetase）　其他名称：氨基甲酰磷酸合成酶。参与生物体内嘧啶核苷酸的合成，催化谷氨酰胺、腺苷三磷酸（ATP）和碳酸根合成氨甲酰磷酸的酶。包括氨甲酰磷酸合成酶Ⅰ和合成酶Ⅱ，前者存在于肝线粒体中，可将 CO_2 和 NH_3 在消耗 ATP 的情况下合成氨甲酰磷酸，为尿素的生成提供原料；后者存在于胞液中，以谷氨酰胺为氨供体合成氨甲酰磷酸，为嘧啶碱的合成提供原料。

氨咖片（Tabellae Aminopyrini et Caffeini）　解热镇痛药。含氨基比林 150mg 和咖啡因 15mg 的白色片剂。用于发热、头痛、关节炎、神经痛、活动性风湿病及月经痛等。

氨力农（amrinone，inocor，wincoram）　其他名称：氨吡酮。一种新型非苷、非儿茶酚胺类强心药。具有增强心肌收缩性和直接舒血管作用，能增加心输出量，降低心脏前、后负荷，改善心功能，但不影响心率、血压和心律。临床用于对洋地黄、利尿药、血管舒张药治疗无效或效果欠佳的各种原因引起的急性、慢性顽固性充血性心力衰竭的短期治疗。可口服或静脉给药。长期用药可见血小板减少；静注不可漏出血管外。

氨硫脲（thioacetazone，TB₁）　其他名称：氨苯硫脲。二线抗结核药。临床疗效与对氨基水杨酸相似，与其他抗结核药合用治疗淋巴结结核、喉结核、肠结核、浸润性结核等。口服给药。肝病和贫血病人禁用。

氨鲁米特（aminoglutethimide）　其他名称：氨基导眠能、氨格鲁米特、奥美定。激素类抗肿瘤药。用于绝经后晚期乳腺癌，对卵巢癌切除后恶化也有一定疗效，也可用于前列腺癌和库欣综合征。制剂：片剂。用药期间定期检查血象和血电解质。孕妇、哺乳期妇女及儿童禁用。

氨氯地平（amlodipine）　其他名称：络活喜、安洛地平、普罗新希、阿莫洛地平。二氢吡啶类钙拮抗药。抗高血压药。用于高血压、稳定型心绞痛，尤其是对硝酸盐和 β 受体拮抗剂无效者。制剂：苯磺酸氨氯地平片剂。低血压、重度主动脉瓣狭窄、肝功能不全者禁用。

氨氯青霉素（ampicloxacillin）　见氨唑西林。

氨曲南（aztreonam）　其他名称：噻肟单酰氨菌素、君刻单。单酰胺环类 β-内酰胺抗生素。用于敏感的革兰氏阴性菌所致的肺炎、胸膜炎、腹腔感染、胆道感染、骨和关节感染、皮肤软组织感染等，尤其适用于尿路感染，也可用于败血症。制剂：注射剂。过敏者禁用，对青霉素过敏或过敏体质者、孕妇、肝肾功能不全者慎用。

氨溶液（ammonia solution，ammonia water）　其他名称：氨水。止痒、止痛药。又分为浓氨溶液（浓氨水）、稀氨溶液（稀氨水）。吸入或内服后，可刺激呼吸道或胃黏膜，反射地兴奋呼吸和循环中枢，有催醒作用，用于昏迷、醉酒及中枢抑制药中毒的急救。又具有局部止痒、止痛及消毒防腐作用，用于手术前洗手及治疗昆虫蜇伤。

氨水洗手法（wash hands with ammonia water）　是手术人员术前手臂消毒中的一种方法。在一般性洗手后，双手在新配制的 0.05% 温氨水（40℃）中，以毛巾擦洗 3min。然后再放入同样的另一盆氨水溶液中擦洗 3min，每盆只能一人用。最后擦干双上肢，再在 70% 酒精或 0.1% 苯扎溴铵（新洁尔灭）溶液桶内泡手。

氨羧络合剂（amino carboxyl chelating agent，complexon）　含有氨基多羧酸的络合剂。氨基多羧酸能与多种金属离子络合形成无毒的金属络合物，并排出体外。络合剂与金属的络合能力因金属离子的不同而异，用络合常数表示。络合常数越大，络合能力越大，并能取代络合常数低的金属。它除能与有毒金属络合外，也能络合钙及人体必需的微量金属。因此常造成低血钙及体内必需的金属元素减少。所以常服用其钙盐及微量金属剂来弥补。常用的有依地酸二钠钙和二乙烯三胺五乙酸三钠钙等。

氨替比林（antipyrine）　吡唑酮类解热、镇痛、消炎、抗风湿药物。解热作用尤为突出，镇痛作用比较阿司匹林强而持久。适用于高热、头痛、偏头痛、肌肉痛、牙痛、月经痛等；亦可用于急性风湿性关节炎。目前常以小剂量用于复方制剂中。用药期间应定期检查血象。对吡唑酮类有过敏史者禁用。本品毒性较大，可引起粒细胞缺乏症，甚至有致命危险，并可能有致癌作用，氨替比林的片剂及针剂在我国已被淘汰。见安替比林。

氨酰心安（atenolol，tenormin）　见阿替洛尔。

氨酰转移核糖核酸（aminoacyl-tRNA）　载有氨基酸的转移核糖核酸。在蛋白质合成过程中，各种氨基酸通过羧基与 tRNA 分子的 3′-CCA 末端腺苷酸的 2′ 或 3′ 位的游离羟基酯化而形成相应的氨酰转移核糖核酸，通过这种形式将氨基酸转运至核糖体上，以备合成多肽。

氨哮素（spiropent，clenbuterol）　见克仑特罗。

氨溴索（ambroxol） 其他名称：沐舒坦、溴环己胺醇、美舒咳、安布索、百沫舒、平坦、瑞乐乐、兰苏、兰勃素。祛痰药。用于急慢性支气管炎及支气管哮喘、支气管扩张、肺气肿、肺结核、肺尘埃沉着病、手术后的咳痰困难等。制剂：盐酸氨溴索片剂、缓释胶囊剂、溶液剂。妊娠前 3 个月慎用。

氨乙吡唑（betazole，histalog） 见倍他唑。

氨制硝酸银溶液（Liquor Argenti Nitratis Ammoniacalis） 牙科用消毒剂，牙本质脱敏用。硝酸银 30g，水 10ml，浓氨水加至沉淀全溶。利用以丁香油等还原出来的金属银粒子堵塞小管和裂沟，有持久抑菌作用。用于治疗龋齿、窝洞消毒、根管消毒等；也用于牙本质过敏的脱敏。

氨中毒（ammonia poisoning） 吸入高浓度的氨气体所致。较高浓度的氨引起气管炎、支气管炎、肺炎。极高浓度发生喉头水肿、肺水肿、成人呼吸窘迫综合征、休克、昏迷、心脏停搏和窒息。氨和氨水溅入眼内，可引起结膜水肿、角膜溃疡和穿孔。治疗：早期吸氧，给肾上腺皮质激素；有呼吸道阻塞做气管切开；眼用生理盐水冲洗，滴可的松和抗生素眼药水。

氨中毒学说（ammonia intoxication theory） 肝性脑病发病机制的其中一种观点，是氨中毒学说。该学说基本论点为肝功能障碍、血氨升高，增高的血氨通过血脑屏障进入脑组织，导致脑代谢素乱而发生脑病。血氨的正常值是 17.7～59μmol/L（300～1 000μg/L），肝性脑病病人的血氨值高于正常值的 2～3 倍或更高。许多肝硬化病人口服铵盐或高蛋白后血氨升高而神经、精神症状恶化，这些事实支持这一学说。

氨唑西林（ampicloxacillin） 其他名称：氨氯青霉素。是等量氨苄西林和氯唑西林的混合制剂。常用制剂为注射用氨唑西林钠。其抗菌谱与氨苄西林相似，由于本品不为金黄色葡萄球菌所产生的青霉素酶所破坏，故对产酶的金黄色葡萄球菌有效。适用于在致病菌未确定前需治疗的严重感染，特别是胸部严重感染，或用于不明原因的败血症、心内膜炎、支气管扩张、脑化脓症、术后和烧伤预防感染。对青霉素过敏者禁用，用前需做皮试。

鞍鼻（saddle nose） 因鼻梁向内塌陷凹而形成的马鞍状鼻形。严重者鼻长径缩短，鼻尖低且向后仰，致鼻孔朝向前上方外翻状，多伴面中部发育不良，呈蝶状脸畸形。先天性者较少见，而梅毒、结核、鼻坏疽、鼻中隔手术后、外伤、肿瘤术后等均可引起后天性鞍鼻。分三度：一度，鼻尖稍向上仰的低鼻；二度，鼻中隔软骨破坏引起鼻背部凹陷；三度，构成鼻锥体的骨、软骨萎缩、破坏，全鼻显著凹陷，呈蝶形脸。治疗：选择合适的隆鼻手术方法与充填材料进行整复。

鞍膈缺损综合征（empty sella syndrome） 其他名称：空蝶鞍综合征。由放射学诊断的一种因鞍膈缺损导致的综合征。因鞍膈缺损或垂体萎缩，蛛网膜下腔在脑脊液压力冲击下突出鞍内，使蝶鞍内腺体被挤压、体积缩小而出现的一组病征。表现为头痛、视力减退、视野缺损、视盘水肿、垂体功能减退、内分泌素乱。治疗：对症及手术治疗。

鞍颅指数（sellar skull index） 鞍颅指数=蝶鞍前后径（cm）/颅最大前后径（cm）×100%。正常人中在 5～8 者占 96%，小于 5 者占 3.3%，大于 8 者不到 1%。指数不受性别影响，且可以消除个体差异的影响，对确定鞍内肿瘤性病变有很大意义。

鞍区麻醉（saddle anesthesia） 简称鞍麻。麻醉液注入蛛网膜下腔，仅骶尾神经被阻滞，麻醉范围在肛门会阴部，形如鞍状。坐位行脊椎穿刺，并缓慢将重比重麻药注入蛛网膜下腔，阻滞麻醉骶₃～骶₅脊神经，麻醉平面固定后在会阴部出现自行车鞍座样的麻醉区域。只适用于会阴部表浅的手术。要注意坐卧位易使血压下降。

鞍形颅（saddle skull） 额、顶骨明显隆起而冠状缝明显凹陷，侧面观头颅呈马鞍形者，见于佝偻病患儿。

鞍周综合征（sella turcica region syndrome） 其他名称：蝶鞍周围综合征。表现为：①内分泌症状，女性停经、不孕、泌乳、肥胖，男性性欲减退、毛发脱落、肥胖、乳房增大；

②视觉症状，以视野缺损、视力减退为明显；③下丘脑症状，嗜睡、尿崩、多饮、多食、多尿；④颅内压增高。

按法（pressing manipulation） 中医正骨八法之一。用手指、手掌或屈曲的指关节突起部按压人体穴位。有活血止痛、开通闭塞等作用。

按摩（massage） 中医治疗方法。①同推拿疗法。即在人体某些穴位或部位上运用手法按压及进行特定肢体活动的治法，具有疏通经络、运行气血、滑利关节以及调整脏腑功能的作用。②正骨八法之中两种手法的合称。即用单或双手在患部向下按压，具有舒筋散瘀消肿的作用。多用于扭挫伤的治疗。

按摩膏（massage cream） 供皮肤按摩专用的油剂、乳剂或水凝胶。除润滑作用外，可添加不同有效成分达到美容目的。

按摩机（vibrator） 利用低频脉冲微弱电流的刺激产生振动进行电兴奋治疗的理疗器械。适用于神经衰弱、急性腰腿伤痛、各种神经痛、神经炎、肠功能紊乱、头痛等。

按蚊（Anopheles） 昆虫纲、双翅目蚊类的一属，与传播人类疾病有较密切的关系。常见的按蚊有中华按蚊、嗜人按蚊、微小按蚊和大劣按蚊。成蚊体色灰褐，翅上大多有黑白斑，头伸向前与胸、腹成一直线，栖息时虫体与停留面成一角度。多数幼虫滋生于较洁净的自然积水中。幼虫在水面下停留时虫体与水面平行。

按需型起搏器（demand pacemaker） 其他名称：心室抑制按需型起搏器。按需型起搏器是经典的起搏器，仅用一根电极，置于心室，承担起搏和感知功能，在脉冲发生器反拗期之外（300～400ms）感知到自身节律后，抑制下一冲动的发放，而以自身起搏点为起点，重新安排起搏脉冲（重建周期）。具有简单、便宜、性能可靠等特点。但易产生房颤、房扑、心力衰竭及血栓等并发症。适应证：①慢性房颤、房扑伴心室率过缓或三度房室传导阻滞者；②无起搏器综合征表现者。禁忌证：①起搏器综合征；②需生理性起搏方法来获取最佳心脏排血功能者。

按压颈动脉窦试验（pressing carotid sinus test） 分析心律失常的一种辅助试验。按压颈动脉窦，通过压力感受器反射，刺激迷走神经，抑制窦房结活动，引起心动过缓甚至窦性停搏；抑制房室结活动，引起或加重房室传导阻滞。此试验几乎对各种心律失常均有一定诊断价值，尤其对鉴别室率快速的心律失常更有意义。应注意的是，按压部位要准确而短暂，不可同时按压双侧，且应做好急救准备，并核查病情是否属于禁忌证。

按压眼球试验（pressing eyeball test） 一种分析心律失常的辅助试验。基本原理同按压颈动脉窦试验。此试验偶有引起视网膜剥离的危险，其成功率不如按压颈动脉窦高，故不作首选。

胺碘酮（amiodarone） 其他名称：可达龙、安律酮、乙胺碘呋酮。抗心律失常药（Ⅲ类，延长动作电位时程剂）。用于室性和室上性心动过速和期前收缩、阵发性心房颤动和扑动、预激综合征等。也可用于伴有充血性心力衰竭和急性心肌梗死的心律失常。还可用于心绞痛。制剂：盐酸胺碘酮片剂、注射剂。房室传导阻滞、心动过缓、甲状腺功能障碍及对碘过敏者禁用。

胺类（amines） 氨的烃基取代物。根据氮上所连烃基数分为第一胺（伯胺，R-NH$_2$）、第二胺（仲胺，R$_2$NH）、第三胺（叔胺，R$_3$N）。烃基若被芳基取代则称芳香胺（芳胺）。

胺前体摄取及脱羧细胞（amine precursor uptake and decarboxylation cell，APUD cell） 其他名称：APUD 细胞。具有摄取生物胺前体物质使其脱羧转变为胺类或肽类激素的细胞。来源于胚胎神经嵴，在机体各脏器几乎均存在。垂体、甲状腺、胰腺、肾上腺及副神经节的肿瘤均可来源于胺前体摄取及脱羧细胞。这种细胞发生的肿瘤称为胺前体摄取及脱羧细胞瘤。

胺酰苯吗啉（fominoben，oleptan） 见福米诺苯。

暗带（dark band，A band） 其他名称：A 带。在横纹肌肌节中，含有粗的肌球蛋白纤丝，以及细肌动蛋白纤丝与粗纤丝重叠的部分。具有偏振光的向异性。

A

暗点（scotoma）　视野范围内的视觉减低或视觉消失区域称为暗点或缺损，位于注视区的暗点为中心暗点，在注视点的一侧为旁中心暗点，在生理盲点周围并与之相连或生理盲点垂直径大于 9.5°、横径大于 7.5°则为生理盲点扩大。中心暗点是由于黄斑部的视网膜或脉络膜病损所致的乳头黄斑纤维束病损所致。旁中心暗点见于各种病因所致的视网膜脉络膜炎。生理盲点扩大见于视神经乳头附近视网膜脉络膜炎。

暗区（dark area）　在声像图中超过 1cm² 的无回声或低回声区域。可用加大灵敏度或应用直方图方法区分为实质性暗区和液性暗区。

暗圈（dark circle）　声像图中呈环形分布的暗带。其宽度、回声强度与轮廓清晰与否不拘。一般较薄且窄，若厚度大于中心较强的回声范围，称牛眼征，见于肝内的转移癌。位于实质性肿块周围者称为暗є或晕。

暗色孢科真菌感染（dematiaceae mycotic infection）　暗色孢科真菌引起的深部真菌病。主要侵犯皮肤，也可累及其他组织和内脏，包括脑，在局部形成脓肿及肉芽肿损害。治疗：早期将局部损害完整切除，可用电灼或激光疗法；局部注射两性霉素 B。

暗色丝孢霉病（phaeohyphomycosis）　其他名称：暗色丝状菌病。暗色孢科真菌引起的机会性感染。可引起表皮、真皮和皮下组织、甲板、角膜、鼻窦及系统感染。主要致病菌有外瓶霉属的甄氏外瓶霉、棘状外瓶霉、皮炎外瓶霉；瓶霉属的烂瓶霉、寄生瓶霉、葡萄瓶霉等。病原真菌广泛存在于土壤、动物粪便、蔬菜、腐烂水果、腐木中。皮肤外伤、搔抓是感染诱因。身体不同部位形成慢性、进展性皮下脓肿或瘤性病灶，也可是全身的。根据各型临床表现，结合病理和真菌检查确诊。局部治疗包括咪唑类抗真菌药和手术切除等；系统治疗包括两性霉素 B、酮康唑等。

暗示（suggestion）　在无对抗态度条件下，采用言语、手势、表情等含蓄、间接的方法，对人的心理和行为施加的影响。暗示可来自他人，也可来自他己。前者称为他人暗示，后者称为自我暗示。人的感觉、知觉、想象、思维、情感、意志等心理活动都可因暗示而产生变化。

暗示疗法（suggestion therapy）　通过对病人的暗示来治疗疾病的方法。一般可单用言语或结合其他方式对病人施行各种心理疗法。必要时可通过催眠术使病人进入催眠状态，再给予言语暗示，从而达到心理冲突的缓和、身心恢复稳态，最后解除身心疾病的痛苦，达到治疗目的。

暗示性（suggestibility）　不加批评和不加鉴别地接受他人的思想、信念和行为模式的易感性。可被环境状况、药物和催眠提高。表演型人格特征者受暗示性较高。

暗示性幻觉（suggestive hallucination）　病人在被催眠状态下接受语言或药物所暗示的形象。也可用暗示及自我暗示的方法，在相互感应的基础上，于群体中出现类似的幻觉。多见于感应性精神病。

暗视力（scotopic vision）　其他名称：暗光觉。视杆细胞在弱光条件下，对淡白色、蓝色或灰色光线起作用。

暗视野显微镜（dark-field microscope）　装备暗视显示器的显微镜。用来检查不染色的活细菌及螺旋体。

暗视野映光法（dark-field illumination）　细菌形态学检查方法之一。在普通光学显微镜上安装暗视野聚光器以代替普通聚光器，观察悬滴标本。在黑暗的视野中可见到发亮的菌体及其活动状态。

暗室加俯卧试验（dark room prone test）　提高青光眼诊断阳性率的检查方法。方法是在暗室俯卧 1h 的前后分别测量眼压，眼压升高 1.07kPa（8mmHg）者为阳性；上升小于 0.8kPa（6mmHg）者为阴性；介于两者之间为可疑。本试验诊断闭角型青光眼阳性率可达 90%。

暗适应（dark adaptation）　从强光下进入暗处，逐渐才能看清周围物体的视觉适应过程。通过暗适应检查有助于对某些疾病（如夜盲症、青光眼、视网膜色素变性等）的诊断。

暗适应混合反应（dark adaptation mixed response）　对暗适应眼用标准的光强度的白光刺激所得到的反应。两次闪光间隔应为 12s 以上，该反应是视锥系统和视杆系统的混合反应。

暗适应延长（dark adaptation prolongation）　从明亮环境中进入暗室，在微光下看清最大一行视标的时间延长（检查时与正常人对照）。常见于夜盲症。

昂丹司琼（ondansetron）　其他名称：恩丹西酮、枢复宁、奥丹西龙。5-羟色胺 3（5-HT_3）受体阻滞药。主要用于治疗由化疗和放疗及术后引起的恶心、呕吐。制剂：片剂、注射剂。孕妇及哺乳期妇女禁用。有过敏史或过敏者不可使用。

昂德腊耳征（Andral sign, Andral decubitus sign）　其他名称：昂德拉尔征、侧位征、昂德腊耳卧位征。卧于健侧，早期胸膜炎的一种体征。在胸膜炎早期病人为避免或减轻疼痛而采取的患侧卧位。当调换为其他体位后，很快又自行恢复为患侧卧位。

凹脐征（umbilication sign, notch sign）　肺部球形病灶的外侧缘出现小切迹状凹陷。多见于原发性周边肺癌或肺转移瘤，偶尔也见于某些良性肺肿瘤或结核球。目前认为此征虽然非肺癌的特有征象，但也是 X 线诊断上的重要根据之一。此征于体层摄影检查显示较为清晰。凹脐征一般认为是肿瘤附近血管或支气管对肿瘤生长的阻遏所引起。

凹陷（pitting）　低于表面并向深方向凸出的现象。①佝偻病病人自胸骨剑突沿膈肌附着的部位向内凹陷；②水肿病人用手指压迫其体表后发生的凹陷；③消瘦、脱水、恶病质病人前腹壁呈现的舟状凹陷；④泛指低于表面的局部。

凹陷骨折（depressed fracture）　重物直接击伤造成骨折处骨片向下塌陷。绝大多数为颅骨全层凹陷，个别仅为内板内陷。治疗：轻度凹陷不需手术治疗，颅骨凹陷＞1cm、位于重要功能区、合并颅内血肿应手术。

凹陷骨折手术（depressed fracture operation）　脑科手术。凹陷骨折的手术指征是：①颅骨凹陷向颅腔内的深度 1cm 以上；②骨折片刺入脑内者；③骨折引起偏瘫、失语和癫痫发作者；④脑皮质重要功能区的凹陷骨折。手术方法：对于婴幼儿的凹陷骨折，常呈"乒乓球"样骨折，在骨折边正常颅骨部位钻孔，伸入骨撬，即可撬起。成人的凹陷骨折，往往不能复位，对范围不大的骨折咬除即可；但对面积大，折片互相嵌入的应做大的整复手术，对于开放性颅骨骨折已有污染的板障，应做折片咬除，硬膜有裂口时应予以缝合修补。

陷性瘢痕（pitted scar）　瘢痕组织在体表造成的凹陷畸形。多由皮肤、皮下组织或深部组织创伤愈合形成，也可为皮肤软组织较深的化脓性感染所致。

陷性水肿（pitting edema）　其他名称：指压性水肿、压陷性水肿、显性水肿。用手指按压后出现凹陷小窝的水肿。临床所见心源性、肾性、肝性、营养不良性及代谢性疾病的水肿均为此水肿。

螯合剂（chelating agent）　使化妆品中金属离子失活的原料。如乙二胺四乙酸（EDTA）、枸橼酸等。

奥本海默（A）综合征［Oppenheimers（A）syndrome］　其他名称：生理性脊柱韧带钙化性综合征。因脊柱韧带变性、纵韧带钙化所致的一组病征。50 岁以上病人多见，表现为脊柱活动减低、脊椎活动障碍。治疗：对症处理，手术。

奥本海姆征（Oppenheim sign）　锥体束受损时的一种体征（反射）。病人仰卧，检查者用拇指和示指的掌侧面，沿胫骨内侧由上向下用力推压直至踝关节。如足趾出现背屈现象，为阳性。

奥宾斯基综合征（Orbinsky syndrome）　其他名称：先天性腹肌缺乏综合征。以腹肌发育不全伴泌尿系畸形为特征的一组病征。男性多见。表现为腹肌菲薄，无臂协助不能由卧位转成立位。易患呼吸道感染、尿路梗阻及感染，还可出现双侧隐睾。治疗：应用腹带，预防感染，必要时手术。

奥波耳泽征（Oppolzer sign）　其他名称：心脏移动性消失。做病人的心脏检查，标志出心尖搏动位置及心浊音界，然后令其变换体位，复查心尖搏动及心浊音界。若两者不随体位改变而移动则为此征。临床上见于广泛性粘连性纤维素性包炎、纵隔心包炎及广泛粘连的胸膜炎等。

奥波金征（Opokin sign） 耻骨联合炎的征象之一。以冲击样动作按耻骨盆时以扩音听诊器在耻骨联合区域听到碎裂声即为此征阳性。提示耻骨联合炎。

奥布拉兹佐夫征（Obraztsow sign） 可见于多种疾病：①触诊右侧腹部疼痛加剧，迫使病人右腿膝关节伸直抬起，见于急性阑尾炎；②在屈氏（Treitz）疝时，在肿块上叩诊所出现的局限性鼓音；③吸气时把手伸入右肋下区时引起剧烈疼痛，提示急性胆囊炎；④使肿瘤紧贴于后腹壁时，在肿瘤上面所确定的浊鼓音，表示肿瘤与大肠有联系；⑤触诊盲肠时有很响的咕噜声，见于肠炎。

奥氮平（olanzapine） 其他名称：奥拉扎平、奥兰扎平、迈捷恩、欧兰宁、悉敏、再普乐。一种新的非典型神经安定药。用于精神分裂症和其他精神病的急性期及维持期。制剂：片剂。有低血压倾向的心血管和脑血管病人、肝功能损害、前列腺增生、麻痹性肠梗阻和癫痫病人慎用。

奥迪综合征（Oddi syndrome） 其他名称：胆囊管残端综合征。胆囊切除术后，由于胆囊管残留过多形成盲袋或袋状结构（内含有浓缩胆汁，偶有胆石、胆总管炎）而引起的一组综合征。表现为右上腹疼痛、发热、黄疸、恶心呕吐、墨菲（Murphy）征阳性。B超有助于诊断。手术治疗。

奥恩布鲁格征（Auenbrugger sign） 心包有大量渗出液时，上腹部明显膨起，心包积液的征象之一。病人的上腹部剑突下出现局限性膨隆，心尖搏动减弱或消失，叩诊心浊音界扩大至剑突下，听诊心音减弱、心音遥远则为此征。见于心包内大量积液者。

奥尔波特综合征（Alport syndrome） 其他名称：家族性肾炎、眼-耳-肾综合征、遗传性肾炎。是遗传性基底膜病变的总称。遗传方式包括性连锁显性遗传，以及常染色体显性和隐性遗传。年幼即发病，初起有血尿，以后呈肾炎或肾盂肾炎的尿液改变。随着肾脏损害的逐渐加重，可出现高血压及慢性肾功能不全。此外，并有两侧性高频感音神经性耳聋和眼部病变。依据肾脏病伴感音神经性耳聋、阳性家族史，肾脏病理电镜检查，肾组织和皮肤Ⅳ型胶原免疫组化染色异常可明确诊断。基因诊断是确诊可靠的方法。肾移植是诊疗本病的唯一方法。

奥尔布赖特综合征（Albright syndorme） 其他名称：纤维性骨营养不良症。骨性纤维性结构不良、皮肤色素沉着及内分泌功能异常。部分病人可恶变为骨肉瘤。

奥尔德里奇综合征（Aldrich syndrome, Wiskott-Aldrich syndrome） 见威斯科特-奥尔德里奇综合征。

奥尔纳茨基征（Ornatski sign） 动脉内膜炎时的高肾上腺素血症。

奥尔体（Auer bodies） 见奥尔小体。

奥尔小体（Auer bodies） 其他名称：奥尔体、棒状小体。白血病人幼稚髓细胞质中的小棒状体。在赖特或吉姆萨染色血涂片中白细胞中出现的紫红色细杆状物质。长 1~6μm，1条或数条。对急性白血病诊断及白血病细胞类型鉴别有一定价值。急性粒细胞白血病的幼稚粒细胞质中奥尔小体呈短粗棒状，多为1~2条；早幼粒细胞白血病中可见数条或数十条，甚至呈束状；急性淋巴细胞白血病中则不出现。

奥芬溴铵（oxyphenonium, antrenyl） 其他名称：溴化羟苯乙铵、安胃灵。抗胆碱药。有解除平滑肌痉挛、抑制腺体分泌及保护胃黏膜作用。适用于治疗胃及十二指肠溃疡、胃炎、胃酸过多、胃肠痉挛，也可用于胆道、泌尿道及生殖道平滑肌痉挛及散瞳等。冠状动脉功能不全、心力衰竭、幽门梗阻、前列腺肥大、青光眼及手术前禁用。

奥夫雷希特征（Aufrecht sign） 气管狭窄时，平静呼吸而于喉上面或颈静脉窝处听到微弱呼吸音的征象。

奥-克综合征（Otto-Chrobak syndrome） 其他名称：奥托骨盘、髋臼凹陷综合征。继发于全身骨质软化性疾患或由髋关节局部疾病引起的以髋臼内陷为特征的一组病征。髋部屈曲或外展时变形，表现为髋关节突出，髋臼内陷，髋臼腔变深，两侧髋关节运动进行性丧失，无疼痛。女性分娩时难产。X线可确诊。治疗：病因和对症处理。

奥拉米特（aicamin, orazamide） 其他名称：阿卡明、氨咪酰胺。治疗肝脏病药。嘌呤及嘧啶衍生物的前体。在体内参与核酸代谢，能纠正蛋白质、脂肪及糖的异常代谢，防止肝细胞坏死、纤维化和脂肪肝，并可刺激肝细胞再生。服药后，白蛋白与球蛋白比值、血清总蛋白水平、黄疸指数、转氨酶等获迅速改善，对伴有腹水者还可减少腹围和腹水。适用于急慢性肝炎、脂肪肝等。

奥勒克征（Oelecker sign） 如胃十二指肠溃疡穿孔或宫外孕破裂，病人出现向右肩部或肩胛骨放射的右侧腹痛，即为此征阳性。

奥利尔定律（Ollier law） 有关平行长骨发育的定律。末端有韧带相连的两平行长骨中的一根生长停止时，另一根的生长亦受阻。

奥利弗征（Oliver sign） 其他名称：气管牵引征、气管牵曳征、波尔特征。气管牵引感，主动脉弓动脉瘤的临床征象。病人取坐位并抬头，检查者以左手捂、示指捏持其甲状软骨并稍向上牵引，若能感到喉部和气管有随心动周期的向下牵曳运动，即为此征阳性。此征常见于各种原因的主动脉弓动脉瘤，亦可见于某些纵隔肿瘤。

奥利沙涅茨基征（Olshanetzki sign） 鉴别急性阑尾炎和肾绞痛的方法。病人站立，并屈曲90°，检查者触诊腹壁。阑尾发炎时触诊产生疼痛为此征阳性。腹膜后器官病变（如肾绞痛）则无疼痛为此征阴性。

奥-迈试验（Ochsner-Mahorner test） 其他名称：分段止血带压迫试验、瓣膜功能不全的交通支定位试验。确定下肢深、浅静脉间关闭不全交通支部位的方法。病人仰卧，下肢高抬，使曲张的大隐静脉空虚。于大腿中部、膝上和膝下的不同部位缠缚止血带，让病人站立后观察浅静脉充盈情况。如止血带以下部位在30s内完全充盈，表示绑缚部位以下的交通支瓣膜功能不全。可为治疗提示需结扎的有病变的交通支。

奥美拉唑（omeprazole） 其他名称：渥米哌唑、奥克、沃必唑、洛赛克。质子泵抑制剂类抗消化性溃疡药。用于十二指肠溃疡、胃溃疡和反流性食管炎、佐林格-埃利森综合征。制剂：片剂、胶囊剂、注射剂。静脉注射用于消化性溃疡急性出血。过敏者、严重肾功能不全者及婴幼儿禁用。严重肝功能不全者慎用，必要时剂量减半。

奥蒙德综合征（Ormond syndrome） 其他名称：原发性腹膜后纤维化。腹膜后筋膜和脂肪组织因慢性非特异性炎症转变成纤维组织而致的一种综合征。中老年男性多见，输尿管周围纤维化，局部纤维带可致输尿管缩窄，有时髂部血管或其主动脉缩窄。表现为腰部或腹痛，下腹部腹膜后空腔脏器梗阻所引起的症状，如肾盂积水、尿毒症等。治疗：早期应用皮质激素，梗阻可行手术。

奥尼西基夫征（Onysikiw sign） 急性胰腺炎征象。病人仰卧，检查者用手压迫左小腿下1/3前内侧时，病人上腹部疼痛突然加剧为此征阳性。

奥尼尔束（bundle of Ohnell） 其他名称：左后底房肌-室肌短路。位于左心室后外侧部的附加束，肯特束的一种。主要是联系左房肌后底部与左室肌后底部，绕过房室结及室内系统。是A型预激综合征病人出现短路传导和心律失常的解剖学基础。

奥佩尔试验（Oppel test） 判断下肢足底血液循环状况的方法。病人屈膝45°，抬起下肢并维持这种位置1min。当患侧足底血液循环障碍时出现苍白，正常时不苍白。血液循环障碍越严重，则苍白出现越早（用秒表观察），亦越明显。

奥佩尔征（Oppel sign） 肢体动脉内膜炎的临床征象。当动脉内膜炎的病人肢体下垂时，疼痛减轻。这是由于依靠静脉淤血使血液循环得到改善的缘故。

奥皮茨-腊米内斯征（Opitz-Ramines sign） 小腿深静脉血栓性静脉炎的临床征象。病人平卧，检查者将血压计袖带或充气止血带缠缚于病人膝关节以上，充气加压至40mmHg（5.2kPa），此时肢体远端的静脉压升高或腓肠肌部位疼痛加剧为此征阳性。提示小腿深静脉血栓性静脉炎。

A

奥皮茨综合征（Opitz syndrome）　其他名称：奥-韦（Opitz-Frias）综合征、G 综合征。一种常染色体显性遗传综合征，表现有眼距增大、疝、心脏畸形、肺发育不良等。女性只出现眼距过宽症状。男性除上述特征性表现外，还可有隐睾及尿道狭窄及疝气。偶有轻微先天愚型。部分病变可手术治疗。

奥皮茨（E）综合征〔Opitz（E）syndrome〕　其他名称：血栓性静脉炎性脾肿大综合征。由于门静脉反复发生炎症，导致门静脉、脾静脉血栓而引起的一组症候群。除有门静脉高压的表现外，还伴有发热、腹痛。治疗：同门静脉高压症。

奥片霍夫斯基征（Openchovski sign）　胃溃疡的临床征象之一。检查者压迫病人第 8～10 胸椎棘突区域时感觉有疼痛即为此征。

奥乔亚综合征（Ochoa syndrome）　表现为神经源性膀胱、肾积水、输尿管扩张、泌尿系感染、面部异常表情、隐睾、排尿障碍和遗尿等的综合征。一种先天性畸形。

奥曲肽（octreotide）　其他名称：善得定、善宁。人工合成的八肽环状化合物，消化系统药。用于门静脉高压引起的食管静脉曲张破裂出血、应激性溃疡及消化道出血、重型胰腺炎、突眼性甲状腺肿和肢端肥大症、胃肠道瘘等。用以缓解由胃、肠及内分泌系统肿瘤所引起的症状。制剂：注射剂。过敏者、孕妇、哺乳期妇女禁用。肾、胰腺功能异常和胆石症病人慎用。对胰岛素瘤病人，可能加重低血糖。本品可减少环孢素的吸收，延缓对西咪替丁的吸收。

奥热霍乌斯基征（Orzechowski sign）　局部缺血性神经炎的征象之一。表现为小腿外侧面与足背皮肤凉于健侧。

奥瑞姆自护理论（Orem self-care theory）　由美国护理理论家多罗西·奥瑞姆提出的护理理论。围绕护理的目标，最大限度地维持及促进服务对象的自理。包括三个相关理论结构：自我护理理论结构、自我护理缺陷理论结构和护理系统理论结构。

奥沙西泮（oxazepam）　其他名称：去甲羟基安定、舒宁。抗精神失常药。乳白色或淡黄色粉末，无臭、味苦，对光稳定，不吸潮，极微溶于水，微溶于乙醇、氯仿。作用与地西泮相似，用于焦虑障碍、紧张、伴有焦虑的失眠、头晕、某些神经官能症及控制癫痫发作，缓解急性酒精戒断症状。久用成瘾。偶有恶心、头昏等反应。

奥沙西泮中毒（oxazepam poisoning）　奥沙西泮属苯二氮䓬类药。误服、剂量过大或短时间内用药过频而引起中毒。临床表现有头昏、头痛、嗜睡、共济失调、精神错乱等。或见恶心、呕吐、腹痛、流涎、震颤、复视、尿失禁或尿潴留。严重者可发生休克、昏迷、抽搐及呼吸循环衰竭。治疗：内服者催吐、洗胃及导泻；吸氧或呼吸中枢兴奋剂；输液或透析疗法等。

奥斯古德-施拉特病（Osgood-Schlatter disease）　见胫骨结节骨软骨炎。

奥斯勒结节（Osler node）　其他名称：奥氏小体、奥氏结、奥斯勒小结。指（趾）尖软组织部位的痛性小结。在病人手指或足趾末端的掌侧面及大小鱼际和足底皮肤出现的紫色或暗红色，稍高出皮肤表面，有明显压痛的结节。其直径小者1～2mm、大者约 5～10mm。为亚急性感染性心内膜炎的皮肤表现。发生率为 10%～20%。

奥斯勒-韦伯-朗迪病（Osler-Weber-Rendu disease）　见遗传性出血性毛细血管扩张症。

奥斯勒小结（Osler node）　见奥斯勒结节。

奥斯勒征（Osler sign）　亚急性感染性心内膜炎时，手足特征性奥斯勒结节。

奥斯勒（W）综合征〔Osler（W）syndrome〕　其他名称：球阀胆石症综合征。法特（Vater）憩室中存在活动性胆石，周期性阻塞胆汁流出而引起的一组病征。表现为反复发作性腹痛，放射至腰骶、肩部，黄疸，发热，胆道感染表现。治疗：对症处理，内镜取石或手术。

奥斯特洛夫斯基征（Ostrovski sign）　急性阑尾炎的临床征象之一。让病人将右腿伸直抬起（角度达到 130°～140°），并保持在这种位置。检查者迅速将该腿伸直放平，病人右侧腹部产生疼痛即为此征。见于急性阑尾炎。

奥斯汀·弗林特杂音（现象）（Austin Flint murmur）　其他名称：相对性二尖瓣狭窄舒张期杂音。主动脉瓣关闭不全时，在心尖部出现的舒张期杂音。二尖瓣区舒张期杂音之一。因主动脉瓣关闭不全，从主动脉反流入左心室的血液，将二尖瓣前叶冲起，形成相对性狭窄所致。宜注意与器质性二尖瓣狭窄的杂音相鉴别。

奥-斯综合征（Adams-Stokes syndrome）　其他名称：面-[指-]生殖器发育不良综合征。性连锁隐性遗传，或限于男性发病的常染色体显性遗传性疾病。特征为男性发病，女性遗传。表现为两眼距离过远，鼻孔前倾，上唇宽，特有的阴囊"围巾"包在阴茎上方，手小。

奥特纳征（Ortner sign）　①其他名称：格列科夫-奥尔特内征、克留科夫征。检查者用手掌拍打病人右侧肋弓，病人有疼痛的感觉，此征阳性。见于肝胆疾病。②声音嘶哑、呼吸困难、右肺听诊有管状呼吸音者。本征发生于某些心脏病的晚期左心房明显扩大时，多见于二尖瓣型心脏病。系由于大量血液（可多达 2L）在左心房内滞留，压迫气管、食管或喉返神经所致。

奥特纳综合征（Ortner syndrome）　其他名称：心脏声带综合征。并发于心脏病的喉返神经受压麻痹的一组症候群。声音嘶哑是典型的表现，甚至会出现失音。喉镜示左侧声带活动减弱或麻痹。部分病人手术治疗。

奥特征（Ott sign）　其他名称：系膜牵拉征。左侧卧位时，右下腹部有牵引感觉，阑尾炎征象之一。病人先取仰卧位或右侧卧位，检查者观察并记录病人右下腹疼痛的程度及表现，如表情为平静、不安或呼吸短促等。然后让病人翻身左侧卧位，如病人感觉右下腹坠痛、牵涉性痛或疼痛加重，或出现更痛苦的表情即此征阳性。对阑尾炎诊断有参考意义。

奥托拉尼征（Ortolani sign）　先天性髋关节脱位病人髋关节内收外展时出现的咔嗒声。病人平卧，髋、膝关节屈曲 90°，同时双膝尽量外展，正常膝外侧面可能触及台面，如有髋脱位，一侧或两侧只能到达 75°～80°，内收肌缩紧。有时外展至 75°左右则可听到股骨头复位的咔嗒声。以后可以外展至 90°。再将髋内收时又可听到股骨头滑出髋臼的咔嗒声。

奥托征（Otto sign）　类风湿性脊柱炎的体征之一。病人垂直站立，标出位于第 7 颈椎平面和由此向下 30cm 的两个点，然后在躯干最大限度向前下屈曲时，重新测定两点之间的距离。健康人此距离为 34～35cm；若此距离小于或等于 30cm，则为本征阳性。提示类风湿性脊柱炎。

奥托综合征（Otto syndrome）　其他名称：关节弯曲综合征。以先天性多发关节挛缩为特点的一组病征。表现为生后即有多关节屈曲或伸直挛缩畸形，呈对称性，受累肢体肌肉挛缩，下肢多见。关节活动受限。治疗方法：手术。

奥-西征（Ortner-Setcofsky sign）　阑尾炎的临床特征。病人转向左侧时，右腹部呈疼痛性紧绷感即为此征。提示阑尾炎。

奥西那林（orciprenaline, metaproterenol）　其他名称：异丙喘宁、羟喘。平喘药。具有类似异丙肾上腺素的支气管扩张作用，又能缓解由组胺、5-羟色胺、乙酰胆碱诱发的支气管痉挛，对心血管系统的影响较后者小。平喘效力强，维持时间久。适用于支气管哮喘、哮喘型支气管炎、慢性支气管炎和肺气肿，慢性阻塞性肺疾病所致支气管痉挛，对偶发性哮喘疗效较好。高血压、冠心病、甲状腺功能亢进及糖尿病者慎用。

奥昔非君（ildaman, oxyfedrine）　其他名称：奥昔麻黄碱、安心酮、安蒙善、心酮胺、麻黄苯丙酮。去甲麻黄碱衍生物。具有显著内在活性的 β 受体阻滞药。基本药理作用为松弛平滑肌。对血管平滑肌作用强，尤其对冠状血管扩张显著，可增加冠状动脉血流量；尚能扩张小动脉和小静脉，减轻心脏前、后负荷，降低心肌耗氧量。适用于心绞痛、心肌梗死，更适用于心功能不全的心绞痛。可口服或静注给药。哮喘病人慎用。主动脉瓣功能不全的心绞痛病人禁用。

奥昔拉定（oxeladin，neobex）　其他名称：咳乃定、压咳定。非成瘾性中枢性镇咳药。选择性作用于咳嗽中枢而对呼吸中枢无抑制作用。用于各种原因引起的咳嗽。

澳泰乐颗粒（aotaile keli）　中医成药名。清脏腑剂（清肝解毒剂）。组成：返魂草、郁金、黄精、白芍、麦芽。用于疲乏无力、厌油腻、纳呆食少、胁痛腹胀、口苦恶心，甲、乙型肝炎及各种慢性肝炎见上述症候者。用法：口服。

澳洲斑点热（Australian spotted fever）　为澳大利亚立克次体所致的急性感染性疾病。潜伏期 7～10 日，有发热、头痛，病程持续 1 周。蜱叮咬处形成中央坏死褐色或黑色焦痂。附近淋巴结肿大，伴疼痛。病程 3～4 日于躯干及四肢出现红色斑丘疹。外斐反应 OX_2 阳性、OX_{19} 弱阳性、OX_k 阴性。从病人血中用组织培养或豚鼠接种分离出病原体可以确诊。四环素、氯霉素等治疗有良效。

澳洲蜱媒斑点热（Australian tick-borne spotted fever）　见澳洲斑点热。

懊恢（heartburn）　中医病名。自觉心中烦郁无奈，莫可名状，卧起不安的证候。系由汗吐下后，余热未尽，留扰于胸膈所致。治疗可用清宣郁热的栀子豉汤加味。

B

八宝眼药（babao yanyao）　中医成药名。清热剂。组成：珍珠、硼砂、冰片、炉甘石、麝香、熊胆、朱砂、地栗粉、海螵蛸。用于目赤肿痛、眼缘溃烂、畏光怕风、眼角涩痒。用药量不宜过多，以防干涩刺痛不适；孕妇慎用。

八叠球菌（sarcina）　细菌在3个相互垂直的平面上分裂，8个重叠在一起为八叠球菌。属微球菌科革兰氏阳性，多不致病。

八法（eight methods）　中医治法。前人在实践中总结方药治病，可概括为汗法、吐法（又称涌吐法）、下法（又称泻下法）、和法、温法（又称祛寒法、温里法）、清法（又称清热法）、消法、补法8种治疗大法。简称汗、吐、下、和、温、清、消、补。一般病邪在表用汗法；邪实于上用吐法；邪实于里用下法；邪在半表半里或气机不调用和法；寒证用温法；热证用清法；积滞、积聚用消法；虚证用补法。除吐法以外，临床均习用，方剂学亦以此作为分类。

八风（bafeng，EX-LE 10）　中医腧穴名。经外穴。位于足背趾蹼缘上赤白肉际处。左右各4穴共8穴。主治脚气、趾痛、毒蛇咬伤、足跗肿痛等。斜刺0.5～1寸，或点刺出血。

八氟异丁烯中毒（perfluoroisobutylene poisoning）　一种有机氟中毒。初有轻微的上呼吸道黏膜刺激症状；继之出现咳嗽、气急、胸闷，并有头痛、恶心、呕吐等；严重者迅速发展为肺水肿，有粉红色泡沫痰、呼吸困难、发绀、心率加快和发热，两肺满布湿啰音。心电图示有心肌损害。治疗：对症处理；吸氧；应用肾上腺皮质激素等。

八纲辨证（syndrome differentiation of eight principles）　中医辨证基本方法。临床上对错综复杂的证候表现，运用表、里、寒、热、虚、实、阴、阳八纲对疾病的病位外内、病势浅深、虚实属性，以及致病因素与人体抗病能力的强弱对比状态等进行分析辨别的辨证方法。阴阳是统摄六纲的总纲，表、实、热属阳；里、虚、寒属阴。八纲的四对矛盾是相对的，互相联系、互相转化，适用于任何疾病，是辨证的基础。

八会穴（eight influential point）　中医经穴的一类。脏、腑、气、血、筋、脉、骨、髓之气所聚会的八个特定穴。即脏会章门，腑会中脘，气会膻中，血会膈俞，筋会阳陵泉，脉会太渊，骨会大杼，髓会悬钟。

八角枫碱（alangine）　其他名称：毒藜碱。从八角枫科植物华瓜木须根中分离出的生物碱。淡黄色油状液体。有明显的骨骼肌松弛作用和一定的镇痛作用。临床用作肌松剂。副作用较大，对呼吸有较强的抑制作用。

八角茴香油（Chinese star anise oil）　从木兰科植物八角茴香的枝叶或果实中提取的挥发油。无色或浅黄色油状液体。含茴香脑80%以上。用作芳香健胃剂。

八廓（eight walls external to the eyeball）　中医眼科在外眼划分的水、风、天、地、火、雷、泽、山8个部位的合称，是与五轮相对应的一种学说。水廓相当于瞳神水轮，风廓相当于黑睛风轮，天廓相当于白睛气轮，地廓相当于眼睑肉轮，火廓、雷廓、泽廓、山廓均相当于血轮，即分别为内、外眦的上、下方。八廓内应脏腑及在临床上辨证应用不及五轮普遍。

八厘麻毒素（rhomotoxin）　从杜鹃花科植物闹羊花（*Rhododendron molle*）中分离出的二萜。无色结晶。有较强的降压和减慢心律作用。适用于重症高血压病人的快速降压，继发性高血压及恶性高血压病人慎用，垂危病人禁用。

八髎（eight liao）　足太阳膀胱经的上髎、次髎、中髎、下髎的合称。位于骶骨上的四对骶后孔，左右共8穴，故名。这组穴位多用于治疗月经病、腰骶痛、坐骨神经痛及下肢瘫痪等。直刺1～1.5寸，灸3～7壮或5～15min。

八脉交会穴（eight confluence point）　四肢上奇经八脉与十二经脉经气相通的八个特定穴。即公孙（通冲脉）、内关（通阴维脉）、足临泣（通带脉）、外关（通阳维脉）、后溪（通督脉）、申脉（通阳跷脉）、列缺（通任脉）、照海（通阴跷脉）。常配对应用。如公孙配内关，治心、胸和胃的病症；列缺配照海，治咽喉、胸膈病症。

八邪（baxie，EX-UE9）　中医腧穴名。经外穴。位于手背各指缝中的赤白肉际处，左右共8穴。主治手指麻痹、手背肿痛、头项痛、烦热、目痛及毒蛇咬伤等。斜刺0.5～1寸或点刺出血。

八珍颗粒（bazhen keli）　中医成药名。扶正剂（养血剂）。另有制剂：丸剂。组成：党参、白术、白芍、熟地黄、茯苓、当归、川芎、甘草。用于气血两虚，面色萎黄、食欲不振、四肢乏力、月经过多。服药期间忌过劳、寒凉；体实有热者忌用。

八珍汤（bazhen decoction）　中医方剂。《正体类要》方。组成：人参、白术、茯苓、当归、川芎、白芍、熟地、甘草。能平补气血。治气血不足，症见面色苍白或萎黄、头晕目眩、四肢倦怠、气短懒言、心悸怔忡、食欲不振、舌淡、苔白、脉细弱或虚大无力者。

八珍益母丸（bazhen yimu pills，bazhen yimu wan）　中医方剂。理气养血剂。主要成分：党参、熟地黄、白术（炒）、茯苓、当归、白芍（酒炒）、甘草、川芎、益母草。用于妇女气血两虚、体弱无力、月经不调。

八正合剂（bazheng heji，bazheng mixture）　中医方剂。祛湿剂（清热利湿通淋）。组成：瞿麦、车前子、萹蓄、大黄、滑石、川木通、栀子、灯心草、甘草。用于湿热下注、小便短赤、淋沥涩痛、口燥咽干。

八正散（bazheng powder）　中医方剂。《太平惠民和剂局方》方。组成：木通、瞿麦、车前子、萹蓄、滑石、炙甘草、大黄（面裹、煨、去面、切、焙）、山栀子仁，加灯心草煎服。可清热泻火、利水通淋。治湿热下注，发为热淋、石淋，症见尿频涩痛、淋漓不畅，甚或癃闭不通，舌红苔黄，脉数实者。

巴贝虫属（*Babesia*）　其他名称：梨浆虫属。哺乳动物巴贝虫病的病原体，由蜱传播。寄生人体的虫种有牛巴贝虫、马巴贝虫、双芽巴贝虫和田鼠巴贝虫，以后者多见。巴贝虫病的症状有贫血、血尿、类疟疾寒热等。

巴贝斯征（Babes sign）　腹主动脉瘤的体征。触诊病人上腹部有局限性压痛和腹肌紧张，听诊有明显的收缩期杂音即为此征阳性。提示腹主动脉瘤。

巴比奇征（Babitch sign）　习惯性肩关节脱位的征象之一。检查时病人肩关节被动活动受限即为此征。主要见于习惯性肩关节脱位。

巴比妥类中毒（barbiturate poisoning）　误服或应用过量的巴比妥类药物所致的中毒。巴比妥类具有镇静、催眠、抗惊厥作用。口服苯巴比妥2～5倍催眠剂量可致中毒，应用5～10倍时可引起中度中毒，10～15倍则重度中毒，血药浓度高于8～10mg/100ml时有生命危险。急性中毒症状为昏睡，进而呼吸浅表，通气量大减，最后呼吸衰竭而死亡。血液、呕吐物及尿液巴比妥类药物测定，有助于确立诊断。急救：洗胃、导泻，碱化尿液、促进药物排泄，保证呼吸道通畅，吸氧或人工呼吸，静脉补液、尽快纠正低氧血症和酸中毒。

巴比妥治疗（barbital treatment）　大剂量戊巴比妥或硫喷妥钠可降低脑的代谢，减少氧耗又增加脑对乏氧的耐受力，使多数颅内压增高病人的颅压得以降低。初次剂量为3～5mg/kg静脉滴注，给药期中应做血药浓度测定。有效血药浓度为25～35mg/L。发现颅内压有回升时，即应增补剂量，可按 2~3mg/kg 计算。

巴宾斯基定律（Babinski law） 电流性眩晕定律。正常倾向阳极一侧，而有内耳迷路疾患的病人则倒向其自发倾倒的一侧，若迷路损毁则无反应。

巴宾斯基反射（Babinski reflex） 其他名称：划跖反射。用竹签沿足跟开始沿足底外侧缘向前轻划，至小趾跟部再转向跗趾侧。正常时引起跗趾及其他 4 趾跖屈，称正常跖反射；如出现跗趾背伸，其余 4 趾呈扇形展开，则称此征阳性。提示锥体束受损的病理反射。1 岁半以下小儿因锥体束发育不完善，双侧可出现此征阳性。

巴宾斯基-纳若特综合征（Babinski-Nageotte syndrome） 其他名称：半（偏）侧延髓综合征、延髓被盖麻痹。锥体、感觉束及小脑脚网状系统损害所致的一系列临床表现。病人同侧舌后 1/3 味觉丧失、面瘫、痛觉缺失、温觉缺失、小脑共济失调、眼球震颤；对侧肢体轻度偏瘫、肢体分离性感觉障碍。CT、MRI 可确诊。对症及针对病因进行治疗。

巴宾斯基征（Babinski sign） ①坐骨神经痛时跟腱反射减弱或消失；②偏瘫时健侧颈阔肌收缩明显弱于患侧；③偏瘫时不用上肢帮助，由卧位坐起时患侧下肢髋部屈曲，健侧不动；④器质性瘫痪时置前臂于旋后位可自动转为旋前位；⑤巴宾斯基反射的误称。

巴-布定律（Bastian-Bruns law） 其他名称：巴-布。脊髓腰膨大以上部位发生完全性脊髓横断损伤时，下肢的腱反射消失。

巴布克征（Babuk sign） 诊断肠套叠的临床方法。当怀疑肠套叠时，如果在灌肠后灌洗液中无血液，进行腹部触诊 5min，轻轻揉捏腹腔肿块（套叠物）。再次灌肠，如灌洗的水呈洗肉水样外观，则为此征阳性。有助于肠套叠的诊断。患肿瘤时此征阳性。

巴-布征（Bastian-Bruns sign） 见巴-布定律。

巴德-基亚里综合征（Budd-Chiari syndrome，BCS） 其他名称：布-加综合征、肝静脉阻塞综合征。指在无右心衰竭和缩窄性心包炎的情况下，由肝小静脉至回流入右心房的下腔静脉连接处之间的任意段病变导致肝静脉流出道堵塞。堵塞主要是血管内血栓形成所致。病因有 3 种情况：先天性发育异常、血液凝固异常或血栓蔓延；邻近脏器病变。典型临床表现为右上腹疼痛、肝大和腹水，下肢水肿和静脉侧支循环。彩色脉冲多普勒超声诊断是一线检查方法，此外，还有 CT 扫描或 MRI、肝放射性核素扫描、双向下腔静脉造影及测压、腹腔镜及肝穿刺活检有助于诊断。药物抗凝及对症治疗；介入支架放置、经颈静脉肝内门体分流和介入溶栓；外科分流、血管置换和肝移植手术治疗。

巴豆（croton fruit，Fructus Crotonis） 中医药名。大戟科植物巴豆的干燥成熟果实。辛、热，有毒。归胃、大肠、肺经。泻下冷积，逐水退肿，祛痰利咽，蚀疮。主治：①寒积便秘、腹满胀痛；②水肿腹胀；③痰壅咽喉、气急喘促。

巴豆酸（crotonic acid） 巴豆油中的丁烯酸。巴豆油是一种剧烈泻剂。

巴豆中毒（croton seed poisoning） 误服或服用巴豆过量引起的中毒。表现为口腔黏膜红肿、口腔、食管烧灼感、流涎、呕吐，剧烈腹泻，呈米泔样便，尿少或无尿、蛋白尿、血尿，严重者有消化道出血、休克、急性肾衰竭等。急救采用促进体内毒物排泄措施，并内服黄连、黄柏汤剂或菖蒲水煎服（冷后服）以解毒，同时对症处理。

巴顿骨折（Barton fracture） 桡骨下端骨折。是在腕背伸、前臂旋前位跌倒，腕骨冲击桡骨远端关节面的背侧缘造成的骨折。骨折块呈楔形，包括该关节面的 1/3，骨折块移向近侧及背侧。病人局部肿胀、疼痛、活动受限呈"银叉"样畸形。X 线片可以确诊。治疗：手法复位，在腕伸位或稍掌屈位予夹板、石膏或穿针固定。

巴尔得-别德尔综合征（Bardet-Biedl syndrome） 其他名称：肥胖侏儒综合征、幼稚多指畸形综合征。常染色体隐性遗传综合征。常于儿童期起病，表现为智力低下、色素性视网膜病，肥胖、身材矮小，面容呆板，生殖器功能减退，有多指（趾）或并指（趾）畸形，以及精神症状等。

巴尔干肾病（Balkan nephropathy） 其他名称：巴尔干肾炎。一种地方性慢性弥漫性进行性肾小管间质性肾炎，发生在多瑙河流域多雨潮湿地区农村。起病隐匿，先有高 β_2 微球蛋白尿症，继有小管性蛋白尿、尿酸化和浓缩功能障碍及多种近端小管功能减退。无特征性临床表现，无水肿和高血压，无血尿和上呼吸道感染病史。多于 10 年内进入尿毒症期。无有效疗法。无特异性诊断指标，早期诊断极不易。无特效治疗方法，主要是支持疗法，晚期可进行肾脏替代治疗。

巴甫洛夫小胃（Pavlov pouch） 胃生理学的实验性研究。苏联生理学家巴甫洛夫所创立的保留了迷走神经支配的一种小胃。小胃与主胃之间黏膜层完全分离而保持一部分浆膜和肌层相连。此种小胃较准确地反映主胃的活动，用于消化生理的研究。

巴赫曼束（Bachmann bundle） 心耳间横机束，横于心房间的纤维肌束。该束是前结间束的一条分支，是右、左心房之间的特殊传导途径，能将兴奋从右心房传至左心房。

巴戟天（morinda root，Radix Morindae Officinalis） 中医药名。茜草科植物巴戟天的干燥根。辛、甘、温。归肾、肝经。补肾阳，强筋骨，祛风湿。主治：①肾阳不足的阳痿腰酸、遗精早泄、尿频遗尿；②肝肾不足的风湿痹证、筋骨痿软、步履艰难。

巴季斯通征（Batiston sign） 当怀疑颈动脉受损时，压迫对侧的颈动脉引起眩晕、上肢麻木，有时意识丧失、抽搐；而压迫被损害的动脉则不引起这些障碍，此称该征阳性。

巴-科综合征（Bassen-Kornzweig syndrome） 见无 β 脂蛋白血症。

巴克点（Barker point） 在外耳道中间向后方 3.2cm，向上方 3.2cm 处的一点。为颞蝶叶脓肿的环钻处。

巴克曼反射（Barkman reflex） 刺激一侧紧贴乳头下方的皮肤引起同侧腹直肌收缩的反射。

巴克曼试验（Bachman test） 其他名称：旋毛虫病皮肤试验。诊断旋毛虫病的皮肤试验，以该虫的盐水浸出液为抗原，0.1ml（1∶10 000）皮内注射，对照侧注射生理盐水。感染第 2 周后即可出现阳性。

巴克泰劳征（Bachtiarow sign） 锥体束病变临床征象之一。检查时医生以拇指和示指在病人尺骨下缘轻轻划过，如见病人该侧拇指首先伸展随即内转，即为此征阳性。见于锥体束病变。

巴雷锥体束征（Barré pyramidal sign） 其他名称：腿伸展、后屈试验。早期锥体束损害的重要征象。检查时，病人取俯卧位，两下肢稍分开，令其膝关节屈曲 90°，并维持此姿势。数秒后，如一侧小腿逐渐下垂，或很快较重落下；或令病人主动屈膝，尽量使其足跟接近臀部，如一侧屈曲较慢，且不完全，均为该征阳性。多见于锥体束轻度损害或下肢肌肉不全瘫痪。

巴累征（Ballet sign） 由于外眼肌瘫痪，在瞳孔对光反射存在的情况下，眼球随意运动消失，出现自发运动。见于突眼性甲状腺肿和癔症。

巴里试验（Parri test） 钴盐-碱试剂与巴比妥酸衍生物形成蓝紫色的反应。

巴-利综合征（Barré-Liéou syndrome） 在颈椎病基础上，颈后交感神经及颈椎神经受到刺激，导致深部项肌异常紧张或椎动脉管腔狭窄而引起的症候群。表现为头痛、眼痛、复发性视力障碍、耳痛、耳鸣和眩晕、面部血管舒缩障碍，偶有吞咽和发音障碍与角膜感觉减退等。治疗：按颈椎病和椎动脉供血不足处理。

巴林特综合征（Balint syndrome） 双侧顶、枕区损伤致脑皮质麻痹引起视觉障碍。有 3 个主要症状：①精神性注视麻痹。病人漠然地注视前方或前方的某一点。②视觉失调。在视觉控制下随意性协调运动障碍。③空间性注视障碍。视觉刺激引起的自发性注意力显著减退。治疗：病因处理。

巴龙霉素（paromomycin） 氨基糖苷类抗生素。抗菌谱与新霉素相似，但毒性大，不能肌内注射，仅供口服。用于治疗阿米巴痢疾，痢疾杆菌及肠道致病菌引起的细菌性痢疾、肠炎；也可用于术前肠道消毒及肝性脑病前期减少氨的形成；

对绦虫病也有一定疗效。

巴氯芬（baclofen）　其他名称：力奥来素。骨骼肌松弛药。用于肢体肌张力增高。制剂：片剂。帕金森病、指痉挛症、精神病、妊娠初 3 个月者禁用。溃疡病、肾功能不全病人慎用。

巴伦征（Baron sign）　慢性阑尾炎时，右腰大肌出现压痛，盲肠后阑尾炎征象之一。病人取左侧卧位，检查者用左手示指或中指在其腰背部按顺序逐点按压，如找到明显的压痛点（多在右侧第 12 肋下方、骶棘肌外层），则手指不动并维持引起疼痛的压力，让病人翻身仰卧后举起伸直的右腿，若腰部压痛点疼痛加重，为此征阳性。对盲肠后阑尾炎有一定诊断意义。

巴罗试验（Barlow test）　用于诊断先天性髋脱位的检查方法之一。仅适用不满 1 周岁的乳儿。将新生儿平卧，一手固定健侧骨盆，另一手将患肢屈髋、屈膝，使足跟触及臀部，手掌握住踝关节，大拇指置于股三角处，其他 4 指置于大粗隆后方。在外展髋关节时，拇指稍加压力，可感到股骨头向后脱出。放松拇指，则可感到股骨头滑回臼内。

巴-罗综合征（Bartschi-Rochain syndrome）　其他名称：鲍尔斯综合征、椎动脉压迫综合征。颈椎病及椎动脉粥样硬化所致的发作性椎动脉供血不足而引起的一组临床症状。50 岁以上多见，可出现眩晕、耳鸣、头痛、突然无力而跌倒、肢体麻木、声嘶等表现，个体差异很大。治疗：可采用动脉松解术、椎神经血管丛剥离术、椎骨融合术、动脉瘤摘除术等。

巴姆咳（Balme cough）　躺倒时的咳，见于鼻咽堵塞。在慢性扁桃体肥大症时出现的经常性的夜间咳嗽。

巴-帕综合征（Bartholin-Patau syndrome）　其他名称：D 三体综合征。为 13 号染色体增多一个而引起的多发畸形综合征，女性多见。88% 患儿有先天性心脏病，外观异常有唇裂、腭裂、皮肤缺损、耳郭低位、外耳道闭锁、通贯手，可有中枢神经系统畸形。根据严重的多发畸形和染色体检查可确诊。尚无有效疗法。

巴-皮综合征（Bard-Pic syndrome）　其他名称：胰腺恶性病变综合征。胰头癌压迫胆总管或胰体、尾部侵犯胰头及肝胆系统所致的一组病征。胰头癌引起的胆总管渐进性梗阻，表现为腹痛、黄疸、肝大、胆囊肿大、消瘦及症状性糖尿病等。治疗：以手术为主。

巴切利征（Baccelli sign）　胸腔积液时的低音胸语音。①当胸腔积液时胸部听诊听到耳语增强；②渗出性胸膜炎比化脓性胸膜炎语颤传导好。

巴曲酶（batroxobin）　其他名称：东菱克栓酶、东菱迪芙、东菱精纯克栓酶、去纤维蛋白酶、降纤酶。新型强力单成分溶血栓、改善微循环治疗剂。用于缺血性脑血管疾病、突发性耳聋、慢性动脉闭塞症、振动病、末梢循环障碍等。也用于中、轻度高血压。制剂：注射剂。有药物过敏史、消化道溃疡史、脑血管后遗症及老年病人慎用。有出血史或出血倾向者、还在使用具有抗纤溶或抗凝作用及抑制血小板功能药物的病人、严重肝肾或其他脏器功能障碍者禁用。用药前或用药期间应进行纤维蛋白原和血小板聚集功能的检查，并注意临床症状。

巴塞尔指数（Barthel index，BI）　一种评定基础性日常生活活动能力的工具。包括进食、洗澡、穿衣、转移、个人卫生、大小便控制、床椅转移、行走、上下楼等 10 项检查内容，根据是否需要帮助及帮助的程度进行评分，最低为 0 分，最高为 100 分。得分越高，独立性越强、依赖程度越低。多用于脑卒中、脑外伤病人日常生活活动能力状况的评定。现在有人对这项评定做了部分修改，称为改良巴塞尔指数。

巴氏消毒法（pasteurization）　见巴斯德消毒法。

巴斯德菌病（pasteurellosis）　巴斯德菌属引起的疾病。包括禽霍乱、家畜巴斯德菌病、出血性败血症、鼠疫等。原发感染多见于动物，亦可引起人类局灶性脓肿以至败血症、心内膜炎等。治疗：青霉素。

巴斯德消毒法（pasteurization）　其他名称：低热消毒法。用低热消毒某些不耐热的液体如牛奶、奶制品、饮料等。一般用 63～65℃ 的温度作用 30min，也有用 70℃ 16min、75℃ 15min 或 100℃ 1min 的。本法消毒虽不彻底，但基本上可杀灭一般病原菌及腐物寄生菌，同时可使牛奶等所含的营养不被破坏。

巴斯德效应（Pasteur effect）　有氧情况下，组织或微生物利用葡萄糖的速率降低并抑制乳酸蓄积。许多组织（如肌肉）细胞中的酵解作用与其耗氧量成反比，即在供氧充足的条件下，组织细胞的糖酵解作用受到抑制，葡萄糖的消耗与乳酸产生减少。

巴斯蒂恩综合征（Bastian syndrome）　其他名称：颞顶叶综合征、感觉性失语症。是以大脑半球颞、顶叶后部损伤所致的感觉性失语为特征的一组病症。病因可能为血管病、炎症、外伤和肿瘤等，主要表现为感觉性失语、失读、失写、乱语症和新语症。可根据病因采用不同治疗措施。

巴斯勒征（Bassler sign）　慢性阑尾炎征象之一。用于有右下腹痛病史，但常规右下腹触诊未见压痛的病人。病人仰卧，检查者从病人脐与右髂前上棘连线中点用拇指垂直向下挤压，再转向外侧，向髂骨方向推挤，引起疼痛为此征阳性。对慢性阑尾炎诊断有参考意义。

巴斯特鲁普综合征（Baastrup syndrome）　其他名称：唇样骨赘增生综合征。相邻椎骨棘突互相接触的一种状态。发生于脊椎的唇样增生所导致的一组病征。常见于老年人。可无症状，也可出现唇样增生，邻近区疼痛，多有腰部活动不灵活。X线可见相邻骨赘之间有骨桥形成。治疗：对症处理。

巴特尔征（Battle sign）　颅底骨折的指征之一。颅底骨折时，耳后动脉沿线变色及近乳突端首先出现瘀斑。

巴-特肌营养不良（Batten-Turner muscular dystrophy syndrome）　其他名称：巴-特肌营养不良症。常染色体隐性遗传病。多于幼年发病，病人能正常行走，步态沉重，易摔倒，以非进行性全身轻度肌无力，运动系统发育迟缓，骨盆带肌、颈屈肌和肩带肌显著。无特殊治疗。

巴特日七味丸（Bateri qiweiwan）　蒙药名。清温解毒剂（民族药）。组成：草乌叶、诃子、翻白草、茜草、黑云香、麝香、银朱。用于瘟疫盛热、脑炎、赤白痢疾、白喉、目黄、音哑、霍乱、转筋。孕妇忌服。

巴特血红蛋白病（Bart hemoglobin disease）　α-珠蛋白生成障碍性贫血的重型。遗传基因作用在 α 链，使其合成障碍，而 γ 链在 α 链缺乏状况下聚合形成 4 条 γ 链组成的一种异常血红蛋白。巴特血红蛋白对氧的亲和力极强，不能将氧释放到组织中，造成胎儿缺氧。常在妊娠 28～34 周时成为死胎，或娩出后随即死亡，或胎儿出生时有明显贫血、黄疸、水肿、肝、脾大，有核红细胞及网织红细胞明显增高。

巴特综合征（Bartter syndrome）　①其他名称：近球细胞增生症。近肾小球细胞肥大和增生引起低钾血症性碱中毒和醛固酮过多症，血浆肾素浓度明显增加但不伴高血压，以及血管对加压素不敏感为特点。多见于儿童，可能与遗传有关。临床症状主要有多饮、多尿、精神发育迟缓、身材矮小、肌无力乃至瘫痪等。肾活检可见肾小球旁体增生肥大。治疗：对症处理，可用普萘洛尔和螺内酯等。②常染色体遗传性疾病，大多为隐性遗传，也有显性遗传。一般表现为低钾、代谢性碱中毒、高醛固酮血症、高肾素血症、血压正常的疾病。病变累及的是肾脏髓袢升支粗段（TAL）几种重要子通道的基因，导致这些通道不能正常工作，引起水、电解质紊乱，影响致密斑，破坏管球反馈，激活肾素-血管紧张素-醛固酮系统（RAS）。根据突变的基因不同，将巴特综合征分为 5 型。引起本病的原因有：囊性纤维化、利尿药过量、长期低氯饮食、庆大霉素肾中毒、干燥综合征。基因诊断是诊断的金标准。治疗包括替代治疗和药物治疗。

巴滕沃菲尔综合征（Bartenwerfer syndrome）　一种先天性疾病。表现为生长迟缓，脊椎弯曲，髋关节脱臼，眼内眦赘皮，睑裂缩小，眼距增宽。治疗：对症处理。

巴托米叶征（Bartomier sign）　急性阑尾炎的体征之一。病人向左侧卧位，检查者触诊盲肠部位，病人疼痛加剧为此征阳性。

巴-沃试验（Bass-Watkins test）　其他名称：伤寒快速凝集试

验。一种在伤寒病人床边进行的凝集试验。将病人 1/4 滴血液置于载玻片上，加 1 滴水使其溶解，再加 1 滴很浓的伤寒死菌液，将玻片倾转多次。2min 内出现灰色颗粒状凝集物为阳性。可用于伤寒的诊断。

巴西尼疝修补术（Bassini neoplasty, Bassini operation）　其他名称：巴西尼手术。腹股沟疝根治手术。腹股沟斜疝的常用修补方法。在精索的深面将联合腱、腹内斜肌下缘与腹股沟韧带缝合，加强腹股沟管后壁。主要适用于青壮年斜疝或老年人较小的斜疝、腹股沟管后壁有缺损者。

巴西芽生菌病（Brazilian blastomycosis, paracoccidioidomycosis）　见副球孢子菌病。

巴赞病（Bazin disease）　其他名称：结节性红斑。在皮肤深处和皮下基质中的一种硬红斑，硬化性皮结核。多见于年轻女性的小腿屈侧，易复发。与结核的血源性传播有关。

巴泽多伴黏液性水肿综合征（Basedow syndrome with myxedema）　以眼球突出肥大性骨关节病及下肢或上肢皮肤局限性黏液水肿为特征的一组综合病征。该征均发生于甲亢症状出现后，亦可于甲状腺次全切除之后。抗甲状腺治疗常无效，免疫抑制剂常有较好效果。

巴泽多病（Basedow disease）　见毒性弥漫性甲状腺肿。

巴泽多综合征（Basedow syndrome）　甲状腺功能亢进、甲状腺毒症、突眼性甲状腺肿、中毒性甲状腺肿综合征的一组病征。此征为甲亢中最常见的一种，可能是自身免疫性疾病。表现为心悸、怕热、多汗、消瘦、手颤、神经过敏等甲亢症候群，伴甲状腺弥漫性肿大与突眼症。吸碘扫描、甲状腺功能检查有助于诊断。治疗方法：药物、放射性核素、手术。

拔毒膏贴膏（badugao tiegao）　中医成药名。清热解毒剂。组成：穿山甲（使用代用品）、蜈蚣、没药、乳香、血竭、金银花、连翘、栀子、木鳖子等。用于疮疖初起、坚硬不消、红肿疼痛，或已溃流脓、久不收口等。忌食辛辣食物、鱼腥发物。

拔毒生肌散（badu shengji powder）　中医成药名。清热解毒剂。组成：冰片、炉甘石、煅龙骨、白蜡片、煅石膏、轻粉、红粉、铅丹。用于疮痈已溃，久不收口，疮口下陷，常流脓水。用法：外用、撒敷或膏药贴护。

拔罐美容（aesthetic therapy by cupping）　借助热力或其他方法，排出罐中空气，形成负压，使其吸着于身体某一部位或腧穴，造成局部充血，使毛细血管充血，对腧穴、经络产生刺激，以通畅气血、宣散邪阻、调节体内代谢，达到美容功效的方法。

拔甲术（extraction of nail）　拔除手指或足趾的指（趾）甲。用于甲下脓肿、外伤后甲下血肿、直接暴力使甲与甲床分离、嵌甲或顽固的指（趾）甲真菌感染等的治疗。

拔毛发癖（trichotillomania）　其他名称：拔毛发狂。习惯和冲动控制障碍之一。特征是冲动性的拔毛导致毛发丢失。拔毛之前通常有紧张感，拔完之后有如释重负感和满足感。

拔牙（extraction of tooth）　其他名称：牙拔除术。口腔科常见手术之一。用于由龋病、牙髓病、根尖周病、牙周病、外伤而不能保留的病牙，以及位置不正常的阻生牙等。步骤：对牙齿及牙周组织消毒、麻醉，分离牙龈，拔除牙齿。刮除拔牙创内的肉芽组织、清扫拔牙创、消毒，必要时缝合拔牙创，以纱布或棉块压迫止血。

拔牙后出血（postextraction hemorrhage）　拔牙手术 15min 后的明显出血。常发生夜间睡眠后。多由局部因素引起，亦见于出血性疾病和高血压。采取局部止血措施，并进行病因治疗。

靶环征（target sign）　超声诊断学术语。一种中心呈强回声的光团周围绕以圆环状的低回声带的声像图。用于某些疾病的鉴别诊断，如肝癌等。其低回声带称为声晕或晕征。

靶器官（target organ）　对于某种作用原（放射线或化学物质，如激素等）接受其主要作用的器官。如肾脏是抗利尿激素的靶器官，性腺是腺垂体促性腺激素的靶器官。

靶细胞（target cell）　其他名称：目的细胞。①能接受激素特异性调节作用而改变其功能状态的受体细胞；②过敏反应中，与亲细胞性抗体结合的受体细胞。激素首先与细胞表面

或胞质内的受体结合，然后激活细胞内的生理生化过程。细胞的功能发生变化表现为兴奋或抑制。各种不同的激素作用靶细胞的范围不同，如腺垂体的促甲状腺激素只作用于甲状腺细胞，而生长素、胰岛素等则作用于全身广泛的细胞。

靶形红细胞（target erythrocyte）　多见于缺铁性贫血、血红蛋白病病人，尤其见于珠蛋白生成障碍性贫血（地中海贫血）时的一种红细胞。细胞大小正常或稍大，主要特点为红细胞中心着色较深，其外围为乏色素性苍白区而细胞边缘处深染，形如射击之靶。有时从红细胞周边向深染部分向中心伸出半岛状或柄状突起，称为不典型的靶形红细胞。靶形表现主要因球蛋白肽链异常或血红蛋白合成不足所致。

靶形征（target-like sign）　其他名称：化脓性肺部栓塞征。肺部化脓性感染者胸部 X 线片上出现的具有诊断价值的征象。X 线表现是在肺部化脓性播散浸润病灶中伴有气囊影，并于中间悬挂着结节状高密度阴影，犹如靶形。而肺部其他病变不出现靶形征。

靶征（target phenomenon）　①结肠息肉 X 线征象之一。造影检查时，息肉及其蒂表面均附着硫酸钡，当中心 X 线与蒂平行轴向投照时，蒂呈白色致密小环并投像于息肉大环之内，状似靶环。②部分血栓动脉瘤 CT 增强检查时无强化，而动脉瘤中心的瘤腔和外层囊壁有明显强化，形成中心高密度区和外周高密度环，中间隔以等密度带，像射击的靶环。脑出血吸收期增强扫描时也可见此征。

白斑（leukoplakia）　口腔、女阴黏膜角化过度，伴有组织间变的白色斑块。口腔黏膜白斑好发于唇部、两颊部内侧，舌背部及上腭黏膜。女性外生殖器白斑见于阴蒂、小阴唇内侧和阴道黏膜。损害为一个或数个，表面瓷白色角化过度的斑片，形状大小不一，边缘清楚或不清楚。前者对热及刺激性食物敏感并有痛感。后者角化过度明显，呈乳头状或疣状增殖，伴有条块裂隙，并有剧烈瘙痒。有明显浸润和溃烂应注意癌变可能。治疗：去除病因，改善局部卫生条件，外用止痒润泽和温和的溶解角质药物。

白斑膏（baiban gao）　中医成药名。清热、祛湿、解毒剂。组成：蛇床子、防风、白鲜皮、苦参、冰片、雄黄、薄荷油。用于各种类型女阴白斑、无名外阴瘙痒症。用消毒棉棒涂于患处，连续使用直至痊愈。局部皮肤有破溃发炎者慎用；孕妇忌用。

白疕（white crust, psoriasis）　中医病名。中医皮肤病。相当于西医银屑病。因营血亏虚，化燥生风，肌肤失养所致，症见皮损状如松皮，形如疹疥，搔起白皮等。病程长，易反复发作。风热血燥证，治宜清热解毒、凉血活血，方用犀角地黄汤或凉血地黄汤加减；血虚风燥证，治宜养血和血、祛风润燥，方用四物汤合消风散加减；瘀滞肌肤证，治宜活血化瘀，方用桃红四物汤加减。外治可酌情选用雄黄膏、风油膏等。

白扁豆（hyacinth bean, Semen Dolichoris Album）　中医药名。豆科植物扁豆干燥成熟的种子。甘、温。归脾、胃经。健脾止泻，化湿解暑。主治：①脾虚泄泻，脾湿带下；②暑湿泄泻。

白驳风（vitiligo）　见白癜风。

白大衣高血压（white overcoat hypertension, clinic hypertension）　其他名称：诊所高血压。平时血压不高，进入诊所或在医师诊查时血压增高，而在其他场所（如家里）测量则正常的现象。

白带（leukorrhea）　阴道内排出的分泌物。在正常情况下量很少，色白，带黏性，无臭，内有宫颈分泌的黏液、阴道黏膜的渗出物、子宫和阴道脱落的表皮细胞，以及少量的白细胞和非致病性阴道杆菌等。当生殖器官有炎症、肿瘤时，由于炎性渗出物或组织坏死，阴道排出物可增多，且呈脓性或血性，并带臭味，宜及时进行检查。治疗：生理变化引起的白带无需治疗，病理变化引起的根据原因进行处理。

白带丸（baidai wan, baidai pills）　中医方剂。清热剂。组成：当归、白芍、香附（醋制）、椿皮、黄柏（酒炒）。用于湿热下注、赤白带下。

白带异常（abnormal leukorrhea）　白带表现为色、质和量的

B

改变。异常的白带有：①无色透明黏性白带，与正常白带相似，但量多、呈黏液性，且较稀薄如水样。常见于应用雌激素类药物之后、慢性病及身体瘦弱者。②脓性白带，色白或黄或黄绿、脓样、稀薄，有时为泡沫状，略带臭味，白带有大量白细胞及杂菌，多为滴虫或化脓性细菌感染所引起。如白带呈乳凝块样、白色较稠厚，多为阴道真菌感染所致。③血性白带，白带中混有血液，应警惕恶性肿瘤的可能。④黄色水样白带，是由病变组织变性、坏死或感染所致。

白蛋白（albumin）　其他名称：清蛋白。血浆蛋白中数量最多的一种蛋白质。分子量为 69 000。在肝脏生成。正常值为 35～50g/L。具有维持血浆胶体渗透压和运输某些物质如饱和长链脂肪酸与一些正、负离子等功能。与球蛋白的比例称白蛋白/球蛋白比值（A/G），约为 1.5～2.5。抗原性强，常用作实验性抗原。在中性缓冲液中带负电，电泳时向阳极移动。

白蛋白药物微球（albumin drug microspheres）　可生物降解的微球的一种。应用较早、较广泛，化学性质稳定，无毒，抗原性较弱。平均直径 40～80μm。已合成的有顺铂、柔红霉素、氟尿嘧啶（5-FU）、多柔比星和卡铂等白蛋白微球。

白蛋白注射液（Injectio Seroalbumini）　生物制品。组成：健康人血和胎盘血提取制得的白蛋白、淡黄色、略带黏稠状、澄明液体，或白色疏松物（冻干品）。用于失血性休克、严重烧伤、低蛋白血症、肾病、肝硬化等慢性白蛋白缺乏症。

白点试验（white spot test）　其他名称：握拳试验。对末梢毛细血管舒缩功能的一种检查方法。令被检查者用力紧握拳5s，由于握拳压迫可在手掌侧面和手指掌侧面出现白点或白斑。松开拳后用秒表计时白斑或白点消失的时间。正常人一般 5s 内消失。恢复时间延长提示末梢毛细血管舒缩功能障碍（如振动病）。

白癜风（vitiligo）　皮肤色素性疾病。大小和形状不规则的原发性皮肤色素脱失，呈乳白色改变。中医称白驳风。皮肤黏膜均可发生，无自觉症状，可扩大到一定程度后固定不变，少数病人可逐渐恢复。无损健康。可用甲氧沙林内服或局部涂擦。中医认为多由气血失和、血不荣肤所致。治宜祛风胜湿、活血理气。

白豆蔻（cardamon fruit, Fructus Amomi Rotundus）　其他名称：豆蔻。中医药名。理气药。姜科植物白豆蔻和爪哇白豆蔻的干燥成熟果实。主产于越南、泰国及中国广东、广西、云南。药材以颗粒饱满、气味辛辣者为佳。辛、温。归肺、脾经。功能行气宽中、暖胃消食。用于气滞、食滞、胸闷、呕吐、腹泻、咳嗽多痰、疟疾等症。阴虚血燥而无寒湿者忌服。

白发病（canities）　头发部分或全部变白。可分为先天性和后天性两种，发病机制不明，可有生理性和病理性。先天性有家族史，见于白化病、共济失调-毛细血管扩张症。后天性者有老年性和少年性两种。老年性为生理性，少年性常有家族史。

白矾（alum, Alumen）　其他名称：明矾。中医药名。收敛药。硫酸盐类矿物明矾石经加工提炼而成。主要含含水硫酸铝钾。味酸、涩，性寒。有毒。入脾经。功能涩肠止泻、燥湿杀虫、消痰止痒。用于腹痛水泻、风湿瘙痒、癫痫、喉痹、黄疸等症。外用于疮口湿淫，久不收口、湿疹、疮痔、疥癣、水、火、虫伤。阴虚胃弱，无湿热者忌服。有收敛止泻、消炎防腐作用。

白肺（white lung）　新生儿呼吸窘迫综合征肺部 X 线表现之一。严重时整个肺影呈白色，肺野界和肺心界均消失。

白㾦（white sudamen）　其他名称：晶形粟粒疹。汗管破裂和汗液溢出的部位比较浅表，在角质层内。损害为多数针头大的浅表小水疱，疱壁甚薄，微亮，内容清，周围无红晕。破裂干燥后遗留菲薄鳞屑。无自觉症状。防治：保持皮肤凉爽、干燥、清洁、透气；外用痱子粉或洗剂。

白附子（giant typhonium rhizome, Rhizoma Typhonii）　中医药名。天南星科植物独角莲的干燥块茎。辛、甘、大温。有毒。归胃、脾经。燥湿化痰、祛风止痉、解毒散结。主治：①风痰壅盛的口眼㖞斜、破伤风及偏头痛②瘰疬痰核及毒

蛇咬伤。

白骨化（skeletization）　尸体软组织因腐败而完全溶解消失，仅剩骨骼和毛发。一般暴露于空气中的尸体白骨化速度很快，而埋入泥土中的尸体，不易腐败，约经 3～4 年方可白骨化。

白果（gingko seed, Semen Ginkgo）　其他名称：银杏。中医药名。银杏科植物银杏（Ginkgo biloba）的种子。甘、苦、涩，平。有小毒。归肺经。敛肺定喘，收涩止带。治疗：①咳喘气逆属肺寒者；②肺热而痰多气喘，亦可用之；③脾肾虚衰的带下清稀，小便白浊；带下黄色属于湿热者，亦可用之。

白果中毒（ginkgo seed poisoning）　食白果过多或食生白果（即银杏）发生的中毒。多见于小儿。白果含有银可酸和银可酚等有毒成分，一般中毒剂量为 10～50 颗。主要损害中枢神经系统，临床上先有恶心、呕吐、腹痛、腹泻、食欲减退；随即出现烦躁不安、恐惧怪叫、惊厥而肢体强直。轻刺激能引起抽搐。以后逐渐四肢无力，甚至瘫痪。重者发生呼吸困难、肺水肿和昏迷。治疗：对症处理，立即催吐、洗胃、导泻、补液、镇静，避免各种刺激。

白喉（diphtheria）　白喉棒状杆菌所致急性传染病。特征是咽、喉、鼻等部位出现假膜，以咽白喉最多见。全身中毒症状如发热、乏力、恶心呕吐、头痛，重者造成呼吸道梗阻。细菌外毒素入血，可致严重毒血症，或心肌炎和神经瘫痪。有膈肌、肋间肌瘫痪者预后较差。治疗应及早注射抗毒素、青霉素，卧床休息 2～3 周。对青霉素过敏者可改用红霉素。皮肤过敏试验阴性者方可注射抗毒素。预防接种是防止本病发生的根本措施。

白喉-百日咳-破伤风混合疫苗（diphtheria-pertussis-tetanus mixed vaccine）　见百白破混合疫苗。

白喉棒状杆菌（*Corynebacterium diphtheriae*，Klebs-Löffler bacillus）　其他名称：克-吕菌和白喉杆菌。俗称白喉杆菌。人急性呼吸道传染病的主要的病原体。菌体细长微直，一端或两端膨大呈棒状。人普遍易感，但儿童最易感。细菌存在于病人或带菌者鼻咽腔内，故传染源是病人和带菌者。主要经飞沫传染。白喉棒状杆菌仅在鼻腔、咽喉等局部生长，产生的白喉毒素入血而引起症状。其作用是抑制易感细胞蛋白质的合成，抑制氨基酸转移至肽链，阻断宿主细胞蛋白质合成，引起组织坏死和病变。

白喉毒素（diphtheria toxin）　白喉棒状杆菌所产生的一种具有强烈毒性的外毒素。分子量为 6.2 万的蛋白质，等电点为 pH 值 4.1。对组织有选择性亲和力，化学性质不稳定，长期保存毒性消失变为类毒素，但抗原性仍保存。可引起神经病变和心肌炎。其作用机制可能是干扰易感细胞的蛋白质合成。

白喉毒素皮内试验（diphtheriae toxin intradermic test）　其他名称：锡克试验。以少量毒素测定体内有无抗毒素的一种方法。阳性表示对白喉无免疫力，阴性表示对白喉有免疫力。

白喉杆菌（*corynebacterium diphtheriae*）　见白喉棒状杆菌。

白喉心肌炎（diphtheritic myocarditis）　白喉病并发症之一。常发生于重症咽白喉的病人，发生率约 10%，毒血症越重发生率越高。病后 1 周开始，2～3 周最多见。病人精神萎靡，面色苍白，恶心或呕吐；心音低钝，心界扩大，常发生心力衰竭、心源性休克和神经失常；肝大，质软，有压痛。治疗：及早给予抗生素、静卧和对症治疗。

白虎历节（severe and migratory arthralgia）　中医病证名。其他名称：历节风、白虎风、痛风。属痹证的一种。症见多个关节疼痛剧烈、游走不定，或有红肿发热，兼有风、寒、湿、热诸痹的症候特点。治宜综合诸痹治法，随证施治。

白虎汤（baihu decoction）　中医方剂。《伤寒论》方。组成：知母、石膏（碎）、炙甘草、粳米。水煎服。清热生津。治阳明经热盛，症见壮热烦渴、口干舌燥、大汗出、脉洪大有力者。常用于流行性乙型脑炎、流行性脑脊髓膜炎、大叶性肺炎、中暑、糖尿病等。

白花蛇（long-nosed pitviper, Corium et Caro Agkistrodon）　其他名称：祁蛇、五步蛇、蕲蛇。中医药名。祛风湿药。组

成：蝮蛇科动物五步蛇除去内脏的全体。甘、咸，温，有毒。归肝、脾经。功能祛风湿、定惊搐，用于风湿瘫痪、麻风、疥癣、惊风搐搦、破伤风。血虚生风者忌服。白花蛇提取物有镇静、镇痛、扩张血管、降血压的作用。

白花蛇舌草（hedyotis, Herba Hedyotis） 中医药名。茜草科植物白花蛇舌草（Hedyotis diffusa）的全草。苦，寒。归胃、大肠、小肠经。清热解毒，利湿。主治：①疮疖肿毒，咽喉肿痛，毒蛇咬伤及肠痈；②热淋。近有用于治胃癌、直肠癌等。

白化病（albinism） 其他名称：眼-皮肤白化病。先天性色素减退，一种少见隐性遗传病。局部或全身皮肤呈白色或浅粉红色，毛发白变。眼球震颤、畏光、散光。常伴有发育差，智力低下。治疗：目前无特异性疗法，畏光严重者可戴太阳镜。定期查体，以防癌变。

白及（common bletilla rubber, Rhizoma Bletillae） 中医药名。兰科植物白及的干燥块茎。苦，甘，涩，微寒。归肺、肝、胃经。收敛止血、消肿生肌。主治：①肺胃出血，用于肺痨咯血、阴虚有热者，外伤出血亦可用；②疮疡肿痛及手足皲裂，疮疡已溃或未溃均可用。

白甲（leukonychia） 指（趾）甲白色改变。有点状白甲、线状白甲、部分白甲和全部白甲等不同类型。点状者多见于正常人；线状者多见于外伤或遗传性；部分者见于甲外伤、甲癣、甲扁平苔藓者，亦可并发于结核病、麻风、肾炎及冻疮等疾病；全部者常为遗传性的，亦可并发于伤寒、肝硬化、软骨病、贫血、慢性砷中毒、食用含氟较高的水及注射依米丁的病人。

白假丝酵母（Saccharomyces albicans） 见白念珠菌。

白降汞（Mercuric Amino Chloride） 其他名称：氯化氨基汞。中医成药名。外用收敛和防腐药。为不溶性汞化物。无腐蚀性。常用制剂为软膏或眼膏剂。软膏外用治疗化脓性皮炎、脓疱疮及皮肤真菌感染和褐斑（肝斑）。眼膏剂治疱疹性结膜炎、角膜炎、睑缘炎。对表皮癣症及肛门瘙痒也有一定疗效。

白芥子（white mustard seed, Semen Sinapis Albae） 中医药名。十字花科植物白芥或芥的种子。辛，温。归肺经。温肺祛痰、利气散结。主治：①寒痰壅滞的胸胁胀满、咳痰气逆；②痰滞经络的肢体痹痛、屈伸不利；③寒痰流注的阴疽肿痛。

白睛溢血（hemorrhagic white eye, subconjunctival ecchymosis） 中医病名。其他名称：色似胭脂症。即结膜下出血。以白睛浅层下出血鲜红，状如胭脂为主要表现的眼病。多因饮酒、剧咳、外伤所致。治宜清肺凉血散瘀。

白蔹（Japanese ampelopsis root, Radix Ampelopsis） 其他名称：山地瓜、白根、野红薯。中医药名。清热泻火药。葡萄科植物白蔹的干燥块根。苦、甘、辛，凉。归心、肝、脾经。功能清热解毒、散结止痛、生肌。治痈肿、疔疮、瘰疬、痔漏、女子赤白带下、烫伤、血痢、肠风、疮口不敛。脾胃虚寒及无实火者忌服。用于外科炎症及扭挫伤。

白蛉（sandfly） 双翅目小型吸血昆虫。灰黄或淡灰色。全身密布细长毛，复眼最大，翅狭长而尖，停息时两翅向上竖起约45°，足细长。幼虫滋生于含有机物质的土壤中。在我国，中华白蛉传播黑热病。在国外，白蛉还能传播皮肤利什曼病（东方疖）、皮肤黏膜利什曼病、白蛉热和巴尔通体病。

白蛉热（phlebotomus fever, sandfly fever） 病毒引起、白蛉传播的一种急性传染病。发热、剧烈头痛、眼眶痛，血白细胞减少。夏秋季雨后多见。治疗：对症处理。

白脉软膏（baimai ruangao） 藏药名。舒经活络剂（民族药）。组成：姜黄、肉豆蔻、甘松、阳起石、甘草、麝香、山柰、藏茴香、藏菖蒲、花椒、碱花。用于白脉病、瘫痪、筋腱强直、外伤引起的经络及筋腱断伤、手足挛急、跛行。用法：适量涂于患处。

白茅根（cogon grass rhizome, Rhizoma Imperatae） 其他名称：茅根。中医药名。止血药。禾本科植物白茅的干燥根茎。甘，寒。归胃、肺经。功能凉血止血、清热利尿。治内热烦渴、吐血、尿血、衄血、湿热黄疸、水肿、热淋。虚寒

无实热，溲多不渴者忌用。白茅根有显著的利尿作用。

白霉素（albomycin） 见阿波霉素。

白霉苔（white mold-like fur） 中医舌诊内容之一。舌面生白衣或糜点如饭粒。多因胃中热极，津液化腐，蒸腾而上所致。一般见于舌根部，若苔见满舌，甚而满口，则病证严重。

白膜（tunica albungineous） 被覆睾丸鞘膜脏层深面的一层坚厚的纤维膜。包被整个睾丸，在睾丸后缘增厚，伸入睾丸内形成睾丸纵隔。从睾丸纵隔发出许多小隔，呈放射状将睾丸实质分成许多睾丸小叶。

白膜侵睛（phlyctenular keratoconjunctivitis） 中医病名。由肝虚肺盛或阴虚火亢所致。症见黑睛边缘出现灰白色小疱，渐向中心进展，严重时小疱融合起片。患眼畏光、流泪、刺痛，愈后遗留云翳，常反复发作。类同疱性角结膜炎。治宜清肝肺实火或滋阴降火。

白内障（cataract） 以晶状体混浊为主的常见眼病之一。按病因分为发育性、先天性、老年性、并发性、外伤性、放射性、中毒性、糖尿病性、后发性等类型。表现有视力减退，甚至仅有光感，晶状体混浊而呈乳白色。治疗：吡诺克辛钠滴眼液（白内停）或吡诺克辛滴眼液（卡他灵）滴眼，手术摘除白内障，植入人工晶状体。

白内障囊内摘除术（intracapsular extraction of cataract） 指离断晶状体悬韧带后将晶状体完整摘除。适用于老年性白内障、40岁以上有较大硬核的各种白内障及有晶状体脱位的白内障。现多采用冷冻摘除术。与以往白内障囊外摘除术相比，近期效果较理想，矫正视力较好，无后发障碍形成。但由于该手术后失去了晶状体后囊的支撑，玻璃体活动增大，易合并囊样黄斑水肿及视网膜脱离。现该术式已逐渐被现代白内障囊外摘除术所替代。

白内障囊外摘除术（extracapsular extraction of cataract） 指刺破晶状体前囊中央部后将晶状体核及大部分皮质娩出，将剩余皮质冲洗抽吸干净，使晶状体后囊、前囊周边部留在眼内。手术适用于老年性白内障，晶状体囊膜已破的30岁以上成人外伤性白内障及拟植入后房型人工晶状体的白内障。这种术式保留后囊，术后并发症较少。

白内障吸出术（aspiration of cataract） 用吸出装置将晶状体皮质吸除治疗白内障的手术。现多采用灌注抽吸法，即在手术时一直维持前房深度，在刺破前囊后将液体注入前房的同时抽吸晶状体内容物。适用于先天性白内障、30岁以内的皮质性白内障和外伤性白内障。手术前应用阿托品极度散瞳，手术切口一般选择在上方角巩膜缘后界，切口长约4～5mm，用灌注针头截囊，抽吸皮质时应轻柔。

白念珠菌（Candida albicans, Monilia albicans） 其他名称：白假丝酵母。呈椭圆、酵母样细胞，行出芽繁殖，芽伸长而形成假菌丝，是本菌形态学特点。通常存在于正常人的口腔、肠道、阴道、上呼吸道等处而不致病，但当人体抵抗力降低时，能引起鹅口疮、阴道炎，甚至内脏疾病。

白念珠菌病（candidiasis albicans） 其他名称：鹅口疮。由白念珠菌感染引起的口炎。易发生在营养不良、慢性腹泻、长期应用抗生素或肾上腺皮质激素的小儿。其特征为口腔黏膜出现白色乳凝块状物，并可蔓延至舌、牙龈、上腭，白膜不易擦去。机体抵抗力低下时可蔓延至下呼吸道及消化道，甚至引起全身真菌病。局部可用1%甲紫和制霉菌素甘油混悬液涂抹。

白痦（sudamina crystallina） 其他名称：白疹。中医病证名。见于湿温病。因湿热之邪郁于肌表，不能透泄而发。白疹为细小水疱，先见于颈项，渐及胸腹四肢。晶莹光亮者为晶痦，显示津液未伤，邪有外透之机；枯白者称枯痦，是气阴枯竭之外候。

白葡菌止咳片（antitussive tablet of inactivated staphylococcus albus） 白色葡萄球菌培养灭活干燥制成的非致病性的口服菌体制剂。有中枢性镇咳作用，可调节自主神经系统使痰量明显减少，又能产生非特异性免疫作用。适用于治疗单纯性慢性支气管炎以及各种急慢性呼吸道疾患引起的多痰和咳嗽等。

白前 (willowleaf rhizome, Rhizoma Cynanchi Stauntonii) 其他名称：水溜子。中医药名。温化寒痰药。萝藦科植物柳叶白前或芫花叶白前的干燥根茎及根。辛、甘、微温。归肺经。泻肺降气、化痰止嗽。用于喘嗽痰多、胸肋胀闷、感冒咳嗽。无补益作用，功在辛散下气。肺虚干咳者忌用。有祛痰镇咳作用。

白塞综合征 (Behçet syndrome) 其他名称：眼-口-生殖器综合征、贝赫切特综合征。一种全身性、慢性、血管炎症性疾病。临床以复发性口腔溃疡、生殖器溃疡、眼色素层炎为突出表现。中枢神经系统、血管、肺部和消化道也可受累。病程呈慢性经过，可反复发作。基本病理变化为皮肤黏膜、眼睛及全身多系统血管炎。治疗：应用糖皮质激素和免疫抑制剂或秋水仙碱等。

白三烯 (leukotriene, LT) 其他名称：白细胞三烯。由白细胞、巨噬细胞及其他细胞与组织对免疫性或非免疫性刺激的应答而生成的一组生物活性分子。能使支气管平滑肌收缩，刺激血管通透性，吸引并激活白细胞，参与哮喘及变态反应。

白色痤疮 (white acne) 见嗣面。

白色肺炎 (pneumonia alba) 先天性梅毒儿的肺部病变。死于子宫内或早产的先天性梅毒胎儿，其肺脏坚实，呈灰白色鱼肉状。镜下：肺泡壁呈广泛纤维化，有许多淋巴细胞及单核细胞浸润，用特殊染色可见大量梅毒螺旋体。治疗：青霉素、红霉素。

白色合剂 (white mixture, mixtura alba) 轻泻剂。组成：硫酸镁、轻质碳酸镁和适量薄荷水。无固定处方。主治便秘。

白色糠疹 (pityriasis alba) 其他名称：单纯糠疹。常发生在面部的表浅干燥鳞屑减色斑，炎性皮肤病之一。多发于青少年的鳞屑性色素减退斑。春夏季发病，好发于面部，亦可见于其他部位，开始为淡红斑，后色减退，呈圆形鳞屑斑，1～2cm 或更大，境界清楚，有轻度瘙痒。治疗：外用硫磺霜、氢化可的松霜。一般不用治疗。

白色水肿 (white edema) 口腔黏膜上皮由红色变为白色的水肿。多发生于中年人，易误诊为白斑。以颊部咬合线区为最明显，黏膜增厚、表面均匀光滑，发白，质较软，往往伴有牙印。一般不需特殊治疗，去除刺激原，应随访观察。

白色萎缩 (white atrophy) 反复发作的瘀斑和疼痛性溃疡，愈后呈色素脱失、萎缩的皮肤病。多见于女性，好发于两侧小腿、踝部及足背。初发为红斑，表面有毛细血管扩张，中央发生疼痛性溃疡，数月后溃疡愈合，形成象牙白色萎缩斑，其周围仍残留毛细血管扩张及色素沉着。治疗：对症处理。

白色洗剂[液] (white lotion, Lotio Alba) 外用洗剂之一。组成：等量的硫酸锌溶液和硫化钾 (K_2S_3) 溶液混合而成的硫化锌和胶态硫的混悬液。亦可用氢氧化钠及升华硫在乙醇中反应制得含硫化钾后，再与硫酸锌溶液反应制得。用于治疗疥疮等。

白色血栓 (white thrombus) 由血小板小梁和少许纤维素、白细胞构成的呈灰白色的血栓。常见于心脏和动脉系统，亦见于静脉血栓起始部，即构成血栓头。

白色皱襞性龈炎 (white folded gingivostomatitis) 一种少见的常染色体显性遗传性疾病。损害处为灰白-乳白色，黏膜肥厚，呈皱襞状、海绵状、鳞片状。仍具有黏膜的正常硬度与弹性，无痛。好发于口腔黏膜，以颊部多见，唇、舌缘、腭、口底等也可出现。治疗：维 A 酸疗效明显。

白芍 (debark peony root, Radix Paeoniae Alba) 中医药名。毛茛科植物芍药的干燥根。苦、酸、微寒。归肝经。平抑肝阳、养血敛阴，柔肝止痛。主治：①肝阴不足，肝阳上亢所致的头胀、头痛、眩晕耳鸣，或烦躁易怒；②血虚所致的月经不调、痛经、崩漏；③阴虚阳浮或营卫不和所致的自汗、盗汗；④肝气不和或肝气犯胃的胸胁或脘腹疼痛；⑤血不养筋的肌肉痉挛作痛。

白髓 (white pulp) 脾脏中血管周围的淋巴组织鞘。由淋巴组织组成，在新鲜脾的切面上，呈许多分散的白色小点，大小约 1～2mm。白髓有两种形态：动脉周围淋巴鞘和淋巴小结

（脾小体）。

白苔 (white fur) 中医舌诊内容之一。舌苔为白色的舌象。正常的舌苔也呈白色，但薄白而净，系由胃气所生。病理上的白苔，主风、寒、湿邪，亦主表证。苔薄白而滑，多因内有寒湿，或外感风寒；若苔薄白而干，多因津液不足，或外感化热伤津；若苔厚白而滑，多因湿浊内盛。

白陶土 (kaolin) 其他名称：高岭土。白色或类白色细粉。质柔软，不溶于水、稀酸和碱液。具有高度吸附性，用做吸附剂、赋形剂和脱色剂等。

白陶土部分凝血活酶时间测定 (kaolin partial thromboplastin time detection, KPTT) 检测凝血第一阶段内源性凝血途径有无障碍的方法之一。正常参考值为 35～45s，延长超过 10s 有意义。临床意义：①凡参与血浆凝血活酶生成的任何因子有缺陷时均可延长，尤其是Ⅷ、Ⅸ、Ⅺ因子含量减少所致的血友病时；②凝血酶原、纤维蛋白原严重减少以及有抗凝物质存在（如肝素）时亦可延长；③弥散性血管内凝血 (DIC) 高凝期 KPTT 缩短。

白陶土色便 (kaolin stool) 胆道梗阻的临床表现之一。因胆道系统梗阻时肠腔中缺乏胆红素，使大便中缺少粪胆素原而致粪便颜色变浅以至呈现白陶土样。见于各种原因所致的肝内型或肝外型梗阻性黄疸。行钡餐造影术后可因排出硫酸钡而呈黄白色。

白体 (corpus albicans) 卵巢内黄体退化后的结缔组织形成的瘢痕。如排出的卵未受精，黄体维持 2 周即行退化，渐被结缔组织替代而形成。如卵受精，黄体继续发育，称妊娠黄体，虽可维持 6 个月，以后也退化成白体。

白田道夫试剂 (Bettendorff reagent) 以次硝酸铋、硝酸及碘化钾组成的水溶液。遇生物碱大多能形成红黄色沉淀。用于生物碱的测定。

白头翁 (Chinese pulsatilla root, Radix Pulsatillae) 中医药名。毛茛科植物白头翁的干燥根。苦、寒。归大肠经。清热解毒、凉血治痢。为治痢的专药。用于热毒血痢。

白头翁汤 (baitouweng decoction) 中医方剂。《伤寒论》方。组成：白头翁、黄柏、黄连、秦皮。可清热解毒、凉血治痢。治痢疾，症见腹痛、里急后重、肛门灼热、泻下脓血、赤多白少、舌红苔黄、脉弦数者。

白秃疮 (tinea blanca) 中医外科病名。即头癣、白癣。以头皮有圆形或不规则的覆盖灰白色鳞屑的斑片为主要表现的皮肤病。多由接触传染而发。可用秃疮油（枯矾、轻粉、黄柏、栀子、黄芩、黄蜡，香油熬化）或苦楝膏（苦楝皮烧灰，猪脂调）外搽。

白薇 (blackend swallowwort root, Radix Cynanchi Atrati) 中医药名。萝藦科植物白薇或蔓生白薇的干燥根及根茎。苦、咸、寒。归肝、胃、肾经。清热凉血，利尿通淋。主治：①热病邪入营血，夜热早凉，经久不退。②阴虚发热或产后虚热。③热淋、血淋。

白纹伊蚊 (Aedes albopictus) 是流行性乙型脑炎、登革热的重要传播媒介。中小型蚊种，黑褐色，在中胸盾片的中央有一条银白色纵纹，后足跗节的前 4 节基部有白环，第 5 节全白。幼虫滋生于树洞、竹筒、石穴及瓶罐等积水中。成蚊白天活动，嗜吸人血。

白细胞 (leukocyte, white blood cell, WBC) 曾称白血球。血液中无色、有细胞核的球形细胞。体积比红细胞大，能做变形运动，有重要的免疫防御功能。成年人含有 (4～10)×10^9/L，新生儿 (15～20)×10^9/L，男、女无明显差别。根据细胞质中是否含有特殊染色颗粒而分为颗粒白细胞和无粒白细胞。前者又依其颗粒的染色性质不同分为中性、嗜酸性和嗜碱性粒细胞；后者有淋巴细胞和单核细胞。正常时，血液内白细胞的总数和各种白细胞的百分比是一定的，在炎症或某些疾病情况下则发生变化，故可用作疾病的诊断检查方法之一。

白细胞不增多性白血病 (aleukemic leukemia) 白血病的一种临床类型。病人外周血白细胞并不增多，甚而低于正常，血涂片中较难发现白血病细胞，因此，又称非白血性白血病。治疗可用细胞分化诱导药物，如小剂量阿糖胞苷、高三尖杉

酯碱及维 A 酸等。

白细胞单采（leukocytic single collection） 用血细胞分离机从供者或病人血液中采出白细胞，回输其余成分的过程。供者的白细胞单采，用于成分输血；病人的白细胞单采，用于某些疾病的治疗。如急、慢性白血病，特别是白细胞增多 >100×10⁹/L 时，通过治疗性白细胞单采，可以迅速消除白细胞淤滞状态，同时可避免化疗杀伤大量细胞后引起的肿瘤溶解综合征。

白细胞反应（leukocytoreaction） 内毒素作用之一。多数情况下内毒素可以刺激骨髓使白细胞进入血液循环，导致末梢血液中白细胞总数增多。但少数细菌如伤寒沙门菌感染时则可使白细胞减少。

白细胞分类（classification of leucocytes） 测定外周血液中各种白细胞占总数的百分比。正常人血液中有 5 种白细胞，即中性粒细胞（50%～70%）、嗜酸性粒细胞（0.5%～5%）、嗜碱性粒细胞（0%～1%）、淋巴细胞（20%～40%）和单核细胞（3%～8%）。在不同的病理情况下，各类白细胞的百分比发生变化。其分类计数对某些疾病的诊断有重要的意义。

白细胞分类计数（white blood cell differential count） 在显微镜下观察已染色的血液涂片，按白细胞核的形态、核和细胞质内有无颗粒和染色特性进行分类，并计算各类白细胞百分数的检验方法。白细胞分类计数及各类白细胞浓度数（绝对值）见表 2。有些疾病可使各种白细胞的百分数改变，如急性炎症、化脓性疾病时中性粒细胞增多，寄生虫病和过敏性疾病时嗜酸性粒细胞增多。

表 2　白细胞分类计数及各类白细胞浓度数（绝对值）

细胞名称	分类数		浓度数（绝对值）	
	SI 制	旧制/%	SI 制/（个·L⁻¹）	旧制/（个·μL⁻¹）
中性杆状核粒细胞	0.01～0.05	1～5	0.04×10⁹～0.5×10⁹	40～500
中性分叶核粒细胞	0.50～0.70	50～70	2×10⁹～7×10⁹	2 000～7 000
嗜酸性粒细胞	0.005～0.05	0.5～5	0.05×10⁹～0.5×10⁹	50～500
嗜碱性粒细胞	0～0.01	0～1	(0～0.1)×10⁹	0～100
淋巴细胞	0.2～0.4	20～40	0.8×10⁹～4×10⁹	800～4 000
单核细胞	0.03～0.08	3～8	0.12×10⁹～0.8×10⁹	120～800

白细胞附壁（pavementing） 白细胞附着在血管壁上。在正常情况下，细动脉、细静脉和较大血管内的血流分成不同的流。血中的有形成分（白细胞、红细胞、血小板）位居血流中央，称为轴流。靠近血管壁处仅为血浆成分，称为边流。炎性病灶中，白细胞从轴流进入边流，进而黏附在血管壁上。

白细胞管型（leukocyte cast） 管型蛋白基质中嵌入了白细胞的一种管型。如白细胞发生变性，则此类细胞管型称为脓细胞管型。正常人尿中为零，出现或增多提示肾实质有细菌感染性病变。多见于肾盂肾炎、间质性肾炎、肾病综合征和急性肾小球肾炎等。

白细胞和疟原虫比例计算法（proportion counting of leukocyte to plasmodium） 按常规白细胞计数法计算出每立方毫米血液中的白细胞数，再于油镜下检查薄血片、计算一定数量的白细胞数，并同时计数所查见的疟原虫数，然后按下式推算每立方毫米血液中的疟原虫数。

$$疟原虫数/mm^3 = \frac{同时查见的疟原虫数}{观察的白细胞数} \times 白细胞总数/mm^3$$

白细胞计数（leucocyte count） 有显微镜下和电子血细胞计数器计数两种方法。正常参考值：成人（4～10）×10⁹/L，新生儿出生后（10～20）×10⁹/L，6 个月～2 岁（11～12）×10⁹/L。正常人白细胞数生理波动较大。病理性增高见于化脓性感染、严重组织损伤或大量血细胞破坏、急性大出血、白血病及恶性肿瘤等；减少多见于伤寒、副伤寒、流感、再生障碍性贫血、脾功能亢进、自身免疫性疾病和慢性理化损伤等。

白细胞减少［症］（leukopenia，leukocytopenia） 正常白细胞总数为（4.0～10.0）×10⁹/L。当白细胞计数 <4.0×10⁹/L 时称为白细胞减少症。中性粒细胞在白细胞中占 50%～70%，所以白细胞减少在大多情况下是因中性粒细胞减少所致。临床可无症状或轻度乏力和感染等表现。中性粒细胞极度减少，甚至完全缺乏时，称为粒细胞缺乏症，中性粒细胞计数 <0.5×10⁹/L，常有严重感染。治疗：去除病因，用促白细胞生长药、造血细胞生长因子，抗生素控制感染。

白细胞减少指数（leucopenic index） 计算食物变态反应病人摄入致敏食物后白细胞减少的一个参数。以进行食物激发试验前后白细胞计数，一般减少超过 1×10⁹/L（1 000/mm³）才有临床意义。此法可作为食物变态反应诊断的参考。

白细胞碱性磷酸酶（leucocyte alkaline phosphatase） 白细胞所含有的碱性磷酸酶（ALP）。可反映白细胞内的代谢活性，通常用组织化学染色法加以测定。正常中性粒细胞 ALP 积分为 13～130，慢性粒细胞白血病时酶活性明显下降，感染、妊娠、真性红细胞增多症等增高。ALP 染色有助于慢性粒细胞白血病及类白血病反应的鉴别诊断。

白细胞交叉（leukocyte cross，WBC cross） 初生时中性粒细胞较高，占 60%～65%，淋巴细胞约占 30%～35%；生后 4～6 天，两者相等，曲线第一次交叉。以后在整个婴儿期均是淋巴细胞占优势，约占 60%，中性粒细胞约占 30%。学龄前期中性粒细胞渐增加，4～6 岁时两者又相等，形成第二次交叉。6 岁后中性粒细胞继续增加，淋巴细胞减少，逐渐达成人值，粒细胞占 65%。

白细胞介素（interleukin，IL） 简称白介素。由白细胞产生又在白细胞间发挥作用的细胞因子，亦可由其他细胞产生，亦可作用于其他细胞。主要是由激活的巨噬细胞和 T 淋巴细胞分泌，现已发现 18 种，多数为糖蛋白。作用广泛，除介导白细胞间相互作用外，还参与白细胞与其他细胞的相互作用，如造血干细胞、血管内皮细胞、神经细胞、成纤维细胞等，表现有调节造血、免疫反应、抗肿瘤、抗感染、抗炎症反应等作用。

白细胞介素-1（interleukin-1，IL-1） 曾称淋巴细胞活化因子（LAF）、B 细胞活化因子。是单链多肽糖蛋白。有 IL-1α 和 IL-1β 两种类型。前者的多肽链由 159 个氨基酸残基组成，分子量为 17.5kD，主要存在于细胞膜。后者的多肽链由 153 个氨基酸残基所组成，分子量是 17.3kD，见于血液循环和组织液中。在受到刺激后由活化的单核巨噬细胞生成和分泌，此外，上皮细胞、内皮细胞、成纤维细胞、自然杀伤细胞（NK 细胞）和 B 淋巴细胞亦可分泌。主要作用是促进受抗原刺激后的 T 和 B 淋巴细胞的分化及增殖。参与炎症反应和免疫应答。也是一种内生性致热原，并有肿瘤坏死样因子的作用。

白细胞介素-2（interleukin-2，IL-2） 曾称 T 细胞生长因子（TCGF）、T 细胞刺激因子（TSF）。一种单链多肽糖蛋白，多肽链由 133 个氨基酸残基组成，分子量 17.3kD。主要由活化的 Th 细胞生成和分泌。主要作用是促进 T 淋巴细胞的分化和增殖，发挥 Tc 细胞的杀伤作用，维持激活的 T 细胞、NK 细胞克隆在体外持续增殖，激活淋巴因子激活的杀伤细胞（LAK 细胞）、肿瘤浸润淋巴细胞（TIL）杀伤肿瘤细胞，诱导 Tc 细胞和 NK 细胞分泌 γ 干扰素，促进 B 淋巴细胞的生长和发育。可作为抗癌药物的辅助治疗剂。

白细胞介素-3（interleukin-3，IL-3） 曾称多效集落刺激因子（multi-CSF）、肥大细胞生长因子-1（MCGF-1）等。一种糖蛋白，由 133 个氨基酸残基组成，分子量是 15.1kD。主要由活化的 CD4$^+$ T 细胞产生。主要作用是促进骨髓造血多能干细胞的定向分化与成熟（包括中性粒细胞、巨噬细胞、肥大细胞、巨核细胞、嗜酸性粒细胞等），维持多种骨髓来源细胞的体外培养、调节和诱导 20-α 羟类固醇脱氢酶（20-αHSD）阳性细胞的产生。可望用于放疗或化疗病人骨髓的重建。可缩短骨髓移植的植入时间并减少感染机会。

白细胞介素-4（interleukin-4，IL-4） 曾称 B 细胞刺激因子-1（BSF-1）、B 细胞生长因子-1（BCGF-1）、肥大细胞生长因子-2（MCGF-2）。一种糖蛋白，含 129 个氨基酸残基。分子量是 15～19kD。由抗原或丝裂原刺激的 CD4$^+$ T 细胞或活化的肥大细胞产生。人 IL-4 基因位于第 5 号染色体上。能协同其他细胞因子刺激 B 淋巴细胞增殖分化，促进 IgG$_1$ 和 IgE 抗体的形成，促进 T 淋巴细胞的增殖，增强 B 淋巴细胞和巨噬细胞表面 MHC Ⅱ 类抗原的表达，与 IL-3 协同促进肥大细胞和骨髓细胞的增殖。

白细胞介素-5（interleukin-5，IL-5） 曾称 T 细胞替代因子（TRF）、B 细胞生长因子-2（BCGF-2）、嗜酸性粒细胞分化因子（EDF）。一种单链多肽糖蛋白，多肽链由 115 个氨基酸残基组成。分子量是 45kD。由活化的 CD4$^+$ T 细胞产生。人 IL-5 基因位于第 5 号染色体上。主要功能是刺激嗜酸性粒细胞的增殖和分化，在蠕虫感染和过敏性疾病时引起嗜酸性粒细胞增多，诱导 B 淋巴细胞增加 IgA 分泌，促进嗜碱性粒细胞释放组胺和白三烯等炎性介质，增强其功能。

白细胞介素-6（interleukin-6，IL-6） 曾称 B 细胞刺激因子-2（BSF-2）、B 细胞分化因子（BCDF）、肝细胞刺激因子（HSF）。由两条糖蛋白链组成，含 186 个氨基酸残基，分子量是 19～28kD。由多种细胞产生，包括活化的 T 细胞和 B 细胞、单核巨噬细胞、内皮细胞、上皮及纤维细胞等。人 IL-5 基因位于第 7 号染色体上。功能复杂，可促进 B 细胞和 T 细胞活化，刺激肝细胞产生急性期蛋白，诱导 T 细胞或粒细胞/巨噬细胞克隆形成并刺激其生长，促进浆细胞杂交瘤的生长。

白细胞介素-7（interleukin-7，IL-7） 曾称淋巴细胞生成素-1（LP-1）、前 B 细胞生长因子（pre BGF）。糖蛋白，人 IL-7 含 152 个氨基酸残基，分子量是 20～28kD。由骨髓基质细胞（包括成纤维细胞、上皮样细胞、巨噬细胞和树突状细胞）产生。人 IL-7 基因位于第 8 号染色体上。可刺激前 B 细胞增殖，刺激胸腺中未成熟的 T 细胞前体细胞的成熟，诱导胸腺细胞或外周血淋巴细胞产生 LAK 细胞，诱导单核细胞分泌 IL-1 和 IL-6 等细胞因子。

白细胞介素-8（interleukin-8，IL-8） 曾称中性粒细胞活化因子（NAF）、中性粒细胞活化蛋白（NAP）。含有 72 个氨基酸的多肽。分子量 8.3kD，主要由单核巨噬细胞产生。人 IL-8 基因位于第 4 号和第 17 号染色体上。在合适的条件下也可由成纤维细胞、上皮细胞、内皮细胞和肝细胞产生。能吸引和激活中性粒细胞，使其发生形态学变化，定向游走至反应部位，并释放一系列活性产物而导致局部炎症。对其他粒细胞和淋巴细胞也有一定作用。

白细胞介素-9（interleukin-9，IL-9） 曾称 P-40 分子、T 细胞生长因子-3（TCGF-3）。糖蛋白，含 126 个氨基酸残基，分子量是 14～25kD。主要由 Th 细胞和人类嗜 T 淋巴细胞病毒-1（HTLV-1）转化细胞产生。能在无 IL-2 和 IL-4 的条件下维持 Th 细胞长期生长，在 IL-4 参与下调控 B 细胞产生 IgE 和 IgG，参与变态反应，可促进某些髓样白血病细胞系的生长。此外，对 IL-3 依赖性肥大细胞株的生长和红细胞的生成有促进作用，可增强红系爆式集落形成单位的活性。

白细胞介素-10（interleukin-10，IL-10） 曾称细胞因子合成抑制因子（CSIF）。由 160 个氨基酸组成的单肽链糖蛋白，分子量 17kD。主要由 Th2 细胞产生，也可由单核细胞、胶质细胞及活化的 B 细胞产生。能抑制活化的 Th1 细胞产生 IL-

2、IL-3、γ 干扰素（IFN-γ）、β 干扰素（IFN-β）和白三烯（LT）等细胞因子，从而抑制免疫应答；降低单核巨噬细胞表面 MHC Ⅱ 类抗原的表达，损坏其抗原递呈能力；抑制 NK 细胞活性，干扰 NK 细胞和巨噬细胞产生细胞因子；可刺激 B 细胞分化增殖，促进抗体生成。

白细胞介素-11（interleukin-11，IL-11） 由 178 个氨基酸组成的蛋白，分子量为 19kD。由骨髓基质细胞产生。人 IL-11 基因位于第 19 号染色体上。其生物作用与 IL-6 相似，可刺激浆细胞增殖及 T 细胞依赖的 B 细胞发育；促进巨核细胞的形成与成熟，提高外周血小板数量；与 IL-3 和 IL-4 协同作用于休止期造血干细胞的增殖；影响红细胞的增殖与分化；诱导肝细胞生成急性期蛋白。

白细胞介素-12（interleukin-12，IL-12） 曾称细胞毒性淋巴细胞成熟因子（CLMF）、NK 细胞刺激因子（NKSF）。由二硫键连接的 40 000 和 35 000 两个亚单位的异型二聚体，其氨基酸残基分别为 306 和 197 个。分子量 57.2kD。主要由巨噬细胞和 B 细胞产生。主要作用是刺激活化型 T 细胞增殖，并向 Th1 细胞分化；诱导 Tc 细胞和 NK 细胞产生 IFN-γ、IFN-α 等细胞因子；可协同 IL-2 促进 Tc 细胞和 LAK 细胞的产生，增强抗肿瘤免疫。在肿瘤免疫治疗和抗病毒免疫治疗中有潜在的应用价值。

白细胞介素-13（interleukin-13，IL-13） 一种与 IL-4 极为相似的细胞因子。由 112 个氨基酸残基组成。分子量为 17kD。人 IL-13 基因位于第 5 号染色体上。由活化的 Th2 细胞产生。可诱导单核细胞的分化，增强 MHC Ⅱ 类抗原的表达，诱导 B 淋巴细胞的增殖并分化为 IgE 和 IgE4 抗体的生成细胞，抑制 Th1 淋巴细胞的增殖，有利于 Th2 淋巴细胞的分化与成熟。

白细胞介素-14（interleukin-14，IL-14） 由 438 个氨基酸残基组成。分子量为 60kD。由淋巴细胞分泌产生。可刺激活化的 B 淋巴细胞增殖，抑制丝裂原诱导的 B 淋巴细胞分泌抗体。

白细胞介素-15（interleukin-15，IL-15） 由 114 个氨基酸残基组成。分子量 14～18kD。可由多种细胞产生。但主要是巨噬细胞。广泛分布于人体组织和细胞，包括胎盘、骨骼肌、肾及活化的单核细胞、巨噬细胞。其生物学作用与 IL-2 相同。

白细胞介素-16（interleukin-16，IL-16） 曾称淋巴细胞趋化因子（LCF）。由 130 个氨基酸残基组成。分子量为 14～17kD。由 CD8$^+$ T 细胞、嗜酸性粒细胞和上皮细胞产生。主要作用是趋化 CD4$^+$ T 细胞；是 CD4$^+$ T 细胞的强化因子；诱导嗜酸性粒细胞的黏附作用。

白细胞介素-17（interleukin-17，IL-17） 曾称 mCTLA-8。由 155 个氨基酸残基组成。分子量是 15～20kD。主要由活化的 CD4$^+$ T 细胞产生。作用是激活淋巴细胞，尤其在炎症早期作用于多种细胞和组织，可诱导间质细胞分泌炎性及造血性细胞因子，即 IL-6、IL-8 和粒细胞-巨噬细胞集落刺激因子（GM-CSF），刺激成纤维细胞表达细胞间黏附分子-1（ICAM-1）。

白细胞介素-18（interleukin-18，IL-18） 原名 IFN-γ 诱生因子（IGIF）。由 193 个氨基酸残基组成。分子量为 18.3kD，由单核巨噬细胞和上皮细胞产生。可激活 NK 细胞，刺激激活的 T 细胞产生 GM-CSF、IL-2，抑制激活的 T 细胞产生 IL-10。

白细胞内皮试验（intracutaneous test of white blood cell） 用来诊断系统性红斑狼疮的免疫学诊断方法。由于本病病人存在自身免疫性抗体，当皮内注射正常人白细胞 0.1ml（含白细胞 10^6/L）后，24h 出现红肿，直径>1cm 者为阳性。系统性红斑狼疮病人阳性率较高。其他自身免疫性疾病病人亦可出现阳性，故特异性较差。多不采用。

白细胞黏附缺陷症（leukocyte adhesion deficiency，LAD） 罕见的常染色体隐性遗传病。白细胞整合素 β$_2$ 亚家族（P^{150}/P^{95}、淋巴细胞功能相关抗原-1）等成员表达缺陷，导致巨噬细胞、中性粒细胞和淋巴细胞黏附、趋化和吞噬功能障碍。临床特征为反复细菌及真菌感染，感染部位缺乏中性粒细胞，因而缺乏炎症反应，局部没有红、肿和脓液形成。外周血中性粒细胞明显增加，甚至达到 $100\times10^9/L$。中性粒细胞和淋巴细胞膜表面抗原 CD11/CD18 表达阴性可以诊断。需预防及治疗感染。对完全缺乏 CD11/CD18 者，可行骨髓移植。

白细胞黏附抑制试验（leucocyte adherence inhibition test, LAI）　体外肿瘤免疫诊断方法之一。原理是肿瘤病人的淋巴细胞对可能存在的有关肿瘤抗原发生致敏，这些淋巴细胞在体外与相应的抗原再次接触时就会释放淋巴因子，后者可抑制多核及单核细胞黏附于玻璃表面，使其脱落。根据白细胞从黏附状态脱落的多少来衡量反应程度，肿瘤病人的黏附抑制率较高。已用于胃癌、结肠癌和乳腺癌的辅助诊断。

白细胞凝集试验（leucocyte agglutination test）　检查血清中白细胞凝集的一种血清学方法。通常正常人血清中没有天然的白细胞凝集素，但多次输血或妊娠可在体内产生同族的白细胞抗体，此外，某些病人（粒细胞减少症、阵发性睡眠性血红蛋白尿症等）血清中有自身抗体，这些抗体中以白细胞凝集素较常见。以白细胞悬液做抗原与受检者血清在 37℃ 反应后，如白细胞凝集即为阳性。提示血清中有白细胞凝集素。

白细胞输注（leukocyte infusion）　用血细胞分离机从一名献血员分离出 6～8 单位血液中的白细胞立即输给病人，而红细胞及血浆同时输回给献血员的方法。适用于粒细胞缺乏（减少）所致感染，对抗生素治疗无效者。

白细胞游走抑制试验（leucocyte migration inhibition test）　致敏的 T 淋巴细胞在特异性抗原作用下，释放巨噬细胞抑制因子（MIF）和白细胞抑制因子（LIF），能使巨噬细胞或白细胞的移动受到抑制。以此原理使用毛细管法和定量滴注法检测白细胞的移动抑制现象，用于了解迟发型变态反应、自身免疫性疾病、肿瘤、器官移植和传染病等病人机体细胞免疫状态。

白细胞诱素（leukocytosis inducing factor, leukotaxin）　是一种多肽类晶体物质。如机体损伤时出现于外周血液中，能促使骨髓内成熟粒细胞释放，未成熟粒细胞分裂、发育和成熟，以及干细胞分化。循环白细胞数量减少时，可通过它的作用保持白细胞数量的恒定。

白细胞增多［症］（leukocytosis）　在外周血液中白细胞总数高于 $10\times10^9/L$ 即为白细胞增多［症］。增多的白细胞可为各种粒细胞、淋巴细胞或单核细胞，但以中性粒细胞或嗜酸性粒细胞增多为常见。常见于急性炎症、化脓性感染、外伤和手术后。治疗：寻找病因，针对原发病治疗。

白细胞组胺释放试验（leucocyte histamine release test）　测定Ⅰ型变态反应病人周围血中嗜碱细胞上 IgE 量的一种方法。分离出白细胞，加入变应原培育，确定从白细胞中释放出 50％ 组胺所需加入的变应原量。本法结果一般与皮肤试验相符，但不及后者敏感。优点为体外操作，安全且系定量测定，但是操作较烦琐。

白线疝（hernia of linea alba）　其他名称：腹上疝、上腹疝。发生在腹壁正中腹白线上的疝。多见于中年男性，脐以上的腹白线较宽，易于发病。手术治疗。

白消安（busulfan）　其他名称：白血福恩、马利兰。抗肿瘤药（甲烷磺酸类烷化剂）。用于慢性粒细胞白血病。制剂：片剂。用药期间严格检查血象。孕妇禁用。慢性白血病急性变时应停药。

白屑风（seborrheic dermatitis）　中医外科病名。以头皮脱白屑为主的一种疾病，即干性及脂溢性皮炎。由肌肤失养所致。好发于头皮。多生于头、面、耳、项。治宜祛风润燥清热，外搽颠倒散洗剂（组成：硫磺、大黄、研细末，加入石灰水）。

白癣（white ringworm）　其他名称：蛀毛癣。头癣的一种类型。由小孢子菌侵及头皮形成白色鳞屑性斑片，病发根部有白套样菌鞘。传染性强，多见于学龄前儿童，开始在头顶或枕部发生一局限性红斑，覆白色或灰白色鳞屑斑片，呈圆形或椭圆形，皮损缓缓扩散，患部头发呈灰白色，无光泽，常在离头皮 2～3mm 处折断脱落，皮损数目不一，大小不等，

愈合无疤，头发生长不受影响。亦可引起其他皮肤疱疹样、糠疹样、湿疹样损害。至青春期可自愈。治疗：口服灰黄霉素，外用硫磺软膏或其他抗真菌制剂。

白血病（leukemia, leukocythemia）　造血干细胞/祖细胞突变引起的造血系统恶性肿瘤。一组异质性恶性克隆性疾病。其特点为异常血细胞（白血病细胞）在骨髓及其他造血组织中失控制地增生，浸润各种组织，而正常造血功能受到抑制，正常血细胞生成减少，产生相应的临床症状。周围血液中多为未成熟和形态异常的白细胞。根据临床表现、细胞形态学、细胞化学、细胞免疫学及细胞和分子遗传学进行分类。常分为粒细胞白血病和淋巴细胞白血病，又各分为急性和慢性两种。病因尚不完全清楚。近年采用化疗配合骨髓移植取得明显治疗效果。

白血病传统分类法（traditional classification method of leukemia）　根据白细胞的分化程度及其自然病程分为两大类：①急性白血病，又可分为急性淋巴细胞白血病和急性非淋巴细胞白血病（急非淋）；急非淋包括急性原始粒细胞白血病、急性早幼粒细胞白血病、急性粒-单核细胞白血病、急性单核细胞白血病及急性红白血病等；②慢性白血病，又可分为慢性粒细胞白血病、慢性淋巴细胞白血病和慢性单核细胞白血病等。

白血病裂孔现象（leukemic hiatal phenomenon）　白血病的一种病理征象。白血病的血片中仅见最幼稚的细胞和最成熟的细胞，而中间阶段阙如的现象。常见于急性粒细胞白血病。提示尚有部分骨髓保留正常造血功能。

白血病前期（preleukemia）　少数病例在确诊急性白血病以前的数月至数年已有血液学异常，这一阶段称为白血病前期。临床表现可类似再生障碍性贫血、铁粒幼细胞贫血，原因不明的粒细胞减少、血小板减少等。

白血病肾损害（leukemic renal damage）　白血病细胞对肾脏直接浸润或其代谢产物对肾脏的损伤，或通过免疫反应及电解质紊乱引起肾损害。一旦出现白血病肾损害的征象，首先要明确其性质，然后针对病因进行治疗，且要注意预防急性尿酸肾病的发生。

白血病细胞（leukemic cell）　白血病病人血液中出现的异常白细胞。不同类型的白血病出现不同类型的白血病细胞。但从形态学变化看有时较难鉴别。该细胞体积大，核大，染色质细致，可有切迹、凹陷、折叠、分叶等畸形，核仁明显，细胞质量少，可出现空泡或棒状（Auer）小体。由于白血病细胞过度增生，导致红细胞及血小板减少。临床可出现贫血、出血、感染及浸润等表现。

白血病性贫血（leukanemia）　患白血病时，其增生的白血病细胞干扰红细胞代谢所引起的贫血。该贫血可随白血病缓解而好转，随白血病恶化而加重。

白血病性咽峡炎（leukemic angina）　白血病病人早期常有的咽部病变，表现为扁桃体和咽峡部溃疡坏死。咽部一般无痛，早期为一侧扁桃体浸润肿大，继而表面坏死，盖有灰白色假膜，常伴有口腔黏膜肿胀、溃疡或坏死，全身淋巴结肿大。病症有不规则发热，早期出现全身性出血，以致衰竭。治疗以全身性化疗为主，局部用漱口药液。

白生（pentoxyl）　升白细胞药。促进骨髓内粒细胞生长和成熟。用于各种原因引起的白细胞减少症。骨髓恶性肿瘤病人忌用。

白药子（oriental stephania root, Radix Stephaniae Cepharanthae）　其他名称：白药脂、白药根、金钱吊、乌龟。中医药名。止血药。防己科植物头花千金藤的块茎。苦、辛、凉，有小毒。归脾、肺、肾经。本品含头花千金藤碱、异粉防己碱、轮环藤宁碱。头花千金藤碱有升高白细胞作用，异粉防己碱有抗炎、镇痛、退热作用。用于咳嗽吐血、金疮刀伤、肿毒、肾性水肿、肝炎、菌痢等症。并能降低血中尿酸含量。中气虚寒泄泻者忌用。

白药子酊（Tinctura Stephaniae Cepharanthae）　中医成药名。活血逐瘀、消肿止痛药。防己科植物白药子经乙醇提取所得的白药子的稀乙醇溶液。外用于跌打损伤、风湿肌痛、冻疮等。皮肤破损和骨折病人忌用。

白噪声（white noise）　一种能量谱均一的噪声。电子管阴极电子发射或晶体管发射极载流子发射所产生的噪声，就是一种频率范围很宽的白噪声。

白芷（dahurian angelica root, Radix Angelicae Dahuricae）　中医药名。伞形科植物白芷或杭白芷的干燥根。辛，温。归肺、胃经。祛风解表，排脓透肿，通鼻窍，止头痛。治：①感冒风寒，恶寒发热，头痛鼻塞；②鼻渊；③阳明头痛，眉棱骨痛；④疮疡，初起能消散，溃后能排脓，为治疮疡的辅助药；⑤妇女寒湿带下。

白芷中毒（dahurian angelica root poisoning）　内服白芷过量引起的中毒。表现为恶心、呕吐、头晕、心悸、气短、大量出汗、血压升高、烦躁、惊厥、心前区疼痛、呼吸困难，甚至可致呼吸中枢麻痹。静脉补液和对症治疗为主要急救措施。

白指（white finger）　其他名称：振动性白指。振动病病人常见的手部体征之一。表现为发作性的手指皮肤苍白和疼痛。变白部位由指尖向掌侧发展，进而波及全指。变白部位与正常部位界限分明，因其苍白如同白蜡，故又称白蜡手或死指。中指为好发部位，其次为示指和环指，拇指和小指较少见。双手可对称出现，亦可单侧出现。该征是由于长期使用振动性工具造成手指末端血管痉挛所致。

白质（white matter）　在中枢神经系统，有髓神经纤维聚集的部位。因髓内含髓磷脂，在新鲜标本呈白色，故称白质。白质以灰质的前角和后角为界，分为前索、外侧索和后索。各个索内有许多上、下纵行的纤维束。例如上行束有外侧索内的脊髓丘脑束（传导浅部感觉）和后索内的薄束、楔束（传导深部感觉）等；下行束有外侧索内的皮质脊髓束（传导大脑皮质的冲动到脊髓）等。这些上下行纤维束靠近灰质的还有联系脊髓各个节段的短距离的脊髓固有束。

白肿（white tumor）　其他名称：白股肿、白色瘤。关节结核的体征之一。膝关节结核病人关节肿胀呈梭形，局部皮肤苍白即为本征阳性，可能有关节结核。

白术（Largehead Atractylodes Rhizome, Rhizoma Atractylodis Macrocephalae）　中医药名。菊科植物白术的干燥根茎。苦、甘，温。归脾、胃经。补益脾气，燥湿利水，固表止汗。主治：①脾胃气虚的纳呆乏力，脘腹虚胀，或脾胃虚寒的脘腹冷痛、呕吐泄泻；②中焦虚寒的痰饮停滞，或脾虚失运的水湿肿满；③表虚自汗。此外，尚有安胎作用，用于胎热而胎动不安者。

百白破混合疫苗（pertussis diphtheria tetanus mixed vaccine）　其他名称：白-百-破三联疫苗、白喉-百日咳-破伤风混合疫苗。将百日咳菌苗与精制白喉类毒素、精制破伤风类毒素按比例混合制成的疫苗。用于7岁以下儿童对百日咳、白喉及破伤风的基础免疫接种。有吸附百白破（吸附百日咳疫苗、白喉和破伤风类毒素）混合疫苗和吸附无细胞百白破混合疫苗两种制剂。

百部（stemona root, Radix Stemonae）　中医药名。百部科植物蔓生百部、对叶百部或直立百部的干燥块根。甘，苦，平。归肺经。润肺止咳，灭虱杀虫。主治：①肺痨久咳，痰中带血；②外感咳嗽；③小儿顿咳；④头虱、体虱、蛲虫病。

百尔定注射液（Injectio Paerdini）　非特异性抗原制剂，具有解热作用。组成：菌蛋白、胆汁浸膏、氯化钠的等渗灭菌的混悬液体。乳白色，pH值5.0～7.0。用于高热性疾病，如感冒、肺炎、扁桃体炎、急性及亚急性关节炎等。不得与链霉素混合使用。

百分位数（percentile）　一种位置指标，以符号 P_X 表示。一个百分位数将总体或样本的全部观察值分为两部分，理论上有X%的观察值比它小，有（100－X）%的观察值比它大。如含量为n的样本，取第5百分位数 P_5，理论上有n×5%个观察值比 P_5 小，有 n（100－5）%个观察值比 P_5 大，故 P_X 是一个界值。

百合（lily bulb, Bulbus Lilii）　其他名称：苏百合、野百合。中医药名。补阴药。百合科植物百合、卷丹或细叶百合的干燥肉质鳞叶。甘淡，微寒。归心、肺经。润肺止咳、清心安神。用于虚劳咳嗽，吐血、虚烦、惊悸、失眠。脾虚湿盛者

忌用。

百合病（lily disease）　中医病证名。以神情恍惚，行、卧、饮食等皆觉不适为主要表现的疾病。因七情刺激或大病之后、心阴虚损所致。证见沉默寡言，欲睡不能睡，欲行不能行，欲食不能食，似寒无寒，似热无热，口苦尿黄，神情不宁，脉微数。治宜滋阴清热，养心宁神，用百合地黄汤。

百合固金口服液（baihe gujin koufuye）　中医成药名。扶正剂（滋补心肺的滋阴剂）。另有制剂：蜜丸。组成：百合、生地黄、熟地黄、麦冬、玄参、川贝母、当归、白芍、桔梗、甘草。用于肺肾阴虚、干咳少痰、咽干喉痛。脾虚便溏者忌用。

百合固金汤（baihe gujin tang, lilii decoction for strengthening the lung）　中医方剂。《慎斋遗书》方。组成：生地黄、熟地黄、麦冬、百合、炒芍药、当归、贝母、甘草、玄参、桔梗。功能养阴清热，润肺化痰。治肺肾阴虚、虚火上炎，症见咽燥口干、咳嗽气喘、痰中带血、午后潮热、舌红少苔、脉细数者。近代也用于肺结核、慢性支气管炎、支气管扩张、硅沉着病（矽肺）、肺炎中期或后期属肺肾阴虚者。

百会（baihui, GV 20, DU 20）　中医经穴名。督脉。在头部，当前发际正中直上5寸，或两耳尖连线的中点处。主治头痛、眩晕、晕厥、脱肛、子宫脱垂等。向前或向后横刺0.5～1寸，直接灸3～5壮，悬灸10～20min。

百日咳（pertussis, whooping cough）　百日咳杆菌所致的急性呼吸道传染病。以持续性、阵发性、痉挛性咳嗽、鸡鸣样吸气声为特征。5岁以下多见，早期类似感冒，以咳出呼吸道黏稠分泌物为止，夜间重，常延续数周甚至3个月左右，故有百日咳之称。可并发肺炎、脑病等。白细胞总数高，淋巴细胞多于60%。治疗：红霉素、复方磺胺甲噁唑、糖皮质激素、高价免疫球蛋白，重症幼婴可用泼尼松。

百日咳鲍特菌（*Bordetella pertussis*）　其他名称：百日咳杆菌。是百日咳的病原菌。为革兰氏阴性短小球杆菌。光滑型菌株有荚膜，毒力强，在液体培养物中呈短链。为需氧菌，需大量鲜血才能繁殖良好。生化反应不活泼。对一般理化因子抵抗力弱，易发生变异。本菌有2种毒素，即内毒素和外毒素（皮肤坏死毒素），前者可引起痉挛性咳嗽。病后有牢固的免疫力。

百日咳杆菌（*Bordetella pertussis*）　见百日咳鲍特菌。

百日咳脑病（pertussis encephalopathia）　百日咳并发症之一。发生于痉咳期的小儿。脑血流循环障碍引起缺血、缺氧、水肿和出血。病人有发热、呕吐、抽搐和意识障碍；脑脊液压力增高，常规检验无明显改变。多随原发病好转而恢复。治疗：红霉素、螺旋霉素、交沙霉素，止咳，镇静，给氧，脱水。

百日咳皮肤试验（pertussis skin test）　诊断百日咳的一种皮肤试验方法。将百日咳杆菌抗原注入皮内，出现红疹为阳性反应。一般于发病8～10日可出现阳性反应。痉愈时转为阴性反应。

百日咳综合征（whooping cough syndrome）　酷似百日咳的一组临床征象。但不能分离出百日咳杆菌，而可分离出腺病毒、副百日咳杆菌或衣原体等。

柏油便（tarry stool）　其他名称：黑便。大便呈暗褐色或黑色，质软富有光泽宛如柏油，故名。为上消化道出血的典型症状之一。乃因上消化道出血，红细胞被胃肠液消化破坏后变为正铁血红素、卟啉及硫化铁，而后者刺激小肠分泌过多黏液所致。上消化道出血50～70ml粪便即可呈暗褐色，隐血试验呈强阳性反应，如见柏油便且持续2～3天说明出血量至少为1 000ml。服用活性炭，铋、铁剂等之后也可排黑色便，但无光泽且隐血试验阴性。若粪便内血液呈鲜红色，说明是下消化道出血。

柏子仁（Chinese arborvitae kernel, Semen Platycladi）　其他名称：柏仁、侧柏仁、柏子霜。中医药名。安神药。柏科植物侧柏的干燥成熟种仁。甘、平。归心、肝、肾经。养心安神、润肠通便、益阳止汗。用于惊悸、失眠多梦、遗精盗汗、体虚便秘。心经实热及痰热者忌服。

柏子养心丸（baizi yangxin pills, baizi yangxin wan）　中医方

剂。安神剂。另有制剂：片剂。组成：柏子仁、党参、炙黄芪、川芎、当归、茯苓、远志（制）、酸枣仁、肉桂、五味子（蒸）、半夏曲、炙甘草、朱砂。用于心气不足、心悸易惊、失眠多梦、健忘等症。服药期间忌食辛辣食物；肝阳上亢者不宜服。

摆头娃娃综合征（bobble-head doll syndrome） 第三脑室囊肿所引起的一组病征。多见于儿童。表现为头部连续摆动，头部和上肢有节律地伸直与屈曲，头部摆动可随意停止，全身轻微震颤，对皮肤刺激高度敏感，智力衰退，视力障碍，脑积水等。治疗：手术。

败毒杆菌（Clostridium septicum） 其他名称：败血杆菌。气性坏疽的病原菌之一。为革兰氏阳性大杆菌，有鞭毛和芽孢，无荚膜。可产生强烈的外毒素和多种侵袭性酶，引起感染致病。

败毒散（baidu powder） 其他名称：人参败毒散。中医方剂。《小儿药证直诀》方。组成：柴胡（洗去芦）、前胡、川芎、枳壳、羌活、独活、茯苓、桔梗（炒）、人参、甘草、入生姜、薄荷煎。可益气解毒，散风祛湿。治正气不足，外感风寒湿邪，症见憎寒壮热、头项强痛、肢体酸痛、鼻塞声重、咳痰胸闷、苔白腻者。

败酱草（Herba Patriniae, atrina glass） 其他名称：败酱。中医药名。清热解毒药。败酱科植物白花败酱、黄花败酱或其近缘植物的带根全草。辛、苦、微寒。归肝、胃、大肠经。清热解毒、消肿排脓、活血行瘀。用于脓肿、肠痈、腹痛、吐血、衄血、产后瘀血、丹毒目赤。胃虚、虚寒下脱均忌服。本品有促进肝细胞再生和防止肝细胞变性、坏死的作用。对大肠埃希菌、痢疾杆菌等有抑制作用。

败酱片（Tabellae Patriniae） 其他名称：眠而静片。镇静药。组成：败酱科植物黄花败酱的根和根茎提取所得浸膏，加适宜辅料制成的糖衣片。除去糖衣，片心显深棕色，有败酱气，味微苦。主治神经衰弱、失眠和精神病。

败血型（性）鼠疫（septicemic plague） 鼠疫的类型之一。分原发性和继发性两种。原发性是凶险的类型，发生于体弱和细菌数量多、毒力强等情况。急起高热，谵语，极度衰竭，面色苍白，神志障碍，呼吸急促，脉搏细弱，血压下降，皮肤和黏膜出血，以致腔道出血，病程超过3日者少。继发性者多由腺鼠疫演变而来。开始为腺鼠疫的临床表现，在病程末期一般症状明显加剧，表现出原发性败血型鼠疫的症状，但症状较轻，预后良好。治疗：严格隔离，绝对卧床，链霉素加氯霉素或四环素。

败血性梗死（septicemic infarct） 由带有细菌栓子的栓塞动脉形成梗死灶。多发生在肺。如为化脓菌感染，常发展为多数化脓灶。

败血症（septicemia） 病原菌及其毒素侵入血流所引起的临床综合征，是一种严重的血流感染。病原菌是细菌，也可为真菌、分枝杆菌等。一般起病急骤，在突然的剧烈寒战后，出现高达40～41℃的稽留热，心动过速、呼吸急促、神态改变，眼结膜、黏膜、皮肤常出现瘀血点。重者可致休克、弥散性血管内凝血（DIC）和多器官衰竭。血液和骨髓细菌培养常为阳性，为确诊的依据。治疗：清除原发病灶，联合应用敏感抗生素、糖皮质激素，对症处理。

拜尔征（Baeyer sign） 乙状结肠扭转的征象。表现为非对称性腹部膨隆。

拜科夫征（Baikow sign） 其他名称：强直征。半月板损伤的体征之一。检查者手指按压在膝关节的关节间隙平面上，若伸膝疼痛即为本征阳性，提示半月板损伤。

拜沃特综合征（Bywater syndrome） 见挤压综合征。

扳机点（trigger point） 其他名称：触发点。身体上的特殊点。受到压迫或刺激时会引起特殊的感觉或症状。

扳机指（snap-finger） 其他名称：弹响指。手部狭窄性腱鞘炎的体征之一。病人伸屈患指运动，即能触到或听到"咔嗒"的感觉或声音。有时还可触到米粒大小的结节。本征是手部狭窄性腱鞘炎的特有征象。多发于拇长屈肌腱或屈指肌腱鞘，偶见于桡骨茎突处腱鞘，亦可见于发生在儿童拇指的先天性狭窄性腱鞘炎。

班伯格征（Bamberger sign） ①心包积液的一个体征。心包积液时，随体位前倾而消失的肩胛下浊音。病人取坐位时，左肩胛下角处叩诊呈浊音，病人上身前屈后浊音消失。左肩胛下角处叩诊呈浊音是由于心包积液，心脏向后移位，压迫左侧肺组织，引起肺不张所致。上身前屈时，心脏因重力向前移位，消除了对肺组织的压迫，故左肩胛角处浊音消失。②感觉定侧不能。一侧肢体受刺激时，对侧肢体的相同部位可同时出现感觉的现象亦称此征，见于脊髓结核病人。

班布里奇反射（Bainbridge reflex） 心脏静脉反射，体静脉压力增高或被牵张可使心率加快。传入神经为迷走神经，传出神经为交感神经和迷走神经。该反射的生理学意义在于防止血液滞留于静脉、心房和肺循环中。

班德勒综合征（Bandler syndrome） 是一种常染色体显性遗传的错构瘤。在整条小肠有海绵状静脉扩张，在口唇、口腔黏膜、手掌和手指有褐色斑。

班氏丝虫病（bancroftosis） 班克罗夫特丝虫病。班氏丝虫成虫寄生于人体淋巴系统，雌虫产微丝蚴，通过蚊媒传染给人。多无明显症状，但血中可检出微丝蚴。部分可引起局部淋巴管炎、淋巴结炎和全身过敏反应、发热、嗜酸性粒细胞增多等。精索炎、鞘膜腔积液和乳糜尿也较多见。象皮肿为最常见的晚期症状，多见于下肢。防治：普查普治以控制传染源；病原治疗首选乙胺嗪。

班氏吴策线（丝）虫（Wuchereria bancrofti） 班氏丝虫病的病原体。成虫乳白色，细长似线，分雌雄。寄生于人体的淋巴管及淋巴结，如腹股沟、阴囊、肾盂等部位。微丝蚴在蚊胸肌内发育，移至蚊喙的丝状蚴，当蚊吸入血时进入人体，到达淋巴系统发育为成虫。在我国淡色库蚊和致倦库蚊为其传播媒介。

班替综合征（Banti syndrome） 其他名称：慢性充血性脾大和脾性贫血。继发于门静脉高压，具有脾大、贫血、肝硬化等表现的一组病征。发病年龄多在35岁以下。表现为门静脉高压、脾大、脾功能亢进、腹胀、厌食、恶心、腹泻、消瘦、腹水、黄疸等症状。对症及手术治疗。

斑点印迹杂交（dot blot hybridization） 将RNA或DNA变性后直接点样于硝酸纤维素膜或尼龙膜上，用于基因组中特定基因及其表达的定性及定量研究的一种方法。与Southern和Northern印迹法相比有简单、快速和可在同一张膜上进行多个样品检测的优点。通常以此法确定最佳探针浓度。缺点是不能鉴别被检测物的分子量，且特异性不高，有一定比例的假阳性。

斑块（plaque） 局限性稍隆起的一种皮肤损害。是角质细胞和角质层增殖所形成的斑块样结构。表现为皮肤局限性隆起、增厚、皮肤纹增深、变硬、色素增重，常由多数丘疹融合而成，如蕈样肉芽肿、银屑病、扁平苔藓形成的斑块。

斑蝥（blister beetle, mylabris） 中医药名。芫菁科昆虫南方大斑蝥或黄黑小斑蝥的干燥体。辛、温，有毒。归肝、胃经。攻毒蚀疮，破癥散结，抗肿瘤。主治：①恶疮死肌、顽癣瘙痒及瘰疬；②癥瘕积聚；③肝癌、食管癌、胃癌、贲门癌、肺癌、乳腺癌等恶性肿瘤。有剧毒，宜慎用。

斑蝥素（cantharidin） 其他名称：芫菁素。抗肿瘤药。芫菁科昆虫斑蝥虫体中所含的一种单萜类化合物。白色结晶，无臭，极微溶于水、乙醇，略溶于氯仿、丙酮，微溶于乙醚、乙酸乙酯。主要用于治疗原发性肝癌。毒性较大。心肾功能不全、严重消化道溃疡、有出血倾向者及孕妇忌用。

斑蝥酸钠（sodium cantharidate） 斑蝥素经水解后形成的钠盐。可抑制癌细胞DNA和RNA的合成，对癌细胞有直接杀伤作用。临床用于治疗原发性肝癌、食管癌、贲门癌。对肺癌也有疗效。毒性较斑蝥素低。

斑片（patch） 不隆起于皮面、直径大于3～4cm的斑疹。发生机制与斑疹相似。见于丹毒、风湿性多发性红斑等。

斑丘疹（maculopapule） 介于丘疹和斑之间的皮肤损害，看起来像斑，但又稍微隆起。多见于麻疹、风疹、柯萨奇病毒及埃可病毒、EB病毒感染等病毒性传染病和伤寒、猩红热等细菌性传染病。

斑贴试验（patch test） 研究毒物的皮肤毒性的方法之一。用

B

直径 1cm 的纱布小块，浸药后外加塑料薄膜紧贴于皮肤上。12h 或 24h 观察红斑与水肿，视其严重程度分为轻、中、强度刺激。

斑秃（alopecia areata） 俗称鬼剃头。头部突然发生的、无自觉症状的局限性斑状脱发。头皮上有圆形、椭圆形的秃发斑，大小不一、数目不等，局部皮肤正常。亦可发生于眉毛和胡须等处。数月或数年后可在局部长出新发。病因不明，可能与精神因素有关。见于恶性贫血、桥本甲状腺炎、自身免疫性溶血性贫血、白癜风、溃疡性结肠炎、低 γ 球蛋白血症等，亦可见于正常人。

斑秃丸（bantu wan） 中医成药名。滋补肝肾剂。组成：地黄、熟地黄、何首乌、当归、丹参、白芍、五味子、羌活、木瓜。用于斑秃、全秃、普秃。

斑釉牙（mottled enamel） 见氟斑牙。

斑疹（macular eruption） ①皮肤病原发疹之一。皮肤局限性或弥漫性皮色改变，一般不隆起也不凹陷的初期皮疹。如皮肤色素脱失的斑叫做白斑，另有红斑、紫斑、色素减退和色素增多斑等数种，直径大于 3～4cm 的斑疹叫斑片。②即癍疹（macule and papule）。中医病证名。热病过程中发于肌表的癍和疹两种病证。"癍"呈片状，摸之不碍手；"疹"如粟粒，高出皮肤之上，摸之碍手。斑疹以稀疏、红活、松浮为轻；稠密、红紫或黑、紧束有根为重。治斑宜清热凉血；治疹宜清热透达；斑疹并见则两法并用。

斑疹伤寒（typhus, typhus fever） 立克次体引起的临床上以发热和皮疹为主要表现的急性传染病。因病原体和媒介昆虫不同而分为流行性（人虱传播）和地方性（鼠蚤传播）两种，病理变化和临床表现基本相似，但流行性的病情较重。主要症状有持续性高热、头痛、周身酸痛、眼结膜充血、皮疹等，病程一般为两周。治疗：四环素、多西环素、氯霉素有效，合用甲氧苄啶疗效更好。预防措施为灭虱、灭鼠、灭蚤和疫苗注射等。

斑疹伤寒立克次体（*Rickettsia typhi*） 为斑疹伤寒病原体。分为两类：①莫氏立克次体是地方性斑疹伤寒的病原体。自然宿主为鼠类，借鼠蚤或鼠虱在鼠群间传播；鼠蚤可将立克次体传给人，人又可借人虱在人群中传播。②普氏立克次体是引起流行性斑疹伤寒的病原体，以人虱为传播媒介，又称虱型斑疹伤寒。两类均可用氯霉素等抗生素治疗，而不能用磺胺药治疗，因磺胺可促进立克次体生长。

斑疹伤寒疫苗（typhus vaccine, TV） 预防接种药。用于流行性斑疹伤寒的主动免疫，免疫期 1 年。接种对象为疫区居民、军人、勘测及防疫人员、有关实验室工作人员等。在上臂三角肌附着处皮下注射。患急性疾病、发热、肾炎、糖尿病、结核病、支气管哮喘、心脏病、过敏体质及孕妇禁用。

斑痣性错构瘤病（phakomatosis） 其他名称：神经皮肤综合征。是起源于外胚层的组织和器官发育异常的一组先天性疾病。本组疾病包括结节硬化、神经纤维瘤病、脑-面血管瘤病、小脑视网膜血管瘤病等。特点是皮肤均有不同程度的斑痣、结节、肿瘤或血管瘤样病变；并伴神经系统的不同程度病变和相应的临床表现，如脑部血管畸形、癫痫及智力低下等。病情轻重不一，有的可手术治疗，有的需对症治疗。

斑状淀粉样变性（macular amyloidosis） 局限而对称分布的棕褐色网状斑的疾病。常见为上背部皮损，原发性皮肤淀粉样变性的一种类型。病理表现为表皮下的颗粒状淀粉样物质沉积。

瘢痕（scar, cicatrix） 因修复溃疡或组织缺损而新生的结缔组织和上皮细胞。肉芽组织形成后胶原纤维和网状纤维逐渐增多，成纤维细胞转化为纤维细胞，毛细血管逐渐闭合、退化、消失，于是肉芽组织就逐渐转化为血管稀少的由胶原纤维组成的灰白色坚韧组织，即瘢痕。

瘢痕疙瘩（keloid） 皮肤损伤后结缔组织大量增生所形成坚硬而有弹性的结节或斑块。本病在创面愈合后 1～2 个月左右发生。可呈点状、条状、片状或其他形状，高出皮面，色暗红而坚硬。有奇痒、刺痛。在活动部位可产生功能障碍。治疗：局部注射醋酸曲安奈德（去炎松）；放疗或切除后加放疗；面积大者用音频电疗。

瘢痕疙瘩性痤疮（acne keloidalis） 一种痤疮样病变。常见于黑色人种和亚种人种。因毛囊皮脂腺单位或其周围组织继发化脓性感染后所导致的瘢痕样改变。

瘢痕疙瘩样芽生菌病（keloid blastomycosis） 其他名称：罗布菌病。由链状芽生菌或罗布菌引起的一种慢性局限性皮肤肉芽肿。表现为瘢痕疙瘩样、疣状或结节状损害，有时为有痂的肿块或肿瘤状。直接镜检与病理组织切片具诊断价值。治疗：局部切除或冷冻疗法。

瘢痕灸（scarring moxibustion） 其他名称：化脓灸。中医直接灸法的一种。将艾炷直接置于穴位上点燃施灸，至皮肤起疱，并致局部化脓。可用小艾炷多次灸或大艾炷一两次灸。形成的"灸疮"愈合后留有永久瘢痕。这种方法多用于顽固性慢性病，如哮喘、肺结核、慢性胃肠病、体质虚弱等。头面及关节部位不宜用此灸法。

瘢痕挛缩（cicatricial contracture） 瘢痕组织的过分收缩和收缩时造成畸形的总称。为不正常的愈合过程，一般是由于肉芽组织过多所致。因肉芽组织愈盛，瘢痕也愈多而其收缩力也愈强，愈合时也就更多地拉拢四周的正常组织，产生畸形或功能障碍。正确处理炎症和尽早消灭创面是预防瘢痕挛缩的重要措施。治疗：整形修复。

瘢痕体质（scar diathesis） 在创伤修复过程中有瘢痕增生倾向的个体。

瘢痕形成（cicatrization, synulosis） 创伤愈合的基本过程之一。伤口肉芽组织逐渐转化为血管稀少的由胶原纤维组成的灰白色坚韧组织（即瘢痕）的过程。瘢痕是伤口愈合的最终产物。

瘢痕性睑内翻（cicatricial entropion） 睑内翻的一种。由睑结膜睑板瘢痕收缩所致。治疗：手术矫正。

瘢痕性睑外翻（cicatricial ectropion） 睑外翻的一种。眼睑部皮肤瘢痕收缩所致的睑缘外翻。其瘢痕多由创伤、烧伤、溃疡、坏疽及眶缘骨髓炎所致。治疗：手术矫正。

瘢痕性秃发（cicatricial alopecia） 由局部皮肤病损而致的毛囊破坏而不能再生长毛发。瘢痕表面无毛囊口，永久性无毛发生长。病因有：①皮肤疾病；②物理性损伤；③其他。

瘢痕性幽门梗阻（cicatricial pyloric obstruction） 胃、十二指肠溃疡愈合过程中因瘢痕收缩造成的幽门通过不良。高度幽门梗阻，胃液与食物均不能通过。病人由于经常呕吐，可引起水、电解质失衡，常出现低氯化钾性碱中毒，以及严重营养不良。治疗：手术。

瘢痕压力疗法（scar compress therapy） 对瘢痕加压敷布以减轻或预防瘢痕过度增生的方法。视瘢痕的不同情况施用弹性绷带附加海绵，或用特殊材料制成的弹力衣或弹力套或使用热塑实板，并保持一定压力，持续较长时间应用。用于烧伤或外伤后瘢痕增生肥厚。

板层骨（lamellate bone） 其他名称：次级骨组织。构成牙槽骨的两种类型骨之一。与非板层骨相比，其特征是：骨胶原纤维束细，有规则地平行排列成层，与骨盐和有机基质结合紧密，共同构成骨板。同一骨板内骨胶纤维大多是相互平行排列，相邻两层骨板的纤维层则呈交叉方向，基质蛋白多糖含量少，骨细胞小、数量少、分布有规律，多位于相邻骨板间的骨陷窝中。板层骨中央有中央管，管内有血管神经通过。

板框式压滤机（plate-and-frame filter press） 多个中空的滤框和滤板交替组装而成的一种在加压情况下间歇操作的过滤设备。滤框起积集滤渣和承挂滤布的作用；滤板起支撑滤布和排出滤液的作用。根据构造可分为明流式、暗流式、可洗式及不可洗式几种。具有过滤面积大、截留残渣多、滤材使用范围广等优点。

板蓝根（isatis root, Radix Isatidis） 其他名称：靛青根。中医药名。十字花科植物菘蓝（*Isatis tinctoria*）的干燥根。苦，寒。归心、肝、胃经。清热解毒，凉血利咽。功效与大青叶相似，但清热凉血之力较强。适用于：①流行性感冒、流行性腮腺炎、流行性脑脊髓膜炎、流行乙型脑炎、烂喉丹痧、丹毒、疮肿、水痘、麻疹、细菌性痢疾、急性胃肠炎等；②热毒斑疹、吐血、衄血、咽喉肿痛、暴发性火眼。

B

煎服。

板蓝根颗粒（banlangen granules, banlangen keli）　中医成药名。清热解毒剂。板蓝根经加工制成的颗粒。组成：板蓝根。清热解毒、凉血利咽。用于肺胃热盛所致的咽喉肿痛、口咽干燥等。开水冲服。

板蓝根注射液（Injectio Radix Isatidis）　其他名称：201-2 注射液。中医成药名。清热、凉血、解毒药。组成：十字花科植物菘蓝根提取物制得的棕黄色、澄明、pH 值约 6.5、灭菌的水溶液。用于扁桃体炎、腮腺炎、咽喉肿痛等。

板样蜂窝织炎（woody phlegmon）　发生在疏松结缔组织内硬如木板的蜂窝织炎。局部无明显疼痛和压痛，很少形成脓肿。多发生于颈部和腹壁。治疗：紫外线、超短波效果好。

板障（diploë）　颅骨内、外板之间的骨松质。

板障内皮样和上皮样囊肿（diploic dermoid and epidermoid cyst）　起于颅骨的板障，缓慢生长，局部隆起的囊肿。当扣诊有波动感时，说明囊肿已穿破外板进入皮下。有的囊肿也可穿破内板而向颅内发展。囊肿均有包膜，内含云母片状或豆渣样上皮角化脱落物，或有少量毛发。X 线平片上可见界限清楚的圆形或不规则的透光区，周围常有骨硬化带。治疗：手术切除。

板状腹（wooden belly）　溃疡病急性穿孔的特有征象。让病人仰卧，双下肢微屈，头稍垫高，腹部尽量放松。检查者观察腹部，见其腹壁紧张而平坦，有时可见腹直肌腱划或其轮廓，腹壁静止不动，腹式呼吸消失或极微弱。触诊发现腹壁极度紧张，腹肌痉挛强硬，尤以腹直肌为甚，触感如木板，此即板状腹。病人感觉腹部剧痛，可有压迫感。因剧痛不敢转侧，呼吸短促。此征对溃疡病穿孔早期诊断特异性高。应注意此征的个体差异，老年人、经产妇等腹肌松弛者此征常不典型。

半保留复制（semiconservative replication）　沃森-克里克根据脱氧核糖核酸（DNA）的双螺旋模型提出的 DNA 复制方式。DNA 复制时亲代 DNA 的两条链解开，每条链作为新链的模板，从而形成两个子代 DNA 分子，每一个子代 DNA 分子包含一条亲代链和一条新合成的链。子代和亲代的 DNA 分子结构完全相同，使亲代所含的遗传信息，得以完全保存，并传递给下一代。

半暴露疗法（semi-exposure therapy）　Ⅱ度烧伤创面处理的方法之一。将浸渍有局部抗菌药物的单层湿纱布置于烧伤创面上，纱布必须与创面紧贴，不留空隙，否则会形成无效腔，脓液积聚其中。如发现纱布下有积脓要及时更换，创面脓汁多的不适于半暴露。单层抗菌药液纱布干燥后如其下无感染，则起到了保护作用。此法适用于不便包扎的躯干、颈、肩、腋、口周、鼻、会阴部创面，供皮区创面、深Ⅱ度烧伤坏死组织已脱落正在上皮化的创面以及严重铜绿假单胞菌感染的创面。

半必需氨基酸（semi-essential amino acid）　以必需氨基酸为原料在机体内自行合成的氨基酸。如酪氨酸与半胱氨酸，是分别以苯丙氨酸及蛋氨酸为原料合成的。食物中如补充这类氨基酸则可减少机体对必需氨基酸的需求量。

半边莲（Herba Lobaliae Chinensis, Chinese lobelia herb）　其他名称：急解索、蛇舌草。中医药名。清热解毒药。唇形科植物半边莲的干燥全草。辛、微苦、平。归肺、肝、肾经。清热解毒、利尿消肿。用于咽喉肿痛、疔毒痈疖、毒蛇咬伤、腹胀、水肿、小便不利。虚证忌用。临床多用于治疗肾性水肿、肝硬化腹水及癌症等。

半变态（hemimetaboly）　胚后发育各期即若虫和成虫的形态。为一种渐进的或简单的变态。生态、习性均相似，仅若虫体积小，性器官尚未成熟，如臭虫、虱等。

半表半里（half-superficies and half interior）　中医证候名。病变部位既不在表，又不在里，而正邪分争于表里之间的证候。例如少阳病，在三阳来说，已离开太阳之表，但又未入阳明之里，出现寒热往来、胸胁苦满、心烦喜呕、不欲饮食、口苦、咽干、目眩、脉弦等。

半薄膜衣（semi-film coating）　其他名称：单薄膜包衣。将糖衣和薄膜衣工艺特点相结合的片剂包衣方法。片剂先包裹上粉衣层使棱角消失、颜色一致，再用合适的高分子物料包裹薄膜衣层。兼有糖衣片和薄膜衣片的优点。

半不连续复制（semidiscontinuous replication）　DNA 复制时，一条链（前导链）是连续合成的，而另一条链（后随链）的合成却是不连续的。此为生物体内双链 DNA 复制的特点。在 DNA 合成过程中，DNA 双链解开后，一条按 $5'{\rightarrow}3'$ 方向连续合成，而另一条链也按 $5'{\rightarrow}3'$ 方向先合成 DNA 片段，再由连接酶连接形成完整的双链 DNA，即半不连续复制。

半侧面萎缩症（facial hemiatrophy）　见单侧面萎缩症。

半翅目（hemiptera）　属昆虫纲。与医学有密切关系。分有翅与无翅两种。有翅两对，前翅基部为革质，端部为膜质，后翅为膜质。如锥蝽，能传播锥虫病。无翅者，如臭虫。生活史为半变态。

半电位（half-voltage）　每当向心电图机输入 1mV 的标准电位使基线上移 0.5mV 时，称为半电位。在 QRS 波电位过高时常使用。

半对数线图（semilogarithmic line chart）　常用的统计图之一。用于表示事物的发展速度（相对比）。它是将线图绘在半对数坐标纸上，纵轴为对数尺度，横轴为算术尺度，线图上的数量关系就变为对数关系。对于绝对数，如发病人数的变动，则不宜用半对数线图。

半蹲试验（semisquatting test）　髌骨软骨症的检查方法之一。嘱病人由站立逐渐下蹲，若在此过程中出现膝部疼痛及"软膝"感觉，则为阳性。提示髌骨软骨症。

半分钟温度计（half-minute thermometer）　一种时间滞差短的温度计。

半俯卧位（semipronation）　介于俯卧位与跪位之间的一种体位。

半固体培养基（half solid medium）　营养培养基之一。组成：牛肉膏、蛋白胨、氯化钠、琼脂和蒸馏水。用于保存菌种及观察细菌动力。

半胱氨酸（cysteine, Cys）　学名：2-氨基-3-巯基丙酸。一种脂肪族的含硫基的极性 α 氨基酸，在中性或碱性溶液中易被空气氧化成胱氨酸。为蛋白质空间结构中的共价结合，肾小管有吸收半胱氨酸的转运系统，可被碱性氨基酸抑制；而半胱氨酸又可抑制甘氨酸的转运。

半胱甲酯（mecysteine）　见美司坦。

半合成抗生素（semisynthetic antibiotic）　对抗生素的化学结构进行改变后获得的新抗生素。

半合成青霉素（semisynthetic penicillin）　采用半合成方法制得的青霉素。

半合成头孢菌素（semisynthetic cephalosporin）　采用半合成方法制得的头孢菌素。

半合子（hemizygote）　只存在于一条同源染色体上，而不是成对出现的基因，称为半合子。如 X-Y 系统的雄性即为半合子。具有表型效应。女性的性染色体为 XX，男性的性染色体为 XY。对于 X 染色体上的基因而言，男性 X 染色体上只有双对等位基因中的一个，故为半合子。也指单倍体生物的基因和染色体缺失的杂合体。

半环线（semicircular line）　脐与耻骨联合上缘连线的中点处因腹直肌后鞘下缘阙如而呈现的弓状。

半昏迷（semicoma）　一种较深度的意识障碍。病人丧失回答问题的能力，但大声呼唤时，病人可能睁眼或略有示意反应，对强烈的疼痛刺激可能有痛苦表情。病人的吞咽、咳嗽和瞳孔对光反射尚存在。治疗：病因、对症治疗。

半计量资料（semi-measurement data）　其他名称：等级资料。对观察单位的某项标志观测，确定所属等级，按等级分组归纳所得的资料。例如病人疗效按痊愈、显效、好转、无效等级分组。实验室检查结果按－、＋、＋＋、＋＋＋等反应级别分组的资料。这类资料与计数资料不同的是：属性的分组有程度的差别，各组按大小顺序分组，与计量资料不同的是，每个观察单位未确定定量，因而称半计量资料。其分析方法一般用秩和检验。

半价层（half-value layer）　超声在某一组织和器官中传播时，其强度减弱 1/2 所经过的距离。

B

半腱肌（musculus semitendinosus） 位于大腿后面内侧，半膜肌浅面。起于坐骨结节，以一细长腱止于胫骨上端内侧。作用为屈小腿、伸大腿，由坐骨神经支配。

半抗原（hapten, incomplete antigen） 只有抗原性而无免疫原性的物质。其可与抗体或致敏淋巴细胞特异性结合，但不能单独诱发免疫应答。绝大多数多糖和所有的类脂、某些药物和简单化学物质都是半抗原。半抗原可分为复合半抗原和简单半抗原两种。复合半抗原不能单独刺激机体产生抗体，但能与抗体特异性结合出现反应。简单半抗原既不能引起抗体产生，也不能与抗体结合后出现反应，但能阻止抗体与完全抗原或复合半抗原的结合，故称阻抑半抗原。

半脸缩小（facial hemiatrophy） 中医病证名。半侧面部肌肉萎缩。气虚血瘀所致，半脸无气则缩小，一眼无气则不能圆睁。治宜补气活血通络，可用补阳还五汤。

半流质饮食（semiliquid diet） 易于消化、渣滓含量极少的半液体食物。如稀饭、面条、肉糜、肉鱼松、饼干、蛋糕、面包等便于咀嚼、易于吞咽的食物，少量多餐。每日总热量为 $6\,276\sim8\,368kJ$（$1\,500\sim2\,000kcal$）。适用于发热、体弱、口腔疾病不能咀嚼或吞咽困难者，术后病人，消化道疾病如腹泻、消化不良，或慢性病体质差胃纳不佳的病人等。

半面积向量（half area vector） 将心电向量图 QRS 环自原点（"O"点）按全面积等分为两部分的任何一部分。半面积向量与 QRS 向量大致相当。

半面痉挛（hemifacial spasm） 见偏侧面肌痉挛。

半膜肌（semimembranosus） 位于半腱肌深面的肌肉。上部是扁薄的腱膜，肌下端以腱止于胫骨内侧髁后面。作用为屈膝伸髋，屈膝时使小腿内旋。由坐骨神经支配。

半桥粒（hemidesmosome, half desmosome） 一种类似桥粒但只相当于一半桥粒的结构。见于某些上皮细胞的基底面，构成这类细胞与基膜之间的连接位点。有将上皮固定于基膜的作用。

半乳糖（galactose） 己醛糖的一种。和葡萄糖结合后构成乳汁中的重要双糖——乳糖。半乳糖还出现在糖蛋白、糖脂和各种多糖中。

半乳糖耐量试验（galactose tolerance test） 测定肝脏对肝糖原转化能力的试验。正常人口服一定量（40g）半乳糖后经肝转变为淀粉，由尿中排出的半乳糖<3g。如肝有实质性损伤时，转化能力减退，大部分半乳糖无法被肝利用，经血液循环由肾排出。排出量超过 6g 表示肝有严重损害。

半乳糖脑苷脂（galactocerebroside） 学名：D-半乳糖苷基-*N*-酰基鞘氨醇或 D-半乳糖苷基神经酰胺。脑苷脂的一种。一分子 β 半乳糖的半缩醛羟基与神经酰胺的羟基缩合形成糖苷键相连形成的一种脑苷脂。是脑神经细胞膜中含量最多的组分。

半乳糖脑苷脂病（galactocylcerebrosidosis, Krabbe disease） 其他名称：克拉伯病。为遗传性半乳糖脑苷脂酶缺乏病。儿童期发病，首发症状通常为视力障碍。病前常有发热，热退后出现肢体肌张力增高、抽搐、视力丧失及耳聋等。伴重度智力减退。至今尚无特效疗法。

半乳糖血症（galactosaemia） 血半乳糖增高的中毒性临床代谢综合征。常染色体隐性遗传的先天性代谢性疾病。病理：早期出现肝脏脂肪浸润，汇管区胆汁淤积，假胆管形成，假腺体增生（特征），再发展成纤维化至硬化。因进食母乳、牛乳而发病，大多为亚急性过程，可有恶心、呕吐、腹泻、营养不良，重者黄疸、肝脾肿大、白内障、智力障碍、脑水肿等。实验室检查血、尿半乳糖升高，半乳糖代谢相关酶缺乏为诊断本病的重要依据。治疗：严格执行不含乳糖饮食。

半身不遂（hemiparalysis） 其他名称：偏瘫。中医症状名。指一侧肢体偏瘫或不能随意活动。多属中风后遗症。多由气虚不能运血、气虚血滞、脉络瘀阻、气不能行、血不能荣，而致肢体废弃而不用。治宜补气活血、祛瘀通络，用补阳还五汤加减。

半数有效量（median effective dose, ED$_{50}$） 在群体实验动物中能引起半数（50%）出现阳性药效反应的药物剂量。

半数致死量（half lethal dose, median lethal dose, LD$_{50}$） 急性毒性实验中，以死亡为指标时，能使受试动物死亡概率为 50% 的剂量。用以表示药物和有毒物质等对生物的损害强度（毒性大小）的指标。在群体中仅仅足够引起个别生物死亡的剂量，则称"最小致死量"（MLD）。

半衰期（half-life） ①放射性原子数因衰变而减少到原来的一半所需要的时间。不同的放射性同位素，半衰期的差异很大。例如：^{238}铀的半衰期是 45 亿年，^{131}碘的半衰期是 8 天，^{113m}铟的半衰期是 1.7h。②半衰期这个概念亦应用于药理学中。一般是指血浆半衰期，即血浆药物浓度下降一半所需的时间。绝大多数药物是按一级动力学规律消除，因此其半衰期有固定数值，不因血浆浓度高低而改变。

半透膜（semipermeable membrane） 一种由线状胶体粒子交织而成的立体网状结构的凝胶薄膜。依靠膜的筛滤作用或选择溶作用，能使某些物质（如水）透过，而另一些物质（如蛋白质）不能透过。人体中各种蛋白质膜、类脂-蛋白膜和其他一些膜都具有半透膜特性，对选择吸收和传递某些物质起着重要作用。

半脱位（subluxation） 脱位后两关节面部分失去对合关系的现象。

半微量分析（semimicro-analysis） 试样用量在 $0.01\sim0.1g$ 或试液体积在 $1\sim10ml$ 以内的分析方法。无机定性分析和有机定性分析一般采用此方法。

半卧位（semireclining position） 其他名称：半坐位、半坐卧位。见于心脏病、哮喘和胸腔积液的一种部分后靠位。

半污染区（semi-polluted region） 有可能被病原微生物污染的地方。如病区的走廊和化验室等。

半夏（pinellia tuber, Rhizoma Pinelliae） 其他名称：老鸹头、地茨菇、麻芋果、三步跳。中医药名。天南星科植物半夏的干燥块茎。辛，温。归脾、胃经。可燥湿化痰，降逆止呕，消痞散结。主治：脾不化湿、痰涎壅滞所致的咳嗽痰多，为治湿痰的要药；各种病证的呕吐、气郁痰结的梅核气和瘿瘤痰核；寒热互结的痞证。此外，生半夏捣敷，可治痈疽疔肿。生半夏有毒，内服需经炮制。

半夏白术天麻汤（banxia baizhu tianma decoction） 中医方剂。《医学心悟》方。组成：半夏、天麻、茯苓、陈皮、白术、炙甘草、生姜、大枣、蔓荆子。水煎服。可化痰息风、健脾燥湿。治风痰所致眩晕、头痛、胸膈痞闷、苔白腻、脉滑数者。

半夏厚朴汤（banxia houpu decoction） 中医方剂。《金匮要略》方。组成：半夏、厚朴、茯苓、生姜、干苏叶。水煎，日三、夜一服。行气开郁，降逆化痰。治痰气郁结之梅核气，症见咽中如有物阻、咯吐不出、吞咽不下，或湿痰咳嗽、呕吐、苔白润、脉弦滑者。

半夏泻心汤（banxia xiexin decoction） 中医方剂。出自《伤寒论》。组成：半夏、黄芩、干姜、人参、炙甘草、黄连、大枣。水煎。和胃降逆、开结除痞。治胃失和降、寒热互结，症见心下痞满不痛、干呕或呕吐、苔薄黄而腻、脉弦数者。

半仰卧位（semisupination） 介于仰卧位与坐位之间的一种体位姿势。

半影征（penumbra） 胸腔内病灶位于心脏或主动脉附近时，在胸部正片上病灶的阴影，一部分与主动脉或心脏轮廓相重叠，被重叠部分的轮廓模糊不清，即为半影征阳性所见。反之病灶远离心脏或主动脉时，被重叠的病灶阴影的轮廓仍保持清晰可见，即为半影征阴性。因此，利用半影征能在一张后前位 X 线照片上大体判定病灶于前后方向存在的位置。应用半影征原理可判定病灶与肺门的关系，与肺门相重叠的块状影是在肺门附近还是远离肺门。

半月板（meniscus） 包括内侧半月板和外侧半月板，分别位于股骨、胫骨的内侧髁之间和外侧髁之间，由纤维软骨构成。外缘厚，内缘薄，上面凹，下面较平。内侧半月板较大，呈"C"形，前窄后宽，外缘中份与胫侧副韧带紧密相连。外侧半月板较小，近"O"形，外缘后份与腘肌腱相连。两个半月板的前缘由膝横韧带相连。半月板的功能有缓冲作用，加强膝关节稳固性，增加膝关节运动的灵活性，使

B

膝关节易于旋转等。

半月板囊肿（cyst of meniscus）　膝关节半月板呈囊性变。自发或因半月板小损伤所致。常见于外侧半月板中部 1/3 的外缘，内容为软骨黏液样物质。常为多囊性。伸膝时肿块增大，很少有交锁症状。治疗：手术切除。

半月板损伤（meniscus injury）　膝关节内半月软骨因损伤而发生破裂，是膝关节最常见的损伤。多见于运动量较大的青年，50 岁以后半月板损伤多由于退变而非创伤。常有膝半屈曲位外伤史。表现为膝关节疼痛、肿胀，以后常有关节弹响及交锁等症状。治疗：手术切除。

半月板弹响试验（snapping test of meniscus）　其他名称：回旋挤压试验。病人仰卧，检查者一手固定病人膝部，另一手握住其踝部，将膝完全屈曲，足跟抵臀部，然后将小腿极度外旋外展，或内旋内收，保持这种应力，逐渐伸膝，在伸膝过程中，如能听到或感到"咔嗒"声，即为阳性，表示半月板损伤可能，可据响声和疼痛出现的部位推断破裂的部位。注意有假阳性可能。

半月线（linea semilunaris）　由腹前外侧壁 3 对扁肌的腱膜在腹直肌外侧缘附近相互融合而形成的半月状结构。相当于腹内斜肌和腹横肌移行为腱膜的部位。

半月线疝（semilunal hernia, spiegel line hernia）　经半月线突出的腹外疝。疼痛和/或有肿块出现，但肿块不易被察觉。常有腹膜外脂肪为前导，打到的肿块可被误诊为脂肪瘤。易嵌顿，常因肠梗阻进行手术时才被发现。治疗：手术。

半月形改变（semilunar change）　主动脉瓣关闭不全时，于切面超声心动图二尖瓣水平短轴切面图上见到的一种图像。原因是主动脉瓣关闭不全时，舒张期血液内流冲击了二尖瓣前叶，影响了其开放，在上述切面上，二尖瓣前叶内陷，呈半月形改变。

半月征（meniscus sign）　其他名称：卡曼（Carman）征。胃溃疡的 X 线征，现认为是溃疡癌变的表现。胃 X 线造影检查切线观时，造影剂充填区与溃疡龛影之间所形成的半月状无造影剂分布的透明区。见于溃疡型胃癌，因癌体中央有浅大溃疡、溃疡周围环堤状浸润部分隆起于胃腔内，使造影剂充填缺损而成。

半支阻滞（hemiblock）　心脏左前分支或左后分支发生的传导阻滞。该词现应用较少。

半枝莲（barbated skullcup herb, Herba Scutellariae Barbatae）其他名称：金挖耳、并头草、四方草、牙刷草。中医药名。唇形科植物半枝莲的干燥全草。微苦，凉。归肝、肺、胃经。清热解毒、散瘀止血、利尿、抗癌。主治：热毒疮肿、毒蛇咬伤、肺痈、肠痈及咽喉肿痛；湿热小便不利、肝硬化腹水；近年有人用于治疗癌症。

半直接导联（half-direct lead）　见心前区导联。

半致死突变型（semilethal mutant）　使具有突变基因型的个体死亡率达 50% 以上，但不是所有个体都死亡的突变型。

半坐卧位（semireclining position）　①亦称福勒（Fowler）卧位、斜坡卧位。治疗性卧位之一。主要作用为体位引流等。②体位姿势。病人以 30°～50° 的位置半坐半卧于床上。主要用于心脏病及其他危重病人，体弱、年老、幼儿等。以及各种原因不能平卧者的头、胸、腹、肛肠及四肢检查等。

扮演妄想（delusion of playing the part）　感觉性妄想的一种。病人认为其周围情况是扮演出来的而不是真实的。有自我意识障碍及妄想性定向障碍。它有双重定向的成分。见于精神分裂症等。

伴癌综合征（paraneoplastic syndrome）　癌肿本身代谢异常或癌组织对机体发生各种影响引起的内分泌或代谢方面的综合征。例如肺癌病人出现自发性低血糖症、红细胞增多症、类癌综合征和高脂血症、高钙血症、性早熟等即是。伴癌综合征有时可先于肿瘤本身的症状发生，可提示肿瘤的诊断。

伴发病（concomitant disease）　在主要疾病的基础上又同时出现另一种疾病。

伴发癫痫的获得性失语（acquired aphasia with epilepsy）　病前语言发育正常的儿童，在病后丧失了感受性和表达性语言功能，但仍保持一般智能的一种障碍。有阵发性脑电图异常，多数可有癫痫发作。临床特征提示脑炎可能与病因有关。

伴共济失调和毛细血管扩张的免疫缺陷症（immunodeficiency with ataxia telangiectasia, AT）　一种伴有神经、免疫、内分泌、肝和皮肤异常的复杂常染色体隐性遗传综合征。最明显的临床表现是进行性的小脑共济失调、眼结膜和皮肤毛细血管扩张，慢性呼吸道和肺部疾患，恶性肿瘤发生率高，不定型的体液和细胞免疫缺陷。

伴过缓逸搏性停搏（concomitant slow escape beat arrest）　继发于某一起搏点（如窦房结）停搏之后的低位（如交界性）性被动心律，属于过缓的逸搏心律范畴。其心电图特点是：停搏后的逸搏频率低于相应部位的逸搏频率，例如房室交界性 <40 次/min，室性 <25 次/min。

伴生长激素缺陷的 X 连锁无丙种球蛋白血症（X-linked agammaglobulinemia with growth hormone deficiency）　生长激素缺陷病人伴发无丙种球蛋白血症，外周血中无 B 淋巴细胞，骨髓中无浆细胞。细胞免疫是完好的。

伴随负变化（contingent negative variation, CNV）　当受试者听到一个声音信号后等待另一个信号，并对第二个信号必须做出行为反应时，所发生的脑电图基线的慢直流电变化。可反映整个听觉径路的功能状态。常用于精神病学和心理学。

伴随症状（concomitant symptom）　与主要症状同时存在的其他症状。如头痛伴有呕吐、发热伴有寒战、腹泻伴有里急后重等。

伴行静脉（accompanying vein）　体循环静脉分深、浅两类，深静脉位于深筋膜深面与动脉伴行，故称伴行静脉。其名称、行程和引流范围与其伴行动脉相同，一般中等动脉均由两条静脉伴行，如尺动脉、胫前动脉等两侧都有伴行静脉。

伴性遗传（sex-linkage inheritance）　其他名称：性连锁遗传。性连锁基因所控制的性状之传递方式。包括 Y 连锁遗传和 X 连锁遗传。由于人类的 Y 染色体较小，除睾丸决定基因之外，只有很少数遗传性状的基因位于 Y 染色体上。这些基因只随 Y 染色体传递，由父传子，子传孙。女性则不会出现相应的遗传性状或遗传病，也不会传递有关基因。而在 X 连锁遗传中，除正常基因之外，有 200 余种位于 X 染色体上的致病基因，将随 X 染色体传递给后代。

伴有 V_5 导 Q 波的左束支传导阻滞（left bundle branch block complicated by V_5 lead q wave）　少数左束支传导阻滞在左胸导出现 Q 波的情况。可能的原因有右心室向右进行除极的向量偏大；在间隔分支以下的左束支传导阻滞；心脏显著顺时针向转位。而大多数左束支传导阻滞心电图主要特征则是 V_5 导联 Q 波消失，而 V_5 导联 Q 波存在多诊断为左心室肥厚。

伴有肺气肿的左前分支传导阻滞（left anterior fascicular block associated with pulmonary emphysema）　其他名称：Ⅲ型左前分支传导阻滞。如果肺气肿病人的心电图出现电轴−60° 左右，Ⅱ、Ⅲ导联 S 波较深，而当 Ⅰ 导联出现 S 波时，提示有左前分支传导阻滞。诊断时应与单纯的左前分支传导阻滞和肺气肿本身引起的假性电轴左偏相区别。

伴肿瘤的低血糖综合征（hypoglycemia with neoplasia syndrome）　由胰岛 β 细胞以外的肿瘤分泌异源性体液因子导致的低血糖（<2.8mmol/L），并出现以交感神经兴奋和中枢神经异常为主要表现的一组症候群，多见于老年人，可出现大脑迟钝。治疗原发病、对症治疗。

瓣环成形术（annuloplasty）　矫治心脏瓣环的手术。以恢复瓣膜的生理功能为目标，矫正瓣环病变引起的狭窄或关闭不全。适用于二尖瓣瓣环明显扩大，而瓣膜和瓣膜下组织病变较轻、瓣膜活动较好的病人。手术方法有部分瓣环成形术、全部瓣环成形术及小瓣环成形术 3 种。

瓣环扩张（annular ectasia）　心脏瓣环由炎症、机械作用等引起的扩大。常造成瓣膜的关闭不全而引发心力衰竭。

瓣环收缩术（contraction operation of valvular ring）　三尖瓣成形术的一种较常用的方法。适用于瓣膜组织尚柔软，而瓣环扩大形成中度以上关闭不全者。手术：缩紧瓣环。

瓣膜切除术（valve resection）　某些心脏瓣膜手术的一个步骤。将心脏瓣膜沿瓣环切下或将人造瓣膜从瓣环切除的

B

过程。

瓣膜松弛综合征（floppy valve syndrome） 见二尖瓣脱垂综合征。

瓣膜替换术（valve replacement） 用人工瓣膜、同种异体瓣膜或异种瓣膜替换病变的心脏瓣膜，以治疗某些心脏病的一种外科手术。须在体外循环条件下施行。

瓣膜听诊区（auscultatory valve areas） 听诊时心音最清楚的部位。①二尖瓣听诊区，正常在心尖部；心增大时心尖向右或左下移位，这时可选择心尖搏动最强点；②主动脉瓣有两个听诊区，即胸骨右缘第2肋间隙及胸骨左缘第3、4肋间处；后者通常称为主动脉瓣第二听诊区；③肺动脉瓣听诊区，在胸骨左缘第2肋间隙；④三尖瓣听诊区，在胸骨体下端近剑突，稍偏右或偏左处。听诊的程序通常按瓣膜病变好发部位的次序进行，即二尖瓣区、主动脉瓣区、主动脉瓣第二听诊区、肺动脉瓣区、三尖瓣区。

瓣叶圆隆（valve circular eminence） 瓣膜狭窄者二维超声心动图的主要特征。由于瓣粘连不能适应所有血液的排出，使瓣叶的体部比游离缘分开的距离更大所致。

邦达连科征（Bondarenko sign） 以滑动手指触诊腹部时，把所扪到的器官向垂直于它的轴移位。若有粘连时引起疼痛即为此征。提示粘连性疾病。

邦尼埃综合征（Bonnier syndrome） 其他名称：前庭外侧核综合征。前庭神经外侧核损伤或合并前庭束受损所致的一组症候群。典型表现为眩晕、眼球震颤和平衡障碍三联征，可伴有心搏过速、嗜睡、恶心、呕吐、眼球运动及听力障碍、对侧肢体偏瘫等。治疗：对症处理，试行手术。

邦扎顿征（Benzadon sign） 乳癌的早期症状之一。检查者以中、食二指将病人乳头夹持摆正，用另一只手在乳房不同象向下轻轻按压。正常时乳头向外突出或保持原位。若乳头退缩内陷即为此征阳性。多见于乳癌早期，亦可见于乳腺其他疾病。

棒状杆菌属（Corynebacterium） 棒状杆菌科的一属微生物，革兰氏阳性菌。菌体长短不一，一端或两端常膨大呈棒状，排列多不规则，染色不均，菌体两端有异染颗粒，具有多形性。无鞭毛、无芽孢，亦无荚膜。需氧或兼性厌氧，能分解某些糖类，产酸，不产气。某些菌种可产生强烈的外毒素。该属菌种繁多，有白喉棒状杆菌和类白喉棒状杆菌两个菌群，前者的主要致病菌为白喉棒状杆菌；后者一般不致病。

棒状小体（Auer bodies） 其他名称：奥尔小体。为白细胞质中出现的红色细杆状物，一个或数个，长约1～6μm。棒状小体一旦出现在细胞中，就可拟诊为急性白血病。在急性粒细胞白血病和急性单核细胞白血病时可见到，而在急性淋巴细胞白血病无此种小体。

包虫病（hydatidosis, hydatid disease, echinococcosis） 见棘球蚴病。

包虫病皮内试验（echinococcosis intracutaneous test, Casoni intradermal test） 其他名称：卡索尼皮内试验。用于检查棘球蚴（包虫）病的一种皮内试验方法。用该种绦虫浸出液或包囊液0.1ml皮内注射，半小时可见疹块，并于24h后出现迟发型变态反应。用于诊断包虫病，但特异性较低。

包囊胞反响征（echo sign of hydatid cysts） 其他名称：利安征、奥迪厄内征、回声征、包虫性杂音。在囊胞部分叩诊同时进行听诊，可听到的一种与反响音相似的杂音（包虫性杂音）。并非此病所特有，需注意鉴别。

包裹（encapsulation） 一种不完全机化。病灶（坏死物）或异物不能被机化，被新生的结缔组织包围形成包膜，使其与正常组织隔离。包裹是以结缔组织的增生来处理异物的，中心残留的积液或坏死物质逐渐减少、干涸或继发钙化，病灶得以缩小。

包裹性脓胸（encapsulated emphysema） 其他名称：局限性脓胸。脓液积聚于肺与局部胸壁之间、肺叶之间、肺与膈肌或纵隔之间。治疗时应明确部位，行穿刺引流。

包涵体（inclusion body） 某些受病毒感染的细胞内，出现用普通光学显微镜可看到的与正常细胞结构和着色不同的圆形或椭圆形斑块。某些理化因素也可使细胞形成包涵体。

包涵体肌炎（inclusion body myositis, IBM） 一种散发性的以肌细胞中有包涵体为主要病理特征的慢性炎性肌病，以s-IBM相称。可能为自身免疫性疾病，病理特征性改变为肌纤维有边缘空泡（包涵体），受累肌纤维内有淀粉样物质和磷酸化Tau蛋白的积聚。中老年男性多见。主要临床表现为无痛性肌无力，近端或远端肌肉均可受累。拇指屈肌的选择性肌无力最具特征性。许多病人有面肌无力和吞咽困难。可导致严重残疾。尚无特效治疗。静脉大剂量免疫球蛋白治疗效应较小。

包涵体结膜炎衣原体（inclusion conjunctivitis chlamydiae） 一种性状、形态、大小均与沙眼衣原体极为相似的病原体。一般将二者合称为沙眼-包涵体结膜炎衣原体。只是抗原型不同。此衣原体不仅侵犯眼部，而且是非特异性尿道炎、女性宫颈炎、输卵管炎、深部盆腔炎的重要病因。在新生儿可引起急性化脓性结膜炎。

包茎（phimosis） 包皮过长且包皮口狭窄，包皮不能外翻，尿道口和阴茎头不能外露的状态。由于包皮垢不能及时清洗，慢性刺激及炎性反复发作，可导致阴茎癌的发生。治疗：尽早施行包皮环切术。

包埋术（investment） 口腔牙修补术之一。用耐温包埋材料将蜡型包埋，使蜡型熔化后形成铸腔以备铸造。分为中熔合金铸造蜡型包埋法和高熔合金铸造蜡型包埋法两种。

包膜（envelope） 某些病毒在成熟的过程中穿过宿主细胞，以出芽方式向宿主细胞外释放时披载了一层膜，故含有宿主细胞膜或核膜的化学成分，位于核衣壳外。有些包膜表面有蛋白质性的钉状突起，即包膜子粒或刺突。包膜的主要功能是维护病毒体结构的完整性。包膜具抗原性。

包囊（cyst） 某些原虫在生活史的感染期，由其滋养体形成的囊样结构。当环境对滋养体不利时，虫体被其分泌一种蛋白质的膜所包围而不能活动，但对外界环境的抵抗力增强。

包皮（prepuce） 包围阴茎及阴蒂的皮肤皱襞，包皮有阴茎包皮和阴蒂包皮之分。阴茎包皮是位于阴茎头上的皮肤皱襞，由内外两层皮肤构成。外层与阴茎皮肤相同，内层形似黏膜，附在阴茎头表面，于阴茎颈处移行于阴茎头的皮肤。内外层移行部的游离缘围成的口，称为包皮口，内层与阴茎头间的裂隙，称为包皮腔，腔内可有包皮垢。阴蒂包皮是由小阴唇的外侧皱襞向上，于阴蒂头上方左右连合，围拥阴蒂。阴蒂包皮与阴蒂头之间以环形小沟为界。

包皮过长（redundant prepuce） 阴茎勃起时，包皮仍完全覆盖龟头，但包皮口不狭窄，可辅助上移外翻暴露龟头的包皮状态。由于皮脂腺分泌物和上皮脱屑组成的包皮垢或包皮结石易发生细菌感染引起炎症；或因包皮口过小，勉强翻转，露出阴茎头后而未及时复位，造成嵌顿性包茎，如不及时处理，包皮及阴茎头可发生水肿、溃烂，甚至坏死。治疗：对包皮口宽大易上翻者，不需手术，应经常上翻清洗。如开口小，屡发包皮炎，经清洗，用抗菌药物控制感染后行包皮环切术。对嵌顿性包茎宜先手法复位，无效则做包皮背侧切开术。

包皮环切术（redundant circumcision） 环形切除过长的包皮。达到治疗包茎、包皮过长目的的手术。一般采用阴茎根部阻滞麻醉或海绵体麻醉，用剪刀距冠状沟0.5cm处平行剪除过长的包皮。而系带处包皮保留的长度要较背侧长些。环切后切面以细丝线结扎止血。

包皮结石（preputial calculus） 包皮囊内的结石。包皮囊内包皮垢堆集、钙盐沉着，形成棕褐软结石。成人多见，常伴有阴茎头包皮炎，包皮内有肿块。长期慢性刺激可致癌变。治疗：急性感染时可行包皮背侧切开引流，取出结石；无感染者行包皮环切术。

包皮嵌顿（paraphimosis） 其他名称：嵌顿包茎。包皮嵌顿于冠状沟处的征象。检查时见包皮紧勒于冠状沟处，呈明显的环状狭窄，冠状沟近侧端臃肿肥厚，包皮不易下推复位，其远侧端的阴茎头充血、水肿，甚至淤血、坏死。治疗：轻者复位，重者手术。

包皮水肿（preputial edema） 包皮内、外板间液体蓄积的征象，病人显露阴茎，望诊检查见包皮厚度增加、光滑透亮，即为包皮水肿。有时可伴有阴茎、阴囊皮肤水肿。

包皮系带（frenulum of prepuce）　男性阴茎结构的一部分。冠状沟腹侧正中部位的一条与包皮内板相连的一皱襞。做包皮环切术时应注意不要损伤此系带。

包皮腺（preputial gland）　位于包皮内面、阴茎颈及阴茎头冠部的高度分化的小皮脂腺。分泌物为淡黄色脂肪样物，有异臭，参与包皮垢形成。

包蜕膜（decidua capsularis）　位于植入胚泡浅层和侧面的蜕膜。随着胚胎的长大，逐渐与壁蜕膜相贴在一起。

包扎法（bandaging）　一种治疗措施。外伤现场包扎，目的是压迫止血，减轻疼痛，保护伤口，减少感染，固定敷料及夹板，要求快、轻、准、牢。常用的有硬绷带（石膏绷带）和软绷带（黏膏、卷绷带、丁字带、多头绷带和三角巾）。使用卷绷带时，按创面情况，可采用环形、蛇形、螺旋法和螺旋反折带及8字带等方式。三角巾适用于包扎头、面、胸、背、臀和手、足，还可包扎成风帽式、面具式、蝴蝶式（胸背部包扎）等。

包扎疗法（bandaging therapy）　烧伤创面处理的常用方法之一。烧伤创面经清创后，数小时内作创面培养一般均无细菌生长，用消毒敷料包扎可预防交叉感染，小面积浅度烧伤可一期愈合。但大面积深度烧伤、头面部及会阴部烧伤只要创面有少量细菌就能引起明显的感染，因此包扎疗法只适于小面积浅烧伤、四肢及躯干部位的创面。

孢子（spore）　真菌或细菌中能直接发育成新个体的微小繁殖单元。真菌的生殖结构，由生殖菌丝产生。大多数真菌通过各种有性或无性的孢子繁殖。孢子也是真菌鉴定和分类的主要依据。无性孢子是指不经过两性细胞的配合而产生的孢子。

孢子虫（Sporozoa）　见孢子虫纲。

孢子虫纲（Sporozoa）　原生动物门的一个纲。大多寄生于宿主细胞内，无运动器官。生殖方式分有性和无性生殖两种。寄生于人体的有疟原虫、弓浆虫、肉孢子虫、肺孢子虫（肺孢子菌）等，以疟原虫危害最大，弓浆虫次之。

孢子球（spore ball）　黑粉菌产生的冬孢子聚合体，或冬孢子与不育细胞的聚合体。

孢子丝菌病（sporotrichosis）　由申克孢子丝菌引起的感染人和动物的一种霉病。病原菌是申克孢子丝菌，为土壤、植物、木材等的腐生菌。人因外伤后接触被污染的土壤、植物等，使病原菌直接进入皮肤而感染。可引起皮肤、皮下组织及附近淋巴系统的亚急性和慢性感染，偶尔侵犯骨骼和内脏。青壮年农民多发。分为皮肤型、淋巴管型、系统型孢子丝菌病3型。分泌物培养出孢子丝菌及病理检查可以确诊。碘化钾、两性霉素B、伊曲康唑等有良效。

胞二磷胆碱（cytidini diphosphatis cholinum，CDPC）　见胞磷胆碱。

胞苷二磷酸（cytidine diphosphate，CDP）　简称胞二磷。由胞苷和两个磷酸基团连接而成的化合物。

胞苷二磷酸胆碱（cytidine diphosphate choline）　胆碱在形成磷脂酰胆碱过程中的活化形式。在磷脂酰胆碱合成过程中，胆碱首先需要活化即形成胞苷二磷酸胆碱，而后与甘油二酯缩合，脱去一分子胞苷一磷酸（CMP）生成磷脂酰胆碱。

胞苷二磷酸乙醇胺（cytidine diphosphate ethanolamine）　磷脂酰乙醇胺合成的中间产物。磷脂酰乙醇胺合成过程中，乙醇胺需要活化先形成胞苷二磷酸乙醇胺，而后与甘油二酯缩合，并去掉一个分子胞苷一磷酸（CMP）产生磷脂酰乙醇胺。

胞磷胆碱（cytidini diphosphatis cholinum，CDPC）　其他名称：胞二磷胆碱、二磷酸胞嘧啶胆碱、尼可林、思考林、欣可来。中枢兴奋药。具有改善脑组织代谢、促进大脑功能恢复的作用。用于急、慢性颅脑外伤和脑手术引起的意识障碍及卒中而致偏瘫的病人，也可用于神经性耳聋、耳鸣、安眠药中毒等。在脑出血急性期不宜大剂量使用。

胞膜内褶（plasma membrane infolding）　有些上皮细胞基底面的细胞膜向胞质深陷所形成的许多内褶。胞膜内褶扩大了细胞基底面的面积，有利于水分和电解质迅速地向周围毛细血

管转运。胞膜内褶附近胞质内常含丰富的线粒体，可为物质转运作用提供能量。

胞吐作用（exocytosis）　其他名称：外排。运输小泡或分泌颗粒与质膜融合后，将内容物释放到细胞外的现象。腺细胞的分泌和神经递质的释放均为胞吐作用。细胞内各种蛋白性分泌物在粗面内质网合成，向高尔基体运输过程中，被膜性结构包装，成为囊泡，细胞分泌时，囊泡被运至细胞膜处，与之融合而开口，将内容物排出，完成胞吐。

胞吞作用（endocytosis）　其他名称：内吞、入胞作用。细胞通过质膜内陷形成膜泡，将胞外物质摄入胞内现象，包括吞噬和胞饮。进入细胞的物质是固体物，称吞噬；进入细胞的物质为液态，则称胞饮。尚有一些特殊物质如运铁蛋白、生长调节因子等通过受体介导式入胞形式进入细胞。

胞饮〔作用〕（pinocytosis）　其他名称：吞饮〔作用〕。活细胞不靠通透性而借助质膜向胞内生芽形成内吞小泡或以主动运输方式从外界摄取可溶性物质的过程。

胞蚴（sporocyst）　寄生于人体的吸虫类生活史的一个发育阶段。由毛蚴在螺体内变成。袋状，内有胚细胞。无性繁殖，大多种类繁殖成雷蚴；也有繁殖形成第二代胞蚴的，分别称为母胞蚴及子胞蚴，进一步发育成尾蚴，如血吸虫。

胞质逸出（plasmoptysis）　其他名称：胞质压出。在低渗溶液或水中，细胞吸收水分，发生膨胀甚至破裂，致使胞质从胞内排出。

胞阻（embarrassment of fetus）　①中医病名。即妊娠腹痛。多因虚寒、血虚或气郁，以致胞脉失养或气血运行不畅。虚寒者，小腹冷痛、得热痛减，宜温经散寒；血虚者，兼见头痛目眩，小腹绵绵作痛、喜按，兼见血虚诸症，宜养血止痛安胎；气郁者，兼见脘腹胀满、烦躁易怒，宜舒肝解郁。②其他名称：漏胎、胞漏、漏胞、漱经、胎漏。中医病名。指胎漏。症见阴道不时下血、量少或按月来血点滴，无腰酸腹痛及小腹下坠。宜清热凉血安胎，用保阴煎。

饱餐试验（heavy-mealed test）　饱餐后心输出量及心脏负荷增加，胃肠道血流量也明显增加，但冠状动脉血流量却相应减少，可促使原有冠状动脉病变者发生异常的心电图改变或心绞痛。方法是进食热量1 200cal（5kJ）左右的食物或平常午饭量基础上加鸡蛋2个、猪肉60g，分别在餐前及餐后0.5h、1h、2h各描记12导联心电图一次。饱餐引起冠状动脉收缩，血液量减少，冠状动脉疾病病人出现心电图异常或心绞痛。临床上只能作为初步筛选的方法。

饱〔腹〕中枢（satiety center）　使摄食活动停止的神经结构。位于下丘脑内侧区的腹内侧核。兴奋时摄食停止，受破坏时摄食大增。与摄食中枢相互制约。

饱和分析（saturation analysis）　一类标志物竞争结合分析的统称。包括放射免疫分析、放射受体分析等。它可以测出血液或其他体液中极微量的具有生物活性的物质。已用于多种激素、维生素、药物及肿瘤抗原如甲胎蛋白及癌胚抗原等测定。

饱和性氨基酸尿（saturation aminoaciduria）　其他名称：溢出性氨基酸尿。氨基酸代谢异常，血内浓度升高，超过肾阈而溢流排出。由肝病和某些遗传性代谢疾病引起。

饱和盐水浮聚法（saturated saline flotation method）　检查肠道线虫卵的一种方法。对检查钩虫卵效果最好。用竹签取黄豆大小的粪便置于浮聚瓶（高3.5cm，直径2cm的圆形直筒）中，加入少量饱和盐水调匀，再慢慢加入饱和盐水至液面略高于瓶口但不溢出为止。此时在瓶口覆盖一载玻片，静置15min后，将载玻片提起并迅速翻转，立即镜检。

饱和乙醚注射液（Injectio Aetheris）　麻醉乙醚在氯化钠注射液中的灭菌饱和溶液。用以测定臂肺循环时间。在糖精钠试验不正常后，用以判别左心功能不全抑或右心功能不全。肘静脉注入1~2ml后4~6s内感觉到醚臭者为正常。

饱和脂肪酸（saturated fatty acid）　由一条长的饱和烃链和一个末端羧基构成的脂肪酸。大多数天然饱和脂肪酸为偶数碳原子，少于10个碳原子的饱和脂肪酸在室温下呈液态，较长链的脂肪酸呈固态。通式为$C_nH_{2n}COOH$。饱和与不饱和脂肪酸含量之比为2∶3。人体内最多的饱和脂肪酸为软脂

酸，其次为硬脂酸。常见油脂中所含饱和脂肪酸有月桂酸、豆蔻酸、软脂酸、硬脂酸和花生酸等。动物脂肪中含饱和脂肪酸较多，但禽类和鱼类脂肪中含不饱和脂肪酸较多；一般植物油中含饱和脂肪酸少，但椰子油例外。饱和脂肪酸有升高血清胆固醇的作用。

保虫宿主（reservoir host） 见储存宿主。

保存型尸体（preserved corpse） 其他名称：异常尸体现象。意谓尸体在特定条件下不经过一般分解过程而长期保持其原形。主要有干尸、尸蜡、泥炭鞣尸 3 种类型，其他尚有冻尸、盐渍尸、糖渍尸和固定尸体。

保妇康栓（baofukang shuan） 中医成药名。清热剂。组成：莪术油、冰片。用于真菌性阴道炎、老年性阴道炎等。用法：洗净外阴部，将栓塞入阴道深部，或在医生指导下用药。

保和丸（baohe wan） 中医成药名。消食和胃剂。组成：山楂、神曲、半夏、茯苓、陈皮、连翘、莱菔子。本方能增强肠平滑肌舒缩功能，促进胃液、胰液分泌，增强胃蛋白的活性。用于食积停滞、胸脘痞满、腹胀时痛、嗳腐厌食、大便不调。服药期间忌食油腻之物。

保护机制规律（rule of protective mechanism） 其他名称：双重心律规律。当低频起搏点具有保护机制时，其所产生的低频心律可以与没有保护机制的高频心律并存，形成双重心律。

保护率（protective rate，PR） 评价预防接种制剂流行病学效果的指标。如果保护率为 50% 或 50% 以下，则该制剂的流行病学效果可以认为是无意义的。

$$保护率＝(对照组罹患率－试验组罹患率)/对照组罹患率×100\%$$

保护性跛行（protective claudication） 走路时患侧足刚一点地，健侧足迅速起步前移。健足着地时间长，而患足点地时间短。患腿迈步小，而健腿跨步大。患肢负重小，而健肢负重大。多见于下肢损伤或疼痛时。

保护性起搏（protective pacing） 其他名称：预防性起搏。给予暂时性心室内插管起搏，以确保手术安全的暂时性起搏。对易于发生心搏骤停者，例如心动过缓、高度和完全性房室传导阻滞的病人，需手术者；对疑似"病态窦房结综合征"的房颤复律者；在进行选择性冠状动脉造影术或冠状动脉扩张术时，都需进行保护性起搏。

保济丸（baoji wan） 中医方剂。清热祛暑剂。另有制剂：口服液。组成：钩藤、菊花、白蒺藜、厚朴、木香、苍术、天花粉、广藿香、葛根、茯苓、薄荷、化橘红、白芷、薏苡仁、神曲、谷芽。用于腹痛泄泻、噎食嗳酸、恶心、呕吐、肠胃不适、消化不良、舟车晕浪、四时感冒、发热头痛等。外感燥热者不宜服用；服药期间忌食生冷油腻之物。

保健（health care） 为了提高人群的健康水平而对个人或群体采取预防、医疗和康复的措施，其实质是消除损害健康的因素，恢复并维持机体的平衡状态，增加健康潜能。

保留灌肠法（retention-enema） 灌注药物保留于结肠内不排出或保留 2～3h 达到全身或局部治疗目的的方法。进行保留灌肠法时，为保留药液、减少刺激，肛管要细，插入 10～15cm 深、臀部抬高 10cm、速度放慢，药液量不超过 200ml。常用于镇静、催眠和治疗肠道感染。

保留时间（retention time） 在色谱分析中从进样开始到某一组分色谱峰顶点的时间间隔。

保留体积（retention volume） 在气相层析中，载气携带样品进入层析柱，从进样开始到某个组分在柱后出现浓度极大点时所需通过层析的载气体积。

保留因子（retention factor） 其他名称：比移值。薄层色谱法中标记物某一组分从原点到移动位置的距离与另一组分从原点移动到最前沿的距离的比值。符号为 R_f。用于表征不同展开剂中不同组分移动位置的参数。

保罗征（Paul sign） 心尖区搏动减弱，而心脏其他部位搏动反而增强的现象。粘连性心包炎望诊的重要体征。

保泰松（phenylbutazone，butazolidin） 其他名称：布他唑立丁、布他酮。为氨基比林的同类物。具有解热、镇痛、消炎及抗风湿作用。解热镇痛作用较弱，抗炎作用较强，对炎性疼痛效果较好，解热作用较弱。并可促进尿酸排泄。用于类风湿性关节炎、风湿性关节炎、强直性脊柱炎和急性痛风。亦用于丝虫病急性淋巴管炎。肝、肾功能不良，高血压，心功能不全，溃疡病病人及骨质疏松，药物过敏者禁用。用药超过 1 周应检查血象。

保元汤（baoyuan tang） 中医方剂。补益剂。出自《博爱心鉴》。组成：黄芪、人参、甘草、肉桂、生姜。功能补气温阳。用于元气虚弱，精神倦怠，饮食少时，面色㿠白，痘疮气虚顶陷者。

抱膝器（peripatellapexor） 其他名称：竹箍。正骨器械。用于髌骨骨折及错位的固定。用竹或铁丝编制，或用橡皮制成，呈圆圈状，比病人的膝盖骨稍大，四边各系以条带。整复髌骨后，将圈放在膝盖骨上，结扎条带后可固定膝部。

抱膝试验（holding knee test） 腰骶关节病变的检查方法之一。病人仰卧，膝关节屈曲，两手抱住膝部用力屈曲。如腰骶部发生疼痛，则为本试验阳性。提示腰骶关节病变。

豹骨（leopard bone，Os Leopardi） 中医药名。祛风湿药。为猫科动物豹的骨骼。辛，甘，温。归肝、肾经。功能追风定痛、强壮筋骨。治风寒湿痹，筋骨疼痛，四肢拘挛、麻木，腰膝酸楚。浸酒或入丸、散。本品主含磷酸钙、蛋白质等。醇提物可抗炎、镇静、镇痛、抗惊厥等。豹为国家保护动物，在临床实际用药过程中，豹骨应用其他替代品。

豹纹状眼底（tessellated fundus） 是近视眼的一大特征，一种病理性眼底改变。由于眼球向后伸长，色素上皮层被扯薄，色素减淡，下面的脉络膜背景得以暴露，橘红色的血管与深色背景构成豹纹状眼底。见于高度近视、视网膜色素变性、葡萄膜老年性萎缩等。偶见于正常人。

鲍恩病（Bowen disease） 原位鳞状上皮细胞癌，一种特殊的表皮内肿瘤。病因未明，日光和砷剂慢性刺激可能是主要原因，病毒感染、摩擦等都可为诱因。皮肤或内脏有恶性肿瘤者易患本病。常见于 60 岁以上老年人，男多于女，好发于头面部、四肢或外阴等处。病程缓慢，可多年不变，少数也可恶变或转移。初发时为淡玫瑰色或红褐色小片，边界明显而不规则，以后逐渐扩张隆起，形成大的斑块，伴以轻度浸润，表面常附以粘连较紧的褐色或灰色鳞屑或厚痂，如将鳞屑或痂皮剥去，可显露出颗粒状糜烂面，但不易出血。有的呈疣状或结节状，常为单个，亦可为多个。有的可有痒、痛。治疗：范围较大者宜手术切除。

鲍尔试验（Bauer test） ①其他名称：简化梅毒补体结合试验。利用病人血清中原有的抗绵羊红细胞抗体，而不另外再加绵羊红细胞抗体。②半乳糖耐量试验。检测肝脏对碳水化合物的耐量。③检测牛奶。

鲍尔斯综合征（Powers syndrome） 见巴-罗综合征。

鲍尔征（Bauer sign） 起床时感觉小腿胀痛。是由于下肢静脉功能不全而引起的静脉血逆流所致。

鲍耳德文征（Baldwin sign） 髂腰肌筋膜刺激征象。病人仰卧，双下肢伸直。再令病人抵抗检查者的压力，举起一侧伸直的下肢。同时检查者用另一手压迫病人同侧下腹，如引起疼痛或腹痛加重为此征阳性。

鲍里索夫试验（Borsow test） 鉴别肾绞痛与其他急性外科腹痛的方法。在肾绞痛发作时氯乙烷冲洗腰部后疼痛减轻或消失。如果是由于其他急性外科疾病引起的腹痛，则冲洗无效。

鲍曼囊（Bowman capsule，renal capsule） 见肾小囊。

鲍特菌属（Bordetella） 一类革兰氏阴性小球杆菌。寄居于人类或动物呼吸道，包括百日咳鲍特菌、副百日咳鲍特菌和支气管炎杆菌。前两种对人致病，后一种主要对动物致病，但经常与动物接触也可引起呼吸道感染。百日咳鲍特菌是引起儿童百日咳的病原菌。副百日咳鲍特菌引起人类急性呼吸道感染，病人大多数出现上呼吸道卡他炎症或支气管炎，症状较轻，病程亦较短。

鲍威尔骨折（Pauwel fracture） 一种具有各种角度的近端股骨颈骨折。

B

鲍威尔角（Pauwel angle）　股骨颈骨折时，远端骨折线与垂直于股骨纵轴的线所成的角。角越大骨折越不稳定。

暴发（outbreak）　传染病流行过程的一种表现。局部地区或集体单位中短期内突然有很多同类病人出现的现象。因多半有同一的传染源，或同一的传播途径，故多数病人常同时出现在该病的最长潜伏期内。

暴发调查（outbreak survey）　流行病学调查的一种。对集体单位或某个局部地区在较短时间内，集中地调查许多同一种疾病时所进行的调查。目的是对已知病因的疾病，经调查确定具体暴发原因；对未知病因疾病，则探求病因线索，指出研究的方向，以采取相应措施，控制暴发，并防止类似事件发生。

暴发型流行性脑脊髓膜炎（fulminant epidemic cerebrospinal meningitis）　流行性脑脊髓膜炎的一种临床类型。由脑膜炎球菌引起的化脓性脑膜炎。多见于儿童。起病急骤，病情凶险，发展迅速，病死率高。临床上病情特点分为3型：①败血症休克型：表现为突发高热、寒战、面色发白、四肢发凉；皮肤黏膜出现瘀点、瘀斑，并融合成片突出于皮肤表面；迅速出现严重中毒症状和周围循环衰竭是本型的主要特征，可发展为弥散性血管内凝血（DIC）。脑膜刺激征不明显。脑脊液澄清，细胞数轻度增加，血培养多为阳性。②脑膜脑炎型：起病急，高热、剧烈头痛，喷射性呕吐，烦躁不安及谵妄，可迅速进入昏迷。并可出现频繁惊厥、血压升高、脉搏减慢、肌张力增高等，脑水肿、颅压升高症状。部分病人发展为脑疝，可导致呼吸衰竭。③混合型：兼有上述两型表现，是本病最严重的一型。诊断与流行性脑脊髓膜炎相同。治疗除抗菌治疗外，着重抗休克和防治呼吸衰竭。

暴发型脑膜炎球菌败血症（fulminating meningococcemia，Waterhouse-Friderichsen syndrome）　其他名称：沃-弗综合征。病情重、发展快的一种脑膜炎球菌感染。高热，皮肤出现广泛瘀点、瘀斑，并融合成片。休克为本病主要特征。本病可单独发生或同时存在脑膜炎。流行高峰期儿童病人多于成人。血培养检出致病细菌可确诊。治疗：抗休克，投大剂量青霉素。

暴发型脑膜炎球菌脑膜脑炎（fulminant meningococcal meningoencephalitis）　流行性脑脊髓膜炎的重症型。流行高峰期多见，儿童多于成人。特点为起病急、高热、剧烈头痛、反复抽搐等，部分病例迅速昏迷。检查时常可发现两侧肌张力不对称，巴宾斯基征阳性，两侧瞳孔不对称或呼吸不规则等。病死率高。治疗：控制感染，纠正休克，应用抗菌药物、脱水剂。

暴发性肝衰竭（fulminant hepatic failure，FHF）　病前病人无肝病而短期内出现大量肝细胞坏死或肝功能严重损害，并在首发症状出现后8周或黄疸出现后10天内发生肝性脑病的一种综合征。临床表现以肝性脑病最突出。其他表现有黄疸进行性加重，出血、肾功能不全，感染、酸中毒、休克等。实验室检查主要有血胆红素升高、转氨酶升高、凝血酶原时间延长、凝血因子减少等。治疗包括内科监护、实施支持治疗、防治出血、纠正肾功能不全等。近年来，肝细胞及原位肝移植治疗本病已取得较大进展。

暴发性肝炎（fulminant hepatitis）　见急性重型肝炎。

暴发性生殖器坏疽（fulminating genital gangrene，Fournier gangrene）　其他名称：富尼埃坏疽、富尼埃病、富尼埃综合征。是阴囊、阴茎或会阴的急性坏疽性感染。中、老年多发。皮损呈暴发性，先累及阴囊，很快扩展到阴茎。最初表现为水肿和炎症，继而溃疡、坏死以致毁残。常伴高热、寒战、恶心、呕吐和虚脱。治疗：联合应用抗生素；对症；坏死组织清除。

暴发性紫癜（purpura-fulminans）　其他名称：坏疽性紫癜。感染致全身症状严重而突然发生的四肢对称性紫癜。一种少见而危重的疾病，病因不明，主要见于儿童。发病前多有皮肤感染，经一段潜伏期后，可突然高热、全身不适、血压下降及弥散性血管内凝血。在四肢、下背、臀部及面部皮肤出现大片融合的紫癜，且有疼痛。病灶扩大时，向四周扩散，皮肤坏死。治疗：肝素、肾上腺皮质激素及右旋糖酐。

暴厥（sudden syncope）　中医病证名。厥证之一。指猝然晕厥、不省人事的严重病证。即现今所谓中风不能言语也。

暴力死（violent death）　暴力作用于人体所引起的非自然性死亡。可概括为3种：物理因素、化学因素和生物学因素。其中以物理因素和化学因素引起的暴力死最为常见，如机械性损伤致死、机械性窒息致死、烧死、电击死、中毒死等。

暴露比（exposure ratio）　在病例对照研究中，暴露比是指病例组对所研究的危险因素（或保护因素）的暴露率与对照组该暴露率的比值。

暴露疗法（exposure therapy）　烧伤创面处理方法之一。将烧伤创面初期处理后直接暴露在干热的空气中，创面上不覆盖任何敷料，使渗出物和坏死的皮肤迅速形成一层干痂。这层干痂作为一层保护性屏障，可保护痂下创面不被细菌感染。深Ⅱ度创面如处理得当可以痂下愈合。暴露疗法需要有清洁的病室，室温保持在32～34℃，相对湿度为40%。病人置于无菌床单或纱布垫的床上，避免创面受压，环形烧伤需应用翻身床。使创面充分暴露在温暖、干燥、清洁的空气中迅速结痂。

暴露人年（person-years of exposure）　其他名称：观察人年。流行病学术语。暴露于某一致病因子、一人一年的为1暴露人年。某些流行病学调查中，例如前瞻性调查，因观察时间长，被查对象可能因迁移、死亡而失去联系，故计算发病或死亡率时必须计算暴露人年以代替暴露人数作为计算率的分母。计算方法如下：例如：35～44岁年龄组，暴露于某致病因子，1970年10月1日观察人数登记为7 260人，1971年10月1日登记为6 988人，则暴露人年为：（7 260＋6 988）/2＝7 128人年。依同法，可计算出非暴露者的人年。

暴露性角膜炎（exposure keratitis）　角膜失去眼睑保护而暴露在空气中，引起干燥、上皮脱进而形成无菌性角膜基质溃疡。常见原因：眼睑缺损、眼球突出、睑外翻、手术源性上睑滞留或闭合不全。表现为角膜上皮干燥糜烂、溃疡，常继发感染。治疗原发病，解除眼睑闭合不全的原因，涂抗生素眼膏并覆盖眼垫，重度睑裂闭合不全可行眼睑缘缝合术。

暴露治疗（exposure therapy）　行为治疗常用的一种技术。就是把病人暴露于引起焦虑的刺激之下直至习惯为止。方法各异，如：缓慢暴露法，在缓慢、分级的想象中脱敏；灌浸法，将病人直接置于最恐惧的情景中，要他坚持到紧张感消失，这种方法奏效迅速，但引起的焦虑较严重，难以忍受。大多病例可由简单、容易成功的项目先直接暴露，以增强病人信心，再逐渐暴露较难的项目。

暴露组（exposure group）　暴露于某项研究（或可疑）因素的人群。在用流行病学方法探讨病因时，为了研究某种或某组因素是否与某病的发生有关，可将一个范围明确的人口划分为两组，一组为暴露于某因素者，另一组为非暴露于某因素者，经一定时间观察两组的发病率或死亡率。

暴盲（sudden loss of vision）　中医病名。平素无眼病或外伤等，外观正常，而视力骤然下降的病症。多见于急性视神经炎、视网膜中央血管阻塞、眼底出血、视网膜脱离等疾患。发病多因肝气上逆、气滞血瘀、元气亏损所致。治疗须在辨证的基础上疏肝、理气、解郁；或凉血止血，活血化瘀；或大补元气。

暴癥（bezoar of stomach）　中医病名。由脾脏虚弱，食生冷之物，脏既虚弱，不能消之，结聚成块，猝然而起，其生无渐，故名。常见食少无力，四肢疼痛，心腹胀痛，甚则腹中有物如石，痛如刀刺，昼夜啼呼。可用蜥蜴丸、巴豆丸等方。

爆裂胡桃征（bursted walnut sign）　老年人和退行性疾病病人头颅CT征象。CT扫描时大脑脑沟、脑裂及脑室普遍性增大，形成"爆裂胡桃"样外观。如出现在中青年人，则提示退行性变。

爆炸伤（explosion injury）　由爆炸物爆炸所致的人体损伤。战时多见，平时亦有所见，如农村开山放炮、开采土煤窑或利用雷管下河炸鱼以及用作其他等。损伤因素有弹片、高温、冲击波以及周围被抛出物体等综合作用。其损伤可分爆碎伤、冲击波伤、烧伤、爆炸物击伤以及房屋倒塌挤压

B

伤等。

爆炸性粉粒沉着症（accidental tattoos）　因职业、工种、战争及各种意外事件，使某些不能吸收的粉粒异物随外伤进入皮肤和黏膜而引起的各种色素沉着。

爆震伤（blast injury）　其他名称：冲击伤。由强大爆炸力产生的气体冲击波所致的闭合性损伤。特点是体表可无明显损伤，而体腔内的器官却遭受严重而广泛的损伤。常伤及含气器官，如鼓室、肺等，也可伤及脑、肝等实质器官。

爆震性[耳]聋（explosion deafness）　强声（140dB以上）冲击波造成的听觉器官急性损伤以致失聪。包括鼓膜破裂、内耳出血、中耳听小骨移位或组织破损等。波及双侧，以声源侧为重。以4 000Hz高频听觉损伤较常见。经一段时间后听力可有不同程度恢复，鼓膜破裂多自愈。可通过改善内耳血液循环和增加神经营养、行鼓膜修补术等措施治疗。

杯口状凹陷（crateriform depression）　①佝偻病X线表现：长骨干骺端增宽，其中部凹陷状如杯口；②结肠套叠X线征象：钡剂灌至套叠处呈杯口状充盈阻断。

杯状病毒性胃肠炎（gastroenteritis of cupped virus）　由杯状病毒引起的胃肠炎。呈暴发或散发性发病，婴幼儿多发，少年、成人少见。病毒由粪-口途径传播。潜伏期24～72h，有呕吐、腹泻、腹痛，吐泻严重者出现失水及电解质紊乱。病程3～9日。主要是对症治疗及必要的支持疗法。

杯状耳（cup ear）　其他名称：垂耳、卷曲耳。耳郭上部耳轮和耳舟向前下方卷如杯状。由于耳郭上部呈帘幕状垂落，致耳郭高度降低，故又称位垂耳。杯状耳主要由于耳郭周缘的长度不足，发生紧缩所致，故又称环缩耳（卷曲耳）。较常见的耳郭畸形，约占先天性耳畸形的10%左右，多为双侧，但左右不对称，有一定遗传性。治疗：伴有耳郭缩小的严重杯状耳，进行部分耳再造。

杯状细胞（goblet cell）　散在于某些黏膜柱状上皮细胞间的单细胞腺。能分泌稠厚黏液，有润滑上皮表面、保护上皮的功能。形似高脚酒杯，顶部膨大。胞质内充满黏原颗粒，着色淡或染成淡蓝色。核位基底部，染色深，受挤压则呈扁形或三角形。

卑慄（timidity syndrome）　中医病证名。自怯畏惧之病证。症见有痞塞不饮食，心中常有所怯，爱居暗室或倚门户后，见人则惊避，似失志状。经年累月不愈。治宜养心补血、定志安神。可用天王补心丹、人参养荣汤等。

背（揹）法（back-packing）　中医推拿手法。医者和病人背靠背站立，医者用两肘挽住病人肘窝部，然后弯腰屈膝挺臀，将病人背起，使其双脚离地，同时以臀部着力抵住病人腰部进行颠动，牵伸病人腰脊。多用于腰部扭伤等疾患。

悲则气消（excessive sorrow leading to qi consumption）　中医学名词。过度悲忧，使肺气抑郁不伸，气郁化热，耗气伤精的病理变化。气消，肺气消耗之意。《素问·举痛论》："悲则心系急，肺布叶举，而上焦不通，荣卫不散，热气在中，故气消矣。"悲属于非良性刺激的情绪反映，过度悲哀，可使上焦郁而化热，消耗肺气。

悲证（sadness syndrome）　其他名称：善悲、喜悲、悲。中医病证名。容易悲哀或无故悲伤之症。多因肺燥、心肝血虚、心火炽盛所致。症见经常悲伤欲泣，不能自制，接触本非可悲之事物，亦悲伤欲泣。治宜养心润肺为主，可用加味温胆汤、安神补心汤、甘麦大枣汤、生脉散等，并结合心理治疗。

北村综合征（Kitamura syndrome）　甲状腺毒性周期性麻痹综合征。男性多见，通常清晨醒后发病，也可于白天劳累或饱食后发作。四肢肌肉对称性无力，腱反射消失，低钾血症。多有甲状腺肿大，功能亢进。治疗：处理甲亢，补钾。

北豆根（Rhizoma Menispermi, Asiatic Moonseed Rhizome）　其他名称：蝙蝠葛根、狗葡萄根。中医药名。防己科植物蝙蝠葛的干燥根茎。苦，寒。归心、肺经。功能清热解毒、通便。治咽喉肿痛、扁桃体炎、口腔炎、蛇咬伤、痔疮肿痛。

北沙参（coastal glehnia root, Radix Glehniae）　其他名称：银条参、莱阳参、辽沙参。中医药名。伞形科植物珊瑚菜的根。甘，微寒。归肺、胃经。功能润肺止咳、益胃生津。适用于肺热燥咳、虚劳久咳、肺痿、热病后阴伤、咽干口渴、阴虚、胃脘嘈杂、秋冬皮肤瘙痒。有祛痰作用。

北亚蜱传立克次体病（Northern Asia tick-borne rickettsiosis）　西伯利亚立克次体所致的急性传染病。起病急，有发热、头痛、全身酸痛、眼结膜和咽部充血。蜱叮咬处有小焦痂，局部淋巴结肿大。皮疹分布于躯干及四肢，呈红色多形斑丘疹，间有出血性。治疗：多西环素有效，预后良好。

贝-伯-肖综合征（Besnier-Böeck-Schaumann syndrome）　其他名称：贝克类肉瘤、冻疮样狼疮综合征。常见于20～30岁女性。早期可有疲乏、咳嗽、胸部隐痛；晚期有咯血、发绀、呼吸困难、视力障碍、面神经麻痹、淋巴结肿大、皮肤多形性损害、肝脾大、虹膜睫状体炎、巩膜小结节、脉络膜视网膜炎、急性游走性关节炎、发热等。治疗：肾上腺皮质激素，可用氮芥、甲氨蝶呤和氯喹。

贝措尔德三征（Bezold triad）　即耳硬化三联征。骨导延长，低音听觉减弱，林纳试验阴性。见于耳硬化症。

贝措尔德征（Bezold sign）　乳突端以下出现炎性肿胀即为此征。为乳突炎的征象。

贝措尔德综合征（Bezold syndrome）　其他名称：颞骨骨膜下脓肿综合征。由中耳炎蔓延至颈部而引起的一组病征。表现为乳突周围疼痛、咽痛、吞咽困难、呼吸困难、颈强、发热。乳突尖与下颌骨间肿胀，耳溢脓。治疗：抗炎，对症，手术切开引流。

贝尔茨征（Baelz sign）　假黄疸的一种征象。长时间和大量食用橙子、胡萝卜和南瓜后皮肤可呈现黄色。

贝尔茨综合征（Baelz syndrome）　其他名称：唇黏液性皮炎综合征。唇红腺及唇内侧有肥厚的黏液腺及其所分泌的黏液，同时腺口露出的一种慢性病。下唇好发，局部肿胀，黏膜下面可触及粒状小结节，唇面上有一层黏液膜。治疗：抗生素、碘化钾，手术。

贝尔林综合征（Berlin syndorme）　一种常染色体隐性遗传病。患儿身体和智力发育迟缓、出牙晚；额眉弓和颏突起，塌鼻梁，两颊下陷，嘴唇外翻；全身皮肤干燥，呈斑点状色素沉着，掌、跖皮肤增厚，毛发稀少或阙如。

贝尔麻痹（Bell palsy）　见特发性面神经麻痹。

贝尔曼征（Berman sign）　肝癌的临床征象之一。表现为肝癌病人乳房发育和睾丸萎缩。

贝尔面瘫（Bell palsy, Bell syndrome）　见特发性面神经麻痹。

贝尔纳德电疗法（Bernard therapy）　其他名称：间动电疗法。将50Hz交流电经整流后叠加在直流电上所形成的一种调制脉冲电流作用于人体病患部位治疗疾病的方法。

贝尔纳德综合征（Bernard syndrome）　颈交感神经受刺激而出现的一组病征。脑干一侧受损阻断了交感神经纤维，致同侧眼球下陷、上眼睑下垂、下眼睑轻度上扑、瞳孔缩小及眼裂增宽、流泪和多汗。治疗：病因处理。

贝尔施泰因征（Berschtein sign）　其他名称：生殖征。胃十二指肠穿孔时出现的睾丸被拉向腹股沟外孔，以及阴茎头弯向上方与腹壁平行的征象。由于腹壁浅筋膜和提睾肌反射性收缩的结果。

贝尔征（Bell sign）　其他名称：贝尔现象。指病人闭眼时麻痹侧眼球向上方转动时于角膜下露出巩膜的现象。是特发性面神经麻痹的重要体征之一。

贝尔综合征（Bell syndrome）　局限于舌咽神经分布区的痛性抽搐为特征的综合征。大多病因不明，临床表现为一侧舌根、扁桃体、咽后壁受到刺激后出现短暂发作性剧痛，向下颌及耳部放散，疼痛间歇期无阳性体征。卡马西平治疗常有效，无效者可行颅内舌咽神经根切除术。

贝格尔病（Berger disease）　见IgA肾病。

贝格尔征（Berger sign）　麻痹性痴呆体征之一。两侧瞳孔边缘不整齐或呈椭圆形即为此征阳性。见于麻痹性痴呆、早期脊髓结核。

贝格曼征（Bergmann sign）　溃疡病的临床征象。表现为溃疡病病人胃肠出血后疼痛逐渐消失。

贝赫切特综合征（Behçet syndrome）　见白塞综合征。

贝-霍综合征（Bernard-Horner syndrome）　其他名称：颈交感

神经系统麻痹综合征。交感神经通路一部分受损所致,临床主要表现:瞳孔缩小、眼睑下垂、眼球内陷、眼压低,同侧面部无汗和温度升高,泪腺分泌增多或减少。

贝壳耳(shell ear) 其他名称:扁平耳。即耳郭失去了由耳轮、对耳轮、舟状窝、三角窝等结构所构成的凹凸回旋的外形,状如贝壳。属先天性发育畸形,病因不清。手术可参照招风耳重建对耳轮的方法。

贝克(becquerel, Bq) 贝克勒尔(贝克),放射性活度的国际制单位。用符号 Bq 表示。1977 年国际辐射与测量委员会建议,放射性活度采用国际制单位秒$^{-1}$,同时给以专用名贝克勒尔,简称贝克,代号 Bq。1 贝可 = 1 秒$^{-1}$,它表示每秒内有一次核衰变。它与历史上的放射性活度专用单位居里之间的关系为:1 居里 = 3.7×10^{10} 贝克。

贝克尔现象(Becker phenomenon) 突眼性甲状腺肿病人视网膜动脉搏动增加的现象。

贝克痣(Becker nevus) 其他名称:色素性毛表皮痣。无症状的边缘不整的色素增多斑或斑片,其上可有较多毛发生长。表皮痣的一种。多见于青春期男性的肩、胸和肩胛部位。

贝-库综合征(Bailey-Cushing syndrome) 以平衡障碍和身体在空间上不能协调为特点的综合征。常见于小脑蚓部髓母细胞瘤。临床表现为头痛、呕吐、复视、视力减退、共济失调、步行不稳、闭目难立、食欲减退等。常见于儿童,多因肿瘤所致。治疗:降低颅压,手术切除肿瘤或放疗。

贝拉迪尼内尔综合征(Berardinelli syndrome) 伴有明显雄性化的垂体功能亢进特征的综合征。肢端肥大症的一种。常表现为肢端肥大,过度雄性化,肝脾大,血脂、血糖水平高,无第二性征及性功能亢进。少数病人有静脉曲张、肛门后移畸形。采用雌激素对抗治疗。

贝莱征(Bailey sign) 急腹症的临床征象。见于不同急腹症。①吸气时与胸廓提升同时腹壁内陷。胃穿孔时出现。此时有腹壁紧张出现。②心音传导到腹壁。如在下腹部听到心音时此征的价值增加。出现于肠梗阻时。

贝类中毒(shellfish poisoning) 食含有毒素的贝类所引起的食物中毒。引起中毒的常见贝类有贻贝、蛤类、螺类、牡蛎和扇贝等。潜伏期数分钟至数十分钟。初起为唇、舌和指尖麻木,继而腿、臂和颈部麻木,运动失调,伴有头痛、呕吐,出现呼吸困难,严重者 12h 内因呼吸麻痹而死亡。

贝利征(Berry sign) 鉴别甲状腺癌与其他甲状腺肿块的方法之一。在肿大的甲状腺后缘触不到颈总动脉搏动者为该征阳性。甲状腺癌因其向外扩展浸润生长并包围颈总动脉,故呈此征阳性。其他甲状腺肿块只将颈总动脉向后推移而不包绕,故此征呈阴性。

贝林格定律(Behring law) 将被免疫者的血液或血清输给他人,可使后者获得免疫。

贝美格(bemegride) 其他名称:美解眠。为中枢兴奋药。可直接兴奋呼吸中枢及血管运动中枢。对呼吸中枢的兴奋作用明显、迅速,但维持时间短。适用于巴比妥类、格鲁米特、水合氯醛等中枢抑制药的中毒;亦可用于减少硫喷妥钠麻醉深度,以加速其恢复;也可作其他静脉全麻药的催醒剂。通常采用静脉给药,不宜剂量过大或静注速度过快。

贝母(fritillary, Bulbus Fritillaria) 川贝母、浙贝母的简称。中医药名。清热化痰药。各种百合科贝母属植物的干燥鳞茎的总称。浙贝母,又称象贝母、大贝母、元宝贝。味苦,性寒。归心、肺、胃经。功能清热化痰,散结解毒。治风热感冒、咽喉肿痛、肺热咳嗽痰多、肺脓肿、消化道溃疡、心胸郁闷、瘰疬、瘿瘤、痈疖肿毒。川贝母,又称川贝。味苦、甘、凉。归肺经。用于内治虚劳咳嗽、心胸郁结、肺痈、肺痿;外治恶疮。脾胃虚寒及有湿痰者禁用。

贝母瓜蒌散(beimu gualou powder) 中医方剂。《医学心悟》方。组成:贝母、瓜蒌、花粉、茯苓、橘红、桔梗。水煎服。润肺清热,理气化痰。治燥热伤肺、咳嗽痰黄、咳痰不爽、咽干喉痛。

贝那普利(benazepril) 其他名称:洛汀新、苯那普利。不含巯基的强效、长效血管紧张素转换酶抑制药。抗高血压药。用于各型高血压和充血性心力衰竭。制剂:盐酸贝那普利片。对血管紧张素转换酶抑制药过敏者禁用;肾脏及肝脏受损者慎用。

贝那替嗪(benactyzine, amizil) 其他名称:胃复康。一种叔胺类抗胆碱药。有阿托品样解除平滑肌痉挛和抑制胃液分泌作用外,还有中枢安定和抗心律失常作用等。适用于溃疡病兼焦虑症、胃酸过多症、胃痉挛和膀胱刺激症状者,如胃、十二指肠溃疡,胃酸分泌过多,胃炎,胃痉挛及内脏手术后的疼痛等。常见副作用有口干、恶心、头晕及感觉迟钝等。青光眼禁用。

贝纳柯克斯体(Coxiella burnetii) 其他名称:Q 热柯克斯体。是 Q 热的病原体。Q 热,为疑问热,指原因不明的发热。Q 热流行于世界各地。蜱既是寄生宿主和储存宿主,又是动物间的传播媒介。人类主要经消化道或偶尔经呼吸道接触而感染。

贝内迪克特综合征(Benedikt syndrome) 其他名称:红核综合征。第Ⅲ对脑神经和红核与皮质脊髓束损伤所致运动神经功能失调。一侧的动眼神经麻痹和对侧的上、下肢轻瘫及震颤。

贝内特骨折(Bennett fracture) 通过关节面的第 1 掌骨基底骨折伴有腕掌关节脱位。可手术修复,必要时行基施纳(Kirschner)针内固定。

贝内特综合征(Bennett syndrome) 其他名称:拳击者骨折综合征。腕骨前缘骨折及第 1 掌骨基底部骨折并脱位所引起的一组病征。好发于拳击运动员,临床可见拇指根部及腕部疼痛、肿胀,有压痛,活动受限,X 线检查可证实本征。治疗:复位、固定。

贝氏截骨术(Batchelor osteotomy) 陈旧性股骨颈骨折合并股骨头坏死的骨科手术方法之一。切除股骨头、颈后,在股骨近端做外展截骨板螺丝钉固定。以改善髋关节负重能力和活动功能。

贝-苏综合征(Bernard-Soulier syndrome,BSS) 其他名称:巨血小板综合征。一种常染色体隐性有血小板形态异常的遗传性疾病。多于出生后数天至数月发病,鼻出血、牙龈出血、皮肤瘀点及瘀斑、月经过多、外伤后关节出血。少数可有血尿、颅内出血。杂合子病人可无出血症状。

贝托洛蒂综合征(Bertolotti syndrome) 其他名称:腰椎骶化-脊柱侧凸-坐骨神经痛综合征。具有第 5 腰椎横突骶化伴坐骨神经痛和脊柱侧凸的一组综合征。沿坐骨神经走行部位感到麻木、过敏或疼痛,背下部疼痛、僵直,脊柱侧凸。X 线可见第 5 腰椎骶化。治疗:理疗、止痛、体育疗法。

贝-维综合征(Beckwith-Wiedemann syndrome) 其他名称:脐疝-巨舌-巨大发育综合征、新生儿低血糖伴巨内脏巨舌小头综合征。曾称伯-韦综合征。常染色体显性遗传疾病,表现为新生儿或胎儿躯体巨大畸形、脐疝、巨舌,以及反复发作的低血糖和内脏肥大等。治疗:部分畸形可手术矫形,对症处理。

贝亚里惹征Ⅱ(Baillarger sign Ⅱ) 麻痹性痴呆体征之一。病人左右瞳孔大小不等,是麻痹性痴呆的重要体征。

备解素(properdin) 参与补体激活的一种正常血浆 γ-球蛋白。可由活性启动因子将它转变为活性备解素,参与补体成分 C3 的激活过程。

备皮(preserved skin) 护士遵照医嘱在手术前一天为病人做好手术区皮肤准备。其目的是清除皮肤上的污垢、毛发,使皮肤清洁,防止引起切口感染。

背部导联(back lead) V_7、V_8 和 V_9 三个导联的合称。探查电极分别置于 V_4 导联水平的左腋后线、左肩胛线和后正中线,即为 V_7、V_8 和 V_9 导联。背部导联反映左室外侧壁和心室后背部的电位变化,当疑为正后壁心梗而其他导联又难以确定时,可加做此导联。

背部睡板(back board) 一张平坦的木板,睡板上附有安全带,可以固定伤员。常用于紧急制动、搬移伤员或意识不清的病人,如脊椎损伤者的搬运、心肺复苏术病人的抢救等。

背肌(muscle of back) 位于背部的肌肉。可分为背浅肌群和背深肌群。背浅肌群包括斜方肌、背阔肌、肩胛提肌、菱形肌及上后锯肌、下后锯肌等。皆起自脊柱棘突,止于上肢带

B

或自由上肢骨。背深肌群位于脊柱两侧，分为长肌和短肌，其中最主要的是骶棘肌。背深肌总的作用为运动脊柱，对人体直立姿势的维持有重要作用。

背肌缰绳现象（reins of phenomenon of musculi dorsi）　脊柱病变的体征之一。病人站立或坐位，检查者观察和触摸其背肌。如发现骶棘肌极度紧张隆起，犹如绳索，即为此现象。多见于胸腰椎结核与脊柱的其他疾患。

背脊骨折（fracture of thoracic and lumbar vertebrae）　中医病名。背脊骨包括胸椎和腰椎。因跌打、坠撞而伤折。若合并脊髓损伤，出现截瘫。传统上采用绳索悬吊复位法，并予以固定。卧硬板床。内治初宜活血散瘀、消肿止痛；后期宜补肾活络，配合腰背肌锻炼。

背景电流（background current）　其他名称：隐蔽电流、漏人电流。使心脏自律细胞第 4 期自动去极化的缓慢的内向电流。在浦肯野细胞是由 Na^+ 所负载，而在窦房结细胞则由 Ca^{2+} 所负载。

背景活动（background activity）　脑电图描记中除了阵发的或局部的显著变动部分之外的弥漫性和持续性的活动。

背阔肌（latissimus dorsi）　背部下方浅层的三角形扁肌。起自下 6 个胸椎棘突、全部腰椎棘突、髂嵴，止于肱骨小结节嵴。作用为使肩关节后伸、内收和内旋。上肢固定时可引体向上。由胸背神经支配。

背阔肌肌皮瓣转移乳房再造术（breast reconstruction with dorsal latissimus myocutaneous flap）　背阔肌肌皮瓣皮肤形状根据受区需要可设计为纵向或横向的菱形、新月形，肌皮瓣自背阔肌上止点掀起，以胸背动脉为蒂，通过腋部皮下隧道将肌皮瓣移转至胸前壁充分剥离松解的受区，再造乳房的手术。

背俞穴（back-shu points）　中医经穴分类名。①脏腑之气输注于背部的一些特定穴位。如肺俞、心俞、肾俞、膀胱俞等。②专指肺俞、心俞、肝俞、脾俞、肾俞等五脏之背俞穴。③泛指背、腰、骶部穴位。用以治疗与本脏腑有关的某些疾病。

背胰（dorsal pancreas）　背胰芽的上皮细胞增生并反复分支，形成胰腺腺泡和各级导管，由此分化成的胰腺。其位置比腹胰高，出现较早，生长快，比腹胰大，伸入背侧系膜。以后腹胰和背胰合并，背胰形成胰头的上份、胰体和胰尾。

背-指点距离（knuckle reach from back）　上肢自然地向前水平伸展，自背部后缘至中指指点的水平直线距离。

钡灌肠检查（barium enema examination）　用钡造影剂灌注结肠的 X 线检查方法。检查前清洁处理结肠，经肛门插管注入 1：4 的稀薄硫酸钡 800～1 000ml，逐段显示全部结肠及回盲部。用于诊断结肠、回盲部疾病。如肿瘤、肠套叠及结核等。

钡末沉着症（baritosis）　长期吸入硫酸钡粉尘而引起的肺部改变。X 线表现为两肺细小结节状阴影，密度高，边界清楚，多无明显症状。

钡中毒（barium poisoning）　误服可溶性钡盐引起。氯化钡、硝酸钡等有剧毒；纯的硫酸钡不溶于水，故无毒性。钡中毒后，有剧烈的恶心、呕吐、阵发性腹痛及腹泻、四肢麻痹或肌肉麻痹、呼吸困难、心跳缓慢。可因严重心律失常或呼吸肌麻痹而突然死亡。治疗：立即用 5％ 硫酸钠洗胃；积极补充钾盐；重点防治心律失常。

钡粥（餐）（barium meal）　X 线造影剂。由硫酸钡加适量水配成。根据需要配成不同浓度，用于胃肠检查等。

倍氯米松（beclometasone）　其他名称：必可酮、伯克纳、倍氯美松双丙酸酯、丙酸培氯松。局部用强效糖皮质激素类药。具有抗炎、抗过敏和止痒等作用，能抑制支气管渗出物，消除支气管黏膜肿胀，解除支气管痉挛等作用。外用治疗各种炎症性皮肤病如湿疹、过敏性皮炎、神经性皮炎、接触性皮炎、银屑病、瘙痒等。预防和治疗过敏性鼻炎和血管舒缩性鼻炎。制剂：丙酸倍氯米松气雾剂、鼻喷剂、干粉吸入剂、喷雾剂；软膏剂、乳膏剂。肺结核病人禁用。妊娠头 3 个月慎用。

倍频程（octave）　通常称为频程。按频率倍数的变化把一个

宽广的声频范围（20～20 000Hz）划分为几个小频段。根据划分方法的不同，常用的有倍频程和 1/3 倍频程。倍频程相邻两个频率之比为 2：1，目前通用的 10 个倍频程的中心频率为 31.5、63、125、250、500、1 000、2 000、4 000、8 000 和 16 000Hz。生产性噪声测量一般只用 63～8 000Hz 8 个倍频程。精密分析噪声时用 50～12 500Hz 的 25 个 1/3 倍频程。即把 1 个倍频程分成 3 份，其中心频率为 50、63、80、100、125、160、200、250、310、400、500、630、800、1 000、1 250、1 600、2 000、2 500、3 150、4 000、5 000、6 300、8 000、10 000Hz 和 12 500Hz。

倍散（trituration）　一种为了制备或使用方便而将小剂量毒性、剧毒药物添加一定比例量的赋形剂制成的稀释散剂。有 5 倍、10 倍甚至百倍、千倍散。制作时常加入着色剂，便于区别制剂品种、检查其均匀性和鉴别不同的稀释度。

倍他米松（betamethasone）　为肾上腺皮质激素类药。用于治疗活动性风湿病、类风湿性关节炎、红斑性狼疮、严重支气管哮喘、严重皮炎、急性白血病等。制剂：片剂；软膏剂；注射剂，可关节腔或软组织内注射。不可用于肾上腺皮质功能不全者。孕妇禁用。

倍他司汀（betahistine）　其他名称：培他组啶、培他啶、甲胺乙吡啶、百西斯汀、瑞美利尔、泰美克乐、敏使朗、抗眩啶。组胺类药物。主要用于梅尼埃综合征、血管性痛及脑动脉硬化，还可用于急性缺血性脑血管疾病，如脑血栓、脑栓塞、一过性脑供血不足。对高血压所致直立性眩晕、耳鸣亦有效。制剂：盐酸倍他司汀片、注射剂。支气管哮喘、消化性溃疡、嗜铬细胞瘤病人、孕妇禁用。

倍他唑（betazole, histalog）　其他名称：氨乙吡唑。胃功能检查用药。是组胺的同分异构体，两者有相同的药理作用。主要用于胃酸分泌功能的检查。

倍体（ploid）　遗传学或细胞学中用来表明生物或人体细胞核中染色体组数的复合群。二倍体生物的每一正常配子即精子或卵子的全部染色体，称为 1 个染色体组。正常人配子的染色体组含有 22 条常染色体和 1 条 X（或 Y）染色体，即 22＋X 或 22＋Y，称单倍体，1n=23。受精卵是由 1 个含有 1 个染色体组的精子和 1 个含有 1 个染色体组的卵子结合形成的，因此，受精卵发育成的个体具有两个染色体组，称二倍体，2n=46。

倍足类（diplopods, millipedes）　属节肢动物门。体长管形、头清晰，有触角 1 对，其余各体节形态相似。除第 1 体节外，每节有足 2 对，如马陆。它所分泌的物质常引起皮肤过敏。

被保护起搏点（protected pacemaker）　外周存在传入阻滞和传出传导的起搏点。该起搏点可以不受窦房结的影响而独立地形成激动，如无传出阻滞而周围心肌又非处于不应期中，便可传至周围心肌而形成有效激动。设想该起搏点之所以不受窦房结或基本心律的影响，是因为存在某种保护机制的缘故。

被保护心律（protected rhythm）　是传导性异常和自律性异常结合的复合性心律。在传入阻滞的保护下，被保护起搏点不受窦房结或心脏内其他异位起搏点的影响，而能独立、自发、持久地发出一系列较慢或较快的心律，其频率可变动在 20～400 次/min 的范围内。

被动重吸收（passive reabsorption）　肾小管液中的水和溶质顺着浓度差、电位差和渗透压差通过肾小管上皮细胞进入小管外组织液的过程。如在肾小管，由于 Na^+ 的主动重吸收而造成的渗透压使水也随之进入组织间液。临床上用的高渗脱水剂（25％山梨醇等），即是通过对抗水的被动重吸收过程而实现脱水作用的。

被动分泌（passive secretion）　某些物质顺着电-化学梯度由组织间液被动扩散入肾小管管腔中的过程。如 K^+ 在肾远曲小管的分泌。被动分泌的量取决于小管内外的电位差等。如静脉注射 Na_2SO_4 时，由于 SO_4^{2-} 在肾小管中不易被吸收而使小管内负电位加大，从而使 K^+ 的分泌量增加。

被动过敏反应（passive anaphylactic reaction）　动物实验性过敏反应中的与自动过敏反应相对应的一种类型。将致敏动物

血清（内含过敏抗体）5～20ml注射于正常动物，在短时间内（一般24h内）动物即处于致敏状态，然后再进行决定性注射就会导致过敏反应。

被动扩散（passive diffusion）　离子或小分子在浓度差或电位差的驱动下，不需要任何特定的转运介质或载体，而通过膜转运的一种形式。不需消耗能量。被动扩散的速度取决于物质的浓度梯度以及物质的扩散速度。

被动免疫（passive immunity）　机体通过获得外源性免疫效应分子（如抗体等）或免疫效应细胞而获得相应免疫力。可分为自然被动免疫和人工被动免疫2种类型。

被动免疫治疗（passive immunotherapy）　其他名称：过继免疫治疗。在疾病发生后，将对疾病有免疫力的供者的免疫应答产物转移给受者，或将自体的免疫细胞在体外活化处理后，回输自身，以治疗疾病。制剂包括抗体、小分子免疫肽、免疫效应细胞等。

被动皮肤过敏反应（passive cutaneous anaphylaxis，PCA）　在皮肤诱发的一种超敏反应。方法是：皮内注射能与肥大细胞结合的特异性抗体（IgE），数小时或数日后，再给该试验动物静脉注射特异性抗原和染料，若在反应部位出现染料渗出（局部皮肤着染），即为阳性反应。

被动体位（passive position）　一种病态体位。病人不能自己调整或变换肢体的位置。见于极度衰弱或意识丧失的病人。

被动违拗症（passive negativism）　其他名称：阴性违拗。违拗症的一种表现。病人对别人的要求一律加以拒绝，不肯履行别人要求他做的事。

被动性服从（passive obedience）　病人对别人提出的任何要求或命令，无论正确与否、能否带来痛苦，均无条件地服从，立即照办。见于精神分裂症及处于催眠状态的人。

被动性异位心律（passive ectopic rhythm）　当窦房结自律性降低或消失，由异位起搏点的激动控制整个心脏活动的异位心律或搏动。是一种生理性代偿机制，使机体不受心脏过久停搏的伤害。

被动转运（passive transport）　其他名称：被动运输。离子或小分子在浓度差或电位差的驱动下顺电化学梯度穿膜的运输方式。细胞膜的物质转运方式之一。包括单纯扩散、易化扩散两种方式。

被动自动免疫（passive active immunity）　对婴儿或体弱的易感儿所采取的一种保护性措施。如对暴露于白喉的易感者，为了使其不发病，先用白喉抗毒素进行被动免疫，以获得暂时的保护，并进行白喉类毒素的接种，使其产生较持久的自动免疫。

被洞悉感（feeling of being revealed）　见思维播散。

被覆上皮（covering epithelium）　覆盖于体表、腔囊器官内面和部分器官外表面的上皮。常根据其细胞层数和表层细胞的形态分为不同类型。根据细胞层次，可分为单层上皮和复层上皮；根据细胞的形状，可分为扁平上皮、立方上皮和柱状上皮等。上皮细胞密集排列呈膜状，具有保护、吸收、分泌和排泄等功能。如体表的皮肤以保护功能为主；衬于小肠内表的上皮细胞，除保护功能外，尚有吸收功能。

被害妄想（delusion of persecution）　病人毫无事实根据地坚信某人对他本人进行打击、陷害等。如认为有人在饮水中放毒想害死他等。病人在妄想的支配下，可产生拒食、控告、伤人等行为。常见于精神分裂症。

被加工基因（processed gene）　去除了内含子的基因。如人癌基因中包含有内含子，而逆转录病毒来源于人类的癌基因，但不含内含子，后者属被加工基因。被加工基因主要是通过mRNA而形成。

被奸污妄想（demi-vierge delusion）　病人坚信自己已被某人奸污，并把过程讲得头头是道。即使经有关部门查无实据，但仍坚持其病态信念。见于精神分裂症或偏执性精神病。

被控制感（feeling of being controlled）　病人深信自己精神活动（思维、情感、意志等）均受外人或某种仪器支配。是精神分裂症的特征性症状之一。

被跨越的P波（skipped P wave）　在高度房室传导阻滞中，紧接着QRS波群前面的P波。此P波距QRS波很近，并非形成QRS波群的心房激动波；而在QRS波群前面第二个P波才是传至心室引起QRS波群的心房激动波。

被窃妄想（delusion of being stolen）　其他名称：损失妄想。病人认为自己所收藏的东西已被人偷窃。其记忆减退，对他人不信任。见于老年性精神病、更年期偏执状态、精神分裂症。

被泄露感（feeling of being revealed）　见思维播散。

被阻滞房性期前收缩（blocked atrial premature beat）　其他名称：阻滞性房性期前收缩、房性期前收缩伴阻滞性房室传导阻滞。是舒张早、中期P'波之后不继有QRS-T波者。可分为两种情况：其一是同一导联或同一心电图上窦性P波和舒张早、中期的房性P'波全部或部分脱漏，称显性二、三度房室阻滞；其二是窦性P波并没有脱漏，仅房性P'波脱漏，称隐性二、三度房室阻滞。

奔放起搏器（runaway pacemaker）　其他名称：起搏器奔放、起搏器脱缰、起搏频率奔放。一种少见而严重的起搏器故障，会引起起搏心律失常。是脉冲发生器的电子元件失灵或电池耗竭所致，应立即更换脉冲发生器。

奔马律（gallop rhythm）　在原有的第一、二心音后出现的一个额外的附加音，与第一、第二心音共同组成的韵律。犹如马奔跑时的蹄声。按其出现的时间分3型：舒张早期奔马律、收缩期前奔马律和舒张中期奔马律。多见于心肌炎、心功能不全等。

奔豚（kidney amassment，running piglet）　其他名称：奔豚气、贲豚。中医病名。肾之积证。症见有气自少腹上冲、胸脘、咽喉，发时痛苦剧烈，或有腹痛，或往来寒热。病延日久，可见咳逆、骨痿、少气等证。多因肾脏阴寒之气上逆或肝经气火冲逆所致。治宜温散寒邪或清肝降逆。

贲门（cardia）　食管入胃的开口，即胃的入口。胃的环形肌层在贲门处增厚，形成贲门括约肌，可防止食物逆流。

贲门肌层切开术（cardiomyotomy，esophagogastromyotomy）　治疗贲门失弛缓症的手术。用以解除不能松弛的贲门括约肌，扩大贲门通路，即沿食管纵轴切开食管肌层直达黏膜，将切口延长至胃底，切口长约8～9cm，解除贲门紧张。此术方法简单，术后并发症少，疗效满意。

贲门失弛缓症内镜诊断（endoscopic diagnosis of achalasia）　内镜下食管体部扩张或弯曲变形，腔内潴留物较多，并混有食物残渣。可伴有憩室样膨出，无张力，有时可观察到食管体部呈多个环形缩窄。食管黏膜可呈炎性表现。贲门口狭窄，呈持续性关闭状态，但黏膜光滑柔软，内镜缓慢滑入狭窄的贲门口而进入胃内并不困难。如出现贲门口狭窄、僵硬、表面不光滑，内镜不能进入胃内应考虑合并贲门癌的可能。

本-阿征（Ben-Asher sign）　急性阑尾炎征象之一。在病人深吸气或咳嗽时，检查者用手指压迫左侧肋下区引起病人右侧腹部的疼痛即为此征。

本底（background）　在自然界存在的、没有人为污染的某种物质的含量水平。大气、土壤、水、食物等外环境中的一些物质（如放射性核素等）都有各自的自然本底。自然本底值是了解、评价环境污染程度的主要数据之一。

本胶原[蛋白]（protocollagen）　切去C-端尾肽而留有N-端尾肽的溶胶原（蛋白）。Ⅶ型埃勒斯-当洛斯综合征即由溶胶原蛋白羧肽酶缺乏所致，其胶原蛋白中本胶原增多。

本杰明综合征（Benjamin syndrome）　其他名称：本杰明贫血、体质性贫血综合征。一种婴儿贫血，早产儿多见。幼儿的低色素性贫血，伴有体质异常和智力发育障碍。

本可松（pancuronium bromide）　见泮库溴铵。

本能（instinct）　动物在进化过程中形成而由遗传固定下来的、对个体种族生存有重要意义的行为。例如鸡孵蛋、鸟筑巢、蜂酿蜜等。在同种动物中表现基本上相同，与巴甫洛夫学说的非条件反射近似，但本能比非条件反射要复杂得多。

本斯·琼斯蛋白（Bence-Jones protein）　见本周蛋白。

本体感觉（proprioceptive sensation）　其他名称：深部感觉。指来自肌肉、肌腱和关节内的感觉。肌和腱中感受器为肌梭和腱梭，关节中的感受器合称为关节小体。机体借助这些感受器感知空间位置、姿势及各部的被动与主动运动情况，以维持机体正常姿势和运动的精确。

本体感觉传导通路（conductive path of proprioceptive sensation）　该传导路除传导本体感觉外，还传导皮肤的精细触觉。躯干、四肢本体感觉传导通路在脊髓后索上行，至薄束核、楔束核换元交叉后止于丘脑腹后外侧核，再投射到大脑皮质中央后回。头、面部经三叉神经有传入小脑的通路。当深部感觉发生障碍时，产生感觉性共济失调。

本体感觉区（proprioceptive zone）　指关节、肌肉等本体感觉在大脑皮质的投射区域。在较低等的哺乳类动物（猫、兔）体表感觉区、本体感觉区与运动区重合在一起，统称为感觉运动区。在高等的哺乳类动物（灵长类）体表感觉与运动区逐渐分离，前者在中央后回、后者在中央前回，而本体感觉区仍与运动区重合在一起，即在大脑皮质的中央前回。

本体感神经肌肉促进技术（proprioceptive neuromuscular facilitation，PNF）　简称本体促进技术。通过刺激人体本能感受器，激活和募集最大数量的运动肌纤维参与活动，促进瘫痪肌收缩，同时通过调整感觉神经的兴奋性以改变肌肉的张力，缓解肌痉挛的一种神经肌肉促进技术。技术上要求遵循运动功能发育顺序，有明确目标，利用反射运动，需要感觉提示和反复训练。

本位曲折（intrinsic deflection，ID）　心电图 R 波在达到顶峰时突然向下转折的时间间隔。是根据直接导联引申而来，它代表探查电极下局部心室壁从心内膜至心外膜全部激动的时间。

本周蛋白（Bence-Jones protein）　其他名称：本斯·琼斯蛋白、凝溶蛋白。一种只由轻链组成的异常免疫球蛋白。可在尿中出现，该蛋白加热至 40～50℃ 时发生沉淀，继续加热则重新溶解。冷却至 50～40℃ 又可再现沉淀。在多发性骨髓瘤病人体内大量出现，正常人尿中不含此蛋白。

苯胺和硝基苯中毒（aniline and nitrobenzene poisoning）　大量苯胺和硝基苯经皮肤吸收和呼吸道吸入所致的高铁血红蛋白血症和溶血性贫血。急性中毒时，轻者在面、唇、指甲发绀，并有头晕、头痛、步态不稳；重者皮肤黏膜呈紫黑色，呼吸困难，心律失常，最终出现抽搐、昏迷而死亡。慢性中毒常有神经衰弱症状，伴自主神经功能紊乱。治疗：高铁血红蛋白血症用亚甲蓝（美蓝）；溶血性贫血可用肾上腺皮质激素；情况紧急可换血；慢性中毒给予对症处理。

苯巴比妥（phenobarbital）　其他名称：鲁米那。镇静催眠药。用于镇静、催眠、抗惊厥、抗癫痫、麻醉前给药、新生儿高胆红素血症，与解热镇痛药配伍应用，增强其作用。制剂：片剂、注射剂。严重肝肾功能不全病人禁用；长期用于治疗癫痫时不可突然停药，以免引起癫痫发作。

苯丙氨酸（phenylalanine，Phe）　人体必需氨基酸之一。学名：2-氨基-3-苯基丙酸，一种芳香族、非极性 α 氨基酸。L-苯丙氨酸是组成蛋白质的 20 种氨基酸的一种，是哺乳动物的必需氨基酸和生酮生糖氨基酸。苯丙氨酸的主要代谢是经羟化作用，生成酪氨酸。食物蛋白质中一般不缺少苯丙氨酸与酪氨酸。

苯丙氨酸氮芥（phenylalanine mustard）　其他名称：美法仑、癌可变、米尔法兰。抗肿瘤药（烷化剂）。用于多发性骨髓瘤、乳腺癌、卵巢癌、慢性淋巴细胞和粒细胞白血病、恶性淋巴瘤、Waldenstrom 病（骨软病）等。动脉灌注治疗肢体恶性黑色素瘤、软组织肉瘤及骨肉瘤。制剂：片剂。用药期间注意检查血象。

苯丙氨酸羟化酶（phenylalanine hydroxylase）　苯丙氨酸的主要代谢是经羟化作用，生成酪氨酸。催化此反应的酶是苯丙氨酸羟化酶。苯丙氨酸羟化酶是一种单加氧酶，其辅酶是四氢生物蝶呤，催化的反应不可逆，因而酪氨酸不能变为苯丙氨酸。此酶只分布于肝细胞质中，先天性缺乏可引起苯丙酮酸尿症。

苯丙氨酯（phenprobamate）　其他名称：强筋松。中枢性肌肉松弛剂与缓和的安定剂。有抗炎与解热镇痛作用。用于腰背痛、四肢肌腱炎、韧带损伤、肌紧张症、神经痛及风湿性关节炎等。偶见嗜睡、头痛、轻度恶心。

苯丙胺（amfetamine）　其他名称：安非他明、安非他命、去甲麻黄素、苯齐巨林、非那明。拟肾上腺素药。作用类似麻黄碱，除收缩血管、松弛平滑肌等作用外，具有较强的中枢兴奋作用。硫酸盐口服或注射用于发作性睡病、某些精神抑制状态和麻醉药中毒，以及雾化吸入解除鼻炎的阻塞症状。

苯丙胺精神病（amphetamine psychosis）　反复使用中等或高剂量的苯丙胺导致的以妄想为主的精神障碍。可在用药过程中或之后出现。伴有听或触幻觉、情感不稳、活动增多、敌意，甚至非理性和突然的暴力行为。大多数无意识障碍。

苯丙醇（phenylpropanol）　其他名称：利胆醇、利胆药。有促进胆汁分泌作用。可减轻腹胀、腹痛、恶心、厌油等症状，并具有促进消化、增进食欲、排除结石、降低血胆固醇等作用。适用于胆囊炎、胆道感染、胆石症、胆道手术后综合征和胆固醇血症的治疗。严重肝损害、高胆红素血症、肝性脑病及胆道闭塞性黄疸病人禁用。

苯丙哌林（benproperine）　其他名称：咳快好、咳必宁、二苯哌丙烷、咳福乐。非麻醉性镇咳药。用于治疗急性支气管炎及各种原因如感染、吸烟、刺激物过敏引起的咳嗽，对刺激性干咳效果佳。制剂：片剂。过敏者禁用，孕妇慎用。服用时需整片吞服，切勿嚼碎，以免引起口腔麻木。

苯丙青霉素（propicillin）　见苯氧丙基青霉素。

苯丙酮尿症（phenylketonuria，PKU）　一种造成血中苯丙氨酸过量的先天性蛋白代谢障碍疾病。常染色体隐性遗传疾病，高氨基酸尿症中最为常发者，高苯丙氨酸血症最常见的一种类型。苯丙氨酸羟化酶缺陷为其生化缺陷。临床表现为呕吐、烦躁、共济失调、头小、皮肤和毛发色素减退、汗和尿液有鼠尿味，严重者影响智力发育，或为痴愚，或为痴呆。实验室检查可确诊。治疗：最好出生 3 个月即开始，越迟疗效越差。须坚持长期低苯丙酮酸饮食。药物仅限对症处理。

苯丙酸诺龙（nandrolone phenylpropionate）　其他名称：诺龙苯丙酸酯、多乐宝灵。同化激素类药物。能促进蛋白质合成和抑制蛋白质异生，并有使钙质沉积和促进骨组织生长等作用。用于慢性消耗性疾病、蛋白质缺乏、营养不良、严重烧伤、手术后、骨折不易愈合和骨质疏松等。也可用于早产儿、儿童发育不良等。制剂：注射剂。前列腺癌、肝肾功能不全及孕妇禁用。充血性心力衰竭病人慎用。

3,4-苯并芘（3,4-benzopyrene）　1933 年第一次从沥青中分离出的一种致癌物质。存在于煤、石油或燃烧所产生的烟尘和汽车所排放的废气中。在加工橡胶和熏制食品过程中均已发现有 3,4-苯并芘产生。

苯氮嘌呤酮（zaprinast）　见扎普司特。

苯丁酸氮芥（chlorambucil）　其他名称：瘤可宁。抗肿瘤药（烷化剂）。主要用于慢性淋巴细胞白血病、卵巢癌和低度恶性非霍奇金淋巴瘤。制剂：片剂。用药期间严格检查血象。

苯二氮䓬类药物中毒（benzodiazepines poisoning）　误服过量苯二氮䓬类药物引起的急性中毒。本类药物包括氯氮䓬（利眠宁）、地西泮（安定）、硝西泮（硝基安定）、氯硝西泮（氯硝安定）等。表现为头痛、皮疹、乏力、共济失调、言语不清、腱反射消失、呕吐、尿闭、便秘、反应迟钝、意识模糊等。重者发生休克、昏迷及粒细胞减少。急救措施主要为催吐、洗胃和导泻，并对症治疗。

苯酚（phenol）　其他名称：石炭酸。无色或微红色的针状结晶或结晶块。有特殊臭味，遇光或在空气中被氧化后色渐变深。有引湿性，需遮光密封贮存。在乙醇、氯仿、乙醚、甘油、脂肪油或挥发油中易溶，能溶于水，溶液显弱酸性。常用于消毒痰、脓、粪便和医疗器械。液化苯酚用于涂拭阑尾残端，软膏用于皮肤防腐止痒，酚甘油用于中耳炎。但对皮肤、黏膜有腐蚀性。

苯酚软膏（phenol ointment）　皮肤止痒杀菌药。组成：苯酚，以油脂性或亲水性基质制成的半固体制剂。用于瘙痒性皮肤病。常加入甘油以缓解苯酚的腐蚀性。

苯酚中毒（phenol poisoning）　其他名称：石炭酸中毒。系由皮肤接触吸收或消化道摄入引起。皮肤接触后局部苍白、疼痛，后转为红色以至棕黑色，严重者有坏死。口服苯酚引起口腔、咽喉和胸骨后烧灼感，剧烈腹痛、呕吐和腹泻。呕吐物和大便可为血性。吸收后有头痛、头晕、体温降低、脉搏减慢、血压下降和呼吸困难，并可发生肺水肿、休克、肾衰竭。溅入眼内可致角膜损伤、失明。应清水冲洗，肾功能严重损害者用透析疗法。洗胃须谨慎。

苯海拉明（diphenhydramine） 其他名称：苯那君、可他敏。乙醇胺类抗组胺药。用于过敏性疾病，主要用于Ⅰ、Ⅳ型变态反应；镇静安眠和手术前给药；抗帕金森病和药物所致锥体外系症状；防晕止吐；乳膏外用，治虫咬、神经性皮炎、瘙痒症等。制剂：盐酸苯海拉明片剂；注射剂。用药期间不宜驾驶车辆、操纵机器及高空作业等。闭角型青光眼或眼内压升高者、哺乳期妇女、早产儿、新生儿及婴幼儿、重症肌无力病人禁用。

苯海索（trihexyphenidyl） 其他名称：三己芬迪、安坦。抗震颤麻痹药。用于帕金森病、药物所致锥体外系反应、肝豆状核变性、畸形性肌张力障碍等所致静坐不能。制剂：盐酸苯海索片剂、胶囊剂。肝、心及肾功能受损者，青光眼，胃肠道及泌尿生殖器梗阻性疾患，前列腺增生者慎用。老年人应减少剂量。哺乳期妇女应避免应用。

苯琥胺（phensuximide） 琥珀酰亚胺类抗癫痫药。主要用于癫痫小发作；亦可用于精神运动性发作。毒性低，常口服此药。应从小剂量开始，3～4周加足量。长期应用需做血、尿常规和肝功能检查。

苯磺唑酮（sulfinpyrazone） 见磺吡酮。

2,5-苯基噁唑（2,5-diphenyloxazole，DPO） 核医学常用的第一闪烁剂。其相对输出脉冲高度（RPH）为1.01，相对光子输出量（RPY）为1.00～1.01，发射光谱为365nm，溶于甲苯中的最佳浓度为4～7g/L。

苯甲醇（benzyl alcohol） 具有局部麻醉作用和防腐作用。消毒防腐剂。能杀灭铜绿假单胞菌、变形杆菌和金黄色葡萄球菌，并有局部麻醉作用。可用于治疗牙痛、局部止痒等。

苯甲嗪（cyclizine） 见赛克力嗪。

苯甲酸（benzoic acid） 其他名称：安息香酸。有抗真菌作用，毒性很低，无毒味，可作为食品防腐剂。医学上主要外用于皮肤癣病（如脚癣）等，通常和水杨酸配伍制备各种复方外用药剂。

苯甲酸苄酯洗剂（benzyl benzoate lotion） 一种乳浊液。苯甲酸苄酯经硬脂酸三乙胺乳化，组成：苯甲酸苄酯、三乙醇胺、硬脂酸和水。用于治疗疥疮等。

苯甲酸雌二醇（estradiol benzoate） 其他名称：苯甲酸求偶二醇。雌激素的合成衍生物。用于卵巢功能不全、闭经、绝经综合征，也可用于回乳及前列腺癌等。制剂：注射剂。严重肝肾功能不全、乳腺癌病人及孕妇禁用。

苯肼中毒（phenylhydrazine poisoning） 是由于皮肤和呼吸道大量吸收所致。临床表现：轻者有恶心、呕吐、头昏、头痛、乏力、腹泻、轻度发绀和溶血；重者出现急性溶血性贫血，血红蛋白尿，白细胞减少，肝、肾功能损害，蛋白尿或管型尿。对皮肤有刺激和致敏作用，可产生皮炎。治疗：皮肤污染用温水清洗；溶血性贫血可输血，用肾上腺皮质激素、补液或碱化尿液，严重溶血可换血。

苯钠嗪（benactyzine） 其他名称：胃复康、苯羟乙胺。抗胆碱药。有缓解内脏痉挛、减少胃酸分泌及中枢安定作用。作用类似阿托品。用于胃肠道疾病，如胃、十二指肠溃疡，胃酸分泌过多，胃炎，胃痉挛及内脏手术后的疼痛等。

苯哌利定（phenoperidine，lealgin） 其他名称：苯丙苯哌酯、苯丙替啶、苯甲醇度冷丁、苯哌替啶。成瘾性镇痛药。结构与哌替啶相似。作用与吗啡基本相同。镇痛效能强，维持时间长，易产生呼吸抑制。与氟哌利多合用于外科镇痛，用作气管插管麻醉辅助药。易成瘾。临床用其盐酸盐。

苯羟甲胺（diphemine） 其他名称：痛痉平。抗胆碱药。白色晶末，易溶于水。能抑制胃肠道及其他平滑肌的痉挛和腺体分泌。还有镇痛和抗组胺作用。临床用于胃痉挛、胃痛、胃及十二指肠溃疡。亦用于感冒及过敏性鼻炎。

苯噻啶（pizotifen） 其他名称：新度美安。镇痛药。用于典型和非典型偏头痛，也可试用于红斑性肢痛症、血管神经性水肿、慢性荨麻疹以及房性和室性期前收缩等。制剂：片剂。尿闭、前列腺肥大者、青光眼及孕妇禁用。驾驶员、高空或危险作业者慎用。长期用药应注意血象变化。

苯妥英钠（phenytoin sodium） 其他名称：二苯乙内酰脲、大仑丁。抗癫痫药。用于防治癫痫大发作和精神运动性发作、三叉神经痛和坐骨神经痛、室上性和室性期前收缩、室性心动过速。制剂：片剂、注射剂。久服不可骤停，以免癫痫发作加剧。孕妇、哺乳期妇女及老年人慎用。应定期检查血象。

苯妥英钠中毒（phenytoin sodium poisoning） 误服大量苯妥英钠引起的中毒。表现为眩晕、头痛、乏力、失眠、手颤、眼球震颤、视力模糊、流涎、有吞咽困难、烦躁、精神错乱、大小便失禁、昏迷及呼吸衰竭。治疗：立即采取催吐、洗胃、导泻、输液等方法加速药物排出，并给予保护肝、肾功能及其他对症治疗。

苯妥英龈增生（dilantin gingival hyperplasia） 其他名称：药物性牙龈增生。长期服用苯妥英钠引起牙龈结缔组织增生。增生部分质地坚实，不易出血，无疼痛。治疗：停药或改用其他药物；保持口腔卫生并施洁治术；严重者行龈切除术。

苯溴马隆（benzbromarone） 其他名称：苯溴香豆素、苯溴豆酮、苯溴酮、苯溴香豆酮、氧茚溴酚酮、溴酚呋酮、步利仙、立加利仙、痛风立仙、尤诺。强力促尿酸排泄药。可抑制肾小管对尿酸盐的重吸收，降低血浆尿酸盐的浓度。能缓解疼痛，减轻红肿，使结节消散。适用于反复发作的痛风性关节炎伴高尿酸血症及痛风石病人。用药期间应定期检查白细胞的变化。

苯氧丙基青霉素（α-phenoxypropylpenicillin，propicillin） 青霉素类抗生素。半合成青霉素。耐酸，抗菌谱同青霉素，主要用于革兰氏阳性细菌所引起的轻度感染。青霉素过敏者禁用，用前须做青霉素皮试。

苯氧青霉素（phenoxymethylpenicillin） 见青霉素Ⅴ。

苯氧乙醇（phenoxyaethanol） 醇类消毒防腐剂。1%～2%溶液（其中加乙醇10%）或软膏外用于铜绿假单胞菌感染。混合感染时可与磺胺药、抗生素合用。

苯氧乙酰胺（phenoxyl acetamide） 丁香酚的半合成物。静脉全麻作用快，维持时间长，有明显的中枢镇静作用，且伴有轻微的镇痛，呼吸通气量增加，应用时脉搏、血压和心电图无明显改变。适用于诱导麻醉或全身麻醉，也可作局麻、腰麻的辅助用药。

苯乙肼（phenelzine） 单胺氧化酶抑制药。可通过抑制脑内儿茶酚胺的降解而产生抗抑郁作用。作用强、快，但毒性大。临床仅用于三环类抗抑郁药无效的病例；亦可用于缓解心绞痛。常用其盐酸盐。肝、肾功能减退及癫痫病人禁用，有心血管疾病的病人慎用。用药期间应定期检查肝功能。不宜与三环类抗抑郁药、拟交感药物、促交感递质释放的药物合用。

苯乙双胍（phenformin） 其他名称：苯乙福明、降糖灵。双胍类口服降血糖药。用于单纯饮食控制不满意的2型糖尿病病人，尤其是肥胖者和伴高胰岛素血症者。制剂：片剂。充血性心力衰竭、肝肾功能不全、糖尿病并发酮症酸中毒和急性感染时禁用；孕妇慎用。

苯乙酸睾酮（testosterone phenylacetate） 其他名称：苯乙酸睾丸素。雄激素药物。为油溶液或混悬液。作用与丙酸睾酮类似，但较强而持久。

苯乙烯中毒（styrene poisoning，vinyl benzene poisoning） 经呼吸道和皮肤吸收所致。急性中毒表现有眼刺激、流泪、结膜充血、流涕、喷嚏、咳嗽、呼吸表浅、胸部紧束感，且有眩晕、头痛、乏力、多汗、嗜睡。严重者有呕吐、步态蹒跚、精神错乱，甚至昏迷，最后可因呼吸中枢麻痹而死亡。治疗：对症处理。眼和皮肤受污染应及时用大量清水冲洗。

苯乙酰脲（phenacemide） 抗癫痫药。由于它有潜在性的严重毒性，临床上只能用于治疗对其他药物产生耐受性的颞叶癫痫，常与其他药物并用，且要有适当的督察和监测才能使用。可有肝、肾损害，骨髓抑制及严重的性格改变等毒性反应。用药期间必须定期检查肝、肾和骨髓功能。肝、肾及造

B

血功能异常者禁用，有性格异常史者慎用。

苯茚胺（phenindamine） 其他名称：酒石酸苯茚胺、抗敏胺。抗组胺药物。在发挥抗组胺作用的同时无中枢抑制，仅有中枢兴奋作用；局部使用有快而持久的止痒作用。适用于常见过敏性疾病；也用于治疗帕金森病及伤风感冒等。外用对黏膜有刺激，全身用药可出现失眠、食欲减退、尿潴留等不良反应。

苯扎贝特（benzafibrate） 其他名称：苯基安妥明、必降脂。降血脂药。可使血清游离胆固醇和低密度脂蛋白胆固醇的浓度明显降低，也能降低总血清胆固醇及甘油三酯浓度，升高血浆高密度脂蛋白。另外，还具有抗血栓形成作用。临床用于Ⅱa、Ⅱb、Ⅳ和Ⅴ型经饮食治疗无效的高脂血症的治疗。严重肝胆疾病及肾功能障碍、妊娠及哺乳妇女禁用。

苯扎托品（benzatropine） 其他名称：苯甲托品、苯唑托品、苄托品。为抗胆碱药、抗震颤麻痹药、抗组胺药、局部麻醉药。作用与阿托品相似，但中枢抗胆碱作用较强，外周抗胆碱作用弱。适用于帕金森综合征，也可用于氯丙嗪等药物引起的锥体外系反应的处理，可改善肌强直和震颤。副作用及禁忌证同阿托品。

苯扎溴铵（benzalkonium bromide） 其他名称：新洁尔灭、溴化苄烷铵。季铵盐阳离子表面活性广谱杀菌剂。杀菌力强，对皮肤和组织无刺激性，对金属、橡胶制品无腐蚀作用。常用其溶液，0.05%～0.1%溶液可用于外科手术前洗手；0.1%的溶液用于皮肤消毒和真菌感染的治疗；0.02%～0.05%溶液用于黏膜消毒和防止创面感染。器械消毒时加0.1%溶液煮沸15min，再浸泡30min，但需加入0.5%亚硝酸钠防锈。不可与普通肥皂配伍，不宜用于膀胱镜、眼科器械、铝制品及合成橡胶制品的消毒。

苯扎溴铵溶液（Liquor Brom-Geramini） 杀菌药。组成：季铵盐阳离子型界面活性剂苯扎溴铵的水溶液。无色或微黄色，振摇时起大量泡沫。对革兰氏阳性和阴性菌都有杀灭作用，但对铜绿假单胞菌和芽孢作用较弱。用于手术前的消毒，稀释为0.01%～0.05%后，用于皮肤、黏膜深部感染创口消毒、眼及腔道冲洗消毒。毒性低，作用快，对组织无刺激性。用于器械浸泡消毒时，需加亚硝酸钠防锈。

苯中毒（benzene poisoning） 因吸入苯蒸气所引起的中毒现象。短期内吸入高浓度的苯蒸气可引起急性中毒，长期接触高浓度苯可引起慢性中毒。表现：恶心、呕吐、昏睡、血压下降、白细胞减少，乃至急性白血病等。应着重预防，改善环境卫生条件。治疗：对症和支持疗法。

苯佐卡因（benzocaine） 其他名称：阿奈司台辛、氨苯甲酸乙酯。局部麻醉药。麻醉作用较普鲁卡因弱，吸收缓慢作用持久，无刺激性，并有止痛、止痒作用。不溶于水。可配成多种制剂外用于创伤、烧伤、皮肤擦伤及痔核止痛、止痒。

苯唑西林钠（oxacillin sodium） 其他名称：新青霉素Ⅱ、苯唑青霉素钠。半合成的异噁唑类青霉素。主要用于产酶的金黄色葡萄球菌和表皮葡萄球菌的周围感染，如呼吸系统感染、软组织感染、脑膜炎、败血症等。对中枢感染一般不适用。制剂：注射剂。大剂量应用可出现神经系统反应，偶见中性粒细胞减少，对特异体质者可致出血倾向。个别人血清转氨酶升高。对青霉素过敏者禁用，用前皮试。

崩解剂（disintegrating agent） 能使片剂在胃肠液中迅速裂碎成细小颗粒、增加药物溶出的辅料。用以消除片剂中黏合剂的作用和机械加压而形成的物理力，使片剂遇水后能迅速崩解释放药物。目前应用的有干燥淀粉及淀粉的衍生物、泡腾崩解剂（如碳酸氢钠）、有机酸、表面活性剂等。

崩解时限（disintegration time） 在规定时间和条件下，内服片剂在介质中崩解成能通过直径2mm筛孔的颗粒或粉末的时限。是保证固体制剂服用后在消化道内及时崩散的一项体外检测指标。《中华人民共和国药典》（简称《药典》）中载有关于崩解时限的定义、测定的仪器、方法和各种类型片剂崩解时限的规定。如片剂应在15min之内，糖衣片应在30min内崩解。

崩漏（metrorrhagia and metrostaxis） 中医病名。妇女在非行经期间阴道突然大量下血或长期淋漓不断出血的病症。病因以血热、气虚、瘀血为多见。属血热妄行者治疗以清热固经汤加减；属气虚不摄血者治以归脾汤加减；属瘀血者治以桃红四物汤加减。

崩中（metrorrhagia） 其他名称：血崩、崩、血山崩、暴崩。中医病名。不在经期而突然阴道大量出血者。治疗应首先防止晕厥虚脱，故宜先补气固摄止血。劳伤者，宜温补气血，酌用棕榈炭、煅牡蛎等固涩药；伤肝者宜平肝开郁，佐以止血药。因血热、血瘀、跌仆而致崩中者，须在辨证的基础上先用凉血止血、祛瘀止血等法，后用调经冲任法。

绷带（bandage） 用纱布、棉布、绒纱、具有弹性的特种织品或石膏等材料制成的各种式样的长带。其主要用途为包扎和固定外科敷料、夹板等的位置，或施加压力以止血，或限制受伤部位（如关节或肢体）的活动而起防护和止痛等作用。某些畸形可用绷带矫正。根据其应用目的和部位制成不同的形状和长度，如丁字带适用于外阴部；多头带为一多头对称的绷带，适用于胸部或腹部，或用以包扎腹壁以增加腹内压力。

泵漏模型（pump-leak model） 用肾小管上皮细胞侧膜和管周膜上钠泵的活动，以及细胞间隙内的液体向肾小管管腔的回漏，来说明肾近球小管的上皮细胞对Na^+的重吸收机制。

泵衰竭（pump failure） 心肌收缩功能明显减退所引起的一系列严重临床表现。急性心肌梗死是引起泵衰竭的主要原因。因此泵衰竭的临床表现主要就是急性心肌梗死时的左心衰竭和心源性休克。治疗：早期即应予以积极治疗。尽量避免发展成心源性休克。对各级泵衰竭，宜按不同的血流动力学变化给予相应的处理。

泵衰竭分级（grading of pump exhaustion） 按严重程度分为5级。Ⅰ级——代偿期：无明显心力衰竭表现，血流动力学改变也不显著；Ⅱ级——轻、中度心力衰竭：主要临床表现是左心衰竭，左心室内压轻、中度升高（15～25mmHg），动脉血氧分压轻度降低（60～85mmHg），心输出量轻度降低（>25mmHg）；Ⅲ级——急性肺水肿：左心室充盈压显著升高（>25mmHg），心输出量中度降低，体循环周围血管阻力升高，动脉血氧分压显著降低（<60mmHg）；Ⅳ级——心源性休克：出现明显的周围循环灌注不足的表现，尿量减少（<20ml/h），收缩压（<80mmHg），心排血指数常降低［<2.2L/(min·m²)］，左心室充盈压升高（>25mmHg）；Ⅴ级——心源性休克兼有急性肺水肿。

逼尿肌反射亢进（detrusor hyperreflexia） 膀胱充盈时出现逼尿肌无抑制性收缩的现象。是膀胱不稳定的表现，提示可能存在上运动神经元病损。

逼尿肌活动低下（underactive detrusor） 其他名称：逼尿肌无力。逼尿肌收缩力减弱和/或收缩时相缩短，导致膀胱排空时间延长和/或在正常时相内，不能达到完全膀胱排空的现象。

逼尿肌漏尿点压（detrusor leak point pressure, DLPP） 在膀胱充盈期既没有逼尿肌收缩，又没有腹压增高的情况下，发生漏尿时逼尿肌的最低压力。

逼尿肌外括约肌不协调性尿失禁（detrusor-external sphincter dyssynergia incontinence） 逼尿肌突然发生不自主的阵发性收缩引起。可因腹内压突然增高而激发，表现与压力性尿失禁相似但也有所不同。多不存在器质性病变。尿液外流不是在压力增高时立即出现，而是在数秒后才开始，也不随压力的解除立即停止，可继续排尿10～20s。

逼尿肌外括约肌协同失调（detrusor external sphincter dyssynergia） 排尿期逼尿肌收缩同时存在尿道和/或尿道周围横纹肌不自主收缩的现象。有时，尿流会被完全阻断。

逼尿肌无反射（detrusor areflexia） 其他名称：逼尿肌反射消失。任何刺激都不能引起膀胱逼尿肌收缩的现象。提示可能存在骶髓或下运动神经元病损。

鼻（nose） 呼吸道的起始部。由外鼻、鼻腔和鼻旁窦组成，亦具有嗅觉功能。

鼻白喉（nasal diphtheria） 白喉棒状杆菌侵入鼻前部黏膜造成的感染。原发者全身症状轻微，预后好。继发者则来自咽白喉，全身症状重，预后差。鼻塞多为双侧，涕中带血。鼻腔黏膜覆有灰白色假膜，除去假膜易出血。颈淋巴结肿大。治疗：抗毒血清，抗感染及对症处理。

鼻孢子菌病（rhinosporidiosis）　鼻孢子菌引起的一种慢性息肉样或乳头瘤样肉芽肿性疾病，病原菌为鼻孢子菌，主要发生于鼻黏膜和眼结膜。本病好发于热带及亚热带，男性青年多见，渔民、农民及潜水员易染本病。病初为丘疹，位于近鼻孔处的黏膜，逐渐增大形成乳头瘤样损害，可露出鼻孔外。治疗：电烙、激光或割除可根治；也可皮损内注射两性霉素 B。

鼻病毒（rhinovirus）　分类上属于小核糖核酸病毒科的病毒。有 114 个血清型。鼻病毒主要引起普通感冒，也可引起急性咽炎，在婴幼儿有时也可引起支气管炎或支气管肺炎。感染后对同型病毒有持久的免疫力，但因该病毒型别多，仍可被其他型的病毒感染，这是普通感冒常可反复发作的原因之一。

鼻病毒感染（rhinovirus infection）　由鼻病毒所致的呼吸道传染病。对人类有致病性的鼻病毒已分离有 90 多个血清型。这类病毒常引起上呼吸道感染，表现为急起畏寒、低热、头痛、咳嗽、声嘶、鼻塞、打喷嚏、流涕和嗅觉减退、咽部充血水肿，经 3～5 日自愈。若合并下呼吸道感染，则咳嗽加重，气急且易并发细菌感染。治疗：针对病因，对症治疗。

鼻部良性肿瘤（nasal benign tumor）　发生于鼻腔、鼻窦、外鼻部的良性肿瘤。一般鼻腔内常见肿瘤为血管瘤、乳头状瘤；鼻窦中常见肿瘤为各种囊肿及骨瘤。特点为肿物生长缓慢，呈膨胀性或外生长性生长，表面光滑，逐渐出现压迫及阻塞症状，少数有鼻出血。X 线及病理检查可确诊。治疗：手术。

鼻成形术（rhinoplasty）　为恢复鼻部形态而实施的矫正、修复、再造手术。

鼻臭（ozaena, fetor narium）　其他名称：恶嗅觉。是一种症状。只有病人自己能嗅到臭味而别人嗅不到的称为主观性鼻臭，自己和别人都可以嗅到的称为客观性鼻臭。宜针对病因进行治疗。

鼻出血（epistaxis, nosebleed）　①多为单侧，见于外伤、鼻腔感染、局部血管损伤、鼻腔肿瘤、鼻中隔偏曲等。双侧出血，多因全身性疾病引起，如流行性出血热、白血病、再生障碍性贫血、维生素 C 或 K 缺乏及高血压病等。应按病因治疗。②其他名称：鼻衄、衄血、鼻沥血。中医证名。由外伤、风温外感、肺胃郁热、肝火上炎、阴虚火旺引起。风温者，宜于疏风清热方中加重茅根、栀子、黄芩等药。肺热者宜于清肺热方中加上药。胃热者宜清泻胃热。肝炎者宜清肝泻火。阴虚者宜滋养肝肾或育阴潜阳，可于滋肾方中加玄参、旱莲草、淮牛膝、生龟甲等。

鼻唇反射（nasolabial reflex）　以轻柔的垂直清扫动作触摸婴儿鼻尖时发生的反射。表现为头部突然后倾、背部伸张、臂于肩处后倾后屈、前臂旋前及小腿伸展和内收。常见于健康的婴儿，于 5 个月龄时消失。

鼻导管给氧法（nasal cannula oxygenic therapy）　将一根细鼻导管插入一侧鼻孔，经鼻腔到达鼻咽部，鼻导管末端连接氧气的给氧方法。是临床氧气疗法中最常用的方法之一。

鼻窦部囊肿（cyst of nasal sinuses）　发生于鼻及鼻窦组织内的囊状肿块。按发生部位分 3 类：①鼻周的面裂囊肿，有多种，属先天性；②发生于颌骨的牙源性囊肿，其中又分为牙周囊肿和含牙囊肿；③发生于鼻窦内的黏液潴留囊肿、浆液囊肿、脓液囊肿或气囊肿等。可使面部变形。手术治疗效果良好。

鼻〔窦〕骨瘤（osteoma of nasal sinus）　鼻窦常见的良性肿瘤之一。多见于青年男性。一般发生于鼻窦的骨壁，表面光滑，被以正常黏膜，呈球形或结节形，白色，可具蒂或为广基。小者多无症状，大者可妨碍引流，引起鼻窦炎、黏液囊肿等。小骨瘤而无自觉症状者，不需急于手术；筛窦骨瘤，因筛窦骨质菲薄，易引起并发症，宜及时手术摘除。

鼻窦内镜（nasal sinus endoscope）　用于检查鼻腔深部和鼻窦疾病的内镜。做鼻部病变检查时可观察各鼻窦开口的引流情况，利用开窗和钻孔的方法可直接观察上颌窦、蝶窦和额窦的结构及病变形态。在很大程度上克服了前鼻镜难以观察鼻部深藏和隐蔽部位的缺点，大大地提高了对鼻腔和鼻窦疾病诊断的准确性。

鼻窦气压伤（sinus barotrauma）　其他名称：气压创伤性鼻窦炎。外界气（水）压急剧升降时，鼻窦内气压不能随之改变所导致的窦内黏膜病变。常发生于飞行时和潜水过程中。症状有鼻窦区疼痛、流血涕、眼胀痛、流泪、视力减退，重者面色苍白、出汗等。X 线摄片可发现鼻窦有液平面或血肿。治疗：休息；麻黄碱溶液滴鼻；对症处理及理疗；血肿大长期不消可手术治疗。

鼻窦炎（sinusitis）　伴发或继发于鼻黏膜炎症的鼻窦黏膜炎，鼻窦黏膜的非特异性炎症。包括急性或慢性上颌窦炎、额窦炎、筛窦炎或蝶窦炎。前两者常见。两个窦以上同时罹患称多窦炎。特点为流脓涕、头闷、头痛、鼻塞、记忆力减退等。急性者有发热及局部压痛等。甚者可引起视神经炎及颅内并发症。治疗：去除病灶，抗感染，通气，引流。

鼻窦炎口服液（bidouyan koufuye）　中医成药名。通利鼻窍剂。组成：辛夷、薄荷、桔梗、柴胡、苍耳子、白芷、川芎、黄芩、栀子、茯苓、川木通、黄芪、龙胆草。用于鼻塞不通，流黄稠涕；急、慢性鼻炎，副鼻窦炎。

鼻窦造影（nasosinusography）　经直接穿刺或经窦口将阳性对比剂引入鼻窦内使其显影的 X 线检查方法。上颌窦多用直接穿刺，而额窦、蝶窦和筛窦则用间接充盈法经窦口引入对比剂。主要用于鼻窦肿瘤的诊断。

鼻反应（rhinoreaction）　其他名称：默勒反应、鼻内结核菌素反应。鼻腔黏膜接触结核菌素后所出现的渗出反应。提示有结核感染。

鼻肥大（nose hypertrophy）　鼻部整体或局部因发育失衡所致的臃肿或体积过大。

鼻疳（nasal malnutrition, lingering nasal-sore）　中医病名。以鼻前孔附近皮肤红肿、糜烂、结痂、灼痒，经久不愈，反复发作为主要表现的疾病。多发于小儿。症见鼻孔赤痒、连唇生疮、溃破糜烂、疼痛、多黄浊涕，全身则皮毛枯焦、消瘦、手足心热等。若脓水与鼻涕多者，先宜清利湿热，而后养阴润肺。

鼻疳疮（nasal eczema）　中医病名。即鼻部湿疹。生于鼻下两旁的皮肤病。患处色紫溃烂，常流脓水，痒而不痛，多发于小儿。治宜疏风邪，清肺热，外掺青黛散，方见风疳条。

鼻根部膨隆肿块（bulge lump of root of nose）　鼻根部或偏一侧内眦处突出于面部的隆起肿块。见于鼻根部脑膜脑膨出、鼻根部先天性皮样囊肿、畸胎瘤、鼻神经胶质瘤和血管瘤、脂肪瘤等。

鼻骨（nasal bone）　两侧上颌骨额突之间成对的长方形骨板。构成鼻腔上壁的一部分。外伤易骨折。

鼻骨侧位（lateral projection of nasal bone）　受检者俯卧于摄影台上，头部转成侧位，对侧胸部稍抬起，头部矢状面与暗盒平行，瞳间线与暗盒垂直，将鼻根下方 2cm 处放于暗盒中心，中心线对准暗盒中心垂直投照。此位置显示鼻骨的侧位影像。

鼻骨骨折（fracture of nasal bone）　暴力引起的鼻骨碎裂。骨折可限于鼻骨，也可累及周围骨。伤后即可出现畸形。数小时后，因软组织肿胀畸形不显，故矫正手术最好于肿前或消肿后施行。治疗：局麻下做闭式复位。若鼻骨位置不变，对线良好，则不必复位。

鼻红粒病（granulosis rubra nasi）　病因不明，大多数病例与遗传有关。多见于 6 个月至 10 岁的儿童。好发于鼻尖及鼻翼，亦可波及颊颏部。先多汗，而后出现暗红色斑片，其上有密集针尖大小的尖顶丘疹，有时为水疱，晚期可见毛细血管扩张和小汗腺囊肿形成。可有轻度瘙痒和烧灼感。治疗：外用 3% 甲醛溶液。

鼻后孔闭锁（choanal atresia）　鼻前庭的后孔部位因先天或后天原因发生的闭合。影响通气功能。多为先天性。有单侧、双侧，完全性、部分性，骨性、膜性或混合性之分。可合并其他先天性疾病如心脏病、虹膜缺损等。治疗：手术。

B

鼻及鼻窦变态反应（allergy of nose and paranasal sinuses）　鼻及鼻窦对某种抗原物质所产生的异常反应。属Ⅰ型变态反应。两者常同时发生，亦可单独出现，甚至只发生在某一单独窦内。特点为：鼻痒、喷嚏、鼻塞、流涕和嗅觉消失等。治疗：避免接触变应原，特异性脱敏和激素类药物治疗。

鼻及鼻窦内翻性乳头状瘤（inverting papilloma of nose and nasal sinuses）　鼻及鼻窦组织的良性肿瘤。特点为上皮向基质内呈乳头状增生，可破坏周围组织及骨质。切除不彻底易复发且可恶变。多数病人具有单侧鼻塞、鼻涕带血或反复鼻出血等症状。肿瘤外观似息肉。治疗：手术。

鼻甲息肉样变（conchal polypoid change）　中、下鼻甲黏膜呈半透明隆起，灰白色，常见于变态反应性鼻炎、鼻窦炎和慢性鼻炎。由于鼻黏膜长期受刺激，发生水肿，日久局部组织变形和变性所致。治疗：处理原发病；硬化、电凝疗法；手术。

鼻尖缺损（nasal tip defect）　缺损局限于鼻尖，累及部分鼻翼和鼻小柱的鼻缺损。因鼻尖部先天或后天性畸形所致。其后天性者，常因被咬伤或隆鼻假体外露所致。

鼻疖（nasal furuncle）　鼻前庭的毛囊和鼻尖部的皮脂腺或汗腺因挖鼻、拔鼻毛等损伤而导致的急性化脓性炎症。对葡萄球菌高度敏感者、糖尿病和慢性便秘者尤易反复发作，或迁延不愈。如切开过早或挤压，可引起眼眶蜂窝织炎或海绵窦血栓性静脉炎而危及生命。治疗：局部热敷，抗感染治疗，局部涂1%甲紫、红霉素或鱼石脂软膏。

鼻疽（glanders）　由鼻疽伯克霍尔德菌所致的感染性疾病。马、骡、驴等是主要传染源，人因接触病畜的分泌物或排泄物而感染。临床上分为急性和慢性两型。急性者表现为高热，呼吸道、皮肤、肌肉等处蜂窝织炎、坏死和结节性肉芽肿，亦见肺炎、肺脓肿、渗出性胸膜炎或脓胸等；慢性型病程迁延，间歇性发热达数月数年之久。病人分泌液及穿刺液涂片检出鼻疽伯克霍尔德菌，血培养阳性为诊断依据。血凝试验、补体结合试验以及鼻疽伯克霍尔德菌皮内试验阳性亦有助于诊断。磺胺类及抗生素治疗有效。

鼻巨细胞瘤（nasal giant cell tumor）　鼻部良性肿瘤之一。常发生于牙周周，瘤色深红或为黑色，呈胶状。显微镜下可见基质内有圆细胞及梭状细胞，杂以多数多核巨细胞。有恶变趋向。应手术切除。

鼻孔闭锁（atretorrhinia）　由于鼻窝上皮增生形成的上皮栓未溶解，鼻窝底部的膜未破或后鼻孔周围组织增生过度引起的鼻发育异常。前者引起前鼻孔闭锁，后者导致后鼻孔闭锁。

鼻孔缩小成形术（reductive nostril plasty）　将过于宽大、外翻等畸形的鼻孔加以缩小的美容手术。

鼻泪沟（nasolacrimal groove）　人胚外侧鼻隆起与上颌隆起之间的一个直达眼原基的沟。它的底部将分化成鼻泪管和泪囊。

鼻泪管（nasolacrimal duct）　组成泪道的终端部分，为膜性管道。其上部埋在骨性鼻泪管中，下部在鼻外侧壁黏膜深面，末端开口于下鼻道的外侧壁。

鼻裂（bifid nose, cleft nose）　表现为鼻正中裂或鼻侧裂的先天性颅面裂畸形。

鼻裂畸形（rhinoschisis）　鼻部先天性畸形的一种。鼻尖分叉或鼻背至鼻尖有一纵裂纹，严重者鼻一分为二。有时可见有4个鼻前孔，形成双鼻畸，称双鼻畸形。发病原因不明。

鼻漏（rhinorrhea）　其他名称：鼻液溢。鼻内有分泌物（鼻涕）外溢。根据分泌性质的不同，可分为水样、黏液性、黏脓性、脓性和血性鼻漏。治疗原发病。

鼻麻风（leprosy of nose）　麻风杆菌引起的鼻部感染。早期出现鼻塞，流黏脓涕，传染性极强；继之出血，结脓痂。晚期形成鼻中隔穿孔，外鼻变形，甚至鼻腔闭锁。治疗：以全身抗麻风治疗为主，辅以对症治疗。

鼻梅毒（nasal syphilis）　梅毒在鼻部的表现。先天性晚期梅毒表现为塌鼻，伴有哈钦森三联征。后天性梅毒也可出现于鼻部。一期为鼻前庭或鼻中隔糜烂性丘疹；二期为梅毒性鼻炎；三期为鞍鼻、鼻中隔及硬腭穿孔。治疗：驱梅疗法及局部对症治疗。

鼻脑膜脑膨出（nasal meningoencephalocele）　鼻邻近的颅骨缝先天未闭或颅骨缺失并发脑膜或脑组织疝状膨出。向鼻内膨出可造成鼻阻塞，粗观似鼻息肉；向鼻外疝出可造成鼻根或其附近部位的皮肤隆起，有波动感，哭时增大。破溃可形成脑脊液漏。治疗：手术。

鼻内滴入试验（nasal instillation test）　鼻内激发试验的一种。以抗原浸液滴入，诱发鼻部症状，借以确定鼻部变态反应的致敏物质。较直接吸入致敏抗原安全，但其敏感性不如吸入试验。

鼻衄（epistaxis）　见鼻出血。

鼻旁窦（sinus paranasales）　其他名称：副鼻窦。鼻腔周围骨壁内含有空气的腔洞。内表面覆有黏膜，经小孔通鼻腔。分为上颌窦、额窦、蝶窦和筛窦。鼻腔发炎时可蔓延至鼻旁窦。生理功能是湿润和温暖吸入的空气，对发音起共鸣作用。

鼻前孔闭锁（atresia of anterior naris）　由于鼻前庭皮肤损伤感染后瘢痕愈合，瘢痕增生牵缩或膜状瘢痕，造成的前鼻孔封闭畸形。多为外伤、烧伤、天花、鼻硬结病、寻常狼疮及梅毒的结果。先天性者系胚胎期6个月后，上皮栓未溶解或溶解不全所致。膜性闭锁常位于距鼻缘约1～1.5cm深处而被忽略。治疗：手术。

鼻前孔狭窄（stenosis of anterior naris）　一侧或双侧鼻前孔呈不同程度的狭窄。见于外伤、烧伤、鼻硬结病、寻常狼疮、梅毒、天花、麻疹等疾病的瘢痕组织收缩所致。先天性者为胚胎发育过程中鼻孔被皮肤组织堵塞所致。治疗：处理原发病；重者手术。

鼻前庭（nasal vestibule）　鼻腔前下部的扩大部，位于鼻尖与鼻翼内面。前壁为鼻尖，后下壁为上颌骨，内侧壁为鼻中隔前下部，外侧壁为鼻翼。内覆皮肤、汗腺与皮脂腺，并有坚硬的鼻毛，有滤过空气中尘埃的作用。此处皮肤与软骨膜连结紧密，发生疖肿时疼痛较剧。

鼻前庭疖（furunculosis of nasal vestibule）　鼻前庭皮肤毛囊、皮脂腺的化脓性感染。早期有鼻前庭红肿、剧痛，数日后形成脓肿；感染严重时炎症向上唇、颊部、鼻翼、眼眶及颅内扩展，可形成眼眶蜂窝织炎、海绵窦血栓性静脉炎、脑膜炎及脑脓肿。治疗：足量抗生素；局部涂消炎软膏；脓肿形成小心排脓；治疗并发症。

鼻前庭囊肿（nasal vestibular cyst）　鼻前庭皮肤组织内的囊状肿块。系鼻底壁黏液腺腺管阻塞所致。多为单侧性单个囊肿，呈椭圆形。如继发感染，内容物呈脓性。治疗：手术。

鼻前庭炎（nasal vestibulitis）　鼻前庭皮肤炎症，有急慢性两种。有红、肿、触痛及皮肤增厚等表现。治疗应根除病因，有脓痂时可用3%过氧化氢溶液或10%硼酸液泡软后除去，创面涂以抗生素软膏。

鼻腔（nasal cavity）　由骨和软骨作支架的腔隙。内覆皮肤与黏膜。被鼻中隔分为左、右两腔。前方借鼻孔开口于颜面，通外界，后方借鼻后孔与咽相通。可分为鼻前庭与固有鼻腔。鼻中隔前部血管丰富，黏膜软薄，是鼻出血的好发部位。鼻腔外侧壁上有上、中、下鼻甲，由它们分隔成上、中、下鼻道。上呼吸道感染时，鼻黏膜发生水肿、充血，出现鼻塞、分泌物增多、流鼻涕等。在鼻腔上方和鼻中隔上部，黏膜呈淡黄色、内有嗅细胞，为嗅觉感受器，能感受各种气味。

鼻腔半透明样肿物（mycteric translucent tumor）　鼻腔内单发或多发的淡红色、灰白色肿物，表面光滑，半透明状。是鼻息肉的主要体征之一。还见于鼻内型脑膜膨出。

鼻腔鼻窦乳头状瘤（papilloma of nasal cavity and paranasal sinus）　起源于鼻腔鼻窦上皮组织的良性肿瘤。中年男性多发。症状为单侧持续性进行性鼻塞，伴单侧反复多次少量出血、涕血或擤鼻出血，亦可发生头痛、面部麻木、突眼、面部隆起。鼻腔检查可发现乳头状、桑椹状或沙粒状肿物。鼻窦X线片及CT扫描有助于诊断，病理检查可确诊。治疗：手术彻底切除。

鼻腔菜花状肿物（cauliflower-like mass of nasal cavity）　鼻腔恶性肿瘤的主要体征。鼻腔内有菜花状肿物，色红、粉红或暗红色，基底广泛，质脆硬，触之易出血。临床上以癌肿为多见，如鳞状上皮癌、淋巴上皮癌和腺癌等。常发生于鼻腔外侧壁。原发性者少，多继发于上颌窦和筛窦等处。鼻腔乳头状瘤有时亦表现为菜花状，呈弥漫广泛性生长，触之易出血，有癌变倾向。

鼻腔红色肿物（red tumor of nasal cavity）　鼻腔内的红色结节状肿物。表面光滑、质软，触之易出血。临床上见于鼻中隔出血性息肉、鼻腔真性血管瘤、鼻腔血管外皮瘤、鼻腔血管纤维瘤、鼻霉菌病、血管淋巴瘤、血管内皮细胞瘤、血管平滑肌瘤、血管球瘤、血管瘤性错构物以及非肿瘤性的血管瘤性息肉、异位牙状腺及血管样坏死组织等。

鼻腔及鼻窦恶性肿瘤（malignant tumor of nasal cavity and paranasal sinus）　在耳鼻咽喉恶性肿瘤中发病率居首位。其中鳞状细胞癌及未分化癌占较大比例，腺癌、腺样囊性癌次之，其他有淋巴肉瘤、网状细胞肉瘤、纤维肉瘤、黑色素瘤等。主要表现有血涕、鼻出血、突眼、眼球移位、面部局限性隆起、牙齿松动、头痛、颈淋巴结肿大等。X 线摄片、CT 扫描、磁共振成像有助于诊断，病理检查可确诊。治疗：手术、放疗及化疗。

鼻腔及鼻窦异物（foreign bodies in nasal cavity and paranasal sinus）　异物存于鼻腔或鼻窦内。分为内生性和外生性两大类。前者如凝血块、死骨等；后者如纽扣、豆类、水蛭等。病人多为学龄前儿童。主要表现为单侧鼻塞、流臭脓涕、鼻出血。鼻窦异物也可完全无症状。X 线片、CT 扫描诊断。治疗：经鼻孔或手术取出。

鼻腔脑膜瘤（meningioma in nose）　伸入鼻腔或原发于鼻腔内的脑膜瘤。多起源于脑膜的蛛网膜细胞巢。以脑膜内皮细胞型和砂粒瘤型为多见。治疗：手术。

鼻腔内结痂（nasal cavity scab）　鼻腔黏膜有痂皮附着。见于干燥性鼻炎、萎缩性鼻炎、鼻窦炎、鼻腔内特异性感染（如麻风、结核和硬结病等）、鼻前庭病变、外伤和肿瘤术后。

鼻腔黏膜干燥（nasal mucosa drying）　鼻腔黏膜变薄，表面失去正常外观，分泌物减少，呈灰白或暗红色。是黏膜腺体萎缩、分泌减少所致。见于干燥性鼻炎、急性鼻炎及某些急性传染病（如麻疹、白喉和猩红热等）早期、狼疮、麻风、梅毒、硬结病及维生素缺乏等。

鼻腔黏膜粘连（adhesion of nasal mucosa）　鼻中隔与鼻甲之间，鼻甲边缘与鼻甲外侧壁之间的带状黏膜粘连。是鼻腔黏膜之间带状结缔组织的粘连。多见于鼻腔黏膜损伤及鼻腔内特异性感染（如狼疮、梅毒、白喉及麻风）。

鼻腔黏膜肿胀（nasal mucosa tumefaction）　鼻腔黏膜颜色变白而肿厚。由于鼻腔黏膜的急、慢性充血肿胀和黏膜水肿所致。见于各种原因所引起的急性鼻炎、慢性单纯性鼻炎、变态反应性鼻炎及血管萎缩性鼻炎等。

鼻腔牙（nasal tooth）　其他名称：异位牙。鼻腔内的额外牙。可由于上颌牙胚基被挤压而成。见于鼻腔前段底部为白色或褐色突起物，质坚，不能活动。亦可突出于鼻腔外侧壁上。临床上少见。治疗：经鼻前孔分离后拔除。

鼻鼽（allergic rhinitis）　中医病名。即鼻流清涕。常流清涕、鼻塞、喷嚏不断之证。类似过敏性鼻炎。治标宜疏风宣肺，治本须补肺固表。

鼻缺损（nose defect）　鼻部的鼻骨、鼻软骨及皮肤等组织缺损所致的鼻畸形。分为先天性和后天性鼻缺损。先天性鼻缺损很少见，主要表现为部分缺损，并常合并邻近组织畸形；后天性鼻缺损常见，多因外伤、烧伤、咬伤、感染及肿瘤切除后所致。

鼻乳头状瘤（nasal papilloma）　覆盖于鼻腔和鼻窦上皮发生的良性肿瘤。呈外生性生长，由许多乳头状突起构成，表面呈菜花状或绒毛状，根部狭窄，常形成蒂与基底部正常组织相连，可为单个或多个。每一乳头以具有血管的结缔组织间质为轴心，其表面按发生部位的不同，可为鳞状、柱状或移行上皮。应手术彻底切除。

鼻软骨瘤（nasal chondroma）　鼻腔软骨组织形成的良性肿瘤。可分：①外生软骨瘤，与外生骨疣相似；②纯内生软骨瘤，不含其他组织；③不纯内生软骨瘤，含有其他组织，分别称

为纤维软骨瘤、黏液软骨瘤、血管软骨瘤及骨软骨瘤。软骨瘤表面光滑，质硬，呈分叶状，属于透明性软骨，可变为囊性或有黏液性退变。其细胞更接近胚胎性者，易复发，并有肉瘤特征。软骨瘤发展缓慢，渐有压迫和阻塞症状。应手术切除。

鼻塞（rhinocleisis）　其他名称：鼻阻塞。鼻呼吸困难、鼻音重。由于外鼻畸形、鼻腔内黏膜红肿、肥厚、萎缩等病变，鼻腔结构不良，鼻腔内有分泌物、异物和新生物等引起。可为单侧性，也可为双侧性。表现为间歇性、交替性、阵发性、进行性和持续性。见于先天性鼻畸形、鼻腔异物、小儿变态反应性鼻炎、白喉、痢疾、各种鼻炎和鼻窦炎、鼻中隔病变、鼻腔内息肉、肉芽肿、肿瘤及全身性疾病。

鼻塞给氧法（snuffle oxygenic therapy）　将鼻塞插入鼻腔给氧。此法刺激性小、简便，病人容易接受，但是，张口呼吸或鼻腔堵塞者氧疗效果差。

鼻生理学（physiology of nose）　研究鼻功能的科学。鼻有呼吸、嗅觉及共鸣三大功能。此外，还有反射功能，包括鼻肺反射及鼻心反射等。在鼻黏膜受刺激时，可产生咳嗽、喷嚏，心搏变慢、颈动脉压增高。鼻生理功能受破坏，则下呼吸道失去保护，易于罹病。

鼻石（rhinolith）　存在于鼻腔内的结石。是以外生性异物（磷酸盐、碳酸盐、真菌等）为核心并混以鼻液、泪液和炎性渗出液经气流浓缩而成。常一侧发病。单侧鼻塞，黏脓涕，常伴血迹及臭味。鼻镜检查可发现。治疗：经鼻孔取出。

鼻试验（nasal test）　使抗原与鼻腔接触后观察反应以判定致敏物质的试验。用以检查花粉症、变应性鼻炎的致敏抗原，亦可用于检验鼻部变态反应脱敏治疗的效果。此试验较皮肤试验可靠。

鼻饲法（nasal feeding）　将导管经鼻腔、咽、食管插入胃内，从管内注入流质食物、水分和药物的方法。常用于不能由口进食者，如昏迷、口腔疾患等；早产儿和病危者；拒绝进食者等。

鼻缩小成形术（reductive rhinoplasty）　对鼻头、鼻翼、鼻背肥大等畸形施行的缩小手术。

鼻通〔油膏〕（Unguentum Ephedrini et Sulfathiazoli）　组成：盐酸麻黄碱、磺胺噻唑，与桉叶油、薄荷油等以亲水性基质制成的淡黄色或淡琥珀色、具芳香气的半固体制剂。具有消除鼻黏膜充血及抑菌作用。外用于鼻黏膜炎症、肿胀所致鼻塞。高血压者慎用。

鼻头整形术（hypertrophic nose plasty）　对鼻翼软骨及鼻头皮肤过度增生所致鼻端肥大施行的缩小性整形术，或对鼻头缺损施行的修复整形术。

鼻胃插管右移征（dextroposition sign of nasal gastrocatheter）　幸存的胸主动脉外伤破裂者，可因纵隔血肿引起食管向右移位。X 线表现为不透明的鼻胃插管及透光的气管右移。急诊主动脉造影可明确诊断。

鼻息肉（nasal polyp）　以鼻塞日久，鼻窍内见有光滑、半透明、触之柔软而不痛的赘生物，有碍气息为主要表现的疾病。常与鼻腔、鼻窦的慢性炎症伴发。可能与过敏因素有关。呈灰色或淡红色，半透明，表面光滑，单个或多发，有时有蒂，状如去皮的葡萄。可逐渐堵塞鼻腔，生长过多时使鼻外形膨大。治疗：手术摘除。

鼻血管瘤（nasal angioma）　鼻腔常见的由血管内皮细胞形成的良性肿瘤。多发生于鼻中隔前下部，青壮年多见。单发或多发，有的呈弥漫性生长，没有包膜，累及范围可大可小、可深可浅。切面有大小不等的管腔，含有血液，质地多较软。以进行性鼻阻塞及反复鼻出血为主要表现。以手术治疗为主。

鼻咽（nasopharynx, nasal part of pharynx）　咽的上部。位于鼻腔后方，上达颅底，下至腭帆游离缘平面续口咽，向前经鼻后孔通鼻腔的部位。顶壁呈拱顶状，后部黏膜有咽扁桃体，幼儿发达，6、7 岁后开始退化。侧壁上左右各有一个咽鼓管口，以此与中耳鼓室相通。其前、上后方有咽鼓管圆枕。圆枕后方与咽后壁之间有一纵行深窝，为咽隐窝，是鼻

B

咽癌好发部位之一。

鼻咽癌（nasopharyngeal carcinoma） 鼻咽部黏膜的恶性肿瘤。一般在中年发生，多见于男性。好发于我国华南地区。原发于鼻咽黏膜被覆上皮，以低分化鳞状细胞癌为主。早期常无明显症状，多因鼻塞、涕血或回缩性血涕、耳鸣及头痛等就诊，常有颈淋巴结转移。治疗：以放疗为主，辅以鼻咽腔内镭模治疗；对放疗后的局限性残余病灶或复发病灶手术切除。放疗前后可结合中医辨证治疗、化疗、免疫治疗及支持疗法等。

鼻咽癌的鼻腔镜诊断（naso-pharyngoscopy of nasopharyngeal cancer） 早期病变仅见黏膜表现变为灰白色、粗糙不平及出血等。特别要注意渗血性黏膜小颗粒或小斑块。肿瘤增大可呈现菜花型、结节型、黏膜下型、浸润型和溃疡型等。对可疑病变及时活检，以便早期诊断。

鼻咽闭锁（nasopharyngeal atresia） 软腭、咽腭弓与咽后壁的粘连致使鼻咽部分或完全闭塞。主要症状是鼻塞、咽干、不适、睡眠鼾声，鼻腔分泌物不易擤出。如累及咽鼓管，可产生听力减退、鼓膜内陷等征。检查及鼻咽碘油造影可确诊。治疗：手术。

鼻咽部异物（foreign body of nasopharynx） 在呕吐时，食物或其他异物进入鼻咽腔。发生后出现软腭以上疼痛，分泌物带血，以后变为有臭味的脓液。此外，有鼻塞、咳嗽和不明原因的发热。小儿的鼻咽部异物，应取仰卧头低位，用弯钳经口夹住异物一端，旋转松动后取出。

鼻咽部肿块（nasopharyngeal tumor） 鼻咽顶壁、两侧壁或其他部位有高起、表面凹凸不平如菜花状的肿物。色紫红、黏膜表面有局限性缺损，边缘略高起、表面覆有血性分泌物的溃疡。见于鼻咽癌、鼻咽部恶性肉芽肿、淋巴肉芽肿、鼻后孔息肉溃烂及鼻咽结核、梅毒等特异性感染。

鼻咽腔造影（nasopharynxography） 经鼻咽管将钡胶浆对比剂均匀地涂布于鼻咽腔壁上并进入咽鼓管中，使其显影的X线检查方法。主要用于鼻咽部肿瘤的检查。

鼻咽清毒颗粒（biyan qingdu keli） 中医成药名。清热解毒散结剂。组成：野菊花、苍耳子、重楼、蛇莓、两面针、夏枯草、龙胆、党参。用于热毒蕴结鼻咽，鼻咽肿痛，以及鼻咽部慢性炎症，鼻咽癌放射治疗后分泌物增多等症。

鼻咽狭窄（stenosis of nasopharynx） 咽部、软腭与咽后壁之间有不同程度的粘连使鼻咽腔缩小或闭锁。病因主要有梅毒、狼疮和硬结病等特异性感染及猩红热等传染病，以及各种创伤、手术、烧伤、化学药物腐蚀伤、电凝及注入硬化剂治疗等。先天性者罕见。

鼻咽血管纤维瘤（nasopharyngeal angiofibroma） 鼻咽部的灰红色结节状肿块。本属良性肿瘤，但因具有强大的生长扩张能力，又发源于颅底，可反复引起危及生命的大出血，故病情险恶。但恶变为肉瘤者极少见。宜手术切除。

鼻咽粘连（nasopharyngeal adhesion） 口咽与鼻咽通道由于软腭和咽腭弓以及咽后壁粘连所致的狭窄。完全粘连不通者称鼻咽闭锁，多为后天性感染或外伤所致。病人出现闭塞性鼻音。治疗：成形术。

鼻烟窝消失（anatomical snuff-box disappearance） 舟骨骨折的体征之一。病人伸出一手拇指用力外展、背伸。如鼻烟窝不见即此征阳性。触之压痛明显。提示舟骨骨折。

鼻炎（rhinitis） 鼻腔黏膜和黏膜下组织的炎症。表现为充血或水肿，常见症状是鼻塞、流清水涕、鼻痒、喉部不适、咳嗽等。有急性、慢性、变应性、萎缩性鼻炎。急性鼻炎与普通感冒有关，也可为某些以呼吸道为主的急性传染病的鼻部表现。屡发者可转为慢性。鼻炎亦可由灰尘或化学物质等长期刺激引起。治疗：以支持和对症治疗为主，采用全身和局部综合疗法。

鼻炎滴剂（biyan diji） 中医成药名。散风、清热通窍剂。组成：盐酸麻黄碱、黄芩苷、金银花提取液、辛夷油、冰片。用于风热蕴阻型鼻炎及慢性鼻炎。

鼻炎康片（biyankang pian） 中医成药名。清热解毒、消肿止痛剂。组成：当归干浸膏、猪胆汁、黄芩干浸膏、麻黄粉、薄荷油、马来酸氯苯那敏。用于急、慢性鼻炎，过敏性鼻炎。服药期间不宜驾驶车辆、管理机器及高空作业等。

鼻炎片（biyan pian） 中医成药名。祛风清热解毒剂。组成：苍耳子、辛夷、防风、连翘、野菊花、五味子、桔梗、白芷、知母、荆芥、甘草、黄柏、麻黄、细辛。用于急、慢性鼻炎。

鼻炎糖浆（biyan tangjiang） 中医成药名。清热解毒通窍剂。组成：黄芩、白芷、麻黄、苍耳子、辛夷、鹅不食草、薄荷。用于急、慢性鼻炎。

鼻眼裂（naso-ocular facial cleft） 颅面裂泰西耶（Tessier）分型中的Ⅱ型。自一侧鼻翼至眼部内1/3的面裂。

鼻溢液（rhinorrhea） 鼻腔内分泌物从前鼻孔流出或流入鼻咽部吐出或咽下。是由于神经反射作用或因受炎症或物理化学刺激而使鼻腔分泌物增多所致。见于变态反应性鼻炎、血管舒缩性鼻炎、鼻腔黏膜急性炎症（流感、麻疹、猩红热等）、三叉神经痛发作、慢性鼻炎、新生儿先天性畸形、理化因素刺激、鼻窦囊肿自行胀破、感情变化、急性鼻炎、鼻窦炎、萎缩性鼻炎、鼻腔异物、鼻部恶性肿瘤、外伤及脑脊液鼻漏等。

鼻翼扇动（movement of alae nasi） 鼻翼与呼吸同步的运动。吸气时向外扩张，呼气时恢复原位。见于发热性疾病及各种原因的呼吸困难。

鼻翼塌陷症（collapse of nostrils） 吸气时两侧鼻翼随气流内陷而引起吸气性困难。一般误为鼻腔内有阻塞而被忽视。其先天性者系大翼软骨外侧脚发育不良、组织柔软无力所致。后天性者则为鼻翼肌麻痹所致。治疗：可用软骨移植或塑料支架，加强外侧脚的张力。

鼻音（rhinophonia, rhinolalia） 气流或声波通过鼻腔主要运用鼻腔共鸣方式而发出的音，属正常现象。病理性鼻音有闭塞性鼻音和开放性鼻音。伤风感冒、慢性肥厚性鼻炎、鼻腔或鼻咽腔肿瘤等阻塞鼻咽呼吸道时，所发声音不能进入鼻腔，缺乏鼻腔共鸣作用，出现闭塞性鼻音。患腭裂、咽腭闭合不全、软腭瘫痪或软腭瘢痕挛缩者，发音时软腭不能关闭鼻咽部，发生不正常的鼻腔共鸣，形成开放性鼻音。

鼻硬结病（rhinoscleroma） 由鼻硬结杆菌所致的慢性传染病。表现有头痛、呼吸不畅、鼻中隔黏膜肥厚、干燥、有脓性分泌物，伴恶臭，继后鼻膜下形成多数结节，渐变坚硬，后期有肉芽组织纤维化及瘢痕形成，因瘢痕挛缩可致鼻外形发生改变。治疗：应用氯霉素、链霉素等抗生素，深层X线或镭放射治疗也有良好效果。

鼻渊（acute and chronic sinusitis） 其他名称：脑漏、脑崩。中医病名。以鼻流浊涕，量多不止，常伴有头痛、鼻塞、嗅觉减退为主要表现的疾病。因风寒者，鼻塞不闻香臭，涕多，有辛酸感，治宜疏风散寒、理肺通穹。因风热者，鼻咽多有灼热痛感，涕黄稠腥臭，治宜清肺宣窍、凉血解毒。因肝胆经郁热上攻者，鼻塞、鼻酸，浊涕不止、如髓如脓，腥臭难闻，甚则头晕目眩，头痛健忘，俗称为脑漏，治宜清肝胆、宣肺气。肺开窍于鼻，病久多有肺气虚或肺阴亏，当兼顾补肺气或养肺阴。

鼻渊舒胶囊（biyuanshu jiaonang） 中医成药名。疏风清热剂。另有制剂：口服液。组成：辛夷、苍耳子、栀子、黄芩、白芷、柴胡、黄芪、川芎、细辛、薄荷、川木通、茯苓、桔梗等。用于急性鼻炎肺经风热证及急性鼻窦炎胆腑郁热证、慢性鼻窦炎、慢性鼻炎。

鼻渊丸（biyuan pill） 中医成药名。黑褐色浓缩丸剂，气微香、味辛、微苦涩，由苍耳子、辛夷、金银花、茜草、野菊花制成，具有祛风宣肺、清热解毒、通窍止痛作用。用于鼻塞、鼻渊、流涕、头痛、眉棱骨痛。

鼻源性头痛（rhinogenic headache） 鼻部疾病引起的反射性头痛。通常局限于三叉神经分布区域。鼻腔及鼻窦因炎症而通气引流不畅者，可发生阻塞性头痛。日久，窦腔内空气被吸收而形成真空性头痛。如窦内充满脓液，则发生张力性头痛。萎缩性鼻炎病人不仅前额及头顶剧烈疼痛，而且常有头昏、耳鸣。若高位鼻中隔偏曲还可引起鼻睫神经痛。治疗：最重要的是根除病因；病因未明前，可给予止痛剂及理疗等以缓解症状。

鼻源性突眼（rhinogenous exophthalmus）　鼻腔或鼻窦疾病引起的整个眼球向一定方位超前于正常位置，也是鼻部疾病伴发的症状之一。多呈单侧性，多因恶性肿瘤所致。表现为复视、视力减退、眼肌瘫痪，视野改变等。可用药物或手术治疗，解除原发灶突眼可逐渐复位。

鼻再造术（nose reconstruction）　利用额部及前臂带蒂或游离皮瓣重建包括鼻腔、衬里、外被皮肤和支架等组织的修复再造全鼻手术。

鼻齄（rosacea）　其他名称：鼻赤。俗称酒渣鼻。中医病名。指肺素有热或阳明风热而致鼻红。饮酒者多见。症见鼻头发红，久则呈紫红色，皮肤变厚，鼻头增大，表面隆起而高低不平，状如赘瘤。治宜清热凉血散结，外用大黄、硫磺等分研末水调敷。

鼻真菌病（mycosis of nose）　鼻部真菌感染。症状为鼻塞、鼻涕带血丝等。对有糖尿病史的病人特别要想到此病。活检、直接涂片及真菌培养有助于诊断。治疗：给予抗真菌药物和对症治疗。

鼻正中裂（median cleft nose）　鼻梁中线出现深沟裂痕的先天性颅面裂畸形。

鼻指数（nasal index）　是用来表示外鼻形态的指数，即鼻宽度除以鼻长度乘以 100。表示：细长鼻（白种人鼻）：X～46.9；中等鼻（黄种人鼻）：47.0～50.9；扁平鼻（黑人鼻）：51.0～57.9；过度扁平鼻 58.0～X。

鼻痔（nasal polyp）　中医病名。鼻息肉。由肺气不清、风湿郁滞而成。有鼻塞、头昏和嗅觉减退等症。治宜温肺散寒、芳香开窍。内服辛夷清肺饮，外以硇砂散逐日点之。鼻痔大者，可有鼻形变化。手术摘除。

鼻中隔（nasal septum）　由筛骨垂直板、犁骨和鼻中隔软骨为支架，覆以黏膜而成的结构。分为骨部、软骨部及膜部。构成固有鼻腔内侧壁。完全位于正中矢状面者并不多见，往往呈<形偏向一侧，或S状偏曲。鼻中隔明显偏位且造成功能障碍或产生症状者，称为鼻中隔偏斜或弯曲。鼻中隔的前下份有一区域，黏膜中有丰富的血管吻合丛，称为易出血区。约90%的鼻出血均发生于此处。

鼻中隔穿孔（perforation of nasal septum）　鼻中隔由于手术、经常挖鼻、外伤、强腐蚀性药物所致的穿孔。表现为鼻腔干燥、常有脓痂、鼻塞和头痛，易发生鼻出血。治疗：针对病因治疗，手术修补。

鼻中隔对称性隆起（symmetric projection of nasal septum）　鼻中隔两侧有半圆形的隆起。左右对称，表面光滑，颜色正常或暗红，触之有波动感，伴触痛。由于鼻中隔骨膜或软骨膜下积有血液或脓液所致。见于鼻外伤、鼻中隔软骨脱位、筛骨骨折及鼻中隔严重感染和邻近组织炎症蔓延，还见于麻疹、伤寒、斑疹伤寒、流感、猩红热和丹毒等急性传染病。

鼻中隔棘突或嵴突（spinous process of nasal septum）　鼻中隔隔面有棘状尖锐性突起称为鼻中隔棘突。自前下向后上方倾斜的长条形屋脊形突称为鼻中隔嵴突。为鼻中隔偏曲的形态变异。是临床上鼻出血和头面部神经痛的常见原因。较大的嵴突可引起鼻窦炎。

鼻中隔溃疡（nasal septal ulcer）　鼻中隔前部有溃疡形成，由干燥空气、刺激物、挖鼻或药物所致。治疗应去除病因，局部应用润滑剂和保持适当的湿度。

鼻中隔糜烂（erosion of nasal septum）　鼻镜检查鼻中隔前端或其他部位有单个或数个散在的黏膜缺损区，病变损害黏膜，上皮呈糜烂状。若损伤向深部发展可形成溃疡。见于外伤、理化因素刺激、特异性感染（如结核、麻风、梅毒及鼻疽等）、急性传染病（如白喉、猩红热等）、鼻腔异物压迫鼻中隔黏膜等。

鼻中隔脓肿（nasal septal abscess）　鼻中隔黏软骨膜或黏骨膜下积脓。多发于软骨部，常为双侧。多见于外伤或鼻中隔手术后血肿继发感染。病人有鼻阻塞和鼻梁压迫感，伴全身及局部炎症症状。治疗宜切开排脓，用抗生素溶液冲洗，应用磺胺类药物和抗生素控制感染。

鼻中隔偏曲（deflection of nasal septum）　鼻中隔偏曲显著影响鼻腔功能者。鼻堵，多为单侧。头痛，出血，并发鼻窦炎。治疗：行鼻中隔黏膜下切除术矫正。

鼻中隔偏曲的分度（degrees of nasoseptal deviation）　可分为3度。Ⅰ度：轻度偏曲。偏曲部与鼻腔侧壁不接触，不妨碍鼻功能及鼻窦引流。Ⅱ度：较重偏曲。偏曲部与鼻腔侧壁接触或伴有对侧鼻甲代偿性肥大或萎缩性改变，已影响鼻功能及鼻窦引流。Ⅲ度：严重偏曲。偏曲部与鼻腔侧壁紧靠，距状突或嵴突紧压鼻甲骨，以细棉签探查不能通过，伴有极明显的鼻塞等症状。

鼻中隔血肿（hematoma of nasal septum）　鼻中隔黏软骨膜或黏骨膜下积血。可使软骨或骨的血液供应中断，双侧性多见。鼻外伤鼻中隔发生骨折，血管断裂而黏膜未破裂，可形成血肿。也可发生于鼻中隔手术后。病人有鼻阻塞和鼻梁压迫感。治疗宜穿刺抽血或切开引流，应用磺胺类药物和抗生素。

鼻阻（堵）塞（nasal obstruction，nasal stuffiness）　凡局部性或全身性原因均可使鼻腔气流阻力增大而引起鼻阻塞。是鼻及鼻窦疾病的常见症状。由于原因和病变程度不同，鼻阻塞可表现为持续性、交替性或间歇性，可为单侧或双侧。治疗重在消除病因。

比昂基综合征（Bianchi syndrome）　其他名称：顶叶综合征。为感觉性失语症，伴失用症和失读症。为左顶叶或以左顶叶为主兼有其他脑叶损害时所表现的一组综合征。主要征象为失语、失用、失读，多数还伴有失写的"四失"征象。

比奥呼吸（Biot respiration）　见间停呼吸。

比恩综合征（Bean syndrome）　其他名称：蓝色橡皮疱样痣综合征。皮肤与消化道同时出现海绵状或毛细血管性血管瘤。幼年期发病。表现为皮肤血管瘤，呈蓝色或淡蓝色，局部有多汗现象，同时伴消化道出血（黑便）。对症治疗。

比尔默征（Biermer sign，Biermer change of sound）　其他名称：比尔默音响变换。浆液性气胸时叩诊音的音调随体位而变化。卧位时音调降低，坐位时音调偏高。

比尔绍斯基征（Bielschowsky sign）　鉴别眼外肌麻痹的体征。令病人向疑似麻痹眼的一侧倾斜头部，若麻痹眼向上转动则此征阳性，提示该眼上斜肌轻瘫。此征阴性为上直肌麻痹。用于鉴别上直肌和上斜肌麻痹。

比较病理学（comparative pathology）　研究不同进化阶段的动物疾病发生与发展的学科。在研究过程中，力求与人类疾病病理过程相比较，以增加对整个病理过程的认识，因而形成其独特的研究领域。

比例采样法（proportionate sampling）　估算废水污染物含量的一种采样方法。使用自动比例采样器，流量大时多采，小时少采。根据24h的废水排放量及各种污染物的浓度计算污染物总排放量。

比例误差（proportional error，scale error）　测量距离时，与被测距离成正比关系的误差计算系数。是测距仪器的重要性能指标。

比率智商（ratio of intelligence quotient）　表示智力水平高低的心理测量指标。由计算儿童的智力年龄和实际年龄的比率求得。计算公式为：比率智商＝（智力年龄/实际年龄）×100%。特点为将个人智力发展水平与年龄大小相比，从而反映出智力发展是否与年龄发展相平行或者后退与提前。可判断智力发展水平。

比伦巴乌姆征（Birenbaum sign）　慢性纵隔炎时的临床征象。表现为触诊腹主动脉时，病人疼痛感觉增强。

比气道传导率（specific airway conductance）　每单位肺容积的气道传导率。不受测定时肺容积的影响，更适于个体之间的比较。正常值为（22.91±0.52）s/cmH₂O。

比色法（colorimetric method）　比较溶液色泽以判定物质含量的方法。本身或加入显色剂后的有色液体，其色强与物质含量成正比，可根据光被色液吸收的程度判定物质的含量。常用的有目视比色法和光电比色法。

比色分析（colorimetric analysis）　比较已知浓度标准溶液与未知浓度待测溶液颜色的深浅程度或某种光线被溶液吸收后透过光的强度，以确定被测物浓度或含量的方法。

比色计（chromometer）　利用不同介质对光吸收和折射不同的

B

原理，测定溶液中某种化学成分浓度的仪器，为常规化学检验所必备。该仪器主要由4部分构成：光源、不同波长的滤光片、光度计、样品室或比色池。样品经稀释后加入某种特定的试剂进行反应产生颜色，再选择与其颜色一致的滤光片测定，在比色池中样品吸收光的量则指示其化学成分的量。该仪器还可配套自动稀释器、加样器、打印机等辅助装置，以提高处理多个样品的自动化程度。

比森贝格征（Biesenberger sign）　快速输血（或输液）所致的右心室负荷过重时的征象。特征是心脏部位刺痛、脉搏次数减少、发绀和呼吸困难。

比沙可啶（bisacodyl）　其他名称：便塞停。刺激性缓泻药。通过与肠黏膜接触刺激其神经末梢，引起结肠反射性蠕动增强而导致排便。适用于急慢性便秘和习惯性便秘。服用时不得压碎和咀嚼片剂，服药前后2h内不得服用牛奶和抗酸剂。也可用于腹部X线检查、内镜检查和术前肠道清洁。急腹症病人禁用，孕妇慎用。

比顺应性（specific compliance）　肺顺应性与肺容量的比值。肺组织的顺应性因人肺总容量不同而有差异。如果在测定肺顺应性的同时算出单位肺容量的顺应性，则可避免由于肺容量变化而发生的误差。

比索洛尔（bisoprolol）　其他名称：康可、博苏。选择性β_1受体阻滞药。抗高血压药。用于高血压、心绞痛。制剂：片剂。心源性休克、明显的心力衰竭、二度及三度房室传导阻滞、显著窦性心动过缓病人禁用。支气管哮喘、孕妇、哺乳期妇女、儿童、严重糖尿病病人、有家族性银屑病史的病人慎用。

比托斑（Bitot spot）　其他名称：结膜干燥斑。维生素A缺乏症的眼部表现之一。在睑裂靠近角膜缘的球结膜表面灰色泡沫状的三角形斑，其表面不能被泪液湿润。有时形成透明整齐的小粒，状似肥皂沫，有时并不整齐，只是大小不同的白斑。

比托夫征（Bittorf sign）　肾结石的特征。肾结石发作时，压迫两侧睾丸或卵巢部位时引起向肾脏部位的反射痛。

比托特罗（bitolterol）　其他名称：双甲苯喘定。平喘药。对气管有明显的选择性扩张作用，疗效强而持久。可用于缓解支气管哮喘、慢性支气管炎及其他慢性支气管性疾患所致的支气管痉挛。少数病人有头痛、手指震颤、心悸和胃肠道反应。甲状腺功能亢进、高血压及糖尿病者慎用。

比夏尔德征（Bishard sign）　触诊踝部和足跟内面时所产生的疼痛。用于小腿深部血栓性静脉炎的诊断。

比胸围（Brugsch index）　见布鲁格施指数。

比移值（R_f value）　见保留因子。

比值（ratio）　某一事物发生的概率与不发生的概率之比。在病例对照研究中，病例组中有暴露史者为a，无暴露史者为c；对照组中有暴露史者为b，无暴露史者为d；因此，病例组的有暴露史与无暴露史的概率分别为a/(a+c)与c/(a+c)，其比值即为a/c；同理，对照组的比值为b/d。

E/C比值（estriol/creatinine ratio）　胎儿-胎盘单位功能测定值之一。测随意尿中雌三醇（E_3）或雌激素（E）与肌酐（C）含量之比。可代替24h尿的E_3值测定法。正常妊娠E/C比值随妊娠月份逐渐增加，孕32周后急剧上升，38周达最高峰。判断：E/C>15为正常；E/C=10～15，示胎儿进入警戒状态；E/C<10示胎儿危急。

P/O比值（P/O ratio）　物质氧化时，每消耗1摩尔氧原子所消耗无机磷的摩尔数（或腺苷二磷酸摩尔数），即生成腺三磷酸（ATP）的摩尔数。它是测定ATP偶联部位的实验方法。

比值比（cross-product ratio）　其他名称：交叉乘积比。在病例对照研究中，病例组有、无暴露史之比例（a/c）与对照组有、无暴露史之比值（b/d）之比。亦即ad/bc。以表示某因素与疾病发生的关联程度。

比重（specific gravity, specific weight）　①物体的重量与其体积的比值。常用单位为g/cm³、N/m³等。有时也把比重规定为物体的重量和同体积水的重量之比，这时"比重"没有量纲，因而也没有单位。②其他名称：相对密度。物体的密度与标准物质密度之比。是无量纲量。对固体和液体，以4℃的水（密度为1kg/dm³）作为比较的标准物质；对气体以0℃和1标准大气压（$1.01×10^5$Pa）的干燥空气（密度为1.29g/dm³），为比较的标准物质。

比重测定［法］（specific gravity test, pyknometry）　测定比重以区别或检验药品纯杂程度的方法。液体一般用比重瓶进行测定。测定易挥发的液体可用韦氏比重秤进行测定。

比浊法（turbidimetry）　一种以仪器测量液体浑浊度的方法。光线通过浑浊液体时，悬浮体可吸收或散射部分光线，因而减弱穿透光线的强度。测量透过悬浮体的光线强度以判定悬浮体浓度称浊度测定法，测量散射光线强度以判定悬浮体浓度称散射测浊法，以荧光光源测量悬浮散射强度称荧光比浊法。

吡布特罗（pirbuterol）　选择性β_2受体兴奋剂。其扩张支气管作用比硫酸沙丁胺醇强，对心血管系统的影响较小，平喘作用维持时间长。适用于支气管哮喘、慢性支气管炎、肺气肿引起的呼吸困难。

吡啶斯的明（pyridostigmine, mestinon）　见溴吡斯的明。

吡二丙胺（disopyramide）　见丙吡胺。

吡卡酯（pyricarbates）　其他名称：血脉宁、吡醇氨酯。缓激肽拮抗药。具有抗动脉粥样硬化、抗炎及抗凝血作用。适用于动脉粥样硬化、心绞痛、心肌梗死、脑血栓、视网膜炎、血管闭塞性疾病，以及糖尿病引起的肾、眼血管损伤、肾病综合征、浸润性和纤维化-空洞性肺结核。肝功能不良者慎用。

吡喹酮（praziquantel）　广谱抗寄生虫药，治疗血吸虫病的首选药物。用于血吸虫病、华支睾吸虫病、肺吸虫病、姜片虫病以及绦虫病等，也可治疗脑囊虫病。制剂：片剂。严重心、肝、肾功能不全及有精神病史者慎用。

吡拉西坦（piracetam）　其他名称：吡乙酰胺、脑复康、乙酰胺吡咯环酮、酰胺吡酮、吡咯醋酰胺。属吡咯烷酮类药物，为脑代谢改善药。用于衰老、脑血管病、脑外伤、CO中毒等引起的记忆和轻度脑功能障碍。亦可用于儿童发育迟缓。制剂：片剂、胶囊剂。孕妇、新生儿、肝肾功能不全者禁用。

吡硫醇（pyritinol）　其他名称：脑复新、爱瑞幸、二盐酸吡硫醇、联硫吡多醇。属吡多醇（维生素B_6）的类似物，为脑代谢改善药。用于脑震荡综合征、脑外伤后遗症、脑炎及脑膜炎后遗症、脑动脉硬化及老年痴呆等神经症状。制剂：盐酸吡硫醇片剂、注射剂。孕妇慎用。

吡罗昔康（piroxicam）　其他名称：炎痛喜康。长效镇痛抗炎药。用于风湿性及类风湿性关节炎。制剂：片剂、胶囊剂。不宜长期服用，过敏、胃及十二指肠溃疡病人，孕妇及儿童禁用。

吡哌酸（pipemidic acid）　合成的第二代喹诺酮类抗菌药（细菌DNA促旋酶抑制剂）。主要应用于敏感革兰氏阴性杆菌和葡萄球菌所致尿路、肠道和耳道感染，如尿道炎、膀胱炎、菌痢、肠炎、中耳炎等。制剂：片剂、胶囊剂。妊娠前3个月妇女、哺乳期妇女、幼儿慎用。

吡哌乙胺（picoperine）　见匹考哌林。

吡嗪酰胺（pyrazinamide）　抗结核病药。常与其他抗结核药联合用于经一线抗结核药（如链霉素、异烟肼、利福平和乙胺丁醇）治疗无效的结核病。制剂：片剂、胶囊剂。用药期间应注意检查肝功能，孕妇及痛风病人禁用。

吡柔比星（pirarubicin）　其他名称：吡喃阿霉素。半合成的蒽环素抗癌药。用于头颈部癌、乳腺癌、膀胱癌、输尿管癌、肾盂癌、卵巢癌、宫颈癌、恶性淋巴瘤和急性白血病。动脉给药和膀胱给药可明显提高疗效。制剂：盐酸吡柔比星注射剂。肝肾功能不全、心功能不全、有心脏病史病人和妊娠哺乳期妇女禁用。用药期间定期检查血象。注射时勿漏至血管外。

吡维氯胺（pyrvinium pamoate）　见恩波吡维铵。

吡扬平（pirenzepine）　见哌仑西平。

吡乙酰胺（piracetam）　见吡拉西坦。

吡唑甲氢龙（stanazolol）　见司坦唑醇。

彼得罗夫征（Petrow sign） 急性阑尾炎的临床征象之一。当病人由卧位坐起压迫腹壁时右侧腹部产生疼痛即为此征阳性。见于阑尾炎。

笔杆征（penholder sign） 肠系膜上动脉压迫十二指肠下水平部，钡剂造影时出现纵行笔杆样光滑的外压性充盈缺损，钡剂通过受阻，并有胃十二指肠扩大的X线征象。

必需氨基酸（essential amino acid） 其他名称：营养必需氨基酸。体内合成的量不能满足机体需要，必须从食物中摄取的氨基酸。其氨基酸种类与机体发育阶段和生理状态有关，成人维持氮平衡必需的氨基酸有色、苯丙、赖、苏、蛋、亮、异亮氨酸及缬氨酸8种，儿童生长还有精氨酸和组氨酸（为半必需氨基酸）。由于胱氨酸和酪氨酸可由蛋、苯丙氨酸在体内转变而成，膳食中胱、酪氨酸充裕，可节省蛋、苯丙氨酸，所以在考虑食物必需氨基酸组成时，将苯丙氨酸与酪氨酸、蛋氨酸与胱氨酸合并计算。各种食物蛋白质所含必需氨基酸种类，数量与比例是决定食物蛋白质营养价值的主要因素。

必需基团（essential group） 酶蛋白中与底物相结合或参与催化作用的功能基团。改变这些基团就会影响酶的作用，如半胱氨酸的—SH基、丝氨酸的—OH基等。

必需磷脂（essential forte） 肝胆病辅助剂。用于脂肪肝、肝硬化、肝中毒、肝性脑病（包括前驱肝性脑病）和急、慢性肝炎。制剂：胶囊剂、注射剂。只有注射用葡萄糖溶液及病人自身血液可作稀释剂，切不可与任何其他注射液混合。

必需元素（essential element） 维持生命不可缺少的化学元素。缺乏可导致机体相应的功能失调。

必需脂肪酸（essential fatty acid） 其他名称：营养必需脂肪酸。不能被细胞或机体以相应需要量合成或从其膳食前体合成，而必须由膳食供给的多不饱和脂肪酸。对哺乳动物而言，亚油酸与亚麻酸皆是营养必需的。必需脂肪酸可以促进婴幼儿生长、乳母分泌乳汁，并为皮肤正常代谢所必需。如食物中缺乏时，可发生皮肤鳞屑增多、变薄以及毛发稀疏等皮炎症状。它尚有降低血胆固醇和维护生物膜的完整与正常功能的作用，是合成前列腺素的原料。其最低需要量相当于膳食总热量的3%。

毕克征（Bikele sign） 臂丛神经炎的征象之一。病人取坐位，让其肘关节及前臂屈曲，同时前臂外旋并向上举起，尽可能向后上方抬肩。检查者握其腕部向后上外方拉伸。若出现疼痛及抵抗为此征阳性。提示臂丛神经炎。

毕氏评分法（Bishop score） 用子宫颈口开大程度和位置、宫颈硬度、颈管消退程度、胎头位置5项指标进行评分来判断妊娠宫颈成熟度的方法。主要用于估计引产效果。通常13分为满分，9分以上者引产均成功；7～8分者成功率为80%；4～6分者为50%，0～3分者引产皆失败。

闭汗症（hypohidrosis） 皮肤对能使正常人出汗的刺激无反应或反应减退而引起的无汗。有局限性和全身性两类。闭汗可由汗腺本身或由神经通路中任何节段的病损所致。应积极治疗引起闭汗症的各种疾患，人工湿润皮肤。

闭合复位（closed reduction） 骨折或关节脱位时，通过非手术方法（如手法、牵引或穿针等）进行整复。危险性小、损伤小、骨折愈合快，但某些骨折复位难。

闭合复位三棱钉内固定术（close reduction with trifan） 治疗股骨颈骨折的主要方法。先将骨折部用手法闭合复位，再定位插入导针3根，选择其中位置最佳的一根为进针导针，然后切开皮肤、皮下组织及肌层，将三棱针顺导针打入而起内固定作用和促进骨愈合。

闭合复位髓内针固定（closed reduction and intra-medullary nailing） 桡尺两骨骨折后的一种治疗法。骨折闭合复位后，在X线透视及无菌操作下行桡、尺骨髓腔内穿针固定。尺骨从鹰嘴进针，桡骨从桡骨茎突进针。适用于一些不稳定性骨折。须加用局部外固定。

闭合容积（closing volume, CV） 其他名称：闭合气量。指平静呼气至残气位时，肺下垂部小气道开始闭合时所能继续呼出的气体量。正常值随年龄增加而增加。临床用CV（闭合气量）/VC（肺活量）的百分比表示。预计值30岁为13%，50岁为20%，也可用0.4078×年龄−3.396算出。作为诊断小气道疾病的参考。

闭合位置（occlusal position） 颌的一种功能位置。在下颌闭合时，部分或全部上下齿相接触，此时可能与正中牙合一致或不一致。

闭合性骨折（closed fracture） 骨折处皮肤或黏膜完整，不与外界相通的一类骨折。此类骨折没有污染。

闭合性截肢术（close amputation） 截肢手术方法之一。选择适当的截肢平面按设计的皮瓣截肢。皮肤一期缝合。适用于受伤肢体无严重感染者。

闭合性脑损伤（closed brain injury） 脑组织与外界不相通的一类脑损伤。常见于车祸、坠跌、工伤、斗殴等意外事故中。新生儿的脑损伤多发生于难产或手术产时。临床表现为意识障碍、头痛头晕、各种神经功能障碍及生命体征的改变等。可分为原发性脑震荡、脑挫裂伤，以及外伤后颅内继发血肿、脑水肿等。治疗：对症，手术。

闭合性气胸（closed pneumothorax） 其他名称：单纯性气胸。在胸部创伤、气胸形成后，空气进入胸膜腔的通道即行封闭，胸膜腔不再与外界或呼吸道相通的一种气胸。多见于闭合性肺损伤，也可发生于胸部损伤。一般可造成伤侧肺部分萎陷。肺萎陷在30%以下者称小量气胸，1～2周内可自行吸收。大量气胸病人可出现胸闷、呼吸困难、胸痛及气促；查体时可见气管向健侧移位，伤侧肋间饱满、呼吸运动减弱；叩诊鼓音，听诊呼吸音减弱或消失。X线见肺萎陷。治疗采取胸膜腔穿刺抽尽积气的方法，同时抗感染。

闭合性损伤（closed injury） 受伤部位的皮肤或黏膜保持完整，未与外界相通的损伤。多由钝性暴力所致。包括挫伤、扭伤、挤压伤、爆震伤及创伤性窒息等。表现为局部疼痛、肿胀、出血、功能障碍，重者可发生休克。紧急处理为止痛、止血和防治休克。特别注意有无内脏损伤。

闭合性脱位（closed dislocation） 脱位时关节腔未与外界相通的现象。多由间接暴力引起。

闭角型青光眼（angle-closure glaucoma） 由于周边虹膜堵塞小梁网或与小梁网产生永久性粘连，房水外流受阻，引起眼压升高的一类原发性青光眼。病人具有房角狭窄、周边虹膜易与小梁网接触的解剖特征。根据眼压升高是骤然发生还是逐渐发生，可分为急性闭角型青光眼和慢性闭角型青光眼。

闭角型青光眼发作后三联征（triad after angle-closure glaucoma attack syndrome） 青光眼急性发作后，可见到角膜后壁有色素沉着、虹膜局限性萎缩，以及永久性瞳孔扩大和扭曲变形。

闭经（amenorrhea） 无月经。女性年满15周岁而月经尚未来潮称原发性闭经；过去月经一向正常，并非怀孕而中断6个月以上为继发性闭经。按其病因部位不同有子宫性、卵巢性、垂体性及下丘脑性闭经。治疗：针对病因给以恰当治疗，功能性闭经可试用激素疗法。

闭经泌乳综合征（amenorrhea galactorrhea syndrome, Chiari-Frommel syndrome） 其他名称：闭经溢乳和促卵泡激素减少综合征、乳溢-闭经综合征、基亚里-弗罗梅尔综合征。非产褥期妇女或产妇在停止哺乳一年后，出现持续性乳溢，且伴有闭经者。多数病人合并有高催乳激素血症。下丘脑肿瘤、垂体肿瘤、垂体外肿瘤；服用避孕药、氯丙嗪、利血平、甲氧氯普胺等药物；甲状腺功能减退或亢进；其他罕见原因如胸壁带状疱疹等均可引起。无明显原因者，称为特发性，是由于下丘脑-垂体功能障碍所致。

闭孔动脉（obturator artery） 髂内动脉供应盆壁前部及大腿内侧肌群的分支。与闭孔神经伴行，穿闭膜管至骨盆的前面和大腿内侧，末端分为前、后两支，分布至大腿内收肌群。闭孔动脉在穿闭膜管之前还发出一耻骨支，在股环附近，可与腹壁下动脉的分支吻合，形成异常闭孔动脉（出现率约为17%～18%）。在做股疝手术时应注意此点，以免误伤导致大出血。

闭孔肌试验（obturator test） 诊断盆位阑尾炎、女性附件炎、异位妊娠破裂等的一种检查。病人平卧、右腿屈曲并内旋髋关节引起腹痛加剧，则表示盆腔位发炎阑尾靠近闭孔内肌肌膜，称闭孔肌试验阳性。

闭孔疝（obturator hernia） 腹内脏器经闭孔管突出的疝。多见于消瘦的老年妇女。有闭孔神经受压症状。如疝内容物为肠管，可出现肠梗阻。常因误诊而延误手术时机。

闭孔神经（obturator nerve） 自腰丛发出，经闭膜管至股部后分成前、后两支神经。前支分布于髋关节、长收肌、短收肌和股薄肌，其皮支分布于股内侧下部皮肤；后支分布于闭孔外肌、大收肌、短收肌，于其下支分布于膝关节并与隐神经交通。当闭孔神经损伤时大腿内收力减弱，患肢不能搁置于健侧腿上，股内侧皮肤感觉障碍等。

闭孔神经切断术（obturator neurotomy） 由耻骨上或股内侧径路于闭孔内或闭孔外切断闭孔神经干或其前支。用以缓解大腿内收肌群的痉挛，治疗脑性瘫痪。

闭孔神经损害（injury of obturator nerve） 临床较常见的单神经损害。可因闭孔疝、难产、骨盆骨折、髋关节脱位、肿瘤、糖尿病、结节性多动脉炎等引起。表现为大腿内收力弱，内收或外旋障碍，患腿不能主动架在健腿上。治疗：处理病因，药物或手术治疗。

闭路人工胰（closed circuit artificial pancreas） 机械型人工胰。由葡萄糖传感器、微型计算机、胰岛素输入泵组成，形成一个完整闭合反馈系统，能较好地模拟人体胰腺胰岛功能。根据传感器实时测定的血糖浓度，计算机以动态算法精确计算出需补充的胰岛素或葡萄糖量，并指令输入泵将贮液器中的胰岛素或葡萄糖按量注入病人体内，使血糖经常保持接近生理水平。

闭目难立征（Romberg sign） 见龙贝格征。

闭塞型原发性心肌病（primary obliterated cardiomyopathy） 小儿原发性心肌病中最常见的一种，其特征为心内膜下弹力纤维及胶原纤维增生，使心脏收缩和舒张障碍，导致心衰并可死亡。表现为婴幼儿反复上呼吸道感染后发生心衰，心脏扩大而无杂音。内科治疗。

闭塞性鼻音（rhinolalia clausa） 缺乏鼻腔、鼻窦共鸣的一种不悦耳的鼻音加重声音。见于伤风、慢性鼻炎、鼻息肉、鼻腔内肿瘤、增殖体肥大及鼻窦肿瘤等。

闭塞性缺血（obliterative ischemia） 由于动脉的管腔变窄和受阻引起的局部持久性血液供应减少或停止。例如心冠状动脉和脑动脉的粥样硬化、动脉血栓形成、闭塞性动脉内膜炎、结节性多动脉炎时，可使动脉管腔发生不同程度的狭窄和阻塞。

闭塞性细支气管炎伴机化性肺炎（bronchiolitis obliterans organized pneumonia，BOOP） 见隐源性机化性肺炎。

闭塞性心肌病（obliterative cardiomyopathy） 心肌病的一型。以心室腔因纤维增生及附壁血栓而闭塞为特征。其症状似缩窄性心包炎，也可发生栓塞。心脏搏动弱，心音轻，可有舒张期奔马律，脉压小。心电图示低电位、右心房室肥大及右束支传导阻滞等。预后差。治疗：对症。

闭塞性周围动脉粥样硬化（peripheral arteriosclerosis obliteration） 其他名称：闭塞性动脉硬化。周围动脉因粥样硬化病变引起管腔进行性狭窄或闭塞所致的缺血症候群。本病易患因素有高脂血症、高血压、高血糖、高龄、肥胖和吸烟等。患肢发凉、麻木、疼痛，间歇性跛行，肢端发生溃疡、坏疽。治疗：调整脂质代谢，促进侧支循环建立；中医药治疗；严重者手术。

闭式引流（closed drainage） 治疗气胸的一种有效的持续排气方法。局麻下在患侧锁骨中线第 2 肋间或腋前线外侧第 4～5 肋间沿肋骨上缘平行做 1.5～2cm 皮肤切口，用套管针穿刺进入胸膜腔，拔去针芯，通过套管将灭菌胶管插入胸腔。导管固定后，另一端置于水封瓶的水面下 1～2cm，使胸腔内压力保持在 1～2cm 以下，若胸腔内积气超过此压，气体便会通过导管从水面逸出。

闭锁（atresia） 体内管道器官或正常孔、口的先天性阙如或封闭。可单独存在，也可与其他先天性畸形同时存在。例如肛门闭锁（锁肛）、外耳道闭锁等。

闭锁堤（atresic dike） 上皮细胞间互相接触的细胞膜区域形成的特殊结构。如在单层立方上皮与单层柱状上皮两相邻的

上皮细胞间，细胞膜外侧互相融合，间隙消失，形成衣领样环带，环包在细胞的四周。具有防止外界物质侵入的作用。

闭锁卵泡（atretic follicle） 在各发育时期退化的卵泡。女婴卵巢内约有 30 万～40 万个卵泡，一生中只有 300～400 个卵泡发育成熟，大部分退化。

闭锁小带（zonula occludens） 见紧密连接。

闭锁综合征（locked-in syndrome） 病人意识清楚，仅能以眼球活动（眨眼或眼球运动）表达是非。是由于脑桥腹侧基底部损伤双侧皮质脊髓束和支配三叉神经以下的皮质脑干束而出现两侧中枢性偏瘫。病人除眼球运动尚存外，丧失任何运动和表达能力。多见于基底动脉血栓形成或脑外伤。

闭证（excess syndrome of stroke） 中医证候名。中风或热病邪入营血内闭时出现的证候。以牙关紧闭，两手握固或昏迷不醒、身热肢厥为特征。兼有热象的为阳闭，寒象的为阴闭。

荜拔（long pepper, Fructus Piperis） 见荜茇。

荜茇（Fructus Piperis Longi, long pepper） 其他名称：荜拔、鼠尾。中医药名。胡椒科植物荜茇的干燥近成熟或成熟果穗。辛、热。归脾、胃经。功能温中散寒、行气止痛。用于心绞痛、吐泻、吞酸、鼻渊、齿痛。实热郁火，阴虚火旺者忌服。对金黄色葡萄球菌，枯草杆菌、大肠埃希菌、痢疾杆菌、蜡样芽孢杆菌等有抑制作用。

铋线（bismuth line） 铋中毒时沿牙龈缘的蓝黑色细线。

萆薢（poison yam, Rhizoma Dioscoreae Hypoglaucae） 其他名称：粉萆薢。中医药名。薯蓣科植物粉背薯蓣的干燥根茎。苦、平。归肝、胃、肾经。利湿，祛风。主治：下焦湿浊郁滞所致的膏淋、带下；风湿痹痛，关节不利，腰膝疼痛。

萆薢分清丸（bixie fenqing wan） 中医成药名。祛湿剂（清热利湿通淋）。组成：粉萆薢、石菖蒲、甘草、乌药、益智仁。用于肾不化气、清浊不分，小便频数、时下白浊。服药期间忌食油腻、茶、醋及辛辣刺激性食物。

萆薢分清饮（bixie fenqing yin, yam decoction for clearing turbid urine） 原名萆薢分清散。中医方剂。《丹溪心法》方。组成：益智仁、川萆薢、石菖蒲、乌药（一方加茯苓、甘草）。温肾利湿、分清化浊。治膏淋、白浊、症见小便频数，混浊不清、白如米泔，稠如膏糊者。

脾翻黏睑（cicatricial ectropion of eyelid） 其他名称：风牵出睑、皮翻症、残风、地倾。中医病名。即睑外翻。多因胃经积热、肝风内盛，致使风痰湿热瘀滞睑络而成；亦可由胞睑疮疡结瘢或外伤所致。多发于下睑，睑弦翻转，眼睑不能闭合以致眼睛干涩疼痛，甚至黑睛生翳。治疗以手术为主，内治宜祛风清热、化痰除湿、通络散瘀等。

痹病（arthralgia, bi disease） 中医术语。以肌肉、筋骨、关节酸痛、麻木、重着、灼热，或关节肿大、僵直、畸形为主要表现的疾病的统称。

痹证（arthralgia syndrome） 中医病证名。风、寒、湿、热诸邪侵袭肢体经络，引起肢体关节疼痛、麻木、屈伸不利，或红肿发热的证候。痹证有风痹、寒痹、湿痹、热痹、痛风、走注、固痹、众痹、顽痹、血痹、气痹、皮痹、肌痹、脉痹、筋痹、骨痹、心痹、肝痹、脾痹、肺痹、肾痹、胞痹、肠痹及十二经病等。

蓖麻毒蛋白（ricin） 从蓖麻中分离得到的具有凝集素活性的蛋白。存在于蓖麻籽中的有毒成分之一，毒性极大。能使红细胞凝集。除蓖麻毒蛋白之外蓖麻籽中含有的蓖麻碱也是有毒物质。蓖麻籽和蓖麻油虽然不是人类的食物，但有时发生误食蓖麻油引起中毒的事故。所以食品加工中要严防蓖麻油与食用油混淆，储运部门要严格分装、分存、分运、分售，避免混淆误食。

蓖麻油（castor oil） 大戟科植物蓖麻种子的脂肪油。润肠通便，治大便燥结。用于习惯性便秘、急性胃肠炎等。亦用于治疗烧伤和疥癣。制剂：乳剂。孕妇、月经期妇女及有腹部炎症者禁用。不可与脂溶性驱肠虫药同用。

蓖麻子中毒（castor bean poisoning, ricinism） 生食蓖麻子或误食蓖麻油引起的中毒。其潜伏期较长，表现为腹痛、腹

泻、呕吐，继之可出现剧烈头痛、惊厥、昏迷等。严重者出现溶血、肝肾功能损害症状。急救采取迅速排除体内毒物的措施和对症治疗。

壁蜕膜（decidua parietalis）　胚泡植入区之外各部位的蜕膜。胚泡植入后形成的蜕膜，除了基蜕膜和包蜕膜外，其余部分蜕膜即壁蜕膜。它和包蜕膜之间是子宫腔。

壁细胞（parietal cell）　其他名称：泌酸细胞。分泌盐酸和内因子的细胞。主要分布于胃底腺。分布在胃底腺的各段，以颈部和体部较多。细胞球形或圆锥形，核圆位于中央，少数有双核，细胞质嗜酸性。电镜下胞质内有较多的线粒体、滑面内质网、大量分支的分泌小管系统等。壁细胞在分泌小管的胞膜上合成盐酸；产生内因子，有助于维生素 B_{12} 的吸收。

避年（annual menses）　中医术语。妇女身体健康但行经年仅一次。少见。

避孕（contraception）　应用药物、器具或手术以避免受孕的措施。包括：抑制精子和卵子的产生；阻止精卵相遇，干扰受精；影响孕卵的运送、发育；阻止孕卵着床等。常用的是工具和药物。避孕工具有避孕套（阴茎套）、阴道隔膜（子宫帽）、宫内节育器（节育环）以及外用阴道硅橡胶避孕器等。避孕药有口服短效避孕药、长效口服避孕药、避孕针、探亲避孕药以及外用避孕药等。避孕措施应以安全、可靠、简便、经济为原则。

避孕剂（药）（contraceptive）　防止妇女受孕而实行计划生育的药物。①内用避孕药大都由不同类型孕激素和雌激素化合物配伍组成。主要通过抑制排卵达到避孕目的，效果肯定。②外用避孕药多制成栓剂、油剂或泡沫剂等，由阴道给药，主要通过杀灭精子和阻碍精子通行而防止受孕。外用避孕药与避孕工具同时使用可提高效果。

避孕率（contraception rate）　已婚有生育条件的妇女中已采取避孕措施的人数所占的比例。计算公式为：

$$避孕率＝\frac{已采取避孕措施人数}{已婚有生育条件的育龄妇女数}×100\%$$

避孕药膜（contraceptive film）　局部杀精避孕药。外用避孕药膜为非离子型，表面活性剂为主药（烷苯聚氧醇、苯基醚、壬苯醇醚），有较强的杀精子作用。其有效率达 95％ 以上。性交前 5min 将膜揉成团置阴道深处待其溶解。

避孕针一号（contraceptive injection Ⅰ）　属长效注射避孕药。油溶液剂，含己酸羟孕酮、戊酸雌二醇两种药。主要通过抑制排卵产生避孕作用，注射 1 支，能避孕 1 个月。肝炎、肾炎、乳房肿瘤者禁用。

臂丛（brachial plexus）　由第 5 到第 8 颈神经前支和第 1 胸神经前支的大部纤维反复交织而成，斜行于颈根部和腋窝大血管周围的神经。发出的分支分布于上肢带及上肢。

臂丛神经麻痹（brachial plexus paralysis）　由于臂丛神经损伤所导致的运动和感觉障碍。多由外伤和炎症所致。如累及颈$_5$、颈$_6$ 神经根时，患侧肩部下垂，上臂呈内收、内旋位，且不能外展，前臂不能屈曲和旋后；如累及颈$_8$和胸$_1$ 神经根时，可致前臂的屈肌和手部的屈肌、伸肌瘫痪；如累及全部臂丛时，表现为上肢全瘫及感觉障碍。治疗：针灸、理疗、维生素 B 族药物，开放性损伤者手术治疗。

臂丛神经损伤（brachial plexus injury）　臂丛神经由颈$_5$～颈$_8$ 与胸$_1$ 脊神经的前支组成。临床常见的损伤类型有臂丛神经上干干伤、下干损伤和全臂丛神经损伤。主要表现为损伤神经麻痹，所支配肌肉肌力减弱或全瘫，支配区域感觉减弱或消失。晚期有肌肉萎缩和关节挛缩。治疗：轻症或闭合损伤应用药物、体疗和理疗；一般治疗无效或开放性损伤应早期手术。

臂丛神经炎（brachial plexus neuritis）　臂丛神经的非特异性炎症。臂丛神经炎分为原发性和遗传性两类。原发性病因不明，但认为是免疫介导的炎症反应，部分病人有近端灶性脱髓鞘及继发轴突损害，病前可能有感染、外伤、预防接种史或受寒冷史。常染色体显性遗传。成年发病。病初疼痛位于一侧颈根部、锁骨上窝或肩部。以后疼痛范围可扩展至同侧上肢，以尺侧为重。在臂丛神经干上有明显压痛。患肢可有感觉减退或过敏，肌肉萎缩或瘫痪。部分病人有上肢远端自主神经功能障碍。治疗：休息；镇痛、针灸、理疗等；大剂量维生素口服。目的是减少致残率和预防并发症。

臂丛神经阻滞（brachial plexus block）　将麻醉药注射于臂神经丛周围实现对该神经分布区的麻醉。适用于上肢腋窝手术。穿刺径路有肌间沟径路、锁骨上径路、腋窝径路及喙突下径路等。常用 1％～1.3％利多卡因，加 0.1％肾上腺素 2～3 滴，注药后 10～20min 起作用，持续 1.5～3.0h，如并用丁卡因 30～40mg 或布比卡因 30～75mg 可延长阻滞时间达 4～6h。

臂丛损伤综合征（brachial plexus damage syndrome）　臂丛神经经因外伤或其他原因损伤而产生的肌肉麻痹和感觉障碍。表现与损伤部位密切相关，可分为上束综合征、中束综合征、下束综合征及全臂丛麻痹综合征。治疗：根据病因采取相应处理。

臂骨伤（fracture of ulna and radius）　中医伤科病名。包括桡骨、尺骨单折及双折。临床上以尺骨近端和桡骨远端骨折为多见。多因跌打、坠堕、扭转所致。局部肿胀、疼痛、活动受限。移位者，宜在麻醉下手法整复，用小夹板固定；无移位者，单用小夹板固定。内服活血散瘀、消肿止痛药，并逐渐配合功能锻炼。

臂骱落出（dislocation of elbow joint）　其他名称：曲瞅骱出、肘骨出臼、手臂出臼。中医伤科病名。即肘关节脱臼。多因跌仆、扭撞所致。可分前、后脱臼，以后脱臼为多见。局部肿胀、疼痛，功能障碍及弹性固定。宜牵推或手翻托法复位，内服活血散瘀、消肿止痛药，酌用海桐皮汤熏洗，并做屈伸锻炼。

臂臑（binao，LI14）　其他名称：头冲、颈冲。中医经穴名。属手阳明大肠经。位于上臂后外侧，曲池穴与肩髃穴连线上，距曲池穴 7 寸，当三角肌抵止部后缘处。主治颈项痛、肩关节强直、上肢瘫痪等。直刺或向上斜刺 0.5～1 寸。艾炷灸 3～5 壮或艾条灸 10～15min。

臂围度指数（arm girth index）　臂围度指数＝上臂最大围/前臂最大围×100％。

髀（thigh）　中医名词。即股部，亦即大腿部。

髀关（biguan，ST31）　中医经穴名。属足阳明胃经。位于大腿前外侧，髂前上棘与髌底外缘连线上，平臀横纹处。主治腰痛、髋痛、腹痛、下肢屈伸不利、麻痹和瘫痪等。直刺 1～1.5 寸。艾炷灸 3～5 壮，或艾条灸 5～10min。

边界电流（boundary current）　一种由受损心肌流向健康心肌的微弱电流，主要见于心肌梗死时。是受损细胞去极不完全或复极缓慢所致，是产生异位心律的机制之一。

边界性 Q 波（borderline Q wave）　心电图中不能判断 Q 波的性质，或不具备病理性 Q 波全部诊断标准的 Q 波。其特征是，Q 波的振幅正常，时间正常≥0.04s；Q 波≥1/4R，可根据 Q 波有无错折或粗钝及有无 ST-T 改变，分为近乎异常和近乎正常的边界性 Q 波。

边缘区（marginal zone）　两种临界结构的交界区或交界层。如滋养层与子宫内膜交界处、脾脏红、白髓交界处等均存在边缘区。就脾脏而言，边缘区是淋巴细胞从血液进入淋巴组织的重要通道，是脾内首先接触抗原引起免疫应答和对血液进行滤过作用的地方。

边缘声影（edge shadows）　其他名称：速差声影。超声诊断术语。由声速差别产生的折射效应所致的声影。多发生在圆球形的病灶（如囊肿）及某些脏器（如胆囊）的两侧边缘部位。

边缘系统（limbic system）　包括皮质部（额叶眶部、岛叶、颞极、海马及齿状回等）、皮质下部（隔区、杏仁核、丘脑前核、下丘脑和中脑的中央灰质等）的诸多结构。以边缘叶为主，纤维联系广泛，主要调节内脏活动、精神、情绪和记忆等。

边缘性红斑（erythema marginatum）　边缘隆起的环形红斑。皮疹出现后迅速扩展，形成圆环状、多环，形似地图样。为风湿热的特殊皮疹之一。可在游走性关节炎出现之前或之后

B

B

发生。瘙痒不明显。皮疹时间不超过数周，其持续时间不受抗感染治疗的影响。

边缘性脑炎（limbic encephalitis） 其他名称：抗神经元抗体相关脑炎。大脑边缘系统各脑叶损害为主要临床特征的中枢神经系统（CNS）自身免疫性脑炎。根据自身抗体的类型可分为：①钾通道电压门复合物（VGKC）相关性边缘性脑炎，多见。临床表现为急性或亚急性起病的记忆丧失、精神紊乱、颞叶癫痫发作、激惹和其他精神症状。免疫治疗、大剂量激素、血浆交换、IgG静脉滴注。②抗N-甲基-D-天冬氨酸（NMDA）受体脑炎（脑病），前驱期有感染症状，早期临床表现为神经症、精神紊乱、遗忘和肌张力障碍，晚期表现为肌张力障碍，舞蹈样不自主运动，自主神经功能不稳定，换气不足，呼吸困难和意识障碍。预防继发感染。对症治疗，抗癫痫药、免疫抑制剂治疗。

边缘性龈炎（marginal gingivitis） 其他名称：缘龈炎、慢性单纯性龈炎。龈缘和龈乳头的慢性炎症。可发生于全口牙或部分牙。表现为牙颈部有牙垢堆积，龈乳头变钝，牙龈红肿、易出血，牙龈沟变浅。治疗：刮除牙石；牙龈切除。

边缘血管征（edge blood-vessel sign） 肝肿瘤的超声图像。为肿瘤边缘小的静脉分支断面所引起的征象。可见其断面似小的等号"="、短杆状"-"或受挤压的圆形血管断面。

边缘叶（limbic lobe） 位于胼胝体周围和侧脑室下角底壁的一些结构。主要包括扣带回、扣带回峡、海马旁回、海马旁回钩以及海马结构等。

边缘综合征（borderline syndrome） 一类伴有神经症和病态人格特点及某些病理性思维、介于神经症和精神病之间的精神综合征。表现为情感、行为异常，短暂的精神病表现，待人处世能力低下。精神、药物治疗。

萹蓄（common knotgrass herb，Herba Polygoni Avicularis） 中医药名。清热利湿药。蓼科植物萹蓄的干燥地上部分。苦、寒。归膀胱经。清热、利尿、杀虫。用于热淋，小便黄、小便不利，湿疮痛痒，虫积腹痛，女子阴蚀。无湿热及小便因中虚而不利者禁用。有抑菌作用。对乳糜尿有效。

鞭虫（*Trichuris trichiura*） 毛首鞭形线虫（*Trichuris trichiura*）的简称。线虫纲鞭虫科的人体肠道寄生虫。虫体前细后粗，状似鞭子，故名。雄虫长30～45mm，尾端呈螺旋状卷曲。雌虫长35～55mm，卵呈纺锤形，壳厚，两端各有一透明栓，内含有一个卵细胞。成虫寄生在人的盲肠内，以身体前端的尖细部分钻入黏膜内固定寄生，引起鞭虫病。卵随粪便排出，在阴湿泥土中经发育后，若被人吞食，孵化发育为成虫。

鞭虫病（trichuriasis） 由毛首鞭形线虫寄生人体盲肠所引起的疾病。一种传染病。农村多于城市，人与人之间经粪-口途径传播。成虫寄生于盲肠和结肠。其头部侵入黏膜层吸血为生。轻中度感染常无明显症状或仅有右下腹痛、腹胀和便秘。重度感染（1 000条以上）常有腹痛、腹泻、消瘦、贫血、直肠脱垂等。粪便检出虫卵可确诊。治疗：甲苯达唑、阿苯达唑。

鞭毛（flagellum） 着生在微生物细胞外部的线状运动器官。鞭毛具有特殊的抗原性，称H抗原。细菌能否运动（有无动力）、鞭毛的数量、部位及特异的抗原性对细菌鉴定和分类很有意义。

鞭毛虫类（flagellata） 原生动物门具鞭毛的一类。生活方式多样：有营自生生活的；有营寄生生活的；还有含叶绿素，通过光合作用获得营养的。寄生于人体的有利什曼原虫、锥虫、毛滴虫、贾第虫、内滴虫、唇鞭毛虫等，以前2种对人体的危害最大。

鞭毛蛋白（flagellin） 一组相似的单体可溶性球蛋白，构成细菌鞭毛的蛋白质亚基。

鞭毛抗体（flagellar antibody） 其他名称：H抗体。细菌鞭毛对应的抗体。有鞭毛的细菌在H抗体的作用下，可形成絮状凝集物，称为H凝集。由于鞭毛抗原特异性强，H抗体常用来鉴定细胞的种或型。

鞭毛抗原（flagellar antigen） 其他名称：H抗原。具有抗原性的鞭毛成分。不耐热，70℃以上被破坏。也易被乙醇和弱酸破坏。H抗原的特异性较强，是细菌鉴定分型的主要依据。其特异性取决于多肽链上氨基酸排列顺序和空间构型。

鞭索样损伤（whiplash injury） 由于头部的惯性而造成的颅颈交界处的损伤。外力作用于躯干某部引起躯干的变速运动，由于头的惯性，它的运动落后于躯体，使颅颈部发生过伸过屈如挥鞭样运动，这不仅使颅颈交界处韧带、关节与骨损伤，且可引起高位脊髓与脑干损伤。治疗：对症，牵引，必要时手术。

鞭索综合征（whiplash syndrome） 颈部外伤或在疾行车时急刹车，头颈向前、后过伸或过屈（如鞭索样）所产生的神经根或脊髓损伤的症状和体征。

编织缝合术（interwoven tendon suture） 将一端肌腱用刀片做与肌腱纤维方向平行小切口，把另一端肌腱从切口裂隙穿出并缝合，然后在肌腱稍远处与第一个切口成90°做第二个与肌腱纤维方向平行的小切口，将肌腱断端再次穿入切口裂隙包埋缝合；用同样的方法缝合肌腱的另一端，使两根肌腱互相贯穿交织缝合的肌腱修复方法。

扁担样改变（shoulderpole-shaped change） 右室扩大超声图像的一种。该名词现在不多用。

扁豆（hyacinth bean，Semen Dolichoris） 其他名称：白扁豆、南扁豆、单眼豆、蛾眉豆。中医药名。化湿药。豆科植物扁豆开白花植株的种子。甘，淡，平。归脾、胃经。功能祛暑化湿、补脾止泻、解毒和平。治吐泻、腹痛、脾虚泄泻、带下。以及乙醇、鱼蟹、河鲀中毒。

扁瘊（verruca plana） 粟米至豆粒大小、扁平隆起的皮肤良性赘生物。常见的损容性疾病。

扁卷螺科（planorbidae） 腹足纲、肺螺亚纲的一个科。多为小型螺类。螺壳通常呈圆盘状，螺层大多在一个平面上旋转，壳口无厣。雌雄同体，卵生。其中的凸旋螺、大脐圆扁螺、小口圆扁螺、半球多脉扁螺等是布氏姜片虫和棘口吸虫的中间宿主。

扁囊剂（cachet） 其他名称：面囊剂。药物囊剂的一种。由两个大小相同的圆形凹面片构成，其缘外延如饭盘，中置药物粉末，可以封口。也有双层面囊，用于有配伍禁忌的药物。

扁平骨盆（flat pelvis） 其他名称：骨盆入口前后径狭窄。异常骨盆的一种。骨盆入口平面狭窄，前后径线缩短（10cm以下），横径正常，入口呈横椭圆形、扁平的骨盆。测骶耻外径在18cm以下，其他径线正常。分为单纯扁平骨盆和佝偻病性扁平骨盆两种。在临产妊娠末期或临床后，胎头多难衔接，如明显高出耻骨联合上缘，胎头跨耻征阳性时须剖宫产；若双顶径能通过入口平面，可自阴道分娩。

扁平髋（coxa plana） 股骨头无菌坏死病变引起的一种后遗症。儿童见于股骨头骺骨软骨病、先天性髋脱位、佝偻病、软骨发育不全。成人见于外伤骨折、医源性损伤等。表现为髋、膝关节酸痛，僵硬，活动受限。X线表现，急性期股骨头斑点状破坏、密度不均，外形不光滑，骨板下可见带状透光区。修复期骨骺呈分节碎裂密度增高，股骨头扁平，颈粗短，关节间隙可以正常。后期可遗留关节畸形及退行性改变。治疗：对症，减少摩擦，手术。

扁［平］颅底（platybasia） 见枕骨大孔区先天畸形。

扁平手（flat hand） 其他名称：铲状手。指正中神经和尺神经损伤后所有的屈肌及手内在肌均麻痹引起的手铲状畸形。表现为全手感觉几乎完全丧失，拇指不能外展呈旋后位，从示指至小指都有爪形手畸形，大小鱼际萎缩，手掌扁平。治疗：神经修复、腕关节融合、肌腱移位、肌腱固定等手术。

扁平湿疣（condyloma latum） 丘疹性梅毒疹的特殊类型，女性多见。常见于黏褶及多汗部位（肛门、外阴、腋、腹股沟及指间等），开始为表面湿润的湿性丘疹，之后扩大或融合成扁平湿疣。周围有暗红色浸润，自觉灼热瘙痒。表面糜烂、渗液，内含有大量梅毒螺旋体。

扁平苔藓（lichen planus） 其他名称：扁平红苔藓。皮肤和黏膜的炎性皮肤病。多局限发生，偶可泛发全身，病程缓慢，可多年不愈。皮肤病损为多边形丘疹，呈暗红色或紫色，扁平，表面有蜡状光泽，可融合成片。常见于手腕、前臂屈侧、股内侧、颈部及躯干部皮肤。黏膜损害为散在灰白色针头大的丘疹，集成线状、网状或片状，颊黏膜最常发生，唇、舌、腭、龟头、阴唇等处均可发生。病因不明。治疗包括维持病人情绪稳定，注意休息，使用抗组胺药、安定药及维生素Ｃ。小面积可用冷冻、Ｘ线、激光治疗。

扁平小泡（flattened vesicle） 突触前膜附近形状扁平含有抑制性递质的小泡。

扁平胸（flat chest） 胸廓扁平，前后径短于左右横径一半的胸廓畸形。正常胸廓外形两侧大致对称，成为圆柱形，成人胸廓前后径较左右横径短，其比例约为１：1.5。扁平胸可见于瘦长体型者，也见于慢性消耗性疾病，如肺结核等。

扁平疣（flat wart, verruca plana） 其他名称：青年扁平疣。是由人乳头状瘤病毒感染引起的如芝麻大小的扁平丘疹。中医称为扁瘊。皮损为圆形或卵圆形或多角形扁平丘疹，初起为针头大，逐渐增大到米粒大，正常肤色或浅褐色，表面光滑坚硬。多见于青年，好发于面、手、及前臂伸侧。散在分布，一般无自觉症状，可自愈，也可复发。治疗：10％金霉素软膏外涂或应用激光、冷冻等方法除去。

扁平椎（platyspondylisis） 其他名称：卡尔凡（Calve）病、椎骨缺血性坏死、椎体一次骨化中心骨软骨炎。发病于儿童，侵犯椎体，可能与外伤、感染、嗜酸细胞肉芽肿、甲状旁腺功能亢进等疾病有关。Ｘ线表现，椎体中心部开始破坏塌陷，密度增高，边缘不规则，呈双凹变形或扁平畸形。椎间隙不窄，病变椎体常有前后径增加及局限性脊柱后凸畸形。病变可修复再生，数年后恢复正常。

扁平足（flat foot） 足纵弓降低或消失。可为先天性发育畸形，也有后天性或劳损原因。好发于青少年，可无症状，也可因久立或劳累后足部酸痛，行走、跑跳及站立易疲劳。影响生活和工作者可手术治疗。

扁桃体（tonsil） 咽开口附近的周围淋巴器官。由复层扁平上皮及其下的淋巴组织构成，包括腭扁桃体、咽扁桃体和舌扁桃体等。童年比较发达，成年后逐渐萎缩。腭扁桃体位于口咽的侧壁，软腭之下、舌腭弓之后，呈扁椭圆形，易感染而发生炎症，常成为带菌的病灶。咽扁桃体（又名腺样体）位于鼻咽后壁。舌扁桃体位于舌背的后部。

扁桃体表面脓肿（abscess of tonsillar face） 咽扁桃体表面凹凸不平，黏膜下有黄白色斑点，若破溃后有脓汁溢出，隐窝口变得深大或被封闭，周围有瘢痕形成。治疗：保持口腔清洁，理疗，手术。

扁桃体铲除术（guillotine method） 扁桃体摘除术之一。用特制挤切刀将扁桃体一次挤切掉。特点是时间短，局部损伤轻微，术后出血少，愈后创面光滑。

扁桃体恶性肿瘤（malignant tumor of tonsil） 扁桃体可发生的鳞癌、淋巴肉瘤、网织细胞肉瘤及血管内皮瘤等恶性肿瘤，以鳞癌较多见。癌多见于40岁以上病人；肉瘤常发生于青年人，儿童也可见到。鳞癌有咽痛及吞咽困难等症状。淋巴肉瘤可能引起吞咽和呼吸困难。放疗为主，化疗可作为辅助治疗。

扁桃体肥大（hypertrophy of tonsil） 体格检查的一个体征。一般分为３度：不超过咽腭弓者为Ⅰ度；超过咽腭弓者为Ⅱ度；肿大的扁桃体达咽后壁中线者为Ⅲ度。

扁桃体结石（tonsolith） 扁桃体表面有结节状突起，用手指扪之有硬结感，并可随之移动，用探针触及硬物出现沙沙声即为扁桃体结石。该石多发生于扁桃体隐窝内。周围感染可发生扁桃体表面糜烂及窦道。治疗：对症，手术。

扁桃体瘤样突起（neoplastic hyperplasia of tonsil） 局限性扁桃体瘤样增殖的主要体征。扁桃体的一部分显著增大，呈结节样肿瘤样突出，或带有根蒂垂入咽部，酷似肿瘤或息肉，其表面颜色与扁桃体无异。可能与慢性炎性刺激有关。手术治疗。

扁桃体切除术（tonsillectomy） 为根治扁桃体炎的疾患而进行的摘除术。对屡发扁桃体炎的病人，或因慢性扁桃体炎成为风湿热、肾炎等疾患的病灶而影响全身健康时均应行此手术。

扁桃体鼠疫（tonsillar plague） 经上呼吸道感染，吸入较大的带菌飞沫颗粒（5μm 以上），不能达到呼吸道深部，而停留在扁桃体内而引发的鼠疫。一般情况下，病人没有全身症状，仅扁桃体局部发炎、疼痛、充血和水肿，有时并发颈淋巴结肿大。

扁桃体炎（tonsillitis） 主要由溶血性链球菌或葡萄球菌感染所引起的腭扁桃体炎症。多发生在受凉或过分疲劳之后。常见于青少年。临床分为急性和慢性两种，主要症状是咽痛、发热和咽部不适等。急性期扁桃体红肿，有黄白色渗出物，并有发热、咽痛等症状，多次发作易转为慢性，此时应行手术摘除，否则可能成为引起风湿热和肾炎等疾患的病灶。治疗：盐水等漱口，抗生素，解热镇痛药。

扁桃体移位（tonsil displacement） 口咽部一侧扁桃体被推向咽腔内侧，或被推向内下或前方。该征是因为受到周围脓肿或邻近肿瘤的压迫，使扁桃体被动向某方向移动所致。见于扁桃体周围脓肿、咽旁脓肿和咽旁肿瘤等。

扁桃体隐窝栓塞物（tonsilar crypts embolism） 咽扁桃体隐窝口有黄白色或灰白色栓塞物，亦有如豆渣样附着于窝口，或呈刺状、疣状突出于表面。该征见于急、慢性扁桃体炎、扁桃体霉菌病和咽角化症等。

扁桃体周围脓肿（peritonsillar abscess） 腭扁桃体周围间隙的急性化脓性炎症。初起咽痛，吞咽时加重。继之咽痛剧烈，吞咽更加困难，流涎，言语含糊不清，饮水向鼻腔反流，张口困难甚至牙关紧闭。检查颈部活动受限，下颌淋巴结肿大，患侧舌腭弓上段及软腭明显红肿隆起，腭垂水肿并偏向健侧，扁桃体被推向前、内下方。在隆起处穿刺抽出脓汁可确诊。治疗：脓肿形成应切开引流，或扁桃体切除。

扁形动物门（platyhelminthes, platodes） 动物界的一门。低等三胚层动物。身体背腹扁平不分节，两侧对称。除内、外胚层外，还有中胚层发育形成的柔软组织，无体腔。消化道末端闭塞，缺肛门。多为雌雄同体。可分三纲：涡虫纲，多数营自生生活，如涡虫；吸虫纲，全部寄生生活，有吸盘，如华支睾吸虫；绦虫纲，全部寄生，有吸盘及角质钩，如猪带绦虫。

苄吡二胺（tripelennamine, pyribenzamin） 见曲吡那敏。

苄丙洛（bepridil） 见苄普地尔。

苄氟噻嗪（bendroflumethiazide, bendrofluazide） 口服高效噻嗪类利尿药。白色结晶性粉末。几乎不溶于水，溶于乙醇。有强而持久的利尿作用和较好的降压作用。用于治疗各种水肿，常见的包括充血性心力衰竭、肝硬化腹水、肾病综合征等。亦可单独或与其他降压药联合应用治疗原发性高血压。还可用于中枢性或肾性尿崩症及肾石症。长期用药应注意补钾。肾功能不全及妊娠水肿者慎用，高血压合并痛风的病人禁用。

苄普地尔（bepridil） 其他名称：苄丙洛、双苯吡乙胺。一种新型、长效钙拮抗剂。能减慢心率，扩张冠状动脉及外周血管，延长心房、心室的有效不应期，临床用于治疗心绞痛、各种心律失常、高血压。

苄丝肼（benserazide） 其他名称：丝氯酰胺、色拉肼、苄丝拉肼、羟苯丝肼、三羟酰肼、马多巴、莫道普-125。外周多巴脱羧酶抑制剂。与左旋多巴合用后，能提高脑内左旋多巴的含量而减少用量。适用于帕金森病和帕金森综合征。常与左旋多巴按１：４比例制成胶囊剂口服。宜从小量开始，逐渐达维持量。孕妇及25岁以下病人禁用。其他禁忌证同左旋多巴。

苄托品（benztropine, benzatropine） 见苯扎托品。

苄星青霉素（benzathine benzylpenicillin） 其他名称：长效西林、二苄基乙二胺苄青霉素、长效青霉素。青霉素的一种制剂。用于需长期使用青霉素预防的病人，如慢性风湿性心脏病、淋病性尿路炎、二期梅毒等。也用于预防风湿热及控制链球菌感染流行。制剂：注射剂。由于用药间隔时间长，在每次使用前必须做皮试。

苄唑啉（benzazoline, tolazoline） 见妥拉唑林。

变构蛋白质（allosteric protein） 结合其他分子或共价修饰后，发生构象改变的蛋白质，构象的变化可引起蛋白质活性的变化，形成定向运动的基础。与变构蛋白质进行特异结合的小分子物质称为变构效应物。

变构酶（allosteric enzyme）　其他名称：别构酶。具有别构部位，可呈现别构调节的酶，往往是代谢途径中的关键酶。

变量（variable）　取不同数值的量以观察事物或现象的同一指标。变量的取值称为变量值。例如观察某地 12 岁男孩的身高，每个人可测得一个数值，这些数值即称为变量值。变量可分为连续变量和不连续变量。前者是指任何两个小的数值之间可以有无限个数值存在。例如时间可依次为年、月、日、小时、分、秒等。但家庭人口数等一类变量，由于在原始记录上只能有整数的数值，不可能找到带小数的家庭人口数，所以它是不连续变量。

变兽妄想（delusion of metamorphosis, lycanthropy）　病人确信自己变为某种动物，并学习兽类的生活行为。有的蓄长发、留指甲、学狼叫、不进熟食、吃带血生肉；有的躲在床下学狗叫等。见于精神分裂症。

变态（metamorphosis, difformité）　①动物在胚胎发育过程中，形态构造、生活习性等方面出现的一系列显著的变化。亦即经幼体期达到成体期的现象。②身体形态产生变化。

变态反应（allergic reaction）　其他名称：超敏反应。机体接受特定抗原持续刺激或同一抗原再次刺激所致的功能紊乱和/或组织损伤等病理性免疫反应。按抗原与抗体或细胞反应方式和反应出现速度，目前可分为 6 型：反应素型（Ⅰ型过敏反应）、细胞毒型（Ⅱ型溶血细胞反应）、抗原抗体复合物反应（Ⅲ型）、迟发型（Ⅳ型细胞反应型）、兴奋型（Ⅴ型）和杀靶细胞型（Ⅵ型）。在临床所见的变态反应，不一定都是单一型的，有时是混合型的，但多数情况下以某一型为主导地位。

变态反应性冠状动脉供血不足（allergic coronary insufficiency）　变态反应引起的冠状动脉壁水肿，导致冠状动脉狭窄、供血不足。临床上可出现急性冠状动脉供血不足的心电图改变，症状酷似冠状动脉阻塞性心脏病。

变态反应性呕吐（allergic vomiting）　食物变态反应引起的间歇性或周期性呕吐。婴幼儿多见。呕吐前一般无恶心，有时伴有上腹部灼热。吐后症状消失。

变态反应性喷嚏（allergic sneezing）　变态反应引起的喷嚏。主要见于变态反应性鼻炎和鼻窦疾病。有时是全身变态反应和过敏性休克的前驱症状。

变〔态反〕应性水肿（allergic edema）　机体在变态反应原的作用下而产生的一种血管神经性水肿，如荨麻疹。治疗：排除致病因素，选用马来酸氯苯那敏、苯海拉明、赛庚啶或异丙嗪。

变态反应性心律失常（allergic arrhythmia）　其他名称：变应性心律失常。变应反应引起的期外收缩、房性心动过速和心房纤颤等。病人皮肤试验常对各种烟草浸出液显示阳性反应，故认为烟草可能为其致敏物。

变〔态反〕应性炎（allergic inflammation）　由于抗原刺激所引起的炎症。除某些病原微生物、寄生虫、药物（青霉素、磺胺类药等）可引起这种炎症外，异体蛋白、异体组织器官移植也是引起这种炎症的常见原因。常表现为大量浆液渗出，导致局部水肿（如接触性皮炎时皮肤形成水疱）；纤维素样变性（如风湿病时结缔组织或血管壁的纤维素样变性）；出现大量嗜酸细胞等。

变态反应性支气管肺曲霉病（allergic bronchopulmonary aspergillosis, ABPA）　其他名称：变应性支气管肺曲霉病。肺曲霉病的一种类型。常发生于特异体质者，呈反复发作性喘息、发热、咳嗽、咳棕色痰栓、咯血。查体两肺布满哮鸣音，肺浸润部位有细湿啰音。X线检查有助于诊断。纤维支气管镜吸出分泌物涂片有曲霉菌丝或培养有曲霉生长可以确诊。治疗：气管滴入或蒸气雾化吸入两性霉素 B 等抗真菌药物有一定疗效；皮质激素是治疗本病最有效的药物。

变态人格（psychopathic personality）　其他名称：病态人格。个性特征或模式的异常，难以适应社会生活和工作，以致个人感到痛苦或遭受损害，使社会或他人蒙受损失。一般在青少年期开始显著，往往持续终身，但也有人到中年后有所减轻。治疗：心理治疗，说明解释。

变态心理学（abnormal psychology）　其他名称：病理心理学。是研究人的心理过程和个性心理特征发生异常的科学，包括研究认知、情感、意志和智能、人格等方面的异常表现，探讨异常心理发生、发展、变化的原因及规律。它不仅要对异常心理现象加以描述、分类和解释，而且要说明其本质和发生机制，以便更好地理解、预测和有效地控制人的行为。现在认为，心理病理或心理变态是因为没有能力按社会认为适宜的方式行动，以致其行为后果对本人或社会是不适应的，也是疾病。

变态性行为（sexual perversion）　其他名称：性欲倒错、性变态、性偏好障碍。泛指除正常性生活以外的与性有关的异常性活动。这种行为不仅有伤风化、危害社会，甚至有可能构成重大犯罪。有多种类型表现，如露阴癖、窥阴癖、性窒息、淫物症、异装性欲癖、淫虐症和被淫虐症等。此外，猥亵行为如果双方自愿或个人自爱者亦属变态性行为。治疗：行为疗法，疗效不肯定。

变位酶（mutase）　催化分子内部化学基团转移的酶。例如磷酸甘油酸变位酶催化 3-磷酸甘油酸转变为 2-磷酸甘油酸。

变温动物（poikilotherm, poikilothermal animal）　其他名称：冷血动物。体温随环境温度的改变而变化的动物。如爬行类、两栖类、鱼类等。

变形（deformation, distortion）　病理学术语。胚胎本身原无缺陷，各组织、器官早期发育正常，只是由于受到外来机械力作用，使原来正常发育的组织、器官受压畸变。来自母亲的机械压力有：双角子宫、子宫肌瘤、骨盆狭小等；属于胎儿方面的有：过早入盆、胎位不正、羊水过少、多胎和胎儿过大等。

变形杆菌抗原（proteus antigen）　由变形杆菌菌体和鞭毛提取的抗原。前者为 O 抗原，后者为 H 抗原。某些特殊菌株如 X_{19}、X_2、X_K 含有特殊 O 抗原，可与某些立克次体的部分抗原发生交叉，故可替代立克次体作为抗原与病人血清进行凝集反应，称为外斐反应（Weil-Felix reaction），以辅助诊断某些立克次体病。

变形杆菌属（Proteus）　多形性革兰氏阴性杆菌。代表菌种为普通变形杆菌及奇异变形杆菌。该菌为广泛分布于自然界的腐生菌，在人和动物肠道中也经常存在。一般不致病，但在一定条件下，可成为条件致病菌，如引起创伤和烧伤的继发化脓感染；尿路感染、肺炎、脑膜炎等；亦可引起食物中毒、夏季婴儿腹泻及新生儿败血症等。本菌对磺胺类药物和萘啶酸敏感，可用于治疗。

变形杆菌属食物中毒（food poisoning due to proteus）　食入被变形杆菌污染的食物而引起的中毒现象。致病变形杆菌可有普通变形杆菌、奇异变形杆菌、摩根变形杆菌和雷极变形杆菌 4 种。在食物中繁殖产生肠毒素，食用后经 3～20h 出现恶心、呕吐、腹痛和腹泻等胃肠炎症状。摩根变形杆菌还使蛋白变为组胺，可产生过敏反应。食物或大便检出致病菌即可确诊。治疗：胃肠型给予补液及解痉剂；重症者给予抗生素；过敏型以抗组胺药物治疗为主。

变形颅（deforming skull）　以颅骨增大变形为特征，同时伴有长骨的骨质增厚与弯曲。中年人多发，见于变形性骨炎。

变形性肌张力不全（dystonia musculorum deformans）　其他名称：扭转性肌张力不全。属于特发性肌张力不全，为锥体外系疾病之一。特点是主动运动开始时主动肌和拮抗肌同时发生持续性不自主收缩，因而呈现特殊的扭转姿势和体位。

变型天花（modified smallpox）　一种轻型天花，多见于数年前种过牛痘，尚有部分免疫力的病人。表现为皮疹稀少，疱疹表浅，一般无脓疱形成，全身发热中毒症状轻微，病程短，病后多不留瘢痕。治疗：良好护理，对症治疗。

变性（degeneration; denaturation）　①病理学术语。细胞新陈代谢障碍所引起的一类形态变化。细胞或间质内出现异常物质或正常物质的量显著增多，并伴有不同程度功能障碍的过程。主要包括水样变性（细胞水肿）、脂肪变性、玻璃样变性、黏液变性、淀粉样变性、病理性色素和病理性钙化等类型。②生物化学术语。蛋白质或核酸分子中除了连接氨基酸或核苷酸链的一级化学键以外的任何天然构象的改变。可涉及非共价键如氢键的断裂和共价键如二硫键的断裂，可导致蛋白质或核酸的一种或多种化学、生物学或物理学特性的改变。

变性反应（reaction of degeneration）　用间断直流与感应电流检查发生沃勒变性的运动神经时所出现的异常反应。表现为肌肉与神经对感应电刺激不起反应，或反应减弱；肌肉对直流电刺激的收缩反应极为迟缓，并伴阈值改变。变性反应又分为部分的、完全的和绝对的（对两种电流刺激均无反应），表示神经受损的不同程度。

变性疾病（degenerative disease）　一组原因不明的中枢神经系统疾病。选择性地累及某1~2个功能系统的神经细胞而引起受累部位特定的临床表现。如累及小脑可导致共济失调；累及基底核锥体外神经系统引起运动障碍等。本组疾病个体差异明显，有的为遗传性，有的为散发性。在病理变化方面，有的表现为神经细胞单纯萎缩和脱失，有的则在细胞内形成包涵体或发生神经原纤维缠结等改变。

变性球蛋白小体（denatured globulin bodies）　其他名称：赫恩小体。为受损红细胞内的一种包涵体，是红细胞内变性珠蛋白的沉淀物。一般每个红细胞内有1~2个，直径为1~2μm的折光小体，用甲紫或煌焦油蓝蓝染色体外活体染色可显示。当患有不稳定血红蛋白病、6-磷酸葡萄糖脱氢酶缺陷症及芳香族的苯胺或硝基类化合物中毒所致的溶血性贫血时，此小体增多。

变性手术（transsexual operation）　通过整形外科技术（组织移植和器官再造），使易性癖者的生物学性别与心理性别相符的手术。男性变女性的变性手术主要包括阴茎和睾丸切除、尿道移位、阴道再造、大小阴唇及阴阜的成形、阴毛再分布、隆乳和甲状软骨缩小成形术；女性变男性的变性手术主要包括子宫、卵巢、阴道和乳房切除，阴茎、阴囊、睾丸（假体）和喉结再造术。

变旋（mutarotation）　当一种旋光异构体，如糖，溶于水中转变为几种不同旋光异构体的平衡混合物时发生的旋光变化。

变移上皮（transitional epithelium）　其他名称：移行上皮。细胞形态和细胞层数随所在器官功能状态的不同而发生改变的复层上皮。多分布于泌尿管道黏膜，具有保护功能。变移上皮包括表层、中间层和基层3种上皮细胞，均附着于基膜上。见于泌尿系统（膀胱）表层的柱状细胞，向深层伸出长脚突起，达基膜上，其浅层胞质浓缩形成壳层，可防尿液侵蚀；中间层的梭形细胞也有长脚突起；基层细胞矮，呈锥体形或立方形。器官容积减小（收缩）时，柱状和梭形细胞的长脚突起变长，上皮变厚；反之，器官膨大时，长脚突起铺开，上皮变薄。

变异（variation）　①同一起源生物体之间在形态特征或生理特征等方面所表现的差异。如亲子之间或子代各个体间性状的差异。变异主要是基因突变或重组的结果。环境相同而遗传不同产生的变异，称遗传变异。遗传相同而环境不同而产生的变异，称为非遗传的变异或环境变异。生物进化上，只有可遗传的变异才是自然选择的材料。②泛指跟以前的情况相比发生变化。

变异系数（coefficient of variation）　其他名称：离散系数。即标准差 S 与均数 $\overline{X}$ 之比用百分数表示。计算公式为：CV=S/$\overline{X}$×100%，式中 CV 表示变异系数。变异系数没有单位，是相对比。常用于：①比较均数相差悬殊的几组资料的变异度；②比较度量衡单位不同的几组资料的变异度。例如某地 20 岁男子 100 人，身高均数为 166.06cm，标准差为 4.95cm；体重均数为 53.72kg，标准差为 4.96kg。可计算变异系数比较。

$$身高\ CV=\frac{4.95}{166.06}\times100\%=2.98\%$$

$$体重\ CV=\frac{4.96}{53.72}\times100\%=9.23\%$$

可见男子体重的变异度大于身高的变异度。

变异型克-雅病（variant Creutzfeldt-Jacob disease）　羊的相对应病为羊瘙痒症（scrapie）。即食用了感染有蛋白粒子的牛肉，由牛的海绵状脑病传递给人。临床主要特征为：小脑共济失调；焦虑、抑郁、孤僻、淡漠和行为异常等精神症状；记忆障碍，晚期痴呆；肌阵挛；肢体运动障碍；脑电图检查常没有典型三相波。病理检查可见神经细胞和星形细胞呈空泡样变化，星形细胞增生而使脑呈海绵状。

变异型心绞痛（variant angina pectoris）　自发性心绞痛的一种类型。它的发作主要是由于冠状动脉暂时性痉挛致心肌供血突然减少所致，与心肌耗氧量增加无明显关系。它的特征为静息心绞痛，表现为 ST 段一过性抬高，是不稳定型心绞痛的一个特殊类型。治疗：硝酸酯类制剂、钙拮抗剂。

变异型一度房室传导阻滞（variant first degree atrioventricular block）　心电图表现为 P-R 间期延长不固定的房室传导阻滞。一度Ⅰ型和Ⅲ型的房室传导阻滞属于此型。常见于迷走神经紧张度不稳定和洋地黄中毒等。

变异型预激综合征（variant preexcitation syndrome）　预激综合征分型之一。它又分为第 2 型（杰姆型）和第 3 型（马海姆型）两种。第 2 型：由于激动不经过房室结的延搁，直接而快速地激动希-浦系统，但未到达心室肌；心电图 P-R<0.12s，QRS 波群正常病人常有异位性心动过速。第 3 型：由于激动先达室间隔，心电图有预激波 S，P-R 间期正常，QRS 波群时间正常或稍延长。

变异性红斑角化病（variable erythrokeratoderma）　为遗传性红斑角化性疾病。临床分为：①固定型，表现为圆形或椭圆形角化过度性红斑片，边界清楚，持久不退，好发于肘、膝、四肢伸侧及臀部；②变异型，表现为身体任何部位的不规则形充血性角化性斑片，在几小时至几日内可改变其形状与大小，可甚至可完全消退。遇冷、热或情绪激动时可加剧。治疗：口服或外用维 A 酸制剂。

变应性贲门痉挛（allergic cardiospasm）　由致敏因素引起的阵发性贲门括约肌痉挛。病人有暂时的吞咽困难、恶心、呕吐、厌食和胸骨后紧迫感等症状。一般数分钟至数小时自行缓解。主要致敏物为食物，应与非变态反应性贲门痉挛鉴别。后者较多见，痉挛常呈持续状态，因此易发生食管炎、食管扩张和营养不良等。

变应性鼻炎（allergic rhinitis）　其他名称：过敏性鼻炎。发生于鼻黏膜的Ⅰ型变态反应性疾病。以鼻痒、喷嚏、鼻分泌亢进和鼻黏膜肿胀等为主要特点。呈间歇性反复发作。过敏原因往往不易找到。接触尘埃、花粉或化学物质可能引起发作。病人常伴有哮喘、皮炎等其他过敏性疾病。治疗以抗过敏药物为主。

变应性接触性皮炎（allergic contact dermatitis）　皮肤黏膜多次接触同一化妆品或相同成分后，在接触部位甚至非接触部位发生的变态反应性炎症。

变应性结节性血管炎（allergic nodular angitis）　主要发生于下肢皮下组织内的血管炎。表现为黄豆至栗子大小或更大的结节，有时亦呈条索状。常为个别或多数散在。患处有肿胀、疼痛及压痛。可伴有发冷、发热、全身不适、游走性关节酸痛等症状。可反复发作，持续多年。治疗：皮质激素和其他免疫抑制药物。

变应性结膜炎（allergic conjunctivitis）　由于眼部组织对过敏原产生超敏反应所引起的炎症。有速发型和迟发型两种。

变应性口腔炎（allergic stomatitis）　由变态反应引起的口腔炎症。主要表现为口腔和口咽部的疼痛。可分为药性和毒性两种。前者由全身用药而引起；后者是因局部接触化学物质和药物所引起。治疗为寻找出致敏原而避免之。

变应性面容（allergic face）　某些变态反应病人的特殊面容。由于幼年时鼻及呼吸道的变态反应性疾病而使面部变形，表现为鼻中部增宽，颅底骨骼变化，腭弓狭窄以及颧骨下陷，甚至呈现扁平。面部表现平淡无表情。

变应性皮肤血管炎（allergic cutaneous vasculitis）　由感染或药物过敏引起的皮肤小血管炎。常发于成年人，有发热、乏力、头痛、关节痛等全身症状，皮损分布于臀部及两下肢，特别是小腿，呈多形性，分布广泛，以红斑、瘀斑、丘疹、风团坏死等为主，常可复发。病变主要在真皮下层，多为小动脉和毛细血管炎，伴有中性粒细胞浸润与核破碎。治疗：

B

尽可能去除病因，首选皮质激素。

变应性肉芽肿病（allergic granulomatosis） 以肉芽肿性血管炎以及嗜酸性粒细胞增多为特征的一种罕见的多系统损害疾病。发病与过敏有关，多见于青壮年，发病前有反复发作的哮喘病史，发病较急，有发热、体重减轻、乏力、关节痛和内脏损害等。皮损多见于四肢伸侧，表现为多形性红斑、紫癜和结节。白细胞总数增多，嗜酸性粒细胞可达 80%，IgE 可升高。组织病理为坏死性小血管炎和血管壁内外肉芽肿。治疗：应用大剂量皮质激素，亦可试用硫唑嘌呤等药物。

变应性肉芽肿性血管炎（allergic granulomatosis angiitis, AGA） 其他名称：许尔许特劳斯综合征（Churg-Strauss syndrome, CSS）。一种全身性多器官受累的疾病。典型病例具有三联征，即重度哮喘，肺和肺外器官中、小动脉及静脉的炎症和坏死性肉芽肿，外周血嗜酸性粒细胞增多。好发于 30～50 岁，几乎均有哮喘及过敏性鼻炎的病史，哮喘可以是突出的症状，其他表现还有咳嗽、咯血、发热、体重下降、乏力等。

变应性心律失常（allergic arrhythmia） 其他名称：变态反应性心律失常。变态反应所致的心律失常。例如心脏期前收缩、房性心动过速、心房颤动等。致敏物多为烟草，因此病人皮试常对多种烟草浸出液呈阳性反应。

变应性眩晕（allergic vertigo） 由变态反应引起的眩晕。常伴有耳鸣和听力减退等。可能由内耳迷路水肿所致。致敏物多为食物，临床常见的例子为梅尼埃（Meniere）病。

变应性荨麻疹（allergic urticaria） 由变态反应引起的荨麻疹。常有个人或家族史。找出致敏物质，采取预防措施，防止发病。

变应性亚败血症（allergic subsepsis） 其他名称：幼年型全身性类风湿性关节炎。幼年型类风湿病的一种临床类型。多发生在 2～10 岁小儿。主要表现为寒战、弛张型发热。热型变化与使用退热药无关，发热持续时间不定。无中毒症状，持续数月可自行缓解。高热时出现多形性皮疹，可有短暂的轻度关节酸痛，肝、脾、淋巴结增大，白细胞多数增高，血沉增快，C反应蛋白阳性。治疗：用皮质激素治疗，疗程不少于 1 个半月；如疗效不佳，可选用其他免疫抑制剂。

变应性药疹（allergic drug rash） 药物变态反应引起的皮疹。潜伏期一般在 4～25 天，如已产生了过敏，第二次用药后 24h 内即可发病。多为突然发病，除固定性药疹外大多为全身性和对称性。轻者可无症状，重者有高热、寒战等。病程可为 1 周以内至 1 个月不等。药疹表现各种各样，如猩红热样红斑、麻疹样红斑、固定性红斑、结节性红斑、条形红斑、湿疹样、玫瑰糠疹和紫癜等。预后良好。

变应性仪态（allergic "salute"） 发生在眼下方的蓝色圈。常见于特发性皮炎合并变应性鼻炎病人。

变应性支气管肺曲霉病（allergic bronchopulmonary aspergillosis, ABPA） 其他名称：变态反应性支气管肺曲霉病。是一种对存在于支气管分支的烟曲霉抗原的免疫反应，并引起肺浸润和近端支气管扩张的疾病。依病史和影像检查可疑诊，再通过曲霉皮肤试验、IgE测定、血清沉淀素和烟曲霉特异性抗体确诊。

变应性紫癜（allergic purpura） 见过敏性紫癜。

变应原（allergen） 其他名称：过敏原。能诱导 I 型超敏反应的抗原。变应原可为完全抗原，例如异种血清蛋白、花粉、微生物、尘螨等，也可为半抗原，例如青霉素、磺胺等药物，以及生漆等低分子物质。半抗原进入机体与组织蛋白结合后，则具有免疫原性，可使机体致敏。

变应原免疫治疗（allergen immunotherapy） 一种脱敏治疗方法。即给已致敏个体反复注射小剂量致敏原，耗竭机体内效应物质和/或刺激封闭性IgG抗体产生。常用于治疗IgE介导的 I 型超敏反应。

变蒸（changing steaming in infant, growing fever and perspiration） 古代中医儿科的一种学说。婴儿在生长发育过程中，精神、形体出现阶段性的代谢旺盛的生理现象，如出现轻度身热、汗出，而无其他明显病象者，属发育的自然现象。故有"小儿自生三十二日一变，再变为一蒸"之说，认为这是

小儿发育过程"荣血脉，改五脏"的象征。但亦有医家认为变蒸是婴儿发热的病象。

变证（deteriorated case） 中医术语。由于治疗、调养失当等因素，使病情变重、变复杂，或不按其本来规律发展而出现异常变化的证候。如伤寒太阳病发汗过多，损伤心阳，发生心悸怔忡、胸闷不舒等，这是误汗的变证；又如麻疹病人体质虚弱，或感风寒瘀点随出随收而喘逆，这是麻毒内陷的变证。

变质性炎〔症〕（alterative inflammation） 以组织细胞的变性、坏死为主要特点的炎症。渗出和增生较轻，多见于肝、肾、心、脑等实质性脏器，常是某些重症感染或严重中毒的结果。例如重型病毒性肝炎、白喉棒状杆菌外毒素引起的中毒性心肌炎等。

变种（variety, varietas） 生物分类学系统中种以下的分类单位。在自然选择或人工选择下，某些遗传特性发生变异而有别于原种，但基本特性未超原种范围的一群个体。变种有地理分布。变种和亚种没有本质差别，有时混用。

便毒（bubo on right side） 中医病证名。①指肛门前后生疮。②其他名称：横痃。指两侧腹股沟及阴部肿痛的病症。

便秘（constipation） ①粪便干燥坚硬，排出困难，排便量、排便次数减少的症状。主要原因：忽略每 1～2 日排便 1 次的习惯；无排便感觉和不能行使排便动作，如截瘫、偏瘫和昏迷病人；肛门附近疼痛性疾患（痔核、肛裂、肛门周围脓肿）引起肛门括约肌痉挛；食物中纤维成分少致肠蠕动缓慢，或缺少体力活动等。除改变生活习惯和膳食组成，以及针对病因进行治疗外，必要时可服用缓泻剂或灌肠等。②中医病名。即大便秘结。有热秘、气秘、虚秘、冷秘之分。根据不同情况，治宜清热通便，或利气行滞、益气通畅、温阳通秘。

便潜血检查（feces occult blood examination） 用化学方法检测粪便内肉眼不易见到的隐血。该项检查对消化道出血的诊断有重要价值。在消化性溃疡时的阳性率为 40%～70%，呈间断性阳性。消化道癌症时（如胃癌）阳性率可达 95%，呈持续性阳性。便潜血检查已被用作消化道恶性肿瘤的诊断筛选指标。便潜血检查还有助于早期诊断出血热。

便血（hemafecia, hematochezia） 消化道出血，血经肛门排出的症状。包括单纯便血、先便后血、先血后便、便血杂下或便中挟血。便血的颜色可呈鲜红、暗红或黑色。便血伴有皮肤、黏膜或其他器官出血的，多见于血液系统疾病及其他全身性疾病；少量出血须经隐血试验才能发现的，称为隐血。颜色与出血部位、在肠道内停留时间、出血量及排出速度有关。治疗：首先确定部位，针对病因进行治疗。

辨络脉（observation of superficial venules） 中医望诊内容之一。络脉，指浮络，即浅表的小血管丛，包括掌鱼际络脉、耳后络脉等。诊察络脉的色泽、充盈度，结合皮肤的冷暖，有助于了解脏腑经脉气血的病变。如痛证见青色，多因气血凝滞；若痛痛而见黑色，多属慢性的寒证、痛证；若皮肤灼热而色黄赤，多见于湿热引起的肿痛；若皮冷而色淡白，多因气虚血少。诊察掌鱼际的络脉，有助于判断胃气状况。对幼儿诊指纹及耳后络脉，也属这个范围。辨络脉必须与临床症状相结合，并注意区别于它在不同环境下的生理变化。

辨色力（color vision） 其他名称：色觉。眼对颜色的辨别能力。物体反射的光线，可引起视网膜锥体细胞内感光色素的光化学变化和神经兴奋。当兴奋传至大脑视觉中枢即分辨出各种颜色。人眼在光谱上可区别的颜色约150种，但主要为赤、橙、黄、绿、青、蓝、紫 7 种。用色盲检查图谱检查辨色力。

辨证论治（planning treatment according to diagnosis） 其他名称：辨证施治。中医治则。是理、法、方、药运用于临床的过程，为中医学术的基本特点。根据中医基础理论，通过四诊八纲、脏腑、病因、病机等中医基础理论，对病人表现的症状、体征进行综合分析，辨别为何种证候，称辨证；在辨证基础上，拟定出治疗措施，称论治。辨证是决定治疗的前提和依据，论治是解决疾病的手段，也是辨证的最终目的，同时又是辨证是否正确的检验。辨证论治是中医学理论和实

践相结合的体现，是中医普遍应用的治疗规范。辨证论治的过程，实际上就是认识疾病和解决疾病的过程。

标本（principal and secondary aspects；specimen，preparation）①中医术语。标本是一个相对的概念，也是一种主次的关系。凡病因与症状，先病与后病，正气与邪气，病在内与病在外等，都是标本的关系。通过辨别病证的主次、本末、轻重、缓急来决定治疗的准则。从人体与致病因素来说，人体的正气为本，致病的邪气是标；从疾病本身来说，病因是本，症状是标；从疾病的新与旧、原发与继发来说，旧病与原发是本，新病与继发是标；从疾病所在来说，在内的为本，在外的为标。临床上应根据标本关系，予以适当治疗。②经过加工或保持实物原形，以供学习或研究用的样本。如病理标本、解剖大体标本等。

标本同治（treating both the principal and the secondary aspects of a disease）中医辨证论治术语。即采用标病与本病同时治疗的方法。适用于标本并重的病证。例如虚人感冒，体弱气虚，反复外感，治宜益气解表，益气为治本，解表为治标。又如痢疾病人，饮食不进是正气虚，下痢不止是邪气盛，这时标本俱急，须以扶助正气药和清化湿热药并用。又如临床表现有身热、腹硬满痛、大便燥结，属邪热里结为本，阴液受伤为标，标本俱急，治当标本兼顾，泻下与滋阴同用，泻其热可以存阴，滋阴润燥则利于通下。皆属标本同治。

标测棒（mapping probe）测心电图时，心外膜标测术的工具之一。棒的粗细适合于手持安放，棒端安装两枚白金电极。标测时双电极轻放并紧贴在心脏表面。此棒前端适当弯曲可伸入心脏后壁以标测。

标测环（mapping ring）心外膜标测术的工具之一。形似戒指，其前缘安装电极恰能伸入示指，以探测心房、心室，记录心脏多个部位的电变化。缩短了操作时间，结果更可靠。

标测心电图（mapping electrocardiogram）用标测术记录的心电图。方法是将记录电极的数目扩大几倍至数十倍，把这些密集、分区的描记点的电信号经一定方法描绘成心电图。又分为体表心脏等电位标测图、ST段胸壁标测图等。

标点地图（spot maps）将不同地点发病的某病病例逐个标于地图上，根据标点多少，显示出该病的地区分布特征，从而推测该病的可能病因及其影响因素的图案。

标定〔法〕（standardization）在滴定分析法中用基准物质准确地测定标准溶液浓度的操作过程。

标化死亡率（standardized mortality rate）其他名称：按年龄调整的死亡率（age adjusted mortality rate）。比较不同地区、不同时间、不同人群死亡率时，根据人口年龄和性别比例做相应调整的死亡率。

DNA标记（DNA marker）以两种或多种易于区别的形式存在的DNA序列，可在遗传图、物理图或整合图谱中用作位置标记。

标记化合物（tagged compound，labelled compound）以放射性同位素标记的化合物。在用放射性同位素进行医学研究时，通常需预先制备含有某种放射性同位素（如^{14}C、^3H、^{35}S等）标记的化合物。制备何种标记化合物，关系到实验的成败。制备的关键在于采用何种放射性同位素、标记的位置及其比放射性的大小。

标记基因（marker gene）可作为遗传标记的基因。染色体上已知其定位和功能的基因。它的编码产物易于检测，尤其适用于突变型基因的检测。

标记奖励疗法（token economy therapy）见代币法。

标记染色体（marker chromosome）有特殊的形态，而便于识别的染色体。如费城染色体。

标记纤维蛋白原摄取试验（uptake of labelled fibrinogen test，ULFT）利用标记化合物对静脉血栓形成作早期诊断的方法。血栓形成时要吸收纤维蛋白原，这一过程可用^{125}I或^{131}I标记的纤维蛋白原从体外测出。由静脉注入50～100μCi ^{125}I或^{131}I标记的纤维蛋白原（事先用碘化物封闭甲状腺），12h或24h后（每日一次，连续数日）沿肢体外部测量放射性。如在可疑处放射性经常增强即可建立诊断。

标记疫苗（marker vaccine）借助基因工程技术在病毒基因组中引入分子标记，以区别于野毒株的新一代重组活疫苗。

标量（scalar）只有大小，没有方向的物理量，过去称为"无向量"，它是不变量。例如功、密度、温度等物理量。心电图是心电数量（标量）变化的记录，又称为"标量心电图"，心电量图则是心电数量和方向两者变化的记录。

标示量（labelled amount）药品标签上标明的药品量。在制剂分析中常用按标示量计算的百分含量来要求。其含义是：

$$按标示量计算的百分含量＝每片含量/标示量×100\%$$

标志取穴法（location of an acupuncture point in accordance with mark）中医术语。腧穴定位方法之一。即以人体的固定解剖标志或活动标志为依据确定腧穴位置的方法。固定标志如五官、毛发、爪甲、乳头、脐窝、骨性突起与凹陷、肌肉隆起等。如鼻尖取素髎，脐旁2寸取天枢，第7颈椎棘突下取大椎等。活动标志是利用关节、肌肉、皮肤随运动而出现的隆起、凹陷、皱纹等为标志取穴。如屈肘横纹头取曲池，伸拇指于拇长、短伸肌腱间的凹陷中取阳溪等。

标准杯（standard drink）即饮酒量。指任何饮料含有大致相当量的乙醇（g）。在不同国家、地区的文献中，一个"标准杯"折合的乙醇含量不尽相同，如在英国采用的是单位，1单位标准杯的酒精饮料约含乙醇8～9g。在北美1单位标准杯含乙醇12g。

标准差（standard deviation，SD）方差的算术平方根。表示观察值对于均数的离散程度的指标。与方差不同的是，标准差的度量单位与原来变量的度量单位相同。同类资料比较时，标准差越大，表明数据间离散程度或变异度越大。标准差是最常用的统计数据之一。

标准导联（standard leads）测量心电图时，一种常用的双极肢体导联导联。由于其应用最早，是一种习惯称呼，并不科学、严谨。其连接方式有：导联Ⅰ（L_1），左上肢（＋），右上肢（－）；导联Ⅱ（L_2），左下肢（＋），右上肢（－）；导联Ⅲ（L_3），左下肢（＋），左上肢（－）。

标准导联伪装性束支传导阻滞（standard lead masquerading bundle branch block）心电图在肢体导联像左束支传导阻滞，在心前区导联呈右束支传导阻滞。此为重度左前分支加右束支传导阻滞，常合并左室肥厚和左室局部阻滞。

标准电压（standard voltage）心电图机的定标电压部分。由1mV标准电压发生器发出，经放大后在输出端得到10mm的标准记录方波，此即心电图上的电压。心向量图中以直角方向偏移长度或对角线长度为标准电压。

标准化（standardization）关于测验项目的编制、实施、记分的方法，以及对测验结果的解释等恒定的程序。可分为国际或全国范围内的标准化和部门、单位或某项工作范围内的标准化。

标准化方法（standardization method）在两个以上的总率（总均数）进行对比时，为了清除内部构成不同的影响，采用统一标准，分别计算标准化率后再做对比的方法。标准化的计算方法有直接法、间接法和反推法。标准化率多应用于人口死亡率、某病病死率、发病率、患病率等的比较。

标准化率比（standardized rate ratio）两个标准化率的比，即分子和分母的率都用标准人群分别标化后的两个率的比。可用于发病率或患病率类型的率比，以提供危险因素的线索。

标准〔化〕死亡率（standardized mortality rate）经过标准化处理的死亡率。比较两地或两组人群的死亡率时，如人口构成有所差异，则必须将年龄、性别等分组的死亡率进行标准化处理。处理方法分为直接法和间接法两种，直接法用标准人口的年龄比例对两地死亡率进行标准化处理，而后比较；间接法用全国或省、市各年龄组某病的死亡率作为标准，然后计算间接标准化死亡率。

标准化死亡率比（standardized mortality ratio，SMR）衡量某特殊人群暴露于某可疑致死病因的死亡水平的指标。是暴露人群的实际死亡人数和它的预期死亡人数相比的比值。

标准化死亡率比＝某特殊人群实际死亡数/
全人口预期死亡数×100％

此指标是为了分析某一人群死亡人数与一般人口死亡人数是多还是少,以判断该人群是否暴露于特殊危险因素。

标准化智商测验（standardized intelligence quotient test）　计算智商水平的标准方法。根据个人分数高于或低于标准组平均数的差距来表示个人的智商水平。按惯例该平均数被定为100。

标准还原电位（standard reduction potential）　在标准状态下（25℃,1个大气压,全部反应物和产物为1mol/L）进行还原反应所测得的电位,用符号 E°表示。以氢电极（$H_2：H^+$）作为参比电位或零电位。

标准碱剩余（standard base excess, SBE）　细胞外液的碱剩余（碱超）。指血红蛋白在150g/L时细胞外液的碱剩余。正常值为±3mmol/L。

标准气压（standard atmospheric pressure）　北纬45°海平面上0℃时的大气压力。其值为101kPa（760mmHg）,是观察、计算人和动植物生理数据的一个标准。

标准人体美（standard body beauty）　从现实人体美中抽提炼出来的关于人体美标准的理论参数。医学美学与美容医学学科旨在运用这一理论参于维护、修饰和重塑现实人体美的医学实施中,激发其生命活力之美,以达到"现实人体美"的再现和升华的目的。它源于现实人体美,又服务于现实人体美,从而实现两者相辅相成的"双向效应"。

标准溶液（standard solution）　已知准确浓度的用于滴定分析的滴定剂。标准溶液可用基准物质直接配制,也可用分析纯试剂配成近似浓度的溶液,然后用基准物质标定其准确浓度。

标准手杖（standard cane）　一种辅助身体稳定站立和行走的工具。由木材、竹材、金属、塑料制成,上部为"C"形或"T"形手柄,下端为可防滑和减震的橡胶管。对于手杖的要求是：①长度适当,上臂自然下垂屈肘45°角,掌心距地面的高度即为选取手杖的长度。过长或过短都将影响支撑功能。一般工厂生产的手杖长度为75～105cm。②要有足够大的手柄,否则亦将影响支撑功能。

标准碳酸氢（standard hydrogen carbonate）　指全血在标准条件下（即38℃、血红蛋白氧饱和度为100％、二氧化碳分压为5.32kPa的气体平衡后）测得的碳酸氢浓度。正常值22～27mmol/L浓度,平均24mmol/L浓度。因标准碳酸氢（SB）已排除了呼吸因素的影响,为判断代谢性因素的指标。SB增高提示代谢性碱中毒;反之提示代谢性酸中毒。在呼吸性酸中毒或碱中毒时,由于肾脏的调节作用,也可有相应的增高或降低。

标准体重（standard weight）　其他名称：理想体重。定义人体胖瘦的一种理想对照参考值。

标准误（standard error, SE）　描述样本统计量抽样误差的指标。标本的均数、方差、回归系数、相关系数都是统计量,它们都有相应的标准误以描述抽样误差。标准误小,表示抽样误差小,则统计量较稳定。在参数估计时,可将统计量与相应的标准误一起写出,以示其抽样误差的大小。样本标准差 s 与均数的标准误 $s_{\bar{x}}$ 之间有如下关系：$s_{\bar{x}}=s/\sqrt{n}$,其中 n 为样本的数量。

标准型轮椅（standard wheelchair）　双手驱动无特殊功能的普通轮椅。

CIE标准颜色测量系统（CIE standard colorimetric system）国际照明委员会（CIE）制定的一种国际通用的颜色测量系统。也可以用于皮肤颜色的测量。

标准自由能变化（standard free energy change）　即在规定的标准条件下自由能的变化,用符号 ΔG°表示。标准条件是指在25℃、1个大气压,反应物浓度为1mol/L。生化反应中规定 pH 值7为其标准状态,用符号 ΔG°′表示其标准自由能变化。

表层巩膜炎（episcleritis）　见巩膜外层炎。

表层脱落性食管炎（esophagitis dissecans superficialis）　其他名称：蜂窝织炎性食管炎。食管黏膜和黏膜下层分离而成管状物被吐出。病因不明,经过一般良好。治疗：可在咽部将吐出的管状物剪断取出。为防止感染可用抗生素。

表层温度（shell temperature）　其他名称：体壳温度。机体的表层包括皮肤、皮下组织和肌肉等的温度。该温度低于体核温度,且不稳定,特别是皮肤温度可受环境温度和衣着影响,温度波动幅度大,各部位差别也较大。四肢末梢低而接近躯干和头部的皮肤温度较高。

表达性失语［症］（expressive aphasia, Broca aphasia）　见布罗卡失语［症］。

表达载体（expression vector）　能使插入基因进入宿主细胞表达的克隆载体,包括原核表达载体和真核表达载体,可以是质粒、噬菌体或病毒等。典型的表达载体带有能使基因表达的调控序列,并在适当位置有可插入外源基因的限制性内切酶位点。

表构酶（epimerase）　能改变差向异构手性中心的构型,将一个差向异构体转变为其非对映异构体的酶。因其催化的每一异构体仅含有一个不对称中心,故这种酶又称差向异构酶。

表观遗传（epigenetic inheritance）　其他名称：表观遗传学遗传。广义的表观遗传是指非 DNA 序列编码的遗传信息、基因表达状态或表型变异,在细胞和个体世代之间的传递。狭义的表观遗传是指细胞的表观遗传,是细胞分裂世代之间的DNA 序列以外的信息传递。

表观遗传变异（epigenetic variation）　基因的 DNA 序列没有发生改变,基因功能发生可遗传的变化,并最终导致了表型的变化。不符合孟德尔遗传规律的核内遗传。

表观遗传改变（epigenetic changes）　指可遗传但又可逆的影响基因功能,而不影响 DNA 序列。这些改变通过 DNA 甲基化、组蛋白修饰、非编码 RNA 改变和关联蛋白,影响染色质结构和组织化。表观遗传改变是稳定性染色质修饰,决定了发育中细胞的分化状态,参与差异基因表达模式的长期保存,以及在特定谱系和组织中维持细胞的同一性。

表观遗传疾病（epigenetic disease）　由于表观遗传学改变导致的疾病。表观遗传学在维持正常机体发育及生物学功能方面发挥着重要作用,因此表观遗传学的异常与疾病的发生密切相关。广义的表观遗传疾病包括肿瘤、中枢神经发育障碍、神经变质性疾病以及自身免疫性疾病。

表观遗传调节蛋白（epigenetic regulation protein）　表观遗传调节蛋白包括 DNA 甲基转移酶、甲基 CpG 结合蛋白、组蛋白修饰酶、多梳家族蛋白、三胸家族蛋白、染色质重塑因子及它们的多分子复合物。

表观遗传修饰（epigenetic modification）　在没有细胞核 DNA 序列改变的情况下,基因功能可逆的和可遗传的修饰的改变。包括 DNA 的修饰（如甲基化修饰）、组蛋白的各种修饰等。

表观遗传学（epigenetics）　人们对表观遗传学的认识,随着研究深入而不断演进。现在学术界应用较多的表观遗传学定义为：研究没有 DNA 序列变化的、可遗传并潜在可逆的基因表达或表型的改变,作为内在机制的染色质状态改变,能通过有丝分裂和减数分裂遗传。

表观遗传治疗（epigenetic therapy）　指应用药物纠正表观遗传缺陷,恢复正常的表观遗传修饰模式,达到治疗疾病的目的。

表寒（exterior cold syndrome）　中医证候名。表证类型之一。因感受风寒之邪所致。症见恶寒发热、无汗、体痛、舌苔薄白而润、脉浮紧等。

表寒里热（exterior cold and interior heat）　中医证候名。表有寒里有热的证候。外邪传里化热而表寒未解,或本有内热,又感寒邪之证。表现为既有恶寒、发热、无汗、头痛、身痛或气喘脉、浮紧等表寒证,又有烦躁、口渴、尿黄、便结等里热证。

表解里未和（exterior syndrome relieved but interior-syndrome unrelieved）　中医术语。即外感病的表证已经消失,里证未解或表证已经解除,而亏损的阴液还没有恢复。多因里有痰饮、食滞、瘀血或伤阴等而致。

表里俱寒（cold in both exterior and interior）　中医证候名。表里同病的寒证。外感寒邪，又内伤生冷；或平素脾胃虚寒，又外感风寒。表现为既有恶寒无汗、头痛身痛等表寒证，又有腹痛泄泻、四肢厥冷等里寒证。

表里俱热（heat in both exterior and interior）　中医证候名。表里同病的热证。病人本有内热，又感受温邪。除有表热证外，发病即见面赤头痛、恶热口渴、咽干舌燥，甚至心烦、谵语等里热证。

表里双解（expelling pathogenic factors from both exterior and interior of the body）　中医术语。用于既有表证又有里证的治法。分两大类：①治外有表邪，里有实积。症见恶寒发热、腹部胀痛、胸部痞闷、恶心便秘、脉浮滑。可用厚朴七物汤。②治里热已盛，兼有表证。症见高热无汗、面红目赤、身体拘急、鼻干口渴、口苦烦躁、谵语、舌干燥、脉洪数，可用三黄石膏汤。

表里同病（disease involving both exterior and interior）　中医证候名。指表证里证同时存在。病者既有恶寒、发热、头痛、身痛等表证，同时又有腹胀、腹痛、呕吐、泄泻等里证。这种情况的出现，多因表证未解而病邪入里，或病者素有宿疾又新感表邪所致。常见的有表寒里热证、表热里寒证、表虚里实证、表实里虚证等。

表面标志（surface marker）　细胞表面存在的一些特殊的受体或抗原。它有助于对细胞的鉴别和研究。如 T 细胞表面有绵羊红细胞受体，当把淋巴 T 细胞与绵羊红细胞混合在一起时，T 细胞将绵羊红细胞吸附在它的周围，形成玫瑰花状，而 B 细胞无此受体，因此绵羊红细胞受体是鉴别 T 细胞的重要标志之一。

表面电极（surface electrode）　置于皮肤表面用作刺激或记录的传导装置。对于任何一个表面电极，均应注明其使用的电极材料（金属、织物）、形状（圆盘、圆环）、大小以及两极之间的间隔。

表面化脓（superficial suppuration）　浆膜或黏膜表面的化脓性炎症。中性粒细胞主要沿浆膜或黏膜表面渗出，深部组织没有明显的炎症细胞浸润，也不发生溶解破坏。如化脓性尿道炎、化脓性支气管炎等。

表面活性剂（surface active agents，surfactant）　一类能降低液体表面张力的试剂。可取自天然物质或用化学合成方法制得。多为长链的有机化合物，分子中同时含有亲水基团和亲油基团，属两亲性物质。它的亲水亲油性的强弱，常以亲水亲油平衡值（hydrophile lipophile balance value，H-LB）表示。在医学上，表面活性剂可作增溶剂、乳化剂、润湿剂、铺展剂、消泡剂等。某些阳离子表面活性剂尚具消毒作用。

表面活性物质（surfactant，surface active substance）　由肺泡Ⅱ型细胞产生的能降低肺泡表面张力的物质。主要成分是卵磷脂，也含蛋白质和糖类。在胎儿 20～24 周时肺内已出现这种物质，但量不多，35 周后迅速上升。这种物质能降低表面张力，保持肺泡张开。若这种物质缺乏，呼气时肺泡就要萎陷，产生进行性肺萎陷，气体交换减少，出现青紫。

表面积定律（surface area law）　基础代谢率的高低与体重不成比例关系，与体表面积基本成正比关系，这种代谢率与体表面积成正比的关系称表面积定律。肺活量、心输出量、主动脉和气管横切面、肾小球滤过率等均符合此定律。

表面抗原（surface antigen）　其他名称：S 抗原。病原微生物的外表抗原成分。细菌的表面抗原包围在细菌细胞壁的外面，随菌种和结构不同，可有不同的名称。如肺炎球菌称为荚膜抗原，大肠埃希菌、痢疾杆菌称为包膜抗原或 K 抗原，伤寒沙门菌则称 V_i 抗原。表面抗原一般可抵抗白细胞吞噬，还可阻止菌体抗原与其抗体产生凝集反应，故为细菌毒力因素。病毒表面抗原有较高的特异性，可刺激机体产生中和抗体，如流感病毒包膜上的血凝素。

表面麻醉（topical anesthesia）　其他名称：黏膜麻醉，局部麻醉方法的一种。将穿透力强的局麻药施于黏膜表面，使其透过黏膜而阻滞位于黏膜下的神经末梢，使黏膜产生麻醉现象。常用于眼、鼻、咽喉、气管、尿道等处的浅表手术或内镜检查。由于不同部位黏膜对局部麻醉药的吸收速度不同，

所以应用局麻药的浓度也不应相同。常用 0.5%～1.0% 丁卡因或 4%～8% 利多卡因。

表面吞噬作用（surface phagocytosis）　在无调理素的培养物中，加入纤维素或滤纸纤维等以限制微生物的滑动，使表面光滑的细菌可被白细胞吞噬。在感染早期调理素尚未生成前，渗出的纤维素具有此作用，对抗感染有重要意义。

表皮（epidermis）　皮肤的浅层结构。缘自外胚层，由角化的复层扁平上皮组成的结构。皮肤的厚度因部位不同而有很大差别，腹部、头部和关节屈侧面的最薄，手掌和足底等处最厚。表皮由深至浅可分为 5 层：基底层、棘层、颗粒层、透明层和角质层。基底层位于表皮最深层，此层细胞有分裂增殖能力，靠它补充表层的衰老脱落细胞。角质层是由表皮的基底层细胞逐渐衰老角化而来的，有抵抗外界物质侵蚀的作用。表皮细胞更新时间约为 59～75 天。

表皮剥脱（exfoliation）　其他名称：擦伤。皮肤表皮因外力作用发生剥离，并伴有毛细血管出血或组织液渗出。属钝器损伤之一。常与挫伤、挫裂伤等并存，其形态、大小各异。擦伤常不为人注意，但具有法医学意义。根据形态、部位可推断作用力的方向或何种致伤物。生前擦伤为暗红色或棕褐色，死后擦伤为蜡黄色。

表皮溶解毒素（epidermolytic toxin）　其他名称：表皮剥脱毒素。主要由噬菌体Ⅱ群金黄色葡萄球菌产生。它能引起人类或小鼠的表皮剥脱性病变。多见于新生儿、幼儿和免疫功能低下的成人。有两个血清型，A 型耐热，100℃经 20min 不被破坏；B 型不耐热，60℃经 30min 即灭活。

表皮生长因子（epidermal growth factor，EGF）　由下颌下腺等组织细胞分泌的可刺激上皮细胞和多种细胞增殖的生长因子。

表皮水疱症（epidermolysis bullosa）　其他名称：大疱性表皮松解症。一组慢性非感染性常染色体显性遗传病，其特征是在轻微的机械损伤后皮肤或某些黏膜即可发生水疱，有时也可自发地发生。起疱是由于表皮与下面的真皮分离所致。此症是由不同基因突变引起的。

表皮癣菌（*Epidermophyton*）　对人致病的只有絮状表皮癣菌，主要累及皮肤，也可引起指（趾）甲的感染。菌落为白色颗粒状、白色鹅毛绒状，再发展成黄绿色粉末状，有许多辐射状沟。镜检见棍棒状大分生孢子而诊断。

表皮样囊肿（epidermoid cyst）　其他名称：角蛋白囊肿。表皮内陷形成的囊肿。可发生在任何部位的皮肤，但以颜面、头皮和臀部为最多。囊肿位于真皮，和表皮相连，呈圆形，直径数毫米至数厘米，触之有囊性感。囊内充满多层状排列的角质。常单发，多发者少见。经过缓慢，有恶变可能。手术切除，但必须将囊壁完全剥出。

表皮移植〔术〕（epidermic grafting）　从供皮区（如大腿、腹背部）切取一块包含表皮层和少许真皮层的皮片，移植于皮肤缺损区的治疗方法。皮片易生长，适用于不易愈合的肉芽创面，Ⅲ度烧伤面积较大的创面，某些口、鼻腔手术的衬里。但成活后收缩性极大，色泽深暗，耐磨性差。

表皮原位癌（epidermal carcinoma in situ）　一种角化不良的癌前期病变。多见于 40 岁以后，好发于躯干和阴部，无自觉症状。为皮损为淡红色或暗红色丘疹，缓慢扩大呈坚硬斑块，表面有棕色或灰色厚痂。需结合组织病理改变作出诊断。治疗：手术切除或放射治疗。

表气不固（failure of superficial-qi in protecting body against disease）　其他名称：卫气不固。中医病机。指卫外的阳气虚，不能固表，皮肤腠理疏松，易受外邪侵入而得病。卫气有温养皮肤、开合毛窍和调节寒温、抵御外邪的作用。如卫气虚则不能固表，皮肤腠理疏松，外邪容易侵入，易患感冒。发病时，表现为自汗、怕风等症。治宜补气固表，或结合敛阴。

表浅呼吸（superficial respiration）　一种呼吸幅度小的浅表而不规则的呼吸。有时呈叹息样。多见于呼吸肌麻痹、某些肺或胸膜疾病、濒死病人，是呼吸中枢衰竭的表现。

表情倒错（paramimia）　感情体验与表情之间不协调、不配合或者相反的表现。如病人外表哭流涕，显得很难过，但其内心却并无相应的悲哀体验，或者相反心里却很高兴。见于

精神分裂症。

表热（exterior heat syndrome） 中医证候名。表证类型之一。感受风热阳邪，出现以发热、微恶风寒、头痛、口渴、舌苔薄白或微黄略干，或舌尖红、脉浮数为特征的证候。

表热里寒（exterior heat and interior cold） 中医证候名。属表有热而里有寒的证候。病人平素脾胃虚寒，又有风热，或因外邪未解而过服寒凉而致脾胃阳气不足。症见发热无汗，头痛咳嗽，大便溏泄，小便清长，舌淡胖、微黄浊苔，脉浮缓。

表柔比星（epirubicin） 其他名称：表阿霉素、法玛新。广谱抗肿瘤抗生素。用于急性白血病、淋巴瘤、乳腺癌、肺癌等实体肿瘤。制剂：盐酸表柔比星注射剂。心肌损伤者禁用；定期检查血象；注射时勿漏至血管外。

表实（exterior syndrome of excess） 中医证候名。表证类型之一。外邪侵入后，阳气集于肌表，邪正相争，腠理密闭所出现的证候。临床上除有表证症状外，以恶寒、无汗、头痛、身痛、脉浮紧为特征。

表实里虚（exterior excess and interior deficiency） 中医证候名。属表里错杂之证。病人平素心、脾、肾虚，又感外邪；或外感表寒，误用攻下法所致。如症见恶寒无汗、发热，又见神乏气短、纳呆肢倦、心悸腰痛、舌白脉浮等。

表现度（expressivity） 同一基因在不同个体中表现程度不同的现象。例如在一个家系中，同是一种遗传病，但不同病人的症状有轻有重，表现程度不同。

表型（phenotype） 生物体（或细胞）在特定的基因型和环境相互作用下可以观察到的性状或特征。①在免疫遗传学范畴，指个体有核细胞所表达的人类白细胞抗原（HLA）型别。②在细胞免疫学范畴，指各类免疫细胞表面所表达的（特征性）膜分子。

表象（image） 过去感知的事物的形象在头脑中的反映。分为记忆表象和想象表象。前者是在过去对同一或同类事物多次感知的基础上形成的。既有反映某一事物特性的个别表象，又有反映一类事物共同特性的一般表象。要对经历过的事物作绘声绘色的描述，须依靠记忆表象。后者是由记忆表象或现有感知形象改造成的新形象。在文艺创作和技术革新等创造性活动中须依靠想象表象。

表邪内陷（exterior diseases invading interior） 中医病机。指由于邪盛正虚或治疗失手，在表的邪气陷入里的病变。如温邪上受，首先犯肺，逆传心包，症见不恶寒、发热更高而神昏、谵妄。

表信息分子（episemantide） 表现生物遗传信息的分子物质。如酶、结构蛋白、多肽激素等。

表型变异（phenotypic variation） 外界环境的影响作用于微生物引起的性状变异，其基因结构未改变，故此变异不能遗传。当起作用的环境条件去除后，其变异又逆转复原。是在有可能发生表型变化范围以内的一种改变，在一个生物群体中基本上都有这种表现。

表型混杂（phenotypic mixing） 其他名称：混合遗传表型。病毒产生的表型（蛋白质）与基因型（核酸）不相符的现象。一种病毒所产生的衣壳或包膜，可包在另一种基因组外面，致使其后代出现表型变异。因其不是基因组的变异，所以不稳定。通过传代后又可恢复原来的特征。

表型模拟（phenocopy） 其他名称：拟表型。特殊环境条件下一个非遗传的表型修饰，使其和一个突变型的表型相仿。产生表型模拟的药剂称为表型模拟剂。表型是遗传（基因型）和环境相互作用的结果。如野生型普通果蝇一般为棕褐色，突变型为黄色或稻草色，如果让野生型果蝇的幼虫生长在具有某种银盐的饲粒内，则可发育为黄色或稻草色的拟表型。

表虚（superficies deficiency） 中医证候名。表证类型之一。卫外的阳气不足，腠理不密而出现的证候。临床上除有表证症状外，以自汗或汗出恶风、脉浮缓为特征。

表虚感冒颗粒（biaoxu ganmao keli） 中医成药名。表里双解、扶正解表药。组成：桂枝、葛根、白芍、苦杏仁、生姜、大枣。用于外感风寒表虚证，症见发热恶寒、有汗、头痛项强、咳嗽痰白、耳鸣、干呕等。服药期间忌食生冷、油腻食物。服药后宜多饮白开水或稀粥、米汤，取微汗，不可发大汗，以免重复感受风寒。

表虚里实（exterior deficiency and interior excess） 中医证候名。表里错杂的证候。因平素卫气不足，感邪后邪热内结；或素有胃肠蕴热宿食，复感风邪；或表证治疗失当，里实误用发汗等所致。如症见恶风、汗出等表虚证，又见腹痛便秘、舌苔厚黄等里实证。

表证（superficies syndrome） 中医证候名。指外邪侵袭肌肤体表所出现的证候。多见于外感病的初期，太阳经或肺卫受邪。症见恶寒、发热头痛、鼻塞咳嗽、舌苔薄白、脉浮等。尤以恶寒为其特征。表证又分表寒、表热、表虚、表实。

表证入里（exterior syndrome involving interior） 中医病机。指表证化热，病势向里发展。症见不恶风寒反恶热，烦渴，小便黄赤，舌苔黄燥等。

鳖甲（turtle carapace, Carapax Trionycis） 中医药名。鳖科动物鳖的背甲。味咸，性微寒。归肝、肾经。滋阴潜阳，软坚散结。用于阴虚潮热、骨蒸盗汗，或热病后期阴液耗伤、夜热早凉，以及热邪伤阴、虚风内动的手足瘛疭。亦可用于癥瘕积聚、瘀滞经闭。

鳖甲煎丸（biejiajian pills） 中医方剂。《金匮要略》方。组成：鳖甲、乌扇、黄芩、鼠妇、干姜、大黄、芍药、桂枝、葶苈、石韦、厚朴、牡丹、瞿麦、紫葳、半夏、人参、䗪虫、阿胶、蜂巢、赤硝、蜣螂、桃仁、柴胡。可消癥化积。治疟疾日久不愈及各种癥瘕积聚。

憋气（breathlessness） 各种原因引起的呼吸困难，甚至呼吸暂停。

别构酶（allosteric enzyme） 其他名称：变构酶。活性受别构调节物调控的酶。有些酶受激活剂或抑制剂作用，以非共价方式结合到酶活性中心以外的部位，改变酶分子空间构象，从而调节酶的活性。

别构调控（allosteric control） 其他名称：别构调节。效应物与蛋白质、别构酶的别构部位相互作用，导致构象发生变化，从而对其活性产生影响。酶结构调节的一种方式。

别赫捷列夫病（Bechterew disease） 一种强直性脊柱炎。以强直性脊柱炎为主要表现，可合并升主动脉非特异性炎性病变而引起主动脉瓣关闭不全。部分病例可合并眼部症状。治疗：对症。

别嘌醇（allopurinol） 其他名称：别嘌呤醇、别嘌呤、柴罗列克、华风痛、全嘌呤、赛来力、痛风立克、痛风宁、异嘌呤醇、维洛林。抗痛风药。用于慢性原发性或继发性痛风、痛风性肾病。制剂：片剂。孕妇、慢性肾衰竭者慎用。禁与铁盐同服，服药期间多饮水。定期检查肝功能和血象。

宾氏试验（Bing test） 其他名称：堵耳骨导试验。听觉试验，检查传导性听力障碍。先用音叉检查病人骨导听力，当受试者听不到声音时立即堵塞其外耳道，如受试耳又重新听到声音为该试验阳性。提示受检耳听力正常或轻度感音神经性耳聋；阴性提示传导性耳聋。

槟榔（areca seed, Semen Arecae） 中医药名。棕榈科植物槟榔的干燥成熟种子，苦、辛、温。归胃、大肠经。能杀虫消积、行气利水。主治：①多种寄生虫病，对绦虫（尤其是猪带绦虫）、姜片虫疗效较佳；②积滞腹胀、便秘或里急后重、泻下不爽；③脚气肿痛。

槟榔肝（nutmeg liver） 慢性肝淤血时，肝中央静脉及附近肝窦淤血呈红色，由于淤血缺氧，部分肝细胞萎缩和脂肪变性呈黄色，肝切面红黄相间，似槟榔状花纹，故称槟榔肝。

槟榔碱（arecoline） 从中药槟榔的果实中提取的一种生物碱。现已能人工合成。具有激动 M 受体和 N 受体的作用，前者的作用比毛果芸香碱强强。适用于滴眼，以缩小瞳孔、降低眼内压治疗青光眼。不良反应有恶心、腹痛、腹泻等。

濒临性心肌梗死（impending myocardial infarction） 即将发生的心肌梗死，相当于梗死前期。

濒死期（agony, agonal stage） 其他名称：临终状态。机体临近死亡的过渡阶段。各系统功能发生严重障碍，脑干以上神经中枢处于深度抑制状态，表现为意识模糊或丧失，反应迟钝，心跳减弱，血压降低，呼吸减弱或出现周期性呼吸。代谢由于供氧不足以无氧糖酵解占优势，机体内酸性产物堆积；晚期因腺苷三磷酸合成不足，能量供应锐减，致各种功能活动极度减弱。此期长短因病而异，一般可持续数小时至2～3昼夜。

濒死伤（agonal trauma）　法医学术语。指个体在濒死期受到机械性损伤。如缢死时因抽搐而撞击于周围物体上造成的损伤。由于临近死亡，组织细胞代谢过程微弱，难以形成明显的生活反应，故濒死伤的时间判断往往是法医学上的疑难问题。扫描电子显微镜观察伤口渗出的纤维蛋白有助于判断。

濒死心电图（agonal electrocardiogram）　其他名称：临终心电图。从严重的或致死的心律失常发展为死亡心电图过程中的、短暂的、过渡性心电图变化。任何一型濒死心电图均有如下特征：濒死性室性心搏；无力型心室颤动；完全性房室传导阻滞伴心室停搏；全心停搏。

濒死性室性心搏（agonal ventricular beat）　其他名称：濒死心搏。在濒死心电图中，特别是发生全心停搏之前，常可看到一种非常缓慢、心律极不规律、心室波（QRS）特别宽大畸形的室性逸搏心律。

髌骨（patella）　包埋于膝关节前方和股四头肌腱内的三角形扁平骨。是人体内最大的籽骨。参与构成膝关节，能更有效地增强股四头肌伸膝动作。

髌骨缝[合]术（suture of patella）　治疗髌骨骨折的手术。切开暴露髌骨两骨折块后，用粗丝线绕髌骨边缘作环状缝合使骨折面完全对合。仅适用于分离移位的髌骨中段横行骨折。

髌骨骨折（patellar fracture）　直接暴力或肌肉猛力收缩引起的髌骨连续性中断，常伴髌韧带扩张部损伤。可分为裂纹骨折和粉碎性骨折。表现为膝部肿痛、皮下瘀斑，膝关节内积血和关节功能障碍，有时可摸到凹陷骨折。X线片可确诊。可试行手法复位，抱膝圈固定或手术治疗。

髌骨切除术（patellectomy）　切除严重损伤髌骨的手术方法。适用于髌骨肿瘤、严重的髌骨结核、髌骨粉碎性骨折等。

髌骨软骨软化综合征（patellar chondromalacia syndrome）　多种因素引起的以脱钙为主的髌骨退行性变。常见于运动员。表现为膝关节不适。活动时疼痛，休息后可消失；但严重时持续存在，活动受限。偶积液。X线有助于诊断。治疗：对症处理，必要时手术。

髌骨习惯性脱位（habitual dislocation of patella）　由膝部旋转，膝反张，高位髌骨和股骨髁、髌骨发育不良等原因所致的髌骨脱位反复出现。较少见。多发生于10岁前后的儿童。一般无症状；屈膝时髌骨向外移位，走路时跛行并有声响。

髌腱断裂（patellar tendon rupture）　较少见的伸膝结构的损伤，多在髌骨下极附着部发生；也有自胫骨粗隆附着部断裂，甚至造成胫骨粗隆撕脱骨折，关节囊也常有横形撕裂。表现为髌骨上移。治疗：可先在髌骨上横向穿针牵引，当髌骨充分下移后再修复缺损处。

髌前滑囊炎（prepatellar bursitis）　反复摩擦、挤压、碰撞等机械因素引起的滑囊的非特异性炎症。表现为滑液增多、滑囊肿大、疼痛、肿胀、轻压有波动。可用热敷、理疗及封闭等疗法，保守治疗无效者可手术治疗。

髌韧带（patellar ligament）　股四头肌腱的下续部分。肥厚而坚韧，位于关节囊的前部，起自髌骨下缘，止于胫骨粗隆。内、外侧分别移行为髌内、外侧支带。临床上检查膝反射，即叩击髌韧带。

髌阵挛（patellar clonus）　其他名称：膝阵挛。病理反射之一。上神经元、锥体束受损的体征之一。病人仰卧、伸直下肢，检查者用拇指和示指突然将髌骨用力向下推动，在持续推动的时间内，可见髌骨出现有节律的抖动。

冰袋（ice-bag）　医疗用具之一。将碎冰或冰水放在塑料袋或橡皮制成的口袋中作为冰敷用。用于颈部的冰袋呈长条形，用于头部周围的可以用帽子式样的冰帽。用于其他部位者多为扁圆形的冰袋。

冰冻麻醉（frost anesthesia）　局部冰冻导致神经末梢感觉减弱进而达到麻醉的方法。如表浅层小手术时用的氯乙烷喷射法。缺点多，现罕用。

冰黄肤乐软膏（binghuang fule ruangao）　藏药。祛风燥湿、清热解毒杀虫剂。组成：大黄、硫磺、冰片等。用于神经性皮炎、湿疹、足癣及银屑病等所致的皮肤病。用法：适量涂患处。

冰块试验（ice cube test）　使冰块或盛有冰水的试管与皮肤接触，以诊断寒冷性荨麻疹的方法。局部出现风团为阳性反应。

冰凉花苷（adoniside）　其他名称：福寿草苷。从毛茛科植物冰凉花中提出的强心苷。组成：冰凉花苷的无色澄明、灭菌的稀乙醇溶液。可减慢心律并有利尿、强心和镇静作用。用于治疗各种急慢性心力衰竭、窦性心动过速、室性期前收缩等。其制剂有冰凉花苷注射液，应用期间，忌用钙注射剂。

冰硼散（bingpeng san, bingpeng powder）　中医成药名。清热解毒剂。组成：冰片、硼砂（煅）、朱砂、玄明粉。用于热毒蕴结所致的咽喉肿痛、牙龈肿痛、口舌生疮。用法：吹敷患处。

冰片（Borneolum Syntheticum, borneol）　其他名称：龙脑、梅片。从龙脑科植物龙脑香的挥发油中分离出的一种草单萜。为右旋体。现多由人工半合成，合成品为消旋体。无色透明或白色半透明的片状松脆结晶，分子式为 $C_{10}H_{18}O$。有特异芳香，味辛凉。有发汗、兴奋、镇痉和止痛消肿等作用。是安宫牛黄丸、至宝丹、冰硼散等中成药的成分之一。

冰瑕障（thin nebula）　见冰瑕翳。

冰瑕翳（thin nebula）　其他名称：冰瑕障、冰壶秋月。中医症状名。化脓性角膜炎经过治疗，角膜混浊吸收后遗留的点状或片状薄翳，如冰上之瑕。一般仅有轻度视力障碍。

丙氨酸（alanine, Ala）　20种蛋白质氨基酸之一。为非必需氨基酸。构成蛋白质的是左旋构型物，在生物体内借甘氨酸的氨基转移至丙酮酸而成。在丙氨酸-葡萄糖循环中，保持低血糖水平是血中氮的优良运输工具。在丝绸、明胶、酪蛋白等蛋白质中含量丰富。

丙氨酸-葡萄糖循环（alanine-glucose cycle）　肌肉中的氨基酸经转氨基作用将氨转给丙酮酸生成丙氨酸，经血液运到肝，在肝中丙氨酸通过联合脱氨基作用，释放出氨，用于合成尿素。肝中丙氨酸在转氨基后生成的丙酮酸可经糖异生途径生成葡萄糖，葡萄糖由血液输送到肌肉组织，沿糖分解途径变成丙酮酸，再接受氨基而生成丙氨酸。丙氨酸和葡萄糖在肌肉和肝之间进行氨的转运。

丙氨酸循环（alanine cycle）　也称丙氨酸-葡萄糖循环。指丙氨酸和葡萄糖在肌肉和肝脏之间循环进行的氨的转运过程。借此肌肉中的氨以无毒的丙氨酸形式运至肝脏，同时肝脏也为肌肉提供了生成丙酮酸的葡萄糖。

丙胺苯丙酮（propafenone）　见普罗帕酮。

丙胺卡因（prilocaine）　其他名称：丙氨卡因、波瑞罗卡因。酰胺类局部麻醉剂。其盐酸盐为白色结晶性粉末，无臭，味酸涩，微苦，易溶于水、乙醇。麻醉作用持续时间长，代谢较快，毒性与蓄积性小，无须加用肾上腺素。主要用于硬膜外麻醉、阻滞麻醉及浸润麻醉等。贫血、先天性或自发性变性血红蛋白血症病人忌用，孕妇慎用。

丙胺太林（propantheline）　胃肠解痉药（M胆碱受体阻滞药）。用于胃及十二指肠溃疡的辅助治疗，也用于胃炎、胆汁排泄障碍、多汗症及遗尿等。制剂：片剂。青光眼和心脏病病人慎用。术前忌用。

丙吡胺（disopyramide）　其他名称：吡二丙胺、诺佩斯、异脉停、达舒平、双异丙吡胺。Ⅰ类抗心律失常药。用于室性期前收缩、房性期前收缩、房颤、阵发性房性心动过速等，对室上性心律失常的疗效尚较好。制剂：磷酸丙吡胺片剂、胶囊剂。病态窦房结综合征、严重房室传导阻滞、心力衰竭、青光眼病人禁用，前列腺肥大者慎用。

丙泊酚（propofol）　其他名称：普鲁泊福、异丙酚。烷基酚类的短效静脉麻醉药。用于全身麻醉的诱导和维持。制剂：注射剂。过敏者禁用。心脏病、呼吸系统疾病、肝肾疾病、血容量减少或衰竭病人、脂肪代谢紊乱病人慎用。3岁以下儿童、孕妇、哺乳期妇女不宜用。

1,2-丙二醇（1,2-propanediol）　常用作注射剂、内服药的溶

B

剂。无色透明的黏厚液体。它在体内的氧化产物丙酮酸，即葡萄糖在人体代谢的正常产物，无毒性。亦可用做防腐剂及室内空气消毒剂。

丙二酸单酰辅酶 A（malonyl coenzyme A）　见丙二酰辅酶 A。

丙二酰辅酶 A（malonyl coenzyme A）　其他名称：丙二酸单酰辅酶 A。脂肪酸合成时，逐步掺入乙酰基的活化形式。由乙酰辅酶 A 通过二氧化碳固定而生成。含有 2 个羧基的辅酶 A 衍生物。在细胞质及微粒体系统的脂肪酸生物合成中起关键作用。

丙二酰基转移酶（malonyl transferase）　其他名称：酰基载脂蛋白-丙二酸单酰基转移酶。将丙二酰基转移到酰基载脂蛋白的辅基 4′-磷酸泛酰氨基乙硫醇的巯基上形成硫酯键反应的酶。参与脂肪酸合成。

丙谷胺（proglumide）　其他名称：二丙谷酰胺。胃泌素受体阻滞药。一种新型的治疗消化性溃疡的药物。能与胃泌素竞争壁细胞上的胃泌素受体，具有对抗胃酸及胃蛋白酶的分泌、保护胃肠道黏膜、促进胃肠道溃疡愈合的作用。又能缓解胃肠道平滑肌痉挛、调整胃肠道运动功能。适用于胃溃疡和十二指肠溃疡、胃炎等。临床上对其利胆作用较重视。偶见白细胞减少的副作用。

丙磺舒（probenecid）　其他名称：丙舒磺、对二丙胺磺酰苯甲酸、二苯磺胺苯甲酸、羧苯磺胺。尿酸盐排泄药。能抑制肾小管对尿酸盐的再吸收，促进尿酸排泄，降低血浆尿酸盐的浓度。适用于慢性痛风。此外，能抑制青霉素在肾小管的排泄，延长其药效，可作为青霉素类的辅助药。在用药 2～3 周内可加服碳酸氢钠，并多饮水。肾功能减退及对磺胺类药物过敏者禁用。胃溃疡病人慎用。不宜与水杨酸盐、依他尼酸（利尿酸）、保泰松、吲哚美辛（消炎痛）、口服降糖药合用。

丙卡巴肼（procarbazine）　其他名称：甲苄肼、甲基苄肼。抗肿瘤药。用于霍奇金淋巴瘤，对淋巴肉瘤、肺癌（尤其是小细胞肺癌）、多发性骨髓瘤亦有一定疗效。制剂：盐酸丙卡巴肼片剂、胶囊剂。肝肾功能不全、骨髓抑制病人慎用。孕妇禁用。定期检查血象。

丙卡特罗（procaterol）　其他名称：普鲁卡地鲁、川迪、曼普特、美普清、美喘清。平喘药（选择性 β_2 受体激动剂）。用于防治支气管哮喘、喘息性支气管炎和慢性阻塞性肺疾病所致的喘息症状。制剂：盐酸丙卡特罗片剂、胶囊剂。甲亢、高血压、心脏病和糖尿病病人慎用。孕妇禁用。疗效不佳时不可加量，以免引起心律失常及心跳停止。

丙类传染病（third infectious disease）　监测管理传染病。目前共 11 种，包括黑热病、丝虫病、包虫病、麻风病、流行性感冒、流行性腮腺炎、风疹、流行性和地方性斑疹伤寒、除霍乱、痢疾、伤寒和副伤寒以外的感染性腹泻病、急性出血性结膜炎、手足口病。在监测点内按乙类传染病方法报告。

丙硫氧嘧啶（propylthiouracil）　其他名称：丙基硫氧嘧啶。抗甲状腺药。用于治疗甲亢、甲状腺危象以及甲亢的术前准备。制剂：片剂。用药期间应定期检查血象。孕妇慎用，哺乳期妇女禁用。

丙硫异烟胺（protionamide）　其他名称：2-丙基硫代异烟胺。抗结核药。对结核分枝杆菌有抑制作用，与其他抗结核药（如链霉素、异烟肼、利福平和乙胺丁醇）联合用于结核病。制剂：片剂。用药期间应注意检查肝功。孕妇及 12 岁以下小儿禁用。

丙米嗪（imipramine）　其他名称：依米帕明、丙帕明、恩波酸丙米嗪、托弗尼尔、米帕明。三环类抗抑郁药（TCA）。用于各种类型的抑郁症、惊恐发作、小儿遗尿症。制剂：盐酸丙米嗪片剂。心脏病、高血压、甲状腺功能亢进、尿潴留、青光眼及孕妇禁用。有癫痫发作倾向、严重抑郁症、前列腺炎、膀胱炎及 5 岁以下病人慎用。长期大剂量应用，宜定期检查肝功能及白细胞计数。

丙酸倍氯米松（beclometasone dipropionate）　其他名称：二丙酸氯地米松、氯地美松双丙酸酯、倍氯美松双丙酸酯。地塞米松的衍生物。因具有强大的体表抗炎作用，故曾用于皮肤表面炎症。支气管哮喘病人吸入后有良好的平喘作用，且无

肾上腺皮质功能抑制的副作用。目前被作为泼尼松的代用品用于对皮质激素依赖的病人，其优点是既能迅速控制症状又能使肾上腺功能得以逐渐复原。久用时应警惕咽念珠菌感染。

丙酸睾酮（testosterone propionate）　雄激素。用于原发性或继发性男性性腺功能减退，男性青春期发育迟缓；绝经期后女性晚期乳腺癌的姑息治疗等。制剂：注射剂。大剂量可引起女性男性化、水肿、肝损害、黄疸、头晕等。肝肾功能不全、前列腺癌病人及孕妇忌用。

丙酸氧化（propionate oxidation）　丙酰辅酶 A 在 β-羧化酶和异构酶的作用下可转变为琥珀酰辅酶 A，然后参与三羧酸循环被氧化的过程。这一过程参与人体奇数碳原子脂肪酸的氧化。

丙酮（acetone）　由乙酰乙酸脱羧生成的酮，是酮体的三个组成之一。易挥发，在酮体中含量甚微。丙酮在体内的含量随糖代谢的异常而增加。如丙酮含量过多，可引起蛋白质沉淀。

丙酮酸（pyruvic acid）　糖类和大多数氨基酸分解代谢过程中的重要中间产物。无氧时还原为乳酸；有氧时氧化脱羧形成乙酰辅酶 A 进入三羧酸循环。在人体内由丙氨酸经转氨基作用生成丙酮酸的反应是可逆的。由丙酮酸 β-羧化为草酰乙酸的步骤参与糖异生作用。丙酮酸亦可经由乙酰辅酶 A 转变为脂肪酸。丙酮酸是有氧与无氧分解的分叉点，葡萄糖降解为丙酮酸时不需要氧，在细胞质中进行；待其形成乙酰辅酶 A 后的各阶段氧化均在线粒体内进行。

丙酮酸激酶缺乏症（pyruvate kinase deficiency）　是无氧糖降解通路中红细胞酶缺陷所致的最常见的溶血性贫血。常染色体隐性遗传病，是结构基因突变产生性质异常的酶分子病。新生儿多见，表现为贫血、肝脾大、黄疸。可导致核黄疸。儿童期发病症状较轻，仅在感染时加重，有时发生急性溶血。实验室检查：贫血、网织红细胞增多；红细胞自溶试验增强，加葡萄糖后不能纠正，但加 ATP 后可纠正。血中丙酮酸激酶活力低下，纯合子为正常人的 0～40%。治疗：轻者不需治疗；重者输血，如反复输血不能维持血红蛋白浓度，考虑脾切除。

丙戊酸镁（magnesium valproate）　新的广谱抗癫痫药。适用于各型癫痫。经其他药物治疗无效的癫痫，改用此药可取得较好疗效。服药期间应注意检查肝功能、血常规。孕妇、肝病病人、血小板减少者慎用。

丙戊酸钠（sodium valproate）　其他名称：德巴金、二丙乙酸钠、α丙基戊酸钠、敌百痉。不含氮的广谱抗癫痫药。用于单纯或复杂失神发作、肌阵挛发作、全身强直阵挛发作、急性躁狂发作。制剂：片剂、缓释剂；注射剂。孕妇、哺乳期妇女慎用，肝功能不全者禁用。用药期间应定期检查肝功能。

丙戊酰胺（valpromide）　其他名称：丙缬草酰胺、二丙基乙酰胺、癫健安。丙戊酸的酰胺衍生物。是一种抗癫痫谱广、作用强、见效快而毒性较低的新型抗癫痫药。其抗惊厥作用强度比丙戊酸钠强。适用于治疗各种类型的癫痫。此外，还具有抗精神病作用。常用片剂。该药对骨髓、肝、心、肾均无明显损害，对其他抗癫痫药引起肝、肾及造血功能障碍的病人尤为适用。

丙烯腈中毒（acrylonitrile poisoning）　丙烯腈属有机氰化物，腈纶的主要原料。生产过程中吸入蒸气或污染皮肤引起中毒。急性中毒轻者乏力、头晕、头痛、呕吐。重者胸闷、心悸、呼吸困难、发绀、抽搐，甚至昏迷。急救和治疗：可用亚硝酸钠和硫代硫酸钠。

丙酰辅酶 A 羧化酶（propionyl-coenzyme A carboxylase）　使丙酰辅酶 A 生成 D-甲基丙二酰辅酶 A 反应的酶。该酶存在于线粒体，以生物素为辅基，参与丙酸氧化。当机体缺乏此酶时可引起丙酸血症，丙酸可由肺、皮肤蒸发，粪、尿中排泄，还可继发性引起甲基丙二酸血症。

丙缬草酰胺（valpramide）　见丙戊酰胺。

丙型病毒性肝炎（viral hepatitis type C）　丙型肝炎的全称，简称丙肝。由丙型肝炎病毒（HCV）感染引起的肝炎。该

病毒可能为黄病毒属，人和猩猩均可感染。主要经血液传播、性传播和母婴传播。病理改变与乙肝极为相似，以肝细胞坏死和淋巴细胞浸润为主。可导致肝脏慢性炎症坏死和纤维化，有些可发展为肝硬化甚至肝癌。本病潜伏期平均 6～8 周。临床表现与乙型肝炎大相似，但起病更隐袭，症状更轻，多不出现黄疸。发病者成人多见，儿童及家庭内续发病例少见。血清中单项转氨酶增高、抗 HCV 阳性可能为 HCV 的亚临床感染者。治疗：综合疗法，急性期用干扰素，可阻止其转化慢性。

丙型肝炎病毒（hepatitis C virus，HCV）　引起丙型肝炎的病毒，是一个由脂膜包裹的正链 RNA 病毒。1989 年正式命名。主要经输血、血制品和血液透析传播。

丙型（γ）链球菌（γ-streptococcus）　其他名称：不溶血性链球菌。不产生溶血素，不能溶解红细胞，菌落周围无溶血环的链球菌。该菌无致病性，常存在于乳类和粪便中。

丙亚胺（propylenediamine tetraacetylimide）　见雷佐生。

丙氧鸟苷（ganciclovir）　见更昔洛韦。

丙种球蛋白（gamma globulin）　其他名称：γ 球蛋白。在经典的血清蛋白电泳时迁移速度最慢，含量最多的人球蛋白，主要由抗体组成，不在肝脏合成，因此其和清蛋白的比值常作为肝功能的指标。从正常人血浆中提取的丙种球蛋白制剂，因含有多种抗体，可用于麻疹、甲型肝炎、脊髓灰质炎的应急预防。

丙种球蛋白缺乏症（agammaglobulinemia）　一种体液免疫缺陷病。有两种类型：一种是伴性遗传，仅男孩发病；另一种是常染色体隐性遗传，两性均可发病。淋巴结活检皮质生发中心发育不良及浆细胞缺乏。机体受抗原刺激不产生抗体，天然抗体水平明显下降，但细胞免疫反应尚正常。临床表现为反复和严重的细菌感染。对真菌和大多数病毒感染的免疫反应正常。治疗：使用丙种球蛋白制剂。

丙种球蛋白注射液（injection gamma seroglobulinum humanum）　生物制品。组成：健康人血浆或胎盘血提取制得的含丙种球蛋白和适宜防腐剂，无热原无菌的，无色或淡褐色、微带乳光的澄明液体。有增强免疫功能的作用。用于防治病毒性传染病，如传染性肝炎、麻疹、流行性感冒、水痘，以及丙种球蛋白缺乏症等。

柄曲霉素（sterigmatocystin）　其他名称：杂色曲霉毒素。为杂色曲霉、构巢曲霉及离蠕孢霉菌的代谢产物。这类真菌可侵染大米、玉米及面粉等粮食。柄曲霉素可质变为黄曲霉素 B_1。中毒病变为肝、肾坏死，胃肠道、心包和浆膜出血，心肌玻璃样变，肝增生性结节及肝癌等。目前怀疑这种毒素与非洲某些地区人类的肝硬化有关。

饼剂（medicated cake）　用模具将药压成饼状的剂型。如噎膈饼。为锭类剂型。

屏气发作（breath holding spell）　婴幼儿期的一种呼吸方面的神经官能症。由情感反应引起，一般 6～12 个月时起病，3 岁以后大多消失。常以不如意或疼痛作为诱因，先哭一声或数声，过度换气后即屏气，呼吸暂停、青紫、四肢强直。严重者意识丧失，伴四肢痉挛性抽搐。全程 1min 左右缓解。脑电图正常。

并病（disease of one channel involving another channel）　中医术语。指伤寒一经证候未解，而另一经证候已见。两经病证同时存在。如太阳病发汗不彻底，转属阳明，为太阳阳明并病。

并发性白内障（complicated cataract）　由于眼部炎症或退行性病变影响晶状体的营养和代谢而引起的晶状体混浊。以慢性葡萄膜炎并发性白内障较多见。临床上分为前房型和后房型两种。前者是由于眼前部的严重病变，出现局限性晶状体囊下混浊或长期前部慢性炎症后晶状体上产生一层弥漫性混浊；后者是由于睫状神经节的严重炎症或长期眼内循环或营养障碍所致的脉络膜性白内障。治疗：首先应积极治疗原发病，然后根据局部炎症情况及视力功能状态酌情行白内障摘除术。

并发性虹膜异色症（complicated heterochromia iridis）　一种特殊类型睫状体炎所引起的虹膜退色和轻度萎缩。并发白内

障，有时可伴有瞳孔稍散大、玻璃体混浊及继发性青光眼。治疗：对症。白内障成熟者可手术治疗，继发性青光眼可按单纯性青光眼治疗。

并发症（complication）　其他名称：合并症。在一种疾病的发展过程中引起的另一种疾病或症状，常把后者称为前者的并发症。早而积极治疗可减少并发症的发生。

并发子痫（superimposed eclampsia）　在重度妊娠高血压综合征的基础上，由于病情重，发展快，出现子痫的症状与体征。

并睾征（syntestis sign）　先天性发育异常之一。两侧睾丸融为一体，中间无明显分界，一侧活动时另一侧亦随之活动。由于胚胎期两侧睾丸融合所致。

并行心律（parasystolic rhythm）　其他名称：并行收缩、平行收缩。心脏内存在着两个或两个以上起搏点，其中一个异位起搏点不受另一个起搏点的影响，两者各自以本身固有的频率自动除极，争夺激动心房或心室，形成并行心律或称并行收缩、平行收缩。多发生在器质性心脏病病人。心电图诊断。治疗：处理原发病。

并行心律性心动过速（parasystolic tachycardia）　在并行心律中，当窦性频率较慢，而异位起搏点频率较快（通常是 75～120 次/min），无传出阻滞时，异位起搏点控制了心房和/或心室的这种情况。也可以认为是一种加速的并行心律。根据异位起搏点的部位可分为房性、室性和连接性并行心律性心动过速 3 种。

并殖吸虫属（Paragonimus）　其他名称：肺吸虫属。扁形动物门的一属。其特点为虫体内有两条并列的生殖腺。寄生于人体的有两型：一种引起肺型并殖病，可并发脑型并殖病，如卫氏并殖吸虫；另一种引起游走性皮下型并殖病，如斯氏狸殖吸虫。有两个中间宿主，其一是淡水螺，其二为淡水甲壳动物的蟹或蝲蛄。

并趾（syndactyly）　相邻足趾并连为一体的趾畸形状态。胚胎在第 7～8 周，肢体肢芽末端发育停顿所致的一种遗传性反祖畸形。临床常见，与遗传有关。治疗：手术。

病变（lesion）　其他名称：损害。细胞、组织和器官形态结构的病理性改变。肉眼观察能见到的形态学变化，称为肉眼病变；光学显微镜下能见到的形态学变化称为组织学病变；电子显微镜下观察到的亚细胞水平的结构变化称为亚细胞病变，或超微病变；分子结构变化，称为分子结构病变。

病程（course of disease）　疾病从发生、发展到结局的过程，也是机体和疾病作斗争的过程。人体疾病一般可有 4 个阶段：潜伏期、前驱期、症状明显期和结局期。以上各期的长短取决于机体状况、病因强度和外界环境等因素。这种分期在传染病比较明显。病程有急性、亚急性和慢性之分。疾病的结局可趋向完全恢复、不完全恢复或死亡，也可以出现复发和发生并发症。

病床周转次数（turnover time of hospital beds）　出院总人数（包括死亡）与平均开放床位数之比。病床周转次数＝出院总人数/平均开放病床数，反映在一定时期内平均每一张病床收治了多少病人，据此可了解病床的利用情况。

病毒（virus）　由核糖核酸（RNA）或脱氧核糖核酸（DNA）及蛋白质等组成、专营细胞内感染和复制的一大类结构简单的微生物。能通过细菌所不能通过的滤器。直径在 10～300nm。无细胞结构，主要由核酸和蛋白质组成。核心为核酸，核心外周有一层蛋白质外壳称衣壳。某些病毒在衣壳外还有包膜包绕。具有严格的寄生性，必须在活的易感细胞内以复制方式增殖。对一般抗生素及磺胺类药物均不敏感，干扰素可阻止病毒发育成熟。其在自然界分布广泛，人、动物、植物、昆虫、真菌及细菌均有病毒寄生并引起感染。人的传染病 70% 由病毒引起。

EB 病毒（Epstein-Barr virus，EBV）　其他名称：人类疱疹病毒 4。引起传染性单核细胞增多症，并与伯基特（Burkitt）淋巴瘤、鼻咽癌以及多种淋巴瘤的发生有密切关系。从非洲儿童的恶性伯基特淋巴瘤体外培养的淋巴瘤细胞系中，用电镜发现的一种新的疱疹病毒，属于 γ 亚科疱疹病毒。

病毒癌基因（viral oncogene）　病毒基因组中能诱发宿主细胞

癌变或转化的一类基因。源自细胞中的正常基因——细胞癌基因。

病毒包涵体（viral inclusion body） 在病毒感染的细胞中，细胞核或细胞质中着色表观发生改变的区域。

病毒表型混合（phenotypic mixing of virus） 两株病毒共同感染同一细胞时，一种病毒复制的核酸被另一病毒所编码的蛋白质衣壳或包膜包裹，也会发生诸如耐药性或细胞嗜性等生物学特征的改变，这种改变不是遗传物质的交换，而是基因产物的交换，称表型混合。表型混合获得的新性状不稳定，经细胞传代后又可恢复为亲代表型。

病毒补体结合抗体（virus-complement fixation antibodies） 此类抗体由病毒内部抗原或病毒表面非中和抗原所诱发，不能中和病毒的感染性，但可通过调理作用增强巨噬细胞的吞噬作用。检测补体结合抗体可协助诊断某些病毒性疾病。

病毒重配（virus reassortment） 对于基因分节段的 RNA 病毒，如流感病毒、轮状病毒等，通过交换 RNA 节段而进行基因重组的被称为病毒重配。一般而言，发生重配概率可高于不分节段病毒的基因重组的概率。

病毒重组体（virus recombinants） 两种病毒感染同一宿主细胞发生基因的交换，产生具有两个亲代特征的子代病毒，并能继续增殖，不仅能发生于两种活病毒之间，也可发生于一种活病毒和另一灭活病毒之间，甚至发生于两种灭活病毒之间。

病毒发生细胞（virogenic cell） 携带潜伏的病毒基因组但不产生感染性病毒的细胞，此种细胞在移植到某种合适的动物中或与异种细胞共培养或融合，或经射线照射或某些化学试剂处理后，则可产生感染性病毒粒子。

病毒复制（virus replication） 细胞内病毒的增殖过程，包括蛋白质和核酸的。病毒缺乏增殖所需的酶系统，只能在有易感性的活细胞内进行增殖。病毒增殖的方式是以其基因组为模板进行复制，人和动物病毒的复制周期依次包括吸附、穿入、脱壳、生物合成及组装、成熟和释放等步骤。

病毒干扰（virus interference） 对病毒增殖的抑制，可能发生于细胞遭受同种病毒的多次感染或两种以上病毒的混合感染。病毒干扰可能与干扰素产生有关，干扰素可阻止病毒感染和中断发病。

病毒感染（viral infection） 病毒进入机体并增殖时，机体与病毒相互作用而产生各种现象的总和。病毒感染分为显性和隐性感染两大类，显性感染又有急性、慢性和持续性等不同类型。病毒种类很多，一种病毒可引起多种不同感染，而不同病毒又可引起相似的感染。常见的病毒感染有：①呼吸道病毒感染；②疱疹病毒感染；③肠道病毒感染；④虫媒病毒感染；⑤其他，有流行性腮腺炎、狂犬病、淋巴脉络丛脑膜炎、传染性单核细胞增多症、流行性出血热、巨细胞病毒感染等。

病毒红细胞凝集抑制试验（virus hemagglutination inhibition test） 某些病毒（如流行性感冒病毒）在试管内遇到人或动物的红细胞，即被吸附在细胞上，并使红细胞发生凝集现象。如将该病毒先与免疫血清混合，然后加入红细胞，则因病毒与相应抗体结合，乃不出现红细胞凝集现象。这种红细胞凝集抑制现象的特异性很高，可用以测定病人血清中的抗体，帮助诊断病毒性疾病，也可用以鉴定未知病毒和分析病毒的抗原特性。

病毒互补作用（complementation of virus） 两种病毒感染同一细胞时，其中一种病毒的基因产物（如结构蛋白和代谢酶等）使另一病毒增殖。这种现象可发生于感染性病毒与缺陷病毒或灭活病毒之间，甚至发生于两种缺陷病毒之间的基因产物互补，而产生两种感染性子代病毒。

病毒基因（viral gene） 病毒的遗传物质，存在于所有 DNA 和一些单分子核酸的 RNA 病毒，以及具有分片段 RNA 的 RNA 病毒中。

病毒基因重组（genetic recombination of virus） 两个具有不同性状的病毒株在混合感染时，由于核酸分子或某些片段的交换，形成了新的基因组合而出现具有杂交性状的子代病毒。

病毒抗原（virus antigen） 外源性完全抗原的一种。包括表面抗原、内部抗原及非结构性蛋白抗原等。表面抗原有较高的特异性，为型特异性抗原。内部蛋白抗原具有共同抗原成分，称为群特异性抗原。在病毒病诊断、病毒鉴定上有重要意义。另外，病毒感染的细胞表面还能产生新抗原，可引起免疫病理反应，造成细胞损伤。

病毒[粒]体（virion, virus particle） 其他名称：病毒粒子。结构完整具有侵染性的单个病毒。其直径约为 10～300nm。主要由核酸与蛋白质组成。

病毒灵（moroxydine, ABOB） 见吗啉胍。

病毒培养法（viral cultivation） 培养病毒的方法。常用的有：动物接种法、鸡胚培养法、组织细胞培养法。病毒的人工培养主要用于研究病毒的生物学性状、病毒性疾病的诊断以及制备疫苗。

[病毒]入胞现象（viropexis） 无包膜的病毒吸附在宿主细胞膜上，经细胞膜吞入而进入细胞。在胞质内，进行脱壳，进而释放病毒基因组和复制。

[病毒]吸附（virus adsorption） 病毒颗粒通过扩散和分子运动，而与敏感的宿主细胞碰撞接触，并附着在其表面的过程。是病毒复制周期的第一阶段。吸附作用既与病毒和易感细胞表面所携带的电荷有关，又与病毒颗粒表面蛋白质结构有关。而细胞表面结构（如受体）在病毒的吸附作用中起重要作用。

EB 病毒相关抗原（virus-related antigen） 由 EB 病毒决定的抗原的统称。自从自伯基特淋巴瘤细胞培养中发现 Epstein-Barr 病毒（EB 病毒）后，已证实病人血清中常有高水平的与 EB 病毒外壳抗原、膜抗原、早期抗原相关的相应抗体。

病毒性出血热（viral hemorrhagic fever） 由某些病毒引起的自然源性疾病，主要表现为发热、皮肤和黏膜出现瘀点或瘀斑、不同脏器的损害和出血，以及可能伴有低血压和休克。有严格的地区性和季节性。传播途径分为：①蚊传性，如登革出血热、黄热病等；②蜱传性，如克里米亚-刚果出血热等；③其他动物源性，如阿根廷出血热、流行性出血热等；④传播途径不明的，如马尔堡出血热等。根据各种出血热时对肾脏损害不同，临床分为：①有肾综合征出血热，如流行性出血热、拉沙热、阿根廷出血热和玻利维亚出血热等；②无肾综合征出血热。治疗：均无特效药。

病毒性肺炎（viral pneumonia） 上呼吸道病毒感染所致的肺部炎症。致病病毒多为腺病毒、流感病毒、副流感病毒、呼吸道合胞病毒、水痘-带状疱疹病毒、单纯疱疹病毒、鼻病毒、巨细胞病毒等。传播途径以吸入性感染为主。也可经接触或粪-口途径传播。表现为头痛、发热、乏力、咳嗽、咳少量痰；X 线检查显示斑点状或片状均匀阴影；白细胞总数可正常、减少或略升高；查体可闻湿啰音。确诊有赖病原学检查。治疗：对症及支持疗法为主，有些病人用抗病毒药物有效。

病毒性肝炎（virus hepatitis） 其他名称：传染性肝炎。多种肝炎病毒引起的，以肝脏损害为主的一种全身感染性疾病。具有传染性强、传播途径复杂、传播范围广泛、发病率较高等特点。根据病原型别可分甲型、乙型、丙型、丁型、戊型、己型和庚型肝炎等，甲、乙型肝炎感染率较高。根据病程分有急性和慢性。根据黄疸的有无又可分为黄疸型及无黄疸型。主要症状有食欲减退、恶心、呕吐、上腹部不适、乏力，肝脏肿大，有压痛，伴肝功能异常，部分病例出现黄疸及发热。综合治疗。

病毒性肝炎相关性再生障碍性贫血（correlative aplastic anemia of virus hepatitis） 病毒性肝炎最严重的并发症之一。急性型常在肝炎后 10 周发病，以出血、感染、发热为主要症状，病情发展迅速。慢性型大多在慢性乙型肝炎基础上发病，病人以贫血为主要表现，也可有出血及感染，病程长，可痊愈。骨髓检查和放射性核扫描有助确诊。在治疗病毒肝炎基础上应用支持疗法、雄激素疗法、免疫抑制治疗等。骨髓移植可根治本病。

病毒性宫颈炎（viral cervicitis） 由单纯疱疹病毒引起的宫颈炎性病变。分为两种类型：①原发性感染首次发作，表现为全身乏力、低热及头痛。子宫颈、外阴及阴道红肿、触痛、疱疹，破溃后出现溃疡，有剧痛，继而结痂，创面愈合不留瘢痕。②非原发性感染首次发作及复发性疱疹，临床表现与前者相同，但病变轻。治疗：止痛及局部清洁。孕妇患病毒性宫颈炎应从孕34周开始每周做1次宫颈分泌物病毒培养，连续3次阴性方可经阴道分娩，否则须进行剖宫产。

病毒性肌炎（viral myositis）　系指病毒感染骨骼肌引起的肌炎。主要临床类型有：①流感后肌炎。常发生于儿童流感后，出现小腿或大腿肿胀，肌肉剧痛、压痛。②流行性胸痛，儿童多见。发热、头痛和严重的胸、背、腹或肩部肌肉疼痛、触痛。③急性横纹肌溶解症。为弥漫性肌肉疼痛、压痛、无力和肌红蛋白尿。肌肉组织坏死。④病毒感染后疲劳综合征。出现肌肉疼痛、极易疲劳的现象。对症治疗。预后良好。

病毒性角膜炎（viral keratitis）　病毒感染所致的角膜炎症。常见的有单纯疱疹角膜炎、角膜带状疱疹、牛痘性角膜炎和点状角膜炎等。病人有畏光、流泪、疼痛，角膜可见有针头样小疱或混浊，前房积脓可致穿孔。治疗：0.1%阿昔洛韦或利巴林滴眼液点眼，安西他滨结膜下注射，维生素C、鱼肝油丸。

病毒性结膜炎（viral conjunctivitis）　病毒引起的极易流行的结膜炎症，传染性强。主要有腺病毒性结膜炎和流行性出血性结膜炎。早期隔离，防止传播，严加消毒，经常洗手，予抗病毒滴眼液治疗。

病毒性脑膜脑炎（viral meningoencephalitis）　多种病毒经各种途径侵入中枢神经系统引起的脑和脑实质的炎性病变。除虫媒病毒脑炎呈严格的地区性和季节性流行性外，肠道病毒、疱疹病毒、黏病毒、腺病毒和狂犬病毒等引起者均呈散发性。脑实质损害越重，预后越差。特异性免疫学方法和病毒分离可确诊。治疗：无特效方法。

病毒性脑膜炎（viral meningitis）　各种病毒感染所致的软脑膜炎症。可伴有脉络膜炎，脑实质不受累或受损较轻。发病急，脑脊液压力升高不明显，蛋白和白细胞轻度至中度升高，有时伴有糖和氯化物的变化，出现脑膜刺激征（发热、头痛、呕吐、颈项直）。细菌培养阴性。取病人的咽拭子、粪便、脑脊液标本作病毒分离确诊。治疗：对症和支持疗法为主，加强护理。

病毒性脑炎（viral encephalitis）　病毒直接侵入脑实质引起的脑炎。病理特点为局部脑组织有炎症细胞浸润、胶质结节形成及包涵体形成等。临床表现为发热、癫痫、精神行为异常及各种神经系统局灶症状和体征。影像学可见脑组织有局灶性病灶。脑脊液白细胞数量呈轻度至中度升高，糖和氯化物含量一般正常。血及脑脊液病毒抗体检测有利于鉴别病毒感染种类。

病毒性食管炎（viral esophagitis）　由流行性感冒、单纯疱疹、麻疹或其他上呼吸道病毒感染累及食管而引起的食管炎。可完全无症状，或以急起的咽下疼痛为突出表现，但无咽下困难。食管镜检查可见到溃疡，有时可见疱疹。治疗：大多数可自愈；咽下疼痛可口服2%普鲁卡因或用其他止痛、镇静剂；咽下剧痛不能进食时需静脉输液。

病毒性胃肠炎（viral enterogastritis）　病毒引起的急性胃肠道感染。以轮状病毒感染多见，病变多位于近端小肠。主要表现有发热、恶心、呕吐、腹泻、排水样便或稀便。用免疫电镜、免疫荧光等方法直接查找粪便中的病毒颗粒以类诊病原。治疗：以对症治疗为主，蒙脱石散（smecta）有效。

病毒性细胞损伤（virus cell injury）　病毒入侵宿主细胞内进行复制，大量增殖，以损伤宿主细胞。病毒能抑制宿主细胞的DNA、RNA及蛋白质合成；病毒蛋白可插入宿主细胞膜，损伤其完整性；病毒先破坏宿主的防御系统，有利于其他细菌继发感染，以及病毒可通过其增殖使细胞转化导致肿瘤的发生。病毒通过以上机制等损伤细胞以致最后导致细胞死亡。

病毒性心肌炎（viral myocarditis）　病毒所致的心肌炎。多由柯萨奇病毒（Coxsackie）、埃可（ECHO）病毒、脊髓灰质炎病毒、流感病毒等引起。发病前多有上呼吸道感染病史。轻者可无症状，重者可发生心律失常、心力衰竭、休克以致

猝死。病理变化是心肌局灶性或弥漫性炎症细胞浸润病灶，心肌间质炎性渗出和心肌纤维的变性坏死。心包和心内膜可同时被侵犯。心电图、血清中特异性抗体及病毒分离检查可确诊。应卧床休息及对症治疗。

病毒性疣（viral warts）　由病毒引起的以细胞增生反应为主的一类皮肤良性赘生物。如乳头状瘤病毒引起寻常疣、跖疣、扁平疣和尖锐湿疣，传染性软疣病毒引起传染性软疣。治疗：局部疗法为主，如使用物理、化学方法及抗病毒药物破坏或抑制疣组织，外科刮除、手术切除等。

病毒血症〔vir(a)emia〕　血液中存在病毒的状态。可以自外部侵入，亦可自原发部位释入血液并全身扩散，出现相关症状。

病毒学（virology）　研究病毒的形态、构造、增殖、遗传、变异等生物学特性，以及病毒疾病发生、发展规律的学科。

病毒衣壳（virus capsid）　包围在病毒核酸外面的蛋白质外壳。衣壳具有抗原性，是病毒体的主要抗原成分。衣壳保护病毒核酸免受环境中核酸酶或其他影响因素的破坏，并能介导病毒进入宿主细胞。衣壳系由一定数量的壳粒组成，每个壳粒被称为形态亚单位。每个壳粒又由一个或多个多肽分子组成，这些多肽分子被称为化学亚单位或结构亚单位。

病毒中和抗体（virus-neutralizing antibodies）　针对病毒某些表面抗体的抗体。此类抗体能与细胞外游离的病毒结合从而消除病毒的感染能力。其作用机制主要是直接封闭与细胞受体结合的病毒抗原表位，或改变病毒表面构型，阻止病毒吸附、侵入易感细胞。中和抗体不能直接灭活病毒。病毒与中和抗体形成的免疫复合物，可被巨噬细胞吞噬消除。有包膜的病毒与中和抗体结合后，可通过激活补体导致病毒裂解。

病毒中和试验（virus neutralization test）　一种检测特异性抗体的技术。即用已知病毒测定待测血清中的中和抗体。

病发于阳（diseases occurring in the yang channels and classified as yang syndrome）　中医术语。①泛指肌表或阳经所发生的病证。反映病变部位在表。②辨证上，如病者发热而出现恶寒、脉浮等，是外邪侵袭、卫阳被郁所致，是属于阳经的病变。

病发于阴（diseases occurring in the yin channels and classified as yin syndrome）　中医术语。①泛指内脏或阴经所发生的病证。反映病变在里。②辨证上，如病者无发热而出现恶寒的证候，为发于阴经的病变。

病机（pathogenesis）　中医基础理论。具体阐述疾病发生、发展、变化的机制。包括病性、病位、病势、脏腑气血虚实变化及其预后等。从而推导疾病的阴、阳、表、里、寒、热、虚、实等基本属性，为治疗方法与判断预后提供确切依据。中医的病理生理观，以丰富的临床体验为基础，特别突出和贯穿了人体内在统一的整体观点。

病家消毒（杀菌）率（disinfection rate of a patient and his family）　用来表示收到疫情报告后，是否及时对疫点（或疫区）进行访视和处理的指标。率的大小能够反映疫情管理的质量。

$$病家消毒（杀菌）率 = \frac{已消毒（杀菌）户数}{应消毒（杀菌）户数} \times 100\%$$

病菌（bacteria）　能使人或其他生物致病的细菌。如伤寒沙门菌、炭疽杆菌等。

病理惰性（pathological inertness）　中枢神经系统内兴奋和抑制过程的活动性障碍。皮质不同部分的病理惰性可用来解释一些精神症状。如刻板动作可能与大脑皮质运动区的病理惰性有关，重复的语言可能与语言区的病理惰性有关。

病理反射（pathological reflex）　其他名称：病态反射。中枢神经损害时出现的异常反射。在1岁以下的婴儿属于正常的原始保护反射，以后随着锥体束的发育成熟，这些反射被锥体束抑制，当锥体束受损后失去了对脑干、脊髓的抑制而重新出现的踝和踇趾背伸的现象。包括巴宾斯基（Babinski）征、查多克（Chaddock）征、奥本海姆（Oppenheim）征和戈登（Gordon）征等。

病理过程（pathologic process）　存在于不同疾病中共同的、

B

成套的功能，代谢和形态结构的病理性变化。如阑尾炎、肺炎，以及所有其他炎性疾病都有炎症这个病理过程。包括变质、渗出和增生等基本病理变化。它可以局部变化为主，如血栓形成、炎症等；也可以全身反应为主，如发热、休克等。一种疾病可以包括几种病理过程，如肺炎球菌性肺炎时有炎症、发热、缺氧，甚至休克等。

病理解剖学（pathological anatomy）　从形态学角度研究疾病的学科。包括疾病的病因、经过、结局以及患病机体在疾病发生过程中的结构和形态变化等，从而掌握疾病的基本规律，为防治疾病提供理论基础。主要研究材料：人的尸体、活体，实验动物。

病理切片（pathological section）　制作病理标本的一种基本方法。为了观察病理（组织学的）变化，将有病变的器官、组织切成几微米厚的薄片，制作成供显微镜检查用的标本。其制作方法是经过各种化学品和埋藏法的处理，使组织固定硬化，用切片机切成薄片，黏附在玻片上，染以各种颜色。检查外科手术切取的病理活组织或尸体解剖材料做病理切片，可为临床诊断、治疗提供依据。

病理生理学（pathophysiology）　是研究疾病发生、发展和转归的规律及其机制的科学。任务是研究疾病发生的原因和条件，研究疾病全过程中患病机体的功能、代谢的动态变化以及这些变化的发生机制，从而揭示疾病发展和转归的规律，阐明疾病的本质，为疾病的防治提供理论基础。与研究病理形态学变化的病理解剖学共同构成基础医学和临床医学之间的桥梁。

病理生理诊断（physiopathologic diagnosis）　其他名称：器官功能诊断。以各系统器官功能的改变及机体与周围环境相互关系的改变为基础的诊断。由于检测手段的完善，对功能的检测可以深入到体内超微量物质的水平，因而对许多功能改变有了进一步的认识。此外，疾病的早期或某些潜在的疾病，在临床征象方面往往无特殊表现，而只有某些功能上的改变或机体代谢的变化。因此一些功能性诊断也只能通过病理生理或病理生化的深入检查才能明确，如糖尿病、卟啉症等。

病理缩复环（pathological retraction ring）　见病理性缩复环。

病理鞋（orthopedic shoes）　见矫形鞋。

病理心理学（pathopsychology）　其他名称：异常心理学。是研究人类心理与行为变态的科学。主要研究精神科病人的认识过程、情绪活动、思维、智力、人格等各方面的异常表现，从而提高对病态心理的发生、发展、变化的原因及其规律性的认识。

病理性白带（pathological leucorrhea）　若生殖道出现炎症，特别是阴道炎、宫颈炎，或发生癌变时，白带量显著增多，且性状也有改变，即为病理性白带。临床上常见的病理性白带有：无色透明黏性白带、白或灰黄色泡沫状白带、凝乳状白带、灰白均质鱼腥味白带、脓样白带、血性白带、水样白带等。应及时做妇科检查，查找病因，进行针对性治疗。

病理性悲伤（pathological grief）　强烈而持久的悲伤反应。可出现长时间的哭号、晕厥、活动过度、激越性抑郁以及偏执或分裂样症状等。

病理性Q波（pathological Q wave）　其他名称：坏死型Q波、梗死性Q波，是心肌梗死的基本心电图改变之一。心电图特征是面对坏死区域导联出现时间≥0.04s，电压≥1/4R，或有明显切迹的异常Q波，甚至出现QS波。是坏死对侧健康心肌除极向量的反映。

病理性错觉（pathological illusion）　错觉的一个类型。一般以视错觉或听错觉为多见。多见于感染、中毒及衰竭等躯体疾病伴发精神障碍时。

病理性蛋白尿（pathological proteinuria）　泌尿系统因器质性病变，尿内持续地出现蛋白。蛋白尿的程度与病变部位和性质有关，但蛋白量的多少不能反映肾脏病变的程度及预后。

病理性多尿（pathologic diuresis）　指在疾病情况下每昼夜尿量超过2 500ml。可见于：①内分泌功能障碍，如尿崩症、糖尿病、甲状腺功能亢进、原发性醛固酮增多症等；②肾脏疾病，慢性肾炎、慢性肾盂肾炎、急性肾衰竭多尿期；③精神性多尿。

病理性飞蚊症（pathological myiodesopsia）　由眼部或全身性疾病所引起并有阳性体征的飞蚊幻视。常见于各种原因的玻璃体混浊。自觉眼前有漂浮的不规则、不透明的小点，呈深暗色调，随时可见，常突然发生，并可变化发展。一般不需处理，若严重影响视力时可行玻璃体切割术。

病理性钙化（pathological calcification）　骨和牙齿以外的组织发生的钙盐沉着。沉着的钙盐主要是磷酸钙，其次为碳酸钙及少量的其他物质。在苏木精-伊红（HE）染色切片中，钙盐为蓝色颗粒。

病理性骨折（pathological fracture）　在某些疾病基础上，骨骼先被侵蚀、破坏、蛀空，再遇到轻微的外力，甚至没有外力只因自身的重力作用即发生的骨折。最常见的原因是骨的原发性和转移性肿瘤。

病理性呼吸性窦性心律不齐（pathological respiratory sinus arrhythmia）　在潮式呼吸中，当呼吸幅度增大时心率变慢，幅度变小时心率变快的原发性窦性心律不齐。此种心律不齐预后不佳。

病理性欢乐（habromania）　泛指各种病态欢乐情绪。

病理性激情（pathological affection）　一种突然发作，强烈而短暂的情感爆发。发病时常伴有意识恍惚，事后不能完全记忆。发作时常出现冲动行为和破坏行为。多见于脑外伤性精神病、中毒性精神病和精神分裂症。

病理性酒醉（pathological drunkenness）　急性酒精中毒的一种。指饮少量酒即出现较重的意识障碍。有各种错觉和幻觉，情绪抑郁，甚至出现粗暴行为，继以较长时间的昏睡，醒后不能回忆。大多与个体素质有关，或与患有癫痫、头部外伤、动脉硬化症等器质性因素有关。治疗：如在饮酒后不久，可催吐、洗胃、灌浓茶，并予输液；对症治疗。

病理性哭闹（pathologic cry）　任何疾病凡能引起小儿不适或疼痛者都可引起啼哭，其中以腹痛、口腔痛、头痛最为常见。

病理性脾破裂（pathologic rupture of spleen）　在各种原因引起的病理性脾大的基础上，因轻微创伤或无明确诱因以致脾破裂。绝大多数脾破裂为病理性脾破裂。病人用力排便、剧烈呕吐、疟疾、白血病、脾血管瘤、脾的良性肿瘤、恶性肿瘤、传染性单核细胞增多症等所致的病理性脾大均可致脾破裂。

病理性期前收缩（pathological premature beat）　其他名称：有害性期前收缩。由于某些疾病引起的期前收缩。包括体液性期前收缩和器质性期前收缩两类。

病理性色素沉着（pathologic pigmentation）　组织内有色物质的沉积。机体自生的色素称为内生色素，从体外进入的有色物质称外生色素。前者包括黑色素、假黑色素、脂褐素、寄生虫色素等；后者包括炭末、铁末等。

病理性死亡（pathological death）　由疾病造成的死亡。在过敏、窒息或电击所引起的病理性死亡中，由于发病急骤，生命的各个重要器官尚未出现严重的器质性损害，如抢救及时当有复苏的可能。

病理性缩复环（pathological retracted ring）　妇女分娩，胎先露下降受阻，而子宫收缩力过强的情况下，子宫体部肌肉增厚变短，子宫下段肌肉变薄拉长，两者之间形成的环状凹陷。当环随宫缩逐渐自下腹部上移至脐以上时，表示下段极度扩张、变薄，随时有破裂可能。故病理性缩复环的出现，是子宫破裂的前兆，须及时结束分娩。

病理性疼痛（pathological pain）　若第二疼痛不消失并有所发展时，即称为病理性疼痛，一般可分为表浅痛、深部痛、神经性疼痛和心理性疼痛。

病理性偷窃（pathological stealing）　其他名称：偷窃狂。反复出现的不能遏制的偷窃冲动。偷的东西不是个人所需，也不是为赚钱；相反，所偷财物有可能被丢弃、送人或藏起来。偷窃前常伴有紧张感增加，偷窃时或刚偷完则有一种满足感。

病理性脱位（pathological dislocation）　关节结构被病变破坏后发生的脱位。例如关节结核或化脓性关节炎所致的脱位。

病理性萎缩（pathologic atrophy） 在致病因素作用下所致的组织细胞的缩小。组织细胞在缺氧或营养缺乏状态下，可发生物质代谢障碍，使分解代谢大于合成代谢，引起组织细胞功能降低，久之细胞缩小。按照致病原因可分为：营养不良性、神经性、压迫性和失用性萎缩等。

病理性杂音（pathological murmur） 有临床意义的杂音。包括器质性杂音和相对性杂音。

病理〔性〕再生（pathologic regeneration） 病理状态下细胞、组织缺损后所发生的再生。如各种损伤或溃疡等，均可通过再生而修复。

病理性赘述（circumstantiality） 思维联想障碍的一种，表现为思维过程中主题转换带有黏滞性，停留在某些枝节问题上而抓不住主要环节的思维方式。多见于脑器质性疾病和智力障碍病的病人。

病理性纵火（pathological fire-setting） 其他名称：纵火狂。无明显动机多次纵火焚烧财产或其他物品，并对与火和燃烧有关的事持续关注。在行动之前有不断增强的紧张感，而在实施后有强烈的兴奋体验。

病理学（pathology） 病理学是研究疾病的病因、发病机制、病理变化、结局和转归的医学。临床上借以作为诊断和防治疾病的依据。按不同的研究方法和对象，分为病理解剖学和病理生理学两大部分；分别用肉眼、显微镜、动物实验以及生物化学等方法来研究机体在疾病过程中的形态、功能和代谢等方面的病理变化。

病理诊断（pathological diagnosis） 用病理学的研究方法对疾病或病变做出的诊断。分为活体组织检查和尸体解剖检查诊断两种。通过详细观察大体变化、组织和细胞变化得出结论。由于检查时能看到人体内的细微病变，有确切的形态变化作根据，故其结果比较可靠。

病理状态（pathological state） 发展极慢的病理过程或病理过程的后果。可以在很长时间内（几年、几十年）无变化，如皮肤烧伤治愈后可导致瘢痕形成。

病例（case） 疾病统计使用的一种计算单位。就诊病人患一种疾病计算为一个病例，同时患两种疾病计算为两个病例。通常也指病人或病人的实例。病例必须有明确的诊断标准。诊断不明确、诊断标准不统一的病例，不宜作为流行病学研究的病例。

病例对照研究（case-control study） 比较患某病者（病例组）与对照者（对照组）暴露于某可能危险因素的百分比差异（回顾过去某危险因素的暴露史），分析危险因素与该病是否存在联系。是用来探索病因的一种流行病学研究方法。

病脉（abnormal pulse） 中医术语。疾病时出现的异常脉象的统称。《素问·三部九候论》：“察其脏腑，以知死生之期，必先知经脉，然后知病脉。”除正常生理变化范围及个体生理特异之外的脉象，均属病脉。如同是洪数的脉，对正进行剧烈运动者，仍反映当时的生理状态，否则，即属病脉。脉象是通过位、数、形、势四方面来体察。如浮、沉是脉位的不同，迟、数是至数的不同，虚、实是力量强弱的不同。有些脉象，又是几个方面相结合的，如洪、细则是形态和气势的不同。

病媒昆虫（insect vector） 亦称媒介昆虫。危害人畜健康的昆虫和其他节肢动物。如蚊、蝇、臭虫、蚤、虱、蟑螂、蜱、螨、蝎、蜈蚣等。危害的方式包括扰乱、刺蜇、吸血、寄生、传病、引起过敏性疾病等。传播方式分为机械性传播和生物性传播。

病人监护仪（patient monitor） 用于危重病人或麻醉、术中、术后病人长时期连续监护的仪器。一般设有中心监视台和几个床边监护器，可对病人心电图、心率、脉搏、血压、脉压、呼吸、体温等进行监护或记录。也可供心脏负荷试验和运动生理学研究用。

病人饮食（patient's diet） 适应不同病情需要所配制的饮食。一般分普食、软食、半流食、流食等4种。①普食又称普通饮食，适用于恢复期或无消化道疾患、饮食不受限制的病人。注意营养素平衡，少用油煎炸或酸、辣刺激调味。②软食，用于消化不良、低热、老弱和术后恢复期阶段，以易消

化、细软、含纤维素少的食物为主。③半流食，适用于高热、体弱、消化道疾患，手术后及消化不良病人，以面条、面片、米粥及蛋羹等为主。④流食，适用于高热、吞咽困难、术后和消化道疾患等病人，以液体为主，如牛奶、豆浆、肉汤、果汁等。

病人自控镇痛（patient-controlled analgesia，PCA） 用计算机化的注射泵，经由静脉、皮下或椎管内输注药物，可根据病人需要，提供准确的止痛药物剂量、增减范围、间隔时间、连续性输注止痛药，病人可自行间歇性给药。

病色（sick complexion） 中医色诊内容之一。由疾病造成的面色及全身肤色变化。病色有善恶之分，无论出现何种颜色，皆以明润含蓄为佳，称为善色，一般表示病情较轻或预后较好；若颜色显露，枯槁不泽，称为恶色，一般表示病情较重，预后不良。

病色相克（mutual restriction between disease and complexion） 中医术语。根据五行生克理论来分析病人的面色，以推测疾病预后的诊断方法。如麻疹一类血热的病（属火）而见白色（属金），根据火克金的关系，称为“病克色”，说明病情加重；又如肺结核（肺属金）而见两颧潮红（属火），而称“色克病”，亦示病情加重。

病史前瞻研究（historical prospective study） 根据已有记录，按过去暴露于致病因素的情况，将被观察人群分为队列，观察不同队列发病情况的研究方法。从性质来说接近于前瞻性，从时间来说则从现在出发向过去观察，接近于回顾性。因此，此研究方法包括了前瞻、回顾两种研究方法的优点，可缩短观察时间、减少观察人数，亦可计算发病率及相对危险度。

病室环境（ward environment） 医院病房和在家休养病人卧室的环境。必须整洁、舒适、安静、安全。室内温度一般以18～20℃为最适宜，湿度以50%～60%为宜，但也要根据季节和病人的具体情况灵活掌握。室内空气保持新鲜，定期打开病室窗户，流通空气，使病人感觉舒畅。病室内不应吸烟，以免污浊空气。室内光线要充足，尽量利用自然光线，最好让阳光从病人的床头方向射入室内。病人午睡时则应避免阳光或其他强光射入室内。夜间病人安睡后，灯光最能从床下、床侧低处射出，以减少光线对病人的刺激，同时又不致妨碍夜间对病人的观察护理。

病死率（fatality rate） 其他名称：病例死亡率。一定时期内某病死亡病例在该病全部病例中所占的比例。常用百分率（%）表示。是衡量某种疾病对人生命威胁程度的指标，是评价医疗质量的指标之一。应注意勿与死亡率混淆。

$$某病病死率 = 某时期患某病死亡人数 / 同时期患某病病人数 \times 100\%$$
$$或 = 某病死亡率 / 同时期某病发病率 \times 100\%$$
$$住院病人病死率 = 死亡出院人数 / 出院病人总数 \times 100\%$$

病损（impairment） 曾用名残损。是指病人心理、生理、解剖结构或功能上由某种原因所导致的功能障碍。

病态窦房结综合征（sick sinus syndrome，SSS） 其他名称：窦房结迟钝综合征、固有的器质性窦房结疾患、窦房结功能不全。简称病窦综合征。由于窦房结器质性改变使冲动的形成与传导障碍或功能衰竭而产生窦性心动过缓、窦性静止、窦房阻滞、心动过缓与心动过速交替等心律失常的一组综合征。以冠心病、心肌病、心肌炎多见，窦房结动脉粥样硬化是最常见的病因。亦有病因不明者。当合并快速性室上性心律失常反复发作时，称为心动过缓-心动过速综合征，或慢快综合征。临床以脑、心、肾供血不足症状为主，可有心悸、晕厥。心电图示显著持续的心动过缓、窦房、房室传导阻滞，逸搏心律和心房颤动等。用心房调搏方法测定窦房结恢复时间显著延长。治疗针对病因，使用改善心肌循环及提高心率药物，屡发心源性晕厥者应安装人工心脏起搏器。

病态反射（pathological reflex） 其他名称：病理反射。生理性浅、深反射的反应形式，其中多数属于原始的脑干和脊髓反射。主要是锥体束受损时的表现，故称病态反射，也称锥体束征。出现病态反射肯定为中枢神经受损，但在1岁以下

婴儿则是正常的原始保护反射。

病态人格（psychopathic personality） 其他名称：社会病态性人格障碍。是人格的异常。特征是不适应社会生活，呈现情感、意志行为障碍。病人的行为和主要的社会规范之间有相当大的距离。不良行为不会因受到惩罚而有所改变。常表现为情感冷淡，并有异常的攻击或不负责任的行为。难以忍受挫折，常责备别人或强词夺理，以致常与他人发生冲突。

病态人格者（psychopath） 人格显著偏离常态，以致危害社会或给自己带来损害的人。

病危面容（critical face） 其他名称：垂危面容、希波克拉底面容。表现为面容枯槁、面色苍白或铅灰、表情淡漠、目光无神、眼眶凹陷、鼻骨峭耸。见于大出血、严重休克、脱水、急性腹膜炎等。

病因（etiology；causes of disease） ①引起疾病发生的内外因素。内因指机体的内在因素（如机体的免疫状态等）；外因指来自外界的各种致病因子（理化因子、生物性因子等）。对于许多疾病的发生来说，除了病因外，还需要诱因的作用。所谓诱因，是指那些能够促进疾病发生的内外因素。②疾病在人群中产生和流行的原因。是病原因子与流行因素二者综合作用的结果。流行病学通常用"因果联系"来表达病因概念。

病因假设（etiological hypothesis） 有关某种疾病可能的致病因子的假设。在流行病学病因分析中，根据疾病分布规律往往能找到病因线索，并据此提出病因假设，然后对提出的病因假设（疑病病因因子）进行实验性研究，以肯定或否定病因因子的作用，但最后的实验结果仍需在人群中进行流行病学观察加以验证。

病因联系（causal association） 存在于致病因素与疾病之间的必然的因果关系。即当此因素存在时，该病必定也存在；而当该病发生时，这种因素必定也存在。

病因诊断（etiological diagnosis） 根据致病因素作出的诊断。致病因素大体可分为两个方面：外因，如感染、外伤、中毒、环境因素等；内因，如免疫、遗传和代谢方面的缺陷等。病因诊断对疾病的防治具有指导意义，是最理想的诊断。如风湿性心脏病、结核性胸膜炎等。有些病的病因目前还不十分明确或为多种因素引起，临床诊断只能用另外的方式表示，如克山病、大骨节病等。

病员卧位（patient's clinostatism） 根据诊断和治疗的需要给病人采用某种指定的卧位。病人卧位在临床上与诊断、治疗和护理有密切的关系。常用卧位有：仰卧位（昏迷、麻醉未醒或休克）、侧卧位（灌肠、肛门检查）、半坐卧位（呼吸困难）、端坐位（心力衰竭、哮喘发作）、俯卧位（腰部检查或脊、背、臀部有伤口）、头低脚高位（肺部分泌物引流、十二指肠引流）、头高脚低位（颈椎骨折牵引）、膝胸位（肛门、直肠、乙状结肠镜检及治疗）、截石位（膀胱镜及妇科检查）等。

病原菌（pathogenic bacteria） 见致病菌。

病原体（pathogen） 能引起疾病的微生物和寄生虫的统称。病原菌（致病菌）系指致病的细菌而言。

病原微生物（pathogenic microorganism） 能使人或者动物致病的微生物。以细菌和病毒危害最大。主要有：①细菌：葡萄球菌、链球菌、肺炎球菌、脑膜炎球菌、伤寒沙门菌、副伤寒沙门菌、痢疾杆菌、霍乱弧菌、布鲁氏菌、鼠疫耶尔森菌、土拉菌、百日咳杆菌、破伤风梭菌、产气荚膜梭菌、白喉棒状杆菌、结核分枝杆菌、肠炎弧菌等；②螺旋体：梅毒螺旋体、钩端螺旋体等；③立次体：普氏立克次体、恙虫病立克次体等；④病毒：天花病毒、水痘病毒、麻疹病毒、流感病毒、流行性腮腺炎病毒、狂犬病毒、乙型脑炎病毒、脊髓灰质炎病毒、肝炎病毒等；⑤衣原体：沙眼衣原体、鹦鹉热衣原体、肺炎衣原体等；⑥支原体：肺炎支原体、溶脲支原体、人型支原体等；⑦原虫：阿米巴、疟原虫、滴虫等；⑧蠕虫：血吸虫等；⑨真菌等。以上均为消毒对象。

病原携带率（carrier ratio） 某一时点上平均每百人携带某传染病病原体的人数。

病原携带率=（携带某传染病病原体人数/受检查人数）×100%

病原携带者（pathogen carrier） 旧称带菌者。机体受感染后无明显症状与体征，但能排出病原体的人。包括带菌者、带毒者、带虫者。可分为潜伏期病原携带者，恢复期病原携带者和健康病原携带者。按时间分为暂时携带者（<2～3个月）、长期携带者（>3个月）、终身携带者。隐性感染的人称健康携带者，因不易发现，在疾病传播上有重要意义。

病原携带状态（carrier state） 其他名称：带菌状态。体内隐藏有病原菌而无明显临床症状的状态。可能是隐性感染，也可能是患传染病后病原体未及时消失，而在体内继续存在一定的时期，与机体免疫力形成相对平衡的状态。此时，病原菌尚不断排出体外，成为重要的传染源之一。

病灶（lesion） 已被机械损伤或病理过程改变的组织区域。如结核病时，于肺内或其他器官内的限局性病变，称为结核病灶。

病灶液化空洞型（colliquative and cavitary type） 多房棘球蚴增殖成巨块病灶，其中心部因缺血坏死，液化成胶冻状，形成形态不规整的坏死液化空腔的临床表现。

拨络法（poking channel method） 其他名称：弹拨法、拨法、抻法。中医推拿手法名。用手指按于穴位处，适当用力来回拨动。具有解痉止痛的作用，对松解软组织粘连有一定效果。

拨云退翳丸（boyun tuiyi wan） 中医方剂。清热剂。组成：密蒙花、蒺藜、菊花、木贼、蛇蜕、蝉蜕、荆芥穗、蔓荆子、薄荷、当归、川芎、黄连、地骨皮、花椒、楮实子、天花粉、甘草。用于目翳外障，视物不清，隐痛流泪。忌食辛辣食物。

波长（wavelength，W/L） 波传播时，在同一波线上两个振动相位差为2π的质点之间的距离。常用字母λ表示。

波茨-史密斯分流术（Potts-Smith shunt operation） 即降主动脉与左肺动脉分流术。发绀型心脏病的一种姑息性手术。目前较少应用，只在根治的可能不大，又必须减轻症状时使用。

波德拉赫征（Podlach sign） 非典型溃疡病穿孔体征。胃贲门部的溃疡穿孔时，左锁骨下部有皮下气肿。

波尔效应（Bohr effect） 二氧化碳及氢离子浓度升高使血红蛋白对氧的亲和力下降的效应。如当血液流经组织时，二氧化碳从组织扩散进入血液，血液中酸度升高，pH值降低，血红蛋白对氧的亲和力下降，促使氧合血红蛋白解离，向组织释放更多的氧气。

波发（kymatotrichous） 天生波浪形弯曲头发。亚型包括浅波发、宽波发、窄波发、卷波发。不同形态和形状的毛发见于不同的人种，具有法医人类学意义。

波哈梅征（Pochammer sign） 股骨小转子撕脱骨折的征象之一。病人平卧仅能抬起膝关节屈曲的下肢为阳性。提示股骨小转子骨折。

波伦综合征（Poland syndrome） 一组以胸大肌胸骨端缺失为基本表现的上肢和躯干先天性畸形的综合征。男性多于女性，偶见双侧，常伴有并指畸形。除上述特征外，还可表现为胸廓畸形，同侧乳房、乳头缺损，上臂不能伸过胸部，呼吸反常活动等。治疗：手术。

波佩耳征（Poppel sign） 胰腺炎的X线征象。表现为X线检查时出现十二指肠乳头水肿。

波齐综合征（Pozzi syndrome） 一种在发育成熟以后，骨组织代谢紊乱的疾病。表现为过多的溶骨和成骨活动，新骨结构紊乱，骨化不全，质软易折。平均发病年龄为50岁，颅骨、下肢骨多受累。症状为疼痛和骨骼变形，并可引起眼、肾病损及神经受压等多种并发症。对症治疗。

波-萨征（Popow-Sovelew sign） 二尖瓣狭窄的征象之一。表现为病人左侧桡动脉搏搏波缩小，尤其是左侧卧位时显著。

波斯锐缘蜱（Argas persicus） 主要寄生于家禽及野鸽等鸟类，也常侵袭人。此蜱白昼隐伏在禽舍附近，夜间爬出寻找宿主吸血，叮咬人引起刺痒和过敏症状。在国内分布广泛，并分布于世界各地。

波特病（Pott disease） 见脊柱结核。

波特动脉瘤（Pott aneurysm）　动脉瘤性血管曲张。是一种动静脉瘤，其血液直接流入附近的静脉，而不经过连接囊。

波特截瘫（Pott paraplegia）　即脊柱骨疡性或脊椎结核性截瘫。由脊椎结核引起的截瘫。有早期的病变活动型截瘫和晚期的病变静止型截瘫。临床表现为背痛和节段性束带感，后出现渐进性截瘫现象。可有痉挛性和迟缓性两种瘫痪。包括运动、感觉、大小便、自主神经功能障碍；脑脊液呈现完全或不完全梗阻。病变活动型，需早行病灶清除、减压手术；病变静止型，宜非手术治疗。

波特里埃［微小］脓肿（Pautrier microabscess）　位于真菌病表皮细胞囊泡内的真菌病细胞群落之一，是皮肤恶性淋巴瘤的特征，特别是蕈样真菌病。

波特手术（Pott operation）　倾倒综合征的纠正手术之一。将比尔罗特（Billroth）Ⅱ型胃肠吻合切除，残胃与十二指肠残端间双祥空肠袋间置术。同时切断迷走神经。

波特Ⅰ型综合征（Pott Ⅰ syndrome）　外伤性内踝骨折所致的一组病征。表现为患足局部疼痛、肿胀，有压痛、功能障碍、短缩或足移位畸形。X线示内踝横行骨折、踝关节脱位、腓骨内弯、远端内移位。治疗：手术。

波特Ⅲ型综合征（Pott Ⅲ syndrome）　由脊椎结核病变所引起的一组病征。逐渐起病，表现为步态异常，背痛、腹痛，可向臀、膝部放射；脊柱强直；肌痉挛；角形驼背；截瘫。X线诊断。治疗：抗结核，手术。

波特综合征（Potter syndrome）　见双侧肾不发育综合征。

波瓦生脑炎（Powassan encephalitis）　一种虫媒病毒性脑炎。流行于加拿大和美国，春夏患病人数最多，儿童多于成人，蜱传播。急起寒热、头痛、眩晕、呕吐和脑膜刺激征。重症有震颤、抽搐、昏迷和呼吸衰竭，病死率高。治疗：无特效疗法。

波-沃综合征（Pautrier-Woringer syndrome）　其他名称：皮肤病性淋巴结病、脂黑色素性网状细胞增生症、剥脱性皮炎综合征。各种皮肤病引起的淋巴结肿大。临床表现：阵发性剧烈瘙痒，体检可见不同类型的皮肤病，如剥脱性皮炎、神经性皮炎、脂溢性皮炎、扁平苔藓、天疱疮、银屑病等，特点为全身红皮病、皮肤黑色素沉着、淋巴结肿大。诊断依靠淋巴结和皮肤的活检。针对病因进行治疗。

Q波心肌梗死（Q-wave myocardial infarction，QMI）　伴有心电图梗死性Q波和ST-T演变过程的典型急性心肌梗死。根据ST-T改变分为3种类型：Ⅰ型，梗死部位导联ST段抬高，对应导联ST段下降，此型并发症多，死亡率高。Ⅱ型，无对应导联ST段下降，并发症少，死亡率低。Ⅲ型，ST段无改变，仅T波改变，预后良好。

波伊茨-耶格综合征（Peutz-Jeghers syndrome）　其他名称：色素沉着息肉综合征。一种常染色体显性遗传综合征，常有肠息肉及皮肤黑色素沉着。色素斑可在出生时或婴儿期即有，好发于口周、眼周、鼻孔部及掌跖部。息肉大都在20岁以后才出现症状，有肠鸣、腹痛、腹泻、肠出血、便血、吐血等。

波依斯征（Boyce sign）　食管上段憩室的临床征象。病人取端坐位，检查者将听诊器腹式胸件置于颈部一侧听诊，同时用手压其另一侧颈部，若闻及气过水声即为此征。提示食管上段憩室。

波状热（undulant fever）　临床热型之一。其特点是体温在数日内逐渐上升至高峰，然后又逐渐降至微热或正常，不久又再发热。体温曲线呈波浪式起伏。见于布鲁氏菌病、恶性淋巴瘤和脑膜炎等病。

α波阻断（alpha blocking）　描记脑电图的过程中当被检者睁眼或接受其他刺激时α波立即消失而转变为快波的现象。

玻璃工人白内障（glassblower cataract）　职业性眼病。红外线作用于晶状体，晶状体水解变性后发生凝固。典型病变是晶状体后囊下皮质有混浊斑点，初为空泡变性。加强防护，严重者可手术治疗。

玻璃罐（glass jar）　拔罐器具。用玻璃原料烧制而成，如球状，罐口较小而光滑平整。有大、中、小型号，根据部位选用。该罐优点是透明，使用时可以观察吸附程度，以便决定留罐时间。

玻璃毛皮炎（fiberglass dermatitis）　由玻璃纤维刺激皮肤所致的一种皮肤病。在玻璃纤维、玻璃织物的生产场所，在空气中悬浮着许多细小的玻璃纤维尘，这些玻璃纤维刺入皮肤，在皮肤上不断摆动，反复刺激皮肤，引起皮炎。初起有不同程度的瘙痒，逐渐出现不均匀的皮疹，外观似痱子，呈小米粒状，周围有轻度红晕，或融合在一起形成大片的红斑。瘙痒搔抓后可发生湿疹样皮炎。治疗：对新生皮炎，可在患处扑上滑石粉，然后用毛巾或细毛刷将滑石粉和玻璃毛一起扫除干净，痒重者可外涂激素类软膏。

玻璃体（vitreous body）　充填于晶状体与视网膜之间的无色透明的胶状物质，具有屈光和支撑视网膜的作用。占眼球内腔的4/5，系无色透明的胶状物质。其表面覆以玻璃体囊，充满于晶状体和视网膜之间，对视网膜起支撑作用。若玻璃体混浊，可影响视力。

玻璃体出血（vitreous hemorrhage）　见玻璃体积血。

玻璃体后脱离（posterior vitreous detachment，PVD）　老年人的玻璃体进一步液化，导致玻璃体后界膜与视网膜相分离。主要症状有"飞蚊症"及闪光，特点是起病急，"飞蚊"数量多，且伴有视力下降。如发生视网膜撕破，形成裂孔，可引起视网膜脱离。治疗：详细检查眼底，如发现视网膜裂孔，尽早进行激光封闭。

玻璃体黄斑牵引综合征（vitreomacular traction syndrome，VMTS）　常伴有黄斑前膜，发生于玻璃体后脱离过程中，黄斑区未能发生玻璃体后皮质与内界膜的分离，随着已发生后脱离的玻璃体前后运动，对黄斑区视网膜产生前后方向的持续牵引，造成黄斑水肿、囊样黄斑变性、黄斑破裂甚至黄斑区神经上皮脱离，并出现相应的临床症状。一般为玻璃体不完全后脱离所致，中老年人多见。视力下降为主要临床症状。手术治疗。

玻璃体混浊（vitreous opacity）　外伤、炎症、出血、变性等使玻璃体失去完全透明的状态。是玻璃体最常见的一种现象，可由很多内眼疾病引起。不是一种独立的疾病。按病因大致可分5类：炎性玻璃体混浊、出血性玻璃体混浊、外伤性玻璃体混浊、玻璃体变性混浊及全身疾病性混浊。玻璃体混浊的程度及形态取决于原发病。应首先治疗原发病，也可试用药物疗法，严重病例可酌情行玻璃体切割术。

玻璃体积血（vitreous hemorrhage）　其他名称：玻璃体出血。常见的玻璃体病变，非原发病。视网膜血管病、眼球穿孔伤或挫伤，导致视网膜、脉络膜或睫状体血管破裂，血液经玻璃后界膜进入玻璃体内形成。伤后视力不同程度下降，量少时有飞蚊症，量大时视力下降严重，后期可致玻璃体混浊、继发性青光眼、外伤性增生性玻璃体视网膜病变和牵拉性视网膜脱离等。非外伤性出血早期可保守治疗，如大量出血或视网膜脱离可手术治疗。

玻璃体寄生虫（parasite in vitreous body）　临床上主要见于玻璃体猪囊尾蚴病。指玻璃体内寄生猪囊尾蚴，也可寄生于视网膜下或前房内。它是猪囊尾蚴病的眼部受累。感染途径是人误食了猪肉绦虫的虫卵后，在十二指肠内形成的六钩蚴钻入肠壁随血液循环散布全身，经肠络膜或视网膜血管后进入玻璃体内引起玻璃体猪囊尾蚴病。病人自觉有时可看到虫体变形或蠕动的阴影。检眼镜检查可见黄白色半透明圆形的囊尾蚴，其外周呈金黄色反光圈，可并发葡萄膜炎、玻璃体混浊及视网膜脱离。治疗以手术取出囊尾蚴。

玻璃体囊肿（vitreous cyst）　一种先天性玻璃体囊性病变。分先天性和获得性两种，可单眼亦可双眼发生。为存在于视盘前或晶状体后玻璃体中的囊肿，球形或卵圆形，多房性，可带蒂，随眼球活动而摆动。病人可感觉有暗影。治疗：一般对视力影响不大，不需特殊治疗。

玻璃体切除器（vitreous body resectoscope）　应用气动射流技术进行眼玻璃体切割和眼前部手术的眼科器械。具有同时完成切割、吸引、灌注的功能。冷光源照明，可做眼玻璃体内陈旧性积血、混浊、异物、寄生虫、眼内炎渗出物、皮质性白内障、外伤性白内障、并发白内障、瞳孔闭锁等手术。

玻璃体切割术（vitrectomy）　用玻璃体切割器械切除混浊的玻

B

璃体。同时灌注等量生理盐水，以达到恢复视力、控制炎症及防止视网膜脱离的目的。目前多采用密闭式（经睫状体平坦部）玻璃体切割术。该手术适于玻璃体陈旧积血或混浊经保守治疗8～12个月而视力不恢复者、玻璃体结缔组织条索、球内非磁性异物及早期眼内炎。玻璃体切割器械一般包括切割系统、注吸系统及照明系统。该手术可并发视网膜裂孔、白内障、玻璃体积血等。

玻璃体疝（vitreous hernia）　玻璃体部分越过瞳孔向前房作条状伸出。可随眼球的转动而往返摆摆。多发生于白内障囊内摘除术后。可引起瞳孔变形、视网膜脱离、广泛的角膜水肿性混浊和无晶状体性青光眼。治疗：散瞳、降低眼压、手术。

玻璃体脱出（vitreous prolapse）　白内障手术中较为严重而发生率较高的并发症之一。巩膜破裂引起玻璃体脱离原位。玻璃体可脱出于巩膜伤口而发生嵌顿，或突入前房引起瞳孔阻塞，从而引起继发性青光眼。与角膜或巩膜伤口发生粘连的玻璃体，可引起视网膜脱离。治疗：彻底清除嵌入伤口的玻璃体，密缝伤口。

玻璃体外伤（vitreous injury）　眼球受钝器伤后引起的玻璃体变性液化、玻璃体积血、玻璃体脱离以及因眼球破裂而使玻璃体脱出。治疗：对症治疗，手术处理。

玻璃体炎（vitreocapsulitis）　不是独立的疾病。分为内因性和外因性，内因性见于全身疾病或眼部炎症，外因性见于外伤或眼的手术创伤反应或感染。眼内炎性渗出物进入玻璃体所致的炎症。眼底模糊不清，视力减退。炎症细胞大量积聚可形成玻璃体脓肿。治疗：病因治疗，应用抗生素。

玻璃体液化（liquefaction of vitreous）　玻璃体变性时由凝胶变为溶胶，逐渐变成液状的病理改变。由于玻璃体液化、脱水收缩可引起玻璃体的后界膜离开视网膜，称为玻璃体后脱离，常见于高度近视的老年人。玻璃体液化老年多见。高度近视、外伤、炎症或出血也都能引起玻璃体液化。症状是视野中出现浮动的黑点或细条，即所谓"飞蚊症"。治疗：老年性玻璃体液化无特殊治疗；继发于其他眼病者应处理原发疾病。

玻璃样变性（hyaline degeneration）　其他名称：透明变性。细胞质或间质中出现均匀同质性的玻璃样物质的病变。其特点为均质性和对伊红的易染性。是结缔组织退行性变化的结果。硅沉着病（矽肺）病人，由于胶原纤维增长，形成硅结节，在胶原纤维网状组织的网眼上有大量透明样物质沉着，称为硅结节玻璃样变。经化学分析，其透明样物质中80%为蛋白质，其中60%为乙种和丙种球蛋白，其余为胶原蛋白。主要见于结缔组织、血管壁，有时也见于细胞内。

玻利维亚出血热（Bolivian haemorrhagic fever）　发生于玻利维亚的一种病毒性出血热。啮齿动物为传播媒介，农民患病最多。缓慢起病，发热逐渐升高，头痛、腰痛、颜面充血和瘀点，严重者可有胃肠出血，病程第5～6日出现舌颤动、谵妄、肢体抽动等，但脑脊液正常。治疗：无特效疗法。

玻尿酸除皱术（uric acid eruegation）　将玻尿酸以充填物的方式注入真皮皱褶凹陷或欲丰润的部位，如唇、脸颊、鼻梁、下颏等处以及凹陷性瘢痕，达到除皱与改善容貌的方法。玻尿酸又名糖醛酸、透明质酸，是构成人体细胞间质的主要成分。

剥脱性唇炎（exfoliative cheilitis）　以唇黏膜反复持续性脱屑为主的慢性浅表性唇炎。常伴干燥和痛感。

剥脱性毒素（exfoliative toxin）　其他名称：表皮溶解毒素。可引起人类表皮剥脱性病变的毒素。主要由噬菌体Ⅱ群金黄色葡萄球菌产生。此毒素蛋白质可被甲醛脱毒成类毒素。毒素主要裂解表皮的棘状颗粒层。开始皮肤出现弥漫性红斑，1～2日表皮起皱，继而形成水疱，内含清亮液体，最后表皮上层大片脱落，引起烫伤样皮肤综合征，又称剥脱性皮炎。多见于婴幼儿或免疫功能低下或患有代谢缺陷病的成年人。

剥脱性骨软骨炎（osteochondritis dissecans）　小块软骨下骨质缺血性坏死，以后在其周围长入肉芽组织，使其从骨骺上剥离。剥脱可形成关节游离体。16～25岁男性多发。常见于股骨内髁、股骨头、距骨滑车、跖骨头和肱骨小头。临床上可有外伤史、皮质激素应用和血液病史。临床早期可有轻度关节疼痛及肿胀，接着出现疼痛加重和关节积液。重者有关节交锁和关节弹响。X线检查可协助诊断。治疗：早期行石膏外固定或螺钉内固定；形成关节游离体且影响功能者应手术治疗。

剥脱性角质松解症（keratolysis exfoliativa）　其他名称：层板状出汗不良。表浅掌跖部的角质剥脱。初起呈针头大白点，逐渐向四周扩大，容易自破，经撕剥呈薄纸样鳞屑。其下皮肤正常。易在炎热季节复发。常不需治疗。

剥脱性皮炎（exfoliative dermatitis）　其他名称：红皮病。一种全身或几乎全身皮肤的慢性红斑鳞屑性皮肤病。临床表现：急性红皮病，常伴全身发热、寒战，皮肤弥漫潮红、肿胀，间有渗液、裂口、出血。黏膜亦可累及。1～2个月病情开始恢复，皮肤呈大量糠秕状、片状或手足套状剥脱。慢性型起病缓慢，皮肤潮红、肿胀、糠秕样脱屑，皮肤红亮、有疼痛及瘙痒。实验室检查有贫血、低蛋白、白细胞增高、血沉快等。治疗：去除病因；全身支持疗法；早期足量应用皮质激素；皮损对症处理。

剥脱性浅表性食管炎（esophagitis superficialis dissecans）　食管炎的一种少见类型，病因不明。可有胸骨后疼痛，突然吐出一条白色管状物，伴呕血。呕吐前食管吞钡X线检查呈"双腔食管"有助于诊断。治疗：用抗生素及止血药物；呕血量大可予输液、输血。

剥脱性舌炎（desquamative glossitis）　见游走性舌炎。

剥脱性龈炎（desquamative gingivitis）　不是一种独立的疾病，是某些疾病在牙龈上的非特异性表征。其中包括类天疱疮、口腔扁平苔藓、天疱疮、红斑狼疮等。因此应称为剥脱性龈病损。多见于青年或中年妇女。临床表现为龈缘、龈乳头和附着龈的上皮脱落，病变区牙龈明显水肿、发亮、变红，形成类似溃疡创面，易出血，疼痛重。病理检查可确诊。治疗：注意口腔卫生；去除刺激因素；局部涂醋酸曲安奈德软膏；口服维生素B及维生素A；更年期妇女口服雌激素；对症及抗生素治疗。

剥脱综合征（exofoliation syndrome）　一类常伴发青光眼的系统性、特发性疾病。患眼内可见到灰色斑片样物质。

菠萝蛋白酶（bromelin，bromelain）　一种来源于菠萝的多肽水解酶，属巯基蛋白水解酶。能水解纤维蛋白、酪蛋白和血红蛋白，疏通炎症部位的循环致使炎症和水肿消退。口服或外用给药，适用于各种原因所导致的炎症、水肿、血肿、血栓症，与抗生素联合治疗关节炎、关节周围炎、蜂窝织炎、小腿溃疡等。片剂宜吞服，不可嚼碎。胃肠道溃疡、严重肝肾疾病及凝血功能不全者禁用。

菠萝过敏症（pineapple hypersensitiveness）　食用菠萝引起的全身过敏表现。致敏物质可能是菠萝蛋白酶。多于食后10min～1h出现阵发性腹部绞痛，伴呕吐及腹泻。严重病人出现呼吸困难、休克和昏迷。治疗：催吐、洗胃及洗肠；应用抗组胺及皮质激素等药物；危重者皮下注射肾上腺素急救。

播散型组织胞浆菌病（disseminated histoplasmosis）　组织胞浆菌病临床类型之一。荚膜组织胞浆菌引起的，以侵犯网状内皮系统或肺部为主的深部真菌病。多见于婴幼儿。多有肝、脾及淋巴结肿大、低色素性贫血。预后不良，死亡率高。

播散性豆状皮肤纤维瘤病（dermatofibrosis lenticularis disseminata）　其他名称：布-奥综合征、脆弱性骨硬化、骨斑点症、播散型凝集性骨病。先天性骨发育异常，单骨或多骨有广泛散播的致密斑点。本病一般无临床症状，有些病人也可叙述关节疼痛，并易形成瘢痕疙瘩，有些病人在皮肤内有突起的黄色浸润块。X线检查可诊断。不需治疗。

播散性曲霉病（disseminated aspergillosis）　曲霉属真菌引起的一种疾病。主要由肺部病灶侵入血液循环引起。一些慢性肺部疾患，以及长期使用抗生素和糖皮质激素都是发生本病的诱因。临床表现最常见的是呼吸系统症状，白细胞计数增高，痰涂片及培养可找到致病菌。

伯氨喹（primaquine） 其他名称：伯喹、伯氨喹啉。人工合成的 8-氨基喹啉类衍生物。能杀灭良性疟红细胞外期疟原虫。可防止复发。对各型疟原虫的配子体也有强大杀灭作用。可阻止疟疾的传播。主要用于控制疟疾传播和根治间日疟、三日疟，常与氯喹和乙胺嘧啶合用。常用其磷酸盐片剂。孕妇禁用，肝、肾、血液系统疾病及糖尿病病人慎用。服药期间须定期检查红细胞计数、血红蛋白含量。不宜与有溶血作用或抑制骨髓造血功能的药物合用。

伯-巴综合征（Bureau-Barrière syndrome） 其他名称：莫尔旺综合征（病）、脊髓空洞症。对称性无痛性瘭疽，以四肢痛觉丧失，肌萎缩、溃烂，软组织及指（趾）坏死脱落为主要临床表现的一组症候群。一般在 11～30 岁出现症状，多累及上肢，也可累及下肢。对症治疗。

伯格病（Buerger disease） 见血栓闭塞性脉管炎。

伯格试验（Buerger test） 诊断血栓闭塞性脉管炎的一种检查方法。让病人平卧，下肢抬高 45°，3min 后观察足部皮肤色泽改变，试验阳性者，足趾和足掌部皮肤呈苍白或蜡黄色，自觉麻木或疼痛。然后让病人坐起，下肢自然地垂于床旁，足部皮肤颜色逐渐出现潮红或斑块状发红。提示病肢有严重循环障碍而供血不足。

伯格运动锻炼（Buerger exercises） 为改善和增进血栓闭塞性脉管炎病人肢体血液供应的一种疗法。其方法是：让病人平卧，先抬高患肢 45°以上，维持 1～2min，再在床边下垂 2～3min，然后放置平位 2min，并做足部旋转、伸屈活动。每天反复锻炼数次。

伯格症状（Buerger symptom） 血栓闭塞性脉管炎病人躺下时，只有将受累腿悬于床边才能减轻疼痛。

伯基特淋巴瘤（Burkitt lymphoma） 未分化的恶性淋巴瘤，为非洲儿童常见的肿瘤。国内也有报道。由疱疹病毒引起。肿瘤发生在面颌部，主要侵犯上下颌骨，骨质破坏，面部变形。局部淋巴结、腹腔淋巴结、腹膜后、肠管及卵巢等均可受累。浅表淋巴结仅限于一区，全身淋巴结肿大者罕见。对化疗敏感，用环磷酰胺或甲氨蝶呤治疗有效。

伯莱嘎尔征（Bragard sign） 其他名称：布拉加尔征。鉴别神经根疾患的一种体征。病人取俯卧位，两下肢伸直，医生将一侧下肢屈曲，使足跟向臀部靠近，直至病人感觉痛为止，然后将足用力背屈。若病人感觉疼痛加剧和肌痉挛即为该征阳性。该征阳性属神经性，阴性属肌病。该征检查方法简便、敏感性较高。

伯兰哈姆征（Branham sign） 其他名称：指压瘘口试验、尼-伯征。指压动静脉瘘近端动脉时，可致心动过缓，动静脉瘘的特异征象之一。病人仰卧，检查者测定其心率和血压，然后对其肢体进行仔细听诊和扪击。若于血管走行部位查及肿块或闻及持续性杂音伴震颤，则在此局部以手指用力按压，如出现心率减慢、血压升高则为此征阳性。提示肿块为动静脉瘘。

伯勒骨折（Boehler fracture） 经股骨转子的骨折。分为 4 个类型。Ⅰ型：骨折线通过股骨颈的基底，移位不明显；Ⅱ型：骨折线通过转子；Ⅲ型：骨折线通过大小转子，近端嵌入远端，小转子可以撕脱并向内侧移位；Ⅳ型：骨折线通过大小转子，靠近基底撕脱的小转子向内侧移位，远端向上移位。

伯勒征（Bohler sign） 膝关节半月板损伤的征象。病人向后倒退行走时，膝关节的疼痛加重。

伯路兹病（Baelz disease） 其他名称：唾液腺脓肿性口炎。一种罕见的下唇炎，伴常唾液腺感染。因口腔唾液腺的慢性炎症，出现肿胀、浸润及黏液脓性分泌物，干燥后易结痂，口腔黏膜上有无痛性丘疹。

伯-罗综合征（Bernhardt-Roth syndrome） 见股外侧皮神经病。

伯努利方程（Bernoulli equation） 能量守恒定律在流体力学中的应用。在多普勒超声心动图学中，多用简化的伯努利方程 $\Delta P \approx 4V_{max}^{2}$（mmHg），V 为狭窄口后的射流区流速。如能测出 V_2 即可简便地计算出狭窄口两端的压差。

伯氏疏螺旋体（*Borrelia burgdorferi*） 是莱姆病的病原体。储存宿主主要是野生动物和驯养的哺乳动物。主要传播媒介是硬蜱。人被硬蜱叮咬后，伯氏疏螺旋体在局部繁殖。经 3～30 天潜伏期，出现一个或数个慢性移行性红斑，以后发展为形似枪把形。皮损面积扩大可达 $50cm^2$，以后逐渐消失。全身症状有乏力、头痛、发热、肌痛等。未经治疗有的可迁延数年之久，晚期表现为慢性关节炎，或中枢神经系统病变。在体内可形成特异性抗体。微生物学检查用免疫荧光法和酶联免疫吸附试验（ELISA）。近来用聚合酶链反应（PCR）技术检测。预防为主，避免硬蜱叮咬，用化学灭活全疫苗等。

铂（platinum，Pt） 俗称白金。金属元素，浅银白色，质软。铂络合物具有宽广的抗肿瘤谱。如顺铂（氯氨铂）对鼻咽癌、睾丸癌、卵巢癌等疗效较好，对宫颈癌、膀胱癌也有效。副作用主要为肠胃道反应和中度骨髓抑制。铂对迷走神经中枢有毒害作用。

勃起（erection） 在性刺激下，阴茎充血膨胀，变长、变粗、变硬。

勃起功能障碍（erectile dysfunction，ED） 其他名称：阳痿。阴茎不能勃起，或不能维持足够的勃起以获得满意性生活的症状。见于老年性功能减退及疲劳、焦虑、不安、醉酒等。某些药物、脊髓损伤、盆腔会阴部手术后也会出现此症。

博阿斯区（Boas region） 其他名称：博李斯间隙。胃、十二指肠、胆囊及肝脏的内脏-躯体感应区。位于胸背部右侧，上界为平第 11 胸椎的水平线，下界为平第 1 腰椎的水平线，向内至距棘突 3cm，向外至腋后线的区域。

博阿斯征（Boas sign） ①胃、十二指肠、胆囊及肝脏病变时在博阿斯区出现的牵涉痛现象。②胃癌时胃液中含有乳酸。

博巴斯技术（Bobath technique） 通过姿势控制、抑制异常病理反射和异常运动模式，控制痉挛，恢复随意运动能力的一种神经肌肉促进技术。要求遵循生长发育的规律，强调对关键点控制，利用各种反射促进或抑制肌肉张力和平衡反应，采用感觉刺激帮助肌张力的调整，从而改善运动功能的技术。是评定和治疗小儿脑瘫的方法。也是治疗神经系统疾患，特别是中枢神经系统损伤引起的运动障碍最有效的方法之一。

博登试验（Borden test） 其他名称：简易伤寒凝集反应试验。一种诊断伤寒的凝集反应。病人血清与盐水混合，再加伤寒死菌液，血清浓度为 1∶50。如形成凝集块下沉至试管底而上面澄清即为阳性。

博恩征（Bohn sign） 动脉导管未闭的一种表现。对病人劳动前、后站立和平卧的血压进行对比，动脉导管未闭者劳动后站立位的舒张压降低。

博耳特征（Bolt sign） 输卵管破裂的一种体征。输卵管妊娠破裂时，移动子宫颈可出现疼痛。

博戈雷德综合征（Bogorad syndrome） 见鳄鱼泪综合征。

博来霉素（bleomycin） 其他名称：争光霉素、博莱霉素。抗肿瘤药。主要用于治疗食管、头颈部、皮肤、宫颈、阴道、外阴、阴茎的鳞癌和霍奇金病及恶性淋巴瘤、睾丸癌等，亦可用于治疗银屑病。偶可发生过敏性休克，可做皮试。用药时病人可出现肺炎样病变，应定期做 X 线检查。老年人、慢性肺疾患和严重心脏病者应禁用。

博勒尔角（Böhler angle） 指跟骨结节关节角。其他名称：跟骨角、跟腱角。跟骨结节上缘与跟骨后关节面高突处连线和沿跟距关节面向后的延长线形成的夹角。一般约 35°。如有跟骨压缩性骨折结节向上移位或向下变位，角度变小甚至成负角。

博勒尔试验（Böhler test） 即膝内外翻试验。检查膝关节侧副韧带有无损伤的方法。患膝伸直，一手固定膝关节上端，另一手握足踝部向两侧推拉，若可向内（外）侧摆动，并伴膝关节外（内）侧疼痛为阳性，提示外（内）侧韧带损伤，伴或不伴半月板损伤。

博尼试验（Bonney test） 见膀胱颈抬举试验。

博曼分类法（Borrmann classification） 临床上常用的进展期胃癌的分类方法之一。共四型：Ⅰ型肿块型；Ⅱ型溃疡型；Ⅲ型肿块溃疡型；Ⅳ型弥漫型。

博斯顿征（Boston sign） 突眼性甲状腺肿时，病人眼球下转，眼睑下降受阻并发生痉挛。

博斯沃思骨折（Bosworth fracture）　踝关节骨折脱位，腓骨近端骨折片向后移位交锁于胫骨后面。闭合复位常失败。

博斯沃思手术（Bosworth operation）　陈旧性跟腱断裂伤修复方法之一。可由腓肠肌两侧边各翻一条腱膜与跟腱远端缝合〔林德霍尔姆（Lindholm）法〕，亦可用博斯沃思（Bosworth）法和亚伯拉罕（Abraham）法修复。

博塔利管开放综合征（Botalli patent ductus syndrome）　生后主动脉与肺动脉之间通过未闭的动脉导管相互交通所致的一组病征。病人心慌气短、易疲劳、咯血、发育障碍，晚期出现心衰症状。肺动脉瓣区可闻及连续性机器样杂音。手术治疗。

博-谢-爱综合征（van Bogaert-Scherer-Epstein syndrome）　其他名称：脑黄瘤病、脑脊髓胆固醇沉着综合征。一种原因不明的腱肉芽肿伴脑脊髓内胆固醇代谢紊乱。呈常染色体隐性遗传。病理检验可见腱肉芽肿病变伴有胆固醇沉着，脑白质萎缩伴有肉芽肿病变和脱髓鞘作用，具有泡沫细胞和胆固醇结晶的囊腔。小脑和脑干也有类似病变。任何年龄的两性均可发病。可见痴呆、共济失调、延髓麻痹和肢体远端肌肉萎缩，呈慢性进行性加重。无特殊治疗。

博伊德截肢（Boyd amputation）　其他名称：保留跟骨的踝部截肢。经踝截肢术之一。术中距骨切除，跟骨前移，并行跟胫关节融合。优点是可获一较长的截肢端及较阔的承重面。

博伊斯科夫征（Boiskow sign）　膝关节半月板损伤的征象。病人仰卧，检查者使其小腿伸直，若病人感膝关节有剧烈、加重的疼痛即为该征。

博佐洛征（Bozzolo sign）　胸主动脉瘤时鼻孔内可见动脉搏动。徒手或用前鼻镜观察鼻前庭黏膜，鼻腔黏膜的小动脉有与心跳一致的搏动为此征阳性。此征为胸主动脉瘤的特异性体征。

搏出率（ejection fraction）　心脏功能的客观指标之一。心搏出率（心射血分数）＝心搏出量/舒张末期容积×100%。可利用放射性核素心血池显像求出。

搏动性突眼（pulsating exophthalmos）　眼球突出伴有搏动。可为血管性或肌性搏动，前者见于颈动脉或眼动脉瘤。最常见者是动静脉瘘，约有90%为颈内动脉与海绵窦相通。其他的动静脉瘘可发生在眼动脉及眶静脉之间或颈动脉与颈静脉之间。后者发生在眶壁缺损的情况，如眶上壁发育不全伴有脑膜膨出或脑膨出者。外伤、手术或炎症的侵蚀也可造成眶上壁缺损。治疗：根除动静脉瘘或行眶壁修补术。

搏功（stroke work）　心室收缩一次所做的功。是评价心脏泵血功能的较好指标。心脏每搏输出量、主动脉和肺动脉内的平均血压均是影响搏功的重要因素。计算搏功的简式如下：搏功＝搏出量×（射血相左心室内压－左室充盈压）＋动能。心脏射出的血液所具有的动能在搏功中所占比例很小，计算时可不计。

薄层层析（thin-layer chromatography，TLC）　为纸层析的发展。通常是将硅胶、氧化铝、聚酰胺等粉末涂敷在平板玻璃或塑料板上，经低温烧结形成均匀薄层，作为固定相。然后，采用与纸层析类似的操作方法进行物质的分离和鉴定。为层析法中应用最为普遍的方法之一。常用来分离鉴定农药、食用色素和黄曲霉毒素等。具有样品用量少、设备简单、分离速度快、斑点集中、灵敏度高和显色方便等优点。

薄层扫描技术（thin slice technique）　扫描层为5mm以下的扫描。需用能进行薄层扫描的CT装置。可观察病变的细节。

薄基底膜肾病（thin basement membrane nephropathy，TBMN）　其他名称：良性家族性血尿。持续性镜下血尿为主要表现的一种常染色体显性或隐性遗传性疾病。临床主要表现为持续或反复发作性血尿，常为镜下血尿，偶可出现肉眼血尿。电镜下肾小球基底膜呈弥漫性变薄是唯一的病理特征。本病诊断依赖电镜下肾脏超微结构的改变。无须特殊治疗，预后良好。

薄甲（thin nail）　甲板变薄。为营养不良性改变。见于贫血、末梢循环障碍、扁平苔藓、大疱性药疹及大疱性表皮松解症等。

薄厥（syncope due to emotional upset）　中医古病名。因大怒而引起的厥证或中风。因暴怒等精神刺激，致阴气亢盛，血随气逆淤积头部，而出现猝然厥逆。头痛、眩仆的昏厥重症。

薄膜包衣（film coating）　片剂等的包被之一。适宜的高分子化合物溶于有机溶剂经干燥后形成的坚固的薄膜。对片剂具有保护作用。有省料、牢固等特点。

薄膜现象及点状出血现象（film and petechial hemorrhage）　其他名称：薄膜现象及筛状出血现象。鳞屑性红斑经刮剥后露出的皮损改变，即为薄膜现象。薄膜呈半透明、淡红色。继续刮之可见多个针尖大小的出血点，呈红色露珠状。见于银屑病的红斑性皮肤损害。

薄膜蒸发器（film evaporator）　使液体形成薄膜而蒸发的浓缩装置。膜状液体表面大，具有传热快而均匀、药物受热时间短、能连续操作等优点。

薄束（fasciculus gracilis）　在胸髓第五节以下占据后索的全部，在胸髓第四节以上只占据后索的内侧部，源于脊神经节细胞的中枢部。传导来自同侧下半身的肌、腱、关节和皮肤的位置觉、运动觉、振动觉和精细触压觉信息。

薄血片法（thin film method）　检查疟原虫的常用方法。消毒耳垂或指尖皮肤后刺破皮肤，挤出血液，以载玻片的短边刮取一小滴血，迅即置于另一块载玻片的中央使成30°～40°，待血液沿边缘展开后等速向前推进，即成为薄血膜。经吉姆萨染液或瑞氏染液染色后油镜检查。

跛行距离（claudication distance）　间歇性跛行病人从开始行走至出现下肢疼痛的距离。临床意义同跛行时间。

跛行时间（claudication time）　间歇性跛行病人从开始行走至出现下肢疼痛的时间。如行走速度恒定，跛行时间越短，表示动脉阻塞的程度越重。可作为临床观察治疗效果的指标。

薄荷（peppermint herb，Herba Menthae）　中医药名。唇形科植物薄荷的干燥地上部分。辛，凉。归肺、肝经。疏风，散热，解毒，透疹。治：①感冒风热而有发热恶寒、无汗头痛者。②风热上犯的头痛、目赤、咽痛。③麻疹初起，隐隐不透或麻疹将出之际，外感风邪，束闭不出。

薄荷醇（menthol）　其他名称：薄荷脑。属于类环己烷单萜衍生物。存在于薄荷油中。天然的薄荷醇呈左旋，具有抗菌消炎作用，用于皮肤病的外用洗剂。

薄荷喉片（bohe houpian，Tabellae Menthae Laryngiticae）　防腐消炎药。组成：薄荷脑、苯甲酸钠、三氯叔丁醇、桉叶油、八角茴香油，与适量蔗糖等压制成的白色芳香药片。具清凉、止痛、防腐作用。用于咽喉炎、扁桃体炎及口臭等。

薄荷脑（menthol）　从薄荷油中分离出的一种单萜。棒状结晶，味芳香清凉，不溶于水，易溶于醇。有局部刺激作用，涂擦于头痛或神经痛的部位，可由于反射作用而使疼痛减轻。是仁丹、清凉油、薄荷喉片等成药的成分之一。与樟脑共同组成的复方薄荷脑喷雾剂，用于萎缩性鼻炎和感冒所致的鼻塞。

薄荷水（Aqua Menthae Piperitae）　驱风与矫味剂。组成：薄荷油（加增溶剂）或者饱和的、无色澄明的水溶液。有薄荷香气，味辛凉。具有驱风、矫味作用。用于胃肠胀气和用作制剂的矫味性溶媒。

薄荷酊（Spiritus Menthae）　芳香矫味与驱风药。组成：薄荷油（或薄荷脑）溶于乙醇制成的无色或淡黄色、具有薄荷香气、味灼热而辛凉的乙醇溶液。用于胃肠胀气和调配制剂，外用使皮肤凉爽止痒。

薄荷油（peppermint oil）　唇形科植物薄荷的新鲜茎叶蒸馏而得的挥发油。组成：薄荷脑、薄荷酮、薄荷酯等。辛，凉。疏风，清热。主治：①外感风热、头痛、目赤、咽痛、齿痛。②皮肤瘙痒。是许多复方制剂（如清凉油、防暑丹、牙痛酊）的组分之一。

卟啉（porphyrin）　4个吡咯环依次围成的大环化合物。由于侧键的差异而种类很多，如尿卟啉、粪卟啉和原卟啉等，分布很广。卟啉是血红素（原卟啉Ⅸ螯合Fe^{2+}）的基础物质，故为血红蛋白、细胞色素及血红素蛋白（肌红蛋白、过氧化物酶、过氧化氢酶等）的辅基构成成分。

卟啉尿（porphyrinuria） 其他名称：紫质尿。由于体内卟啉代谢紊乱，卟啉产生过多，从尿中排出而致。卟啉是血红蛋白、肌红蛋白及其他细胞色素合成的中间产物。尿沉渣镜检无红细胞，联苯胺试验阴性，尿卟胆原试验、尿卟啉或粪卟啉试验阳性可确诊。先天性卟啉病、肝胆或骨的原发病、化学药物中毒、恶性贫血、溶血性贫血、血液病等均可出现卟啉尿。

卟啉症（病）（porphyria） 其他名称：紫质症。因遗传缺陷引起卟啉代谢中有关酶的异常或控制血红素的调节功能异常，造成卟啉代谢紊乱而发生的疾病。某些获得性疾病如肝细胞癌有时也能引起卟啉代谢紊乱并发类似的疾病，称为继发性卟啉病。某些其他疾病如慢性铅中毒或其他金属中毒、某些溶血性贫血、某些肝病也可引起卟啉代谢障碍而发生卟啉尿。一般女性多见，许多药物如磺胺、巴比妥盐等，以及酒精、感染、体力过劳等都可促使其急性发作。常表现为急性腹痛、惊厥、昏迷、偏瘫、单瘫、肌肉痛，还可出现皮肤损害（疱疹、水疱等）、肝脾大、贫血等症状。根据尿中卟胆原增多等化验即可确诊。治疗：尚无特效疗法，可给予高糖膳食或β胡萝卜素等。

补法（tonification） 中医八法之一。补养人体气血阴阳不足，治疗各种虚证的方法。虚证有气虚、血虚、阴虚、阳虚等不同，补法亦分补气、补血、补阴、补阳等，并宜结合五脏之虚补益五脏。根据病情缓急和虚弱程度，可分缓补和峻补。

补骨脂（psoralea fruit, malaytea scurfpea fruit, Fructus Psoraleae） 其他名称：破故纸、故韭子、补骨鸱。中医药名。补阳药。豆科植物补骨脂的干燥成熟果实。辛，苦，温。归肾、脾经。功能补肾助阳、固精缩尿、温脾止泻。用于肾阳虚所致的五更泄泻、白带、阳痿、遗尿、尿频、腰膝冷痛、白癜风。阳虚火旺、尿血、便结者忌用。具有扩张冠状动脉兴奋心脏的作用，20%～30%酊剂外涂可治鸡眼、瘊子、白癜风。

补骨脂酊（Tinctura Psorales Corylifolia） 组成：补骨脂加乙醇浸渍制成的棕黑色、具芳香及醇臭的液体。主治白癜风，也用于斑秃。涂药后须照射阳光。

补骨脂素（psoralen） 从豆科植物补骨脂中分离出的一种呋喃香豆素类化合物。可促进皮肤对紫外线的吸收，以增加黑色素的沉积。用于治疗白癜风，肌注或外涂，配合紫外线照射。亦可治疗斑秃及银屑病。

补骨脂素化学疗法（psoralen photochemotherapy, PUVA） 外擦或内用光敏剂补骨脂素，联合长波紫外线照射引起的光化学反应来治疗皮肤病的方法。

补呼气量（expiratory reserve volume, ERV） 测验肺功能时在平静呼气后再作最大努力呼气所呼出的气体量。正常成人900～1 200ml。它和补吸气量和潮气量一起组成肺活量。

补救代谢途径（salvage metabolic pathway） 利用分解代谢中的化合物进行合成代谢的途径。但该化合物并非正常合成途径的相应中间产物。如核酸水解生成的游离嘌呤，可用于合成核苷酸；磷脂酰胆碱降解生成的游离胆碱，可用于合成磷脂等。

补救合成途径（salvage pathway） 其他名称：重新利用途径。生物体中各种物质经常在合成的同时被分解，而某种物质在尚未被完全分解的情况中又被利用，重新加以利用，这种合成代谢方式称为补救途径。通过补救合成途径合成核苷酸。

补脾益肠丸（bupi yichang wan） 中医成药名。扶正剂（补气剂）。组成：外层含黄芪、党参、砂仁、白芍、当归、白术、肉桂；内层含延胡索、荔枝核、干姜、甘草、防风、木香、补骨脂、赤石脂。用于脾虚泄泻证，如慢性结肠炎、溃疡性结肠炎、结肠过敏等所致的腹泻、腹胀、肠鸣、黏液血便或阳虚便秘等症。

补脾益肺（invigorating the spleen to benefit the lung） 其他名称：培土生金。中医治法之一。土指脾，金指肺。借五行相生的理论用补脾益气的方药补益肺气的方法。例如肺虚久咳、痰多清稀、兼见食欲减退、腹胀、大便稀溏、四肢无力、甚至浮肿、舌质淡苔白、脉濡细者，用党参、茯苓、白术、山药、木香、陈皮、半夏等。

补其偏衰（relieve one's partial deficiency） 中医基础理论。偏衰，指阴或阳的一方虚损不足。补其偏衰，即对阴阳偏衰的病证，当根据虚者补之的原则，采用滋阴或补阳或阴阳双补等方法，以恢复其阴阳的协调平衡。

补气（benefiting qi） 其他名称：益气。中医术语。补法之一。用具有补气作用的方药治疗气虚证的治法。人身五脏六腑之气，以肺所主，而来自中焦脾胃水谷的精气，由上焦升发，输布全身，所以气虚多责肺、脾二脏。气虚主要表现为倦怠乏力、声低懒言、呼吸少气、面色㿠白、自汗怕风、大便滑泄、脉弱或虚大。一般补中气、助运气，用四君子汤；补中气、提升下陷，用补中益气汤；补卫气、固表敛汗，用玉屏风散。

补气止血（hemostasis invigorating qi） 其他名称：补气摄血。中医术语。即补气止血，补脾摄血。治疗气虚出血、日久不止的方法。如妇女崩漏，症见面色苍白、心慌气短、四肢清冷、精神萎靡、舌淡苔白、脉细弱；可用补中益气汤加艾叶、乌梅炭、侧柏炭等治之。

补肾固齿丸（bushen guchi pills, bushen guchi wan） 中医成药名。扶正剂（滋补肾阴的滋阴剂）。主要组成：熟地黄、地黄、鸡血藤、紫河车、骨碎补（盐水制）、漏芦、丹参（酒制）、五味子（酒炙）、山药、郁金（醋炙）、炙黄芪、牛膝、野菊花、茯苓、枸杞子、牡丹皮、泽泻（盐水制）、肉桂。用于肾阴血热型牙周病、牙齿酸软、咀嚼无力、松动移位、牙龈出血。

补体（complement, C） 血清与组织液中的一组经活化后具有酶活性的蛋白质。是一个具有精密调控机制的蛋白质反应系统，具有调理吞噬、裂解细胞、介导炎症、免疫调节和清除免疫复合物等多种生物学效应。例如补体活化产物 C3b、C4b 具有趋化作用，可吸引吞噬细胞达到炎症部位；C3b、C4b 具有调理作用，促进吞噬细胞的吞噬活性，膜攻击复合物 C3B～C9b 则能溶解破坏某些革兰氏阴性菌和包膜病毒等。

补体激肽（complement kinin） 具有激肽样作用的补体成分。例如 C2a，能增加血管通透性，引起炎症性充血。其作用不能被抗组胺药物所抑制，遗传性血管神经性水肿即由于血中 C2a 水平增高所致。

补体结合试验（complement fixation test） 抗体与抗原反应形成复合物，通过激活补体而介导溶血反应，可作为反应强度的指示系统。根据抗原和抗体反应所形成的复合物能吸附并激活补体的原理，将抗原与加热灭活的被检血清和补体共温育。待反应完成后，再加入绵羊红细胞和抗绵羊红细胞抗体。如存在游离补体就发生溶血，表示阴性。不溶血为阳性。可用于鉴定微生物或确定病人血清中的抗体。以往多用于病毒学检测。

补体结合抑制试验（complement fixation inhibition test） 检测特异性抗体的技术。在抗原-抗体反应体系中加入某种已知抗体，通过抑制抗体与抗原结合，进而抑制抗原、抗体复合物对补体的活化，以确认相应抗体存在。

补体缺陷（complement defect） 有获得性和遗传性之分，前者多由于体内循环免疫复合物所致，后者则由补体相关基因缺陷引起。表现有 3 类疾病：①由免疫复合物形成所引起的疾病，如肾小球肾炎和系统性红斑狼疮等；②遗传性血管水肿，是由于 C1 酯酶抑制因子（C1INH）缺乏所致；③感染，尤其是奈瑟菌感染。

补吸气量（inspiratory reserve volume） 平静吸气后再行最大吸气，所能吸入的气体量。正常成人约为 1 500～1 800ml。

补泻[手法]（reinforcing and reducing method） 中医治法。针刺治法的一种。用毫针刺入人体穴位后，根据病人具体情况，选择不同手法。虚证用补的方法，实证用泻的方法。常用的补泻手法有：迎随补泻、提插补泻、疾徐补泻、捻转补泻、呼吸补泻、开阖补泻等。

补心气口服液（buxinqi koufuye） 中医成药名。益气活血祛瘀剂。组成：黄芪、人参、石菖蒲、薤白等。用于气短心悸、乏力头晕等心气虚损型胸痹心痛。

补血（enriching the blood） 其他名称：养血。中医补法之一。

治疗血虚证的方法。症见面色萎黄、唇爪苍白、头晕目眩、心悸气短，以及妇女月经愆期、色淡量少、甚至闭经、唇舌色淡、脉细。常用方有归脾丸、四物汤、当归补血汤等。

补阳（invigorating yang）其他名称：助阳。中医补法之一。治疗阳虚证的方法。肾为阳之本，故补阳多指补肾阳。如肾阳虚症见形寒怯冷、腰膝痠痛、软弱无力、阳痿滑精、小便频数、舌淡苔白、脉沉弱。可用右归饮、桂附八味丸、菟丝子丸等。

补阳还五汤（buyang huanwu tang, decoction of invigorating yang for recuperation）中医方剂。《医林改错》方。由黄芪、当归尾、赤芍（药）、地龙、川芎、桃仁、红花组成。补气、活血、通络。治气虚血滞、脉络瘀阻所致中风后遗症，症见半身不遂、口眼歪斜、语言謇涩、遗尿不禁、苔白脉缓者。

补益剂（supplementing ［and boosting］formula）中医治法。以补益药为主配伍组成，具有补养人体气、血、阴、阳等作用，主治各种虚证方剂的统称。分补气剂、补血剂、气血双补剂、补阴剂、补阳剂、阴阳并补剂。补气：适用于气虚证，代表方如四君子汤；补血：适用于血虚病证，代表方如四物汤；补阴：适用于肾阴虚、肺肾阴虚、肝肾阴虚病证，代表方如六味地黄丸；补阳：适用于阳虚病证，主要指肾阳虚，代表方如金匮肾气丸。若正气未虚、邪气亢盛者不可用补法。

补中益气汤（buzhong yiqi decoction）中医方剂。《内外伤辨惑论》方。组成：黄芪、炙甘草、人参（去芦）、当归身（酒洗）、橘皮、升麻、柴胡、白术。益气升阳，调补脾胃。治脾胃气虚，症见身热有汗、头痛恶寒、渴喜热饮、少气懒言，或饮食无味、四肢乏力、舌淡苔白、脉虚无力者，以及脱肛、胃下垂、子宫下垂、久泻久痢等属中气下陷者。

补中益气丸（buzhong yiqi wan）中医方剂。扶正剂（补气剂）。即补中益气汤做蜜丸或水丸。另有制剂：合剂、口服液。《内外伤辨惑论》方。组成：黄芪、甘草（炙）、升麻、柴胡、当归身（酒洗）、白术、人参（去芦）、橘皮。用于脾胃虚弱，中气下陷引起的体倦乏力、食少腹胀、久泻、脱肛、子宫脱垂。

哺露疳（severe infantile malnutrition due to excessive feeding）中医病证名。小儿哺露而变生的疳证。哺露，指小儿乳哺不调、胃气虚弱的病证，由此日久而变生的疳证，称哺露疳。症见消瘦、呕逆、吐虫、心烦、口渴、午后渐热。治宜加强饮食护理，消积祛虫，健运脾胃。

哺乳纲（mammalia）脊椎动物亚门中最高等的纲。体一般分为头、颈、躯干、尾和四肢5部分。体腔以肌肉性的膈分为胸腔和腹腔。体表一般有毛。皮肤腺发达。心脏分四心房、两心室，为完全双循环。新陈代谢水平高，神经调节完善，为恒温动物。除单孔目外，均为胎生，以乳汁哺育幼儿。现存的哺乳类，可分为原兽亚纲（如鸭嘴兽和针鼹等）、后兽亚纲（如袋鼠、袋狼及其他有袋类）和真兽亚纲（包括绝大多数的哺乳动物）。

哺乳期保健（breast feeding period health care）对产后母乳喂养的妇女进行的有关母乳喂养的保健服务，通常是从分娩至产后10个月左右。主要任务是促成纯母乳喂养和指导哺乳期卫生，主要包括宣传母乳喂养益处、指导喂养方法和乳房护理方法，宣教合理饮食、休息、睡眠、断乳的方法等。

哺乳性黄疸（lactational jaundice）属迟发性黄疸。多见于经产妇的新生儿，足月产完全母乳喂养的新生儿，全身情况良好，生长发育正常。一般发生在出生后1周左右，黄疸持续3周到3个月。是母乳中的β葡萄糖醛酸酶分解肠道内的结合胆红素，增加了胆红素的肠-肝循环，升高血中的胆红素水平所致。一般不需特殊治疗。严重者可暂停母乳喂养24～48h，改用牛乳喂养即可治愈。

不饱和脂肪酸（unsaturated fatty acid）分子中含有一个或多个双键的脂肪酸。熔点较饱和脂肪酸低。按双键个数的不同，可分为单不饱和脂肪酸ω-9和多不饱和脂肪酸ω-3、ω-6。ω指长链脂肪酸分子中倒数的双键位置。ω-9主要指油

酸，ω-9有降低低密度脂蛋白胆固醇、保留高密度脂蛋白胆固醇的作用，有利于胆固醇的代谢。而ω-6过多将干扰人体对ω-3的利用，易诱发肿瘤。

不保留灌肠法（non-retention enema）将灌肠液注入结肠后再由肛门排出，不保留于结肠内的方法。大量溶液扩张肠壁产生机械性刺激，溶液又具有温度或化学性刺激，使肠蠕动，排出粪便，驱除积气。常用于非习惯性便秘。常用0.1%肥皂水、等渗盐水、甘油、花生油、"1、2、3"灌肠液（50%硫酸镁、甘油和水）。体位：一般取侧卧屈膝；老人、小儿或大便失禁者可仰卧，臀部垫便盆。操作时，选用适宜的肛管或尿管，润滑、排气后，插入肛门10～15cm，液面距肛门40～50cm高度；液量少使用漏斗时为30cm。注意：灌肠过程中病人有腹痛或便意感时，嘱张口呼吸，降低灌肠筒，或夹住橡胶管暂停片刻。灌完拔出肛管，嘱病人保留溶液5～10min后排出。

不纯性心房颤动（impure atrial fibrillation）心电图出现以节律绝对不规则的f波为主，偶尔夹杂少数节律规则的F波的心房颤动。

不纯性心房扑动（impure atrial flutter）心电图以节律绝对规则的F波为主，偶尔夹有少数不规则的f波的心房扑动。其频率在350～450次/min，是介于心房扑动和心房颤动之间的过渡型快速房性异位心律。

不纯性心室扑动（impure ventricular flutter）心电图特点类似心室扑动，但各扑动波的振幅、波型和间隔互不相同。是介于心室扑动和心室颤动之间的过渡型心律。

不典型慢性粒细胞白血病（atypical chronic myeloid leukemia, aCML）一种同时具有骨髓增生异常（MDS）和骨髓增殖性肿瘤（MPN）特征的慢性粒细胞白血病。特点是具有发育异常的幼稚和成熟中性粒细胞增多，但无Ph染色体或 $BCR/ABL1$ 融合基因。临床表现有贫血或血小板减少有关症状，与脾大相关症状。实验室检查外周血白细胞数≥$1.3×10^9/L$；原始细胞＜5%，不超过20%；幼稚细胞为10%～20%或更多；中度贫血和血小板减少多见；血细胞发育异常以粒系最为显著，红系亦可有。骨髓增生极度活跃，以中性粒细胞及其幼稚粒细胞增生为主，大多数病人巨核细胞发育异常。诊断：原因不明的持续性白细胞数增高，典型的血象、骨髓象改变，脾大，Ph染色体阳性或 BCR/ABL 融合基因阴性可诊断。尚无满意的治疗方法。骨髓移植可能改善预后。

不典型失神（atypical absence）癫痫发作的一个临床类型。发病年龄大多在4岁以内。表现为片刻的发怔、发呆、两眼发直、动作停止，有周期性出现的倾向。脑电图表现为两侧不对称的非典型棘慢波，有时表现多棘慢波。智力发育受影响，治疗较困难。

不典型文氏现象（atypical Wenckebach phenomenon）其他名称：不典型文氏周期、不典型二度Ⅰ型房室传导阻滞、二度Ⅲ型房室传导阻滞。心电图改变符合文氏周期的基本规律，但房室传导增量的改变与典型的文氏现象差别较大。

不典型心肌梗死（atypical myocardial infarction）心电图改变不典型甚至阴性，但有典型的临床表现，或因梗死部位特殊，未被及早发现的心肌梗死，占急性心肌梗死的30%～40%。

不典型增生（atypical hyperplasia）其他名称：异型增生。细胞在再生过程中过度增生和丧失分化，在结构和功能上偏离正常轨道，形态学上出现细胞异型性和腺体结构紊乱的现象。不典型增生是胃癌的癌前病变。增生的细胞大小不一、形态多样，核大而浓染，核质比例增大，有核分裂象，细胞排列较乱，极向消失。重度不典型增生，一般认为是癌前状态。

不定型室内传导阻滞（intraventricular block of undetermined type）其他名称：非特异性室内传导阻滞。是指传导障碍发生在浦肯野纤维网和心室肌群内，心电图无确定的型式。QRS波时限延长至0.12s或以上，而图形不能归纳为各种室内传导阻滞类型。见于弥漫性心肌病变，包括冠心病。治疗：处理原发病。

不定型心肌病（unclassified cardiomyopathy, UCM）不适合

归类于任何类型的心肌病，如弹力纤维增生症、非致密性心肌病、心室扩张甚微而收缩功能减弱、线粒体受累等。

不动杆菌属感染（acinetobacter infection）　不动杆菌属均为革兰氏阴性杆菌，包括醋酸钙不动杆菌、洛菲不动杆菌、溶血性不动杆菌、鲍曼不动杆菌、琼氏不动杆菌和约氏不动杆菌。广泛分布于外界环境，主要在水和土壤中，亦是人类和动物皮肤、呼吸道、消化道、生殖道的正常菌群。该菌属为机会致病菌，是医源性感染菌之一。可导致脑膜炎、败血症、中耳炎和泌尿生殖系的感染。取病人血液、脑脊液、痰、尿和脓液等标本作涂片和培养获得菌株进行鉴别可以确诊。由于该菌对许多抗生素耐药，给治疗带来一定困难。

不动关节（immovable joints）　骨连结方式为直接连结。特点是运动范围极小或完全不活动。如颅骨、中轴的脊柱、胸壁或盆腔，起着支持身体和保护脏器的作用。直接连结根据连结的组织不同又分纤维连结、软骨连结和骨性结合。

不对称乳房（asymmetrical breasts）　两侧乳房形态、大小明显不一致。

不感蒸发（insensible evaporation）　体液的水分不通过汗腺组织而直接透出皮肤和呼吸道黏膜表面蒸发的方式。特点是持续不断、弥漫地进行，不受体温调节中枢控制，但受体表温和环境温的影响。每日约 1 000ml。

不规律性室性心动过速（irregular ventricular tachycardia）　其他名称：非典型室性心动过速。是发作时心电图 QRS 波群的波形及频率变化较大的心动过速。包括尖端扭转型、双向性、多形性及快慢交替性室性心动过速。

不规则［发］热（irregular fever）　热型完全无规律即忽高忽低者。见于流感及癌肿等发热。肺结核病人可出现不规则低热。此外，发热病人使用退热药（包括滥用肾上腺皮质糖类激素）也可使原有的热型变为不规则。

不规则散光（irregular astigmatism）　散光的一型。其折光面不但各经纬线的折光力不相同，而且在同一个经纬线内各部分的折光力也各不相同，因无规律可循，故名。表现为视力减退、眼易疲劳。可配戴角膜接触镜矫正。

不规则月经过多（menometrorrhagia）　经量过多，经期过长，周期不规则。

不活化疫苗（inactivated vaccine）　见灭活疫苗。

不均匀传导（inhomogeneous conduction）　某种原因引起兴奋通过心脏内房室交界时，传导纤维除极速度下降或传导速度变慢，兴奋的扩布出现不均匀的现象。

不可逆抑制（irreversible inhibition）　抑制剂与酶分子共价键结合，破坏了酶与底物结合，抑制了酶的催化活性，此抑制作用不可逆。

不良反应（untoward reaction）　药物在正常用量和用法时，由药物引起的有毒和不期望发生的反应。包括副作用、毒性反应、依赖性、特异质反应、过敏反应、致畸、致癌和致突变反应等。

不寐（insomnia）　其他名称：失眠、不得眠、不得卧、不能眠。中医病名。指以睡眠时经常不易入眠，或睡眠短浅易醒，甚至整夜不能入眠为主的病。不寐以虚证多见，虚则补气养血、滋补肝肾，如归脾汤、安神定志丸、黄连阿胶汤、酸枣仁汤，皆为常用之方。如若属实证不寐，则以泻肝火之龙胆泻肝汤，或以化痰清热的温胆汤加减可用。

不明热（fever of unknown origin）　实验持续 2 周或更长且在住院 1 周内经病史、体检与常规实验室检查而病因不明者。主要有感染、恶性肿瘤及结缔组织病 3 大类，共占 80%～90%。其中由感染引起的长期发热者在国内占 60%～70%，在国外约占总数的 1/3；恶性肿瘤引起者约占 20%；结缔组织病者约占 10%。

不明原因不孕症（unexplained infertility）　经过全面、系统的检查，对不孕夫妇双方均未发现明确的影响生育的因素，如女方有正常的排卵、输卵管通畅，男方精液正常，性功能及性交后试验正常。随着科学技术（检查、治疗）的不断进步，不明原因不孕症病人会越来越少。

不宁腿综合征（restless leg syndrome）　其他名称：埃克布姆综合征、下肢不宁综合征、多动腿综合征。周围自主神经损害所致双腿在安静状态下出现异常不适的综合征。突出表现为腿的针刺样或虫爬、蚁走样感觉异常，出现腿被迫连续活动的一组病证。病因不清，以老年妇女多见。病人常因此而致焦虑、紧张、失眠，或晚上起床在室内走动以减轻症状。个别病人可有下肢感觉异常，足趾可有自发性肌颤动。常用左旋多巴、卡马西平、氯丙嗪等药物，神经营养药也可应用。

不全流产（incomplete abortion）　流产的一种。妊娠产物已部分排出体外，尚有部分残留于子宫腔内。胎儿虽排出但部分或全部胎盘遗留于子宫腔内，影响子宫收缩，导致阴道持续流血。多发生于妊娠 8～16 周。应尽快排空宫腔；大量出血时需抗休克和预防感染。

不乳（inability to suck milk）　中医病名。婴儿出生 12h 后非因口腔缺陷而不能吮乳。因胎粪不下、秽热郁结胃肠者，腹胀便秘、呕吐啼哭，属实证，治宜清热导下；因产时受寒，面色苍白、便溏肢厥者，属寒证，宜健胃散寒。若因早产或难产，元气怯弱，先天不足、气息微弱者，应培补元气，积极救治。

不射精症（absence of emission）　因心理性或器质性原因导致的，能保持正常的性欲和勃起功能，性交时间延长，伴或不伴性高潮，不能射精的疾病。临床上表现为男性不育。治疗：性教育和性心理治疗；药物治疗；对于器质性不射精需查明病因治疗；射精管梗阻可用内腔镜切开射精管口。

不食蝇（non-foodsucking flies）　蝇的一大类。成蝇的口器退化只剩痕迹，不能取食，全靠幼虫期所摄取的食物为营养。此类蝇的幼虫可寄生在人、畜体内，引起多种蝇蛆症。如羊狂蝇、纹皮蝇和牛皮蝇。

不舒适（discomfort）　人的基本需要未能满足时，身体出现的病理现象。如身心负荷过重，病人的不舒适通常常表现为紧张、烦躁、失眠、无力、失望、难以坚持日常工作和生活。

不随意运动（involuntary motion）　见不自主运动。

不随意运动型脑性瘫痪（dyskinetic cerebral palsy）　脑性瘫痪的一种类型，以锥体外系受损为主，表现为不随意运动增多，难以控制，如手足徐动、舞蹈样动作、肌张力不全、震颤等。

不随意注意（involuntary attention）　见无意注意。

不透明阴影（opaque shadow）　X 线检查时荧光屏上呈现的暗区或 X 线片上呈现的亮区。见于密度高的物质，如金属异物；厚度大的部位，如心脏、骨骼等。

不透水层（water impermeable layer）　其他名称：隔水层。透水性很小的岩层。如致密花岗岩、泥岩和黏土等。结构致密，渗透系数一般小于 0.001m/d。是深层地下水的天然保护层，在防止地下水污染方面起着重要作用。

不完全保护机制（incomplete protective mechanism）　在心脏外界激动即使不能侵入被保护起搏点周围存在的阻滞圈，被保护起搏点仍然可以在外界激动的影响下，通过韦金斯基现象，使其阈电位水平下移（负值增大）而诱发异位搏动。

不［完］全变态（incomplete metamorphosis）　没有经过卵、幼虫、蛹和成虫 4 期的变态。可分：①渐变态。幼体在形态构造和生活习性上均与成虫相似，只是体躯较小，生殖器官未成熟；其成虫的特征将随虫龄的增长而逐渐完备，则幼体称为若虫，如蝗蝻是蝗虫的若虫。②半变态。幼体与成虫在形态构造上有区别，生活环境不同（幼体水生、成虫陆生），且幼体具有临时器官（如直肠鳃或气管鳃），幼体称为稚虫，如水虿是蜻蜓的稚虫。

不完全蛋白质（incomplete protein）　所含氨基酸种类不全，不能维持生命，也不能促进生长发育的蛋白质。如肉皮中的胶原蛋白。各种食物中蛋白质营养价值并不相同，因为在不同蛋白质中，氨基酸尤其是必需氨基酸的组成是不同的。不同食物混合食用提高了蛋白质的营养价值，这种现象称为蛋白质互补作用。动物性食物与植物性食物混合食用的效果也很好。

不完全骨折（incomplete fracture）　骨的完整性或连续性部分中断。按其形态可分为裂缝骨折和青枝骨折。

不完全恢复健康（incomplete recovery）　病人体内的病损受到

控制且症状业已消失，但仍遗留某些病理性的功能和结构变化的康复状态。这时需通过代偿才能维持正常的生命活动。如果不适当地增加机体负荷，可因失代偿而又致疾病的出现，如心瓣膜病的代偿期。

不完全抗体（incomplete antibody）①其他名称：半抗体。鼠疫菌抗体的一些小分子抗体组成部分，能与相应抗原结合，但不产生可见反应（如凝聚反应）的抗体。不完全抗体曾被认为是单价抗体，但近来研究确定仍为二价抗体。在布鲁氏菌感染、肿瘤、移植和 Rh 血型抗体中常有不完全抗体出现。检测不完全抗体的方法是抗球蛋白试验。②免疫球蛋白经蛋白酶消化后所生成的单价抗体片段，如 Fab 片段。

不完全离断（incomplete amputation，subtotal amputation）远、近端相连有活力软组织少于断肢断面的 1/4，或留皮肤小于断指周径 1/8 的离断状态，不吻合血管则断面以远将发生坏死。

不完全强直收缩（incomplete tetanic contraction）肌肉收缩的一种形式。如给肌肉以连续的电刺激，肌肉的收缩形式将随着刺激的频率而有不同。刺激频率较低时，每次刺激都引起一次独立的单收缩。当刺激频率加快到一定限度时，后来的刺激可能在前一次收缩的舒张期结束前到达肌肉，于是肌肉在尚处于一定程度的缩短或张力存在的基础上进行新的收缩，即发生收缩过程的复合，这样连续进行下去，肌肉就表现为不完全强直收缩。需要十分注意的是，肌肉收缩的复合绝不是肌肉兴奋时产生的动作电位的复合。

不完全吞噬（incomplete phagocytosis）吞噬细胞吞噬但不能杀死病原微生物的现象。有些病原微生物，如结核分枝杆菌、伤寒沙门菌、布鲁氏菌等细胞内寄生菌，以及脊髓灰质炎病毒、麻疹病毒等虽被细胞吞噬或吞饮，但细胞却不能将其杀灭。待机体细胞免疫形成后，致敏 T 细胞能释放巨噬细胞活化因子（MAF），才能将其消化裂解。

不完全臀先露（incomplete breech presentation）分娩时，胎儿先露为一足或双足、一膝或双膝的现象。易发生早期破水、脐带脱垂、宫缩无力、滞产及感染等。胎儿死亡率较高。接产时应先抵挡下降之足或膝，待宫口开全，阴道充分扩张，臀下降形成完全臀征时，行臀牵引术。

不完全显性（incomplete dominance）杂合子表现出的性状介于相应的两种纯合子性状之间的现象。在杂合个体中既不表现为显性性状，也不表现为隐性性状，而表现出介于显性和隐性之间的中间性状。例如将开红花和开白花的紫茉莉纯系植株杂交，子代开粉红色花。子一代自交产生的子二代 1/4 开红花，2/4 开粉红色花，1/4 开白花。比例为 1∶2∶1。

不完全显性遗传（incomplete dominant inheritance）其他名称：半显性遗传。杂合体（Aa）在表型上介于纯合显性（AA）和纯合隐性（aa）之间的遗传。如果纯合显性（AA）导致严重遗传病，纯合隐性（aa）为无病正常人，杂合体（Aa）就形成轻病型病人。

不完全性肠梗阻（partial intestinal obstruction）肠内容物不能正常运行或通过发生障碍时，称为肠梗阻。梗阻程度较轻者，称为不完全性肠梗阻。临床特点为呕吐与腹胀都较轻。X 线所见肠襻充气扩张都不明显，结肠内仍有气体存在。

不完全性重复输尿管（incomplete duplication of ureter）其他名称：不完全性双输尿管。输尿管上部为两支，呈 Y 形，其下端在进入膀胱前合并为一支并在膀胱内只有一个开口的先天性畸形。两支合并汇合点可发生于输尿管的任何部位，包括膀胱。常并发输尿管反流。

不完全性唇裂（incomplete cleft lip）裂隙未达鼻孔基底的唇裂。轻者仅为红唇裂开，但在未裂开的白唇、上唇皮肤间仍可见浅沟，该处皮肤无毛囊及汗腺，色泽也异常，多数轮匝肌也未连接。

不完全性代偿间歇（incomplete compensatory pause）代偿间歇比基本心动周期长，而配对时间与代偿间歇之和小于两个基本心动周期者。是基本心律在期前收缩的影响下，发生了节律顺延的标志。

不完全性房内传导阻滞（incomplete intraatrial block）其他名称：心房传导延缓。是兴奋在左、右心房之间传导延缓。心电图 P 波时程≥0.12s，峰间时距>0.04s 出现双峰，或有切迹、错折、正负双相等多种形态。是由于心房内传导延缓伴上房间束传导阻滞所致。

不完全性房室传导阻滞（incomplete atrioventricular block）室上性激动的一部分出现房室传导时间延搁，或一部分室上性激动出现阻滞性房室传导中断，引起心室漏搏。此种传导阻滞分为一度、二度、高度和几乎完全性房室传导阻滞。

不完全性干扰性脱节（incomplete interference dissociation）双重心律中未发生干扰性传导中断，而发生一次或一次以上的夺获。

不完全性脊髓损伤（incomplete spinal cord injury）损伤平面以下保留部分感觉和运动功能的一类脊髓损伤。脊髓损伤平面未发生完全性横断性损害。

不完全性束支传导阻滞（incomplete bundle branch block）一度和二度束支传导阻滞的合称。临床上以右束支不完全性传导阻滞多见，多为生理性，也有病理性，而左束支不完全性传导阻滞少见，常为器质性心脏病。

不完全性双侧束支传导阻滞（incomplete bilateral bundle branch block）心脏传导系统的双侧束支中，一侧束支出现持续或间断传导中断，另一侧为不完全性传导阻滞，或两侧均发生不完全性传导阻滞。

不完全性心肌梗死（incomplete myocardial infarction）在心肌梗死的坏死心肌中，夹有可以恢复、仍有生命力的未坏死心肌或其周围的损伤性心肌。这两部分心肌如果供血改善可以恢复，如继续缺血则坏死。在无 Q 波急性心肌梗死中，此类梗死多见。

不完全性心室夺获（incomplete ventricular capture）其他名称：部分性心室夺获。房室脱节时，如果窦性或房性激动传至心室时，恰遇心室本身也发出激动，二者在心室内相互干扰形成室性融合波。由于此种夺获只控制一部分心室，故称。

不完全性性早熟（incomplete precocious puberty）病人性征的表现仅为部分性早熟症状，以乳房增大或阴毛早现为主要特征，为不完全性性早熟。

不完全性右束支传导阻滞（incomplete right bundle branch block）心脏右束支传导延迟。其心电图传导阻滞图形与完全性右束支传导阻滞图形完全一致，仅 QRS<0.11s。可由许多疾病包括生理变异所致。

不完全性左后分支传导阻滞（incomplete left posterior fascicular block）其他名称：轻度的一度左后分支传导阻滞。心电图表现为心电轴右偏逐渐增加，但仍在正常范围，QRS 波群仅增加电压。

不完全性左加右束支传导阻滞（incomplete left and right bundle branch block）其他名称：不完全性两侧束支传导阻滞。是左和右束支的主干均发生传导阻滞，均在三度时为完全性，两侧束支传导阻滞，其余不同组合为不完全性的。心电图表现多样化。

不完全性左前分支传导阻滞（incomplete left anterior fascicular block）心电图中 QRS 波群形态变化与完全性左前分支传导阻滞相同，心电轴在−30°~−45°的左前分支传导阻滞的一种类型。

不完全性左束支传导阻滞（incomplete left bundle branch block）心电图 QRS 波群形态符合左束支传导阻滞，但 QRS 波群时间<0.12s 的左束支传导阻滞。

不完全再生（incomplete regeneration）缺损的组织不能由结构和功能相同的组织来修补，而由纤维结缔组织增生代替。形成瘢痕，成为瘢痕性治愈。发生于再生能力弱或缺乏再生能力的组织缺损或组织缺损范围大时。

不稳定型心绞痛（unstable angina pectoris）其他名称：中间综合征。初发劳累性心绞痛、恶化型心绞痛及自发性心绞痛的统称。当出现：①对诱因的耐受明显减低；②胸痛明显加重或次数明显增多；③发作时间延长超过 15min；④原缓解措施失灵；⑤室性心律失常；⑥血压下降；⑦舒张期奔马律或肺底湿啰音时，均预示发生或已发生急性心肌梗死或其他心脏急症，须即按急性心肌梗死治疗。症状缓解后，仍须继续按心绞痛综合治疗。

不稳定血红蛋白病（unstable hemoglobinopathy，UHb）　曾称先天性变性珠蛋白小体贫血。因 α 或 β 珠蛋白肽链与血红素的紧密结合的氨基酸发生替代或缺失，损害肽链的立体结构或减弱与血红素的结合力，形成分子结构不稳定的异常血红蛋白。这类不稳定的异常血红蛋白易受氧化而丢失血红素，在红细胞内聚集沉淀形成变性珠蛋白小体（Heinz 小体），使红细胞膜变僵硬，易被脾破坏，导致溶血性贫血。属常染色体显性遗传。临床表现轻者无症状，重者呈极重度贫血。实验室检查热不稳定试验或异丙醇沉淀试验对诊断有帮助。目前尚无特异性治疗方法，可对症治疗，脾切除可使红细胞延长寿命、溶血减轻。

不卧床持续性腹膜透析（continuous ambulatory peritoneal dialysis）　腹膜透析的一种方法。病人在透析过程中可自由活动，不需卧床，疗效较好，病人易于接受。

不吸血蝇（non-bloodsucking flies）　蝇的一大类。成蝇的口器为舐吸式，唇瓣发达，有环沟，适于舐食物。此蝇具有边爬、边吃、边吐和边排粪的习性，将病原体污染食物，引起机械式的传播。

不显型室性期前收缩（inapparent ventricular premature beat）　期前收缩的 QRS-T 波与窦性 QRS-T 波差别不明显的室性期前收缩。多见于舒张末期的高位室间隔型期前收缩。

不显性吸入（silent aspiration）　其他名称：隐性吸入。吸入发生时不伴有咳嗽的误吸。

不消退型先天性血管瘤（noninvoluting congenital hemangioma，NICH）　发生并发展于胎儿时期，出生时已发育完全，出生后与人体成比例生长、不再消退的一种先天性血管瘤的亚型。

不协调性子宫收缩（incoordinated uterine inertia）　子宫收缩极性倒置，底部弱下段强，宫缩兴奋点来自子宫多处，引起子宫纤颤，宫缩间歇时子宫肌不能完全松弛，宫腔内压力不能降至 $1.07\sim1.60$kPa（$8\sim12$mmHg）的现象。多由精神紧张、头盆不称、宫缩剂应用不当引起。治疗：镇静剂；不协调宫缩被控制，又无头盆不称者可用宫缩剂；无效者实行剖宫产。

不需氧脱氢酶（anaerobic dehydrogenases）　一种以烟酰胺腺嘌呤二核苷酸（NAD）$^+$、烟酰胺腺嘌呤二核苷酸磷酸（NADP）$^+$及黄素单核苷酸（FMN）、黄素腺嘌呤二核苷酸（FAD）为辅酶（基）的酶。它们直接作为受氢体，将氢交给呼吸链氧化供能。如乳酸脱氢酶、三羧酸循环中各种脱氢酶和呼吸链中多种递氢体。

不应期（refractory period）　在神经肌内对某一刺激发生反应后，在一定时间内，即使再给予刺激，也不发生反应的时期。分为绝对不应期和相对不应期。

不月（primary amenorrhea）　其他名称：闭经、经闭、月闭、不月小、月水不来、月经不通、血闭、月事不来等。中医病名。病理性经闭。女子年逾 16 周岁，月经仍未来潮，或建立正常月经周期以后，又连续闭止 6 个月以上者。可由血亏、血枯、肾虚、气滞血瘀或寒湿凝滞所致。血亏者，经量月渐减，遂致闭止，兼有消瘦萎黄等，治宜补益气血。血枯者，多因虚劳诸疾所继发，并见消瘦骨蒸、午后潮热等，应在治理虚劳的基础上滋阴养血。肾虚者，多兼头晕耳鸣、腰膝酸软、小便频数，宜补肾养血。气滞血瘀者，多见郁闷、胁痛、嗳气、小腹胀痛等，宜气活血、解郁调经。寒湿凝滞者，小腹冷痛、形寒肢冷、白带清稀等，宜温经散寒、燥湿化浊。

不孕症（barrenness，infertility）　以育龄期女子婚后或末次妊娠后，夫妇同居 2 年以上，男方生殖功能正常，未避孕而不受孕为主要表现的疾病。根据不孕的原因可分为相对不孕和绝对不孕。前者指夫妇一方因某种因素阻碍受孕或使生育能力降低，治疗后仍有受孕可能；后者指夫妇一方有先天或后天解剖生理方面的缺陷，无法纠正，不能受孕。从未受孕者为原发性不孕，曾怀孕而后不孕称为继发性不孕。

不整脉（irregular pulse）　节律不规则的脉搏。分为有一定规律的和无规律的不整脉两种。前者如二联脉、三联脉等；后者指脉搏不规则并伴有强弱不等，如短细脉。

不正常心电图（abnormal ECG）　心电图图形及心律确实有异常并有病理意义的。例如出现病理性 Q 波，缺血性 ST-T 改变及显著的心律失常等。

不自主运动（involuntary movement）　其他名称：不随意运动。指病人在意识清楚的情况下（或轻度意识障碍、浅昏迷时），却不能自行控制其骨骼肌不正常动作的病理状态。其病变大多发生在锥体系，大脑皮质运动区、脑干、小脑、脊髓、周围神经甚至肌肉病变时也可引起。

布-奥综合征（Buschke-Ollendorff syndrome）　见播散性豆状皮肤纤维瘤病。

布-巴综合征（Blount-Barber syndrome）　其他名称：胫内翻综合征。胫骨内翻，弓形腿。胫骨骺软骨发生原因不明的异常生长及骨化延迟，造成胫内翻的畸形。分为两型：①婴儿型，累及双侧，呈弓形腿，逐渐加重；②少年型，6~12 岁，多单侧，患腿缩短 1~2cm，常跛行。治疗：幼儿期可保守矫形，青少年畸形严重手术治疗。

布比卡因（bupivacaine）　局部麻醉药。用于浸润麻醉、神经传导阻滞麻醉。制剂：盐酸布比卡因注射剂，根据麻醉方法不同采用相应的给药方法。严重肝肾功能不全、低蛋白血症、局麻药过敏者忌用。孕妇及 12 岁以下儿童慎用或不用。

布-戴综合征（Blackfan-Diamond syndrome）　见先天性红细胞生成异常性贫血。

布-德综合征（Bruck-de Lange syndrome）　其他名称：德兰格Ⅱ型综合征。一种先天性疾病，大多为散发，但有家族倾向。主要特征为全身肌肉或大肌群异常发达、坚硬、肌张力增高；智力发育不全、头小；神经系统病理变化包括脑发育不良、脑室扩大、脑组织不对称、小脑蚓部增大。无特殊疗法。

布地奈德（budesonide）　其他名称：普米克、雷诺考特、普米克令舒、英褔美。局部用肾上腺皮质激素类药物，平喘药，具有显著的抗炎、抗过敏、止痒及抗渗出作用。与倍氯米松相似。用于非激素依赖性或激素依赖性哮喘和哮喘性慢性支气管炎。制剂：气雾剂、鼻喷剂、干粉吸入剂，气雾吸入剂。注意同倍氯米松。

布尔哈弗综合征（Boerhaave syndrome）　其他名称：自发性食管撕裂综合征。一种自发性食管破裂。由于剧烈呕吐而引起食管腔内压力骤增，导致膈上方食管的左后壁全层撕裂，空气进入纵隔而出现的一系列临床表现。男性多见，50~60 岁好发。病人在剧烈呕吐后突发胸骨下端后方剧痛，呼吸困难，颈部皮下气肿，可有休克。治疗：抗休克，抗感染，及时手术。

布尔纳维病（Bourneville disease）　见结节性硬化症。

布尔施泰因征（Burstein sign）　鉴别休克和虚脱的征象。若病人皮肤呈浅灰（发绀）色，检查者用手指压迫皮肤出现缓慢消失的白斑，为此征阳性，提示病人为休克。若检查者用手指压迫病人皮肤时皮肤颜色无变化，为此征阴性，提示虚脱。

布丰寿命系数（Buffon life coefficient）　曾称巴丰寿命系数。哺乳动物的寿命约为生长期的 5~7 倍。由法国著名生物学家布丰提出。

布佛雷病（Bouveret disease）　其他名称：阵发性心动过速。一种快速而整齐的心律失常。其特征是突然发作和突然停止。根据异位起搏点的部位可分为房性、房室交界区性和室性阵发性心动过速。因为房性和交界区性心动过速难以区分，所以常通称为室上性心动过速。

布佛雷征（Bouveret sign）　直肠和乙状结肠交界处癌肿时出现的右髂窝膨隆的征象。嘱病人右侧卧位，进行直肠指检，隔直肠触及偏左的肿块即为此征。若直肠指检无阳性所见，可予钡剂灌肠 X 线检查或纤维结肠镜检查，若发现乙状结肠癌肿，亦为此征。发现此征对结肠癌肿有诊断意义。

布格哈特征（Burghart sign）　肺尖结核早期的体征之一。肺前下缘有捻发音。让病人取坐位，听诊其两肺，嘱病人平静呼吸和深呼吸等呼吸动作相配合，若在乳头与腋前线之间听到捻发音即为此征。

B

布桂嗪（bucinnazine）　其他名称：布新拉嗪、丁酰肉桂哌嗪、强痛定。镇痛药。用于偏头痛、三叉神经痛、炎症性及外伤性疼痛、关节痛、痛经、癌症疼痛。制剂：盐酸布桂嗪，片剂、注射剂。久用可致依赖性。

布-怀综合征（Brushfield-Wyatt syndrome）　其他名称：偏瘫-智能缺陷综合征。先天性一侧广泛火焰痣、双眼偏盲、双侧偏瘫、大脑血管瘤及智力低下。

布-加综合征（Budd-Chiari syndrome, BCS）　见巴德-基亚里综合征。

布巾钳（towel forceps）　外科手术器械之一。钳的两端为蟹钳式，咬口较钝，用于钳夹固定手术巾。手术时待皮肤消毒后，铺盖无菌敷布（手术巾），只暴露需要手术切口的皮肤，然后以钳固定。咬口固定时切勿损伤皮肤。

布可利嗪（buclizine）　其他名称：盐酸氯苯丁醇、安其敏。H_1 受体阻滞药。作用基本同苯海拉明，维持时间较长，镇吐作用较强而抗组胺和中枢抑制作用较弱。可用于各种原因引起的呕吐（包括妊娠呕吐）、晕动病和过敏性疾病。长时间连续用药者，不宜突然停药，以免引起严重不良后果。

布-库征（Bouveret-Kussmaul sign）　幽门狭窄的特征。衰弱的病人通过腹壁可见明显的胃蠕动即为此征。

布拉加尔试验（Bragard test）　其他名称：直腿抬高加强试验。检查腰椎间盘突出症病人的一种方法。当患侧直腿抬高试验阳性时，将腿降低抬高幅度至疼痛消失，这时再将踝关节背屈，症状又立即出现，为加强试验阳性。

布拉加尔征（Bragard sign）　其他名称：伯莱嘎尔征。膝挺直，下肢向臀部屈曲直至感到疼痛为止，然后足背屈，如疼痛加重提示神经根疾病。

布拉克斯伦德征（Blaxlend sign）　鉴别腹水和卵巢囊肿的方法。检查者将直尺放于髂前上棘以上的腹部，并以双手向脊柱方向用力按压直尺。在卵巢囊肿时能感觉到腹主动脉搏动，腹水时则不能。

布拉坦征（Blatin sign）　其他名称：包虫囊震颤、棘球囊震颤。腹腔内大包虫囊肿的征象。检查者在病人包虫囊肿相应部位腹壁上叩诊时，可以感觉到振动性震颤，须为单腔囊肿时方可产生此征。

布赖恩特三角（Bryant triangle）　髂股三角。判断大转子移位时的一种体表标志。病人仰卧，自髂前上棘画一条垂直线，再由大转子顶点画一水平线，并将髂前上棘与大转子顶点连成一线，三线相交所形成的三角。测量其底线正常约为5cm。若大转子向上移位，则此底线较健侧为短。

布朗捻发音征（Brown dipping crepitus sign）　其他名称：布朗征。伤寒病合并肠穿孔的特异征象。对伤寒病人或原因不明的稽留热病人应经常进行腹部触诊。如右髂窝部触压发现捻发音即为此征。多出现于伤寒发病的第 2～3 周。

布朗-塞卡综合征（Brown-Séquard syndrome）　其他名称：脊髓半切综合征、脊髓半侧损伤综合征、脊髓半横断。脊髓半横损害时，出现病灶平面以下同侧肢体中枢性瘫痪、深感觉障碍，对侧痛温觉障碍等一系列症状，但触觉保存，大小便功能正常。针对病因进行治疗。

布劳吻合术（Braun anastomosis）　胃大部切除胃肠吻合后在输入和输出肠袢间进行侧侧吻合，以防胃十二指肠内容物的反复循环。

布劳征（Braun sign）　妊娠早期征象之一。停经后一段时间做双合诊检查时触及子宫显现前后两面突出的宫壁现象，胎儿附着侧子宫与对侧之间出现一条纵沟。见于胎儿附着于子宫侧壁发育者。是由于子宫呈非对称性增大所致。

布劳综合征（Blau syndrome）　常染色体显性遗传病。*NOD2*（*CARD15*）基因缺陷。单核细胞受累。临床表现为葡萄膜炎、肉芽肿性滑膜炎、先天性指侧弯、皮疹和脑神经疾病。30% 发生克罗恩（Crohn）病。

布里尔-津瑟病（Brill-Zinsser disease）　见复发性斑疹伤寒。

布里凯综合征（Briquet syndrome）　躯体症状化紊乱。指精神症状转化为躯体症状。病人常在 10～20 岁起病，妇女多见。特点是反复叙述多样的躯体不适，寻求医者注意，但显然并非躯体疾病所致。症状可涉及身体的任何部分和系统，最常

见的为头痛、晕厥、腹痛、嗳气、呕吐、恶心等症状和异常皮肤感觉（如痒、烧灼感、针刺感、麻木感、酸痛等）。月经失调、排尿障碍、焦虑和抑郁等症状常很明显。

布里斯托综合征（Bristowe syndrome）　胼胝体肿瘤综合征，包括偏瘫和失用症。表现为精神症状，如痴呆、思维贫乏、记忆减退、幻觉、人格改变等。此外，还表现为进行性一侧麻痹、对侧不安定的运动障碍。CT 可协助诊断。治疗：手术、放疗或化疗。

布里腾征（Britten sign）　坏疽性阑尾炎的特征。触诊腹壁的最痛点时，产生腹肌收缩和右侧睾丸提升到阴囊上部的现象。

布卢姆综合征（Bloom syndrome）　其他名称：布洛姆综合征、面部红斑侏儒综合征。常染色体隐性遗传体型匀称性侏儒，伴面部毛细血管扩张性蝶形红斑。皮肤对光过敏，稍晒即红，晒久即出现水肿、水疱。常有耳、呼吸道感染，易患癌肿。

布鲁顿无丙种球蛋白血症（Bruton agammaglobulinemia）　其他名称：X 连锁无丙种球蛋白血症（XLA）、原发性无丙种球蛋白血症。在 B 细胞分化成熟的早期，X 染色体上布鲁顿（Bruton）酪氨酸激酶（*Btk*）基因突变或缺失，使前 B 细胞信号转导受阻，分化和成熟发生障碍，不能合成免疫球蛋白。一种最常见的原发性 B 细胞免疫缺陷病。多于 4～6 个月后起病，临床表现为肺炎链球菌、溶血性链球菌和嗜血杆菌等胞外菌的反复感染。最常见的为鼻窦炎、肺炎、中耳炎、疖、脑膜炎和败血症。

布鲁〔杆〕菌病（brucellosis）　见布鲁氏菌病。

布鲁格施指数（Brugsch index）　其他名称：身高胸围指数、比胸围。胸围与身高之比，以百分数表示。

布鲁格施综合征（Brugsch syndrome）　多种原因造成垂体前叶功能减退所致的一组临床症候群。临床表现：垂体性皮肤病、闭经、肢端缩小；偶有肢端青紫、指甲退化等。X 线：骨髓、骨皮质结构消失，呈小窝状，指骨有脱钙现象，长管骨变化则不明显。针对病因进行治疗。

布鲁津斯基征（Brudzinski sign）　其他名称：布氏征。脑膜炎体征之一。分为颈征和腿征两部分。布鲁津斯基颈征是托病人枕部屈颈时髋、膝立即屈曲；布鲁津斯基腿征是病人仰卧时，像做克尼格征那样抬起一侧下肢，另一侧下肢不能保持自然伸直状态，而随之屈曲。布鲁津斯基征多在脑膜刺激较重时出现，临床上不常用。

布鲁纳提征（Brunati sign）　肺炎或伤寒时角膜显著混浊的现象。在伤寒、麻疹、肺炎等急性疾病的过程中如出现明显的角膜混浊表示预后不良。维生素 A 缺乏所致角膜软化不属此征。

布鲁氏菌病（brucellosis）　其他名称：波状热、布鲁〔杆〕菌病。布鲁氏菌引起的人畜共患的自然疫源性急性或慢性传染病。急性期为发热、多汗、关节炎、睾丸炎、肝脾大等；慢性期尤以盗汗、头痛、肌痛和关节痛为多。热型呈波浪型。治疗：急性期应用抗菌药物；慢性期以变态反应表现为主，菌苗疗法合用抗菌疗法。

布鲁氏菌病血清反应（brucellosis agglutination test）　用病人血清与布鲁氏菌诊断液在生理盐水介质中发生的凝集反应。凝集价明显增高（在 1∶160 以上）或动态上升，则有助于诊断布鲁氏菌病。

布鲁氏菌属（*Brucella*）　一类革兰氏阴性、无芽孢需氧的短小（长 0.6～1.5μm，宽 0.5～0.7μm）杆菌。在普通培养基上不生长，需加肝浸液或血液等物质，生长较慢。该菌有 M 或 A 两种抗原，在自然界中抵抗力较强。内毒素为其致病物质。人因接触牛、羊、猪等而感染患布鲁氏菌病（或称波状热），病后对再感染有免疫力。

布鲁氏菌病特异性抗原治疗（specific antigen therapy of brucellosis）　将布鲁氏菌菌体或其他成分注入机体内，以降低机体的敏感性为目的的治疗方法。

布鲁氏菌素皮肤试验（brucellin skin test）　布鲁氏菌蛋白提取物 0.1ml 作皮内注射，24～48h 后观察结果。局部红肿浸润直径 1～2cm 者为弱阳性，2～3cm 为阳性，3～6cm 为强阳

B

性。若红肿在 4～6 日内消退者为假阳性。皮试阳性可诊断慢性或曾患过布鲁氏菌病。

布鲁氏菌素试验（brucellin test）　采用皮试方法，注射布鲁氏菌素以诊断布鲁氏菌感染及检测布鲁氏菌疫苗的免疫反应。

布路默征（Blumer sign）　其他名称：乔治征、布路默棚。直肠膀胱陷凹处病变的征象。直肠指检时直肠前壁隆起、质硬、表面凹凸不平。直肠窥器检查直肠前壁直肠膀胱陷凹部隆起如棚架状，此即布路默征。可见于直肠癌和炎性肿块，后者多有触痛。

布多征（Brendo sign）　妊娠期妇女阑尾炎的征象。压迫病人子宫左侧，感到右侧疼痛即为此征。提示存在阑尾炎。

布伦尼曼综合征（Brennemann syndrome）　咽喉感染后肠系膜、腹膜后淋巴结炎。由于病毒感染引起回、结肠区域肠系膜淋巴结炎而产生的一组病征。多表现为青少年上呼吸道感染后出现发热、恶心呕吐及右下腹、脐周疼痛。白细胞升高或正常。治疗：抗生素、支持疗法。

布伦斯特伦技术（Brunnström technique）　在中枢神经系统损伤初期，利用协同运动等病理运动模式和反射模式作为促进手段，然后再把这些运动模式逐步修整为功能性运动，以恢复运动控制能力的一种神经肌肉促进技术。遵循恢复六阶段理论，按每一阶段进行针对性训练；利用反射和联合反应，启动运动，并对运动进行修正。

布伦斯综合征（Bruns syndrome）　第四脑室内或邻近结构的器质性病变，引起的以颅高压和前庭功能紊乱为主要特征的一组症候群。表现为突然转头时，突然发生眩晕、头痛、恶心、呕吐，间歇发作，可伴有共济失调、心悸、晕厥等。CT、脑室造影可确诊。治疗：手术、放疗或化疗。

布罗德本征（Broadbent sign）　其他名称：心包牵缩征、心包粘缩牵缩征。由于心包粘连所引起的左侧背部第 11、12 肋骨附近凹陷。病人逆光端坐正位，左上肢上举过头，并于深呼吸后暂停呼吸，观察其背部左侧近 11、12 肋骨区。如每次心脏收缩时局部向内退缩凹陷即为此征。提示存在粘连性心包炎。

布罗迪脓肿（Brodie abscess，Brodie syndrome）　见局限性骨脓肿。

布罗迪征（Brodie sign）　尿外渗的征象。阴茎龟头上呈现一黑斑。为尿道损伤尿液外渗至海绵体的体征。

布罗卡失语〔症〕（Broca aphasia）　其他名称：表达性失语〔症〕、运动性失语。以口语表达障碍最为突出，自发语言呈非流利性，语量少，找词困难，讲话费力，语言呈电报文样，严重时表现为无言状态的失语症。口语理解相对较好，阅读以及书写均不同程度受到损害，病灶累及优势半球额下回后部布罗卡区。但存在抽象思维能力。针对病因进行治疗。

布罗姆巴特征（Brombart sign）　反流性食管炎的征象。病人大量饮水后平卧，服钡剂后钡剂反流入食管，X 线透视可以显示出来即为此征。见于反流性食管炎。

布洛芬（ibuprofen）　其他名称：异丁苯丙酸、异丁洛芬、拔怒风、芬必得、芬尼康。解热镇痛抗炎药。用于风湿及类风湿性关节炎、神经痛、神经炎等。制剂：片剂、缓释胶囊剂。胃及十二指肠溃疡病病人慎用。

布洛姆综合征（Bloom syndrome）　见布卢姆综合征。

布美他尼（bumetanide）　其他名称：丁苯氧酸、丁尿胺。呋塞米的衍生物，亦为髓袢类利尿药。作用、特点及机制似呋塞米（速尿）。作为呋塞米的代用品。用于各种顽固性水肿及急性肺水肿，对急慢性肾衰竭尤为适宜。能加强降压药的作用。长期大剂量使用应定期检查血电解质。偶有中性粒细胞降低、血小板减少、男子乳房发育等。

布施骨折（Busch fracture）　指骨骨折的一种。表现为在伸肌收缩的情况下，手指强力屈曲时发生的远端指骨基底的撕裂。手指呈锤状，不能主动伸直。

布氏姜片虫（Fasciolopsis buski）　其他名称：姜片虫。寄生在人及猪的十二指肠内的一种吸虫。体扁，肉红色，腹吸盘较口吸盘大 4～5 倍，两吸盘邻近。中间宿主为扁卷螺。囊蚴附着在水生植物上，人因生吃附有囊蚴的菱角、荸荠而感

染，引起姜片虫病。

布氏姜片虫病（fasciolopsiasis buski）　布氏姜片虫所致的肠道寄生虫病。流行于亚洲的温带和亚热带国家。我国大部分地区已有报道。人食入带囊蚴的水生植物而发病。成虫寄生于人体十二指肠及小肠上段，可致局部炎症、出血、水肿、溃疡，严重者引起营养不良、发育障碍。临床表现为腹痛、腹泻、消化不良，或腹泻与便秘交替出现，甚至肠梗阻。粪便中查到虫卵可确诊。应用吡喹酮药物治疗有较好效果。

布氏嗜碘内阿米巴（Iodamoeba buetschlii）　常见的非致病性阿米巴。寄生于结肠，有滋养体及包囊二期。包囊多呈类圆形，核通常 1 个，糖原泡大而明显，经碘液染色呈边缘清晰、棕色团块，是鉴定的主要依据。无拟染色体。

布氏征（Brudzinski sign）　见布鲁津斯基征。

布西征（Bussi sign）　成人慢性肠套叠，在钡餐检查时出现的一种征象。行钡餐检查时往往在升结肠部位见到套叠的头部呈不规则的充盈缺损，其周围即套入部间鞘部之间有粗细不均的环行螺旋状或弹簧状线条阴影，有时还呈线条状。如果钡剂逆流入套得较松而又狭窄的结肠袋内，呈现数个一连串的半月状阴影，即为此征。

布-西综合征（Brissaud-Sicard syndrome）　其他名称：脑桥腹侧综合征。脑桥损伤引起的痉挛性偏瘫。为脑桥腹侧病变所引起的一种交叉性瘫痪，病侧面肌痉挛，对侧偏瘫。

布优征（Bouillaud sign）　其他名称：心前区凹陷。心前区胸壁持久塌陷，为心包粘连的体征。病人取坐位或仰卧位，检查者望诊其前胸部，并注意比较左右两侧。若发现其心前区呈持续凹陷现象即为此征。提示慢性心包炎。

布指（adjusting the finger position）　中医切脉指法。切脉者手指布置的方法。一般无论右手还是右手，均先以中指端按定病人寸口脉的关部（以掌后高骨处为准），继以示指端按于寸部，环指端按于尺部。并根据病人的体长，相应调整三指的距离。高大者，指距稍宽；矮小者，指距稍密。

步态（gait）　走动时所表现的姿态。健康人的步态因年龄、健康状态和所受训练的影响可表现不同，如小儿喜急行或小跑，青壮年矫健快速，老人则常为小步慢行，均为正常步态。当患某些疾病时可使步态发生很大改变，并具有一定的特征性。如蹒跚步态、醉酒状态、共济失调步态、慌张步态、跨阈步态等。

步行浴（walking bath）　利用水的特点，在专门的步行浴缸中进行的步行训练。用于偏瘫、截瘫、脊髓灰质炎后遗症等。

部分尺神经移位术（Oberlin procedure）　利用臂部尺神经部分束支移位于肌皮神经肱二头肌肌支治疗第 5、6 颈神经根撕脱伤的手术方法。

4p 部分单体综合征（partial monosomy 4p syndrome）　其他名称：沃尔夫-赫柘霍恩综合征。第 4 号染色体短臂部分缺失有关的一种综合征。遗传性疾病。表现为小头畸形、眼距增宽、睑下垂、眼球震颤、斜视、虹膜异常、小颌、耳低位、隐睾、智力和发育障碍等。无特殊疗法。

部分冠（partial veneer crown）　口腔科罩盖牙冠多面的帽状修复体。用以恢复牙的解剖形态和咀嚼功能，也可用作固定义齿的固位体。可分为 3/4 冠、针型固位部分冠和开面冠 3 种。

部分激动剂（partial agonist）　与受体有较强的亲和力，但内在活性较弱，且具有激动剂和拮抗剂双重性的药物。部分激动和激动剂浓度很低时，表现出两者协同作用；当部分激动剂达到最大效应后，就明显表现出拮抗作用。喷他佐辛（镇痛新）就是一种典型的部分激动药，它既是吗啡受体的激动剂又是其拮抗剂，在对吗啡受体激动的同时还能减弱吗啡的镇痛作用，且使吗啡成瘾者出现戒断症状。

部分眉缺损（partial eyebrow defect）　眉毛的一部分因各种原因损伤而阙如。通常有烧伤、眉部皮肤肿瘤切除、麻风、局限性脱发、梅毒等原因。

部分乳房切除术（partial mastectomy）　其他名称：乳腺区段切除。适用于乳腺良性瘤、局限性乳腺增生、乳腺结核。乳癌早期病灶局限乳房内者，手术同时加腋窝清扫，术后加放射治疗。

B

部分收集器（fraction collector） 用于制备各种免疫抗体及抗生素、抗癌制剂或试剂的自动化仪器。采用集成电路，由电子控制器和分配器组成。以三位数显示定量、定时、定滴地自动连续分次收集液体样品。该器可与液相色谱仪和层析仪配套使用。

部分性痴呆（partial dementia） 痴呆的一种类型。大脑病变所侵犯的只是某些特定的区域，如大脑血管周围的组织。因此使智能产生部分障碍，可有记忆力减退、理解力减弱、分析综合困难等。但其人格的基本特征一般仍保持良好，并具有一定的批判和自知的能力。

部分性肺静脉畸形引流（partial anomalous pulmonary venous drainage） 先天性心血管畸形的一种。部分肺静脉不进入左心房而引流入体循环的静脉系统如右心房和上、下腔静脉等处。多同时合并有房间隔缺损。由于肺静脉血又流入右心房，肺血流量增多，可发生肺动脉高压。临床表现与心房间隔缺损相似。超声心动图及心导管检查可以确诊。可在学龄前后施行肺静脉改道手术。

部分性尿崩症（partial diabetes insipidus） 抗利尿激素缺乏程度较轻引起的尿崩症。24h尿量约 2 500～5 000ml，限制饮水尿比重可超过 1.010，尿渗透压超过血浆，血渗透压一般不高于 300mmol/L，注射加压素后尿渗透压可轻度上升，超过 10%但不超过 50%，尿比重上升达不到 1.020。

部分性脾栓塞（partial splenic embolization，PSE） 脾功能过度增强的介入治疗方法。用人工的方法使栓子顺血流进入脾脏，造成部分性脾栓塞，以达到治疗脾功能亢进的目的。有两种方法注入栓子：①低压流控法；②脾下极动脉栓塞法。该法以"功能性脾切除"已被广泛接受。

部分性雄激素不敏感综合征（partial androgen insensitivity syndrome） 雄激素不能有效发挥男性化作用而使外生殖器部分衍化成女性型，但外阴有不同程度的男性化的先天性疾病。由雄激素受体质和量的改变造成。性腺、血睾酮和黄体生成素值、核型、遗传方式都与完全性雄激素不敏感综合征相同。

部分牙缺失（partial anodontia，partial edentia） 部分牙齿因龋病、牙周病、外伤、肿瘤、骨髓炎、先天缺牙而造成的牙缺失现象。可影响食物的咀嚼、消化和营养的吸收；造成发音障碍等。应进行修复，恢复牙列原有的解剖形态和生理功能。

部分正中神经移位术（partial median nerve transfer） 利用正中神经部分神经束移位修复受损肌皮神经的手术方法。其原理与部分尺神经移位术相同。

C

擦剂（liniment）　见搽剂。

擦烂（intertrigo）　其他名称：间擦疹、褶烂。皮肤皱襞部位的急性炎症。多发于湿热季节。小儿、肥胖人多见，好发于颈前、腋窝、乳房下、腹股沟等皱襞处。皮肤潮湿多汗，潮红肿胀，表皮浸渍形成糜烂，自觉有痒感及疼痛。注意保持皮肤干燥、清洁，已有糜烂渗出时用收敛抑菌的药物治疗。

擦伤（abrasion）　皮肤被粗糙物摩擦所致的表面损伤。伤处有擦痕、组织液渗出和小出血点。治疗：包扎或伤口暴露，镇痛。

擦拭检查（smear test）　放射医学名词。用干的或湿的材料擦污染表面获取擦拭物，并对其进行测量的过程。

采光系数（coefficient of lighting）　窗的有效采光面积（即玻璃面积）与地面积之比。其值直接反映室内光照好坏，应随房间用途而不同。居室应为 1/8～1/10，辅助房间为 1/10。

彩色聚合酶链反应（color polymerase chain reaction）　用不同的荧光物质标记 PCR 引物 5′端，进行 PCR 扩增后的产物就含有不同彩色的染料，可发出不同颜色的荧光。用荧光激发灯观察电泳结果，可见到彩色产物，并可彩色照相。可用于基因诊断、可疑病毒感染的诊断和自动化 DNA 序列测定。

踩（跷）法（treading manipulation）　中医伤科整复手法之一。用单足或双足踏在病人的治疗部位上，作适当的弹跳。医者需借助某些设备以调节自身及踩踏的重量。一般用足尖踩踏，或以足底用力踩推。

菜花样增生（cauliflower hyperplasia）　皮肤及其附属器官瘤肿的临床征象。病人体表有基底广阔的新生物，高出皮肤表面，凸凹不平，簇聚在一起，呈多个大小不等的乳头状，形如菜花，其上可有渗液、渗血、糜烂。基底部不易移动，易出血，并可有区域性淋巴结肿大。常见为鳞状上皮癌、皮脂腺癌、汗腺癌。

菜农皮炎（vegetable-farmer's dermatitis）　见蔬菜皮炎。

参考人群（reference population, target population）　其他名称：目标人群。由某些患同一种疾病或有一系列与疾病有关特征的人所组成的，或由特异年龄组、地理区域或某种职业的人所组成的总体人群。

参数（parameter）　数理统计中描述随机变量总体特征的指标。如正态分布是由总体均数即位置参数（μ）和总体方差即尺度参数（σ^2）来决定的。参数一般用小写希腊字母表示。如泊松分布的总体均数为 λ，二项分布的总体率为 π 等。

餐后 T 波异常（postprandial T wave abnormality）　一种功能性 T 波异常。部分正常人在饱餐，尤其是热量＞1 200kcal（5 023kJ），30min 后在 Ⅰ、Ⅱ、V_2～V_6 导联心电图出现 T 波低平，甚至倒置，空腹可转为直立。

餐后不适综合征（postprandial distress syndrome，PDS）　病程 6 个月，近 3 个月有下列症状，或其中之一者。①进平常餐量的餐后的饱胀，每周发作多次；②早饱感使其不能完成平常餐量的进食，每周发生多次。另外，包括上腹胀或餐后恶心或过度嗳气，同时存在上腹痛的综合征（EPS）。

餐后低血压（postprandial hypotension）　餐后 2h 收缩压比餐前下降 20mmHg 以上。老年人进食所引起的低血压。

餐后血糖（postprandial blood glucose）　进餐后的血糖水平。血糖的正常范围是空腹 3.9～6.1mmol/L，餐后 2h 3.9～7.8mmol/L。

餐后血糖过低症（late postprandial hypoglycemia）　其他名称：晚期倾倒综合征。指病人于餐后 1～2h 内发生的低血糖症。胃切除术后残胃排空过速，葡萄糖迅速被黏膜吸收，血糖骤然增高，过度刺激胰岛素分泌致病。表现为软弱、头晕、颤抖、心悸、心动过速、出冷汗，严重者可出现意识障碍。发作时血糖明显降低。根据病史和症状，发病时作血糖测定可确诊。治疗：少食多餐、减少甜食；低血糖时进糖食可缓解症状。进餐后平卧 10～20min，多数病人半年到 1 年可自愈。

残窦综合征（residual antral syndrome）　比尔罗特（Billroth）Ⅱ式手术胃窦切除不全，残留胃窦黏膜受到反流的十二指肠液刺激而产生大量胃泌素，作用于壁细胞，使胃酸浓度过高而引起的综合征。典型表现是胃液分泌过多、胃酸过高和吻合口溃疡所致的一系列临床症状。主要为发作性上腹痛、夜间腹痛，少数有出血、穿孔或梗阻等表现。胃酸排出量测定及 99mTc 胃窦扫描对本病诊断有帮助。治疗：宜手术治疗。对不能手术者，H_2 受体阻滞药、质子泵抑制药等有效。

残端癌（stump cancer）　某器官良性病变进行大部切除后其残端发生的癌变。如胃残端癌、子宫颈阴道残端癌等。治疗：再次手术切除。

残端痛（stump pain）　残肢并发症。可由残端炎症、神经粘连、神经瘤形成、骨端过长及骨刺形成使皮肤受压、血运不良等原因造成。由神经瘤引起的疼痛较为多见。治疗：可切除神经瘤，并把神经断端埋于肌肉内。

残端修整术（stump revision）　肢（指）体离断后，由于各种原因不能再植或再植失败时，将肢（指、趾）体远端骨质适当修整，利用残端皮肤软组织直接包埋骨质封闭残端的手术方法。

残疾（deformity）　因躯体、精神疾病或损伤，以及先天性异常所致的解剖结构、生理功能的异常和/或丧失，造成机体长期、持续或永久性的功能障碍状态。由疾病、先天缺陷和发育障碍引起的称残疾；由外伤引起的称伤残。表现为肢体缺陷的称肢残；表现为智力缺陷的称智残。残疾依其发展不同阶段和病伤程度分为：①损伤，器官的组织和功能不同程度地丧失，不一定影响生活自理能力；②残疾，损伤程度严重，使个人不能履行社会职责和参加社会生活。借助于训练、他人扶助或器械辅助，其功能可获一定程度的补偿。

残疾分类（classification of deformity）　世界卫生组织根据残疾程度对人的生理功能和社会功能影响的状况，把残疾分成 3 个等级。一级为功能形态残疾，由于病伤的后遗症使人体形态或功能出现缺陷和异常；二级为功能丧失残疾，由于人体生理缺陷和功能障碍，使残疾人丧失他应有的能力；三级为社会功能丧失，由于身体的形态和功能的缺陷及异常，使残疾者不能或被迫不能参加社会活动的残疾，如截瘫、严重毁容等。每级残疾中又都有精神和躯体脏器残疾两类。

残角子宫妊娠（pregnancy in rudimentary horn）　其他名称：子宫残角妊娠。受精卵种植在残角子宫内，随之生长发育。临床有停经、腹痛、阴道流血等表现，很难与输卵管妊娠相区别。晚期可有假临产。子宫常在孕 4～5 个月自然破裂，出现突然腹痛，伴大出血、休克。少数可继续妊娠，发展为胎儿宫内死亡而潴留，存活者极少见。超声检查有助于诊断。治疗：残角子宫切除术。

残气量（residual volume）　其他名称：余气量。最大呼气末仍残留在肺内的气量。男性平均值为 1.53L，女性为 1.02L。测残气量对法医有意义。

残胃癌（cancer of gastric remnant）　其他名称：胃手术后胃癌。胃部良性病变行胃切除术后的残胃内的原发癌。若因恶性病变而手术一般指术后 20 年以上发生的胃癌。术后时间愈长，发生率愈高。多发生在萎缩性胃炎的基础上，且常伴有肠上皮化生的组织学改变。男性多见，平均年龄为 65 岁。临床表现与胃癌大致相仿。胃镜检查及活检是主要诊断方法。治疗：确诊后立即手术切除。

残余癌（residual cancer）　癌瘤手术后经临床或病理学检查，

证实在机体内仍残存有癌组织或癌细胞，或病人在治疗后免疫反应，如人绒毛膜促性腺激素、甲胎蛋白等仍持续阳性。出现残余癌与肿瘤的生物学特性、临床分期、部位以及毗邻的解剖等有关。如腮腺与甲状腺肿瘤手术时，为保护面神经与喉返神经而使手术范围受限；恶性黑色素瘤生长迅速，边界不清，主瘤周围常有卫星结节，术后极易复发与转移；肝癌由于肝脏血运丰富，极易肝内播散。治疗：残余癌如需手术疗法，必须扩大切除，并与放疗、化疗、免疫治疗配合以提高疗效。

残余卵巢综合征（ovary remnant syndrome）　双侧卵巢切除术后，再次出现功能性的卵巢组织，并产生盆腔疼痛或包块等症状和体征的一组症候群。表现为下腹部或会阴部疼痛，周期性发作，体检发现盆腔包块。治疗：药物、放疗、手术。

残余尿（residual urine, postvoid residual urine）　其他名称：剩余尿。一次完成排尿后膀胱内剩余的尿液量。正常情况下膀胱能一次将尿液排空，如有残余尿表明下尿路梗阻或逼尿肌功能失调。其量长期超过 100ml 时，影响肾功能。

残渣尿（residue urine）　其他名称：尿液内含有残渣。指尿液中含有块状物。观察排出的尿液其中含有成形物质，以试管留取观察有残渣沉淀即为此征。临床上见于以下疾病：①泌尿道结石，呈碎石或砂粒状物；②泌尿系感染，呈脓块；③泌尿系结核，为干酪样物质；④泌尿系肿瘤，为烂肉样或鱼肠样肿瘤组织；⑤泌尿道-肠瘘，为粪渣。

残障儿童（handicapped child）　14 周岁以下的儿童中，在躯体或心理活动中的某项能力，明显低于正常儿童者。包括先天或后天原因造成的肢体功能障碍、视觉、听觉、言语障碍以及智力或精神障碍等。

残肢幻肢痛（phantom limb pain from stump）　原因不明，约有 5%～10% 的病人发生。截肢前患有血栓闭塞性脉管炎者，截肢后易有幻肢痛发生。肢痛大多自行消失。截肢后尽早装配临时假肢，有助症状消失。

残肢神经痛（stump neuralgia）　在截肢后肢体残端发生的疼痛。参见神经痛。

残指移位拇指再造术（pollicization of finger stump）　重建拇指功能的手术。将其他手指伤后的残存部分，通过带血管蒂或吻合血管的方式转位到拇指的部位。

蚕豆病（glucose-6-phosphate dehydrogenase deficiency, favism）　葡萄糖-6-磷酸脱氢酶缺乏症的俗称，又称胡豆黄。最常见的红细胞酶病。由于进食新鲜蚕豆或接触这种植物的花粉后数小时至一天内发生的急性溶血性贫血。40% 左右病人有家族史。发病机制复杂，主要是由于红细胞葡萄糖-6-磷酸脱氢酶（G-6-PD）缺陷，但很可能还有其他因素。治疗：反复输血，肾上腺皮质激素。严重者积极纠正酸中毒。

蚕砂（silkworm excrement, Excrementum Bombycis）　其他名称：蚕屎、晚蚕砂。中医药名。祛风湿药。为昆虫纲鳞翅目蚕蛾科家蚕的干燥粪便。辛、甘、温。归肝、脾、胃经。功能祛风燥湿、辟秽化浊。用于久病风寒湿痹、关节痛、内伤饮食、吐泻腹痛、皮肤顽癣。布包入煎。外用适量。血虚而无风寒者忌用。蚕砂具有镇痉、镇痛作用。

蚕蚀性角膜溃疡（rodent ulcer, Mooren ulcer）　一种边缘性渐进性角膜浅层溃疡。原因不明，与有畏光和剧烈眼痛。病初先在角膜缘出现黄白色点状浸润，逐渐形成溃疡，并向角膜中央进展至蚕食整个角膜。治疗：行烙烙法或冷冻法、环切法等，但疗效多不可靠，用板层角膜移植术治疗效果较好。

蚕矢汤（silkworm excrement decoction）　中医方剂。《随息居重订霍乱论》方。组成：蚕砂、薏苡仁、大豆黄卷、木瓜、黄连、制半夏、黄芩（酒炒）、通草、焦栀子、吴茱萸。功能清利湿热、升清降浊。治湿热内蕴、霍乱吐泻、腹痛转筋、苔黄厚干、脉濡数者；亦可用于湿热蕴于经络之痹证。

苍白（pallor）　皮肤或黏膜呈白色。见于明显贫血时，或由血管收缩、末梢毛细血管充盈不足所引起，如寒冷、惊恐、休克和主动脉关闭不全等。

苍白球黑质色素变性（pallidonigral pigmental degeneration）　铁盐沉积在苍白球和黑质所引起的一种罕见疾病。少数病例可为常染色体隐性遗传。6～12 岁起病。首先出现下肢锥体外系性肌强直，然后逐渐加重并扩及上肢、面部及延髓，亦可有锥体束征、多动症及构语困难等。最后有智力衰退，往往在 30 岁前后因并发症而死亡。治疗：抗胆碱能药物、左旋多巴等。

苍白窒息（pale asphyxia）　其他名称：重度窒息。新生儿发生窒息时，因缺氧严重，出现皮肤苍白，呼吸微弱或无呼吸，肌张力松弛的症状。此时应立即进行抢救，如清除呼吸道分泌物，用手弹足底，刺激皮肤等使呼吸恢复，给氧或进行口对口人工呼吸，有条件的可用人工呼吸器。

苍耳子（Fructus Xanthii）　中医药名。菊科植物苍耳带总苞的果实。甘、辛、苦、温，有小毒。归肺、肝经。通鼻窍、祛风湿、止痛、止痒、杀虫。主治：①鼻渊，时流浊涕。②外感风寒的头痛及头风头痛。③风湿痹痛，四肢拘挛。④皮肤湿疹瘙痒、疥疮及麻风病等。过量可致中毒。

苍术（Rhizoma Atractylodis）　其他名称：赤术、枪头草。中医药名。出自《经史证类备急本草》。菊科植物茅苍术或北苍术的根茎。辛、苦、温。归脾、胃、肝经。燥湿健脾、祛风除湿。主治：①湿阻脾胃的胸脘满闷、腹胀纳呆、呕吐泄泻。②湿邪偏重的痹证。③外感风寒湿邪的头痛、无汗。④维生素 A 缺乏所致的夜盲症和角膜软化症。

藏毛窦（pilonidal sinuses）　一种先天性的皮肤窦道。发生在神经轴背侧，由枕部到腰骶部之间的任何部位，其中以腰骶部最多见。窦道壁由皮肤组织构成。长短不一，短者呈盲管状；长者，在枕部深达第四脑室，在其他部位则可深达脊髓。瘘口仅为小的皮肤凹陷，其中可有皮肤分泌物。瘘口周围常有异常毛发、色素沉着或毛细血管瘤样改变。可伴发与瘘道相连的表皮样囊肿或皮样囊肿，瘘道感染后易发生脑膜炎。治疗：手术切除。

操劳过度综合征（overfatigue syndrome）　过劳病人的一种表现。精神上经常处于活动和紧张状态，并感到工作上有压力，长期持续下去还可导致食欲减退、便秘、神经过敏、有时伴有内脏器官和心脏功能的异常、消化功能减弱、胃炎和失眠等。

操纵基因（operator, operator gene）　操纵子中与一个或一组结构基因相邻而控制它们转录的基因。位于操纵子的前端。是操纵子的一个辨认部位，在诱导系统中，当它与调节基因产生的阻遏蛋白结合时，启动基因上的核糖核酸多聚酶不能通过它而使结构基因停止转录。诱导物可以和阻遏蛋白相结合而使阻遏蛋白失活，从而不再和操纵基因结合，这样就使操纵基因开放，结构基因开始转录。

操纵子（operon）　原核生物中由启动子、操纵基因和结构基因组成的一个转录功能单位。其重要功能是按照细胞生长环境的不同改变转录信使核糖核酸的频率。每一个操纵子在转录中只形成一个大的单一的信使核糖核酸分子。在原核细胞中，操纵基因所编码的蛋白质通常是催化同一代谢途径中功能相关的酶。

操作性条件反射（operant conditioning）　其他名称：工具性条件反射。强化人类或动物的自发活动或行为而形成的条件反射。

操作性行为改造（operant behavior modification）　行为治疗常用的一种技术。根据强化与消退原理，当适应性行为出现时给予强化，如赞扬、奖励；如异常行为出现，则不予强化或有意忽略，使病人的行为逐步趋于正常。此法适用于慢性精神分裂症、精神发育迟缓、儿童孤独症、神经性厌食等。

糙皮病（pellagra）　其他名称：烟酸缺乏症、尼克酸缺乏症、癞皮病、维生素 PP 缺乏症。一种慢性消耗性疾病，以皮炎、痴呆、腹泻为主要临床症状。当膳食中烟酸含量低或伴有色氨酸含量不足时所发生的疾病。胃肠道慢性疾患和长期发热使烟酸吸收不良或消耗增高，也可诱发本病。皮炎表现为外露皮肤红痒，有色素沉着及脱屑，双颊色素沉着呈蝴蝶样分布，即蝴蝶样脸斑。舌面猩红色、乳头及上皮脱落且有溃疡；舌乳头萎缩，表面光滑。有些病人有明显的精神失常。以玉米为主食且不习惯吃蔬菜和豆类的地区易发本病。

嘈杂（epigastric upset）　其他名称：馋杂。俗称心嘈。中医症状名。由胃热、胃虚或血虚引起。症见胃脘不适，似饥似辣非辣，似痛非痛，而胸脘懊侬，不可名状。或得食暂止，或食已复嘈，或兼恶心，或渐见胃脘作痛。有火嘈、痰嘈、酸水浸心作嘈、气郁胸膈作嘈和蛔虫作嘈之分。

草堆原理（haystack principle）　一种形象比喻的识别心电图 P 波原则。当在一定的导联不能发现可疑的 P 波或起搏信号时，应选择电压最小的导联，心室波群最小，例如 aVR 导联，则很可能发现 P 波。

草果（Fructus Tsaoko）　其他名称：草果仁。中医药名。姜科植物草果的果实，用时取种子。辛、温，归脾、胃经。功能燥湿温中、消食化积、祛痰截疟。治：脘腹胀痛、痰饮痞满、反胃呕吐、肠鸣泄泻、下痢赤白、食积、疟疾。

草绿色链球菌（viridans streptococci）　人体重要的正常菌群之一。以口腔分布最多，分布于上呼吸道、胃肠道和女性生殖道。用基因相关的分类法该菌分有 10 余个种。其中有些是致病菌，如是感染性心内膜炎的主要病原菌，该菌也可致败血症，偶可致胸膜炎，尚可致肺炎、心包炎、腹膜炎、唾液腺炎、口面部感染、牙源性感染、中耳炎、鼻窦炎等。青霉素是治疗草绿色链球菌感染的首选。

草莓舌（strawberry-tongue）　舌乳头肿胀发红类似草莓。见于猩红热或长期发热病人。猩红热的晚期，舌苔完全消失，乳头增大呈桑椹状又称桑椹舌。

草莓状血管瘤（strawberry hemangioma）　以血管内皮细胞增殖为特征的血管肿瘤。表现为鲜红色草莓状肿物，多数可逐渐自行消退。常见于婴幼儿。瘤体在 1 岁内为快速生长期，1～5 岁为缓慢消退期，5 岁后为退化完成期，此后未见复发。

草木樨流浸液（melilotus）　消化系统药。用于各期内、外痔。制剂：片剂。

草酸代谢病（oxalosis）　先天性代谢异常。由于酶缺陷（酮戊二酸-乙醛酸-醛连接酶及甘油酸脱氢酶）导致体内生成大量草酸随尿排泄（原发性草酸尿），形成肾结石，表现为肾绞痛、血尿等症状。若草酸广泛沉积在肾脏、心肌、骨髓、睾丸等处，可引起相应症状，形成草酸代谢病。

草酸盐结石（oxalate calculus）　其他名称：桑椹状结石。尿石的一种。棕褐色，质坚硬，表面粗糙，呈桑椹形。切面呈环形层状。容易损伤尿路黏膜引起血尿。发生于碱性尿内。有单纯的草酸钙结石，但多数为草酸钙和磷酸钙的混合性结石。

草酸症（oxalosis）　原发性高草酸尿症病人尤其在疾病晚期，出现肾外组织的草酸钙沉着。好发生于软骨、心肌、骨髓、淋巴结、脾脏等组织，可导致心脏传导阻滞、肢端缺血及周围神经病变等表现。治疗原发病。预后不良。

草乌（wild aconite root, Radix Aconiti Kusnezoffii）　中医药名。温里药。毛茛科植物北乌头或乌头的块根。辛、热。有大毒。归肝、脾经。功能祛风除湿、散寒止痛、散结消肿。用于风湿寒痹、骨节疼痛、四肢麻木、腰酸痛，外用生者；治痈疽未溃、疔疮初起。祛风通痹之力较附子为胜。草乌提取物有镇痛、解热作用。

草仙乙肝胶囊（caoxian yigan jiaonang）　中医成药名。清脏腑剂（清肝解毒剂）。组成：虎杖、川楝子、猪苓、白花蛇舌草、山豆根、蒲公英、丹参等。用于湿邪困脾证，症见身重懒动、胁痛、脘闷腹胀、便溏等。主治慢性乙型病毒性肝炎见于上述证候者。孕妇忌服。

草酰乙酸（oxaloacetic acid）　细胞内物质代谢的中间产物。三羧酸循环的启动物质，依靠草酰乙酸与乙酰辅酶 A 缩合成柠檬酸而进行循环。例如，糖酵解在细胞质内产生的丙酮酸进入线粒体后，经脱氢、脱羧后与辅酶 A 结合生成的乙酰辅酶 A 需与草酰乙酸缩合为柠檬酸方能进入三羧酸循环，彻底氧化，最后再生成草酰乙酸，因此它是乙酰辅酶 A 彻底氧化的载体分子。草酰乙酸由苹果酸脱氢、天冬氨酸转氨或丙酮酸羧化而成，不能透过线粒体膜。三羧酸循环是一不可逆的系统，且在线粒体内进行，因此就保证了线粒体能系统的稳定性。

草酰乙酸途径（oxaloacetate pathway）　天冬氨酸和天冬酰胺

通过转变为草酰乙酸进入柠檬酸循环的途径。

草原革蜱（Ixodes crenulatus）　硬蜱的一种。盾板有珐琅样斑，有眼和缘垛，触肢宽短，颚基矩形，第一对腿转节的背刺圆钝。多栖息于干旱的半荒漠草原地带，是最典型的草原虫类。分布于我国的东北、华北、西北和西藏等地区。可传播北亚蜱媒斑疹伤寒、Q 热、土拉菌病等。

侧柏叶（Cacumen Biotae）　其他名称：柏叶、丛柏叶。中医药名。柏科植物侧柏的嫩枝及叶。苦、涩、微寒。归肺、肝、大肠经。功能凉血止血、清热止咳、除风湿、散肿毒。治咯血、吐血、尿血、崩漏等属于热证者。外用可治烧烫伤。

侧壁心肌梗死（lateral myocardial infarction）　左心室侧壁的梗死。心电图特征是：少数病例在 Ⅰ、aVL、V_5、V_6 导联出现异常 Q 波；可在 V_1 aVR 导联 R 波增高，V_5 的 R 波降低；有时仅有 ST 段移位和 T 波改变。

侧侧导联轴（side-to-side lead axis）　由相当于胸导 V_6 和 V_{6R} 位置相组成的记录体表希氏束电图的一种导联轴。这种导联轴可能得到最大的希-浦氏系统电位；受肌肉和心房电位的影响最小。但并非理想，对身体肥胖、心脏横位的人或许合适。

侧方吸出装置（side-exhaustion hood）　其他名称：侧方抽出装置。一种排尘、排毒的局部机械通风设备。常用于产生大量有毒蒸气的槽锅。需视槽锅大小分别采用单侧、双侧抽风或一侧送风一侧抽风。工人应在单侧抽风的对侧或送风侧操作。

侧方移位（lateral displacement）　骨折后远侧骨折端移向侧方。一般以近端为基准，以远端的移位方向称向前、向后、向内或外侧移位。

侧腹部皮瓣（lateral abdominal flap）　以下位肋间血管作为血管蒂的腹部皮瓣。与血管伴行的肋间神经为皮瓣提供感觉。可带蒂转位修复邻近创面或交叉移位修复手部创面。

侧副管（vas collaterale）　较大的血管在行程中分出的与主干平行的分支。同一主干或两个主干的侧副管之间相互吻合，称侧副吻合。正常情况下，侧副管较细，当主干血流受阻或不通时（如血栓、结扎等），可变粗大，血液可通过侧副吻合达阻塞部以下的主干，借以保证主干的血液供应，称为侧副循环。

侧副韧带紧张试验（tonic test of collateral ligaments）　其他名称：侧方推挤试验。检查时膝关节伸直，检查者一手握住病人踝上部，另一手推向膝关节外侧，将膝向内侧推，使内侧副韧带紧张，如发生疼痛或异常的外展摆动为阳性，表示内侧副韧带损伤、断裂或松弛。上述检查同时使外侧关节面受到挤压，如有外侧半月板损伤，则可能出现外侧关节缝疼痛。上述试验，如果从膝内侧向外挤压，可检查外侧副韧带和内侧半月板。

侧面（sagittal plane）　其他名称：矢面、矢状面。表达空间向量图 3 个互相垂直的平面之一。由 Y 轴（上下方向）和 Z 轴（前后方向）组成的平面。分为右侧面和左侧面，国内目前多采用右侧面。

侧面导联（sagittal plane leads）　其他名称：Arrighi 侧面三角。探查电极 A、B、C，分别放置在左右颌近颏部、左肩胛区平第 7 胸椎棘突、脐至耻骨连线中点左侧 3～4cm 处。分别记录 Ⅰ s＝A 与 B 的电位差，Ⅱ s＝A 与 C 的电位差，Ⅲ s＝B 与 C 的电位差。以上为侧面双极导联。侧面单极导联即食管导联。

侧面 P 环（sagittal plane P loop）　空间心电向量环的 P 环在侧面上的投影。分为左侧面 P 环和右侧面 P 环。

侧脑室（lateral ventricle）　大脑半球的内腔。左、右各一，分 4 部分，经室间孔与第三脑室相通。4 部分为：中央部，位于顶叶内；前角，伸入额叶内；后角，伸入枕叶内；下角，伸入颞叶内。两个侧脑室各有一个室间孔与第三脑室相通。侧脑室脉络丛是产生脑脊液的主要部分。临床上通过脑室造影可了解侧脑室位置和大小的变化，帮助诊断颅脑疾病。

侧卧位（side-lying position）　身体与床面成 30°～45°，一手屈曲放于枕旁，另一手放于胸前；两腿分开放置，上方腿屈曲

C

在前，下方腿稍伸直；在膝关节之间、背后及胸腹前垫软枕的卧位。适用于卧床休息、胃镜检查，还有缓解腹痛并预防呕吐物误吸的作用。

侧胸部皮瓣（lateral thoracic flap）　位于腋下侧胸部的皮瓣。其营养血管来自肱动脉、腋动脉发出的直接皮动脉（胸外侧动脉）或胸背动脉的侧胸皮动脉，伴行静脉 1～2 条。多带蒂转位修复躯干部巨大组织缺损。

侧支性充血（collateral hyperemia）　局部缺血组织的周围吻合支动脉扩张充血。这种充血的发生可能是由于局部组织缺血乏氧、代谢不全产物堆积、刺激血管运动神经所致。此类充血具有代偿性质，血液可以通过侧支进入缺血区，不同程度地改善缺血组织的局部血液供应。

侧支循环（collateral circulation）　血管主干阻塞后，侧副支逐渐增粗，血流可经扩大的侧副支吻合到达阻塞以远的主干血管，使远端血供得到不同程度代偿恢复的血液循环途径。这样就可保证远端组织的血液供应不致断绝。全身各处几乎都有侧支循环，但其成长程度极不一致，四肢的最为发达，多位于关节周围，如肩、肘、膝等。体力劳动、体育锻炼和物理疗法等均能促使侧支循环发育旺盛和导致其从静止状态转入活跃状态。

侧中胚层（lateral mesoderm）　胚盘侧缘处的中胚层组织。侧中胚层内出现腔隙并融合成大腔，于是侧中胚层被分为背、腹两部分，其间即胚外体腔，是心包腔、胸膜腔及腹膜腔的基础。与外层相贴的侧中胚层称体壁中胚层，将形成体壁的骨骼、肌肉。与内胚层相贴的，称脏壁中胚层，将形成内脏平滑肌等。

测汞仪（mercury vapour meter）　其他名称：汞蒸气浓度测量仪。利用无火焰原子吸收光谱分析原理测量超微量汞的仪器。汞蒸气对波长 2537 埃（Å）的紫外线具有强烈的吸收作用，因此利用光电管测量紫外线的变化即可知汞蒸气浓度。本仪器用于测定食物、空气、水和生物材料中的微量汞。

测量（survey）　用双脚规阅读和分析心电图的基本方法。常规至少应测下列数据：各波时间及电压；P-R 间期；P-P 或 R-R 间隔；Q-T 间期及心电轴等。

测面［积］仪（planimeter）　测量表面积的仪器。药剂学中用以测定给药后血药浓度对时间曲线下的面积，用于药物剂型生物利用度的评价。

测听仪（audiometer）　见听力计。

策-格综合征（Ceelen-Gellerstedt syndrome）　见特发性肺含铁血黄素沉着症。

岑克尔变性（坏死）［Zenker degeneration（necrosis）］　其他名称：蜡样坏死。横纹肌透明性和坏死。因 Zenker 首先在伤寒死亡病例的横纹肌发现这种变性而得名。在肺炎、破伤风、流行性感冒、旋毛虫病和其他严重感染的病人也有发现。病变程度与细菌毒素有关，可能是细菌毒素作用于肌肉或肌肉内有大量乳酸积聚所致。病变最常见于与呼吸有关的肌肉，如腹直肌和膈肌，严重时可引起呼吸困难。病变的肌肉颜色苍白、较脆，有肌纤维断裂和小出血。镜下见肌细胞肿胀，失掉横纹，胞质呈均质、强嗜酸性磨玻璃样，肌核常消失。

岑克尔憩室（Zenker diverticulum）　咽食管连接部憩室。餐后几小时特别是仰卧位头部转向左侧时，有食物反流到口腔。亦可发生呛咳和吸入性肺炎。

层板法（chromatography）　见层析法。

S 层蛋白（surface-layer protein，Slp）　组成细胞表层的蛋白质。

层流（layer flow，laminar flow）　常见于正常人血流的一种形式。血流在管径相似的管道中行进，中心处血流最快，边缘处血流缓慢，中心与边缘之间血流速度依次递减。如以流线代表管腔内各处某一瞬间的血流速度，可见横向上相邻流线速度相差很少，互相平行、各行其道、无干扰回旋现象，故称层流。速度分布剖面图为一中心靠前，两侧在后的抛物线状。层流中取样容积内红细胞速度比较一致，离散度小，频谱为光带窄细，有清晰频谱的曲线，听取血流音，音色单

一、悦耳。彩色多普勒上见颜色单一、中心鲜亮、旁侧依次变暗清晰图像。

层流生物洁净室（laminar-flow clean area）　采用初效、中效和高效三级空气过滤器，将滤过的洁净空气通过不同水平层的送风机输入，并通过排风机排出浊气，使室内空气保持一定的分层气流和洁净度。适于器官移植病房等。

层析法（chromatography）　其他名称：层板法、色谱法。物质的一种分离分析方法。利用样品中各组分在固定相和流动相中溶解、吸附、解吸或其他亲和作用性能的差异，流动相以不同的速度在固定相上移动，从而得到相互分离的方法。采用各种检测手段对各组分进行定性、定量分析，在药物分析中已广泛采用。

差别无显著性（difference with no significance）　指假设检验结果达不到显著性水准而接受无效假设。如在 t 检验时若所得统计量 t 小于显著性水准 $\alpha=0.05$ 的 t 值，概率 $P>0.05$，因为概率不太小，故认为两均数间的差别可能是由于抽样误差所致，从而做出差别无显著性的结论。若计算 $0.05\geqslant P>0.01$，就可在 $\alpha=0.05$ 的水准上拒绝无效检验 H_0 接受备择假设 H_1，认为被比较指标间的差别不是抽样误差造成的，做出差别有显著性的结论。若计算 $P\leqslant0.01$，就可在 $\alpha=0.01$ 的水准上拒绝 H_0 接受 H_1，可做出差别有高度显著性的结论。

差电位图（difference voltage map）　将正常人心电等电位图各点不同瞬间的电位统计值与实测值相减，用所得的差值绘制的各瞬间等电位图。差电位图能更加直观地显示异常电位的分布。

差分放大器（differential amplifier）　其他名称：差动放大器。放大生物电等微弱信号的仪器。具有对称的两个放大电路和两个输入端，能把加在两个输入端的电压（或电流）之差进行放大和输出。

差示热分析（differential thermal analysis，DTA）　药物分析的一种方法。物质在加热过程中由于发生相转变或化学反应，伴随有吸热或放热现象，因而温度也随着改变。测定供试品与参比物质在加热过程中的温差（ΔT），记录升温曲线，可指示产生相变时的温度。用于控制药品质量、测定药品纯度、研究制剂的稳定性以及测定熔点等。

差向异构体（epimer）　非对映异构体中，只有一个手性碳原子构型相反，其他手性碳原子的构型相同，如 D-葡萄糖与 D-甘露糖互为差向异构体。

差异心理学（differential psychology）　心理学的一个分支。研究个体和群体的行为、心理差异的特征及其发生、发展的规律。内容包括个性差异、智力差异、性别差异、正常人群与异常人群差异等。

差异性传导（aberrant conduction）　其他名称：迷路传导。是在正常心脏组织的相对不应期中，发生的一种生理性干扰现象。

差异性房室连接区传导（aberrant atrioventricular junctional conduction）　心电图表现为一定限度内 P-R 间期延长，P-R 间期延长程度与其前面的 R-P 间期成反比。即差异性传导发生在房室连接区。

差异性心室内传导（aberrant ventricular conduction）　见室内差异性传导。

插度计（penetrometer）　测定药剂凡士林等半固体物料或制剂软硬度的仪器。以 150g 的钢圆锥，在 25℃时，5s 自由落下插入待测物体的深度作为物料软硬度的指标。以深度 0.1mm 为一单位，称为插入度。如美国药典规定凡士林的软硬度应在 100～275 插入度。

插入活动（insertion activity）　针电极插入肌肉时所激发出的肌肉生物电活动。神经肌肉组织功能状态不同，插入活动的持续时间亦有差异。

插入失活（insertional inactivation）　外源 DNA 片段插入到基因的编码顺序中引起基因的失活。这种失活可通过平板试验证实，且可作为分离外源 DNA 质粒的一种方法。

插入性房性期前收缩（interpolated atrial premature beat）　一个早期出现的房性心电图 P' 波夹在两个正常的窦性 P 波之

间，而且不影响窦性周期，此房性 P′ 波即为插入性房性期前收缩，比较少见。其后均继以室上性 QRS 波群，偶见伴室内差异性传导。

插入性连接性期前收缩（interpolated junctional premature beat）　插入两个窦性搏动之间的无代偿间歇的连接性期前收缩。其心电图表现除 QRS 波群特点不同外，其他表现均与插入性室性期前收缩相同。

插入性期前收缩（interpolated premature beat）　其他名称：间位性期前收缩、间插性期前收缩。是插入两个基本心搏之间的期前收缩。常发生在心率慢时，多出现在舒张中间和早期。此种期前收缩不引起基本心律的节律重整，因此无代偿间歇。此种期前收缩以室性多见，连接性次之，房性少见，窦性罕见。

插入性室性期前收缩（interpolated ventricular premature beat）　常见的插入性期前收缩，提前出现的宽大畸形的 QRS-T 波插入一个窦性周期之中，其后无代偿间歇。多见于窦性心率缓慢或窦性心律不齐的慢相。

插入序列（insertion sequence, IS）　含转座酶编码序列的一种最小的细菌转座因子。最简单的或序列较短的转座子，长度不超过 2kb，仅携带自身转座所需酶的基因，存在于多种细菌的染色体或质粒中，可能是原细胞正常代谢的调节开关之一，也能介导高频重组菌株的形成。

插入障碍（insertion obstacle, IO）　由于心理性或器质性原因导致的男子性欲正常，能充分勃起，女方阴道通畅，但性交时，阴茎不能插入女方阴道的疾病。

查德韦克征（Chadwick sign）　其他名称：雅克米埃征（Jacquemier sign）。妊娠 4 周后，窥阴器检查可见阴道黏膜和宫颈充血呈紫蓝色，称为查德韦克征。此征为妊娠迹象。

查多克征（Chaddock sign）　其他名称：查多克反射（Chaddock reflex）。刺激足外踝下部引起踇趾背屈，锥体束受累时发生的一种病理性反射。检查方法：用竹签在外踝下由后向前呈半圆形划动时，如出现踇趾背屈，为阳性。

茶苯海明（dimenhydrinate）　其他名称：乘晕宁。茶苯拉明与氨茶碱的复合物。用于妊娠、晕动症、放射线治疗及术后等引起的恶心、呕吐。制剂：片剂。用药期间不宜驾驶车辆及高空作业，眼压高者、新生儿及婴幼儿禁用，妊娠早期慎用。服药期间不可饮酒。

茶剂（species）　浸出制剂的一种。含茶叶或不含茶叶的药材粗粉末或药材提取物混合制成的制剂，或者制成定量的块状制品，用沸水泡汁或煎汁当茶饮。茶剂外形有小方块形、长方块形、饼形，或散剂定量置纸袋中。如午时茶、五加参茶。

茶碱类药物中毒（theophylline poisoning）　误服或应用茶碱类药物过量引起的中毒。常见者为氨茶碱中毒。表现为血压下降、心动过速、呕吐、上腹痛、头痛、耳鸣、躁动，严重者出现谵妄、抽搐、昏迷。治疗：口服中毒者洗胃或高位结肠灌洗，静脉补液促进排毒，并对症治疗。

搽剂（liniment）　其他名称：擦剂。为液体制剂的一种。指药物溶解或分散于油、醇、水或其他介质中，制成供皮肤表面揉擦不破损皮肤表面的外用液体制剂。此制剂有溶液型、乳剂型和混悬液型制品。用于镇痛、对抗刺激和保护、消炎等。不可用于破损皮肤或黏膜。

察目（observation of eyes）　中医望诊内容之一。五脏六腑之精气，皆上注于目而为之精。察目可以测知五脏的变化。包括眼神、色泽及其形态等。精气充沛则目有神，视物清晰；精气衰则目无神，视物不清。

柴葛解肌汤（Bupleuri and Puerariae decoction for dispelling pathogenic factors from superficial muscles）　中医方剂。《伤寒六书》方。组成：柴胡、葛根、甘草、黄芩、芍药、羌活、白芷、桔梗、生姜、大枣、石膏。功能辛凉解肌，兼清里热。治外感风寒、寒邪化热、表邪未解，症见恶寒渐轻、身热增盛、头痛肢楚、目痛鼻干、眼眶痛、苔薄黄、脉浮略洪者。

柴胡（Radix Bupleuri）　中医药名。伞形科植物北柴胡或狭叶柴胡的根。苦、辛，微寒。归肝、胆经。功能解表退热、疏肝升举阳。治上呼吸道感染、疟疾、寒热往来、胸满胁痛、肝炎、胆道感染、胆囊炎、月经不调、子宫脱垂、肛脱。煎服。

柴胡口服液（chaihu koufuye）　中医成药名。辛凉解表药。味苦。组成：柴胡。用于外感发热。

柴胡疏肝丸（chaihu shugan wan, chaihu shugan pill）　中医成药名。疏肝解郁理气剂。组成：茯苓、枳壳、豆蔻、甘草、白芍、香附、陈皮、桔梗、防风、厚朴、山楂、六神曲、柴胡、黄芩、薄荷、紫苏梗、木香、槟榔、三棱、大黄、青皮、当归、姜半夏、乌药、莪术等。功能疏肝理气、消胀止痛。治肝气不舒、胸胁痞闷、食滞不消、呕吐酸水。孕妇慎用。

柴胡注射液（chaihu zhusheye）　中医成药名。辛凉解表药。用于感冒、流行性感冒及疟疾等。过敏体质者慎用。

瘥后劳复（relapse of disease due to overstrain）　中医术语。外感热病痊愈后，因劳倦而复发。

缠腰蛇丹（herpes zoster）　其他名称：缠腰火丹、蛇串疮、火带疮、蛇缠疮、蛇丹、蛇缠虎带。中医病名。生于腰、腹、胸胁间的红色疱疹，形如蛇行。即带状疱疹。多由心肝二经风火，或脾肺二经湿热所致。患部灼热、刺痛，或伴有发热。治疗以清泻肝经湿热为主，可用龙胆泻肝汤加减。

蝉联现象（linking phenomenon）　其他名称：依赖现象。有人研究心房颤动心电图提出，室上性兴奋可沿一侧束支下传，并通过经隔兴奋而使对侧束支支化，这种连续的隐匿性逆向传导可使后者产生持续性束支阻滞，称此为蝉联现象。蝉联现象可存在于左、右束支间，心房和心室内，快慢径路以及预激旁路与房室间。

蝉鸣样呼吸（strident respiration）　吸气时出现一种高调的音响。多由于声带附近梗阻，空气吸入困难所致。常见于喉头水肿、痉挛、异物等。

蝉蜕（cicada slough, periostracum cicadae）　其他名称：蝉衣、蝉退。中医药名。辛凉解表药。昆虫黑蚱或蚱蝉等羽化时脱落的皮壳。咸、甘，寒。归肺、肝经。功能疏风祛热、解痉退翳。用于外感风热头痛、咽喉疼痛、皮肤痒疹、透疹、高热惊厥、抽搐、目翳。孕妇忌用。蝉蜕有定惊、利尿作用。

蟾蜍中毒（bufo poisoning, phryninismus）　食用蟾蜍引起的中毒。多因服用过量的蟾蜍制剂（如六神丸、金蟾丸等）或食入被蟾毒污染的蟾蜍引起。表现为上腹部闷胀、呕吐、腹痛、心悸、心率减慢、心律失常、头痛、呼吸浅慢、烦躁，严重者可发生呼吸或循环衰竭。急救措施为催吐、洗胃、导泻、补液，有心律失常者应用抗心律失常药物，并采取其他对症治疗。

蟾蜍属（*Bufo*）　两栖纲蟾蜍科动物。我国分布较广的有大蟾蜍、花被蟾蜍和黑眶蟾蜍。其中大蟾蜍中华亚种，通称癞蛤蟆，体长可达 10cm 以上，广布于我国，常作为实验动物。耳后腺和皮肤腺的白色分泌物毒液可制成蟾酥，供药用。蟾蜍分泌的毒液成分复杂，主要成分蟾蜍配基，其结构与强心苷元相似，通过迷走神经兴奋和直接影响心肌引起心律失常。此外，尚有刺激胃肠道、催吐、局部麻醉和引起惊厥等作用。其他成分有吲哚烷基胺类化合物，导致幻觉和烟碱样作用。

蟾力苏（resibufogenin）　急救复苏药。从蟾酥中分离出的一种有效药用成分。具有兴奋呼吸、强心、升压等作用。尚可改善冠状动脉血流量与肾血流量，用于手术期间的低血压、低血容量休克、创伤性休克。

蟾酥（Venenum Bufonis）　中医成药名。蟾蜍科动物中华大蟾蜍或黑眶蟾蜍的耳后腺及皮肤腺所分泌的白色浆液，经加工而成。甘、辛，温，有毒。归心、胃经。功能解毒、消肿、强心、止痛。主治：①痈肿疔毒、咽喉肿痛，尤宜于痈毒或疔毒内攻，出现昏愦、麻木、呕吐等危候者。②感受秽浊不正之气或饮食不洁，而致暴发吐泻腹痛，甚至昏厥者。③外用可用作止痛药，用于牙痛、痈肿剧痛等。不宜煎煮。

蟾酥中毒（Secretio Bufonis poisoning）　过量服用含蟾酥的中药及食用蟾蜍、蟾蜍卵及蝌蚪均可引起中毒。临床表现有头

C

昏、头痛、流涎、呕吐、腹痛、口唇和四肢麻木、心律失常。重者有血压下降、呼吸浅表、昏迷、抽搐等表现。治疗：一般疗法；心率变慢使用阿托品；重症者抢救呼吸循环衰竭。

产氨试验（ammonia production test） 检测微生物能否分解含氮化合物（如尿素）释放出氨的试验。

产程（stages of labor, birth process） 从规律宫缩开始到胎盘娩出的全过程。为了便于观察处理，通常将其划分为 3 个产程。第一产程为宫颈扩张期，自规律宫缩开始到宫口全开为止。初产妇平均为 12～16h，经产妇平均为 6～8h。第二产程为胎儿娩出期，从宫口全开到胎儿娩出为止。初产妇需 1～2h，经产妇为 1h 以内。第三产程为胎盘娩出期，自胎儿娩出到胎盘娩出，需 5～15min，超过 30min 为异常。

产程三期（three stages of labor） 见产程。分娩全过程是从开始规律宫缩至胎儿、胎盘娩出为止，简称总产程。临床通常分为 3 个产程。

产程图（partogram） 记录分娩过程的图表。监护产程进展、胎儿宫内情况。内有按时序描绘子宫颈扩张及胎儿先露下降两条相交叉（或相伴行）的曲线，附以胎心率、血压、脉搏、宫缩以及缩宫素滴注剂量、速度等记录。根据临产时间作出警戒线和处理线，便于及早发现分娩异常倾向，采取必要措施。

产程延长（prolonged labor） 其他名称：滞产。凡总产程时间 ≥24h 者，其对母、儿都有危害。如因软产道受胎先露压迫过久可形成宫颈缺血坏死、尿道膀胱阴道瘘，又因儿头在盆腔内受阻可产生颅内出血、胎儿窘迫与新生儿窒息，增加了产儿病死率。其常见原因有产力异常、头盆不称、胎位异常等因素。

产床（obstetric table） 孕妇产前检查、人工流产及临产分娩用的设备。普通轻便产床有两节或三折式。综合床采用油泵液压调节升降，可供妇产科施行难产及剖宫产手术。坐式产床供产妇取坐位姿势分娩用。

产道（birth canal, parturient canal） 是胎儿娩出的通道。分为骨产道与软产道两部分。骨产道指真骨盆，是产道的重要部分，其大小、形态与分娩关系密切。软产道是由子宫下段、子宫颈、阴道及骨盆底软组织构成的弯曲管道。

产道血肿（hematoma of birth canal） 分娩并发症，由产道血管损伤或断裂、血液外溢积聚而成。临床表现因发生部位不同而异：①会阴部血肿，主要表现为会阴部剧痛、尿路刺激症状和紫色隆起；②阴道血肿，下段血肿表现与会阴血肿类似，中、上段血肿可产生阴道疼痛及排便感；③阔韧带内血肿，表现为下腹胀痛、贫血及休克，检查可发现包块。治疗：控制感染；纠正贫血；保守治疗无效或阔韧带内血肿应手术治疗。

产道异常（abnormality of birth canal, abnormality of parturient canal） 胎儿娩出的通道发生异常。产道有骨产道与软产道之分。以前者发生异常为最多见。骨产道异常又称狭窄骨盆。主要表现为骨盆形态异常或径线过短。可分为均小骨盆（各径线较正常短 2cm）、扁平骨盆（骨盆横径正常、前后径短）、漏斗骨盆（仅中骨盆与出口明显狭窄）、横径狭窄骨盆、畸形骨盆等。软产道异常常见于子宫畸形、阴道横隔或纵隔、阴道狭窄、生殖器官肿瘤等。产道异常是导致难产的重要原因，如发现不及时或处理不当，将给母儿带来严重后果。

产毒性真菌（toxigenic fungus） 人类或家畜食用被某些真菌污染的粮食或饲料后，可发生急性或慢性中毒。中毒物质多数为其代谢中产生的毒素，也可以是真菌本身。能产生毒素的真菌有 150 余种。真菌中毒不具传染性，但有地区性和季节性。此外，某些真菌可致癌。

产妇死亡率（maternal mortality rate） 其他名称：孕产妇死亡率。某一年内，因怀孕和分娩及相关并发症造成的孕产妇死亡人数与同年出生产数之比。常用十万分率表示。

产妇误吸综合征（parturient aspiration syndrome） 产妇临床及手术过程中，由于呕吐误将胃内容物吸入肺内，引起呼吸道梗阻或吸入性肺炎的病征。表现为呛咳、呼吸困难和发绀、喘鸣、缺氧、肺不张、肺水肿、肺脓肿和心衰，肺部可闻湿啰音。治疗：预防为主；一旦发生，及时清理气道、吸氧，应用皮质激素、抗生素、氨茶碱等。

产复康颗粒（chanfukang keli） 中医成药名。扶正剂。组成：益母草、当归、人参、黄芪、何首乌、桃仁、蒲黄、熟地黄、香附、昆布、白术、黑木耳。用于产后出血过多、气血俱亏所引起的腰膝酸软、倦怠无力等。

产后出血（postpartum hemorrhage） 分娩期并发症。胎儿娩出后 24h 内阴道出血达到或超过 500ml 者。是引起产妇死亡的重要原因。其原因有宫缩乏力、软产道损伤、胎盘因素及凝血功能障碍。其中宫缩乏力是最常见的原因。宫缩乏力性出血，应按摩子宫、注射缩宫剂为主，必要时宫腔填塞纱布，结扎子宫动脉，子宫切除制止出血；软产道损伤多在胎儿娩出同时阴道流血，应迅速缝合损伤止血；胎盘滞留出血应手剥取胎盘，若为植入性胎盘应以切除子宫为宜；凝血功能障碍性出血，应积极治疗原发病，同时输新鲜血、纤维蛋白原，改善微循环，对症治疗。

产后喘促（postpartum dyspnea） 中医病名。产后失血过多所致危重之证。营血暴竭，气无所依，故暴喘欲脱。症见气喘急、面色苍白、大汗淋漓、脉虚浮无根，急宜热熨小腹部，并大补气血、固气定喘。若因恶露不行，败血上攻于肺、气粗喘急、面色紫黑者，治宜活血逐瘀。

产后发（病）痉（postpartum convulsive disease） 中医病名。产后突发项背强直、四肢抽掣、口噤不开、角弓反张的病症。多因产后血虚、兼受风邪所致。虚证兼见面色苍白、气喘自汗、肢冷僵直等，亟需回阳救逆、大补气血，缓解后宜育阴息风，实证则见身热口渴、昏闷、握拳、便闭溺赤等，宜清热息风镇痉。

产后发热（postpartum fever） 中医病名。妇女分娩后发热。可由感受外邪、血虚、血瘀或食滞所致。外感者，恶寒发热、头痛、肢痛、咳嗽、流涕等，宜养血祛风。血虚者，乃产后失血、阴不敛阳、虚热内生，故夜热、头晕、心悸、腹痛绵绵，宜补气血、调营卫。血瘀者，多因恶露不下或甚少，恶露色紫暗有块，小腹胀痛拒按，宜养血清热逐瘀。食滞者，多兼胸膈饱闷、嗳腐吞酸，治宜健脾和胃、消食导滞。

产后腹痛（postpartum abdominal pain） 中医病名。产后以小腹部疼痛为主的病症。多因血虚、血瘀或寒凝所致。血虚者，小腹隐痛、头昏目眩、面色萎黄、心悸气短，治宜补血益气。寒凝者，小腹冷痛、得热则减、面色苍白、四肢不温，治宜温经散寒。由血瘀所致者，称儿枕痛。

产后宫缩乏力性出血（postpartum hemorrhage caused by uterine inertia） 以子宫收缩无力为主要原因的产后出血。全身性原因有产妇体弱、全身疾病、产程延长、镇静剂应用过多及麻醉过深等。局部性原因有子宫壁高度扩张、纤维组织增多、水肿、肌层渗血、子宫发育不良、畸形、肌瘤等。

产后甲状腺炎（postpartum thyroiditis） 产后甲状腺一过性无痛性肿大与甲状腺功能异常（可出现甲状腺功能亢进症、甲状腺功能减退症、恢复正常三阶段）。本病是自身免疫性甲状腺疾病的一个类型。大部分病人常伴有无痛性及触痛的轻度甲状腺肿大，呈弥漫性，质地较硬。如症状明显，一般给予 β 肾上腺受体阻滞药，对症处理。

产后检查（postnatal examination） 产后 6～8 周进行的各种检查。目的是了解产妇全身器官复旧情况，并进行指导。内容：检查子宫是否正常和会阴伤口愈合情况，进行防癌检查，矫正后倾子宫，检查乳房、乳头及泌乳情况。指导避孕。

产后精神病（postpartum psychosis） 初发于产后数周内的各种精神病。可分 3 类：①因分娩诱发的情感性精神病（以抑郁症为多见）、精神分裂症等。有这类病史者应避免怀孕，对症治疗。②因感染而引起的精神病症状，如谵妄。治疗：控制感染。③反应性精神障碍，如抑郁、焦虑、猜疑等。治疗：对症治疗。

产后三冲（three severe postpartum disorders） 中医病名。产后由于恶露不下，引起败血冲心、冲肺及冲胃 3 种证候。冲心则神志错乱，甚至癫狂，急宜攻瘀泻下，或兼清心开窍。冲肺则胸闷烦躁、面赤、气急喘逆，治宜固气降逆，或兼逐瘀泻下。冲胃则饱闷呕恶、腹满胀痛，治宜温经逐瘀、和胃降逆。

产后三急（three postpartum emergencies） 中医病名。产后出现呕吐不止、盗汗和泄泻频繁等3种伤津耗气的急症。三急并见则为重症。呕吐多由恶血不下，败血上攻脾胃，治宜活血祛瘀、降逆和胃。盗汗则因产后阴亏气损，气血两虚，治宜调补气血，兼以敛汗。泄泻多因新产饮食失调，中气虚寒、传化失调所致，治宜温中散寒，或兼以消食导滞。

产后痛（afterpains） 在产褥早期因子宫阵发性收缩引起的腹痛。多见于经产妇，于产后1～2日，以哺乳时为重，持续2～3日后自然消失。若疼痛难以忍受，可用镇痛药。

产后虚脱（postpartum collapse） 重度妊娠高血压综合征病人，有时分娩结束后突然出现面色苍白、血压下降、脉搏微弱等虚脱症状。系由下述因素引起：①各种原因造成的低钠血症；②低血容量；③产后腹压骤降、内脏血管扩张。需除外子宫破裂、内失血或羊水栓塞等原因引起的休克。治疗可用5%氯化钠300ml静滴，同时静注氢化可的松100mg或地塞米松（氟美松）10mg，以及补充血容量。

产后血晕（postpartum faintness） 中医病名。产后突然头晕、昏厥。多因产后气血暴出，虚阳上冒；或恶露不下、瘀血上冲所致。虚阳上冒者，可致气虚欲脱，出现肢冷、自汗、面白少华等，亟需回阳救逆，而后温养气血。瘀血上冲者，多兼胸胁痞胀、面赤气逆等，治宜行血化瘀。

产后抑郁（postpartum depression） 产后出现的以抑郁为主的短暂情感紊乱。表现为从短暂的心境低落到伴有焦虑和恐惧的严重抑郁，对其婴儿及其丈夫的漠不关心、敌意以及睡眠紊乱等。

产后音哑（postpartum hoarseness） 中医病名。妇女分娩后声音嘶哑或失音。因平素肾虚，产后阴精不能上承；或由恶露不下、败血上冲心肺所致。阴虚者，宜养血滋肾，兼以润肺清咽。败血上冲者，急须逐瘀泻下。

产碱杆菌感染（Bacillus alcaligenes infection） 产碱杆菌分为粪产碱杆菌和去硝化产碱杆菌两种。后者分为去硝化亚种和木糖氧化亚种。以粪产碱杆菌属最为多见，在自然界分布广泛，水和土壤均有本菌存在，且医院内的呼吸器、血液透析系统等器械都可发现，并可引起医源性感染，如败血症和心内膜炎等。从血液、脑脊液及尿中曾分离出去硝化产碱杆菌两个亚种。取有关标本涂片与培养获本菌可诊断。治疗选择敏感抗生素。

产碱杆菌属（Alcaligenes） 无色杆菌科的一属，短杆状或球形，有一束鞭毛，多无荚膜。不分解任何糖类，专性需氧。为革兰氏阴性杆菌，粪产碱杆菌最为常见。广泛存在于土壤、水及哺乳动物肠内，是人和动物肠道中的正常寄生菌，偶可引起败血症、脑膜炎等。在牛乳培养基上产碱，在含蛋白胨肉汤中产氨。氨化酶阳性。对氯霉素和磺胺类敏感。

产科结合径（obstetric conjugate） 自耻骨联合后方1cm处至骶骨岬下方相当于两侧髂耻线交点处的距离。较骨盆入口前后径（真结合径）短0.2～0.5cm。是临产胎儿实际通过骨盆入口最短距离，对产科有实际意义。

产科麻醉（obstetrical anesthesia） 产科处置和手术时的麻醉。关键是要保证母子的安全。高度重视防治饱食误吸和仰卧位低血压综合征。麻醉前用药禁用吗啡等抑制产妇及胎儿呼吸的药物。无痛分娩常用硬膜外麻醉或氧化亚氮面罩吸入。剖宫产也常用硬膜外麻醉，但局麻药量宜小，以防麻醉平面过宽。如需全身麻醉，可用硫喷妥钠、依托咪酯加琥珀胆碱诱导气管内插管，氧化亚氮-氧-低浓度吸入麻醉药维持；肌肉松弛药可用筒箭毒碱或苯磺酸阿曲库铵（阿曲可林）。饱食病人可清醒气管内插管，若快速诱导则应压迫环状软骨以防反流。产妇左侧垫高5°～10°可防仰卧位低血压综合征。还要注意治疗妊娠高血压综合征等并发症。

产科休克（obstetrical shock） 机体因妊娠和分娩中某些强烈刺激所致的以急性微循环障碍为主要表现的综合征。刺激来源于急性失血、难产、手术创伤、电解质紊乱、羊水栓塞、

感染等，在子痫、重症先兆子痫、产程延长等情况下易于发生。

产力（force of labor） 分娩时将胎儿及其附属物从子宫经产道娩出的力量。包括子宫收缩力、腹肌及膈肌收缩力和肛提肌收缩力。其中子宫收缩力是分娩的主要产力，整个产程都起作用，而腹肌、肛提肌收缩力是辅助力量，在宫口开全后以屏气增强子宫收缩力量完成分娩。

产力异常（abnormality of force of labor） 使胎儿从子宫娩出的力量异常。产力包括子宫收缩力、腹肌及肛提肌收缩力。其中以子宫收缩力为主。而子宫收缩力的异常可以表现为节律性、对称性、极性和频率、强度等的异常。临床上将子宫收缩力异常分为子宫收缩乏力和过强两类。而每类又分为协调性与不协调性两种。对于协调性宫缩乏力，如排除头盆不称可用宫缩刺激剂治疗。而不协调性宫缩乏力则只能用镇静剂以促使其转为协调后再加强宫缩刺激。产力异常可导致产程延长、胎儿窘迫和母体的衰竭、产后出血等并发症。

产瘤（caput succedaneum） 见胎头水肿。

产气荚膜梭菌（Clostridium perfringens） 广泛存在于土壤、人和动物肠道中，能引起人和动物多种疾病。根据其主要毒素的不同抗原性，菌株分为A、B、C、D、E 5型，其中A型产气荚膜梭菌是人类气性坏疽和食物中毒的主要病原菌。

产气荚膜梭菌肠炎（clostridium perfringens enteritis） 可分为食物中毒型与坏死型两种，前者为A型产气荚膜梭菌释放肠毒素所致，临床表现为腹痛、腹泻、大便呈水样，症状较轻，病程短暂；后者由C型产气荚膜梭菌所致，该菌能产生β毒素，引起肠坏死。其表现为剧烈腹痛、呕吐、血便，衰竭与休克，易合并肠梗阻、肠穿孔、腹膜炎等。对可疑食物与病人的粪便作厌氧菌培养，分离出同一种病原菌可以确诊。治疗：前者以对症处理为主，后者以纠正休克、抗菌治疗和并发症处理为主。

产气荚膜梭菌食物中毒（clostridium perfringens food poisoning） 食用被产气荚膜梭菌污染的食物所引起的疾病，又称魏氏梭菌中毒。被产气荚膜梭菌污染的食物主要是肉类罐头或久存的肉类食品。临床主要表现为剧烈腹绞痛和腹泻、恶心，可有呕吐和发热。治疗主要是支持和对症。青霉素类抗菌药可能有效。

产气荚膜梭菌值（clostridium perfringens value） 以随人畜粪便进入土壤的产气荚膜梭菌数作为判断土壤污染程度的指标。即：发现1个产气荚膜梭菌所需最低量的土壤克数。据此，可将土壤分为强、中、轻度污染和不清洁等4级。

产前保健（antenatal care） 其他名称：孕期保健。对孕妇的定期产前检查。包括指导孕期营养和用药，出现异常情况的及时处理，对胎儿宫内情况的监护等。是及早发现高危妊娠，保证孕妇和胎儿健康及安全分娩的必要措施。

产前检查（prenatal examination） 妊娠期对孕妇和胎儿所做的临床检查。是孕期保健的重要组成部分。通常孕28周前每月1次，孕28～36周每2周1次，末1个月每周1次，若发现异常，酌情增加检查次数并加强随访或住院观察。其目的是了解母胎情况，进行孕期卫生宣教和保健，并早日确定分娩方案。其主要内容包括：细询病史（年龄、职业、推算预产期、月经及既往孕产史、既往病和家族病史、本次妊娠经过等）。全身检查和产科检查及辅助检查（常规血尿检查、血液生化、B超等）。于复诊产检时了解母儿妊娠期的动态变化。

产前诊断（prenatal diagnosis） 其他名称：宫内诊断。在妊娠期通过生物化学、生物物理或遗传学方法（如羊水甲胎蛋白、酶等生化测定，羊水细胞培养，细胞染色体核型分析，胎儿血检查，X线、超声波、超声显像等）了解胎儿在子宫内的情况，包括胎儿成熟度、胎盘功能、胎儿有无遗传性疾病或先天性畸形等，以便在处理高危妊娠或异常妊娠时能掌握更多的客观资料。

产钳（obstetric forceps） 产科器械。常用的是短弯型。有左右两叶，右叶扣在左叶之上。每叶又分钳匙、钳胫、钳锁和钳柄4个部分。钳匙的中间有一狭长宽孔。钳匙有两个弯度，一为头弯，内面凹，外面凸，以环抱胎头；一为盆弯，

C

钳匙向上弯行，以适应产道弯度。两叶合拢时钳匙间最宽距离应为 9cm，其前端间距应为 3cm。

产钳术（forceps extraction, application of obstetric forceps）应用产钳牵引胎头协助娩出胎儿的手术。根据放置产钳时胎头在盆腔内位置的高低可分为：低位产钳，指胎头骨质部分已达骨盆底，胎头矢状缝在骨盆出口前后径上中；中位产钳，指胎头双顶径已过骨盆入口，但未达到骨盆底；高位产钳，指胎头尚未衔接，即胎头双顶径未过骨盆入口。其必备条件是无明显头盆不称，宫口全开，胎儿存活及胎膜已破。

产热（heat production）机体生物化学反应中释放的能量转变为热能的过程。作用在于维持体温。产热最多的器官是骨骼肌和肝脏。骨骼肌的产热量随机体运动状态而有较大变动。

产热能营养物质（calorifacient nutrient）指能产生热能的物质。有碳水化合物、蛋白质、脂肪。其产热量分别为蛋白质 16.7kJ/g（4kcal/g），脂肪 37.6kJ/g（9kcal/g），碳水化合物 16.7kJ/g（4kcal/g）。碳水化合物是供给热能的主要来源，占总热量的 50%，以多种形式存在于食物中，婴儿需要量比成人多。蛋白质是构成细胞的主要成分，免疫抗体、激素、酶类等均为蛋白质，是生命的物质基础，占总热量的 15%，小儿需要量比成人多。蛋白质由氨基酸组成，其中有 8 种必需氨基酸，是人体必需的。脂肪是重要的提供热量的营养素，占总热量的 35%，并有利于脂溶性维生素的吸收，减少体热的散失。

产热中枢（nervous centre of thermogenesis）在下丘脑后部，其生理作用是促使血管收缩，减少热的辐射；减少出汗，通过交感神经直接抑制汗腺活动；提高组织代谢率，增加组织氧化。

产生菌（producing strain）能产生抗生素等次级代谢产物的微生物。

产褥感染（puerperal infection）分娩时或产褥期内因生殖道的创面受致病菌感染而产生的局部或全身的炎症。依据细菌种类、数量、毒力大小、入侵部位及产妇抵抗力大小而有不同表现。常于产后 3～4 日开始发热，子宫压痛，复旧不良，恶露多而臭；严重者有寒战、高热等中毒症状及腹膜刺激症状。治疗：抗炎、抗休克及支持疗法。化脓者可手术引流。

产褥期（puerperium）从胎儿娩出至生殖器官完全恢复的一段时间。通常为 6～8 周 此期母体生殖器官复原。以子宫变化最大，主要表现为子宫体肌纤维缩复、子宫内膜再生。月经多于产后 6 周复现。乳房充盈、泌乳。产褥期的体温一般不超过 38℃，脉搏慢，呼吸深且慢，血压平稳。此期产妇多有褥汗和产后痛。恶露多持续 4～6 周。产褥期处理：于产后 2h 内观察阴道出血量，注意子宫收缩；产后 4h 让产妇排尿，每日观察恶露量、色、味；保持会阴清洁、干燥；做好乳房护理；适当运动，注意避孕；产后访视及健康检查。

产褥期保健（puerperal hygiene）分娩后 6 周内产褥期的卫生保健。产褥期内生殖器官出现复原变化，而乳房则进一步发育。保健的目的是保证母婴健康、进行卫生指导、及时处理异常情况。其主要的保健重点是预防子宫内伤口和乳腺感染，预防感冒、中暑，保护产妇的哺乳功能和生理功能的恢复。如休息、活动、饮食、会阴清洁、恶露情况与子宫复旧、计划生育与产后访视等。

产褥期感冒（puerperal cold）产褥期常见病。产妇由于分娩时大量消耗体力或失血过多使身体的抵抗力下降。产后出汗多，对气候变化的适应能力差，较易发生感冒。多表现为头痛、发冷发热、鼻塞流涕、咽痛咳嗽、全身疼痛等。查体有咽红、鼻塞流清涕。对症治疗，防止并发症。

产褥期中暑（puerperal heat-stroke）见产褥中暑。

产褥热（puerperal fever）产妇在临产过程中和产后 10 日内因生殖道感染（如子宫内膜炎、盆腔结缔组织炎等）而引起的全身发热性反应。主要表现为发热、头痛、腹痛、恶露臭等。病情严重者可并发腹膜炎和败血症。治疗以抗生素为主。孕期中应增强孕妇抵抗力，及时防治阴道炎症。分娩时及分娩后注意无菌操作，预防感染。

产褥中暑（puerperal heat-stroke）其他名称：产褥期中暑、

产褥期热射病。产褥期因在高温环境中，体内热量不能及时散发引起的中暑。是因中枢性体温调节功能障碍所致。开始口渴、多汗、恶心、头晕、胸闷等，进而体温上升、面色潮红、胸闷加重、皮肤干燥，体温高达 40℃ 以上时表现为谵妄、昏迷、血压下降，甚至引起呼吸、循环衰竭而死亡。减少产褥期中暑的关键在于预防。治疗原则是迅速降温，纠正酸中毒、休克、补充水及氯化钠。加强护理，给予抗生素，预防感染。

产伤（birth injury）分娩过程中所引起的胎儿的机械性损伤。常由产钳助产、负压吸引助产及异常分娩等引起。常见者为头颅血肿、面神经瘫痪、臂丛麻痹、胸锁乳突肌血肿、锁骨骨折等。部分患儿可留下后遗症。故应重视产前检查，提高助产术，以防产伤发生。

产伤瘫痪后遗症（sequel of birth palsy）分娩时，新生儿臂丛神经受到过度牵拉而引起的上肢瘫痪。表现为三角肌、冈上肌、冈下肌、小圆肌、肱二头肌、肱肌、旋后肌和肱桡肌功能障碍，同时有广泛感觉消失。可采用理疗的方法。儿童时期如不能恢复可考虑手术矫形。

产时保健（intrapartum hygiene, labor hygiene）分娩期对产妇的保健，以确保母婴安全。其内容有：科学接生，预防感染，防止产伤，预防产时、产后出血，防止心、肝、肾疾病恶化发展等。

产痫灶（epileptogenic focus）癫痫病人有一个产痫灶，脑部不断发生单位放电，从头皮或脑皮质上做脑电波描记，可记录到尖波或棘波，为鉴定癫痫的一个标志。

产痫灶切除术（resection of epileptogenic focus）癫痫的一种手术方法。适用于脑部确认有一固定的产痫灶者。切除此灶癫痫可望停发。如为部分性癫痫所做的脑皮质切除术，为颞叶癫痫所做的前颞叶切除术及选择性海马、杏仁核切除术等，都属这一类型。

产血小板型巨核细胞（thrombocytogenous megakaryocyte）成熟型巨核细胞。胞体明显增大，直径 50～70μm，甚至达 100μm，外形不规则。胞质内颗粒明显聚集成簇，有血小板形成，胞质周缘部分已裂解为血小板。

产芽孢杆菌（Clostridium sporogenes）梭状芽孢杆菌属微生物。革兰氏阳性杆菌，最常见的厌氧芽孢杆菌之一。有芽孢，周身有鞭毛，能运动。多无溶血作用，但有强烈的分解蛋白能力。不产生毒素，单独存在无致病性。在混合的厌氧创伤感染中，可加强产气荚膜梭菌、败毒杆菌的致病力，加剧创伤感染。

产组胺鱼类中毒（histaminogenous fishes poisoning）食用产组胺鱼类过量引起的中毒。表现为典型的组胺反应：面潮红、头痛、口干、咽下困难、胸闷、心率加快、全身皮肤瘙痒、荨麻疹、结膜充血、呕吐、腹泻等，严重者可有支气管痉挛、血压下降。治疗：重者催吐、洗胃，给予抗组胺类药物治疗，并对症处理。

铲泥工综合征（clay shoveller syndrome）铲泥用力过度或完成同样动作后导致第 1 胸椎损伤而引起的一组病征。表现为第 1 胸椎棘突特殊压痛，X 线可确诊。治疗：制动、对症。

颤动（fibrillation）见纤颤。

颤抖（shivering）即寒战。病人在高热开始时全身发冷和颤抖的症状。多见于急性高热性疾病、急性全身性感染、药物热、输液反应等。

颤腰法（lumbar-shaking manipulation）中医推拿方法名。中医伤科理筋手法的一种。病人俯卧，胸部及骨盆各用沙袋或枕头垫高 9～15cm，使腰部放松，两助手分别拉住病人两肩及双踝作对抗牵拉，术者用两掌重叠压病人腰骶部进行快速颤压，动作要轻重适宜，快速而有节律，每次持续 1min，可重复 3～5 次。常用于腰痛等症，治疗腰椎间盘突出症。

颤振（tremor）中医症状名。①颤，摇也；振，动也。指头部或四肢掉摇抖动之症。可由阴血不足，肝风内动，也可由气虚、心虚而挟痰浊、瘀血引起。②指战栗。颤振，经云寒气客于皮肤，阴气盛，阳气虚，故为振寒寒栗。深师曰：振乃阴会争胜，故为战；栗则阳气不复，故为颤。

菖蒲（Acorus Calamus）中医药名。开窍药。①为天南星科多年生草本植物石菖蒲、九节菖蒲和鲜菖蒲的根茎。辛、微温。归心、脾、肝经。功能开窍豁痰、祛风宣湿、健胃解毒。用于热病神昏、谵语、痰盛、失眠、心悸、气闭耳聋、胸痹呕恶、风湿痹痛、疮疖肿毒。阴虚阳亢、烦躁多汗、精滑者慎服。现代医学研究：菖蒲能促进消化液分泌、制止胃肠异常发酵、促进食欲并可缓解平滑肌痉挛。有镇静作用等。②其他名称：白菖、菖蒲、铁蜈蚣。天南星科植物水菖的根茎。辛、苦、温。功能开窍祛痰，化温解毒。治癫痫、中风、慢性气管炎、胸腹胀闷、肠炎、痢疾、风湿痹痛；治痈肿等。

18-长臂缺失综合征（18q-syndrome）　第 18 号染色体的长臂部分缺失而引起的畸形综合征，为常染色体异常中比较常见的疾病。病人多于婴儿期夭亡，偶有存活到 10 岁以上者。

21-长臂缺失综合征（21q-syndrome）　第 21 号染色体的长臂部分缺失而致的畸形综合征。其主要临床表现为胎儿宫内发育障碍，生长缓慢。病儿小头，眼、鼻、腭、耳、尿道、骨骼多可有畸形。病儿多于儿童期前死亡，偶有存活至 10 岁以上者。确诊有赖于染色体检查。

长春胺（vincamine）　其他名称：适脑脉、长春花素、奥勃兰。从夹竹桃科植物长春花中提取的一种生物碱。属吲哚类生物碱。淡黄色结晶。脑血管扩张剂。用于脑血管障碍、脑栓塞所引起的后遗症，可增进脑血管失常病人的智力。还可用于视网膜病变、自主神经功能失调等。

长春地辛（vindesine）　其他名称：西艾克、艾myrtle新。抗肿瘤药。半合成的长春碱衍生物。用于肺癌、恶性淋巴瘤、乳腺癌、食管癌、恶性黑色素瘤。还可用于白血病、生殖细胞肿瘤、头颈部癌、软组织肉瘤等。制剂：硫酸长春地辛注射剂。骨髓功能低下者、严重感染者及孕妇禁用，肝肾功能不全者慎用。用药期间定期检查血象。

长春碱（vinblastine）　其他名称：威保定、长春花碱。抗肿瘤药。夹竹桃科植物长春花中提取的干扰蛋白质合成物。用于霍奇金淋巴瘤与非霍奇金淋巴瘤、睾丸癌、绒毛膜上皮癌，对肺癌、乳腺癌、卵巢癌及单核细胞白血病也有效。制剂：硫酸长春碱注射剂。用药者应减量慎用。用药期间应严格检查血象。注射时防止药液漏出血管外引起坏死。

长春瑞滨（vinorelbine）　其他名称：去甲长春花碱、诺维本、盖诺。植物来源的抗肿瘤药。主要用于非小细胞肺癌、乳腺癌、卵巢癌、淋巴瘤等。制剂：重酒石酸长春瑞滨注射剂。严重肝功能不全者禁用，肾功能不全者慎用。注射时避免漏于血管外。用药期间定期严格检查血象。

长春新碱（vincristine, VCR）　其他名称：醛基长春碱。抗肿瘤药。长春花中提取的有效成分。用于急性及慢性白血病、恶性淋巴瘤、小细胞肺癌、肾母细胞瘤、绒毛膜上皮癌、宫颈癌、乳腺癌、脑瘤、睾丸肿瘤、卵巢癌、消化道癌及恶性黑色素瘤等。制剂：硫酸长春新碱注射剂。应严格检查血象；勿将药液漏出血管外。

长短周期现象（long-cycle-short-cycle-phenomenon）　某些期前收缩容易在长的心动周期之后出现，这些期前收缩引起的长代偿间歇又宜于下一个期前收缩出现，如此反复，可形成期前收缩二联律。

长骨釉质瘤（adamantinoma of long bone）　发生于颌骨以外的并与"釉质瘤"结构相似的一种恶性骨肿瘤。多发于胫骨及其他长骨，偶发于短骨。临床表现为患部疼痛，伴肿胀，形成大小不等的肿块。有时合并病理性骨折。可经血行或淋巴转移。X 线及 CT 检查有助于诊断，病理检查可确诊。手术治疗为主。

长管白蛉（Phlebotomus longiductus Parrot）　该种蛉以雌蛉受精囊特长为其特征。成蛉栖息于住屋和畜舍，活动于室内、外，吸人血和畜血。长管白蛉在中国仅分布于新疆，是新疆人源型黑热病的传播媒介。

长 Q-T 间期综合征（long Q-T syndrome, LQTS）　其他名称：Q-T 间期延长综合征。一组具有遗传倾向，心电图以 Q-T 间期（心室复极时间）延长、T 波和/或 U 波形态异常为特征、易发生尖端扭转型室速、室颤及心源性猝死的综合征。可依据家族史、临床表现以及心电图显示 Q-T 间期延长

相关的心动过缓及 T 波异常诊断。治疗分为药物治疗和非药物（如起搏器、除颤器和手术）治疗。

长链脂肪乳（long-chain triglyceride fat emulsion, LCT fat emulsion）　以长链脂肪酸（含 12～24 个碳原子）为主要成分，以卵磷脂为乳化剂制备的水包油型脂肪乳剂。主要来自大豆油或红花油，具有为人体供能和提供必需脂肪酸的重要生理功能。

长脉（long pulse）　中医脉象之一。脉长超过本位，首尾端直，如循长竿。脉波动的幅度长，过于本位，应指有盈余之感。若脉长而和缓，是中气旺盛的健康脉象；若长而弦硬，按之有牵绳感，则属邪正俱盛的实证，见于实热内结或热盛风动等。

长膜壳绦虫（Hymenolepis diminuta）　见缩小膜壳绦虫。

长膜壳绦虫病（hymenolepiasis diminuta）　见缩小膜壳绦虫病。

长期变异（secular change）　某种疾病经过多年（十年、几十年、百年）时间，分别在发病率（死亡率）、病情严重程度或二者同时所发生的变化，无论传染病还是非传染病都有这种现象，在某些传染病还有病原体型别的变异问题。

长期不规则发热（long-term irregular fever）　感染利什曼原虫后，在相当长的一段时间内病人体温升降无定时的一种不规则热型。约占内脏利什曼病病例数的 95%。

长期低热（long-term of low-grade fever）　体温（口表）37.5～38.4℃持续 4 周以上者。病因：①感染性疾病，其中最多见者是结核，其次为胆道感染、慢性肝炎、病灶感染、尿路感染等。②非感染性疾病，如风湿病、甲状腺功能亢进、自主神经功能紊乱等，但对老年人还应考虑有癌肿的可能。仔细查找病因，采取相应治疗措施。

长期动物诱癌试验（a long-term provocative canceration test from animal）　通过两年（大鼠）或一年半（小鼠）乃至终生的动物饲养和染毒，观察化学物致癌作用的试验。是鉴定化学物致癌性的标准体内试验。试验要求有足够的动物数目（每组大约 50 只以上）和尽可能低的"自发肿瘤率"。至少设 3 个剂量的实验组和一个对照组。要有良好的饲养环境和条件，保证饮料和饮水不受污染以及排除外加因素的干扰和影响。试验过程中要严格管理有观察记录。实验终了全部动物都要做病理检查和最终结果判定。

长期发热（long-term fever）　发热持续时间超过 2 周者。此类疾病有时不易诊断，须跟踪观察，并积极查找发热的原因。

长期接触（long-term exposure）　其他名称：长期染毒。长期（几年或生命大部分时间）连续或反复接触某种物质或某种毒物。

长强（changqiang, DU 1）　中医经穴名。属督脉。位于尾骨尖端与肛门连线的中点处，跪伏位取穴。主治痔疮、脱肛、便血、便秘、前列腺炎及癫、狂、痫证等。靠近尾骨前面斜刺 0.5～1 寸，艾炷灸 3～7 壮，或艾条灸 5～15min。

长时记忆（long-term memory, LTM）　信息在头脑中长时间保留的记忆。保留信息的时间在 1min 以上，甚至终生。保持终生的长时记忆，又称永久记忆。长时记忆的容量是无限的，所储存的信息通常分类处理后加以储存。

长收肌（adductor longus）　位于耻骨肌内侧，起自耻骨支、坐骨支前面，止于股骨粗线的一块肌肉。三角形，作用为内收、外旋髋关节。由闭孔神经支配。

长寿基因（longevity genes）　体内某些与长寿或抗衰老密切相关的基因。常与机体代谢及应激能力有关。

长吸式呼吸（apneusis, apneustic breathing）　切除双侧迷走神经和呼吸调节中枢后出现的一种呼吸形式。此时吸气将延长。

长吸中枢（apneustic center）　位于脑桥中下部的加强延髓吸气神经元活动的神经结构。存在吸气神经元、呼气神经元和跨时相神经元。

长效避孕片一号（long-acting contraceptive tablet Ⅰ）　其他名称：复方氯地孕酮片。一种长效口服避孕药。由氯地孕酮、炔雌醚组成。服用 1 片其有效避孕时间可持续 25 天。急慢性肝炎、肾炎、子宫肌瘤、高血压、糖尿病、乳房肿块和哺

乳期妇女禁用。

长效促皮质素注射液（Injectio Corticotropini Cum Zinco）　组成：促肾上腺皮质激素与适量氢氧化锌的白色、灭菌混悬液。具有长时间促进肾上腺皮质激素分泌的功效。此外，尚有促皮质素-明胶注射液和磷酸锌促皮质素注射液等。

长效复方炔诺孕酮片（tablet norgestrel compound depot）　其他名称：口服长效避孕片。一种长期口服避孕药。组成：炔诺孕酮和炔雌醚。口服后药物大量贮存在脂肪组织内，而后再缓缓释放出来，故作用持续时间较长，用药一次，有效期可达 28 天左右。严重肝肾功能不良者、子宫和乳房有肿瘤者以及哺乳期妇女禁用。

长效甲状腺刺激素（long-acting thyroid stimulator，LATS）　一种有类似促甲状腺激素作用的免疫球蛋白。化学本质是 γ-球蛋白。可能是由浆细胞产生的甲状腺抗原的自身抗体。化学结构与促甲状腺激素相类似，因而能与其竞争甲状腺细胞膜上的受体而刺激甲状腺细胞增生和分泌。可能是引起甲状腺功能亢进的原因之一。

长效制剂（long-acting preparation）　其他名称：缓释制剂。采用适当方法，延缓药物在体内吸收、分布、代谢和排泄过程而达到延长药物作用时间的制剂。包括延缓作用、延长作用、延缓释放、延长释放、定时释放等剂型。可减少服用次数与用量，提供平稳的血药浓度，提高疗效，减轻毒副作用。

长压定（loniten，minoxidil）　见米诺地尔。

长轴（long axis）　心电图学术语。心脏右上底部至左下心尖部的假想连线的简称。心脏绕其长轴转动即可形成心电图学的钟向转位。

肠阿米巴肉芽肿（intestinal amebic granuloma）　肠阿米巴原虫所致的结肠肿瘤样或结节状损伤。好发于回盲部，也可见于横结肠、乙状结肠和直肠。有疼痛，局部可摸到坚硬可移动的包块，很像结肠癌。易并发肠梗阻和肠穿孔等，经抗阿米巴治疗多可痊愈。

肠闭锁与肠狭窄（intestinal atresia and intestinal stricture）　为新生儿肠梗阻中常见的消化道畸形。以空肠、回肠多见，十二指肠次之，结肠少见。闭锁为完全性肠梗阻，狭窄为不完全性肠梗阻。梗阻部位愈高出现呕吐愈早，常无胎便排出，并有脱水、酸中毒等症状。直立位 X 线摄片对诊断很有价值。手术治疗为主。

肠病性肢端皮炎（acrodermatitis enteropathica）　常染色体隐性遗传性代谢缺陷病。锌于肠道中吸收减少，粪便中排出锌增多，机体发生缺锌所致。常发生于断母奶后不久的婴儿，好发部位为皮肤黏膜交界处及四肢，肢端更甚。皮肤损害最初为丘疱疹和大疱，以后为片状糜烂，苔藓样或银屑病样斑块，棕褐色干燥鳞屑或结痂，皮损可反复成批出现。此外，可有秃发、腹泻、生长发育停滞、营养不良。常死于继发感染。锌治疗有良效。

肠产毒性大肠埃希菌（enterotoxigenic Escherichia coli，ETEC）　产生热稳定毒素和/或热不稳定毒素的大肠埃希菌。是 5 岁以下婴幼儿和旅游者腹泻的重要病原菌。污染的水源和食物在疾病传播中有重要作用，致病物质主要是肠毒素。症状可从轻度腹泻至严重的霍乱样腹泻。

肠产毒性大肠埃希菌腹泻（diarrhea from enterotoxigenic Escherichia coli）　肠产毒性大肠埃希菌引起的腹泻。由食入污染的食物和水而感染。临床特点是恶心、腹痛、水样便和低热。重者如霍乱，可发生脱水及离子紊乱。粪便肠毒素测定及培养出肠产毒性大肠埃希菌可以确诊。治疗：补液纠正脱水及电解质紊乱。腹泻不止可口服抗菌药物。

肠虫清（valbazen，albendazole）　见阿苯达唑。

肠出血性大肠埃希菌（enterohaemorrhagic Escherichia coli，EHEC）　引起出血性肠炎及溶血性尿毒综合征的大肠埃希菌。见肠道出血性大肠埃希菌。

肠出血性大肠埃希菌腹泻（diarrhea from enterohaemorrhagic Escherichia coli）　由肠出血性大肠埃希菌引起的肠黏膜细胞坏死，发生出血性腹泻。发病以小儿为主。临床有腹痛、腹泻。粪便初呈水样，继而呈血性。病人有低热。部分病人病后 1 周并发溶血性尿毒症或血栓性血小板减少性紫癜。钡剂灌肠 X 线检查有助于诊断。粪便培养出肠出血性大肠埃希菌可确诊。轻者可自限。支持疗法及适当应用抗生素。

肠穿孔（perforation of intestine）　肠管病变、损伤而穿透肠管壁，导致肠内容物溢出至腹腔的过程。消化性溃疡、肠道憩室、外伤等可造成穿孔。主要表现为剧烈腹痛、腹胀等腹膜炎症状，严重可致休克和死亡。

肠道病毒（enterovirus）　小核糖核酸病毒科中的一个属。包括脊髓灰质炎病毒、柯萨奇病毒、埃可病毒和新型肠道病毒共 71 个血清型。肠道病毒颗粒直径 20～30nm，是 RNA 病毒中体积最小者。为球形对称 20 面体，无包膜，核衣壳子粒约为 32 个。肠道病毒不耐热，50℃ 1h 可灭活，但在 -70℃时可长期生存。耐酸，又能耐受 70%酒精、5%甲酚皂溶液（来苏尔）。对紫外线和干燥敏感，夏季在人粪中可存活几小时。

肠道病毒感染（enteroviral infection）　通过被肠道病毒污染的水、食物或空气飞沫传播而引起的一组疾病。包括：①脊髓灰质炎；由脊髓灰质炎病毒引起的急性传染病，好发于儿童，通过粪便和咽部分泌物传播。绝大多数感染者不显症状，当病毒侵入脊髓前角灰质时，则引起肢体软瘫，易有后遗症。②柯萨奇病毒感染：由 A 和 B 两组柯萨奇病毒所致，病人多为儿童，病情多数较轻，表现为多种症候群，常见者有呼吸道感染、疱疹性咽峡炎、流行性胸痛症、急性心肌炎、神经系统损害等。③埃可病毒感染：其临床表现等与柯萨奇病毒基本相同。④新型肠道病毒感染：由于新型肠道病毒的型别不同，可分别引起肺炎、急性出血性结膜炎、脊髓炎等。根据病原学和血清学检查即可确诊。治疗：尚缺乏有效的抗病毒制剂，主要为对症治疗，忌用肾上腺皮质激素。

肠道病毒脑膜炎（enterovirus meningitis）　由肠道病毒所致，包括柯萨奇病毒、埃可病毒、脊髓灰质炎病毒和新型肠道病毒。主要经粪-口途径传播，常在晚春和夏季时有流行倾向，多见于儿童。起病急骤，表现为发热、头痛、呕吐、嗜睡、谵妄，于起病 1～2 日内即出现脑膜刺激征。取病人咽拭子、粪便或肛拭子、脑脊液标本分离病毒诊断。治疗：对症和支持疗法为主。

肠道病毒胃肠炎（enterovirus gastroenteritis）　由柯萨奇病毒和埃可病毒导致的胃肠炎。本病冬、春季均可发生。婴幼儿易发生埃可病毒性腹泻，常在产褥室、托幼机构等处流行。临床表现为病初乏力、发冷、反复呕吐，胃内容物吐尽则干呕。腹泻为稀便或水样便，呈黄色或黄绿色，混有黏液，偶带血。每日腹泻在 10 次之内。有腹痛、肌痛，个别病例发生脱水和酸中毒。一般发病后 24～48h 症状好转。在吐泻期立即收集大便可分离出病毒。肯定诊断应根据血清检查。

肠道病毒 71 型（enterovirus 71 type）　新型肠道病毒。是耐热、耐酸的小 RNA 病毒。可引起无菌性脑膜炎、手足口病、中枢神经系统症状及瘫痪，病死率高。病毒分离、血清特异抗体检测有助于诊断。对症治疗，支持疗法。

肠道病原菌（enteropathogenic bacteria）　人或动物肠道中生存的一些致病菌。主要有沙门菌属的伤寒沙门菌、肠炎杆菌和猪霍乱杆菌、痢疾杆菌，以及霍乱弧菌。对医院污水进行肠道病原菌监测有重要意义。

肠［道］重复畸形（double intestine）　胚胎发育时中原肠实心期空化不全。多位于肠系膜侧，呈囊状或管状，壁内有肌层、黏膜和血管，可与肠腔相通，常见的是回盲部的肠囊肿。可出现包块，并发肠梗阻或肠出血。

肠道出血性大肠埃希菌（enterohaemorrhagic Escherichia coli，EHEC）　其他名称：Vero 毒素大肠埃希菌。5 岁以下儿童易染。症状从轻度腹泻至血便，并伴剧烈腹痛。有的可并发急性肾衰竭、血小板减少、溶血性尿毒综合征等，死亡率达 10%左右。细菌进入消化道，由紧密黏附素介导与宿主肠上皮细胞结合，释放一种能引起 Vero 细胞病变的毒素，与痢疾志贺菌的毒素相似，可引起出血性肠炎。尚产生与 EHEC 致病有关的内毒素和溶血素。

肠道传染病（infectious disease of intestine）　病原体经口侵入肠道，在其中生长、繁殖，并从粪便排出的一类传染病。包括某些病毒性肝炎、脊髓灰质炎、细菌性痢疾、伤寒与副伤寒、霍乱、细菌性食物中毒及阿米巴病等。此类疾病的特点为：①病原体侵犯肠道，临床表现大多为胃肠道症状和毒血症；②少数病原体经口侵入，随血流侵犯中枢神经系统而表现为中枢神经系统症状，如脊髓灰质炎；③大多数病原体能在人体内繁殖，随粪便及排泄物排出体外，故受感染者是唯一传染源；④粪-口途径为主要传播方式。预防措施关键是切断传播途径，把好"病从口入"关。

肠道多发性息肉病（multiple polyps of intestine） 发生在小肠、结肠、直肠的广泛性或散发性多个息肉。一般将其分为家族性和非家族性。前者系遗传疾病，如家族性结肠多发性息肉病、少年型结肠息肉病等；后者多发生于血吸虫病、慢性菌痢、慢性非特异性溃疡性结肠炎等。治疗：手术切除或纤维结肠镜摘除息肉。

肠道隔离（enteric isolation） 为预防经粪-口途径传播的感染而设计的隔离。适用的疾病有霍乱、甲型肝炎、肠道病毒感染、传染性腹泻或胃肠炎等。

肠道激惹综合征（irritable bowel syndrome，IBS） 见肠易激惹综合征。

肠道菌群失调（alteration of intestinal flora） 肠道正常菌群中各菌间的比例（量或质）关系发生大幅度的变化（超过正常范围）导致的系列临床现象。一般发生在机体抵抗力降低或原有慢性肠道疾病时，由于滥用广谱抗生素，使肠道正常菌群失调，因而发生葡萄球菌性或真菌性肠炎。临床主要表现为发热、腹胀、腹泻。治疗：停用原来的抗生素，并采用一般支持疗法。

肠道流行性感冒（intestinal influenza） 其他名称：病毒性胃肠炎、流行性腹泻。由病毒引起的急性胃肠道感染。致病源主要是轮状病毒或细小病毒。也可继发于病毒性肝炎、流行性感冒、麻疹、腮腺炎等疾病。多发生在冬季。婴幼儿和儿童容易发病。传染方式是粪-口途径或接触传染。其潜伏期为24～48h，发病急。表现为恶心、呕吐、腹泻、腹痛及不同程度的全身症状。呈自限性病程，预后良好。治疗：注意水、电解质和酸碱平衡，口服或静脉补液。口服吗啉胍、中药及对症治疗。

肠道内营养（enteral nutrition，EN） 见肠内营养。

肠道气囊肿症（intestinal pneumatosis cystoides） 肠道黏膜下或浆膜上存有很多气囊的疾病。罕见的良性肠道疾病，气囊肿最多见于小肠，特别是回肠，其次是结肠，也可侵犯食管。病变为多发性含气的小囊或大泡。青壮年多见。可无症状或体征。气囊肿巨大时，腹部可触及一个无痛、质软、活动的包块。X线腹部检查诊断。治疗：并发肠穿孔、大出血、肠梗阻或严重腹痛和里急后重者手术治疗，术后复发率较高。

肠道清洗（intestinal lavage） 临床在特殊检查、治疗或手术前，采用导泻剂或灌肠剂清洗肠道的一种医疗技术。

肠道外营养（parenteral nutrition，PN） 见肠外营养。

肠道微生态（intestinal microecology） 指在宿主消化道中存在的细菌、病毒、真菌、衣原体等微小生物群体。肠道内有400～500个菌种，细菌总数约 10^{13}～10^{14}。菌群分三种：原籍或膜菌群，为专业厌氧菌，如类杆菌、双歧杆菌、乳杆菌；共生菌，与原籍菌有共生关系，与外籍菌有拮抗关系的生理性细菌，如芽孢菌属等；外籍菌，又称过路菌，大多是病原菌，常为需氧菌或兼性厌氧菌，肠腔黏膜中表层菌群具有高免疫原性。人体肠道菌群在一生中都保持相对稳定不会致病。当内环境发生紊乱时，肠道内潜在有害菌，可产生毒素，破坏肠黏膜，诱发感染、免疫紊乱。补充外源性有益菌，即微生态制剂能促进正常菌群生长，抑制致病或条件致病菌的生长，调整微生态失衡。微生态制剂主要有三类：益生菌、益生元及合生元。与菌群失调相关的消化系统疾病有：腹泻、细菌过度生长综合征、肠易激综合征、功能性便秘、炎症性肠病、新生儿坏死性小肠结肠炎、肠源性内毒素血症和幽门螺杆菌感染。

肠[道]息肉（intestinal polyps） 突出于肠黏膜面的一种赘生物。可发生在肠道的任何部位。从病理上可分为：①腺瘤性息肉：包括管状、绒毛状及管状绒毛状腺瘤；②炎性息肉：黏膜炎性增生或血吸虫卵性以及良性淋巴样息肉；③错构瘤性：幼年性息肉及色素沉着息肉综合征（Peutz-Jeghers综合征）；④其他：化生性息肉及黏膜肥大赘生物。多无症状，少数有腹部不适、腹胀或大便习惯改变，粪便可混有血液，或鲜血便。大的息肉可引起肠套叠、肠梗阻或严重腹泻。诊断主要靠X线气钡双重对比造影检查、内镜检查和直视下活组织检查。治疗：对有出血或易恶变者应及早手术切除。

肠道血管发育不良（intestinal angiodysplasia） 其他名称：肠动静脉畸形。由肠道血管异常增生引起的下消化道间断出血，属于老年退行性变。以下消化道慢性失血和贫血为主要临床特征。病人可以无症状，主要表现为血便、黑便、粪便隐血试验阳性和缺铁性贫血。动脉造影和内镜检查有诊断价值。治疗：经内镜电凝止血、注射硬化剂及激光治疗。对大量出血、内镜治疗仍有反复出血者应考虑手术。

肠道造口（enterostomy） 见肠造口术。

肠道脂代谢障碍症（intestinal lipodystrophy） 一种少见的吸收不良综合征。表现为消瘦、脂肪泻、发热及多发性浆膜炎。小肠黏膜上皮细胞、固有层有大量脂质沉着。小肠黏膜活检可确诊。治疗：抗菌药物普遍有效，重症可加泼尼松（强的松）。

肠道子宫内膜异位症（intestinal endometriosis） 子宫内膜组织在肠道生长而引起的病变和症状。多见于30～45岁妇女。阵发性腹痛、腹泻或便秘，月经期症状加重。乙状结肠镜检查可见肠腔变窄。治疗：年轻而要求生育者可用药物治疗；年长者应根治。

肠毒素（enterotoxin） 由某些凝固酶阳性的金黄色葡萄球菌菌株产生的、作用于小肠壁上的外毒素。是引起人类食物中毒的病因之一。一般1～4μg即可致病。潜伏期2～3h。肠毒素耐热，有6个血清型，其中A型引起食物中毒最多，B和C型次之。分子量为28 000～35 000Da。

肠毒素血症（enterotoxemia） 肠道内的细菌所产生的毒素进入血液而引起机体中毒症状。如D型产气荚膜梭菌引起的肠毒素血症。

肠堵塞（intestinal obturation） 肠内容物堵塞肠道引起的肠梗阻。为单纯性肠梗阻。常因胆石、粪便、异物和蛔虫团等堵塞所致。治疗：先行非手术疗法，如无效则手术。

肠短路吻合（intestinal shunt anastomosis） 治疗肠梗阻的一种术式。当梗阻部位切除有困难，如肿瘤向周围组织广泛侵犯，或粘连广泛难以剥离，而肠管无坏死现象，为解除梗阻，可分离梗阻部远近端肠管作短路吻合，旷置梗阻部，但旷置的肠管尤其是梗阻部的近端肠管不宜过长，以免引起盲祥综合征。

肠段组织移植（transplantation of intestinal segment） 治疗全食管缺损或狭窄的方法。通过将肠系膜动静脉和颈部适当动静脉直接吻合，肠段组织就可以游离移植于颈部来修复颈段食管缺损或狭窄，或用来修复咽下部瘢痕狭窄。

肠分节运动（intestinal segmentation） 一种以环形肌为主的节律性收缩和舒张运动。在一段有食糜的肠管上，环形肌在许多点同时收缩，将食糜分割为许多节段，随后收缩与舒张交替，原节段分为两半，相邻两半合成新节段，如此反复，使食糜与消化液充分混合，为吸收创造了条件，同时起到促进肠壁循环的作用。

肠风下血（discharge of fresh-bloody stool） 中医病名。系指一种以便血为主症的疾病。下血如溅，血色鲜红，肛门无肿痛，大便不畅或便溏，或伴有口苦、腹痛的大便前出血症。其发病是由于胃肠湿热蕴积，下移大肠，灼伤阴络，或由于风热之邪客于肠胃，灼伤肠络所致。治疗应清化湿热、凉血止血，方用地榆散或槐角丸加减。

肠杆菌科（Enterobacteriaceae） 真细菌目的一科微生物。一群寄生于人或动物肠腔内的革兰氏阴性杆菌。多数有鞭毛和菌毛，在普通培养基上生长良好，生化反应活泼，抗原结构复杂。可分为5个族，即欧文菌族、埃希菌族、变形杆菌族、沙门菌族及沙雷菌族以及21个属。

C

肠肝循环（enteral-hepatic cycle） 胆汁酸盐的代谢过程。肝细胞合成结合胆酸，分泌至肝毛细胆管内，在通过毛细胆管膜时，与卵磷脂、胆固醇形成复合微胶粒进入胆汁。胆汁酸在肠道内参与一系列消化、吸收活动，在回肠末端被重吸收，被吸收的胆酸经肝脏从胆汁排出。这个循环称为胆汁酸的肠肝循环，每日进行6～8次。

肠梗死（intestinal infarction） 因静脉受压淤血，继而动脉闭塞所造成的肠壁的出血性梗死。常发生于肠套叠、肠扭转、绞窄性肠疝等情况。严重程度各异。早期，病变肠段高度淤血，呈污浊的暗红色，浆膜及黏膜都有斑点状改变；以后很快发生整段肠壁水肿和广泛出血，肠腔内容物呈血性，肠浆膜面可有纤维素性脓性覆被物。治疗：手术。

肠梗阻（intestinal obstruction） 由于病理因素发生肠内容物在肠道中通过受阻。临床常见急腹症之一。根据发生的原因，分为动力性、机械性和缺血性3类。按肠道有无血运障碍，分为单纯性和绞窄性两种。按发病进程和程度分为急性和慢性、完全性和不完全性等类型。表现为腹痛、腹胀、呕吐、便秘和停止排气。无明显全身症状。典型的肠梗阻病人腹部可见到肠型和蠕动波。X线检查有助于诊断。治疗：首先禁食，胃肠持续减压，纠正水、电解质、酸碱平衡失调，绞窄性肠梗阻和非手术治疗无效者应及时进行手术治疗。

肠〔管〕壁疝（parietal hernia, Richter hernia） 嵌顿的疝内容物为肠壁一部分。系膜侧肠壁及系膜未进入疝囊，肠腔完全梗阻。嵌顿的部分肠壁可坏死、穿孔。治疗：手术。

肠激酶（ereptase） 其他名称：肠肽酶。一种蛋白水解酶。由肠腺泌出，可激活胰蛋白酶。

肠集聚性大肠埃希菌（enteroaggregative Escherichia coli，Eagg EC） 引起婴儿持续性腹泻、脱水、偶有血便的病原菌。不侵袭细胞，可产生毒素和黏附素。毒素为肠集聚耐热毒素，可导致大量液体分泌。另一种毒素类似大肠埃希菌的α溶血素。有4种不同形态的菌毛，其中集聚性黏附菌毛Ⅰ与肠致病型大肠埃希菌中 *bfp* 基因编码的菌毛很相似。

肠贾第虫病（intestinal giardiasis） 其他名称：肠梨形鞭毛虫病。是蓝氏贾第鞭毛虫寄生于人体小肠所致。临床表现以腹泻为主，并有腹痛、腹胀、食欲减退等，寄生于胆道可引起胆囊炎或胆管炎，出现右上腹痛，轻度黄疸、肝肿大。偶有肝功能异常。做十二指肠引流，可找到滋养体。治疗：甲硝唑、米帕林等。

肠间脓肿（interintestinal abscess） 其他名称：腹中部脓肿。脓液被包围在肠管、肠系膜与网膜之间，可为单个或多个。由于脓肿周围有较广泛的粘连，或因脓肿压迫与侵蚀肠壁，常伴发不同程度的肠梗阻。

肠绞痛（intestinal colic） 参见腹绞痛综合征。

肠绞窄（strangulation of bowel） 肠管内容物的通过及肠壁的血液循环均发生障碍。可由肠系膜血管疾病直接引起，也可以由机械性肠梗阻发展而来。

肠结核（enterophthisis, intestinal tuberculosis） 结核分枝杆菌侵犯肠道引起的肠道慢性特异性感染。常继发于肺结核。主要侵犯回盲部。溃疡性肠结核较多见，主要表现为腹痛、腹泻、发热、盗汗、消瘦、营养不良等症状。增殖性肠结核可有右下腹肿块和肠梗阻症状。早期抗结核治疗有效。增殖性肠结核有时须用手术治疗。

肠梨形鞭毛虫病（intestinal giardiasis） 见肠贾第虫病。

肠瘘（intestinal fistula） 肠壁上有异常瘘口。肠内容物经瘘道溢于体外者，称为肠外瘘；若瘘口与空腔脏器相交通则谓之内瘘，如小肠-结肠瘘、小肠-膀胱瘘等，瘘口位置越高，危害性越大。

肠鸣（borborygmus） 当肠蠕动时，因肠管内气体和液体的流动，于腹壁上可听到的一种断断续续的咕噜音。正常情况下肠鸣每分钟4～5次。若肠鸣超过10次/min称肠鸣亢进（如急性肠炎）。若持续3～5min以上才听到一次，甚至听不到，则为肠鸣减少或消失，见于急性腹膜炎、肠麻痹等。

肠内营养（enteral nutrition，EN） 其他名称：肠道内营养。营养支持治疗之一。将直接经消化道吸收或经简单的化学性消化就能吸收的营养制剂，通过鼻置管或胃肠造口注入胃肠道内，供给病人日常所需营养素的方法。病人存在营养不良，或由于创伤或疾病不能正常进食，只要肠道功能存在并能使用，就可采用肠内营养的支持疗法。营养物包括蛋白质、糖类、脂肪、水、维生素、矿物质、纤维素7大类。可分次灌注或连续滴入。实施肠道内营养，必须加强护理、监测和疗效观察，严防并发症。

肠扭结综合征（intestinal knot syndrome） 回肠和乙状结肠呈结节性狭窄所致的以肠梗阻为主要表现的一组症候群。常见于40～60岁男性，表现为突发性腹痛、腹胀及呕吐，停止排气排便。有腹膜炎体征，白细胞增多，X线示扩张的肠袢上端液面平面。急诊手术。

肠扭转（volvulus） 一段肠袢沿其系膜长轴发生的不正常旋转。可造成闭袢性肠梗阻。肠系膜或肠袢过长是引起扭转的解剖因素，饱餐、便秘、肠蛔虫团、肠壁上较大肿瘤等是此病的辅因。扭转的肠管可发生膨胀、水肿、坏死及穿孔等。治疗：一旦确诊尽早手术，抗休克，支持疗法，抗生素。

肠膨出（enterocele） 见直肠子宫陷凹疝。

肠憩室（intestinal diverticulum） 肠管向外突出形成盲端的袋状结构。有真性、假性憩室两种。真性憩室少见，由先天发育不良所致，憩室壁结构与肠壁结构相同。假性憩室多见，肠黏膜经肠壁肌层缺损处向外形成囊状突出的病理结构，憩室壁中没有肌层。其形成的基本原因是肠壁的局限性薄弱和肠腔内压力增高。

肠侵袭性大肠埃希菌（enteroinvasive Escherichia coli，EIEC） EIEC在表型和致病性方面与志贺菌类似。主要侵犯较大儿童和成人。所致疾病很像菌痢，有发热、腹痛、腹泻、脓血便及里急后重等症状。

肠侵袭性大肠埃希菌腹泻（diarrhea from enteroinvasive Escherichia coli） 侵袭性大肠埃希菌侵入小肠甚至结肠上皮细胞并生长繁殖，在内毒素的作用下破坏细胞，引起肠炎或腹泻。主要在大龄儿童及成人中致病，多为散发，也可暴发流行。病人大便呈黏糊状，或带血，酷似菌痢，并可有腹痛，但无里急后重表现。粪便培养阳性可确诊。治疗：补液纠正脱水及电解质紊乱，腹泻不止者可口服庆大霉素、卡那霉素、诺氟沙星等。

肠球菌感染（enterococcal infection） 由粪链球菌和坚忍链球菌所致的感染。该菌存在于正常人与动物的肠道内，为条件致病菌，在一定条件下可以致病。临床上常见为泌尿生殖道的感染，如尿道炎、膀胱炎、输尿管炎、肾盂肾炎、前列腺炎等，亦可能发生腹膜炎，偶尔引起心内膜炎。诊断包括常规检查及培养，必要时做血培养。由于本菌耐药株较多，治疗：根据药敏试验选用敏感抗菌药物。一般除青霉素或氨苄西林外，氨基糖苷类和头孢菌素类有一定疗效。

肠缺血综合征（intestinal ischemia syndrome） 由肠道血管病变或肠系膜血流灌注不良造成的大小肠急、慢性损害所引起的一种综合征。常见的有急性肠梗阻、缺血性结肠炎、缺血性肠绞痛、腹腔动脉压迫综合征等。因血管闭塞的部位及程度不同，造成的缺血性损害并不尽相同。临床上可根据具体病情，采取相应的手术措施以恢复正常血供。

肠溶胶囊（enteric capsule） 不溶于胃液而可溶于肠液的胶囊剂，系空胶囊经特殊处理制得。可以避免药物受胃液破坏及药物对肠黏膜的直接刺激作用。

肠溶片（enteric coated tablet） 用肠溶性包衣材料进行包裹的片剂。药物进入肠道才溶解，目的是避免刺激胃部，或防止药物在胃内受到破坏。

肠溶衣（enteric coating） 固体制剂的包衣方法之一。用某些特殊的天然（如虫胶）或人工合成的高分子物料（如苯二甲酸醋酸纤维素）包裹在丸、片等固体制剂外层，使制剂能在胃中保持完整，而在肠内崩解或溶解，产生疗效。

肠溶衣片（enteric coating tablet） 在压制片外包一层肠溶衣的制剂。该衣在胃中不溶，而在肠碱性环境下溶解，可防止药物在胃内被破坏以及药物对胃的直接刺激等。

肠蠕动音（intestinal peristaltic sound） 亦称肠鸣音。肠道蠕动时，气体和液体同时通过由蠕动而形成的较狭窄的肠腔，所产生的一种咕噜声。频繁而响亮的蠕动音见于不完全性肠梗阻、肠痉挛、急性肠炎、腹泻等，在肠麻痹和弥漫性腹膜炎时，肠蠕动音减少或消失。

肠伤寒穿孔（typhoid complicated with intestinal perforation）伤寒病的严重并发症之一。穿孔多发生在回肠末端。先有持续高热、腹痛，便秘或腹泻、肝脾大、白细胞低下和相对缓慢的脉率。突发右下腹疼痛，后遍及全腹，伴有呕吐、腹胀；全腹有肌紧张与压痛，右下腹明显，肝浊音界缩小，肠鸣音消失，可有休克表现。腹部透视可见膈下有游离气体。治疗：诊断明确后立即手术。

肠上皮化生（intestinal metaplasia）胃黏膜胃型上皮变为肠型上皮。分为小肠型和大肠型，后者易发生恶变。好发于幽门、胃窦与小弯部。其分布与胃癌的好发部位十分相似。在某些分化较高的肠上皮型胃癌，甚至可见上皮细胞有刷状缘，说明来源于化生的肠上皮。

肠神经官能症（intestinal neurosis）肠道的一种功能性疾病。主要表现为肠道分泌与运动功能失调。临床上有气胀、腹痛、腹泻、排气、痉挛性便秘等症状。可与胃神经官能症及全身官能症同时存在。确诊必须首先排除肠道器质性病变。治疗：镇痛及对症处理。

肠鼠疫（intestinal plague）除鼠疫的一般症状外，病人还具有频繁呕吐和排泄黏液便或水样便特殊症状的鼠疫。吐泻物中含有大量血液和黏液。

肠肽酶（ereptase）见肠激酶。

肠炭疽（intestinal anthrax）炭疽病类型之一。由吞食带菌肉类和饮用染菌的水或奶类所致。包括急性胃肠炎型和急腹症型。前者潜伏期较短，可有反复呕吐、腹痛和腹泻等，大便中一般无血，多经数日恢复。后者比较重，可有呕吐、呕血、腹痛、腹泻、便血及腹部压痛和反跳痛，常并发败血症。治疗：青霉素，同时合用链霉素、庆大霉素等。青霉素过敏者可用四环素或氯霉素。

肠绦虫病（intestinal taeniasis）各种绦虫成虫寄生于人体小肠所引起的疾病总称。常见的有猪带绦虫病和牛带绦虫病。系因进食含有活囊蚴的猪肉或牛肉而感染。治疗：吡喹酮、阿苯达唑驱虫。

肠套叠（intussusception）一段肠管套入相连接的另一段肠管内的现象，一般为近侧肠管套入远侧肠管内。分为小肠型及回结肠型，小肠型是小肠套入小肠，回结肠型是回肠套入结肠。好发于2岁以下的幼儿。成人发病常与肠壁肿瘤、憩室和肠管功能失调，蠕动异常有关。特点是突发剧烈阵发性腹痛，幼儿则表现为阵哭、呕吐、便血、腹痛，可扪及腊肠样包块。X线空气或钡灌肠透视或摄片可看到杯口状充盈缺损。治疗：非手术疗法，适用于发病早期，无肠坏死、穿孔，有钡剂或空气灌肠复位法；当灌肠复位失败时，及时改用手术复位。

肠透析液（Liquor Dialysis pro Intestine）调节水、电解质、酸碱平衡药。组成：氯化钠、氯化钾、氯化钙、氯化镁、碳酸氢钠、葡萄糖。将肠透析液进行保留灌肠，通过肠黏膜的透析恢复体内电解质平衡。用于急性肾衰竭所引起的电解质紊乱和尿毒症。

肠外营养（parenteral nutrition，PN）其他名称：肠道外营养、静脉营养。营养支持治疗之一。通过静脉途径为机体提供各种营养物质的一种治疗手段。适应证：凡有营养不良或2周内无法正常进食者，如消化道瘘、急性坏死性胰腺炎、短肠综合征等，以及肿瘤病人的化疗期、急性肝、肾衰竭等。其营养成分包括葡萄糖及脂肪乳、复方氨基酸、电解质、维生素和微量元素等。

肠-胃反射（enterogastric reflex）食糜等进入十二指肠后可反射性抑制胃运动的现象。在十二指肠壁上存在有酸、脂肪和渗透压感受器，当食糜进入十二指肠时，食糜的充胀作用，以及酸、脂肪和渗透压过高或过低等因素作用于十二指肠壁上的相应感受器而引起胃运动抑制和排空的减慢。此外，食糜还可通过刺激小肠黏膜，释放促胰液素和抑胃肽等，抑制胃的运动。

肠胃宁片（changweining pian）中医成药名。温里剂（温中散寒剂）。组成：党参、黄芪、补骨脂、赤石脂、砂仁、白芍、延胡索、当归、干姜（炭）、罂粟壳等。治胃脘疼痛、慢性溃疡性结肠炎、胃肠功能紊乱等。

肠息肉病（intestinal polyposis）肠道广泛出现数目多于100颗的息肉，并具有其特殊临床表现的疾病。常见的有：①色素沉着息肉综合征（Peutz-Jeghers综合征），属于错构瘤一类，常有家族史，可癌变，无法手术根治；②家族性肠息肉病（familial intestinal polyposis），又称家族性腺瘤性息肉病（FAP），与遗传因素有关，癌变倾向很大；③肠息肉病合并多发性骨瘤和多发性软组织瘤（Gardner综合征），与遗传因素有关，癌变倾向明显。

肠系膜动脉栓塞（mesenteric arterial embolism）栓子进入肠系膜上、下动脉主干或其分支而发生阻塞。导致该动脉供血的肠段肠壁肌肉功能障碍，组织缺血、坏死。临床表现类似绞窄性肠梗阻。治疗：需紧急手术。

肠系膜动脉粥样硬化（mesenteric atherosclerosis）全身性动脉粥样硬化在肠系膜动脉的表现。主要为消化不良、肠道张力减低、便秘与腹痛等症状。血栓形成时可有剧烈腹痛、腹胀、发热。肠壁坏死时可引起便血、麻痹性肠梗阻以及休克等症状。数字减影血管造影可显示肠系膜动脉血管管腔狭窄的部位、范围和程度。治疗见动脉粥样硬化。肠系膜动脉血栓形成伴肠壁坏死时，应按急腹症处理。

肠系膜静脉血栓形成（mesenteric phlebothrombosis）肠系膜静脉因腹腔感染、肝硬化、肿瘤压迫等引起的血栓形成。初起多为食欲减退、便秘或腹泻，以后出现剧烈腹痛、持续性呕吐、呕血或便血及肠管坏死。治疗：手术，术后用抗凝疗法。

肠系膜淋巴结结核（tuberculosis of the mesenteric lymphnodes）结核分枝杆菌侵入肠系膜淋巴结所致。常伴有肠、腹膜、肺等处结核。病人有腹块、腹痛、发热、体力减退等症状。治疗：抗结核药，注意休息和营养。

肠系膜淋巴结炎（mesenteric lymphadenitis）肠系膜淋巴结非特异性炎症。好发于儿童和青少年。多见于回肠末段的肠系膜淋巴结。表现为高热、伴有下腹部阵发性疼痛。右下腹有触痛，但位置不固定。治疗：清热解毒中草药制剂或口服广谱抗菌药物；疑有淋巴结化脓或急性阑尾炎，需及时手术。

肠系膜慢性纤维性脂膜炎（chronic mesenteric fibrotic panniculitis）其他名称：肠系膜脂肪代谢障碍。发生在肠系膜的一种慢性非特异性炎症。表现为反复发作性腹痛，伴恶心、呕吐，常有低热、食欲减退、倦乏。发作期还有皮下结节、红斑、关节痛、肝大和贫血。X线可发现小肠受压变位，部分阻塞。术前不易确诊。治疗：病变范围广泛，手术限于分离粘连、解除肠梗阻或做部分肠切除。

肠系膜囊肿（mesenteric cyst）发生于肠系膜的囊性肿物。有先天性皮样囊肿、肿瘤性囊肿、淋巴管瘤和海绵状淋巴管瘤、滞留性乳糜囊肿、寄生虫性包虫囊肿及退行性血肿等。多为单发，常见于小肠系膜。当囊肿位于肠壁附近时，可压迫肠管或导致肠扭转。治疗：手术摘除，不能切除的囊肿做内引流，合并化脓性感染可行外引流术。

肠系膜上动脉（superior mesenteric artery）腹主动脉前壁的分支之一。于腹腔干稍下方发出，经胰颈后方和十二指肠下部前方进入小肠系膜根，行向右髂窝，呈凸向左的弓状，在弓的凸侧发出12～16条肠动脉；在弓的凹侧发出胰十二指肠下动脉、中结肠动脉、右结肠动脉和回结肠动脉，分布到十二指肠下半至结肠左曲以上的消化管。

肠系膜上动脉综合征（superior mesenteric artery syndrome）其他名称：良性十二指肠淤滞症、卡斯特综合征、十二指肠血管压迫综合征。肠系膜上动脉（含肠系膜上动脉、静脉与神经）压迫十二指肠，导致十二指肠雍积（阻塞）。病程一般较长。进食后呕吐为本病的特征性表现。呕吐物量多并含有胆汁及宿食。上腹部或脐部闷痛、胀痛，急起者呈绞痛，取胸膝体位可使疼痛减轻或缓解。X线钡餐检查可见胃及十二指肠第一、二部肠段扩张。内科治疗无效时可考虑手术。

肠系膜上静脉（superior mesenteric vein）门静脉的主要属支之一。与同名动脉伴行，经肠系膜根上行，除收集同名动脉分支分布区域的血液外，还收纳胃十二指肠动脉供应范围的静脉血液，至胰头后方与脾静脉汇合，形成门静脉。

肠系膜上静脉下腔静脉间架桥分流术（H-mesocaval shunt）一种血管架桥术。用一段自体静脉或冻干的同种异体血管或人造血管作架桥材料，将其两端分别与肠系膜上静脉和下腔静脉吻合。用于脾切除而门静脉有血栓形成或门腔静脉分流术不能成功的门静脉高压病例。缺点是在架桥血管处可发生血栓。

肠系膜上静脉血栓形成（superior mesenteric vein thrombosis）常见的血液凝血病。多继发于其他疾病，如真性红细胞增多症、抗凝血酶Ⅲ缺乏、镰状细胞贫血等。有腹部不适、腹胀、食欲减退与大便习惯改变，逐渐加重。后突发剧烈腹痛、呕吐，腹泻与血便。肠鸣音减弱。治疗：及早手术、抗凝。

肠系膜下动脉（inferior mesenteric artery）腹主动脉分支之一。平第3腰椎处自腹主动脉发出，行向左下方，较细。分为左结肠动脉、乙状结肠动脉和直肠上动脉，分布于横结肠、降结肠、乙状结肠和直肠。

肠系膜下静脉（inferior mesenteric vein）门静脉的一个属支。与同名动脉伴行，继而向上行至胰体后方注入脾静脉或肠系膜上静脉，或注入此两静脉的汇合处。

肠系膜原发性肿瘤（primary mesenteric tumor）其他名称：原发性肠系膜肿瘤。原发于肠系膜而非转移或直接蔓延而来的各种肿瘤。囊肿多为良性，实质性肿瘤多为恶性。临床表现：小的可无症状；较大的以腹部肿块为主征；巨大肿瘤可有间歇性肠绞痛、食欲减退、大便秘结、尿频等。恶性肿瘤生长迅速，很快固定。若肿瘤破裂、出血、感染或压迫肠道形成梗阻，则表现为急腹症。B超、X线检查有助于诊断。治疗：手术为主。

肠线（catgut）供手术用的一种缝线。以羊肠壁组织制成，消毒后放入含二甲苯液的密封玻璃管内备用。其可被机体组织溶化而吸收。经铬化物溶液泡制后称"铬制肠线"，能延长其被溶化和吸收的时间。分为粗细不同的几种，以阿拉伯数字标明其规格。

肠腺（intestinal glands）其他名称：利伯昆腺。相邻小肠绒毛根部上皮陷入到固有膜内的管状结构，开口于小肠绒毛根部。由柱状细胞、杯状细胞、帕内特细胞、未分化细胞及内分泌细胞组成。分泌肠液。大肠腺杯状细胞多，无帕内特细胞。

肠型急性放射病（intestinal form of acute radiation sickness）人体腹部在短时间内受到辐射剂量在10～50Gy，为超致死辐射剂量，病情凶险，发展快，预后差。基本病变为肠黏膜水肿、出血和脱落。受照半小时内出现频繁呕吐、腹痛、腹泻和水、电解质代谢紊乱。早期腹痛为其特点。十二指肠损害最明显，其次是空肠和回肠。分为轻度（10～20Gy）、重度（20～50Gy）急性肠型放射病。应控制感染、出血，纠正水、电解质紊乱。

肠旋转不良（malrotation of intestine）在胚胎期中肠在旋转过程中终止于某阶段而造成肠道位置异常。可无症状，也可是肠梗阻的原因。

肠炎（enteritis）各种病因引起的小肠和结肠炎症。主要表现为腹痛、腹泻、腹部胀气、肠鸣音改变等。

肠液（intestinal juice）肠道各部分和肠腺分泌液体的总称。分小肠液和大肠液。小肠液是由十二指肠腺和小肠腺分泌的弱碱性液体，pH值约为7.6。成人每日为1～3L。小肠腺分泌入肠腔的消化酶是一种肠致活酶。小肠上皮内有多种寡糖酶和肽酶。大肠液富含黏液和碳酸氢盐，pH值为8.3～8.4，含有少量的二肽酶和淀粉酶。

肠抑胃素（enterogastrone）消化道激素的一种。它的作用是使胃液分泌的量、酸度和消化力均减低，并抑制胃运动。最近研究表明肠抑胃素可能不是一个独立的激素，而是小肠黏膜中存在的抑胃肽和神经降压素等多种激素的总称，它们具有类似功能和特性。

肠易激综合征（irritable bowel syndrome, IBS）其他名称：肠道激惹综合征、肠道功能失调、肠道过敏、黏液性结肠炎。是一组包括腹痛、腹胀、不适，以大便习惯改变为主要特征，并伴大便性状异常，持续存在或间歇发作，而又缺乏形态学和生物化学异常改变等可用器质性疾病解释的临床症状。是最常见的一种胃肠道功能紊乱性疾病。临床上依据大便的性状分型：腹泻型（IBS-D）、便秘型（IBS-C）、混合型（IBS-M）和未定型（IBS-U）。治疗目的是解除病人顾虑，改善症状，提高生活质量；治疗原则是建立良好的医患关系，分级和对症治疗。注意治疗措施个体化和综合运用。

肠痈（acute appendicitis, intestinal welling-abscess）中医外科疾病之一。因热毒内聚、蕴结肠中而生痈成脓，症见发热、右少腹疼痛拘急，或触及包块等。按发生部位的不同，可分为大肠痈、小肠痈、直肠痈等。包括急性阑尾炎、阑尾周围脓肿等。初期脓未成者，宜行气活血、泻热攻下。脓已成者，应清热解毒、凉血散瘀。呈慢性包块者，宜补益气血、托毒排脓。

肠源性草酸钙肾结石（enterogenic calcium oxalate nephrolithiasis）在回肠短路手术后、回肠切除术后或溃疡性结肠炎人，因胆酸不能像正常人在回肠末端被重吸收利用，不能再进入肝脏随胆汁排出，结果胆酸与肠管内的钙不能形成不可吸收的钙皂，于是过量游离的草酸钙被吸收自尿排出，形成的草酸钙结石。

肠源性氮质血症（enterogenous azotemia）在上消化道大量出血后，由于大量血红蛋白的消化产物在肠道被吸收，引起血中尿素氮浓度的暂时升高。血尿素氮多在一次出血后数小时上升，约24～48h达到高峰。

肠源性高草酸尿症（enteric hyperoxaluria）肠道吸收功能障碍所致的高草酸尿症。主要是由于脂肪吸收不良导致脂肪酸与二价阳离子如钙和镁发生皂化反应，从而减少草酸钙络合物而增加游离态草酸被肠道重吸收，而难吸收的脂肪酸和胆盐又增加了结肠对草酸的通透性，进一步增加肠草酸重吸收。临床上表现为病人尿量减少、尿枸橼酸降低和尿路结石易于发生。

肠源性青紫症（enterogenous cyanosis）见亚硝酸盐中毒。

肠运动（intestinal motility）肠壁的环形肌和纵行肌舒缩活动所形成的各种形式的运动。小肠运动形式为紧张性收缩、分节运动和蠕动。大肠运动形式为分节运动和袋状往返运动、蠕动和分节及多袋推进运动。

肠造口术（enterostomy）其他名称：肠道造口。对肠管进行外科分离，肠管的一端或两端引出到体表所形成的开口或祥。肠道造口的目的主要是肠道内容物的输出，减轻肠梗阻，保护远端肠道的吻合和损伤、促进肠道疾病的痊愈等。

肠粘连（ankylenteron）各种原因引起的肠管与肠管之间，肠管与黏膜之间，肠管与腹腔内脏器之间发生的不正常黏附。从粘连的特征分有膜状粘连和索带状粘连两种，从粘连本质分有纤维蛋白性粘连和纤维性粘连两种。可由化脓性和结核性感染、外伤或手术时损伤浆膜层所造成。后者为最常见的原因。肠粘连可引起肠梗阻。预防主要在手术时操作轻巧，并保护肠曲浆膜层，勿使其遭受过分损伤。

肠胀气（flatulence）胃肠道内过量气体积聚，不能排出。病人表现为腹胀、腹部膨隆、痉挛性疼痛，叩诊呈鼓音。治疗：进食时应细嚼慢咽；不食产气多的食物如碳酸饮料、豆类；适当活动；腹部热敷、按摩；应用药物及肛管排气等。

肠脂垂（epiploic appendages）沿结肠带两侧分布的许多大小不等的脂肪突起。

肠致病性大肠埃希菌（enteropathogenic Escherichia coli, EPEC）流行病学研究中最早发现的引起腹泻的大肠埃希菌。是婴幼儿腹泻的主要病原菌，严重者可致死。

肠致病性大肠埃希菌腹泻（diarrhea from enteropathogenic Escherichia coli）由肠致病性大肠埃希菌引起的在婴幼儿中流行的一种传染性腹泻。粪便呈黄水样、带腥气味，有时带少许黏液，并可有呕吐、发热、腹胀等表现。病程较长。粪便培养阳性可确诊。对症治疗，症状重者口服庆大霉素、阿米卡星、诺氟沙星等有效。

常规便标本采集（collection of routine stool specimen）病人排空膀胱后，排便于清洁便盆，使用清洁竹签取5g左右

（中央或黏液脓血部分少许）放入标本容器。

常规标测（conventional mapping） 心电图在心外膜标测的一种方法。此法在手术室内进行，在正常窦性心律下进行。按心脏表面已划分的 53 个标测区逐点标测。

常规导联（conventional leads） 测心电图中 12 个导联，即 I、II、III、aVR、aVL、aVF、V_1、V_2、V_3、V_4、V_5 和 V_6，是临床上公认的常规导联。

常规等时标测（conventional isochronic mapping） 一种室性心动过速的标测术。用参考电极录得心室电位（V 波）的最早时限，与多个部位标测点同时、同步记录的 V 波时限相比较，寻找最早激动点（V 波），并按时序（时距）短长排列，即可确定室性心动过速的发源地和传导顺序、方向。

常规内诊（routine pelvic examination） 孕妇初诊时应做的常规阴道检查。包括：①估计耻骨弓角度。②推测耻骨联合深度与厚度。③骶窝长度及曲度。④骶尾关节活动度。⑤坐骨棘厚度及是否突出。⑥骶棘韧带宽度。⑦测对角径线等。

常规痰标本采集（collection of routine sputum specimen） 采集痰液的方法。能够自行留痰的病人，清晨醒来未进食前先漱口，数次深呼吸后用力咳出气管深处的痰液于痰盒；无法咳痰或不合作的病人在叩背后使用集痰器连接吸痰管吸痰。

常规性思维（reproductive thinking） 见再造思维。

常规心电图（conventional ECG） 其他名称：心电图。

常见变异型免疫缺陷病（common variable immunodeficiency disease，CVID） 有家族史者可呈常染色体显性或隐性遗传，部分病人常伴慢性肉芽肿和自身免疫性疾病。最常见的原发性体液免疫缺陷病。临床表现类似 X 连锁无丙种球蛋白血症，只是本病发病年龄不定，多见于青壮年，男女都可发病，对感染易感程度低些。

常量分析（macro analysis） 试样用量在 0.1g 以上或试液体积在 10ml 以上的分析方法。经典定量化学分析中一般采用常量操作。

常咯啉（pyrozoline） 其他名称：常心定。新型广谱抗心律失常药，由常山乙素制得。抗心律失常作用与奎尼丁相似。能延长不应期，降低自律性，减慢冲动传导。临床用于阵发性室性心动过速、室性期前收缩；也可用于室上性心律失常。肝、肾功能不全、严重心脏传导阻滞及孕妇禁用。

常染色体（autosome） 细胞内除性染色体以外的所有染色体。如人有 23 对染色体，分成两类，其中一对染色体是与性别决定有直接关系的染色体，称为性染色体。其余的 22 对染色体统称为常染色体。

常染色体显性遗传（autosomal dominant inheritance） 位于常染色体上的显性基因所控制的性状或疾病的遗传方式。通常一对等位基因中只要有一个显性基因（杂合子）时，就可表现出该性状或遗传病，如人类卷发、并指等。

常染色体显性遗传病（autosomal dominant genetic disease，AD） 单基因病，即由于单个突变基因代间传递所导致的遗传性疾病。显性指突变基因与同源等位基因间的关系，而非指突变基因的内在特征。常染色体显性遗传病的特征是：家系中每代或多代人均有病人；男性与女性发病概率相同；男性和女性向子代传递的概率相同；至少有 1 例病人显示出有男性与男性间的传递。

常染色体显性遗传多囊肾病（autosomal dominant polycystic kidney disease，ADPKD） 其他名称：成年型多囊肾病。最常见的多囊肾病，具有遗传异质性。以肾脏囊肿的发生、增大和增多为特征的一种先天性疾病，常伴有肝脏、胰腺、卵巢囊肿。常在 40 岁以后出现症状，有腰腹痛、血尿及蛋白尿、多尿及夜尿。部分病人出现肾性高血压及肾功能损害。影像学检查和基因连锁分析有助于确诊。对症及手术治疗。

常染色体遗传（autosomal inheritance） 由常染色体上的基因所决定的遗传现象，与性别无关。根据传递方式不同，它可分为常染色体显性遗传和常染色体隐性遗传。

常染色体隐性遗传（autosomal recessive inheritance） 位于常染色体上的隐性基因所控制的性状或疾病的遗传方式。等位基因中必须是一对纯合的隐性基因（aa），才能表现出该性状或遗传病，如白化病、着色性干皮病等。如为杂合子

（Aa），即等位基因中一个是隐性基因，另一个是显性基因，则不表现出该性状或遗传病。

常染色体隐性遗传病（autosomal recessive genetic disease，AR） 单基因病。在常染色体隐性遗传中 2 个等位基因均突变时才出现表型，这种突变可相同（如近亲家庭），亦可不同。常染色体隐性遗传病的特征为：男、女均发病；发病者常集中在家系某一代的某一支系；常有亲代为近亲婚配。

常染色体隐性遗传多囊肾病（autosomal recessive polycystic kidney disease，ARPKD） 其他名称：婴儿型或儿童型多囊肾病。多见于婴幼儿。由 *PKHD1* 基因（6p21.1-12）突变引起的常染色体隐性遗传病。特点为肾集合管扩张和肝内胆管扩张及纤维化。本病可并发肺发育不全、肝囊肿及纤维化，可合并肾功能不全、高血压、肝功能不全及尿路感染。临床主要表现为腹部肿块、血尿、尿路感染、尿浓缩功能下降及酸化功能减退、高血压、发育不良、贫血、尿毒症、肝大、门静脉高压等。根据病史及影像学检查可以确诊。无特殊疗法，主要为加强护理、预防感染及对症治疗。

常染色体综合征（autosomal syndrome） 由于 1～22 号染色体先天性数目异常或结构畸变所引起的疾病。表现依染色体具体改变而不同。对症治疗。

常染色质（euchromatin） 染色质中有基因活性的部分。在细胞分裂中期凝缩，染色性强；在末期和间期松散，不易着色。一般分裂旺盛的细胞，常染色质所占比例较大，核中染色质呈小颗粒状，分布分散，细胞核较大，空泡状，如神经细胞和卵细胞。

常山（dichroa root，Radix Dichroae） 其他名称：鸡骨常山、恒山、翻胃山。中医药名。催吐或驱虫药。虎耳草科植物黄常山的根。苦、辛、寒，有毒。归肝、脾经。功能截疟、退热、涌吐。用于新旧疟疾、痰涎宿食。孕妇禁服。常山为中药治疗疟疾的要药。丙种生物碱药效超过"奎宁"。生常山催吐甚强，经酒炙后稍减催吐作用，对体弱、老年病人较为适宜。

常现丝虫病（filariasis perstans，mansonella perstans infection） 一种寄生虫病。由常现丝虫成虫寄生于腹腔、胸腔、心包、肠系膜或腹膜外组织引起的疾病。此病通过库蠓叮咬传播，流行于南美和非洲。常现丝虫的致病性不强，偶可导致头晕、肢体痛、周身性瘙痒、胸腹痛、肝脾肿大、发热。血液内找到常现微丝蚴即可诊断。用甲苯达唑和左旋咪唑联合治疗。

场区应急（site area emergency） 事故的辐射后果已经或者可能扩大到整个场区，但场区边界处的辐射水平没有或者预期不会达到干预水平的状态。宣布场区应急后，应迅速采取行动缓解事故后果和保护场区人员，并根据情况做好场外采取防护行动的准备。

场源屏蔽（field-source shield） 防止电磁辐射源对周围产生危害的措施。采用金属导体将辐射源包围，吸收和反射辐射场能，使屏蔽外工作地点电磁场降低。通常采用铜、铝等金属做成屏蔽罩或小室。观察窗不能仅用玻璃，应加金属网。

超标倍数（times of ultra standard） 卫生学评价样品污染情况的指标。计算方法是：超标倍数＝（样品实测浓度－标准规定浓度）/标准规定浓度。

超薄皮瓣移植（transposition of ultrathin skin flap） 带真皮下血管网的皮片移植。皮片除包含完整的真皮层组织和皮肤附属器外，还保存完整而丰富的真皮内层血管网和真皮下血管网，成活后皮片显示质地柔软，弹性好，无收缩和皱纹，形态和功能均较满意。但由于成活条件较高，移植后可出现局限性皮片坏死。

超常儿童（supernormal child） 其他名称：天才儿童。具有优异智力、创造力及良好的非智力个性特征的儿童。其超常智能在教育和环境影响下发展，也是自身努力的结果；既是稳定的，也是发展变化的，甚至可能出现停滞或后退。

超常激动（supernormal activation） 心肌在兴奋的超常期内发生的激动。常常是产生期前收缩的机制。

超常期（supernormal period） 组织或细胞接受刺激而兴奋后，其兴奋性轻度升高的短暂时期。组织或细胞在接受一次刺激

C

而兴奋后的一个短时间内，其兴奋性将经历一系列有次序的变化，即相继出现绝对不应期、相对不应期、超常期和低常期，然后才恢复正常。超常期是这一系列变化的一短暂时间，在这段时间内组织或细胞的兴奋性比正常时轻度升高，接受再刺激的能力比正常时稍强，即用阈下刺激就能引起组织或细胞的兴奋。

超常期传导（supernormal phase of conduction）　其他名称：超常传导。当心脏传导功能受抑制时，本应被阻滞的早期激动，意外地出现传导功能暂时改善的矛盾现象，即传导比预期的要好。

超常期起搏（supernormal period pacing）　当刺激信号落在自身心律的 T 波结束处时，此次刺激后能产生心室应激的 QRS 波群。这种起搏是由于刺激落在自身心动的超常期，阈下刺激也能引起心室激动。

超刺激电疗法（ultrastimulating current therapy, Träbert therapy）　其他名称：特雷贝尔特电疗法。采用频率 143Hz、波宽 2ms 的方波脉冲电流，以超出一般治疗的电流强度治疗疾病的方法。

超低容量喷雾法（ultra low volume spray）　气雾剂杀虫法之一。其特点是雾粒细，粒谱比较集中，均匀散布于地面和滋生地表面，可以提高杀虫效果。所使用的是杀虫剂原液或高浓度制剂，不用水稀释，提高了功效，减少了操作程序，亦可减少用药量，同时可减少对环境的污染。其缺点是风向、风速及上升气流能影响喷洒效果。

超短波疗法（ultrashort wave therapy）　其他名称：超高频电场疗法。应用波长 10～1m 的超高频电场作用于人体，以达到治疗目的的方法。适用于急性和亚急性炎症，如疖、痈、急性蜂窝织炎、阑尾脓肿、急性鼻窦炎、中耳炎、扁桃体炎等。禁忌证：恶性肿瘤、活动性肺结核等。

超短波治疗机（ultrashort wave therapy apparatus）　利用超高频电流对人体组织作透热治疗的理疗设备。高频电场中，机体的分子和离子在其平衡位置相互摩擦，产生热效应达到治疗作用。具有止痛、解痉、消炎、消肿、扩张血管、增强血运等功能。对冻伤及外科、五官科、神经科等炎症均有抑制和促使结缔组织再生的效果。

超额死亡率（excess death rate, excess mortality）　说明某暴露因素的作用的指标。如以吸烟人群的死亡率减去不吸烟人群的死亡率即可得出因吸烟造成的超额死亡率。另外，超额死亡率也可说明某病的流行强度，如果某地本年某病流行较严重，用本年度某病死亡率减去既往某病年平均死亡率，即为本年某病超额死亡率。

超分割放射治疗（hyperfractionated radiation therapy）　将每天 1 次的常规治疗剂量分割为每天 2～3 次的放射治疗方式。

超高频电场疗法（ultrashort wave diathermy）　见超短波疗法。

超高压电镜术（high voltage electro microscopy）　目前多数电镜的加速电压为 100kV 左右，现已有从 200kV 到高达 3 000kV 的超高压电镜，它在生物学的应用比一般电子束穿透力强、高分辨率、对试样的损伤小为其特点，备受关注。

超根治手术（super-radical operation）　原发肿瘤与转移淋巴结一并切除的手术方法。将肿瘤及其所在的器官或组织及肿瘤所引流的区域淋巴结整块切除，而且扩大到习惯范围以外。疗效比较稳定。

超级显微外科（super-microsurgery, supra-microsurgery）　在手术显微镜高倍数放大作用下，应用精细的显微手术器械和材料进行的无创性手术操作，以完成血管口径 0.3mm 以下的组织再植（如指尖再植、小组织块再植）、血管口径更小的游离穿支皮瓣移植修复、周围神经的神经肌支等细小分支断裂显微修复、选择性神经束支移位修复的外科技术。

超极化（hyperpolarization）　指细胞膜的静息电位向膜内负值加大的方向转变的状态。细胞在安静状态下，细胞膜两侧存在一定的电位差。如以膜外为零电位，则膜内为负电位，称此时细胞为极化状态。不同细胞具有的负电位值不同。如心室肌细胞的静息电位是 −90mV，红细胞是 −10mV。细胞处于超极化状态时其兴奋性下降，需用阈上刺激才能引起兴奋。

超急性 T 波（over-acute T wave）　心电图中，面对梗死区导联的 T 波电压增大，直立并变宽，称高耸 T 波。常是 T 波＞10mm 或 T 波电压大于同导联 QRS 波群的电压。

超急性排斥反应（hyperacute rejection，HAR）　移植排斥反应的一种类型。指移植肾在恢复血液循环后即刻或几小时内发生的急性不可逆的体液免疫反应。主要表现为突然高热、烦躁不安、移植器官功能丧失等。严格的术前准备；正确合理配型，选择理想供者；移植器官的充分灌洗等措施，可预防超急性排斥反应的发生。一旦发生，即难以逆转，需迅速切除移植物。

超急性损伤期（hyperacute injury phase）　见初始超急性损伤期。

超巨红细胞（megalocyte）　其他名称：巨红细胞。指直径大于 20μm 或大于 15μm 的红细胞。一般内含血红蛋白丰满，生理性淡染区常消失，呈大细胞高色素表现。最常见于缺乏维生素 B_{12} 或叶酸所致的巨幼细胞性贫血，其胞体所以增大，是因缺乏上述生血因子时，幼红细胞核内的脱氧核糖核酸（DNA）合成不足，细胞不能按时分裂所致，待脱核后便成为巨红细胞或超巨红细胞。

超快速 CT（ultrafast CT, UFCT）　是第五代电子束体层成像系统。最快扫描速度为每层面 0.05s。其慢速成像为每秒 9 次，快速成像为每秒 34 次，适用于心血管疾病诊断，还可做血流量、血流速度和弥散等功能检查。

超量恢复规律（excess recovery rule）　在正常情况下体育运动后能量的恢复往往超过运动时实际消耗的能量。这一规律的出现，是由于运动时能量消耗大，肌肉中无氧代谢产物增多，抑制了细胞内进行有氧代谢的线粒体。运动后，对线粒体的抑制解除，便有过多的能量产生，有利于合成磷酸肌酸、糖原和蛋白质。

超滤（ultrafiltration）　水清除的统称。利用半透膜在减压或加压条件下使胶粒和母液分离，或除去溶胶中的粗大粒子的方法。有两种方式，渗透和对流。可用来过滤细菌或分离滤过性病毒。

超滤过〔法〕（ultrafiltration, membrane ultrafiltration）　其他名称：膜超滤。一种膜过滤技术。可将溶液中的大分子浓缩、分级和精制，在接近常温下进行，没有"相"的改变，也不需加入某些溶剂或化学品，因而能保护制品的生物化学结构和活性，较传统的方法产率高，方法简便。

超螺旋（superhelix, supercoil）　DNA 双螺旋链进一步盘绕时形成的结构。盘绕方向与 DNA 双螺旋方向相同为正超螺旋，方向相反则为负超螺旋。自然界的闭合双链 DNA 主要是以负超螺旋形式存在。

超敏反应（hypersensitivity）　其他名称：变态反应、超敏感性。机体接受特定抗原持续刺激或同一抗原再次刺激所致的功能紊乱和/或组织损伤等病理性免疫反应。包括动物的过敏和人类的变态反应。

超敏感性（hypersensitivity）　见超敏反应。

超敏感性血管炎（hypersensitive vasculitis）　见变应性血管炎。

超射（overshot）　动作电位上升支形成过程中在细胞膜上建立起膜外为负、膜内为正的反极化状态的现象。由于细胞膜外 Na^+ 快速内流所致。超射值，亦即兴奋时膜内所能达到的正电位的最大值，差不多正相当于根据当时膜内的 Na^+ 浓度按 Nernst 公式计算所得 Na^+ 的平衡电位的数值。

超生反应（supervital reaction）　人体发生临床死亡或躯体死亡后的一定时期内如遭受机械性损伤或电流、高温、寒冷以及某种化学物质的作用所发生的反应。在法医学上有重要意义，尤其在推断死亡经过时间上以及在评价损伤在生前或死后形成上更有意义。

超声白内障粉碎吸出术（ultrasonic cataract extracting）　用微型超声变幅杆插入病变的晶状体囊内，超声振动将晶状体粉碎成微粒，并用另外插入晶状体囊内的细管以生理盐水将其循环吸出，可达到非手术治疗白内障的效果。

超声波（ultrasonic wave）　频率高于听觉器官所能感受的振动频率（约 20kHz）的纵波。其特点是方向性强、功率大，对物质的主要作用有机械作用、温热作用和空穴作用（cavitation）等。由于超声波可用于显现软组织的内部结构，现已成为临床诊断的有力工具。利用它的机械作用还可以作消毒杀菌和制作乳浊剂等用。

超声波洁牙机（ultrasonic dental unit）　利用超声振动达到洁牙目的的牙周病防治仪器。由超声波发生器、工作手柄（前端整洁治器）、冷却水柱水雾化系统和脚踏开关组成。该机以去除牙结石为主要功能，比手工洁牙省时省力，不会引起组织损伤出血，病人无疼痛感，洁牙后感到舒适。

超声〔波〕疗法（ultrasound therapy）　利用超高频电流作用于人体组织而治疗疾病的一种方法。其声能被组织吸收，使机体的分子和离子在其平衡位置相互摩擦，产生热效应，达到治疗作用。具有止痛、消炎、解痉、消肿、扩张血管、增强血液运动、软化瘢痕等功能。近年来超声波治疗除采用直接法、间接法（水中超声法）外，又采用超声药物透入疗法，即利用超声波使药物透入人体组织，此法较直流电药物导入疗法的药源更为广泛，可发挥药物与超声波双重作用，加强疗效。

超声波美容术（ultrasonic cosmetology）　利用特定频率的超声波作用于皮肤，以达到无创性紧肤、除皱及塑身目的的方法。

超声〔波〕灭菌法（ultrasonic sterilization）　利用超声波振动杀灭药物中细菌的方法。超声波在介质（如水）中形成周期性振动，使介质中的微生物在剧烈的碰撞下因细胞膜被破坏而解体，达到灭菌目的。因该法能促进某些药物的氧化和破坏高分子物质的化学键，故应用受到一定的限制。

超声波破坏法（ultrasonic disintegration）　用20kHz以上振动的超声波破坏细胞的方法。以分离和提取细胞各种成分。为了避免晶体振子产生的超声波的机械破坏等缺点，现多用镍的薄片产生20kHz的声波。

超声波清洗仪（ultrasonic cleaner）　应用超声波振动清洗液，以洁化器械、器皿的设备。供医院手术室、供应室、实验室清洗各类医疗器械、玻璃器皿、注射器和针头等用。

超声波热效应（ultrasonic heat effect）　超声波的声能被人体吸收后转变为热能。不同组织吸收系数不同，因此各种组织受损程度不同。损害程度取决于温度升高的程度及作用时间的长短。

超声波诊断仪（ultrasonic diagnostic apparatus）　利用超声波无损伤探查人体内部各脏器疾患的仪器。通过射入人体内的超声波反射波的波形、数量、幅度及分布情况，判断人体内各脏器和组织结构病变。如探测肝、胆、脾、甲状腺、乳腺、子宫、心等内脏器官的病变，亦可检测眼球异物等。

超声波治疗机（ultrasound therapy unit）　一种理疗仪器。利用超声波对人体组织产生的温热、化学及机械作用，来治疗疾病的仪器。能改善体内功能，促进血液循环。

超声多普勒血流仪（Doppler ultrasonic flowmeter）　利用多普勒原理检测液体流动速度的超声仪器。其原理是：当反射体与探头间有相对运动时，反射波的频率发生变化（多普勒频移），频移大小与相对运动的速度成正比，可测量微血管中的血液流速。

超声多普勒诊断法（Doppler ultrasonic diagnosis method）　应用多普勒效应进行的超声诊断方法。根据多普勒效应原理，当探头与反射面之间有相对运动时，反射信号的频率将发生变化，此即多普勒频移。频移的程度与相对运动的速度成正比。可用检波器将此差频检出，利用不同的设备，可获得多普勒信号音、多普勒信号图、多普勒曲线图以及超声多普勒显像。

超声干扰电疗法（ultrasound interferential current therapy）　超声波与干扰电联合应用的治疗方法。

超声换能器（ultrasonic transducer）　其他名称：探头。由具有压电效应的天然或人工材料制成的压电晶片构成。压电晶片借助于逆压电效应将电能转化为声能，并可产生超声波。由换能器发出的超声波又借助于正压电效应将声能转变为电能。整个探头包括：压电晶片，它既产生又接收超声波；电极，发送用于激发晶体的电流和记录传回的回声产生的电压；垫衬材料，控制传感器接受电脉冲产生振动；声学绝缘边，防止对返回超声信号的干扰；探头外壳，便于手握和转动传感器；传感器面板，使压电晶片元件与体壁接触，使声束聚焦。

超声回波图（echosonogram）　利用雷达扫描技术，结合超声反射特性，利用超声波探测人体组织或器官所产生的反射，并通过监视器显示在示波屏上的图形。

超声计波图（ultrasonic kymogram）　超声扫描的一种图形。扫描线以固定的速度沿着一定的方向从左到右，在切面超声心动图像上进行实时扫描所形成的锯齿形状的波动图。常用于心脏疾病的检查。主要用于观察心脏室壁运动的状况，如心包积液、心包膜肥厚或心肌梗死部位的室壁，可显示波齿变小、变平或波齿消失等改变。

超声加热疗法（ultrasonic heating therapy）　超声被人体吸收后可产热，致使局部温度上升。42℃左右时恶性肿瘤细胞可受损而死亡。

超声间动电疗法（ultrasound diadynamic current therapy）　超导波与间动电流联合应用的治疗方法。

超声洁齿（ultrasonic tooth clean）　用小型超声变幅杆接触牙周的牙垢处，可迅速去除牙垢而达到洁齿的目的。因振动产热，必须同时注水冷却。

超声聚焦疗法（focused ultrasound therapy）　通过凹镜、透镜和反射镜等方法，将超声能量集中于某一部位，聚焦焦点处能量大增，通过调声焦距可加大作用深度，可用作肿瘤治疗或其他特殊治疗的方法。

超声内镜（ultrasonic endoscope）　将微型超声探头安装在内镜顶端，在观察表面病变形成的同时进行超声扫描，以观察被检器官各层次的形态及邻近重要脏器超声影像的一种特殊类型的内镜。目前主要用于消化道的检查，对诊断消化道黏膜下肿瘤及壁外压迫性疾病、观察肿瘤的浸润程度及周围淋巴结形态等具有重要价值。

超声乳化白内障吸除术（phacoemulsification）　见晶状体超声乳化术。

超声生物学效应（ultrasonic biological effect）　具有足够机械能量的声波可以产生对生物组织的损伤或毁坏，超声辐射可引起包括人类在内的各种生物系统体内的一系列功能上和结构上的改变。这些效应的出现主要与超声局部致热特性、声波经过时产生的机械应力和空穴作用有关。超声生物学效应决定于经过特定区域的总能量、声束内能量的空间分布、生物系统暴露于声能的持续时间和方式、声波的频率以及暴露组织系统的敏感性。

超声实时线阵显像仪（ultrasound real-time linear array imager）　其他名称：B型超声复合扫描仪。用以显示人体内各脏器体层切面图像的诊断仪器。可观察血管、各器官及胎儿的活动。临床上适用于肝、胆、脾、肾、膀胱、子宫、乳腺等疾病的检查。对肿瘤、结石、炎症有较高的诊断率。图像可冻结、摄影、储存或录像。是影像诊断中最常用的一种无创性检查法。

超声手术刀（ultrasonic operation knife）　超声变幅杆的尖端呈刀口形，该处声强集中可切开人体组织。较强声振动可使切口处的小血管收缩和血液凝结，减少出血。

超声损伤（ultrasound injury）　超声波已广泛应用于各领域，在医学常用于诊断与治疗，但当它超过一定强度时对机体可造成损伤。超声波对机体组织的作用有机械效应、热效应和化学效应，其损害程度均与其强度有关。引起的临床症状有头痛、眩晕、步态不稳、肢体温度觉障碍等，有时出现体温升高、低血糖、嗜酸性粒细胞增多等。

超声碎石术（ultrasonic lithotripsy）　利用超声转化器将电能转换为声波，再将超声波沿金属探针（即超声电极）传导至远端探针头，使碎石探针头产生高频振动，接触到结石后，其高频振动的能量将结石击碎甚至研磨成粉末状颗粒的方法。

超声体层扫描图（ultrasonic tomogram）　其他名称：体层声像图。利用可扫描的超声回声进行辉度调制，在显示屏上呈现体内某断层的图像。根据方法不同，可分为B型自动扫描、B型快速自动扫描、旋转式B型快速扫描和多探头扇形扫描显像。广泛应用于肝、胆、肾、眼、腹等处疾病的

C

诊断。

超声调制中频电疗法（ultrasound modulated medium frequency current therapy）超声波与调制中频联合应用的治疗方法。

超声透入疗法（phonophoresis therapy）将拟透入的药物加入耦合剂中，利用超声波的作用使药物通过耦合剂经皮肤或黏膜透入人体内，以治疗疾病的方法。

超声雾化（ultrasonic atomization）应用超声波的声能，将药液变成微细的气胶（雾滴）的一种治疗方法。从超声雾化器喷出的雾滴，随着吸气过程进入呼吸道。深而慢吸气时能深入至细支气管和肺泡。对治疗老年性慢性支气管炎、肺源性心脏病及各种呼吸系统疾病等有一定效果。

超声雾化器（ultrasonic aerosolizer）利用高强度的超声波使水或药剂破解而形成雾滴的仪器。医学上用做气态吸入给药、气雾消毒及麻醉或人工呼吸机回路的湿化。仪器由超声发生器和换能器组成。主要有两种工作方式：一是将超声换能器浸入液体中喷出水雾；二是控制液体一次一滴地滴在换能器上。前者主要用于病房和重症监护室，也可置于人员集中的场所，弥漫在空间的雾滴能被吸入到小支气管和肺泡，适用于经呼吸道传染的疾病（如流感）的预防和呼吸道疾病的治疗；后者是将雾化器连于麻醉机或呼吸机的呼吸回路中。

超声雾化吸入疗法（ultrasonic atomization inhalation）利用超声雾化作用，使液体在气相中分散，将药液变成雾状颗粒（气溶胶），通过吸入直接作用于呼吸道病灶局部的一种疗法。其特点是雾量大小可以调节，雾滴小而均匀，温度接近体温，药液随深而慢的吸气可被吸到终末支气管和肺泡。常用于超声雾化吸入的制剂有：湿润剂、化氮剂、平喘剂、激素、抗生素、抗结核药和中草药等。

超声效应（effect of ultrasound）超声在介质内传播而产生的各种效应的总称。包括机械效应、热效应、化学效应、生物效应、光效应、电效应等。可根据需要选择不同的超声效应。

超声心动描记术（ultrasonic cardiography）其他名称：M型显示超声诊断技术。利用超声回波的变化曲线显示心动周期中心脏各层组织结构的活动。方法是把探头固定在与心脏对应的某部位，由于心脏有节律地收缩和扩张，心脏各层组织和探头距离也随之发生有节律的变化。

超声心动图（ultrasound cardiogram，UCG）一种既可实时观察心脏大血管的形态结构与搏动，了解心脏收缩舒张功能和瓣膜活动，又能实时显示心血管内血流状态的检查方法。包括M型超声心动图、三维超声心动图、频谱型多普勒超声心动图和彩色多普勒超声心动图。这些方法综合应用可提高对心血管疾病、某些先天性心脏病和瓣膜病诊断的正确性，取代有创性心血管造影检查。

超声心动图仪（echocardiograph）心血管疾病的无损伤性诊断仪器。利用超声回波的变化曲线来反映每次心搏心脏各层结构的活动情况，扇形扫描每秒获得25幅图像，显示心动、心电、心音、心尖搏动和颈动脉搏动图像；测量心输出量、肺动脉及主动脉内径、心房心室大小及室壁厚度；观察二尖瓣活动的曲线等。

超声药物透入疗法（phonophoresis）将药物加入接触剂中，利用超声波对媒质的弥散作用和改变黏膜膜的通透性，使药物经过皮肤或黏膜透入机体的治疗方法。

超声医学（ultrasonic medicine）研究超声在基础医学、临床医学、卫生学及其他医学领域中的应用的科学。包括超声诊断中的超声回声图、声像图、超声心动图、超声多普勒效应的应用等；超声治疗中的超声穿孔、超声钻牙、超声雾化；医学研究中的各种超声技术。

超声引导下耻骨上膀胱穿造瘘术（ultrasound-guided suprapubic punctural cystostomy）在超声引导下，利用膀胱穿刺套管针做耻骨上膀胱穿刺后，插入导尿管引流尿液的方法。主要用于急性尿潴留病人，导尿管不能插入者或尿道成形手术需暂时性尿流改道者等。

超声引导下穿刺活检和标本采集（ultrasonically-guided needle biopsy and collection of specimens）介入超声学技术。在B超显示下行细针穿刺，可观察到穿刺针位置和进针途径。对脏器或组织的病灶进行穿刺，抽取组织或细胞活检，或血液、脓液等标本。简便、精确、创伤小，广泛用于肾、肝、胆、胰、腹腔等的病变。

超声引导下经皮穿刺引流术（ultrasonically-guided percutaneous puncture drainage）介入超声学技术。适用于超声探查，可以显示穿刺针道而不经过和不损伤如肺、肠等重要脏器、组织，到达需要引流的病灶。如超声引导下经皮肝穿刺胆道引流，肝、膈下、腹膜后及贴近腹壁的腹腔脓肿及脓腔引流，以及肾盂积水穿刺引流等。

超声引导下经皮穿刺治疗（ultrasonically-guided percutaneous puncture therapy）介入超声学技术。用于良、恶性肿瘤、囊肿等，在超声引导下经皮穿刺注射抗癌药物，行栓塞术，注无水酒精，脓肿穿刺抽吸引流等。该技术定向准确，并可显示针迹、进针深度及针尖的邻近结构，成功率高，使用方便，目前临床较常应用。

超声引导下经皮肾造瘘术（ultrasound-guided percutaneous nephrostomy）在超声引导下，穿刺针经皮和肾实质，穿刺进入肾集合系统，并逐次扩张穿刺通道，建立经皮肾造瘘通道，并经该通道留置引流管，对上尿路梗阻进行引流的技术。

超声引导下前列腺穿刺活检术（ultrasound-guided prostate biopsy）超声引导下，通过细针穿刺获取前列腺组织，以明确前列腺疾病病理诊断的操作。多用于前列腺癌的病理诊断，可选择直肠或经会阴途径。

超声诊断（ultrasonic diagnosis）根据超声反射、折射、衰减及多普勒效应等物理特性，通过测量了解生理或组织结构的数据和形态的诊断方法。无创、无痛、方便、直观。用于医学诊断的超声波，包括A型、B型、D型、M型、V型等，并已向彩色及三维立体显示进展。根据影像进行诊断疾病的一种检查法。

超声治疗（ultrasonic therapy）根据超声的物理特性和温热作用进行治疗的方法。主要用于镇痛解痉、软化瘢痕、松解粘连、减轻或消除血肿、促进组织再生、促进骨痂生长、加速骨折修复等。

超声治疗梅尼埃病（ultrasonic therapy of Menière disease）在X线监视下用小型超声变幅杆经手术开窗的乳突部插入中耳，超声声能经骨板导入内耳，破坏前庭神经功能而达到治疗目的。

超声组织学（ultrasonic histology）应用高灵敏的切面超声心动图所显示的心肌灰阶图像。经彩色编码仪处理后，则形成状如"组织切片"的彩色图像。不同类型心肌病变可产生不同类型的心肌灰阶图像。它将给心肌病变的诊断提供新的依据。此即超声组织学。

超[速]离心法（ultracentrifugation）在超速离心机内进行的离心。离心速度约达每分钟6万转，离心力约为5万倍重力加速度。

超速离心机（ultracentrifuge）转速每分钟为2万～6万转的离心机。用于分离、纯化物料、不同比重的液体以及人体及动植物组织的细胞器（如线粒体、核糖体、内质网等）、蛋白质、核酸、酶和病毒等物质。

超速起搏（overdrive pacing）用加速的起搏频率来抑制心脏起搏点的自律性，使自律性心动过速中止的方法。

超微病理学（ultramicroscopic pathology）病理学分支学科之一。运用透射及扫描电子显微镜对组织、细胞内部和表面超微结构进行观察和研究的学科。即从亚细胞（细胞器）或分子水平上了解细胞的病变。在超微结构水平上，常能将形态结构的改变与功能代谢变化有机地联系起来，非常有利于加深对疾病和病变的认识。

超微结构（ultrastructure）应用电子显微镜所观察到的细胞的精微结构。目前电子显微镜最高分辨率约为0.2nm，可将物体放大几万倍到几十万倍，应用电子显微镜可观察和研究细胞膜、核膜、内质网系、线粒体、染色体、核仁等结构及其在生命过程中的变化。通常分子大小为几纳米到几十纳米，因而应用电子显微镜所进行的研究，属分子水平的研究。

超限效应（transfinite effect）　一种社会心理效应。指过多、过强和持续时间过久的刺激，超出了所能承受的心理极限，会引起极不耐烦甚至逆反。在家庭教育中常有发生。

超小型回旋加速器（baby cyclotron）　一类用于制造短半衰期放射性核素（如 ^{14}C、^{13}N、^{15}O、^{18}F 等）的加速器。C、N、O 是生物的重要组成元素，用这些放射性核素标记有机物，在核医学及生物学研究上有很多优点。

超选择动脉内化疗术（superselective intraarterial chemotherapy technique）　介入放射学的一项技术。主要用于对恶性胶质瘤进行化学治疗。把微导管超选择插入颈内动脉的眼动脉以上或其分支，经微导管注入化学药物。

超选择动脉内溶栓术（superselective intraarterial thrombolysis technique）　介入放射学的一项技术。通常是把微导管超选择插入颈内动脉、椎动脉颅内段或其分支，经微导管注入溶栓药物（如尿激酶、精制蝮蛇抗栓酶等），溶解脑血栓或脑血管内栓子的治疗方法。用于治疗急性脑血栓形成或脑栓塞。

超选择性迷走神经切断术（ultraselective vagotomy）　其他名称：壁细胞迷走神经切断术。迷走神经切断术的方式之一。即选择性切断支配泌酸的壁细胞的迷走神经，保留支配胃窦和幽门括约肌的鸦爪支。术后并发症较少，但复发率较胃大部切除高。

超氧化物歧化酶（superoxide dismutase，SOD）　催化体内超氧化物自由基和氢离子反应形成过氧化氢和分子氧的一种金属酶。在需氧生物体内，分子氧比较容易还原为超氧离子（O_2^-）。超氧离子可在超氧化物歧化酶催化下生成过氧化氢（H_2O_2），再在过氧化氢酶作用下生成水和氧，从而消除超氧离子的毒害作用。因此认为超氧化物歧化酶有抗衰老和保护机体正常生理活动的作用。

超易感性（hypersusceptibility）　机体对致敏物质的一种异常敏感性。例如当应用小剂量的药物，或其用量低于常用量时，病人就发生毒性反应的初期症状，一旦出现反应，应停止给药，并给予治疗。

潮霉素（hygromycin）　由吸水链霉菌等产生的氨基糖苷类抗生素，有抑制或杀灭革兰氏阳性菌（包括分枝杆菌）、革兰氏阴性菌、阿米巴原虫、螺旋体的作用与驱虫作用。

潮气量（tidal volume，TV）　平静呼吸时，每次吸入或呼出的气量。正常成人为 400～500ml。潮气量的多少与年龄、性别、身材、呼吸习惯、运动量以及情绪等因素有关。

潮热（hectic fever）　中医学名词。发热如潮水一样有定时，一般多在下午出现。因阴液不足，每于夜间发热盗汗，属"阴虚潮热"。因热邪下结肠腑，每于午后发热，称阳明"日晡潮热"。因阳气受湿邪所遏制，午后发热称"湿温潮热"。

潮式呼吸（Cheyne-Stokes respiration）　其他名称：陈-施呼吸。呼吸节律从呼吸暂停开始，逐渐浅慢变深快，然后又由深快变浅慢，直至再次出现呼吸暂停，并重复上述循环的呼吸方式。常由心力衰竭、神经系统病变或药物所致。见于某些中枢性疾患，如脑炎、脑膜炎和巴比妥类中毒、糖尿病酸中毒等重症病人。

潮式引流法（tidal drainage）　一种膀胱引流装置。借虹吸作用，自动而交替地充盈和排空膀胱。其目的在于有规律地冲洗膀胱和训练膀胱肌肉以增强其张力。适用于神经源性膀胱和膀胱肌肉张力不良的病人，施用时须严密防止感染，故常在冲洗溶液内加入适量的消毒剂。

车间散热量（quantity of heat dissipation in workshop）　车间内各种热源通过传导、对流、辐射及二次辐射所散发的总热量。经通风、吸收等减少的热量称为车间耗热量。散热与耗热的消长决定车间的气温。

车前子（plantain seed，Semen Plantaginis）　中医药名。其他名称：车前实、猪耳朵穗子、凤眼前仁。车前科植物车前或平车前的种子。甘，微寒。归肾、膀胱经。利水通淋、清热明目。主治：①湿热下注所致的小便不利、淋沥涩痛。亦治湿热泄泻，取其利小便以实大便之效。②肝火上炎所致的目赤肿痛，以及肝肾不足所致的眼目昏花。

彻雷综合征（Chiray syndrome）　胆囊排空延迟胆系运动障碍的一组病症。女性多见。表现为右上腹疼痛，可放散至右肩胛及背部；消化不良，不耐受脂肪食物；局部可有压痛，B 超示胆囊增大、排空延迟。治疗：药物促进胆囊收缩、排空，继发结石或炎症对症处理。

撤退性子宫出血（withdrawal uterine bleeding）　其他名称：撤药性子宫出血。停用女性激素周期疗法后 3～5 天出现的子宫出血。临床用来了解子宫内膜、卵巢及垂体功能，协助闭经诊断及估计疗效。如闭经病人应用人工周期治疗有撤退出血者，为卵巢功能不良。无撤退出血者则为子宫内膜病变所致。

膜胀（flatulence）　中医症状名。胸膈胀满之意。语出《素问·阴阳应象大论》："浊气在上，则生膜胀。"膜，饱胀之意，即由于脾失健运而致的上腹胀满症状。治疗以健运脾胃的香砂六君子汤加减。

尘埃传播（dust-borne）　传染病的扩散方式之一。传染病病人排出的含有病原体的分泌物或较大的飞沫干燥后随尘埃重新飞扬，而被另一易感机体吸入而致病。凡耐干燥的病原体均可通过此方式传播，如肺结核等。

尘肺（pneumoconiosis）　见肺尘埃沉着病。

尘肺病（pneumoconiosis）　见肺尘埃沉着病。

尘螨（dust mite）　人类居住场所中常见的一类螨。一种强烈的过敏原。椭圆形，体长约 170～500μm，藏于尘埃中不易发觉。躯体表面有指纹状的细密皮纹，体背前端有狭长盾板，雄虫体背后部还有后盾板，肩部有一对长鬃，后端有两对长鬃。生活史包括卵、幼虫、第一代若虫、第二代若虫、成虫 5 期。可引起尘螨性哮喘、过敏性鼻炎和过敏性皮炎等。

尘螨性哮喘（asthma due to dust mite）　尘螨所致的一种吸入性哮喘。春秋季好发，发作时间常在睡后或睡起时。多初发于幼年时期，常有婴儿湿疹史，经久不愈。症状特征为突然发作、反复发作、胸闷气急、呼气性呼吸困难、不能平卧，严重者因缺氧而口、指甲出现发绀。症状较重而持续时间短，并可突然消失。血清学试验可帮助诊断。治疗采用脱敏疗法。

尘细胞（dust cell）　①肺内吞噬粉尘颗粒的吞噬细胞。其胞质丰富，胞质内有黄褐色或黑色的微粒，大者直径可达 1～2μm。其胞核varies，圆形或椭圆形，位于细胞的一端或一侧。②肺内吞噬尘粒的巨噬细胞。可将尘粒由肺泡带到支气管，并随管壁上皮细胞的纤毛摆动向外排出；或进入肺间质淋巴管，转移到淋巴结，起到净化肺的作用。吞噬硅尘的尘细胞在肺内集聚和崩解是硅结节形成的基础。

辰砂（cinnabaris）　见朱砂。

沉淀（precipitation）　溶液在某些条件下发生的固体物析出而与溶液分离的现象。

沉淀滴定法（precipitation titration）　以沉淀反应为基础的滴定分析法。被测离子与沉淀剂标准溶液中的离子定量反应生成难溶化合物。滴定终点可借助于某种指示剂颜色改变来判定。由所使用的沉淀剂不同，分为银盐法、汞盐法等。在银盐法中，又由于所使用的指示剂的不同而分为莫尔法（以铬酸钾为指示剂）、佛尔哈德法（以铁铵矾为指示剂）和法扬司法（以荧光黄为指示剂）。

沉淀反应（precipitative reaction）　可溶性抗原，如血清蛋白（细菌培养滤液、细菌浸出液、组织浸出液等）与相应抗体结合，在有适量电解质存在的条件下，形成肉眼可见的沉淀物的反应。有环状法、絮状法、琼脂扩散法 3 种类型，目前琼脂扩散法用途广泛，主要用于检测血清中各种免疫球蛋白、甲胎蛋白、乙型肝炎表面抗原（HBsAg）等，还可用于测定免疫球蛋白和补体成分的含量。

沉淀剂（precipitant）　能与被检验成分形成沉淀的试剂。沉淀剂应具备一定的专属性，只与被检验成分作用产生沉淀，而不与其他共存物作用产生沉淀。沉淀剂应易与沉淀分离。沉淀的溶解度要小，以便在定量分析时可制成纯净的沉淀。有机沉淀剂有许多优点：选择性高，沉淀易于完全，易生成粗晶形沉淀，分子量大，沉淀无需高温灼烧。

C

沉淀素（precipitin）　参加沉淀反应的抗体。与可溶性抗原如多糖、蛋白质或它们的结合物结合后，在适量电解质存在的条件下，形成肉眼可见的沉淀物。

沉淀〔素〕原（precipitinogen）　参加沉淀反应的可溶性抗原，如血清蛋白、细菌或组织浸出液、细菌培养滤液等。它们可以是多糖、蛋白质或是多糖蛋白质结合物。因沉淀原分子小，与抗体结合总面积大，在定量试验时，应稀释抗原，并以抗原的稀释度作为沉淀反应的效价。

沉积法（sedimentation）　将不溶性药物天然地（借重力）或人为地（借离心机）从悬浮液中淀析或沉降出来的方法。

沉降法（sedimentation）　利用重力作用，使空气中微生物粒子自然沉降到培养基表面，以检测空气中细菌总数的一种常用方法。具体操作是将普通琼脂平板和血平板放在室内四角及中央各 1 个，将皿盖打开，暴露 10～20min 后，盖好平皿，置 37℃行 24h 培养后，观察结果。计算出 5 个平板中的平均菌落数，然后按奥梅梁斯基公式计算出 1 立方米空气中的细菌总数。此方法虽不够准确，但简单、经济，可粗略估计空气微生物污染状况。

〔沉降〕碳酸钙（precipitated calcium carbonate）　抗酸药。为白色无臭无味的粉末，几乎不溶于水，在稀酸中溶解并泡沸。内服能中和胃酸，保护溃疡面，用于胃酸过多、胃十二指肠溃疡病。

沉降作用（precipitation）　其他名称：沉析。溶液中析出固体物质并下沉的作用。在化学和药剂学上指溶液由于化学反应而生成溶解度较小的物质，或溶液中的溶质超出其溶解度以颗粒或棉絮状出现于溶液中的作用。生成物称为沉析物。

沉聚法（sedimentation method）　粪便虫卵检查浓聚法之一。检查虫卵和原虫包囊的常用方法。虫卵和包囊的比重均大于水，沉于水底后取沉渣镜检。取液便 20～30g，加水调成混悬液，经金属筛滤入量杯中，加清水至将满，静置半小时后倾去上液，以后每隔 15min 换水 1 次，直至上液清晰为止。最后倾去上液，吸取沉渣涂片镜检。

沉螺池（pool for snail sedimentation）　用于沉积、阻拦钉螺、螺卵扩散的水池。

沉脉（deep pulse）　中医脉象的一种。脉位低沉，轻取不应，重按始得。主里证。沉而有力是里实，沉而无力是里虚。由于邪郁于里，气血内困，则脉沉而有力；若脏腑虚弱，正气不足，阳虚气陷，不能升举，脉气鼓气无力，故脉沉而无力。

沉默基因（silent gene）　处于不表达状态的基因。

沉默子（silencer）　某些基因含有负性调节元件。当其与特异蛋白因子结合时对基因转录起阻遏作用，如 α 干扰素基因沉默子位于启动子与增强子之间，具有阻遏转录作用。

沉香（eagle wood, Lignum Aquilariae Resinatum）　其他名称：蜜香、沉水香。中医药名。理气药。为瑞香科植物白木香或沉香 A 含树脂的芯材。辛，苦，温。归脾、胃、肾经。功能降气止痛、暖肾温中。用于胸腹胀痛、呃逆呕吐、脘腹冷痛、虚寒咳喘、男子精冷。气虚下陷、阴虚火旺者忌服。沉香有止痛、止喘作用，对结核分枝杆菌有抑制作用。

沉香化滞丸（chenxiang huazhi wan）　消食导滞剂。组成：沉香、牵牛子、枳实、五灵脂、山楂、枳壳、陈皮、香附、厚朴、莪术、砂仁、木香、青皮、大黄。用于饮食停滞、胸腹胀满。孕妇忌用。

沉箱病（caisson disease）　见减压病。

陈旧期（old phase）　其他名称：慢性稳定期。心肌梗死分期之一。心肌梗死后数月至数年，T 波倒置恢复正常或长期无变化，多数常残留异常 Q 波或 QS 波。

陈旧性骨折（old fracture）　骨折经过一段时间修复，大约 1～2 周以后，纤维性骨痂和骨样骨痂内有矿物质沉积形成骨组织的骨性骨痂。X 线片可见到骨痂影及骨膜增生修复现象。骨折断端变钝，骨折线影增宽、清楚等均为陈旧性骨折征象。陈旧性骨折骨性愈合期时，则骨折线基本消失，局部出现增生硬化、增粗变形。

陈旧性会阴Ⅲ度裂伤修补术（repair of old perineal third degree laceration）　陈旧性会阴重度裂伤的修补。术前 3 天进少渣饮食，同时服用红霉素或链霉素及甲硝唑，以控制肠道细菌。每天用 1∶5 000 高锰酸钾溶液坐浴 1～2 次。手术前晚和当日清洁灌肠。采用骶管麻醉，常规消毒，剪除瘢痕组织，按需要分离阴道后壁和直肠前壁，并寻找肛门括约肌断端。首先缝合直肠壁；接着缝合肛门括约肌，必须确切；最后缝合直肠筋膜、肛提肌、阴道黏膜、会阴部皮下脂肪、皮肤。术后注意局部清洁，并控制排便 5 天。

陈旧性会阴裂伤（old perineal laceration）　指会阴部在承受过度伸展或压力后发生裂伤，因于未及时发现及修补，或修补后愈合不佳而留下的裂痕。多数因分娩损伤所致。临床表现取决于裂伤的程度，可分为三度。治疗：单纯第一、二度很少需要治疗；第三度裂伤，肛门括约肌全部或部分撕裂，甚至直肠前壁亦撕裂，应行手术修补。

陈旧性输卵管妊娠（old ectopic pregnancy）　输卵管妊娠流产或破裂后，腹腔内反复出血，出血后又自然停止，在盆腔内形成边界清楚的质实、表面不规则的血肿；妊娠月份较大者，其中可含有胎儿骨骼等。治疗：手术。

陈旧〔性〕脱位（obsolete dislocation）　骨关节脱位时间超过 2 周者。

陈旧性心肌梗死（remote myocardial infarction）　发病在 4～8 周后，病情恢复且稳定的心肌梗死。可有心前区疼痛等临床症状。心电图表现为病理性 Q 波、缺血型 ST-T 改变。

陈皮（Pericarpium Citri Reticulatae）　其他名称：橘皮、红皮、黄橘皮。中医药名。芸香科植物橘及其变种的成熟的果皮。辛，苦，温。归脾、肺经。功能理气、健脾、燥湿、化痰。治：①脾胃气滞的脘腹胀满，不思饮食。②痰湿壅滞的胸膈满闷、气逆喘咳、痰多而稀。③痰湿阻滞，胃气不降的呕吐、呃逆。

陈-施呼吸（Cheyne-Stokes respiration）　见潮式呼吸。

陈述记忆（declarative memory）　是指与特定时间、地点有关事实、情节的记忆，可以用语言表达出来，或作为一种非语言的映像形式保持在记忆中，这种记忆上升到意识，可被清楚地回忆，并进行评价、推理。陈述记忆经过不断重复，可转变为非陈述记忆。颞叶和间脑某些部位与陈述记忆关系密切。

晨间护理（morning nursing）　早晨进行的护理。多在早餐前进行。协助病人（特别是重症者）刷牙、洗脸洗手、梳头、擦背、翻身、排便、整理床铺等。使病人经过长夜后感到神清气爽、身心舒畅。

晨僵（morning stiffness）　类风湿性关节炎病人关节僵硬以晨间起床后最为明显，活动后减轻。

成串起搏（trains of pacing）　是非程控刺激法的一种。突然短暂而快速的一组或数组起搏脉冲，使单一刺激夺获，诱发或终止折返性心动过速。

成对出现的窦性心律（paired sinus rhythm）　心电图 P 波为窦性，形态相同，P-R 间期固定，QRS 波群为室上性，但 P-P 间隔长短交替。其形成可能是：窦性期前收缩二联律；3∶2 窦房阻滞；房性期前收缩二联律。

成对起搏（paired pacing）　起搏器每次发放一对刺激。第二个脉冲刺激（S_2）落在 S_1 引起的心脏兴奋的有效不应期末，S_2 能引起心肌第二次去极化，但不产生激动的传导，可产生心肌第二次收缩。从而延长心脏整个不应期，使心房率和/或心室率成倍减少。

成对未下传的房性期前收缩（paired nonconduction atrial premature beat）　因为干扰而未下传的成对房性期前收缩。心电图显示连续两心房 P′波以后不继以 QRS-T 波。

成对心房起搏法（paired atrial pacing）　其他名称：合拍起搏法。将起搏电极置于心房，起搏器发出类似二联律的成对脉冲，其第一个脉冲激起心房兴奋，第二个落在此心搏的相对不应期中，只引起电兴奋，不引起心肌有效收缩，因此心率减半。此法用于治疗顽固性窦性心动过速。参见成对起搏。

成对性室性期前收缩（paired ventricular premature beat）　一个窦性搏动之后，连续出现两个室性期前收缩。如果这类期前收缩连续发生 3 次或 3 次以上，称为真正的室性期前收缩三联律。多见于病理性室性期前收缩。

成分输血（component transfusion）　将复杂的血液成分通过物理或化学方法将其分离，针对病人所缺乏或异常的血液成分予以补充或纠正。其优点在于：①具有比输全血更高浓度的血液成分输入体内，以达到治疗目的；②可避免输入不必要的血液成分所致的输血反应，使输血更安全；③减少输血体积，降低心血管负荷；④可达到一血多用，既可节约血源，又可减轻社会、个人经济负担，也有利于供血者的健康。

成分输血法（transfusion of blood components）　根据血液比重不同，将血液的各种成分加以分离提纯，依据病情需要输注给病人的方法。其优点为一血多用、针对性强、疗效好、副作用少等。

成骨不全 [症]（osteogenesis imperfecta）　其他名称：赫氏（Hoeve）综合征。一种遗传性骨质构造缺陷的综合征。表现为脆骨症、蓝色巩膜及临床性耳硬化症。呈进行性传音性聋，至中年可致全聋。主要是预防骨折，无特殊治疗方法。

成骨蛋白-1（osteogenic protein-1，OP-1）　转化生长因子 β 超家族中的一个成员，可异位或在位诱导骨生成的一种蛋白质。OP-1 有广泛的应用前景，如可用于骨损伤治疗、软骨再生修复、骨折的治疗和骨关节重建等。

成骨细胞（osteoblast）　由间充质细胞分化而来的具有造骨功能的细胞。能生成骨组织的胶原纤维和基质，还能形成基质小泡（含有大量的碱性磷酸酶等）导致骨质钙化。胞体呈柱状或椭圆形，核圆形，胞质嗜碱性。细胞表面有许多细长的突起（电镜下），彼此以突起相连，在形成类骨质活跃的骨组织表面排列成一层。成骨细胞在分泌类骨质的过程中逐渐被埋于其中，最后转变为骨细胞。

成骨细胞发育不全（osteoblast dysplasia）　磷酸酶活性降低使骨质钙化障碍而发生骨异常。女性多见，在子宫内发生者多于生后早期死亡。儿童发生佝偻病，乳牙过早脱落。成年病人骨骺软化。碱性磷酸酶活性低，血、尿中出现磷酸乙醇胺，血钙增高。无特殊疗法。

成骨细胞瘤（osteoblastoma）　一种以成骨细胞为主要成分且含有丰富血管的骨肿瘤。较少见，虽属良性，但可恶变。多发于股骨、胫骨或脊柱，并在相应部位出现无力、麻木，若发生在脊椎骨可出现截瘫等神经症状。治疗：以刮除及植骨为主，术后放疗。

成角移位（angulation displacement）　骨折后两骨折段的轴线相交成角。以角顶方向的不同分别称为向前、向后、向内或向外成角。

成年肌无力（adult amyosthenia）　重症肌无力的一种临床类型。成年后起病。眼肌、面肌、延髓肌、颈肌、四肢甚至呼吸肌均可受累。急性发生全身肌无力者称暴型型。慢性者由眼外肌麻痹、延髓肌无力，在 1～2 年逐步发展至全身各组肌群。若不积极医治或不注意休息和预防感冒，随时可发生肌无力危象。治疗：主要采用抗胆碱酯酶药、免疫调节剂、胸腺摘除等方法。

成年人肠套叠（intussusception in adult）　一段肠管套入其相连的肠管腔内，称为肠套叠。多继发于肠息肉、肠肿瘤等。临床表现不似幼儿肠套叠典型，少有便血，多为不完全梗阻。腹痛发作时腹部多可摸到包块。钡剂造影：小肠套叠可显示肠腔呈线状狭窄，结肠套叠呈环形或杯状充盈缺损。治疗：手术。

成年人腺垂体功能减退症（adult adenohypophyseal hypofunction）　其他名称：西蒙-席汉综合征、希恩综合征、席汉综合征。系起病于成人的垂体前叶激素分泌不足所引起的综合征。分原发性（垂体本身病变）和继发性（下丘脑、垂体柄病变引起）两种。可存在一种或多种激素缺乏。常见原因为产后出血、休克等致垂体坏死、萎缩，肿瘤压迫，感染，手术，外伤及血管病变等。表现为产后无乳、闭经、脱发、皮肤苍白、精神淡漠及各脏器功能低下等症状。测定垂体激素及各靶腺激素降低可确诊。除病因治疗外，主要采取激素替代疗法，目前仍以靶腺激素替代为主。

成年型甲状腺功能减退症（adult hypothyroidism）　指起病于成人的甲状腺功能减退症（简称"甲减"）。可分 4 类：①甲状腺性甲减，最常见。大多数为获得性甲状腺组织破坏所

致。包括原发性（特发性）和继发性两类。前者与自体免疫有关；后者由手术、放疗、甲状腺炎、甲状腺癌、药物、遗传等因素引起。②垂体性，由于垂体分泌促甲状腺激素（TSH）不足所致，见成年人腺垂体功能减退症。③下丘脑性，由促甲状腺激素释放激素（TRH）分泌不足所致。④受体性，为遗传病，即甲状腺激素不应症。

成年型糖尿病（maturity-onset diabetes mellitus）　其他名称：成年发病型糖尿病。主要见于中老年病情轻、症状少的糖尿病。治疗：多仅需饮食疗法或联合口服降糖药，少数需用胰岛素。若不予治疗，大多因心血管并发症致死。

成人肥厚性幽门狭窄（adult hypertrophic pylorostenosis）　一种病因不明的少见的胃幽门肌肥厚所致幽门管狭窄。可因机械性梗阻而致胃排空障碍。主要表现为间歇性上腹不适、饱胀感，疼痛而制酸剂不能缓解。X 线胃肠钡餐检查多可明确诊断。应与胃癌、慢性胃炎、胃黏膜脱垂相鉴别。一般按消化性溃疡治疗，梗阻表现明显者可手术治疗。

成人股骨头缺血性坏死（avascular necrosis of femoral head in adults）　成人股骨头的血液循环因内在或外在因素遭受障碍，使骨小梁发生萎缩、消失，股骨头变形。常为双侧性。早期患侧髋关节或膝关节疼痛，站立行走时加重，休息后减轻。晚期股骨头病变部塌陷，髋部疼痛剧烈，活动受限。X 线及放射性核素断层扫描可以协助诊断。治疗：早期避免患肢承重；坏死形成后常需手术治疗。

成人呼吸窘迫综合征（adult respiratory distress syndrome，ARDS）　见成人型呼吸窘迫综合征。

成人急性喉炎（adult acute laryngitis）　成人喉黏膜及声带的急性炎症。常并发于急性鼻炎、急性咽炎。主要症状为声嘶或失声，喉内干痛及阵咳。抗感染治疗，必要时做气管切开。

成人 [起病] 斯蒂尔病（adult onset Still disease，AOSD）　曾称维范（Wissler-Fanconi）综合征、变应性亚败血症。一种病因未明、长期间歇性发热、一过性多形性皮疹、关节炎或关节痛、咽痛为主要临床表现，伴有周围血白细胞总数及粒细胞增高和肝功能受损、淋巴结肿大、胸膜炎等多系统受累的综合征。一种非感染性疾病，发热是突出的临床症状，血培养阴性为诊断的必要条件。本病应早期诊断，合理治疗，轻者可用非甾体抗炎药或糖皮质激素。病情控制不住者可用甲氨蝶呤（MTX）等缓解病情的抗类风湿药物（DMARDs）。难治者用生物制剂。

成人晚发自身免疫性糖尿病（latent autoimmune diabetes in adults，LADA）　成人起病的 1 型糖尿病。临床特征为发病时年龄较大，初起无酮症倾向，口服降糖药有效，但其胰岛功能进行性破坏，血清胰岛自身抗体阳性，最终依赖胰岛素治疗。

成人 T 细胞白血病/淋巴瘤（adult T-cell leukemia/lymphoma，ATLL）　由人类 T 细胞白血病病毒 I 型（HTLV-I）所感染，发生于成人的淋巴系统恶性克隆增殖性疾病。具有地域分布的特点，本病首先在日本九州发现，以后在加勒比海地区、非洲尼日利亚也发现此病。近年来中国福建省沿海地区也有发现。本病有特殊的临床及细胞形态学特点。临床表现可为急性型（常见，以白血病为主要表现，白细胞计数升高）、淋巴瘤型（显著淋巴结肿大为特征，无外周血受累）、慢性型（皮肤肿瘤浸润为主要表现），以及冒烟型。病人可有皮肤损害、淋巴结肿大、肝脾大、高钙血症及溶骨性损害等。诊断标准：成年人发病；浅淋巴结肿大、无纵隔或胸腺肿瘤；外周血白细胞数常增高、淋巴细胞高度多形性，多形核细胞呈分叶，花瓣样（花细胞）占 10% 以上，有成熟 T 细胞表面标志；血清 HTLV-I 抗体阳性。本病治疗困难，一般可采用联合化疗治疗。

成人型多囊肾病（autosomal dominant polycystic kidney disease，ADPKD）　见常染色体显性遗传多囊肾病。

成人型呼吸窘迫综合征（adult respiratory distress syndrome，ARDS）　其他名称：成人呼吸窘迫综合征。严重创伤、烧伤、休克、感染、大手术在抢救中继发的急性进行性呼吸窘迫和低氧血症为特征的急性呼吸衰竭。损伤广泛，预后严

重，病死率高达 40%～70%。本病是因肺泡毛细血管损伤引起肺间质和肺泡水肿，肺表面活性物质减少，导致肺泡壁陷闭。本病除治疗原发病、强心、利尿、激素冲击等外，关键在用呼吸机呼气末正压（PEEP）方法治疗，能迅速使氧分压上升，并维持氧分压在 7.98～10.64kPa（60～80mmHg）。

成人早老综合征（Werner syndrome） 见沃纳综合征。

成神经细胞瘤综合征（neuroblastoma syndrome） 发生于肾上腺髓质和交感神经链的恶性肿瘤所引起的一组病征。多于 4 岁前发病。常见单侧眼睑水肿及眼球突出，可有贫血、低热、上腹肿块等。治疗：手术、放疗、化疗等。

成石危险因素（risk factor of urolithiasis） 导致尿液成分和量的变化而易于形成结石的外在及内在影响因素。外在影响包括环境、疾病、代谢异常和饮食习惯等，内在因素指种族遗传、泌尿系统梗阻、感染等情况。

成熟卵泡（mature follicle） 发育到最后阶段的卵泡。其结构与生长卵泡晚期相似，只是其中的初级卵母细胞已完成第一次成熟分裂形成了次级卵母细胞。这时卵泡体积很大，直径可达 2cm，占据卵巢皮质全层，突出到卵巢表面。成熟卵泡内的卵泡液剧增，卵泡壁、白膜变薄，局部缺血，接着此处胶原被酶分解，致使卵泡破裂，次级卵母细胞从卵巢排出，称这一过程为排卵。

成蚊密度（mosquito density） 评价灭蚊效果的指标之一。根据捕捉成蚊的方法不同，计算方法分为 3 种。①人工小时法成蚊密度：指用吸蚊管捕捉，以一个人在一定时间内所捕得的某种成蚊数作为该成蚊的密度。成蚊密度＝捕获成蚊只数/人工数×小时数。有时为了节省时间，每人每次捕捉15min 所得只数乘以 4，即得密度指数（只/人工小时）。②窗陷诱捕法成蚊密度：指平均每个窗陷内的蚊虫数。成蚊密度＝窗陷诱捕蚊虫总数/窗陷数。③人帐诱捕法成蚊密度：成蚊密度＝某时间内捕获蚊虫总数/人帐数。

成纤维细胞（fibroblast） 疏松结缔组织的主要细胞之一。因能形成纤维和基质而得名。细胞大而扁平，呈梭形或星形，多突，常附着于胶原纤维上。核呈扁椭圆形，异染色质少，核仁 1～2 个。胞质轮廓不清，弱嗜碱性。由于其能合成和分泌蛋白质形成纤维和基质，故是一种功能活跃型细胞，在间质的更新和创伤修复过程中起重要作用。其功能不活跃时，则称为纤维细胞。

V-Y 成形术（V-Y plasty） 在延长部位做"V"形切口，形成三角形皮瓣，将皮瓣纵向反折到预期位置加以缝合的手术方法。缝合后的切口呈"Y"形。

Y-V 成形术（Y-V plasty） 在拟推进部位做"Y"形切口，形成三角形皮瓣，将皮瓣纵向推进到预期的位置加以缝合的手术。缝合后的切口呈"V"形。

Z 成形术（Z plasty） 以一中线为轴，在轴线两端设计成方向相反有共边的两个三角形皮瓣，两皮瓣相向旋转相互易位后加以缝合的手术方法。

成性腺细胞瘤（gonadoblastoma） 一种罕见的生殖细胞源的卵巢肿瘤。有遗传因素。除少数外恶性程度不高。肿瘤右侧多发，双侧性占 30%。临床表现分为：①正常女性型，矮小，闭经，性征模糊，子宫发育不全；②多毛化女性型，多毛，闭经；③男性型，矮小伴男性假两性畸形。病理检查可确诊。手术治疗为主。

成嗅神经细胞瘤（olfactory neuroblastoma） 见嗅神经母细胞瘤。

成药（proprietary medicine） 一类疗效确切、应用广泛，经药政管理部门批准生产，可不经医师处方直接购用的制剂。具有名称通俗、功效、用法和用量明确等特点，如去痛片、伤湿止痛膏、痔疮栓等。

成瘾（addiction） 连续应用某些药物时，机体逐渐产生强烈嗜好和依赖性，一旦停药，会产生严重症状的一种特性。具有成瘾性的药物一般为麻醉药品。至于一般的长期吸烟或饮酒，则仅产生嗜好，停用时并不产生严重症状，这种特性称为"习惯性"。

成蝇密度（fly density） 反映灭蝇效果或评价成蝇数量多少的指标之一。其计算方法根据捕蝇方法不同，主要有两种。①捕蝇笼诱捕法：用捕蝇笼定点诱捕，每日早放晚收，捕获的蝇用敌敌畏熏杀后，倒在白纸上计数。成蝇密度＝捕获蝇数/天数。②毒杀计算法：将一定大小（一般 8cm×8cm）的美曲膦酯（敌百虫）毒蝇纸浸入盛有少量糖水的浅盘内，每 2h 计数盘内的死蝇数。成蝇密度＝毒死蝇数/盘数。

成釉细胞瘤（ameloblastoma） 其他名称：造釉细胞瘤。组织学上类似牙胚造釉器的肿瘤。周边为柱状细胞，呈栅状排列，中心为星形细胞。好发于下颌角部，常有复发，少数可恶变，病变进行缓慢，初期无自觉症状，肿瘤增大后，颌骨膨隆变形，常有乒乓球样感。需手术彻底切除，并可移植颌骨片修复下颌骨缺损。

成脂细胞瘤（lipoblastoma） 见脂肪母细胞瘤。

承扶（chengfu，BL 36） 其他名称：肉郄、阴关、皮部。中医经穴名。属足太阳膀胱经。位于大腿的后面，臀横纹中点处。主治腰、骶、臀、股痛，痔疮，便难等。直刺 1～2 寸。艾炷灸 3～5 壮，或艾条灸 5～10min。

承浆（chengjiang，RN 24） 其他名称：天池、悬浆、垂浆。经穴名。属任脉。位于面部颏唇沟正中凹陷处。主治面瘫、面肿、牙痛、流涎、口腔溃疡和三叉神经痛等。斜刺 0.2～0.3 寸，艾炷灸 5～10min。

承筋（chengjin，BL 56） 其他名称：䏝肠、直肠。中医经穴名。属足太阳膀胱经。位于小腿后面，腘窝横纹中点直下 5 寸处。主治腰背痛、小腿拘痛、下肢瘫痪、痔疮等。直刺 1～2 寸，艾炷灸 3～5 壮，或艾条灸 5～10min。

承气汤（chengqi decoction，chengqi tang） 中医方剂。指含大黄，具有通腑泻下、承顺胃气作用的一类方剂，如大承气汤、小承气汤、调胃承气汤、增液承气汤等。

承泣（chengqi，ST 1） 其他名称：鼷穴、面髎、谿穴。中医经穴名。属足阳明胃经。位于眶下缘与眼球之间，正视时直对瞳孔。主治眼肌痉挛、目赤肿痛及其他眼病等。直刺，固定眼球，沿眶下缘缓慢刺入 0.5～1 寸，一般不用提插手法，出针后轻压针孔，以防出血。

承山（chengshan，BL 57） 其他名称：鱼腹、肉柱、伤山。中医经穴名。属足太阳膀胱经。位于小腿后面、腓肠肌两肌腹交界处下端。治腰痛、腿腿痛、腓肠肌痉挛、下肢瘫痪及痔疮、便秘等。直刺 1～2 寸，艾炷灸 3～5 壮，或艾条灸 5～10min。

城墙样改变（city-wall shape change） 风湿性二尖瓣狭窄经 M 型超声心动图检查时所见到的特征性改变。表现在 M 型超声心动图上二尖瓣前叶曲线 E-F 斜率降低。呈现典型或非典型的"城墙样"改变。

城市环境（urban environment） 聚落环境的一种。人类利用和改造自然环境创造的高度人工化、规模化的环境。包括与城市整体相互关联的人文条件和自然条件。城市环境为居民创造了优越的物质文化生活条件，但人口密集、建筑密集，资源、能源大量集中消耗，致使环境质量受到不良影响。

城市环境噪声污染（urban environmental noise pollution） 社会环境变化所形成的社会性感觉性公害。主要的是交通噪声和工业噪声。噪声超过 40dB（分贝）干扰睡眠；超过 55dB 干扰谈话思考；超过 85dB 影响听力，久之可造成生理和心理的损害。防治办法：①制定城市环境噪声标准。②立法。③合理规划城市建设。④降低噪声源的声级。

城市垃圾（municipal solid waste） 其他名称：生活垃圾。指在城市居民日常生活中或为城市日常生活提供服务的活动中产生的固体废物。包括消费活动垃圾、商业和办公机构产生的垃圾，以及市政建设、市政和房屋修建中产生的垃圾或渣土。随着居民消费水平提高和生活方式改变，城市垃圾数量不断增加，成分日趋复杂。

城市噪声（urban noise，city noise） 妨碍和影响城市居民休息、工作、学习，甚至有害健康的声音。主要有交通噪声、工业噪声、施工噪声和社会生活噪声等。

乘晕宁（theohydramine，dimenhydrinate） 见茶苯海明。

程控刺激（programmed electrical stimulation，PES） 用程控心房刺激器，在心脏整个舒张期给予不同配对间期的心房期前刺激，观察不同的代偿间期。此法用于诱发和终止心动过速、窦房结功能试验和测定心脏不应期等。

程控起搏（programmed pacing）　有两种作用、应用及仪器性能概念完全不同的"程控"起搏。其一是程控起搏器，是一种新型起搏器，具有自动记忆、调节和接收电码的装置。其二是程控刺激器，又称心律失常治疗仪。

程控起搏器（programmed control pacemaker）　起搏器的一种，又称体外遥控起搏器。

程控心脏刺激器（progrmmed cardiac stimulator）　一种特殊类型的心脏起搏器。根据需要可以做心房、心室、食管心房以及希氏束部位的刺激等。还可发放各种类型的程控刺激。除起诊断作用外，还能发放电刺激以终止某些快速性心律失常。

程序性细胞死亡（apoptosis）　见细胞凋亡。

澄清（defecation，clarification）　亦称沉积。主要指悬浮在流体中的固体物质连续沉降而脱离流体的现象。通过沉积得到澄清液和固体沉积层的过程为澄清；使悬浮的固体颗粒变为稠淤浆的过程称增稠；使不同大小、形状或密度的固体颗粒分为若干部分的为分粒或分级。

澄清度（clarity）　某些溶液型药剂质量控制的物理指标。如注射剂、滴眼剂等的澄明程度。亦作为制剂的内在质量是否符合药用的标志。

澄清法（clarification）　将妨碍液体药剂制品澄清的物质加以分离、除去的操作方法。分为加热澄清和加澄清剂澄清。本法常与倾泻、过滤等方法并用于一些液体药剂（如水剂、糖浆剂等）的制备中，以除去这些制剂中的不溶性杂质。

痴呆（dementia）　其他名称：慢性脑病综合征。是获得性、较严重的和进行性认知功能障碍，伴明显的社会生活功能受损和不同程度精神行为症状的一组综合征。缓慢起病、病程长。最常见病因为阿尔茨海默病（AD）和脑血管病。主要表现为严重记忆及定向障碍、思维和判断障碍、性格改变以及情感和计算力障碍。后期丧失日常生活、言语及行动能力。治疗包括：促认知药物、处理精神行为症状、采用一定的神经保护对策。

痴呆的行为和精神症状（behavioral and psychological symptoms of dementia）　痴呆病人在认知症状的基础上同时具有的行为和心理的症状。包括幻觉、妄想、错认、抑郁、类躁狂、激越、无目的漫游、徘徊、躯体和言语性攻击、喊叫、两便失禁及睡眠障碍等。如被窃妄想多见于记忆力障碍时，忘却将物品放置于何处而继发的；因人物定向障碍，不认识家人和配偶，而认为他们是骗子或冒名顶替者。

痴愚（imbecility）　中等程度的智能低下。精神发育迟缓的表现之一。

弛缓素（relaxin）　见松弛素。

弛缓性膀胱（flaccid bladder）　脊髓圆锥及以下的神经损伤，由于支配膀胱的脊髓低级排尿中枢受损，膀胱反射弧被破坏，多发展成低张力、无反射的膀胱。膀胱逼尿肌丧失收缩功能，病人贮尿功能良好而排尿功能障碍，多表现为尿潴留。

弛缓性瘫痪（flaccid paralysis）　其他名称：下运动神经元瘫痪、周围性瘫痪、软瘫。表现为患肢无力，肌张力减低或消失，腱反射减弱或消失的瘫痪。由下运动神经元的病变所引起，如由多发性神经根或周围神经病变引起。

弛豫时间（relaxation time）　自旋质子在磁共振过程中，从激励其共振的射频脉冲暂停，自旋质子产生共振信号时起，到自旋质子恢复到未受射频脉冲激励前的平衡状态时为止所经历的时间。此时自旋质子的横向磁矩已趋于零，纵向磁矩恢复到最大值，并与静磁场的方向相同。弛豫时间有两种，即纵向弛豫时间（纵向磁化恢复63%所需时间，T_1）和横向弛豫时间（横向磁化衰减63%所需时间，T_2）。它们都是磁共振成像的重要参数，以毫秒（ms）计算。一般来说，除水以外同一物质的 T_1 值大于 T_2 值。

弛张热（remittent fever）　布鲁氏菌病的一种发热类型。发热多在午后及傍晚开始，持续数小时后，体温开始逐渐下降。早晚温差可在 1～3℃，体温最高可达 39℃ 以上。可见于败

血症、风湿热、重症肺结核、化脓性疾患、恶性组织细胞病等，也可见于伤寒及副伤寒。

迟钝爱德华菌（*Edwardsiella tarda*）　肠杆菌科的爱德华菌属。有鞭毛，能运动，无荚膜，兼性厌氧杆菌。革兰氏染色阴性。是淡水鱼和冷血动物肠道内的正常菌群。人可成为无症状的带菌者。病人可表现为多种感染。胃肠炎多见于儿童和 50 岁以上老人，症状为间歇性水样泻和低热，较重病例症状似结肠小肠炎和菌痢。另可有尿路感染、创伤感染、肝脓肿、脑膜炎和败血症等，脓肿必须清创引流，大多抗革兰氏阴性杆菌药物都有效。

迟钝白细胞症（lazy leukocyte syndrome）　其他名称：惰性白细胞综合征、懒惰白细胞综合征。由于白细胞膜存在缺陷，缺乏趋化能力而引起的严重、持久不愈的细菌感染。常有发热及反复发作的中耳炎和齿龈炎等。外周血液中中性粒细胞数常减少，移动比较缓慢，对肾上腺素、内毒素刺激无升高反应。但这些白细胞的吞噬和杀菌能力仍正常。

迟发维生素 K 缺乏性出血（late vitamin K deficiency bleeding）　多见于出生后 2 周～3 个月的母乳喂养婴儿。起病急、出血症状重，常有颅内出血而致颅内压增高及神经系统症状，病情危重。补充维生素 K_1，应用新鲜血浆，对症治疗。

迟发型变态反应（delayed allergy）　由致敏 T 淋巴细胞与相应抗原结合而引起的Ⅳ型变态反应。特征是单核细胞浸润和细胞变性坏死的局部变态反应性炎症。反应发生较慢，一般需要 48～72h，故称迟发型。抗体与补体不参与迟发型变态反应过程，本型反应一般没有个体间的差异。主要疾病有结核分枝杆菌等细胞内寄生菌引起的传染性变态反应、接触性皮炎和同种异体移植排斥反应等。

迟发型变态反应 T 细胞（delayed type of hypersensitivity T cell，T_{DTH} cell）　迟发型变态反应 T 细胞是 T 细胞亚群，引起机体产生迟发型变态反应。这类细胞与抗原反应后分泌淋巴因子，可吸引、活化及作用于巨噬细胞、粒细胞或其他细胞，以实现非特异生物效应，而成为慢性炎症的主要细胞。人类的 T_{DTH} 细胞膜上表达 CD4 分化抗原。T_{DTH} 细胞产生的淋巴因子种类很多，均是不耐热的蛋白质和多肽。

迟发型超敏皮肤试验（delayed hypersensitivity skin test）　T 淋巴细胞介导的一种超敏反应。在抗原注入皮内后 48～72h 呈现局部的红肿硬结。常用的生物性抗原为病原体提制的抗原，如结核菌素、白念珠菌素、皮肤毛癣菌素、链激酶和血吸虫皮试抗原等。

迟发性皮肤卟啉病（porphyria cutanea tarda，PCT）　以皮肤光敏症状为主要表现的疾病。发病年龄多在 40～60 岁，男性多于女性。临床表现主要为光暴露部位迟发的光敏性皮炎，以双手背侧出现充满液体的小囊泡最常见。病程长者可有硬皮病改变。面色常发红或呈紫罗兰色，常有特征性多毛及色素沉着，多见于两颊、眶周和前额。起病隐匿，进展缓慢，过敏史不甚明确，早期诊断困难。光敏性皮肤损害，红色尿液及尿中尿卟啉是诊断本病的主要依据。避免诱发因素，静脉放血和药物治疗。

迟发性神经毒性（delayed neurotoxicity）　有机磷酸酯类化合物引起的一种晚期神经毒性反应。在接触该种化合物后 8～14 天，即急性中毒症状基本消失后，再次出现神经中毒症状，如上下肢无力，以及下肢瘫痪。机制不明。

迟发性神经毒性实验（delayed neurotoxicity test）　鉴定有机磷农药是否具有迟发性神经毒性的方法。实验动物常用 6 只以上的母鸡或公鸡，设阳性对照、阴性对照和不同剂量给药组。给药后，记录鸡的站立和走动姿势，以及雄鸡啼叫和鸡冠的变化。连续观察 3～4 周后取小脑、脊髓、坐骨神经检查。根据运动失调程度及神经病理变化评价毒性。

迟脉（slow pulse）　脉象之一。脉来迟慢，医生的一次正常呼吸，病人的脉搏不足 4 次（相当于每分钟脉搏在 60 次以下）。多见于寒证。迟脉之病为阴盛而阳亏。有力为寒积，无力为虚寒。因寒凝气滞、阳失健运，故脉象沉迟，迟而有力为冷积实证，迟而无力多属虚寒。此外，久经锻炼的运动员，脉搏多迟缓有力，不属病脉。

持家基因（housekeeping gene）　其他名称：管家基因。为维

持细胞基本生命活动所需而时刻都在表达的基因。其产物在不同细胞中保持一定的浓度，不易受环境条件的影响，具有稳定的调控机制。例如，编码糖解和柠檬酸循环的酶的基因。

持家能力障碍（impaired management of home maintenance）个体无法履行家庭职责、扮演社会角色，不能独立地维持家庭成为一个安全的、健康的、有利于生活的环境。

持续性豆状角化过度病（hyperkeratosis lenticularis perstans）病因未明。30～60 岁男性多发。损害初发于足背，为针头大淡红色疣状角化性丘疹，表面粗糙；或呈红斑鳞屑性扁豆状孤立斑丘疹，中央鳞屑较厚。日久皮疹增多，可向小腿、臀、掌、跖等部位蔓延，对称分布，轻痒。病理检查可确诊。治疗：目前尚无满意疗法。可予维生素 A、E 或维 A 酸内服；外用角质剥脱剂。

持久性毒剂（persistent agents）一类化学战剂。毒害作用持续时间为数小时以至数天以上的毒剂。多为沸点较高、不易挥发的液体毒剂，如芥子气、维埃克斯（VX）和微粉状的固体毒剂（刺激剂）。施放后可造成较长时期的地面和空气染毒。

持久性房颤（persistent atrial fibrillation）持续 1 个月以上的房颤。心电图上持久性房颤与阵发性房颤无不同之处。多见于器质性心脏病，易诱发心绞痛、心力衰竭、栓塞等，预后不佳。

持久性色素异常性红斑（erythema dyschromicum perstans）其他名称：灰色皮肤病。一种以灰色皮疹为特征的慢性红斑性皮肤病。皮疹初发为暗红色斑疹，以后呈紫色，并逐渐扩大，中央变为灰色，直径数毫米至数厘米，可融合成片，有时呈带状。好发于躯干和四肢。治疗：矫治有关因素；对症处理。

持久性停搏（persistent asystole）解除当时频率抑制作用时，某一起搏点在一定时间内不能形成并发出激动为该起搏点停搏。而在一次心电图记录的全部导联显示停搏，但又不能肯定持续时间有 3 个月以上的即称为持久性停搏。

持久性图状红斑（erythema figuratum perstans）其他名称：持久性回状红斑。可能为虫咬或肿瘤等引起的过敏反应性环状红斑，也可能是遗传病。多在婴儿及儿童期发病。皮损初起为暗红色斑疹，数日内扩大成直径数厘米的环形损害，边缘象蜡样硬，环的内缘有领圈样灰白色糠状鳞屑，有时出现水疱。有剧痒，易复发，病程长。治疗：去除病因；用皮质激素、抗组胺类药及维生素 C 等。

持久性应激反应（persistent stress reaction）一种由应激源长期存在或长时间处于困难环境中而诱发的应激反应性精神疾病。临床主要表现为妄想，妄想内容与精神创伤有密切关系。部分病人则以易伤感、沮丧、好哭泣等情感障碍为主。多数病人有明显的社会功能缺损，导致工作、学习、人际关系、社会活动方面的异常。治疗包括改变或转换环境；支持性心理治疗；镇静、安眠及精神药物等。

持久性有机污染物（persistent organic pollutants，POPs）在环境中难以降解，滞留时间较长的有机污染物。如有机氯农药、多氯联苯类和高分子聚合物等。

持握功能（grasping function，prehension function）人类特有的最重要的手功能。有强力持握和精细持握两种形式：强力持握时，腕背伸，掌指关节和指骨间关节屈面成 90°，从而使手将物体牢固地压于手掌；精细持握时，腕背伸或掌屈，手指半屈，拇指与其他各指相对。

持续的 aVF 综合征（persistent aVF syndrome）一种单极导联心电图机操作时的失误。将心前区导联电极分别置于 $V_1 \sim V_6$ 部位，但导联选择器的电钮却置于 aVF 的位置。结果是全部心前区导联的图形与 aVF 导联的图形完全一致。

持续氯化消毒法（continual chlorination）投加一次漂白粉可持续消毒数日的饮水消毒方法。适用于农村水井的消毒。通常将计算好的漂白粉调成糊状装入多孔容器（如竹筒、玻璃瓶、塑料食品袋等），并上系木块、泡沫塑料等，使容器浮在水面下 0.4～1.0 米处。它可随取水时引起的振荡使氯慢慢逸出，达到持续消毒的目的。此法简便易行。应需专人负责管理，定期测定余氯以调整所加漂白粉量。

持续去极化（sustained depolarization）心肌持续处于部分去极化状态。见于心肌梗死，由于梗死时部分细胞钾丢失和膜受损，引起静息电位减小所致。

持续型折返性房室连接区心动过速（permanent reciprocal atrioventricular junctional tachycardia）其他名称：长 R-P′心动过速。此型心动过速系后间隔等部位具有递减性传导特性的慢旁道持续逆传所致。其特征为：多是年轻人；呈持续性发作；其开始多继发于窦性心动过速之后，心率在 150 次/min 左右；P′波数目与 R 波数目相同，二者关系固定，R-P′＞P′-R；P′波属逆传型；QRS 波群为室上性。

持续性病毒感染（persistent viral infection）病毒可在机体持续存在数月至数年，甚至数十年。可出现症状，也可不出现症状而长期带毒，成为重要的传染源，如人类免疫缺陷病毒、乙型肝炎病毒等。

持续性房性心动过速（sustained atrial tachycardia）慢性房性心动过速的一种。发作时间持续数月至数年，常有器质性心脏病，心电图 P 波频率较低，活动与睡眠时心房率相差 50 次/min 以上，多见于年轻人。

持续性室性心动过速（sustained ventricular tachycardia）每次发作时持续时间超过 30s，或虽然未达 30s，但病人已丧失意识而需立即电转复的室性心动过速。

持续性胎儿循环（persistent fetal circulation）其他名称：持续肺动脉高压。新生儿出生后较长时间保持肺动脉高压，维持从胎儿型到成人型的过渡性血液循环。多见于足月或过期产儿，常有窒息或缺氧史。临床表现为出生后 24h 出现发绀、呼吸窘迫，吸入纯氧也不能使发绀改善。胸部 X 线平片、血气分析及超声心动图可以诊断。治疗：纠正酸中毒；吸氧或机械呼吸；应用肺血管扩张剂等。

持续性特发性室性心动过速（sustained idiopathic ventricular tachycardia）特发性室性心动过速的一种类型。特点是发作时持续时间长，可为数天。非发作期多无期前收缩，且室性心动过速常不能自行转复为窦性心律。

持续性心动过速（sustained tachycardia）几乎持续存在的室上性心动过速。心电图表现为其发作几秒至几小时便停止，然后出现几次窦性心搏又重新发作。心率在 120～250 次/min 不定，同一病人心动过速的心率可有 20～30 次/min 的变化，活动时略快，儿童较成人多见。

持续性心房静止（sustained atrial silence）心房长时间无电活动和机械收缩。目前诊断标准是：体表及心腔内心电图各导联无 P 波；颈静脉搏动及右房压力曲线 a 波阙如；电刺激心房无反应；X 线透视及心血管造影心房无收缩；心电图呈节律匀齐的室上性 QRS 波群。

持续性幼年型 T 波（sustained juvenile pattern T wave）其他名称：幼年型 T 波、童稚型 T 波、单纯 T 波倒置综合征。一种 T 波的正常变异。婴儿及儿童在 $V_1 \sim V_4$ 导联 T 波可以倒置。当成年时 T 波仍未起立称为持续性幼年型 T 波。有人认为可能是心前区导联电极描记了未被肺叶覆盖的心脏切迹部位的局部电位所致，因为深吸气时 T 波可以转为直立。注意防止误诊。

持续性枕横位（persistent occipitotransverse position）分娩中的胎位异常。胎头入骨盆入口时，以矢状缝进入骨盆入口径，在下降过程中胎头没有内旋转，仍取枕横位者。常出现第二产程阻滞。如用徒手转成枕前位时，可行胎头吸引术或产钳术助胎头娩出。

持续性枕后位（persistent occipitoposterior position）难产的一种。分娩过程中，胎头枕部持续位于母体骨盆后方至中骨盆，虽等待一定时间也不向前旋转者。多由于骨盆狭窄、宫缩乏力以及巨大儿、前置胎盘等原因而致。易使产程延长，软产道损伤，产后出血，感染机会增多。胎儿窘迫、新生儿窒息及围产儿死亡率增高。因此应加强全身支持疗法，监测产程及胎心，防止宫颈水肿。宫口开全，先露在坐骨棘下 3cm（S^{+3}），可产钳助产，否则行剖宫产。

持续性植物状态（persistent vegetative state）多见于缺血缺氧性脑病或其他结构性脑损伤后。持续性植物状态是指昏迷病人超过 3 个月（脑外伤病人需持续 1 年以上），觉醒水平恢复，但仍无意识活动的状态。此类病人存在自主的睁眼和睡眠-觉醒周期，提示脑干和自主神经功能完整。

持针器（needle holder）　外科手术器械之一。用于夹持缝针。使用时应将钳的尖端夹住弯形缝针的中后 1/3 交界处。其种类较多，大小长短不等。常用的为尖端部短、柄长的一种，弹性较好，持针稳定，缝合时不滑动。还有尖端部为直、弯、双曲型等，其大小、粗细须与针的大小型号相配。

匙状甲（spoon nail）　见尺甲。

尺动脉（ulnar artery）　肱动脉的两个终支之一。沿前臂尺侧浅层肌的深面下行至腕部。在平桡骨颈处自肱动脉分出斜向内下，经旋前圆肌深面至尺侧腕屈肌深面的桡侧下行，经豌豆骨桡侧至手掌。其末端与桡动脉掌浅支吻合，形成掌浅弓。它的主要分支有：①骨间总动脉，又分为骨间前动脉和骨间后动脉，分别营养前臂桡侧和背侧诸肌以及桡、尺骨；②掌深支，在豌豆骨的远侧自尺动脉分出，穿小鱼际，至掌深部与桡动脉末端吻合，形成掌深弓。

尺骨（ulna）　位于前臂内侧呈三棱柱形的长管状骨。可分为一体及上、下两端，上端粗大，以尺骨鹰嘴与肱骨滑车相关节；下端细小，稍大的尺骨小头与桡骨相关节。

尺骨干骨折（fracture of ulnar shaft）　多系直接暴力造成，偶由旋转应力引起。常发生在尺骨下 1/3。表现为前臂肿胀、疼痛；因桡骨完整，移位少见。X 线摄片可以确诊。治疗：手法复位，小夹板或石膏固定；复位困难或开放骨折可切开复位，钢板或髓内针固定。

尺骨鹰嘴骨牵引术（skeletal traction through olecranon of ulna）　治疗骨折的手术之一。在局麻下，不锈钢针从尺骨鹰嘴尖端下 2cm，尺骨嵴下一横指处钻过进行骨牵引。适用于肱骨不稳定性骨折、肱骨髁上或髁间骨折。

尺骨鹰嘴骨折（olecranal fracture）　尺骨鹰嘴部骨的连续性或完整性中断。可由直接或间接暴力引起。前者跌倒时肘部着地，可成粉碎性骨折，由于腱膜损伤不重，故移位不大；后者当肱三头肌急剧收缩时，可使鹰嘴发生撕脱骨折，近侧骨折块受肱三头肌牵拉而向上移位。治疗：无移位骨折将肘关节用石膏托固定于功能位，骨折明显移位手术治疗，并用活血化瘀、消肿止痛药物。

尺骨远端切除术（distal ulnar excision）　沿尺骨远端外缘切开暴露尺骨并切除其远段的手术。以改善腕关节功能。用于下尺桡关节脱位，或桡骨骨折损伤引起腕关节畸形者。

尺桡骨骨折（fracture of ulna and radius）　外力引起的尺桡骨疾患。骨折移位主要受前臂四组肌肉影响。诊断可根据受伤史、局部肿胀、畸形、功能障碍及骨擦音。X 线摄片应包括上下关节，确定骨折并注意有无脱位及旋转畸形。治疗：小夹板固定，手术复位固定。

尺神经（ulnar nerve）　发自臂丛内侧束，经臂、前臂尺侧达手部的混合性神经。前臂和手掌运动和感觉的神经。初与肱动脉并行，继而单独向后，经鹰嘴和肱骨内上髁间达前臂，在指深屈肌和尺侧腕屈肌之间下行进入手掌。肌支支配尺侧腕屈肌和尺深屈肌尺侧半、小鱼际肌、拇收肌、骨间肌等。皮支分布于小鱼际的皮肤，小指、环指的尺侧半，以及中指背侧的尺侧半。

尺神经麻痹（ulnar paralysis）　尺神经损伤所导致的运动和感觉障碍。尺神经支配尺侧腕屈肌、指深屈肌尺侧半、小鱼际肌、骨间肌等，支配小指和环指尺侧及手背尺侧半的感觉。尺神经麻痹的典型表现是爪形手畸形，手部小肌肉运动丧失。多为尺神经沟处的骨质增生及外伤所致。表现为屈腕能力减弱，小鱼际肌、骨间肌萎缩，各指不能互相靠拢，拇指不能内收，呈爪形手。感觉丧失区域以小指为显著。治疗：手术松解或内科疗法。

尺神经前移术（anterior transposition of ulna nerve）　将尺神经从肱骨内上髁后方转移到肱骨内上髁前方的手术。目的是缩短神经通路、减低神经张力、改善神经症状。用于肱骨内上髁陈旧性骨折所致的尺神经迟发性损伤。

尺神经损害（injury of ulnar nerve）　常见于腕或肘部损伤、肱骨内上髁骨折，肘关节或肩关节脱位、肿瘤、炎症等。表现

为屈腕、手指内收及外展不能，掌指关节过伸，而末指节不能伸直；呈爪形手。小鱼际肌及骨间肌萎缩，手背部尺侧一个半手指感觉障碍。治疗：处理病因。

尺神经压迫综合征（ulnar-nerve compression syndrome）　尺神经管内组织变化，使尺神经受压而出现的一系列临床表现。表现为尺神经感觉、运动障碍。治疗：制动、封闭、手术。

尺神经阻滞法（ulnar-nerve block）　麻醉尺神经的方法。将麻醉药注射于肱骨内上髁与尺骨鹰嘴之间的尺神经沟内使尺神经分布区麻醉。将病人手臂外旋，肘关节弯曲，用手指压尺神经沟处如有异感，即可穿刺并注入麻醉药。

尺压试验（ruler pressing test）　腹水与卵巢囊肿的一种鉴别方法。病人仰卧，用一硬尺横置于腹壁上，检查者两手将尺下压，如为卵巢囊肿，则腹主动脉的搏动可经囊肿传到硬尺，使尺发生节奏性跳动；如为腹水，则尺无此种跳动。

尺泽（chize, LU 5）　①其他名称：鬼受、鬼堂。中医经穴名。属手太阴肺经。位于肘横纹中，肱二头肌腱桡侧缘凹陷处，微屈肘取穴。主治咳嗽、气喘、咯血、咽喉肿痛、小儿惊风、百日咳及手臂挛痛等。直刺 0.3～0.5 寸，艾条灸 5～10min。②中医脉象寸口脉后半部。从寸至尺，名曰尺泽。

齿痕舌（teeth-marked tongue）　其他名称：舌胖齿形。中医舌象。舌的边缘见牙齿的痕迹。因舌体较肥胖，受齿缘所压而致。多属脾虚。若舌质淡白而湿润，多为脾虚而寒湿壅盛。

齿轮样强直（cogwheel rigidity）　锥体外系受损时所表现的一种张力改变。肢体行被动运动时，检查者可察觉到一种齿轮抵抗感。如慢性锰中毒较明显者，使其前臂旋前或旋后时，可出现齿轮样强直现象。

齿衄（gingival hemorrhage）　其他名称：牙齿出血、牙衄、牙血。中医病名。血从齿缝牙龈中流出者。此手、足阳明二经及足少阴肾病。前者多因胃火旺所致。前者多有口渴、口臭、便秘、脉滑数等证，后者多有五心烦热、舌红少苔、脉细数等证，治宜滋阴降火。

齿龈结瓣（petaloid gums）　中医望诊内容之一。齿龈红肿如瓣状。多伴有出血、疼痛或溃烂，口腔有臭秽气味。属热毒内攻、胃火炽盛。

齿龈内阿米巴（Entamoeba gingivalis）　寄生于齿龈间的阿米巴。可从牙垢中查见。齿龈化脓时多见。只有滋养体期。滋养体大约 10～20μm，内、外质分明，活动力强。多因直接接触而传播。

齿燥（dry teeth）　中医症状名。指前板齿（门牙）干燥不润。新病齿燥，伴有秽垢、口臭等，多属肺胃火盛、津液大伤。久病齿燥如枯骨样，多属肾阴亏耗，病多危重。

齿状线（dentate line）　连接各肛柱下端与各肛瓣边缘的锯齿状环形线。参见肛管条。

耻骨（pubis）　位于髋骨的前下部，可分为耻骨体、耻骨上支及耻骨下支。其上下支内侧面的关节面与对侧耻骨形成耻骨联合。

耻骨弓（pubic arch）　在骨盆下口前方，介于两侧坐骨下支及两侧耻骨下支之间的深切迹。耻骨弓角度正常男性为 70°～75°，女性为 90°～100°。可反映骨盆出口横径长度，耻骨弓如较窄，则与下废区较大，可利用的骨盆出口前后径相对缩短，不利于胎儿娩出。

耻骨后前列腺切除术（retropubic prostatectomy）　经下腹正中切口切开，经膀胱前、耻骨后间隙显露前列腺，并于前列腺包膜下进行增生腺体剜除的方法。是治疗前列腺增生的一种开放性手术方式。

耻骨联合（pubic symphysis）　两侧耻骨的联合面之间借纤维软骨连接的结构。软骨内有一纵行裂隙，女性较大，妊娠后期和分娩过程中此裂隙可增大。

耻骨上经膀胱前列腺切除术（suprapubic transvesical prostatectomy）　切开膀胱，于前列腺外科包膜内钝性剜除增生前列腺组织，解除排尿梗阻症状的手术方式。可进行开放式手术或利用腹腔镜进行。用于治疗良性前列腺增生的手术方式。

耻骨上膀胱造瘘（口）术（suprapubic cystostomy）　经耻骨上

行膀胱切开置导尿管引流尿液的手术。目的为解除下尿路梗阻病变（截瘫、前列腺增生症、炎性或外伤性尿道狭窄）所致的尿潴留。

耻骨直肠肌综合征（puborectalis syndrome）　一种以耻骨直肠肌痉挛性肥大，致使盆底出口梗阻为特征的排便障碍性疾病。表现为缓慢进行性加重的排便困难，排便过度用力，排便时间过长，粪块细小，便次频繁及排便不全感，排便时肛门或骶区疼痛。耻骨直肠肌部分切除有助于解除肛管狭窄。

耻阴虱（pubic louse, morpion）　寄生于人体虱的一种。呈灰白色，体长为 1.5～2.0mm，长略大于宽，胸部宽而短。寄生在毛发较粗较疏之处，主要在阴毛及肛毛上，睫毛处偶可寄生。产卵于毛的基部。经实验证明可传播流行性斑疹伤寒。

赤白带下（leucorrhea with reddish discharge）　其他名称：赤白沥、赤白漏下、妇人下赤白沃。中医病证名。中医妇科带下病中最常见的类型。症见阴道流出似血非血、红色夹有白色的黏液，连绵不断。病因肝郁化热，脾虚聚湿，湿热下注，伤及冲任，夹杂胞络之血所致。治宜疏肝健脾、清热利湿。

赤白痢（dysentery）　中医病名。下痢黏冻脓血，赤白相杂。多因湿热，挟滞阻于肠道所致。属湿热痢。下血较多、痢物呈红色，即赤痢，为热较重；而下黏液较多、痢下物呈白灰色，即白痢，为湿较重。

赤白浊（reddish and whitish turbid urine）　中医病证名。即浊病。因浊病有赤、白浊之不同，故称赤白浊或二浊。多由肾虚湿热下注所致。尿道口常滴出混浊液体，尿时有灼热刺痛感。液体呈红色的叫赤浊，白色的叫白浊，红白相兼的叫赤白浊。治宜清热利湿、养阴益肾。

赤脉传睛（ciliary hyperemia）　其他名称：赤脉侵睛。中医病证名。即睫状体充血。多由心火上亢、三焦积热或心阴不足、肾水亏虚所致。症见赤脉呈多数细小分支状，自眦部发出，走传白睛，甚至延及黑睛，并有痒涩刺痛、眵干泪热等。治宜清热泻火或滋阴降火。

赤霉病麦中毒（Gibberella saubinetii poisoning）　食用感染了病原菌禾谷镰刀菌（有性阶段称玉米赤霉菌）小麦所发生的中毒。麦粒呈灰红色，含有两类真菌毒素：一类为单端孢霉烯族化合物，其中的脱氧雪腐镰刀菌烯醇具有致呕吐作用，称致呕毒素；另一类为玉米赤霉烯酮。中毒症状主要是恶心、呕吐、头晕、手足发麻、颜面潮红和腹痛腹泻等。症状一般持续 2h 即可恢复正常。早期用高锰酸钾液或温水洗胃，重者可用阿托品。预防：田间防霉，加强粮食保管，收获后及时脱粒晒干，去除病麦与毒素等。

赤膜下垂（trachomatous pannus）　其他名称：垂帘翳、垂帘膜、赤脉下垂。中医病证名。即沙眼角膜血管翳。多由肺、肝风热，脉络壅滞或椒疮失治所致。症见黑睛上缘有整排的细小血管向下伸延，掩盖黑睛瞳神，并有畏光流泪、涩痛、视力障碍等。治宜疏风清热、平肝退翳。

赤芍（Radix Paeoniae Rubra）　其他名称：木芍药、赤芍药、红芍药。中医药名。毛茛科植物芍药或草芍药、川赤芍的根。苦、微寒。归肝、脾经。清热凉血，活血祛瘀。主治：①温热病，热入营血，夜热心烦，身发斑疹的吐衄。②血热妄行的吐衄。③血瘀阻滞的经闭腹痛或跌打损伤。

赤石脂（Halloysitum Rubrum）　其他名称：红土、赤石土。中医药名。硅酸盐类矿物多水高岭上的一种红色块状体。主含硅酸铝。甘、涩、酸、温。归胃、大肠经。涩肠固脱、止血收湿、生肌敛疮。适用于久泻不止，或兼有出血症状者。亦可用于虚寒性便血及月经过多。此外，对于内服多种腐蚀性毒物，可因其吸附、被覆作用有助于阻止毒物吸收。

赤石脂禹余粮汤（decoction of red halloysite and limonite）　中医方剂。《伤寒论》方。组成：赤石脂（碎）、禹余粮。收敛涩肠止泻。治泻利日久，滑泄不禁者。

赤丝虬脉（hyperemia of bulbar conjunctiva）　其他名称：赤丝乱脉证、白睛乱脉。中医病证名。多因受邪日久，白睛血络瘀滞，如椒疮、粟疮，或风沙烟尘刺激，或嗜酒及用眼过度所致。白睛上血络赤丝明显增多而纵横杂乱。即慢性结膜炎。治宜清热凉血、祛邪散结。

赤小豆（Semen Phaseoli）　其他名称：红豆、红小豆、朱赤豆。中医药名。豆科植物赤小豆或赤豆的种子。甘、酸、微寒。归脾、心、小肠经。利水消肿、除湿退黄、解毒消痈。适用于水肿、脚气、小便不利等，为滋养性利水消肿药。亦可用于疮疡肿毒。

赤游丹（migrant erysipelas）　其他名称：赤游风。中医病证名。小儿丹毒的一种。多系胎中受热所致。以皮肤急性红肿、灼热瘙痒为主的疾患。也可包括某些过敏性皮炎。发于头部名抱头火丹。治宜清热解毒、凉血散瘀。发于下者称流火。

炽灼残渣检查法（test for residue on ignition）　有机药物经炽灼炭化，再加硫酸于高温（700～800℃）炽灼至完全灰化，使有机质破坏、分解，变为挥发性物质逸出后，称定残留的非挥发性无机杂质（多为金属的氧化物或无机盐类）硫酸盐重量的方法。

瘈疭（clonic convulsion）　其他名称：抽搐、搐搦、抽风。亦作瘛疭或痫疭。中医证名。瘈、瘈，指筋脉拘急而缩；疭，筋脉纵疭而伸。肢体伸缩交替，抽动不已，合称瘈疭。外感热病、破伤风、痫证等皆可见此证。

充氮保藏法（fill nitrogen preservation）　充氮抑菌并限制食品氧化和呼吸以保藏食品的方法。常以液氮灌入盛食品的塑料袋内。兼有降温效果。

充分发展期（fully-evolved phase）　其他名称：充分发展的急性期。心肌梗死的心电图分期之一，是急性心梗的常见表现。典型的心电图表现是出现病理性 Q 波、ST 段弓形抬高、对称性深而尖的倒置 T 波。此三相曲线在 3～6 个月内可逐渐恢复。

充填缺损（filling defect）　见充盈缺损。

充填术（plombage）　口腔科治疗龋病最常用的方法。主要用以治疗龋齿、釉质龋及牙本质浅层龋，备洞后可直接充填；牙本质深层龋，在近髓处垫底后再充填；明显的楔形缺损及其他牙体缺损也应做充填。

充血（hyperemia）　组织、器官局部的血管内血液含量比正常增多的状态。按其发生机制可分为动脉性充血和静脉性充血两类。

充血水肿期（congestive edema stage）　大叶性肺炎的病理发展过程之一。见于病程开始 1～2 天，肺炎双球菌侵入肺泡，肺泡壁毛细血管明显扩张充血，随即有浆液渗出充满肺泡腔，这些含菌液体经由肺泡间孔和细支气管侵入邻近肺，使病变迅速扩延。临床表现为寒战、高热、咳嗽、咳泡沫样痰或血丝痰；末梢血中白细胞数增多，听诊可闻及湿性啰音，X 线可见淡而均匀的片状阴影。

充血性脾大（congestive splenomegaly）　因脾静脉压力增高，脾血回流受阻，引起脾淤血体积增大。见于各种原因引起的慢性心功能不全、慢性缩窄性心包炎、肝静脉阻塞（Budd-Chiari 综合征）、各种原因所致的肝硬化及门静脉或脾静脉血栓形成等。充血性脾大常伴腹水，易伴脾功能亢进。

充血性心肌病（congestive cardiopathy）　见扩张型心肌病。

充血性心力衰竭（congestive heart failure）　其他名称：慢性心功能不全。各种心脏疾病导致心功能不全的一种综合征。是指心肌收缩力下降，心输出量不能满足机体代谢需要，器官、组织血液灌注不足产生体循环和肺循环淤血。临床有左心衰竭、右心衰竭和全心衰竭，且可分为急性衰竭和慢性衰竭。治疗：减轻心脏负担，增强心肌收缩力。

充溢性尿失禁（overflow urinary incontinence）　膀胱过度充盈，在逼尿肌收缩的情况下，由于膀胱内压力增高而使膀胱内压超过最大尿道阻力时发生尿失禁。膀胱调节功能障碍所致，可见于脊髓外伤、炎症、肿瘤、隐性脊柱裂，以及子宫颈癌根治术、分娩时胎头滞压过久后膀胱麻痹等。逼尿肌收缩乏力引起尿潴留，当膀胱过度充盈后部分尿液经由尿道口不自主溢出。治疗原发病和对症处理。

充盈点（filling point）　其他名称：Z 点。心电图中代表心室充盈的一点可视为心室快速充盈与缓慢充盈期的分界点。位于心阻抗图 O 波之后，与第二心音和心尖搏动图的急速充盈波相对应。

充盈期（相）（filling phase）　心动周期中由房室瓣开放至下一个心动周期开始的时期。在心脏舒张期中，等容舒张期之后心室继续舒张，当心室内压低于心房内压时，房室瓣开放（左心室为二尖瓣，右心室为三尖瓣），心房内的血液流入心室，使心室容积增大。

充盈缺损（filling defect）　其他名称：充填缺损。放射医学名词。凡是从胃肠道壁突向腔内突出的病变，因占位效应可使造影钡剂在局部不能充填，出现缺损影。充盈缺损是隆起性病变的共有特征。若病变于切线位观，则在轮廓线上可见到典型的充盈缺损像。若病变于正位观，则用加压法或薄层法方能见到。其表面圆隆、光滑，无溃疡或溃疡甚小者多为良性。而病变表面呈平盘状或有较大且不规整溃疡的充盈缺损，则多为恶性。隆起的外形整齐、分叶较少者多为良性，反之外形不整、分叶明显者常为恶性。

冲动行为（impulsive behavior）　无明显动机或目的的突然侵袭或自伤行为。通常可引起不良后果。多见于精神分裂症及癫痫性精神病。

冲动型人格障碍（impulsive personality disorder）　人格障碍的一种类型。常因微刺激而爆发非常强烈的愤怒和冲动；间歇期是正常的，且对发作感到懊悔，但又不能防止再发。治疗：心理治疗，说服解释；药物无助。

冲击触诊法（ballottement）　其他名称：浮沉触诊法。检查时，右手并拢的示、中、环3个手指取70°～90°，放置于腹壁拟检查的相应部位，作数次急速而较有力的冲击动作，在冲击腹壁时指端会有腹腔脏器或包块浮沉的感觉。本法一般只用于大量腹水时肝、脾及腹腔包块难以触及者。

冲击疗法（flooding therapy）　其他名称：满灌疗法、洪水疗法。一种行为疗法。此法与系统脱敏疗法相反，事先不进行任何放松训练，一开始就让病人进入他恐惧的情境。一般采用想象的方式，由治疗者详细讲述病人恐惧的情境细节，或用录像、电影镜头呈现病人恐惧的情境。在反复的恐惧刺激下，即使病人因出现焦虑紧张反应，导致心跳加剧、呼吸困难、面色发白、四肢冰冷等自主神经系统反应，但病人所担心的灾难并没有发生，焦虑反应也就相应地消退了。也可把病人放到他最恐惧的真实环境中，进行治疗。适应证为强迫症和恐惧症。

冲击伤（impact injury）　爆炸及类同爆炸发出的超压（冲击波形成超过正常大气压）所造成的损伤。冲击波可经气体、液体、骨等传入体内。一般不直接损伤体表皮肤，主要伤及听器、肺、胃肠等器官，例如引起鼓膜破裂、鼓室积血、听骨链离断、气胸、血胸、肺不张、肠胃或膀胱破裂，巨大的超压和动压还可使肝、脾等实质脏器破裂出血。药物或手术治疗。

冲击治疗（ictus therapy）　对系统性红斑狼疮病人，患有高热、红斑狼疮活动期或并发狼疮性肾炎和严重中枢神经系统病变者，采用短期内大剂量糖皮质激素或其他免疫抑制剂治疗，如甲泼尼龙（甲基强的松龙）1 000mg静脉滴注，每日一次，共3～5日。必要时，间隔一段时间后，可重复冲击治疗。

冲剂（infusion）　见颗粒剂。

冲浪运动员结节（surfer nodules）　其他名称：巨大胼胝。冲浪运动员的双膝（胫骨结节）与足背经常与冲浪板接触和反复摩擦，加之重力的作用使局部形成结节性改变。停止冲浪几个月内，结节逐渐消退。结节内注射皮质类固醇疗效较好。

冲脉（chong channel，vital channel）　中医奇经八脉之一。起于小腹内，下出于会阴部，向上行于脊柱之内，其外行者，经腹股沟中央的气街（气冲）部，与足少阴肾经交会，沿着腹部两侧，上达咽喉，环绕口唇。本经的病候主要表现为气上冲心、月经不调、崩漏、不孕等。

冲气（adverse rise of chong channel）　中医病证名。指冲脉之气上逆的疾患。多因饮邪内伏，肾阳虚衰，冲脉之气挟饮上逆所致。证见气从少腹上冲咽为主症，伴有足厥逆、小便难、脉沉微，或面热如醉、头晕目花等。治以敛气平冲为

主。即奔豚气，宜互参。

冲任损伤（impairment of chong and ren channels）　中医病证。房室劳伤、感染及孕育过频，伤及冲任二脉病机的通称。指冲任二脉由肝肾气血失调或感染所引起的病症。冲任能调节十二经气血，故有十二经脉之海之称。冲脉为经络之海，又称血海。任脉能总司一身之阴经，故又称阴脉之海，与女子妊娠有关，称任主胞胎。可见冲任二脉与妇女月经、妊娠有密切关系。所以冲任损伤临床多见月经不调、小腹疼痛、崩漏、习惯性流产及不孕症。

冲阳（chongyang，ST 42）　其他名称：会原、会骨、跌阳。中医经穴名。属足阳明胃经。原穴。位于足背最高点动脉搏动处。主治头痛、牙痛、口眼㖞斜、胃脘痛、足背肿痛、足缓不收等。直刺0.3～0.5寸，避开血管，艾条灸5～10min。

虫斑（pityriasis simplex）　中医症状名。即单纯糠疹。多因饮食不洁、虫积内生、虫毒气滞郁于颜面皮肤所致。多见于儿童。生于面部的边缘清楚的圆形或椭圆形淡白色斑片，上覆有少量灰白色糠状鳞屑。可外搽土槿皮酊，有肠虫者宜驱虫。

虫臌（鼓）（tympanites due to parasitic infestation）　其他名称：虫胀。中医病证名。臌胀之一。由肠寄生虫所致的腹胀。如血吸虫病所致的肝硬化腹水，或由蛔虫、钩虫等寄生虫引起消瘦，而腹大胀气，有的对茶、盐、泥土等物有异嗜。前者治同臌胀，后者治宜消积导滞、驱蛔杀虫。

虫积（malnutrition due to parasitic infestation）　其他名称：九虫积。中医病证名。腹内虫多而积聚成块的病证。症见腹部膨大、内有积块、脘腹时痛时止、饮食减少、面黄肌瘦、面有虫斑等。治宜驱虫消积。

虫胶（lac，shellac）　其他名称：紫虫胶、洋干漆。节肢动物胶蚧科昆虫紫胶虫雌虫的分泌物。组成：紫茋质，蜡，色素。紫茋质为紫胶酸、虫胶桐酸的混合胶脂所形成的高分子化合物。药剂工业中用作肠溶片的包衣材料。

虫胶色素（shellac color）　又名紫草茸色素。一种天然食用色素。紫胶虫在寄生植物上分泌的含色素的原胶。带虫胶的原枝称紫梗。虫胶色素有溶于水及不溶于水两类，均为蒽醌衍生物。溶于水者为虫胶红酸，为鲜红色粉末，色调随pH值而变，pH值4.5以下时为橙黄色，pH值4.5～5.5时为橙红色，pH值大于5.5时为紫红色。可作食用色素。我国规定可用于汽水及果味水等，最大使用量为0.1g/kg。

虫卵肉芽肿（ova granuloma）　血吸虫虫卵沉积于组织诱发的反应。对人体危害较大。虫卵内毛蚴分泌物渗出外壳，刺激机体引起局部组织炎症反应。早期大量嗜酸性粒细胞聚集在虫卵周围，组织坏死，形成嗜酸性脓肿。随后毛蚴死亡，嗜酸性脓肿转变为假结核病变，最后纤维化。病理学检查可明确诊断。

虫媒病（insect-borne disease）　见虫媒传染病。

虫媒病毒（arbovirus）　全称为节肢动物媒介病毒。一大群由蚊、蜱等节肢动物为媒介，在哺乳类或鸟类等脊椎动物中间传播的病毒。广泛存在于热带和温带地区，有150种对人致病。其共同特性：①具有自然疫源的特点。②有严格的地区性和明显的季节性。③病毒颗粒为球形。④为单股RNA，有蛋白衣壳和脂类包膜。⑤对温度敏感、不耐酸。常见的虫媒病毒有流行性乙型脑炎病毒等。

虫媒病毒性脑炎（arbovirus encephalitis）　由虫媒病毒所引起的急性中枢神经系统传染病。在我国有流行性乙型脑炎和森林脑炎。传播媒介分为蚊性和蜱性两大类。蚊性脑炎流行于夏秋季，以小儿发病为多；蜱性脑炎流行于春夏季，以儿童与青壮年多见。各型虫媒病毒性脑炎临床表现大致相同，起病急骤，表现为发热、头痛、脑膜刺激征等，重症者有高热、抽搐及意识障碍，病死率高。诊断除根据流行病学、临床症状及脑脊液改变外，病毒分离与血清学检查可以确诊。无特效疗法。

虫媒传播（arthropod-borne transmission）　病原体借助于节肢动物而使人体受感染的一种传播方式。常见的经虫媒机械性携带而传播的传染病是肠道传染病，如蝇传播痢疾、霍乱等。经虫媒吸血活动传播的有疟疾（蚊）、黑热病（白蛉）、

C

腺鼠疫（蚤）、流行性斑疹伤寒（虱）等。虫媒吸血传播中节肢动物不仅起传播病原体的媒介作用，还常是病原体的宿主。病原体在节肢动物体内不仅可以繁殖，有时还是生活周期中的一环。

虫媒传染病（insect-borne infectious disease）　以节肢动物为传播媒介引起的一组传染病。节肢动物包括昆虫纲的蚊、虱、蚤、白蛉及蜘蛛纲的蜱、恙虫、螨等。传播的疾病有病毒性脑炎、疟疾、立克次体病、回归热、黑热病等。传播方式主要由节肢动物吸血时直接将病原体注入人体，或由节肢动物从粪便中排出病原体，经搔痒接种于皮内引起感染。由于节肢动物的消长、活动与季节和自然环境密切相关，故虫媒传染病有明显季节性与地方性。发病率与节肢动物接触机会和免疫状态有关。病后可获得免疫力。

虫媒寄生虫病（arbo-parasitosis，vector-borne parasitosis）　由医学节肢动物传播的寄生虫病。

虫螫中毒（insect bite poisoning）　某些节肢动物螫咬人体，并注入其毒液引起人体局部或全身中毒反应的总称。常见的有蜈蚣毒中毒、蝎毒中毒、蛛毒中毒和蜂毒中毒。治疗：对症处理，参见蛛毒中毒。

虫泻（parasitic diarrhea）　中医病证名。肠道寄生虫病引起的腹泻。治宜先驱虫，后调理肠胃。

重搏脉（dicrotic pulse，dicrotism）　正常脉波在其下降期中有一个重复上升的脉波，较第一个波低，不能触及，在某些病理情况下，此波增高而可以触及，即为重搏脉。可见于伤寒及一些长期发热性疾病，也可见于梗阻性肥厚型心肌病。可能是在血管紧张度降低的情况下，当心室舒张早期，主动脉瓣关闭，主动脉内的一部分血液向后冲击已关闭的主动脉瓣，由此产生的冲动使重复上升的脉波增高而被触及。

重叠基因（overlapping gene）　编码多于一条多肽链的一段核苷酸序列。这一段序列包含着不同多肽链的基因，它们重叠于这一段序列之中。单链DNA噬菌体、细菌、线粒体DNA及插入序列中均含有重叠基因。它们可以是编码序列，也可为控制序列。

重叠结缔组织病（overlap connective tissue disease，OCTD）见重叠综合征。

重叠密码（overlapping code）　一个密码子的一个或多个核苷酸也作为邻近密码子的核苷酸。

重叠扫描（overlap scan）　在依次进行横断层面扫描时，所移动的距离小于层面厚度的方法。该技术对蝶鞍区及后颅凹肿瘤有诊断价值。

重叠型奔马律（overlapping gallop rhythm）　其他名称：舒张中期奔马律。由舒张早期奔马律与收缩期前奔马律在心率相当快时互相重叠所引起。显著的心动过速使舒张期缩短，P-R间期延长，使增强的第四心音在舒张中期出现，两者使心室的快速充盈与心房收缩同时发生引起上述两音重叠。待心率稍减慢时，可发现病人既有舒张早期奔马律又有收缩期前奔马律。可见于左或右心功能不全伴有心动过速时，亦见于风湿热伴有P-R间期延长与心动过速的病人。偶见于正常人发生心动过速时。

重叠性喀喇音（summation click）　多个喀喇音同时出现。见于二尖瓣脱垂综合征。系由于过长的瓣叶在不同部位不同时期发生脱垂之故。

重叠性杂音（summation murmur）　其他名称：混合性杂音。指收缩期内同时出现喷射性杂音及反流性杂音。常见于特发性肥厚性主动脉瓣下狭窄。

重叠阴影（superposition shadow）　胸部侧位X线片所见到的肝脏、横膈和心肌相互重叠在一起的致密阴影。在正常右侧X线片最易显示。为正常或肺下叶实变所构成的征象，亦常见于右侧膈肌升高等病变。

重叠综合征（overlap syndrome）　其他名称：重叠结缔组织病（OCTD）。指同时或先后出现两种或两种以上明确诊断的结缔组织病。如类风湿关节炎与系统性红斑狼疮、进行性全身性硬皮病及结节性多动脉炎等可同时或先后出现。目前认为属于自身免疫性疾病。预后较差。有应用较大剂量肾上腺皮质激素而获缓解者。

重复（duplication）　生物学术语。染色体结构畸变型之一。两条同源染色体发生不等断裂后，互相交换片段，结果一条染色体的某一片段有相同的两份基因，而发生重复，另一条染色体则缺少一段。常发生于减数分裂时。

重复单位（repetitive unit）　在分子结构中相同分子单位周期性重复出现。

重复感染（superinfection）　疾病尚在进行中，同一种病原体再度侵袭时又感染的现象。是发展成为重症的主要原因。常见于血吸虫病、肺吸虫病和丝虫病等。

重复尿道（urethral duplication）　其他名称：尿道重复。阴茎上有2条尿道的先天性畸形。双阴茎畸形时每个阴茎上有1条尿道。分为上下位（矢状位）和左右位（并列位）两种。

重复尿道口（double meatus urinarius）　其他名称：副尿道口。假性重复尿道的征象。除正常尿道口之外在其附近区域存在的尿道口。为胚胎发育异常所致。

重复频率（repetition frequency）　每秒内发射脉冲的次数。切面超声心动图，当图像帧数固定时，重复频率高，扫描线数多、图像清晰、横向分辨力较佳；反之则分辨力较低。现常用3 300次/s左右。

重复神经刺激（repetitive nerve stimulation）　以一定的频率（3～50Hz）重复刺激任何一条运动神经并在其支配的肌肉记录运动反应和分析反应波形的变化。其中1～5Hz为低频刺激，10～50Hz为高频刺激。常用于神经肌肉传递障碍性疾病的诊断。

重复肾切除术（resection of duplex kidney）　采用腹腔镜或开放手术方式，切断重复肾的肾蒂和输尿管，游离并切除重复肾及相应输尿管的手术方法。用于治疗重复肾伴重度肾积水和反复发作的泌尿系统感染。

重复性室上性心动过速（repeated supraventricular tachycardia）多见于青中年人的一种室上性心动过速。心电图表现为短阵发作的室上性心动过速，每次发作数秒，如同连珠炮，间隔几次窦性心搏后又重复发作。

重复性隐匿性传导（repetitive concealed conduction）　即心脏内连续发生的隐匿性传导。

重复序列（repetitive sequence）　在DNA分子中反复出现的DNA序列。可分为3个等级：①高度重复序列；②中度重复序列；③单拷贝序列。

重复阴茎（duplication of penis）　一种先天性阴茎发育异常。常同时伴有重复尿道和重复膀胱。表现为左右排列的两个阴茎，有时前后排列。除阴茎形态异常外，常有排尿、性交及射精等障碍，且有心理影响。治疗：保留接近正常的阴茎，全部切除另一异常阴茎。

重复语言（palilalia）　病人常重复他所说的一句话的最末几个字或词。见于脑器质性疾病及癫痫伴发的精神障碍。

重复子宫（uterus duplex）　子宫重复性发育异常之一。由两侧副中肾管发育，尾端已融合，融合处中隔完全未退化，将子宫、子宫颈及阴道均隔成左右两部分。

重睑成形术（double eyelid plasty）　其他名称：双眼皮成形术。重睑术能改善眼形，增加眼睛的魅力，是应用最广的美容手术。手术方法分三类：①埋线法——适用于年轻而眼皮薄的单睑；②切开法——适用于各类单睑，尤其对中老年人上睑皮肤松弛、臃肿、眶隔脂肪堆积的"肿眼泡"，效果更佳；③缝扎法。

重建自律性准备阶段（warming up period）　心脏的房性心动过速发作时，有一个较长的间歇时间。原因是受高频房性异位冲动的抑制，窦房结的自律性恢复需要一定时间。

重楼（Rhizoma Paridis）　其他名称：七叶一枝花、蚤休、三层草、草河车、白河车。中医药名。百合科植物华重楼或七叶一枝花的根茎。苦，辛，寒，有小毒。归肺、肝经。功能清热解毒、消肿止痛、息风定惊、缩宫止血。治疗：毒蛇咬伤，火毒壅盛的咽喉肿痛、痈疮疔毒，热病高热，惊风抽搐。

重舌（double tongue）　其他名称：子舌、子舌胀。中医病证名。即重舌风。舌诊内容之一。即舌系带两旁的舌下腺肥大，如双重舌头，但较正常短小。小儿初生六七日可以见到，一般不属病态。如果局部红肿，妨碍吮乳，或痛而啼哭，甚至溃烂，多属心脾积热上熏所致。局部红肿或溃烂，应依症而治。

重身（pregnancy）　其他名称：六甲、有子、有身、有妊、双身、妊子、怀孕、怀妊、怀胎、怀躯、孕、躯。即妊娠。中医指妇女受孕。

重吸收〔作用〕（reabsorption）　肾小管液中的水和溶质经肾小管上皮细胞或细胞旁途径全部或部分地转运至肾小管周围的毛细血管内的过程。可分为被动重吸收和主动重吸收。前者是顺电化学梯度进行的，后者是逆电化学梯度进行的。

重阳（superposed yang，overabundant yang）　中医术语。两种属于阳的性质重合于同一事物上，示阳热之亢盛。①日中为重阳。人的体温（正常或病态）多于日中而升。②病色之重阳。男子病色现于面左为阳，属逆证。③脉象之重阳。寸部属阳，尺部属阴，寸、尺俱现浮滑而长之脉为重阳。④身热、脉盛、脉证俱属阳者亦为重阳。⑤示阳极转阴，热极生寒。⑥重阳之人。自然气候与人的病变联系起来，夏季属阳，暑为阳邪，故夏日感冒，也可称为重阳。

重阳必阴（yang in its extreme giving rise to yin）　阳气重叠过甚，必然向对立的阴阳方面转化。疾病的性质原属阳气偏胜，但当阳气充盛到一定限度时，会出现阴的现象或向着阴的方向转化。如"热极生寒"，就是阳热胜的病在一定条件下出现寒性症状；夏日中暑为重阳，但由于暑热不但伤津液，还会使阳气耗散、正气不足而出现虚脱。

重阴（superposed yin）　中医术语。两种属于阴的性质重合于同一事物上，示阴寒之弥漫。①夜半为重阴。日为阳，夜为阴，夜半为阴中之阴，故名重阴。人的体温（正常或病态）多半夜而降。②病色之重阴。女子病色于面右为阴，属逆证。③脉象之重阴。寸部属阳，尺部属阴，寸、尺俱现沉涩而短之脉为重阴。④肺、肾俱属阴，肺病传肾亦称重阴，属逆证。⑤示阴极转阳，寒极生热。自然气候和人的病变联系起来，冬季属阴，寒为阴邪，冬季感受寒邪，也可以称为重阴。

重阴必阳（yin in its extreme giving rise to yang）　重，重叠，积累，亦作极。阴气积累过甚，必然向对立的阳气转化。疾病的性质原属阴气偏胜，但当阴气亢盛到一定限度时，会出现阳的现象或向着阳的方向转化。如病理变化中的寒极生热就是阴寒盛的疾病在一定条件下出现热性症状；冬季感寒邪为重阴，病本属感冒风寒，但寒邪化热入里，会转化为热病。这些病理上的转变都是有条件的，不可理解为必然如此。

重组（recombination）　生物体各种事件（包括染色体分离、交换、易位、接合、基因交换、转化、转导等）所导致的基因排布或核酸序列重新组合及改变的过程。基因工程中的重组则指用人工手段对核酸序列进行重新组合或改造。

DNA 重组（DNA recombination）　DNA 分子内或分子间发生的遗传信息的重新共价组合过程。包括同源重组、特异位点重组和转座重组等类型，广泛存在于各类生物。体外通过人工 DNA 重组可获得重组体 DNA，是基因工程中的关键步骤。

重组蛋白 A（recombination protein A，recombinant protein A）　在大肠埃希菌中负责同源 DNA 重组的一种主要的酶。此酶在 DNA 修复中也有重要作用。它在 DNA 重组中的作用是在 ATP 的存在下，促进 2 个 DNA 同源顺序间的互换；在 DNA 修复中的作用则是一种蛋白酶，能水解阻遏蛋白（Lex A），使之失活，从而使修复得以进行。

重组 DNA 技术（recombinant DNA technique）　用人工手段对 DNA 进行改造和重新组合的技术。包括对 DNA 分子的精细切割，部分序列的去除，新序列的加入和连接，DNA 分子扩增，转入细胞的复制繁殖、筛选、克隆、鉴定和序列测定等，是基因工程技术的核心。

重组人干扰素 γ（recombinant human interferon-γ）　免疫功能调节药。用于类风湿性关节炎、异位性皮炎、创伤、尖锐湿疣等病毒性疾病及肾细胞癌和某些肿瘤。制剂：注射剂。皮下注射、肌注。不良反应：少数病人有发热、寒战、乏力、肌痛、厌食等症状，注射部位出现红斑、脱发等。注意：有明显过敏体质者及儿童慎用；对干扰素制品过敏者，有心绞痛、心肌梗死史，以及其他严重心血管病史者及癫痫和其他中枢神经系统功能紊乱者禁用。

重组人红细胞生成素（recombinant human erythropoietin）　其他名称：罗可曼、依倍。抗贫血药。用于慢性肾衰竭性贫血、多发性骨髓瘤相关的贫血和骨髓增生异常及胃癌引起的贫血。对出血性贫血、红细胞减少症及铅中毒贫血无效。制剂：注射剂，静脉注射、皮下注射。血液透析难以控制的高血压病人、白血病、铅中毒、过敏者及孕妇禁用。脑血栓病人慎用。

重组人粒细胞巨噬细胞集落刺激因子（recombinant human granulocyte macrophage colony stimulating factor，GM-CSF）　其他名称：生白能。升白细胞药。用于各种原因引起的白细胞或粒细胞减少症。制剂：注射剂。孕妇、哺乳期妇女、未成年者和恶性骨髓肿瘤病人慎用。骨髓及外周血中有过多的白细胞未成熟细胞者禁用。不可与肿瘤的化疗药同时使用，以免产生药物相互作用。

重组人胰岛素（recombinant human insulin）　其他名称：优泌林 R、优泌林笔芯 N。通过 DNA 重组技术制造的中性人胰岛素。用于糖尿病。制剂：注射剂。用药期间注意低血糖反应。

重组修复（recombination repair）　DNA 复制后修复。必须通过 DNA 复制过程中两条 DNA 链的重组交换而完成 DNA 的修复。当 DNA 分子的损伤来不及修复就进行复制时，复制出的新链会出现缺口。该缺口 DNA 会激活 RecA 蛋白，引发完整的亲链 DNA 与带缺口的子链 DNA 进行重组交换，以填补子链上的缺损 DNA。而亲链上出现的缺口可通过 DNA 聚合酶 I 进行修复。经过这种修复机制，亲链中原损伤部位并未去除，只能通过世代复制而使比例越来越小。

重组乙肝疫苗（recombinant hepatitis B vaccine）　一种预防乙型肝炎的疫苗。由重组酵母或重组 CHO 细胞表达的乙型肝炎表面抗原（HBsAg）所制成。

抽搐（convulsion）　神经科常见症状之一。同惊厥。指四肢、躯干和/或颜面骨骼肌非自主的强直与阵挛性抽搐，并引起关节运动，由脑部、全身性疾病或神经症所致。临床有如下表现：全身强直性阵挛性抽搐、全身强直性抽搐、全身阵挛性抽搐、全身肌阵挛性抽搐、局限性痛性抽搐、手足抽搐、癔症性抽搐。

抽动秽语综合征（Gilles de la Tourette syndrome，Tourette syndrome）　其他名称：日勒德拉图雷特综合征、图雷特综合征。见于儿童，表现为从颜面、头颈部和上肢肌群开始的多发性、不自主的运动与抽动，伴发性不自主性发声和秽语。发作时轻时重，意识清但不能完全自控。脑电图可有非特异性异常。采用精神心理疗法；硫必利、氟哌啶醇可控制抽动。

抽动症（tics，habit spasm）　其他名称：习惯性痉挛。一种刻板、无意义的单个或多个肌肉快速收缩动作。常见于面部和颈部肌肉的抽动，出现眨眼、摇头、伸脖等动作。精神紧张时加剧，当思想集中于有兴趣活动时可暂时停止，睡眠时不出现。精神因素及躯体因素是本症常见病因，故应消除不良的精神因素和属部激惹刺激，鼓励参加有节律的文体活动，必要时予小剂量镇静剂治疗。

抽气拔罐法（cupping with air exhaustion）　拔罐法之一。此法曾多用磨去瓶底的青霉素、链霉素瓶作为"罐"，使用时将其紧扣在要拔罐的部位上，再用注射器刺入瓶口的橡皮塞内，抽去罐内的空气，产生负压，即可将罐吸住。目前已有一种特制的"抽气罐"问世，罐底部带有活瓣，用小抽气筒抽去罐内空气吸住。罐有大小不等型号。

抽屉试验（drawer test）　其他名称：推拉试验。检查膝交叉韧带功能的方法。检查时，病人仰卧，屈膝 90°～100°，脚踩于床面。检查者双手握住病人膝部下方小腿，向下推压，再向前拉。小腿上段如能过度向后移位，表示后交叉韧带断裂，如能过度向前移位，表示前交叉韧带断裂。交叉韧带松弛也可出现类似表现。

C

抽象思维（abstract thinking）　运用逻辑形式，遵循逻辑规律，借助概念、判断、推理等思维方法来反映现实的认识过程。

抽样调查（sampling survey）　一种非全面性的调查。指从总体中随机抽取部分单位（样本）进行调查，然后通过样本指标推论相应总体。常用的随机抽样方法有单纯随机抽样、机械抽样、分层抽样和整群抽样等，实际工作中常常是几种方法综合应用。

稠度（consistency）　非牛顿流体对变形表示坚实性或流动性的程度。在药物制剂中，常用其作软膏剂等半固体制剂的物理指标。另外，也表示混合物中固态物质的百分率。

丑形恐怖（dysmorphophobia）　为自己体貌的丑陋而恐惧的病态心理。

臭鼻［症］（ozena）　具有特异臭味的萎缩性鼻炎。原发者可能与维生素 A、D、E 缺乏、遗传因素或结缔组织病有关。女多于男，且多在青春期前发病，绝经后有自愈倾向。继发性者可继发于手术、鼻特殊性感染如天花等或慢性鼻窦炎等。与粉尘或化学毒物刺激有关者，称为职业性臭鼻症。主要症状为脓涕、脓痂、嗅觉丧失、呼气恶臭等。治疗：加强全身营养，局部冲洗，有鼻腔扩大者宜手术治疗。

臭虫（bedbug, cimex）　生物半翅目的一科。虫体椭圆形，色褐，腹背扁。其中温带臭虫和热带臭虫在家室内繁殖，嗜吸人血，白天隐匿，夜晚活动吸血，骚扰严重。

臭汗［症］（bromidrosis）　皮肤附件疾病之一。由于汗腺分泌液（汗液）具有特殊臭味，或汗液被细菌分解而释放出臭味的疾病。有大汗腺、小汗腺臭汗症之分。腋臭即为大汗腺臭汗症的一种，其汗液具有特殊性臭味。小汗腺臭汗症多发生于足部。治疗：加强个人卫生。局部使用抗菌药物或腋臭粉，或手术。

臭喉症（ozena of larynx）　见萎缩性喉炎。

臭米面中毒（fermented flour poisoning）　食用被污染的小米、玉米、高粱米加工制成的臭米面所引起的中毒。病原菌可能为产毒性黄杆菌。食用被污染的臭米面后发病率高达 80%～90%，可出现脑、肝、肾或混合型症状，病死率较高。

臭氧（ozone, O_3）　氧的同素异形体。有特异臭味，为氧化剂。具有外用消毒杀菌作用，吸入体内能刺激中枢神经，加速血液循环。空气中含量超过 10ppm 能使人发生肺水肿、出血甚至死亡。臭氧中毒者有呼吸短促、头痛、疲倦等症状。

臭氧层（ozone layer, ozonosphere）　离地面 20～40 千米高处的大气层。空气中的氧分子经太阳紫外线的作用，分裂成氧原子，氧原子与氧分子结合生成臭氧所致。此层可以吸收对机体有杀伤作用的 290nm 以下波长的紫外线，对人类及地面生物具有保护作用。该层的气温可高达 40～50℃。

臭氧灭菌灯消毒法（ozone disinfection）　灭菌灯内装有臭氧发生管，在电场作用下，将空气中的氧转换成高纯臭氧。臭氧主要依靠其强大的氧化作用杀菌。使用臭氧灭菌灯消毒时，要关闭门窗以确保消毒效果。消毒结束 20～30min 人员方可进入。

出胞作用（exocytosis）　其他名称：胞吐作用。①细胞内的大分子物质以分泌囊泡的形式排出细胞的过程；②细胞包裹的小泡与细胞质膜融合而将细胞内的物质释放出去。胞吐作用的结果一方面将分泌物释放到细胞外，另一方面小泡的膜融入质膜，使质膜得以补充。

出口梗阻型便秘（outlet obstructive constipation, OOC）　其他名称：盆底功能障碍、盆底肌协调运动障碍。指粪便堆积于直肠内不能顺利地从肛门排出。近年来通过排便造影、肛肠测压、结肠传输时间测定、盆底肌电图等技术检查手段，发现的一种新的便秘类型。特点是排便时盆底出口处出现梗阻因素，其中有些可经外科手术消除或缓解。

出口横径（transverse outlet diameter）　其他名称：坐骨结节间径。孕妇取仰卧位，两腿向腹部弯曲，双手抱膝，用骨盆出口测量器测量两坐骨结节内侧缘的距离。正常值为 8.5～9.5cm。

出口后矢状径（posterior sagittal diameter of outlet）　坐骨结节间径的中点至骶骨尖端的距离。正常值为 8～9cm。骨盆出口横径小于 8cm 时，应常规测量此径。出口后矢状径与坐骨结节间径之和＞15cm，表示骨盆出口无明显狭窄，如小于 15cm，足月胎儿不宜经阴道分娩。

出生率（birth rate）　在一定时期内，某人口群体新出生的个体数在该人口群体总数中所占的比率。指某地区在一年内平均每千人中活产婴儿数，用千分率（‰）表示。计算公式为：出生率＝（1 年内活产婴儿数/年平均人口数）×1 000‰。出生率的高低是人口增减的重要因素，是研究人口变动情况的重要依据。

出生缺陷（birth defect）　出生时即存在的结构或功能上的缺陷。如先天畸形、先天性智力低下等。

出血（hemorrhage）　血液从损伤的血管或心脏流出。流出的血液进入组织间隙或体腔内称内出血；流出体表称外出血。如果流出体表的血液颜色鲜红、出血速度快，说明是动脉血管损伤，或流出的是动脉血；而流出的血液颜色暗红、出血速度较慢，可能是静脉血管损伤，或流出的是静脉血。

出血点（blutpunkte）　直径不超过 2mm 的皮肤或黏膜下出血。须注意与小红痣或红色皮疹相鉴别，红色皮疹压之褪色，小红痣高出皮肤表面。

出血坏死性肠炎（hemorrhagic necrotizing enteritis）　其他名称：出血性肠炎。由能产生 B 毒素的魏尔希（Welchii）杆菌引起的一种出血坏死性小肠急性炎症。急性起病，病情危急，有腹痛、便血、发热、呕吐、腹胀等症状，严重者出现中毒症状、休克和肠麻痹。治疗：有肠穿孔、肠坏死、反复大量肠出血并发出血性休克可手术。

出血坏死性胰腺炎（hemorrhagic necrotizing pancreatitis）　多种病因导致胰酶在胰腺内被激活后引起胰腺组织自身消化、水肿、出血甚至坏死的炎症反应。临床表现为急性上腹痛、腹肌紧张、肠鸣音减弱或消失、恶心、呕吐、发热。腹水呈血性，其中淀粉酶明显升高。可有腹部包块。治疗：禁食、营养支持、胃肠减压、维持水电解质和酸碱平衡、止痛、抗生素、抑酸、减少胰液分泌、抑制胰酶活性。亦可手术。预后差，病死率在 30%～60%。

出血倾向（hemorrhagic tendency）　止血和凝血功能障碍而引起自发性出血或轻微创伤后出血不止的一种症状。

出血时间（bleeding time）　皮肤毛细血管被刺伤出血后到自然止血所需的时间。出血时间的长短主要与血管壁的完整性、小血管收缩蛋白的收缩功能、血小板数量与功能、血浆中抗出血因子的含量等有关。正常人约 1～4min。

出血时间测定（bleeding time determination）　记录皮肤毛细血管被刺破后至自然止血所需要的时间。此项检查可测定毛细血管在创伤后的止血能力，是诊断血小板功能障碍和血管性假血友病常用的过筛试验。

出血性肠炎（hemorrhagic enteritis）　见出血坏死性肠炎。

出血性登革热（hemorrhagic dengue fever）　其他名称：菲律宾出血热。一种地方性病毒传染病。由蚊虫传播。流行于东南亚各国，6～8 月发病最多，儿童多于成人。突起寒热、头痛、呕吐，2～5 日后皮肤和黏膜出血，重症者皮肤大片瘀斑和腔道出血，休克和意识障碍。抗体效价 1：660 以上或检出病毒可确诊。以对症治疗为主。

出血性梗死（hemorrhagic infarct）　病灶除组织坏死外还伴有显著出血的梗死。常发生于肺、肠等器官。其形成原因除动脉阻塞外，还须有局部严重的静脉淤血、梗死部位双重血液循环、组织疏松等条件。

出血性疾病（hemorrhagic disease）　由于遗传性或获得性原因，导致病人止血、凝血及纤维蛋白溶解机制缺陷或抗凝机制异常所致的一组疾病。疾病共同特点：①自发性或轻微外伤出血难止；②出血发生于多部位或非寻常部位，呈广泛性或局部性；③病情反复发作，且持续时间长；④手术或创伤出血严重，原因不明；⑤止血药效果差，血液制品效果佳；⑥部分病人有明显的出血过去史或家族史。

出血性麻疹（hemorrhagic measles）　重型麻疹的一种类型。皮疹呈出血点状或紫癜样，常伴体部黏膜及肠道出血，全身中毒症状明显。

出血性糜烂性胃炎（hemorrhagic erosive gastritis）　见急性糜烂性胃炎。

出血性脑梗死（hemorrhagic cerebral infarction）　发生脑梗死后，由于缺血区血管重新恢复血流灌注，导致的梗死区内出现继发性出血的一类脑梗死。CT扫描或磁共振成像（MRI）检查显示在原有的低密度区内出现散在或局限性高密度影。多见于心源性脑栓塞、大面积粥样硬化性脑梗死以及溶栓后。

出血性膀胱炎（hemorrhagic cystitis）　由抗癌药物的毒性或过敏反应、盆腔高剂量照射的放射性损伤以及病原体感染等引起的以血尿为特征的膀胱炎症改变。临床表现为肉眼或镜下血尿，可伴有膀胱刺激症状。

出血性天花（hemorrhagic smallpox）　天花的类型之一。严重病毒血症引起凝血功能障碍所致，病死率高。可在病初数日出现严重中毒症状，皮肤黏膜存在瘀点甚至瘀斑，部分病例可有内脏出血或出血性疱疹，实验室检查可见血小板、凝血酶原等减少。治疗：卧床休息，保证营养，良好护理，对症治疗。

出血性胃炎（hemorrhagic gastritis）　一种胃黏膜的急性多发性糜烂损害，伴有出血乃至急性浅表性溃疡形成。是上消化道出血的常见病因之一。病因尚不十分清楚，可能与内源性或外源性致病因素有关。该病可在原发病的病程中突然发生上消化道出血，表现为呕血或黑便。出血24～48h内行胃镜检查可明确诊断。对弥漫性出血者，除须治疗原发病外，可用冰盐水洗胃或在胃镜直视下行高频电凝止血。反复大出血或穿孔者应手术治疗。

出血性炎（hemorrhagic inflammation）　渗出物中含有大量红细胞的炎症。常发生于毒性甚强的病原微生物感染时，如炭疽、流行性出血热、鼠疫和钩端螺旋体病等传染性疾病。出血可与其他类型的炎症混合存在，如浆液出血性炎、纤维素性出血性炎、化脓性出血性炎等。

出血性胰腺炎综合征（hemorrhagic pancreatitis syndrome, Balser-Fitz syndrome）　急性出血性坏死性胰腺炎所致。表现为上腹剧痛，向腰背放散；腹胀、恶心、呕吐、发热、胸腹水。血尿淀粉酶及血脂肪酶增高。B超见胰腺肿胀，胰周有渗液。治疗：抗休克，应用生长抑素（施他宁），必要时手术。

出牙延迟（delaying eruption of teeth）　超过1岁尚未长出第1个乳牙。

出院者平均住院天数（average hospitalization days of discharged patient）　反映医院工作质量指标之一。指在一定时期内，每个住院者的平均住院天数，公式为：出院者平均住院天数＝出院者占用总床天数/出院总人数（天）。计算该指标对于医学研究和经济核算有一定意义。其影响因素有：科别、病种、病情和医疗质量等。

出走（elopement）　病人从住处走后不知回来或有意逃避。见于精神分裂症、癫痫伴发精神障碍和痴呆等。

初潮（menarche, menophania）　女性经血初次来潮。是女性进入青春期的重要标志，通常在乳腺开始发育2年后出现。初潮平均年龄在12～16岁。初潮年龄受营养、健康状况、遗传、民族、气候及地理条件影响。

初次免疫应答（primary immune response）　其他名称：初次应答。机体首次遇到抗原发生的免疫应答。即第一次用适量抗原给动物免疫，经一定潜伏期在血流中出现抗体。但滴度低，维持时间短，并有很快下降的现象。其免疫蛋白分子主要是IgM，对抗原结合力低，为低亲和性抗体。

初次排斥反应（first onset of rejection）　同种异体组织初次移植于未接触过有关抗原的受者后所发生的免疫排斥反应。主要表现为移植物的毛细血管内皮及基膜膜肿胀，实质成分变性坏死，继而脱落，通常发生于移植后12天左右。

初次应答（primary response）　见初次免疫应答。

初发型心绞痛（initial onset angina pectoris）　病人过去未发生过心绞痛或心肌梗死，初次发生劳累性心绞痛时间未到1个月者；或者既往有过稳定型心绞痛病史，已数月没有发生疼痛，现再次发生，时间未到1个月者。可在休息时或体力活动后发作，疼痛性质、体征和心电图等表现类似稳定型心绞痛。治疗：卧床休息，用抗心绞痛药。

初级胆汁酸（primary bile acid）　正常在肝细胞内由胆固醇转变生成的酸类。包括胆酸、鹅脱氧胆酸与甘氨酸或牛磺酸的结合物。还含有少量硫酸结合型胆汁酸。它随胆汁排入肠道，可进行肠肝循环。

初级精母细胞（primary spermatocyte, spermiocyte）　睾丸中精原细胞不断分裂增殖后，一部分长大分化而成的生精细胞。这个阶段细胞体积较大，直径约$18\mu m$，位居精原细胞的浅面，核染色质呈粗网状。它常处在分裂状态，经过第一次成熟分裂后，形成两个次级精母细胞。

初级试样（primary sample）　在现场采集的空气、土壤、水、食物的原始样品。食物分析的试样因品种、部位、土壤、栽培、收获、加工等条件不同而差异很大。如空气、土壤、水的试样采集量过少，会出现较大的误差。初级试样应有代表性，要有足够的量和足够的采样点。此样品经实验室缩取后得分析试样。

初级卫生保健（primary health care, PHC）　曾称。见基本卫生保健。

初级卫生技术人员（primary health technical personnel）　从事简易卫生技术工作的人员。包括两类：一类是为卫生机构培训的初级专业卫生人员，如医院中的护理员、药剂员、卫生员、卫生防疫部门的防疫员、消毒员、儿童保健机构中的保育员等；另一类是为农村、工矿企业和城镇培训的半脱产或不脱产的初级卫生人员，如农村卫生员、妇幼保健员等。

初期复苏（basic life support）　见基础生命支持。

初染综合征（primary infection syndrome, primary pulmonary tuberculosis）　见原发性肺结核。

初乳（colostrum）　产后第一周分泌的乳汁。质稠呈浅黄色，富含大量的免疫球蛋白和乳铁蛋白等，易消化，是新生儿早期理想的食物。主要由生乳激素及黄体酮作用而产生。

初生多肽链（nascent polypeptide chain）　一个正在形成中的多肽链。它与转移核糖核酸相连，而转移核糖核酸又与一个核糖体相结合。

初始超急性损伤期（early hyperacute injury phase）　其他名称：超急性损伤期。心肌梗死的初始发病阶段。心电图表现以下特点：①高尖T波最先出现；②损伤性ST段抬高；③急性损伤性阻滞；④易出现致命性心律失常；⑤心电图假正常化。

初始血尿（initial hematuria）　排尿开始时出现血尿，以后逐渐转化为清亮的尿液。常因尿道的病变所致。见于尿道结石、尿道损伤和尿道肿瘤等。

除草剂（herbicide, weed killer）　其他名称：防莠剂。农药的一类。消除杂草的药剂。分两类：接触型，直接破坏杂草的组织，阻碍其呼吸；移行型，被杂草吸收后影响其光合作用或破坏其生理功能。一般对人畜毒性较低，但有些（如二硝基酚类、双吡啶化合物等）可引起人畜中毒。大规模使用可污染环境。

除尘（dust removal）　从废气中将颗粒物分离出来并加捕集、回收的过程。主要是改进燃烧技术和采用除尘设备，去除生产过程产生的粉尘或烟尘。

除尘器（dust precipitator）　其他名称：集尘器。清除空气中粉尘的设备。依靠重力、惯性力、离心力、黏附力、电场力以及扩散作用，将含尘气体中的固体或液体颗粒物分离出来并加以捕集的装置。按其作用原理可分重力、离心力、水力、电力等除尘器。如旋风除尘器、布袋除尘器、静电除尘器和泡沫除尘器等。

除虫菊（pyrethrum cinerariifolium）　菊科白花除虫菊的花序或全草。具有燥湿杀虫、除蚊杀虫的功效，临床用于治疗疥癣、灭蚊、蝇、跳蚤、虱、臭虫。

除虫菊中毒（pyrethrum poisoning）　吸入或误服除虫菊农药引起的急性中毒。表现为恶心、呕吐、腹痛、腹泻、头痛、头晕、晕厥等，还可引起过敏性鼻炎、支气管哮喘等。误服者立即催吐及用4%碳酸氢钠液或1：2 000高锰酸钾液洗胃，并给予对症治疗。

除极（depolarization）　见去极化。

除极波（depolarization wave）　见去极化波。

除极波受阻（depolarization wave block）　见去极化波受阻。

除极化肌松药（depolarizing muscular relaxant）　见去极化型肌松药。

除极面（depolarization face）　心肌除极（去极化）时，已除极部分与未除极部分之间的界面。由于心肌是立方体，因而除极面是一个电源在前、电穴在后的移动着的电偶层。

除极向量（depolarization vector）　见去极化向量。

除湿器（dehumidifier）　医疗器材和精密仪器防潮去湿的保护设备。利用机械方法和过滤器去除空气中含有的水分和灰尘，降低空气相对湿度和含尘浓度，过滤真菌，防止物质受潮和锈蚀。适用于精密仪器室、物资仓库和地下建筑等。

除脏术（evisceration）　妇产科手术名称。去除死胎内脏并切断胎儿脊柱缩小胎体，以娩出死亡胎儿的手术。适用于嵌顿性胎横位。术前须断定胎儿已死，宫口开全，并无发子宫破裂先兆。其方法：剪开胎儿胸部或腹部，牵出内脏，剪断脊柱，使胎体折叠而牵出。切忌骨片损伤产道。

除中（sudden spurt of appetite prior to collapse）　中医古病名。指胃气败绝，当不能食，而反能食的危重病证。多因病进或药误所致。《伤寒论》的厥阴病，出现腹泻肢冷，不能食。若中气将绝反能食，故称除中。

除皱术（rhytidectomy, lifting）　其他名称：面部提升术、面部提紧术。利用手术的方法将面、颈部皮肤及皮下浅表筋膜，甚至骨膜提紧切除，以达到消除或减轻由于皮肤及皮下组织松弛导致的皮肤皱纹的年轻化手术。按不同的部位可分为额部除皱术、颞部除皱术、额颞部除皱术、面颈部除皱术、全面部除皱术等。手术切口位于发际或发际内、耳前、耳后等隐蔽部位。

处方（prescription, formula）　医疗上和药剂生产上的一项重要文件。狭义，是医师为某一病人的治疗或预防而开写的书面文件；广义，凡制备任何一种药剂的书面文件均可属处方。处方又分法定、协定、医师处方、制剂，以及单方、验方、秘方。除作为发给病人药剂的书面文件外，还具有法律上、技术上和经济上的意义。其内容包括处方头、正文，如药物的名称、数量，制成何种剂型及用量、用法等。

处方药（prescription drug）　法律规定必须凭有处方权的医生开具的处方才能在医院药房或公共药房购买到的药品。通常规定，可形成依赖性的药物，无注册医药从业人员指导不能安全使用的药物和作为处方药进行新药申请的药物，必须作为处方药。

处境性性高潮抑制（situational inhibited orgasm）　妇女在特定的性刺激条件下出现性高潮（如手淫时），而性交时则无；与某一男子出现，而与其他男子时则无；婚前有，而婚后则无等。

处境性阳痿（situational impotence）　男性性功能失调。因地点不宜、时间不当、夫妻不和等而失去阴茎勃起能力者。

处女膜（hymen）　女性阴道外口一层有孔的薄膜。位于阴道口和阴道前庭的分界处。环形或半月形或伞形的黏膜皱襞。

处女膜闭锁（imperforate hymen）　见处女膜无孔。

处女膜痕（hymenal mark）　处女膜已破裂后，残余的处女膜形成若干乳头状突起，其基部有不规则瘢痕。是处女膜破裂的象征。为分娩时处女膜受胎先露扩张而损伤所形成，提示病人有经阴道分娩史。

处女膜破裂（hymen rupture）　性交或外伤等所致处女膜裂伤，使其完整性破坏的现象。

处女膜无孔（imperforate hymen）　其他名称：无孔处女膜、处女膜闭锁。阴道外口处的处女膜未出现小的裂隙。如子宫发育正常，则经血积存于阴道，形成阴道积血，甚至流入腹腔。青春期后无月经，周期性下腹痛，腹部包块逐渐增大，处女膜膨隆，穿刺可抽出陈旧性血液。治疗：切开处女膜引流积血。

处女膜修补〔术〕（hymen repair）　对意外损伤或有意修复的处女膜所采用的处女膜修复重建手术。

杵臼踝关节（ball-and-socket ankle）　一种先天性踝关节畸形，其距骨顶部呈拱顶形，胫骨远端关节面相应呈覆杯状。一般无症状，但常发生踝关节反复扭伤，踝部软弱无力，成年后常并发踝关节骨性关节病。治疗：严重影响功能者行关节融合术。

杵状甲（hippocratic nail）　末指（趾）节及甲板同时呈鼓槌状增大。甲板游离缘显著地向掌跖面弯曲，侧缘也同样弯曲，甲板在纵和横两方向皆呈现凸状曲线。常见于慢性肺部疾病、发绀型先天性心脏病、肝硬化、肥大性骨关节病、厚皮性骨膜病及雷诺（Raynaud）病等。也可为先天性，少数为原发性。

杵状指（趾）（acropachy）　其他名称：槌状指。指（趾）端甲床增生、膨大、隆起像鼓槌的手指或脚趾。一般认为与肢端缺氧、代谢障碍及中毒有关。临床上多见于发绀型先天性心脏病、缺氧性慢性肺部疾病病人。

储备受体（spare receptor）　在药物产生最大效应时，仍未与药物结合的受体。有资料证明，这种受体数量占总受体的95%～99%，可见参加药物效应反应的受体是很少的一部分。

储存宿主（reservoir host）　其他名称：动物传染源、保虫宿主。体内保存（寄生）某些病原体并随时可传播给人的动物，是疾病的重要传染源，如牛、鼠是血吸虫的储存宿主。

储存脂（fat storage）　以油滴状微粒形式存在于脂肪细胞液中的脂肪（甘油三酯）。可受营养状况及机体活动的影响而增减，故也可称为可变脂。其在体内含量变动较大。成年男子占体重的10%～20%。女子稍高。脂肪是体内能量储存的一种形式，可被酶水解为甘油和脂肪酸而释放入血，为各组织提供能源。

储库疗法（depot medication）　药物疗法之一。用长期贮存于机体组织或腔道中的缓释制剂进行治疗的方法。可发挥药物贮藏作用。使药物按所需速度缓慢释放，从而维持药效数月至几年。

储库注射剂（depot injection）　具有储藏久用性质的延效注射剂。分为油溶液和油混悬液。肌内注射疗效可长达1个月。如环戊丙酸雌二醇注射剂。此剂亦用于眼科治疗。

楮实子（papermulberry fruit, Fructus Broussonetiae）　其他名称：楮实、楮桃、榖树子。中医药名。补阳药。为桑科植物构树的果实。甘、寒，归肝、肾经。功能补肾益阴、强筋骨、利尿、明目。用于肝肾虚损、腰膝无力、肝热目翳、水肿腹胀。脾胃阴虚者忌用。

搐鼻法（nasal insufflation）　中医外治法之一。把药物研成细粉，让病人自己吸入或吹入病人鼻腔内。如鼻渊，用鱼脑石煅研成细粉，加入冰片少量，吸入鼻内。感冒鼻塞，用鹅不食草研细粉吸入鼻内。

搐搦（clonic convulsion）　见瘛疭。

触变性（thixotropy）　其他名称：摇溶现象。某些凝胶物质（如氢氧化亚铁）的悬浮体在振摇时变成流体，静置后又复凝析的性质。是一种等温下凝胶→溶胶→凝胶的互变现象。复杂的塑性流体往往有触变性。

触发性活动（triggered activity）　其他名称：触发自律性。一个心脏自发兴奋的动作电位之后出现的慢的去极化波，当后者达到阈电位后便引发另一个动作电位。触发性活动强烈地依赖其前的动作电位，是在前一兴奋波的后去极化基础上发展而来，因此与其前的正常兴奋波在时间上有一定关系。

触幻觉（tactile hallucination）　见幻触。

触觉（thigmesthesia）　轻微的机械刺激作用于皮肤浅层的触觉感受装置所引起的感觉。触觉感受装置有游离神经末梢、毛囊感受器、帕氏小体和卢氏小体等。触觉感受器装置所在的皮肤部位称为触点，触点在全身各处皮肤分布密度不等，颜面、口唇和指尖较高，手背和背部较低。触点在皮肤表面的分布密度与该部皮肤的触觉敏感程度成比例。

触觉缺失（anaphia）　在清醒意识状态下皮肤受到毛絮、手指、纸片或其他物体接触时没有感觉，也说不清被接触的部位。见于周围神经、脊髓、脑干或大脑顶叶等处病变。触觉缺乏分布的形式可因病变部位不同而不同，据此可对神经系统病变进行定位诊断。心因性疾病如癔症时可有触觉缺失。

触觉小体（tactile corpuscle）　其他名称：迈斯纳小体。分布在真皮乳头内能感受触觉的椭圆形小体。内有数层扁平触觉细胞，外包结缔组织被囊。传入神经纤维入囊后失去髓鞘，分成细的分支，缠绕在触觉细胞表面。

触觉[性]语[音震]颤（tactile vocal fremitus）　被检查者发出的声音，沿气管、支气管及肺出，传到胸壁所引起的共鸣振动，用手掌触之。两侧语颤相等。在大量胸腔积液、气胸或胸膜增厚粘连时，触觉语颤可减弱乃至消失。

触杀剂（contact insecticide）　经害虫表皮进入虫体使其致死的杀虫剂。亦可经人、畜皮肤引起中毒。石油乳剂可封闭害虫气孔亦属此剂。

触诊（palpation）　其他名称：扪诊。医生通过手的感觉进行诊断的一种方法。触诊的适用范围很广，可遍及身体各部，尤以腹部更为重要。触诊还可以进一步明确视诊所不能肯定的体征，如体温、湿度、震颤、波动、摩擦感、移动度、压痛，以及包块的位置、大小、轮廓、表面性质、硬度等。手的感觉以指腹和掌指关节部掌面的皮肤最为敏感，因此触诊时多用这两个部位进行。

川贝母（Bulbus Fritillariae Cirrhosae）　其他名称：川贝。中医药名。百合科植物卷叶贝母、甘肃贝母或梭砂贝母等的鳞茎。苦、甘、凉，归肺经。润肺止咳、化痰散结。主治：①肺热咳嗽、肺虚外咳、痰少咽燥。②痰火结核、瘰疬、疮疡、乳痈、肺痈。

川贝枇杷露（chuanbei pipa lu, distillate of Sichuan Fritillary Bulb and Folium Eriobotryae）　中医成药名。宣肺止咳剂。出自《中药制剂手册》。组成：川贝母、枇杷叶、薄荷脑、杏仁、香精、桔梗。功能清热宣肺、止咳化痰。用于风热、肺热所致的咳嗽。症见咽干疼痛、口渴、痰稠、痰多。

川贝枇杷糖浆（chuanbei pipa syrup, chuanbei pipa tangjiang, Sichuan Fritillaria and Loquat Syrup）　中医成药名。主要成分：川贝母流浸膏、桔梗、枇杷叶、薄荷脑。口服。功能清热宣肺，化痰止咳。用于风热犯肺、内郁化火所致的咳嗽痰黄，或吐痰不爽、咽喉肿痛、胸闷胀痛等。

川军（Rhizoma et Radix Rhei）　大黄的处方名。见大黄。

川楝素（toosendanin）　从楝科植物川楝树皮中提出的驱蛔有效成分。能使猪蛔虫自发运动加强，出现间歇性剧烈收缩，使虫体失去附股壁的能力而排出体外。临床用作驱蛔药。大剂量可致胃肠黏膜发炎甚至形成溃疡。

川楝子（Fructus Meliae Toosendan）　其他名称：楝突、金铃子。中医药名。楝科植物川楝的果实。苦、寒，有小毒。归肝、胃、小肠经。理气、行气止痛，杀虫。主治：①蛔虫病，尤宜于虫积而有腹痛者。②胸胁及腹部疼痛，疝痛。

川牛膝（Radix Cyathulae）　中医药名。苋科植物川牛膝的根。甘、微苦，平。归肝、肾经。功能祛风利湿、破瘀通经。治：①血滞经闭、痛经、月经不畅。②产后瘀滞腹痛、胞衣不下、跌打损伤。③吐衄、牙龈肿痛、口舌生疮等上部火热证。

川崎病（Kawasaki disease, mucocutaneous lymphnode syndrome）　其他名称：皮肤黏膜淋巴结综合征。以全身性血管炎为主要病变的小儿急性发热性疾病，发病可能与多种病毒、细菌、立克次体、支原体等感染所致免疫异常有关。其主要临床特点为发热、皮疹、手足红斑和硬性水肿、球结膜及口腔黏膜充血、舌乳头增生和颈部淋巴结肿大。当冠状动脉伴有动脉瘤及血栓阻塞时可引起猝死。实验室检查可见白细胞及血小板增高、血沉增快、C反应蛋白阳性。蛋白电泳示 α_2 球蛋白明显增高。本病尚无特效疗法。可用阿司匹林口服，少量多次输血浆。有心肌损害者，可用腺苷三磷酸、辅酶A。

川乌（sichuan aconite root, Radix Aconiti）　其他名称：川乌头。中医药名。温里药。为毛茛科植物乌头（栽培品）的块根（主根）。辛、热，有大毒。归脾、心经。功能祛风湿、散寒、止痛。用于风寒湿痹、骨节酸痛、四肢拘挛、半身不遂、头风头痛、腰腹痛、阴疽肿毒。阴虚阳盛、热证疼痛及孕妇忌服。反半夏、栝楼、贝母、白蔹、白及，畏犀角，恶藜芦。

川芎（chuanxiong ligusticum rhizome, Rhizoma Chuanxiong）　其他名称：芎劳、抚芎。中医药名。活血药。伞形科植物川芎的根茎。辛，温。归肝、胆、心包经。功能活血行气、散风止痛。用于头痛、胸胁胀痛、风湿痹痛、肝气郁结、月经不调、经闭、痛经及胞衣不下。阴虚火旺、月经过多者忌用。少量有镇静、镇痛、镇痉作用，亦有扩张周围血管，使子宫平滑肌收缩的作用；大量有抑制子宫收缩、降血压作用。现代临床用川芎嗪注射液治疗脑血管病及冠心病。

川芎茶调散（chuanxiong mixture with tea）　中医方剂。《银海精微》方。组成：荆芥、白芷、羌活、炙甘草、细辛、防风、薄荷、绿茶。疏风止痛。治外感风邪头痛，症见偏正头痛、巅顶作痛，或恶寒发热、目眩鼻塞、舌苔白、脉浮者。

川芎茶调颗粒（chuanxiong chatiao keli）　中医成药名。治风剂（疏散外风）。别有制法：散。组成：川芎、白芷、羌活、细辛、防风、荆芥、薄荷、甘草。用于风邪头痛或有恶寒、发热、鼻塞。久病气虚、血虚，或肝肾不足、阳气亢盛所致头痛，均非所宜。

川芎嗪（ligustrazine）　植物川芎中的有效成分。分子式为 $C_8H_{12}N_2$。为活血祛瘀药，具有抗血小板聚集作用。临床用于治疗闭塞性血管疾病、支气管哮喘、脑栓塞和血栓形成、脉管炎、冠状动脉粥样硬化性心脏病及心绞痛等。对出血性脑血管疾病的急性期、恢复期及后遗症也有良效。口服偶有胃肠不适、口干及嗜睡等，饭后服可避免发生。脑出血及有出血倾向者禁用。

川芎注射液（Injectio Ligustici Wallichii）　中医药名。通经活血药。组成：伞形科植物川芎的提取物与附加剂。具有镇痛、镇静、通经活血功能。用于头痛眩晕、胸胁胀痛、月经不调、风湿痛、腰腿痛、缺血性脑血管病等。

穿壁性心肌梗死（transmural myocardial infarction）　见透壁性心肌梗死。

穿刺探头（puncture probe）　带有穿刺缺口或穿刺导向器用于导引穿刺针的特种超声显像探头。在进行活组织检查、X线造影时的对比剂导入，以及为引流进行的经皮穿刺等方面给针头提供安全的引导和定位。

穿刺性糖尿病（puncture diabetes）　穿刺延髓中第四脑室底部（血糖中枢或糖尿病中枢）所引起的糖尿病。为一种实验性糖尿病。

穿动脉（perforating artery）　股深动脉发出的分支。一般为3～4条，穿过大收肌腱附着部至股后部，再发出肌支、皮支和吻合支。分支营养大腿肌内侧群、后群和股骨。

穿琥宁注射液（chuanhuning zhusheye）　中医成药名。清脏腑剂（清热宣肺剂）。组成：脱水穿心莲内酯琥珀酸半酯单钾盐。用于病毒性肺炎、婴幼儿肺炎、急性扁桃体炎、急性细菌性痢疾、肺癌发热病症、急性角膜炎、风湿性关节炎、类风湿性关节炎、面神经炎、单纯性疱疹等。过敏体质者慎用。

穿孔术（perforation procedure）　为了修饰、习俗或信仰，在体表如耳、鼻、唇、舌、颊、脐、会阴等部位穿孔安装饰物的方法。

穿孔素（perforin, Pf）　细胞毒性T细胞释放的毒性分子。穿孔素在靶细胞膜上形成孔道，水分进入导致靶细胞溶解或裂解。

穿孔性巩膜软化[症]（scleromalacia perforans）　巩膜胶原纤维坏死所致的结缔组织病。较少见。双眼发病，进展缓慢，炎症明显，表现为巩膜组织软化、坏死而变薄，继之穿孔使葡萄膜脱出。本病预后不良。治疗：非皮质类固醇消炎药。

穿孔性阑尾炎（perforating appendicitis）　在阑尾壁发生坏疽的基础上病变继续发展形成阑尾穿孔。除阑尾炎的表现外可有弥漫性腹膜炎。应急诊行阑尾切除，术中反复冲洗腹腔，必要时放置引流。

穿颅术（craniotomy）　产科手术方法。刺破胎儿头颅，排出脑髓，缩小胎头，从产道牵引胎儿的手术。适用于死胎的胎头娩出困难、胎儿脑积水及臀产等。手术指征：胎儿已死，宫口开全或近开全，骨盆非极度狭窄。术中切忌损伤母体组织。

C

穿膜信号传送（transmembrane signaling）　其他名称：跨膜信号转导。通过信号途径跨膜传递信息（生物激活/抑制）的过程。膜受体与配体结合，激活 G 蛋白，进而使催化生成第二信使的酶活化，产生第二信使。进一步激活蛋白激酶，最终引起功能蛋白和调节蛋白的磷酸化而调节这些蛋白的活性，从而产生快速的生物学效应或者迟发而持久的基因表达。

穿入伤（penetrating wound）　见贯通伤。

穿山甲（squama manis, pangolin scales）　中医药名。鲮鲤科动物穿山甲的鳞甲。咸，微寒。归肝、胃经。功能通经下乳，消肿排脓、搜风通络。治：①产后乳汁不下。②癥瘕痞块、血瘀经闭、痰凝瘰疬。③痈疽肿毒，脓成未成。④外用止血。均可用之。

穿手术衣法（dressing operating gown method, dressing surgical gown method）　手消毒后用手提起手术衣衣领，在较宽敞处把手术衣里面向着身体方向抖开并轻轻向上抛起，顺势将双手插入衣袖，两臂前举伸出袖口，待别人将衣带系好后，在不接触手术衣表面的情况下双手交叉提起腰带，递向后方，由他人帮助系好腰带。

穿梭现象（shuttle phenomenon）　心脏声学造影时在切面超声心动图上见到的对比剂在瓣膜口往返流动的现象。见于瓣膜口关闭不全。

穿透支原体（Mycoplasma penetrans，MP）　见穿透支原体。

穿透性溃疡（perforating ulcer）　溃疡穿通胃壁肌层，造影时显示龛影较深，其深度可达 1cm 以上。立位时见有液平面、气液钡或气钡分层现象，则可提示为穿通性溃疡。

穿通性弹力纤维瘤（elastofibroma perforans）　其他名称：匐行性毛囊角化病。可能属染色体显性遗传病。青少年多见。皮疹特点为排列成线状、弧状、环状的角质小丘疹，直径 1～5mm，稍增大后中央凹陷，呈火山口状，有角栓，边缘隆起。消退后留有轻度萎缩。新疹不断出现，呈匐行性向外扩展。病理检查可确诊。治疗：冷冻；激光治疗；外用维 A 酸。

穿透法（transmission method）　超声诊断方法之一。根据穿过被检测物体的超声波的透过率和有无声影进行检测的方法。分为连续波穿透法、脉冲穿透法和共振穿透法等。如超声 CT。

穿透力（penetrating power）　超声波对介质的穿透能力。对同一介质来说，超声的穿透力与频率成反比。在超声诊断中对于深部脏器疾患需用较低频率的探头，以增加超声波的穿透力。对于表浅部位的疾患可采用高频探头，以增加超声波的分辨力。

穿透性心脏创伤（penetrating cardiac trauma）　由一类强力、高速、锐利的异物直接自前胸或者他处进入心脏的外伤。常见有枪弹伤，刀、剪等锐利器具刺伤，以及被飞散物体击中致伤等。可伤及心脏的任何部位及邻近的大血管。包括心包伤、心脏伤、冠状血管伤以及心内异物存留。均可见到体表伤。表现为心脏压塞或休克等症状。确诊后应立即手术，纠正大出血、心脏压塞和休克。

穿透支原体（Mycoplasma penetrans）　条件致病性支原体。1990 年，从 1 例艾滋病病人的尿中首次分离出来的一株新型支原体。艾滋病病人穿透支原体的检出率为 41.5%。由于艾滋病病人和人类免疫缺陷病毒携带者免疫缺陷增加了对穿透支原体的易感性，而穿透支原体的感染又可能促进 HIV 的复制，加速 HIV 感染病人的病情进展。

穿心莲（Herba Andrographitis）　其他名称：春莲秋柳、一见血、榄核莲、斩蛇剑、苦草、一见喜。中医药名。爵床科植物穿心莲的全草或叶。苦，寒。归肺、胃、大肠、小肠经。清热、解毒、燥湿。主治：①湿热的泄泻、痢疾、淋证、湿疹。②肺热咳嗽、肺痈、咽喉肿痛。③多种热毒病症，如疮疡疖肿、毒蛇咬伤、痄腮疔毒等。

穿心莲苷（neo-andrographolide）　其他名称：新穿心莲内酯。从爵床科植物穿心莲中分离出的一种二萜内酯苷。无色细柱状结晶，溶于乙醇、丙酮，不溶于水。有抗菌消炎作用。用于菌痢等。

穿心莲甲素（Andrographolidi Natrii Bisulfis）　见亚硫酸氢钠穿心莲内酯。

穿心莲片（chuanxinlian pian）　中医成药名。清热解毒剂。穿心莲加工制成的片。用于感冒发热、咽喉肿痛、口舌生疮、顿咳劳嗽、泄泻痢疾、热淋涩痛、痈肿疮疡、毒蛇咬伤。

穿衣失用症检查（dressing apraxia test）　主要采用功能评定法，即要求被试者脱、穿上衣观察其动作表现的检查方法。亦可通过让病人给玩具娃娃穿衣，了解病人穿衣动作的完成情况。

传播方式（mode of transmission）　疾病传播途径中具体传播病原体的方式。如病媒昆虫传播途径中，有机械性携带的传播方式及生物性传播方式等。

传播机制（mechanism of transmission）　病原体在长期进化过程中适应不同机体和外界环境以更换宿主并行繁殖的过程。包括 3 个阶段：①自机体排出。②外界停留或直接接触。③侵入另一机体。如伤寒沙门菌随粪尿排出，停留在土壤、水或食物中，又随水或食物经口而侵入另一机体。

传播媒介（transmitting vector）　传播病原体的媒介。可分为生物媒介（如蚊、蝇、蚤、蜱、螨等）和非生物媒介（如空气、水、食物等）两类。杀灭生物媒介与处理非生物媒介使之无害化，可阻断疾病传播。在医学昆虫学中，传播媒介系指生物媒介而言，即病原体通过昆虫或蜱、螨等传播。

传播途径（route of transmission）　病原体从传染源排出后，侵入新的易感宿主前，在外环境中所经历的全部过程。如空气、飞沫、尘埃；水、食物、苍蝇；血液、体液、血制品；以及吸血节肢动物等。

传播因素（factor of transmission）　环境中能传播病原体的物质或物体。如空气、水、食物、媒介昆虫、手、日常生活用品等。控制或消除传播因素可减少或杜绝传染病的流行。

传出干扰（exit interference）　当心脏起搏点发出兴奋时，如果在起搏点与心肌连接处遇到生理性不应期，即发生传出延缓或中断。

传出神经系统药理学（autonomic pharmacology）　研究药物对传出神经系统作用为中心内容的药理学。

传出神经元（efferent neuron）　其他名称：运动神经元。与效应器相连，能将神经冲动由中枢传至效应器，从而支配肌肉运动和腺体分泌的神经元。胞体位于脊髓前角和脑，通过其轴突可将冲动（兴奋）传给效应器如肌肉或腺体，调节它们的活动。

传出性相对干扰（exit relative interference）　心脏起搏点的兴奋，在通过起搏点-心肌连接处向外传导过程中，遇到的相对干扰。例如插入性房性期前收缩引起的窦性周期延长而产生次等周期代偿间歇，是因为窦性兴奋在窦房连接处受房性期前收缩的干扰，造成传出延缓。

传出阻滞（exit block）　冲动向周围心肌传出延迟或中断。系外周组织相对或绝对不应期延长所致。传出阻滞的部位可在起搏点与其周围心肌相邻的交界处，包括窦房交界处、异位心房起搏灶和周围心房肌的交界处、异位心室起搏灶和周围心室肌的交界处、房室交界处与其周围组织之间。

传出阻滞型连接性期前收缩（exit block type of junctional premature beat）　心脏有连接性期前收缩同时伴有前向和逆向的传导阻滞。心电图仅表现为一长间歇，不出现与期前收缩相关的逆行 P′波的 QRS 波群。

传代培养（secondary culture）　将供体的组织块或分离细胞首次培养称原代培养。将生长旺盛并密集分布的原代细胞用消化酶分离后，进行再培养，称传代培养。正常组织经反复传代，其生物特性可不同于原供体组织。

传代细胞系（proliferative cell line）　能在体外无限增殖传代的细胞。传代细胞系多由癌细胞或二倍体细胞突变而来，具有繁殖率高、不易衰老、易于传代保存、对病毒的敏感性稳定等特点，常被用于分离和鉴定病毒或测定药物效果，不能用于制备疫苗。常用的传代细胞有 HeLa 细胞（人宫颈癌细胞系）、Hep-2 细胞（人喉上皮细胞癌细胞系）等。

传导（conduction）　机体把热量直接传给与体表相接触的物体如衣服、床等的一种散热方式。由于与体表相接触时物体多是热的不良导体，因此该方式散出的热量较少。

传导比例（conduction proportion）　心脏发生传导阻滞的近端心搏数与远端未发生传导中断心搏数二者的比例。此比例愈大，说明传导阻滞程度愈重。

传导热疗法（conductive heat therapy）　利用各种热源直接传导给人体，从而达到防治疾病和康复目的的一种治疗方法。常用的有蜡疗法、泥疗法、蒸气疗法。

传导散热（conductive heat dissipation）　机体将热量直接传给与之接触的较冷物体的一种散热方式。临床对高热的病人采用头部冷毛巾或头部冰袋降温就是增加传导散热，从而保护大脑。

传导时间（conduction time）　兴奋在心脏内传导用的时间，以秒为单位，用 s 表示。正常时，在心房内需 0.06～0.12s，心室内 0.06～0.10s，在房室交界 0.10～0.12s。

传导束型感觉障碍（sensory disturbance due to sensiferous fasciculus injury）　当脊髓内传导深、浅感觉束受损时出现的感觉障碍。特点是病变以下全部相应的皮肤或肢体感觉丧失。

传导速度（conduction velocity）　兴奋在心脏内不同部位传导的速度，单位是 m/s。其中房室结区传导速度最慢，为 0.02～0.05m/s，浦肯野细胞最快，为 1.5～4m/s。这与细胞体积的大小及细胞间缝隙连接的多少有关。

传导性（conductibility，conductivity）　兴奋在可兴奋细胞或组织中传播的特性。心脏窦房结发出的兴奋由心脏内兴奋传导系统传播，由于各种心肌细胞的传导性高低不等，兴奋在传导系统各部位传播速度不等，如房室交界区的传导性很低，传导速度仅 0.02m/s；而心室内传导组织的传导性却很高，浦肯野纤维传导速度可达 4m/s。此外，神经纤维传导兴奋的速度与纤维粗细有关，粗纤维的传导性高于细纤维，其速度也相对快。兴奋的传导实质上是动作电位的传播。

传导性耳聋（conductive deafness）　由外耳和中耳疾病而引起的听力障碍。见于先天性外耳发育畸形、鼓室发育不全、听骨链畸形、家族性听骨硬化症等；后天性耵聍、异物、炎症、瘢痕、外耳道堵塞、鼓膜外伤、穿孔、增厚及粘连、中耳积液或积脓、胆脂瘤、听骨链骨折、耳硬化症及肿瘤的针对病因进行治疗。

传导性流量（conductive flow）　收缩期左心室射入主动脉的血流量。从主动脉流入周围血管的流量。

传导性失语[症]（conductive aphasia）　感受性失语的一种类型。病人的自发语言流利，但找词困难，常伴有错语的状态，复述不成比例的失语症。病灶位于优势半球缘上回或者深部白质内的弓状纤维。突出的障碍是不能重复别人的语言。与经典的感受性失语的区别是自知力相对完好。见于大脑中动脉额顶升支或后颞支等分支闭塞或其供应区的肿瘤、外伤等。

传导延迟（conductive delay）　心脏解剖学上交界部位，例如房室结、窦房连接区，兴奋传导时间比其他部位要长。其原因与这些部位迷路型结构造成的互相干扰及分泌乙酰胆碱有关。

传导异常（conductive abnormality）　心脏兴奋传导的不正常，分为传导障碍和折返激动两大类。心电图诊断分为两大类：①传导障碍：生理性干扰或脱出；病理性传导阻滞。②传导途径异常或传导加速：房室间附加路径传导（预激综合征）；连接区内多径传导；隐匿性房室间逆行传导。

传导阻滞的分度（graduation of conduction block）　根据同源心律中阻滞性的传导延缓和中断的分布情况，对传导阻滞程度的区分。基本上分为三度：一度传导阻滞；二度传导阻滞，含高度传导阻滞、几乎完全性传导阻滞；三度传导阻滞。

传感器（sensor，acoustic pickup）　能够把一种能量形式变成另一种能量形式的器件。压电材料能把电能转变为声能，属于这类器件，通常也称之为传感器。不少天然晶体如石英、硫化锂、酒石酸钾钠，还有叫做铁电体的人工陶瓷材料如钛酸钡和锆酸铅均显示很强的压电特性，均称为传感器。

传经（transmission from one channel to another）　中医术语。伤寒由一经传入另一经，即由一经的证候演变为另一经的证

候。实际上是病证向里演变的表现。

传染（infection）　①其他名称：感染。是病原体侵入有机体，使有机体产生病理反应。传染的构成必须有病原体、人体和它们所处的环境三个因素。当人体具有强大的防御能力时，病原体即被消灭或消除。在人体防御能力降低时，病原体生长、繁殖，对人体造成损害，引起传染病发作。②中医指疠气相互传播而造成新的感染的发病途径。

传染病（infectious disease，communicable diseases）　由各种病原体（病毒、立克次体、细菌、螺旋体和寄生虫如原虫或蠕虫）引起，能在人与人、动物与动物，或人与动物之间相互传播的疾病。其传染和流行必须具备传染源、传播途径及易感者三个环节。如能切断一个环节，即可防止传染病的发生和流行。由原虫和蠕虫等感染人体后产生的疾病又称寄生虫病。

传染病报告（infectious disease notification，report of infectious diseases）　法定报告人对确诊或疑似的法定传染病所填写的急性传染病报告卡或报告表。由报告人所在卫生医疗单位负责审核上报，并做好传染病的订正和死亡报告。法定报告人为诊治病人的中、西医医务人员，检验、检疫人员等。报告时限：甲类传染病或疑似病人，在城镇最迟不超过 6h，农村不超过 12h；乙类传染病及疑似病人，在城镇应在发现后 12h 内，农村应在 24h 内报告。任何人发现法定传染病时，均有报告的义务。

传染病流行病学（infectious disease epidemiology）　研究传染病在人群中发生、流行过程及影响流行过程的因素，并制定预防、控制和消灭传染病对策与措施的学科。

传染病源性聋（deafness of infectious diseases）　由各种急、慢性传染病产生或并发的感音神经性耳聋。轻者可自然恢复，重度耳聋难以逆转。治疗：适宜的抗生素、血管扩张剂、抗凝血药、维生素等，可试用助听器。

传染过程（infectious process）　传染发生、发展、结束的整个过程。基于病原体特性、机体内因和环境因素的差异，可分别表现为传染病、隐性感染、潜伏感染及携带状态等。传染过程一般可分为潜伏期、前驱期、临床症状期和恢复期。

传染后免疫（metainfective immunity）　机体在隐性感染或显性感染后，所产生的主动性特异性免疫。包括细胞免疫和体液免疫两种。前者是病原体刺激人体产生致敏淋巴细胞，由这些淋巴细胞实现识别和清除病原体的反应；后者则是病原体刺激人体后在体液中产生抗体，由抗体来识别和清除病原体的反应。

传染后脑炎（postinfectious encephalitis）　为继发性脑炎。指多种病毒感染后，并发中枢神经系统急性或亚急性病变。天花、麻疹、水痘、流行性腮腺炎、传染性单核细胞增多症、流感等传染病后均可并发脑炎。本病发病率因不同疾病而异，在各次流行中亦不同。与原发病轻、重无关。其发病机制与病毒感染和变态反应两种作用均有关。临床表现有发热、头痛、呕吐、抽搐及意识障碍，重者有昏迷、瘫痪及呼吸衰竭。有时可并发脑膜炎、脊髓炎、多发性神经根炎等。一般预后良好，重者病死率高。脑脊液中细胞数在（0.16～0.5）×10^9/L，以淋巴细胞为主。依据急性传染病史，结合临床表现和实验室检查可以作出诊断。无特效治疗。

传染期（communicable period）　病人排出病原体的整个时期。通常依据病原学检查和流行病学调查加以判断，是决定传染病病人隔离期限的重要依据。长的如结核病、病毒性肝炎；短的如麻疹、水痘。大多数传染病恢复后即无传染性。但病后呈携带状态的则传染期延长至携带期终了。

传染性（infectivity）　病原体从宿主排出体外，通过某种途径在动物或人群间传播，引起感染或致病的性能。传染强度与病原体种类、数量、毒力、易感染者、免疫状态有关。人体对各种传染病的感受性和在传染过程中的表现很不一致。在没有人工免疫的情况下，有的传染病具有高度传染性，如麻疹感染后 95% 会发病；有些传染病感染后仅少数人发病，多数成为隐性感染，如白喉、乙脑、脊髓灰质炎等。由于采取人工自动免疫、消毒、隔离等综合措施，传染病的发病率已大大降低。

传染性变态反应（infectious allergy） 是Ⅳ型变态反应之一。人、畜某些传染病（如结核病、布鲁氏菌病、鼻疽等）中出现的迟发型超敏反应。取病原体抽提液（如结核菌素、鼻疽菌素）点眼或皮内注射，可用于诊断相应疾病（如结核、鼻疽）。例如患结核病时出现的结核结节或形成空洞，及结核菌素试验阳性，均为传染性变态反应的结果。

传染性单核细胞增多症（infectious mononucleosis） 由EB病毒所致的急性传染病，是一种急性的单核巨噬细胞系统增生性疾病。主要经消化道和输血传播，四季发病，各器官均可受累。起病缓急不一，表现为不规则发热，咽痛并充血，颈部淋巴结肿大，肝脾大，部分病人出现皮疹。病人周围血液中各种单核细胞增多，并出现异常淋巴细胞，嗜异性凝集试验阳性。特异性荧光抗体检测阳性或检出病毒可确诊。治疗：对症为主。一次患病后有持久的免疫力。

传染性单核细胞增多症脑膜炎（meningitis due to infectious mononucleosis） 由EB病毒引起的脑膜炎。健康带病毒者为主要传染源。经粪-口途径传播。病毒累及中枢神经系统范围较广，临床表现为无菌性脑膜炎、多发性神经炎、横断性脊髓炎、急性对称性多发性神经炎等。中枢神经系统症状一般在病后1～2周内出现。脑脊液中淋巴细胞增多，有异型淋巴细胞，蛋白量中等增高。嗜异性凝集试验加吸收试验，或特异性免疫球蛋白M（IgM）抗体测定可以确诊。本病无特殊治疗，肾上腺皮质激素短疗程有明显疗效。

传染性单核细胞增多症脑炎（infectious mononucleosis encephalitis） 病毒性脑炎。即EB病毒脑炎。多在全身疾病的情况下发生。可有瘫痪、失语、多动、脑神经损害、小脑共济失调和截瘫等。典型血象和嗜异性抗体可确定诊断。治疗原发感染及对症。预后良好。

传染性单核细胞增多综合征（infectious mononucleosis syndrome） 一组由多种原因引起的综合征，具有传染性单核细胞增多症的血象。最常见的病因为巨细胞病毒感染。临床上具有发热、乏力及肝脾肿大。血清巨细胞病毒抗体明显增高。

传染性法氏囊病（infectious bursal disease，IBD） 由双链RNA病毒科的传染性法氏囊病病毒（IBDV）引起的一种鸡的急性暴发性传染病。表现为法氏囊淋巴组织和淋巴细胞坏死，发病率及死亡率均高。耐过鸡的法氏囊组织受损，导致免疫抑制，影响其他疫苗的免疫效果，常造成免疫失败。

传染性非典型肺炎（infectious atypical pneumonia） 见严重急性呼吸综合征。

传染性肝炎（viral hepatitis） 见病毒性肝炎。

传染性红斑（infectious erythema，erythema infectiosum） 病毒感染所致的传染病。多见于春夏季节，在儿童中流行性发病，先在面颈部出现水肿性红斑，呈蝶翼状分布，边界清楚，继之扩及四肢，呈环状或回状红斑，大小不一，自觉微痒或烧灼感，少数病人可有低热、头痛、眼结膜及咽充血、表浅淋巴结肿大。病程1～2周，红斑消退后不留痕迹。一般无需治疗。

传染性口角炎（perleche，bridou） 发生于口角的皮肤炎症。发病与化脓性球菌或白念珠菌感染或缺乏维生素 B_2、维生素PP等有关。主要在儿童中流行，开始口唇干燥，以后口角炎、皲裂、浸渍，并有微小而浅表的裂隙，呈对称分布于两侧口角，可累及口唇附近的小片皮肤和口腔黏膜，自觉有灼热或干燥感，可对症处理。

传染性淋巴细胞增多症（infectious lymphocytosis） 为一种良性传染性血液病。一般以散发性多见，但亦有暴发性流行性发生。以10岁以下儿童多见。可能与病毒感染有关。病人无明显症状，无咽炎表现，多数无淋巴结及脾肿大。血白细胞增高，以正常小淋巴细胞为多见。本病症状轻、预后佳。

传染性软疣（molluscum contagiosum） 传染性软疣病毒通过皮肤与皮肤接触、污染物或自身种植而传播的疾病。主要感染鳞状上皮。临床表现为光滑圆形的珍珠样丘疹，直径2～5mm，中央有脐凹，病灶基底部常有红晕或低色素的晕环。多见于儿童和青年，近年来被认为在成年人中是一种性传播疾病。儿童好发部位为面部、躯干、四肢，成人见于下腹

部、外生殖器周围。一般无自觉症状，偶有痒感，病程经过缓慢，多数可自行消退。治疗：采用刮匙刮除，外用2%碘酊，也可用液氮冷冻。

传染性湿疹样皮炎（dermatitis infectiosa eczematoides） 继发于细菌性感染灶周围的正常皮肤上湿疹样皮炎。常见的原发灶有外伤、窦道、中耳炎、皮肤感染、压疮等。皮疹呈多形性，先在病灶部加重，有渗液及脓汁排出，病灶附近皮肤发红，出现丘疹、小水疱、脓疱等，向周围扩大，自觉瘙痒。治疗：根治原发感染病灶，应用抗生素，服用抗组胺药。

传染源（source of infection） 指体内有病原体生长、繁殖并能将病原体排出体外的人和动物。传染源包括病人、隐性感染者、病原体携带者和受感染的动物。急性病人排出病原体数量较多，传染性强；轻型病人数量多而不易发现；慢性病原体携带者可长期排出病原体污染环境，有重要的流行病学意义。受感染的动物是动物源性传染病或自然免疫性疾病的传染源。

传入神经元（afferent neuron） 其他名称：感觉神经元。与感觉器相连，能够感受刺激，并将刺激转变为神经冲动传入中枢的神经元。

传入阻滞（entrance block） 其他名称：保护性传导阻滞。窦房结主导心律的兴奋，不能侵入某一异位起搏点，而使其发生节律重整。因此该异位起搏点能独立地持续地形成兴奋，这是单向阻滞，是心脏保护机制之一。

传声媒质（sound bearing medium） 能够传递声波的物质。具有弹性的物质，如气体、液体和固体都可作为传声媒质。

传统药理学（ethnopharmacology） 研究不同民族与文化背景下的传统药物的作用为中心的药理学。

传音性耳聋（transmission deafness，conduction deafness） 其他名称：传导性聋。外耳或中耳传声系统的损害所致的听力下降。表现为空气传导部分或完全消失，而骨传导变化不大。韦伯试验病侧声音较强，林纳试验阴性。

船帆征（sail sign） 婴幼儿的正常胸腺从上纵隔向肺野突出构成的犹如船帆的三角形阴影。健康婴幼儿有10%见到此征，多数在右侧，少数在左侧，两侧者少见。X线表现为上纵隔旁凸向肺野的阴影。

喘病（dyspnea，panting） 中医内科疾病之一。因久患肺系疾病或他脏病变影响，致肺气上逆、肃降无权，常见气短喘促等主症。发病与肺、肾有密切关系。按病情不同，可分为实喘、虚喘。实喘：病见张口抬肩、摇身滚肚、胸胀气粗、声高息涌，唯呼出为快；虚喘：症见气少而不续、慌张短怯、声低息微、惶惶然若气之欲断、似喘不抬肩、似呻吟而不痛，呼吸虽急而无痰声。治实喘以祛除痰邪为主，虚喘以培本摄纳为主。喘久病邪未除，元气已损，症见虚实夹杂者，当扶正与祛邪兼顾，或在发病时祛邪，间歇时扶正。

喘定（dyphylline，glyphylline） 见二羟丙茶碱。

喘鸣（stridor） 发生于主支气管以上大气道的干啰音。

喘鸣性喉痉挛（stridulus laryngismus） 其他名称：米粒哮喘、科普哮喘。夜间突发的犬吠样咳嗽、吸气性喉鸣、吸气性呼吸困难。多发于2～6岁小儿。见于副流感病毒引起的痉挛性喉炎，预后佳。

喘式呼吸（asthmoid respiration） 脑桥与延髓离断后出现的一种呼吸形式。表现为呼气时间延长，吸气突然发生又突然终止。有一定节律性，但这种节律性不规则、不匀齐，属于初始形式。

喘速宁（tretoquinol，trimethoquinol，inolin） 见曲托喹酚。

喘息定（isoprenaline） 见异丙肾上腺素。

喘息性慢性支气管炎（asthmatic chronic bronchitis） 慢性支气管炎的一种类型，除有慢性咳嗽、咳痰外尚伴有喘息症状。它与人体过敏性有关。病人痰中嗜酸性粒细胞和组胺的含量高于正常人。血中嗜酸性粒细胞增高。血中IgE含量也较高。发作时多伴有肺部哮鸣音。治疗：用抗菌药物、解痉平喘药、祛痰、镇咳药。

喘证（逆）（syndrome characterized by dyspnea） 简称喘。古称上气、喘息。其他名称：喘促。中医病名。以呼吸急促费力为特征。病在肺与肾，因肺为气之主，肾为气之根。临床

分实喘、虚喘。参见喘病。

串珠镰孢菌素（fumonisins）　主要由串珠镰刀菌生的一种水溶性真菌毒素。串珠镰刀菌存在于所有谷物和幼苗中，但许多菌株并不产生毒素。串珠镰孢菌素含有与鞘氨醇相似的结构成分，可影响鞘脂代谢而致病。串珠镰孢菌素与食管癌、胃癌、肝癌等有关，还可能影响胎儿的神经管发育。

串珠试验（rosary test）　鉴别炭疽杆菌与非炭疽杆菌的方法。在对炭疽杆菌进行检测的过程中，将发现的可疑菌落接种在每毫升含有青霉素 0.5U 的青霉素培养基中，培养 18～24h 后涂片染色进行观察，如由原来的呈竹节状的链杆菌变为球菌则为阳性，证明该菌为炭疽杆菌。非炭疽杆菌则为阴性。

串珠状结节（beading nodule）　小儿佝偻病的临床表现之一。小儿双侧肋骨与肋软骨交界处的骨骺部呈钝圆形隆起，可触知，也可看到，状如串珠样，见于活跃期佝偻病。

创必龙（triburon, triclobisonium）　为一双季铵盐表面活性物质。常用制剂为 0.1% 软膏或阴道乳霜。局部用于治疗阴道滴虫与念珠菌以及皮肤癣菌引起的阴道炎、体癣、头癣等。

创伤（trauma）　①由某种直接的外杀力量所造成的身体损伤。伴有体表组织破裂的一种损伤，如割伤、刺伤、火器伤等。严重创伤可引起休克，并常伴有内部损伤。一般伤口均有不同程度的污染，应及早处理。治疗：早期（在 6～8h 内）可行清创缝合；晚期或已有感染，清创后须加以引流。②临床心理学指由某种情绪性伤害或强烈刺激所造成的心理损伤。

创伤后修饰性文饰术（post-traumatic tattoo）　采用美容文饰技术对创伤后的局部形态细微损进行修复，以掩饰各种创伤造成的缺陷的方法。适用于眉部瘢痕、睫毛缺损、唇缘形态缺损、皮肤色素脱失、除皱术后头皮秃发区、唇部创伤后因瘢痕所致胡须缺失、面颊除皱术后鬓角瘢痕、鼻部创伤整形术后鼻孔内阴影大小不一以及眼袋术后下睑外翻等。

创伤后应激障碍（post-traumatic stress disorder, PTSD）　曾称越战综合征。其他名称：延迟性应激反应。一种对异乎寻常的威胁性、灾难性事件的延迟和/或持久的反应性精神疾病。特殊的是创伤后应激障碍病人必须要经历或目睹过创伤性事件（必要条件）。临床上最常见的症状有三种：闯入性症状（闪回）、警觉性增高和回避。表现为反复重现创伤性体验；反复出现创伤梦境或噩梦；与他人疏远，对周围环境缺乏反应；快感缺乏；回避对既往创伤处境或活动的回忆。同时伴有焦虑、失眠、抑郁或出现消极自杀的意念。治疗：通过改变或转换环境，支持性心理治疗，镇静、安眠和抗抑郁药物，大多可恢复。

创伤生命支持（trauma life support）　针对创伤进行的一系列抢救、复苏、治疗及处理。

创伤性膈疝（traumatic diaphragmatic hernia, traumatic diaphragmatocele）　胸部外伤引起膈肌破裂，导致腹腔内器官或组织经裂孔进入胸腔。表现为：心悸、呼吸困难、发绀、低血压、肠梗阻、休克、发热、中毒等症状。纵隔、气管向健侧移位，患侧呼吸音减弱或消失，可听到肠鸣音。X 线检查可见纵隔向健侧移位，患侧胸腔内有充气的肠曲及液气平面。一经确诊，进行短时全身支持治疗后应及早手术，手术以经胸途径为宜。

创伤性骨化性肌炎（traumatic myositis ossificans）　骨折、脱位引起骨膜剥离、撕裂、出血，肌肉软组织中可形成较大的血肿，随后出现广泛钙化或骨化，影响关节功能。多见于肘关节损伤。运动员和从事体力劳动的青年多见。在创伤后 1～4 周内出现痛性肿块，活动受限。股四头肌、前臂常见。治疗：对症处理，手术。

创伤性关节炎（traumatic arthritis）　关节内骨折对位不良或关节扭挫伤，韧带损伤修复不善，关节活动承重应力集中于局部，或因关节内游离体反复卡压，关节软骨磨损等导致的一种疾病。以关节软骨退化变性和继发增生、骨化为主要病理变化，以关节疼痛、活动功能障碍为主要临床表现。治疗：早期减轻关节负担，理疗；施行肌肉松解、赘骨清除、截骨、融合、关节成形或人工关节置换术等。

创伤性𬌗（traumatic occlusion）　其他名称：牙周创伤、𬌗创伤症、咬合创伤。当上下颌做各种咬合运动时所产生的咬合

力量损害了牙周组织，这种上下颌牙齿的咬合接触关系称创伤性𬌗。表现为各种程度不等、部位不同的牙周组织损害，这种损害可概括为不对称性损伤。

创伤性滑膜炎（traumatic synovitis）　关节损伤后引起的滑膜非感染性炎症反应。最常见于膝关节。临床表现为关节肿胀、活动受限，但疼痛一般较轻。浮髌试验阳性。关节穿刺可以抽出渗出性液体。治疗：穿刺抽尽积液，加压包扎，并锻炼股四头肌；关节腔注入皮质类激素。

创伤性腱鞘炎（traumatic tenosynovitis）　其他名称：捻发性腱鞘炎。由于肌腱过度活动引起腱外膜、腱周组织、腱鞘或腱膜发生充血、肿胀、纤维性渗出等疾病。多见于桡侧腕伸肌肌腱。临床表现为局部皮肤水肿、腕关节桡背侧长条状弥漫性压痛，触之有捻发样摩擦音。可理疗、热敷、固定、类固醇药物封闭。

创伤性溃疡（traumatic ulcer）　口腔黏膜病之一。长期慢性机械性刺激所致的口腔黏膜溃疡。损害部位早期鲜红伴糜烂，经过长时间逐渐发展成溃疡。治疗：尽快去除机械性刺激，纠正不良习惯，局部用消炎防腐止痛药物。

创伤性气胸（traumatic pneumothorax）　因外伤引起的胸膜腔内积气。多见于胸部穿透伤、钝伤、开胸手术、胸腔穿刺、锁骨下静脉插管、臂丛神经麻醉等。分为单纯闭合性、张力性和开放性气胸。X 线胸片及穿刺可诊断。治疗必须将血液和气体引流出体外，使肺正常扩张。

创伤性食管穿孔（traumatic esophageal perforations）　由于外力的作用，使食管完整性受到破坏并引起食管内发生孔洞。临床上少见，刀伤或枪弹伤、爆震伤及冲击波等可致伤。食管造影及内镜可诊断。手术治疗。

创伤性心源性溶血性贫血（traumatic cardiogenic hemolytic anemia）　某些瓣膜病或大血管疾病，尤其是手术后，常因红细胞遭受机械性损伤而造成的溶血性贫血。人工瓣膜安置不妥，或因血流冲击撕裂、分离；手术装置过久，活动不灵；所用材料粗糙，表面不光滑；均可导致溶血。治疗：轻度溶血仅需限制体力活动；补充铁剂或叶酸；如溶血严重，须重行手术装置或修补。

创伤性休克（traumatic shock, wound shock）　外伤引起的循环血量减少和剧痛而致周围血管扩张，导致组织灌注不良、细胞代谢失常、器官功能紊乱的一系列表现。

创伤性蝇蛆病（traumatic myiasis）　蝇蛆病的一种。由正常滋生于腐烂肉食的蝇蛆引起的坏死损伤感染。多因人受化脓性感染或创伤出血或疮疖流脓所发出的气味招来雌蝇产卵或幼虫所致。常见蝇种有蛆症金蝇、黑须污蝇、丝光绿蝇等。

创伤性窒息（traumatic asphyxia）　见创伤性窒息综合征。

创伤性窒息综合征（traumatic asphyxia syndrome）　其他名称：佩特兹综合征、瘀斑状面罩症。系因胸或胸腹部同时受到外力严重挤压伤、冲击后引起胸腔内瞬间高压而诱发的广泛性皮肤、黏膜下出血等的一组综合征。当胸腹部突然受到严重挤压时，反射性地引起吸气、会厌紧闭、声门痉挛，使肺内压力骤然增高，严重者可导致肺组织破裂，迫使血流自右心和胸内大静脉中猛烈冲向面部、颈部或上胸部大血管，引起小静脉和毛细血管的扩张，出现小的出血灶。主要对胸部或胸腹部外损伤进行处理，单纯此征多不需特殊治疗。

创伤性主动脉-腔静脉瘘管综合征（traumatic aortocaval fistula syndrome）　创伤造成主动脉与腔静脉间瘘管形成而引起的一系列临床表现。表现为腰腹痛，呼吸困难、少尿、厌食、腹部搏动性肿块，血管杂音、腹水、心扩大、肝大等。治疗：手术。

创伤愈合（healing of wound）　创伤的组织缺损通过组织再生进行修复而达到痊愈的过程。其与损伤的轻重、伤口的状态、有无感染等密切相关。皮肤伤口愈合又分为一期或直接愈合，以及二期或间接愈合两种。

疮家（patient suffering from boils or incised wound）　中医术语。①久患疮疡者。不可发汗，汗则则痉。②疮，通创。指创伤失血者，临床治疗亦不宜发汗。

疮疡（sore and ulcer）　中医外科病名。古代用以泛指多种外科疾患。后世将外科分为疮疡与杂证两大类。疮疡是指各种

致病因素侵袭人体后引起体表化脓性疾病，如体表的肿疡、溃疡、痈、疽、疔疮、疖肿、流注、流痰、瘰疬及皮肤病的总称。多由毒邪内侵、邪热灼血，以致气血凝滞而成。内治宜消、托、补。初期宜消，消散疮毒；中期宜托（分透托法和补托法），托毒外出；后期宜补。外治：初期宜箍围消肿；中期脓熟宜切开排脓；后期宜提脓去腐、生肌收口。应根据具体情况配合使用垫棉法或扩创法，加速疮口愈合。

窗户效应（window effect）　解释心梗时，异常 Q 波产生机制的一种学说。在穿壁性心梗时，坏死心肌不能产生兴奋，只能传导电流，其梗死处如同开了一个窗户，心室去极化时，腔内负电压通过"窗户"向心外膜传导，心电图产生深而宽的负性波，即病理性 Q 波或 QS 波型。

窗宽（window width）　CT 图像上所包括 16 个灰阶的 CT 值范围。人体组织的 CT 值范围由 $-1\,000\sim+1\,000$ 的 2 000 个分度构成。而人的肉眼只能分辨 16 个灰阶，即每个灰阶里包括多个 CT 值，称为一个密度。为了改善组织结构细节的显示，对不同组织要采取相适应的不同窗宽。

窗位（window level）　CT 窗中心。若观察某一组织结构，应以该组织的 CT 值为中心。所以窗位应以被检组织的 CT 值为准。窗宽、窗位在照相时可根据需要随时调节。提高窗位图像变黑，降低窗位则图像变白。加大窗宽则图像的细节显示模糊。为了取得优质图像，正确使用窗技术是很重要的。

床边卡片（bedside card）　其他名称：床头卡。病人记录文件之一。记载病人姓名、年龄、性别、室床号、疾病诊断、病历号、负责医生、负责护士、饮食等有关项目，便于对病人的了解和护理。放于床头或床尾部。

创新词（neologism）　见语词新作。

创造想象（creative imagination）　想象的一种。按照一定目的、任务，在头脑中运用已有表象又不完全依据已有表象而独立创造新形象的心理过程。是创造活动的重要途径。

创造性思维（creative thinking）　以新颖、独创的方式解决问题的思维。是人类创造性活动的核心成分，为发散思维和辐合思维的结合、直接思维和分析思维的结合、抽象思维和形象思维的结合，是多种思维的综合表现。思维的最高表现形式。对个人来讲，依靠以前学习过的知识和理论，不能直接地解决一个问题时，在已贮存信息的基础上，经过独立的分析综合，形成新联系，从而使问题获得解决的过程。创造性思维产生于复杂的问题情境中，在用习惯方法不能解决问题时发生，它常与创造性想象相联系。

吹口哨样面容（whistling face, Freeman-Sheldon syndrome）即颅-腕-睑板营养不良，或颅-腕-跗骨营养不良的面部表现。常染色体显性遗传。患儿面部眼距过宽、内眦赘皮、睑裂狭窄、眼球小而内陷、鼻小、嘴小而前凸呈吹口哨样。

吹蜡烛法（huff candle training）　用于肺气肿病人肺功能训练的方法之一。可以评价肺功能训练的结果。开始训练时，病人和蜡烛的距离很近才能吹灭蜡烛，以后可以逐渐拉远距离而将蜡烛吹灭。

吹气球法（huff balloon training）　病人深吸气后尽量将肺内气体吹入（呼入）气球内。病人用吹气球法训练肺功能，可以对训练结果进行有效的评价。开始不可能将气球吹得很大，随着肺功能的增强，气球可以越吹越大。

吹入剂（insufflation）　一种药物散剂。可利用特制的吹入器将其吹入病人的口、鼻或喉等处，如某些抗生素和中药复方散剂等。

吹入麻醉（insufflation anesthesia）　其他名称：充气麻醉。开放麻醉的一种，氧气通过盛有挥发性麻醉剂的挥发器将麻醉气体吹入病人口腔、咽部或气管内，以达到全身麻醉。此法呼吸无效腔小，几乎无呼吸阻力，适用于婴儿。目前几乎不用。

垂耳（congenital cup ear）　见先天性杯状耳。

垂肩（shoulder drop）　骨外科体征。病人脱去上衣，站立，两肩自然下垂。检查者从其背侧观察两肩位置的高低。若一侧低于另一侧即为垂肩。本征常见于肩关节脱位、肱骨外科颈骨折、锁骨骨折、腋神经麻痹和斜方肌瘫痪。

垂拉特征（Trelat sign）　口腔结核性溃疡附近的黄色小点。

垂盆草（Herba Sedi Sarmentosi）　其他名称：石指甲、狗牙半支、瓜子草、三叶佛甲草。中医药名。景天科植物垂盆草的全草。甘、淡、微酸，凉。归心、肝、小肠经。功能清热利湿、解毒消肿。治湿热黄疸、小便不利，以及痈肿疮疡、毒蛇咬伤、水火烫伤等。亦用于治疗肺癌。

垂熔玻璃滤器（sintered glass filter）　将硬质中性玻璃细粉烧结成带孔滤板黏结在不同形状的玻璃器具中制成的一类滤器。按外形分为垂熔漏斗、滤球和滤棒。按滤孔粗细分为：①粗孔滤器（$40\sim100\mu m$），用以滤除粗大的沉淀；②中孔滤器（$5\sim40\mu m$），用于注射液和滴眼液的过滤；③细孔滤器（小于 $5\mu m$），可用作除菌过滤。本类滤器具有化学性稳定、吸附性低、无脱砂现象、容易清洗和不影响滤液 pH 值等优点。

垂体（hypophysis, pituitary gland）　其他名称：脑垂体。位于蝶鞍垂体窝内的一个内分泌器官。借漏斗连于下丘脑，呈椭圆形。外被坚硬的硬脑膜。分为腺垂体和神经垂体部分。前叶大部分为腺垂体，分泌促肾上腺皮质激素、生长激素、泌乳素、促黄体素、卵泡刺激素及促甲状腺激素等，作用于周围内分泌腺（靶腺）及全身各脏器及组织。后叶大部分为神经垂体，贮藏下丘脑分泌的抗利尿激素及催产素，其功能是使血压上升、尿量减少和子宫收缩。

垂体促激素（pituitary trophin）　腺垂体分泌的激素中，有一些激素有各自的靶腺，并能刺激靶腺的生长、发育及促进靶腺激素的合成与分泌，这些激素特称为垂体促激素，包括促甲状腺激素、促肾上腺皮质激素和促性腺激素（卵泡刺激素及黄体生成素）。

垂体促甲状腺素瘤（pituitary thyrotropinoma）　系垂体促甲状腺激素（TSH）细胞的腺瘤伴促甲状腺激素分泌过多。表现为头痛、视力减退、视野缺损，以及垂体受压症状。同时有甲状腺肿及功能亢进症状。X 线检查蝶鞍扩大，实验室检查 TSH、三碘甲腺原氨酸（T_3）、甲状腺素（T_4）明显升高。治疗：垂体瘤切除为主；有的须行甲状腺手术及加用抗甲状腺药物。

垂体卒中（pituitary apoplexy）　垂体腺瘤或垂体本身的梗死或出血。临床表现轻者可无症状；急性梗死伴出血或水肿，可出现压迫症状，如头痛、恶心、呕吐、视野缺失、脑神经麻痹，甚至惊厥、半身不遂。血液流到蛛网膜下腔会出现脑膜刺激征。还可出现垂体功能低下或分泌某种激素过多的症状。CT、MRI 对判定垂体出血有价值；实验室检查可判定垂体功能情况。治疗：爆发型垂体卒中引起严重视力或意识障碍者，应及早手术解除压迫；有垂体功能低下者宜行替代疗法。

垂体单一性促性腺激素缺乏症（pituitary isolated gonadotropin deficiency syndrome）　不明原因的原发闭经病人因促性腺激素功能低下而出现的一系列症候群。表现为原发闭经、性器官及性征不发育，血黄体生成素、促卵泡激素、雌二醇水平低下。治疗激素替代治疗。

垂体分泌过多（hypersecretion of hypophysis）　垂体含有多种腺细胞，当某种腺细胞发生病变时，可产生相应不同的症状。以垂体催乳素瘤最多见，由于催乳素分泌增多有乳溢症状，女性可出现闭经，男性可出现性欲减退和阳痿。分泌生长激素的垂体腺瘤在成人引起肢端肥大症，在儿童则引起巨人症。由嗜碱性垂体瘤或促肾上腺皮质激素（ACTH）分泌细胞增生，ACTH 分泌过多则引起库欣病（Cushing 病），表现为两侧肾上腺皮质增生，出现肾上腺皮质功能亢进症状。

垂体功能减退（hypopituitarism, pituitary deficiency, hypofunction of adenohypophysis）　其他名称：垂体前叶功能减退症。指垂体前叶分泌激素不足所引起的症候群。产后大出血引起垂体坏死，下丘脑、垂体前叶肿瘤、外伤、手术、血管病变、感染或自身免疫性垂体炎破坏垂体分泌细胞，引起部分或完全性垂体促激素分泌减少及继发性性腺、甲状腺、肾上腺皮质功能不足等表现。起病在成年人者称成年人腺垂体功能减退症（西蒙-席汉综合征）；起病始于儿童期者，常主要表现为生长激素缺乏引起的生长发育障碍（半数左右伴有其他垂体前叶激素，特别是伴促性腺激素分泌减少），称垂体性侏儒症。先出现性腺功能减退症候群，继而有甲状腺功能减退症候群，最后出现肾上腺皮质功能减退症候群。可致中、重度贫血。

垂体功能障碍性难产综合征（dystocia dyspituitarism syndrome）病人具有男性骨盆，常易出现间歇性闭经、流产及难产的一组症候群，还有毛发分布似男性、小宫颈、小阴道、体态矮胖、颈短、肩宽、下肢短、手短粗等表现。治疗：必要时剖宫产。

垂体后叶粉鼻吸入剂（insufflation pituitarii posterioris）其他名称：尿崩停。激素类抗利尿药。过100目筛的脑垂体后叶粉，以乳糖稀释成每1mg相当于1个单位的粉剂。用于尿崩症，能解除口干、烦渴等症状和减少排尿。

垂体后叶激素（hypophysin, neurohypophyseal hormone）垂体后叶的提取物。含有后叶升压素、催产素和促黑素细胞激素等。用于产后出血、产后复旧不全、引产；还用于肺出血、食管及胃底静脉曲张破裂出血和尿崩症。制剂：注射剂。因内含加压素，有升高血压的作用，高血压、冠状动脉疾病、心力衰竭、肺源性心脏病的病人禁用。

垂体瘤（pituitary tumors）一组腺垂体和神经垂体及胚胎期颅咽管囊残余上皮细胞发生的肿瘤。病因尚未完全阐明。垂体瘤90%为良性肿瘤，少数为增生，极少数为癌。早期可无临床表现，随瘤体增大可出现腺垂体本身受压症候群，如性腺、甲状腺、肾上腺皮质功能低下等；垂体周围组织压迫症候群，如头痛、视力减退、眼底改变、眼球运动障碍等；腺垂体功能亢进症候群，如巨人症、甲亢、闭经泌乳综合征等。X线及垂体功能检查是主要诊断依据。治疗：手术摘除肿瘤、放疗、药物疗法等。

垂体门脉系统（hypophyseal portal system）其他名称：垂体门静脉系统。垂体门微静脉及其两端的毛细血管网共同构成的特殊血管系统。使下丘脑与腺垂体形成一个功能整体。功能是将促垂体区肽能神经元分泌的神经肽运至腺垂体，借以实现下丘脑对腺垂体功能的调节作用。血液由腺垂体向下丘脑方向的反向流动可将腺垂体的激素带至下丘脑。

垂体门微静脉（hypophysioportal venules）垂体上动脉分支进入垂体柄，在正中隆起和漏斗处形成袢状毛细血管丛，由袢状丛再汇集成10余条垂体门微静脉，下行到远侧部。

垂体前叶功能减退（anterior pituitary hypofunction）内分泌病。由于垂体前叶激素分泌不足引起甲状腺、肾上腺皮质和性腺发生不同程度的功能减退，影响代谢及各脏器功能。主要有两类：①席汉病，妇女在分娩时有大量子宫出血，使垂体血供不足，继以坏死和萎缩。病人产后乳汁少或无、闭经不育、性欲减退、毛发脱落、苍白畏寒、胃纳不振、全身衰弱、劳动力丧失。少数病人病情严重，由产时出血或感染引起，发展成恶病质状态，称为西蒙病。加强产前检查，避免分娩时大量出血和感染可预防本病。其他病因所引起的垂体前叶功能减退，主要的如垂体及其附近的肿瘤、炎症、血管病变、创伤、手术等。症状对于周围腺体及代谢影响的程度而定。治疗：替代补充疗法，包括长期补充肾上腺皮质激素（如皮质素、皮质醇等）、甲状腺激素（如甲状腺干制剂）及性激素（如睾酮或雌激素）。②垂体侏儒症，起病于儿童，病因可为肿瘤、血吸虫病等，有的原因未明。病人身材特别矮小，性发育迟缓，但智力大多正常。治疗：去除病因，并生长激素、人绒毛膜促性腺激素等。

垂体前叶功能亢进（anterior pituitary hyperfunction）垂体前叶激素分泌过多的一种功能状态。多由前叶良性肿瘤所引起。通常是某一种前叶激素分泌增多，而其他激素的分泌反而被抑制，即形成肿瘤的细胞可能分泌过多的某种激素，而肿瘤周围的细胞则因受压而表现为功能低下。常引起机体生长发育、新陈代谢等方面的明显异常，如在青春期后生长激素分泌增多可导致肢端肥大症，而在青春期前此类激素过多则可导致巨人症等。

垂体肽（hypophysis peptide）传统称作垂体激素，如腺垂体分泌的促甲状腺激素、促肾上腺皮质激素、α促黑激素、生长素、催乳素、黄体生成素，以及神经垂体分泌的血管升压

素和催产素等，它们在脑和脊髓中也有分布并有一定的功能，也归入神经肽，统称为垂体肽。

垂体危象（pituitary crisis）其他名称：脑垂体危象。垂体在某种因素作用下出现严重功能障碍症候群的一种危重表现。常见于未经确诊的部分或全垂体功能减退症，遇寒冷、疲劳、饥饿、感染、外伤、手术或麻醉时出现，也可见于垂体卒中时。可表现为精神失常、高热或低体温、低血糖、低血压、低血氧、惊厥、昏迷等。治疗：处理病因，立即用促肾上腺皮质激素对症治疗。

垂体微腺瘤（microadenoma of pituitary）垂体瘤的一种。临床上一般将小于10mm者称为微腺瘤；大于10mm为大腺瘤。微腺瘤者很少有临床表现。

垂体窝（hypophysial fossa）蝶鞍中部的凹陷。蝶鞍在蝶骨体上面，呈鞍形。

垂体细胞（pituicyte）位于神经垂体神经部的胶质细胞。大小不等，形态不规则，长的或分支突起都终止在血管周围，胞质内含有脂滴和色素颗粒。其有支持、营养、吞噬、保护作用，还可促进新生神经纤维的生长，引导神经纤维的再生，并参与调节神经纤维的活动和激素的释放。

垂体腺瘤（pituitary adenoma）腺垂体发生的肿瘤。多为良性，少数可恶变。其中以嫌色性腺瘤最多见，嗜酸性细胞腺瘤次之，混合性者少见，嗜碱性细胞腺瘤更少。近年倾向于按腺垂体细胞功能分为：生长激素瘤、促肾上腺皮质激素瘤、促甲状腺激素瘤、黑色素细胞刺激素瘤、泌乳素瘤等。嗜酸性细胞腺瘤和混合性者主要表现为视神经受压、双颞侧偏盲、视力减弱、失明和内分泌症状。嫌色性腺瘤有垂体功能减退的表现，如性欲减退、闭经、不孕、阳痿、肥胖等。嗜碱性细胞腺瘤较小，不产生压迫症状，可引起库欣综合征。治疗：多数病人应行肿瘤切除术，对肿瘤体积较小或手术不能全切的，可采取γ刀或直线加速器、药物治疗。

垂体兴奋试验（excitation test of pituitary）垂体功能检查方法之一。当雌激素试验阳性时，提示体内雌激素水平低落，应测血清卵泡刺激素、促黄体素以及催乳素的含量。当卵泡刺激素和促黄体素含量均降低时，应进行垂体兴奋试验，确定病变在垂体或在下丘脑。做法是将促黄体素释放激素100μg溶于生理盐水5ml，静注，30s内注完。于注射前和注射后15、60、120min各采静脉血2ml。测定促黄体素含量。若注射后30~60min促黄体素值升至注射前的3倍以上，提示垂体功能良好，闭经原因在下丘脑或以上部位。如促黄体素值不增高，闭经原因可能在垂体。

垂体性闭经（hypophyseal amenorrhea, pituitary amenorrhea）闭经的主要病变在垂体。发生在青春期前的垂体肿瘤导致的闭经为原发闭经。继发闭经多见，主要因垂体受损引起功能不全，常见于产后大出血伴休克、严重的产后感染或弥散性血管内凝血（DIC）时，致垂体前叶缺血坏死，随之出现功能减退、闭经（即成年人腺垂体功能减退症）。

垂体性甲状腺功能减退（pituitary hypothyroidism, pituitary hypothyrosis）由于垂体分泌和释放促甲状腺激素（TSH）不足，使甲状腺继发性功能减退，故亦称继发甲减。病因可为垂体前叶功能减退症，也可为单纯性TSH分泌不足。其特点：血清TSH、T_3、甲T_4均低下，即使连续注射促甲状腺激素释放激素（TRH），再做TRH兴奋试验TSH也不升高。

垂体性甲状腺功能亢进（pituitary hyperthyroidism, pituitary hyperthyreosis）指原发病变在垂体而导致的甲状腺功能亢进。罕见，可见于垂体促甲状腺激素细胞腺瘤，也可见于混合型垂体瘤，由于其分泌过多促甲状腺激素导致甲亢。

垂体性尿崩症（pituitary diabetes insipidus）其他名称：中枢性尿崩症。系因下丘脑-神经垂体病变使抗利尿激素（血管升压素）分泌和释放减少而引起的一种低渗尿性疾病。表现为多尿、烦渴、多饮、低比重尿，同时体力低下、便秘、皮肤干燥，继发者还有原发病的一些临床表现。实验室检查尿比重及渗透压低，血浆精氨酸血管升压素降低。影像学可发现垂体部占位性病变。治疗：原发性可用抗利尿激素治疗，继发性以治疗原发病为主。

垂体性侏儒症（pituitary dwarfism）　见生长激素缺乏性侏儒症。

垂体转移癌（carcinoma metastaticum of pituitary）　由乳腺、前列腺、胃、甲状腺、胰腺等处癌肿经血行传入，或由上颌窦、鼻咽部等处癌肿直接侵入蝶鞍区的癌瘤。表现为垂体功能低下、视神经受压及眼肌瘫痪。原发灶已切除，无全身及颅内其他部位转移者，可手术切除肿瘤。

垂腕畸形（wrist-drop deformity）　由于桡神经损伤导致伸腕肌麻痹，伸腕不能，腕关节下垂的畸形。

垂腕征（wristdrop）　见腕下垂。

垂危面容（critical face）　见病危面容。

垂位心（vertical heart）　其他名称：狭长型心、无力型心。X线表现为心影狭长，心轴长径与水平线成角大于45°，左心横径小于2/3，右心横径大于1/3的比例，右心与膈接触面较短，主动脉升降支较靠拢，肺动脉段略凸，肺门血管影较细长。见于瘦长体型或胸廓狭长、膈位置较低者。

垂直传播（vertical transmission）　其他名称：母婴传播、围生期传播。病原体的传播途径之一。孕妇分娩前或分娩过程中，其体内的病原体传给子代。可分为经胎盘传播、上行性传播和分娩时传播。乙型肝炎、梅毒等少数传染病可以这种方式传播。

垂直性肌肉平衡失调综合征（vertical muscular inbalance syndrome）　常染色体显性遗传病。青春期和更年期发病。主要表现：垂直性肌肉平衡失调；屈光参差；倾斜时头痛，多在眼疲劳时出现。可有恶心、呕吐，暂时性盲点和畏光，伴甲状腺功能减退。对症治疗。

垂直轴（vertical axis）　按解剖学标准姿势，自上而下与地平面垂直，与身体长轴平行的轴。

锤造术（swaging technique）　口腔科镶复技术之一。利用金属的延展性，用合金片或成品金属冠套，经过锤造而制成金属锤冠的过程。一般适用于制备金属全冠。

锤状指（hammer finger）　手指末节的一种畸形。表现为远端指间关节屈曲，不能主动伸指，形成手指的锤状畸形。主要见于手指伸肌腱远端断裂或撕脱骨折。

锤状趾（hammer toe, mallet toe）　趾关节过伸，近侧趾间关节屈曲，远侧趾间关节稍屈曲或过伸，呈现的常见畸形。好发于第2、3趾。多为先天性。局部疼痛、肿胀，趾尖和跖骨头下方皮肤可发生胼胝和鸡眼。严重者可手术治疗。

春季结膜炎（vernal conjunctivitis）　一种变态反应性结膜炎症。春夏季发病，秋冬季症状消失。常侵犯双眼。致敏原多为空气中游离花粉。症状为奇痒、异物感、烧灼感、畏光、流泪。可分为眼睑型与球结膜型两种。前者睑结膜有较大、硬而扁平的乳头，如铺路石样，乳头上附有黏丝状分泌物。后者围绕角膜缘的球结膜发生灰黄色胶样肥厚、充血。治疗：局部用肾上腺素和皮质类固醇类药物。

春温（spring warm disorder, spring warmth）　中医病名。伏气温病的一种，系冬受寒邪，伏而至春季所发的温热病。临床特点初起即出现里热症状，如发热、心烦、口渴、大便秘结、小便短赤温、舌红等，或出现外寒里热，如怕冷、头痛、身痛、烦躁不安、舌红、脉细数。若里热炽盛时，可见神昏谵语、四肢抽搐、发斑等症，多见于流行性脑脊髓膜炎等。

春夏养阴（cultivating yang in spring and summer）　春夏季节养生养长。中医认为一年四季变化，春生、夏长、秋收、冬藏，养生当顺应天地自然规律。

纯词聋（pure word deafness）　病人听力正常，口语理解严重障碍，存在对语言的辨识障碍，即病人不理解词语的信息，但是对非语音的自然音仍能辨识；口语表达正常或仅有轻度障碍；命名、朗读和抄写正常的症状。

纯词哑（pure word dumbness）　单纯的发音障碍，说话慢、费力、声调较低，语调和发音不正常，但说话时语句的语法结构仍然完整，用词正确；听理解正常，复述、命名、朗读不能；阅读、书写可正常的症状。可能为中央前回下部或其下的传出纤维受损所致。

纯蛋白衍生物（purified protein derivative, PPD）　结核菌素的一种。将结核分枝杆菌培养在含甘油、天冬酸、柠檬酸盐的人工综合培养基中的培养物，用三氯醋酸沉淀而析出的纯结核蛋白质。每0.000 02mg为1单位。用它做皮内试验，检查机体是否产生针对结核分枝杆菌的迟发型变态反应。用于判断机体是否感染过结核分枝杆菌，确定是否需要接种卡介苗。并在接种前后，检测卡介苗免疫效果，测定肿瘤病人细胞免疫功能。

纯睾丸支持细胞综合征（Sertoli cell only syndrome, SCOS）　其他名称：单纯塞托利细胞综合征、生精细胞发育不全。睾丸生精小管仅含支持细胞，完全缺乏生精细胞，精液检查为无精子的疾病。睾丸体积偏小或正常，血卵泡刺激素水平通常增高，睾酮和黄体生成素水平正常。

纯合体（homozygote）　生物学术语。①由纯合子发育而成的个体。纯合子指两个遗传型（或基因型）相同的配子结合而成的合子。遗传学常用这种生物作材料，研究某些遗传现象、性状的传递规律，以及机体与环境的关系等。②又称纯合子。在二倍体生物中，一对同源染色体上特定的基因座上有两个相同的等位基因的个体或细胞。

纯红细胞再生障碍性贫血（pure red cell aplasia anemia, PRCA）　简称纯红再障。系选择性影响骨髓红细胞系列前体细胞增殖和分化，引起单纯红细胞系列造血衰竭，而骨髓系、巨核系、淋巴系正常的一组少见贫血综合征。临床上分为先天性和获得性两类。本病的共同表现是严重的正常红细胞性或轻度大细胞性贫血，伴网织红细胞显著减少或阙如；骨髓幼红细胞系列显著减少或完全缺乏。铁动力学测定显示其本质是红细胞生成障碍。首先治疗原发病，再用免疫抑制剂、脾切除等疗法。

纯音（pure tone）　耳能感受到的正弦波形式的机械振动波。

纯育（breeding true）　其他名称：真实遗传。子代性状永远与亲代性状相同的遗传方式。

纯种（pure breed, purebred）　完全由纯育方式繁育的个体或植物的高度自交系。

唇癌（cheilocarcinoma）　口腔恶性肿瘤之一。主要为鳞状上皮癌，多发生于下唇。早期为结痂的肿块，局部黏膜增厚，之后呈火山口状或菜花状溃疡，基底部粘连固定。一般无自觉症状。放疗、化疗或手术治疗均有较好疗效。

唇风（exfoliative cheilitis）　其他名称：唇䑊、唇颤动。中医病名。即剥脱性唇炎。多因胃经湿热，外感风邪，风热相搏而成。多发于下唇，初起红肿发痒，破裂流水，痛如火灼，皲裂脱屑，状若无皮，日久可致口唇瞤动不止。治疗：初宜疏风清热、解表清里。久宜养血祛风。外用冰片、青黛等水调涂擦。

唇弓（labial arch, Cupid bow）　其他名称：丘比特弓。上唇皮肤和红唇缘黏膜交界处的弓形曲线。

唇红黏膜缺损（vermilion mucous membrane defects）　口唇病之一。多由外伤或灼伤所致，唇黏膜少部或大部缺损。宜采用邻近黏膜组织瓣整复。如唇颊黏膜滑行推进法、管状黏膜瓣转移法及对侧黏膜组织瓣转移法。效果良好。

唇焦（parched lips）　中医症状名。指口唇泛现焦黑色。可由瘀血、食积、热病伤津所致。多属脾胃实热。治疗瘀血者以活血为主，胃实宜下之，热病宜清。

唇裂（cleft lip）　俗称兔唇。先天性颜面部畸形。有单侧裂和双侧裂两型，另有全裂和不全裂之分，少数与腭裂同时存在。应在出生后早期行修复手术。

唇裂矩形〔唇〕瓣修复术（cleft lip repair by quadrilateral lip flap technique）　在唇裂的裂隙外侧下部设计形成一个矩形瓣，以增加患侧唇高度的唇裂修复术式。三种常用唇裂修复术之一。

唇裂三角〔唇〕瓣修复术（cleft lip repair by triangular lip flap technique）　曾称下三角瓣法。在唇裂的裂隙外侧下部设计

形成一个三角瓣的唇裂修复术式。三种常用唇裂修复术之一。

唇裂术后继发畸形（postoperative secondary deformity of cleft lip） 唇裂修复术后，由于鼻唇及周围组织在修复和发育过程中形成并遗留的唇裂术后特殊畸形。主要临床表现有上唇裂、红唇裂、歪鼻、牙槽突裂等畸形。

唇裂旋转推进瓣修复术（cleft lip repair by Millard rotation advancement flap technique） 曾称上三角瓣法。利用唇裂的裂隙外侧上部及裂隙健侧下段形成交错的两个三角组织瓣，补充裂侧鼻底部缺损，并增加唇高的唇裂修复术式。三种常用的唇裂修复术之一。

唇外翻（cheilectropion） 口唇病之一。因口周皮肤瘢痕挛缩引起的口唇外翻。一般不影响功能，可采用有蒂皮瓣或全厚皮片移植术予以整复。

唇系带畸形（labial frenum deformity） 唇系带粗大而短缩的一种畸形。可影响牙齿排列和义齿固位。治疗宜手术矫正。

唇炎（cheilitis, chilitis） 发生在口唇及周围皮肤的急性或慢性炎症。病因复杂，可因接触某种致敏物质、强光照射、感染、B族维生素缺乏等所致。表现为唇黏膜充血、水肿，可有水疱或糜烂，严重时扩展至附近皮肤及唇内侧黏膜。治疗：针对不同病因口服抗组胺药物及 B 族维生素。

唇胗（dry sore on lips） 其他名称：唇疮、唇疡。中医病证名。①脾胃有热气发于唇，则唇生疮。唇上的细小疮疹，时流黄水，或痒或痛之症。治宜清解脾胃之热。内服泻黄散加减，外用黄柏、野蔷薇根二味等分为末，水调敷。②由伤寒狐惑、小儿疳积所致唇部起疮。虫食下部为狐，下唇生疮；虫食其脏为惑，上唇有疮。可予锡类散外涂。

唇肿（swelled lips） 中医病证名。由脾胃湿热所致的病证。证见口唇肿胀，或有微痒、微痛、微红。治宜清热利湿。

唇紫（purple lips） 中医望诊内容之一。唇色紫黯或紫红属热，多见于血分热盛或血瘀证，青紫属寒，多见于寒邪壅盛、心血瘀阻、缺氧或急性中毒等。

唇足亚纲（Chilopoda） 属节肢动物门中的一类昆虫。其特点为：体窄长，腹背扁，头清晰，有触角一对。其他各体节形状相似，各有足 1 对。第一体节有一对毒爪，螫人时，毒腺排出有毒物质伤害人体，如蜈蚣等。

A 醇嫩肤术（A alcohol rejuvenation） 局部外用 A 醇达到美白祛斑及改善肤质的嫩肤方法。A 醇是维 A 酸的衍生物，较温和而不刺激皮肤，皮肤吸收后转化为 A 酸，可抑制色素合成，抑制皮脂腺活性，促进皮肤更新。

醇溶蛋白（prolamin, alcohol-soluble protein） 谷类种子蛋白质中用 70% 乙醇提取的部分。它和谷蛋白是谷类蛋白质的主要成分，含赖氨酸极少。

醇脱氢酶（alcohol dehydrogenase） 为生物体内一类重要的生物转化氧化酶类。催化醇类脱氢氧化生成醛。醛可在醛脱氢酶催化下进一步氧化成酸。此酶存在于肝、肾及肺的细胞液中。

词聋（word deafness） 理解口语的能力受损。认为是由于大脑优势半球颞上回后方接受听觉区域的损伤。

瓷上色（ceramic staining） 通过添加金属氧化物改变烤瓷冠桥的颜色，使其与邻牙颜色一致的方法。

瓷牙（mineral teeth） 用陶瓷材料制成的人工牙。硬度大、致密，不易磨损，咀嚼效率高，光泽度好，不易污染变色。但质重，脆性大，易折裂，有时与基托分离。

磁场均匀度（uniformity of magnetic field） 磁体主磁场的均匀程度。与 MRI 图像的变形程度密切相关。一般磁体的中心均匀度较好，边缘区域均匀度较差。

磁感应治疗机（apparatus of magnet induction therapy） 其他名称：磁疗机。利用脉冲磁场作用治疗疾病的理疗仪器。具有止痛、消炎、解痉、调整人体经络、促进组织生长和抑制病变发展的功效。

磁共振（magnetic resonance） 固体受体恒定磁场和高频磁场共同作用，在恒定磁场强度与高频磁场的频率满足一定条件下，该固体对高频磁场所表现出的共振吸收现象。医学上利用磁共振原理成像，研究人体内器官、组织的解剖形态和功

能改变，以诊断疾病，如早期诊断癌和心肌梗死等。在药学上，用于化合物成分的分析鉴定。

磁共振波谱（magnetic resonance spectroscopy, MRS） 利用磁共振中的化学位移现象来测定分子组成及空间分布的一种检测方法。临床用于测定活组织中元素定量分析，如 ^{32}P 的 MRS 研究，了解细胞能量代谢，分析病灶性质。

磁共振成像（magnetic resonance imaging, MRI） 利用人体中的 H 质子在强磁场内受到脉冲激发，产生磁共振现象，经过空间编码技术，将以磁波形式放出的共振信号接收转换，通过计算机，最后形成图像，用于进行疾病诊断的一种技术。其优越性在于没有放射线损害，能从任何方向截面显示解剖病变，除了可以得到反映组织解剖信息的质子密度图像外，还可以得到反映组织生理生化信息的图像。磁共振成像是 20 世纪 80 年代应用于临床的新影像技术。

磁共振成像对比剂（MRI contrast medium） 在 MRI 成像检查中使用的增加病灶和周围组织分辨能力的化合物。已广泛应用于临床。主要是钆、铁、锰的大分子有机化合物。可分为顺磁性和超顺磁性两种。钆剂是使用最早和最广泛的顺磁性对比剂。锰剂也是顺磁性的，但应用范围窄，注入人体后主要分布于胰腺和肝脏。铁剂是超顺磁性的，它到达某一组织后可使该组织的信号明显降低，所以被称为阴性对比剂。

磁共振成像临床应用（clinical application of magnetic resonance imaging） 磁共振成像对脑白质和灰质的显示，在 T_1 的图像上特别清楚，故诊断颅后窝病变时不受干扰。矢状面成像时对脊髓疾病的诊断很有帮助。对椎间盘的检查也较清楚。其他如对脑部肿瘤、颅内感染、脑血管病变、脑白质病变、脑发育畸形、脑退行性病变、脑室及蛛网膜下腔病变、脑挫伤、颅内亚急性血肿的诊断，均具较大优势。胸部疾病如肺水肿、肿瘤、肺栓塞等都可很好地显示。对心脏能清楚区分心腔和心室壁及室间隔，还可识别心肌梗死，确定梗死的程度和范围。对血管内的血流，可测定其流速和方向。对腹部的检查可区分肾皮质和髓质、胆管和静脉。在诊断肝血管瘤、肝色素沉着着症、霍奇金病、肝脏浸润病变、胆管方面的方法检查。在盆腔检查方面可确定前列腺肥大为外部胶原组织或内部腺体增生。特别是对胎儿检查中如脑的发育情况等较超声优。可了解骨髓内供血情况和有无转移病变。软组织中肌肉可显示得特别清晰，有助于诊断软组织肿瘤。

磁共振尿路造影（magnetic resonance urography, MRU） 应用重 T_2 加权自旋回序列加脂肪抑制技术，使体内静态或缓慢流动的液体呈现高信号，而实质器官和快速流动的液体如动脉血呈低信号的技术，得到类似对含水器官进行直接造影的图像。优势为避免放射线，可用于肾功能受损病人，可以在一次检查中提供泌尿生殖系统关于解剖和功能的信息。可用于上尿路梗阻诊断。

磁共振设备（magnetic resonance unit） 包括 5 个系统：磁体系统、梯度系统、射频系统、计算机及数据处理系统，以及辅助设备部分。磁体分为常导型、永磁型和超导型 3 种，目前常用超导型磁体和永磁体。梯度系统由梯度放大器及 X、Y、Z 3 组梯度线圈组成。射频系统用来发射射频脉冲，使磁化的氢质子吸收能量而产生共振。计算机系统包括模-数转换器、阵列处理机及用户计算机等。

磁共振血管成像（magnetic resonance angiography, MRA） 使血管成像的磁共振技术，一般无需注射对比剂即可实现血管显影，从而可多角度观察血管。目前磁共振血管成像对显示小血管和小病变仍不够满意，不能完全替代肾动脉造影。可用于肾功能不全病人的肾血管检查。

磁共振装置（magnetic resonance apparatus） 利用体外高精磁场与体内体液发生共振作用所产生的无线电信号构成人体解剖图像的无损伤诊断设备。其二维和三维数据用于探测体内水分的分布、化学结构和流量信息。如癌变组织的水分含量较正常组织多，据此进行肿瘤疾病的病理检查、临床诊断和医学研究。

磁化（magnetization） 人体进入均匀的强磁场后，体内氢质子的角动量方向在数秒内达到平衡的过程。

磁化率（magnetic susceptibility） 原子核在外在磁场作用下发

生磁化的顺应性的大小。

磁疗法（magnetotherapy）　应用磁场调节身体功能的治疗方法。包括静磁疗法、动磁疗法等。磁疗有消肿、止痛、消炎，止泻，降压，调节自主神经、改善睡眠及解痉，促进创面愈合，促进骨折愈合、转化瘢痕的作用。

磁石（magnet）　其他名称：吸铁石、戏铁石、灵磁石、活磁石。中医药名。安神药。天然磁铁矿的矿石。咸，寒。归肝、肾、肺经。功能补肾潜阳、镇惊、安神、平肝明目。用于心神不安、失眠、耳鸣耳聋、头晕目眩、惊痫、肾虚视物不清、瞳孔散大、渐生黑花、作喘。孕妇慎用。磁石有强壮补血、镇静作用。

磁铁测试频率（magnet test frequency）　测试心脏起搏器功能的一种方法。当心脏自身节律比起搏频率快时，用一永久性磁铁放在埋藏起搏器相应皮肤表面，由于磁铁的作用，起搏器就转为固定的频率起搏，这一频率称为磁铁测试频率。

磁朱丸（ci zhu wan, magnetite and cinnabar pill）　其他名称：千金磁朱丸、神曲丸。中医方剂。安神剂。出自《千金要方》。组成：磁石、朱砂、神曲。功能重镇安神、潜阳明目。用于心肾不交所致心悸失眠、头晕、耳鸣耳聋、视物昏花、障翳羞明、烦躁不安、癫痫。空腹米汤送服。

雌二醇（estradiol）　卵巢分泌的类固醇激素。是主要的雌激素，负责调节女性特征、附属生器官的成熟和月经-排卵周期，促进乳腺导管系统的产生。临床常用于功能失调性子宫出血、前列腺癌，有时还用于退乳。

雌激素（estrin, estrogen, oestrogen）　由卵巢、睾丸、胚胎或肾上腺皮质所产生的十八碳甾醇类激素。绝大部分哺乳动物的主要雌激素是17β-雌二醇，其他主要的雌激素有雌三醇和雌酮。女性进入青春期开始分泌雌激素，促进阴道、子宫、输卵管和卵巢本身的发育，还促使皮下脂肪富集，乳腺增生，乳头、乳晕颜色变深，并产生性欲。对中枢神经系统、机体代谢和精子发生也有重要的调节作用。

雌激素撤血试验（estrogen withdrawal bleeding test）　闭经原因诊断方法。给足量的雌激素及孕激素，停药后有出血者为阳性反应，表示病人具有正常功能的子宫内膜，闭经是由于体内缺乏雌激素所致。如停药后没有撤血性出血，可重复一次试验，如仍无出血，提示子宫内膜有缺陷或已遭到破坏，为子宫性闭经。

雌激素类（estrogens）　天然雌激素和人工合成雌激素类药物的总称。天然雌激素包括雌二醇、雌酮和雌三醇，人工合成雌激素包括甾体激素和非甾体激素。

雌三醇（estriol, oestriol）　雌二醇和雌酮的代谢产物。雌三醇的活性，较雌酮、雌二醇弱。存在于尿中，在怀孕期尿中含量更高。对下丘脑-垂体-性腺系统、血管和造血系统均有明显的促进增强作用，并可选择性地作用于女性生殖系、男性睾丸和前列腺等组织器官。适用于女性更年期综合征、前列腺肥大、创伤出血、癌性出血以及放疗、化疗所致的白细胞减少等，也可用于早期人工流产、中期引产、子宫颈水肿、老年性阴道炎等。用药过程中可能引起短暂的乳房肿胀、月经紊乱等。

雌三醇测定（estriol determination）　胎儿-胎盘单位功能测定最简单的方法。雌三醇前身为脱氢表雄酮，90%来自胎儿，经胎盘芳香化，由尿入血排出。尿液及血浆内浓度均随孕周增加。妊娠32～40周孕妇24h尿雌三醇>12mg为安全线，≤8mg为警惕值，<4mg示胎儿危险，急需抢救。<2mg大多胎儿已死。重复测量意义较大。

雌酮（estrone）　由卵巢分泌的一种主要的雌激素，是雌二醇的氧化产物。其生物学作用弱于雌二醇，强于雌三醇。作用与己烯雌酚相似，但较弱。适用于功能失调性子宫出血、前列腺癌，有时亦用于退乳。

雌孕激素序贯疗法（sequential therapy of estrogen and progestogen）　治疗无排卵型功能失调性子宫出血的方法。己烯雌酚1mg，每晚1次，于月经或出血后第5天开始服用，连用20天；于服药第16天，每日加用黄体酮10mg肌注，共5次，两药同时完。使用这种方法控制月经周期；治疗青春期功能失调性子宫出血，使用2～3个周期后，即能自发排卵。

次卟啉（deuteroporphyrin）　原卟啉脱去乙烯基的产物。由肠道细菌的作用生成，从粪便中排出。

次黄嘌呤（hypoxanthine）　学名：6-羟基嘌呤。核酸中嘌呤碱基的代谢中间物。在核酸分解代谢中，由核酸中的腺嘌呤经脱氨作用而形成。进一步氧化生成黄嘌呤和最终产物尿酸。

次黄嘌呤核苷酸（inosinic acid, IMP）　由次黄嘌呤和磷酸脱氧核糖组成的核苷酸。是嘌呤核苷酸代谢过程中重要的中间产物，参与嘌呤核苷酸合成。它有2'-次黄嘌呤核苷酸、3'-次黄嘌呤核苷酸及5'-次黄嘌呤核苷酸3种异构体，机体中主要为5'-次黄嘌呤核苷酸。

次黄嘌呤核苷酸脱氢酶（IMP dehydrogenase）　催化次黄嘌呤核苷酸脱氢生成黄嘌呤核苷酸反应的酶。参与鸟嘌呤核苷酸的合成。过量的鸟嘌呤核苷酸能抑制该酶的活性，控制鸟嘌呤核苷酸的生成，但不影响腺嘌呤核苷酸的合成。

次黄嘌呤-鸟嘌呤磷酸核糖基转移酶（hypoxanthine-guanine phosphoribosyl transferase, HGPRT）　催化5-磷酸核糖基-1-焦磷酸与次黄嘌呤、鸟嘌呤或6-巯基嘌呤变成相应的5'-单核苷酸及焦磷酸的酶。对于嘌呤的生物合成及中枢神经系统功能都很重要。该酶的部分缺乏可导致尿酸过量生成，由于某些基因缺陷而导致HGPRT完全缺失的患儿表现为莱施-奈恩综合征。

次级胆汁酸（secondary bile acid）　由初级胆汁酸在肠道中经细菌作用氧化生成的胆汁酸。包括脱氧胆酸、熊脱氧胆酸及石胆酸及其与甘氨酸和牛磺酸的结合产物。

次级键（secondary bond）　维持蛋白质分子二、三、四级空间结构化学键的总称。包括氢键、疏水作用、盐键和范德华力。主要是非共价键。虽是比较弱的键，但各种次级键加在一起，就产生了强大的作用力，足以维持蛋白质的空间结构。

次级精母细胞（secondary spermatocyte）　由位于生精小管上皮中的初级精母细胞经第一次减数分裂后产生的含单倍数染色体的精母细胞。体积一般较初级精母细胞小，有单核和双核两种类型，最终分化成成熟精子。由于次级精母细胞存在时间短，组织切片上不易见到。

次级卵泡（secondary follicle）　其他名称：囊状卵泡。卵泡细胞间出现液腔的生长卵泡。腔内充满卵泡液。初级卵泡发育直径增至0.2mm时，颗粒细胞增至6～12层，卵泡细胞间小腔已融合形成卵泡腔，其内充满液体，标志着已发育成为次级卵泡。此时卵母细胞被挤至腔的一侧，形成卵丘。紧靠卵母细胞的一层颗粒细胞呈柱状，并呈放射状排列，称放射冠。卵泡腔周围颗粒细胞形成颗粒层，卵泡膜内、外两层分化明显。次级卵泡在卵泡刺激素和黄体生成素作用下，内膜细胞和颗粒细胞共同合成雌激素。

次级卵子（secondary oocyte）　为精子与卵子融合后，完成第二次减数分裂并排出第二极体的卵子。

次级污染物（secondary pollutant）　其他名称：二次污染物、次生污染物。在阳光照射污染物的情况下，污染物之间、污染物与大气成分之间发生化学反应等生成的有害物质。光化学烟雾就是一种次级污染物。

次极量运动试验（submaximal exercise test）　其他名称：次极量递增性分级运动试验、分级运动试验。用逐步增加运动量的方法来增加心率的试验。心率为运动终点的指标，一般要求达到极量运动试验（最大心率）的85%。目前方法有平板运动和蹬车运动试验两种。

次髎（ciliao, BL 32）　中医经穴名。属足太阳膀胱经。位于骶部，第二骶后孔中，约当髂后上棘下与骶正中线之中点。主治月经不调、带下、腰骶痛、下肢痿痹等。直刺1～1.5寸。艾炷灸3～7壮，或艾条灸5～15min。

次氯酸（hypochlorous acid）　氯、漂白粉和漂白精水解的一种产物。它体积小，呈中性，易于穿透细胞壁，属强氧化剂，可损伤细胞膜，使蛋白质、RNA和DNA等物质释出，对多种酶系统也有影响，因而可使细菌死亡。次氯酸在pH值低时易分解成次氯酸离子，而后者杀菌效果更佳，故水消毒时，pH偏酸为宜。

次氯酸钠溶液（sodium hypochlorite solution, Dakin solution）　其他名称：达金液。卤素类消毒药。组成：漂白粉、碳酸

钠、硼酸。能杀菌且能溶解腐化组织，主要用于腐败性创面冲洗。次氯酸钠溶液不稳定，仅能保存1周。

次没食子酸铋（bismuth subgallate） 蛋白沉淀剂。具有收敛、防腐及促进肉芽生长等作用。可以软膏、撒布剂或栓剂形式用于皮肤和黏膜炎症，又与硼酸及滑石粉配伍用于皮肤皱褶处因湿、热刺激和互相摩擦所形成的红斑。注意大面积应用时铋可吸收引起中毒。

次生环境（secondary environment） 受人类活动干扰和影响较多的自然环境。其物质交换、能量和信息传递、结构形态和物种演化等都发生变化，如农场、工矿区等环境。但其发展和演变仍受自然规律的制约。它是相对于原生环境而言的。它一方面是指人为建立的生活居住环境，以及公共建筑物、住宅等；另一方面也包括受人类活动污染了的环境。后者是目前更为关注的对象。

次生污染物（secondary pollutant） 见二次污染物。

次声武器（infrasonic wave weapons） 高技术武器。应用大功率次声波定向辐射作用于人体，引起人员精神障碍或组织器官损伤的武器。

次水杨酸铋（bismuth subsalicylate） 抗螺旋体药。治疗梅毒、雅司病、盘状红斑狼疮、扁平疣、扁平苔藓等。需深部肌内注射。孕妇、肾炎、齿槽脓肿、牙龈炎病人禁用。

次碳酸铋（bismuth subcarbonate） 白色或类黄白色粉末，无臭无味。遇光缓慢变质。不溶于水及醇。有保护胃肠黏膜及收敛、止泻作用。治疗腹泻、慢性胃肠炎、胃及十二指肠溃疡等。

次碳酸铋油（Oleum Bismuthi Subcarbonatis） 收敛药物。组成：次碳酸铋均匀分散于蓖麻油（或麻油、花生油）中制成的乳白色糊状混悬液或半固体制剂。具有收敛、保护作用。外用于产妇哺乳期乳头破裂，也用于烫伤或烧伤。

次硝酸铋（bismuth subnitrate） 白色粉末。无臭，微显酸性，不溶于水。有松弛血管、胃肠平滑肌和保护胃肠黏膜的作用，并具收敛性。用于腹泻、胃及十二指肠溃疡等。

次缢痕（secondary constriction） 其他名称：副缢痕。次缢痕外染色体上的第二个凹陷。染色较浅，可出现在核型中的一条或多条染色体上。因其大小和位置是恒定的，因此此与主缢痕一样，可作为染色体的鉴别标志。

刺法（acupuncture technique, needling） 其他名称：针刺法。应用特制的针具，刺激穴位或身体的某些部位以防治疾病的方法。

刺激（stimulus, irritation） ①能让机体或组织细胞做出相应应答的环境改变。对特定的刺激，即适宜刺激才能引起有机体感觉器官的反应，因其与适宜刺激的强度和性质、持续时间、有机体本身的特点等密切相关，故不是所有的适宜刺激一定能起反应。②机体受一定程度的多次接触而产生的变化（如疼痛、瘙痒等）。生物材料可能引起的刺激通常为局部组织反应。可以通过刺激试验检验。

刺激电极（stimulating electrode） 用作电刺激的电极。可以是表面电极或针电极。

刺激剂（irritant agent） 对眼和上呼吸道有强烈刺激，人接触后出现剧烈眼痛、流泪、咳嗽、胸痛而暂时失去战斗力的化学物质。如苯氯乙酮、亚当氏剂、西埃斯等。按其对刺激作用部位不同，可分为催泪剂、喷嚏剂。催泪剂以眼刺激为主，高浓度对上呼吸道和皮肤也有刺激作用；喷嚏剂以上呼吸道强烈刺激作用为主，同时对眼也有刺激作用，因能致呕吐，故又称为呕吐剂。

刺激性接触性皮肤炎（irritant contact dermatitis） 正常皮肤黏膜局部接触某些具有强烈刺激性物质后很快发生的一种急性炎症。停止接触后常可以缓解。

刺激性咳嗽（irritable cough） 气管或支气管内黏膜遭受异物或肿瘤侵及而出现的反射性咳嗽。一般多为干咳，频繁而不发热，用镇咳药多不好转。刺激性咳嗽或痰中带血是肺癌的较早期症状；刺激性咳嗽伴喘鸣应疑有支气管异物或肿瘤。

刺激性气体（irritative gas） 对眼和呼吸道黏膜具有刺激作用的气体。在化学工业中常遇到，种类较多。由于其水溶性不同，大致分为两类：①水溶性大的刺激性气体，如二氧化

硫、氯和氨等，高浓度时可引起喉痉挛、喉水肿、支气管炎和肺水肿等；②水溶性小的气体，如氮氧化物、光气等，对上呼吸道刺激性小，易进入呼吸道深部，对肺产生刺激和腐蚀作用而引起肺水肿。急救时应立即使病人脱离现场，积极防治肺水肿及对症治疗。预防措施为经常检修设备，防止跑、冒、滴、漏，加强通风和个人防护，车间设急救设备等。

刺激性气体中毒（irritative gas poisoning） 刺激性气体主要对呼吸道黏膜、眼、皮肤有直接刺激作用。呼吸道是有害气体侵入的主要途径。轻者表现为上呼吸道刺激或支气管炎症状；重者产生中毒性肺炎或中毒性肺水肿；极重者可发生急性呼吸窘迫综合征。治疗原则：立即脱离刺激性气体现场；吸氧及给予解痉、祛痰、抗感染药物；有急性呼吸窘迫综合征者应早期、大量、短程使用糖皮质激素。

刺激阈（stimulus threshold） 其他名称：阈值。有不同含义：一定时间内引起组织发生反应的最小刺激强度，称为强度阈值，即常说的阈值。一定强度引起组织发生反应的最短刺激持续时间，称为时间阈值。引起皮肤触觉感受器兴奋的最小面积，称为面积阈值。皮肤感觉所能分辨出的两点最小距离，称为两点辨别阈值。

刺毛虫皮炎（stinging caterpillar dermatitis） 皮肤遭刺毛虫虫毛刺入而引起的皮炎。刺毛虫系鳞翅目，刺蛾科，黄刺蛾或青刺蛾的幼虫，俗称"洋辣子"。在刺毛虫刺入部位，出现风团、红斑及丘疹，剧烈瘙痒或灼痛，若局部遭多数毒毛刺入，则呈大片红斑水肿。多发生于炎热季节，暴露部位皮肤、头颈部多见。治疗：用胶布反复粘贴拔除毒毛，局部涂止痒止痛剂。

刺伤（stab wound, punctured wound） 细长而尖锐的器械沿纵轴方向刺入人体后所形成的管状损伤。创口仅反映刺器体部横断面的形状。刺伤具有创口小、刺创管深、常伤及内脏的特点，有时可形成贯通伤，多见于自杀和他杀。治疗：轻度创伤未累及重要器官者，以治疗局部为主，创伤损及重要器官者须施行手术处理。

刺痛（stabbing pain） 疼痛的一种。呈针刺疼痛性质。常由感染、中毒造成的神经炎或神经根受压或牵拉引起。

刺突（spike） 在少数病毒（黏病毒群）包膜表面长短不一的突起。

刺猬效应（hedgehog effect） 一种社会心理效应，西方寓言说，寒冷的冬天里两只刺猬相依取暖，开始由于距离太近，它们身上的刺都将对方的身体扎得流血，后来彼此稍离开些，既可相互取暖，又相安无事。这个效应说明，在人际交往中保持适当的距离（包括心理距离、空间距离），才能更好地和谐相处。

刺五加（ciwujia, Radix Acanthopanacis Senticosi） 其他名称：刺拐棒、老虎獠子。中医药名。五加科植物刺五加的根及根茎。辛，微苦，温。归脾、肾、心经。功能补肾强腰、益气安神、活血通络。治疗肾虚体弱、腰膝酸软、小儿行迟、脾虚乏力、气虚浮肿、食欲不振、失眠多梦、健忘、胸痹疼痛、风寒湿痹、跌打肿痛。煎服。可作为人参的代用品。

刺五加颗粒（Granulae Acanthopanacis Senticosi） 其他名称：五加参颗粒。中医成药名。扶正固本、益智安神、补肾健脾药。组成：刺五加浸膏，加蔗糖等制成的棕黄色、味甜微苦的颗粒剂。用于脾肾两虚、腰膝酸软、神经衰弱等引起的体虚乏力、失眠、多梦和食欲不振等。

刺五加片（ciwujia pian） 中医成药名。扶正剂（补气剂）。组成：刺五加浸膏。用于脾肾阳虚、体虚乏力、食欲不振、腰膝酸软、失眠多梦。

刺五加注射液（ciwujia zhusheye） 中医成药名。扶正剂（补气剂）。组成：刺五加经提取加工制成的灭菌水溶液。用于肝肾不足所致的短暂性脑缺血发作、脑动脉硬化、脑血栓形成、脑栓塞等。亦用于冠心病、心绞痛合并神经衰弱和更年期综合征等。

刺血疗法（pricking blood therapy） 见放血疗法②。

葱皮样骨膜反应（onion-skinlike periosteal reaction） 骨原发

性恶性肿瘤尤因（Ewing）肉瘤的 X 线表现。发生在长骨骨干，病变溶骨性和成骨性破坏同时存在，呈梭形，外有葱皮样骨膜反应。

从性遗传（sex-influenced inheritance） 其他名称：从性显性。遗传学术语。决定性状的基因在染色体上，在雌、雄性别中有不同表型的遗传现象。这是由于不同性别体质上的差异引起的，并非性连锁基因的作用。例如人的早秃是一种常染色体显性遗传，但杂合子（Bb），在男性则出现早秃，在女性则不早秃。女性只有在纯合子（BB）时才有早秃。

从众（conformity） 一种心理倾向。个体受到群体的影响时，会怀疑并改变自己原有的观点、判断和行为，朝着与群体大多数人一致的方向行动。通常具有盲目性。

丛集性头痛（cluster headache） 其他名称：群集性头痛。频繁发生的偏头痛样神经痛。中年男性居多。呈烧灼样跳痛，多于夜间发作，可连续数周至数月，在数月或数年后又复发作。头痛以一侧眼眶周围为主，伴有同侧脸红、眼结膜充血，以及流泪、流涕、鼻塞等自主神经系统症状。一般持续 $1\sim2h$ 后缓解。治疗：服麦角胺可能有效。

丛集性头痛综合征（cluster headache syndrome） 其他名称：组胺性头痛综合征、血管性头痛综合征、周期性偏头痛性神经痛综合征。本病发生与组胺有关。多见于青壮年，男性约为女性的 $4\sim5$ 倍，表现为周期性发作性头痛，从一侧眼窝周围开始，迅速扩展至额颞及颈部，严重时可波及对侧。

丛林斑疹伤寒（scrub typhus, tropical typhus） 见恙虫病。

腠理（striae of tissues） 中医名词。泛指皮肤、肌肉、脏腑的纹理及皮肤、肌肉间隙交界处的结缔组织。分为皮腠、肌腠、粗理、细理、小理、膲理等。是渗泄体液、流通气血的门户，有抗御外邪内侵的功能。

粗波型房颤（coarse-wave atrial fibrillation） 心电图 f 波波幅大于 0.1mV 的房颤。一般多在 0.3mV 以上，个别可达 $0.6\sim1.0$mV。多见于风湿性二尖瓣狭窄、甲状腺功能亢进症等。该型房颤对奎尼丁和直流电复律疗效较好，且复发较少。

粗波型室颤（coarse-wave ventricular fibrillation） 心电图中心室颤动波波幅超过 0.5mV 的室颤。此型室颤多见于心肌收缩功能相对较好的病例。对电击除颤疗效较好，预后相对较佳。

粗大心房扑动（thick atrial flutter） 罕见型心房扑动。心电图图形介于心房扑动与房性心动过速之间。在 II、III、aVF 导联看近似心房扑动，而在 V_1 导联则很像房性心动过速伴二度房室传导阻滞。

粗蛋白质（crude protein） 食物中含氮量乘换算系数 6.25 所得数值。蛋白质平均含氮 16%，100/16＝6.25。换算系数随种类亦有不同，棉籽蛋白质为 5.30，牛奶蛋白质为 6.38。

粗钝（slurring） 描述心电图 QRS 波群特殊形态的术语之一。当 QRS 波群上升支 R 波或下降支 Q 波或 S 波局部变粗或模糊时称为粗钝。进一步发展使陡直的细线出现曲折称为错折。均为心室内兴奋传导出现变异所致。

粗颗粒管型（coarse granular cast） 基质中嵌入了崩解的细胞碎片的管型。颗粒粗大而密集。正常人尿液中不存在。提示肾实质性病变。多见于慢性肾小球肾炎，或某些原因引起的肾小管损害。

粗面内质网（rough-surfaced endoplasmic reticulum，RER） 细胞质内的一种细胞器。为内质网与核糖体共同形成的复合结构。多为扁平囊状，少数为球形或囊泡状。其靠近细胞核的部位，可与核膜的外膜相连通；在外侧可与细胞膜相连。核糖体附着在内质网膜外，排列呈多样性，有的均匀分布，有的形成环状或花瓣状。粗面内质网主要合成外输性蛋白质，如酶蛋白、抗体蛋白、激素蛋白等。

粗湿啰音（coarse moist rale, coarse crackle） 其他名称：大水泡音。发生于气管、主支气管或空洞部位的湿啰音。多出现在吸气早期，见于支气管扩张、严重肺水肿、肺结核、肺脓肿空洞。

粗纤维（rough fiber） 又名纤维素。为膳食纤维中的一种。遇水加热均不溶，但能吸水膨润。

卒病（sudden attack of a serious newly affected disease） 中医术语。卒通猝。①突然发生较重危的疾病，指急病或暴病。如卒中、卒厥。②新近发生的病与痼疾相对而言。③汉·张仲景《伤寒杂病论》，亦称《伤寒卒病论》。有人怀疑"卒病"为"杂病"之讹。

卒中式起病（apoplectic onset） 脑病以突然的发作开始，症状的发生和发展与卒中相似。

促癌剂（promoter of carcinoma, co-carcinogen） 本身不致癌或致癌作用极微，但与致癌物共存时则具有促癌作用，并可加速潜在癌细胞发展的物质。例如单纯给动物巴豆油并不致癌，但同时给实验动物皮肤涂抹多环芳烃类致癌物时，则很快出现癌肿。如涂抹了在致癌阈值以下剂量的多环芳烃而不给巴豆油，则动物不出现癌肿，巴豆油、酚均被证明是促癌剂。

促蛋白合成甾体（anabolic steroids） 从睾丸素衍生物中分化出来的一类甾体药物。其特点是雄激素样作用大为减弱，而促蛋白同化作用仍然保留或增强。主要作用与用途是促蛋白质合成与抑制其异化，使食欲增加，体质增强。用于慢性消耗性疾病、术后或产后、年老衰弱、肌萎缩、小儿发育不良、食欲减退等；此外，还可促进钙、磷在骨组织中沉积及骨细胞间质形成，加速骨钙化和生长，适用于骨折不易愈合和老年性骨质疏松等症。

促分裂因子（mitogenic factor，MF） 由抗原或促有丝分裂素活化的 T 细胞产生的一种淋巴因子。分子量为 20 000～50 000。T 细胞产生促分裂因子需要有巨噬细胞存在。可引起 T 淋巴细胞发生有丝分裂，对 B 细胞也有作用。使正常淋巴细胞转化成淋巴母细胞，故有放大细胞免疫效应的作用。

促孵法（accelerated hatching method） 血吸虫毛蚴孵化法之一。将常规沉淀法取得的粪蛋置于三角烧瓶中，不加水，而置于 25℃中，经 10 多小时后，再加水孵化。此法检出率和检出数量著高于常规孵化法。

促黑素细胞激素（melanocyte stimulating hormone） 腺垂体的中间部细胞分泌的激素。有 α 和 β 两种类型，α 型由 13 个氨基酸组成，β 型由 23 个氨基酸组成。生理作用是使皮肤黑色素细胞中的黑色素散开和促进黑色素的合成，使皮肤色变深。α 和 β 两种类型的结构中均含有与 ACTH 相同的氨基酸系列，并来源于共同的前体物质。

促红细胞生成素（erythropoietin, erythrogenin，EPO） 简称促红素，在哺乳动物肾脏和肝脏产生的一种分子质量为 46kD 的糖蛋白细胞因子。能刺激幼稚红细胞增生、血红蛋白和红细胞成熟。当血中氧分压降低或组织缺氧时，激活肾有关酶使 EPO 分泌增加。EPO 促进红系祖细胞向前体细胞分化，并加速这些细胞的增殖使幼红细胞增加，加速网织红细胞释放。EPO 调节红细胞是负反馈，以维持血中红细胞数相对稳定。现认为再生障碍性贫血可能与红系祖细胞上 EPO 受体缺陷有关。

促黄体素（lutropin, luteotropic hormone，LH） 垂体前叶所分泌的蛋白质促性腺激素。刺激卵巢卵泡的最后成熟和破裂，以及黄体分泌孕酮。在男性可刺激睾丸产生睾酮。

促甲状腺激素（thyroid-stimulating hormone，TSH） 其他名称：促甲状腺素。垂体前叶分泌的蛋白质类激素。主要功能是促进甲状腺增殖和对碘的摄取、甲状腺激素的合成及释放等。可用于毒性腺瘤性甲状腺肿、甲状腺癌用放射性碘治疗的病人和作为鉴别诊断甲状腺功能减退致病的原因等。常见不良反应有恶心、呕吐，长期使用可引起甲状腺肿大及功能亢进并可造成心律失常、心绞痛、心力衰竭，偶见荨麻疹、药热等过敏反应。

促甲状腺激素兴奋试验（TSH stimulation test） 判断垂体-甲状轴功能的一项试验。对原发性与继发性甲状腺功能减退进行鉴别诊断，或了解甲状腺的储备功能。因垂体分泌的促甲状腺激素（TSH）有促进甲状腺摄碘及合成、分泌甲状腺激素的作用，故垂体功能低下时，TSH 减少可导致继发性甲状腺功能减退。病人在给予适量的 TSH 后，如其吸[131]I 率增高，为继发性甲状腺功能减退；否则，则属原发性甲状腺功能减退。

C

促甲状腺激素释放激素（thyroliberin, thyrotropin-releasing hormone, TRH） 其他名称：促甲状腺素释放素、促甲状腺素释放因子。一种控制垂体前叶分泌促甲状腺激素的下丘脑激素。与G蛋白偶联受体相结合的三肽，即焦谷氨酰-组氨酰-脯氨酰胺。可调控垂体前叶、中枢及末梢神经系统的功能。如果给人静脉注入1mg促甲状腺激素释放激素，血中的促甲状腺激素可增高20倍左右，继而血中的甲状腺激素也随之增高。缺乏时可产生下丘脑性甲状腺功能减退。可用于甲状腺功能减退的鉴别诊断。

促甲状腺素（thyroid-stimulating hormone, TSH） 见促甲状腺激素。

促甲状腺素释放素（thyroliberin, thyrotropin-releasing hormone, TRH） 见促甲状腺激素释放激素。

促进技术（facilitation technique） 其他名称：促通技术、易化技术。是利用各种方法刺激神经系统运动通路上各种水平的神经元，调节其兴奋性，最终获得适宜的运动输出的一种技术。常用于各种神经瘫痪，特别是偏瘫、脑瘫等的康复训练。刺激方法有：用寒冷、温热和擦刷、敲击、按压等机械刺激作用于一定部位的皮肤感官；用不同强度和时间的牵拉、挤压等刺激作用于肌肉、肌腱及关节结构，以引起相应肌肉的收缩和放松。

促进排卵法（promoting ovulation method） 治疗不孕症的方法。适用于青春期和生育期妇女。对月经稀少或雌激素水平低下的妇女，在月经第6天开始，每晚服己烯雌酚0.125～0.25mg，共20天为1个周期，连用3～6个周期。当卵巢中有发育近成熟的卵泡时，用人绒毛膜促性腺激素1 000IU，次日增至2 000IU，第3日增至5 000IU肌内注射。基础体温有双相可继续每日用1 000IU 4～5次；无双相可再重复5 000IU肌注1次。氯米芬于经期第5天开始，每日口服50～100mg，连用5天，可能于停药后7～9天出现排卵。一般连续应用3个周期。

促菌生（cerebiogen） 由需氧芽孢杆菌制成的一种活菌制剂。经口进入肠道，可消耗肠内过多的氧气，以利于厌氧菌的生长，从而扶植或恢复正常菌群中主要成员双歧杆菌而抑制其他细菌的繁殖，对抗致病菌侵入所导致的腹泻。主要用于婴幼儿腹泻、急慢性肠炎、急慢性痢疾及肠功能紊乱，亦用于减轻肝炎引起的腹胀及改善食欲。用药过程中须停用抗菌药物，以免降低药效。

促卵泡[激]素（follitropin, follicle-stimulating hormone, FSH） 见卵泡刺激素。

促脉（rapid irregular pulse） 中医脉象之一。脉来急促有力而呈不规则间歇。主阳盛热实、血气痰食停滞，亦主肿痛。

促凝血药（hemostatic） 见止血药。

促排灵（calcium tri-sodium pentetate, diethylene triamine-pento-acetic acid, DTPA） 见喷替酸钙钠。

促皮质素（corticotropin） 见促肾上腺皮质激素。

促认知药（nootropics） 见益智药。

促肾上腺皮质激素（adrenocorticotropic hormone, ACTH） 其他名称：促皮质素。垂体前叶分泌的一种激素。主要作用是促进体内储存的胆固醇在肾上腺皮质中转化为肾上腺皮质酮，并刺激肾上腺皮质分泌激素。用于兴奋肾上腺皮质功能，防止肾上腺皮质萎缩（作为皮质激素治疗的辅助药）。还可用于促皮质激素试验，以鉴别原发性或继发性肾上腺皮质功能减退。制剂：注射剂。大量时可出现高血压、月经失调、头痛、糖尿病、精神异常等。结核病、高血压、糖尿病、血管硬化症、胃溃疡病人及孕妇慎用。

促肾上腺皮质激素非依赖性双侧肾上腺大结节增生（ACTH-independent bilateral macronodular adrenal hyperplasia, AIMAH） 库欣病的一种罕见类型。原因不明，可能与异位受体表达或遗传有关。通常为双侧肾上腺大小不等的结节样增生。结节切面金黄，无色素沉着，主要由透明细胞和致密细胞组成。良性病变。临床表现同库欣综合征，但通常较轻。

促肾上腺皮质激素释放激素（corticoliberin, corticotropin releasing hormone, CRH） 其他名称：促肾上腺皮质素释放

素、促肾上腺皮质素释放因子（CRF）。下丘脑分泌的激素。调控促肾上腺皮质激素及β-内啡肽的分泌。该激素释放后经垂体-门脉系统到达腺垂体，促进腺垂体促肾上腺皮质激素细胞分泌促肾上腺皮质激素。并能兴奋交感神经系统，产生垂体外的作用。该激素以脉冲式释放，呈昼夜周期节律，清晨觉醒时达高峰，午夜最低，与促肾上腺皮质激素及糖皮质激素的分泌节律同步。某些疾病时昼夜节律可发生改变。

促肾上腺皮质激素细胞（corticotroph） 细胞形态不规则，胞质的边缘部有少数分泌颗粒，直径为200～250nm。分泌的促肾上腺皮质激素，可促进肾上腺束状带分泌糖皮质激素。对球状带和网状带的分泌也有轻微的促进作用。同时对肾上腺皮质束状带和网状带有增生的作用。

促肾上腺皮质激素腺瘤（ACTH adenoma, ACTH-secreting adenoma） 有功能垂体腺瘤中的一种，为发生于分泌促肾上腺皮质激素细胞的肿瘤。多为微小腺瘤，发生率次于泌乳素瘤、生长激素腺瘤。表现为皮质醇增多症症候群（见皮质醇增多症条）。血浆皮质醇、促肾上腺皮质激素增多且节律消失，尿17-羟、17-酮增多，不被小剂量地塞米松抑制，但大剂量可抑制。B超、CT检查见双侧肾上腺增大，CT检查可见垂体腺瘤。治疗：首选经蝶窦手术切除微腺瘤，不能垂体手术者可行肾上腺大部切除术，术后垂体放疗；药物可试用酮康唑、赛庚啶等。

促肾上腺皮质激素依赖性皮质醇症（ACTH-dependent hypercortisolism） 各种原因引起体内促肾上腺皮质激素分泌过量而导致双侧肾上腺皮质增生并分泌过量的皮质醇，从而引起高皮层醇血症。常见病因包括垂体促肾上腺皮质激素瘤和垂体外分泌促肾上腺皮质激素的肿瘤，前者又称为库欣病，后者又称为异位促肾上腺皮质激素综合征。

促肾上腺皮质素释放素（corticoliberin, corticotropin releasing hormone, CRH） 见促肾上腺皮质激素释放激素。

促生长素（somatotropin, growth hormone） 见生长激素。

促胃动素（motilin） 其他名称：胃动素、饥饿激素。小肠内的一种二十二肽激素。主要分布于十二指肠和空肠上段，能增加胃肠运动，小肠pH值发生变化时会引起胃动素的释放。促进胃肠道及胆囊平滑肌收缩的激素，作用远强于乙酰胆碱，用阿托品也不能将其阻滞。它对十二指肠作用最强。对胆囊收缩的作用强度与缩胆囊素相近，利于胆囊的排空。还能促进胃蛋白酶的分泌，促胃排空。

促胃液素（gastrin） 其他名称：胃泌素。由胃黏膜产生的可刺激胃液分泌的一种十七肽激素。十二指肠黏膜也有少量分泌。胃泌素的分子结构有5大小不同的形式：小胃泌素、大胃泌素、小小胃泌素、大大胃泌素和成分I（component I）。生理作用是能强烈刺激胃盐酸和胃蛋白酶的分泌，促进胃黏膜的生长，引起食管-胃括约肌的关闭及促进胰岛素和胰高血糖素的分泌。主要代谢部位是肾脏。

促性腺激素（gonadotropin, gonadotropic hormone, GTH） 由脑下垂体后叶、胎盘、子宫内膜分泌的刺激性腺的一类激素。包括卵泡刺激素、黄体生成素、人绝经期促性腺激素、催乳素、人绒毛膜促性腺激素等。

促性腺激素释放激素（gonadoliberin, gonadotropin-releasing hormone, GnRH） 其他名称：促黄体素释放激素、黄体生成素释放激素。作用于垂体刺激促黄体素和促卵泡激素产生的多肽类激素。共有序列为十肽。下丘脑调节月经的主要激素。它主要有促使垂体合成和释放黄体生成素及卵泡刺激素的作用。

促胰液素（secretin） 十二指肠分泌的一种二十七肽激素。能调节肠、胰、肝、胆管的水盐代谢，促进胃酸分泌，促胆液素释放和胃肠运动。

促有丝分裂原（mitogen） 在体外实验条件下，能与淋巴细胞表面的相应受体结合，刺激静止的淋巴细胞转化为淋巴母细胞，表现出核糖核酸（DNA）合成增加或产生有丝分裂变化的物质。T细胞和B细胞的促有丝分裂原的受体不同，因此可受不同的促有丝分裂原刺激而发生转化。

猝倒（cataplexis, cataplexy） 病人在完全清醒状态下，突然出现全身松弛无力，跌倒在地，但顷刻便能站起。多与情绪

变化有关。见于发作性睡病等。

猝死（sudden death） 其他名称：急死。自然发生、出乎意料的突然死亡。最快者在一瞬间发生，称为即刻死亡。世界卫生组织（WHO）规定在发病后6h内突然死亡者称为猝死。也有人认为猝死应在24h内，但多数主张定为1h。各种心脏病如冠心病和心肌病等是最常见的病因。病理基础多为冠状动脉强烈痉挛所致的严重心律失常（常为心室颤动）。宜就地抢救，及时进行心肺复苏，可能存活。

猝死的分类（classification of sudden death） 按心律失常标准可分为：①心律失常性猝死：已证明的心律失常性猝死；未证明的心律失常性猝死。②非心律失常性猝死。③非心源性猝死。

猝死型胰腺炎（sudden-death type of pancreatitis） 其他名称：暴发性胰腺炎。猝死病例经尸解病理诊断证实为急性出血坏死性胰腺炎，生前无法作出临床诊断者。

醋氨苯砜（acedapsone） 其他名称：二乙酰氨苯砜。抗麻风药。用于各型麻风病。制剂：注射剂。过敏者禁用。肝肾功能不全、贫血、溃疡及有精神病史者慎用。口服期间应保持大便通畅，以免药物蓄积中毒。

醋炔醚（quingestanol acetate） 口服孕激素药物。主要作用有抗着床、延缓卵子运行、干扰子宫内膜的正常功能及周期，另有抗排卵及较弱的雌激素作用，服1片可避孕15天。不良反应少而轻。

醋酸（acetic acid） 酸类消毒防腐药。用0.5%～2%溶液冲洗烫伤、灼伤创面。用5%溶液可浸泡敷料，每日敷用2次，治疗创面的铜绿假单胞菌感染，也可用0.1%～0.5%溶液冲洗阴道，与抗滴虫药合用治疗滴虫性阴道炎。

醋酸地塞米松软膏（Unguentum Dexamethasoni Acetatis） 激素类药。组成：醋酸地塞米松，以乳剂型基质制成的O/W型乳白色半固体制剂。有抗炎、止痒和角质促进等作用。用于过敏性皮肤病，如接触性皮炎、脂溢性皮炎及肛门或外阴瘙痒等。

醋酸氟轻松软膏（Unguentum Fluocinoloni Acetonidi Acetatis） 激素类药。组成：醋酸氟轻松，用乳剂型基质制成的白色半固体制剂。主治过敏性皮肤病、皮肤及黏膜瘙痒症。皮肤结核或并发真菌及病毒感染的皮肤病人忌用。

醋酸氟氢可的松软膏（Unguentum Fludrocortisoni Acetatis） 激素类药膏。组成：醋酸氟氢可的松，以亲水性基质制成的乳白色半固体制剂。具有抗炎、抗过敏作用。主要用于过敏性皮肤病，如接触性皮炎、变应性皮炎、脂溢性皮炎、肛门及外阴瘙痒、慢性湿疹等。皮肤有化脓感染时忌用。

醋酸甲地孕酮（megestrol acetate） 合成口服孕激素。为白色或乳白色的结晶性粉末，不溶于水，溶于乙醇、苯、丙酮、醋酸乙酯，易溶于氯仿。用于治疗功能失调性子宫出血、月经紊乱、闭经、痛经和习惯性流产等。醋酸甲地孕酮与炔雌醇组成的复方醋酸甲地孕酮片（2号避孕片）抑制排卵作用较强，用作短效口服女用避孕药。

醋酸甲羟孕酮（medroxyprogesterone acetate） 其他名称：安宫黄体酮、普维拉。黄体酮的衍生物。作用与黄体酮相似，疗效较强。除用于安胎、避孕、习惯性流产等外，对晚期乳腺癌、前列腺癌、肾癌等亦有一定疗效。

醋酸可的松滴眼膏（Guttae Cortisoni Acetatis） 激素类眼药。组成：醋酸可的松、吐温-80、硼酸、硝酸苯汞、羧甲基纤维素钠。具有抑制炎症反应、组织敏感及上皮生长的作用。用于过敏性结膜炎、角膜炎、巩膜炎及急性虹膜睫状体炎、疱疹性眼炎、交感性眼炎等。角膜溃疡及眼结核病人忌用。

醋酸氯地孕酮（chlormadinone acetate） 一种口服强效避孕药。为黄体酮的衍生物。临床常与炔雌醚配伍应用，作为长效避孕药。也用于先兆流产和习惯性流产、功能失调性子宫出血、闭经、月经异常等。

醋酸氯己定酊（Tinctura Chlorhexidini Acetatis） 局部消毒药。组成：氯己定的乙醇溶液。无色，乙醇臭。杀菌范围广，作用强、毒性低、刺激性小。主要用于儿童，以及对碘、汞过敏者手术部位的消毒。

醋酸氯己定溶液（Liquor Chlorhexidini Acetatis） 杀菌剂。组成：醋酸氯己定的无色澄明水溶液。对革兰氏阴性或阳性菌及真菌均有强大的杀灭作用。杀菌范围广，速度快，刺激性小，毒性低，用量少，并且稳定。用时稀释成适宜浓度，用于皮肤、黏膜和创面、伤口的消毒，以及浸泡器械和室内消毒。浸泡器械时，加0.1%亚硝酸钠防锈。

醋酸钠（sodium acetate） 无色透明结晶。无臭，溶于水，不溶于醇。常用作腹膜透析液的碱基。在体内代谢为二氧化碳和碳酸氢盐。具有缓冲作用。

醋酸泼尼松眼膏（Oculentum Prednisoni Acetatis） 激素类药。组成：醋酸泼尼松的淡黄色的半固体制剂。具有抗炎、抗过敏作用。用于结膜炎、虹膜炎、角膜炎、巩膜炎等。单纯性疱疹或溃疡性角膜病人忌用。

醋酸氢化可的松眼液（Oculoguttae Hydrocortisoni） 激素类眼药。组成：醋酸氢化可的松，无菌操作法制成的pH值5.0～7.0的乳白色细微颗粒的灭菌混悬液。主治急性或亚急性虹膜炎、角膜炎、巩膜炎、小泡性角膜结膜炎、过敏性结膜炎等症。角膜溃疡病人忌用。

醋酸纤维薄膜电泳（cellulose-acetate membrane electrophoresis） 以醋酸纤维薄膜为支持体用来分离血清蛋白的一种区带电泳。血清是多种蛋白质的混合液，由于其中各种蛋白质的分子量、等电点及分子大小不同，因而在同一电场中泳动速度也不同。分子量小而带电荷多的泳动较快，分子量大而带电荷少的泳动较慢，从而可将血清蛋白质各个组分分离开来。在毒物和疾病影响下，血清蛋白的组分可有某些变化。

醋酸酯类（acetic ester） 常用的一类有机溶剂。无色、易燃、易挥发、带水果香气味的液体。有醋酸甲酯、乙酯、丙酯、丁酯、戊酯等多种。其蒸气对眼和呼吸道黏膜有刺激作用，浓度高时有不同程度的麻醉作用，持续大量吸入可发生肺水肿。醋酸甲酯尚可引起视神经萎缩。长期吸入醋酸戊酯可发生贫血和嗜酸性粒细胞增多。车间空气中最高容许浓度：醋酸甲酯$100mg/m^3$，醋酸乙酯、丙酯、丁酯$300mg/m^3$。

醋硝香豆素（acenocoumarol） 其他名称：新抗凝。抗凝血药。用途与华法林相似，但抗凝作用时间较长。制剂：片剂。注意事项与华法林同。

醋蒸（steaming with vinegar） 醋制法的一种。将净药材或切制品加醋拌匀，置适宜容器内蒸制。例如五味子可用醋蒸，醋蒸后收敛作用加强。

醋制（processing with vinegar） 中药炮制方法的一种。包括醋炙、醋煮、醋蒸等。如醋柴胡、醋香附等，即以醋制法炮制。

醋炙（stir-frying with vinegar） 醋制法的一种。将净药材或切制品加醋拌匀、闷透，置锅内，炒至规定程度，或边炒边喷醋，至醋被吸尽时，取出放凉。例如，香附可用醋炙，醋香附疏肝作用增强。

醋煮（boiling with vinegar） 醋制法的一种。将净药材或切制品加定量的醋与水，共置适宜容器内煮制。例如，延胡索可用醋煮，醋延胡止痛作用增强。

簇状征（areatus sign） 垂体微腺瘤动态CT增强扫描时的表现。

攒竹（cuanzhu, BL 2） 其他名称：眉头、员在、夜光、员柱。中医经穴名。属足太阳膀胱经。位于眉毛的内侧端。主治头痛、目赤痛、眉棱骨痛、眼睑眴动、面瘫、近视等。沿皮刺0.5～1寸。

篡（perineum） 中医体表部位名。即会阴部。位于前后阴之间。

催产素（oxytocin, pitocin） 下丘脑室旁核和视上核神经细胞分泌的一种具有排乳和催产作用的神经激素。化学结构为含有一个二硫键的9肽。其中若干氨基酸与抗利尿激素相同，因此两者在作用上互相交叉。分泌、运输、贮存和释放的方式与抗利尿激素相同。生理作用是使乳腺腺泡周围的肌上皮细胞收缩，引起乳汁排出，可使雌激素作用下敏感的子宫平滑肌收缩，有利于分娩。

催产素激惹试验（oxytocin challenge test, OCT） 其他名称：子宫收缩激惹试验。用催产素诱导宫缩并用胎心监护仪记录胎心率变化。若多次宫缩后重复出现晚期减速，基线胎心率变异减少，胎动后无胎心率增快者为阳性。若基线胎心率有变异或胎动增加后胎心率加快，但胎心率无晚期减速，则为阴性。阴性胎盘功能尚佳，阳性提示胎盘功能减退。此试验对有早产史、产前出血史、子宫有瘢痕者应禁忌。

催产素引产法（induced labor with oxytocin）　催产素（缩宫素）是最常用且有效的引产方法，亦可单独使用，亦可与各种引产方法联合使用。由于子宫对催产素的敏感性随妊娠月份增加而增加，所以最安全而有效的方法为低浓度静脉滴注法。开始时用 2.5IU 催产素加入 5％葡萄糖液 500ml 中，滴速为每分钟 10～15 滴，如无宫缩，可增加浓度，最多不得超过每毫升含催产素 0.04IU。如每分钟滴入 0.06～0.08IU 仍不能产生有效宫缩时，应放弃本引产法。

催化部位（catalytic site）　其他名称：活性中心、结合部位。酶分子上和底物相结合并使底物转变为反应物的部位。包括氨基酸一个链之内的接触残基，与底物结合并参与催化过程的特异性残基，以及直接参与共价键改变的催化残基。它们可处在多肽链的不同部位，但在三级结构中具有一定的空间关系。

催化剂（catalyst）　能改变化学反应速度而本身的组成和质量，在反应前后保持不变的物质。对可逆反应，催化剂只能缩短（或延长）反应达到平衡的时间，而不能改变化学平衡状态。能加速反应速度的物质称正催化剂；能减慢反应速度的物质称负催化剂；能使催化剂效率提高的物质称助催化剂（本身无催化作用）。人体内各种酶都是生物催化剂。

催经止孕（termination of pregnancy and hasten menstruation）　对停经 7 周以内确诊或尚未确诊妊娠者应用前列腺素及其衍生物以达到催经或止孕的目的。出血量相当于一次月经量或稍多一些，月经周期很快恢复正常，对受孕者无损害或损害少，无并发症。

催眠（hypnosis）　一种心理治疗的方法。以一定的技术使人的意识处于恍惚状态，其意识范围变窄，暗示性增高，判断能力减弱。要求达到的结果并非睡眠，而是注意力的高度集中。

催眠后遗忘（posthypnotic amnesia）　病人受催眠后对一些往事产生遗忘，或受催眠者在催眠中接受暗示，而醒后遗忘其原来内心的痛苦经历。见于催眠术后。

催眠疗法（hypnotherapy）　在暗示语言诱发的半睡眠状态中，对一定对象进行调节或心理治疗的方法。可用于癔症的记忆缺失、神游、各种转换症状、心身疾病、心因性疾病的焦虑、恐怖和紧张、神经性呕吐、神经性厌食、顽固呃逆、性功能障碍、失眠、戒除烟酒等；还可用作麻醉。

催眠术（hypnotism）　由催眠专家或医生采用刺激人的视觉、听觉、触觉等方法而引起的睡眠状态进行治疗的心理治疗方法。

催眠药（hypnotic）　其他名称：安眠药。抑制中枢神经系统而导致睡眠的一类药物。用催眠药引起的睡眠，同生理性睡眠相似，具有保护性意义。用于各种失眠，也用于睡眠疗法。

催眠药使用障碍（hypnotic use disorders）　因使用镇静催眠药引起的精神障碍。

催眠状态（hypnotic state）　暗示导致的一种表面上与睡眠相似的恍惚状态。此时个人变得易受暗示，并对催眠者的影响产生反应，可回忆起已经遗忘的事件，以及消除心理症状。

催乳（stimulation of lactation, promotion of lactation）　用各种方法促进乳汁分泌。避免过劳和睡眠不足，保持精神愉快，避免喝酒吸烟；注意营养的调配，多食高脂肪、高蛋白的汤菜；也可用中药，如漏芦、王不留行、黄芪、通草、穿山甲（使用代用品）、路路通、当归；或用针灸催乳，主穴可用乳根、膻中、合谷。

催乳素（prolactin）　其他名称：生乳素。腺垂体分泌的一种蛋白质激素。含有 199 个氨基酸并有 3 对双硫键的多肽。平时血浆中浓度较低，但妊娠和哺乳期明显增高。生理作用主要是促进乳腺发育生长，引起并维持泌乳。

催乳素瘤（prolactinoma）　分泌催乳素的垂体瘤。在垂体瘤中最常见。绝大多数为微腺瘤，男性大多数为大腺瘤。女性多

见，表现为闭经、泌乳、性功能障碍及肥胖、水潴留等。男性较少见，表现为阳痿、性欲减退、男性乳房发育、乳溢等。晚期常有头痛、视力减退等表现。症状的程度取决于肿瘤大小及血催乳素水平及其生物活性。CT、MRI 有助于诊断。治疗：手术、放射及药物疗法。

催乳素释放抑制因子（prolactin release inhibiting factor，PRIF）　其他名称：催乳素释放抑制素、催乳素抑释素。能抑制催乳素自脑垂体释放的一种下丘脑激素。多巴胺是其中最重要的一种。此外 γ-氨基丁酸对催乳素的合成和释放也具有一定的抑制作用。

催乳素释放因子（prolactin releasing factor，PRF）　刺激催乳素自脑垂体释放的一种激素。下丘脑分泌的一种肽类激素。PRF 通过腺苷酸环化酶-环腺苷酸（cAMP）-蛋白激酶系统，作用于腺垂体催乳素细胞，促进催乳素的释放。PRF 促进催乳素释放的过程中，尚需微管的参与，因氧化氘及长春新碱可破坏微管，所以此两种物质可抑制 PRF 的作用。在平时，下丘脑不断释放催乳素释放抑制因子，对 PRF 的释放起经常性的抑制作用。

催吐（induced vomiting）　用人工刺激和药物诱发呕吐，以排出胃内毒物的方法。催吐前先给病人饮水 500～600ml，然后采取下列措施催吐：①用手指、棉棒或任何钝物刺激咽后壁；②外周反射性催吐剂：1％硫酸锌溶液 50～100ml 口服；③中枢反射性催吐剂，阿扑吗啡 5～8mg 皮下注射，对休克、中枢神经抑制者不用。昏迷状态、抽搐、惊厥、腐蚀性毒物、食管静脉曲张、主动脉瘤、溃疡病出血病人禁忌催吐。

脆甲症（onychorrhexis）　皮肤附件的疾病。指（趾）甲的甲板失水变薄、变脆弱，呈纵裂与层状分离。为多种疾病的一个症状。

脆弱拟杆菌（*Bacteroides fragilis*）　无芽孢厌氧菌中的类杆菌属，是革兰氏阴性小杆菌。长短不一，两端浓染，中间不着色为空泡状。固体培养形态规则，在含糖或陈旧的培养基上呈多形性。无芽孢，有荚膜，专性厌氧。其病物质为内毒素等。主要寄生于人体腔道或空腔的器官中。在厌氧性感染中最为常见。

脆弱骨骨硬化（osteopoikilosis）　见播散性豆状皮肤纤维瘤病。

脆碎性试验（friability test）　药剂学术语。检查片剂经振摇、撞击后破碎情况的方法。借以评定能否经受包装运输等所引起的震动。最常用的方法为径向脆碎。

脆性骨折（fragility fracture）　自发性或因轻微外力而造成的完全性骨折。多因骨质疏松所致。

脆性哮喘（brittle asthma）　一类严重的、发病凶险的危重度哮喘。可分为两种类型。Ⅰ型的特征为尽管给予大剂量的糖皮质激素吸入治疗仍然存在很大的最大呼气流量变异率（>40%），以 15～55 岁的女性病人多见，常有皮肤挑刺试验阳性以及食物过敏。Ⅱ型的特点是在哮喘控制较好的情况下，没有明显先兆而突然发作、迅速进展，甚至危及生命。

脆性 X 综合征（fragile X syndrome）　一种 X 连锁的单基因遗传病。其细胞遗传学特征为 X 染色体体长臂有一脆性位点。病人男性多于女性，男性症状较女性重。表现为躯体特征为身高面长耳大、颧额骨突出、巨睾症。智力中重度缺陷，可伴有语言和行为异常。常有癫痫发作史。脆性染色体检查可确诊。早期叶酸治疗。

脆性糖尿病（brittle diabetes）　一组胰岛素绝对缺乏的病情较重的 1 型糖尿病。特征为血糖水平较难控制，波动大而快，易出现显著高血糖症，甚至并发酮症酸中毒，或发生低血糖症。治疗：每日多次进餐，注射小剂量胰岛素或口服降血糖药。

淬灭（quench）　核医学术语，在液体闪烁测量的能量传递过程（射线辐射能传递给溶剂、闪烁剂，退激时产生荧光光子传到光电倍增管）中，因能量损失造成探测的光子总量减少，计数效率降低的现象。

萃取（extraction）　用特定溶剂处理溶解度不同的双组分或多组分溶液，实现特定组分分离（抽提）的过程。①其他名称：提取。药剂学术语，用适当的溶媒通过蒸发方法从动植

物药材中分离出有效成分并按要求调制成相应剂型的过程。萃取物可分为半液状、块状或粉末状。②卫生学中利用待测物质与共存成分在两相溶剂中分配系数的不同将待测物质分离的方法。分配系数大的物质易转入有机溶剂中，分配系数小的仍留在水溶液中。分配系数越大，体积比（水溶液体积/有机溶液体积）越小，萃取率越高。

萃取分离法（separation method by extraction）　以物质在两种不相混溶的相（溶剂）间的分配以及与分配比有关的化学平衡为基础的分离方法。对于在两相中以相同分子形态存在的非离子性溶质 A 来说，在水相和有机相之间的分配平衡可表示为：A（水相）$\uparrow$A（有机相）$K_{D\cdot A}=[A]_有/[A]_水$。式中 $K_{D\cdot A}$ 为 A 的分配常数，下角"有"表示有机相，"水"表示水相。溶质 A 的分配比 D 定义为 $D=C_{A有}/C_A$。式中 $C_{A有}$ 为有机相的分析浓度，C_A 为水相的分析浓度。

萃取重量法（extraction gravimetric method）　利用被测成分在两种互不相溶的溶剂中分配比的不同，通过多次萃取达到分离被测成分进行重量测定的方法。

毳毛（lanugo）　其他名称：胎毛。胎儿在妊娠 20 周末在全身长出的细微毛发。妊娠 32 周时面部毳毛已脱落，至妊娠 36 周末毳毛明显减少，40 周时背部有时尚有毳毛，其余各处都脱落。毳毛存在羊水中，构成羊水中的有形成分。

村民健康建档率（establishing health archives rate of villagers）为系统、定期观察村民健康状况，有些地方建立了村民健康档案。定期对村民进行健康检查或重点疾病普查，以便早期发现、诊断和治疗疾病。

$$村民健康建档率=\frac{实际建档村民数}{该地应建档村民数}\times100\%$$

村卫生室就诊率（seeking medical advice rate of village clinic）村民发生疾病时，到村卫生室就诊的比例。

$$村卫生室就诊率=\frac{村民在村卫生室就诊人数}{该村村民期内因病应就诊人数}\times100\%$$

存放期（shelf-life）　其他名称：负责期限。为确保药剂质量所规定的存放期限（一般为 2～5 年），在此期限内，要定期抽样检查。

存活蛋白（survivin）　凋亡蛋白抑制蛋白家族成员，可以与微管蛋白结合，为胱天蛋白酶 3 和胱天蛋白酶 7 的抑制蛋白质，也是在有丝分裂中起关键调节作用的染色体乘客复合体的组分。存活蛋白的表达与细胞凋亡、细胞增殖、细胞分裂、胚胎发育、血管生成、免疫调节和肿瘤转移等有关。

存活率（survival rate）　见生存率。

存活人年数（stationary population）　寿命表的统计指标之一，记作 nLx。指同时出生的一代人刚活满 x 岁，在其后 n 年内以每人每年为单位，计算在该期间总共存活的人年数，其计算公式为 $nLx=n/2(1_x+1_{x+n})$ 式中 n 为年龄组的组段，1_x 及 1_{x+n} 分别为活到刚满 x 岁或 x+n 岁时的尚存人数。从高龄组往下求出 nLx 的累计，即得到一代人活满 x 岁后继续存活的总人年数（T_x）。存活总人年数除以生存人数所得的商，即为期望寿命。

寸关尺（cun-guan-chi）　中医切口脉分三部的名称。桡骨茎突处为关，关之前（腕端）为寸，关之后（肘端）为尺。寸关尺三部的脉搏，分别称寸脉、关脉、尺脉。

寸口（cunkou）　其他名称：气口、脉口。中医切脉部位。两手桡骨头内侧桡动脉的诊脉部位，属太阴肺经。

搓法（foulage）　①中医针刺手法。指入针后，以拇、示两指持住针柄，如搓线状朝一个方向捻转的方法。本法有促针感产生和加强针感的作用。但单向捻转数不宜过多。②中医推拿手法名。用双手掌面夹住一定部位，相对用力，方向相反做来回快速搓揉。本法常用于四肢及胁肋部。有疏通经络、行气活血、消除疲劳或解除局部痉挛的作用。

搓捏法（kneading method）　制备栓剂药物的方法之一。药物细粉，加可可豆油，滚成栓剂形状。

搓丸样震颤（rub-pill tremor）　病人在安静状态下，双手手指伸直并拢，并有搓丸子或数钱样规律性颤动。睡眠时消失。

为帕金森病的特征之一。亦见于脑炎、脑动脉硬化、脑外伤、神经梅毒、一氧化碳中毒引起的帕金森综合征等。

撮空（flocciation）　病人意识不清时，两手不自主地伸向空中，像拿东西的样子的症状。如拇指与示指不断地捻动如捻线状，称为"撮空理线"。有此症状一般属于病情危重、元气将脱之象。

撮口（lockjaw, tetanus neonatorum）　见脐风。

痤疮（acne）　常见的炎症性皮肤病。中医称粉刺。痤因未明，一般认为可能与雄激素有关。常见于青春期男性，皮损是由于皮脂腺活动增加、皮脂贮留，在箱闭的皮脂内痤疮杆菌繁殖，脂肪酸的刺激和毛囊外脂所引起的异物反应等因素所致。损害好发于面、颈、上胸、背和肩部，可有轻度不适疼痛、瘙痒、炎症性丘疹、脓疱、痤疮囊肿和瘢痕，常有黑头粉刺。治疗：清淡饮食，炎症较重者可口服抗生素，局部可用复方硫磺洗剂等。

痤疮样痣（nevus acneiformis）　其他名称：黑头粉刺痣、角化性毛囊痣。一种局限性或系统性发育异常。常发生于身体一侧，由毛囊口突出的黑头粉刺样丘疹密集地聚集而成。半数病人在出生时即有，随着发育不断扩大、增多，以面、颈、上肢、胸腹部为多见。可继发感染，留有萎缩性瘢痕。治疗：损害小者可试用冷冻、激光或手术方法切除。

痤痱〔疿〕（furuncle）　中医病名。由肺热脾湿所致，或夏月风热邪毒搏于肌肤而生。其症大者名痤，小者名痱。痤即热疖，大如酸枣，小如黄豆，皮色赤红，内有脓血；痱即痱疮，皮损为小疱，渐变脓疱，痛痒相兼。治宜清热解毒。

挫裂创（laceration）　皮肤与骨质间软组织较少部位（如头部、膝部）受钝器作用而挫裂。其创缘呈锯齿状，伴有表皮剥脱及皮下出血，创角较钝，创底不平，创腔常大于创口，呈囊状，创内有组织间桥。治疗：尽早清创缝合，深部损伤注射破伤风抗毒素，并予抗生素。

挫伤（contusion）　①钝力或重物打击所致的皮下软组织损伤。伤处皮肤无破裂，可有青紫、皮下淤血、肿胀或血肿、疼痛和压痛及功能障碍。重者可发生肌纤维断裂或内脏损伤。治疗：早期局部冷敷、压迫包扎，出血停止后热敷。②中医伤科疾病之一。由直接暴力、跌仆撞击、重物挤压等作用于人体软组织，引起的闭合性损伤，以外力直接作用于局部皮下或深部组织损伤为主，轻者患处疼痛、肿胀、青紫、压之痛剧，重者肌肉、肌腱断裂，关节错缝或血管神经严重损伤，甚者伤及脏腑经脉和气血而造成内伤。治宜活血化瘀、消肿止痛，方用复元活血汤。外敷栀乳散或五加皮汤熏洗。

挫折（frustration）　个体动机性行为遇到障碍或干扰，致使个体动机不能获得满足时的情绪状态。其可能来自人或物，也可能来自社会环境或自然环境。诸多挫折感的交织，将形成心理压力。

锉牙症（tooth grinding, teeth grinding）　病人熟睡后，由于咀嚼肌群的痉挛性动作而造成一种下颌前后向及侧向的强力反复运动现象。多发生于夜间。常见于有增殖体肥大的儿童，及有神经质的成年人。治疗时，应注意发现病因，予以消除。此外，可在睡时应用托颌绷带，亦可用软塑料制成上下颌全颌平板戴入口内，以限制下颌锉动。

错构瘤（hamartoma）　正常器官固有组织的两种或两种以上细胞错误组合、排列所导致的类瘤样畸形。先天性发育障碍所形成的瘤样增生。并非真性肿瘤，既似肿瘤又似发育畸形的肿物。由一种或多种组织成分构成，该成分在正常时就存在于局部或胚胎发育时可见于该部。这些成分在局部呈局限性生长，分化成熟，但结构混乱。有些种类有恶变倾向。属于此类的瘤样增生很多，如肾脏血管平滑肌脂肪瘤、肺错构瘤、皮肤的血管瘤、肝的海绵状血管瘤、皮肤的色素痣以及肺的软骨样错构瘤等。

错构症（paramnesia）　一种记忆的错误。病人对过去实际经历过的事件，发生了对时间、地点、情节上错误的回忆，并坚信不疑。常见于酒精中毒性精神病。

错觉（illusion）　特定条件下对事物所产生的某种固有倾向的歪曲知觉。按主观条件的变化，可分为视错觉、形重错觉、时间错觉、运动错觉、对比错觉、方位错觉、颜色错觉、似动错觉等。在一定条件下，错觉很难避免，完全正常。只要具备一定的条件，任何人都可能会产生同样的错觉。健康人在感知条件不清晰或情绪紧张和处于期待心情时也可出现错觉，为生理性错觉，能纠正。病理性错觉多在意识障碍时出现，以视错觉为主，多不能纠正，见于症状性精神病。如发热时谵妄的病人把吊灯看成可怕的巨蟒，因而惊恐万状。

错配（mispairing，mismatching）DNA 复制或某些修复合成时发生的碱基的错误配对。

错修复（misrepair） 自发性的或诱发性的 DNA 损伤得到精确度很差的再度修复。有利于突变的形成。

错义突变（missense mutation） 其他名称：误义突变。指碱基替换后使 mRNA 的密码子变成编码另一个氨基酸的密码子，改变了氨基酸的序列，影响了蛋白质的功能。这种突变常发生在密码子的第一和第二碱基。

错语[症]（paraphasia） 其他名称：言语错乱。失语症口语障碍的一种表现。病人讲出的话不是自己想表达的含义，对欲表达语句不正确的替代，表达出不符合语言习惯和规则的音节、单词或句子。常见语音性错语、语义性错语和新语。

C

D

哒罗哌丁苯（droperidol，dridol）　见氟哌利多。

搭手（lumbodorsal carbuncle）　中医外科病名。指有头疽生于背部、腰部，病人能以自己的手触及者。有上搭手、中搭手、下搭手之分。参见有头疽。

达尔林普尔征（Dalrymple sign）　突眼性甲状腺肿时，上睑退缩，睑孔增大。

达-怀病（Darier-White disease）　见毛囊角化病。

达卡巴嗪（dacarbazine）　其他名称：氮烯咪胺。抗肿瘤药。用于黑色素瘤、霍奇金病及软组织肉瘤。制剂：枸橼酸达卡巴嗪注射剂。肝肾功能不全者慎用。

达科斯塔综合征（Da Costa syndrome）　其他名称：神经性循环衰竭、血管运动神经症、激惹性心脏。以发作性或持续性情绪焦虑、紧张为其主要特征。这种焦虑情绪并非由现实情况所引起，常伴有自主神经功能障碍和运动性不安，如心前区疼痛、心悸、气短、多汗、眼花、头痛和睡眠紊乱。严重者可有惊恐发作。

达克罗宁（dyclonine）　其他名称：达克隆。局部麻醉药。其盐酸盐为白色结晶或结晶性粉末，微臭，略溶于水，溶于乙醇、丙酮、氯仿。麻醉深度强、速度快、持续时间长、毒性较低。用于表面麻醉，不适于皮下注射，故不宜浸润麻醉。对皮肤有止痒、止痒及杀菌作用。用于烧伤、外伤、痒疹、痔瘘、溃疡、压疮，以及内镜检查等。

达克罗宁软膏（Unguentum Dyclonini）　其他名称：达克隆软膏。局部麻醉药。组成：达克罗宁盐酸盐，以亲水性基质制成的白色半固体制剂。对黏膜穿透力强，可做表面麻醉，对皮肤有止痒、止痛和抗菌作用。用于瘙痒性皮肤病、结节性痒疹、痔疮、压疮、轻度烧伤、虫咬伤等。

达克沃现现象（Duckworth phenomenon）　病情危重的征象。病人虽有心跳，无自主呼吸，多见于脑疝晚期、呼吸衰竭等。预后不良。

达-鲁综合征（Darier-Roussy syndrome）　一种累及多个器官系统的类肉瘤病。表现为躯干、大腿、肩部的皮下大结节，呈对称性，皮色正常或呈蓝红色，发展缓慢，无溃疡形成。活检可确诊。皮质激素可缓解症状。

达那唑（danazol）　其他名称：丹那唑、炔睾醇。弱雄激素，兼有蛋白同化作用和抗孕激素作用。用于子宫内膜异位症、纤维性乳腺炎、性早熟、男性乳房发育、特发性血小板减少性紫癜、血友病、遗传性血管性水肿、系统性红斑狼疮等。制剂：胶囊剂。严重心肝肾功能不全者、周期性偏头痛、癫痫病人、孕妇及哺乳期妇女禁用。用药期间定期检查肝功能。

达舒平（disopyramide）　见丙吡胺。

达松伐治疗仪（D'Arsonval therapeutic apparatus）　其他名称：共鸣火花治疗仪。利用高频脉冲电流治疗人体局部疾患的理疗仪器。具有调节神经系统功能，以及影响周围血管的舒张和收缩作用。适用于治疗神经痛、心肌疾患、痔、早期高血压、头痛、瘙痒症、脱发、上呼吸道感染等。

达维多夫征（Davidoff sign）　乳房结核的临床征象之一。用碘酒涂擦病人乳房后，乳房皮肤发红和水肿者为该征阳性。见于乳房结核。

达原饮（dayuan yin，deep-reaching decoction）　中医方剂。《温疫论》方。原名达原散。组成：槟榔、草果、厚朴、知母、芍药、黄芩、甘草。开达膜原、辟秽化浊，治温疫或疟疾、秽浊毒邪伏于膜原，症见憎寒壮热、一日三次或一日一次、发无定时、胸闷呕恶、舌红苔垢、腻如积粉、脉弦数者。

打鼾（snore）　其他名称：打呼。是在睡眠时咽部软腭、舌根等处软组织随呼吸气流颤动所产生的节律性声音。轻症无须治疗，只须调整睡时体位即可。重症可行悬雍垂缩短术及软腭紧张术。若兼有扁桃体肥大，可将扁桃体切除。

打坐（sitting in meditation，dazuo）　气功术语。练静功的一种基本姿势。《道藏·重阳立教十五论》："凡打坐者，非言形体端然、瞑目合眼，此是假打坐也。真坐者，须要十二时辰，行住坐卧，一切动静中间，心如泰山，不动不摇，把断四门眼、耳、口、鼻，不令外景入内。但有丝毫动静思念，即不名静坐。"可见打坐除要求"形体端然"以外，更要排除杂念和外界环境的一切干扰及影响。

大便失禁（fecal incontinence，encopresis）　大便不自主地从肛门溢出。系肛门括约肌持续性舒张，失去对排便的控制能力所致。常见于昏迷、截瘫、长期严重腹泻及垂危病人。

大补阴丸（dabuyin wan，bolus for replenishing yin）　其他名称：大补丸。中医成药名。扶正剂（滋补肾阴的滋阴剂）。组成：熟地黄（酒蒸）、龟甲（酥炙）、猪脊髓、炒黄柏、知母（酒炒）。功能滋阴降火。用于阴虚火旺，骨蒸潮热、遗精、盗汗、咳嗽、咯血、吐血、耳鸣等症。近代用于肺结核、甲状腺功能亢进、肾结核。服药期间忌食辛辣食物；脾胃虚弱、食少便溏者慎用。

大柴胡汤（dachaihu tang，major bupleurum decoction）　中医方剂。《伤寒论》方。组成：柴胡、黄芩、芍药、半夏（洗）、枳实、大黄、大枣、生姜。功能和解攻里。治少阳、阳明合病，近代用于胆囊炎、胆石症、急性胰腺炎、溃疡病急性穿孔缓解后腹腔感染、慢性胃炎属于实证者。症见往来寒热、呕不止、便秘腹痛或协热下利、苔黄脉弦者。

大肠（intestinum crassum；large intestine）　①人体解剖学名。起自回肠的消化管下段。长约 1.5m，分为盲肠、阑尾、结肠（包括升结肠、横结肠、降结肠、乙状结肠）和直肠。肠壁由黏膜、黏膜下层、肌层和外膜构成。主要功能为分泌碱性黏液，吸收水分，形成和排出粪便。②中医脏腑名。六腑之一。上接阑门，与小肠相通，下连广肠，通肛门。大肠接纳小肠下注的消化物，使之形成粪便，传送至肛门排出体外。与肺相表里，故肺热会移至大肠，泻大肠热也有助于清肺热。

大肠埃希菌（Escherichia coli）　寄生于人和动物肠道的一种正常菌群。革兰氏阴性短杆菌。能分解葡萄糖、乳糖、麦芽糖、甘露醇，产酸产气。生化反应活泼、抵抗力强。能合成维生素 B 等，对人有益。属正常寄生，一般不致病，是条件致病菌。可引起多器官或全身感染，是革兰氏阴性杆菌败血症最常见的病原菌。卫生学上常用"大肠埃希菌指数"作为水源被粪便污染的指标。

大肠埃希菌败血症（colibacillus septicemia）　由大肠埃希菌侵入血液循环而引起的全身性感染。原发病多为腹腔内炎性病灶，易发生于体质差的幼儿、老人和肝硬化病人。起病缓急不一、热型多不规则，易发生感染性休克和黄疸。白细胞总数一般不增高。血培养检出细菌可确诊。治疗：原发病灶彻底清除，广谱抗生素联合用药，予糖皮质激素，物理方法或药物降温。

大肠埃希菌肠炎（colibacillus enteritis）　由致病性大肠埃希菌或其产生的肠毒素侵入肠壁所致的疾病。导致人类腹泻的大肠埃希菌分为 5 群：即肠致病性大肠埃希菌、肠毒素大肠埃希菌、肠侵袭性大肠埃希菌、黏附性大肠埃希菌和出血性大肠埃希菌。本病多发于婴幼儿。一般通过接触带菌者经口传入。夏秋发病率高。临床表现有：胃肠型，出现腹泻、呕吐、发热、黄稀便或水样便，无脓血；侵袭型，出现高热、毒血症、里急后重，类似菌痢样黏液血便等。诊断应从病人粪便中分离出致病性大肠埃希菌，并做血清学分型。治疗：补液和调节电解质平衡；用抗菌药物。

大肠埃希菌脑膜炎（colibacillus meningitis）　大肠埃希菌侵入颅内而引起的脑膜化脓性炎症。小儿多于成人，尤其多见于婴儿。急性发病，有发热、反复呕吐、昏睡或烦躁、惊叫和惊厥，较大儿童脑膜刺激征明显。脑脊液呈化脓性改变，血和脑脊液检出细菌则可确诊。治疗：抗炎。

大肠埃希菌群（coliform group）　一群存在于人和动物肠道内的需氧和兼性厌氧革兰氏阴性无芽孢杆菌。大肠菌群与肠道病原微生物的生活能力接近，因此，可作为水、土壤、乳品、清凉饮料等被粪便污染程度的间接指标。通常以大肠菌群指数或大肠菌群最近似数（MPN）表示。食品中大肠菌群是以100ml（g）检样中大肠菌群数表示。

大肠埃希菌食物中毒（colibacillus food poisoning）　食入被大肠埃希菌及其毒素污染的食物所致的胃肠炎型中毒。能引起食物中毒的有15组血清型。病人可出现恶心、呕吐、腹痛和腹泻等症状。大便次数多，为水样便。重症有发热、脱水和酸中毒。食物或呕吐物中检出细菌者即可确诊。治疗：补液并用氨基糖苷类抗生素。

大肠癌（colorectal carcinoma, CRC）　源于大肠的恶性肿瘤。包括结肠癌和直肠癌，在我国是常见的消化道恶性肿瘤。好发部位为直肠，其次为乙状结肠、盲肠和升结肠，横结肠和降结肠最少。多为单发，少数病例为多发。后者常有家族史。按肿瘤生长方式和形态可分为息肉型、溃疡型、浸润型和胶样型4种。多为腺癌，也有黏液癌，少数呈硬癌或未分化癌。息肉型多为分化较好的腺癌；浸润型多为硬癌。根据病史、体检、影像学和内镜检查可诊断。手术切除是主要治疗方法，术前的放疗和化疗可提高手术疗效。

大肠菌值（colititre）　参见大肠菌指数。

大肠菌指数（coli-index）　表示水、土壤、乳品或清凉饮料直接或间接受人、畜粪便污染程度的一种指标，指单位容积（L）或单位重量（g）样品中所含大肠菌的数量。"大肠菌值"是反映水、土壤等物体受污染程度的另一种指标，指该物体平均多少样品数量（容积或重量）中能检出一个大肠菌落。这个样品数量称为大肠菌值。例如每升饮用水中大肠菌数不得超过3个，其大肠菌指数为3，大肠菌值相应为333ml，通常用整数300ml。

大肠类癌（carcinoid of large intestine）　源于直肠和结肠腺体深部嗜银细胞的恶性肿瘤。多见于直肠，结肠少见。结肠类癌转移率很高，应用广泛的结肠切除术。直肠类癌虽转移率较低，但瘤体直径大于2cm者几乎皆有转移；小于1cm者皆无转移；介于两者之间者约半数有转移。因此，瘤体直径小于1cm的直肠类癌可做局部切除术。

大肠良性肿瘤（benign tumor of large intestine）　源自大肠黏膜上皮或间叶组织的良性肿瘤。前者包括腺瘤（息肉状、乳头状）、幼年性息肉、家族性息肉病、增生性息肉、炎性息肉。后者有脂肪瘤、平滑肌瘤等。治疗：手术切除或经内镜摘除，标本做病理学检查。

大肠热结（constipation due to heat in the large intestine）　中医病机。邪热结于大肠而引起的病变。可导致大肠热结证。症见便秘或热结旁流、泻下黄臭粪水、腹痛拒按、舌苔黄燥。治宜苦寒攻下。

大肠湿热（large intestinal damp-heat）　中医病机。湿热蕴于大肠的病变。可导致大肠湿热证。因饮食不节、不洁，损伤肠胃，湿热之邪乘虚内犯所致。症见腹痛下痢、里急后重，或便脓血、肛门灼热、小便短赤、舌苔黄腻、脉滑数。多见于结肠炎、痢疾。治宜清热燥湿。

大肠俞（dachangshu, BL 25）　中医经穴名。属足太阳膀胱经。大肠之背俞穴。位于第4腰椎棘突下旁开1.5寸处。主治腰痛、腹胀、肠鸣、泄泻、痢疾、便秘，以及细菌性痢疾、肠梗阻、坐骨神经痛等。直刺1～1.5寸，艾炷灸5～10壮，或艾条灸10～20min。

大肠腺瘤（adenosis of colon）　大肠息肉的一种。属大肠腺癌的癌前病变，往往多发。分成管状腺瘤、混合腺瘤、绒毛状腺瘤3种。症状常不明显，可有便血、黏液血便、腹痛、贫血等表现，有蒂的低位大肠腺瘤可脱出肛门。直肠指检、结肠镜和钡灌肠检查有助于诊断，病理检查可确诊。手术切除

或经内镜摘除。

大肠炎性息肉（inflammatory polyps of large intestine）　大肠长期慢性炎症刺激所引起的肠黏膜的息肉状肉芽肿形成。多见于溃疡性结肠炎，其他如肉芽肿性肠炎、阿米巴痢疾、血吸虫病肠炎等所并发的结肠或直肠息肉。此种息肉有癌变的可能。治疗：慎重处理，严重者手术。

大肠幼年性息肉（juvenile polyps of large intestine）　其他名称：幼年性腺瘤、潴留性息肉、乙状结肠及直肠的单发性息肉。多见于6岁以下的幼儿。息肉基底部有蒂，可从肛门脱出。出血为常见的症状，一般无恶变倾向，与大肠癌肿无明显关系。治疗：经肛门镜或结肠镜电灼切除，或用线将蒂部扎紧，待其坏死、脱落。

大肠增生性息肉（hyperplastic polyps of large intestine）　其他名称：化生性息肉。大肠黏膜异常增生性病变。有人认为是一种由正常黏膜发生的上皮连续性生长和过度成熟的结果，称过成熟性息肉。此种息肉常为多发性、较小（直径约0.5cm，罕有超过1cm者），表面光滑、基底宽广。无症状，亦不癌变。治疗：无需特殊处理。

大肠主传导（large intestine in charge of transportation）　中医术语。大肠的主要功能，就是将从小肠消化吸收后传送下来的消化物吸收其中剩余的水分和养料，而残渣即为粪便，由肛门排出体外。大肠即为传送糟粕的通道，所以说它"主传导"，为传导之官。

大承气汤（dachengqi tang, potent purgative decoction）　中医方剂。《伤寒论》方。组成：大黄（酒洗）、厚朴（炙，去皮）、枳实（炙）、芒硝。功能峻下热结。治阳明腑实证、潮热谵语、大便不通、腹胀按之硬、苔焦黄起刺或焦黑燥裂、脉沉实者，以及某些热性病过程中出现高热、神昏、惊厥或发狂，而有阳明腑实证者。近代用于急性单纯性肠梗阻、急性单纯性阑尾炎、急性胆囊炎等见有便秘苔黄脉实者。

大定风珠（dadingfeng zhu, great pearl for wind-syndrome）　中医方剂。《温病条辨》方。组成：白芍、阿胶、生龟甲、干地黄、麻仁、五味子、生牡蛎、麦冬（连心）、炙甘草、生鸡子黄、生鳖甲。功能滋阴养液、柔肝息风。治真阴受灼，虚风内动，手足瘛疭、神倦、脉弱、舌绛苔少者。近代用于流行性乙型脑炎后期、帕金森病等属阴虚生风者。

大动脉（large artery）　其他名称：弹性动脉。包括主动脉、肺动脉、无名动脉、颈总动脉、锁骨下动脉、椎动脉和髂总动脉等。管壁的中膜有多层弹性膜和大量弹性纤维，平滑肌纤维较少。有明显的可扩张性和弹性。这种特性使主动脉具有缓冲动脉血压及使心脏间断射血成为血管中的连续血流的功能，即弹性储器作用。

大动脉错位伴单心室（great arterious transposition with single ventricle）　参见大血管错位伴单心室。

大动脉顺度（conducting arteries compliance）　表示大动脉在膨胀压力下扩张能力的量度。用$C=\Delta V/\Delta P$来计算。式中ΔV表示心搏时的血管容积变化，用血管造影法来测量。ΔP表示其压力变化，用压力记录器测量。大动脉顺度受心搏出量和收缩速度影响。

大动脉炎（aorto-arteritis）　其他名称：高安动脉炎。包括无脉病、主动脉弓动脉炎、主动脉弓综合征、青年女性动脉炎等。一种大、中动脉炎症并狭窄的疾病。好发于主动脉及其分支，为一种原因不明、具有系统性表现的疾病。由于受累动脉不同，可引起不同的临床综合征，其中以头和臂部动脉受累引起的上肢无脉病为多见，其次是降主动脉受累引起的下肢无脉病和肾动脉受累引起的继发性高血压。

大豆蛋白过敏（soybean protein hypersensibility）　大豆蛋白具有明显的抗原性，可致敏人体引起哮喘和胃肠功能失常。新生儿可发生水样腹泻，甚至发生直肠炎和血便。儿童可反复发生腹痛。确诊有赖于粪便中提出抗大豆沉淀素。停食大豆制品后症状即缓解。

大敦（dadun, LR 1）　其他名称：水泉、大顺。中医经穴名。属足厥阴肝经。井（木）穴。位于足跗趾外侧，趾甲角旁0.1寸处。主治：疝气、阴缩、阴中痛、崩漏、月经不调、尿闭、遗尿、淋证、便秘、小腹痛、癫痫等。斜刺0.1～

0.2 寸，或点刺出血。艾炷灸 3～5 壮，或艾条灸 5～10min。孕产妇不宜灸。

大腹皮（areca peel, Pericarpium Arecae） 其他名称：大腹绒、槟榔皮、槟榔衣。中医药名。棕榈科植物槟榔的果皮。辛，微温。归脾、胃经。功能下气、宽中、利水。治：①脾胃气滞的脘腹饱胀、大便不爽，尤宜于湿阻气滞者；②水湿内停的水肿胀满及脚气等。

大骨节病（osteoarthritis deformans endemica, Kaschin-Beck disease, KBD） 其他名称：卡-贝病、柳拐子病。一种以软骨坏死为主要改变的地方性变形性骨关节病。为多发性、对称性侵犯软骨骨骺，导致软骨成骨障碍、管状骨变短并继发变形性大骨关节病。一种以身材矮小、关节粗大及两腿弯曲为特征的地方病。多分布于山区、半山区。病因不明。对本病目前尚无特效疗法，药物、理疗和手术治疗可缓解症状。

大骨枯槁（cachectic state） 中医病证名。全身骨骼关节显露，肌肉瘦削及肩垂项倾，腰重膝败的病症。多因肾气衰败、气血大亏所致。出自《素问·玉机真脏论》。

大观霉素（spectinomycin） 其他名称：曲必星、卓青、奇霉素。氨基环醇类抗生素。主要用于淋球菌引起的尿路感染、前列腺炎、宫颈炎、阴道炎、直肠炎等。适用于对青霉素、四环素耐药的病例。制剂：盐酸大观霉素注射剂。过敏和肾功能不全者禁用，孕妇、新生儿慎用。

大汗腺（apocrine gland） 见顶泌汗腺。

大汗腺囊瘤（apocrine cystadenoma） 其他名称：大汗腺囊腺瘤、大汗腺潴留性囊肿。一种向大汗腺腺体方向分化的肿瘤。多见于中年人眼睑、内眦附近、鼻侧、面颊、头皮等处。单个或多个、圆球形、单叶或多叶、半透明丘疹。直径 3～15mm，皮色、褐色或青黑色，切开后可流出水样透明液体。治疗：激光、电灼或手术切除。

大汗腺粟粒疹（apocrine miliaria） 一种发生于女性的慢性瘙痒性丘疹，严格局限于大汗腺分布区域。症状开始于青春期后，月经期加重，大汗腺分布区出现典型剧痒的圆锥形坚实丘疹，与正常肤色相同。对症治疗、手术。不易治愈。

大横（daheng, SP 15） 其他名称：肾气。中医经穴名。属足太阴脾经。足太阴与阴维之会。位于脐中旁开 4 寸处。主治腹痛、泄泻、痢疾、便秘。直刺 0.5～1 寸。艾炷灸 3～5 壮，或艾条灸 5～10min。

大红细胞（macrocyte） 指直径大于 $10\mu m$ 的红细胞。常代表新生的红细胞，见于急性溶血性贫血及巨幼细胞贫血时。前者的血红蛋白含量大致正常；后者常因细胞厚度加大，血红蛋白含量可能增多而显得色素丰满，生理性淡染区消失，但若合并铁的缺乏，则可见大细胞低色素表现。正常红细胞直径是 $7.5\mu m$ 左右。

大红细胞性贫血（macrocytic anemia） 见大细胞性贫血。

大环内酯类抗生素（macrolides antibiotic） 由链霉菌产生的一类具有大内酯环结构的抗生素。主要包括红霉素、吉他霉素、麦迪霉素、螺旋霉素、交沙霉素、罗红霉素等。对革兰氏阳性细菌有较强的抗菌作用，对钩端螺旋体、肺炎支原体、衣原体等也有效。

大黄（rhubarb, Radix et Rhizoma Rhei） 其他名称：将军、川军、锦文大黄。中医药名。蓼科植物掌叶大黄或大黄、鸡爪大黄的根茎及根。苦，寒。归胃、大肠、肝经。功能泻热毒、荡积滞、行瘀血。治：①胃肠实热积滞的便秘发热、脘腹胀痛，甚则壮热神昏。②胃肠湿热的下痢腹痛、大便不爽、里急后重。③火热亢盛的吐血、衄血、目赤喉痛、口疮龈肿。④瘀血阻滞所致的多种病证。如跌打损伤的瘀阻作痛、产后的瘀阻腹痛，以及血瘀经闭、血瘀经行等。⑤湿热黄疸、瘀热肠痈、热毒疮疡等。

大黄附子汤（dahuang fuzi tang, rhubarb and aconiti decoction） 中医方剂。《金匮要略》方。组成：大黄、炮附子、细辛。温里散寒、通便止痛。治寒积实证，症见腹痛便秘、苔白腻、脉弦紧及痢疾泻下赤白黏胶者。

大黄牡丹汤（dahuang mudan tang, rhubarb moutan decoction） 中医方剂。《金匮要略》方。组成：大黄、牡丹皮、桃仁、冬瓜子、芒硝。功能泻热破瘀、散结消肿。治瘀热内蕴、肠痈初起，症见少腹疼痛拒按、发热、足屈而不伸、脉滑数者。

大黄碳酸氢钠片（Tabellae Rhei et Natrii Bicarbonatis） 其他名称：大黄苏打片。组成：大黄和碳酸氢钠及薄荷油的暗黄色片剂，具有抗酸、健胃作用。用于胃酸过多、消化不良、食欲减退、大便秘结等。

大黄䗪虫丸（dahuang zhechong wan） 中医方剂。活血化瘀剂。组成：熟大黄、土鳖虫（炒）、水蛭（制）、虻虫、蛴螬、桃仁、干漆、白芍、地黄、甘草等。用于瘀血内停、腹部肿块、肌肤甲错、目眶黯黑、潮热羸瘦、经闭不行。孕妇禁用；皮肤过敏者停用。

大活络丸（dahuoluo wan, dahuoluo pills, major network-quickening elixir） 其他名称：大活络丹。中医成药名。治风剂（祛风通络）。组成：蕲蛇、乌梢蛇、威灵仙、全蝎、龟甲、竹节香附、草乌、天麻、何首乌、麻黄等。用于中风痰厥引起的瘫痪、足痿痹痛、筋脉拘急、腰腿疼痛及跌打损伤、行走不便、胸痹等症。孕妇忌服。

大戟（knoxia root, Radix Euphorbiae Pekinensi） 其他名称：下马仙、龙虎草、膨胀草、天平一枝香。中医药名。大戟科植物京大戟的根。苦、寒、有毒。归肺、肾、脾经。功能泻水通便、消肿散结。适用于胸腹积水的实证；治瘰疬结核、疮疡肿毒，以鲜根（叶）捣敷。外用适量。

大蓟（Japanese thistle herb or root, Herba seu Radix Cirsii Japonici） 其他名称：马蓟、虎蓟、野红花、牛蒡莠菜、鸡姆刺、大刺儿菜。中医药名。菊科植物大蓟的全草或根。甘、凉、微苦。归肾、肝经。功能凉血止血、散瘀消肿。治：①血热妄行所致的各种出血证。②湿热黄疸、小便不利。③鲜品捣敷，治痈疖肿毒、外伤出血。

大建中汤（dajianzhong tang, major decoction for rehabilitating the middle-jiao） 中医方剂。《金匮要略》方。组成：蜀椒、干姜、人参、饴糖。功能温中补虚、降逆止痛。治中阳虚弱、阴寒内盛，症见脘腹剧痛、腹满呕逆、不能进食者。近代常用于胃肠痉挛、肠粘连、蛔虫性肠梗阻、肠道蛔虫症等阴寒内盛者。

大楗骨伤（fracture of femur） 中医伤科病名。由外伤所致的股骨骨折。包括股骨颈、粗隆间、股骨中段及股骨下段骨折。治宜牵引及手法复位。若有碎骨，应两手按摩碎骨，再以指按伤部使碎骨不落，小夹板固定。内服活血散瘀药，后期宜舒筋活络、强壮筋骨，并配合功能锻炼。

大角膜（macrocornea, megalocornea） 指角膜横径大于 12mm，但无角膜混浊，眼压正常。为家族遗传病，90% 为男性。视功能正常，视盘无青光眼凹陷。偶尔大角膜可能伴有晶状体异位、房角发育不良等其他先天异常，日后可引起白内障及青光眼。

大结胸（large accumulation of phlegm-heat in the chest） 中医病证名。《伤寒论》的大陷胸汤（丸）证。不按而痛，胸连脐腹坚硬为大结胸。因太阳病误下，热邪内陷与痰水互结致病。症见胸膈硬满疼痛、拒按、日晡潮热、口渴舌燥、脉沉紧等。治宜开结泻水、泄热，用大陷胸汤（丸）。

大厥（coma） 中医病证名。厥证之一。指猝然昏厥重症，状如暴死者。因情志刺激或其他因素，引起气血上逆，突然昏仆，不省人事。属厥证或中风。

大颗粒淋巴细胞白血病（large granular lymphocytic leukemia, LGLL） 大颗粒淋巴细胞白血病根据细胞类型分为：T-大颗粒淋巴细胞白血病（T-LGLL）和 NK-大颗粒细胞白血病（NK-LGLL）。NK-LGLL 是 NK 细胞的慢性淋巴增殖性疾病。T-LGLL 是以外周血大颗粒淋巴细胞持续（超过 6 个月）增高为特征，常侵犯骨髓和外周血的一组异质性疾病。病因不明。大颗粒淋巴细胞体积大，胞质丰富，含嗜青颗粒较多，可粗可细。病人常出现粒细胞严重缺乏和贫血，血小板减少少见，严重者可出现纯红细胞再生障碍性贫血，常伴自身免疫性疾病。病情呈惰性，进展缓慢。治疗：环孢素、环磷酰胺（CTX）、肾上腺皮质激素。

大理石骨病（Albers-Schönberg disease） 见骨硬化症。

大力补（metandienone, danabol） 见美雄酮。

大量不保留灌肠法（large amount of non-reserve enema） 用于解除便秘、肠胀气；清洁肠道，为手术、检查、分娩做准备；稀释、清除肠道内有毒物质；物理降温。灌肠液为 0.1%～0.2% 肥皂液、生理盐水，成人 500～1 000ml、小儿 200～500ml；灌肠液温度为 39～41℃，物理降温时温度为 28～32℃、中暑者灌肠液温度为 4℃。肝性脑病者禁用肥皂液灌肠；充血性心力衰竭和水钠潴留病人禁用生理盐水灌肠。

大量羊水吸入综合征（massive amniotic fluid aspiration syndrome） 胎儿在宫内缺氧时将胎粪排入羊水，又将污染的羊水吸入呼吸道，造成气道梗阻而引起的一组综合征。可出现胎儿窘迫，出生时有窒息，复苏后出现呼吸困难、发绀，胎儿皮肤及指甲呈黄绿色。胸片示肺不张。治疗：清除气管内羊水，对症处理。

大劣按蚊（Anopheles dirus） 一种热带丛林型按蚊，灰褐色。在中国，主要分布于海南山林与山麓地区。嗜吸人血，饱后在野外栖息。是海南省山区和东南亚疟疾的重要媒介。

大淋巴细胞（large lymphocyte） 呈圆形，直径 $13\sim18\mu m$，胞核圆形或椭圆形，偏于一侧或着边。染色质致密呈块状，深染呈深紫红色。胞质丰富，呈透明天蓝色，可有少量大而稀疏的嗜天青颗粒。

大陵（daling, PC 7） 其他名称：太陵、鬼心。中医经穴名。属手厥阴心包经。位于掌后腕横纹上，当掌长肌腱与桡侧腕屈肌腱之间凹陷处。主治胸痛、胃痛、心悸、心痛、呕吐及癫狂、痫证等。直刺 0.3～0.5 寸，艾炷灸 5～10min。

大流行（pandemic） 某种疾病在一定时间内迅速蔓延，其发病率大大超过了该地区在一定历史条件下的一般的流行水平的现象。是流行过程的强度的概念，与流行波及的范围不一定完全一致。大流行可局限在国内几个地区，或波及全国很多地区，亦可超出国界或洲界。超过国界甚至洲界的大流行，又称世界流行。

大仑丁（phenytoin sodium） 见苯妥英钠。

大麻（cannabis） 数种大麻植株的精神活性制剂的通称。包括玛利华纳叶、海希希（取自植物花蕾顶部）和大麻油。大麻中最具活性的部分是四氢大麻酚（THC）。大麻中毒可产生多种精神和躯体症状。

大麻类使用障碍（cannabinoid-use disorder） 使用大麻或大麻生物碱导致的精神障碍。大麻中毒时能削弱瞬时回忆、注意的广度、反应时间、学习能力、运动协调、深知觉、周边视力、时间感以及信号觉察，损害驾驶和其他复杂的技巧性活动。其他中毒症状还有焦虑、猜疑和偏执观念、欣快和情感淡漠、判断力受损、结膜充血、口干和心动过速，也可以出现惊恐发作和急性妄想发作状态。

大麻仁中毒（hempseed poisoning） 过量食用一年生草本植物大麻种子所引起的中毒。因其中含四氢大麻酚，可侵犯神经系统。食后 2～4h 发病，常见症状有头晕、恶心、心悸、脉速、四肢麻木、烦躁不安、精神错乱、定向力丧失；少数出现幻觉；重者可昏迷。治疗：对症处理。

大麻性精神病（mental disease from cannabis） 服用大量大麻或长期应用所产生较持久的精神病症状者。使用大麻后，常产生一种带欣快情绪的酩酊状态，感知特别敏锐，可出现幻想性错觉或幻觉、性欲亢进、时间和空间定向障碍、易哭易笑和梦样体验。较易戒断。

大脉（large pulse） 中医脉象之一。脉来大而满指，波动幅度倍于正常。若大而有力为邪热实证；大而无力多为虚损、气不内守之证。

大脑（cerebrum） 由两侧大脑半球及半球间连合构成的脑组织。覆盖在间脑和中脑的外面，内含侧脑室。由浅层至深层分别是大脑皮质、大脑髓质、基底核和侧脑室。人类大脑皮质中嗅脑占很小部分，而新皮质占 96%，后者分布着一般感觉、听、视的投射区和运动区。广大的联合皮质区实现认知、智能及高级神经活动。包括边缘前脑与边缘中脑的边缘系统是调节内脏活动的高级中枢，其中海马与学习记忆相关。人类大脑皮质是调节机体各种活动的最高级中枢，具有高度整合作用，也是人类进行语言活动的中枢。

大脑半球（cerebral hemisphere） 前脑泡在演化过程中高度发育，向两侧膨出，形成对称的左、右两个半球状结构。两半球之间由称为胼胝体的纤维束连接。半球表面凹凸不平，有很多深浅不同的脑沟，沟与沟之间的隆起叫脑回。大脑半球的 3 个主要沟是中央沟、顶枕沟和外侧沟，3 沟为标志又将大脑半球分为 5 个叶：①额叶：为外侧沟上方和中央沟之前的部分；②顶叶：为外侧沟上方和中央沟以后的部分；③颞叶：为外侧沟以下部分；④枕叶：为顶枕沟以后的较小部分；⑤岛叶：位于外侧沟深部。大脑半球表面层为灰质，称大脑皮质。皮质深层是白质。半球内部有左、右侧脑室。

大脑半球次全切除术（subtotal excision of cerebral hemisphere） 癫痫外科治疗的一种术式。适用于围生期脑缺氧引起的婴儿脑性偏瘫有严重癫痫发作者。手术将患侧大脑半球的皮质切除，保留基底核及丘脑。对顽固性癫痫发作的控制效果好，暴躁性格亦可有好转，但偏瘫及智力改善不明显。

大脑动脉环（circulus arteriosus cerebri） 其他名称：威利斯（Willis）环、基底动脉环。由前交通动脉、两侧大脑前动脉始段、两侧颈内动脉、两侧后交通动脉和大脑后动脉始段互相吻合构成的动脉环。可调整脑内颈内动脉和椎动脉系的压力，当颅内某一动脉闭塞时，血液可经此环代偿。

大脑后动脉（arteria cerebri posterior） 基底动脉的终支。在脑桥上缘分为左、右两支。主要分布到大脑颞叶基底部和枕叶。当此动脉闭塞时，可出现视觉障碍。

大脑后动脉闭塞（posterior cerebral artery occlusion） 神经科疾病。常见症状是两眼对侧半视野偏盲；优势半球受累可有失读；双侧大脑后动脉闭塞，两眼失明，但瞳孔对光反射存在，称为皮质盲。

大脑胶质瘤病（cerebral gliomatosis） 弥漫分化不良的星形胶质细胞增生，波及整个中枢神经系统，使整个脑体积增大，脑回增宽，脑室受压缩小。脑功能全面衰退、颅内压增高及部分运动感觉障碍。脑 CT 较难诊断；磁共振成像可见弥漫的异常信号。活检证实后可试作放疗、化疗。

大脑脚（cerebral peduncle） 中脑腹侧面的两条圆柱状隆起。动眼神经由大脑脚内侧发出。两脚之间的凹陷为脚间窝，窝底叫后穿质，底上有许多血管出入的小孔。

大脑脚底（basis pedunculi cerebralis） 中脑的最腹侧部分为大脑脚底，由大脑皮质下行纤维组成。脚底中部 3/5 为锥体束，支配下肢、上肢和头面部的纤维依次位于外侧、中部和内侧部。脚底最内侧 1/5 为额桥束，脚底最外侧为顶、枕、颞桥束。

大脑局部缺血（cerebral ischemia） 见脑缺血。

大脑联合切断术（amputation of cerebral commissural fibers） 用以治疗全身性难治性癫痫的一种术式。大脑联合纤维包括胼胝体、海马联合、穹窿、前联合和丘脑的中间块等，被认为是癫痫放电从一侧大脑半球传播到对侧的重要通路，切断这些纤维，使两半球隔裂，癫痫不再扩散。手术只将胼胝体前部切断即可。

大脑镰（cerebral falx） 深入大脑纵裂内的镰刀状硬膜隔。大脑镰前端附着于鸡冠，后部与小脑幕相连，上缘附着于上矢状窦沟的两侧，下缘游离于胼胝体上方。大脑镰分隔左、右大脑半球。大脑镰和小脑幕等在颅腔内构成一个支架系统，使大脑两半球以及端脑和小脑之间不完全分隔开，以使脑各部受到更好的支持和保护。

大脑皮质（cerebral cortex） ①覆盖于大脑半球表面的灰质。面积约 $0.2m^2$，平均厚度 2.5mm，包括原皮质、旧皮质和新皮质。人的大脑皮质由无数的神经元、神经胶质细胞以及纵横交错的神经纤维构成。神经元有不同的形态和功能，分成明显的层次。互相之间建立大量的突触联系。②大脑皮质分成许多不同功能的区域，各部分的结构不一致，按神经元的类型、密度和分布方式分成许多细胞构筑区。③是支配人类各种运动、感觉、思维的高级神经中枢。大脑皮质表面有许多沟、回。

大脑皮质分层（layering of cerebral cortex） 依据大脑皮质的细胞构筑将皮质分层。古旧皮质为 3 层；新皮质分为 6 层，由表及里：Ⅰ层为分子层，Ⅱ层为外颗粒层，Ⅲ层为外锥体层，Ⅳ层为内颗粒层，Ⅴ层为内锥体层，Ⅵ层为多形（细胞）层。Ⅰ～Ⅳ层接受和处理信息，Ⅴ、Ⅵ层为传出神经元。不同区域细胞和纤维的构筑不同。

大脑皮质神经元（neuron of cerebral cortex） 即位于大脑皮质的神经细胞。皮质内约有 120 亿～140 亿个神经元，依据其形态可分为 3 类：锥体细胞、梭形细胞和颗粒细胞。大锥体细胞和梭形细胞是传出神经元，颗粒细胞为中间神经元。神经元活动释放的递质有：谷氨酸、缩胆囊素、γ-氨基丁酸等。有的神经元存在递质共存。

大脑皮质投射纤维（projective fiber of cerebral cortex） 连接大脑皮质与脑干和脊髓的上、下行传导束。这些纤维在大脑白质内集合为内囊，其纤维呈扇状分布到大脑皮质各叶，构成辐射冠，向下会聚于大脑脚的脚底。许多上、下行传导束均通过此处，故内囊出血可造成对侧肢体偏瘫和对侧偏身感觉丧失。

大脑前动脉（anterior cerebral artery） 颈内动脉的两终支之一。于大脑半球内侧面，沿胼胝体沟后行。借前交通动脉与对侧同名动脉相连。分布于大脑顶枕沟以前的内侧面以及额叶底面的一部分，其分支也经半球的上缘转至额、顶二叶上外侧面的上部。自大脑前动脉发出的中央动脉经前穿质深入脑实质，供应纹状体和内囊。

大脑前动脉闭塞（occlusion of anterior cerebral artery） 神经科疾病。大脑前动脉皮质支闭塞，出现对侧下肢瘫、感觉障碍及尿失禁。深穿支闭塞累及内囊，可出现对侧中枢性面瘫、舌瘫及对侧上肢瘫。

大脑瘫痪后遗症（cerebral paralysis sequel） 脑细胞不可逆损害或功能障碍导致的肢体运动障碍。可手术治疗。

大脑中动脉（middle cerebral artery） 颈内动脉两终支之一。沿大脑半球外侧裂行向后，供应颞叶和岛叶皮质等结构。其分支发生栓塞的机会比其他动脉更为常见。大脑中动脉近侧段发出小的中央动脉，供应纹状体和内囊。该动脉发生病变时，可引起严重症状。

大脑中动脉闭塞（occlusion of middle cerebral artery） 神经科常见病。症状为对侧中枢性面瘫、舌瘫及上肢瘫，而下肢瘫较轻，主侧半球受累并有失语。

大脑中动脉栓子摘除术（embolic extirpation from middle cerebral artery） 缺血性脑卒中外科治疗的一种方法。大脑中动脉急性闭塞后，需 6～8h 才能形成脑梗死灶，手术应严格在动脉闭塞 6h 内施行，在直视下切开动脉，取出栓子。

大衄（multiple hemorrhage） 中医病证名。①指口、耳、鼻皆出血。又称鼻大衄。②指九窍同时出血。多为血热妄行或药物中毒所致。

大疱性肺气肿（bullous emphysema） X 线检查时，发现肺大疱的肺气肿。大的肺大疱可占据一侧胸腔的 1/4 或 1/3。常见有呼吸困难、咳嗽、咳痰等。X 线表现为圆形透光区，其壁菲薄。对孤立性巨型肺大疱且有明显压迫症状者，可手术切除。

大疱性表皮松解型药疹（epidermolysis bullosa type eruption, Köbner disease） 药疹中最严重的一种类型。多由磺胺类药、青霉素、解热止痛药引起。多见于成年人，起病急。初起为红斑丘疹，比较广泛；其后融合成片，呈弥漫性红肿，出现水疱、大疱，并融合扩大，表皮如烫伤，黏膜也可坏死脱落，且伴有畏寒高热、肝大，甚至发生黄疸、蛋白尿等。预后较差。治疗：停用致敏药物或可疑药物；应用糖皮质激素；加强支持治疗；应用抗生素控制继发感染；对症处理。

大疱性表皮松解症（epidermolysis bullosa） 其他名称：表皮水疱症。一类以皮肤、黏膜脆性增加，受轻微机械性外伤或摩擦后即形成大疱及糜烂的大疱性疾病。防治：避免外伤；大剂量维生素 E 及苯妥英钠治疗有一定效果。

大疱性多形红斑（erythema multiforme bullosum） 伴有黏膜大疱形成的多形红斑。唇、颊黏膜、舌等处为好发部位。可伴有发热、无力和全身中毒症状。治疗：大量皮质激素，控制感染，支持疗法。

大疱性鼓膜炎（myringitis bullosa） 鼓膜及其邻近外耳道皮肤的急性炎症。由病毒感染引起，为急性外耳道炎或腐烂、损伤阶段。主要症状是耳内剧痛，听力损失较轻；早期用耳镜检查可见患耳鼓膜及外耳道皮肤充血，其表面有 1 个或数个含血的水疱。病变有自限性，可吸收结痂而愈。一般不累及中耳。可用止痛、抗感染治疗。

大疱性角膜病变（bullous keratopathy） 角膜病变时，液体积贮于角膜基质及上皮层下所形成的大疱。是角膜上皮长期水肿所致。可见角膜弥漫雾状混浊，上皮下有水疱样隆起，水疱破裂后有眼痛、流泪怕光及异物感等症状。见于绝对期青光眼、角膜上皮和内皮营养不良、眼穿孔伤、无晶状体眼、葡萄膜炎和角膜基质炎等。治疗：处理病因；局部用药或戴亲水性软性角膜接触镜；角膜移植。

大疱性类天疱疮（bullous pemphigoid） 一种表皮下水疱性自身免疫性皮肤病。多见于老年人。表现为红斑上或正常皮肤出现紧张性水疱、大疱，常伴明显瘙痒。主要分布于肢体屈侧、腋窝、腹股沟、下腹部等处。疱壁紧张不易破，破后糜烂面一般不大，易愈合，留下色素沉着。尼科利斯基征阴性，组织病理为表皮下水疱。可自行缓解，预后较好。治疗：参照天疱疮，但皮质激素用量较小。

大疱性荨麻疹（urticaria bullosa） 形成大疱病变的丘疹性荨麻疹。可能与叮蜇致敏有关。病理表现为真皮乳头水肿、嗜酸细胞浸润和血管炎。易破溃感染，腿部病变可形成经久不愈的慢性溃疡。

大片法（slugging process method） 其他名称：顶压法、重压法。药剂学上的一种干法制粒的压片工艺。将药物与辅料混匀后，用较大压力的压片机压成直径达 19mm 以上的大片，之后粉碎成适宜大小的颗粒，再行压片。适于遇湿热不稳定、质地疏松、缺乏黏性的药物的制作。

大气（atmosphere） 其他名称：大气圈。地球表面上存在的空气层。由各种气体混合构成。其成分对地球上的生物是适宜的。正常的大气（干燥状态下）的主要组成（按体积算）：氮占 78%，氧占 21%，氩、氦、惰性气体占 0.94%，二氧化碳占 0.03%，其他如水蒸气、尘埃、工业废气等所占的比例都随时间、地点而有不同。

大气环境（air environment） 其他名称：空气环境。通常指包围地球的气体所形成的环境。是按自然环境组成要素来划分而产生的概念。有人认为空气环境和大气环境不是等义概念，二者分别指人类居住地内部的气体和居住地外部空间的气体所形成的环境。

大气圈（atmosphere） 其他名称：大气。包围地球的空气层。没有严格的上界，其厚度范围为 1 000～1 400 千米，自下而上可分为对流层、平流层、电离层和逸散层。大气圈可影响到达地球表面的太阳辐射能，维持地面温度相对恒定，调节热量和水分的分布，防止太阳紫外线对生物及人类的危害，是构成环境的重要组成部分。

大气生物污染（biological pollution of atmosphere） 生物污染的一种。大气中有害微生物、病原体、变应原和生物性尘埃使大气环境质量下降，对人类和其他生物造成不良影响和危害的现象。

大气透明系数（transparency coefficient of atmosphere） 透过大气层到达地面的太阳辐射强度与大气层外太阳辐射强度之比。与大气中所含水汽、粉尘、煤烟、云雾等的量成反比。是判断大气污染程度的间接指标。

大气湍流（atmospheric turbulence） 其他名称：乱流。大气的随机不规则扰动。风速时大时小，具有阵发性。其强弱变化取决于垂直气温结构和风速及地面起伏状况。直接影响污染物在大气中的扩散和稀释。

大气卫生标准（standard of atmospheric hygiene） 居民区大气中有害物质的最高容许值（最高限量值）。是防止大气污染、保护居民健康、评价大气污染状况和采取大气防护措施的主要依据。我国大气卫生标准包含在《工业企业设计卫生标准》中，所规定的 34 种有害物质均按最敏感指标确定。分日平均和一次浓度的最高容许值。以重量浓度表示，即标准状态下每立方米空气中该物质的毫克数（mg/m^3）。

大气稳定度（atmospheric stability） 空气层的稳定程度。大小取决于大气垂直温度的变化，用垂直温度递减率（每上升

100m，温度下降的摄氏度数）表示。该值大时，大气不稳定，烟波扩散快；值小时，则大气呈弱稳定，烟波呈锥形；如垂直温度递减率为零时，大气稳定；若逆温，大气非常稳定，烟波沿水平方向扩散。

大气污染（air pollution，atmosphere pollution）　人类活动或自然过程排放的污染物质导致大气环境质量下降的现象。通常指大气中污染物质对人体舒适和健康，以及对生态环境、自然资源等产生不良影响和危害的现象。多由煤、石油燃烧或加工过程造成，形成煤炭烟雾、光化学烟雾、酸雨、温室效应、气体污染等。大气污染与空气污染可视为同义词。

大气污染的急性危害（acute hazard of atmosphere pollution）　污染源排出的高浓度有害气体使人和动植物在较短的时间内受害。

大气污染防治工程（air pollution control engineering）　环境工程学的一个技术领域。任务是采取工程技术措施防治或减轻人类生产和消费活动引起的大气污染，改善大气环境质量。包括实施大气环境质量管理，综合运用各种防治技术措施，减少或防止污染物产生；治理已产生的污染物；充分利用环境自净能力和扩大绿地面积等。

大气污染化学（air pollution chemistry）　污染化学的一个分支。研究污染物在对流层中的化学现象和迁移转化规律及其归宿。包括化学污染物在大气中的形态、扩散、分布、积累、转化过程及其反应机制和污染效应，并探讨大气污染防治理论和方法。

大气污染监测（air pollution monitoring）　环境监测的一种。对大气污染物的排放特征、种类和浓度、时空分布和变化规律进行分析测定的过程。包括对大气污染源的监测，为防治大气污染和进行大气环境质量预报提供依据。一般监测的项目主要有二氧化碳、二氧化硫、碳氢化合物、总悬浮颗粒物、可吸入颗粒物等。特定情况下，监测项目会有变化，还对影响污染状况的气候条件进行监测。

大气污染物（atmospheric pollutant，air pollutant）　污染大气的物质。可分为两大类：①有害气体：以气体或蒸气状态存在于大气中，主要有二氧化硫、氟化氢、氮氧化物、氯气等。②烟尘类颗粒状物质：以固体或液体微粒状态散浮在大气中，也叫做气溶胶，主要含镉、铅、砷等毒物的粉尘、光化学烟雾，硫酸烟雾等。

大气污染指示生物（indicator organism of atmospheric pollution）　对大气污染反应灵敏而被用来监测和评价大气污染状况的生物。如紫花苜蓿、芝麻、向日葵等是二氧化硫污染指示植物，金丝雀、鸽子等是一氧化碳污染的指示物。

大气下陷（depression of primordial energy）　其他名称：宗气下陷。中医病证名。症见气短喘气、怔忡多汗、胸闷咽干、动则喘甚、脉沉弱。治宜补气升陷，用升陷汤。

大气质量评价（atmospheric quality evaluation）　其他名称：空气质量评价。对大气环境质量优劣进行的定性或定量的评定。是一种单要素评价，多在大气污染严重的地区或城市进行，并用空气污染指数描述大气污染程度，进行大气污染预报。

大气自净（atmospheric self-purification）　其他名称：大气自净作用。污染物进入大气后经物理、化学和生物等自然作用而逐渐被清除的过程。物理作用有稀释、扩散、淋洗、沉降等，化学作用有氧化还原、化合、分解等，生物作用有生物吸收和降解等。影响大气自净的主要因素是当地的气象状况和条件，以及污染物的性质和浓度等。

大秦艽汤（daqinjiao tang，major gentian decoction）　中医方剂。疏散外风剂。《医学发明》方。组成：秦艽、石膏、甘草、川芎、当归、羌活、独活、防风、黄芩、白芍、白芷、白术、生地黄、熟地黄、茯苓、细辛。功能养血荣筋。用于风中经络。症见手足不能运动、舌强不能言语、风邪散见、不拘一经或半身不遂。近代常用于缺血性脑卒中、脑血栓形成、面神经麻痹等证属风邪初中经络，血不养筋者。

大青龙汤（daqinglong tang，major green dragon decoction）　中医方剂。《伤寒论》方。组成：麻黄（去节）、桂枝（去

皮）、炙甘草、杏仁（去皮尖）、生姜、大枣、石膏。功能发汗解表、清热除烦。治风寒表实，兼有里热，症见发热恶寒、寒热俱重、身痛、汗不出而烦躁、脉浮紧者。

大青叶（dyers woad leaf，Folium Isatidis）　其他名称：蓼大青叶。中医药名。十字花科植物菘蓝或蓼科植物蓼蓝、爵床科植物马蓝、马鞭草科植物路边青叶。苦，寒。归心、胃、肝经。功能清热解毒、凉血。治：①热病发斑、吐血、衄血、疔疮肿毒。②流行性乙型脑炎、流行性感冒、腮腺炎、咽喉炎、扁桃体炎、肺炎、传染性单核细胞增多症、急性传染性肝炎、细菌性痢疾、急性胃肠炎。

大肉陷下（obvious emaciation and muscular atrophy）　中医症状名。出自《素问·玉机真脏论》。大肉泛指身体较大的、显露的肌肉；陷下，因消瘦而低陷。指脾气衰败而见肩、臂、股、胫等处骨节显露，肌肉瘦削如脱之症。多见于慢性消耗性疾病后期及恶病质病人。

大山楂丸（dashanzha bolus，dashanzha wan）　中医成药名。主要成分：山楂、六神曲、麦芽。功能开胃消食。治食积内停所致的食欲不振、消化不良、脘腹胀闷。

大收肌（adductor magnus）　起自耻骨支、坐骨支、坐骨结节，止于股骨粗线和内上髁收肌结节的一块肌肉。位于大腿内侧的人体最大内收肌。大而厚，呈三角形。作用为内收、外旋髋关节。受闭孔神经和坐骨神经支配。

大蒜素（allimin）　其他名称：大蒜新素。广谱抗菌药。化学名三硫二丙烯。大蒜挥发油中分离可得，无色或淡黄色、有蒜臭的油状液体。不溶于水，能与乙醇、氯仿混溶。用于治疗深部真菌感染、伤寒、百日咳、肺结核、痢疾，以及其他如铜绿假单胞菌、金黄色葡萄球菌等感染。

大蒜糖浆（Syrupus Allii）　抑菌剂。百合科植物大蒜鳞茎榨汁20%，加单糖浆等制成的无色黏稠液体。对多种球菌、杆菌、阿米巴原虫等均有抑制作用。主治百日咳、细菌性痢疾、阿米巴痢疾等。

大蒜油（Oleum Allii）　抑菌药。自百合科植物大蒜的鳞茎中提取的具有大蒜特异臭、味辛的黄色或淡黄色油状液体。几乎不溶于水，与乙醇、乙醚、氯仿、苯等混溶。有还原性。对革兰氏阳性或阴性菌及真菌均有抑制作用。用于治疗细菌和真菌感染的疾患。

大蒜油注射液（Injectio Olei Allii）　广谱抑菌剂。组成：大蒜油，或用大蒜经减压蒸馏所得馏液制成的淡黄色或黄色澄明、无热原的灭菌水溶液。用于肺部真菌感染、肺结核、肺炎、急性阑尾炎、慢性气管炎、流行性感冒等。

大头金蝇（Chrysomyia megacephala）　属不吸血蝇。体长8~11mm，躯体肥胖，头比胸宽，体呈青绿色金属光泽，复眼深红色、颊橙黄色。幼虫主要滋生于新鲜的稀人粪中。成蝇活动于腐败的瓜果、蔬菜及粪便周围，也常飞入室内和厨房。从蝇体内检出痢疾杆菌、沙门菌属杆菌、溶组织内阿米巴包囊和多种蠕虫卵，故该蝇是夏秋肠道传染病的主要传病蝇种。

大头瘟（infection with swollen head）　其他名称：大头风、大头痛、时毒、大头伤寒、虾蟆瘟、捻头瘟、大头天行、疫毒等。中医病名。指以头面部红肿为特征的疾病。多因天行邪毒侵及三阳经络所致。以寒战壮热、头痛烦渴、头面腮项赤肿为特征。见于颜面丹毒、流行性腮腺炎等病。治宜清热解毒，可用荆防败毒散、普济消毒饮等。

大腿肌（femoral musculus）　在股骨周围的肌群。可分为前群、内侧群和后群。前群有股四头肌（股直肌、股内侧肌、股外侧肌和股中间肌）和缝匠肌，作用是屈大腿、伸小腿。内侧群有耻骨肌、股薄肌、长收肌和短收肌、大收肌，作用是内收大腿。后群有股二头肌和半腱肌、半膜肌，作用是伸大腿、屈小腿。

大网膜（greater omentum）　连于胃大弯与横结肠之间的双层腹膜结构。呈围裙状下垂并覆盖于横结肠和大部分空、回肠的前面。由4层腹膜构成：覆盖胃前后壁的腹膜自胃大弯下延，形成大网膜的前两层，约至脐以下平面则返折向上成为后两层，上达横结肠，包绕横结肠后与横结肠系膜相续连。在成人，4层腹膜常愈合在一起，其间的网膜囊下部消失，

而连于胃大弯和横结肠之间的大网膜前两层则形成胃结肠韧带。大网膜有防御功能，腹腔脏器患炎症时，能包围病灶，限制蔓延。

大网膜囊肿（cyst of the greater omentum） 发生于大网膜的囊性肿物。分为真性和假性两类。前者多由淋巴管梗阻所致，内容物多为浆液性；后者多为炎症反应的结果，内容物较混浊或为血性。小囊肿多在手术时偶然发现。大囊肿在腹部可触及移动性的肿块。超声检查有助于诊断。在牧区需和棘球绦虫囊肿鉴别。

大网膜扭转（torsion of greater omentum） 大网膜发生旋转引起血液循环障碍的疾病。分为原发性和继发性两种。前者原因不明；后者常因大网膜和腹腔内病变如肿瘤、炎性病灶或疝囊粘连等所致。扭转发生后，可出现大网膜充血、水肿，甚至坏死。

大网膜粘连综合征（omentum adhesion syndrome） 手术后横结肠功能紊乱。由于腹腔内脏炎症，大网膜与病灶产生粘连而导致横结肠功能紊乱的病症。常于进食后半小时内发生上腹部不适、恶心和呕吐，腹部阵发性绞痛。多数病人有腹腔内包块向下牵拉感，走路、伸腰和伸腿时可致腹痛。治疗：手术。

大网膜肿瘤（tumor of greater omentum） 发生在大网膜的新生物的总称。分为原发性和继发性两类，以继发于胃肠道、腹腔、盆腔脏器的肿瘤多见。原发性者罕见。早期多无症状。瘤体增大后，病人可出现腹胀、腹痛，以及压迫症状。也可产生血性腹水。胃肠 X 线钡餐检查、CT、B 超、腹腔镜活组织检查等有助于诊断。治疗以手术切除肿瘤为主，若无广泛转移，切除后可加用放射治疗。

大细胞性贫血（macrocytic anemia） 指平均红细胞体积、平均红细胞血红蛋白含量均高于正常的情况，而平均红细胞血红蛋白浓度正常。此种贫血见于营养性巨幼细胞贫血、妊娠期巨幼细胞贫血及恶性贫血。

大陷胸汤（daxianxiong tang, major decoction for removing phlegm-heat from chest） 中医方剂。《伤寒论》方。组成：大黄、芒硝、甘遂。泻热、逐水、破结。治热邪与水饮互结之结胸证，症见脘腹剧痛，大便不通，发热烦躁，脉沉而紧、按之有力者。

大血管错位（transposition of great vessels） 由于发育畸形而引起的大血管间解剖关系的变化。一组先天性心血管病。包括完全性大血管错位，亦称右型大血管错位；纠正型大血管错位，亦称左型大血管错位；右心室双出口；大血管错位伴单心室等。常合并心脏其他畸形。病人可有生后发绀、咳喘、呼吸道反复感染、心力衰竭等表现。检查有心脏杂音、奔马律等。X 线检查及心血管造影有助于诊断。可行姑息性或纠治手术。

大血管错位伴单心室（transposition of great vessels with single ventricle） 一种先天性心血管畸形。表现为左型或右型大血管错位伴有单心室畸形。常伴有其他先天性畸形。右心导管检查和选择性右心室造影可明确诊断。可行姑息性或纠治手术。预后不佳。

大循环（systemic circulation） 见体循环。

大叶性肺炎（lobar pneumonia） 肺炎的一种。主要由肺炎链球菌引起。病变起始于局部肺泡，并迅速蔓延至一个肺段或整个大叶。典型表现为肺实质炎症，通常不累及支气管，主要症状是发热、咳嗽、咳铁锈色痰、呼吸困难等。起病急，病程短。多发生于青壮年，冬、春两季多见。感冒、受寒、过度疲劳等常可诱发本病。可用抗生素治疗。

大阴唇（greater lip of pudendum） 女性外生殖器结构之一。两个纵行隆起的皮肤皱襞。从阴阜向后伸展到会阴，形成女阴裂的外侧缘。其前端和后端左右互相连接，形成唇前连合和唇后连合。

大隐静脉（great saphenous vein） 下肢浅静脉的一大属支。全身最长的浅静脉。起自足背静脉弓内侧，经内踝前方，沿小腿内侧上行，经过膝关节内后方，沿大腿内侧转至大腿前面上行，于耻骨结节下外方 3～4cm 处，穿过阔筋膜的隐静脉裂孔注入股静脉。除沿途收集小腿和大腿内侧浅静脉外，

还接纳另 5 条浅静脉，即股外侧浅静脉、股内侧浅静脉、阴部外静脉、腹壁浅静脉和旋髂浅静脉。大隐静脉在内踝前上方处，位置表浅，临床常在此做静脉穿刺或切开。

大隐静脉瓣功能试验（Brodie-Trendelenburg test） 用于检测大隐静脉瓣功能的一种方法。令病人平卧，在患侧大腿根部扎止血带，压迫大隐静脉，然后让病人站立，10s 内释放止血带，如出现自上而下的静脉曲张，则提示大隐静脉瓣膜功能不全。

大隐静脉高位结扎加抽剥术（high ligation and stripping of great saphenous vein） 在股根部结扎大隐静脉，并将其曲张静脉剥脱抽除的手术，适用于大隐静脉瓣膜和交通支瓣膜功能不全而深静脉通畅者。手术要求：①大隐静脉高位结扎，并切断、结扎所有属支。②局部结扎、切断功能不全的交通支静脉。③大隐静脉干剥脱。④将不能通过剥脱器的大团块状的曲张静脉作局部切除。

大隐静脉高位结扎术（high ligation of great saphenous vein） 大隐静脉曲张手术的一部分。经临床检查，如深组静脉血液反流正常，浅、深组静脉及交通支静脉瓣功能良好，仅大隐静脉瓣功能不全者，可行此手术。要点是在腹股沟韧带下方的卵圆窝处做切口，找到大隐静脉，将其在距股静脉约 0.5cm 处切断、结扎，同时切断、结扎进入大隐静脉的 5 个属支。

大于胎龄儿（large gestational infant） 其他名称：巨大儿。出生体重在同胎龄儿体重的第 90 百分位以上的新生儿。约相当于同胎龄儿平均体重两个标准差以上的新生儿。

大圆肌（teres major） 位于小圆肌下方，起自肩胛骨下角背面，肌束向上外方，经臂的内侧、肱三头肌长头前面，止于肱骨小结节嵴的肌。使肩关节内收及旋内。受肩胛下神经支配。

大运动（balance exercise） 见平衡运动。

大枣（Chinese date，Fructus Ziziphi Jujubae） 其他名称：红枣。中医药名。鼠李科植物枣的果实。甘、温。归脾、胃经。功能补中益气、养血安神。治：①脾胃虚弱、食少虚羸，为调补脾胃的辅助药。②内伤肝脾、耗伤营血所致的脏躁证。③调和药性，常配入攻邪的药物中，以缓和药物的烈性，并保护正气。

大张异体皮移植及自体微粒皮移植（large sheet of allo-skin grafting and autologous pinch grafting） 烧伤后植皮的一种方法。大面积Ⅲ度焦痂切除后，将准备好的大张异体皮展开放在手术器械台上，用盐水漂浮法将准备好的自体微粒皮均匀散布在绸布上。将贴有微粒皮的绸布与异体皮真皮面相贴，再将绸布掀去，使其微粒皮均匀分布在异体皮真皮面，然后将此异体皮移植于创面。这样，微粒自体皮均匀分布在焦痂切除后的创面之上、大张异体皮之下，大大扩大了自体皮覆盖面积。

大张异体皮移植自体皮嵌入（large sheet of allogeneic skin mesh grafting and autologous skin inlay grafting） 大面积Ⅲ度烧伤创面的处理方法。大面积Ⅲ度焦痂切除后，将大张开有等距离裂隙的异体皮移植于创面上。在同次手术或 2 天后用薄刃剪刀将裂隙开成正方形窗，窗的大小与准备嵌入的自体皮片相仿。开窗时如有出血，应做压迫止血，然后将自体皮片嵌入，包扎固定。待嵌入的自体皮片成活逐渐扩展，最后小皮片互相连接，使其创面完全由自体皮覆盖，异体皮逐渐被排斥脱落。

大张自体皮移植（large sheet autologous skin grafting） 多用于颜面、手、关节功能部位深度烧伤创面修复的一种方法。皮片厚度为 0.3～0.4mm。皮片松紧合适、张力适宜。创面周围用丝线缝合皮片，使其固定，以适当压力包扎制动。术后 7～10 天拆线。此种植皮能改善外貌和关节功能。

大致正常心电图（roughly normal of electrocardiogram） 心电图四大诊断标准之一（正常、大致正常、可疑和不正常心电图）。是正常范围内的心电图，可有一些轻微改变，例如个别导联 QRS 波群有切迹、ST 段轻度下降、T 波轻度下降或窦性心动过缓、过速，窦性心律不齐等。

大钟（dazhong，KI 4） 中医经穴名。属足少阴肾经。络穴。

位于内踝后下方，跟腱内侧缘与跟骨的交角处。主治咽痛、咯血、气喘、月经不调、二便不利、腰痛、足跟痛等。直刺0.3～0.5寸，艾炷灸3～5壮，或艾条灸5～10min。

大杼（dazhu, BL 11）　其他名称：背俞。中医经穴名。属足太阳膀胱经。足太阳、手太阳之会。为八会穴骨会。位于背部，第1胸椎棘突下旁开1.5寸处。主治感冒、发热、咳嗽、气喘、项强痛等。斜刺0.3～0.5寸。艾炷灸3～7壮，或艾条灸5～15min。

大转子滑囊炎（bursitis of greater trochanter）　大转子滑囊积液、肿胀和炎症性反应。临床表现为大转子处肿胀和疼痛，不能患侧卧位，跛行，大转子后凹陷消失，局部可触及扁平肿块、有压痛。治疗：创伤性滑囊炎急性期应休息、理疗、穿刺抽液后注入曲安奈德等；感染化脓性滑囊炎应抗感染治疗，并早期切开引流；结核性和经久不愈的滑囊炎可行滑囊切除术。

大转子尖-髂结节间线（line between apex of greater trochanter and iliac tubercle）　股骨大转子尖至同侧髂结节最高点的连线，左右两侧相等。为检查一侧股骨大转子是否上移的标志。

大椎（dazhui, DU 14）　其他名称：百劳、上杼。中医经穴名。属督脉。手、足三阳、督脉之会。位于背部第7颈椎棘突与第1胸椎棘突之间。主治感冒发热、头项强痛、疟疾、癫狂、痛证等。直刺0.5～1寸，艾炷灸3～7壮，或艾条灸5～15min。

呆小病（cretinism）　见地方性克汀病。

代币法（token economy therapy）　其他名称：标记奖励疗法。此疗法根据操作性条件反射的原理，用奖励的方法强化所期望的行为。常应用于智残儿童、行为障碍儿童、呈现严重行为衰退的慢性精神分裂症病人来塑造新的行为。"标记"可为一种内部流通的、印有一定价值的"货币"、代用券或筹码，也可为红旗或红星样印章符号，对行为有进步或完成规定要求者，给以标记奖励，然后转化为实物奖励，或给以精神奖励。

代偿（compensation）　疾病过程中，机体通过调整原器官或有关器官的功能、结构及代谢以代替、补偿损伤的器官，使各器官之间又重新趋于协调，建立新的平衡关系，是机体的重要抗病功能。

代偿性代谢性酸中毒（compensated metabolic acidosis）　因体液中氢离子过多或碳酸氢根离子缺失而引起的可逆性酸碱平衡紊乱。当体内酸性代谢产物增多时，首先与缓冲系统中碳酸氢盐起中和反应，因血浆中 PCO_2 及 $[H^+]$ 增高刺激呼吸中枢，使呼吸加深、加快。由于肺泡通气量增加加速呼出 CO_2，血液中 PCO_2 降低，$[HCO_3^-]/[H_2CO_3]$ 的比例重新恢复正常比值（20/1），而血浆 pH 值也调节至正常范围。肾脏通过滤出部分酸基，排出 $[H^+]$、排出氨而与 $[Na^+]$ 交换，促进 $NaHCO_3$ 的回吸收，协助血浆 pH 值恢复到正常范围。

代偿性肥大（厚）（compensatory hypertrophy）　病理学术语。疾病过程中，长期功能代偿而形成的器官肥大。如一侧肾切除后，另一侧肾表现为肥大。

代偿性肺过度充气（compensating pulmonary hyperinflation）　曾称代偿性肺气肿。部分肺组织失去呼吸功能，如肺萎陷时，致使健康肺组织呼气末积代偿性增大的现象。

代偿性肺气肿（compensatory emphysema）　见代偿性肺过度充气。

代偿性红细胞增多（compensatory polycythemia）　慢性缺氧病人末梢血的红细胞及血红蛋白代偿性增高。其程度与病程长短和缺氧程度成正比。当病人同时有营养不良及贫血时，此现象不出现，或轻微。反之，如使用强利尿剂，或进食少，有脱水时，则短期内使代偿性红细胞增多趋于明显。

代偿性呼吸性酸中毒（compensatory respiratory acidosis）　酸碱平衡紊乱的一种类型。当呼吸道阻塞或通气不足时发生。此时体内 CO_2 潴留，PCO_2 增高，血浆内 H_2CO_3 生成增多，但此时肾脏增加对 HCO_3^- 的重吸收，以及从 CO_2 生成 HCO_3^- 增多，肾小管对 H^+ 的分泌使 HCO_3^-/H_2CO_3 的比

值恢复近 20/1，pH 值仍可保持在正常范围。

代偿性甲状腺肿（compensatory goiter）　甲状腺激素合成不能满足生理需要而引起的甲状腺肿大。多见于青春期、妊娠期。

代偿性碱中毒（compensatory alkalosis）　碱中毒发生后，代偿机制充分发挥作用的一种病理生理状态。此时轻度或中度碱中毒者的 pH 值恢复正常，重度碱中毒病人不能恢复正常。

代偿性间歇（compensatory pause）　在一次期前收缩之后所出现的较长的心室舒张期。由于期前收缩也有自己的有效不应期，当紧接在期前收缩之后到达的一次窦房结兴奋传到心室时恰好落在此期内，因此心室不发生兴奋和收缩，而产生较长时间的间歇。

代偿性抗炎症反应综合征（compensatory anti-inflammatory response syndrome，CARS）　在全身炎症反应综合征的发展过程中，由于抗炎反应亢进（抗炎＞促炎），使抗炎介质过量产生并大量入血，造成机体免疫功能抑制的综合征。

代偿性慢性呼吸衰竭（compensatory chronic respiratory failure）　慢性呼吸衰竭是指慢性肺部疾病引起的呼吸功能严重损害，导致缺氧，伴有（或不伴）二氧化碳潴留的综合征。由于起病缓慢，多数病人经代偿适应，尚能从事日常活动，故称之为代偿性慢性呼吸衰竭。

代偿性溶血病（compensatory hemolytic disease）　红细胞寿命短，破坏过多，而骨髓造血功能仍足以代偿而不发生贫血者。

代偿性酸中毒（compensatory acidosis）　酸中毒发生后，代偿机制充分发挥作用的一种病理生理状态。此时轻度或中度酸中毒病人的 pH 值恢复正常，重度酸中毒病人不能恢复正常。

代偿性月经（vicarious menstruation）　其他名称：倒经。指在月经期发生子宫以外部位出血却无子宫出血，或既有子宫出血，同时又伴有子宫以外部位出血。代偿性月经可发生在鼻黏膜、乳腺、胃、肠道等部位，以鼻黏膜出血最常见。治疗：鼻黏膜出血点可用电凝止血；子宫内膜异位病灶出血可行局部切除或激光治疗。

代偿性月经失调（vicarious menstrual disorders）　全身健康情况不良引起的月经失调。常见于心功能代偿不全、肝脏疾病（尤其是肝硬化）、原发性血小板减少性紫癜、白血病、缺铁性贫血、严重肺结核、严重营养不良、内分泌功能紊乱等病人。治疗：处理原发病为本。

代-罗二氏综合征（Dejerine-Roussay syndrome）　见丘脑综合征。

代脉（intermittent pulse）　中医脉象之一。脉来缓弱而有规则的间歇，间歇时间较长。主脏气衰微，多见于心脏病、惊恐、跌打重症，个别孕妇接近分娩时亦可出现。

代奶粉（powdered milk substitute）　一种符合婴儿需要的代乳品。成分约为大米粉45%、大豆粉28%、蛋黄粉5%、豆油3%、蔗糖16.5%、骨粉1.5%、食盐0.5%、核黄小米0.5%（用黄杆菌培养过的小米，其核黄素含量较高）。

代前臂伸肌手术（prosthetic replacement for forearm extensor）　骨科手术之一。方法是利用尺、桡侧腕屈肌或旋前圆肌肌腱转移到拇长、短伸肌和拇长展肌上，或指总伸肌、示指固有伸肌和小指伸肌上，或桡侧腕长、短肌上，以恢复伸拇、伸指和伸腕功能。用于桡神经损伤经治疗不恢复或其他原因所致前臂伸肌瘫痪者。

代四头肌手术（prosthetic replacement for quadriceps femoris）　骨科手术之一。方法是用股二头肌、半腱肌，或股二头肌、缝匠肌、髂胫束、半腱肌、腹外斜肌等肌腱通过两侧皮下隧道或单纯用股二头肌肌腱通过外侧皮下隧道，穿过髌骨骨洞与内侧肌腱缝合，以代替股四头肌。用于治疗股四头肌瘫痪伴膝功能障碍。

代谢（metabolism）　见新陈代谢。

代谢代偿（metabolic compensation）　机体改变其代谢过程的强度或方式以代偿病理损伤。如酸中毒时，肾脏产氨排氢和保留碱储备量的作用增强，使酸中毒得到充分代偿；缺氧

D

时，组织利用氧的能力增强（与细胞色素氧化酶活性增强有关）。

代谢当量（metabolic equivalent，MET） 估计能量代谢的最实用指标。一个代谢当量相当于每分钟每千克体重 3.5ml 的摄氧量。可用来衡量运动强度和心功能分级。

代谢活化（metabolic activation） 本身无毒或毒性较小的化学物，在体内经历酶促反应后，形成毒性较大的代谢产物的过程。结果形成了活性中间产物，如自由基、活性氧和亲电子物质等。它们具有活泼的化学反应特征，易与核酸和蛋白质等生物大分子发生反应，破坏其正常的结构和功能，导致细胞损伤、坏死。代谢活化是某些化学物成为致癌物的重要机制，一些人类致癌物如苯并芘、氯乙烯、2-乙酰氨基芴等都是经代谢活化后才具有致癌能力的。

代谢解毒（metabolic detoxification） 指化学物在体内经酶或非酶促反应转变为低毒或无毒的代谢物的过程。包括两方面的含义：①代谢的结果使化学物增加或减少了某种或某些化学基团、结构或性质发生了改变，致使毒性降低；②代谢的结果使化学物增加了某些极性基团，如羟基、羧基等，水溶性增强，从而加速了排泄过程。此情况下，即使化学物的毒性并未降低，甚至有所增高，但因其在体内的存留时间大为缩短，对机体的损害作用也相应减小，故也应视为解毒作用。代谢解毒是机体自我保护的重要机制之一。

代谢库（metabolic pool） 代谢物的恒态、浓度及其总量。由各条代谢途径的动态平衡形成。由于各器官、组织、细胞、亚细胞中代谢情况不同，表现的代谢库也有所不同，重要的是代谢途径交叉点的代谢库。

代谢流行病学（metabolic epidemiology） 定量分析不同人群组的某种代谢产物与某种疾病的关系的科学。如血中尿酸浓度越高者，痛风患病率亦越高，因而推测尿酸盐沉着于关节、软骨、软组织、肾脏等处可能是痛风的一项病因。

代谢试验（metabolic test） 研究受试物在体内吸收、分布、转化、潴留、排泄过程以及毒性的试验。主要测定受试物：①其作用器官、器官中的含量。②吸收与排泄途径。③代谢产物及毒性。④对酶系统的影响。

代谢试验饮食（diet of metabolic test） 一种试验饮食。用于代谢性疾病的病因诊断试验，观察疗效，或研究人体代谢反应。试验期通常为 5 日，前 3 日为准备期，使人体适应代谢试验饮食，后 2 日为试验期，特殊需要时可延长 1～2 日。如钙磷定量试验饮食，用于要诊断甲状旁腺功能亢进症、骨质疏松代谢性骨病的病人；钾钠定量试验饮食，用于要诊断原发性醛固酮增多症存在与否的病人。

代谢性白内障（metabolic cataract） 由全身代谢障碍（主要是糖代谢和钙代谢）引起的晶状体混浊。所谓糖性白内障，包括糖尿病白内障、半乳糖白内障及低血糖白内障。低血钙性白内障，5% 见于特发性甲状旁腺功能减退症。

代谢性肝硬化（hepatic metabolic cirrhosis） 由代谢障碍所致的肝硬化。如由铜代谢紊乱及铁代谢紊乱等引起。肝豆状核变性时，铜代谢障碍，全身组织内铜沉积，临床主要表现有肝硬化、脑双侧豆状核软化变性、角膜缘有绿棕色色素环、骨折或骨质脱钙等。血色病时，铁代谢障碍，全身组织中含铁血黄素沉着，主要临床表现有肝硬化及糖尿病等。

代谢性骨病（metabolic bone disease） 各种原因所致的以骨代谢紊乱为主要特征的骨病。属于代谢性疾病中的一类特殊疾病，临床上以骨重建紊乱所致的骨转移率异常、骨痛、骨畸形和骨折为特征。临床多见的有维生素 D 缺乏引起的佝偻病、甲状旁腺功能障碍引起的骨病、肾性骨病、中毒性骨病等。治疗：处理病因。

代谢性碱中毒（metabolic alkalosis） 原发性碳酸离子（HCO_3^-）增多引起动脉血 pH 值>7.45，二氧化碳分压（$PaCO_2$）代偿性增高。病因为各种原因引起的非挥发酸丢失过多、补碱过多、肾脏 HCO_3^- 重吸收或再生成增多等。临床表现为兴奋躁动、腱反射亢进、手足抽搐，甚至癫痫样发作。血结合力显著升高（大于 70% 容积）。治疗：静滴生理盐水加氯化钾、氯化钙等。

代谢性脑病（metabolic encephalopathy） 由于血脑屏障发生障碍，脑组织受生化内环境的影响而发生电解质及非电解质代谢变化所致的脑功能障碍。糖尿病、尿毒症、高钙血症及肝功能障碍等是本病的常见病因。脑功能障碍显著，但病理形态变化不明显为本病的特征，这提示病变的实质是生化性障碍。

代谢性酸中毒（metabolic acidosis） 其他名称：非呼吸性酸中毒。原发性酸中毒。原发性碳酸离子（HCO_3^-）减少而导致动脉血 pH 值<7.35，二氧化碳分压（$PaCO_2$）代偿性下降。病因为体内酸性物质产生过多，或者肾脏酸排泄过少，HCO_3^- 丢失到体外过多造成的一种临床表现。临床上最常见的一种酸碱平衡失调，表现为软弱、头痛、嗜睡甚至昏迷，酸中毒大呼吸。治疗：静滴 5% $NaHCO_3$ 溶液。

代谢性酸中毒合并代谢性碱中毒（metabolic acidosis combined with metabolic alkalosis） 混合型酸碱平衡紊乱。见于腹泻、肾功能不全、糖尿病。在酸中毒时，如伴有严重呕吐，或治疗时给予碳酸氢盐过多，则可在代谢性酸中毒的基础上合并代谢性碱中毒。其特点是：由于酸碱中毒都是代谢性因素所引起的，所以反映酸碱平衡的各项指标（pH 值、PCO_2、剩余碱）均可因酸、碱中毒互相抵消的程度不同而变化无常（正常、增高或减少），在正常范围内，阴离子间隙（AG）常增大。

代谢性酸中毒合并呼吸性碱中毒（metabolic acidosis combined with respiratory alkalosis） 混合型酸碱平衡紊乱。见于尿毒症、糖尿病、休克病人。因在原有代谢性酸中毒的基础上合并高热缺氧而换气可并发呼吸性碱中毒。其特点是：反映代谢因素的剩余碱负值增大；反映呼吸性因素的动脉血二氧化碳分压降低；动脉血 pH 值多在正常范围。

代谢性周围神经病（metabolic peripheral neuropathy） 各种代谢障碍引起的周围神经病变。主要包括糖尿病性周围神经病、尿毒症性周围神经病、酒精中毒性周围神经病、黏液水肿性神经病、低血糖性神经病等。主要表现是下肢远端麻木、疼痛、短袜样痛觉减退或痛觉过敏，或感觉运动同时受累。也可出现单侧脑神经、肢体或躯干神经、自主神经等受累症状，肌萎缩、肌无力也较常见。治疗：主要是治疗原发疾病，并给予大量 B 族维生素及对症治疗。

代谢抑制试验（metabolic inhibition test，MIT） 用于支原体诊断和分型的试验。将支原体接种在一个含有抗血清和酚红的葡萄糖培养基中，若抗体和支原体相对应，则支原体的生长、代谢受到抑制，酚红不变颜色。

代谢症候群（metabolic syndrome） 见代谢综合征。

代谢综合征（metabolic syndrome） 其他名称：代谢症候群。与代谢异常相关的多种心脑血管疾病危险因素，如肥胖、糖调节受损或 2 型糖尿病、高血压、脂代谢异常等。出现在同一个体的综合征。

代雅丹点（Desjardins point） 胰腺炎的临床征象。位于肚脐与腋窝顶连线上，肚脐之上 6cm 处的痛点。见于胰腺炎。

代赭石（Ochra Haematitum） 其他名称：血师、赭石。中医药名。氧化物类矿物。赤铁矿矿石。苦、甘、寒。归肝、胃经。功能镇逆平肝、凉血止血。主治：①肝阳上亢的头痛眩晕。②嗳气、呃逆、呕吐及气喘。③吐血、衄血属血热者。

玳瑁（hawksbill carapace，Carapax Eretmochelydis） 其他名称：瑇瑁。中医药名。息风药。为海龟科动物玳瑁背部的甲片。甘、咸、寒。归心、肝经。功能清热息风、凉血解毒、平肝镇惊。治温热病、中暑、急惊风阳亢火盛所致的痰热内闭、神昏谵语、惊厥抽搐、脓毒血症、痈疽疔疮及痘疮。非实热者忌用。本品含角蛋白及胶质等。

带虫免疫（premunition） 寄生虫感染引起对重复感染的获得性免疫。宿主体内的寄生虫并未被完全驱除，而是维持在低水平，故为非消除性免疫。这种免疫具有种或株的特异性，并随着宿主内寄生虫增多或减少而增强或降低。如疟原虫。

带虫者（parasite carrier） 人体感染寄生虫后，没有表现出临床症状和体征者。带虫状态的出现与寄生虫种类、寄生部位、毒力、宿主的免疫力及营养状况有关。是寄生虫病的重要传染源之一，在流行病学上有重要意义。

带蒂肌瓣填充术（padding operation with pediculated muscle flap）　慢性骨髓炎死骨摘除后消灭无效腔的一种手术。利用附近丰富的肌肉做成带蒂肌瓣填充无效腔。可一期愈合。

带蒂皮瓣移植（pediculated skin grafting）　指皮瓣移植过程中有蒂部与身体相连，由蒂部给皮瓣提供血液供应。

带蒂球海绵体肌瓣填塞术（pediculated bulbospongiosus plugging）　对复杂尿瘘的修补，可在瘘孔缝合后，利用近侧的球海绵体肌脂肪垫做补充加固缝合。具体操作是将大阴唇皮肤纵行切开，游离出球海绵体肌脂肪垫，切断耻骨附着端；经阴道侧壁黏膜下方的隧道拉向膀胱与阴道之间，缝合固定于瘘孔缝合部位，最后缝合阴道壁及大阴唇皮肤切口。

带蒂神经移植术（pediculated nerve grafting）　用于周围神经损伤的修复。并行的两个神经干同时缺损较多时，可用其中一条神经的近端（带有血管蒂）修复另一条神经。

带蒂臀大肌瓣移植外括约肌重建术（pediculated gluteus maximus grafting for reconstitutive techniques of external sphincter）　小儿肛门失禁治疗的一种术式。用带蒂的臀大肌瓣代替肛管外括约肌。术后即可使肛门闭合或明显缩小，黏膜外翻消失，起到控制排便的作用。

带蒂移植（pediculated grafting）　将被移植的组织（如皮瓣、大网膜、肌肉及小肠等）借蒂保持着原有的神经、血管、淋巴管移植到其他部位。当移植部位重建血液循环后，可切断皮瓣的蒂，但其他被移植的组织器官的蒂多仍需保留，以维持良好的血运和神经支配。仅用于自体移植。

带环妊娠（pregnancy with intrauterine device）　是宫内置节育器失败而妊娠。可做人工流产，同时取环。其常见原因是：节育环放在宫腔的下段，型号不合适；哺乳期带环，停止哺乳后宫腔有变化而不适宜。

带菌者（bacteria-carrier，carrier）　体内带有某种病菌而无明显临床症状者。此种状态称为带菌状态。由于带菌者能不断地排菌，便成为疾病传播的重要传染源。通常来自于接触、健康、恢复期及潜伏期带菌者。根据病人所带病原体的不同，可分别称为带菌者、带虫者、带病毒者，但在英语中通常统称为 carrier。

带菌状态（carrier state）　见病原携带状态。

带脉（belt vessel；daimai，GB 26）　①中医术语。奇经八脉之一。循行路线，起于季肋下，斜向下行到带脉穴、五枢穴、维道穴，横行腰腹，绕身一周。本脉发生病变时，出现腹部胀满、腰脊疼痛、妇女带下、足痿不用等。②中医经穴名。属足少阳胆经。位于侧腰部，相当于第 11 肋游离端直下，与脐相平处。侧卧取穴。治带下、月经不调、疝气、腰痛、盆腔炎等。直刺 0.5～1 寸，艾炷灸 3～5 壮，或艾条灸 5～15min。

带绦虫（tapeworm）　我国主要的人体寄生虫。祖国医学称为寸白虫或白虫。主要指猪带绦虫和牛带绦虫两种。虫体呈带状分节，长约数米。两种虫卵形态无法区别，统称带绦虫卵。能引起猪带绦虫病、囊虫病和牛带绦虫病。

带下（gynaecopathy；leukorrhagia）　①中医病名。泛指妇科病证。②中医病名。指妇女阴道流出一种黏性液体，连绵不断，其状如带。有白带、青带、黄带、赤带、黑带、赤白带下、五色带下等。临床按五色分证：赤带主热，多属心肝火盛；青带多属肝经湿热下注；黄带主脾经湿热；白带多属肺生理作分泌以外，多主寒湿，或脾虚；黑带属热盛熏蒸，肾水亏虚。若带下五色混杂而恶臭者，多因湿热瘀积成毒，属重症。治疗多为清热去湿，病久则宜健脾或补肾。

带型（band）　各号染色体的带在数目、分布、大小和着色深浅程度或荧光强弱等特征上的差异特点。根据带型特点不仅可以识别任何一条染色体，而且可以查明一条染色体上某个区段中发生的微小结构变化，对诊断染色体病有着重要的意义。

带状角膜混浊（band-shaped opacity of cornea）　继发于慢性虹膜睫状体炎、青光眼等病晚期的角膜变性。表现为正对睑裂部位的角膜有中部狭窄、两端宽的带状混浊。治疗：无特殊疗法，早期可试用 0.2%～0.5% 依地酸二钠滴眼液点眼。

带状疱疹（herpes zoster）　病毒性皮肤病之一。疱疹的一种。由水痘-带状疱疹病毒感染引起，以沿单侧周围神经分布的簇集性小水疱为特征，呈带状分布，常伴有明显的神经痛。3 周左右可痊愈。极少复发。当细胞免疫功能低下时，如恶性淋巴瘤、白血病、长期应用肾上腺皮质激素等，常并发此病。治疗：泼尼松、吲哚美辛等。中医学上称为"蛇丹"，发生于腰部者称为缠腰火丹，又称"蜘蛛疮"。

带状疱疹性睑皮炎（zoster lid dermatitis）　因带状疱疹病毒感染了三叉神经半月节或三叉神经的第一支所致。病初三叉神经分布区域发生剧烈神经痛。数日后该区出现皮肤肿胀、潮红簇状透明小水疱，随即伴会身感染症状。疱疹分布不超过鼻中线，溃疡遗留瘢痕终生不退。治疗主要是对症处理。

带状疱疹性角膜炎（herpes zoster keratitis）　带状疱疹病毒引起的角膜炎症。感染后病毒潜伏于三叉神经节中。当机体免疫功能低下或外界刺激诱导下，病毒被激活、繁殖而发病。多在面部出现皮疹后随即出现角膜炎症。治疗以散瞳、应用抗病毒药物及抗生素，以及提高免疫功能为主。

带状纤维瘤（tenioid fibroid tumor）　好发于 20～40 岁的女性，多位于腹壁，常为腹壁外伤后或产后修复性纤维瘤，生长缓慢、质硬、无痛、无活动性，呈浸润性生长，无包膜，与周围界限不清。局部切除后可复发，宜广泛切除。

待产（predelivery）　产妇于临产前，在特定的病室内进行观察、监护、系统管理，为等待临产。

待用型起搏器（stand by pacemaker）　是同步型起搏器的一种类型。可根据病人自发心律的变化而自动调整起搏脉冲并取得同步，因而不引起竞争心律。

戴-达-马综合征（Dyke-Davidoff-Masson syndrome）　新生儿大脑半球病损综合征。临床特征为精神发育迟缓、一侧面部和肢体不同程度中枢性瘫痪及病变、对侧身体萎缩。

戴尼格征（Deininger sign）　病人平卧时腹痛加剧，而站立时减轻。见于胃蜂窝织炎。

戴维斯征（Davis sign）　一种死亡征象。触摸动脉呈没有搏动的空虚感，动脉上面有淡黄色或白色的皮肤斑。

戴无菌手套法（wearing sterile gloves）　无菌手套有干、湿两种，目前一般均戴干无菌手套。先取出套夹内的无菌滑石粉，轻擦双手。然后用一只手拿起手套的反折部分或手套内面，先戴上一只手，随用戴上手套的手拿起另一只手套的反折部外面，戴到另一只手上。再将两只手套的反折部翻起盖到袖口上。然后以无菌盐水将手套外面的滑石粉冲去。

戴眼（fixed hyperphoria）　中医病证名。眼睛上视，不能转动。属肝风挟痰、闭阻清窍之重症。治宜息风豁痰开窍。

戴-扬综合征（Dyke-Young syndrome）　脆性大细胞性贫血。其主要特征是红细胞的脆性增加，且具有大细胞性恶性贫血。多发生于 30 岁以上的成年人。主要表现为高胆红素血症和溶血性贫血、脾大。病情反复缓解和恶化，呈迁延性经过。

戴阳（floating yang）　中医证候名。指以颧色淡红如妆、游移不定为特征，下真寒而上假热的危重证候。多因下元虚衰、真阳浮越所致。症见两颧淡红如妆、游移不定、齿浮、衄血、足胫逆冷、脉微细欲绝。属危症。治宜温补元气，以收敛浮阳、固脱为主。急服参附龙牡汤。

丹迪-沃克综合征（Dandy-Walker syndrome）　由婴儿初期第四脑室、小脑发育障碍的先天性畸形所引起的一系列临床表现。表现为脑积水、头围扩大、前囟膨隆、智力发育差、四肢运动障碍。治疗：行分流术。

丹迪综合征（Dandy syndrome）　视觉识别障碍性眩晕。视觉和前庭功能障碍的疾病。病人常有外界景物跳动或振动的幻觉，多不敢摇动头部。

丹毒（erysipelas）　①由细菌感染引起的急性真皮炎症。致病菌为溶血性链球菌（丹毒链球菌）。好发于面部及小腿。发病急、蔓延快，患区灼痛，呈鲜红色，压之褪色，边缘高于正常皮肤，界限清楚，但无化脓。下肢丹毒反复发作，有时可形成象皮肿。治疗：青霉素等抗生素及磺胺类药物效果良好。②中医外科病名之一。发于上者多为风热化火，发于下者多为湿热化火，也有外伤感染所致，症见患部皮肤突然鲜红成片，色如涂丹，灼热肿胀，迅速蔓延。发无定处者称赤游丹，发于头部者称抱头火丹，发于小腿者称流火。治宜清热解毒、凉血化瘀。

丹毒丝菌感染（erysipelothrix infection）　丹毒丝菌所引起的感染。表现为皮肤感染，少数病人可发生菌血症、心内膜炎及关节炎。细菌学检查诊断。治疗：青霉素、氨基糖苷类等。

丹福尔特征（Danforth sign）　输卵管或卵巢破裂的征象。表现为吸气时病人肩关节部位的疼痛。提示输卵管或卵巢的破裂。

丹剂（dan ji）　将药物经过炼制、升华、熔合等技术处理制成的粉状剂型。大多含有汞、砷类成分。如红升丹、白降丹、三仙丹等，这类仅供外用。内服的中成药丹药，因某些含有贵重药品，或欲宣传其疗效突出，又赋予了丹剂灵丹妙药的概念。因此丹剂往往以丸、散、锭等多种剂型出现。近年有些已改称为丸，如补心丹改为补心丸。

丹迈尔征（Danmeyer sign）　喉头向前移位伴有外观上下咽部扩张，是食管异物的特点。

丹尼·布朗综合征（Denny-Brown syndrome）　其他名称：癌性神经肌病综合征。肿瘤所伴发的神经和肌肉的非转移性病变，主要为退行性变。可出现肌病、周围神经病、脊髓病、小脑变性、痴呆等。神经肌肉病变可早于肿瘤发生。治疗：早期切除肿瘤。

丹皮粉（paeonol）　从毛茛科植物牡丹根皮中提取的酚性成分。低熔点白色针晶，不溶于水，可溶于油。具有抗炎、止痛、解痉作用。临床用于风湿性关节炎、神经痛、胃痛、各种癌痛及手术后痛。

丹痧（scarlatina）　中医病名。中医儿科疾病之一。因感受痧毒疫疠之邪所致。症见发热、咽喉肿痛或伴腐烂、猩红色皮疹、杨梅舌、疹后脱皮等。一年四季均可发病，但以冬、春两季为多。任何年龄都可以发病，2～8岁儿童居多。治宜清热解毒、清利咽喉。

丹参（danshen, Radix et Rhizoma Salviae Miltiorrhizae, danshen root）　中医药名。唇形科植物丹参的干燥根及根茎。苦，微寒。归心、肝经。祛瘀止痛、活血通经、清心除烦。主治：①多种瘀血为患的病证。如血滞经闭、经痛、真心痛、肢体痛以及产后恶露不尽的小腹痛等。②瘀滞所致的癥瘕积块。

丹参醌（tanshinone）　其他名称：丹参酮。从唇形科植物丹参的根中提取出的一类二萜醌类红色素。已知有 15 种以上。具有较强的抑菌作用，特别对于金黄色葡萄球菌和分枝杆菌的作用较强。用于治疗急性化脓性扁桃体炎、外耳道炎、疖、痈、外伤感染等。丹参醌ⅡA磺酸钠用于治疗心绞痛、胸闷。

丹参片（danshen pian）　中医成药名。养血活血祛瘀剂。另有制剂：注射液。组成：丹参。用于冠心病引起的胸闷、心绞痛及心神不宁。无瘀血者不宜服用。

丹参酮ⅡA磺酸钠（sodium tanshinon ⅡA silate）　为由丹参提取的有效成分，能增加冠状动脉血流量，改善缺氧后引起的心肌代谢紊乱，提高心肌耐缺氧的能力。有保护红细胞膜，缩小梗死范围，以及一定的增强心肌收缩力、减慢心率、改善心功能的作用。并有抑制血小板聚集、降低血脂等作用。临床用于心绞痛、心肌梗死，也可用于室性期前收缩。肌注可致局部疼痛。个别有出现皮疹，停药后可消失。

丹参饮（danshen yin, decoction of Radix Salviae Miltiorrhizae）　中医方剂。《时方歌括》方。组成：丹参、檀香、砂仁。功能行气活血化瘀。治脘腹疼痛；近代也用于治疗心绞痛。

丹氏颗粒（Dane granule）　其他名称：大球形颗粒。是有感染性的完整的乙型肝炎病毒（HBV）颗粒，呈球形，直径为42nm，具有双层衣壳。其外衣壳是 HBV 的表面抗原，内衣壳为 HBV 核心抗原。病毒核心内部含病毒的双链 DNA 分子、DNA 聚合酶等。

丹斯征（Dence sign）　回-结肠型、回-盲肠型、回-回-盲肠套叠的特异征象。病人仰卧，左右臀部和腰部放平。检查者站于病人一侧，从上方观察，再坐于病人一侧，使双眼视线与病人腹壁平行，观察病人腹壁的高度，并左右对比。如发现病人右髂窝塌陷，较左髂窝低洼，即为此征阳性。对上述三型肠套叠有诊断意义。

丹栀逍遥散（danzhi xiaoyao san）　其他名称：加味逍遥散、八味逍遥散。中医成药名。疏肝解郁调气剂。组成：牡丹皮、炒栀子、柴胡、炒当归、炒白术、芍药（酒炒）、茯苓、炙甘草。功能疏肝解郁、清热除烦。治肝脾血虚有热、遍身瘙痒，或口燥咽干、发热盗汗、食少嗜卧、小便涩滞及瘰疬流注等。虚寒者不宜服用；服药期间忌食辛辣之物。

单胺氧化酶（monoamine oxidase, MAO）　一种含铜黄素蛋白。催化单胺化合物（如儿茶酚胺）的氧化脱氨作用，即将生物胺氧化为亚胺，脱下的氢传给分子氧形成 H_2O_2，亚胺的 C＝N 键易水解生成醛和氨。

单倍体细胞（monoploid）　生殖细胞经减数分裂在胞内只含正常细胞的一半染色体数，称单倍体细胞。精子细胞和成熟卵细胞为单倍体细胞，染色体核型为 23X 或 23Y。单倍体在医学上研究染色体畸变病中有重要意义。

单薄膜包衣（semi-film coating）　其他名称：半薄膜衣。将糖衣和薄膜衣工艺特点相结合的片剂包衣方法。片剂先包裹上糖衣层，使棱角消失、颜色一致，再用合适的高分子物料包裹薄膜衣层。兼有糖衣片和薄膜衣片的优点。

单侧肺阙如（unilateral pulmonary agenesis）　一种先天性肺发育不全。一侧主支气管与肺阙如，左侧多于右侧。常伴有其他先天性畸形。常见症状为呼吸困难、咳嗽、发绀和呼吸音粗糙。有时伴肺内感染。X 线显示患侧胸部均匀阴影。治疗：对症；手术延长主动脉弓，以解除气管受压。

单侧面萎缩症（facial hemiatrophy）　其他名称：半侧面萎缩症、面部偏侧萎缩、面半侧萎缩症、龙贝格（Romberg）病。一侧面部的组织，包括肌肉、皮下组织、脂肪、舌、软腭、骨、皮、毛发等进行性萎缩的病症。以中线为界病变面半侧皮肤、皮下脂肪、结缔组织、骨组织等萎缩。局部常有色素沉着或汗毛脱落，皮肤光亮。

单侧束支传导阻滞（unilateral bundle branch block）　右束支或左束支主干的传导阻滞。

单侧条索状卵巢综合征（unilateral streaked ovarian syndrome）　病人虽有正常女性体态，子宫和输卵管形态基本正常，但一侧卵巢呈纤维索条样不发育状态。先于或重于右侧卵巢的发育不良。表现为经量少、逐渐闭经。部分病人无排卵，原发性不孕。激素替代治疗。

单侧透明肺综合征（unilateral hyperlucent lung syndrome）　简称单侧透明肺。病因不明，可能与发育异常有关，或是由婴幼儿时期病毒感染而引起的单侧肺部疾病。一般无症状，少数病人可表现为咳嗽、咳痰、气急或咯血。可反复肺内感染。胸部 X 线表现为单侧肺透亮度增加，肺血管影和肺门影减少。病理表现主要为支气管炎、细支气管炎和支气管扩张。肺功能检查提示阻塞性通气功能障碍，但纤维支气管镜检查无支气管狭窄证据。一般不需特殊治疗。反复感染不能控制，可考虑手术切除。

单层扁平上皮（simple squamous epithelium）　由一层边界不规则、表面光滑、形如鳞片的扁平细胞组成的上皮。表面观，细胞边缘呈锯齿状，借细胞间质互相嵌合，连接成一层膜状结构；侧面观，细胞扁平，核位于细胞中央，呈椭圆形，含核部分稍厚。此种上皮细胞衬于心血管及淋巴管内表面者称为内皮；分布于胸膜、心包膜、腹膜表面者称为间皮。单层扁平上皮表面光滑，利于液体的流动和器官的活动。

单层立方上皮（simple cuboidal epithelium）　由一层近似立方形细胞组成的上皮。表面观，细胞呈多边形；侧面观，细胞呈立方状，核圆，位于细胞中央。多分布于肾小管和甲状腺滤泡，具有吸收及分泌功能。

单层柱状上皮（simple columnar epithelium）　由一层柱状形细胞组成的上皮。细胞核呈长椭圆形，多竖立于细胞基底部，极性明显，细胞器排列有一定位置。游离面可有纤毛或微绒毛。胃肠的单层柱状上皮细胞间夹有杯状细胞，并具有典型的连接复合体。多分布于消化管道和生殖管道的黏膜，具有吸收和分泌功能。

单纯癌（carcinoma simplex） 一种未分化型癌。特点是癌组织中主质与间质成分几乎相等。癌细胞的排列呈多样化，可为小巢状、片块状或条索状，也可为腺样结构。在乳腺癌中常见，几种类型的乳腺癌混合在一起，难以区别哪一型为主时，也可诊断为此癌。

单纯超滤（isolated ultrafiltration） 以清除机体水分为目的的血液净化治疗方法。水分和溶质的清除依赖对流原理。将血液引入透析器后，单纯依赖透析膜两侧跨膜压差达到清除体内水分的目的。治疗过程不使用透析液。

单纯蛋白质（simple protein） 其他名称：简单蛋白质。完全由氨基酸构成的蛋白质。如卵清蛋白、组蛋白和胰岛素等均是。

单纯多动症（simple hyperactivity） 多在儿童期发病。患儿出现抽鼻、眨眼、皱眉、晃头等小动作，反复出现，动作模式基本一致。注意时可暂时控制，不注意又照样复现。患儿智能正常，不影响生活及学习。病因不清，尚无有效疗法。

单纯肺动脉口狭窄（isolated pulmonic stenosis） 以肺动脉口狭窄为唯一畸形的常见先天性心血管病。病人心室间隔完整，但可伴有心房间隔缺损或卵圆孔未闭。主要表现为呼吸困难、心悸、乏力、胸闷、咳嗽，偶有胸痛和晕厥。后期可有右心衰竭症状。主要体征为胸骨左缘第2肋间有响亮而粗糙的收缩期杂音，肺动脉瓣区第二心音减弱而分裂。X线表现为肺血管影细小、肺野清晰。右心导管及选择性心血管造影可以确诊。治疗：肺动脉瓣球囊扩张或手术治疗。

单纯糠疹（pityriasis simplex） 一种非特异性皮炎，病因未明。多见于儿童和青少年，皮疹多发于面部。为圆形或椭圆形的淡色斑，表面有少量白色糠状鳞屑，无自觉症状。治疗：3%硫磺霜或3%硫磺煤焦油软膏。

单纯扩散（simple diffusion） 细胞膜物质转运的一种方式。溶解在脂质中的物质的分子由高浓度的一侧经细胞膜向低浓度一侧的净移动。此时，物质分子移动量的多少可用"通量"来表示。即每秒内通过每平方厘米扩散面积的摩尔（或毫摩尔）数。通量大，说明物质分子移动量多；反之，移动量少。机体内以此种方式出入细胞的物质种类很少，仅有氧气和二氧化碳。因此，单纯扩散不是体内细胞膜物质转运的主要方式。

单纯疱疹（herpes simplex） 由单纯疱疹病毒所致的皮肤病。中医称为热疮。单纯疱疹病毒是一种双链线形DNA病毒，人类是唯一的天然宿主。多发于感冒、肝炎、高热病人。常见于口角、唇缘、鼻孔等皮肤黏膜交界处，亦见于生殖器。局部灼痒，随即出现红斑、集簇性小丘疹、水疱，1周左右可自然痊愈。无需特殊治疗；也可用干燥收敛药，防止继发感染。

单纯疱疹病毒（herpes simplex virus） 引起单纯疱疹等疾病的病原体。感染范围较广，能引起多种疾病，如热性疱疹脑膜炎、急性三叉神经痛等。多种细胞对该病毒均有易感性。人是它的自然宿主。经口腔、生殖器黏膜及损害的皮肤侵入体内。孕妇于分娩时感染可传给婴儿；胎儿期感染可引起先天性畸形。近年来发现其与肿瘤发病亦有一定关系。

单纯疱疹病毒肺炎（herpes simplex virus pneumonia） 由单纯疱疹病毒在肺部原发感染引起的肺炎。主要见于免疫功能缺陷病人，多见于成人，在婴幼儿可以是单纯疱疹病毒感染的并发症。其病理改变是弥漫性肺间质炎、坏死和肺出血，在细胞核内形成嗜酸性包涵体。

单纯疱疹病毒性脑炎（herpes simplex virus encephalitis） 其他名称：单纯疱疹脑炎、急性坏死性脑炎、出血性脑炎。单纯疱疹病毒起的脑实质急性感染性病变。单纯疱疹病毒为寄生病毒，寄生于三叉神经半月神经节，常侵犯大脑额叶底部、颞叶及边缘系统，导致脑组织出血性坏死。一种多见的致死性散发性脑炎。临床表现为急性起病，病前常有呼吸道感染、发热、头痛、乏力等非特异性症状，或病前过度疲劳等，数天后出现失眠、性格或行为异常，抽搐或昏迷。分为癫痫型、精神异常型和自动型。根据急性起病、发热、意识障碍，伴或不伴抽搐，脑电图异常和头颅CT或MRI见到额、颞叶的炎症异常信号，可临床诊断。脑脊液、脑组织活检可确诊。确诊后立即进行抗病毒治疗，脱水治疗，中医药诊治。

单纯疱疹脑炎（herpes simplex encephalitis） 见单纯疱疹病毒性脑炎。

单纯疱疹性肝炎（herpes simplex hepatitis） 由单纯性疱疹病毒所致的肝炎。儿童病人多于成人。有免疫缺陷，严重疾病者易造成全身播散。表现为急性发热、皮肤黏膜出血、黄疸、肝功能不良，肝脏呈出血性坏死。暴发性肝衰竭者病死率高。特异性抗体阳性，肝活检或检出病毒可确诊。治疗：抗病毒，对症。

单纯疱疹性角膜炎（herpes simplex keratitis） 单纯疱疹病毒所致的角膜炎症。病人有畏光、流泪、眼痛和患侧头痛。初期角膜上皮层出现多数如针头样的小疱，并排列成行，破溃后可融合成树枝状或地图状。炎症侵及角膜深层，则发生基质层盘状浸润。治疗：碘苷滴眼液或药膏。同时注意防止混合性感染。

单纯疱疹性脑膜脑炎（herpes simplex meningoencephalitis） 由Ⅱ型单纯疱疹病毒所致的中枢神经系统感染。本病可能经血源感染。病人多为婴儿和年轻人。临床表现与其他病毒性脑炎相似，能自限，预后良好。部分病人无发热，却有心动过缓、生殖道黏膜疱疹及尿道炎。新生儿感染除口、眼、皮肤损害外，常伴发脑炎、肝脾大与黄疸，病死率高。脑脊液特征是红细胞增多、含糖量明显降低。诊断与鉴别依赖病毒分离及应用免疫技术测定细胞内疱疹病毒抗原与抗体。治疗：阿昔洛韦，对症。

单纯塞托利细胞综合征（Sertoli cell only syndrome） 见纯睾丸支持细胞综合征。

单纯随机抽样（simple random sampling） 随机抽样方法之一。借助抽签法或随机数字表法，使总体中的每一个观察单位都有同等机会被抽入样本。这种抽样方法的适用条件为总体中观察单位的数量不大，且分布较均匀。例如欲调查某小学某年级学生的蛔虫感染情况，可用抽签的办法抽取一定数量的学生进行检查，以估计该年级学生的蛔虫感染水平。

单纯小细胞性贫血（simple microcytic anemia） 指平均红细胞体积、平均红细胞血红蛋白含量均低于正常，平均红细胞血红蛋白浓度正常。此种贫血见于感染、中毒，如慢性炎症、尿毒症等。

单纯型流感（simple form of influenza） 指无肺炎等并发症的流感。流行时，本型最常见，以全身中毒症状重、呼吸道症状相对较轻为特征。起病较急，表现为畏寒、高热、头痛、乏力、全身酸痛、食欲减退、恶心、呕吐等。病人呈急重病容，周身衰竭，有眼结膜充血和眼球压痛、咽充血及口腔黏膜疱疹。发热1～2天达到高峰，呈弛张热型，3～5天退热，其他症状亦随之缓解。全身乏力、咳嗽可持续1～2周。治疗：隔离，休息，对症。

单纯性肠梗阻（simple intestinal obstruction） 肠内容物通过受阻而肠壁的血运正常的肠梗阻。病因多为肠管本身的病变、肠腔内的堵塞或肠外的压迫等。治疗：禁饮食、胃肠减压；肥皂水保留灌肠；补液，纠正水、电解质紊乱及酸碱平衡。经24～48h非手术治疗症状未能缓解的，应予手术治疗。

单纯性肥胖（simple obesity） 肥胖的一种。当进食热量大于消耗热量而以脂肪形式储存于体内，超过标准体重20%而无明显病因，可称为单纯性肥胖；有明确病因者称继发性肥胖。主要与遗传、神经内分泌紊乱及不适当饮食习惯等有关。肥胖可加重全身各脏器功能负荷，易发生高脂血症、糖尿病、高血压、高尿酸血症、胆石症、低通气综合征等。防治的关键是限制摄入热量，提倡低脂、低糖及高纤维素饮食，坚持体力活动。

单纯性高热惊厥（simple hyperpyretic convulsion） 发病年龄多为6个月～4岁。常常在发热早期（6h内）、体温上升期（多在38.8～40℃）出现惊厥，惊厥持续时间极少超过10min，多数仅发作一次。惊厥发作类型常为全身性、对称性（婴幼儿可不对称）。脑电图在退热1周后即恢复正常。治疗：退热，抗惊厥药物。预后良好。

D

单纯性虹膜异色症（simplex heterochromia iridis）　一种影响虹膜发育过程的遗传性病变。表现为双侧虹膜色调深浅不一。无特殊临床意义。

单纯性甲状腺肿（simple goiter）　其他名称：非毒性甲状腺肿。由于缺碘、碘过量、致甲状腺肿物质或先天性缺陷等因素，致甲状腺激素生成障碍或需求增加，使甲状腺素相对不足、垂体分泌抗甲状腺素（TSH）增多致甲状腺代偿性肿大，但不伴有甲状腺功能异常。分散发性和地方性两类。多无全身症状，基础代谢率正常。甲状腺呈不同程度的肿大、质柔软。流行地区可用碘化食盐或肌注碘油防治。有压迫症状的、呈结节状的、胸骨后的或巨大的，应予手术治疗。

单纯性角膜溃疡（simple corneal ulcer）　角膜前弹力层、基质浅层机械损伤或致病毒力较弱的细菌感染所致的角膜溃疡性病变。病人有畏光、流泪、异物感及眼部充血，角膜出现灰白色或淡黄色形状不规则而边缘清楚的浅层溃疡。治疗：包扎患眼，用抗生素滴眼液点眼，预防感染，促进角膜修复。

单纯性酒醉（simple drunkenness）　一种急性酒精中毒。表现为失去控制力，情绪欣快，过分自信，爱开玩笑，注意力不集中，动作不灵活并伴有哭泣或嬉笑，以后可转入睡眠。醒后能回忆其经过。躯体反应有颜面潮红或苍白、血压升高、心率加快和呕吐等。治疗：如在饮酒后不久，催吐、洗胃；灌浓茶；头部冷敷或冰敷；以及四肢保暖；对症治疗。

单纯性毛细血管瘤（simple capillary hemangioma）　其他名称：草莓状痣。一种良性毛细血管瘤。损害为大小不等，由无数鲜红或紫红色的毛细血管或完全由内皮细胞形成的平坦或隆起性肿，扩大后形成斑块，质软，表面呈桑椹状。其间可见毛细血管扩张，压之体积可缩小。治疗：多数不需治疗，5年内可自行消退；也可用放射、冷冻或激光等治疗。

单纯性梅毒性主动脉炎（simple syphilitic aortitis）　梅毒性血管病之一。主动脉中层肌肉和弹力组织被梅毒螺旋体侵入破坏产生的炎症。主要症状有胸骨后不适或疼痛。查体：心脏上方浊音界增宽、主动脉瓣区第二心音增强，可闻轻度收缩期杂音。梅毒血清学反应阳性。胸部 X 线、CT、MRI、超声等检查有利于进一步确诊。驱梅及对症治疗。

单纯性气胸（simple pneumothorax）　见闭合性气胸。

单纯性肾病（idiopathic nephrosis）　见微小病变型肾病。

单纯性肾囊肿（simple renal cyst，SRC）　其他名称：肾囊肿。临床上最常见而实际意义最小的一种肾脏囊肿性疾病。一般不伴肾功能减退。一种非遗传性而是后天获得性肾脏囊肿性病变。儿童罕见，多在 40 岁以后发病，主要见于男性。病因不清，可能为肾实质缺血所致。囊肿可为 1 个或多个，常累及单侧肾脏，也可出现双侧肾脏囊肿。表现为腹部肿物及压迫症状。CT、B 超及尿路造影检查确诊。治疗：小囊肿不必处理；孤立大囊肿可手术摘除或抽液后注入硬化剂；单侧多发囊肿，症状严重而对侧肾功能正常可考虑患肾切除。

单纯性外阴切除术（simple vulvectomy）　只切除大、小阴唇和阴蒂的手术。外阴白色病变经活检证实有非典型增生及外阴原位癌除外浸润癌时，可采用单纯性外阴切除术。选用低位硬膜外或骶管麻醉，取膀胱截石位，消毒外阴及大腿内侧上 1/3 及阴道。导尿，最好使用电刀做两个椭圆形切口。外切口从阴蒂上方经两侧阴唇至会阴部；内切口从尿道外口上方经两侧阴道口的外侧缘达阴唇后联合。位于两个切口中间的病变可完全切除。用丝线间断缝合皮下脂肪，再缝合皮肤，安放留置导尿管。

单纯性下肢静脉曲张（simple varix of lower limb）　指病变范围仅局限于下肢浅静脉者。病因为静脉瓣功能不全、静脉壁薄弱和静脉内压力升高。主要见于大隐静脉，也可同时发生于小隐静脉。表现为浅静脉蜿蜒迂曲扩张，小腿部尤其明显。自觉有酸胀、沉重感。晚期皮肤萎缩可出现脱屑、色素沉着、湿疹和溃疡等。轻度静脉曲张可扎弹力绷带或穿弹力袜等治疗；明显曲张者需手术治疗。

单纯性血尿（simple hematuria）　无明显临床症状和体征，仅表现为肾小球性血尿。

单纯性晕厥（simple faint）　见血管迷走性晕厥。

单纯性紫癜（purpura simplex）　也称女性易发青斑综合征。一种常见的、原因不明的皮肤出血点和瘀斑，而无其他异常的良性出血性疾病。发病以青年女性为主，与月经周期有关。激素对血管和周围组织的影响可能是单纯性紫癜的发病机制。出血表现轻微，多见于下肢皮肤易于受损的部位，因此常称易碰伤综合征，但均无局部外伤史。有的病例在月经期加剧。各项出凝血检查均属正常，束臂试验可能阳性。类风湿性关节炎、风湿热及服用阿司匹林后，常合并本病。本病常反复发作，但预后良好，不需治疗。嘱尽量不用阿司匹林及抗凝药物。

单导心电图机（unilead electrocardiograph）　心电图机的一种，一次仅能描记一个导联的心电图。其优点是轻便灵活、便于携带。缺点是不能同步描记。

单点突变（point mutation）　突变仅发生一个碱基对的改变（多为替代）。

单发性内生软骨瘤（solitary enchondroma）　一种最多见的良性软骨肿瘤。以男性青壮年为主，环、中指的近节指骨最多见。受累骨变粗，少数病人有疼痛。偶因外伤引起病理性骨折。X 线片见干骺端中央区或骨干内呈溶骨性破坏灶，溶骨区内有钙化阴影。病理检查可确诊。治疗：手术为主。

单方（simple recipe）　民间流传的简单经验处方。往往只有一两味药，多由口头传授。有些确有特殊疗效。但有些其科学性和疗效尚有待证实。

单分支传导阻滞（monofascicular block）　左束支的任何一个分支发生的传导阻滞。包括左前分支、左后分支、中隔支的传导阻滞。

单根牙（single rooted tooth）　正常牙齿的一种。只有一个根的牙齿，有上切牙、下切牙、上尖牙及下尖牙和双尖牙，但上颌第一双尖牙多为双根。

单关节（simple joint）　一个关节囊内只由两块骨组成的关节。如肩关节、髋关节、胸锁关节。

单光子发射计算机体层摄影（single photon emission computerized tomography，SPECT）　可显示放射性核素三维空间分布的图像（即立体图像）的检查技术。可用于脏器的功能和组织形态的检查。

单核苷酸多态性（single nucleotide polymorphism，SNP）　是指 DNA 序列中单个核苷酸的差异，是人类基因组作图的第三代多态性标记。SNP 是研究基因组多态性和识别、定位疾病相关基因的一种新工具，对药物基因组学及新药的开发具有重要作用。

单核巨噬细胞系统（mononuclear phagocyte system，MPS）　其他名称：网状内皮系统、单核吞噬细胞系统。人体内具有强烈吞噬及防御功能的细胞系统。源于骨髓干细胞，包括由它所分化的幼单核细胞、单核细胞和巨噬细胞以及分布于体内各处的巨噬细胞，如结缔组织中的巨噬细胞、肺内尘细胞、肝内库普弗细胞、脾及淋巴结内巨噬细胞以及神经系统内的小胶质细胞等。

单核细胞（monocyte）　细胞体积最大、细胞核呈肾形或马蹄形、胞质嗜碱性、含许多细小的嗜天青颗粒的一种无粒白细胞。占白细胞总数的 3%～8%。能消灭侵入机体内的细菌及异物，消除体内衰老损伤的细胞，杀伤肿瘤细胞，并参与免疫反应。染色质颗粒较细，且疏松呈网状，着色浅。具有活跃的变形运动、趋化性和吞噬功能，穿出血管后分化为巨噬细胞。

单核细胞白血病（monocytic leukemia）　骨髓中以单核细胞异常增生为主的白血病，可分为急性及慢性。后者极为少见。前者具有一般急性白血病特点，并且常见齿龈增生、肿胀、出血、溃疡等。治疗：化疗、骨髓移植；防治感染及出血、贫血、高尿酸血症。

单核细胞减少（monocytopenia）　血液中单核细胞数量低于正常。无临床意义。

单核细胞性李斯特菌（Listeria monocytogenes）　为革兰氏阴性小杆菌，有鞭毛，无荚膜和芽孢，需氧或微需氧，在血液平板上生长良好。根据抗原性不同分为 4 个血清型和多个亚型。抵抗力不强。对青霉素、链霉素等不敏感。能产生类似溶血素的外毒素。可引起流产和新生儿脑膜炎、急性败血症、单核细胞增多症等。

单核细胞增多症（monocytosis）　外周血单核细胞数量成人 $>0.5\times10^9/L$，儿童 $>0.8\times10^9/L$。病理性增多见于：感染性心内膜炎、疟疾、黑热病、急性感染的恢复期、活动性肺结核，以及单核细胞白血病、粒细胞缺乏症恢复期、多发性骨髓瘤、恶性组织细胞病、淋巴瘤、骨髓增生异常综合征等。婴幼儿及儿童单核细胞增多，可属生理性增多。治疗的关键是明确病因，治疗原发病。

单核细胞增多症性咽峡炎（monocytangina）　为传染性单核细胞增多症的咽部表现。病毒感染可能为本病的病因。病人多为青少年。症状为高热、淋巴结肿大、咽痛、肝脾大等。咽部可见黏膜弥漫充血、上腭瘀斑，腺样体、扁桃体肿大。治疗：口咽清洁护理，用青霉素控制继发感染。

单基因病（single-gene disease）　根据突变基因所处的染色体不同，单基因病分为常染色体和性染色体遗传疾病；根据突变基因是否导致性状（表型）的改变，分为显性和隐性。因而单基因病大致分为常见的常染色体显性、常染色体隐性、性 X 染色体隐性、少见的性 X 染色体显性和 Y 染色体连锁遗传性疾病。

单基因遗传病（monogenic inheritance disease）　由一对等位基因所控制的疾病。包括分子病、先天性代谢缺陷病、若干先天畸形综合征。一对等位基因中只要有任何一个存在就显示其遗传性状者，称显性性状；2 个等位基因必须同时存在才显示其性状者称隐性性状。如镰状细胞贫血需 2 个等位基因均表达才会有临床表现。但其单个基因表达者为 SH 血红蛋白携带者，为隐性性状。

单极起搏（unipolar pacing）　起搏刺激心脏的电极是单极（阴极）的起搏。其无关电极（阳极）置于远离心脏的皮下，由于两个电极间距离扩大，故刺激信号大。

单极肢体导联（unipolar limb leads）　一种将与心电图机负端相连的电极保持在零电位作为无关电极，将另一个与仪器正端相连的电极放置在体表某点作为探查电极的心电图描记法。分为单极胸导联和单极肢体导联两种。所测得的是探查电极所在部位的电位变化。

单加氧酶（monooxygenase）　其他名称：混合功能氧化酶、羟化酶。催化氧（O_2）的一个氧原子加到底物分子上，使底物羟化，另一个氧原子被氢还原成水。此酶在肝脏和肾上腺的微粒体内含量多。参与类固醇激素、胆汁酸和胆红素等的生成；还参与药物和毒物等的生物转化反应。此酶需细胞色素 P_{450} 及还原型辅酶Ⅱ参与反应。

单价体（univalent）　生殖细胞减数分裂时，细胞内出现的没有配对的单个染色体。例如 XO 的个体，细胞中的 X 染色体便是单价体。

单角子宫（uterus unicornuate）　仅一侧副中肾管发育而形成单角子宫。子宫多偏向一侧，连接一条输卵管。常伴一侧肾阙如。一般无症状，但容易发生流产、早产和胎位异常。不需特殊处理。

单结节性高功能性甲状腺肿（Plummer disease, autonomous hyperfunctioning thyroid adenoma）　见自主性功能亢进性甲状腺腺瘤。

单克隆抗体（monoclonal antibody）　高度均质性的特异性抗体，由一个识别单一抗原表位的 B 细胞克隆所分泌。一般来自杂交瘤细胞。单克隆抗体纯度高、专一性强、效价高，可免除血清学上的交叉反应，故可提高血清学试验的特异性和敏感性。单克隆抗体与同位素或毒素结合，可制成免疫导弹，其治疗制剂已试用于肿瘤等疾病的治疗。

单类停搏（single kind of arrest）　心脏停搏的起搏点只发生在一个部位的停搏。根据发生停搏的部位分类为：窦性、房性、连接性和室性停搏 4 类。其中窦性停搏最常见又重要。

单链 DNA（single-stranded DNA, ssDNA）　含有一条脱氧核糖核苷酸链的 DNA 形式。

单链 RNA（single-stranded RNA, ssRNA）　只含有一条链的 RNA 分子。生物体中绝大部分 RNA 是单链 RNA，形成二级结构时，是既有单链、又有双链结构域的 RNA 分子，只有某些 RNA 病毒是由两条互补而成的双链 RNA。

单链结合蛋白（single-strand binding protein）　见松弛蛋白。

单卵双胎（monozygotic twins）　来自一个受精卵的两个孪生胎儿。两个胎儿的遗传构成和表型完全相同，其胎盘及胎膜关系视两个胚胎相互分离的时间而定。故性别相同，相貌、血型和指纹相似，相互间进行组织或器官移植不会引起排斥反应。其出生率与母亲年龄无关。其发生情况有：①卵裂球在二细胞期发生分离，每个胚胎有自己的胎盘、羊膜腔和绒毛膜囊。②胚泡形成两个内细胞群，每个内细胞群各发育成一个完整的个体，他们有共同的胎盘和绒毛膜囊，但各有一个羊膜腔。③一个胎盘上有两条原条，各自发育成一个完整的个体，两个个体有共同的羊膜、绒毛膜和胎盘。两个胎儿共用一个胎盘者，互相争夺营养，可致胎儿-胎儿输血综合征；畸形者亦较双卵双胎为多。

单卵双胎输血综合征（single-ovum twins transfusion syndrome）　单一绒毛膜的单卵双生的胎盘内血管吻合异常，使一个胎儿的血液通过胎盘动脉吻合支输向另一胎儿而出现的一组病征。表现为出生时一个新生儿贫血；另一个则为多血儿，血红蛋白含量相差达 5g/L 以上。治疗：第一胎娩出后，及早结扎脐带，对症处理。

单苗接种率（univalent vaccination rate）　某疫苗按照免疫程序的接种人数与应接种人数之比。应接种人数包括禁忌证人数和外地寄居在本地 3 个月及以上的人数，不包括外出在 3 个月及以上的人数。单苗接种率＝某疫苗按免疫程序接种人数/某疫苗应接种人数×100%。

单宁（tannin, tannic acid）　其他名称：鞣质。是植物果实、材料及水果中的一种复杂的多元酚类衍生物。可影响水果和食品的品质，因其遇铁变成黑色，与食品的风味与色泽密切相关。食品中含有较多的单宁物质，对蛋白的消化及 Ca、Fe 和 Zn 等元素的吸收会产生不利影响。

单染色法（simple staining）　常用的细菌染色方法之一。用一种染料染色。此法只能显示细菌的大小、形态和排列，不能观察细菌的结构与染色性。

单软膏（simple ointment）　组成：蜂蜡和麻油（或花生油或棉籽油）熔融混合而成的一种软膏。为制备软膏剂的基质，现较少用。

单神经损害（injury of single nerve）　一支周围神经受损。两支以上的周围神经受损，则称为多数性单神经损害，以区别于多发性单神经炎。临床表现取决于受损单神经的分布区，有肌无力、瘫痪、肌萎缩、感觉障碍等。治疗：针对病因进行药物或手术治疗。

单收缩（single twitch）　单一的电刺激作用于神经或肌肉所引起的肌肉一次迅速收缩。在肌电描记器上所描记出来的收缩曲线分为潜伏期、缩短期和舒张期。是产生强直收缩的基础。

单瘫（monoplegia）　一个肢体瘫痪。单瘫为上运动神经元性者，是大脑皮质运动区病变所致；为下运动神经元瘫者，常是脊髓前角病变，如脊髓前角灰质炎会。

单糖（monosaccharide）　只含有一个羰基的，不能水解成更简单的多羟基醛或多羟基酮的糖类。根据其羰基所在位置分为醛糖和酮糖。又可根据所含碳原子的数目分为丙糖、丁糖、戊糖、己糖和庚糖。它们具有多羟基醛（例如葡萄糖）或多羟基酮（例如果糖）的结构。具有甜味，并可溶于水。天然的单糖，主要是含 5～6 个碳原子的糖，称为戊糖和己糖。

单糖发酵管培养基（monosaccharide fermentation medium）　鉴别培养基之一。供发酵试验用。主要用于肠道杆菌的诊断与鉴别。

单糖浆（simple syrup）　蔗糖的水溶液。含蔗糖 85% 或 64.7%。可用热溶法或冷溶法制备。作液体药剂的矫味剂和丸、片剂的赋形剂。

单体（monomer）　能起聚合或缩聚反应而成高聚物的简单化合物。一般是不饱和的或含有两个或更多功能团的小分子化合物。例如：氯乙烯单体经聚合反应合成聚氯乙烯；己二酸和己二胺两种单体经缩聚反应合成聚酰胺（锦纶 66）等。单体都具有不同程度的毒性，如乙烯、丙烯、苯乙烯、己内酰胺等有低毒，氯丁二烯属中等毒类，丙烯腈则有高毒。在生产单体、聚合及清釜过程中，工人都可能因接触单体而中毒。

单体酶（monomeric enzyme）　由一条肽链组成的酶，如牛胰核糖核酸酶、溶菌酶和羧肽酶 A 等。但有的单体酶是由多条肽链组成的，如凝乳蛋白酶是由三条肽链组成的，肽链间以二硫键相连构成一个共价整体。单体酶种类很少，一般是催化水解反应的酶。

单体型（haplotype）　二倍体生物缺少一条染色体。用（2n−1）表示。大多数动植物单倍体型都不能成活。在人类中，女性中如缺少一个 X 染色体（即 45，XO），则产生卵巢发育不全综合征。另外，死产儿中可发现 21～22 单体型。

单突触反射（monosynaptic reflex）　只经过一个突触即可完成的反射。如膝反射和跟腱反射。因为用实验方法测算以上反射过程中，通过中枢的传布时间仅用 0.7ms，只够一次突触接替的中枢停滞时间（0.3～0.5ms），所以判定以上反射为单突触反射。

单腿站立试验（single leg standing test，Trendelenburg test）　其他名称：特伦德伦伯格试验。诊断髋关节疾病的试验。检查时，病人背向检查者站立，先嘱病人健侧腿直立，患侧下肢屈膝使脚离开地面，患侧骨盆保持与健侧同一水平，或稍有升高，臀纹升高，即为阴性。再使患侧下肢直立，健侧下肢抬起，如健侧骨盆下降，臀纹较对侧低，为阳性。任何足以使臀中肌无力的疾患均可出现阳性。也见于臀小肌麻痹、先天性髋脱位、股骨头颈缺损、髋内翻等。

单臀先露（frank breech presentation）　其他名称：伸腿臀位。胎儿仅髋关节屈曲，双侧膝关节直伸，仅臀部为先露，是臀先露中比较好的一种类型。常用曹氏助产法，以利胎头的娩出。

单位膜（unit membrane）　电镜下由内外两层致密带和中间一层疏松带 3 层结构构成的膜的形式。是构成细胞膜及细胞内各种膜性结构的 3 层基本结构。虽然细胞内不同膜性结构的膜具有不同的性质，但是整个细胞内膜性结构都是在单位膜的基础上形成的。

单细胞蛋白（single cell protein，SCP）　通过细菌、酵母、真菌和藻类等单细胞或多细胞生物发酵生产的蛋白质的总称。100g 干酵母含蛋白质 40～50g，白地霉含蛋白质 25～50g，小球藻含蛋白质 20～50g。其中均含有丰富的赖氨酸，可作为多种谷类蛋白质的补充品。细菌蛋白质含硫氨基酸较多，且产生速度快，适用于动物饲料。单细胞蛋白的核酸含量可达 8%～25%，大部分为 RNA，在体内代谢产生尿酸过多时，可引起痛风症，作为食物蛋白质来源，每日核酸摄入量不得超过 2g。

单纤维肌电图（single fiber electromyography，SFEMG）　单个肌纤维细胞膜外动作电位。是对传统肌电图的很好补充。是研究神经肌肉接头疾病重要的电诊断手段。对下运动神经元病和肌病也有应用价值。

单向传导（unidirectional conduction）　心脏兴奋传导障碍的一种。兴奋在某个方向不能传导，而对其相反方向的兴奋却能传导。是产生折返激动和并行心律等的基础。

单向传导阻滞（unidirectional conduction block，UCB）　其他名称：单向阻滞。一种特殊类型的传导阻滞。正常心肌兴奋可以双向传导。病理情况下，病态心肌只能允许单一方向兴奋通过。这是形成并行心律、反复心律、完全性房室传导阻滞时心房夺获与干扰性房室脱节的重要因素。也与形成折返激动从而发生期前收缩与心动过速有关。

单向传递（one-way conduction）　兴奋在细胞间扩布的特征之一。兴奋或者神经冲动在神经纤维上的传导是双向的，但是在神经细胞之间或者神经与肌肉的接头之间的传导是单向的，只能由一个神经元的轴突末梢传给肌细胞或者下一个神经元的胞体或树突。这是因为兴奋在细胞之间传递时要经过一个较为复杂的电化学过程。

单向法（unidirectional method）　免疫学术语。用于检测混合淋巴细胞培养中某一方淋巴细胞的反应能力的方法。先将另一方的淋巴细胞以 X 射线或丝裂霉素处理，使其失去增殖反应能力，但仍有抗原性，作为刺激细胞，来检测未经处理的淋巴细胞的增殖反应能力。

单向火箭免疫电泳（one dimension rocket immunoelectrophoresis）　一种一维单向免疫电泳扩散技术。将已知抗体加入溶化琼脂中，混匀制成琼脂板，在板上打孔，孔内滴入待检抗原。通电后使抗原在电场作用下向前移动，与相应的抗体形成抗原抗体复合物，出现火箭似的区带。沉淀峰的高低与抗原的浓度成正比，与抗体浓度成反比。测出沉淀峰的长度，并根据标准曲线测定未知浓度抗原的含量。

单向琼脂试验（simple agar test）　抗原在含抗体的琼脂介质中扩散的一种定量试验。将已知抗体与融化的琼脂混匀，倾注于玻片上。凝固后打孔。将待测抗原加入孔内，置湿盒内使其扩散。一般来说，次日即可在抗原孔周围出现抗原抗体复合物形成的白色沉淀环。环的直径与抗原浓度成正比。此法常用于检测体液中免疫球蛋白及补体各成分的含量。

单向曲线（monophasic curve）　心电图中 QRS 波群与升高的 ST 段及直立 T 波融合为一体时，形成的弓状曲线。是心肌严重缺血时损伤电流和去极化波受阻造成的。此曲线常在数小时后消失。

单向阻滞（unidirectional block）　见单向传导阻滞。

单硝酸异山梨酯（isosorbide mononitrate）　其他名称：异乐定、安心脉、长效心痛治-20、鲁南欣康、依姆多、索尼特。防治心绞痛药。用于预防心绞痛发作，冠心病的长期治疗，也用于心肌梗死后的治疗。制剂：片剂、注射剂。严重低血压、休克、急性心肌梗死伴有左心室充盈压低、急性循环衰竭、妊娠头 3 个月、青光眼病人禁用。低血压、血容量不足（如利尿治疗所致）者慎用。长期应用可产生耐受性。

单心房（single atrium）　房间隔缺损的一型。房间隔完全或近乎完全阙如，形成一房二室的三腔心。可合并其他心血管畸形。在心房水平有不同程度的右向左分流，较早发生肺动脉高压。表现似房间隔缺损，但症状出现早且较严重，可有发绀、杵状指（趾）、发育不良、心力衰竭等。选择性心房造影易显示单心房。手术重建心房间隔。

单心室（single ventricle）　心室间隔完全阙如，形成二房一室的三腔心，常伴有大血管错位、肺动脉口狭窄等畸形。左右心房开口于一心室，约有 25% 病例同时有肺动脉狭窄。有 4 种类型：单纯左心室无右心室窦部、单纯右心室无左心室窦部、原始室间隔缺损、无两心室安全感部。临床表现为发绀、呼吸困难、乏力，无肺动脉口狭窄者则常有心力衰竭。心前区可听到全收缩期杂音，也可有舒张中期杂音及第三心音。X 线检查心脏呈球形。心电图：整个胸导联呈大的 RS 型波。超声心动图未见室间隔。手术困难，病人常在早年死亡。

单形性持续性室性心动过速（uniform sustained ventricular tachycardia）　室性心动过速的一种，每一阵发作的 QRS 波形态单一、一致，持续时间＞30s，或虽未达 30s，但病人已丧失意识，需立即电击转复。

单形性非持续性室性心动过速（uniform nonsustained ventricular tachycardia）　连续自发 QRS 波群 3 个以上，但持续时间＜30s，QRS 波形一致的室性心动过速。

单形性室性心动过速（uniform ventricular tachycardia）　其他名称：单源性室性心动过速。心电图表现为 QRS-T 波形态相同的室性心动过速。其中又分为持续性和非持续性两种。

单眼复视（monocular diplopia，uniocular diplopia）　单眼视一为二。由于外界物体同时落在视网膜的两个不同部位而引起。根据原因可分为单眼光学性、单眼投射性和单眼皮质性 3 种。

单眼视觉（monocular vision）　一眼对外界物体的感受反映到大脑皮质所产生的感觉。其特点为：①视野范围小，易暴露视野中的暗点；②立体感觉差；③对物体距离、大小、形状判断不准确。

单要素环境质量评价（environmental assessment of single element）　简称单要素评价。对区域环境的某一环境要素的质量进行的评定。如大气质量评价、水质评价、土壤质量评价等。

单一的并行心律（single parasystole）　最常见的并行心律。只有一种无保护心律与一种被保护心律并存形成的并行心律。分为 3 大类：①窦-异并行心律；②异-窦并行心律；③异-异并行心律。

单一心律规律（rule of uniform rhythm）　其他名称：单节律、频率优势控制规律。心脏电生理活动的基本规律。常态下，心脏由自律性最高的窦房结作为起搏点发出并形成窦性心律，即单一的心律，控制整个心脏的心律。

单硬脂酸甘油酯（glyceryl monostearate）　由不同比例的单硬脂酸甘油酯和单棕榈酸甘油酯组成的混合物。为白色蜡状固体，略具脂肪的臭味，在 55℃以下熔融。不溶于水，适宜的表面活性剂可使之在热水中分散。溶于乙醇、苯、丙酮等有机溶剂。常用作软膏的增稠剂和乳化剂。

单源性（monophyletic）　心脏的异位兴奋来自同一个异位起搏点。例如期前收缩起搏点可以是窦房结、心房、心室、连接区。期前收缩如来自同一个异位起搏点，即可形成单源期前收缩。

单源性多发折返学说（monophyletic multiple reentry hypothesis）　解释产生心房颤动机制的一种学说。此学说认为，由于心房肌兴奋灶的不协同性，一次窦性兴奋或房性期前收缩在心房肌内传布过程中又引起多次小折返而产生无数个子波，因而形成心房颤动。参见单源性环行学说。

单源性多形性室性期前收缩（monophyletic polytypic ventricular premature beat）　见多形性室性期前收缩。

单源性环行学说（monophyletic circus hypothesis）　解释产生心房颤动原理的一种学说。认为一个窦性或房性兴奋在心房内大折返并周而复始地环行运动，产生不规则的母环和子波，从而产生房颤。

单源性快速激动学说（monophyletic rapid excitation theory）　解释心房颤动产生原理的一种学说。此学说认为，房颤的产生是由于心房内某一起搏点自律性极度增高，它所发出的不规则的高频兴奋形成一系列波形和振幅绝对不规则的 f 波所致。

单源性室性心动过速（monophyletic ventricular tachycardia）　见单形性室性心动过速。

单源性期前收缩（monophyletic premature beat）　起源同一异位起搏点的期前收缩，是期前收缩中最常见的一种。心电图表现为期前收缩的形态彼此相同。分为 3 种类型：配对时间固定型、并行心律型、配对时间不定型。

单源性心律不齐（monophyletic arrhythmia）　同一时间、同一起搏点发出并形成的心律不规则。心电图可见同一形状的 P-P 或 R-R 时间差别>0.12s。表明该起搏点自律性不稳定。

单中心性肿瘤（monocentric tumor）　病理学术语。只在某一局部单个发生的肿瘤。

单足站立姿势（single foot erect attitude）　腰椎间盘突出症或髋关节结核的体征之一。病人站立时，总以一侧下肢支重站立，另一侧下肢则稍屈髋、屈膝，呈"稍息"样固定姿势，有时上肢也向一侧倾斜。主要见于腰椎间盘突出症或髋关节结核的早期。

瘅疟（intermittent high fever）　中医病证名。疟疾之一。①其他名称：暑疟、温疟、阳明瘅热。以身热不寒为主症之病证，属温疟之甚者，治同温疟。②指疟发于三阴者。

胆（gallbladder）　①中医脏腑名。六腑之一。又属奇恒之腑。附于肝，内藏胆汁，助胃消化。有"中精之府"之称。胆的功能称胆气，胆气除分泌胆汁外，还包括中枢神经的一些功能，故能"主决断"。与肝相表里，病变常互相影响。②推拿穴位名。位于拇指近端的腹面，与其他穴位配伍，治疗小儿夜啼。

胆茶碱（choline theophylline, oxtriphylline）　平喘药。茶碱的胆碱盐，含无水茶碱 64%。作用、用途及不良反应与氨茶碱相似，但口服吸收迅速、作用较强、刺激性较小，不良反应较轻。适用于治疗支气管哮喘和肺气肿，也可用于冠状动脉功能不全、心绞痛、心源性水肿等。

胆道（biliary tract）　其他名称：胆管。指肝外输胆管道，将肝细胞分泌的胆汁送入十二指肠的管道。分为肝内胆道和肝外胆道两部分。胆道包括胆囊、肝左管、肝右管、肝总

管、胆囊管及胆总管。

胆道出血（hematobilia）　肝内外胆道系统出血。是上消化道出血的原因之一。常由化脓性胆管炎、胆管结石、胆道蛔虫、肝脓肿、肝外伤、肝癌等引起。临床表现为胆绞痛、黑便或/和呕血、黄疸，有时可扪及肿大的胆囊。选择性肝动脉造影，有助于诊断和定位。治疗：手术。出血量不太大的可先进行非手术，予止血药物，经 T 管注入 H_2O_2 溶液、去甲肾上腺素溶液和抗生素，肝动脉栓塞介入疗法。

胆道感染（infection of biliary tract）　胆道系统的炎性变化或感染性病变。多由细菌所引起。累及胆管者称胆管炎；累及胆囊者称胆囊炎。两者各有急性和慢性之分，其病因及病变基本上相同。本病的发生与胆石症类似，多以胆汁淤积为其发病基础。胆汁经常处于流动状态，可以把进入胆道的细菌冲走，起到自净作用。淤胆时，有利于细菌的停留、繁殖，引起急性炎症。若急性炎症得不到彻底的治疗或机体抵抗力低下，可因反复发作而转变为慢性炎症。入侵的细菌可来自淋巴道或血道；也可以由肠腔经十二指肠乳头逆行进入胆道。在我国，逆行性感染更多见。主要致病菌为大肠埃希菌、副大肠埃希菌等；由血道来源者多为葡萄球菌。

胆道功能紊乱（biliary dyskinesia）　胆道继发性运动功能紊乱，多数发生在胆囊切除术后。出现频繁发作的右上腹痛，可呈绞痛状，有时放射至右肩部，可伴有腹胀、嗳气和腹泻等。上腹可有压痛。治疗：调节饮食，应用利胆解痉药物。如症状不缓解，可考虑手术探查。

胆道功能障碍综合征（biliary tract dyskinesis syndrome）　胆道运动障碍引起的一组症候群。表现为上腹疼痛、消化不良、恶心呕吐、轻度黄疸。本征缺乏阳性体征，应注意排除胆道器质性疾病。治疗：处理病因。

胆道蛔虫病（症）（ascariasis of biliary tract）　肠道蛔虫钻入胆道所致的疾病。多见于儿童与青少年。蛔虫钻入胆道时，奥迪括约肌受强烈刺激而发生痉挛，引起突发的剑突右下方阵发性、钻顶样剧烈绞痛。如蛔虫阻塞胆总管口，或胆汁逆流入胰管，可引起急性胰腺炎。遗留在胆总管内的蛔虫遗体和虫卵，可成为结石核心，形成胆结石。治疗：多数均可用非手术疗法治愈，中西医结合，镇痉、止痛、利胆、排蛔，并驱除肠道蛔虫。仅有少数伴严重并发症者需手术处理。

胆道系统（biliary duct system）　由肝内胆道和肝外胆道组成，将胆汁由肝排泄入十二指肠。肝细胞产生的胆汁经胆小管、小叶间胆管、肝管出肝后，再经肝外胆道输送到十二指肠。肝外胆道包括肝左管、肝右管、肝总管、胆囊和胆总管。输胆管道可因结石、蛔虫或肿瘤等阻塞压迫，使胆汁排出受阻，导致胆囊炎或黄疸，如阻塞发生在肝胰壶腹出口处，胆汁可逆流入胰腺，引起胰腺炎。

胆道显像（biliary tract development）　用 γ 闪烁扫描术或用 γ 照相机进行动态显像，获得肝、胆囊、胆道动态影像的技术。^{131}I 玫瑰红（^{131}I-RB）、^{99m}Tc-N-吡哆醛-5-甲基色胺酸（^{99m}Tc-PMT）等放射性化合物，静脉注入后，被肝实质细胞吸收并迅速排泄到毛细胆管、小叶间胆管、肝胆管、胆总管、胆囊、胆囊管而排入肠道。经肝脏吸收后，由肝、胆系统排泄，可见胆囊及肝内胆管显影。肝功能不良或胆道梗阻时，肾排泄率增高达 35%～45%。胆道显像可以获得肝脏形态及功能状态、胆囊及胆道形态和功能状态，可鉴别肝内梗阻、肝外梗阻及梗阻的程度。

胆道肿瘤（tumor of biliary tract）　发生在胆囊、胆囊管、肝胆管、肝外胆管及胆总管末端的肿瘤。分为良性与恶性两类：前者如乳头状瘤、腺瘤和纤维瘤，临床上罕见；后者以癌为主，胆囊癌或胆管癌常与胆结石合并存在。治疗：手术切除。恶性肿瘤较晚无法切除的，可做胆道空肠吻合术或 T 管引流术，术后补充放疗。

胆矾（chalcanthite, Chalcanthitum）　其他名称：石胆、蓝矾。中医药名。为硫酸盐类矿物明矾的天然晶体，或用化学方法制得。酸、辛、寒。有毒。功能涌吐风痰、收湿解毒、蚀疮去腐。外用解毒、收涩；内服涌吐风痰。外用适于口疮、牙痛、喉痹、风眼赤烂、鼻息肉等五官科病；内服可通过涌吐作用而治疗癫痫或食物（药物）中毒。外用适量。

D

胆钙化醇（cholecalciferol，vitamin D₃） 见维生素 D₃。

胆固醇（cholesterol，cholesterin） 旧称胆甾醇。一类环戊烷多氢菲的衍生物。是动物组织中不可缺少的重要物质，参与形成细胞膜，是合成胆汁酸、维生素 D 以及甾体激素的原料。胆固醇过多会引起疾病。人体内约含 140g 胆固醇，人们从每天膳食中可摄入约 0.3～0.8g 的外源性胆固醇，主要来自肉类、肝、内脏、脑、蛋黄和奶油等；此外，人体每天还合成内源性胆固醇 1g 左右。正常人每 100ml 血浆总胆固醇含量平均在 120～200mg，如持续在 200mg 以上时即为高胆固醇血症。由于脂代谢紊乱，在各种器官和组织中形成胆固醇沉积，一般认为是导致动脉粥样硬化的主要成因，也可引起高脂血症等。

胆固醇结晶栓塞性肾病（renal cholesterol crystal embolization） 动脉粥样硬化斑块中的胆固醇结晶崩解脱落引起的肾脏栓塞性疾病。是胆固醇结晶栓塞综合征的重要产生部位，肾活检是确诊的直接方法。

胆固醇性渗出液（cholesterol exudate） 呈黄褐色、混浊，在强光下观察标本，可见其中混悬有无数的折光性浮物；镜检时可见到许多板状胆固醇结晶。见于胸膜炎症慢性化、胸水长期潴留时。

胆固醇性心包炎（cholesterol pericarditis） 较少见的一种慢性渗出性心包炎。特征为心包积液中含有高浓度胆固醇结晶或胆固醇含量高于 1.8mmol/L（70mg/dl）。发生机制尚未明确。表现与其他渗出性心包炎相似。内科治疗往往效果不佳，常需手术治疗。

胆固醇性胸膜炎（cholesterol pleurisy） 胸腔积液中含有大量的游离胆固醇结晶的胸膜炎。可能与脂肪代谢障碍有关。临床症状轻微，可有轻咳、疲倦、胸痛和气促。胸膜穿刺针头通过增厚的胸膜时，有软骨样阻力感。胸腔积液混浊、黄白色，含有大量折光的胆固醇结晶。治疗：及时抽出胸腔积液；对因及手术。

胆固醇酯酶（cholesterol esterase） 一种羧酸脂水解酶。催化细胞内的胆固醇酯水解，生成游离的胆固醇及脂肪酸。该酶多存在于肝脏、胰腺中，在调节细胞胆固醇代谢上具有重要作用。

胆固醇酯转移蛋白（cholesterol ester transfer protein） 将胆固醇酯由高密度脂蛋白转移至极低密度脂蛋白的蛋白质。分布于高密度脂蛋白中，分子量为 64kD，血浆含量 0.19mg/dl±0.05mg/dl。它在胆固醇的逆向转运中发挥重要作用。

胆管（biliary duct） 输送胆汁的管道。肝内的胆小管逐级合并成肝左管、肝右管，出肝门再合成为肝总管。肝总管与胆囊管汇合则成胆总管。平时，胆汁由肝管、肝总管，经胆囊管入胆囊；进食时，贮存于胆囊的浓缩胆汁经胆囊管、胆总管入十二指肠。胆囊管发生梗阻，可引起胆囊积液；而肝管或胆总管发生梗阻，则造成阻塞性黄疸。

胆管癌（cholangiocarcinoma，carcinoma of bile duct） 原发于左、右肝管汇合部至胆总管下端的肝外胆管的恶性肿瘤。病理类型以腺癌为主，鳞癌、硬癌和未分化癌少见。以胆总管癌多见。呈进行性加重的梗阻性黄疸，伴上腹部胀痛、恶心呕吐、体重减轻；检查肝大，质硬、胆囊不易扪及。晚期出现腹水和门静脉高压症状。B 超检查、经内镜逆行胆胰管成像（ERCP）、经皮穿刺肝胆道成像（PTC），均可显示胆管梗阻及其部位，明确诊断。治疗：手术切除。不能手术切除者，可经皮穿刺置管引流（PTCD）引流胆汁。

胆管闭锁（biliary atresia） 一种先天性胆道畸形。肝内或肝外胆管中断、纤细、狭窄或闭锁索条化。常在生后 2～3 周逐渐显露黄疸、陶土样灰白色便、尿布黄染。晚期出现胆汁性肝硬化，以致肝功能衰竭。通过 B 超、胆道造影等确定诊断。治疗：早期手术。

胆管恶性肿瘤（malignant tumor of bile duct） 除壶腹部以外的胆管所有部位发生的癌肿。原因不明，与胆管结石有一定的关系；多为腺癌，以结节型居多；常突入胆管腔或使胆管僵硬狭窄。胆总管癌时出现梗阻性黄疸，伴有肝大。梗阻上端及肝内胆管均扩张，可触及胆囊。此外，还有肝痛、全身瘙痒、消化不良等症状。早期发现及早手术。

胆管良性肿瘤（benign tumor of bile duct） 罕见。主要为乳头状瘤，为广基型或带蒂息肉型，突出于管腔内，可为单个或多个，少数乳头状瘤可恶变。其次为腺瘤和纤维瘤等。临床上可引起上腹痛及梗阻性黄疸。胆管造影检查确诊后应行手术治疗。

胆管憩室（diverticulum of bile duct） 发生在胆总管或肝内胆管的憩室。从病因到治疗都与胆总管囊肿相似。有学者把这两者统称为胆管扩张症或胆管囊肿。

胆管细胞癌（cholangiocellular carcinoma） 发生于肝内胆管上皮细胞的癌肿。为原发性肝癌的一种。多见于女性。发病可能与肝内胆管结石、胆道寄生虫、胆管囊样扩张等因素有关。发病率约占原发性肝癌的 5%。临床表现有腹痛、全身不适、食欲缺乏、发热，肝门型还常以阻塞性黄疸为首发症状，多为进行性。组织学上为典型腺癌结构。甲胎蛋白检测呈阴性。治疗：手术。

胆管炎（cholangitis） 各部位胆管炎症的统称。多由细菌感染或化学性刺激所致。亦可继发于胆管结石，胆道梗阻和胆汁淤积。由病毒引起的是肝内胆小管性肝炎。表现为寒战、发热、黄疸及右上腹疼痛等，严重细菌感染时可引起休克。治疗：去除病因，予抗生素，必要时手术。

胆红素（bilirubin） 是血红素在体内降解后的产物。胆汁的主要色素之一。是红细胞破坏后，血红蛋白分解所形成的色素，随血液循环进入肝细胞，经肝细胞的改造，再经胆道排入肠内。在肠内，经过一系列的还原作用变成无色的色素元。少量色素元重被吸收入血，经肾脏随尿排出。其余部分在肠道内变成粪胆素，随粪便排出，为粪的主要色素。血清中胆红素过高时，使皮肤和黏膜等组织染成黄色（临床上称黄疸），可引起大脑和神经系统的不可逆的损害，也有抗氧化剂功能，可抑制亚油酸和磷脂的氧化。是临床上判定黄疸的重要依据，也是肝功能测定的重要指标。

胆红素单葡糖醛酸酯（bilirubin monoglucuronide） 其他名称：胆红素单葡萄糖苷酸。一种水溶性的结合胆红素。在肝内，胆红素的一个丙酸基被葡糖醛酸分子酯化而成。

胆红素二葡糖醛酸酯（bilirubin diglucuronide） 其他名称：胆红素二葡萄糖苷酸。一种结合的、水溶性的胆红素。在肝内，胆红素的两个丙酸基被两个葡糖醛酸分子酯化所形成。

胆红素计（bilirubinometer） 测量新生婴儿体内总胆红素浓度的仪器。取 0.02ml 未经处理的新鲜血清样品，不需试剂，经过 20s 即能直接显示出总胆红素浓度。

胆红素脑病（bilirubin encephalopathy） 其他名称：核黄疸。胆红素引起的脑组织病理性损害。临床症状多出现在生后 2～5 日有新生儿黄疸的患儿。轻者出现嗜睡、肌张力减低、吮吸无力等；重者出现发热、肌张力增高、凝视、眼震颤、惊厥或角弓反张等兴奋状态。2 个月～3 岁可出现手足徐动、斜视、听觉障碍、绿牙或棕褐色牙、智力减退等后遗症。化验血清胆红素常＞256.5μmol/L。采用中药、光疗、换血、药物等方法治疗黄疸；对症处理。

胆红素尿（bilirubinuria） 含有大量直接胆红素的尿液。尿液呈深黄色，振荡后泡沫亦呈黄色。见于阻塞性黄疸及肝细胞性黄疸。

胆火（gallbladder-fire） 中医证候名。指胆火偏盛所出现的证候。胆属少阳经脉，与肝相表里。故胆的热证、实证常与肝有联系。症见胸胁烦闷、口苦、咽干、呕吐苦水、头晕眼花、耳鸣、耳聋、往来寒热、黄疸，或鼻流浊涕等。治宜清泄肝胆。

胆碱（choline，bilineurine） 一种有机碱，是生物体组织中乙酰胆碱、卵磷脂和神经磷脂的组成部分。一般把它放在 B 族维生素类，因在某些条件下它是膳食中必需的，但不是一种典型的维生素，它没有辅酶的功能。

胆碱激酶（choline kinase） 使胆碱活化，催化胆碱转变为磷酸胆碱反应的酶。参与磷脂酰胆碱的合成。

胆碱能神经（cholinergic nerve） 末梢释放神经递质乙酰胆碱的神经纤维的总称。包括交感神经节前纤维、副交感神经节前纤维、副交感神经节后纤维、少数交感神经节后纤维（支配汗腺及骨骼肌舒血管纤维）及躯体运动神经纤维。

胆碱能性危象（cholinergic crisis）　治疗重症肌无力时应用胆碱酯酶抑制药过量所致的危急状态。主要有多汗、流涎、痉挛样腹痛、恶心、呕吐、气管分泌物增多、肌束颤动、肌痉挛、不安、头痛、眩晕等表现。

胆碱受体（cholinergic receptor）　能与乙酰胆碱结合的受体。主要是按选择性结合的递质而命名。由于此受体对不同药物敏感性不同，又分为 M 胆碱受体和 N 胆碱受体两种。

胆碱酯酶（choline esterase）　水解各种不同的胆碱酯生成胆碱与羧酸的一类酶。有两种主要类型：胆碱酯酶Ⅰ，也叫乙酰胆碱酯酶；胆碱酯酶Ⅱ，又称假胆碱酯酶。

胆碱酯酶复能剂（cholinesterase reactivating agent）　可使被抑制的胆碱酯酶恢复其活性的药物。主要是吡啶醛肟类化合物，它能与磷酰化胆碱酯酶的分子中的磷酰基结合而使被抑制的胆碱酯酶恢复活性。常用的复能剂有解磷定、氯解磷定和双复磷。对解除烟碱样症状有较好效果，但不能使老化的磷酰化酶复能，因此应及早用药。对乐果、马拉硫磷、美曲膦酯（敌百虫）、敌敌畏等中毒的疗效较差，对西维因中毒不宜用。

胆碱酯酶活性（cholinesterase activity）　胆碱酯酶水解乙酰胆碱的能力。胆碱酯酶是水解乙酰胆碱所必需的酶，主要有两种：真胆碱酯酶（亦称乙酰胆碱酯酶）和假胆碱酯酶（亦称丁酰胆碱酯酶）。在血液中，前者存在于红细胞膜上，后者存在于血浆中，在神经传递上起主要作用的是真胆碱酯酶。有机磷农药等抗胆碱酯酶剂抑制胆碱能神经突触的乙酰胆碱酯酶活性，使之不能水解乙酰胆碱而引起胆碱能神经兴奋的症状。测定血液中红细胞胆碱酯酶的活性，能反映乙酰胆碱酯酶活性抑制程度和复能情况。由于血浆胆碱酯酶更为敏感，所以可分别测定，亦可用全血测定。

胆碱酯酶抑制药（cholinesterase inhibitor）　其他名称：抗胆碱酯酶药。能抑制胆碱酯酶的活性，使胆碱能神经末梢释放的乙酰胆碱（Ach）免遭水解而加强其 M 和 N 样作用的药物。根据与胆碱酯酶（AchE）结合后水解速度的快慢，可分为两类：①易逆性胆碱酯酶抑制药，如新斯的明和毒扁豆碱；②难逆性胆碱酯酶抑制药，如有机磷酸酯类。可进入中枢的乙酰胆碱酯酶抑制药，如加兰他敏、利斯的明、多奈哌齐等，可用于阿尔茨海默病，作为症状性治疗。

胆绿素（biliverdin）　胆色素的一种。血红素代谢时由卟啉环裂开而生成，可进一步还原为胆红素，呈绿色。鸟类及两栖类以此随胆汁排出。

胆囊（gallbladder）　贮存和浓缩胆汁的梨形囊状器官。其壁由黏膜、肌层和外膜组成。位于肝脏面的胆囊窝内。上面与肝相连，下面游离，覆以腹膜。分为底、体、颈三部。成人容量为 40～60ml。颈部延续为胆囊管。胆囊底体表投影在右侧锁骨中线与第 9 或 10 肋软骨交界处。有调节胆管内压力的作用，以免损伤肝脏。胆囊炎时，此处有压痛。

胆囊癌（gallbladder carcinoma）　胆囊上皮恶性肿瘤，多发生于胆囊颈部，病理组织类型以腺癌为主，少数为鳞腺癌和鳞癌。80% 的病例合并有胆囊结石，故认为本病与胆囊结石和慢性炎症的长期刺激有关。实验室检查呈梗阻性黄疸的表现。早期常无明显症状，多在胆囊炎、胆石症或梗阻性黄疸剖腹探查术中偶然发现。治疗：行胆囊切除术。

胆囊胆汁（cystic bile，B bile）　贮存于胆囊中的胆汁。可经胆总管流入十二指肠。胆囊可重吸收其中的水分而使其浓缩，比重增高（1.026～1.032）。胆汁中主要成分是胆汁酸盐及胆固醇等，作用是在肠腔中参与脂类的消化和吸收。

胆囊动脉（cystic artery）　肝固有动脉右支供应胆囊的分支。通常经胆囊三角分布至胆囊。

胆囊管综合征（cholecyst duct syndrome，cystic duct syndrome）　胆囊管非结石性梗阻而引起的胆囊痛性收缩症候群。表现为上腹痛，可放射至右肩背部，有时出现黄疸。服硝酸甘油或抗胆碱能药物可使疼痛缓解。一般主张手术治疗。

胆囊疾病压痛点（gallbladder disease tenderness point）　胆囊疾病的临床征象。对胆囊疾病可疑病人，检查者用拇指分别按压下列部位：①背部：第 12 肋末端处；②背部：第 8～11 胸椎棘突处；③背部：第 12 胸椎右侧 4～5cm 处。上述压痛点单独或同时出现均可能为胆囊疾病，常见为胆囊炎、胆石症等。

胆囊结石（cholecystolithiasis）　发生在胆囊内的结石。其临床表现视结石大小、部位、是否有梗阻、有无感染而异。如无梗阻和炎症时，可无症状或仅有轻微的消化道症状。如结石嵌在胆囊颈部或/和合并感染时，则出现右上腹阵发性绞痛，可向右肩部放射，并有恶心、呕吐等。右上腹有压痛和腹肌紧张，墨菲征阳性。有的可触到肿大的胆囊。B 超检查可发现胆囊内结石和胆囊壁改变。治疗：镇痛解痉剂、抗生素。反复发作时应进行手术或腹腔镜手术治疗。

胆囊静脉（cystic vein）　胆囊动脉伴行静脉，门静脉的主要属支之一。收集胆囊壁的血液，注入肝门静脉右支。

胆囊空肠吻合术（cholecystojejunostomy）　将胆囊与空肠进行吻合，使胆汁直接流入肠道，解除梗阻性黄疸，改善消化功能的一种姑息性手术。常用于壶腹周围癌不适合做根治术时。其吻合方法有两种，一种为空肠祥吻合法；另一种为空肠 Roux-en-Y 吻合法，前者常用。

胆囊良性肿瘤（benign tumor of gallbladder）　主要有腺瘤及乳头状腺瘤，其他尚有平滑肌瘤、黏液瘤及纤维瘤等。乳头状腺瘤偶可发展成为胆囊癌。此病大多无症状，但由于常伴有胆结石，故有胆石症的症状。治疗：胆囊切除术。

胆囊浓缩功能（concentrative function of gallbladder）　胆囊对胆汁的浓缩功能。常以胆囊造影时胆囊显影密度的高低来作为判断的标准。一般认为近于或高于自身胸骨密度为良好或优良，而近于肝脏密度者为不良。胆囊浓缩功能减退常见于急慢性胆囊炎。

胆囊切除术（cholecystectomy）　结扎、切断胆囊血管和胆囊管后，将胆囊自胆囊肝床上摘除的手术。用于治疗胆囊炎、胆囊结石、胆囊积水及胆囊损伤破裂等。

胆囊切除术后综合征（postcholecystectomy syndrome）　胆囊切除后，约 20% 的病例可再发生右上腹疼痛。常见的原因有胆道残余结石、胆总管狭窄、胆囊管遗留过长、奥迪括约肌纤维化或痉挛等。可由精神刺激、酒精、进油腻食物等因素所诱发。镇痛剂治疗及对症处理。

胆囊收缩功能（contractibility of gallbladder）　餐后胆囊收缩排空功能。常以胆囊造影时脂餐前后胆囊大小的改变来加以估计。一般脂餐后 30min 胆囊收缩 1/3，60min 收缩变小 1/2，6h 胆囊排空。胆囊收缩功能不良常见于慢性胆囊炎。

胆囊收缩素-促胰酶素（cholecystokinin-pancreozymin）　蛋白质的分解产物、脂肪酸钠、盐酸和脂肪等作用于上部小肠的黏膜所产生的胃肠道激素。主要作用是使胆囊收缩，奥迪括约肌舒张，促进胆汁排放；同时促进胰腺细胞分泌各种酶，对胰液的量仅有微弱作用。

胆囊息肉样变（polypoid lesion of gallbladder）　其他名称：胆囊隆起性病变。源于胆囊壁向腔内突出或隆起的胆囊局限性病变的总称。分为肿瘤性息肉样病变和非肿瘤性息肉样病变，前者包括腺瘤和腺肌瘤及罕见的血管瘤、脂肪瘤、平滑肌瘤、神经纤维瘤等；后者包括炎性息肉、胆固醇息肉、增生性息肉和罕见的黄色肉芽肿、异位胃黏膜或胰组织等。

胆囊〔穴〕（dannang，EX-LE 6）　其他名称：胆囊点。经外奇穴。位于阳陵泉穴下 1～2 寸间，压痛明显处。主治急性或慢性胆囊炎、胆结石、胆道蛔虫病等。直刺 1～1.5 寸。

胆囊炎（cholecystitis）　胆囊的炎症。由细菌性感染或胆汁成分改变而引起。可分为急性胆囊炎和慢性胆囊炎。

胆囊影（gallbladder shadow）　正常胆囊于腹部平片上常不能分辨其轮廓。口服胆囊对比剂时，常于口服对比剂后 14～16h 胆囊清楚显影。一般长 9～10cm，宽 3～4cm，边缘光滑，分底、体、颈及胆囊管。胆囊呈卵圆形、圆形及梨形。

胆囊造瘘术（cholecystostomy）　引流胆汁，减低胆道压力，进而消除胆道梗阻或胆道炎症的手术。常用于胆囊积脓、坏死、穿孔，病情重危不能耐受胆囊切除或胆囊病变重，与周围粘连重，解剖关系不清，切除困难者及壶腹周围癌合并胆道感染，有黄疸和高热者。于胆囊底部戳口，插入一根带侧孔的引流管，胆囊切口作两层烟包内翻缝合。引流管由右侧

D

D

腹壁引出。

胆囊造影饮食（diet of cholecystography）　检查前 1 日中午进高脂肪餐（油煎荷包蛋），以刺激胆囊排空；晚餐为无脂肪、低蛋白、高碳水化合物饮食。晚饭后，口服对比剂，禁食、禁烟、禁水至次日上午；检查当日晨禁食，服药后 14h 摄片。第 1 次摄片后，立即服用高脂肪餐，半小时后再次摄片。适用于 X 线检查或 B 超进行胆囊及胆管形态与功能检查的病人。

胆囊脂肪征（cholecystic fat sign）　胆囊造影时，在显影的胆囊和周围软组织的衬托下，因脂肪透过度较高而显示出的一个紧贴着胆囊的环状透明影。脂肪征的宽度不规则，并与胆囊壁内脂肪沉积量的多少有关，3～10mm 不等。该征反映胆囊的炎性改变，常与胆石症同时存在。

胆囊肿大（gallbladder enlargement）　胆囊疾病常见体征。见于：①急性胆囊炎；②胆总管结石；③胆道肿瘤；④胰头癌。

胆内瘘（internal biliary fistula）　胆囊或胆管与邻近的空腔脏器之间的异常通道。多数胆内瘘是胆石症的并发症。常见的是胆囊与十二指肠或横结肠之间的内瘘。少数病例是十二指肠溃疡，侵蚀胆道系统而形成内瘘。应手术治疗。

胆气虚（deficiency of gallbladder energy）　中医病证名。胆气即胆的精气，表现为胆分泌与排泄胆汁及主决断的功能活动。胆气虚通常指食郁、痰郁而影响肝胆疏泄所致的神经官能性症状，或由素质虚弱所致者。症见心慌、容易惊恐、多疑虑、常叹息等。治疗可酌情用化痰、消食、健胃、舒肝等法。

胆色素（bile pigment）　体内铁卟啉化合物的主要分解代谢产物，包括胆红素、胆绿素、胆素原和胆素。这些铁卟啉化合物有血红蛋白、肌红蛋白、过氧化物酶、过氧化氢酶及细胞色素等。胆色素主要在单核巨噬细胞系统生成，经肝脏改造后，由胆道排入肠道。胆红素为胆色素的主要成分，是胆汁的主要色素，呈橙黄色。

胆色素尿（bile pigment urine）　包括胆红素尿、胆绿素尿、尿胆原尿及尿胆素尿等。胆红素尿是尿中直接胆红素含量增加所致，临床常见于各种原因引起的肝细胞性黄疸或阻塞性黄疸。尿胆原尿是尿中尿胆原大量增加所致，临床上常见于溶血性黄疸及肝细胞性黄疸。尿胆素尿是由尿胆原排出体外后经氧化转变而成，阳性反应的临床意义与尿胆原尿相同。

胆色素原（porphobilinogen，PBG）　其他名称：卟胆原。由肝细胞转化生成的结合胆红素在肠腔中经肠道细菌的作用脱去葡糖醛酸基后，再逐步被还原所生成的产物。包括中胆素原、粪胆素原和少量 d-尿胆素原。

胆石（gallstone）　胆色素、胆固醇和钙盐三者中的一种或一种以上混合物所形成的固体物质。发生于各级胆管内的结石称胆管结石；发生于胆囊内的结石称胆囊结石。按其成分性质可分为：单纯石（胆固醇石、胆红素钙盐石、碳酸钙石）、混合石和复合石。

胆石绞痛（gallstone colic）　其他名称：胆绞痛。是一临床症状群。常提示胆囊或胆管内的结石移动，引起胆囊管或胆总管梗阻。常于油脂餐后或夜间发病。上腹部绞痛，急剧加重，伴有恶心、呕吐。如同时有胆道感染，可发生寒战、发热、出现黄疸。当有胆石绞痛、发冷、发热、黄疸出现，提示急性胆道梗阻及急性胆管炎。胆囊结石引起的绞痛可放射至下胸部及左胸部，老年病人常被诊断为冠心病。应与高位急性阑尾炎、右侧肾绞痛、急性胰腺炎等作鉴别。治疗：对症治疗。

胆石利通片（danshi litong pian）　中医成药名。清利胆胆剂。组成：硝石、白矾、郁金、金钱草、大黄等。用于胆石症的气滞证。症见右上腹胀满疼痛、痛引肩背、胃脘痞满、厌食油腻。胆道狭窄者、急性胆道感染者忌用，孕妇慎用。

胆石通胶囊（danshitong capsules）　中医成药名。清利肝胆剂。组成：蒲公英、水线草、绵茵陈、广金钱草、溪黄草、枳壳、柴胡、大黄、黄芩、鹅胆干膏粉等。功能清热利胆、行气排石。用于肝胆湿热、右肋疼痛、痞满呕恶、黄疸口苦以及胆石症、胆囊炎、胆道感染属肝胆湿热证者。孕妇禁

服；严重消化道溃疡、心脏病及重症肌无力者忌服。

胆石症（cholelithiasis）　胆道系统（包括胆囊、胆管和肝内胆管）任何部位发生的结石性疾病。胆石的成因有胆道感染、胆汁淤积及胆汁化学成分改变等。按结石部位分为胆囊结石、胆总管结石、肝内胆管结石；按结石成分分为胆固醇结石、胆色素结石和混合性结石。我国以混合性结石为最多。临床表现取决于是否引起胆道感染、胆道梗阻及梗阻的部位和程度。胆绞痛是最常见的主诉，常合并急、慢性胆囊炎，连食油腻食物后易出现症状。治疗：①非手术疗法：注意饮食，解痉止痛，抗炎；②手术疗法：肝外胆管结石嵌顿，应尽早切开胆管引流，术后抗感染。

胆舒胶囊（danshu jiaonang）　中医成药名。清利肝胆剂。组成：薄荷醇、薄荷酮等。用于慢性结石性胆囊炎、慢性胆囊炎及胆结石。

胆俞（danshu，GL 19）　中医经穴名。属足太阳膀胱经。胆之背俞穴。位于背部，第 10 胸椎棘突下旁开 1.5 寸处。主治胸胁痛、黄疸及胆囊炎、胆道蛔虫病等。斜刺 0.3～0.5 寸，禁深刺。艾炷灸 3～7 壮，或艾条灸 10～15min。

胆酸（cholic acid）　学名：3α，7α，12α-三羟胆烷酸。一种初级胆汁酸。在人体胆汁中含量最丰富的胆汁酸。在胆汁中以甘氨酸或牛磺酸结合成甘胆酸或牛磺胆酸的形态存在。具有促进脂肪消化、吸收的作用。

胆酸钠（sodium tauroglycocholate）　利胆药。黄棕色粉末，有鲜胆汁样臭及苦甜味，易吸湿，可溶于水。能促进胆汁分泌及脂肪的消化和吸收。治胆道造瘘长期引流病人及消化不良、胆囊炎等。胆总管阻塞者禁用。

胆通（nymecromone，cantabiline）　利胆药，同时有解痉镇痛作用。

胆烷酸（cholanic acid）　由 24 个碳原子组成胆汁酸的母核。具有环戊烷多氢菲的结构，在 17 位 β-碳原子上连有 5 个碳原子的羧酸。它能转变各种胆汁酸的衍生物。

胆维他（anethole trithione）　见茴三硫。

胆系疾病超声波检查（ultrasonic examination for diseases of biliary tract system）　超声诊断常是胆系疾病首选方法。在胆囊超声检查中，胆石诊断准确率达 90%～100%，可了解胆囊壁的厚度、胆泥等，是检查胆囊壁上病变最灵敏的方法。能准确灵敏地发现肝内胆管扩张，对梗阻性黄疸的梗阻定位诊断也有重要意义。

胆小管（biliary ductuli）　相邻肝细胞局部质膜凹陷形成槽并相互连接、封闭形成的微细小管。胆小管在肝内相互吻合成网，管径约 $0.5～1.5\mu m$。小管周围的肝细胞膜形成紧密连接，封闭胆小管，使排入管腔内的胆汁不致外溢至窦间隙内。当肝发生炎症、坏死，或胆道堵塞时，胆小管的正常结构破坏，胆汁可外溢入窦周隙，进而进入血窦，出现黄疸。

胆盐（bile salt）　胆汁的重要成分。结合的胆汁酸所形成的钠盐，对脂肪的消化和吸收有重要作用，可降低脂肪滴的表面张力，使其乳化成粒小的微滴，增加脂肪与脂肪酶的接触面积，有利于脂肪的消化与吸收，同时也有利于脂溶性维生素的吸收。

胆影葡胺（meglumine iodipamide）　胆道对比剂。组成：胆影酸葡甲胺的白色或黄色的无热原灭菌水溶液。用于胆囊或胆管造影。用药前一天需做过敏试验。造影前一天需吃一次脂肪餐排空胆囊，当天禁食。静脉注射必须缓慢。肝肾功能严重减退者、甲状腺功能亢进及碘过敏者禁用。

胆汁（bile，gall）　肝细胞分泌的一种浓稠而味苦的消化液。经肝管、胆总管流入十二指肠者为肝胆汁。由肝管转入胆囊贮存，消化时再排入十二指肠者为胆囊胆汁。成人每日分泌量为 800～1 000ml，pH 值为 6.8～7.4。肝胆汁呈金黄色或橘黄色；由于浓缩，胆囊胆汁呈深棕色乃至深绿色。主要成分为胆盐、胆色素、胆固醇、卵磷脂及无机盐等。胆汁中没有消化酶，但其中的胆盐对脂肪的消化和吸收有重要的作用。

胆汁反流性胃炎（bile reflux gastritis）　慢性浅表性胃炎的一个类型。常表现为中上腹痛或进食后上腹痛。治疗：可服考来烯胺或甲氧氯普胺（胃复安）、乙氧连氮等。

胆汁流出性肠病综合征（cholerrhagia enteropathy syndrome）回肠末端肠病使胆盐重吸收障碍，胆盐肠肝循环无法进行而导致胆汁分泌减少的一组症状群。表现为脂肪泻、粪脂含量高、消瘦、感觉异常、手足抽搐、出血倾向。治疗：应用胆盐、考来烯胺，以及补充维生素D、维生素K。

胆汁黏稠综合征（inspissated bile syndrome）一种肝内胆汁淤积症。多在生后2～3周出现黄疸，持续不退，大便色淡，尿色深黄，血清结合胆红素增高。黄疸多经几周或几月可自行消退。

胆汁酸（bile acid）胆固醇在肝中降解的代谢产物，是胆汁的重要成分。是含24碳的类固醇化合物，如胆酸（初级胆汁酸）和脱氧胆酸（次级胆汁酸），在胆汁中以胆汁酸盐的形式存在。由于胆汁酸的主体构型具有亲水与疏水两个侧面，故其分子具有界面活性的特征，能使疏水的脂类在水中乳化。有助于脂质在肠道的消化吸收及在胆汁维持胆固醇溶解状态方面起着重要的作用。

胆汁酸肠肝循环（enterohepatic circulation of bile acid）胆汁排入小肠后，95％以上的胆汁酸被小肠黏膜吸收，经门静脉入肝，再组成胆汁分泌入肠，这一过程称胆汁酸肠肝循环。每次餐后可进行2～4次肠肝循环，每日进行10次左右，其生理意义在于使有限的胆汁酸最大限度地发挥作用。

胆汁酸盐（bile acid salt）一种较强的乳化剂。能降低油与水之间的界面张力，使脂肪及胆固醇酯等疏水的脂质乳化成细小微团，增加消化酶对脂类物质的接触面积，有利于脂类的消化与吸收。

胆汁性腹膜炎（biliary peritonitis）胆汁流入腹腔引起的腹膜炎症。胆囊脓肿、胆囊坏疽可使胆囊穿孔，胆囊内容物流入腹腔。此外，在外伤、腹腔镜检查、肝穿刺及胆道造影术时也可发生。治疗：手术。

胆汁性肝硬化（biliary cirrhosis）肝硬化的一种类型。分为原发性及继发性两大类，前者是自身免疫性疾病，后者常继发于肝胆管梗阻。临床表现有进行性梗阻性黄疸、皮肤瘙痒、脂肪泻及脂溶性维生素缺乏症等。少数病人在眼睑及关节附近的皮肤出现黄疣。肝脾明大。治疗：对症，尽早手术。

胆汁性渗出液（biliary exudate）见于因胆汁性腹膜炎所致的腹水。呈黄绿或褐色，胆红素阳性。表示胆道系统与腹膜腔之间互相联通。

胆汁淤积（cholestasis）肝细胞及肝内外胆管器质性或功能性异常引起的胆汁排泄受阻。可分为急性型、慢性型，或肝内型、肝外型。表现为黄疸、皮肤瘙痒、心动过缓、出血倾向、脂肪泻、肝大及黄色瘤等。病因及对症治疗。

胆汁质（choleric temperament）人的气质类型之一。按巴甫洛夫高级神经活动类型学说，强而不平衡的神经活动类型为胆汁质的生理基础。外部表现为精力充沛，反应迅速，情绪发生快而强，易冲动，但平息也快。直率爽快，开朗热情，外向，但急躁易怒，往往缺乏自制力，有顽强拼劲和果敢性，但缺乏耐心。

胆脂瘤型中耳炎（otitis media cholesteatomatica）中耳炎的一种类型。鼓膜及外耳道表皮长入鼓室后，上皮反复脱落并层层堆积所形成的非真正肿瘤。胆脂瘤经鼓窦隐窝、鼓窦侵及乳突气房，压迫骨质，形成空洞，易发生严重并发症。此种病变脓性分泌物多有奇臭。X线检查有助于诊断。治疗：手术。

胆主决断（The gallbladder controls the power of decision）中医术语。胆的功能之一。认为胆具有决断功能，体现在防御和消除某些精神刺激（如大惊卒恐）的不良影响，以维持和控制气血的正常运行及脏器之间的协调关系。

胆总管（common bile duct）由胆囊管和肝总管汇合而成的输送胆汁至十二指肠的管道。长约4～8cm，走行于肝十二指肠韧带内。胆总管入十二指肠降部的左后壁，与胰管会合，形成膨大的法特壶腹，开口于十二指肠大乳头。开口周围有壶腹部括约肌，有调节胆汁排泄的作用。

胆总管结石（choledocholithiasis）胆结石位于胆总管内。分为原发性与继发性。前者指结石发生于胆总管内（胆囊内常无结石），多属泥沙样胆色素结石；后者则是胆囊内结石进

入胆总管，多属胆固醇为主的混合性结石。结石可以引起胆总管阻塞及感染，病人出现上腹疼痛、黄疸、寒战和发热。治疗：病情重者，急诊手术。

胆总管空肠鲁氏Y形吻合术（Roux-en-Y type of choledochojejunostomy）解除胆总管下段梗阻的手术。在距屈氏（Treitz）韧带15～20cm处截断空肠和部分系膜，将远则段空肠从横结肠的前方引向肝下，利用空肠的切端或空肠系膜对侧壁开口与肝总管或胆总管吻合，然后将距离上述吻合口30cm处的空肠壁切开，并做空肠近切端与远切段空肠的侧壁切口吻合。

胆总管囊肿（choledochocyst）其他名称：胆总管囊性扩张。一种先天发育畸形疾病。表现为黄疸，其程度与胆道梗阻程度有关。除较小的囊肿外，均采取手术切除或引流。

胆总管切开探查和引流术（choledochotomy with exploration and drainage）检查并治疗胆道疾病的一种手术。方法是切开胆总管，用胆石钳或探条伸入胆总管，肝总管和左、右肝管内进行检查，并用探条或导管向下通入十二指肠，清除结石或蛔虫等，再将导管置入胆总管的上、下端，用等渗盐水冲洗。探查后，放置T形引流管。

胆总管十二指肠吻合术（choledochoduodenostomy）胆总管上段或下段与十二指肠做侧侧或端侧吻合的手术。用于胆总管下段梗阻，且梗阻以上的管径明显增粗的病例。使胆汁能顺利通过吻合口流入肠道。

胆总管下端的壶腹部癌（ampullary carcinoma of lower common bile duct）发生在胆总管下端法特壶腹部或十二指肠乳头部的癌肿。多为腺癌，生长较慢。早期出现梗阻性黄疸，半数以上的病例可扪及肿大的胆囊。治疗：手术切除率较高，预后较胰头癌为好。

胆总管压痛点（choledochus tenderness point）胆总管疾病的重要征象。病人取仰卧位，检查者触诊病人上腹部，用示指或中指触压病人剑突下或其下两横指，再向右水平方向两横指处触压，如有压痛即是。此征对胆道蛔虫病、胆道感染有诊断价值，亦可见于胆总管结石等。

胆总管液（A bile）其他名称：A胆汁。用十二指肠插管引流术，获得十二指肠液（D液）之后，灌注温热的33g/dl硫酸镁溶液50ml为刺激剂，流出的第一段金黄颜色的胆汁。量约10～20ml，透明略黏稠，pH值约7.0、比重1.009～1.013，根据该段胆汁的性状、颜色，有无血液、团絮状物、胆砂、坏死组织等协助诊断胆道、胰腺有无管道梗阻、炎症、结石、寄生虫、肿瘤等。

胆总管胰腺压痛点（choledochus and pancreas tenderness point）胆石症的体征。病人仰卧，检查者采用伸入触诊法，用示指或中指在脐之右上5cm处按压，若引起疼痛，即为此压痛点。此征对胆石症诊断有参考价值。

淡（tasteless, bland）中药五味之一。能利、能渗。大部分淡味药滋味清淡。如茯苓、猪苓、泽泻等都能利水渗湿，均为淡味药。

淡豆豉（fermented soybean, Sojae Semen Praeparatum）其他名称：豆豉、香豉。中医药名。豆科植物大豆的种子经蒸罨加工而成。苦，辛，寒。归肺、胃经。功能解表、除烦、宣郁、调中。用于外感风热、寒热头痛、无汗、热病后期邪热内郁、胸闷烦躁。伤寒传入阴经与病直中三阴者忌用。本品含蛋白质，脂肪，糖类，维生素B_1、维生素B_2，烟酸，以及钙、铁、磷盐。淡豆豉有抗凝酶的作用。

淡炼乳（light lactein）浓缩奶的一种。鲜奶经巴氏消毒和均质后，在低温真空条件下浓缩，去掉约2/3的水分，装罐密封，再经加热灭菌而制成。其在胃酸或凝乳酶作用下，容易形成凝块，而且凝块较柔软，因而更易消化，很适用于喂养婴儿。由于工艺中需高温灭菌，对热不稳定的氨基酸如赖氨酸可有少量损失；维生素B_1等遭受一定的破坏。如果予以补充并用维生素D（400IU/L）强化，按适当比例冲稀后，则营养价值基本可与鲜乳相同。

淡漠型甲状腺功能亢进症（apathetic hyperthyroidism）其他名称：隐蔽型甲状腺功能亢进、无力型甲状腺功能亢进。系甲亢的一种临床类型，多见于老年人。起病隐袭，而眼征、

甲状腺肿、高代谢症候群常不明显，多表现为表情淡漠、嗜睡乏力、反应迟钝、厌食、腹泻、消瘦，甚至恶病质。当发生心房纤颤、心率减慢时，易误诊为冠心病。由于甲亢隐蔽，未得到及时诊治，导致全身脏器衰竭，并易诱发危象。治疗同甲亢。

淡色库蚊（*Culex pipiens pallens*）　班氏丝虫的主要传播媒介，也能传播流行性乙型脑炎。中等大小、黄褐色，喙与跗节无白环。雌蚊第 2～6 节背板基部的淡色横带窄，后缘与侧白斑连接。幼虫滋生于污水坑、污水沟和水缸等处。嗜吸人血，是住宅中最常见的蚊种。

淡渗利湿（promoting diuresis with bland drugs）　中医治法。祛湿法之一。用甘淡渗湿药物使湿邪从小便排出的治法。临床用于泄泻清稀、小便不利、舌苔白、脉濡等偏湿证候，常用茯苓、猪苓、泽泻、薏苡仁等。

淡竹叶（lophatherum herb，Herba Lophatheri）　中医药名。清热泻火药。禾本科植物淡竹等的叶片。甘、淡、寒。归心、胃经。功能清热除烦、生津利尿。用于热病烦渴、口舌生疮、尿少而黄、心烦、失眠、面赤、咳逆吐衄、小儿夜啼。

弹坑征（shell crater sign）　其他名称：火山口征、双峰征。声像图中形态像弹坑的征象。可见于溃疡型贲门癌、溃疡型胃癌。

弹丸式注射（bolus injection）　高比放射性示踪剂注射法。即将较大量的放射性示踪剂（如 15～20mCi ^{99m}Tc）溶于少量液体（如 1ml）中，于短时间内迅速注入静脉，随后再用 20～30ml 生理盐水推动此示踪剂。

蛋氨酸（methionine，Met）　见甲硫氨酸。

蛋氨酸吸收不良综合征（methionine malabsorption syndrome）　见甲硫氨酸吸收不良综合征。

蛋氨酸注射液（Injectio Methionini）　见甲硫氨酸注射液。

G 蛋白（G protein）　其他名称：GTP 结合蛋白质、鸟苷酸结合蛋白。具有鸟苷三磷酸（GTP）酶活性，在细胞信号通路中起信号转换器或分子开关作用的蛋白质。有三聚体 G 蛋白、低分子量的单体小 G 蛋白和高分子量的其他 G 蛋白三类。G 蛋白在转导细胞膜受体与效应蛋白质中起重要作用，是信息传递过程中的一个重要中间传递体。G 蛋白以 α、β、γ 亚基三聚体的形式存在于细胞质膜内侧。

M 蛋白（M-protein，M component）　其他名称：M 成分。一种在氨基酸组成及顺序上十分均一的异常免疫球蛋白。是单克隆抗体形成细胞的产物。可在骨髓瘤、巨球蛋白血症或恶性淋巴瘤病人的血或尿中出现。

τ 蛋白（τ protein，tau protein）　可保持微管的稳定和将微管交联成束的一种微管相关蛋白质。主要存在于轴突中。τ 蛋白与神经元的骨架系统、细胞形态的维持、发育及细胞的营养、微管的稳定等有密切关系。τ 蛋白与阿尔茨海默病有关。

蛋白氮（protein nitrogen）　①血液蛋白质的含氮量。在尿毒症、糖尿病及高热时，血液蛋白氮分解导致非蛋白氮的增加，其值为临床诊断的一个依据。②水体和土壤中的粪污、腐败动植物中的蛋白质在腐生菌作用下分解产物的统称。这些产物在不同条件可分别转变为氨氮、亚硝酸氮、硝酸盐氮（简称"三氮"）。测定"三氮"可了解水体和土壤的污染情况。

蛋白丢失性胃肠病（protein-losing gastroenteropathy）　胃黏膜巨型肥大症、慢性炎性肠病、肿瘤及吸收不良症等所致胃肠道蛋白质大量丢失。急性肠道病毒性或细菌性感染及过敏素可引起暂时性、可逆性蛋白丢失症。临床上有明显水肿、低蛋白血症、淋巴细胞减少，肝肾功能正常。针对病因进行治疗。

蛋白多糖（proteoglycan）　一种结合蛋白。为蛋白质与多糖结合而成。由 10～40 个重复二糖单位组成。末端以木糖与肽链中丝氨酸羟式结合，肽链以副价键连接在透明质酸分子上。整个分子呈瓶刷状，因含醛酸和硫酸而呈强酸性。

蛋白构象紊乱症（protein conformational disorder）　由于蛋白质错误折叠并大量聚集，引起蛋白质空间构象改变，导致生物学功能丧失而引起的疾病，如老年痴呆、牛海绵状脑病及亨廷顿病等。有些蛋白质错误折叠后相互聚集形成抗蛋白水解酶的淀粉样纤维沉淀，产生毒性而致病。

G 蛋白活化（G protein activation）　其他名称：G 蛋白循环。当信号与受体结合后，使 G 蛋白的构象发生改变。α 亚基与鸟苷二磷酸（GDP）亲和力下降，结合的 GDP 被鸟苷三磷酸（GTP）取代。α 亚基与 GTP 结合后即与 β、γ 亚基解离，成为活化状态的 α 亚基，进而作用于下游的各种效应分子。α 亚基作用后，再重新与 β、γ 亚基结合，循环利用。

蛋白激酶（protein kinase）　催化蛋白质磷酸化的酶类。催化腺苷三磷酸（ATP）＋蛋白质⇌腺苷二磷酸（ADP）＋磷酸蛋白的反应。蛋白质的磷酸化型与非磷酸化型的互变为调节其活性的重要方式，从而可调节代谢途径。

蛋白激酶 A（protein kinase A，PKA）其他名称：环腺苷酸（cAMP）依赖性蛋白激酶。一种由环腺苷酸激活，催化将磷酸从 ATP 转移至蛋白质的丝氨酸和苏氨酸残基上的蛋白激酶。由 2 个调节亚基（R）和 2 个催化亚基（C）组成。在 cAMP 不存在时，无活性；当 cAMP 结合到特异的 R 亚基上，引起构象改变，无活性全酶解离为 R 亚基的二聚体和有活性的 C 亚基二聚体。PKA 参与多种代谢过程的调节。

蛋白激酶 B（protein kinase，B，PKB）　原癌基因 *c-akt* 的表达产物，参与磷脂酰肌醇 3-激酶（PI3K）介导的信号转导过程。它是 PI3K 直接的靶蛋白，被激活后进一步激活抗细胞凋亡机制、葡萄糖代谢（糖原合成、糖酵解及葡萄糖的摄取）及蛋白质合成等过程，从而促进细胞的生长和增殖。

蛋白激酶 C（protein kinase C，PKC）　一类 Ca^{2+}、磷脂依赖性的蛋白激酶。在跨膜信号传递过程中起重要作用。可催化多种蛋白质上 Ser/Thr 磷酸化，调控细胞代谢、生长、增殖和分化。是肌醇磷脂信息转导通路的关键环节。分子量为 78～90kD，有约 12 种同工酶。在免疫反应、炎症过程中起一定的调控作用。

蛋白激酶 G（protein kinase G，PKG）　属于丝氨酸/苏氨酸蛋白激酶。哺乳动物蛋白激酶 G 分为胞质可溶性 I 型和膜结合性 II 型两大类。在 cGMP 为第二信使的信号转导途径中起重要作用，对血管平滑肌细胞及血小板活性起一定调节作用。

cAMP-蛋白激酶 A 途径（cAMP-PKA signaling pathway）　信号途径之一。细胞外信号与细胞膜受体结合，激活相应的 G 蛋白，G 蛋白介导腺苷酸环化酶的活化，第二信使 cAMP 大量产生，同时激活 PKA。PKA 可催化多种蛋白质的磷酸化，最终调节基因的表达。

NO-cGMP-蛋白激酶 G 途径（NO-cGMP-PKG signaling pathway）　信号途径之一。NO 在体内激活鸟苷酸环化酶，产生大量 cGMP，cGMP 进一步激活 PKG，引起一些蛋白质的磷酸化，调节细胞的功能。

蛋白聚糖（proteoglycan）　一类非常复杂的大分子糖化合物，主要由糖胺聚糖共价连接于核心蛋白所组成的物质。可含有一种或多种糖胺聚糖。其主要功能是构成细胞外基质。

蛋白粒子病（proteinaceous particle disease）　其他名称：传递性海绵状脑病（TSS）。曾称朊蛋白病、慢病毒病。一组由变异蛋白粒子引起的可传递的神经系统变性疾病。蛋白粒子病分为感染于人和感染于动物的蛋白病两类。

蛋白磷酸酶（protein phosphatase，PP）　催化磷酸化蛋白质脱磷酸化的酯酶，如酪氨酸蛋白磷酸酶、丝-苏氨酸蛋白磷酸酶、酸性磷酸酶及碱性磷酸酶等。其催化反应是蛋白激酶催化反应的逆过程，在受体信号转导上起重要作用。

蛋白酶（protease，proteolytic enzyme）　催化蛋白质中肽键水解的酶。种类很多很广，例如有胃蛋白酶、胰蛋白酶、组织蛋白酶、木瓜蛋白酶、菠萝蛋白酶等。按其作用可分为肽链内切酶、肽链外切酶；按酶分子活性中心的催化机制可分为丝氨酸蛋白酶、巯基蛋白酶、酸性蛋白酶、金属蛋白酶和未定的蛋白酶五类。一种蛋白酶只能水解蛋白质中一定的肽键。对机体的新陈代谢及生物调控起重要作用。

蛋白酶体（proteasome）　存在于所有真核细胞中，降解细胞质溶酶体外蛋白质的体系，由 10～20 个不同亚基组成，可显示多种肽活性。该体系需要 ATP 参加，与泛素共同作用高度选择地降解蛋白质，清除细胞内异常聚集和错误折叠的蛋白质。蛋白酶体的功能异常与神经退行性疾病的发病有关，如阿尔茨海默病、帕金森病等。

蛋白尿（albuminuria） 当尿内蛋白质含量增多（超过 100mg/L），或 24h 尿蛋白定量检查超过 150mg/d，蛋白质常规定性试验呈阳性。若每日持续超过 $3.5g/1.73m^2$（体表面积）或者 50mg/kg，称为大量蛋白尿。常见于各种肾小球质性病变。

G 蛋白偶联受体（G-protein coupled receptors，GPCRs） 其他名称：七个跨膜螺旋受体。一类膜受体。分布极广。对多种激素和神经递质作出应答。主要参与细胞物质代谢的调节和基因转录的调控。

蛋白 C 缺乏症（protein C deficiency） 由蛋白 C 缺乏引起的凝血增强性疾病。以静脉血栓多见。本病分为遗传性及获得性两类，其中遗传性又分为杂合子型与纯合子型。杂合子型蛋白 C 缺乏十分常见，表现为无明显诱因反复出现血栓形成。纯合子型常见于婴儿，多早期死亡。获得性蛋白 C 缺乏症常见于急、慢性肝病，也见于弥散性血管内凝血及恶性肿瘤等。治疗：输注血浆；有血栓形成者需抗凝及溶栓治疗。

蛋白-细胞分离现象（separative phenomenon of protein-cell） 脑脊液的蛋白增高，而细胞数正常或接近正常。这种现象常见于急性炎症性脱髓鞘性多发性神经病（吉兰-巴雷综合征）病后的 2～3 周，是诊断该病的诊断依据之一。此外，脊髓瘤、脑瘤等病也可出现。

蛋白银（silver albuminate） 蛋白质与银化合而成的淡黄色或褐色粉末。含银 7.5%～8.5%。常用 0.5%～10% 溶液。消毒效力比硝酸银强两倍，刺激性弱。用于消毒口腔黏膜、扁桃体、鼻咽、尿道、阴道、眼结膜等。其优点是可用于急性炎症。

蛋白脂质（proteolipid） 脑组织含有的一类脂溶性蛋白质，溶于氯仿-甲醇-水的混合物，但不溶于水溶液。属一种疏水性蛋白质，可能含有（也可能不含有）脂质成分，其富含的疏水性氨基酸成簇地位于蛋白质表面。某些整合的膜蛋白是蛋白脂质。

蛋白质（protein） 生物体中广泛存在的一类生物大分子，由核酸编码的 α 氨基酸之间通过 α 氨基和 α 羧基形成的肽键连接成肽链，经翻译后加工而生成的具有特定立体结构的、有活性的大分子。其基本结构为 20 种基本氨基酸及其衍生物。蛋白质是生命现象的物质基础，一切生物体活细胞的基本成分，生物体生命活动必不可少的物质。食物提供的蛋白质既是人体生长发育、新陈代谢的重要物质，也是热量的来源。泛指某一类蛋白质，与前面的限定词组成复合词时，一律用"蛋白质"，如血浆蛋白质、纤维状蛋白质、酶蛋白质等，此时"质"字不能省略（习惯词除外，新命名者从此）。凡指具体蛋白质时，"质"字可以省略，如血红蛋白、肌球蛋白等。

蛋白质变性（protein denaturation） 在理化因素作用下，蛋白质空间结构破坏而引起其理化性质及生物活性改变的现象。引起变性的物理因素有加热、煮沸、放射线照射和剧烈振荡等；化学因素有强酸、强碱、重金属盐和生物碱试剂等。因此保存蛋白制剂如抗体、疫苗和血清时，应避免变性因素的作用；反之，临床上可用变性剂来灭菌消毒。

蛋白质沉淀（proteinosis） 使蛋白质从溶液中析出的现象。使蛋白质沉淀的方法有盐析、调溶液 pH 值至等电点、有机溶剂法（加丙酮等）等。常在低温下进行，沉淀出的蛋白质不变性。可用这些方法分离纯化蛋白质。在一些变性因素如加热、煮沸、加重金属盐等作用下，蛋白质也可沉淀，但沉淀出的蛋白质是变性的。

蛋白质二级结构（secondary structure of protein） 指蛋白质多肽链中主链原子的局部空间排列，而不包括侧链基团的构象。主要包括 α 螺旋、β 片层、β 转角及无规卷曲等。维持二级结构的化学键是氢键。

蛋白质复性（renaturation of protein） 及时除去变性因素的作用时，变性程度较轻的蛋白质的空间构象及功能仍然可以恢复或者部分恢复的现象。但实际上，复性的条件非常复杂，大多数变性蛋白质不能完全复性。

蛋白质工程（protein engineering） 利用 DNA 重组技术对天然蛋白质的结构进行改造，以改善或改变其功能为目的的一种生物技术。

蛋白质功效比值（protein efficiency ratio，PER） 评价蛋白质营养价值的一种生物学指标。以受试蛋白质喂饲婴儿或幼小动物，7～10 天后，计算每克食物蛋白质所增加体重的克数，即 PER。全蛋白质的 PER 最大，为 4.4；牛心为 3.1、牛脑为 2.97。

蛋白质供给量（protein allowance） 膳食质量指标之一。将蛋白质每克日生理需要量乘安全系数即供给量。安全系数是考虑到膳食蛋白质来源不同和利用率不等而计算的。如成人蛋白质需要量为 40g/d，是用优质的、净利用率（NPU）为 70 的蛋白质制订的；如采用的蛋白质其净利用率只有 40，则需按比例增加蛋白质，按 $40g×（70/40）＝70g/d$ 计算。70g 为成人每日蛋白质供给量。体力劳动者应酌情增加。

蛋白质互补作用（complementary action of protein） 两种或两种以上食物蛋白质混合食用，其中所含有的必需氨基酸取长补短，相互补充，达到较好的比例，从而提高蛋白质利用率的过程。如不同食物蛋白质中的必需氨基酸含量和比例不同，其营养价值不一。通过将不同种类的食物相互搭配，可提高限制氨基酸的模式，由此提高食物蛋白质的营养价值。

蛋白质类肿瘤标志物（protein marker of tumor） 蛋白质肿瘤标志是最早发现的标志物，如 $β_2$-微球蛋白、免疫球蛋白。这类标志物特异性稍差，但检测方法相对比较容易，常做常规检测项目。

蛋白质利用率（protein utilization） 指食物蛋白质（氨基酸）被消化吸收后在体内被利用的程度。测定食物蛋白质利用率的指标和方法有很多，但主要有生物学方法和化学方法。属生物学方法的指标有生物学价值、蛋白质净利用率、蛋白质功效比值、相对蛋白质值和氮平衡指数等等。

蛋白质-能量营养不良（protein-energy malnutrition，PEM） 其他名称：蛋白质热能缺乏病。一种因缺乏能量和蛋白质而引起的营养缺乏病。临床上分为以缺乏能量为主的干瘦型、以缺乏蛋白质为主的水肿型和能量与蛋白质同时缺乏的混合型。主要见于 3 岁以下的婴幼儿，临床特征为体重下降、皮下脂肪减少和皮下水肿，伴有各器官程度不同的功能紊乱和性格、行为、心理等的改变。

蛋白质-能量营养不良性贫血（anemia in protein-energy malnutrition） 缺乏蛋白质供给，从而影响造血干细胞和祖细胞的增殖分化，导致营养性贫血。贫血通常为轻度或中度，正常色素性，但红细胞大小及形态变化较明显。治疗：补充高蛋白饮食及多种维生素；严重者可输血、血浆及氨基酸。治疗见效很慢。

蛋白质凝固（protein coagulation） 指变性的多肽链，状似乱麻，互相缠绕，互相穿插，结成一块的现象。如许多天然蛋白质经加热后，则凝固成团，不再溶于水。在一般条件下是绝对不可逆的变化，所以不同于一般变性。

蛋白质缺乏病（protein deficiency） 摄入食物中蛋白质不足而导致的疾病。症状：因缺乏必需氨基酸而致生长停滞；因组织中蛋白质更新减慢，初期发生消化不良与腹泻；进一步，肝功能及肝结构发生异常，不能合成足够的清蛋白而发生水肿，重者不能维持骨骼肌的组成与红细胞生成，发生肌无力与贫血，严重缺乏则影响智力活动。血浆蛋白质含量是蛋白质缺乏的指标，清蛋白小于 3.5g/100ml 时为较重的蛋白质缺乏；小于 1.5g/100ml 时为严重缺乏。也可继发于以下情况：①碳水化合物供应不足。②肾病时排出大量蛋白质。③消化道吸收不良。④肝病时蛋白质合成障碍。⑤烧伤、骨折等外伤时，组织分解增强。

蛋白质缺乏型营养不良（protein malnutrition） 其他名称：恶性营养不良、恶性营养缺乏病、夸希奥科综合征。蛋白质严重缺乏而热能供应却尚可维持最低水平的极度营养不良症。一种严重蛋白质缺乏综合征，多见于婴幼儿，以水肿为主要特点。初起常表现为精神差、木呆、体重不增或减轻；一旦发生感染或腹泻，迅速出现凹陷性水肿、腹水、胸水、呕吐、腹胀、头发干枯、血压偏低、智力迟滞等。治疗：调整饮食，补充热能和优质蛋白质；纠正水、电解质紊乱；促进消化代谢功能；积极治疗并发症。

蛋白质热能缺乏病（protein-energy malnutrition，PEM）　其他名称：蛋白质-能量营养不良。由于膳食中缺乏蛋白质与热能而致的疾病。长期缺乏蛋白质和热能可引起干瘦症，体重降至标准体重的 60% 以下，无水肿。如蛋白质缺乏而热能尚足时，可引起恶性营养不良，体重可占标准体重的 60%～80%，伴有水肿。在这两种之间可以有不同程度的热能、蛋白质、维生素、无机盐缺乏，以及出现某些疾病。

蛋白质三级结构（tertiary structure of protein）　指蛋白质结构中包括多肽链中主链和侧链基团的全部构象。在二级结构的基础上，多肽链进一步盘旋、折叠而形成的具有一定规律的三维空间结构。

蛋白质生物价（biological value）　简称生物价。食物蛋白质消化吸收后被有机体利用的比率。通常用百分率（%）表示。衡量蛋白质营养价值的重要指标。某食物的蛋白质生物学价值的高低，因机体的个体差异及食品的调配方法等而异；几种食物混合食用，发挥氨基酸的互补作用，可提高食物中蛋白质的生物学价值。

蛋白质消化率（digestibility of protein）　蛋白质被消化吸收的程度。是吸收氮与食物氮的百分比率，公式为：蛋白质消化率＝[食物氮－（粪氮－粪代谢氮）]/食物氮×100%，其中粪代谢氮是指来自消化道脱落的上皮细胞和代谢废物中的氮以及极少量的肠道微生物氮，是在人体进食足够热量但完全不摄取蛋白质的情况下在粪便中测得的。如在蛋白质消化率测定中忽视粪代谢氮时，所得结果为表观消化率；而将计入粪代谢氮的结果称为真消化率或消化率。

蛋白质芯片（protein chip）　其他名称：蛋白质微阵列。高密度的蛋白质阵列，是蛋白质阵列的发展。在几平方厘米的面积中可以包括几万个不同的蛋白质点，可用于大规模的分析。

蛋白质需要量（protein requirement）　人体对蛋白质最低生理需要量。估测方法有二：①补充内源氮排出量再加上形成新组织所需要的氮量。成人排出内源氮约 3.5g/d，相当于 22g 蛋白质，加上 30% 作为生成新组织所需，共约 30g。②满足成人氮平衡或儿童正常生长所需，如用优质蛋白质进行试验，测得成人达到氮总平衡时需蛋白质 30g/d。考虑到个体差异等因素，再加上 30% 作为一般人的生理需要量，约 40g/d。婴儿的生长迅速，蛋白质需要较多。少年、孕妇与哺乳期女性皆较正常成年人需要量高。

蛋白质一级结构（primary structure of protein）　指蛋白质多肽链中氨基酸的排列顺序而言。此顺序是由基因上遗传密码的排列顺序所决定的。一级结构是蛋白质的基本结构，它决定了蛋白质的二级、三级及四级结构。

蛋白质印迹法（Western blotting）　是将蛋白质经聚丙烯酰胺凝胶电泳分离后转移到硝酸纤维素膜上，检测哪一种蛋白质能和特定抗体反应。蛋白质印迹法可用于检测样品中特异性蛋白质的存在、细胞中特异性蛋白质的半定量分析及蛋白质分子的相互作用研究等。

蛋白质组（proteome）　是指在一定条件下，存在于一个体系（包括细胞、亚细胞器、体液等）中的所有蛋白质。人的一种细胞内存在的蛋白质总数约为 1.5 万种。蛋白质组反映了特殊阶段、环境、状态下细胞或组织在翻译水平的蛋白质表达谱。

蛋白质组数据库（proteome database）　包括已知各种生物的各种组织或细胞全部蛋白质的资料库。但目前主要只是集合了已知各种生物的各种组织或细胞全部蛋白质双向电泳图谱的资料，为蛋白质结构与功能的深入研究提供了便利。

蛋白质组芯片（proteome chip）　将特定器官、组织或细胞的全部蛋白质分别有序地排列固定在支持物上的一种蛋白质芯片，用于蛋白质组学的研究。

蛋白质组学（proteomics）　阐明生物体各种生物基因组在细胞中表达的全部蛋白质的表达模式及功能模式的学科。包括鉴

定蛋白质的表达、存在方式（修饰形式）、结构、功能和相互作用等。蛋白质组学研究的目的是揭示人类发生、发展与遗传的秘密。

蛋壳样钙化（egg-shell calcification）　因钙盐沉积于淋巴结的包膜下在 X 线胸片上所呈现的蛋壳状的环形阴影。在硅沉着病（矽肺）病人中其发生率约为 4%～5%；在有色金属矿工的硅沉着病病人中发生率更高。它可以在两侧肺门对称出现，少数仅在一侧出现。环形钙化有 3 种形态：一为空心，仅见环状壳壁；二为除壳壁外，其内还有小的钙化点；三为均匀一致的钙化实体。绝大部分环的直径在 0.5～3cm。可有数个到十余个。

氮甲（formylmerphalan）　其他名称：N-甲、N-甲酰溶肉瘤素、甲酰溶肉瘤素。抗肿瘤药（烷化剂）。用于睾丸精原细胞瘤，对多发性骨髓瘤及恶性淋巴瘤也有效。制剂：片剂。用药期间严格检查血象。孕妇禁用。慢性白血病急性变时应停药。

氮芥（chlormethine）　烷化剂抗肿瘤药。用于恶性淋巴瘤、癌性胸腔、心包及腹腔积液。对急性白血病无效。制剂：常用盐酸氮芥注射剂。注射勿漏至血管外；用药期间须监测血象。

氮麻醉（nitrogen narcosis）　高气压下氮气的一种生物效应。氮是一种惰性气体，在极高气压环境中（4 个大气压以上）工作，则可能产生氮麻醉现象。主要表现为思睡、倦怠，有时出现欣快症状。高压下的氩、氖等惰性气体也有类似的作用。氦无这种作用，故有人提出，深潜水时以氧、氦混合气代替空气，以预防氮麻醉。氮麻醉的发病原理尚不清楚，目前多认为与氮、氩、氖等气体的密度、黏度等物理特性有关，造成支气管的阻塞和缺氧所致，而与该气体的化学活性关系很小。

氮平衡（nitrogen balance）　机体从食物中摄入氮量与排泄氮量相等的状态。正常成人食入的蛋白质等含氮物质可以补偿含氮排泄物质，达到氮平衡。儿童、少年、孕妇摄入氮大于排出氮，体内蛋白质的合成大于分解，称为正氮平衡；慢性消耗性病人，摄入氮小于排出氮，体内蛋白质的合成小于分解，称为负氮平衡。氮平衡是衡量机体蛋白质代谢状况的一种指标。食物蛋白质含氮约为 16%，可用食物含氮量估计其蛋白质含量。测定并比较每日食入氮与粪尿排出氮，可看出机体蛋白质摄入与排出状况。

氮烯咪胺（dacarbazine）　见达卡巴嗪。

氮氧化合物中毒（nitrogen oxides poisoning）　吸入氮氧化合物引起的中毒。临床表现轻者为咽喉不适、干咳、胸闷、头痛、乏力、恶心等；重者出现呛咳、痰带血丝、胸痛、气急、发绀、烦躁和昏迷。治疗：重点防治肺水肿，吸氧，早期应用肾上腺皮质激素和抗生素预防感染。

氮氧化物（nitrogen oxide）　工业废气一氧化氮、四氧化二氮、五氧化二氮的合称。为黄至深棕色气体，有刺激性。氮氧化物水溶性较二氧化硫小，对眼及上呼吸道黏膜的刺激作用亦较二氧化硫弱，但可吸入深部呼吸道，遇水形成硝酸和亚硝酸，对肺组织有强烈刺激及腐蚀作用。急性中毒可引起肺水肿并可形成变性血红蛋白血症。慢性中毒常表现为慢性上呼吸道炎症、牙齿龋蚀症。车间空气中最高容许浓度（换算为 NO_2）为 $5mg/m^3$；大气中氮氧化物（以 NO_2 计）一次最高容许浓度为 $0.5mg/m^3$。

氮杂胞苷（azacytidine）　抗代谢药。常与泼尼松合用，对小儿急性淋巴细胞白血病，可使其完全缓解；对乳腺癌、肠癌、黑色素瘤、成人急性淋巴细胞白血病也有一定疗效。常静脉注射给药。

氮质血症（azotemia）　血中的尿素氮、非蛋白氮或肌酐水平超出正常范围的现象。正常参考值为 14～25mmol/L，包括尿素、尿酸、肌酐、氨基酸等。其中尿素为 2.5～7.1mmol/L，肌酐为 50～115μmol/L，绝大部分是蛋白质的分解产物。除氨基酸等外，都是对机体无用甚或有害的代谢产物。主要经肾脏排出体外，故氮质血症多由慢性肾功能不全所引起。

膻中（danzhong，RN 17）　①中医体表部位名。胸部两乳之间正中处，为宗气所聚之处，故又称气海。②其他名称：元

儿、上气海。中医经穴名。属任脉。足太阴、少阳、手太阳、少阳，任脉之会。位于胸骨正中线，平第 4 肋间隙处。主治气喘、噎膈、胸痛、乳汁少等。沿皮刺 0.3～0.5 寸。艾炷灸 3～7 壮，或艾条灸 10～20min。

当归（Chinese angelica root，Radix Angelicae Sinensis）　其他名称：十归、秦归。中医药名。伞形科植物当归的根。甘、辛、温。归肝、心、脾经。功能补血活血、调经止痛、润燥滑肠。治：①月经不调，经闭经痛，为妇科调经要药。②治贫血等一切血虚证，为常用的补血要药。③跌打损伤、风湿痹痛、疮痈肿痛。④阴虚血少的肠燥便秘。

当归补血膏（danggui buxue gao）　中医成药名。扶正剂（养血剂）。组成：当归、熟地黄、白芍、川芎、阿胶、黄芪、党参、茯苓、甘草。治贫血、头晕、心悸、健忘、妇女月经不调及产后血虚、体弱。伤风感冒病人忌服。

当归补血汤（danggui buxue tang，Chinese angelica decoction for replenishing blood）　中医方剂。《内外伤辨惑论》方。组成：黄芪、当归。功能补气生血。治劳倦内伤，症见肌热面赤、烦渴欲饮、脉洪大而虚、重按无力者；以及妇人经期、产后血虚发热，或疮疡溃后，久不愈合者。

当归补血丸（danggui buxue wan）　中医成药名。扶正剂（养血剂）。组成：当归、黄芪。用于身体虚弱、气血两亏症。阴虚潮热或实热证者不宜用。

当归颗粒（danggui keli）　中医成药名。扶正剂（养血剂）。组成：当归、川芎、白芍、地黄。用于营血不足，月经不调，经来腹痛，崩漏下血。服药期间忌食生冷、寒凉食物。

当归六黄汤（danggui liuhuang tang，decoction of Chinese angelica and six yellow ingredients）　中医方剂。《兰室秘藏》方。组成：当归、生地黄、熟地黄、黄芩、黄柏、黄连、黄芪（量加倍）。滋阴清热、固表止汗。治阴虚有火而致的发热盗汗、面赤口干、心烦唇燥、大便干结、小便黄赤、舌红脉数者。

当归龙荟丸（danggui longhui wan）　中医方剂。《丹溪心法》方。组成：当归、龙胆草、芦荟、青黛、栀子、黄连、黄芩、黄柏、大黄、木香、麝香。功能清热泻肝、攻下行滞。治肝胆实火而致的心烦不宁、头晕目眩、耳聋耳鸣、胁肋疼痛、脘腹胀痛、大便秘结。孕妇禁用；体虚便溏者不宜用。现代亦用于慢性粒细胞白血病。

当归四逆汤（danggui sini tang，Chinese angelica decoction for restoring yang limbs）　中医方剂。《伤寒论》方。组成：当归、桂枝、芍药、细辛、炙甘草、通草、大枣。功能温经散寒、养血通脉。治血虚受寒，症见手足厥冷、舌淡苔白、脉沉细或脉细欲绝者。

当归调经丸（danggui tiaojing wan）　中医成药名。理气养血剂。组成：菟丝子、荆芥、陈皮、砂仁、桑寄生、艾叶、阿胶、熟地黄、茯苓、杜仲、牡丹皮、肉桂、甘草、白术、白芍、当归、党参、黄芪、续断、川芎、延胡索、香附、白薇、黄芩。用于气血两虚、月经不调、行经腹痛、闭经。血瘀气滞证禁用。感冒忌服。

当事人中心疗法（client-centered therapy）　其他名称：询者中心疗法、病人中心疗法、来访者中心疗法、以人为中心疗法。它与心理分析疗法相反，不要病人回忆压抑在潜意识中的心理症结，而是帮助病人认识此时此地的现状。由于病人缺乏自知，不能正确认识和处理当前的现状，治疗的目的就是让病人进行自我探索，了解与自我一致的、恰当的情感，用此情感体验指导自己的行动，靠自己本身的力量来治疗自己存在的问题。治疗过程中治疗者以朋友身份鼓励病人发泄内心的情感，关心、支持、信任病人的谈话，使病人由消极被动变为主动，能自我调节和适应环境。

当归注射液（Injectio Angelici）　中医成药名。调经活血剂。伞形科植物当归的提取物制成的淡黄色澄明、等渗的灭菌水溶液。具有补血调经、活血止痛的功能。用于腰腿痛、脊髓灰质炎后遗症、支气管哮喘及妇科痛经等。用药期间忌食生冷、寒凉食物。

当门子（moschus）　见麝香。

党参（pilose asiabell，Radix Codonopsis，dangshen）　其他名

称：上党人参、潞党参、台党参。中医药名。桔梗科植物党参的根。甘、平。归脾、肺经。功能补中健脾、益气生津。用于气虚不足，主要是脾肺气虚所致的食少便溏、四肢无力、面目浮肿、心悸、气短、虚喘咳嗽、口渴自汗、脱肛、子宫脱垂等病证。作用类似人参，但功力软弱，尤其在补益元气、挽救虚脱方面远不及人参。凡用人参补益脾肺、扶正祛邪的方剂一般可用党参代之，但对虚脱证，似以人参为妥。

荡击波征（rinse out wave sign）　大量心包积液的超声图像。是诊断大量心包积液的依据之一。

刀豆球蛋白 A（concanavalin A，Con A）　一种外源凝集素。由刀豆提取的一种球蛋白。在一定的 Con A 浓度下，转化细胞和癌细胞的凝集程度较正常细胞高，且凝集速度快。此外，Con A 还能促进 T 淋巴细胞分裂和增殖。

导赤散（daochi san，powder for treating dark urine）　中医方剂。清脏腑热剂。出自《小儿药证直诀》。组成：生地黄、木通、甘草（一方不用甘草用黄芩；一方用灯芯）、竹叶。功能清心火、利小便。治心经热盛。症见口渴面赤、心胸烦热、渴欲冷饮，或心移热于小肠、口舌生疮、小便短赤、尿道刺痛。散剂，亦可用汤剂。临床可用于急性泌尿系感染、急性口腔炎。

导电糊（electric conductive cream）　记录心电图时，所用的一种减低皮肤和电极阻力的糊状物。其主要成分是氯化钠，配方甚多。使用时不宜过多，涂擦面积比电极面积略大即可。如使用不当，反致阻力增加，引起心电图基线慢动荡或跳动不稳。

导法（便）（therapy for inducing bowel movement）　中医外治法之一。把药液灌入肠中，或把润滑性的栓剂塞入肛门内，以通下大便的方法。古代常用蜜煎导法和猪胆汁导法。现代用的方法很多。

导管（catheter）　介入放射学的基本器械之一。是经过特殊工艺制造的薄壁空心长塑料管。要求有适当的硬度、柔软性、可塑性、弹性、扭力和很好的形状记忆力。管壁应光滑、摩擦系数小，有良好的不透 X 线性能，并能耐高温和消毒液浸泡。

导管内乳头状瘤（intraductal papilloma）　乳房疾病。自乳头开口部起到壶腹以下约 1cm 的一段导管内的乳头状瘤。发病年龄 40～50 岁。症状为乳头自动溢液，呈血性或浆液血性。在乳晕旁有条索状物或小结节。乳晕旁按压有液体自恒定的乳管排出。乳房摄片或导管造影有助于诊断。病理检查可确诊。治疗：手术切除。

导管内乳头状瘤病（intraductal papillomatosis）　其他名称：多发性乳腺导管内乳头状瘤。发生在乳腺中小导管的乳头状瘤，往往累及多个乳腺小叶的不同导管，常为多发性。可于乳腺的周围区域扪及边界不清的肿块，实质不均质感，乳头溢液较少见。一般认为是癌前期病变。治疗：单纯乳房切除术为宜。

导管希氏束电图（catheter His bundle electrogram）　其他名称：心腔内希氏束电图。用导管法记录的希氏束电图。方法是将导管电极经右股静脉插入，在 X 线透视下插入右心房靠近三尖瓣的位置，使电极连入放大器再输入多导心电图机，严格接地，多方调节后直至示波器出现 H 波。

导管消融［术］（catheter ablation）　治疗顽固性快速心律失常的方法之一。应用心脏电生理技术在心内标测定位后，将导管电极置于引起心律失常的病灶处或异常传导路径区域，应用高能电流、激光、射频电流、细胞毒性物质、冷冻等方法，使该区域心肌坏死或损坏，从而达到根治心律失常的目的。多用于治疗预激综合征、顽固性室上性心动过速等。可引起快速或缓慢性心律失常、短暂低血压、电机械分离、心包积血。

导联（lead）　其他名称：导程。记录心电图时，放置电极板的方法和导联线的连接方式。按电极板安放位置不同分为：直接、半直接和间接导联；按电极板与心电变化的关系而言，又分为单极和双极导联。目前常用的有 3 组导联，即标准导联、加压单极肢体导联和单极心前区导联。必要时，可

加做 V_{3R}、V_E、S_5 等附加导联。

导联分割线（lead separated line） 心电图学术语。与某一导联轴中心相垂直的直线。此线不仅可以将与之垂直的导联轴平分为正、负两部分，而且把 QRS 向量环分为先、后两部分。对于 QRS 向量环在该导联轴上投影而形成的心电图波形的理解很有帮助。

导联线（line of lead） 连接电极与心电图机的导线。通用的导联线有红、黄、蓝、黑、白 5 根：红线接右手、黄线接左手、蓝线接左脚、黑线接右脚（作为地线）、白线接胸前。也有的心电图机导联线有 10 根：红、黄、蓝、黑 4 根接肢体，6 根白线接胸前。

导联线接错所致的伪差（false produced by wrong lead line） 常见的一种心电图伪差。由于导联线接错，心电图各波颠倒错乱。正常时，Ⅰ 导联左手为＋、右手为－；Ⅱ 导联左足为＋、右手为－；Ⅲ 导联左足为＋、左手为－。

导联轴（lead axis） 其他名称：导联向量。某一导联正、负极间的假设连线为该导联的导联轴。分为额面肢体导联轴和横面心前区导联轴两类。导联轴方向先由导联负极指向正极。导联轴极化规定与心电图机正极相连一侧为正，与负极相连一侧为负。导联轴同时具备方向和强度两种特性。

导尿管（urethral catheter） 为了诊断或治疗目的而插入尿路内的器具，一般使用橡胶或塑料制品；质地较硬的丝织或金属导尿管仅在必要时使用。导尿管的尖端呈圆锥状，较管干略细，便于插入尿道和进入膀胱。导尿时，应根据病人尿道腔的大小选用适当粗细的导尿管。

导尿管留置法（indwelling catheter） 导尿后将尿管留在膀胱内的方法。用于截瘫引起的尿潴留或尿失禁；昏迷、尿失禁或会阴部有损伤时，用以保持局部干燥清洁；某些泌尿系统疾病术后时，为促进膀胱功能恢复及切口的愈合；抢救休克或重危病人时，为正确记录尿量、比重，及观察肾功能等。注意事项同导尿术外，还应注意每日更换导尿接管及尿瓶，每周更换导尿管一次，保持管的通畅，防止逆行感染。

导尿术（urethral catheterization） 将无菌导尿管经尿道留置于膀胱，以引流膀胱尿液的操作方法。导尿术应在无菌术下进行，主要用于尿潴留、留尿做细菌培养、准确记录尿量、测定残余尿量、膀胱内药物灌注、探测尿道有无狭窄及盆腔器官术前准备等。另外，测定膀胱内压力，以协助诊断因神经病变所引起的膀胱功能失调；做膀胱造影术，以了解膀胱内的病变情况等。如因病情须将导尿管保留一段较长时间的称"留置导尿术"。

导（调）气〔法〕（inducing qi） 又名行气法。针刺手法的一种。即针刺时，使针感朝一定方向传导的方法。

导体（conductor） 具有大量能够在外电场作用下自由移动的带电粒子，因而能够很好地传导电流的物体。如金属以及含有正负离子的电解质等。

导泻（catharsis, purgation） 服用泻药清除肠道内毒物的方法。在催吐或洗胃后，或病人来时服毒时间较长（6h 以上）者都应导泻。泻剂的选择以对胃肠道黏膜没有刺激且又能减少毒物吸收者为佳。常用 50% 硫酸镁溶液，0.4～0.5ml/（kg·次）。但遇强酸、强碱中毒者忌用。

导引（daoyin, physical and breathing exercise） 其他名称：道引。中医名词。按照一定规律和方法进行肢体运动及呼吸吐纳，以防病保健的养生方法。古代养生方法，后为道家承袭。

岛青霉素中毒病（islanditoxin nosotoxication） 食用岛青霉所致霉变米引起的中毒。表现为肝大、肝功能损害，甚至可发生肝性脑病。对症治疗。

岛叶（insular lobe） 其他名称：脑岛。大脑半球五个叶之一。位于大脑外侧沟底的大脑叶。完全被额、顶、颞叶的皮质覆盖。

倒错性光反射（reversed pupillary reflex） 其他名称：倒错性瞳孔反射。接触光线时，瞳孔扩大，有时见于脊髓痨。

倒错性屈肌反射（paradoxical flexor reflex） 压迫腓肠肌时，大足趾或全部足趾背屈。

倒错性眼球震颤（perverse nystagmus） 刺激水平半规管时，不出现应有的水平性眼球震颤，而出现垂直、旋转或斜性眼球震颤。多提示中枢病变。

倒 S_5 导联（inverted S_5 lead） 一种观察 P 波以协助诊断心律失常的导联。用 Ⅰ 导联连接。右臂电极（RA）在胸骨柄处；左臂电极（LA）在剑突处。

倒睫（trichiasis） 向眼球方向生长，可致睫毛触及眼球的疾病。睫毛倾斜角的异常，可由于睫毛生长角度或眼睑疾病，如沙眼、睑缘炎或烧伤所致。生长方向倒向角膜的睫毛，经常摩擦角膜上皮，引起异物感，还可引起眼球充血、结膜炎、角膜上皮脱落、角膜炎、角膜血管翳、角膜溃疡、角膜白斑，进而影响视力。治疗：倒睫数量少者可拔除；数量多者应行手术矫正。

倒睫电解术（electrolysis for trichiasis） 一种阴极电解法。通过阴极直接彻底破坏睫毛毛囊，使睫毛不能再生。将 6 伏电池串联起来，阴极连接一毫针，阳极连接一锌板或铝板，电路中串联有开关。电解时，可将锌板或铝板固定在涂有电极膏的同侧颞部皮肤上，也可用单层纱布将阳极板包起来，浸湿后固定在颞侧的皮肤上。毫针刺入倒睫的毛囊中约 2mm，通电约 10s。如毛囊已被破坏，则用睫毛镊子轻轻一拉，睫毛即可连根拔出。

倒经（retrograde menstruation） 见逆经。

倒位（inversion） 染色体结构畸变型之一。一条染色体发生两次断裂，中间的片段倒转 180° 后又重新接合到原位上。如两次断裂发生在同一个臂内，倒位形成的染色体，称臂内倒位；如果两次断裂发生于两个臂间，倒位形成的染色体，称臂间倒位。

倒 S 征（inverted S sign） 右上叶中心型肺癌使支气管完全闭塞产生右上叶肺不张，密度增加、体积缩小。而肺门部因肿瘤及肿大淋巴结占据呈突出的肿块影不能收缩，使肺不张的下缘呈横 S 形。此征虽典型但并不是肺癌的早期表现。另外，纵隔肿瘤压迫右上叶支气管偶尔亦可出现横 S 征。

倒置肠段术（inverted intestinal segment） 短肠综合征的一种手术疗法。在切除大量小肠的病人，当剩余肠段仅有 50～60cm 时，可将一小段肠袢引顺时针向倒置使逆蠕动肠段对抗上段肠段的顺蠕动，减慢肠内容物排空，延长食物在肠滞留时间，增加消化、吸收。倒置的肠段不宜过长，一般为 7～10cm，过长将产生梗阻症状，过短则达不到延缓排空的作用。

倒置显微镜（inverted microscope） 倒置显微镜是把光源和聚光器安在载物台上方，物镜置于载物台下方，可将细胞培养标本直接放在载物台上观察。这种显微镜常附有相差装置，为倒置相差显微镜，能更清晰地观察、辨认活细胞的微细结构。常用于组织培养，观察活细胞的形态及生长、增殖、运动、吞噬、分泌等活动。

倒转术（version） 用手转动胎儿，使不利于分娩的胎位转成有利于分娩的胎位。如将横位、斜位或臀位转成头位。不能转成头位时，亦可将横位转成臀位。根据倒转的目的，可分为头式倒转术，即转为头先露；臀式倒转术，即转为臀先露。根据倒转的方法又可分为外倒转术和内倒转术。

盗汗（night sweating） ①睡眠中出汗，以入睡后出汗、醒后出汗止为特征的一种症状。分为生理性盗汗和病理性盗汗两种。儿童生理性盗汗的发生率较高，病理性盗汗常见于结核病和低钙血症等。②中医病证名。睡中汗出，醒来即止的一种证候。多由阴虚所致。症见盗汗而五心烦热、清瘦少寐、舌红少苔、脉细数。治宜滋阴降火敛汗，用当归六黄汤。有由心血不足致病者，证见盗汗而心悸失眠、夜卧则惊、脉细数。治宜养心补血敛汗，用归脾汤。

道博尔征（Dowborn sign） 肩胛周围炎和旋转肌腱损伤的征象之一。病人肩关节外展至 45° 无疼痛，进一步外展时，产生剧烈疼痛并终止运动。在克服这种疼痛后，不再疼痛，在肩内收时，重新出现同样的情况，即为本征阳性。提示肩胛周围炎或旋转肌腱损伤。

道德感（moral sense） 人们运用一定的道德标准评价自身或他人行为时所产生的情感体验。是人所特有的一种高级情感。表现形式可以是反映对社会环境（如爱国主义、国际主义等）的、对他人或物（如友谊感、责任心等）的、对自己（如荣誉感、自尊心等）的。因人所处的环境、标准、道德观、世界观等不同，道德感也难有统一的标准。

道尔顿定律（Dalton law）　其他名称：分压定律。各种相互不起化学反应的气体组成混合气体，混合气体所产生的压强是各种气体压强的总和。而各种气体各自所产生的压强称为分压。当温度不变时，混合气体的总压等于各组成气体的分压之和。该规律在理想气体成立，对于实际气体，由于分子间作用力的存在，道尔顿定律将出现偏差。

道-何法（Douglas-Halden method）　通过测定气体代谢来间接测定能量代谢的方法。将被试者在一定时间内的呼出气采集于气袋中，用气量计测定呼气量。再将呼出气样品装入气体分析器中，分析其成分组成，进而测定其中的耗氧量和二氧化碳排出量。

道哇征（Douay sign）　盆腔腹膜炎的征象。检查者为病人进行阴道检查时，病人直肠子宫陷凹产生剧烈疼痛，子宫疼痛且可移位，即为此征阳性。提示存在盆腔腹膜炎。

稻农皮炎（paddy-field dermatitis）　其他名称：稻田性皮炎。

稻田性皮炎（paddy-field dermatitis）　其他名称：稻农皮炎、尾蚴性皮炎。稻农在进行水稻生产过程中经常发生的皮肤病。常见有两种：一种为浸渍糜烂型皮炎，多在拔秧、插秧或耘稻时浸水过久和摩擦所致，表现为指、趾间及其周围皮肤肿胀、糜烂，手掌、足底有黄豆大小的角层剥蚀，伴有痛感，此型皮炎，在每次息工后，将手放在含 12.5% 明矾和 3% 盐水中浸一下，让其自行干燥，有预防作用；另一种为血吸虫尾蚴性皮炎。治疗：消炎、止痒、预防感染。

得克萨斯牙齿（Texas teeth）　一种氟摄入过量引起的地方病，表现为褐色斑釉齿。因曾发生于美国得克萨斯州而得名。

得乐（colloidal bismuth subcitrate）　见枸橼酸铋钾。

得气（needling sensation）　中医术语。①指进行针刺时，病人所产生的酸、麻、重、胀、疼痛或触电样反应以及医生持针之下的沉紧等感觉。刺之要，气至而有效。②指针刺后，邪气得以疏泄。③指治病时，必须掌握天时气候，以及人的脏腑生化关系而用药。

得神（being of vitality）　中医术语。指病人有神气。神是生命活动现象的总称，是五脏精气的体现。审查神的存亡是判断正气的盛衰、疾病的轻重和预后凶吉的重要内容。例如神思不乱、目光有神、言语清晰、面色润泽、气息平顺、肌肉不削、二便平调等，谓之有神。表示五脏功能尚好，疾病较易治疗，预后较好，所谓"得神者昌"。

^{99m}锝-2,6,二甲基乙酰替苯亚氨基二乙酸（^{99m}Tc-2,6-dimethy-lacetamilid iminodiacetic acid，^{99m}Tc-DIDA）　一种较理想的肝胆系统扫描剂。进入体内被肝多角细胞摄取后，经胆道系统排泄至肠道内。静脉注射 3min 后，肝脏就能清晰显影；5min 后，十二指肠能出现放射性；15～20min 后，胆总管和胆囊能清晰显影。几乎不经肾脏排出，不被胆道再吸收，病人所受辐射剂量小。

^{99m}锝-二巯基丁二酸（^{99m}Tc-dimercaptosaccinic acid，^{99m}Tc-DMSA）　一种肾扫描剂。经静脉注入后，大部分与血浆蛋白结合，并在肾皮质浓集，肾扫描图像清晰。

^{99m}锝-葡萄糖酸钙（^{99m}Tc-calcium gluconate）　一种常用的肾扫描剂。

德耳贝三联征（Delbet triology）　小肠扭转的临床征象。表现为腹腔渗出液迅速增多、腹胀和非粪性呕吐。

德耳贝征（Delbet sign）　肢体血管发生动脉瘤，其远端脉搏消失，而营养尚能维持，提示侧支循环充分。

德卡姆病（Dercum disease）　见痛性肥胖病。

德-卡综合征（de Sanctis-Cacchione syndrome）　干皮病性痴呆。为常染色体隐性遗传。临床具有小头颅、严重智力不全、侏儒和性腺发育不良的着色性干皮症。

德-克麻痹（Dejerine-Klumpke paralyse）　各种原因造成下臂丛（颈$_8$～胸$_1$）和交感神经损伤所致。表现为手内在肌萎缩，呈爪形手，内侧感觉过敏或缺失，手无力；同侧眼球内陷，眼裂变窄，上睑下垂，瞳孔缩小；半边面部无汗。常发生于臀位娩出的婴儿。针对病因进行治疗。

德奎尔万甲状腺炎（de Quervain thyroiditis）　见亚急性甲状腺炎。

德奎尔万综合征Ⅰ型（de Quervain Ⅰ syndrome）　其他名称：弹拨拇指综合征。外展拇长肌腱长期反复摩擦受损，发生无菌性炎症而引起的一系列临床表现。成人多见，腕关节疼痛，在拇指反复运动时加剧；掌指关节处扪及小肿块；外展检查时，伸拇指引起疼痛；压迫肌腱越出桡骨茎突的部位，可发生剧痛。治疗：封闭、手术。

德拉克特尔征（Drachter sign）　婴儿腹膜炎的征象。检查者用一只手抓住婴儿的脚，另一手叩击脚跟。在刚开始的腹膜炎时，由于疼痛防御，婴儿把双手放到下腹部，即为该征。

德雷斯巴赫综合征（Dresbach syndrome）　见遗传性球形红细胞增多症。

德雷斯勒征（Dressler sign）　胸骨下半部叩诊呈实音。为心包积液的一个体征。是由于积液的心包压迫邻近的肺组织所致。

德里纤恙螨（*Leptotrombidium deliensis*）　其他名称：地里纤恙螨。我国恙虫病的主要媒介。中型偏小螨种。幼虫的躯体卵圆形，背盾板宽方形。主要寄生于鼠的耳壳内，我国以广东、福建分布最广，出现繁殖高峰为 6—8 月。

德-罗-萨-兰综合征（de Grouchy-Royer-Salmon-Lamy syndrome）　第 18 号染色体长臂缺失所致的一种先天性疾患。表现为小头畸形、肌张力低下、智力障碍、隐睾、阴茎小、常见唇裂、腭裂。对症治疗。

德-罗综合征（Dejerine-Roussay syndrome）　见丘脑综合征。

德马尔凯综合征（Demarquay syndrome）　以下唇瘘、唇裂或/和腭裂为特征的一种常染色体显性遗传病。可见下唇瘘位于唇朱红部，为多个凹凸不平的小窝，合并各种腭裂和/或唇裂，可有双下唇等畸形。手术治疗。

德米西征（de Mussy sign）　其他名称：盖诺·德米西点。病人仰卧或取坐位，于胸壁左右两侧自上而下用同等力量按压，若在胸骨左缘相当于第 10 肋骨高度出现压痛，即为此征。提示存在膈肌胸膜炎。

德谬塞征（de Musset sign）　典型点头体征。主动脉瓣关闭不全时，由于颈动脉的强烈搏动，引起头部节律性摆动的现象。此征亦见于主动脉瘤。

德尼-德拉什综合征（Denys-Drash syndrome，DDS）　曾称丹尼斯-德士综合征。包括先天性或幼儿期肾病综合征、维尔姆斯瘤（Wilms tumor）、性腺发育不良三方面畸形的综合征。与染色体 11p13 上的 *WTI* 基因缺陷有关。主要表现为男性假两性畸形伴肾病，导致肾衰竭和维尔姆斯瘤。

德热里纳型脊髓损伤综合征（Dejerine cord injury syndrome）　高颈段脊髓损伤的特征性表现。面部出现"洋葱型"感觉障碍，即口唇及其周围、鼻尖、鼻翼部的感觉保留，而头面部的其他部分感觉消失。躯体和四肢的感觉均消失，呼吸困难，四肢痉挛性瘫，两侧锥体束征阳性。

德热里纳综合征（Dejerine syndrome）　延髓上部旁正中病变引起的一组综合征。表现为伸舌时偏向患侧，有舌肌萎缩和纤维颤动；对侧的肢体上运动神经元性偏瘫及深感觉障碍。针对病因进行治疗。

德热里纳-索塔斯综合征（Dejerine-Sottas syndrome）　见肥大性周围神经病。

德维克病（Devic disease）　见视神经脊髓炎。

德詹斯综合征（Dejans syndrome）　侵犯眶底的病变如肿瘤、感染等引起的一组症候群。表现为三叉神经第一、二支的感觉减退和异常，上颌骨一定范围内剧痛，复视，突眼，视盘水肿，视力减退，发热，颅压增高。针对病因进行治疗。

德朱西厄综合征（de Jussieu syndrome）　其他名称：无舌-无指综合征。一种先天畸形性疾病。临床表现为奇特面容、面部变小、尖窄；无舌或舌部分缺损，腭裂，高拱腭，舌下肌嵴肥大，舌下腺、颌下腺肥大；指（趾）阙如或无甲，可见并指（趾）；智力正常；部分有内脏移位。无特效治疗方法。

灯笼病（lantern disease）　中医病证名。指瘀血所致里热外凉者。心里觉热而体表发凉的病证。类比灯笼故名。治宜祛瘀活血。

D

灯盏花素片（dengzhanhuasu pian） 中医成药名。化瘀通脉祛瘀剂。组成：灯盏花素。用于中风后遗症、冠心病、心绞痛。

灯盏细辛注射液（dengzhanxixin zhusheye） 中医成药名。化瘀通脉祛瘀剂，宽胸剂。组成：灯盏细辛。用于瘀血阻滞、中风偏瘫、肢体麻木、口眼㖞斜、语言謇涩以及胸痹心痛、缺血性中风、冠心病、心绞痛见上述证候者。

登革病毒（dengue virus） 是登革热的病原体。分类属披盖病毒科。本病毒有 4 个血清型，在自然界，病毒储存于人和猴，通过伊蚊传播。病毒进入机体后，在毛细血管内皮细胞中增殖，经血流播散，引起登革热、登革出血热和登革休克综合征。微生物学检查主要做血清学诊断，可用血凝抑制试验、补体结合试验等检测早期及恢复期病人血清中抗体，抗体升高 4 倍以上有诊断意义。登革热的疫苗尚未研制成功。

登革出血热（dengue hemorrhagic fever） 由登革病毒引起的急性传染病，借伊蚊传播。临床有发热、皮疹、出血、休克等症状。病人应隔离至退热为止。病死率高。治疗：对症处理。

登革热（dengue fever） 由登革病毒引起，经伊蚊传播的一种急性传染病，流行于热带和亚热带，夏秋发病多。急起寒热，肌肉和骨关节剧烈酸痛，皮疹，淋巴结肿大，白细胞减少，持续 2～4 日自愈。部分病人经 1～2 日再发热。四肢出现红色斑丘疹，逐渐波及全身，退疹后可脱皮。病死率低。无特效疗法，宜采用综合治疗。

登门槛效应（skips threshold effect） 一种社会心理效应。有位美国社会心理学家的助手登门访问一些家庭主妇，请求允许将一个小招牌挂在其窗户上，她们答应了。不久再次登门，又要求允许将一个大招牌放在其庭院内，她们中大部分人也答应了。这个效应说明，要让人接受一个大的要求，最好先让他接受一个小的要求，接受了小的要求，大的要求就容易接受。

登特病（Dent disease） 曾称丹特病。氯离子通道因 CLC5 基因突变导致的一种 X 染色体连锁的隐性遗传疾病。可引起一组钙代谢异常为主要特征的临床综合征，如高钙尿、肾草酸钙或磷酸钙结石形成、肾实质钙化和低分子量蛋白尿等。

等孢球虫病（isosporiasis, coccidiosis） 等孢球虫寄生于人体小肠上皮组织所致的疾病。临床上有发热、腹痛、腹泻等症状。粪便直接涂片查见卵囊确诊。治疗：用乙胺嘧啶和磺胺嘧啶联合疗法。

等臂染色体（isochromosome） 其他名称：中着丝粒染色体。着丝粒位于染色体中部的染色体。即长、短臂相等或接近相等的染色体。在细胞分裂时，由于着丝粒异常分裂所形成的子染色体。在正常细胞分裂后期，染色体着丝粒纵裂，产生两个正常的子染色体。如果着丝粒横向分裂，则形成两个等臂染色体，其中一个由两个长臂构成，另一个由两个短臂构成。

等长收缩（isometric contraction） 肌肉收缩时仅张力增加而长度保持不变的状态。机体的抗重力肌肉（颈肌、比目鱼肌等）以等长收缩为主。

等长运动（isometric exercises） 肌肉收缩时，肌纤维不缩短，即可增加肌肉的张力而不改变肌肉的长度。因不伴有明显的关节运动，又称静力运动。适用于肢体被固定时（如骨折），早期应用防止肌肉萎缩。

等电点（isoelectric point） 两性化合物（如蛋白质和氨基酸）在同一分子中具有正电荷和负电荷。当在某一 pH 值时，其正负电荷相等，此 pH 值称为该化合物的等电点。在此 pH 值时，该化合物在电场中不移动。

等电位线（isoelectric line） 其他名称：基线。当兴奋产生的电力过小时，体表心电图呈现一段水平线。此时既无正向波（正电压），也无负向波（负电压）形成。此线在各房室去极化波、复极化波之间形成"段"，包括 P-R 段、ST 段及 T-P 段。通常以 T-P 段为准。

等级相关（rank correlation） 其他名称：秩相关。为一种非参数统计方法。将两组有关指标按大小顺序排列规定等级，而后判断其间的相关关系。适用于下列资料：①不服从双变量正态分布；②总体分布型未知；③原始数据是用等级表示。

等离子体（plasma） 由离子、电子和未电离的中性粒子所组成的电离的气体，如火焰和电弧中的高温部分、太阳表面气层等。

等量递升〔法〕（ascending method） 使组分比例量相差悬殊的固体粉末均匀混合的一种方法。即先取与小量组分等体积的量大的组分研磨混合均匀，再逐次加入与混合物等体积的量大的组分稀释，直至加完全部药物并混合均匀为止。

等频性脱节（isorhythmic dissociation） 频率完全相等或近乎相等的双重心律所互相形成的干扰性或阻滞性脱节。

等容收缩期（isovolumetric contraction period, period of isovolumic contraction） 在每个心动周期中心室容积不改变的时期。心房进入舒张期后不久，心室开始收缩，当心室内压超过心房内压时，房室瓣关闭。这时，室内压尚低于主动脉压，半月瓣仍处于关闭状态，心室成为一个封闭腔。因血液是不可压缩液体，心室肌的强烈收缩，导致心室内压急剧升高，而心室容积并不改变。

等渗（iso-osmia） 渗透压与健康机体细胞外液渗透压相等的状态。健康机体细胞外液的渗透压主要是钠盐的渗透压，正常范围为 280～320mOsm/L。

等渗溶液（isoosmotic solution） 渗透压与血浆渗透压相等的溶液。其渗透压正常变化范围为 280～320mOsm/L。为使药液与体液渗透压保持平衡，常将药液制成等渗溶液。如 0.9%氯化钠溶液。等渗溶液的冰点均为−0.52℃。

等渗性脱水（isotonic dehydration） 其他名称：等渗性失水。失血同时伴有失钠，两者丢失的比例相同或大体相同，血浆钠浓度和渗透压皆维持在正常范围，并伴有细胞外液容量减少的脱水类型。这种脱水是等渗性液体丢失，如频繁呕吐、腹泻、胃肠造瘘、大量放胸腹水、大面积烧伤等。等渗性脱水产生细胞外液减少，即血量减少，严重时，可导致周围循环衰竭，需及时补充水和盐。

等视线（visual isopter） 以某种强度的刺激测定眼球在固定状态下所能感受此种刺激周边范围的连线。用于表明视野的情况。

等位基因（allele） 在一对同源染色体的同一基因座上的两个不同形式的基因（Aa）。其中一个来自母方，另一个来自父方。等位基因控制相对性状，如控制人正常色素的基因（A）和白化基因（a）是一对等位基因，正常色素和白化是一对相对性状。等位基因是由于基因突变产生的。

等位〔基因〕排斥（allelic exclusion） 免疫球蛋白的杂合体只表达一对等位基因中的一个现象。免疫球蛋白的合成过程中，任何一个单一的 B 细胞内只能活化父方或母方基因库中的一个。这种现象称为等位基因排斥现象。这是免疫球蛋白合成具有的独特的遗传学规律。

等效电偶（equivalent dipole） 用向量选加方法，将同时存在的无数个强度和方向各异的电偶综合成的一个电偶。如用向量表示，即向量综合。

等压点（equal pressure point, EPP） 用力呼气时，气道内压力等于气道外胸腔内压力的位置点。正常位于大、中气道中。当小气道病变或肺泡弹力减弱时，移向小气道。由于小气道缺少软骨环和坚强的管壁，呼气时超过等压点的气道将被压陷。

等张溶液（isotonic solution） 与红细胞内液体张力相等的溶液。在等张溶液中既不会发生红细胞体积改变，也不会发生溶血，所以等张是一个生物学概念。溶质分子不能自由通过细胞膜的等渗溶液就是等张溶液，如生理盐水。

等张收缩（isotonic contraction） 肌肉收缩时仅长度缩短而张力保持不变的状态。如四肢肌肉的运动以等张收缩为主。

等张性缺氧（isotonic hypoxemia） 见血液性缺氧。

等张运动（isotonic exercises） 肌肉收缩时，肌纤维缩短，即肌肉长度改变，因而肢体活动，因伴有大幅度关节运动，又称动力运动。此运动能够对抗一定负荷，做关节的活动锻炼，促进关节功能，同时也可锻炼肌肉力量。

等周期代偿间歇（isocyclic compensatory pause） 期前收缩后

的代偿间歇与基本心律的周期相等者。最典型的例子是窦性心律伴窦性期前收缩。这是因为期前收缩与基本心律的起搏点多为同源同类，且彼此非常邻近，一旦出现期前收缩，迅即引起基本心律起搏点的节律顺延。

邓-伯征（Duncan-Bird sign）　其他名称：伯尔德（Bird）征。在肺包虫病变处，肺部出现浊音和呼吸音消失的征象。

邓氏胎盘娩出法（Duncan mechanism of placenta delivery）　胎盘以母体面娩出的方式。胎盘附着于子宫体段下部，子宫收缩使胎盘自边缘先剥离，以母体面边缘先露于阴道外而排出。一般流血量较多。

镫骨手术（stapes surgery）　使椭圆窗功能恢复以提高听力的手术。是目前治疗耳硬化症常用的方法。此术是将镫骨部分或全部切除，然后用各种人工装置、修整后的镫骨、自体骨或软骨置于砧骨长脚与前庭窗之间，以代替原有的镫骨。如不宜进行镫骨手术时，可在外骨半规管上开窗，重建传音途径，以改进听力。

低鼻（flat nose）　指鼻尖、鼻背、鼻根的高度均低于正常的低平形鼻，大多是先天性的，与种族、遗传等因素有关。占隆鼻术适应证绝大部分。

低补体血症性荨麻疹性血管炎（hypocomplementemic urticarial vasculitis，HUVS）　过敏性血管炎的一种。临床表现为反复出现的皮肤荨麻疹，分布于躯干和四肢，可伴有发热、关节痛、腹痛、血尿及蛋白尿等。皮疹发作时补体成分降低；皮肤病理见免疫复合物血管壁沉积和白细胞碎裂性血管炎；肾脏病理多为膜性增殖性肾小球肾炎。

低出生体重儿（low birth-weight infant）　出生体重≤2 500g的新生儿。无论胎龄大小，包括大多数的早产儿及足月小样儿。

低胆固醇饮食（low cholesterol diet）　胆固醇摄入量<300mg/d，禁胆固醇高的食物，如动物内脏、肥肉、蛋黄、鱼子等，多选用大豆、香菇、木耳等降脂食品。适于高血压、心血管疾病、高胆固醇血症的病人。

低蛋白血症（hypoproteinemia）　血清总蛋白低于6g/100ml，而且常表现为清蛋白低于4g/100ml。见于慢性肝病、结核、慢性营养障碍、恶性肿瘤等。

低蛋白饮食（low protein diet）　适当限制食物中蛋白质摄入的一种饮食治疗方法。一般一天蛋白质总量应低于30～40g，原则上以素食为主，不采用鱼、肉、蛋和豆类制品等含蛋白质量高的食物。是慢性肾功能不全非透析治疗的基本方法，可以降低血中尿素氮水平，减轻尿毒症状，延缓慢性肾衰竭的进展。适用于急性肾炎、肝功能严重损伤而曾有肝性脑病的病人。

低电压（low voltage）　其他名称：QRS波群低电压、电压过低。一种表示QRS波群振幅过低的方法。当3个标准导联和3个加压单极肢体导联R+S（或Q+R）<0.05mV，V_1～V_6的R+S<1.0mV称为低电压。正常人1%可有低电压（由于皮肤电阻增大，但T波正常），随年龄增长而增多，并不一定表示心脏有器质性改变。有些病理状态也可导致低电压，如短路传导、电流传导障碍、水电解质及代谢紊乱、心力衰竭、广泛心肌损害等。

低电压型室性期前收缩（ventricular premature beat of low voltage）　其他名称：特矮型室性期前收缩。在所有导联的室性期前收缩中，QRS振幅≤1.0mV者，多提示为病理性室性期前收缩。

低调干啰音（sonorous rhonchi）　其他名称：鼾音。音调低，其基音频率约为100～200Hz，响亮、粗糙，犹如呻吟声或鼾声，最常于吸气相或呼吸相连续闻及，可因咳嗽后消失。常因黏液积聚于气管或大的支气管中所致。

低动力型休克（hypodynamic shock）　其他名称：冷休克、低排高阻型休克。血流动力学特点是心脏指数低、总外周阻力高、中心静脉压和动脉血压低的休克。表现为皮肤苍白或发绀及湿冷，脉细数，血压下降，尿少，意识淡漠。此型休克见于失血性休克、烧伤性休克、心源性休克及大部分感染性休克。

低动力性缺氧（hypokinetic hypoxia）　见循环性缺氧。

低发区（low-risk area of population）　某疾病在人群中发病率低的地区。其划分可根据调查或以往流行病学资料来确定，多用于寄生虫病、地方病及肿瘤等的普查。

低分化鳞状细胞癌（poor differentiated squamous cell carcinoma）　一种分化较差，无角化珠形成，甚至无细胞间桥，瘤细胞呈明显异型性，并见较多核分裂象的鳞癌。镜下见癌细胞不形成癌巢，弥散分布，无一定的排列形式。癌细胞呈多边形、梭形或不规则形。恶性程度高，预后差。

低分化肉瘤（poor differentiated sarcoma）　起源于间叶组织、分化较差的恶性肿瘤。镜下表现为瘤细胞大小不等、形态不一，核肥大深染，核分裂象多见，瘤细胞多，而胶原纤维甚少。生长快，易发生转移，手术切除后易复发，预后差。

低分化腺癌（poor differentiated adenocarcinoma）　由腺上皮发生的一种分化较差的恶性肿瘤。镜下可见腺管、腺泡或小梁等结构基本消失，癌细胞形成实质性的细胞条索或细胞巢，癌细胞呈圆形或多形性，无腺上皮特点，表现为幼稚细胞的征象。恶性程度高，预后差。

低分化肿瘤（poor differentiated tumor）　瘤细胞分化程度较低，近似其来源组织胚胎阶段不成熟细胞形态的肿瘤。分化程度越低，恶性程度越高，预后就越差。常见的有低分化鳞状细胞癌、低分化腺癌和低分化肉瘤3种。

低分子肝素（low molecular heparin）　其他名称：速碧林、克赛。抗凝血药。用于防治血栓栓塞性疾病。制剂：注射剂。不可肌注。过敏者、有出血性倾向者、急性细菌性心内膜炎及血小板减少者禁用。

低分子右旋糖酐（low molecular dextran-40）　平均分子量为2万～4万的葡萄糖聚合物。因分子量较小，易于排出，故扩充血容量的作用较短暂。适用于急性失血性休克、心绞痛、心肌梗死、脑血栓形成、脑供血不足等症。

低钙血症（hypocalcemia）　血清钙浓度低于1.85mmol/L时的体征。常突出表现为神经肌肉兴奋性增高，可出现精神异常，如烦躁、易怒、焦虑、失眠、抑郁甚至精神错乱，也可发生锥体外系的表现，如帕金森病、舞蹈病。儿童可影响发育。见于甲状旁腺功能减退症、维生素D缺乏症、慢性肾衰竭、急性胰腺炎、小肠吸收不良综合征等。治疗：静注钙剂，治疗原发病。

低共熔混合物（eutectic mixture）　两种或两种以上物质形成的熔点最低的混合物。当熔融混合物均匀冷却至某一温度时，混合物按该时液相中的比例同时析出，体系温度保持不变（称最低共熔点）直至全部凝固。

低极化（hypopolarization）　细胞受阈下刺激时，由于细胞膜对Na^+通透性轻度增加而使膜电位差值较静息电位减少的状态。当低极化达到阈电位水平时，方产生动作电位。

低钾性P波（hypokalemia P wave）　严重低钾血症心电图出现增高而宽的P波。心电图特征是：P波振幅>0.3mV尖锋型；P波基底宽一般为0.12s；可同时出现T波低平、倒置，U波增高，ST段降低并伴有房性和室性期前收缩；多见于Ⅱ、Ⅲ、aVF导联。

低钾性传导阻滞（hypokalemia conduction block）　低钾血症所致的传导阻滞。可有房室、束支分支传导阻滞类型。低钾血症使动作电位0期上升速度降低、3期复极时间延长、心肌有效不应期延长。

低钾血症（hypokalemia，hypopotassemia）　其他名称：缺钾症。血清钾浓度低于3.5mmol/L而致的综合征。病因：钾的入量不足；消化道丢失过多；肾脏排出过多；钾在体内分布异常，如家族性周期性麻痹，钾由细胞外液迅速移入细胞内；碱中毒等。临床表现：肌肉软弱无力，甚至软瘫、腹胀、肠麻痹、心律失常，严重时可猝死。治疗：静滴或口服钾盐。

精蛋白锌胰岛素（isophane insulin，NPH insulin）　此药的效力低于胰岛素，其他与胰岛素相似，适用于中、轻型糖尿病，与胰岛素联合应用可治疗重型糖尿病。常见的不良反应是低血糖，午后发生率高，很少发生在夜间。

低聚糖（oligosaccharide）　见寡糖。

低磷血症（hypophosphatemia）　成人血浆磷低于0.75mmol/L，

儿童血浆磷低于 1.45mmol/L 的现象。可因磷自血浆转移至骨骼和细胞增多、肾小管对磷的重吸收障碍、肠道对磷的吸收减少和排出增多等因素导致该症。表现为肌力软弱、感觉异常、反射减低、肌肉震颤、神经传导异常、脑电图及肌电图异常；严重时有麻痹、共济失调，甚至昏迷。治疗：病因处理，适当补充磷缓冲液。

低流量氧疗（low-flow oxygen therapy） 其他名称：控制性氧疗。吸氧流量在 1～2L/min，浓度低于 40%。适用于低氧血症伴二氧化碳潴留的病人，如慢性阻塞性肺疾病、慢性呼吸衰竭等。

低氯血症（hypochloremia） 血浆氯浓度低于正常值范围下限（95mmol/L）的病理生理状态。分两种基本情况：低钠血症或低钾血症合并低氯血症和转移性低氯血症，后者实质是碳酸氢根离子浓度增加导致血浆氯离子浓度代偿性下降。见于幽门梗阻或严重呕吐失去盐酸过多引起的代谢性碱中毒，以及各种原因引起的失钾伴低钾、低氯性碱中毒。临床表现视原发病情而异。诊断依靠验血。治疗：病因治疗；用利尿剂及肾上腺皮质激素时，补给氯化钾。

低镁血症（hypomagnesemia） 血清镁浓度低于 0.58mmol/L 时的体征。有镁在细胞内外重新分布和镁丢失过多两类，后者包括经肾和经胃肠道损失两部分。多为慢性腹泻、长期胃肠减压、小肠吸收不良、肾疾病多尿等。临床表现为神经兴奋性增高，如手足震颤、抽搐、反射亢进、惊厥，以及心肌应激性增高，如心动过速、期前收缩、高血压等。治疗：硫酸镁静滴或肌注。

低密度脂蛋白（low density lipoprotein，LDL） 一种密度较低的血浆脂蛋白。约含 25% 蛋白质和 49% 胆固醇及胆固醇酯。在血浆中起转运内源性胆固醇及胆固醇酯的作用。其浓度升高与动脉粥样硬化的发病率增加有关。Ⅱ型高脂蛋白血症时增多。低脂蛋白血症时减少或阙如。

低密度脂蛋白胆固醇（low density lipoprotein cholesterol，LDL-ch） 正常值 1.68～4.53mmol/L。增高见于Ⅱ型高脂蛋白血症。

低密度脂蛋白受体（low density lipoprotein receptor） 其他名称：载脂蛋白 B、E 受体。分布于肝、动脉壁细胞等全身各组织的细胞膜表面，特异地识别与结合含载脂蛋白 E 或载脂蛋白 B100 的脂蛋白。当血浆中的低密度脂蛋白与低密度脂蛋白受体结合后，则受体聚集成簇，吞入细胞内与溶酶体融合。

低钠性传导阻滞（hyponatremia conduction block） 由于低钠血症引起的房室、束支等部位的传导阻滞。低钠血症时，动作电位 0 期去极化速度变慢，静息电位达到阈电位的时间延长。

低钠性休克（hyponatremic shock） 大量失钠而致的休克。病因有胃肠道消化液持续丧失，如反复呕吐或大创面慢性渗液。临床表现为病人意识不清、肌疼挛性抽搐，甚至昏迷、休克。血清钠在 120mmol/L 以下。治疗：采用含盐溶液或高渗盐水静脉输注。

低钠血症（hyponatremia） 血钠浓度低于 130mmol/L，合并有细胞外渗透压过低的情况。病因为低渗性脱水时失钠多于失水（如呕吐、腹泻、肠瘘、胃肠减压、失盐性肾炎等）及水钠潴留，水潴留多于钠（如水中毒）。亦见于消耗性疾病。临床表现主要为神经症状，如头痛、嗜睡、痛性肌疼挛、惊厥、昏迷甚至死亡。治疗：补充钠盐、治疗原发病。

低能量激光治疗（low energy laser therapy） 利用低能量激光对组织产生激活作用的治疗方法。可改善组织血液循环，加速组织修复，提高痛阈，减少炎性渗出。

低排高阻型休克（shock of low output and high resistance） 见低动力型休克。

低排血量型心力衰竭（low-output heart failure） 指心输出量低于正常人水平的心力衰竭。多数心力衰竭属于此型。

低频脉冲电疗法（electrotherapy of pulsatile low-frequency） 应用频率低于 1 000Hz 的脉冲电流治疗疾病。其主要生理治疗作用是：低频脉冲电能兴奋神经和肌肉组织；能促进局部组织的血液及淋巴循环，改善组织营养及代谢；有较好的镇痛作用和镇静作用；对慢性非特异性炎症有一定的治疗作用。

低频治疗机（仪）（apparatus of low frequency therapy） 利用超低频高功率振荡器产生低次声波，代替推拿手法治疗疾病的仪器。适用于治疗颈肩胛疼痛综合征、腰腿疼痛综合征、腰肌劳损、坐骨神经痛、肩关节周围炎、椎间盘脱出症等。

低热（low grade fever） 口腔温度在 37～38℃者。如持续 1 个月以上，称长期低热。可分为器质性（慢性感染、结缔组织病、内分泌疾病、恶性肿瘤）和功能性（生理性、神经性、感染后）两大类。

低热量肠外营养（partial parenteral nutrition，PPN） 其他名称：部分肠外营养。根据病人经肠营养不足的具体需要，经周围静脉补充水解蛋白、氨基酸、葡萄糖及电解质，需要时还可经另一周围静脉补充脂肪乳剂及维生素的技术。由于这种方法只能提供部分营养要素，一般常用于无严重的低蛋白血症、基础营养状况尚可的病人。常用的营养液有复方氨基酸、5%～10% 葡萄糖电解质溶液和 10%～20% 的脂肪乳剂。

低热能饮食（low caloric diet） 适用于需减轻体重的病人，或单纯性肥胖病、肥胖型糖尿病人。要逐步减少热量供给，以促进体内过多脂肪的分解。组成特点是严格限制粮食和动物脂肪，蛋白质应稍高，禁用糖，低盐，适量搭配多纤维蔬菜和低糖水果。

低容量状态（hypovolia state） 由于体液从细胞外液丢失的速度超过摄入，从而致细胞外液量减少的一组临床症候群。轻度低容量状态表现为疲乏、无力、口渴、体位性眩晕；严重者可出现腹痛、意识模糊、循环衰竭；如有电解质紊乱，可出现肌无力、抽搐或昏迷。查体有心率增加、黏膜干燥、血压下降、周围血管收缩等。实验室检查有血液浓缩及离子紊乱等。治疗：对因、补液及纠正电解质紊乱。

低三碘甲腺原氨酸综合征（hypotriiodothyronine syndrome） 其他名称：低 T_3 综合征。一种非甲状腺疾病。饥饿、营养不良、神经性呕吐、外科手术，以及类固醇、甲硫氧嘧啶或丙硫氧嘧啶、泛影酸钠等药物都可引起本病。老年人中也可出现低 T_3 综合征。病人出现低代谢表现。实验室检查 T_4 增高、T_3 降低，严重者 T_4 也可降低。治疗：经反复补充营养，或去除药物影响，低代谢的表现及血清 T_3、T_4 均可恢复正常。

低色小红细胞性贫血（hypochromic microcytic anemia） 红细胞体积小于正常、血红蛋白含量低于正常的贫血。最多见者为缺铁性贫血，也见于珠蛋白生成障碍性贫血等。

低渗尿（hyposthenuria） 血浆渗透压低于 300mOsm/（kg·H_2O）（或尿比重<1.010）的尿液。见于慢性肾功能不全、肾小管病变应用利尿药后及急性肾衰竭多尿期等。

低渗性缺水（hypoosmotic dehydration，hypotonic dehydration） 其他名称：继发性缺水、慢性缺水。水和钠同时缺失，但缺钠多于缺水，血清钠低于 130mmol/L，细胞外液呈低渗状态。常见于消化液慢性长期丧失，如反复呕吐、慢性肠梗阻；大面积烧伤后或大创面的慢性渗出；肾性失水、失盐过多。按缺钠的程度分为轻、中、重三度。常见症状有头晕、视物模糊、软弱无力、脉搏细速、直立性低血压性晕厥，严重者血压下降甚至休克，意识不清、木僵、肌肉抽搐、腱反射减弱或消失等。治疗原则为去除病因和补含盐溶液或静脉输注高渗盐水及补充血容量。

低输出量性心[力]衰竭（hypokinemia cardiac failure） 心输出量低于正常。由于输出量不足，血流缓慢，而组织摄取氧的能力却代偿性增强，所以动-静脉血血氧含量差增大。此类心功能不全，主要见于冠状动脉硬化性心脏病、高血压性心脏病、慢性心瓣膜病、原发性心肌病等。治疗原发病为主。

低[体]温（hypothermia） 其他名称：体温过低。指人体深部温度低于 35℃者。分为原发性低温和继发性低温。原发性低温是体温调节中枢未受损，体温低于 35℃，继发性低温是下丘脑体温调节中枢功能受损，常存在潜在的疾病或药物作用。低温能使机体各重要组织代谢率降低，氧耗量减少。现代医疗上已广泛采用低温和低温麻醉，或与体外循环合并应用于某些心血管及其他手术，借以保护脑和其他重要器官，不致因血流阻断或不足而发生损害。

低位产钳术（low forceps operation）　在胎头骨质部分已达骨盆底时采用的产钳术。由于产钳术部位越高，对母儿的危害也越大，因此高位产钳术现已不用，常用的是低位产钳。术前外阴消毒、导尿、麻醉、会阴切开、阴道检查确认具备手术条件后开始置产钳。术者左手握左钳柄，在阴道内右手四指的配合下，将产钳放入胎头与阴道之间，然后将右叶产钳放至右侧阴道壁与胎头之间。如两钳叶放置合适，容易对合，合拢锁扣后，向外、向下缓慢牵拉，胎头额部牵出后，取下产钳。胎儿娩出后缝合会阴。

低位传导中断（low conductive interruption）　即连接区的半途阻滞。又称连接区隐匿性传导。指室上性兴奋进入连接区全途一半左右，其下发生了传导阻滞。心电图特点是心室漏搏，P 波或 P′波后，无 QRS 波群。

低位阻滞（low block）　希氏束和束支系统的传导阻滞，为低位完全性房室传导阻滞的简称。是三度房室传导阻滞的定位诊断。心电图表现为 QRS 波群宽大畸形。多发生在前壁心梗、慢性冠状动脉供血不足、心肌病及原发性传导系统疾病等，宜早做起搏治疗。

低温保藏〔法〕（low temperature preservation）　降低食品温度，以保藏食品的一种方法。有冷却和冰冻两种：①冷却：将食品保存于 0℃左右，使一般病原菌与腐物寄生菌生长繁殖减慢，食品组织酶活性减弱，抑制自溶和氧化过程，以利食品中维生素、脂肪和植物色素等的保存。冷却只能短期保存食品，如肉类、鱼类只能保存 10～20 天。②冰冻：保藏食品于 -20℃以下，使微生物的繁殖、酶的活性及氧化作用迅速减弱或停止，故食品能保藏较长时间。

低温冰箱（low-temperature refrigerator）　用于疫苗、菌种、试剂、标本的低温实验及贮藏的设备。一般用 -10～-40℃，深低温冰箱可达 -75～-120℃。有各种规格。

低温间歇灭菌法（tyndallization）　一种对物品进行重复蒸汽灭菌的方法。分 3 天进行。条件是温度 80℃（或 100℃），每次持续 30min，每日一次。第一次加热能杀死细菌的繁殖体和一些芽孢，而抵抗力较大的芽孢可在第二、三次灭菌时被杀灭。此法适用于必须用蒸汽灭菌，但又不耐较高温度的物品。

低温菌（psychrophilic bacterium，cryophile）　其他名称：低温型微生物、嗜冷微生物。能在较低的温度下生长的细菌。可分为专性嗜冷和兼性嗜冷两种。专性嗜冷微生物的最适生长温度是低于 15℃，最高为 20℃，可在 0℃以下甚至零下 12℃的环境中生长。兼性嗜冷微生物分布较广，最适生长温度仍以 20℃左右为宜，但在 35℃或更高温度下也能生长。由于嗜冷微生物的生长，常导致冷藏的肉类、鱼类、牛乳、罐头、水果和蔬菜等的变质、腐败。

低温冷冻治疗机（structure of low temperature cold therapy）　液氮气化制冷至 -80～-196℃深低温后，经冷冻头接触或直接用液氮气流喷射，使病变组织受冻坏死脱落的治疗设备。用于阴道口摘除、角膜溃疡、血管瘤、疣状息肉、乳头状瘤、皮脂腺瘤、淋巴管瘤、黑色素瘤、口腔白斑、扁平苔藓、唇炎、狐臭、痔疮、宫颈炎等的冷冻治疗。

低温麻醉（hypothermic anesthesia）　全身麻醉抑制中枢神经后，再进行物理降温使体温降至 32℃以下。具有降低机体代谢、应激性和氧耗量，使机体能较长时间耐受不良刺激的优点。目前多用于心血管手术。

低温损伤（cold injury）　其他名称：冷伤。由低温所致的全身和局部损伤。局部损伤称为冻伤；全身损伤称冻僵。多属意外或灾害性事故。在寒冷环境中，体温下降初期可引起代偿适应性变化，随着体温继续下降至约 30℃时，机体开始出现血压下降、感觉减退、嗜睡、运动失灵、错觉、幻觉，体温降至 25℃以下时，陷入昏迷、反射消失、呼吸心跳停止而死亡。直肠温在 20℃以上时，还有复苏可能。

低温蒸汽消毒法（microtherm boiling disinfection）　将蒸汽输入预先抽真空的压力蒸汽灭菌器内，控制温度在 73～80℃，持续 10～15min，能够杀死大多数致病微生物。适于不耐热的器材，如内镜、塑料制品、橡胶制品等。

低心输出量综合征（low cardiac output syndrome）　心输出量降低而导致低血压、脉压减低、尿量减少、四肢厥冷、青紫等严重循环衰竭的症候群。

低血钙性白内障（hypocalcemic cataract）　俗称手足搐搦性白内障。代谢障碍性白内障的一种。多发生在甲状腺摘除术时误伤了甲状旁腺或先天性甲状旁腺功能不足者。病人有血钙减低、手足搐搦症状，眼有白内障。治疗：足量的维生素 A、维生素 D、钙质和甲状旁腺制剂，可使晶状体混浊停止发展。如白内障严重影响视力，可手术。

低血钾性周期性麻痹（hypokalemic periodic paralysis）　常染色体显性遗传，周期性麻痹中常见的一种类型。Na^+ 电流的下降是导致低血钾性周期性麻痹的重要病理生理改变。多为散发，20～40 岁男性好发。诱发因素包括受冷、过度疲劳、饱餐、酗酒、月经前期等。常清晨起床时发现肢体无力、不能活动，伴肌肉酸痛。发作前可有肢体疼痛、感觉异常、口渴、多汗、少尿、潮红、嗜睡、恶心等。无力以下肢为重，偶有眼睑下垂、复视和呼吸肌麻痹而危及生命。最后累及的肌肉最先恢复。诊断需根据家族史、典型发作史、神经检查，血清钾降低，心电图中的低钾性改变。急性发作治疗可用氯化钾或枸橼酸钾至好转。预防发作应少食多餐，忌高碳水化合物，限制钠盐。避免过饱、受寒、饮酒、过劳等。注意不宜静脉补钾盐。

低血磷性难治性佝偻病（hypophosphatemic vit D-refractory rickets）　其他名称：假性维生素 D 缺乏症。常染色体隐性遗传的酶缺乏病，即肾脏缺乏 1-α 羟化酶。临床特点：发病在 2 岁以内，常在半岁之内；属低钙型佝偻病，常见表现为低钙搐搦或抽风；血中维生素 D 及 25(OH)D₃ 浓度正常或升高，1,25(OH)₂D₃ 浓度低下。

低血容量性休克（hypovolemic shock）　休克的一种常见类型。因快速大量失血、失液引起循环容量丢失而导致的有效循环血量与心输出量减少、组织器官灌注不足、细胞代谢紊乱和功能受损的病理生理过程。创伤失血是低血容量性休克最常见的原因。

低血渗症（plasma hypoosmolality disease）　血浆晶体渗透压明显降低，低于 270mmol/(kg·H₂O)，并表现有相应的症状。严格定义应为低血渗症同时伴有低钠血症。其原因主要是肾稀释功能障碍不能排出多余的水所致。低血渗症在临床上有 3 种类型，即总体液量减少型，失盐多于失水，相当于低渗性脱水；总体液量增加型，但总钠量无明显变化，一般为无表现型；总体液量增加可觉察型，其特点是体内总钠量增多，但水分增多大于钠量增多，故表现为明显的水肿和腹水等。

低血糖性神经病变（hypoglycemic neuropathy）　严重的低血糖导致神经轴突受损。造成感觉运动神经的病理性损害，其支配的肌肉出现萎缩。

低血糖症（hypoglycemia）　血浆葡萄糖（简称血糖）浓度低于 2.5mmol/L 的临床状态。低血糖不是一种独立的疾病，而是多种病因引起的血糖浓度过低综合征。常见的有原因未明的功能性低血糖症。此外，见于胰岛 β 细胞瘤、肝功能衰竭、垂体和肾上腺皮质功能减退、医源性低血糖（由于用药不当）等。临床上以交感神经兴奋及高级神经功能失常为主要症状。急救须先静脉注射葡萄糖液，然后根治病因。

低血压〔症〕（hypotension）　成人收缩压低于或等于 10.7kPa（80mmHg），或高血压病人收缩压下降幅度超过或等于 10.7kPa（80mmHg）。病人有头昏、心悸、面色苍白乃至晕厥等症状。慢性者可无明显症状。病因见于心脏因素（严重心律失常、心流出道梗阻、心肌梗死、心肌病等）、血管因素（迷走神经反射、直立性低血压）、药物作用（降压扩血管药）等。病因治疗及中西医结合对症处理。

低压钡（气）灌肠（low pressure enema with barium or air）　婴儿急性肠套叠，根据腹痛、血便、腹内肿物不难作出诊断。对疑似者可作低压钡或气灌肠（5.3kPa，40mmHg），显示杯口状充盈缺损。在控制压力下，可使套叠肠管复位。

D

低压性青光眼（low-tension glaucoma） 原发性开角型青光眼的一种。眼压不超过 2.8kPa（21mmHg），有青光眼性视神经萎缩、视盘凹陷及典型的青光眼性视野缺损。治疗：尚无满意疗法，可应用缩瞳剂、碳酸酐酶抑制剂，或行眼外引流术。

低盐饮食（low salt diet） 每日摄盐量少于 2g（不包含食物内自然存在的氯化钠）的饮食。禁用一切腌制品，如咸菜、火腿、咸蛋等。适合心脏病、急慢性肾炎、重度高血压、水肿、腹水的病人。

低盐综合征（low salt syndrome） 机体内总钠量降低所致的一组症候群。多伴低钠血症，但也有血钠不低者。表现为疲乏无力、淡漠、恶心呕吐、末梢循环不良、脉搏快、少尿或无尿等。治疗：药物恢复细胞外液和钠的正常值。

低眼压（ophthalmic hypotony, low tension of eye） 眼压低于 1.3kPa（10mmHg）的状态。由外伤、视网膜脱离、虹膜睫状体炎及某些全身疾病等引起。严重者可引起眼球萎缩变小，以致失明。针对其病因，采取相应治疗措施。

低氧血症（hypoxemia） 其他名称：缺氧血症。动脉血氧分压低于正常值范围下限，或低于预计值 10mmHg 的病理生理状态。与低氧血症型呼吸衰竭和缺氧的概念不同。临床表现因缺氧的程度而异。主要为心率增快、心音低钝、心律失常、发绀，血压初期增高，以后下降。

低氧血症型呼吸衰竭（hypoxemic respiratory failure） 其他名称：Ⅰ型呼吸衰竭。动脉血氧分压<60mmHg，而不伴有动脉血二氧化碳分压升高的呼吸衰竭类型。主要见于肺实质疾病和中重度阻塞性肺疾病急性加重。

低增生性急性白血病（hypoplastic acute leukemia） 一组以骨髓原始细胞增多且有核细胞总数增生低下为特征的急性白血病类型。多见于老年人。最主要的临床表现是头晕、贫血、发热和出血。病程缓慢或急进，肝、脾及淋巴结一般不肿大，胸骨有压痛。化验外周血呈全血细胞减少，未见或偶见少量原始细胞。骨髓灶性增生低下，原始细胞百分比已达白血病诊断标准。治疗：病程急进，行化学疗法；病程缓进，给予小剂量或对造血细胞抑制轻的化疗药物；输血及预防感染等。

低张性缺[低]氧血症（hypotonic hypoxia） 其他名称：乏氧性缺氧或动脉性缺氧。为动脉血氧分压降低，氧含量减少，以致动脉血供应组织的氧不足。发生于：①吸入气体中氧分压过低，如海拔 3 000m 以上的高原或高空，通风不良的矿井、坑道以及吸入空气被惰性气体或麻醉剂过度稀释时。②肺的通气功能或换气功能障碍。③静脉血分流入动脉，如肺动脉狭窄合并心房或心室间隔缺损、法洛（Fallot）四联症等先天性心脏病等。

低脂肪饮食（low fat diet） 清淡，少油，每日摄入脂肪量少于 50g 的饮食。用于高血压、高脂血症和冠心病、肝胆系疾病和胰腺功能不全者以及需减肥者。不食油炸和动物肉类。可适当增加糖类以补充热量。

低置胎盘（low implantation of placenta） 前置胎盘的一种类型。胎盘最低部分附着于子宫下段，不超越子宫颈内口。常于临产前后始有阴道流血，量不多，不影响先露下降，阴道检查自宫口不能触知胎盘。如宫颈松软，可考虑人工破膜及缩宫素滴注引产。警惕产后出血。

滴鼻液（nasal drop） 专供滴入鼻腔内的药物液体制剂。如药物的水、丙二醇、油等制剂。多供局部消毒、收缩血管、麻醉用。滴鼻剂的 pH 值应为 5.5～7.5，且与鼻黏膜等渗。

滴虫感染（trichomonal infection） 由滴虫引起的传染病。滴虫主要有肠道滴虫和阴道滴虫两种，分别引起肠道滴虫病和滴虫性阴道炎。前者的主要症状是腹泻，可用甲硝唑、曲古霉素、米帕林等治疗。滴虫性阴道炎的主要症状是白带增多和外阴瘙痒，除可口服甲硝唑、曲古霉素等外，局部敷药（乙酰胂胺、金霉素、曲古霉素、黄连或黄柏浸剂等）或冲洗（乳酸）有良效。加强卫生宣传工作，防止交叉感染。

滴虫性尿道炎（trichomonal urethritis） 由阴道毛滴虫寄生于尿道而引起的感染。常伴有膀胱内感染。主要表现为尿频、尿急、排尿时烧灼样痛、间歇性血尿。少数病例尚有尿线中断、尿滞留、尿道红肿等。尿液沉淀物中可找到滴虫而确诊。治疗首选药物为甲硝唑。

滴虫性前列腺炎（trichomonal prostatitis） 由阴道毛滴虫引起的一种前列腺炎症性疾病。滴虫通过性传播途径逆行感染前列腺引起的炎症反应。滴虫性前列腺炎的临床症状与细菌性前列腺炎大致相同，排尿终末时疼痛，会阴部钝痛，直肠坠胀等。急性发作时，可出现尿频、尿急、尿痛等尿路刺激症状，甚至出现发热等全身症状。

滴虫性阴道炎（trichomonal vaginitis） 阴道毛滴虫所致的阴道炎症。病人外阴瘙痒、刺痛，白带水状、有泡沫、味臭，伴尿道感染者则尿频、尿急、尿痛、血尿。滴虫能吞噬精子引起不孕。治疗：口服甲硝唑，局部用 1%醋酸冲洗并用乙酰胂胺，月经后，应做巩固治疗，丈夫需同时服甲硝唑，以避免重复感染。

滴滴涕（chlorophenothane, DDT） 其他名称：二二三。一种含氯和苯基的有机杀虫药，对昆虫有触杀和胃毒作用。在环境中不易降解，对人体有毒，现已禁用。

滴定分析法（titrimetric method, titrimetry） 将已知浓度的标准溶液滴加到被测溶液中，当作用完全时，由所消耗的标准溶液体积来计算被测物质含量的方法。本法以指示剂或仪器指示滴定终点。可分为中和滴定法、容量沉淀法、络合滴定法、氧化还原滴定法、非水滴定法等。方法简便、准确度高，适用于常量分析。

滴耳剂（ear drop） 供滴入外耳道内的药物液体制剂。以水、稀乙醇、甘油、甘二醇、聚乙二醇等为溶剂。具有消毒、止痒、收敛、消炎或润滑等局部作用。其溶剂多具有调整药物的穿透性和延长疗效的作用。

滴耳油（Auristillae Acidi Borici） 耳内消炎止痛药。组成：硼酸、冰片和乙醇，以甘油制成的无色至淡黄色的黏稠液体。有杀菌、止痛、消炎作用。用于慢性中耳炎、外耳道黏膜炎症等。

滴剂（drops） 滴服用的小剂量内服液体药剂。如复方碘溶液（Lugol 溶液），用以治疗单纯性甲状腺肿。

滴通鼻炎水（ditong biyan shui） 中医成药名。祛风清热、宣肺通窍剂。组成：蒲公英、细辛、黄芩、麻黄、苍耳子、石菖蒲、白芷、辛夷。用于伤风鼻塞、鼻窒（慢性鼻炎）、鼻鼽（过敏性鼻炎）、鼻渊（鼻窦炎）等病。

滴丸剂（dripping pill） 固体或液体药物与基质用适宜的方法混匀后，滴入互不相溶、互不作用的冷凝液中，收缩冷凝而制成的制剂。外壳是基质形成的柔韧的壳皮，中间包裹着流质或半流质的药物。具有生产设备简单，制作方便，服用量小，遮蔽不良气味，防止挥发，服后溶化很快，奏效迅速等优点。适用于含挥发油类药物的制剂。如苏冰滴丸、牡荆油滴丸。

滴维静片（devegan） 见复方乙酰胂胺片。

滴眼剂（eye drops） 一种或多种药物制成供滴眼用的水性、油性澄明溶液、混悬液或乳剂，亦可将药物以粉末、颗粒、块状或片状的形式包装，另备有溶剂，在临用前以溶剂溶解形成澄明的溶液或混悬的制剂。滴入眼结膜、角膜上的药物，可供诊断或治疗用。具有杀菌、消炎、麻醉、缩瞳、散瞳等作用。滴眼液应符合澄明（乳浊液、混悬液除外）、无微生物污染、与泪液等渗、pH 值在 5.5～7.8 和具有一定的黏度等要求。

滴制法（droping method） 制备滴丸、软胶囊剂的方法之一。药物与基质加热熔化制成溶液或混悬液后，或明胶液将定量的油状药物包裹后，滴入另一种不相混溶的液体冷剂中，使熔融物或包裹在油状药物外面的明胶冷却，即制成滴丸或软胶囊剂。

滴状排尿（guttate emiction） 其他名称：尿滴沥。排尿困难的表现之一。病人排尿费力，尿流不成线，射程短，常滴于足下。可见于：①神经源性膀胱；②膀胱颈部疾病；③前列腺疾病；④尿道疾病；⑤尿道周围脓肿、肿瘤。

狄克试验（反应）［Dick test（reaction）］ 检测人体对猩红热感受性的方法。用稀释的红疹毒素做皮内注射，24h 局部红肿直径达 1cm 者为阳性，提示人体对猩红热易感性高，无免疫力。相反，如局部无红肿为阴性，说明人体对猩红热有免疫力。

狄氏剂（dieldrin，HEOD）　杀灭农作物和土壤中害虫的药剂。艾氏剂的环氧化物。常温下为白色固体。不溶于水，对酸、碱稳定。可较长期地残留于作物和土壤中。我国应用不多。除经呼吸道、消化道吸收外，易经皮肤吸收。急性中毒主要呈中枢神经兴奋症状，慢性中毒有头痛、眩晕、倦怠、失眠、恶心、肌纤维挛缩等。治疗：用苯巴比妥类药物、ACTH、泼尼松等有效。每日允许摄入量狄氏剂、艾氏剂均为 0.000 1mg/kg。

迪厄拉富瓦三征（Dieulafoy triad）　阑尾炎的特异征象。表现为：①右下腹皮肤感觉过敏；②右下腹壁紧张度增高（反射性肌收缩）；③麦氏征（压痛）。此三征对阑尾炎的诊断有重要意义。

迪格奥尔格综合征（DiGeorge syndrome）　其他名称：迪格奥尔格综合征异常，第三、四咽囊综合征，无胸腺症，先天性胸腺发育不全症，胸腺发育不全。胚胎早期累及多种器官的一系列邻近基因综合征之一。先天性胸腺发育不良所致原发性 T 细胞缺陷病，严重低钙和主动脉弓畸形。临床最常见的表现为新生儿不易纠正的低钙抽搐和/或心力衰竭。治疗可试用胸腺素，胎儿胸腺移植。

迪古格列尔莫综合征（Di Guglielmo syndrome）　一种急性或慢性骨髓恶性增生性红白血病。病因未明。临床表现有疲倦、运动时呼吸短促、发热、肝脾大、淋巴结肿。慢性型的表现有无力、慢性难治性贫血。

迪皮特朗挛缩〔病〕（Dupuytren contracture disease）　以掌筋膜挛缩为主要表现的一种家族遗传病，40 岁以上的男性好发。表现为手指掌侧出现小结节，结缔组织增厚，进行性伸指困难，活动障碍。手掌皮肤出现皱褶，手指有挛缩。X 线无异常表现。早期采用超声波、透热疗法、锻炼、皮质激素局部注射进行治疗，挛缩后矫形。

迪皮特朗征（Dupuytren sign）　①检查时股骨头若向上、向下自由移动为阳性，可见于先天性髋关节脱位。②按压股骨头时的一种特殊声响，多提示骨肉瘤。

迪特尔危象（Dietl crisis）　其他名称：游走肾危象。肾下垂病人由于肾蒂血管突然受牵拉或输尿管扭曲成角发生急性梗阻而出现肾绞痛、恶心、呕吐、面色苍白、虚脱、血尿等症状的现象。

迪韦尔努瓦综合征（Duvernoy syndrome）　肠道黏膜下或浆膜下有许多小气泡所产生的一组病征。表现为发作性腹泻，粪便含较多黏液和气泡。胃镜、X 线检查确诊。治疗：氧疗法或手术。

敌百虫（trichlorfon，dipterex）　见美曲膦酯。

敌敌畏（dichlorvos，DDVP）　对昆虫有触杀、胃毒和熏杀作用的药剂。无色至浅黄色液体，有较大的挥发性，微溶于水，遇碱易水解。残效期短，属中等毒性。急性中毒多因误服，很快出现抑制胆碱酯酶症状，严重者迅速昏迷死亡。职业性接触多通过呼吸道、皮肤吸收。以慢性中毒为多见。有头昏、头痛、乏力、失眠、多汗、四肢麻木、肌肉跳动等症状，胆碱酯酶活性下降。防治：见有机磷农药中毒。

敌枯双中毒（N，N'-methylene-bis-2-amino-1，3，5-thiadiazole poisoning）　误服敌枯双或其污染物引起的中毒。毒理尚不明了。主要表现为舌麻木、咽痛、食管疼痛，重者可致口腔溃疡、吞咽困难、乏力、头昏等症状。催吐、洗胃及静脉补液促使毒物排出为主要治疗措施。

敌鼠中毒（diphacin poisoning）　误服灭鼠剂敌鼠或其污染物引起的中毒。中毒症状一般在误服后第 3 天出现，表现为呕吐、精神不振、出血症状，并伴有关节痛、腹痛，重者可发生休克。误服中毒时，立即行催吐、洗胃、导泻，静脉注射维生素 K_1、足量维生素 C 及可的松激素治疗。

敌退咳（chlophedianol，detigon）　见氯苯达诺。

涤痰（removing phlegm）　中医治法。祛痰法之一。即荡涤顽痰。如痰饮停聚于胁下，咳嗽咳痰时引起胁下疼痛、舌苔滑、脉沉弦，用十枣汤；或实热老痰，发为癫狂或眩晕、痰稠而多、大便秘结、舌苔黄厚而腻，脉象滑数有力，用礞石

滚痰丸之类。涤痰法峻烈，虚人慎用，孕妇及咯血者忌用。

底丘脑（subthalamus）　其他名称：腹侧丘脑、丘脑底部。位于背侧丘脑的腹侧，下丘脑的背外侧及内囊的内侧脑组织。内含底丘脑核、未定带、底丘脑网状核、红核和黑质的吻侧部等。属锥体外系的重要结构。

底蜕膜（decidua basalis）　胚泡植入后的胚泡与子宫肌层之间的蜕膜。未来参与胚胎的形成。它将随着胚胎的发育而不断扩大、增厚，参与胎盘的形成。

底物（substrate）　其他名称：作用物。酶催化所作用的反应物。其分子结构的变化过程由酶进行催化，酶对底物有特异性。

底物水平磷酸化（substrate level phosphorylation）　细胞内的一种直接将代谢物分子中的能量转移至 ADP（或 GDP），生成 ATP（或 GTP）的过程。它是机体内能量生成的主要方式。

底物循环（substrate cycle）　由催化单向反应的酶共同催化两种底物互变所形成的循环。如由磷酸果糖激酶和果糖 1,6-二磷酸酶所催化的反应。

底衣（subcoat）　其他名称：内衣。丸、片剂包衣过程的一个工序。是在隔离层的基础上继续增加衣层的厚度，使其棱角消失（不需包隔离层者可直接包衣层）。

抵当汤（didang tang，didang decoction）　中医方剂。《伤寒论》方。组成：水蛭（炒）、虻虫（去翅足，炒）、桃仁（去皮尖）、大黄（酒洗）。功能破瘀泻热。治下焦蓄血，症见发狂或如狂、少腹硬满、小便自利、善忘、大便色黑而易解、脉沉结者。

骶耻内径（diagonal conjugate diameter，DC）　见对角径。

骶耻外径（external conjugate diameter）　自第 5 腰椎棘突下凹处至耻骨联合上缘中点间的距离。平均为 18～20cm。反映骨盆入口前后径之值。如骶耻外径小于 18cm，则应测量骶耻内径。

骶丛（sacral plexus）　由腰骶干和第 1 至第 4 骶神经前支同构成的神经丛。位于盆腔后壁梨状肌的前面，为盆筋膜所覆盖。骶丛略呈三角形，尖端朝向坐骨大孔。骶丛除发出许多短小的肌支支配髋部和盆膈的小肌外，还发出臀上神经、臀下神经、阴部神经和坐骨神经等。坐骨神经是全身最粗大的神经。

骶骨（sacrum，sacral bone）　腰椎下方的三角骨。由 5 个骶椎融合构成。位居两髋骨之间，上接第 5 腰椎，下与尾骨相连。两侧面各有一耳状面，与髂骨形成骶髂关节，构成骨盆后壁。骶骨内有纵贯的骶管，其下口呈三角形，敞开于骶骨尖的背面，叫骶管裂孔。会阴手术时，常在此处进行神经阻滞麻醉。

骶管（sacral canal）　由各骶椎的椎孔连接而成，是椎管的延续。全长约 64～66.8mm，容纳脊髓马尾下段。上与椎管连续，下口即骶管裂孔。侧壁有 4 对椎间孔，与骶前、后孔相通。

骶管麻醉（sacral anesthesia）　向骶骨部硬脊膜外腔内注入局麻药产生麻醉作用。为特殊部位的硬膜外麻醉。经骶管裂孔穿刺成功后，注射器回抽无血或脑脊液方可缓慢注入 1% 利多卡因 5ml，观察 5min 无眩晕、头痛等反应，再注入 15～20ml，麻醉平面可达胸$_{12}$ 脊神经水平，在小儿麻醉平面更高，甚至可达上胸部。适合于会阴部手术。注意穿刺针尖不得超过两髂后上棘连线水平（即硬膜囊最低水平），以防将局麻药注入蛛网膜下腔。

骶管阻滞（caudal block）　经骶管穿刺，注局麻药于骶管腔以阻滞骶神经的麻醉方法。适用于直肠、肛门、会阴部手术。也可用于婴幼儿及学龄前儿童的腹部手术。

骶棘韧带（sacrospinous ligament）　位于骶结节韧带的前方，起自骶、尾骨的外侧缘，呈三角形，止于坐骨棘的韧带。其起始部被骶结节韧带所遮掩。

骶岬（promontorium ossis sacri）　其他名称：骶骨岬。骶骨底前缘中份向前突出部分。女性骨盆内径测量的重要标志。

骶结节韧带（sacrotuberous ligament）　位于骨盆后方的扇形强韧带。起自髂后下棘、骶骨下部外侧缘、骶骨上部侧缘、

斜向外下方，止于坐骨结节内侧缘。与骶棘韧带和坐骨小切迹共同围成坐骨小孔。

骶髂关节（articulatio sacro-iliaca） 由骶骨的耳状面和髂骨耳状关节面构成的关节。关节面凹凸不平，彼此结合很紧密。成年后骨化，关节囊紧张强厚，关节活动受限，有利于传递和支持重力。妊娠妇女此关节的活动度增大。

骶髂关节结核（tuberculosis of sacroiliac joint） 一种骨与关节结核。多见于青壮年。常见跛行，疼痛多限于患侧臀部，可沿坐骨神经方向放射。病人坐时着力于健侧臀部，盘腿穿鞋袜较困难。脓肿或窦道可出现于臀部、髂窝或股骨大粗隆处。治疗：抗结核药物治疗；有较大的脓肿或死骨、窦道久治不愈，应手术。

骶神经（sacral nerves） 连于脊髓骶段的脊神经。在 31 对脊神经中，有 5 对骶神经，均为混合性神经。其中第 1～4 骶神经通过同序数的骶前、后孔穿出，第 5 骶神经和尾神经由骶管裂孔穿出。骶神经根较长，在椎管内行程也近乎垂直，与腰神经根一起形成马尾。

骶尾部血管综合征（Thiele syndrome） 由于各种原因引起的骶骨或尾骨周围的疼痛。女性多见，表现为从尾骨放射至两侧大腿、臀部或骨盆软组织的慢性疼痛，坐、立、走或排便均使疼痛加重，局部压痛。治疗：封闭，必要时手术。

骶椎腰化（sacral lumbarization） 第 1 骶椎未能与其他骶椎融合为一体而分离成为一类似腰椎的脊椎。属发育变异。一般无功能障碍，不需治疗。

地奥心血康胶囊（di'ao xinxuekang jiaonang） 中医成药名。化瘀宽胸祛瘀剂。本品为薯蓣科植物黄山药的根茎提取物，按胶囊剂工艺制成。每粒含甾体总皂苷 100mg。活血化瘀、行气止痛，扩张冠状血管、改善心肌缺血。用于预防和治疗冠心病、心绞痛以及瘀血内阻之胸痹、眩晕、气短、心悸、胸闷或胸痛等病症。

地巴唑（bendazol, dibazol） 血管扩张药。用于轻度高血压、脑血管痉挛、内脏平滑肌痉挛、脊髓灰质炎后遗症、面神经麻痹。制剂：片剂。血管硬化症病人忌用。

地表水污染（surface water pollution） 其他名称：地面水污染。废水和其他污染物质进入地表水体，使其物理、化学性质或生物群落组成发生变化，造成地表水的使用价值和功能降低的现象。地表水广义上指地球陆地表面储藏和流动水的总称（含江河、湖泊、沼泽、冰川、海洋等），狭义上则不包括海洋。地表水污染通常指狭义的地表水。

地泊溴铵（diponium bromide） 其他名称：胃欢。抗胆碱药。解痉和抑制胃液分泌作用较强，抑制唾液分泌的作用较弱，扩大瞳孔的作用更弱。用于各种平滑肌痉挛性疾病，如胃及十二指肠溃疡，食管、幽门、胆道、尿道、子宫等痉挛。

地布酸钠（sodium dibunate） 其他名称：咳宁、双丁萘磺钠。非成瘾性止咳药。白色结晶性粉末，味极苦，溶于热水，微溶于冷水。镇咳强度类似可待因。因毒性低，无成瘾性，故可加大使用剂量。尚有祛痰作用。用于感冒、支气管炎、喉炎等引起的咳嗽。

地仓（dicang，ST 4） 其他名称：会维、胃维。中医经穴名。属足阳明胃经。阳跷、手足阳明之会。位于口角旁开 0.4 寸处。主治面瘫、流涎、三叉神经痛等。向外斜刺或平刺 0.5～1 寸，亦可以透颊车穴。

地蒽酚（dithranol） 其他名称：蒽林、蒽三酚。低浓度时可刺激基底层细胞增殖，加速形成正常角化层；高浓度时可将表皮水分吸去，使已经松解、干燥而堆积在表皮上的角质层脱离。一般制成软膏局部涂搽，主要用于各种癣症、白癜风、斑秃、慢性湿疹、寻常性银屑病等。对皮肤、黏膜均有刺激性，面部禁用，也不宜大量使用于其他部位。肝、肾功能障碍者慎用。

地尔硫䓬（diltiazem） 其他名称：合心爽、蒂尔丁、硫氮䓬酮。苯噻氮䓬类钙拮抗药。用于变异型心绞痛、典型心绞痛、高血压、心房颤动和扑动、室上性心律失常。制剂：盐酸地尔硫䓬片剂、缓释片剂；注射剂。低血压、二度房室传导阻滞、病态窦房结综合征、严重心力衰竭及孕妇禁用。肝肾功能不全者、老年病人慎用。哺乳期妇女治疗过程中应停用。服药时不能嚼碎片剂。

地方病（endemic disease） 在特定地域内发生，并与地理环境中物理、化学和生物因素密切相关的疾病。常因困环境水土与食物中所含正常代谢所需元素过多或不足引起的疾病。具有较严格的地方性，如地方性甲状腺肿、克山病、大骨节病等。其特点是当地人群发病率高，且随年龄而上升。外来健康人迁入当地一定时间后，其发病率与当地居民相似，居民迁出该地后发病率下降，症状也随之减轻或自愈。当地易感动物也发生类似疾病。

地方性斑疹伤寒（endemic typhus） 其他名称：鼠型斑疹伤寒。病原为莫氏立克次体，主要由鼠蚤媒介传播的急性传染病。属自然疫源性疾病，呈地方性流行，秋季患病居多。急起寒热，伴头痛、身痛和乏力。经数日，约 2/3 病例胸腹部出现红色丘疹，渐及全身，经 7 日左右消退。立克次体凝集反应阳性和动物接种检出病原可确诊。治疗：多西环素、氯霉素，对症处理。预后良好。

地方性氟病（endemic fluorosis） 见地方性氟中毒。

地方性氟中毒（endemic fluorosis） 其他名称：地方性氟病。长期饮用高氟水或吃高氟食物或吸入高浓度的氟化物气体引起的地方病。氟中毒是全身性病变，损害人体的各系统，牙齿和骨骼系统尤为明显。饮水含氟量高的地区可用打深井或饮水除氟的办法。在食品含氟量高的地区，则要降低食品含氟量以预防本病。人体一天摄入总氟量不应超过 2mg。

地方性甲状腺肿（endemic goiter） 与地理环境中碘丰度有密切关系的地方病。主要症状为甲状腺肿大，包括机体缺碘引发的缺碘性地方性甲状腺肿和摄碘过量引起的高碘性地方性甲状腺肿。主要是由山区、高原的食物及水中碘含量低所引起的甲状腺代偿性肿大。甲状腺功能正常。甲状腺轻、中度肿大病人多无主观症状，高度肿大时可压迫邻近器官，引起相应症状。在流行地区用碘化食盐可预防本病，用碘剂可治愈轻、中度肿大病人，高度肿大者须手术切除。

地方性克汀病（endemic cretinism） 其他名称：呆小病。碘缺乏性疾病中对人类危害最严重的疾病。多在重病区发生。临床上分为神经型、黏液水肿型和混合型。主要临床表现可概括为：呆（傻）、小（矮）、聋、哑、瘫，故又称呆小病。预防本病首先在于防治地方性甲状腺肿，重点防治对象为育龄妇女。

地方性亚临床克汀病（endemic subclinical cretinism） 简称亚克汀。一种由于外环境缺碘引起的极轻型克汀病。以轻度智力落后为主要特征，可有极轻度的听力障碍和/或极轻度言语障碍以及精神运动功能的异常。

地方性流行病（endemoepidemic disease） 持续存在或经常流行于某一群体或某地区的疾病或病原因素。决定某病是否呈地方性，必须考虑到范围的大小与时间因素。有些疾病是由于媒介动物有一定地区分布而呈地方性，如血吸虫病、疟疾、森林脑炎。有些疾病的病原体在一定外界环境内可以生存和发育，因而提供了呈地方性流行的条件，如钩虫病、霍乱等。有些疾病呈地方性是因为该地区的水土与食物所含的正常生理代谢所需的元素过少或过多，如地方性甲状腺肿大（由于少碘）、地方性氟中毒等。

地芬尼多（diphenidol） 其他名称：眩晕停。抗眩晕镇吐药。具有增加椎基底动脉血流量、扩张已痉挛的血管、调节前庭神经抑制其异常冲动的作用。用于各种眩晕、呕吐及梅尼埃病。

地芬诺酯（diphenoxylate） 其他名称：苯乙哌啶、止泻宁。合成的具有止泻作用的吗啡类似物。具有收敛和减少肠蠕动的作用。对于不同病因的腹泻都有良效。主要用于肠功能紊乱所致的急慢性腹泻及慢性肠炎。大剂量可产生欣快感，长期用药可致依赖性，并有致畸胎作用。不宜与巴比妥类药物合用。肝病及正在服用成瘾性药物的病人慎用。

地肤子（broom cypress fruit, Fructus Kochiae） 其他名称：铁扫把子、扫帚子、扫帚菜子。中医药名。为藜科植物地肤的果实。甘、苦，寒。归肾、膀胱经。清利湿热、止痒。用于湿热淋病、小便不利、白带、疝气。外用治皮肤风热、荨麻疹、瘙痒、疮毒、疥癣、阴部湿痒。

地高辛（digoxin）　其他名称：狄戈辛。由毛花洋地黄中提纯制得的中效强心苷。用于各种急性心功能不全和慢性心功能不全（充血性心力衰竭）以及阵发性室上性心动过速、心房颤动和扑动等。制剂：片剂、注射剂。低钾血症、房室传导阻滞、窦性心动过缓、肥厚型心肌病病人禁用；严重心肌损害及肾功能不全者慎用。禁与静注钙剂合用，近期用过其他强心苷类者慎用。

地骨皮（Chinese wolfberry bark, Cortex Lycii Radicis）　中医药名。茄科植物枸杞或宁夏枸杞的根皮。甘、寒。归肺、肾经。功能清热、凉血。治：肺结核潮热盗汗、肺热咳嗽、痰中带血、吐血、衄血、糖尿病、高血压。

地黄（adhesive rehmannia, Radix Rehmanniae, unprocessed rehmannia root）　中医药名。玄参科植物地黄的根。有鲜、生、熟地黄之分。鲜地黄，甘、苦，寒。归心、肝、肾经。功能清热生津、凉血、止血。生地黄，甘、寒。归心、肝、肾经。功能清热凉血、养阴、生津。熟地黄，甘、微温。归肝、肾经。功能滋阴补血、益精填髓。治：①温热病，热入营血的身热夜甚，心烦舌绛。②血热毒盛，斑疹紫黑。③血热妄行的出血症。④肝肾阴虚的潮热盗汗。⑤热病伤津的口渴便秘或阴虚津亏的消渴病。

地黄饮子（dihuang yinzi, rehmannia decoction）　中医方剂。《黄帝素问宣明论方》方。组成：熟地黄、巴戟天、山茱萸、石斛、肉苁蓉（酒浸，焙）、炮附子、五味子、官桂、茯苓、麦冬、菖蒲、远志、生姜、大枣、薄荷。功能补肾益精、宁心开窍。治下元虚衰，痰浊上泛所致之瘖痱证，症见舌强不能言、足废不能用、苔浮腻、脉沉迟细弱者。

地机（diji, SP 8）　其他名称：脾舍。中医经穴名。属足太阴脾经。足太阴之郄穴。位于小腿内侧，当阴陵泉穴直下 3 寸，胫骨内侧缘处。主治腹胀、腹痛、纳呆、泄泻、痢疾、水肿、小便不利、月经不调、痛经等。直刺 1～1.5 寸。艾炷灸 3～5 壮，或艾条灸 5～10min。

地卡因（dicaine）　见丁卡因。

地拉齐普（dilazep）　其他名称：地拉革、克冠、克冠二氮革、双酯嗪。抗缺血性心脏病药物。可扩张冠状动脉，增加冠状动脉血流量。临床用于心绞痛、冠状动脉功能不全、心肌梗死的预防和恢复期的治疗。制剂：片剂、胶囊剂。急性及新近心肌梗死者禁用。

地蜡（ozocerite）　一种白色固体石蜡烃混合物。熔点 60～80℃。用于调节软膏剂的稠度，或用作制造润滑油、凡士林等的原料。

地里纤恙螨（Leptotrombidium deliensis）　见德里纤恙螨。

地理病理学（geographical pathology）　研究各种地理因素（包括山川分布、地势高低、雨量、气候、土质以及各地区居民不同的生活习惯、居住历史等）对疾病发生影响的科学。从而探索有关疾病的病因及发病机制。

地理环境（geographical environment）　生物特别是人类赖以生存发展的地球表层环境。包括自然地理环境和人文地理环境，前者是各种自然因素构成的自然综合体，后者是人类的社会、文化和生产活动的地域组合体。

地理景观（geographic landscape）　地理环境地方特征的表现。因地形、地表其他现象的规律性（气候、土壤、生物群落）的不同，不同类型的地区有着不同的地理景观。自然疫源地与地理景观不仅有着紧密的联系，而且也是地理景观的组成部分。

地理流行病学（geographical epidemiology）　研究不同的地理环境（如不同的地形、地貌、土壤、气候）以及地层某些物质的富集及流失与疾病分布的关系的科学。可为探求病因提供线索及为防治措施的制定提供依据。

地龙（earth worm, Lumbricus）　其他名称：蚯蚓、曲蟮。中医药名。巨蚓科动物参环毛蚓、通俗环毛蚓、威廉环毛蚓或栉盲环毛蚓的干燥体。咸、寒。归肝、脾、肺经。功能清热、镇痉、平喘、通络、利尿降压。治：①高热惊风抽搐、热狂癫痫。②哮喘肺热证者。③关节红肿热痛、屈伸不利属热痹者。④热结膀胱、小便不利或癃闭不通。

地面水水质卫生要求（hygiene requirement for surface water）　对处理过的工业废水和生活污水排入地面水后，其下游最近用水点的水质应符合的规定。其内容包括悬浮物质、色、臭、味、漂浮物质、pH 值、生化需氧量、溶解氧、有害物质和病原体等。其中有害物质共有 53 项。

地匹福林（dipivefrine）　其他名称：保目明、肾上腺素异戊酯。抗青光眼药（拟肾上腺素药）。用于控制慢性开角型青光眼的眼内压。制剂：盐酸地匹福林滴眼剂。闭角型青光眼或对地匹福林过敏者禁用。

地球化学性疾病（geochemical disease）　由于地壳表面的某些化学元素分布不均衡而导致水、土、食物以及人体中某些元素的过多或不足而引起的一类特异性地方病。如地方性甲状腺肿、地方性克汀病、地方性氟中毒等。

地区分布（place distribution）　疾病在地区分布上的特点。有些疾病只局限于一定地区、纬度，或一定的地形；有些疾病虽在全世界均有发生，但各地区分布不完全一致。如黑热病只可能在有白蛉的地区发生，副霍乱在某些海滨盐碱地区发生较多，钩端螺旋体病在乡村发病较多，地方性甲状腺肿发生于水及土壤含碘量低的地区。疾病地区分布的研究是流行病学的重要内容之一，它能阐明疾病分布不同的原因，有助于防治策略的制定。

地塞米松（dexamethasone）　其他名称：氟美松。半合成的肾上腺皮质激素。用于各种急性严重细菌感染、严重的过敏性疾病、结缔组织疾病、风湿病、肾病综合征、严重的支气管哮喘、血小板减少性紫癜、粒细胞减少症、急性淋巴细胞白血病、各种肾上腺皮质功能不全症、剥脱性皮炎、天疱疮、神经性皮炎、湿疹等。制剂：醋酸地塞米松片剂、注射剂、软膏剂。结核病、急性感染病人须同时给予抗感染药。有癔症史、精神病史、溃疡病、血栓性静脉炎、活动性肺结核和肠吻合手术后病人禁用或慎用。

地丝菌病（geotrichosis）　地丝菌引起的一种以消化道和呼吸道症状为主的罕见条件致病性疾病。如鹅口疮、黑毛舌，另有腹痛、腹泻、咳嗽，持续性咳嗽、伴有灰白黏液性痰甚至带血。治疗：用碘化钾、制霉菌素等。

地图样舌（geographic tongue）　口腔黏膜疾病之一。舌背上的迁移性环状损害，形似地图。舌背或舌缘有不规则形红斑、边缘呈黄白色、稍高。自觉症状不明显，易复发。一般不需治疗，注意口腔卫生，用维生素 B 治疗。

地西泮（diazepam）　其他名称：苯甲二氮革、安定。抗焦虑药。用于焦虑症及各种功能性神经症、失眠、肌痉挛及肌肉僵直、惊厥、癫痫、偏头痛；心脏电击复律、麻醉及内镜操作辅助用药。制剂：片剂、注射剂。过敏者、闭角型青光眼、休克、昏迷、急性酒精中毒（注射给药）者禁用。老年人或衰弱病人，肝肾功能受损者、慢性开角型青光眼、重症肌无力病人慎用。孕妇特别是妊娠前 3 个月应避免应用，新生儿、哺乳期妇女忌用。长期应用突然停药，于躯体依赖性病人可产生戒断症状（失眠、兴奋、焦虑、震颤甚至惊厥）。

地下水污染（groundwater pollution）　人类活动引起地下水物理、化学性质和生物学特性发生变化，使其质量下降的现象。农村有些地区取浅层地下水作生活饮用水水源，水井附近不得设置厕所、堆放农药和化肥等废弃物。由于矿体、矿化地层及其他自然因素引起的地下水某些组分富集或贫化，通常不视为污染现象。

地痒疹（prurigo for earth）　其他名称：类毒、肥疱。钩蚴所致的皮炎。常在夏、秋季赤足下田后发生。好发于足趾、足缘、手和臂等暴露部位，初为红色、点状丘疱疹，奇痒，7～10 日后恢复正常。但皮肤溃破后可继发感染引起发热和淋巴结炎。治疗：钩蚴侵入皮肤后 24h 内，大多滞留在皮内与皮下组织，宜即局部涂敷 10%噻苯唑混悬液与地塞米松软膏。

地衣芽孢杆菌活菌制剂（Bacillus licheniformis capsules）　其他名称：整肠生。止泻药。用于细菌或霉菌引起的急、慢性腹泻、急慢性肠炎以及各种原因引起的肠道菌群失调症的防治。制剂：胶囊剂。服用时不停用其他抗生素，但不宜同时使用环丙沙星及亚胺培南/西司他丁钠。

地榆（garden burnet root, Radix Sanguisorbae）　其他名称：

酸赭、山枣参、山红枣根、黄瓜香、血箭草。中医药名。蔷薇科植物地榆或长叶地榆的根。苦、酸，寒。归肝、大肠经。功能凉血止血、泻火敛疮。用于各种出血证，尤宜于下焦血热的便血、痔血、血痢、崩漏；外用可治烧伤、烫伤、皮肤溃烂、湿疹等。

地榆槐角丸（diyu huaijiao wan）　中医成药名。清热解毒剂。组成：地榆、槐角、槐花、枳壳、地黄、黄芩、大黄、红花、当归、赤芍、防风、荆芥穗。用于脏腑实热、大肠火盛、肠风便血、痔疮漏疮、湿热便秘、肛门肿痛。孕妇忌服；忌食辛辣之物。

地中海贫血（thalassemia, Cooley anemia）　见珠蛋白生成障碍性贫血。

递减传导（decremental conduction）　系冲动由近端向远端传导时，动作电位 0 相上升速度和幅度逐渐降低，冲动传导速度逐渐减慢以至完全停止传导。递减传导可发生于心脏传导系统的任何部位，当发生在窦房交界处、房室交界处或束支之中时，可造成不同程度的窦房、房室和束支传导阻滞。

递质（transmitter）　旧称介质。神经末梢兴奋时释放的某种特殊化学物质。这些化学物质作用于效应器官（如肌肉、腺体）引起反应（如收缩、分泌）。这些特殊化学物质有乙酰胆碱、去甲肾上腺素等。中枢神经系统中，前一神经元轴突末梢兴奋时也释放某种递质，使突触后神经元发生兴奋或抑制效应。这些递质种类较多，可能有乙酰胆碱、去甲肾上腺素、多巴胺、5-羟色胺、γ-氨基丁酸等。

第二产程（second stage of labor）　子宫口开全至胎儿娩出的时期。经产妇约需数分钟至 1h，初产妇约为 1~2h。时程长短与胎先露、胎方位、头盆关系、骨盆软组织阻力大小、子宫收缩频率、强度、持续时间，以及母亲有效的自主排出力有关。第二产程延长（超过 2h）对母婴均不利，应寻找原因，积极结束分娩。

第二超常期（second supernormal period）　其他名称：相对不应期中的超常期，或三相超常期。相当于动作电位 3 期终末，心电图 T 波末与 U 波之间。在相对不应期与非不应期之间。

第二房间隔（septum secundum）　其他名称：继发隔。胚胎发育第 5 周末，在第一间隔右侧，从心房背侧壁长出的一个新月形的隔膜。此隔向心内膜垫方向生长，与心内膜垫形成卵圆孔。

第二房间孔（foramen secundum）　其他名称：继发孔。第一房间孔封闭之前，第一房间隔上部中央通过细胞凋亡出现许多小孔，若干小孔融合成的一个大孔。左右心房经过第二房间孔相通。

第二肝门（second hepatic portal）　肝脏的脏面有两个纵沟和一个横沟，构成 H 形。右纵沟由胆囊窝和腔静脉窝组成，其后上方为肝静脉进入下腔静脉处，即第二肝门所在。这些沟、门是肝脏分叶的脏面标志，对肝脏手术有重要意义。

第二级起搏点（secondary pacemaker）　交界处起搏点。当窦房结由于某种原因不能控制心脏时，房室交界区便显示出自律性以控制心脏。频率为每分钟 40~50 次，是异位起搏中重要起搏点。

第二类错误（type Ⅱ error）　统计学术语。其他名称：Ⅱ型错误或假阴性错误。即实验组与对照组本有差异，而由于机会的原因，观察到两组之间无明显差异，统计学上称为第二类错误。其概率用 β 表示。当样本含量确定时，α 越小，β 越大，反之 α 越大，β 越小。

第二类腹膜炎（secondary peritonitis）　由腹腔内脏器的炎症、穿孔、外伤、血运障碍及医源性创伤等所引起的腹膜炎症。见继发性腹膜炎。

第二频带（the second band）　心音频谱中 40~400Hz 的频率段。人耳对之较敏感。为心音频谱可听带中最重要的部分。

第二线抗结核药（secondary line of antituberculotics）　疗效较一线结核药低，或毒性较大，仅在一线抗结核药无效或耐药时才选用的药物。如对氨基水杨酸、吡嗪酰胺、卷曲霉素、乙硫异烟胺、环丝氨酸等。

第二心音（second heart sound）　心室舒张开始肺动脉瓣和主动脉瓣迅速关闭，血流冲击使主动脉和肺动脉根部以及心室内壁振动而产生的声音。音调较高，持续时间较短，发生在收缩期末，标志心室舒张的开始。第二心音的强弱可反映主动脉压和肺动脉压的高低及半月瓣的功能状态。

第二心音病理性分裂（pathological splitting of second heart sound）　即第二心音异常分裂。第二心音分裂超过了生理范围，即在呼气末屏气时 A_2~P_2 时距超过 0.03s。

第二心音持续性分裂（continued splitting of second heart sound）　其他名称：第二心音宽分裂。吸气时第二心音的 A_2~P_2 时距大于 0.04s，呼气时 A_2~P_2 时距也大于 0.03s 者。主要原因是肺动脉瓣关闭延迟或主动脉瓣关闭提前，其中 60%~70% 为前者。

第二心音分裂（splitting of second heart sound）　第二心音分成两部分。由于主动脉瓣和肺动脉瓣的关闭时间明显不同步（超过 0.035s）所致，在肺动脉瓣区听诊较明显。健康的儿童和青年也可听到，尤以深吸气时更明显。在病理情况下，任何原因引起一侧心室排血量过多或排血时间延长时，均可使第二心音分裂。常见于二尖瓣狭窄或房间隔缺损等，亦可见于右束支传导阻滞、动脉导管未闭、原发性肺动脉扩张等。在主动脉瓣狭窄或左束支传导阻滞时，主动脉瓣关闭音可发生在肺动脉瓣关闭音之后，这称之为第二心音逆分裂。此时吸气时分裂接近或消失，呼气时明显。

第二心音减弱（second heart sound attenuation）　主动脉瓣第二音或肺动脉瓣区第二音响度减弱、音调低钝，失去其清脆者。前者为主动脉瓣区第二音减弱，后者为肺动脉瓣区第二音减弱。

第二心音逆分裂（reversed splitting of second heart sound）　第二心音的两个主要成分顺序逆转，形成 P_2 在先、A_2 在后的分裂现象。

第二心音增强（second heart sound accentuation）　主动脉瓣区或肺动脉瓣区第二音增强。前者主动脉瓣区第二音增强，心音图上 S_2 的 A_2 成分振幅较高；后者为肺动脉瓣区第二音增强，心音图上 S_2 的 P_2 成分振幅较高。

第二信号（second signal）　巴甫洛夫高级神经活动学说术语之一。指由语言和文字组成的词语。在条件反射形成过程中可用来代替由具体信号所构成的第一信号。

第二信号系统（second signal system）　由产生第二信使的系统和各个第二信使通路组成的信号转导系统。对现实中代表具体信号（第一信号）的抽象信号——语言中的语词（第二信号）发生反应的大脑皮质功能系统。对细胞生理活动正常进行发挥重要作用。为人类所特有。是在婴儿生后第一信号系统活动的基础上逐渐形成的。人类运用语词进行思维，对一切现实事物和现象进行概括，形成概念，进行推理，从而不断地扩大对世界的认识能力。

第二信使（second messenger）　配体与受体结合后并不进入细胞内，但间接激活细胞内其他可扩散，并能调节信号转导蛋白活性的小分子或离子。如钙离子、环腺苷酸、环鸟苷酸、环二磷酸腺苷核糖、二酰甘油、肌醇-1,4,5-三磷酸、花生四烯酸、磷脂酰肌醇酰胺、一氧化氮和一氧化碳等。

第二信使通路（second messenger pathway）　第二信使激发的信号转导通路。包括环腺苷酸和环鸟苷酸通路、二酰甘油与三磷酸肌醇双叉通路、Ras 介导的通路、钙离子通路和气体性信使介导的通路等。

第二性征（secondary sexual characteristic）　其他名称：副性征。除生殖器官外，区别男女两性特异性的外部体征。在男性表现为身材高大，生胡须、喉结突出、肌肉结实、骨骼粗大和声调低沉等；在女性表现为乳房发育、骨盆宽大、皮下脂肪丰富和声调高亢等。上述变化是在性激素作用下出现的，如性激素缺乏，则副性征不能出现或难以维持。

第二主动脉瓣区（second aortic area）　其他名称：鲍特金区。胸骨左缘第 3 肋间听诊区。

第 1 颈椎（atlas）　见寰椎。

第 2 颈椎（axis）　见枢椎。

第 1 肋骨综合征（first thoracic rib syndrome）　第 1 肋骨由于

先天性变形导致血管神经受压迫而引起的一组病征。表现为患侧上肢疼痛、麻木、发凉、苍白或发绀，肌肉萎缩，肌力减退，桡动脉搏动弱。X 线示第 1 肋骨发育不全、变形。手术治疗。

第 1 秒用力呼气容积（forced expiratory volume in one second，FEV_1） 在用力呼气曲线上测得的第 1 秒呼出的气量。临床上常用第 1 秒用力呼气容积占用力肺活量的百分比（$FEV_1/FVC\%$）表示。<70% 提示梗阻性通气障碍。

第 3 磨牙（third molar） 其他名称：第三磨牙、智牙、智齿、迟牙。第 3 磨牙萌出的时间较晚，一般在青春期才露入口腔内。是一生中最后萌出的牙齿。形态常有变异。萌出位置多不正常（阻生智齿）。

第三产程（third stage of labor） 胎儿娩出至胎盘娩出的时期。约需 5～15min。宫缩不良者可注射催产素，促使胎盘剥离。已有胎盘剥离征象者，协助胎盘娩出，减少出血。切忌胎盘未剥离前揉按子宫，干扰正常的胎盘剥离。

第三超常期（third supernormal period） 其他名称：4 相超常期或非不应期中的超常期。在心电图 T 波末端约 0.28s 处，相当于动作电位的 4 相或舒张中期。

第三级起搏点（tertiary pacemaker） 见三级起搏点。

第三类腹膜炎（tertiary peritonitis，TP） 原发或继发性腹膜炎，经过治疗，腹腔内感染仍然持续存在或治愈后复发的腹腔感染，具有复杂院内感染的特征。是一种弥漫性腹膜炎。主要是由于宿主免疫功能低下所致，常发生于重危病人，常导致多脏器功能衰竭以致死亡。治疗包括全身支持治疗、控制感染与污染源以及有效的抗生素治疗。

第三类淋巴细胞（lymphocyte of third order） 其他名称：裸细胞。一群没有 T 细胞和 B 细胞标志的淋巴细胞，包括自然杀伤细胞、杀伤细胞、淋巴因子激活的杀伤细胞和肿瘤浸润的淋巴细胞。

第三脑室（third ventricle） 间脑内位于中线的矢状裂隙。第三脑室向后经中脑水管与第四脑室相通，向前经室间孔与侧脑室相通。

第三心音（third heart sound） 在第二心音之后，有时可听到的一个短而弱的声音，出现于心室舒张早期，是由于心室舒张开始时，血液急速地自心房流入心室形成涡流，振动心室壁所致。多见于心功能不全时，也可见于部分儿童或青少年。

第三信使（third messengers） 是一类核蛋白，也称 DNA 结合蛋白。能与靶基因的特异序列结合并调节其转录水平，发挥转录调节因子的作用，把短暂的信号转化为长时程效应。如原癌基因家族中的即早基因，其编码的受第二信使诱导的核蛋白即为一种核内第三信使。

第三性征（third sex characters） 其他名称：性别程度（简称性度）。男女在性格和行为上的心理特征。指男女气质的明朗化。两性在心理上有明显的差别。男性具有刚强、直率、大胆、雄心勃勃、争斗精神强等特点；女性则具有温柔、羞涩、腼腆、胆小、温文尔雅、多愁善感等特点。

第四脑室（fourth ventricle） 延髓、脑桥和小脑之间的空隙。形似尖端向上的帐篷，内有脑脊液。与中脑水管和脊髓中央管相通，室内脑脊液经第四脑室正中孔、外侧孔流入蛛网膜下腔。

第四心音（fourth heart sound） 心房收缩振动所产生的声音。出现在第一心音开始前 0.1s。正常情况下听不到，若能听到则为病理性。见于心室收缩期负荷过重和舒张晚期充盈阻力增加，如冠心病、高血压时。

第四性征（fourth sex characters） 男女两性同时具有男性气质与女性气质的心理特征。如女性中的热情泼辣、侠义刚烈、精明强干者；男性中的刚柔共济、感情丰富、务实稳重者。具有双性化气质的人自尊心更强烈，在很多情况下办事更出色，才华出众，运筹帷幄，因而是一种理想的模式。

第五日综合征（fifth day syndrome） 小儿阑尾炎切除术后继发腹膜炎或术后不能预料的并发症。表现为术后 4～8 日（平均 5 日）在完全正常的过程中出现腹痛，体温可至 39℃，数小时内发展为弥漫性腹膜炎。保守治疗，如无效可

行手术。

第 2 型预激综合征（second type of preexcitation syndrome） 见变异型预激综合征。

第 5 腰椎骶化（sacralization of fifth lumbar vertebra） 第 5 腰椎与骶椎发生融合的异常现象。一般是一侧或两侧横突增大成翼状，并和骶骨或髂骨接触或连接。可引起腰痛。

第一产程（first stage of labor） 规律性宫缩至宫口开全的时期。此期内，随着产程进展，宫缩间歇渐短、持续时间延长，宫颈口不断扩张，直至 10cm 左右，边缘消失，胎先露下降，胎膜多破裂。初产妇约需 12～16h，经产妇约需 6～8h。

第一超常期（first supernormal period） 其他名称：绝对不应期中的超常期或 Z 相超常期。相当于心电图 ST 段与 T 波前支初段这段时间，相当于动作电位的二相即房室交界区的绝对不应期。

第一房间隔（septum primum） 其他名称：原发隔。胚胎发育第 4 周末，原始心房背侧壁中部出现的一个半月形的矢状隔膜。此隔向下向心内膜垫方向生长，与心内膜垫融合，将原始心房不完全地分隔为左、右心房。

第一房间孔（foramen primum） 其他名称：原发孔。胚胎发育过程中，第一房间隔下缘与心内膜垫之间的一个孔道。沟通左右心房。

第一肝门（first hepatic portal） 肝脏的脏面有两个纵沟和一个横沟，构成 H 形。右纵沟由胆囊窝和腔静脉沟组成，左侧沟由肝圆韧带裂和静脉韧带裂组成；横沟连接于两纵沟之间，为第一肝门所在。这些沟、门是肝脏分叶的脏面标志，对肝脏手术有重要意义。

第一弓综合征（first arch syndrome） 以舌、指、趾形成不全为主要特征的症候群。表现为无舌，唇、腭裂，小下颌，扁桃体肥大，分上、下叶，耳壳呈皱褶状，鸟样容貌。四肢缺损程度不等，智能正常。治疗：矫形手术。

第一类错误（type I error） 其他名称：I 型错误。统计学术语。随机误差或抽样误差是由于机会因素引起的。可能发生两类错误：一为假阳性错误，即实验组与对照组本无差异，由于机会的原因，观察到两组之间存在明显差异，统计学上称为第一类错误。其概率以 α 表示。如确定 α=0.05，即第一类错误的概率为 0.05，理论上 100 次抽样中发生这样的错误有 5 次，就是说在统计上允许犯假阳性错误的概率为 5%。如确定 α=0.01，理论上 100 次抽样中发生这样的错误有 1 次。另一类错误为第二类错误。

第一线抗结核药（first line of antituberculotics） 疗效高、不良反应少、临床作为首选的抗结核药。如异烟肼、利福平、链霉素等。

第一心音（first heart sound） 主要是心室收缩时，血液急剧冲击房室瓣膜而反折引起的心室振动所产生的声音。其音调较低，持续时间较长，发生在心缩期，标志心室收缩的开始。第一心音可反映心肌收缩的强弱和房室瓣的功能状态。第一心音减弱常见于心肌炎，而增强则常见于高血压。

第一心音分裂（splitting of first heart sound） 第一心音分成两部分。由于二尖瓣和三尖瓣的关闭时间明显不同步（相差 0.04s 以上）所致，在心尖部听得较清楚。在生理情况下，偶见于儿童与青年；在病理情况下，常见于右束支传导阻滞，因右心室开始收缩时间明显晚于左心室，使三尖瓣关闭明显延迟所致。

第一心音减弱（first heart sound attenuation） 心脏听诊时第一心音低钝，呈含糊的声音。见于二尖瓣关闭不全、心肌炎、心包积液、一度房室传导阻滞、主动脉瓣关闭不全、肺气肿等。

第一心音增强（first heart sound accentuation） 心脏听诊时第一心音的响度及音调升高，带有拍击性。心音图上表现为 S_1 的振幅明显增高。可能为生理性，亦可为病理性。

第一信号（first signal） 以客观事物的具体理化属性（如声、光、食物的性状）所构成的信号。为巴甫洛夫高级神经活动学说的术语之一。

第一信号系统（first signal system） 对现实环境中的具体信

号，如食物的性状、气味，与食物结合的灯光和铃声等（所谓第一信号）发生反应的大脑皮质功能系统。是动物和人类所共有的。

第一信使（first messengers）　在细胞外的、能与细胞表面受体结合并将受体激活和引起细胞内信号转导级联反应的信号分子。实际上就是配体。有激动剂和拮抗剂两大类。其化学性质是离子或蛋白质等。

第一性征（first sex characters）　其他名称：主性征。男女性别在生殖器官结构方面的差异。如男性的睾丸、精囊、前列腺和阴茎等；女性的卵巢、输卵管、子宫和阴道等。第一性征是男女性别的最根本标志，是判断个体性别的主要依据。

第一印象（primary impression）　第一次接触不熟悉的社会知觉对象后，所获得的信息及由此对其形成的印象。第一印象对总的印象形成有较大的影响力，即先入为主，但第一印象并不完全可信和可靠，需对以后获得的信息进行全面分析和理解，印象才有可能趋于完整和正确。

蒂策病（Tietze disease）　见肋软骨炎。

蒂策综合征（Tietze syndrome）　非化脓性肋软骨炎所引起的一组症候群。年轻女性好发。左侧常见，仅侵犯第2、3、4肋软骨。初起局部疼痛，日益加重，数天后局部肋软骨隆起、触痛，无红肿。多在3～6个月自愈。治疗：皮质激素局部封闭。

蒂内尔征（Tinel sign）　其他名称：蚁走征、神经干叩击征。神经损伤后或损伤神经修复后，近侧断端出现再生，再生的神经纤维开始呈枝芽状，无髓鞘，在相应平面经叩神经干可诱发其分布区出现放射麻痛、过电感等过敏的现象。本质是叩击部位存在不成熟的触觉神经纤维。法国军医蒂内尔（J. Tinel）与德国医生霍夫曼（P. Hoffmann）于1915年同时描述了此现象。

颠换型突变（transversion mutation）　基因突变的一种。一些诱变剂引起脱氧核糖核酸序列中的碱基发生替换。替换时，嘌呤被嘧啶取代，或嘧啶被嘌呤取代。

颠茄（belladonna）　抗胆碱药（M胆碱受体阻滞药）。用于胃及十二指肠溃疡，轻度胃肠、肾和胆绞痛等。制剂：酊剂、浸膏剂、片剂。出血性疾病、脑出血急性期和青光眼病人忌用。

颠茄中毒（belladonna poisoning）　误服多量颠茄制剂或颠茄类植物（如曼陀罗）所引起的中毒。有口干、口灼热、瞳孔散大、视觉模糊、怕光、尿意频繁、排尿困难、皮肤潮红、脉搏加快、言语和吞咽困难、声音嘶哑、精神兴奋和谵妄，重者有周围循环衰竭、昏迷和呼吸停止。治疗：及时洗胃、催吐，并用催眠药、拟胆碱药等。

癫（depressive psychosis）　俗称失心风。中医病名。①指精神失常的疾病；②指痫病，癫即痫也；③指神志清楚但手足动摇，语言謇涩的病证。由痰气郁结所致的精神失常。症见沉默抑郁、表情淡漠、喃喃自语、语无伦次、哭笑无常、幻想幻觉、不知秽洁、舌苔薄腻、脉弦滑。治宜理气解郁、化痰开窍。

癫病（depressive psychosis）　中医病名。因情志所伤，或先天遗传，引起痰气郁结，蒙蔽心窍，或阴阳失调，精神失常所致。症见神志错乱、精神抑郁、表情淡漠、沉默呆滞、语无伦次、静而少动。治宜理气解郁、畅达神机。移情易性可防病治病，也是防止反复或意外发生的措施。肝郁气滞证，宜疏肝解郁、行气导滞；痰气郁结证，宜理气解郁、化痰醒神；心脾两虚证，宜健脾养心、调畅气机；气阴两虚证，宜益气养阴。

癫痫（epilepsy）　癫痫是一种脑部疾病，其特点是持续存在能产生癫痫发作的脑部神经元"异常放电"具有反复性及短暂性特点的神经系统疾病。可分为：①大发作。病人突然神志丧失，全身抽动，面色青紫，口吐白沫，常有唇咬伤和尿失禁，每次发作历时数分钟，发作后昏睡数十分钟。②小发作。突然神志丧失，历时数秒，无肢体抽动。③精神运动性发作。短暂的精神失常。④局限性发作。只表现为部分肌肉抽动。本病常见于脑肿瘤、脑寄生虫病、脑膜炎、脑炎、颅脑损伤及其后遗症，但大部分病人的病因不清。治疗：病因

治疗，持续服用苯妥英钠等抗癫痫药。

癫痫持续状态（status epilepticus，SE）　一种严重威胁生命的神经科急症，由各种病因所致大脑自身稳定的痫性发作抑制机制障碍的临床综合征。癫痫发作持续时间较长（30min以上）或反复发作、间歇较短的各种癫痫状态。病因有原发和继发性两大类。临床分全身性、一侧性和部分性癫痫持续状态。青壮年多见。主要发病诱因为突然停用或改换抗癫痫药物。发作持续时间多在48h内。发作的类型多数与原来的全身性或局限性发作相同。最常见的并发症是呼吸道感染性疾病。死亡率较高。足量抗抽搐药物应用是控制癫痫发作的首要急救措施，必要时使用脱水剂和其他对症治疗。及时明确病因，针对病因治疗为根本治疗措施。

癫痫大发作（grand mal）　即全面强直-阵挛性发作（GTCS）。神经科常见病。发作前常有先兆，如某种特殊感觉。发作分3期。①强直期：全身骨骼肌强直收缩，从喉中发出吼声，全身呈"背弓"状，呼吸停止，面色发绀。持续数秒到十几秒。②阵挛期：全身肌肉同一节律抽动，随之出现呼吸动作，可见口吐血沫，说明舌已咬伤。抽动频率由快变慢，最后一次较大抽动后停止发作，经1min左右。③惊厥后期：病人进入昏迷、酣睡继而清醒的状态，可发现二便失禁，此期持续时间不等。

癫痫发作（epileptic seizure）　其他名称：痫性发作。一次神经元的突然异常放电所致短暂过程的神经功能障碍。是脑内神经元过度和/或超同步化异常电活动的临床表现。临床上可出现短暂的意识丧失，肢体抽搐，感觉异常，精神行为障碍或自主神经功能异常。这些功能异常可单独或几种同时出现。有反复痫性发作者则为癫痫。治疗：见癫痫治疗。

癫痫小发作（minor epilepsy，pyknolepsy）　即失神发作，以短暂的意识障碍为主。典型者，突然意识丧失，表现为动作停顿、持物落地、瞪眼，可见口或眼等局部颤动，或有流涎、尿失禁。持续时间数秒到半分钟。不典型的失神发作，持续时间延长，肌张力低，偶尔跌倒。除症状外，尚需以脑电图确定诊断。

癫痫型人格（epileptic personality）　癫痫病人特有的精神变态。多为进行性发展。具有两重性特点：一方面，表现为易激惹、残暴、记仇、挑剔、度量小、自私等；另一方面，表现为循规蹈矩、过分客气和殷勤等。二者可同时存在，亦可一方面占优势。

癫痫性精神病（epileptic psychosis）　癫痫病人所出现的一种以精神障碍为主要表现的疾病。分为发作性的癫痫性精神病和持久性的癫痫性精神病。前者表现有意识模糊，伴有感知、记忆、思维、情感及运动方面障碍和谵妄等。后者无意识障碍，有类似精神分裂症状（如妄想、幻觉等）；智能障碍（如思维困难等）；性格障碍（如固执等）。治疗：抗癫痫药物为主，辅以手术。

癫痫治疗（epileptic treatment）　对确诊为癫痫的病人的治疗。大发作时，应立即以软物垫塞上、下齿间以防咬伤。卧床，头部偏向一侧，保持呼吸道通畅，防止唾液和呕吐物吸入或窒息；松解衣带，取除义齿，监护至清醒；防止自伤或伤人。发作间期，药物治疗愈早效果愈好；根据发作类型，选择适当药物。对于发作频繁、经正规的抗癫痫药物治疗无效而严重影响病人正常生活时，可考虑外科治疗。手术可选用癫痫灶切除术、立体定向破坏术和胼胝体切开术。

癫健安（valpramide）　见丙戊酰胺。

癫狂病（manic-depressive psychosis）　中医病证名。癫与狂是精神失常病患。癫以抑郁、沉默痴呆、语无伦次为特征；狂以喧扰不宁、躁妄打骂、动而多怒为特征。癫与狂可互相转化，癫病经久，痰郁化火，可出现狂证；狂病既久，郁火宣泄而痰气滞留，亦能出现癫证，故癫狂并称。癫病由痰气郁结所致，治以理气、解郁涤痰为主；狂病多属痰火为患，治以泻火、逐痰开窍为主。

典型调查（typical survey）　根据某种目的选择有代表性的典型进行深入细致的调查。常与全面调查配合，收到点面结合的效果。

典型流感（typical influenza）　流感病毒引起的急性呼吸道传

染病。表现为急性畏寒、高热（体温可达 39～40℃），有显著头痛、乏力、全身酸痛；同时有咽痛、鼻塞、流涕，全身症状重而呼吸道症状轻。少数病人可有腹泻、水样便。体检见眼结膜轻度充血，咽部充血，肺部有干啰音。治疗：对症治疗，解热止痛，防治继发细菌感染。

典型偏头痛（typical migraine） 伴有先兆的偏头痛。一般病史长，反复发作，每次发作偏侧头痛症状基本一致。仅少数人发作前数小时或一日前有心烦、头部不适等前驱症状。发作时有两期。发作开始时先有视觉症状，如闪光、暗点并逐渐扩大，出现视物不清，持续数十秒到数十分钟，称先兆期。除视觉症状外，还可有偏瘫、失语等。此期过后开始头痛发作，为头痛期，呈搏动性或钻痛，伴恶心、呕吐，重则面色苍白、血压下降。一般持续数小时或半天后入睡，醒后恢复正常。发作频度不一，如连续数日，则称为偏头痛状态。

典型文氏现象（classical Wenckebach phenomenon） 其他名称：PR 递增量递减型文氏现象。即传统公认的文氏现象。以房室传导阻滞的此现象为例，其心电图特征如下：①P-R 间期逐次递增后，继以一次心室漏搏；②P-R 间期递增量逐次递减，这是特征性改变；③每一文氏周期的第二个 P-R 间期递增量最大；④R-R 时间具有渐短突长的特征；⑤包含漏搏间歇比两个窦性周期略短；⑥漏搏间歇后的第一个 R-R 时间长于最后一个 R-R 时间。

典型文氏型窦房传导阻滞（classical Wenckebach's sinoatrial block） 其他名称：二度Ⅰ型窦房传导阻滞。窦房传导时间进行性延长，直至最后一次窦性兴奋不能传至心房。

典型心电图（classical electrocardiogram） 一个心动周期中，心脏兴奋的产生、传导和恢复过程电变化的波形。典型心电图包括 P 波、P-R 段、P-R 间期、QRS 波群、ST 段、T 波、Q-T 间期、U 波、T-P 段等。

典型心绞痛（classical angina pectoris） 任何心肌缺血和/或缺氧引起的疼痛。并非一定是冠心病。典型心绞痛特征有：①疼痛部位在胸骨中上段，为内里痛，呈一片，不是一点；②性质为憋闷感、压榨感、紧束感等；③有发作诱因，劳累当时、饱餐、寒冷、激动等；④呈放射性；⑤持续时间 3～5min；⑥舌下含化硝酸甘油常在 3min 内见效；⑦每次发作时间、性质等基本相同。

典型预激综合征（classical preexcitation syndrome） 其他名称：第 1 型预激综合征。即不全性房肌-室肌短路预激综合征。是最常见的一种预激综合征。其心电图特征是：①P-R 间期缩短，是兴奋绕过房室结通过旁道提前兴奋心室所致；②有 δ 波，即预激波；③QRS 波群增宽至 0.11～0.12s；④继发 ST-T 改变，ST-T 移位与预激波方向相反。

点滴试验（spot test） 利用 1～2 滴试液（仅含有 0.001～10μg 的试料）在多孔性表面（如滤纸、薄膜、薄层板等）上或非多孔性表面（点滴板、表面皿、微量试管等）上进行分析操作。是有机和无机微量、半微量定性分析中常用的操作方法之一，若干点滴试验所组成的分析方法称为点滴分析。而点滴反应则指作用物只 1～2 滴时所进行的反应。

点片（spot film） 在透视下，选择、瞄准病变位置所摄的 X 线照片。多用于胃肠道检查。

点头呼吸（nodding respiration） 病人吸气深长且头向后仰，呼气短促头又恢复原位，随呼吸而出现有节奏的后仰和前俯，犹如点头状。表示病人处于极度衰竭状态，是濒死的先兆。

点头运动（nodding movement） 严重的主动脉瓣关闭不全时头部可随颈动脉搏动呈节律性的点头运动。由脉压增大所致。

点头状痉挛（salaam spasm） 其他名称：闪电状痉挛。婴儿儿童期癫痫发作的一型。可因产前伤害、围生期缺血缺氧等引起。主要表现为头颈及躯体的突然前屈，两臂外伸，向前跌倒。发作历时短暂，但较频繁。治疗：大剂量 ACTH 常有良效，药物无效可手术。

点突变（point mutation） 基因内一个或少数几个核苷酸对的增加、缺失或置换造成的结构改变。能改变基因的一个密码

子。因为遗传密码的简并性，可以不影响到表现型。但如果影响到关键氨基酸，或者发生缺失和插入而引起框移突变，也能造成严重后果。

点状癌（punctate cancer） 其他名称：一点癌。只在胃黏膜活检时病理诊断为胃癌，但在其手术切除的胃标本上并未能查出胃癌病变的微小胃癌。

点状〔白〕内障（punctate cataract） 其他名称：蓝色白内障，先天性白内障的一种，发生在幼儿，晶状体内有蓝色、浅蓝色或乳白色混浊小点，多表现为静止，不影响视力，无需治疗。

点状角膜炎（keratitis punctata） 腺病毒所致的一种流行性眼病。初起具有较重的畏光、流泪、异物感等角膜刺激症状。球结膜充血，轻度水肿，经一两周后，结膜炎症逐渐消退，但角膜中央部出现针尖大小、表面略隆起的灰白点，继之浸润点变平，融合成团。治疗：急性期用金霉素和可的松滴眼液，每 1～2h 交替点眼；恢复期继续用盐酸乙基吗啡滴眼液、可的松滴眼液点眼，直至浸润消失。

点状软骨发育异常（chondrodystrophia punctata） 其他名称：先天性钙化性软骨营养障碍、点状骨骺。一种遗传性疾病。分为重型和轻型。前者表现为短肢、扁脸、塌鼻梁，有的有白内障、先天性心脏病、智力发育迟缓等，常为死产或于出生后 1 年内死亡；后者只有单肢缩短与肩、髋、膝关节挛缩，少数有白内障。X 线骨骺部位有散在钙化点。治疗：无特殊疗法。少数可行肢体矫形或白内障手术。

碘（iodine, I） 灰黑色有金属光泽的鳞片状结晶或块状物。质重，脆，具特臭。常温он挥发，蒸气呈紫色。易溶于碘化物水溶液及醇等有机溶剂。碘是人体必需微量元素之一。成人体内有 20～50mg 碘，约 50% 分布在肌肉，20% 在甲状腺，10% 在皮肤，6% 在骨骼中，其余 14% 分布于其他内分泌腺、中枢神经系统及血浆中。碘是甲状腺激素的重要成分。缺碘可致单纯性甲状腺肿与地方性克汀病，但摄入量不可过多。WHO 1974 年建议碘供给量如下：成人男性 140μg/d，女性 100μg/d，儿童、青少年、孕妇、哺乳期女性应相对地增加。海带、紫菜等含碘丰富。碘酊和碘溶液为消毒杀菌药，用于皮肤消毒或治疗口腔黏膜及齿龈感染等。

123碘（123iodine, 123I） 一种放射性核素。纯 γ 放射体。衰变方式主要是电子俘获，其 γ 射线的能量为 159keV，半衰期为 13.2h。可用于甲状腺吸碘率的检查，亦可作为示踪剂标记各种化合物（如人血清白蛋白等），做各种检查之用，是理想的显像剂。

碘苯酯（iophendylate） 影像诊断用药。用于脊髓蛛网膜下腔造影。制剂：注射剂。椎管内注射。有脑脊髓疾患及对碘过敏者禁用。

碘泵（iodine pump） 存在于甲状腺细胞膜上的能够将血液中的 I^- 逆浓度梯度和电位梯度主动转至细胞内的离子转运蛋白质。主动转运碘所需的能量靠 Na^+、K^+-ATP 酶分解 ATP 来提供。

碘酊（iodine tincture） 其他名称：碘酒。消毒防腐药。组成：碘、以碘化钾（钠）助溶的红棕色澄明的乙醇溶液。用于皮肤感染和消毒。对碘过敏者忌用。另外，有的碘酊含碘为 0.5%、0.75%、2.5%、3% 等；外科手术前皮肤消毒用的碘酊为 3%，称为"浓碘酊"，杀菌消毒作用更强。

碘番酸（iopanoic acid） 影像诊断用药。用于胆囊造影。制剂：片剂。肾衰竭、急性胃肠功能失调者禁用。严重肝功能减退者不能显影，不宜用。

碘佛醇（ioversol） 其他名称：伊奥素、安射力。新型的含三碘低渗非离子型对比剂。用于脑血管、周围动脉、内脏动脉、肾动脉、主动脉、冠状动脉、左心室、儿童心血管、静脉、头部 CT、体部 CT、静脉性数字减影、静脉性尿路造影。制剂：注射剂。血栓闭塞性脉管炎、严重缺血性疾病造影应极谨慎。冠状动脉造影应对心电图及生命指征进行监测。

碘附（iodophor） 其他名称：聚维酮碘、碘状、强力碘。碘与表面活性剂聚维酮相结合的松散络合物。广谱杀菌剂。可杀死细菌、病毒、芽孢、真菌、原虫。用于手术皮肤、黏膜

D

消毒，治疗皮肤烫伤、化脓性炎症、滴虫性阴道炎、真菌感染；也用于餐具消毒。制剂：溶液剂、软膏剂、栓剂。对碘过敏者慎用；烫伤面积大于 20%者不宜用；密闭保存。

碘甘油（iodine glycerol） 局部防腐消毒药。组成：碘、碘化钾、甘油。助溶制成的甘油溶液。用于口腔黏膜与齿龈等部位的感染，如口腔炎、急性扁桃体炎、咽喉炎等。

碘苷（idoxuridine，IDU） 其他名称：疱疹净、碘去氧尿啶。抗病毒药。只对单纯疱疹病毒和牛痘病毒等 DNA 病毒有抑制作用。临床主要用于浅层单纯疱疹性角膜炎及其他疱疹性眼病。长期用药有致畸、致癌的危险，需加以注意。

碘苷滴眼液（Guttae Iodoxuridini，IDUR） 其他名称：疱疹净滴眼液、IDU。抗病毒药。组成：碘苷、氯化钠、硫柳汞与防腐剂等制成的等渗、pH 值 4.0～7.0 的无色澄明水溶液。主治树枝状角膜炎、病毒性结膜炎及其他疱疹性眼炎等。偶有眼疼挛、过敏反应等副作用。

碘海醇（iohexol） 其他名称：碘苯六醇、欧米帕克。单环非离子型水溶性对比剂。用于血管、尿道、脊髓、关节、胰胆管造影及 CT 增强造影。制剂：溶液剂。癫痫病人不宜蛛网膜下腔使用。严重甲亢病人禁用。肝肾功能不全、循环系统功能不全、体质虚弱、进行性脑动脉硬化、糖尿病、脑痉挛、甲状腺肿及骨髓白血病病人慎用。

碘化钾合剂（Mistura Kalii Iodidi） 补碘、祛痰药。组成：碘化钾，加甘草流浸膏、碳酸氢钠等适量制成的黑棕色合剂。有特异臭，味咸甜。用于治疗缺碘症，也用作祛痰剂，眼科用于玻璃体混浊。

碘化钾溶液（Liquor Kalii Iodidi） 补碘、祛痰药。组成：碘化钾的无色澄明水溶液。无臭，味咸、微苦，中性或弱碱性。用于防治地方性甲状腺肿和祛痰，治疗眼玻璃体混浊和眼底炎，也用于含碘对比剂的过敏试验。

碘化钠注射液（Injectio Natrii Iodidi） 造影和吸收剂。组成：碘化钠的无色澄明的灭菌水溶液。12.5%者为对比剂，应无热原。用于尿道、膀胱、肾盂逆行造影及手术后 T 形管胆道造影；2%者用于促进角膜混浊的吸收。用前须做碘过敏试验。

碘化油（iodinated oil） 影像诊断用药。用于支气管、子宫、输卵管、术后胆道、瘘管、窦道等造影。制剂：注射剂。药物变棕色后不能应用。月经期或其他子宫出血情况、孕妇禁用。用药前应先做口服碘过敏试验。我国还用以防治地方性甲状腺肿。

碘甲烷（iodomethane，methyl iodide） 其他名称：甲基碘。用于甲基化反应及化学实验的药剂。为无色液体，暴露于空气中因析出游离碘而呈黄至棕色。为强烈神经毒物，可经呼吸道及皮肤吸收，以急性中毒多见。开始时症状较轻，有头晕、头痛、轻度麻醉感，1～2 天后加重，出现视力减退、复视、表情淡漠甚至精神错乱、瘫痪、昏迷（因脑水肿所致）。重者治疗后可遗留神经衰弱综合征，恢复较慢。其液体可引起皮肤灼伤。长时间少量接触可有不同程度的神经衰弱综合征。预防：按剧毒物质处理，一切生产均应密闭或在毒气柜内操作，并防止皮肤接触。车间空气中最高容许浓度为 1mg/m³。

碘解磷定（pralidoxime iodide） 其他名称：派姆（PAM-I）。有机磷农药中毒解毒药（胆碱酯酶复活药）。用于中度和重度有机磷酸酯类中毒的治疗，对对硫磷、内吸磷（E1059）、焦磷酸四乙酯（特普）、碘依可酯疗效较好。制剂：注射剂。根据病情须反复给药。禁与碱性药物配伍。

¹³¹碘-玫瑰红钠盐（¹³¹I-rose bengal） 一种肝胆扫描剂。注入体内被肝多角细胞所摄取，经胆道系统排泄至肠道内。因此，除做肝显影外，还主要用来观察胆道系统，鉴别黄疸性质。

碘帕醇（iopamidol） 其他名称：碘必乐、碘异肽醇。单体非离子型对比剂。用于腰、胸及颈段脊髓、脑血管、周围动静脉、尿路、关节等造影。制剂：注射剂。甲亢、心脏代偿功能不全、癫痫病人忌用。肝肾功能不全、心血管疾病、糖尿病、老年、有过敏或哮喘史者慎用。

碘普胺（iopromide） 其他名称：优维显、碘普罗胺。单体非离子型对比剂。为心血管对比剂之首选。用于血管、尿道、小体腔、关节腔和输卵管等造影。制剂：溶液剂。严重甲亢病人禁用。孕妇及急性盆腔炎病人禁做输卵管造影。过敏、严重肝肾功能不全、心功能不全、肺气肿、健康状况差、进行性动脉硬化症、糖尿病、脑性痉挛、潜在性甲亢、多发性骨髓瘤等病人慎用。

碘缺乏性疾病（iodine deficiency disease，IDD） 因缺碘（环境缺碘、人体摄取碘不足）造成机体碘营养不良的疾病。包括地方性甲状腺肿、地方性克汀病、亚克汀病、新生儿甲状腺肿、新生儿甲状腺功能减退以及流产、早产、死产、先天畸形等。首选的防治措施是向病区供应 1/50 000～1/20 000 的碘化食盐，严重病区可口服或肌注碘油。

碘试验（Schiller test） 应用碘与淀粉接触呈棕色反应的原理来检查宫颈病变区的方法。正常宫颈及阴道鳞状上皮含丰富糖原，涂碘后呈棕色。有病变时糖原缺乏，涂碘不着色，称碘阴性区。常见病变有鳞状上皮化生、非典型增生，原位癌、早期浸润癌等。于碘阴性区进行活检可提高活检阳性率。

碘他拉酸（iotalamic acid） 其他名称：异泛影酸。三碘环对比剂。作用与泛影酸相似，其盐的水溶性较大，水溶液黏度较低。可以高浓度快速注射给药，确保造影清晰。用于静脉肾盂、心脏血管、脑血管等造影。用前需做过敏试验。

碘性甲亢（iod-Basedow，iodbasedow） 见碘致性甲状腺功能亢进症。

碘盐（iodized salt） 其他名称：加碘食盐。添加碘酸钾的食盐。用来防治碘缺乏性疾病。通常按 1/50 000～1/20 000 的比例，向食盐中加入碘化钾或碘化钠，以保证人体正常的生理需碘量。

碘油（lipiodol） 主要有两大类。一是国产的 40%碘油；二是超液态碘油。前者黏度高，与药物混合难以经导管注射；后者黏度低易于注射。注入肿瘤供血动脉起到永久栓塞的作用，亦可作为化疗药物的载体。

碘油 CT（CT examination after iodinate oil embolization） 在经导管动脉化疗栓塞（TACE）后进行的 CT 扫描。由于碘油在肝癌病灶中有导向沉积的倾向，而此时在周围肝内散在分布的碘油已基本排出。分析碘油在病灶内沉积、分布、及病灶包膜的完整性情况，不但利于观察治疗效果，而且在诊断及鉴别诊断中具有重要意义。

碘诱发的甲状腺肿与黏液性水肿综合征（iodine-induced goiter and myxedema syndrome） 长期应用碘剂所引起的一种甲状腺病变。表现为弥漫性甲状腺肿，伴有黏液性水肿和甲状腺功能减退的表现。治疗：停服碘剂，代之以甲状腺素。

碘值（iodine value） 其他名称：碘价。每 100g 油、蜡、脂肪等物质中含有的不饱和物质结合的碘量（g）。可反映与其共存的未饱和酸的量。主要用于标示油、蜡、脂肪等的不饱和程度。不饱和程度愈大，碘值亦愈大。

碘致性甲状腺功能亢进症（iodine-induced hyperthyroidism，IIH） 其他名称：碘性甲亢。碘剂治疗地方性甲状腺肿或多结节性甲状腺肿时所诱发的甲亢。机制中是：地方性甲状腺肿病人血中促甲状腺激素水平代偿性增高，多结节性甲状腺肿中的个别结节可能为自主性结节，若给予碘剂时均可使甲状腺激素合成过多。治疗：停碘，按甲亢处理。

碘中毒（iodine poisoning） 皮肤、黏膜、呼吸道接触碘蒸气后产生。皮肤接触结晶碘或浓的碘溶液时，可对皮肤产生强烈刺激，甚至灼伤。长期接触碘蒸气可引起眼结膜和呼吸道慢性炎症。碘过敏时，表现为皮疹、鼻炎或哮喘。治疗：眼睛或皮肤污染碘时应立即用大量清水冲洗；口服者应给予大量淀粉溶液，洗胃，以及牛奶、蛋清等；碘过敏用肾上腺皮质激素。

碘阻滞效应（iodine blocking effect） 其他名称：沃尔夫-柴可夫效应。服用大剂量碘后，甲状腺激素合成受抑制。这是甲状腺的一种自身调节功能。大剂量的碘能抑制甲状腺对碘的摄取，降低甲状腺对促甲状腺激素（TSH）的反应，抑制甲状腺激素的合成和甲状腺球蛋白水解酶的活性，从而使甲状腺激素分泌减少。因此，临床上常用大剂量的碘控制甲状腺危象和作为毒性甲状腺肿的术前准备。

电不均匀性（electrical inhomogeneity）　其他名称：电失同步化。心肌细胞之间有效不应期之后，兴奋性恢复开始时间有先后之差，故膜电位和兴奋性不均匀一致。

电不稳定性室性期前收缩（electric unstable ventricular premature beat）　在电不稳定条件下产生的急需处理的室性期前收缩。电不稳定的条件是：①心肌梗死急性期，急性冠状动脉功能失常；②低钾血症；③洋地黄、奎尼丁及锑剂药物中毒；④任何原因所致的 Q-T 间期延长。

电测听计（electro-audiometer）　应用电声学原理做听力检查测试的装置。以频率及音强输出测定听力阈值、频率纯音、噪声掩盖等听觉特性以及脉冲音鉴别听觉、听力等。可判断耳聋程度，用于体检、听力劳动及法律鉴定，配戴助听器及诊断耳科疾病。

电抽搐治疗（electroconvulsive therapy，ECT）　见电休克治疗。

电除颤（electric defibrillation）　其他名称：电复律。用一定强度的电流作用于心脏，使全部或部分心肌去极化，然后心脏在自律性最高的起搏点重新主导心脏节律，通常是窦性心律的过程和方法。

电磁波（electromagnetic wave）　在空间传播着的交变电磁场。是横波，可在远离波源的自由空间中传播。振荡电路、带电体的电荷分布发生变化或电荷作加速运动时，都要产生电磁波。实验证明，无线电波、红外线、可见光、紫外线、X 射线、γ 射线等都是电磁波，但它们的频率（或波长）不同。按照它们的波长或频率的大小可以排成电磁波谱。电磁波是横波，它在真空中的传播速度为 2.998×10^8 m/s。电磁波的传播，伴随着能量的传播。

电磁辐射（electromagnetic radiation）　电磁场能量以波的形式向周围空间发射电磁波的现象。其传播速度与光速相同。按波长的不同，可分为无线电辐射、红外线辐射、可见光辐射、紫外辐射、X 射线辐射、γ 射线辐射等。

电磁辐射监测（electromagnetic radiation monitoring）　对环境中电磁波强度进行的监测。用专门仪器对不同频率、不同功率和不同辐射类型的射频装置辐射进行监测，为观测和研究电磁辐射对人体和其他生命体可能造成的影响提供依据。

电磁环境（electromagnetic environment）　电磁场能量以波的形式向外发射所形成的环境。包括天然电磁环境和人工电磁环境，前者由自然环境固有的电磁特性所形成，后者是人类活动产生的电磁辐射空间。

电磁污染（electromagnetic pollution）　电磁辐射强度超过人体所能承受或仪器设备所能容许限度的现象。有自然过程产生的，如太阳黑子活动引起的磁暴和雷电产生的电磁干扰。通常指人类活动造成的，如生产过程中的脉冲放电、工频交变电磁场和射频电磁辐射等，是造成电磁污染的主要原因。

电磁血流量计（electromagnetic blood flowmeter）　血管或导管内血液流量的测定仪器。利用电磁感应原理，在不切开血管的情况下，观察冠状动脉硬化性心脏病，肾、脑、肝等器官，断肢再植后及人造血管的血流量以及药物对冠状动脉血流量的影响。在肝、肾移植、心脏搭桥、小血管缝合手术和研究工作中很有价值。

电导分析法（conductometric analysis）　以测定溶液电导或电导率为基础的一种电化学分析法。电导是电阻的倒数，其单位是"西"（欧姆$^{-1}$），符号 S。电导率又称比电导，是指距离为 1cm，截面积为 1cm^2 的两电极间的电导。其单位是 S/cm，常用 μS/cm 表示。实验室中常用本法测定结果表示蒸馏水或去离子水的纯度。电导率在水质检验中可以估算水中离解成分总含量即溶解性固体总含量。也可用来确定滴定分析的终点，称为电导滴定。

电导计（conductivity meter，conductometer）　测定水溶液电传导特性的仪器。用来反映溶液中电解质的浓度，证明水质的状况。蒸馏水、去离子水及其他纯化水的纯度，也常用电导计检测。该仪器广泛用于制药、卫生检验部门和理化实验室。临床上，在血液透析过程中用来监测透析液电解质含量；一些血液透析机组合有电导计，可实时动态监测透析液的电导并以数字显示，电导值过高或过低会发声报警。

电动高压注射器（motor-driven high-pressure injector）　X 线机配套设备。在心脑血管、肾动脉、冠状动脉、四肢动脉做血管造影时，可用它将对比剂或药液快速注入血管或脏器内。另外，可向病变部位注入药液或栓塞剂来进行化疗或局部阻断，也可在急救时做动脉输血用。

电动离心涂片机（slide electro-centrifuge）　用于各种体液和细胞悬液的细胞检测设备。将常规检查法中的标本离心沉淀和涂片镜检两个步骤一次完成。具有涂片细胞集中、分布均匀、呈单层排列、细胞丢失少、不损伤、阅片快、检出率高等特点。

电动牵引按摩床（electro-traction massage bed）　用于理疗的设备。对颈椎扭伤、腰椎间盘脱出症具有牵引和按摩功能。备有计时器和报警装置，病人治疗时如有不适感可用按钮报警松开。治疗完毕即自动停止，并发出信号通知医生。

电动文刺术（electrolytic tattooing）　是使用电动文刺机（文眉机）进行文眉、文眼线、文唇线的文刺技术。在现代美容文刺术中，传统的手工文刺工具已极少应用，而普遍使用电动文刺机，因此必须掌握其性能、使用方法，熟悉其操作技术。文刺机有直流电式、交流电式、充电式、便携式等；文刺笔有内注药水式和蘸药水式。

电镀厂废水（waste water from electroplating factory）　电镀厂排出的废水。大多数含六价铬、镉和氰。铬系废水可由重亚硫酸钠还原成三价铬后，进行凝集沉淀处理。氰系废水进行氰分解处理或用绿矾和石灰的沉淀作用去除，或借助于酸化并鼓入空气使变成氰化氢而去除。

电光性皮炎（electric dermatitis，electro-photo dermatitis）　由强烈紫外线照射引起皮肤光毒性反应所致的皮肤急性炎症。表现为暴露部分出现界限明显的水肿性红斑，严重者可发生水疱或组织坏死。常伴有眼部症状。该症常见于无防护的电焊工。

电光性眼炎（electric ophthalmia）　紫外线照射眼睛所引起的眼结膜、角膜急性炎症性病变。多见于电焊工、接触弧光灯的工作人员。短波紫外线照射到眼部，被角膜、结膜吸收，发生急性炎症反应。在照射后经 0.5～12h 潜伏期，即出现异物感、畏光、流泪、双目剧烈刺痛或灼痛、结膜充血、水肿，荧光素染色检查角膜呈淡黄绿色，显示上皮细胞缺损。重症者尚有虹膜刺激症状，瞳孔缩小，房水内有少量点状渗出物等。治疗：主要是止痛，一般需 2～3 日恢复，无后遗症。预防：戴防紫外线镜。

电-化学平衡（electro-chemical balance）　当细胞膜两侧离子形成的电位差和它们的浓度差相等，即这两种相互抗拒的力达到平衡时，称电-化学平衡。

电击后综合征（electric syndrome）　遭受较轻电击的存活者常表现的胸部和手臂的不适。系肌肉极度收缩后所致。

电击伤（electrical injuries）　电流通过人体引起的局部或全身损伤。多因误触电源所致。亦见于自杀或他杀。损伤程度与电压高低、电流强弱、触电时间长短及部位有关。主要表现为局部的电灼伤和全身的电休克，导致呼吸麻痹和心跳停止。局部损伤与一般热烧伤不同，有电流的入口和出口，口小而深，可伤及内脏和骨骼。临床上分为轻、重、垂危三型。轻者，发麻、头晕。重者，可立即休克、心室颤动、呼吸心搏骤停致死。治疗：呼吸心跳停止者行心肺复苏、心脏监护，纠正心律失常、高钾、缺氧；高电压电灼伤的肢体，及时做筋膜松解术。

电击伤继发出血（secondary hemorrhage from electric injury）　电击伤的严重并发症。一般多发生在伤后 2～3 周。在此期间，创口坏死组织开始溶解脱落，包围在这些坏死感染组织里的血管就会破溃，大血管出血，特别是动脉出血，如不及时止血，可致病人死亡。电击伤创面早期采取暴露疗法，扩创手术后应以薄敷料包扎，可及时发现出血。床边放止血带，有专人在床边护理观察，特别是夜间，以便一旦出血能及时发现，及时抢救止血。

电击伤夹层间断坏死（sandwich interrupted necrosis from electric injury）　电击伤肌肉的特征。电流通过肌肉产生高热，

D

造成大片肌肉凝固性坏死，损伤范围和平面分布很不均匀。如出现浅部肌肉血运良好而深层肌肉坏死或在两束血运良好的肌肉间夹有一束坏死肌肉，即夹层坏死。又如某段肌肉坏死，其近端血运良好，再向上又出现一段坏死，即间断坏死。这些现象与一般热烧伤显然不同。

电击性白内障（electric cataract）　闪电击伤或高压电击引起的晶状体混浊。早期电损伤时晶状体可无改变，之后可逐渐发生晶状体混浊并有视力减退。闪电击伤者白内障多为双侧，电击者常限于触电的一侧。治疗：对症处理；重者手术。

电机械分离综合征（electrical-mechanical dissociation syndrome）　其他名称：Hegglin综合征。由于心肌严重病变，代谢障碍致心脏能量-动力衰竭。心肌电收缩时延长，而机械收缩时缩短。心电图表现为Q-T间期延长，心音图QS_2时间缩短。

电极极化作用（electrode polarization）　由于电极制作材料选择不当，在皮肤-导电糊-电极间产生化学分解作用，形成局部微弱的电流流动，且与电极有关故名。此作用可导致心电图基线不稳或波形失真。电极材料应选纯银，不能选铜、铁、锌，它们会产生极化作用。

电极移动（electrode move position）　安装起搏并发症之一。常出现在最初几天内，电极未嵌入肌小梁或嵌入不牢固，引起电极移位。可使起搏失效，引起阿-斯综合征发作，应尽早复位或更换导管电极。

电交替（electrical alternation）　其他名称：交替电波、交替电压。在心脏起搏点位置不变的条件下，心电图各波间隔是规则的，唯有其振幅或形态出现周期性或交替性的改变。电交替多为暂时性，除见于阵发性心动过速外，多见于心包积液，还可见于严重的心肌损害和心功能不全。

电解铂金弹簧圈栓塞术（Guglielmi detachable coil technique）　介入放射学的一项技术。把特制的电解铂金弹簧圈经超选择插管到位的微导管送入病变内，如证实将病变栓塞，通过直流电将铂金弹簧圈解脱达到栓塞治疗目的。常用于栓塞治疗颅内囊状动脉瘤。

电解质（electrolyte）　其他名称：电解液。含有正负离子的溶液。具有离子导电性，或在一定条件下能够呈现离子导电性。主要分为固体电解质（如锂离子导体）、电解质溶液（如硫酸）和熔盐（如氯化物熔盐）。电解质对维持体内的液体平衡和酸碱平衡以及对细胞正常功能都是不可缺少的。体内因电解质缺少或过量可引起各种病症，例如低钠血症、低钾血症、高钠血症、高钾血症等。医疗上常用的电解质溶液有生理盐水（含 Na^+、Cl^- 离子）、林格溶液（含 Na^+、K^+、Ca^{2+}、Cl^- 离子）、巴特勒溶液（含 Na^+、K^+、Mg^{2+}、Cl^-、HPO_4^{2-}、乳酸根离子）等。

电解质分析仪（electrolyte analyser）　测定血液、体液及其他生物样品中电解质含量的仪器。单一电解质参数的测定所用的方法有火焰光度法、比色法、滴定法等。而两个参数以上的电解质分析仪则多采用离子选择性电极电化学法，即仪器装有对不同电解质选择性敏感的电极，样品进入测定管路后在泵的作用下流经测试室，电极感受到信号产生电位改变，再经物理量的转换将测定值显示或打印。电极有一定使用寿命，需定期更换。电解质分析对与水、电解质紊乱相关疾病的监测有重要意义，有的仪器还可附加肌酐、尿素氮、葡萄糖、二氧化碳等测定功能，也可与血气分析仪联机使用。

电解质平衡失调（electrolyte dysequilibrium）　人体体液中电解质浓度和总量过多、过少，失去正常比例的状态。发生的原因主要为电解质摄入过多或不足，丧失过多或潴留。多见于呕吐、腹泻、少食、大汗、外伤、灼伤、手术、休克、高热、多尿、尿少、尿闭、水肿等情况。也可由于治疗不当或调节失常引起。常见的有钠、钾、钙、镁、氯、碳酸氢基、磷酸基等离子的代谢紊乱，伴有体液中浓度的改变和酸碱平衡失调等变化。可影响神经、肌肉、心、肾、肝、胃肠、内分泌腺等全身的生理功能。

电解质紊乱（electrolyte disturbance, electrolyte disorder）　当机体无能力调节体液中的电解质或超过了机体可代偿程度时，渗透压不能维持在正常范围内的现象。

电紧张（electrotonus）　用直流电持续作用于神经或肌肉时

引起的阴、阳两极及其附近部位兴奋性和传导性显著变化的现象。通电时阴极及其附近部位兴奋性和传导性升高，称为阴极（通电）电紧张；阳极及其附近兴奋性和传导性下降，称为阳极（通电）电紧张。这是因为通电时阳极及其附近细胞膜发生超极化，而阴极及其附近细胞膜发生去极化的结果。断电后的短时间内将发生与通电时相反的现象。

电紧张性扩延（electrotonic propagation）　细胞受阈下刺激后产生的局部电位，靠膜的基本电学特性向周围传播的现象。特点是电位的幅值随传播距离的增加而迅速减弱，甚至消失，也就是减衰性传播。

电静息（electric silence）　理疗科术语。电极置于肌肉，在肌电图仪上仅有不规则的电噪声而记录不到任何生物电活动的现象。

电离（ionization）　物质的原子被分成一个由自由电子和一个正离子组成的离子对的过程。在正常情况下，原子处于稳定的基态，当带电粒子与核外电子发生非弹性碰撞时，由于带电粒子和核外壳层电子间的库仑作用，壳层电子获得能量，如获得的能量大于其结合能时，电子将脱离原子核的束缚而形成自由电子。

电离层（ionosphere, ionized layer）　地球大气圈的外层。处在约离地表面80～800千米处，位居平流层之上，此层在太阳辐射线和宇宙射线的电离作用下，产生大量正离子和自由电子。

电离辐射（ionizing radiation）　能直接或间接使物质电离的射线。包括：由光子组成的射线（电磁波），如X射线、γ射线；由粒子组成的射线，如电子（e^-）、正电子（e^+）、中子（n）、α粒子（He核）、质子（P^+）及其他重粒子。

电离辐射灭菌法（ionizative radiative sterilization）　应用高能电子束进行辐射灭菌，此法又称"冷灭菌"，具有广谱灭菌作用。金属、橡胶、塑料、高分子聚合物（如一次性注射器）、精密医疗器械、生物医学制品等均可用此法灭菌。

电疗〔法〕（electrotherapy, electrotherapeutics）　利用各种电刺激和电场进行治疗的方法。根据电磁波的频率和波形可分为低频电疗、中频电疗、高频电疗3种。低频电疗包括直流电疗法、离子导入疗法、电水浴疗法、各种低频脉冲电疗法。中频电疗包括干扰电疗法、正弦调制中频电疗法、音频电疗法。高频电疗包括火花电疗法、中波电疗法、短波电疗法、超短波电疗法、微波电疗法，大功率的短波与微波治疗癌瘤，又称为射频方法。用于疼痛、软组织损伤、神经瘫痪、肌肉痉挛等。

电疗机（electrotherapy machine）　利用一定频率、强度的电流达到改善机体功能目的的物理治疗仪器。电流的形式有各种各样（如直流、交流等）。机型上有可发出不同电流形式的综合电疗机和多为专一功能的单机。

电脉冲刺激器（electro-pulse stimulator）　电针、麻醉、电兴奋治疗和经络测定的仪器。利用脉冲电作针刺刺激，对神经痛、头痛、关节痛、风湿痛、牙痛、扭伤、落枕、面神经麻痹、消化不良、神经衰弱有疗效。亦用于探测敏感点，为诊断和治疗提供依据。

电描记图（electrogram）　一种心内直视手术时，通过心外膜、心内膜、心腔内、大血管腔内或食管内及希氏束区记录的心电变化，以明确心脏传导系统解剖部位。分为双极电描记图和单极电描记图两种。

电脑验光机（subjective refraction system）　由电子计算机控制进行折射力测定的验光仪器。根据视力计原理，通过荧光屏成像，对准眼部进行定位观察，3s左右测毕，结果用数字显示并打印报告。由于用红外线检测，被测者无任何痛苦。

电凝止血（hemostasis by electrocoagulation）　主要用于创面小出血点，可直接用电极灼凝。一般用高频（约500kHz）电流，根据凝固止血和切开组织的需要调节功率（100～700W）。

电偶（dipole）　心脏或容积导电体中，进行电活动的成对阴离子与阳离子（电穴与电源）的组合。

电热〔恒温〕干燥箱（electric drying oven）　其他名称：烘

箱、烤箱。烘烤、消毒、培养、溶蜡、热处理的常用设备。采用电热丝加温，一般 10～300℃ 内可调，箱内夹层隔热，使箱内温度不致发散，顶端附温度计可观察箱内温度。

电烧灼器（electric cautery）　对组织做治疗性烧灼、炭化、电凝手术的设备。由电热与照明电源箱、电极柄及电极组成。电流通过有电阻的电热丝产生炽热，用以烧灼机体局部组织，使其炭化，达到电凝治疗效果。适用于外科、妇产科及耳鼻喉科等。

电热灼伤（electrothermic burn）　电击的一种临床表现类型。表现为电流通过入口处的灼伤较出口处严重。肢体软组织大块被电灼伤后，其远端组织常出现缺血和坏死，并有肌红蛋白尿，可导致肾小管阻塞并发急性肾衰竭。

电渗析（electrodialysis）　一种在直流电场下分离水中离子或脱盐的方法。在药剂生产中常用于对原水的预处理。电渗析器两边各有一个极室和一个电极。阴、阳两极之间交替排列的阳、阴离子交换膜分隔成一系列隔室。通电后由于离子的定向移动和离子交换膜具有特异选择通透性，水中阳离子移向阴极，但不能透过阴离子交换膜；阴离子则相反。这样，奇数隔室原水中的阳、阴离子逐渐减少而成淡水室，偶数隔室中阳、阴离子逐渐增加成浓水室，收集奇数室中的淡水，即可使用。

电生理负荷（electrophysiologic stress）　为了研究心律失常产生的部位、性质、程度及机制，除描记心电图外，对传导系统某些部位施加负荷，例如施加电刺激，以诱发和终止心律失常的一种检测技术。

电生理-药理学系列试验（serial electro physio-pharmacologic test）　对严重心律失常或常规用药效果不佳病人，用电生理方法诱发其心律失常，然后分步进行一系列药物、剂量、给药途径及联合用药或电学疗法试验，以便在短时间内找到一个理想治疗方案。

电视透视（teleradioscopy）　利用荧光增强器，将人体内部的解剖结构和功能活动显示在电视屏上的 X 线检查方法。优点是影像清晰、可在明室中操作，且可减少射线对工作人员的伤害。

电休克（electric shock）　人体接触电源或体内有电流通过，引起局部组织，甚至脑和心脏等重要器官的损伤或功能障碍。如雷为电流的来源称为雷击。常见的症状有皮肤灼伤、抽搐、休克、昏迷和心跳、呼吸停止。应及早做心脏按压和人工呼吸进行抢救。

电休克机（electric convulsator）　其他名称：电休克治疗机、精神病治疗仪器。通过对病人大脑进行电刺激做电休克治疗。对抑郁、强烈自伤及伤人冲动、呆僵拒食、兴奋癫狂、哭闹无常等精神分裂症病人有显著疗效。

电休克治疗（electric shock therapy）　其他名称：电抽搐治疗。用短暂的电流刺激大脑，引起病人意识丧失、皮肤广泛性脑电发放和全身性抽搐，以达到控制精神症状的一种治疗方法。目前一般采用直流电疗机，取 80～100mA，通电 1～3s。此时病人意识丧失，先强直，后阵挛，最后昏睡片刻，随即恢复清醒。治疗不良反应以头痛较多见，此外，可有眩晕、恶心、呕吐、腰痛等，一般经休息后即可消失。

电压固定试验（voltage clamp experiment）　其他名称：电压钳制术。是研究生物膜特性和与之相关的离子动力学基础的基本方法。用负反馈原理构成电子学线路，保持膜电位固定于规定数值不变，以观察膜电流的变化。

电压门控离子通道（voltage-gated ion channel）　系指离子通道的开放与关闭取决于所在膜两侧的电位差。此类离子通道活动与动作电位形成有关，如肌细胞膜上的 Na^+ 通道，当肌细胞膜去极化达阈电位时，Na^+ 通道被激活，引发动作电位。K^+ 通道、Ca^{2+} 通道和 Cl^- 通道，也属于电压门控离子通道。

电压钳（voltage clamp）其他名称：电压固定。是一种研究细胞膜上离子通道离子流的技术。其原理是根据离子作跨膜移动，必然形成跨膜离子电流（I），膜对离子通透的程度用膜电阻（R）的倒数——电导（G）来表示。根据 $V=I \cdot R$ 公式，$V=I \cdot 1/G$，$I=V \cdot G$，据此，只要电源固定，测出跨膜电流（I）的变化，就可代表膜电导变化。电压钳的装置有两个微电极，插入细胞内，一个微电极经高阻抗前置放大器监测膜电位，并将信号输入反馈放大器；另一个与反馈放大器输出端相连，作为电流输入细胞内用。该电流来自反馈放大器将实际测得的膜电位值与设定电压值相比较后的电流，足以补偿标本由跨膜离子流引起的膜电位变动，使电位始终保持设定值。此时电流变化就可反映电导的变化。结果显示，在相当于动作电位上升支，看到一个快速的内向电流，电荷携带者是 Na^+，此后出现一个外向电流，相当于动作电位下降支，电荷携带者是 K^+，进一步证实动作电位产生和膜离子通透性的关系。

电泳（electrophoresis）　在电场影响下，荷电粒子在静置液体中的移动。是分离粒子和对大分子制备及分析研究的有力工具。粒子的分离主要基于其所带电荷，其次是分子大小及形状。界面移动或自由电泳在溶液中进行，而区带电泳则在多孔的介质中完成。

电泳技术（electrophoretic technique）　利用电泳来分离带电粒子，特别是分离带电分子的技术称电泳技术。按支持物的物理性状可分薄膜电泳、粉末电泳、凝胶电泳和丝线电泳。该技术主要用于分离各种有机物或无机物，如氨基酸、多肽、蛋白质、脂类、核苷酸等。也可用于分析物质纯度、测定分子量以及定量测定被分离物质。

电泳仪（electrophoresis apparatus）　以纸、醋酸纤维素薄膜和凝胶为载体，对血细胞、蛋白质、胶体、氨基酸及带电荷物质进行电泳分析的仪器。常用于血清甲胎蛋白及乙型肝炎表面抗原检测、早期原发性或细胞性肝癌和高脂血症的诊断、开展肝炎普查及乙型肝炎流行病学的研究。

电针疗法（galvano-acupuncture）　针灸治法的一种。针刺入穴位后，用电针机通电刺激。方法是把电针机的两极分别连接在已刺入穴位的两根针柄上，选择波形，给予适当刺激量。通常每次电针时间 10～20min，也可适当延长。

电中性定律（electric neutrality law）　其他名称：电子中性定律。细胞膜内外离子浓度不平衡产生电位差，但两个区域内的正负电荷数一般是相等的，从而保持电中性。

电轴测定（axis measurement）　用求积仪测定两个肢体导联中 QRS 波群或 T 波的面积计算电轴。实际应用中多采用 QRS 波群高度来测定电轴。常用的有爱氏三角法、查表法、六轴系统坐标图法及目测法等。

电轴偏向（axis deviation）　心电图学术语。额面 QRS 波群平均电轴的方向。正常心电轴平均约为 +60°，其正常范围为 −30°～+110°，一般多在 0°～90°。电轴在 +30°～+90° 为电轴不偏，+90°～+270° 为电轴右偏。电轴 +110°～+270° 的电轴右偏均属异常，常见于正常垂直位心脏（儿童、瘦长体型）、右心室肥大、左后支阻滞等。+30°～−90° 为电轴左偏。−30°～−90° 的电轴左偏均属异常。电轴左偏常见于正常横位心脏（肥胖、妊娠、腹水等）、左心室肥大和左前支阻滞等。

电灼（electric cauterization，electrocautery）　一种利用带有高频电产生高热的器械（电刀、电灼器等）以烧灼、凝固或切割组织的方法。有减少出血、疼痛、缩短手术时间、防止感染和癌瘤播散等优点。

电子传递链（electron transport chain）　其他名称：呼吸链。代谢物脱下的成对氢原子通过多种酶和辅酶所催化的连锁反应逐步传递，最终与氧结合生成水。这一传递过程称为电子传递链。在电子传递链中，酶和辅酶按一定顺序排列在线粒体内膜上。它是机体内物质氧化生成水的主要方式。

电子传递体系（electron transport system）　在线粒体内存在的一组生物氧化还原物质。它们依次传递电子或电子及质子。电子及质子是从糖酵解、三羧酸循环、β 氧化以及其他代谢反应而来。

电子传递抑制剂（electron transport inhibitor）　其他名称：呼吸链抑制剂。一类能够阻断呼吸链中某一部位电子传递的物质。鱼藤酮、安密妥、抗霉素 A 和氰化物等是这类抑制剂的典型代表，它们都能专一地阻断呼吸链某一部位的电子传递，抑制 ATP 的形成。

D

电子动态喉镜（electrolaryngo-stroboscope） 观察声带震颤过程的电子仪器。对声带癌、声带炎、声带麻痹等的早期诊断有很大帮助。

电子脉搏计（electronic sphygmometer） 通过光电换能以显示脉率的仪器。可连续自动测量病人脉搏，也可用于健康人及运动员训练检查。

电子内镜（electronic endoscope） 现代诊疗技术。继硬式内镜、纤维内镜后的第三代内镜。通过内镜镜头的微型光敏感集成电路块，将所获图像以电子信号方式，经内镜传至图像处理器处理后，呈现在监视屏幕上，分辨率较纤维内镜更佳。

电子人工喉（electron artificial throat） 使声带切除的病人重新恢复说话能力的器械。利用低频振荡器放大，模拟声带发音的频谱，由电声换能器转为声能，产生可调节的纯音，声音由银质传音管导入口腔，构成各种语言和音调。

电子探针（electron sounder） 运用微区分析技术对试样进行形貌研究和成分分析的仪器。特点是不破坏样品，分析速度快，结果直观，景深大。应用于生物医学对骨骼和牙齿等硬组织某些元素的检测及组织中某些高于检测极限的元素的测定；还用于化学、环保、陶瓷、冶金、选矿、考古、公安侦破、材料等领域。

电子体温计（electronic thermometer） 机体感应器和微电路的一种结合应用，采用电子感温探头来测量体温，测得的体温直接由数字显示，准确且灵敏度高。使用时将探头插入一次性塑胶护套中置于所测部位，当体温计发出蜂鸣声，再持续3s后即可读温度。

电子听诊器（electronic stethoscope） 利用电子放大原理，将体内微弱声音进行放大、用于听诊的仪器。此听诊器的特点是：可听到一般听诊器听不到的声音；可调节音量以分辨各种心脏杂音；可接多个听筒，用于多人同时听诊；可接扩音部分，用扬声器放音，以便进行听诊教学。

电子显微镜技术（electron microscope technique） 应用电子显微镜观察细胞超微结构的技术。电子显微镜简称电镜，分辨率为0.2nm，放大倍数可达几十万倍。有两种类型：透射电镜和扫描电镜。前者用于观察组织和细胞内部超微结构，后者用于观察其表面结构。随着物理学、生物学的进展，又出现扫描电镜术、电镜细胞化学术、分析电镜术等。

电子显微镜诊断（electron microscopic diagnosis） 应用电子显微镜检查作出病理诊断。如鉴别分化低的癌及肉瘤、无色素的黑色素瘤、横纹肌肉瘤及其他间叶性或神经源性肿瘤、内分泌肿瘤及组织细胞源性肿瘤等，能见到在光学显微镜下不能见到的某些特殊成分或微细构造，有助于诊断。

电子 X 线摄影（electro-radiography） 利用电视透视及磁盘储存将 X 线影像摄成照片的方法。优点是曝光量低，影像分辨率高。

电子血压计（electronic manometer） 一种测量血压的电子仪器。电子血压计的袖带内有一个换能器，可将信号经数字处理，在显示屏上直接显示收缩压、舒张压、脉搏的数值。这种血压计操作方便，清晰直观，不需听诊器，但欠准确。

电子中性定律（electric neutrality law） 电中性定律。细胞膜内外离子浓度可以不平衡产生电位差，但两个区域内的正负电荷数一般是相等的，从而保持电中性。

垫托撞击综合征（padded dash syndrome） 交通意外时，惯性使颈过伸可造成喉和/或气管的损伤，并产生一系列临床表现。多见于系安全带的乘客，表现为呼吸窘迫、吞咽疼痛、声哑，甚至会造成气管破裂。急诊处理，必要时手术。

垫压征（pad sign） 外压性改变的特有征象。临近胃肠道的器官增大或肿块，因腔外占位效应，在胃肠道造影时均能显示出胃肠道轮廓上的改变，形成压迹。较大肿瘤可推挤胃肠道向肿瘤四周移位，形成一个圆形空白区。其压迹的特点是边缘光滑的局限性轮廓凹陷，有时形成双重轮廓，称为垫压征或垫圈征。如胰腺头部肿物可压迫十二指肠窗开大形成垫压征，胰体部肿物可在胃窦后壁大弯侧出现垫压征。

淀粉（starch） 一种植物中广泛存在的贮存性葡聚糖。碳水化合物的一种。由许多葡萄糖分子聚合而成。由于葡萄糖分子聚合方式不同，在结构上可分成直链淀粉和支链淀粉两类。前者遇碘出现蓝色反应，而后者若单独存在时与碘发生棕色反应。

淀粉代血浆（hetastarch, hydroxyethyl starch） 见羟乙基淀粉。

淀粉酶（amylase） 能水解淀粉、糖原和有关糖中的 O-葡萄糖键的酶。在此酶的作用下淀粉经糊精阶段能变成麦芽糖及异麦芽糖。唾液中有唾液淀粉酶，胰液中有胰淀粉酶。

淀粉微球（starch microspheres） 用于栓塞的可生物降解性微球的一种。特点是栓塞时间短，可多次、重复栓塞。

淀粉样变[性]（amyloidosis） 淀粉样蛋白物质在组织中沉积所引起的一组临床症候群。此物质 HE 染色为淡红色均质，浸润于细胞之间，或沉着于小血管基底膜上，或沿网状纤维支架沉着。过去根据其遇碘呈赤褐色，再加硫酸则呈蓝色，与淀粉的反应相似，认为它是一种与淀粉相似的物质，故称。其实它乃是一种与少量糖结合的蛋白质。该物质可以沉积在局部或全身，病程可呈良性或恶性，病因分为原发性和继发性，继发性病因可能是自身免疫病、慢性炎症性疾病、遗传病或肿瘤。临床表现多样，原发型以心脏累及为主；继发型以肾、肝、脾累及为主；老年性多见于心脏，也可在脑和胰腺处发现。病变部位组织活检可明确诊断。缺乏特异有效的治疗，主要是针对原发病的治疗。

靛蓝（indigo blue） 其他名称：酸性靛蓝、磺化靛蓝。人工合成食用色素。属靛类色素。为蓝色粉末。每日允许摄取量暂定为0~2.5mg/kg。最大使用量为0.1g/kg。

靛氰绿滞留试验（indocyanine green retention test） 见吲哚菁绿滞留试验。

靛胭脂（indicarmine, indigo carmine） 肾功能测定用药。为蓝色染料，主要经肾小管排泄。可静脉或肌内注射40mg，尿显蓝色为正常。也可用于诊断输尿管阴道瘘。

靛玉红（indirubin） 从中药青黛中分离出的抗白血病有效成分。也存在于板蓝根和大青叶中。现多用合成品。有破坏血病白细胞的作用。临床用于治疗慢性粒细胞白血病，对急性粒细胞白血病亦有效。

凋亡蛋白（apoptin） 由鸡贫血病毒产生的蛋白质，能激活胱天蛋白酶，一种仅能诱导肿瘤细胞或转化细胞凋亡，特异性触发肿瘤细胞死亡的，而对正常细胞或二倍体细胞不起作用的蛋白质。凋亡蛋白有抗癌特性，在体内能选择性地与肿瘤细胞结合并将它们根除，因此该蛋白有希望成为一种治疗因子。

吊白块（formaldehyde sulphoxylate） 其他名称：雕白块。一种食品漂白剂。即甲醛次硫酸氢钠或 α-羟基甲基磺酸钠。为白色块状物或结晶性粉粒。在常温下稳定，高温下可分解为亚硫酸盐，有强还原作用，可将食品漂白。使用后常在食品中残留过高的 SO_2、甲醛等毒物，故禁用。

吊床样改变（hammock shape） 二尖瓣脱垂在 M 型超声心动图检查中的特征性改变。表现为二尖瓣前后叶群区，二尖瓣叶活动曲线 C-D 段分为双线，并出现吊床样改变。该现象常出现于收缩中晚期或全收缩期。本病常与马方综合征、继发孔型房间隔缺损、骨骼异常等同时发生。亦可见于肥厚型心肌病或心肌梗死时的二尖瓣脱垂。

吊颈试验（hang by the neck test） 病人取坐位，颈背部肌放松。检查者站立于其身后，用双手将其头向上牵引，若此时颈部的疼痛减轻或消失则为此征阳性。提示颈椎病和颈椎骨性关节炎。

调查表（table of investigation） 记录原始资料的表格。根据调查目的所确定的调查项目，按一定的次序排列而成。调查表的格式可分为一览表和单一表（卡片）。一览表每张可填多个观察单位，适用于项目较少的调查，填表方便，一般用划记法整理。单一表（卡片），每张只填一个观察单位，适用于观察单位和项目较多时。调查表的填写力求简便清楚，多用选择、填空以及简单的符号或数字。设计调查表时应注意，调查项目要满足调查指标的要求，项目要简单明确。

调查计划（investigation plan） 根据流行病学调查目的制定的周密而全面的实施方案。其基本内容包括：①明确调查目的和指标。要把调查目的具体化到指标，要求指标具体、精选，尽量用客观的、有特异性的计量指标。②确定调查对象和观察单位。划清总体的同质范围，并说明哪些对象要查。③调查方法。根据调查目的，确定普查或抽样调查。④搜集原始资料的方式。是用直接观察法或采访法。⑤确定调查项目和调查表。包括调查目的所需的分析项目和备考项目。⑥制订调查的组织计划。包括组织领导、进度、经费等。

跌打七厘散（dieda qilisan） 中医成药名。活血化瘀剂。组成：三七、儿茶、红花、当归尾、没药、乳香、血竭、雄黄、朱砂、冰片、麝香。用于跌打损伤、闪腰岔气、外伤出血、血瘀疼痛。温黄酒或温开水送服。

跌打丸（dieda wan） 中医成药名。活血化瘀剂。组成：三七、当归、血竭、乳香（醋炙）、自然铜（醋煅）、没药（醋炙）、川芎、䗪虫、麻黄、马钱子（砂烫去毛）、麝香。功能活血化瘀止痛。治跌打损伤、皮肤青肿、伤筋动骨、闪腰岔气及瘀血疼痛。孕妇忌服。

跌打万花油（dieda wanhua you） 中医成药名。一种外用搽剂。组成：野菊花、乌药、水翁皮、徐长卿、大蒜、马齿苋、葱、金银花叶、黑老虎、威灵仙、木棉皮、土细辛、葛花、声色草、伸筋藤、蛇床子、铁包金、倒扣草、苏木、大黄、山白芷、朱砂根、过塘蛇、九节茶、地耳草、一点红、两面针、泽兰、红花、谷精草、土田七、木棉花、鸭脚艾、防风、侧柏叶、马钱子、大风艾、腊梅花、墨旱莲、九层塔等。功能活血化瘀、祛风通络、消肿止痛。治跌打损伤、撞击扭伤、刀伤出血、烫伤等症。擦敷患处。

叠氮胸苷（azidothymidine, zidovudine） 见齐多夫定。

叠连（rouleaux formation） 红细胞在血浆中聚集的现象。红细胞能稳定地悬浮在血浆中，一方面是由于红细胞与血浆之间的摩擦阻碍了红细胞的沉降，另一方面是由于红细胞表面附有荷负电的清蛋白。同种电荷相斥，使红细胞互相保持一定距离分散在血浆中。但是当某些疾病引起清蛋白减少时，红细胞吸附的清蛋白减少，同种电荷相斥力减小将使红细胞相互聚集。这一现象是物理变化，一经振荡叠连的红细胞还可重新分散。

叠瓦癣（tinea imbricata） 由叠瓦癣菌感染引起的一种浅表霉菌病。以男性多见，其特征是皮肤上出现同心圆排列的丘疹，鳞屑性斑片，鳞屑一端附着于表皮，另一端游离，倾向中心，似叠瓦状，除一般光滑皮肤外，可发于面、颈、臂和躯干部位。自觉奇痒，病程缓慢，顽固难治。5%碘酊、30%冰醋酸、6%水杨酸外用，大片或泛发病例可口服灰黄霉素治疗。

碟形术（saucerization） 骨科手术方法之一。把口小而腔大的骨无效腔变成口大底浅的碟状，以利引流和软组织下陷消灭无效腔。多用于治疗慢性骨髓炎。

蝶鞍径线测量（radial line measurement of sella turcica） 在头颅后前位X线片上，蝶鞍径线测量包括：①长径（前后径），蝶鞍前后壁间最大距离，正常约7～15mm。②深径，从鞍结节至鞍背顶点间的连线到鞍底最深部的垂直距离，正常约6～13mm。③鞍膈线，鞍结节到鞍背顶点间的连线，相当于鞍膈的位置。

蝶鞍压迫征（pressure sella） 以蝶鞍部骨质吸收、扩大、变形为主的X线征象。成人颅内压增高重要指征之一。首先，后床突和蝶鞍背骨质逐渐减低，轮廓模糊、变清、变短，进而可完全消失，且鞍底也表现为骨质吸收、模糊。在晚期严重病例，前床突和鞍结节也受累。长期慢性颅内压增高者，鞍部改变以扩大为主。

蝶窦（sphenoidal sinus） 位于蝶骨体内的不规则含气窦腔。居上鼻甲后上方，临近后筛窦。多被蝶窦中隔分为左、右两腔，多不对称，分别开口于同侧鼻腔的蝶筛隐窝。因窦口高于窦底，故引流不畅。

蝶骨（sphenoid bone） 颅底中部，枕骨的前方，整体形似蝴蝶。分体、大翼、小翼和翼突4部。蝶骨体内含有蝶窦。

蝶骨-海绵窦综合征（ossa sphenoidal-cavernous sinus syndrome） 由蝶骨-海绵窦内炎症、血管瘤、肿瘤、外伤等引起的一组病征。表现为突眼、眼睑、球结膜水肿，视力减

退、动眼、滑车、展神经及三叉神经等不全麻痹，并出现相应症状。对症及针对病因进行治疗。

蝶形红斑（butterfly erythema） 系统性红斑狼疮病人80%有皮肤损害。最常见的在皮肤暴露部位，出现对称性皮疹，典型者在两面颊和鼻梁部位呈蝶形红斑。这种皮肤损伤为不规则的水肿性红斑，色鲜红或紫色，边缘清楚或模糊，表面光滑，有时可见鳞屑。

蝶翼征（butterfly-wing shadow sign） 肺水肿的典型X线所见。表现为以肺门为中心两侧肺野对称性蝶翼状阴影，而肺尖及边缘部肺野保持正常的透过度。此征除肺水肿外，亦见于肺泡蛋白沉积症、纵隔淋巴肉瘤、放射后纵隔炎、结节性动脉炎、尿毒症性肺炎、有害气体吸入等。肺水肿以其迅速出现或消退为特点。

丁丙诺啡（buprenorphine） 其他名称：叔丁啡、布诺啡。阿片μ受体部分激动剂。镇痛药。用于癌症疼痛、手术后疼痛、烧伤后疼痛、脉管炎引起的肢痛、反转芬太尼所致麻醉等。制剂：盐酸丁丙诺啡片剂、注射剂。能产生依赖性。颅脑损伤及呼吸抑制者慎用。

丁醇（butyl alcohol, butanol） 硝化纤维、油漆、树脂的溶剂或萃取剂。包括正丁醇、仲丁醇、异丁醇、叔丁醇。无色液体，有一定挥发性。有麻醉作用，对黏膜刺激作用较强，车间空气中最高容许浓度200mg/m³。

丁二烯（butadiene） 制造丁苯橡胶等的单体。无色气体，有蒜样气味。易挥发，难溶于水，易溶于乙醇。低浓度时有刺激作用；高浓度则引起麻醉；经常吸入较高浓度的丁二烯可引起神经衰弱综合征，有时还伴有心悸、恶心、腹胀等。车间最高容许浓度为100mg/m³。

丁肝（hepatitis D） 见丁型病毒性肝炎。

丁公藤注射液（dinggongteng zhusheye, Injectio Erycibes） 中医成药名。组成：旋花科植物丁公藤提取物的棕色澄明的灭菌水溶液。具有祛风、消肿、止痛作用。主治风湿性及类风湿性关节炎、坐骨神经痛、腰腿痛、手足麻痹等。

丁卡因（tetracaine） 其他名称：潘托卡因、四卡因、地卡因。局部麻醉药。用于黏膜表面麻醉、神经阻滞麻醉、硬膜外麻醉和蛛网膜下腔麻醉。制剂：盐酸丁卡因注射剂。根据麻醉方法不同采用相应的给药方法。毒性大、作用慢，不单独用于浸润麻醉。禁忌静脉使用。

丁咯地尔（buflomedil） 其他名称：活脑灵、甲氧吡丁苯、安思孚利、乐福调、弗斯兰。α-肾上腺素能受体拮抗剂。脑血管病用药。用于慢性脑血管供血不足引起的症状和外周血管疾病：失眠、智力减退、耳鸣、眩晕、记忆力减退、雷诺病、间歇性跛行、肢体血栓闭塞性脉管炎、动脉炎。制剂：盐酸丁咯地尔注射剂。过敏者、功能失调性出血及产妇禁用。

丁尿胺（bumetanide） 见布美他尼。

丁奚疳（infantile malnutrition due to overfeeding） 中医病名。小儿疳疾，骨瘦如柴，其形似"丁"之病。属于脾胃虚损、气血衰急。临床表现为面色苍白，低热或渐热，四肢细小，项长骨露，尻臀无肉，腹胀脐突，食量多而吐逆或泄泻无度等。治宜补脾养胃，并注意饮食护理。

丁香（clove, Flos Syzygii Caryophylii） 其他名称：雄丁香、公丁香、丁子香。中医药名。桃金娘科植物丁香的花蕾。辛，温。归脾、胃、肾经。功能温中降逆、温肾助阳、杀虫。治脘腹冷痛、呃逆、反胃、呕吐、泻痢；治疝瘕、疝癖、阳痿、子宫虚冷、寒湿带下；治体癣、足癣、跌打损伤。

丁香罗勒油（clove basil oil） 从唇形科植物丁香罗勒全草中提出的挥发油。组成：丁香酚。口腔科用于抑菌、消炎和局部止痛。

丁香柿蒂汤（dingxiang shidi tang, cloves and kaki calyx decoction） 中医方剂。《症因脉治》方。组成：丁香、柿蒂、人参、生姜。功能益气温胃、祛寒降逆。治诸寒呃逆胸痞，脉迟者。症见呃逆、呕吐、舌淡苔白、脉沉迟。

丁香油（clove oil） 桃金娘科植物丁香干燥花蕾经蒸馏分离提取的挥发油。组成：丁香酚。甘、辛，大热。功能暖胃、温

肾、散寒、止痛。治胃寒痛胀、呃逆、吐泻、消化不良、疝痛；治风温痹痛。口腔科用于抑菌、消炎和局部止痛。

丁型病毒性肝炎（hepatitis D）　其他名称：丁肝、丁型肝炎、D肝。由丁型肝炎病毒（HDV，又名δ肝炎病毒）感染引起的肝炎。HDV是一种有缺陷的嗜肝RNA病毒，它必须依赖乙肝病毒才能复制与增殖，故丁型肝炎要在感染乙型肝炎的基础上才能感染。主要经血液途径传播。经输血、血制品和密切生活接触传播，偶尔为母婴垂直传播。临床表现与乙型肝炎相似，亦呈慢性经过，可转变为肝硬化、与原发性肝癌亦密切相关。乙型肝炎病毒（HBV）与HDV的联合感染，可发展为急性重型肝炎。检测标记物为丁型肝炎抗原（HDAg）、抗丁型肝炎病毒免疫球蛋白M（抗HDV IgM）和HDV-RNA，但仅在HBV感染的肝细胞、血液及体液中检出。

丁型肝炎（hepatitis D）　见丁型病毒性肝炎。

丁型肝炎病毒（hepatitis D virus，HDV）　其他名称：δ肝炎病毒。是引起丁型病毒性肝炎疾病的病毒。是在慢性肝炎病人肝细胞核内发现的一种病毒。病毒体核心含环状单链RNA和δ抗原，表面有乙型肝炎表面抗原。该病毒为缺陷病毒，不能独立进行复制，必须在乙型肝炎病毒或其他嗜肝病毒辅助下才能复制增殖。病毒主要通过输血或使用血制品传播，也可通过密切接触与母婴间垂直感染。此病毒对肝细胞有直接细胞毒作用，其感染可导致乙型肝炎病人症状加重与病情恶化。

丁溴东莨菪碱（scopolamine butylbromide）　其他名称：解痉灵。胃肠解痉药，外周抗胆碱能药。用于各种病因引起的胃肠道痉挛、胆绞痛、肾绞痛、胃肠道蠕动亢进等，也可用于胃及十二指肠、结肠的纤维内镜检查的术前准备。制剂：胶囊剂，口服；注射剂。青光眼、严重心脏病、前列腺肥大所致的排尿困难、器质性幽门狭窄、麻痹性肠梗阻病人禁用。

钉螺（oncomelania）　日本血吸虫的唯一中间宿主。螺壳长圆锥形，壳高多为7～10mm，壳口外唇背侧大多有唇嵴。犀角质。眼点在触角基部，眼的内侧有半月形的黄色假眉。雌雄异体。水陆两栖，生于陆地潮湿的草丛下。平原地带的螺壳多有纵肋，山丘地带者螺壳光滑。消灭钉螺是防治血吸虫病的重要环节。

疔疮（hard furuncle）　其他名称：丁疮、丁肿、疔肿、疔毒、疪疮。中医病名。疮疡的一种。形小，根深，坚硬如钉，故名。因饮食不节或不洁，或外感风邪火毒，或外伤感毒而发。多发于颜面，其次为四肢躯干。起病较急，变化迅速，初起如粟，坚硬根深，继而焮红发热，肿势渐增，疼痛剧烈，待脓溃疔根出，则肿消痛止而愈。内服五味消毒饮（金银花、野菊花、紫地丁、蒲公英、青天葵）或黄连解毒汤（黄连、黄芩、黄柏、栀子）。本病失治和误治可成疔疮走黄。

疔疮走黄（furunculosis complicated by septicemia）　其他名称：癀走。中医病证名。指疔毒迅速走散入于血分，全身出现高热神昏等症者。热毒炽盛或失治而致疔疮毒邪扩散内陷之证，症见疮顶黑陷无脓、肿势散漫、全身寒热、头痛、胸闷烦躁、恶心呕吐、舌硬口干、便秘或腹泻、舌绛、苔黄、脉数等，重则皮肤瘀斑，神昏谵妄。宜大剂清热泻火、凉血解毒。

疔疽（carbuncle of cheeks and/or below the nose）　中医病名。两腮及鼻下焮肿生疮，其症似疔而形如无头疽者。通常专生于两侧颐颔部及鼻下的疔疮。外因饮食不节而发病。局部焮肿剧痛，按之坚硬，如钉着骨，破溃后恶血淋漓，易生变证，如出现牙关紧闭、抽搐、昏迷等。治疗见疔疮条。

耵耳（ceruminal ear，otitis media）　中医病名。耵，耳垢也。症见耵聍堵塞耳道，耳闷、听力下降。宜直接取出，或滴耳油后取出。

耵聍（cerumen，ear wax）　其他名称：耳垢。外耳道皮肤耵聍腺的正常油脂性分泌物。具有保护皮肤及黏附灰尘、小虫等作用。若积聚过多，呈糊状或结成块状，堵塞外耳道，妨碍听力，宜清除之。

耵聍栓塞（ceruminal impaction）　外耳道内耵聍积聚过多，形

成软硬的团块，阻塞于外耳道内的现象。造成听力减退和局部不适。治疗：耵聍钩取出；取出困难者可用3%碳酸氢钠滴耳3日以上，耵聍软化后用灌洗液冲出。

耵聍腺瘤（ceruminoma）　其他名称：外耳道汗腺腺瘤（hidradenoma）。发生于外耳道的一种腺瘤。瘤体大者可阻塞外耳道；继发感染者可破溃流脓；向周围浸润可引起面瘫。易复发并有恶变倾向。治疗：彻底切除，术后放疗。

酊剂（tincture）　澄明药物制剂。药物用不同浓度乙醇浸出、溶解或用流浸膏稀释制得，如颠茄酊、碘酊、复方樟脑酊、远志酊等。

顶骨（parietal bone）　位于颅顶中部，左、右各一，不规则四边形的骨。构成颅腔顶部及两侧壁的方形骨板。介于额骨与枕骨之间。分为内外两面、上下及前后4个缘和4个角。

顶及颅骨软化变形序列征（craniomalacia deformation sequence）　新生儿头顶部颅骨未钙化，形成局部骨软化区，软化区之外为正常骨质。表现为头变形，但头径正常；颅缝或颅囟扩张时有脑积水感；软化区透光度增加，压之有"乒乓球"感，一般无需治疗。

顶泌汗腺（apocrine gland）　其他名称：大汗腺。主要分布于腋窝、乳晕和外阴等处，开口于毛根附近。分泌物为黏稠状，量较少。排至毛囊及皮肤表面的分泌物受细菌作用而分解，产生臭味，即"狐臭"。大汗腺在青春期开始分泌，受肾上腺素能神经支配，不参与体温调节。

顶体（acrosome）　覆盖在精子核头端的双层膜的帽状结构。是一种特殊的溶酶体，由精子细胞的高尔基复合体演化形成。其内含多种水解酶，如顶体蛋白酶、透明质酸酶等，是精子受精的重要结构。在受精时，精子释放顶体酶消化卵子外面的结构，进入卵内。

顶体反应（acrosome reaction）　精子获能后释放顶体酶，溶蚀放射冠和透明带的过程。顶体内的酶类透明质酸酶使精子穿透卵丘，卵冠穿入酶使精子穿过放射冠，顶体素使精子穿过透明带进入卵细胞。

顶先露（vertex presentation）　胎先露的一种。胎儿头顶部最先进入母体骨盆入口。占足月分娩总数的96%。由于胎头屈曲，可变为枕先露；极少数临产后因胎头仰伸，变为颜面先露。诊断：产前可以从腹部用四步触诊法判断；临产可经肛门或阴道根据大小囟门位置的高低及矢状缝指向来确定。

顶压法人工阴道成形术（artificial vaginoplasty with pushing method）　采用顶压方法形成人工阴道。主要方法是用一硬质棒状模型，在会阴部、尿道和直肠间进行顶压，每次20～30min或更长时间，每日2次，经过数月后可形成一管道。此法需要较长时间，且效果并不完全令人满意，因此未能推广。

顶叶（parietal lobe）　前界为中央沟，后界为顶枕线（顶枕沟上端与枕前切迹的连线），下界为外侧沟及其延长线的大脑叶。在中央沟后方，还有一条与其平行的中央后沟，中央沟与中央后沟间为中央后回。中央前、后回上端在内侧面合成中央旁小叶。中央后沟上段后方有一顶内沟，此沟以上部分为顶上小叶，以下部分为顶下小叶。顶下小叶又分缘上回和角回两部分。顶叶主要与感觉和文字理解功能有关。

顶叶综合征（Bianchi syndrome）　见比昂基综合征。

定标器（scaler）　一种记录电脉冲数目的电子仪器。一般由高压稳压电源、脉冲放大器、脉冲甄别器、计数器和定时器等部分组成。定标器与各种能产生电脉冲的辐射探测器相结合，还可构成各种放射性测量仪器。定标器用于放射免疫、甲状腺功能等测定，以及放射医学的其他研究。

定喘（dingchuan，EX-B1）　经外奇穴。位于第7颈椎棘突下，旁开0.5寸处。主治支气管哮喘、支气管炎、落枕、荨麻疹等。直刺0.5～1.0寸。

定喘膏（dingchuan gao）　中医成药名。化痰止咳平喘剂（平喘剂）。组成：血余炭、洋葱头、附子、生川乌、天南星、干姜。用于气促喘息、胸膈满闷、咳嗽痰盛等症。用法：外贴肺俞穴。

定喘汤（dingchuan tang，decoction for relieving asthma）　中医方剂。《摄生众妙方》方。组成：白果（去壳扎碎，炒

黄）、麻黄、苏子、甘草、款冬花、杏仁（去皮尖）、桑白皮（蜜炙）、炒黄芩、法半夏（或用甘草汤泡，去脐）。功能宣肺平喘、清热化痰。治风痰热内蕴，或兼风寒外束，痰稠色黄，咳嗽哮喘；近代也用于慢性支气管炎，支气管哮喘因感冒而诱发者。证见痰多气急、痰稠色黄、恶寒发热、苔黄腻、脉滑数者。

定量分析（quantitative analysis）　测定物质各有关组分含量的化学分析方法。

定群研究（cohort study）　见队列研究。

定时向量（timed vector）　QRS 向量环按时间定位的向量。例如 0.01 秒向量、0.02 秒向量等。

定势（set）　准备好以某种特定的方式对某种刺激进行知觉和反应。包括运动定势、心理定势、知觉定势等。

定位（apposition）　胚泡着床的一个阶段。即游离的胚泡接近子宫内膜上皮时。

定向干细胞（committed stem cell，CSC）　多能干细胞在某些因素作用下分化为不同造血祖细胞，继而分化为形态和功能不同的髓样干细胞和淋巴干细胞，后者称为定向干细胞。

定向力（ability of orientation，orientational force）　人们对时间、地点、人物以及自身状态的认识和判断能力。定向力分为两类：①周围定向力，病人能了解当时的时间、上下午、日期、月份、季节和自己当时在什么地方等。②自我定向力，病人能知道自己的姓名、年龄、职业等。定向力障碍多见于症状性精神病。

定向［力］障碍（disorientation）　对时间、地点及人物，以及对自己本身状态的认识能力方面的障碍。一般在大脑器质性疾病中较为多见，而且往往也是意识障碍的重要标志。人们常以定向检查作为判断有无意识障碍的重要指标。其中，时间定向最易受累，地点定向次之，人物定向最后受损。见于精神病、以及老年性痴呆、早老性痴呆、动脉硬化、感染、中毒、肿瘤或代谢障碍等引起的脑器质性损害。

定向药物制剂（oriented pharmaceutical preparation）　药物经过理化学处理后制成的各种制剂，使药物进入体内能明显地浓集于预定的靶组织。药物定向化可增强其对靶组织的亲合性与选择性，提高疗效，降低剂量，减少毒性。

定向造血干细胞（committed hemopoietic stem cell）　是相当原始具有增殖能力的细胞，但已经限定进一步分化方向，即只能向一个或几个血细胞系定向增殖分化。目前已确认定向造血干细胞有红细胞系造血干细胞、中性粒细胞-单核细胞系造血干细胞和巨噬细胞系造血干细胞。

定性分析（qualitative analysis）　鉴定物质由哪些元素、离子、原子团、官能团或化合物组成的化学分析方法。可分为无机定性分析和有机定性分析。

锭剂（troches）　药物剂型之一。把药物研成极细粉末，加适当黏合剂制成纺锤、圆锥、长方形等不同形状的固体制剂。分为中药锭剂和西药锭剂。锭剂所含药物多为以消毒、收敛、润喉、止咳等局部作用为主的药物。可供内服或外用。

东莨宁（scoparone）　其他名称：滨蒿素。菊科植物茵陈中离分出的 6，7-二甲氧基香豆素。无色针晶，可溶于碱液。有平喘和增加冠状动脉血流量的作用。用于支气管哮喘、冠心病和心绞痛。

东方鲎试剂（reagens tachyplei tridentati）　鲎科动物东方鲎的变形细胞溶解物的无菌、无热原的冷冻干燥品。含有能被微量革兰氏阴性细菌内毒素激活的凝固酶原、凝固蛋白原及钙、镁离子。能与革兰氏阴性细菌内毒素起凝胶化反应而用于药品、生物制品、放射性药品、医疗器械中内毒素的检查，以及用于检测脑脊液、血液、尿液等体液标本中所含的细菌内毒素。美国等国亦有鲎试剂的成品，系由美洲鲎的血液制成。

东方马脑炎（eastern equine encephalitis）　虫媒病毒引起的马脑炎的一种。流行于美洲许多国家，伊蚊传播，发病率约 2%～10%，有发热、头痛、呕吐、脑膜刺激征等。感染后可获免疫力。治疗：对症和支持疗法。

东方毛圆线虫（*Trichostrongylus orientalis*）　主要寄生于人、羊、骆驼等的一种纤细白色透明的小型线虫。体外发育似钩虫，经口感染为主，幼虫直接在小肠黏膜发育为成虫，多流行于农村或牧区。此虫常与钩虫感染混合存在，严重者可致贫血。

东莨菪碱（scopolamine）　抗胆碱药。从洋金花、颠茄、莨菪等中提取的一种生物碱。临床用作镇静药，全身麻醉前给药。用于晕动病、帕金森病、躁狂性精神病、有机磷农药中毒、抢救极重型流行性乙型脑炎呼吸衰竭。眼科用于角膜炎、虹膜睫状体炎、白内障手术前后、散瞳查眼底及验光。制剂：氢溴酸东莨菪碱片剂、注射剂、眼膏剂。青光眼病人禁用。

冬虫夏草（plantworms，Cordyceps，Chinese caterpillar fungus）　其他名称：虫草、冬虫草、夏草冬虫。中医药名。麦角菌科真菌冬虫夏草菌寄生在蝙蝠蛾科昆虫虫草蝙蝠蛾幼虫上的子座和虫体。甘，温。归肺、肾经。功能补肺、益肾。用于肺气虚或肺肾两虚的喘咳短气，或肺结核咳嗽、咯血，慢性咳嗽，盗汗，血汗，以及肾虚所致的阳痿遗精、腰膝酸痛，尚可用于病后体弱、食少神疲等证。

冬瓜皮（Chinese waxgourd peel，Exocarpium Benincasae）　其他名称：白瓜皮。中医药名。清热利湿药。葫芦科植物冬瓜的果皮。甘，微寒。归脾、肺经。功能利水消肿、清暑化湿。用于小便不利、水肿、腹水、脚气、暑湿泄泻、荨麻疹等症。现用于治疗糖尿病。营养不良性水肿者慎用。

冬瓜子（waxgourd seed，Semen Benincasae）　其他名称：白瓜子、瓜瓣。中医药名。清热利湿药。葫芦科植物冬瓜的种子。甘，凉。归肺、大肠、小肠经。功能清肺化痰、利湿、排脓。用于肺热咳嗽痰多、肺痈、肠痈、淋病、小便不利、湿热带下等症。

冬葵子（cluster mallow seed，Semen Malvae Vertillatae）　其他名称：葵子、葵菜子。中医药名。清热利湿药。锦葵科植物冬葵的种子。甘，寒。归小肠、膀胱经。功能利水、通乳、滑肠。用于大便燥结、小便不利、尿赤、尿痛尿血、乳闭、肿痛。孕妇、无水肿者不用。

冬凌草片（donglingcao pian）　清热解毒剂。组成：冬凌草浸膏。清热解毒、活血止痒。用于急慢性扁桃体炎、咽炎喉炎、口腔炎，对慢性支气管炎、蛇虫咬伤等也有效。对食管癌、贲门癌、肝癌、乳腺癌、直肠癌有一定缓解作用，可防治放射治疗的副作用。

冬令皮炎（dermatitis hiemalis）　其他名称：冬季瘙痒症。因表皮脱水所致的浅在性皮炎。由于冬季温度及湿度较低，皮肤水分易于蒸发，皮脂腺分泌减少所致，或由于过多使用肥皂及热水洗浴所致。多见于中、老年人，小腿前后及大腿内侧为好发部位，重者泛发全身。表现为皮肤干燥、淡红、脱屑，有网状裂纹、小丘疹及抓痕，亦可无明显的皮损。瘙痒剧烈，多在天暖后自愈。治疗：涂用冷霜或油脂擦剂，瘙痒重者服用抗组胺药及维生素 A。

冬绿油（wintergreen oil）　见水杨酸甲酯。

冬眠瘤（hibernoma）　褐色脂肪组织发生的肿瘤。罕见。瘤细胞似动物冬眠细胞，体积较一般脂肪细胞小，呈圆形或钝多边形，胞膜清楚；胞质内有许多小空泡和颗粒，胞核在细胞中央，无间变或分裂象。瘤细胞密集，由纤维组织分隔成小叶。

动合子（ookinete）　是疟原虫有性生殖阶段，雌、雄配子在蚊胃受精后发育成合子，合子长得很快变为长形并能蠕动即为动合子。动合子可穿过蚊胃壁，停留在外层弹性纤维下，形成卵囊。

动机（motive，intention）　为满足某种需要而激发行为活动的内部动力。动机可由当前的具体事物所引起，如，感到饥饿的人有进食的需要，附近的食物引起他进食的动机。动机也可以是事物的表象和概念，甚至是人的信念和道德理想等。如，医生的责任感、事业心和信念，在一定条件下可以成为他不顾个人得失抢救病人的动机。

动静脉短路（arteriovenous shunt）　微循环中血液从微动脉经过动-静脉吻合支直接进入微静脉的血流通路。此通路开放可缩短循环途径，减少血流阻力和加速静脉回流。皮肤中的此短路大量开放时，可增加皮肤血流量，促进机体散热过

D

程，具有调节体温的作用。

动静脉分流 [术]（arteriovenous shunt operation） 在慢性血液透析中，动脉与静脉内各置一导管以免由于反复穿刺血管造成损害。在不透析时用一个连接管连接，形成体外动静脉瘘；而在应用人工肾透析时只需拔掉连接管，将动静脉中的导管分别与人工肾的进入和输出管相连。透析完毕再将连接管接好。

动静脉瘤（arteriovenous aneurysm） 其他名称：动静脉瘘。是血管分化过程受到障碍所致的动脉静脉间的交通，为单个或多个，或呈动静脉间直接联通。分先天性和后天性。后天性常由枪弹、锐器等穿透伤引起。在瘘的部位可打得明显持续性震颤。如用手指压住动静脉瘘口，出现脉率变慢、血压上升、脉压减小（Branham 征）。靠近心脏的大动静脉瘘，可导致充血性心力衰竭、肺水肿而死亡。动脉造影可确诊。治疗：尽早手术，或栓塞疗法。

动静脉曲张综合征（arterial varices syndrome） 先天性动静脉瘘所致的病征。表现为腿外侧血管扩张，皮温高，扩张血管可闻及与心脏搏动一致的杂音，有震颤。肢体抬高静脉仍充盈。治疗：手术。

动力性肠梗阻（dynamic ileus, dynamic intestinal obstruction） 神经反射引起肠壁肌肉功能紊乱而致肠管痉挛（痉挛性肠梗阻）或肠蠕动丧失（麻痹性肠梗阻）。前者多见于情绪波动、内分泌功能紊乱、肠道炎症、铅中毒或食物过敏；后者多发生在腹膜炎、腹部大手术、腹膜后血肿或感染之后。治疗：对症处理。

动力性腹泻（dynamic diarrhea） 由肠蠕动亢进导致的肠内食糜停留时间缩短，未被充分吸收所致的腹泻。肠炎、胃肠道功能紊乱以及甲状腺功能亢进等疾病引起的腹泻属于此类。

动力性尿路梗阻（dynamic obstruction of urinary tract） 尿路动力失调所致的尿液排出障碍。由于神经肌肉功能紊乱、缺乏副交感神经节细胞或中枢神经损害等引起。逼尿肌收缩无力，见于无张力神经源性膀胱。

动力性皱纹（dynamic lines） 表情肌长期收缩所致。如：前额的横行皱纹，在年轻时即可出现；外眦部的鱼尾纹，是由于眼轮匝肌的收缩作用所致，多在笑时出现，所以也称笑纹；眉间的垂直皱纹是皱眉肌作用的结果；鼻根部的横纹是降眉肌作用的结果；口轮匝肌的收缩会产生口周细密的纵向皱纹。

动脉（artery） 运送血液离开心的血管。从心室出发后，反复分支，越分越细，最后移行于毛细血管。动脉的管壁较厚，管腔多圆形，并随心舒缩而搏动。大动脉管壁的中膜富于弹性纤维，能缓冲血压的波动。小动脉管壁富于平滑肌，成为血流阻力产生的主要部位。身体某些部位（如头皮和手掌）动脉管壁外膜与周围的结缔组织紧密结合，断裂后因管壁被固定不能回缩，口径不能缩小，故出血较为剧烈。

动脉瓣（arterial valve） 其他名称：半月瓣。主动脉瓣和肺动脉瓣的总称。右室腔上端，右房室口左上方，有一通向肺动脉的开口，叫肺动脉口，其周缘有 3 个半月形瓣膜，叫肺动脉瓣。左室的主动脉口周缘的 3 个半月形瓣膜，叫主动脉瓣。当左、右心室舒张时，动脉瓣受动脉内血流压力而闭锁，故可防止血液从动脉向左、右心室逆流。

动脉穿刺（arteriopuncture） 用穿刺针刺入周围动脉（股动脉或肱动脉），进行抽血、输血、注射药物或插入特制导管进行有关检查。

动脉导管（ductus arteriosus） 胚胎时期左侧第 6 对弓动脉的远侧段连于主动脉弓和左肺动脉之间的导管。出生后，由于肺扩张，肺动脉压下降，肺动脉血大量流入肺内，此时动脉导管平滑肌收缩。以后内膜增生，动脉导管闭锁成为动脉导管索。

动脉导管结扎术（ligation of patent arterial duct） 闭合动脉导管、阻断异常体肺循环以治疗动脉导管未闭的手术方法。可采用缚线结扎法、切断缝合结扎法、钳闭结扎法或在体外循环下切开肺动脉而直接缝合动脉导管开口。伴有严重肺动脉高压及发绀型先天性心血管畸形未获矫治前，禁忌阻断导管。

动脉导管逆流综合征（patent-ductus arteriosus-reversed flow syndrome） 指动脉导管未闭合并肺动脉高压引起右→左分流者。表现为劳力性呼吸困难、喜蹲、发绀、杵状指。缺少典型吉布森（Gibson）杂音，舒张期震颤。治疗：对症处理，手术应慎重。

动脉导管未闭（patent ductus arteriosus） 出生后动脉导管 2 年内未闭合。一种先天性大血管畸形。女性多见。有管型、漏斗型及窗型 3 种。临床表现为消瘦、苍白、反复呼吸道感染，如有肺动脉高压时则出现发绀。体检在左第 2 肋间有粗糙连续性双期杂音可打及震颤，有脉压增宽及周围血管征。X 线表现为左房、室增大，肺动脉圆锥突出，可有"肺门舞蹈征"。治疗：手术结扎或切断未闭的动脉导管。

动脉导管未闭手术治疗（operative treatment of patent arterial duct） 是迄今对动脉导管未闭最常采用的治疗方法。理想的手术年龄为 3～12 岁。对充血性心力衰竭的病儿，应早手术。成人只要尚属左向右分流者，均应手术。并发细菌性心内膜炎者，抗感染治疗 2 个月后方宜手术。近年来行经皮穿刺导管堵塞术，成功率很高。

动脉干永存（persistent truncus arteriosus） 球嵴与球间隔发育缺损，未能使原始动脉干分隔成主动脉和肺动脉，从而留下共同的动脉干。常同时有心室间隔缺损，可合并右位主动脉弓、单心室、主动脉弓闭锁或左侧上腔静脉永存。临床上病人有气喘、乏力、心力衰竭和肺动脉高压。可并发肺炎、感染性心膜炎和脑脓肿等。预后差。儿童期可考虑手术治疗。

动脉化学感受器（arterial chemoreceptor） 见外周化学感受器。

动脉瘤（aneurysm） 动脉血管壁病理性局限性损伤扩张。分为真性与假性两种。真性动脉瘤壁即扩张的动脉管壁，如梅毒性动脉瘤等；假性动脉瘤系因动脉破裂，血液流入动脉周围的组织中，由动脉周围组织及凝血块形成瘤壁，而出血的中央部分，仍有流动血液，如外伤性动脉瘤。还有一种是由于动脉内膜有裂口，血液由该裂口挤入动脉壁中，撕开动脉壁，并延伸一定长度，称为夹层动脉瘤。

动脉瘤内栓塞术（embolism in aneurysm） 颅内动脉瘤的一种手术治疗。用人毛发或动物毛剪成一定长度及灭菌后，根据动脉瘤的大小，取 3～15 根用特制枪射入动脉瘤内，使瘤腔内形成血栓，将动脉瘤闭塞。亦可用低黏度液态硅胶注入动脉瘤内，将瘤腔闭塞。

动脉瘤样骨囊肿（aneurysmal bone cyst） 由扩张的海绵状囊腔构成的骨囊性病灶。病变呈膨胀性生长，囊腔内为充满液的血窦，以纤维组织为间隔。多见于青少年。好发于股、胫、肱、尺骨或椎板等。症状轻，病程缓慢。治疗：切除后植骨疗效较好。

动脉脉搏（arterial pulse） 在每个心动周期中，动脉内压力周期性波动，引起动脉壁起伏搏动，称动脉脉搏。其描记的波形有上升支和下降支。心室快速射血期，动脉压迅速上升构成上升支；心室射血减慢期构成下降支前段，继之心室舒张，动脉压下降形成下降支后段。前、后段处有一切迹为降中峡，发生于动脉瓣关闭的瞬间。降中峡后面有降中波，是血液受主动脉瓣阻挡，发生返折波所致。动脉脉搏反映心脏、血管功能的变化，有很大的临床意义。

动脉内栓塞术（embolism in artery） 动静脉瘘的栓塞疗法。在 X 线和电视监视下，通过动脉插管，直至动静脉瘘附近的主要分支血管，注入栓塞物质，如明胶海绵、硅小球体或其他高分子制剂等，使部分动静脉瘘栓塞，以缓解症状或为此后做病变切除术作准备。警惕此类方法引起肢端缺血或坏死。

动脉球嵴（aortico bulbar ridge） 胚胎发育第 4 周末，心球及动脉干内膜组织增生，形成的一对嵴。呈螺旋状向心室方向相对生长。胚胎 2 个月时，两动脉球嵴在中线融合，将动脉干和心球分隔成两个盘绕的管道，即主动脉和肺动脉。嵴的尾侧结缔组织参与形成室间隔膜部。

动脉栓塞（arterial embolism） 来自左心腔、主动脉或动脉血管内的血栓栓子随动脉血流运行至较小的动脉分支引起栓塞。常见于脾、肾、脑、心冠状动脉等。栓塞的后果取决于栓塞部位和局部侧支循环情况。

动脉性充血（arterial hyperemia） 局部器官或组织内动脉血输入量异常增多的现象。主要表现是小动脉和毛细血管扩张，局部血液含量增多，轻度肿胀，体积略增大，色鲜红。由于局部小动脉扩张、血流加快，物质代谢增强，温度升高，功能活动亦增强。

动脉性发绀（arterial cyanosis） 由周围血管收缩、组织乏氧而引起的发绀。常见于严重休克、肢体动脉闭塞等疾病。

动脉血二氧化碳分压（partial pressure of carbon dioxide in arterial blood，arterial partial pressure of carbon dioxide） 动脉血中物理溶解的二氧化碳产生的张力。用 $PaCO_2$ 表示。正常为 35~45mmHg，反映肺通气功能的主要动脉血气指标。二氧化碳分压<35mmHg，表示肺通气过度，二氧化碳排出过多，见于呼吸性碱中毒或代偿后的代谢性酸中毒；二氧化碳分压>45mmHg，表示肺通气不足，有二氧化碳潴留，见于呼吸性酸中毒或代偿后的代谢性碱中毒。

动脉血气分析（arterial blood gas analysis） 对动脉血液中不同类型的气体和酸碱性物质进行分析的技术过程。了解病人通气、氧合和酸碱平衡状况，是抢救危重病人和手术监护的重要指标之一。对指导氧疗、调节机械通气的各种参数以及纠正酸碱和电解质失衡均有重要的意义。

动脉血压（arterial blood pressure） 一般简称血压。动脉内流动的血液对单位面积动脉壁的侧压力称动脉血压。我国健康青年人在安静状态下，收缩压 13.3~16.0kPa（100~120mmHg）；舒张压 8.0~10.6kPa（60~80mmHg）；收缩压与舒张压压差为脉压，为 4.0~5.3kPa（30~40mmHg）；平均动脉压可用舒张压+1/3脉压来估算。动脉血压值可随年龄、性别和不同生理状态而有生理变动。

动脉血氧分压（partial pressure of oxygen in arterial blood，arterial partial pressure of oxygen） 血液中物理溶解的氧所产生的张力。用 PaO_2 表示。正常值为 80~100mmHg。随年龄增大而降低，卧位时动脉血压分压（PaO_2）= 103.5 − 0.42×年龄（岁）；坐位时（PaO_2）= 104.2 − 0.27×年龄（岁）。但年龄大于 70 岁时，PaO_2>70mmHg 为正常。氧分压的大小取决于吸入气体的氧分压和肺的呼吸功能，若氧分压降低将导致机体缺氧。

动脉硬化（arteriosclerosis） 动脉的一种非炎症性、退行性和增生性病变。表现为管壁增厚变硬，失去弹性和管腔缩小。本病包括动脉粥样硬化、小动脉硬化和动脉中层钙化 3 种类型。小动脉硬化是小型动脉弥漫性增生性病变，多见于高血压病人；动脉中层钙化多累及中型动脉，常见于四肢动脉，多不产生明显症状；动脉粥样硬化主要累及大、中动脉，可导致心、脑、肾等脏器缺血，造成严重后果。超声波及血管造影检查有助于诊断。

动脉硬化性闭塞［症］（atherosclerotic obliteration） 动脉粥样硬化病变累及周围动脉而引起的慢性动脉闭塞性疾病。多见于腹主动脉下端的大、中型动脉。由于动脉粥样硬化性斑块，动脉中层变性和继发性血栓形成而逐渐产生管腔狭窄以致闭塞，患肢出现慢性缺血症状。

动脉硬化性精神病（atherosclerotic psychosis） 由于脑动脉粥样硬化，脑组织供血不足所致的精神障碍。起病可急可缓。缓者早期出现头痛、头昏、耳鸣、失眠、疲乏、易激惹等，继而出现进行性的智能障碍，晚期有严重的痴呆。脑卒中后的急性发病者，有意识障碍（谵妄或错乱）、定向力丧失、幻觉、妄想及自伤或伤人的冲动行为，并出现明显智能障碍。多次发作者常进入痴呆。以针对病因治疗为主。

动脉硬化性脑梗死（atherosclerotic cerebral infarction） 动脉粥样硬化性脑梗死的简称。供应脑部的动脉粥样硬化，使动脉管腔狭窄、闭塞，导致急性脑供血不足或脑动脉血栓形成，造成的局部脑组织坏死。临床上起病稍慢，在数分钟到1~2 日达到高峰或在睡眠中发生。可有偏瘫、对侧感觉障碍、失语、构音障碍、吞咽困难等局灶性神经功能障碍。头颅 CT 扫描、磁共振成像及颈动脉多普勒超声检查有助于诊断。治疗：改善缺血区的血液供应；降低脑代谢，保护脑细胞；控制脑水肿；预防并发症及康复治疗。

动脉中层钙化（arterial medial calcification，Mönckeberg arteriosclerosis） 其他名称：门克伯格硬化症、门克伯格综合征。一种动脉硬化类型。似与年龄有关，老年人常发生在头颈、肢体动脉的内弹力膜及肌层（中层）。主要病理改变是动脉内弹力膜及附近中层退行性变及钙沉着，血管壁变硬。一般不引起显著的血液供应障碍，X 线检查所发现，无重要临床意义。

动脉周围淋巴鞘（periarterial lymphatic sheath） 围绕脾髓中央动脉周围的弥散淋巴组织。主要由 T 淋巴细胞及巨噬细胞组成，属胸腺依赖区，相当于淋巴结的副皮质区。

动脉粥样硬化（atherosclerosis） 胆固醇与富集胆固醇的脂蛋白在动脉管壁上异常沉积，形成动脉粥样硬化斑块，使内膜增厚，管壁变硬的一种病变。见于大、中动脉，多发生在 40 岁以上的人。因其常常导致心、脑缺血性疾病（如冠心病等），而产生严重后果。病因及发病机制复杂，目前尚不完全清楚。一般认为可能与机体脂质代谢障碍、动脉壁的改变，以及血流动力学因素的变化等有关。病理变化特点及发展过程是：内膜下脂类物质（主要是胆固醇）沉积，使内膜出现黄色条纹和斑点；脂类物质在内膜中沉积增多，刺激周围纤维结缔组织增生，内膜发生纤维化和玻璃样变性，局部增厚形成黄白色斑块，向管腔突出（纤维斑块）；如病情继续发展，则斑块的深部可发生坏死，形成粥样物质（粥样斑块）；如坏死不断发展累及内膜表面时，则可发生破溃而形成溃疡。

动脉注射法（arterial injection） 向动脉内注入药液的方法。经动脉加压输液、输血以提高冠状动脉灌注量和增加有效血容量，用于抢救感染性休克；或做某些特殊的检查、治疗，如动脉造影、动脉注射抗癌化疗药、脑血管造影、动脉血检查等。

动毛（kinocilium） 耳蜗壶腹嵴和囊斑中的毛细胞中最高的一种感觉毛。当内淋巴以适当方向流动，感觉毛朝向动毛一侧弯曲时，传入神经上的神经冲动数目增加。

动情周期（estrous cycle） 除灵长类之外，其他哺乳动物的生殖周期。在此周期中动物的性行为和阴道细胞发生周期性变化。

动式染毒（exposure of toxicant in dynamic system） 毒理实验的一种染毒方法。借助动力和调节系统不间断地向染毒柜内送入一定量的毒物（气态、蒸气或气溶胶）和足够的新鲜空气，同时不断地排出相当量的含毒空气，使染毒柜中气体处于动态平衡。以观察实验动物长时间染毒情况和各项生理指标的变化。

动态成像（dynamic imaging） 采用单扫描（或实时快速扫描）的成像方式。成像速度快，每秒 16~30 帧以上，可清晰显示动态结构。用于观察活动脏器的连续功能状态，如心脏和血管的搏动等。也用于腹部和妇产科检查。

动态范围（dynamic range） 超声显像仪允许接收回声信号的幅度变化范围。对应于显示器上的灰阶水平。以分贝（dB）为单位。一般超声显像仪的动态范围多在 40~60dB 左右。

动态数列（dynamic series） 它是一系列按时间顺序排列起来的统计指标（包括绝对数、相对数或平均数），用来说明事物在时间上的变化和增长速度。常用的分析指标有绝对增长量、发展速度和增长速度等。

动态心电图（ambulatory electrocardiogram，dynamic electrocardiogram，DCG） 其他名称：活动心电图、霍尔特心电图、霍尔特（Holter）监测系统、长时间活动心电图等。是以随身携带的磁带记录仪，在日常活动中一定时间内（24~72h）的全部心电图波形，记录心搏总数、异常心律的类型和次数、最快与最慢心率及 ST 段的改变。经回放系统高速复原，并对资料进行自动分析处理，仅需 3~24min 即可获得受检者 24h 心电图的一切信息。临床上用于心律失常、冠心病的诊断，确定心源性晕厥、心悸、胸闷、失神，评价心血管药物的疗效和毒性，判断起搏器的功能状态。

动态心电图机（dynamic electrocardiograph） 可在病人活动状态下记录和分析心电图的仪器。有的病人往往在医院检查时心电图正常，发病时却不能及时检查。该机克服了上述不足，可随身携带，不受活动限制，24～72h 内连续收集心电图信息，具有储存、重放、分析、摘要的功能。适用于临时阵发性心律失常、心绞痛、术后监护和生理学研究等。

动态血压监测（ambulatory blood pressure monitoring，AB-PM） 是由仪器自动定时测量血压，每隔 15～30min 自动测压，持续 24h 或更长时间。高血压诊治中的一项动态观察法。凡血压波动很大者、疑有单纯性诊所高血压者、有提示低血压发作症状者和降压治疗效果差的病人，均应考虑将动态血压监测作为常规血压监测的补充手段。

动物长期毒性试验（animal long-term toxicity test） 观察动物因连续用药而产生的毒性反应，中毒时首先出现的症状及停药后组织和功能损害的发展与恢复情况。至少用两种动物（包括啮齿类和非啮齿类）进行实验。常用 3 个剂量，大动物也可用两个剂量。给药途径：注射用的药物，应与推荐临床试验的给药途径相同。动物试验连续给药期必须是临床用药期的 3～4 倍。观察指标有一般体征、体重、外观、行为、尿常规、血常规、肝肾功能及重要器官的肉眼观察和病理检查，必要时进行骨髓检查、血液生化检查，大动物应检查心率和心电图变化。还应根据药物的特点，增加某些有针对性的观察指标。

动物传染源（animal reservoir） 见储存宿主。

动物肝脏中毒（intoxication of animal liver） 食用动物肝脏引起的中毒。常见于食用鱼肝引起。表现为呕吐、腹痛、腹泻、头痛、无力、发热、心动过速、眼结膜充血、皮肤潮红，严重者全身脱皮、头发脱落。治疗宜催吐、洗胃、导泻，补液和对症处理。

动物接种〔法〕（animal inoculation，animal vaccination） 最原始的分离病原体，检测其致病性的方法。常用的动物有小鼠、大鼠、豚鼠、家兔、猴等。接种途径有鼻内、皮内、皮下、脑内、腹腔、静脉等。可根据病原体侵犯部位及亲组织性，选择敏感动物与适宜的接种部位。如流行性乙型脑炎病毒可于小鼠脑内接种，呼吸道病毒由鼻腔接种。接种后每日观察发病情况，如动物死亡则取病变组织剪碎，研磨成悬液后继续传代与鉴定。但动物对许多人类病毒不敏感，或感染后症状不明显，而且动物体内常有潜在病毒，应防止将动物的潜在病毒当作真正的病原体。

动物流行过程（epizootic process） 动物传染病在外界环境因素影响下，不断地在动物中发生、发展与消长的过程。流行过程可因传染病的特点而有差异。如猪瘟、鸡瘟等，只在动物中流行。狂犬病、恙虫病、森林脑炎等的流行过程主要在动物中，但人亦可感染，而感染后一般不再传染给其他人。

动物媒介（animal medium） 能够将传染因子从患病个体或其排泄物传给易感个体的动物。常为昆虫、蜱等。某些节肢动物及软体动物在传播某些疾病中起着特殊重要的作用。如蚊可传播疟疾、丝虫病、流行性乙型脑炎；蚤可传播鼠疫、地方性斑疹伤寒；虱可传播流行性斑疹伤寒、虱传播回归热；苍蝇、蟑螂可传播某些肠道传染病；蜱、螨可传播森林脑炎、恙虫病；钉螺可传播血吸虫病；蛤蜊可传播伤寒、霍乱、甲型肝炎；扁卷螺可传播姜片虫病。

动物模型（animal model） 用动物来研究毒物、环境因素等对人体作用的机制及确定诊断指标、实验治疗方法等。在实验室常用小鼠、大鼠、家兔、狗或猴。小动物模型多用于筛选实验，大动物模型多用于实验治疗和中毒机制的研究。

动物区系（fauna） 一定时间和一定地区的动物种类。研究动物区系应包括 3 方面的内容：①区系形成史，即研究区系形成的历史。②区系结构，即研究区系组成及区系特征。③区系变动，即研究区系发展趋势并改造动物区系。

动物性毒物（animal poison，animal toxicant） 一类带有毒性物质动物的总称。其毒成分随动物而异。常见毒性成分为：神经毒、心脏毒、凝血毒、出血毒、酶类等。

动物源疾病（zoonosis，zoosis） 见人兽共患病。

动物源性传染病（zoonotic infection） 见人兽共患传染病。

动物-滑车-展神经麻痹（oculomotorius-trochleator-abducens paralysis） 动眼、滑车、展神经同时损伤所致的功能障碍。

因这三对神经为支配眼球协调运动的神经，解剖路径上有许多共同路径，所以常同时受累。病因包括：动脉瘤、脑膜炎、脑膜瘤和炎症肉芽肿及原因不明等。分周围性、核性和核上性三种类型。周围性眼球运动神经麻痹共同特点为眼球各向运动受限或不能（眼肌瘫痪）及瞳孔散大。核性眼肌瘫痪的特点为：动眼及滑车神经核性麻痹大多是双侧的，但往往不对称；多合并有邻近组织损害；选择性地只损害部分眼肌的功能，产生所谓分离性眼肌瘫痪；双侧瞳孔对光反射消失，而调节反射仍存在，常合并长束损害的体征。核上性眼肌瘫痪的特点是，两眼联合运动障碍，双眼不能协同向上、向下或向一侧转动，称凝视麻痹。针对病因进行治疗。动脉瘤可手术；炎症时大量抗生素及激素，原因不明的多脑神经麻痹给予丙种球蛋白，辅以 B 族维生素治疗。

动眼神经（oculomotor nerve） 第Ⅲ对脑神经。为运动性脑神经，含两种纤维成分：躯体运动纤维支配除外直肌和上斜肌以外的所有眼球外肌；副交感纤维支配眼球内的瞳孔括约肌和睫状肌。动眼神经受损时，上睑下垂，眼球外斜位，复视，瞳孔扩大，对光反射消失。

动眼神经核（nucleus of oculomotor nerve） 12 对脑神经核的第Ⅲ对。位于中脑的上丘阶段，为躯体运动核。可分为外侧核（成对）和正中核，自这些核发出的纤维向腹侧穿经红核，在大脑脚内侧出脑，支配大部分眼肌外肌（外直肌和上斜肌除外）和上睑提肌等。

动眼神经麻痹（oculomotor paralysis） 动眼神经纤维受牵拉、挤压或其连续性中断所致的功能障碍。眼球运动神经的麻痹，多见于小脑幕切迹疝、后交通支动脉瘤、颅底骨折和脑膜炎等。亦见于本尼迪特（Benedict）综合征、克洛德（Claude）综合征、诺特纳格耳（Nothnagel）综合征、韦伯（Weber）综合征等。表现为：伤侧上睑下垂，眼外斜视；眼球向上、下、内活动受限；瞳孔散大，对光反应消失。针对病因进行治疗。

动眼神经损伤（injury of oculomotor nerve） 多数由小脑幕迹疝所致，颅底骨折是主要原因。表现为上睑下垂、复视和斜视，瞳孔明显散大，对光反射和调节反射消失，眼球固定于外展位置，不能向上、向下和向内运动。治疗：如在眶上裂处有碎骨片压迫神经，应开颅摘除。

动作电位（action potential） 细胞兴奋时，细胞膜在静息电位的基础上发生的一次短暂的可传播的电位变化。在神经纤维包括锋电位和后电位。常指锋电位而言。具有"全或无"特征。是细胞膜上钠通道被激活，膜对 Na^+ 的通透性增加，膜外 Na^+ 流入细胞内的结果。

动作记忆（motor memory） 见运动记忆。

动作思维（action thinking） 其他名称：直觉动作思维。伴随实际动作进行的思维活动。动作是这类思维的支柱，是在个体发展的早期所出现的，在抽象逻辑思维产生之前的思维形式，在儿童早期思维活动中占主要地位。

冻疮（chilblain） ①较轻的一种冻伤。多发生于初冬早春冰点以上的低温（0～10℃）和潮湿的条件下。好发于手指、手背、耳、足趾和足背等部位。初期皮肤出现紫红色结节、弥漫性水肿，有痒感、灼热感和胀痛。脱离病因后，病灶可在数日内消退；也可反复发作，甚至每年发作，并可发展为慢性。治疗：可用改善局部血液循环的药物。②其他名称：冻风、冻瘃。中医病名。指因寒冷所致肌肤损伤。由冷风严寒伤及皮肉，气血凝滞而成。其症多发于手足和耳郭等暴露部位。患处皮肤先呈苍白，渐成紫红斑片，自觉灼痛、瘙痒或麻木，甚则溃烂成疮，缠绵难愈。治宜温阳散寒、调和营卫。本病重在预防，须防寒保暖及适当活动。

冻疮样狼疮（lupus pernio） 皮损改变类似冻疮的狼疮。如红斑、水疱、大疱、渗液、糜烂、溃疡和结痂等。

冻干布鲁氏菌活菌苗（freeze-dried live brucella vaccine） 预防接种药。用于预防布鲁氏菌病。接种对象主要为畜牧、皮革、屠宰工作人员。免疫有效期 1 年。在三角肌附着处用皮肤划痕法给药，严禁注射使用。严重肾病、心脏病、肝病、活动性结核、发热、急性传染病、过敏体质、孕妇及哺乳期妇女禁用。

冻干健康人血浆（freeze-dried normal human plasma） 健康人血浆经冷冻干燥后在无菌情况下制成的特制血浆。具有提高血浆胶体渗透压、增加血容量、补充血浆蛋白和抗体的作用。稀释后静滴，用于严重创伤、大面积烧伤或大出血后因体液大量丢失而致休克，以及低血浆蛋白性水肿。应用时不需要检查血型，对任何血型的病人均可使用。如血浆瓶有破损、标签不清或溶解后有明显混浊及不溶物时，不宜使用。

冻干麻疹活疫苗（freeze-dried live measles vaccine） 预防接种制品。用于麻疹的主动免疫。我国的初种年龄为生后 8～12 个月。于上臂三角肌处做皮下注射。发热、急性传染病、急性中耳炎、结核及有严重过敏史者禁用，在 2 个月内注射胎盘或丙种球蛋白或输血者禁用。对鸡蛋过敏者禁用。瓶子打开后，应于 1h 内用完。

冻干鼠疫活菌苗（freeze-dried live plague vaccine） 预防接种制品。接种对象为疫区 2～60 岁居民，因接种后 10 天开始产生免疫力，故计划进入疫区的人员须在接种 10 天后才能进入疫区。给药方法在上臂三角肌处做皮下注射或皮肤划痕。严重心肝肾疾病、发热、变态反应性疾病、孕妇慎用。

冻僵（frozen rigor, frozen stiff） 其他名称：意外低体温。指下丘脑功能正常机体处在寒冷（−5℃以下）环境中，其中心体温<35℃并伴有神经和心血管系统损害为主要表现的全身性疾病，通常暴露于寒冷环境后 6h 内发病。在野外执勤或旅行者，遇到强烈的寒流，缺乏防御寒冷的条件，即可发生冻僵。伤员大多呈全身僵硬，主要变化为血液循环和细胞代谢障碍。当血液温度下降到 27℃以下时，可引起重要器官如神经系统的抑制和损害，如得不到及时抢救可导致昏迷、心律失常、休克、心搏骤停，甚至死亡。将因严重寒冷侵袭而导致的死亡称为冻死。冻死多为不幸事件，具有区域特点，在虐待案件中时有发生，如被遗弃的婴儿和年老体弱者等。

冻结手（frozen hand） 手部严重烧伤后遗症表现。严重的手部烧伤除皮肤坏死外，深层组织如肌腱、关节和骨骼均受累。创面长期不能愈合，形成萎缩性瘢痕，关节强直、肌腱粘连、手指残缺，状如佛手，呈冻结状态，其功能几乎完全丧失。

冻结性冻伤（freezing cold injury） 由冰点以下的低温所造成的损伤。可分为局部冻伤和全身冻伤。大多发生在意外事故中或战时，例如在野外作业遇到暴风雪、陷入冰雪中或工作时不慎受到制冷剂（液氮、固体二氧化碳等）损害。局部冻伤按其深浅可分为 4 度。全身冻伤除有局部损害外，还有外周血管强烈收缩和寒战（肌肉收缩），体温降低由表及里，使心血管、脑和其他器官受损害，如不及时抢救，可导致死亡。

冻伤（frostbite） 因寒冷而引起的末梢部局限性炎症性皮肤病。多发生于肢体末端和身体暴露部位，如指、趾、脚后跟、鼻尖、耳郭等。受冻时局部有皮肤苍白，感觉异常或消失。解冻复温时轻者出现红斑、水疱、肿胀，伴有发痒、疼痛或麻木；重者出现坏死。轻度冻伤后可以恢复正常，重度冻伤后有瘢痕形成。预防以保暖为主，避免衣着潮湿、过紧和长时间静止不动。治疗用温热水浸泡使局部复温，处理创面防止感染。

冻伤复温（congelation rewarming） 冻伤急救处理的重要措施。首先使病人脱离低温环境和冰冻物体。衣服、鞋袜连同肢体冻结者，不勉强卸脱，应用温水（40℃左右）使冰冻冻结融化后剪下或剪开。不要用火烤或雪搓，可用 38～42℃温水浸泡。要在 20min 到半小时内复温。使皮温达 36℃左右。浸泡时可以轻轻按摩未损伤部分，帮助改善血液循环。及时复温，能减轻局部冻伤和有利于全身性冻伤的复苏。对心跳呼吸骤停者要施行心脏按压和人工呼吸。

冻伤三防（three-preventions of congelation） 预防冻伤的有效措施。即防寒、防湿、防静止不动。①防寒：服装和鞋袜大小松紧要合适，皮肤暴露部位要保护。②防湿：潮湿能加速体热丢失，须注意防湿。③防静止不动：野外作业站岗放哨，要经常活动，促进肢端血液循环，避免冻伤。

冻尸（freezing corpse） 寒冷环境不适合细菌生长，不易产生腐败，使尸体得以长期保存。如埋于冰雪中的尸体或尸体在低温下冷藏可长期不发生腐败而保存下来。

冻死（death from cold） 因寒冷对人体的全身作用而死亡者。多为意外或灾害事故导致，以冷冻为手段自杀者极少见。亦有他杀，如被遗弃的新生儿、老年人、体弱多病和生活不能自理的残疾人。

洞泄（lienteric diarrhea marked by defecating on eating） 中医病证名。虚寒较甚，食已即泻，完谷不化的泄泻；亦指濡泄、湿泻。

胨（peptone） 不同来源的蛋白质经部分酶解或酸水解后，得到的可溶性产物混合物（一般是 600～3 000Da）。主要作为微生物的培养基。常用氮源。

胨状便（peptone droppings） 过敏性结肠炎病人常于腹部绞痛后排出黏胨状、膜状或纽带状物。某些慢性菌痢病人也可排出类似的粪便。

抖法（shaking manipulation） 其他名称：颠法。中医推拿手法。双手或单手握住伤病关节的肢体远端（腰部伤病握下肢），在向外拔伸时，同时做上下前后的摆动，摆动幅度控制在生理许可的范围内。多用于腰部或肩部疾患。有放松肌肉、滑利关节的作用。

豆浆（soybean milk） 大豆制的饮料。大豆含有丰富的蛋白质及必需氨基酸，含蛋白质量不亚于鲜牛奶，铁含量更多，不足之处是脂肪和糖类不足，供热量较低，钙质也不足。其制法：大豆 0.5kg，洗净用 4kg 水浸泡 8～12h，然后磨细，滤渣，留汁，煮沸 2 次。其后可每 0.5kg 加食盐 0.5g、乳酸钙 1.5g、淀粉 10g，糖 30g 即成豆浆。

豆螺科（Bithyniidae） 腹足纲的一个科。螺壳为圆锥形或略呈球形，壳高约 10～12mm，壳面光滑或有螺棱，厣为石灰质，不能缩入壳口。雌雄异体，卵生。在我国作为华支睾吸虫的第一中间宿主者有沼螺、豆螺及涵螺。

豆螺属（Bithynia） 豆螺科中与华支睾吸虫传播有关的一个属。其中赤豆螺是华支睾吸虫的第一中间宿主。

豆腥味（smelling of beans） 大豆及其制品所具有的固有气味。有些人对此比较敏感。已知构成大豆气味的物质有 40 多种。95℃以上加热 10～15min，乙醇处理后减压蒸发，纯化大豆的脂肪氧化酶，用酶及微生物脱臭等方法均可部分脱去豆腥味。

痘病毒属（Poxvirus） 一群体积较大、结构较复杂的 DNA 病毒。多呈砖形，有数层外膜。是大型病毒中直径最大者。在易感的浆细胞内形成嗜酸性包涵体。均不耐酸，易在鸡胚绒毛尿囊膜上生长。具有共同的核蛋白抗原。一般将其分为六个亚属。亚属间无交叉中和反应。临床可引起发热，全身或局部出现痘样病变。与人类感染有关的痘病毒有 6 种。

痘疮样水疱病（hydroa vacciniforme） 一种见于儿童的以水疱和瘢痕为主要表现的光敏性皮肤病。男孩多见。皮疹于日晒后对称性发生于光照部位，伴瘙痒及灼热感。初为红斑、丘疹，数日内发生水疱，中心脐窝状，周围有红晕。严重者化脓或形成溃疡。防治：避免日晒或涂遮光剂；口服烟酰胺和复合维生素 B；严重者服氨苯砜或小剂量氯喹。

窦道（sinus tract） 由体表通向深部组织的病理性盲管。深部脓肿向体表或自然管道穿破，其在组织内形成一个有盲端的管道。如慢性骨髓炎可在肌内和皮下形成窦道，开口于皮肤表面，向外不断向外排脓。

窦房传出中断（sino-atrial efferent interruption） 属于脱漏搏动中的窦房漏搏或心房漏搏。即原应如期出现的 P 波未出现，反映窦房连接处的传出中断。

窦房传导阻滞（sino-atrial block） 窦房结产生的冲动不能使心房去极化或心房去极化延迟。可引起心房和心室一次或连接两次以上的停搏。较少见。主要表现为窦性 P 波及相继的 QRS 波阙如。

窦房干扰（sino-atrial interference） 其他名称：窦房结性干扰，发生在窦房结内和窦房间的干扰。以房性期前收缩最常见。包括两种：①窦房结内干扰，异位激动侵入窦房结并在结内发生干扰；②窦房间干扰，又称窦-房-连接区干扰，是发生在窦房结周围或窦与房的连接处的干扰。

D

窦房结（sinuatrial node）　心的正常起搏点。位于上腔静脉与右心房交界处，在界沟上1/3的心外膜下，呈长菱形或半月形，其长轴与界沟大致平行，结的中央有窦房结动脉穿过。是心传导系统的重要组成部分。

窦房结迟钝综合征（sluggish sinus syndrome）　见病态窦房结综合征。

窦房结传导功能检查（examination of sinus node conduction）　测定窦房结传导功能的方法。主要为窦房结传导时间测定。多经食管插入起搏电极进行人工起搏测定该时间。正常值120～150ms。

窦房结的钙离子效应（sinus calcium ion effect）　研究窦房结功能时，人为地使其局部无钙或钙离子浓度明确降低，出现的效应。其结果是：①起搏功能失效；②正性变时性作用（可能是钠离子代替钙离子所致）；③心率增快不规则，多源性。

窦房结电生理检查（sinus node electrophysiologic examination）　临床上判断窦房结功能的电生理检查。包括测心脏固有心率、窦房结电图、窦房结恢复时间及窦传导时间等。

窦房结电图（sinus node electrogram，SNE）　直接从心腔内描记的窦房结电活动的图形。窦房结电图特征是图形开始圆滑、低频，后转为陡立升支。基本图形有两部分：①舒张期斜波；②陡升斜波。

窦房结电位（electric potential of sinoatrial node）　为一种低振幅和低频（15～30Hz）的电位。其图形有两型：①分隔型：A波前一个与A波分隔的双向波，此型少见。②圆钝型，A波前一个圆钝小波，此型多见。

窦房结功能变动时间（sinus function moved time）　期前收缩后代偿间期减去期前收缩前窦性周期即为窦房结功能变动时间。正常值0.14～0.32s。超过正常最高值者可能有功能减弱。

窦房结功能不全（sinus node dysfunction）　见病态窦房结综合征。

窦房结功能激发试验（sinus functional excitation test）　测定窦房结功能的辅助试验。包括阿托品试验、运动试验、异丙肾上腺素试验及快速心房调搏试验等。适用于有明显持久窦性心动过缓的病人。

窦房结功能检查（sinus node functional examination）　评价窦房结功能的检查法。除常规记录体表心电图和动态心电图外，可专门测窦房结电图、窦房结恢复时间（SNRT）、窦房传导时间（SACT）及窦房结功能激发试验等。

窦房结恢复时间测定（determination of recovery time of sinus node）　判断窦房结功能的一种电生理检测方法。通常采用心房内或食管插管进行人工调搏。食管电极插入长度为32～36cm。起搏脉冲宽度为1.5～2.0ms，起搏电压20～40V。起搏频率一开始比心率快10次，每间隔2min增加频率10～20次/min，至频率为150～160次/min。每次起搏频率历时1min。连续心电记录。窦房结恢复时间的测量从最后一次起搏的起点到恢复P波的起点。正常值小于1 400ms，老年人大于1 500ms。

窦房结内游走心律（sinus wandering pacemaker）　其他名称：窦房结内游走性节奏点。起搏点在窦房结的头、体、尾之间游走，但不超出窦房结范围。心电图特征是：①P波为窦性，同一导联上P波形态可有轻微变异；②多有窦性心律不齐；③P-R可随心率略异，但均在0.12～0.20s。

窦房结内折返性心动过速（sinus node reentrant tachycardia，SNRT）　连续发生3次以上窦房结内折返，引起的心动过速。心电图特征：①各导联上，P波与正常无异；②心率在100～160次/min，与正常心率有明显频率界线；③心动过速的P-P间隔均齐，亦可略不规则；④P-R间期正常或延长；⑤QRS波群时间、波形均正常。可伴束支或分支传导阻滞。

窦房结起搏功能检查（examination of pacing function of sinoatrial node）　测定窦房结起搏功能的方法。包括：①自身周期长度（静息时P-P间隔）；②静息心率；③运动后最大心率；④阿托品试验；⑤窦房结固有频率；⑥异丙肾上腺素试验；⑦窦房结恢复时间；⑧矫正窦房结恢复时间；⑨窦房结恢复时间指数等。

窦房结折返（sinus node reentry）　发生在窦房结内或窦房连接区的折返兴奋。由于窦房结过渡细胞传导速度慢，起搏细胞和工作细胞的传导性和不应性与结周的纤维不同。因此，在冲动外传过程中，窦房结其他部位的细胞有较长时间摆脱不应期，因而奠定了折返兴奋的基础。窦房结折返分为窦房折返和窦房结内折返两种。

窦-房竞争现象（sino-atrial competition phenomenon）　窦性心律与房性心律互相消长，时隐时现，此起彼伏的现象。心电图表现为窦性P波与房性P'波竞争，轮流控制心室。但两种P波形态、频率及P-R间期均不相同。

窦房连接区绝对干扰（absolute interference of sinoatrial junction）　窦性兴奋和房性兴奋，在窦房连接区发生的绝对干扰。根据绝对干扰方向不同分为干扰性窦房传入中断、干扰性窦房传出中断和干扰性窦房双向传导中断。

窦-房游走心律（sino-atrial wandering rhythm）　发生在窦房结至房性起搏点之间的多类游走心律。心电图显示同时兼有窦房结内和心房内游走心律。一系列多变的P波。若干房性P'波转为窦性P波时，称为房内起搏点转移。

窦房阻滞（sion-auricular block）　窦房结产生的冲动，部分或全部不能达到心房，引起心房和心室一次或两次以上接连停搏者。较少见的心律失常之一。急性窦房阻滞病因为：急性心肌梗死、急性心肌炎、洋地黄或奎尼丁作用和迷走神经张力过高。慢性窦房阻滞病因为：冠心病、原发性心肌病、迷走神经张力过高或病态窦房结综合征。心电图特点：显著延长的P-P间距，其长度两倍或数倍于基本窦性心律中的P-P间距。临床表现与治疗措施与病态窦房结综合征相仿。

窦-连接区恢复时间（sino-junctional recovery time，SJRT）　在测窦房结恢复时间（SNRT）时，若调搏停止后出现连接性逸搏（心律），而不是窦性心律，从最后一个起搏信号波至连接性逸搏（心律）间距称为SJRT。如果SJRT>1450ms，对诊断病态窦房结综合征有意义。

窦-连接游走心律（sino-junctional wandering rhythm）　其他名称：窦-房-结游走心律、窦房结与房室连接区之间游走心律。起搏点游走于窦房结、心房及连接区之间的多类性游走心律，其发生与迷走神经紧张性有关。心电图特点：①各起搏点频率不同，R-R间期不等；②同一导联上P波振幅，形态方向及P-R间期随心率而变化；③当起搏点由窦房结向心房，连接区游走时，心率逐渐变慢，P-R间期渐短。反之则心率渐快，P波恢复成窦性P波。

窦-室传导（sino-ventricular conduction）　窦房结发出的兴奋只能直接经结间束下传至心室。心电图特征：①P波消失；②QRS波群宽大畸形，T波高耸并对称；③酷似完全性窦房传导阻滞、窦性停搏等。常见于高钾血症。

窦-室竞争现象（sino-ventricular competition phenomenon）　当室性异位起搏点的自律性增高而略超过窦性频率并控制心室时，可形成非阵发性室性心动过速。

窦性P波（sinus P wave）　简称P波，窦房结为起搏点的兴奋传至两心房去极化形成的小波。心电图特点是P波在Ⅰ、Ⅱ、aVF导联直立，aVR导联倒置，aVL及Ⅲ导联方向不一，可直立、平坦、双相或倒置；V₁导联直立或双向，V₄～V₆导联直立，有时出现低myokardV₄~V₆导联直立，有时出现低myokard双峰。正常直立P波呈圆凸形，在肢体导联其电压≤0.25mV，心前区导联其电压≤0.15mV，P波时间≤0.11s。

窦性夺获（sinus capture）　窦性心律与异位心律竞争过程中，窦性兴奋夺获了心室。心电图显示P波之后继以下传的室上性QRS波。窦性夺获包括两种：窦-连接夺获和窦-室夺获。二者心电图波形完全相同，名称不同说明窦房结竞争的起搏点不同。

窦性二联律（sinus bigeminy）　一种特殊的窦性心律不齐。心电图上两个窦性P波接踵出现形成联律，其后有一较长的间歇。

窦性反复搏动（sinus reciprocal beat）　兴奋起源于窦房结的一种反复搏动。分为完全性和不完全性两种。心电图表现为前者心搏排列组合为 P-QRS-P′，且无 QRS 波群漏搏。后者则是窦 P-逆 P′，两心房波间无 QRS 波群。此搏动连续发生 3 次或 3 次以上者称为窦性反复心律。

窦性间歇（sinus pause） 窦房结在一定时间内不能形成并发出兴奋，丧失自律性。如出现时间短暂仅有几次停搏称窦性间歇。如长时间多次停搏，则称窦性停搏或窦性暂停。

窦性节律（sinus rhythm） 见窦性心律。

窦性节律顺延（sinus rhythmic postpone） 一种常见的期前收缩后节律顺延。当主整起搏点提前发出兴奋侵入并冲消窦房结（被整起搏点）时，窦房结的兴奋未形成有效兴奋。经短暂中断后，窦房结仍以原有频率和节律兴奋顺序出现，只是时间依次延迟发生。

窦性静止（sinus arrest） 窦房结冲动形成暂停或中断，以及窦性活动及其所致心房和心室活动相应暂停。为病态窦房结综合征的主要表现之一。由迷走神经张力过高、高钾血症、心肌炎、心肌病、冠心病或洋地黄等药物引起。心电图特征：一个或多个 P-P 间距显著延长，而长 P-P 间距与窦性心律的 P-P 间距之间无整倍数关系。长 P-P 间距中可出现一个或多个房室交界处或室性逸搏，形成短阵房室交界处性心律或室性心律，合并下级起搏点功能低下时，心房或心室活动偶可暂停数秒。临床上静止时间较长可引起心源性晕厥。治疗见病态窦房结综合征。

窦性停搏（sinus arrest） 其他名称：窦性静止、窦性暂停。窦房结不能产生冲动。为病态窦房结综合征的主要表现之一。心电图表现为：①在一段长 P-P 间歇内无 P-QRS-T 波；②若停搏时间长，常伴有连接性或室性逸搏心律及其他节律；③长 P-P 间歇与短 P-P 间歇不成倍数关系。

窦性心动过缓（sinus bradycardia） 由窦房结控制的心脏活动频率低于 60 次/min 以下。见于长期体育锻炼的正常人，或重体力劳动者，以及急性心肌梗死、颅内压增高、黄疸病人等。心电图特征：窦性 P 波；P 波频率<60 次/min；P-R 间期>0.12s。治疗：轻者无须治疗，严重者可用麻黄碱、阿托品、异丙肾上腺素，顽固、持久并有晕厥或心源性晕厥发作者，应安人工心脏起搏器。

窦性心动过速（sinus tachycardia） 由窦房结控制的心脏活动频率超过每分钟 100 次。正常心率值在成人为 60～100 次/min，儿童为 110～120 次/min，老年人为 55～75 次/min。此病常见于发热、贫血、甲状腺功能亢进，以及用肾上腺素等后；也见于正常人运动或情绪激动时。心电图特征：窦性心律；P 波频率超过 100 次/min；P-R 间期>0.12s。治疗：主要针对病因，必要时可用镇静剂、β 受体阻滞剂。

窦性心律（sinus rhythm） 其他名称：窦性节律。凡兴奋从窦房结发出所组成的心律。是窦房结性心律的简称。其心电图特征：①窦性 P 波连续出现 3 次以上；②每个窦性 P 波后继以 QRS 波群，P-R 间期>0.12s。窦性心律包括正常窦性心律和窦性心律失常两大类。

窦性心律不齐（sinus arrhythmia） 为窦性心律快慢显著不等。窦房结不规则释放冲动所引起的心律。常见于儿童和青年，往往随年龄增加而减少。可分为呼吸性窦性心律不齐、非呼吸性窦性心律不齐、心室时相性窦性心律不齐。心电图特征：在窦性心律中，各心动 P 波形状、方向、振幅及 P-R 间期，均彼此相同，但节律不规整，表现为交替出现的一组 P-P 间距长短逐渐改变的心率，P-P 间期差异>0.12s。多见于正常人，一般无病理意义。一般无需治疗。

窦性心律失常（sinus cardiac arrhythmia） 由窦房结冲动形成过快、过慢或不规则或窦房结冲动传导障碍所致的心律失常。包括窦性期前收缩、窦性心动过速、窦性心动过缓、窦性心律不齐、窦房结内游走心律、窦性停搏及窦房传导阻滞等。

窦性心率（sinus rate） 窦性心律的频率或速率。成年人平均 75 次/min，动摇范围在 60～100 次/min，若心率>100 次/min 称窦性心动过速，而心率<60 次/min 称窦性心动过缓。婴儿期心率 100～150 次/min，平均值 130 次/min，8 岁时可达成年人速率。

窦性折返性心动过速（sinus reentrant tachycardia） 其他名

称：窦房折返性心动过速、期前收缩性窦性心动过速、阵发性窦性心动过速。连续出现 3 次以上窦性回波的心动过速。心电图特征：①房性期前收缩诱发，房性 P′波与窦性 P 波不同；②心动过速 P′波与正常 P 波相似，频率在 100～160 次/min；③与正常窦性心律间有明显频率界线，并呈跳跃式互换；④其代偿间歇大于窦性周期；⑤若刺激迷走神经可终止心动过速。

窦性周期（sinus cycle） 两个相邻窦性 P 波（P-P）的周期。

窦周围隙（Disse space） 其他名称：迪塞间隙。肝细胞与肝窦内皮细胞间微小的间隙（0.4μm）。内充满血浆。肝细胞血窦面的微绒毛伸入间隙内。间隙内有网状纤维和储脂细胞。是肝细胞与血液交换物质的场所。

督脉（governor channel, governor vessel） 中医名词。奇经八脉之一。循行路线，自小腹内起始，下出于会阴部，向后沿脊柱里边直上，至风府穴进入脑内，上行巅顶，沿前额正中，到鼻柱下方。本脉有总督诸阳经的作用。病候多与诸阳经病变有关，主要表现有脊柱强直、角弓反张等。

毒扁豆碱（physostigmine） 其他名称：依色林。拟胆碱药。从豆科植物毒扁豆种子中提取的一种生物碱。常用其水杨酸盐，氧化变色后不宜药用。有抗胆碱酯酶的作用，可产生缩瞳、流涎、胃肠蠕动、心率变慢等现象。用于治疗原发性闭角型青光眼等疾病。现只用于眼科。

毒虫咬伤（poisonous insect bite） 能分泌毒液的昆虫刺伤或蜇伤后引起的局部反应和全身症状。伤后局部有红、肿、瘙痒、疼痛、水疱或坏死等化学性炎症反应及头痛、恶心、呕吐、肌肉痉挛、溶血、昏迷等全身中毒症状。治疗：局部先挑出毒刺，视毒物性质用弱碱或弱酸性溶液冲洗和冷敷；全身可应用氢化可的松、抗组胺及止痛药物。重者按毒蛇咬伤处理。

毒力（virulence） 病原体致病能力的强弱程度。包括侵袭力和毒素两方面。不同病原体其毒力常不相同，并可因宿主及环境条件不同而发生改变，同种细菌可因型或株的不同而毒力也有差异。毒力常用半数致死量（LD_{50}）或半数感染量来表示。

毒力变异（variation of virulence） 病原微生物的毒力在一定条件下可以增强或减弱甚至消失的变化。如预防结核病的卡介苗（BCG），是由 Calmette 与 Guérin 将有毒力的牛型结核分枝杆菌在含有胆汁、马铃薯和甘油的培养基中反复传代培养 230 次，历时 13 年所获得的一株毒力减弱而抗原性完整的变异株。这种细菌对人不致病，但预防接种后，可使人获得免疫力。

毒毛花苷 K（strophanthin K） 其他名称：毒毛苷 K、毒毛旋花子苷 K。速效强心苷。用于急性心力衰竭。制剂：注射剂。近 1～2 周内用过强心苷类者，不宜应用；不宜与碱性溶液配伍。

毒毛旋花苷（strophanthin） 从夹竹桃科植物毒毛旋花的种子中提出的强心苷。有 G 和 K 两种，G 的效价约比 K 大一倍，均溶于水。能增强心肌收缩力和减慢心率。作用和洋地黄相似，但较迅速而短暂，很少有蓄积作用。用作静脉注射以抢救急性心力衰竭。注射宜缓慢，以防意外。

毒蘑菇中毒（poisonous mushroom poisoning） 误食毒蘑菇引起的中毒。毒蘑菇含有多种有毒成分，可引起肝、肾、神经系统损害。表现为：①胃肠炎型，病程短、恢复快；②肝损害型，病情凶险、死亡率高；③神经精神型；④溶血型，本型病死率不高。后 3 型也均有胃肠道症状。急救应立即洗胃、导泻或高位结肠灌洗，在静脉补液的同时使用解毒剂阿托品（毒蝇伞中毒）、巯基结合剂和细胞色素 c 治疗，并积极处理休克、中毒性脑病、脑水肿及急性肾衰竭。

毒蛇咬伤（venomous snake bite） 被毒蛇咬后，蛇的毒液从伤口经淋巴和血液循环扩散进入体内，引起局部肿痛及全身反应。蛇毒分布至全身各组织，肾脏最多，脑最少。毒液若含神经毒素可引起肌肉麻痹，表现为四肢无力、面部表情呆滞、言语不清、吞咽困难、呼吸麻痹等；若含血清毒素则可引起广泛皮下出血、瘀斑或多处出血不止。治疗：咬伤后立即在伤口近端结扎肢体，防止毒液扩散；采用负压法吸出伤

D

口内毒液（应用拔火罐法或吸奶器等）；口服或局部敷用解蛇毒药；注射抗蛇毒血清等。

毒素（toxin）　生物体所产生出来的毒物。这些物质通常是一些会干扰生物体中其他大分子作用的蛋白质或非蛋白质。按其来源性质和毒性的不同，可将其分为外毒素和内毒素两种。存在于菌体内的称内毒素；扩散到菌体外的称外毒素。在细菌学上所说的毒素多指外毒素，是引起病理过程的一个因素。

毒物（toxicant）　在一定条件下，以较小剂量进入机体就能干扰正常的生化过程或生理功能，引起暂时或永久性的病理改变，甚至危及生命的化学物质。任何物质都有中毒的剂量，毒物的概念与其剂量相关。有的国家规定标准为：凡是一次经口摄入 5g/kg 体重以下，或在 1h 内吸入气溶胶或粉尘不超过 2mg/kg 体重，或在 24h 内与皮肤接触剂量在 1g/kg 体重以下，能使 50% 大鼠死亡者都是毒物。

毒物代谢动力学（toxicokinetics）　定量研究毒物在体内吸收、分布、生物转化、排泄等过程随时间变化的动态规律的学科。是从速率论的角度应用数学方法，来阐明化学物在生物转运和转化过程中，其本身或代谢产物的数量随时间而变化的定量规律的科学。研究方法是，根据化学物的动力学特点，把机体模拟为一个房室系统并建立数学模型，计算相关参数，用特定的数学方程式表示化学物在体内的转归情况。毒代动力学的研究有助于急、慢性中毒的防治和毒作用机制的阐明，并可为化学物的毒理学安全评价提供依据。

毒物进入途径（route of poison entrance）　毒物进入体内的道路。毒物可经呼吸道、消化道和皮肤黏膜进入体内。职业中毒多由呼吸道进入体内，生活中毒多由消化道进入体内。整个呼吸道都有吸收能力，但以肺泡为最强。肺泡的总面积达 $55\sim100m^2$。肺泡与毛细血管之间只隔肺泡上皮和血管内皮，毒物极易进入血管，故吸收极快，且不经过肝脏而直接进入大循环。消化道的吸收主要在小肠，有些毒物如氰化物也可口腔黏膜吸收。经消化道吸收的毒物先在肝脏进行转化，然后进入大循环。经皮肤吸收的毒物也不经过肝脏而直接进入大循环。研究毒物进入途径对采取预防措施有重要意义。

毒物联合作用（poisonous substances associated）　两种或两种以上毒物同时或前后作用于机体所产生的联合作用。分 3 种类型：①叠加作用。各单项毒物的化学结构近似，对动物的毒理作用相似，其中一项毒物可以一定的比例为另一项毒物所代替。②拮抗作用和协同作用。当两项毒物联合作用时，一项毒物减轻或加强另一毒物的作用，前者称为拮抗作用，后者称为协同作用。③独立作用。各单项毒物对机体的作用途径、方式和部位均不相同，它们对机体产生的影响互不关联。毒物联合作用的特性是制定混合毒物卫生标准的依据。

毒物排出途径（route of poison excretion）　毒物排出体外的道路。毒物主要通过呼吸道、肾脏和消化道排出。少量可随毛发、乳汁和月经排出。能经皮肤吸收的毒物，如砷化氢、苯的氨基和硝基化合物，卤代烃等可从皮脂腺和汗腺排出。有的毒物可经胎盘进入胎儿体内。呼吸道排出的毒物主要是在体内不分解或未分解的气体和蒸气，如一氧化碳、苯和二氧化碳等。肾脏排出毒物靠肾小球的过滤和肾小管的分泌作用。许多重金属和芳香烃等可从肾脏以原型或其代谢产物的形式排出。未吸收的毒物、由胆汁分泌的毒物等可随粪便排出。毒物对排出器官可能产生一定的作用。了解排出途径，对加速排毒研究和进行诊断均有重大意义。

毒物排泄（poison excretion）　毒物在机体内消除的方式之一。毒物自机体内排泄的速度与毒物的溶解度、挥发度、毒物在组织中固定的程度，排泄器官的功能状态以及血液循环有关。少数毒物以原型排出，多数毒物在体内进行代谢后排出。排泄途径以肾、胆汁和肺排泄最为重要。

毒物体内代谢（metabolism of toxic substances in body）　毒物在体内分解或合成为简单或复杂化合物的过程。毒物进入机体后，与组织和细胞结合，分两阶段进行体内代谢，第一阶段反应在酶的作用下暴露或加上功能基团，包括氧化、还原及水解反应；第二阶段反应是毒物或其代谢物同内源性小分子化合物结合，即结合反应。

毒物卫生标准（hygienic standard for toxic substance）　从保护人体健康出发，对环境中有害物质提出的限量要求，以及为实现这些要求所要采取的具体措施。它是国家卫生法规的重要组成部分，也是进行卫生监督和卫生管理工作必须遵循的依据。按毒物分布的介质不同，卫生标准有不同的表达方式和名称，如最高容许浓度、每日容许摄入量、阈限值、允许残留量或空气或水质标准等。化学物的理化特性、毒理学实验和人体观察这 3 方面的资料是制定卫生标准的科学基础。我国正式颁布的有《工业企业设计卫生标准》（GBZ1—2010）和《食品生产通用卫生规范》等。

毒物吸收（absorption of toxicant）　毒物经各种途径进入机体血液循环的过程。毒物吸收的途径有呼吸道、皮肤、黏膜及消化道等。毒物经呼吸道由肺部吸收的速度最快，较胃吸收快 20 倍；某些特定毒物可经皮肤黏膜吸收入血；进入消化道的毒物，主要由小肠吸收。

毒物蓄积（cumulation of poisons）　毒物吸收速度超过解毒及排泄速度而在体内逐渐增多的现象。此时，毒物大多相对地集中于某些部位，对这些蓄积部位产生毒作用。如无明显的损害作用时，该蓄积部位则称为贮存库。有人认为贮存库对急性中毒具有缓冲作用。但在血浆中毒物浓度降低时，贮存库缓慢释放出毒物，使它成为体内毒物的来源，构成慢性中毒发生的一个条件。

毒效部位（localization of toxic effect）　化学毒物吸收后对机体损伤程度与化学物的结构关系密切，化学物一部分结构是与效应部位发生作用的结构，称毒效部位，决定着作用及其强度。另一部分结构决定化学物的溶解度、解离度、脂-水分配系数等理化性质，从而影响到达效应部位的浓度。

毒效学（toxicodynamics）　研究毒物在作用部位的作用机制和作用强度的学科。

毒效应（toxic effect）　毒物本身或其他代谢产物在作用部位达到一定数量并停留一定时间后，与组织大分子互相作用而产生的毒作用。

毒性（toxicity）　外源化学物与机体接触或进入体内的易感部位后，能引起损害作用的相对能力。表示毒物的剂量与生物体反应之间的关系。分急性毒性、慢性毒性和亚急性毒性。急性毒性是指动物一次口服、皮肤接触或通过呼吸道吸入等途径接受一定剂量的毒物，在短时间内引起急性病理反应的毒性。慢性毒性是指长期连续食用、接触或吸入低于急性中毒剂量的毒物引起慢性病理反应的毒性。

毒性反应（toxic reaction）　在剂量过大或蓄积过多时发生的有害反应。药物不良反应的主要类型之一。指没有任何防治意义的毒性作用，一般在用药过量时，或在用药者对药物耐受性较差时出现。如用链霉素时可能出现的眩晕和听力减退等。

毒性反应的整体指标（integral indicator of toxicity）　接触有毒化学物质的机体一般状态变化的指标。包括体重、体温、呼吸等。

毒性分级（classification of toxicity）　各国毒性分级标准不同。2017 年中华人民共和国农业部公告第 2569 号附件 14 提出了农药产品的毒性分级，见表 3。

表 3　农药产品毒性分级标准

毒性分级	经口半数致死量/ $mg \cdot kg^{-1}$	经皮半数致死量/ $mg \cdot kg^{-1}$	吸入半数致死浓度/ $mg \cdot m^{-3}$
剧毒	≤5	≤20	≤20
高毒	>5～50	>20～200	>20～200
中等毒	>50～500	>200～2 000	>200～2 000
低毒	>500～5 000	>2 000～5 000	>2 000～5 000
微毒	>5 000	>5 000	>5 000

毒性红斑（erythema toxica）　其他名称：中毒疹。一种真皮血管对细菌、病毒感染的反应性疾病，发病急。表现为全身性红斑损害；皮疹为猩红热样红斑和麻疹样红斑，有灼热和痒感，严重者有头痛、发热、关节痛等全身症状。治疗：去除病因；口服皮质激素、抗组胺类药和维生素C；外用炉甘石洗剂。

毒性弥漫性甲状腺肿（toxic diffuse goiter, Graves disease, Basedow disease）　其他名称：格雷夫斯病、巴泽多病、突眼性甲状腺肿、弥漫性甲状腺肿伴甲亢、原发性甲状腺功能亢进症。高代谢率综合征和神经兴奋性增高、甲状腺弥漫性肿大伴有甲亢等为特征的一种疾病。一种自身免疫性疾病，一种多系统的综合征。临床上以高代谢症候群和神经兴奋性增高、甲状腺肿大等为特征的一种疾病。表现：怕热、多汗、食欲亢进、消瘦、心动过速、突眼、甲状腺肿大等。如在甲状腺肿上会到血管杂音、震颤，以及血中甲状腺激素（T_3、T_4）增多，即可诊断。治疗：口服硫脲类，^{131}碘，或手术。

毒性试验（toxicity test）　采用整体动物、游离的动物脏器和组织细胞，经体内试验和体外试验检测毒性反应的试验。药品（或食品）检验的程序之一。为了阐明某种药物、食品或其他有关化学物质的毒性，常需进行动物毒性试验。动物毒性试验一般包括急性毒性试验、蓄积毒性试验、亚急性毒性试验、慢性毒性试验、代谢试验、繁殖试验、致癌试验、致畸试验和致突变试验。

毒性噬菌体（virulent phage）　其他名称：烈性噬菌体。感染细菌后使之裂解引起溶血反应的噬菌体。噬菌体的溶菌型。能在敏感细菌中增殖并使其裂解的噬菌体。其增殖复制过程与一般动物病毒相似，但其增殖速度远较一般动物病毒为快，一次增殖周期只需15～25min，而动物病毒约需几小时至十几小时。

毒性休克综合征毒素-1（toxic shock syndrome toxin 1, TSST-1）由噬菌体Ⅰ群金黄色葡萄球菌产生的一类蛋白质。可引起机体发热、休克及脱屑性皮疹，并增加对内毒素的敏感性。感染产毒菌株后可引起机体多个器官系统的功能紊乱或毒性休克综合征。

毒性药品（toxic medicament）　药理作用剧烈、安全剂量小的制品。在小剂量使用时能起治疗作用，如超过极量即有中毒甚至死亡的危险。毒性药品包括毒药、剧药（包括限剧药）。毒药系指医疗用毒性剧烈、治疗剂量与中毒剂量相近的药品。剧药系指作用强烈、剂量与致死有一定距离、副作用较大的药品。限剧药系指剧药有毒而常用，久服易成习惯，必须加以限制使用的品种。毒性药品由国家统一安排计划，指定药厂生产，产品不得自销，医药经营部门不得随意零售。医疗单位必须有专用处方，严格控制剂量，每次处方的总量不得超过一日的极量。凡属毒性药品，其管理应根据卫生部1988年颁布的《医疗用毒性药品管理办法》的规定执行。

毒性中药（toxic Chinese medicine）　药理作用强烈、安全剂量小的中药和中成药。第一类：砒石（红砒、白砒）、水银。第二类：生白附子、生附子、生马钱子、生乌头、生川乌、生草乌、斑蝥包括青娘虫、葛上亭长、地胆；红娘虫、生巴豆、生半夏；生南星；生狼毒、生藤黄、生甘遂；洋金花、闹羊花；生千金子；生天仙子；蟾酥；轻粉、红粉、红升丹、白降丹；九分散、龙虎丸、九转回生丹；回生散。必须严格按照规定使用。

毒血症（toxemia）　大量毒素进入血液循环所致的病理综合征。毒素可来自细菌、严重损伤或感染后组织破坏分解的产物。表现为高热前无寒战，脉细数，早期即出现贫血。血和骨髓细菌培养均为阴性。治疗：主要是去除病因，脓肿切开引流，切除坏死组织，解除肠梗阻等；补液、纠正电解质紊乱、少量输新鲜血；应用适当抗菌药物。

毒蕈碱（muscarine）　从捕蝇蕈的毒蕈中分离的一种生物碱。它能兴奋胆碱能神经全部节后纤维，虽不作为药物应用，但有毒理学使用价值，它与相应受体结合产生的效应，称为毒蕈碱作用，是基础学科专用名称。

毒蕈碱型受体（muscarinic receptor）　其他名称：M型受体。

胆碱能受体的一种亚型。分布在副交感节后神经纤维支配的效应器细胞膜上，与乙酰胆碱特异性结合后，产生副交感神经兴奋的生理效应。阻滞药为阿托品。

毒蕈碱样作用（muscarinic action）　其他名称：M样作用。副交感神经节后纤维释放乙酰胆碱产生的与毒蕈碱的药理作用相同的作用。可被阿托品所阻断。

毒蕈中毒（mushroom poisoning, poisonous mushroom poisoning）　食入由毒蕈类引起的食物中毒。蕈俗称蘑菇。毒蕈属真菌，常见和易发生中毒的有蝇毒伞、白帽蕈、马鞍蕈、栗茸蕈、毒牛肝蕈等，有毒成分复杂，一种毒蕈可含多种毒素。毒素可分为原浆毒、神经毒、胃肠毒、溶血毒等，可分别引起肝、肾损害，神经精神症状，胃肠道症状和溶血等。有些毒蕈颜色鲜艳，伞盖或柄上有斑点、疣点、裂沟、流浆或发黏，应注意识别，不可误食。无特殊解毒剂。对症：排除毒物，减少吸收。

毒瘾（poison addiction）　吸毒者对毒品产生的身体依赖和心理依赖。身体依赖表现为，当停止吸毒后便出现流泪流涕、心慌烦躁、发冷发热、汗毛竖起、震颤抽搐、瞳孔散大、血压升高等症状；心理依赖是对毒品的一种强烈渴望与追求。为了戒断毒瘾，首先是采用美沙酮、纳曲酮、可乐定等药物"替代"疗法，使成瘾者平稳地度过戒断症状发作期，其次采用心理治疗，转变病人的思想、道德及生活方式，使其重返社会，彻底脱毒。

毒鱼刺伤（injury by poisonous fish）　被有毒鱼类刺伤引起的皮肤损伤及全身性中毒反应。海洋中有毒的鱼有多种，如赤魟、鬼鲉、褐菖鲉、蜂鲉等。人在海水中作业时可被刺伤。刺伤后局部皮肤流血，严重者可造成撕裂伤，伴剧痛，继之创口周围红肿，并可迅速蔓延至整个手足，时间较久局部组织呈紫黑色。严重者可出现心慌、胸闷、呼吸困难、中毒性心肌炎和休克。治疗：扩创伤口，取出毒刺，局部注射盐酸依米丁30mg，并对症治疗。

毒蜘蛛蜇伤（spider bite）　其他名称：蜘蛛咬伤。人体被毒蜘蛛蜇伤引起的急性中毒。表现为局部肿胀、苍白、疼痛、肌肉痉挛，以后发生缺血性坏死，形成溃疡；全身症状有精神不振、乏力、头痛、流涎、呕吐、发热、胸闷、发绀，严重者有休克，意识不清。防止毒液吸收和扩散措施同毒蛇咬伤，并可静脉补液、注射葡萄糖酸钙和对症治疗。

毒作用带（toxic action band）　是对毒物进行危险性分级的参考指标。分为急性和慢性两种：急性毒作用带为急性阈浓度（剂量）到半数致死浓度（剂量）之间的距离；慢性毒作用带为慢性阈浓度（剂量）到急性阈浓度（剂量）之间的距离。毒作用带的宽窄，可用比值表示。急性毒作用带越窄则比值越小，易于发生急性中毒。慢性毒作用带越宽则比值越大，说明化学物的蓄积性较大，易于发生慢性中毒。

犊鼻（dubi, S 35, ST 35）　俗称外膝眼。属足阳明胃经穴。屈膝，在膝部，髌骨与髌韧带外侧凹陷中，屈膝90°取穴。主治膝关节酸痛、屈伸不利，脚气等。斜刺0.5～1寸。艾条灸5～10min。

独活（doubleteeth pubescent angelica root, hemsley cowparsnip, Radix Angelicae Pubescentis）　其他名称：独摇草、独滑、长生草、香独活、大活、川独活。中医药名。祛风湿药。伞形科植物重齿毛当归的根。辛、苦，温。归肾、膀胱经。功能祛风胜湿、散寒止痛。用于风湿痹痛、四肢麻木、腰膝酸痛、头痛、牙痛及眩晕。虚热及血虚痹证者忌用。独活有镇痛、镇静、催眠、扩张血管、降低血压的作用。

独活寄生汤（duhuo jisheng decoction）　中医方剂。祛风胜湿剂。出自《备急千金要方》。组成：独活、寄生、秦艽、防风、细辛、当归、芍药、川芎、干地黄、杜仲、牛膝、茯苓、人参、甘草、桂心。功能祛风湿、止痹痛、益肝肾、补气血。用于肝肾不足、风寒湿所致痹证、腰膝疼痛、筋骨拘挛、关节不利、舌淡苔白、脉细弱。水煎服。可用于慢性关节炎、慢性腰腿痛、风湿性坐骨神经痛。

独眼畸形综合征（monocular deformity syndrome）　端脑发育不全导致病人以先天性独眼为主要表现特点，并有颅脑、头面畸形的一种综合征。可有小颌、六指（趾）、脐膨出等。

治疗：产前诊断确诊后及时终止妊娠。

独一味胶囊（duyiwei jiaonang）　藏药名。活血、化瘀、止痛剂。组成：独一味。用于多种外科手术后的刀口疼痛、出血、外伤骨折、筋骨扭伤、风湿痹痛以及崩漏、痛经、牙龈肿痛、出血等。孕妇慎用。

杜宾-约翰逊综合征（Dubin-Johnson syndrome）　其他名称：慢性特发性黄疸、黄疸-肝脏色素沉着综合征。一种体质性黄疸。因胆汁分泌存在先天性缺陷，使结合胆红素转运排泄发生障碍所致。多见于青年人。慢性经过，间歇性发作，症状轻微。病人软弱、疲乏、食欲降低，血清总胆红素及结合胆红素增高。肝实质活检有黑色颗粒。磺溴酞钠（BSP）试验呈双峰曲线。本病预后良好。

杜博维兹综合征（Dubowitz syndrome）　曾称杜布瓦兹综合征。与生长激素缺乏有关的先天性症候群。临床表现为发育迟缓、身材矮小、头小畸形、湿疹，常伴尿道下裂及隐睾的综合征。

杜-布综合征（Duhring-Brocq syndrome）　一种以疱疹为主要症状的慢性复发性皮肤疾病，男性多见。疱疹呈对称性、多形性，瘙痒剧烈，消退后有色素沉着。治疗：氨苯砜、磺胺吡啶，局部用激素。

杜加斯征（Dugas sign）　又名肩内收试验、杜加斯试验。肩关节脱位的主要检查方法之一。①病人屈曲肘关节，手掌搭于对侧肩部。若此时关节内侧不能贴于胸壁则为阳性。②病人屈曲患侧肘关节并紧贴于胸壁上。若患侧手掌不能触及对侧肩部，亦为阳性。本征阳性可诊断肩关节脱位。

杜鹃素（farrerol）　其他名称：杜鹃酮、合成杜鹃素。祛痰药、镇咳药。满山红或其他杜鹃属植物中分离而得到的有效成分。效果与溴己新相当。用于慢性支气管炎及迁延性慢性气管炎病人，可使痰黏度下降并易于咳出。有肝炎病史及肝功能不全者慎用。

杜克雷嗜血杆菌（Haemophilus ducreyi）　其他名称：软性下疳杆菌。是人类溃疡性性病软性下疳的病原菌。该菌呈多形性。培养非常困难，生长因子需因子Ⅹ。在血琼脂平板培养形成灰白色菌落，不发酵糖类，凝固蛋白质或血清。主要经性交直接接触传染。

杜朗特征（Durant sign）　肠套叠的相应部位腹膜明显紧张。见于初起的肠套叠。

杜马测氮法（Duma nitrogen determination）　在铜和氧化铜存在下，在二氧化碳环境中，加热含氮化合物样品，测量产生的氮以测定含氮总量的方法。

杜普莱综合征（Duplay syndrome）　肩周肌、肌腱、滑囊及关节囊的慢性损伤性炎症所引起的一组症候群。中老年人好发。肩关节外展或外旋时疼痛，严重时不能运动。肩肱关节固定，上臂外展，肩周有压痛。治疗：理疗，功能锻炼。

杜氏利什曼原虫（Leishmania donovani）　其他名称：黑热病原虫。是利什曼原虫的一种，流行于中国。该虫寄生于人体的脾、肝、骨髓、淋巴结和防黏膜等单核巨噬细胞内，也可在末梢血液中，是黑热病或内脏利什曼病的病原体。传播媒介是中华白蛉。可致脾、肝大，脾功能亢进，肝功能受损。也可使肾上腺皮质功能减退，引起垂体促黑激素分泌增加，病人皮肤变暗黑色。常以骨髓或淋巴结穿刺法，找到该虫的无鞭毛体确诊。

杜-维征（Duroziez-Vinogradow sign）　其他名称：杜罗济埃二重杂音。主动脉闭锁不全的临床征象。用扩音听诊器轻压股动脉上能听到两种杂音（相当于收缩期和舒张期）。提示主动脉瓣闭锁不全。

杜兴征（Duchenne sign）　可见于不同疾病。①先天性髋关节脱位的鸭子步态。②右肋下区膨隆和上腹吸气时凹陷，呼气时凸出的反常呼吸。见于膈下脓肿及心包积液等。

杜仲（eucommia, eucommia bark, Cortex Eucommiae）　其他名称：木棉、思仲、丝棉皮、扯丝皮。中医药名。杜仲科植物杜仲的树皮。甘、微辛，温。归肝、肾经。功能补肝肾、强筋骨、降血压、安胎。主治：肝肾虚弱的腰膝酸痛、下肢痿软、阳痿尿频。肝肾两虚型高血压病，症见头昏耳鸣、夜间多尿者。肝肾亏损的胎动不安。

度米芬（domiphen bromide）　其他名称：杜灭芬。表面活性广谱杀菌剂。应用范围同苯扎溴铵，用于皮肤消毒、创伤感染湿敷、器械消毒。含有度米芬 0.5mg 的润喉片含化用以治疗咽喉炎、扁桃体炎、鹅口疮等。外用时不要与碘酊或其他阴离子消毒剂同用，勿与肥皂接触。器械消毒时加 0.5% 亚硝酸钠。

Ⅰ度烧伤（first degree burn）　其他名称：一度烧伤、红斑性烧伤。仅伤及表皮的一部分，生发层健在的烧伤。有红斑，增殖再生能力活跃，常于短期内（3～5 天）脱屑愈合，不遗留瘢痕。

Ⅱ度烧伤（second degree burn）　其他名称：二度烧伤。伤及整个表皮和部分真皮的烧伤。按伤及皮肤深浅不同，可分为浅Ⅱ度烧伤和深Ⅱ度烧伤。

Ⅲ度烧伤（third degree burn，full thickness burn）　其他名称：三度烧伤、焦痂性烧伤。导致全层皮肤损伤的烧伤。表皮、真皮及其附件全部被毁。创面修复依赖于手术植皮或皮瓣修复。

Ⅳ度烧伤（fourth degree burn，devastating full thickness burn）　其他名称：四度烧伤。深及肌肉、骨骼甚至内脏的烧伤。创面修复依赖于植皮及皮瓣修复，严重的需截肢。

端法（hold-carrying）　中医正骨八法之一。用单手或双手握住骨折或脱位之骨的远端，按不同情况，或从下向上端，或直端、斜端，或从外向内托，使离位之骨，端正复位。常用于某些骨折或脱臼，也可用于治疗轻度的颈椎错位和失枕等。

端粒（telomere）　真核细胞染色体末端的 DNA 重复序列与特异结合蛋白的复合体。其 DNA 序列相当保守，一般由多个串联在一起的短重复核苷酸序列组成。它对维持染色体的完整性和稳定性起重要作用。在正常的体细胞（生殖细胞、造血干细胞除外）中，该 DNA 在复制期间逐渐缩短，因此细胞分裂代数有限，导致细胞衰老。

端粒酶（telomerase）　一种核糖蛋白复合体，为一种逆转录酶。由 RNA 单链和结合的蛋白成分共同构成，能以其自身 RNA 为模板合成端粒 DNA 的重复序列，以补偿因末端复制问题而致的端粒片段的丢失。该酶活性的表达与细胞衰老及某些疾病，特别是与肿瘤的发生具有相关性。

端粒酶活性（telomerase activity）　端粒酶在染色体端粒末端延长端粒重复序列（人类为 TTAGGG）的能力。受信号转导系统和凋亡途径调节，其出现是细胞分化不成熟的标志和走向永生化的步骤之一。见于大多数恶性肿瘤细胞和组织，在具有干细胞的正常组织内亦有表现。其抑制剂的研制将为肿瘤药物治疗开辟新的途径。

端脑（telencephalon）　中枢神经系统的最高部位。由胚胎时期的前脑泡演化而来，包括：大脑半球、半球间联合及内腔；第三脑室前壁终板和视前区。

端坐呼吸（orthopnea）　呼吸困难病人病情较重时常被迫采取半坐位或端坐位进行的呼吸运动。在心力衰竭导致的呼吸困难病人，由于坐位时回心血量减少，同时膈位降低，功能残气量和肺活量增加，使呼吸困难减轻。肺源性呼吸困难，特别是有呼吸肌疲劳时也出现端坐呼吸。这种体位可使胸廓辅助肌易于运动，膈肌下降，肺换气增加，下肢回心血量减少，从而减轻心脏负担及肺淤血。

端坐位（sitting position）病人坐在床上，身体稍向前倾，床头抬高 70°～80°，膝下支架 15°～20°。端坐位常用于呼吸极度困难，如心衰、心包积液、哮喘的病人，其原理同半坐位。

4-短臂缺失综合征（4p-partial monosomy syndrome）　其他名称：4p-综合征。第 4 号染色体短臂部分缺失所致的先天性多发性畸形综合征。主要临床表现为出生低体重，体格、智力发育障碍，多发性畸形。确诊需进行染色体检查。

18-短臂缺失综合征（18p-partial monosomy syndrome）　其他名称：E 组短臂缺失综合征。第 18 号染色体短臂缺失而致的多发性畸形综合征。病人多于婴儿期夭亡，存活到 30 岁以上者偶见。确诊需进行染色体检查。

短波治疗机（apparatus of short wave electro therapy）　运用高频电流的涡流热效应，对人体局部做致热剂量、微热剂量、无热剂量的透热治疗设备。具有镇痛、抗炎、止痉、加速血液循环的作用。可用于治疗神经痛、关节炎、神经炎、关节水肿、前列腺肥大、骨折、腰痛、皮炎、肺炎等。

短肠综合征（short bowel syndrome）　手术切除小肠过多引起的一组吸收不良综合群。切除小肠达 50% 以上者，可引起显著的吸收不良，切除 75% 以上者常产生严重症状。表现：水、电解质、脂肪、蛋白质、碳水化合物等的吸收低于正常，腹泻、脂肪泻、体重减轻、乏力等。营养支持，对症和外科治疗。

短 Q-T 间期综合征（short Q-T syndrome，SQTS）　一种具有遗传性、心脏结构正常、以短 Q-T 间期为特征，并可导致室性心动过速和/或心室颤动及心源性猝死等恶性心律失常的综合征。心电图以 Q-T 间期明显缩短，胸导联 T 波对称性高尖为特征，病人心脏结构通常无明显异常，可表现为心悸、黑矇、晕厥、猝死。安装植入型心律转复除颤器（ICD）为首选治疗方法，药物治疗首选为奎尼丁。

短路血管（shunt vessel）　直接连接小动脉和小静脉的血管吻合支。其作用是使小动脉内的血液不经过毛细血管区域而直接流入小静脉。大量存在于手指、足趾、耳郭等处皮肤血管中。不具有物质交换功能，但可在很大范围内调节皮肤的血流量，进而改变皮肤温度，故在机体散热功能的调节中具有主要意义。

短脉（short pulse）　中医脉象之一。脉波幅较短，不能满于寸口，应指在关部较明显，而寸、尺部均有不足之感。主气病。短而有力为气郁、气滞；短而无力为肺气虚、中气不足。

短膜壳绦虫（Hymenolepis nana）　其他名称：微小膜壳绦虫。寄生在人及鼠的小肠内的一种绦虫。体短小，长约 10~40mm，有 100~200 个节片。头圆形，有吸盘 4 个及小钩。不需中间宿主，人体多通过粪便的污染或误食虫卵而感染。儿童较多见，可反复自身感染。

短膜壳绦虫病（hymenolepiasis nana）　其他名称：微小膜壳绦虫病。由短膜壳绦虫所引起的一种绦虫病。我国北方多于南方，儿童多于成人。由摄入虫卵污染的食物及自身感染所致。成虫寄生于小肠，感染虫数一般数十至数百条，严重者数千条至数万条。轻者无明显症状；重者可有腹部隐痛或阵发性剧痛，伴腹泻、恶心和消瘦等。粪便检出虫卵即可确诊。南瓜子加槟榔有驱虫之效。

短期 [快速] 筛检试验（short-term prescreening study）　测试化学物致癌性的一系列体外和体内短期试验。采用这类试验来鉴定化学物的遗传毒性，预测其对哺乳动物的致癌可能性。利用此种方法对化学物进行初筛，对其中阳性者，再进行哺乳动物长期诱癌试验。根据检测的遗传终点可将这类试验分 4 类，即基因突变试验、染色体畸变试验、DNA 损伤试验和细胞转化试验。

短气（shortness of breath）　中医症状名。指呼吸短促，不能接续。有虚实之分。虚证常兼见形瘦神疲、声低息微、头眩乏力，多因体气素虚或病后真元耗损而致。实证常兼见胸腹胀满、呼吸声粗、心胸窒闷等症，脉实有力，多因痰饮、瘀阻、气滞而致。

短时记忆（short-term memory）　信息在头脑中短时间保留的记忆。保留信息的时间一般在 1min 之内。是从感觉记忆到长时记忆的过渡环节。一般人短时记忆的容量有限，平均值为 7 个±2 个组块。短时记忆的内容，如经复习、练习，就进入长时记忆。

短食管（brachyesophagus，short esophagus）　一种食管形态异常。先天性者可能因胸-腹膜缺口闭合较迟，食管下端未能固定所致。表现为吞咽困难和吞咽时疼痛及呕吐。后天性者可继发于炎症性食管纤维化、食管溃疡、食管手术等。表现为吞咽困难、胃-食管反流和消化道出血。食管吞钡 X 线检查和食管内镜检查确诊。治疗：伴食管狭窄者可行扩张术，也可行外科手术。

短弯刀综合征（scimitar syndrome）　以肺血管异位、右肺发育不良等畸形为特征的一组病征。女性多见，好发于 10~20 岁。表现为身材矮小，右肺反复感染，胸片示右心缘旁可见肺静脉呈畸形引流，形似军刀，心脏右移。对症及手术治疗。

[短] 小棒 [状] 杆菌菌苗（Corynebacterium parvum vaccine）　为短小棒状杆菌的死菌悬液。具有免疫增强作用，可提高体液免疫反应并激活补体系统。用于黑色素瘤、肺癌、乳腺癌、淋巴瘤的治疗，配合以化疗或放疗效果更好；也用于减轻药物或放射线引起的骨髓抑制。常用其注射剂。

短暂性脑缺血发作（transient ischemic attack，TIA）　由于大脑局灶性缺血产生相应区域的神经功能缺失症状，并在 24h 内症状完全缓解。2009 年美国心脏协会/美国卒中协会提出新的定义为：由于局部脑、脊髓、视网膜缺血导致一过性神经功能障碍，无急性梗死证据。60 岁以上，有动脉粥样硬化，出现一过性视力障碍、眩晕、构音不清、吞咽困难、共济失调、交叉性瘫、猝倒等，数分钟至数小时和 24h 内完全恢复者，即可诊断。治疗：调整血压，采用抗血小板积聚药物以及改善脑血液循环药物等。

短暂性停搏（transient arrest）　心脏每次持续时间≤3s 的停搏。

短阵重复发作性异位性心动过速（repetitive paroxysmal tachycardia）　一种持续短阵重复发作的异位性心动过速。每次发作可持续数个或十多个异位搏动，发作间歇有 1~2 个或数个窦性心搏。一般见于无器质性心脏病。按起搏点部位分为：心房性、房室交界处性、心室性，心房性多见。预后较好。

短阵性房性反复性心动过速（short paroxysmal atrial reciprocal tachycardia）　反复发作，常以房性期前收缩开始；继以房性心动过速，以长间歇告终的心动过速。房率约 80~130 次/min，持续时间较短，心电图显示 P 波异常，QRS 波群多正常。

短暂性心动过速（transient tachycardia）　期前收缩连续发生 3 次以上，每次发作只有数搏或数秒钟。

断层扫描（tomographic scanning）　可详细显示预定组织面上各项结构影像的一种检查方法。将放射性示踪剂引入体内，然后对某一脏器的特定深度的放射性分布进行显示。可利用两个带有长焦距的多孔焦点型准直器的闪烁探头，将其探头的焦点聚在一起，由两个探头的计数合起来作出扫描图。

断层摄影 X 线机（X-ray machine of laminography）　用于拍摄体内某一特定断层层面图像的特种 X 线机。普通 X 线平片实际上是 X 线投射路径上所有影像重叠在一起的总和投影，部分影像因前后重叠，而不能显示或显示不清。断层摄影是控制管球与胶片做反方向同步移动，而移动的轴心始终在选定的层面上，这样拍摄的照片，被检层结构清晰，其他层则模糊不清。分为直线断层和多轨迹断层两种，直线断层只有一单轨迹运动方式，多轨迹断层有圆形、椭圆形、螺旋形等多种运动方式，可据不同解剖部位和病变情况选择。断层摄影常用于 X 线平片摄影难以显示、结构重叠和部位较深病变的诊断。

断层心肌显像（tomographic myocardial visualization）　可把心室壁每一节段都显示清楚的心肌显像检查技术。定位准确。为全视野（360°），深度效应相同，层间无交叉，图像真实，得到横断层后，可重建成矢状面、冠状面断层。近年来，国外应用日益普遍，一致认为其优于平面显像。其优点是以三维图像代替二维图像，改变显像交叉重叠使图像失真现象。正电子断层，可同时进行局部血流灌注、收缩功能和心肌代谢观察。

断根术（radiectomy）　口腔科手术方法之一。从牙根分叉处切除患根。用于多根牙中一根有深牙周袋者，不损伤牙冠部分，可使患牙得以保存。

断裂基因（split gene，interrupted gene）　其他名称：割裂基因。被插入序列间隔成若干部分而形成不连续形式的基因。这类遗传结构在大部分真核细胞基因和一些动物病毒基因组中非常典型。

断奶期（weaning phase，ablactation phase）　一个完全依靠乳类喂养逐渐过渡到进食多种食物的时期。随着小儿年龄的增长，母乳已不能满足小儿生长发育的需要，同时婴儿消化功

D

能的发育和牙齿的长出，应逐步适应非流质食物。一般在4～6个月开始添加辅食进入断奶期，为完全断奶作准备，在1岁左右可断奶。开始断奶时每日减少一次哺乳，并以辅食代替，以后逐渐减少哺乳次数。断奶应在春天或秋天凉爽季节，小儿健康状况良好时开始，母乳不足时可提前断奶，母乳充足或小儿体弱者可适当推迟断奶时间。

断头术（decapitation）　横位死胎时断颈然后相继娩出胎体和胎头的手术。手术条件：宫口全开或近全，胎儿已死，胎颈位置较低。

断肢（指）移位再植［displacement replantation of severed limb（finger）］　将断离的肢体再植于另一部位。例如多个手指断离时，如果断离的拇指失去再植条件，可将同时断离的示指或中指，按断肢（指）再植法，再植于拇指的位置上，以恢复手的部分功能。在稀有情况下，当双下肢严重碾伤时，如果一侧损伤非常严重但足部尚属完整，而另一侧损伤非常严重但仅限于足部，这就可做足的移位再植，以保留一侧下肢的功能。

断肢（指）再植［replantation of severed limb（finger）］　将已经断离的肢体进行再植的手术。手术操作包括：①骨折端或离断关节的整复及内固定；②主要血管的吻合；③肌肉与肌腱的修复；④神经的修复；⑤皮肤的修复等几个主要步骤。再植的肢体不仅要能存活，而且应使其恢复一定的功能。肢体离断的时间越短、平面越高、断端越整齐，再植的成功率越高。

煅制（calcining）　中医炮制方法的一种。将洗净的药材置于耐火的容器内或直接安置于无烟炉火（或煅药炉）上高温烧煅，使其烈性降低、质地酥脆、易于粉碎。如牡蛎、龙骨、瓦楞子、明矾等。

煅制镁（magnesium oxide，magnesia usta）　其他名称：氧化镁、重质氧化镁。碳酸镁加热而制成。有重质和轻质两种。所指的氧化镁是重质氧化镁。不溶于水，易溶于稀酸，在空气中能吸取水和二氧化碳，生成碱性碳酸镁。用于中和胃酸。抗酸作用强而持久，且不产生二氧化碳。并具有缓泻作用。临床用于治疗伴有便秘的胃酸过多症、胃及十二指肠溃疡。

堆肥（compost）　使垃圾、粪污无害化的方法之一。把人畜粪尿、垃圾、秸秆杂草、树叶等混合堆积，在微生物作用下，使有机物分解腐熟，成为一种含有丰富氮素的有机肥料，即腐质。堆肥既能提高肥效，又可达到无害化的要求。可分为需气性和厌气性堆肥。

队列生命表（cohort life table）　将同一时期出生的人列成一队列，按其年龄组死亡率计算出来的一种生命表。根据年龄分组法不同，可分为完全生命表及简易生命表，前者年龄按1岁差分组，后者按5岁或10岁差分组。

队列研究（cohort study）　其他名称：定群研究、群组研究、追踪随访研究。将研究对象按是否暴露于某因素分成暴露组与非暴露组或不同暴露水平的亚组，追踪观察一定时期，比较两组或亚组的疾病发生率或死亡率差异，以判断暴露因素与疾病发生或疾病结局之间因果关系的一种观察性研究方法。一种由原因探求结果的流行病学研究方法。

对氨基水杨酸钠（sodium aminosalicylate）　抗结核病药。主要用于结核分枝杆菌引起的肺和肺外结核病。制剂：片剂、注射剂。肝肾功能不全者慎用。

对比（contrast）　心理学名词。同一感觉器在不同刺激作用下，感受性的强度和性质上发生变化的现象。感觉对比分为同时对比和继时性对比（先后对比）两类。前者指几个刺激物同时作用于同一感受器产生的感受性变化；后者指刺激物先后作用于同一感受器产生的感受性变化。

对比剂（contrast medium）　其他名称：造影剂。X线诊断中为造成人工对比而使用的物质。如钡剂、碘剂（高密度物质）及气体（低密度物质）等。该类物质进入人体内后可衬托出无自然对比的组织和器官，使之便于观察和摄影。

对比剂肾病（contrast-induced nephropathy，CIN）　其他名称：造影剂肾病。使用放射性对比剂后引起的急性肾功能损害。对比剂是医院获得性急性肾损伤的第三大常见原因。临床表现为少尿型或非少尿型肾衰竭。多数病例注射对比剂后48h内发病。典型临床表现为血清肌酐（Scr）升高，尿中可出现蛋白、红细胞、管型、尿酶升高、尿钠减低等。少尿型尿量可减至120ml/24h。对比剂史，血清肌酐升高，伴少量蛋白尿、血尿、管型尿可诊断。注意预防，停用肾毒性药物；治疗：调整液体及电解质；供给足够营养；防治感染；透析治疗等。

对比敏感度（contrast sensitivity，CS）　一种新的形觉功能定量检查方法。检测视觉功能的重要指标之一，代表了在不同明暗背景下分辨视标的能力。用以评价视觉系统对不同大小物体的分辨力。在青光眼和视神经疾患等的早期也可出现对比敏感度异常。

对侧伸肌反射（contralateral extensor reflex）　姿势反射的一种形式。机体一侧肢体接受较强的刺激时，在受刺激侧肢体产生屈肌收缩的同时，对侧肢体出现伸直的反射。此反射对维持正常姿势有重要意义。

对称性进行性红斑角化病（symmetrical progressive erythro-keratoderma）　常染色体显性遗传角化病。多自婴儿发病。皮损好发于手、足背及四肢伸侧关节面等处。常对称分布，呈境界清楚红斑，其上出现角化过度和鳞屑。指（趾）甲可增厚或消失，有瘙痒或痛感。治疗：口服维生素A或维A酸；局部外用角质剥脱剂。

对光反射（light reflex）　检查瞳孔功能活动的测验。直接对光反射通常用手电筒直接照射瞳孔并观察其动态反应。正常人当眼受到光线刺激后双侧瞳孔立即缩小，移开光源后瞳孔迅速复原。间接对光反射为用手隔开两眼观察对侧瞳孔缩小的情况，正常当一侧受光刺激，对侧也立即缩小。瞳孔反射迟钝或消失见于昏迷病人。

对角径（diagonal conjugate diameter）　其他名称：骶耻内径。用于对孕妇的骨盆内测量。为耻骨联合下缘至骶岬上缘中点的距离，正常值为12.5～13cm。此值减去1.5～2.0cm，为骨盆入口前后径即真结合径。

对角线导联（diagonal leads）　由左侧第5肋间腋前线与右侧肩胛冈或右上胸组成的导联。此导联几乎与希氏束的走行平行，是记录体表希氏束电图较理想的导联。

对接蛋白（docking protein）　其他名称：停靠蛋白、停泊蛋白。在真核细胞的内质网中，可以去除信号肽识别颗粒对翻译抑制的一种蛋白质。信号肽一旦从核糖体大亚基上露出，信号肽识别颗粒就与核糖体形成复合物，使翻译暂停。当该复合物与内质网及其对接蛋白结合后，翻译再度开始，蛋白质的分泌过程随之继续进行。

对抗性卵巢综合征（counter-ovary syndrome）　促性腺激素分泌过多，但卵巢内又有正常卵泡存在的一组病征。表现为身材矮小，原发闭经，第二性征发育不良，腋毛、阴毛稀少或阙如，外阴及乳房发育差。治疗：可采用雌激素。

对口（carbuncle on nape）　中医外科病名。又称脑疽、项中疽等。专指生于背部从枕骨下至第7颈椎之间的痈疽。若表现为红肿热痛、脉洪数有力者，易溃易敛，治以清热解毒为主。若局部温肿、皮厚色暗、难溃难敛，治宜滋阴散毒为主。脓毒雍盛而治疗不当可成陷证，参见三陷证。

对立色学说（opponent color theory）　人眼存在着在光线作用下合成和分解为互相对立的颜色的物质来解释色觉产生机制的一种理论。这3种物质是黑-白物质、红-绿物质和黄-蓝物质。黑-白物质在光的作用下分解，引起白色感觉，在暗合成，产生黑色感觉，分解与合成相平衡时产生灰色感觉。红-绿物质在红光作用下分解，产生红色感觉，在绿光作用下合成，产生绿色感觉。黄-蓝物质在黄光作用下分解，产生黄色感觉，在蓝光作用下合成，产生蓝色感觉。

对流层（troposphere）　接近地表面、密度最大的大气层。厚度在两极为8～10km，赤道为17～18km，中纬度为11～12km。对流层的空气约占整个大气质量的80%～90%，其中几乎含有大气的全部水蒸气，而且气温随高度增加而降低，每升高100m，温度约下降5～6℃。此层内的空气经常发生垂直和水平的流动，出现云、雾、雨、雪及一切天气变化。同时还有各种夹杂物，如烟、尘、微生物等。与人类的生活关系密切。

对流免疫电泳（counter immunoelectrophoresis，CIE）　简称对流电泳。在适当介质（多用琼脂）和环境（pH 值和离子强度）中，将抗原置于阴极侧，抗体置于阳极侧，通电后在电场力和电渗流的作用下，抗体抗原相向移动，并在相遇的最适比例处形成抗原抗体复合物沉淀。是双向扩散与电泳技术相结合的一种试验方法。此法操作简便，仅需 30～60min，灵敏度比双向扩散高，但特异性较差。可用于乙型肝炎表面抗原和甲胎蛋白的初步筛选。

对流散热（convection heat loss）　机体散热或热量传递的一种方式。空气因受热不均而发生温差，引起压强或密度的变化而产生相对流动。皮肤温度高于气温时，皮肤的热量传递给与体表相接触的空气，使其温度升高、密度变小、比重变轻而向上流动，周围的冷空气则流向皮肤表面以补充空缺，如此产生了对流散热。气温高于皮肤温度时，不能散热，只能对流吸热。

对硫磷（parathion）　其他名称：E605、1605。一种杀虫剂。杀虫效力良好，残效短，一般 7～10 天。属高毒类触杀剂。可经皮肤、呼吸道、消化道吸收。吸收后在体内脱硫氧化为对氧磷，呈现强烈的抑制胆碱酯酶作用。对硫磷在体内迅速水解为磷酸二乙酯和对硝基酚，检查尿中对硝基酚可作为接触对硫磷的指标。对硫磷可引起急性中毒，也有迟发性神经毒性，可后发精神症状。车间空气中最高容许浓度 0.05mg/m³（皮）。联合国粮食及农业组织（FAO）/世界卫生组织（WHO）建议每日允许摄入量为 0.005mg/kg 体重。

对羟基苯甲酸酯（parabens）　为一类食品防腐剂。对细菌、霉菌及酵母有广泛的抑菌作用，但对革兰氏阴性杆菌及乳酸菌作用稍弱，其烷链越长抑菌作用越强。由于是酯类，其抗菌作用受 pH 值影响较小，在 pH 值 4～6.5 范围内几乎没有差别。这类化合物摄入体内后与甘氨酸结合形成马尿酸或与葡糖醛酸结合形成葡萄糖苷酸，毒性很低。每日允许摄入量为 0～10mg/kg 体重。

对数期（logarithmic phase）　其他名称：指数期。微生物学术语。细菌群体生长繁殖分期之一。细菌生长迅速，并以恒定速度分裂繁殖，菌数以几何级数增长的时期。在生长曲线上活菌数的对数量呈直线上升，增长极快，达到顶峰状态。此期细菌的形态、染色性、生理活性等均较典型，对外界环境因素的作用也较敏感，研究细菌的性状最好选用此期的细菌（多数细菌在培养 8～18h 左右）。一般抗菌药物在此期作用于细菌效果较好。

对数正态分布（logarithmic normal distribution）　偏态分布的医学资料经过对数变换（即把原始数据变量值的对数化代替原变量）后服从的正态分布。它可用于某些呈偏态分布的资料，如环境监测中某一有害物质的浓度、食品中农药残留量、血清抗体滴度、某些疾病的潜伏期以及医院病人住院天数等。这些资料经过对数变换后，即可转变为正态分布资料，便于统计处理。进行对数变换的具体方法，因资料的性质而异。对正偏态分布资料，一般采取 x=lgx，或 x=lg(x±k)，对负偏态分布资料，常采用 x=lg(k−x)。

对吻溃疡（kissing ulcer）　一种消化性溃疡。在十二指肠球部和胃的前、后壁相对处同时发生的溃疡。

对象化疗（selective chemotherapy）　对粪便检查确诊或免疫学筛查临床诊断为血吸虫感染者人群给予吡喹酮治疗的方法。

对乙酰氨基酚（paracetamol）　其他名称：扑热息痛、泰诺、百服宁。解热镇痛药。用于感冒发热、关节痛、骨骼肌疼痛、神经痛及偏头痛、癌性痛及手术后止痛等。制剂：片剂、胶囊剂。肝、肾疾病病人慎用。

对因治疗（etiological treatment）　治疗用药的目的在于消除原发致病因子，彻底治愈疾病的治疗。

对应性 ST 段下降（reciprocal ST segment depression）　部分急性心肌梗死早期病人，心电图出现的与梗死区部位相对应导联 ST 段呈水平型或下斜型下降。是较大范围梗死的反映，预后不良。

对映异构体（enantiomer）　简称对映体。某一化合物的两个

光学异构体之一，其分子在整体上互为不能重叠的镜像。它们的旋光度数相同，但旋光方向相反。如：左旋乳酸（[α]²⁰_D − 3.8°）用 l 乳酸或（−）乳酸表示。右旋乳酸（[α]²⁰_D ＋3.8°）用 d 乳酸或（＋）乳酸表示。在一般情况下它们具有相同的理化性质，但生理活性不同。

对照（control）　科学实验中的比较研究。目的是排除非实验因素的干扰和影响。要求实验组与对照组之间，除处理因素不同外其他条件尽可能齐同，这样才能确定实验因素所起的作用。对照方式有：①自身对照；②配对对照；③分组对照。对照的方法有：①空白对照；②标准对照；③实验对照；④相互对照。

对照队列（comparison cohort）　流行病学术语。在进行前瞻性研究时的未暴露组队列。

对症治疗（symptomatic treatment）　并不针对病因或疾病本身，但针对疾病所引起的临床症状采取措施，以缓解或消除疾病症状的疗法。

蹲踞现象（squatting phenomenon）　病人在活动或跑步时呼吸困难加重，而在下蹲休息片刻后呼吸困难好转的现象。常见于法洛四联症，偶见于法洛三联症。

钝化酶（modified enzyme）　耐药菌株通过合成某种钝化酶作用于抗菌药物，使其失去抗菌活性。重要的钝化酶有 β-内酰胺酶、氨基糖苷类钝化酶和氯霉素乙酰转移酶等。

钝器［损］伤（blunt trauma，blunt injury）　其他名称：钝性伤。因钝器的打击、碰撞、挫压等作用，致使人体组织的完整性受到破坏或使机体发生功能障碍。损伤程度可为表皮剥脱、皮下出血、挫裂伤、骨折、内脏破裂、肢体断碎等。损伤按钝器种类可分为斧锤伤、棍棒伤、砖石伤、拳击伤等。

顿挫感染（abortive infection）　病毒虽可进入细胞但不能在其中完成复制过程的感染。构成顿挫感染的细胞称为非容许细胞，能支持病毒完成正常增殖的细胞称为容许细胞。在非容许细胞内病毒可以存在，但不能完成增殖周期。

顿咳（whooping cough）　中医病名。相当于百日咳。因感染顿咳时邪所致，以阵发性痉挛性咳嗽，咳后有特殊的吸气性吼声，咳出痰涎而暂停为特征。好发于冬春季节，5 岁以下儿童最易发病。治宜化痰消火、泻肺降逆。初咳期邪在肺卫，治宜疏风祛邪、宣肺止咳；痉咳期邪郁肺经，治宜泻肺清热、涤痰镇咳；恢复期邪去正伤，治宜养阴润肺、益气健脾。

顿涅利征（Dennelly sign）　盲肠后位阑尾炎的征象。在麦氏点上下触诊时同时伸直右腿出现疼痛。

顿悟（insight）　其他名称：领悟。心理学名词。突然觉悟、顿时明白、豁然开朗。指对事件的模式或意义做出突发性的重组或重建，使人一下抓住与答案有关的那些关系，泛指直觉上领悟或感知事物内在性质的活动。

多胺（polyamine）　氨基酸的脱羧基产物。多胺与核酸经常同时存在，且在精液中含量多，作用尚不清楚。目前证明精胺及精脒是调节细胞生长的重要物质。

多巴胺（dopamine，DA）　其他名称：3-羟酪胺、儿茶酚乙胺。抗休克血管活性药（拟肾上腺素药）为各种类型休克，包括感染性休克、心源性休克、出血性休克、中枢性休克，特别对伴有肾功能不全、心输出量降低、周围血管阻力增高而已补足血容量的病人更有意义。尚可用于严重的顽固性心力衰竭。制剂：盐酸多巴胺注射剂。使用前补充血容量及纠正酸中毒。静滴时，应观察血压、心率、尿量及身体一般状况。

多巴胺能神经元（dopaminergic neurons）　能合成和释放多巴胺的神经元。

多巴酚丁胺（dobutamine）　其他名称：杜丁胺。抗休克血管活性药（选择性心脏 β₁ 受体激动药），有较强的 β₁ 受体兴奋作用。用于心输出量低和心率慢的心力衰竭病人。亦用于心肌梗死后、心脏外科手术时心输出量低的休克病人。制剂：盐酸多巴酚丁胺注射剂。梗阻型、肥厚型心肌病病人禁用。

多巴丝肼（levodopa and benserazide）　其他名称：复方苄丝肼、复方左旋多巴、左旋多巴/苄丝肼、美多巴。抗震颤麻

痹药。苄丝肼与左旋多巴的复方制剂。用于帕金森病、脑炎后或合并脑动脉硬化的症状性帕金森综合征。制剂：为含苄丝肼及左旋多巴的复方，片剂、胶囊剂。严重心血管疾病、内分泌疾病、肝肾功能障碍、精神病病人禁用。25 岁以下、孕妇、骨质疏松病人慎用。

多倍体（polyploid）　带有两套以上同源染色体的细胞或个体。含 3 组染色体（3n）的称三倍体；含 4 组染色体（4n）的称四倍体，余类推。多倍体常见于高等植物。在人类自然流产儿中，可见到三倍体；肿瘤细胞中，常见多倍体。

多不饱和脂肪酸（polyunsaturated fatty acid, PUFA）　在碳原子之间含有两个以上双键的不饱和脂肪酸。如亚油酸、亚麻酸及花生四烯酸等。为人类营养所必需。人及一般动物脂肪含有较多的饱和脂肪酸，但鱼和家禽的脂肪含有多不饱和脂肪酸较多。植物油如豆油、棉籽油等含有高量的多不饱和脂肪酸，但椰子油例外。多不饱和脂肪酸有降低血清胆固醇的作用。

多参数生理监测仪（polygraph）　同步监测 3 个以上生理指标的仪器。并以波形和数字等形式显示在荧光屏上或由记录仪记录。常监测的指标有：心电、心率、呼吸、有创或无创血压（收缩压、舒张压和平均压）、心输出量、脉搏、血氧饱和度、潮气末二氧化碳、体温等。分析这些指标有助于揭示病人状况的变化和有利于医疗措施的决策。此种监测仪一般具有三线以上的波形显示，提供自动报警、趋势图、ST 段分析、心律失常监测或分析、药物剂量及某种生理功能计算等处理功能，还可与单一监测功能的单机、呼吸机、输液泵、超声扫描仪等外围仪器联机使用。

多层断层摄影（simultaneous tomography）　一次投射可摄取多个体层照片的 X 线检查方法。利用体层摄影的原理和装置特制多层 X 线片匣，一次可摄取 2～10 个体层的照片。有降低病人和工作人员的曝光量、节约时间等优点。

多层片（multilayer compressed tablet）　其他名称：复压片。由含有不同赋形剂的药物颗粒压制而成的片剂。可避免复方药物的配伍变化；使药物呈现不同疗效，并兼有速效与长效的作用。例如双层复方氨茶碱片，分速效和长效两层，且有不同的颜色。

多成分疫苗（multicomponent vaccine）　含有细菌死菌苗和类毒素的制剂。例如白喉类毒素、破伤风类毒素、百日咳菌苗的混合制剂。

多重复活（multiplicity reactivation）　两种或两种以上的近缘的灭活病毒（病毒基因组的不同部位受损）感染同一细胞时，经过基因重组而出现感染性的子代病毒。

多重聚合酶链反应（multiple polymerase chain reaction, multiple PCR）　在一次反应中加入多对引物，同时扩增一份 DNA 样品中不同序列的 PCR 过程。由于每对引物扩增区位于模板 DNA 的不同部位，由此可检测是否存在基因片段的缺失或突变。

多重耐药性（multiple resistance）　某些细菌同时耐受多种抗菌药物。

多重人格（multiple personality）　一种心因性身份障碍。完整的人格变得破裂，在同一个人身上出现两种或两种以上各自独立的人格身份，分别出现在不同时间和场合。平时表现出来的人格身份，称为主体人格，在其他时间、场合中表现出来的，称为子人格。表现为两种身份的称双重人格，表现为三种或三种以上身份的称为多重人格。在一定时间内，其中的一个人格占支配地位，主宰其意识和行为。每个人格各自有其生活经历和记忆。人格的交换是突然的和戏剧性的。有的精神分裂症病人同一时间内既是他本人，又是某个大人物，即人格分离。

多导磁带记录仪（multilead magnetic tape recording instrument）　临床心电生理检查设备之一。此仪器可弥补在检查时没能记录下来的任何信息，并能随时回放阳性发现，但价格昂贵。

多导心电图机（multilead electrocardiograph）　一次同时描记 3 个以上导联的心电图机。不仅省时，而且可同步观察几个导联的心电图，有利于波形改变的判断。

多点突变（multiple mutation）　两个以上碱基对的突变。往往涉及广泛的染色体重排、倒位、重复式缺失，其 DNA 损伤程度大。

多动脉炎肾损害（renal damage in polyarteritis）　多动脉炎在肾脏引起的不同程度病变，包括肾动脉瘤、肾动脉血栓形成、肾梗死、肾小球纤维蛋白样坏死等。临床除有高血压、发作性腰痛、蛋白尿、肾功能不全等表现外，还可有发热、皮下结节、心动过速、周围神经炎、腹痛等，结合血白细胞增多和免疫球蛋白增高可予诊断。B 超、肾活检及肾动脉造影有助确诊。治疗：糖皮质激素。

多动腿综合征（restless leg syndrome）　见不宁腿综合征。

多动症（restless syndrome）　其他名称：活动过度。指过多的肌肉活动，或超过正常速度的运动或动作。病人表现为动个不停。这常是儿童精神障碍中的一种症状或行为表现。这些表现大多是由于器质性脑损伤或脑功能失调所引起，常伴有注意力狭窄、感知困难、持续言语、睡眠障碍和学习困难等。有时，也可能是由于紧张的环境刺激或情绪矛盾使儿童引起的一种神经症样行为障碍或神经症样反应。也可能是儿童精神分裂症早期的一种症状。

多发脑梗死性痴呆（multi-infarct dementia）　由于反复发生卒中，导致双侧大脑中动脉或后动脉多个分支供血的皮质、白质或基底核区受累，引起智能及认知功能障碍的综合征。是血管性痴呆最常见的类型。多见于 60 岁以上有动脉粥样硬化的老年人。最早常是记忆力障碍，近事遗忘；继而定向力受到影响，对很熟悉的人不认识，把时间、地点搞错。说话词不达意，精神淡漠、反应迟钝；晚期痴呆或伴有帕金森病等。CT、MRI 诊断。预防高血压和动脉硬化是防治本病的关键。

多发性大动脉炎（polyarteritis, primary arteritis of the aorta and its main branches）　其他名称：无脉症（病）、缩窄性大动脉炎、慢性锁骨下动脉-颈动脉梗阻综合征、主动脉弓分支栓塞性动脉炎。主动脉及其主要分支的慢性非特异性炎性疾病。常引起多发性动脉狭窄和闭塞，出现相应器官和组织供血不足征象。体内各部位的大动脉均可受累，且同时累及数处血管。以头和臂部动脉受累引起的上肢无脉症最多见。肾动脉受累狭窄时可致肾血管性高血压。病因不明。对症治疗，必要时手术。

多发性骨骺发育异常（multiple epiphyseal dysplasia）　其他名称：多发性骨骺成骨不全。一种常染色体显性遗传疾病。男性多见。发病自 18 个月～14 岁，亦有成人发病者。表现为骨端粗大、关节疼痛、活动受限或畸形、膝内翻或外翻、两肢不等长、短肢型侏儒。主要靠 X 线检查确诊。治疗：对症，康复疗法，手术疗法等。

多发性骨髓瘤（multiple myeloma, MM）　其他名称：浆细胞性骨髓瘤。简称骨髓瘤。浆细胞异常增生的恶性疾病。骨髓中克隆性浆细胞异常增生，并分泌单克隆免疫球蛋白或其片段（M 蛋白），导致相关器官或组织损伤。常见临床表现为骨痛、贫血、肾功能不全、感染和高钙血症等。诊断主要依靠克隆性浆细胞增生、大量 M 蛋白血症、骨质破坏。美法仑（马法兰）、激素联合化疗是本病治疗的主要措施，大剂量干扰素治疗对部分早期病人有效。

多发性骨髓瘤肾病（multiple myeloma nephropathy）　继发于多发性骨髓瘤的肾脏病变。原因有：①凝溶蛋白对肾小管的损害；②轻链在肾小球系膜区的沉积；③继发于肾淀粉样变性；④溶骨引起的高钙性肾病及瘤组织破坏引起的高尿酸肾病等。治疗应以治疗多发性骨髓瘤为主。

多发性汗腺脓肿（multiple abscess of sweat gland）　幼儿期好发的小汗腺急性化脓性感染。病原菌为金黄色葡萄球菌，夏季湿热多汗、汗液潴留，细菌容易繁殖，导致感染发生。常继发于红痱，好发于面、颈、上胸和大的皱褶部位，皮损为豌豆至 2cm 大的炎性硬结，半球形隆起，一周左右软化形成脓肿，破溃排脓后自愈。附近淋巴结可肿大疼痛，并可有发热等全身反应。治疗可给予抗生素、局部外敷鱼石脂软膏、热敷、脓肿形成后切开排脓。

多发性肌炎（polymyositis, PM）　横纹肌慢性非化脓性炎症性疾病的一种，一种仅有肌肉病变而无皮肤损害的疾病。临床特点为缓慢进展的对称性肢体近端肌无力或两上肢乏力，以近端明显。部分病人有吞咽困难、呼吸肌无力和肌肉疼痛。查体四肢肌力减弱，腱反射降低但不消失。实验室检查血清肌酶水平增高。肌电图呈肌源性损害。肌活检呈炎性肌病特点。治疗：选用皮质类固醇激素，也可加用免疫抑制剂如环磷酰胺、甲氨蝶呤等。

多发性进展性血管瘤综合征（multiple progressive angioma syndrome）　一种以多发性海绵状血管瘤为特征的先天性疾病。婴儿或青春期起病。面部或/和四肢皮下组织多见，沿静脉分布，呈淡蓝色小结。治疗：无。

多发性颅内血肿（multiple intracranial hematomas）　颅内同时有两个以上血肿。临床表现较严重，伤后昏迷持续，程度逐渐加重，有中间清醒期者少。伤情恶化快，脑疝出现早，短时期内病人即处于濒危状态。CT诊断。治疗：一次手术清除所有血肿。

多发性脑梗死性血管性痴呆（multi-infarct vascular dementia）　皮质性痴呆突出，起病缓慢，继发于一系列短暂性脑缺血发作。这些发作可导致脑梗死的效应累加。

多发性内分泌腺功能减退综合征（multiple hypoendocrinism syndrome）　自身免疫性病变引起的两种以上内分泌腺原发性功能低下，而与垂体功能低下无关的一组症候群。依据其内分泌功能低下的组合不同，分别出现不同的临床症状。垂体各种相应的促激素值增高。激素替代治疗。

多发性内分泌腺瘤病（multiple endocrine neoplasia，MEN）　非原发下丘脑-垂体轴异常所引起的两个或两个以上的内分泌腺体病变，以自主性高功能或功能减退为特征的一组各不相同的综合征。常染色体显性遗传疾病。按受累器官不同分为三型：第一型（MEN-Ⅰ），又称维尔默（Wermer）综合征，主要包括垂体瘤、甲状旁腺肿瘤或增生及胰岛细胞瘤或增生；第二型（MEN-Ⅱ），又称西普勒（Sipple）综合征，主要包括甲状腺髓样癌、甲状旁腺肿瘤或增生以及肾上腺髓质肿瘤或增生；第三型（MEN-Ⅲ），表现为甲状旁腺肿瘤、肾上腺髓质肿瘤或增生、神经节细胞瘤病以及类马方综合征等。治疗：手术切除肿瘤，化学或放射治疗。

多发性内分泌腺瘤病Ⅰ型（multiple endocrine neoplasia-Ⅰ，MEN-Ⅰ）　其他名称：维尔默综合征。常染色体显性遗传病。最常见的首发表现为消化性溃疡症状，随后有低血糖现象、头痛、视野缺损、闭经、腹泻、消瘦、肢端肥大、库欣综合征或甲亢等。

多发性内分泌腺瘤病Ⅱa型（multiple endocrine neoplasia-Ⅱa，MEN-Ⅱa）　其他名称：西普勒综合征。甲状腺髓样癌、嗜铬细胞瘤及甲状旁腺功能亢进三者并存所致的一组病征。表现复杂，常见腹泻、皮肤潮红、消化道溃疡、高血压、头痛心悸、血钙增高等症状。手术治疗。

多发性黏膜神经瘤（multiple mucosal neuroma，MMN）　表现为厚而突出的口唇和口腔黏膜（唇、舌和齿龈）、结膜、巩膜多发性神经瘤，可有马方样体型。少数有多发性皮肤神经瘤，通常位于颜面，皮损呈多数柔软、皮肤色或呈淡红色丘疹和结节。常伴发甲状腺髓样癌、双侧嗜铬细胞瘤和弥漫性胃肠道节神经瘤病。

多发性皮脂囊肿（steatocystoma multiplex）　皮脂腺口受阻塞而形成的潴留性囊肿。常与显性遗传有关。多于青春期发病，主要发于躯干前侧上部，特别好发于胸骨部，亦可泛发全身。常为多发性，大小不等，可达2cm以上，中等硬度或有弹性，表面光滑，正常肤色或呈淡黄色或淡青色，无自觉症状，穿刺或切开囊肿，可见乳酪样物或棕色油样半黏稠液体，有的可排出毛发。治疗：手术切除。

多发性神经病（polyneuropathy）　其他名称：多神经病。因感染、代谢及内分泌障碍、营养障碍、化学因素、变态反应、结缔组织病、遗传等各种原因引起的，以四肢远端对称性感觉障碍、下运动神经元瘫痪及自主神经功能障碍为特点的临床综合征。

多发性神经纤维瘤病（multiple neurofibroma）　其他名称：冯·雷克林豪森（von Recklinghausen）病。以神经外胚层结构的过度增生和肿瘤形成（有时可伴有中胚层组织的过度增生）为特点的疾病，呈常染色体显性遗传。临床表现：在躯干皮肤常有大小、形状、数目不一的牛奶咖啡斑。另外，在浅表皮神经或神经干可有固定或带蒂的纤维样软性肿瘤，由针尖至橘子样大小，数目较多，可有压痛。当伴有皮肤和皮下组织的过度增生时，可见面、唇、后颈或一个肢体的弥漫性肥大，称神经瘤性象皮病。生长于脑神经或脊神经者，可引起脑症状或脊髓压迫症状。治疗：无特殊疗法，对颅内或椎管内的肿瘤，手术切除。

多发性神经炎（polyneuritis）　其他名称：周围神经炎、末梢神经炎。以对称性的双侧肢体远端同时受累为特征的一组广泛性的周围神经疾病。病因很多，常见有：重金属和化学品及药物中毒、营养缺乏及代谢障碍；感染、变态反应、结缔组织疾病、遗传因素等也可引起。主要表现为受累肢体远端感觉异常，如针刺、蚁走、电灼感等；检查时可发现有对称性呈手套、袜状感觉障碍区；有不同程度瘫痪、肌张力低下、肌肉萎缩（以手部和脚部明显）、指（趾）甲粗糙等。治疗：如病因明确，首先进行病因治疗，很多病例主要是对症治疗，给予大量B族维生素（B_1、B_6、B_{12}）等药物。

多发性特发性出血性肉瘤（multiple idiopathic hemorrhagic sarcoma）　见卡波西肉瘤。

多发性外生骨疣智力低下综合征（multiple exostosesmental retardation syndrome）　以多发性外生骨疣和智力低下为特征的一组病征。表现为特殊面容：球状鼻、头发稀疏、大耳、小头；智力低下。X线可见骨锥形骨骺和多发性外生骨疣。治疗：骨疣切除术。

多发性心肌梗死（multiple myocardial infarction）　心室多处同时发生梗死。依梗死部位、深度及广度不同，心电图改变各异：①梗死部位相邻，同时在相应导联心电图有典型心肌梗死改变；②梗死部位相对，其程度和范围不一，则症状严重，心电图表现较轻；③梗死部位相对，其深度广度近似，则不出现典型心肌梗死改变，易误诊。

多发性龈脓肿（multiple gingival abscess）　牙龈同时出现一个以上的脓肿，多为急性型。主要侵犯龈乳头并引起广泛的龈炎。红、肿、热、痛明显，影响饮食及咀嚼。治疗：切开排脓，并用1.5%过氧化氢溶液冲洗；全身应用抗生素；治疗全身性疾病。

多发性硬化（multiple sclerosis，MS）　一种最常见的中枢神经系统脱髓鞘的疾病。主要临床特征为反复缓解发作的脑、脊髓和/或视神经受损。遗传因素是发病的内因，环境因素（感染、维生素D缺乏、吸烟等）为外因。是导致青壮年非创伤性残疾的主要疾病之一。起病于青年。女性较男性多见。常以肢体疼痛、感觉异常无力及视力障碍为首发症状。痛性痉挛和核间性眼肌瘫痪具有特征性诊断价值。诱发电位检查、脑电图描记、CT及MRI都有助于诊断。治疗：促肾上腺皮质激素、皮质类固醇可促进病情缓解；在长期使用激素时可合并应用免疫抑制药物。

多发性周围神经病（multiple peripheral neuropathy）　一种主要表现为肢体远端对称性的感觉、运动和自主神经功能障碍的神经病。本病包括多发性脑神经病和多发性脊神经病。发病原因有：中毒（药物有呋喃类、异烟肼、磺胺；化学物质如有机磷农药、有机氯杀虫剂；重金属砷、汞等）、免疫功能异常、维生素缺乏、糖尿病及尿毒症等。多发性周围神经病的共同症状为对称性分布的下运动神经元性的肢体远端肌肉乏力和萎缩，手套-袜子样感觉减退或异常，以及皮肤变化、多汗或少汗等自主神经功能障碍的表现。治疗：针对病因；对症；大剂量B族维生素药物。

多反射型（fortis echo type）　其他名称：强回声型。超声通过结构复杂、排列无一定规律的实质性组织（如乳腺）时，可遇到较多而紊乱的界面，因此，回收的反射较多，振幅较大或表现为较强的密集光点回声。在两种声阻抗差较大的组织所构成的界面上，超声波反射也较强而多，如心内膜、心外膜、心瓣膜及肾包膜等，上述组织均属多反射型。

多房棘球绦虫（Echinococcus multilocularis）　一种少见的动物原性寄生虫。外形纤细，长约1.2～3.7mm，虫体多由

2～5个节片组成。虫卵形态与带绦虫难以区别。多房棘球蚴直径小，很少超过 3mm，呈多房性小囊，外面有一非常薄的角皮层包绕，囊与周围组织一般没有明显界限分隔。呈蜂窝状的小囊还可向器官的表面延至体腔内。常见的寄生部位为肝脏。人因接近终宿主误食虫卵而感染。

多房棘球蚴病（multilocular hydatidosis） 其他名称：多房性包虫病。多房棘球绦虫的多房棘球蚴引起的疾病。成虫寄生于狐，其次是犬、狼、獾和猫等体内。人误食虫卵可感染多房棘球蚴。好发于肝脏，也可发生于肺、脑及骨。肝包虫病主要症状是上腹包块，触之硬如软骨，表面呈结节状，腹痛、黄疸及门静脉高压的症状。治疗可用外科手术摘除包块，配合使用阿苯达唑。

多房性包虫病（multilocular hydatidosis） 见多房棘球蚴病。

多睾（polyorchism, polyorchidism） 体内有 3 个和 3 个以上睾丸的先天性畸形。有的病人阴囊内除有两个正常的睾丸外，还有一个或一个以上的额外睾丸在一侧阴囊内，也有所有多个睾丸都位于腹腔内。其发生可能是胚胎的生殖嵴在衍化生成睾丸的过程中，因某种因素使胚胎早期生殖嵴内上皮细胞索分裂所致。极罕见。可手术治疗。

多根多处肋骨骨折（multiple fracture of ribs） 由于外伤造成多根肋骨、多个位置上同时骨折。局部胸壁因失去肋骨支撑而出现胸壁软化，并可引起反常呼吸运动。如果软化区范围较广泛，在呼吸时由于两侧胸膜腔内压力不平衡，遂使纵隔左右摆动，影响静脉回流，造成体内缺氧和二氧化碳滞留，严重的可发生呼吸和循环衰竭。应及时处理，方法有：①加压包扎固定；②牵引固定，牵引重量为 2～3kg，时间为 3 周。

多根牙（multirooted tooth） 正常牙齿的一种。有 2 个或 3 个牙根的牙齿。如下颌第 1、2 磨牙有 2 个根。上颌第 1、2 磨牙有 3 个根。

多功能酶（multifunctional enzyme） 其他名称：串联酶。一些多酶体系在进化过程中由于基因的融合，多种不同催化功能存在于一条多肽链中。

多汗症（hyperhidrosis） 汗腺疾病之一。明显的出汗过多。有全身性和局限性之分。前者可见于感染性疾病、甲状腺功能亢进症、肥胖症等。后者常发生于腋窝、前额、手掌、跖、肛门和外阴等处。治疗：去除病因，避免精神紧张；收敛性药物，掌跖多汗局部可用 5%～10% 甲醛（福尔马林）、15%～25% 氯化铝溶液或乌洛托品；勤洗脚、换袜，不穿胶鞋。

多核素扫描术（multi radionuclide scanning） 利用脉冲高度分析器将各种放射性核素在体内的分布同时显示出来。

多核糖体（polysome, polyribosome） 其他名称：多聚核糖体。多个核糖体在一个信使核糖核酸（mRNA）分子上串成的颗粒体。信使核糖核酸在核糖体中有一段裸露的序列。每个核糖体可以独立完成一条肽链的合成。作为复合体，可于电镜下观察到。胞质中游离存在的多核糖体，用于合成细胞内酶和蛋白质；存在于内质网上者，用于合成细胞所分泌的蛋白质。

多-怀综合征（Doan-Wissman syndrome） 原发性脾性中性粒细胞减少所引起的一组病征。表现为乏力疲倦、头晕、食欲减退、低热、易感染、脾大。血中性粒细胞减少。骨髓中性粒细胞成熟障碍。治疗：脾切除术。

多环芳烃（polycyclic aromatic hydrocarbon, PAH） 分子中含有一个以上芳环的多环烃类化合物的统称。一类环境有害物。目前已证实有 30 多种多环芳烃具有不同程度的致癌性，如苯并蒽、二苯并蒽、苯并芘等，其中以苯并芘的致癌性最强。主要来源是煤等有机体不完全燃烧、废弃物焚烧、有机物热解、汽车尾气排放等。通过吸入污染空气、烟草烟雾，以及某些熏烤食物的烟气和被污染的水体而进入人体，导致肺癌、皮肤癌、阴囊癌的发生。

多肌炎（polymyositis, multiple myositis） 多发性肌炎，一种原因不明的慢性肌炎。属系统性自身免疫病，病人多为 40～60 岁，表现为肌肉乏力，伴皮疹。与其他肌病最明显的区别在于肌纤维变性伴间质慢性炎症细胞浸润。治疗：休息，

早期应用皮质类固醇。

多基因病（polygenic disease） 由多个基因及多种环境因素共同作用的遗传病。在多基因遗传病中，遗传基础所起作用的大小（遗传率）是不同的。在遗传度高的疾病中，遗传率高，环境因素作用小，在遗传率低的疾病中，环境因素作用大。

多基因遗传（polygenic inheritance） 其他名称：多因子遗传。数量性状的遗传方式。其遗传受 2 对或 2 对以上基因控制，这些基因为不完全显性，其作用是微效、等效和累加的。还受其他基因相互作用和环境因素的影响。由于不完全显性杂合子表型与基因型一致，故随着基因对数增加，杂交子二代分离的范围也随着扩大，中间性状的个体增多，少数个体为极端类型，其变异呈常态分布，子二代不同基因组合与分离可按 $(1:2:1)^n$ 的公式展开。例如人身高、体重、肤色、智力以及唇裂、腭裂、精神分裂症等，均属多基因遗传。

多级抽样（multi-stage sampling） 在整群抽样抽出的"群"内，再随机抽样的研究方法。此法的主要缺点为抽样误差较大。

多极神经元（multipolar neuron） 其他名称：多极神经细胞。胞体发出两个或多个树突和一个轴突的神经元。是人体中数量最多的神经元。如脊髓前角的运动神经元和大脑皮质的锥体细胞等。根据轴突的长短和分支情况又分为两型：①高尔基 I 型神经元，其胞体大，轴突长，在行经途中发出侧支，如脊髓前角的运动神经元；②高尔基 II 型神经元，其胞体小，轴突短，在胞体附近发出侧支，如脊髓后角的小神经元。

多极针电极（multielectrode） 一种特制的肌电检查导极。在金属针管中装有多根（8～14 根）细铂丝，在针管侧面顺序引出，构成多个捡拾导极。多用以研究一个运动单位的范围。

多价精制气性坏疽抗毒素（polyvalent refined gas gangrene antitoxin） 用于气性坏疽杆菌感染的防治。需与清创术、抗生素及给氧等配合治疗。预防给药可肌注 1 万单位；确诊治疗时每次肌注 3 万～5 万单位，每 4～6h 重复 1 次，必要时静脉注射。用药前应做皮试，皮试阳性又需用药时，需先进行脱敏。

多价疫苗（polyvalent vaccine） 针对 3 种或更多型或群病原体的疫苗。如霍乱、副霍乱二价菌苗、痢疾二价或三价制品等。要求混合制剂中各成分间在免疫上必须不互相干扰。

多结节性甲状腺肿伴甲亢（multinodular goiter with hyperthyroidism, toxic multinodular goiter） 其他名称：毒性多结节性甲状腺肿、继发性甲状腺功能亢进症。病因及发病机制未明，多认为是在结节性甲状腺肿基础上发生的自体免疫性甲状腺性甲亢。腺体摄碘功能增高多弥漫性分布在多结节上，也可浓聚在一个或几个结节上。多见于老年人，症状较巴泽多病（Basedow病）轻，但心血管系统改变常突出，突眼罕见，三碘甲腺原氨酸（T_3）、甲状腺素（T_4）水平常在边界范围，但促甲状腺激素释放激素（TRH）兴奋试验、T_3 抑制试验意义较大。治疗首选放射性碘治疗。

多晶型现象（polymorphism） 晶格排列不同的数种晶型的固体，在一定条件下产生晶型互相转化的现象。同一物质晶型不同显示的 X 线衍射图式、红外线谱、密度、熔点及溶解度等亦不同。具有多晶型的药物，其中一两种晶型有较好的治疗效果或更高的稳定性。

多聚核糖体（polysome, polyribosome） 见多核糖体。

多聚（A）尾巴 ［poly（A）tail］ 绝大多数真核生物 mRNA 都具有 3′末端的多聚 A 尾巴，长约 100～200bp。这种多聚 A 尾巴不是转录产生的，而是转录以后酶学加工的。不仅与 mRNA 由胞核向胞质的转移有关，而且对 mRNA 的稳定性及翻译效率有明显影响。

多拷贝序列（multicopy sequence） 许多重复出现的核苷酸序列，包括高度重复序列和中度重复序列。一般是与生物体的基本功能密切相关的基因，如构成染色体的组蛋白基因和 rRNA 的基因。

多克隆抗体（polyclonal antibody） 由多个 B 细胞克隆所产生

的抗体，可与不同抗原表位结合且免疫球蛋白类别各异。传统方法是将抗原性物质免疫动物，由于这些物质多由不止一种抗原分子组成，即使是一种，也是由多种抗原决定簇组成的，这种抗原可刺激具有相应抗原受体的不同淋巴细胞克隆，因此产生的抗血清是多种抗体。

多-赖综合征（Doan-Wright syndrome）　原发性脾性全血细胞减少所引起的一组病征。表现为贫血、心悸、发热、肢体疼痛、口腔及下肢溃疡、脾大、全血细胞减少。淋巴结无肿大。治疗：脾切除。

多-兰综合征（Donath-Landsteiner syndrome）　其他名称：阵发性冷性血红蛋白尿症。为一冷抗体型自身免疫性溶血性贫血。

多类性心律（multi category rhythm）　心脏有四大类起搏点即窦性、房性、连接性及室性，如有两类或两类以上起搏点同时或先后控制心脏活动 3 次以上时，称为多类性心律。

多类性心律不齐（multicategory arrhythmia）　心脏四大类起搏点（窦性、房性、连接性和室性）中的两类或两类以上的不同起搏点发出兴奋所形成的心律不齐。其产生多因为上述起搏点自律性不稳定所致。

多类性游走心律（multicategory wandering rhythm）　如果心脏有两类或两类以上（窦性、房性、连接性及室性）的不同起搏点，轮流发出兴奋以控制一系列（连续 3 次以上）的心脏活动，即为多类性游走心律。分类为：①窦-房；②窦-连接；③连接区-心室 3 类游走心律。

多里诺夫征（Dolinof sign）　慢性阑尾炎的征象。腹部紧张和凹陷时右侧腹部疼痛。见于慢性阑尾炎。

多裂肌三角综合征（multifidus triangle syndrome）　多裂肌下部损伤所致的一组症候群。表现为髂后上棘之下的局限性锐痛、不适，压迫触发点可使疼痛加剧并引起放射痛，由体力活动引起。治疗：局部封闭。

多瘤病毒肾病（BK-virus nephropathy，BKN）　其他名称：BK 病毒肾病。多瘤病毒在免疫抑制状态下大量复制致肾脏损害，是肾移植后的重要并发症。病理主要形态特点是上皮和小管细胞内存在核内病毒包涵体导致细胞损伤和溶解。病理分为 A、B、C 三期，C 期为晚期纤维化，常导致移植肾慢性失功能。临床肾损害主要表现为小管间质性肾炎和尿路狭窄，有时可伴有发热。诊断：肾活检、用免疫组化和对尿液及血浆标本进行检测等。预防和治疗无定论。

多虑平（doxepin）　见多塞平。

多氯联苯（polychlorinated biphenyl，PCB）　联苯分子中的氢不同程度被氯取代后的化合物总称。一类环境有害物。目前已确定有 200 多种。是一种无色或淡黄色油状的有机氯化物，难溶于水，易溶于脂肪及烃类溶剂中。性质稳定、抗腐、不燃、绝缘、耐高温。作为绝缘油、润滑油、热媒、添加剂，用于多种工业。生产使用过程中可污染环境，易在脂肪中富集。多氯联苯对人具有一定的毒性，日本米糠油事件就是由 PCB 污染引起的中毒事件。它可损害肝脏、神经系统及骨骼，还可能致癌、致畸。美国水中 PCB 的允许量为 $0.1\mu g/L$。

多伦道夫征（Dorendorf sign）　主动脉弓动脉瘤的征象。表现为一侧锁骨上窝消失。

多毛细胞白血病（hairy cell leukemia）　其他名称：毛细胞白血病。一种特殊类型白血病。因增生的白血病细胞表面有毛发样突起而得名。临床特点：起病隐袭，呈慢性经过；脾大；淋巴结很少肿大；全血细胞减少；骨髓吸取常为干抽；血象及骨髓象中出现特殊形态的多毛细胞。化疗效果不理想，应用干扰素或脾切除可有效。

多毛症（hirsutism）　其他名称：妇女多毛症。异常毛发过多，常指女性体毛生长过盛呈男性型毛发分布。常由高雄激素血症所致，分为雄激素依赖性和雄激素非依赖性。严重者表现为女性男性化。多毛症是许多疾病的表现，与正常的毛发分布无明确界限。其他表现为痤疮、皮肤油腻、性欲增强、阴蒂肥大等。治疗：内分泌疾病所致者针对病因治疗；生理性者用剃毛、脱毛法处理。

多酶片（multienzyme tablets）　助消化药。组成：淀粉酶、胃蛋白酶、胰酶的内层为肠溶衣、外层为糖衣的双层糖衣片。用于多种消化酶缺乏的消化不良症。

多酶体系（multienzyme system，multienzyme complex）　其他名称：多酶复合物。多个酶聚合在一起顺次催化某些多步骤反应的功能结构体系。研究得最多的是脂肪酸合成酶、α-酮酸氧化脱羧酶的多酶复合体，可在电镜下观察到。人体内众多的物质代谢，无不为多酶体系所催化。每一种多酶体系的许多酶促反应之间，以及机体内几种多酶体系之间相互影响和依存，构成一个整体。一旦在某一环节上发生故障，即引起代谢紊乱，表现为疾病。

多寐（somnolence）　其他名称：嗜卧、多卧、多眠症。中医病证名。指困倦欲睡之证。多由湿胜、脾虚或胆热所致。湿胜者，兼见身重、便溏、脉濡，治宜化湿醒神；脾虚者，兼见困倦乏力、脉弱、饭后如醉，治宜益气醒脾；胆热者，兼见口苦、咽干、目眩，治宜清胆醒神。

多囊肝（polycystic liver）　先天发育障碍性疾病。为胚胎发育时期肝内胆管在退行变时未吸收而形成的囊状扩张。囊肿大小不一，多个小囊肿可无症状，多个大的往往可影响肝实质，或发生囊内出血、破裂、感染等并发症，而出现腹胀、腹痛、肝大，但肝功能多正常。肝动脉造影、B 超检查、CT、腹腔镜可协助确诊。多囊肝集中在一叶者可考虑手术治疗。

多囊卵巢综合征（polycystic ovary syndrome，PCOS）　其他名称：斯-利综合征（Stein-Leventhal syndrome）。下丘脑-垂体-性腺轴功能失调而导致双侧卵巢囊性增大、月经过少或闭经、不育、多毛、男性化、肥胖综合征。发病机制未完全明了。治疗：以药物调整月经周期，促进排卵；双侧卵巢楔形切除术。

多囊肾［病］（polycystic kidney disease）　一种先天性肾脏异常。为遗传性疾病，双侧肾脏的皮髓质均可累及，双肾多个小管节段或肾小球囊进行性扩张，形成多个液性囊肿，导致不同程度的肾功能损害，并产生一系列症状。按遗传方式分为 Ⅰ 型和 Ⅱ 型。Ⅰ 型为常染色体显性遗传多囊肾病，Ⅱ 型为常染色体隐性遗传多囊肾病。有时伴有其他器官（如肝脏）囊肿。临床症状按组织受压以及有无并发症而定。病人可以完全无症状，也可有腰痛、肾脏肿大且表面凸凹不平、血尿、蛋白尿、血压增高和肾功能不全等。治疗：对症处理，预防感染和肾衰竭。

多囊肿综合征（polycystic syndrome）　指多囊脾、多囊肾或多囊肝-肾综合征。表现为肝肾功能损害，最终导致肝肾衰竭，常于 40～50 岁死亡。治疗：对症处理，严重时可行肝肾移植。

多脑神经疾病（multiple cranial nerve disease）　多根脑神经在出脑干后或在颅底，由各种原因的损伤所致的疾病。以第 Ⅲ、Ⅴ、Ⅵ、Ⅶ对脑神经损伤最常见。部位以海绵窦区、脑干为最常见；肿瘤、血管性（含糖尿病性血管病）、外伤、感染、吉兰-巴雷综合征和费希尔（Fisher）综合征最常见。

多内分泌腺功能减退综合征（polyglandular endocrine insufficiency syndrome，Schmidt syndrome）　其他名称：施密特综合征。指同一病人特发性两个或两个以上内分泌腺功能减退的病变组合；如特发性肾上腺皮质功能减退症、慢性淋巴细胞性甲状腺炎、甲状旁腺功能减退症、性腺功能减退症和 1 型糖尿病。多为女性，常为散发性，少数为家族性。治疗：补充缺乏的激素。

多内分泌腺瘤病（multiple endocrine adenomatosis，MEA）　多为常染色体显性遗传的家族性疾病。其特点是有两个或更多的内分泌器官发生肿瘤或增生。其中的内分泌病变可同时出现，或相隔多年先后出现。治疗：切除内分泌肿瘤，如有肿瘤转移或多发性瘤未能全切时可放疗或化疗。

多能造血干细胞（multiple hematopoietic stem cell）　由全能造血干细胞分化成的，具有向几个血细胞系分化能力的干细胞。它也能以自我复制的方式保持一定的数量的同时，又能在一定的造血诱导微环境和因素的调节下，进一步增殖分化成为定向干细胞。有关该细胞形态与结构目前尚未确定，多数人认为类似于小淋巴细胞。

D

多黏菌素 B（polymyxin B） 其他名称：阿罗多黏。多黏芽孢杆菌产生的多肽类抗生素。主要用于铜绿假单胞菌及其他假单胞菌引起的创面、尿路及眼、耳、气管等部位感染，也可用于败血症。制剂：硫酸多黏菌素片剂、注射剂。肾功能不全者及孕妇慎用。

多黏菌素 E（polymyxin E） 其他名称：黏菌素。用于革兰氏阴性杆菌感染，具有杀菌作用，为铜绿假单胞菌感染的首选药。对大肠埃希菌所致败血症、尿路感染也有效，口服可治疗大肠埃希菌所致的菌痢、肠炎。

多尿（polyuria） 尿量 24h 超过 2500ml 的现象。多尿产生于：①内分泌-代谢障碍性疾病：尿崩症、糖尿病、原发性醛固酮增多症；②肾脏疾病：慢性肾炎后期、急性肾衰竭的多尿期、肾小管性酸中毒、失钾性肾病；③神经性多尿。

多凝集红细胞（polyagglutinable red cell） 除自身血清外与其他所有人的血清都发生凝集反应的红细胞。可用外源性凝集素来鉴别。

多诺霍综合征（Donohue syndrome） 矮人怪病。病因未明的一种致死性家族性疾病。女性多见。出生时即发病，发育迟缓、精神呆滞、性早熟，怪异面容，阔鼻，大耳，两眼距离过远，外生殖器肥大，严重内分泌紊乱；妇女多毛症，乳头肥大。

多潘立酮（domperidone） 其他名称：哌双咪酮、吗丁啉、胃得灵。苯并咪唑衍生物。胃动力药及止吐药。用于各种原因引起的恶心、呕吐。也用于慢性胃炎、慢性萎缩性胃炎、胆汁反流性胃炎、反流性食管炎、消化不良等症。制剂：片剂，栓剂，直肠给药。孕妇及 1 岁以下小儿慎用。栓剂最好在直肠排空时插入。

多旁道（multiple bypass） 同时存在多条旁道。以右侧游离壁和左右间隔旁道并存的最多见，占预激综合征病人的 5%～15%。心电图上 A 型、B 型预激综合征交替出现或 Kent 束与 James 型预激综合征交替发生。

多泡性肺泡综合征（multivesicular alveolar syndrome） 肺弹力纤维未发育完善，肺泡壁弹力纤维纤弱，生后肺膨胀不全，部分肺泡发生肺气肿甚至肺泡破裂，造成呼吸困难的系列症候群。表现为发绀、呼吸困难、三凹征等。对症支持治疗。

多脾综合征（polysplenia syndrome） 一种先天畸形，有两个或多个脾脏，伴有心血管、肺畸形及内脏转位等异常。数个脾脏多聚在同一部位，其他畸形有双侧两叶肺、肺静脉畸形、室间隔缺损、房间隔左侧偏位等。如无症状，无须特殊治疗。

多普勒彩色血流显像（Doppler color flow imaging，DCFI） 在二维超声心动图的切面上以实时彩色编码显示血流的方法。目前多采用红色表示血流朝向探头，蓝色表示血流背离探头。在流速不均的紊乱血流即湍流中呈现多色镶嵌类型。对心脏大血管中的异常湍流或射流的发现有很大的应用价值。多普勒彩色血流显像不但能提供血流空间信息，而且更具有直观感。

多普勒超声心动图（Doppler echocardiogram） 应用多普勒效应，用一定发射频率的超声波来探测心脏及大血管中的血流情况，借回波频率的增减可了解血流的方向；借回波与发射波的差额可了解血流的速度。发射波有脉冲波（pw）和连续波（cw）两种。通过连续波进行的最大速度定量分析，可估测心内压力。与二维超声心动图结合可检测和确定心内分流与反流性疾病并作出定量估价。通过公式计算，可得到跨瓣压力阶差、瓣口面积、反流分数及多种心功能数据。多普勒超声心动图的主要用途是通过取样容积探及的多普勒频移大小，推算血流速度。频移方向则反映血流方向。同时还可听到血流的可闻声信号，用来分辨血流的正常和异常。

多普勒超声诊断仪（Doppler ultrasound diagnostic apparatus） 利用超声多普勒效应对人体脏器进行无损伤探查的诊断仪器。主要用于妇产科闭经 7 周以上的孕妇做胎心探查、早期诊断妊娠，鉴别活胎与死胎，确诊多胎、水泡状胎块、前置胎盘、盆腔肿块等。此外，可监听心脏、探查浅表血管、判断断肢再植血流通阻等。

多普勒胎心检测器（Doppler ultrasound fetal beat detector） 用超声多普勒方法检测胎心运动的仪器。将含有 2 个超声晶体的超声换能器放在孕妇体表，一个传递连续波进入体内，另一个检测移动结构所产生频率偏移的回波。将此信号加给一个识别线路，以鉴别出胎儿心脏的跳动，并驱动一个扬声器发出声响。该仪器由换能器、一个工作在超声频率的振荡器（通常在 2MHz 左右）、调谐放大器及一个连接于音频放大器和扬声器的简易调制线路构成。

多普勒效应（Doppler effect） 即声源与接受体之间相对运动所致音频改变的现象。多普勒效应的规律是声源与接受体做相对运动时音频增加，两者做背向运动时音频降低。这种频率的改变称为多普勒频移即多普勒效应。用此现象可以测定心脏大血管内的血流方向和速度。与二维超声心动图结合可检测和确定心内分流与反流性疾病并作出定量分析估价。

多普勒血管血流检测仪（Doppler blood vessel and blood flow detector） 利用超声多普勒效应（声波在转送路径中若遇到移动物体的阻挡，则接收到频率和原来发射频率不同，称为多普勒效应位移率，其高低和移动物体的速度成正比）检测血管和血流的仪器。技术上有连续波多普勒和脉冲波多普勒。临床上有两种类型：①多普勒血流计，可描绘血流容量曲线，主要用于脑、肢体等部位血流量的测定，对评价脑供血状态、血管的弹性、诊断动、静脉血管疾患有一定意义。②多普勒血管血流显像，可形象地观察血管，甚至小血管的病理变化。

多器官功能障碍综合征（multiple organ dysfunction syndrome，MODS） 其他名称：多脏器功能障碍综合征、多器官功能不全综合征，曾称多脏器功能衰竭。机体遭受严重创伤等急性损害 24h 后，同时或序贯出现 2 个或 2 个以上的系统或器官功能障碍或衰竭而不能维持内环境稳定的临床综合征。其临床后果非常严重。病因很多，如大手术、病理产科原发病等；严重休克，造成器官微循环灌注不足，严重乏氧；机体抵抗力极度低下；严重感染，有时由于治疗措施不当也可造成多器官衰竭。因 MODS 时，体内多器官系统功能发生障碍，表现的病症是多样复杂的。各器官系统出现衰竭顺序一般认为是：肺衰竭、肝衰竭、肾衰竭、胃肠道应激性溃疡和出血，少数累及心脏和大脑。

多潜能干细胞（multipotential stem-cell） 具有增殖和分化为包括淋巴细胞在内的各种血细胞能力的原始造血细胞。

多情人格（emotive personality） 指某些人对自己的不幸多愁善感，对别人过分同情，动辄流泪，唉声叹气，但其情感反应并未超出正常范围。此种人有情感脆弱的弱点。

多柔比星（doxorubicin） 其他名称：阿霉素。广谱抗肿瘤抗生素。用于乳腺癌、肺癌、急性白血病、恶性淋巴瘤和多种其他实体肿瘤等。制剂：注射用盐酸多柔比星。用药期间严格检查血象；静注时浓度要低，以免引起静脉炎；应严格掌握剂量，注意观察心脏毒性；辅酶 Q_{10}、维生素 C、维生素 E 等可清除氧自由基，因而可降低多柔比星的心脏毒性。

多乳房[畸形]（polymastia） 包括多乳腺，即副乳和多乳头。发生率约为 1%。病变多为两侧性，常位于正常乳房的尾侧或接近腋窝。有的状如婴儿型乳房；有的仅表现为局部皮肤色素加深，即原始的副乳晕；或仅有局部皮肤增厚，即原始的副乳头。有的副乳可发育完全，甚至出现月经期肿胀、哺乳期泌乳。副乳易发生肿瘤病变，且明显的畸形会影响整体美，须手术切除整复。

多塞平（doxepin） 其他名称：多虑平、凯舒。二苯并䓬类化合物，属三环类抗抑郁和抗焦虑药。其抗抑郁作用弱于丙米嗪和阿米替林，但抗焦虑作用较强，且有较强的镇静和抗胆碱作用，并有解痉、肌肉松弛和抗组胺等作用。主要用于各种类型抑郁症及以焦虑、抑郁为主的神经官能症；也可用于镇静、催眠及慢性荨麻疹等。常用其盐酸盐。制剂：片剂。

多沙普仑（doxapram） 其他名称：吗乙苯吡酮。新型呼吸中枢兴奋药。大剂量直接兴奋呼吸中枢，小剂量通过颈动脉化学感受器兴奋呼吸中枢，并可增加心输出量。作用较尼可刹米强，安全范围大。用于解救麻醉药、中枢抑制药引起的中枢抑制，用于各种原因引起的呼吸、循环衰竭。制剂：注射剂。剂量不应过大。

多食（polyphagia） 糖尿病常见症状。感觉容易饥饿、进食量增多的症状。

多数性单神经炎（multiple mononeuritis） 指身体不同部位的多条周围神经在不同时间先后受累。多见于结节性多动脉炎、风湿性关节炎、糖尿病、系统性红斑狼疮以及硬皮病等。起病时某个周围神经支配区出现疼痛、麻木及肌肉无力。数日内其他几个周围神经亦受累。下肢神经受累较上肢者多，双侧者常不对称，可以好转、复发或恶化。治疗：处理原发病；可用肾上腺皮质激素和镇痛药。

多顺反子（polycistron） 几个结构基因转录在一条 mRNA 链上，转录物为多顺反子，可以翻译出多条肽链。

多索茶碱（doxofylline） 其他名称：枢博新、安赛玛。平喘药。用于支气管哮喘、喘息性支气管炎、慢性阻塞性肺疾病及其他伴支气管痉挛的肺部疾病。制剂：片剂。对本品敏者、急性心肌梗死、哺乳期妇女禁用。

多胎产（multiparity） 妊娠子宫内同时有两个或两个以上的胎儿。人类的多胎以双胎为多见；由两个卵子同时受精发育而成为双卵双胎者，两儿可为同性或异性；由一个卵子受精后分裂而成为单卵双胎者，则必为同性。

多态性（polymorphism） 其他名称：多态现象。遗传学术语。在同一相互交配的群体中，存在着两种或更多种基因型的现象，如 Rh 阳性和 Rh 阴性的人。多态现象可能是短暂的，或者不同基因型的比例可以维持很多代不变，这一现象称为平衡多态现象。如果不同基因型的个体分别集中在不同的地区，就称为地理多态现象。

多糖（polysaccharide） 由多个单糖分子脱水聚合而成，至少超过 10 个单糖组成的高分子聚合物，是一种分子结构复杂且庞大的糖类物质。广义上可分为：由一种单糖分子缩合而成的均一性多糖，常见的有淀粉、糖原、纤维素；由不同的单糖分子缩合而成的不均一性多糖，常见有透明质酸、硫酸软骨素。近年来发现一些植物多糖具有抗肿瘤活性，如茯苓多糖、芸芝多糖等。作用机制与一般抗肿瘤药不同，不具细胞毒性作用，主要是增强机体免疫功能或诱导干扰素的产生，因而毒性很小。

多糖裂合酶（polysaccharide lyase, PL） 一组碳氧裂解酶。是一类由原核或真核细胞产生的作用于多糖的降解酶。PL 的底物大多数是带负电荷的多糖。PL 可用于科学研究、疾病治疗、农业生产及食品工业等方面。如 PL 可降解植物细胞壁的寡糖，后者对植物生长具有促进作用。

多体型[性]（polysomy） 一个个体细胞的某一染色体增加到 4 条或 4 条以上，即 2n＋2 或以上。例如核型为 48，XXXX 或 49，XXXXY 的个体。前者 X 染色体增加 2 个，后者增加 3 个。

多瞳孔（polycoria） 一眼有超过一个的瞳孔。可见于单侧和双侧。可分为真性和假性两种。真性是指每个瞳孔都有括约肌，多为先天性发育异常，较少见；假性见于虹膜穿孔、虹膜缺损等，无括约肌。

多头蚴病（coenurosis） 动物源性寄生虫病。由多头绦虫的幼虫寄生人体所致。多头绦虫在犬和羊等动物间传播流行，人误食被虫卵污染的饮食而受感染。多头蚴多侵袭人侧脑室后角、脊髓膜内或脑神经，其次是眼。有截瘫、偏瘫，伴呕吐和其他颅脑压迫症状，以及眼痛和视力减退等。后果严重。治疗：手术摘除。

多维葡萄糖（multivitaminum et glucosum） 营养药。组成：维生素 B_1、维生素 B_2、维生素 D_2、维生素 C、烟酸（烟酸胺）与乳酸钙，均匀分布于口服葡萄糖中制成的类白色或淡黄色粉末。有维生素 B_1 特异臭，味甜，遇潮易结块，遇光易变质，易溶于水。用于婴儿、儿童、孕妇及其他维生素缺乏的防治。

多西环素（doxycycline） 其他名称：强力霉素、脱氧土霉素。由土霉素经 6α-位上脱氧而得到的一种半合成的四环素类抗生素。用于敏感的革兰氏阳性球菌和革兰氏阴性杆菌所致的上呼吸道感染、扁桃体炎、胆道感染、淋巴结炎、蜂窝织炎、老年慢性支气管炎等，也用于斑疹伤寒、恙虫病、支原

体肺炎等。也可用于治疗霍乱和预防钩端螺旋体感染。制剂：盐酸多西环素片剂。小儿及哺乳期妇女禁用，肝肾功能不全者慎用。

多烯脂肪酸（polyunsaturated fatty acid） 其他名称：多不饱和脂肪酸。降血脂药。用于高脂血症、冠心病、脑血栓、慢性肾病的防治，亦是脑神经细胞的营养剂。可用于防治动脉粥样硬化性疾病。制剂：胶囊剂。有出血性疾病者忌用。

多系统萎缩（multiple system atrophy, MSA） 一组成年期（30 岁以上）发病、散发性神经系统变性疾病。临床表现为进行性小脑共济失调、自主神经功能不全和帕金森综合征等症状。病因及发病机制不详。特征性病理改变为少突胶质细胞和残存神经元内可见嗜银性胞质包涵体，其主要成分为 α 突触核蛋白。临床上，根据受累系统不同分为 MSA-P 型（以帕金森综合征为主要表现）和 MSA-C 型（以小脑共济失调为主要表现）。对症药物治疗和体疗。

多涎（salivation） 唾液腺（主要为腮腺）分泌过多。食物的色、香、味对感官的刺激，均能引起唾液分泌。妊娠期多涎，常和妊娠期呕吐并存。也可见于口炎、消化性溃疡、重金属中毒、磷、有机氯农药、毒蕈等中毒和药物不良反应时。

多形红斑（erythema multiforme, EM） 其他名称：多形渗出性红斑。一组以常具有多形性损害为特点，可有水肿性斑疹、丘疹及疱疹，出现虹膜样损害为典型表现的急性炎症性皮肤病。轻症先有头痛、乏力、咽痛，皮疹对称分布于四肢远端及面颈部，呈风团样丘疹或虹膜样或靶样红斑，有灼热、疼痛或瘙痒。重症亦称多腔口腔糜烂性外胚层病。突然高热、寒战，红斑上有大疱及水疱，口、眼、鼻、尿道、阴道、肛门有红斑、水疱、糜烂、溃疡及血痂。实验室检查血沉快、抗链球菌溶血素 O 值升高、蛋白尿及血尿等。治疗：轻型抗组胺及对症治疗；重型需早期大量皮质激素及支持疗法。

多形性成胶质细胞瘤（multiforme glioblastoma） 见多形性胶质母细胞瘤。

多形性持续性室性心动过速（polymorphic sustained ventricular tachycardia） 一类室性心动过速。心电图 QRS 波形不一致，持续时间＞30s 者。

多形性房性心动过速（polymorphic atrial tachycardia） 心房内几个病灶自律性增强引起心动过速。多见于老年人动脉硬化、肺源性心脏病、呼吸衰竭等心脏病变。心电图显示同一导联有 3 个或 3 个以上不同形态 P'波，并无一种 P'波居主导地位；P'-R、R-R 及 P'-P'间距不等，P'波之间有等电位线，P'波频率在 100～200 次/min。

多形性房性期前收缩（polytypic atrial premature beat） 房性 P'波形态各异，配对时间固定的房性期前收缩。

多形性横纹肌肉瘤（pleomorphic rhabdomyosarcoma） 横纹肌肉瘤的一型。发生于身体任何部位，以四肢最多见。约半数为下肢，常为大腿。瘤体积大小不一，发源于深部的瘤结可能很大，生长迅速，浸润四周组织；发源浅部的较少见，多数质地硬，境界明显，有时见有假包膜。切面常有出血、囊性变，坏死，类似陈旧性血肿。镜下，瘤细胞有十分明显的多形性，以大小分支状梭形细胞为主，常混有圆形或多角形细胞，瘤细胞胞质很丰富，有深红色颗粒，常见纵纹，偶有横纹。

多形性胶质母细胞瘤（glioblastoma multiforme） 其他名称：多形性成胶质细胞瘤。最恶性的神经胶质瘤。相当于 Ⅲ、Ⅳ 级星形细胞瘤。一部分可从良性胶质瘤恶变而来，另一部分则一开始即为恶性。多见于 10～40 岁，常发生在大脑半球的白质，浸润范围较广。切面常有坏死及出血。镜下，大多数瘤细胞有明显的异型性，细胞的大小、形状及染色不一致。常见有单核及多核的瘤巨细胞。预后较差。治疗：手术切除后短期内可复发，放疗、化疗效果均不满意。

多形性日光疹（polymorphous light eruption） 以多形性皮损为特征的迟发型光变态反应性皮肤病。最常见的一种光敏性皮肤病，好发于中青年女性暴露于日光部位，呈多形性表现。好发于春、夏季。一般于日晒 2h 至 5 日出现皮疹，有

多种形态，如红斑、丘疹、疱疹、结节、斑块、瘀斑等。自觉明显瘙痒或灼热感。治疗：避免日晒或涂遮光剂；局部用止痒剂及皮质激素制剂；可口服沙利度胺、烟酰胺、抗组胺药等。

多形性室性心动过速（polymorphic ventricular tachycardia）　心肌损害严重和应用抗心律失常药物，引起心室单源兴奋折返途径改变，或兴奋传导方向变换的心动过速。心电图显示 QRS 波群加宽，形态多变；心室率在 150～300 次/min。

多形性室性期前收缩（polytypic ventricular premature beat）　其他名称：单源性多形性室性期前收缩。起源于同一节律点的室性期前收缩，其配对时间大致相同，但形态各异的室性期前收缩。常见于洋地黄中毒和器质性心脏病病人。

多形性妄想（delusions of polymorphic nature）　多种不一致的、内容各式各样的妄想同时出现，在本质上缺乏合乎逻辑的组织核心。是系统化妄想的对立面。一般历时较短暂。

多形性腺瘤（pleomorphic adenoma）　曾称混合瘤，是最常见的涎腺上皮性肿瘤。女性稍多于男性。肿瘤生长缓慢，无任何自觉症状，原发瘤多位于耳垂下方，少数位于耳屏前方，多呈结节状生长，有囊性感或软骨样硬度，可活动，与周围组织无粘连。生长加快伴有疼痛时有恶性改变可能。病理可见腺管样结构、肌上皮结构、黏液样和软骨样组织。

多血质（sanguine temperament）　心理学名词。人的气质类型的一种。按巴甫洛夫高级神经活动类型学说，强而平衡、灵活的神经活动类型为多血质的生理基础。其外部表现为活泼好动，反应迅速，行动敏捷、灵活。易动感情、富于生气、情绪发生快而多变、表情丰富、外向，但情绪体验不深。容易适应新环境。兴趣广泛，但易变化，注意力易转移。

多伊奇兰德尔综合征（Deutschländer syndrome）　其他名称：行军足综合征。长期反复长距离步行行军后（特别是鞋不合适时），出现的以跖骨疲劳骨折为特征的综合征。表现为步行时足痛、足背压痛，第 2、3 跖骨处可扪及肿物和触痛。X 线可确诊。按骨折处理。

多用电子穴位测定治疗仪（multiple electronic acupunctoscope）　利用刺激脉冲对人体病变进行诊断和治疗的仪器。根据人体经络和穴位的生理研究，病变处其反应点的电阻较正常低，被测点有弱电刺激或压痛感，可辅助诊断。主要用作针刺麻醉探穴、电针治疗、电兴奋治疗及经络敏感测定等。

多源性房性期前收缩（multifocal atrial premature beat）　心房内有两个或两个以上兴奋灶所引起的期前收缩。在心电图上，同一导联记录的 P 波形态各异，配对时间亦不同，且能除外房性融合波。多源性房性期前收缩常为房颤的先兆。

多源性房性期前收缩伴时相性室内差异性传导（multifocal atrial premature beat with phasic aberrant ventricular conduction）　多源性房性期前收缩的兴奋在心室内受到相对干扰所致的 QRS 波群形态异常。心电图特征：①房性 P′波形态 3 种以上；②P′-P′、P′-R 及 R-R 期间不等；③P′-P′间有等电位线；④P 波与 QRS 波群有固定的时间联系；⑤QRS 波形态多呈完全性右束支传导阻滞图形；⑥心率＞100 次/min。

多源性室性期前收缩（multifocal ventricular premature beat）　由两个以上室性异位起搏点所引起的期前收缩。在同一导联中出现两种以上不同形态的室性期前收缩，且配对时间不相等。如呈两种时态，称双源性室性期前收缩。多源性室性期前收缩常见于器质性心脏病、电解质紊乱、药物中毒的病人。

多源性心律（multifocal rhythm）　同类起搏点内的多个起搏点在一定时间内轮流发出有效兴奋形成的心律。实质是同类起搏点自律性不稳定所致。根据自律性强度不同，又分为游走心律、多源性期前收缩性心动过速和混乱心律等。

多源性心律不齐（multifocal arrhythmia）　包括同类性游走心律、同类起搏点转移、多源性期前收缩性心动过速和同类性混乱心律。

多灶性期前收缩（multifocal extrasystole）　两个以上的异位起搏点引起的室性或房性期前收缩。心电图表现为同一导联上 QRS 波群或 P 波有两种以上的形态，连接时间（指期前收缩与前面一个 QRS 波群开始之间的距离时间）亦不相同。多由于心肌炎、冠心病等心肌损害较广泛所致。针对病因，对症治疗。

多灶性细菌性肾炎（multifocal bacterial nephritis）　细菌感染累及多个肾叶并伴有大量白细胞浸润的肾感染。最常见致病菌为金黄色葡萄球菌，细菌可由体内其他部位的化脓性病灶，经血液循环进入肾。临床表现为突发性的寒战、高热、腰痛，伴乏力、食欲减退。患侧腰部肌肉紧张，肾区和脊肋角有明显叩击痛。

多灶性运动神经病（multifocal motor neuropathy，MMN）　一种临床表现为缓慢进展的不对称性肢体乏力，电生理检查显示多灶性运动传导阻滞的疾病。一种少见病，多见于中年人，男性多于女性。临床主要表现为缓慢进展的肢体远端不对称性的肌无力和肌萎缩，上肢较下肢显著。免疫球蛋白静脉滴注治疗为首选。

多指（趾）[畸形]（polydactylia）　一侧手（足）有 6 个以上的指（趾）。可与其他畸形同时存在，常在小指（趾）与拇指（蹈趾）的外侧发生。治疗：手术切除愈早愈好。

多中心巨细胞网状细胞组织细胞增生症（multicentric giant cell reticulohistiocytosis）　以皮肤和黏膜结节伴破坏性关节炎为主要症状，病变处有特殊的组织细胞性多核巨细胞浸润的一种肉芽肿疾病。病因不明，多见于中年妇女。皮损为肉色、紫红或褐色的丘疹或结节，也可为弥漫性红斑和萎缩斑。黏膜、滑膜、骨骼或内脏器官也可受累。关节 X 线片及病理检查可确诊。治疗：可试用皮质激素或烷化剂。

多中心性肿瘤（multicentric tumor）　在某一个器官内或身体多处发生多个同源性肿瘤。如子宫平滑肌瘤、皮肤多发性神经纤维瘤、全身淋巴结的淋巴瘤等。

多种钙片（Tabellae Multicalcil）　钙剂营养药。组成：葡萄糖酸钙、磷酸氢钙、乳酸钙，加适量蔗糖、香精等压制成的白色或淡黄色的片剂。具有促使骨质形成和维持神经与肌肉内正常兴奋性的作用。用于钙质缺乏诸症。

多种颜色变化综合征（harlequin color change syndrome）　为新生儿生后 3 周内，体位改变时，其皮肤颜色在数秒或几小时内发生红、白两色互变为特征的症候群。皮肤颜色从额通过中线直至下肢有一条分界线，这种改变不会超过生后 3 周。治疗：无需处理。

多 X 综合征（poly X syndrome）　其他名称：超雌综合征。为女性 X 染色体增多 1～3 条而引起的临床症候群。根据 X 染色体增加条数的不同，临床上分别称之 3X 综合征、4X 综合征、5X 综合征，三者总称为多 X 女性综合征。3X、4X 和 5X 综合征智力均较低下，均呈通贯手，均有指纹总嵴数的减少。确诊只靠染色体检查。

多 Y 综合征（poly Y syndrome）　染色体疾病。见于男性。青春期前常无异常表现，成年后身材高大，面部座疮。多数生殖功能正常，少数病人睾丸小，性器官发育不全，精子生成减少，性功能减退，隐睾或尿道下裂。染色体核型大多数为 47，XYY，少数为 48，XYYY 或 49，XYYYY。

多足纲（Myriapoda）　节肢动物门的一纲。虫体分头及躯干两部。头部有触角一对，躯干扁长或圆柱形，由多数体节组成；每一体节有足一对（蜈蚣）或两对（马陆），用以爬行。雌雄异体，多卵生。体内只有气管，以管呼吸。与医学有关的主要是毒螯，如蜈蚣。

夺汗者无血（consumption of blood is contraindicated in case with excessive sweating）　中医术语。汗液大量外泄的病人，如果再发汗，则津液亏虚而化血不足，亦可造成血脉空虚。说明在病理情况下，血和汗同出一源。语出《灵枢·营卫生会》。参见夺血者无汗。

夺血者无汗（diaphoresis is contraindicated in case with consumption of blood）　中医术语。出自《灵枢·营卫生会》：夺血者无汗，夺汗者无血。夺，耗损之意。血汗同出一源，如已经失血的，不能再发其汗；已经发汗的，不能再耗其血。耗血而又发汗，发汗而又耗血，汗血两失，气阴大伤，会加重病情，这是错误的治疗方法。说明在病理情况下，津、血之间的病变多相互影响，津、血同源，汗为津液所化。

剁碎伤（chop wound）　一种力量较大的机械锐器伤。特点是创口较多，深浅不一，常伴有广泛的挫裂伤，组织呈粉碎状，可同时有开放性骨折。

惰性白细胞综合征（lazy leukocyte syndrome）　其他名称：迟钝白细胞症、懒惰白细胞综合征。精细胞功能缺陷性疾病，表现为血白细胞的任意和定向运动异常，以致粒细胞运动缓慢，对自身或外源性趋化因子无效应。病人有复发性口腔炎、牙龈炎、皮肤和上呼吸道感染等。

惰性电位（inertia potential）　心肌坏死时，细胞内 K^+ 浓度明显下降，当降至正常值的 80% 时，坏死细胞的静息电位称为惰性电位。此时细胞不能再去极化，因此产生病理性 Q 波。

惰性粉尘（inert dust）　进入机体后不引起明显中毒和肺组织纤维性变的粉尘。例如金属铁、钡、锑、锡等粉尘。"惰性"是相对而言，实际上任何粉尘进入肺内均可引起异物反应。

D

E

阿胶（donkey-hide gelatin，Colla Corii Asini） 其他名称：驴皮胶。中医药名。用驴皮熬制成的胶质块。甘，平。归肺、肝、肾经。功能补血、止血、滋阴、润燥。主治：①贫血、血虚萎黄、眩晕心悸等血证，为治血虚的要药。②虚劳咯血、吐血、便血、崩漏等多种出血证，为止血要药。③热病伤阴、阴虚火旺的心烦不眠，阴虚咳嗽，能滋阴以降火。对于热灼真阴，虚风内动的手足瘛疭，亦可用。

阿胶鸡子黄汤（ejiao jizihuang tang，Colla Corii Asini and Vitellus Ovi Galli decoction） 中医方剂。《通俗伤寒论》方。组成：陈阿胶、生白芍、石决明、钩藤、生地、炙甘草、茯神、鸡子黄、络石藤、生牡蛎。柔肝息风、滋阴养血。邪热久羁，灼伤肝阴，症见筋脉拘急、手足蠕动，或头目眩晕、舌绛苔少、脉细数者。

莪术（turmeric rhizome，Rhizoma Curcumae） 蓬莪术的简称。其他名称：蓬术、山姜黄、芋儿七、广术。中医药名。姜科植物莪术、郁金或广西莪术的根茎。辛、苦、温。归肝、脾经。功能行气、破血、消积、止痛。治：①血瘀气滞的经闭腹痛、癥瘕痞块，以及跌打损伤。②食积气滞、腹胀疼痛。现有人用于治疗早期宫颈癌、外阴癌。

莪术油（turmeric oil，Oleum Curcumae） 抗癌药。姜科植物莪术根中提出的挥发油。主要成分为莪术酮、莪术醇、莪术双烯等。对癌细胞有直接破坏作用。此外，对金黄色葡萄球菌、大肠埃希菌、伤寒沙门菌有抑制作用。用于治疗子宫颈癌。

莪术油乳注射液（Injectio Emulsionis Olei Curcumae Aromaticae） 抗癌药。由莪术油与适宜的乳化剂制成，为 pH 值 3.5～5.0 的乳白色均匀乳状灭菌液体。局部瘤体注射，主治早期宫颈癌。

峨参（Anthriscus Sylvestris） 其他名称：田七、土田七、金山田七。中医药名。伞形科植物峨参的根。甘、辛、微苦、微温。归脾、胃、肺经。功能补中益气、祛瘀生新。治脾虚腹胀、四肢无力、肺虚咳喘、咳嗽咯血、老人尿频、水肿、腰痛、跌打损伤。内含峨参内酯、异峨参内酯及糖类。

鹅不食草（small centipeda herb，Herba Centipedae） 其他名称：地胡椒、球子草、散星草。中医药名。开窍药。菊科植物石胡荽的带花全草。辛、温。归肺、肝、脾经。功能祛风利湿、通窍散热、散瘀消肿。治感冒、头痛鼻塞、目赤肿痛、过敏性鼻炎、云翳外障、疟疾、一切肿毒、百日咳。外用适量。用鹅不食草制成细末，入凡士林为软膏，治疗面神经麻痹。

鹅膏蕈碱（amanitin） 来自伞蕈的一种毒素，有 α、β、γ 和 ε 等类型。能使人严重中毒并导致死亡的真菌毒素。

鹅口疮（thrush，mycotic stomatitis） ①由白念珠菌引起的口腔黏膜真菌病。易发生在营养不良、慢性腹泻、长期应用抗生素或肾上腺皮质激素的小儿。其特征为口腔黏膜出现白色点状或片状物，并可蔓延至舌、牙龈、上腭，白膜不易擦去。机体抵抗力低下时可蔓延至下呼吸道及消化道，甚至引起全身真菌病。治疗：用 2%～4% 碳酸氢钠溶液擦洗口腔和漱口，再涂络合碘；严重者予制霉菌素。②中医儿科疾病。症见小儿口腔黏膜、舌上布生白屑状物，状如鹅口等。常见于体质虚弱、营养不良、久病久泻的小儿，尤以早产儿、新生儿多见。心脾积热证，治宜清热泻火解毒，用清热泻脾散加减；虚火上浮证，治宜滋阴潜阳降火，用知柏地黄丸加碱。均应配合外治疗法。

鹅卵石征（cobblestone sign） 气钡双重造影时显示病变肠管的轮廓线模糊不整齐，黏膜面破坏，有纵横交错的线状龛影及凹凸不平的隆起，如同铺路石样表现。鹅卵石征对各种肠炎的鉴别诊断有一定参考价值。

鹅去氧胆酸（chenodeoxycholic acid，chenodiol） 利胆药。熊去氧胆酸的异构体，溶石机制、功效与熊去氧胆酸基本相同。能使胆固醇合成及分泌减少，使胆汁内总胆固醇的排出量减少，提高胆汁对胆固醇的溶解能力，促进已结石的胆固醇解离而达到溶石效应。口服用药。主要用于预防和治疗胆固醇性胆石症，对胆色素性结石和混合结石也有一定疗效。孕妇、肠炎及肝病病人禁用。

鹅脱氧胆酸（chenodeoxycholic acid，CDCA） 胆汁酸中含量较多的一种初级胆汁酸，学名：3α、7α-二羟胆烷酸。分子式 $C_{24}H_{40}O_4$，分子量 392.56。分子结构中 3、7 位上各含 2 个 α-羟基。属于游离型胆汁酸。它可与甘氨酸或牛磺酸结合，生成结合型胆汁酸，促进脂类的消化吸收。

鹅血片（goose blood tablet） 健康新鲜鹅血制成的粉末加少许辅药及适量赋形剂配制而得的糖衣片。适用于缓解消化道淋巴、鼻咽肿瘤等的症状，亦可作为辅助用药，用于化疗及放疗引起的白细胞减少、慢性苯中毒等治疗，对血小板减少、再生障碍性贫血的疗效不显著。略有腥味，偶可引起恶心、胃部不适感等。

鹅掌风（tinea unguium） 中医病名。生于手掌的一种皮肤病，即手癣。包括手部皲裂性湿疹、掌跖角化病等。接触传染。治疗可用荆芥、防风、地骨皮、红花、皂角、大枫子、明矾等药，加醋泡浸 3～4 天后，取药液泡手，每晚泡半小时，连续 2 周。

额窦（frontal sinus） 鼻窦之一。位于额骨额鳞下部内的腔洞。数目、大小与形状不一，一般为三角形，多左、右各一，开口于鼻腔的中鼻道。其出口位于窦的底部，引流通畅，感染后易恢复。

额窦骨折（frontal sinus fracture） 鼻旁窦外伤的一种。常与鼻额筛眶复合体骨折同时存在，可分为前壁骨折和后壁骨折。每一种又可分为线性骨折、凹陷性骨折、粉碎性骨折 3 种。前壁骨折易罹患骨髓炎，后壁骨折常伴有脑膜撕裂和脑脊液鼻漏。手术探查治疗。

额窦炎（frontal sinusitis） 额窦黏膜细菌感染性炎症。分急、慢性两种。急性额窦炎表现为晨起开始头痛，近午最重，下午缓解，同时有发热、鼻塞、流黏脓涕、嗅觉减退、眼眶痛、溢泪等症状。慢性额窦炎主要表现为前额胀感或隐痛、鼻塞、流涕稍减轻，有时形成瘘管。治疗：急性额窦炎应用抗生素、1% 麻黄碱滴鼻、对症、理疗等，无效可行额窦开放术。慢性额窦炎以理疗、负压置换为主，必要时行额窦根治术。

额骨（frontal bone） 近似贝壳形，位于脑颅的前方，构成颅盖和颅底前部。分为额鳞、眶部及鼻部。上方与顶骨、两侧与颞骨、前方与鼻骨、后方与蝶骨、下方与筛骨相邻接。在额鳞和鼻部结合处的成对的空腔称额窦。

额极动脉征（arteria frontopolaris sign） X 线诊断术语。脑血管造影正位像呈现的大脑前动脉纵行侧移，胼缘动脉起始处受该动脉牵引，胼周动脉突向中线，屈曲成角，并指向病侧。多见于额顶部占位性病变。

额面肢体导联轴（frontal plane limb lead axis） 额面六轴系统的 I、II、III、aVR、aVL 和 aVF6 个导联轴的统称。

额外心音（extra cardiac sound） 在正常第一、第二心音之外听到的病理性附加心音。大部分出现在第二心音之后，即舒张期，与原有的第一、第二心音构成三音律，如奔马律、开瓣音和心包叩击音等。也可出现在第一心音之后，即收缩期，如收缩期喷射音。少数可出现两个附加心音，则构成四音律。

额外牙（supernumerary tooth） 其他名称：多生牙。多于正常数目的牙齿。多发生在恒牙。牙发育异常，除正常小儿乳牙 20 个，成人恒牙 32 个外，多余的牙大多畸形。常位于上中切牙之间及前磨牙区域。相应亦有缺失牙，常见于第 3 磨牙。

额下回（inferior frontal gyrus） 位于额下沟的下方，大脑外侧沟上方的脑回。在额下回后 1/3 处有一运动性语言中枢，如果这部分的脑回受损伤，虽然与发音、说话有关的肌肉未瘫痪，但病人却丧失了说话能力，临床上称为运动性失语症。

额先露（brow presentation） 分娩时，当胎头持续以额部为先露入盆并以枕颏径通过产道时，为额先露。胎头呈半仰伸或半俯屈状态。临产时可转变为枕先露或面先露。如持续为额先露则因枕颏径（13.3cm）大于骨盆入口径，故受阻不能娩出。如胎儿小、骨盆大，则胎头经缩短枕颏径、延长枕额径，可高度塑形娩出。额先露临床多表现为头盆高度不称。

额叶（frontal lobe） 大脑外侧沟上方、中央沟以前的部分。主要与运动功能、精神活动及嗅觉有关。额叶的上外侧面，在中央沟之前，有一与之平行的中央前沟，两沟之间的隆起为中央前回。中央前沟向前又有两条与半球上缘大致平行的沟，称为额上沟和额下沟。额上沟以上为额上回，额上、下沟之间为额中回。额下沟以下为额下回。额叶下面有短小的眶沟，它分隔出若干眶回。在眶回的内侧有一条嗅束，其前端膨大为嗅球，与嗅神经相连。

额中回（frontal middle gyrus） 额上沟与额下沟之间的脑回。重要脑回之一。额中回后部与书写功能及调节眼球运动有关。这部分受损伤，病人失掉写字和绘画的能力，临床称为失写症。

额状切面（frontal section） 与水平切面和矢状切面相垂直的切面。

恶心（nausea） 一种上腹部不适、紧迫欲吐的感觉。常为呕吐的前奏，也可单独出现。伴有胃、小肠的张力与分泌减退，有流涎、出汗、心悸、脸色苍白、脉搏变慢、血压下降等自主神经系统不平衡现象。恶心与呕吐发生的机制相同。其不同处仅在于第四脑室基底呕吐中枢受到冲动的强度较弱，则表现为恶心。

厄-迪综合征（Erb-Duchenne syndrome） 其他名称：上颈神经根综合征。产伤所致臂丛麻痹的上丛型。常为婴儿分娩时牵拉头和臂，或将臂、肩扭向下后方而引起，少数可因肿瘤或炎性病变所致。表现为病侧上肢下垂、上臂内收、不能外展及外旋；前臂不能旋前、旋后或屈曲；上臂和肩胛肌肉麻痹及萎缩；三角肌下缘有一狭长的感觉障碍区。

厄尔布综合征（Erb syndrome） 重症肌无力的一组症候群。20～40 岁女性多见。表现为肌肉极易疲劳，活动后极度无力，但恢复很快。脑神经支配的肌肉受累较早且较严重。发病时，暂时性复视，咀嚼、谈话进行性困难，呼吸困难，面无表情，眼睑下垂。

厄尔尼诺现象（El Nino phenomenon） 其他名称：尼诺现象。原指某些年份圣诞节前后，沿厄瓜多尔海岸出现的一股向南流的暖洋流。现指热带太平洋东部、中部表层海水温度大范围持续变冷、升高现象。出现这一现象的海域，其表层海水温度较常年增加 1～2℃，强烈时增加 2～5℃，持续时间可达 1 年以上。这一现象出现时，会引起全球气候异常，造成严重的洪涝、干旱等灾害。成因尚无定论。

厄勒症状（Oehler symptom） 阻塞性动脉内膜炎和动脉粥样硬化的征象。间歇性跛行病人的足趾苍白和冰冷。

扼痕（throttling mark） 扼死的特征改变，它是指扼压后留在被害人颈部的手指和指甲痕迹。指痕呈圆形或椭圆形皮肤擦伤或挫伤，指甲痕则呈新月形或短浅状挫伤。位置在喉头两侧。用右手或左手扼压颈部出现的指痕位置相反。

扼死（death from manual strangulation） 其他名称：掐死。用单手或双手扼压颈部致死。几乎全是他杀，极个别为自杀。尸体除一般机械性窒息死所见外，尚有颈部的指甲痕、指头压痕、虎口扼痕等，表现为特定形状的表皮剥脱及皮下出血。

呃逆（hiccup, hiccough） ①由膈肌非随意的痉挛性收缩所引起的吸气运动刚一开始即为声门的突然关闭所终止的现象。呃逆时发出一种特殊的声音。可由胃神经功能失调而引起，亦可见于尿毒症、恶性肿瘤等。后者引起的呃逆较为顽固，可用针刺疗法或镇静剂缓解。②古称哕，俗称打嗝试。中医症状名。气从胃中上逆，喉间频频作声，声音急短而促，不能自制为主证。分寒呃、热呃、气呃、痰呃、瘀呃、虚呃等型，分别由各种病因使胃气上逆动膈而发病。也有分为外感呃逆、内伤呃逆，或阳证咳逆、阴证咳逆者。

恶病质（cachexia） 其他名称：恶液质。一种机体严重消瘦、无力、贫血和全身衰竭的状态。表现为体重明显减轻，皮肤失去弹性，面部、腹部及臀部皮下脂肪均消失，肌肉极度萎缩、松弛无力，呈皮包骨状。见于长期慢性感染、恶性肿瘤的晚期，某些内分泌病，如糖尿病、垂体功能减退症、慢性肝病、严重肠瘘的晚期等。

恶病质心脏综合征（cachectic heart syndrome） 由各种恶性疾病引起的心脏病变症状群。表现为心电图异常（QRS 波低电压，QRS 波变窄、T 波低平），系列胸片上见心脏呈自发性缩小和原发病表现。治疗针对病因，心脏方面无特殊治疗措施。

恶臭（offensive odor, odor, malodor） 难闻的气味。迄今凭人的嗅觉能感觉到的恶臭物质有 4 000 多种，主要来源于人类生产和生活活动。对人体危害较大的有硫醇类、氨、硫化氢、甲基硫、三甲胺、甲醛、苯乙烯、酪酸、酚类等。

恶臭监测（odor monitoring） 其他名称：恶臭等级。对环境中气味难闻的气态物质进行监测。主要是对其种类、性质、浓度等进行监测。恶臭等级按强度划分为六级，即 0～5 级，0 级为无气味，5 级气味很强，无法忍受。

恶化型劳力性心绞痛（exacerbation angina pectoris of effort） 见恶化型心绞痛。

恶化型心绞痛（crescendo angina pectoris） 其他名称：恶化型劳力性心绞痛、进行型心绞痛。在 1 个月内心绞痛的频率、程度、时限、诱发因素经常变动，呈进行性恶化的心绞痛。可发展为心肌梗死或猝死，亦可逐渐恢复为稳定型。

恶劣心境（dysthymia） 见心境恶劣。

恶露（lochia） 产后由阴道排出血液、坏死蜕膜、上皮及黏液等，统称恶露。恶露有血性恶露、浆液性恶露、白色恶露 3 种。正常恶露有血腥味，但不臭。如有臭味，应考虑有感染。如血性恶露持续 2 周以上，应考虑子宫复旧不全或子宫内有胎盘组织或胎膜残留。

恶露不净（lochiorrhea） 其他名称：恶露不止、恶露不绝。中医病名。一般产后恶露持续两三周应完全排尽。如超过这段时间，仍然持续淋漓不断则属病态，称之恶露不净。多由产后气虚下陷、冲任不固所致，也可由败血瘀阻或血热妄行而成。气虚者宜补气摄血。瘀阻者须活血，去瘀生新。血热者，宜养阴清热止血。

恶露不下（lochiostasis, retention of lochia） 中医病名。胎儿娩出后、子宫内遗留的浊液败血没有排出或出之甚少的病证。由气滞或血瘀所致。气滞者，兼见小腹胀甚而痛、胸胁胀满、脉弦，治宜益气，兼以行气活血。血瘀者，兼见小腹疼痛拒按，甚者可于痛处触及硬块，脉沉涩，治宜补血，兼以温经散瘀。

恶性高热（malignant fever） 常染色体显性遗传病。麻醉时发生的一种并发症。当病人使用全身性吸入麻醉剂（氟烷、乙醚等）或使用肌肉松弛剂（琥珀酰胆碱）麻醉时，偶尔出现体温突然升高，可高达 42℃，肌肉强直、心动过速、心律失常、换气过度、酸中毒、电解质紊乱，尿中出现肌蛋白，骨骼肌中肌酸磷酸激酶升高，如不及时抢救可因心脏停搏而导致死亡。

恶性黑棘皮病综合征（malignant acanthosis nigricans syndrome） 以角化过度、棘皮病和色素沉着为病理特点的一组病征。表现为瘙痒、皮肤干燥粗糙、色素沉着呈灰至黑色、角化过度而出现乳头状隆起。如有恶变则上述改变加重，术后易复发。治疗：手术切除，对症处理。

恶性黑色素瘤（malignant melanoma） 一种恶性程度很高的肿瘤。发生于颈后、足底、手掌、外阴、肛门等易受摩擦处的皮肤；口腔、鼻腔、眼结膜、直肠、阴道等处的黏膜亦可发生。易发生淋巴及血流转移，不宜部分切取活检，而应在一次手术中完成冷冻切片检查及根治性手术。很多恶性黑色素瘤都起源于先前存在的黑痣，故切除易受摩擦损伤的黑痣，可预防本病。

恶性畸胎瘤（未分化型）（embryonal carcinoma of testis, malignant teratoma）　其他名称：睾丸胚胎性瘤。发生于睾丸生殖细胞，并由未分化的上皮细胞组成的恶性肿瘤。病理表现为瘤细胞未分化，部分呈上皮性表现，胞质丰富、透明，排列类型多样，可见实性、乳头、裂隙或腺样结构。临床发病峰值年龄为 30 岁，最常见的表现为睾丸无痛性肿胀，睾丸疼痛少见。单纯胚胎性癌或以胚胎性癌为主要成分，伴有血管和/或淋巴管浸润的病人预后较差。常转移到盆腔及远隔器官。治疗：手术切除，辅以放疗及化疗。

恶性溃疡（malignant ulcer）　指胃恶性肿瘤溃烂的 X 线显示。龛影较大或扁平状，外形不整，呈地图样，一般多单发。因溃疡出现在较大的肿瘤之中，故显示的龛影大多数在轮廓线之内。龛影周围出现小结节状充盈缺损即压迹征，或不规则的癌性隆起包绕即环堤征。邻近黏膜不规则纤维呈杵状增粗，以及融合不能达到溃疡口部而中断。龛影一般不光滑，其外缘平直，内缘不整齐，可出现多个尖角样改变即所谓尖角征。

恶性淋巴瘤（malignant lymphoma）　免疫系统的恶性肿瘤。主要发生于淋巴结和其他器官中淋巴组织的恶性肿瘤，以局部形成肿块为其特点。发病率在我国仅次于白血病，占恶性肿瘤的第 10 位。病因不清，相关因素主要有病毒、免疫抑制和遗传。根据肿瘤的主要细胞类型和组织结构特点，可分为霍奇金淋巴瘤和非霍奇金淋巴瘤两大类。

恶性瘤（malignant tumor）　见恶性肿瘤。

恶性疟原虫（plasmodium falciparum）　疟原虫的一种。恶性疟的病原体，在外周血液能查见环状体及配子体。配子体呈香蕉型或半月型，其他人体疟原虫的配子体均呈圆形。环状体约为红细胞直径的 1/5，有两个核，位于红细胞边缘。常可见一个红细胞内含 2 个或 2 个以上的环状体。其他的人体疟原虫的环状体约等于红细胞直径的 1/3。

恶性呕吐（pernicious vomiting）　妊娠呕吐程度严重的一种。为持续恶心、呕吐，导致酸中毒及电解质平衡失调，或肝功能异常。治疗：宜住院，对症处理。

恶性贫血（pernicious anemia）　由维生素 B_{12} 的吸收或利用障碍，引起造血内在因子缺乏导致的一种巨幼细胞贫血。其特点是骨髓及外周血中出现大量形态及功能异常的巨幼细胞，临床上常伴有消化道或神经系统障碍的一种贫血。本病需终生用维生素 B_{12} 维持治疗，常用剂量为 $30\sim100\mu g$，肌内注射，每天 1 次，直到血红蛋白恢复正常，此后改为 $10\mu g$，每月 1 次。

恶性葡萄胎（malignant hydatidiform mole）　见恶性水泡状胎块。

恶性青光眼（malignant glaucoma）　见睫状环阻塞性青光眼。

恶性肉芽肿（malignant granuloma）　一种进行性肉芽增殖性溃疡性病变。多始发于面部、鼻腔、口腔等处，而后累及咽喉。分两型：①恶性肿瘤型。以放疗为主。②变态反应或自身免疫性疾病型，又名 Wegner 肉芽肿。采用免疫抑制剂治疗。

恶性室性期前收缩（malignant ventricular premature beat）　容易诱发室性心动过速和心室颤动的室性期前收缩。下列的心电图表现可考虑为恶性室性期前收缩。提前指数≤1.0 的室性期前收缩；R-R' 间期 0.43s 的室性期前收缩，对各种药物疗效欠佳；R 与 T 重叠及 R 与 P 重叠的室性期前收缩，Q-T 间期延长并发室性期前收缩；多发性、多源性室性期前收缩。

恶性水泡状胎块（malignant hydatidiform mole）　其他名称：恶性葡萄胎。妇科恶性肿瘤。其特点是水泡状胎块侵入子宫肌层的深部，甚至穿透肌层造成腹腔内出血或阔韧带血肿，也可随血运转运至肺、阴道、肋及其他组织，形成局部血肿。进入脑部或大量进入肺部可导致死亡。恶性水泡状胎块继发于水泡状胎块，但有流产史。诊断依据：良性水泡状胎块排出后阴道持续出血，子宫复旧不良，尿妊娠试验阳性持

续 2 个月以上或由阴转阳，或出现转移病灶。治疗：化疗，子宫切除。

恶性突眼（malignant exophthalmos）　见浸润性突眼。

恶性外耳道炎（malignant external otitis）　见坏死性外耳道炎。

恶性萎缩性丘疹病（malignant atrophic papulosis）　累及皮肤、肠道及其他器官的细小动脉内膜炎。病因未明，多见于男性青壮年。临床表现为皮肤上出现中心像白瓷样的萎缩丘疹，以背、胸及四肢远端多见，皮疹分批出现可持续数年。在皮疹出现 3 周到 3 年后，可出现剧烈腹痛、呕吐、腹泻、便血、呕血等急性肠危象，可致死亡。治疗在于处理好肠危象，一般可用吲哚美辛、阿司匹林等缓解腹部症状，亦可试用肝素治疗。

恶性心包肿瘤（malignant pericardiac tumor）　心肿瘤之一。临床少见。分为原发性肿瘤（间皮细胞瘤、肉瘤）和继发性肿瘤（如继发于支气管癌或乳腺癌、白血病等）。后者远较前者多见。无特征，唯有听到心包摩擦音或有心包渗液（多为大量血性渗出液）时才发觉。病人可有胸痛、心脏压塞。治疗：心包穿刺或引流术，心包内注射抗癌药物。

恶性心肌炎（malignant myocarditis）　见特发性心肌炎。

恶性心律失常（malignant arrhythmia）　其他名称：致命性心律失常。一类若不紧急处理可立即导致死亡的心律失常。包括严重心室颤动、心动过速、心室停搏等。

恶性血液病（malignant hematological disease）　骨髓造血组织和淋巴组织发生的恶性肿瘤。例如：各类白血病、霍奇金淋巴瘤和非霍奇金淋巴瘤等。

恶性循环（vicious cycle）　因果循环使病情更加恶化的现象。因果转化是疾病发生发展的一个基本规律。在原始病因作用下，机体内发生了某种变化，这种变化又可成为新的发病原因而引起另一些变化。

恶性营养不良（Kwashiorkor）　见蛋白质缺乏型营养不良。

恶性营养缺乏病（malignant deficiency disease, malignant malnutrition, Kwashiorkor syndrome）　蛋白质缺乏型营养不良。

恶性肿瘤（malignant tumor）　其他名称：恶性瘤。与起源组织异化、不受机体控制、无节制增殖、有浸润正常组织和向病灶外转移能力的肿瘤。其生长较快，呈浸润性生长，侵犯与破坏邻近组织，无包膜，与周围组织分界不清楚，常发生转移，术后易复发，晚期可引起全身反应，即恶病质。肿瘤细胞近似胚胎发育期相应的未成熟细胞、分化程度低，与原有组织的形态区别大。

恶性肿瘤的贫血（anemia due to malignant tumor）　恶性肿瘤最常见的症状。可发生在早期，作为肿瘤的首发表现；也可出现在晚期，程度轻重不一。病因大多为失血、骨髓肿瘤转移，其次有感染、营养不良、溶血和抗癌药物毒性因素。治疗：癌肿、肿瘤去除，贫血即可减轻或消除。

恶性肿瘤转移（malignant tumor metastasis）　恶性肿瘤的主要特征之一。恶性肿瘤中一部分细胞从肿瘤病灶脱离，通过淋巴管、血管或体腔等转移到局部淋巴结或远处的组织、器官，并在该处继续生长成为同型的肿瘤。恶性肿瘤转移的部位和范围与治疗方法的选择和治疗效果有密切关系。

恶性组织细胞病（malignant histocytosis）　是组织细胞及其前体细胞的恶性增殖性疾病。其特点为恶性组织细胞或分化度较高的组织细胞在肝、脾、淋巴结及骨髓等器官和组织中灶性增生，常伴有明显的噬血细胞现象。恶性组织细胞病也侵犯肺、胃肠、心肌、肾脏等器官。临床以高热、贫血、肝、脾、淋巴结肿大、全血减少、出血、黄疸和进行性衰竭为主要特征。病理学、细胞形态学和染色体检查为主要诊断依据。联合化学疗法有一定效果。预后常不佳。

恶阻（pernicious vomiting）　其他名称：子病、阻病、病儿、病阻、病隔、选饭、恶子、恶字、恶食、妊娠呕吐等。中医病名。妊娠早期出现恶心、呕吐、择食或食入即吐，甚者呕吐苦水，或血性物者。有胃弱恶阻、胃热恶阻、胃寒恶阻、痰浊恶阻、肝热恶阻，需行辨证施治。胃弱者，脘闷腹胀、呕吐不食、舌淡苔白，宜健脾和胃；胃热者，烦渴喜冷饮、大便秘结、齿痛龈肿，宜清胃降逆；胃寒者，呕吐清水、倦

急畏寒，宜温胃止呕；痰浊阻滞者，呕吐痰涎、胸满不食、舌苔黏腻，宜化痰降逆；肝热者，平素急躁易怒、呕吐苦水、眩晕，治宜清肝和胃。

鄂木斯克出血热（Omsk hemorrhagic fever）　由病毒所致的一种急性热病。流行于西伯利亚，春夏发病最多。蜱为传播媒介。主要累及血管和中枢神经。急起寒热，伴头痛、肌痛、呕吐和腹泻，颈面充血、软腭瘀点、鼻出血、呕血、便血和尿血、淋巴结肿大和脑膜刺激症，1/3 病例可并发出血性肺炎。特异性免疫试验阳性和检出病毒可确诊。治疗：尚无特效疗法。

腭（palate）　口腔上壁。分隔口腔与鼻腔，分硬腭和软腭两部分。其前 2/3 为硬腭，由上颌骨腭突和腭骨水平板覆以黏膜而成。后 1/3 为软腭，内含腭腱膜、腭肌、腭腺、血管和神经等，被覆黏膜。软腭后向后下倾斜的部分称腭帆，后缘游离，中央有向下突出的悬雍垂，自腭帆向两侧各有两条弓形皱襞，近前方的一条叫腭舌弓，向下连于舌根；后方的一条叫腭咽弓，移行于咽襞。悬雍垂、腭舌弓和舌根共同围成口咽峡。软腭在吸吮和吞咽中，封闭咽腔鼻部和咽口部间的通道，防止食物进入鼻腔，并能协助发音。

腭癌（cancer of palate）　口腔恶性肿瘤之一。包括硬腭、软腭的原发性肿瘤。男性多于女性，以腺性上皮癌最多，鳞癌次之，淋巴上皮癌极少，仅见于软腭。可由白斑、乳头状瘤、混合瘤恶变而成。浸润邻近组织，可引起腭穿孔、牙龈侵蚀、吞咽疼痛及张口受限。可行放疗、化疗及手术治疗。

腭扁桃体（palatine tonsil）　位于口咽部侧壁，腭舌弓与腭咽弓之间的扁桃体窝内的淋巴上皮器官。内面和向口腔，覆有黏膜。外、前、后面均包有结缔组织囊，并借疏松结缔组织连于外侧的咽肌。手术易于摘除。生后 6～12 个月开始发育，4～10 岁时最为发达，14～15 岁后逐渐缩小。有一定的防御功能。

腭骨（palatine bone）　上颌骨腭突与蝶骨翼突之间的骨，呈 L 形。左、右对称，是构成鼻腔的外侧壁及硬腭后部的骨。腭骨参与眶下壁、翼腭窝及翼突窝的组成，可分为水平板、垂直板及眶突、蝶突、锥突。

腭口线虫病（gnathostomiasis）　其他名称：棘颚口线虫病。棘颚口线虫成虫寄生于猫和狗，其第 3 期幼虫偶可寄生于人体的深层或肌肉，形成游走性肿块、脓肿。人由于吃生的或未煮熟的含第 3 期幼虫的鱼或转续宿主动物的肉而被感染。治疗：一般应采用外科手术摘除；亦可采用噻苯唑（噻苯咪唑）、阿苯达唑或乙胺嗪（海群生）治疗。

腭裂（cleft palate）　口腔畸形之一。常见的颌面部先天性畸形，多伴有唇裂。胚胎在第 9 周起两侧的腭突一侧或两侧部分或全部未与对侧腭突或鼻中隔相连，即造成一侧或双侧各种程度的腭裂。临床一般分为全裂（硬腭裂）和不完全裂（软腭裂）。妨碍婴儿吮乳，影响发育，易诱发上呼吸道感染。治疗：及早手术修补。

腭舌弓（palatoglossal arch）　即舌腭弓，见腭。

腭咽闭合不全（velopharyngeal insufficiency）　腭帆和咽后壁病变造成的腭咽功能闭合不全。由软腭瘢痕、肿瘤、咽后壁炎症、咽肌麻痹等引起。表现有开放性鼻音，吞咽时饮食可向鼻腔反流。增殖体术后症状加重。治疗应去除病因，加强语言训练。

腭咽弓（palatopharyngeal arch）　即咽腭弓，见腭。

颃（radix nasi）　中医解剖部位名。①其他名称：山根、下极、王宫。指两目内眦间的鼻梁部分（即鼻根部），为足阳明经的起点。②指整个鼻梁。

鳄鱼泪综合征（crocodile tear syndrome）　其他名称：博戈雷德综合征。进食时出现病变一侧反射性流泪。多见于面神经麻痹后数周至半年，偶见于切除岩浅大神经术后。临床上分为先天性和后天性两种类型。主要表现为进食、咀嚼时出现患侧流泪，持续 3 周至 18 年，伴周性面神经瘫痪表现。治疗：药物、手术。

恩波吡维铵（pyrvinium embonate, pyrvinium pamoate）　其他名称：扑蛲灵、吡维氯胺。驱蛲虫药。可抑制虫体需氧呼吸并阻碍肠虫对葡萄糖的吸收，影响虫体的生长繁殖。杀蛲虫作用强，疗效高。用于驱除蛲虫及蛔虫感染。服药时不宜嚼碎，胃肠道有炎症时不宜服用。

恩氟烷（enflurane）　其他名称：安氟醚、安利醚、易使宁。吸入麻醉药，对黏膜无刺激性。用于各种大手术。一般应用于复合全身麻醉。制剂：液体制剂。吸入麻醉病人慎用。严重心肺功能不全、肝肾功能受损、癫痫发作及颅内压高病人慎用或禁用。对含有卤素的吸入麻醉药过敏者禁用。

恩格尔曼综合征（病）[Engelmann syndrome (disease)]　常染色体隐性遗传病。进行性骨干发育不良所致的一组病征。多于 6 岁前发病。表现为发育不良、体重不增、腿无力，呈阔步态。X 线可见长骨骨干棱状骨质硬化性肥厚。无特效疗法。

恩-雷综合征（病）[Engel-Recklinghausen syndrome (disease)]　其他名称：全身纤维骨炎综合征。囊状纤维性骨炎。主要为甲状旁腺功能亢进和慢性肾衰竭致纤维性骨炎所引起。除有甲状旁腺功能亢进和肾功能不全的表现外，可有长骨弯曲、脊柱胸部畸形、关节痛及骨折、血钙高、血磷低。治疗：病因处理。

蒽林（anthralin）　见地蒽酚。

蒽三酚（anthralin）　见地蒽酚。

儿保门诊（child health clinic, child care clinic）　对儿童进行保健的门诊。各级妇幼保健院、所、站，医科大学的附属医院，各级综合医院均设有儿保科或儿保门诊，除具备儿科门诊的常用设备外，还应有儿童体重计、婴儿秤、婴儿量床、软尺、智力测定工具；应设有药柜，备有常用的药物，治疗和预防常见病、多发病；还应备有示教实物、如玩具、食物样本、食具、小儿衣服等；备有宣传园地，有宣传画、宣传板，可随时向家长宣传科学育儿知识以提高育儿水平。

儿茶（Catechu Cutch）　其他名称：孩儿茶、儿茶膏、铁儿茶、黑儿茶。中医药名。豆科植物儿茶的枝干心材经煎汁浓缩而成的干燥浸膏。苦、涩、凉，归肺经。功能清热化痰、生津、止血、消食、敛疮。治痰热咳嗽、湿疮、疮疡久不收口、牙疳、口疮、下痢、宫颈炎及外伤出血、喉痹。多外用，内服较少。

儿茶酚胺（catecholamine, CA）　含有邻苯二酚的胺类。酪氨酸的衍生物。多巴胺、去甲肾上腺素和肾上腺素的总称。去甲肾上腺素和肾上腺素既是肾上腺髓质所分泌的激素，又是交感神经和中枢神经系统中肾上腺素能纤维的神经递质。去甲肾上腺素在中枢神经系统内分布广泛，含量也多；肾上腺素则少。多巴胺主要集中在锥体外系，也是一种神经递质。

儿茶酚胺症（hypercatecholaminism）　嗜铬细胞瘤与肾上腺髓质增生的总称。其嗜铬细胞分泌大量儿茶酚胺，引起高血压、高代谢、高血糖。临床表现变化多端，可毫无症状，高血压可为持续性或阵发性。其严重程度、间隔和持续时间不定，发作时剧烈头痛、视物模糊、大汗淋漓、瞳孔散大等，还可引起高代谢、高血糖，严重者可出现心力衰竭、脑出血而猝死。超声、CT 有助于诊断。治疗：尽早手术。

儿茶酚氧位甲基转移酶（catechol-O-methyltransferase, COMT）　体内儿茶酚胺等物质的灭活酶之一。与单胺氧化酶一样属细胞内酶，存在于胞浆液中。分布较广泛，以肝、肾、肠含量最多，血管壁含量也很丰富，其他平滑肌、心肌亦有，但神经系统中含量少且活性较低，专一性较差。它具有经甲基化灭活循环内的内源性和外源性儿茶酚胺等物质的作用。其抑制剂有苯三酚、没食子酸等。

儿童保健（primary of child care）　研究儿童各年龄期生长发育的规律及其影响因素，以采取有效措施，加强有利条件，防止不利因素，促进和保证儿童健康生长。其主要内容包括：胎儿期保健、围生期保健、婴幼儿期保健、学龄前期保健、学校卫生保健。儿童保健工作重在预防，其方式包括定期检查托儿所、幼儿园的婴幼儿身体健康状况，为儿童进行预防注射等。负责儿童保健的专业机构有各级妇幼保健院、所、站、儿童医院、儿童保健院、所，以及综合医院的妇产科、儿科等。

儿童鼻窦炎（sinusitis in children）　儿童鼻窦内黏膜炎症。90％以上为慢性。特点为鼻塞、脓涕，可有全身症状。有时并发中耳炎、泪囊炎、支气管炎以及精神迟钝和发育障碍等。局部症状不明显者称为隐蔽性鼻窦炎。治疗：急性鼻窦炎给磺胺药等抗生素，局部滴 0.5%～1% 麻黄碱液；慢性额窦炎除滴鼻药外，可行置换疗法，脓液自鼻窦吸出，药液沿开口进入鼻窦。年龄较大患儿，可行上颌窦穿刺冲洗，并向窦内灌入抗生素。

儿童多动症（hyperkinetic syndrome of childhood） 见注意缺陷多动障碍。

儿童多发性肌炎（child polymyositis） 一种缺血性的炎性病变。常与皮肤损害伴存。表现为食欲减退、疲劳感、受累骨骼肌无力、疼痛、僵直以及间歇性发热，吞咽困难，肌肉萎缩和腱反射消失；还可有腹痛、呕吐、便血等。加强护理、休息和饮食调理，绝大多数可痊愈。

儿童孤独症（childhood autism） 其他名称：自闭症。是以语言、人际交往和沟通模式的异常、重复刻板行为为主要特征的心理发育障碍。孤独症谱系障碍分为典型的孤独症、阿斯伯格综合征和未分类的广泛性发育障碍。起病于 3 岁之前，男孩多见。病因未明，但已知多种遗传疾病与此相关，环境因素也与本症的发生发展有关。主要表现为严重的社交障碍、不同程度的言语和语言障碍、兴趣和活动局限、重复与刻板单调的动作或行为。本病治疗很困难，主要是针对其行为缺陷及早进行教育训练，尤其是使其学会与人交往。

儿童肌无力（child myasthenia） 出生后数月至学龄前期发病较多。表现为眼睑下垂、复视、斜视。病情波动，时好时坏，或左右交替。有的自行缓解，或缓解数年后再发。预后良好，极少发展为全身肌无力。

儿童基础免疫（child basic immunity） 计划免疫的重要环节，要求所有适龄儿童接种百白破混合疫苗、卡介苗、脊髓灰质炎疫苗、麻疹疫苗、乙肝疫苗，预防百日咳、白喉、破伤风、结核病、脊髓灰质炎、麻疹、乙肝，控制发病率。

儿童急性小脑共济失调综合征（Zappert syndrome） 其他名称：扎佩特综合征。可能和缺氧及低血糖有关的一种综合征。可在麻疹、水痘、猩红热后发生。有姿势和步态的共济失调、意向性震颤、语言含糊、呕吐、惊厥、昏迷、谵妄和眼球震颤。脑脊液正常或有淋巴细胞和蛋白质增加，气脑造影有不同程度的弥漫性脑萎缩，脑电图正常或呈弥散性活动。对症治疗，一般 3～6 周恢复，少数留有智能缺陷。

儿童缄默症（child mutism） 言语器官无器质性病变，智力正常，由于精神因素引起的缄默不语。在学校或陌生人面前拒绝讲话，在家中讲话正常。多见于胆小、怕羞、体弱的 3～5 岁儿童。

儿童焦虑症（child anxiety） 儿童期常见的一种情绪障碍。表现出较一般儿童敏感、多虑、缺乏自信心，因小事而过度焦急、烦躁不安、担心害怕，甚至哭闹不休，但并无精神异常。发病原因与先天素质及环境因素有关，精神因素可诱发。改善环境和教养方式对防治本病有重要意义，根据病情采用心理疗法和药物治疗。

儿童恐惧焦虑障碍（phobic anxiety disorder of childhood） 儿童期出现的与同龄儿童相比异乎寻常的害怕，并有明显的发育阶段特异性。

儿童恐惧症（child phobia, pediophobia） 儿童对某些物体（如动物、昆虫）或某种情景（如黑暗、雷电、各种尖锐的声音）产生过分激烈的情绪反应。多见于 5～10 岁儿童，女孩多见。治疗以行为指导为佳，一般可不用药物。

儿童类风湿病（rheumatoid disease in childhood） 较常见的一种结缔组织病。全身各系统可广泛受累，表现为长期不规则发热，伴有肝、脾及淋巴结肿大，贫血和白细胞数增高，有时心、肾亦可受累。关节受累是其突出的症状，早期出现关节肿痛和功能障碍，晚期可有关节破坏、僵直和畸形，功能丧失和肌肉萎缩。年龄越小，内脏受累越明显，关节症状则较轻；年龄大者有时只限于关节症状。可选用阿司匹林和泼尼松治疗。

儿童慢性大疱性皮肤病（chronic bullous dermatosis of childhood） 其他名称：幼年类天疱疮、幼年疱疹样皮炎。儿童大疱性皮肤病的一种类型。临床表现多为儿童口周及生殖器部反复发生大疱，直径 1～2cm，愈合留下色素沉着。大疱也可发生在下腹、臀部及四肢。治疗：对症；避免继发感染；严重者用皮质激素、氨苯砜。

儿童慢性良性粒细胞减少症（chronic benign neutropenia of childhood） 其他名称：小儿慢性良性中性粒细胞减少症。无症状或有轻度感染，外周血粒细胞在 $0.5×10^9/L$ 左右，单核细胞相对增多，骨髓中粒系细胞有轻度成熟抑制。常于出生后 6～20 个月发病，部分病人有家族史。预后良好。

儿童脑死亡（brain death of child） 全部脑组织包括脑干在内的不可逆性损害。临床诊断试用标准：持续深昏迷，无自主运动，对外界刺激无反应；无自主呼吸（停止机械供氧气）；瞳孔放大、固定、对光反射消失、角膜反射消失；心率固定，对任何刺激（包括阿托品静脉注射）无反应；排除低温、麻醉剂、肌松剂、大剂量镇静剂及严重代谢和内分泌紊乱所致的假象；脑电图检查无脑电波出现；观察 24～48h。可最后确诊。

儿童年龄分期（age stage of child） 根据儿童生长发育并结合教育特点，儿童时期一般分为：新生儿期（出生～满月）；婴（乳）儿期（满月～1 周岁）；幼儿期（1～3 周岁）；学龄前期（3 周岁后至 6～7 岁）；学龄期（6～7 岁至 12～13 岁）。各期儿童有不同的生理、心理和解剖特点。同年龄期虽有共性也有个别差异。

儿童品行障碍（child conduct disorder） 儿童和少年时期的问题突出地表现在行为方面，统称行为障碍。其中偷窃、病理性说谎、逃离家庭、逃学、对动物残忍、扰乱课堂和集体、攻击和破坏等行为称为品行障碍。这类行为可能导致严重后果。早期发现、及时纠正极为重要。

儿童期（childhood） 指从新生儿期以后至月经初潮（女）及首次遗精（男）之前的一段时期。一般在 10～12 岁之前。

儿童期精神病（mental diseases in childhood） 14 岁以下儿童由各种原因所引起的精神性疾病。表现与成人有所不同。常见的有：婴儿孤独症、婴儿痴呆、儿童精神分裂症、儿童躁狂症。治疗：除 10 岁以下禁用胰岛素休克和电休克治疗外，其余均与成人相仿。

儿童丘疹性肢端皮炎（infantile papular acrodermatitis, Gianotti-Crosti syndrome） 其他名称：贾诺蒂-克罗斯蒂综合征。乙型肝炎以皮疹为主要表现的一种特殊类型。2～6 岁小儿多见，皮肤有绿豆或黄豆大的扁平或半球形暗红色丘疹，自下肢远端扩展至臀部、上肢外侧，最后至面部，分布常不对称。退疹后有褐色色素沉着，并脱屑。除皮疹外，全身浅部淋巴结和肝脏肿大，但通常无全身症状，偶有轻度发热及倦怠。血清谷草转氨酶（SGOT）及血清谷丙转氨酶（SGPT）增高，经 3～12 个月恢复正常。HBcAg 全部阳性，其转阳的速度与增高程度成正比。治疗：无特殊疗法。

儿童少年期精神障碍（mental disorders in childhood and adolescence） 具有儿童少年年龄特征、与发育有联系的精神障碍，包括：儿童精神病，儿童神经症，注意缺陷多动障碍，品行障碍，言语、学习、运动技能等特殊功能发育障碍，其他行为障碍。

儿童少年卫生学（hygiene of children and adolescents） 简称儿少卫生学。研究保护和增强儿童青少年身体健康的一门科学。其任务是研究儿童少年的身体与其学习和生活环境之间的相互关系，找出影响他们健康的各种因素，利用有利因素，克服消极因素，提出相应的卫生要求和卫生措施，制定卫生标准和卫生法规，以达到预防疾病、保护健康、增强体质和提高其社会适应能力，促进其身心全面发展的目的。

儿童特发性巨结肠（infantile idiopathic megacolon） 一种原因不明的便秘症，其结肠壁缺少正常的神经节细胞。1.5～4 岁发病，临床表现为顽固性便秘，轻微腹胀，其他与正常儿童无明显差异。直肠和乙状结肠远端无明显扩张，X 线钡灌肠可测定直肠扩张率较大。治疗：强力扩肛、清洁灌肠和针灸，疗效不满意可行内括约肌切开术。

儿童厌食症（child anorexia） 儿童较长时期的食欲减退。病儿常以挑食食物开始，再加父母喂养不当，损伤了孩子的消化功能。厌食症的孩子从不吃一种食物发展到不吃多种食物，最严重的是有些孩子不喜欢吃各种肉类，只吃一种主食或一种蔬菜，致使其缺乏合理营养，直接影响孩子的正常发育，且易患其他疾病。因此，当孩子不愿吃某种食物时，既不可强迫，也不要迁就，更不要乱用补品，应通过父母的言传身教矫正孩子的厌食心理。

儿童心理卫生（pediatric psychological hygiene）　研究如何依据儿童的心理年龄和心理的个性特征给予良好的社会影响和教育训练，使之聪明智慧、情绪稳定、意志坚强、具有良好的性格和社会适应能力，促使儿童全面健康发展。

儿童心理学（child psychology）　心理学分支之一，是研究儿童心理发生、发展一般规律和儿童各年龄阶段（从出生到学龄晚期）心理特征的学科。儿童的一般生理发育，特别是儿童神经系统和内分泌系统的成熟，是儿童心理发生发展的自然前提；社会生活和教育向儿童不断提出要求，由儿童接受从而转化为自身的内在需求，是儿童心理发展的决定性因素。儿童通常指未成年人，中国法律规定不满十八周岁的自然人为未成年人。

儿童行为失调（child behavior imbalance）　儿童期精神卫生问题在行为方面的异常表现。其表现形式多种多样，如多动症、攻击性行为、偷窃、病理性说谎、逃学、扰乱课堂或集体等。发生原因除素质特点外，不良的家教方式和环境因素有重要影响。应早期发现，长期发展可形成病态人格。可采用行为疗法。同时与家长共同配合，改进对儿童的教育态度和方法。

儿童暂时性低丙种球蛋白血症（child temporary hypogamma-globulinemia）　一种原因未明的自限性疾病。在正常情况下，婴儿3个月时来自母体的免疫球蛋白迅速减少，自身产生较多的免疫球蛋白，维持血中的正常水平。而患此病的婴儿自己产生免疫球蛋白的功能推迟到生后9～18个月才开始出现，至2～4岁时其含量才达正常水平。在低丙种球蛋白期间，易出现革兰氏阳性细菌感染。此时化验可示免疫球蛋白含量低，但淋巴结活检可找到浆细胞，可与先天性者鉴别。

儿童重症监护病房（pediatric intensive care unit，PICU）　通过对危重病儿童进行心、脑、肺、肾、肝等全身各系统不间断监护，使其得到及时、正确的治疗。

儿枕（after-pains）　中医病名。①指妊娠晚期，胞中余血成块有如儿枕，故名。②儿枕即儿枕痛。其他名称：儿枕不安、块痛、产枕痛、血枕痛、血块痛、血母块、产后儿枕腹痛、产后腹中块痛等。多由产后败血未尽或风寒乘虚侵袭胞脉，血被寒凝，瘀血内停所致。恶露未尽者，症见小腹硬痛拒按，或可扪及硬块，兼见恶露不下或不畅。治宜活血祛瘀，兼受风寒者宜温经散寒祛瘀，方用散结定疼汤、失笑散等。

耳（ear）　其他名称：前庭蜗器。感受声波和位置变动的刺激并放散听觉和平衡觉冲动的装置。由平衡器和听器两部分组成。它包括外耳、中耳和内耳3部分。内耳是接受声波和位置感觉刺激的部分；中耳和外耳是传导声波的部分。外耳、中耳和内耳中的耳蜗共同组成听觉器官，所以我们通常所说的耳，就是感受声音的耳。中耳或内耳有病变就会引起耳聋。

耳鼻咽喉艾滋病（AIDS of ear-nose-throat，acquired immuno-deficiency syndrome of ear-nose-throat）　由人类免疫缺陷病毒感染所致的耳鼻咽喉的病变。根据耳鼻咽喉受侵部位或范围不同，可出现不同的症状，如咽痛、吞咽困难、声嘶、呼吸困难、鼻塞、流脓涕、鼻出血、耳流脓等。目前无特效疗法。

耳鼻咽喉结核（ear-nose-throat tuberculosis）　结核分枝杆菌感染耳、鼻或咽喉。继发于肺结核。以喉结核为多见，病理分3型：浸润水肿型、溃疡型和增生型（结核瘤型）。吞咽时疼痛、声嘶、呼吸困难。分泌物中可找到结核分枝杆菌。抗结核治疗。

耳部变态反应（allergic reaction of ear）　发生在外耳、中耳和内耳的变态反应性炎症。外耳表现为湿疹和接触性皮炎；中耳表现为中耳炎，出现长期耳漏、中耳黏膜苍白、中耳积液等；内耳表现为迷路炎，出现眩晕、听力障碍、耳鸣、眼震及呕吐等。治疗：避免接触变应原；用脱敏及激素类药物；

迷路炎尚需用镇静剂等对症药物。

耳疮（sore of external auditory meatus）　中医耳病。因实热内炽、毒火上炎耳窍，或挖耳损伤耳道所致。症见外耳道弥漫性红肿疼痛，或破流脓水等。治宜泻火、解毒、止痛，用龙胆泻肝汤、五味消毒饮等加减。

耳垂瘤样肿（ear lobe neoplasmic hyperplasia）　耳垂肿大呈瘤状增生，基底宽广者。见于耳垂皮脂腺囊肿或感染、耳垂结核瘤、耳垂瘢痕疙瘩及耳垂冻疮等。

耳带状疱疹（herpes zosteroticus）　其他名称：疱疹性膝神经节炎。因神经膝神经节受病毒感染而肿胀并累及感觉支，在皮神经支分布区的皮肤或黏膜上发生的疱疹。病变出现于耳郭及外耳道，数天后呈串状。可后遗神经痛，若病变累及面神经运动支可引起同侧面瘫，重者可同时累及听神经。治疗：无菌操作挑破血疱，防止感染，抗病毒药对症治疗。

耳道深部肉芽（granulation in deep part of antrum auris）　用耳镜检查，在外耳道深部、鼓膜表面或鼓膜穿孔附近及通过大穿孔鼓膜可见鼓室内有大小不等的深红色肉芽，或呈淡红色，触之易出血。见于中耳及乳突炎症感染、耳道及鼓膜病变等。

耳疔（furuncle of external auditory meatus）　中医病名。属疖类。疔生外耳。由肝胆经火毒上炎而发。生于耳孔内，色黑根深，形如椒目，痛如锥刺，痛引腮脑，破流血水。治宜泻火解毒、凉血止痛。可选用黄连解毒汤、仙方活命饮加减，外用六神丸、蟾酥锭（均为成药）磨水滴耳。

耳疳（chronic suppurative otitis media）　其他名称：沍耳。中医病名。耳内流黑臭脓的慢性耳病。类似慢性化脓性中耳炎。治宜清利肝胆湿热，继而滋补肝肾。

耳郭（auricle）　位于头部两侧的贝壳样突出部，与外耳道构成外耳。以弹性软骨为支架，表面覆盖皮肤。皮下组织较少，有丰富的血管和神经。下方小部分无软骨，仅含结缔组织和脂肪，称耳垂，是临床常用的采血部位。耳郭表面凸凹不平，各部都有相应的名称，有耳轮、对耳轮、耳舟、耳甲艇、耳甲腔、外耳门、耳屏和对耳屏等。在这些部位上分布着许多耳针穴位。

耳郭挫伤（contusion of auricle）　多因钝物撞击所致，多可自愈。重者可引起血肿，应行手术切开，吸净积血，清除血块，用碘仿纱条填塞或缝合切口后加压包扎。应用抗生素。

耳郭化脓性软骨膜炎（suppurative perichondritis of auricle）　多因外伤感染所致，耳郭软骨膜急性化脓性炎症。由于炎症渗出液压迫可使软骨缺血坏死，发展较快，还可致耳郭瘢痕挛缩畸形，有碍外观，并可影响外耳生理功能。为外伤性感染或耳郭假性囊肿继发感染。除全身症状外，尚有局部红肿，延及耳郭后面皮肤，使耳郭耸起。剧痛。软骨易坏死形成脓肿。治疗：及时控制感染，一旦脓肿形成，立即清创切除全部坏死软骨。

耳郭假性囊肿（pseudocyst of auricle）　位于耳郭外侧面的局限性囊肿样隆起。囊肿常呈半球形隆起，无痛，大者有波动感。治疗：视囊肿大小而定，多需手术。

耳郭局限性隆起（eminence of auricle local）　耳郭正常标志消失，呈局限性半球隆起状。由于耳软骨间隙积液、耳郭脓肿或血肿所致。见于耳郭软骨膜炎、化脓性耳郭软骨膜炎、耳郭血肿等。

耳后骨膜下脓肿（postauricular subperiosteal abscess）　慢性化脓性中耳乳突炎急性发作时，乳突腔的脓液可穿破乳突外侧骨皮质溃破区流入耳后骨膜下形成。如果脓肿穿破骨膜及耳后皮肤则形成耳后瘘管，且长期不易愈合。治疗：及时手术。

耳后疽（acute mastoiditis）　其他名称：参发颐。中医病名。即急性乳突炎。多因三焦风毒，兼胆经邪火上炎所致。症见初起如粟，渐增肿痛，小者如杏，大者如桃。若红肿有头，发热易溃，溃破流脓，全身有头痛、恶寒、发热等。治宜解表攻里、清泄少阳。本病包括耳后粉瘤等。

耳后瘘管（postauricular fistula）　耳后乳突部皮肤有破损口，周围有时略高起或被水肿肉芽阻塞。是由于乳突局部或邻近组织的炎性感染或恶性肿瘤破坏所致。常见于急性乳突炎或慢性中耳乳突炎、外耳道瘭肿、乳突结核、肿瘤等。

耳疖（ear furuncle）　中医耳病。因肝胆经火毒上炎所致，症见耳痛、外耳道局限性红肿等。治宜泻火解毒、凉血止痛，可选用黄连解毒汤、仙方活命饮加减。外用蟾酥丸。

耳结核（tuberculosis of ear）　分外耳结核和中耳乳突结核。外耳结核为局部外伤直接感染所致，如耳垂穿孔佩戴耳环，结核分枝杆菌沿损伤皮肤侵入，产生水肿、溃疡、结节等病变。中耳乳突结核为结核分枝杆菌从肺部经咽鼓管或血液循环进入鼓室，再扩展至乳突。治疗：用抗结核药物，3%过氧化氢洗耳，4%硼酸乙醇滴耳。链霉素等药可使内耳中毒，不宜应用。

耳镜（auriscope，ear speculum）　观察外耳道的一种窥镜。手持式，光源（3伏钨灯）由电池供电，通过透镜投照，透镜端可连一尖锥体形小管（有不同尺寸，又称窥器），插入耳道，光亮度通过可变电阻调节。系耳科必备器械，用来代替普通的反射光耳镜。

耳镜检查［法］（otoscopy）　检查外耳道及鼓膜病变的方法。有：窥镜器检查法；电耳镜检查法，即在电耳镜上附上光源和放大装置；鼓气耳镜检查法；显微镜检查法。

耳烂（erosion of auricle）　中医病名。多由肝胆湿热郁结，上攻于耳所致。症见耳轮生疮，赤烂难敛，此愈彼发，缠绵难愈。即耳部湿疹。治宜清热除湿、消肿解毒。可用贝母、轻粉等份为末敷撒患处。

耳聋（deafness）　①听觉系统传音、感音功能异常所致的听觉障碍或听力减退的现象。可分为传音性耳聋或感音神经性耳聋。轻者谓之重听。传音系统病变引起的分为：外、中耳空气导音性聋；内耳液体导音性聋；内耳螺旋器性感觉性聋；神经性聋；中枢性聋。感觉性与神经性聋合称感觉神经性聋，以泛指非导音性聋。针对病因进行治疗。②中医病证名。指主观感觉或客观检查均示听力有不同程度障碍者。先天、后天、外感、内伤及老年皆可致耳聋。猝然而聋者，谓暴聋，多属实证；听力逐渐减退者，谓之久聋，多属虚证。实证多因外感风热、内寒、肝火等所致，如有棉塞伴有耳鸣或内耳胀痛、鼻塞头痛、口苦等。治宜疏风清热或辛温散寒，或清肝泻火。虚证多因中气不足或肝肾亏损所致，症见聋无痛胀，伴耳鸣头晕目眩，腰酸乏力。治宜补中益气、滋肾养血。

耳聋左慈丸（erlong zuoci wan）　原名左慈丸。其他名称：柴磁地黄丸、耳鸣丸。中医成药名。滋肾平肝剂。组成：磁石、熟地黄、山萸、丹皮、山药、茯苓、泽泻、柴胡。炼蜜为丸。功能补肝肾、聪耳窍。治肝肾阴亏、耳聋耳鸣、头晕目眩。

耳漏（otorrhea）　其他名称：耳溢液。外耳道积聚或流出液体，是耳部疾病的常见症状。有脂性、浆液性、黏液性、脓性、水性或血性之分，常相互混合发生。可来自外耳道、中耳及其周围组织等部位，为耳病的常见症状。可根据其量、色、气味、黏稠度、持续性或间歇性及微生物的种类来分析病情及有无并发症。

耳门（ermen，SJ 21）　中医经穴名。属少阳三焦经。位于耳屏上切迹前方凹陷处，张口取穴。主治耳鸣、耳聋、聤耳、齿痛、颌肿、眩晕等。张口，直刺 0.3～0.5 寸。艾条灸 5～10min。

耳鸣（tinnitus）　①无外界声源刺激，而耳内主观上有异常声音感觉。由听觉感受器和传导路径的病理性刺激而引起，可为蝉鸣声、嗡嗡声、嘤嘤声等。见于内耳疾病、听神经瘤早期、药物中毒、神经衰弱和职业病等。针对病因进行治疗，血管扩张剂扩张内耳血管，或对症治疗。②中医病证名。指耳中自觉有各种声响。辨证须分虚实。虚证多由肾阴亏损、虚火上炎所致，兼有头晕目眩、腰膝酸痛、脉弦细等；治宜滋阴补肾，或兼重镇潜阳。实证多因肝胆火气上逆所致，兼见头痛目赤、口苦咽干、烦躁善怒或往来寒热等；治宜清泄肝胆或兼化痰降气。

耳颞神经综合征（auriculotemporal syndrome）　见味觉性出汗综合征。

耳衄（otorrhagia）　中医病证名。指血从耳中流出，有虚实二证。虚证由肾虚所致。症见出血淡红、不疼不肿，脉细数无力，两尺尤弱。治宜补肾滋阴、降火止血。实证多由肝胆火盛所致。症见血从耳中暴出，色鲜红、肿痛并见，伴口苦、目眩、易怒、烦躁、脉弦数等。治宜清肝胆之热、降火止血。

耳屏压痛（antilobium tenderness）　用手牵拉病人耳郭或以手指按压耳屏，病人述说耳道疼痛。见于外耳道瘭肿、急性弥漫性外耳道炎及坏死性外耳道炎。

耳气压损伤（otic barotrauma）　其他名称：气压损伤性中耳炎。人体外大气压急剧变化时，引起中耳内外压力相差较悬殊所致的中耳损伤，如乘飞机、潜水、沉箱作业等。由于咽鼓管功能不良或未能及时调节中耳与大气之间的压力差所造成的耳气压伤。常发生在飞机下降时。表现为听力下降、耳鸣、耳胀，甚至耳痛。检查可见鼓膜血管扩张、鼓膜内陷、鼓室内积液。治疗：气压骤变时及时、反复、多次做吞咽或咀嚼动作；鼻内滴含氢化可的松的1%麻黄碱液；咽鼓管导管吹张，鼓膜穿刺吸取积液。

耳塞（ear plug）　对噪声的一种个人防护用具。用各种隔声材料制成适合外耳道形状的栓塞，塞入外耳道以防噪声进入听觉器官。其隔声效果依耳塞材料的性质和形状是否充分密合外耳道而定。使用时须注意适合个人耳道大小，并以不引起刺激或压迫感为宜。一般耳塞对低频噪声可降低 10～15dB、高频噪声可降低 20～35dB。

耳神经节（otic ganglion）　位于卵圆孔下方、下颌神经内侧的副交感神经节。贴附于下颌神经的内侧，有 4 个根：①副交感根，来自岩小神经，在节内交换神经元发出纤维经耳颞神经支配腮腺；②交感根，来自脑膜中动脉交感丛；③运动根，来自下颌神经，运动纤维支配鼓膜张肌和腭帆张肌；④感觉根，来自耳颞神经，支配腮腺。

耳石功能检查［法］（otolith function test）　检查耳石器官如椭圆囊斑、球囊斑及其上面的耳石膜功能的方法。亦即在不同的头位观察机体平衡反应状态，如眼震、眼球转动、肢体位置改变等。常用有：眼球反旋转试验、位置性眼震检查和示指指示试验。

耳痛（otalgia）　耳科的一种临床症状。分原发性和继发性两种。前者为耳部本身病变所致，后者系某些部位（如口、咽部、喉部、颞下颌关节）的疾病通过神经反射所引起。因此遇耳痛病人时，除耳本身外还要做相关部位的检查。

耳蜗（cochlea）　位于前庭的前方，外形如蜗牛壳的骨迷路。内含听觉感受器。蜗底向内耳道，蜗神经经蜗底进入耳蜗。其尖端称蜗顶，朝向前方。骨性的蜗螺旋管环绕蜗轴旋转 2½～2¾周。自蜗轴发出骨螺旋板突入蜗螺旋管，此板未达蜗螺旋管的对侧壁，其缺损处由膜迷路填补封闭，从而将蜗螺旋管分为两半。上半称前庭阶，下半称鼓阶，中间是膜蜗管，其尖端为盲端，终于蜗顶处。前庭阶和鼓阶在蜗顶处借蜗孔彼此相通。

耳蜗镫骨肌反射（cochleostapedial reflex）　噪声所致的镫骨肌收缩。

耳蜗［电极］埋植［法］（cochlear implantation）　其他名称：电耳蜗。在鼓阶或蜗岬埋植电极，导入由声音转换的电流刺激蜗神经，使严重的耳聋人获得听觉，再加上言语训练，使病人能通过再学习听懂语言，也能通过训练使聋哑人再说话，但本法尚未达到实用水平。

耳蜗电位（cochlea potential）　给予声音刺激时，从耳蜗记录下的多种电位变化的总称。其主要成分有微音电位和听神经复合动作电位。

耳蜗内静息电位（intracochlear potential）　其他名称：内淋巴电位。在耳蜗未受刺激时将一个电极放在鼓阶外淋巴中并接地使之保持零电位，同时将另一个测量微电极插入耳蜗内淋巴中所记录到的+80mV的电位差。

耳蜗神经核（cochlear nucleus）　见蜗神经核。

耳蜗瞳孔反射（cochleopupillary reflex）　大声所致的瞳孔反应（瞳孔收缩之后继之扩大）。

耳蜗眼睑反射（cochleo-orbicular reflex，cochleopalpebral reflex）　近耳处尖声骤起致眼睑环肌收缩。该反射在迷路病、

全耳聋时消失。

耳癣（tinea auricularis） 外耳道皮肤的慢性或亚急性炎性真菌病。可由曲霉、青霉、毛霉引起。表现为外耳道充血水肿、渗出，有痂皮形成和脱屑，由于炎症反应和鳞屑，使耵聍增多，可伴有细菌的混合感染，耵聍阻塞耳道影响听力，自觉有胀满和奇痒感。慢性炎症可致湿疹样变。可用3%硼酸溶液、2%水杨酸酒精除去耵聍及残屑，外用克霉唑溶液或制霉菌素、两性霉素软膏等治疗。

耳穴（otopoint, auricular point） 其他名称：耳针刺激点。耳针疗法施术穴位的统称。耳郭与脏腑、经络、机体各部有着密切的联系，耳针理论将耳郭比喻为胎儿全身屈腿抱膝并倒置的缩影，许多病症在耳郭上可探测到特别敏感的反应点，这就是耳穴。在耳穴上可以针刺或注药、按压、割治等方法治疗相应部位的病症。反之，根据耳穴可以诊断机体某部位的病症，称为耳穴诊断。耳穴的命名及位置的确定比较复杂，有以组织器官或部位命名的，如肾上腺穴、踝穴；有以特定效应命名的，如平喘穴、过敏点；有以耳郭部位命名的，如轮心穴等。

耳压疗法（ear-pressure therapy） 用胶布将王不留行籽等物贴压于耳穴表面，以治疗相应疾病的方法。

耳痒（ear itch） 由多种耳部或全身性疾病引起的常见症状。是慢性弥漫性外耳道炎的主要症状，也可继发于慢性化脓性中耳炎。慢性外耳道湿疹有阵发性耳痒，外耳真菌感染为耳部奇痒。治疗：除去耳内鳞屑和耵聍；选用抗菌药物、激素、抗过敏药物；严禁挖耳等不良习惯；治疗全身性疾病；用收敛剂湿敷。

耳药物中毒（ear drug poisoning） 使用某些药物或人体接触某些化学制剂所引起的前庭蜗神经的中毒性损害。治疗应早期进行，以神经营养药物为主。

耳硬化〔症〕（otosclerosis） 其他名称：隐袭性进行性耳海绵化症。骨迷路内出现代替正常骨质的海绵状骨灶并逐渐骨化。特点是进行性传导性聋。治疗：镫骨手术。

耳痈（boil of external auditory meatus） 中医病名。①指耳部脓肿，多由肝胃毒火上炎所致。痈生于耳，发于耳门者名耳门痈；发于耳根者名耳根痈。红肿疼痛。治宜解毒泻火、消肿止痛。用仙方活命饮、五味消毒饮等加减。②指化脓性中耳炎。久患耳痈或破溃不愈者，宜养血和肝、清解邪毒。

耳语试验（whisper test） 主观测听法之一。为以语言刺激信号代替纯音，故合乎生理性测听。一般以6m为正常听距。如在3m处方能听到，则其听觉敏度为$(3/6)^2 = 1/4$，丧失听力3/4。因不能辨别耳聋的性质，仅用于群体体检。

耳源性颅内并发症（otogenic intracranial complication） 耳的疾患引起颅腔内不同范围、不同程度的化脓性病变。在机体抗力低下时，慢性中耳炎急性发作时，感染通过直接或间接的途径向颅腔内扩延。如硬脑膜外脓肿、化脓性脑膜炎、横窦血栓性静脉炎（或横窦栓塞）、脑脓肿等。临床主要表现为头痛、恶心、呕吐等颅内压增高症状。治疗原则：清除病灶、畅通引流、控制感染、降低颅压、增强体力。

耳源性颅内脓肿（otogenic intracranial abscess） 慢性化脓性胆脂瘤性中耳乳突炎急性发作所引起，多见于硬脑膜外、大脑颞叶、小脑及硬膜下的脓肿。儿童及青壮年占多数。长期同侧头痛，并有低热。腰穿及脑脊液检查示压力增高，细胞数轻度增加。CT、MRI有助于诊断。治疗：在急性化脓性脑炎阶段用抗生素治疗，有脓肿形成的进行脑脓肿手术。

耳源性面瘫（otogenic facial paralysis） 因耳部疾病或手术损伤所致的面瘫。多由鼓室和乳突疾病所致。临床表现为口角歪向健侧，病侧不能闭眼抬眉，讲话、哭笑时更明显。针对不同的原因施以手术、药物、理疗、按摩等方法治疗。

耳源性脑膜炎（otitis meningitis, otogenic meningitis） 急性或慢性化脓性中耳乳突炎所并发的软脑膜及蛛网膜的急性化脓性炎症。并发脑膜刺激，颅内压增高，脑脊液中有明显炎性变化。是一种较多见的耳源性颅内并发病。儿童易发病，死亡率较高。最基本的体征是脑膜刺激征，表现为颈项强直、克尼格征阳性。治疗：用足量消炎药物，及时进行乳突根治术。

耳源性脑脓肿（otogenic brain abscess） 是化脓性中耳乳突炎最严重的颅内并发症，多发于大脑颞叶，其次为小脑。常为单发脓肿，也可见到多发脓肿。中耳感染侵入颅内引起的脑脓肿。病人常有发热、头痛、呕吐、视力减退或偏瘫等症状和体征。治疗：手术配以足量消炎药物。

耳源性硬脑膜外脓肿（otogenic extradural abscess） 化脓性中耳乳突感染侵入颅内，脓液积聚于颅骨骨板和硬脑膜之间。是最常见的颅内并发症，常无典型症状，多为常规乳突手术中偶然发现。治疗：手术和足量消炎药物。

耳源性硬脑膜下脓肿（otogenic subdural abscess） 因耳部疾病所致硬脑膜内侧面与蛛网膜之间的化脓性局限病变。较少见。表现为急性炎症的全身症状、脑膜刺激征、颅内压增高或继发性脑受侵的局灶性症状。手术和足量消炎药物治疗。

耳罩（ear muff） 对噪声的一种个人防护用具。帽盔或耳罩质量及密闭性能较耳塞为好，戴用也较舒适。但仅能防止骨骼及软组织的传导。

耳针疗法（ear acupuncture therapy） 针刺耳郭特定穴位，治疗疾病的方法。耳与经络有密切的关系，根据病痛位置，在耳郭上选取相应部位的耳穴，常规消毒，将针快速刺入，捻转数秒，留针30~60min；或用特制的圆钉型皮内针刺入耳穴，留针3~5天。多用于治疗痛症。进针深度以不透过对侧皮肤为度。

耳痔（nodules of external auditory meatus） 中医病名。生于外耳道的瘤块。多由肝、肾、胃三经湿火结聚而成。生耳孔内，或形如鼠乳，头大蒂小。红肿微痛，不作脓，外无壅肿。有胀塞、听力减退、耳鸣作痒等症状，触之则剧痛。治宜清泻三经火毒，外用硇砂、轻粉、雄黄、冰片等研末调敷。

二倍体（diploid） 细胞内含有两组染色体的生物体。用2n表示。几乎所有的高等动物和大多数高等植物都是二倍体。二倍体生物通过减数分裂，产生染色体数减半的配子，受精之后，染色体又恢复到二倍体，保持物种染色体数目稳定性。人体二倍体细胞有46条染色体，包含两个染色体组。来自父、母方各23条。若细胞中染色体数目和二倍体相同，但染色体的结构有变化，称为假二倍体。

二倍体细胞株（diploid cell strain） 细胞在体外分裂50~100代后仍保持二倍染色体数目的单层细胞。但经多次传代也会出现细胞老化，以至停止分裂。用人胚肺建立的二倍体成纤维细胞株是目前常用的二倍体细胞株，可用于人类病毒的分离，也可用来生产疫苗。

二丙酸氯地米松（beclometasone dipropionate, propaderm） 见丙酸氯氯米松。

二陈汤（erchen tang, two old drugs decoction） 中医方剂名。《太平惠民和剂局方》方。组成：半夏、橘红、茯苓、炙甘草、生姜、乌梅。功能燥湿化痰、理气和中。治痰多为患，症见咳嗽、痰多色白、胸膈胀满、恶心呕吐、头眩心悸、苔白润、脉滑者。近代常用于慢性支气管炎、肺气肿、神经性呕吐等属痰湿证者。

二陈丸（erchen wan） 中医成药名。即二陈汤作水丸或蜜丸。化痰止咳平喘剂（温化寒痰剂）。组成：陈皮、半夏、茯苓、甘草。用于痰湿停滞导致的咳嗽痰多、胸脘胀闷、恶心呕吐。

二重感染（double infection） 其他名称：菌群交替症、菌群失调症。是长期应用广谱抗生素或合用几种药物，敏感菌群受到抑制，不敏感菌趁机在体内大量繁殖，打破了原菌群间相互制约的平衡，而引起的感染。应立即停用原用抗菌药物，选用对新的感染的敏感药物及对症治疗。

二重节律（double rhythm） 见双重心律。

二重性酸碱中毒（duplicate poisoning of acid-alkali） 机体同时存在两种酸碱中毒。有两种类型：①两者均为酸（或碱）的中毒，称为酸碱一致型；②两者分别为酸和碱中毒，为酸碱混合型。常见于急危重病人。

二次排斥（second-set rejection） 当受者对供者移植物产生初次排斥后，如第二次再移植原供者的或近似的异体移植物，一般4~6天后发生移植物坏死、加速脱落的排斥现象。

二次污染物（secondary pollutant） 其他名称：次生污染物、继发性污染物、次级污染物。排入环境的一次污染物，受自然因素影响或与其他物质发生反应，形成物理化学性状与一次污染物不同的新污染物。如污染源排出的二氧化硫在大气中氧化形成的三氧化硫和硫酸盐气溶胶。二次污染物造成的环境污染称为二次污染。

二次中毒（secondary poisoning） 农药中毒的途径之一。某些农药在动、植物体内长期蓄积而到富集或通过环境改变而活化增毒后，经食物链引起人体中毒均称二次中毒。如：食用中毒死亡的家禽、家畜，或食用含有机汞化合物经环境活化的甲基汞的鱼或贝类，均可引起二次中毒。

二代发病率（secondary attack rate） 在家庭中第一例传染病发生后一定时间内家庭中的接触者继发该病的百分数。观察期视病的最短和最长潜伏期而定，须观察一定数量的家庭。二代发病率用以比较传染病传染力的强弱，研究影响传播的因素，推算传染期，估计各种预防措施的效果。

二氮嗪（diazoxide） 其他名称：氯甲苯噻嗪、降压嗪。抗高血压药（钾通道开放药）。用于高血压危象的急救；抑制胰腺β细胞分泌胰岛素，升血糖；用于幼儿特发性低血糖症、由胰岛细胞瘤引起的严重低血糖。制剂：注射剂。充血性心力衰竭、糖尿病、代偿性高血压病人，重症肾功能不全及孕妇、哺乳期妇女禁用。不宜与其他药物及输液配伍，用专用溶剂溶解。

3,5-二碘酪氨酸（3,5-diiodotyrosine，3,5-DIT） 甲状球蛋白分子上的酪氨酸残基碘化产物之一。是甲状腺激素的前体物质。碘化过程发生在微绒毛与滤泡腔交界处，酪氨酸残基上的氢原子可被 $1\sim4$ 个碘原子取代或碘化；首先出现的是一碘酪氨酸（MIT）残基和二碘酪氨酸（DIT）残基，然后，一个分子的 MIT 与一个分子的 DIT 耦联而生成三碘甲腺原氨酸（T_3）残基，两个分子的 DIT 耦联而形成甲状腺素（T_4）残基。

二度传导阻滞（second-degree conduction block） 传导阻滞分度之一。由于部分兴奋间歇地被阻断而导致心搏脱落。根据阻滞性传导延缓的有无和变动规律，又分为 3 型：①二度Ⅰ型（又称文氏现象）；②二度Ⅱ型；③二度Ⅲ型。

二度窦房传导阻滞（second-degree sinoatrial block） 属不完全性窦房传导阻滞，窦房结的兴奋有部分被阻断，而未能全部下传至心房。心电图上消失一个或数个 P 波。又分为Ⅰ型、Ⅱ型和Ⅲ型。

二度房室传导阻滞（second-degree atrioventricular block） 属不完全性房室传导阻滞。若干个室上性激动之后，不继以 QRS 波群且能除外干扰现象时，即为二度房室传导阻滞。又分为Ⅰ型、Ⅱ型、Ⅲ型、高度及几乎完全性房室传导阻滞等不同类型。

二度烧伤（second degree burn） 见Ⅱ度烧伤。

二度束支传导阻滞（second-degree bundle branch block） 不完全性束支传导阻滞的一种类型。其主要特点是间歇性束支传导阻滞。心电图表现为：①二度Ⅰ型：在规律的窦性心律和 P-R 间期固定时，可见 QRS 波群逐渐由窄到宽呈周期性改变；②二度Ⅱ型：出现间歇性或周期性束支传导阻滞。

二度心室内传导阻滞（second-degree intraventricular block） 心室内传导阻滞的间歇或脱漏现象。心电图表现为 QRS 波群时间 $\geqslant0.12s$，但尚有 QRS 时间正常（$<0.11s$）波群出现，二者有时呈交替性，或间歇性、发作性。又分为Ⅰ型（称文氏型二度心室内传导阻滞）和Ⅱ型（称莫氏Ⅱ型心室内传导阻滞）。

二噁英（dioxin） 其他名称：戴奥辛。一类环境有害物。多氯代氧杂三环芳烃。包括多氯代二苯并二噁英（PCDDs）75 种和多氯代二苯并呋喃（PCDFs）135 种。有 17 种对人类健康危害极大，2,3,7,8-四氯二苯二噁英的毒性比氯化钾大 1000 倍。二噁英 700℃不分解，很难生物降解，残留超过 10 年，能在脂肪中蓄积，显著增加癌症发生率，降低人体免疫力，影响正常激素分泌及生殖能力。二噁英的主要来源是化学制造过程和垃圾焚烧等。

二氟苯水杨酸（dolobid，diflunisal） 见二氟尼柳。

二氟二氯甲烷中毒（dichlorodifluoromethane poisoning） 一种有机氟中毒。二氟二氯甲烷吸入 10% 时，在几分钟内因麻醉而丧失知觉；吸入高浓度时，出现肺水肿、心律失常、心动过速、心肌收缩减弱、低血压和心肌坏死。喷溅眼内可引起角膜损伤。治疗：对症处理；大剂量肾上腺皮质激素；抗生素等。

二氟尼柳（erfuniliu，diflunisal） 其他名称：双氟尼酸、二氟苯水杨酸。为水杨酸的衍生物。有解热镇痛、消炎、促尿酸排泄及抗血小板聚集作用。镇痛作用比阿司匹林强且持久。适用于轻、中度疼痛及骨关节炎急性发作。活动性溃疡、哮喘病人、心功能不全、高血压病人、哺乳期女性、孕妇慎用。

二腹肌（digastric） 位于下颌骨下方，有前、后二腹，两者以中间腱相连。作用为降下颌骨，上提舌骨。前腹起自下颌骨，后腹起自乳突，二腹的肌腱相连，中间腱借筋膜连于舌骨。二腹肌后腹构成颈动脉三角和下颌下三角的分界，其深面有颈内动脉、颈内静脉、颈外动脉、迷走神经、副神经、舌下神经、颈交感神经通过。

二腹肌下脓肿（sub-digastric abscess） 其他名称：耳源性颈深部脓肿、贝措尔德（Bezold）脓肿。乳突腔的脓液，流入二腹肌沟，积于胸锁乳突肌和颈深筋膜。患侧胸锁乳突肌下 1/3 处有压痛，但无波动感。头部活动受限。治疗：切开引流。

二级结构（secondary structure） 多肽链或多核苷酸链沿分子的一条轴所形成的旋转和折叠等。主要是由分子内的氢键系的局部空间排列。如蛋白质的 α 螺旋、β 片层、β 转角、无规卷曲及 DNA 的双螺旋结构。

二级亲属（secondary-degree relatives） 一个人与他的叔、伯、姑、舅、姨、祖父母、外祖父母之间的亲缘关系。参见亲缘系数。

二级梯（two step） 二级梯运动试验的基本设备。用较坚硬的木料制成。每级高 23cm，总高 46cm，宽 58cm，端面纵深 25cm。

二级梯运动试验（two step exercise test） 其他名称：Master 二级梯运动试验。属于心电图负荷试验。是应用时间久、积累资料多，又较安全的方法，用于心电图对冠心病的诊断。根据被测者性别、年龄、体重规定了一分半钟内登梯次数，用秒表和节拍器分别控制运动时间和速率，以测试病人的冠状动脉循环功能。

二级医疗事故（level two medical negligence） 造成病人中度伤残、器官组织损伤，导致严重功能障碍的医疗事故。

二级预防（secondary prevention） 其他名称：三早预防。在疾病的潜伏期（亚临床期）为了阻止或延缓疾病的发展而采取的措施。包括早期发现、早期诊断、早期治疗。如对大骨节病病情严重地区儿童这一高危人群开展病情监测，以便发现可疑病例，并采取阻止病情进一步发展的措施。

二甲苯（xylol，xylene） 无色、有特殊香味、工业用溶剂。其蒸气主要经呼吸道吸入。对皮肤和黏膜有刺激作用，可引起皮炎和结膜炎。高浓度时麻醉作用较强，长期慢性作用可引起神经衰弱综合征和自主神经功能失调，出现血压偏低。对造血系统影响尚无定论。防治见苯中毒。车间空气中最高容许浓度为 $100mg/m^3$。

二甲苯中毒（dimethylbenzene poisoning，xylene poisoning） 职业中毒之一。二甲苯为无色有特殊香味的液体，沸点 140℃，蒸气比重 3.7。主要用作溶剂，以及用于制药、化工、染料、印刷、光学玻璃、橡胶等工业。二甲苯多由蒸气吸入，皮肤仅能吸收微量，对黏膜有刺激作用，可引起皮炎和结膜炎。高浓度吸入麻醉作用较强，长期慢性作用可引起神经衰弱综合征和自主神经功能失调，出现血压偏低。对血液引起的一些变化，一般认为是由于混杂有少量的苯所致。防治见苯中毒。车间空气中最高容许浓度为 $100mg/m^3$。

二甲弗林（dimefline） 其他名称：回苏灵。中枢兴奋药（呼吸中枢兴奋药）。用于各种原因引起的中枢性呼吸衰竭，麻醉药、催眠药所致的呼吸抑制及外伤、手术等引起的虚脱和休克。制剂：盐酸二甲弗林片剂；注射剂。有惊厥病史、肝肾功能不全者、孕妇禁用。应稀释后缓慢静注。

二甲硅油（dimethicone）　消化系统排气剂。用于各种原因引起的胃肠道胀气和急性肺水肿的抢救，也用于胃镜检查。制剂：片剂。对非胀气性胃肠道膨胀感无效。服时嚼碎。

二甲喷他芬（dimethylcaramiphen）　见甲卡拉芬。

二甲双胍（metformin）　其他名称：甲福明、美迪康、格华止、降糖片。双胍类口服降糖药。用于单纯饮食控制及体育锻炼治疗无效的 2 型糖尿病，特别是肥胖的 2 型糖尿病；与胰岛素合用，可减少胰岛素用量，防止低血糖发生；可与磺酰脲类降糖药合用。不良反应和注意事项等与苯乙双胍类似，不同者是大部分药物以原型从肾脏排出，半衰期较短，作用较弱。糖尿病昏迷、急性发热、肝肾功能不全者忌用。

二甲氧苯青霉素（dimethoxyphenyl penicillin, methicillin）　见甲氧西林。

二价体（bivalent）　生殖细胞第一次减数分裂前期来自父体和母体的两个同源染色体配对所形成的结构。每个二价体有 2 个着丝粒，每个着丝粒连接 2 个染色单体。一个二价体包含 4 个染色单体，称四分体。每种生物二价体的数目是恒定的。人有 23 个二价体，果蝇 4 个，小鼠 20 个。

二尖瓣（mitral valve）　见左房室瓣。

二尖瓣闭锁（mitral atresia）　罕见的先天性心脏病。左心房与左心室间无直接交通，但多伴有卵圆孔开放或房间隔缺损。几乎均伴有室间隔缺损。临床表现与主动脉瓣闭锁相似，但症状较轻。诊断须依赖心导管检查与血管造影。多数病人于数月内死亡。治疗主要是对症处理，手术效果较差。

二尖瓣分离术后综合征（syndrome after mitral commissurotomy）　输血传播的疾病。一种自限性传染性单核细胞增多症病。以巨细胞病毒感染。表现为不适、发热、咽炎、肝脾肿大以及短期淋巴细胞异常。对有严重免疫抑制的病人或早产儿特别危险。

二尖瓣关闭不全（mitral insufficiency, mitral regurgitation）　心脏瓣膜病之一。多合并其他畸形。最常见的是原发孔房间隔缺损，二尖瓣大瓣裂和大血管错位。分三种类型：①瓣环扩大；②瓣膜本身发育不正常，先天性裂隙，瓣膜阙如，瓣膜巨大孔洞，大瓣过度发育致瓣膜脱垂；③瓣膜下组织发育异常，腱索乳头肌发育过长、过短或不发育。慢性炎症或退行性病变使二尖瓣叶、乳头肌、腱索等缩短或粘连导致瓣膜不能完全关闭。以风湿性二尖瓣关闭不全最常见，或继发于左心室扩大后引起的相对性二尖瓣关闭不全（高血压时）。少数见于心肌梗死或乳头肌水肿或腱索断裂等。在心尖部可听到吹风样全收缩期杂音。轻则无症状，重则有左心功能不全。内科治疗不满意时，可考虑瓣膜置换术。

二尖瓣［交界］分离术（mitral commissurotomy）　其他名称：二尖瓣分离术。治疗二尖瓣狭窄的外科手术。一般采用左胸径路，切开左心耳或左心房插入手指（在某些病例亦可经右胸、心房间沟，进入左心房），在直接触觉下，以手指分离或以导入的二尖瓣交界扩张器，分离瓣膜交界粘连、扩大瓣口，从而改善心脏的排血功能。也可应用体外循环，在直视下切开融合的瓣膜交界。

二尖瓣开放音（opening snap, OS）　二尖瓣狭窄时，在第二心音后出现音调较高而清脆的额外心音。其产生机制是心室舒张早期血液自左心房迅速流入左心室，弹性尚好的二尖瓣迅速开放又因狭窄而开放受阻，引起瓣叶张帆样振动产生的拍击样声音。在心尖部与胸骨左缘之间最易听到，提示二尖瓣膜尚有一定的弹性，为二尖瓣分离术适应证。

二尖瓣面容（mitral face）　二尖瓣狭窄的一个临床征象。表现为面部紫红、口唇发绀。常见于风湿性心脏瓣膜病二尖瓣狭窄的病人，亦见于高原地区生活的人和正常人。

二尖瓣球囊扩张法（mitral dilatation with saccule）　介入性导管疗法。适用于二尖瓣隔膜型狭窄、瓣膜相对柔软、活动较好、无钙化、瓣膜下组织没有病变且无心房颤动的病人。二尖瓣重度狭窄、长期心房颤动或伴有血栓形成、有体循环栓塞史，以及合并二尖瓣关闭不全者，不宜采用。球囊扩张二尖瓣狭窄多能获得良好效果，但远期仍可再度狭窄。

二尖瓣区（mitral area）　其他名称：心尖区。指心尖搏动最

强点。通常在心尖部，即左锁骨中线与第 5 肋间交点的稍内侧。

二尖瓣收缩期杂音（mitral systolic murmur）　心尖部收缩期杂音。可因器质性或相对性二尖瓣关闭不全所引起，亦可能是功能性的。功能性者较多见。器质性二尖瓣关闭不全见于风湿性心脏病，为吹风样杂音，较粗糙，呈递减型，往往占全收缩期，向左腋下传导，呼气时增强，左侧卧位时更清楚。相对性二尖瓣关闭不全是由于左心室扩张所致，见于高血压性心脏病、急性风湿热、扩张型心肌病及严重贫血等，杂音呈柔和的吹风样，传导不明显。

二尖瓣舒张期杂音（mitral diastolic murmur）　风湿性二尖瓣狭窄时，在心尖部听到的隆隆样舒张中、晚期杂音。一般为递增型，其音调较低而局限，左侧卧位呼气末时较清楚，常伴有第一心音亢进、二尖瓣开瓣音和舒张期震颤。相对性二尖瓣狭窄时，在心尖部也可听到舒张期杂音。

二尖瓣脱垂（bicuspid valve prolapse）　因二尖瓣及其附件异常，瓣膜在心室收缩期脱入左心房的异常表现。多数原因不明。可见于马方综合征、冠心病、风湿性心脏病、先天性心血管病、心肌病等。半数病人无症状，或表现为心悸、气急、胸痛、焦虑等。特征性体征为心尖部收缩中或晚期咯喇音，变换体位有助于听到此音或收缩期杂音。心脏超声检查有助于明确诊断。口服盐酸普萘洛尔（心得安）对胸痛、房性和室性期前收缩有效。有严重二尖瓣关闭不全时，可考虑人工瓣膜置换。

二尖瓣脱垂综合征（mitral valve prolapse syndrome）　其他名称：二尖瓣脱垂-喀喇音综合征、收缩期喀喇音-杂音综合征、巴洛综合征、瓣膜松弛综合征。由于二尖瓣本身或腱索、乳头肌病变造成二尖瓣的一叶（多为后叶）或两叶脱垂，形成二尖瓣关闭不全，并产生相应的杂音及变异的心音。冠心病是二尖瓣脱垂不可忽视的病因；急性风湿性心内膜炎的病变亦可以累及二尖瓣，使瓣膜肿胀膨大或因腱索松弛、断裂而产生二尖瓣脱垂。典型体征是收缩晚期杂音和收缩中晚期喀喇音。超声心动图和心脏多普勒检查是诊断二尖瓣脱垂综合征的有效方法。治疗：口服普萘洛尔；人工瓣膜置换。

二尖瓣狭窄（mitral stenosis, MS）　心脏瓣膜病之一。因病变瓣叶互相粘连、腱索变短，或二尖瓣环钙化，导致二尖瓣口缩小变形。绝大多数是风湿热的后遗症，少数见于先天性二尖瓣畸形狭窄，或左房黏液瘤以及老年性二尖瓣环或环下钙化等。分 4 种类型：交界融合型、吊床型、降落伞型、漏斗型。由于左心血流出道受阻，出现慢性肺部淤血、右心功能不全、咯血、房颤等症状。内科治疗无效时，可行瓣膜分离或置换术。

二尖瓣狭窄直视手术（mitral stenosis operation under direct vision）　适用于二尖瓣隔膜漏斗型狭窄及合并关闭不全，左心房有血栓形成或心房颤动又有体循环栓塞史以及再度狭窄者。直视手术能精确切开融合的前后瓣膜交界粘连，清除钙化斑块和处理瓣下腱索，增进瓣膜活动，摘除心房内血栓。

二尖瓣型 P 波（mitral P wave）　一种具有病因诊断意义的 P 波，最初从二尖瓣狭窄左房肥大病人的心电图中发现，故名。心电图特征：①P 波增宽时间≥0.12s，Ⅰ、Ⅱ、aVR、aVL 导联 P 波双峰，峰间距＞0.03～0.04s；②双峰 P 波分为 3 型：等峰型、第一峰型、第二峰型，以第二峰型多见；③V_5 导联呈先正后负的 P 波。在冠心病等伴有房内阻滞的其他疾患，也可见此型 P 波。有时同一份心电图中可见到二尖瓣型 P 波间歇出现，或与正常 P 波交替出现，此又称为"间歇性二尖瓣型 P 波"或"暂时性二尖瓣型 P 波"。

二尖瓣型心（mitralization）　X 线检查时所呈现的一种心脏变形。主动脉球小（或无改变），肺动脉弓增长、凸出、心尖上抬，心腰隆突或平直的现象。多见于二尖瓣疾病，也可见于心间隔缺损、肺动脉瓣狭窄、肺源性心脏病等。

二间（erjian, LI 2）　其他名称：间谷。中医经穴名。属手阳明大肠经。荥（水）穴。位于示指桡侧，掌指关节前凹处，当赤白肉际，微握拳取穴。治发热、咽喉肿痛、牙痛、鼻衄、目昏、口㖞、颌肿、热病等。直刺 0.2～0.3 寸。艾炷

灸 3 壮，或艾条灸 5～10min。

二聚体（物）（dimer）①含有 2 个单体的分子。②由 2 个相同或近似的分子缩合的产物。

二联律（bigeminy）一个窦性搏动与其后一个期前收缩成对连续出现。一种异常心律。心室或心房的异位冲动与正常的窦性节律交替出现，即心脏每隔一个正常搏动后出现的一个异位冲动引起的期前收缩。二联律分为房性二联律与室性二联律两种。见于洋地黄中毒、心肌炎及心肌病等。

二磷酸胞苷-胆碱（diphosphocytidine-choline）由 2 分子磷酸、1 分子胞苷和 1 分子胆碱组成的物质。作为胆碱的活化形式，参与磷脂酰胆碱的合成。

二磷酸胞苷-乙醇胺（diphosphocytidine-ethanolamine）由 2 分子磷酸、1 分子胞苷和 1 分子乙醇胺组成的物质。作为乙醇胺的活化形式，参与磷脂酰乙醇胺的合成。

2,3-二磷酸甘油酸（2,3-diphosphoglyceric acid）存在于红细胞内的较高浓度的有机磷酸盐。能与脱氧血红蛋白的 β 多肽链结合，使之失去运氧能力，从而降低血红蛋白与氧的结合量。当其在红细胞内的含量增高时，血红蛋白与氧的亲和力下降，氧离曲线右移。

1,6-二磷酸果糖（fructose-1,6-diphosphate）其他名称：博维赫、瑞安吉。主要用于休克、心肌梗死、心肌缺血、缺血性脑血管意外、微循环障碍以及重危病人静脉营养等。制剂：注射剂。宜单独使用，不能与碱性溶液或钙盐同用；禁用于过敏者及高磷血症和肾衰竭病人。

二硫化碳中毒（carbon disulfide poisoning）接触二硫化碳所致的职业性中毒。二硫化碳为易燃液体，在常温下极易挥发，几乎不溶于水。工业上常用作溶剂及制造黏胶纤维、玻璃纸、四氯化碳等。主要经呼吸道吸入，也可经皮肤吸收。其主要中毒表现为中枢和外周神经损害。急性中毒表现为麻醉状态，并有感觉异常，重者可出现谵妄、痉挛性震颤、脑水肿等。慢性中毒初期表现为神经衰弱综合征，部分病人可出现自主神经功能障碍及性功能减退，继之可有周围神经损害、锥体外束症状、精神症状及血管损害等。预防：主要加强生产设备的密闭及采用吸风装置。最高容许浓度为 $10mg/m^3$。

二硫化硒（selenium sulfide）其他名称：硫化硒、硒硫砂、希尔生。抗皮脂溢出性皮炎药，抗菌、杀真菌、杀寄生虫药。用于治疗脂溢性皮炎和花斑癣，以及杀蚤类寄生虫。制剂：洗剂。有剧毒。切勿接触眼、黏膜。头面部破损时禁用。

二硫苏糖醇（dithiothreitol, DTT, Cleland reagent）其他名称：克莱兰试剂。苏糖醇的 C1 及 C4 位羟基置换成巯基的化合物。在生化反应中用做还原剂，保护蛋白质或酶中的巯基不致氧化而失活。也常用于还原蛋白质分子中的二硫键等。

二氯醋酸二异丙胺（diisopropylamine dichloroacetate, DADA）其他名称：肝乐。维生素 B15（维肝素）的活性成分。其化学结构中所含的四个甲基可供应机体合成胆碱所需的甲基，具有抗脂肪肝、改善肝功能、提高组织细胞呼吸及氧吸收率的作用。可用于急慢性肝炎、慢性迁延性肝炎、脂肪肝、肝大、早期肝硬化及其他疾病引起的肝功能障碍。偶有嗜睡等不良反应。

二氯磺胺（dichlorphenamide, daranide）见双氯非那胺。

二卵双胎生儿（dizygotic twins）一次排出两个卵细胞分别受精发育成双胎。有各自的胎盘绒毛膜和羊膜。双胎儿性别可同可异，外貌及生理特性的差异类同兄弟姐妹。二卵双胎率受母亲的遗传型影响，随母亲年龄的增高而增高。

二妙散（丸）（powder of two wonderful drugs）中医方剂。《丹溪心法》方。组成：炒黄柏，苍术（米泔浸炒）。功能清热燥湿。治湿热下注，筋骨疼痛，脚膝无力，或足膝红肿，或带下黄白量多。或湿热带下、下部湿疮、小便短黄、舌苔黄腻者。近代常用于风湿性关节炎、阴囊湿疹等证属湿热者。

二名法（binominal nomenclature）其他名称：双名命名制、双名法。用两个拉丁词（或拉化形式）构成动物、植物或微生物某一物种的名称。即学名的命名法。瑞典博物学家林耐（C. Linné）所创。第一个词是属名，第二个词是种名。后附定名人姓名。如小家鼠学名为 *Mus musculus* L.。*Mus* 是属名，*musculus* 是种名，L. 是定名人林耐的缩写。属名是名词；种名大多为形容词或名词的所有格。1758 年林耐著《自然系统》第 10 版确定了分类学的双名命名制，澄清了命名混乱现象，为研究分类学创造了最基本条件。

二期缝合［术］（secondary suture）受伤后不立即缝合伤口，而是经过一段时间，待伤口长出健康的肉芽组织后，再将伤口缝合，与一期缝合相对而言。

二期骨愈合（secondary healing of bone）骨折后通过骨折断端血肿机化，新生骨长入并达到骨折愈合的过程。

二期梅毒（secondary syphilis）以全身皮肤黏膜损害和多发性、硬化性淋巴结炎及多系统损害为主要表现的梅毒发病阶段。开始于硬下疳出现后 4～10 周，也可在感染后 24 个月才出现。

二期愈合（healing by second intention, secondary healing）其他名称：间接愈合。术后伤口恢复的方式之一。与一期愈合相对而言。伤口大，组织破坏多，边缘不整齐，或伴有感染，必须通过肉芽组织填补缺损才能修复。愈合时间长，瘢痕大。

二羟丙茶碱（diprophylline）其他名称：甘油茶碱、喘定。平喘药。用于支气管哮喘、喘息性支气管炎，特别是伴有心动过速的哮喘病人。亦可用于心源性肺水肿引起的喘息。制剂：片剂、注射剂。孕妇及哺乳期妇女、酒精中毒、心律失常、严重心脏病或充血性心力衰竭病人，肺源性心脏病、高血压、甲状腺功能亢进、肾功能低下、消化道溃疡病人慎用。

二氢吡咯羧酸（pyrroline carboxylic acid）谷氨酸、鸟氨酸和脯氨酸互相转变的中间产物。可由鸟氨酸经 δ-转氨基作用后脱水、闭环形成，也可由谷氨酸还原、闭环形成。它被还原后即为脯氨酸。

二氢麦角碱（dihydroergotoxine）其他名称：甲磺酸双氢麦角碱、双氢麦角毒碱、海特琴、斯托芬、弟哥静。脑血管病用药（α-肾上腺素能受体阻滞药）。用于脑供血不足、脑动脉硬化症、脑梗死后遗症、血管性痴呆、老龄化相关的轻度认知功能障碍、老年痴呆引起的认知障碍、脑外伤后遗症等；外周血管病。制剂：甲磺酸二氢麦角碱片剂、缓释胶囊剂。严重脑动脉硬化、心脏器质性损害、低血压、肾功能障碍、老年病人及孕妇禁用。

二巯丙醇（dimercaprol, BAL）其他名称：双硫代甘油、巴尔。金属中毒解毒药。用于砷、汞及金等的中毒解毒。制剂：注射剂。对肝、肾有损害，肝功能不良者慎用，碱化尿液可减轻肾损害。

二巯丙磺钠（sodium dimercaptopropanesulfonate）金属中毒解毒药。用于砷、汞及金的中毒解毒药，对铬、铋、锑等中毒也有效，对治疗慢性汞中毒效果差。制剂：注射剂。静注过快可致恶心、心动过速、头晕、口唇发麻。

二巯丁二钠（sodium dimercaptosuccinate）其他名称：二巯琥钠。金属中毒解毒药。用于锑、铅、汞、砷、铜等中毒的解毒，预防镉、钴、镍中毒，对肝豆状核变性也有效。制剂：注射剂。粉剂溶解后立即使用，不可久置，也不可加热，溶液变色不可应用。

二巯丁二酸（dimercaptosuccinic acid）金属中毒解毒药。用于铅、汞、砷等中毒的解毒。制剂：胶囊剂。不作为预防铅中毒用药，用药期间多饮水，定期查肝功能。

二十八脉（twenty-eight kinds of pulse condition）中医脉象。①常见的二十八种脉象。即：浮、沉、迟、数、滑、涩、虚、实、长、短、洪、微、紧、缓、弦、芤、革、牢、濡、弱、散、细、伏、动、促、结、代、大（一作疾）。②二十八条经脉。人经脉上下左右前后二十八脉。指左右手足二十四经脉，任、督脉，阴跷、阳跷。

二十五味珊瑚丸（ershiwuwei shanhu wan）藏药名。开窍、通络、止痛剂。组成：诃子、木香、藏菖蒲、铁棒锤、麝香、珍珠母、珊瑚、珍珠、青金石、丁香、肉豆蔻、磁石、沉香、紫菀、禹粮土、木橘、芝麻、獐牙菜、炉甘石、银朱、龙骨、羊脑石、红花、甘草、打箭菊。用于顽固性头痛、白脉病、脑炎、头晕、目眩、肢体麻木僵硬、神志不清、血压不调、抽风痉挛。

二十五味松石丸（ershiwuwei songshi wan）藏药名。清热解毒、疏肝利胆剂。组成：松石、珍珠、珊瑚、朱砂、诃子、铁屑、余甘子、五灵脂膏、檀香、降香、木香、马兜铃、鸭嘴花、牛黄、广木香、绿绒蒿、船形乌头、肉豆蔻、丁香、伞梗虎耳草、毛诃子、天竺黄、西红花、木棉花、麝香、石灰华。用于肝郁气滞、血瘀、肝中毒、肝痛、肝硬化、肝腹水，以及各种急、慢性肝炎和胆囊炎。

二十五味珍珠丸（ershiwuwei zhenzhu wan）中医成药名。安神开窍剂。组成：珍珠、肉豆蔻、石灰华、草果、丁香、西红花、牛黄、麝香等。用于中风、半身不遂、口眼歪斜、昏迷不醒、神志失常、谵语发狂等。

二室模型（two-compartment model）把人体视为两个室，即中央室和周边室。药物在体内转运时，首先必须进入中央室而后到达周边室的模型。一般把血流丰富的心、肺、肝、肾等组织器官看成中央室；把药物分布较慢的骨骼、脂肪等看成周边室。该模型是对药物分布较慢且各组织间分布差异又较大而进行划分的。依其模型所计算出的结果较为接近实测数据。

2,6-二叔丁基对甲酚（butylated hydroxytoluene，BHT）油类抗氧剂之一。为无色、无臭、无味的结晶或白色结晶性粉末。熔点不低于 69℃；不溶于水、甘油及丙二醇，能溶于醚、脂肪油及液体石蜡。因对人体有害，不可内服。

二态模型学说（dimorphic model theory）此学说认为，受体有活化和失活两种处于平衡状态的构象，两者可以相互转变。活化状态的受体常与激动剂有亲和力，一旦结合可产生生理效应，失活状态的受体与竞争性对抗剂有亲和力，结合时不产生生理效应；当激动剂及拮抗剂同时存在时，两者竞争受体，谁与药物结合含量多就显示谁的作用。

二肽酶（dipeptidase）小肠液中的一种蛋白水解酶。可将二肽水解成两个氨基酸的酶。在不同的生物中具有不同的特异性。如对应于甘氨酰-甘氨酸、甘氨酸-L-亮氨酸等的二肽酶。

二瘫型脑瘫（diplegic type of cerebral palsy）其他名称：双下肢型脑瘫。病损以双下肢受累的大脑性瘫痪。表现为下肢肌张力增高，引起功能障碍。

二碳单位（two-carbon fragment）以 2 个碳原子的形式参与代谢过程的基团或化合物。如乙酰基、乙醛、羟乙醛等。乙酰基以辅酶 A 衍生物参与代谢；活性乙醛由丙酮酸在硫胺素焦磷酸上脱羧形成；羟乙醛参与转酮醇酶的反应。

二糖（disaccharide）其他名称：双糖。由两个单糖分子结合而成的糖类。已知的二糖有 140 种以上，与日常生活密切相关的有蔗糖、麦芽糖和乳糖等。大多数二糖由不同的单糖组成，如蔗糖由葡萄糖与果糖组成，乳糖由半乳糖和葡萄糖组成。

二（双）糖酶（disaccharidase）催化二糖水解为游离单糖的酶。如蔗糖酶、麦芽糖酶及乳糖酶，可分别催化蔗糖、麦芽糖及乳糖的水解，生成葡萄糖、果糖及半乳糖。这些单糖均易被小肠黏膜上皮细胞吸收。

二头肌腱鞘炎综合征（bicipital tenosynovitis syndrome）多种原因造成的肱二头肌肌腱滑液囊炎性改变所致的一组病征。女性多见。表现为肩部疼痛，外展及内旋受限，肱二头肌沟前有压痛。患肩受压时症状明显。治疗：对症处理为主。

二维超声心动图（two-dimensional echocardiogram）其他名称：切面超声心动图、扇形超声心动图。使用 B 型或 PPI 型超声诊断仪发出的声束，连续、快速地在荧光屏上显示心脏某一切面上各结构的空间位置、周邻关系及活动情况的实时图像。依据超声诊断仪探头放置部位和指向的不同，可获得心脏纵轴、横轴切面图，心尖位四心腔图。直接观察心脏形态、瓣膜活动、各房室腔大小，心腔内有无占位性病变、房室间隔的位置及连续性，心包腔内有无积液等，以帮助诊断心脏病。

二维放射治疗（two-dimensional radiation therapy）二维方向上设计规则形状或用铅模遮挡方式取得不规则形状照射野进行均匀剂量外照射的传统治疗方法。设备、技术条件要求较低，操作相对简单，多用于恶性肿瘤手术前、后放疗。但照射野与肿瘤实际三维形状不完全相符，照射野内包括的正常组织较多，对于肿瘤周围有敏感组织和要害器官的病例不太适宜。

二相气雾剂（biphasic aerosol）在容器内以液相和气相存在的气雾药剂。是药物与抛射剂相混溶或药物借潜溶剂和助溶剂的作用与抛射剂相混溶而制得的气雾剂。

二阳并病（shaoyang syndrome complicated by taiyang syndrome）中医病名。指太阳证未解而阳明证已见。伤寒病两阳经（常指太阳、阳明两经）先后受累，两经症候先后出现的病证。

二氧丙嗪（dioxopromethazine）其他名称：双氧异丙嗪、克咳敏。镇咳药和抗组胺药。用于慢性支气管炎和各种原因引起的咳嗽。尚可用于过敏性哮喘、荨麻疹、皮肤瘙痒症等。制剂：盐酸二氧丙嗪片剂。高空作业及驾驶车辆、操纵机器者禁用。癫痫、肝功能不全者慎用。

二氧化硫（sulfur dioxide）工业废气的主要成分。无色、有辛辣气味、对皮肤及黏膜有强烈刺激性的气体。易溶于水。吸入的二氧化硫气体，大部分在上呼吸道黏膜表面遇水生成亚硫酸、硫酸，使鼻、咽喉、气管、支气管黏膜发生刺激症状和炎症反应；吸入高浓度可造成喉头水肿和声带痉挛甚至导致窒息。慢性中毒可表现为眼结膜、鼻咽黏膜、支气管黏膜的慢性炎症、牙齿酸蚀症等。污染大气尚可造成植物、建筑物的损害。车间空气中一次最高容许浓度为 $15mg/m^3$。居民区大气中一次最高容许浓度为 $0.5mg/m^3$。

二氧化硫污染控制区（sulfur dioxide pollution control region）为防治二氧化硫污染，改善大气环境质量，国家划定的二氧化硫污染严重而严格控制其排放量的地区。

二氧化碳（carbon dioxide）①低浓度时为生理性呼吸中枢兴奋剂。无色无臭气体。与氧气混合，用于临床急救，如呼吸衰竭、一氧化碳中毒、新生儿窒息等。吸入二氧化碳浓度超过 25％时，可麻痹呼吸中枢并引起酸中毒。②人体重要代谢产物。例如糖代谢、三羧酸循环的终末产物（脱水而成）。它最终要排出体外。在体内循环过程中，对酸碱平衡、pH 值的调节、呼吸的调节有重要意义。过多引起酸中毒（呼吸性、代谢性）。

二氧化碳分析器（CO₂ analyzer）肺功能测量仪器。根据二氧化碳对 $4.26\mu m$ 波长的红外线吸收的原理，采用锑化铟半导体红外线探测器和干扰滤光片技术，测量人体呼出气体中二氧化碳浓度。也应用于针刺麻醉、高山生理和慢性支气管炎等疾病的研究。

二氧化碳分压（partial pressure of carbon dioxide，PCO_2）其他名称：二氧化碳张力。物理溶解于血液中的二氧化碳分子从血液中逸出的力。即二氧化碳在血液中的分压。正常动脉血中 PCO_2 为 4.7～6.0kPa（35～45mmHg），平均为 40mmHg。临床上测定动脉血中二氧化碳分压可了解肺功能状态，增高提示肺通气不足，降低提示通气过度。当动脉血中 PCO_2 升高至 8.0kPa（60mmHg），病人出现中枢兴奋症状；升至 10.7kPa（80mmHg）时，出现嗜睡、谵妄或昏迷。缓慢升高者（数日内），由于人体代偿，血 pH 值可正常或稍低。迅速升高者，则 pH 值明显下降，降至 7.2kPa 以下时，严重影响循环和细胞代谢。呼吸衰竭时，PCO_2 高于 50mmHg。测定动脉血中 PCO_2 应注意排除代谢因素影响。

二氧化碳激光疗法（carbon dioxide laser therapy）应用二氧化碳激光治疗疾病的方法。二氧化碳（CO_2）激光器产生波长 $10.6\mu m$ 的红外激光，主要用于手术和美容。

二氧化碳激光[手术]器（CO₂ surgical laser）二氧化碳激光束经导光聚焦成高能量光点，对人体浅表病变进行切割、烧灼、黏合、照射治疗的仪器。具有无菌、出血少、手术视野清晰、切缘整齐的特点，适用于五官科、妇科及骨骼打孔、截断等手术。

E

二氧化碳结合力（carbon dioxide combining power，CO_2CP）血浆中呈化学结合状态的二氧化碳量。代谢性酸中毒或呼吸性碱中毒时二氧化碳结合力降低；呼吸性酸中毒或代谢性碱中毒时，二氧化碳结合力则升高（但呼吸性酸中毒伴发代谢性酸中毒时，二氧化碳结合力则不一定升高）。需结合血液气体分析测定全面考虑。

二氧化碳解离曲线（carbon dioxide dissociation curve）　是血液中 CO_2 含量与 PCO_2 之间的关系曲线，接近线性关系。曲线位置受血液中 PO_2 的影响。即在同一 PCO_2 下还原血含更多的 CO_2，利于 CO_2 的运输量，使在肺侧释放更多的 CO_2，在组织侧吸收更多的 CO_2。

二氧化碳麻醉（carbon dioxide anesthesia）　由于二氧化碳分压过高超过 10.7kPa（80mmHg）引起的中枢神经系统功能障碍。见于严重的高碳酸血症。病人可有头痛、头晕、烦躁不安、精神错乱、幻觉、谵妄、嗜睡、昏迷和抽搐等神经精神障碍。

二氧化碳吸收装置（carbon dioxide absorber）　循环密闭法麻醉的重要装置。多用圆形塑料罐，容量相当于成人潮气量的单层罐或约 2~3L 的 2 层罐，内装二氧化碳（CO_2）吸收剂碱石灰。病人呼出气体中的 CO_2 与碱石灰接触立即被吸收。碱石灰吸收 CO_2 时产生热量，其颜色也逐渐变浅或变白色，质地变硬，吸收 CO_2 的能力下降且逐渐消失。因此碱石灰失效时必须及时更换，以免造成 CO_2 蓄积。一般碱石灰可用 4h 左右。

二氧化碳细胞培养箱（carbon dioxide cell incubator）　采用热敏电阻控温并以隔水电热进行细胞组织、微生物培养的装置。培养环境温湿度稳定适宜，二氧化碳浓度保持恒定，并可严格控制培养液的 pH 值，保证培养物良好的生长条件。是现代医学、药学、生物、卫生防疫、农林科研工作不可缺少的设备。

二氧化碳蓄积（carbon dioxide retention）　由于通气量不足或二氧化碳吸收剂失效造成的体内动脉血二氧化碳浓度升高。早期症状有血压升高、脉搏增速、呼吸加深加快、肌肉紧张度增加、颜面潮红等。严重缺氧与二氧化碳蓄积时出现呼吸不规则、血压下降、脉搏减慢、心律失常，最后呼吸、心跳停止。增加通气量即可增加体内二氧化碳排出。但要注意严重二氧化碳蓄积时，迅速排出二氧化碳可出现突然血压下降或偶有呼吸暂停现象，即所谓二氧化碳排出综合征。

二氧化碳运输（carbon dioxide transport）　即二氧化碳在血液中的运输形式。大约有 6% 是以物理溶解的形式运输，94% 是以化学结合的形式运输。后者中有 7% 是二氧化碳与红细胞中的血红蛋白直接结合，形成氨基甲酸血红蛋白；87% 以碳酸氢盐的形式运输。

二氧化碳中毒综合征（carbon dioxide poisoning syndrome）肺衰竭所引起的以意识障碍为主的精神、神经症状。表现为意识障碍、淡漠、肌颤、抽搐、昏迷等。可有兴奋症状。颈强直，巴宾斯基征阳性。治疗：加强通气功能，对症处理。

二叶式主动脉瓣（bicuspid aortic valve）　主动脉瓣由两个瓣叶组成的病理状态。可为先天性主动脉瓣发育不全，亦可后天由风湿引起。呈主动脉瓣狭窄表现，可并发心内膜炎。治疗应防治晕厥、心绞痛、细菌性心内膜炎和并发症。严重者可行换瓣术。

二乙基焦碳酸盐（diethylpyrocarbonate，DEP）　一种防腐剂。遇氨可生成致癌物尿烷。因其在饮料中的使用量极微（10μg/L 以下），有的国家并未完全禁用。我国禁用。

二异氰酸甲苯酯（toluene-2-4-diisocyanate，TDI）　制造聚氨酯树脂的原料。属低毒类物质。微黄至棕黄色液体。不溶于水，溶于丙酮、乙酸、乙酯、甲苯。具有明显刺激和致敏作用。经呼吸道吸入刺激呼吸道黏膜，对眼、皮肤也有刺激作用，但不能经无损皮肤吸收。高浓度接触可引起两种类型病变：①哮喘性支气管炎。有咽喉干燥、剧烈咳嗽、胸闷、呼吸困难等症状，严重者可出现肺水肿或昏迷。②支气管哮喘。可能是由于异氰基团与体内蛋白质的氨基结合后生成异性蛋白为抗原物质，引起变态反应。皮肤接触可致皮炎，也可引起过敏性皮炎。车间空气中最高容许浓度为 $0.2mg/m^3$。

二元视觉学说（duplicity theory of vision）　其他名称：视觉的二元学说。人视网膜存在两种不同功能的感光细胞，即视杆细胞及视锥细胞。视杆细胞专司夜光觉，对物体的细小构造分辨能力差，无色觉。视锥细胞专司昼光觉和色觉，具有高度的分辨能力。

二至丸（erzhi wan）　中医成药名。止血剂。①组成：女贞子、旱莲草。功能补肝益肾。治肝肾不足、头目昏花、须发早白、腰背酸痛、下肢痿软等。②组成：鹿角、麋角、炮附子、桂心、炒补骨脂、炒杜仲、鹿茸（酒蒸，焙）、青盐。功能补肾强腰。治老人、虚弱人肾气虚损，腰痛不可屈伸。若恶热药去附子，加肉苁蓉（酒浸，微火炙）。

F

发背 [疽]（lumbodorsal carbuncle）　中医病名。生于脊背中部的有头痈。脏腑腧穴皆在背部，故本病多因脏腑气血不调，或火毒内郁，或阴虚火盛凝滞经脉，使气血壅滞不通而发。又因发病部位不同而有上发背、中发背和下发背之分，参见有头疽。

发病机制（pathogenesis）　其他名称：发病原理。通常指疾病过程中机体产生的形态结构、功能、生物化学等变化及其相互关系。主要包括致病因素在疾病过程中的作用，危害机体、使疾病发生、发展的因果关系以及机体的防御反应、抵抗疾病和恢复健康的规律。

发病季节性（seasonality of incidence）　有些疾病在每年的一定季节内呈现发病率升高现象。如肠道传染病多见于夏秋季，呼吸道传染病多见于冬春季。虫媒传染病及自然疫源性疾病的季节性则与传染源和媒介昆虫的活动季节一致。季节性升高的原因很复杂，有些现象尚不能得到明确的解释。各种气象因素、媒介昆虫习性、野生动物或家畜的生长繁殖、生产与生活习惯等因素都影响发病的季节性。

发病率（incidence）　反映在一定时期内，一定人群中某病新发病例出现的频率。通常以某地区或某人群一年（季、月）内发生的新病例数对该地区（人群）同期平均人口数的百分率表示。发病率=某地1年（季、月）内所发生的新病例总数/该地同期平均人口数×100%。发病率可按疾病分别计算。

发病条件（pathogenic condition）　主要指能够影响疾病发生的各种机体内、外因素。它和病因不同，不直接引起疾病，但可影响或直接作用于机体促进疾病的发生。如营养、居住条件、年龄和性别都可作为某一疾病发病的条件。但应注意疾病发展中的原因与条件是相对的，例如寒冷是冻伤的原因，却是感冒、肺炎等病的条件。

发病研究（incidence studies）　在一定的人群中，对一定时期内新发生病例数的调查和分析。常用发病率描述疾病的流行情况，可作为前瞻性调查的基点，探讨发病因素，估计防治措施的效果等。对一般传染病、慢性病、肿瘤和心血管疾病都用年发病率。对在短时期的暴发和流行的传染病可用罹患率表示流行情况。

发绀（cyanosis）　其他名称：紫绀。血液中还原血红蛋白增多，使皮肤和黏膜呈青紫色的现象。以口唇、鼻尖、颊部与甲床等处较为明显。红细胞中血红蛋白与氧结合生成氧合血红蛋白，呈鲜红色。氧合血红蛋白释放出氧后生成脱氧血红蛋白，呈暗红色。因某种原因使血中脱氧血红蛋白增多达50g/L（5g/dl）时即可出现此种现象。肺源性心脏病或者急性左心衰竭机体乏氧时可出现。

发绀型先天性心血管病（congenital cyanotic cardiovascular disease）　先天性心脏血管病的一大类型。本型心血管畸形引起右至左分流，使静脉血从右侧心腔的不同部位分流到动脉血中，引起发绀。常伴有杵状指（趾）。临床包括法洛四联症、艾森曼格综合征、大动脉错位、右房室瓣下移畸形伴心房间隔缺损、右房室瓣闭锁、完全性肺静脉畸形引流、主动脉干永存、肺动静脉瘘等。多可手术矫正。

发汞（hair mercury）　人毛发中含有的汞。汞进入人体后少量能到达毛发，发汞量可反映身体的汞负荷量。发汞正常值上限为4mg/100g。

发汗（sweating）　可感蒸发，是指通过汗腺分泌汗液，在皮肤表面以明显的汗滴形式而蒸发散热。当外界温度等于或高于皮肤温度时，蒸发就是散热的唯一途径。由于温热刺激引起的发汗称为温热性发汗，由于精神紧张引起的发汗称为精神性发汗。

发际疮（hairline boils）　中医病名。生于项后发际处之疮疖。多由内郁湿热、外受风火所致。常先发于脑后头发边缘处，初起形如粉刺，渐大如豆，顶白根红，坚硬痛痒，溃后微有脓水，随愈随发。治宜祛风化湿、清热解毒。

发酵（fermentation）　因微生物（如细菌、酵母）的代谢作用使物质发生变化的过程。经常伴随能量产生。是生物化工的基本工艺过程，如酿酒、制醋等。抗生素、有机酸、氨基酸、酶制剂等均由发酵获得。

发酵沉卵法（method of fermentation and precipitation of eggs）　利用沉淀和厌氧发酵原理处理粪尿的一种方法。因寄生虫卵的比重大于粪液而逐渐沉到池底，在厌氧环境下，虫卵和病原菌受生物拮抗和厌氧发酵产物氨的作用而被杀灭。池底沉渣和粪渣需经堆肥等方法进行无害化处理。

发酵工程（fermentation engineering）　通过工程手段利用微生物的生物化学作用将复杂的有机物分解成比较简单的物质并进行某些生产的过程。广泛用于抗生素、维生素和柠檬酸等的制造。

发酵酒（fermented alcoholic beverages）　其他名称：酿造酒。酿造后不经蒸馏可直接饮用的酒。以含糖或淀粉的粮谷、乳类和水果等为原料，经酵母发酵工艺酿制而成。酒精度低，通常小于24%（体积分数）。常见的有米酒、黄酒、啤酒、葡萄酒和果子酒等。

发敏阶段（second step of allergic reaction）　过敏反应发病机制第二阶段，当致敏机体再次接触同一过敏原时，过敏原与肥大细胞和嗜碱性粒细胞表面的免疫球蛋白E抗体结合，使细胞内颗粒脱出，释放各种生物活性物质，如组胺、慢反应物质等。前者释放快、作用持续时间短，而后者则释放慢、作用时间长。

发泡剂（foaming agent，blowing agent）　制造泡沫塑料的助剂。有固体及液体两种。前者可受热分解或发生化学反应而产生气体，如偶氮二异丁腈；后者是一些不溶于塑料中的挥发性液体，在加热至其沸点或减少压力时，则使塑料发泡，如苯、汽油、酒精等。某些发泡剂如偶氮二异丁腈有剧毒，应注意使用安全。

发铅（hair lead）　人发中含有的铅。分段检查头发能反映过去不同时间内接触铅的程度。正常值在30μg/g以下。

发热（fever）　各种原因导致体温升高，超出正常范围的情况。机体在致热原的作用下使体温调节中枢的调定点上移而引起的调节性体温升高。一般腋温超过37℃或口温超过37.5℃，一昼夜体温波动在1℃以上可称为发热。以口温为例，低热：37.5～37.9℃；中等热：38.0～38.9℃；高热：39.0～40.9℃；超高热：41℃以上。

发散思维（divergence thought）　其他名称：求异思维、辐射思维。从一个目标出发，沿着各种不同途径寻求准确答案或各种可能的答案的思维。思维者根据对所思考问题提供的信息，不依常规，寻找变化，获得多种答案的一种思维形式。当问题存在多种答案的可能性时，才能发生发散思维。它在创造性活动中具有重要作用，是创造性思维的重要组成部分，具有流畅性、变通性、独创性、灵活性、新颖性、精细性等特点。

发射光谱（emission spectrum）　光谱的一类。物质由于高温或受到带电粒子撞击等原因而发光所形成的光谱。可分为线状谱、带状谱和连续谱。广泛用于物质成分的分析等方面。

发射光谱法（emission spectroscopy）　其他名称：光谱分析。利用线光谱的不同和强度差异进行元素定性、定量分析的方法。电子将额外能量以辐射能的光子形式发射出去即形成线光谱。应用于限量分析或微量分析。

发射型计算机断层显像（emission computed tomography，ECT）　当代临床医学中与B超及X线/CT并列为三大影像诊断系统之一。有 SPECT 及 PET 两种。在 γ 闪烁照相机基础上引用断层装置及计算机系统发展形成，仪器由探测器、探测架、准直器、摄影床、数据收集系统、计算机系统组成。利用放射性核素（^{201}Tl、^{99m}Tc、^{133}Xe、^{67}Ga）在人体内示踪的方法，无损伤地显示全身各脏器内部结构，反映早期功能变化和形态改变，为临床提供诊断依据，且能动态录像及储存资料数据。对肿瘤的分辨力为 2mm 左右。诊断率约为 80%。

发生器电位（generator potential） 刺激感受器细胞时，经过换能作用，在与感受器细胞相联系的传入神经末梢处产生的局部电位。这种电位总和达到一定水平时，传入神经纤维上产生动作电位。

发生与发育（occurrence and development） 人体的发生与发育始于卵子与精子结合而成受精卵，终止于个体死亡，是一个连续不断变化的过程。人体发育过程分出生前及出生后两个时期。出生前期从受精开始到胎儿娩出，出生后期分婴儿期、幼儿期、学龄前期、学龄期、青春期、青年期、成年期、更年期和老年期。

发芽马铃薯中毒（sprouted potato poisoning） 大量食用绿皮和发芽的马铃薯所致的中毒。马铃薯俗称土豆或洋山芋。马铃薯中的龙葵素主要存在于发芽和发绿部位，具有腐蚀性、溶血性，并对运动中枢和呼吸中枢有麻痹作用，对胃肠黏膜有较强的刺激作用。临床症状，先有咽喉、口腔烧灼感，继而恶心、呕吐、腹绞痛、腹泻；严重中毒还可出现发热、抽搐、昏迷、呼吸困难，甚至因心力衰竭和呼吸中枢麻痹而死亡。治疗：洗胃、补液、纠正血压、应用呼吸兴奋剂、控制心力衰竭等对症处理。

发颐（suppurative inflammation of cheek） 其他名称：腮颌发、颐发、汗毒。中医外科病名。由患伤寒或温病发汗未尽或疹形未透，以致余毒壅积而成。症见颐颌肿胀疼痛，张口受限，伴发热等。相当于西医的化脓性腮腺炎。热毒蕴结证，治宜清热解毒，或兼托里透脓，方用普济消毒饮加减；热毒内陷证，治宜清营解毒、养阴生津，方用清营汤合安宫中黄丸加减。外治法：初起用金黄膏或玉露膏外敷；脓成及早切开排脓，八二丹药线引流，外盖太乙膏；口腔黏膜出脓者，先用等渗盐水漱口，次用青吹口散。

发音重建术（vocal rehabilitation） 对喉全切除术后的病人，通过手术的方法，重建新的发声器官或安放发音装置，使无喉病人重新获得发声和语言功能。常用的手术有气管食管瘘发音重建术、气管（环）咽吻合术、新声门重建术及放置发音钮等。

发音功能发育障碍（phonatory developmental disorder） 幼儿的发音常不清楚，随着年龄增长而逐渐清晰，但有少数人对少数字节或个别音节一直发音不准确。如能排除其他疾病（包括发音器官疾病）及排除家族的特殊发音传统，则可诊断为发音功能发育障碍。轻度发音障碍而不影响言语交流者一般不给此诊断。

发音障碍（dysphonia） 说话时发音困难或发音异常，如声音嘶哑、失音、声不亮、声不大、声调不能高等。为一种常见症状，常见有先天性发音困难或先天性嘶哑、习惯性发音困难和功能性发音困难 3 种。根据不同情况可进行练习疗法，即做深呼吸操和调整呼吸，纠正高位或逆式呼吸等。

发育（development） 生物体在生命周期中，结构和功能从简单到复杂的变化过程。如动物从受精卵形成胚胎并长成性成熟个体的过程。

发育标准（development standard） 评价一个地区个体或集体儿童发育状况的依据。搜集当地有代表性的大量健康儿童的某些发育标志的正常数值，按性别、年龄（或月龄）计算出各发育标志的平均数、标准差和标准误。由于许多发育标志的平均数随时间而有变动，故 5～10 年即需重新制定发育标准。

发育不良（dysplasia） 见发育异常。

发育不全（hypoplasia） 某一器官或组织发育上的停顿或发育不充分。

发育调查（development investigation，growth survey） 对儿童发育状况和生长发育规律及有关因素的调查。包括形态发育、生理功能发育以及智力发育等内容。有横面和纵向（追踪）的调查方法，前者是在短时期内对某一地区选择有代表性的儿童进行某些发育指标的调查，用于了解发育现状和制定发育标准；后者选择较少的对象，在较长的时间内对这批对象进行多次调查，观察儿童的发育动态，多用于研究某些因素对儿童发育的影响。

发育离差评价法（dispersion assessment of growth and development） 评价儿童发育状况的一种方法。将个体儿童的生长数值与作为"标准"的均值±标准差进行比较。这种方法是根据统计学原理制定的，只要某个指标在人群中大致呈正态分布，则该人群中 68.3% 的个体发育水平应在均值±1 个标准差范围内，95.4% 和 99.7% 的个体则分别位于均值±2 个标准差、均值±3 个标准差范围内。根据此法派生出的发育等级评价法、曲线图法和体型图法等，都具有广泛的实用价值。

发育年龄（developmental age） 根据实际发育状况所确定的年龄。判定生长发育成熟程度的年龄，也称为生物学年龄（如骨骼年龄、牙齿年龄、身高生长高峰年龄等）。是用身体某些发育指标，制成标准年龄，来评价儿童少年生长发育的方法。而平时所说的年龄是以天体运行的时间为标准计算的，称为时间年龄。时间年龄相同的许多个体之间，其成熟程度存在着差异，在判断儿童生长发育状况时用发育年龄更准确。

发育年龄评价法（assessment of developmental age） 用身体某些发育指标（如形态、功能、性征等）的水平制成标准年龄来评价个体儿童发育情况的方法。常用的有 4 种：①形态年龄；②身高年龄、体重年龄；③骨骼年龄；④第二性征年龄。上述 4 种评价方法各有特点，可根据调查目的分别选用。

发育评价（assessment of growth and development） 根据发育标准判断个体或集体儿童的生长发育状况。借以了解儿童的发育水平、成熟程度、体型以及发育趋势等。评价发育水平和成熟程度方面的有离差法、百分位数法、发育年龄法。评价发育匀称程度或判断体型方面的有相关法、指数法。评价发育速度方面的有年（月）增加绝对值和年（月）增加百分率法。在评价集体儿童的发育方面有平均数比较法、发育级百分比法等。

发育曲线图评价法（curve diagram of assessment of growth and development） 评价儿童发育状况的一种方法。将当地不同性别各年龄组的某项发育指标的均值±1 个和 2 个标准差，分别点在坐标图上而连成曲线图作为评价个体儿童发育的标准。可用于观察和评价个体或集体儿童各个时期的发育水平、速度快慢和发育趋势。

发育停滞（arrested development） 未能完成正常的发育。如隐睾、腭裂等。

发育相关回归评价法（correlative regression of assessment of growth and development） 利用相关系数和回归线评价个体发育的方法。它以离差法为基础评价儿童的身高发育水平，并利用回归表以评价身体发育的匀称程度，然后将两者结合对体格的生长发育进行综合评价。

发育性言语困难（developmental dysphasia） 其他名称：特性语言损害。一种特殊的发育性失语症。特征是除语言功能之外其他方面的发育均正常。有两种表现：①具有接近正常的语言接受功能，但不能进行语言表达；②语言的接受与表达功能均无。

发育遗传学（phenogenetics，developmental genetics） 研究个体在发育过程中的生长、形态、分化基因的表达和调控的学科。同时也研究先天畸形发生的机制。

发育异常（dysplasia） 其他名称：病态发育、发育不良。某器官和组织虽有发育，但未达正常范围。常与内分泌有密切的关系。如垂体性侏儒症和巨人症。

发育障碍线（developmental disorder line） 由于长骨纵径生长暂时受到障碍，影响正常骨化而遗留下来的痕迹，位于骨干骺区，是一条或数条横行的致密线。

发展观（views of development） 关于事物运动、变化的认识的根本态度。在社会历史领域，指关于发展的本质、目的、内涵和要求的总的看法及根本观点，是一定时期经济与社会发展的需求在思想观层面的聚焦和反映。

发展心理学（developmental psychology） 心理学的一个分支。广义上研究整个人类在进化过程中的心理、意识的发生和发展的过程。狭义上研究个体由新生儿到青年期到老年期各不同年龄阶段的心理特点的发展变化规律。

发疹（eruption） 传染病在发热的同时伴有出疹。包括皮疹（称外疹）和黏膜疹（称内疹）。麻疹、水痘、风疹、猩红热、伤寒、流行性脑脊髓膜炎、流行性出血热等均属发疹性传染病。

发疹性汗腺瘤综合征（eruptive hidradenoma syndrome） 汗腺曲张扩大，其内充满碎屑所致。女性多见。常在青春期发病，多侵及胸、脸、眼睑、颈部。表现为淡黄色丘疹，开始孤立，继而成群，缓慢扩大至3～5cm。治疗：热疗，手术。

发作后遗忘（postictal amnesia） 癫痫发作后长短不等的记忆丧失。通常发生于意识模糊或自动症时期。

发作性睡病（narcolepsy） 其他名称：热利诺综合征。间断发生的突然嗜睡或无法控制睡意的状态。一种罕见的神经科疾病，主要症状是日间难以克制的思睡。常伴有猝倒、入睡前幻觉、睡眠性麻痹。分为发作性睡病伴猝倒型和发作性睡病不伴猝倒型两大类。多在10～20岁发病。多数在单调环境中出现难以克服的睡意，如阅读、听课时易发生，入睡浅，持续数秒、数分钟不等。典型者在进食、走路、操作劳动中发生，甚至猝倒。发作性睡病本身不危及生命，但对生活工作造成不便。治疗目的：减轻日间思睡症状，控制猝倒发作，改善夜间睡眠质量。常用苯丙胺，咖啡因可做辅助药。

乏极化电极（nonpolarized electrode） 不发生极化现象的电极。在电极和电解质溶液间介以具有两者共同离子的化学物质就可以在金属-电解液界面不产生电荷聚积和气体，如Ag-AgCl电极。多用于测量生物电。

法布里病（Fabry disease，FD） 其他名称：弥漫性体血管内质瘤、糖鞘脂症沉积症。一种X连锁隐性遗传的先天性糖鞘磷脂代谢病。发病是由于溶酶体α半乳糖苷酶A活性阙如或降低，使脂酰鞘氨醇三己糖苷和相关的糖鞘磷脂在溶酶体进行性积累，致多系统受累出现相应临床表现，如疼痛、血管角质瘤、少汗、蛋白尿、肾衰竭、心肌病、心律不齐、脑缺血或脑卒中等。测定活检组织以及培养的皮肤或纤维细胞内α半乳糖苷酶A活性低可确诊。没有特异而有效的治疗，出现肾衰竭可进行肾移植和血液透析治疗。近年，重组α半乳糖苷酶的替代治疗安全而有效。

法定传染病（notifiable disease） 国家用法令规定要加强管理的传染病。根据《中华人民共和国传染病防治法》规定计有甲、乙、丙三类。甲类：鼠疫、霍乱。乙类：传染性非典型肺炎（严重急性呼吸综合征）、艾滋病、病毒性肝炎、脊髓灰质炎、人感染高致病性禽流感、麻疹、流行性出血热、狂犬病、流行性乙型脑炎、登革热、炭疽、细菌性和阿米巴性痢疾、肺结核、伤寒和副伤寒、流行性脑脊髓膜炎、百日咳、白喉、新生儿破伤风、猩红热、布鲁氏菌病、淋病、梅毒、钩端螺旋体病、血吸虫病、疟疾、新型冠状病毒肺炎。丙类：流行性感冒、流行性腮腺炎、风疹、急性出血性结膜炎、麻风病、流行性和地方性斑疹伤寒、黑热病、包虫病、丝虫病、除霍乱、细菌性和阿米巴性痢疾、伤寒和副伤寒以外的感染性腹泻病。其他传染病，根据其暴发、流行情况和危害程度，需要列入乙类、丙类传染病的，由国务院卫生行政部门决定并予以公布。

法尔定律（Farr law） 传染病流行时其发病数逐渐减少。由于流行曲线最初迅速上升，然后缓慢地上升至最大值，其下降则较上升更快些。

法律心理学（legal psychology） 应用心理学的一个分支。研究人们在法律活动中与法律直接相关联的心理活动及其规律。

法洛三联症（Fallot trilogy） 肺动脉口狭窄合并继发孔型房间隔缺损，包括卵圆孔未闭、右心室肥厚，有右至左分流。多见于女性，发绀出现较晚。表现为杵状指（趾）、呼吸困难、发育差、胸痛、右心衰竭等。胸骨左缘第2肋间可闻及喷射样收缩期杂音，伴震颤，肺动脉瓣第二音分裂。手术治疗。

法洛四联症（tetralogy of Fallot） 其他名称：先天性发绀四联症、法洛综合征。最常见的发绀型先天性心血管畸形。病人具有4种心血管畸形。包括：①肺动脉、肺动脉瓣或右心室漏斗部狭窄；②室间隔缺损；③主动脉骑跨左右心室；④右心室肥大。突出症状是自幼出现进行性发绀、杵状指（趾）、呼吸困难，哭闹时更甚，严重者晕厥、抽搐、红细胞增多。心电图表现为右心前区导联R波增高，ST段降低及T波倒置。部分病人P波在标准导联和右心前区导联高尖，心电轴常右偏。治疗：手术。

法洛四联症-平衡分流综合征（Fallot tetralogy-balanced shunt syndrome） 伴由左至右功能性分流的法洛四联症。主要表现：出生后数周发病，间歇性发绀，气促及晕厥等；体格发育正常，肺动脉瓣区杂音较长、较强，伴震颤，肺动脉瓣第二音较低。X线：肺血管正常，主动脉弓隆起不明显。手术治疗。

法洛五联症（Fallot pentalogy） 法洛四联症加上房间隔缺损。由于心房水平右向左分流，右心室负荷减轻，左心室负荷加重，出现发绀，心电图及X线示左室肥厚。治疗：手术。

法洛综合征（Fallot syndrome） 见法洛四联症。

法莫替丁（famotidine） 其他名称：捷可达、高舒达、贝兰德、信法丁。H_2受体阻滞药类抗溃疡病药。用于胃及十二指肠溃疡、吻合口溃疡、反流性食管炎及消化性溃疡、急性应激性溃疡、出血性胃炎所致的上消化道出血和佐林格-埃利森综合征。制剂：片剂、胶囊剂、注射剂。严重肾功能不全者、孕妇、哺乳期妇女禁用。

法特壶腹部梗阻综合征（Vater ampullar obstruction syndrome） 壶腹部肿瘤引起胆总管下段梗阻而产生的一组病征。表现为腹部隐痛不适、胆囊肿大、梗阻性黄疸、陶土便。B超、CT诊断。手术治疗。

法特综合征（Vater syndrome） 其他名称：脊柱缺损-肛门闭锁-气管食管瘘-桡骨和肾发育异常综合征。胚胎期中胚叶组织发育异常所致的一组先天性畸形候群。生后即有症状，表现为脊椎缺损、肛门闭锁、气管食管瘘、桡骨发育不良、肾畸形等，智力正常。治疗：部分畸形可手术。

法医（medicolegal physician） 用法医学知识解决侦查、审判工作中有关医学问题的专业人员。任务是进行现场勘验、尸体检验、鉴定人体和有关物证，审查有关法医学方面的材料，提出分析和鉴定意见，为侦审工作提供资料及证据。

法医沉淀素试验（forensic precipitin test） 法医学上利用沉淀反应鉴定可疑物的试验。通常用环状试验。常用于鉴定人类血迹。除血迹外还可以鉴定精液、骨骼、乳汁、肌肉以及其他组织或液体。

法医毒理学（forensic toxicology） 研究以自杀或他杀为目的以及意外灾害引起中毒的科学。它既研究毒物的性状、来源、进入机体的途径、作用机制、中毒症状、在体内的代谢和排泄、中毒量、致死量及中毒的病理变化等，也研究从生物检材中分离和鉴定毒物。毒物的分离和鉴定称法化学。

法医鉴定书（documentary evidence of medicolegal expertise） 法医学鉴定人将其检验的经过、检验记录及检验结论写成的书面报告。内容应有：①前言；②案情摘要；③检验方法；④分析说明；⑤结论。最后由鉴定人签字盖章。

法医精神病学（forensic psychiatry） 应用精神病学观点和方法研究人类违法和犯罪行为与精神病变关系的科学。目的是确定违法或犯罪的人精神是否正常，是否应该承担法律责任。有的人犯罪后伪装精神病，必须通过系统、全面的历史（个人史和家族史）考察和身体及精神检查才能作出评定。

法医学（forensic medicine, legal medicine） 一门社会应用医学。它应用现代医学理论和技术，研究并解决与法律有关的医学问题，以期为法律的执行和制定提供事实根据。内容包括死因和伤残鉴定、致伤物推断、现场勘验、物证及文证检验，以及毒物分析、个人识别等。在司法实践中，它直接为法庭提供有效证据，揭露犯罪事实，是维护法律尊严的有力武器。在医疗纠纷中，在查明事实，澄清责任，提高医疗水平诸方面更具突出作用。法医学的理论和技术随着法律的需要而形成，依据法制的加强而发展。法医学的研究对象有现场勘验、活体检验、尸体检验、物证检验、文证审查等。

法医学鉴定（medicolegal expertise）　司法机关将与案件有关的人（尸体或活体）或物证、文证等交付法医学鉴定人并由其运用法医学理论和技术而进行的检测程序。其检测结论为法律有效证据。法医学鉴定事项，有死因鉴定、伤残劳动能力丧失程度鉴定、身源判定、法医学物证及文证检验、性犯罪检查等。如当事人对其鉴定结论不服，还可依照法律进行重新鉴定或补充鉴定。

法医学鉴定人（medicolegal expert）　受司法机关委托从事检验、鉴定的人员。鉴定人可查阅有关案卷，了解有关材料，写出鉴定结论并签章。法庭需要质疑时，应由鉴定人本人出庭。鉴定人不能拒绝提供意见，更不得提供虚假意见，未经委托者的许可，不得泄露案情及有关鉴定资料。

发癣菌属（Trichophyton）　其他名称：毛癣菌属。一类引起皮肤浅部真菌感染的丝状菌。侵害部位仅限于角化的表皮、毛发和指（趾）甲。菌落的性状和色泽多样。镜检可见壁薄、透明、棒形或球形的小分生孢子，偶见大分生孢子、厚膜孢子。根据侵犯毛发部位分为发内型、发外型和黄癣型，中国发癣以黄癣为主。现已发现对人致病的发癣菌有十多种。加强公共卫生和个人卫生可预防此菌种感染。

帆影征（velamentous shadow sign）　婴幼儿的胸部 X 线正位片上，有时可见从上纵隔向肺野突出一个三角形阴影，其形态如同船帆状，故名。多数由于胸腺肥大所致。但右上叶前段的实变或上纵隔的胸膜炎可以产生类似表现。胸腺肥大于侧位像在胸骨后以资鉴别。

番泻叶（senna leaf, Folium Cassiae）　其他名称：旃那时、泡竹叶、泻叶。中医药名。攻下药。豆科植物狭叶番泻或尖叶番泻的叶。甘，苦，寒。归大肠经。功能泻热导滞、消食利水。治热结便秘，产褥期便秘，积滞腹胀，水肿胀满；亦可用于腹部手术及 X 线摄片前清洁肠道。体虚者及孕妇忌服。

番叶醇（geraniol）　其他名称：牻牛儿醇。来源于香茅及其他多种植物挥发油的有效成分。具有松弛支气管平滑肌、改善肺通气功能的作用，又能拮抗组胺、乙酰胆碱和慢反应物质所致的支气管痉挛。口服或栓剂直肠给药。常用于慢性支气管炎、喘息性慢性支气管炎和各型支气管哮喘的治疗。

翻花疮（luxuriant granulation）　其他名称：反花疮。中医病名。由肝火血燥生风所致。好发于四肢、头面等外露皮肤上的顽恶疮疡。初生如饭粒，渐大而有根，破流血水，胬肉自疮口突出，头大蒂小如菌状，或如翻花状，损破则出血难止。包括某些乳头瘤、皮肤癌等病变。过去多用化腐、结扎等法外治，癌变者宜及早手术并结合疏肝养血法调治。

翻身床（turn-over bed）　治疗大面积烧伤不可缺少的设备。适用于躯干环形烧伤或背臀部烧伤须经常翻身的病人。其优点为：①减少翻身给病人带来的痛苦；②减少创面损伤；③使创面充分暴露，预防感染及防止发生压疮；④便于植皮手术；⑤便于大小便。使用时应注意：休克、呼吸衰竭或神志不清的危重病人不能翻身。翻身时要注意观察呼吸、心率情况。操作时要认真、细致、熟练、固定确实，以免发生意外。

翻译（translation）　其他名称：核蛋白体循环、转译。以 mRNA 为模板，按其核苷酸顺序所组成的密码指导蛋白质中氨基酸排列顺序来合成蛋白质的过程。在细胞质中进行。有 5 个阶段：氨基酸激活、启动、肽链延长、终止及加工修饰。此过程需要多种酶及辅助因子参加，还需要消耗能量（ATP）。

翻译后加工（post-translational processing）从核糖体上最终释放出的多肽链，还不具有生物活性，必须进一步加工，进行剪接或修饰，乃至聚合，才能表现出生物活性。

翻正反射（righting reflex）　被推倒的动物翻正过来保持站立的反射。包括一系列的反射过程。首先是由于头部位置不正常，视觉与迷路感受器受刺激而引起头部的复正。头部复正后，头部与躯干的位置关系不正常使颈部关节、肌腱和肌肉

内的感受器兴奋，进而使躯干翻正。

凡士林（vaseline）　一种白色或黄色的油脂状石油产品。由石油残油经硫酸和漂白土精制而得。也可用蜡膏和矿物质润滑油调制而成。可作为润滑剂、防锈剂、软膏剂等的原料。

钒（vanadium）　元素周期表中原子序数为 23。一种浅灰色金属，有延展性，很坚硬，无磁性。生产中接触的化合物有五氧化二钒、三氧化钒等。钒及其化合物（主要是五氧化二钒）对眼、鼻、咽喉和呼吸道有刺激作用。车间空气中最高容许浓度五氧化二钒烟为 $0.1mg/m^3$，五氧化二钒粉尘为 $0.5mg/m^3$，钒铁合金为 $1mg/m^3$。

钒中毒（vanadium poisoning）　是由于吸入钒粉尘或烟尘所引起，其临床表现以呼吸道、皮肤刺激症状为主。有鼻痒、鼻塞、流涕、哮喘，头晕、头痛、全身不适和皮肤瘙痒、丘疹等。舌乳头肿大，舌苔呈墨绿色。尿钒增高有助于诊断。墨绿色舌苔及指甲中胱氨酸减少，对诊断也有重要参考价值。治疗：对症治疗外，可用巯基类药物或依地酸钙钠等。

烦热（dysphoria with smothery sensation）　中医症状名。指心烦发热，或烦躁而有闷热的感觉。大多因热邪过盛，损伤气阴，热扰心神所致。也有不发热，但病人自觉心中烦闷而热者，也属烦热。

烦躁（dysphoria, restlessness）　中医症状名。烦为心热、郁烦；躁为躁急、躁动。胸中热而不安叫"烦"，手足躁动不宁为"躁"，大多由烦而躁。常为温热病，邪热入里、热盛伤津等，由热而导致的一种证候。

樊尚疏螺旋体（Borrelia vincentii）　与梭形杆菌一同寄居于人类口腔牙龈部。当机体免疫功能下降，这两种菌大量繁殖，协同引起樊尚咽峡炎、牙龈炎、口腔溃疡等。

樊尚咽峡炎（Vincent angina）　其他名称：溃疡性扁桃体炎、战壕口炎、溃疡膜性咽峡炎。由梭形杆菌与樊尚疏螺旋体协同引起的口腔炎症。病变超出扁桃体面累及腭弓、牙龈和咽壁。特点为在溃疡的表面覆着厚而污秽的灰色或黄色假膜，易拭去。溃疡底有小出血点。咽拭子涂片阳性可确诊。青霉素治疗效果良好，预后佳。

樊尚龈口炎（Vincent stomatitis）　由樊尚疏螺旋体和梭形杆菌引起的口腔炎症。除牙龈出现以坏死为主的改变外，唇、颊、舌背、上腭形成溃疡。口腔不洁是引起该病的重要原因。青霉素治疗后预后良好。

樊尚征（Vincent sign）　①前列腺癌转移的临床征象。病人的半侧下唇和下颏麻木即为本征。提示前列腺癌转移。②瞳孔对光反射消失，调节反射存在。

反常膈现象（paradoxical diaphragm phenomenon）　一侧膈肌在吸气时上升，呼气时下降，与对侧膈肌活动相反。见于膈神经麻痹和膈膨出。

反常呼吸（paradoxical respiration）　吸气时局部胸壁受胸腔负压吸引而内陷，呼气时受肺内正压的推动而外膨的征象。即局部胸壁的运动方向与胸廓的整体运动方向相反。见于连枷胸、胸骨严重损伤或手术等情况。多根多处肋骨骨折后，局部胸壁失去肋骨的支撑而软化，出现反常呼吸现象：即吸气时软化区的胸壁内陷，呼气时，软化区向外膨出。严重时，由于胸膜腔压力不平衡，造成纵隔左右扑动，影响静脉血回流，可发生呼吸和循环衰竭。

反常栓塞综合征（paradoxical embolism syndrome）　来自身体各部位脓栓不通过肺循环而通过缺损的房、室间隔到达左心，或自右心直接进入颅腔而形成颅内感染、脓肿的一组病征。表现为发热、头痛、颈强、偏瘫、脑膜炎等。治疗：抗生素、手术。

反常性碱性尿（paradoxical alkaline urine）　高钾血症可代谢性酸中毒，同时肾小管上皮细胞内钾浓度升高，氢浓度降低，使肾小管钾-钠交换增强，而氢-钠交换减少，导致肾小管泌氢减少，尿液呈碱性的病理生理状态。

反常性栓塞（paradoxical embolism）　其他名称：交叉性栓塞。心脏的房间隔或室间隔缺损或动静脉瘘时，栓子在动脉、静脉系统内发生交叉运行。罕见。

反常性酸性尿（paradoxical acidic urine）　低钾血症引起碱中毒时，肾小管上皮细胞内钾含量降低，钾-钠交换减少，促

进氢钠交换增强，导致肾小管泌氢增多，尿液呈酸性的病理生理状态。

反分化软骨肉瘤（dedifferential chondrosarcoma）　一种非常少见的特殊类型软骨肉瘤。发病年龄多在 40～60 岁，以骨盆、股骨最多见，肱骨与肩胛骨次之。临床表现以疼痛、肿胀及压迫症状为主。病理检查方可确诊。本病恶性程度较高，预后很差。治疗：局部广泛切除或截肢术。

反复搏动（reciprocal pulsation）　心脏某一部位发出的冲动使心房和心室兴奋的同时，又沿房室连接区另一通路折返回来，再次兴奋心房或心室引起的搏动。

反复时间（reciprocal time）　其他名称：折返时间。是形成反复搏动的基本条件之一。是每次基本心搏或期前收缩引起一次反复搏动时，其反复心搏与前一心搏的时距（R-R′ 或 P-P′）。

反复通道（reciprocal pathway）　其他名称：连接区短路、交界区短路。是反复搏动中，除正常连接区传导通道以外的附加传导通道。其通道形式有 Y 形、倒 Y 形、菱形和平行 4 种。其作用是使兴奋在两条传导通道上形成折返而产生反复搏动。

反复心律（reciprocal rhythm）　其他名称：回头心律。是一次冲动使心房和心室激动的同时，由另一传导途径折返并再一次激动心房或心室的现象。可发生在无器质性心脏病者，也见于预激综合征病人及洋地黄毒性反应时。

反𬌗（crossbite）　分为前牙反𬌗及后牙反𬌗。前者指上下𬌗在正中𬌗位时，下前牙覆盖在上前牙的唇侧；后者指上下颌后牙在正中𬌗位时，个别牙或几个后牙发生颊舌侧向的错位。治疗：除去病因；磨改牙尖；手法或矫治器矫治；严重者正畸手术治疗。

反甲（koilonychia）　其他名称：凹甲、匙状甲。指甲病征。甲板中间凹陷，边缘翘起呈匙状。低色素性贫血、甲状腺功能亢进以及高原地区多见。

反竞争性抑制剂（uncompetitive inhibition）　有的抑制剂与酶底物复合物结合，使中间产物——底物复合物的量下降。这样，减少从中间产物转化为产物的量生成，同时也减少从中间产物解离出游离酶和底物的量。这种抑制作用称为反竞争性抑制。其动力学特点是 K_m 值变小，V_{max} 变小。

反馈（feedback）　①心理学名词。心理学上用于描绘后端信息影响前端调节的过程，如在感觉-运动过程中，指来自肌肉骨骼的信息，以指导和调整定向运动。反馈分为正反馈和负反馈。前者对活动起到增强的作用，后者起到减弱的作用。②医学名词。在人体生理功能自动控制系统中，受控部分不断将信息回输到控制部分，以纠正或调整控制部分对受控部分的影响，从而实现调节的过程。可分为起抑制作用的负反馈和起促进作用的正反馈两类。③工程学上指用信号发出某一系统中正在进行运作的该系统状态的信息，并将信息返回传入的过程。后在控制论中得到扩展。

反馈信息（feedback information）　把自动控制系统中受控部分的输出转变成输入返回到控制部分的信息。如人体效应器内的感受器（骨骼肌内的肌梭、血管的机械和化学感受器等）送至中枢神经系统的关于该效应器活动状态的信息。

反馈调节（feedback regulation）　刺激引起感受器兴奋到效应器产生效应后，效应器输出变量中的部分信息反过来又不断改变中枢或其他环节的活动状态，纠正反射活动中出现的偏差，以实现调节的精确性。有正反馈和负反馈调节两种基本方式。

反馈抑制（feedback inhibition）　一种负反馈机制。通指一个代谢途径的最终产物或中间产物，对催化起始反应的酶发生抑制作用。

反流性肾病（reflux nephropathy）　由于尿液反流导致的肾继发性损害。病理性改变包括：肾实质变薄、伴随实质萎缩的肾盏扩张及肾生长发育受损、伴随肾局部瘢痕或者球形萎缩。临床表现为蛋白尿、高血压、妊娠子痫及肾衰竭。

反流性食管炎（reflux esophagitis）　一种胃食管反流病。由胃十二指肠内容物，主要是酸性胃液或酸性胃液加胆汁反流至食管，引起的食管黏膜的炎症、糜烂、溃疡和纤维化等病变。表现为胸骨后、剑突下灼烧感或疼痛；间歇性咽下困难进行性缓慢加重；反胃、胃胀、多涎；出血及贫血等。食管吞钡 X 线检查及食管镜检查有助于确诊。治疗：食后头高位及饮食疗法；制酸药、胃动力药、黏膜保护剂等；手术。

反密码子（anticodon）　转移核糖核酸（tRNA）分子内与信使核糖核酸（mRNA）分子中相应的密码子成互补关系的 3 个相邻核苷酸。各种转移核糖核酸带有不同的反密码子，能分别与各种活化氨基酸结合，将氨基酸转移到核糖体上，参与蛋白质合成。

反社会型人格障碍（antisocial personality disorder）　较常见的一种人格障碍。起自青少年时期，特征为一系列不负责任的、反社会的行为。缺乏正常的人际感情，易发生冲动行为，违纪犯法，从偷窃、打架，直到强奸、抢劫、伤人或凶杀。治疗比较困难。

反射（reflex）　①在中枢神经系统的参与下，机体对内外环境刺激所产生的规律性应答反应。为机体神经调节的基本方式。分条件反射和非条件反射两种类型。前者为后天获得，如在给动物喂食前响铃，多次重复后，只响铃不喂食物也能使动物分泌唾液。后者为生来就有，如婴儿的吸吮反射、腹壁反射和进食时唾液分泌等。②超声波传播过程中的一个现象。当超声在均匀的介质中传播时，无任何反射，而从一种介质进入另一种介质时，由于两者的声阻抗不同，则在界面上产生反射。界面反射为超声诊断的主要基础。没有界面反射就得不到诊断所需的信息，但反射太强，也同样影响诊断工作。

H 反射（Hoffmann reflex）　其他名称：霍夫曼反射。用电生理方法刺激胫神经，引起的脊髓单突触反射，导致它所支配的腓肠肌收缩。

反射动作（reflex action）　给予一定刺激后通过反射弧所出现的运动。

反射弧（reflex arc）　机体从接受刺激到发生反应的过程。生理反射的结构基础。由感受器、传入神经、神经中枢、传出神经和效应器 5 个环节组成。感受器将内外环境的刺激，通过传入神经传到神经中枢，神经中枢将发出神经冲动，通过传出神经传到效应器，发生应答反应。其中任何一个环节受损或缺失则反射不能实现。

反射检查（reflex examination）　通过反射现象来了解反射弧中的某环节是否异常的检查方法。

反射痛（referred pain）　其他名称：牵涉痛。某些脏器病变发生的疼痛放射至其他部位引起的疼痛。如胆绞痛反射性引起右肩背部疼痛；肾绞痛放射至会阴部；心绞痛放射到左上肢尺侧等。

反射伪像（reflective artifact）　当声束由探头射入组织，如通过一个较平滑的界面，则探头与界面间可出现多次反射。呈现强度逐渐减弱的等距离反射信号。

反射性尿失禁（reflex incontinence）　由于脊髓排尿中枢的反射亢进引起逼尿肌收缩或尿道括约肌松弛而发生的尿失禁。尿失禁发生时病人既无排尿欲望也无排尿感觉，多由脊髓上神经元损害及病变造成。

反射性呕吐（reflex vomiting）　呕吐中枢处于正常状态时，由机体其他部位受到刺激而产生的传入冲动，超过了产生呕吐的阈限而引起的呕吐。常见于咽部受到刺激、各种原因的胃肠疾病、急性传染病、心血管病变、青光眼、盆腔炎和百日咳等。

反式脂肪酸（trans-fatty acid）　含有一个以上独立非共轭反式双键的不饱和脂肪酸。性质与饱和脂肪酸接近，熔点、沸点提高，氧化稳定性好。天然的脂肪酸大多是顺式，只有反油酸少量存在。过多摄入反式脂肪酸，体内高密度脂蛋白胆固醇降低，低密度脂蛋白胆固醇升高，心血管疾病风险增高。

反式作用因子（trans-acting factor）　指与顺式作用元件结合并相互作用，从而调控基因表达的各种蛋白质因子。种类有数百种，大体上分为两大类：①通用转录因子，系结合在 TATA 框附近序列上的一些蛋白质因子。②特异转录因子，系结合在特异顺式作用元件上而调控基因转录的各种蛋白质因子。

反跳痛（rebound tenderness） 腹部触诊体征之一。用手按压腹部出现压痛后，迅速移开手抬起，病人感觉腹痛骤然加重。常伴有痛苦表情或呻吟，是腹膜受到炎症等刺激的表现。见于腹膜炎、急性阑尾炎、胆囊炎等。

反胃（regurgitation） 其他名称：胃反、翻胃。中医病名。①指食下良久复出，或隔宿吐出者。多由命门火衰、脾胃虚冷所致，少数亦可由痰、瘀、热郁引起。症见朝食暮吐，暮食朝吐，吐出宿食不化。②噎膈。

反向间接凝集反应（reverse indirect agglutination） 将已知抗体吸附于载体微料上（常用红细胞）以检测抗原的间接凝集反应。此法与传统的间接凝集（抗原吸附在载体上）相反，故称反向间接凝集。本反应对检测微量抗原敏感，用于某些传染病和原发性肝细胞癌的早期诊断，如检测乙型肝炎表面抗原和甲胎蛋白等。

反向型青光眼（glaucoma inversum） 一种对缩瞳剂和扩瞳剂的反应与一般原发性青光眼相反的青光眼。缩瞳可引起眼压升高，扩瞳可引起眼压降低。多见于晶状体脱位于前房或先天性小晶状体嵌夹于瞳孔部者。治疗：手术摘除晶状体。

反义链（antisense strand） 作为双链 DNA 中转录的模板链，与其互补的另一条链称为编码链或有义链，该链与转录产物的序列相同，只是在转录中将 DNA 中的 T 变为 RNA 中的 U。转录是以双链 DNA 中反义链为模板，在 RNA 聚合酶作用下，遵循碱基互补配对原则合成 RNA 的过程。

反应（reaction；response；chemical reaction） ①生理学用词。环境变化时机体、组织或细胞的内部代谢和外在活动的改变。有两种形式：兴奋和抑制。②心理学名词。对作用于有机体的刺激的应对。随着有机体由低级向高级发展，反应也随之发展。当动物神经系统发展到能在信号与信号所代表的刺激物之间建立暂时神经联系时，动物就具有了更高级的反应形式。人对信号刺激的应答属于心理这一反应形式。③化学名词。化学反应的简称。

C 反应蛋白（C reaction protein，CRP） 传染病及细菌感染时机体在急性期反应成分中最为显著的一种。CRP 产生于肝脏，出现在血浆中，是由于感染所引起的急慢性炎症造成大量组织损伤和肿瘤病人严重的组织破坏引起的反应。成人正常值值 62～8 200μg/L。升高可见于急性炎症及组织坏死、急性心肌梗死、急性风湿热、细菌性感染、肿瘤广泛转移。非持续性升高见于活动性肺结核、类风湿性关节炎、病毒感染等。

C 反应蛋白测定（C reactive protein determination） 根据 C 反应球蛋白能与肺炎球菌菌体的 C 多糖起沉淀反应的原理而设计的检验方法。可用于风湿热、急性化脓性炎症、菌血症、组织坏死、恶性肿瘤等疾病的诊断。

反应阶段（reaction step） 免疫细胞的活化和增殖分化阶段。为巨噬细胞、T 淋巴细胞、B 淋巴细胞三者之间相互作用的结果。巨噬细胞将抗原传递给 T 淋巴细胞，又释放白细胞介素-1 活性物质使 T 细胞活化。T 辅助细胞活化后释放出白细胞介素-2 等活性物质，使 T 细胞增殖分化。T 淋巴细胞转化为淋巴母细胞，再分化为致敏淋巴细胞。B 淋巴细胞受抗原作用后，还要接受 T 辅助细胞产生的白细胞介素-2 等的作用才能活化，转化为浆母细胞，再分化为浆细胞而产生抗体。

反应潜伏时（latency of response） 从施加刺激到反应电位出现所需要的时间。一般以毫秒计。反应潜伏时是神经电图检查诊断中的重要指标之一。

反应素（reagin） ①具有同种组织细胞亲嗜性，可固定在嗜碱性粒细胞、肥大细胞表面使机体致敏的物质。过敏原再次侵入与其结合，就可导致肥大细胞等脱颗粒、释放组胺等介质引起过敏反应。反应素主要是指特异性 IgE 抗体。除 IgE 外还包括 IgG_4。②梅毒病人血清中能与类脂抗原反应的抗体。

反应性关节炎（reactive arthritis，ReA） 血清阴性脊柱关节病的一种类型。一种以关节病为主，多系统受累的免疫、炎症性疾病。一般在肠道或泌尿生殖系感染 1～2 个月后发病。典型表现为非对称性少数关节炎，以膝、踝和趾等下肢关节多发。腊肠指（趾）、跟腱炎、跖底筋膜炎、脊柱及骶髂

关节炎也常见。关节炎呈自限性，3～5 个月消失，转为慢性者少见。实验室检查示白细胞增高、血沉增快，血清类风湿因子阴性。治疗：应用抗菌药，消除引起前驱感染的致病菌；关节炎可按血清阴性脊柱关节病治疗。

反应性精神病（reactive psychosis） 其他名称：心因性精神病。由急剧而紧张的或缓慢而持久的精神刺激因素引起的精神障碍，分为急性和慢性反应性精神病。前者由突然刺激所致，表现为木僵、恐惧、意识模糊。后者由持久刺激引起。以忧郁为主的称反应性忧郁症，以妄想为主的称反应性偏执状态。精神症状为主，配合药物或电休克治疗。

反应性精神障碍（reactive mental disorder） 其他名称：心因性精神障碍。一组因明显的心理社会刺激所致的精神障碍。如洪水、地震、火灾、飞机失事、意外事故、战争、遭到强奸或折磨、至亲的意外或死亡、长期的心身折磨等。个体的易感性和适应能力，也在本病的发生中起一定作用。分急性和慢性两大类。

cAMP 反应元件（cAMP response element，CRE） 当一些激素等信号转导物质作用到靶细胞后，伴随着 cAMP 浓度的升高，一群基因的表达水平也升高。这些基因都有相似的特异 DNA 结合序列（TGACGTCA），这个 DNA 序列称为 cAMP 反应元件。

反应原性（reactionogenicity） 抗原物质基本性能之一。即抗原能与对应的抗体或致敏淋巴细胞发生特异性结合，出现一定免疫反应，如出现抗原颗粒的凝集、抗原抗体结合物的沉淀、抗原细胞被溶解或杀伤等反应。

反映（reflection） 物质相互作用时留下痕迹的过程。包括物理的、化学的、生物的等不同形式。生物的反映形式具有不同的水平，人的心理（意识）是其中最高级的反映形式，是人所特有的。

反治（treatment contrary to routine） 中医治疗法则之一。指和常规相反的治法。当疾病出现假象，或大寒证、大热证对正治法发生格拒时所采用的治法。如以热治热、以寒治寒、以补治塞、以泻治通等。因治法与疾病的假象（假寒、假热等）相从，故又称从治。但从病机而言，仍属热以治寒、寒以治热、补以治虚、泻以治实，仍是治病求本的体现。

反转录（reverse transcription） 见逆转录。

反转录酶（reverse transcriptase） 见逆转录酶。

反 3 字征（trans-3-form sign） 胰头部或壶腹部肿瘤均可压迫十二指肠向右推移，而胰腺主导管部固定不动。十二指肠造影时显示十二指肠降段内侧缘，以乳头为中心，其上下部形成两个凸面向外的弧形压迹的征象。

反佐法（using corrigent） 中医术语。反治法之一。有两种含义。一是处方中药物组成的反佐法，即寒药中佐以热药，热药中佐以寒药，作为药引。《伤寒论》中的白通加猪胆汁汤，引用猪胆汁即为此意。一是汤药内服的反佐法，即热药冷服，寒药温服，以免出现格拒现象。

范艾伦综合征（van Allen syndrome） 神经、肾脏、心脏等组织器官出现广泛性淀粉样变所出现的临床症征。见于英国血统的人。发病年龄 26～44 岁，表现为肌力下降、疼痛、感觉、听力障碍，严重消化性溃疡、阳痿、心脏扩大、肾功能受损。无特殊治疗。

范布赫姆综合征（van Buchem syndrome） 其他名称：广泛骨皮质增生综合征。常染色体隐性遗传病。由于神经出口孔处的骨质增生，压迫神经而引起的一组症征。多见于男性。青春期发病常见，表现为智力低下、面瘫、耳聋、视神经萎缩等，无肢体运动障碍。治疗：对症处理，手术。

范登伯格反应（van den Bergh reaction） 一种血清胆红素定性试验。正常血清其间接反应呈弱阳性，直接反应呈阴性。阻塞性黄疸时，直接反应呈阳性。溶血性黄疸时，间接反应呈强阳性，直接反应呈阴性。肝细胞性黄疸时，呈双相反应。

范科尼贫血（Fanconi anemia） 先天性骨髓造血功能低下，全血细胞减少伴多发性先天畸形。本病为常染色体隐性遗传，男性多于女性。病人出生时体重偏低，智力发育缓慢，伴其他先天畸形。出血、贫血、易感染。实验室检查全血细胞减少、骨髓增生低下。治疗：皮质激素及蛋白质合成激素合

用；中药；骨髓移植等。

范科尼综合征（Fanconi syndrome）　是遗传性或获得性近端肾小管多种功能异常的疾病。病因很多，儿童大多与遗传有关，成人则多继发于免疫病、金属中毒或肾脏病。临床上分为完全型和不完全型两类。临床表现为肾性过多丢失的全氨基酸尿、葡萄糖尿、磷酸盐尿、碳酸氢盐尿及尿酸等有机酸尿，过多丢失电解质及肾小管蛋白尿，以及引起各种代谢并发症，如高氯性代谢性酸中毒、低磷血症、低钙血症、脱水、佝偻病、骨质疏松和生长迟缓等，肾小管排泌功能有损害。本病国内少见。基本诊断指标：氨基酸尿、糖尿和磷酸盐尿。主要是针对病因治疗和对症治疗。

泛化（generalization）　与条件刺激相近似的刺激也或多或少地具有条件刺激效应的现象。此现象出现在条件反射形成的初期。例如，小儿在刚开始认人时，常常把相貌和外形相似的人混淆而认错即为泛化的一种表现。

泛喹酮（entobex）　其他名称：安痢平、安妥百舒。一种抗寄生虫病药。对溶组织阿米巴滋养体、滴虫、肠梨形虫、革兰氏阴性杆菌有抑制作用。临床用于急、慢性阿米巴痢疾，阿米巴性肝脓肿及肠道细菌感染。常用片剂口服。

泛醌（ubiquinone）　其他名称：辅酶 Q。生物界普遍存在的一种脂溶性醌类化合物。呼吸链中唯一不与蛋白质结合传递氢原子的载体。其还原型用 QH_2 表示。

NADH-泛醌还原酶复合物（NADH-ubiquinone reductase complex）其他名称：NADH 脱氢酶、复合物Ⅰ。呼吸链 4 种复合物之一。由 39 条多肽链含黄素单核苷酸（FMN）和铁硫蛋白组成的蛋白复合物。它作为递氢体，将还原型烟酰胺腺嘌呤二核苷酸中的 2H 传递给泛醌。

泛醌-细胞色素 c 还原酶复合物（ubiquinone-cytochrome c reductase complex）其他名称：复合物Ⅲ。呼吸链 4 种复合物之一。由 10 条多肽链含细胞色素 b（b_{562}、b_{566}）、细胞色素 c_1 和铁硫蛋白组成的蛋白复合物。它作为递氢体，将电子从还原型泛醌（QH_2）传递给细胞色素 c。

泛素（ubiquitin）　其他名称：泛蛋白、遍在蛋白质。由 76 个氨基酸组成的高度保留性多肽链，人类与酵母的泛素有96%的相似性。泛素广泛存在于各类细胞中。参与蛋白质水解，在很多基本的细胞过程中都有重要作用。

泛素化（ubiquitination）　其他名称：泛蛋白化。泛素与被选择降解的蛋白质通过共价连接形成泛蛋白-蛋白质复合体，使蛋白质被标记并激活的过程。被泛素化的蛋白质即可被蛋白酶体降解。泛素化与蛋白酶体共同作用完成蛋白质的降解作用。

泛酸（pantothenic acid）　其他名称：遍多酸。B 族维生素之一。为淡黄色黏液，易溶于水及酒精，在中性溶液中耐热。动植物细胞中均含有，是辅酶 A 的组成部分，参与体内酰基转移作用，与糖、脂肪及蛋白质代谢有关。肠道细菌能合成，故未发现典型的泛酸缺乏病。维生素 B 缺乏病时给予适量泛酸可提高疗效。

泛酸钙（calcium pantothenate）　辅酶 A 的组成部分。参与蛋白质、脂肪、糖的代谢，用于维生素 B 缺乏病及周围神经炎、手术后肠绞痛及与维生素 C 合用于播散性红斑狼疮的治疗。

泛昔洛韦（famciclovir）　其他名称：罗汀、凡乐、诺克。抗病毒药。用于带状疱疹和原发性生殖器疱疹。制剂：胶囊剂。18 岁以下病人、孕妇、哺乳期妇女一般不适用本药。

泛影葡胺（meglumine diatrizoate）　其他名称：安其格纳芬。影像诊断用药。用于尿路、心脏血管、脑血管及 CT 扫描增强。制剂：注射剂。严重肝、肾功能障碍，活动性结核，甲亢及对碘过敏者禁用。

泛影酸钠注射液（Injectio Natrii Diatrizoatis）　诊断用药。组成：泛影酸钠与依地酸钙钠和缓冲剂混合而成的水溶液。主要用于泌尿系统造影，也可用于周围血管造影。初次注射前须做过敏试验。碘过敏者或肝肾功能不全、尿毒症、活动性肺结核、甲状腺功能亢进病人忌用。

方差（variance）　其他名称：变异数。表示随机变量取值与它的数学期望之间的偏离程度（简称离中程度）的参数。是总体中各变量值与其均数之差平方和后的均数。为表示变量值与均数之间离散程度的指标。其公式为 $\sigma^2 = \Sigma(X-\mu)^2/n$，在应用中常以样本方差作为总体方差的一个估计值。样本的方差公式为 $S^2 = \Sigma(X-\overline{X})^2/(n-1)$，式中 σ^2 表示总体方差，S^2 为样本方差，X 为变量值，μ 为总体均数，$\overline{X}$ 为样本均数，n 为变量值的个数，Σ 表示总和，方差越大，表示该事物的离散程度越大。反之则表示离散程度越小。

方差分析（analysis of variance）　其他名称：F 检验、变异数分析。用于多个样本均数的比较，其基本思想是把全部观察值之间的变异——总变异，按设计和需要分为两个或多个组成部分，再做分析。作方差分析时，先将资料的离均差平方和分析为若干组成部分，其自由度也分析为相应部分，每部分表示一定意义，其中包括各组均数的变异情况。通过方差分析可以检验各组均数间的差别是否有显著性。方差分析的条件是：①各个样本是相互独立的随机样本；②各样本来自正态总体，各总体方差相等，即方差齐。

方窗征（square window sign）　判断胎龄的神经系统体征。检查者用拇指及示将将婴儿的手向前臂屈曲，可稍用力以使屈曲充分，测定小鱼际隆起与前臂腹侧构成的角度。成熟新生儿一般为 0° 或小于 45°；未成熟新生儿常大于 60°，甚至可达 90°。

方剂（prescription）　简称方。中医在辨证、辨病，确定立法的基础上，根据组方原则和结构，选择适宜药物组合而成的药方和制剂。例如麻黄汤、六味地黄丸、逍遥散等。

方剂学（prescriptions of Chinese materia medica）　中医学的一个分支。研究药物治法与方剂配伍、组成规律，临床运用和复方药理的一门科学。又有临床方剂学、实验方剂学等分支，为临床各科的基础学科之一。是中医学理、法、方、药的一个重要环节。

方肩（square shoulder）　肩关节脱位的体征。方肩除多见于肩关节脱位外，还可见于腋神经麻痹或肩关节因炎症等原因长期不运动发生的失用性肌萎缩。

方颅（cephalus quadratus, caput quadratum）　佝偻病活动期形成的颅骨改变。多见于 6～9 个月的婴儿，额顶部呈对称性颅骨圆突，使头呈方形，严重时颅骨呈鞍状。其原因是骨钙化障碍，骨样组织堆积而形成。

芳香氨醑（Spiritus Ammoniae Aromaticus）　祛痰、驱风剂。组成：碳酸铵、浓氨溶液、枸橼油、八角茴香油、乙醇。为芳香带氨臭的近无色醇溶液，有刺激性。

芳香蓖麻油（Oleum Ricini Aromaticum）　肠道润滑剂。组成：乙醇、糖精钠、薄荷油、菠萝香精与紫草调色油，均匀分散于蓖麻油中制成的黏稠液体。红色，澄明，略甜，有薄荷香气。有利便、润肠作用。用于习惯性便秘。

芳香化浊（dispelling dampness with aromatics）　中医治法。祛湿法之一。使用芳香化湿的药物，治疗湿浊内蕴的方法。症见脘腹胀闷、泛恶欲呕、大便溏薄、体倦乏力、口腻觉甜者，用藿香、佩兰、砂仁、厚朴等；如兼见头痛而胀、舌苔白腻，可加菖蒲、鲜荷叶、陈皮、法半夏、大腹皮等。

芳香水剂（aromatic water solution）　芳香挥发性药物的饱和或近饱和水溶液，以及芳香性药材用水蒸气蒸馏法制成的含芳香性成分的澄明馏出液制剂。一般用作矫味、矫嗅的溶媒以配制其他内服、内服制剂，有时也直接用于临床，例如薄荷水、樟脑水、茴香水等。

芳香族氨基酸（aromatic amino acid）　含有苯环的氨基酸，包括苯丙氨酸、酪氨酸和色氨酸。芳香族氨基酸在代谢中可产生一些具有重要生理意义的中间产物，如色氨酸转变为烟酸、苯丙氨酸和酪氨酸转变成神经递质、激素（多巴胺、肾上腺素、去甲肾上腺素及黑色素）。

防尘八字经验（eight words experience of dust-proof）　预防粉尘危害的一套综合防尘措施。我国政府对防止粉尘危害颁布了一系列政策和法令。各地区和厂矿在这方面做了大量工作，从中总结出了预防粉尘危害的八字经验即：革、水、密、风、护、管、教、查。革即技术革新；水即湿式作业；密即密闭尘源；风即通风除尘；护即个人防护；管即加强管理；教即宣传教育；查即定期测尘和健康检查，并督促检

F

查。这八方面措施，必须结合具体情况加以综合应用。

防尘口罩（dust mask）　防止粉尘进入呼吸道而使用的口罩。常用纱布、多孔毛绒、滤纸、羊毛毡或泡沫塑料等作材料。由于滤料的孔隙很小，在吸气过程中，凡是大于滤料孔隙的尘料，都会被挡下来。一般要求口罩轻便，滤尘效率高，对呼吸道阻力小。纱布口罩是最简单的一种，但它只能阻挡纤维状和大颗粒粉尘。较好的防尘口罩可滤除小于 $0.2\mu m$ 的细小尘粒，但使用一定时间后，阻力增大，故应定期更换滤料或加以处理。

防毒面具（gas mask）　防止吸入有害气体和避免有害气体伤害眼部和面部所采用的个人防护器具。按其结构与作用原理可分为过滤式和隔离式两大类；按其性能及用途又可分为若干种。使用者必须根据防护目的，正确选择应用的品种和型号。使用时应根据说明，注意保管、维护和使用，才能收到较好的效果。

防风（divaricate saposhnikovia root, Radix Saposhnikoviae, fangfeng）　其他名称：屏风、关防风。中医药名。伞形科植物防风的根。辛、甘、微温。归膀胱、肺、肝、脾经。功能祛风、解表、胜湿、止痛、解痉、止痒。治风寒感冒，头痛身痛，面瘫；风湿痹痛；四肢挛急，腹痛泄泻，肠风下血，风疹疥癣，皮肤瘙痒，破伤风。

防风通圣散（fangfeng tongsheng san）　中医方剂。表里双解、扶正解表药。《黄帝素问宣明论方》方。组成：防风、荆芥穗、薄荷、麻黄、大黄、芒硝、栀子、滑石、桔梗、石膏、川芎、当归、芍药、黄芩、连翘、甘草、白术。功能疏风解表、清热泻下。治外感风邪，内有蕴热，表里皆实，症见恶寒发热，头痛眩晕，目赤睛痛，口苦咽干，咽喉不利，胸膈痞闷，咳呕喘满、小便短赤、大便秘结及疮疡肿毒，肠风痔漏，惊狂谵语，手足瘈疭，丹癍瘾疹等。孕妇、体弱便溏者慎用。

防腐（antisepsis, antisepticize）　阻止或抑制微生物生长繁殖的方法。分为物理防腐法及化学防腐法。用于防腐的化学药物称为防腐剂或抑菌剂。许多药物在低浓度时只有抑菌作用，浓度增高或延长使用，则有杀菌作用。常用的防腐剂有苯酚、硫柳汞和甲醛等。食品中常用的防腐剂有苯甲酸和苯甲酸钠、山梨酸和山梨酸盐及丙酸等。

防护带（protective zone）　保护居民不致遭受工业生产中产生的有害因素（有害气体、粉尘、煤烟、噪声）的影响而在厂区和居民区间设置的有一定间距的地带。在防护带广植树木可加强防护作用。

防护眼镜（protective glasses, protective spectacles）　防护眼睛免受电磁波（紫外线、红外线和微波等）辐射、粉尘、金属和碎石、碎屑等损伤的眼镜。眼镜框常用柔韧且能顺应脸型的塑料或橡胶制成；防护镜片则根据其作用原理分为反射性防护镜片和吸收性防护镜片两类。应根据防护的目的，正确选择使用。

防护作用时间（time of protective effect）　个体防护器具保护人不受危险或有害因素作用的使用期限。

防己（fourstamen stephania root, Radix Stephaniae Tetrandrae）　其他名称：白木香、倒地拱、汉防己。中医药名。防己科植物粉防己的根。苦、辛、寒。归肺、脾、膀胱经。功能利水消肿、祛风除湿、散痈肿。治水肿、脚气、水饮喘嗽、小便不利、风湿性关节炎、高血压；还可治湿疹、下肢溃疡、痈疖肿毒。

防己黄芪汤（fangji huangqi tang, Stephaniae and Poria decoction）　中医方剂。《金匮要略》方。组成：防己、黄芪、白术、炒甘草、生姜、大枣。功能益气祛风，健脾利水，治表虚湿重之风水或风湿，症见汗出恶风，身重浮肿、小便不利、脉浮者，或肢体关节疼痛。近代也用于慢性肾炎、心脏病属气虚湿重者。

防声（音）器（antiphone）　预防生产性噪声损害工人听觉的个人防护器。分两种：①耳外防声器，用多孔性材料（如海绵或泡沫塑料）制成，罩在耳壳外，如防音头盔。②耳内防声器，用软橡皮或塑料等制成，塞于外耳道内，如耳塞等。

防暑降温（heat control）　改善环境的气象条件并保护人体健康以防止发生中暑。包括隔热源、加强通风、合理的劳动组织、充分供给清凉饮料、注意营养和健康检查等。

防痛步态（antalgic gait）　为避免负重引起组织疼痛而采取的跛行步态（如髋部损伤时）。

防卫伤（defence wound）　被害人为了躲避攻击，本能地采取保护性体位时，由他人造成的损伤。常出现在上肢、下肢及后背等部位。钝器所致的防卫伤有皮下出血或表皮剥脱甚至骨折；锐器则是受害人处于被砍或被捅的情形之下伤及身体的突出部位。防卫伤能反映致伤物的特点，对区别自伤（杀）、他伤（杀）有价值。

防锈漆（antirust paints）　保护金属表面免受大气、海水等侵蚀的涂料。由颜料（如氧化锌、锌铬黄、铅丹等）、干性油、树脂或沥青等经研磨调制而成。漆中有些化合物如铅丹等有毒，在生产、使用和清除等过程中需加强管理和防护。

防疫措施（anti-epidemic measures, prophylactic measures）　预防、控制和消灭传染病所采取的各种措施的统称。可分经常性和发生疫情时实行的两种。经常性措施包括饮食卫生、预防接种、国境检疫、健康普查、除虫灭鼠、卫生宣传等。发生疫情后除继续抓紧上述工作外，还要加强传染源、传染途径的管理以及易感人群的保护等。

防御反射（protective reflex）　机体受到伤害性刺激后发生的具有保护性的反射的总称。如屈肌反射、咳嗽反射和喷嚏反射等。后两者又称为防御性呼吸反射。

防御反应（defense reaction）　刺激下丘脑"防御反应"区时动物所出现的生理功能变化的总称。包括骨骼肌肌紧张加强，表现出准备进攻的姿势，心率加快、心搏加强、皮肤和内脏血管收缩、骨骼肌血管舒张及血压稍有升高的心血管活动改变，瞳孔扩大及竖毛等。这些变化是神经系统精细整合下完成的，因而往往是相互协调的。控制防御反应的中枢位于下丘脑。

防御素（defensin）　一类富含精氨酸的小分子多肽，主要存在于中性精细胞的嗜天青颗粒中，人的肠细胞中亦有。防御素主要作用于胞外菌，其杀菌机制主要是破坏细菌细胞膜的完整性，使细菌溶解死亡。

防治实验研究（experimental studies on prevention and treatment）　研究有害环境因素对人群发病率的影响及防治办法。目的在于验证病因或评价防治措施的效果。方法是将研究的人群分成两个以上相同的组，以一组为对照，而对其他组施以不同的措施，搜集资料记录，加以比较分析。常用于预防接种效果和药物预防效果的观察。

房间隔缺损（atrial septal defect）　其他名称：心房间隔缺损。常见的先天性心脏病。胚胎发育过程中房间隔发育不良或吸收过度所致的一种先天性心脏病。可分为原发孔缺损、继发孔缺损及房室共同通道。其中继发孔缺损较常见。临床表现因分流量大小而不同。大者苍白消瘦，易有呼吸道感染，前胸隆起，胸骨左缘第 2 肋间可闻及 2～3 级喷射性收缩期杂音，肺动脉瓣第二音固定性分裂，一般无震颤。X 线可见右心房、心室扩大，肺动脉圆锥突出，透视下可见"肺门舞蹈"。缺损较大者需手术修补。

房间束传导阻滞（interatrial bundle block）　其他名称：左房型房内传导阻滞。一种房内传导阻滞类型。多由于房间束的断裂、变性或纤维化所致。心电图显示二尖瓣型 P 波。

房劳（sexual strain）　其他名称：房室伤、色欲伤、色劳。中医术语。内伤病因的一种。指性生活过度，使肾精亏耗，是虚损的病因之一。

房内阻滞（intra-auricular block）　一种以 P 波增宽为主的心电图表现。P 波时限超过 0.12s，波峰有切凹。见于各种病因引起的心房扩大和心肌梗死。左、右心房间完全性传导阻滞，心电图表现为左、右心房分离，形成与窦性 P 波并列的另一组异位心房波，频率慢而不能下传激动心室。多见于临终前。

房室瓣（atrio-ventricular valve）　围绕左右房室孔的间充质局部增生并向腔内隆起而形成的房室间瓣膜。分别称左房室瓣（或二尖瓣）和右房室瓣（或三尖瓣）。二尖瓣，是左房室口周围的两片瓣膜，前瓣较大，后瓣较小，其边缘由多条腱索连于室壁乳头肌；三尖瓣，是右房室口边缘附有的 3 片瓣膜，呈三角形，游离缘突向室腔，并由细丝状腱索连于乳头肌上。房室瓣的作用是阻止血液逆流心房。

房室瓣梗阻性杂音（atrial-ventricular valve obstruction murmur）　二尖瓣或三尖瓣结构异常导致瓣口狭窄而产生的杂音。其特点是：①杂音以低频为主；②距 A_2 或 P_2 有一无音区，即杂音在 A_2 或 P_2 后 0.06～0.08s 后才出现；③窦性心律时可有收缩期杂音增强。多见于风湿性或先天性心脏病。

房室[传导]阻滞（atrioventricular block）　其他名称：房室延搁。电活动从心房向心室传导延迟或完全不能传导到心室的症状。分为不完全性和完全性。前者包括第一度和第二度，后者又称第三度房室传导阻滞。阻滞部位可在心房内、房室结、希氏束及双结支。第一度者常无症状，听诊可有心尖部第一心音减弱。第二度Ⅰ型者可能自觉心搏脱漏，听诊时有心搏脱漏，第一音可随 R-R 间期改变而改变。第二度Ⅱ型者病人常有疲乏、头昏、晕厥、抽搐和心功能不全，听诊时有心律不齐。完全性者症状取决于是否建立了自主节律，可出现心室停搏，如心律不足 20 次/min 可致阿-斯（Adams-Stokes）综合征发作。病因多为心肌炎、心肌病、冠心病、先天性心脏病等。心电图检查可确诊。

房室分离（atrioventricular dissociation）　其他名称：房室脱节。心房和心室受不同起搏点控制而互不相关地激动。心电图表现为心室率稍快于心房率，P-P 和 R-R 时距基本规则。间断的 P 波下传至 QRS 波，称心室夺获，呈暂时性的窦性节律。多继发于其他心律失常之后、迷走神经张力增高和洋地黄中毒等。

房室共道永存（persistent common atrio-ventricular canal）　先天性心血管畸形。较少见，为完全性心内膜垫缺损而形成。心房间隔和心室间隔膜部均有缺损并连成一大缺损，二尖瓣前叶和三尖瓣隔瓣叶畸形，或二尖瓣和三尖瓣合并成一个房室瓣，并有房室瓣关闭不全，左室流出道常狭窄。病人不单有左右分流，而且有房室间反流，甚至造成心房和心室间交叉分流。预后差。手术死亡率高。

房室管（atrioventricular canal）　胚胎学名词。原始心房和原始心室连接处的一条狭窄的通道。

房室交界（atrioventricular junction）　心房和心室之间的特殊传导组织。是心房兴奋传入心室的通道。由 3 部分组成：房结区，位于心房和结区之间；结区，相当于光镜下的房室结；结希区，位于结区和希氏束之间。其中结区纤维最细，传导速度最慢，对于稳定心室率有一定的意义（如心房纤颤时），但亦是房室传导阻滞的好发部位。

房室交界处逸搏（A-V junctional escape beat）　心电图：长间歇后出现 QRS 波群，形态与窦性 QRS 波相同或稍不同。逸搏周期固定，大都在 1.2～1.5s。QRS 波前或后可有倒置 P 波，亦可有窦性 P 波与逸搏呈干扰分离。

房室交界处逸搏心律（A-V junctional escape rhythm）　3 次或以上连续出现的房室交界处逸搏。常见于窦房结自律性减低或二度以上窦房或房室传导阻滞。亦见于迷走神经张力增高、病态窦房结综合征、麻醉过程、洋地黄、奎尼丁等药物中毒，以及冠心病、心肌炎、心肌病等。心电图特征：慢而规则的 QRS 波群，40～60 次/min；QRS 波群之前或后可见逆行 P 波，P'-R 或 R-P'间期取决于前向与后向传导时间之差。当前向传导缓慢时，P'波在 QRS 之前，P'-R 间期≤0.12s，反之，P'波在 QRS 之后；QRS 波群形态与窦性相同；房室交界处冲动控制心房和心室活动时，P 波不见或呈房室交界处型，即在Ⅱ、Ⅲ、aVF 导联中倒置，aVR 中直立。治疗针对病因。

房室结（atrioventricular node，A-V node）　心脏传导系统的组成之一。位于冠状窦口与右房室口之间的心内膜深面，呈细棒状，其结构与窦房结相似，特殊的心肌细胞（起搏细胞）连接成网状，周围有大量的结缔组织，也含有相当数量的交感神经和副交感神经纤维。结前端发出房室束。房室结的作用是将窦房结传来的冲动传向心室，但传导速度较慢。正常情况下房室结不产生冲动，当窦房结的冲动产生或传导

有障碍时，房室结也可产生节律较慢的冲动。

[房室]结[交界]性期外收缩（A-V nodal extrasystole）　房室周围产生异位起搏点激动心室并逆向传导至心房发生激动。有时心房仍受窦房结的控制。心电图上有提早出现的 QRS 波群，其前后出现逆行的 P'波。若在 QRS 综合波前，P'-R 间期<0.12s，P'波也可埋于 QRS 综合波中。见于健康人的迷走神经张力增高时，或者冠心病、心肌炎者。针对病因进行治疗。

房室结旁道（atrioventricular node bypass tracts，AVNBT）　包括结内旁道和房-束旁道。这些解剖学的异常会引起心电图 P-R 间期缩短，但 QRS 波群正常，无预激波。

房室束（atrioventricular bundle，bundle of His）　其他名称：希氏束。心脏传导系统中由房室结向下延伸至分为左、右束支之前的部分。从房室前端向前，穿过右纤维三角，过室间隔膜部后下缘前行，在室间隔肌部上缘分为左脚（左束支）和右脚（右束支），分别沿室间隔左、右侧心内膜深面下行。左脚呈扁带状，下行一段后又分为前支与后支，再分为许多细小分支，形成浦肯野纤维网，最后与一般心肌纤维相连。左脚在前、后支之间还常发出间隔支，分布于室间隔左侧中下部心肌。右脚呈圆索状，经室间隔右侧面，再经隔缘肉柱至右室前乳头肌根部，亦分支形成浦肯野纤维网，最后连于心肌。房室束能将心房的节律传给心室，一旦中断可致心脏传导阻滞。

房室束电图（His bundle electrogram）　其他名称：希氏束电图。用心腔内探查电极接触房室束，也可用信号叠加等法从体表记录希氏束电图。一般还同步记录一个导联的体表心电图。正常房室束电图显示每一心动周期中心房、房室束、心室的去极化波，即 A、H、V 波顺序出现。在临床上，可用于判断房室阻滞的部位；诊断疑难的心律失常，诊断预激综合征以及评价药物对心脏传导功能的影响。

房室延搁（atrioventricular block，A-V block）　见房室[传导]阻滞。

房室主动脉波群（atrioventricular aortic echo pattern）　将超声探头置于剑突下，探头垂直向上探查，可显示右室大部分、室间隔、主动脉根部，以及左房一部分，故名房室主动脉波群。由此波群可以测量右室内径及收缩末期主动脉内径。

房水（humor aquosus）　充满于眼房内的液体。由睫状体上皮产生，总量约 0.2～0.3ml，无色透明，屈光率为 1.336。房水不断产生，并不断进入眼前房，再经虹膜角膜角渗入巩膜静脉窦。如房水循环障碍，则将引起眼内压升高，使视力受损，称青光眼。

房水闪辉征（Tyndall sign）　其他名称：丁达尔征。虹膜睫状体炎的重要体征。嘱病人直视前方，用聚光灯斜照入眼内，若见前房内有混浊物浮动即为此征。还可见于眼内炎、交感性眼炎、晶状体皮质过敏性眼内炎、白瞳症和眼外伤等。

房性期前收缩（atrial premature beat，atrial extrasystole）　其他名称：房性早搏。是一次提早的心房激动。可见于正常人或心脏病病人，临床可无症状，或有心悸、心跳停歇感。如同时听诊心脏，则脉搏较心动数为少。心电图诊断。治疗：偶然发生无需治疗；频繁出现、症状明显或伴有器质性心脏病者，应治疗病因，去除诱因，选用无严重副作用的抗心律失常药物。

房性心动过速（atrial tachycardia）　简称房速。异位快速心律失常。包括房内折返和心房异常自律性所致的心动过速。房内折返性房速可阵发或持续无休止，心房率达 140～240 次/min。发作时有心悸、多尿、头昏、血压下降等。心电图 P-R<R-P。异常自律性房速多非阵发，症状不明显。心电图 P 波形态可一致或不同。具有 3 种或以上不同形态 P 波和不等的 P-R 间期者，又称多源性房速。治疗：普罗帕酮或维拉帕米减慢心率；射频消融治疗房速成功率较高。

房性心律（atrial heart beat）　房性起搏点发出兴奋引起心脏连续搏动 3 次以上。心电图特征：①出现房性 P'波；②P'-R>0.12s；③房性融合波，即窦性 P 波与房性 P'波融合。

房性心律失常（atrial arrhythmia）　由心房发出的兴奋起源异

常、兴奋传导异常或二者均异常所致的心律失常。包括房性停搏、房性逸搏、房性期前收缩、房性心动过速、心房扑动、心房颤动等。

房性逸搏（atrial escape beat）　少见，可发生在左房或右房或呈多源性。心电图特征：延迟出现的个别或多个，一种或多种畸形 P' 波，P-R 间期＞0.12s，逸搏周期固定在 1.2s 左右，多源性时周期不等，QRS 波同于基本心律。

仿生学（bionics）　研究以仪器装置来实现生物功能的科学技术。如仿眼用于图像识别，仿手脚运动用于自动控制，仿大脑用于语言逻辑、学习和决策理论。本学科不仅能促进工程进步，在理解生物学现象上也有重要意义。

访谈法（interview method）　其他名称：询问法。研究者以交谈的方式直接向被研究者收集资料，以了解人们的行为特征和各种心理活动的方法。其优点是可以灵活地、有伸缩性地掌握内容、进程及发现新问题，不受被访问者文化程度的限制。

放大【X 线】摄影（macroradiography）　按投照几何原理使影像放大的 X 线检查方法，放大率＝靶片距/靶物距。常用于显示骨骼细胞结构、硅结节等。

放射病（radiation sickness, radiation disease）　一定剂量电离辐射引起机体损伤并出现一系列全身性变化的疾病。可分两型：①急性放射病（acute radiation sickness）：短期内一次或多次大剂量放射线作用于机体所引起的独特综合征，有神经系统、消化系统、骨髓造血功能抑制、出血和感染等临床表现。②慢性放射病（chronic radiation sickness）：机体长期受小剂量放射线照射，有头痛、头晕、乏力、关节酸痛、记忆力减退、失眠、食欲减退、脱发、白细胞减少等。治疗：对症处理，输血以及骨髓移植等。

放射病理学（radiopathology）　放射医学中的一门学科。研究放射性损伤的发病原理和在病理过程中身体组织的形态、功能和代谢等方面的变化。按不同的研究方法，可分为放射病理解剖学、放射病理生理学和放射病理生物化学等。

放射毒理学（radiotoxicology）　放射医学中的一门学科。研究进入生物体内的放射性核素的代谢和损伤规律及防治措施的学科。可为临床医学提供诊断和治疗方法，并为制定放射物质最大容许标准提供依据。

放射防护（radiological protection）　其他名称：辐射防护。保护人员免受或少受电离辐射照射的影响和达到这一目标的方法。其主要内容包括放射防护体系、放射防护标准、辐射监测、防护评价及实施管理等。作为应用性学科，涉及的基本学科包括辐射剂量学、放射生物学、放射流行病学、放射毒理学和辐射探测及屏蔽等。

放射火箭电泳（radio rocket electrophoresis）　建立在火箭电泳基础上的放射免疫沉淀方法。利用极微量的放射性标记抗原加入被测样品中，在电场作用下，它与样品中的未标记抗原一起泳动，使被测抗原和标记抗原与琼脂板中含有的相应抗体接触，发生免疫反应，形成抗原与抗体复合物的沉淀线。由于量小，沉淀线用肉眼无法观察，借放射自显影术显示出该沉淀物的形状和位置。用于硅沉着病和某些职业中毒免疫反应的研究。

放射免疫测定（radioimmunoassay, RIA）　其他名称：放射免疫分析。使用放射性同位素示踪法检测标本中微量抗原或抗体。用定量的放射性同位素标记的抗原和待测的未标记抗原与对应抗体作用，使这两种抗原与抗体竞争性结合。通过测定抗原抗体复合物（B）和游离抗原（F）的放射性强度，计算 B/F 值。将 B/F 值与标准曲线相比较，即可查出样品中抗原的含量。反之亦可用标记抗体来测定抗体。用于各种激素、肿瘤相关抗原、药物、病毒抗原及免疫球蛋白、环腺苷酸（cAMP）等的测定，是超微量的检测方法。如检测 cAMP 含量时用磷酸二酯酶为结合剂，灵敏度可达 $10^{-9} \sim 10^{-15}$ g/ml 水平。

放射免疫分析仪（radioimmunoassay apparatus）　一种处理量很大的计数器。用于对 ^{125}I、^{57}Co 和其他样品进行放射免疫测定。能同时对多个样品计数。

放射敏感性（radiation sensitivity）　见辐射敏感性。

放射生态学（radioecology）　环境生态学的一个分支。研究生物与受放射性物质污染的环境间相互作用及其影响。主要包括：研究放射性物质污染引起的生物形态、生殖和生化变化，以及对生态系统结构和功能的影响；探讨生物对放射性污染物的吸收和富集机制及其规律等。

放射生物学（radiobiology）　其他名称：辐射生物学。研究电离辐射所致生物效应及其机制的学科。包括在整体、细胞、亚细胞和分子四个不同水平上的生物效应研究。目的为了解各种射线对生物体的各个系统、器官、组织以至细胞和生命基本物质的作用及机制，查明不同剂量射线对生物体影响的实质，寻求射线安全使用途径并制定防护措施。

放射痛（radiating pain）　不仅发生于受刺激部位，而且沿受累神经扩展到其支配区的疼痛。为疼痛的一型。一般疼痛部位多与器官病变所在部位一致；但也有沿着相应脊神经将疼痛放射至其他部位，如肝胆疾病的疼痛放射至右肩，心绞痛放射至左肩及左臂内侧，非腹部器官疼痛放射至腹部等。

放射卫生学（radiological health）　研究电离辐射对人体健康有害影响及其综合防护措施的学科。主要任务是：①研究从事放射性工作人员的劳动条件和健康状况以制定防护措施。②对大气、水、土壤和食物的放射性污染进行监督。③研究天然和生产条件下放射性物质最高容许浓度以制定有关卫生标准。

放射性（radioactivity）　其他名称：放射现象。不稳定的原子核自发地放出粒子和射线或产生自发裂变的性质。有天然放射性和人工放射性两种。

放射性肠炎（radiation enteritis）　盆腔、腹腔或腹膜后恶性肿瘤经放射治疗引起的并发症。可累及大小肠。临床表现有恶心、呕吐、腹痛、腹泻、黏液便或血便、食欲减退及贫血等，以小肠为主的病变可造成吸收不良。治疗：停用放疗，采取休息、少量多餐及对症处理。

放射性尘埃（radioactive dust）　其他名称：放射性微尘。悬浮在大气中的放射性固态或液态微粒。其粒径大多在 0.035～0.05μm，一般呈云雾状。在原子弹和氢弹爆炸、反应堆事故或放射性核素生产和处理等过程中，易产生放射性尘埃。

放射性沉降物（radioactive fallout）　其他名称：核试验沉降物。指核爆炸产生的放射性核素在大气中扩散，最终降落到地面和水面的颗粒状人工放射性物质。

放射性肺水肿（radiative pulmonary edema）　放射线照射肺部引起，常见于接受放射治疗的胸部肿瘤病人。表现为呼吸困难、咳嗽、咳泡沫样痰、发绀、两肺有弥漫性啰音。治疗：氧疗，应用肾上腺皮质激素和抗生素。

放射性肺炎（radiation pneumonitis）　由于肺癌、乳腺癌、食管癌、恶性淋巴瘤或胸部其他恶性肿瘤经放射治疗后，在放射视野内正常的肺组织受到损伤而引起的炎症反应。轻者可自行消散，重者肺发生广泛纤维化，导致呼吸功能损害，甚至呼吸衰竭。其病理改变主要有：肺泡上皮肿胀、变形和坏死脱落；血管内皮细胞肿胀、管腔狭窄和血栓形成；血管渗透性增强，肺泡间隔水肿，肺泡腔充满渗出液。病人一般表现为干咳，或有泡沫痰，少见咯血，轻度气急，不规则而短暂的低热，合并感染时可有高热。经查体可发现肺底部干湿啰音，偶有胸膜摩擦音及胸腔积液。X 线见肺放射区有细网状阴影，全肺透光度欠佳、纹理增强，可有片状阴影。治疗上应用大剂量皮质激素，并用抗生素防止和控制肺内感染。

放射性废水（radioactive waste water）　核工业和放射性同位素应用部门在生产活动中产生的废水。放射性废水来源于放射性矿山的开采、核燃料的冶炼加工、核反应堆的运行及放射性核素的应用部门。按废水所含放射浓度不同，大致可分为高水平放射性废液和低水平放射性废水。前者主要是核燃料后处理第一循环产生的废液；后者主要是核燃料前处理（包括核燃料开采制取）和后处理的其他工序，以及核电站和应用放射性同位素的研究机构、医院等产生的废水。国际原子能机构将放射性废水分成 5 类。比较成熟的放射性废水处理方法有混凝沉淀法、蒸发浓缩法、离子交换法、贮存法和固化法等。

放射性废物（radioactive waste）　含有放射性核素或被放射性

核素污染，其浓度或活度超过国家规定限制的废弃物。主要是在核能开发和利用的生产活动中产生的，包括放射性废水、固体废物和废气。可能含有天然放射性同位素，如：^{89}锶、^{90}锶、^{137}铯、^{144}铈、^{95}锆、^{95}铌、^{106}钌等，以及生物活性大的放射性元素^{24}钠、^{32}磷、^{45}钙、^{131}碘等。

放射性核素（radionuclide）　能够自发地发生放射性衰变的核素。它可分为天然和人工两大类。天然核素中，原子序数大于或等于 84 的均为放射性的；原子序数小于或等于 83 的，也有一些是放射性的。在反应堆和粒子加速器中通过核反应产生的，为人工放射性核素。目前它在国民经济建设中得到广泛应用，例如：^{60}钴、^{137}铯在农业上常用来进行辐射育种，培育出高产、优质、早熟和抗病虫害新品种；^{32}磷等可用来标记农药，进行农药配方和施药方法方面的研究，达到除虫害、促生产的目的。

放射性核素发生器（radionuclide generator）　俗称母牛。可以从较长半衰期的核素（母体）分离出由它衰变而产生的较短半衰期放射性核素（子体）的一种专门装置。母体吸附在容器内的吸附剂上，因子体与母体化学性质不同，可用特定的洗脱剂从容器内将子体洗脱出来加以应用。目前约有 20 种常见的医用放射性核素发生器，最常用的有 ^{99}Mo-^{99}Tc 发生器及 ^{115}Sn-^{113}In 发生器。

放射性核素检查（radionuclide examination）　利用放射性核素对疾病进行检查和对脏器功能进行测定的一种方法。根据所用放射性核素是否需要引入体内而分为体内检查和体外检查两类。常用来检查心血管和脏器畸形、肾脏功能、骨转移瘤、股骨头坏死、甲状腺疾病等。

放射性核素疗法（radioisotope therapy）　利用放射性核素的辐射作用治疗疾病的方法。可分 3 类：①内用疗法：利用放射性核素对某些脏器的特殊亲和力，使其浓集于某一特殊器官，放出射线（β 粒子）对害病组织进行破坏达到治疗目的。②利用小线源进行照射。③利用大线源进行照射。

放射性核素脑脊液腔显像术（radionuclide myelography）　对成人用 $0.3 \sim 0.5$mCi ^{169}Yb-DTPA 或 ^{111}In-DTPA 液由腰椎穿刺注入沿脊柱进行扫描的检查方法。可检查脑脊液腔内的占位性病变。

放射性核素脑血管造影（radionuclide cerebral angiography）　其他名称：脑动态显相。经静脉或颈动脉快速注入放射性核素后，研究放射性物质在颈动脉和脑血管内的通过情况。经连续闪烁照相，可显示放射性显影剂在颅内血管中的动态分布和灌注情况，为确定颅内病变性质、某些血管疾病显示和提高诊断阳性率等提供一个新方法。适用于脑血管疾病、脑梗死、脑外伤、脑瘤等疾病的检查。

放射性核素扫描仪（radionuclide scanner）　利用放射性核素对人体器官、组织进行扫描，实现脏器显影诊断的仪器。原理是将放射性核素标记的药物注入体内，然后用闪烁探头逐点探测发出体外的 γ 射线，经打印记录形成反映核素在体内分布的闪烁图。由于脏器对药物的吸收选择性不同，正常组织与病变组织的吸收有差异，据此可诊断脏器有否占位性病变和功能变化。仪器由闪烁探头、能量转换、能量选择、计数、同步逐点记录和机械传动等部分构成。按记录方式可分为黑白打点记录（以打点密度表示放射强度）和彩色打点记录（彩色核素扫描仪，以色彩反映放射强度的不同等级）。常用于肺、脑、肝、胰、甲状腺、骨骼等脏器疾患的诊断。

放射性核素胎盘显像术（radionuclide placentography）　将 ^{131}I-HAS（人血清白蛋白）、^{51}Cr-RBC 或 ^{132}I-HAS 显影剂在腹部由静脉注入体内，以探测胎盘位置的检查方法，有助于诊断前置胎盘等。

放射性核素体外试验法（test of radionuclide in vitro）　抽取病人血清或其他体液用放射性技术测定其中微量活性物质（如激素等）含量的试验方法。此法可使病人免受放射性伤害，且有特异性及高敏感性等优点。

放射性核素稀释法（radionuclide diluting method）　根据化学反应物在稀释前后其质量不变的原理（即 $C_1V_1 = C_2V_2$）建立起来的测量方法。如欲测血容量即可将已知体积（V_1）

及放射性强度（C_1）的示踪物（如 ^{51}Cr 或 ^{99m}Tc 标记的红细胞）注入循环血内，隔一定时间待标记物混合均匀后，抽取一部分血样测其放射性强度（C_2）。即可根据上述结果计算出全身红细胞含量（V_2），进而计算出全身血容量。

放射性核素心脏大血管动态显像术（radionuclide dynamic cardioangiography）　将短半衰期放射性核素如 ^{99m}TcO$_4^-$ 由静脉作弹丸式注射引入心脏和大血管的照相方法。可用 γ-照相进行快速连续拍照，获得放射性核素通过心脏及大血管的连续影像。适应证：先天性心脏病欲确定分流性质及部位；部分后天性心脏病的诊断，疑有二尖瓣狭窄、上腔静脉梗死、大血管瘤、左房黏液瘤、心室室壁瘤等；心脏大血管手术后疗效的判断和追踪观察。

放射性颌骨坏死（osteoradionecrosis of jaw）　过量放射使颌骨吸收大量放射能后活力降低，发生动脉内膜损害，使血管闭塞及局部营养障碍而致颌骨组织坏死。遇有感染或外伤，容易发生放射性颌骨骨髓炎，出现持续性剧烈疼痛、瘘管形成及溢脓，晚期有死骨形成。X 线检查可以诊断。防治：防止外伤及感染；支持疗法及高压氧治疗；手术切除死骨。

放射性监测（radioactivity monitoring）　对环境中放射性核素的射线强度和污染状况进行测量，并对测量结果进行分析研究的过程。能够帮助判断和评估放射性污染对人体和其他生命体可能造成的危害提供依据。

放射性结肠炎（radiative colitis）　是指盆腔、腹腔或腹膜后恶性肿瘤，经放射治疗所引起的并发症，可累及小肠、结肠和直肠。早期症状为恶心、呕吐，伴腹泻，排出黏液或血样粪便，累及直肠者有里急后重。后期症状加重，若肠道发生狭窄，可出现腹痛、粪便变细、进行性便秘；严重者有瘘管、脓肿形成。治疗：对症、手术。

放射性落下灰（radioactive fallout particles）　在重力作用下逐渐沉降下来的核爆炸时形成的烟云和尘柱中含有的放射性物质。落下灰中的放射性物质由核裂变产物、未分裂核装料和感生放射性物质等 3 部分组成。以局部沉降、带状沉降和全球性沉降方式降落到地面造成污染。落下灰辐射可以持续相当长时间，同时具备内、外照射两种危险。

放射性膀胱炎（radiation-induced cystitis）　放射线照射损伤所引起的膀胱炎症反应。表现为膀胱血管损伤、小血管闭塞、黏膜充血水肿以致形成溃疡，周围有明显水肿。远期可因组织处于缺血状态，形成黏膜、黏膜下组织、肌肉萎缩及纤维增生，形成慢性膀胱萎缩。可引起血尿、尿频、尿失禁，且容易合并感染。

放射性强度（intensity of radioactivity）　放射源的强度，以每单位时间内衰变的原子数表示。常用单位有居里（Curie，每秒内有 3.7×10^{10} 原子衰变）及贝克勒尔（Becquerel，每秒内有一个原子衰变）。

放射性肾炎（radiation nephritis）　肾脏受到辐射照射后，出现肾小管上皮变性和缺失、小动脉内皮细胞增生、间质纤维化的病理变化的炎症。多因卵巢、子宫、肾脏、胰腺肿瘤或睾丸精原细胞瘤接受放射线治疗后引起。表现为蛋白尿、管型尿、血尿、水肿、贫血、高血压及肾功能损害等。进行放射治疗时，保护好肾脏，可防止发生本病。治疗同慢性肾炎。

放射性食管炎（radiation esophagitis）　食管黏膜受到一次剂量大于或等于 9Gy 照射或分次照射累积剂量大于或等于 20Gy 时所引起的黏膜充血、水肿和糜烂等炎性病变。多在纵隔恶性肿瘤或支气管癌病人放射治疗过程中或治疗后发生。表现以咽下困难为主，多数症状较轻。食管 X 线或钡餐检查可见食管异常蠕动和鸟嘴状狭窄。治疗：抗生素预防继发性感染，肾上腺皮质类固醇有助于减少瘢痕组织形成。食管瘢痕狭窄可行扩张术。

放射性示踪法（radioactive tracer method）　使放射性核素不断发出辐射，用探测器探知其下落，作为示踪物来辨别其他物质的运动情况和变化规律的方法。广泛应用于工业、农业、医疗卫生和科学研究等领域。

放射性衰变（radioactive decay）　放射性核素的原子核自发地放出 α、β 等粒子而转变成另一种核素的原子核的过程。根据放出射线的种类，放射性衰变可分为 α 衰变、β 衰变和 γ 跃迁等。衰变前的核称为母体，由衰变产生的核为子体。放射性衰变过程是随机性的并服从指数衰减规律，表征原子核衰变的物理量有衰变常数（λ）和半衰期（$T_{1/2}$）等。

放射性衰变规律（radioactive decay law）　放射性原子核数目随时间变化的规律。原子核发生核衰变时，由于母核不断生成子核，随着时间增加，母核数目将不断减少，其变化服从指数衰减规律。例如氡放出 α 粒子而衰变为钋，经 4 天后减少到原来的1/2，8 天后减少到原来的1/4。

放射性损伤（radiative injury, radiolesion）　机体受电离辐射作用后所引起的损害。可分为全身性损伤（急、慢性放射病）、局部性损伤（皮肤损伤、视器官损伤等）、复合性损伤等。

放射性同位素（radioisotope）　具有放射性的同位核素。其原子核不稳定，能自发地放出 α 射线、β 射线或通过 K 电子俘获等方式进行蜕变。

放射性同位素功能测定仪（radioisotope function examination apparatus）　应用放射性同位素标记药物在人体内示踪进行器官功能检查的仪器。常用于人体心肾的血液和尿液动力学变化情况的测量、肝功能试验、肝血流量测定等。尚可用于脑血管、甲状腺及肢体疾患的检查。

放射性同位素扫描（radioisotope scanning）　放射性核素的诊断方法之一。它可以测定人体内一定脏器中放射性核素的分布情况，用于检查脏器的形态、位置、功能和有无占位性病变等。核素闪烁扫描设备可以自动地在脏器表面上移动，逐点测定其放射性强度，将结果记录下来即成扫描图。记录的方法有打印、彩色打印、光点及磁带记录等。在临床上用于对甲状腺、肝脏、肾脏、脑、肺、胎盘、胃、心脏大血管、骨骼、淋巴、胰腺等疾病的诊断、鉴别诊断和医学研究方面，具有一定的参考价值。

放射性微尘（radioactive dust）　见放射性尘埃。

放射性污染（radioactive contamination）　人类活动排放的放射性污染物使环境的放射性水平高于天然本底或超过国家规定的标准，对人和生物及其他物质产生有害效应的现象。放射性污染有半衰期，能放射具有能量的射线，射线在环境中广泛扩散，通过各种途径进入人体，使人体受到放射性伤害。防护基本原则是在原子能工业生产、试验、核爆炸以及放射性核素的生产操作过程密闭化，严格控制放射性废物的排放，采取有效的个人防护措施，切实遵守放射性防护有关规定。

放射性药物（radiopharmaceutical）　分子中含有放射性核素的药物。用于核医学的诊断、治疗和研究。

放射性灼伤（radiative burn）　放射性损伤之一。身体局部受过量的电离辐射照射作用所引起的损伤。症状与一般灼伤相似，按灼伤程度的不同，表现为充血、水疱和溃疡等。治疗：一般处理与灼伤的治疗基本相同。

放射学（radiology）　研究放射性物质的性能和应用的科学。包括放射生物学、放射化学、核医学以及 X 线在临床上的应用等。

放射医学（radiological medicine）　医学科学中的一门学科。研究在医学上利用放射线过程中有关的问题。主要内容有放射病理学、放射毒理学、放射卫生学、放射性核素在医学上的应用，以及放射性损伤等问题。

放射遗传学（radiological genetics）　其他名称：辐射遗传学。研究电离辐射引起的生物遗传学效应及其发生机制的学科。目的在于阐明辐射诱发突变等的规律和机制，从而防止辐射对生物体的有害作用，并利用电离辐射能引起遗传性变异来选育生物的优良品种。

放射治疗（radiotherapy）　其他名称：射线治疗。简称放疗。利用电离辐射治疗肿瘤的方法。通过对瘤体进行一定放射剂量的照射，杀伤、破坏肿瘤细胞及组织。是治疗恶性肿瘤的主要方法之一。X 线治疗可按其电压的高低分为超高压、深度和浅度（包括接触）治疗；镭治疗是利用天然放射性物质镭所发射的放射线而进行的治疗；放射性核素治疗中，^{60}钴、^{137}铯的远距离治疗是常用方法之一；应用镭或^{60}钴

等尚可进行腔内或组织间治疗；亦有用高速发射的电子、中子和质子等作为放射源者，由于放射线对机体有一定的损害，故需慎重应用。

放射治疗设备（radiotherapy apparatus）　产生 X 线、β 粒子、γ 射线、α 粒子或中子束并用作治疗的仪器的统称。放射治疗的生物效应是中断细胞的化学反应。依据射线的线能量传递特性可分为高线能量传递射线（中子、π 介子和某些重离子）和低线能量传递射线（X 线、电子射线和 γ 射线等）两种。射线源能最高则辐射穿透性增加。低能射线用于治疗体表肿瘤，高能射线用于治疗深部肿瘤。放射方式有经体表照射和将放射源置于体腔的某个特殊器官进行定位照射两种。为有效进行放射治疗尚需配备一些辅助装置，如模拟定位仪和放射治疗计划系统等。

放射状角膜切开术（radial keratotomy）　是在角膜周边部（瞳孔区以外）作 8～16 条放射状切口，使角膜变得平坦些，以降低眼的屈光度，达到矫正近视的目的。一般 2～4D 近视眼的矫正效果较好。该手术对术者、手术设备与器械及病人条件要求均较高，手术可引起角膜穿孔、内皮失代偿和感染等严重并发症，应慎行该手术。

放射自显影术（radioautography）　利用放射性物质的辐射对感光片或感光板的作用而产生影像的技术。这种影像可能较大，肉眼就能观察，或为分布的颗粒或径迹，须用显微镜才能分辨。分析这种影像，有可能认识放射性原子或分子在原来的物体内的位置。放射自显影术可应用于生物学和医学研究。

放线菌（actinomycetes）　有菌丝或分枝丝状体的一类微生物。菌丝纤细，常从一个中心向四周辐射生长。多数不致病。对人致病的放线菌主要是放线菌属与诺卡菌属中的细菌。前者为厌氧或微需氧菌，细胞壁中无分枝菌酸，多引起内源性感染；后者不是人正常菌群，为需氧菌，细胞壁中含有分枝菌酸，引起外源性感染，可因吸入肺部或侵入创口引起化脓性感染。大部分抗生素是由放线菌产生的。

放线菌病（actinomycosis）　由衣氏放线菌（*Actinomyces israelii*）等引起的慢性化脓性肉芽肿性疾病。病原菌以衣氏放线菌最为常见。放线菌为革兰氏阳性微需氧菌，存在于正常人和动物体内。在外伤、炎症等情况下可引起感染，面颈部是好发部位之一。根据发病部位有 3 种类型：①面颈部放线菌病：约占 50％，开始为皮下结节，以后形成脓肿，流出脓液有"硫磺色颗粒"。不久在周围又可形成新的病灶。②腹部放线菌病：约占 25％。常呈亚急性或慢性阑尾炎表现。③胸部放线菌病：约占 15％。余发病于其他部位。治疗：首选青霉素，必要时手术。

放线菌属（*Actinomyces*）　一种革兰氏阳性、不运动、可分支、以菌丝形态繁殖的细菌。衣氏放线菌（*Actinomyces israelii*）是引起人体放线菌病的主要病原体。牛型放线菌（*A. bovis*）是引起牛等家畜放线菌病的主要病原体。

放线菌素 D（dactinomycin, actinomycin D）　其他名称：更生霉素。抗生素类抗肿瘤药。用于恶性水泡状胎块、绒癌、横纹肌肉瘤、神经母细胞瘤、睾丸胚胎性癌、恶性淋巴瘤、子宫颈癌、卵巢癌、黑色素瘤等。制剂：注射剂。用药期间应严格检查血象，注射时不可将药液漏至血管外。

放线菌性宫颈炎（actinomycelial cervicitis）　由放线菌引起的宫颈炎症。放线菌可在人工流产或放置节育器时经手术器械感染或直接由肛门或盆腔传染。临床特点为宫颈局部肿块，中央有黄色硫磺样颗粒。此颗粒在镜下为革兰氏阳性分枝菌，具有边缘部栅状排列的小球状膨大。治疗：青霉素类抗生素。

放血疗法（blood letting therapy）　①肢（指）体再植后静脉回流不通畅，危及成活，通过在肢（指）末端适量放血，缓解血液淤滞部分替代静脉回流，争取时间建立侧支循环，期望再植肢（指）体成活的一种治疗方法。②其他名称：刺血疗法、刺络疗法。中医外治法之一。指用三棱针或皮肤针或小眉刀等针具刺破或划破人体特定穴位或一定部位放出浅表小静脉少量血液以治疗疾病的方法。治疗高热、神昏、中暑、感冒、各种疼痛、风眩、急惊风、中毒、毒蛇咬伤等病

证。对体虚、孕妇及有出血倾向者慎用。

放逸短沟蜷（Semisulcospira libertina）　卫蝇并殖吸虫的重要中间宿主。螺壳呈塔形，中等大小，有6～7个螺层，体螺层较大，壳顶残缺不全。壳面呈褐色，光滑或呈布纹状。厣为黄色角质薄片。外套膜边缘光滑，雌螺颈部背侧有育儿囊。在我国南自广东、北至吉林均有滋生。

飞蚊症（visus muscarum）　其他名称：飞蝇症。中医称蝇翅黑龙，视野中有随眼球运动的黑点浮动。有生理性及病理性两种。前者不影响视力；后者继发于其他眼病，如眼内炎症、出血等。

飞扬喉（hematoma of uvula）　中医病名。此症风热上壅，上腭红肿气不通，咽物不下，从小舌中飞扬满口，此系凶恶之症。急针患处出血。治宜清热解毒凉血。口腔上腭或悬雍垂黏膜下出现的大血疱。可堵塞咽喉，妨碍饮食和呼吸等。可因自破或穿刺出血而症状缓解。

飞蝇症（muscae volitantes）　见飞蚊症。

非凹陷性水肿（non-pitting edema）　皮肤具有水肿特征，但按压不产生明显凹陷的水肿形式。是由于组织液中蛋白质含量较高所致。其特点是在颜面及下肢出现水肿，常伴皮肤苍黄、干燥并有毛皮脱落。主要见于甲状腺功能减退者。

非白血性白血病（aleukemic leukemia）　其他名称：白细胞不增多性白血病。周围血液中白细胞计数正常或少于15×10^9/L，且很难发现幼稚细胞的急性白血病。但骨髓中仍有大量白血病细胞增生。

非板层骨（non-lamellar bone）　其他名称：原始骨组织。见于胚胎和婴幼儿以及许多病理情况下的成年人的一种未成熟骨。可分为编织骨和束状骨。编织骨较常见，其胶原纤维呈编织状排列，骨细胞体大、数多、分布无规律；基质蛋白多，糖含量高。经历多年，直至青春期才逐渐被板层骨取代。但在牙床、颅骨缝附近、牙迷路、腱或韧带附着处仍会生保留少量编织骨。此外，某些骨骼疾病亦会出现编织骨。

非瓣膜性感染性心内膜炎（nonvalvular infective endocarditis）　在无心瓣膜损害基础上发生的心内膜炎症反应。约占心内膜炎相对发病率的18%～20%，且有增加的趋向。常见于老年人或心脏手术后发生。临床症状和治疗同心内膜炎。

非暴力死（nonviolent death）　其他名称：自然死、内因性死亡。在自然条件下由于体内自然变化、衰老或疾病所引起的死亡。

非必需氨基酸（non-essential amino acid）　机体自身能合成的氨基酸。动物蛋白质氨基酸中有甘氨酸、丙氨酸、丝氨酸、门冬氨酸、谷氨酸、脯氨酸、羟脯氨酸、精氨酸、胱氨酸、半胱氨酸等10种。

非必需脂肪酸（nonessential fatty acid）　机体维持正常生长和功能所必需而自身能够合成的脂肪酸。如哺乳动物自身能够合成的软脂酸、硬脂酸、油酸、亚麻酸等。

非病原菌（non-pathogenic bacterium）　其他名称：非致病菌。对人类不致病的细菌，在自然界中大多数细菌属于此类。有些非病原菌条件改变时也可以致病，称条件致病菌。例如寄生在肠道的大肠埃希菌及寄生在鼻咽部的草绿色链球菌等。

非布丙醇（febuprol）　其他名称：舒胆灵。利胆药。可促进胆汁分泌，又能松弛胆管平滑肌及奥迪括约肌，降低血中胆固醇等。治疗胆囊炎、胆石症及其术后高脂血症、脂性消化不良、肝炎等。

非参数检验（non-parametric test）　不依赖参数进行的假设检验。适用于未知分布类型、偏态资料、等级资料的假设检验。常用的有符号检验、秩和检验、秩相关、游程检验等。此种检验在应用上无严格的条件限制，方法简便快速，但检验效率较参数的假设检验低。

非产后闭经泌乳综合征（Forbes-Albright syndrome）　其他名称：福-奥综合征。与妊娠无关的乳溢闭经综合征。垂体前叶嫌色细胞瘤分泌过多催乳素引起的闭经、不孕、乳溢及内外生殖器萎缩。青春期前发育者出现原发闭经伴第二性征不发育。垂体瘤肿者发展较慢，晚期可出现头痛、视力障碍。应行垂体肿瘤切除术或放射治疗。

非产热能物质（substance of non-thermal energy production）指不产热能而身体又必需的物质。包括维生素、矿物质和水。维生素虽不能供热，需要量又较小，但维生素是人体必需的营养物质，参与调节代谢过程，维持生长发育和生理功能，促进酶的活力，是构成酶和骨骼的成分。矿物质有重要的生理作用，可分为常量元素和微量元素，在儿童营养方面最需要的是钙、磷、铜、钠、钾、锌、氯、碘、镁、铁10种。水能参与人体各系统的代谢和生理活动，是维持人体生命的必需物质。

非肠系膜血管性肠梗阻（non-angiomesenteric intestinal infarction）　一种急性肠缺血综合征。临床表现为肠梗阻，但无肠系膜动、静脉血流受阻的证据。起病与低血容量性休克、头颅损伤等有关。临床有腹痛、胃肠道排空症状和白细胞数升高。如出现严重腹痛、呕吐咖啡样物或便血，尤其有腹膜刺激症状时，提示已发生肠梗死，甚至已有穿孔或腹膜炎。肠系膜上动脉造影是唯一可靠的诊断方法。治疗：积极恢复有效循环血量；治疗原发病；用罂粟碱灌注等。有腹膜刺激症状时应开腹探查。

非陈述记忆（nondeclarative memory）　其他名称：反射性记忆、程序记忆。主要是运动技巧、程序和规则的学习，它是需要多次重复某种技能的操作，逐渐积累经验而保持的记忆，这种记忆不上升到意识，但也不易忘却，如开车、弹琴等。小脑起着重要作用，学习过程中，陈述记忆和非陈述记忆可同时建立，通过反复学习或操作，陈述记忆可转变为非陈述记忆。

非穿壁性心肌梗死（non-transmural myocardial infarction）　一种不典型心肌梗死。心肌梗死仅仅局限于心内膜或心内膜下1/4～1/3的心室壁。心电图不出现异常Q波，但相应导联中R波电压进行性降低，ST段有较轻抬高，并有典型的T波演变。见心内膜下心肌梗死。

非传递性质粒（non-transmissible plasmid）　某些细菌所具有的不能通过接合传递的质粒，如葡萄球菌的质粒。但能通过噬菌体转导，如葡萄球菌产生青霉素酶的变异株即由这种质粒经噬菌体转导形成。

非创伤性脑血管造影（non-invasive cerebral angiography）　主要有磁共振血管成像（MRA）和CT血管成像（CTA）两种。通过静脉注入一定量对比剂，使颅内动脉增强，通过计算机特定软件的处理，得到二维或三维图像，使颅内血管性病变的显示更直观和具体。

非蛋白氮（nonprotein nitrogen，NPN）　指血液内除蛋白质以外的含氮化合物中的含氮量。这些化合物有尿素、尿酸、肌酐、氨基酸及氨等。血浆中正常含量为14.3～21.4mmol/L，其中尿素占1/3～1/2。尿素、尿酸、肌酐为代谢终产物，由肾随尿排出，当肾功能严重障碍时，其排泄受阻，血中非蛋白氮浓度上升。另外，体内蛋白质分解代谢增强时（蛋白摄取过多和消化道大量出血等），也可升高。因此测定非蛋白氮的含量可判断肾脏的功能。尿素氮占非蛋白氮的绝大部分，测尿素氮能更好地反映肾脏功能情况。

非蛋白［质］呼吸商（nonprotein respiratory quotient）　从总二氧化碳产生量和总氧耗量中减去相应蛋白质部分所消耗的氧量和二氧化碳产生量而计算出的二氧化碳产生量与氧耗量之比。即：非蛋白呼吸商＝（测得的CO_2产生总量－蛋白质分解的CO_2产生量）/（测得的耗O_2总量－蛋白质分解的耗O_2量）×100%。

非典型分枝杆菌（atypical mycobacteria）　见非结核分枝杆菌。

非典型分枝杆菌感染（infection of atypical mycobacteria）　见非结核分枝杆菌感染。

非典型菊形团（atypical rosette）　其他名称：流产型菊形团、不全形菊形团。指肿瘤细胞在显微镜下形若菊花的排列形态，但残缺不全或仅有形成菊花团的趋势。可见于任何神经系统肿瘤。

非典型麻疹综合征（atypical measles syndrome）　曾接种麻疹灭活疫苗的人经数年后感染自然麻疹时所出现的不典型的临床表现。发病年龄多在10～15岁，前驱发热轻，出疹始于四肢远端，常伴水肿，渐及躯干。皮疹多型性为其特征，包括红斑、斑丘疹、丘疹和出血疹。一般无科氏斑，易并发肺炎。胸片肺阴影消散缓慢。

非典型面部疼痛（atypical facial pain）　其他名称：疼痛性颅面综合征。表现为阵发性或周期性发作的鼻根部、眼内及眼周围、颞部颧部的剧烈、钻凿样疼痛，也可呈撕裂或针刺样。疼痛可扩展到头面的其他部分和颈部。持续性或阵发性加重，以夜间发作为多。治疗：镇痛、镇静剂及多种维生素。针对不同的疼痛，采用该致痛神经或神经节的封闭与手术切断。

非典型性纤维组织细胞瘤（atypical fibrohistiocytoma）　其他名称：非典型性纤维黄色瘤。由成纤维细胞、组织细胞和巨细胞组成的一种组织形态类似恶性的良性瘤。病变位于真皮，多为单个结节，一般 <2cm，少数可达 5～6cm，病灶呈黄色，周围有丰富扩张的毛细血管。其表皮萎缩、破溃，也可过度角化或角化不全。病理检查可确诊。治疗：手术切除。

非冻结性冻伤（non-freezing cold injury）　冻伤的一种类型。由冰点以上的低温、潮湿引起的组织损伤，包括冻疮、战壕足和浸渍足。在长江流域比较多见。发病往往不知不觉，待足、手等部位出现红肿始能察觉。有痒感、刺痛、水疱和渗出。并发感染后形成糜烂或溃疡。该病常有个人易发因素，易复发，如不注意保暖，还可能诱发闭塞性血管病。

非对称性肥厚型心肌病（asymmetric hypertrophic cardiomyopathy）　肥厚型心肌病的一型。心肌呈非对称性肥厚，以主动脉瓣下室间隔为最明显，可产生不同程度的左心室流出道狭窄。临床表现为劳力性呼吸困难、胸痛、头晕、晕厥及心力衰竭，左室流出道严重狭窄者可发生猝死。宜用 β 受体阻滞剂、钙拮抗剂或手术疗法。

非对映〔异构〕体（diastereomer）　有机化合物分子中，其碳原子互为非对映关系的异构体。含有两个或两个以上不相同的手性碳原子的手性分子，其中不互为镜像的立体异构体，它们的物理性质各异。例如赤藓糖与苏阿糖均为非对映异构体。

非风（apoplectic stroke）　中医病证名。即类中风。非风一证，即所谓中风证也。此证多见猝倒。猝倒多因昏愦，本皆内伤积损颓败而然，原非外感风湿所致。

非肝硬化性肝纤维化（noncirrhotic fibrosis of the liver）　一组由不同病因引起的肝脏纤维性结缔组织异常增生，临床上有食管静脉曲张、脾大和脾功能亢进等门静脉高压症的特征。有的出现胆管炎症状。按其病因可分为：先天性肝纤维化和后天性肝纤维化。后者较为多见者如血吸虫病性肝纤维化和特发性门静脉高压症等。治疗：对症；并发消化道大出血者可行分流术。

非感染性发热（noninfectious fever）　非病原体所致的发热。主要由下列原因引起：①无菌性坏死物质的吸收。如各种机械性、物理性或化学性损害；因血管栓塞或血栓形成而引起的内脏（如心肌、肺、脾等）梗死或肢体坏死；以及癌肿、白血病、溶血反应等造成的组织坏死与细胞破坏。②风湿热等抗原-抗体反应。③内分泌与代谢障碍。④皮肤散热减少。⑤物理性、化学性、机械性等原因损害体温调节中枢，使其功能失常。⑥自主神经功能紊乱。临床上要根据病史、体格检查、实验室检查、X 线检查、B 超检查等结果作出发热病因诊断。然后针对病因进行治疗和对症处理。

非感染性心内膜炎（noninfectious endocarditis）　非感染原因引起的心脏内膜炎症病变。分风湿性及非风湿性两类。后者包括红斑狼疮心内膜炎、非细菌性血栓性心内膜炎、新生儿急性疣性心内膜炎和类风湿性心内膜炎。

非格司亭（filgrastim）　其他名称：重组人粒细胞集落刺激因子、非雷司替、惠尔血。升白细胞药。用于骨髓移植时促进中性粒细胞增加、癌症化疗引起的中性粒细胞减少症、再生障碍性贫血伴随的中性粒细胞缺乏症、先天性、原发性中性粒细胞减少症。制剂：注射剂。非格司亭或其他人粒细胞集落刺激因子过敏者禁用。

非梗阻性无精子症（non-obstructive azoospermia，NOA）　未发现输精管道梗阻，但精液或性高潮后排出的尿液中未见精子或生精细胞的疾病。临床表现为不育。

非骨化性纤维瘤（non-ossifying fibroma）　为骨内纤维组织增生导致局限性骨质吸收或破坏的病变。常见于儿童及青少年，长骨干骺端多发。症状隐蔽，发展缓慢，有的局部有轻度疼痛，偶可发生病理性骨折。X 线检查一般可以作出诊断。治疗：小病灶无需治疗，宜随访观察；较大且有症状者，可行刮除植骨术。

非关节性类风湿综合征（non-arthritis rheumatism syndrome）　其他名称：无关节炎类风湿综合征。类风湿性肌炎。更年期后的女性病人较多见。发病前多有受凉、过度疲劳或感冒史。发病常较急剧，疼痛和僵硬明显，疼痛以颈、肩、胸、下腰背部肌肉群或骨盆肌群最突出，夜间加重。晚期可有肌萎缩，但始终不发生关节或滑膜炎的症状和体征。

非呼吸性窦性心律不齐（non-respiratory sinus arrhythmia）　其他名称：非相性窦性心律不齐。是与呼吸相关的窦性心律不齐。心电图特征是：①P-P 间隔时间与呼吸周期无关；②屏气后窦性心律不齐并不消失。可见于老年人，尤其是冠心病病人。也见于颅内高压、脑功能不全等。

非化脓性脂膜炎（non-suppurative panniculitis）　感染、药物反应等多种原因诱发的一种非特异性反应性疾病。主要病变在脂肪层，部分病例也见侵犯内脏。皮损呈硬红斑或结节，伴有周期性发热等。皮肤活检可确诊。中西药结合治疗。

非化脓性中耳炎（non-suppurative otitis media）　其他名称：卡他性中耳炎、分泌性中耳炎。鼓室内外气压不平衡所引起的中耳非化脓性炎症。儿童居多，常起病于上呼吸道感染。早期鼓膜充红，失去正常光泽，锤骨柄呈粉红色，鼓膜内陷，鼓室积液时鼓膜内侧面可见发丝样液面或气泡。病程长者，鼓膜菲薄，一般有传导性聋。少数病例可自愈，但多数须早期积极治疗，去除病因，排除中耳积液。

非挥发性酸（nonvolatile acid）　其他名称：固定酸。各种营养物在体内代谢过程中能产生一些酸类物质，如磷酸、硫酸、尿酸、β-羟丁酸、乙酰乙酸、丙酮酸和乳酸等，上述酸类均不能由肺呼出，故称非挥发性酸。

非婚生子女（illegitimate children，bastard）　没有婚姻关系的男女所生的子女。我国《民法典》规定，非婚生子女享有与婚生子女同等的权利，任何组织或者个人不得加以危害和歧视。不直接抚养非婚生子女的生父或者生母，应当负担未成年子女或者不能独立生活的成年子女的抚养费。

非霍奇金淋巴瘤（non-Hodgkin lymphoma，NHL）　霍奇金淋巴瘤以外的，原发于淋巴结和结外淋巴组织的一类恶性淋巴瘤。在我国，淋巴瘤的病理类型中非霍奇金淋巴瘤占大多数，非霍奇金淋巴瘤中 T 细胞型占 26.1%，弥漫大 B 细胞型占 37.3%。本病多发生于浅表淋巴结，以颈部淋巴结最为多见，纵隔、腹膜后、肠系膜等深部淋巴结，以及扁桃体、咽淋巴环、胸腺、胃肠道及呼吸道等处受累淋巴结开始时肿大但无粘连，以后互相融合、粘连、形成结节状的巨大肿块。肿瘤质软，切面呈灰白色，鱼肉状。镜下，淋巴结被膜及其周围组织均可见瘤细胞浸润。治疗：化疗、放疗、骨髓移植、手术。

非激素性肾上腺皮质瘤（non-hormone adrenocortical tumor）　不产生大量糖或盐皮质激素，也不产生大量性激素的肾上腺皮质瘤。绝大多数为恶性。主要症状有间歇性发热、季肋部疼痛、侧腹肿块、消瘦乏力和转移性病灶等。也可出现异位内分泌症状如低血糖、红细胞增多症等。CT、MRI、B 超有重要诊断价值。治疗：手术彻底切除，辅以化学疗法。

非寄生虫性肝囊肿（non parasitic cysts of liver）　肝囊肿多见于女性，多在 40 岁后发现。先天性肝囊肿如孤立性肝囊肿、多囊肝等；后天性如创伤性肝囊肿等。多囊肝多伴有肾或其他脏器的多囊症。肝右叶囊肿多见。临床表现主要有消化不良、食欲缺乏、嗳气、恶心、呕吐和右上腹痛。继发感染可出现寒战和发热。巨大囊肿压迫胆总管或肝管可致黄疸，但少见。触诊可打到肿大肝脏或富有弹性的肿块，表现不平整。诊断主要依靠影像学检查。对巨大有压迫症状的肝囊肿，需行开窗术治疗。

非甲非乙型〔病毒性〕肝炎（non-A，non-B viral hepatitis）　病毒性肝炎类型之一。病原有两种以上，感染方式及临床表现均类似乙型病毒性肝炎。病毒抗原尚不清楚。靠排除甲型、乙型和其他肝炎病毒诊断。无特效治疗。

非甲非乙型肝炎病毒（non-A, non-B virus of hepatitis） 在部分肝炎的病例中，经用高度敏感的血清学检测方法，均未检出甲型或乙型肝炎病毒的抗原或抗体，而临床与流行病学分析又认为是肝炎病毒感染，故命名为非甲非乙型肝炎病毒。按传播途径和临床特征，该病毒分为：①肠道外传播的非甲非乙型肝炎病毒或称丙型肝炎病毒。分类属披盖病毒科。主要由输血引起，症状较轻，偶有肝外症状，易发展为慢性肝炎、肝硬化甚至原发性肝癌。②肠道传播的非甲非乙型肝炎病毒或称戊型肝炎病毒。属于杯状病毒科。主要经粪-口途径传播，引起流行性非甲非乙型肝炎。发病多见于 20～40 岁成人。较少转为慢性。

非交通性脑积水（non-communicating hydrocephalus） 其他名称：阻塞性脑积水、梗阻性脑积水。第四脑室及其以上的脑室某部的病变，使脑室与蛛网膜下腔不相交通。常见病变有：先天畸形、脑室系统的狭窄部位发生炎性或出血后粘连、血块堵塞、颅内占位性病变。

非结构基因（nonstructural gene） 编码功能蛋白质的基因称为非结构基因。在原核细胞中，功能相关的基因串联排列，受上游共同调控区的调控，同时转录、同时翻译，最终形成功能相关的几种蛋白质。

非结合性高胆红素血症（unconjugated hyperbilirubinemia） 由于非结合胆红素生成过多，或肝细胞摄取缺陷、运输和结合障碍所致的血清非结合胆红素增高。临床有非结合胆红素增高的原发疾病表现，或非结合胆红素增高所致的黄疸和胆红素脑病。治疗：主要针对原发疾病。

非结核分枝杆菌（nontuberculous mycobacteria，NTM） 其他名称：非典型分枝杆菌。指结核分枝杆菌和麻风分枝杆菌以外的所有分枝杆菌，同样也具有抗酸特性染色。非结核分枝杆菌病是指人感染非结核分枝杆菌并引起相关组织或脏器的病变。NTM 广泛存在于自然界，20 世纪 50 年代发现其致病性。Runyon 根据生物学特征将其分为Ⅰ～Ⅳ群：①Ⅰ群，光产色分枝杆菌；②Ⅱ群，暗产色分枝杆菌；③Ⅲ群，不产色分枝杆菌；④Ⅳ群，快速生长分枝杆菌。该菌引起非结核分枝杆菌病，因其患病率低和相对稳定性，对人类危害比结核病小，但也应予以重视。

非结核分枝杆菌感染（infection of nontuberculous mycobacteria） 其他名称：非典型分枝杆菌感染。人型和牛型结核菌以外的分枝杆菌引起的感染。临床表现可分 3 种类型：①慢性疾病，轻者略有咳嗽和咳痰，亦有严重进行性病变、空洞形成甚至引起死亡。②淋巴结炎，主要见于儿童。最常累及颈淋巴结。肿大的淋巴结缠结一起、破溃、窦道形成。③软组织感染。治疗：抗结核药或手术。

非结石性胆囊炎（acalculous cholecystitis） 经证实胆道系统并无结石的胆囊炎。病因不明，诊断较困难，少数病例虽行胆囊切除术，术后症状仍不能解除。

非解剖式牙（nonanatomic tooth） 其他名称：无尖牙。人工牙的一种形态，𬌗面平面无牙尖斜面，正中𬌗时，上下牙𬌗面无尖凹锁结关系。

非浸润性突眼（non-infiltrative exophthalmos） 其他名称：单纯性突眼、良性突眼。主要见于格雷夫斯（Graves）病，由交感神经兴奋眼外肌群和上睑提肌张力增高所致。主要改变为眼睑及眼外肌的表现，球后改变不明显。良性者无症状，眼球突出度<18mm。其眼征有：①眼裂增宽、少瞬、凝视；②眼球向内侧聚合不能或欠佳；③向下看时露白眼边；④向上看无抬头纹等。其突眼情况与甲亢无平行关系，一般不随甲亢被控制而恢复。预后好。

非竞争性抑制（noncompetitive inhibition） 有的抑制剂与酶活性中心以外的部位结合，不影响酶与底物结合，也不影响酶与抑制剂的结合，酶与底物之间无竞争性关系。但酶-底物-抑制剂复合物不能释放产物。这种抑制作用称为非竞争性抑制。其动力学特点是 K_m 值不变，V_{max} 变小。

非酒精性脂肪性肝病（nonalcoholic fatty liver disease，NAFLD） 一种无过量饮酒史，以肝实质细胞脂肪变性和脂肪贮积为特征的临床病理综合征。主要包括单纯性脂肪肝、非酒精性脂肪性肝炎、非酒精性脂肪性纤维化和肝硬化。主要分为原发性和继发性两大类。原发性与胰岛素抵抗和遗传易感性相关；继发性包括由药物、全胃肠外营养、减肥后体重急剧下降、工业毒物中毒等导致的脂肪肝。大多脂肪肝病人无任何症状。乏力可能是最常见的症状，严重者可出现瘙痒、食欲缺乏、恶心、呕吐等症状。明确诊断必须具备以下 3 项条件：①无饮酒史或饮酒每周少于 40g；②除外病毒性肝炎、药物性肝病、肝豆状核变性、全胃肠外营养、自身免疫性肝炎等；③肝脏组织学有典型表现。治疗包括病因治疗、饮食控制、运动疗法和药物治疗。

非快速眼动睡眠（non-rapid eye-movement sleep，NREM sleep） 也称慢波或安静睡眠，分 4 个期，第一期为过渡期，持续几分钟，易被唤醒，生理活动开始减慢；第二期进入睡眠，持续 10～20min，仍易被惊醒，肌肉放松；第三期熟睡期，持续 15～30min，肌肉松弛，呼吸均匀，心跳缓慢，血压下降；第四期沉睡期，持续 10min，可出现梦游、遗尿，全身松弛，无活动，极难唤醒，体内分泌大量激素。

非扩散钙（nondiffusible calcium） 血浆中与蛋白质结合的钙，不能透过毛细血管壁，不参与离子钙的作用。

非 X 连锁高 IgM 综合征（non-X-linked hyper IgM syndrome） 血清 IgG 和 IgA 明显减少伴 IgM 正常或增多及 B 细胞数正常。临床表现类似于 X 连锁高 IgM 综合征。

非联合型学习（nonassociative learning） 其他名称：简单学习。不需要在刺激和反应之间形成某种明确的联系，只需单种刺激就可引起，是一种简单学习活动。习惯化和敏感化就属于该类型学习。

非链球菌感染后的肾小球肾炎（nonstreptococcal postinfectious glomerulonephritis） 链球菌以外的，以细菌为常见病因的肾小球肾炎。包括菌血症状态、各种病毒性和寄生虫性疾病。常为无症状性血尿或蛋白尿。病程是非进行性的，可自行恢复。预后较好。

非良性热性惊厥（nonbenign febrile convulsion） 其他名称：非典型高热惊厥。因发热惊厥时间过长，造成缺氧性脑损伤。初发年龄常小于 6 个月或大于 6 岁。一般无家族史，惊厥可发生于发热任何时间，持续时间超过 10min，可多次反复发作，惊厥发生部位常不对称或呈局限性，神经系统检查异常，热退后一周脑电图仍有变化，变成癫痫和脑损伤的可能性大。预后差。需长期口服抗癫痫药。

非淋菌性尿道炎（non-gonococcal urethritis） 沙眼衣原体或解脲支原体引起的一种经性交传播的尿道炎。急性期可有尿痛、尿频和尿急等症状，尿道口有分泌物。转入慢性期后症状减轻或消失，仅在尿道口有少量分泌物，将尿道口黏闭。治疗：可用多西环素（强力霉素）、红霉素、米诺环素。同时治疗引起尿道炎的原发病如阴道炎、宫颈炎、前列腺炎等。

非洛地平（felodipine） 其他名称：波依定、费尔地平、二氯苯吡啶。抗高血压药（钙拮抗药）。用于高血压、缺血性心脏病。制剂：片剂。肝功能不全、心力衰竭病人慎用；孕妇及小儿禁用。

非梅毒性角膜间质炎及前庭-听觉综合征（non-syphilitic keratitis and vestibuloauditory syndrome） 其他名称：科根（Cogan）综合征Ⅰ型。具有间质性角膜炎引起的视力减退等表现。最终可致失明，发作性眩晕、恶心、呕吐，平衡失调，进行性单侧或双侧感音神经性耳聋，白细胞增多，血沉加速，肝脾和淋巴结肿大。治疗：皮质类固醇。

非那西丁（phenacetin） 解热镇痛药。为复方阿司匹林片的成分之一。作用徐缓而持久，用于发热、头痛、关节痛、神经痛等。

非那雄胺（finasteride） 其他名称：保列治、非那甾胺。前列腺疾病用药（雄激素合成抑制药）。用于良性前列腺增生，还可用于治疗男性秃发。制剂：片剂。过敏者禁用。孕妇及儿童禁用。

非诺贝特（fenofibrate） 其他名称：苯酰降脂丙酯、立平脂、普鲁脂芬。为氯贝丁酯类降血脂药。用于高胆固醇血症、高甘油三酯血症以及混合型高脂血症。制剂：片剂、胶囊剂。肝、肾功能障碍病人禁用，孕妇及哺乳期妇女、儿童不宜用。进餐时同服可减少对胃的刺激作用。

非普拉宗（feprazone） 其他名称：戊烯保泰松。保泰松的同类物。有消炎、镇痛、抗风湿作用。用于活动性风湿病、风湿性及类风湿性关节炎、骨关节炎、强直性脊柱炎、腰痛、肌纤维组织炎、肩周炎、上呼吸道感染、牙周炎等。肝功能不全、出血性疾病者禁用。

非器质性嗜睡（nonorganic hypersomnia） 白天睡眠过多或嗜眠发作（并非因睡眠量不足）或苏醒过程过长的非器质性睡眠障碍。一般伴有精神障碍。

非器质性睡眠-觉醒障碍（nonorganic sleep-wake schedule disorder） 实际的睡眠-觉醒时程，与个人在相应环境中所期待的睡眠-觉醒时程之间不同步，导致失眠或嗜眠过多。

非器质性睡眠障碍（nonorganic sleep disorder） 主要是由心理因素或功能性障碍（如情感问题）导致的睡眠紊乱。包括非器质性失眠症、非器质性嗜睡、非器质性睡眠-觉醒障碍、睡行症、夜惊等。

非热带口炎性腹泻（non-tropical sprue） 其他名称：麸质诱发性肠病、乳糜泻。摄入含麸质食物所致的吸收不良综合征。有腹泻、腹胀、消瘦、无力、维生素缺乏及电解质紊乱。多数发病于断奶后的幼儿，可持续到儿童期，30岁后再度出现症状，至40～50岁达高峰。防治：凡含有麸质的食物如小麦、大麦、黑麦或燕麦均应禁食。

非少尿型急性肾功能不全（non-oliguric acute renal insufficiency） 一种病人不表现出尿量减少的急性肾功能不全，24h尿量多于600ml甚至达到1 500ml。但由于肾排泄机体代谢产物的功能急性减退，血液非蛋白氮可升高，血钾可无明显改变。

非生物病原物（non-biopathogen） 能致病的物理和化学因素。如射线能致皮肤癌和白血病；乙萘胺能致膀胱癌；硅尘和石棉尘能分别致硅沉着病和石棉尘肺；砷能致皮肤癌和肺癌等。

非弹性阻力（non-elastic resistances） 占总阻力的30%，包括惯性阻力、黏滞阻力和气道阻力。在平静呼吸时，惯性阻力和黏滞阻力均较小。气道阻力来自气体流经呼吸道时气体分子间和气体分子与气道壁间的摩擦，占非弹性阻力的80%～90%。非弹性阻力为动态阻力。

非特异性 QRS 波增宽（non-specific wide QRS） 由于非特殊原因，例如严重心室肥大、心肌缺血及高钾，用抗心律失常药等引起的QRS波增宽。这种情况一般无典型的束支传导阻滞图形。

非特异性睾丸炎（nonspecific orchitis） 由常见致病性细菌侵及睾丸所致的睾丸炎症性疾病。以逆行感染为主，多发生在下尿路感染、前列腺炎、经尿道手术后以及长期留置导尿管的病人。表现为阴囊内疼痛并向腹股沟放射，伴恶心、呕吐、发热、寒战。

非特异性间质性肺炎（nonspecific interstitial pneumonia, NSIP） 特发性间质性肺炎中病理表现不能诊断为其他已确定类型的间质性肺炎。根据细胞成分和纤维化成分不同可分为3个亚型：Ⅰ型以间质性炎症（细胞型）为主；Ⅱ型兼有炎症和纤维化；Ⅲ型以纤维化为主。其病理特点是时相均一的炎症和纤维化表现，蜂窝肺很少见。

非特异性免疫（innate immunity, natural immunity, nonspecific immunity） 其他名称：固有免疫、天然免疫、先天免疫。个体在长期进化中所形成，与生俱有而并非由特定抗原诱导的抵抗病原体侵袭、清除体内异物的防御能力，由固有免疫分子和固有免疫细胞所执行，是机体抵御病原体感染的第一道防线。是机体对进入人体内异物的一种清除机制。是在种系发育和进化过程中形成的。此种机制主要包括补体、溶菌酶、干扰素、对传染的理化屏障作用及吞噬作用等。

非特异性免疫缺陷（nonspecific immunodeficiency） 机体的吞噬细胞系统（包括巨噬细胞和粒细胞）和补体系统的功能被抑制或丧失。可由某些遗传疾病或药物、放射线照射等引起。

非特异性投射系统（system of nonspecific projection） 由背侧丘脑的第三类细胞群（主要是髓板内核群）向大脑皮质的广泛区域所作的弥散性投射。特异性传入纤维通过脑干时，发出其侧支与脑干网状结构内神经元发生突触联系，通过其短轴多次反复换元上行并投射到背侧丘脑的第三类核群。它不具有点对点的投射关系，也不产生特定的感觉，它的功能是维持与改变大脑皮质的兴奋状态。

非特异性外阴炎（non-specific vulvitis） 由非特异病原体引起的外阴炎症的统称。炎症先发生于小阴唇内外侧，严重时整个外阴受累，造成外阴肿胀、充血、脓苔、糜烂及溃疡形成。外阴有灼热感、瘙痒或疼痛。久之变成慢性炎症，皮肤增厚、粗糙，可有皲裂。治疗：处理病因；局部保持清洁、干燥、透气；坐浴后外用抗生素软膏；急性期可全身应用抗菌药物。

非特异性脂酶染色（nonspecific lipase staining） 作用于短链脂肪酸的酶称为非特异性脂酶。不同的白细胞中含有不同的非特异性脂酶。其原理为白细胞中的非特异性脂酶将α-醋酸萘酯水解产生萘酚，后者再与重氮盐作用生成不溶性的有色沉淀，定位于酶活性所在部位。白细胞呈灰黑色至棕黑色为阳性反应。粒细胞及淋巴细胞呈阴性反应，单核细胞呈阳性反应。本染色法主要用于鉴别急性粒细胞白血病及急性单核细胞白血病，前者呈阴性反应，后者呈阳性反应。

非条件反射（unconditioned reflex） 其他名称：无条件反射。动物生来就有的，无需后天训练的反射。是动物在种系进化过程中建立和巩固起来的，可再遗传给后代。反射弧是由种族遗传因素决定的，较为固定。反射中枢位于中枢神经系统的低级部位，是较为原始的神经调节方式。如婴儿的吸吮反射、吞咽反射、排尿反射、排便反射、瞳孔对光反射等。

非同步型起搏器（non-synchronous pacemaker, asynchronous pacemaker） 其他名称：固定频率型起搏器。是起搏器按规定的频率发放脉冲，无论心脏本身有无自主搏动或自主搏动快慢如何，易与病人自身心律发生干扰形成竞争心律，导致严重心律失常。现已较少应用。该型起搏器又分两种类型，即心房非同步型起搏器（简称AOO）和心室非同步型起搏器（简称VOO）。

非酮症型高甘氨酸血症（non-ketotic hyperglycinemia） 一种以血甘氨酸浓度升高为特征的遗传性代谢障碍性疾患。表现为智力障碍、发育不良、抽搐、呼吸暂停等。实验室检查：血、脑脊液甘氨酸水平明显升高，尿甘氨酸排出量也明显增加。治疗：限制蛋白质饮食；苯甲酸钠等也有暂时效果。

非透壁性心肌梗死（non-transmural myocardial infarction） 见心内膜下心肌梗死。

非外伤性寰枢椎脱位（non-traumatic atlantoaxial dislocation） 其他名称：自发性寰枢椎脱位。是寰枢椎之间的一种病理性脱位。多发生于咽喉感染、急性化脓性扁桃体炎或脓肿之后。分为单侧前脱位和双侧前脱位两型。前者表现为突然颈部疼痛，活动障碍和斜颈畸形；后者表现为头前倾，颈肌紧张，咽后壁向前隆起，说话鼻音加重，易出现脊髓受压症状。X线检查可以确诊。治疗：抗感染；手法或枕颌牵引复位，石膏固定。

非物质化（dematerialization） 其他名称：物质减量化。以最小量的资源投入获得最大量的产出并产生最小量废弃物的活动过程。影响因素有产品质量和新技术水平；产品尺寸、复杂程度和加工修配的难易程度；废物产生和循环利用的程度，以及生产成本；信息和服务要求等。

非系统性妄想（unsystematic delusion） 指缺乏系统性、结构松散、范围较广而多变、内容荒谬的妄想。多见于精神分裂症。

非细胞体系（cell-free system） 细胞经过不同的方法破碎后超速离心，将细胞器与细胞质分离，得到仅含有可溶性质的研究体系。非细胞体系常用于亚细胞、分子水平研究细胞核的体外重建、细胞周期调控、DNA复制、细胞凋亡等细胞重要生命活动的机制。

非细胞型微生物（acellular microorganism） 最小的一类微生物。无典型的细胞结构，仅由核心和蛋白质衣壳组成。核心中只有 RNA 或 DNA 一种核酸。无产生能量的酶系统，只能在活细胞内生长繁殖。病毒为其代表。

非 T 细胞依赖性抗原（T-independent antigen，TI-Ag） 其他名称：非胸腺依赖性抗原。简称 TI 抗原。能在无胸腺或无 T 细胞的机体内产生抗体的一类抗原。如细菌脂多糖、肺炎球菌荚膜多糖和聚合鞭毛等。刺激机体所产生的抗体仅是 IgM，且多不引起机体的免疫记忆和细胞免疫。

非细菌性心内膜炎（nonbacterial endocarditis） 非细菌直接引起的心内膜炎。如最常见的风湿性心内膜炎。此外，还有血栓性赘疣性心内膜炎、Libman-Sacks 血栓性心内膜炎和 Löffler 纤维增生性壁心内膜炎。

非限制性室间隔缺损（non-restrictive ventricular septal defect） 缺损面积等于或大于主动脉瓣口面积的一类室间隔缺损。其缺损大小对左向右分流已无限制作用。

非小细胞肺癌（non-small cell lung carcinoma） 小细胞肺癌以外的所有肺癌类型。包括鳞状细胞癌、腺癌、大细胞癌、腺鳞癌（或鳞腺癌）等。

非胸腺依赖性抗原（thymus independent antigen，TI-Ag） 见非 T 细胞依赖性抗原。

非血统妄想（family romance） 病人坚信自己的血统关系与亲生父母无关，自己不是父母所生。见于精神分裂症。

非血小板减少性紫癜（nonthrombocytopenic purpura） 不是由于血小板减少所致的紫癜。由血管异常或由血管外因素所致的出血性疾病。见于过敏性紫癜和遗传性出血性毛细血管扩张症等。

非炎性突眼（non-inflammatory exophthalmos） 眶内肿瘤或某些全身性疾病引起的眼球突出。逐渐发生，一般不伴有急性、严重的全身或局部症状，只是外观可见眼球外突。针对病因进行治疗。

非洋地黄中毒性心律失常（non-digitalis induced arrhythmia） 不是洋地黄中毒引起的心律失常。包括：①并行节奏点；②阵发性连接性心动过速；③二度Ⅱ型房室传导阻滞；④各种室内传导阻滞；⑤完全性结下房室传导阻滞。

非胰岛素依赖型糖尿病（noninsulin-dependent diabetes mellitus，NIDDM） 其他名称：成年型糖尿病、2 型糖尿病。大多起病于 40 岁后，亦可有幼年发病者。口服降糖药物（或单纯饮食控制）治疗多有效，血糖波动较小，病情相对稳定，平时不需用胰岛素治疗，也不会产生酮症酸中毒。但在应激状况下可发生酮症酸中毒，需用胰岛素治疗。

非意识性呼吸运动（non-conscious respiratory movement） 机体无论在清醒、睡眠，还是昏迷时，总是有节律地进行呼吸运动，这种呼吸的基本节律由低位脑干呼吸中枢所控制，因此属于非意识性呼吸运动。

非硬化性肝纤维化（non-sclerotic hepatic fibrosis） 由不同病因造成肝纤维性结缔组织异常增生及门静脉高压症征象，而无肝硬化病理表现的疾病。病因有先天性肝纤维化、肝脏慢性中毒、慢性胆汁淤积及特发性门静脉高压症等。主要表现为脾大、食管静脉曲张破裂出血，肝功能正常。一般预后良好。发生上消化道出血时需外科手术治疗。

非月经期中毒休克综合征（toxic shock without menstrual syndrome） 发生在非月经期的妇女和男性病人，是与噬菌体Ⅰ组的金黄色葡萄球菌感染及其产生的外毒素有关的一组症候群。表现为高热，体温≥38.9℃，弥漫性红皮病或多形性皮疹，随后伴脱屑、休克及晕厥。至少有 3 个器官受累。治疗：抗休克、抗感染。

非甾体抗炎药（nonsteroidal anti-inflammatory drug） 一类不含甾体结构的抗炎药。抗炎作用较强，对炎症性疼痛有较好效果。常用药物有：吲哚类，如吲哚美辛、苄达明、阿西美辛等；芬那酸类，如氯芬那酸、双氯芬酸、氟芬那酸等；吡咯酸类，如酮咯酸、托美汀等；其他类，如布洛芬、芬布芬、吡洛芬、酮洛芬等。

非造血细胞（non-hematopoietic cell） 指骨髓中的浆细胞、组织嗜碱细胞、网状细胞等。在急性或慢性型再生障碍性贫血时，此种非造血细胞常增多，且易见成堆出现，称为非造血细胞团。

非战栗产热（non-shivering thermogenesis） 其他名称：代谢性产热。这种产热方式与肌肉收缩无关，受交感神经调节。褐色脂肪组织的产热量最大，占非战栗产热的 70%。褐色脂肪组织的细胞内富含线粒体，表明它有很大的产热潜力。此外，一些激素如甲状腺激素、肾上腺素等，均有产热效应。

非阵发性房室交界处性心动过速（non-paroxysmal A-V junctional tachycardia） 其他名称：加速的房室交界处自主心律。房室交界处固有起搏点的自律性增高，略超过窦性心律而控制心室时所形成的心动过速。多见于洋地黄中毒、急性下壁心肌梗死、急性风湿性心肌炎、心脏手术麻醉或用阿托品、异丙肾上腺素后。心电图可确诊。治疗：针对病因，由洋地黄中毒引起者应立即停用，同时给苯妥英钠或氯化钾。

非阵发性房性心动过速（non-paroxysmal atrial tachycardia） 其他名称：加速的心房自主心律。心房内起搏点的自律性增高，频率略超过窦房结，并控制心房或兼控制心室激动。可见于感染性疾病或心肌炎。治疗：病因处理。

非阵发性室性心动过速（non-paroxysmal ventricular tachycardia） 其他名称：加速的心室自主心律。心室内浦肯野纤维的自律性增高，当略超过窦性心率并控制心室时所形成的心动过速。主要见于急性心肌梗死、急性心肌炎、洋地黄中毒、血钾过高。心电图特征：相继出现宽大畸形的 QRS 波群，频率稍快于窦性，有房室分离，容易发生心室夺获和心室融合波。诊断主要依靠心电图。治疗：针对病因，给予阿托品。

非阵发性心动过速（non-paroxysmal tachycardia） 其他名称：加速的异位自主心律、加速的逸搏心律。临床心动过速表现为非突发突止者。发作有渐起渐止特点，心率不过快的一种异位性心动过速。频率多为每分钟 70～130 次左右。分为非阵发性房性心动过速、非阵发性房室交界处性心动过速和非阵发性室性心动过速等 3 类。主要见于急性心肌炎、急性心肌梗死及洋地黄毒性反应。诊断依据心电图。治疗主要针对病因和对症处理。

非整倍体（aneuploid） 其他名称：异倍体。细胞中的染色体数目比二倍体增减一条或几条的现象。分为超二倍体和亚二倍体。前者染色体数多于二倍体（2n+1 或 1 个以上）。如人核型为 47,XY＋21;47，XXY;48，XXYY 的个体。后者染色体数目少于二倍体（2n-1），如 45,XO 的个体。

非正视眼（ametropia） 见屈光不正。

非织造型人工血管（non-weaving type of artificial blood vessel） 不通过织造制成的血管替代物。临床常用的为膨体聚四氟乙烯管，系聚四氟乙烯经压迫拉伸等工艺加工而成。表面呈起伏状连接，柔顺性好，并易形成伪内膜，有很强的抗凝血性。

非酯化脂肪酸（nonesterified fatty acid） 其他名称：游离脂肪酸。中性脂肪分解后的物质。是热量的直接来源。血浆中含量甚少，仅占总脂肪酸含量的 5%～10%。在血浆中的半衰期为 2～3min，主要与血清蛋白结合转运到全身组织利用。非酯化脂肪酸的浓度与脂类代谢、糖代谢、内分泌功能相关。

非致病性阿米巴（non-pathogenic amoeba） 是指一些寄生于人体而不致病的阿米巴，如脆弱双核阿米巴、哈门内阿米巴、波列基内阿米巴和齿龈内阿米巴等 7 种。因易与致病的溶组织内阿米巴相混淆，故需鉴别。

非致命伤（nonfatal trauma） 不足以引起死亡的损伤。可分为重、轻两种。重伤指损坏视觉、听觉、言语能力、性功能、一肢以上的功能或其他严重不能医治的损伤；轻伤指伴有轻度功能障碍或无功能障碍的损伤，以及肉体痛苦等。

非致死性毒剂（nonlethal agent） 能造成阻碍、迟滞和扰乱作用，使人员丧失战斗力而不造成死亡的毒剂。以降低对方战斗能力，造成对方医疗、心理负担过重为目的。如毕兹等失能性毒剂和苯氯乙酮、西埃斯等刺激性毒剂。

非致依赖性物质滥用（abuse of non-addictive substances） 伴有躯体或心理受损后果的非致依赖性物质的重复或不恰当使用。这类物质包括：①非依赖性精神药物；②导泻药；③非处方镇痛药，如阿司匹林；④类固醇及其他激素；⑤维生素；⑥抗酸药。尽管病人有强烈的服用动机，但不产生依赖性症状或戒断综合征。

非智力因素（nonintellectual factor）　除能力以外，与智力活动效益发生相互作用的一切心理因素。广义上指智力以外的一切心理因素。狭义上指不直接参与认识过程，但对认识过程起直接制约作用的心理因素，包括动机、兴趣、情感、意志、性格等，对人的认识活动起动力作用、定向和影响作用、维持和调节作用以及弥补作用。心理学研究中多指狭义的非智力因素。

非洲臀果木提取物（pygeum africanum extract）　其他名称：太得恩。前列腺疾病用药。用于良性前列腺增生和膀胱功能紊乱引起的排尿困难、尿频等。制剂：胶囊剂，口服。不良反应：偶见轻微胃肠反应。注意：用药期间需进行前列腺常规医疗检查。

非洲锥虫病（African trypanosomiasis）　其他名称：冈比亚锥虫病、睡眠病（sleeping sickness）。由冈比亚锥虫或罗德西亚锥虫所致的中枢神经系统感染性疾病。一种寄生虫病，流行于非洲南北纬20°之间，人畜共患，人和动物为传染源。舌蝇属的采采蝇等为其传播媒介。采采蝇吸血时，锥虫随唾液侵入皮下可产生局部反应，进入血液（虫血症）而引起心、血管、脑、肝、脾、肾、肠等病变。临床表现，早期为长期不规则发热、全身淋巴结炎，晚期以中枢神经系统症状为主，严重头痛、反应迟钝、嗜睡以致昏迷死亡。血片、动物接种和淋巴结活检出锥虫可确诊。治疗：舒拉明（suramin）、喷他脒、美拉胂醇（麦拉硫胂醇）等。

菲布林格征（Furbringer sign）　鉴别膈上和膈下脓肿的方法。刺入膈下脓肿腔内的注射器针头随呼吸而摆动，膈上脓肿则不摆动。

菲拉托夫征（Filatow sign）　儿童急性阑尾炎的征象。检查者触诊儿童腹部时，若右外侧腹区固定部位的疼痛加剧，证明有急性阑尾炎。

菲汀（phytin）　其他名称：植酸钙镁。滋补营养药。植酸（肌醇六磷酸）的钙镁盐。存在于多种植物中，现多从米糠、麦麸、玉米、马铃薯中提取。含有易被人体吸收的有机磷。用于佝偻病、骨疾患。能促进全身代谢、改善细胞营养。

菲-休-柯综合征（Fitz-Hugh-Curtis syndrome）　由腹腔淋球菌感染扩展至肝脏表面而引起的一系列临床表现。女性多见，表现为右上腹痛、寒战、发热、右上腹腹膜炎体征、阴道分泌物增多、盆腔疼痛。针对淋球菌进行抗炎治疗。

菲兹相律（Fitz rule）　其他名称：菲兹定律。急性胰腺炎的典型征象。病人有规律地出现下列症状和体征：病人突然上腹部剧痛，伴恶心、呕吐。病人面色苍白、冷汗，呈虚脱或休克状；其后在24h内病人上腹部膨隆，叩诊呈鼓音，触之局部腹壁紧张度增高。有低热。此相律对急性胰腺炎诊断有重要意义。

肥疮（tinea favosa）　中医病名。①头皮癣疾之一。相当于头黄癣。由脾胃湿热蕴蒸，上攻头皮所致，或因接触传染而得。宜用葱汤或槐枝煎水外洗，继以苦楝膏外搽，方见白秃疮条。②燕口疮。③婴儿湿疹。

肥达试验（Widal test）　诊断伤寒、副伤寒的一种血清学试验。用已知伤寒沙门菌菌体（O）抗原和鞭毛（H）抗原，以及引起副伤寒的 H 抗原诊断菌液与受检血清作试管凝集试验，测定受检血清中有无相应抗体及其效价。一般伤寒沙门菌 O 凝集效价≥1：80，H 凝集效价≥1：160，引起副伤寒的沙门菌 H 凝集效价≥1：80 才有诊断价值。

肥大（hypertrophy, overgrowth）　细胞、组织和器官的非瘤性增大。肥大细胞线粒体总体积增大，细胞的合成功能升高，同时粗面内质网及游离核糖体增多。因实质细胞增大所致者为真性肥大；因结缔组织、脂肪、血管等增生所致者为假性肥大，又可分为代偿性肥大与内分泌性肥大两类。

肥大细胞（mast cell）　在速发型超敏反应中起重要作用的细胞。多位于皮下结缔组织、肠系膜、消化道和呼吸道黏膜结缔组织中的小血管周围。为圆形或卵圆形，核圆而小。胞质内充满粗大的异染性颗粒（嗜碱性），颗粒中含有肝素、组胺和慢反应物质。细胞膜上有抗体（IgE）的 Fc 受体。当机体被某种致敏原物质致敏后产生 IgE，IgE 与肥大细胞表面的 IgE Fc 受体结合。当机体再次与该致敏原物质接触时，该致敏原与结合在肥大细胞上的 IgE 结合，则可引起肥大细胞脱颗粒并释放组胺和慢反应物质等，引起毛细血管和微静脉的通透性增高，大量液体渗出，造成局部组织水肿，皮肤表现为荨麻疹。如发生在支气管和细支气管，由于黏膜水肿和气管平滑肌痉挛，而导致哮喘。

肥大细胞增多症（mastocytosis）　由于克隆性、肿瘤性增生的肥大细胞积聚在一个或多个器官的一组异质性疾病。肥大细胞来源于造血系统的前体细胞，因此肥大细胞增多症也属造血系统疾病。WHO 将其列入骨髓增殖性肿瘤。肥大细胞增多症可分为如下 7 类：①皮肤肥大细胞增多症（CM）；②惰性系统性肥大细胞增多症（ISM）；③系统性肥大细胞增多症伴非肥大细胞系克隆性血液增生疾病（SM-AHNMD）；④侵袭性系统性肥大细胞增多症（ASM）；⑤肥大细胞白血病（MCL）；⑥肥大细胞肉瘤（MCS）；⑦皮肤外肥大细胞肿瘤。主要侵犯皮肤，可累及全身多器官。临床上可出现瘙痒、潮红、甚至恶心、呕吐、心搏过速等全身症状。骨髓活检可见多灶性、界限清楚的肥大细胞浸润为主要诊断标准。尚无治愈本病的方法，以预防和对症治疗为主。

肥大性肺性骨关节病（hypertrophic pulmonary osteoarthropathy, HPO）　其他名称：马-班二氏综合征。慢性肺疾患或潜在性肺疾病（如肺癌）的病人发生骨、关节病变。表现为杵状指、关节肿痛，X 线见长管状骨远端骨膜增生和新骨形成。治疗：病因处理。

肥大性关节炎（hypertrophic arthritis）　见骨关节炎。

肥大性脊髓膜炎（hypertrophic spinal meningitis）　一种慢性肥厚性粘连性硬脊膜炎。表现为颈、头后部、上肩部、胸部和上肢剧痛，相应肌肉萎缩，上肢腱反射减弱或消失，下肢痉挛性瘫痪，括约肌失禁。治疗：病因处理。部分病例早期切除病变硬膜粘连物有效。

肥大性龈炎（hypertrophic gingivitis）　长期局部刺激所致的牙龈增生，伴有慢性炎症。初期牙龈发红、肿胀、易出血。久之，牙龈苍白、肥大、质地坚实，龈袋加深、溢脓，有口臭。治疗：去除局部刺激因素，3%过氧化氢液冲洗，碘仿制剂，抗生素液漱口，清除牙石，控制炎症，手术切除肥大增生的龈组织。

肥大性周围神经病（hypertrophic peripheral neuropathy, Dejerine-Sottas syndrome）　其他名称：德热里纳-索塔斯综合征。常染色体隐性遗传病。与基因突变有关。病人运动系统发育迟缓，身材较矮。有先发生于下肢的肢体远端肌无力和萎缩，末梢感觉减退，常伴脊柱后凸及手足畸形。病理检查周围神经明显增粗，神经纤维鞘形成不良，并有节段性脱髓鞘。根据缓慢进展的多发性神经炎，周围神经增粗及电生理异常表现，可诊断。治疗：一般病例用神经营养药；急性加剧病人用大剂量糖皮质激素。

肥厚型心肌病（hypertrophic cardiomyopathy, HCM）　以心肌非对称性肥厚为主，心室腔容积减小为特征，以左心室血液充盈受阻，舒张期顺应性下降为基本病态的一类心肌病。左心室肥厚比右心室肥厚常见。常分 2 型：①肥厚型非梗阻性心肌病。即肥厚发生于室间隔，也发生于左心室的游离壁，无左心室流出道梗阻及压力差。②肥厚型梗阻性心肌病。即肥厚以室间隔为主，其厚度与左心室游离壁相比达 1.3：1 以上，心室腔缩小，但不闭塞，左心室流出道发生梗阻和压力差。心电图可出现类似心肌梗死的 Q 波、异常 ST-T 波和心律失常等。必要时手术治疗。

肥料污染（fertilizer pollution）　其他名称：化肥污染。农田施用大量化肥，主要是氮肥和磷肥，对环境造成不良影响和危害的现象。化肥在环境中流失较大，可引起水体富营养化、土壤性质恶化和酸化、大气中氮氧化物含量增加，以及生产的食品、饲料中硝酸盐含量较高等。如用含镉、氟的磷矿石制作的磷肥，里面也会带有镉、氟等污染物；化肥在生产过程中，有时也会混合砷、铅、汞等一些杂质。这些物质随同肥料进入农田后污染土壤，影响作物生长，污染地面水体、影响鱼类等水生生物生长。

肥胖（obesity） 人体内脂肪堆积过多和/或分布异常的现象。正常男性成人脂肪组织占体重的 15%～18%，女性占 20%～25%。因体脂增加使体重超过标准体重 20%，为肥胖症。

肥胖带绦虫（Taenia saginata） 见牛带绦虫。

肥胖带绦虫病（taeniasis bovis） 见牛带绦虫病。

肥胖低通气综合征（obesity-hypoventilation syndrome） 其他名称：肥胖通气低下综合征、匹克威克综合征（Pickwichian syndrome）。明显肥胖（体重指数＞30kg/m^2）和清醒时二氧化碳潴留（动脉血二氧化碳分压＞45mmHg），同时存在睡眠呼吸疾病的一种临床综合征。约有 90%合并阻塞性睡眠呼吸暂停低通气综合征。但需排除其他疾病引起的高碳酸血症，如慢性阻塞性肺疾病、神经肌肉疾病等。临床特点是严重肥胖、高度嗜睡、清醒时低氧血症、肺动脉高压，伴慢性右心衰竭。实验室检查：白天动脉血二氧化碳分压高于 45mmHg，夜间升高 10mmHg 以上。治疗：减肥；使用强心利尿剂；通气支持等。

肥胖度（obesity degree） 实际测得之体重与标准体重之比。肥胖度＝实测体重/标准体重×100%。

肥胖生殖无能综合征（Fröhlich syndrome） 见弗勒勒希综合征。

肥胖症（obesity） 人体进食热量多于消耗量，多余热量以脂肪形式储存体内，其量超过正常生理需要，脂肪组织重量占体重的比值超过正常值时为肥胖症。一种古老的代谢疾病。须与肌肉发达或水分潴留所致超重相鉴别。按发病机制和病因可分为：单纯性和继发性两类：①单纯性肥胖。即无明显内分泌-代谢疾病因者。②继发性肥胖。具有明确的内分泌-代谢病病因者。肥胖可始于任何年龄，但多见于 40～50 岁，尤以妇女为多。轻度肥胖者无症状，中度肥胖者有下列症状候群：A. 肥胖低通气综合征。由于脂肪堆积，体重过大，活动时消耗能量及氧量增大，故易疲乏无力。又因横膈抬高，换气困难，故有 CO$_2$ 潴留，以致气促，甚至并发继发性红细胞增多，肺动脉高压，形成慢性肺源性心脏病而心力衰竭。B. 心血管系统症候群。重度肥胖者心搏大量增加，心肌负担过重，以致左心扩大、心力衰竭，有时可猝死。C. 内分泌代谢紊乱。由于肥大脂肪细胞对胰岛素不敏感，病人糖耐量曲线常示糖耐量减低，有时血糖可偏高。D. 消化系统症候群。因下丘脑病变或糖尿病而引起胃纳亢进、易饥多食、便秘腹胀等。治疗：运动疗法与饮食控制相结合是最合理而有效的减肥方法，继发性者针对病因进行治疗。

肥气（lump at left hypochondrium） 中医古病名。即肝之积证。左胁下有积块，常伴有咳嗽或疟疾，可能为脾肿大。

肥皂栓通便法（soap catharsis） 将普通肥皂削成圆锥形（底部直径1cm，长约4cm），使用时手垫纱布或戴手套，将肥皂栓蘸热水后轻轻插入肛门。有肛门黏膜溃疡、肛裂及肛门剧痛者，不宜使用肥皂栓通便。

肥皂水洗手法（method of washing hand with soap water） 手术人员在术前手臂消毒中的一种洗手方法。以普通肥皂作一般性洗手后，再以刷子刷取煮过的肥皂液或无菌软皂，从手指尖开始两臂交替向上刷洗到肘上 10cm 处，反复 3 次共10min，然后用无菌干纱布从指尖向上到肘上擦干，再在70%酒精及 0.1%苯扎溴铵溶液桶内泡手 5min。

腓肠肌（gastrocnemius） 分别起自股骨内、外上髁后面，两头会合，约在小腿中点移行为腱性结构的肌肉。小腿胫骨和腓骨后面的一块骨骼肌。近固定时，使膝关节屈和足跖屈；远固定时，拉股骨下端及小腿向后，从而使膝关节伸直。站立时可固定踝关节和膝关节，防止身体前倾。

腓肠肌假性肥大（gastrocnemius muscle pseudohypertrophy） 进行性肌营养不良体征之一。病人俯卧位可见盆带肌萎缩、腓肠肌肥大。由俯卧位转为立位时病人不能立刻站起而需以四肢支持躯干，然后再以两手支持下肢逐渐上移支撑身体站立起来。见于进行性肌营养不良假性肥大型。

腓肠神经（sural nerve） 小腿后面的皮神经。由胫神经分出的腓肠内侧皮神经和腓总神经分出的腓肠外侧皮神经的交通支相联合构成，分布于小腿下外侧及足外侧缘皮肤。

腓骨（fibula） 位于小腿外侧的细长的管状骨。分为一体和上、下两端。上端膨大，称腓骨头，其内上面有关节面与胫骨上端外面的关节面构成关节；下端粗大略扁，称外踝，与胫骨下端的关节面构成关节窝，与距骨构成关节。腓骨头和外踝在体表易于触到。

腓骨长肌（musculus peroneus longus） 起自腓骨外侧面和小腿筋膜，止于第 1 楔骨和第 1 跖骨底的肌肉。可使足跖屈、外翻。由腓浅神经支配。

腓骨长肌肌腱转移术（transference of tendon peroneus longus） 骨科手术之一。方法是将腓骨长肌腱在骰骨的肌腱沟处切断，并通过皮下隧道移至第 2 楔骨（也可在第 1 楔骨），移植于第 2 楔骨的骨隧道内。用以矫正由胫前肌和趾长肌麻痹引起的足跖屈外翻畸形。

腓骨肌萎缩症（peroneal muscular atrophy，PMA） 最常见的遗传性周围神经病。因运动及感觉神经均可受累，故也属于遗传性运动感觉神经病（HMSN）的一种。遗传方式为常染色体显性、常染色体隐性、X 连锁遗传。临床上青少年起病，表现为下肢远端肌无力、萎缩，运动神经传导速度减慢伴轻度感觉障碍。根据起病年龄、病程表现、临床特点、肌肉萎缩分布、肌力减退程度和感觉减退及足部畸形、电生理和家族史可初步诊断。无特效治疗。神经营养剂，合理康复，理疗，合并畸形可手术治疗。视病情可用大剂量激素、静脉滴注丙种球蛋白治疗。

腓骨应力性骨折综合征（stress fracture of fibula syndrome） 腓骨疲劳骨折所导致的一组病征。多见于运动员、战士。踝上部和后外侧部疼痛、跛行为本征主要表现，运动时或运动后疼痛加重。外上踝肿胀、压痛，可有硬性隆起。X 线改变出现晚。治疗：休息，制动。

腓肌间隙综合征（peroneal compartment syndrome） 腓骨肌缺血性坏死所引起的一种综合征。常发生于长期持续劳动后，起病急。患肌疲乏肿胀，足不能背屈和内翻，任何活动都可引起小腿前外侧疼痛。足背及胫后动脉搏动减弱或消失。治疗：早期行广泛性筋膜切开术。

腓神经麻痹（peroneal paralysis） 由于腓神经损伤所致的运动和感觉障碍。多与下肢的血液循环障碍有关。表现为足尖下垂、踝关节和足趾背屈无力，不能用脚跟站立，小腿外侧和脚背均有感觉障碍。治疗：维生素 B 族药物，理疗。

腓总神经（common peroneal nerve） 起于第 4～5 腰神经及第1、2 骶神经的后股，是坐骨神经分支之一。它自腘窝上分出后，沿股二头肌腱深面向外下方行至腓骨颈，穿过腓骨长肌至腓骨颈的前面，分为腓深神经和腓浅神经。腓总神经是小腿前、外侧群肌的运动神经，也是小腿和足背的主要感觉神经。

腓总神经卡压综合征（common peroneal nerve entrapment syndrome） 腓总神经于腓骨颈的骨-筋膜管内被卡压所致的综合征。表现为足与小腿外侧疼痛、麻木、感觉障碍、踝背伸、跖屈无力，外翻力弱或消失。

腓总神经麻痹（paralysis of common peroneal nerve） 腓总神经损伤引起腓骨肌及胫骨前肌群的瘫痪和萎缩，同时小腿前、外侧面及足背区明显的感觉障碍。病因不清，各种卡压、撞击、冷冻等外界物理因素的损伤最常见。遗传性、代谢障碍（糖尿病）、结缔组织病和感染等也可致病。临床表现：足下垂，足背屈不能与足外翻，足趾不能背伸，呈马蹄内翻足畸形。行走时呈鸡步，或跨阈步态。治疗：针对病因，或予维生素 B 族、理疗、电刺激、针灸、体疗。

腓总神经损害（injury of common peroneal nerve） 常因腓骨头骨折而致伤，并可因骨痂形成、压迫而受累，亦可见于糖尿病。主要表现为足不能背屈；足下垂，呈马蹄内翻足；走路时呈"跨阈步态"。小腿及足背外侧感觉障碍。治疗：针对病因进行药物或手术治疗。

蜚蠊（roach，cockroach） 其他名称：蟑螂。虫体扁平，大小及体色因种而异，常见者体长为 10～13mm，体表油亮光泽。嗜食糖和淀粉类食品，也食人、畜排泄物及腐败的动物尸体。多于夜晚活动，可机械性传播多种病原体。有些种类可成为寄生蠕虫的中间宿主。蟑螂还能分泌恶臭物质，使所接触过的食物及用品留有臭味。我国室内常见的有德国小蠊、美洲大蠊、日本大蠊和东方蠊等。

肺（lung）①呼吸系统中最重要的器官。位于胸腔内，纵隔两侧，分为左肺和右肺。左肺分为上、下两叶，右肺分为上、中、下三叶。由肺内各级支气管和无数肺泡所组成。肺通过气管与大气相通。机体通过肺吸收大气中的氧，再将血液内的 CO_2 排出体外。生活状态下的正常肺，色淡红，质柔软，呈海绵状，富弹性。肺除具有呼吸功能外，亦参与某些物质代谢并影响体循环。②中医脏腑名。五脏之一。开窍于鼻。与大肠相表里。居于胸中，为五脏的华盖。主诸气而司呼吸，肺吸入的清气与脾运化的水谷精微相结合，化生为宗气、营气、卫气等，是维持人体生命不可缺少的物质基础。肺朝百脉，血的运行又有赖于气的推动，故能辅助心脏调节全身血液的运行。肺还参与人体水液代谢，发挥通调水道的功能。③中医推拿部位名。即肺经。

肺阿米巴病（pulmonary amebiasis）肠道、肝脏溶组织阿米巴原虫侵入肺、支气管和胸膜所引起的疾病。多由阿米巴肝脓肿溃疡后穿过膈肌所致。表现为阿米巴肺炎、肺脓肿、胸膜支气管瘘、胸膜炎及脓胸等。原发孤立的肺阿米巴病不多见。病变多侵犯右肺下叶或中叶，亦可累及上叶。发病早期常有上腹疼痛、干咳。继之咳嗽加剧，咳出巧克力色痰液或血性脓痰，并有发热、胸痛及严重出汗等症状，此时称为阿米巴性支气管胸膜瘘，常需手术治疗。单纯阿米巴性胸膜炎时，可抽脓并用甲硝唑治疗。甲硝唑、氯喹治疗效果良好。

肺癌（cancer of lung, pulmonary carcinoma）见原发性支气管肺癌。

肺癌化学疗法（chemotherapy of pulmonary carcinoma）肺癌的化学药物治疗。自 1948 年 Kamofsky 首先用氮芥以来有了很大发展，已成为临床治疗肺癌的主要手段之一。其主要原理是化疗药物与不同增殖周期的肿瘤细胞中的 DNA 发生共价或非共价结合，从而阻碍肿瘤细胞的生长。常用的抗癌化学疗法药物有环磷酰胺、氟尿嘧啶、长春新碱、多柔比星、丝裂霉素、卡铂等。

肺癌胸外征（extrathoracic sign of pulmonary carcinoma）诊断肺癌的辅助指征。肺癌的肺内改变有肿块及肺野阻塞征象，而对不典型肺癌的诊断胸外征有一定意义。肺癌的纵隔淋巴结转移压迫上腔静脉，出现胸颈部静脉曲张。压迫喉返神经出现声带麻痹，压迫膈神经出现膈肌麻痹。肺尖边缘部肺癌压迫臂丛神经会引起肩臂疼痛，压迫颈部交感神经引起霍纳（Horner）综合征。肺鳞癌和腺癌可引起肥大性肺性骨关节病及杵状指（趾）。肺小细胞未分化癌可引起库欣（Cushing）综合征及甲状旁腺功能亢进等内分泌症状。

肺包虫病（pulmonary hydatidosis）其他名称：肺棘球蚴病。细粒棘球绦虫幼虫（棘球蚴）在肺内寄生导致的人畜共患寄生虫病。在我国西北、内蒙古和西藏等地常见。包虫囊肿多位于肺底，75%～90%为单发囊肿，早期可无症状，常因囊肿渗漏或破裂后出现的临床症状而就诊，囊肿渗漏主要表现为过敏反应，有咳嗽、呼吸困难、咯血、咳囊液，若囊肿破入胸腔尚可出现胸腔积液或液气胸。严重者可以致死。手术是唯一的治疗方法。

肺包虫囊肿内囊摘除术（excision of internal capsule of pulmonary hydatid cyst）治疗肺包虫囊肿的手术。肺包虫囊肿未合并感染，而又位于肺表面者，适于开胸后显示囊肿，用纱布遮盖周围组织，用穿刺针抽出部分囊液后，注入适量的 2% 甲醛或 25% 甘油等杀灭头节后切开外囊，将内囊全部取出，并用细线缝合囊壁的小支气管开口，再将外囊壁对拢缝合。

肺孢子虫病（pneumocystosis）其他名称：卡氏肺孢菌肺炎。由肺孢子菌引起的呼吸系统机会感染真菌性疾病。临床上分为流行型和散发型。流行型一般起病缓慢，有干咳、气促、呼吸困难和发绀，偶有发热，病情呈进行性加重。散发型多见于大剂量可的松治疗的成年病人，起病急骤，迅速出现高热、气促、呼吸困难和发绀，在数天内达濒死状态。器官移植后 3～4 个月常发本病。早产儿、婴幼儿及先天性免疫缺陷或免疫受抑制的病人，其寄生在肺泡内的卡氏肺孢菌菌体则可引起卡氏肺孢菌肺炎（PCP）。卡氏肺孢菌肺炎是艾滋病病人最常见的机会性感染，且为主要致死原因。临床特征为发热、干咳、呼吸急促、呼吸困难和发绀，症状呈进行性加剧，病死率高。治疗应用喷他脒有效。

肺孢子菌属（*Pneumocystis*）分布于自然界及人和多种哺乳动物肺内，当机体免疫力下降时可引起条件感染，即肺孢子菌肺炎。由于肺孢子菌肺炎为国外艾滋病病人最常见的并发症和主要的致死原因，因而受到广泛的关注。该属根据感染宿主的不同可分为感染人的伊氏肺孢子菌和感染大鼠的卡氏肺孢菌等。肺孢子菌过去被称作肺孢子虫，因其具有原生动物的生活史及虫体形态而归于原虫。近年发现肺孢子菌的超微结构以及基因和编码的蛋白均与真菌相似，将其归属于真菌。

肺爆震伤（burst injury of lung）爆炸时产生高压波（气浪或水浪）对胸部冲击所造成的肺部损伤。常表现为外轻内重的特点，病人症状很重，而胸部外表面却无明显损害。主要表现有呼吸困难、咳血性泡沫痰液，重者呼吸衰竭。治疗：吸氧，吸除呼吸道内分泌物，保持呼吸道通畅，预防肺内感染等。

肺闭喘咳（dyspnea and cough due to lung-affection）其他名称：肺风痰喘。中医病证名。指小儿感冒风寒，入于肺经，以致痰气阻塞于肺而致喘疾。身热在表为肺风，气促不息为痰喘。临床以发热寒战、咳嗽痰多、喘促憋闷为主症。治宜宣闭利气，化痰平喘，清热解毒，可用麻杏石甘汤加银花、蒲公英、鱼腥草等。

肺闭合气量（pulmonary closing volume）从肺内小气道开始闭合到残气量为止的气量。常用氮稀释法和 ^{133} 氙或氦冲入法测定。测定结果以闭合气量（CV）/肺活量（VC）% 表示。正常人闭合气量小于功能残气量而大于残气量，并随年龄增长而增大。可提示小气道过早关闭。原因为小气道阻塞和肺的弹性回缩力下降。可见于长期大量吸烟者及某些肺部疾患的早期。

肺闭锁综合征（pulmonary locked-in syndrome, locked lung syndrome）支气管哮喘或慢性喘息性支气管炎病人，由于持续吸入或注射异丙肾上腺素后，发生呼吸道明显闭塞，出现哮喘持续状态。肺功能检查：肺活量、第 1 秒用力呼气容积明显降低，呼吸道阻力增加。应立即停止使用异丙肾上腺素，静脉滴注肾上腺皮质激素治疗。

肺变应性肉芽肿性血管炎（allergic granulomatosis angiitis of lung）见肺嗜酸性肉芽肿性多血管炎。

肺不张（atelectasis, pulmonary atelectasis）一个或多个肺段或肺叶的含气容积或含气量减少的病理改变。因支气管被异物、黏液、血块、肿瘤阻塞或肿大的淋巴结压迫，空气不能进入该部肺内，肺泡内原有的气体逐渐被吸收所致。也可由肺部纤维化和肺泡表面活性物质异常等引起。其临床表现与肺不张范围大小有关，范围较小症状常不明显；如范围较大可有烦躁不安、呼吸与心率增快，严重者呼吸困难、发绀、乏氧、血压下降、昏迷等。X 线表现：肺叶体积缩小，密度增加，叶间裂向心性移位，纵隔、膈肌、肺门同侧移位，胸腔容积缩小，肋骨辐辏，肋间隙变窄，邻近肺组织代偿性气肿等。以治疗原发病为主。

肺部变态反应性疾病（pulmonary allergic disease）由于变态反应而引起的肺部疾病。大致分为 4 型：Ⅰ型，速发型过敏反应，如外源性支气管哮喘、肺嗜酸细胞浸润症、花粉症等。Ⅱ型，细胞毒反应，见于尘肺、肺出血-肾炎综合征等。Ⅲ型，免疫复合体反应，如外源性变应性肺泡炎、胶原性病等。Ⅳ型，迟发反应，如寄生虫感染引起的肺部嗜酸细胞浸润。本病可由上述一种或几种的复合性变态反应或先后不同时间出现不同类型的变态反应而发病。

肺部分切除术（pneumectomy）其他名称：肺楔形切除术。系局限性肺切除的常用术式。位于肺周边部的局限性病灶，不需或不能行肺叶切除术时，选此术式。常用于周边性肺结核球及良性肿瘤，也可用于边缘性局灶性肺转移瘤。有时亦用于切除局限性病肺组织以明确诊断。此术操作简便、创伤小，对肺功能影响不大，但如选择不当，楔形切除肺组织过多，可伤及较大血管或支气管，引起大出血或支气管瘘。

肺部空洞（intrapulmonary cavity） 肺内坏死的病变组织经引流支气管排出后所形成的改变。X线表现为大小不等与形状不同的透明区。分为3种：①虫蚀空洞；②薄壁空洞；③厚壁空洞。

肺部球形病灶（pulmonary globular focus） 肺部病灶在X线胸片上呈圆形阴影的表现。较为常见的是结核球、肺癌，其次是肺脓肿、肺寄生虫病，罕见的有肺炎性假瘤、肺动静脉瘘。球形病灶周围有卫星灶，与肺门由索条相连提示结核球。

肺部系统性红斑狼疮（systemic lupus erythematosus of lung） 一种主要侵犯肺胸膜结缔组织的自身免疫病。可发生狼疮性肺炎（慢性间质性肺炎）和胸膜炎，有咳嗽、胸痛、呼吸困难等。肺动脉受侵犯（肺动脉炎）时可咯血。偶可发展为呼吸衰竭而死亡。在急性期或恶化期，抗核抗体试验阳性率可高达90％～99％。治疗：肾上腺皮质激素，必要时加用免疫抑制药物。

肺部真菌病（pulmonary mycosis） 各种真菌进入肺内所致的肺部疾病。本病由于抗生素、激素、细胞毒性药物和免疫抑制剂的广泛应用，造成体内菌群失调，机体免疫功能降低，真菌得以生长繁殖。所以真菌病发病率有增加趋势。口腔和上呼吸道内寄生的真菌可侵入肺内，也可吸入。真菌在肺内可以引起过敏反应、急性炎症、化脓性病变以及慢性肉芽肿等。

肺残气量（residual volume of lung） 其他名称：肺余气量。最大呼气后肺内剩余的气体容量。临床上以残气量占肺总容量百分比为肺泡内气体残留的指标，即残气/肺总容量％，健康成人为25％～32％。如大于35％常提示有肺气肿。

肺朝百脉（convergence of vessels in the lung） 中医术语。朝，朝向、会合之意。指全身血液都要流经于肺。肺主气，心主血，司于肺气的贯通于脉，故能协助心脏主持血液循环。肺的经脉起于中焦，是脾胃吸收的营养精微向上输送的途径；肺在体腔中居脏腑之上，百脉均会合于肺；由此说明肺主呼吸对于血液循环与营养代谢的重要作用。因此诊肺经上的寸口脉能测定胃气及全身气血的状况。

肺尘埃沉着病（pneumoconiosis） 其他名称：尘肺、尘肺病。长期吸入某种粉尘所引起的以肺组织弥漫性纤维化病变为主的全身疾病。职业性肺病。在我国职业病中属尘肺病（肺尘埃沉着病）的共13种：矽肺（硅沉着病）、煤工尘肺、石墨尘肺、炭黑尘肺、石棉肺、滑石尘肺、水泥尘肺、云母尘肺、陶工尘肺、铝尘肺、电焊工尘肺、铸工尘肺和其他尘肺。患病程度与作业环境中粉尘的种类、浓度、尘粒大小以及吸入时间的长短有关。硅尘、硅酸盐尘等引起肺结缔组织增生，结节形成，肺硬化和肺功能减退；后期可引起肺源性心脏病。早期症状不明显，逐渐有咳嗽、胸闷、胸痛和气促。铁、锡、钡等金属粉尘，对肺功能影响较小。植物性粉尘如烟草粉尘大都在上呼吸道被阻留；霉草粉尘可引起支气管炎和哮喘。预防措施有：①降低空气中粉尘浓度，如湿式作业，添设机器的密闭装置或吸尘装置，加强通风；②使用防尘口罩；③改进工艺，减少接触。

肺成熟度（pulmonary maturity degree） 表示胎儿肺脏成熟情况。主要测定羊水卵磷脂、鞘磷脂比值，大于2，提示胎儿肺脏成熟。若是测出磷脂酰甘油，则表示胎儿肺脏成熟的可靠性更大。泡沫试验能快速得出结果，若两管液面均有完整泡沫环，表示胎儿肺脏成熟。若胎儿肺脏不成熟，则新生儿出生后可发生呼吸窘迫综合征，引起新生儿窒息死亡。促进胎肺成熟的方法是每日静注地塞米松10mg，共3日，可使肺泡表面活性物质增加，达到胎肺成熟的目的。

肺充血（pulmonary congestion） 肺血管高度充盈、淤血的现象。可引起肺毛细血管压力增高，若超过血浆胶体渗透压时，则引起急性肺水肿。见于某些心脏病（二尖瓣狭窄）、严重感染或外伤时。治疗：消除病因，对症处理。

肺出血（pneumorrhagia） 肺血管损伤出血，经咳嗽动作从口腔排出。常见于肺结核、支气管扩张、肺癌、肺寄生虫病；急性传染病中的流行性出血热、钩端螺旋体病等；血液病如白血病、紫癜等；肺外伤、肺淤血、弥散性血管内凝血、肺出血-肾炎综合征等。对肺出血必须详细检查，明确出血原因进行防治。

肺出血-肾炎综合征（pneumorrhagia-nephritis syndrome, Goodpasture syndrome） 其他名称：古德帕斯丘综合征。一种免疫损伤等原因所致的间质性病变。其主要特征是咯血，肺泡弥漫性出血和坏死，肺间质病变，增生性肾小球肾炎。治疗用泼尼松可使症状缓解，亦可采用环磷酰胺提高疗效。肾功能不良时用透析疗法。

肺出血型钩端螺旋体病（lung haemorrhage of leptospirosis） 钩端螺旋体引起的、以肺出血为特征的急性传染病。多发生于病程3～5日，出现烦躁、心慌，呼吸、心率加快，面色苍白，痰中带血，肺部有干湿啰音，X线胸片呈广泛片影或大片融合，神志模糊以致昏迷。可在数小时至24h内呼吸、心跳停止。治疗：早期大剂量肾上腺皮质激素有一定效果。

肺错构瘤（pulmonary hamartoma） 肺脏正常组织在胚胎发育过程中过度生长、错乱组合所形成的瘤样畸形。不是真正的肿瘤。主要由软骨构成，此外，尚有上皮、平滑肌组织、骨组织和钙质等，不具有真性肿瘤持续生长的特征。多见于男性青壮年。虽为良性，但有恶变可能。病变多位于肺的边缘部，多数病人无症状，仅在X线检查时发现。肿瘤呈分叶状或圆形块影，边界清楚，可有钙化点。治疗：手术。

肺大疱（bullae of lung, bullae） 肺实质内的异常含气囊腔。是一种局限性肺气肿。一般继发于细小支气管的炎性病变，如肺炎、肺气肿和肺结核，临床上最常与肺气肿并存。肺大疱数可为一个或几个，大小依肺泡内压和破裂的肺泡多少而定。X线见肺大疱呈类圆形无肺纹结构的透光影，壁菲薄光滑，无液平面，无周围浸润实变，而对周围肺实质和血管有挤压征象。临床表现：体积小的无任何症状，体积大的可引起急性呼吸困难。治疗：引流或手术。

肺大疱外引流术（external drainage of pulmonary bullae） 外引流术是在局麻下经肋床插入粗管进行操作。适用于不能耐受剖胸术而又亟需缓解症状的病人。对肺大疱继发感染呈脓腔者也可采用。

肺的非呼吸功能（non-respiratory function of the lung） 肺和肺循环具有多种不属呼吸的功能，统称为肺的非呼吸功能。包括反射活动、腺体分泌、纤毛运动、肺泡内清除等防御功能；此外，肺还具有合成、分解、释放一些生物活性物质等的代谢功能及贮血功能。

肺动静脉高压征象（pulmonary arteriovenous hypertension） 肺动脉和肺静脉高压同时存在的X线表现。常伴有肺淤血、上腔静脉扩张等。见于二尖瓣狭窄。

肺动静脉瘘（pulmonary arteriovenous fistula） 肺动脉和肺静脉间的异常直接沟通，发生异常的动静脉血分流的先天性肺内血管性病变。动静脉瘘小、分流量低时可无症状；瘘大或病变多发则引起大量分流，可出现发绀、气短、乏力、咯血、杵状指等。X线检查对诊断有决定性意义。诊断明确有手术适应证者可外科手术治疗。

肺动静脉血混合灌流（pulmonary A-V blood admixture perfusion） 肺泡壁过度增厚和通透性降低时，氧的弥散速度大大变慢，肺血液流经肺泡壁时肺泡向毛细血管内弥散的氧不足，造成肺动静脉血混合灌流，致动静脉血氧分压和血红蛋白氧饱和度降低。

肺动脉（pulmonary artery） 将静脉血由心脏导向肺部的动脉。肺循环的动脉，是粗而短的干。起自右心室，在主动脉弓下方分为左、右肺动脉，经肺门入肺，入肺后分两支，以大量毛细血管网包围肺泡，将含氧量低的静脉血送入肺，经气体交换成为含氧量高的动脉血。①右肺动脉，较长，横向右行，在升主动脉和上腔静脉的后方，至右肺门，分为三支，进入右肺上、中、下叶。②左肺动脉，较短，略细，经食管和胸主动脉前方，至左肺门，分为上、下两支，进入左肺上、下叶。在肺动脉分叉处稍左侧与主动脉弓之间有一短的纤维束，叫动脉韧带，是胚胎时动脉导管闭锁的遗迹。如动脉导管未闭，即形成先天性心脏病。

肺动脉瓣（valve of pulmonary trunk） 肺动脉口周缘附有的三个袋状半月形的瓣膜。分别称前半月瓣、左半月瓣和右半月瓣。右心室收缩时，肺动脉瓣开放，血液进入肺动脉；心室舒张时，肺动脉瓣关闭，阻止血液流回右心室。

肺动脉瓣闭锁（pulmonary atresia） 右心室肺动脉开口处先天性严重狭窄。可使右心室排血受阻，导致右心室内压力增高、右心室肥厚，最后发生右心衰竭。本病常合并心室间隔缺损，有显著发绀与杵状指。治疗：手术。

肺动脉瓣关闭不全（pulmonary insufficiency） 心脏瓣膜病变之一。多为功能性。继发于肺动脉高压（如重度二尖瓣狭窄或某些先天性心脏病），或为肺动脉扩张所致肺动脉瓣环扩大和肺动脉主干扩张引起的相对性关闭不全。感染性心内膜炎也为常见的病因。当心脏舒张时血液逆流回右心室，右心室负荷增加，在胸骨左缘第2、3肋间可听到不同强度的舒张期杂音。治疗：程度严重者可行人造瓣膜替换术，一般以治疗并存的其他瓣膜病为主，借以改善症状。

肺动脉瓣区（pulmonary area） 位于胸骨左缘第2肋间。与肺动脉瓣口的位置基本一致。

肺动脉瓣区收缩期杂音（systolic murmur of pulmonary area） 在肺动脉瓣区所听到的出现于第一心音和第二心音之间的杂音。可分为功能性或器质性两种。

肺动脉瓣狭窄（pulmonary stenosis） 肺动脉口狭窄的一种类型。最常见的病因为先天性心脏病。风湿性者极少见，且很少引起严重畸形，并合并其他瓣膜损害。几乎均为先天性，可为三叶、二叶、单叶或四叶式。可分为肺动脉瓣下狭窄（漏斗部狭窄）、肺动脉瓣狭窄及肺动脉主干狭窄。以肺动脉瓣狭窄最常见。临床表现与狭窄程度成正比，轻者无症状，重者出现青紫、右心功能不全、心前区膨隆。胸骨左缘第2肋间可听到Ⅱ～Ⅳ级收缩期粗糙喷射性杂音。X线表现为右心室扩大、肺血管阴影减少、肺野清晰。治疗：手术。

肺动脉瓣下狭窄综合征（pulmonary subvalvular stenosis syndrome） 肺动脉瓣下漏斗部狭窄所引起的一种先天性心脏病。常合并其他心血管畸形，表现为劳累后气急、乏力、心悸。在第4肋有最强杂音和震颤，无喷射性杂音。X线可见肺动脉干不扩张。心血管造影确诊。手术治疗。

肺动脉电图（pulmonary artery electrogram） 一种心腔内心电图。引导电极置于肺动脉干根部靠近肺动脉瓣处。A波倒置振幅小，V波多呈rS型。肺动脉其他部位可呈qR、R型、T波倒置或直立。值得注意的是A波，在右肺动脉脊柱线上记录的与左房上部记录的出现时间一致。

肺动脉〔干〕瓣（valva trunci pulmonalis, valva pulmonaria） 右心室肺动脉口处的3个半月状瓣膜。

肺动脉高压（pulmonary arterial hypertension，PAH） 以肺血管阻力进行性升高为主要特征，进而右心室肥厚扩张的一类恶性心血管性疾病。是导致肺源性心脏病的先决条件。肺动脉收缩压高于30mmHg，舒张压高于15mmHg，平均压≥25mmHg的现象。多因由左向右的分流引起的肺血流量增加所致，如室间隔缺损、动脉导管未闭等。亦可由肺实质性疾病引起，如多发性肺栓塞和肺血管炎等。治疗：主要针对原发病变，对肺动脉高压本身采取对症处理。

肺动脉高压征象（pulmonary hypertension sign） 肺动脉收缩压高于正常所致的X线征象。X线表现为肺动脉段突出，肺门动脉扩张，搏动增强或正常，肺动脉外围分支纤细、稀疏和右心室增大。主要见于左向右分流的先天性心脏病、肺源性心脏病、严重贫血和甲状腺功能亢进等。

肺动脉栓塞（pulmonary embolism, PE） 其他名称：肺栓塞。主要由右心房、右心室或周围静脉内血栓脱落栓塞肺动脉或其属支。亦有原发性肺动脉血栓栓塞。部分病人起病前有周围血管血栓、心脏病、手术、长期卧床等病史。较小栓子阻塞个别小的肺动脉分支，常无影响。因肺动脉分支和支气管动脉分支之间有着丰富的吻合支，肺组织仍可从支气管动脉得到血液。若在肺淤血或其他病变等条件下，肺动脉栓塞可引起出血性梗死。如多数小栓子阻塞了多数小动脉分支，或较大的栓子阻塞了肺动脉主干或较大分支，则临床表现有突发的呼吸困难、胸痛、干咳、咯血乃至心搏骤停猝死。本病

诊断困难。心电图及X线有助于诊断。治疗：对症处理，抗凝，手术。

肺动脉狭窄-卵圆孔未闭综合征（pulmonary stenosis-patent foramen ovale syndrome） 肺动脉狭窄-卵圆孔未闭所引起的一种青紫型先天性心脏病。表现为发绀、喜蹲、易肺部感染、杵状指，心脏听诊有高调喷射性杂音。心血管造影及心脏彩超可诊断，手术治疗。

肺动脉楔压测量法（pulmonary arterial wedge pressure measurement） 用带气囊的斯旺-甘兹（Swan-Ganz）导管由周围静脉经右心房进入肺动脉后所测得的压力。正常值为1.1～1.6kPa（8～12mmHg）。超过2.7kPa（20mmHg）时，示左心功能不全，小于或等于1.1kPa（8mmHg），示相对性血容量不足。

肺动脉压（pulmonary arterial pressure，PAP） 肺动脉主干内的血液流动时对血管壁的压强与大气压之差。与体循环相比，肺动脉压要低很多，常用肺动脉平均压表示。正常成人肺动脉收缩压与右心室收缩压相等，平均为2.9kPa（21.7mmHg），舒张压平均为1.0kPa（7.5mmHg）。血浆胶体渗透压平均为3.3kPa（25mmHg），这样入肺毛细血管中血液吸收液体的力量大，故在正常情况下，肺泡内不存在液体。

肺段切除术（segmental resection of lung, pulmonary segmentectomy） 按解剖关系将有独立血管和支气管的一个肺段完整切除。是肺切除的最小单位，能最大限度地保留有功能的肺组织，对肺功能影响甚微，手术激惹亦小，但操作复杂，术后并发症较多，宜慎行。主要适用于边缘性肺结核病，局限于肺段的支气管扩张、肺良性肿瘤、肺局限性含气囊肿、某些心功能低下而位于边缘的肺癌或切除局部病灶行组织检查以明确诊断等等。

肺发育不良（pulmonary hypoplasia） 支气管、血管和肺泡存在，但其大小和数量均减少，伴有同侧肺动脉畸形和异常静脉引流的病理改变。常累及全肺，分原发性和继发性，继发性多见。

肺发育不全（pulmonary aplasia） 只有残留的支气管形成的盲端，没有相应的血管和肺实质的病理改变。由胚胎期肺芽发育停顿所致。常见的有双侧肺阙如、单侧肺阙如、肺叶阙如和肺发育不良4种。双侧肺阙如者，患儿生后不能维持生命；其余肺发育不全者常有严重呼吸困难、哮鸣、咳嗽和明显肺内感染。治疗：对症；有的可手术。

肺放线菌病（pulmonary actinomycosis） 主要由厌氧的衣氏放线菌引起的一种慢性化脓性肉芽肿性疾病。肺放线菌病仅是放线菌病的一种形式。病灶主要在肺门区和肺下叶，开始为非特异性炎症，以后形成脓肿。起病缓慢，初期有低热或不规则发热，咳嗽。痰初为黏液性；肺部形成多个小脓肿时，痰呈黏液脓性，有时带血。痰和脓液中找到硫磺颗粒，或厌氧培养出致病菌可确诊。青霉素治疗有效。局限性病变可手术。

肺非典型分枝杆菌病（atypical mycobacteriosis of lung） 除人型、牛型结核菌、麻风分枝杆菌外的其他致病性分枝杆菌所致的肺部疾病。其临床表现无论从症状、体征还是X线检查方面，与肺结核极相似，甚至普通痰涂片细菌学检查也难以区别，只有通过细菌培养和菌型鉴定才能确定诊断。此病进展缓慢，常不易控制，在选定适合敏感化疗方案后应坚持用药、彻底治疗，有些病例则应结合手术治疗，免致复发。

肺肝联合显像术（combined liver-lung scintigraphy） 一种肺肝联合检查的新技术。对膈下脓肿等膈下病变的检查，进行肺肝联合显像比单做任何检查都更有效。先注^{99m}Tc$_2$S$_7$胶体，15min后再注入^{99m}Tc-MAA（聚合白蛋白），用γ照相仪照前面、后面、左侧、右侧的像。

肺疳（lung malnutrition in infant） 其他名称：气疳、疳痨。中医病证名。五疳之一。由乳食不调，壅热积滞，传伤肺经所致。症见咳嗽气逆，咽喉不利，多涕，或鼻下生疮，恶寒发热及毛发焦枯、肌肤干燥等。治宜先疏散风邪，继则清热润肺，病久气虚者，宜健脾益肺。

肺隔离症（pulmonary sequestration） 先天性肺发育异常。一

部分肺组织与正常肺分离，单独发育并接受体循环血液供应。依据肺隔离症的部位不同，可分为肺内和肺外隔离症两种，前者存在于肺叶内，与正常肺由同一胸膜包裹；后者常封闭于左下叶与膈肌之间或膈下，由单独的胸膜包围。临床表现缺乏特异性，约 20% 病人无症状。叶内型常伴有呼吸道感染，出现发热、咳嗽、胸痛、乏力，少见有咯血。治疗主要为手术切除。

肺根（radix pulmonis） 出入肺门的支气管、血管、淋巴管和淋巴结、神经的合称。诸结构为结缔组织所连接，周围被胸膜所包绕，形成支气管血管束。其重要结构目前向后的排列次序是肺静脉、肺动脉和支气管。

肺梗死（pulmonary infarction） 小的栓子位于肺动脉分支可致肺梗死，多发于下叶，尤其在肋膈角附近，常呈楔形。由于肺动脉栓塞或血栓形成，合并右心衰竭、肺淤血，引起肺实质缺血性坏死。表现为发热、胸痛、呼吸困难、咯血等。X 线常有特征性改变。治疗：抗凝、抗感染。

肺功能残气量测定仪（pulmonary functional alveolar-air measuring apparatus） 测定人呼吸功能残气量的仪器。可为一独立的单机，也可成为肺功能分析仪的一部分。测定技术有 3 种：①氮洗脱技术；②氦稀释法；③全身体表容积描记法。功能残气量反映人平静呼气末时的肺容量，测定值有助于对阻塞性肺疾病的诊断和肺功能的评价。

肺功能测定器（pulmonary function test apparatus） 诊断早期气管炎、肺气肿等肺部病变及研究呼吸生理的仪器。利用热导率和热磁对流原理，可对人体或动物呼出的二氧化碳与氧含量进行测定，还可测定肺通气量、二氧化碳排出量、氧消耗量、基础代谢率等。如与肺量计联用，可测定肺残气量及氧摄入量。

肺功能试验（pulmonary function test，PFT） 肺通气和换气功能的检查方法。肺脏的代偿能力很大，病变早期或轻微只有局限性病灶时，常不能测出肺功能上的改变，须在肺功能损害达一定程度后才能显出异常。肺功能试验指标只能反映肺生理和功能上的改变，不反映病变的性质、程度和部位。最常用的测量方法是肺容量和通气功能的测定。

肺弓形虫病（pulmonary toxoplasmosis） 弓形虫引起的急性或慢性呼吸系统感染。包括弓形虫肺炎、支气管炎及胸膜炎，多为全身性弓形虫感染累及肺部的表现，已成为免疫功能低下病人的重要机会性感染。急性发病时，初始有类似上呼吸道感染的症状，如头痛、肌痛、干咳等，咳嗽为阵发性，少数咳黏液痰或黏液血痰。可类似慢性支气管炎或支气管哮喘。X 线显示肺门增大，肺下野有点状、斑状、条索状和小片状阴影。治疗主要应用乙胺嘧啶、磺胺嘧啶、螺旋霉素、克林霉素等。呼吸系统症状可对症治疗。

肺灌注后综合征（postperfusion lung syndrome） 体外循环后肺微循环障碍所产生的一系列肺部病征。表现为呼吸困难、进行性发绀、发热、低血压、肺水肿。X 线平片肺野呈弥漫性模糊阴影。治疗：抗生素、皮质激素。

肺灌注静态显像（image of static development of pulmonary perfusion） 肺组织含有丰富的毛细血管，将含直径大于 10μm 的大分子放射性颗粒物质显像剂注入体静脉后，随血灌注到肺毛细血管，使肺中小动脉和毛细血管床暂时阻塞，经一定时间后碎裂或降解，变成小分子离开被阻塞的毛细血管床，最后被网状内皮细胞吞噬清除，上述放射性颗粒物质，在肺内分布与肺动脉血流成正比。利用 SPECT 或 γ 照相技术可显示出肺的形态与血流分布情况。上述肺显像实际是反映局部血流的通畅情况和灌注功能，故称肺灌注显像。

肺灌注扫描（lung perfusion scanning） 一种利用放射性同位素扫描的肺脏检查技术。向肘静脉注入 20～70μm 颗粒大小不等的扫描剂（如 ^{99m}Tc-大颗粒人血清清蛋白等），其随血流到达肺部并在肺动脉毛细血管床暂时停留，可用扫描机描绘出的图形，根据其放射性分布，反映出肺各部位的血流情况。

肺含铁血黄素沉着症（pulmonary hemosiderosis） 左心功能不全或其他原因肺出血，或原因不明的肺出血而导致的一组表现各异的临床综合征。其共同特点为肺毛细血管反复出血

至肺间质，珠蛋白部分被吸收，含铁血黄素沉着于肺组织，病理表现为肺重量增加，切面有广泛棕色色素沉着。镜检肺泡和间质内可见含有红细胞及含铁血黄素的巨噬细胞。反复发作者肺内有程度不等的弥漫性纤维化。可分为特发性和继发性两类。特发性多发生在儿童，特征为咳嗽、咯血、呼吸困难、贫血和发绀；根据临床症状，X 线征象、痰或胃液查到含铁血黄素巨噬细胞，即可确诊。肾上腺皮质激素治疗。继发性常见于风湿性心脏病二尖瓣狭窄病人，对症治疗。

肺合大肠（lung being connected with large intestine） 中医术语。脏腑相合之一。肺为脏，属阴；大肠为腑，属阳。其经脉互相络属，互为表里。二者生理上相互配合，肺气肃降下行，能促进大肠传导糟粕；大肠传导通畅，肺气才能清肃通利。在治疗方面，通大便能清泄肺热；开提肺气，使便秘得通。病理上二者互相影响。

肺和胸膜阿米巴病（amebiasis of lung and pleura） 由肠道溶组织内阿米巴感染后侵入肺和胸膜。侵入途径有：①阿米巴性肝脓肿原虫直接穿破膈肌到胸腔和肺；②原虫从肠壁病灶处经肠系膜血管、淋巴管到腔静脉，从右心室到肺和胸膜。临床上以咳大量棕红色痰及痰中找到阿米巴滋养体而确诊。治疗药物有甲硝唑（灭滴灵）和依米丁。

肺化学感受器瘤（pulmonary chemodectoma） 其他名称：非嗜铬性副神经节细胞瘤。无内分泌作用。肺少见的良性肿瘤。是肺间质内、细静脉周围的化学感受器细胞增生集结而成。多发，细小圆形，有的肿瘤直径可达数厘米。近年认为有低度恶性。大多发生于颈动脉体。原发于肺脏者极少见。临床多数无症状。X 线检查发现肺内大小不等的圆形阴影。病理检查方可确诊。治疗主要为肺切除。

肺换气不足（hypoventilation） 进入肺泡的气体减少，不能有效换气。可致低氧血症或高碳酸血症，形成呼吸衰竭。

肺回缩力（recoil force of the lung） 肺具有弹性，当它被扩张时，有向回缩的力。这种力来源有二：一是肺弹性纤维本身的回缩力；另一是肺泡内液-气界面表面张力所形成的回缩。在平静呼吸时，后者约占总回缩力的 2/3。吸气时，肺扩张，回缩力大，呼气时相反，肺回缩力减少。

肺活检（biopsy of lung） 通过一定的方法取出肺活体组织进行组织学检查。许多肺部病变特别是弥漫性和结节性病变，经一般的实验室检查方法不能确诊者，最后常需要借助肺活检。其方法有：经皮穿刺肺活检、经支气管肺活检、开胸肺活检等。

肺活量（vital capacity，VC） 最大吸气后，从肺所能呼出的最大气量。为深吸气量与补呼气量之和，约占肺总容量的 75%。其组成包括潮气量、补吸气量和补呼气量。随个人体表面积、年龄、性别、身体锻炼、呼吸道通畅程度等因素而异，我国成年人正常值男性约 3 500ml，女性约为 2 500ml。肺活量常用于估计肺功能损坏程度及其在病程中的变化。

肺畸胎瘤（teratoma of lung） 肺胚细胞源性肿瘤。多由胚胎细胞在发育过程中移行至肺组织内生长而成。肿瘤有囊壁，囊内含皮肤、毛发、软骨和神经血管等组织。肿瘤较大时有压迫症状；囊壁与支气管相通时，可有咳嗽、咯血或咳出毛发和皮脂样物。X 线检查一般可确诊。治疗：及早手术切除。

肺及支气管良性肿瘤（benign tumors of lung and bronchi） 来自支气管黏膜上皮和肺间叶组织的良性肿瘤。前者有腺瘤、乳头状瘤；后者有错构瘤、血管瘤、平滑肌瘤、纤维瘤、脂肪瘤等。腺瘤和错构瘤较常见。治疗：手术切除。

肺寄生虫病（parasitosis of lung） 寄生虫的成虫寄生在肺内，或寄生虫的幼虫在体内移行过程中穿行于肺脏而引起的以肺为主的全身性疾病。肺致病性寄生虫有原虫、蠕虫、节肢动物五口虫和螨。肺寄生虫病为肺（胸膜）直接侵犯致病，或为过敏反应。细粒棘球绦虫的幼虫（棘球蚴），致肺包虫囊肿；卫氏并殖吸虫等肺吸虫，致肺吸虫病；阿米巴原虫，致阿米巴肺脓肿或阿米巴脓胸；肺孢子菌，致卡氏肺孢菌肺炎；丝虫微丝蚴，因堵塞可致类似肺梗死的 X 线改变；日本血吸虫虫卵沉积，致肺肉芽肿病。

肺假性淋巴瘤（pulmonary pseudolymphoma） 其他名称：结

节性淋巴组织样增生。肺内局部淋巴组织增生性疾病。通常呈单个结节，且限于单个肺叶内。为黄褐色，与周围组织有清楚的分界。40 岁以上多发。多数病人无临床症状，或仅有轻度咳嗽和胸痛。X 线检查显示肺内单个结节或浸润呈局限性实变，边缘清楚，有支气管充气征。肺门和纵隔淋巴结肿大提示本病恶变的可能性。治疗：手术切除，术后密切观察。

肺尖帽（apical cap） 肺尖的胸膜增厚，如戴帽状。常见于结核或非特异性炎症。

肺间隔线（Kerley lines） 其他名称：克利线。一般认为系贯通于肺静脉或支气管周围的淋巴管淤滞，间质水肿或间质纤维化形成。分为 A 线、B 线等。Kerley A 线，长约 2～4cm，宽不超过 1mm，多出现于肺中野，可有折曲，与肺纹的分布无关，走向肺门与胸膜之间。Kerley B 线，长约 2cm，宽不超过 1mm，多出现于两侧膈肋角，呈数条互相平行的条状影，其外缘与胸膜相连。典型表现常出现于二尖瓣狭窄和肺静脉高压的胸片。

肺间质（lung mesenchyme） 肺泡细胞基底膜与肺泡毛细血管基底膜之间的潜在腔隙及其中的细胞与结缔组织。结缔组织含有胶原纤维、网状纤维和弹性纤维，常呈网络状或薄板状排列，作为肺泡和毛细血管的支架。并含有成纤维细胞、巨噬细胞、肥大细胞和浆细胞等。

肺间质性病变（pulmonary interstitial pathologic change） 发生在肺间质内的弥漫性病变。主要分布在支气管和血管周围、小叶间隔及肺泡间隔等。X 线表现为索条状、网状、蜂窝状阴影，以及沿肺纹走行的广泛的细小结节状阴影。许多肺部疾病和某些全身性疾病，均可出现肺间质性改变，应结合临床及其他检查进行具体分析才能确诊。

肺结核［病］（pulmonary tuberculosis） 结核分枝杆菌引起的肺部慢性感染性疾病，为最常见的结核病。其痰中排菌者为传染性肺结核病。吸入开放性肺结核病人咳出带菌飞沫而感染，在机体免疫力低下时发病。初次吸入结核分枝杆菌引起的肺和肺门淋巴结病为原发性肺结核，婴幼儿多见，多数能自愈。成人浸润型肺结核常见，由潜伏病灶复发或再感染引起。肺脏呈炎性浸润，如不及时治疗，可使组织破坏，形成空洞。慢性纤维空洞型肺结核有广泛的纤维化和空洞，是疾病迁延不愈或治疗不彻底的结果。肺结核早期无明显症状，定期 X 线检查有助于早期发现。病变进展时，有倦怠、潮热、盗汗、消瘦、咳嗽、咳痰、咯血等症状。抗结核药可彻底治愈。组织破坏严重空洞形成者可手术切除。增强体质、卡介苗接种、早期发现和治疗并隔离消毒可以预防。

肺结核瘤（tuberculoma of lung） 继发性肺结核病的一种类型。直径为 2～5cm，多不超过 3cm，单发者多见；多位于肺上叶尖后段，是一种孤立的、有纤维包裹的、境界分明的球形干酪样坏死灶。本病多无临床症状，常在体检拍 X 线胸片时发现。手术治疗，预后良好。

肺结核外科治疗（surgical treatment of pulmonary tuberculosis） 肺结核治疗常采用的方法。肺切除术仍是消灭慢性传染病源、预防复发和治疗各种严重并发症的有效手段。主要用于毁损的结核病灶，如空洞性肺结核、肺结核并发支气管扩张或狭窄、结核球、毁损肺、反复大咯血、胸廓成形术后空洞仍不闭合、持续排菌或并发咯血、合并慢性结核性脓胸等。

肺结核空洞（pulmonary tuberculous cavity, tuberculous cavity of lung） 肺内结核病变发生干酪样坏死后，继而发生液化，坏死物经支气管排出后形成的空腔。多见于上叶尖后段及下叶背段，单发或多发，在片状浸润性病灶中出现圆形透亮区，内壁光滑，可见钙化，可有小液平面，周围可见不同性质卫星灶。青年多见，多有慢性咳嗽、低热、咯血等症状，痰中多可查到结核菌。

肺结节病（sarcoidosis of lung） 一种病因未明的多系统、多器官受累的肉芽肿性疾病。常侵犯肺、双侧肺门淋巴结、眼、腮腺和皮肤等。临床症状缺乏特异性，X 线呈现双肺门增大、两肺弥漫性网状影。病理为非干酪样类上皮、多核巨细胞肉芽肿。实验室检查血管紧张素转换酶增高，结核菌素

试验阴性，以及支气管肺泡灌洗液巨噬细胞、淋巴细胞增加对本病的诊断及病变活动判定有一定意义。肾上腺皮质激素对控制病变活动有一定疗效。

肺静脉（pulmonary vein） 从肺运回含氧高的动脉血入左心房的大血管。属支源于肺泡周围的毛细血管网，由细小的静脉汇合成较大的静脉，左右肺各两条，即右上、下肺静脉，左上、下肺静脉。

肺静脉高压（pulmonary venous hypertension） 平均肺静脉压力高于正常 1.3kPa（10mmHg）。多由二尖瓣狭窄等左心病引起。肺静脉高压后期可继发肺动脉高压。X 线表现为肺淤血、肺血再分布，即两上野肺血增多、血管增粗称羊角征，亦可出现间隔线影及肺水肿征象。

肺静脉畸形引流（anomalous drainage of pulmonary vein） 一种心脏大血管的先天畸形。肺静脉血液不进入左心房而引流入体循环的静脉系统。分为两类：①部分肺静脉畸形引流。右侧肺静脉引流入右心房或上腔静脉。②完全性肺静脉畸形引流。肺静脉分别或汇总成一根后，引流到左无名静脉、上腔静脉或右心房等处。

肺静脉栓塞症（venous thrombosis of lung） 一种罕见的原因不明的肺静脉栓塞。主要病变有肺小静脉内膜纤维化，管腔内血栓形成；肺泡壁增厚，间质纤维化；继发肺动脉干及其分支高压，导致右心室肥大。临床上有日益加重的呼吸困难，可出现右心衰竭。治疗：无特效疗法，抗凝和免疫抑制剂治疗可减轻症状。

肺静脉异常引流入肝静脉综合征（syndrome of anomalous drainage of pulmonary vein to hepatic vein） 一种先天性畸形。肺静脉汇合后进入肝静脉导致左心极小，右心增大，肺充血产生的一系列临床表现。病人生后即有呼吸困难、发绀、水肿、心力衰竭、肝大并搏动。心血管造影见膈下显影。应尽早手术。

肺静脉引流异常及二尖瓣狭窄综合征（syndrome of anomalous drainage of pulmonary vein with mitral stenosis） 一种先天性心脏畸形。肺静脉进入上腔静脉或右心房，产生由左至右分流，伴二尖瓣狭窄，无房间隔缺损。表现同房间隔缺损和严重的二尖瓣狭窄，心电图示右心室肥大。手术治疗。

肺空洞形成（pulmonary cavitation） 肺部结核病灶发生干酪样坏死和液化，液化物由支气管排出后形成空洞。由于液化物含大量结核分枝杆菌，可引起支气管内播散，形成支气管黏膜结核，播散到肺泡，形成小叶性或大叶性分布的结核病灶。如液化物排出体外，可传染他人。对这类排菌肺空洞病人应积极进行抗结核治疗。

肺空气栓塞症（pulmonary air embolism） 空气进入肺血管系统而引起的栓塞。多在手术处置中发生。若量多且滞留于肺动脉干及其分支者，会出现肺巨大栓塞症的临床表现；若空气滞留于右心室的输出道，可引起血液循环骤停，动脉系统血流量急剧下降，若重要脏器严重缺血可发生猝死。一旦发生应立即停止手术，用生理盐水灌满手术野，结扎开放静脉，置病人于头低左侧卧位，进行高浓度氧疗，并给予大量肾上腺皮质激素和利尿剂。

肺扩散容量（pulmonary diffusion capacity） 气体在 0.133kPa（1mmHg）分压差作用下，每分钟通过呼吸膜扩散的气体的毫升数为肺扩散容量。它是测定呼吸气通过呼吸膜能力的指标之一。正常安静时 O_2 的肺扩散容量为 20ml/(min·0.133kPa)，CO_2 为 O_2 的 20 倍。运动时肺扩散容量增加。当肺部疾患时，肺扩散容量降低。

肺痨（pulmonary tuberculosis） 其他名称：痨瘵、尸注、鬼注、传尸、转注等。中医病证名。肺痨热，瘦损，有虫在肺，令人咳逆气喘。肺脏的结核病，因劳损伤肺所致。症见短气面肿，鼻不闻香臭，胸中结滞，气乏声嘶，咳嗽呀呷，咯唾稠黏，或唾脓血，或咽喉干痛，不能唾，上气喘满，渐至衰瘁，寒热时作，饮食减耗等。治宜益气补肺，选用补气黄芪汤、桑白皮散、人参丸等。

肺量计（spirometer） 测定肺通气功能及研究呼吸生理的仪器。可测出通气量、肺活量、氧消耗量、残气量等，配有数字显示及数据打印报告装置。适用于对肺部疾病和小气道病

变的检查，以及肺部疾病的药物疗效观察、体检和呼吸生理研究。

肺淋巴管平滑肌瘤病（pulmonary lymphangioleiomymatosis, PLAM）　罕见的特发性弥漫性肺间质疾病。可散发，也可伴发于遗传疾病复合型结节性硬化症。绝大部分发生于育龄妇女。表现为支气管、小血管及淋巴管周围平滑肌细胞异常增生，肺组织出现广泛的囊性气腔改变。常合并肺外淋巴肿大和中轴淋巴管平滑肌瘤、肾脏血管平滑肌脂肪瘤。临床表现为胸闷、活动后呼吸困难、咯血、反复发生自发性气胸、乳糜胸、腹水等，晚期可合并肺源性心脏病、呼吸衰竭。无特效疗法。预后较差。

肺鳞癌（squamous cell carcinoma of lung）　其他名称：肺鳞状细胞癌。肺部的恶性肿瘤。在肺癌中最常见，约占 50%。多数学者认为鳞癌是由支气管上皮通过化生而来。此种非典型化生与吸烟有密切关系。病人年龄大多在 50 岁以上，男性占多数。大多数起源于较大的支气管，常为中央型肺癌。一般发展较缓慢，对放、化疗较敏感。通常首先经淋巴转移，血行转移发生较晚。

肺痿（consumptive lung disease）　中医病证名。肺叶枯萎而以咳吐浊唾涎沫为主证。多由燥热伤肺所致。治宜滋阴、清热、润肺，可用麦门冬汤。

肺毛霉[菌]病（pulmonary mucormycosis）　毛霉目真菌所引起的肺的急性化脓性疾病。慢性感染少见。常见的毛霉有：根霉属、毛霉属、根黏菌属、犁头霉属、被孢霉属和丝状霉属。临床上以毛霉和根霉为常见。本菌对血管具特殊亲和力，可引起肺血管梗死和组织坏死。主要临床表现为发热、咳嗽、咯血、胸痛，两肺有广泛湿啰音及胸膜摩擦音。胸部 X 线检查见大片肺实变阴影，可见空洞，或见肺梗死阴影。根据活检或下呼吸道分泌物找到毛霉可确诊。治疗：控制原发疾病；及时给予抗真菌药物。局限性慢性肺病灶可做肺叶切除。

肺毛细血管楔压（pulmonary capillary wedged pressure, PCWP）　其他名称：肺动脉楔压。将肺动脉导管末端楔入肺动脉或将血管内导管外周的气囊充气以闭塞肺动脉某一分支的血流，在血液不流动的情况下记录到的压力。代表下游的未闭塞血管网和左心房的压力，是反映左心功能的可靠指标。用以判断有无左心衰竭及血容量不足。

肺门（hilum of lung）　位于肺的前纵隔部，心切迹的后上方，是支气管和肺血管等出入肺的门户。临床上常称之为第一肺门，而将肺叶支气管、动脉、静脉、淋巴管及神经出入肺门处称为第二肺门。

肺门角（pulmonary hilar angle）　参加右肺门投影的右肺上静脉和右肺下动脉干，两者呈钝角相交而成。由于右肺门淋巴结增大，右上叶或右下叶肺不张使其肺门血管影内收移位等原因，均可导致肺门角消失。

肺门截断征（amputation sign of pulmonary hilum, residual root sign of pulmonary hilum）　在阻塞性肺动脉高压时，由于肺小血管和毛细血管的痉挛狭窄，肺循环阻力增大，导致肺门部及其邻近肺动脉扩张增粗，而外围肺野血管影分支突然收缩变细的征象。由于肺门部动脉显著扩张并直接与数个细小的分支相连，如同残根状，故又称肺门残根征。

肺门淋巴结结核（hilus pulmonis lymph node tuberculosis）　肺门区淋巴结结核的概称。儿童多见。临床症状多轻微，可类似感冒，或有微热、咳嗽、食欲减退、体重减轻等。X 线可见肺门淋巴结肿大，呈周围浸润型和肿瘤型。结合病史、结核菌素试验强阳性以及胸部 X 线片，可明确诊断。选择抗结核药物彻底治疗。

肺门密度增高（increase of pulmonary hilum density）　胸部 X 线片上肺门密度呈均匀性或不均匀性的结节状增高，或在透明的支气管柱内隐约显示中等密度的软组织阴影。可见于肺门血管增大、肺门淋巴结肿大及支气管新生物等。

肺门模糊（hilum haze）　胸部 X 线片上正常平直清晰的肺门血管边缘异常模糊或消失。常见于肺门淋巴结肿大、支气管新生物、肺门周围或与之重叠的肺野炎症、水肿、出血或肺不张。

肺门舞蹈[征]（hilar dance）　行 X 线诊断时见到的肺动脉舒张和收缩幅度增大，搏动显而易见（甚至肺内小血管搏动也可见到）的现象，多见于先天性心血管疾患，如肺动脉高压、先天性心脏病、室间隔缺损等。

肺门移位（displacement of hilum of lung）　胸部 X 线平片上双侧或单侧肺门位置的异常升高或降低。可表现为两侧肺门的正常高度差缩小，也可表现为肺门向前方向或向外移位。主要见于肺不张、心脏增大及纵隔占位性病变。

肺门阴影（hilar shadow）　X 线胸片上由肺根部的肺动脉、肺静脉、支气管、淋巴结、神经等构成的综合影像。以肺动脉、肺静脉的主支影像为主。位于两肺野内带 2～4 前肋间，呈树枝状，轮廓清晰。

肺门影增大（enlargement of pulmonary hilar shadow）　X 线检查所表现的病征，可为一侧或两侧肺门增大。凡构成肺门阴影的任何器官、组织有病变时，均可见肺门影增大。引起肺循环压力增高的心脏病，可使肺门血管增粗，造成双侧肺门影增大；支气管淋巴结的结核、肺癌、肺门转移癌、结节病等病变可引起一侧或双侧肺门增大。

肺门阻滞（pulmonary porta block）　肺门周围注入局麻药进行的浸润麻醉。用于肺叶和食管手术。肺门周围有丰富的迷走神经网，阻滞后可减轻或消除迷走神经反射引起的不良反应。

肺母细胞瘤（pulmonary blastoma）　一种源于中胚层的多分化潜能细胞的肺部肿瘤。多发于成人。生长缓慢，病程较长，但可恶变。肿瘤位于胸膜下的肺实质内，呈圆形或卵圆形，边界清，直径 3～10cm。早期多无症状，晚期有咳嗽、咯血、胸痛。经纤维支气管镜或直接穿刺活检可以确诊。治疗：手术切除。

肺囊性纤维化（pulmonary cystic fibrosis）　其他名称：黏液黏稠病。一种单一基因突变导致的多系统功能障碍疾病，是家族常染色体隐性遗传的先天性疾病。主要表现为外分泌腺功能紊乱，最常累及胃肠道和呼吸道，易反复发生呼吸道感染而引起呼吸功能不全。临床特征为复发性肺部感染、胰腺外分泌障碍和汗液中氯化钠含量增高。由于肺部反复感染，最初引起化脓性支气管炎，发展为广泛支气管扩张和/或复发性肺不张，进而导致肺囊性纤维变。新生儿出生后数日即可出现症状。早期可有轻度咳嗽，伴发肺炎，肺不张后咳嗽加剧，黏痰不易咳出，呼吸急促。致病菌大多是葡萄球菌或革兰氏阴性杆菌。治疗分为三个方面：补充足够的营养和胰酶；防止呼吸道干燥；抗菌药物治疗慢性感染。

肺囊肿（pulmonary cyst）　肺内含有大小不一的气体或液气体囊性病变。可分先天性与后天性两种。前者是胚胎发育畸形，如多发性肺囊肿、张力性肺囊肿、肺隔离症。后者继发于肺部感染，如气肿性肺大疱、寄生虫性囊肿、感染后遗囊肿等。先天性未经感染的囊肿多无症状。X 线检查为诊断本病主要依据。对症及手术治疗。

肺脑综合征（lung-brain syndrome）　见肺性脑病。

肺内静脉血分流（intrapulmonary shunt）　简称肺内分流。肺内部分静脉血不经肺泡周围毛细血管而由支气管静脉和肺内静脉动脉交通支汇入肺静脉，或肺内部分静脉血经无通气的肺泡周围毛细血管进入肺静脉的过程。健康人分流量极低，可忽略不计。肺内严重病变时，分流量增加，是发生顽固性低氧血症的主要机制。

肺内压（intrapulmonic pressure）　肺泡内的压力。数值随呼吸运动的不同时相而异。当呼吸暂停、声带开放、呼吸道通畅时，与大气压力相等。平静吸气时比大气压力低 0.3～0.4kPa（2～3mmHg），平静呼气时高于大气压力 0.3～0.5kPa（2～4mmHg）。气体借助这一压差而出入肺脏。

肺黏液瘤（pulmonary myxoma）　发生于肺脏的黏液瘤。极少见。肿瘤光滑，呈轻度分叶状，表面有极薄的包膜。切面见棕色胶冻样物质。镜检，肿瘤由致密间质和粗突的星形细胞构成。肿瘤呈浸润式或膨胀式生长，不转移。X 线呈圆形、边缘整齐的分叶状阴影。肺切除标本做病理检查可确诊。手术治疗。

肺黏液瘤（pulmonary myxoma）　一种罕见的良性肿瘤。此瘤

F

含黏蛋白基质。表面光滑，深藏于肺组织中。临床症状多不明显。X线征象呈圆形，边缘整齐，轻度分叶块状影。肺切除标本做病理检查始能确诊。治疗：手术，切除不彻底易复发。

肺念珠菌病（pulmonary candidiasis） 白念珠菌或其他念珠菌引起的肺部感染。分为支气管炎型和肺炎型。多由长期使用抗生素、激素、免疫抑制药，使人体正常菌群失调、免疫功能降低，正常存在于口咽部的白念珠菌大量繁殖侵入支气管或肺而致。肺部严重感染时，有寒战、高热、咳嗽、咳白色黏液胶冻样痰，甚而咯血。X线检查无特异性。治疗：选用制霉菌素、克霉唑、氟胞嘧啶等治疗。

肺脓肿（lung abscess, pulmonary abscess） 由于多种病原体所引起的肺组织化脓性病变。早期为化脓性肺炎，继而坏死、液化、脓肿形成。按其发生原因可分为：①吸入性肺脓肿：扁桃体炎、鼻旁窦炎等脓性分泌物或呕吐物、异物等被吸入肺内所致。②血源性肺脓肿：原发病灶（如皮肤创伤、感染、疖痈和骨髓炎等）的病原菌侵入血液，迁徙至肺所致。③继发性肺脓肿：如空洞性肺结核、支气管扩张等继发感染或膈下脓肿、阿米巴性肝脓肿穿破到肺所致。此外，支气管受肿瘤或异物阻塞亦可致本病。发病急骤，有寒战、高热、乏力、精神不振、剧烈胸痛；若脓肿向支气管破溃，则咳出大量脓臭痰，每天量达数百毫升。X线显示一个或数个含液平面的空洞。急性肺脓肿应用大量抗生素注射或气管滴入，辅以体位引流，祛痰排脓；慢性肺脓肿宜手术治疗。

肺脓肿引流术（drainage of lung abscess） 慢性肺脓肿的一种术式。术前X线确定脓肿部位，选用与脓肿最靠近的胸壁而且胸膜与病变肺组织已形成粘连处切开，引流脓液。引流后常遗留支气管皮肤瘘道，并发支气管扩张或继发性出血等，故引流术仅适用于危重病例。

肺诺卡菌病（pulmonary nocardiosis） 星形诺卡菌或巴西诺卡菌引起的一种肺的慢性化脓性疾病。星形诺卡菌为条件致病菌，在人体免疫功能降低时引起感染，是肺诺卡菌病常见的病原体；巴西诺卡菌为原发感染，毒性较强。早期症状不明显，病灶扩散时出现发热、乏力、食欲减退、盗汗、干咳、咳黏液脓痰或血痰。如有空洞形成，可有大咯血。病变也可延及胸膜或转移到脑。病理及痰液涂片检查可确诊。治疗：大剂量、长疗程的磺胺药物治疗有效。慢性脓肿需手术。

肺泡（pulmonary alveoli） 肺中的支气管经多次反复分支成无数细支气管，其末端膨大成囊。囊的四周有很多突出的小囊泡，即为肺泡，由单层上皮细胞构成，是肺部气体交换的主要部位。成人约有 3 亿~4 亿个，总面积可多于 $100m^2$。肺泡壁很薄，表面为上皮细胞，分Ⅰ型、Ⅱ型，在狗、鼠等尚有Ⅲ型。肺泡一侧开口于肺泡囊、肺泡管或呼吸性细支气管。

肺泡表面活性物质（pulmonary surfactant, PS） 存在于肺泡表面的衬液，主要成分是二棕榈酰卵磷脂的脂蛋白混合物。由肺泡上皮Ⅱ型细胞分泌的具有降低肺泡表面张力作用的物质。它能减弱表面张力对肺毛细血管中液体的张力、防止液体渗入肺泡，还可维持大小肺泡的稳定性，有利于吸入气在肺内的均匀分布。

肺泡表面张力（surface tension of alveoli） 存在于肺泡表面的液-气交界面（肺泡内表面的液体分子层与肺泡内气体之间）使肺泡缩小的力。是吸气运动时的主要弹性阻力之一。

肺泡蛋白沉积症（pulmonary alveolar proteinosis, PAP） 其他名称：肺泡蛋白沉着症。是各种原因导致由蛋白及脂质构成的表面活性物质在肺泡腔内沉积的疾病。罕见。目前认为是由肺泡巨噬细胞对肺泡表面蛋白清除机制受损，肺泡表面活性物质在肺泡腔内沉积导致的。起病十分隐匿。表现为进行性呼吸困难，轻、中度干咳，有的咳白黏痰或团块状痰，乏力、胸痛、体重减轻。重者有呼吸衰竭、发绀。病程长者有杵状指。胸部X线为向心性弥漫性边缘模糊的细小结节或片状阴影。支气管肺泡灌洗液呈乳状或浓稠黄液体，光镜下可查到嗜伊红颗粒体。治疗：反复支气管灌洗。感染时用抗生素。

肺泡低通气综合征（alveolar hypoventilation syndrome, AHVS） 其他：肺泡通气不足综合征。肺泡的换气量不能适应组织代谢的需要，结果肺泡中氧分压和动脉血氧分压降低，而动脉血二氧化碳分压升高的综合征。见于慢性支气管炎、支气管哮喘、肺气肿、胸部畸形、呼吸中枢异常、神经肌肉疾病、肥胖、甲状腺功能减退等。临床包括 3 组症候群：睡眠呼吸暂停综合征、原发性肺泡低通气综合征和肥胖低通气综合征。表现有头痛、发绀、头晕、定向障碍，甚至昏迷。应积极治疗原发病，改善肺泡通气功能，提高氧分压，减少体内二氧化碳。

肺泡隔（alveolar septum） 相邻肺泡之间的薄层结缔组织。主要含有大量弹性纤维、丰富的毛细血管，还有少量的胶原纤维和网状纤维等，具有良好的弹性和扩展性。老年人的弹性纤维退化，使肺泡弹性减弱，肺泡扩大，换气功能降低，称肺气肿。

肺泡管（alveolar duct） 呼吸性细支气管的分支。其平均内径为 0.1mm。是肺内最后具有平滑肌的气道，肌纤维的舒缩可改变肺泡口的直径以调节进出肺泡的气量。

肺泡呼吸音（vesicular breath sound） 呼吸气流在细支气管和肺泡内进出的声音。像上齿轻咬下唇吸气时发出"fu"的声音，呈柔和吹风样性质，音调较低，音响较弱，吸气音较呼气音音响强，音调较高且时间较长。正常人胸部除支气管呼吸音部位及支气管肺泡呼吸音部位外均闻及肺泡呼吸音。在老年人此音较弱；男子呼吸力量较强，此音较清楚。肺泡呼吸音减弱或消失见于胸廓活动受限、呼吸肌疾病、支气管阻塞、肺膨胀不全等；肺呼吸音增强见于贫血和酸中毒。

肺泡呼吸音减弱（weakening of alveolus respiratory sound） 异常肺泡呼吸音的一种。各种原因引起的呼吸运动减弱，进入肺泡的气体减少或速度减慢均可致肺泡呼吸音减弱。可出现于单侧、双侧或局部。临床上多见于各种疾病引起的胸廓活动受限、呼吸肌疾病、支气管、细支气管阻塞、腹部疾患和肺膨胀不全等。

肺泡呼吸音增强（strengthening of alveolus respiratory sound） 异常肺泡呼吸音的一种。由各种原因引起的呼吸运动及通气功能增强所引起。双侧性的见于呼吸运动和肺通气功能增强，单侧性的常由一侧肺部或胸腔疾病引起呼吸减弱而健侧则代偿性增强。

肺泡巨噬细胞（alveolar macrophage） 其他名称：肺巨噬细胞。游走入肺泡腔内的巨噬细胞。其吞噬、免疫和分泌作用十分活跃，有重要防御功能。吸入空气中的尘粒、细菌等异物进入肺泡和肺间质，多被巨噬细胞吞噬清除。胞质内含有大量尘粒的巨噬细胞，又称尘细胞。肺泡巨噬细胞常随呼吸道分泌物排出。

肺泡孔（alveolar pore） 其他名称：科恩孔（Kohn pore）。相邻肺泡之间相通的小孔。直径 $10\sim15\mu m$，一个肺泡可有一个和数个肺泡孔，呈圆形或卵圆形。能均衡肺泡内气体的容积和压力，在某个终末细支气管或呼吸性细支气管阻塞时，肺泡孔起侧支通气作用，防止肺泡萎缩，但肺感染时，病原菌也可通过肺泡孔扩散。

肺泡毛细血管阻滞综合征（alveolar capillary block syndrome） 肺泡毛细血管膜病变引起弥散障碍、低氧血症为特征的一组疾病。

肺泡囊（alveolar sac） 由相邻几个肺泡围成的空腔。一个肺泡管分支形成 2~3 个肺泡囊。是多个肺泡的共同开口，切面上常呈梅花形，其结构与肺泡管相似。但肺泡开口间无结节状膨大，不含平滑肌，单层扁平上皮下只有少量结缔组织。

肺泡气（alveolar gas） 在肺泡内能够参与气体交换的气体。正常情况下，不同肺区的肺泡气成分恒定，常用呼气末气体表示。与气道气相比，二氧化碳分压升高，饱和水蒸气压恒定，氧分压及氮分压降低。肺泡气中氧和二氧化碳分压变化较小，分压的稳定保证了肺泡气与肺毛细血管中静脉血的气体交换持续进行，同时也保证了动脉血中氧和二氧化碳分压的稳定。

肺泡上皮Ⅰ型细胞（type Ⅰ alveolar epithelial cell） 构成肺泡

上皮的两种细胞之一。占肺泡上皮细胞 90%，覆盖肺泡表面的大部分。细胞扁平，表面光滑，核呈扁椭圆形，含核部分略厚。电镜下，细胞器不发达，吞饮小泡较多，相邻细胞间有连接复合体。该细胞构成气体交换的广大面积。

肺泡上皮Ⅱ型细胞（type Ⅱ alveolar epithelial cell） 构成肺泡上皮的两种细胞之一。细胞较大，呈立方形，嵌于Ⅰ型细胞之间，胞质呈泡沫状。电镜下，细胞游离面有少量微绒毛，胞质内除有发达的细胞器外，尚有许多嗜锇性板层毛。板层小体含有二软脂酰卵磷脂（即肺泡表面活性物质）、黏多糖、蛋白质、碱性磷酸酶、脂酶等。Ⅱ型细胞分泌的表面活性物质，有降低肺泡表面张力、稳定肺泡内压的作用。

肺泡通气不足综合征（alveolar hypoventilation syndrome，AHVS） 见肺泡低通气综合征。

肺泡通气量（alveolar ventilation volume） 其他名称：有效通气量。安静状态下单位时间内进入肺泡的气体量。正常呼吸中，呼吸性细支气管以上的气道仅起气体传导作用，不参与肺泡气体交换，称为解剖无效腔。肺泡通气量为通气量减去解剖无效腔中气体量后的通气量，代表有效通气量。是反映肺通气功能的基本指标。每分肺泡通气量是指每分钟进入肺泡的新鲜空气量，等于肺泡通气量与呼吸频率的乘积。每分肺泡通气量相当于每分肺通气量的 70%，提示深呼吸比浅呼吸通气效率高，有利于气体交换。

肺泡通气血流比例失调（disturbance of alveolar ventilation-perfusion ratio） 肺部疾患或肺梗死等，使肺通气与血流分布不均而导致通气血流比例失调。肺水肿、支气管喘息等情况，肺泡通气分布严重不均，肺通气减少，但血流正常，通气/血流比值下降，类似动静脉短路；肺血流分布严重不均，而肺泡通气正常，通气/血流比值增大，相当于肺泡无效腔增大。此两种情况均导致血液缺氧、二氧化碳潴留。

肺泡微结石症（pulmonary alveolar microlithiasis，PAM） 原因未明的两肺肺泡内存在无数微结石的疾病。罕见。以肺泡内含细沙样结石为特点的弥漫性肺疾患，临床早期多无自觉症状，晚期出现劳力性呼吸困难、干咳、发绀，严重者可导致呼吸衰竭和肺源性心脏病。X线胸片两肺中、下野显示弥漫性密集粟粒性钙化影。病理显示肺泡内有同心圆状、层状的微结石形成。无特效治疗方法。预防呼吸道感染。

肺泡无效腔（alveolar dead space） 气体可以进入肺泡，但无相应的肺泡毛细血管血流，无法进行气体交换的肺泡腔。这部分无效通气量称为肺泡无效腔量。正常时肺泡无效腔量极小，可以忽略不计。生理无效腔量即等于解剖无效腔量。在病理情况下，解剖无效腔量一般变化不大，而肺泡无效腔量增大，可使有效的肺泡通气量减少，导致缺氧和二氧化碳潴留。

肺泡性肺水肿征象（alveolar pneumonedema sign） 肺毛细血管内血浆大量渗入到肺泡内的X线表现。分为3型：①中央型；②弥漫型；③局限型。

肺泡氧分压（partial pressure of oxygen in alveolar） 肺泡内氧分子运动所产生的张力。用 PaO_2 表示。随着呼吸运动而呈周期性升高和降低，但由于功能残气量的存在，正常情况下波动范围不大，平均约为 104mmHg。由于肺泡的氧张力高于静脉血的氧张力，所以氧从肺泡扩散入静脉，进行气体交换，为组织输送氧。肺泡氧分压稍高于动脉血的氧分压，两者之间的压差反映了肺换气的效率。有通气血流比例失调、弥散功能障碍和解剖分流的一些心肺疾病将引起肺泡、动脉氧分压差的增高。

肺脾两虚（lung and spleen deficiency syndrome） 中医证候名。多指肺脾气虚。可由肺虚及脾，或脾虚及肺所致。脾主运化，将饮食精微之气上输于肺以养全身，如果脾虚不能输精于肺，以致肺气亦虚，两脏同病。临床表现为面色少华、倦怠乏力、食少、手足不温、久咳不止、气短而喘、腹胀便溏、舌淡嫩、苔白、脉细弱等。多见于脾气不足而肺气虚弱者，如肺结核、慢性消化不良、慢性支气管炎等病。

肺平滑肌肉瘤（pulmonary leiomyosarcoma） 起源于支气管及肺血管平滑肌的肺原发性恶性肿瘤。在肺原发肉瘤中较常见。多见于较大的支气管，也有发生于肺实质内。好发于中

年男性，常见症状为胸痛与微热。X线表现可分为两种类型：中心型和周围型。中心型平滑肌肉瘤在发生肺不张之前可有高热、咳嗽、咳痰、咯血及胸闷、气促等支气管阻塞症状；周围型早期可无症状。X线检查可发现实质性块影。支气管镜取材活检可确诊。治疗：手术切除。

肺气（lung energy） 中医术语。①指肺的功能。②指呼吸之气，包括胸中的宗气。③指肺的精气。肺气通于鼻，肺和则鼻能知臭香。

肺气不宣（lung qi obstruction） 中医术语。指因感受风寒，皮毛闭塞，肺气不能宣通的病机。不宣，是不能宣通的意思，即肺气宣发失常。主要症状有恶寒发热、鼻塞流涕、咳嗽、肺气上逆。肺气不宣与肺气不利有某些相同之处，但习惯上肺气不宣多指外感表证，肺气不利多指水肿、气喘方面的病证。

肺气虚（insufficiency of lung qi） 其他名称：肺气不足。中医证候名。多由寒温不适、久咳伤气、悲伤不已、劳逸不当所致。症见咳嗽气短，甚则喘促或呼吸困难、痰多清稀、疲倦、懒言、声低、怕冷、自汗、面色㿠白、舌质淡嫩、脉虚或弱等。治宜补益肺气。

肺气肿（pulmonary emphysema） 终末细支气管以远的末梢肺组织（呼吸性细支气管、肺泡管、肺泡囊和肺泡）因残气量增多而呈持久性扩张，并伴有肺泡间隔破坏，以致肺组织弹性减退，容积增大的病理状态。慢性支气管炎、支气管哮喘、硅沉着病和肺结核都可引起本病。主要症状有咳嗽、多痰、气急和发绀。持续发展可导致肺源性心脏病。治疗：去除病因、控制感染、加强锻炼、改善呼吸功能。

肺牵张反射（pulmonary stretch reflex） 其他名称：黑-伯反射。由肺的扩张或萎缩所引起的呼吸反射性变化。包括肺扩张反射和肺缩小反射。前者是由肺扩张引起吸气动作抑制的反射。反射过程是：吸气时当肺扩张到一定程度时，肺牵张感受器兴奋，发放冲动增加，经迷走神经中的传入纤维到达延髓，使吸气切断机制兴奋，抑制吸气肌的收缩而发生呼气；呼气时则相反。起负反馈作用，使吸气和呼气不致过长，它和脑桥的调整中枢共同调节呼吸的频率和深度。

肺切除术（pneumonectomy，pulmonary resection） 切除一部分肺脏以治疗某些肺病的方法。常用于治疗肺肿瘤、肺囊肿、支气管扩张、慢性肺脓肿、结核球以及空洞性肺结核等。根据需要可行一侧全肺切除、肺叶切除、肺段切除和楔形肺切除。

肺曲霉病（pulmonary aspergillosis） 由曲霉引起的肺内感染。原发者罕见，大多为继发感染。主要由烟曲霉，少数由黄曲霉、土曲霉、黑曲霉、棒状曲霉、构巢曲霉及花斑曲霉等致病。临床上分为肺曲霉球、变态反应性支气管肺曲霉病（ABPA）、侵袭性肺曲霉病（IPA）三种类型。前者无明显全身症状，但有反复咳嗽、咯血，肺内有孤立的新月形透光区球形灶。后两者有反复发作性喘息、发热、咳棕色痰栓、咯血。肺部浸润灶、不张，甚至坏死形成空洞。治疗：曲霉球手术切除；其他类型肺曲霉病用抗真菌药物。

肺缺血（ischemia of lung） 肺血减少。常见于右心排血受阻、肺动脉栓塞和肺动脉发育不全等。

肺热痿躄（flaccidity syndrome due to lung-heat） 中医病证名。因肺热伤津、筋脉失养所致的痿证。症见咳嗽咽痛发热、心烦口渴，热退后突然出现肢体软弱无力、不能步行，甚或双下肢瘫痪、咽干便秘、舌红苔黄、脉细数。治宜清热润燥、养肺生津，可用清燥救肺汤。

肺热叶焦（scorched lung） 中医术语。肺脏被郁热熏灼不能敷布津液而发生痿证的病机。痿证有两种：①肺痿。以长期咳唾浊沫为主症。②手足痿弱。以皮毛、肌肉枯萎，四肢无力，甚则完全瘫痪为主症。

肺扫描（pulmonary scanning） 一项同位素检查。将产生 γ 射线的放射性核素从静脉注入或从呼吸道吸入，然后用扫描装置测定肺部的放射活性，以协助诊断疾病。核素扫描有血流灌注扫描、亲肿瘤扫描及气容扫描等。

肺上沟瘤（pulmonary sulcus tumor，Pancoast tumor） 其他名称：潘科斯特瘤。起源于肺尖部并侵及臂丛神经下部分、

上胸部肋骨和椎骨，以及颈交感神经节和锁骨下血管、神经等的原发性肺癌。特征性表现为沿肩、上肢部分的疼痛，霍纳征（同侧眼睑下垂、眼球内陷、瞳孔缩小、颜面皮肤湿热、无汗液分泌），手部肌肉萎缩等。X线显示肺尖部肿块以及侵蚀胸膜、破坏局部肋骨和胸壁组织。

肺神经纤维瘤（neurofibroma of lung） 来自神经组织的良性肿瘤，可发生于支气管或肺。肿瘤包膜完整，呈分叶状，灰棕色或淡黄色。大多无症状，有些病人可有支气管阻塞症。肺神经纤维瘤可引起肩、肩胛间区和关节疼痛、僵硬、发热和气急。确诊有赖于病理检查。治疗：手术切除。

肺神经源性肉瘤（neurogenic sarcoma of lung） 少见的源于肺神经组织的恶性肿瘤。病变呈圆形或卵圆形肿块，边界清楚。临床症状有咳嗽、咯血、胸痛等。病理检查方可确诊。治疗：手术切除。

肺肾两虚（deficiency of both lung and kidney） 中医证候名。泛指肺肾两脏同时出现的虚证。有肺肾阴虚与肺气虚、肾阳虚之别，多因久病耗损肺肾两脏所致。肺司呼吸，为气之标；肾主纳气，为气之根。肺肾气虚则见喘促短气、自汗盗汗、形寒肢冷、咳嗽痰多等。肺虚不输津滋肾，或肾虚阴精不能上承，则见肺肾阴虚。症见干咳、短气、咽喉干燥、腰酸腿软、骨蒸潮热、遗精盗汗等。

肺肾相生（mutual promotion of lung and kidney） 中医术语。肺属金，肾属水。根据五行理论，肺金与肾水是母子关系，故又叫"金水相生"。在生理功能中，肺和肾互相配合，互相滋生，叫"肺肾相生"。在病变时互相影响，肺气虚损可导致肾气衰弱，这是"母病及子"；相反，肾气衰弱也可导致肺虚，称之为"子病犯母"。治疗上，滋肺阴可以养肺阴，滋肺阴可以养肾阴。

肺失清肃（impairment of purifying and descending function of the lung） 中医术语。指肺气失却清肃下降的病机。通常指外感、内伤诸因，使肺气失于清肃下降，导致咳嗽、痰多、气促、胸膈胀闷等证候，或影响三焦水道不得通调而致水肿。

肺实变（lung consolidation） 由于炎症、结核、梗死等原因，使肺泡壁毛细血管渗出的液体、蛋白质及细胞成分代替了肺泡内的气体，充塞于肺泡腔内，肺组织质地如肝脏的病理表现。X线表现为肺组织实变，呈边缘模糊的片状致密阴影。多见于大叶性肺炎。

肺嗜酸细胞肉芽肿（pulmonary eosinophilic granuloma） 其他名称：原发性肺组织细胞增多症。原发或单独发生于肺部的单核吞噬细胞系统的疾病。有大量组织细胞增生。多累及肺和骨，常伴尿崩症。发病潜隐，有干咳、胸痛、低热和不适感。病程不一，有些自行缓解，有些继续发展，肺部广泛囊肿变化和纤维化，导致肺源性心脏病，呼吸衰竭而死亡。诊断主要依靠支气管肺洗出物或肺活组织检查嗜酸细胞肉芽肿变化确诊。治疗：尚无特效疗法，肾上腺皮质激素、甲氨蝶呤、长春碱有一定疗效。

肺嗜酸性粒细胞浸润症（pulmonary infiltration with eosinophilia，PIE） 其他名称：莱夫勒（Löffler）综合征、嗜酸性粒细胞性肺疾病。一组以肺泡灌洗液或组织中嗜酸性粒细胞增高为特征的疾病，属于一种病因不明的变态反应性综合征。这类疾病的炎症细胞还有：肺泡巨噬细胞、淋巴T细胞、中性粒细胞和肺部结构细胞。主要包括：特发性（单纯性、急性和慢性）嗜酸性粒细胞性肺炎、继发性（药物、寄生虫或真菌、放射线、毒物等）嗜酸性粒细胞性肺炎和弥漫性肺疾病（结缔组织病、肿瘤等）相关的嗜酸性粒细胞性肺炎。临床表现有不同程度的胸闷、气急、乏力、低热、咳嗽和喘息等，近半数病人有过敏史。全身应用糖皮质激素为首选治疗。

肺嗜酸性粒细胞增多症（pulmonary eosinophilia，pulmonary eosinophilosis） 肺部有浸润灶，伴有肺及血液嗜酸性粒细胞增多。可由机体对多种寄生虫、原虫、真菌、病毒、药物等过敏引起。表现为低热、乏力、咳嗽、胸闷、气急或哮喘等。胸部X线呈现斑片或云雾状散在或游走性阴影。严重者反复发作可引起肺肉芽肿和血管炎，预后不良。临床类型

有：过敏性肺炎、慢性肺嗜酸性粒细胞增多症、热带嗜酸性粒细胞增多症、哮喘型肺嗜酸性粒细胞增多症。肾上腺皮质激素能有效控制症状，可使肺部阴影消散。

肺嗜酸性肉芽肿性多血管炎（pulmonary eosinophilic granulomatosis with polyangiitis） 其他名称：肺变应性肉芽肿性血管炎。肺嗜酸性粒细胞浸润症中最严重的类型。病因不清，发病前常有哮喘和过敏。临床常见喘息、发热及体重下降，伴全身多系统器官受累表现，如心力衰竭、消化道出血、肠穿孔、皮下结节等。胸部X线常呈小结节状改变，亦可有斑片状或弥漫性间质浸润影，有游走性，肺泡内出血出现双侧大量肺泡影。外周血及支气管肺泡灌洗液中嗜酸性粒细胞增加。诊断有困难者应作支气管肺活检。治疗：应用糖皮质激素。出现心肌受累、肠出血、穿孔等预后较差。

肺鼠疫（pneumonic plague） 病人除具有严重的一般症状外，还有呼吸道感染的特有症状的鼠疫。鼠疫中最严重的一种。分原发性和继发性两种。原发性肺鼠疫传播迅速，病死率极高（70%～100%），在流行病学方面危害性最大。起病甚急，除明显全身中毒症状外，病人在24～48h内有剧烈胸痛、咳嗽、呼吸困难、咳痰。痰初起稀薄，很快转为大量泡沫样或鲜红色血痰，含大量鼠疫耶尔森菌。病人呼吸极为困难，发绀迅速加剧，很快进入昏迷状态。多因心功能不全而于2～3日内死亡。死后皮肤常呈黑紫色，故有"黑死病"之称。继发性肺鼠疫多由腺鼠疫演变而来，除腺鼠疫症状外，还有肺鼠疫症状。当严重的腺鼠疫或败血症型鼠疫发展为肺鼠疫时，病势突然加剧。防治同鼠疫。

肺俞（feishu，BL 13） 中医经穴名。属足太阳膀胱经。肺之背俞穴。位于背部，当第三胸椎棘突下旁开1.5寸处。主治咳嗽、气喘、咯血及肋间神经痛等。斜刺0.3～0.5寸，禁深刺。艾炷灸3～7壮，或艾条灸5～15min。

肺栓塞（pulmonary embolism，PE） 肺外栓子经静脉系统回流到右心，在肺动脉中堵塞而引起的以肺循环障碍为基础的一系列病理生理综合征。包括：肺血栓栓塞症、脂肪栓塞综合征、羊水栓塞、空气栓塞、寄生虫和异物栓塞等。肺血栓栓塞症是肺栓塞中最常见的类型。而肺血栓栓塞症（PTE）和深静脉血栓形成（DVT）为一种疾病过程在不同阶段、不同部位的表现，两者合称为静脉血栓栓塞症（VTE）。肺血栓栓塞症和深静脉血栓形成的危险因素包括：任何可以导致静脉血液淤滞、静脉系统内皮损伤和血液高凝状态三要素（Virchow三要素）的因素。呼吸困难、胸痛和咯血为经典的肺栓塞三联征。CT肺动脉造影（CTPA）是目前的确诊方法。主要是药物治疗，可分为抗凝、溶栓、降低肺动脉压和病因治疗等。

肺水肿（pulmonary edema，pneumochysis） 任何原因引起肺血管外液体量过度增多和渗入肺泡，导致的生理功能紊乱。主要因左心衰竭发展到严重阶段，或吸入有害气体刺激肺脏等，使血浆从毛细血管逸入肺泡内所引起。当心脏病如静脉补液过多、太快时可并发本症；突然进入高原地带，尤其是劳累后亦能出现。临床主要表现为呼吸困难、发绀、咳嗽、咳白色或血性泡沫痰，两肺散在湿啰音，影像学表现为以肺门为中心的蝶状或片状模糊阴影。治疗：紧急吸氧、镇静、利尿、机械通气；针对病因进行治疗。

肺顺应性（lung compliance） 肺在外力作用下可扩张的程度。是肺弹性阻力的倒数。一般用单位压力作用下所能引起的容量的变化来表示，即：

$$顺应性(C)=容量变化(\Delta V)/压力变化(\Delta P)(L/cmH_2O)$$

式中 ΔP 是跨肺压的变化，ΔV 是在跨肺压改变（ΔP）下肺容量的变化。正常成人 $C=0.2L/cmH_2O$。

肺炭疽（pulmonary anthrax） 炭疽病类型之一。由炭疽杆菌感染肺脏所致。多为原发性，先有数日低热不适，继之寒战、高热、呼吸困难、发绀、咳嗽、咯血和胸痛。X线可见肺门影增宽及斑片状阴影。常伴败血症和脑膜炎，易发生休克、呼吸衰竭和循环衰竭。病死率高，需及时抢救。治疗：青霉素为首选，同时合用氨基糖苷类如链霉素、庆大霉素等，青霉素过敏者用氯霉素，急性期肾上腺皮质激素有一定

效果。

肺铁末沉着病（pneumoconiosis siderotica） 金属尘肺的一种。由吸入的铁末沉着于肺内所引起。多发生于电焊工，故又称为"电焊工尘肺"。临床上可仅有轻微咳嗽和胸痛，大多病例无症状，预后良好。

肺通气（pulmonary ventilation） 简称通气。肺与外界环境间的气体交换过程。肺泡与外界环境的压力差是肺通气的直接动力，呼吸肌的收缩、舒张运动是肺通气的原动力。此时新鲜空气进入肺内，肺内气体排出体外。是外呼吸过程的一个环节。

肺通气 MRI（hyperpolarized gas MRI） 其他名称：超极化气体磁共振成像。吸入超极化气体后进行肺 MRI 检查的技术。用来测定肺通气灌注的能力，检出早期呼吸系统疾病的微细肺组织改变，诊断早期肺梗阻性病变。

肺通气量（pulmonary ventilation volume） 单位时间内吸入或呼出肺的气体总量。反映肺的通气功能。可分为每分通气量、最大通气量、无效腔气量和肺泡通气量等。此气体量越大说明肺的通气功能越好。计算公式为：每分肺通气量＝潮气量×呼吸频率。正常成人平静时肺通气量为 6～8L。进行体力劳动或运动时肺通气量可达 80～110L。

肺通气显像（lung ventilation imaging） 利用放射技术评估肺的通气功能，了解气道通畅程度以及肺泡气体交换情况的技术。将放射性惰性气体或气溶胶吸入气道和肺泡内，然后呼出；用放射性显像装置体外探测双肺各部分的放射性分布，而放射性分布与局部通气量成正比。经常与肺灌注显像配合用于肺栓塞的诊断和鉴别诊断。灵敏性和特异性高于胸部 X 线平片。

肺通气障碍（disturbance of pulmonary ventilation） 系指外界空气不能正常地吸入或呼出肺的过程。呼吸道阻塞、中枢性或外周性原因造成的呼吸肌麻痹、胸廓的密闭活性遭到破坏、胸内负压变为正压或胸腔积液以及肺泡表面活性物质减少、肺不易扩张等都会使肺通气功能发生障碍。其后果造成机体低氧，严重时可导致呼吸衰竭。

肺通气阻力（pulmonary resistance to ventilation） 呼吸肌的收缩力量用以克服通气阻力才得以实现肺通气。肺通气阻力包括占总阻力 70% 的弹性阻力和以呼吸道气流摩擦力为主的非弹性阻力。呼吸系统疾病引起通气阻力增大，是产生呼吸困难的原因之一。

肺透明膜病（hyaline membrane disease） 一种特殊类型的肺水肿。主要见于体重较轻的不成熟新生儿，也可见于成人微循环障碍（如休克）时。Ⅱ 型肺泡上皮功能不全，以致肺表面活性物质缺乏是发生本病的决定性因素。患侧肺组织变得较坚实，切片呈均匀带红色，状如脾。镜下，肺泡内面覆有一层由均匀带状物质构成的透明膜，故名。患儿中约 30% 在产后 3 天内死于呼吸衰竭，是除脑出血外新生儿最常见的死亡原因。在成人，本病见于毒性毛细血管损伤（感染、尿毒症等）或较长时间缺氧及人工呼吸时。

肺萎陷（collapse of lung，pulmonary collapse） 一般指在气胸时，由于胸膜负压消失，肺组织受胸内正压的影响，被胸内气体压迫而致萎陷。根据胸内正压的大小，可发生部分或全部肺萎陷。当胸内正压解除后，肺可自行膨胀。

肺未分化癌（undifferentiated carcinoma of lung） 生长于肺部具有原始上皮细胞形态特征的癌瘤。发生率仅次于鳞癌。发病年龄较轻。多见于男性。一般起源于较大支气管，属中央型肺癌。根据组织细胞形态又可分为燕麦细胞、小圆细胞和大细胞等几种类型，其中以燕麦细胞型最为多见。未分化癌恶性度高，生长快，而且较早出现淋巴和血行广泛转移；对放疗和化疗虽较敏感，但在各型肺癌中预后最差。

肺纹理（lung markings） 自肺门向肺野呈放射状分布的树枝状影。由肺动脉、肺静脉及淋巴管组成。主要成分是肺动脉分支。表现为密度高而清晰的条纹影，呈树枝状向外走行，近端粗、远端细，内带较粗、中带较细、外带几乎消失。正常肺下野者较肺上野为粗。

肺纹理增粗（强）（increased lung marking） X 线诊断术语。一般指肺外带见到肺纹理。多因肺内血管、淋巴管滞流或支气管周围间质内病理改变所致，如心脏病、慢性支气管炎等。

肺吸虫病（paragonimiasis） 其他名称：肺并殖吸虫病。由寄生于人肺部的卫氏并殖吸虫、斯氏并殖吸虫所引起的一种慢性地方性疾病。一种寄生虫病，一种自然疫源性疾病，人兽共患蠕虫病。流行于东亚和美洲。因进食含囊蚴的石蟹或蝲蛄而感染。临床表现随侵入部位而异，如侵入肺部，可引起咳嗽、血痰；侵入胸腔，引起渗出性胸膜炎；侵入腹腔，可有腹痛、腹泻和肝大，幼虫在腹腔内移行损害脏内脏器，造成广泛炎症和粘连；侵入神经系统则表现为脑膜脑炎；侵入皮下，则成皮下结节等。痰和大便检出虫卵可确诊。治疗：吡喹酮、阿苯达唑（丙硫咪唑），合用地塞米松。

肺纤维化（pulmonary fibrosis） 一些致病因素引起肺部纤维组织增生的病理性变化。嗜银成纤维细胞显著增加，并迅速发生胶原纤维化，最后形成非特异性索状或星状瘢痕。

肺纤维瘤（pulmonary fibroma） 肺脏的一种良性肿瘤。由不规则排列的胶原束和纺锤状纤维细胞构成。极少见。深藏在肺实质内，多无症状，在 X 线检查时可偶然发现。治疗：肺切除术。

肺纤维肉瘤（fibrosarcoma of lung） 肺纤维结缔组织的原发性恶性肿瘤。在肺原发性肉瘤中，肺纤维肉瘤占多数。青壮年男性多发。肿块多生长在肺部周围，左肺略多于右肺。临床表现为咳嗽、持续性痰血、胸痛。X 线呈椭圆形或体积较大圆形块状阴影，边缘整齐，无分叶或毛刺，界限清楚，常在肺周边部。少见淋巴结肿大。纤维支气管镜活检有助于确诊。治疗：早期手术。

肺小结节影（intrapulmonary small nodular shadow） 其他名称：肺腺泡结节影。为肺内 4～10mm 的结节状阴影。是肺腺泡实变的 X 线投影。形态为圆形、椭圆形或花结状。按分布范围分为弥漫性和局限性两种。

肺小叶（pulmonary lobule） 肺内每一组支气管连同它的分支和肺泡组成的部分。呈多角形的小区，包括细支气管、终末细支气管、呼吸性细支气管、肺泡管、肺泡囊和肺泡。小叶周边有少量结缔组织包围。胎儿时期小叶清楚，成年人间隔不完全，小叶界限不清。

肺楔形切除术（wedge-shaped excision of lung） 见肺部分切除术。

肺型 P 波（pulmonary P wave） 在 Ⅱ、Ⅲ、aVF 导联出现的高尖的，电压>0.20～0.25mV 的 P 波。它可能与结间束传导障碍和心房肥大有关。多见于：①正常年轻人运动后；②动脉血氧饱和度<70% 时；③急性心肌梗死发生后第 1 周内；④慢性肺源性心脏病；⑤发绀型四联症、房间隔缺损等。

肺型肺吸虫病（pulmonary paragonimiasis） 肺吸虫病类型之一。常由卫氏并殖吸虫寄生肺部引起。可引起咳嗽、咳痰、咯血，血量多少不等。以上症状可以数月、数年中反复出现，伴胸痛，继发感染时可有发热。肺听诊体征不多，X 线胸片呈结节影或伴胸膜增厚和胸腔积液。痰检出虫卵可确诊。治疗：同肺吸虫病。

肺型血吸虫病（pulmonary schistosomiasis） 急性血吸虫病的一部分。发病时由门静脉分流的虫卵随血流沉积于肺组织而引起肉芽肿病变；也有尾蚴侵入皮肤成为童虫，通过血液或淋巴移行至肺组织。有以过敏性肺炎的表现。临床上除一般血吸虫病症状外，常有发热、咳嗽、胸痛、气急、血痰等。痰检虫卵阳性或皮下或肌肉结节活检查到童虫即可确诊。治疗：吡喹酮有特效。

肺性骨关节病（pulmonary osteoarthropathy） 一种原因未明的关节病，临床为慢性经过，表现有多发性关节炎、骨膜炎与杵状指，常累及膝、肘、腕、踝关节。本病 90% 合并胸肺疾病，多发生于周围型肺癌，少数为良性肿瘤。临床上先出现大关节疼痛与肿胀，活动受限。经数月数年后出现肺部症状，故早期发现对早期诊断肺癌有重要意义。

肺性脑病（pulmonary encephalopathy） 其他名称：肺脑综合征、肺源性脑病。重度肺功能不全或慢性呼吸衰竭时的一种神经精神障碍。临床表现为意识障碍，从嗜睡发展为谵妄，或呈兴奋与嗜睡交替发作，转入昏迷。亦有呈现躁狂或抑郁状态，或发作性视、听幻觉和被害妄想。脑电图有助于诊断。治疗：加强通气功能，改善脑缺氧，降低颅内压，维持电解质及酸碱平衡和控制感染。

肺虚咳嗽（cough due to lung deficiency）　中医病证名。由内伤肺虚引起的咳嗽。证见久咳痰白、咳声低弱、短气乏力、自汗畏风、脉弱。治宜补益肺气、化痰止咳，用生脉散加紫菀、白前。肺气阴两虚者，前证兼见面红、低热、口燥咽干、舌红少苔、脉细数。治宜兼用养阴润肺药，如沙参、麦冬、川贝母之类。

肺血管瘤（pulmonary angioma）　肺增生性薄壁血管及间质组成，少见的良性肿瘤。病因不清。肺动脉与肺静脉间有毛细血管吻合支，血液流向阻力低的血管，吻合支不断扩大、体积增大而形成。依累及血管大小，又有海绵状血管瘤和肺动静脉瘤等名称。病人多无症状，若从右到左的分流较大，可有发绀、红细胞增多和杵状指（趾）等。有的可听到血管性杂音。X 线表现为边缘整齐的圆形或分叶状肿块。体层摄影和 CT 扫描可显示出血管瘤与血管的关系。血管造影可确诊。治疗：较大血管瘤可手术。

肺血管源性恶性肿瘤（vasogenic malignant tumor of lung）　起源于肺血管的内皮或外皮的恶性肿瘤。少见。成人多发。本瘤具有良性肿瘤的生长特征。表现为持续性咳嗽、血痰及胸痛。X 线表现为密度均匀、边界较清的块状影，有时肿瘤坏死形成空洞。治疗：手术切除为主，局部转移可放疗。

肺血管造影（pulmonary angiography）　将对比剂注入肺动脉以使肺血管显影的 X 线诊断方法。多用于诊断肺血管畸形、肺血管瘤及动静脉瘘；还可了解肺癌对大血管和心脏的侵袭状况；也可用于肺癌与纵隔肿瘤的鉴别。

肺血流量（pulmonary blood flow）　每分钟流经肺血管的血流量。相当于右心输出量。在大多数情况下，肺血管是被动性扩张，故肺循环压升高时血管扩张，而压力下降时血管回缩，这与体循环有很大不同。肺血流量分布的均匀一致是维持正常气体交换的重要因素。正常人静息状态下肺血流量约为 5.4L/min，运动时可增加到 30～40L/min。病理情况下如甲状腺功能亢进、发热、贫血、低氧血症以及动脉静脉分流等都可使肺血流增加。

肺血流阻力（pulmonary blood flow resistance）　血液通过肺血管系统时产生的阻力。可用下式推算：阻力(R)＝驱动压(P)/血流(Q)［mmHg/(L·min)］。正常肺循环驱动压为 9mmHg，血流量为 5.4L/min，故肺血流阻力为 1.6mmHg/(L·min)，约为体循环阻力的 1/10。正常情况下，肺血流阻力主要来自小动脉和毛细血管，静脉系统阻力极小。低氧血症、二尖瓣狭窄、肺动脉管腔栓塞、血管病变及某些肺部疾病可引起肺血流阻力增加。

肺血栓栓塞症（pulmonary thromboembolism, PTE）　来自静脉系统或右心的血栓阻塞肺动脉或其分支所致的疾病。以肺循环和呼吸功能障碍为其主要临床表现和病理生理特征。临床表现取决于肺栓塞的范围和发作的急缓。突然大块栓塞时有急剧的呼吸困难、呛咳、剧烈胸痛、咯血、烦躁、虚脱。体征有发绀、颈静脉怒张、两肺哮鸣音、心脏奔马律和肺动脉瓣第二音亢进等。首先考虑抗凝治疗。及时控制心衰和休克亦甚重要。

肺循环（pulmonary circulation）　其他名称：小循环。由肺动脉及其分支、毛细血管和肺静脉组成的血液循环系统。由右心室流出的静脉血经肺动脉流向肺的毛细血管，血液达到肺泡壁，在此气体进行交换后，静脉血变成了动脉血，再经肺静脉流回左心房。与肺一起完成吸进氧气和排出二氧化碳的功能。

肺循环周围血管阻力（vascular resistance of pulmonary circulation）　肺循环中的周围血管阻力。计算公式为 PVR＝80(PAPm－LAPm)/Qp。式中 PAPm 为肺动脉平均压，LAPm 为左房平均压，Qp 为肺循环血量。正常值为(67±23)dyne·s/cm^5。如超过 120dyne·s/cm^5 则为异常增高。

肺芽（lung bud）　胚胎喉气管憩室末端膨大发育为左右肺的萌芽组织。其增长迅速，不断分支，形成左右支气管、肺内支气管、支气管树和肺泡。包围肺芽的间充质，发育为肺泡的间质。

肺炎（pneumonia）　病原微生物或其他因素所致的肺实质性炎症。肺炎根据病因分类为细菌性肺炎、非典型病原体肺炎、病毒性肺炎、真菌性肺炎、其他病原体所致肺炎等；根据解剖部位分为大叶性（肺泡性）肺炎、小叶性（支气管）肺炎、间质性肺炎等；按获得方式分为社区（社会环境中）获得性肺炎和医院获得性肺炎等。细菌性肺炎最为常见。病理上主要为肺泡内和肺间质的炎症细胞浸润和纤维蛋白渗出。临床上以发热、咳嗽、气促、呼吸困难以及肺部固定湿啰音为主要表现，胸部影像学表现为急性浸润影。痰涂片和细菌培养对诊断有指导意义。治疗：对症治疗，针对病因给予抗生素。

肺炎克雷伯菌（Klebsiella pneumoniae）　其他名称：肺炎杆菌、弗里德兰德尔杆菌。卵圆形。常成双排列，有较厚的荚膜。多数菌株有菌毛。存在于人的肠道、呼吸道及水和谷物上。当机体免疫力降低，应用免疫抑制剂，或长期大量使用抗生素而致菌群失调时，即可致感染。常见为原发性大叶性肺炎，死亡率较高。也可引起泌尿道和创伤感染；有时导致严重败血症、脑膜炎、腹膜炎等。

肺炎克雷伯菌肺炎（Klebsiella pneumoniae pneumonia）　其他名称：肺炎杆菌肺炎。由肺炎克雷伯菌引起的肺炎。发病急剧，有畏寒、发热、咳嗽、胸痛。痰量多，黄绿色脓性，黏稠，带血或有血痰；1/4～3/4 的病例痰呈典型的黏稠棕红胶冻状。治疗：抗生素、磺胺类药物等。

肺炎球菌（pneumococcus）　属链球菌属革兰氏阳性双球菌。矛头状，无芽孢，无鞭毛，有荚膜，广泛存在于自然界。根据其荚膜多糖抗原性的不同，分型达 80 个型以上。其中Ⅰ型至Ⅲ型致病力最强，可引起人类肺炎和脑膜炎等，其他型致病力微弱或缺乏，但可寄生在人的咽喉内。对磺胺类药物、青霉素、金霉素等均敏感。

肺炎球菌性肺炎（pneumococcal pneumonia）　其他名称：大叶性肺炎。由肺炎链球菌所引起的肺炎。常因受寒、疲劳、淋雨等原因诱发。解剖上以肺段或肺叶受累的急性炎症，经历充血期、红色肝变期、灰色肝变期、消散期等病理过程。临床起病急骤，有寒战、高热、胸痛、气急、咳嗽、咳铁锈色痰等症状，也可伴有消化道和神经系统症状。可有肺实变体征。X 线检查实变期可见按肺叶或肺段分布的大片、均匀致密阴影。首选青霉素治疗，本病预后良好。

肺炎球菌脑膜炎（pneumococcal meningitis）　由肺炎球菌所致的脑膜化脓性疾病。多继发于各种肺炎球菌性肺炎、中耳炎、乳突炎等疾病。呈散发，多见于春、冬季，老年人和 2 岁以下婴儿多见。临床上急起高热、头痛、呕吐、意识障碍，可出现颅内压增高症状和脑膜刺激征，皮肤瘀点少见。脑脊液呈脓性改变。因慢性病灶波及引起脑膜化脓者，易继发复发。血和脑脊液中检出致病菌可确诊。治疗：大剂量青霉素为首选，并根治慢性病灶。

肺炎型流感（influenza of pulmonary inflammatory type）　流行性感冒的一种类型。主要发生在老年人、婴幼儿，有心肺等慢性疾病及用免疫抑制药治疗者。病初与典型流感相似，但发病 1～2 天后病情加重，持续高热，出现气急、发绀、阵咳、咳血性痰等。X 线胸片显示双肺弥漫性结节阴影。周围血象白细胞总数较低，中性粒细胞减少。治疗：早期可用金刚烷胺和金刚乙胺，合并细菌感染时酌情选用抗生素及对症治疗。

肺炎性假瘤（pulmonary inflammatory pseudotumor）　较少见的非特异性炎症所致的肿瘤样改变，其实质为肺内慢性炎症增生性肉芽肿病变，非真性肿瘤。病因不明。因其组织病理学表现复杂，曾有不同名称，如浆细胞瘤、黄色瘤、硬化性血管瘤等，常需与肺癌或肺良性肿瘤相鉴别。若全身情况允许可行手术。

肺炎衣原体（Chlamydia pneumoniae）　只有一个血清型，是新发现的新种衣原体。人类是肺炎衣原体的唯一宿主，无动物储存宿主。主要寄生于人类的呼吸道，系人与人之间经飞沫和呼吸道分泌物传播，是引起呼吸道感染的重要病原体之一。

肺炎衣原体肺炎（chlamydia pneumoniae pneumonia） 由肺炎衣原体引起的急性呼吸道感染伴肺炎。感染者多为青少年。人-人传播。发病潜隐。常见症状为发热、咳嗽、咽痛、寒战和肌痛，少数可有相对缓脉、肝脾大等。查体肺部可闻啰音。X线检查及痰液或咽拭子培养分离出肺炎衣原体可确诊。红霉素治疗有效。

肺炎支原体（Mycoplasma pneumoniae） 支原体属的一个种。生长缓慢，肺炎支原体肺炎的致病菌。大小为 $0.2\sim0.3\mu m$，最小的颗粒仅为 $0.08\mu m$。由于没有细胞壁，具有较大的可塑性，呈现高度的多形态性，可通过滤器。在 1.4% 琼脂培养基上培养 $3\sim10$ 日可形成油煎蛋状菌落，一般通过飞沫传播，引起呼吸道外源性感染，主要引起人肺炎支原体肺炎。在豚鼠血琼脂上，围绕菌落形成一个清楚的溶血区，可作为重要的诊断特征。

肺炎支原体肺炎（Mycoplasmal pneumoniae pneumonia） 旧称原发性非典型肺炎、伊顿（Eaton）因子肺炎、冷凝集素肺炎。由肺炎支原体引起的急性呼吸道感染伴肺炎。本病多发生于儿童和青年人、中年人，秋冬季多见。肺部病变呈斑片状或融合性支气管炎或间质性肺炎。起病缓慢，症状轻重不一，轻者可无症状。早期有乏力、头痛、咽痛、发冷、发热、肌肉酸痛等症状。得病后 10 天血清特异性补体结合试验出现阳性结果，效价 1∶40∼1∶80 为诊断本病的重要依据。红细胞冷凝集试验阳性效价在 1∶32 以上有助于诊断。红霉素治疗有效。

肺羊水栓塞症（amniotic fluid embolism of lung） 分娩时羊水进入肺血管系统所致的严重妊娠并发症。多发生于多胎经产妇。分娩时或分娩后病人突然出现呼吸困难、胸闷、发绀、咳嗽、烦躁不安、脉细弱、血压下降、休克与昏迷，但无胸痛。两肺闻及哮鸣音或水泡音。抢救：加压给氧，大剂量肾上腺皮质激素，抗休克和治疗肺水肿，防治凝血障碍和肾功能不全。

肺野（lung field） 在 X 线胸片上为充气的肺组织所占据的区域。在正位胸片上，可把两侧肺野各分成九个区域：在横的方面，以第 2 和第 4 肋骨前端下缘水平画线，将肺野分成上、中、下 3 区；在纵的方面，则将肺野均等地分为内、中、外 3 个带。

肺叶（pulmonary lobe） 肺内由一个肺叶支气管及其所属的肺组织构成的部分。左肺由斜裂分为上、下两个肺叶；右肺除斜裂外，还有一个水平裂将其分为上、中、下三个肺叶。

肺叶切除术（pulmonary lobectomy, lobectomy of lung） 切除有病的肺叶的治疗方法。局限于一个肺叶的病变，可按肺的解剖结构将严重影响肺功能或人体健康的肺叶切除。常见疾病为肺结核瘤、各类空洞、无明显肺门转移的肺癌、肺脓肿、肺囊肿，以及支气管扩张症。有时病变超出一叶的范围，累及部分相邻肺叶的肺组织，可行双叶切除、肺叶加肺段或肺叶加楔形切除术。按其处理肺动脉、肺静脉及支气管的顺序又分为顺行性肺叶切除术和逆行性肺叶切除术。

肺移植（lung transplantation） 将同种异体的健康肺移入肺切除病人体内并使之成活的方法。目的是治疗某些肺组织严重破坏、呼吸功能无法恢复的病人。由于术后排斥反应和继发感染难以控制，目前效果不佳。

肺阴（lung yin） 中医术语。指滋润肺脏的阴液。肺受脾气上输的水谷精气所滋养，又受肾水的濡润，合称肺阴，它与肺气相互为用。肺阴不足会出现干咳、咯血、潮热、盗汗等症。

肺阴虚（deficiency of lung yin） 中医证候名。因久咳伤阴；或久病体弱，发汗太过；或邪热耗损肺阴所致。临床表现既有肺虚，亦有阴虚之证。症见干咳少痰、潮热盗汗、两颧潮红、手足心热、咽燥音哑、舌红干、少苔、脉细数；若虚火伤络则痰中带血。治宜养阴润肺。

肺隐球菌病（pulmonary cryptococcosis） 新型隐球菌感染引起的亚急性或慢性内脏真菌病。主要侵犯肺和中枢神经系统等。孢子从呼吸道吸入感染肺部。常有周身血行播散，引起脑膜炎、脑部病灶；也可侵入淋巴结、骨骼、皮肤等。呼吸

道症状常轻微，轻度咳嗽，咳少量黏液痰，或有少量咯血。少数病人的病灶延及胸膜，可有胸痛，甚至引起胸膜渗液或脓胸。从痰、脓液、脑脊液中可分离出隐球菌予以诊断。治疗：抗生素。

肺硬化（pneumosclerosis） 肺部由于病理性纤维组织的广泛增生致使肺组织形成瘢痕硬化。如肺结核病的广泛纤维化而发生肺硬化。

肺痈（pulmonary abscess） 中医病名。指肺部发生痈疡而咳吐腥臭脓痰脓血的病证。多由外感风热邪毒，或风寒化热蕴肺、肺受热灼、热壅血瘀、郁久腐败化脓所致。症见发热寒战、胸痛、咳嗽气喘、吐出腥臭脓痰或脓血。治宜清肺化痰、解毒排脓；用千金苇茎汤加鱼腥草、野荞麦等。

肺淤血（stasis of blood of lung） 在左心功能不全时，左心室不能将腔内的血液及时输送到体循环，导致血液淤积在肺静脉。肺淤血伴有肺静脉压升高，肺毛细血管压力也随之升高。肺淤血严重时可出现肺水肿。临床主要表现为呼吸困难。X线表现为肺静脉扩张，肺门阴影增大，肺门血管影边缘模糊结构不清。肺门血管影无明显搏动。治疗应改善心功能。

肺原发性横纹肌肉瘤（rhabdomyosarcoma of lung） 由多形性细胞和巨噬细胞等组成的原发肉瘤。极少见的肺部肉瘤。病理上分四型：巨块型，多见；息肉型，次之；结节型，较少；混合型，罕见。组织学上分四型：多形型、腺泡型、胚胎型和葡萄状型。早期常无症状，合并感染有咳嗽和痰血等。肿瘤增大可产生压迫症状。X线检查见肿瘤多生长在肺野周围，发展迅速，呈致密结节或块影，边缘清晰，无毛刺或子灶。本病确诊有赖于组织病理学证实。治疗：手术切除，预后不佳。

肺原发性淋巴瘤（pulmonary lymphoma） 起源于肺或仅侵犯肺及其区域性淋巴结的淋巴瘤、确诊后至少 3 个月无肿瘤播散证据者。男多于女，常在 20～40 岁起病。病程长。表现为咳嗽、咯血、胸痛、胸闷、体重减轻等。部分病人可出现间歇性发热、皮肤瘙痒等。胸部 X 线以外周型肺内块状影多见，常呈巨块状。后期肺、纵隔淋巴结肿大。CT、B 超、纤维支气管镜检查有助于诊断。病变组织活检可确诊。治疗：手术切除或放、化疗。

肺源性呼吸困难（pulmonary dyspnea） 各种气道、肺组织或胸廓疾病等原因影响呼吸功能所引起的呼吸困难。为临床常见症状，呼吸困难的一个类型。其中又可分吸气性、呼气性、混合性 3 型。①吸气性呼吸困难，由于喉、气管、大支气管的炎症、水肿、肿瘤或异物等引起狭窄或梗阻所致。表现为呼吸深而慢，吸气时特别困难。②呼气性呼吸困难，由于肺组织弹性减弱和小支气管痉挛所致。表现为呼气时间延长和特别费力，常伴有哮鸣音。多见于支气管哮喘、慢性阻塞性肺气肿、喘息性支气管炎等。③混合性呼吸困难，由于广泛性肺部病变呼吸面积减少，影响换气功能所致。见于重症肺炎、严重肺结核、晚期硅沉着病、大量肺不张、大量胸腔积液或自发性气胸等。

肺源性心脏病（cor pulmonale） 简称肺心病。由于肺组织或肺动脉及其分支的病变，引起肺循环阻力增加，因而产生肺动脉高压，导致右心室增大伴有或不伴有充血性心力衰竭的一组疾病。按病程的缓急可分为急性和慢性两类。治疗：处理原发病，控制感染，改善呼吸及心脏功能，吸氧，利尿等。

肺脏死亡（lung death） 其他名称：呼吸性死亡。系指由于呼吸先停止而引起的死亡，即呼吸停止是直接死因，继之心脏停搏。肺脏死亡多由于肺部严重病变而引起的呼吸衰竭，或者呼吸道阻塞、胸腔病变、创伤、呼吸中枢受压麻醉等引起。实验室检查血液的氧含量显著降低，是肺脏死亡有别于心脏死亡的重要指标。

肺胀（lung distention syndrome） 中医病证名。胀病之一。咳嗽气喘而胸部胀满不适的症状。有虚有实，随证施治。

肺真性淋巴瘤（true lymphoma of lung） 原发在肺组织内而无周身淋巴结肿大的霍奇金淋巴瘤和非霍奇金淋巴瘤。好发于中、老年人。肿瘤多局限于肺上叶，常伴肺门淋巴结肿大。

F

半数病人无症状，少数有发热、消瘦、咳嗽、胸痛，重者有胸闷、气急和不规则发热。X线及经纤维支气管镜或胸腔镜肺活检可获确诊。治疗：单个局限病灶可手术切除；多发病灶可选用化疗、放疗和激素疗法。

肺脂肪瘤（pulmonary lipoma） 肺部脂肪组织形成的良性肿瘤。极少见。按发病部位分两型：支气管脂肪瘤，常呈哑铃状，阻塞气管常引起咳嗽、咯血、阻塞性肺炎、肺不张、支气管扩张等；胸膜下脂肪瘤，更少见，常无症状。治疗：经支气管镜或手术切除。

肺脂肪栓塞症（pulmonary fat embolism） 脂肪栓子阻塞肺小动脉和毛细血管或较大血管。常见于骨折时。如果进入肺内的脂肪量达到9～20g，使肺循环血量减少3/4，可引起急性右心衰竭，致病人猝死。肺内轻度的脂肪栓塞常引起出血。治疗：高浓度氧疗，大剂量肾上腺皮质激素和利尿剂。

肺主气（the lung controls vital energy） 中医术语。肺的主要功能之一。包括两方面：一是主呼吸之气，通过肺的呼吸，吸入自然界的清气，呼出体内的浊气，不断吐故纳新，是人体内外气体交换的主要器官。二是主一身之气，体内各种气机活动，营卫之气、宗气、元气的生成和盛衰，均与肺有密切关系。气，是人体赖以维持生命活动的重要物质。《素问·五脏生成篇》："诸气者，皆属于肺。"说明肺不仅司呼吸，整个人体上下表里之气均为肺所主。

肺主肃降（the lung energy should keep pure and descending） 中医术语。肃降，清肃下降之意。肺气宜清宜降，是肺的生理特点之一。肺气活动以清静下降为顺，才能保持其正常功能及三焦水道的畅通。如肺气失降，就会出现气喘咳嗽或小便不利而导致水肿等症。

肺主治节（the lung is responsible for coordinating the activities of viscera） 中医术语。肺的功能之一。治节，即治理、调节之意。主要是指肺和心的功能必须相互协调以共同保持正常的呼吸和气血循环等生理功能，尤其强调肺气对心神、心血的辅助作用。

肺转移性肿瘤（metastatic tumor of lung） 肺外部的肿瘤经某种途径转移到肺。有时也将肺肿瘤的肺转移归于其中。以血行播散为常见，几乎任何癌症都可转移到肺。早期症状少，有咳嗽、痰血等。转移到胸膜，出现癌性淋巴管炎，可有胸痛、血性胸水、呼吸困难等表现。上腔静脉受压，可出现相应症状。X线具有多种表现，可为单个、多个或弥漫性肺结节。纤维支气管镜、CT检查等对诊断有价值。治疗：以对原发灶的处理为主，少数可切除转移病灶。

肺总量（total lung capacity，TLC） 肺所能容纳的最大气体量。即肺活量加残气量。正常成人的肺总量为5 500～6 000ml。因年龄、体型、锻炼程度等不同，个体存在着一定的差异。肺总量减少见于肺组织广泛性病变、纤维化、肺不张、胸膜腔积液、气胸等，因肺泡扩张受限，故肺总量减少。肺总量增加可见于肺气肿或阻塞性通气，因呼气阻塞，肺泡内气体滞留，肺泡扩张，故肺总量增加。

肺组织胞浆菌病（pulmonary histoplasmosis） 荚膜组织胞浆菌经呼吸道吸入而引起的肺部真菌病。一种原发性真菌病。组织胞浆菌分为美洲型和非洲型两型。可通过淋巴-血行播散到全身各器官。症状随表及系统而异。全身淋巴结大、肝大、咳嗽、多痰、不规则发热、贫血、腹泻、皮肤或黏膜溃疡等均属常见。以痰、组织、血、骨髓的真菌培养阳性确诊。治疗：抗生素。

肺组织细胞增生症 X（pulmonary histocytosis X，PHX） 原因不明的异常组织细胞肺浸润及嗜酸肉芽肿形成。包括莱特勒-西韦（Letterer-Siwe）病（多脏器的组织细胞和嗜酸性粒细胞浸润）、汉-许-克（Hand-Schüller-Christian）病（眼球突出、尿崩症及颅骨缺损三联征）和嗜酸性肉芽肿三种系统性疾病。临床有咳嗽、气急及反复气胸发作。X线、肺活检及肺泡灌洗液检查可以确诊。戒烟，对症及扩血管治疗。也可行肺移植术。

费-伊综合征（Fisher-Evans syndrome） 伴有血小板减少的自身免疫性溶血性贫血。临床表现有苍白、黄疸，血红蛋白尿及脾大、紫癜、瘀斑、鼻出血、月经过多、消化道出血甚至颅内出血等出血倾向。感染、妊娠、分娩可使病情加剧或引起急性暴发作。

费尔蒂综合征（Felty syndrome） 以慢性类风湿性关节炎改变为主的一组症候群。除类风湿性关节炎表现外，尚可伴有脾大、下肢皮肤色素沉着、慢性皮肤溃疡、干性角膜炎、粒细胞减少、贫血及血小板减少等。该病病人血清类风湿因子测定多为阳性。部分病例在脾切除后，可见血液方面症状短期缓解。治疗：同类风湿性关节炎。

费-科斑（Filatov-Koplik spot） 见科氏斑。

费林反应（Fehling reaction） 葡萄糖及其他还原糖遇硫酸铜溶液和碱性酒石酸盐溶液形成红色沉淀。

废电池（waste battery） 不具供电能力而废弃的电池。通常指废弃的化学电池，包括干电池和蓄电池。废电池含有酸、碱及铅、锰、镍、汞等重金属，如不妥善收集处理，会对环境造成严重污染。

废金属（metallic scraps） 冶金工业、金属加工工业丢弃的金属碎片、碎屑，以及报废的金属器物等。包括消费活动中废弃的金属包装容器和报废的车辆等。废金属可回收利用，如回炉冶炼成为再生金属。

废热（waste heat） 通常指人类活动和能源消费过程中直接向环境释放的热量。主要是热力装置及设备的散热、排放的热气和热水，以及温度高的废物释放的热量等。

废水（waste water） 生活或生产活动中产生的液状废弃物，常常含有有毒、有害组分。

废水化学处理（chemical treatment of wastewater） 采用中和、混凝、化学沉淀、氧化、电解等方法去除废水中污染物质的过程。通常是通过化学反应改变废水中污染物质的性质，使其从溶解、胶体或悬浮状态变为沉淀或漂浮状态，或从固态变为气态，进而从水中去除。

废水生物处理（biological treatment of wastewater） 其他名称：废水生化处理。利用微生物（细菌、真菌或原生动物等）的代谢作用分解水中有机污染物的过程。按作用微生物的类型不同，可分为需氧生物处理和厌氧生物处理。主要方法有活性污泥法、生物膜法、氧化塘法、土地处理系统等。

废水物化处理（physico-chemical treatment of wastewater） 通常指由物理方法和化学方法组成的废水处理系统。主要采用离子交换、吸附、萃取、膜分离技术等进行废水净化处理。

废水物理处理（physical treatment of wastewater） 采用沉淀、浮选、过滤、离心分离等方法分离和去除废水中不溶解的悬浮固体（包括油膜、油品）的过程。

废物包装（waste packaging） 利用容器或包装材料盛装废物及其技术。主要目的是便于废物的运输、处理和处置。各种不同性质的废物，其包装要求不同，如反应性废物必须进行防潮包装。

废物固化（waste solidification） 将废物掺和并包容转变在惰性的、密实的固体基材中的处理方法。按固化基材不同，可分为水泥固化、沥青固化、玻璃固化、陶瓷固化、合成剂固化等。主要用于放射性废物及危险固体废物处理。

废物回收（waste recycle，waste recovery） 将废弃物品回收再利用或将其转化为再生品和原料的收集及预处理活动。是废物资源化的前期过程。我国各大中城市都设有较完备的废物回收系统，回收废金属、废纸、废布、废塑料、废旧设备等。

废物交换（waste exchange） 一个企业产生的废弃物作为另一个企业的原材料，实现物质的闭路循环和能量多级利用的过程。通常由废物交换中心在废物产生者和可能的使用者之间进行组织协调，将废物纳入流通领域，以实现废物交换和资源化。

废物热解（thermal decomposition of waste） 无氧或缺氧条件下高温处理废物的过程。多用于有机固体废物处理。通过有机物受热发生分解反应，达到废物减量化和转变为干净的、惰性的、便于处置的固体废物。

废物预防（waste prevention） 采用清洁生产工艺，清除或控制废弃物的产生和排放。

废物资源化（reclamation of waste） 采用废物回收、交换、

再加工或技术处理，使已经产生的废弃物重新变成可用物质或能量的活动。是物质资源和能量资源在人类生活和生产活动中实现循环利用的过程，也是防治环境污染的根本途径。

废物最小化（waste minimization） 其他名称：废物最小量化。采用清洁生产工艺，通过优化产品设计、合理使用原材料和能源、改进生产工艺、加强生产管理等综合措施，对生产全过程进行控制，使资源消耗、污染物产生和处理处置量减到最低限度的过程。

沸点（boiling point，BP） 纯液体的特性温度。在该温度时，液体的蒸气压与外界的大气压力相等。液体在沸点时往往从内部形成气泡而蒸发，产生沸腾现象。一般按外界为1大气压（101.3kPa）记载沸点温度。

沸腾干燥[法]（fluid-bed drying） 其他名称：流化干燥。一种干燥方法。用热空气使待干燥的湿物料悬浮呈流态化，类似沸腾的状态，热空气在悬浮的湿物料间通过，在动态下进行热交换，达到干燥目的。沸腾干燥效率高、速度快、温度低、产量大，适用于同品种产品的连续生产。

痱（hemiplegia after apoplexy） ①其他名称：风痱、中风痱。中医病证名。一种中风后遗症。症见肢体瘫痪、身无痛，或有意识障碍、手足痿废而不能伸屈。治宜化痰、活血、通络，以及针灸、按摩。②痱子。一种夏季因出汗不畅所致的皮肤病。

痱子（miliaria） ①人体在温度高、湿度大的环境中，由于汗管和汗孔的闭塞引起汗液潴留，导致汗液渗入周围组织引起的炎症反应。临床分为白痱、红痱、深脓痱3种。表现为密集的小水疱、丘疹、丘疱疹和脓疱疹。可有瘙痒、刺痛、灼热感。好发于颈、额、胸、背、肘窝、婴幼儿头面部。治疗：清热通风及局部干爽；外用痱子粉及炉甘石洗剂；重者口服香薷饮等。②中医病名。其他名称：痱汗疹、痱疱、痱疮。指汗泄不畅所致的一种皮肤病。由于暑湿蕴蒸，汗泄不畅所致。多见于炎夏，以小儿肥胖者易患。好发于头面、颈项、腹、背、肩、股等处。皮肤汗孔处发生密集如粟米样的红色丘疹，迅速变为小水疱或小脓疱，自觉瘙痒及灼热感，常因搔抓而继发感染引起痱毒（汗腺炎）。治宜清暑解毒利尿。内服清暑汤或绿豆汤代茶饮，外扑六一散和痱子粉。

分贝（decibel） 声强级的一种单位。是贝尔的1/10。

分辨力（resolving power） 超声的分辨力指超声能探测物体的最小直径，分辨力是由波的长短来决定的。超声诊断对病变的分辨能力，由于存在绕射现象，超声波长必须小于其传播途中的病灶直径时才能形成反射，也就是说病灶必须大于波长的1/2时才能产生反射。所以频率越高，波长越小，分辨力越强，但穿透力降低。

分布（distribution） 药物吸收并进入体循环后向机体各有关组织、器官或体液转运的过程。一旦药物在血浆与机体的这些组织、器官或体液之间的分布达到了动态平衡，即可认为分布过程已经结束，从分布相进入了分布后相。

分布容积（distribution volume） 药剂学术语。体内药量与血药浓度的比值。为反映药物在体内分布特征的重要参数。即：$V_d = x/c$，式中 V_d 为分布容积，x代表体内药量，c为血浆药物浓度。V_d 值可反映药物在血浆以外组织的分布力，越大表示向组织的分布能力越强；反之则表示分布能力差，而主要集中在血浆内。

分层抽样（stratified sampling） 随机抽样的一种方法，即先按某种特征将总体分为若干组别、类型或区域（统计上称层），再从每一层内进行随机抽样，组成样本。例如在一个较大地区调查儿童身体发育的某项指标，可划分为平原、山区、沿海等几个层，再按各层比例随机抽样。这样可使每层中观察值的变异度小些，样本的代表性加强，各层间还可作比较分析。

分层阻滞现象（different levels of block phenomenon） 其他名称：多层阻滞现象。心脏房室传导系统在传导方面有水平分离，所引起的不同层次的组织传导速度和应激时相均不相同。最易发生在房室连接区。

分段诊刮（segmental diagnostic curettage） 分别刮取宫颈管与子宫腔内膜进行检验的诊断方法。操作必先取颈管内组织，器械不能超过颈管内口；然后再取宫颈内组织。本法用来鉴别宫颈管腺癌与子宫内膜腺癌，了解子宫内膜癌是否已蔓延到颈管，以决定治疗方案及手术范围。

分光光度滴定（spectrophotometric titration） 在定量滴定分析时，被测组分、滴定剂或反应产物具有光吸收性，即可采用测定滴定体系的吸光度变化来指示滴定的终点，完成滴定分析。是测定蛋白质氨基酸组成的常用方法。

分光光度法（spectrophotometry） 其他名称：吸光光度法。利用棱镜或光栅获得波带宽度很窄的较纯的单色光，可以连续任意选择波长。它不仅能测定有色物质，也能测无色物质，测量范围可扩展到紫外和红外。获得的吸收光谱曲线上的最大或最小吸收波长及吸收系数均为定值，可作为定性依据；测得吸光度值可进行定量分析。并且在同一样品溶液中可同时测定两种以上物质。所用仪器为分光光度计。

分光光度计（spectrophotometer） 分光光度计是利用棱镜或光栅分光得到连续变化并具有一系列波长的单色光，从而测量物质对不同波长光的吸收度（或透光强度）的仪器。分光光度计使用的光谱范围分为：①可见光区（400～800nm）分光光度计，如72型、721型分光光计。②紫外到可见光区（187～1 000nm）分光光度计，如751型分光光度计。③红外区（2.5～25μm）分光光度计。前两种分光光度计主要用于定量分析以及定性分析；后一种分光光度计主要用于定性、确定物质分子结构以及定量分析。

分节运动（segmental enterokinesia） 小肠运动形式之一。小肠因环形肌在许多点同时收缩和舒张以呈现多节段的节律性运动。收缩后变为舒张，舒张后变为收缩，又形成新的节段。其生理意义在于使食糜与消化液充分混合，便于化学性消化；使食糜与肠壁紧密接触，为吸收创造条件；挤压肠壁利于血液和淋巴回流。

分解代谢（catabolism） 包括生物分子或营养物在机体内的降解和产能反应，是机体内新陈代谢的重要组成部分。亦指在细胞内复杂化合物或大分子分解为小分子化合物的生物过程。在此过程中的各种中间产物称为分解代谢产物。

分离蛋白（separated protein） 由油料中提取出含量高的蛋白质。用氮溶解指数90以上的蛋白质未变性的粗粉为原料，在pH值7～9的稀碱中使大豆或油料蛋白质溶解，分离出去纤维素等不溶物，再将溶液pH值调到4.5，使蛋白沉淀，除去可溶物，使沉淀物中和、干燥即可得到分离蛋白，其蛋白质含量为90%以上。可用作食品强化剂或制成各种食品。

分离定律（law of segregation，Mendel first law） 其他名称：孟德尔第一定律。一对基因在杂合状态下各自保持独立性，在配子形成时，彼此分离到不同的配子中去，在通常情况下，F_1 配子分离比是 1∶1，F_2 表型分离比是 3∶1，F_2 基因型分离比是 1∶2∶1。由奥地利学者孟德尔在19世纪中叶首次提出。它与"自由组合定律"一起，奠定了遗传学的理论基础。大量的事实证明，这两条规律不仅适用于植物、动物，也适用于人类的某些性状与疾病的遗传。例如人的褐色眼与蓝色眼，耳垂的有无，侏儒症及多发性结肠息肉等。

分离麻醉（dissociative anesthesia） 意识与感觉分离的麻醉。以氯胺酮抑制丘脑使中脑和大脑皮质联系通路受干扰或"离群"，病人不感手术疼痛，但意识仍醒觉。氯胺酮对循环、呼吸的抑制较轻，对肝肾功能无损害，可经肌肉或静脉给药。常用于小儿、烧伤、休克病人的手术。

分离培养（isolated culture） 把细菌画线接种于固体培养基表面，经一定时间孵育后，在培养基表面生长出肉眼可见的、孤立的细菌集团的培养法。这种各自孤立的细菌集团，称为菌落。每一个菌落通常是由一个细菌不断分裂增殖堆积成的纯种细菌。各种细菌菌落的大小、形状、色泽、表面光滑或粗糙、湿润或干燥、边缘是否整齐、透明度等均各具特点，有助于鉴别细菌。应用此法检测细菌，阳性率比直接涂片镜检高，但时间较长。

分离性感觉障碍（dissociated sensory disorder） 在同一部位内有某种感觉障碍（如皮肤温、痛觉缺失），而其他感觉（如皮肤触觉）仍保存的状态。当脊髓后角或前联合损伤时出现的感觉障碍。其原因是触觉可经后索的深部感觉束传导，因

F

此触觉不受影响。而痛觉传导的第二级神经元在后角，接续的纤维要经过脊髓前联合交叉到对侧，这两个部位受损，痛觉不能上传，故而丧失。

分离性焦虑（anxiety of separation） 当儿童与亲人（常是母亲）暂时或预料到要分离（如早上去上学）时出现的严重焦虑。如怕分离后亲人被伤害或不能再见，因而不愿上学，做噩梦。每当出现分离情境时就出现头痛、呕吐或焦虑、哭泣、愤怒等。患儿长大后多可自愈。

分离性木僵（dissociative stupor） 见游离性木僵。

分离性漫游［症］（dissociative fugue） 见游离性漫游［症］。

分离性斜视（separate squint） 昏迷病人的一种体征。昏迷病人眼球静止时可见到两眼球向相反方向偏斜。如一眼向上，一眼向下称为垂直性分离斜视。说明昏迷程度较深。

分离移位（divided displacement） 骨折后折端在同一纵轴上互相分离的现象。

分裂期（division stage） 细胞增殖周期主要过程之一。此过程的特点是：蛋白质合成降到最低水平，核糖核酸（RNA）合成基本停止。染色质转变成染色体，纺锤体形成并牵拉染色体均分为二，进入两个子细胞，最后完成一个细胞周期。真核细胞的分裂主要包括有丝分裂和减数分裂两种。前者是有机体中细胞增殖的主要方式，受精卵的分裂、个体的发育、衰老细胞的更新、损伤组织的修复等都是通过此种分裂方式实现的；减数分裂则是一种特殊的有丝分裂，其结果是生物体产生配子（精子或卵子）。

分裂情感性精神病（schizoaffective psychosis, SAP） 其他名称：混合型精神病、循环型精神病。具有典型的抑郁或躁狂病相，同时兼有精神分裂症症状。多发病于青壮年，女性居多。起病较急，常有诱因，呈间歇性发作。病前个性无明显缺陷，部分病人可能有分裂症、躁狂抑郁性精神病或癫痫家族史。病后不遗留明显缺陷。治疗：药物，电休克。

分裂情感障碍（schizoaffective disorder） 同时出现情感症状和分裂症症状都突出的发作性障碍。其发作既不符合分裂症，也不符合躁狂或抑郁的诊断。依情感障碍的特征可分为躁狂型、抑郁型和混合型。

分裂型人格障碍（schizotypal personality disorder） 见分裂样人格障碍。

分裂性感觉障碍（divided sensory disorder） 只有深部感觉缺失，而浅感觉（痛、温、触、压觉）仍保存的状态。

分裂样精神病（schizophreniform psychosis） 见精神分裂症样精神病。

分裂样人格障碍（schizoid personality disorder） 其他名称：分裂型人格障碍。病人表现为退缩、孤僻、害羞、胆怯、不爱交往、沉默、缺乏进取性、人际关系抱不介入态度，同时具有怪异思维和行为。强调预防。以心理治疗为主。

分流性肾炎（shunt nephritis） 脑室-心房（或颈静脉）或动静脉瘘感染后所继发的肾小球肾炎。多在感染后 1 个月至 6 年内发生。最常见的肾损害是镜下血尿和中等度蛋白尿，可伴有贫血、肝脾大和氮质血症。治疗：控制感染，去除分流管。

分泌（secretion） 人和动物的某些细胞、组织或器官，合成和释放某种或某些特殊化学物质的过程。有分泌功能的组织称腺体，如唾液腺分泌唾液。

分泌蛋白质（secretory protein） 被细胞分泌至细胞外的一种蛋白质。这类蛋白质合成后不在本细胞内使用，而是分泌到血液中，再到靶细胞去发挥其功能。

分泌型免疫球蛋白 A（secretory immunoglobulin A, secretory IgA） 人乳汁中含有的一种免疫球蛋白 A。与人血浆中的免疫球蛋白 A 在结构上有所不同。它比血浆中的同一物质多两条糖多肽。能耐受酶的作用与 pH 值的改变，不易被破坏。它可以作用于胃肠道黏膜细胞，促进其免疫作用，又可有效地防止吸收异体大分子蛋白质和细菌。有利于婴儿对一些疾病的预防。

分泌性腹泻（secretory diarrhea） 消化液异常大量分泌超过肠道重吸收能力而致的腹泻。霍乱弧菌外毒素引起的大量水样腹泻，以及产毒素的大肠埃希菌感染，某些胃肠道内分泌肿瘤，如胃泌素瘤、血管活性肠肽（VIP）瘤所致的腹泻均属于分泌性腹泻。

分泌液（斑）检验（examination of secretion stains） 其他名称：排泄液（斑）检验。对人体各种分泌液、排泄液的检验。如阴道液（斑）、汗液（斑）、尿液（斑）、精液（斑）、唾液（斑）、乳汁、粪便等，是法医物证检验中的主要项目，能为侦破案件提供线索和起到证据作用。以精液斑、阴道液斑和唾液斑等检验为多见。

分娩（delivery, labor） 指妊娠 28 周以后，有独立存活能力的胎儿及其附属物（胎盘、胎膜、脐带、羊水等）自子宫内排出的过程。正常的分娩过程分 3 个阶段，称为产程。从临产到子宫颈口开全称为第一产程；从子宫颈口开全到胎儿娩出称为第二产程；从胎儿娩出到胎盘、胎膜等附属物全部排出称为第三产程。分娩过程结束后，子宫肌肉收缩，体积减小，仅有少量血液流出。

分娩机制（mechanism of labor） 胎儿先露部随着骨盆各平面的不同形态，被动地进行一系列适应性转动，以其最小径线通过产道的全过程。以枕左前位为例来说明分娩机制有如下几个过程：①衔接；②下降；③俯屈；④内旋转；⑤仰伸；⑥复位及外旋转；⑦胎儿娩出。

分娩监护仪（delivery monitor） 观察分娩过程中产妇宫缩情况及胎儿在母体内状况的监护仪器。由胎心探测器、宫缩强度换能器、计算机、宫缩放大器、胎心率读数器、报警装置及二导记录器组成。能记录产妇宫缩阵痛曲线和胎儿心搏数，适用于各类难产监护。

分娩期并发症（complication in labor） 在分娩过程中发生的异常经过与病理改变，常影响母儿的健康和生命安全。是影响围产妇与围产儿死亡率的重要因素。常见的分娩期并发症有子宫破裂、产后出血、胎膜早破、脐带异常、羊水栓塞、胎儿宫内窘迫等。因此，防治分娩期并发症是产时保健的重要内容。

分娩前后心脏病（peripartal heart disease） 有的孕妇在妊娠后期或产后出现无其他心脏病病因可查的心力衰竭。是一种原发性心肌病。多见于年长、多胎而长期营养不良的产妇，下次产后可再发。表现为气急胸痛、咯血、血压增高；重者出现左心衰竭、右心衰竭、心律失常和栓塞性并发症。治疗：主要针对心力衰竭、心律失常和栓塞性并发症予以处理；避孕或绝育。

分娩先兆（premonition of labor） 临近分娩之前出现的一些征象，预示产妇就要临产。常见的征象有：①出现不规律宫缩。这种宫缩并不逐渐增强，持续时间短少于 30s，不使宫颈口扩张，可伴有轻微腰酸，休息后多停止，故又称假阵缩。②阴道有血性分泌物排出，俗称见红。此分泌物是宫颈口处胎膜与子宫壁分离、毛细血管破裂引起少量出血，血液与宫颈管内黏液相混合而成。此现象是分娩较可靠的征象，一般在 24～48h 内分娩开始。

分配血管（partition of blood vessels） 指从大动脉至小动脉、微动脉之间的动脉血管。这些血管壁上富有平滑肌，易受神经、激素以及代谢产物的调节而收缩或舒张从而改变血流的阻力以及由其所供应的组织的血流量。

分散相（disperse phase） 其他名称：分散物质。分散体系中被分散的物质。分散体系中分散其他物质的物质称为分散介质。

分析电镜术（analytical electron microscope） 其他名称：电镜 X 线显微分析术。这种技术是研究细胞和组织内元素的种类、分布和含量的新技术。测定原理是利用电镜产生的电子束，轰击样品，引起样品原子内电子层跃迁，不同元素发射出不同频率的 X 线，通过检测 X 线波长或能量即可对样品元素进行定性和定量分析。如测定细胞内钠、钾、钙等及微量元素。

分析流行病学（analytical epidemiology） 其他名称：分析性研究。是为探讨假设的一些因素中是否与疾病有因果关系而设计的特殊调查研究。根据疾病在人群中的分布，提出工作假设，进行回顾性或定群调查，分析影响分布的原因，评价防治措施的效果。

分析器（analysor, analyzer） 巴甫洛夫学派生理学专门术语。指人和动物感受和分析某种刺激的整个功能系统，包括感受器、传入神经通路和相应各级神经中枢。分析器可以根据构成其外周部分的感受器的种类命名，也可以根据刺激的种类命名，如视（或光）分析器、听（或音）分析器、嗅分析器、味分析器、皮肤分析器、内部（或内感受性）分析器、肌肉（或运动）分析器等。

分析天平（analytical balance） 对药品、试剂作精密称量和分析测量的衡量仪器。主要由天平、阻尼器、照明器、变压器及砝码等组成。一般感量为 0.1mg，最大称量 200g。

分析研究（analytic studies） 流行病学研究。根据逻辑推理的原则，先形成假设，然后对假设进行验证的分析方法。根据疾病的分布特征，对疾病的原因可提出一种或多种假设，但最后必须验证此假设是否真实。

分叶核粒细胞（segmented granulocyte） 成熟粒细胞。细胞呈圆形，直径 $10\sim16\mu m$。胞核分成数叶，叶与叶之间有细丝相连或完全断开。胞质中含有特异性颗粒，可分为中性、嗜酸性、嗜碱性分叶核粒细胞 3 种。

分叶肾（lobulated kidney） 其他名称：胎儿性分叶肾。新生儿期，肾呈分叶状，随着肾组织的继续发育，体积增大，原有凹陷处变平滑，而某些成年人仍保留新生儿期肾形状的畸形。发生率很高，故认为属正常变异。常无临床表现。

分叶征（sign of lobulation） 肺门肿块生长时受到支气管和血管的阻碍，使其非阻碍处呈膨出的弧状，而其受阻碍处呈内凹形。X线表现为肿块的整体形态呈分叶状。多见于肺癌和较大的囊性病变。

分支酶（branching enzyme） 糖原合成时，当糖链长度达到 $8\sim12$ 个葡萄糖基时，分支酶可将 6 个以上葡萄糖单位的糖链转移到邻近的糖链上，以 α-1,6-糖苷键相连，形成新的分支。分支酶使糖原增加分支的作用可增加糖原的溶解度，也可增加许多非还原性末端，使糖原能继续增大分子并易受磷酸化酶的作用而分解。

分枝杆菌（*mycobacteria*） 其他名称：抗酸杆菌。革兰氏阳性杆菌，菌体细长略弯，有分枝生长趋势。无荚膜，无芽孢，也无鞭毛。专性需氧，生长缓慢。引起的病多为慢性并伴有肉芽肿病变。该菌种分类多样、复杂，主要有结核分枝杆菌、麻风杆菌、溃疡分枝杆菌等。

分子病（molecular disease） 由于基因突变导致合成的蛋白质分子结构发生质或量的异常所引起的遗传性病变。如血红蛋白病系因珠蛋白结构基因突变使珠蛋白结构异常造成的。镰状细胞贫血是因珠蛋白 β 链第 6 位上的谷氨酸被缬氨酸取代，使红细胞变硬形成镰刀状所造成的。α 珠蛋白生成障碍性贫血是由于珠蛋白 α 链基因缺失，造成 α 链合成减少（或缺乏）而引起的。

分子病理学（molecular pathology） 在分子水平上研究疾病的发生发展的学科。如 DNA 损伤与细胞癌变的关系、基因的化学结构变化与癌变或遗传病的关系等。

分子毒理学（molecular toxicology） 从分子水平上研究外源化合物与生物机体相互作用的一门学科。探讨众多外源化合物对生物机体组织中的各种分子，特别是生物大分子的作用机制，从而阐明外源化合物的分子结构与其毒效应的相互关系；从分子水平上表述生物体对外源化合物的毒效应。生物大分子是指核酸（DNA、RNA）和蛋白质等。它们结构和功能集中表现在遗传基因上，涉及有关基因本身的运动规律和基因表达的多种产物（包括酶、受体和多种生物因子）的结构与功能。大分子存在于细胞膜上、细胞（胞质、细胞器）内，乃至细胞间液中，细胞的正常生存和凋亡及其异常表现（损伤乃至坏死）是大分子结构和功能变化的结果。分子毒理学研究的基本内容：功能基团与毒性的关系；外源化合物对生物大分子结构和功能的负面效应，即毒性作用的机制。分子毒理学对多种中毒性疾病的防治，以及化合物危险度的评价提供重要的理论依据。

分子光谱（molecular spectrum） 大量分子发射或吸收的光谱。由于分子的总能量包含了电子运动、分子中原子的振动和分子转动的能量，当分子作振动及电子跃迁时，转动状态随之变化，故分子的光谱常由许多密集的转动谱线组成。用低分辨率光谱仪观测呈带状，又称带光谱。是研究分子结构和进行定性及定量分析的重要方法之一。

分子克隆（molecular cloning） 制备 DNA 片段并通过载体将其导入受体细胞，在受体细胞中复制、扩增，以获得单一 DNA 分子的大量拷贝的过程。

分子扩散（molecular diffusion） 一种或多种溶质的均匀混合物以分子状态分散在足量的溶剂中。溶质可能是气体、液体或固体；溶剂一般为液体，但也可能是固体。

分子量（molecular weight） 分子中所有原子的原子量之和。或说明一个分子相对于 ^{12}C 原子所具有的质量（^{12}C 的质量为 12）。例如乙醇（C_2H_5OH）的分子量近似等于 46 [（12×2)+16+6]，所以乙醇分子差不多是 ^{12}C 原子的 3.83 倍。

分子排阻层析〔法〕（molecular exclusion chromatography） 见凝胶过滤层析。

分子筛（molecular sieve） 多孔性吸附剂。孔隙具一定大小（几埃～几十埃）和形状。分子筛有天然和合成的两种。如合成硅铝酸钠称 A 型分子筛。利用分子筛可分离分子大小不同的气体或液体混合物。医疗上常利用分子筛来富集空气氧、吸附有害气体、吸附水分等。

分子生物物理学（molecular biophysics） 用物理学的概念、理论与技术从分子水平研究生命物质与生命过程的科学。任务是：①研究生物分子本身的结构、构象和由此而具有的重要物理性质。②研究生物大分子的能量状态及其变化，以及这些状态和变化与功能之间的联系。③运用量子力学研究大分子的结构与行为。

分子生物学（molecular biology） 一门从分子水平研究生命现象的科学。是由生物化学、遗传学和微生物等学科融汇发展而派生出来的一门边缘科学。它试图运用物理学和化学的理论及方法阐明生命活动的规律，以达到为人类服务的目的。

分子识别（molecular recognition） 生物大分子之间的专一结合。例如抗原与抗体的结合，以及激素、植物凝集素、药物等分子与其各自相应的受体的结合等。

分子式（molecular formula） 物质分子中所含原子种类和数目的一种表达式。如 $CHCl_3$ 是氯仿的分子式，即表示一个氯仿分子含 1 个碳原子、1 个氢原子和 3 个氯原子。

分子心脏病学（molecular cardiology） 是从分子水平研究心血管系统的结构、功能及调节规律，研究心血管病的病因、发病机制，从而提供新的诊治方法，改变人们对心血管病的传统认识和诊疗模式。

分子药理学（molecular pharmacology） 药理学的一个分支。以分子为基本功能单位，用分子生物学的理论和技术，对药物与机体间的相互作用进行分析研究，从分子水平角度阐明药物对机体功能的影响和机体处置药物的作用机制的一门科学。研究内容包括药物与受体间的关系、药物化学结构与其活性的关系、药物作用与离子通道的关系等。肾上腺素兴奋心脏作用的原理用分子水平解释即为：肾上腺素与心脏 β_1 受体结合后激活鸟苷三磷酸（GTP）和腺苷酸环化酶（AC），使 ATP 变为 cAMP，后者数量的增多引起心肌细胞膜对钙离子的通透性增强，钙离子内流增加，心肌收缩力加强，心脏兴奋性提高。

分子杂交（molecular hybridization） 有些具有 4 级结构的蛋白质分子之间，一种蛋白质分子的亚基可与另一种蛋白质分子的亚基聚合产生有活性的杂交分子的过程。例如心肌乳酸脱氢酶分子是由 4 个相同的 H 亚基组成的四聚体（H_4），骨骼肌乳酸脱氢酶分子是由 4 个相同的 M 亚基所组成的四聚体（M_4），这 2 个酶分子的亚基结构虽然不同，但能按不同比例互相聚合，产生有乳酸脱氢酶活性的不同杂交分子。

芬布芬（fenbufen） 其他名称：联苯丁酮酸。长效非甾体抗炎镇痛药。用于风湿性关节炎、类风湿关节炎、骨关节炎、强直性脊柱炎及痛风。亦用于牙痛、手术后疼痛、外伤疼痛等。

芬氟拉明（fenfluramine） 其他名称：氟苯丙胺。苯丙胺类食欲抑制药。可直接刺激下丘脑饱感中枢，又能减轻忧虑。其抑制食欲作用较苯丙胺强，且无中枢及交感神经的兴奋作

F

用。用于单纯性肥胖。尤适于伴有糖尿病、高血压、心脏病、焦虑症者。与甲苯磺丁脲或格列本脲合用可治疗糖尿病。治疗期间不宜间歇性服药。精神抑郁症、癫痫及孕妇禁用，严重心律失常、高空作业者、驾驶员慎用。

芬那露（fenarol, chlormezanone）见氯美扎酮。

芬司匹利（fenspiride）其他名称：螺癸酮喘通。平喘药。有对抗 5-羟色胺的作用。可扩张支气管平滑肌、降低肺部气道阻力，又具有镇咳、解热镇痛和抗炎等作用。用于慢性支气管炎、支气管哮喘及慢性呼吸功能不全。口服给药。

芬斯特弗征（Finstever sign）腕部月骨无菌性坏死的体征之一。检查时病人伸出患手，掌心向下紧握拳。检查者观察其第 3 掌骨头突出情况，若不见其突起，即为此征阳性。见于月骨无菌性坏死。

芬太尼（fentanyl）为阿片受体激动药，属强效麻醉性镇痛药。用于各种疼痛、手术后或手术中镇痛、麻醉辅助用药。制剂：枸橼酸芬太尼注射剂。静脉注射时可出现胸壁肌肉强直、呼吸抑制。孕妇、心律失常病人慎用。支气管哮喘、呼吸抑制、重症肌无力及已知不能耐受的病人禁用。有弱成瘾性。

酚（phenol）一类含氧有机化合物。羟基与芳香环直接相连而成。一种具有腐蚀性的、有剧毒、无色、结晶化合物。由煤焦油分离而来。水溶液可杀灭细菌繁殖体、真菌及某些病毒。最低抑菌浓度为 0.2%。酚及其他酚类化合物，如邻位甲酚、煤皂酚溶液等分别用于疫苗防腐、防疫及手术间、皮肤消毒等。对黏膜有强烈腐蚀作用，并能经皮肤黏膜大量吸收，吸入高浓度酚蒸气全身症状有眩晕、无力，最后呈虚脱状态。低浓度吸入可引起头晕、头痛、食欲减退等。酚溅入眼内可引起结膜和角膜灼伤、坏死。在工业生产上应加强防护工作。车间空气中最高容许浓度为 $5mg/m^3$，大气中一次和日平均最高容许浓度为 $0.02mg/m^3$。

酚苄明（phenoxybenzamine）其他名称：酚苄胺、氧苯苄胺、竹林胺。α_1、α_2 受体阻滞药。用于周围血管疾病、休克、嗜铬细胞瘤引起的高血压；尚可用于早泄。制剂：盐酸酚苄明片剂；注射剂。肾功能不全、冠状动脉功能不全及脑血管病病人慎用。

酚甘油滴耳液（Auristillae Phenoli et Glycerini）消毒药。组成：苯酚的甘油溶液。无色或微红色，糖浆状，有特殊臭味。有杀菌、止痛、消炎作用。用于急性或慢性中耳炎及鼓膜未穿孔的外耳道炎，也可用于扁桃体炎及溃疡性口炎等。

酚红排泌试验（phenolsulfonphthalein excretion test, PSP test, phenol red test）判断肾脏近曲小管排泌功能指标的试验。酚红又名酚磺肽（PSP），是一种对人体无害的染料，经静脉注射后，绝大部分由肾脏近曲小管上皮细胞主动排泌。临床上常以 15min 尿中排泌量在 25% 以上，2h 排泌总量在 55% 以上作为健康成人的正常界限。酚红排泌量降低主要见于：①肾前因素，如心功能不全、休克、显著水肿、妊娠后期；②肾性因素，如肾病变引起肾小管周围血管的功能障碍，使血流量降低以及肾脏病引起肾功能损害时；③肾后因素，如尿路梗阻或膀胱功能障碍等。

酚磺乙胺（etamsylate）其他名称：羟苯磺乙胺、止血敏。促凝血药。能使血小板数量增加，并增强血小板的聚集和黏附力，促使凝血活性物质的释放。又能增强毛细血管抵抗力及降低通透性。用于手术前后预防出血、止血及血管脆弱引起的出血。

酚酞（phenolphthalein）其他名称：酚酞、非诺夫他林、果导。缓泻药。白色结晶性粉末，不溶于水，溶于乙醇。遇碱显红色，遇酸又变成无色，分析化学上常用为指示剂。口服后在肠道中遇碱性液徐徐分解，刺激结肠黏膜，促其蠕动，并阻止肠内水分吸收而起缓泻作用。用于治疗习惯性顽固便秘，也用作肠道检查前的肠道清洁剂。婴儿、阑尾炎、直肠出血未明确诊断者、充血性心力衰竭、高血压、肠梗阻等病人禁用；幼儿及孕妇慎用。

酚妥拉明（phentolamine）其他名称：甲苄胺唑啉、立其丁。α_1、α_2 受体阻滞药，具有血管舒张作用。用于血管痉挛性疾病，如肢端动脉痉挛症（雷诺病）、感染性休克以及嗜铬

细胞瘤的辅助诊断。亦用于室性期前收缩、继发于急性心肌梗死的左心衰竭、拟交感胺类所致高血压危象。制剂：甲磺酸酯酚妥拉明片剂；注射剂。低血压、严重动脉硬化、心脏器质性损害、肾功能减退者禁用。忌与铁剂配伍。

酚中毒（phenol poisoning）酚中毒系由皮肤接触或消化道摄入引起。酚有腐蚀皮肤黏膜和抑制中枢神经的作用。溅入眼内可致角膜损伤，甚至失明。治疗：皮肤污染后，先用水冲洗，再以 75%～90% 乙醇洗涤；眼受酚损伤时，即用大量清水冲洗，然后按眼灼伤处理；误服者可口服蛋白水及硫酸钠，同时对症处理。

焚烧法（incineration）一种消毒的方法。医院、工厂等建立专用炉焚化污物。包括纤维制品、纸、木制品、垃圾、尸体等。

粉尘（dust）在空气中呈悬浮状态的固体颗粒物。长期悬浮在空气中的尘粒直径多在 $5\mu m$ 以下。主要在固体粉碎、过筛、包装、爆破，以及铸件清沙、金属蒸气冷凝、粮食加工等过程中产生。防尘工作为工业卫生中的一项重要课题。

粉尘分散度（dust dispersity）表示粉尘粒子直径大小组成百分比的一个指标。用来反映物质被粉碎的程度。小颗粒粉尘所占的比例愈大，则分散度愈高，在空气中沉降速度愈慢，因此被人吸入的机会也就愈多。反之，则分散度愈低。

粉尘浓度（dust concentration）单位体积空气中粉尘的量。它的表示方法有两种：重量法，即一定体积空气中粉尘的重量（mg/m^3）；计数法，即一定体积空气中粉尘的颗粒数（粒数/ml）。我国卫生标准按重量规定。

粉刺[性]癌（comedocarcinoma）乳腺的管内型癌。从癌的切面中挤出油脂样物质似粉刺，故名。其生长缓慢，质韧，切面灰白色。镜下为细小或中等大的乳管上皮增殖，堵塞整个乳管，管中央积有无结构的红染坏死物质。有时由于癌细胞液化，在癌细胞团中多处形成小的腺管样空隙，呈筛状，故又称筛状癌。

粉防己碱（tetrandrine）其他名称：汉防己甲素。组成：己科植物粉防己根中分离出的一种双苄异喹啉生物碱，属双苄基异喹啉类。无色针晶，不溶于水，可溶于乙醇。主要用于治疗早期轻度高血压，亦用于风湿痛、关节痛、神经痛。其碘甲烷衍生物是有效的肌肉松弛药汉肌松。

粉红色尿（pink urine）一种异常的尿色改变。病人留于无色容器中的新鲜尿液呈粉红色，在伍德（Wood）光照射下有红色荧光。可见于先天性红细胞生成性原卟啉病，亦可见于继发于酒精性或中毒性肝病时的症状性卟啉病。

粉红噪声（pink noise）用恒定百分率带宽的分析器测量时，频谱连续而均匀的噪声。"粉红"是从光学名词中借用的，光学中表示低频长波的光含量占优势时呈粉红色。在噪声描述上，粉红色噪声的谱密度（带宽为 1Hz 的单位频带中的能量）是均匀下降的。

粉瘤（atheroma）见皮脂腺囊肿。

粉螨（acarid）其他名称：米蜱虫。呈世界性分布，种类甚多。滋生于贮藏食品，如：五谷、干果、蘑菇、中草药及干酪、腊肉等。与人体健康有关。如接触粗脚粉螨、腐酪食螨可引起皮炎，俗称谷痒症。误食可致肠螨症，吸入可致哮喘，即肺螨症。如食用存在于白糖中的乳果螨可致腹泻。

粉螨皮炎（flour mite dermatitis）由于接触粉螨的分泌物或蜕皮引起的变态性反应皮肤病。粉螨又称食物螨，寄生于面粉、猪肉、干果等处，食品保管员、仓库工人、家庭主妇易受侵扰而发病。皮疹表现为丘疹和水疱，可继发感染成脓疱，亦可为湿疹样皮炎。好发于手臂、面颊和其他暴露部位皮肤。治疗：口服抗组胺药，外用炉甘石洗剂。

粉煤灰（fly ash）其他名称：飞灰、烟灰。煤燃烧所产生的烟气中的细灰。通常指燃煤电厂从烟道气中收集的细灰。其化学成分、矿物组成与燃煤成分、煤粉粒度、燃煤设备和条件等有关。大多含有二氧化硅、三氧化二铝、三氧化二铁、氧化钙及少量的镁、碳等。大量粉煤灰如不加以处理，会随风飞扬，污染大气，进入水体会恶化水质。

粉末[混悬]气雾剂（powder aerosol）药物的固体细粉（$10\mu m$ 以下）分散在抛射剂中形成的混悬液。混悬液被抛

F

射剂带出后，粉末即遗留在空间和患处。制备时应防止粉末在气雾剂系统中凝聚和重结晶，造成药物在容器或阀门系统的滞留，导致阀门阻塞或剂量不准。

粉碎度（degree of comminution）　固体药物粉碎后的细度。常以未经粉碎物料的平均直径（d）与已粉碎物料平均直径（d_1）的比值（N）来表示。$N=d/d_1$，即粉碎度与粉碎后的药物颗粒平均直径成反比，粉碎度越大，颗粒越小。

粉碎性骨折（comminuted fracture）　骨折端碎裂成两块以上的骨折。

粉雾剂（inhalation powder）　粉末药物经特殊的给药装置喷出，以气溶胶形式进入呼吸道的制剂。按用药途径不同，可分为吸入粉雾剂、非吸入粉雾剂和外用粉雾剂。

粉雾像（powdered image）　硒静电摄影中硒板表面的潜像经带电炭粉喷雾所构成的可见影像。

粉针剂（powder for injection）　注射用药物的灭菌粉末。某些对热敏感或在水溶液中不稳定的药物（如某些抗生素、酶类药物）制成本剂型有利于贮存。

奋力综合征（effort syndrome）　见心脏神经症。

奋乃静（perphenazine）　其他名称：羟哌氯丙嗪。本品为吩噻嗪类的哌嗪衍生物。抗精神病药。用于精神分裂症、躁狂症、呕吐、恶心、呃逆。制剂：片剂、注射剂。肝功能不全者慎用。

粪便检查（feces examination）　临床最常用的检查项目之一。目的：①了解消化道有无炎症、出血、寄生虫感染和恶性肿瘤等。②根据粪便性状和组成，判定胃肠道、肝胆及胰腺功能状态。③检查粪便中有无致病菌。检查内容：一般性状；显微镜检查（细胞、寄生虫卵、原虫、食物残渣等）；化学检查（隐血、胆红素、粪胆素原等）。

粪便嵌塞（fecal impaction）　便秘未能及时解除，粪便持久滞留堆积在直肠内，坚硬不能排出。病人出现有便意、腹部胀痛、排不出粪便的症状及体征，常发生于慢性便秘的病人。治疗：使用缓泻剂、通便剂；也可使用油类物质保留灌肠，2～3h后清洁灌肠；必要时人工取便。

粪便无害化处理（decontamination of feces）　杀灭粪便中病原体、寄生虫卵，使粪便中的有机物无机化和腐殖质化的方法。它可防止苍蝇滋生、避免传播疾病和污染土壤、水源和空气。常用的方法有：密封发酵法、堆肥法、发酵沉卵法、沼气发酵法和药物灭卵法等。

粪便隐血试验（stool occult blood test）　利用化学反应测定粪便中微量的、肉眼看不到的血液，以确定是否有胃肠道出血。粪便隐血试验前几天应忌食肉类和含有叶绿素或带血的食物，以免造成假阳性结果。

粪卟啉（coproporphyrin）　一种四羧酸的卟啉。正常粪便中有少量排出。粪卟啉病时粪和尿液中有大量排出。成人尿中排出量大于$200\mu g/dl$可提示铅中毒。

粪产碱杆菌（Alcaligenes faecalis）　人和动物肠道中正常菌群。革兰氏阴性杆状杆菌。长$0.5～2.0\mu m$，宽$0.5\mu m$，有鞭毛，多数无荚膜，常单独存在，专性需氧。属于条件致病菌，偶可引起感染。对氯霉素、磺胺类敏感。

粪胆素原（stercobilinogen）　胆红素在结肠内经细菌作用水解和还原所成的无色化合物。在结肠下端被氧化而成粪胆素从粪便排出。

粪毒块（hookworm dermatitis）　其他名称：野屎风。中医病证名。因赤脚在桑田采桑，接触地中粪毒所致。症见脚底、趾间、足踝瘙痒，继而出皮疹水疱。可用黄芩、黄连、大黄、黄柏、青黛、地肤子、白鲜皮等煎水外洗。

粪类圆线虫（Strongyloides stercoralis）　可寄生于人体的一种兼性寄生虫。有自生世代和寄生世代。自生世代生活在泥土中，卵生，在温湿土壤中孵出杆状蚴，经4次蜕皮发育为成虫，可继续多世代。如环境不适则杆状蚴发育为丝状蚴，可经皮肤侵入人体，至小肠发育为成虫，卵胎生，杆状蚴孵出后随粪便排出体外。杆状蚴可在人体内发育为丝状蚴，引起自体感染。严重者可致皮肤、消化道和肺部病变。

粪类圆线虫病（strongyloidiasis stercoralis）　其他名称：粪圆线虫病。粪类圆线虫寄生于人体小肠所引起的疾病。一种肠道寄生虫病。除少数流行区外，一般感染率不高。粪类圆线虫蚴经皮肤或黏膜侵入人体，主要临床表现为侵入处皮疹、移行期的肺部损害和肠道寄生期的腹泻等。感染期幼虫经血液达肺部，除少数在肺发育成熟外，多数经咽至小肠定居。幼虫侵入皮肤及移行时临床表现与钩虫幼虫侵入皮肤和移行至肺所致症状相似，但若雌虫定居肺部，则症状较严重。多数表现为消化道症状，如烧灼样腹痛、烂便、下痢和便秘等症状。痰及粪便中找到杆状蚴可确诊。治疗用噻苯唑（噻苯咪唑）有效。

粪链球菌（Streptococcus faecalis）　人及温血动物肠道内存在的一些链球菌。主要是伦斯菲尔德D群链球菌。随人畜粪便的污染，可分布于水、土壤等环境中，因此可作为外界环境受粪便污染的指示菌。由于人粪便中粪大肠菌群数多于粪链球菌，动物粪便中则相反，因此在水质检验时，可根据两菌菌数比值不同，推测粪便污染的来源。粪大肠菌群与粪链球菌比值大于4.1时，表示人粪便污染；小于0.7时，表示动物粪便污染；在4.1和0.7之间，表示人畜粪便混合污染。

粪瘘（fecal fistula）　指生殖道与消化道之间的异常通道。随着围产保健工作的加强，因难产所致的粪瘘明显减少，手术发生的粪瘘相对增加；也可由于癌症和/或晚期癌放射治疗所致。由于不能控制稀便和肠中气体以及污染阴道和外阴，给病人带来很多痛苦。防治同尿瘘。

粪锰（stool manganese）　粪便中排出的锰。体内的锰有50%经肝胆分泌到胆汁，随粪便排出体外。其正常值为4mg/100g。其含量可作为接触锰的指标或供诊断参考。

丰度（abundance）　化学元素在大气、水、岩石、生物组织中的实际含量。人体组织中化学元素的丰度一般用ppm（$\mu g/g$灰分或$\mu g/g$湿重）表示。

丰隆（fenglong，ST 40）　中医经穴名。属足阳明胃经。足阳明之络穴。位于小腿前外侧，外踝尖上8寸，相当于外踝尖与外膝眼（犊鼻穴）连线之中点处；或于条口穴外侧1寸取穴。主治咳嗽、气喘、痰多、眩晕、癫狂、痫证、下肢痹痛、瘫痪等。直刺1～1.5寸，艾炷灸3～7壮，或艾条灸5～15min。

风（wind）　①其他名称：风气。中医名词。病因六淫之一。风是百病之长，外感病最多见，常与其他病邪结合而致病。如风寒、风热、风湿、风燥等。风为阳邪，所致症状每有游走性和多变性。疾病转化过程中出现眩晕、抽搐、震颤等症状，亦为风所致。②其他名称：内风，风气内动。中医病证之一。指一类具有动摇、震颤或拘急，或眩晕等症状的病证。其致病并非因于感受风邪，而由肝风内动所致。

风痹（wind type of arthralgia）　其他名称：筋痹、行痹。中医病名。以风邪为主的风寒、湿邪侵袭肢体关节而致病。以关节疼痛、游走不定为特征。治宜祛风通络为主，佐以散寒除湿。

风池（fengchi，GB 20）　①中医经穴名。属足少阳胆经。位于足少阳、阳维之会。项后枕骨下两侧，当斜方肌上端与胸锁乳突肌之间凹陷中，与风府相平。主治头痛、眩晕、颈项强痛、感冒、耳聋、鼻渊、鼻衄、中风、口眼㖞斜等。直刺0.5～1寸（针尖向对侧眼眶内下缘）。②中医小儿面部望诊的部位。

风赤疮痍（vesiculated dermatitis of eyelid）　其他名称：风赤疮疾。中医病证名。眼睑及睑缘红赤，起疱及溃烂、痛痒的病症。多因脾经风热与心火相挟所致。治宜祛风清热为主。

风府（fengfu，DU 16）　其他名称：舌本、曹谿、鬼穴、鬼枕。中医经穴名。属督脉。为督脉、阳维脉交会穴。位于后发际正中直上1寸。主治头痛、眩晕、项强、暴瘖、中风失语、咽痛、感冒、癫狂等。直刺0.5～1寸，勿深刺。禁灸。

风寒（wind-cold pathogen）　中医病证名。风和寒相结合的病邪。症见恶寒重、发热轻、头痛、身痛、鼻塞流涕、舌苔薄白、脉浮紧等。治宜疏风散寒为主。

风寒喘证（dyspnea due to wind-cold）　中医病证名。风寒外邪袭肺，肺失宣降所致的喘证。症见气喘胸闷、伴咳嗽稀薄白痰，恶寒发热、头痛无汗、舌苔薄白、脉浮紧。治宜散寒宣肺平喘，可用麻黄汤。

风寒感冒（common cold of wind cold type）　中医病名。指感受的风寒外邪引起的感冒。症见鼻塞流清涕、喉痒、咳痰稀白、恶寒发热、无汗、头痛、脉浮紧。治宜辛温解表、宣肺散寒，可用荆防败毒散。

风寒咳嗽（cough due to pathogenic wind-cold）　中医病证名。指外感风寒引起的咳嗽。症见咳嗽痰稀、鼻塞流清涕、恶寒发热无汗、头痛身痛、苔薄白、脉浮。治宜疏风散寒、宣肺，可用杏苏散。

风寒湿痹（wind-cold-damp arthralgia）　中医病证名。痹证之一。由感受风、寒、湿三种邪气，使气血郁滞所致。症见关节疼痛、游走不定、酸软麻木、挛痛不得屈伸，或耳微肿、苔腻等。治宜祛风散寒、化湿通络。

风火眼[痛]（acute conjunctivitis）　其他名称：风热病、火眼。中医病证名。即急性结膜炎。起病急，双眼赤热疼痛，沙涩羞明，热泪多眵，甚则发热头痛。治宜疏风清热，外用蒲公英煎水熏洗。

风疽（chronic eczema）　中医病名。由湿热阻滞肌肤或流于血脉而成。生于小腿、足腕上瘙痒流水的慢性皮肤病。治以清热祛风去湿为主，久患不愈兼以养血和营。外用青黛散（青黛、黄柏、煅石膏、滑石）调搽。

风痢（wind type of dysentery）　中医病证名。指因风邪伤及脾胃而致痢者。痢疾的一型。症见恶风、鼻塞、身重、痢下清水或纯下清水、血水。另有痢风者，指患痢后发生的鹤膝风，与风痢不同。

风轮赤豆（phlyctenular keratitis）　中医病名。多发于体弱小儿，黑睛上有颗粒突起，白睛上一束赤脉直上，绕布颗粒，状如红豆，并有抱轮红赤、羞明流泪等症。类似束状角膜炎。治宜清热泻肝养阴。

风帽（roof ventilator）　装于屋顶、车顶的通风口或排风管上的一种通风设备。可防止风倒灌，并可利用风力造成的负压加强排气。常用的有伞檐式、风标式、旋风式等。

风门（fengmen, BL 12）　①其他名称：风门热府；别名：热府。中医经穴名。属足太阳膀胱经、督脉、足太阳之会。位于背部，当第 2 胸椎棘突下旁开 1.5 寸处。主治感冒发热、咳嗽、项背痛等。微向脊柱斜刺 0.3～0.5 寸，勿深刺，艾炷灸 3～7 壮，或艾条灸 5～15min。②中医小儿面部望诊的部位，即耳屏间切迹相平处，相当于听会的部位。

风秘（constipation due to pathogenic wind）　中医病证名。由风邪搏于肺脏，传于大肠，津液干燥所致。其粪大便燥结，排便艰难，多见于老年体弱及素患风病者。外邪化热伤津，属实证热秘一类。

风疟（wind type of malaria）　中医病名。疟疾之一。①夏季贪凉受风，复感疟邪，至秋而发者。②伤寒余热未尽，重感于寒而变疟，名曰温疟，亦名风疟。多由外感风邪，又兼感疟邪所致。发病以感风邪为诱因，故名。

风牵偏视（paralytic strabismus）　中医病证名。指口眼㖞斜的症状。症见眼睑闭合不严，甚者下睑外翻，目珠偏斜，面颊口唇偏歪一侧，或有不自主的颤动。即麻痹性斜视。治宜祛风、和血、通络，或结合针灸治疗。

风热喘证（dyspnea due to wind-heat）　中医病证名。风热外邪袭肺，肺气失宣所致的喘证。症见气喘胸闷、伴有咳嗽、痰稠色黄、恶风发热、苔薄黄、脉浮数。治宜清热解表、宣肺平喘，可用麻杏石甘汤。

风热感冒（common cold of wind heat type）　中医病名。指感受风热之邪所致的表证。症见恶风发热、鼻塞流浊涕、喉痛、咳痰黏稠、头痛、脉浮数等。治宜辛凉解表、清肺透热，可用银翘散。

风热咳嗽（cough due to pathogenic wind-heat）　中医病证名。由外感风热、肺失宣肃引起的咳嗽。症见咳嗽、痰稠黄、发热、汗出、恶风、口干咽痛、鼻流黄涕、苔薄黄、脉浮数。治宜疏风清热、宣肺止气，可用桑菊饮加减。

风热[邪气]（pathogenic wind-heat）　中医病证名。①风和热相结合的病邪所致的病证。症见发热重、恶寒较轻、咳嗽、口渴、舌边尖红、苔微黄、脉浮数，甚则口燥、目赤、咽

痛、衄血等。治宜疏风清热。②乳子中风热；风邪外感；风邪伤于皮毛，入于脏腑，则令恶风壮热、胸膈烦闷、目涩多渴，故曰风热也。治以疏风清热为主。

风湿（wind-dampness）　中医病证名。①指人体感受风、寒、湿邪而致身痛或身重、关节疼痛，屈身不利为主症的一种疾病。②泛指感受风湿而生的多种病证。症见骨节疼烦、挛痛不得屈伸，近之则痛剧。治以祛风燥湿为主。

风湿病（rheumatism, rheumatosis）　以关节、骨、肌肉为主要症状，可累及内脏器官的异质性疾病。病因可以是感染性、免疫性、代谢性、内分泌性、退行性、地理环境性、遗传性、肿瘤性等。风湿病共分为十大类：弥漫性结缔组织病；脊柱关节病；退行性关节炎；与感染相关的风湿病；伴风湿病表现的代谢和内分泌疾病；肿瘤相关的风湿病；神经血管疾病；伴有关节表现的骨、骨膜及软骨疾病；非关节性风湿病；其他常伴关节的疾病。骨、关节、肌肉疼痛是风湿病最常见的症状，关节肿胀是风湿病的重要体征。治疗原则重在早期诊断、早期综合处理。

风湿二十五味丸（fengshi ershiwuwei wan）　散瘀剂（蒙药）。组成：驴血粉、檀香、紫檀香、苦参、栀子、闹洋花、牛黄、西红花、草果、白豆蔻、紫花地丁、诃子、川楝子、麝香、漏芦花、石膏、玉簪花、肉豆蔻、苘麻子、枫香脂、草决明、木棉花蕊、木棉花瓣、丁香、杜仲。用于游痛症、关节炎、类风湿。

风湿骨痛胶囊（fengshi gutong jiaonang）　中医成药名。祛湿剂（散寒除湿通痹）。组成：制川乌、制草乌、红花、甘草、木瓜、乌梅、麻黄。用于风寒湿痹所致风湿性关节炎。风湿骨痛胶囊为含毒性药，不可多服，孕妇忌服。

风湿热（rheumatic fever, RF）　一种咽喉部 A 组乙型溶血性链球菌感染后反复发作的急性或慢性结缔组织免疫炎性疾病。一种自身免疫性疾病。主要累及心脏、关节、中枢神经系统、皮肤和皮下组织。初发病人年龄多为 5～15 岁。起病急骤，有发热、多汗、疲乏及厌食等；小儿可有鼻出血、腹痛。临床表现以心脏炎和关节炎为主，可伴有发热、毒血症、皮疹、皮下小结、舞蹈症等。急性发作以关节炎较为常见，严重风湿性心脏炎可致病人死亡。不典型和隐匿病逐年增多，常表现为轻重不等的心脏损害，尤以瓣膜病最为显著，可形成慢性风湿性心脏病或风湿性瓣膜病。检查血沉增快、抗链 O 滴度增高、C 反应蛋白阳性、白细胞计数增多、心电图 P-R 间期延长。治疗：重点控制乙型溶血性链球菌感染和消除变态反应性炎。

风湿性动脉炎（rheumatic arteritis）　累及动脉的风湿病。可发生于冠状动脉、肾动脉、脑动脉、主动脉和肺动脉。急性期，血管壁结缔组织发生黏液样变性和纤维素样坏死，伴有炎症细胞浸润，可有风湿小体（Aschoff 小体）形成。后期，血管壁因瘢痕形成而呈不规则增厚，管腔狭窄，可并发血栓形成。

风湿性关节炎（rheumatic arthritis）　累及关节的风湿病。最常见于膝和踝关节，其次是肩、腕、肘等关节。各关节常先后受累，反复发作，局部出现红、肿、热、痛和功能障碍。镜下，病变主要为浆液性炎，并有少量淋巴细胞和纤维素渗出，有时在关节周围结缔组织内可有少数风湿小结形成。康复时，浆液性渗出物可被完全吸收，一般不留后遗症。用抗风湿药物治疗加理疗、针灸等。

风湿性环状红斑（erythema annulare rheumaticum）　其他名称：风湿性边缘性红斑。指伴有风湿性心内膜炎的环状红斑。特点是红色或蓝色半圆形或环形皮疹，以腹、胸侧和背部为多。

风湿性小结（rheumatic nodule）　重症风湿热出现的一种皮下小结。风湿病活动的征象之一。结节坚硬不痛、与皮肤不粘连，但与皮下纤维粘连成圆形小结，直径由数毫米到 1～2cm 不等，系增生性损害所致。一般出现在关节伸侧，多呈对称性分布，于 2～3 周后逐渐消失。

风湿性心瓣膜病（rheumatic valvular heart disease）　见风湿性心脏病。

风湿性心肌炎（rheumatic myocarditis）　风湿性全心炎的一部

分。与心包和心内膜炎常共存。以青少年和儿童多见。轻者无心脏症状，重者有心前区痛（心包炎所致）、心功能不全和心律失常（房室传导阻滞和期前收缩多见）。常伴全身症状，如发热、游走性关节痛、白细胞数增高、血沉快等。反复风湿活动的心肌炎是慢性心瓣膜病的原因。治疗：急性期肾上腺皮质激素有良效。

风湿性心脏病（rheumatic heart disease）　其他名称：风湿性心瓣膜病。简称风心病。急性风湿热引起的心脏炎后遗留的以瓣膜病变为主的心脏病。风湿热反复发作可累及心内膜、心肌及心外膜，分别导致风湿性心内膜炎、风湿性心肌炎和风湿性心外膜炎，形成慢性风湿性心脏病。多表现为二尖瓣、三尖瓣或主动脉瓣瓣膜狭窄和/或关闭不全，导致血液循环障碍，引起心功能不全。患病初可无明显症状，病情加重后出现心慌、气短、乏力、咳嗽、肢体水肿、咳粉红色泡沫痰及心力衰竭等。病因一般认为与 A 族溶血性链球菌反复感染有关。

风湿性周围神经损害综合征（rheumatic periphery neuropathy syndrome）　风湿病时并发周围神经炎性损害的一组病征。表现为肢体麻木、肢端浅感觉减退、可有痛觉过敏者。深感觉多无障碍。腱反射减退。无肌肉萎缩。治疗：抗风湿、抗神经炎为主。

风湿液（fengshi ye）　中医成药名。祛湿剂（散寒除湿通痹）。组成：独活、寄生、羌活、秦艽、木瓜、鹿角胶、鳖甲胶、牛膝、当归、白芍、川芎、红花、白术、甘草、红曲。用于肝肾血亏、风寒湿痹引起的骨关节痛、四肢麻木，以及风湿性、类风湿性疾病见上述证候者。孕妇忌服。

风市（fengshi, GB 31）　中医经穴名。属足少阳胆经。位于大腿外侧中线，腘横纹水平线上 7 寸处。主治腰腿痛、下肢瘫痪等。直刺 1～2 寸，艾炷灸 5～7 壮，或艾条灸 10～15min。

风水（wind edema）　其他名称：风瘃。中医病证名。水肿病之一。由风邪袭肺，肺失宣降，不能通调水道，水湿内停致病。症见发病急、发热恶风、面目四肢浮肿、骨节疼痛、小便不利、脉浮等。治宜疏风、宣肺、利水。

风团（urticarla）　其他名称：风疹块。皮肤病原发疹之一。呈扁平隆起状的暂时局限性皮肤水肿。形状不一，大小不等，突然发生，常伴有瘙痒和灼热感。多数经数分钟至数小时后迅速消退，不留痕迹。多由变态反应引起。治疗：排除病因；抗组胺药；急重症可用皮质激素。

风温（wind-warm disorder）　中医病名。感受风热所致的温病。风温者，初春阳气始升，厥阴行令，风夹温也。多发于冬、春二季。主要症状有发热、头痛、咳嗽、口渴、脉浮数等。传变迅速，容易出现神昏、谵语、抽搐、惊厥等证。治宜辛凉透表，方用银翘散、麻杏石甘汤、千金苇茎汤加减。

风消（emaciation due to emotional upset）　①中医病证名。指心脾受病，精血虚少，形体日益消瘦的病证。在妇女则兼见闭经；在男子则兼见亡血失精。治宜疏肝解郁、调养心脾。②指燥火所致的消渴（diabetes）。

风邪（wind pathogen）　其他名称：风气。中医术语。六淫邪气。属阳邪。具有轻扬开泄、善动不居、升发、向上、向外的特性。致病易侵袭人体上部、肌表，病情变化快，病位游走不定。风为百病之长，其他邪气常依附于风而令袭人体，如225风寒、湿邪、热邪依附风邪而成风寒、风温、风热等。

风泻（wind type of diarrhea）　其他名称：风泄。中医病证名。由风邪乘于肠胃引起的泄泻。症见泄泻清稀、恶风自汗、头痛发热、脉浮。见于肠胃型流感、病毒性肠炎等病。治宜解表化湿。

风懿（apoplectic disease）　其他名称：风癔。中医病名。猝然昏倒，不知人事，伴见舌强不能言，喉中有窒塞感或嘤嘤有声的病证。属于风中脏腑的范围。

风油精（wind medicated oil）　中医成药名。主要成分：薄荷脑、水杨酸甲酯、樟脑、桉油、丁香酚。外用，涂擦于患处或穴位。功能清凉、止痛、祛风、止痒。用于蚊虫叮咬、晕车不适、伤风感冒引起的头痛、头晕。

风疹（rubella, German measles）　①风疹病毒引起的一种常见急性传染病。有低热，耳后、枕下、后颈部淋巴区结肿大，软腭及咽部有红色黏膜疹，发热 1～2 天后出疹，起于面部，24h 遍及全身，皮疹多形性，3 天内消退，仅留较浅色素沉着及细小脱屑。隔离期为出疹后 5 天。儿童成人均可发病。对症治疗。②其他名称：风痧。中医病证名。较轻的出疹性传染病。多发于 5 岁以下幼儿，冬春流行。由外感风热、郁于肌表而发。症见发热、头痛、皮疹。疹点细小淡红，出没较快，退后无落屑及疹痕。治宜辛凉透表，清热解毒，可用银翘散加味。

风疹病毒（rubella virus）　属披膜病毒科，球形，直径为 50～70nm。为单正链 RNA，人是唯一自然宿主。通过呼吸道感染引起风疹。人群均可感染，儿童主要临床症状为发热、麻疹样皮疹，并伴有耳后和枕下淋巴结肿大。成人感染则症状较重，除皮疹外，还可出现关节炎、血小板减少性紫癜，预后良好。易发生垂直感染，若孕妇妊娠早期感染，病毒可通过胎盘感染胎儿，引起流产或死胎，还可导致胎儿发生先天性风疹综合征，引起胎儿畸形。

风疹性白内障（rubella cataract）　孕妇感染风疹后婴儿所患的先天性白内障。多为双侧。常合并先天性心脏病、小眼球、耳聋、智力低下等。择期手术治疗。

风疹综合征（rubella syndrome, postrubella syndrome）　孕妇风疹病毒感染所引起的子代出生缺陷，主要是先天性白内障、耳聋和心脏病，有的智力低下。1～6 周龄感染可引起先天性白内障，9 周龄前感染可损伤螺旋器（Corti 器）而致聋，5～10 周龄感染可致先天性心脏病。前 4 周感染风疹病毒，50% 可导致先天畸形，5～8 周感染者，20% 有先天畸形，8 周以后感染，则只有 10% 以下的胎儿发生先天畸形。3 个月以后感染风疹病毒，则儿乎不引起畸形。因此，胚胎发育的前 3 个月是敏感期。婚前接种风疹疫苗可有效地预防此征发生。

风证（wind syndrome）　中医证候名之一。外感风邪或脏腑阴阳气血失调所致，分为外风证和内风证。

枫蓼肠胃康颗粒（fengliao changweikang keli）　中医成药名。温里剂（温中散寒剂）。组成：牛耳枫、辣蓼。用于慢性肠胃炎，能有效地缓解腹痛、腹泻、腹胀、恶心呕吐、食欲不振等症状。

枫糖浆尿病（disease of maple syrup urine）　一种常染色体隐性遗传病。为分支酮酸脱羧酶的缺陷，使酮酸的氧化脱羧作用阻断，病人血及尿中亮氨酸、异亮氨酸、缬氨酸及酮酸增加。出生 3～5 天后哺乳困难，呼吸不规则，呈进行性加重，逐渐出现四肢强直、角弓反张、惊厥等症状，尿及汗液有类似枫糖的气味。大部分患儿在婴儿期死亡。采用饮食疗法，应早期开始。

疯牛病（mad-cow disease, bovine spongiform encephalopathy, BSE）　见牛海绵状脑病。

封闭疗法（block therapy）　治疗方法之一。系用 0.25%～1.0% 盐酸普鲁卡因溶液阻断神经冲动的传入通路，维护中枢神经的正常功能，从而改善局部组织的营养。常用的有腰封（肾周围脂肪囊封闭）、颈封（颈交感、迷走神经封闭）、局封（局部封闭）、四肢环封和区域封闭等。

封闭（seal-coat）　其他名称：隔离层。片、丸剂包衣的第一层。有些片、丸剂含有酸性、水溶性或吸湿性等的成分，需要先包隔离层，以防止包糖衣糖浆中的水分吸至片芯而不易干燥，引起片剂膨胀裂开或使糖衣变色。

封闭因子（blocking factor）　癌细胞的肿瘤特异性抗原（TSA）与其抗体结合形成的复合物。它能阻碍杀伤性 T 细胞同癌细胞结合，抑制对癌细胞的杀伤作用；而且由于致敏 T 细胞不能同癌细胞结合，也阻止了淋巴毒素、巨噬细胞激活因子等有抗癌性的淋巴因子的释放，使其不能发挥抗癌作用。因此，封闭因子形成后可促进癌细胞的增殖。

峰电压标测（peak potential mapping）　标测体表电位的一项内容。为揭示 Q 波不明显的心肌梗死等，人为地规定某一 R 电压值下限，测出体表电位 R 波超过这一数值的部位、幅值、范围的图形。

峰间时距（duration between peaks）　窦性 P 波出现切迹或双

峰时，两切迹之间或双峰峰顶之间的时距。正常时其值不超过 $0.03\sim0.04s$。二尖瓣型 P 波中，其值增大。

峰值速度（velocity of peak value）　血流频谱曲线上选取频移幅度最高点进行测量，测出的频移数（kHz）及速度值（m/s 或 cm/s），代表心动周期中取样容积所在处血流速度最快时的数值。正常人主动脉瓣口峰值速度大于 1m/s。三尖瓣口血流速度较低，0.5m/s 左右。左右肝静脉、门静脉血流峰值速度更低，一般在 0.2m/s 以下。

锋电位（spike potential）　动作电位中快速变化的部分。波形呈尖锋状。持续时间因组织而异，神经细胞约 1ms，心肌细胞则约为 10ms。幅值约为 $90\sim130mV$。通常所说锋电位，常指神经的动作电位而言。

蜂蜜（Mel, honey）　中医药名。蜜蜂科昆虫中华蜜蜂或意大利蜜蜂所酿的蜜。味甘、性平。归肺、脾、大肠经。功能补中、润燥、止痛、解毒。用于脘腹虚痛、肺燥干咳、肠燥便秘；外治疮疡不敛、水火烫伤。常用于蜜制药物和食疗。

蜂窝肺（honeycomb lung）　弥漫性线条影之一。由多数粗糙条影围绕的、直径 $5\sim10mm$ 的透明囊腔组成，可以对称分布于双肺下野，亦可不均匀分布。常是弥漫性慢性间质纤维化的晚期表现。

蜂织炎（cellulitis）　疏松结缔组织的弥漫性化脓性炎症。多发生于皮下，主要由溶血性链球菌引起。链球菌能释放透明质酸酶和链激酶，可分别降解结缔组织基质中的黏多糖和透明质酸，并能溶解纤维素，使细菌易于扩散、蔓延。病变部位呈弥漫性肿痛，迅速扩大，红肿热痛显著。易发展成脓肿导致败血症。常并发淋巴管炎和淋巴结炎。有全身不适、畏寒、发热等症状。治疗：抗生素、磺胺，脓肿宜切开排脓。

蜂窝状红肿（faveolate red swelling）　痈的特异征象。病人颈项、背等部位皮肤呈紫红色浸润区，质坚韧，界限不清，其中央部多数破溃呈蜂窝状，周围呈浸润性红肿。是多个毛囊及其皮脂腺或汗腺的急性化脓性感染。

蜂蜇伤（bee sting）　蜂类尾部毒刺刺入人体皮肤，将毒液注入人体引起局部和全身反应。蜜蜂毒液呈酸性，胡蜂毒液呈碱性。蜂蜇伤后局部有红肿、疼痛、瘙痒，少数有水疱及坏死。全身可有荨麻疹、恶心、呕吐、哮喘、呼吸困难、血尿、意识障碍等中毒症状，甚至休克、死亡。用针挑出毒刺，局部依稀毒性应用弱碱或弱酸性溶液冲洗并冷敷。全身症状重者按毒蛇咬伤处理。

冯·伯格曼综合征（von Bergmann syndrome）　其他名称：滑动性膈疝综合征。好发于老年男性的一种滑动性膈疝引起的病征。表现为上腹和中胸部疼痛，放射至左季肋部或肩臂，卧位及饭后明显。胸部听诊可闻及漱口水声，X 线诊断。手术治疗。

冯·格雷费征（von Graefe sign）　突眼性甲状腺肿病人向下看时，上眼睑不能随眼球下落。

冯·赫伦施万德综合征（von Herrrnschwand syndrome）　颈部肿大淋巴结、肿瘤、瘢痕等病变引起交感神经麻痹而出现的临床症候群。呈霍纳（Horner）综合征的表现，伴同侧虹膜色素脱色性异常。治疗原发病病灶可消失。

冯·雷克林豪森 Ⅱ 型综合征（von Recklinghausen Ⅱ syndrome）　慢性肾炎、甲状旁腺功能亢进所致的全身性纤维骨炎。除具有慢性肾炎、甲状旁腺功能亢进表现外，还有关节痛、骨折、长骨弯曲、脊柱及胸部畸形。治疗：病因处理。

冯·雷克林豪森综合征（von Recklinghausen syndrome）　以皮肤异常色素斑并伴全身多发性神经瘤为特点的一组病征。表现为皮肤色素斑和腋窝雀斑、皮肤及皮下良性纤维瘤、双侧听神经瘤、智力低下、癫痫发作、搏动性突眼等。治疗：对症处理，手术。

冯·披尔奎试验（von Pirquet test）　利用皮上划痕法进行的一种结核菌素试验。将旧结核菌素滴于轻度抓伤的皮肤上，$24\sim48h$ 后局部出现丘疹和周围红晕，提示既往有结核感染。

缝[合]（suture）　手术操作基本技术之一。用灭菌的针和线将切开的组织按解剖层次逐层缝起来，使之对合、靠拢、固

定，消灭间隙和残腔，以利愈合。

缝合线（suture）　外科手术缝合伤口或结扎血管的专用线。分为可吸收缝合线和不可吸收缝合线。可吸收缝合线根据材质吸收程度不同又分为羊肠线、化学合成线、纯天然胶原蛋白缝合线，在体内可逐渐降解吸收或排出体外，其强度有的可维持 2 个月以上；不可吸收肠线在体内不可吸收或经数年后才被降解，缝合后需拆线。

缝匠肌（sartorius muscle）　全身最长的肌肉。呈扁带状，起于髂前上棘，斜向下内，止于胫骨上端的内侧面。作用为屈髋髋关节、伸膝关节，并使已屈的膝关节旋内。受股神经的支配。

凤尾草（huguenot fern herb, Herba Pteridis Multifidae）　其他名称：背阴草、金鸡尾、鸡脚草、凤尾蕨、井口边草。中医药名。凤尾蕨科植物凤尾草的全草或根。淡、微苦，凉。归大肠、肝、肾经。清热利湿、凉血解毒。主治：①湿热泻痢；尿赤涩痛，淋浊带下；便血、衄血、痔疮等血热出血之证。②腮腺炎、疔疮、湿疹、荨麻疹。

缝隙连接（gap junction）　在上皮细胞、肌细胞、骨细胞和神经细胞间均可见到的不规则斑状连接。该处细胞间隙窄约 $2\sim3nm$，相邻两细胞膜间有许多间隙大致相等的连接点，此点细胞膜上有柱形颗粒，每一颗粒直径约 $7\sim9nm$，由 6 个亚单位组成，中央有一小管，相邻细胞膜上的颗粒彼此相接，中央小管也互相连通为相邻细胞间的内部通道，有交换物质及传递冲动的作用。

佛尔夫勒征（Wölfler sign）　胃幽门狭窄的征象。为病人插入胃管时，很快经胃管排出胃内液，并在洗胃冲洗水中含有食物残渣和腐败分解产物。为胃幽门狭窄的特征。

佛手（Fructus Citri Sarcodactylis, finger citron）　中医药名。芸香科植物佛手的干燥果实。味辛、苦、酸、性温。归肝、脾、肺经。功能疏肝理气、和胃止痛。用于肝胃气滞、胸胁胀痛、胃脘痞满、食少呕吐。

夫拉扎勃（furazabol）　其他名称：呋咱甲氢龙、去脂舒。为合成蛋白同化激素。能促进蛋白同化，降低血甘油三酯、胆固醇和 β 脂蛋白，用于慢性消耗性疾病、骨质疏松症、高脂血症和动脉粥样硬化等。

呋喃丙胺（furapromide）　为口服非锑剂抗血吸虫药。对日本血吸虫成虫和幼虫均有杀灭作用，对姜片虫、华支睾吸虫也有效，可使虫体萎缩、生殖器退化。适用于急性血吸虫病，亦可用于其他寄生虫病。有消化道出血史、精神病史、癫痫、慢性肾炎、黄疸及肝功能减退者禁用。

呋喃硫胺（fursultiamine, thiamine tetrahydrofuryl disulfide, TTFD）　维生素 B_1 衍生物。见维生素 B_1。

呋喃妥因（nitrofurantoin）　其他名称：呋喃坦啶。硝基呋喃类广谱抗菌药。用于大肠埃希菌、肠球菌等敏感菌所致的泌尿道感染。制剂：片剂、胶囊剂。肾功能不全者、严重少尿者和新生儿慎用。

呋喃西林（nitrofural）　广谱抗菌药。对多数革兰氏阳性和阴性菌有抗菌作用，但毒性较大。仅作为消毒防腐药，用于皮肤及黏膜感染。对脓、血等几乎无消毒作用。呋喃类药物过敏者忌用。

呋喃西林脚气粉（Pulvis Furacillini pro Pedibus）　其他名称：脚气粉。抗菌药。组成：呋喃西林、苯甲酸、水杨酸、明矾、冰片加适量滑石粉制成的白色或淡黄色、有冰片香气的微细粉末。具有抑菌、收敛、止痒作用。用于湿疹、足癣等。

呋喃西林栓（Suppositoria Furacillini）　抗菌药。组成：呋喃西林和硼酸。以甘油明胶为基质制成的淡黄色卵圆形或鸭舌形的固体凝胶制剂。主治滴虫性阴道炎、混合性阴道炎，以及预防阴道手术后感染等。

呋喃西林盐酸麻黄碱滴鼻液（Naristillae Furacillini et Ephedrini Hydrochloridi）　简称呋麻滴鼻液。抗菌及拟肾上腺素药。组成：呋喃西林及盐酸麻黄碱的微黄色澄明等渗水溶液。具有抗菌与收缩血管作用。用于治疗鼻炎、鼻窦炎及鼻黏膜肿胀等。

呋喃唑酮（furazolidone）　其他名称：痢特灵。硝基呋喃类抗

菌药。主要用于菌痢、肠炎，也用于贾第虫病和阴道滴虫病。制剂：片剂。不可超量服用。

呋[脲]苄青霉素（furbenicillin，BL-P$_{1597}$）　脲取代的青霉素类半合成广谱抗菌药。对铜绿假单胞菌、大肠埃希菌等革兰氏阴性杆菌有较强的抑制作用。主治铜绿假单胞菌等敏感菌感染的疾病。可有胃肠道反应及皮肤发麻，严重时有肌颤。用药须做过敏试验。

呋塞米（furosemide）　其他名称：呋喃苯胺酸、速尿。利尿药。用于心、肝及肾性水肿、急性肺水肿和脑水肿、急性肾衰竭、高钾血症、高钙血症，加速毒物的排出，亦可作为高血压危象的辅助治疗药。制剂：注射剂；片剂。孕妇禁用；严重肝、肾功能不全、糖尿病人及小儿慎用。不宜与氨基糖苷类抗生素合用。静注须缓慢。

呋塞米注射液（furosemide injection）　其他名称：速尿注射液。利尿药。组成：呋喃苯胺酸的无色澄明的灭菌水溶液。具有抑制肾小管对钠、氯离子重吸收的作用。用于多种类型的水肿和急性肺水肿。长期应用时须补充钾盐。严重肝、肾功能不全者慎用；小儿忌用。

呋咱甲氢龙（furazabol）　见夫拉扎勃。

肤轻松（fluocinolone acetonide）　见氟轻松。

肤纹（dermal ridge）　人类的手指、足趾、手掌和脚掌一些皮肤凸起的嵴和沟形成的纹线。由这些纹线构成一定图像，每个人的肤纹图像均不相同。

肤纹学（dermatoglyphics）　见皮纹学。

跗骨（tarsal bone，tarsus）　位于胫骨、腓骨和距骨之间的骨群，共 7 块。包括距骨、跟骨、足舟骨、外侧楔骨、内侧楔骨、中间楔骨和骰骨。分近侧列及远侧列，近侧列有距骨、跟骨和舟骨；远侧列有内、外、中侧楔骨及骰骨。距骨上部称距骨滑车，参与组成踝关节，远侧列 4 块跗骨与 5 块跖骨组成跗跖关节。

跗骨伤（fracture of tarsal bones）　中医病名。多因跌打、压轧所伤。治宜手法整复，夹缚固定，内服活血化瘀、消肿止痛药。

跗管综合征（tarsal tunnel syndrome）　其他名称：踝管综合征。因损伤、畸形及压迫摩擦导致跗管内的胫后神经功能障碍。表现为足内侧、跖侧至足趾可有烧灼性疼痛及胫后神经分布区感觉减退。可采用理疗、封闭或手术方法治疗。

孵育（incubation）　①使机体反应体系或其他反应物在恒温箱或其他恒温环境中充分反应的方法，如酶的反应体系需要在最适的温度条件下保温一定的时间才可充分反应。②将细菌的培养物置恒温箱内，保持一定时间，使其生长、发育并形成集落。

敷料（dressing）　用以覆盖创面，且能清洁或保护伤口的纱布、纱布条、棉花球和棉垫等的总称。使用前，需经高压蒸汽灭菌器灭菌。在使用过程中应严格遵守无菌技术操作，并尽量避免接触空气，以防污染。如与任何带菌物体接触时，应作为带菌敷料处理，须重新灭菌。

敷贴疗法（plastering therapy）　中医外治法。将药物调成糊状，敷于体表的特定部位，治疗头痛、呕泻、自汗盗汗、脱肛、眩晕、面瘫、风湿痹病、疮痈癣疹、扭挫伤、口腔糜烂、烫伤等。

弗波试验（Faber test）　其他名称：方糖试验。用于检查系统性疾病引起的涎腺分泌功能减退。取市售方糖（约 1.5cm×1.5cm）一块放置于舌上，勿使之移动。正常时 15～30min 内方糖全部溶解，否则说明分泌功能有所减退。

弗莱试验（Frei test）　其他名称：性病淋巴肉芽肿皮内试验。检测性病淋巴肉芽肿的具有特异性的试验。以加热灭活的病原体悬液 0.1ml 皮内注射，4 日后产生硬结及红斑性丘疹者为阳性。

弗赖综合征（Frey syndrome）　其他名称：耳颞综合征。腮腺外伤、手术后面神经受损、耳颞神经错位愈合所致的一种综合征。表现为腮腺在上述因素作用一段时间后，出现进食时同侧耳前、颊部皮肤一过性出汗、潮红、灼热感。治疗：东莨菪碱乳剂外用，手术。

弗兰采耳征（Frantzel sign）　二尖瓣狭窄的征象。表现为舒张期初和舒张期末最响的舒张期杂音。二尖瓣狭窄的特征。

弗兰克导联体系（Frank lead system）　Frank 1956 年创设的心电向量图导联体系。具有电极位置少［仅有左（A）、右（I）、上（H）、下（F）、前（E）、后（M）及左与前电极之间另加的一校正（C）电极］及与常规心电图的投影关系比较符合等优点。

弗朗西丝菌属（*Francisella*）　具有显著多形性的革兰氏阴性细小杆菌。有土拉热弗朗西丝菌和新凶手弗朗西丝菌两个种。土拉热弗朗西丝菌是引起人和动物野兔热的病原菌，又称野兔热杆菌，侵袭力强，可直接穿过没有损伤的皮肤、呼吸道及消化道黏膜进入体内，或由蚊、蜱等叮咬引起土拉热。临床表现多样化，有肺型、胃肠型、腺型，毒力强菌株甚至引起败血症。治疗用链霉素疗效较好。可用减毒活菌苗预防。

弗勒赫利希综合征（Fröhlich syndrome）　其他名称：肥胖生殖无能综合征。因下丘脑损害引起的一类综合征。多见于男性，呈向心性肥胖、头痛、生长和性发育迟缓、智力发育不全、视力障碍、多尿烦渴、第二性征出现迟缓、皮肤色素沉着。成年后得病，第二性征衰退，性欲低下，生殖能力丧失。疗效及预后决定于病因。如为肿瘤则行摘除术或 X 线治疗；无原发病者可试用性激素及甲状腺素。

弗雷代里克征（Fredericq sign）　腹腔内空腔脏器穿孔性腹膜炎的征象。嘱腹膜刺激征的病人仰卧位，检查者听诊其腹部各部位。若在各部位均可听到心音即为此征阳性。常见于胃、肠穿孔及外伤性肠破裂等。

弗雷登征（Wreden sign，Wreden-Wendt sign）　其他名称：弗-文征。死产儿外耳道内有胶冻样物质存在的征象。如胎儿产后死亡则无胶冻样物质。可用于鉴别胎儿产前的生与死。

弗雷里克斯征（Frericks sign）　慢性肾功能不全的体征。在面、背、腰部有像霜一样的尿素结晶沉积。患氮质血症时，当血液尿素水平超过 5g/L 时可以观察到。

弗雷利综合征（Fraley syndrome）　曾称弗拉利综合征。肾上极或肾中部分支动脉压迫肾上盏造成漏斗部狭窄，肾盏扩张积水，排泄性尿路造影显示肾上极漏斗部扩张，以腰痛和血尿为主要症状的临床综合征。

弗雷姆凯尔征（Framkel sign）　其他名称：胃蠕动跳越征。胃小弯有溃疡时，当蠕动波到达该处即停止，而在其远端再出现蠕动。如溃疡病变发生在前壁或后壁则无此征。在胃大弯或胃小弯的早期胃癌亦可产生本征。

弗雷泽综合征（Fraser syndrome）　常染色体隐性遗传的一组临床表现。包括头、面部和泌尿生殖系统的畸形，伴或不伴隐眼。主要特征为隐眼、并指、生殖系统异常。次要特征为鼻、眼、喉、耳、口的改变、脐疝、肾发育不良、骨骼异常、智力障碍、肺发育不良等。治疗：如肾发育不良或喉闭锁应终止妊娠。

弗里曼-达尔征（Frimann-Dahl sign）　肠梗阻的 X 线征象。患肠梗阻时，X 线检查在胀气扩张的小肠袢内显示出横线条（相当于环状皱襞）。

弗林特征（Flint sign）　其他名称：弗林特杂音。在主动脉瓣闭锁不全时，在心尖听诊所听到的短促的收缩期杂音。

弗鲁安综合征（Froin syndrome）　其他名称：脑脊液分隔综合征、弗洛因综合征。为脑室内脑脊液与椎管内脑脊液相隔绝所引起的脑脊液改变。可见于椎管完全性阻塞的病人。阻塞下端的脑脊液中蛋白质含量增高，呈透明黄色，放置片刻后即有自行凝固现象。见于脊髓肿瘤、慢性脊髓蛛网膜炎以及其他引起脑脊液中蛋白质增高的疾病。

弗罗斯特波格征（Frostberg sign）　胰腺疾病的 X 线征象。施 X 线低张十二指肠造影时，显示十二指肠降部的凹形轮廓变形，犹如倒"3"字即为此征。多见于慢性胰腺炎、胰头癌时，由于十二指肠乳头和乳头旁部分陷入胰内所致。

弗洛定律（Flouren law）　由于一侧半规管的兴奋，眼球可以与其方向呈一致性震颤。

弗洛伊德（Freud）（1856—1939）　奥地利心理学家。维也纳犹太籍神经病医生、精神分析学派的创始人。他从物理和生理的病因说逐步过渡到心理的病因说。他创用了自由联想法，鼓励病人暴露思想，使病人挖掘和倾吐他所意识不到的欲望，这些意识不到的欲望一旦变成了意识，病人即可不药而愈。其疗效是持久的，这就是他的精神分析法。他把意识分为3部分：意识、前意识和潜意识。他认为性的扰乱是精神病的根本原因。他把人格分为3部分：自我、本我和超我。

弗纳-莫里森综合征（Verner-Morrison syndrome）　见胰性霍乱综合征。

弗氏眼镜（Frenzel lenses）　屈光度为15～20D，架内配有小灯泡的眼震检查用镜。正常人戴用无法看清外物，故可排除眼球的集合运动（convergence）和同视（fixation）对眼震的影响。在暗室中，行眼震检查时，室内不可放置如电扇等运动着的器物。

伏梁（mass of upper abdomen）　中医古病名。①指心积症。症见腹部有肿块，上界在心窝下，下界在脐上，令人胀痛心烦。②指髀股骱皆肿，环脐而痛的疾患。③指少腹内之痈肿。

伏龙肝（Ferra Flava Usta）　其他名称：灶中黄土、灶心土。中医药名。烧杂草柴的土灶内底部中心的焦黄土。辛，微温。归脾、胃经。温中燥湿，止呕止血，涩肠止泻。主治：①中焦虚寒的出血证，多用于呕血或便血。②脾胃虚寒的呕吐及妊娠呕吐。③脾虚久泻。

伏脉（deep-sited pulse）　中医脉象之一种。脉来隐伏，重按着骨始得，甚则伏而不见。可见于厥证、剧痛或邪气内闭的病证。

伏气（incubative pathogen）　中医病证名。与新感相对而言。病邪伏藏体内。经过相当时期而发作的病证。由于郁热内发，最易伤阴，病变部位有深浅，有发于少阳、阳明、少阴和厥阴等经的不同。邪郁越深、病越深重。发病时由里达表，病程常缠绵多变。

伏气温病（epidemic febrile disease occuring after incubation）中医病证名。感受外邪后，蕴伏于里，或因平素内热，复为新邪诱发的一类温病。初起以里热为主。症见脉initially数或沉数而躁，苔厚腻，或舌赤无胎，溺赤，口渴，发热等。治以清里热为主，又当密切顾及津液。春温、伏暑皆属之。

伏暑（disease due to latent summer-heat）　①中医病名。指发于深秋至冬月的伏气温病。夏季感受暑邪，留伏体内，至秋后发病。发病早迟不同，可分为伏暑秋发、晚发，伏暑伤寒，冬月伏暑等。暑多兼湿，治疗同暑温、暑湿之法。②指病因。四时伏气，皆能为病，即伏寒、伏风、伏燥，皆可与伏暑立名主病。

伏天灸（moxibustion in dog days）　中医保健灸法。在三伏天，将具有温经散寒、补虚助阳的中药制成药饼，选择适当的时间和相应的穴位贴敷，以达到祛病强身的作用。

伏兔（futu, ST 32）　中医经穴名。属足阳明胃经。位于大腿前外侧，髂前上棘与髌骨外缘的连线上，髌骨上6寸处。主治下肢麻木或瘫痪、大腿疼痛、膝痛等。直刺1～1.5寸，艾炷灸3～5壮，或艾条灸10～15min。

伏邪（hidden pathogen）　中医病证名。藏伏于体内而不立即发病的病邪。

伏饮（recurrent fluid retention syndrome）　中医病证名。痰饮之一。痰饮潜伏于体内，或留饮去而不尽，经常反复发作。治宜化饮逐邪、扶正固本。

扶正祛邪（strengthening vital qi to eliminate pathogenic factor）中医治则。扶正是扶助正气，使正气加强以消除病邪。祛邪是驱除病邪，目的也是为了保存正气。如解表、清热、解毒、泻下等都是祛邪的治法。临床上应根据正邪盛衰的具体情况采用扶正祛邪、祛邪扶正或攻补兼施。一般来说，邪实正较虚时，重在祛邪，佐以扶正。如正已虚而邪较衰时，重在扶正，佐以祛邪。或如杂病的肝硬化腹水晚期，病程迁延日久，病邪顽固，正气也虚，应扶正、祛邪同用。

服从自动症（obedience automatism）　对命令绝对地而且明显不自主地服从。紧张症的特征之一。但也可在高度暗示（如催眠）、极度疲劳、感觉剥夺和某些中毒状态下诱发。

服习（acclimatization, acclimation）　较长时间生活于特定环境（如乏氧、寒冷等），通过神经体液调节，使人体生理功能对环境产生适应的过程。

服止宁（filcilin）　见甲溴贝那替秦。

茯苓（indian bread, Poria）　其他名称：茯菟、白茯苓、云苓。中医药名。多孔菌科植物茯苓的菌核。甘、淡，平。归心、脾、肾经。功能利水渗湿、健脾和胃、宁心安神。主治：①头面肢体水肿、小便不利。②脾虚湿盛之腹胀便溏、倦怠纳呆以及痰饮等。③心神不安、心悸失眠。

茯苓多糖（pachymaran）　从多孔菌科植物茯苓的菌核中提取的多糖——茯苓次多糖（pachymon），再经部分降解所得的1β-3多聚葡萄糖。有抗肿瘤活性。

茯苓桂枝白术甘草汤（linggui zhugan tang, decoction of poria, cinnamom, atractylodis and liquorice）　其他名称：苓桂术甘汤、桂苓甘术汤。中医方剂。《伤寒论》方。组成：茯苓、桂枝、白术、炙甘草。功能健脾渗湿、湿化痰饮。治心下有痰饮，胸肋胀满、眩晕心悸、短气而咳、苔白滑、脉弦滑者。近代也用于耳源性眩晕、心包积液、支气管哮喘、慢性支气管炎等。

氟（fluorine, F）　骨和牙齿中的组成成分。自然界中广泛存在。适量的氟能被牙齿釉质的羟基磷灰石晶粒的表面吸着，使牙齿硬度及抗酸力增高而有防龋作用。老年人缺氟可使骨质变脆而易致骨折。过量的氟进入机体则可破坏正常的钙磷代谢，结合成氟化钙沉积在骨组织中，使骨组织硬化、骨质增生，或因抑制促进成骨作用的酶，使钙盐不能正常沉着而致骨质疏松。牙齿亦可出现钙化紊乱、齿质异常，导致斑釉齿。长期饮水或食物中含氟量过高可引起氟病。生产场所排放大量含氟废气，可致工业氟骨症。

^{18}氟（^{18}fluorine, ^{18}F）　由回旋加速器生产的一种中子少的放射性核素。半衰期为1.85h。衰变方式是放出阳电子，随后生成淹没辐射。其γ线能量为0.511MeV，可用于骨扫描或标记α-去氧葡萄糖以研究糖代谢。因半衰期很短，必须距反应堆及加速器近的单位才能应用。

氟斑牙（dental fluorosis, mottle tooth）　其他名称：斑釉牙、氟牙症。长期摄入过量氟引起的牙齿病变。一般采用三度分类法。一度，牙齿粗糙、晦暗无光泽，呈白垩状；二度，在一度基础上，牙齿呈黄色、黄褐色或黑色斑块；三度，在一、二度基础上，牙齿有浅窝或花斑缺损。有人主张在三度中每一度又分轻、中、重3型。治疗：无特殊妥善疗法，对症治疗，主要应积极预防。

氟胞嘧啶（flucytosine）　抗真菌药。用于念珠菌和隐球菌所致的全身感染及皮肤真菌感染，常与两性霉素B联用。制剂：片剂、胶囊剂；注射剂。用药期间定期检查血象。严重肾功能不全者禁用。肝肾功能不全、血液病病人及孕妇慎用。

氟苯哒唑（flubendazole, fluvermal）　为广谱驱虫药。可使寄生虫的消化道内皮细胞解体，胞质蜕变、溶解以至死亡。适用于蛔虫、钩虫、鞭虫、蛲虫、绦虫、棘球蚴、囊尾蚴感染的治疗；也可用于治疗粪类圆线虫、盘尾丝虫、华支睾吸虫等蠕虫的感染。

氟苯桂嗪（flunarizine, mondus）　见氟桂利嗪。

氟啶酸（flumark, enoxacin）　见依诺沙星。

氟伐他汀（fluvastatin）　其他名称：来适可。降血脂药。用于饮食控制无效的高胆固醇血症、原发性和非胰岛素依赖型糖尿病病人并发的高胆固醇血症。制剂：胶囊剂。活动性肝炎、不明原因的血清转氨酶持续升高者、孕妇及哺乳期妇女、18岁以下病人禁用。有肝病及过量饮酒史者慎用。疑似肌病者停用。

氟奋乃静（fluphenazine）　其他名称：氟非拉嗪、滴加。吩噻嗪类的哌嗪衍生物，抗精神病药。用于妄想、紧张型精神分裂症，痴呆和中毒性神经病。制剂：盐酸氟奋乃静片剂；注射剂。严重肝肾疾病、心血管病、白细胞过少、血压过低和癫痫病人慎用。

氟奋乃静癸酸酯（fluphenazine decanoate）　其他名称：癸氟奋乃静。中枢安定剂。氟奋乃静的长效酯类化合物。应用同氟奋乃静，作用时间较氟奋乃静长，但毒副作用相同。严重抑郁症者忌用。青光眼病人慎用。

氟骨症（fluorosis of bone） 是氟中毒发展到骨骼病理性改变的阶段。病人关节活动受限，主诉关节疼痛、头昏、麻木。X线片中分 3 期：一期，前臂和小腿骨间膜开始钙化，骨盆、脊椎等躯干骨骨小梁增粗，骨密度未增高；二期，前臂和小腿骨间膜钙化加重，骨盆、脊椎等躯干密度增高，增粗的骨小梁融合，骨质增生肥大，肌腱、韧带开始钙化；三期，骨间膜、肌腱、韧带进一步钙化，四肢骨密度增高，骨骼普遍增粗变形。有骨疣突起。治疗：尚无特殊疗法，重点改饮低氟水，服氢氧化铝凝胶、蛇纹石（含 MgO、Al_2O_3、Fe_2O_3、SiO_2）促氟排泄；脊柱变形、脊髓受压时进行矫形治疗。

氟桂利嗪（flunarizine） 其他名称：氟苯桂嗪、西比灵、氟桂嗪。桂利嗪的二氟化衍生物，为选择性钙拮抗剂。脑血管病用药。用于脑血管和周围血管疾病、前庭功能失调、偏头痛和癫痫辅助治疗。制剂：盐酸氟桂利嗪胶囊剂。颅内出血未止者、脑梗死急性期、孕妇及哺乳期妇女禁用。肝功能不全者慎用。

氟化氢（hydrogen fluoride） 工业原料。无色气体。易溶于水形成氢氟酸。急性氟化氢中毒除有严重上呼吸道黏膜刺激症状外，尚可引起肺炎、肺水肿，慢性作用下发生牙齿酸蚀症。牙龈出血、慢性上呼吸道炎症，并常有嗅觉减退等，严重时有鼻黏膜溃疡甚至鼻中隔穿孔，有的可发生氟骨症。皮肤接触氢氟酸后有剧痛感，局部变苍白，以后呈紫蓝色，并坏死而形成溃疡。眼内溅入氢氟酸则发生剧痛，形成白色假膜样混浊，重者角膜穿孔。车间空气中最高容许浓度 $1mg/m^3$。

氟甲硝安定（flunitrazepam） 见氟硝西泮。

氟康唑（fluconazole） 其他名称：麦尼芬、大扶康、普芬。为氟代三唑类抗真菌药。用于敏感菌所致的感染如隐球菌性脑膜炎、黏膜及全身念珠菌病、真菌性角膜炎等。制剂：片剂、胶囊剂；注射剂；滴眼剂。过敏者禁用。肝功能不全、孕妇、哺乳期妇女慎用。

氟利昂中毒（freon poisoning） 短时间内吸入大量氟利昂引起的急性中毒。表现为上呼吸道刺激症状，如胸闷、憋气、呼吸困难。重者出现麻醉状态，面色苍白、呼吸表浅、意识模糊、昏迷等。治疗：脱离中毒现场，吸氧及对症处理，并防治肺水肿等。

氟³²磷酸二异丙酯（diisopropyl-fluorophosphate，$DF^{32}P$） 一种用放射性核素标记的胆碱酯酶抑制药。能与红细胞中的胆碱酯酶相结合而标记红细胞。可用于测定红细胞的寿命。

氟氯西林（flucloxacillin） 其他名称：氟氯青霉素。半合成的耐抗葡萄球菌青霉素酶的青霉素。常用制剂为胶囊剂。抗菌谱与苯唑西林相同，抗菌活性比后者强，主要用于耐药的金黄色葡萄球菌感染。对青霉素过敏者禁用，用前须做皮试。

氟罗沙星（fleroxacin） 其他名称：多氟哌酸、多氟沙星。第四代喹诺酮类广谱抗菌药（细菌 DNA 促旋酶抑制剂）。主要用于敏感菌所致各部位感染。制剂：片剂、胶囊剂。有过敏史者、孕妇、小儿禁用。严重肾功能损害者、有痉挛性疾病和老年病人慎用。

氟马西尼（flumazenil） 其他名称：安易醒。有选择性的苯二氮䓬类拮抗药。解毒药。用于苯二氮䓬类麻醉后的催醒及其中毒解救和诊断，也可用于乙醇中毒解救。制剂：注射剂。氟马西尼对苯二氮䓬类过敏、三环类抑郁药过量的病人、用苯二氮䓬类治疗癫痫大发作的病人禁用。酒精依赖者、精神病、头部外伤、有癫痫大发作体征的病人慎用。

氟尿嘧啶（fluorouracil） 其他名称：5-氟尿嘧啶（5-FU）。抗代谢类抗肿瘤药，广谱抗癌药。用于多种肿瘤，如消化道肿瘤、乳腺癌、卵巢癌、绒毛膜上皮癌、子宫颈癌、肝癌、膀胱癌、皮肤癌等，以及癌性溃疡、丝状疣、传染性软疣、扁平疣、皮肤淀粉样变性、脂溢性角化、外阴白斑（局部涂抹）等。制剂：片剂、胶囊剂；注射剂；乳膏剂、软膏剂。用药期间严格检查血象。孕妇禁用。肝肾功能不全者慎用。

氟哌啶醇（haloperidol） 其他名称：氟哌丁苯、氟哌醇。丁酰苯类抗精神病药。用于精神分裂症、呕吐及顽固性呃逆，

尚可用于抽搐、儿童多动综合征、舞蹈症。制剂：片剂；注射剂。孕妇忌用。有心功能不全和抑郁病史、基底神经节病变病人禁用。老年人或衰弱病人、有癫痫病史、循环系统障碍、闭角型青光眼及尿潴留病人慎用。

氟哌利多（droperidol） 其他名称：氟哌啶、力邦欣定、哒罗哌丁苯。抗精神病药（安定药）。用于精神分裂症、癌症化疗所致呕吐、麻醉前给药及神经安定镇痛术。制剂：注射剂。有帕金森病史及心功能不全者忌用。

氟哌噻吨（flupentixol） 其他名称：三氟噻吨、复康素。抗精神病药。用于急慢性精神分裂症、忧郁症、忧郁性神经官能症。制剂：片剂；注射剂。严重肝肾损伤、心脏病病人、妊娠前 3 个月禁用。

氟氢可的松醋酸酯（fluorocortisone acetate） 肾上腺皮质激素类合成药物。抗炎及水钠潴留作用均很强，外用于治疗各种皮炎、湿疹及眼科炎症等。

氟轻松（fluocinolone acetonide） 其他名称：肤轻松、氟西奈德。外用皮质激素。用于湿疹（特别是婴儿湿疹）、神经性皮炎、接触性皮炎、皮肤瘙痒症、银屑病、盘状红斑狼疮、扁平苔藓、日光性皮炎、外耳炎等。制剂：常用其醋酸酯软膏剂、乳膏剂。皮肤病并发感染时需同时应用抗生素。有结核病，或有细菌、病毒感染的皮肤病病人禁用。

氟缺乏症（fluorine deficiency） 氟摄入不足易引起龋齿和骨质疏松症。低氟地区饮水加氟 $0.6\sim0.8mg/L$，可有效减少龋齿的新发生率。

氟他胺（flutamide） 其他名称：福至尔、缓退瘤。非甾体雄激素拮抗剂。抗肿瘤药。用于未经治疗、不能手术或放疗及化疗无效的晚期前列腺癌，还可用于良性前列腺肥大症。制剂：片剂。过敏者禁用，心血管病病人慎用。用药期间定期检查血象。

氟替卡松（fluticasone） 其他名称：辅舒酮、辅舒良。局部用强效肾上腺皮质激素类药物。用于预防和治疗季节性过敏性鼻炎（包括花粉症）和常年性过敏性鼻炎，用于慢性持续性哮喘的长期治疗。制剂：丙酸氟替卡松鼻喷剂。过敏者禁用。对伴有鼻腔感染者应给予相应的抗感染治疗。

氟烷（halothane，fluothane） 其他名称：三氟氯溴乙烷。为强效吸入性全身麻醉及麻醉诱导药。其优点为麻醉作用比乙醚强而快，诱导期短，苏醒快，对黏膜无刺激性，不燃、不爆，但安全范围小，镇痛作用弱，肌肉松弛欠佳，可诱导心律失常和血压下降，易引起呼吸抑制为其缺点。适用于大手术的全麻及诱导麻醉。心、肝、肾功能不全，颅压增高，休克，心律失常，剖宫产者慎用或禁用。禁与肾上腺素类合用。麻醉中应严格控制剂量，严密观察血压及脉搏的变化。

氟西泮（flurazepam） 其他名称：氟安定、安眠灵。长效苯二氮䓬类药。抗焦虑药（镇静催眠药）。用于失眠。制剂：盐酸氟西泮胶囊剂。过敏者、15 岁以下儿童、妊娠期妇女禁用。肝肾功能不全者、肺功能不全者、抑郁症病人、有自杀倾向者、年老、体弱者、有药物滥用史者慎用。

氟西汀（fluoxetine，prozac） 其他名称：氟苯氧丙胺、百忧解、优克。它可选择地抑制 5-羟色胺（5-HT）的吸收而发挥作用，用抑郁症。疗效与三环类抗抑郁药相似。适用于各种类型抑郁症，老年病人尤为适用。

氟硝西泮（flunitrazepam） 其他名称：氟甲硝安定、氟硝安定。镇静、催眠药。作用强而迅速，并有较强的横纹肌松弛作用。主要用于手术前睡眠及各种失眠症，也可用作静脉麻醉药。诱导麻醉时，常有轻度呼吸抑制。

氟乙酰胺农药中毒（fluoroacetamide pesticide poisoning） 氟乙酰胺又称敌蚜胺、氟素儿，为有机氟杀虫剂和灭鼠剂。多由误服引起急性中毒。出现头晕、头痛、恶心、呕吐、血压下降。重度中毒尚可出现昏迷、心律失常、大小便失禁、呼吸衰竭。血中柠檬酸及尿氟含量明显增高即可诊断。治疗：乙酰胺（解氟灵）治疗中毒有效；对症治疗；控制抽搐。

氟中毒（fluorine poisoning） 摄入过量的氟所引起人体的代谢障碍和中毒。早期出现氟斑牙，牙齿有黄褐色斑点，易碎裂。重者出现全身骨骼系统改变的氟骨症。防治：应降低饮水中氟含量；高钙、低脂肪饮食；补充维生素 D 等。

浮髌试验（floating patella test） 膝关节积液或积血的检查方法之一。病人取坐位或仰卧位，两下肢伸直、放松。检查者一手于髌骨上加压，以压住髌上囊并驱使积液流入关节腔内，另一手示指按压髌骨，一压一松，反复多次。若示指感到髌骨撞击股骨的髌骨面的冲击感或有如推压水中浮动的木块似的浮沉感觉，则为本试验阳性。提示膝关节内积液或积血。

浮集（聚）法（floatation） 粪便检查浓聚方法之一。原理为：用比重较大的溶液，使虫卵或包囊浮聚于液面。常用饱和盐水查找钩虫卵，33%硫酸锌溶液查找线虫卵和原虫包囊。取花生米大的粪便置浮聚瓶内，加入少量溶液调成糊状，再加溶液至瓶满，除去液面浮渣，滴加溶液使液面略高于瓶口，静置15min，用载玻片粘取液面，迅速翻转后镜检。

浮络（superficial collaterals） 中医术语。指位于皮部的络脉。因为位浅如浮，故名。临床上常根据浮络所在部位及其色泽的变化诊断病证，亦可以进行放血疗法。

浮脉（floating pulse） 中医脉象之一。脉位浮浅，轻按应指明显，重按则脉力稍减而不空虚。主病在表。浮而有力是表实，浮而无力是表虚。多见于感冒和某些急性热病初期。久病阳气虚损也可见浮大无力的脉。

浮小麦（blighted wheat，Fructus Tritici Levis） 其他名称：浮麦、浮水麦。中医药名。禾本科植物小麦的干瘪轻浮的未成熟颖果。甘，咸，凉。归心经。养心敛汗、益气除热、利尿。适用于自汗或盗汗。

浮游动物（zooplankton） 仅有微弱游动能力、体型细小的水生动物。如变形虫、纤毛虫、轮虫等。是鱼类等的重要饵料，在水产养殖上有一定经济意义。

浮游生物（plankton） 身体很小，缺乏或仅有微弱游动能力，受水流支配而移动的水生生物。分为浮游动物和浮游植物两类。浮游生物的分布和增减与水质优劣有一定的关系，故可作为一种水污染指示性生物。

浮游植物（phytoplankton） 悬浮于水中的微小藻类和漂浮水面随水移动的高等植物。浮游藻类包括蓝藻、绿藻等，与水生动物的生活和渔业生产关系密切。浮游高等植物有水生蕨类（如槐叶蘋、满江红等）和水生被子植物（如浮萍、水浮莲等）。可作饲料或肥料。

匐行性回状红斑（erythema gyratum repens） 其他名称：持久性回状红斑、持久性图状红斑。红斑相互连接成脑回状、水纹状图案等奇异形态。好发于躯干部，后遍及全身。该征可能为内脏肿瘤的皮肤表现，如乳癌、咽部癌、卵巢癌及霍奇金病等。随着对肿瘤的切除，皮疹可缓解或消失。

匐行性角膜溃疡（serpiginous corneal ulcer） 俗称前房积脓性角膜溃疡。细菌感染所致的急性化脓性角膜溃疡。患部剧痛、畏光、流泪、眼睑痉挛、眼球结膜有明显混合性充血。在角膜损伤部位，首先出现灰白或黄白色浸润点，迅速发展成溃疡，并向中央匐行进展。同时常伴有前房积脓。可用抗生素滴眼液滴眼和抗生素球结膜下注射；同时，用阿托品滴眼散瞳，局部热敷。

匐行性血管瘤（angioma serpiginosum） 一种少见的进行性、局限性排列呈匐行状的蓝痣样血管瘤。病因未明，多见于青年女性。损害为毛细血管扩张斑，直径约1mm，从鲜红到紫色，压之褪色，其周围不断有新的损害出现，中央消退，使损害部位不断扩大呈匐行性、环状或网状，以下肢多见，病程缓慢。治疗：可用激光、电解等方法。

匐行疹（creeping eruption） 其他名称：钩虫幼虫皮炎。主要由寄生于猪、猫、牛、羊等动物钩虫幼虫引起的一种皮肤病。感染性钩虫幼虫侵入机体数小时后，受感染部位出现红色丘疹，继之形成红肿和水疱。2～3日内幼虫开始在皮内移行，形成匐行疹。皮疹红色、线状，略高出皮肤表面，奇痒，尤于夜间为甚，以足部皮肤多见，手部次之。偶可经血流侵入肺部，造成肺部嗜酸性粒细胞浸润，伴有咳嗽、低热等症状，痰中可找到虫蚴。根据接触史、匐行疹可诊断。局部可用透热或冷冻疗法，用液氮、氯-乙烷或二氧化碳霜喷雾，杀死蚴虫。阿苯达唑口服、制成混悬液局部涂抹，再用地塞米松软膏有效。

符号检验（sign test） 非参数检验方法之一。配对实验中将结果的优劣或大小用正负号表示的一种假设检验的方法。其基本思想是：如果假设成立，则样本的正、负秩和应比较接近；反之，若正、负秩和相差悬殊，即T值特别小，则抽样误差所致的概率P也小。作统计判断时可查符号检验界值表，当n确定后，T越小，P值也越小，可根据检验水准α来决定拒绝或不拒绝假设。

辐辏运动（convergence movement） 视近物时双眼内直肌反射性收缩引起的视轴向鼻侧会聚的眼球运动。

辐辏征（mucosal relief converging sign） 胃溃疡周围的黏膜皱襞向龛影呈辐射状聚集。为良性溃疡的重要征象。X线片上黏膜皱襞呈辐射状向以龛影为中心集中，并由粗逐渐变细。一般可达溃疡口部。

辐合思维（convergent thinking） 其他名称：求同思维、聚合思维。把问题所提供的各种信息聚合起来得出正确答案或最优答案的思维。是创造性思维的重要组成分，是一种有方向、有范围、有条理的收敛性思维方式。

辐散（divergence） 一个神经元的轴突末梢分支与多个神经元形成突触的神经元间联系的方式。由于这种联系，一个神经元的兴奋或抑制可传向多个神经元，使兴奋或抑制在空间范围上扩大。多见于传入神经元。

辐射（radiation） ①广义上指物质自发释放出粒子、射线和能量的现象。包括电离辐射、热辐射、微波、激光及紫外线等。②狭义上专指电离辐射（ionizing radiation）。能使物质的原子或分子电离而形成离子对（离子和电子）的辐射。在放射医学与防护领域，指能在生物物质中产生离子对的辐射。分为低传能线密度辐射和高传能线密度辐射，以表示其相对生物效能；或分为强贯穿辐射和弱贯穿辐射，以表示其贯穿屏蔽体和人体的能力。③机体以热射线的形式散发体热的方式。体表与环境间的温差越大，散热量越大；反之，散热量越小。是机体安静状态下的主要散热方式。

辐射保藏法（irradiated preservation） 用 ^{60}Co、^{137}Cs 生产的 γ 射线等照射食品，使其中的真菌、细菌、昆虫、寄生虫和病毒灭活以保藏生食及熟食的方法。

辐射防护（radiation protection） 见放射防护。

辐射敏感性（radiation sensitivity） 其他名称：放射敏感性。人体各组织和细胞对电离辐射的抵抗能力和反应的差异。自身繁殖活跃，代谢率高，要求更多营养以及处于某种分裂期的细胞均对辐射敏感。未成熟的细胞更易受到辐射的损伤。人体中对辐射最敏感的组织为红骨髓、淋巴组织和生殖器官，而纤维、脂肪、肌肉和骨骼细胞敏感性较低。

辐射散热（radiation thermolysis，heat loss through radiation） 机体以热射线的形式散发体热的方式。体表皮肤温度高于环境的温度差越大，以此种方式所散热量越多；有效散热面积越大，散热量也越多。此为机体在安静状态下的主要散热方式。

辐射杀菌（radiation sterilization） 用辐照源（^{60}Co 或 ^{137}Cs）发出的 γ 射线照射食品灭菌、消毒或防腐。因所用剂量和要求不同，国际原子能机构（IAEA）统一规定为3种：①辐照灭菌：用高剂量杀灭食品中一切微生物；②辐射消毒：用适当的中等剂量消除致病菌；③辐照防腐：以消灭腐败菌为目的。随辐照剂量的增加，微生物存活率下降。影响辐射杀菌的因素有 pH 值、菌量的多少、菌细胞的老幼、活性水分的多少和食品中营养成分与还原物质对微生物的保护作用的大小等。

辐射生物效应（radiobiological effect） 电离辐射对生物体的影响。生物效应大致可分为两类：躯体效应和遗传效应。前者指造成生物个体的各种损伤，后者指能够传递给后代的效应。对于体细胞基因的损害虽然也可以累及子细胞，但并不能遗传给后代；只有染色体或基因突变引起的效应影响到生殖细胞谱系时，才能传递给后代而引起遗传效应。

辐射损伤（radiation damage） 电离辐射从体外或体内照射机体所引起的损伤。分为身体损伤及遗传损伤。前者有局部及全身两种，从发病速度上又有急性与慢性之分。

辐射危险度（radiation risk） 单位剂量当量（1Sv）在受照的

器官或组织中引起随机性损害效应的概率。用 γ 表示。辐射致癌的危险度用死亡率表示，辐射致遗传性损害用严重性遗传疾患发生率表示。国际辐射防护委员会（ICRP）根据辐射流行病学调查结果对辐射危险的主要器官给出了危险度数值：性腺的 γ 值为 $4×10^{-3}$（Sv），红骨髓的 γ 值为 $2×10^{-3}$（Sv）。为防护目的，对所有人群均使用同一危险度因数。

辐射性白内障（radiation cataract）　外伤性白内障的一种。由红外线、X线、γ 射线、微波以及中子辐射所致。视力严重障碍时，行手术治疗。

辐射遗传学（radiation genetics）　研究各种电离辐射对遗传的影响的学科。通过这种研究，观察电离辐射对遗传的损伤，确认其绝对效应，即一定剂量的电离辐射所诱发的突变量。同时，研究其相对效应，即引起群体突变率的加倍剂量，从而提出对电离辐射遗传损伤的估计，以及监测和预防的措施。

辐射自分解（radiation self-damage）　用放射性核素标记的化合物因吸收自体射线而引起的分解。

福尔可定（pholcodine）　其他名称：吗啉吗啡。镇咳药。作用与可待因相似，毒性及成瘾性小，不引起便秘等不良反应。口服效果也较后者好。用于剧烈干咳和中等程度的疼痛。有成瘾性，应控制使用。痰多者禁用。

福尔克曼综合征（Volkmann syndrome）　其他名称：创伤后肌挛缩综合征。骨折或其他原因引起的压迫造成上肢动脉或静脉痉挛或器质性闭塞，肌肉缺血，产生一系列临床表现。如手和前臂疼痛、无力、瘫痪或感觉异常、发绀、肿胀、冷厥。手指呈屈曲状。皮肤呈萎缩性改变。治疗：早期应尽早切开减张。

福尔马林（formalin）　见甲醛。

福尔马林中毒（formalin poisoning）　误服福尔马林引起的中毒。对与福尔马林接触的口腔、咽、食管、胃肠道有强烈的腐蚀作用，出现烧灼感、剧烈腹痛、黏膜糜烂、胃肠道穿孔等，恢复期可造成瘢痕挛缩。全身可出现头昏、酸中毒、昏迷、休克及肝肾损害。治疗：洗胃；给予牛奶、生蛋清、植物油保护胃黏膜；纠正酸中毒；对休克及循环衰竭进行抢救等。

福格特综合征（Vogt syndrome）　特发性手足徐动症。可能与先天性髓鞘发育障碍，或早产、出生时窒息等所致脑缺氧有关。表现为病儿发育生长迟缓，有时强哭强笑、手足不自主运动、呈各种怪异表情、不自主伸舌、吞咽、构音障碍等。

福格特-小柳综合征（Vogt-Koyanagi syndrome）　其他名称：葡萄膜-脑炎综合征、眼-脑-耳-皮综合征。可能为病毒感染或自身免疫性疾病。多于 20～50 岁间发病。初期表现为脑膜脑炎症状，后逐渐发生眼部症状如葡萄膜炎、视神经炎、青光眼等；耳部症状如耳鸣、耳聋、平衡障碍。数月后又可出现皮肤症状如色素脱失、白癜风、秃发或毛发灰黄。

福克森修补法（Ferguson method）　对腹股沟斜疝增强腹股沟管前壁的修补方法。在精索前面将联合腱与腹股沟韧带缝合，主要适用于儿童、青壮年疝，腹股沟后壁较完整者。

福-肯综合征（Foster-Kennedy syndrome）　额叶肿瘤或眼脓肿所引起的一组病征。表现为视力减退、头痛、眩晕、记忆力丧失，同侧嗅觉障碍。一侧视神经萎缩伴同侧中心暗点，对侧视乳头水肿。治疗：抗感染，放化疗，手术。

福米诺苯（fominoben, oleptan）　其他名称：胺酰苯吗啉。中枢镇咳药。抑制咳嗽中枢的同时，具有呼吸中枢兴奋作用。可改善换气功能，使动脉氧分压升高、二氧化碳分压降低。用于各种原因引起的慢性咳嗽和呼吸困难，如慢性支气管炎、肺气肿及肺源性心脏病；用于小儿顽固性百日咳，奏效快。无成瘾性。毒性低，可长期使用。大剂量可导致血压下降。孕妇慎用。

福莫特罗（formoterol）　其他名称：安咳通、安通克。长效 $β_2$ 肾上腺素受体激动剂。平喘药。用于支气管哮喘，尤其适用于需长期服用 $β_2$ 受体激动剂和夜间发作型的哮喘病人。制剂：富马酸福莫特罗片剂；气雾剂。冠心病、高血压、糖尿病、甲亢病人和孕妇及婴幼儿慎用。

福寿草中毒（adonis poisoning）　服用过量的福寿草引起的中毒。福寿草内含加拿大毒苷等多种成分。毒理作用与洋地黄相似，表现和处理同洋地黄中毒。

福维尔综合征（Foville syndrome）　其他名称：脑桥旁正中综合征、偏视协调麻痹综合征。脑桥内侧部病变引起的交叉性瘫痪。临床表现有偏瘫，眼向对侧偏斜或偏视麻痹，同侧核性面瘫等。

福辛普利钠（fosinopril sodium）　其他名称：蒙诺。血管紧张素转换酶抑制药。抗高血压药。用于各型高血压、心力衰竭。制剂：片剂。孕妇、哺乳期妇女、过敏体质者忌用。

俯卧背伸试验（prone test）　检查幼儿脊柱功能的一种方法。检查时，让其俯卧，检查者两手分别抓住儿童的两踝部，向上提起下肢，正常时腰椎前凸加大。如果出现腹壁与骨盆同时离开床面，而腰部僵直，为阳性，提示脊柱疾病，如腰椎结核。

俯卧位（prone position）　病人俯卧，头转向一侧；双臂屈肘放于头的两侧；双腿伸直。胸部、髋部、踝部各放软枕支撑。俯卧位可用于脊椎手术后或腰、背、臀部有创口的病人，也可用于检查背部患处及缓解腹胀所致的腹痛。

辅基（prosthetic group）　结合蛋白分子中与蛋白质结合紧密，不能用透析方法分离的辅助因子。例如：铜蓝蛋白中的 Cu^+ 或 Cu^{2+}、羧化酶分子中的生物素等。

辅酶（coenzyme, coferment）　指结合酶分子中的非蛋白部分。其与酶蛋白结合疏松，可用透析或超滤方法除去。多为小分子有机化合物，如乳酸脱氢酶的辅酶是烟酰胺腺嘌呤二核苷酸（NAD^+），其主要作用是传递电子、质子和一些基团。

辅酶Ⅰ（coenzyme Ⅰ，CoⅠ）　见烟酰胺腺嘌呤二核苷酸。

辅酶Ⅱ（coenzyme Ⅱ，CoⅡ，NADP，TPN）　见烟酰胺腺嘌呤二核苷酸磷酸。

辅酶 A（coenzyme A，Co A）　自鲜酵母中提取而得。为体内乙酰化反应的辅酶，对糖、脂肪及蛋白质的代谢，如乙酰胆碱的合成、肝糖原的积存、胆固醇量的降低及血浆脂肪含量的调节等起重要作用。肌内注射或静脉注射给药。适用于白细胞减少症、原发性血小板减少性紫癜、功能性低热等，对脂肪肝、肝性脑病、急慢性肝炎、冠状动脉硬化、慢性动脉炎、心肌梗死、心力衰竭、慢性肾功能减退引起的肾病综合征和尿毒症等可作为辅助治疗用药。

辅酶 Q_{10}（coenzyme Q_{10}，Co-Q_{10}，ubidecarenone）　生物体细胞呼吸链中的重要物质。其天然抗氧化作用，可作为充血性心力衰竭、冠心病、高血压的辅助治疗以及防治慢型克山病、快速心律失常、心肌缺血、多柔比星心脏毒性等。具有非特异性免疫增强作用。适用于病毒性肝炎、急性和亚急性重型肝炎、重症肝炎、慢性活动性肝炎以及肿瘤化疗或放疗。尚具有拮抗醛固酮作用，用于原发性或继发性醛固酮增多性疾病。此外，还可用于神经性膀胱炎、一氧化碳中毒、颈部外伤后遗症、脑血管障碍、出血性休克等。

辅酶维生素 B_{12}（coenzyme vitamin B_{12}，cobamamide）　其他名称：腺苷辅酶维生素 B_{12}。维生素 B_{12} 的衍生物。参与同维生素 B_{12} 相似的生化反应。可直接被吸收利用，活性强，与组织细胞亲和力大，排泄较慢。口服或肌内注射给药。适用于恶性贫血及其他类型的巨幼红细胞贫血、妊娠期贫血、营养不良贫血、多发性神经炎、糖尿病引起的神经炎、中枢神经初期变性、坐骨神经痛、三叉神经痛、眼窝神经痛、神经根炎、神经麻痹、风湿性心脏病、风湿性关节炎、肌肉和关节劳损、单纯疱疹、带状疱疹、青年性扁平疣、口腔溃疡、放射性和药物引起的白细胞减少症等。

辅食添加（assisted food addition）　通过半固体或固体食物增加能量、蛋白质，补充矿物质、维生素以满足婴儿的生长需要。人乳喂养到 3～4 个月时，乳量常不能满足婴儿的需要，人工喂养也不能单纯依靠增加牛奶量来满足婴儿的营养需求量，必须添加辅食以保证婴儿的生长发育，又为断奶及以后喂养固体食物做好准备。原则是由少到多、由稀到稠、由一种到多种，同时根据条件和习惯因地制宜地选择营养丰富、易于消化吸收的食物，4～6 个月可加蛋黄、鱼泥、菜泥等，7～8 个月加粥、烂面条、碎菜、肉沫、饼干等，

11～12个月加软饭、面条、豆制品、带馅食品等。

辅脱氢酸（codehydrogenase）　脱氢酶的辅酶。包括辅脱氢酶Ⅰ（CoⅠ、NAD、DPN）及辅脱氢酶Ⅱ（CoⅡ、NADP、TPN），前者为烟酰胺腺嘌呤二核苷酸，后者是烟酰胺腺嘌呤二核苷酸磷酸，都是由维生素PP参与构成的辅酶。

辅脂酶（colipase）　是胰脂酶对脂肪消化不可缺少的一种蛋白质的辅助因子。本身不具备脂肪酶活性，但具有与脂肪及胰脂酶结合的结构域，能促进食物的脂类物质消化。

辅助病毒（helper virus）　与缺陷病毒共同培养时，能为缺陷病毒提供所缺乏的物质，即能使缺陷病毒完成正常增殖的病毒。

辅助呼吸（assisted respiration）　改善呼吸功能的一种方法。主要适用于急性呼吸衰竭和慢性呼吸衰竭失代偿的治疗。慢性呼吸系统疾病病人和老年人，在胸腹部手术后，常并发呼吸功能急剧减退，采用辅助呼吸配合氧疗可预防呼吸衰竭。辅助呼吸所用的呼吸器有多种，常用的有弹性胶质呼吸气囊，有节奏挤压，将气体通过单向阀经面罩或人工气道输入病人肺内；呼气时，停止挤压，胸廓和肺的弹性回缩力，使肺内气体推开呼气阀而排出。气囊有一个人氧口，可调节给氧浓度。此法简单，操作方便，适用于现场急救和基层医疗单位。

辅助呼吸肌（adjunctive respiratory muscle）　静息条件下，不参与呼吸运动，但在呼吸困难或用力呼吸等条件下发挥呼吸作用的骨骼肌。包括胸锁乳突肌、斜角肌和斜方肌等，收缩时均可上提肋骨助深吸气；辅助呼气肌收缩时，使肋骨下、内移位，推动膈肌上移，助深呼气。

辅助循环系统（assisted circulation system）　辅助治疗心功能不全、循环恶化的机械设备。有流量辅助、压力辅助和两者并用3种方式。适用于伴心源性休克、心脏手术后的低心搏量症候群。

辅助因子（auxiliary factor）　结合蛋白质或结合酶中的非蛋白部分。其中与酶蛋白结合紧密，不易分离的称为辅基；反之与酶蛋白结合疏松，容易分开的称为辅酶。也可统称为辅基。辅助因子可以是小分子有机化合物，也可以是高分子有机化合物如核酸、多糖和脂类等。单独存在时无生物活性，必须与酶蛋白共存时才具有活性。

脯氨酸（proline, Pro）　20种蛋白质氨基酸之一。为非必需氨基酸。无色针状晶体。是含吡咯烷的亚氨酸，体内从谷氨酸出发合成，分解则通过逆反应过程转向谷氨酸代谢。

腑证（fu-organ syndrome, hollow-organ syndrome）　中医伤寒病分类之一。指三阳经病变影响到所属的腑。如太阳病见有少腹胀、小便不利，是水蓄于膀胱；阳明病见有腹痛、大便秘结，是热结于胃、大肠；少阳病见有口苦、咽干、目眩，是热郁于胆。均属腑证。

腐胺（putrescine）　其他名称：丁二胺。鸟氨酸在肠菌作用下的脱羧产物。含两个氨基。为蛋白质食物消化后，在肠道细菌作用下生成。近来在核糖中亦发现腐胺。

腐败性渗出液（putrid exudate）　呈绿色或褐色，有腐败臭味的浆膜腔积液。肺脓肿破溃到胸膜腔者可找到腐败菌。

腐败作用（putrefaction）　在大肠中，细菌对蛋白质及其消化产物所起的分解作用。其结果产生胺、脂肪酸、醇、酚、吲哚、甲基吲哚、硫化氢、甲烷、氨、CO_2等。其中胺、酚、氨、吲哚及甲基吲哚都是对人体有毒的物质。

腐生菌（saprophyte）　其他名称：腐物寄生菌。寄居在无生命有机物上，从死亡或腐败的有机物中摄取营养。一般不致病，但可引起食品变质腐败。

腐蚀性食管炎（caustic esophagitis）　常有吞食化学腐蚀剂的诱因，导致口咽、食管接触性液化坏死，急性溃疡，穿孔狭窄。损伤程度视腐蚀剂的浓度、性质和接触时间而定。应在急性期即数小时内及时采取药物中和洗胃。并应防止食管狭窄。

腐苔（curdy fur）　中医舌象。舌苔如豆腐渣堆铺舌面，颗粒大，松而厚。容易刮脱，表示内聚浊邪，由于胃中阳气有余，蒸发胃中浊腐之气上升而成，多属热证。

腐殖化（humification）　土壤中的有机物在微生物的作用下，将其被分解的中间产物重新合成有机高分子物质的过程。这一过程是有机物净化的重要组成部分。其产物称为腐殖质，它是可被植物利用的肥料，且化学性质稳定、无臭味。经此过程，病原体及寄生虫卵可被杀灭，所以卫生上是安全的。

父母不称职（altered parenting）　身兼抚养者和教育者双重责任的父母处于一种不能创造、提供未成年人成长发展的良好环境的状态。

负电位（negative potential）　在容积导体中，由于零电位面把电偶电场分为两个半区。在零电位的一侧各点距负极较近，呈负电位，此区称为电偶电场的负电位区。

负反馈（negative feedback）　从受控部分发出的反馈信息抑制控制部分活动的一种方式。在维持体内各项生理功能的相对恒定上有重要意义。正常人的体温、血压及激素水平维持相对恒定都是负反馈的结果。

负荷超声心动图（load echocardiogram, load ultrasound cardiogram）　超声心动图与各种负荷试验相结合同步观测心脏运动状况。它包括踏车负荷试验、心内膜调搏增加心率的负荷试验、经食管心房调搏增加心率的负荷试验等3种形式。本方法主要用于急、慢性心肌缺血的病人，观测当心率增加时，心肌收缩力、心输出量、射血分值、舒张末期血容量等指标的改变状况。

负调控（negative regulation）　阻遏物结合到启动子附近而阻遏RNA聚合酶与启动子的相互作用，这种相互作用既可以导致转录的增强也可以导致转录的减弱。

负性房性反冲（negative atrial kick）　在室-房逆传或房室分离时，由于房室激动顺序异常，故动脉压和心输出量下降，心房收缩血流冲击关闭的房室瓣，可出现颈静脉大炮波，同时伴肺静脉反流，即所谓负性房性反冲。

负性心尖搏动（negative apex beat）　心脏收缩时心尖内陷者。见于粘连性心包炎与周围组织广泛粘连时。在右心室明显肥大时，亦可出现负性心尖搏动。

负压呼吸器（negative pressure respiratory apparatus）　其他名称：德林克（Drinker）呼吸器。是模仿自然的胸膜腔负压而设计的，有"铁肺"之称。操作方法：病人仰卧，头部露在外面，身体其他部位均封闭在一个坚硬桶内，用橡皮隔膜围绕颈部将桶口封严。周期性改变桶内压力，桶内负压时机体吸气，然后再使压力恢复到大气压，依呼吸频率，周而复始地进行，即可达到人工呼吸的效果。

负压吸引（vacuum suction）　利用负压装置把体内某一部分（如胸腔、胃肠道或脓腔等）的积气或积液吸出体外以达到治疗的目的。如用于人工流产，从子宫内吸出胚胎。

妇产科疾病挤压综合征（obstetric crush syndrome）　产妇由于受到严重创伤、休克或感染后发生急性肾衰竭的一组症候群。表现为少尿、无尿、高血压和尿毒症等症状和体征，严重者可出现休克、高钾血症、高氮质血症。治疗：病因及对症处理。

妇科急腹症（gynecologic acute abdomen, gynecological surgical abdomen）　起病急、变化快、需紧急处理的妇科腹部疾病的总称。常见有宫外孕破裂、卵巢破裂、卵巢肿瘤扭转和急性盆腔炎等。除急性盆腔炎外均需紧急手术治疗。

妇科检查（gynecological examination）　其他名称：盆腔检查。对妇科病人进行的阴道检查，以了解阴道、盆腔器官及其周围组织情况的方法。常用阴道扩张器，暴露阴道黏膜和子宫颈，观察其大体情况、色泽和分泌物，并采集标本做检查。用戴有清洁橡皮手套的示指、中指在阴道内，同时另一手在下腹部，扪查盆腔内各器官和其周围组织情况，称为"双合诊"；用示指在阴道内，中指在直肠内，另一手在下腹部扪诊的为"三合诊"。通过检查，以识别有无妊娠、肿瘤或炎症。

妇科千金片（fuke qianjin pian）　中医成药名。清热剂。组成：千斤拔、两面针、金樱子根、穿心莲、功劳木、党参、鸡血藤、当归。用于带下病、湿热下注、气血不足症，以及盆腔炎、子宫内膜炎、宫颈炎见上述证候者。

妇科十味片（fuke shiwei pian）　中医成药名。理气养血剂。组成：香附、延胡索、赤芍、白术、熟地黄、当归、川芎、白芍、甘草、红枣。用于肝郁血虚、月经不调、行经腹痛、闭经。孕妇忌服。

妇乐颗粒（fule keli）　中医成药名。清热剂。组成：忍冬藤、大血藤、大青叶、蒲公英、牡丹皮、赤芍、川楝子、延胡索、大黄、甘草。用于盆腔炎、附件炎、子宫内膜炎等引起的带下腹痛。孕妇慎服。

妇宁康片（funingkang pian） 中医成药名。扶正剂。组成：人参、枸杞子、当归、熟地黄、赤芍、山茱萸、知母、黄柏、牡丹皮、石菖蒲等。用于妇女更年期综合征及月经不调、阴道干燥、精神抑郁不安等症。

妇女保健（maternal health care） 对妇女所采取的综合性保护措施。主要内容有：青春期少女的卫生指导，婚姻保健，孕产期系统保健的围生期保健、哺乳期保健，更年期保健，计划生育技术指导，妇女劳动保护，妇女常见病的普查普治，妇女肿瘤防治等。负责妇女保健的专业机构有妇产医院、妇女保健所、妇幼保健院（所、站）和综合医院的妇产科等。

妇女保健统计（health care statistics of women） 是调查妇女健康状况，规划妇女保健工作的重要依据，也是评定妇女保健工作质量的标准，以及进行科研与指导妇女保健工作的主要方法。如妇女保健效果统计有：孕产妇死亡率、新生儿死亡率、围产儿死亡率。孕产妇保健工作质量统计有：新法接生率、产前检查率、产后访视率。此外，还有妇女病防治工作统计等。

妇女多发病（frequently-encountered gynopathy） 妇女时常发生的疾病。主要有：滴虫性阴道炎、慢性宫颈炎、盆腔炎、子宫脱垂、尿瘘、子宫颈癌、卵巢癌、乳腺癌等。防治妇女多发病，即将预防与治疗相结合，以防为主，大力宣传妇女保健知识、生育知识，开展妇女多发病的普查普治，做到早发现、早诊断、早治疗。

妇女多毛症（hirsutism） 其他名称：多毛症。妇女体表毛发显著增多，并进行性进展且趋向于男性特征。部分毛发生长速度加快、变粗与颜色变深。主要在颜面及下肢、乳头周围、胸前亦可见毛发，阴毛分布呈菱形向脐部发展。

妇女更年期（female climacteric period） 目前普遍认为自41岁开始，持续20年或20余年为更年期，分3个阶段。绝经前期是指月经尚未停止，但卵巢功能已开始衰退，雌激素分泌较少，多数为无排卵月经周期。绝经期即月经停止时期，一般认为月经停止1年才是绝经，约50岁是绝经年龄。此时卵巢内分泌功能尚未完全丧失。绝经后期即进入老年期。

妇女更年期综合征（female climacteric period syndromes） 较常出现的有月经紊乱、阵发性潮热、心悸等心血管症状，以及情绪不稳定、易激动、失眠、多虑、抑郁多疑等症状。由于个体出现的症状轻重不同，仅15％的人因症状严重而就医。治疗可用少量雌激素，在此期妇女应保持心态平衡，增强自我保健意识。

妇女劳动保护（labor protection of women） 妇女在劳动生产的过程中，根据其生理特点，采取有效措施，保证妇女的安全和健康。这不仅关系到妇女能否顺利地承担妊娠、分娩、哺乳及孕育健康的下一代的职责，也关系到保护和解放妇女劳动力及加速社会主义建设的重大问题。因为过重和不良的劳动体位与环境可直接损害妇女的健康。因此国家制定了保护妇女劳动的相应政策。如工作时限、休息时间、负重限度、卫生保健设施、农林生产劳动中对妇女的保护措施，月经期、妊娠期、哺乳期的保护措施等。

妇女劳动卫生（woman labor health, woman labor hygiene） 研究劳动条件对妇女健康，特别是女性特殊生理功能的影响及其劳动保护措施。目的在于防止不良劳动条件对妇女健康，尤其是生殖系统和生殖功能的影响，以保护妇女能健康地、持久地从事生产劳动和繁殖健康的后代。

妇女痛经丸（funü tongjing wan） 中医成药名。理气养血剂。组成：五灵脂、丹参、延胡索、蒲黄炭。用于气血瘀滞所致小腹胀痛、经期腹痛、盆腔炎、子宫内膜异位、子宫肌瘤、结核性子宫内膜炎、宫腔粘连。孕妇忌服。

妇炎平胶囊（fuyanping jiaonang） 中医成药名。清热剂。组成：蛇床子、苦参、苦木、冰片、薄荷脑、珍珠层粉、枯矾、硼酸、盐酸小檗碱。用于湿热下注、带脉失约、赤白带下、阴痒阴肿，以及滴虫、真菌、细菌引起的阴道炎、外阴炎等。睡前洗净阴部，将胶囊放于阴道内。孕妇慎用；月经

期至经净3日内停用。

附睾（epididymis） 男性生殖器的一部分。紧贴睾丸的上端和后缘而略偏外侧，呈新月形的组织。分为头、体、尾三部，由输出小管与附睾管组成。睾丸与附睾间借睾丸输出小管相通连。附睾尾向上弯曲移行于输精管。可暂时储存精子、分泌附睾液，供给精子营养。

附睾管（duct of epididymis） 由睾丸输出小管的末端汇入构成的一条管道结构。此管极度弯曲构成附睾体和尾。管的末端急转向上成为输精管。

附睾结核（tuberculosis of epididymis） 由结核分枝杆菌引起的附睾特异性炎症性疾病。多继发于前列腺、精囊及输精管的结核感染。病程较长，由附睾尾逐渐扩展全附睾。临床表现为附睾逐渐增大，多无明显疼痛，肿大的附睾与阴囊粘连或形成寒性脓肿，破溃成为窦道，经久不愈。治疗：病变较轻者单纯抗结核药物可治愈，晚期手术仍重要。

附睾压痛（tenderness of epididymis） 附睾炎症的特征之一。触及附睾时有疼痛感。常见于非特异性急性附睾炎、附睾结核。

附睾炎（epididymitis） 附睾的炎性病变。可由多种致病因素引起，病原体多从感染的尿液、前列腺、后尿道、精囊沿输精管蔓延至附睾。急性期常有发热、附睾肿大，触痛明显；慢性期仅有附睾肿大，触痛不明显。治疗：急性者抬高阴囊，予抗生素，局部热敷，脓肿形成切开引流；慢性者理疗，手术切除。

附睾淤积（epididymal stasis） 其他名称：附睾淤滞。输精管结扎术后的精液淤滞。检查发现附睾全部增大或头、尾部增大，触痛，张力较高，近睾丸端输精管亦增粗。见于输精管结扎术后。

附睾造影（epididymography） 经输精管向附睾注入对比剂（有机碘）使其显影的检查方法。该法主要用于诊断男性不育，了解附睾与输精管之间有无阻塞及阻塞范围，并以此作为附睾与输精管吻合术的手术设计参考。

附睾肿大（swelling of epididymis） 附睾疾患征象。触诊可见附睾一致性或局限性增大。常见于非特异性附睾炎、附睾结核、丝虫性附睾炎、附睾囊肿、附睾肿瘤和输精管结扎后的附睾淤积等。

附骨疽（suppurative osteomyelitis） 其他名称：多骨疽、朽骨疽。中医病名。因毒邪深沉，附着于骨所致，可发于全身骨骼，多发于四肢长骨。包括急性、慢性化脓性骨髓炎及骨结核等病。局部肿胀，附筋着骨，推之不移，疼痛彻骨，溃后脓水淋漓，不易收口，可成窦道，损伤筋骨。急性期宜清热化湿、行瘀通络，促其消散；化脓期宜清热化湿、和营托毒，结合手术治疗；慢性期多已气血两虚，不易收口，形成窦道或死骨，治以手术为主，辅以补益气血、化腐生肌。

附红细胞体（eperythrozoon） 引起附红细胞体病的病原体。列于立克次体目。寄生于红细胞膜上，直径0.3～0.8μm。附红细胞体病的临床表现可以很轻微，也可有发热、黄疸、贫血、出汗、疲劳、肝脾大和淋巴结肿大等。

附加环（additional loop） 心室室间隔右侧底部和右心室壁延迟和异常去极化形成的向量环。是右束支传导阻滞的特征性改变。其运行迟缓，持续时间≥30ms，方位是右前偏上或偏下。

附加剂（additive） 配制药剂时附加的药物。如赋形剂、滑润剂等。可增进制剂的稳定性和有效性。

附加体（episome） 存在于细菌等微生物中的一类质粒。可独立存在于细菌细胞质中，又可与细菌染色体整合而成为染色体的一部分。它的存在能使细菌表现出一定性状，它的丧失并不导致宿主细胞的死亡。附加体可通过细菌接触而转移，有时还可带动宿主染色体的某些基因一起转移，如大肠埃希菌致育因子、抗药性因子等。能整合到细菌染色体上的温和性噬菌体也是一种附加体。

附聚[作用]（agglomeration） 质点或物质的群集、簇集或积集。所谓药用气雾剂的稳定性，主要是指悬胶体的簇集。附聚作用的速度受药物初期粒子大小的影响，一般须控制在1～5μm范围内，其确切大小应根据成品主要成分和用途而

定。表面活性剂及润滑剂可控制制剂的附聚作用。

附脐静脉（paraumbilical veins, venae paraumbilicales）肝门静脉的一个属支。为数条细小静脉，起于脐周静脉网，沿肝圆韧带上行入肝内，注入肝门静脉。

附子（prepared common monkshood branched root, Radix Aconiti Lateralis Praeparata）中医药名。毛茛科植物乌头的块根。辛、甘，性大热；有毒。归心、肾、脾经。回阳救逆、补火助阳、逐风寒湿邪。治：①阳气衰微，阴寒内盛的四肢厥冷、冷汗自出、脉微欲绝。②肾阳不足的畏寒肢冷、阳痿尿频；脾阳不振的脘腹冷痛、大便溏泄；脾肾阳虚的小便不利、肢体浮肿。③风寒湿痹、寒湿偏盛的周身骨节疼痛。

附子理中丸（fuzi lizhong wan）中成药名。温里剂（温中散寒剂）。组成：附子（炮，去皮脐）、人参、白术、炮姜、炙甘草。功能温阳祛寒。治脾胃虚寒、脘腹冷痛、呕吐泄泻、手足不温。孕妇慎用。

复层扁平上皮（stratified squamous epithelium）其他名称：复层鳞状上皮。多层细胞构成的厚上皮组织。分布于口腔、咽食管、阴道和皮肤表皮等处的表面，具有耐受机械性摩擦和防止异物入侵的作用。修复能力很强。表皮处的复层扁平上皮浅层细胞角化形成的角质层，保护作用更强。表层细胞扁平；中间层为数层多角形细胞；基底层细胞呈低柱状，有较强的分裂增生能力。基底的细胞逐渐向表层推移，以更替表层衰老或损伤脱落的细胞，从基底层向表层，细胞形状由梭形逐渐变扁，胞质嗜酸性渐增多，核渐固缩直至消失。

复等位基因（multiple allele）一个座位上的等位基因数目在两个以上。它们均影响生物一种性状的状态或性质。如人类 ABO 血型遗传由 3 个复等位基因 I^A、I^B 和 i 所控制，其中 I^A、I^B 对 i 是显性，i 是隐性。这 3 个复等位基因构成人类 4 种血型，A 型、B 型、AB 型、O 型。A 型的基因型可为 $I^A I^A$ 或 $I^A i$；B 型的基因型可为 $I^B I^B$ 或 $I^B i$；AB 型的基因型为 $I^A I^B$；O 型的基因为 ii。但就一个个体来讲，仅有其中的任何两个基因。

复发（relapse, recurrence）某些初发的传染病已进入恢复期，体温已降至正常，或已痊愈，而潜伏于体内的病原体再度繁殖，使初发病的症状再次出现的现象。常见于伤寒。

复发性阿弗他溃疡（recurrent aphthous ulcer）见复发性口腔溃疡。

复发性斑疹伤寒（recrudescent typhus）其他名称：布里尔-津瑟病（Brill-Zinsser disease）。为流行性斑疹伤寒的远期复发。热型不规则，伴头痛，无皮疹或仅见少许玫瑰疹。治疗：同流行性斑疹伤寒。

复发性腹股沟疝（recurrent inguinal hernia）老年人多见。发病原因：①术者不熟悉解剖部位，如未找到真正疝囊，疝囊颈结扎不在高位，疝囊颈荷包结扎线留有空隙，宽大的内环未予修补，修补方法选择不当等。此类复发多在术后一年内发生。②腹内压增高原因未除，术后过早参加体力劳动等。复发性疝应尽早再手术。

复发性坏死性黏膜腺周围炎（periadenitis mucosa necrotica recurrens）其他名称：巨口疮、腺周口疮。是较顽固而深在溃疡，直径 5mm 以上，深达黏膜下层，波及腺体，有时侵犯肌层。病人剧痛，影响进食和语言。溃疡单个，也可 2～3 个，边缘不规则，高出黏膜表面。有复发史。治疗：局部涂消炎止痛药物；服用大量维生素 C、B_1、B_2 及中药；注射丙种球蛋白；局部照射氦-氖激光等。

复发性肩关节脱位（recurrent dislocation of shoulder）初次肩关节脱位后，较小的外力即可导致多次再脱位。初发年龄大多在 25 岁以下。临床有方肩、原关节处空虚、肩峰明显突出、搭肩试验阳性等表现。X 线摄片可以确定诊断。治疗：经常反复应手术治疗。

复发性口腔溃疡（recurrent aphthous ulcer）其他名称：复发性阿弗他溃疡。一种较常见的口腔黏膜病。初起口腔黏膜有灼痛、发红，继则出现白点或小疱疹，形成圆形或卵圆形的溃疡，表面覆有灰白色或白色假膜，周围有红晕，疼痛较重。治疗：局部外用口腔溃疡膜、口疮散及氦氖激光照射；

口服维生素 C、B_1、B_2 及六味地黄丸；注射丙种球蛋白等。

复发性溃疡（recurrent ulcer）消化性溃疡经胃切除术后再次发生的溃疡。其中尤以吻合口或吻合口附近空肠黏膜上的溃疡最为多见。吻合口溃疡男性多于女性。腹痛多呈阵发性中上腹或左上腹部痛，可有节律性，夜间痛常见，可放射至背部，进食或服用抗酸药物可缓解。大量或长期出血可致贫血。药物和手术治疗。

复发性妊娠黄疸（recurrent jaundice of pregnancy）其他名称：妊娠肝内胆淤性黄疸、妊娠特发性黄疸。一种原因不明的良性疾病。通常发生于妊娠末 3 个月。先有全身性瘙痒，尤以夜间为甚。1～2 周后出现黄疸，多较轻。临床表现历时一般为 6～8 周，瘙痒常在产后 1～2 周内消失，黄疸较晚退尽。治疗：用考来烯胺可减轻瘙痒。但有复发倾向，再次妊娠又可复发。

复发性消化性溃疡（recurrent peptic ulcer）消化性溃疡经胃切除术后再次发生的溃疡。以吻合口或吻合口附近空肠黏膜上的溃疡多见。胃切除量不足、胃窦残留，胃酸分泌过多，长期服用非甾体抗炎药、肾上腺皮质激素和利血平等致溃疡药物，以及甲状旁腺功能亢进症、门腔分流术后及吸烟等，是吻合口溃疡的病因。临床上多呈阵发性中上腹或左上腹部痛，可有节律性，夜间痛常见，可放射至背部，进食或服用酸药物可缓解。食欲缺乏、恶心、呕吐和体重减轻，甚而梗阻、穿孔，消化道出血，多为粪便隐血试验阳性。大量或长期出血可致贫血。上消化道钡餐是诊断消化性溃疡的重要方法，胃镜检查是确诊的有价值方法。治疗药物主要为质子泵制剂，若大出血、穿孔、梗阻、疑为恶性溃疡等应手术治疗。

复发性抑郁（recurrent depressive disorder）没有任何单独的躁狂发作史的反复抑郁发作。但不排除抑郁发作后短暂轻躁狂发作。

复方阿莫地喹片（Tabellae Camoquini Hydrochloridi Compositae）抗疟药。组成：盐酸阿莫地喹、磷酸伯氨喹。用于治疗疟疾及抗复发。

复方阿司匹林（compound aspirin）其他名称：解热止痛片、APC。解热镇痛药。用于感冒、头痛等。制剂：片剂。孕妇及胃、十二指肠溃疡病者慎用。久用对肾脏有损害，不宜长期应用。

复方矮地茶片（Tabellae Ardisiae Japonicae Compositae）镇咳祛痰药。组成：矮地茶素、马来酸氯苯那敏。有镇咳祛痰作用，用于慢性支气管炎。

复方安乃近片（Tabellae Analgini Compositae）其他名称：加当片（Garden）。解热镇痛药。组成：氨基比林、安乃近。

复方安息香酊（Tinctura Benzoini Composita）消炎药。由安息香、苏合香、妥酪脂、芦荟粉、乙醇适量配成酊剂。用于上呼吸道炎症及乳头皲裂等。

复方 6-氨基嘌呤磷酸盐注射液（Injectio 6-Aminopurini Phosphatis Composita）促进白细胞增生药。组成：6-氨基嘌呤磷酸盐、肾上腺色腙。用于防治因化疗、放疗及其他原因所造成的白细胞减少症。必须而且只能与磷酸氢二钠缓冲液混合后使用。

复方氨基酸（3AA）［compound amino acid（3AA）］用于急慢性肝炎、肝硬化、慢性活动性肝炎等引起的肝性脑病和肝胆手术前后的病人。制剂：注射剂。注意水电解质平衡。严重肾衰竭、先天性氨基酸代谢障碍及对氨基酸类药物过敏者禁用。

复方氨基酸（15-Hbe）［compound amino acid（15-Hbe）］肠外营养用药。用于大面积烧伤、创伤、严重感染等应激状态下营养恶化及免疫功能低下时的营养支持；也用于术后病人营养状态的改善。制剂：注射剂。严重肝肾功能不全者禁用。

复方氨基酸（18，18F，18AA，18AA-1，18AA 葡萄糖）［compound amino acid（18，18F，18AA，18AA-1，18AA glucose）］其他名称：久安乐命、爱欣森、十八合氨基酸。肠外营养药。用于营养不良、低蛋白血症，改善手术前后病人的营养状态。制剂：注射剂。肝性脑病倾向、严重肝肾功能不全或血氨过高、氨基酸代谢障碍病人禁用。酸中毒、充血性心力衰竭、肝肾功能不全等病人慎用。

复方氨基酸注射液（Injectio Aninoacidi Composita） 其他名称：综安命 G。营养剂。组成：L-盐酸赖氨酸、L-苏氨酸、L-甲硫氨酸、L-色氨酸、L-亮氨酸、L-异亮氨酸、L-苯丙氨酸、L-缬氨酸、L-盐酸精氨酸、L-盐酸组氨酸、甘氨酸、山梨醇。用以补充蛋白质的不足。

复方氨咖片（Tabellae Aminopyrini Et Caffeini Compositae） 其他名称：镇痛剂。组成：氨基比林、咖啡因、马来酸氯苯那敏。用于感冒、头痛、神经痛及风湿病等。

复方氨哮素栓（Suppositoria Clenbuteroli Compositum） 见复方盐酸克仑特罗栓。

复方白及丸（Pilula Bletillae Composita） 抗结核药。组成：白及、龟甲、五味子等研为细粉，用炼蜜制成大蜜丸。用于空洞型肺结核。

复方白松糖浆（Syrupus Pini Albae Compositus） 祛痰止咳药。组成：白松流浸膏、贝母流浸膏、桔梗酊、氯化铵、盐酸麻黄碱、氯仿醑、苯甲酸钠、乙醇、糖色、蔗糖，加蒸馏水制成。用于伤风咳嗽、支气管炎等。

复方白头翁糖浆（Syrupus Pulsatillae Composita） 清热解毒药。组成：白头翁、黄柏、秦皮、蔗糖、尼泊金，制成糖浆。用于细菌性痢疾、肠炎。

复方百部止咳糖浆（Syrupus Stemorae Composita） 中医成药名。清肺止咳药。组成：百部、黄芩、陈皮、杏仁、桔梗、桑白皮、枳壳（炒）、麦冬、知母、甘草、天南星（炙）、蔗糖，制成糖浆。用于肺热咳嗽、痰黄黏稠和百日咳等。

复方斑蝥酊（Tinctura Mylabris Composita） 中医成药名。外用药。组成：斑蝥、白鲜皮、川楝子，用 60% 乙醇制成酊剂。用于治疗银屑病等。

复方板蓝根颗粒（Granulae Radicis Isatis Composita） 中医成药名。组成：板蓝根、车前草经提取精制后加适当赋形剂制成的颗粒。有清热解毒功能。用于急性黄疸性肝炎及无黄疸性肝炎。

复方倍可降胶囊（Capsulae Mefrusidi Compositae） 利尿降压药。组成：美夫西特、利血平、烟酸肌醇酯。有利尿及降压作用。用于各种水肿和轻、中型高血压。

复方倍他米松（compound betamethasone） 其他名称：得宝松。肾上腺皮质激素类药。用于骨骼肌与软组织疾病、结缔组织病、慢性支气管哮喘、花粉症、过敏性支气管炎、季节性或常年过敏性鼻炎。还可用于异位性或神经性皮炎、银屑病、瘢痕疙瘩等。制剂：注射剂。全身真菌感染病人、过敏者、特发性血小板减少性紫癜病人禁用。甲状腺功能减退、肝硬化、眼部单纯疱疹、活动性结核、婴儿与儿童慎用。用药期间不能进行免疫接种。不能用于皮下或静脉注射。

复方苯海拉明滴鼻液（Naristillae Diphenhydramini Compositae） 鼻科炎症用药。组成：盐酸苯海拉明、盐酸麻黄碱、氯化钠、呋喃西林、吐温-80。用于过敏性鼻炎、鼻窦炎。

复方苯甲酸搽剂（Pigmentum Acidi Benzoici Compositae） 抗真菌及软化角质外用药。组成：苯甲酸、水杨酸；复方安息香酊；甘油；乙醇。常用于汗疱型、擦烂型的手足癣及体股癣。

复方苯甲酸乙醇溶液（Liquor Alcoholis Acidi Benzoici Compositae, whitfield's solution） 抗皮肤真菌药。组成：苯甲酸、水杨酸，加乙醇适量。用于体癣、股癣、脚癣、手癣等。

复方丙氧氨酚（propoxyphene napsylate and paracetamol） 其他名称：克同、同立妥。镇痛药。用于手术后痛、骨关节痛、牙痛、神经疼痛、血管性头痛，缓解轻、中度肿瘤疼痛。制剂：丙氧氨酚与对乙酰氨基酚的复方片剂。肝、肾及肾上腺皮质功能不全者、孕妇、甲状腺功能减退者慎用。颅脑损伤、急性醇中毒者禁用。

复方薄荷脑滴鼻液（Naristillae Mentholis Compositae） 鼻科用药。组成：薄荷脑、樟脑（有的处方尚加入水杨酸甲酯、桉叶油）加液体石蜡配成。用于干燥性鼻炎、萎缩性鼻炎、鼻出血，并有除臭和滋润黏膜的功效。

复方茶碱（compound theophylline） 平喘药。组成：茶碱、盐酸麻黄碱、非那西丁、苯巴比妥、氨基比林、咖啡因、柯柯碱、颠茄浸膏。用于慢性支气管炎和支气管哮喘。制剂：片剂。

复方长效氨茶碱片（Tabellae Aminophyllini Longae Compositae） 平喘药。为双层片剂。白色层组成：氨茶碱、马来酸氯苯那敏、苯巴比妥、氢氧化铝。在胃液中崩解。棕色层组成：氨茶碱、茶碱。在肠液中逐渐崩解。用于支气管哮喘。

复方长压定片（Tabellae Minoxidii Compositae） 降血压药。组成：米诺地尔、阿普洛尔。用于顽固性高血压及肾性高血压。

复方常山碱乙二盐酸盐注射液（Injectio β-Dichroini Dihydrochlori di Composita） 抗疟药。组成：常山碱乙二盐酸盐、柴胡挥发油。具有抗疟及退热作用。可用于间日疟、恶性疟以及感冒等。

复方陈香胃片（fufang chenxiang weipian） 中医成药名。疏肝和胃理气剂。组成：陈皮、木香、石菖蒲、大黄、碳酸氢钠、重质碳酸镁、氢氧化铝。用于气滞型胃脘疼痛、脘腹痞满、嗳气吞酸等症，胃及十二指肠溃疡、慢性胃炎见上述症状属气滞证者。

复方川贝精片（fufang chuanbeijing pian） 中医成药名。化痰止咳平喘剂。组成：麻黄浸膏、川贝母、陈皮、桔梗、五味子、甘草浸膏、法半夏、远志。用于风寒袭肺引起的咳嗽气喘、胸闷、痰多，急、慢性支气管炎见上述证候者。高血压、心脏病病人及孕妇慎用。

复方次甲氯地孕酮片（Tabellae Methylenechlormadioini Acetatis Compositae） 长效口服避孕药。组成：次甲氯地孕酮、炔雌醚。半数人月经前后有头晕、恶心、呕吐、食欲减退等反应，也有少数人有闭经和经血增多等副作用。

复方次硝酸铋（compound bismuth nitroxylate） 抗酸药及抗溃疡病药。用于胃、十二指肠溃疡、胃炎、神经性消化不良等症。制剂：片剂。胃酸缺乏病人忌用。

复方刺五加片（Tabellae Acanthopanacia Senticosi Compositae） 中医成药名。补肾益血安神药。组成：刺五加与黄芪、当归、玉竹，加维生素类。

复方醋酸地塞米松（compound dexamethasone acetate） 其他名称：皮炎平。用于各型湿疹、皮炎及丘疹样荨麻疹、多形性红斑、冻疮红斑、皮肤瘙痒等。制剂：软膏剂、乳膏剂。婴幼儿、孕妇慎用。

复方醋酸甲地孕酮片（Tabellae Megestroli Acetatis Compositae） 其他名称：口服避孕片、Ⅱ号避孕药。组成：醋酸甲地孕酮、炔雌醇。可抑制排卵，不利于孕卵着床。少数人有头痛、腹痛、皮疹、食欲亢进、子宫出血、月经量少等症状。肝炎、肾炎、肿瘤、心血管病等禁服；哺乳期及 45 岁以上妇女不宜服用。

复方醋酸泼尼松粉（Pulvis Prednisoni Acetatis Compositus） 其他名称：苯强粉。耳科用药。组成：醋酸泼尼松、盐酸苯海拉明。用于过敏性耳炎。用药棉做成栓蘸药粉塞入耳内，不可吹入。

复方大黄酊（Tinctura Rhei Composita） 中医成药名。健胃药。组成：大黄、陈皮、草豆蔻，用乙醇为浸出溶剂。

复方大青叶注射液（Injectio Folii Isatidis Composita） 中医成药名。抗感染药。组成：大青叶、金银花、大黄、拳参、羌活、苯甲醇，制成注射液。有解毒、抑菌、清热作用；适用于乙型脑炎、肝炎、流行性感冒等。

复方丹参滴丸（compound danshen dripping pills, fufang danshen diwan） 中医成药名。养血活血祛瘀剂。另有制剂：颗粒、片。组成：丹参、三七、冰片。口服或舌下含服。活血化瘀、理气止痛。用于胸中憋闷、心绞痛。孕妇慎服。

复方丹参片（compound danshen tablets, fufang danshen pian） 中医成药名。研制方。主要成分：丹参、三七、冰片。功能活血化瘀，理气止痛。治胸痹心痛；冠心病属气滞血瘀者。本方具有抗心肌缺血、扩张冠状动脉、抗心律失常、增加红细胞膜流动性和延长耐缺氧时间等作用。

复方丹参注射液（compound danshen injection） 中医成药名。

抗心绞痛药。组成：丹参、降香。功能活血祛瘀、理气止痛，能扩张血管与增进冠状动脉血流量。丹参活血化瘀，降香理气开窍，两者合用有协同作用。适用于胸痹证，以及冠心病、心绞痛、心肌梗死、冠状动脉供血不足、脑缺氧、脑栓塞、神经衰弱等。

复方 5′-单核苷酸钠片（Tabellae Natrii 5′-Mononucleotidi Compositae）促进白细胞增生药。组成：腺嘌呤-5′-磷酸酯、乌嘌呤-5′-磷酸酯、胞嘧啶-5′-磷酸酯、尿嘧啶-5′-磷酸酯 4 种核苷酸钠盐的混合物。有改善造血器官即骨髓的再生能力，促进细胞代谢的功效。用于因放疗、化疗、化学药物中毒引起的急慢性白细胞减少症及有毒性肝炎等。

复方胆碱胶囊（Capsulae Cholini Compositae）保肝药。组成：重酒石酸胆碱、甲硫氨酸、维生素 B$_{12}$、肝粉。作用同胆碱，并可去脂保肝。

复方胆碱注射液（Injectio Cholini Compositae）保肝药。组成：氯化胆碱、甲硫氨酸、肌醇、维生素 B$_{12}$。用于肝炎、早期肝硬化治疗。

复方胆龙片（Tabellae Bilis et Lumbricus Compositae）中医成药名。解毒镇咳药。组成：鲜猪胆汁、地龙、黄芩、金银花、鱼腥草、穿心莲，制成片。有清热解毒、止咳化痰的作用，用以治疗气管炎。

复方当归注射液（Injectio Angelici Compositae）中医成药名。调经活血药。组成：当归、川芎、红花，用水浸煮，提取其有效成分，再加吐温-80、苯甲醇、注射用水制成。用于各种急慢性劳损、关节疼痛、外伤性截瘫、脊髓灰质炎后遗症。孕妇忌用。

复方地丁注射液（Injectio Herba Violae Composita）中医成药名。清热解毒药。组成：地丁、蒲公英、金银花、苍耳子、黄柏、野菊花、苯甲醇。有清热解毒作用，用于上呼吸道感染，急、慢性支气管炎等。

复方地芬诺酯（compound diphenoxylate）其他名称：复方苯乙哌酯，止泻灵。止泻药。用于急、慢性功能性腹泻及慢性肠炎等。肝病病人及正在服用成瘾性药物的病人慎用。过量可引起呼吸抑制。

复方地芬诺酯膜剂（Filmum Diphenoxylatis Compositae）止泻药。组成：地芬诺酯、硫酸阿托品。有止泻、减少肠蠕动的作用。用于急、慢性腹泻。

复方地芬诺酯片（Tabellae Ciphenoxylat Compositae）止泻药。组成：盐酸地芬诺酯、硫酸阿托品。有收敛及减少肠蠕动的作用。用于急、慢性功能性腹泻。

复方地锦草注射液（Injectio Herbae Euphorbiae Eumifusae Composita）抗感染药。组成：地锦草、马齿苋、氯化钠、苯甲醇。有清热利湿、凉血解毒作用。用于痢疾、肠炎。

复方颠茄片（Tabellae Belladonnae Compositae）胃肠解痉药。组成：颠茄浸膏、苯巴比妥。作用与阿托品相同，但效力较低。用于胃肠痉挛等及溃疡病等。

复方颠茄散（Pulvis Belladonnae Compositae）抗胆碱药。组成：颠茄浸膏散与碳酸氢钠研合均匀制成，具有制酸、镇痛作用。用于胃肠痉挛引起的疼痛。

复方碘仿散（Pulvis Iodoformi Compositae）口腔科灭菌药。组成：氯酚（或酚）、薄荷脑、碘仿、樟脑。用于腐败根管的灭菌。

复方碘甘油（Glycerinum Iodi Compositae）口腔科用药。组成：碘、碘化钾、甘油、蒸馏水。常用于齿龈炎、牙间乳头炎、冠周炎等。

复方碘化锌甘油（Glycerinum Zinci Iodidi Compositae）口腔科用药。组成：碘化锌、碘、甘油，加蒸馏水。用于牙周病、齿龈炎等。避免刺激黏膜。

复方碘口服溶液（compound iodine oral solution）其他名称：卢戈液。组成：碘和碘化钾的水溶液。用于地方性甲状腺肿的防治、甲状腺危象和甲状腺功能亢进病人的术前准备等。制剂：溶液剂。碘过敏者禁用。

复方豆蔻酊（Tinctura Cardamomi Composita）药剂附加剂。组成：豆蔻、小茴香、桂皮、甘油、乙醇。用于芳香、驱风、矫味。

复方杜鹃油胶囊（Capsulae Rhododendri Mariae Compositae）镇咳药。组成：青海杜鹃油、小檗碱、苦杏仁苷。用于慢性气管炎。

复方对乙酰氨基酚片（Tabellae Paracetamoli Compositae）解热消炎镇痛药。组成：阿司匹林、对乙酰氨基酚、咖啡因。用于发热、头痛、关节痛、神经痛和痛经等。

复方莪术注射液（Injectio Zedoriae Composita）抗癌药。组成：莪术、三棱。用于宫颈、外阴、皮肤等癌症等，如取三棱、莪术、鸡血藤、桂枝配成溶液，可用于治疗纤维组织炎、棘突过敏症、肩关节周围炎等。

复方二氧化钛软膏（Unguentum Titanii Dioxidi Compositum）皮肤科用药。组成：二氧化钛、水杨酸苯酯、乳剂基质。有吸收紫外线及止痒作用。用于预防及治疗光敏性皮炎及晒斑。

复方泛影葡胺（compound meglumine diatrizoate）其他名称：优路芬。影像诊断用药。用于尿路、心脏血管、脑血管等造影及 CT 扫描增强。制剂：注射剂。对碘对比剂过敏者、严重甲亢、多发性骨髓瘤病人禁用。用前应做过敏试验。

复方芬太尼注射液（Injectio Fentanyli Composita）强效麻醉性镇痛药。组成：芬太尼、异丙嗪。用于止痛以及外科术前或术中的镇痛，亦可作为辅助剂与麻醉药合用。

复方呋喃西林滴鼻液（Naristillae Furacillini Compositae）鼻科消毒用药。组成：呋喃西林与盐酸麻黄碱的水溶液，并加氯化钠调成等渗。用于急、慢性鼻炎、鼻窦炎。

复方氟尿嘧啶片（Tabellae Fluorouracili Compositae）抗肿瘤药。组成：氟尿嘧啶、环磷酰胺及鲨肝醇、奋乃静、白及粉、海螵蛸粉等。用于食管癌、胃癌、直肠癌、结肠癌等。

复方甘草合剂（Mistura Glycyrrhizae Composita）其他名称：棕色合剂。镇咳祛痰药。组成：甘草浸膏、酒石酸锑钾、复方樟脑酊、亚硝酸乙酯醑、甘油、蒸馏水。用于一般咳嗽或上呼吸道感染所致咳嗽。

复方甘草片（Tabellae Glycyrrhizae Compositae）止咳祛痰药。组成：甘草浸膏、阿片粉（或氯化铵）、酒石酸锑钾、苯甲酸钠、八角茴香油。用于气管炎等。

复方甘楞散（Pulvis Concha Arcae Compositae）治溃疡病药。组成：煅瓦楞子、甘草、曼陀罗叶制成细粉。用于胃及十二指肠溃疡等。

复方甘乌散（Pulvis Radix Glycyrrhizae et os Sepiae Compositae）治溃疡病药。组成：乌贼骨、甘草皂苷、延胡索素、白及、浙贝混合研成粉末。用于胃及十二指肠溃疡。

复方枸橼酸钠注射液（Injectio Natrii Citratis Compositae）抗凝血剂。组成：枸橼酸钠、枸橼酸、葡萄糖。用作血液保养液和抗凝剂。

复方枸橼酸喷托维林糖浆（Syrupus Pentoxyverini Citratis Compositae）其他名称：复方咳必清糖浆。非成瘾性镇咳药。组成：枸橼酸喷托维林、氯化铵。镇咳作用次于可待因。用于上呼吸道炎症所致急性咳嗽及各种咳嗽。

复方核黄素滴眼液（Guttae Riboflavini Compositae）眼科用药。组成：核黄素、抗坏血酸、葡萄糖、尼泊金、蒸馏水。治疗各种角膜炎。

复方核黄素片（Tabellae Riboflavini Compositae）维生素类药。组成：核黄素、烟酸。用于缺乏维生素 B$_2$ 所致的黏膜、皮肤及眼部疾患。

复方黄连素片（fufang huangliansu pian）中医成药名。清脏腑剂（清利肠胃湿热剂）。组成：盐酸小檗碱、木香、吴茱萸、白芍。用于大肠湿热、赤白下痢、里急后重和暴注下泻，以及肛门灼热、肠炎、痢疾见上述证候者。

复方黄芪注射液（Injectio Astragali Composita）中医成药名。补气固表、清热解毒药。组成：黄芪、苦参、白茅根、金银花，加吐温-80、苯甲醇。用于急慢性肾炎、尿路感染等。

复方黄芩素片（Tabellae Scutellariae Compositae）具有抗感染作用的中成药。组成：黄芩素、板蓝根浸膏粉、阿司匹林、维生素 C、异丙嗪。用于上呼吸道感染、流感、气管炎等。

复方黄体酮注射液（Injectio Progesteroni Composita） 孕激素类药。组成：黄体酮、苯甲酸雌二醇。适用于闭经功能试验Ⅱ度、功能失调性子宫出血、痛经及月经过多等症。

复方磺胺对甲氧嘧啶片（Tabellae Sulfamethoxydiazini Compositae） 其他名称：复方消炎磺片。抗菌药。组成：磺胺对甲氧嘧啶、甲氧苄啶。抗菌谱与磺胺嘧啶基本相似，用途相同。

复方磺胺甲噁唑（compound sulfamethoxazole） 其他名称：复方新诺明。磺胺甲噁唑与磺胺增效剂甲氧苄啶配伍的复方制剂。用于急性支气管炎、肺部感染、尿道感染、伤寒、布鲁氏菌病、菌痢等。制剂：片剂、胶囊剂；注射剂。磺胺类过敏者禁用，肾功能不全者慎用。

复方磺胺甲噁唑片（Tabellae Sulfamethoxazoli Compositae，SMZ-TMP tablet） 其他名称：复方新明磺片。磺胺类抗菌药。组成：磺胺甲噁唑（SMZ）、甲氧苄啶（TMP）。用于支气管炎、肺部感染和伤寒等。

复方磺胺甲噁唑注射液（Injectio Sulfamethoxazoli Composita，DMZ-TMP injection） 其他名称：复方新明磺注射液。磺胺类抗菌药。组成：磺胺甲噁唑（SMZ）、甲氧苄啶（TMP）。用于支气管炎和肺部感染等症。

复方己酸羟孕酮注射液（compound hydroxyprogesterone caproate injection） 其他名称：避孕针1号。女用长效避孕药。组成：己酸羟孕酮、戊酸雌二醇。宜于肌内深部注射，每支可避孕1个月。医师指导下使用。

复方己烯雌酚胶囊（Capsulae Stilbestrol Compositae） 雌激素类药剂。组成：己烯雌酚、磺胺、硼酸。用于老年性阴道炎。

复方降压片（Tabellae Reserpinum Compositae） 降血压药。组成：利血平、双肼屈嗪、氢氯噻嗪、异丙嗪、氯氮草、维生素B_1、维生素B_6、泛酸钙、氯化钾、三硅酸镁。用于早晚及中期高血压。

复方降压平片（compound reserpine and chlordiazepoxide） 其他名称：复方利血平氨苯蝶啶片、北京降压0号。抗高血压药。组成：氢氯噻嗪、氨苯蝶啶、硫酸双肼屈嗪、利血平。用于轻、中度高血压。制剂：片剂。胃与十二指肠溃疡病人慎用，活动性溃疡忌用。老年人不宜长期大量服用。

复方桔梗片（Tabellae Platycodi Compositae） 见阿桔片。

复方金刚烷胺片（Tabellae Amantadini Compositae） 抗病毒药。组成：金刚烷胺、氨基比林、马来酸氯苯那敏。用于预防和治疗亚洲甲Ⅱ型流感等引起的高热以及帕金森病。

复方金霉素甘油（Glycerinum Aureomycini Compositum） 口腔科用药。组成：氢化可的松、盐酸金霉素、盐酸丁卡因、甘油。用于口腔黏膜溃疡。应避光保存。

复方金银花片（Tabellae Lonicerae Compositae） 其他名称：抗菌消炎片。中医成药名。组成：金银花、大青叶、百部、金钱草、知母、黄芩、生大黄，以滑石粉为辅料制成药片。用于咽喉肿痛及外伤感染等。

复方锦灯笼丸（Pilulae Calyx seu Fructus Physalic Compositae） 中医成药名。组成：锦灯笼、生石膏。共研为细粉，水泛为丸。用于急、慢性扁桃体炎、咽炎。

复方净尿磺片（Tabellae Sulfafurazoli Compositae） 抗菌药。组成：磺胺二甲异噁唑、甲氧苄啶。用于尿路感染、流行性脑脊髓膜炎（简称"流脑"）、菌痢等。对肾功能不全者慎用或忌用。

复方卡铁注射液（Injectio Ferri Cacodylatis Composita） 抗贫血药。组成：卡古地铁、甘油磷酸钠、士的宁等。有补血及滋补作用。适用于慢性贫血、神经衰弱及病后恢复期。严重肾功能减退者慎用。

复方糠馏油软膏（Unguentum Pityrolo Compositum） 外用消毒防腐收敛剂。组成：糠馏油、甘油、苯酚，加凡士林而成。用于神经性皮炎、慢性及亚急性湿疹等。

复方抗感明片（Tabellae Pheniramini Maleas Compositae） 解热镇痛抗过敏药。组成：非尼拉敏、异丙安替比林、盐酸奎宁、维生素C。用于防治重感冒。

复方咳必清糖浆（Syrupus Carbetapentani Citratis Compositus）

见复方枸橼酸喷托维林糖浆。

复方咳美芬糖浆（Syrupus Caramipheni Ethanedisulphonatis Compositus，Syrupus Caramipheni Compositus） 镇咳祛痰药。组成：咳美芬、杏仁水、氯化铵、盐酸麻黄碱、氯仿、桔梗流浸膏、百部流浸膏、枸橼酸、薄荷油、橘子香精、苯甲酸钠、焦糖（浓）、蔗糖、乙醇，加去离子水制成。用于多痰咳嗽。

复方可乐定丸（Pilulae Clonidini Composita） 降血压药。组成：可乐定、降压灵、氢氯噻嗪、芦丁、维生素C、吡斯的明。疗效较可乐定片好，副作用较轻。

复方苦参注射液（fufang kushen zhusheye） 肿瘤用药。组成：苦参、山慈菇、五灵脂、何首乌等。用于肺癌、原发性肝癌、胃癌等。

复方奎宁注射液（Injectio Quinini Composita） 其他名称：福百龙。抗疟药。组成：盐酸奎宁、咖啡因、乌拉坦。用于止痛退热及各种疟疾。

复方雷琐辛搽剂（Pigmentum Resorcinolis Compositum） 抗皮肤真菌病药。组成：雷琐辛、硼酸、液化苯酚、丙酮、乙醇，加蒸馏水。用于体癣、股癣与亚急性脚癣、脂溢性皮炎。不宜大面积反复应用。

复方利血平片（Tabellae Resorpini Compositae） 降压药。组成：利血平、双肼屈嗪、氢氯噻嗪、氯化钾。因含利血平和双肼屈嗪，剂量较小，可减少各自的副作用。氢氯噻嗪可增强其降压作用，氯化钾可防止低钾血症。

复方链霉素滴鼻液（Naristillae Streptomycini Composita） 鼻科用药。组成：硫酸链霉素、氯化钠、蒸馏水。用于萎缩性鼻炎、干燥性鼻炎。

复方磷酸酯酶（Phosphoesterasum Compositum） 其他名称：502复合酶。酿制啤酒时，从大麦芽中提取的一种具有磷酸酯酶活性的多酶制剂。能促进或调节机体代谢，增加食欲。用于慢性肝炎、早期肝硬化、冠心病、再生障碍性贫血等。

复方硫磺软膏（Unguentum Sulfuris Compositum） 皮肤科用药。组成：升华硫、松馏油、滑石粉、软肥皂、蜂蜡、安息香豚脂。用于疥疮、慢性湿疹及神经性皮炎等。

复方硫磺洗剂（Lotio Sulfuris Composita） 皮肤科用药。组成：沉降硫、硫酸锌、樟脑醑、甘油、苯扎溴铵，蒸馏水。有消炎、抗菌及抑制皮脂溢出作用。用于痤疮、酒渣鼻及脂溢性皮炎。

复方硫酸锌滴眼液（Gutta Zinci Sulfatis Composita） 眼科用药。组成：硫酸锌、盐酸普鲁卡因、盐酸小檗碱等。用于结膜炎及沙眼等。

复方硫酸新霉素软膏（Unguentum Neomycini Sulfatis Compositum） 外用抗炎药。组成：硫酸新霉素、杆菌肽，凡士林做基质。用于化脓症、溃疡、脓疱疮和烧伤等。

复方芦丁片（Tabellae Rutini Compositae） 防治高血压脑病、视网膜出血。组成：芦丁、维生素C。能维持毛细血管的抵抗力，降低其通透性及脆性，防止血细胞的凝集。

复方炉甘石洗剂（Lotio Calaminae Composita） 其他名称：复方异极石洗剂。皮肤科用药。组成：樟脑、炉甘石、氧化锌、沉降硫、甘油、乙醇、液化苯酚、吐温-80、蒸馏水。用于表浅皮肤脓性感染，如脓疱疮、毛囊炎等。

复方炉甘石眼膏（compound calamina eye ointment） 组成：炉甘石、龙脑、硼砂、无水硫酸铜、白芷浸膏、硫酸小檗碱。适用于红肿、痛痒、畏光及流泪等眼疾。

复方铝酸铋（compound bismuth aluminate） 其他名称：得必泰、胃必治。抗酸药及抗溃疡病药。用于胃溃疡、慢性浅表性胃炎、胃酸过多、十二指肠炎等。制剂：颗粒剂。服药期间大便呈黑色属正常现象。

复方氯丙嗪片（Tabellae Chlorpromazini Compositae） 强安定药。组成：盐酸氯丙嗪、盐酸异丙嗪。用于精神分裂症、躁狂症、顽固性呃逆、呕吐等。

复方氯丙嗪糖浆（Syrupus Chlorpromazini Hydrochloridi Compositus） 强安定药。组成：盐酸氯丙嗪、盐酸异丙嗪。用于精神病。

复方氯丙嗪注射液（Injectio Chlorpromazini Hydrochloridi

Composita）　安定药。组成：盐酸氯丙嗪、盐酸异丙嗪。

复方氯化铵合剂（Mistura Ammonii Choloridi Composita）　祛痰止咳药。组成：氯化铵、碘化钾、远志酊、氯仿水。

复方氯化钾注射液（Injectio Kalii Chloridi Composita）　调节水、电解质平衡药。组成：氯化钾、氯化钠、乳酸钠。用于代谢性酸中毒及低钾血症。

复方氯化钠注射液（Injectio Natrii Chloridi Composita）　其他名称：林格液（Ringer solution）。调节水、电解质平衡药。组成：氯化钠、氯化钾、氯化钙结晶。可代替生理盐水用。心力衰竭、肾功能不全者慎用。

复方氯雷他啶（compound loratadines）　其他名称：开瑞能。抗变态反应药。用于缓解过敏性鼻炎和感冒的症状，包括鼻充血、打喷嚏、鼻痒、流泪等。制剂：片剂。过敏者、闭角型青光眼、尿潴留、严重高血压、严重冠状动脉疾患和甲状腺功能亢进病人禁用。消化性溃疡、幽门十二指肠梗阻、前列腺肥大、膀胱颈梗阻、心血管疾患、眼内压增加和糖尿病病人，2岁以下儿童、妊娠和哺乳期妇女慎用。

复方氯唑沙宗（compound chlorzoxazone）　其他名称：迈立欣、鲁南贝特。解热镇痛抗炎药。用于以肌肉痉挛性疼痛为主的各种疾病，如肌筋膜疼痛综合征、软组织扭伤、梨状肌综合征、颈椎病、慢性筋膜炎、肩周炎、肌强直、退行性变和风湿性疼痛等。制剂：片剂、胶囊剂。孕妇及肝肾功能不全者慎用。

复方罗布麻颗粒（fufang luobuma keli）　治风剂（平肝息风）。组成：罗布麻叶、菊花、山楂。用于神经衰弱引起的头晕、心悸、失眠等症。开水冲服。

复方罗布麻片（Tabellae Apocyni Veneti Compositae）　其他名称：复方降压宁片。降血压药。组成：罗布麻、野菊花、汉防己、硫酸胍生、肼屈嗪、氢氯噻嗪、异丙嗪、利眠灵、维生素 B_1、维生素 B_6、泛酸钙、三硅酸镁等。有扩张血管、降低血压等作用。用于高血压、头痛、头昏、肢麻等。

复方麻黄碱片（Tabellae Ephedrini Hydrochloridi Compositae）　拟肾上腺素药。组成：盐酸麻黄碱、无水茶碱、苯巴比妥。用于支气管哮喘、过敏反应和鼻黏膜肿胀等。

复方麻黄碱软膏（Unguentum Ephedrini Compositum）　其他名称：鼻通软膏。鼻科用药。组成：麻黄碱、磺胺噻唑及薄荷油、薄荷脑、桉叶油、樟脑、液体石蜡、羊毛脂、凡士林。用于感冒引起的鼻腔炎症。

复方马齿苋片（Tabellae Pertulaca Cleraceae Composita）　其他名称：消痢片。抗菌药。组成：马齿苋、呋喃唑酮。用于肠炎、细菌性痢疾。

复方木鸡颗粒（fufang muji keli）　肿瘤放疗、化疗辅助用药。组成：云芝、广豆根、菟丝子、核桃楸皮。用于肝炎和肝癌。

复方尿囊素（Mucini Allantoini Composita）　治溃疡病药。组成：尿囊素和氢氧化铝。具有制酸及抗胃蛋白酶作用。还能消除坏死组织，促进肉芽形成。

复方硼酸软膏（Unguentum Acidi Borici Compositum）　其他名称：冻疮膏。皮肤科用药。组成：樟脑、硼酸，加甘油、凡士林制成软膏。有的处方中还加入轻酸等成分。具有保护皮肤、防腐止痒及轻微的刺激作用。常用于轻度冻疮。

复方泼尼松龙滴鼻液（Naristillae Prednisoloni Compositae）　耳鼻喉科用药。组成：醋酸泼尼松龙、马来酸氯苯那敏、羧甲基纤维素钠，加生理盐水制成。滴鼻或喷雾。常用于过敏性鼻炎等的治疗。

复方扑尔敏片（Tabellae Chlorpheniramini Compositae）　其他名称：扑尔感冒片。抗组胺药。组成：马来酸氯苯那敏、阿司匹林、非那西丁、咖啡因。用于感冒、神经痛、风湿痛以及荨麻疹和接触性皮炎等。

复方气喘片（Tabellae Clorprenalini Compositae）　其他名称：咳喘平。平喘药。组成：去氯羟啶、溴己新、盐酸氯喘。有明显舒张支气管作用。用于支气管哮喘和慢性支气管炎等。

复方青黛胶囊（fufang qingdai jiaonang）　中医成药名。清热解毒、化瘀止痒剂。另有制剂：丸剂。组成：青黛、乌梅、蒲公英、紫草、白芷、丹参、白鲜皮、建曲、贯众、土茯苓、马齿苋、山楂、五味子。用于进行期银屑病、玫瑰糠疹、药疹等。

复方氢氧化铝（compound aluminium hydroxide）　其他名称：胃舒平。抗酸药及抗溃疡病药。用于胃酸过多、胃及十二指肠溃疡、反流性食管炎及上消化道出血等。制剂：片剂。不宜长期大剂量使用。

复方秋水仙碱注射液（Injectio Colchicini Compositae）　抗癌药。组成：秋水仙碱、肌苷酸钠、蕈糖、葡萄醛酸钠、维生素 B_6、甘露醇。用于乳腺癌、子宫颈癌、食管癌和肺癌等。

复方秋水仙酰胺片（Tabellae Colchionamidi Composita）　抗癌药。组成：秋水仙碱、肌苷酸钠。作用与秋水仙碱同。用于乳腺癌、子宫颈癌、鼻咽癌和胃癌等。

复方驱虫豆素软膏（Unguentum Chrysarobini Compositum）　皮肤科用药。组成：驱虫豆素、氯仿、焦性没食子酸、水杨酸、凡士林。用于银屑病、慢性湿疹及神经性皮炎等。不可用于黏膜与头面部。

复方去氢胆酸片（Tabellae Acidi Dehydrocholini Compositae）　利胆药。组成：去氢胆酸、去氢脱氧胆酸。有促进胆汁分泌的作用。

复方炔诺酮滴丸（Pilulae Norethindroni Compositae）　调经避孕药。组成：炔诺酮、炔雌醇。用于避孕，治疗痛经或月经不调。哺乳期用可能使乳汁减少，应于产后半年开始服药。

复方炔诺酮片（Tabellae Norethindroni Compositae）　其他名称：避孕片1号。避孕药。组成：炔诺酮、炔雌醇。可抑制排卵。停药后排卵即可恢复。

复方乳酸钠葡萄糖（compound sodium lactate and glucose）　酸碱平衡调节药。用于代谢性酸中毒、失血、手术时出血、失水、电解质紊乱及补充营养。制剂：注射剂。乳酸血症病人禁用。高渗性脱水、糖尿病、心肾功能不全及严重肝功能不全病人慎用。

复方三硅酸镁片（Tabllae Magnesii Trisilicatis Composita）　制酸药。组成：三硅酸镁、氢氧化铝。用于胃酸过多及消化性溃疡。作用缓慢、持久，不产生气体，能保护胃黏膜，并有轻泻和吸着作用。

复方山豆根酊（Tinctura Radix Sophorae Subprostratae Composita）　镇痛药。组成：北山豆根、元胡、白芷，用乙醇适量按渗滤法制成酊剂。用于腹痛、胃痛、月经痛和腰腿痛等。

复方十一烯酸锌粉（Pulvis Zinci Undecylenatis Compositus）　抗真菌药剂。组成：十一烯酸锌、十一烯酸、硼酸、桂皮油、丁香油、滑石粉。用于真菌性皮肤病及癣症。有局部溃烂暂停使用。

复方十一烯酸锌软膏（Unguentum Zinci Undeclenatis Compositum）　其他名称：脚气膏。抗真菌药。组成：十一烯酸、十一烯酸锌，用亲水性基质或凡士林制成。用于皮肤真菌感染，如足癣等。

复方石淋通片（fufang shilintong pian）　中医成药名。祛湿剂（清热利湿通淋）。组成：广金钱草、石韦、海金沙、滑石粉、忍冬藤。用于膀胱湿热、石淋涩痛及尿路结石，泌尿系统感染属肝胆膀胱湿热者。

复方双肼屈嗪片（Tabellae Dihydralazini Composita）　降血压药。组成：硫酸双肼屈嗪、氢氯噻嗪、利血平。用于轻、中度高血压。长期服用宜适当补充钾盐。

复方水杨酸钠注射液（Injectio Natrii Salicylatis Composita）　解热镇痛药。组成：水杨酸钠、葡萄糖、溴化钠、古里茛（grelan）的灭菌水溶液。

复方松馏油软膏（Unguentum Picis Pini Compositum）　皮肤科外用药。组成：松馏油、氧化锌、升华硫，加适量花生油、羊毛脂，用凡士林作基质制得。有杀菌、止痒作用。用于治疗各种皮肤病、疥癣、慢性湿疹和皮炎等。

复方松馏油洗剂（Lotio Picis Pini Composita）　皮肤科用药。组成：松馏油、蓖麻油、水杨酸、乙醇。用于神经性皮炎与慢性湿疹。

复方胎盘片（Tabellae Placenta Hominis Compositae）　中医滋补药。组成：胎盘粉、党参、黄芪、麦芽、陈皮，干粉与浸膏混合制成。有益精气、健脾胃作用。用于神经衰弱、贫血和消化不良。

复方碳酸氢钠片（Tabellae Natrii Bicarbonatis Compositae）其他名称：苏打明片。抗酸药。组成：碳酸氢钠，薄荷油、蔗糖适量。有健胃和抗酸作用。

复方土槿皮酊（Tinctura Hibiscusi Composita）抗真菌药。组成：苯甲酸、水杨酸、土槿皮酊。用以治疗皮肤真菌感染，如手、足癣或体癣。小儿不宜使用。不可用于面部，勿进入眼和体腔。

复方吐根散（Pulvis Ipecacuanhae Composita）其他名称：杜佛散。镇咳祛痰药。组成：吐根粉、阿片粉、乳糖。用于祛痰、镇咳和发汗等。

复方维生素 B 注射液（Injectio Vitamini B Composita）维生素类药。组成：维生素 B_1、维生素 B_2-5'磷酸酯钠、维生素 B_6、烟酰胺、右旋泛酸钠。用于营养不良、食欲减退和脚气病等。

复方胃长宁胶囊（Capsulae Glycopyrronii Bromidi Compositae）抗胆碱药。组成：格隆溴铵、氢氧化铝、维生素 U。用于胃及十二指肠溃疡、慢性胃炎和胃液分泌过多等。

复方五味子片（Tabellae Schizadrae Compositae）安神药。组成：五味子浸膏、甘草、盐酸硫胺、氯化亚钴、甘油磷酸钙、甘油磷酸铁等。用于病后衰弱、营养不良、用脑过度或感受刺激及神经炎所引起的精神不安、神经过敏、头痛、头晕和失眠等症。

复方五味子糖浆（Syrupus Schisandrae Compositae）安神药。组成：五味子流浸膏、维生素 B_1、氯化亚钴、甘油磷酸铁、液状甘油磷酸钾、甘油磷酸钠。用于病后衰弱、营养不良、用脑过度及各种神经症引起的精神不安、神经过敏和失眠等。

复方消咳喘片（Tabellae Rhododendri Daurici Compositae）止咳平喘药。组成：满山红油、茶条干粉、鸡树条干粉、碳酸钙，加辅料适量。有止咳祛痰、平喘、消炎作用。用于急、慢性支气管炎和肺气肿。

复方硝酸甘油片（Tabellae Nitroglycerrini Compositae）防治心绞痛药。组成：硝酸甘油、戊四硝酯。用于预防心绞痛发作。见效较慢但作用持久。

复方锌糊（Pasta Zinci Composita）皮肤科用药。组成：氧化锌、淀粉、凡士林（根据治疗要求不同，可加入水杨酸、鱼石脂等）。有消炎、止痒、止痛等作用。用于急性、亚急性、慢性皮炎或湿疹。

复方新霉素滴耳液（Auristillae Neomycini Compositae）耳科抗炎药。组成：硫酸新霉素、氢化可的松。用于急、慢性中耳炎。

复方新霉素软膏（Unguentum Neomycini Compositum）皮肤科抗生素软膏。组成：硫酸新霉素、杆菌肽，加适量液体石蜡和凡士林。用于脓疱疮等化脓性皮肤病及烧伤和皮肤溃疡有继发感染者。

复方亚油酸胶丸（Capsulae Aciki Linoleici Compositae）其他名称：血通胶丸。降血脂药。组成：亚油酸、维生素 C、烟酸、肌醇、橙皮苷、维生素 B_6、维生素 E。用于各种类型的动脉粥样硬化、心绞痛、高血压及血脂固醇过高等症。

复方盐肤木片（Tabellae Rhus Chinensis Compositae）防治心绞痛等疾病用药。组成：盐肤木总黄酮（由盐肤木提取）。用于心绞痛及痔疮出血、肠炎、痢疾等。

复方盐酸阿替卡因（compound articaine hydrochloride）局部麻醉药。用于口腔麻醉。组成：盐酸阿替卡因和肾上腺素。黏膜局部浸润注射、传导阻滞麻醉。高血压、老年人慎用。

复方盐酸苯海拉明软膏（Unguentum Diphenhydramini Hydrochloridi Compositum）抗组胺药。组成：盐酸苯海拉明、樟脑，用乳剂基质制成。用于过敏性皮炎和瘙痒症。

复方盐酸克仑特罗栓（compound clenbuterol hydrochloride suppositories）其他名称：喘立平、复方氨哮素栓。平喘药。组成：盐酸克仑特罗、氢溴酸东莨菪碱、盐酸羟嗪、基质适量。用于支气管哮喘、喘息性慢性支气管炎等。

复方氧化镁合剂（Mistura Magnesii Oxidi Composita）抗酸药。组成：氧化镁、重质碳酸镁、颠茄酊，蒸馏水。用于胃酸过多、胃痛等。

复方药（compound medicines）含有两种或两种以上药物的制剂。包括中药复方制剂、天然药物复方制剂、化学药品复方制剂，以及包含中药、天然药物和化学药品的复方制剂。

复方叶酸片（Tabellae Acidi Folici Compositae）补血药。组成：叶酸、维生素 B_{12}。用于各种巨幼红细胞贫血。

复方叶酸注射液（Injectio Acidi Folici Composita）抗贫血药。组成：叶酸、维生素 B_{12}，并加有烟酰胺、氢氧化钠为助溶剂及磷酸二氢钠为缓冲剂。用于营养性巨幼红细胞贫血等。与维生素 B_{12}（肌注）联用治疗恶性贫血。

复方乙酰胂胺片（Tabellae Acetarsoni Compositae）其他名称：滴维静片。抗滴虫病药。组成：乙酰胂胺、硼酸、葡萄糖或乳糖适量。阴道深部给药。用于治疗阴道滴虫病等。

复方异丙肾上腺素气雾剂（Aerosolum Isoprenalini Compositum）平喘药。组成：盐酸异丙肾上腺素、抗坏血酸、乙醇、氟利昂。用于支气管哮喘的发作、慢性支气管炎等。

复方益康宁片（Tabellae Aslaritol Compositae）局部麻醉药。一种普鲁卡因制剂。组成：盐酸普鲁卡因及适量肌醇等，对神经系统有平衡与调节作用，能改善机体代谢，有温和的降压止咳、平喘镇静和提高缺氧耐力的作用。可用于神经衰弱、更年期综合征、消化不良、银屑病、斑秃、冠心病、脑动脉硬化和大脑功能减退等。

复方阴阳莲片（Tabellae Rhizoma Polygoni Cuspidati Compositae）中医成药名。镇咳祛痰药。组成：虎杖（阴阳莲）、十大功劳、枇杷叶的粗提物。用于慢性气管炎。

复方茵陈注射液（Injectio Artemisiae Composita）中医成药名。用于肝胆疾患。组成：茵陈、黄连、大黄、黄芩、黄柏、栀子、注射用氯化钠及吐温-80。用于急性黄疸性肝炎及细菌性感染。

复方元胡注射液（Injectio Corydalis Composita）其他名称：复方延胡索注射液。镇痛药。组成：元胡总碱、盐酸异丙嗪。有止痛、镇静作用。用于胃肠道及肝胆钝痛、月经痛、产后宫缩痛及腹部术后疼痛等。

复方皂矾丸（fufang zaofan wan）肿瘤放疗、化疗辅助用药。组成：皂矾、西洋参、海马、肉桂、大枣、核桃仁。用于再生障碍性贫血、白细胞减少症、血小板减少症、骨髓增生异常综合征及放疗和化疗引起的骨髓损伤、白细胞减少，属肾阳不足、气血两虚的病人。

复方樟脑酊（Tinctura Camphorae Composita）镇咳、镇痛和止泻药。组成：樟脑、阿片酊、苯甲酸、八角茴香油，用稀醇适量配成。用于干咳、腹痛及腹泻。易成瘾，不宜长期服用。

复方樟脑醑（Spiritus Camphorae Composita）局部止痒药。组成：樟脑、薄荷脑、液化苯酚、甘油，加乙醇。

复方止疟片（Tabellae Chloroquini et Primaquini）其他名称：复方磷酸氯喹片。抗疟药。组成：磷酸氯喹、磷酸伯氨喹。用于控制疟疾的症状和复发。

复关节（compound joint）由两个以上关节构成，包在一个关节囊内的关节。如肘关节，由肱骨下端和尺骨、桡骨上端构成，包括三个关节，即肱尺关节、肱桡关节和桡尺近侧关节。

复合重复放电（complex repetitive discharge）其他名称：奇异重复（高频）放电、假性肌强直放电。成群的肌纤维动作电位以很高的频率，几乎呈同步性的发放。典型电位呈多相，波幅 $50\mu V \sim 1mV$，时限 $50 \sim 100ms$，发放频率均匀一致，波动于 $3 \sim 100$ 次/s。特征性表现是突然开始，以恒定的频率持续短时间发放后，又突然停止。在放电期间可出现波形的突然变化。见于一部分肌病及多种慢性失神经状态。

复合感觉（complex feeling）其他名称：皮质感觉。包括实体觉、图形觉、两点辨别觉、皮肤定位觉和重量觉及特殊感觉，如嗅觉、视觉、味觉和听觉。

复合肌肉动作电位（compound muscular action potentials，CMAP）刺激神经，于刺激部位远侧，记录电极区该神经支配的肌纤维电活动的总和，即 M 波。代表受刺激运动神经所支配的肌纤维的电活动。

复合磷酸氢钾（compuound potassium dihydrogen phosphate）主要成分为三水合磷酸氢二钾和磷酸二氢钾。水电解质平衡调节药。完全胃肠外营养疗法中作为磷的补充剂，亦用于某些疾病所致的低磷血症等。严禁直接静脉注射，必须在医师指导下经稀释后静脉滴注，并控制滴数。不宜用于肾衰竭病人。不宜与钙注射液配伍。

复合麻醉（combined anesthesia）其他名称：平衡麻醉。麻醉方法的一种。将一种以上的麻醉药物或/和麻醉方法配合，以期药物或/和方法之间彼此取长补短而取得较好的临床效果。可克服单一麻醉剂或单一方法的缺点，目前应用较广。

复合扫查（compound scanning）将两种或两种以上的简单扫查形式组合起来进行的扫查。如线性扫查和扇动扫查的组合。

复合维生素 B 片（Tabellae Vitamini B Complicexae）维生素制剂。组成：盐酸硫胺、烟酰胺、核黄素、盐酸吡多辛、右旋泛酸钙。用于营养不良、厌食、脚气病和糙皮病等。

复合先露（compound presentation）先露部除头或臀之外，尚有肢体同时进入骨盆入口。最常见的是头与手，多发生于早产，发生率为 $1:500\sim1:1000$。阴道检查可发现在头先露之旁有小肢体（手或足）。应注意与臀先露或肩先露的小肢体相鉴别。若肢体脱垂影响产程进展，送纳又困难或发现头盆不称、胎位异常、胎儿窘迫以及脐带脱垂等，都应立即进行剖宫产。

复合转座子（complex transposon）序列长度一般超过 2kb，除携带与转座有关的基因外，还携带其他特殊功能的基因，如耐药性基因。转座子携带的耐药性基因在细菌的染色体或质粒之间或质粒和质粒之间转移，导致耐药性基因的播散是自然界中细菌耐药性产生的重要原因之一。

复极（repolarization）细胞兴奋后期，膜电位由外负内正的反极化状态恢复到外正内负的极化状态的过程。是由于膜对 K^+ 通透性增加，K^+ 由膜内转移至膜外而产生的。

复溜（fuliu，KI 7）其他名称：昌阳、伏白、外命。中医经穴名。属足少阴肾经。经穴。位于太溪穴上 2 寸，当跟腱内侧前缘处。治泄泻、腹胀、肠鸣、水肿、盗汗、腰痛等。直刺 $0.5\sim1$ 寸。艾炷灸 $3\sim5$ 壮，或艾条灸 $5\sim10min$。

复脉汤（fumai tang，zhi gancao tang）其他名称：炙甘草汤。中医方剂。补益剂。出自《伤寒论》。组成：炙甘草、大枣、阿胶、生姜、人参、生地黄、桂枝、麦冬、火麻仁。功能益气补血、滋阴复脉。治气阴两虚、血脉损伤、心动悸、气短、脉结代、舌光少苔，或质干而萎者；或虚劳肺痿、咳嗽气短、身体瘦弱、盗汗、失眠、咽干、舌燥、大便难、脉虚数者。本方水煎服。临床可用于功能性心律不齐、期前收缩、风心病、甲亢所致的心律不齐、心慌、心悸及神经衰弱亦可服用。

复容（restoration of facial features）根据某人的头骨复原出其本来的面貌。是按特定颜面标志点的统计数值进行的。事先不看某特定个人的生前照片，等复容完成后才能与之对比，或让有关者观看，进行个人识别。此法的可信性有限，只能供作参考。

复视（diplopia）两眼看同一物体却有两个物像的不正常的视觉现象。眼神经麻痹时眼球运动不协调，看同一物体时，其物像不能落在两眼视网膜的对应点上，大脑皮质视中枢不能将其融合为一，因而产生复视。

复苏［术］（resuscitation）针对病人的呼吸、心跳停止所采取的抢救措施。须迅速判断并立即施行初期复苏，做人工呼吸和体外心脏按压，必要时进行口对口呼吸及胸内心脏按压。在初期复苏争取到宝贵的时间后施行后期处理，继续进行人工呼吸和心脏按压，进行必要的生理监测，有针对性地采取药物、除颤、心律转复、输血、输液等措施。

复温（rewarming）使过低体温恢复至正常范围。意外体温过低的复苏首先取决于复温。有效的复温可使累器官的功能再现。复温方法分两种：一是主动复温，即给病人施加热量，促进体温回升；二是被动复温，即不通过主动供给热量，而是依靠体内产热来复温。

复性（renaturation）其他名称：退火。已变性的蛋白质或核酸分子全部或局部天然构象的恢复。如在聚合酶链反应中由于热变性后双链已经分开的核酸分子在影响因素消失后又重新生成双链分子。

复压片（double compressed tablet）见多层片。

复元活血汤（fuyuan huoxue tang，decoction for recovery and promoting blood circulation）中医方剂。《医学发明》方。组成：柴胡、天花粉、当归、红花、甘草、炮穿山甲（现使用代用品）、大黄（酒浸）、桃仁（酒浸，去皮尖）。功能活血祛瘀、疏肝通络。治跌打损伤，瘀血留于胁下，痛不可忍者。

复杂度（complexity）脱氧核糖核酸（DNA）分子中不重复碱基的总量（单位为碱基对）。复杂度与 DNA 顺序的关系是：①重复顺序越多，复杂度越小；②分子量越大（碱基对越多），复杂度越大。如果 DNA 分子中无重复顺序，则复杂度等于分子量（碱基对）。

复杂性尿路感染（complicated urinary tract infection，cUTI）主要见于伴有泌尿系统解剖和/或结构异常，有基础肾脏病变，全身性病变导致机体抵抗力降低（如泌尿系统结石、梗阻、留置尿管、使用免疫抑制剂、肾衰竭、肾移植、妊娠等）的个体。留置尿管是导致复杂性尿路感染的常见原因。主要病原菌为尿素分解酶属菌如变形杆菌、摩根菌及斯氏普罗威登斯菌，超强耐药的假单胞菌属。可无任何临床症状，或表现为膀胱炎、肾盂肾炎等。诊断应结合病史、易感因素、临床表现和辅助检查的结果综合判断。治疗目的是缓解症状、清除感染源、治疗和预防全身菌血症，预防并发症。

复张性肺水肿（pulmonary edema after lung reexpansion）负压抽吸迅速排除大量胸腔积液或大量气胸突然肺复张可造成单侧性肺水肿。临床表现轻重不一，重症有严重呼吸困难、休克，可致死亡。临床在处理肺脏长期萎陷的病人时，应避免一次抽液或抽气过多过速，尤其在用高压抽吸时应注意病人反应。一般以解除呼吸困难为度。治疗：吸氧，用消泡剂，静注氨茶碱等。

复制（replication）①病毒在易感宿主细胞内增殖的方式。病毒缺乏独立的新陈代谢，由宿主细胞供应原料、能量和生物合成场所，病毒在其核酸的控制下，合成其核酸和蛋白质等成分，然后在宿主细胞的胞质或核内装配成为成熟的有感染性的病毒体。再以各种方式释放到细胞外（完整的子代病毒），感染其他细胞。此过程称为复制周期。正常的复制周期包括吸附、穿入、脱壳、生物合成、装配和释放等 5 个相连阶段。最后释放出完整的子代病毒。②DNA 复制是由一个亲代 DNA 分子，在多种酶的参与下，复制成为两个结构完全相同的子代 DNA 分子。为半保留复制，即每个子代 DNA 分子均由一条原有的链和一条新链组成。就这样生物体精确地将遗传信息从亲代传到子代，以保持其遗传的连续性和稳定性。

DNA 复制（DNA replication）从亲代 DNA 合成新 DNA 的过程。即双链 DNA 分子解开成单链，然后以每一条单链为模板，在 DNA 聚合酶催化下，合成其互补链，形成两个与亲代完全一样的 DNA 分子的过程。

复制叉（replicating fork）复制中双链 DNA 模板复制时，两条链分离形成的 Y 形区域。在此区域发生链的分离及新链的合成。

复制子（replicon）脱氧核糖核酸复制的功能单位。能独立进行复制的一部分脱氧核糖核酸。包括一个启动复制的基因和一个接受信号的复制区。一个脱氧核糖核酸分子可以是一个复制子，如细菌的染色体。真核生物的一个脱氧核糖核酸分子则可包含许多个复制子。每个复制子可具有许多操纵子。任何复制子在遗传控制下，按一定顺序复制，并有一定的起点和终点。

副鼻窦（paranasal sinuses）见鼻旁窦。

副大肠埃希菌食物中毒（paracolon Bacillus food poisoning）食入被副大肠埃希菌及其毒素所污染的食物所致的胃肠炎型中毒。表现为腹泻、呕吐、水样便伴黏液、发热 $38\sim40\,℃$，严重者脱水可发生循环衰竭。细菌和血清学检查确诊。治疗：休息，补液，重者用抗生素。

副蛋白（paraprotein）　浆细胞异常（良性或恶性）增生后，在血清中出现的某一类型异常增多的免疫球蛋白。副蛋白的结构类似免疫球蛋白，但无抗体活性。副蛋白的出现属于单克隆免疫球蛋白血症。

副耳（accessory ear）　俗称"拴马桩"。是长在耳屏至口角连线上的或耳垂至颈部的小柱状、丘状或半月状的肉赘，内含不规则的软骨。单侧或双侧发生，可单独出现，亦可伴有颌骨异常、唇裂、腭裂等，或作为第一、二鳃弓综合征的一种表现。应早期手术切除。

副房室结（accessory atrioventricular node）　房室结的一种变异，结细胞团位于房室结附近。副房室结是 1978 年发现的，它的发现给某些心律失常的探索和心电图诊断提供了理论基础，以及形态学依据。

副骨（accessory bone）　骨骼的多发骨化中心在骨发育过程中最终未能完全愈合在一起，而形成的多余的小骨。X 线副骨有完整的骨皮质结构，边缘光滑，与主体之间常有平行的透明间隙。常见的有舟骨副骨、距骨副骨、第 5 跖骨底副骨等。症状不明显者一般无需治疗。

副霍乱（paracholera）　一种来自国外的由副霍乱弧菌所致的烈性传染病。该种细菌在海水中可活 285 日之久，一旦感染，可多年发病。经口感染。基本症状同霍乱，但病情一般较轻。大便或呕吐物中检出副霍乱弧菌即可确诊。治疗同霍乱。

副交感部（pars parasympathica）　自主神经的组成部分之一。其低级中枢位于脑干的副交感核和脊髓骶部第 2～4 节段灰质的副交感核。节前纤维即起自颅底部，节后纤维发自其所支配器官附近（或器官内）的副交感神经节。刺激副交感神经能使心搏减慢、消化腺分泌增加、瞳孔缩小等。人体大多数器官受交感和副交感神经的双重支配，一般说来此两种神经对器官的作用是互相拮抗的。

副交感神经（parasympathetic nerves）　内脏运动神经的副交感部。由节前神经元、节前纤维、节后神经元和节后纤维组成。由脑干和脊髓骶部核角发出神经纤维到器官旁或器官内的副交感神经节，再由此处的神经元发出节后纤维分布到平滑肌、心肌和腺体，调节内脏器官的活动。刺激副交感神经能引起心跳减慢、皮肤和内脏的血管舒张、消化腺分泌增加、瞳孔缩小、膀胱收缩等反应。副交感神经和交感神经两者在功能上有相互拮抗的作用。副交感神经的活动受中枢神经的控制。

副流行性感冒（parainfluenza）　由副流感病毒引起的急性呼吸道传染病。流行于秋冬，四季散发，儿童多于成人。表现为急起寒热、头痛、身痛、咳嗽、流涕、咽部充血水肿等，部分病人可发生肺炎，发热中毒症状明显。病毒分离可确诊。治疗：尚无特效药物，以退热、止痛、治疗鼻炎等对症处理为主，可予清热解毒中草药、休息、充分水分摄入；继发细菌感染时可选用抗菌药物。

副黏病毒（paramyxovirus）　有包膜的单股 RNA 病毒。与正黏病毒比较有以下不同：直径比正黏病毒大，直径达 150～300nm；包膜上刺突由两种不同的糖蛋白组成，HN 蛋白具有血凝素及神经氨酸酶的作用，F 蛋白具有使红细胞融合及溶解红细胞的作用，副黏病毒的核酸不分节段，不易发生重组变异。多数副黏病毒在受感染组织培养细胞中产生持续感染。引起人类疾病的副黏病毒主要有：麻疹病毒、腮腺炎病毒、呼吸道合胞病毒等。

副球孢子菌病（paracoccidioidomycosis）　其他名称：巴西芽生菌病、南美芽生菌病、类球孢子菌病。由副球孢子菌引起的人慢性化脓性肉芽肿性疾病。病原菌为副球孢子菌（即巴西芽生菌），主要发生在中、南美洲，存在于土壤和植物。主要通过呼吸道传播，经口腔或鼻黏膜破损而侵入，好侵及黏膜、皮肤、肺和淋巴系统。病初表现为呼吸道感染，症状不重。随症状加重，出现口腔、鼻腔和眼黏膜肉芽肿样溃疡，伴有局部淋巴结病，或各内脏器官的全身性疾病。感染组织的显微镜检查和血清检查可诊断。氟康唑治疗效果较好。

副溶血弧菌（*Vibrio parahaemolyticus*）　是一种嗜盐性弧菌。存在于近海岸的海水，以及鱼、贝类等海产品中。致病性菌株引起的食物中毒是我国沿海地区夏季最常见的一种疾病。该菌为革兰氏阴性多形性杆菌，淡水中只能生存 2 天，海水中能生存 47 天以上，在含 3%～3.5% 食盐培养基中生长良好，但加热 56℃30min，在食醋中 5min 即可死亡。其致病性与溶血能力相平行。致病性菌株能溶解人或家兔红细胞，称神奈川试验阳性菌，而非致病性菌株此试验为阴性。

副溶血弧菌食物中毒（vibrio parahemolyticus food poisoning）进食含有副溶血弧菌的食物所引起的急性感染。引起中毒的食物主要是海产品，其次为腌渍食品如咸菜、腌肉等。表现为急骤起病、上腹部剧烈疼痛、呕吐、腹泻、水样或洗肉水样便，严重的可引起脱水及循环衰竭。可疑食物和粪便中可分离出副溶血弧菌。治疗：重点补液；血压下降给予升压药；较重者可选用抗菌药物。

副乳腺（accessory mammary gland）　在胚胎发生中，乳腺发生于乳嵴，为两条各起自腋下直达腹股沟的线，除胸部外，其余向很快退化，人胚第 6 周时，有一对点状突起，为乳腺发育的始基。如退化不完全可在腋下发生多余的乳腺，称为副乳腺。

副伤寒（paratyphoid fever）　由副伤寒甲、乙、丙 3 种沙门菌经肠道感染引起的急性消化道传染病。感染方式和病变与伤寒相同，潜伏期比伤寒短，起病急。副伤寒甲和副伤寒乙表现与伤寒相似，中毒症状较轻，但呕吐、腹痛和腹泻比伤寒明显。副伤寒丙则类似伤寒和脓毒败血症，易发生转移性化脓灶。血培养检出病原可确诊。治疗：休息；补液；病原治疗首选氯霉素，疗程至少 2 周。

副神经（accessory nerve）　第 XI 对脑神经。为运动性脑神经，含特殊内脏运动纤维，支配胸锁乳突肌和斜方肌。由脑根和脊髓根两部分组成。脑根发自延髓的副神经核，脊髓根发自上段颈髓。两根在颅内汇合后经颈静脉孔出颅，出颅后两根分开，脑根加入迷走神经，支配咽喉肌，脊髓根下行支配胸锁乳突肌和斜方肌。当脊髓根损伤时，由于胸锁乳突肌瘫痪，头不能向患侧侧屈和向健侧回旋。斜方肌瘫痪导致同侧肩胛骨下垂。

副胎盘（accessory placenta）　多叶胎盘的一种。正常胎盘之外另有一小块胎盘，二者于胎膜上有血管相连。分娩时可因胎膜破裂将副胎盘滞留于宫腔内，引起产后出血或产褥感染。

副性征（secondary sex characters）　见第二性征。

副缢痕（secondary constriction）　见次缢痕。

副银屑病（parapsoriasis）　其他名称：类银屑病。一组少见的发病机制各不相同的慢性皮肤病。病因未明，病程顽固。青壮年男性多见。临床上分为滴状型、苔藓样型及斑片型。慢性经过，皮损为红斑、丘疹、浸润、鳞屑，多见于躯干，无自觉症状，部分损害消退后又可出现新的皮损，日久呈苔藓样肥厚或萎缩，个别病人可演变为蕈样肉芽肿。治疗：多种维生素口服及肌内注射，红霉素口服，外用皮质激素霜。

副中肾管存留综合征（paramesonephric duct retention syndrome）　其他名称：副中肾管退化不全。一种男性假两性畸形。病人外生殖器发育符合正常男性，但常有一侧或双侧隐睾及腹股沟疝，于腹部或腹股沟内有发育不良的子宫和输卵管。治疗：保留男性功能，矫正畸形，切除子宫及输卵管。

副肿瘤性神经系统综合征（paraneoplastic neurologic syndrome）　既不是由于恶性肿瘤的直接侵犯，也不是由肿瘤转移所引起的一组神经系统并发症。病变部位并无肿瘤细胞可见，神经症状多种多样，如共济失调、疼痛、神经萎缩、重症肌无力、偏瘫、精神障碍等，一般不出现颅内高压或脊髓压迫症，与肿瘤病程无必然联系。病因及对症治疗。

副肿瘤综合征（paraneoplastic syndrome）　曾称副癌综合征。其他名称：肿瘤伴随综合征。除肿瘤本身压迫、浸润和转移所引起的症状以外的其他全身性表现。可出现在癌肿本身所引起的症状前，而且随着原发灶的演变而变化。临床表现多样。主要表现有结缔组织和皮肤病变；神经肌肉综合征；血管、胃肠道和血液系统的异常。副癌综合征可为肺癌早期诊断提供线索。

副作用（side effect）　与主要作用同时产生的继发效应。如药理效应涉及多个效应器官，当某一效应用作治疗目的时，其他效应就成为继发效应。泛指任何类型的药物不良反应。指药物在防治某些疾病时发生的不需要的药理作用，而这些作用在别的场合可能有用。如阿托品抑制唾液分泌的作用，在流涎症为治疗作用，但对胃十二指肠溃疡便成为口干的副作用。

富兰克林综合征（Franklin syndrome）　γ重链病。浆细胞恶性增生，产生过量IgG的γ重链的一种病。常见有淋巴结肿大、贫血及发热。此外，尚有乏力、肝肿大、腭部红斑及水肿。骨髓中浆细胞和/或淋巴细胞、嗜酸性粒细胞增多。

富马酸亚铁（ferrous fumarate）　铁制剂。含铁量高，难被氧化为三价铁。口服吸收好，服用后血清铁迅速上升并能保持稳定。适用于胃酸缺乏、孕妇和婴儿营养不良、月经过多以及传染病、大量失血等各种原因引起的缺铁性贫血。胃肠道反应少见。溃疡性结肠炎、肠炎及对铁过敏者禁用，溃疡病者慎用。

富尼埃征（Fournier sign）　贲门梗阻病人胸骨后类似心绞痛的剧烈疼痛。

富尼埃综合征（Fournier syndrome）　见暴发性生殖器坏疽。

富营养化（eutrophication）　植物生长繁殖所需要的营养物质含量过多引起的水体污染现象。主要是人类活动排入水中的城市生活污水、食品工业废水及农田排水等所含的氮、磷等元素使水生植物繁茂生长的现象。在适宜藻类繁殖的阳光和水温季节，富营养化的水体中大量藻类出现在水层表面，形成一片片水华。它遮蔽阳光，阻碍植物的光合作用，使繁茂的水生植物枯死并沉积于水底，被细菌分解，消耗水中的溶解氧。腐烂时，还会产生硫化氢等难闻气体，使水质不断恶化。

赋形剂（excipient）　其他名称：辅料、辅药、基质。除活性或治疗成分外，固体制剂中加入的为增加体积、有利于成形的惰性物质。用作药物制剂的载体，或赋予药物一定的结聚状态或形状的物质。无治疗作用。如片剂、丸剂中的乳糖、淀粉、糊精等。有人将制备栓剂、软膏剂的基质也称为赋形剂。

腹（abdomen）　躯干的一部分，位于胸和骨盆之间。包括腹壁、腹腔及其腔腔脏器。在人，腹壁分为后壁、前壁和两侧壁。腹壁肌的紧张力，形成腹压，对维持腹腔内脏器的位置起一定的作用，减弱时可以引起内脏下垂。腹壁肌收缩对排尿、排粪帮助很大。此外，产妇在分娩时也利用腹壁肌以协助分娩。腹的形状因体型不同而异。中央有脐，临床上用作划分腹为上、下、左、右4个部分的标志。

腹哀（fuai, SP 16）　中医经穴名。属足太阴脾经。位于腹正中线脐上3寸、旁开腹正中线3.5寸处。治腹痛、泄泻、痢疾、便秘等。直刺0.5～1寸。艾炷灸5～7壮，或艾条灸5～10min。

腹白线（linea alba abdominis）　位于腹前壁正中线的白色纤维索。介于左、右腹直肌鞘之间，由两侧的腹直肌鞘纤维于中线处彼此交织而成。上宽下窄，上方起自剑突，下方止于耻骨联合上缘。白线的中部有圆形的脐环，胎儿时为脐血管的通过处。

腹壁瘢痕子宫内膜异位症（endometriosis in laparotomy scars）　剖宫取胎及输卵管结扎手术时，子宫内膜被带至腹壁切口内种植，日后于腹壁瘢痕处出现硬结，经期时结节增大并有压痛，形成的子宫内膜异位症。必要时手术。

腹壁反射（abdominal reflex）　浅反射的一种。可分为上、中和下3种反射，此反射的感受器位于腹壁皮肤，中枢在脊髓。若脊髓某节段受损时，相应的腹壁反射就会消失，所以临床经常通过检查腹壁反射来推断脊髓病变部位。检查方法是让病人仰卧，下肢略屈曲，使腹壁放松，用骨针或棉棒由外向内轻划腹壁皮肤。上、中和下腹壁反射的中枢分别在脊髓的胸7～8、9～10和11～12节段，反映为受刺激侧腹壁收缩。

腹壁反射异常（abnormal abdominal reflex）　腹壁反射的减弱、消失或亢进。如一侧腹壁反射减弱或消失，见于锥体束损害；若一侧腹壁反射亢进，见于偏侧性舞蹈症。

腹壁[皮下]静脉曲张（varicosity of abdominal wall）　由于肝硬化门静脉高压，或因上下腔静脉回流受阻，侧支循环形成所引起的腹壁静脉过度充盈的现象。检查腹壁曲张静脉的血流方向，有助于判定静脉阻塞的部位。

腹壁切口疝（hernia of abdominal wall incision）　发生于手术切口部的疝。站立或用力时手术瘢痕区有肿块或腹壁膨隆出现，平卧休息则缩小或消失。疝门较大时，可伴有恶心、腹部隐痛，可见肠型和/或肠蠕动波。肿块复位后，多数能扪到腹肌裂开所形成的疝环边缘。治疗：手术。

腹壁上动脉（superior epigastric artery）　胸廓内动脉的两个终支之一，沿腹前壁下行至腹前壁进入腹直肌鞘，供应腹直肌。在第6肋软骨深面附近由胸廓内动脉分出，穿过膈肌沿腹直肌后面下降，与腹壁下动脉吻合，沿途分支至腹直肌和腹膜等。

腹壁外伤（trauma of the abdominal wall）　物理因素导致的腹壁受伤。分闭合性和开放性两种。前者在受伤后腹壁表面仍处于封闭状态；后者腹壁表面穿破，甚至腹腔与外界相通。两者都可能同时伴有腹内脏器的损伤。如不能排除内脏的损伤，宜施行剖腹探查术。

腹壁下动脉（inferior epigastric artery）　髂外动脉的分支。在腹股沟韧带稍上方或深面由髂外动脉末端前壁发出的动脉。经腹股沟管深环内侧上升进入腹直肌鞘，分支分布于腹直肌及腹前壁皮肤。营养腹直肌，并与腹壁上动脉吻合。

腹壁硬纤维瘤（desmoid tumor of abdominal wall）　发生于腹壁肌腱膜层的肿瘤。好发于脐部下方的腹直肌腱膜，可恶变为纤维肉瘤。病人多为经产妇。肿块生长缓慢，坚硬无痛、表面光整，呈圆形或卵圆形。手术须彻底，否则易复发。

腹壁肿瘤（tumor of abdominal wall）　发生于腹壁各层组织的肿瘤。良性肿瘤有脂肪瘤、血管瘤、乳头状瘤、纤维瘤、神经纤维瘤和硬纤维瘤等；恶性肿瘤有上皮癌、基底细胞癌、黑色素瘤、纤维肉瘤与转移性癌等。

腹部凹陷（sunken abdomen, hollow abdomen）　仰卧时前腹壁明显低于肋缘至耻骨的水平面。分为全腹凹陷与局部凹陷。全腹凹陷，病人仰卧位，前腹壁呈弥漫性的明显内凹，严重者，全腹呈舟状，即舟状腹，多见于显著消瘦、严重脱水、恶病质等。吸气时出现全腹凹陷可见于膈肌麻痹和上呼吸道梗阻。局部凹陷，多由于手术后腹壁瘢痕收缩所致。腹直肌分裂或腹疝病人仰卧时可见局部凹陷，但当由卧位转为立位或加大腹压时凹陷反向外膨出。

腹部包块（abdominal mass）　腹腔内器官肿大、膨胀、增生、粘连或移位形成的腹腔内异常块状物，扪诊时可被触及者，如炎性包块、肿瘤、脏器的病理性肿大、囊肿等。

腹部闭合性损伤（closed injury of abdomen, closed wound of abdomen）　腹部损伤的一类。闭合伤可以累及腹壁，也可以累及腹腔内脏器。常见内脏损伤依次为脾破裂、肠破裂和肝破裂。表现为内出血和腹膜炎症状。诊断性腹腔穿刺有助于确诊。内脏损伤者多须紧急处理。

腹部和盆腔淋巴管造影（abdominal and pelvic lymphangiography）　经足背淋巴管注入对比剂使盆腔、腹股沟和腹腔后的淋巴管和淋巴结显影。主要用于探查卵巢和子宫恶性肿瘤有无腹膜后淋巴结转移。

腹部开放性损伤（open injury of abdomen）　腹腔与外界相通的腹部损伤。常因暴力引起。可合并内脏损伤。诊断多无困难。均须紧急手术治疗。

腹部膨隆（胀）（abdominal distention）　仰卧时前腹壁明显高于肋缘至耻骨水平面的现象。可见于生理状态，如妊娠、肥胖等；亦可见于病理状态如腹水、气胀等。

腹部手术后伤口裂开综合征（abdominal post operative syndrome）　腹部手术后切口裂开所致的一组病征，多在术后1周左右发生。表现为增加腹压后出现切口疼痛、大量渗血、肠或网膜脱出。治疗：急诊行减张缝合。

腹部香肠型肿块（mass of abdominal sausage pattern）　即腹部腊肠型肿块。某种肠梗阻的特有征象。病人仰卧位，检查按顺序触诊腹部。可触及长条形肿块，表面光滑，边缘清晰，犹如一段腊肠。见于肠梗阻或肠套叠。

腹部压痛（abdominal tenderness）　用一定的压力按压腹部时出现的腹部疼痛感。可由腹壁或腹腔内疾病引起。

腹部脂肪切除术（abdominal lipectomy）　其他名称：腹部去脂术。大多数肥胖病人，由于脂肪堆积和皮肤松弛，其腹部呈悬垂囊袋状。可将囊袋状的腹部皮肤和堆积的皮下脂肪切除，并进行腹壁的整形修复。根据腹部的形态可设计出横向或纵向的各式手术切口。

腹股沟搏动性膨出（inguinal pulsation bulge）　髂外动脉瘤的临床征象。病人腹股沟部有局限性膨出，该膨出有与心搏一致的搏动性，且可扪及震颤和闻及收缩期吹风样杂音，即为腹股沟搏动性膨出。提示髂外动脉瘤。

腹股沟管（inguinal canal）　男性精索或女性子宫圆韧带所通过的肌和腱之间的一条裂隙。位于腹前外侧壁下部，腹股沟韧带内侧半的上方，由外上斜向内下。长约 4.5cm。有两口、四壁：内口即腹股沟管深环，位于腹股沟韧带中点上方约 1.5cm 处，为腹横筋膜的外突口；外口即腹股沟管浅环；管的前壁是腹外斜肌腱膜和腹内斜肌；后壁是腹横筋膜和腹股沟镰；上壁是腹内斜肌和腹横肌的弓状下缘；下壁为腹股沟韧带。内有男性精索或女性子宫圆韧带通过，是腹前外侧壁下部较薄弱处。

腹股沟管浅环（superficial inguinal ring）　其他名称：腹股沟管皮下环。腹外斜肌腱膜耻骨结节外上方形成的三角形的裂孔。其上缘为内侧脚，附着于耻骨联合；其下缘为外侧脚，附着于耻骨结节。两脚间的外上方有脚间纤维联系两脚。浅环有精索或子宫圆韧带通过。正常成人浅环可容纳一示指尖。

腹股沟管深环（deep inguinal ring）　其他名称：腹环。投影位于腹股沟韧带中点上方一横指处。是腹横筋膜的外突口，睾丸和精索自此腹横筋膜突出，因此深环呈漏斗状。深环内侧缘有腹壁下动脉经过。

腹股沟管滑动性疝（sliding inguinal hernia）　发生于腹股沟的腹外疝之一。属难复性疝。其疝囊壁的一部分是由不完全被腹膜包围的内脏（如盲肠、乙状结肠等）组成的。特点是病程长、腹壁缺损大、内容物较多、活动度大等。治疗：手术。

腹股沟镰（inguinal falx）　其他名称：联合腱。腹内斜肌和腹横肌下部肌束，呈弓形向前下方，跨过精索后，延为腱膜，两肌腱膜会合后形成腹股沟镰（联合腱），止于耻骨梳。腹股沟镰参与腹股沟管后壁的组成。

腹股沟淋巴结（inguinal lymph node）　位于股静脉周围和股管内的淋巴结。分为浅、深两群。浅群称腹股沟浅淋巴结，位于腹股沟韧带下方和大隐静脉根部之间，接受腹前壁、臀部、会阴部和外生殖以及除足外侧缘和小腿后外侧部以外的整个下肢的浅淋巴管，其输出管主要注入腹股沟深淋巴结。深群称腹股沟深淋巴结，位于股静脉根部周围，收纳腹股沟浅淋巴结的输出管及下肢深淋巴管，其输出管归入髂外淋巴结。

腹股沟韧带（inguinal ligament）　其他名称：腹股沟弓。腹外斜肌腱膜下缘卷折增厚形成的韧带。外侧端附于髂前上棘，内侧端附于耻骨结节的部分。

腹股沟肉芽肿（granuloma inguinale, fourth venereal disease）　其他名称：性病肉芽肿、杜诺病。是一种慢性接触性传染病。由肉芽肿荚膜杆菌引起。因通过性交传染，发病率高，多数病人初发损害在生殖器及其附近部位，故多认为是一种性病。初起为较硬的丘疹，破溃后形成界限清楚、牛肉色溃疡，有恶臭的浆性脓液，可通过自体感染向四周扩散，呈卫星状，一般无症状或仅有轻度疼痛。治疗：应用足量抗生素、复方磺胺甲噁唑。

腹股沟三角（inguinal triangle）　其他名称：海氏三角。位于腹前壁下部，由腹直肌外侧缘、腹股沟韧带内侧半和腹壁下动脉围成的三角区。是腹壁薄弱区，腹壁下动脉可作为鉴别腹股沟斜疝和直疝的标志。

腹股沟疝（inguinal hernia）　发生于腹股沟部位的疝。腹腔内容物通过腹壁薄弱点或孔隙向体表突出。按部位不同，可分为斜疝和直疝。斜疝从腹壁下动脉外侧的腹股沟管内环突出，向内、下、前斜行穿越腹股沟管，出腹股沟管外环达体表。男性可进入阴囊，女性则终止于大阴唇。直疝从腹壁下动脉内侧的腹股沟三角直接向前突出体表。治疗：手术。

腹股沟疝修补术（repair of inguinal hernia）　切除或切断疝囊以修补腹股沟部腹壁薄弱部分的手术。有 2 种方法：①加强腹股沟管前壁法（Ferguson 法）。②加强腹股沟管后壁法（Bassini 法与 Halsted 法等）。

腹股沟斜疝（oblique［indirect］inguinal hernia）　腹内脏器自腹壁下动脉外侧的内环（腹环），经腹股沟管穿出外环（皮下环）形成的疝。分先天性与后天性。前者为腹膜鞘状突未完全闭合，残留先天性囊袋之故；后者与腹内斜肌和腹横肌发育不全及腹内压增高有关。治疗：小儿单纯性疝局部包扎压迫，青少年、成年病人及早手术，嵌顿疝立即手术。

腹股沟直疝（direct inguinal hernia）　腹内脏器自腹壁下动脉内侧的腹股沟三角（海氏三角）突出形成的疝。多见于老年男性，特别是长期咳嗽和排尿困难的病人。腹壁薄弱和腹内压力增高是其成因。治疗：行疝修补术。

腹横肌（transversus abdominis）　位于腹内斜肌深面，为腹壁最深层的扁肌。起自下 6 对肋软骨的内面、胸腰筋膜、髂嵴和腹股沟韧带外侧 1/3，肌束横行向前内，在半月线附近移行为腱膜止于白线。下部肌束形成腹股沟镰止于耻骨结节。主要作用为增加腹压，使脊柱前屈、侧屈、旋转。

腹肌（muscle of abdomen）　胸廓与骨盆之间的肌群。参与腹壁的组成，分为前外侧群和后群两部。后群主要有腰方肌。前外侧群有靠前中线两侧纵行的腹直肌，外侧有 3 层扁阔肌，由浅至深分别为腹外斜肌、腹内斜肌和腹横肌。外侧的 3 层腹肌呈三合板样结构，对维持腹压、保持内脏正常位置有重要作用。此外，尚可运动脊柱。

腹绞痛综合征（abdominal angina syndrome）　其他名称：肠绞痛、慢性肠系膜供血不足等。肠道血管性疾病的一种餐后肠道供血不足所导致的一组病征。常见于中年男性。表现为餐后 15～30min 出现腹绞痛，持续 1～3h，症状与进食量平行，经常发作。常伴腹泻、腹胀、消瘦及贫血。腹腔动脉造影可确诊。治疗：血管扩张剂、介入或手术。

腹窥镜（laparoscope）　检查内脏及女性生殖器的光学仪器。采用纤维光束照明装置，直视体内器官，如肝、胆、胃、肠、大网膜、腹膜等的形态。可用于早期诊断腹腔疾病，并能进行活检取样、输卵管闭合绝育及腹腔内的手术。

腹膜（peritoneum）　全身面积最大、配布最复杂的浆膜。由单层扁平间皮细胞及少量结缔组织构成，薄而光滑，呈半透明状。衬于腹、盆腔壁内表面的腹膜称为壁腹膜或腹膜壁层；覆盖腹、盆腔脏器表面的部分称为脏腹膜或腹膜脏层。二者互相延续移行，形成一个不规则的潜在性的囊状间隙，即腹膜腔。腹膜能分泌浆液，湿润脏器表面，减少摩擦，还有吸收功能和支持及固定脏器的作用。

腹膜刺激征（signs of peritoneal irritation）　腹部脏器病变激惹脏腹膜或壁腹膜的征象。病人取卧位，检查者触诊病人腹部。如病人腹壁紧张度升高、腹部压痛、反跳痛，三者单独或同时出现均为此征。

腹膜恶性间皮瘤（peritoneal malignant mesothelioma）　起源于腹膜的间皮细胞，一种致命的进展性恶性肿瘤。石棉是首要的致病因素。本病恶性程度高，早期诊断有困难，尚无有效的治疗手段，病死率高，预后极差。

腹膜法人工阴道成形术（peritoneoplasty for artificial vagina, artificial vaginoplasty with peritoneum）　在膀胱和直肠之间形成人工阴道穴腔之后，利用病人自身盆壁腹膜作人工阴道穴壁覆盖物。可采用腹阴联合手术游离盆壁腹膜，亦可经阴部游离盆壁腹膜，向下牵拉覆盖穴腔。将膀胱顶部腹膜、直肠前壁浆膜及盆侧壁腹膜缝合在一起形成阴道穹隆。

腹膜后间隙（retroperitoneal space）　腹后壁的壁腹膜和腹横筋膜之间区域的总称。腹膜后间隙向上延续至膈，下与骨盆疏松结缔组织相连，两侧向外连接腹膜外蜂窝组织，内含腹膜后器官、疏松结缔组织和筋膜，发生感染极易扩散。

腹膜后脓肿（retroperitoneal adscess）　常继发于邻近器官的炎

症、损伤穿孔及败血症等，常见于肾、胃肠道。致病菌以大肠埃希菌为最常见，其次为金黄色葡萄球菌、变形杆菌、厌氧菌、链球菌等。脓肿一般限于病变器官附近，可向上、下及脊椎对侧延伸。常见症状有：发热、寒战、盗汗和腰背痛、下背部或腹痛。可有食欲缺乏、恶心、呕吐、体重减轻及全身衰竭等。可采用 B 超或 CT 引导下作经皮穿刺插管引流术，严重者可手术切开或腹腔镜下经腹引流，抗生素治疗。

腹膜后疝（retroperitoneal hernia）　肠袢进入腹膜隐窝而形成的腹内疝。根据发生的部位，有十二指肠旁疝、盲肠旁疝和乙状结肠间疝等，常无症状。出现症状者，主要为肠梗阻的临床表现，肠梗阻可反复发作。突然发生肠梗阻，而在某一体位的改变下，肠梗阻又突然缓解，是本病的特点。诊断很困难。治疗：常因肠梗阻而做手术。

腹膜后纤维化（retroperitoneal fibrosis）　腹膜后组织慢性非化脓性炎症，伴纤维组织进行性增生。病理镜下表现为腹膜脂肪组织周围有淋巴、单核、中性粒细胞及浆细胞浸润，成纤维细胞增生，胶原纤维形成，毛细血管增生。随着病情发展，炎症反应减轻，纤维过程为主。少见的胶原性血管疾病，有原发性和继发性之分。病变呈扁、硬、灰白色的纤维斑，多位于骶骨岬部，向上可延伸至肾蒂，向下延伸达盆腔。常压迫输尿管而导致少尿或无尿，单侧或双侧阴囊水肿；若压迫淋巴管和血管则可引起下肢水肿。可有发热、体重减轻、乏力、食欲缺乏、恶心、呕吐、便秘及疼痛等。确诊需剖腹探查，早期以激素治疗为主，输尿管严重受压者需手术松解。

腹膜后血肿（retroperitoneal hematoma）　血液流至腹膜后间隙并局限形成的血肿。最常见的原因是骨盆及脊柱骨折，其他有腹膜后脏器破裂（肾、膀胱、十二指肠、胰等）和肌肉、血管等软组织损伤。可以 B 超进行诊断。骨盆骨折引起的腹膜后血肿，出血一般会自行停止。术中发现血肿局限于盆腔并不再扩大者，可不必切开。对不断扩大且生命体征不稳定或后腹膜已有裂口持续出血者，则应切开探查止血。

腹膜后肿瘤（retroperitoneal tumor）　发生在腹膜后间隙的脂肪、平滑肌、结缔组织、血管、筋膜、神经组织、淋巴组织以及胚胎生殖泌尿残余组织的肿瘤。不包括腹膜后间隙的器官肿瘤及转移肿瘤。好发年龄在 50～60 岁，男性略多于女性。压迫性表现，腰背痛、腹痛以及下肢痛常见。发现一般较晚。手术、化疗、放疗及综合治疗，但手术切除是可靠的治疗手段。

腹膜活检（peritoneal biopsy）　手术时或纤维腹腔镜直视下取少量腹膜作检查的方法，用以鉴别腹膜疾病。术后应注意并发出血等。

腹膜假黏液瘤（pseudomyxoma peritonei）　发生于腹膜并不断产生黏液性物质的肿瘤。常由卵巢黏液性囊腺瘤或阑尾黏液瘤破裂而成。瘤体内的黏液物连同上皮细胞进入腹腔，黏附于壁层腹膜和网膜上，可手术切除。

腹膜间皮瘤（peritoneal mesothelioma）　一种起源于腹膜上皮和间皮组织的新生物。较少见。男多于女，常见于 45～65 岁。约 30%～60% 合并胸膜间皮瘤。表现为腹痛、腹胀、恶心、呕吐及体重减轻。少数有低血糖症状。多伴有腹水。通过腹膜穿刺、腹腔镜或剖腹探查取活组织检查确定诊断。良性局限性间皮瘤手术治疗效果颇佳。恶性弥散型者，目前尚无有效治疗方法，化疗、放疗效果均不满意。

腹膜腔（peritoneal cavity）　脏腹膜与壁腹膜围成的不规则潜在腔隙。内含少量浆液，有润滑作用。男性腹膜腔密闭，女性腹膜腔通过输卵管、子宫腔和阴道与外界相通。

腹膜散在性平滑肌瘤病（peritoneal disseminated leiomyomatosis）　一种罕见的发生在腹膜上的多灶性平滑肌增生性疾病。其特点是盆腹腔脏两层腹膜布满大小不等的平滑肌瘤结节，整个腹膜呈结节状或界限不清的片状增厚，很像转移瘤。但镜下形态为良性平滑肌瘤，对周围组织无浸润及破坏，临床经过亦为良性。妊娠后或手术切除子宫及双侧卵巢后，腹膜病灶可完全或部分消退，说明此为激素依赖性瘤。

腹膜透析（peritoneal dialysis, PD）　透析疗法之一。利用人体腹膜作为半透膜，向腹腔内注入透析液，借助腹膜两侧的毛细血管内血浆与透析液中的溶质化学浓度梯度和渗透压梯度，通过扩散和渗透原理，达到清除毒素、超滤水分、纠正酸中毒和电解质紊乱的治疗目的。而体内所需要的物质从透析液进入血管中。如此，间歇不断地更新透析液，达到治疗目的。用于急、慢性肾衰竭。

腹膜透析器（peritoneal dialysis machine）　施行腹膜透析的装置。采用带有空气净化装置的层叠式结构，使高位槽进排液过程直观化，防止空气输入腹腔。可预置透析时间和随时注入需要液体，程序控制自动，温度过高或堵塞可立即报警。用于抢救肾衰竭，水、电解质紊乱及药物中毒病人。

腹膜透析液（peritoneal dialysis solution）　透析治疗药。有Ⅰ、Ⅱ两液。Ⅰ液内含氯化钠、碳酸氢钠；Ⅱ液内含氯化钾、氯化镁、氯化钙、葡萄糖。两液均为无色澄明的灭菌水溶液。根据病情，可以调整透析液的组成。临用时两液混合，成分与血浆相近。具有调节水和电解质平衡的作用。用于急、慢性肝肾衰竭及药物中毒。

腹膜外剖宫产术（extraperitoneal cesarean section）　经膀胱顶或侧边分离腹膜，暴露出子宫下段，切开后取出胎儿及其附属物。由于手术在腹膜外进行，不暴露肠管，亦不污染腹腔，术后腹部疼痛减轻、肠蠕动恢复快，尤其适用于胎膜早破、有潜在感染或已有感染者。术中应特别预防损伤膀胱。

腹膜炎（peritonitis）　由感染、化学性物质（胃液、肠液、胆汁、胰液等）或损伤引起的腹膜炎症。以细菌感染者最多。按病因分为原发性、继发性、第三类腹膜炎和腹腔脓肿；结合病程，又可分为急性和慢性。大多数腹膜炎病情急剧，继发于胃肠道或腹腔内其他脏器的感染、坏死、破坏或穿孔之后；原发性腹膜炎由细菌经血液或淋巴侵入腹腔所引起。根据致病因素的刺激强度和身体的防御能力，可波及整个腹腔（弥漫性腹膜炎）；局限于腹内某一部分（局限性腹膜炎），或形成一包裹性脓肿。常呈剧烈腹痛，伴呕吐、发热、腹胀、血压下降、白细胞升高、腹肌紧张等症状，压痛、反跳痛，肠鸣音减弱消失，重者出现感染性休克或重要器官功能衰竭表现。治疗：手术清除原发病灶，抗休克，予抗菌药物头孢唑林、阿米卡星、甲硝唑，输血，补充蛋白、维生素，维护水电解质及酸碱平衡。

腹膜粘连（peritoneal adhesion）　腹腔内脏之间或内脏与壁腹膜之间的纤维性粘连。腹膜粘连可不产生任何症状，出现症状往往表示粘连引起了急性或慢性肠梗阻。手术操作轻柔、细心；妥善保护肠管；尽量清除腹腔内坏死组织、积液、积血；不使用过粗缝线，线结残端不留过长；腹腔内不放置刺激性药物；以上可有效减少腹膜粘连的形成。

腹膜肿瘤（peritoneal tumor）　发生于腹膜的肿瘤。有原发性及转移性两类。原发性肿瘤少见，主要有腹膜假黏液瘤和间皮细胞瘤。转移性肿瘤多由腹膜或盆腔的肿瘤直接侵犯或种植转移所致。治疗：手术切除、辅加术前或术后放疗及化疗。

腹内疝（abdominal internal hernia）　腹内脏器不正常地进入原有的或因病变所形成的腹内间隙。如膈疝、小网膜囊疝、腹膜隐窝疝、肠系膜裂孔疝等。

腹内斜肌（obliquus internus abdominis）　位于腹外斜肌深面的一块肌。起始于胸腰筋膜、髂嵴和腹股沟韧带外侧 1/2，后部肌束向上止于下位 3 个肋骨，大部分肌束向前上方延为腱膜，终于白线。其下缘形成腹股沟镰，止于耻骨结节。主要作用为增加腹压，使脊柱前屈、侧屈、旋转。

腹内血管自发性破裂（spontaneous rupture of intra-abdominal vessels）　其他名称：腹部卒中。腹腔内小血管自发性破裂所致的腹腔内大出血，少见。主要表现为突然腹痛、休克和腹膜刺激征。失血体征和腹腔穿刺有血有助于诊断。治疗：手术探查，找出出血部位进行止血。

腹腔穿刺术（abdominocentesis, peritoneocentesis）　一种辅助性腹腔疾患的诊断或治疗措施。方法：在局麻下，用腹腔穿刺针，在脐与髂前上棘连线的中、外 1/3 交界处或经脐水平线与腋前线相交处缓缓刺向腹腔，当针尖穿过腹膜时可有落空感。拔出针芯，然后进行抽吸。对抽出的液体除观察其外观（澄清、混浊、脓样、血性、草黄色、黄绿色）、比重、凝血块形成外，必要时还可作涂片和生化检查，借以判断腹腔脏器病损的性质。也可进行腹腔内给药以及穿刺放液。

腹腔动脉压迫综合征（celiac artery compression syndrome）由于腹腔动脉粥样斑块或膈肌腱对腹腔动脉的压迫，或腹腔神经丛内神经纤维过多使腹腔动脉呈部分狭窄而引起的症状。主要表现有上腹部间歇性疼痛且与进餐无关。在上腹部可听到响亮的收缩期吹风样杂音，这是腹腔动脉狭窄的特征。腹主动脉造影确定狭窄部位后进行手术治疗。

腹腔干（celiac trunk）　腹主动脉不成对脏器的动脉主干之一。在膈肌主动脉裂孔稍下方处出，随即分为胃左动脉、肝总动脉和脾动脉三大分支。分布到食管下段至十二指肠降部以上的消化道、大网膜、小网膜，肝与胆囊、胰、脾等上腹部脏器。

腹腔给药（abdominal administration）　给药方式之一。将药物注入腹腔，通过门静脉、腹膜等吸收入血。以门静脉的吸收为主，此途径使药物在向组织分布前，先通过肝脏，在该处经代谢后，再运送至全身。因此，在药物吸收上它与肌内注射和皮下注射有所不同。后者药物是以原型进入体循环，送至各组织的。同一药物经腹腔注射后要比经肌内和皮下注射的活性低。

腹腔间室综合征（abdominal compartment syndrome）　当腹壁顺应性下降（如腹膜炎、烧伤），腹腔内容量急剧上升（如外伤后出血），出现大量胸水、腹水，使腹内压力升高到一定限度时，继发低血容量、血液浓缩、循环呼吸功能障碍、电解质紊乱、肝功能障碍和血栓形成等多器官受累表现。病人腹壁僵硬，心输出量减少，内脏缺血，少尿无尿，低氧血症和酸中毒。根据病因选择不同的治疗方法，可予抗生素和手术治疗。

腹腔镜超声胆道系统检查（biliary tract system examination of LUS）　腹腔镜超声检查胆道系统。可探查到胆囊和肝门部结构，仔细观察胆囊大小、形状、壁厚及其内容物性质，如结石、息肉，准确测量胆囊结石的数目和大小以及有无肿瘤。

腹腔镜超声检查（laparoscopic ultrasonography，LUS）　将腹腔镜检查与术中超声检查技术结合为一体的检查方法。将腹腔镜超声探头经腹壁标准套管（10mm）插入腹腔，在腹腔镜直视下对受检组织器官进行直接扫描，缩短了超声传感器与病变间的距离，可提高超声扫描的分辨率，避免干扰，可产生高清晰度的扫描图像，从而使医生同时观察器官表面和内部结构，因而在腹腔镜诊断和治疗中有重要的应用价值。

腹腔镜超声胃肠道检查（gastrointestinal tract examination of LUS）　腹腔镜超声检查胃肠道。可检查到胃肠道病变及有无肿瘤，进行准确的诊断和分期。

腹腔镜超声胰腺检查（pancreatic examination of LUS）　腹腔镜超声检查胰腺。在全麻下进行。分别扫描胰头、颈部、体部、尾部，主胰管及其扩张程度、胰管狭窄部位，有无胰石、囊肿及肿瘤，通过仔细追踪扩张的胆总管和胰管可辨认胰腺肿物的位置。

腹腔镜检查（peritoneoscopy，laparoscopy，ventroscopy）　将腹腔镜的镜筒直接经过穿刺腹壁插入腹腔，观察腹、盆腔病变的形态、部位和性质，必要时取材做活体组织检查，适用于内生殖器发育异常、肿瘤、炎症、异位妊娠、子宫内膜异位症、子宫穿孔等疾病的确诊以及原因不明腹痛的诊断。

腹腔镜手术（laparoscopic surgery）　近年外科领域的一个重要发展。在腹腔内注入二氧化碳，形成人工气腹，通过一系列穿刺孔经导管把手术器械引入腹腔，经分离、电凝、结扎以及置夹等进行手术。多种手术均可以腹腔镜完成，如输卵管绝育术、子宫内膜异位病灶激光治疗、卵巢囊肿和子宫肌瘤切除术、胆囊摘除术等。损伤小、术后康复快。

腹腔淋巴结（celiac lymph node）　腹腔动脉及其分支的周围排列的淋巴结。收集腹腔干各分支供区的淋巴。其输出淋巴管参与组成肠干，注入乳糜池。

腹腔脓肿（abdominal abscess）　腹膜腔内某一处或多处局限性积脓。脓肿多位于原发病灶处，也可发生于腹腔任何部位。常见者为盆腔脓肿、肠间脓肿、膈下脓肿。多继发于急性腹膜炎、腹腔内异物存留、坏死组织或小的吻合口漏。治疗：广谱抗生素、中药控制感染，脓肿引流，原发病处理。

腹腔妊娠（abdominal pregnancy）　孕卵在腹腔内生长发育者。分原发性和继发性两种。前者孕卵直接种植于腹膜、肠系膜、大网膜及盆腔内异位的子宫内膜。后者多发生于输卵管妊娠流产或破裂后，偶发于卵巢妊娠后。由于胎盘附着异常，血液供应不足，腹腔妊娠的胎儿多不易存活至足月，死亡率及畸形率高。病人多有停经、腹痛及阴道流血，但阴道流血停止后，腹痛不消失。随妊娠月份增大腹痛日益加重，子宫轮廓不清，胎儿肢体甚易触及，胎心音常清晰。一经确诊，就剖宫取胎儿，在处理胎盘时应极为慎重。

腹腔神经丛阻滞（celiac plexus block）　将麻醉药注入腹腔神经丛内或其周围使该神经分布区发生麻醉。腹腔神经丛位于第1腰椎上缘、腹主动脉前方，相当于腹腔动脉起始部，由两个腹腔神经节和中间连接密集的神经纤维网组成。阻滞该神经丛可减轻腹部手术引起的牵引痛、不适感和不良的神经反射。适用于盆腔以上的腹内手术。

腹腔异物（foreign body in abdomen）　异物进入和停留在腹膜腔内。临床表现不一。如因异物引起粘连性肠梗阻或腹腔脓肿，常需手术处理。腹部贯通伤、内脏破裂或穿孔时，应仔细探查，清除所有异物，防止继发感染。腹腔引流物应妥善固定于腹壁，以免滑入腹腔。手术中防止异物遗留尤其重要，包括手套上滑石粉要用水冲净，不使用干燥或小块纱布，手术完毕后必须清点纱布和器械等。

腹腔脏器破裂（abdominal visceral rupture）　自发或因外力作用造成的腹腔脏器破裂。常见的有脾破裂、肝破裂、宫外孕自发破裂等。突然发病，剧烈腹痛，常伴休克。检查全腹压痛、肌紧张、反跳痛。B超、CT检查及腹腔穿刺抽出血液可以作出诊断。手术治疗为主。

腹式次广泛性全子宫切除术（abdominal sub-extended hysterectomy）　妇科手术。适用于宫颈早期镜下浸润癌、子宫内膜癌Ⅰ期、恶性滋养叶细胞病。手术要点是高位断扎骨盆漏斗韧带，将附件与子宫一起切除。剪开阔韧带后剥离输尿管，于输尿管外侧断扎子宫动、静脉，距子宫2~3cm处断扎主韧带和子宫骶骨韧带，沿阴道穹隆部切除子宫。

腹式广泛性全子宫切除术（abdominal extensive hysterectomy）　包括切除全子宫、双侧附件、部分阴道壁、子宫周围各韧带、宫旁及阴道旁组织，以及系统地摘除盆腔淋巴结。适用于子宫颈癌Ⅰ期和Ⅱ期早期以及子宫内膜癌Ⅱ期的病人。

腹式呼吸（abdominal breathing，diaphragmatic breathing）　其他名称：膈式呼吸。以膈肌舒缩活动为主的呼吸运动。主要表现为腹壁明显地起伏，称腹式呼吸。临床上，胸廓有病变如胸膜炎，胸廓活动受限，多呈腹式呼吸。正常人多为混合式呼吸。

腹水（ascites）　腹腔内聚积的液体。是肝功能减退和门静脉高压所共同造成，是肝硬化失代偿期最突出的临床表现。一般可分为渗出液及漏出液两种，前者多见于结核性及癌性腹膜炎，后者见于晚期肝硬化、右心衰竭、肾病及低蛋白血症等。腹水的比重、蛋白量、Rivalta试验与细胞数测定可确定其为渗出液或漏出液。有大量蛋白尿者腹水常为肾病性，可证明乳糜尿者应考虑乳糜腹水的可能。诊断性穿刺时作腹水肉眼检查可确定为浆液性、血性、脓性及乳糜性。有指征时作腹水瘤细胞检查、细菌培养与结核菌豚鼠接种等进行鉴别诊断，依病因进行治疗。

腹痛（abdominal pain）　腹部的一种疼痛感觉。临床常见症状，病因复杂，可为腹腔内外的器质性或功能性疾病所导致的疼痛。腹内由于管状器官痉挛、梗阻，造成管壁膨胀所致，包括器质性和功能性两种。腹外或全身系感应性腹痛，为身体其他部位病变，如大叶性肺炎等引起。应根据病史、症状、体征及辅助检查确诊。

腹外疝（abdominal external hernia）　腹内脏器经腹壁或骨盆壁缺损向体表突出所形成的疝。如腹股沟疝、股疝、脐疝、白线疝、切口疝、腰疝、闭孔疝、会阴疝等。典型的腹外疝具有疝环、疝囊、内容物和疝被盖4部分。治疗：原则上均

F

应手术，但继发于肝硬化腹水或腹腔内肿瘤者禁忌任何腹外疝的手术。

腹泻（diarrhea） 排便次数明显超过平日习惯的频率，粪便稀薄，水分增加，常伴有排便急迫感及腹部不适或失禁等症状。每日3次以上，或每天粪便总量大于200g，其中粪便含水量大于80%，有时伴腹痛。见于急或慢性肠炎、痢疾、急性中毒（桐油、河鲀中毒等），也可见于某些胃肠激素分泌增加、内分泌代谢障碍疾病，如甲状腺功能亢进等。腹泻按病程分急性和慢性，按发病机制可分为渗透性、分泌性、渗出性和动力性。临床上常分为吸收不良性腹泻、水样腹泻和炎性腹泻。

腹泻性胰岛细胞瘤（diarrheogenic islet cell tumor） 见胰性霍乱综合征。

腹型肺吸虫病（abdominal paragonimiasis） 以腹部损害及腹部症状为主要表现的肺吸虫病。常因：①蚴虫在腹腔引起的炎症反应和局部粘连。②成虫在腹腔内寄生引起的反应。③虫卵在腹腔内形成假结节而引起。常见症状为腹痛、腹泻、恶心、呕吐，腹部体征中以下腹或右下腹局限性压痛最为常见。可扪及结节或肿块。囊肿或脓肿偶向肠内破溃，出现棕褐色或黏稠脓血样粪便，其中可发现虫卵。此型常与肺型并存。治疗：吡喹酮、阿苯达唑，合用地塞米松。

腹型偏头痛（abdominal migraine） 一种特殊类型的偏头痛。发作时以腹痛为主，头痛很轻或无，常伴寒战、恶心、呕吐、出汗、面色苍白、腹泻等。持续数小时甚至1～2日。

腹胀（meteorism） 胃肠充气（如消化不良、腹膜炎、肠麻痹、胃肠道梗阻等）、腹水以及腹内肿块（肝脾大、卵巢囊肿）等引起的腹部膨胀。病人有腹部胀满感，并有原发病的症状。病因治疗及对症处理。

腹诊（abdominal examination） 中医切诊之一。即以按、触诊为主，结合望、闻、问诊手段来诊察病人胸腹部位，以了解病情，诊察疾病。

腹直肌（rectus abdominis） 位于腹前壁正中线两侧的肌。居腹直肌鞘上。上宽下窄，起自耻骨联合和耻骨嵴，肌束向上止于胸骨剑突和第5至第7肋软骨前面。全长被3～4条横行的腱划分为多个肌腹。主要功能为前屈脊柱，增加腹压，保护腹腔脏器，参与完成排便、呕吐、咳嗽或分娩等功能。

腹直肌分离（diastasis recti abdominis） 两侧腹直肌之间的距离大于正常。为胚胎性侧板愈合不全所致。正常腹白线（正中线）宽约0.2～2cm，而患此症者白线可宽达数厘米。当腹肌收缩时，脐上部正中线处膨出。多不引起症状，一般无需手术治疗。

腹直肌鞘（sheath of rectus abdominis） 由腹外侧壁3块扁肌的腱膜构成，包裹腹直肌的纤维性鞘。腹直肌鞘分前、后两层；前层由腹外斜肌腱膜和腹内斜肌腱膜的前叶组成；后层由腹内斜肌腱膜的后叶和腹横肌腱膜组成。

腹直肌综合征（rectus muscle syndrome） 因腹直肌血肿形成所致的一组病征。常见于中年女性。多位于脐下，表现为突然腹痛、虚脱、呕吐、休克。也可逐渐出现腹部肿块，局部有压痛。对症或手术治疗。

腹主动脉（abdominal aorta） 主动脉穿过膈肌至左、右髂总动脉分叉处即第4腰椎平面的一段。位于腹后壁，下腔静脉的左侧。腹主动脉的主要分支有腹腔动脉、肠系膜上动脉、肠系膜下动脉、肾动脉、肾上腺动脉及腰动脉等。供应膈肌以下的所有结构。

腹主动脉瘤（abdominal aortic aneurysm） 腹主动脉壁局部或普遍性的异常扩张。常见病因为动脉粥样硬化。表现为腹部肿块、腹部或腰骶部痛、下肢麻或慢性缺血和压迫周围脏器等症状。可在脐周或上、中腹部触及膨胀性搏动的肿块，并可听到收缩期杂音。B超检查、CT、MRI诊断价值很大。治疗：确诊的病人均需手术。

腹足纲（Gastropoda） 软体动物门中种类最多的一个纲。体不对称，分头、足及内脏囊3部分。肉足发达，位于腹部。大多数种类具一个壳。水生或陆生。此纲中的多种淡水螺是吸虫的中间宿主。

腹卒中综合征（abdominal apoplexy syndrome） 腹部内血管自发性破裂所致的一组病征。多见于动脉硬化和局部动脉瘤，伴高血压的男性病人。表现为突发性剧烈腹痛、烦躁不安、腹膜刺激征及休克。B超发现腹腔积液。应急诊手术。

蝮蛇抗栓酶（ahylysantinfarctase） 从蝮蛇蛇毒中分离出来的以精氨酸酶为主要成分的酶制剂。能明显降低血液黏度、血浆纤维蛋白系及血脂，抑制血小板的数量、黏附与聚集功能。静脉滴注使用。对脑血栓形成急性期、恢复期及其后遗症有较好疗效，对闭塞性脉管炎、大动脉炎、静脉系统血栓形成、高凝血症等也有效。脑出血或有出血倾向者、活动性肺结核、溃疡病、严重高血压、亚急性细菌性心内膜炎、肝肾功能不全病人及月经期禁用。发生过敏反应和出血倾向时可用抗蝮蛇血清中和。

覆盖义齿（overlay denture） 口腔牙修补术修复整体义齿之一。基托覆盖支持在已做处理的根或牙冠上的一种全口义齿或可摘局部义齿。因基托下保留了牙根，可减少牙槽骨的吸收，增强义齿的固位、稳定和支持。适用于先天性口腔畸形病人，如腭裂部分无牙、小牙畸形等及因龋病、外伤等所致的牙冠大部分缺损或变短者。此义齿适用于成年人，16岁以下因颌骨和牙齿发育萌出不完全不适用此种义齿。戴入此种义齿应保持口腔卫生，防止产生龋蚀或龈缘炎。定期复查基牙健康情况。

覆盆子（palmleaf raspberry fruit，Fructus Rubi） 其他名称：覆盆、乌藨子、小托盘。中医药名。蔷薇科植物掌叶覆盆子或插田泡等的果实。甘、酸，平。归肝、肾经。功能补肾、固精、缩尿。治遗精、滑精、早泄、阳痿、尿频、遗尿、虚劳、目暗。

G

伽马刀（gamma knife）　一种三维立体高能聚集的多束伽马射线治疗装置。适用于病灶平均直径小于 3cm 的颅内动静脉畸形、听神经瘤、转移瘤、脑膜瘤、其他颅内外肿瘤。优点：没有手术创伤、麻醉意外、大出血、感染等并发症；定位精确，安全可靠，对病灶周围正常组织损伤较小；省时简便，治疗一次性完成。

伽马相机（gamma camera，scintillation camera）　其他名称：γ 闪烁照相机。临床核医学中以放射性药物为示踪剂，用大型闪烁探头自体外对脏器或组织照相，进行静态及动态显像检查和功能测定的仪器。具有成像速度快、可以连续动态显像的特点。在显示脏器形态的同时，还可以获得脏器功能与血流方面的信息。其性能明显优于脏器功能测定仪。

钆对比剂（gadolinium contrast agent）　含有钆原子的 MRI 对比剂。目前已有 4 种：①喷酸葡胺（磁显葡胺）(Gd-DTPA)；②钆双胺（Gd-DTPA-BMA）；③钆特瑞醇（Gd-HP-DO3A）；④钆喷酸锰盐（Gd-DOTA）。是目前应用最广泛的对比剂，都是通过迅速改变质子的 T_1 和 T_2 弛豫时间，来增强或降低组织或病变的信号强度达到造影目的。

钆喷酸葡胺（gadopentetate meglumine）　其他名称：马根维显、磁显葡胺、钆泮替酸葡胺。影像诊断用药。用于中枢神经、腹腔、胸腔、盆腔、四肢等脏器和组织的磁共振成像。制剂：注射剂。对碘过敏者、甲亢、心脏代偿功能不全及癫痫病人忌用。

改良加藤厚涂片法（modified Kato's thick-smear technique）　其他名称：定量透明法。是一种定量检查肠道蠕虫卵的方法。将 4cm×4cm 的 100 目的尼龙网放在粪便上，自网上刮取粪便填满定量板的中央孔，取下定量板，将含甘油-孔雀绿液的玻璃纸条展平盖在粪便上并轻轻加压，1～2h 后粪便透明即可镜检计数。虫卵数乘以 23，即每克粪便虫卵数。

钙（calcium，Ca）　金属元素。自然界主要存在于石灰石、白垩、大理石、石膏、磷灰等中，是生物体的重要组成元素。骨和牙齿的主要成分。人体 99.7% 的钙集中于骨和牙齿中，其余分布于体液及软组织中。血清总钙浓度为 2.25～2.75mmol/L（9～11mg/dl）。钙为维持人体正常血凝的重要因子，能降低毛细血管及细胞膜的通透性和神经肌肉的兴奋性。当血清钙含量低于 1.75mmol/L（7mg/dl）时，可出现手足搐搦、惊厥等症状。在肌细胞内能与肌钙蛋白结合，触发肌丝滑行，使肌肉收缩。在心脏，与有利于心肌舒张的钾离子相拮抗，从而维持心肌的收缩与舒张。缺钙可致骨、牙齿发育异常、骨质疏松、骨质软化与佝偻病、凝血不正常、肌肉痉挛等。我国每日钙的供给量标准成年男子为 0.6g。奶类、豆类及豆制品、蔬菜、虾皮、海带等含有丰富的钙。

钙泵（calcium pump）　将钙离子从低浓度跨越生物膜往较高浓度耗能转运的蛋白质。如质膜、肌质网、内质网、线粒体膜等都有穿膜的钙泵。在 Ca^{2+} 和 Mg^{2+} 存在的条件下被激活并分解 ATP。故又称为 Ca^{2+}-Mg^{2+} 依赖式 ATP 酶。分解 ATP 释放的能量供给肌质中的 Ca^{2+} 逆浓度差转运至肌质网内，使肌质中 Ca^{2+} 浓度下降，引起肌肉舒张。

钙沉着（calcinosis）　无组织损伤和血钙过多而钙盐在组织内的异常沉着。分局限性和全身性两种。前者常发生于中年以上妇女，钙盐沉着于纤维组织内，特别在手足关节附近；后者可发生于各年龄组，以小儿为多见，多沉着于皮下组织，沿神经干和肌肉组织分布为其特征。

钙分析仪（calcium analyzer）　测定人体血液中全钙、离子钙的分析仪器。以临床应用的荧光分析法，用离子选择电极检测血液、血浆或血清样品，试样量 20μl，可在 1min 内以数字显示结果，自动打印报告。

钙化（calcification）　细胞或组织内钙盐的沉积现象。分为生理性钙化和病理性钙化。在正常情况下，人和动物体内的钙盐沉积于骨骼和牙齿中，称为生理性钙化。骨和牙齿以外的组织内如有钙盐沉着，如结核病干酪样坏死病灶中的钙化，称为病理性钙化。后者又分营养不良性钙化及转移性钙化两种。前者见于坏死性组织内；后者由于血液内钙的浓度过高而沉积于某些器官中。

钙化三醇（calcitriol）　见骨化三醇。

钙化上皮瘤（calcifying epithelioma）　见毛母质瘤。

钙化性病变（calcified pathologic change）　病变组织内钙盐沉积。多见于肺淋巴结结核灶的愈合。呈大小不等、形态不一斑点状、块状或球形高密度钙化影，边缘清晰锐利。肺内病灶钙化亦见于：肺错构瘤，呈爆米花样钙化；尘肺、结节病，肺门淋巴结呈蛋壳样钙化。

钙化性肌腱炎综合征（calcareous myotenositis syndrome）　由伴钙质沉着的回旋肌肌腱炎所引起的一组病征。男性多见，右肩好发，表现为局部疼痛、压痛、活动障碍，上臂内收固定、前臂屈曲、外展和外旋运动障碍。X 线可见受损肌腱区有钙化。对症治疗。

钙化性腱膜纤维瘤（calcifying aponeurotic fibroma）　其他名称：幼年型腱膜纤维瘤。发生于青少年由致密纤维组织构成的肿瘤。纤维细胞分化不成熟，肿瘤内常有钙化灶和软骨样组织，为本瘤的特点。肿块的直径常在 3cm 以下，呈结节状或弥漫性，无包膜，质地坚硬，有砂粒感。治疗：切除，易复发。

钙剂疗法（calcium treatment）　用钙剂治疗维生素 D 缺乏性佝偻病及手足搐搦的一种疗法。分口服与静脉注射两种方法。口服法可用葡萄糖酸钙片或其他钙剂。治疗手足搐搦可用 10% 葡萄糖酸钙每次 5～10ml，加 5%～10% 葡萄糖 20ml 缓慢静脉注射（10min 以上），每天可给药 1～2 次，无抽搐者也可用氯化钙口服。

钙离子（calcium ion）　符号为 Ca^{2+}。Ca^{2+} 在体内广泛存在于细胞内、外液，有多种重要生理功能。Ca^{2+} 是凝血因子Ⅳ，能形成凝血因子-Ca^{2+}-磷脂微粒的定向结合，促进凝血过程。Ca^{2+} 介导骨骼肌的兴奋-收缩耦联，触发肌丝滑行而引起肌肉收缩。Ca^{2+} 促进神经轴突神经递质的释放。Ca^{2+} 在信息传递系统中作为第二信使发挥作用。Ca^{2+} 是维持细胞正常兴奋的重要离子，当 Ca^{2+} 在血中浓度降低时，神经、肌肉兴奋性下降，导致肌肉痉挛。Ca^{2+} 对心肌收缩也有重要影响。

钙磷乘积（product of calcium and phosphorus）　指每 100ml 血液内钙和磷含量的毫克数相乘之积，为一常数，成人在 35～40。正常血钙为 2.25～2.75mmol/L（9～11mg%）；血磷为 1.13～1.29mmol/L（3.5～4.0mg%）。如血钙降低时，血磷会略有增加。据此可判断机体内钙磷代谢情况。

钙黏着蛋白（cadherin）　一类穿膜蛋白质。是介导细胞-细胞黏附的一类重要的细胞黏附分子。钙黏着蛋白主要介导细胞-细胞间黏附，将上皮细胞紧密地连接起来，维持上皮组织正常的形态以及细胞的极性。该蛋白也被认为是一种抑癌分子，与肿瘤转移密切相关。

钙平衡（calcium balance）　指机体摄入的钙量相当于排出的钙量，维持动态平衡，以保持体内正常含钙量的相对稳定。成人体内钙总量占体重的 1.5%～2.2%。其中 90% 存在于骨与牙齿中，1% 分布在细胞外液和软组织中。钙的摄入主要来源于食物，成人每日约需 0.6～1.0g，钙主要从粪便和尿中排出。血清钙浓度为 2.25～2.75mmol/L（9～11mg/dl），这种精确、相对稳定的水平靠甲状旁腺激素、降钙素和

1α，25-二羟维生素 D_3 对其靶器官（肠、肾、骨）的调节而实现。

钙素母片（Tabellae Calcii Gluconatis Compositae） 钙剂营养药。组成：葡萄糖酸钙、甘油磷酸钠、核黄素、维生素 D_2、磷酸氢钙，加蔗糖和香精等压制成的有香气、味甜微涩的淡黄色片剂。用于儿童、孕妇及哺乳期妇女钙质的补充、钙质缺乏诸症，以及肺结核辅助治疗。

钙调蛋白（calmodulin，CaM） 其他名称：钙调素。钙结合蛋白，广泛存在于真核细胞中的一种结合钙的调节蛋白质。人体的 CaM 由 148 个氨基酸残基组成，含有 4 个钙结合位点，当胞质的 Ca^{2+} 浓度超过 10^{-2} mmol/L 时，Ca^{2+} 与 CaM 结合，其构象发生改变，激活蛋白激酶，促进蛋白质或酶的磷酸化，进而调节细胞的功能。

盖革-米勒计数器（Geiger-Müller counter，G-M counter） 简称盖革计数器。一种专门探测电离辐射（α粒子、β粒子、γ射线）强度的计数仪器。是一圆柱形密闭充气容器，中央以金属细丝作为阳极，周围以金属箔或玻璃管内喷金属物质作为阴极，管内充以氩或氖等惰性气体及小量"淬灭"气体。射线进入计数管内，引起惰性气体电离，所形成的电子被加有一定电压的阳极吸引、加速，形成次级电离，奔向阳极产生瞬时电压，形成脉冲信号，用以计测放射性。

盖仑制剂（galenical preparation） 其他名称：植物制剂。根据盖仑（Galen）处方所制的药物。指含有一种或几种植物有机成分的标准制剂，如亚硝酸乙酯醑等。以资与纯粹的化学物质相区分。

盖诺·德米西点（Guéneau de Mussy point） 见德米西征。

盖斯伯克综合征（Gaisböck syndrome） 其他名称：假性红细胞增多症、相对性红细胞增多症、应激性红细胞增多症。不是一种独立性疾病，其临床特点是血细胞比容增高、血浆容量减少、红细胞总容量正常。发病者以年轻人为主，男性多见。治疗：宜食用低胆固醇、低热量饮食，多运动，减轻体重，停止吸烟。预后较好，但约有 30% 的病人并发血栓，死于心肌梗死或栓塞性疾病。

盖髓（pulp capping） 一种治疗牙髓病的方法。即除去牙体病变组织后，用盖髓剂覆盖于小面积已暴露或即将暴露的牙髓表面，防止或消除感染，从而保存牙髓。分为直接和间接盖髓术两种。对牙髓炎早期、意外穿髓、深龋引起的牙髓充血均可适用。

概率（probability） 描述某事件发生的可能性大小的度量。通常以 P 表示。是介于 0 与 1 之间的一个数值。$P=1$ 的事件为必然事件，$P=0$ 的事件为不可能事件。随机事件的概率介于 0 与 1 之间。概率越接近 1，表明某事件发生的可能性越大，概率越接近 0，表明某事件发生的可能性越小。统计上的许多结论都是带有概率性的。习惯上常将 $P \leqslant 0.05$ 或 $P \leqslant 0.01$ 称为小概率事件，表示某事件发生的可能性很小。

概率单位（probit，probability unit） 标准正态分布在横轴上的标准正态离差，以 0 为中心，左右对称，左侧为负，右侧为正。为便于计算，将标准正态离差加 5 之后的数值称概率单位。即概率单位 $=u+5$。标准正态离差 $u=(x-\mu/\sigma)$，式中 u 为均数，σ 为标准差。百分率换算成概率单位时，可直接查百分率与概率单位换算表，如百分率为 50% 时，概率单位为 5。常用于正态性检验。

概念过分包容（over inclusiveness） 分裂症特征性思维障碍之一。表现为不能保持清晰的概念界限，导致插入无关的或关系较远的信息，从而使思维变得不准确。

概念紊乱（chaos of conception） 概念的应用不能确切地反映现实；将自相矛盾或两类毫无联系的概念混而为一；对概念的理解紊乱。见于精神分裂症。

干沉降（dry deposition，dry precipitation） 大气沉降的一种。大气中的颗粒物和微量气体不经降水作用从大气向地表的质量转移的过程。颗粒物主要通过重力作用、碰撞和扩散等物理过程而沉降，如粒径大于 $10\mu m$ 的颗粒物在重力作用下沉降；微量气体主要通过下垫面的吸收、吸附和化学反应过程而沉降，如二氧化碳气体被植物通过光合作用而转化为有机物。

干法压片（compressing dry granulation） 将适宜粒度、结晶性及可压性的药物粉末压片的方法。特点：工序短，设备简单，可连续化和自动化操作。适用于对湿、热敏感的药物。

干霍乱（dry cholera） 其他名称：绞肠痧、搅肠痧。中医病名。指突然腹中绞痛，吐泻不得的疾患。多因冷气搏于肠胃，或邪恶污秽之气郁于胸腹，闭塞经隧，气滞血凝，中气拂乱所致。证见突然腹中绞痛、欲吐泻不能、烦闷不安，甚则面青肢冷、脉伏。治宜利气宣壅、祛邪辟浊。

干姜（Rhizoma Zingiberis） 其他名称：白姜、均姜。中医药名。姜科植物姜的干燥根茎。辛，热。归心、肺、脾、胃经。功能：回阳通脉，温中逐寒，消痰下气。治：阳气衰微、阴寒内盛的四肢厥冷、脉微欲绝；脾胃虚寒的脘腹冷痛、呕吐、泄泻；肺寒咳嗽，痰稀量多色白。

干脚气（dry beriberi） 中医病证名。脚气病的一种。指脚气之足膝不肿者，因素体阴虚内热，湿热、风毒之邪从热化，伤及营血，筋脉失养所致。症见下肢麻木酸痛、软弱无力、不浮肿反而枯瘦、舌红、脉弦细数。治宜宣壅化湿、和营清热。

干酵母（dried yeast） 助消化药。为麦酒酵母菌的干燥菌体片剂。含 B 族维生素、叶酸、肌醇及某些酶，如转化酶、麦芽糖酶等。嚼碎后服下。适用于食欲减退、消化不良及维生素 B 族缺乏症的辅助治疗。用量过大可发生腹泻。禁与磺胺类药物合用。

干酵母片（Tabellae Saccharomycetis Sicci） 其他名称：食生片。维生素类药。组成：干酵母，加蔗糖、香精等压制成的淡黄色至黄棕色片剂。有酵母的特殊臭味，味微苦。用于防治 B 族维生素缺乏症，以及消化不良、食欲减退的辅助治疗。

干咳（dry cough，nonproductive cough） 干性咳嗽的简称。无痰或痰量甚少的咳嗽类型。见于急性咽喉炎初期、胸膜炎、肺结核、二尖瓣狭窄、原发性肺动脉高压、间质性肺炎等。咳声高亢，连咳阵阵无痰或有少量黏痰。多伴咽喉干燥、痰中带血、胸胁作痛。有的兼有午后潮热和微寒、身热等证。多系肺阴亏虚，或燥邪伤肺、肺失清润、燥热灼津所致。治宜润肺止咳，沙参麦冬汤或桑杏汤加减。

干酪性鼻炎（rhinitis caseosa） 其他名称：干酪臭鼻症、胆脂瘤性鼻炎。鼻腔或鼻窦内积聚恶臭的干酪样物，日久侵蚀周围组织和骨质，严重者可发生鼻部畸形的炎症类型。其症状为进行性鼻塞、奇臭的脓性鼻涕，伴有少量鼻出血、嗅觉减退以及头痛、失眠等。治疗为手术清除干酪样物质。预后良好。

干酪样肺炎（caseous pneumonia） 肺结核的一种类型。浸润型肺结核伴大片干酪样坏死灶。常呈急性进展，具有高度毒性症状，发生于机体有高度敏感性、衰弱的病人，有"奔马痨"之称。形态上呈大叶性或小叶性肺炎。在 X 线片上，干酪样病变涉及一个肺段或肺叶，显示致密的实变，其中可有大小不等、数目不一的较透亮的液化区。病灶多具有活动性，变化迅速，应及时进行化学治疗。

干酪样坏死（caseous necrosis，caseation） 凝固性坏死的特殊类型。主要见于结核分枝杆菌引起的坏死，如结核病灶的坏死。坏死组织彻底崩解，镜下只见一些无定形的颗粒状物质。含有较多脂质，略带黄色，质松而脆，状似干酪。

干啰音（rhonchi，dry rale） 由于气管、支气管或细支气管狭窄或部分阻塞，空气吸入或呼出时发生湍流所产生的声音。一种持续时间较长带乐性的呼吸附加音，音调较高，基音频率约 300～500Hz。吸气及呼气时均可闻及，但以呼气时明显。其强度和性质易改变，部位易变换，在瞬间数量可明显增减。发生于主支气管以上大气道的，有时不用听诊器亦可闻及，谓之喘鸣。根据音调高低可分为高调（又称哨笛音）和低调（又称鼾音）两种。发生双侧肺部的常见于支气管哮喘、慢性支气管炎和心源性哮喘等；局限性的常见于支气管内膜结核或肿瘤等。

干呕（retching） 中医病证名。指呕而有声无物吐出者。由于胃气上逆所致，分虚、实两类，虚者由胃虚气逆所致；实者由胃寒、胃热、痰饮所致。各宜随证施治。

干扰（interference） 其他名称：干扰现象。①阐述心脏各起搏点之间及各起搏点发出兴奋之间相互关系的术语。干扰有两种基本表现形式，起搏点内的干扰和传导系统中的干扰。②两种病毒感染同一细胞时，一种病毒增殖，而另一种病毒则被抑制的现象。前者称干扰病毒，后者称被干扰病毒。这种现象可发生在不同种类的病毒之间，或同种病毒不同病株之间。有时甚至灭活了的病毒亦有干扰其他病毒的作用。

干扰电流治疗仪（interference current apparatus） 理疗仪器。用互相交叉的 4 个电极，将两种不同频率的音频输入人体，发生电流干扰现象，形成低频电流干扰场。利用音频电流和内生的低频电流共同发挥治疗作用。可治疗神经、肌肉、血液循环、胃肠等疾病。

干扰素（interferon，IFN） 一类多功能活性蛋白质，主要是糖蛋白。具有抑制细胞分裂、调节免疫、抗病毒、抗肿瘤等作用。按其产生的来源和结构不同，可分为 α、β、γ、ω 等类型，分别主要由淋巴细胞、成纤维细胞、单核巨噬细胞和活化 T 细胞产生。由白细胞或二倍体成纤维细胞受病毒感染或干扰素诱生剂作用产生的干扰素为 α 与 β 干扰素，又统称Ⅰ型干扰素。T 淋巴细胞受抗原或有丝分裂素的作用产生的干扰素为 γ 干扰素，或称Ⅱ型干扰素。干扰素有高度生物活性。

α 干扰素（α-interferon） 免疫功能调节药。用于肿瘤、病毒感染及慢性活动性乙型肝炎。制剂：注射剂，皮下注射、肌内注射。不良反应：常见发热、疲乏、食欲下降、头晕、流感症状等。过敏者、严重心肝肾功能不全、骨髓抑制者禁用；孕妇、哺乳期妇女、婴幼儿慎用。

干扰素样因子（interferon-like factor） 为抗原致敏的 T 淋巴细胞所释放的一种淋巴因子。能抑制病毒增殖，使宿主细胞对病毒的感染具有抵抗力。

干扰性传导障碍（interferential conduction disturbance） 兴奋在传导中遇到处于生理性不应期的传导组织而发生的传导延缓或中断。是除节律重整外最常见的干扰现象，普遍存在于心律失常之中。

干扰性房室脱节（interferential atrioventricular dissociation） 房室交界处冲动控制心室活动，而窦房结或心房异位起搏点控制心房活动时，心室被房室交界冲动激动，处于不应期，对下传的窦房结冲动不能应激；同样，逆传的房室交界处冲动，也不能使处于不应期的心房应激，房室各自独立活动，相互干扰冲动的传导，形成了房室分离的现象。此种情况可见于风湿性心脏病、冠心病、洋地黄治疗中及麻醉不平稳时。

干扰性 P-R 间期延长（interferential long P-R interval） 其他名称：不完全性房室干扰。由于生理干扰现象而致 P-R 间期延长，它不同于房室传导延迟。常见于：①房性期前收缩；②插入性室性期前收缩后第一个窦性搏动。

干扰性脱节（interferential dissociation） 简称脱节。心脏两个独立的起搏点并行地产生兴奋，并各自控制一部分心肌。因此，在双重心律之间一系列连续（3 次以上）搏动上都产生了干扰现象。依发生部位可分为干扰性房室脱节、干扰性房室脱节等 4 类。依脱节程度又分为完全性和不完全性脱节。

干热〔空气〕灭菌法（hot air sterilization） 用 140～160℃ 高热干烤 1h，以达到杀灭器具上一切微生物（包括细菌芽孢）的方法。常用于玻璃器皿和瓷器等的灭菌。

RNA 干涉（RNA interference，RNAi） 利用具有同源性的双链 RNA 诱发序列特异的转录后基因沉默的现象。RNAi 可以通过抑制蛋白表达模拟基因敲除技术。由于 RNAi 技术的高效性和特异性，该技术已成为基因功能研究的一种新方法。

干尸（mummy） 其他名称：木乃伊。尸体在高温或低温等干燥通风环境里，体内水分被迅速挥发而成为干瘪状态。死后，一些自然条件和死者生前状态（瘦弱、脱水、某种中毒等）不利于腐败菌生长，妨碍尸体的分解而产生的特殊尸体现象之一。

干湿球温度计（dry and wet bulb thermometer，katathermom-eter） 测定气温和气湿的一种仪器。由两支相同的普通温度计组成，一支用于测定气温，称干球温度计；另一支在球部用蒸馏水浸湿的纱布包住，纱布下端浸入蒸馏水中，称湿球温度计。当水分蒸发时，湿球温度下降，根据两支温度计的温差以及同时测定的风速和气压，按公式计算或查表得出空气的绝对湿度和相对湿度。有热辐射存在时，不宜使用本温度计。

干髓术（mummification of pulp） 治疗牙髓病的一种古老方法，国外多已废除，我国还在采用。即先用失活剂使牙髓失活后，除去冠髓，用干髓剂三聚甲醛盖于根髓，使断面干化，并长期保持无菌状态，而保留患牙。后牙急性牙髓炎的浆液期、慢性牙髓炎等可用。

干性坏疽（dry gangrene） 坏死肢体的水分蒸发，变干涸的状态。多见于上、下肢的末端。坏疽部变硬发黑，与正常组织之间有明显界限。多见于血栓闭塞性脉管炎，其次是肢体冻伤和肢体有动脉粥样硬化的老年人。

干性霍乱（cholera sicca） 其他名称：暴发性霍乱。霍乱的一种特殊临床类型。甚罕见。起病急骤，临床上无呕吐或泻吐不重，但迅速出现休克，多于数小时内死于循环衰竭。

干性溺死（dry drowning） 活体落水后，因强烈刺激而发生声门痉挛或迷走神经抑制，致呼吸心跳停止而死亡。尸检时呼吸道内无溺液。

干性皮肤（dry skin） 角质层含水低于 10%，皮脂腺分泌量少的皮肤。其表面缺少油脂，干燥，缺乏光泽，弹性差，毛孔不明显。治疗用润滑剂。

干性胸膜炎（fibrinous pleurisy，fibrinous pleuritis） 见纤维蛋白性胸膜炎。

干血痨（emaciation due to blood disorders） 中医病名。病因五劳所伤，虚火久蒸，干血内结，瘀滞不通，久则瘀血不去，新血难生，津血不得外荣。症见经闭、羸瘦、不思饮食、骨蒸潮热、肌肤甲错、面目黯黑等。治宜活血行瘀，清其积热；继以养血和血。

干压包衣（dry pressure coating） 用机械在片剂周围压制一层干燥衣的方法。包衣可为糖衣、肠溶衣或含有药物的衣。不需用水及加热处理。适用于不稳定的药物。

干饮食（dry diet） 一种试验饮食。做尿浓缩功能试验和尿沉淀物检查者，试验期为 1 日，当日晨 6 时到下午 6 时的 12h 内，禁食粥、汤、饮料和水分多的蔬菜。可选食米饭、馒头、肉类、土豆等。

干燥黄热病减毒活疫苗（dry attenuated live vaccine of yellow fever） 预防黄热病的有效措施。接种 1 次即可，免疫力于接种后 7～9 日产生，持效 10 年以上，甚至终身。

干燥剂（desiccant） 能吸收气体中水分的物质。用于保持一定体积内的气体干燥。例如 P_2O_5、无水 $CaCl_2$、无水 CaO、硅胶、浓硫酸等。

干燥舌（dry tongue） 舌轻度干燥，外形无改变，舌苔呈暗褐色，有龟裂，卷动困难。见于鼻部疾患（可伴有张口呼吸、唾液缺乏）、大量吸烟、阿托品作用、放射治疗后等。严重的干燥舌可见舌体缩小，并有纵沟，见于严重脱水，可同时伴有皮肤弹性减退。

干燥失重测定法（determination of loss on drying） 在规定条件下测定药物经干燥后所减少的重量。失去的主要是水分，也包括其他挥发性物质如乙醇等。测定方法有恒温干燥法、干燥剂干燥法、减压干燥法。

干燥性喉炎（dry laryngitis） 喉黏膜及其腺体的退行性病变。常见于喉部放疗及长期患慢性喉炎之后，或是干燥综合征的一个表现。临床有喉内发干、发黏、嘶哑、咳出痂皮。喉镜检查见喉黏膜干燥、发亮、有痂皮，声带变薄，张力减退。治疗：蒸气或雾化吸入；内服碘化钾；必要时喉镜直视下清除痂皮。

干燥性睑缘炎（xerotic blepharitis） 一种早期、性质较轻的睑缘炎。睑缘表面单纯性充血，常伴有睑结膜炎症；自觉干燥不适。屈光不正、劳累的近距离工作、空气中化学烟尘污染等可促进本病的发生。治疗以去除病因为主。

干燥综合征（Sjögren syndrome，SS） 其他名称：舍格伦综合征。一种慢性炎症性疾病，淋巴细胞和浆细胞在唾液腺、腮腺、泪腺浸润而产生的一种综合征。一种自身免疫性疾病。具有三大特征：干燥性角膜结膜炎；口腔干燥症；伴有结缔组织疾病（原发性不伴有。通常为类风湿性关节炎）。免疫学检查显示活动的免疫状态。用中西医结合方法治疗。

干燥综合征肾损害（renal lesion due to Sjögren syndrome） 肾脏病变是由干燥综合征引起。病因不明，临床上多见于40岁以上女性。肾组织中、重度间质性炎症，主要为弥漫性或多灶状淋巴细胞和浆细胞浸润，肾小管萎缩、肾小球继发性节段性系膜增生和纤维化。临床表现除口干、眼干外，肾脏受累出现肾小管间质性损害（远端肾小管酸化功能障碍）、肾性尿崩症、范科尼（Fanconi）综合征、低钾血症，肾小球病变（膜性肾炎、膜增生性肾炎），坏死性血管炎，肾功能损害，尿路感染等。在干燥综合征的基础上出现肾脏损害可诊断。以对症及支持治疗为主。

甘（sweet） 中药五味之一。甘为土味，入通于脾，为脾所主之味。能补，能缓，能和。大部分甘味药口尝有甘味。如，人参、黄芪、熟地、沙参能补益，蜂蜜、饴糖能缓急，甘草、大枣能调和药性，均为甘味药。

甘氨酸（glycine, Gly） 学名：2-氨基乙酸。20种蛋白质氨基酸之一。为非必需氨基酸。白色晶体或粉末，有甜味，无旋光。在体内主要由葡萄糖转变而来。它在体内主要分解代谢是生成 N^5, N^{10}-甲烯四氢叶酸——为合成嘧啶、嘌呤核苷酸的原料之一，也可氧化脱氨生成乙醛酸及草酸。甘氨酸在体内多种物质的生物合成代谢中起重要作用，可参与蛋白质、谷胱甘肽、肌酸、丝氨酸、甘氨胆酸、嘌呤核苷酸、马尿酸、卟啉类化合物、葡萄糖等物质的合成，还可参与体内的生物转化。具有缓冲、制酸作用。

甘草（ural licorice, Radix et Rhizoma Glycyrrhizae） 中医药名。豆科植物甘草或胀果甘草等的根及根茎。甘，平。归肺、脾经。功能和中、缓急、止痛、祛痰止咳、解毒、调和诸药。治：①多种气虚证，如心气虚的心悸怔忡、脉结代，脾气虚的倦怠、乏力。②痈疽疮疡、咽喉肿痛，以及药物、食物中毒。③风热咳嗽或热痰咳嗽，亦可用于寒痰咳嗽。④腹中挛急疼痛。用于补心气或药物中毒时可增量。

甘草流浸膏（Extractum Glycyrrhizae Liquidum） 黏膜保护性镇咳药。豆科植物甘草的根和根茎，经乙醇提取，浓缩制得的棕色或红褐色液体。味甜，略苦涩。具有化痰止咳作用。用于辅助治疗胃溃疡、肾上腺皮质功能减退等疾患。

甘草酸二铵（diammonium glycyrrhizinate） 其他名称：甘利欣。肝胆病辅助剂。用于伴有谷丙转氨酶升高的慢性迁延性肝炎及慢性活动性肝炎。制剂：胶囊剂、注射剂。严重低钾血症、高钠血症、高血压、心力衰竭、肾衰竭者禁用；孕妇不宜服用。

甘露（Lotio Acidi Salicylici Composita） 皮肤科用药。组成：水杨酸、间苯二酚、苯酚、水杨酸甲酯、乙醇、甘油，加蒸馏水适量制成。用于皮肤真菌感染、脚趾湿痒。睑部及破损溃烂的皮肤忌用。

甘露醇（mannite） 脱水、利尿药。用于脑水肿、青光眼，预防急性肾衰竭。制剂：注射剂。急性肺水肿、严重肺淤血、严重水肿、急性肾小管坏死致无尿病人禁用。心功能不全、脱水致少尿的病人、孕妇慎用。活动性颅内出血者除开颅手术外，亦应禁用。

甘露醇注射液（Injectio Mannitoli） 脱水利尿药。组成：甘露醇的无热原灭菌的饱和水溶液，无色澄明，pH 值 4.5～6.5。功用见甘露醇。

甘露糖（mannose） 6-碳醛糖，黏多糖的成分之一。硫酸角质素、促性腺激素、骨髓瘤球蛋白的寡糖中均含有之。

甘露消毒丹（ganlu xiaodu dan, sweet dew detoxification pill） 其他名称：普济解毒丹。中医方剂。《温热经纬》方。组成：滑石、茵陈、黄芩、石菖蒲、川贝母、木通、藿香、射干、连翘、薄荷、白豆蔻。功能：化浊利湿，清热解毒。治湿温时疫，邪在气分，症见发热倦怠、胸闷腹胀、肢酸咽肿、身黄颐肿、泄泻溺短，或为淋浊、苔白厚腻者。

甘氯喘（clorprenaline glycyrrhizinate） 组成：甘草酸铵与氯丙那林。微黄色晶末，微甜，微溶于热水或乙醇。对支气管平滑肌痉挛有较强的缓解作用，尚有祛痰作用。适用于支气管哮喘和喘息性支气管炎。气雾吸入或含服。

甘麦大枣汤（decoction of licorice, wheat and Chinese-date） 即甘草小麦大枣汤。中医方剂。《金匮要略》方。组成：甘草、小麦、大枣。水煎。功能：养心安神，和中缓急。治脏躁，症见精神恍惚，时而悲伤欲哭，不能自主，甚则言行失常；心中烦乱，睡眠不安呵欠频作；舌红少苔、脉细数者。

甘珀酸钠（carbenoxolone sodium） 其他名称：生胃酮钠。为甘草次酸的半琥珀酸酯二钠盐。治疗溃疡病药。能促进胃黏膜的分泌和组织再生，具有抗溃疡作用。用于治疗慢性胃溃疡。心、肾、肝病病人忌用。

甘瑟综合征（Ganser syndrome） 其他名称：假性痴呆综合征。癔症的特殊类型。常突然发生，与环境刺激有关。病人对简单问题的回答是近似而不正确的；在行为上给人一种做作的印象，还有淡漠、昏睡、半木僵、定向力障碍等。

甘遂（Radix Euphorbiae Kansui） 其他名称：甘泽、肿手花根。中医药名。大戟科植物甘遂的块根。苦、寒，有毒。归肺、肾、脾经。功能：泻水、逐痰、破积、通便。尤长于泻胸膈间积水。治水肿腹胀，二便不利；水饮与热邪结聚所致的水饮结胸，症见气逆喘促、胁肋隐痛等。外用可治湿热肿毒。外用适量。

甘温除热（relieving fever with sweet and warm-natured drugs） 中医术语。用甘温药治疗因虚而身热的方法。如气虚发热，症见身热有汗、口渴而喜热饮、少气懒言、舌嫩色淡、脉虚大。用补中益气汤。产后或劳倦内伤发热，症见肌热面赤、烦渴欲饮，舌淡红，脉洪大而虚，用当归补血汤。

甘油（glycerol） 学名：1，2，3-丙三醇。有机化合物。无色透明黏稠液体，易吸潮。润滑性泻药和脱水药。用于便秘、降低颅内压和眼压。制剂：溶液剂、栓剂。甘油栓遇热易熔化，应保存在 25℃ 以下。

甘油单酯（monoglyceride） 其他名称：单酰甘油。甘油分子中的一个羟基与脂肪酸酯化生成的甘油酯。既可通过食物消化吸收获得，又能通过甘油二酯水解 1 分子脂肪酸而生成。是合成或水解甘油三酯和甘油二酯的中间产物。

甘油单酯合成（synthesis of monoglyceride） 在小肠黏膜上皮细胞内，以甘油单酯为前体（来自食物脂肪被消化吸收），由脂酰转移酶催化，合成甘油三酯的途径。小肠黏膜细胞内甘油三酯不能储存，而是形成乳糜微粒分泌入血，被机体氧化供能或被储存。

甘油二酯（diglyceride） 其他名称：二酰甘油。由 1 分子甘油和 2 分子脂肪酸酯化形成的甘油酯。在体内，可由甘油三酯水解 1 分子脂肪酸而生成。也可由甘油二酯合成途径生成。既可作为甘油三酯、甘油磷脂合成的中间体，又可作为信息传递的第二信使，激活蛋白激酶 C。

甘油二酯合成（synthesis of diglyceride） 在肝脏和脂肪组织中，以磷脂酸为主要中间产物，由 α-磷酸甘油酯酰转移酶为关键酶催化，合成甘油三酯的途径。肝脏细胞内甘油三酯不能储存，而是形成极低密度脂蛋白分泌入血，被氧化供能或被储存。脂肪组织中能储存。

甘油果糖（glycerin fructose） 其他名称：固利压、布瑞得、甘果糖、甘瑞宁。渗透性脱水药。用于脑血管病、脑外伤、脑肿瘤、颅内炎症、颅内压增高、脑水肿等。制剂：注射剂。遗传性果糖不耐受病人禁用。心肾功能不全、尿崩症、糖尿病及高龄病人慎用。

甘油激酶（glycerokinase） 催化甘油磷酸化，生成 α-磷酸甘油反应的酶。参与甘油的代谢。该酶存在于肝、肾等组织，因此能利用游离的甘油合成脂肪。脂肪细胞缺乏该酶，因而不能利用甘油合成脂肪。

甘油磷酸钠（sodium glycerophosphate） 其他名称：格里福斯。成人静脉营养的磷补充剂。为 α-甘油磷酸钠和 β-甘油磷酸钠的混合物。用于满足人体对磷的需要，还用于磷缺乏病人。制剂：注射剂。严重肝肾功能损害、休克和缺水的病人禁用，过敏者慎用。本药为高渗溶液，未经稀释不能静注。

甘油磷酸铁（ferric glycerophosphate） 含铁补血药。黄绿色

片状物，溶于水，不溶于醇。多配制成复方糖浆剂使用。用于缺铁性贫血。

甘油磷脂（glycerophosphatide）　由甘油构成的磷脂，是细胞膜特有的主要组分。在甘油磷脂分子中，除甘油、脂肪酸、磷酸外，由于与磷酸相连的取代基不同，可分别生成磷脂酰胆碱（卵磷脂）、磷脂酰乙醇胺（脑磷脂）、磷脂酰丝氨酸、磷脂酰甘油、心磷脂和磷脂酰肌醇。它们是构成生物膜脂质双层的基本骨架，含量稳定。

甘油三酯（triglyceride，TG）　其他名称：三酰甘油。由甘油的 3 个羟基与 3 个脂肪酸分子酯化生成的甘油酯。在室温下呈液态的称为油，呈固态的称为脂，统称为油脂。主要贮存于脂肪细胞中，是人体内贮存脂质的主要物质，其来源不仅由食物摄取，而且在体内糖和氨基酸可转变为脂肪。人体内大部分组织均可利用其分解产物供给能量。甘油三酯与胆固醇、胆固醇酯生成以及血栓形成关系密切，故在临床测定血清甘油三酯的含量，正常值为 0.56～1.70mmol/L。过剩可导致动脉粥样硬化，引起冠心病、脑卒中，引发高血压、男性性功能障碍或老年痴呆等。

甘油三酯合成代谢（synthesis metabolism of triglyceride）　以 1 分子磷酸甘油和 3 分子脂肪辅酶 A 为原料，在一系列酶的作用下，合成甘油三酯的过程。有两条代谢途径：甘油单酯的合成途径（小肠黏膜上皮细胞中）和甘油二酯的合成途径（肝脏和脂肪组织中）。

甘油栓（Suppositoria Glycerini）　缓泻剂。组成：甘油，用硬脂酸与氢氧化钠（或碳酸钠）皂化生成的钠肥皂（或明胶）吸收硬化制成的黄白色、透明、鱼雷形或圆锥形的固体凝胶制剂。能刺激直肠黏膜，具有缓和的润滑通便作用。主治便秘，尤于于小儿与年老体弱者。

甘油栓通便法（glycerin catharsis）　用甘油和明胶制成的栓剂，使用时手垫纱布或戴手套，捏住甘油栓底部轻轻插入肛门至直肠内，抵住肛门处轻轻按摩，令病人保留 5～10min 后再排便。

甘油酸途径（glycerate pathway）　糖的回补反应。其间乙醛酸转变为 3-磷酸甘油酸。

甘油酯（glyceride）　曾称脂酰基甘油。由一分子甘油与一至三分子脂肪酸酯化生成的酯。混合甘油酯在水解后可释出多于一种的脂肪酸。甘油与脂肪酸形成甘油单酯、甘油二酯及甘油三酯。缩写 TG 表示甘油三酯，也称为三酰甘油。

肝（hepar；liver）　①人体最大的消化腺。大部分位于右季肋区和腹上部，小部分（左叶）位于左季肋区。肝分为左右两叶，上面凸隆，对向膈。下面近中心处为肝门，有门静脉、肝动脉和肝管等出入。除分泌胆汁促进脂肪的消化吸收外，分解糖与储存糖原、解毒及吞噬、防御等功能，与肝都有密切的关系。②中医脏腑名。五脏之一。与胆相表里，居于胁下，其经脉布于两胁，开窍于目。主藏血，具有贮藏与调节血量的功能；主筋，筋腱和关节运动须赖肝的精气滋养；主疏泄，使气机升发，脾胃健旺。肝与精神活动有关，肝不藏血则多梦易惊，肝气亢盛则急躁易怒、谋虑不周。

肝癌（liver cancer）　见原发性肝癌。

肝癌结节破裂出血（rupture hemorrhage of hepatocarcinoma node）　肝癌结节组织坏死、液化可致自发破裂或因外力破裂而出血。临床于包膜下可有剧烈疼痛，肝迅速增大。若破入腹腔引起突然腹痛、腹膜刺激征，甚至休克，腹腔穿刺可抽出血液。手术治疗为主。

肝板（hepatic plate）　肝细胞单层排列形成的凹凸不平的板状结构。相邻肝板互相吻合连接成网。肝小叶内肝板以中央静脉为中心，呈放射状散向四周，肝板间的空隙即肝的血窦。

肝表面形态（hepatic surface appearance）　肝形态检查。正常肝表面光滑，边缘整齐且厚度一致。肝表面不光滑，呈较均匀的小结节状，边缘不整且较薄者，见于肝硬化；肝表面呈粗大不均匀的结节状，边缘厚薄也不一致者，见于肝癌、多囊肝；肝表面呈大块状隆起者，见于巨块型肝癌、肝脓肿和肝棘球蚴病。

肝病性贫血（anemia of liver disorder）　由肝硬化、慢性肝炎等肝病导致的贫血。贫血大多属轻至中度，血红蛋白在

80～90g/L，可低至 50～60g/L。呈大细胞型或正常细胞、正常色素型，如并发出血亦可呈低色素型。网织红细胞大多有轻度增高。骨髓内幼红细胞正常或增多，偶尔减少。须除外因肝病的并发症，如上消化道大量出血引起失血性贫血，酗酒致酒精性肝病所致铁粒幼细胞贫血，肝病营养障碍缺乏叶酸所致巨幼细胞贫血等。治疗：改善肝功能。

肝病性肾病（renal damage in liver disease）　肝脏疾病导致的肾脏损害。常见的有：乙型肝炎病毒相关性肾小球肾炎、肝性肾小球硬化症、肝性肾小管性酸中毒、肝功能不全时的肝肾综合征。

肝部分切除术（partial hepatectomy）　适用于病变或外伤局限于肝脏边缘或邻近脏器的肿瘤侵入肝缘者。手术方法是距病变周围 2～3cm 用 7 号丝线交锁缝合结扎法止血，距缝合线病侧 0.5～1.0cm 切开肝包膜，钝性分离肝实质，切断结扎所遇到的血管及胆管，将病灶切除，断后两缘对拢缝合，局部放引流管。

肝藏血（the liver stores blood）　中医术语。肝有贮藏血液和调节血量的功能。血液来源于水谷精微，贮藏于肝脏，供全身脏腑组织维持正常活动及筋骨运动之需。休息时血液贮藏于肝脏，活动时则供应血液于全身。《素问・五脏生成》："人卧则血归于肝，肝受血而能视，足受血而能步，掌受血而能握，指受血而能摄。"若肝病而失其藏血之职，就会出现多梦易惊、卧寐不宁或梦呓、夜游等病症。

肝臭（hepatic odor）　重症肝病或亚急性重型肝炎病人呼吸时散发出的一种特殊气味。主要由甲硫醇和二甲硫醇引起。

肝出血（hepatorrhagia）　由腹部外伤、肝组织崩解（如肝癌破溃）、肝功能障碍不能制造凝血酶原引起。小量出血偶见于肝穿刺后。临床上可见大量血液流入腹腔，严重时发生休克，需及时进行抢救，进行手术治疗。当血液流入胆管时可导致胆汁性出血而引起黑便。

肝错构瘤（hamartoma of liver）　肝脏发育畸形所形成的肿瘤样肿物。由未成熟的间叶组织、丰富的黏多糖基质组成，亦有发育异常的胆管在间质内。肿瘤常为单个，或有蒂附于肝脏，亦可呈囊状。右上腹可扪及肿块。无恶变，不伴肝硬化。婴幼儿多见。影像学检查可诊断。需手术切除，囊性可行开窗术或劳斯-Y（Roux-en-Y）内引流术。

肝胆动态显像（hepatobiliary dynamic imaging）　经静脉注射放射性肝胆显影剂后，应用 γ 相机或 SPECT 进行连续动态显影对肝胆疾病进行诊断的一种方法。该法可了解显影剂在肝脏、胆道及肠道内的动态变化过程，由此判断出肝胆功能及胆系的通畅情况。对于急性胆囊炎、新生儿黄疸的鉴别诊断具有特殊意义。

肝胆管液（hepatobiliary bile，C bile）　其他名称：C 胆汁。用十二指肠管行引流术获得十二指肠液（D 液），灌注硫酸镁刺激剂，引出胆总管胆汁（A 胆汁）、胆囊液（B 胆汁）之后，沿引流管引出的柠檬黄色液体。其量随引流管留置时间而异，外观透明，略黏稠，pH 值 7.4，比重 1.007～1.010，正常应无团絮状物。若 C 胆汁内见到多量白细胞（每高倍视野超过 20 个），应考虑为慢性或病毒性肝胆疾患，此时还可见到小淋巴细胞和浆细胞。

肝胆湿热（dampness-heat of liver and gallbladder）　中医证候名。指湿热之邪，蕴蒸于肝胆的证候。症见寒热、口苦、胁痛、腹痛、恶心呕吐、腹胀厌食、皮肤巩膜发黄、小便黄赤、舌苔黄腻、脉弦数等。多见于急性黄疸性肝炎、胆道感染等疾患。治宜疏肝利胆，祛湿清热。

肝胆汁（hepatic bile）　由肝细胞分泌的液体，呈黄褐色或金黄色，有苦味，比重 1.009～1.032。可流入胆囊或肠腔。其中含胆汁酸盐、胆色素及胆固醇、磷脂、无机盐等。主要功能是作为乳化剂，参与肠腔中脂类及脂溶性维生素的消化和吸收，有助于胆固醇等物质的排泄。

肝淀粉样变性（hepatic amyloidosis）　一种细胞外淀粉样物质（主要为多糖蛋白）沉着于血管壁和组织中引起的疾病。肝淀粉样变性不是一种独立的疾病，而是全身性淀粉样变性的肝脏表现。分原发性和继发性两种。原发性淀粉样变性罕见；而继发性淀粉样变性较常见。临床表现有肝、脾大，碱

性磷酸酶（ALP）升高，还有黄疸、门静脉高压和严重肾损害。刚果红试验呈阳性反应，肝活体组织检查可明确诊断。无特效治疗方法，一般对症治疗。

肝动脉栓塞化疗（chemotherapy for hepatic artery embolism）先栓塞肿瘤远端血供，再栓塞肿瘤近端肝动脉，使肿瘤难以建立侧支循环，最终引起病灶缺血性坏死，并在动脉内灌注化疗药物。被推荐为非手术疗法中的首选方案。

肝动脉造影（hepatic arteriography）通过动脉穿刺，注入对比剂，进行选择性肝动脉造影的X线检查方法。用来诊断肝内肿瘤、炎症、外伤、血管性病变、出血以及先天性血管异常。尤其对肝肿瘤的诊断有较高价值，能诊断出直径小至1cm的肝肿瘤。

肝豆状核变性（hepatolenticular degeneration，Wilson disease，WD）其他名称：威尔逊病。以铜代谢障碍为特征的常染色体隐性遗传疾病。病人多为儿童或青年。由于铜代谢紊乱，组织中特别是肝、脑、肾、角膜中沉积大量的铜而引起肝硬化、锥体外系症状、肾功能损伤、角膜边缘形成色素环（K-F环）等。最初常表现为一手震颤，以后逐渐扩展到所有肢体、躯干和头部，同时伴肌张力增强。肌强直持久存在者，则表现为四肢屈曲、足内翻、吞咽及言语困难、流涎等。此外还有精神症状，如表情淡漠、智力衰退、无故哭笑等。角膜与巩膜交界处的绿褐色环、尿铜增加和血清铜蓝蛋白降低等，对诊断都有重要价值。应及早诊断和治疗，可用二巯丙醇或青霉胺等药物，同时限制含铜量较多的食物，如豌豆、玉米和猪、羊肉等。

肝恶性血管内皮瘤（malignant angioendothelioma of the liver）见肝血管肉瘤。

肝肺综合征（hepatopulmonary syndrome，HPS）发生在严重肝病基础上的低氧血症。主要与肺内血管扩张相关，而既往无心肺疾病基础。临床表现为严重肝病、肺内血管扩张、低氧血症/肺泡-动脉血氧梯度增大三联征。对比增强心脏超声可协助诊断。治疗肝病及对症。

肝风内动（liver wind stirring up internally）中医证候名。眩晕、抽搐、动摇等风动之症不因于外感、风邪者，均属肝风内动。证型有热极生风、肝阳化风、血虚生风、阴虚风动等4种。其病机与肝主血、主筋、开窍于目，其经脉上巅络脑的功能有关。有虚证、实证之分。虚者称为虚风内动，由于阴液亏虚，肝之筋脉失养，引动肝风所致；实者称为热盛动风，由于热邪炽盛，灼伤肝脉，引动肝风所致。

肝复乐片（ganfule pian）中医成药名。肿瘤用药。组成：党参、白术、鳖甲、沉香、黄芪、柴胡等。用于肝癌、肝硬化、急慢性肝炎、乳腺癌、消化道肿瘤。

肝疳（liver malnutrition in infantile liver）其他名称：筋疳、风疳。中医病证名。五疳之一，由乳食不调，肝脏受热所致。症见眼睛涩痒或昏暗雀盲，伴有腹大青筋、体瘦、大便色青等。治宜清肝泄热，继而养肝健脾、清积除疳。

肝梗死（hepatic infarct）肝动脉或其分支发生阻塞。多为出血性梗死。肝脏具有双重的血液循环系统，除肝动脉外，还有门静脉的血供，因而肝梗死罕见。

肝功能（liver function）广义上指肝脏的生理功能。包括代谢、分泌、合成、解毒和免疫功能等。能将肠道摄入吸收的蛋白质、脂肪、糖类、维生素和矿物质等分解，再根据身体需要合成新的蛋白质、脂肪、糖类等，同时合成并分泌胆汁帮助食物在肠道的消化吸收；体内吸收的有毒物质大部分也在肝脏被消除；有储血和调节循环血量及免疫防御功能，新生儿时期还有造血功能。狭义上指肝脏生化功能指标，包括胆红素、白蛋白、球蛋白、转氨酶等。

肝功能试验（liver function test）测定肝功能减退与否及其减退程度的方法。常用的有血清总蛋白和白蛋白、球蛋白比值测定，血清蛋白电泳，血清前白蛋白测定，血浆凝血因子测定，血氨测定，血清固醇和胆固醇酯测定，阻塞性脂蛋白X测定，血清总胆红素测定，血清结合胆红素与非结合胆红素测定，尿内胆红素检查，尿胆原检查，胆汁酸代谢检查，摄取、排泄功能检查，血清酶及同工酶检查等。由于肝脏具有代谢、解毒、排泄等多种功能，必须结合几种试验结果并

联系临床病情分析判断，才能对肝脏功能作出正确的诊断。

肝［功能］衰竭（hepatic failure）肝实质细胞大量坏死，肝功能严重损害所致的症候群，临床上有高胆红素血症、低蛋白血症、高氨血症及氨基酸代谢障碍等。常影响中枢神经系统，出现以意识改变为主的精神神经症状，可致昏迷。治疗见肝性脑病。

肝功能障碍（disturbance of hepatic function）主要是蛋白质、脂肪、糖类、激素及维生素代谢发生障碍。糖代谢障碍表现为低血糖，严重者可发生低血糖性昏迷，糖耐量降低。合成磷脂和脂蛋白均减少，对胆固醇等代谢均有影响，对蛋白质代谢影响更加显著，如血浆蛋白减少，尿素生成障碍，表现为血氨增高。此外，对激素分解和灭活、维生素代谢、解毒功能、分泌排泄功能均发生障碍，胆红素入血可引起黄疸。由于凝血因子的缺乏之因而易发生出血。临床多见于重症肝炎、晚期肝硬化及肝癌病人。

肝固有动脉（proper hepatic artery）肝总动脉供应肝和胆囊的分支。在幽门部的上方发自肝总动脉，上行进入小网膜，分布至肝、胆囊及肝外胆道。在胆总管的左侧向肝门方向走行，发出胃右动脉后，在肝门处分为左、右两支，经肝门入肝的左、右叶。一般从右支发出胆囊动脉，分布于胆囊。胃右动脉沿胃小弯向左行，与胃左动脉吻合，分布于胃壁。

肝管（ductus hepaticus）左、右半肝内的胆小管逐步汇合，分别合成左肝管和右肝管，两管在肝门很快合成肝总管，长约3cm，在肝十二指肠韧带内下行，与胆囊管呈锐角相遇，并行一段后汇合成胆总管，开口于十二指肠。

肝海绵状血管瘤（cavernous hemangioma of liver）源自肝脏间叶组织的良性肿瘤。是肝脏良性肿瘤中较常见的一种，多见于成人，瘤体大小不一。如破裂或穿刺活检可发生大出血。手术切除是较好的疗法。

肝合胆（liver being connected with gallbladder）中医术语。脏腑相合之一。胆附于肝，肝的余气聚于胆，对贮藏和疏泄胆汁，互为作用。足厥阴肝经与足少阳胆经互相络属。肝为脏，属阴；胆为腑，属阳。一脏一腑，阴阳表里互相呼应。临床上肝气热则胆泄口苦；胆火旺盛或肝阳偏亢，都容易有急躁易怒的症状，用平肝的药物，可以泻胆火，用泻胆火的药物，也可以平肝，体现了这种相合关系。

肝后性黄疸（posthepatic jaundice）多由胆总管阻塞所致，故相当于肝外阻塞性黄疸。常见病因有胆总管结石、狭窄和肿瘤、胰腺癌、Vater壶腹癌、肝门淋巴结转移癌，以及先天胆道闭锁和胆总管囊肿等。血中主要是结合胆红素增高，非结合胆红素也有增高，但较结合胆红素少。临床表现、诊断和治疗，参见"阻塞性黄疸"。

肝坏死（hepatic necrosis）分为溶解性肝坏死及凝固性肝坏死两种。凝固性肝坏死的肝实质由于内源性酶解过程启动，可转为溶解性肝坏死，这种情况常见于急性或亚急性黄色肝萎缩。坏死的范围大小也不等。坏死的部位可因不同的损伤因子、不同血供分布形成特定区坏死，引起缺氧、休克等情况，小叶中央区坏死，磷及毒蕈中毒时，小叶周边部坏死。

肝昏迷（hepatic coma）见肝性脑病。

肝活体组织检查（liver biopsy）简称肝活检。通过肝穿刺获得肝脏组织，进行病理检查的一种方法。有些肝脏病，经较长时间的临床观察及反复功能检查等仍不能确诊时，如能做肝活体组织检查则可明确诊断。方法有3种：外科手术中活检；腹腔镜下有目的性的肝穿刺，采取标本；盲目性穿刺，采取标本。

肝活体组织快速穿刺（one-second liver biopsy）应用Menghini针做的肝脏活体组织检查仅需时1s，故称快速活检穿刺。

肝火（liver fire）中医证候名。肝气亢盛化火的病证，肝气亢盛而出现热象或冲逆症状的统称。多因七情过极、肝阳化火或肝经蕴热所致。症见头痛眩晕、眼红涩痛、面赤口苦、急躁易怒、舌边尖红、苔黄、脉弦数有力；严重的可出现发狂，或呕血、咯血、衄血等。

肝火咳嗽（cough due to hyperactivity of liver fire）中医病证名。因内伤肝火犯肺引起的咳嗽。症见咳嗽气逆、咳引胁痛、面红喉干、舌苔薄黄少津、脉弦数。治宜清肝泻火，化

痰止咳，可用黛蛤散（青黛、海蛤壳）合泻白散。

肝火上炎（liver fire flaming-up） 中医证候名。肝经实火。指肝火病证中表现于上部病象或具有上冲性特点者，因火性炎上之故。多由情志不遂、肝郁化火或热邪内犯等因素引起。主要症状有头晕胀痛、面红目赤、急躁易怒、夜不能眠、耳聋耳鸣、吐血衄血、舌红苔黄、脉弦数。多见于高血压病、上消化道出血、更年期综合征等。

肝畸胎瘤（teratoma of liver） 肝脏罕见肿瘤。小儿多发。也可表现为皮样囊肿。本病多为良性，但也可为恶性。畸胎瘤的囊壁常为一层鳞状上皮覆盖，其内可含头发、牙齿、骨骼等。临床以压迫症状为主。X线检查可见肿瘤中所含的骨和牙齿等钙化影。治疗：手术切除。恶性者预后差。

肝棘球蚴病（hepatic echinococcosis） 细粒棘球绦虫的幼虫寄生于肝者。约占棘球蚴病的2/3，以右叶多见。肝区存在无痛性包块，光滑，形成巨大囊肿时可使膈肌升高，压迫胆总管与门静脉而引起黄疸和门静脉高压。如囊肿继发感染和破裂，可出现囊液溢出，引起过敏和休克，以及腹膜炎和胆管阻塞等。治疗：手术。

肝棘球蚴囊肿（hepatic cyst of liver） 人感染棘球绦虫的幼虫（又称包虫）后引起的棘球蚴病性肝囊肿。多见于牧区。可向胆道、胸腔或腹腔穿破或继发细菌感染。棘球蚴皮内试验，阳性率可高达90%～95%；超声检查有助于诊断。治疗：手术。

肝寄生虫病（hepatic parasitosis） 寄生虫在肝内引起的疾病。在我国主要有血吸虫病、华支睾吸虫病、肝阿米巴病及肝棘球蚴病等。血吸虫病主要流行于长江流域，华支睾吸虫病流行于华南，肝棘球蚴病多见于西北畜牧地区，肝阿米巴病则遍及全国。根据病因进行治疗。

肝胶体显像（liver colloid imaging） 利用放射性核素标记的胶体检测肝内是否具有占位性病变的一种方法。经静脉注入颗粒大小为1～5μm的^{99m}Tc-硫胶体或^{99m}Tc-植酸钠，该物质被肝内均匀分布的吞噬细胞所吞噬并存留较长时间，而大多占位性病变不具有此种细胞，表现为放射性缺损区或减低区。通过核医学仪器在体外采集，可获得肝平面或断层影像。据此可对肝内占位性病变进行定位诊断。

肝结核（tuberculosis of liver） 肝脏的结核分枝杆菌感染，结核病中的较少见类型。结核分枝杆菌多通过血行播散而感染，亦可通过胎盘而传播。肝结核分为三型：粟粒型（小结型）、结核瘤型（巨结节型）和肝内胆管型（结核性胆管型）。临床表现：起病缓慢，轻症病人可无症状，严重者除有结核分枝杆菌血症外，可有肝肿大、脾肿大和触痛，偶有黄疸等。全身症状有：低热或弛张型高热、乏力和食欲减退、盗汗和消瘦。检查有贫血、血沉增快、白细胞不增高。结核菌素试验阳性。确诊依靠肝穿刺获得组织学证据，或活标本涂片、培养及动物接种获得结核分枝杆菌。治疗除了抗结核药物外，应加强支持疗法。

肝浸膏（liver extract） 其他名称：肝精。动物肝脏的提取物，组成：维生素B_{12}、叶酸及其他营养成分。用于慢性肝炎、营养性幼红细胞贫血及营养不良的辅助治疗。急性肝炎、肝性脑病病人慎用。长期使用应注意过敏反应。

肝经湿热（dampness-heat of liver channel） 中医证候名。泛指湿热蕴结于肝胆及其经脉的相关证候。包括以湿热下注为甚者，症见女子带下色黄、稠黏秽臭，或阴部瘙痒；男子睾丸红肿热痛，或阴囊湿疹，舌红苔黄腻，脉弦数或滑数。宜清泄肝经湿热，用龙胆泻肝汤。本证也包括肝胆湿热所致的黄疸、胁痛等病症。

肝经郁热（fever due to stagnation of liver channel） 中医证候名。指肝气郁结，日久化热的相关证候。症见身热心烦、热势常随情绪而波动、性急易怒、胸胁闷胀、喜叹息、口苦、苔黄、脉弦数。治宜疏肝解郁、清热，可用丹栀逍遥散。

肝-颈静脉回流征（hepatojugular reflux sign） 在右心功能不全的病人，按压其右上腹肿大的肝脏时，则颈静脉充盈更为明显，称为肝-颈静脉回流征阳性，是右心功能不全重要征象之一，亦可见于渗出性或缩窄性心包炎。机制是按压右心功能不全或心包炎病人的肝脏时，可使回流至下腔静脉与右心房的血量增加，但因右心房淤血与右心室舒张终末压增高或右心室舒张受限，不能完全接受回流的血量而引起。

肝静脉（hepatic vein） 引流肝实质内静脉血的大血管。共有2～3条肝静脉。包埋于肝实质内，从后缘出肝，在腔静脉沟上端注入下腔静脉，收集门静脉及肝固有动脉左、右支运到肝内的血液。

肝静脉消失征（sign of disappearance of hepatic vein） 重度肝硬化的声像图征象。因纤维组织不规则收缩，肝静脉极度变细，在任何肝脏切面均不能显示肝静脉的一小段，或即使显示也难以确认。

肝静脉阻塞综合征（Budd-Chiari syndrome） 见巴德-基亚里综合征。

肝巨噬细胞（Kupffer cell） 其他名称：库普弗细胞。曾称枯否细胞。位于肝血窦中具有吞噬功能的巨噬细胞。体较大，形状不规则，有突起伸入窦内或狄氏间隙。核大，卵圆形。电镜下胞质内含溶酶体较多，有线粒体、吞噬体、残余体，细胞表面有许多皱褶和微绒毛。它能做变形运动并有活跃的吞噬能力，是机体单核巨噬细胞系统的组成部分。

肝厥（liver syncope） 中医病证名。厥证之一。因肝气厥逆上冲所致的厥证。即肝气不舒，气机逆乱，上逆阻闭清窍而发病。症见突然昏仆、不省人事、口噤握拳、呼吸气粗、脉伏或沉弦。发病前有强烈的精神刺激。治宜顺气、开郁、通窍。

肝厥头痛（headache due to adverse rise of liver qi） 中医病证名。指肝气上逆所致的头痛。寒邪侵犯厥阴肝经而引起的头痛，症见巅顶头痛、干呕、吐涎沫，甚则四肢厥冷、苔白、脉弦。治宜温散厥阴寒邪，可用吴茱萸汤。

肝开窍于目（the liver has its specific body opening in the eye, the eyes as the window of the liver） 其他名称：肝主目。中医理论。肝气通于目，肝和则目能辨五色。因肝主藏血，其经脉连目系。如肝血不足，则夜盲或视物不清；肝阴不足，则两目干涩；肝经风热，可见目赤痒痛；肝阳上亢，则头晕目眩；肝风内动，可见目斜上吊等。

肝乐片（Tabellae DADA Cum Natrii Gluconatis） 肝病辅助治疗药。组成：二氯醋酸二异丙胺与葡萄糖醋酸钙混合压制成的白色片。具有改善肝功能、减少肝脂肪沉积、促进受损的肝组织再生等作用。用于急慢性肝炎、脂肪肝和一般肝功能障碍。

肝乐注射液（Injectio DADA Cum Natrii Gluconatis） 肝病辅助治疗药。组成：二氯醋酸二异丙胺和适量葡萄糖酸钠的无色澄明灭菌水溶液。作用见肝乐片。

肝毛细线虫（Capillaria hepatica） 是毛细线虫病的病原体。该虫寄生于鼠类宿主肝脏、产卵，待鼠死亡并分解后，卵散布于土地上，或感染鼠被其他动物吞食后该卵随粪便排出。在土壤中发育为感染期卵（内含幼虫）。食用感染期卵污染的食物或水而使宿主（鼠，偶尔为人）感染。幼虫在肠中孵出，由肠黏膜经血流入肝，发育为成虫。成虫在肝内产卵，引起组织灶性坏死、肉芽肿，出现肝、脾大等症状，伴嗜酸性粒细胞增多。

肝门（porta hepatis） 肝脏面H形沟中，介于方叶和尾状叶之间的横沟。位于脏面正中，有左、右肝管，肝固有动脉左、右支，肝门静脉左、右支和神经、淋巴管出入。

肝门部胆管癌（hilar cholangiocarcinoma） 其他名称：上1/3部胆管癌。发生在左、右肝管与肝总管汇合部的恶性肿瘤。多为腺癌，生长慢，若不合并胆石症及胆道感染，典型症状为无痛性进行性加重的阻塞性黄疸、肝大、质硬而边缘锐、胆囊不肿大。经皮作肝穿刺、胆道造影有助于诊断。

肝母细胞瘤（hepatoblastoma） 肝胚胎组织的恶性肿瘤。内含胚胎性或/和胎儿性肝细胞成分者，称上皮性肝母细胞瘤；内含上皮性和间叶性组织成分者，称混合性肝母细胞瘤。多发于2岁以下小儿，预后一般不佳。

肝囊肿（hepatic cyst） 发生于肝脏的良性肿物。分寄生虫性和非寄生虫性两类。前者以肝包虫病多见，后者又分为先天性、创伤性、炎症性和肿瘤性囊肿，其中以先天性肝囊肿较常见，其又可分为单发性和多发性两种。单发性肝囊肿少见。肝内有两个以上囊肿即多发性囊肿，两半肝有散在大小不等的囊肿又称多囊肝。超声、CT、血管造影、经内镜逆行胆胰管成像可诊断。治疗：无特殊疗法；囊肿很大出现压迫胰腺症状时可行外科手术。

肝内胆管结石（hepatolithus, calculus of intrahepatic duct）其他名称：肝胆管结石。发生于左、右肝管汇合部以上的结石。特指始发于肝内胆管系统的结石，不包括胆囊内排降并上移至肝内胆管的结石，也不包括继发于损伤性胆管狭窄、胆管囊肿、胆管解剖变异等其他胆道疾病所致胆汁淤积和胆道炎症后形成的肝内胆管结石。肝内胆管结石约占原发性胆管结石的38%。我国肝内胆管结石大多数以胆色素结石为主，多数合并肝外胆管结石。临床表现很不典型，主要表现为腹痛、黄疸、发热。B超检查对诊断有重要意义。治疗：以手术为主，尽量取尽结石，解除狭窄，胆肠内引流术；病变局限于左侧肝叶者可作左肝叶切除。

肝内胆汁淤积（intrahepatic cholestasis）在肝细胞内、毛细胆管乃至肝内较大胆管内发生的胆汁阻塞。淤积以中隔胆管为界，划分为中隔胆管前淤积及中隔胆管后淤积两种。此种病征肝外胆道虽然没有阻塞，但临床表现却与阻塞性黄疸相似，如有皮肤发痒、尿如浓茶色、粪便灰白等。见于原发性胆汁性肝硬化、少数病毒性肝炎、某些药物作用、酒精中毒以及妊娠等。

肝内阻塞性黄疸（intrahepatic obstructive jaundice）由肝内胆管机械性阻塞引起的黄疸。常见病因有肝肿瘤压迫、胆道泥沙样结石、华支睾吸虫卵在肝细胞内寄生等。临床上应与肝外阻塞性黄疸相鉴别。用B超、CT、经皮穿刺肝胆道成像、十二指肠引流、经内镜逆行胆胰管成像等检查可帮助明确诊断。须针对病因进行治疗。

肝宁片（Tabellae Proheparini）其他名称：水解肝素片。肝病治疗药。组成：维生素B₆、重酒石酸胆碱、肌醇、维生素B₁₂、肝水解物。用于慢性肝炎、肝硬化、肝源性骨质疏松症、肝心综合征等。急性肝炎及肝性脑病病人忌用。

肝脓肿（liver abscess, hepatic abscess）肝实质内单发或多发的脓性物积聚。消化系统常见严重疾病。为继发性病变。临床上分为细菌性（化脓性）和阿米巴性两类。细菌性肝脓肿的病原菌常为大肠埃希菌和葡萄球菌。细菌侵入肝脏，造成局部肝组织炎症、坏死、液化、脓液积聚而形成的肝内化脓性感染。阿米巴性肝脓肿为肠道阿米巴感染的并发症。主要表现为发热、肝大、肝区痛等。B超或CT和MRI检查、肝穿刺确诊。治疗：抗菌、抗阿米巴药物，B超引导下穿刺引流或手术切开引流。

肝脓肿切开引流[术]（incision and drainage of hepatic abscess）肝脓肿切开排脓的手术方法。有两种入路：肝右叶前面及肝左叶脓肿，取前入路经腹腔引流；肝右叶后部脓肿，取后入路经腹膜外引流。用于治疗较大的细菌性肝脓肿及经多次穿刺抽脓或闭式引流无效的阿米巴性肝脓肿。

肝脾大（hepatosplenomegaly）肝脏和脾脏均增大。肝脾在肋下一般不能触及，当内脏下垂或横膈下降或深吸气时，肝脾才能被触及，但不超过肋下1cm，且质地较软。肝脾大常见于慢性肝炎、伤寒、血吸虫病肝硬化、白血病时。粒细胞白血病时，可见高度脾大。

肝片吸虫（Fasciola hepatica）寄生于哺乳动物胆道中的大型吸虫。成虫叶形，深褐色，前端有一锥形突出。肠盲管有许多侧支。主要寄生在牛、羊的胆管内，人偶然感染。中间宿主是椎实螺。囊蚴多附着在水边的草叶上，人及牛、羊等动物食入则感染，引起肝片吸虫病。

肝片吸虫病（hepatic fascioliasis）肝片吸虫引起的疾病。流行于世界各地。成虫寄生于胆管，引起的症状与华支睾吸虫相似。但童虫移行期可对各脏器特别是肝脏造成破坏，并可出现严重的异位寄生。粪便和胆汁查到虫卵可确诊。治疗用吡喹酮。

肝气（liver qi；stagnation of liver qi）①中医术语。肝脏的精气。《素问·平人气象论》："肝藏筋膜之气也。"②指肝的功能活动。肝气有升发透泄的作用。能舒畅全身气机。如肝气郁结，肝失条达。③中医证候名。即肝气郁结的简称。症见

两胁气胀疼痛、胸闷不舒，兼见消化功能紊乱或月经不调等。

肝气乘脾泄泻（diarrhea due to involvement of the spleen by dominant liver qi）中医病证名。七情所伤，肝失条达、横逆犯脾，失其健运所致的泄泻。症见胸胁胀闷、嗳气，每于抑郁恼怒或情绪紧张之时，发生腹痛泄泻、舌淡红、脉弦。治宜抑肝扶脾。

肝气犯胃（脾）（hyperactive liver qi attacking the stomach）其他名称：肝气犯脾、肝胃不和。中医证候名。五行理论称为肝木乘脾土。由于肝气横逆而侵犯脾胃，以致消化功能紊乱。临床表现，一方面，出现肝气症状，如头眩、胁痛、易怒、小腹胀、脉弦等；另一方面，出现脾胃症状，如胃脘痛、吐酸、厌食、腹胀、大便泄泻等。治宜疏肝健胃或平肝健脾。

肝气虚（deficiency of liver qi）其他名称：肝气不足。中医证候名。指肝之精气不足引起的证候。肝气横逆，疏泄太过，影响脾胃，致消化功能紊乱。肝本脏的精气虚损，常兼见肝血不足。症见面色少华、唇淡、乏力、耳鸣失聪、容易恐惧等。治宜健脾疏肝或调和肝胃法。

肝气郁结（stagnation of liver qi）简称肝郁。中医证候名。肝失疏泄所致。症见两胁胀痛、痛无定处、脘闷嗳气、腹胀纳呆、精神抑郁，或有呕吐泄泻、脉弦。治宜疏肝理气解郁，可用柴胡疏肝汤。

肝憩室（hepatic diverticulum）胚胎发育第4周初，前肠末端近卵黄囊处的腹侧壁内胚层上皮增生形成的囊状突起。它增生迅速，伸入横膈内，末端分为头、尾两支。头支较大，是肝和胆囊的原基，先形成肝细胞索，继而发育成肝板和肝内胆道上皮。尾支变细，形成胆囊管和胆管，其柄发育成胆总管。

肝前性黄疸（prehepatic jaundice）见溶血性黄疸。

肝切除术（hepatectomy）切除部分肝脏的手术。术式有肝楔形切除术、肝部分切除术、肝叶切除术、半肝切除术、中肝叶切除术和右三叶肝切除术等。用于治疗肝肿瘤、肝外伤、肝内胆管结石、肝囊肿等。

肝区腹膜摩擦感（peritoneal friction on liver）肝周围炎的一种体征。检查时医生将右手的掌面轻贴于肝区，让病人作腹式呼吸所感知的振动。因肝表面和邻近的腹膜有纤维素性渗出物而变得粗糙，两者相互摩擦所产生。用听诊器听到的，称肝区腹膜摩擦音。

肝曲症状群（syndrome of flexura coli dextra）结肠肝曲过长而有大量气体淤积引起的临床表现。可出现较为剧烈的腹痛。应注意与胆囊疾患鉴别。

肝荣片（Tabellae Ganroni）肝病辅助治疗药。组成：葡醛内酯（肝泰乐）、维生素C、维生素B₁的糖衣片。用于病毒性肝炎、早期肝硬化、慢性肝功能障碍、食物中毒、药物中毒等。

肝肉瘤（hepatosarcoma）其他名称：原发性肝肉瘤。一种少见的恶性肝肿瘤。男性发病较多。其发病可能属先天性，或与胚胎性结缔组织异常发育及肝硬化有关。多属纤维肉瘤、平滑肌肉瘤和淋巴肉瘤，在临床上与肝癌无法区别。确诊依靠肝活检。治疗：手术。

肝肉芽肿（hepatic granuloma）由感染、药物、肿瘤等多种病因引起，并非独立性疾病。临床表现常为非特异性，如体重下降、乏力、食欲减退或发热。如系某一特异性疾病所有者，则临床表现与原发病表现相交织。B超、CT有助于诊断。治疗：针对病因及原发病。

肝扫描[检查]（liver scanning）应用¹⁹⁸金、⁹⁹ᵐ锝、¹³¹碘玫瑰红、¹¹³ᵐ铟等进行同位素肝扫描以诊断和鉴别肝脏疾病，特别是占位性病变的方法。扫描时常可见肝大，失去正常的形态，占位性病变处表现为放射性稀疏、放射性缺损或放射性充填等，这对区分良性或恶性病变很有帮助。此外，亦可用于鉴别肝内、外阻塞性黄疸及上腹部肿块等。

肝闪烁图（liver scintigram）静脉注入放射性核素标记的化合物，待浓集于肝脏后用扫描机或γ照相机显示出的放射性核素在肝脏内的分布图。用以检查肝脏的形态变化及功能变

化。所用的示踪剂有^{131}I-玫瑰红、^{113m}In 胶体、^{99m}Tc 胶体、^{75}Se-甲硫氨酸、^{67}Ga-枸橼酸等。

肝肾亏损（deficiency of liver yin and kidney yin）其他名称：肝肾阴虚。中医证候名。肝阴、肾阴俱虚的病证。肝阴和肾阴互相滋生，肾阴不足必然导致肝阴不足；肝阴不足，也会使肾阴亏损。故临床上肝阴虚与肾阴虚的症状常同时出现，多具有阴虚内热的病变特点。症见眩晕、头胀、视物不明、耳鸣、五心烦热、遗精、失眠、腰膝酸痛、舌红少津、脉弦细数或细而无力等。治宜滋补肝肾。

肝肾亏虚痿证（flaccidity-syndrome due to hypofunction of liver and kidney）中医病证名。肝肾精血亏损，不能充养筋骨所致。症见下肢痿软无力、起病缓慢、腰膝酸软、眩晕耳鸣、舌红少苔、脉细数。治宜补益肝肾、滋阴养筋，可用虎潜丸。

肝肾同源（both liver and kidney being from the same origin）其他名称：乙癸同源。中医术语。五脏相关理论之一。①肝阴和肾阴互相滋养，肝藏血，肾藏精，精血相生，故称。②肝和肾均内寄相火，相火同源于命门。③和虚实补泻有关。东方之木，无虚不可补，补肾即所以补肝；北方之水，无实不可泻，泻肝即所以泻肾。临床无论肝阴不足还是相火过旺，常是肝肾并治，或采用滋水涵木法，都是根据这个理论。

肝肾综合征（hepatorenal syndrome，HRS）严重肝病发生急性肾衰竭。肾脏病理改变轻微，无急性肾小管坏死表现。常见于病毒性肝炎、酒精性肝炎、原发和继发性肝癌、妊娠脂肪肝等所引起的肝硬化、暴发性肝衰竭的晚期。所有肝肾综合征都有腹水，伴有门静脉高压、黄疸以及低蛋白血症。大量放腹水、消化道出血、外科手术后、感染、腹泻为主要诱因。治疗：纠正尿毒症、护肝及支持疗法。

肝俞（ganshu，BL 18）中医穴位名。属足太阳膀胱经，肝之背俞穴。位于背部，第 9 胸椎棘突下旁开 1.5 寸处。主治胁痛、黄疸、胃脘痛、目赤、雀盲、近视、失眠、精神病等。斜刺 0.3～0.5 寸，禁深刺。艾炷灸 3～7 壮，或艾条灸 5～15min。

肝衰竭（liver failure）多种因素引起的严重肝脏损伤，导致肝脏合成、解毒、排泄和生物转化等功能发生严重障碍或失代偿，出现以凝血机制障碍和黄疸、肝性脑病、腹水等为主要表现的一组临床症候群。肝衰竭分为急性、亚急性、慢加急性、慢性四类，在我国慢加急性常见。主要病因是肝炎病毒（我国主要是乙型肝炎病毒）、药物过量、特异体质的药物反应、毒素摄入和代谢紊乱，其他还有肝豆状核变性、缺血性肝炎、巴德-基亚里（Budd-Chiari）综合征、瑞氏（Reye）综合征和恶性肿瘤。肝衰竭早期极度乏力，明显厌食、呕吐和腹胀，黄疸进行性加深，有出血倾向；中期出现Ⅱ度以下肝性脑病和/或明显腹水，明显出血倾向；出现出血点或瘀斑；晚期出现肝肾综合征、上消化道大出血、严重感染和难以纠正的电解质紊乱等难治并发症，或Ⅲ度以上肝性脑病，或有严重出血倾向（注射部位瘀斑等）。肝衰竭死因主要是脑水肿和感染引起全身炎症反应综合征。病人应置于重症监护病房，基础支持治疗对预后很重要，对症治疗，肝移植是治疗的有效手段。

肝素（heparin）一种杂多糖类聚合物。因最初从肝脏中发现，故名。也存在于肺、血管壁、肠黏膜等组织中，是天然抗凝血物质。主要由肥大细胞产生，能抑制凝血酶和纤维蛋白的形成，还能抑制血小板血栓的形成。临床上作为抗凝血剂，用于防治血栓形成等。大量使用可引起出血，有出血倾向及凝血障碍者忌用。肝、肾功能不良，严重高血压者慎用。

肝素钠（heparin sodium）抗凝血药。用于预防血栓形成和栓塞，如心肌梗死、肺栓塞、血栓性静脉炎、术后血栓形成等。治疗各种原因引起的弥散性血管内凝血，早期应用可防止纤维蛋白原和凝血因子的消耗。制剂：注射剂。有出血倾向和凝血机制障碍者、患血小板减少症、血友病、消化性溃疡、严重高血压、颅内出血、细菌性心内膜炎、活动性结核、先兆流产或产后、内脏肿瘤、外伤及手术后禁用。孕妇

慎用。过量可导致出血。

肝素-血小板减少-血栓形成综合征（heparin-thrombocytopenia-thrombogenesis syndrome）应用肝素治疗后约有 2%～3% 可引起血小板减少或血小板减少伴血栓形成，临床上出现出血和血栓栓塞等一组症候群。多在应用肝素 5 日后发病。表现为肺栓塞或累及冠状动脉、脑及胃肠道动脉的相应症状，可出现弥散性血管内凝血。治疗：停用肝素，对症处理。

肝泰乐（glucurolactone）见葡醛内酯。

肝泰乐注射液（Injectio Natrii Glucuronatis）组成：葡糖醛酸钠（相当于葡醛内酯），与适量稳定剂制成的、无色澄明的灭菌水溶液。见葡醛内酯。

肝特异性脂蛋白抗原（liver specific protein，LSP）乙型肝炎病毒（HBV）感染肝细胞后，细胞膜上除有病毒特异性抗原外，还会引起肝细胞表面自身抗原发生改变，暴露出肝特异性脂蛋白抗原。LSP 可作为自身抗原诱导机体产生针对肝细胞组分的自身免疫反应，通过细胞毒性 T 细胞（CTL）的杀伤作用或释放淋巴因子的直接或间接作用，损害肝细胞。

肝痛（hepatalgia）肝大时肝包膜被牵引扩张而致的疼痛。有时是与肝包膜周围炎或粘连有关。肝炎时肝痛轻微，肝淤血时为胀痛，肝癌时肝痛可进行性加重。除针对病因进行治疗及对症处理外，应注意劳逸结合，勿进行重体力劳动及剧烈运动。

肝外胆道损伤（injury of extrahepatic biliary tract）肝外胆管的机械性损伤。可分两类：一类是上腹部手术时所致；另一类是严重外伤引起。前者较为常见。由外伤所致的胆囊或肝外胆管损伤，常伴有其他内脏如肝、胃、十二指肠、胰及右肾等损伤。

肝外胆管癌（carcinoma of the extrahepatic bile duct）发生于肝外胆管的恶性肿瘤。胆管系统的长期慢性炎症、结石及囊性扩张等与其发生可能有关。可发生于胆管的任何部位，但以其左右分叉部最多见。可分为绒毛状、结节性及弥漫性。绝大多数为腺癌，包括浸润性腺癌、黏液性腺癌及乳头状癌；少数为腺鳞癌或鳞癌。间质内常有大量纤维组织增生，分割癌实质（硬癌）。发生于左右肝管交叉处多为硬癌，与硬化性胆管炎或局限性狭窄相似。胆总管癌和胆囊癌常为结节状或息肉状，预后较好。常发生胆囊、局部淋巴结等处的转移。

肝外胆管良性肿瘤（extrahepatic biliary benign tumor）肝外胆管的良性占位性病变。多为乳头状瘤，临床较罕见。可单发或多发，有的呈囊性，恶变者更罕见。表现为阻塞性黄疸、胆绞痛、发热、体重减轻、胆道出血等。多采取胆管切除和胆管空肠吻合术。

肝外胆管损伤（extrahepatic biliary injury）腹部损伤性疾病。肝外胆管位置深在，损伤多由穿透伤引起。胆囊或胆囊管损伤，宜行胆囊切除术。胆总管破裂，应在裂口上方或下方另做切口置入 T 管，将短臂放置裂口作为支撑，进行修补。医源性胆管损伤，多发生于上腹部手术特别是胆囊切除术和胃大部切除术时。手术中即时发现的，应予以修复。腹腔镜胆囊切除术中发生的胆管损伤，宜开腹处理。

肝外阻塞性黄疸（extrahepatic cholestatic jaundice）由各种原因造成的肝外胆管机械性阻塞而出现的黄疸。常见病因有胆管结石、肿瘤、急性胆囊炎、胆道蛔虫、肝癌、胰头癌、肝门淋巴结转移癌等。多需外科手术治疗。

肝为刚脏（liver as a rigid organ）肝体阴而用阳，喜条达舒畅，既恶抑郁，也忌过亢。肝为将军之官，其刚强之性，主要体现在肝气方面，当受到精神刺激时，使人易于急躁、发怒，这叫"肝气太过"；相反，如肝气不足，则会使人产生惊恐的症状。肝和胆相表里，肝的刚脏作用常需胆的配合才能体现。

肝胃不和（incoordination between liver and stomach）见肝气犯胃。

肝胃气痛（stomachache due to hyperactive liver qi）中医病证名。情志郁结，肝气犯胃所致的胃痛。症见胃脘胀满、胀痛连胁、嗳气，每因精神刺激而作痛，苔白，脉弦。治宜疏

肝理气，用柴胡疏肝汤。

肝吸虫（liver fluke）　见华支睾吸虫。

肝吸虫病（hepatic distomiasis, liver fluke disease）　见华支睾吸虫病。

肝细胞（hepatocyte，liver cell）　肝内数量最多的细胞。肝细胞内含有许多细微结构，如肝细胞核、肝细胞质、线粒体、内质网、溶酶体、高尔基体、微粒体及饮液泡等。每种细微结构都有相应的功能，如合成、降解、转化和贮存多种物质，分泌胆汁等。肝细胞有3种面，即血窦面、胆小管面、肝细胞之间的连接面。相邻肝细胞之间可见连接复合体和缝隙连接，起着连接和沟通细胞信息的作用。

肝细胞癌（hepatocellular carcinoma）　起源于肝细胞的恶性肿瘤。为原发性肝癌的主要类型。常与肝硬化并存，多见于男性，早期常无明显症状。血清甲胎蛋白检测对诊断本病有较高的特异性；放射性核素肝扫描或选择性肝动脉造影亦有助于诊断、定位。

肝细胞性黄疸（hepatocellular jaundice）　因肝脏病变（如肝炎、肝硬化和肝癌等），使其摄取、结合和排泄胆红素功能减退所致的黄疸。临床上除黄疸外常伴有肝脾大、肝功能受损、高胆红素血症及尿内出现胆红素等。针对病因和护肝治疗。

肝纤维化（fibrosis of liver）　肝内结缔组织异常增生。多继发于其他原发性肝病。与肝硬化的主要区别在于无假小叶形成。当肝内及汇管区局部纤维化明显时可导致门静脉高压。因早期病变是可逆的，所以积极治疗原发性疾病，并试用秋水仙碱、青霉胺等是重要的。

肝腺瘤（adenoma of liver）　肝极罕见的一种良性肿瘤。按细胞来源可分为肝细胞性、胆管细胞性和混合性腺瘤三种。胆管细胞瘤又可分为管状腺瘤和囊腺瘤两种。早期可无任何症状，当肿瘤逐渐增大，压迫邻近器官，可有上腹部胀满不适、恶心、食欲减退，或轻微隐痛等。肿瘤表面光滑、质硬、多无压痛。如腺瘤破裂出血，则出现急腹症，严重者可发生休克。术前诊断较难，易与肝癌相混淆，B超、肝动脉造影和CT等检查诊断。治疗：手术。

肝腺泡（hepatic acinus）　根据血液循环和胆汁排出途径划分肝的单位名称。是以汇管区的终末肝微动脉、终末门微静脉及小叶间胆管分支为中轴，两端以中央静脉为边界的卵圆形结构。一个经典肝小叶的横断面上有六个肝腺泡。

肝小静脉闭塞病/肝窦阻塞综合征（hepatic venoocclusive disease/hepatic sinusoidal obstruction syndrome，HVOD/HSOS）　一种以肝大、腹水、体重增加和黄疸为特点的临床综合征。分为轻、中、重3型。轻型，无症状；中型，出现腹水和/或胸腔渗出，但没有多器官衰竭；重型，发生多器官衰竭、呼吸衰竭和/或肾衰竭和/或肝性脑病。主要见于食用土（菊）三七中毒，以及造血干细胞移植及器官移植和实体肿瘤化疗。典型临床表现是液体潴留导致的体重快速增加、疼痛性肝脏肿大以及不明原因的高胆红素血症。诊断主要依据症状和体征，病史〔特别注意服用土三七、含有被吡咯双烷生物碱污染的植物或食物，以及造血干细胞移植（SCT）史〕。通过限制钠的摄入、利尿药和腹腔穿刺治疗腹水，抗纤维蛋白溶解剂以促进纤维蛋白的降解，经颈静脉肝内门体分流术解除充血肝窦的压力，以及肝移植抢救性治疗。

肝小叶（hepatic lobule）　肝的结构单位。呈多角棱柱体，由中央静脉及其周围呈放射状走行的肝板和肝血窦构成。小叶间结缔组织较少，小叶界限甚不清晰。以中央静脉为中心，肝细胞索向周围呈放射状排列。肝细胞索间为肝血窦。在若干小叶的角缘处有小叶间静脉、小叶间动脉和小叶间胆管集中的汇管区。成人正常肝小叶约占整个肝脏体积的96%。

肝心综合征（hepato-cardiac syndrome）　凡由肝胆系统疾病引起的心脏疾患，均可列入肝心综合征。无论哪种疾病引起的肝细胞衰竭，都可使心排血量增加以及体循环血管扩张。胆汁排出功能异常也可使心血管功能受到影响。临床表现为心慌、气短，甚至出现心功能不全症状，也可有S-T段及T波改变等异常心电图表现。

肝性黄疸（hepatic jaundice）　其他名称：中毒性黄疸、传染

性黄疸。在肝细胞受到严重损伤，肝细胞失去对胆红素的改造和转运功能，致使胆酸盐、胆脂等的一部分和胆红素渗入血液。可见于传染性肝炎、暴发性肝衰竭、钩端螺旋体病、磷中毒、四氯化碳中毒以及肝的高度慢性淤血等。

肝性脑病（hepatic encephalopathy，HE）　其他名称：肝昏迷。由肝功能严重失调或障碍所致，以代谢紊乱为主要特征的中枢神经系统功能失调综合征。有肝功能失调或障碍（病史、临床表现和生化异常）的病人，出现意识障碍、行为失常和昏迷以及神经体征（排除大脑或精神疾病），可诊断为肝性脑病。治疗：加强护理，注意水、电解质和酸碱平衡，去除诱因，限制蛋白质摄入，口服新霉素、卡那霉素、甲硝唑，应用降氨药物，纠正氨基酸代谢失衡，防治脑水肿。

肝性胸水（hepatic hydrothorax）　发生于失代偿期肝硬化病人的胸水。发生机制为：①低蛋白血症；②门静脉高压使奇静脉、半奇静脉压升高，胸膜血液循环回流障碍；③肝淋巴回流量增加及淋巴通路受阻，腹膜淋巴管扩张、破裂；④腹压升高，横膈腱索部小泡形成，小泡破裂后腹水进入胸腔形成胸水。

肝性血卟啉病（hepatic porphyrias）　肝脏先天性酶缺陷引起的卟啉代谢障碍，致使卟啉及卟啉前体的产生与排泄增多，并聚积在组织中而出现一系列症状的疾病。表现为光敏性皮肤损害、神经系统损害、肝胆损害等。急性症状常由感染、创伤、药物等诱发。治疗：避免感染、过劳、精神刺激；高糖饮食及注射葡萄糖；应用糖皮质激素；对症处理等。

肝〔血〕窦（hepatic sinusoid）　肝小叶内肝板间不规则的腔隙。大小不等，直径约9～12μm。肝窦通过肝板上的孔连接成网，窦壁由内皮细胞组成，内皮细胞间有间隙。内皮胞质薄，有许多小孔，孔上无膜，内皮外无基膜，通透性大，在窦内或窦壁上有肝的巨噬细胞称库普弗细胞。肝窦内血液是混合性的，由小叶边缘流入中央静脉。

肝血管瘤（hepatic hemangioma）　肝脏常见的良性肿瘤。肿瘤表面呈暗红色或紫色，外有包膜，切面呈海绵状，有时血管瘤内可见血栓形成和瘢痕，偶有钙化。女性多见。临床多无症状，较大者可有腹痛、上腹肿块及胃肠道压迫症状。严重者可有腹水、黄疸、心力衰竭，甚至破裂出血，危及生命。腹部B超及X线检查可发现肿块，放射性核素肝血池扫描和血管造影可以确诊。治疗：瘤体小者不需处理；大者可放疗或手术切除。

肝血管肉瘤（hepatic angiosarcoma）　其他名称：肝恶性血管内皮瘤。高度恶性的肿瘤。少见。常见于婴儿，少见于老年人，多为先天性。肝脏可见大小不等充血血窦，并衬有大小不等染色过深的内皮细胞，腔内可见血栓形成。临床症状：肝脏可迅速增大，伴腹胀、腹痛、厌食和贫血，肝区可听到血管杂音，肿瘤破裂时有血腹。可手术切除，肝动脉栓塞化疗疗效不确定。

肝血流灌注和肝血池显像（imaging of liver perfusion and blood pool）　利用放射性核素检测肝血流情况，对肝内良、恶性占位性病变进行鉴别诊断的一种检查方法。所用方法是利用静脉注射放射性药物高锝酸盐（$^{99m}TeO_4^-$）来标记红细胞，然后检测被标记的红细胞（$^{99m}Tc-RBC$）在肝内的分布情况，对病灶性质进行鉴别诊断。对于血管瘤，尤其是CT和MRI诊断有困难的病灶更具有特殊鉴别诊断意义。

肝血流图（rheohepatogram）　其他名称：肝电阻图。一种无损伤性检查肝脏供血情况和相对定量的生物物理检查方法。是一项电子学与医学相结合的新技术。通过测定肝组织对高频电流的阻抗变化，来探查肝脏供血和血液循环状态。借以判断肝脏功能及病理变化。正常肝血流图由收缩前波、收缩波及舒张波组成，各种肝病均有异常波。

肝血虚（deficiency of liver blood）　其他名称：肝血不足。中医证候名。指肝藏血不足的证候。肝主藏血，血属阴，故血虚或肝阴虚均可出本证。症见面色萎黄、视力减退、虚烦失眠、妇女月经不调、脉弦细数等。治宜补血养肝。

肝压痛（hepatic tenderness）　肝脏疾病的一种体征。见于肝包膜有炎症反应或被肿大的肝脏所绷紧。轻度弥漫性压痛见

于肝炎、肝淤血等。局限性剧烈压痛见于较表浅的肝脓肿。如有叩击痛疑似有深部肝脓肿。

肝炎（hepatitis）　肝炎性病变的总称。常见致病因素有病毒、细菌、寄生虫、阿米巴、毒物、自身免疫等，也可由药物、化学品及食物中毒等引起。按病因不同，可分为病毒性肝炎、药物性肝炎、酒精性肝炎和中毒性肝炎；按病程及临床表现不同可分为急性肝炎和慢性肝炎。临床表现有发热、乏力、厌食、黄疸、肝大和肝区疼痛等，并伴有肝功能受损，如转氨酶增高。治疗：针对病因和症状采中西医结合的综合疗法，适当休息、合理营养、避免饮酒和使用对肝脏有害的药物。

肝炎病毒（hepatitis virus）　人类病毒性肝炎病原体的总称。现知有6种，即甲型、乙型、丙型、丁型、戊型和庚型肝炎病毒。甲型肝炎病毒为单股RNA病毒，对热抵抗力强，主要经粪-口途径侵入。乙型肝炎病毒为环状的双股DNA病毒，有多种形态，主要通过输血、注射等传播。乙型肝炎急性期较甲型肝炎缓和，但较易转变为慢性，且多成为病毒携带者。丙型肝炎病毒为单股正链RNA病毒，在肝细胞内能复制，经1：1 000甲醛37℃ 96h处理，加热100℃ 5min或60℃ 10h，其传染性消失。丁型肝炎病毒为一种缺陷性RNA病毒，可能与原发性肝癌的发生有关。戊型肝炎病毒是肠道传播肝炎的新病原，过去称为肠道传播的非甲非乙型肝炎病毒，属单股正链的RNA病毒。庚型肝炎病毒为单股正链RNA病毒，大多经输血及注射传播。此外，近期报道，一种TT病毒，认为是引起输血后非甲非庚型肝炎的病原之一。

肝炎后肝硬化（posthepatitis cirrhosis）　病毒性肝炎（多为乙型）后因肝组织弥漫损害（包括肝细胞变性、坏死、再生及再生结节形成、结缔组织增生）引起临床上以肝功能损害及门静脉高压为主要表现的一种病症。通常为巨结节型。病毒性肝炎的急性重症及亚急性重症活动型，尤其慢性活动性肝炎都可造成坏死后肝硬化和门脉性肝硬化。长期黄疸不退的淤胆型肝炎有时也可发生胆汁性肝硬化。治疗：针对病因和加强一般治疗；对失代偿期主要是对症处理，改善肝功能，治疗并发症。

肝炎后高胆红素血症（posthepatitis hyperbilirubinemia）　病毒性肝炎恢复后，少数病人血中有胆红素增高的现象。病人一般无明显症状，健康状况良好，仅血胆红素（以间接胆红素为主）在34μmol/L左右，肝功能其他项目正常，经长期观察无肝炎复发现象。

肝炎后再生障碍性贫血（posthepatitic aplastic anemia）　其他名称：肝炎-再障综合征。系指肝炎后发生的再生障碍性贫血。发病机制迄今未明，可能与肝炎病毒直接抑制骨髓、肝炎过程产生自身抗体损伤骨髓、肝炎时肝脏解毒能力降低等因素有关。甲型肝炎多见，发病年龄较早，再生障碍性贫血多数发生在肝炎后10周内，多处于肝炎恢复期，肝炎症状轻而再生障碍性贫血严重。治疗困难，平均生存期10周～16个月。乙型肝炎少见，再生障碍性贫血发生在肝炎后1年以上，生存期较长。应针对病因予以治疗。

肝炎后综合征（posthepatitic syndrome）　急性肝炎恢复后，病人长期不安、乏力、厌油、上腹不适，脂肪餐后有轻度消化不良及肝区痛等的症候群。这些神经紊乱等症状、植物化和症状均可正常，甚至肝活检也无任何肝病变残存。此病的发生与自主神经功能失调有关。对症治疗。

肝阳（liver yang）　中医术语。①肝的阳气，与肝阴相对。主升发疏泄。②中医病证名。指肝气太过，肝阳偏亢，可以耗伤肝阴的病证，常见症状如头痛、眩晕、耳鸣、面红赤等。

肝阳上亢（upper hyperactivity of liver yang）　其他名称：肝阳偏旺。中医证候名。由于七情刺激或肾水亏损不能滋养肝木，或肝阴不足，阴不潜阳，致肝阳偏旺上亢。症见头晕目眩、头痛、面赤、眼花、耳鸣、口苦、舌红、脉弦滑或弦细等。治宜平肝降逆，或滋阴潜阳。

肝阳虚（deficiency of liver yang）　中医证候名。指肝阳不足所表现的虚寒证候。多因肝气虚发展而来。症见两胁胀闷，畏冷肢凉，头晕眼花，抑郁善恐，舌苔白润，脉沉迟无力等。

治以暖肝或温肝散寒法。

肝阳眩晕（dizziness due to hyperactivity of liver yang）　中医病证名。指因情志不舒，烦劳过度，肝阴暗耗，而致肝阳上僭引起者。症见时时眩晕耳鸣、头痛且胀、遇烦劳恼怒后增剧、急躁易怒、少寐多梦、面红、口苦、舌红、脉弦。治宜平肝潜阳、清火息风，可用天麻钩藤饮。

肝药酶诱导剂（inducer of hepatic drug metabolizing enzyme）　能提高肝微粒体酶的含量或活性，使药物代谢速度加快的药物，如苯巴比妥、苯妥英钠、利福平等。此诱导剂的作用既有临床治疗意义，也能带来不良后果。如利用苯巴比妥诱导肝药酶的作用，促进胆红素与葡糖醛酸结合，增加肝脏与胆红素结合，使血浆内胆红素浓度降低，发挥治疗新生儿黄疸的作用，因可降低血药浓度，减弱药物作用，故亦可产生药物耐受性。

肝胰壶腹部肿瘤（tumor of hepatopancreatic ampulla, tumor of Vater's ampulla）　由十二指肠、胆总管和胰腺管黏膜上皮发生的肿瘤。多为恶性。临床主要症状为无痛性黄疸、腹痛、上腹饱胀；也可有食欲减退、乏力、腹泻和消瘦；晚期病人可有胆汁性肝硬化、脾大、腹水和胆囊肿大。十二指肠内镜检查有重要诊断价值。治疗：良性乳头状瘤可经十二指肠镜高频电切除；恶性者行根治性胰头十二指肠切除术。

肝阴（liver yin）　中医术语。肝脏的阴血和阴液。肝阴与肝气相互为用，保持阴阳的协调。如肝气太过，肝阳偏亢，可以耗伤肝阴。而肝阴不足，则可引起肝阳上亢。

肝阴虚（deficiency of liver yin）　其他名称：肝阴不足。中医证候名。由慢性耗损或血不养肝所致，或因肾精不足而致肝肾阴虚。症见眩晕、头痛、视物不清、眼干、夜盲、经闭、经少等。肝阴虚往往引起肝阳上亢，而见耳聋、耳鸣、面热、四肢麻木震颤、烦躁失眠等。治以养肝阴，或滋养肝肾为主。

肝硬度（hepatic hardness）　判断肝软硬的指标。肝硬度通常可区分为三度：一度（Ⅰ°）质柔软，触诊时犹如按指口唇的感觉，这是正常肝脏的硬度；二度（Ⅱ°）略硬，犹如指按鼻尖的感觉，一般见于各期肝炎、肝脓肿、血吸虫病、脂肪肝、疟疾发作后等；三度（Ⅲ°）硬度明显增加，犹如指按两眉之间的感觉，可见于慢性肝炎、肝硬化、晚期血吸虫病、淤血肝、恶性肿瘤、肝淀粉样变性。

肝硬化（hepatic cirrhosis）　由一种或多种原因引起的、以肝组织弥漫性纤维化、假小叶和再生结节为组织学特征的进行性慢性肝病。最常见的病因是乙型肝炎病毒（HBV），次为丙型肝炎病毒（HCV）等。肝硬化的基本特征包括肝细胞变性、坏死、再生及再生结节形成、结缔组织增生、纤维隔形成，最后形成假小叶使肝质地变硬。主要并发症有上消化道出血、肝性脑病和原发性肝癌。临床上早期无症状。晚期表现为肝功能损害及门静脉高压。检查常有肝功能异常，白蛋白减少。按病因及护肝治疗。

肝痈（liver abscess）　中医病证名。生于肝脏的内痈。多因愤郁气逆积湿生痰蕴蒸而成。症见右胁胀痛拒按，不能右侧卧，寒热、口苦、溺黄赤等，迁延失治可致咳唾脓血、腹满下利、气血亏虚。本病包括肝脓肿。治宜清肝泻火，辅以疏肝除痰，行气活血。

肝郁（stagnation of liver qi）　见肝气郁结。

肝源性低血糖症（hepatic hypoglycemia）　由于各种原因引起肝糖输出减少而出现的低血糖症。病因可能有：肝组织广泛破坏；有关糖原代谢的酶系功能失常或不足；葡萄糖消耗过多；肝癌细胞释放某种胰岛素类似物。临床特点为：多见于空腹、饥饿、运动、应激或限制碳水化合物摄入；神经精神症状较明显；肝病好转低血糖症可减轻或消失；肝病的症状和体征。保肝治疗和高碳水化合物饮食十分重要。

肝源性水肿（hepatic edema）　门静脉高压、低蛋白血症、继发性醛固酮增多以及肝淋巴液引流不畅等所致的水肿。其代表为肝硬化腹水。若腹腔压力高，妨碍下肢静脉回流，又可加重下肢水肿。低蛋白血症可致全身水肿。病因难纠正。多对症治疗。

肝[脏]恶性肿瘤（malignant tumor of liver）　发生于肝脏的

恶性病变。源自上皮组织者如肝细胞癌、胆管细胞癌、混合性癌和肝母细胞瘤等；源于间叶组织者如血管内皮细胞瘤、恶性淋巴瘤、纤维肉瘤等。肝脏继发性恶性肿瘤包括转移癌及肉瘤。

肝脏结节病（hepatic sarcoidosis） 原因不明的多器官、多系统的肉芽肿性疾病侵犯肝脏所致。进程缓慢，多见于30～40岁女性。肝活检见汇管区周围非干酪性肉芽肿病灶可诊断。激素、免疫抑制剂治疗。

肝脏局灶性结节增生（hepatic focal nodular hyperplasia，HFNH） 肝脏少见的良性肿瘤。常为单发，多见于青壮年。局灶性结节增生常为孤立结节，无包膜、边界清晰，病变区动脉管径较大，无门静脉分支，病灶中央可见星状纤维瘢痕并向四周放射，将病灶分成大小不等的结节。诊断主要依靠影像学检查。可长期随访观察，无需治疗。

肝脏叩诊（hepatic percussion） 腹部检查方法。匀称体型者的正常肝脏在右锁骨中线上，其上界在第5肋间，下界位于右季肋下缘，两者之间距离为9～11cm。肝浊音界扩大见于肝癌、肝脓肿、肝炎、肝淤血；肝浊音界缩小见于急性重型肝炎、暴发性肝衰竭、肝硬化和胃肠胀气等；肝浊音界消失代之以鼓音者，多由于表面覆有气体所致，是急性胃肠穿孔的重要征象。肝脏叩击痛、胆囊叩击痛对诊断肝炎、肝脓肿、胆囊炎有意义。

肝脏良性肿瘤（hepatic benign tumor） 起源于肝实质细胞、胆管上皮细胞或血管等的良性新生物。包括肝血管瘤、肝腺瘤、肝淋巴管瘤、肝脂肪瘤、肝平滑肌瘤、肝纤维瘤等。肝功能检查一般均正常。放射性核素、B超、CT可帮助诊断；确诊须依赖病理检查。根治此病需手术切除肿瘤，一般预后良好。

肝脏损伤（liver injury） 发生于右下胸、右上腹的闭合性或开放性肝脏创伤。右上腹痛，右下胸肋骨骨折，右横膈抬高，都应高度怀疑肝脏损伤，B超检查诊断。表浅的肝裂伤出血后可自行停止；深在的中央型挫裂伤往往伴有肝动脉、门静脉、肝静脉和肝内胆管大分支的损伤，引起严重出血和胆汁性腹膜炎。张力很大的肝包膜下血肿突然破裂，则出现迟发性急性腹痛和内出血。治疗：严重的肝脏损伤，首先抗休克，有大出血征象时必须立即手术。

肝脏显像（hepatic imaging） 利用肝内星形细胞吞食放射性胶体物质及放射性核素发射γ射线的特点，从体外用扫描机或照相机描绘或拍摄肝脏的位置、大小、形态、占位性病变及其功能状态的技术。肝脏血液极为丰富，将放射性胶体药物注入血液后一次流经肝脏时90%以上可被肝脏星形细胞所摄取。正常情况下被摄取的放射性显像剂均匀分布于整个肝脏，肝内有占位性病变时，肝细胞遭到破坏，失去摄取显像剂的能力，在显像图上呈放射性分布稀疏或有缺损区。

肝脏血管性疾病（hepatic vascular disease） 包括：门静脉血栓形成/肝外门静脉阻塞）；肝动脉疾病（动脉瘤、血栓形成）；血窦阻塞性疾病；放射诱导的肝病；肝紫癜症和血窦扩张；先天性血管畸形。

肝[脏]移植[术]（hepatic transplantation） 将同种异体健康肝脏移植于不可逆性肝衰竭病人的手术。分为原位和异位肝移植两种。前者是将受体病肝切除后，将肝脏移植在原病肝的位置上，按正常解剖关系重建血管和胆管。后者是将肝脏移植在受体右侧的盆腔内，不切除原病肝。

肝[脏]脂肪变（fatty degeneration of liver） 肝细胞新陈代谢障碍引起的一类形态变化。表现为肝细胞内较小的脂肪空泡，多见于核的周围，以后变大，散布于整个胞质中，严重时融合成一大空泡，将核挤向一边，与脂肪细胞相似。如脂肪变性比较广泛，可见肝肿大，色变黄，触之有油腻感。发生于肝淤血、肝炎、磷中毒等疾病。

肝脏肿瘤显像（liver tumor imaging） 利用与肝癌组织具有特殊亲合力的某些放射性元素及其标记的化合物或肿瘤特异性抗体在肝癌组织中大量浓聚，使病变组织呈阳性显像的一种核医学检查方法。该方法不仅可以显示肿瘤的部位、大小、数量和形态，而且对肝癌的定性和定位诊断有特殊意义。目前所应用的核素除^{67}Ga、^{201}Tl、^{111}In外，还有用于原发性肝癌

诊断的肝胆显像剂（^{99m}Tc-亚氨二醋酸类、^{99m}Tc-IDA、^{99m}Tc-吡哆氨基酸类、^{99m}Tc-PMT等）。

肝掌（liver palm；cinnabar palm） ①手掌的鱼际、小鱼际处皮肤发红、加压后褪色。发生机制与蜘蛛痣同，一般认为是肝脏对体内雌激素的灭活减弱，致使雌激素增高所致。常见于急、慢性肝炎或肝硬化。②见朱砂掌。

肝震颤（liver thrill） 肝棘球蚴病的特有体征之一。检查时需用浮沉触诊法。当手指压下时，如感到一种微细的震动感，称为肝震颤。由于包囊中的多数子囊浮动，撞击囊壁而形成震颤。

肝脂酶（hepatic lipase，HL） 催化甘油三酯水解反应的脂酶。存在于肝脏的毛细血管壁上，参与血浆脂蛋白中甘油三酯的水解作用。该酶具有甘油三酯脂肪酶、甘油单酯脂肪酶及磷脂酶活性。其结构与脂蛋白脂酶类似，分子量62kD，最适合pH值偏弱碱性。

肝[肿]大（hepatomegaly） 各种原因引起的肝脏体积增大。可分为弥漫性及局限性。弥漫性肝大见于肝炎、肝淤血、脂肪肝、早期肝硬化、白血病、血吸虫病、华支睾吸虫病等。局限性肝大见于肝脓肿、肝肿瘤、肝囊肿（包括肝包虫病）等。5～6岁以下小儿肝脏常能扪及，成人深吸气时触到肝脏下缘不一定表示肝大。

肝主筋（the liver being in charge of the tendons） 中医术语。肝主管全身筋膜。筋，是一种联络关节、肌肉，专司运动的组织。肝之所以主筋，主要由于筋有赖于肝血的滋养。只有肝血充盈，才能使筋得到濡养而维持正常的运动。

肝主升发（liver governing ascending of qi） 中医术语。指肝气的一种作用。肝有调节血量的功能，它的经脉上巅络脑，肝的功能正常时，好像春天的树木那样条达舒畅，充满生机，这是体现"升发"的现象。但升发太过，反会出现头痛、眩晕等病证。

肝主疏泄（the liver regulates activity of vital energy） 中医术语。升发透泄之意。肝有升发透泄作用，能舒畅全身气机，又能助脾胃消谷运化。妇女的月经和男性的排精，也与肝的疏泄有关。如精神抑郁，可使肝气郁结，甚至影响气血流畅而发生疼痛、纳呆、经闭等。

肝主血海（liver being analogous to a blood-sea） 中医术语。血海常是冲脉，所谓冲为血海。因肝有贮藏并调节血液的功能，故亦有血海之称。

肝著（liver stagnation syndorme） 中医病证名。指胸痛时每欲蹈压，初起常喜饮热之症。多因邪气留着，肝脏气血滞而不畅，上逆于肺所致。有因肝虚所致者，亦有因劳、怒所致。症见胸胁痞闷胀痛，喜重力按压，常喜热饮。治宜疏肝活血。

肝总动脉（common hepatic artery） 腹腔干供应肝和胆囊以及胃十二指肠的分支。是腹腔干三大分支中较为粗短的一支。行向右，旋即分为胃十二指肠动脉和肝固有动脉两终支。主要分布区域为肝、胆、胃小弯右侧前后壁、十二指肠近侧半、大网膜右侧部和胰头。

肝左外侧叶切除术（left lateral lobectomy of liver） 适用于肝病变局限在左外侧叶者，如肝癌、肝内胆管结石等，常采用缝合结扎法或肝门血流暂时阻断法，即左肝游离后，前者以7号丝线沿镰状韧带左侧0.5～1.0cm作一排平行于镰状韧带的交锁缝合；后者为用乳胶管绕肝十二指肠韧带两圈暂时阻断门静脉和肝动脉血流，然后切除左外侧叶，结扎断面的血管和胆管，将断面上、下缘对拢缝合，肝断面旁放置引流管。

疳病（infantile malnutrition） 简称疳。中医病证名。慢性营养障碍性疾病，多见于5岁以内儿童。因喂养不当，或多种疾病继发所致，症见形体虚弱羸瘦，面黄发枯，精神萎靡或烦躁，饮食异常，大便不调等。治疗总以顾护脾胃为本。

疳疮（chancre） 中医病名。①即下疳。相当于一期梅毒的下疳。出现于龟头、阴唇上的豆粒大硬结，不痛不溃者为硬性下疳；初起小疮，渐而破溃者为软性下疳。宜清泄肝肾湿热毒邪。外用鹅黄散（煅石膏、黄柏、轻粉）。②因月后便行房，致成湛浊（为经事断续不了），伏流阴道，疳疮遂生，

G

瘙痒无时。

疳积（infantile malnutrition） 中医病证名。疳疾而有积滞的证候。包括小儿慢性营养不良与消化不良及其一系列并发症。多由嗜食生冷、甘肥、黏腻、积滞中脘，脾胃不能消化而致。一般表现为面黄肌瘦、腹部胀实、毛发焦稀、脾气怪癖、吮食手指、嗜异食、大便泄泻而酸臭等。治以健脾开胃、消积除疳为主。

疳积上目（eye disorder due to malnutrition in children） 其他名称：疳眼、小儿疳眼、小儿疳眼外障、疳毒眼。中医病证名。为小儿疳积继发的角膜软化症。相当于西医的角膜软化症。起因于脾胃受损、肝热上攻。表现为角膜混浊、视物不清、干涩怕光。外治可用鱼肝油滴眼，内服维生素 A、D 制剂。中药以健脾养肝明目为基本治法，参苓白术散、肥儿丸等方可参考应用。

杆菌（rod bacteria） 细胞呈杆状或圆柱状的细菌。广泛分布于自然界。腐生或寄生。如大肠埃希菌、枯草杆菌等。其大小长短、粗细均不一致。有的较弯曲。多数两端钝圆，有的末端膨大呈棒状。根据其大小可分为大杆菌、中杆菌和小杆菌。根据其外形可分为球状杆菌、棒状杆菌及分枝杆菌等。多数分散存在，偶有成对或成链的。

杆菌肽（bacitracin） 其他名称：枯草菌肽。由枯草芽孢杆菌等产生的分子为环状十二肽的抗生素，有抑制或杀灭革兰氏阳性和革兰氏阴性菌作用，如肺炎球菌、葡萄球菌、淋球菌、脑膜炎球菌、螺旋体等。本品肾毒性大，一般不作全身用药，仅供局部用药，除非对生命有危险而其他抗生素无效时，才考虑注射给药。临床主要用于耐青霉素的葡萄球菌感染及外用于皮肤感染等。

杆状核粒细胞（band granulocyte，stab granulocyte） 一种后期晚幼粒细胞。细胞呈圆形。胞核狭长，弯曲呈带状。核染色质粗糙呈块状，染深紫红色。胞质中含特异性颗粒，也可中性、嗜酸性、嗜碱性杆状核粒细胞 3 种。

感觉（sensation） 人脑对当前直接作用于感觉器官的客观事物的个别属性（如声、光、味、冷、热等）的反映。感觉包括视、味、听、嗅、冷热觉等。如视觉由光线引起，听觉由声音引起，感觉和知觉通常同时发生，故合称为感知觉。人是以知觉形式来反映客观世界的，单纯的感觉通常只有新生婴儿或实验室才发生。感觉是认识客观事物的开端，一切较高级和较复杂的心理活动都在感觉基础上产生及进行。感觉是感官、脑相应部位和介于其间的神经 3 个部分所联合成的分析器统一活动的结果。

感觉倒错（paraesthesia） 病人对刺激产生与正常人相反或性质异样的感觉。见于癔症。

感觉器[官]（sensory organ） 包括感受器及其附属结构，是能接受刺激并将其转变为感觉冲动的器官。根据其特化程度分两类：①一般感觉器，分布全身各处，如触、压、痛、温度、肌、腱、关节、内脏和心血管等感觉器。②特殊感觉器，只分布在头部，包括嗅、味、视、听和平衡感觉器。根据存在部位和所接受刺激的来源，又可分为：外感觉器、内感觉器和本体感觉器 3 种。

感觉缺失（anesthesia） 其他名称：感觉消失。感觉障碍的一种临床表现。病人在清醒状态下，对刺激不产生感觉反应。根据感觉缺失的种类可分为痛觉缺失、触觉缺失和温度觉缺失等。在同一部位各种感觉均缺失称为完全性感觉缺失，在同一部位内某种感觉缺失而其他感觉尚存在称分离性感觉缺失。

感觉神经（sensory nerve） 仅含有感觉性纤维的神经，即传入神经。一端分布于感受器，另一端与脑或脊髓联系，能将感受器所接受的刺激信息传达到脑或脊髓，引起感觉和反射作用。

感觉神经传导速度（conductive velocity of sensory nerve） 检查周围神经病变的一种方法。用电极经皮刺激感觉神经，在刺激点的近侧若干厘米处作感觉电位测定，用测到的电位幅度、潜伏期及每秒传导的距离作为指标，测得神经的感觉传导速度。

感觉神经动作电位（sensory nerve action potential，SNAP） 起源于有髓感觉神经轴突的动作电位的总和。可以此为标志测定感觉神经的传导速度。

感觉神经末梢（sensory nerve ending） 感觉神经元周围突的终末部分。能感受人体内外的各种刺激，并转化为神经冲动，传向中枢。可分为游离神经末梢和有被囊神经末梢。游离神经末梢主要感受冷、热、轻触和痛的刺激；有被囊神经末梢主要感受触觉、压觉、振动觉以及肌纤维的伸缩变化。

感觉神经性耳聋（sensorineural deafness） 其他名称：感音神经性耳聋。由耳蜗或听觉神经系统损害引起的听力障碍。是耳聋的一种类型，听力减退以高音频为主，可伴有眩晕。用音叉检查任内试验阳性，韦伯试验偏向健侧。

感觉神经元（sensory neuron） 其他名称：传入神经元。感受各种刺激并将感觉冲动传向中枢的神经元。胞体位于脑、脊神经节内，其突起构成周围神经的传入纤维。周围突的终末分布到全身各部，形成各种感觉神经末梢。假单极神经元属于此类神经元。

感觉消失（anesthesia） 见感觉缺失。

感觉性共济失调（sensory ataxia） 深感觉障碍所致的随意运动不协调。病人不能辨别肢体的位置及其运动方向，所以不能正确地进行随意运动。肢体的共济失调和躯干的平衡障碍常可借视觉的帮助而有部分改善。但在闭目和黑暗中行动时则症状明显。

感觉性失语（sensory aphasia） 其他名称：感受性失语。语言障碍的一种。特点是病人听不懂别人的话，但能说，且经常说错。病变部位在主侧半球颞上回后部言语听觉中枢及其联络纤维。

感觉异常（paraesthesia） 在无外界刺激的情况下，病人自身所感到的一种特殊感觉如麻木感、蚁走感、触电感、针刺感、灼热感等。常发生于感觉传导路径受累时。

感觉障碍（sensory disturbance） 感觉神经传导路径受阻或功能障碍所引起的症状或体征。分为感觉缺失或减退、感觉异常（无外界刺激而有虫爬、电麻等感觉）、感觉过敏（对刺激异常敏感，如用棉花触及皮肤时即可引起不适，甚至疼痛等）。

感冒（common cold） ①普通感冒的简称，见普通感冒。②中医病名。指外感风寒或时令不正之气所致的病证。症见发热恶寒、头身疼痛、鼻塞流涕、喉痒咳嗽等。治宜辛散。风寒感冒者，宜辛温解表，如荆防败毒散等；风热感冒者，宜辛凉解表，如银翘散等；体虚感冒者，宜兼扶正，如参苏饮等。

感冒灵胶囊（ganmaoling jiaonang） 中医成药名。辛凉解表药。组成：三叉苦、金盏银盘、野菊花、岗梅、对乙酰氨基酚、马来酸氯苯那敏等。用于感冒引起的头痛、发热、鼻塞、流涕、咽痛等。用药期间不宜驾驶车辆、管理机器及高空作业等。

感冒清片（ganmaoqing pian） 中医成药名。辛凉解表药。另有制剂：胶囊。组成：南板蓝根、大青叶、金盏银盘、岗梅、山芝麻、对乙酰氨基酚、穿心莲甲、吗啉呱、氯苯那敏。用于风热感冒、发热、头痛、鼻塞流涕、咽喉肿痛等症。用药期间不宜驾驶车辆、操纵机器及高空作业等。

感染（infection） 细菌、病毒、真菌、寄生虫等病原体侵入机体，引起局部组织或全身炎症反应的过程。按病情进展不同，可分为急性感染和慢性感染；按致病菌不同，可分为化脓性感染、特异性感染。特异性感染由特异性细菌，如结核分枝杆菌、破伤风梭菌等引起。引起感染的病原体可来自机体体外，也可来自机体体内。来自机体体外的病原体，通过一定的方式从一个机体传播到另一个机体引起的感染则为传染。

感染后脑病（postinfective encephalopathy） 继发于某些急性感染性疾病后的急性脑病。如继发于麻疹、水痘、风疹等后。脑脊液中未发现病原体，病理以脑及脊髓弥漫性脱髓鞘性改变为主，患儿出现意识障碍、惊厥、运动障碍并智力减退，脑脊液中的细胞数多不增高，脑电图可呈弥漫性改变。

感染阶段（infection phase） 见寄生虫感染期。

感染率（prevalence of infection） 一定时期内，某病现有感染

人数在接受检查时的人群样本中所占比率。常用百分率（％）表示。为居民健康状态的指标。感染率与现患率不同，感染率是指感染者，而现患率是指病例。感染者的发现可用病原学检查方法，亦可用血清学或其他方法证明。某病感染率＝查时某病现有感染者总数/查时整个人群样本中受检总人数×100％。感染率用于研究某些传染病或寄生虫病的感染情况和分析防治工作效果。

感染免疫（infection immunity）　其他名称：有菌性免疫。与病原菌感染同时并存的一种免疫。常见于结核分枝杆菌、布鲁氏菌等细胞内寄生菌的感染。例如结核分枝杆菌或卡介苗进入人体后，使机体产生对结核分枝杆菌再次入侵较强的免疫力。但当体内结核分枝杆菌或其成分消失后，则感染免疫也随之消失。

感染伤口（infected wound）　细菌已在伤口内繁殖并引起伤口组织急性炎症、坏死或化脓的伤口。

感染梯度（gradient of infection）　传染病的病谱。由于宿主对致病因子的应答及致病因子侵入人体的数量、毒力及入侵途径等因素相互作用，其结果为一系列从轻到重的患病现象，其一极端为死亡，另一极端为"不显性感染"。这种感染梯度可随各传染病而异，如90％以上麻疹感染者有不同程度的临床症状，而90％以上的脊髓灰质炎感染者临床上为不显性状态。

感染性发热（infective fever）　由各种病原体引起的发热。常见的病原体有：病毒、肺炎支原体、立克次体、细菌、螺旋体及真菌、寄生虫等。致病机制是病原体的代谢产物或其毒素，作用于白细胞而释放致热原所致。应根据病史、体格检查、实验室检查及X线、B超等结果作出病因诊断。选择不同种类抗微生物和寄生虫药物针对病因进行治疗，以及对症治疗。

感染性腹泻（infectious diarrhea）　由病原体引起的，以腹泻为主要临床特征的肠道感染病。是一组广泛存在于大自然并流行于世界各地的胃肠道传染病。其病因众多，有细菌、病毒、寄生虫、真菌等。其中产毒性大肠埃希菌、霍乱弧菌、轮状病毒、空肠弯曲菌、蓝氏贾第鞭毛虫和溶血性阿米巴最为多见。腹泻机制因肠道的消化吸收和分泌功能障碍或炎症所致。临床表现分为非侵袭性腹泻（肠毒素性）和侵袭性腹泻（炎性）。前者无发热，粪便为水样，无里急后重，易导致脱水和酸中毒；后者有发热、腹痛、腹泻，为黏液脓血便，有里急后重。治疗为控制感染和对症处理。

感染性肌炎（infective myositis）　病毒、细菌、寄生虫、真菌、螺旋体等病原体感染骨骼肌所引起的肌炎，其中以病毒性肌炎或病毒感染后肌炎最为常见。

感染性急性中毒性脑病（infectious acute toxic encephalopathy）其他名称：急性中毒性脑炎。指发生于急性感染过程中的脑综合征。好发于儿童。临床表现为谵妄、抽搐或昏迷。引起急性中毒性脑病的主要疾病有伤寒、败血症、肺炎、痢疾等。治疗：对原发感染疾病的治疗及对症治疗，改善呼吸，控制抽搐，处理脑水肿。

感染性疾病（infectious diseases）　各种病原体（病原微生物、寄生虫）感染或寄生人体所引起的传染性感染疾病和非传染性感染疾病。

感染性精神病（infective psychosis）　急性或慢性感染性疾病（不包括脑部感染）伴发精神障碍。感染的急性期及极期，病人出现发热性谵妄，昼轻夜重，可有间歇性清醒。重症者进入昏迷状态，少数出现幻觉或躁郁状态，部分病人可有性格及智力缺损后遗症。

感染性口角炎（infectious angular cheilitis）　口角炎症之一。寒冬干燥季节，口唇干裂而感染白念珠菌所致的口角炎症。治疗：涂克霉唑或红霉素软膏。

感染性口炎（infective stomatitis）　口腔炎之一。由于细菌、病毒、真菌、螺旋体感染所致口腔黏膜的炎性损害。如单纯疱疹、口腔白念珠菌病、球菌性口炎等。治疗：可内服抗生素、抗真菌药及其他消炎药。局部外用消炎防腐止痛药物，含漱或涂敷。

感染性流产（septic abortion）　伴有宫腔严重感染的流产。可因子宫出血时间过长、无菌操作不严格、宫腔有组织残留或非法堕胎等引起。出血不多者，先控制感染后刮宫，如大量出血，或治疗后感染仍未能控制者，可先钳夹感染的胎盘组织以止血，不搔刮宫壁，以免感染扩散。继用抗炎药治疗，等感染控制后再次刮宫。

感染性贫血（anemia due to infection）　由于感染而引起的贫血。最常见的感染有盆腔炎（尤其是产后感染）、尿路感染、肺脓肿、脓胸、化脓性支气管扩张、骨髓炎、感染性心内膜炎、结核病、各种化脓性疾患和炎症，以及原虫和真菌感染。治疗：最基本的是清除感染。

感染性肉芽肿（infective granuloma）　感染引起的肉芽肿的通称。有结核、梅毒、麻风等肉芽肿，其中以结核性最常见。肉芽肿能围歼病原微生物，限制其扩散，有重要的防御作用。

感染性心肌炎（infectious myocarditis）　由病毒、细菌、真菌、螺旋体、立克次体、支原体、寄生虫等病原体所致的心肌炎。以病毒、细菌感染所致者最常见。临床上除表现有感染症状外，可有与发热程度不平行的心动过速，以及心律失常、心脏扩大、心力衰竭等，重症可出现心源性休克，甚至猝死。诊断与治疗同急性心肌炎。

感染性心内膜炎（infective endocarditis）　细菌、真菌和其他微生物（如病毒、立克次体、衣原体、螺旋体等）直接感染而产生的心瓣膜或心室壁内膜的炎症。分为急性和亚急性两类。本病典型临床表现有发热、杂音（原有心脏病的杂音或原来正常心脏出现的杂音）、贫血、栓塞、皮肤病损、脾肿大和血培养阳性等。治疗：依据药敏试验和病情选用抗生素，单用或联合应用，剂量大，疗程长；药物不能控制且危及生命的栓塞等可考虑手术。

感染性休克（infective shock）　其他名称：脓毒性休克、中毒性休克。各种不同的病原体及其毒素或由其抗原抗体复合物引起复有效循环血量急剧减少，微循环障碍，从而发生组织细胞缺氧、机体代谢紊乱和器官功能障碍等一系列变化的危重综合征。表现为面色苍白、四肢湿冷、脉搏微弱、血压下降、尿量减少和神志障碍等。需及时扩容、给氧、纠正酸中毒，给予血管活性药物、肾上腺皮质激素和抗感染等综合治疗。

感染性血胸（infective hemothorax）　胸膜腔积血中出现细菌滋生繁殖。多由于血胸处理不当，胸腔积血未及时排出，细菌由伤口或肺破裂处进入胸膜腔而感染形成脓胸。常表现为高热、寒战、乏力、出汗、白细胞计数升高，胸腔血液涂片红、白细胞比值为100∶1提示感染，细菌培养可确定致病菌。治疗原则为控制感染，消灭脓腔，促进肺复张。

感染性紫癜（infectious purpura）　细菌、病毒、立克次体和原虫感染引起的紫癜。常见于流行性脑脊髓膜炎、败血症、出血热、伤寒、斑疹伤寒和疟疾等。机制是免疫复合物或病原体直接损伤内皮细胞，或使毛细血管通透性增加，或使毛细血管细菌性栓塞。治疗以抗感染为主。

感染源（infectious origin）　即感染的来源。病原微生物自然生存、繁殖、排出的场所或宿主（人或动物）。医院内感染包括的感染源有已感染病人及病原携带者、病人自身、动物感染源、环境储源。

感染中毒性肝炎（infectious-toxic hepatitis）　继发于细菌性感染的肝脏中毒性病变。常见于大肠埃希菌、沙门菌、厌氧菌和肺炎球菌等感染。病程中出现肝大或黄疸，转氨酶升高或胆红素升高。特点是肝组织呈非特殊炎性病变和灶状坏死，无化脓性病变，不能检出病原体。随主要疾病的痊愈而恢复。

感受器（receptor）　机体特殊分化的专门感受内外环境各种变化的细胞和神经结构。可将刺激的能量转变为电信息并沿传入神经传至中枢神经系统而产生感觉。根据特化程度分为：①一般感受器，分布全身各处，如触、压、痛、温度、肌、腱、关节、内脏和心血管等感受器。②特殊感受器，只分布在头部，包括嗅、味、视、听和平衡感受器。根据存在部位分为内感受器、外感受器和本体感受器。根据受刺激的种类分为机械感受器、化学感受器、光、声感受器等。

感受性失语（sensory aphasia）　见感觉性失语。

感温胶片（temperature thermometer film）　对温度敏感的胶片。可贴在前额或腹部，并根据胶片颜色改变而知体温的变化，不能显示具体的温度数值，只能用于判断体温是否在正常范围。最适用于正常新生儿及幼儿。

感音神经性耳聋（sensorineural deafness）　见感觉神经性耳聋。

感应阶段（sensitive step）　免疫应答的诱导期，处理和识别抗原物质阶段。此时抗原分子与免疫细胞的相互作用是由巨噬细胞和淋巴细胞完成的。抗原被巨噬细胞摄取和处理后，以有效抗原决定簇的形式结合在巨噬细胞膜表面，再传递给淋巴细胞。淋巴细胞是抗原识别细胞，细胞表面有特异性抗原识别受体。这种受体在 B 淋巴细胞是膜表面免疫球蛋白，在 T 淋巴细胞可能是重链的可变区。抗原与具有特异性抗原受体的淋巴细胞结合后，使后者增殖和分化而进入免疫应答的反应阶段。

感应性精神病（induced psychosis）　其他名称：感应性妄想性障碍。受另一病人"感应"而产生的疾病，是继发性的精神病。一般被感应者仅 1 人，称二联性精神病；如被感应者为 2 人，则称为三联性精神病，余类推。主要症状是妄想，因此又称为感应性妄想性障碍。治疗：脱离感应者其妄想就会好转；扩大接触面，了解事实真相，妄想也会好转。

感知功能（sensory function）　按需型起搏器基本功能之一。当电极定位合适，心室内 QRS 电信号振幅足够时，起搏器可感知病人自身 QRS 波，而起搏脉冲就不发放。有时外来电干扰或大的 T 波也可能被错误感知，或输入电信号太小或仪器失灵则导致感知不良。

感知综合障碍（disturbance of perceptive synthesis）　病人在意识清晰时，对自身或外界物体的某些形态大小、距离比例或时间产生综合过程的障碍，包括视物变形、自身变形、非真实感。但尚能正确认识客观存在的整体。

橄榄〔体〕（olive）　在延髓的上部，锥体背外侧的卵圆形隆起。内有下橄榄核。橄榄体与锥体之间的前外侧沟中有舌下神经根在此出脑。

橄榄体脑桥小脑萎缩（olivopontocerebellar atrophy，OPCA）　常染色体显性遗传性疾病。少数为隐性遗传。脑桥、小脑、下橄榄核萎缩，部分病人累及基底核及大脑皮质。表现为进行性躯干、肢体共济失调、语言不连贯、眼球固定、吞咽障碍等。头部 CT、MRI 检查有助于诊断。无有效治疗方法。

干细胞（stem cell）　分化程度相对较低，具有不断自我更新和分化潜能的细胞，在特定的条件下可以分化为不同的功能细胞，形成多种组织和器官。通常分为胚胎干细胞和成体干细胞两大类。

冈比亚锥虫（*Trypanosoma gambiense*）　非洲锥虫病或睡眠病的病原体。在人体血液中以锥鞭毛体形式存在。媒介为舌蝇。锥虫病可致血管的免疫病理损伤、肾小球肾炎，晚期可发生脑病变。以病人血液、淋巴结穿刺液、脑脊液镜检、间接血凝及卡片直接凝集试验等方法诊断。

冈比亚锥虫病（Trypanosoma gambiense disease）　见非洲锥虫病。

冈上肌腱断（破）裂（rupture of supraspinatus tendon）　外力使冈上肌腱发生部分断裂或完全断裂。当上臂外展至 90° 或以上，冈上肌紧张收缩时，如另有外力强使上臂内收，冈上肌腱即可断裂或撕裂。冈上肌腱单独撕裂者不多，常为肩关节脱位的并发症。可早期切开缝合，肩外展固定。

冈上肌腱钙化（calcification of supraspinatus tendon）　在冈上肌腱变性的基础上，发生钙盐沉着，形成钙化性肌腱炎。表现为肩部外侧剧烈疼痛，放射到三角肌止点，甚至达手指；局部肌肉痉挛、温度升高，有红肿及压痛；肩关节外展严重受限。治疗：休息、止痛；钙化部冲洗及封闭；理疗及功能练习；重者手术刮除钙盐。

冈上肌腱炎（tendinitis of supraspinatus muscle）　其他名称：冈上肌腱综合征。劳损和轻微外伤后逐渐引起的肌腱退行性改变。临床特点是慢性起病，肩外侧及三角肌止点疼痛，冈上肌腱止点有明显压痛，肩部肌肉萎缩。治疗：早期止痛、理疗、热敷；痛点封闭；肩部适度锻炼和使用，避免提举重

物等。

冈下肌（infraspinatus）　位于冈下窝内，起自冈下窝，肌束向外经肩关节后面，止于肱骨大结节中部的肌。其作用使肩关节外旋。由肩胛上神经支配。

刚痉（tonic convulsion）　其他名称：刚痉。中医病名。痉病之一。症见发热恶寒、无汗、项背强直、手足牵急或抽搐、苔白腻、脉浮紧。治宜散寒祛风、和营养筋，可用葛根汤。

肛查（rectal examination）　见肛诊。

肛腹诊（recto-abdominal examination）　见肛诊。

肛管（anal canal）　①其他名称：直肠肛门部。直肠壶腹下端以下狭细部分。其上界为直肠穿过盆膈的平面，下界为肛门，全长约 4cm。上部有一光滑的环形隆起称痔环（痔带）。此环下界叫齿状线或希尔顿线，相当于肛门内括约肌的下缘，呈浅蓝色。在直肠指检时，可摸得一沟，称为痔核间沟。②一种灌肠用的橡皮管。长约 40cm，管的顶部呈圆形有一小孔，两侧各有一小孔，管粗细不等，根据病人需要进行选择，常用的为 14 号或 16 号，小儿可用 8 号、10 号或 12 号等。

肛管恶性肿瘤（malignant tumor of anal canal）　发生于肛管、肛门和肛门周围皮肤的恶性肿瘤。表现为便血、肛门痒、黏性分泌物、腹泻、里急后重、排便困难、贫血等。检查发现肛管硬性肿块，与基底固定，表面可有溃疡及出血，常伴腹股沟淋巴结肿大。治疗：一般需行经腹会阴切除术。

肛管急性感染（acute infection of the anal canal）　肛隐窝和肛乳头发生感染。症状不明显，主要为肛部不适，排便及活动时症状加重。肛诊内镜检查诊断。治疗：热水坐浴，保持排便通畅。可发展为肛管、直肠周围脓肿。早期应用抗生素，脓肿形成需切开引流。

肛管排气法（blind enema）　将肛管从肛门插入直肠，以排除肠腔内积气的方法。病人左侧卧位或平卧位，橡胶管一端与肛管相连，另一端插入玻璃瓶液面下，肛管插入直肠 15～18cm，若有气体排出，液面下有气泡逸出，保留肛管不超过 20min，必要时 2～3h 后再行肛管排气。

肛管损伤（injury of anal canal）　肛管受直接暴力或手术所致的损伤。有时为药物造成的化学性损伤。其后果可致肛门失禁和瘢痕狭窄。早期应按软组织创伤的原则处理。

肛管直肠周围脓肿（perianal and perirectal abscess）　肛管或直肠周围软组织发生急性化脓性感染并形成脓肿。常继发于肛窦炎。可分为肛提肌以上的骨盆直肠间隙和直肠后间隙脓肿与肛提肌以下的坐骨直肠窝和肛门旁皮下的脓肿。治疗：抗生素，温水坐浴，局部理疗，手术。

肛裂（anal fissure）　其他名称：裂痔、钩肠痔。中医病名。指肛管齿状线以下深及全层的皮肤破裂。多因血热肠燥、大便干结，便时肛门猛力扩张而发生的撕裂。症见大便秘结，便时及便后肛门灼痛，便后出小量鲜血。裂口多在肛门前、后正中线上，为菱形溃疡。治宜清热润肠通便，可服麻子仁丸，阴虚者佐以滋阴，服润肠汤。新鲜裂口可涂生肌药膏；陈旧肛裂宜用化腐生肌药收口；经久不愈、底深坚硬的肛裂可手术切除。

肛裂切除术（excision of anal fissure）　适用于陈旧性肛裂。沿肛裂边缘的皮肤和黏膜作一尖端向上的楔形切口，将肛裂连同溃疡、乳头及溃疡基底增厚的纤维组织一并切除。创面不缝合，用凡士林纱布压迫包扎。

肛瘘（anal fistula）　即肛漏。其他名称：漏疮。中医病名。多因肛门周围痈疽溃破久不愈而形成；或由肛管直肠内壁的感染发展而来。症见肛周有疮口并与管道相通。常流脓水，疼痛或瘙痒，缠绵不愈。患处肛硬痛，疮口凸起，脓液稠厚，病体尚壮者，属实证；管道松陷，疮口凹进，脓液稀薄，病体虚弱者，为虚证。本病以外治为主，内治为辅，选用坐浴、挂线、手术、插药等法。服中药内治宜清热祛湿解毒，久病体虚应补益气血、托里拔毒。

肛瘘挂线疗法（ligature for treatment of anal fistula）　其他名称：挂线疗法。治疗肛瘘的方法之一。用丝线系橡皮筋穿过肛瘘的内、外口后，将橡皮筋两端提起收紧，靠压力的作用逐渐将瘘管壁割开。用于内口低的肛瘘、内口在肛管前方的

高位肛瘘和穿过肛管直肠环的肛瘘。

肛瘘切除术（anal fistulectomy）　治疗纤维化的低位瘘管的一种方法。其方法是一手示指插入肛门内做引导，另一手持探针由外口插入，轻柔地转动探针直通内口，将其固定，沿探针方向切开内、外口间的皮肤，再将瘘管及其内、外口一并切除。术中注意勿损伤肛门括约肌，以免肛门失禁。

肛瘘切开术（anal fistulotomy）　切开肛瘘的内、外口及其间的皮肤与瘘管壁。用于治疗黏膜下或肛门旁皮下瘘管或瘘管仅穿过外括约肌皮下部和部分浅部的瘘管。

肛门（anus）　肛管的下口。周围有肛门内、外括约肌和肛提肌。肛门闭锁或狭窄是较为常见的先天性异常。

肛门部癌（carcinoma of anus）　发生在肛管和肛门周围皮肤的癌肿。早期仅局部有结节。晚期则出现大便失禁、便条变细、脓血性分泌物及溃疡等。治疗：手术切除为主，辅以化疗或放疗。

肛门反射（anal reflex）　刺激肛门皮肤时，肛门括约肌收缩。

肛门失禁（fecal incontinence）　局部损伤或神经损伤致使肛门对排便失去了控制能力。如干便和稀便都不能控制，经常有粪便流出，称完全失禁；干便能控制，但不能控制稀便和气体，称不完全失禁。常见于昏迷、截瘫、长期严重腹泻及垂危病人。治疗：视病因而异。外伤、手术损伤者手术治疗效果较好，中枢神经系统造成的则手术效果不良。

肛门直肠闭锁（atresia of anus and rectum）　一种先天性消化道畸形。表现为生后腹胀、呕吐、无胎便。检查无肛门，或经直肠指检证实肛门与直肠不相通即可确诊。治疗：手术。

肛门直肠综合征（anorectal syndrome）　抗生素导致肠道菌群失调而产生的一组综合征。表现为大量应用抗生素后肛周烧灼感、瘙痒，时有腹泻、肛周发红等炎性改变。治疗：立即停用抗生素，对症处理。

肛乳头炎（anal papillitis）　肛管齿状线上乳头的炎症与肥大。特点为肛内不适感或隐痛，肥大的肛乳头可形成带蒂的小肿物脱出于肛门外，易误诊为肠息肉。治疗：急性期非手术处理；带蒂肥大的乳头可予切除。

肛泰栓（gangtai shuan）　中医成药名。清热利湿剂。组成：地榆、盐酸小檗碱、人工麝香、冰片等。用于内痔、外痔、混合痔出现的便血、肿胀、疼痛。

肛提肌（levator ani muscle）　位于直肠周围并与尾骨肌共同形成盆膈的肌肉。左、右各一，该肌起自骨盆两侧壁，止于直肠两侧壁下部，分为耻骨直肠肌、耻骨尾骨肌和髂骨尾骨肌。是托起盆底、协助排便和括约肛管的重要结构。在女性，还可协助阴道括约肌缩小阴道口。

肛温测量法（rectal temperature measurement）　最准确，但不方便。润滑体温计水银端缓缓插入肛门3～4cm，固定，测3min。腹泻、直肠肛门疾患手术者禁用；心梗者慎用。灌肠、坐浴对温度的准确性有影响。

肛隐窝炎（anal cryptitis）　其他名称：肛窦炎。肛管直肠部位感染性疾病的发源病灶。为肛隐窝的急性或慢性炎症。肛隐窝呈袋状，易积存肛腺分泌物、粪便和细菌，可引起感染。表现为肛门不适或刺痛，粪便排出前常有少量黏液排出，指检或肛镜检查有助于诊断。治疗：急性期非手术疗法。慢性者需手术。

肛诊（rectal examination）　其他名称：肛查、肛腹诊。一手示指放入直肠，另一手在腹部配合检查，又称直肠-腹诊。常用于未婚妇女、阴道闭锁或月经期不适进行双合诊检查的妇女。具体检查步骤同双合诊检查。

肛周脓肿（perianal abscess）　肛门周围皮下脓肿。多由肛腺感染所致。肛周持续性剧痛，行走不便，坐卧不安。肛旁皮肤有明显红肿，伴硬结和触痛，有波动感。如不及时切开，常自行破溃，形成低位肛瘘。感染也可向上穿透肛周筋膜，扩散至坐骨直肠窝。治疗：少数用抗生素、热水坐浴可消散，大多需手术治疗。

高安动脉炎（Takayasu arteritis）　见大动脉炎。

高氨基酸尿［症］（hyperaminoaciduria, hyperacidaminuria）　在尿中出现超正常量氨基酸的现象。氨基酸代谢病。酶缺陷是氨基酸代谢病最常见的病因，较少见的病种是由于转运系统缺陷，从而其吸收和回吸收功能出现紊乱。氨基酸尿症可分为遗传性和获得性两大类，该疾病较罕见。临床表现因类型不同而异。轻者可无症状。年幼发病者多有消化和神经系统症状：拒食、呕吐、嗜睡、抽搐或惊厥等。稍年长者常可出现：大脑发育障碍、智力减退、痴呆等。有些代谢障碍可有较特征性的表现。常见的并发症有：酮症酸中毒、低血糖症、辅酶（维生素B_6、维生素B_{12}等）缺乏等。诊断：根据临床表现和实验室检查组织细胞内有关氨基酸代谢酶的活性可确诊。目前缺乏有效的病因治疗，仅限于对症处理，通过饮食中蛋白质含量调整，限制摄取与有关酶缺陷有关氨基酸以改善症状。

高氨血症（hyperammonemia）　其他名称：血氨过多症。血内氨或氨的化合物浓度增高引起的病症。遗传性疾病。分甲乙两型：甲型系缺乏氨甲酰磷酸合成酶所致，表现为呕吐、昏睡、肌力软弱无力，伴有血中与尿中甘氨酸增高；乙型系缺乏鸟氨酸转变甲酰酶所致，除以上症状外，尚可出现昏迷、肝大。食用蛋白质类食物后症状加重。严重肝硬化病人，亦可出现本病。

高白细胞白血病（leukocytosis leukemia）　在急性白血病时，如外周血白细胞计数大于$100 \times 10^9/L$，称高白细胞白血病。为白血病的一种特殊症候群。如原始细胞计数大于$100 \times 10^9/L$，则称为原始细胞危象。高白细胞白血病可因早期颅内出血而死亡；引起呼吸困难及气喘等肺部症状；易导致高尿酸血症。本病的治疗除与一般急性白血病相同外，尚可采用白细胞单采术，口服别嘌醇以减少尿酸的产生。

高-布综合征（Gougerot-Blum syndrome）　一种色素性紫癜性苔藓样皮炎。常见于成年人或老人。表现为锈色细小苔藓样丘疹，并融合为斑块，斑块可含色泽不同的丘疹，对称分布。好发于小腿。治疗同皮炎。

高草酸尿症（hyperoxaluria）　尿液中草酸＞40mg/d，致尿草酸钙饱和度增加，继而促使草酸钙结石形成的病症。可分为原发性高草酸尿症、肠源性高草酸尿症、食源性高草酸尿症和特发性高草酸尿症。常染色体隐性遗传病。临床表现为高草酸尿症和反复尿路结石。需与营养性草酸尿相区别。参见草酸代谢病。

高催乳素血症（hyperprolactinemia）　其他名称：高泌乳素血症。由内外环境因素，如垂体腺瘤引起的，以催乳素升高为特征的综合征。血清催乳素过高而引起卵泡刺激素、黄体生成素和睾酮降低。临床表现为性欲丧失、勃起功能障碍和生精障碍。女性可伴有乳溢或闭经泌乳综合征，也可无症状。治疗：针对病因进行治疗，如药物引起者应即停药；垂体瘤所致者则行肿瘤切除，辅以放射治疗。

高代谢综合征（high metabolic syndrome）　在甲亢时，由于甲状腺激素分泌过多，加速三大营养物质氧化代谢，产热与散热明显增多，以致病人喜冷怕热、多汗、皮肤潮湿、红润，平时可有低热、多食、消瘦、乏力、工作效率减低等症状。生化学检查显示餐后高血糖、低胆固醇与低蛋白血症。因甲状腺素促进肠道吸收糖，肝糖原分解加速，可显示餐后高血糖；促进脂肪分解与氧化，血胆固醇可降低；促进蛋白质分解代谢，使之呈负氮平衡，导致肌无力、消瘦。一般经治疗甲状腺功能亢进，症状可完全恢复。

高胆固醇血症（hypercholesterolemia）　由于脂肪代谢或运转异常，使人血浆胆固醇水平升高，超过正常范围的病症。原发性的家族性高胆固醇血症，原因不明。继发性高胆固醇血症，常并发于糖尿病、肾病综合征、黏液性水肿等，病人血浆超速离心后，可见低密度脂蛋白（LDL）增高。治疗：饮食控制，限制食物中胆固醇含量；药物可用考来烯胺（消胆胺）、考来替泊，促胆固醇转化为胆酸排出。

高胆红素血症（hyperbilirubinemia）　血清胆红素超过正常值$1.7 \sim 17\mu mol/L$。若超过$34\mu mol/L$，临床上出现黄疸。高非结合性胆红素血症时，临床表现为溶血性黄疸，尿内无胆红素。高结合性胆红素血症时，尿内出现胆红素，常见于阻塞性及肝细胞性黄疸。据不同病因进行对症及特异疗法。

高蛋白饮食（high-protein diet）　在基本饮食基础上增加富含蛋白质食物的饮食。用于营养不良、体重不足者，术前或病后恢复期病人、结核、肿瘤、贫血、血浆白蛋白低下的病人，以及青少年、孕妇、哺乳期女性等。加食蛋白质含量高的食物，如牛奶、鸡蛋、肉类、鱼、家禽肉和豆制品等。

高碘性地方性甲状腺肿（hyperiodemic endemic goiter）　饮用高碘水或食物摄入碘过多所引起。根据单纯性甲状腺肿大、来自高碘地区、T_4 及 T_3 正常而甲状腺 ^{131}I 摄取率减低、尿碘排泄显著增高，可予诊断。治疗：用含碘量低的水，减少摄食过多含碘高的食物如海带等，使每日摄取的碘量减少至机体正常需要量。

高动力型休克（hyperdynamic shock）　其他名称：温休克。病人血流动力学特点是心脏指数高，而外周阻力低，中心静脉压高、动脉血压低的休克。病人表现为四肢温暖、干燥、呼吸加快。代谢方面的特点是动静氧差缩小及血中乳酸丙酮酸比率增高。常见于某些感染性休克。

高动力循环状态（hyperkinetic circulation state）　其他名称：高心输出量状态。休息时心输出量增多〔正常成人为 2.3～3.9L/（min·m²）〕，可伴有心率加快，周围循环血流灌注增多或血压增高的综合状态。病人常主诉心悸、心跳快，或胸闷不适。心电图检查可有左心室高电压或左心室肥大图形。心率休息时每分钟常在 85～105 次。治疗：生理性，一般不需治疗；病理性，关键在纠正或治疗原发病，如治疗甲状腺功能亢进、纠正贫血、手术治疗动静脉瘘等。

高度房室传导阻滞（advanced A-V block）　一种心电图表现。二度Ⅱ型房室传导阻滞中，房室呈 3∶1 或 3∶1 以上比例的传导阻滞。病人有心脏停顿或心悸，心室率慢时有头昏、气促，甚至昏迷。听诊有心音脱漏。针对病因进行治疗；用增快心率和促进传导药物；心脏起搏治疗。

高度异常脑电图（high abnormal EEG）　脑电图表现为：①α 节律消失，出现以 4～9 次/s 中电位 θ 节律或 1.5～3.5 次/s 的 δ 节律为主；②大量高波幅的棘波、棘慢波、尖波、尖慢波等癫痫样放电；③大量中至高电位的阵发性 θ 和 δ 活动，呈现局灶性或弥漫性；④过度换气试验后出现高振幅的棘波、棘慢波等以及局灶性或弥漫性 θ 或 δ 活动。

高尔夫球肘（golfer elbow）　见肱骨内上髁炎。

高尔基〔复合〕体（Golgi complex, Golgi body, Golgi apparatus）　真核细胞之中近核部位，主要由扁平膜囊和小泡规则堆叠而成的结构。普遍存在于真核细胞中的一种细胞器。含有多种糖基化酶，负责将来自内质网的蛋白质进行加工和分选，以便分送到细胞不同部位或细胞外。电镜下，高尔基复合体由扁平囊、小泡和大泡 3 部分构成。它的形态、数量和位置依细胞种类不同而异。一般位于核的一侧，中心粒附近。

高尔基疟疾定律（Golgi law）　疟疾发作的严重程度取决于血液中寄生虫的数目。

高尔斯远侧性肌病（Gowers distal myopathy syndrome）　常染色体显性遗传病，40 岁以上多见。手、足部肌肉无力及萎缩为本病的典型表现，近端肌群、躯干肌、颈肌及脑神经支配的肌肉不受累，感觉无异常，巴宾斯基征阳性，肌电图未见肌紧张性营养不良的变化。治疗：理疗，适当锻炼。

高发区（high-risk area of population）　某疾病发病率的程度属于高发病率范围的地区。其划分可根据调查或以往流行病学资料来确定，多用于某些寄生虫病、地方病及肿瘤等的普查。

高发人群（high risk population）　见高危人群。

高分辨染色体（high resolution of chromosome）　一种带型丰富的较长的染色体。是应用染色体分带新技术获得的。该新技术的核心步骤是使培养的细胞同步化，然后收集分裂前期、晚前期或早中期的染色体，以获得较长的染色体和数目较多的带。这样中期分带的染色体可由原来的 322 条带增加至 400、550、850 条带，甚至 1 256 条带。染色体异常的诊断更加准确。

高分辨心电图（high-resolution electrocardiogram）　见信号平均心电图。

高分化鳞状细胞癌（well-differentiated squamous carcinoma）　其他名称：角化性鳞状细胞癌。病理诊断学术语。组织结构近似成熟的复层鳞状上皮或表皮的鳞状细胞的恶性肿瘤。多见于皮肤、食管、喉等部位。镜下表现为癌细胞集聚成癌巢，并保留复层鳞状上皮的分层排列。癌巢中心有癌珠形成。

高分化肉瘤（well-differentiated sarcoma）　病理诊断学术语。瘤细胞形态及其基质或产物尚保留较多来源组织特征的肉瘤。

高分化腺癌（well-differentiated adenocarcinoma）　病理诊断学术语。细胞结构近似其来源组织的成熟形态，保留腺管、腺泡、小梁等结构的恶性肿瘤。

高分化肿瘤（well-differentiated tumor）　病理诊断学术语。瘤细胞分化程度较高，接近其来源组织成熟形态的肿瘤。可分为高分化鳞状细胞癌、高分化腺癌和高分化肉瘤等。

高分子化合物（high molecular compound）　其他名称：大分子化合物、高聚物。分子由千百个原子以共价键相连接而组成的化合物。分子量可达数千至数百万。分为天然（棉、毛、丝、橡胶、蛋白质、核酸、多糖等，生物高分子亦属之）和合成（合成树脂、合成纤维、合成橡胶）两大类。本身一般无毒，有些品种所含游离单体、助剂及热解产物有毒。

高分子聚合材料（high molecular polymer）　制作人体组织代用品的材料。如尼龙、涤纶、丙烯酸酯、聚乙烯、聚四氟乙烯、甲基丙烯酸甲酯（有机玻璃）、硅橡胶等，已被广泛应用于临床，效果良好。

高风雀目内障（absolute glaucoma with cataract）　其他名称：高风雀目、高风障症、高风内障。中医病名。多系先天禀赋不足，肝肾亏虚，精血不能上荣所致。眼外观正常，初起仅于黑夜或暗处视物不清，日久则白昼视力减退，视野缩窄，甚者可成青盲，或瞳仁终年如金黄色，多导致失明。宜滋养肝肾、补益气血。本病类似视网膜色素变性。

高幅急速充盈波（high-amplitude acute filling wave）　心尖搏动图的异常波形。心室舒张初期，心房血急速流入心室，冲击室壁引起的冲击波。特征是急速充盈波增高，收缩期 E 点增宽。多见于二尖瓣关闭不全或室间隔缺损及动脉导管未闭。

高钙尿症（hypercalciuria）　在每天坚持 400mg 钙、100mg 钠饮食一周后，每天尿钙超过 200mg 的病症。是含钙结石病人最常见的一种异常。见于肾小管性酸中毒 I 型、甲状旁腺功能亢进症、甲状腺功能亢进症、骨髓瘤、特发性高钙尿、长期卧床所致的失用性脱钙、多食乳制品、长期服用碱性药等。临床表现为反复发作的泌尿系统结石。治疗原发病，去除病因。

高钙血症（hypercalcemia）　血钙浓度高于正常（2.74mmol/L）。主要见于甲状旁腺功能亢进症、异源性甲状旁腺激素分泌及维生素 D 过多症等。多见于肺癌、乳癌、多发性骨髓瘤，亦见于转移性骨癌、肾癌、淋巴瘤、急性白血病、甲状腺功能亢进症、肾上腺皮质功能减退症等。治疗原发病，口服或静注磷酸盐。

高钙血症肾病（hypercalcemic nephropathy）　血钙升高而引起的肾脏功能性或器质性损害。罕见。原发性甲状旁腺功能亢进症与多发性骨髓瘤是本病的主要病因。本病早期表现为肾脏浓缩功能不全，晚期病人多有尿路结石、感染、肾钙化及肾功能不全。应积极治疗原发病。

高甘氨酸血症（hyperglycinemia）　先天性代谢病。由于某些羧化酶的缺陷使甘氨酸代谢障碍，以致甘氨酸在血中浓度增高并大量随尿排泄。重症可见肝大及粒细胞、血小板减少，呈酮症酸中毒甚至死亡。较轻者可见精神发育障碍、痉挛、截瘫、共济失调。治疗：尚缺乏有效疗法，饮食限制蛋白质或给予苯甲酸钠可暂时降低血甘氨酸浓度，但未能改变疾病进程。

高甘油三酯血症（hypertriglyceridemia）　血清中甘油三酯含量增高，超过 1.70mmol/L。而总胆固醇含量正常（总胆固醇<5.18mmol/L）的状态。原发性高甘油三酯血症原因不明。继发性者大多继发于糖尿病、肾病综合征、慢性胰腺炎、糖原贮积症及妊娠等。血浆超速离心后，可见极低密度

G

脂蛋白（VLDL）及乳糜微粒增多。治疗：针对病因，对症处理，限制脂肪摄入。

高弓足（pes cavus） 足畸形。足弓比正常人高，严重时足外侧纵弓升高，足趾多数卷曲。步态缺乏弹性，容易跌倒。跖骨头处可见胼胝、疼痛，足跟内翻，跟腱力减退。有明显家族史。治疗：用软足弓托，在跖骨头稍后一些加上软垫，也可手术。

高胱氨酸（homocystine） 两个高半胱氨酸分子通过巯基之间形成的二硫键相连接而成的产物。

高胱氨酸尿症（homocystinuria） 每日胱氨酸排出量超过 350～400mg。分Ⅰ、Ⅱ两型。Ⅰ型为先天性胱硫醚合成酶缺陷所致遗传性疾病，较常见，血中胱氨酸浓度增高，并随尿大量排泄，临床表现为智力减退、眼晶状体脱位、多发性动静脉血栓形成、脊柱变形等。治疗：少吃含甲硫氨酸的蛋白质。Ⅱ型因缺乏维生素 B_{12} 所致，罕见，尿中排泄大量高胱氨酸。治疗：维生素 B_{12}。

高级神经活动（higher nervous activity） 神经系统的高级部位，即大脑半球及其邻近结构的反射活动。这种活动使整个机体同外在世界建立复杂的关系。20 世纪初俄国生理学家巴甫洛夫创立了条件反射学说，为高级神经活动的客观研究开辟了新的道路。

高级生命支持（advanced life support） 在基础生命支持的基础上，应用辅助设备和特殊技术（如心电监护、除颤器、人工呼吸器和药物等）建立与维持更有效的通气和血液循环。

高钾血症（hyperkalemia） 其他名称：高血钾症。血钾浓度高于 5.5mmol/L。主要为肾脏排钾功能减退（体内钾过多）及血浆浓缩或细胞内钾外移有关，如酸中毒、大量溶血等所致。临床表现为全身软弱无力甚至软瘫，呼吸肌麻痹，心律失常甚至心室颤动、停搏。治疗：静滴乳酸钠液、葡萄糖加胰岛素。透析及利尿排钾。

高脚杯征（high peduncle cup sign） 右肺中叶中央型肺癌伴有中叶肺不张时在侧位胸片上的表现。X 线表现为中叶肺癌在肺门处的肿块构成高脚杯的盛酒部分，中叶不张的中间狭小呈带状，颇似杯柄；而中叶不张在心膈角处变宽，成为高脚杯之底。

高良姜（galangal rhizome，Rhizoma Alpiniae Officinarum） 其他名称：蛮姜、小良姜、良姜。中医药名。温里药。姜科植物高良姜的根茎。辛，温。归脾、胃经。功能散寒、止痛、温中、祛风。治胃脘冷痛、霍乱呕吐、噎膈反胃、嗳气吞酸、宿食不清、痢疾、瘴疟、寒疝、产后瘀血腹痛、风寒温痹。阴虚有热者忌服。

高磷血症（hyperphosphatemia） 血清磷浓度高于正常值上限的病理生理状态。具体指成人血清磷>1.6mmol/L（5mg/dl），儿童>1.9mmol/（6mg/dl）。在肾衰竭排磷困难、甲状旁腺功能减退症、细胞损坏后磷转移入血、维生素 D 过量和摄入过多等情况下可发生。治疗：针对病因。严重肾衰竭时须进行透析治疗。

高龄初产妇（elderly primipara） 年逾 35 岁第一次分娩的妇女。特点：常有高血压、先兆子痫；阴道及宫颈弹性差，产程有延长倾向；疼痛阈降低。高龄初产妇可酌情放宽剖宫产指征。

高流量氧疗（high-flow oxygen therapy） 吸氧流量在 4～6L/min，吸氧浓度在 60%以上。应用于单纯缺氧而无二氧化碳潴留的病人，如心肺复苏后的生命支持阶段、成人型呼吸窘迫综合征等。

高氯血症酸中毒（hyperchloremic acidosis） 代谢性酸中毒时，血浆 HCO_3^- 降低，红细胞内 Cl^- 释出以维持细胞外液阴阳离子平衡，以致血氯呈代偿性增高的状态。并非所有的代谢性酸中毒都有血氯增高。例如，肾功能不全时，不仅有血浆 HCO_3^- 降低，而且 HPO_4^-、SO_4^- 等阴离子因经肾排出障碍而在体内蓄积，后者补偿了阴离子的不足，故常不出现高氯血症。治疗：病因处理，补充 $NaHCO_3$。

高氯血症（hyperchloremia） 血浆氯浓度高于正常值范围上限（106mmol/L）的病理生理状态。分两种基本情况：原发性高氯血症伴有高钠血症和转移性高氯血症，后者实质是高氯

性酸中毒。肠道及肾小管失 HCO_3^- 过多而 Cl^- 回收过多，或摄入 HCl、NH_4Cl、精氨酸盐酸盐、赖氨酸盐酸盐过多等都可引起。临床表现视不同原发性病而异。验血诊断。治疗：针对原发病。

高脉冲重复频率式多普勒（high pulse repetition frequency Doppler） 探头在发射一组超声脉冲之后，不等取样部位的回声信号返回，探头又发射新的超声脉冲群，在同一时刻内沿超声束的不同深度可有一个以上的取样容积。

高镁血症（hypermagnesemia） 血清镁浓度高于 1.0416mmol/L，多因肾脏功能障碍致排镁减少所致。肾衰竭时应用镁制剂、糖尿病酸中毒时细胞内镁外移，以及黏液性水肿、艾迪生病等所致。当血清镁高于 4mmol/L 时出现镁中毒，表现为嗜睡、肌无力乃至软瘫、昏迷、呼吸麻痹及心脏停搏。治疗：静注葡萄糖酸钙，透析。

高锰酸钾（potassium permanganate，PP） 其他名称：灰锰氧。无机化合物。强氧化剂。黑紫色带金属光泽的细长菱形结晶颗粒。无臭，易溶于水。与某些有机物或易氧化物接触易引起爆炸。医药上用作防腐剂、消毒和除臭剂，有机毒物以及毒蛇咬伤的解毒剂，也用于水处理。

高泌乳素血症（hyperprolactinemia） 其他名称：高催乳素血症。非哺乳期血清泌乳素水平增高，引起临床上以性腺功能减退和泌乳为主的综合征。临床上可伴有乳溢或闭经泌乳综合征，也可无症状。多见于女性。病因可有下丘脑及神经病变、泌乳素腺瘤、垂体混合瘤、甲状腺疾病（甲状腺功能减退症）、肾上腺疾病、多囊卵巢综合征、异源泌乳素综合征、空泡蝶鞍综合征、乳房区刺激等。常见为泌乳素瘤。除针对病因进行治疗外，可试用人工月经周期疗法，溴隐亭效果好，也可用左旋多巴、炔诺酮避孕药、氯米芬等治疗。

高密度脂蛋白（high density lipoprotein，HDL） 其他名称：α脂蛋白。一种颗粒最小、密度最高的血液脂蛋白。含有 6%胆固醇、13%胆固醇脂与 50%蛋白质，其载脂蛋白大多为载脂蛋白 A。主要在肝脏、肠和血液中合成，将内源性胆固醇（以胆固醇酯为主）从组织往肝脏逆向转运。血浆高密度脂蛋白的高低与患心血管病的风险呈负相关。

高敏感人群（hypersusceptible group） 人群中某些个体暴露于一定量的某种物质所产生的反应强度高于绝大多数其他人。

高敏性（hyperreaction） 对某些药物特别敏感，等量的药物可引起和一般病人性质相似但强度更大的药理效应或毒性。引起高敏性的原因很多，如遗传等，这些因素可影响药动学某个环节或药效学中的受体等，分别使血药浓度大幅度提高或使受体对药物异常敏感所致。如少数病人服用小剂量氯丙嗪即引起较严重的直立性低血压。提示临床用药应个体化，以避免此类病人药物中毒。

高钠血症（hypernatremia） 血钠浓度高于 145mmol/L（也有的以 150mmol/L 为标准），伴血浆渗透压过高。病因为高渗性失水时，或失水多于失钠或入水量过少所致浓缩性高钠血症（肾排泄功能减退、透析失当）及肾排钠减少所致潴钠性高钠血症（脑外伤、脑血管意外）。临床表现为烦躁或嗜睡，甚至癫痫、昏迷，甚而死亡。应治疗原发病及给予排钠型利尿剂。

高能化合物（energy-rich compound） 在标准条件下水解时产生大量自由能的化合物。如腺苷三磷酸（ATP）、腺苷二磷酸（ADP）、鸟苷三磷酸（GTP）、鸟苷二磷酸（GDP）、胞苷三磷酸（CTP）、胞苷二磷酸（CDP）、胸苷三磷酸（TTP）、胸苷二磷酸（TDP）等，这些化合物水解时移去一个磷酸，反应中自由能的变化为 7kcal/mol 或更多。

高能键（high-energy bond） 是一种共价键，在标准条件下水解时可释放大量的自由能。它指的是水解反应中伴有自由能的明显下降。高能键通常用（～）表示。在生物氧化过程中释放的能量大约 40%以这种形式储存于一些特殊的有机化合物中。

高能磷酸化合物（high-energy phosphate compound） 一类含有磷酸基的高能化合物。根据其～P 的键型特点，可分为磷酸酐、混合酐（酰基磷酸）、烯醇磷酸和磷酸胍 4 类，水解

时伴随着自由能变化（ΔG°），范围为 30～60kJ（7～14kal）。它们是机体内能量的主要形式。

高黏度综合征（high blood viscosity syndrome）　血浆中 M 蛋白增加，导致血中黏稠度升高引起的循环血流动力学改变的疾病。见于多发性骨髓瘤、巨球蛋白血症及类风湿性疾病伴 IgM 及 IgG 形成免疫复合物者。临床表现为皮肤、黏膜及消化道出血，视网膜静脉扩张、出血及视乳头水肿，充血性心力衰竭，头痛、痉挛、昏迷等。实验室检查血浆蛋白升高，血浆蛋白电泳出现 M 蛋白及血黏度升高。治疗原发病，降低循环阻力，出血时可试用激素等，严重者可行血浆置换。

高尿酸血症（hyperuricemia）　血中尿酸增高超过正常值［男性＞420μmol/L（7mg/dl），女性＞357μmol/L（6mg/dl）］。尿酸是嘌呤核苷酸分解代谢的最终产物。当血中尿酸饱和度超过正常值时，尿酸盐因过饱和而形成结晶，沉积于关节、软组织、软骨和肾等处，可致关节炎、尿路结石。血中尿酸过高可致痛风。可分为原发性（可能由于原发性酶缺陷）及继发性（并发于血液病、肾脏病、高血压、肿瘤化疗等，由于核酸大量分解生成尿酸多而未能及时经肾排泄）。

高尿酸血症肾病（hyperuricemic nephropathy）　血清尿酸产生过多或排泄减少形成高尿酸血症所致的肾脏损害。尿酸或尿酸盐沉积可引起 3 种类型的肾损害：慢性尿酸盐肾病、急性尿酸性肾病、尿酸性肾结石。主要病变型有慢性间质性肾炎、尿酸性肾结石和急性高尿酸性肾病。特征性病理变化为肾间质-肾小管内双折光针状尿酸盐结晶沉积。临床表现：肾小管性蛋白尿、肉眼血尿或镜下血尿、尿浓缩功能受损，伴发痛风和肾结石。诊断依据临床表现、实验室检查和肾活检阳性。治疗：低嘌呤饮食，禁酗酒，应用抑制尿酸合成药（如别嘌醇），碱化尿液，大量饮水，避免使用引起血尿酸增高的药物（如祥利尿剂等）。

高凝状态（hypercoagulable state）　止血与抗血栓平衡失调的临床和病理状态。可通过实验室检查检出。常用的检查方法：微循环的观察、血液黏度测定、红细胞电泳、血小板电泳、出血时间测定、血小板计数、黏附试验、聚集试验、测定凝血时间、凝血酶原时间、纤维蛋白原测定等。治疗：针对病因，根据实验室检查结果的异常，进行相应的纠正；治疗后要密切观察化验的变化。

高排血量型心力衰竭（high-output heart failure）　其他名称：高输出量型心功能不全。充血性心力衰竭的一种类型。心输出量高于正常人，但低于病人未发生心力衰竭时的水平，因而不能满足机体代谢的需要。多由甲状腺功能亢进、严重贫血、动静脉瘘、维生素 B_1 缺乏等引起。对洋地黄治疗反应不佳，去除病因，可获治愈。

高频重组菌（high frequency recombinant，Hfr）　少数 F 质粒可插入受体菌的染色体中，与染色体一起复制。整合后的细菌有可能提高转移染色体基因的频率，故称此菌为高频重组菌。

高频电磁场（electromagnetic field of high frequency）　频率 100kHz～30MHz 的无线电波。它包括长波、中波、短波及超短波。高频电磁场对机体的作用分为热效和非致热两种效应。高频电磁场对人体危害大小决定于频率、强度及接触时间。长期较大强度的接触，可引起中枢神经系统及自主神经系统的功能失调，临床表现为神经衰弱综合征及心血管系统的改变。预防：主要对一切辐射源采取屏蔽的措施，此外，加大工作点与辐射源的距离、缩短接触时间，对减少接触剂量有重要意义。

高频电疗法（high-frequency electrotherapy）　应用高频电作用于人体，通过其在组织内产生热效应等达到治疗目的的方法。包括过松伐电疗法、长波疗法、中波疗法、短波疗法、超短波疗法及微波疗法。作用有：镇痛；促进血液循环，增强新陈代谢；消炎；降低肌张力和纤维结缔组织的张力；神经纤维再生加快；白细胞吞噬作用加强；急性炎症发展受阻等。

高频宽带心电图（electrocardiogram of high frequency and wide band）　采用拉长时间（速度 200mm/s）、增大灵敏度（放大 4～5 倍）等方法所记的心电图。此种心电图对诊断小灶性心肌缺血与损伤有一定意义。常用于心肌炎和冠心病的诊断。

高频手术器（high frequency surgery unit）　应用高频振荡电流通过机体组织产生热效应的原理，作电切、电凝及电熨等电流密度大、有效电极面积小的手术的仪器。速切割组织时不流血或少流血，不需丝线结扎，促进伤口愈合。适用于脑、胸、泌尿、骨科等手术，并可对五官、皮肤科相关疾病进行治疗。

高频心电图（high frequency electrocardiogram，HFECG）　一种无创性检查技术。将普通心电图波幅放大（1mV 为 10～20mm）、速度加快（＞200mm/s），一般在 500ms，频率增高（300 周/s）描记的心电图。用于检测 QRS 波群上出现的小的波动，以检测早期心脏病变。

高频自动离心铸造机（high frequency automatic centrifugal casting machine）　熔制专用不锈钢和钴铬合金铸造牙科器件的设备。利用强大的高频电流产生的热能，使金属熔化再自动进行铸造。应用于钴铬合金等高熔点材料，铸造牙托支架、壳冠、卡环等。

高普兰综合征（Gopalan syndrome）　其他名称：灼热足综合征。核黄素及泛酸缺乏致肢体烧灼及针刺感、多汗等。主要特征为足底、手掌部有难以忍受的痛性灼热感或感觉异常，病人行走困难，腱反射亢进，可有锥体束征，视听觉障碍，常伴有多汗。治疗：改善营养，补充多种维生素。

高千伏摄影（high kilovoltage radiography）　其他名称：高电压 X 线。X 线摄影检查方法之一。管电压增高（100～250kV）可使 X 线穿透力增强，组织间对比差异明显，影像层次增多，能观察纵隔内、心脏后的结构、病变，肺部大片致密阴影内的空洞、肿块、钙化等。

高球蛋白血症紫癜（purpura hyperglobulinemia）　其他名称：紫癜性高球蛋白血症。反复发生的紫癜并伴有血清中丙种球蛋白增加的疾病。分为原发性及继发性两种。病程中可合并干燥综合征、干燥性角膜结膜炎、系统性红斑狼疮等。本病是一种良性多系高丙种球蛋白病（主要为 IgG 增高，其次为 IgA，而 IgM 正常或减少），多发生于中年女性。病因未明。特点：长期反复发生下肢紫癜，不伴有血小板减少；血沉增快；丙种球蛋白增加。本病应用免疫抑制剂有一定疗效。

高热（ardent fever）　口腔温度在 39～40℃者。多由于全身感染、恶性肿瘤、白血病、结缔组织-血管性疾病，以及某些过敏反应和药物等引起。针对病因进行治疗。一般可用退热剂对症治疗。

高热惊厥（hyperpyretic convulsion）　指小儿由于体温升高而引起的惊厥。其特点为：①6 个月至 4 岁之间的小儿在高热时常发生惊厥；②惊厥多在体温上升早期发生；③惊厥发作时间短暂，在一次发热性疾病中，很少连续发作多次，发作后意识恢复快，没有神经系统异常体征；④已排除了其他各种小儿惊厥的病因（尤其是颅内病变）；⑤热退后 1 周作脑电图已正常。

高热量饮食（high calorie diet）　在基本饮食基础上加餐 2 次，以增加热量摄入的饮食。三餐基本饮食外，可另在上下午或晚 8 时各加点心一次，以增加热量。可加豆浆、牛奶、藕粉、赤豆、枣子汤等甜食，以及饼干、烤馒头或面包、蛋糕等。适用于体重不足和营养不良、甲状腺功能亢进、结核、大面积烧伤、病后恢复期、肝炎与肝硬化等病人，以及哺乳期女性、运动员和强体力劳动者。

高三尖杉酯碱（homoharringtonine）　从三尖杉科植物三尖杉或其他同属植物中得到的生物碱。抗肿瘤药。用于急性粒细胞白血病、急性单核细胞白血病、恶性淋巴瘤、真性红细胞增多症、慢性粒细胞白血病、早幼粒细胞白血病。制剂：注射剂。心律失常、器质性心脏病、肝肾功能不全者、痛风、肾结石、老年病人慎用，孕妇禁用。勿与碱性药物配伍。

高山病（mountain sickness）　其他名称：高原适应不全症。偶尔登上超过海拔 3 000m 高山（或高原）时，因对高山或高原环境适应能力不足引起的以缺氧为突出表现的一组疾病。主要症状有：头晕、头痛、耳鸣、恶心、呕吐、脉搏和呼吸加速、四肢麻木、劳动能力降低等，严重的可以引起昏

G

迷，吸氧后症状可缓解。生活在高山或高原地带及经常进行登山运动，坚持锻炼，可增强人体对高山（或高原）缺氧的适应性，减少发病。治疗：高山肺水肿应绝对卧床休息、吸氧、严禁大量饮水，可用肾上腺皮质激素、利尿剂；高山脑水肿应给氧，大剂量肾上腺皮质激素，脱水，抗感染。

高山肺水肿（altitude pulmonary edema）　在高海拔缺氧环境下所引起的肺水肿，是高山病的一种急性类型。约有 5% 在 4 000m 以上处发病。早期临床表现类似急性高山反应。严重者有干咳、发绀、多量血性泡沫状痰、呼吸极度困难、胸痛、烦躁不安、明显的心率加快。治疗：严格卧床休息，积极抢救，包括持续给氧、氨茶碱、呋塞米、肾上腺皮质激素。病情稳定后转至较低海拔处，积极治疗呼吸和心力衰竭。

高山红细胞增多症（altitude erythrocytosis）　其他名称：高原性红细胞增多症。慢性高山病的一种类型。在 3 000m 以上处发病。红细胞、血红蛋白随海拔增高而递增，伴有发绀、头痛、呼吸困难、全身乏力等。红细胞超过 7×10^{12}/L，血红蛋白超过 180g/L，血细胞比容超过 60%，可予诊断。治疗：最好移居至低海拔地区，静脉放血亦可减轻症状。

高山脑水肿（altitude encephaledema）　急性高山病的一种类型。发病急，个别人在 4 000m 以上处发病，多为未经习服的初登山者。除有急性高山反应症状外，可出现剧烈头痛、兴奋、谵妄，并有明显发绀、呼吸困难，随后嗜睡转入昏迷。治疗：给氧，及早使用大剂量肾上腺皮质激素，脱水。待病情稳定后尽可能转至低处继续治疗。

高山气候（plateau climate）　海拔 1 000m 以上地带的气候。其特点是太阳辐射强度大，短波紫外线多，气温低，气压低，风大，相对湿度小。高山气候能使机体的代谢亢进，呼吸功能加强，促使红细胞量和血红蛋白量的增加，对机体有良好作用。初到高山地带的人往往出现以缺氧为主的头痛、头晕、疲劳等症状。经过一段时间可适应。

高山心脏病（high altitude heart disease）　其他名称：高原性心脏病。高山病的一种临床类型。儿童多见。由于缺氧引起肺血管痉挛，导致肺动脉高压。常表现为心悸、咳嗽、发绀、水肿等。少数有心律失常、肝大和颈静脉怒张。治疗：卧床，给氧，用改善心肌代谢药物。病程长而反复发作或重病人宜转往低地。

高渗溶液（hypertonic solution）　高于人体血浆渗透压的溶液。如 50% 葡萄糖、25% 山梨醇等。人体血浆渗透压约为 313mOsm/L，相当于 0.73kPa（5.330mmHg），通常以此为标准来衡量药液的渗透压。高渗溶液进入血液循环后可将组织液中的水分"吸"入血管内再经肾排出，因而起到"脱水"作用。如脑水肿病人可通过给予高渗溶液使症状得到改善。

高渗性脱水（hypertonic dehydration）　其他名称：高渗性失水。失水多于失钠，血清钠浓度高于 145mmol/L，血浆渗透压高于 320mOsm/L，并伴有组织间液量显著减少的脱水类型。病因是进水不足，失水过多和医源性失水。医源性失水系指腹膜透析或血液透析从体内移出大量水分。宜行病因治疗及补液。

高食物纤维饮食（high food fibre diet）　含饮食纤维多的食物，如韭菜、芹菜、粗粮、豆类等。适于便秘、高脂血症、糖尿病、肥胖的病人。

高输出量心功能不全（hyperkinemia insufficiency）　见高排血量型心力衰竭。

高速泳动族蛋白（high mobility group protein）　简称 HMG 蛋白。一组富含电荷，在电场中迁移率很高的（分子量小）、属于非组蛋白的很特别的 DNA 结合蛋白。HMG 蛋白参与基因转录调控，与细胞转化和一些肿瘤的发生有关，可作为某些肿瘤的潜在标记。

高碳酸血症（hypercapnia）　动脉血二氧化碳分压高于正常水平，即 $PaCO_2 > 45mmHg$ 的病理生理状态。多见于肺泡通气量的原发性减退和代偿性代谢性碱中毒。体内二氧化碳产生增加，而肺泡二氧化碳通气量不能相应地增加，或二氧化碳产生正常，但通气障碍，使二氧化碳排出减少均可引起高碳酸血症。

高碳酸血症后碱中毒（posthypercapnic alkalosis）　纠正酸中毒过程中造成的代谢性碱中毒，慢性呼吸性酸中毒时，肾对 HCO_3^- 重吸收代偿性增加，PCO_2 可迅速趋于正常，但血浆 HCO_3^- 浓度仍持续在高水平，造成高碳酸血症后碱中毒。由于 pH 值急骤升高，可引起严重神经症状，甚至死亡。因此，在治疗慢性高碳酸血症时，必须审慎而缓慢地控制 PCO_2 的下降。

高碳酸血症型呼吸衰竭（hypercapnic respiratory failure）　其他名称：Ⅱ型呼吸衰竭。动脉血二氧化碳分压 > 50mmHg，伴有低氧血症的呼吸衰竭类型。主要见于各种严重通气功能障碍性疾病。

高铁血红蛋白（methemoglobin，Met Hb）　血红蛋白的氧化物。基中的 Fe^{2+} 被氧化成 Fe^{3+}。高铁血红蛋白丧失结合和携带氧的能力，同时血红蛋白中部分 Fe^{2+} 转化为 Fe^{3+} 后还可使其他含 Fe^{2+} 亚基与氧分子的亲和力增高，导致氧离曲线右移，加重缺氧。正常人血中可有少量高铁血红蛋白。

高铁血红蛋白还原试验（methemoglobin reduction test）　测定高铁血红蛋白还原率的试验。参考值：高铁血红蛋白还原率 > 75%；高铁血红蛋白 0.3～1.3g/L。葡萄糖-6-磷酸脱氢酶缺乏症和伯氨喹型药物溶血性贫血病人，由于葡萄糖-6-磷酸脱氢酶缺陷，高铁血红蛋白还原率明显下降。

高铁血红蛋白血症（methemoglobinemia）　正常人血红蛋白含二价铁（Fe^{2+}），血红蛋白与氧结合为氧合血红蛋白，若血红蛋白二价铁被氧化为三价铁（Fe^{3+}）时，为高铁血红蛋白（Met Hb），高铁血红蛋白氧亲合力高，使氧不能释放到组织，体内 Met Hb > 10% 时，称高铁血红蛋白血症。病因：先天性 NADH-高铁血红蛋白还原酶系统缺陷，药物或毒物使血液中血红蛋白被氧化，先天性血红蛋白 M 的异常。临床表现为发绀及缺氧。治疗：亚甲蓝，停止与有关药物或毒物接触；先天性者尚无特效疗法。

高危儿（high-risk infant）　在新生儿期有发生严重疾病或致死可能性的婴儿。包括：①母亲有糖尿病史者。②母亲在妊娠后 3 个月有出血史者。③分娩时羊膜早破超过 24h 者。④母血为 Rh 阴性者。⑤母亲前一胎小儿在生后 72h 内死亡者。⑥婴儿出生时有中至重度抑制者；Apgar 评分低；羊水被胎粪污染；有宫内窒息史；中或高位产钳；母亲有雌三醇降低史；有脐带绕颈史。⑦臀位产儿。⑧低体重儿。⑨大于胎龄儿。⑩严重先天性畸形者。⑪母亲有先兆子痫史者。⑫母亲妊娠期有感染史者。

高危人群（high-risk group）　其他名称：高发人群。指在接触有毒物质或致癌物质时，由于一种或几个个体因素（如发育、遗传因素、营养状况、疾病、生活习惯等）的作用，对毒作用的反应较一般人群出现得早且较严重的敏感人群。如：葡萄糖-6-磷酸脱氢酶缺乏症的人，在接触氧化剂时，会使体内还原型谷胱甘肽难于维持正常水平，从而使红细胞膜脆性增加，易引起溶血。

高危妊娠（high-risk pregnancy）　原患某些疾病或有难产史的孕妇呈现异常和/或估计分娩有异常者。所有体外受精与胚胎移植术后妊娠均为高危妊娠。对孕妇、胎儿或新生儿有较大危险，甚至可引起死亡或后遗症。宜采取高危妊娠评分法，分析各种因素，确定高危程度，进行及时治疗。防止早产，适时终止妊娠。产时监护，可减少孕产妇与围生儿死亡率。

高危妊娠评分（high-risk pregnancy score）　根据高危妊娠和高危胎儿的各种因素进行计量的分析方法，可早期识别和预防这些高危因素的发生及发展。是对高危妊娠进行动态监护的具体方法。评分内容有产妇的一般情况、异常产史、严重内科合并症和产科并发症，以及本次妊娠的异常情况和有无致畸因素等。

高危胎儿（high-risk fetus）　估计有围生期死亡和围生期发病危险的胎儿。产前危害因素有妊娠高血压综合征、心脏病、母儿血型不合、早产、双胎等；产时危险因素有胎位异常、羊膜早破、感染、脐带并发症、产时缺氧等。治疗：引产、剖宫产、产钳助产；做好新生儿窒息的急救及复苏等。

高危险性（high-risk）　社会医学的基本概念之一。指高可能性。据此概念来确定卫生工作的防治重点。可分为：①高危险性人群，指老年人、妇女、儿童及残疾人等；②高危险性环境，指丧偶、离婚、失业、失恋等；③高危险性反应，如对刺激敏感的人和受迫害的人等。

高危孕妇（high-risk gravida）　妊娠期母子存在某种致病因素，足以导致难产或母婴危险的孕妇。

高位起搏点（high pacemaker）　即窦房结，是与窦房结以下的低位起搏点相比较而言。

高温保藏法（high temperature preservation）　经高温灭菌保藏食品的方法。湿热比干热效果好。食物 pH 值较高、较低和食盐浓度较高均可增效。可分：①高温（100～120℃）加压蒸汽灭菌法。②微波加热法。③微波加远红外线加热法。④高温短时巴氏消毒法。⑤廷德尔（Tyndall）消毒法，每隔 24h 1 次，63～100℃ 消毒 15～20min，连续消毒 3 次。⑥超高温处理法，130～150℃，加热 2～8s。

高温菌（thermophile, thermophilic bacterium）　其他名称：嗜热菌、嗜热微生物。最适生长温度为 55～75℃ 的细菌。这类微生物主要分布在温泉、堆肥和土壤中。这些耐高温的微生物，常给罐头工业、发酵工业造成损失，但由于嗜热微生物的快速生长和高温活性及热稳定性特点，在城市和农业废物处理等方面又具有特别的重要性。

高温灭菌法（high temperature sterilization）　用高温破坏细菌的细胞膜和其生活必需的酶，并使蛋白质凝固而灭菌的方法。常用的有煮沸灭菌法、高压蒸汽灭菌法、蒸气灭菌法、火烧灭菌法等。

高温手足搐搦症（tetany in high temperature environment）　高温环境条件下，由于大量出汗，氯化钠过量损失而出现以手足搐搦为主的临床表现。发作为对称性、阵发性。病人神志清楚，体温多正常。是高温综合征的表现，见于热衰竭及热射病。

高温损伤（heat injury）　系指外界高温作用于人体所致的伤害。因高温作用的形式不同可有烫伤、灼伤、烧伤之称。高温损伤由于作用形式、损伤的部位、面积、程度不同，临床症状亦异。高温损伤导致死亡的为烧死，一般在火场中多因窒息、中毒、休克而伤亡。

高温综合征（hyperthermic syndrome）　高温环境下所发生的一系列热损伤疾病。临床有热痉挛、热衰竭、热射病 3 种类型。前两者是由于大量水、盐丢失引起的肌肉疼痛性痉挛或虚脱，脱离高温环境、补充盐和水分可迅速好转；后者是高热引起的体温升高及严重的生理、生化异常，必须迅速降温，积极对症治疗。

高温作业（high temperature operation, work in hot environment）　指工作地点有生产性热原，气温实际等于或高于本地区夏季室外通风设计计算温度 2℃ 时的作业。高温作业一般可分干热和湿热两种类型。前者为高气温、强热辐射作业；后者为高气温、高气湿作业。

高纤维饮食（high fiber diet）　适于无蠕动力的便秘，或误食异物而需刺激肠蠕动促使异物排出的病人，以及冠心病、高脂血症和糖尿病病人。采用韭菜、芹菜、豆芽、土豆、水果、粗粮等。

高效液相层析（high performance liquid chromatography, HPLC）　其他名称：高压液相层析。在经典柱层析的基础上，减小固定相粒度，加上高压力的泵送系统，从而实现快速、高效的液相层析。是一个一次操作即可分离复杂混合物并能进行定性和定量分析的方法。

高选择性迷走神经切断术（highly selective vagotomy）　1970 年 Johnston 和 William 首先提出高选择性迷走神经切断术，该手术只切断分泌胃酸的胃近端 2/3 的迷走神经，而远端 1/3（胃窦部）的 Latarjet 前、后迷走神经不切断，因而保留了胃窦迷走神经的运动支，即保留了功能正常的胃窦和幽门，从而避免了迷走神经干切断术和选择性胃迷走神经切断术发生的并发症。本术式主要适用于需要手术治疗，且无并发症的十二指肠溃疡。

高血钙综合征（hypercalcemia syndrome）　血钙高于正常值时临床出现的一组综合病征。主要表现为疲乏、肌力下降、恶心呕吐、多饮多尿、嗜睡、木僵及精神改变。治疗原发病。

高血钾性周期性麻痹（hyperkalemic periodic paralysis, HyperPP）　其他名称：肌强直性周期性瘫痪。常染色体显性遗传。少见。麻痹发作时血钾较平时增高。肌肉的病理改变与低血钾性周期性麻痹相同。有三种变异类型：①伴肌强直；②不伴肌强直；③伴副肌强直。常于婴儿和儿童期起病。饥饿、寒冷、剧烈运动、钾的摄入可诱发本病。日间运动 20～30min 后发作。肌无力从小腿、大腿以及后背开始，渐发展到手、前臂和肩。较严重时累及颈部和脑神经支配肌肉。发作时腱反射减退或消失。发作期间血清 K^+ 升高，Cl^-、Na^+ 可降低。大多在 30 岁后终止发作。依据病史、典型症状、家族史，发作时血清钾升高，心电图和肌电图改变，可诊断。发作时间短、症状轻不需特殊治疗。静注葡萄糖酸钙或葡萄糖、胰岛素改善肌无力，予以氢氯噻嗪、乙酰唑胺、二氯磺胺等预防发作。

高血渗症（plasma hyperosmolality disease）　系指血浆晶体渗透压超过正常范围的上限 290mmol/（kg·H_2O），并表现出临床症状。血渗压若超过 350mmol/（kg·H_2O），是临床病危的信号。临床上分脱水性高血渗症、非脱水性高血渗症和溢水性高血渗症。脱水性高血渗症常因机体脱水而引起，如肾浓缩功能低下、尿崩症等。非脱水性高血渗症多见于渗透压调节中枢发生障碍。溢水性高血渗症多见于原发性醛固酮增多症、库欣病等。此外，高血钠、高血糖、高尿素氮也是造成高血渗症的原因。

高血糖素（glucagon）　见胰高血糖素。

高血糖素瘤（glucagonoma）　见胰高血糖素瘤。

高血糖危象（hyperglycemia crisis）　血糖增高导致的一种危险征象。据以下 4 点进行诊断：①血糖超过 33.3mmol/L（600mg/dl）；②血浆渗透压超过 330mOsm/L 或有效渗透压超过 320mOsm/L，血钠多超过 145mmol/L（145mEq/L）；③缺乏明显酮症；④进行性意识障碍，甚至昏迷。

高血糖［症］（hyperglycemia）　血糖（葡萄糖）空腹含量高于 7.8mmol/L（140mg％）的一组临床症状群。主要见于原发性糖尿病（简称糖尿病）及症状性糖尿病（作为其他疾病症状之一）。

高血压（hypertension）　体循环动脉压升高为特征的疾病。收缩压或舒张压高于正常或两者均高。诊断成人高血压的标准是：静息时收缩压等于或超过 140mmHg 和/或舒张压等于或超过 90mmHg；如果收缩压为 140～149mmHg，舒张压为 90～94mmHg 时，谓之临界高血压。临床上高血压见于两类疾病：①原发性高血压；②继发性高血压。治疗：降压药、体育锻炼、理疗等。

高血压病（hypertensive disease）　其他名称：原发性高血压。以血压升高为主要临床表现而病因尚不明确的独立疾病，是最常见的心血管疾病之一。根据 WHO 的建议，18 岁以上成人血压水平，舒张压＜90mmHg，收缩压＜140mmHg。目前认为是在一定的遗传易感性基础上，由多种后天因素所致，如精神神经作用、肾素-血管紧张素-醛固酮（RAA）系统失衡、钠过多、胰岛素抵抗等。临床上表现为头痛、头晕、失眠、心悸、胸闷、烦躁和易疲乏，严重时可发生心、脑、肾功能障碍等。诊断包括以下内容：确诊高血压；除外症状性高血压；高血压分期、分级；心、脑、肾功能估计；有无合并可影响高血压病病情发展和治疗情况。治疗应根据有关的具体情况采用药物（降压药等）和非药物治疗。

高血压脑病（hypertensive encephalopathy）　高血压病进入临床后期并发的急性脑血管病。突然、严重的高血压促发的一种急性大脑综合征，是平均动脉压迅速升至 150mmHg 以上，脑小动脉发生过强的自动调节反应，即普遍的脑血管痉挛，使脑部缺血缺氧而脑水肿、毛细血管破裂（点状出血）和组织坏死（微梗死）产生的症状、体征。主要表现为头痛、抽搐和意识障碍，并可伴有短暂的局灶性神经功能缺失。发作可短至数分钟，长者可达数小时或数日。易并发脑疝危及生命。治疗：紧急抢救，降低颅压；静滴血管扩张药控制血压；对症处理。

高血压危象（hypertensive crisis）　高血压病人周围细小动脉

G

发生暂时性强烈痉挛、导致血压急剧升高引起的一系列临床症状，表现为血压急剧增高伴剧烈头痛、恶心、呕吐、视力模糊乃至昏迷，或有心悸、气促和肺水肿等。一般历时短暂。可迅速恢复。但亦可发展为脑、心、肾等靶器官受损的严重并发症。治疗：降压药物。

高血压性视网膜病变（hypertensive retinopathy） 高血压引起的眼底并发症。常累及双眼。病变分4级：Ⅰ级，小动脉痉挛；Ⅱ级，小动脉硬化；Ⅲ级，继发视网膜病变，视网膜水肿、出血和渗出；Ⅳ级，继发视神经乳头病变，视神经乳头水肿。治疗：处理原发病。

高血压心脏病（hypertensive heart disease） 持续高血压升高逐渐造成左心室的心肌肥厚和心腔扩大。体检见心尖搏动抬高，并向左下移位，心浊音界向左扩大。主动脉瓣区第二音亢进，心尖部有收缩期杂音。后期可出现急性左心功能不全和心房纤颤。早期积极治疗可改善预后。

高压氧舱（hyperbaric oxygen chamber） 各种缺氧症的治疗设备。适用于一氧化碳中毒、气性坏疽、破伤风、失血性休克、脉管炎、冠心病、烧伤及断肢再植等。舱体为密闭圆筒，通过管道及控制系统把纯氧或净化压缩空气输入。舱外医生可由观察窗和对讲器与病人联系。大型氧舱设有10～20个座位，也可进行外科手术。

高压氧治疗（hyperbaric oxygen therapy） 在超过101.33kPa（1个大气压）的环境下吸纯氧的治疗。一般在高压氧舱内进行。主要用于急性一氧化碳中毒、急性肺水肿、脑水肿和急性中毒性脑病等。

高压蒸汽灭菌〔法〕（autoclaving, high-pressure sterilization） 用饱和水蒸气在高温高压下杀死细菌的方法。一般用于灭菌的蒸气压力为103.4kPa（1.05kg/cm^2），温度为121℃，灭菌时间随物品性质而异，一般为30～45min，可用于一些能耐受高温的物品（如金属器械、玻璃、搪瓷、敷料、布类、橡胶类、药液等）的灭菌。

高压蒸汽灭菌器（autoclave） 其他名称：热压灭菌器。一种密闭、耐高压蒸锅。在密闭的容器中，随着压力升高，蒸气的温度也相应升高。在103.4kPa（1.05kg/cm^2）蒸气压下，温度达到121.3℃，维持15～20min，可杀灭包括细菌芽孢在内的所有微生物。

高眼压症（ocular hypertension） 多次眼压测量其双眼数值均在正常人群眼压的高限以上，房角开放且无表现异常，虽未予治疗，经长期（多年）随访仍不引起青光眼视乳头改变或视野损害的一种状态。病人常无自觉症状，视乳头杯盘比不扩大，色泽正常且两眼对称，视野也没有损害。眼压轻至中度升高是其唯一表现。治疗：严密观察而不轻易给药治疗。

高阴离子隙性代谢性酸中毒（high anionic gap metabolic acidosis） 其他名称：高AGp代谢性酸中毒。指乳酸酸中毒、酮症酸中毒、肾衰竭、严重休克、药物中毒性酸中毒和乙醚低温麻醉等情况使机体有机酸和无机酸增多，阴离子间隙增加，HCO$_3^-$下降，而Cl$^-$不能成比例增大。常见于尿毒症、酮血症和高乳酸血症病人。

高原病（high altitude sickness, mountain sickness） 见高山病。

高原肺水肿（high altitude pulmonary edema） 见于未经逐步适应而迅速进入海拔高于4 000m以上地区，因缺氧所引起的一系列反应。两肺重量明显增加、充血和水肿。缺氧引起的肺小动脉收缩，可能是发生肺水肿的主要原因。国内报道多在4 300m以上高原，12～72h发病。除有头痛、气喘、胸闷外，还有胸痛、咳嗽、发绀、咳大量白色或粉红色泡沫状痰、烦躁、神志不清等症状。

高原性低血压（high altitude hypotension） 高原性血压异常的一种。指收缩压≤12.0kPa（90mmHg）和/或舒张压≤8.0kPa（60mmHg）者。多在移居高原较久的人群中发病。发病地区海拔多在4 000m以上。临床上可无症状，少数有头痛、乏力、心悸和胸闷等症状。

高原性高血压（high altitude hypertension） 高原性血压异常的一种。指收缩压≥18.7kPa（140mmHg）和/或舒张压≥12.0kPa（90mmHg）者。青年人多见。起病缓慢。症状与高血压病相似。但以舒张压升高为显著。预后较好。但病程长者可发生高血压心脏病。

高原性红细胞增多症（altitude erythrocytosis, plateau erythrocythemia） 见高山红细胞增多症。

高原性心血管病（high altitude cardiovascular disease） 进入高原地区或在高原居住者可因缺氧及机体对高原的不适应，产生高原性心血管病，包括高原肺水肿、高原性心脏病、高原性高血压和高原性低血压等。治疗：卧床休息，吸氧，转往海拔较低地区。

高原性心脏病（high altitude heart disease） 其他名称：高山心脏病。高原缺氧所致的心脏病。多见于高原出生的婴幼儿，成年人移居高原6～12个月后发病。临床表现为心悸、气短、胸闷、咳嗽、发绀、颈静脉怒张、心律失常、肝大、腹水和下肢水肿。分急性和慢性。前者多见于初登山者，表现为急性肺水肿。后者为高原地区的居民，有气急、发绀和右心室肥大等。两者均有血压增高。治疗：休息，给氧，维生素C、辅酶A、肌苷，转移至海拔较低地区。

高原性血压异常（blood pressure abnormity of high altitude） 在高原缺氧环境下人体自主神经功能紊乱而引起的血压异常。可分为高原性高血压和高原性低血压两种。转到平原地区后可恢复。

高脂蛋白血症（hyperlipoproteinemia） 其他名称：高脂血症。脂蛋白代谢紊乱引起的血浆中任何或所有脂蛋白超过正常。包括高甘油三酸酯血症、高胆固醇血症、高胆固醇-高甘油三酸酯血症。血浆脂类需与蛋白质结合为水溶性复合物运输，故高脂血症实即高脂蛋白血症。引起的原因分外源性（如饮食因素等）及内源性（如遗传因素、慢性肾炎等）。可分为Ⅰ型、Ⅱ型、Ⅲ型、Ⅳ型、Ⅴ型。Ⅱ型又分为Ⅱa及Ⅱb两个亚型。根据引起高脂蛋白血症的病因，高脂蛋白血症分为原发性和继发性两类。原发性高脂蛋白血症是由于遗传基因缺陷所致，遗传倾向明显，多具家族聚集特点，又称家族性高脂蛋白血症，原因不明的非家族性高脂血症称为散发性或多基因性高脂血症。继发性高脂血症为系统性疾病所致，常根据血脂测定结果分为三类。

高脂蛋白血症Ⅰ型（hyperlipoproteinemia type Ⅰ） 其他名称：高乳糜微粒血症。主要是血浆中乳糜微粒浓度增高所致。甘油三酸水平升高，胆固醇水平可正常或轻度升高。临床上较少见，可见于家族性高乳糜微粒血症（家族性高甘油三酯血症）。亦继发于糖尿病、胰腺炎等。常因高脂饮食所诱发。临床表现为肝、脾大，黄色瘤，高脂饮食可诱发急症。空腹血浆离心后，上层可见乳糜微粒。以低脂饮食及降血脂药治疗。

高脂蛋白血症Ⅱa型（hyperlipoproteinemia type Ⅱa） 仅血浆低密度脂蛋白升高，甘油三酸水平正常。临床上比较常见。可见于家族性高胆固醇血症（家族性高β脂蛋白血症）。表现为家族性或早发性动脉硬化、黄色瘤；血中胆固醇明显增高，而甘油三酯正常。以低脂饮食及降血脂药治疗。须与食用含胆固醇食物过多、糖尿病、黏液性水肿、肾病综合征等所并发的高脂蛋白血症相鉴别。

高脂蛋白血症Ⅱb型（hyperlipoproteinemia type Ⅱb） 其他名称：高β脂蛋白及前β脂蛋白血症。血浆极低密度脂蛋白和低密度脂蛋白水平升高，临床上最为常见。可见于家族性高胆固醇血症（家族性高β脂蛋白血症）。轻症者症状少，发与饮食有关。重症者症状类似高脂蛋白血Ⅱ型。血中胆固醇明显增高，甘油三酯亦略增高。以低脂饮食及降血脂治疗，须与糖尿病、肾病综合征并发的高脂蛋白血症相鉴别。

高脂蛋白血症Ⅲ型（hyperlipoproteinemia type Ⅲ） 其他名称：阔β型高脂蛋白血症。血浆中乳糜微粒残粒和极低密度脂蛋白残粒水平增加。血脂测定血清总胆固醇和甘油三酯浓度均明显升高，二者升高的程度基本平行。可见于家族性异常β脂蛋白血症。临床上较少见。常见于30～40岁，可出现早发性冠心病及周围动脉硬化、黄色瘤、糖耐量减低（40%）及高尿酸血症等，进展快，常伴肥胖症。血浆离心后，可见 β 带增宽，血中胆固醇及甘油三酯均明显增高。以低脂饮食及降血脂药治疗。

高脂蛋白血症 Ⅳ 型（hyperlipoproteinemia type Ⅳ）　其他名称：高前 β 脂蛋白血症。血浆中极低密度脂蛋白水平增加，血脂测定血浆甘油三酯水平明显升高，血清总胆固醇水平正常或偏高。多为家族性，发生动脉硬化早而快，伴有肥胖、糖耐量减低、高尿酸血症、视网膜脂血症等。血中甘油三酯明显增高，胆固醇正常或略增高。以低脂饮食及降血脂药治疗。须与肾病综合征、糖尿病、糖原贮积病时并发的高脂蛋白血症相鉴别。

高脂蛋白血症 Ⅴ 型（hyperlipoproteinemia type Ⅴ）　其他名称：混合型高脂蛋白血症。血浆中乳糜颗粒和极低密度脂蛋白（甘油三酯和血清总胆固醇）水平均升高，但以甘油三酯升高为主，临床上少见。特点是血中前 β 脂蛋白和乳糜微粒含量增多，并常伴有肥胖症、糖尿病、肝脾大、进展快的动脉粥样硬化、疹状黄色瘤以及急性胰腺炎等。以低脂饮食及降血脂药治疗。

高脂血症（hyperlipemia）　见高脂蛋白血症。

高直位（sincipital presentation）　异常胎方位。胎头以不屈不仰姿势，矢状缝与骨盆入口前后径相一致，衔接于骨盆入口，前顶先露的胎位。胎头枕骨贴近耻骨联合者，为高直前位；枕骨靠近骶岬者，为高直后位。此种胎方位常导致产程延长、停滞，常需手术产结束分娩。

高 IgD 综合征（hyper IgD syndrome）　常染色体隐性遗传病。MVK 基因突变。Mevalonate 激酶缺陷影响胆固醇合成。发病机制不明。临床表现为周期性发热和白细胞增多伴 IgD 水平增高。

睾酮（testosterone，T）　由睾丸分泌的一种类固醇激素。是人体内主要的雄激素，与男性第二性征的发育有关。正常男子 50 岁以上随年龄增长，血中浓度逐渐降低。维持生精作用，刺激生殖器官生长发育及男性副性征出现并维持正常状态，维持正常性欲和促进蛋白质合成。受下丘脑-腺垂体-睾丸轴调节。

睾丸（testis，testicle）　有产生精子和分泌性激素功能的男性生殖腺。位于阴囊内，左右各一，呈椭圆形，表面光滑，分前、后缘、上、下端和内、外侧面。随性成熟而迅速生长，老年则缩小。表面被覆坚厚的纤维膜，称睾丸白膜。白膜向睾丸内发出许多结缔组织小隔，将睾丸实质分成许多小叶。小叶由精曲小管构成，精子即在此产生。

睾丸白血病（testicular leukemia）　髓外白血病的一种类型。是目前延长急性淋巴细胞白血病病人骨髓缓解期的障碍。睾丸作为一种药物盲区，具有血-性腺屏障的作用，因此白血病缓解后易复发。临床表现为睾丸肿大、质坚硬及阴囊变色。本病的确诊可通过针吸活检证实。治疗与白血病相同。

睾丸沉重（testicular heaviness sense）　睾丸肿瘤的特征性征象。以手托起阴囊有沉重感，睾丸重量明显增加。同时睾丸呈球状增大，无波动，透光试验呈阴性。多见于睾丸肿瘤。

睾丸雌性化综合征（testicular feminization syndrome）　身体组织对睾酮作用有对抗性，在胚胎发生过程中不能进行雄性分化的一种病征。病人外表如女性，阴道呈盲端，无子宫，睾丸位于腹股沟。治疗：切除隐睾。

睾丸间质（interstitial tissue of testis）　睾丸生精小管之间富含血管和神经的疏松结缔组织。内含睾丸间质细胞、巨噬细胞和成纤维细胞等。间质细胞，呈圆形或多边形，胞质嗜酸性，胞核常偏位，核仁明显。间质细胞分泌的雄激素，可促进性腺发育、精子形成及出现男性第二性征。

睾丸静脉（testicular vein）　起始于睾丸或附睾的小静脉，组成蔓状静脉丛，经腹股沟管上行，于腹环处合成左右两条静脉，称精索内静脉。它与同名动脉伴行，左侧者以直角进入左肾静脉，右侧以锐角注入下腔静脉。左侧较右侧血液回流缓慢，易发生精索静脉曲张。

睾丸扭转（torsion of testis）　见精索扭转。

睾丸女性化综合征（testicular feminization syndrome）　见雄激素不敏感综合征。

睾丸鞘膜翻转术（inversion of tunica vaginalis of testis）　睾丸鞘膜积液的手术治疗方法。切除多余的睾丸壁层鞘膜组织并将剩余的睾丸鞘膜向内后翻转加以连续缝合。术中止血必须完善。

睾丸鞘膜积液（hydrocele of tunica vaginalis）　睾丸固有鞘膜腔内积液超过正常范围。为阴囊肿大最常见的原因。一般病程缓慢，病人可有局部下坠和沉重感。婴儿时期常与先天性疝同时存在。成年人的鞘膜积液有原发性的，有因丝虫病或其他炎症所引起的。治疗：积液少者可用阴囊托带以减轻其症状，多者施行鞘膜外翻或鞘膜切除手术。

睾丸输出小管（efferent ductules of testis）　精曲小管汇合成精直小管，精直小管进入睾丸纵隔内，交织成睾丸网。从此网再发出 12～15 条小管，称为睾丸输出小管。此管经睾丸后缘上部进入附睾头。参见附睾。

睾丸消失综合征（vanishing testes syndrome）　在胚胎发育中期睾丸发生萎缩，引起睾丸功能不全的一组病症。表现为睾丸缩小或消失，外生殖器男性外观，但较小，无男性第二性征，体形如女性。尿中促性腺激素增多。治疗：青春期起应用雄激素。

睾丸小叶（testicular lobule）　由睾丸小隔将睾丸实质分成的许多锥体形部分。睾丸小叶由精曲小管盘曲而成，精曲小管的上皮能产生精子。精曲小管汇合成为精直小管，进入睾丸纵隔内交织成睾丸网。

睾丸炎（orchitis）　由病原体和各种非感染因素引起的睾丸炎症性疾病。细菌经由输精管、血液或淋巴侵入睾丸引起的炎性病变。非菌性睾丸炎可由病毒引起，常为腮腺炎并发症。表现为患侧阴囊坠胀不适，局部疼痛，甚至影响行动，疼痛可向同侧腹股沟及下腹部放射，可伴有全身不适或高热。后遗症为睾丸萎缩。

睾丸肿大（swelling of testis）　睾丸疾病的征象。常见于代偿性睾丸肿大（对侧睾丸切除术）、急性睾丸炎、流行性腮腺炎并发睾丸炎、特发性睾丸炎、睾丸结核、睾丸扭转、睾丸肿瘤、痛风、淋病、外伤所致血肿等。

睾丸肿瘤（testicular tumor）　发生于睾丸生殖细胞和非生殖细胞的具有良性和恶性生物学行为的新生物。病理类型包括生殖细胞肿瘤（精原细胞瘤、胚胎性癌、畸胎瘤、绒毛膜上皮瘤和混合瘤）和非生殖细胞肿瘤（睾丸间质细胞瘤、支持细胞瘤、性腺基质瘤和混合瘤）。临床上大多数患者睾丸呈不同程度肿大，质地坚硬。早期表面光滑，晚期表面可呈结节状，可与阴囊粘连，甚至破溃，阴囊皮肤可呈暗红色，表面常有血管迂曲。透光试验阴性。

膏肓（gao huang，inter cardiodiaphragmatic part）　中医术语。①膏，心下之部；肓，心下膈上之部。膏肓主要指病位深隐，用药物、针灸都难以奏效，所谓"病入膏肓"即不治或难治之症的意思。②足太阳膀胱穴位名（BL 43）。

膏淋（stranguria complicated by chyluria）　其他名称：肉淋。中医病名。淋证之一。指淋证而见小便如米泔或脂膏者。多因肾虚不固或湿热蕴蒸下焦所致。分虚实二证。实证见小便混浊如米泔水，尿道热涩疼痛，舌红苔腻，脉数，治宜清利湿热，分清泌浊。虚证见尿如脂膏、涩痛轻微、头昏无力、消瘦腰酸、舌淡、脉弱，治宜补肾固涩。

膏药（plaster，medicinal paste）　古代称薄贴。中药剂型之一。将药材、食用植物油与红丹炼成膏料，摊涂于裱褙材料上制成，供外用。

藁本（Rhizoma et Radix Ligustici）　其他名称：野芹菜、山香菜。中医药名。伞形科植物藁本或辽藁本的根茎及根。辛，温。归膀胱经。功能止痛、祛风、胜湿。治疗感受风寒所致的头痛、偏头痛、齿痛、脑后痛等；以及疥癣粉刺、酒糟鼻。

戈比征（Gobiet sign）　急性胰腺炎的 X 线征象。X 线检查可见大肠尤其是横结肠反射性麻痹或膨胀。

戈尔茨综合征（Goltz syndrome）　局灶性皮肤发育不全。显性遗传疾病。临床表现有身材矮小而纤瘦、智力正常、皮肤异色病、指甲萎缩、并指症及其他指（趾）畸形、眼缺陷、小眼畸形、唇和齿异常等。

戈尔登哈尔综合征（Goldenhar syndrome）　其他名称：眼-耳-

椎骨畸形综合征。以眼球上的皮样囊肿或脂肪瘤、耳前皮赘和脊柱畸形为主要特征的先天性畸形，无遗传倾向。病变可能为双侧或单侧，同一病人可有部分或全部症状和体征。除上述三大主征外，还可有颜面非对称性发育不良等多发畸形、心血管畸形、精神脆弱等表现。一经诊断应尽早安装助听器，同时需要多科综合治疗。

戈登综合征（Gordon syndrome）　即Ⅱ型假性醛固酮减少症，见假性醛固酮减少症。

戈-戈综合征（Golin-Goltz syndrome）　常染色体显性遗传病。主要表现：多发性痣样基底细胞上皮瘤、多发性颌骨囊肿、分叉肋及其他骨骼畸形（如颅骨畸形、脊柱畸形），精神症状亦可存在。治疗：手术、电灼、冷冻、放疗、局部化疗等方法。

戈拉碘铵（gallamine triethiodide）　其他名称：三碘季铵酚、弛肌碘。肌肉松弛药。白色或奶酪色无定形粉末，有引湿性，易溶于水，微溶于氯仿、乙醚。有较强解除迷走神经的作用，于气管插管、支气管镜检查和全身麻醉时应用可松弛横纹肌。重症肌无力、高血压、心动过速、肾功能不全及对碘过敏者忌用。大剂量时可致呼吸麻痹。

戈勒姆病（Gorham disease）　见消失性骨病。

戈里涅夫斯卡娅征（Gorinovskaja sign）　其他名称：脚跟黏住征。耻骨上支骨折的征象之一。若病人不能抬起脚使其靠近躯干，或在被动抬起时病人极力阻拦，即为此征阳性。提示耻骨上支骨折。

戈-马综合征（Goldberg-Maxwell syndrome）　即完全性睾丸女性化综合征。一种假两性畸形，其特征是既具有未下降的男性性腺（睾丸），又具有女性的特征。

戈瑞（gray，Gy）　放射吸收剂量的国际单位（SI）。$1Gy=100rad=1J/kg$。

戈特弗雷德森综合征（Godtfredsen syndrome）　鼻咽部肿瘤侵犯海绵窦，导致周围脑神经受累而引起的一组症病。表现为三叉神经痛、舌偏向患侧、部分眼肌麻痹、眼球痛及角膜感觉消失。多采用放射治疗。

戈-肖-莫综合征（Gorlin-Chaudhry-Moss syndrome）　以面部、眼、牙及心血管系统多发畸形为特征的综合征。病因可能与间叶组织发育缺陷有关。表现为颅面骨发育不全、牙齿异常、多毛、动脉导管未闭、外阴发育不全、小眼球、斜睑裂、眶距过宽、眼睑运动不能、远视、散光。

戈谢病（Gaucher disease）　由于葡糖脑苷脂在单核巨噬细胞内沉积所致的葡萄糖脑苷脂贮积病。常染色体隐性遗传。戈谢细胞是由于葡糖脑苷脂在胞质内沉积所致。在单核巨噬细胞系统中（特别是骨髓）找到戈谢细胞是本病的病理特征。本病分为3个亚型：Ⅰ型（非神经病变型）、Ⅱ型（暴发性神经病变型）、Ⅲ型（慢性神经病变型）。戈谢细胞浸润身体各脏器可引起相应的临床症状：脾大、腹部不适、贫血、全身乏力、出血、肝大、肝功能异常、一系列骨骼病变。根据临床及骨髓或肝、脾、淋巴结等组织中找到戈谢细胞，可作初步诊断。检测外周血白细胞或培养细胞内β-葡糖脑苷脂酶活性可诊断。葡糖脑苷脂酶（伊米苷酶）的替代治疗，对于Ⅰ型和没有神经系统病变的Ⅲ型是标准治疗手段，对Ⅱ型和有神经系统改变的病人无效。

割腕综合征（wrist cutting syndrome）　在精神受到严重刺激或受妄想幻觉的影响下，蓄意割伤自己的腕部缓解心理紧张状态的症候群。多见于年轻女性。表现为反复突如其来的割腕的冲动，无法控制，精神紧张逐渐加重，自伤后缓解。治疗：清创缝合，予心理治疗及药物。

割治法（cutting method）　其他名称：割脂疗法。在手掌等特定部位或某些穴位处，切开皮肤割除少量皮下组织以治疗疾病的方法。可7天割治一次。适用于支气管哮喘、慢性支气管炎、慢性消化不良、小儿疳积、神经衰弱、消化性溃疡等。

歌唱家小结节（singers' nodules）　发音器官过度紧张所致的一种疾患。属器质性损害。多见于歌唱家、教师等。大小不超过别针头大，位于一侧或两侧声带上，可使声带振动发生

障碍。在严重的咽喉炎、气管炎之后，声带上亦可出现一时性小隆起，称为假性歌唱家小结节。

革兰氏染色（Gram staining）　常用的细菌染色法之一。先用结晶紫液染色，随即加碘液处理，再用95％乙醇脱色，最后用稀释复红液染色。在每次染色及乙醇脱色后均应用水冲洗。经这一染色程序，凡能被乙醇脱去紫色，最后染成红色的细菌统称为革兰氏阴性细菌，如大肠埃希菌等；凡不被乙醇脱色最后仍为紫色的细菌则为革兰氏阳性细菌，如葡萄球菌、链球菌等。

革兰氏阳性菌（Gram-positive bacteria）　通过革兰氏染色后呈现紫色的细菌。大多数化脓性球菌属于革兰氏阳性菌，常见的有：葡萄球菌、链球菌、肺炎球菌、炭疽杆菌、白喉棒状杆菌、破伤风梭菌等。

革兰氏阳性球菌败血症（Gram-positive coccobacteria septicemia）　主要是由金黄色葡萄球菌等革兰氏阳性球菌引起的败血症。多见于严重的痈、急性蜂窝织炎、骨与关节化脓性感染和大面积烧伤感染等。临床表现一般无寒战，发热可达41～42℃，呈稽留热或弛张热。面色潮红，四肢温暖，常有皮疹、呕吐、腹泻，白细胞总数及中性粒细胞均增高，血细菌培养可阳性，可有转移性脓肿和肝脾大。晚期可发生休克。治疗应及时处理局部感染灶，早期大量使用有效抗生素和加强周身支持疗法。

革兰氏阴性菌（Gram-negative bacteria）　通过革兰氏染色后呈现红色的细菌。大多数肠道菌属于革兰氏阴性菌，常见的有：痢疾杆菌、伤寒沙门菌、大肠埃希菌、变形杆菌、铜绿假单胞菌、百日咳杆菌及霍乱弧菌等。

革兰氏阴性杆菌败血症（Gram-negative bacillary septicemia）　由大肠埃希菌、铜绿假单胞菌、变形杆菌等革兰氏阴性杆菌引起的败血症。多见于胆道、尿路、肠道和大面积烧伤感染时。临床特点一般以突然寒战开始，发热呈间歇热，严重时体温不升或低于正常，脉快，四肢厥冷，出现发绀，少尿或无尿，白细胞升高不明显或减少，早期发生休克。多无转移性脓肿。治疗：及早处理原发感染病灶，早期大量使用有效抗生素及加强周身支持疗法。

革兰氏阴性杆菌脑膜炎（Gram-negative bacillary meningitis）　由大肠埃希菌、克雷伯菌、肠杆菌、变形杆菌及铜绿假单胞菌等引起的化脓性脑膜炎。常继发于败血症和颅脑周围器官炎症，或因手术和外伤感染所致。成人的临床表现与其他化脓性脑膜炎相似。新生儿脑膜刺激征及颅内高压不明显，体温不一定高，主要出现拒食、精神萎靡、嗜睡、惊叫、惊厥、凝视、呼吸困难、黄疸等症。脑脊液找到致病菌可以确诊。治疗：抗生素、对症处理。

革脉（tympanic pulse）　中医脉象之一。革者，沉伏实大，如按鼓皮。脉来弦大，按之中空外坚。见于亡血失精。

革螨（gamasid）　其他名称：虫穴螨、腐食螨。中型螨类。大多营自生生活，部分寄生于鼠类。有的侵袭人体，有因遭其刺螫而致皮炎，如鸡皮刺螨、柏氏禽刺螨；有的种类可传播疾病，如血红异皮螨可传播立克次体痘。

革螨皮炎（gamasid dermatitis）　由寄生于鸟和啮齿类动物的螨叮咬皮肤后引起的皮炎。常见的致病螨有禽螨、鼠螨。皮炎表现为弥漫分布在颈、上胸、腕和四肢的米粒大小丘疹或变态反应显著的较大丘疹或风团，亦可为水疱。可成批出现，约1周消退。局部外用炉甘石洗剂，口服抗组胺药。

革囊胃（linitis plastica，leather bottle stomach）　其他名称：皮革样胃。胃黏膜下结缔组织的弥漫性纤维化增生。因癌组织在黏膜下侵犯各层使胃壁增厚变硬呈革囊状。胃腔变小，黏膜上常有糜烂或浅溃疡，但无肿块突入胃腔。常伴明显的纤维化和慢性炎性，故亦称增殖性胃壁发型癌。

格奥尔吉耶夫斯基征（Georgievsky sign）　其他名称：格诺茨米西征。压迫颈部膈神经走行的投影区时所产生的疼痛。见于胆道和膈下间隙的疾病。

格-伯-迈综合征（Graham-Burford-Mayer syndrome）　其他名称：中叶肺综合征。由于支气管本身的病变或管外受压阻塞，引起右肺中叶或左肺舌叶肺不张、肺叶缩小或并发炎症

实变的一组病征。表现为反复咳嗽、咳痰，可出现咯血、发热。胸片有助于诊断。针对病因进行治疗。

格-格-韦综合征（Gross-Groh-Weippl syndrome）　其他名称：桡骨发育不全-血小板减少综合征。以双桡骨缺损、先天性骨髓巨核细胞发育不良所致的血小板减少症为特点的一种常染色体隐性遗传病。表现为新生儿即有出血现象、贫血、类白血病反应，还出现以双桡骨缺损为主的骨异常、先天性心血管病、肾脏畸形等。对症及手术治疗。

格拉代尼戈综合征（Gradenigo syndrome）　见岩骨尖综合征。

格拉夫征（Graf sign）　脾破裂的征象。表现为清晨病人直肠温度升高。

格拉曼综合征（Grahmann syndrome）　其他名称：垂体间脑综合征。继发于脑内病变的间脑异常所引起的一组病征。多见于青年男性，周期性精神病发作是其典型特征，可有低热、肥胖、发育滞后、生殖器发育低下。对症治疗。

格拉司琼（granisetron）　其他名称：格雷西龙、凯特瑞、康泉。抗肿瘤辅助药（5-HT$_3$受体阻滞药），用于预防和治疗化疗或放疗和手术后等引起的恶心、呕吐。制剂：盐酸格拉司琼注射剂。过敏者、孕妇、哺乳期妇女禁用。

格拉斯哥昏迷分级（Glasgow coma scale）　为估计颅脑伤情、决定处理原则、判断预后和评比疗效，对不同的伤者有所区别或划分，对病人的睁眼、言语和运动3方面的反应进行计分，以总分表示意识状态的级别。最高分为15分，最低分为3分。分数越低表明意识障碍程度越重，8分以下为昏迷。

格拉斯哥征（Glasgow sign）　潜在性主动脉瘤时可听出肱动脉收缩期杂音。

格拉维茨瘤（Grawitz tumor）　源自肾小管上皮细胞的肾恶性肿瘤。高发年龄为50～60岁。表现为间歇无痛的肉眼血尿，腹部或腰部肿物，可伴发热、高血压等。治疗：手术，放化疗。

格莱纳综合征（Glénard syndrome）　其他名称：肠下垂综合征。腹肌无力致内脏下垂所出现的一组综合病征。女性多见，表现为直立位时腹部不适、背痛、心悸、恶心，常伴便秘。触诊时腹肌无力松弛，横结肠位置低垂，可至骨盆上缘。B超示内脏移位。治疗：增加体重，锻炼，加强营养，采用腹带。

格兰茨曼血小板无力症（Glanzmann thrombasthenia）　见血小板无力症。

格劳汉综合征（Grauhan syndrome）　以手指、上口唇和上腭先天性异常为主的一种遗传病。主要表现为手指畸形，常见多指征，上口唇和上腭裂，可伴有膀胱、肾、生殖器畸形等。手术治疗。

格雷厄姆·斯蒂尔杂音（Graham Steell murmur）　肺动脉高压所致肺脉瓣相对关闭不全时的舒张期杂音。见于二尖瓣狭窄时引起的肺动脉扩张，导致相对性肺动脉瓣关闭不全而引起的舒张期杂音。

格雷夫斯病（Graves disease）　见毒性弥漫性甲状腺肿。

格雷·特纳征（Grey Turner sign）　出血坏死性胰腺炎时，血液或活性胰酶透过筋膜和肌层，在肋椎角表面皮肤形成蓝-棕色瘀斑。

格里津格征（Griesinger sign）　横窦血栓形成时乳突后肿胀。两侧乳突后皮肤水肿和隆起，无局限性压痛即为此征阳性。对诊断横窦血栓形成有重要参考价值。

格［利雅］氏试剂（Grignard reagent）　烷基卤化镁（RMgX）。用于测定活泼氢；是合成中间体的重要试剂。

格列本脲（glibenclamide）　其他名称：优降糖。第二代磺脲类口服降血糖药。用于单靠饮食不能控制的轻、中型及稳定型成年人糖尿病（2型糖尿病）。制剂：片剂。较易发生低血糖。严重肾功能不全、糖尿病伴酮症酸中毒昏迷、胰岛素依赖型糖尿病病人及孕妇禁用。

格列吡嗪（glipizide）　其他名称：美吡达、瑞易宁、优达灵。第二代磺脲类口服降血糖药。主要用于单用饮食控制治疗未达到良好控制的轻、中度非胰岛素依赖型糖尿病。制剂：片

剂。过敏者禁用。肝肾功能不全、孕妇及糖尿病并发酸中毒和急性感染病人禁用。

格列科夫征（Grekow sign）　胃十二指肠溃疡穿孔的征象之一。表现为穿孔最初几小时的脉搏徐缓。

格列喹酮（gliquidone）　其他名称：糖适平。第二代磺脲类口服降血糖药。用于2型糖尿病，特别适用于肾功能受损的糖尿病病人。制剂：片剂。胰岛素依赖型糖尿病、糖尿病昏迷或昏迷前期、糖尿病合并酸中毒或酮症、妊娠、晚期尿毒症、对磺胺过敏者禁用。

格列美脲（glimepiride）　其他名称：亚莫利。磺脲类促胰岛素分泌药。用于2型糖尿病。制剂：片剂。具有减少胰岛素用量的作用，故与胰岛素合用时应防止发生低血糖反应。妊娠、哺乳期妇女、老年、营养不良、肝肾功能不全病人忌用。

格列齐特（gliclazide）　其他名称：甲磺吡脲、达美康。第二代磺脲类口服降血糖药。用于2型糖尿病、肥胖性糖尿病、老年性糖尿病及伴有心血管并发症的糖尿病。制剂：片剂。胰岛素依赖型糖尿病，伴有酮症、酸中毒的糖尿病，糖尿病昏迷前期或昏迷，肝肾功能不全及对磺胺类药物过敏者禁用。妊娠、哺乳期妇女慎用。服用本药期间应经常检查血象。

格林-巴利综合征（Guillain-Barré syndrome）　见吉兰-巴雷综合征。

格隆溴铵（glycopyrronii bromidum）　其他名称：胃长宁。抗胆碱药。白色结晶性粉末，无臭，味微苦，溶解于水和乙醇。能抑制胃液分泌及调节胃肠蠕动，服后迅速解痉、抗酸、止痛。用于胃及十二指肠溃疡、胃肠痉挛引起的疼痛，以及胃液分泌过多等症。可有口干、口苦。幽门梗阻、青光眼及前列腺肥大病人忌用。

格鲁米特（glutethimide, glimid）　其他名称：导眠能。哌啶酮类衍生物。与巴比妥相似，具有镇静、催眠、抗惊厥等作用，还有抗胆碱和弱的镇吐作用。适用于催眠、镇静及麻醉前给药，也可用于预防晕动病。久用也可致成瘾，停药后可出现戒断症状。

格伦瓦耳德征（Grunwald sign）　急性胰腺炎的临床征象之一。表现为肚脐周围和臀部的瘀点或瘀斑。

格罗特征（Grott sign）　胰腺炎的临床征象之一。胰腺投影区肚脐左边的腹前壁皮下组织萎缩。见于慢性胰腺炎。

格氏征（Gradenigo sign）　头痛、耳道自鼓室溢脓，伴有内斜视和复视，不能外展。为化脓性中耳乳突炎并发局限性脑膜炎的诊断指征。预后严重。

格斯特曼-施特劳斯勒尔-沙因克尔综合征（Gerstmann-Sträussler-Scheinker syndrome, GSS syndrome）　其他名称：格斯特曼综合征、角回综合征、格-施综合征。一种十分罕见的遗传性脊髓小脑变性，常染色体显性遗传。50岁左右发病。主要临床表现为运动不稳、行动笨拙、协调困难、进行性痴呆。随病程进展，小脑共济失调症状加重，出现构音困难，眼球震颤和锥体外系的帕金森病体征，听力减退或耳聋；视力减退、甚至失明。病理免疫组化中可见 PrP 蛋白，神经元脱失，星形细胞增生和海绵状变性。病程约为3～15年。无有效治疗方法。

格斯特曼综合征（Gerstmann syndrome）　见格斯特曼-施特劳斯勒尔-沙因克尔综合征。

格斯征（Gesse sign）　腹膜后肿瘤的体征。表现为早期体温过低、多汗和下肢皮肤的竖毛肌反射增强。因腰交感神经受刺激所引起。随着病情发展神经由受刺激转为麻痹，上述症状晚期表现为体温升高、无汗和竖毛肌反射减弱。

格阳（yang repelling syndrome）　见阴盛格阳。

格子细胞（gitter cell）　见泡沫细胞。

葛根（Radix Puerariae, lobatae, kudzuvine root）　中医药名。豆科植物野葛的干燥根。甘、辛，凉。归脾、胃经。功能解肌退热、生津、透疹、升阳止泻。主治：外感风热的发热头痛、项背强痛，外感风寒的项背强痛亦可用之；麻疹初期，发热畏寒，疹出不畅；热病口渴或消渴多饮者；湿性泄泻或脾虚泄泻，取其升发清阳之效。葛根的花也能入药，名葛

G

花，可解酒。

葛根黄芩黄连汤（decoction of Puerania Scutellaria and Coptis）其他名称：葛根芩连汤。中医方剂名。《伤寒论》方。组成：葛根、炙甘草、黄芩、黄连。功能：解表清里。治外感表证未解，热邪入里，症见身热下痢、舌红苔黄、脉数者。

葛根芩连片（gegen qinlian pian）中医成药名。组成：葛根、黄芩、黄连、炙甘草。用于泄泻痢疾、身热烦渴、下痢臭秽。参见葛根黄芩黄连汤。

葛根素（puerarin）其他名称：普乐林、麦普宁、天保康。脑血管病用药。用于辅助治疗冠心病、心肌梗死、心绞痛、视网膜动脉或静脉阻塞、突发性耳聋、心律失常、高血压、高血脂、糖尿病、缺血性脑血管病等。制剂：片剂、胶囊剂；注射剂。有出血倾向者慎用。

蛤蚧（Gecko, tokay gecko）中医药名。壁虎科动物蛤蚧的干燥全体。咸，平。归肺、肾经。功能补肾益肺、纳气定喘。用于肺肾两虚的喘咳短气、虚劳咳嗽、痰中带血。此外，肾虚的阳痿、尿频，亦可用之。

蛤蚧定喘胶囊（gejie dingchuan jiaonang）中医成药名。化痰止咳平喘剂（平喘剂）。另有制剂：丸剂。组成：蛤蚧、瓜蒌子、紫菀、麻黄、鳖甲、黄芩、甘草、麦冬、黄连、百合、紫苏子、石膏、苦杏仁、石膏（煅）。用于虚劳久咳、年老哮喘、气短发热、胸满郁闷、自汗盗汗、不思饮食。

隔饼灸（cake-separated moxibustion）其他名称：药饼灸。中医间接灸法之一。指艾炷与穴位皮肤间隔以药饼的灸法。一般用附子饼做间隔物。可用附子片或特制附子饼，即用附子细粉和少许面粉（增加黏度），用水和黄酒调和，做成约0.5cm厚的圆饼状，用针在其上穿数孔，置施灸部位，放上艾炷施灸。觉痛时换饼。灸至局部红晕为度。此法有温肾壮阳、消坚破结之效，多用于阳虚证，如遗精、阳痿、早泄、阴疽肿块等。

隔姜灸（ginger moxibustion）中医间接灸法之一。取鲜生姜切成0.3cm厚的姜片，中间以细针刺数孔，放在穴位上，将艾炷置于姜片上点燃施灸。艾炷燃完再更换。在施灸过程中，时时注意移动姜片，查看皮肤颜色，以免过热发生水疱。本法有温中祛寒、宣散发表、温通经络作用。治疗虚寒腹痛、泄泻、寒湿痹痛、风寒表证等。

隔绝抗原（sequestered antigen）其他名称：隐蔽抗原。不能与免疫活性细胞接触的抗原或抗原决定簇。某些自身抗原，从胚胎期直到成年期，都与血或淋巴系统相隔绝，而不能与免疫活性细胞接触。正常情况下，这些隔绝抗原不能刺激机体引起自身免疫应答。在某些病理情况下，隔绝抗原暴露，刺激免疫活性细胞而引起自身免疫病。

隔离（isolation）将处于传染期的病人、可疑病人或病原携带者安置在指定的地方，暂时避免和周围人群接触，借以达到控制传染源、切断传播途径，同时保护易感人群免受传染的措施。

隔离灌注（isolated organ perfusion）经导管动脉内灌注药物的一种方法。将一导管选择性插入肿瘤的供血动脉，另一导管插入肿瘤的引流静脉。将化疗药物动脉导管注入，经过肿瘤组织循环后，由引流静脉收集进入静脉导管，静脉导管连接上加氧泵，再输入动脉导管，形成一闭路循环。此法可减少进入体循环的药物量，减轻毒副作用。

隔离期（isolation period）自隔离起至解除隔离止的一段时间。某些传染病的隔离期，通常不得短于该病的平均潜伏期，例如甲型肝炎的隔离期最短为4周。

隔热装置（heat-proofing unit）装在发热源外围用以隔绝或减少热散发，吸收或反射辐射热的设备。是防暑降温的重要措施之一。常用的有：①吸热水幕、水帘、水冷炉门。②反射辐射热的铝箔。③用石棉板、草灰泥或青砖等隔热材料筑成的隔热墙。④用石棉混合耐火泥或草灰泥等涂抹发热源表面。对于太阳辐射热可采用屋顶喷水、玻璃刷白、搭凉棚等措施隔热。

隔声（sound insulation）利用构件将声源与接受者分开，控制声源的声传播，以减轻噪声污染的措施。常用隔声材料有砖、钢板、钢筋混凝土及硬木板等。可做成隔声室、隔声罩和隔声屏。隔声室应强调密封，室内要做吸声处理，通风的进出管道要安装消声器。隔声罩由隔声材料、阻尼材料和吸声层构成。隔声屏主要用于大车间或露天场合下，将声源与人群隔离。

隔蒜灸（garlic moxibustion）中医间接灸法之一。用独头大蒜切成约0.3cm厚的薄片，用针穿刺数孔，放在穴位或肿块上，上置艾炷，点燃施灸，当针炷燃尽后换针再灸，一般艾炷灸3～7壮。亦可将蒜捣成泥状，敷于局部，在蒜泥上置艾炷施灸。该法有消肿散结、拔毒止痛、杀虫的作用。多于瘰疬、痈肿未溃、肺痨等。

隔盐灸（moxibustion with salt）中医间接灸法之一。多用于脐窝的施灸。先将湿纸铺脐孔中，上用细盐填至略高于脐孔，再放上艾炷施灸。亦可在盐上放上薄姜片，再放艾炷灸，以免盐遇热起爆。灸至觉痛时换炷。不拘壮数。本法有温中散寒、回阳救逆作用。多用于急性腹痛、吐泻、痢疾、四肢厥冷、虚脱、中风脱证等。

隔振（vibration isolation）在振动源和待隔振系统之间的振动传输通道上加装弹性元件，以降低振动源传输到待隔振系统的能量的措施。通常采用隔振器，连接设备和基础，以减少设备和基础之间的振动。

膈（diaphragm）其他名称：横膈。位于胸腔和腹腔之间，封闭胸廓下口并构成腹腔顶的向上膨隆的扁平薄肌。起自胸廓下口周缘，止于膈的中心腱，此肌收缩，膈则下降，增大胸腔容积，是重要的吸气肌，由膈神经支配。膈上有主动脉裂孔、食管裂孔和腔静脉孔，有主动脉、食管、下腔静脉等通过。参与机体呼吸活动。

膈肌痉挛（diaphragmatic spasm）吸气时膈肌突然发生痉挛，同时声门闭合产生的一种呃声。正常人在进食过急、过饱或暴饮后，容易产生呃逆，发作轻且短暂。持续的呃逆（膈肌痉挛）是某些疾病的一种重要表现。治疗：呃逆通常用屏气、饮冷开水、重复呼吸、针刺内关或足三里穴位等方法可制止；严重顽固性呃逆可用肌肉松弛剂，或行膈神经压榨术。

膈肌麻痹（diaphragmatic paralysis）是指膈神经受损、神经冲动传导被阻断而引起的一侧或双侧膈肌麻痹上升和运动障碍。在成年人多见于左侧，婴儿则多在右侧。最常见于肿瘤所致神经受压。病因不明的称为特发性膈肌麻痹。主要表现为膈肌大幅度抬高和反常运动，并影响肺部呼吸活动和通气功能。小孩可出现进食困难。治疗：手术；两侧膈肌麻痹引起呼吸衰竭，需用机械呼吸。

膈肌矛盾运动（paradoxical movement of diaphragm）在膈神经麻痹或膈肌膨升时，由于膈肌运动功能的减弱或丧失，出现的膈肌反常运动的现象。吸气相正常侧膈肌下降而患侧升高；呼气相正常侧膈肌上升而患侧下降。

膈肌膨出（eventration of diaphragm）其他名称：膈膨出。膈肌因先天发育异常，缺乏肌肉组织，形成一层纤维薄膜，膈顶部位置明显升高。婴幼儿多见于右侧，成年人多见于左侧。通常无症状。膈肌升高，肺下叶受压萎缩和腹内脏器位置升高，可引起反复发作咳嗽、气促、发热、恶心、呕吐等。胸部正、侧位X线检查有助于诊断。治疗：外科手术修复。

膈肌破裂（rupture of diaphragm）膈肌在直接或间接外力作用下，于受力部位或薄弱部位破损者。通常由于腹内压高于胸腔压力，常造成腹内脏器由破裂处移位入胸腔而导致膈疝。一般应行膈肌修补术。

膈肌肿瘤（tumor of the diaphragm）发生在膈肌上的原发和继发肿瘤。很少见。原发者罕见，多是转移瘤。膈肌肿瘤分为良性和恶性肿瘤。良性肿瘤以膈肌囊肿最为常见，脂肪瘤是常见的良性实体瘤，其他还有纤维瘤、血管瘤、神经鞘瘤、软骨瘤、血管内皮瘤、血管平滑肌瘤、错构瘤等。原发性恶性膈肌肿瘤以横纹肌肉瘤多见，次为纤维肉瘤，其他还有神经纤维肉瘤、未分化肉瘤、卵黄囊瘤、骨外尤因肉瘤、纤维肌肉瘤等。继发性恶性膈肌肿瘤可直接由邻近器官的肿瘤蔓延而来，亦可通过血行或淋巴转移至横膈，多数自肺、食管、胃和肝、胆囊转移。良性肿瘤多无症状，恶性肿瘤有胸痛、呃逆、咳嗽、咯血等。胸部X线或CT可见膈面上有边缘光滑的弧形或密影或呈分叶状，随膈肌上下活动。手术治疗，恶性者术后应放疗或化疗。

膈裂孔（diaphragmatic hiatus）　膈肌上使胸、腹腔相连的小孔。有3孔：①主动脉裂孔平第12胸椎高度，内有主动脉通过；②食管裂孔平第10胸椎高度，内有食管通过；③腔静脉孔平第8胸椎高度，内有下腔静脉通过。

膈面心肌梗死（diaphragmatic myocardial infarction）　见下壁心肌梗死。

膈膨升（diaphragmatic eventration）　见膈肌膨出。

膈疝（diaphragmatic hernia）　常见的膈肌疾病。腹腔内或腹膜腔后的脏器通过膈肌裂孔或缺损进入胸腔的病理状态。临床上分为先天性、创伤性和食管裂孔疝等类型。先天性膈疝以胸腹膜裂孔疝［博赫达勒克（Bochdalek）孔疝］最为常见，胸骨旁膈疝［莫尔加尼（Morgagni）孔疝］较少见。见于婴幼儿，应尽早进行手术治疗。食管裂孔疝，多见于40岁以上。X线钡餐检查诊断，需外科手术。创伤性膈疝，由胸部或膈肌创伤所致，胸部X线检查、超声检查有助于诊断。治疗：手术。

膈上疝囊征（supradiaphragmatic hernial sac sign）　其他名称：膈上胃囊征。X线钡餐检查在膈上显示圆形或椭圆形的充钡囊状影，轮廓毛糙或光滑清晰，其内可显示胃黏膜，其下方通过食管裂孔处的宽度大于2cm。是X线诊断食管裂孔疝的直接征象之一。

膈神经（phrenic nerve）　颈丛的混合性神经分支。经颈、胸达腹上部，运动纤维支配膈肌；感觉纤维分布于胸膜、心包及膈下面的部分腹膜，右侧者尚分布于肝、胆囊和肝外胆道的浆膜。

膈神经损伤（phrenic nerve injury）　常见于颈髓肿瘤、颈肋膜炎、颈椎骨折、膈神经肿瘤、手术误伤。单侧损害症状轻微，双侧损害呼吸困难、咳嗽、咳痰困难，并可有肩、颈区疼痛。治疗：针对病因进行药物或手术。

膈神经压痛点（phrenic pressure point）　右侧胸锁乳突肌和前斜角肌之间膈神经上的一点。此点压痛提示胆囊疾病。

膈神经压榨术（phrenic crush）　肺结核萎陷疗法之一。用血管钳压轧膈神经，使同侧膈肌麻痹而上升，以减少胸腔容量并减少肺呼吸动作幅度。用以治疗浸润型肺结核，目前已不使用。

膈俞（geshu，BL 17）　中医经穴名。属足太阳膀胱经。位于背部，第7胸椎棘突下旁开1.5寸处。主治呕吐、呃逆、吞咽困难、胃脘痛及吐血、贫血、荨麻疹、潮热、盗汗等。斜刺0.3～0.5寸，禁深刺。艾炷灸3～7壮，或艾条灸10～15min。

膈突出综合征（diaphragmatic eventration syndrome）　膈肌发育不良，萎缩及松弛出现膨隆上升引起的一组病征。表现为进食后腹胀、嗳气、气促、卧位胸腔可闻及肠鸣音。X线、B超、CT有诊断意义。手术治疗。

膈下脓肿（subphrenic abscess）　在膈肌下与横结肠、肝之上空隙内的积脓。多继发于腹腔化脓性感染，尤其在手术后，偶尔继发于败血症。主要表现为腹部手术后寒战、发热、右季肋部痛或右肩痛，常在呼吸时加重，右上腹触痛，膈肌活动受限。X线检查有助于诊断。治疗：抗炎，外科手术。

膈下脓肿切开引流术（incision and drainage of subphrenic abscess）　治疗膈下脓肿的方法。一般均采用浆膜外切开引流术，其径路有二：①前侧浆膜外径路，用于右肝叶上前侧、左肝叶上和左肝叶前侧脓肿的引流入路。②后侧浆膜外径路，用于右肝叶上和右肝叶下脓肿的引流入路。

膈下逐瘀汤（decoction for dissipating blood stasis under diaphragm）　中医方剂。《医林改错》方。组成：炒五灵脂、当归、川芎、桃仁、牡丹皮、赤芍、乌药、延胡索、甘草、香附、红花、枳壳。功能活血祛瘀，行气止痛。治瘀在膈下，形成结块，痛处不移，卧则腹坠也。

镉（cadmium，Cd）　对人体有害的金属元素。能破坏钙代谢，

导致骨痛病；不可逆地置换锌，改变人体依靠锌的一切生化反应，引起蛋白尿、糖尿病、水肿和癌症等。能抑制酶的活性，降低蛋白质和脂肪的消化，可引起高血压和心血管疾病。我国规定地面水中最高容许浓度为0.01mg/L。

镉环（cadmium ring）　慢性镉中毒时的牙齿表现。表现为病人齿颈釉质部有黄色环状色素沉着。此环系镉与齿颈部蛋白质分解产物硫化氢反应生成的硫化镉沉积而成。

镉中毒（cadmium poisoning）　吸入镉烟尘和镉化合物粉尘引起的疾病，一种职业病。急性中毒出现咽喉部刺激、咳嗽、胸痛、呼吸困难、周身酸痛、头痛等，可有咯血、哮喘、腹痛、腹泻、肺水肿。慢性中毒可致肺纤维化和肾脏损害。日本发生的"痛痛病"是由于饮用镉污染的水源和食物所致。治疗：急性中毒以治疗化学性肺水肿为主，慢性中毒时对症治疗，给依地酸钙钠驱镉，肾脏病变者忌用。

个案病例调查（individual case investigation）　流行病学调查方法的一种。对个别传染病病人或未明疾病（尚未诊断清楚）病人的家属及其周围环境所进行的流行病学调查。目的：①查明该病例（病因未明疾病）发生的原因和条件，防止再发生类似疾病。②控制传染病疫情的扩散及消灭疫源地。

个案研究（case study）　对一个或一批客观对象，包括人和社会现象的某一方面或多方面的特点进行较长时期的全面、系统的研究及其方法。

个别牙错位（individual malposed tooth）　个别牙在牙列中位置不正。牙列不齐，错位牙的间隙基本足够，或略有不足。多见于混合牙列及恒牙列。矫治须首先拔除滞留乳牙、多生牙及阻生牙。个别错位牙的间隙足够者，只移动错位牙，使其复位而恢复咬合关系。如错位牙间隙不足，需开辟间隙。其方法视需要而定。

个人防护（personal protection）　保护个人免受环境中有害因素危害的一种措施。生产劳动或生活环境中的不良因素有：粉尘、有害气体、辐射能、病原体等。个人防护的用具有口罩、面具、眼镜、手套、工作服、工作鞋及皮肤防护油膏等。

个人剂量笔（individual dose pen）　直接或间接读数的电离室型便携式剂量计。外形似笔，有两个电极。直读式剂量笔中心电极有一个石英丝，当电离室充电后，因同性电荷相斥，石英丝被固定中心电极推开，固定到零位刻度。剂量笔受X、γ射线照射后，在电离室内产生离子对，使两极板电荷减少，斥力减弱，石英丝下垂，即可在刻度板上读出剂量。个人剂量笔读数迅速，携带方便。缺点在于易漏电，怕振动。

个人识别（identification）　法医学术语。又称个人异同鉴定。解决无名尸体的人种、性别、年龄以及个人特征等问题。如遇尸块，要解决碎尸的各个部分是否属于同一人。血痕、精液、毛发以及指纹等都是个人识别的重要研究对象。

个人史（personal history）　问诊内容。包括：①社会经历：出生地、居住地区和居留时间（尤其是疫源地和地方病流行区）、受教育程度、经济生活和业余爱好等。②职业及工作条件：包括工种、劳动环境、对工业毒物的接触情况及时间。③习惯与嗜好：起居与卫生习惯、饮食规律与质量、烟酒嗜好与摄入量，以及其他异嗜物和麻醉毒品等。

个体差异（individual difference）　其他名称：个别差异、个性差异。个人在心理活动过程中表现出来的相对稳定的、不同于他人的心理生理特点。差异表现在质和量两个方面：质的差异是不同个体之间在品质和属性上存在的任何差别；量的差异是不同个体之间发展速度、发展水平等存在的任何差别。

个体发育（ontogeny）　多细胞生物体自受精卵开始，经细胞分裂、组织分化、器官形成、产生配子的成熟阶段，发育生殖直到死亡的过程。

个体防护器具（individual protective devices，IPD）　保护个人的全身、眼、呼吸道和皮肤的个体防护器具。包括各种衣服、保护套、保护罩以及特殊的恒压或变压的用具，用以防

止危险或有害因素。

个体防护组合器具（combined device of personal protection）几种个体防护器具组成的一套器具。

个体化保健（individualization health） 全科医疗的一个特征。着重于人，而不是病。首先，把病人看作一个处于痛苦中的需要得到治疗、关心、尊重和信任的人。病人有和医生相同的需求及同等的权利，有权了解自身的问题并得到合理的解释。其次，把病人看成一个完整的人，不仅是一个生物有机体，还是一个家庭、社区或社会的成员，在医疗实践中，不仅治疗躯体疾病，而且应考虑到心理、社会、文化、经济、环境、职业等多种因素对疾病和个人健康方面的影响。

个体监测（personal surveillance） 对暴露于有害环境中的个体接受污染物质的量的监测。它是相对于环境监测而言。个体监测是准确研究剂量-效应关系的重要依据，但由于操作复杂，一般多用环境监测代替个体监测。

个体特征（personal feature） 法医学术语。个人识别中的主要特征。包括外貌特征、牙齿、痣和疣、瘢痕、文身、指纹、掌纹、指（趾）纹等。

个性（individuality, personality） 在生理素质的基础上，在一定的社会历史条件下，通过社会实践活动形成和发展起来的个人精神面貌。个性具有一定的意识倾向性，它体现个体的信念、理想、世界观。个性具有鲜明的个体差异性，突出体现在个体的能力、气质和性格等方面。所以每个人的个性均不相同。

个性倾向性（individual inclination） 决定个人对事物的态度和行为的内部动力系统。使人的行为表现出积极性，是推动人进行活动的基本动力。为个性心理中最活跃的因素，反映了人对周围世界的趋向和追求。主要包括需要、动机、兴趣、理想、信念、价值观、世界观等。人在与客观现实相互作用过程中，对事物总有一定的看法、态度和趋向。经常追求什么，是什么驱使他活动，对什么感兴趣，有什么样的理想、信念和世界观，这些都是个性倾向性。它对心理活动的影响主要表现在心理活动的选择性、对事物的不同态度和体验以及行为模式方面。

个性心理特征（individual mental characteristics） 其他名称：个性特征。个人身上经常表现出来的本质的、稳定的心理特征。集中体现了人的心理活动的独特性，反映出一个人的基本精神面貌和意识倾向。主要包括性格、气质、能力等，其中性格是其核心。

各向异性（anisotropy） 其他名称：非均质性、异向性。物体的部分或全部的理化性质等随方向不同各自表现出一定的差异性。

铬（chromium, Cr） 人体必需的微量元素之一。在糖代谢中对胰岛素利用有促进作用。三价铬缺乏影响糖耐量，重者可导致糖尿病和高血糖症。铬与脂质代谢有明显关系，缺铬动物主动脉斑块较多。另外，铬还参与球蛋白的正常代谢。铬的环境污染来自铬的开采、冶炼和铬化物的制造及应用，含铬废水及铬渣是重要污染源。我国规定的地面水最高容许浓度三价铬为 0.5mg/L，六价铬为 0.05mg/L。六价铬毒性远远高于三价铬，可引起鼻中隔穿孔、接触性皮炎等，并有致突变及致癌作用。三价铬有致畸胎作用。

铬溃疡（chrome ulcer） 其他名称：铬疮、鸟眼状溃疡。多在皮肤外伤的基础上再受到铬酸盐的作用所致。多见于手指或手背指皱褶处。溃疡多呈圆形，从米粒大到蚕豆大，边缘隆起坚硬、苍白色或暗红色，中央为凹陷的溃疡面，形似鸟眼。疼痛多不明显，愈合较慢，愈合之后成瘢痕。

铬中毒（chromium poisoning） 铬酸雾或铬盐粉尘所致的中毒。主要损害皮肤及黏膜，表现为接触性皮炎、湿疹和溃疡。鼻黏膜可发生充血、糜烂、溃疡以致鼻中隔穿孔。全身影响可出现头痛、消瘦、贫血、肾功障碍。铬化物可成为致敏原，引起支气管喘息。铬的某些化合物可引起呼吸系统癌症。铬酸槽应设局部通风，车间空气中三氧化铬、铬盐、重铬酸盐（换算成 Cr_2O_3）的最高容许浓度为 $0.05mg/m^3$。

治疗：皮肤接触者用肥皂水清洗；口服中毒 6h 以内者，温水、1%亚硫酸钠或硫代硫酸钠溶液洗胃，50%硫酸镁导泻。

根管充填（root canal filling） 口腔科根管治疗的最后一个重要环节。除去牙髓，扩大根管，清洗消毒后用充填剂充填密封根管。以消除无效腔，防止再感染。使失去牙髓组织的牙齿在无害的状态下长期保留下来。

根管内种植（endodontic implants） 其他名称：牙骨内植入。口腔科植入义齿的一种类型。是将种植体植入颌骨内，靠颌骨支持义齿。植入体植入治疗过的根管内，穿过根尖孔达颌骨内一定深度。植入针由钴铬合金丝或钽、钒等金属丝制成。针径 0.8～1.5mm，表面有光滑和带有螺纹的两种类型。

根管治疗（root canal therapy） 口腔病治疗方法之一。一种治疗牙髓病和根尖周病的方法。将存在于髓腔内的病原刺激取出，进行根管消毒、充填。治疗及预防根尖周病，适用于各型牙髓炎、牙髓坏死和坏疽等。

根尖刮治术（apical curettage） 口腔科治疗方法之一。慢性根尖周病的辅助疗法之一。用器械除去牙根表面沉积物。只限于上下颌前牙。在根尖周囊肿或根尖周病变通过根管治疗等方法不易消除时，用此法治疗。适用于较大根尖周囊肿、外伤后根尖部分折断、根管治疗后行此法取出折断部、慢性根尖周炎的患牙根管治疗后、根尖周病变未恢复者。

根尖切除术（apicoectomy, apicectomy, apectomy） 口腔科根尖周外科手术方法之一。某些根尖周病仅由根管治疗不能治愈，需切除已进行根管充填的患牙根尖，并剔除根尖周病变组织。用于上下颌前牙，也用于双尖牙，少用于磨牙。适用于根管治疗术后无效者；外伤后根尖折断而有根尖周病变者；器械折断于根管内超出根尖孔者；根管充填物妨碍根尖周病变愈合者；根管根尖部严重钙化、弯曲、狭窄，根管充填不能充满者；较大根尖周囊肿。

根尖周囊肿（radicular cyst） 由牙根尖的慢性炎症性的肉芽组织及牙周的上皮残余增生发展成为囊肿。囊肿体积较小，继发感染后可出现急性炎症症状，可感到胀痛、发热、全身不适，经治疗后转为慢性，遗有瘘管，经常流脓不易愈合。治疗可手术完全摘除囊肿及病灶牙。

根尖周炎（apical periodontitis） 根尖周围组织包括牙骨质、牙周膜和牙槽骨，因来自牙髓感染、创伤或牙髓治疗过程中的药物、充填料等的刺激而导致发生炎症。根据发病原因，可分为感染性根尖周炎、外伤性根尖周炎、化学性根尖周炎等。急性根尖周炎表现为牙疼、不能咬合、牙齿松动、局部肿痛等，可进一步发展为牙槽脓肿、蜂窝织炎等。也可转为慢性。可用根管治疗、抗炎及切开引流等法。

根皮苷糖尿病（phlorhizin diabetes） 见实验性糖尿病。

根斯伦试验（Gaenslen test） 其他名称：骶髂关节扭转试验。骨科检查法之一。病人仰卧，健侧屈髋屈膝，双手抱膝，患侧大腿下垂于床沿外，检查者一手按住健侧膝关节，另一手压其患侧膝关节，使大腿后伸，骶髂关节疼痛者为阳性。见于骶髂关节疾患。

根斯伦征（Gaenslen sign） 骶髂关节结核的体征之一。让病人的一侧大腿和小腿最大屈曲和对侧肢体过度伸展，若骶髂关节出现疼痛，则为阳性。见于骶髂关节结核。

跟骨（calcaneus） 足骨中最大者。位于距骨下方，近似长方形。跟骨后部肥大部分，称跟骨体。体的后端突出为跟骨结节。前、中、后三个关节面与距骨形成关节。

跟骨刺（calcaneal spur） 跟骨骨质角状增生。是跟痛症的常见原因之一。X线侧位片可显示骨刺。可采用局部休息、理疗及药物或手术治疗等方法。

跟骨牵引术（transcalcaneal traction） 治疗骨折的方法之一。在局麻下，用不锈钢钉在外踝下、后方各一横指交点处穿过跟骨，作跟骨牵引。适用于胫腓骨开放性或不稳定性骨折。

跟骨骨折（fracture of calcaneus） 多为由高处坠落时足跟着地引起的骨折。诊断可据典型的外伤史、跟部疼痛、跟周围肿胀、皮下瘀斑、局部压痛，X线检查可明确诊断。可行石膏托跖屈位固定或手术治疗。

跟骨叩击试验（percussion test of calcaneus）　检查踝关节有无损伤的试验。检查者以拳叩击患肢跟骨，如果踝关节发生疼痛，表示踝关节有损伤。

跟腱（tendo calcaneus）　腓肠肌和比目鱼肌共同构成全身最强大的腱。主要功能是屈小腿和足跖屈，也是直立、行走、跳跃的主要肌腱。

跟腱断裂（rupture of Achilles tendon）　跟腱部发生部分或完全断裂。可分闭合性和开放性两种。前者多见于剧烈运动时，跟部突然剧烈疼痛，然后局部肿痛，可摸及裂隙，足不能跖屈。后者多为外力直接击中跟部。完全断裂及开放性断裂应尽早手术缝合。闭合性部分断裂可采用踝关节功能位固定。

跟腱反射（Achilles tendon reflex）　叩击跟腱时所引起的腓肠肌的反射性收缩。传入、传出神经是胫神经，反射中枢位于骶部脊髓第一至第二节段。

跟腱反射倒错（inverted Achilles reflex）　腰髓病变的临床征象之一。与正常跟腱反射相反叩击跟腱时不出现足跖屈而出现足背屈则为此征。其病变在反射中枢腰髓1～2节段。

跟腱滑囊炎（Achilles bursitis）　劳损、外伤、感染或骨刺等刺激引起的跟腱周围滑囊肿痛。可采用休息、热敷、制动、局部封闭等方法治疗。

跟腱切断术（achillotenotomy）　治疗跟腱痉挛症的手术方法。在跟骨结节上 2cm 处，用小尖刀从外侧刺入皮肤和跟腱之间，在手指触摸控制下，将足背屈，使跟腱压向刀刃，将跟腱切断。

跟腱延长术（Achilles tendon lengthening）　治疗跟腱挛缩足下垂的手术方法。在挛缩的跟腱内侧作一纵切口，暴露跟腱，将跟腱作冠状面或矢状面"Z"形切开，将跟腱延长至踝关节成直角为度，缝合跟腱、皮肤。

跟随运动（accompany movement）　当被注视的目标在视野中移动时发生的两眼视轴共轭地跟随目标的眼球运动。运动速度较慢而平稳。

跟-膝-胫试验（heel-knee-shin test）　一种共济运动试验。病人取仰卧位或立位，双下肢伸直，先抬一侧下肢，将足跟置于另一侧下肢膝盖下端，再沿胫骨前缘向下移动达踝部。先睁眼、后闭眼重复进行。小脑损害时，动作不稳；感觉性共济失调者，则闭眼时出现该动作障碍。

更年安（gengnianan）　中医成药名。扶正剂。组成：泽泻、麦冬、熟地黄、玄参、茯苓、磁石、牡丹皮、珍珠母、五味子、何首乌、浮小麦、夜交藤。功能：滋阴清热、除烦安神。用于更年期出现的潮热汗出、眩晕、耳鸣、失眠、烦躁不安、血压不稳等症。

更年期（climacterium）　人体内分泌功能，特别是性腺功能逐渐衰老，引起人体发生一系列变化的特殊时期。女性多发生在 45～55 岁，男性多发生在 55～65 岁。女性通常在绝经过渡时期，出现失眠、盗汗、潮热、烦躁、精力体力下降、骨质疏松等症状，可持续 2～3 年。

更年期保健（climacteric care）　帮助妇女顺利地度过更年期，减少更年期在生理上、心理上不适症状的保健服务。是妇女从生育期向老年期过渡时期的保健。此时期卵巢功能逐渐衰退至完全消失。虽是生理过程，但多数人会出现一些症状，甚至发生功能失调性子宫出血等疾患。应做好更年期保健，以保证女性顺利度过这一时期，健康地进入老年期。主要内容：心理卫生教育使其乐观镇静，注意营养调节，避免肥胖，预防老年性阴道炎，若阴道异常出血应及时诊治，定期防癌普查，适当应用激素疗法以防治更年期综合征。

更年期精神病（involutional psychosis）　其他名称：绝经期精神病。在更年期因内分泌激素不平衡而产生的一种精神病。女性多见。分为更年期忧郁症和更年期偏执状态。一般病程较长。常见的症状有抑郁、紧张、焦虑、激动、严重失眠、躯体不适以及疑病症和虚无妄想等。以心理治疗为主，辅以对症药物。

更年期偏执状态（involutional paranoidism）　其他名称：更年期妄想痴呆。更年期产生的以妄想为主的精神病综合征。女性多见。妄想内容的系统性不强，多为嫉妒、被害和虚无妄想。妄想对象多为周围人；妄想常伴有抑郁、激动和焦虑，亦可有听、嗅幻觉。病期人格保持完整，不发生精神衰退，无其他思维障碍。

更年期忧郁症（involutional melancholia, climacteric melancholia）　更年期（女性 45～55 岁，男性 50～60 岁）首次发病，以情绪忧郁、焦虑为主要表现的精神病。病人没有躁狂和抑郁发作的病史。起病缓慢，早期往往有内分泌及自主神经系统功能紊乱，如心悸、胸闷、面部阵发性潮红、多汗等。病人情绪低沉、焦虑不安、紧张恐惧，担心自己和家庭将会遇到不幸，出现自责自罪观念、疑病观念、虚无观念等。没有明显的思维和运动性抑制。病程一般持续半年以上，但以完全缓解告终。病人多为女性。

更年期综合征（climacteric syndrome, menopausal syndrome）　其他名称：围绝经期综合征。妇女卵巢功能逐渐消退至消失的一个生理过渡时期。表现出生育力和性活动能力下降、停经、性器官萎缩、内分泌功能紊乱及自主神经功能失调，引起一组临床症候群。一般发生于 45～55 岁，约持续 2～5 年。临床表现为颜面潮红、出汗、心悸、血压升高、易怒烦躁、头晕、疲劳、记忆力减退等血管、神经精神系统症状。可予精神疗法、安慰解除顾虑，口服谷维素，必要时亦可给予小量雌激素或雄激素等治疗。

更生霉素（actinomycin D）　见放线菌素 D。

更昔洛韦（ganciclovir）　其他名称：丙氧鸟苷、丽科伟、赛美维。抗病毒药。用于巨细胞病毒感染的治疗和预防，也可适用于单纯疱疹病毒感染。临床试用治疗艾滋病，有一定疗效。肾功能不全者慎用。

更新型细胞（renewing cell）　其他名称：增殖细胞群。始终保持着活跃分裂能力的一群细胞。如骨髓细胞、消化道黏膜细胞等。这类细胞进入 G_1 期（即 DNA 合成前期）后又不断地离开 G_1 期，并通过细胞增殖周期中的其他各期以完成细胞分裂。此型细胞由于分裂活跃，所以寿命较短、数量较多、代谢旺盛，对药物较敏感。

庚型肝炎病毒（hepatitis G virus, HGV）　1995 年，美国科学家采用代表性差异分析法，从接种病人血清的绢猴中获得了 2 个肝炎相关全序列：GBV-A 和 GBV-B，并最终在人群中扩增出 GBV-C 的全序列。动物实验表明，BGV-C 可引起人类非甲非乙非丙非丁非戊型肝炎。几乎与此同时，美国另一实验室在病人中也发现了与非甲非乙非丙非丁非戊型肝炎病毒相关的基因组全序列，称为 HGV。GBV-C 和 HGV 的核苷酸和氨基酸同源性分别为 85% 和 95%，是同种病毒的不同分离株，现一般统称庚型肝炎病毒。

哽死（choking）　指呼吸道被异物堵塞所致的外室息死亡。哽死的机制，除呼吸道被堵塞之外，当异物强行塞入敏感的咽喉部时，常可反射性引起心搏骤停。哽死者的口腔、咽喉部或气管等处可存留异物，伴黏膜剥脱、黏膜下出血。异物刺激可引起喉头或声门水肿。

梗死（infarct）　病理学术语。器官和组织因动脉血流阻滞、缺氧而引起的局部坏死。多数器官的血管呈锥体形分布，故梗死灶也呈锥体形，切面为扇形或楔形，尖端对着器官的门部，底部朝向器官表面。

梗死后心绞痛（postinfarction angina pectoris）　急性心肌梗死后 1 个月内发生的心绞痛。多因冠状动脉残存严重狭窄，心肌供血不充分和/或未发生梗死的心肌代偿性收缩及侧支循环被阻断而发生的心肌缺血，进而诱发梗死延展所致。预防为主。

梗死前心绞痛（preinfarction angina pectoris）　心肌梗死前发生的心绞痛。往往于休息时发作或呈进行性恶化。其中部分病人发展成为心肌梗死。

梗死阻滞（infarction block）　急性心肌梗死直接造成的传导障碍。主要发生在其充分发展期。根据心电图表现，又分为两类即梗死内阻滞和梗死周围阻滞。

梗阻性胆囊肿大（obstructive gallbladder enlargement）　肝外

G

胆道梗阻引起的胆囊肿大。常见于胰头癌及法特壶腹癌。特征为胆囊明显肿大，表面光滑，无压痛。临床上可见进行性黄疸、逐渐消瘦，X线检查除发现胆囊肿大外，可见十二指肠弧向右下推移。外科手术治疗。

梗阻性黄疸（obstructive jaundice）　见阻塞性黄疸。

梗阻性肾病（obstructive nephropathy）　指因尿流障碍而导致肾脏功能和器质性损害的疾病。阻塞性尿路病是造成梗阻性肾病的重要原因。阻塞性尿路病是泌尿道存在结构或功能的改变阻碍尿液的正常流动，但未影响到肾实质的病变。造成尿路梗阻的主要原因有内源性和外源性两大因素。内源性是指泌尿道管腔及管壁异常，外源性是指除了管腔和管壁外的其他因素。小儿尿路梗阻的主要原因为先天性尿路畸形，通常6岁前发病；成人则多因尿路结石、前列腺肥大、腹膜后或盆腔肿瘤导致。膀胱功能障碍致尿路梗阻，可因先天性肌肉发育不全或脊髓功能障碍（神经源性）等所致。临床表现：典型的肾绞痛，肾盂积水、肾实质萎缩和肾功能不全，高血压，反复或难治性尿路感染，酸中毒和少见的红细胞增多症及尿性腹水。尿常规、超声、X线检查可确诊，并可明确病因。治疗主要为解除梗阻、抗感染、维持水电解质平衡，出现肾衰竭可透析治疗，终末期可肾移植。

工程基因（engineer gene）　用重组DNA技术构建的一种包含部分人工DNA的基因。是制药工业中新的研制手段。如干扰素工程基因可用大量发酵方法生产干扰素。

工具避孕（barrier contraception）　利用工具的避孕方法。包括阻止精子进入女性生殖道，或通过改变内环境、妨碍胚胎发育的工具。常用的有男用避孕套，女用宫颈帽、阴道隔膜等阴道节育器和宫内节育器等。

工具手（work artificial arm）　其他名称：工具型上肢假肢。适用于生产或工作，由工具衔接器及其配套工具构成的上肢假肢。由残肢接受腔、固定装置、工具连接器和各种专业工具构成。不具人手的外形，最常用的为钩状手，结构简单，可做捏、握、勾等多种动作。可根据需要更换专用工具。

工具性条件反射（operant conditioning）　这种反应过程中，有机体的行为是获得奖赏或逃避惩罚的手段和工具，故名。见操作性条件反射。

工伤（industrial accident）　劳动者在工作期间发生的身体某一部位的损伤。发生工伤的原因很多，如缺乏安全防护设施和个体防护用品、工艺落后、不良的生产环境、劳动组织不合理与制度不健全、工人缺乏生产和防护知识，或受饮酒、药物、疲劳和精神心理等因素的影响。

工效学（ergonomics）　其他名称：人机工程学。一门新兴的边缘学科。把人-机-环境系统作为研究的基本对象。运用生理学、心理学、医学和其他有关学科知识，研究组成人-机系统的人、机器和环境的相互关系，合理分配人和机器承担的功能，并使之相互适应以及与环境适应，以提高整个系统的工效。

工业毒物（industrial poison）　工业生产当中进入人体引起暂时或永久病理状态的物质。可为成品、半成品、中间体或副产品和原料等。例如原料为丙烯，产品是环氧氯丙烷，中间体为氯丙醇和二氯丙醇，副产品为二氯丙烯、二氯丙烷、三氯丙烷等，均具毒性。一些溶剂、催化剂、增塑剂、防老化剂、润滑剂、稳定剂、填料、原料夹杂物亦具有毒性。毒物的物理状态分为气体、蒸气、烟尘、雾、粉尘等。按毒物的作用可分为刺激性、腐蚀性、窒息性、麻醉性、溶血性、致畸性、致癌性、致突变性毒物等。评价毒性大小常运用剂量-反应关系，以死亡作为反应的终点，测定毒物对动物的半数致死量或浓度。

工业毒物分类（industrial poison classification）　根据毒物性质和对机体的危害不同对毒物所进行的分类。可分为7类：①金属和类金属：如铅、汞、锰和砷等；②有机溶剂：如苯、甲苯、二甲苯、汽油、二硫化碳和四氯化碳等；③苯的氨基和硝基化合物：如苯胺和二硝基甲苯；④刺激性气体：如氯和氮氧化物等；⑤窒息性气体：如一氧化碳、氢氰酸和硫化氢等；⑥高分子化合物：生产中的毒物如氯乙烯、丙

腈、氯丁二烯、含氟塑料和二异氰酸甲苯酯等；⑦农药：如有机磷农药和氨基甲酸酯类农药。

工业毒物形态（industrial poison form）　生产性毒物存在于空气中的形式。常见的有气体、蒸气、粉尘、烟和雾等形式。气体指常温、常压下呈气态的物质。蒸气是由固体升华，液体蒸发或挥发时形成。粉尘是较长时间悬浮于空气中的固体微粒。其粒子大小多在 $0.1\sim10\mu m$。烟（尘）为悬浮在空气中直径小于 $0.1\mu m$ 的固体微粒。雾是悬浮于空气中的液体微滴，多由于蒸气冷凝或液体喷洒而形成。粉尘、烟及雾统称为气溶胶。一般固体和液体形态的毒物如不变为上述形式逸散于空气中，则对人体危害不大。

工业废水（industrial waste water）　工业生产中排放的废水。种类繁多，成分复杂，常含多种有毒物质。例如电解食盐工业废水中含有汞，重金属冶炼工业废水中含有各种金属，电镀工业废水中含氰化物和各种重金属，煤焦和石油炼制工业废水中含酚，农药制造工业废水中含有各种农药等。应开展综合利用，化害为利。

工业废水排放标准（discharge standard of industrial waste water）　为保证实现地面水水质卫生标准的要求，对排入地面水的污染物或某些指标所作的控制限量。工业废水排放容许浓度分为两类共19项：第一类为易在环境或生物体内蓄积，对人体健康产生远期危害的汞、镉、六价铬、砷、铅5种物质；第二类物质或指标的长远影响较小。

工业固体废物（industrial solid waste）　工业生产和加工过程中排入环境的废渣、粉尘、废屑等废弃物。常见的有高炉渣、钢渣、有色金属渣、粉煤渣、煤渣、赤泥、硼泥、硫渣、废石膏、盐泥，以及具有危险特性（易燃性、腐蚀性、有毒性、反应性等）的固体废物。

工业企业设计卫生标准（hygiene standard of industrial design）　我国的卫生法规之一。本标准规定了工业企业的一般卫生要求。包括总则，选址、总体布局与厂房设计，工作场所基本卫生要求，辅助用室基本卫生要求，应急救援，以及附录等内容。

工业企业噪声卫生标准（hygiene standard of industrial noise）　我国1980年公布的《工业企业噪声卫生标准（试行草案）》是根据A声级制订的，以语言听力损伤为主要指标，其他系统的改变作为参考指标。内容包括：工人工作地点噪声容许标准为85分贝（dB）（A），现有企业暂时达不到的可适当放宽，但不得超过90dB（A），对每天接触噪声不到8h的工作，噪声标准可相应放宽，接触时间减半标准容许放宽3dB（A），如接触4h可容许放宽到88dB（A）〔或93dB（A）〕，余类推，但最高不得超过115dB（A）。

工业三废（industrial three wastes）　工业生产过程中排出的废气、废水和废渣的简称。废气主要包括一氧化碳、二氧化碳、硫化物、氧化物、卤化物、有机化合物和固体粉尘等；废水主要含重金属、有机毒物、放射性物质及含热废水；废渣指采矿、冶炼、煤炭等弃渣。是环境污染的主要来源。

工业卫生（industrial hygiene）　泛指在工矿企业范围内进行的卫生保健工作。包括研究工业生产对劳动者健康的影响，提出改善劳动条件，预防职业性损害的措施等。

工业污染源（industrial pollution sources）　工业生产过程中的污染源。如原料生产、加工、成品整理过程中使用的设备和生产场所。

工业心理学（industrial psychology）　应用心理学的一个分支。研究工业劳动生产过程中人的心理活动和行为方式的特点及其规律，以提高劳动生产效率。现研究范围扩大，研究涉及工业以外的社会结构，如学校、社团、文化体育单位、政府部门等，故有用组织心理学替代的趋向。

工业噪声（industrial noise）　见生产性噪声。

工业职业性皮肤病（industrial occupational dermatosis）　在生产劳动过程中，由于各种生产性有害因子直接作用于皮肤、黏膜及其附属器而引起的损害。临床类型繁多。主要有皮炎、湿疹、痤疮样损害、化学灼伤与溃疡、皮肤色素变化、过敏、瘙痒以及脱发、多汗等表现。防治：改善劳动条件，

加强防护措施；寻找病因，尽量避免接触；按皮肤病变进行对症处理。

工娱疗法（occupation recreational therapy）　给病人安排一些劳动和文体活动，以促进健康恢复的一种辅助治疗方法。劳动和文体活动可改善病人与环境的接触，树立生活信心，预防衰退，更可使病人获得重新适应社会、从事生产的能力，对各种精神病病人都有帮助。

工作曲线（work curve）　其他名称：标准曲线。表示标准溶液浓度与其分析信号之间关系的曲线。一般是将已配制好的标准溶液系列的各个实验点描绘在坐标纸上，横轴 x 表示浓度，纵轴 y 表示分析信号（如吸光度等）。通常都是利用直线部分作为工作曲线，也可用解析式 $y=bx+a$ 表示。统计上称为回归曲线，实验点全部密集在回归线是少见的，因为测得数据不可能准确无误地恰好在一条直线上。通过回归与相关分析的统计处理可以求得最佳回归线，并能看出是否有相关性。

工作[心肌]细胞（working [cardiac] cell）　不具有自动节律性而专门执行收缩功能的心肌细胞，包括心房肌和心室肌细胞。可在外来的刺激作用下产生兴奋。亦具有传导兴奋的能力，但传导值低于心脏的特殊传导系统。

弓背型 ST 段抬高（arched ST segment elevation）　抬高的 ST 段伴有倒置、对称和箭头样的 T 波时，ST 段呈弓状向上突起或凸面向上。多见于急性心肌梗死的充分发展期。

弓背型 ST 段下降（arched ST segment depression）　心电图上 ST 段向下压低或与 T 波融合，ST 段呈弓背状或凸面向上。其特征是：ST 段与 R 波顶点垂线交角>90°；ST 段下降>0.05mV。多见于急性心内膜缺血，且常伴有乳头肌缺血和/或梗死。

弓蛔虫病（toxocariasis）　由弓蛔虫属感染所致的疾病。犬弓首线虫为最常见的病原体，宠物犬、猫传播，人畜共患病，致内脏幼虫移行症最多见的疾病。人通过摄入土壤中或手和其他污染物上感染性虫卵而致病。临床上可出现发热、肝肿大、肺炎、脑膜炎、脑膜脑炎、血嗜酸性粒细胞增高、高球蛋白血症，儿童眼内炎症甚至失明等，病程较长。肝脏等组织检出病原体可确诊。噻苯唑、阿苯达唑、氟苯达唑效果较好。

弓蛔虫幼虫移行症（toxocaral larva migrans）　弓蛔虫幼虫在人体各脏器移行所致的疾病。病变多见于肝、肺和脑等，也可累及视网膜。有发热、腹痛、恶心、呕吐、肌肉关节痛、抽搐、肝大。累及视网膜有视力减退。血中嗜酸性粒细胞、血浆球蛋白显著增高。病程 5～18 个月，于幼虫死亡后自愈。治疗：噻苯唑有效。

弓浆虫病（toxoplasmosis）　见弓形虫病。

弓浆虫属（*Toxoplasma*）　见弓形虫属。

弓形虫病（toxoplasmosis）　其他名称：弓浆虫病。刚地弓形虫引起的人和动物共患的传染病。可通过先天性和获得性两种途径被感染。临床表现复杂多样，重者可引起脑膜脑炎、心肌炎、肺炎、肝炎、淋巴结肿大、眼部损害等。猫及某些猫科动物为其终宿主。人吞食被猫粪中囊合子污染的食物或水或生食含有包囊的肉类而引起感染。孕妇受染后亦可通过胎盘感染胎儿。治疗：磺胺、螺旋霉素、克林霉素有效。

弓形虫属（*Toxoplasma*）　其他名称：弓浆虫属。属孢子虫纲的球虫。是鸟类与哺乳动物（包括人类）的寄生虫。

弓形足（pes arcuatus, claw foot）　足纵弓高于正常。可为先天性畸形或脊髓灰质炎后遗症的一种表现。因站立或行走时跖骨头处承重力增大而疼痛，出现胼胝，以第 1 跖骨头跖面最明显。重者可考虑手术治疗。

公共黏膜免疫系统（common mucosal system）　当抗原刺激某一黏膜部位时，在机体其他黏膜部位也将发生相同的特异性分泌性免疫球蛋白 A（SIgA）反应。如在口服灭活或减毒微生物疫苗时，除在肠道可检出特异性 SIgA 外，在呼吸道、泌尿生殖道以及泪液、乳汁也有特异性 SIgA 的存在。黏膜免疫系统亦可通过吞噬细胞、T 细胞发挥细胞免疫功能。因

而，黏膜免疫在抗感染免疫中的作用日益受到重视。

公共营养学（public nutriology）　其他名称：社会营养学。是研究饮食与营养社会动态的一门科学。它的任务是研究将营养科学原理应用于人们生活实践的有关理论、技术和社会性措施。它的特点是富于实践性、宏观性和社会性。它的工作内容为制订膳食营养供给量标准；进行以营养调查和食品经济因素调查为主要内容的社会营养监测；全社会规模的食物资源开发利用和食品强化等；制订和修订以改善营养为目标的营养政策；对消费者和政府部门进行营养宣传和咨询。

公害（public nuisance）　环境污染和破坏对公众的安全、健康、生命、财产和正常生活造成的危害。当前，在一些工业发达的国家中出现的公害主要有大气污染、水质污染（包括水的底质）、土壤污染、噪声和振动、恶臭和地面下沉等。

公害病（public nuisance disease）　由环境污染而引起的地区性疾病。公害病与公害有较明显的因果关系，它的认定必须按国家的诊断标准，经严格的鉴定。世界上著名的公害病有：四日市喘息、水俣病、痛痛病和慢性砷中毒。

公孙（gongsun, SP 4）　中医经穴名。属足太阴脾经。足太阴之络穴。八脉交会穴之一，通冲脉。位于足内侧缘，当第 1 跖骨底前下方的凹陷处。主治胃痛、腹痛、呕吐、泻痢、痛经、月经不调等。直刺 0.5～1 寸。艾炷灸 3～5 壮；或艾条灸 5～10min。

功能残气量（functional residual capacity）　平静呼吸后肺内所剩余的气量。包括残气量和补呼气量两部分。功能残气量的大小取决于胸廓和肺组织弹性的平衡，具有呼吸动力学上的意义。功能残气在生理上起着稳定肺泡气体分压的缓冲作用，减少了间歇吸气对肺泡内气体交换的影响。

功能代偿（functional compensation）　机体改变某器官组织的功能强度或方式以适应自身活动的需要。如，一侧肾功能完全丧失后，对侧健康肾可加强活动以维持正常的泌尿功能。一种器官功能受损时，也可由其他器官加强活动来代偿其功能。

功能发育（functional development）　儿童身体生理功能的发育状况。常用的指标有：肌力（握力、背肌力）、肺活量、呼吸差、呼吸频率、耗氧量、脉搏和血压等。

功能复位（functional reduction）　骨折整复未能达到解剖复位，但愈合后对肢体功能无明显影响者。

功能基[团]（functional group）　其他名称：官能团。决定有机化合物化学性质的活性基团。是有机化合物分类的依据。例如：羟基（—OH）、羰基（>C=O）、羧基（—COOH）、氨基（—NH）分别是醇、醛、酮、羧酸、胺的功能基。

功能摄影（function radiography）　于不同姿势体位摄影，观察器官或关节运动状况。此种摄影至少两张。如颈椎于前倾、后仰、侧位摄影，能发现脊椎关节活动受限、椎体滑动异常等。

功能失调性子宫出血（dysfunctional uterine bleeding）　其他名称：功能不良性子宫出血、功能障碍性子宫出血。因调节生殖功能的神经内分泌机制失常引起的异常子宫出血。内、外生殖器无明显器质性病变，亦无全身出血性疾病。分排卵型及无排卵型，前者多见于青春期及更年期，系因卵巢功能未成熟完善或渐趋衰退；后者多见于育龄妇女。治疗为止血，调整月经周期，促进排卵。

功能位（functional position）　躯体关节所处的最佳、最常用状态的位置。当肢体骨折固定时，或关节运动不能恢复时，多固定于功能位。主要关节的功能位：①肩关节：上臂外展 45°～60°，肘屈曲 90°，拇指尖对病人鼻尖；②肘关节：屈曲 90°；③腕关节：背伸约 30°，略尺偏；④拇指：将示指指尖和拇指指尖作一圈形对合，拇指就处于功能位；⑤其他手指：和拇指呈对掌位；⑥髋关节：成人屈曲 25°左右，外展 5°～10°，外旋 5°～10°；⑦膝关节：屈曲 5°～10°；⑧踝关节：中立位，不背屈或跖屈，不内外翻，足底平面不向任何方向偏斜。

功能位置性低血压（functional positional hypotension）　位置性低血压的一种临床类型。指血管运动反射正常而静脉回流

跟不上需要，引起心输出量减少。常见于贫血、体质虚弱等。轻者头昏眼花，重者晕厥。取卧位后不久即可恢复。立位心电图检查有窦性心动过速及Ⅱ、Ⅲ、aVF导联T波倒置，卧位心电图正常。

功能显像（functional imaging）　一种观察器官功能活动的动态显像技术。由电子计算机与γ照相仪联合应用。在向病人注入放射性核素示踪剂后，连续地动态地拍摄放射性核素在靶器官内分布的变化，再经电子计算机处理得出该靶器官的功能图。

功能性便秘（functional constipation）　一种不存在器质性病因引起的便秘。是一种常见的功能性胃肠病，女性多于男性。常见的病因是胃肠道运动缓慢、排便动力缺乏、肠壁的反应性减弱、重金属和磷中毒、精神神经因素等。主要症状是排便困难或费力、排便不畅、排便次数减少、粪便干结量少。治疗：摄入足量的食物、纤维和水，增加运动，养成定时排便的习惯。可酌情选用促胃肠动力药、泻药和盐水灌肠等。

功能性肠梗阻（functional intestinal obstruction）　其他名称：肠麻痹。一种肠梗阻类型。腹胀，肠蠕动少或消失，不排气排便等。病因：手术后、脊椎损伤、腹膜刺激；低钾、尿毒症、电解质严重紊乱等。主要是支持治疗，胃肠减压，寻找病因并处理。

功能性蛋白尿（functional proteinuria）　其他名称：生理性蛋白尿。出现于健康人的暂时性、轻度、良性的蛋白尿。通常发生于运动后或发热、高温作业时，以及在极度寒冷、精神紧张、交感神经高度兴奋等情况下。功能性蛋白尿不能反映肾脏有实质性病变。

功能性低热（functional low-grade fever）　分为神经功能性低热、感染后低热两类。前者是由于自主神经功能紊乱而引起的一种低热，多见于青年女性。后者是急性病毒或细菌感染得到控制后，高热消退但可出现较持久的低热，抗"O"可升高。均不需特殊治疗。

功能性二尖瓣狭窄（functional mitral stenosis）　由于各种原因所致的左心室扩大，二尖瓣口流量增大，或二尖瓣在心室舒张期受主动脉反流血液的冲击等情况导致的病理生理变化。表现为心尖部历时较短的舒张期杂音，较少有开瓣音。吸入亚硝酸异戊酯后杂音减低，应用升压药后杂音可加强。

功能性肥大（functional hypertrophy）　某一器官或部位由于活动增加而引起肥大。如高血压时心脏肥大；运动员肌肉肥大等。病理或生理性原因均可引起。

功能性急性肾功能不全（functional acute renal insufficiency）　肾前因素引起的急性肾功能不全。早期并无肾实质性损伤。常见于各种原因引起的休克早期，其发病的主要环节是肾脏缺血。若处理不当，休克持续发展，往往可转变为器质性急性肾功能不全。

功能性疾病（functional disorder，functional illness）　只有功能、代谢障碍而无形态变化的疾病。主要表现为功能性障碍。如各类神经官能症。也有一些疾病因病程急，其形态改变与损害还来不及反映出来就发生猝死，这是由于生命中枢或重要器官（心、脑）严重功能障碍所致。

功能性卵巢肿瘤（functional ovarian tumor）　一组特殊的卵巢肿瘤。来源于胚胎期性腺的间叶组织，能分泌甾体激素，显示内分泌活性，从而产生相应症状、体征。其中主要分泌雌激素的有颗粒细胞瘤、卵泡膜细胞瘤及两者的混合瘤；主要分泌雄激素的有含睾丸细胞瘤、卵巢门细胞瘤、两性母细胞瘤等。此外，有混合型无性细胞瘤、卵巢甲状腺肿及非妊娠性原发性卵巢绒毛膜癌。治疗：手术治疗，恶性者加用化疗。

功能性尿失禁（functional urinary incontinence）　个体处于一种不可预测的、不自主的排尿状态。表现为急于排尿或膀胱的强烈收缩使病人在到达便器前就排尿。

功能性呕吐（functional vomiting）　最主要的主诉是反复呕吐，而无导致呕吐的病理或明显的心理因素。需重视营养支持治疗；试用抗恶心及抗抑郁药物。

功能性胃肠病（functional gastrointestinal disorder，FGID）　表现为慢性或反复发作的胃肠道症状，而无法用形态学或生化异常解释的一组综合征。这些症状涉及部位包括食管、胃、十二指肠、肠道、胆道、肛门等。功能性胃肠病通常需要排除炎症、感染、肿瘤及其他结构性异常等器质性病变后根据症状作出诊断，是一组由生物、心理、神经因素共同作用而引起的胃肠感知动力障碍性疾病，是消化系统的常见病。功能性胃肠病的症状与下列因素有关：动力改变、内脏高敏感性、黏膜免疫、炎症功能改变及中枢神经系统和肠神经系统调节功能改变。

功能性消化不良（functional dyspepsia，FD）　曾称非溃疡性消化不良。由胃十二指肠功能紊乱引起的症状，而无器质性、全身性或代谢性疾病的一组临床症候群。常见的一种功能性胃肠病。特异性的症状包括餐后饱满、早饱感、上腹痛或上腹烧灼感。诊断前症状出现不少于6个月，近3个月始终具有特异性症状。治疗以缓解症状、提高生活质量为目的，选择综合治疗和个体化的治疗方案。

功能性杂音（functional murmur）　无器质性病变时的杂音。这种杂音为功能性杂音。包括无害性杂音、生理性杂音和相对性杂音。

功能蓄积（function accumulation）　其他名称：损害蓄积。毒物所致的体内功能改变的累积。即毒效应的累积。某些毒物在体内解毒或排泄较快，停止接触后在体内检测不出该毒物或其代谢产物，但多次接触者仍可出现慢性中毒，其原因可能是目前的分析方法尚不能测出残存的微量毒物，或是多次接触所产生的损害恢复较慢，并在反复接触中缓慢加重。

功能支架法（functional prop-stand method）　适用于肱骨干骨折。用塑料预制成各种型号支架，骨折初期用石膏绷带或石膏管型固定1周左右，然后佩戴塑料支架。放置支架时，可轻轻矫正力线，支架近侧也可用系带绕颈挂于肩上，肘关节屈曲角度为90°。

功能自主性甲状腺热结节（autonomously-functioning thyroid nodule）　不受垂体促甲状腺激素影响而能浓缩[131]I的特殊甲状腺组织区。在扫描图上，因其浓聚多量[131]I而显影；周围的正常甲状腺组织因受垂体促甲状腺激素的抑制，聚碘能力减弱或消失，因而不能显影。故可用于甲状腺疾病的诊断和治疗。

攻补兼施（renforcement and climination in combination）　中医术语。攻邪与扶正并用的治法。适用于邪实体虚，攻邪与补正需要同时进行的病证。如补气泻下，泻下药与补气药同用，用黄龙汤治疗热结肠胃、正气衰竭，症见大便秘结或下利清水、腹部胀痛拒按、高热口渴、神昏谵语、舌苔焦黄起刺、脉滑数无力。又如滋阴泻下，泻下药与滋阴药同用，用增液承气汤治疗阳明燥结，而阴液已伤之证，症见唇燥口裂、咽干、口渴引饮、身热不退、腹硬满而痛、大便不通。

肱尺关节（humeroulnar joint）　由肱骨滑车和尺骨滑车切迹构成的关节。属于滑车关节。

肱动脉（brachial artery）　腋动脉的直接延续。从大圆肌下缘至肘窝，分为桡、尺动脉两终支。供应臂部和肘部的血液。前臂和手出血时，压迫臂中部或下部可止血。肱动脉在桡骨颈高度分为桡动脉和尺动脉。

肱二头肌（biceps brachii）　呈梭形。起端有长短两个头，长头起自肩胛骨盂上结节，短头起自肩胛骨喙突，两头在臂的下部合并成一个肌腹，向下移行为肌腱止于桡骨粗隆的肌。作用为屈肘关节，当前臂在旋前位时能使其旋后，此外，还能协助屈肩关节。由肌皮神经支配。

肱二头肌长头腱断裂（rupture of tendon of long head of biceps）　多由肱二头肌突然强力收缩引起。断裂部位多在肱二头肌长头腱与肩关节囊交界处。表现为上臂突然无力，功能障碍。检查断裂处有压痛，用力屈肘则肱二头肌肌腹移至上臂下部，肌张力低下。治疗：青年人应手术缝合；老年人一般功能影响不大，只有特别疼痛、功能障碍严重者才考虑手术。

肱二头肌长头腱滑脱（displacement of tendon of long head of biceps）　保护肱二头肌长头腱的软组织撕裂时发生的肌腱滑

脱。表现为局部肿胀、疼痛、肩关节活动受限；肩外展、外旋活动时可摸到或听到弹响。治疗：手法复位，用三角巾悬吊制动患臂 2 周；陈旧性滑脱并有功能障碍者应手术治疗。

肱二头肌反射（biceps reflex） 叩击肱二头肌肌腱所引起的肱二头肌的反射性收缩。传入传出神经是肌皮神经，反射中枢位于颈髓第 5 至第 6 节段。检查方法：病人卧位时将上肢屈成 90°，或坐位时托起前臂使上肢屈成 90°，用左手指轻按在肱二头肌的肌腱上，右手持锤叩击手指（检查者按在肱二头肌腱上的手指），正常人可见该上肢屈曲收缩。

肱二头肌腱断裂（rupture of tendon of brachial biceps） 肱二头肌腱发生部分或完全断裂。多发生位于肌腱沟处的长头或腱和肌纤维连接处。伤后肩部疼痛，屈肘时无力，且上臂前内侧有肿物隆起。畸形明显伴肌力减退者手术治疗。

肱二头肌反射倒错（inverted biceps reflex） 颈髓病变的临床征象之一。检查肱二头肌腱反射不出现前臂屈曲，而出现前臂伸直。病变部位在颈髓 5～6 节。

肱二头肌腱鞘炎（tenovaginitis of brachial biceps） 外伤或劳损引起的肱二头肌腱鞘内粘连。多慢性起病，也可急性发病。肱骨结节间沟处疼痛，肩局部活动受限。可采用局部保护性休息、理疗、封闭等方法治疗。

肱骨（humerus） 上肢骨中最粗、最长的管状骨。由体及上、下两端组成。上端呈半球形膨大，称肱骨头，与肩胛骨关节盂组成肩关节。下端略屈向前，其外侧球形的肱骨小头与桡骨小头上关节面相关节，其内侧的肱骨滑车与尺骨相关节。肱骨干后面中部有由上内向下外斜行的桡神经沟，内有桡神经及肱深动脉通过。肱骨干骨折易伤及桡神经。

肱骨大结节骨折（fracture of greater tuberosity of humerus） 直接外力打击或因受肩袖肌群突然牵拉而产生的骨折。前者多为粉碎型，后者多为撕脱骨折，常在肩关节脱位或肱骨外科颈骨折时合并发生。X 线检查可以确诊。治疗：无移位者仅用三角巾悬吊，作适当的功能练习；有移位的单纯骨折，采用手法复位，外展支架固定 4～6 周；手法复位困难者，考虑切开复位，螺钉固定。

肱骨干骨折（fracture of humeral shaft） 常见肱骨骨折之一。多见于成年人。直接暴力多引起粉碎或横行骨折；间接暴力引起者多发生于肱骨下部，斜行或螺旋骨折多见，旋转暴力多引起下 1/3 螺旋骨折，可合并桡神经损伤。骨折后上臂出现短缩及成角畸形，触之有异常活动及骨擦音。有时伴桡神经及肱动脉损伤。X 线检查确诊。治疗：局麻下手法复位，小夹板或石膏固定；开放骨折、多发骨折及手法复位失败者，应切开复位内固定。注意功能练习。

肱骨髁间骨折（intercondylar fracture of humerus） 骨折线通过肱骨髁间的骨折。多见于成人。由于关节面破坏，整复困难，固定不稳，处理不当常遗留关节僵直，影响关节功能。病人肘部肿胀、疼痛、活动严重受限，骨性标志紊乱，骨擦音明显。X 线片可明确诊断。如果骨折后两髁的旋转、分离不明确，关节面基本平整，可稍加手法，小夹板外固定。两髁旋转分离的，在复位后须加骨牵引，防止骨折再重叠移位。青年人，新鲜开放骨折，或手法复位失败及不稳定者，可予切开复位内固定治疗。

肱骨髁上骨折（supracondylar fracture of humerus） 常见于儿童，多为间接外力引起。肘部明显肿胀、疼痛。注意神经和血管损伤体征，以防漏诊。治疗：手法复位小夹板固定；对移位较大或肿胀较重的适于牵引复位；粉碎性骨折或并发神经、血管损伤的需手术复位。

肱骨髁上骨折伴前臂缺血性挛缩（ischemic contracture of forearm following humeral supracondylar fracture） 肱骨髁上骨折最严重的并发症。由于肱动脉受压或血管痉挛，导致伤肢血运障碍，出现肌肉水肿、缺血坏死、纤维性变等，最终形成肢体挛缩。早期为肢端发绀、发凉、持续性剧痛，桡动脉搏动明显减弱。继而肢端转为苍白、麻木和不能自主活动，桡动脉搏动完全消失。整个病程进展较迅速，有时仅数小时。早期诊断及时处理极为重要。

肱骨髁上突压迫综合征（compression syndrome of supracondy-

lar process of humerus） 肱骨髁上突处有神经压迫症状。压迫正中神经或尺神经时，产生疼痛及该神经支配区的感觉及运动功能障碍。骨突压迫尺动脉时，产生前臂缺血性疼痛。前臂用力旋前时，可加重神经刺激及缺血症状。

肱骨髁上楔形截骨术（wedge osteotomy of supracondyle of humerus） 骨科手术之一。于肘关节上方的内或外侧暴露肱骨髁上，行楔形截骨，并用钢板螺丝钉固定。用于矫正肘内、外翻畸形。

肱骨内上髁骨折（fracture of medial epicondyle of humerus） 肱骨内上髁的连续性或完整性中断。多见于儿童，由间接暴力所致。跌倒时，患肢肘关节伸直，过度外展，肱骨内上髁被前臂屈肌群骤然收缩而撕脱。治疗：骨折无明显移位，夹板或石膏托固定；骨折明显移位，切开复位，钢针固定。

肱骨内上髁炎（internal humeral epicondylitis, golfer elbow） 其他名称：高尔夫球肘。因前臂屈肌起点肱骨内上髁处反复牵拉、累及性损伤所致的慢性损伤性炎症。主要症状为肘关节内侧局限性疼痛、压痛、屈腕无力，肘活动正常。从事高尔夫球运动的人易患此病。

肱骨头骨折（fracture of humeral head） 单纯肱骨头骨折为关节内骨折，较少见。多见于青壮年。表现为肩部软组织肿胀，三角肌内侧压痛，肩关节活动受限，尤其不能内收与外展。X 线片可确诊。治疗可采用复位、固定及功能锻炼等方法。

肱骨外科颈骨折（fracture of surgical neck of humerus） 肱骨解剖颈下 2～3cm 处发生的骨折。由直接或间接暴力引起。临床表现有肩部疼痛，活动障碍，形成向内或向外成角畸形。X 线检查可确诊。治疗：裂纹骨折或外展型骨折嵌入稳定者用三角巾悬吊 2～3 周；移位或内收型不稳定骨折行闭合复位，夹板、石膏或支架固定；手法复位失败或治疗较晚者应切开复位，钢针内固定。注意功能锻炼。

肱骨外髁骨折（fracture of lateral condyle of humerus） 肱骨外髁骨的连续性或完整性中断。多发生于儿童，间接暴力沿桡骨向上冲击肱骨外髁引起。分离的骨折块包括肱骨外上髁、肱骨小头骨骺及滑车骨骺的邻近一部分，以及部分干骺端的骨质。治疗：无移位骨折石膏托固定；轻度移位骨折超关节夹板或钢针经皮固定；严重移位骨折行切开复位、内固定术。

肱骨外上髁炎（external humeral epicondylitis, tennis elbow） 其他名称：网球肘。是一种肱骨外上髁处、伸肌总腱起点处的慢性损伤性炎症。凡需用力活动腕部的职业均可导致此损伤。如网球、羽毛球、乒乓球运动员，钳工、厨师、家庭妇女均可发生。病人扫地、扭毛巾均困难。肱骨外上髁、桡骨头及肱桡关节有极敏锐的压痛。治疗：局部封闭、按摩为有效方法。

肱肌（brachialis） 位于肱二头肌下半部深面。起自肱骨体下半的前面，止于尺骨粗隆的肌肉。屈肘关节。由肌皮神经及桡神经支配。

肱桡关节（articulatio humeroradial joint） 由肱骨小头和桡骨头关节凹构成的关节。属于球窝关节。

肱桡肌（brachioradialis） 起自肱骨外上髁上方，下 1/3 为扁腱，止于桡骨茎突的肌肉。作用为屈肘关节，前臂旋前时可旋后。该肌是前臂前群肌唯一起于外上髁的肌肉，它构成肘窝外界，桡血管伴其内缘行走。由桡神经支配。

肱三头肌（triceps brachii） 起始端有三个头，分别起于肩胛骨盂下结节、桡神经沟的外上方和内下方骨面，三头向下会合以一坚韧的肌腱止于尺骨鹰嘴的上臂肌肉。作用为伸肘关节，长头尚可使肩关节后伸和内收。受桡神经支配。

肱三头肌反射（triceps reflex） 叩击尺骨鹰嘴上方的肱三头肌肌腱所引起的肱三头肌反射性收缩。传入、传出神经是桡神经，反射中枢位于颈髓第 6 至第 7 节段。检查方法：托起上肢，将上肢屈成约 135°左右，叩击鹰嘴（或尺骨头）上方肱三头肌肌腱，可见前臂伸展。

肱三头肌腱反射倒错（inverted triceps reflex） 颈髓病变的临床征象之一。检查肱三头肌腱反射时不出现前臂伸直而出现前臂屈曲。病变部位在颈髓 7～8 节。

肱深动脉 (deep brachial artery) 肱动脉的主要分支。在大圆肌下缘发自肱动脉，伴随桡神经进入桡神经沟下行，分布至邻近结构。其终末支在肘关节周围与桡、尺动脉的分支吻合，形成肘关节动脉网。

宫角妊娠 (cornual pregnancy) 受精卵种植在子宫的角部。常在妊娠 12 周左右出现严重腹痛，伴或不伴子宫流血。到妊娠中期症状可自然消失。检查子宫不对称性增大。少数可流产，但大多数病例可自然分娩。B 超及腹腔镜检查可确诊。治疗：如破裂需进行剖宫产；如分娩后胎盘滞留子宫角，需进行人工剥离胎盘术；如为不全流产或过期流产，进行刮宫术时应特别注意子宫肌层，避免穿孔。

宫颈癌 (cancer of cervix uteri) 其他名称：子宫颈癌。发生于子宫颈的恶性肿瘤。分为宫颈鳞状细胞癌和宫颈腺癌两类，较多见。临床表现类似，初期没有任何症状，后期阴道分泌物增多，可有血性白带、接触出血、不规则阴道流血或大出血，晚期有疼痛及压迫症状。病理检查可确诊。治疗：宫颈腺癌以手术治疗为主；鳞癌可行手术、放疗或化学疗法。

宫颈白斑 (leukoplakia of cervix) 宫颈阴道部出现的白色不透明斑片状病变。由于 2% 可发展为宫颈癌，故被列为宫颈癌前病变。宫颈白斑并不引起任何症状，当合并宫颈炎或阴道炎时，则白带增多，呈脓性黏液。阴道镜检查和活组织检查即可诊断。治疗：可选择电灼、电熨、冷冻或激光疗法，但有复发可能；一旦复发，行宫颈锥形切除术；中药、锥切疗法和 ^{32}P 宫颈局部敷贴均有效。

宫颈陈旧裂伤修补术 (repair of cervical old laceration) 手术时间应在月经后 3～10 天。局麻或骶管麻醉。外阴、阴道消毒后用阴道拉钩暴露出宫颈，用两把组织钳或宫颈钳钳夹宫颈前、后唇，向外牵拉暴露裂伤处；切除瘢痕组织形成新创面，用 1 号铬制肠线，由前向后，自上而下间断缝合数针。缝合后向宫颈内放入一细长凡士林纱条，次日取出。术后 1 个月内禁止性交，应避孕 1～2 年。

宫颈肥大 (cervical hypertrophy) 其他名称：子宫颈肥大。宫颈超过正常大小。由于慢性炎症刺激，宫颈组织充血、水肿、腺体和结缔组织增生，使宫颈变大变硬，表面光滑，有时可合并腺体囊肿等。

宫颈宫腔粘连 (adhesion of cervical and uterine cavity, Asherman syndrome) 其他名称：子宫腔粘连综合征、阿谢曼综合征。妇科疾病。人工流产、中期引产或足月分娩后，造成宫腔广泛粘连而引起的闭经、子宫内膜异位症、继发不孕及再次妊娠引起流产等一系列症候群。多因吸刮宫腔过度，损伤了子宫内膜，造成宫腔粘连，出现闭经；如宫腔部分粘连，则发生月经量减少、周期性腹痛。主要的检查诊断方法是探针检查、子宫造影、子宫镜检查。

宫颈刮片检查 (cervical smear examination) 早期发现宫颈癌的方法之一。检查用木质或塑料制成的刮片，在宫颈外口鳞柱上皮交界处，轻刮一周。将刮下的分泌物涂于清洁干燥的玻片上，固定，经巴氏染色后，显微镜下检查。

宫颈活检 (biopsy of cervix, cervical biopsy) 其他名称：宫颈活体组织检查、宫颈切片检查。是诊断早期宫颈癌最可靠和不可缺少的方法；用活体组织钳直接从宫颈表面可疑病变部位咬取一小块组织进行组织病理学检查。

宫颈肌瘤 (cervical myoma) 来自间质内肌组织或血管平滑肌的宫颈良性肿瘤。单发或多发。症状因肌瘤所在部位不同而异。如压迫膀胱引起尿频或排尿不畅；压迫直肠引起排便困难；嵌顿盆底引起下肢水肿；黏膜下肌瘤常伴阴道分泌物增多等。妇科及病理检查可确诊。治疗：手术为主。

宫颈镜下早期浸润癌 (microscopic premature infiltrating carcinoma of cervix) 其他名称：宫颈临床前癌、宫颈亚临床癌、宫颈微癌、宫颈早期间质浸润癌。癌细胞突破上皮的基底膜，局灶性侵入间质内，其深度距基底膜不超过 3mm，并且未见癌融合，也无脉管侵袭的宫颈癌。属临床分期 I a

期。手术治疗可进行扩大的全子宫切除术，即切除子宫和 1～2cm 的阴道组织，不需要清除盆腔淋巴组织。

宫颈旧裂伤 (old laceration of cervix uteri) 分娩时或行宫颈扩张术时造成宫颈损伤，但未及时进行手术修补，从而遗留的宫颈陈旧撕裂。轻者仅发生在宫颈外口；重者可延及宫颈内口，甚至达阴道穹窿部，进而形成子宫颈外翻、感染。表现为白带增多，常伴腰骶部疼痛。妇科检查即可诊断。治疗：轻度裂伤可行冷冻、激光或电烫治疗；裂伤严重者应行手术修补。

宫颈扩张活跃期 (active phase of cervical dilatation) 分娩的临床过程。从宫颈扩张 3cm 到宫口开全。此期间宫颈扩张速度加快，约需 4h，最大时限为 8h，超过 8h 称为活跃期延长，可疑有难产因素存在。活跃期又划分为 3 个阶段。即加速阶段、最大倾斜阶段和减速阶段。

宫颈扩张潜伏期 (latent period of cervical dilatation) 规律宫缩开始至宫颈口扩张达 3.0cm 以前的时期。此期宫颈扩张速度为每 3h 开大 1.0cm。若此期发生时限超过 16h 则称为潜伏期延长，多因有骨盆入口平面异常，影响胎先露入盆，或有产力异常而影响宫颈口扩张。

宫颈裂伤 (cervical laceration) 其他名称：宫颈撕裂、子宫颈裂伤。分娩时宫颈裂伤超过 1cm，且伴有不同程度的出血。表现为胎儿娩出后阴道持续出血，色鲜红，而宫缩良好。撕裂达子宫下段可出现休克。宫颈检查可发现裂口及出血点。常因宫缩过强，或宫口未开全即强力屏气，或手术助产时造成，多为纵行撕裂伤，常有动脉性出血。防治：正确处理分娩；控制感染及输血；裂伤处及时缝合，如裂口达子宫下段按子宫破裂处理。

宫颈鳞状上皮化 (squamous metaplasia of cervix) 其他名称：子宫颈鳞状上皮化。宫颈阴道部鳞状上皮直接长入柱状上皮与基底膜之间，直至柱状上皮完全脱落而被鳞状上皮替代。

宫颈鳞状上皮浸润癌 (squamous infiltrating carcinoma of cervix) 癌细胞穿透上皮基底膜，侵犯间质深度超过 3mm，在间质内呈树枝状、条索状、弥漫状或团块状癌巢的宫颈癌。根据癌细胞分化程度可分为 I、II、III 级。I 级分化较好，II 级中度分化，III 级未分化。

宫颈鳞状细胞癌 (squamous cell carcinoma of cervix uteri) 是宫颈鳞状上皮或鳞化上皮发生癌变形成的恶性肿瘤。占女性生殖系统恶性肿瘤的半数。临床有血性白带、接触性出血、不规则子宫出血等症状。加重后出现大量奇臭的脓性白带、伴疼痛及压迫症状。妇科检查及病理学检查可以确诊。治疗：早期以手术为主，而放疗及化疗适用于各期。

宫颈内口松弛症 (incompetence of internal orifice of cervix) 导致习惯性晚期流产及早产原因之一。孕妇常有宫颈手术史（宫颈扩张、宫颈部分切除）、急产或产钳及臀牵引术、反复流产或早产，也有无明显原因者。检查时宫颈内口较松，常露出羊膜囊。其治疗可于妊娠 14～18 周进行宫颈环形缝合术，待临产前拆除缝线。

宫颈内膜炎 (endocervicitis, cervical endometritis) 其他名称：宫颈管炎。局限在宫颈管内黏膜及其下组织的炎症。宫颈阴道部可以很光滑，子宫颈口有脓性分泌物堵塞。有时可见宫颈管外口松弛、充血、水肿和黏膜向外翻出。主要症状是白带增多。治疗：物理疗法或中药局部应用。

宫颈黏液 (cervical mucus) 子宫颈腺体的分泌物。在卵巢激素的影响下子宫颈黏液的物理、化学性状可发生周期性变化。因此，通过在不同月经周期，检查子宫颈黏液的不同变化，可以了解卵巢的功能。一般为碱性，pH 值 7～8.5，在雌激素作用下，分泌量增多，故排卵期宫颈黏液变稀、透明、黏液丝可拉长 7～8cm。而孕激素使分泌量减少、变稠、浊，拉力减小。宫颈黏液涂片可形成结晶，其分为 4 型，即典型结晶、较典型结晶、不典型结晶、椭圆体等。

宫颈黏液检查 (examination of cervical mucus) 利用宫颈黏液在卵巢激素的影响下，其量及理化性状呈周期性变化，借以了解卵巢功能的一种诊断方法。内容包括黏液稠度测定和结晶检查。

宫颈葡萄状肉瘤（botryoid sarcoma of cervix uteri）　宫颈恶性中胚叶混合瘤。罕见。平均发病年龄28～31岁。主要症状是阴道出血、阴道内块状物。妇科检查可见突出于阴道内息肉样或葡萄状肿物，软而易出血。病理检查可确诊。治疗：手术治疗为主，可辅以放疗及化疗。

宫颈妊娠（cervical pregnancy）　其他名称：子宫颈妊娠。受精卵种植在宫颈管内，并在该处生长发育。临床有停经后不规则阴道流血，开始时流血少，以后可突然大量流血以致发生休克。有时有腰背痛及泌尿系统刺激症状。妇科检查宫颈软，增大明显，圆锥状。外口稍扩张，常被血块盖住。宫口边缘变薄、充血。B超检查有助于诊断。治疗：刮宫清除妊娠物，术后颈管纱布填塞压迫止血；对止血无效者，需进行宫颈切除或行全子宫切除术。

宫颈肉瘤（sarcoma of cervix uteri）　来自宫颈间叶成分的恶性肿瘤。很少见。有宫颈平滑肌肉瘤、间质肉瘤、子宫中胚叶混合瘤、横纹肌肉瘤等。发病年龄20～40岁。表现有阴道出血及水样、脓样或血性排液，伴有恶臭。妇科检查可发现息肉状赘生物。病理检查可确诊。治疗：手术治疗为主，也可行放疗及化疗。

宫颈上皮内瘤样病变（cervical intraepithelial neoplasia，CIN）　宫颈不典型增生和宫颈鳞状细胞原位癌的总称，是宫颈浸润癌的癌前期病变。可无症状或仅白带增多，宫颈光滑或柱状上皮外翻。经宫颈刮片检查、碘试验指导下行多点活检及宫颈锥形切除检查可以确诊。治疗：宫颈不典型增生可用激光、冷冻、电凝治疗；宫颈原位癌以筋膜外全子宫切除为佳。

宫颈水肿（cervical edema）　在产程的活跃期，由于产力增强胎先露直接压迫宫颈组织，引起血液循环障碍使局部肿胀变厚，影响宫口扩张。此时常有产力过强且不协调，或有头位胎位异常（倾势不均、枕后位）。应查明原因，如无头盆不称，可予局部注射阿托品或静注地西泮解除宫颈水肿。否则应考虑剖宫产结束分娩。

宫颈微小型浸润癌（microinvasive carcinoma of cervix uteri）　其他名称：子宫颈微小型浸润癌。癌组织已突破基底膜，向间质浸润，但浸润较浅且小，在显微镜下才能观察到宫颈恶性肿瘤。临床属Ⅰa期。一般无症状或仅主诉白带稍增多。确诊必须做宫颈多点活检。治疗：筋膜外全子宫切除或次广泛性全子宫切除。

宫颈息肉（cervical polyp）　子宫颈管黏膜局部炎性增生，向外突出生长形成一个红色、舌形、质软而脆的肉赘样物。直径一般不超过1cm，有细蒂附着在宫颈外口或宫颈管内。1个或多个不等。主要症状为白带增多、性交出血。确诊后切除送病理检查。

宫颈腺体囊肿（Naboth cyst）　其他名称：纳博特囊肿、纳氏囊肿、子宫颈腺体囊肿。由于宫颈管周围结缔组织炎性增生，或瘢痕形成压迫腺管，使腺管变窄或阻塞，腺体分泌物不能排出，潴留在腺体内形成囊肿。检查时可见宫颈表面突出多个青白色小囊泡，内含无色黏液，若发生感染，囊泡呈白色或淡黄色。治疗宫颈病变时，对宫颈腺体囊肿可先用针尖刺破，擦去囊液后再行物理疗法。

宫颈粘连（cervical adhesion）　人工流产术后晚期并发症之一。系吸宫时损伤了宫颈管内膜和肌层组织，而发生粘连闭锁。明确诊断后可行粘连分离术。临床主要表现为继发性经血潴留、痛经。B超检查可发现宫腔有积液声像。

宫内发育迟缓（intrauterine growth retardation，IUGR）　即胎儿生长速度达不到正常标准。主要表现为孕妇体重增加较慢，宫底高度停滞不升，羊水雌三醇（E_3）与人胎盘催乳素（HPL）常较低。多由于胎盘功能低下、胎盘血流灌注降低所致，与母体营养不足、患高血压综合征有关。应积极治疗高血压，令孕妇侧卧以增加子宫胎盘血流量，给予葡萄糖、氨基酸加胶体化脂溶液，可降低围产儿死亡率。

宫内节育器（intrauterine device，IUD）　是一种安全、有效、简便、经济，取出后又不影响生育的避孕工具。其种类有

金属环、混合环、塑料节育器、带药或铜丝节育器等。其避孕原理有吞噬细胞作用、炎症细胞作用、前列腺素作用、免疫作用和活性物质作用等，妨碍孕卵着床。有生殖器炎症、全身患严重疾病、月经过多、生殖器肿瘤、宫颈口过松等为放置节育器的禁忌证。

宫内节育器放置术（insertion of intrauterine device，insertion of IUD）　把节育器放入宫内。适用于已婚妇女，愿意选用宫内节育器避孕而无禁忌者。禁忌证为全身患有严重疾病和各种疾病的急性期、生殖器炎症或肿瘤、月经失调或宫口过松。时间应在月经干净后3～7天、人流术后当时、足月产后3个月、剖宫产术后半年。手术操作和所用器械根据节育器种类选定，必须强调无菌操作，注意消毒，查清子宫大小和位置，操作应轻柔、谨慎，防止发生穿孔和感染。

宫内节育器取出术（removal of intrauterine device）　将宫内节育器取出的手术。适应证为放置年限到期、绝经后半年以上、计划再生育、改用其他避孕措施、放置后出现各种不良反应，经治疗无效者。取出的时间以月经干净后3～7日为宜；有不良反应如子宫出血及感染等可随时取出。同样需要强调无菌操作。手术步骤可根据节育器种类确定，有尾丝者，可用止血钳夹住尾丝，轻轻向外牵出；无尾丝者，可用取环钩进入宫腔，钩住节育器下缘，轻轻拉出。

宫内节育器异位（misplacement of IUD）　因规格、形状、质地、操作技术等原因使节育器嵌入子宫肌层或穿过宫壁进入腹腔、盆腔。应及时诊断取出。

宫腔内羊膜外注药法（intrauterine extra-amniotic injection）　将引产药物注入宫壁和胎膜之间的引产方法。孕妇排尿后取膀胱截石位，消毒外阴、阴道，铺消毒洞巾。放阴道窥器，用宫颈钳牵拉宫颈前唇，将14号无菌橡皮导尿管缓缓送入宫腔胎膜与宫壁之间，达宫腔深度的2/3。缓慢注入用50ml注射用水稀释的依沙吖啶50mg，将尿管末端折叠扎紧，包以无菌纱布，置入阴道内，12～24h后轻轻抽出纱布和尿管。

宫腔填塞术（intrauterine packing）　子宫腔内填塞纱布条的手术。用于产后出血，经按揉、压迫子宫及使用宫缩剂仍无效，病情危急，又缺乏手术条件时所采取的紧急措施。有时亦用于宫腔手术。方法是用无菌纱布条浸在生理盐水中，挤干后用卵圆钳将纱布条填入子宫腔内，应从子宫底部填起，依次填满子宫腔，要填紧且均匀，不留空隙，多余的纱布条留于阴道内。此法尤其适用于转送病人。术后12～24h内取出。

宫缩乏力（uterine inertia）　子宫收缩强度低、持续时间短、阵缩间隔时间长；或子宫收缩极性倒置、子宫纤颤、宫缩间歇时子宫不能完全放松。前者称协调性（低张型）宫缩乏力，后者称不协调性（高张型）宫缩乏力。治疗：协调性：补充液体和能量、给予镇静剂、加强宫缩；不协调性：镇静镇痛剂、加强宫缩或剖宫产。

宫缩应激试验（contraction stress test，CST）　当子宫收缩时引起胎心率的变化，通过胎心监护仪记录下来，并分析波形变化特点来估计胎儿有无缺氧或胎盘功能情况的试验。如在多次宫缩后出现晚期减速、基线胎心率变异减少，则提示，胎盘功能不良，但须反复试验或加做其他检查，以防假阳性问题。

宫血宁胶囊（Gongxuening Jiaonang）　中医成药名。清热剂。组成：滇重楼根茎的醇提取物。用于崩漏下血、月经过多、产后或流产后宫缩不良出血及功能失调性子宫出血属血热妄行证者。孕妇忌服；胃肠道疾病者慎用。

巩膜（sclera）　眼球外围乳白色的纤维膜。不透明，占眼球纤维膜的后5/6。前接角膜，后方与视神经的鞘膜延续。巩膜在视神经穿出部附近最厚，愈向前愈薄，在肌腱附着处又复增厚。其与角膜交界处，外面有环形的角膜沟，深部有巩膜静脉窦。小儿的巩膜为浅蓝色，成年为白色，老年因脂肪沉着而带黄色。巩膜结构坚韧，有支持和保护眼内组织的作用。

巩膜挫伤（scleral contusion）　眼球挫伤可致巩膜破裂，裂口

多在巩膜最薄弱的角膜缘或眼球赤道部。伤后病人视力多明显下降，可见前房积血，巩膜裂口处常有眼内脱出的组织嵌顿，伤眼眼压低。治疗：裂口较小有修复可能者，应将裂口对齐缝合。若裂口过大，眼内容大量脱出，视力极差，应做眼球摘除。

巩膜黄染（icteric sclera）　血中胆红素含量超过 2mg/dl 所出现的巩膜、软腭黏膜及全身皮肤黄染的现象。黄染程度与胆红素含量相关。见于胆道阻塞、肝细胞性或溶血性黄疸等。

巩膜结核（scleral tuberculosis）　巩膜深部组织发生的结核分枝杆菌感染。根据病变发生在眼球赤道的前部或后部，分成结核性前巩膜炎和结核性后巩膜炎。前者病变一般局限于一个扇形区，呈紫红色充血；后者眼睑水肿，眼球轻度突出，运动受限。全身抗结核和局部对症治疗。

巩膜葡萄肿（scleral staphyloma）　当眼内压增高或在正常眼内压作用下，由于巩膜的先天缺陷或病理损害使其抵抗力减弱时，巩膜向外凸出扩张。如果凸出、扩张部仅为巩膜时叫做巩膜扩张；如果脉络膜融于其中则称为巩膜葡萄肿。根据巩膜凸出的范围分为部分巩膜葡萄肿和全部巩膜葡萄肿。前者又分为前、赤道部及后部 3 种。治疗较困难，可酌情选用虹膜全切除术、巩膜切除缩短术、巩膜瓣移植术。

巩膜软化症（scleromalacia）　一种少见且险恶的巩膜非炎性坏死性疾病。病人多为老年女性。患眼轻微疼痛或不适，眼球可轻微充血，巩膜出现灰白色坏死病灶，如伴眼压高可形成葡萄肿，甚至发生破裂造成眼内容脱出和眼球萎缩。治疗：全身使用激素、水杨酸制剂或吲哚美辛；行巩膜移植术。

巩膜缩短术（scleral shortening）　视网膜脱离手术中较为常见的一种术式。该手术是在视网膜裂孔相对应的巩膜表面做 H 形板层切开，由中央向两侧做板层分离，环形电凝或冷冻视网膜裂孔相对的巩膜床，两侧巩膜瓣基底部做水平褥式缝术，放出视网膜下积液，将异体巩膜条或硅凝胶条放在巩膜床上、褥线下，拉紧并结扎巩膜褥线。一般的原发性视网膜脱离均适用于该手术。

巩膜外层炎（episcleritis）　其他名称：表层巩膜炎。巩膜疾病。多见于角膜缘至直肌附着线之间。该病常与风湿或痛风病并发。一般认为是病灶感染后所致的抗原抗体反应。临床上分为结节性与周期性两种。前者常双眼急性发病；病人自觉眼红、疼痛、羞明、触痛及溢泪；球结膜下可见紫红色充血、扁平稍隆起的局限性结节，直径约数毫米，可合并虹膜睫状体炎。后者可在妇女月经时出现巩膜表面组织与其上面的结膜有弥漫性充血及水肿。治疗局部滴用可的松滴眼液极为有效，应用到红肿消退为止。

巩膜外伤（scleral trauma）　外力所致的巩膜机械性损伤。可分为锐器刺伤、异物穿孔伤、钝器所致的裂伤等。治疗上应行清创术，取出异物，缝合伤口，抗感染。

巩膜下切除术（subscleral resection）　是将周切虹膜切除与滤过术联合，以加强降压效果。但手术操作比较复杂，术后前房可能延缓形成。首先在上方做一个以角膜缘为基底的巩膜瓣，近角巩膜缘前界切开达前房，做周边虹膜切除，用咬切器将切口后唇切除 1mm×3mm 的缺口，使房水引流至巩膜瓣下，以达到降眼压的目的。该手术适用于各型青光眼。

巩膜炎（scleritis）　巩膜深部组织的炎症。按病变部位不同，可分为前巩膜炎和后巩膜炎。针对病因进行治疗。

汞（mercury，Hg）　通称水银。一种强毒金属。污染环境的汞主要是仪表、水银法制碱、医药、电镀、汞冶炼等工业排出的"三废"及有机汞农药。进入农田后可以在土壤中积累并在农作物体内残留。金属汞、无机汞盐和有机汞化合物对人体的毒性有所不同，以甲基汞最为严重。环境中各种形式的汞都能被天然沉淀物甲基化，转化为甲基汞。甲基汞进入人体后，在体内容易积累。一旦进入脑组织，即对脑细胞产生损伤。日本出现的水俣病，就是因脑内积累甲基汞，使神经系统受到破坏。

汞毒性多涎（mercurial ptyalism）　汞中毒的一种表现。汞中毒时被吸收的汞经血液迅速弥散至全身，亦分布到唾液腺，并通过唾液腺排入口腔引起口腔炎。因此病人出现流涎增多的症状。

汞毒性震颤（tremor mercurialis）　见汞中毒性震颤。

汞甲基化（mercury methylating）　环境中的汞及汞化合物在一定条件下，可能转化为毒性更大的甲基汞。机制有二：①是由含甲基钴氨素（甲基维生素 B_{12}）的微生物在厌氧条件下经酶催化转移完成。②在需氧条件下无酶催化而完成。在水中可影响汞甲基化的因素很多，如氧化还原电位、水的 pH 值、底质总汞量的多少等。

汞撒利（mersalyl，salyrgan）　其他名称：撒利汞。有机汞强效利尿药。白色结晶性粉末，见光易分解，易溶于水及醇。用于心源性水肿及肝源性水肿。因毒性大，现已少用，仅供顽固性水肿选用。毒性作用有低盐综合征、血钾过低、对肾及消化道的损害、心律不齐等。肾炎及肾功能减退者忌用。

汞撒利茶碱注射液（Injectio Mersalyli et Theophyllini）　组成：汞撒利和茶碱的无色或微黄色、澄明的灭菌水溶液。遇光易变质。有利尿、抑制肾小管重吸收的作用。主要用于心源性水肿，也用于肝源性水肿。使用时注意补钾。肾炎及肾功能不全者忌用。

汞线（mercury line）　牙龈边缘上由硫化汞颗粒沉积而形成的蓝灰色或蓝黑色线带。当汞中毒病人口腔卫生不好时，牙列间食物残渣中蛋白质腐败分解产生的硫化氢，能与口腔唾液腺分泌排出的汞生成硫化汞。汞线只能说明体内有汞吸收，不能作为临床诊断的指标。

汞溴红溶液（Liquor Mercurochromi）　其他名称：红汞溶液、红药水。有机汞消毒防腐药。组成：汞溴红的碱性带绿色荧光的胶体水溶液。有抑菌作用。用于皮肤小伤口及黏膜的消毒。另外，红汞酊或红汞醋，是为增强杀菌能力而配制的红汞的丙酮或乙醇溶液。主要用于对碘过敏者的外科手术部位的消毒。对于上述两种制剂，汞过敏者忌用。

汞中毒（mercurialism，hydrargyria）　误服、吸入或接触超过允许剂量有机或无机汞引起的中毒症状。急性汞中毒少见，慢性汞中毒是一种常见的职业病。汞中毒可致呼吸道、胃肠道黏膜腐蚀出血、皮肤丘疹、水疱和糜烂，精神和神经症状如肌肉震颤、共济失调，或引起中毒性肝炎和坏死性肾伤。牙龈汞线及尿汞测定有助于诊断。本病重在预防，开采和冶炼汞，以及接触汞，国家规定的空气中最高容许浓度为 $0.01mg/m^3$。治疗：二巯基丙磺酸钠驱汞解毒。

汞中毒性口腔炎（mercurial stomatitis）　慢性汞中毒的口腔表现。早期病人仅感牙龈酸痛、容易出血、流涎增多、口内金属味。以后牙龈充血、肿胀或萎缩，糜烂、牙齿松动、龈袋积脓、流涎带腥臭味，牙龈缘处可有灰色或蓝黑色线，即汞线。治疗：同汞中毒，包括全身治疗和局部治疗，加强口腔卫生，防止继发感染。

汞中毒性震颤（mercurial poisoning tremor）　其他名称：汞毒性震颤。汞中毒引起的肌肉震颤。慢性汞中毒的临床特征之一。震颤常先从手开始，进而波及舌、睑等部位，即三颤。初期为非对称性的无节律的细小震颤，逐渐发展成为粗大的意向性震颤。睡眠时震颤消失。

共轭亚油酸（conjugated linoleic acid）　主要存在于牛羊肉及其乳制品中的多种亚油酸的异构体。具有抗氧化和抗肿瘤的特性。

共济失调（ataxia）　因小脑、本体感觉及前庭功能障碍而并非肌无力所导致的运动笨拙和不协调。可累及四肢、躯干及咽喉肌，主要表现在姿势、步态和语言等方面。分为感觉性共济失调（深感觉障碍所致）；前庭性共济失调（前庭系统病变所致）；小脑共济失调（蚓部和小脑半球受损所致）。

共济失调步态（ataxic gait）　两下肢均有共济失调的病人行走时的步伐状态，表现为两腿叉开，步距较大，身体摇摆不稳，蹒跚如醉。

共济失调-毛细血管扩张症（ataxia telangiectasia，AT）　一种累及免疫系统和神经系统的遗传病。属常染色体隐性遗传，DNA 损伤修复障碍，对电离辐射敏感，部分病例并发恶性肿瘤。表现为幼年期出现小脑共济失调，走路摇晃，眼球震颤，腱反射减弱或消失。3～6 岁时出现球结膜、眼睑、面颊、颈项等部位毛细血管扩张。皮肤、毛发显示早老性改变。治疗：无特殊疗法，可行对症和支持治疗。

共济失调性呼吸（ataxic respiration）　呼吸节律不规则，呼吸深浅不一。呼吸这种改变常见于颅后窝病变、延髓中央梗死或小脑急性广泛受损。出现此种现象可能是呼吸中枢兴奋性下降，对内源性化学刺激的敏感性降低所致。

共价闭合环状 DNA（covalently closed circular DNA, cccDNA）　通过共价键结合形成的封闭环状 DNA 分子。环状双链DNA，其每条单链 DNA 3′端和 5′端都以共价键相连，形成不间断的完整闭环状分子。

共价修饰（covalent modification）　肽链翻译后的加工修饰方式之一。多种翻译后的加工即属于共价修饰。共价修饰反应包括两大类：一类是改变肽链长度的反应，从肽链的末端或内部切除部分氨基酸，从而改变其结构与功能。信号肽的切除、酶原的激活等即属这一类。另一类反应是改变氨基酸的侧链基团。两类修饰可同见于一种蛋白质的加工后翻译过程。

共栖（commensalism）　其他名称：偏利共生。两种生物之间，一方受益，另一方既不受益也不受害的共生关系。如海葵附着在有寄居虾隐匿的贝壳壳口周围，利用寄居虾作为运动工具，并以它吃剩的残屑为食；寄居虾可受到海葵刺细胞的保护。

共生（symbiosis）　两种不同生物之间共同生活的现象。通常是一种生物体生活在另一种生物体的体内或体外，互相依赖，彼此间有直接的营养物质交流而相互受益。例如，形成地衣的藻类和真菌，藻类通过光合作用制造有机物，供给真菌；真菌吸收水分和无机盐，供给藻类。

共生者（symbiont）　营共生生活的生物个体。

共同房室通道（common atrioventricular canal）　见心内膜垫缺损。

共同抗原（common antigen）　其他名称：交叉反应性抗原。指两种抗原性物质中的共同抗原分子。以产生有共同抗原成分的抗体而易引起免疫交叉反应。例如变形杆菌与立克次体之间就有共同抗原，故可用变形杆菌代替立克次体做抗原，以检测病人血清中立克次体的抗体水平，辅助诊断斑疹伤寒，此种血清学反应称外斐反应。

共同性内斜视（concomitant esotropia）　根据发病原因可分为调节性及非调节性。前者是由于过度调节，集合力过强所致。后者主要与眼外肌解剖异常有关。临床表现可见一眼向鼻侧偏斜，眼球运动基本正常，第一斜视角等于第二斜视角，无复视。治疗包括非手术治疗与手术治疗两方面。前者主要是矫正屈光不正及弱视的治疗。手术的原则是减弱较强肌肉的作用，增强较弱肌肉的作用。故常见的术式是患眼内直肌徙后及外直肌缩短术。

共同性外斜视（concomitant exotropia）　较内斜视为少见。常见病因有眼外肌发育异常、屈光参差、高度近视眼、患器质性病变的失明眼。临床表现可见一眼的眼位偏向颞侧，眼球运动基本正常，第一斜视角等于第二斜视角，无复视。治疗目的及原则与共同性内斜视相同，常用的术式为患眼外直肌徙后及内直肌缩短术。

共同性斜视（concomitant strabismus）　一种眼位分离状态。临床上多为水平性。一眼注视物体，一眼向内偏斜者称共同性内斜视，多由高度远视引起，常于 3 岁左右发病。向外偏斜者称共同性外斜视，常与近视或单眼视力丧失有关。斜视眼视力多不佳。治疗：配戴矫正屈光不正的眼镜；半年不能矫正眼位者应手术。

共显性（codominance）　杂合子中不同的等位基因同时同等表现出相应表型的现象。杂合子中某一对基因如属非相关性的显性基因则能各自的基因产物，并表现各自的作用。如人类 ABO 血型遗传中，AB 型个体的基因为 I^A、I^B，都是显性基因，I^A 基因产生 A 抗原，I^B 基因产生 B 抗原，故 AB 型的人红细胞膜上具有 A 抗原和 B 抗原的表型效应。

共显性遗传（codominant inheritance）　一对等位基因在杂合子时，两种基因的作用都表现出来，称为共显性遗传。人类的 ABO 血型的遗传就属于这种方式。

共振（resonance, syntony）　一个物理系统在特定频率下，周期性驱动力的频率和物体的固有频率相等时，以最大振幅做振动的现象。利用共振现象可检查生物体内微小振动所发出的声音。

贡达征（Gonda sign）　屈趾反射。锥体束受累时出现的一种病理反射。先向跖侧按压病人的 4、5 脚趾，在突然松开之际，该侧的跟趾立刻向背侧屈曲，即为阳性。

佝偻病（rickets）　①见维生素 D 缺乏症。②中医病名。婴幼儿时期常见的慢性营养缺乏性疾病。临床表现为多汗、夜啼、烦躁、枕秃、肌肉松弛、囟门迟闭，甚至鸡胸肋翻，下肢弯曲等。因先天禀赋不足，后天喂养失宜，脾肾虚亏所致。治宜以健脾胃为主。

佝偻病串珠（beading of ribs, rachitic rosary）　见肋骨串珠。

佝偻病活动期（active stage of rickets）　主要表现为骨骼的改变，血清钙稍降低，血磷明显降低，钙磷乘积小于 30，碱性磷酸酶明显升高。重者肌肉松弛。X 线检查骨干骺端临时钙化预备带模糊或消失，呈毛刷样与杯口状改变，骺软骨明显增宽，骨质疏松，重者可有骨干弯曲。应尽早用维生素 D 及钙剂治疗。

佝偻病活动早期（active early stage of rickets）　主要表现为神经精神症状，小儿易激惹、烦躁、睡眠不安、多汗、夜惊、有枕秃，钙磷乘积下降（30～40），碱性磷酸酶增高，骨 X 线检查无改变，经治疗很快好转。

佝偻病手镯（rachitic wristlet）　佝偻病的体征之一。腕部呈钝圆形环状隆起。见于 6 个月以上佝偻病患儿，也可见于先天性成骨不全。

佝偻病胸（rachitic chest）　佝偻病所致的胸廓改变。胸廓前后径略长于左右径，胸部上下长度较短，胸骨下端前突，胸廓前侧壁肋骨可凹陷，称鸡胸。沿胸骨前面各肋软骨与肋骨交界处隆起，形成串珠状，称为佝偻病串珠。胸骨前下肋骨向外突出，自胸骨剑突沿膈肌附着的部位向内凹陷，形成一沟，称为肋膈沟。若胸骨下部剑突显著内陷，形成漏斗胸。佝偻病胸常见于儿童维生素 D 缺乏、营养不良等。

沟纹舌（fissured tongue）　其他名称：裂纹舌。舌的发育畸形。有两种类型。叶脉形：舌背上沟的分布状似叶脉，中央一条前后向的纵行沟，两旁有排列整齐的多条副沟似叶的支脉。脑纹形：于舌背有迂回的沟裂，似大脑的沟回。治疗为保持口腔卫生，食后用清水含漱，有炎症时用消炎防腐剂。

沟状舌（furrowed tongue）　其他名称：皱襞舌。一种先天性异常，接近皮肤的黏膜疾病。舌体较正常者大，舌面有深浅不一、数目不等的纵沟纹，沿舌中线向前及侧面呈辐射状排列。脓疱性细菌疹、掌跖脓疱性银屑病病人常伴发，一般不需治疗。

沟状中线甲营养不良（dystrophia unguis mediana canaliformis）　一种原因未明的甲异常病。临床表现为指甲床中线呈条形沟，深达 1～5mm，边缘峻峭，以拇指甲变化最显著。经数月或数年后自行恢复，但可复发。无特效疗法。

钩虫（hookworm）　寄生在小肠的一类口囊发达的线虫的总称。寄生于人体的主要有十二指肠钩口线虫和美洲板口线虫。生活史中有虫卵、杆状蚴、丝状蚴、成虫等期。丝状蚴经皮肤侵入时可引起钩蚴皮炎，有奇痒感。在小肠中发育为成虫。主要症状是贫血。

钩虫病（ancylostomiasis）　由于钩虫寄生于人体小肠所引起的疾病。肠道寄生虫病。发生于世界许多地区。十二指肠钩口线虫和美洲板口线虫是主要寄生于人体的钩虫，其蚴虫经皮肤或黏膜侵入，寄生于小肠，吸血维生。农民和矿工患病最多。早期可有钩蚴皮炎，肺部移行症状如咳嗽、血痰、发热。成虫则引起失血性贫血、营养不良、胃肠功能紊乱。大便检出虫卵可确诊。治疗：选用阿苯达唑、甲苯达唑、噻嘧啶驱虫；补充铁剂纠正贫血，贫血严重可少量输血。

钩端螺旋体病（leptospirosis）　简称钩体病。由一组不同型别的致病性钩端螺旋体所引起的一种急性传染病。为自然源性疾病。鼠和猪是主要传染源，由它们排于水中的菌，经皮肤和黏膜侵入人体。夏秋季流行，农民和渔民发病最多。临床上，早期的钩体毒血症、中期的器官损害，后期的免疫反应损伤症状。急起发热、头痛、身痛、全身无力、结膜充血、腓肠肌压痛、淋巴结肿大，重症出现黄疸和肺大出血。凝溶试验阳性和血中检出钩体可确诊。病原治疗，首选青霉素，对青霉素过敏者应用庆大霉素、多西环素、阿波霉素。菌苗接种可减少发病。

钩端螺旋体属（Leptospira）　可分为问号钩端螺旋体和双曲钩端螺旋体两个种，前者引起人或动物的钩端螺旋体病，后者一般为水的腐生性微生物。钩端螺旋体病是人畜共患病，鼠类和猪为主要储存宿主，多数呈隐性感染，少数家畜感染后可致流产。钩端螺旋体在感染动物的肾脏中长期存在，持续随尿排出，污染水源和土壤。人类与污染的水或土壤接触而被感染。

钩甲（onychogryphosis）　其他名称：甲弯曲。皮肤附件疾病。甲失去光泽，肥厚，呈褐色，表面凹凸不平，弯曲变形呈鸟爪样。常是一种先天性畸形，有的与外伤、周围血管性疾病等有关。

钩拢现象（accrochage phenomenon）　心电图学术语。频率接近或完全相等的双重心律，互相形成的干扰性和阻滞性脱节中，双重心律的心搏几乎同时出现。是等频性脱节中特殊的心电图现象。

钩藤（Ramulus Uncariae cum Uncis）　中医药名。茜草科植物钩藤、大叶钩藤、毛钩藤、华钩藤或无柄果钩藤干燥带钩的茎枝。甘、凉。归肝、心包经。功能息风定惊、清热平肝。治：①惊痫抽搐，热盛动风。②肝经风热的目赤头痛，以及肝阳上亢的头晕目眩。

钩藤总碱（uncaria alkaloids）　从钩藤中提取的总生物碱。具有明显的降压作用。并有安神镇痛作用。适用于轻、中度高血压病的治疗。

钩蚴培养法（hookworm larva cultivation）　诊断钩虫病的一种方法。取口径 1cm、长 10cm 的清洁试管，加入冷开水 1~2ml。将滤纸剪成 1.4cm×6.0cm 的纸条，对折成一角度。取豆粒大的粪便，均匀地涂在纸条的上 2/3 部分，将纸条插入试管，下端仅与水面接触，不要插入水底。在 25~30℃条件下培养，5~7 日后用肉眼或放大镜观察试管底水中有无乳白色蛇形运动的钩蚴。此法阳性率比粪涂片高 7.2 倍，还可鉴别虫种。

钩蚴皮炎（uncinarial dermatitis）　俗称粪毒块。由十二指肠钩虫或美洲钩虫的幼虫侵入皮肤引起的局部炎症反应。当与钩虫的感染性丝状蚴接触时，丝状蚴可迅速钻入皮内，约数分钟后引起患处烧灼感、针刺样疼痛或瘙痒，继后发生红色小斑点、丘疹，1~2 日内变为含淡黄色液体疱疹。以手腕、足踝下方及手足边缘部位，尤以指、趾间皮肤为多见。治疗：局部外用炉甘石洗剂，如有继发感染，可用新霉素软膏，粪便检出虫卵时，需驱虫治疗。

狗脊（cibot rhizome, Rhizoma Cibotii）　其他名称：金毛狗、金狗脊。中医药名。补肾药。蚌壳蕨科植物金毛狗脊的根茎。甘、苦，温。归肝、肾经。功能补肝肾、强腰膝、利关节、祛风湿。治肾虚腰痛、腰膝酸软无力、风湿痹痛、小便失禁、白带。阳虚有热者慎服。狗脊的毛炒炭可止血。

狗皮膏（goupi plaster, goupi gao）　中医成药名。活血通络剂。组成：生川乌、生草乌、羌活、青风藤、枳壳、青皮、大枫子、赤石脂、赤芍、天麻、甘草、乌药、牛膝、黄柏、补骨脂、威灵仙、木香、续断、白蔹、桃仁、生附子、川芎、杜仲、远志、穿山甲、香附、白术、川楝子、僵蚕、小茴香、蛇床子、当归、细辛、菟丝子、肉桂、橘皮、轻粉、儿茶、丁香、樟脑、没药、血竭、乳香等。治风寒湿邪、气滞血瘀引起四肢麻木、腰腿疼痛、筋脉拘挛、跌打损伤、闪腰岔气、脘腹冷痛、行经腹痛、湿寒带下、积聚痞块。用生姜擦净患处皮肤，将膏药加热软化，贴患处或穴位。孕妇忌贴腰部和腹部。

枸杞子（Fructus Lycii）　其他名称：杞子、枸杞果。中医药名。茄科植物宁夏枸杞的果实。甘、平。归肝、肾经。功能补肾益精、养肝明目。用于肝肾亏损、精血不足的头晕耳鸣、心悸健忘、腰酸遗精；亦可用于肝肾虚亏，精血不能上济于目所致的眼目昏花、翳障视矇。

构成比（constituent ratio）　其他名称：构成指标。表示某一事物内部各组成部分所占的比重。常以百分数表示。计算公式：构成比＝某一组成部分的观察单位数/同一事物各组成部分的观察单位总数×100%。常用于比较一个事物内部各构成部分所占比重的大小。其特点是各部分构成比之和等于100%，故当其中某一部分所占比重变化，必然会引起其他部分所占比重的变化。

构成比直条图（percentage bar chart）　常用的统计图之一。表示某事物的内部构成的图式。以整个直条面积表示该事物的全体，以分段面积表示各组成部分占全体的比重。绘制时在直条下方作一横标尺，标尺的长度与直条相等，等距划分为100 等份，使每刻度单位所截段为整个直条的百分之一。然后从 0 点开始，从左至右按标值的大小或照顾习惯的序次，截取应占的图段，标以不同的线条或颜色，并作图例说明。

构件分子（building block molecule）　生物分子的基本单位。以共价键相连接。如蛋白质中的氨基酸、核酸中的核苷酸、碳水化合物中的单糖、脂肪中的脂肪酸等。各种构件分子的数量和排列顺序决定生物分子的特异性。

构效关系（structure-activity relationship，SAR）　药物的化学结构稍有改变，就能显著影响药物效应。如，强心苷化学结构中的甾核部分第 14 位碳上有一个 β 构型的羟基，若去掉羟基，强心苷就失去了强心作用。

构音障碍（anarthria）　因神经肌肉的器质性病变，如发音器官肌肉无力、瘫痪等出现的发声困难、发音不清，声音、音调及语速异常；对言语的理解正常，保留文字理解和表达能力，可进行文字交流。

姑息性手术（palliative surgery）　仅切除部分病灶的手术。例如肿瘤已转移和扩散，原发肿瘤尚可以切除时，用手术切除原发肿瘤，可减轻全身症状，提高机体免疫功能，并有利于其他治疗（如化疗、放疗等）作用的发挥。

孤立性肉芽肿性胃炎（solitary granulomatous gastritis）　单独发生于胃本身的肉芽肿性病变。发病年龄多超过 40 岁。临床表现多有中上腹疼痛、梗阻性呕吐及体重减轻，可并发消化道出血。部分病例可有胃酸减少或缺酸。胃镜及胃肠 X 线钡餐检查有助于诊断。治疗：手术效果良好。

孤立性心房颤动（isolated atrial fibrillation）　一种心房脱节。在罕见情况下，房颤仅局限于心房某一部分，而其他部分仍在窦房结控制下活动，二者在心房内形成完全脱节。心电图可见一组频率快的房颤波，而不影响窦性节律的 R-R 和 P-P 间隔。

孤立性直肠溃疡综合征（solitary rectal ulcer syndrome）　一种慢性、非特异性良性疾病，特点是有血便、黏液便、排便困难及肛门痛。直肠指检：在肛管直肠交界处可触到增厚而活动的黏膜，有压痛，有时硬变区呈结节状或绒毛状，易误诊为息肉或癌。乙状结肠镜检查：溃疡多为单个，边缘清楚，位于前壁。活检可证实本病。以保守治疗为主。

箍趾病（ainhum）　是围绕指（趾）出现一个环状收缩带，以致指（趾）自行脱落的一种疾病。病人常有赤足行走习惯。通常发生于第 5 趾。先于跖趾关节屈侧皱褶处出现裂隙，渐向背侧延伸而形成一环状深沟。经溃疡、结瘢而形成一纤维性收缩带。其远端肿胀、青紫、疼痛、甚至自行脱落。防治：防止外伤；控制感染；切除坏死足趾。

古别尔格里茨征（Gubergrits sign）　盆位阑尾炎的征象。表现为压迫腹股沟韧带下方股三角所产生的疼痛。

古布累征（Gubler sign）　其他名称：吉布累瘤。慢性铅中毒的一种体征。慢性铅中毒者一侧或两侧腕关节肿胀，并伴有手的伸肌麻痹。

古德帕斯丘综合征（Goodpasture syndrome）　见肺出血-肾炎

综合征。

古德综合征（Good syndrome） 伴胸腺瘤的免疫缺陷的一种病征。多发于中年人，表现为易发生多种感染，常合并多种自身免疫病，如重症肌无力、血小板减少性紫癜等。检验显示多种自身抗体（＋），X 线可发现胸腺瘤。治疗：切除胸腺瘤，予免疫调节剂。

古尔利导管（Gouley catheter） 有沟的金属导尿管。实心、弯曲钢质、下面有沟的器械。可通过尿道狭窄处。

古尔利综合征（Gouley syndrome） 即肺动脉缩窄性心包炎综合征。是由于重症风湿性心脏病引起纤维粘连性心包炎后产生肺动脉狭窄的一种病症。

古耳德俯首征（Gould bowed-head sign） 一种病理体征。病人为看清物体而倾斜头部。见于视网膜剥离、视网膜静脉周围炎等。

古列维奇征（Gurevitch sign） 表现为病人眼睛凝聚并向上注视时身体向后倾倒，向下注视时向前倾倒。见于脑震荡。椎底血管硬化时也可以出现此征。

古洛糖酸（gulonic acid） 古洛糖的第 6 个碳原子被氧化形成的羧酸。可由葡糖醛酸还原产生古洛糖酸。除了人类，其他的灵长类与豚鼠之外，均可用古洛糖酸来合成维生素 C。

古细菌（archaebacterium） 一类细胞结构更原始，不含有真细菌中所存在的肽聚糖，具有独特的新陈代谢方式，可在极端环境（如高温、高盐或低 pH 值等）条件下生存。包括产甲烷菌、极端嗜盐菌和嗜热、嗜酸菌等。

古谢夫征（Gusew sign） 慢性阑尾炎的临床征象之一。站立时尝试向上举起手，以及身体向后和向左倾斜时产生疼痛。见于慢性阑尾炎。

谷氨酸（glutamic acid，Glu） 学名：2-氨基-5 羧基戊酸。构成蛋白质的 20 种常见 α 氨基酸之一。为非必需氨基酸。体内在谷氨酰胺合成酶催化下，能与氨反应生成谷氨酰胺由尿排出，有解除氨毒作用。还参与脑内蛋白质和糖代谢，促进氧化，改善中枢神经系统功能。在体内能转化为丙酮或葡萄糖，因而升高血糖，减少糖原异生，减少脂肪分解，减少酮体。

谷丙转氨酶（glutamic-pyruvic transaminase，GPT） 其他名称：丙氨酸转氨酶。可逆地催化丙酮酸和谷氨酸之间的氨基转移的酶。反应中需磷酸吡哆醛作为辅因子。在肝脏中含量最多，其次是肾脏，其他器官含量甚微。参考值为 2～40 单位（Reitman）。当肝细胞损伤时即逸出于细胞外，是肝脏受损最灵敏的试验。轻微的肝细胞炎症即可使 GPT 的活性增加一倍，因此在一定程度上反映了肝细胞受损的程度或数量。急性肝炎早期首先表现为 GPT 升高，出现黄疸后急剧上升，高峰可达正常值的数十倍，至黄疸极期 GPT 便迅速下降。如酶的活性持续升高或反复波动，表示肝炎病变仍在进行或有慢性化倾向。重症肝炎时，一度上升的转氨酶可随病情的恶化而降低，表明功能肝细胞的减少。肝硬化活动期 GPT 轻度或中度升高，代偿期为正常或微升。

谷草转氨酶（glutamic oxaloacetic transaminase，GOT） 其他名称：天冬氨酸转氨酶。一种具有磷酸吡哆醛依赖性、由细胞核基因编码的线粒体酶。该酶在心肌、肝脏、脑组织中含量最高，其次是骨骼肌和肾脏。参考值为 4～50 单位（Reitman）。

谷氨酸钙注射液（Injectio Calcii Glutamatis） 氨基酸类药。组成：谷氨酸钙的无色澄明无热原的灭菌水溶液。用于肝性脑病、神经衰弱、脑外伤、脑功能减退、癫痫小发作等辅助治疗。应用洋地黄药物期间忌用。

谷氨酸钠（sodium glutamate） 治疗肝性脑病及酸血症药。味精的主要成分。白色结晶，有鲜味，易溶于水。能与血中过多的氨结合成无害的谷氨酰胺，由尿排出。静脉注射可减轻肝性脑病症状。与抗癫痫药合用治疗癫痫小发作。少尿、尿闭或肾衰竭者忌用。

谷氨酸［钠盐，钾盐］（glutamate［sodium，potassium］） 肝胆病辅助剂。用于血氨过多所致的肝性脑病。制剂：注射剂。少尿和尿闭病人禁用；肾功能不全者慎用。

L-谷氨酸脱氢酶（L-glutamate dehydrogenase） 一种以 NAD^+ 或 $NADP^+$ 催化 L-谷氨酸氧化脱氨生成 α 酮戊二酸反应的酶。参与氨基酸的分解代谢。该酶是一种别构酶，由 6 个相同的亚基聚合而成。

谷氨酰胺（glutamine，Gln） 学名：2-氨基-5 羧基戊酰胺。谷氨酸的酰胺。为非必需氨基酸。在体内参与消化道黏膜黏蛋白构成成分氨基葡萄糖的生物合成，从而促进黏膜上皮组织的修复，有助于溃疡病灶的消除。能通过血脑屏障促进脑代谢，提高脑功能，是脑代谢的重要营养剂。谷氨酰胺不仅可用于蛋白质合成，而且还是解除氨毒性的重要物质。谷氨酰胺经血流运到肾脏，是尿氨的主要来源。

谷氨酰胺合成酶（glutamine synthetase） 催化氨与谷氨酸合成谷氨酰胺反应的酶。参与氨在体内的解毒作用。

γ-谷氨酰循环（γ-glutamyl cycle） 在肾、小肠及某些组织中氨基酸主动转运的途径。在这里待吸收的氨基酸与谷胱甘肽进行转肽作用，生成 γ-谷氨酰氨基酸，继受 γ-谷氨酰环化酶作用而被环化，同时释放出氨基酸吸收入细胞内。环化产物为 5-氧脯氨酸，在 5-氧脯氨酸酶催化下可转变为谷氨酸，并与转肽后剩余的半胱氨酸甘氨酸在某些条件下重又合成为谷胱甘肽参与循环。全过程需要 3 个 ATP。

谷疸（dietetic jaundice） 中医病证名。五疸之一。因饮食不节、湿热食滞、阻遏中焦所致的黄疸。症见寒热不食、食头眩、胸腹胀满、身目发黄、小便不利等。治宜清化消导，用茵陈蒿汤。

谷蛋白（glutelin） 一组单纯蛋白质，特异发现于谷类种子，是种子的贮存蛋白质，有富含谷氨酰胺的结构域。植物种子蛋白质中用稀碱或稀酸提取的部分。它与醇溶蛋白都是谷类蛋白质的主要成分，含赖氨酸极少。

谷固醇（sitosterol） 即 24β-乙基胆固醇。高等植物油中的固醇混合物。在麦芽油中含量丰富。其侧链与胆固醇的不同。β-谷固醇和 γ-谷固醇只是侧链的空间排列不同。可抑制肠道对胆固醇的吸收。具有抗高胆固醇血症的作用。

谷胱甘肽（glutathione，GSH） 三肽的一种。由谷氨酸、半胱氨酸和甘氨酸通过肽键结合而成。分布于绝大多数细胞。在体内有保护含巯基酶、抗氧化和清除自由基的作用。能促使糖类、脂肪及蛋白质的代谢，控制细胞的代谢过程，使人体获得高能量，也能排除重金属、致癌物、放射性物质等毒素，抑制黑色素沉着。

谷胱甘肽过氧化物酶（glutathione peroxidase，GSH-Px，GPx） 在过氧化氢存在下，催化谷胱甘肽转变为氧化型的一种金属酶。为生物体中清除过氧化氢和其他有机过氧化物的脱毒酶。存在于植物及动物的红细胞和白细胞内。可保护细胞膜中含巯基的蛋白质及含巯基的酶不被氧化，防止溶血的发生。此酶是一含硒的酶。

谷胱甘肽还原酶（glutathione reductase） 使氧化型谷胱甘肽（GSSG）还原成还原型谷胱甘肽的酶。此酶对维持红细胞的完整性起重要作用，能防止溶血性贫血的发生。

谷胱甘肽硫转移酶（glutathion-S-transferase） 哺乳动物肝中可将硫基转至其他结构，形成硫酯化合物的酶，有 4 种。分子量 50 000，由两个相等亚单位组成。其生理意义在于：①将一些异物变成水溶性、毒性较小的物质由肾排出。②将一些有机阴离子如胆红素、血红素、类固醇等从血浆运入肝脏进行代谢。

谷参肠安胶囊（gushen changan jiaonang） 中医成药名。扶正剂（补气剂）。组成：茯苓、甘草、谷氨酰胺等。用于食欲不振、消化不良、急慢性胃肠炎、肠道溃疡、慢性腹泻等。

谷维素（oryzanol） 抗焦虑药。以三萜（烯）醇为主体的阿魏酸酯的混合物。用于自主神经功能紊乱（胃肠、心血管神经官能症）、周期性精神病、脑震荡后遗症、精神分裂症周期型、更年期综合征、经前期综合征等。制剂：片剂。宜长期服用，方可有效。

谷芽（Fructus Setariae Germinatus，millet sprout） 其他名称：谷蘖、稻蘖、稻芽。中医药名。稻的颖果经发芽干燥而

G

得。甘、平。归脾、胃经。功能健脾开胃、消食和中。治食积不消、脘闷腹胀、慢性泄泻、食欲不振、脚气浮肿。煎服。本品含麦芽糖、胆碱、腺嘌呤、淀粉酶、维生素 B 等。

谷痒症（grain itch） 其他名称：荨麻疹样螨皮炎。由寄生在谷类的恙螨叮咬皮肤引起的皮炎。常见皮肤病之一。接触恙螨后 3～4h 皮肤发痒，之后出现水肿性红斑或丘疱疹，有的疹顶端有虫咬痕迹。伴剧痒，1 周左右消退，对症治疗。

β-谷甾醇（β-sitosterol） 植物甾醇的一种。无色片晶，不溶于水，可溶于有机溶剂，对小鼠的癌 S_{180}、U_{27} 有抑制作用。以栓剂治疗早期宫颈癌有显效。

股白肿综合征（phlegmasia alba dolens syndrome） 腿部深静脉血栓形成所致的一组临床病征。常发生于分娩或久病卧床之后，表现为患肢疼痛、肿胀、苍白，多由小腿向上发展而成。治疗：抗凝、溶栓、祛聚。

股动脉（femoral artery） 在腹股沟韧带中点深部续于髂外动脉的一段血管。在股三角内下行进入收肌管，穿收肌腱裂孔至腘窝，移行为腘动脉。股动脉的主要分支有：①腹壁浅动脉；②旋髂浅动脉；③股深动脉。下肢外伤出血不止时，可在腹股沟韧带中点稍下方处，用指压法将股动脉压向耻骨以止血。

股动脉瘤（femoral aneurysm） 绝大多数是动脉粥样硬化所引起，好发于 50～60 岁以上男性，30% 以上股动脉瘤为双侧性，多数病人伴有其他部位动脉瘤及高血压病史。临床上在大腿内侧出现膨胀性搏动性肿块，局部可听到杂音，足背动脉搏动常减弱，有时消失。动脉造影能明确诊断。治疗：应尽早手术切除，移植人造血管或自体大隐静脉。

股二头肌（biceps femoris） 位于股后部外侧，有长、短两个头的肌肉。分别起自坐骨结节、股骨粗线，两头会合后以一长腱止于腓骨头。作用为伸髋关节、屈膝关节并微旋外。由坐骨神经支配。

股骨（femur） 位于大腿，人体中最长、最大的管状骨。分为一体及上、下两端，上端朝向内上方，末端膨大呈球形，称为股骨头，与髋骨的髋臼构成髋关节；下端为两个膨大的隆起，与胫骨上端和髌骨构成膝关节。股骨头下方较细的部分为股骨颈，是老年人骨折易发部位。

股骨粗隆间截骨术（inter-trochanteric osteotomy of femur） 其他名称：转子间截骨术。骨科手术方法之一。于大小粗隆间作一横行或由外下斜向内上的斜行截骨线截骨，将股骨远端内移，以消除剪力，改变负重力线，恢复下肢负重功能。适用于股骨颈骨折。

股骨粗隆下截骨术（subtrochanteric osteotomy of femur） 其他名称：外展截骨术。骨科手术方法之一。于粗隆下作横行或楔形截骨后外展远段并以钢板螺丝钉固定。用以纠正负重力线，消除髋内剪力，减轻疼痛。适用于各种类型髋内翻。

股骨干骨折（fracture of femoral shaft） 是常见骨折。多因强大外力所致。伤处大腿肿胀、疼痛、功能障碍，可有反常活动、骨擦音、短缩、畸形和肢体的异常扭曲。严重者可伴有休克症状。X 线片有助于诊断和指导治疗。对所有病人要注意防治休克和止痛。可手法复位，小夹板固定，皮肤牵引、骨牵引或手术内固定治疗。

股骨近端骨小梁类型指数（femoral trabecular pattern index） 根据股骨近端骨小梁吸收消失规律对 X 线片进行测量的方法。根据压力骨小梁和张力骨小梁的分布及其在骨质疏松情况下消失的先后顺序将骨质疏松分为 7 级。骨质疏松程度愈严重，级别愈低。该指数是诊断骨质疏松较为理想的辅助方法之一，其误差率低，与骨密度测量等指标相关性好。

股骨颈干角（femoral collodiaphyseal angle） 股骨颈轴线与股骨体轴线间的夹角。成年男性为 123.8°，女性为 127.7°。

股骨颈骨折（fracture of neck of femur） 股骨颈部骨的连续性或完整性中断。常见于老年人。多因间接暴力所致。可分为头下骨折、经颈骨折、基底骨折或内收型骨折、外展型骨折和嵌入型骨折。治疗：固定，植骨，截骨术，人工全髋关节置换术、活血化瘀、消肿止痛药物。

股骨髁部骨折（condylar fracture of femur） 直接或间接外力造成的股骨单髁或双髁骨折，是一种关节内骨折。症状为关节内积血、肿胀、疼痛及活动受限，并有畸形、膝关节增宽及骨擦音。X 线片确诊。治疗：无移位或轻度移位的骨折，可吸出积血、加压包扎，然后牵引或石膏固定；复位失败或陈旧髁部骨折需手术治疗。

股骨髁间骨折（inter-condylar fracture of femur） 骨折线与股骨内、外髁间的连线交叉，将股骨髁劈裂为内外两半的骨折。由高处跌下，足部或膝部着地，先造成股骨髁上骨折，剩余暴力继续作用于两髁之间，将股骨髁劈裂为两半，形成 T 形或 Y 形骨折。骨折线通过关节面。

股骨髁上骨牵引术（skeletal traction through supracondyle of femur） 治疗骨折的手术之一。在局麻下，以不锈钢钉或钢针在股骨髁上横行穿进进行牵引。用于股骨下、中段骨折、中心性或陈旧性髋关节脱位、骨盆骨折等，牵引重量因人和骨折类型而定。

股骨髁上骨折（supracondylar fracture of femur） 股骨髁以上部位的骨折。分屈曲和伸直型，以屈曲型多见。表现为疼痛、肿胀、畸形、有假关节活动与骨擦音。X 线检查可确诊。无血管损伤的斜行骨折可采用手法复位及牵引治疗；移位严重，手法不能整复或伴有血管损伤者，应切开复位内固定。

股骨髁上截骨术（supracondylar osteotomy of femur） 骨科手术方法之一。于股骨髁上 4～5cm 处作楔形或杵臼状截骨以纠正膝关节屈曲挛缩畸形、膝内外翻和膝过伸畸形。适用于脊髓灰质炎后遗症、膝关节伸屈肌瘫痪、屈膝或过伸畸形而无肌转移矫正条件的 10～15 岁以上病人。

股骨头骨骺骨软骨病（osteochondrosis of capitular epiphysis of femur） 其他名称：扁平髋、佩尔特斯病、莱格-卡尔夫-佩尔特斯病。一种骨软骨炎和股骨骨骺部位的缺血性骨坏死疾病。病理特征为股骨头骨骺的骨化核缺血性坏死，导致股骨头不同程度的畸形与髋关节活动受限，最后导致骨关节炎。其发病高峰为 5～9 岁儿童，男孩多见。

股骨头骨骺滑脱症（slipped epiphysis of head of femur） 其他名称：骨骺性髋内翻。一种原因不明的骨骺软骨化骨异常病。主要表现为骨骺自股骨颈向后向下滑脱，髋部疼痛，外展、内旋、屈曲受限及跛行等，X 线检查能协助诊断。尽早手术。

股骨头骨骺无菌性坏死（aseptic necrosis of capital femoral epiphysis） 青少年常见疾病。多发生在 3～10 岁儿童，一侧发病较多。早期仅髋部胀痛，逐渐加重，向膝部放射。活动时疼痛加重，休息可缓解。检查髋关节外展、内旋受限明显。晚期发生短肢性跛行，Thomas 征阳性。X 线检查或 MRI 检查诊断。治疗：限制负重；高压氧治疗；手术治疗。

股骨头缺血性坏死（ischemic necrosis of femoral head） 不同原因使股骨头的血液供应全部或部分中断所造成的骨坏死。早期可无临床症状；逐渐出现髋关节或膝关节疼痛，内收肌痉挛；晚期出现髋关节活动受限。^{99m}Tc-MDP 闪烁摄影和 MRI 检查有重要诊断价值。治疗：早期及儿童病人可保守治疗，避免负重；晚期多需手术。

股骨转子间骨折（inter-trochanteric fracture of femur） 股骨颈基底至小转子水平以上部位发生的骨折。骨折线通过大、小转子间。多见于老年人，骨折移位不大，容易愈合。

股骨转子下骨折（subtrochanteric fracture of femur） 发生在股骨上 1/3 及大、小转子以下的骨折。多由较大的直接外力引起。临床表现为伤肢局部疼痛、肿胀、压痛和功能障碍，多伴有患肢短缩、成角、旋转畸形和异常活动。X 线检查可以确诊。治疗：不全骨折用外固定；其他类型骨折用鲁塞尔骨牵引或髓内针固定。

股环（femoral ring） 是股管的上口。前界为腹股沟韧带，后界为耻骨梳韧带，内侧为腔隙韧带，外侧为分隔股静脉的纤维隔。股环上覆腹膜，呈一小凹，即股凹。腹腔内脏自此突出达股管而形成股疝。因股环多由韧带围成，缺乏弹性，因此股疝发生嵌顿者较多见。

股内侧肌群（medial muscle group of thigh）　位于股内侧的肌肉群。包括耻骨肌、股薄肌、长收肌、短收肌及大收肌。它们均起自耻骨下支和坐骨支。除股薄肌止于胫骨上端内侧面外，其余都止于股骨粗线。大收肌止端在股骨内侧髁上方留有一裂孔，称收肌腱裂孔，是收肌管和腘窝的通道，股动脉、股静脉由此进入腘窝。内侧肌群的作用主要使髋关节内收。主要受闭孔神经支配。

股青肿（green leg）　下肢血栓性静脉炎的一种类型。血栓性静脉炎不仅限于髂、股静脉，而且累及整个下肢动脉，发生强烈痉挛。起病急骤，往往由剧烈的整股疼痛开始，几小时内就出现发绀、肿胀、寒冷和感觉过敏。皮肤起水疱，皮温降低，动脉搏动消失。全身反应急剧，体温明显升高，早期即可出现循环虚脱而陷入休克状态。治疗：镇痛及血管扩张剂；预防感染；手术。

股三角（femoral triangle）　位于股前内侧上部，上界为腹股沟韧带，外侧界为缝匠肌，内侧界为长收肌内侧缘，尖向下与收肌管延续，前壁为阔筋膜，后壁自内侧向外侧依次为长收肌、耻骨肌、髂腰肌。内容物主要有股神经及其分支、股动脉及其分支、股静脉及其属支、股管、腹股沟深淋巴结及脂肪组织等。

股疝（femoral hernia）　腹内脏器通过股环和股管向股部卵圆窝处突出。多见于中年以上妇女。多次妊娠而致腹内压增高为其诱因。极易发生嵌顿。

股疝修补术（repair of femoral hernia）　腹外疝修补手术方法之一。显露股疝囊颈，予以高位缝扎。将联合腱与耻骨梳韧带缝合，或把腹股沟韧带、陷窝韧带与耻骨肌筋膜缝合在一起。可经腹股沟部或股部修补。

股深动脉（deep femoral artery）　股动脉最大分支。在腹股沟韧带下方4cm处发自股动脉后外侧壁或后壁，向内下行经股内侧肌与内收肌群之间下行，其末端位于长收肌与大收肌之间，沿途发出旋股内、外侧动脉及数支穿动脉，营养大腿肌和皮肤。

股神经（femoral nerve）　腰丛最大的分支。于腹股沟处位于股动脉外侧，分有肌支、前皮支和隐神经。支配股前群肌运动和股前及小腿内侧皮肤感觉的神经。其肌支支配股四头肌和缝匠肌，前皮支分布于大腿前面、小腿内侧面和足内侧缘的皮肤。损伤则不易屈大腿，不能伸直小腿，且有大腿前面和小腿内侧面感觉障碍。

股神经紧张试验（femoral nerve stretching test）　其他名称：股神经牵拉试验。检查时，病人俯卧位，检查者一手将病人骨盆向下固定，另一手握患肢踝部，使其伸直，髋向上伸，膝屈曲。如出现大腿前方和腹股沟放射样痛，即为阳性。表示可能有股神经根（第2～4腰神经）受压现象。多用于诊断腰椎间盘突出症。

股神经损伤（femoral nerve injury）　因开放性损伤、手术损伤、闭合性损伤，以及其他如炎症、肿瘤及放射治疗等所致的股神经损伤。表现为股四头肌麻痹、萎缩，膝反射消失，大腿前内侧、小腿及足内侧皮肤感觉障碍。平地可以步行，但不能登楼，不能从坐位起立。治疗：开放损伤，探查修复；闭合损伤，观察一段时间再行代股四头肌手术。

股神经阻滞（femoral nerve block）　麻醉方法之一。将麻醉药注射于股神经干周围以麻醉该神经分布区。先以左示指触知股动脉并固定，在其外侧垂直刺入以寻觅异感，然后注入麻醉药。常用于股内侧前部小手术及大隐静脉剥脱术。

股四头肌（quadriceps femoris）　位于大腿前方的股直肌、股内侧肌、股中间肌和股外侧肌。分别起自髂前下棘，股骨粗线内、外侧唇，股骨体的前面，止于胫骨粗隆。4头向下合成股四头肌腱附于髌骨，借髌韧带止于胫骨粗隆。其作用为伸小腿，股直肌尚能屈髋。由股神经支配。

股四头肌断裂（rupture of quadriceps femoris）　由于滑倒或绊倒过程中，病人反射性地突然收缩股四头肌所引起。多发生在肌腱部。临床表现为突然剧烈疼痛，随之不能行走、伸膝及维持伸膝。检查髌骨上方凹陷、压痛，髌骨向下及侧方移位。X线检查有时可见髌骨上方有撕裂的小骨片。治疗：手

术修补为主。

股四头肌肌腱断裂（rupture of the quadriceps tendon）　发生在股四头肌腱不同部位的部分断裂或完全断裂。可分为髌骨上缘断裂、髌骨下缘断裂、髌骨平面断裂伴有髌骨折、自胫骨结节撕脱等4种。多于膝关节屈曲角度在30°～60°时，股四头肌突然猛烈收缩时发生。伤后主动伸膝运动有不同程度障碍。采用石膏固定或手术治疗。

股外侧皮神经病（lateral femoral cutaneous neuropathy, LFCN）　其他名称：感觉异常性股痛、伯-罗综合征。为股外侧皮神经在行经腹股沟韧带下方或穿出大腿阔筋膜时受压而表现的病症。常为单侧，主要表现为大腿外侧麻木、刺痛、烧灼、蚁走感等，亦可有疼痛。治疗：严重病例可考虑手术切开腹股沟韧带或阔筋膜以松解神经。

股癣（tinea cruris）　真菌性皮肤病之一。发生于股部上内侧、腹股沟、会阴部的体癣。多见于男性。初起为小片红色有鳞屑皮疹，逐渐扩展，常有痂及水疱，自觉瘙痒。治疗：外用抗真菌剂如水杨酸苯甲酸酊、复方雷琐辛搽剂，同时可内服伊曲康唑、特比萘酚、氯康唑。

骨（bone）　具有一定形态、构造，外被骨膜，内含骨髓，能进行新陈代谢和生长发育，并有修复和改建能力的器官。组成人体骨骼的单位。成人206块，约占体重1/5。按位置可分为颅骨、躯干骨和四肢的附肢骨3部分。按形态和功能，可又分为长骨（如肱骨、股骨等）、短骨（如腕骨、跗骨等）、扁骨（如顶骨等）和不规则骨（如椎骨等）。成人的骨坚硬且具弹性，抗压力约为$15kg/mm^2$，并有抗张力。幼儿的骨，有机质相对多些，柔软易变形。老年人骨较脆，易折碎。

骨板（bone lamella）　呈板层状的骨组织。其内的胶原纤维平行排列。人体长骨骨板有3种：①外环板，位于骨干外表面，有数层，排列规则；②内环板，位于骨干内表面，沿骨髓腔面平行环列，有数层，因骨干内表面凹凸不平且常有骨小梁伸出，故不甚规则且薄厚不均；③哈弗斯骨板，位于内、外环板之间，其组成参见"骨单位"。方向不同的骨板相互交叉排列，可增加骨组织机械强度，承受多方压力。

骨半规管（bony semicircular canals）　骨迷路后部的3个半环形骨性管道。彼此成直角排列。内耳骨迷路3个组成部分之一。根据位置不同分别称为前骨半规管、后骨半规管和外骨半规管。每个半规管各有2个骨脚，1个为单骨脚，1个为壶腹骨脚，脚上有一膨大部称骨壶腹。前、后骨半规管的单骨脚合成1个总骨脚，因此3个骨半规管只有5个孔开口于前庭。

骨擦音（bony crepitus）　骨折断端互相摩擦听到或感到喳喳的声音。为诊断骨折的一种指征。但不宜对每一骨折病人都测试骨擦音，以免增加病人的痛苦及加重局部损伤。裂纹骨折、嵌插骨折无此表现。肋软骨折时，X线片看不到骨折线，但当压迫受伤肋软骨处，如能听到骨擦音，应诊断为肋软骨骨折。

骨产道难产（pelvic dystocia）　骨产道狭窄或形态异常引起的难产，常见于各种狭窄骨盆、形态异常骨盆（如漏斗形骨盆、骶椎变形以及骨盆骨折、佝偻病、骨软化症等所致的骨盆畸形），可影响产力、胎位、分娩机制，阻碍胎儿下降。应进行产前检查，及早发现，予以相应的处理。

骨成形开颅术（osteoplastic craniotomy）　见开颅术。

骨传导（bone conduction）　其他名称：骨导。声音经颅骨和骨迷路传入内耳的途径。在生理情况下起次要作用。

骨刺宁胶囊（gucining jiaonang）　中医成药名。活血通络剂。组成：三七、土鳖虫。用于治疗颈椎病、腰椎骨质增生症的瘀阻脉络证。孕妇忌服。

骨刺片（guci pian）　中医成药名。补益肝肾剂。组成：骨碎补、威灵仙、鸡血藤、川乌、熟地黄、淫羊藿、肉苁蓉、鹿衔草、莱菔子、枸杞子、黄精、独活、两面针、锁阳、狗脊。功能补肾活血，祛风止痛。用于颈椎、胸椎、腰椎、跟骨等关节增生性疾病，对风湿、类风湿性关节炎有一定疗

G

G

效。骨刺片含士的宁、乌头碱，应严格在医生指导下服用，不得任意增加服用量，不宜长期连续服用。严重心脏病、高血压、肝肾疾病病人及孕妇忌服。

骨刺丸（guci wan）　中医成药名。补益肝肾剂。组成：制川乌、制草乌、白芷、当归、细辛、萆薢、红花。功能祛风散寒、活血止痛。用于骨质增生、风湿性关节炎、风湿痛。肾病病人慎用。

骨单位（osteon）　其他名称：哈弗斯系统。长骨骨干密质骨的主要结构单位。由多层同心圆排列的骨板围绕中央的小管构成。位于内、外环板之间，呈纵向排列，数量较多，并可分支相互连接。骨板间有陷窝，骨小管自陷窝向周围呈放射状排列。其中央有一中央管，内含毛细血管及神经等。骨单位是密质骨起支持作用的主要部分。在1岁后开始出现，以后随应力的需要不断增加和改建。

骨导（bone conduction）　见骨传导。

骨岛（bony island）　位于松质骨内的致密骨影。多为圆形或椭圆形，边缘清楚，内部有骨纹结构。其直径为1cm左右，但也有例外。骨岛属于骨骼发育上的变异，无病理意义。

骨的恶性淋巴瘤（malignant lymphoma of bone）　发生在骨而不在淋巴结的淋巴瘤。多见于股骨及脊柱。局部疼痛、肿胀和发热。可发生病理性骨折。X线表现为弥漫性斑块状阴影，破坏广泛，界限不清，偶见少量略似葱皮样骨膜反应，有时可见融冰征。治疗：首选放疗。

骨的神经鞘瘤（neurilemmoma of bone）　骨内神经鞘细胞发生的良性肿瘤。极少见。可发生于20~50岁，下颌骨、肱骨、骶椎等处多见。症状为患部轻微疼痛，骨质膨胀，穿破后产生肿块。X线及病理检查可以确诊。治疗：刮除或截骨术。

骨的嗜酸性肉芽肿（eosinophilic granuloma of bone）　其他名称：骨嗜酸细胞肉芽肿。一种以大量组织细胞增殖和嗜酸性粒细胞浸润为特征的骨的肉芽肿性病变。多见于青少年。可为孤立性或多发性，常见于肋骨、肩胛骨、髂骨、股骨及颅骨。症状少。孤立性病变可刮除治愈。多发者不宜手术，放疗或激素治疗有效。

骨的纤维组织细胞肉瘤（fibrous histiocytosarcoma of bone）　其他名称：恶性纤维组织细胞瘤、恶性纤维黄色瘤。是以富有吞噬能力的组织细胞和席纹状排列的成纤维细胞为主体的恶性骨肿瘤。临床表现以疼痛和肿块为主，发展较慢，可合并病理性骨折。诊断主要靠X线及病理检查结果。治疗：手术为主，辅以化疗。

骨的血管内皮瘤（hemangioendothelioma of bone）　起源于骨的血管内皮细胞的肿瘤。一种为介于良恶性之间的中间型，称骨的血管内皮细胞瘤；另一种高度恶性，称骨的血管肉瘤。30岁左右男性多发。脊椎、肩胛骨、股骨、胫骨、肱骨多见。主要症状为肿块及疼痛。多单发，可多发。X线及病理检查可确诊。治疗：截除术补加放疗；必要时行截肢术。

骨的血管球瘤（glomangioma of bone）　自骨内的血管球产生的良性肿瘤。极少见。拇指及小指末节指骨较多发生。瘤体小，仅为数毫米至1~2cm。主要症状为患部反复发作的剧烈疼痛。X线见局限骨质破坏，表面骨质变薄。病理检查可确诊。治疗：刮除植骨术。

骨的血管外皮瘤（hemangiopericytoma of bone）　起源于骨的血管外皮细胞的肿瘤。极少见。可发生于颌骨、锁骨、肋骨、骨盆、胸椎等处。常见有两种：一种为介于良恶性之间的中间型肿瘤；另一种为恶性，称恶性血管外皮细胞瘤。主要症状为患部肿胀及疼痛。X线及病理检查可确诊。治疗：依据临床、X线及病理学表现可作局部广泛切除或截肢术。

骨的脂肪瘤（lipoma of bone）　骨内脂肪细胞来源的良性肿瘤。极少见，可发生于胫骨、腓骨、股骨等长骨。表现为缓慢发生的患部轻微疼痛，病骨轻度膨胀隆起。X线表现为局限性骨质破坏。病理检查可确诊。治疗：刮除术。

骨的脂肪肉瘤（liposarcoma of bone）　骨内脂肪细胞来源的恶性肿瘤。极少见。可发生于胫骨、腓骨、股骨、尺骨、盆骨等。患部肿胀，疼痛剧烈。易于早期发生肺转移。X线及病理检查可确诊。治疗：截肢或关节离断术。

骨动态显像（bone dynamic imaging）　其他名称：三时相骨显像。以"弹丸"方式静脉注射骨显像剂，于即刻、注射后5min、注射后3h用γ相机或单光子发射计算机体层摄影（SPECT）对病变部位及对应的健侧骨骼进行连续动态摄影。有时在24h后再进行一次静态显像，称之为四时相骨显像。有助于某些疾病的鉴别诊断。

骨度法（bone-length measurement）　其他名称：骨度分寸法、骨度折量定位法。中医定穴方法之一。最早见于《灵枢·骨度》。古时以骨节作标志定出度数，测量人体各部长短、大小，称骨度。用骨度方法量取穴位则称骨度法。如前发际至后发际为12寸，肘至腕为12.5寸，两乳之间为9.5寸等。但古今所用骨度法不尽一致，有待进一步研究统一。

骨断层显像（bone tomography）　在骨静态显像的基础上以病灶为中心，利用SPECT沿人体纵轴旋转，连续采集不同方向的信息，经计算机重建获得横断面、矢状面及冠状面的三维断层影像。能准确反映骨不同层面的放射性分布信息，从而提高诊断准确性。

骨腭（bony palate）　在颅底前部位于两侧牙槽突之间，由上颌骨腭突与腭骨水平部构成，分隔鼻腔与口腔的骨性结构。前部正中有切牙孔，后外侧有腭大孔，孔内有血管神经通过。

骨干性续连症（diaphysial aclasis）　其他名称：干骺端发育不良、遗传性多发性骨疣。先天性软骨发育障碍。主要表现为多发性外生骨疣及干骺端畸形。病人身材较矮，肢体不等长，可扪及或看到长骨骨骺附近的骨疣。轻压痛。椎体的骨疣可压迫脊髓而发生截瘫。有时出现膝内翻。骨疣可以恶变。手术治疗为主。

骨骼肌（skeletal muscle）　其他名称：随意肌、横纹肌。运动系统的动力部分，多数附着于骨骼。主要存在于躯干和四肢，受人的意识控制。肌细胞（即肌纤维）呈细长圆柱形。核呈圆形，多个，排列在肌纤维周边部（即肌膜下）。肌质内含有大量与肌细胞长轴平行排列的肌原纤维。每条肌原纤维有许多明暗相间的带，明亮部分称为明带，深暗部分称为暗带。所有肌原纤维的明带和暗带都整齐地排列在同一平面上，使整个肌纤维显示出明暗相间的横纹，故又属横纹肌。肌质内的滑面内质网，又称肌质网。骨骼肌纤维收缩力强而迅速，但易疲劳。其活动受意志支配，故又称随意肌。人体有600多块骨骼肌。

骨骼肌松弛药（musculi skeleti relaxant）　其他名称：横纹肌松弛药。一般指箭毒类药。能在运动神经的末梢和骨骼肌接头处阻断或改变乙酰胆碱的作用，从而使肌肉松弛。除箭毒及其有效成分筒箭毒碱外，还有不少合成的代用品，如琥珀酰胆碱和十烷双甲铵等，主要用作全身麻醉和辅助药。也有一些药物，如安宁、氯氮䓬等，阻断脊髓内的运动通路，也可产生中枢性骨骼肌松弛作用，主要用于肌肉痉挛状态。

骨骼年龄（skeletal age）　见骨龄。

骨关节结核（osteoarticular tuberculosis）　骨与关节受结核分枝杆菌感染所引起的破坏性病灶。常继发于肺、胸膜和淋巴结结核等原发病灶。多见于15岁以下的幼儿和儿童。好发于脊柱、膝、肘和髋关节。病程缓慢，有肿、痛、肌肉痉挛、运动障碍和畸形等症状。治疗：抗结核药物，支持疗法，局部石膏固定或牵引，冷脓肿有混合感染时切开引流，手术。

骨关节结核病灶清除术（elimination of tuberculous focus of bone and joint）　用手术方法直接进入结核病灶并清除之。以达到缩短疗程，尽可能保全关节功能和解除压迫的目的。

骨关节退行性病变（osteoarticular retrograde affection）　骨关节的退化变性。关节软骨坏死变性并逐渐累及关节骨板和关节面下松质骨。变性坏死的骨与软骨被纤维组织代替，继发骨关节的修复肥大等改变。X线表现，骨性关节面的增生、硬化、肥大、不光滑、边缘性骨赘、游离体及囊性变。关节囊肥厚，韧带骨化。关节间隙不同程度狭窄。见于老年性肥大性骨关节病、创伤性关节炎、感染后修复和地方病等。

骨关节炎（osteoarthritis，OA）其他名称：骨性关节炎、骨关节病、退行性关节病、老年性关节炎、肥大性关节炎。一种滑膜关节的退行性病变。以关节软骨的变性、破坏与骨质增生为特征的慢性关节病。由于增龄、肥胖、劳损、创伤、关节先天性异常、关节畸形等因素引起的关节软骨退化损伤、关节边缘和软骨下骨反应性或代偿性增生。主要影响膝关节、髋关节、远端及近端指间关节，以及颈椎、胸椎、腰骶椎，可使负重关节功能严重受损。临床表现为缓慢发展的关节疼痛、压痛、僵硬、肿胀、活动受限和关节畸形等。女性较男性常见，中老年人常见。根据病人的临床表现、体征和影像学检查可诊断。本病尚无逆转或终止进展的疗法。治疗的目的是缓解疼痛、阻止或延缓疾病的发展和保护关节功能。

骨和关节复位术（bone and articulation reduction） 其他名称：整复术。治疗骨折或关节脱位时，使移位的骨折段或脱位的骨端恢复其正常位置的方法。复位术有闭合复位（手法、牵引等）和手术复位（切开复位）两种。

骨和软骨化生（metaplasia of bone and cartilage） 指骨外组织中形成骨和软骨。骨化生常发生在坏死的钙化灶、组织退化和慢性炎症等基础上。软骨化生多为适应性的，如关节软骨受损，由附近的纤维组织软骨化来代替。

骨骺（osteoepiphysis） 通过骺软骨与骨主体相连的骨块。位于长骨、扁骨及不规则骨端缘部。骨骺大部分骨化后，在与骨干相邻部位留有一层软骨板，即骺板。骨骺和骺板都是未成熟的四肢长骨的生长区域，通过软骨细胞的分裂增殖、骨化，使不断加长。全身骨骺依一定年龄次序，停止增殖而骨化。

骨骺板（epiphyseal plate） 见骺板。

骨骺分离（epiphyseal separation） 其他名称：骺离骨折、骨骺滑脱。一种发生于儿童和青少年的特殊类型的骨折，系指骨骺从骨干分离。骨骺是骨在发育成熟以前生长骨的部分，中央为骨化中心，周围为软骨。处理原则与骨折同，但复位必须准确，以免影响骨的生长，造成畸形。

骨骺缺血性坏死综合征（epiphyseal ischemic necrosis syndrome） 多种原因所致的骨骺无菌坏死性炎症引起的综合征。儿童、青少年男性多见，局部红肿、疼痛、压痛。X线可见骨质脱钙、碎裂、囊性变，新骨形成。治疗：对症处理，避免负重。

骨骺损伤（epiphyseal injury） 骨骺骺板及其周围骨组织的损伤。骨折的一种。骨骺可分为承受压力和承受拉力两种。前者是构成关节的骨骺，其骺板生长使骨的长度增加，损伤后可能影响骨长度的增长，造成畸形；后者位于大肌肉或肌群的起止附着点，与骨长度的增长无关。

骨骺线（epiphyseal line） 其他名称：骺线。青春期后骺板完全骨化留下的痕迹。

骨化三醇（calcitriol） 其他名称：罗钙全、海卡洛、钙化三醇。维生素类药。维生素 D_3 在体内的活性代谢物。维生素 D_3 进入体内先后在肝脏、肾脏中羟基化转为骨化三醇才能起作用。骨化三醇能促进小肠对钙的吸收，改善骨骼对钙的利用。用于慢性肾衰竭病人，尤其是长期透析病人的肾性骨营养不良、自发性或手术后甲状旁腺功能减退、抗维生素 D 性佝偻病等。制剂：片剂、胶囊剂。治疗期间应测血钙，高钙血症病人禁用。孕妇慎用。

骨化性肌炎（myositis ossificans） 其他名称：损伤性骨化。进行性骨质结构于肌肉、结缔组织内沉积所引起的肌肉硬化的一种疾病。由于关节扭伤、脱位或关节附近骨折，骨膜剥离后形成骨膜下血肿，若处理不当，血肿较大，经机化、骨化后，关节附近的软组织内广泛骨化，造成严重关节活动功能障碍。

骨化性纤维瘤（ossified fibroma） 以纤维组织结构为主的良性骨肿瘤。多发生于颅面骨，尤以颌骨多见。发生于四肢长骨者甚少。症状轻微，病骨轻微膨胀隆起，进展缓慢。X线检查为比较规则的溶骨和成骨的混合阴影。病理检查可确诊。治疗：刮除植骨术。

骨化中心（ossification center） 膜内成骨过程中，在原始结缔组织膜内首先形成骨组织的部位。骨化中心在正常小儿按年龄出现及融合，随年龄的增长而增多。用 X 线检查骨化中心的多少和骺部的接合情况，可判断骨骼的发育年龄，通常用腕部 X 线检查，称为骨骼年龄（骨龄）。骨龄反映发育成熟程度，在临床上有诊断价值。正常婴儿腕部 6 个月时出现骨化核，1 岁时有 3 个骨化中心，3 岁时有 4 个，6 岁时有 7 个，8 岁时有 9 个，10 岁有 10 个。即 3～8 岁小儿骨化中心数大致为年龄加 1。

骨坏死（osteonecrosis） 由于骨组织营养血管的阻塞和断裂，使所供应骨组织的血液供应中断，代谢停止，骨细胞死亡，骨萎缩并形成死骨。骨质坏死形成的死骨块的密度高于正常骨质，骨纹结构消失，死骨的大小与形态因病因而异。骨髓炎可出现大块死骨，无菌性坏死多为斑点状小块死骨，骨结核都形成边缘模糊的泥沙样死骨。死骨周围因骨细胞的吸收作用，常有低密度透亮带影包绕着。

骨痂（callus） 骨折断端间所产生的骨样组织。骨折时，断端间先发生血肿，逐渐变为骨样组织，将骨断端粘在一起，为纤维性骨痂，钙化后形成骨样骨痂，完成骨折的连接。

骨间肌（musculi interossei） 由 4 条骨间背侧肌和 3 条骨间掌侧肌构成，分别位于 4 个掌骨间隙的背侧和掌侧。前者使第 2、4 指外展，后者使第 2、4、5 指向中指靠拢，二者也具有屈掌指关节和伸指间关节的作用。受尺神经支配。

骨间掌侧神经受压综合征（anterior interosseous nerve syndrome，AIN） 各种原因造成骨间掌侧神经受压，使其所支配的肌肉产生不同程度麻痹的一组病征。表现为前臂掌侧疼痛，拇、示、中指屈曲无力，可伴有麻木，拇指指间关节及示指远侧指间关节屈曲明显受限。可手术解除神经压迫。

骨检验（examination of bone） 法医学名词。从残存骨片来鉴定无名尸体。通过检验可查明死者身高、年龄、性别、特征。如有颅骨可作颅相重合，恢复面容，作为判断死者是谁的参考。骨质如有损伤，可通过骨损伤性质的研究推断是生前伤还是死后伤，致伤物是什么，必要时还可以测定骨内化学元素含量，借以判断被害人生前是否中毒。以完全骨化的尸骨来区别自杀、他杀并推断死因是比较困难的。

骨结核（bone tuberculosis） 结核分枝杆菌从肺或体内其他结核病灶经过血液循环而引起骨骼某部的结核病变。常发生于脊柱骨。多见于儿童。早期症状不明显，一般在冷脓肿或畸形出现时始被注意。治疗：以局部固定和应用抗结核药物为主，但在某些病例以病灶清除术的效果为佳。大脓肿应做穿刺吸脓，或切开排脓、再缝合，以免自行穿破皮肤后并发感染，形成长期流脓的窦道。

骨-筋膜室综合征（compartment syndrome） 其他名称：胫骨前肌综合征、创伤性张力性肌缺血。是四肢骨筋膜室内的肌肉和神经因微循环障碍、急性严重性缺血而出现的早期症状和体征。初为局部麻木和异样感，后为深部广泛而剧烈的进行性灼痛并传向远端，晚期缺血严重、神经失去功能后，不再疼痛。如不及时诊断和抢救，可迅速发展为坏死和坏疽，使肢体残疾，甚至丧失生命。

骨静态显像（bone static imaging） 经静脉注射骨显像剂后 3～6h，在体外利用显像仪器采集图像，与骨动态显像中延迟显像相同。根据需要可进行全身骨显像或局部显像。临床应用广泛，主要反映骨代谢情况。

骨巨细胞瘤（giant cell tumor of bone） 由多核巨细胞构成的有侵袭性的原发性骨肿瘤。早期，瘤组织呈红色或暗红色，质软如肉，松脆易碎；晚期，骨端可极端膨大，常因继发性变化而有不同表现。镜下，肿瘤的主要成分为单核细胞（基质细胞）及多核巨细胞。本病有良恶性之分，良性者巨细胞大且核多，基质细胞分化好；恶性者巨细胞数少，其中的核也少。常将本瘤分为 3 级：Ⅰ级为良性；Ⅲ级为恶性，Ⅱ级介于两者之间为潜在恶性。骨巨细胞瘤较常见，多发生于 20～40 岁。好发于长管状骨一端，可有疼痛或肿胀，压之有乒乓球样感觉。根据病情变化可采用刮除植骨、瘤段截除或截肢术。

G

骨库（bone bank）　采取、保存和供应移植用骨料的医疗设置。在施行骨移植术时，若不采用病人自身的骨，可向骨库领用。骨料一般来自截肢或手术切除下来的无病骨骼，在无菌包装后，储藏于-25℃的深冻冰箱内，或将无菌骨浸于千分之一的硫柳汞溶液内储藏在2～5℃亦可。

骨龄（bone age）　全称骨骼年龄。借助于骨骼在X线摄像中的特定图像来确定的骨骼生理年龄。骨的发育过程中，骨化中心、骨骺与骨骺端的形态变化，能较准确地反映个体的生长发育水平和成熟程度。正常骨龄因人、性别、种族不同而有所区别，肢体两侧骨龄也不完全相等。根据骨龄可以推测儿童的年龄和发育状况，并有助于诊断某些疾病。

骨瘤（osteoma）　由骨细胞形成的，与正常致密骨组织相似的良性肿瘤。好发于男性的颅骨和颌骨。病变常呈扁圆形，附于正常骨面之上，表面较光滑，极硬，切面似海绵状或致密骨。镜下，多数肿瘤外周为骨膜和一层不规则断续的骨板，内部为多少不等、粗细长短不一、排列紊乱的成熟板状骨小梁。一般无症状，个别可引起压迫症状或影响外貌。治疗：手术切除。

骨梅毒（syphilis of bone）　后天性梅毒病之一。无论早期还是晚期后天性梅毒均能引起骨的损害，但多见于晚期。好发于胫骨、颅骨、鼻骨等处。病变可分为弥漫性炎症和树胶样肿两类。炎症病变始发于骨膜，尔后再侵入骨质而引起骨髓炎，甚至可穿通骨组织，到达皮肤表面，形成梅毒性溃疡。树胶样可位于骨髓或骨的外层。如病变波及骨膜则有新骨形成，如延及皮肤，也可发生溃疡。

骨迷路（bony labyrinth）　颞骨岩部内由密质骨构成的腔隙。包括前庭、骨半规管、耳蜗，三者互相连通。前庭位于骨迷路中部，向前通连耳蜗，向后通连3个骨半规管。前庭的外侧壁正是鼓室内侧壁，有前庭窗、蜗窗；内侧壁是内耳道底。耳蜗位于前庭前面，形状像蜗牛壳，是螺旋状盘曲的骨管，起始部和前庭相通。骨半规管是3个半环形小管，根据位置可分为前骨半规管、后骨半规管和外骨半规管。每个半规管的壶腹骨脚上有一膨大部，称骨壶腹。

骨密质（compact bone）　肉眼观察呈致密如象牙的骨组织。主要配布于骨表面。长骨骨干外、内由外环骨板、内环骨板、骨单位及间骨板构成的组织。外、内环骨板分别位于骨干的外、内表面；骨单位位于外、内环骨板之间；间骨板位于前三者之间。特点是耐压性大。

骨明胶（bone gelatin）　用牛、驴、猪等动物骨骼中所含的骨生胶质制成的明胶。其质地坚硬、性脆且透明度较差。用作药物包衣。

骨膜（periosteum）　骨外膜的通称。除关节面以外，骨的外表面及内表面均被覆一层结缔组织膜。内含丰富的成骨细胞、血管和神经，对骨的营养、再生和感觉起重要作用。在外表面的称为骨外膜，可分两层。外层较厚，由致密结缔组织构成，纤维粗大密集，有的还横向穿入外环骨板（穿通纤维），有固定骨膜和韧带的作用；内层疏松，含小血管和细胞，其中包括骨原细胞。在骨髓腔面、骨小梁的表面、中央管（哈弗斯管）和穿通管的内面也都衬有薄层结缔组织膜，含血管和细胞，其中也含有骨原细胞。当有骨损害时，成骨活跃，骨原细胞能分裂分化为成骨细胞，有利于骨的生长、重建和修补。

骨膜反射（periosteal reflex）　以叩诊锤叩击桡骨茎突或尺骨小头引起的反射。正常人常引不出，锥体束受累的病人此反射亢进。

骨膜反应（periosteal reaction）　其他名称：骨膜增生。是骨质增生硬化的一种表现。由于病变的刺激，引起骨膜内层成骨细胞活动性增加，而造成的骨膜掀起、增生硬化。X线表现因病因而异，通常有平行、分层状、垂直、放射状、三角形、花边样等。平行及分层状骨膜多见于骨髓炎、骨结核；垂直、放射状、三角形骨膜多见于恶性肿瘤；花边样骨膜多见于慢性骨髓炎。正常生理状态下骨膜在X线片上不显影。

骨膜下血肿（subperiosteal hematoma）　头皮血肿的一种。血肿有一定张力，有波动，但边缘不超过颅缝。此类血肿多伴有颅骨骨折，是板障出血所致。在急性期可以轻轻加压包扎；血肿如不见吸收，一般在7天后可行穿刺抽血治疗，抽血后加压包扎，有时需隔日再行穿刺抽血；对已经感染的血肿需要切开引流，以防感染向颅内蔓延。

骨膜下种植（subperiosteal implants）　牙修补术的一种。种植义齿方法之一。将与牙槽骨形成适应的网状植入体植入颌骨牙槽嵴区的黏膜骨膜下，靠皮质骨支持义齿。义齿戴入后注意口腔卫生，以免产生感染导致骨吸收和植入体脱落等。

骨囊肿（bone cyst）　一种骨的囊肿样局限性瘤样病损。单发，好发于10～15岁儿童的长管状骨干骺端，以肱骨、股骨最为多见。囊腔内含有液体。平时无症状，常以病理性骨折而就医。手术刮除及植骨治疗，效果较好。

骨内气体征（intrabony air sign）　骨髓炎的一种CT征象。CT扫描显示骨髓腔气体是骨髓炎的早期征象，甚至X线片尚未出现骨质异常时就可看到该征象。

骨内植入物（endosseous implants）　口腔科矫形手术所需种植体。将植入物植入颌骨内以支持义齿。植入区牙槽骨骨质必须良好。常用的有螺钉式、螺旋式、三脚架式、叶状、锚状等植入物。

骨脓肿（bone abscess）　其他名称：局限性骨髓炎。毒力小的细菌随血流进入干骺端形成局限性化脓病灶。除局部疼痛和稍红肿发热外，多无全身症状。X线片检查可协助诊断。常需手术治疗。

骨旁骨瘤（parosteal osteoma）　良性骨肿瘤。发生于四肢长骨。结构与骨瘤相似。主要症状是局部骨块和轻微疼痛。X线片上表现为骨皮质增生，有时围绕骨干生长。治疗：手术切除，易复发。

骨旁骨肉瘤（parosteal osteosarcoma）　其他名称：皮质旁骨肉瘤。发生自骨膜内层皮质旁的成骨性、纤维组织的恶性肿瘤。多见于20～40岁。股骨远端干骺端后侧为好发部位。生长缓慢，疼痛不明显，肿块硬，基底固定，表面不光滑。采用截除植骨或截肢等方法治疗。

骨盆（pelvis）　由左、右髋骨、骶骨、尾骨及耻骨联合连接而成的完整骨环。有保护盆腔脏器及传递重力的作用。男女骨盆差别较大，女性骨盆腔大，髂骨翼水平向外展开，耻骨弓所成的角度大（80°～100°），骨盆下口较宽大，这与生殖功能有关。

骨盆测量（pelvimetry）　为产前检查的项目。分为内、外两种测量方法。外测量有：①髂棘间径（23～26cm）。②髂嵴间径（25～28cm）。③粗隆间径（28～31cm）。④骶耻外径（18～20cm）。⑤坐骨结节间径（8～9cm）。⑥出口后矢状径（8～9cm）。如坐骨结节间径加后矢状径小于15cm为骨盆出口狭窄。内测量有：①耻骨内径（对角径），正常值为12.5～13.0cm，若减去1.5～2.0cm即为入口前后径（真结合径）。②坐骨棘间径为10cm左右，是中骨盆的最小径线。③坐骨切迹密度，正常应容受2横指宽。

骨盆出口横径狭窄（transverse diameter stenosis of pelvic outlet）　出口横径狭窄即坐骨结节间径<8cm，耻骨弓角度<90°者。若出口横径与后矢状径之和小于15cm者，此类型不能试产。足月正常胎儿应剖宫产。

骨盆底（pelvic floor）　由多层肌肉和筋膜所组成，封闭骨盆出口，承载盆腔脏器并保持其正常位置。尿道、阴道和直肠经此贯穿而出。若骨盆底的结构和功能发生异常，可影响盆腔脏器的位置与功能，甚至引起分娩障碍。如果产时损伤了该组织则产后发生阴道、直肠及子宫膨出或脱垂。骨盆底前面为耻骨联合，后面为尾骨尖，两侧为耻骨降支、坐骨升支及坐骨结节。骨盆底有3层组织：外层（球海绵体肌、坐骨海绵体肌、会阴浅横肌、肛门外括约肌）；中层（尿道括约肌、会阴深横肌）；深层（肛提肌及其筋膜）。

骨盆骨折（fracture of pelvis）　髂骨、骶尾骨、耻骨及坐骨的连续性或完整性遭到破坏，多为强烈的直接外力或挤压所致。表现为局部疼痛，不能站立、坐或行走。局部皮肤可有挫伤或皮下淤血、肿胀。骨盆挤压试验阳性，偶有骨擦感。X线片可有助于诊断。病人可并发内出血、下尿路损伤等，应特别注意。无移位、不影响骨盆环完整的骨折，可卧木板床休息4～6周，并给予活血散瘀等药物；有移位或骶髂关节脱位等，应行手法复位，宽胶布或帆布兜外固定及伤侧下肢持续牵引。

骨盆挤压分离试验（pelvic compression and separation test）检查骶髂关节有无病变的方法。病人仰卧，检查者两手分别按压在病人的两侧髂前上棘处，做试将骨盆分离及向内挤压的动作，如患侧骶髂关节处发生疼痛为阳性，提示骶髂关节病变。本试验还可用于检查骨盆损伤，如有骨折，可引起骨折部位剧烈疼痛。检查时用力要适度，如已明确有骨折，不必再做此试验，以免加重骨折移位。

骨盆内测量（internal pelvic measurement）经阴道用手测量骶耻内径及坐骨棘间径距离。方法是：①骶耻内径：内诊手中指尖触到骶岬上缘中点，示指上缘紧贴耻骨联合下缘，另手示指标记此接触点，然后测量中指尖到此接触点的距离为骶耻内径。阴道内的中指尖触不到骶岬，提示此径大于12cm，为正常范围。②坐骨棘间径：内诊的示、中两指，分别触及两侧坐骨棘，估计其间距离。亦可用中骨盆测量器测量。正常值为10cm左右。

骨盆平面（pelvic plane）分娩时胎儿通过盆腔的假想平面。分为4个：①入口平面：即真、假骨盆的交界面，呈横椭圆形。其前方以耻骨联合，两侧以髂耻线，后方以骶骨岬为界。②骨盆最大平面：即骨盆中上段平面，近似圆形。此平面无产科临床重要性。③骨盆最小平面：即中骨盆平面，最狭窄，呈椭圆形。此平面对胎头入盆后能否顺利分娩具有重要性。④出口平面：即骨盆腔的下口，由两个在不同平面的三角形组成。前三角的顶端是耻骨联合下缘，两侧是耻骨降支；后三角尖端是骶尾关节，两侧是骶结节韧带。

骨盆倾斜度（inclination of pelvis）站立时骨盆入口平面与地平面所形成的角度，一般为60°。妇女直立时髂前上棘与耻骨结节应在同一垂直线上。倾斜度过大将影响胎头衔接。临产时半坐位，两大腿屈曲以减小倾斜度，有助于胎头衔接。

骨盆入口前后径狭窄（anteroposterior diameter stenosis of pelvic inlet）见扁平骨盆。

骨盆疝（pelvic hernia）腹内脏器从盆腔壁或骨盆底的某些孔隙或薄弱点突出。如闭孔疝、坐骨疝、会阴疝等。

骨盆外测量（external pelvic measurement）用骨盆测量器测量骨盆某些突出部的距离以判断骨盆大小的方法。髂棘间径、髂嵴间径反映骨盆入口横径；粗隆间径反映骨盆中段横径；骶耻外径反映骨盆入口前后径；坐骨结节间径反映骨盆出口横径。耻骨弓角度反映骨盆出口的宽度。

骨盆狭窄（contracted pelvis）骨盆形状明显异常或某些径线短于正常者。可因遗传、营养不良、创伤或骨骼疾患等引起。临床上分为均小骨盆、扁平骨盆、漏斗形骨盆、横径狭窄骨盆和畸形骨盆等。以狭窄所处的平面，可分为入口狭窄、中骨盆狭窄及出口狭窄。可用X线拍骨盆片诊断。

骨盆直肠脓肿（pelvirectal abscess）肛管直肠周围脓肿。常由直肠炎、直肠溃疡和直肠外伤感染所致。早期仅为直肠内坠胀，排便时尤感不适，有时有排尿困难。直肠指检可发现在直肠上部有浸润、压痛、隆起，甚至波动。穿刺抽脓、超声、CT检查协助诊断。治疗：手术切开排脓。

骨盆轴（pelvic axis）贯穿骨盆各径线中点的曲线，与骶骨盆面平行。上段向下向后，中段向下，下段向下向前。分娩时胎头沿此轴线方向下降。助产时也必须按盆轴方向协助胎头娩出。

骨气鼓征（tympanous sign of bone）多见于儿童手足短管状骨结核的特征性表现。骨质疏松，骨内囊状膨胀性破坏，骨膜层板样增生，使骨干呈纺锤样增粗膨大，类似气鼓样的改变。

骨牵引术（skeletal traction）治疗骨折的手术方法之一。用不锈钢钉、钢针穿过骨折或脱位的远段骨骼，或用颅骨牵引钩，钩住颅骨外板进行牵引，以达到牵引固定目的。

骨桥蛋白（osteopontin）在类骨质中由基质细胞产生的骨特异的、含唾液酸的蛋白质，在细胞和基质无机物之间起桥连作用。与尿中的结石形成有关。在心脏平滑肌形成粥样斑块时，其含量升高。还可与细胞外基质中的结构糖蛋白结合。参与细胞黏附、细胞募集、细胞因子表达、信号转导、肿瘤发生和转移、细胞外基质的矿化、细胞免疫等生理过程。

骨肉瘤（osteosarcoma）骨组织的恶性肿瘤。常见，恶性程度高。好发于青少年的四肢长骨两端，特别是股骨下端和胫骨上端。常有出血、坏死及囊腔形成。镜下，瘤细胞呈高度异型性，细胞大小形态不一，呈圆形、梭形或多角形，并可见瘤巨细胞，核分裂象多见。肿瘤性骨质的出现是本瘤的诊断要点，骨小梁形态不规则，大小不一，排列零乱，在其边缘是肿瘤性骨母细胞。骨肉瘤生长快，疼痛剧烈，夜间尤重。肿瘤边界不清，局部皮肤发亮、发热、压痛，静脉曲张，关节活动受限。X线片显示以骨质破坏为主。早期可有肺转移。宜早期高位截肢。

骨软骨病（osteochondrosis）其他名称：骨软骨炎、骨骺炎。骨化中心正常生长发育进程受到干扰而产生的一种病变。多发生在儿童和青年期。病因不明，可能与损伤有关。表现为局部疼痛、运动受限。X线检查可以帮助诊断。如果受累部位早期得到休息，有可能阻止病变的发展。目前尚无较好的治疗方法。

骨软骨瘤（osteochondroma）一种良性骨肿瘤。常发于长管状骨干骺端，特别是股骨远端和胫骨近端。因骨生长方向异常，病损沿着偏离最近骨骺方向生长形成，有恶变的可能。可单发或多发，多见于幼年或少年。好发于长骨干骺端，无明显症状，偶可恶变成软骨肉瘤。治疗：手术切除。

骨软化症（osteomalacia）长时间缺乏维生素D，影响钙磷吸收和骨盐形成，造成的骨质疏松。多见于妊娠、多产的妇女及体弱多病的老人。最常见的症状为骨痛、肌无力和骨压痛。重度病人脊柱有压迫性弯曲、身材变矮、骨盆变形等现象，但肌痉挛及手足搐搦的发生并不多见。体检时，病人的胸骨、肋骨、骨盆及大关节处，往往有明显的压痛，有的有自发性、多发性骨折或假性骨折，包括股骨粗隆下骨折或椎体的压迫性骨折等。X线片所见：骨密度减低、骨皮质变薄、髓腔增宽，骨小梁变细、边缘模糊、数目减少。

骨闪烁图（bone scintigram）临床放射性核素诊断技术之一。静脉注射放射性核素后所获得的放射性核素在骨质内的分布图。放射性核素^{85}Sr是亲骨性核素，代谢旺盛的部分摄取得更多。因此静注$100\mu Ci$ ^{85}Sr后显像，可用于骨肿瘤或转移性瘤的早期诊断。^{85}Sr的半衰期为65天，对病人的射线剂量大，已限制使用。由核素发生器取得的^{85m}Sr的半衰期只有2.8h，没有β射线，即使静脉注射mCi对病人的射线剂量也不大，已普遍使用。此外，也有用^{99m}Tc的各种磷酸制剂。

骨嗜酸细胞肉芽肿（eosinophilic granuloma of bone）其他名称：骨的嗜酸性肉芽肿。骨组织中组织细胞增殖性病变。良性，病变为肉芽组织，质软或脆。病人多为青少年，男多于女。好发于颅骨、肋骨、盆骨及脊柱。也可发生于其他骨骼的骨干或干骺端。有疼痛、压痛及功能障碍，可发生病理性骨折。血嗜酸性粒细胞增高。X线检查可协助诊断，病理学检查能确诊。可手术治疗，局部放疗有一定效果，预后良好。

骨疏康颗粒（gushukang keli）中医成药名。补益肝肾剂。组成：淫羊藿、熟地黄、黄芪、丹参等。用于肾虚、气血不足所致的中老年骨质疏松症，伴有腰脊酸痛、足膝酸软、神疲乏力等症状者。

骨水泥填充（polymethyl methacrylate cementage）用骨水泥填充骨肿瘤刮除后的空腔。骨水泥聚合散热和单体的毒性可杀灭瘤细胞，获得临界切除的效果，降低肿瘤复发率。骨水泥能很快与骨腔牢固结合并即刻有一定强度，病人可早期负重，缩短疗程，获得好的关节功能。为防止骨与骨水泥交界处发生骨折，可做金属内固定或外固定。

骨松质（spongy bone）由交织的骨小梁排列而成，呈海绵状的组织。位于骨的内部。主要分布于长骨骺、短骨或扁骨内部。骨小梁由平行排列的骨板和骨细胞构成。骨小梁间的腔隙里充满着红骨髓和血管等。

G

G

骨髓（medulla ossium） 位于长骨的骨髓腔和骨松质内的结缔组织。分为红骨髓和黄骨髓。幼年骨髓腔的骨髓是红骨髓，具有造血功能，成年后转变为黄骨髓。红骨髓由网状组织构成支架，网眼中有不同发育阶段的血细胞，是造血器官之一，在成人分布于扁骨（胸骨、髂骨等）和长骨（肱骨、股骨等）两端松质内。检查红骨髓象时，常在髂嵴等处穿刺取样。黄骨髓主要由脂肪细胞构成，不具造血功能。

骨髓病性贫血（myelophthisic anemia） 其他名称：幼粒-幼红细胞性贫血。骨髓被恶性肿瘤或其他异常细胞广泛浸润以及肉芽或/和纤维组织大量增生，使骨髓结构破坏影响红系造血所致的贫血。其特征为周围血液中出现幼红和幼粒细胞。见于肿瘤组织浸润骨髓、骨髓纤维化、肉芽肿性炎症、代谢异常等。骨髓穿刺涂片或活检有助于诊断。治疗原发病。

骨髓穿刺术（bone marrow puncture） 用骨髓穿刺针从髂骨、胸骨或腰椎棘突刺入骨髓腔抽取骨髓象检查，协助病因诊断；了解骨髓造血功能，作为化疗、放疗及应用免疫抑制剂时的参考；做骨髓腔输液、输血、给药或骨髓移植等。

骨髓干抽（dry tap of bone marrow） 在做骨髓穿刺检查时，因骨质坚硬，虽经易位多次穿刺，仍无法获取骨髓液的现象。见于骨髓纤维化及骨髓病性贫血等。

骨髓活检（bone marrow biopsy） 用骨髓活检穿刺针或手术切取部分骨髓组织做病理切片的检查方法。对诊断骨髓纤维化、骨髓转移癌有重要诊断价值。

骨髓瘤（myeloma） 见多发性骨髓瘤。

骨髓衰竭（bone marrow failure） 以全血细胞减少为特征的再生障碍性贫血。它可发生于任何年龄，可由化学、物理、生物因素、遗传性因素、药物过敏、接触化学药品或其他疾病引起，主要临床表现为贫血、出血和感染。实验室血细胞检查全血细胞均减少。

骨髓外造血（extramedullary hematopoiesis） 其他名称：髓外造血、髓样化生。小儿在出生后，尤其是婴儿期，遇到各种感染性贫血或造血需要增加时，肝、脾和淋巴结恢复到胎儿时期的造血状态。此时出现肝、脾和淋巴结的肿大，末梢血液中可出现有核红细胞和/或幼稚中性粒细胞，这是小儿造血器官的一种特殊反应现象。当感染及贫血矫正后可恢复正常。

骨髓纤维化（myelofibrosis） 骨髓造血组织被纤维组织所替代，而影响造血功能所产生的疾病状态。起病慢，大多数50~70岁发病，有乏力、多汗、消瘦等症状，重者有骨痛、发热、出血、肾结石及痛风、肝脾大等。血片出现幼粒、幼红细胞是本病特征之一；肝、脾穿刺液涂片有髓外造血；X线示骨质硬化、密度不均、有斑点状透光区。治疗：纠正贫血及止血；抗肿瘤化疗及脾区照射；使用α干扰素及骨化三醇；有适应证者予脾切除及骨髓移植。

骨髓显像（bone marrow imaging） 利用放射性核素或其标记的化合物检测骨髓造血功能的一种诊断方法。使用的显影剂有两类：①放射性胶体，包括^{99m}Tc-硫胶体和^{99m}Tc-植酸钠，静脉注射后除大部分被肝脾浓聚外，骨髓中的单核巨噬细胞也能选择性摄取，其摄取的数量可间接反映红骨髓的分布情况和功能状态；②放射性铁，如^{59}Fe和^{52}Fe。骨髓显像是目前唯一能够提供全身功能性骨髓分布的检查方法，是研究骨髓功能和诊断造血系统疾病的重要辅助手段之一。

骨髓象（bone marrow picture） 骨髓涂片后在显微镜下表现出的征象。包括各系血细胞、网状细胞、内皮细胞、吞噬细胞、组织嗜碱细胞、组织嗜酸细胞、脂肪细胞、脂肪小珠及骨髓内成分等。分为正常骨髓象和各种血液病的骨髓象。

骨髓血细胞的起源（bone marrow initiation） 实验证明骨髓血细胞起源于全能干细胞（又称骨髓淋巴系干细胞），它受造血微环境、神经介质、体液和免疫因素的调控而自我复制，并可分化为骨髓系和淋巴系干细胞。骨髓系干细胞也是一种多功能细胞，在有关造血刺激因子的调控下分化为红系、粒-单、嗜酸细胞系和巨核系祖细胞，进而分化为各系原

始细胞，并进一步分裂增殖、发育及成熟为各系细胞。

骨髓炎（osteomyelitis） 整个骨组织（包括骨膜、骨皮质、骨髓）均受细菌感染而引起的炎症性疾病。可分为外源性和血源性感染两大类。常见的致病菌是葡萄球菌或链球菌。多数是血源性的，少数由外伤如开放性骨折所引起。前者多由疖、痈或其他病灶内的化脓菌进入血液循环而到达骨组织。四肢骨的两端最易受侵，尤以膝关节附近较常见。急性骨髓炎起病时有高热、局部疼痛等，经彻底治疗后可获痊愈。如局部肿痛不消，可于数星期后溃破流脓，多有死骨或空洞形成，转为慢性骨髓炎。治疗：早期足量联合应用有效抗生素；不能控制症状时，行切开引流术；慢性骨髓炎有死骨形成、无效腔、窦道流脓者，行病灶切除术。

骨髓衍生淋巴细胞（bone marrow derived lymphocyte，BC） 见骨髓依赖淋巴细胞。

骨髓依赖淋巴细胞（bone marrow dependent lymphocyte） 其他名称：B淋巴细胞、骨髓衍生淋巴细胞。由骨髓分化而来的、细胞膜上有特异性表面抗体的淋巴细胞。占血液淋巴胞总数的20%~30%。大多数寿命短暂，仅生存数日或数周，少数则可存活数年。在抗原刺激下，可转化为淋巴母细胞，经多次分裂后转变为浆细胞，浆细胞能产生抗体行使体液免疫功能。

骨髓移植（bone marrow transplantation） 将正常骨髓细胞移植到病人体内，使其生长繁殖，重建免疫和造血功能的治疗方法。可分为自体移植和异体移植，异体移植又分血缘关系移植和非血缘关系移植。选择人类白细胞抗原（HLA）型一致的骨髓输入受者体内，以重建受体的造血系统，用于治疗再生障碍性贫血等骨髓造血功能低下的疾病。一般采自同胞兄妹的骨髓。如HLA抗原型不一致，可导致移植物抗宿主反应。

骨髓硬化症（myelosclerosis，idiopathic myelofibrosis） 见原发性骨髓纤维化。

骨髓增生性疾病（myeloproliferative disease，MPD） 其他名称：骨髓增殖性肿瘤。一组克隆性造血干细胞疾病。表现为髓系（红细胞、粒细胞、巨核细胞或肥大细胞等）细胞一系或多系增殖。临床表现为外周血一种或多种血细胞增多，肝脾大、出血倾向、血栓形成及髓外造血，进展缓慢，但可发生急变、骨髓纤维化和无效造血，最后转变为急性白血病。包括真性红细胞增多症、原发性血小板增多症、慢性粒细胞白血病、骨髓纤维化、骨髓硬化症等，也可包括急性红细胞白血病、红细胞白血病等。各型骨髓增生性疾病之间可以互相转化。是一组恶性及潜在恶性的疾病。

骨髓增生异常/骨髓增殖性肿瘤（myelodysplastic/myeloproliferative neoplasm，MDS/MPN） 一组恶性克隆性髓系肿瘤。特征是同时具有某系髓系成分的有效性增生，引起外周血细胞增多，而其他系列髓系成分为无效性增生致血细胞减少，病人临床和血液学表现兼有骨髓增生异常（MDS）和骨髓增殖性肿瘤（MPN）的特征。有4种独立的疾病：慢性粒-单核细胞白血病，不典型慢性粒细胞白血病，幼年型慢性粒-单核细胞白血病，骨髓增生异常/骨髓增殖性肿瘤，不能分类。

骨髓增生异常/骨髓增殖性肿瘤，不能分类（myelodysplastic/myeloproliferative neoplasm，unclassifiable，MDS/MPN，U） 病人具有骨髓增生异常（MDS）和骨髓增殖性肿瘤（MPN）的临床和实验室特征，但不符合慢性粒-单核细胞白血病，不典型慢性粒细胞白血病和幼年型慢性粒-单核细胞白血病诊断标准的病人。

骨髓增生异常综合征（myelodysplastic syndrome，MDS） 一组造血干细胞获得性克隆性疾病。多见于老年人。其共同特征是同时或先后出现红细胞、粒细胞和巨核细胞的发育异常（病态造血），导致进行性、难治性外周血红细胞、粒细胞及血小板减少，骨髓有无效性造血。临床主要表现为贫血、感染或/和出血，还有虚弱、乏力、原因不明的发热、肝脾大等；实验室检查外周血全血细胞或任何1~2系血细胞减少；骨髓增生活跃或明显活跃，3系血细胞呈不同程度的病态造

G

血。治疗：试用小剂量阿糖胞苷、维 A 酸、雄激素、干扰素等；骨髓移植是有望根治本病的一种治疗措施。

骨髓增殖性肿瘤（myeloproliferative neoplasms，MPN）　见骨髓增生性疾病。

骨碎补（Rhizoma Drynariae）　其他名称：毛姜、申姜、猴姜。中医药名。水龙骨科植物槲蕨的或中华槲蕨的根茎。苦，温；归肝、肾经。功能补肾壮骨、接骨续伤、祛风除湿、活血止痛。主治：①风湿日久，肝肾虚弱，腰膝疼痛，步履乏力。②肾虚牙痛，耳鸣，久泻。③跌打损伤，筋伤骨折。

骨通贴膏（gutong tiegao）　中医成药名。活血通络剂。组成：丁公藤、麻黄、乳香、辣椒等。用于骨痹（骨质增生症）属寒湿阻络兼血瘀证所致的局部疼痛肿胀、麻木重者，或屈伸不利、活动受限等。过敏体质、患处皮肤溃破者及孕妇慎用。

骨网状细胞肉瘤（reticulum cell sarcoma of bone）　起源于骨髓内网状细胞的原发性恶性肿瘤。单发、发展慢，常见于20～40 岁。疼痛轻，常以病理性骨折就诊。治疗：手术彻底切除、植骨、放疗并用。

骨细胞（osteocyte）　骨组织内的细胞。是成骨细胞被包埋在骨基质中、功能不活跃后转变形成的。细胞呈扁椭圆形，多突起，核亦扁圆，染色较深，胞质弱嗜碱性。相邻骨细胞突起之间有缝隙连接。在坚硬的骨间质中，骨细胞胞体和突起所占的空间，分别称为骨陷窝和骨小管，其中富含组织液，骨细胞从中得到营养并排出代谢产物。

骨仙片（guxian pian）　中医成药名。补益肝肾剂。组成：骨碎补、熟地黄、黑豆、女贞子、牛膝、仙茅、菟丝子、广防己、枸杞子。用于骨质增生引起的疾患。感冒发热勿服。

骨纤维肉瘤（fibrosarcoma of bone）　发生于骨内或骨膜纤维组织的恶性肿瘤。发病率低。分原发性与继发性，原发性又分为中心与周围两型，10～50 岁均可发病。生长缓慢，症状少，疼痛轻，碱性磷酸酶正常。治疗：截除、植骨或截肢。

骨纤维性结构不良（fibrous dysplasia of bone）　其他名称：纤维性骨结构不良。以编织骨（骨小梁为纤维性骨或网状骨）为特征的骨内纤维组织增生的病变。呈单骨性或多骨性。单骨性者好发于股骨上端、胫骨和颅骨等。多骨性者好发于同侧肢体，下肢多见。于儿童期发病，一般无自觉症状，常引起局部骨质软化、畸形或病理性骨折等；X 线片上病区可呈磨玻璃样阴影。在女性病人如伴有斑点状、黄棕色皮肤色素沉着、骨骼早熟（矮小）、性早熟（月经来潮早、外生殖器大、提早出现阴毛及乳房发育）者，称 Albright 综合征。本症可恶变为纤维肉瘤或骨肉瘤。但成年后病变常自行静止，很少再发生新的病灶。治疗：单发者刮除、植骨，多发者不宜手术。

骨性关节炎（osteoarthritis）　见骨关节炎。

骨性结合（synostosis）　骨间的骨质型的连接，两骨相对面以骨质相连接，完全不能运动。常由软骨连结或纤维连结骨化而成。例如骶椎间的融合，长骨干和骺合为一体。

骨血管瘤（hemangioma of bone）　骨内脉管源性良性肿瘤。好发于脊椎和颅骨，有时也见于下颌骨及四肢骨。患者轻微疼痛，浅部者有骨质膨胀。脊椎内血管瘤常有腰痛，少数有脊髓压迫症状。X 线、B 超、CT 检查诊断。病理检查可确诊。治疗：放疗、手术。

骨样骨瘤（osteoid osteoma）　发源于成骨性结缔组织，生长缓慢的良性肿瘤。多见于青年或成年人。单发、发展极慢，多发于胫骨和股骨干。间歇性疼痛，常在夜间发作。治疗：手术切除，效果良好。

骨移植术（bone grafting）　其他名称：植骨术。切取病人本身或其他供体的骨骼（如髂骨、肋骨、股骨或胫骨等）移植到所需要的部位的手术。自体可供取骨的部位有：胫骨前内侧中部、腓骨上段、髂骨翼、肋骨及离断肢体远端的健康骨；用于：①切除或刮除骨瘤后的骨质缺损。②修补缺失大块骨质的假关节。③脊椎融合术等。

骨硬化（osteosclerosis）　由于成骨活动增强，导致骨质增生、骨量增加的代谢性骨病变。氟骨症骨组织的主要表现之一。

骨硬化症（osteopetrosis）　其他名称：大理石骨病、阿尔贝斯·舍恩贝格病、全身性脆性骨硬化症、白垩骨。是一种先天性发育异常。有明显的遗传性和家族史，多见于近亲结婚者。可无症状，有的表现为身材矮小、发育迟缓、易发生骨折、愈合较慢。多伴有贫血、眼萎缩及耳聋等。X 线检查可协助诊断。无特殊疗法，如并发骨折，可采取相应治疗措施。

骨友灵搽剂（guyouling chaji）　中医成药名。活血通络剂。组成：红花、川乌、何首乌、续断、威灵仙、延胡索、防风、鸡血藤、蝉蜕、二甲基亚砜。用于骨质增生引起的功能障碍、软组织损伤及大关节病引起的肿胀、疼痛。个别病人用药后出现皮肤发痒、发红及潮红，切勿手挠，停药后症状即可消失。

骨原发性网状细胞肉瘤（primary reticulum cell sarcoma of bone）　骨髓造血组织来源的恶性骨肿瘤。40 岁以下男性多发。好发于股骨、胫骨干骺端。主要症状为患部疼痛、肿胀，较一般恶性骨肿瘤轻，病程较长。常合并病理性骨折。X 线摄片及病理学检查可确诊。治疗：放疗合并化疗；手术切除后加局部放疗。

骨折（fracture）　①泛指骨的完整性或连续性遭到破坏，以疼痛、肿胀、青紫、瘀斑、功能障碍或骨擦音等为主要表现的疾病。分类方法很多，如外伤与病理性骨折、闭合与开放性骨折、完全与不完全性骨折等。全身可有休克及感染症状，局部有疼痛、肿胀、畸形及功能障碍。X 线检查一般可以确诊。治疗：复位、良好固定和积极的功能锻炼；止血、抗休克及控制感染；对症及中药治疗。②其他名称：折骨、折伤、伤折、折疡。中医病名。因外力、肌肉拉力或骨病导致。一般有截断、斜断或碎断。伤部可有瘀血、肿痛、错位、畸形、骨声、轴心叩击痛、异常活动及功能障碍等。治宜视伤情采用手法整复或切开复位，夹缚固定。初期宜活血化瘀、消肿止痛；后期恢复时宜培补肝肾、舒筋通络，并配合功能锻炼。病理性骨折同时治疗原发病。

骨折闭合复位术（closed reduction of fracture）　骨折复位方法之一。采用不直接显露骨折端的手法而使骨折复位。复位后常用外固定，偶可用内固定。有时也结合骨牵引复位固定。

骨折不愈合（nonunion of fracture）　骨折经治疗后超过一般公认骨折愈合时间而未出现骨性连接者。上下骨折端有不同程度的硬化，由结缔组织连接形成假关节。

骨折迟缓愈合（delayed union of fracture）　骨折经治疗后，在一般公认的时间内未出现连接或骨性愈合者。

骨折复位（fracture reduction）　骨折通过手法或切开、骨牵引而使骨折复位。常配合外固定或内固定，以维持复位后的位置。

骨折固定（fixation of fracture）　使已复位的骨折持续保持良好位置的方法。分为外固定和内固定。常用的外固定有小夹板、石膏绷带、持续牵引和外固定器等；常用内固定法有接骨板、螺丝钉、髓内钉、加压钢板及自体或异体植骨板。大多数内固定术后须加用外固定。

骨折畸形愈合（malunion of fracture）　骨折愈合的位置不良，有成角、旋转或重叠畸形存在者。

骨折临床愈合（clinical union of bone）　骨折治愈标准。骨折经过治疗后达到：①局部无压痛及纵向叩击痛；②局部无反常活动；③X 线片显示骨折线模糊，有连续性骨痂通过骨折线；④外固定解除后伤肢能满足以下要求：上肢能向前平举1kg 重达 1min，下肢能不扶拐在平地连续步行 3min，并不少于 30 步；⑤连续观察 2 周骨折处不变形。为骨折临床愈合。

骨折内固定（internal fixation of fracture）　切开骨折部位的软组织，显露骨折端，在直视下将骨折复位，然后用对人体无不良反应的金属内固定物，如接骨板、螺丝钉、髓内钉等，或用自体或异体植骨片将骨折端固定，从而达到复位和相对固定的要求。因内固定常不够牢固，多加用外固定或牵引辅助。切开复位内固定的指征：①骨折端有软组织嵌入，闭合复位失败者；②关节内骨折需要准确复位者；③手法复位与外固定未能达到功能复位标准，严重影响功能者；④并发主要血管、神经损伤者；⑤多发骨折为了便于护理，预防并发症。

骨折切开复位术（open reduction of fracture）　用手术显露骨折部位，再施行骨折端的修整和复位。根据骨折的不同情况，选用各种内固定或骨牵引或外固定，以保持复位后的位置。

骨折手法复位（manual reduction of fracture）　徒手使骨折断端重新获得相对原状的措施。复位时应力争达到或接近解剖位置，有些骨折不能达到解剖复位，应尽可能做到功能复位，使骨折愈合后对肢体功能无影响。要求复位后无旋转、无分离。肢体缩短不超过1cm（小儿不超过2cm），长管骨横行骨折端端对位达1/3，干骺端对位在3/4。在下肢，成人骨折复位后，向前或向后成角不超过10°，小儿不超过15°。与关节活动方向垂直的侧方成角，必须完全矫正。肱骨干骨折复位标准可适当放宽。婴幼儿长骨骨折复位要求可适当放宽。

骨折外固定（external fixation of fracture）　指骨折后使用于体外的一种固定方法。要求骨折局部有最大限度的稳定，允许肌肉与关节有最大范围的活动，便于调整，固定作用牢固，副作用小，并发症少。目前常用的外固定法为石膏绷带固定、小夹板固定、牵引术固定和外固定支架等。

骨折愈合（fracture healing）　骨折后断端形成血肿，坏死骨被吸收，形成骨痂，进而将断端粘在一起，经钙化成为骨质的过程。

骨针（bone needle）　其他名称：骨钉。一种骨折内固定器件。主要由医用不锈钢或钛合金制成，也有用镍钛形状记忆合金或医用复合材料制造的。断面可设计成多种形态，用于不同部位骨折连接。临床多用髓内针以及三翼骨针、可屈针等。

骨蒸（hectic fever due to yin deficiency）　中医病证名。①五蒸之一。发热自骨髓蒸发而出，其根在肾，由阴虚内热所致。常有盗汗、遗精、梦交，或经期失调等症。病人自觉发热的一种热型，是形容热气从里透发而出，故为骨蒸。这种热型病人，体温不一定升高。多属阴虚潮热。治宜养阴清热，可用青蒿鳖甲汤加减。②指痨瘵。

骨质坏死征（necrosis sign of bone）　骨质坏死是骨组织局部代谢的停止。坏死后的骨质称为死骨。其成因主要是血液供应的中断。X线表现因疾病发展的阶段而不同，可表现为骨质局限性密度增高，随着时间而逐渐被吸收。多见于慢性化脓性骨髓炎、骨缺血性坏死和骨折后。

骨质宁搽剂（guzhining chaji）　中医成药名。活血通络剂。组成：云母石、黄连、枯矾。用于骨质增生引起的功能障碍、软组织损伤、各种肿胀酸胀、麻木疼痛等。如有擦破伤或溃疡不宜使用。

骨质破坏（destruction of bone）　骨局部发生溶解吸收而被病理组织所取代，造成的骨组织缺损、骨结构的消失现象。X线表现，骨质局限性密度减低；骨小梁稀疏、模糊、消失；骨皮质不规则缺损，可呈现虫蚀状、斑点状或大片状骨组织缺损透光。引起骨质破坏有多种原因，常见于良、恶性肿瘤，肿瘤样病变，结核及骨髓炎等。

骨质溶解（osteolysis）　见溶骨性反应。

骨质疏松［症］（osteoporosis）　由缺钙或钙代谢障碍造成骨量减少和骨组织微结构破坏为特征，导致骨脆性增加和易于骨折的代谢性疾病。病因有老年性（尤其绝经期）、内分泌性、失用性、营养不良及特发性（原因未明）等。临床表现有顽固性关节疼痛、负重困难、病理性骨折等。病人血钙、磷等一般正常，X线检查骨密度下降，可有病理性骨折。治疗：日光、营养及运动；补充钙剂、维生素D；雌激素及降钙素等。

骨质纤维化（osteofibrosis）　在骨代谢过程中，正常骨组织被纤维组织所代替，使骨质失去正常硬度的现象。骨质纤维化可出现于某骨的局部，亦可多骨发病。病变区密度减低，正常骨纹结构消失，外观呈磨玻璃样，亦可呈网状或硬化改变，常伴有体积增大及弯曲变形。多见于骨纤维性结构不良、纤维囊性骨炎、畸形性骨炎等。

骨质增生硬化（hyperosteogeny and osteosclerosis）　由于成骨细胞的异常活动，使单位体积内骨量增加、有机质及矿物质均增加的现象。X线表现：骨密度增加，骨小梁增粗、增多、密集，骨皮质增厚边缘不整，骨干增粗，体积增大。骨髓腔变窄或闭塞。多见于骨折后的修复，骨髓炎的恢复及代偿性反应；骨发育异常及骨发育障碍疾病，如骨硬化症、斑点状骨病、烛泪样骨病等；地方性中毒性疾病如氟骨症等。

骨肿瘤（bone tumor）　生长于骨骼上的肿瘤。骨肿瘤有原发性与继发性之分。原发性者又分为良性与恶性。良性骨肿瘤有骨瘤、骨软骨瘤、软骨瘤、良性巨细胞瘤等。这类肿瘤一般无明显症状，生长缓慢，但有的可变为恶性。恶性骨肿瘤常见的有骨肉瘤、软骨肉瘤等。好发于青少年的四肢长骨端，生长迅速，早期就产生疼痛和肿胀。恶性骨肿瘤可随时向远处器官转移，预后差。一般对放疗或化学药物不敏感，应尽早进行手术治疗。继发性骨肿瘤，又称转移性肿瘤，皆为恶性，是由体内其他组织或器官已有的恶性肿瘤的瘤细胞经过血液循环转移至骨组织而发生的肿瘤。治疗：化学药物、放疗等。

骨肿瘤刮除植骨术（curettage and grafting of bone tumor）　骨科手术方法之一。凿开骨皮质刮除病变骨组织，再植入正常松质骨以消灭病灶。用于治疗骨囊肿、内生软骨瘤、骨纤维性结构不良、良性骨巨细胞瘤等。

骨肿瘤切除术（excision of bone tumor）　骨科手术方法之一。暴露骨肿瘤基底部及部分健康骨组织后将其一并切除，以根治骨软骨瘤和骨样骨瘤。

骨转移瘤（metastatic tumor of bone）　原发于某器官的恶性肿瘤，通过动、静脉血液循环，以及淋巴管转移到骨骼的继发性瘤。大部分有原发性肿瘤病史或症状。表现为局部持续性疼痛，夜间加重。局部压痛明显，肿块发现较晚。有时出现病理性骨折、瘫痪及大小便障碍。实验室检查及X线检查诊断。治疗：对症；放疗及化疗；有并发症可配合手术。

骨组织（osseous tissue，bone tissue）　由细胞和钙化的细胞外基质构成的一种特殊结缔组织。骨质中空成骨陷窝及骨小管。骨细胞的胞体位于骨陷窝内，突起伸至骨小管中。骨原细胞能分化为成骨细胞，成骨细胞在合成和分泌类骨质过程中逐渐被埋于其中。类骨质钙化成为骨质，成骨细胞转变为骨细胞。破骨细胞源于单核细胞，参与骨质的吸收。

钴（cobalt）　人体必需微量元素之一。人体约含5～10mg。大部分存在于肝脏中，为维生素B_{12}的主要成分，全血钴含量约$1\mu g\%$。钴对人体的作用主要由维生素B_{12}的功能表现，维生素B_{12}可以增加叶酸的利用率，因而影响核酸和蛋白质的生物合成，促进红细胞发育和成熟。维生素B_{12}的一种形式——甲钴铵素参与胆碱合成，有助于从肝脏移去脂肪。钴缺乏表现为维生素B_{12}缺乏症状，可以发展为巨红细胞性恶性贫血。钴的需要量尚不知，一般膳食中可供给钴每日150～600μg，如摄入过量可产生红细胞过多症、胃肠受损或肺部病变。^{58}Co用于恶性贫血诊断，^{60}Co用于肿瘤的放射治疗。

^{60}钴治疗机（^{60}Cobalt therapeutic unit）　应用放射性核素^{60}钴作放射源产生高能γ射线，对恶性肿瘤进行深部放疗的设备。可行回转、固定、钟摆、切线及间歇等近距离照射。射线穿透力强、深部剂量高，适用于治疗深部肿瘤；射线能量高，皮肤量低，皮肤反应轻；正常骨组织吸收量较一般X线为低，因而骨损伤小，适于治疗骨肿瘤及骨旁病变；全身反应轻，病人痛苦少。

蛊毒（tympanites due to parasitic infestation）　中医病证名。感染毒虫引起蛊胀下痢的病证。分为蛊毒候、蛊虫血候、蛊下血候等。症状复杂，变化不一，病情一般较重。可见于危急病证羌虫病、急慢性血吸虫病、肝硬化、重症肝炎、重症菌痢、阿米巴痢疾等。

蛊胀（tympanites due to parasitic infestation）　中医病名。①即臌胀。②指单腹胀。③蛊注。至若蛊胀之症，所受山岚

瘭气，或虫蛇蛊毒之物，遂使大腹作胀，肚见青丝之纹。属一种以消瘦、臌胀为主症的传染性疾病。④指腹膨大而中实有物者，非虫即血。

鼓膜（tympanic membrane）　分隔外耳道与鼓室的半透明薄膜。内、外表面分别覆有单层扁平上皮与复层扁平上皮，中间为薄层的固有层。鼓膜呈浅漏斗形，凹面向外，中心部称鼓膜脐，是锤骨柄末端附着处。鼓膜上 1/4 区为松弛部，其余部分为紧张部。活体鼓膜中心的前下部有三角形的反光区，为反射光锥。耳镜检查鼓膜时，如光锥消失是鼓膜内陷的重要标志。中耳炎时，有时可发生鼓膜穿孔。

鼓膜瘢痕（drum membrane scar）　鼓膜有局限性变薄、增厚或呈漏斗状改变，是鼓膜穿孔后修复愈合的痕迹。可分为菲薄瘢痕、结缔瘢痕、粘连瘢痕。多见于粘连性中耳炎、鼓室硬化及鼓膜穿孔修复后等。

鼓膜表皮下蜂窝（subepidermal honeycomb of drum membrane）　一种病理体征。耳镜检查见鼓膜表皮层下的纤维层有清晰或不规则的条纹，呈网眼状。见于耳硬化症者。

鼓膜充血（drum membrane hyperemia）　鼓膜血管由于各种刺激、回流受阻或反射扩张而表现为鼓膜充血。临床上分为急性、慢性和暂时性充血。见于急、慢性中耳炎，各种异物、药物刺激，大疱性鼓膜炎，慢性肉芽肿鼓膜炎等。

鼓膜穿刺术（paracentesis tympani）　诊治中耳炎的方法之一。一般不需麻醉，穿刺处宜在鼓膜的前下方，以免伤及椭圆窗和圆窗，刺的深度不超过 1mm 即可。

鼓膜穿孔（perforation of the tympanic membrane）　鼓膜的破裂或缺损。常由外伤或炎症引起。鼓膜中央部穿孔多见于慢性单纯性中耳炎，而鼓膜高位或后上边缘穿孔则常见于胆脂瘤型中耳炎。

鼓膜灯塔征（lamp tower of drum membrane）　耳镜检查见鼓膜紧张部下方有乳突状外凸，其顶点有针尖大小穿孔，渗出物从中跳动而出，呈搏动性光点。见于急性化脓性中耳炎早期。

鼓膜内陷（otopiesis）　耳镜检查见光锥缩小、变形、移位或消失，锤骨短突及前、后皱襞明显突起。多由咽鼓管通气不良引起。见于急性咽鼓管炎、慢性咽鼓管阻塞、慢性分泌性中耳炎、粘连性中耳炎、气压损伤性中耳炎等。

鼓膜切开术（myringotomy）　切开鼓膜治疗中耳疾病的方法。常用以治疗急性化脓性中耳炎。方法是在表面麻醉下，于鼓膜前下象限切一 3mm 弧形切口，切口应至少距鼓环 1mm。

鼓膜扇动（undulatory of drum membrane）　咽鼓管异常开放症的主要体征。耳镜检查见鼓膜萎缩，吸气时鼓膜向内凹陷，呼气时向外突出，来回波动。

鼓膜外伤（injury of eardrum）　鼓膜因外力作用而受伤。直接原因为取除异物、挖耳或冲洗用力过度，亦有火花烧毁及误滴腐蚀剂者。间接原因为空气压力急剧改变如爆炸、炮震、打耳光、咽鼓管吹张或擤鼻用力过猛。特点是突然听力下降、耳痛、耳鸣，甚者眩晕，外耳道立即有少许鲜血流出。急性期以干燥、消毒为主。以后可行手术修补。

鼓膜外凸（umbo of tympanic membrane）　耳镜检查所见标志不清，锤骨短突隆起变浅，前、后皱襞不明显，光锥多消失，并可见鼓室内气泡。多见于急性分泌性中耳炎、航空性中耳炎、急性化脓性中耳炎等。

鼓膜温度（drum temperature）　经实验证明鼓膜温度变化与下丘脑的温度变化成比例，因此鼓膜温度可作为下丘脑温度的一个指标。

鼓膜炎（myringitis）　鼓膜的炎性病变。急性者为急性外耳道炎或腐蚀、损伤所致，以病毒感染引起的大疱性鼓膜炎为常见。病变有自限性，可吸收结痂而愈。一般不累及中耳，行止痛、抗感染治疗。慢性者表现为肉芽性鼓膜炎，病因不明。对症治疗。

鼓式取皮机（drum dermatome, dermatome of drum type）　植皮用的一种取皮机。能切取厚薄均匀、边缘整齐的大张皮片，适宜移植颜面、手及关节功能部位。用鼓式取皮机取皮时，可选用双面胶纸。双面胶纸装于双层消毒纸袋中，用时

将胶纸取出，将胶纸一面的绵纸撕下，然后将胶面平坦铺于鼓面上，再揭去外层绵纸，即可按常规操作方法取皮。

鼓室（tympanic cavity）　颞骨内的不规则含有空气的小室。表面有黏膜覆盖，听骨、肌肉、韧带等随黏膜被襞突入鼓室。由颞骨岩部、鳞部、鼓部及鼓膜围成。内有 3 块听小骨、肌肉、血管和神经。其内面及上述结构皆覆有黏膜，并与咽鼓管和乳突小房内的黏膜相延续。因此咽部的感染易经咽鼓管而蔓延至鼓室。

鼓室成形术（tympanoplasty）　其他名称：中耳成形术。清除中耳乳突病灶，重新修建鼓膜、听骨等鼓室传音结构的显微外科手术。用以治疗慢性中耳炎或外伤所致的听力减退，有一定疗效。

鼓室反射（tympanic reflex）　强大声音引起鼓膜张肌和镫骨肌收缩的反射。前者收缩向内牵拉锤骨柄，后者收缩向外牵拉镫骨底，因而能降低声音的传导。生理意义是防止过强的声波对听觉感受器的过度刺激，具有保护意义。

鼓室硬化（tympanosclerosis）　鼓室黏膜出现钙化和骨化样改变，是由中耳黏膜长期非特异性炎症引起的退变。临床表现为重度传音性聋和持久性耳鸣。可行手术剔除治疗。

鼓音（tympanitic note）　叩诊含有大量气体的空腔器官时所产生的一种和谐的低音音响。与清音相比其音响更强，振动的时间也较长。常见于左上胸胃泡区及腹部。病理情况下可见于肺空洞、气胸或气腹时。

臌肠（meteorism）　胃和/或肠内有大量积气引起的腹部膨胀，病人有腹胀感。叩诊呈鼓音，肝浊音界缩小甚至消失。

臌胀（tympanites）　其他名称：鼓胀。中医病名。以腹胀如鼓、腹皮青筋显露、肤色苍黄为主要表现的疾病。因情志郁结、饮食不节、嗜酒过度、血吸虫感染及其他疾病转变所致，使肝脾肾受损，气血凝滞、水湿不运而发病。随气、血、水之偏盛，分气臌、血臌和水臌等。多本虚标实，虚实夹杂。治宜攻补兼施，调养肝、脾、肾及理气、活血、行水。本病为危急重症，应及时抢救。

固本咳喘片（guben kechuan pian）　中医成药名。化痰止咳平喘剂（平喘剂）。组成：党参、白术、茯苓、麦冬、甘草、五味子、补骨脂。用于慢性支气管炎、肺气肿、支气管哮喘、支气管扩张等。

固本益肠片（guben yichang pian）　中医成药名。扶正剂（补气剂）。组成：党参、黄芪、延胡索等。用于脾虚或脾肾阳虚所致的慢性泄泻，症见慢性腹痛腹泻、大便清稀或有黏液血便、食少腹胀、腰酸乏力、形寒肢冷、舌淡苔白、脉虚。

固冲汤（decoction for strengthening chong channel）　中医方剂。《医学衷中参西录》方。组成：白术、黄芪、煅龙骨、煅牡蛎、山茱萸、白芍、乌贼骨、茜草、棕榈炭、五倍子。功能益气健脾、固冲摄血。治冲任不固，症见血崩，及月经过多、色淡质稀、心悸气短、舌淡、脉细或虚大者。

固醇（sterol）　其他名称：甾醇。有机化合物的一类。以游离状态或同脂肪酸结合成酯存在于生物体内。最重要的有动物体内的胆固醇、植物体内的豆固醇、麦角中的麦角固醇等。

固定（immobilization）　采取措施限制受伤部位或患肢运动，以阻止损伤进一步加重或减轻疼痛的方法。

固定频率型起搏器（fixed-rate pacemaker）　见非同步型起搏器。

固定牵引（fixed traction）　股骨干骨折的一种治疗方法。利用某种装置，如托马斯（Thomas）架，使牵引与反牵引力均存在于患肢本身的牵引装置内，以保持该患肢的长度不变。利用固定牵引，必须首先整复骨折（可在装置架上进行），然后依靠装置维持其复位的长度。

固定尸体（fixed corpse）　是一种保存型尸体，尸体灌注或将尸体浸泡于甲醛溶液等固定液中，使尸体不发生腐败分解而得以较长期保存。

固定酸（fixed acid）　见非挥发性酸。

固定污染源（stationary pollution source）　位置固定的污染源。如排放污染物的工厂、矿山、炉灶等。

固定性脊柱侧凸（fixed scoliosis）　姿势性脊柱弯曲异常的晚

期改变。此时脊柱两侧肌肉的紧张程度明显不同，可见一侧肌肉消瘦并被拉长，另一侧肌肉过度紧张乃至痉挛隆起，令受检查者尽力前屈后胸弯仍不消失可确定为固定期（Ⅱ期）。严重者脊柱本身可有一定程度的扭转和胸廓变形，此时弯曲难以矫正，必要时可手术治疗。

固定性药疹（fixed drug eruption）　常见药疹的一种类型。在服用某种药物后，在一定部位出现的过敏性皮炎，如再用此类药物，仍在原部位出现皮疹。皮疹为多形性，包括红斑、丘疹、水疱、大疱、瘀斑、风团等。好发部位为皮肤黏膜交界处如口唇、龟头、肛门周围及手、足背。引起本型药疹的药物多为巴比妥类、磺胺及四环素等。治疗：停用致敏药物，给予抗组胺药及钙剂，局部对症处理。

固定局部义齿（fixed prosthesis, fixed partial denture，FPD）　其他名称：固定义齿、固定桥。口腔科修复牙列中一个或几个缺失牙的一种修复体。由基牙、固位体、桥体与连接体组成。病人不能自行取下。用金属、塑料或烤瓷等材料制成。按其固定方式分为双端固定桥、单端固定桥及半固定桥等几种。

固化剂（solidifying agent）　其他名称：硬化剂。制造热固性塑料时所加的一种助剂。例如制造酚醛树脂时加入六次甲基四胺（乌洛托品）。六次甲基四胺在加温时可分解出甲醛及氨，有刺激性，经常接触可致皮炎和湿疹。

固经丸（gujing wan）　中医成药名。清热剂。组成：黄柏、黄芩、椿根白皮、白芍、龟甲、香附。功能滋阴清热、止血固经。用于阴虚血热，月经先期，经血量多、色紫黑，赤白带下。

固涩法（astringing method）　其他名称：收涩法。中医治法之一。用药味酸涩，具有收敛作用的方药，治疗气血精液滑脱不禁，如自汗、盗汗、久泻、脱肛、遗精、早泄、失血、崩漏、带下等的方法。滑脱不收之证，多由体虚引起，虚是本，滑脱是标。故应据身体气血阴阳的不足，配伍相应补虚药物，才能标本兼治。

固肾定喘丸（gushen dingchuan wan）　中医成药名。化痰止咳平喘剂（平喘剂）。组成：熟地黄、附子、牡丹皮、牛膝、补骨脂、砂仁、车前子、茯苓、益智仁、肉桂、山药、泽泻、金樱子。用于脾肾阳虚型及肺肾气虚型的慢性支气管炎、哮喘、肺气肿、老人虚喘。感冒发热病人忌服。

固体分散法（solid dispersion method）　药物在固体分散媒中增加分散度的方法。例如水难溶性药物的体内吸收与表面积有函数关系。药物粒度越小其表面积越大，溶解速度越快，吸收越好。呋喃妥因、吲哚美辛、灰黄霉素等均可制成固体分散体，以增加疗效。

固体剂型（solid dosage forms）　固体的药剂型。口服固体剂型主要为散剂、胶囊剂、丸剂和片剂等。

固体粒子总数折射计（total solid meter, TS meter）　以折光反射原理对血清蛋白等进行测定的仪器。只需用一滴血或0.02ml微量样液，即可迅速准确测定血清或血浆中的蛋白浓度、尿液的比重及其他各类40余种药液中固体粒子的总数。适用于医院临床检验及医学实验室。

固体吸附剂（solid adsorbent）　吸收试管中装有的能吸附或阻留被测物质的固体。固体吸附剂有颗粒状和纤维状。颗粒状吸附剂常用的有硅胶、无色陶瓷、氧化铝、碳酸钙、活性炭及陶土等。吸附剂的表面积愈大，吸附作用就愈强。纤维状吸附剂常用的有滤纸、滤膜、脱脂棉、玻璃棉、化学纤维等。这类吸附剂可用于采集气体、蒸气、烟雾、气溶胶的样品。采集的样品可用适当的洗脱剂将欲测物质转入溶液中，供分析用。

固位体（retainer）　口腔牙修补术修复体组成成分。在固定桥基牙上制作的，如铸冠多面嵌体、部分冠、桩冠等，与桥体相接，有固定和稳定局部义齿的作用。多用金属制作，按其作用，分为直接和间接固位体。

固相法（solid-phase method）　一种放射免疫分析方法。将特异抗体与固体颗粒或固体表面结合。使液相中的放射性标记抗原通过与固相抗体反应而吸附在支持物上，再洗去溶液中未结合的标记抗原后，直接测量固相的放射性。

固相放射免疫测定（solid-phase radioimmunoassay, SPRIA）　首先将特异性抗体吸附到微量反应板孔底部的塑胶小球或其他固相系统上，与待检的病毒抗原结合，洗涤后再加标记放射性核素的特异性抗体，生成标记复合物，用γ计数器检测。此法反应极敏感，特异性高，现已广泛用于甲型肝炎病毒、乙型肝炎病毒、披膜病毒、流感病毒、痘病毒、疱疹病毒及C型RNA肿瘤病毒等的检测。

固有鼻腔（cavitas nasi proprium）　鼻腔的主要部分。为骨和软骨性鼻腔覆以黏膜而成。其侧壁上可见上、中、下3个鼻甲，3个鼻甲下方分别为上、中、下3个鼻道。侧壁上还有鼻旁窦和鼻泪管的开口。固有鼻腔分为呼吸区和嗅区。呼吸区占固有鼻腔的大部分，黏膜有丰富的血管和多数腺体。可加温、加湿和净化空气。嗅区位于上鼻甲及与上鼻甲相对的鼻中隔部分，感受嗅觉刺激。

固有的器质性窦房结疾患（intrinsic organic sinoatrial nodal disease）　见病态窦房结综合征。

固有免疫（innate immunity, natural immunity, non specific immunity）　见非特异性免疫。

固有耐药性（intrinsic resistance）　其他名称：天然耐药性。某些细菌对某些抗菌药物天然不敏感。

固有心率（intrinsic heart rate, IHR）　其他名称：内在性心率、心脏固有心率。指清除自主神经系统对心脏心率的影响后，窦房结本身自发的兴奋频率。

固有心率测定（intrinsic heart rate determination）　正常窦性心律是自主神经（交感神经和迷走神经）共同作用于窦房结的结果。消除了自主神经的影响，窦房结自动去极化和发放冲动的频率为固有心率。其测定是用自主神经阻滞药，即药理学去神经效应，测定IHR。

固着（fixation）　一个人对婴儿或儿童期的对象表现出强烈而持久的情绪依恋的心理现象。固着一般指性心理发展过程中，对先前阶段的依恋，如人已长大，还表现出对母亲的依恋；或对早期阶段某些对象的依恋，如吸烟解释为口欲期的固着。固着和正常的依恋不同，是发育不成熟或精神病态的表现，它使人难于形成新的依恋和新的行为方式。精神分析学家认为，固着是因为动机满足不适当而造成的动机退化。

瓜氨酸（citrulline）　非蛋白质氨基酸的一种。是尿素循环中间产物。可从西瓜和柿子中提取。体内仅存在于肝脏中，能清除自由基，与氨生成精氨酸和一氧化氮，增进肝脏尿素生成，有利于肝脏清除废物、解毒等作用。

瓜蒂散（guadi san, powder of Pediculus Melo and Semen Phaseoli）　中医方剂名。《伤寒论》方。组成：瓜蒂（炒黄）、赤小豆、淡豆豉。功能涌吐痰食。治痰涎宿食或毒物停留胸脘，症见胸脘胀闷、烦懊不安、气上冲咽喉不得息、欲吐出为快者。

瓜蒂素（element of muskmelon pedicel）　组成：甜瓜的果梗中提取分离的有效成分。可显著降低血清谷丙转氨酶的活性，又能阻止肝细胞脂肪变性及抑制肝纤维增生，对急性肝损伤有明显的治疗作用，服用后能全面改善症状和体征。适用于慢性活动性肝炎及慢性迁延性肝炎。

瓜蒌（snakegourd, Fructus Trichosanthis）　即栝楼。其他名称：栝楼实、杜瓜、药瓜、全瓜蒌。中医药名。葫芦科植物栝楼或双边栝楼的果实。甘、苦、寒。归肺、胃、大肠经。功能清肺、化痰、宽胸散结、润肠。瓜蒌皮清肺化痰、利气宽胸；瓜蒌仁润燥化痰、滑肠通便。治：①肺热咳嗽，痰稠胶黏。②胸痹、结胸、乳痈属痰热者。③肠燥便秘。

瓜蒌薤白白酒汤（gualou xiebai baijiu tang, decoction of Fructus Trichosanthis, Bulbus Allii Macrostemi and wine）　中医方剂名。《金匮要略》方。组成：瓜蒌、薤白、白酒。功能通阳散结、行气祛痰。治胸痹，症见胸部隐痛、胸痛彻背及喘息咳唾、苔白腻、脉沉弦者。

瓜霜退热灵胶囊（guashuang tuireling jiaonang）　中医成药名。辛凉解表药。组成：西瓜霜、寒水石、石膏、滑石、磁石、玄参、水牛角浓缩粉、羚羊角、甘草、升麻、沉香、朱砂、丁香、冰片、麝香。用于高热不退、惊厥抽搐、咽喉肿痛等症。不宜久服；孕妇忌服。

刮宫术（uterine curettage）　将子宫刮匙，经阴道插入子宫腔内，搔刮子宫内膜和取出组织物的手术。是诊断和治疗妇产科疾病的一种方法，亦用于人工流产。

刮取活检（curettage biopsy）　活体组织采集方法之一，多用于子宫内膜、骨皮质或其他适合刮取的部位采集组织，以进行活检。

刮痧疗法（scrapping therapy）　中医外治法。实热痧胀邪犯肌表的治疗方法。用羊角片、牛角片、铜钱、汤匙、瓷器片等蘸润滑油，或清水、香油等，于病人脊柱两旁轻轻向下顺刮，以渐加重，干则再蘸，再刮，以出现红紫斑点或斑块为度。继以清毒三棱针轻轻刺破，出尽紫黑血，使痧毒外泄。如刮刺头、额、肘、腕、腿、膝等处，可用棉麻纱线或头发蘸香油刮之。腹柔软之处，可用食盐以手擦之。治中暑、感冒、喉痛、腹痛、吐泻、头昏脑涨等病证。

刮治术（scaling）　口腔科治疗方法之一。用刮治器械去除龈下菌斑和龈下牙石，以消除牙周袋的感染，恢复牙周组织的健康。适用于牙龈炎症、龈袋和牙周袋内存在龈下牙石者。

栝楼根（Radix Trichosanthis）　见天花粉。

胍氯酚（guanoclor）　降压药。能抑制交感神经末梢去甲肾上腺素的释放，并耗竭该递质的储存，有强而持久的降压作用。适用于原发性、肾性、恶性高血压。常用其硫酸盐。可引起直立性低血压。心功能不全、脑血栓、嗜铬细胞瘤病人禁用。

胍乙啶（guanethidine）　人工合成的降压药。可扩张小静脉、小动脉，使回心血量、心输出量减少，心率减慢，外周阻力降低，血压下降。降压作用比利血平快、强，也较持久。无镇静及安定作用。适用于重度高血压。长期用药可产生耐受性。常用硫酸胍乙啶。易致直立性低血压。动脉硬化和心、肾、脑功能不全病人慎用。嗜铬细胞瘤病人禁用。

寡核苷酸探针（oligonucleotide probe）　根据已知的核酸序列，采用 DNA 合成仪合成一定长度的寡核苷酸片段作为探针。多用于克隆节选和点突变分析。

寡聚酶（oligomeric enzyme）　由多个相同或不同亚基以非共价键连接组成的酶。

寡免疫复合物新月体肾炎（pauci-immune crescentic glomerulo-nephritis）　快速进展性肾小球肾炎（RPGN）Ⅲ型。指光镜显示为新月体肾炎，免疫荧光无或见少量免疫复合物沉积。本病是系统性小血管炎肾脏受累的典型表现。国外多见。临床表现：感冒样症状伴不规则发热、不适、肌痛、关节痛；血尿、蛋白尿；早期出现少尿、无尿，肾功能进行性减退至肾衰竭。血清抗中性粒细胞胞质抗体（ANCA）阳性，肾活检光镜下显示肾小球纤维素样坏死或伴新月体形成，免疫荧光阴性或可见免疫复合物沉积可诊断。治疗同新月体肾炎，分诱导治疗和维持治疗两个阶段。

寡糖（oligosaccharide）　其他名称：低聚糖。2 个或 2 个以上（通常 2～9 个）单糖单位以糖苷键相连形成的糖分子。含有两个单糖单位的寡糖称二糖，含有三个单糖单位的寡糖称三糖。如蔗糖（水解成葡萄糖与果糖）、乳糖（水解成葡萄糖与半乳糖）、麦芽糖（水解成两分子葡萄糖）等二糖都是重要的低聚糖，它们可溶于水，有甜味。

挂线疗法（therapy of cutting with thread ligation）　见肛瘘挂线疗法。

关冲（guanchong，SJ 1）　中医经穴名。属手少阳三焦经。井（金）穴。位于环指尺侧，距指甲角旁约 0.1 寸处。主治昏厥、发热、头痛、目赤、耳鸣耳聋、咽喉肿痛、舌强等。斜刺 0.1～0.2 寸，或点刺出血。艾炷灸 1～3 壮；或艾条灸 5～10min。

关格（difficulty in urination and defecation）　中医病名。①A. 小便不通名关，呕吐不已名格，小便不通与呕吐不止并见名为关格。B. 大便不通名内关，小便不通名格，大小便皆不通名关格。C. 指上不得入而呕吐，下则大小便秘结者。D. 指呕吐而渐见大小便不通者为关格。②脉象之一。指人迎与寸口

脉俱盛极，系阴阳离决之危象。③指阴阳均偏盛，不能相互营运的严重病理状态。

关键步骤（committed step）　其他名称：关键反应。反应序列中保证其他反应都能进行的步骤。往往在多酶体系的第一个反应中，在生物合成途径的第一个反应中，或在代谢途径分支点的反应中起提供中间产物给一个代谢途径的作用。

关键期（critical period）　个体发展过程中对特定环境影响特别敏感，并容易获得某种行为或技能的发展时期。个体行为的发生受到不同发育阶段生理、心理特点的制约，个体生命中的某个时期对某种适当的特殊刺激特别敏感，就会产生相应的敏感反应，过了这一时期，同样的刺激对之影响很小或者没有影响。

关键器官（critical organ）　某种放射性核素或其标记物主要浓聚于其内或经其排除的器官。如甲状腺、肾或大肠黏膜等。是放射性核素主要作用的对象。

关节（arthrosis，junction，joint，articulation）　骨与骨之间的间接连结。能作不同方向运动的称动关节，如四肢的肩、肘、髋、膝和头部下颌关节。动关节外有关节囊包围，囊壁外面为纤维组织层，致密结实，有韧带附着加强稳固性，里面为滑膜层，分泌滑液，减少摩擦。囊内为关节腔，有一定量的液体，如因故增多可形成关节积液、肿大。骨端关节面覆盖一层有弹性的软骨，能缓和运动时的撞击。借附着于骨骼的肌肉收缩，关节可作伸、屈、外展、内收以及环转等动。运动过度或受剧烈外伤，致使骨端移位，即为脱位（脱臼）。两骨由纤维组织或软骨直接相连而无关节囊，活动性小、坚固性大的称不动关节。

关节闭式冲洗吸引术（closed irrigating aspiration of joint）　化脓性关节炎急性期的治疗方法。对较小表浅的关节，可每日一次关节穿刺，吸尽关节内渗出液后，用无菌生理盐水冲洗，然后注入抗生素，直到不再有渗出液为止。对膝关节、肩关节，经关节穿刺或关节镜检查及灌洗后，可将两根细塑料管或硅胶管留置关节内。一根连接抗生素溶液瓶持续缓滴，另一根连接引流管，收集排出的冲洗液。7 天左右拔管。

关节成形术（arthroplasty）　使强直的或有功能障碍的关节重新形成一活动关节的手术。包括人工关节替换、金属杯成形术、人工股骨头成形术、关节切除和筋膜、皮肤成形术等。

关节穿刺术（puncture of joint）　诊治关节疾患的方法。以穿刺针通过皮肤、关节囊进入关节腔，抽出关节液或注入对比剂或药物，有助于诊断关节疾患或起治疗作用。

关节功能位（functional position of the joint）　做关节固定术时，要使固定的关节所处的位置对整个患肢的功能影响最小，以尽量满足工作上和日常生活中需要的位置。例如肘关节的功能位为 90°～100°的屈曲位置，因这个位置对患肢功能的影响远较处于伸直或其他任何位置者为小。

关节活动度练习（range of motion exercise，ROM exercise）　促进关节活动度恢复的主要方法，用于肢体创伤、关节炎及神经瘫痪等原因引起的关节功能障碍的矫治。恢复关节活动度的基本途径是用机械方法逐步牵伸挛缩的肌腱、韧带、关节囊和关节内外的粘连组织，从而扩大关节活动范围。

关节积液（intra-articular effusion）　关节腔内积有过多的液体。多为滑膜经受炎症或外伤刺激的结果。积液可能为清或浊的浆液，亦可能为血性液体或脓液，局部有滑膜炎症状。必要时，作穿刺抽液以明确原因并予治疗。

关节结核（tuberculosis of joint）　关节结核病。一种继发性结核病，当肺或体内其他器官有结核病灶时，结核分枝杆菌可经血液循环进入关节而造成结核性关节炎。也可由附近的骨结核直接侵入关节所引起。常见于儿童和青少年，多发生于四肢的关节，尤其是髋关节和膝关节。早期症状为关节酸痛和运动障碍，如不及时治疗则逐渐出现关节畸形、冷脓肿、排脓窦道等。早期诊断、早期治疗可使部分病例的关节功能完全保存，或基本保存，或关节至少免于发生畸形。治疗：抗结核药物，关节固定，必要时施行病灶清除手术。

关节镜（arthroscope）　鉴别和诊断骨关节风湿、类风湿、结

核、肿瘤等疾病的光学仪器。镜前端细，穿刺损伤小，分镜下取样和镜外取样两种结构。采用纤维导光冷光照明装置与相应附件配合可进行摄影。

关节镜灌洗术（lavation by arthroscope） 关节镜可用于检查，还可作灌洗治疗用。可最大限度地反复灌洗关节腔，排出关节内的脓液、代谢废物、组织碎片和脓苔等，并于灌洗干净后注入敏感的抗生素。

关节镜检查（arthroscopy） 现代外科诊疗技术。可在直视下对关节内的组织和病变，特别是影像学不能显示的病变进行检查，通过小切口完成手术。现已用于髋、肩、膝、肘、腕、踝，直至掌指、指间等关节。

关节镜下半月板切除（meniscectomy by arthroscope） 半月板切除的一种方法。创伤小、恢复快，术后数日即可下地负重，2～3周即完全恢复正常。

关节离断术（exarticulation，disarticulation） 骨科手术方法之一。通过关节间隙截断肢（指、趾）体。适用于关节下方的恶性肿瘤或严重创伤而不能再植者。

关节挛缩变形序列征（arthrogryposis sequence） 任何前期抑制关节活动的因素都可造成关节的挛缩性固定，称关节挛缩，常累及多个关节，形成变形序列征。以足部多见，常表现为外翻足、内翻足、距骨内收、变形趾等。治疗：牵引固定，手术矫形。

关节面（articular surface） 构成关节的各相关骨的接触面。多为一凸一凹，凸者称关节头，凹者称关节窝。除胸锁关节、下颌关节等的关节软骨是纤维软骨外，其余均为透明软骨。关节软骨表面光滑，面间有滑液，具有弹性，可承受负荷和减缓震荡。

关节囊（articular capsule） 结缔组织膜构成的囊。附着于关节面周缘及其相邻的骨面上，并与骨膜融合，分内、外两层，外侧为纤维层，内层为滑膜层。纤维层厚而坚韧，含有丰富的血管和神经；滑膜层薄而柔润，衬在纤维层内面，向关节腔分泌滑液，润滑关节。

关节内固定术（intra-articular arthrodesis） 骨科手术方法之一。特点是切开关节囊，切除相对应的关节面软骨，使粗糙的骨面互相接触，辅以松骨质填充，造成关节骨性愈合、固定。

关节内外固定术（intra-articular and extra-articular arthrodesis） 骨科手术方法之一。既进行关节内固定，又加关节外植骨固定，以加强关节固定的可靠性。

关节扭伤（joint sprain） 关节囊、韧带、肌腱、肌肉过度牵伸松的程度不同的撕裂或出血等。可有关节积液或肌腱脱位。治疗轻度扭伤可用胶布条固定，较重者或有撕脱旁折时可用石膏托固定。有肌腱脱位者，可行手法复位，然后固定于功能位。

关节盘（articular disc） 两关节面之间的软骨板。周缘附着于关节囊，分隔关节腔。能减缓外力对关节的冲击和震荡，使关节面之间更为适合，也可增加关节的运动范围。

关节腔（articular cavity） 关节囊滑膜层与关节软骨共同围成的密闭潜在腔隙。其腔内含少量滑液，呈负压，对维持关节的稳定起一定作用。

关节腔积液（articular cavity hydrops） 肩关节、肘关节、手关节、膝关节及足关节的液体量超过1ml，其化学检查，如蛋白总量、葡萄糖、类风湿因子试验等均发生异常，病变的关节滑膜液内可见到不同的脱落细胞。

关节强直（ankylosis of joint） 关节发炎或损伤愈合后引起关节不能向任何方向活动的情况。可分为纤维性和骨性两种：前者指关节面被纤维组织粘在一起，而后者已形成骨的连接。若强直的关节不痛而处于功能位置，无需治疗。否则，根据情况可行手法或手术矫形，或行关节成形术。

关节强直征象（ankylosis sign） 分为骨性和纤维性两种。①骨性强直是在关节破坏后关节骨端由骨组织连接。X线表现为关节间隙明显变窄或消失，并有骨小梁通过，连接两侧骨端。多见于急性化脓性关节炎后、强直性脊柱炎。②纤维性强直是关节破坏的后果，X线仍可见狭窄的关节间隙，无

骨小梁通过。常见于关节结核。

关节切除术（arthrectomy） 骨科手术方法之一。特点是切除患病关节，形成假关节或融合关节，用以根治病区、改善功能、矫正畸形。

关节切开引流术（incision and drainage of joint） 切开关节腔引出脓液的方法。严重的急性化脓性关节炎，经全身治疗和关节穿刺无效，或脓液黏稠穿刺抽液不畅者，应作关节切开引流，彻底冲洗关节腔，放入抗生素或一期缝合。也可置入细硅胶管作引流或注入药物以缩短疗程。

关节韧带（articular ligament） 布于关节周围，连接两骨并限制关节运动的结缔组织结构。分为囊内韧带和囊外韧带。

关节融合术（fusion of joint） 用手术方法使影响功能的伤病关节发生骨性愈合并永久固定于功能位。用以消除疼痛、稳定关节、促进病变早日愈合，使肢体恢复最大功能。

关节痛（arthralgia） 一种常见症状。关节急性发炎时关节痛可伴有热、红、肿与活动受限等。慢性关节炎症状较轻，但晚期可引起罹患关节脱位、变形与强直。

关节脱位（dislocation of joint） 组成关节各骨的关节面失去正常的对合关系。包括外伤性脱位、先天性脱位和病理性脱位等。

关节外固定术（extra-articular arthrodesis） 骨科手术方法之一。特点是不切开关节囊，在关节囊外的相邻两骨之间施行骨移植，达到关节永久性固定。

关节显像（joint imaging） 利用与增殖骨或滑膜有亲和性的显像剂注入关节腔显示病变骨关节组织的技术。在骨扫描的情况下利用三时相骨显像或断层扫描技术可以观察关节的局部血运、无机盐代谢等方面的情况。当滑膜有炎症时可采用高锝酸盐（$^{99m}TcO_4$）作为显影剂，采用三时相骨显像技术对关节进行显像。有炎症的滑膜表现为异常的放射性浓聚。

关节炎（arthritis） 泛指关节腔及其组成部分的炎症病变。急性期局部有红、肿、热、痛，严重时关节发生功能障碍，甚至关节畸形，形成残疾。慢性期有些关节疾患可有粘连、畸形、活动受限、肌肉萎缩。病因多种，包括自身免疫反应（如风湿性关节炎、类风湿性关节炎等）、感染（如化脓性关节炎、结核性关节炎等）、代谢紊乱（如痛风等）、创伤、退行性病变、原因不明（如银屑病）等。临床表现随病因而异。如风湿性关节炎发生于风湿病，其特征为游走性，主要侵犯肩、肘、腕、膝、髋等大关节，但不化脓，不发作时关节功能无障碍。预防应避免咽炎、扁桃体炎和潮湿寒冷，治疗用水杨酸盐等抗风湿药、肾上腺皮质激素和针灸等方法。类风湿性关节炎多侵犯四肢的小关节，早期有局部肿胀和关节僵硬，晚期变为强直而畸形，故又称畸形性关节炎，治疗用抗风湿药类、肾上腺皮质激素、理疗和针灸等，必要时手术治疗。化脓性关节炎是关节的化脓性炎症，关节穿刺可见脓液，治疗用抗菌药物和切开排脓。外伤性关节炎指外伤引起关节和其周围组织损害，治疗可用中药、针灸、推拿、物理等方法。

关节炎型银屑病（arthritic psoriasis） 伴发关节损害的银屑病。临床分两型。①远端性关节炎型：小关节尤其指（趾）末端关节最易发病，常为非对称性，关节红肿、畸形，疼痛轻，男性多见。②毁形性关节炎型：侵犯手足小关节及脊柱和骶髂关节，病变广泛：特征为进行性关节旁侵蚀，以致骨质溶解，但无疼痛。男女均可发病。X线检查有助于诊断。血清中类风湿因子阴性。治疗：免疫抑制剂，参照寻常性银屑病。

关节游离体（loose body of joint） 其他名称：关节鼠。可因关节的活动而改变在关节腔内位置的小物体。多由剥脱性骨软骨炎、滑膜软骨瘤病、脱落的增生骨刺、关节创伤后脱落的骨或软骨小片、关节内血肿或感染后产生的纤维素沉积机化而成。

关节游离体摘除术（removal of joint body） 手术切开关节腔，取出关节游离体的方法。多用于膝关节和肘关节。

关节造影（arthrography） 将对比剂（有机碘液或气体等）注

入关节腔内以显示关节结构与功能活动的 X 线摄影技术。用以诊断关节软骨、关节囊病变等。

关门（guanmen，ST 22） 中医经穴名。属足阳明经。位于腹正中线脐上 3 寸旁开 2 寸处。治腹痛、腹胀、泄泻、纳呆、遗尿等。直刺 0.8～1.2 寸，艾炷灸 3～7 壮，或艾条灸 5～15min。

关系妄想（delusion of reference） 病人将周围环境中本来与他毫无关系的现象和发生的事情都认为与他有着密切的关系，都是针对他的。常与被害妄想同时存在。如认为某人磨刀是准备刺杀他，因而离家出走。常见于精神分裂症及偏执狂。

关元（guanyuan，RN 4） 其他名称：三结交、下纪、次门、丹田、大中极。中医穴位名。属任脉。足三阴、任脉之会。小肠的募穴。位于腹中线，脐下 3 寸处。治中风脱证、肾虚气喘、遗尿、尿频、尿闭、遗精、阳痿、疝气、痛经、月经不调、不孕、虚劳、虚脱等。直刺 1～1.5 寸，艾炷灸 7～10 壮，或艾条灸 15～30min。

关元俞（guanyuanshu，BL 26） 中医经穴名。属足太阳膀胱经。位于腰部，当第 5 腰椎棘突下旁开 1.5 寸处。治腰痛、腿痛、下肢不利、泄泻、遗尿等。直刺 1～1.5 寸，艾炷灸 5～10 壮，或艾条灸 10～20min。

观察（observation） 为感知特定对象而组织的，有目的、有计划，必要时需采用一定方法的高水平感知觉过程。不是消极的"看"，而是主动积极的自觉的感知觉过程，往往与有意注意（随意注意）及思维相联系。故也称为"思维的知觉"。通常认为观察力是智力的重要组成部分。

观察法（observational method） 心理学研究的一种方法。在自然条件下，研究者以自身感觉器官和辅助工具（如音像器材等），不加控制条件，但有目的、有计划地对客观对象（包括人和自然现象、社会现象）进行直接的、系统的考察和记录，以获得经验事实。

观察角（angle of observation） 见水平视角。

观察髋综合征（observation of hip syndrome） 多种原因引起的髋关节一过性炎性病变。儿童期发病，临床可见跛行，髋被动活动受限，伴膝、股部疼痛，淋巴结肿大、触痛。无结核证据，X 线及血液检查均正常。治疗：注意休息，对症处理。可自愈。

观察人年（person-years） 见暴露人年。

观察研究（observational studies） 对人群中发生疾病的观察和分析。通过观察研究可推论出影响疾病分布的病因。如接触染料的人患膀胱癌多，龋齿发病率随着水中含氟量的增高而减少等。

官能性抑郁症（neurotic depression） 见抑郁性神经症。

冠-冠反射（coronary-coronary reflection） 见广泛性心肌损伤。

冠脉宁片（guanmaining pian） 中医成药名。养血活血祛瘀剂。组成：丹参、没药、鸡血藤、血竭、延胡索、当归、郁金、制何首乌、桃仁、黄精、红花、葛根、乳香、冰片。用于胸部刺痛、固定不移、入夜更甚、心悸不宁为主症的冠心病、心绞痛、冠状动脉供血不足。孕妇忌服。

冠脉循环（coronary circulation） 心脏本身的血液循环。其解剖特点是：①左冠状动脉主要供应左心室前部，右冠状动脉供应左心室后部和右心室；②毛细血管非常丰富，与心肌纤维数的比例 1：1；③侧支细小，突然阻塞易导致心肌梗死。其血流特点是：①血流量大，占心输出量的 4%～5%；②由于冠状动脉大部分分支走行于心肌中，所以心脏的节律性收缩对冠状动脉血流影响大。心室舒张期（尤其是左心室）利于冠状动脉供血；③心肌的代谢产物腺苷能扩张冠状动脉血管，对调节冠状动脉循环有重要作用。

冠内固位体（intra-coronal retainer） 口腔牙修补术修复体组成成分。即嵌体。直接固位体的一种。在基牙上做成有栓道的嵌体成冠，在义齿的相应部位打栓，借栓插入栓道，使义齿形成摩擦力，固位作用好，美观，但操作技术复杂，损坏难于修补。

冠参片（guanshen pian） 其他名称：复方党参片。中医成药名。活血化瘀剂。组成：党参、丹参、沙参、当归、金果榄。活血化瘀、通利络脉、养血安神。用于冠心病、心绞痛、胸闷。

冠外固位体（extra-coronal retainer） 口腔牙修补术修复体组成部分。直接固位体的一种，主要是卡环。可摘局部义齿附着在基牙冠表面上的金属部分。除有支持、卡抱、固定作用外，尚可保持义齿与天然牙间的平衡。

冠心病（coronary heart disease，CHD） 见冠状动脉性心脏病。

冠心病介入治疗（interventional therapy for coronary heart disease） 冠心病介入治疗最基本的手段是经皮腔内冠状动脉成形术。一种前端带有可扩张球囊的心导管扩张狭窄的冠状动脉，解除狭窄，改善心肌供血的非外科手术。现在这一手段已从单一的球囊扩张发展成多种形式的血管成形术，如冠状动脉内支架术、粥样斑块机械旋磨切除术、定向粥样斑块切除术、腔内粥样斑块抽吸切除术、激光冠状动脉成形术等。

冠心丹参片（guanxin danshen pian） 中医成药名。养血活血祛瘀剂。另有制剂：胶囊、滴丸。组成：丹参、三七、降香油。用于气滞血瘀所致的胸闷、胸痹、心悸气短；冠心病见上述证候者。

冠心苏合丸（guanxin suhe wan） 中医成药名。化瘀宽胸祛瘀剂。另有制剂：胶囊。组成：苏合香、冰片、乳香、檀香、青木香。功能理气、宽胸、止痛。治心绞痛、胸闷、憋气。用法：嚼碎服、吞服。孕妇禁用。

冠周炎（pericoronitis） 牙冠周围组织的炎症。未完全萌出的牙齿均有发生此病的可能。常见于下颌第 3 磨牙，称为智齿冠周炎。因它萌出时间较晚，位置常不正常，容易嵌塞食物渣滓，有利于细菌繁殖。局部除红、肿、疼痛等症状外，可有张口困难和咀嚼不便。严重时可发生全身症状。对位置不正的牙齿，在炎症消退后须予拔除。

冠状白内障（coronary cataract） 见花冠状白内障。

冠状病毒（coronavirus） 一种核糖核酸（RNA）病毒。属冠状病毒科、冠状病毒属。该属包括人冠状病毒和多种动物冠状病毒，如猪流行性腹泻冠状病毒、猫肠道冠状病毒、狗冠状病毒及禽传染性支气管炎病毒等。人冠状病毒以往是普通感冒的主要病原体，引起轻型感染。也可引起腹泻或胃肠炎。现证实 2002—2003 年世界流行的严重急性呼吸综合征（severe acute respiratory syndrome，SARS）的病原体也是一种新的冠状病毒，被称为 SARS 冠状病毒。

冠状病毒感染（coronavirus infection） 由冠状病毒所致的上呼吸道感染。为常见的上呼吸道感染，流行于冬春季。起病急，低热或无热，咳嗽、鼻塞、流涕，咽部不适，3 日左右自愈。可引起急性病毒性胃肠炎，呕吐和腹泻，稀水便为主，经数日自愈，无特效治疗。

冠状 T 波（coronary T wave） 倒置 T 波的升、降支对称且波谷较尖。一般此型 T 波比心肌梗死的倒置 T 波浅。对诊断慢性冠状动脉供血不足有意义。

冠状动静脉瘘（coronary arteriovenous fistula） 先天性畸形病变。个别发生于外伤后。冠状动脉与静脉之间、冠状动脉与右心室（或房）之间有异常通路。在胸骨底部可闻及类似主动脉瓣关闭不全的杂音，主动脉造影可证实诊断。一般无症状，心电图和 X 线可正常。若有心脏显著增大或心功能不全可考虑手术修补。

冠状动脉（coronary artery） 包括左、右冠状动脉，供应心肌和传导系统。左冠状动脉经左心耳与肺动脉起始部之间向左前方行进，随即分为两支即旋支和前室间支。沿途发支分布于左心房、左心室前面、右心室前面一部分和室间隔前上 2/3。右冠状动脉在右心耳和肺动脉起始部之间入冠状沟，由此向右后方，转入后室间沟。途中发支分布于右室前壁、心右缘，左、右室膈面，室间隔下 1/3，并分支到窦房结和房室结。冠状动脉或其分支受阻，则引起所分布区域的心肌梗死或传导受阻。

冠状动脉"盗血"现象（coronary steal phenomenon）　心电图对心肌缺血的定位诊断与实际受累的冠状动脉不一致的现象。是由于冠状动脉狭窄部位远端的动脉扩张，压力降低。若此区有另外的冠状动脉大分支供血，则由于压力低而血流大量漏入，使其本身供血区发生缺血并有相应心电图改变。

冠状动脉分布类型（distribution type of coronary artery）　左、右冠状动脉在心膈面的分布范围变异较大，而且分布的类型与心肌梗死的部位、范围有密切关系。根据左、右冠状动脉在心脏膈面分布的情况分为3型。①右优势型：右冠状动脉除右室膈面外，还分布于左室膈面的一部或全部。后室间支来自右冠状动脉，占65.7%。②均衡型：左、右室的膈面各自由本侧冠状动脉供血，后室间支亦是左右冠状动脉的末梢支，占28.7%。③左优势型：左冠状动脉除分布于左室膈面外，还分布于右室膈面的一部分，后室间支和房室结动脉均发自左冠状动脉，占5.6%。

冠状动脉钙化三角（coronary artery calcification triangle）　后前位胸片上左心缘上方的三角区。其内侧为脊柱，外侧为对角的心缘，下缘是水平线。亦即指从左支气管干沿左心缘到膈肌之间距离大约1/3的区域。为冠状动脉钙化的好发部位。

冠状动脉功能不全（coronary insufficiency）　其他名称：冠状动脉供血不足。指冠状动脉循环的血液供应不能满足心肌需要而出现的一种心肌相对缺氧状态。是从心绞痛到急性心肌梗死之间的一组病变。根据临床表现和心电图特点可分为急性冠状动脉功能不全和慢性冠状动脉功能不全。

冠状动脉内血栓（coronary thrombus）　冠状动脉造影冠状动脉内血栓的诊断标准是：①边缘模糊，走行突然中断的完全闭塞；②周边的轮廓由对比剂显示阴影缺损；③冠状动脉内注射溶栓剂溶栓疗法后，冠状动脉狭窄程度得到改善。凡能符合上述任何一项标准者即可诊断。

冠状动脉内血栓去除术（intracoronary thrombus depletion）　冠心病介入治疗技术。主要用于冠状动脉富含血栓的病变。目前临床常用的有超声血栓消融术、负压抽吸术、脉冲染料激光溶栓术等。因适应证范围小，临床应用较少。

冠状动脉窃血综合征（coronary artery steal syndrome）　左侧冠状动脉异常发源于肺动脉所致的一组综合征。表现为心绞痛、疲乏、气急，沿胸骨左缘和心尖可闻及收缩期和舒张期杂音。心血管造影、心电图有助于诊断。手术治疗。

冠状动脉栓塞（coronary embolism）　血流中异物栓塞冠状动脉及其分支。多见于亚急性感染性心内膜炎时。表现为心肌梗死。治疗除针对病因外，余同心肌梗死。

冠状动脉性心脏病（coronary heart disease）　简称冠心病。各种冠状动脉疾病引起的心脏病。其中以动脉粥样硬化引起者最为多见和重要。少数病因有冠状动脉夹层动脉瘤、钙质沉着或内膜增生、系统性红斑狼疮、风湿热和风湿性关节炎、糖尿病等。各种病因引起的冠状动脉性心脏病，其临床表现和诊断措施均类似。治疗：针对病因。

冠状动脉血流储备（coronary flow reserve, CFR）　冠状动脉最大限度扩张后的血流与基础静止状态下的血流之比。采用冠状动脉内多普勒测定充血反应（应用血管扩张剂）时平均峰值流速与静息峰值流速的比值。受冠状动脉狭窄病变及血管功能异常的影响。

冠状动脉血流复通术（arteria coronaria blood stream resuscitation）　治疗冠状动脉阻塞性病变的外科手术。常用的有：①升主动脉-冠状动脉间搭桥（旁路）术，取一段自体大隐静脉，将两端分别与升主动脉近段和冠状动脉阻塞段远端行端侧吻合术，以恢复冠状动脉阻塞支的血流。②冠状动脉内膜剥除术，切开冠状动脉阻塞支，用器械或气体（二氧化碳）剥除造成血管腔阻塞或狭窄的内膜病变，以恢复冠状动脉血流。③胸廓内动脉植入心肌术，游离一侧或双侧胸廓内动脉，切断其远段后，将近段血管开口埋植入缺血区的心肌隧道内以增加心肌的血液供给。施行上述手术前，需行选择性冠状动脉造影术，借以了解冠状动脉阻塞的确切部位和阻塞程度。

冠状动脉血栓形成（coronary thrombosis）　血管壁内膜上血脂沉积或炎症反应时，可使冠状动脉腔内形成血栓。常是心绞痛、心肌梗死或心脏猝死的重要原因。

冠状动脉造影[术]（coronary angiography）　用特制形导管，从周围动脉插入主动脉，进入冠状动脉，然后注入对比剂，使冠状动脉显影。是目前诊断冠心病最为可靠的方法。它可提供冠状动脉病变的部位、性质、范围、侧支循环状况等的准确资料。是行冠状动脉搭桥术或血管成形术前必需的检查步骤。

冠状动脉支架术（intracoronary stent）　一种冠心病介入治疗技术。支架多由不锈钢材料制成，分为镂刻管状和缠绕圈形两类。通过心导管技术用引导钢丝将支架送至狭窄处并使之覆盖所有病变。通过自膨胀或高压扩张，使支架与血管壁紧密贴合，达到疏通冠状血流的目的。冠状动脉支架术主要用于冠状动脉急性闭塞或即将急性闭塞的病变、局限性病变、急性心肌梗死等。

冠状动脉粥样硬化性心脏病（coronary atherosclerotic heart disease, CAHD）　冠状动脉粥样硬化使血管腔狭窄或阻塞，导致心肌缺血、缺氧而引起的心脏病。为动脉粥样硬化导致器官病变的最常见类型。常见的心脏病之一。临床表现：心绞痛、心肌梗死、心律失常或心力衰竭等。预防在于防治冠脉粥样硬化，治疗在于改善冠状动脉的血液供应和减少心肌的耗氧量，包括用活血化瘀的中草药、抗心绞痛药、手术等，以及对症处理。

冠状窦电图（coronary sinus electrogram）　电极从冠状窦进入心脏静脉记录的腔内电图。

冠状窦心律（coronary sinus rhythm）　现称为房室交界处心律。心电图特征为Ⅱ、Ⅲ、aVF导联上P波倒置，P-R时限>0.12s。心率每分钟40~50次。短暂的发作多与迷走神经紧张性增加有关；持续发作提示有器质性心脏病或药物影响。针对病因进行治疗。

冠状扫查（coronal scan）　探头在人体左右侧沿身体长轴的扫查。左侧切面时，图像左方代表头端，右方代表足端；而右侧切面时则相反。此法常用以检测肾脏。

冠状血管受体（coronary vessel receptor）　冠状血管壁上的神经性受体。有乙酰胆碱受体和肾上腺素能受体。前者为M型受体，兴奋时引起窦房结起搏变慢、房室传导抑制及心房收缩力减弱；后者包括α_1受体和β受体，兴奋α_1受体引起冠状动脉痉挛，兴奋β受体，引起冠状动脉扩张。

冠状轴（coronal axis）　按解剖学标准姿势，由左向右与水平面平行，与垂直轴和矢状轴均垂直的轴。

管家基因（housekeeping gene）　见持家基因。

管理心理学（managerial psychology）　应用心理学的一个分支。研究组织管理中的人的心理活动及其规律，控制和预测人的行为，调动人的积极性，充分发挥人的潜能，达到提高工作效率的目的。

管腔回声（vessel echo）　由脉管系统的脉管壁及其中流动的液体所组成的回声。可分为有边缘管腔回声和无明显边缘管腔回声两种，前者如门脉管腔，后者如肝静脉管腔。

管球反馈（tubulo-glomerular feedback, TGF）　肾小管内滤液的流速和溶质成分对肾小球滤过功能的调节作用，称管球反馈。其机制主要依赖于致密斑对Na^+的感受作用。生理意义在于协调肾小球滤过功能与肾小管重吸收作用，以保持远曲小管中的液体水和溶质的量。

管饲饮食（tube feeding）　将食物制成流质或糊状，通过导管供给营养丰富的流质饮食或营养液，保证不能经口进食的病人摄入足够的蛋白质和热量。适用于意识障碍不能进食的以及无法正常经口进食的病人。

管型（cast）　显微镜检查尿沉渣看到的圆柱状物体。在某些肾脏病中，肾小管内有蛋白质，加上破碎的上皮细胞、血细胞等，凝聚而成管型，从尿中排出。有颗粒管型、细胞管型、上皮管型、透明管型、蜡样管型等类型。

管型尿（cast urine）　在病理情况下，肾小球滤过膜通透性增大，滤出蛋白质增多，或肾小管病变重吸收蛋白质减少，使小管液中蛋白质含量增高，由于浓缩或酸性环境影响，蛋白质凝固而成管型，含有管型的尿为管型尿。尿中出现管型表示肾有实质性病变，如急性肾衰竭尿中可有各种管型。

管状皮瓣 (tubular skin flap) 口腔外科手术制备的皮瓣。为卷起来的远位带蒂皮瓣。适用于局部及邻近组织不足和大面积或洞穿形成缺损的修复。器官再造术管状皮瓣应用较多。

管状视野 (tubular visual field) 病人的视野缩小至仅剩中央部5°~10°一小块的病理征象。见于视网膜色素变性、青光眼晚期、癔症等。

贯通伤 (perforating wound) 其他名称：穿入伤。枪弹和弹片穿入人体所致的损伤。可将污染物带入组织内引起感染，有入、出口者贯通伤。只有入口而无出口，致伤物遗留体内者，称为非贯通伤（盲管伤）。

贯众 (basket fern, Rhizoma Dryopteris Crassirhizomae) 其他名称：管仲、贯仲。中医药名。驱虫药。鳞毛蕨科植物粗茎鳞毛蕨等的根茎及叶柄基部。苦、涩、微寒。有小毒。归肝、脾经。功能驱虫杀虫、清热解毒、止血。可驱蛔虫、蛲虫、绦虫、钩虫。治瘟热时疫、斑疹、吐血、衄血、崩漏下血、血痢。解毒生用，止血炭用。虚寒证、无实热及孕妇忌用。可预防流感、乙脑、流脑、麻疹。

惯性力 (inertial force) 在非惯性系中，除了相互作用所引起的力以外，受到的由于非惯性系所引起的一种假想力。例如，在转动坐标系中出现的离心力和科里奥利力。

灌肠法 (enema, enteroclysis) 将一定量溶液通过肛管或导管自肛门经直肠灌入结肠达到治疗目的的方法。用于刺激肠蠕动、通便和排出肠内积气，为检查、治疗、手术、分娩作准备。中暑时用凉水灌肠可降温。灌肠方法随应用目的和液量而异，灌液的种类和液量随病人年龄及病情而定。凡接触肠道的溶液及物品，如灌肠筒、橡胶管、玻璃接头、肛管、导管、滑润剂等，必须消毒，保持清洁。

灌肠法胆囊造影术 (enema cholecystography) 一种胆囊疾患X线检查方法。对比剂如碘番酸钠3~6g溶于150ml温水，于检查前晚灌入直肠并滞留，10~12h后摄影。其程序、技术同口服胆囊造影。

灌肠剂 (enema) 灌肠用的溶液或混悬液。一般分为排便用灌肠剂和保留性灌肠剂两种。前者用于：①解除便秘；②手术前或分娩前保持肠道清洁；③X线检查前准备；④降温。常用溶液有清水、生理盐水、肥皂水等。用量500~1 000ml，小儿酌减。除为降温者外需预热至略高于体温，约40℃。后者用量100ml左右，以直肠投药，以治疗某些肠道疾病；或给予镇静剂等。

灌溉水污染 (pollution of irrigation water) 排入灌溉水源污物超过水体自净能力时的水质变坏。主要是由工业废水和城市污水流入灌溉水源后造成的。农田排水中夹带的农药和化肥流入地面水后也会带来污染。

灌胃法 (administration by gavage) 其他名称：消化道注入法。①毒理学术语。将受试毒物经消化道给予动物的一种染毒方法。常用于急性毒性实验。将液态或固态毒物配制成溶液或混悬液，通过导管注入动物胃内。②临床上亦泛指胃管投药、洗胃器灌注洗胃法、管饲法等。但一般均称为胃管投药。

灌洗剂 (irrigations) 用以冲洗阴道或尿道等的药物水溶液。如1:10 000高锰酸钾、0.02%呋喃西林等。

灌注泵 (infusion pump) 其他名称：肝素泵、微量持续注射泵。用于人工肾透析时肝素持续灌注以及体外肝素化时灌注肝素及鱼精蛋白的设备。还可作为肿瘤化疗时抗癌药物微量持续灌注及早产儿营养液滴注等。

灌注后综合征 (postperfusion syndrome) 年轻病人应用体外循环施行心脏手术后出现的一种并发症。多在术后2~4周发病。表现为发热、脾大、非典型性淋巴细胞增多。治疗：轻者对症处理，重者可应用皮质激素。

灌注药物治疗 (filling medicine therapy) 血管性介入治疗。主要是对病灶所在区域进行药物灌注。应用于：①恶性肿瘤的抗癌药物灌注，增加肿瘤局部药物浓度，提高疗效，减少抗癌药物全身毒性反应和对正常组织的损害。常用氟尿嘧啶、多柔比星、丝裂霉素等。②溶栓治疗，用于动脉栓塞、术后血管移植物闭塞、肺动脉栓子及静脉血栓闭塞等。常用尿激酶等。

光斑 (echogenic spot) 指声像图上大于0.5cm的不规则的片状明亮部分。见于炎症及融合的肿瘤组织等。

光剥苔 (uncoated smooth tongue) 其他名称：光剥舌。中医舌诊内容之一。原有舌苔突然剥脱的舌象。多属胃阴枯竭、胃气大伤的证候。如见舌的后半部剥苔，是病邪入里未深而胃气已伤。舌前半部剥苔，是表邪虽减，但胃肠有积滞或有痰饮。舌心剥苔是阴虚、血虚或胃气受伤。

光胆红素 (photobilirubin) 胆红素暴露于450nm附近的光源时构象改变的胆红素。胆红素在血浆中与白蛋白结合而运输，因其分子大，不易经肾小球滤过，又由于亲脂性，易被肾小管重吸收，故正常尿中胆红素量极少。此种胆红素经强烈蓝光（440~450nm波长）照射后，发生异构作用，内部氢键形成受影响而增加水溶性。光胆红素易排泄于胆汁中，因此，新生儿溶血性黄疸可用蓝光照射治疗。

光导纤维 (light guide fiber) 柔度好、可弯曲的能导光和导像的纤维。用于内镜。

光电倍增管 (photoelectromultiplier) 光电倍增装置的主要部件。由光电阴极、打拿极及光电阳极组成。闪烁体发出的光子投到光阴极上，产生光电子，经聚焦后打到次一级打拿极，每个打拿极产生多于1倍的2级电子。并立即被加速聚焦到次一级去。如此持续下去，可以由光阴极发射的电子倍增到极大数目。最后收集到阳极上，输出脉冲信号。

光电比色法 (photoelectric colorimetry) 利用光电效应，将透过有色溶液后的光强度成比例地变换为电流的强度来进行比色定量的方法。用于化学分析及生化检验等。

光电比色计 (photoelectric colorimeter) 用于化学分析和生化检验的仪器。在进行比色分析时，用光电池和电流计代替目视，测量透过有色溶液的光强度来比较试样溶液和标准溶液的颜色深浅的仪器。

光电效应 (photoelectric effect) 在光的照射下，电路中产生电流或电流变化的现象。光照射金属物体，使金属物质原子、分子内的电子吸收光子后离开该物体的现象。脱出的电子称光电子。由此原理可制成X线影像增强器，用于电视透视、电视录像、电子摄影、计算体层摄影等。

光辐射烧伤 (thermal radiation burn) 由光辐射第二脉冲所释放的能量引起的烧伤。烧伤严重程度取决于所受光冲量的大小，多发生于朝向爆心的暴露部位，可发生衣下烧伤、呼吸道烧伤、眼底视网膜烧伤等。

光复活酶 (photoreactivating enzyme) 其他名称：光裂合酶。是唯一利用光能促进活性的酶。吸收可见光能被激活后，结合到DNA分子因紫外线照射损伤而生成的胸腺嘧啶二聚体上，并切断其环丁烷环中的碳-碳键，使DNA恢复到正常相邻二胸腺嘧啶和正常双链的碱基配对结构。

光感性皮肤病 (photosensitive dermatosis) 因日光照射引起的急性或慢性皮肤病。致病与日光、光感物质和个体易感性三者有关。光感性皮肤病的机制比较复杂，有些机体本身对光线的耐受性尚正常，因日光照射过量而引起损害；另一些则由于机体对光的耐受性降低，如缺少黑色素、代谢紊乱、存在光敏剂等。由于作用机制不同，分为光毒性反应和光变态反应。防治主要在于避免日光暴晒，如存在光敏剂，则应设法去除。皮质激素对急性炎症反应有控制作用。

光感性皮炎 (photosensitive dermatitis) 皮肤沾染煤焦油、沥青等化学物质经阳光照射所引起的皮炎。主要症状为皮肤红、肿、疼痛或瘙痒、起疱、有渗出液等。在夜间工作和涂用防护膏可防此病。

光合作用 (photosynthesis) 绿色植物吸收阳光的能量，同化二氧化碳和水，制造有机物质并释放氧的过程。地球上多数生物（包括人类）都直接或间接依靠光合作用所提供的有机物质和能量而生存。

光滑舌（smooth tongue）　见萎缩性舌炎。

光化性唇炎（actinic cheilitis）　其他名称：光照性唇炎。一种唇病。光敏感者，唇部经一定强度的日光照射产生的炎性损害。多发生于农民、渔民等长期室外工作者。急性病变多见于下唇，整个唇红、水肿充血，可有水疱、糜烂、脓血痂皮等。慢性病变表现为唇黏膜增厚，形成广泛的灰白色秕糠状鳞屑，自觉干燥不适，为癌前病变。治疗应停用引起光敏感有关的药物以及食物，口服氯喹，外用消炎类软膏。

光化学烟雾（photochemical smog）　工厂、汽车等排入大气中的氮氧化物和碳氢化合物等，在空气中经阳光（紫外线）的作用，发生一系列复杂的光化学反应所形成的烟雾污染现象。其成分主要是臭氧、过氧酰基硝酸酯和醛类等多种复杂的有害物质（光化学氧化剂）。它们与大气中的粒状污染物（水蒸气、硫酸液滴、硝酸液滴、有机大分子和烟尘等）互相混合，构成稳定的气溶胶，对农作物危害很大。对人体也有危害，可引起眼睛红痛、上呼吸道刺激、呼吸困难、血压下降，严重者可昏倒。

光化学氧化剂（photochemical oxidant）　具有氧化作用的光化学反应产物。大气中的氮氧化物和碳氢化物经太阳紫外线照射及一系列光化学反应产生臭氧、过氧酰基硝酸酯、醛类、过氧化氢、氧化氢及原子氧等。在测量时这些物质能使碘从碘化钾溶液中释出，故名。该剂刺激眼睛和上呼吸道黏膜，引起眼睛红肿和喉炎等。可对症治疗。

光环境（optical environment）　通常指可见光以及不可见光（红外线、紫外线）辐射所形成的环境。包括天然光环境和人工光环境，前者光源是太阳，后者光源是人造发光器件。

光环效应（halo effect）　其他名称：成见效应、晕轮效应。在人际交往过程中，了解到对方有某种突出特点，就想当然推断对方在其他方面也有与此相似突出特点的现象。有时因见好而夸大为更好，称为光环效应。见不好而夸大为更坏，称为魔鬼效应。

光解（photolysis）　化学物质在可见光或紫外线的照射下而产生的分解反应。如碘化氢在紫外线照射下，吸收光能，分解为氢及碘。

光疗〔法〕（phototherapy）　利用阳光或人工光线（红外线、紫外线、激光等）的辐射作用防治疾病或促进机体康复的一种方法。红外线又称热射线，可分为：近红外线，穿入人体组织较深；远红外线，多被表层皮肤吸收。紫外线可分为：长波紫外线，与光敏剂配合可治疗银屑病或白癜风；中波紫外线，有抗佝偻病作用；短波紫外线，主要能引起蛋白质和核酸结构上的变化，具有很强的杀菌作用。激光分为：低能量激光，有消炎、止痛、止痒、抑制渗出、调节神经状态、恢复血管功能等作用；高能量激光，制成激光手术刀，进行手术切割、焊接和烧灼。

光密度计（densitometer）　以醋酸纤维素膜、琼脂糖凝胶等为载体对血清蛋白、血红蛋白、血清脂蛋白、同工酶、体液蛋白等电泳标本进行定量分析的生化检验仪器。能自动描绘曲线、检测、分析计算和存储。有助于对肝、肾、心血管等疾病作出诊断。在医药、化工、生物、免疫、基础医学研究方面具有实用价值。

光敏电阻（photoresistance）　其他名称：光导管。利用半导体受光照后导电性能显著变化的现象制成的电阻。它能使光信号转换为电信号。用不同材料制成的光敏电阻适用于光的不同波长范围。例如硫化镉光敏电阻适用于可见光和 X 射线，而硫化铅、锑化铟等制成的则适用于红外线。光敏电阻主要用于自动控制、红外探测等设备中。

光敏作用（photosensitization）　化学物质和电能之间相互作用而产生的一种特殊生物效应。具有光敏作用的物质吸收了 280～430nm 波长的紫外线之后，对皮肤的作用显著增强，并可能出现某些全身症状。包括两种机制：①光毒性反应，如煤焦油及某些荧光物质，吸收紫外线后可被激发而加重光线对皮肤的损害。②光变态反应，为免疫反应，某些物质经光照后可形成免疫原，如氯丙嗪等物质吸收紫外线后即可转化形成半抗原，后者能与组织蛋白结合成为完全抗原，引起变态反应。病变类似接触性皮炎。

光明（guangming, GB 37）　中医经穴名。属足少阳胆经。足少阳之络穴。位于小腿前外侧、外踝尖上 5 寸，腓骨前缘。治小腿酸痛、目痛、夜盲、下肢痿痹、偏头痛、近视、癫痫、乳房胀痛等。直刺 0.5～1 寸。艾炷灸 3～5 壮，或艾条灸 5～10min。

光气中毒（phosgene poisoning）　光气生产及有机合成时均可接触到的毒气。光气（$COCl_2$）为无色气体，有霉干草样气味。对上呼吸道和眼的刺激作用较轻，但至呼吸道深部遇水缓慢分解为盐酸和二氧化碳，而具强烈刺激性，光气中的羰基与肺组织内的蛋白质、酶等结合，导致细胞损坏，引起急性化学性肺炎和水肿。急救时应及早静脉注射 20% 乌洛托品 20ml。

光散射仪（light scattering apparatus）　测量低透过率的暗色物质微量光散射现象的仪器。由光度计、汞灯、检流计、偏光装置、恒温槽、光阑和滤光片等组成。用于蛋白质、酶、核酸以及各种高分子聚合物的分子量、形态和相互作用的定量测定及研究。

光团（echogenic area）　在声像图上大于 1cm 的实质性占位所形成的球形亮区。提示肿瘤、结石或结缔组织重叠等。

光污染（light pollution）　人类活动造成光环境变化，对人的视觉和健康产生不良影响的现象。如大气污染，造成天然光照度和能见度下降，削弱大气臭氧层对紫外线的吸收能力，影响大气对阳光的吸收、反射和散射作用等，均对人类生存环境和光环境造成危害。大功率人工光源造成的强烈眩光，气体放电光源发射的过量紫外线，以及玻璃幕墙的反射光等也是常见的光污染现象。

光线性角化病（actinic keratosis）　其他名称：光化性角化病、日光性角化病。躯体暴露于日光的部位发生的角化性损害。常见于皮肤较白的老年人。开始为局限性毛细血管扩张，后出现边缘鲜明的干燥、粗糙，从针尖至 2cm 大，上覆角化不全的鳞屑，呈黄色、棕色甚至黑色。由于表皮增殖，可呈疣状，发生癌变。治疗：浅表损害可用冷冻疗法，外搽足叶草脂或氟尿嘧啶霜剂。预防可用防晒剂。

光线性类网状细胞增多症（actinic reticuloid）　其他名称：光化性类网状细胞增多症。光敏感引起的泛发性湿疹样皮疹。多见于老年男性，对各种波长光线敏感，光照 2～4h 后出现皮损。早期在暴露部位出现红斑鳞屑性湿疹样皮疹，有剧痒和烧灼感；晚期皮炎蔓延到非暴露部位，发展为全身湿疹样皮炎，也可有淋巴瘤样皮损。病程良性缓慢。无有效治疗方法。

光修复（photo repair）其他名称：光复活。是一种 DNA 修复机制。由光修复酶，在 300～600nm 波长的光照激活后催化完成。可以使嘧啶二聚体恢复为正常的两个核苷酸。

光学显微镜技术（light microscopy technique）　应用光学显微镜观察器官、组织、细胞微细结构及其病理改变的方法，简称光镜技术。通常用的光镜可放大 1 500 倍左右，分辨率为 $0.2\mu m$。在光镜下，观察的标本有组织切片、细胞涂片、软组织铺片和硬组织磨片等。根据不同需要可用特殊光镜，如荧光显微镜、倒置显微镜和暗视野显微镜等。

光泽苔藓（lichen nitidus）　一种慢性皮炎。多发生于阴茎、大腿内侧、前臂伸侧。为粟粒大小淡红色或黄红色、平顶发亮的丘疹。簇集存在，但不融合。病程长久，可自行消退，不需治疗。

光照度（intensity of illumination，illuminance）　其他名称：照度。物体被照明的程度。物体表面上的光束密度即为该点的照度。用点光源照明时，与光线垂直的物体表面上的照度与光源的发光强度成正比，与光源到物体表面距离的平方成反比。$E = I/r^2$。E 代表照度（单位是米烛光或勒克司），I 代表发光强度（单位是烛光），r 代表光源到物体表面（受光面）的距离（单位是米）。教室桌面上的照度不应低于 50m 烛光。

胱氨酸（cystine）　其他名称：双巯丙氨酸。非蛋白质氨基酸的一种。两个半胱氨酸通过二硫键形成的二聚体。难溶于水。在体内转变为半胱氨酸后参与蛋白质合成和各种代谢过程。有促进毛发生长和防止皮肤老化等作用。医药上用于治疗肝病和放射病。

胱氨酸[代谢]病（cystinosis）　隐性遗传代谢病。由于溶酶体膜的转运障碍引起胱氨酸沉积在肾等脏器中。血、尿中胱氨酸正常。临床表现：①幼年型：呈肾性糖尿病、肾性氨基酸尿、肾性骨病，而终于肾衰竭。②成年型：症状轻，仅见胱氨酸沉积在角膜。治疗：对症处理。

胱氨酸结石（cystine calculus）　其他名称：透光性结石。发生于酸性尿中的结石。黄白色，光滑，如蜡样透明。能透过 X 线，不易显影。

胱氨酸尿（cystinuria）　隐性遗传代谢病。由于肾小管及小肠黏膜的氨基酸转运系统的缺陷而使胱氨酸等二氨基羧酸在尿中大量排泄并形成结晶沉淀。临床表现为双侧肾结石症状、高血压，甚至肾功能不全。应多饮水，碱化尿液，服青霉胺等对症治疗。

广场恐惧症（agoraphobia）　恐惧症临床类型之一。女性多见。不仅对广场，而且对人多拥挤的场所感到恐惧，害怕使用公共交通工具等。治疗：行为治疗暴露法等。

广泛性发育障碍（pervasive developmental disorder）　其他名称：全面性发育障碍。以儿童孤独症为代表，包括雷特（Rett）综合征（脑灰质发育异常所致先天性痴呆）、儿童瓦解性障碍（又名婴儿痴呆）、阿斯佩格（Asperger）综合征（某一方面智力发育过度而其他方面表现低能）等。

广泛性后壁心肌梗死（extensive posterior myocardial infarction）　心脏后下壁的心肌梗死。

广泛性焦虑障碍（generalized anxiety disorder，GAD）　其他名称：慢性焦虑。以持续的紧张不安、过分担心、忧虑为特征，伴自主神经功能兴奋和过分警觉的一种慢性焦虑障碍。病人常皱着眉头、坐立不安，皮肤苍白，手心出汗。病程迁延、难痊愈，常反复发作。临床表现：以持续的、全面的、无明确对象或固定内容的担心或害怕为特征。对现实中可能发生的某事过分担忧，这种焦虑、担心或烦躁与现实很不相称。伴有自主神经功能紊乱，如多汗、面部发红或苍白等，常见性功能障碍和睡眠障碍。心理治疗：包括认知重构、呼吸控制、放松训练、心理活动治疗等；药物治疗：新型抗抑郁药等。

广泛性焦虑症（generalized anxiety）　焦虑性神经症的一种。没有特定的焦虑对象，表情紧张，姿势僵硬，伴有震颤，有运动性不安。

广泛性前壁心肌梗死（extensive anterior myocardial infarction）　包括室间隔及前壁的心肌梗死。心电图表现为 Ⅰ、aVL、$V_1 \sim V_6$ 导联出现病理性 Q 波、ST 段抬高和 T 波倒置。Ⅱ、Ⅲ、aVF 导联有高 R 波、ST 段下移和 T 波直立。

广泛性下壁心肌梗死（extensive inferior myocardial infarction）　在 Ⅱ、Ⅲ、aVF 导联呈 QS 型的下壁心肌梗死。诊断注意与左前分支传导阻滞相鉴别。

广泛性心肌损伤（extensive myocardial damage）　广义是指因病毒性心肌炎、原发性心肌病等原因所致的大面积心肌损伤；狭义是指急性心肌梗死时，一支冠状动脉闭塞，引起附近及远隔部位冠状动脉痉挛（冠-冠反射），所致的广泛性心肌缺血。

广藿香（Herba Pogostemonis, cablin patchouli herb）　中医药名。唇形科植物广藿香的干燥地上部分。辛、微温。归脾、胃、肺经。功能芳香化浊、开胃止呕、发表解暑。治湿浊中阻、脘痞呕吐、暑湿倦怠、胸闷不舒、寒湿闭暑、腹痛吐泻、鼻渊头痛。

广谱抗生素（broad-spectrum antibiotic）　对革兰氏阳性菌、革兰氏阴性菌、支原体、衣原体、立克次体、螺旋体、阿米巴等具有广泛抑制和杀灭作用的抗生素。如广谱青霉素、新的头孢菌素、氨基糖苷类及新一代红霉素等，对很多种细菌、立克次体、衣原体、支原体、螺旋体和某些原虫都有抑制作用，因此用途很广。但在较长时间的使用过程中，由于

体内微生物群的正常平衡被打破，可能出现念珠菌等不敏感微生物的二重感染。

广生性生物（eurytopic organism）　其他名称：广适性生物。对环境条件（如温度、光、湿度、盐分、食物等）适应幅度较大（即生态价高）的生物。如广温性生物（旱莲禾、美洲接骨木、虎等）、广光性生物（蕨和昼行性动物如黄鼠、麻蜥等）、广湿性生物（如柳、阔叶慈姑、沙燕）、广盐性生物（藜科植物、红树、鲑、沙蚕）和广食性生物（乌鸦、大家鼠）等。

广视野探头（wide view field probe）　能探测较大视野范围的探头。一般为线阵探头，尺寸较长。

广州管圆线虫（Angiostrongylus cantonensis）　引起管圆线虫病的病原体。成虫纤细，雄虫长 18mm，直径 $252\mu m$，雌虫长 $21 \sim 25mm$，直径 $309 \sim 381\mu m$。成虫寄生于野鼠的肺动脉，虫卵在肺内孵出第 1 期幼虫，经气管、食管、肠而随粪便排出，在螺、蛞蝓或蜗牛等中间宿主体内蜕皮 2 次成第 3 期幼虫，具感染性，被鼠或人吞入，移行至脑、肺动脉。人体内可能还在脑、脑膜、脊髓、眼等处移行。可导致组织损害，死虫可引起肉芽肿炎症反应。

广州管圆线虫病（angiostrongyliasis cantonensis）　由广州管圆线虫引起。因生食中间宿主（螺、蜗牛等）、转存宿主（鱼、两栖类等），偶因生食带有第 3 期幼虫的蔬菜或皮肤接触而感染。主要表现有低热、头痛及脑膜脑炎症状，有的出现精神失常、感觉异常及眼部症状。血嗜酸性粒细胞增多。确诊应根据脑脊液或眼前房内发现虫体。治疗：早期用噻苯唑；腰穿放液可控制头痛；成虫寄生于眼前房者需手术取出虫体。本病重在预防。

归经（channel tropism）　中医术语。将药物的作用与各脏腑经络的关系结合起来，说明某药物对某些脏腑经络的病变所起的治疗作用。例如桔梗、款冬花能治疗咳嗽气喘的肺经病，归入肺经；羚羊角、天麻、全蝎能治疗手足抽搐的肝经病，归入肝经。一种药物可归入两经或数经。例如杏仁入肺、大肠，能治疗肺经的咳嗽、大肠的大便燥结。泽泻入脾、胃、肾、膀胱，常用于四经有水湿的病证。

归来（guilai, ST 29）　中医经穴名。属足阳明胃经。位于腹部，脐下 4 寸，旁开 2 寸处。治腹痛、疝气、月经不调、闭经、带下、子宫脱垂、遗精、阳痿。直刺 1～1.5 寸，艾炷灸 3～7 壮，或艾条灸 5～15min。

归脾汤（guipi tang, guipi decoction）　中医方剂。《济生方》方。组成：白术、茯神、黄芪、龙眼肉、酸枣仁、人参、木香、炙甘草、当归、远志、生姜、大枣。功能健脾养心、益气补血。治思虑过度、劳伤心脾，症见心悸怔忡、健忘失眠、多梦易惊、体倦食少、面色萎黄、舌淡苔白、脉细弱者，以及妇女月经超前、量多色淡，或淋漓不止者。

归脾丸（guipi wan）　其他名称：人参归脾丸。中医成药名。组成：党参、白术、茯苓、黄芪、当归、龙眼肉、酸枣仁、远志、甘草、木香。用于心脾气血两虚所引起的气短心悸、失眠多梦、头昏头晕、肢倦乏力、食欲不振、崩漏便血。用法：口服。注意：服药期间忌过劳及思虑过度；有痰湿、瘀血、外邪者不宜用。

归因（attribution）　个体根据相关信息、自身经验、观念等对行为原因进行推断判断的过程。探讨人们行为的原因，分析其因果关系的理论和方法称为归因理论。

龟版（Plastrum Testudinis）　见龟甲。

龟背（kyphosis）　中医病名。脊骨弯曲突起，形如龟背。儿生下客风入脊，逐于髓，即成龟背，或由胎禀不足、调养失宜、脾肾两虚、脊骨柔弱所致。症见脊柱弯曲畸形、高突隆起，步行伛偻，形体羸瘦。见于佝偻病、脊柱结核。需查出病因，针对病因进行治疗。一般以调补脾肾为主，用补天大造丸。

龟甲（Carapax et Plastrum Testudinis, tortoise carapace and plastron）　其他名称：龟版、龟壳、玄武版、败龟版。中医药名。龟科动物乌龟的背甲及腹甲。咸、甘、微寒。归肝、肾、心经。功能滋阴潜阳、益肾强骨、养血补心。治阴虚潮

热、骨蒸盗汗、头晕目眩、虚风内动、筋骨痿软、心虚健忘。

龟龄集（guilingji capsules, guilingji）中医成药名。主要成分：人参、鹿茸、海马、枸杞子、丁香、穿山甲（代用品）、雀脑、牛膝、锁阳、熟地黄、补骨脂、菟丝子、杜仲、石燕、肉苁蓉、甘草、天冬、淫羊藿、大青盐、砂仁等。口服。功能强身补脑、固肾补气、增进食欲。治肾亏阳弱、记忆减退、夜梦精遗、腰酸腿软、气虚咳嗽、五更溏泻、食欲不振。

规律性室性心动过速（regular ventricular tachycardia）其他名称：典型性室性心动过速。心动周期较规则，发作时QRS波形变化小或不变的一类心动过速。包括阵发性和并行心律型、室性心动过速、加速的室性逸搏心律。

规则倾向型房颤（regularity tendentious atrial fibrillation）心电图 R-R 间期≤0.03s或彼此相等的一类房颤。多见于室率加速（140～190 次/min）的房颤。

规则散光（regular astigmatism）角膜表面互成垂直的两条子午线曲率半径不一致所造成的散光。自觉头痛、眼酸痛、视物疲劳，须配戴圆柱透镜矫正。

硅（silicon, Si）一种非金属四价元素。人体必需的微量元素之一。所有植物性食物中皆含硅，为骨、软骨、结缔组织的重要成分，黏多糖、硫酸软骨素皆含硅。硅缺乏时对骨质钙化生骨折愈合有影响。其氧化物为二氧化硅，长期吸入二氧化硅粉可导致硅（矽）肺。人体需要量尚无标准。

硅尘（silicious dust）其他名称：矽尘。含二氧化硅（SiO_2）的矿物粉尘。分为两种：一种含游离状态二氧化硅，如石英、花岗石；另一种含结合性二氧化硅，如石棉、滑石。长期吸入可发生硅沉着病或硅酸盐病。

硅沉着病（silicosis）其他名称：硅肺病。旧称矽肺。尘肺病的一类。长期吸入大量游离二氧化硅粉尘而引起，以肺部广泛的结节性纤维化为主要症状。分为慢性硅肺、急性硅肺和介于两者之间的加速性硅肺。临床表现形式与接触粉尘浓度、硅含量与接触粉尘年限有显著关系，以慢性硅肺为最常见。早期无症状或症状不明显，随着病情的进展出现多种症状。

硅肺结核病（silicotuberculosis）曾称矽肺结核病。硅沉着病并发肺结核病。并发率随硅沉着病期的进展而增加，临床除合并结核病的症状和体征外，红细胞沉降率可加速，痰中可找到结核分枝杆菌。治疗：休息，抗结核药物。

硅胶囊假体隆乳术（augmentation mammoplasty with silicone bag prosthesis）假体隆乳术的一种。分型：单囊型、多囊型、双层囊膜型、光面型、毛面型、盐水充注型等。手术方法：在较隐蔽的腋下、胸大肌外缘、乳晕、乳房下皱襞等处切口，将乳房假体置于胸大肌后间隙内。

硅结节（silicotic nodule）曾称矽结节。①病理学术语。二氧化硅粉尘引起肺内出现圆形、边界清楚、灰黑色、致密的结节。显微镜下，早期硅结节由吞噬硅尘微粒的巨噬细胞构成。继之，结节发生纤维化和玻璃样变，胶原纤维呈同心环或旋涡状排列。②X线诊断术语。肺内可见密度较高、边界清楚的结节状阴影，结节大小为 1～5mm。结节阴影的大小、密度和发展速度与接触粉尘浓度、二氧化硅含量以及接触时间和劳动条件等有关。是诊断硅沉着病的重要依据。

硅酸镁（magnesium silicate）抗酸药。组成不定的含水硅酸镁。白色粉末，无臭无味。不溶于水及醇。有制酸作用，用于胃酸过多、胃十二指肠溃疡。

硅酸盐（silicate）金属（主要是铝、铁、钙、镁、钾、钠等）氧化物和二氧化硅结合而成的化合物的总称。如石棉、滑石等。长期吸入石棉尘和滑石尘可分别引起石棉肺和滑石肺。

硅酸盐尘肺（silicatosis, silicate pneumoconiosis）长期吸入结合状态的二氧化硅粉尘所引起的尘肺。常见的如石棉肺、滑石肺、云母肺和水泥肺等。一般硅酸盐尘肺进展较硅沉着病缓慢，但自觉症状和临床体征较明显，表现有咳嗽、咳痰、气急和胸痛等，易合并气管炎、肺内感染和胸膜炎等。肺的病理改变主要为弥漫性间质纤维化，胸部 X 线改变以网织阴影为主。石棉肺和滑石肺还可引起胸膜与心包膜肥厚及粘连。

硅炭银片（Tabellae Agysicali）曾称矽炭银片。止泻药。组成：药用炭、氯化银，以及适量赋形剂等。具有吸附和收敛作用。用于急、慢性肠炎，腹泻，痢疾及胃肠内异常发酵等。

硅藻土（kieselguhr）主要由硅藻的细胞壁沉积而成的多孔性硅质岩石。化学组成为无定形二氧化硅及少量金属氧化物。除硅藻外尚含有海绵棘等。硬度较高，用作过滤剂、绝缘剂，又可用作滤棒等滤器的原材料。

鬼臼毒素（podophyllotoxin）其他名称：足叶毒素、鬼臼酸内酯、尤脱欣。细胞毒性药物。用于病毒性感染如生殖器、肛门尖锐湿疣等。制剂：酊剂，外用。不良反应：局部可出现轻度红斑、水肿、糜烂、疼痛。大面积、过量涂抹或长期涂抹时可发生严重毒性反应。注意：过敏者和孕妇禁用。勿接触眼、黏膜。

贵要静脉（basilic vein）上肢的浅静脉之一。起自手背静脉网的尺侧，沿手背和前臂背侧的尺侧上行，至前臂中份转向前臂前面内侧上升，在肘窝内上方接受肘正中静脉，沿肱二头肌内侧沟下半上行，穿深筋膜，注入肱静脉或续于腋静脉。因走行浅表，显而易见，常选作静脉穿刺。

桂附地黄胶囊（guifu dihuang jiaonang）其他名称：肾气丸、桂附地黄丸。中医成药名。扶正剂（温阳剂）。另有制剂：丸。组成：桂枝、炮附子、干地黄、山茱萸、牡丹皮、山药、茯苓、泽泻。功能温补肾阳。治肾阳不足、腰膝酸软、肢体浮肿、小便不利、痰饮咳喘、消渴。近代也用于慢性肾炎、糖尿病，以及慢性神经衰弱等属肾阳不足者。孕妇慎服。阴虚有火，阳亢者忌服。

桂附理中丸（guifu lizhong wan）中医成药名。温里剂（温中散寒剂）。组成：肉桂、附片、党参、白术（炒）、炮姜、炙甘草。功能温中健脾。治肾阳衰弱、脾胃虚寒、脘腹冷痛、呕吐泄泻、四肢厥冷。用姜汤或温开水送服。孕妇慎用。

桂利嗪（cinnarizine）其他名称：脑嗌嗪、桂益嗪。哌嗪类钙通道拮抗剂。脑血管病用药。用于脑血栓形成、脑栓塞、脑动脉硬化、脑出血恢复期、脑外伤后遗症、内耳眩晕症、末梢循环不良等。制剂：片剂、胶囊剂；注射剂。偶见嗜睡、皮疹、胃肠道反应。静注血压短暂下降。颅内出血未止、脑梗死急性期禁用。孕妇慎用。

桂林西瓜霜［喷雾剂］（guilin xigua shuang）清热解毒剂。另有制剂：润喉片。组成：西瓜霜、硼砂、黄柏、黄连、山豆根、射干、浙贝母、青黛、冰片、无患子果、大黄、黄芩、甘草、薄荷脑。用于咽喉肿痛、口舌生疮、牙龈肿痛或出血、乳蛾口疮、小儿鹅口疮，以及轻度烫伤、火伤与创伤出血、急性咽喉炎、慢性咽喉炎、扁桃体炎、口腔炎、口腔溃疡见上述证候者。

桂苓甘露饮（gui ling ganlu yin）其他名称：桂苓甘露散、桂苓白术散。中医方剂。利水渗湿剂。有两方：①出自《黄帝素问宣明论方》。组成：茯苓、炙甘草、白术、泽泻、肉桂、石膏、寒水石、滑石、猪苓。清暑泄热，化气利湿。用于中暑受湿，头痛发热，烦渴引饮，小便不利，霍乱吐泻。散剂，水煎服；②出自《儒门事亲》。组成：上方减猪苓，加人参、藿香、葛根、木香。功能健脾、利湿、清热。治伏暑烦渴，渴欲饮水，水入即吐，水泻不止，疟疾。散剂，水煎服。

桂龙咳喘宁胶囊（guilong kechuanning jiaonang）中医成药名。化痰止咳平喘剂（平喘剂）。组成：桂枝、龙骨、白芍、生姜、大枣、甘草、牡蛎、黄连、法半夏、瓜蒌皮、苦杏仁。用于外感风寒、痰湿阻肺引起的咳嗽、气喘、痰涎壅盛等症；急、慢性支气管炎见上述证候者。服药期间忌烟、酒、猪肉及生冷食物。

桂皮（bark of Chines cassia tree, Cortex Cinnamomi）中医药名。温里药。樟科植物天竺桂、阴香、细叶香桂、川桂的树皮。辛，温。归心、肝、脾、肾经。功能温脾暖胃、祛风散寒。治腹冷胸满、呕吐噎膈、风湿痹痛、跌打损伤、血痢肠风。阴虚有火者忌服。

桂皮油（cinnamon oil）　从樟科植物肉桂枝叶中提取出的挥发油。含桂皮醛85%以上，另含少量苯甲醛及其他酚性成分。用作芳香健胃药及驱风药。

桂枝（Ramulus Cinnamomi, cassia twig）　中医药名。樟科植物肉桂的嫩枝。辛、甘、温。归心、肺、膀胱经。功能发汗解肌、温经通阳、平冲降逆。治：①体弱表虚，感受风寒。②胸阳不振的胸痹证。③心脾阳虚的痰饮。④风寒湿痹证。⑤寒凝瘀滞的痛经、闭经、月经不调等。

桂枝茯苓胶囊（guizhi fuling jiaonang）　中医成药名。活血化瘀剂。另有制剂：丸。组成：桂枝、茯苓、牡丹皮、赤芍、桃仁等。用于妇女宿有癥块或血瘀经闭、行经腹痛、产后恶露不尽。孕妇慎用。

桂枝茯苓丸（guizhi fuling wan, pill of Ramulus Cinnamomi and Poria）　中医方剂。《金匮要略》方。组成：桂枝、茯苓、牡丹皮、炒桃仁、芍药。功能活血化瘀、缓消癥块。治妇人少腹宿有癥块，按之痛，腹挛急，脉涩；以及妇人血瘀经闭，或经行腹痛，或难产，或胞衣不下，或产后恶露不尽而有腹痛，属血瘀少腹者。

桂枝汤（guizhi tang, guizhi decoction）　其他名称：阳旦汤。中医方剂。《伤寒论》方。组成：桂枝、芍药、炙甘草、生姜、大枣。功能解肌发表、调和营卫。治外感风寒表虚证。症见太阳中风、发热头痛、汗出恶风、鼻鸣干呕、苔薄白、脉浮缓者。

滚法（rolling manipulation）　中医推拿手法名。用手背的小指侧部分压按在一定的体表部位上，以腕关节作前、后、左、右连续不断的滚动，以带动小指侧部分的滚动。有散瘀消肿、舒筋活络的作用。

滚痰丸（guntan wan, pill for expelling phlegm）　见礞石滚痰丸。

滚轴式切皮刀（rolling dermatome）　皮肤移植常用的手术器械。该刀优点是构造简单、轻便，操作容易，可取下各种厚度的大张皮片；缺点是皮片中央偏厚，边缘薄，不整齐。取皮时，安装好刀片，调好厚度，用消毒石蜡油润滑刀片、滚轴。供皮区皮肤也涂以消毒石蜡油。助手用手或木板压平并牵拉取皮刀前侧的皮肤。术者右手持刀使刀刃微微倾斜，轻轻下压，然后做往返拉锯动作，皮片即切取。

锅包衣［法］（pan coating）　对丸、片等固体制剂进行包衣的常用方法。包衣机包括包衣锅，动力、加热及鼓风等设备。

腘（popliteal fossa）　俗称腿凹、膝弯。中医名词。人体部位名。指膝部后方屈膝的凹处。

腘动脉（popliteal artery）　在腘窝内的股动脉主要分支。股动脉穿收肌腱裂孔向下外至腘窝的动脉。多在腘肌下缘上方约1.4cm处分为胫前动脉和胫后动脉两终支。其分支主要参与构成膝关节动脉网。

腘动脉挤压综合征（popliteal arteria pressing syndrome）　腘窝的肌肉与血管关系异常，腿部肌肉收缩压迫腘动脉而引起间歇性跛行的一组病征。多见于青年男性。除间歇性跛行外，患肢苍白或发紫，屈膝而坐有感觉异常，足背动脉搏动减弱或消失。治疗：手术。

腘角征（popliteal angle sign）　判断胎龄的神经系体征。婴儿仰卧位，骨盆紧贴检查台，检查者以左手拇指托及中指扶住其膝部，使其大腿举起成膝胸位，然后检查者以右手示指抵住其踝关节后方，使其大腿伸直，测量腘窝成角的角度。成熟新生儿常在90°左右或小于90°，而未成熟儿腘角增大，甚至可达180°。

腘窝（popliteal fossa）　膝关节后方呈菱形的间隙。上内侧界为半腱肌和半膜肌，上外侧界为股二头肌，下内侧界为腓肠肌内侧头，下外侧界为腓肠肌外侧头和跖肌，腘窝的底自上而下为股骨腘面、膝关节后壁、腘斜韧带和腘肌，顶为腘筋膜。腘窝内有腘动脉、腘静脉、胫神经和腓总神经通过，还有腘淋巴结和大量脂肪填充。

腘窝囊肿（popliteal cyst）　膝关节后方含胶冻状液体的囊性肿物。囊肿多紧靠腘窝皱褶下内方，腓肠肌内侧头深层。一般无症状，伸膝时明显，屈膝时消失。治疗：手术切除。

果胶（pectin）　天然有机物。供药用的果胶是从枸橼属植物的内层果皮或苹果果肉中提取的多糖类化合物。主要成分是多聚-D-半乳糖醛酸甲基胶，对真菌和细菌都有一定抑制作用。内服后不被消化，可治疗腹泻、痢疾等。有乳化性能，可用作软膏、乳剂、混悬剂的辅料。

果糖（fructose）　单糖的一种。是含酮基的己糖（六碳糖），与葡萄糖一起构成蔗糖分子。存在于蜂蜜和许多甜味果实中。作用同葡萄糖，更易被吸收利用。可供糖尿病病人食用。

果糖不耐受［症］（fructose intolerant disease）　果糖1-磷酸醛缩酶或果糖1,6-二磷酸酶缺陷引起的疾病。一种遗传性糖代谢紊乱，常染色体隐性遗传。进食果糖后血中果糖水平升高而葡萄糖水平降低，因而出现低血糖、黄疸和蛋白尿的疾病。病因为隐性遗传的缺乏果糖-磷酸-醛缩酶。根据果糖负荷试验阳性确诊。防治为不吃含果糖的食物。

果糖-1,6-二磷酸（fructose-1,6-diphosphate, FDP）　糖酵解过程中的中间代谢物。进一步分解为两个磷酸丙糖，即3磷酸甘油醛和磷酸二羟丙酮。

果糖-1,6-二磷酸酶（fructose-1,6-bisphosphatase）　其他名称：1,6-二磷酸果糖酶。催化1,6-二磷酸果糖C-1上磷酸酯键水解形成6-磷酸果糖反应的酶。该酶是糖异生途径的关键酶，参与糖异生作用。

果糖-1,6-二磷酸酶缺乏综合征（fructose-1,6-diphosphatase deficiency syndrome）　糖原异生障碍，以低血糖和酸中毒为突出表现的综合征。婴儿期发病，表现为肝大、低血糖及酸中毒，随之发生过度换气、昏迷、惊厥、心脏停搏和呼吸暂停，以及肥胖、精神运动发育障碍。治疗：饮食控制，禁忌食含果糖食品。

果糖-1,6-二磷酸酯酶缺乏症（fructose-1,6-diphosphatase deficiency）　先天性肝内果糖-1,6-二磷酸酯酶缺乏所致的疾病。常染色体隐性遗传果糖代谢障碍性疾病。表现为出生后起病，出现低葡萄糖血症、乳酸酸中毒、高尿酸血症、高甘油三酯血症及肝大。肝活检组织检查证实其肝内果糖-1,6-二磷酸酯酶缺乏可以确诊。治疗：对症处理；进不含果糖饮食；少量多餐。

果糖尿（fructosuria）　尿中出现果糖。临床所见为特发性（或称良性）果糖尿，系隐性遗传缺乏果糖激酶所致。血中果糖浓度升高，尿中出现果糖，并不引起临床症状。需与严重肝病时的症状性果糖尿相区别。后者系由于肝病影响肝内果糖激酶形成所致。

果蝇（fruit fly）　实蝇科的一个属的小蝇。是基因研究的重要模式生物之一，具有4对染色体，每个染色体上的精细基因定位图已制成。

果蝇伴性隐性致死试验（sex-linked recessive lethal test of fruit fly）　检测果蝇X染色体致死突变的试验。基本原理是：雄蝇受化学物作用其X染色体发生隐性致死突变，与雌蝇交配后所生F1代雌蝇的性染色体为杂合性而该基因不能表达。F1代雄蝇与F1代雌蝇交配所生F2代雄蝇的性染色体系半合性，隐性致死基因得以表达而致死。故可查F2代雄蝇数目来判定化学物是否有致突变性。本试验为检测生殖细胞突变的整体试验，意义很大，方法简便易行，是遗传毒理学中常用的测试方法之一。

过度代偿（excessive compensation）　房性期前收缩时，因房性期前收缩兴奋的侵入，窦房结受到抑制，而出现窦性静止或窦性心动过缓和不齐。

过度灌注综合征（luxury perfusion syndrome）　某些颅脑外伤或颅内疾患的病人，出现与脑组织耗氧量减少不一致的血流量增多的状态。本征为病理生理学的特征性改变，本身不具特定临床表现，它对如何正确使用血管扩张剂、减少脑内窃血现象具有重要的意义。

过度换气后T波改变（post-hyperventilation T wave change）　正常人过度换气后在心前区导联出现的T波低平甚至倒置，在过度换气后20s最明显。

过度换气综合征（hyperventilation syndrome）　自主神经功能

失调的一种疾病。过度换气可引起眩晕、手足和面部发麻、手足抽搐和精神模糊，偶可意识丧失。过度换气可见于焦虑症，亦可成为一种慢性习惯。诊断有困难时可作血 PCO_2 分析。治疗：急性发作时可鼓励病人用纸袋套住口鼻呼吸，增加 CO_2 吸入。对病人进行正常呼吸训练。

过度活动综合征（hypermotility syndrome）　以关节病变合并关节松弛、过度活动为特点的一组症候群。原发性的属遗传病，继发性的可见于某些先天性疾病及关节炎。以膝关节、手足端指关节好发，出现关节渗液、过度活动、骨性肿胀，甚至脱位。X 线早期正常，晚期示退行性变。对症治疗。

过渡区（transition zone）　左右心室之间的区域。即 V_3 导联所朝向的两侧心室毗邻部分。反映的波形为 RS 型，又称为过渡区波型。

过渡性 T 波（transitional T wave）　正常的过渡性 ST 段与 T 波可呈现的 ST-T 交界处角度变锐。并非一定是异常。例如：T_I 直立，T_{III} 倒置，II 导可呈过渡性 T 波，右胸与左胸的胸前导联 T 波反向时，V_4 导联可出现过渡性 T 波。

过高热（ultrahyperpyrexia）　其他名称：超高热。超过 40℃ 的体温异常增高。病情危重的临床表现，对人体各器官，特别是脑组织造成严重损伤，引起脑细胞变性和广泛出血，使病人出现意识障碍，数小时内死亡。必须立即采取降温和其他抢救措施。多见于：中暑、日射病、严重脑挫伤、脑出血、脑炎、输血（液）反应、重症感染、麻醉药所致的恶性高热等。

过缓的室性逸搏心律（slow ventricular escape rhythm）　其他名称：室性心动过缓。频率低于 25 次/min 的室性逸搏心律。

过继免疫（adoptive immunity）　一种被动免疫策略。即采集已被免疫个体的致敏淋巴细胞，将其输入另一个体而使之被动获得相应的特异性细胞免疫功能。

过量氯消毒（super-chlorination）　一种应急性氯化消毒法。适用于以下特定情况：发生井水传染病、洪水淹没水井或水井落入异物、水质有被污染的迹象和感官性状恶化、新井使用前、旧井维修后、野外作业和战时紧急用水等。加氯量常为需氯量的 10 倍以上，或一直嗅到很浓的氯气味为止。其余氯量可达 $1\sim5mg/L$。消毒过的水在饮用前可用亚硫酸钠、硫代硫酸钠或活性炭脱氯。

过滤除尘法（dedusting by filtration）　其他名称：空气过滤法。通过过滤器而净化空气的方法，过滤材料有：棉花、活性炭、有孔泡沫塑料、维尼纶纤维或超细石棉纤维纸等。经中孔泡沫塑料构成的粗效过滤器可除去直径为 $10\mu m$ 左右的尘埃；再经中孔泡沫塑料、无纺布构成的中效过滤器可除去直径为 $1\sim10\mu m$ 的尘埃；再经超细玻璃棉等构成的高效过滤器可除去直径小于 $1\mu m$ 的尘埃（细菌的大小约为 $0.5\sim1.0\mu m$）。从而达到无菌无尘的要求。

过敏反应（anaphylaxis）　其他名称：I 型超敏反应、速发型超敏反应。已免疫（致敏）机体再次接受同样的变应原刺激所发的迅速、强烈的反应。机体受到某些抗原物质刺激后即处于过敏状态，当再次接触相同抗原物质后，机体即出现过高或过强的免疫反应。反应是由于抗原与细胞表面上的抗体（主要是 IgE）结合，激活细胞内的脂酶系统，使细胞内颗粒穿出细胞膜而释放出一系列的介质，如组胺或其他血管性物质而引起，导致靶组织和靶器官病变，甚至休克死亡。

过敏性鼻炎（allergic rhinitis, anaphylactic rhinitis）　见变应性鼻炎。

过敏性喉水肿（hypersensitive laryngeal edema）　发生在喉部的血管神经性水肿。各部位血管神经性水肿中最严重的一种。多见于儿童。属于呼吸道速发型变态反应之一。可由药物、食物、吸入物、昆虫螫咬诱发。表现为急骤发病、来势迅猛、有咽喉部痒感，继之憋闷、吸气性呼吸困难、烦躁不安、心率加快、三凹征阳性，最终可导致意识障碍、休克、呼吸心跳停止。治疗：未达窒息程度者，首选异丙肾上腺素或肾上腺素液喷洒喉部，继之注射肾上腺素及肾上腺皮质激

素等。窒息者紧急气管插管或气管切开，进行人工呼吸。

过敏性急死（sudden death due to anaphylaxis）　具有过敏体质的病人在接触致敏原以后发生的急性死亡。如对食物或药物过敏，死亡常发生于进食或用药以后，因而易被怀疑为中毒。用药或疫苗接种后发生过敏性休克死亡者，常引起医疗纠纷并涉及责任事故。

过敏性疾病（anaphylactia）　由接触致敏物质引起变态反应或过敏反应的疾病。致敏物质有食物、药物（如青霉素等）、植物（如花粉等）与各种致病生物（如细菌、寄生虫、病毒等）。症状视过敏反应所在的主要组织或器官及其病理变化而定。常见者有支气管哮喘、过敏性鼻炎、花粉症、荨麻疹、血管神经性水肿、药物反应等。严重者可发生休克，甚至死亡。防治应注意避免接触致敏物质，采用抗过敏药物（如异丙嗪及苯海拉明等）及各种对症治疗，休克时应及时抢救。

过敏性结节病（allergic granuloma）　结节性多动脉炎的一个变种。多发生在 $40\sim50$ 岁的男性。发热、血液嗜酸性粒细胞增高，侵犯多个器官，常迅速致死。病人常有哮喘或其他过敏体质病史。组织学上呈现坏死性血管炎、嗜酸细胞浸润和血管外肉芽肿。治疗：首选肾上腺皮质激素，效果不佳时可加细胞毒药物。

过敏性慢反应物质（slow reaction substance of anaphylaxis, SRS-A）　是嗜碱性粒细胞和肥大细胞释放的，它可使毛细血管通透性增强，并使平滑肌收缩，特别是对支气管，促进其分泌黏液、黏膜水肿，平滑肌收缩而引起哮喘。还可引起荨麻疹等过敏反应的症状。现认为该物质是由白三烯 C_4（LTC_4）、白三烯 D_4（LTD_4）和白三烯 E_4（LTE_4）组成。

过敏性献血者（allergic donor）　有药物过敏史或对某些物质过敏，经常发生原因不明的荨麻疹、支气管哮喘、皮炎等的献血者。因其血中可能含有某些变态反应原，因此不宜献血。

过敏性休克（anaphylactic shock, allergic shock）　机体对某些药物或生物制品发生过敏反应所致。致敏原和抗体作用于致敏细胞，释放出 5-羟色胺、组胺、缓激肽等引起周围血管扩张，毛细血管床扩大，血浆渗出，血容量相对不足，再加有喉头水肿、支气管痉挛所致的呼吸困难，使胸内压增高，回心血量减少，心输出量降低引起休克。治疗：去除过敏原；皮下注射肾上腺素；抗过敏。

过敏性血管炎（hypersensitivity vasculitis）　一组以皮肤小血管炎症为特征的异质性疾病。包括过敏性紫癜（allergic purpura, Henoch-Schönlein purpura, HSP）、低补体血症性荨麻疹性血管炎（HUVS）等。病因未明，一般出现在某种感染或使用某些药物或某种异种蛋白（疫苗）之后。临床表现多样。去除过敏原，加强支持治疗，糖皮质激素或免疫抑制剂治疗。

过敏性紫癜（Henoch-Schönlein purpura, allergic purpura）　其他名称：变应性紫癜、亨诺-许兰（Henoch-Schönlein）紫癜、自限性急性出血症。由于病原体感染、某些药物作用、过敏等原因，体内形成 IgA 或 IgG 类循环免疫复合物，沉积于真皮上层毛细血管而引起血管炎。临床表现为血液溢出于皮肤、黏膜之下，出现瘀点、瘀斑，伴关节肿痛、腹痛、便血、血尿和蛋白尿。病因和发病机制可能与血管的自体免疫损伤有关。多见于儿童和青少年。血小板量及质正常。根据：①四肢出现对称分布、分批出现的紫癜，以下肢为主；②伴腹部绞痛、便血、关节酸痛、血尿和水肿；③血小板计数、凝血功能、骨髓检查正常。可诊断。

过敏性紫癜性肾炎（nephritis of allergic purpura, Henoch-Schönlein purpura nephritis）　免疫复合性肾炎。在皮肤紫癜的基础上，因肾小球毛细血管袢炎症反应而出现血尿、蛋白尿及管型尿，偶见水肿、高血压及肾衰竭等表现。肾外表现有典型的皮肤黏膜紫癜。分为 4 型：①急进型肾炎；②迁延型肾炎；③肾病综合征；④慢性肾小球肾炎。治疗：处理病因，预防肾功能减退，给予糖皮质激素、免疫抑制剂、抗凝

疗法及对症处理。

过期产儿（postterm infant）　胎龄超过 42 周出生的新生儿。有两种类型：第一种胎盘功能尚正常，而妊娠期延长，小儿体格继续发育，故出生时体格较大；第二种由于妊娠期延长，胎盘有退行性变，胎儿呈慢性缺氧和消耗症状，体重常较足月儿轻。

过期流产（missed abortion）　见稽留流产。

过期妊娠（prolonged pregnancy）　妊娠达到或超过 42 周的情况。常有羊水减少、胎盘纤维梗死或钙化，最终导致胎盘功能低下，影响胎儿氧气供给及营养，易发生胎儿窘迫甚至死亡。胎儿呈"小老人"状，亦可较大，颅骨较硬，囟门小，临产胎头不易变形，常致难产及产后出血。应防止妊娠过期。

过热（hyperthermia）　其他名称：体温过高。外界温度过高（外源性过热）或机体本身发生强热的病理性产热（内源性过热），而散热机制已达极限，不能排出过剩的热，所引起的体温明显升高。如高温环境中的热射病，或长时间日照引起的日射病，常指外源性过热而言。

过失误差（gross error）　其他名称：粗差。由观察者的错误造成的误差。如点错小数点、抄错数字、弄错度量衡单位、计算错误或错用分析方法等。此类误差是不能允许的，必须认真验算，反复核对，坚决消除。

过氧苯甲酰（benzoyl peroxide）　其他名称：过氧化苯酰。强氧化剂。用于皮脂腺分泌过多引起的痤疮及皮肤溃疡，夏季可用于防治疖肿、痱子等。制剂：软膏剂。过敏者禁用。孕妇、哺乳期妇女及儿童慎用。

过氧化氢（hydrogen peroxide）　强氧化剂。无臭味澄明液体。不稳定，可分解放出氧，能使人体分泌物、脓汁及血等迅速分解，有消毒、除臭的功效。供药用的为 2.5%～3% 的水溶液，俗称双氧水，用于清洗创伤、溃疡脓窦和烧伤等。1% 溶液用作含漱剂。

过氧化氢酶（catalase）　催化两分子过氧化氢相互反应生成水和氧的酶。催化效率极高，是体内清除过氧化氢的主要酶类，主要分布在过氧化氢小体内，辅基为铁卟啉。

过氧化氢脲甘油（Glycerinum Urea et Hydrogenii Peroxidi）强氧化剂。由过氧化氢与尿素制得。组成：过氧化氢脲的无色澄明、黏稠的甘油溶液。与皮肤或黏膜接触后，逐渐释放出新生态氧，具有杀菌作用。主治慢性咽炎，也可用于脚癣等。

过氧化物酶（peroxidase）　催化过氧化氢直接氧化酚类或胺类等物质，从而利用或消除过氧化氢的酶。此酶主要存在于白细胞、红细胞及乳汁中的过氧化小体内，辅基为铁卟啉。

过氧化物酶染色（peroxidase stain）　白细胞的组织化学染色法。用于急性白血病类型的鉴别诊断。其原理为利用粒细胞及单核细胞质内的氧化酶将过氧化氢中的氧释放出来，使联苯胺氧化并与硝普钠结合成蓝色或棕色颗粒。急性粒细胞白血病者呈强阳性（原始细胞可为阴性），急性单核细胞白血病呈弱阳性，急性淋巴细胞白血病为阴性。

过氧化物酶体（peroxisome）　20 世纪 50 年代初发现的一种细胞器，外包单位膜，内含均质细小颗粒构成的基质，中央电子密度较大的核心称晶状体。许多动植物细胞都有这种特殊细胞器。后来发现其中都含有过氧化物酶，使 H_2O_2 还原为 H_2O，故称此细胞器为过氧化物酶体。除红细胞外，哺乳动物的各类细胞几乎都含有过氧化物酶体。该细胞器富含酶类，其中过氧化氢酶占 40%，它们利用 H_2O_2 氧化多种底物如苯、甲酸、甲醛和乙醇等，使细胞有毒物质分解，对肝、肾尤为重要。此外，该细胞器尚有不同的代谢功能。

过氧乙酰硝酸酯（Acetylperoxid Nitric Acid Ester）　光化学氧化剂的成分之一。氮氧化物和烃在紫外线照射下发生光化学反应所产生的二次污染物。对人眼结膜和上呼吸道黏膜有强烈刺激作用，对农作物和植物亦有害。

过再生性增生（over-regenerative hyperplasia）　体内某些常发生慢性反复性组织损伤的部位，由于组织的反复再生修复而逐渐出现的过度增生。例如慢性胃炎时的上皮样增生等。此型增生常伴有细胞的异型性并往往可进一步发展转化为肿瘤细胞，例如慢性肝炎可发展为肝细胞癌等。

过早搏动（premature beat，extrasystole）　简称早搏。见期前收缩。

过早复极综合征（early repolarization syndrome，ERS）见早期复极综合征。

G

H

哈伯综合征（Haber syndrome）　其他名称：家族性酒渣鼻样疹伴表皮内表皮瘤综合征。一种遗传性皮肤病。青春期前病人面部潮红，额、颊、鼻、颏皮肤表面具有红斑和毛细血管扩张，丘疹样小结。以后在躯干和四肢可出现少数红色稍隆起疣状角化损害。

哈尔班征（Halban sign）　部分妇女妊娠期间面部和躯干等处汗毛增生的征象。可能与肾上腺皮质及垂体功能亢进有关。

哈格隆德综合征（Haglund syndrome）　跟腱附着的跟骨中心骨折所致的一组临床综合征。见于年轻人。临床表现为跟骨疼痛、跛行、步行困难，无骨擦音。X线诊断。治疗：外固定。

哈格曼因子缺乏（Hageman factor deficiency）　见因子Ⅻ缺乏症。

哈里森沟（Harrison groove）　见肋膈沟。

哈-切综合征（Hajdu-Cheney syndrome）　以全身性骨质疏松、颅缝闭合延迟为特征的一种常染色体显性遗传病。13～60岁发病，表现为背痛、短身材、短指（趾）、颅缝闭合延迟、进行性身高降低。X线示骨脱钙。治疗：补充钙、维生素A、维生素D。

哈钦森骨折（Hutchinson fracture）　桡骨骨折的一种。指桡骨茎突的单独骨折。

哈钦森牙（Hutchinson teeth）　其他名称：锯齿形牙。晚期胎传梅毒的一个特殊临床表现，即楔状牙。

哈钦森三征（Hutchinson triad）　先天性梅毒的三大主征，即病毒性牙、弥漫间质性角膜炎、耳迷路病。此外，尚可有鞍鼻、皮疹、佩刀样胫骨、癫痫、脊髓痨、智力发育不全。

哈勒沃登-施耐茨病（Hallervorden-Spatz disease）　其他名称：苍白球黑质红核色素变性。苍白球及黑质髓鞘脱失状态。呈家族性隐性遗传。多于10岁左右发病，首先出现下肢强直、足内翻，后累及上肢、面部肌肉，造成构音困难和吞咽困难。后期有智力衰退和锥体束征。

哈氏内阿米巴（Entamoeba hartimanni）　寄生于人体肠道的阿米巴原虫的一种。形似溶组织内阿米巴。无致病性，区分二者的差别，有缩小防治范围的实际意义。以测量包囊的大小作为区别的标志，直径大于10μm者为溶组织内阿米巴，小于10μm者为哈氏内阿米巴。

哈特纳普病（Hartnup disease）　其他名称：遗传性烟酸缺乏症。先天性代谢疾病。有关氨基酸在小肠和肾小管上皮细胞主动转运缺陷的疾病。中性氨基酸中除脯氨酸和甘氨酸外，均有吸收不良，尤以色氨酸为明显。引起糙皮样皮疹，色氨酸经肠道细菌降解为吲哚，吸收后引起小脑共济失调。

哈维五指法（Harvey five finger methods）　美国心脏病学家哈维提出的诊断心血管疾病的方法。他指出诊断心血管病要依靠的5个指头是：病史、体检、心电图、X线检查和基本的实验室检查（包括超声心动图等）。他认为90%以上的心血管疾病可以通过五指法得到确诊。

哈西奈德（halcinonide）　其他名称：氯氟舒松、哈西缩松、乐肤液。人工合成的强效糖皮质激素。用于银屑病、湿疹性皮炎等。制剂：软膏剂、乳膏剂、溶液剂。细菌、真菌、病毒性皮肤感染、渗出性皮肤病禁用。孕妇慎用。

蛤蟆瘟（mumps）　见痄腮。

海滨疗法（thalassotherapy）　利用海水锻炼机体、防治疾病和促进康复的一种水疗法。主要用于神经衰弱、自主神经功能紊乱、胃肠功能紊乱、初期高血压病、疾病恢复期、肥胖症等。

海德带（Head zones）　其他名称：痛觉过敏带。患内脏疾患时病人的皮肤出现感觉过敏的区域。不同的内脏疾患感觉过敏的区域不同。冠状动脉供血不足时左肩部出现此带，胆囊疾病时右颈部出现此带。

海德综合征（Heyd syndrome）　各种严重的晚期肝病或肝脏外伤所引起的急性肾功能损害。临床表现除肝病的明显表现外，还可出现少尿、无尿、氮质血症、电解质紊乱等。治疗原发病，对症处理。

海登海因综合征（Heidenhain syndrome）　其他名称：早老性痴呆-皮质盲综合征。男性多见，38～55岁间发病，表现为进行性视力减退、智力衰退、共济失调、发音困难、手足徐动和全身强直。有时出现癫痫发作。

海浮石（costazia bone, Os Costaziae）　其他名称：海石、浮水石、浮海石。中医药名。清化热痰药。火山喷出的岩浆凝固形成的多孔状石块或胞孔科动物脊突苔虫、瘤苔虫等的骨骼。咸、寒，归肺经。功能清肺化痰、软坚、散结。治痰热喘咳、顽痰胶结、瘰疬、砂淋、石淋、血淋尿痛。寒饮咳嗽忌服。

海刚美娜凯征（Higonmenaki sign）　其他名称：先天性梅毒锁骨征。病人取坐位，检查者循锁骨根部触诊两侧锁骨。右侧锁骨内1/3肿胀，但无局部炎症表现和压痛，即为此征阳性。是梅毒性骨炎增殖性改变的结果。是先天性梅毒的体征之一，较其他先天性梅毒体征发生频率为高。

海拉细胞（HeLa cell）　其他名称：人宫颈癌传代细胞。是第一株通过体外组织培养并能连续传代的人体肿瘤细胞株。

海蓝组织细胞增生症（sea-blue histiocytosis）　各种原因引起的骨髓内大量海蓝组织细胞增多的一组疾病。分原发性及继发性两类。前者女性多见，常有肝脾大、血小板减少、溶血性贫血表现；后者常见于原发性血小板减少性紫癜、慢性粒细胞白血病、真性红细胞增多症、多发性骨髓瘤、珠蛋白生成障碍性贫血、高球蛋白血症等。本病在骨髓、脾、肝中可见到大量海蓝组织细胞。目前尚无有效药物，以对症治疗为主，有脾功能亢进者可考虑脾切除。

海洛因肾病（heroin associated nephropathy）　由海洛因本身引起的慢性肾脏损害。但是否存在海洛因肾病，目前证据不足。

海-里综合征（Head-Riddoch syndrome）　继发于脊髓病变的内脏神经反射亢进而引起的一组病征。表现为四肢瘫痪、出汗、面色潮红、头痛鼻塞、视力模糊、竖毛、瞳孔散大等。对症及手术治疗。

海龙（pipefish, Syngnathus）　其他名称：水雁、海蛇。中医药名。补阳药。海龙科动物刁海龙或海龙、尖海龙除去皮膜及内脏的全体。甘、咸，温。归肝、肾经。功能温肾壮阳、消癥散结，催生。治阳痿、遗尿、虚喘、难产、癥瘕、疔疮肿毒。孕妇及阴虚火旺者忌服。

海马（hippocampus; sea horse）　①其他名称：阿蒙角。解剖学名词。位于侧脑室下角底的一个长约5cm的隆起，前端膨大，有几条浅沟，形似海马，由海马旁回的皮质沿海马沟向内卷起而成，属原皮质。②其他名称：水马、马头鱼。中医药名。海龙科动物克氏海马或刺海马、大海马、三斑海马、小海马等除去皮膜及内脏的全体。甘、咸，温。归肾、肝经。功能温肾壮阳、纳气平喘、散结消癥。治：肾阳虚衰所致的腰膝酸软、阳痿尿频，妇女难产腹痛；癥瘕痞块、瘰疬、瘿瘤及跌打损伤。研末服。

海马旁回（hippocampal gyrus）　其他名称：海马回。位于海马沟与侧副沟和嗅脑沟之间的脑回。其前延续为钩。向后连接扣带回峡，是构成边缘叶的主要部分。海马旁回与记忆有关。

海绵窦（cavernous sinus）　位于颅中窝蝶鞍两侧的硬膜窦内有

许多海绵状的结缔组织。它与周围结构的联系和交通最为广泛。海绵窦内有颈内动脉、展神经、动眼神经、滑车神经及眼神经通过。如果面部感染，经面部静脉与眼静脉可蔓延至海绵窦，引起海绵窦炎症和血栓形成，因而累及上述神经，出现相应症状。

海绵窦血栓形成（cavernous sinus thrombosis）　神经科疾患。多因鼻、面部感染所致。除发热等全身感染症状外，患侧眼球突出、结膜水肿、眼底静脉淤血、视乳头水肿，更重要的体征是患侧动眼、滑车、展神经瘫及三叉神经第 1 支受累体征，即眼睑下垂、瞳孔散大、眼球固定、额部痛觉减退或消失。部分病人在一侧海绵窦血栓后，1～2 日内可蔓延到对侧，成为双侧海绵窦血栓，伴脑膜炎等严重感染，死亡率高。

海绵剂（sponges）　一种吸水性能较强的海绵状固体剂型。用蛋白质等物质的亲水性胶体溶液，经发泡、硬化、冷冻、干燥制成。用作外科辅助止血剂。可为单纯的海绵剂，也可含有止血、收敛等药物。

海绵肾（medullary sponge kidney）　其他名称：髓质海绵肾、盏前小管扩张、集合管囊肿扩张。一种较常见的先天性肾发育异常。男性多见，少数有家族性发病倾向，呈常染色体隐性遗传。发病机制不明。大多为双侧肾病变。位于髓质及乳头部，常累及多个锥体。集合管扩张形成无数个大小不等、呈圆形、卵圆形或不规则形的囊肿，内覆上皮细胞，囊内含钙物质、小结石等，囊内液体清亮，有时呈透明胶冻状。病人多数无症状；合并结石者则有肾绞痛、血尿和反复感染等。有并发症者对症治疗，预后良好；无并发症者无须治疗。

海绵体造影（corpus cavernosum radiography）　通过注入对比剂观察阴茎勃起时有无异常静脉回流，以检查勃起功能障碍的原因。

海绵状淋巴管瘤（cavernous lymphangioma）　扩张迂曲的淋巴管构成的多囊性良性肿瘤。好发于淋巴管丰富处如唇、颊及舌体。外观弥漫性肿大，触之较软，如海绵。临床表现常为巨唇或巨舌症。治疗：影响功能时可手术。

海绵状血管瘤（cavernous hemangioma）　由扩张的血窦构成的肿瘤。四肢、躯干、面部、颈部尤为多见。肝、胃肠道及骨骼也有发生。本瘤质地柔软，切面可见大小不等的血腔，其间有薄的隔膜，类似海绵。此瘤常为多发性、弥漫性的病灶，经常引起局部组织肥大。如巨唇症、巨舌症与巨肢体症。治疗：尚无良好疗法，手术治疗也效果欠佳；如增长迅速，伴血小板减少，可予短程皮质激素治疗。

海螵蛸（cuttle-bone, Endoconcha Sepiae）　其他名称：乌贼骨、乌贼鱼骨、墨鱼盖。中医药名。乌贼科动物金乌贼或无针乌贼等的骨状内壳。咸、涩，微温。归肝、肾经。功能收敛止血、涩精止带、制酸敛疮。治吐血、衄血、便血、崩漏、胃酸过多、赤白带下、疮疡、溃疡久不愈合。阴虚发热者忌用。可用于创伤出血、胃溃疡、下肢溃疡。

海蛇头征（caput medusae sign）　其他名称：水母头征。自脐部向四周放射的一簇迂曲扩张的静脉，见于门静脉阻塞时。

海水入侵（seawater intrusion）　指沿海地区地下水位下降，引起海水向陆地推进并直接侵染淡水层的现象。发生海水入侵的有人为因素，主要是超量开发地下水、河流上游蓄水等，造成地下水原有的平衡破坏，致使海水沿透水层向内陆推进；也有地质、地理和气候因素，如滨海低地面积大、气候干旱等。海洋科学有时将风暴潮或大涌潮覆盖沿海陆地称为海水入侵。

海索那林（hexoprenaline）　其他名称：六甲双喘定。平喘药。扩张支气管作用与异丙肾上腺素相似，作用较持久，对心血管系统的影响也较后者小。气雾吸入或口服给药。可用于急、慢性支气管哮喘，尤其适用于伴有高血压的哮喘病人。

海洋环境（marine environment）　地球上连成一片的海洋组成的环境体系。包括海洋的水、溶于或悬浮于水中的物质、海底沉积物及海洋生物等。海洋总面积约 3.6 亿平方千米，约占地球总面积的 71％。海洋水量约 13.7 亿立方千米，约占

地球水总量的 97％，是组成地球水圈的主体。

海洋胃药（haiyang weiyao）　中医成药名。温里剂（温中散寒剂）。组成：陈皮炭、煅牡蛎、黄芪、白术、干姜、枯矾、胡椒等。治胃脘部隐痛、泛吐酸水、神疲乏力、四肢不温、大便溏薄、胃及十二指肠溃疡等病症。

海洋污染（marine pollution）　主要指人类直接或间接使物质或能量进入海洋，引起海洋环境质量下降的现象。危害程度由进入海洋的污染物的质与量及与人的接触多少而定。海洋具有巨大的自净能力，是各地区排放的污染物的最后归宿。但石油及形成赤潮的营养盐类的污染，其危害范围越来越大，对人类及海洋生态系统构成了潜在的威胁。

海洋性贫血（thalassemia, thalassanemia, Cooley anemia）　一种血红蛋白病，旧称地中海贫血。见珠蛋白生成障碍性贫血。

海洋自净（marine self-purification）　其他名称：海洋自净作用。污染物进入海洋后经物理、化学和生物等自然作用而逐渐被清除的过程。海洋具有巨大的自净能力，污染物在海洋中经过稀释、扩散、迁移和转化，可使污染物浓度降低乃至消失。但其自净能力也不是无限的，局部海域也有水质恶化现象。

海藻（Sargassum, seaweed）　中医药名。马尾藻科植物海蒿子或羊栖菜的全草。苦、咸、寒。归肝、胃、肾经。功能消痰、软坚散结、利水泄热。治瘿瘤、瘰疬、颈项渐粗、胸膈满闷、脚气浮肿、睾丸肿痛。

海藻酸（alginic acid）　片剂的崩解剂及黏合剂。为多缩糖醛酸（polyuronic acid），由 D-甘露糖醛酸及 L-古洛糖醛酸组成。系由褐藻门，主要是昆布属的藻类提取而得。为白色或淡黄棕色，无臭、有酸味的粉末，不溶于水及有机溶剂，溶于碱性溶液。

海藻酸钠（sodium alginate）　药用辅料。一种碳水化合物。为棕色或黄白色粉末，溶于水可形成黏稠性凝胶。海带中提取的褐藻胶钠，即海藻酸钠的粗制品。可代替明胶制作空心胶囊等。

海蜇皮炎（jellyfish dermatitis）　接触海蜇触手刺丝囊释出的毒性液体所引起的急性皮炎。局部皮肤出现红斑、丘疹、荨麻疹样损害及水疱。有瘙痒和灼痛症状。重者可出现全身疲乏、肌痛、出汗、口渴、气急和血压下降等，甚至死亡。治疗：外用明矾水、氨水、炉甘石洗剂；全身用抗组胺药及葡萄糖酸钙；严重者紧急救治。

海珠喘息定片（haizhu chuanxiding pian）　中医成药名。化痰止咳平喘剂。组成：珍珠层粉、胡颓子叶、天花粉、蝉蜕、防风、冰片、甘草、盐酸去氯羟嗪。用于支气管哮喘、慢性气管炎。忌食生冷、辛辣、油腻、鱼腥、刺激性食物；甲亢、心律不齐或高血压有并发症病人慎用。

鼾声呼吸（stertorous respiration）　由于气管或支气管内有较多分泌物积蓄，使呼气时发生粗糙的鼾声。多见于深昏迷病人。

含醇量测定（determination of alcohol content）　控制含乙醇的浸出剂质量的检测方法。多数浸出剂是用不同浓度乙醇制成的，乙醇的含量决定着浸出剂的质量。对制剂进行含醇量测定可控制和保证制剂中乙醇含量稳定在《药典》所规定的范围内，从而使制剂的剂量稳定在一定水平。

含碘喉症片（Tabellae Iodi Pro Gutture）　组成：碘化铵或无色碘酊、苯酚、薄荷脑，以及适量蔗糖等辅料压制成的片剂。具有清凉、消炎、防腐作用。口含用于咽喉炎、喉痛及扁桃体炎等症。

含毒蛋白类有毒植物中毒（poisoning of poisonous plant with veneniferous proteins）　误服或服用含毒蛋白类有毒植物引起的中毒。这类植物包括巴豆、蓖麻子、油桐子、相思豆等。食后多有急性胃肠炎和肝、肾功能受损表现，并可有血液、神经及循环系统受损表现。急救以排除体内毒物和对症治疗为主。

含泪征（sign with tears in one's eyes）　病人单眼或双眼内终日泪液盈眶。见于重症肌无力、面瘫、眼及泪腺疾患。

含量测定（content assay） 用化学、物理学、生物学的方法对药物有效成分进行定量测定。借以确定药物有效成分是否符合含量标准。

含量均匀度（content uniformity） 同批制剂中各单一制剂含药的均匀性。《药典》一般均规定其含量均匀度检定方法和要求。依法测定每个单一制剂中的含量，其平均值应在规定范围之内。

含硫氨基酸（sulfur amino acid） 分子内含有硫原子的氨基酸的统称。体内含硫氨基酸有 3 种，即甲硫氨酸、半胱氨酸和胱氨酸。甲硫氨酸活化后能提供甲基；半胱氨酸上的巯基可作为一些巯基酶和巯基蛋白的功能基团；胱氨酸可维持蛋白质的空间构象。

含氯石灰（calx chlorinate） 见漂白粉。

含氯石灰硼酸溶液（Liquor Calcii Chlorinatae Cum Acido Borico） 其他名称：优琐。外用冲洗消毒药。组成：氯石灰与硼酸的上清水溶液，有杀菌除臭作用。所生成的次氯酸不断分解出的新生态氧能杀菌，可用于洗涤创口，须新鲜配制。

含强心苷类有毒植物（poisonous plant with cardiac glycosides） 一类含有强心苷成分的毒性植物。多见于玄参科、夹竹桃科、卫矛科、百合科等。此类植物进入机体后，主要作用于消化系统及心肌。

含氰苷植物食物中毒（poisoning due to cyanide glucoside plant food） 食入含氰苷类食物所引起的中毒。常见的有苦杏仁、木薯等。由于生食或食用前未经合理加工处理，所含的氢氰酸可引起中毒。氢氰酸入血后可以干扰体内许多种酶，特别是细胞色素氧化酶的活力，造成细胞缺氧。表现为中枢神经系统先兴奋再转为抑制或麻痹，即先有口中苦涩、流涎、恶心、呕吐、头痛、心悸，然后呼吸变缓、呼气中有苦杏仁味、脉搏减慢、胸痛，直至意识丧失、昏迷、瞳孔散大、呼吸困难，最后因缺氧、休克、呼吸与循环衰竭而死亡。治疗：催吐、洗胃排出毒物，并用特效解毒剂如亚硝酸异戊酯或亚硝酸钠、硫代硫酸钠、亚甲蓝（美蓝）等。加强预防宣传教育，儿童勿生食各种核仁，木薯应先去皮切片浸泡 3～5 日，捞出后晒干或去皮切片煮熟水浸 48h 以上，然后蒸熟食用。

含生物碱类有毒植物（poisonous plant with alkaloids） 一类含有生物碱的毒性植物，多见毛茛科、罂粟科、防己科、豆科、芸香科植物。常见有曼陀罗、莨菪、发芽马铃薯、石榴皮、野芹、使君子、麻黄等。此类植物所含生物碱对人体有毒，主要作用于中枢神经及自主神经系统。中毒后大多表现为神经系统的功能紊乱。

含漱剂（gargles，gargarisma） 清洗口腔后部的外用溶液。含漱药液使其与口腔后部及咽喉接触而实现清洗、防腐、杀菌等功效。其中含有 20% 的甘油以助药物滞留患处。应保持澄明。

含水软膏（hydrous ointment） 药物剂型之一。由白蜂蜡与杏仁油（或其他植物油）加热熔化后缓缓加入硼砂（蒸馏）水溶液混匀后，再加适量蒸馏水凝结而成。较易吸收，故多用作软膏的基质。

含水羊毛脂（hydrous wool fat） 含水 30% 的羊毛脂。将无水羊毛脂溶化后加水混合而成。色泽较无水羊毛脂浅、黏性较小，用作软膏基质。

含糖氧化铁注射液（Injectio Ferri Oxydi Saccharata） 抗贫血药。组成：三氯化铁、蔗糖、无水碳酸钠等制成的含铁的棕色澄明灭菌水溶液。可直接补充机体内所需要的铁。用于缺铁性贫血。

含萜及内酯类有毒植物中毒（poisoning due to poisonous plant with terpene and lactones） 误食或服用含萜与内酯类毒性植物引起的中毒。引起中毒的常见植物有马桑、樟树油、艾、莽草子、红茴香等。表现为急性胃肠炎和肝、肾功能受损，也可有其他中毒症状。主要急救措施为催吐、洗胃、静脉补液，以及对症治疗。

含铁小结（siderotic nodule） 病理学术语。淤血脾中含铁血黄素沉着形成的小结节。肉眼观为黄色或褐色的米粒大硬结，分散于红髓内。显微镜下见小结内有密集的纤维组织及含铁血黄素沉着，小结多为长条或圆形，常靠近脾小梁附近。小结中的铁色素可用铁染色染出。

含铁血黄素（hemosiderin） 病理学术语。由巨噬细胞吞食红细胞后在胞质内由铁蛋白微粒集结而成的颗粒。金黄色、大小不等、形状不一，具有折光性，是吞噬细胞吞噬红细胞后在细胞内所形成的，细胞破裂后可沉着于间质中。

含铁血黄素沉着症（hemosiderosis） 局部出血或溶血性贫血等大量红细胞破坏时，分别引起局限性和全身性的含铁血黄素沉着。正常红细胞衰亡破坏时，也可在肝、脾等处形成少量含铁血黄素，大量出现则属于病理现象。局部的含铁血黄素沉着见于出血局部；全身性的含铁血黄素沉着见于大量红细胞破坏性疾病。心功能不全有肺淤血时，肺泡内红细胞漏出，被吞噬细胞吞噬后形成含铁血黄素，这种吞噬细胞出现在痰内即心力衰竭细胞。

含牙囊肿（dentigerous cyst） 一种常见的牙源性颌骨囊肿，多发生在 10～18 岁的牙萌出期。初起时多无自觉症状，待囊肿生长到一定大小可使颌骨鼓胀，面部出现畸形。也可继发感染而出现炎症症状。治疗可手术摘除。

含皂苷类有毒植物中毒（poisoning due to poisonous plant with saponins） 误食或服用含皂苷类有毒植物过量引起的中毒。常见的植物有皂角荚、肥皂荚、白头翁、黄独、桔梗等。临床表现因种类不同而各异。皂苷主要对神经和血液系统等有毒性作用。主要采用催吐、洗胃和对症治疗。

涵螺属（Alocinma） 豆螺科中与华支睾吸虫传播有关的一个属。其中长角涵螺是华支睾吸虫的第一中间宿主。

寒（cold） 中医名词。①病因六淫之一。为冬令主气。属阴邪，易伤阳气。寒气侵入，阻滞气血活动，成为痛证原因之一。人体阳气不足，卫气不固，就易受寒邪侵袭而致病。较常见的如恶寒、发热、头痛、身痛、骨节疼痛或腹痛、泄泻等症状。②八纲辨证之一。乃是病证的一种基本属性或类型，包括外寒、内寒等证型，内寒多属功能衰退的病证。

寒痹（arthralgia aggravated by cold） 其他名称：骨痹、痛痹。中医病证名。以寒邪为主的风、寒、湿邪侵犯肢体关节而致病。症见关节疼痛较剧，痛有定处，遇寒痛增，得热痛减，昼轻夜重，关节不能屈伸，痛处不红，触之不热，脉弦紧。治宜散寒止痛为主，佐以祛风除湿。

寒霍乱（cold type of diarrhea-vomiting syndrome） 其他名称：寒气霍乱。中医病证名。吐泻骤作兼见寒证。阳气素虚，中气不足，偶值寒邪，直中三阴所致，症见上吐下泻，吐利清水，或如米泔水样，不甚臭秽，腹痛轻微，恶寒肢冷。口唇及指甲青紫，脉沉紧。治宜温中散寒化湿，轻者可用藿香正气散，重者可用理中汤、四逆汤等。

寒结（cold type of constipation） 见冷秘。

寒厥（cold-syncope syndrome） 其他名称：冷厥、阴厥。中医病证名。因阳衰阴盛所致四肢逆冷的病证。症见四肢厥冷、怯寒踡卧、下利清谷、口不渴、面色青白、舌质淡白、苔润，脉微细。治宜温里回阳，用四逆汤。

寒咳（cold type of cough） 中医病证名。十咳之一。指由饮食寒冷所致的咳嗽。饮冷食寒入注胃，从肺系上气，内外合，因之而咳。症见咳嗽痰白稀、面色青白、口淡不渴、舌淡苔白、脉弦迟。治宜温肺散寒、化痰止咳，可用小青龙汤。

寒客血脉（retention of cold in the blood vessels） 中医病证名。寒性凝涩，寒邪客于血脉则血涩不通形成的瘀证。症见周身或局部疼痛。状若针刺、固定不移，甚则皮色紫黯、痛处拒按、得温稍减，舌质紫黯、脉多沉涩。治宜温经通络，可用当归四逆汤。

寒凝胞宫证（syndrome of coagulated cold in uterus） 中医证候名。即寒邪凝滞胞宫，以小腹冷痛、喜温、或痛经，或月经后期，经色紫黯，或带下清稀，苔白，脉沉紧等为常见症的证候。

寒疟（algid malaria） 中医病证名。疟疾之一。以先寒后热、寒多热少或但寒不热、口不渴、胸胁痞满、苔腻、脉弦迟为主证。治宜辛温达邪，可用柴胡桂姜汤加截疟药。

寒热（cold and heat，chills and fever） 中医名词。①辨别疾病性质的两个纲领，是阴阳偏盛偏衰的具体表现。正如《素问·阴阳应象大论》中说："阳胜则热，阴胜则寒"。热证是指一组有热象的症状和体征；寒证是指一组有寒象的症状和体征。治法上"寒者热之""热者寒之"，是立法处方用药的重要依据，寒热之间又互相联系，有时可出现真寒假热、真热假寒等情况，临诊时需注意辨别。②恶寒发热的统称。③主要讨论瘰疬的成因、诊断方法、治疗方法，以及预后等。古人认为瘰疬是寒热毒气留积于经脉所致，故名。

寒热往来（alternating episodes of chills and fever）　其他名称：往来寒热。中医症状名。指恶寒时不发热，发热时不恶寒，恶寒与发热交替出现，发无定时。此属邪入少阳，病在半表半里，正邪相争，正盛则热，邪盛则寒。此种热型与表证之发热恶寒不同，与疟疾的寒热发有定时也不同，其治疗以和解少阳为主。

寒疝（abdominal colic, testalgia due to cold-evil）　中医病证名。①阴囊肿大冷痛。多因寒邪侵袭厥阴经所致。治宜暖肝温肾散寒。②指由内脏虚寒，复感风寒所致的剧烈腹痛。治宜温里散寒、理气止痛。

寒湿（cold-dampness）　①中医证名。指湿困脾胃，损伤脾阳，或病人平素脾肾阳虚而致水饮内停。而见畏寒肢冷、腹胀、大便稀溏，或天亮前泄泻，或浮肿等病症。②病邪。致病则阻滞阳气的运行，血流不畅，发生肌肤疼痛、关节拘痹等症。

寒湿痹颗粒（hanshibi keli）　中医成药名。祛湿剂（散寒除湿通痹）。另有制剂：片。组成：附子、川乌、黄芪、桂枝、麻黄、白术、当归、白芍、威灵仙、木瓜、细辛、甘草。用于痹证之寒湿阻络证候，症见肢体关节冷痛或肿胀、局部畏寒，遇寒痛增、得热痛减，风湿性关节炎、类风湿性关节炎、骨关节病、慢性腰腿痛等。具上述指征者均可辨证应用。孕妇忌服，身热高者禁用。

寒湿痢（cold-damp dysentery）　中医病证名。由外感寒湿、内伤饮食生冷积滞所致的痢疾。症见痢下赤白黏冻、白多赤少，或纯为白冻，伴腹痛、里急后重、脘闷纳呆、头身重困、舌淡、苔白腻、脉濡缓。治宜温化寒湿，佐以行气散寒，可用胃苓汤加味。

寒湿泄泻（cold-damp diarrhea）　中医病证名。由外感寒湿或过食生冷、脾失健运、升降失调、清浊不分所致的泄泻。症见泄泻清稀、腹痛肠鸣，或兼有寒热身痛、苔白腻、脉濡缓。治宜散寒化湿，可用胃苓汤、藿香正气散。

寒实（sthenia-cold）　中医病证名。正气不虚而寒邪结滞于内的病证。主要症状有四肢冷，舌苔白、小便清长、腹痛拒按、便秘、脉沉弦等。

寒实结胸（syndrome resulting from accumulation of cold-sthenia evil in chest）　其他名称：寒结胸。中医病证名。结胸证之一。指水寒互结于胸膈者。症见身不热、口不渴、胃脘胀硬而痛、脉沉紧或沉迟。治宜散寒结、化痰逐水，用三物白散（巴豆、桔梗、贝母）。

寒水石（calcite, Calcitum）　其他名称：凝水石、白水石。中医药名。清热泻火药。硫酸盐类矿物红石膏或碳酸盐类矿物方解石。辛、咸，大寒。归心、胃、肾经。功能清热降火、利窍消肿。治壮热烦渴、口干舌燥；治咽喉肿痛、口舌生疮、牙龈出血、丹毒、烫伤。脾胃虚寒者忌服。

寒无犯律（cold against cold）　中医治则。中医季节用药的一般规律，是药物治疗的基本原则之一。意思是在寒冷的冬天，无实热证，就不要随便使用寒药，以免损伤阳气。但如果确实有实热结滞，须用寒凉药攻下的，则不在此列。语出《素问·六元正纪大论》。

寒下（purgation with drugs of cold nature）　中医治法。下法之一。用于里热实证的治法。症见大便秘结、脘腹胀满、潮热谵语、口干作渴、舌苔焦黄、脉滑数有力，或饮食积滞、积水等。所用药物，多属苦寒，如大黄、芒硝、番泻叶等。代表方有大承气汤、小承气汤、调胃承气汤等。孕妇、新产妇及久病体弱者忌用此法。正气虚弱的病人还应配合扶正药。

寒邪（cold pathogen）　中医术语。中医六淫之一。寒为阴邪，易伤阳气，具有寒冷、凝滞、收引主痛等特性。寒邪袭表可

见恶寒、发热、无汗、头身疼痛；寒邪入里可见脘腹冷痛、呕吐、泄泻等。

寒泻（cold type of diarrhea）　其他名称：寒泄、鹜溏。中医病证名。寒气内袭、脾阳虚衰所致。症见泻下清稀、青黑色稀便，腹痛肠鸣、肢冷、口不渴、舌苔白、脉沉迟，是寒湿泄泻中寒邪偏盛的一种。治宜温中散寒为主。

寒性脓肿（cold abscess）　其他名称：冷脓肿。结核分枝杆菌感染所致的无红、热、痛的脓肿。病程长、发展慢，且无一般性化脓性感染的表现，多继发于骨、关节或脊柱及淋巴结核等疾病。

寒因寒用（treating the pseudo-cold diseases with drugs of cold nature）　中医治则。反治法之一。指治疗真热假寒的方法，用寒性药物治疗有假寒症状的病证。如热厥证，因热邪深伏于内，而反见四肢厥逆的假寒之状，故用寒凉药治其里热，里热一清，阳气则达，则四肢厥冷随之消失。这就是"以寒治寒"。

寒战（shivering）　是骨骼肌一种不随意的节律性收缩现象，是屈肌和伸肌同时产生高频率的收缩，不做外功，但产热量很高。发生寒战时，代谢率可提高 4～5 倍。寒战是机体产热效率最高的方式，在体温调节中具有一定意义。寒战是在寒冷条件下作用于皮肤感受器，通过下丘脑体温调节中枢引起的反射活动。

寒者热之（cold syndrome should be treated with warm-natured drugs）　中医治则。指寒性病证用温热的方药治疗。寒证有表寒、里寒之别。治表寒证，宜用辛温解表法，以发散表寒；治里寒证则用温中散寒法，以祛寒温里，是逆其证候性质而治的一种常用治疗方法。语出《素问·至真要大论》。

寒证（cold syndrome）　中医证候名。八纲之一。指外感或内伤所致的寒性证候。由于寒邪引起，或因正气虚弱，阴气过盛，导致身体功能与代谢活动衰退，抵抗力减弱，出现寒的证候。症见体温不足、面色苍白、精神委顿、倦卧、喜温怕冷、脘腹冷痛、得热则减、口不渴或渴喜热饮、大便溏薄、小便清长、舌质淡、苔白滑、脉沉迟等。寒证有表寒证、里寒证、虚寒证、寒实证之分。

寒证腹痛（abdominal pain of cold type）　其他名称：寒腹痛。中医病证名。受外邪入侵腹中或因恣食生冷之品所致。症见腹痛急暴、得温痛减、遇冷更甚、口不渴、小便清利、大便溏薄、舌苔白腻、脉沉紧。治宜温中散寒。

寒滞肝脉（retention of cold-evil in the liver channel）　中医病机。寒邪凝滞于肝脉的病机。多由感受寒邪而发病。足厥阴肝经绕阴器抵少腹，布于两胁，寒邪侵袭肝脉，阳气被遏，气血运行不利，可使该经脉拘急，出现下腹胀痛、牵引睾丸坠痛，并见肢冷畏寒、舌苔白滑、脉沉弦或迟等。多见于睾丸、附睾某些疾病及疝气等。治宜温肝散寒。

汉防己甲素（tetrandrine）　见粉防己碱。

汉肌松（dimethyl tetrandrine iodide）　其他名称：碘化二甲基粉防己碱。骨骼肌松弛剂。白色或类白色结晶性粉末，无臭，味苦，有引湿性，遇光变黄色，微溶于水、乙醇、丙酮，能溶于甲醇。用于外科手术中使横纹肌松弛。给药过快可引起血压下降。硬膜外麻醉和休克者忌用。

汉奈斯溶液（Hanus solution）　溴化碘（IBr）的醋酸溶液。在测定油脂不饱和度时用作卤化试剂。

汉普顿黏膜线（Hampton line）　X线诊断术语。良性溃疡边缘的黏膜线。切面观，溃疡边缘黏膜肿、厚，显示为宽约 1～2mm 的透明细线。

汉赛巴通体（Bartonella henselae）　为猫抓病的主要病原体，亦是导致免疫功能低下病人发生菌血症及感染性心内膜炎的原因之一。革兰氏染色阴性，杆状。幼猫是主要传染源，被猫咬伤、抓伤，病原体从伤口进入，局部出现脓疱，引起淋巴结肿大、发热、肌痛和脾大等临床综合征。常合并结膜炎伴耳前淋巴结肿大，为猫抓病的重要特征。免疫功能低下者尚可引起杆菌性血管瘤病、杆菌性紫癜。

汉坦病毒（Hantaan virus）　肾综合征出血热的病原体。此病毒的宿主范围极广，几十种哺乳类小动物均可感染，一些鼠类如黑线姬鼠是重要的储存宿主。病毒在鼠体内增殖，随唾

H

液、尿、粪排出，污染水、土、空气，故经呼吸道、消化道或直接接触等方式感染人。病人感染后可产生特异性 IgM 抗体。病后有持久的免疫力。

汉坦病毒肺综合征（hantavirus pulmonary syndrome，HPS）由辛诺拉病毒及其相关的汉坦病毒感染导致的综合征，是由鼠类等传播的自然源性急性病毒性传染病。常引起双侧肺弥散性浸润、间质水肿，严重时可致呼吸衰竭。尚无特异性治疗，现多采用支持治疗，特别是呼吸循环支持。

汉桃叶注射液（Injectio Schefflerae Kwangsiensis）组成：五加科植物广西鹅掌柴茎枝的提取物，与附加剂制成的灭菌水溶液。澄明棕色，pH 值 5.0～7.0。有祛风止痛、舒筋活络、解痉作用。主治三叉神经痛、神经性头痛、坐骨神经痛、胃肠痉挛和胆绞痛。

汉-许-克病（Hand-Schüller-Christian disease）其他名称：慢性特发性组织细胞增多症、慢性特发性黄色瘤病。常见于儿童。病理变化为组织细胞肉芽肿。病变常累及垂体区颅底。典型病例有三联征（眼球突出、颅骨缺损及尿崩症）。皮肤可有溃疡或黄色瘤。治疗以单用或合并应用放疗、激素和化疗可使颅骨缺损改善。对尿崩症可用垂体后叶素、氯贝丁酯等。

汗（sweat；diaphoresis）中医名词。①中医指汗液。五液之一。津液代谢的产物。汗为心液。因心血为津液所化，汗由津液所泄，故大汗不但散热过多而耗气，也会伤及津液而损于心血。②汗法的简称。

汗闭（anhidrosis）皮肤附件疾病之一。汗腺分泌减少或机体不产生汗液，皮肤看不到出汗。为全身性或局限性，多是继发于某些全身性疾病或皮肤病，极少数病人是由于先天性异常。治疗针对原发病，避免强体力活动，使病人处于凉爽环境中。

汗法（diaphoresis）其他名称：发汗法。①中医治疗八法之一。通过发汗解除表邪的方法。有退热、透疹、消水肿、去风湿等作用。主要适用于外感表证及痈肿、麻疹、水肿等病的早期。发汗解表，以汗出邪为度，发汗太过则损伤津液，甚至漏汗不止，引起虚脱。体质虚弱者慎用。②专指小儿推拿的发汗方法。

汗管角化症（porokeratosis）见汗孔角化病。

汗管瘤（syringocystadenoma）见汗管囊肿瘤。

汗管囊肿瘤（syringocystadenoma）其他名称：汗管瘤。是向小汗腺表皮内导管分化的肿瘤。良性，常为多发，好发于颜面、前胸及眼睑，其次为肩胛、颈、臀及外阴，常呈对称分布，棕色或褐色粟粒至黄豆大小的结节或扁平隆起，质中等，有弹性，无自觉症状。治疗：可用电灼或冷冻疗法。

汗家（patient with profuse sweating）中医术语。指平素多汗，易出汗的人。

汗孔角化病（porokeratosis，Mibelli porokeratosis）其他名称：汗管角化症、米贝利汗管角化病。一种常染色体显性遗传性皮肤角化异常性疾病。儿童期发病。皮损初为棕褐色角化性丘疹，逐渐向外周发展，形成边缘明显高起，中央凹陷光滑的圆形、地图形或不规则形斑块。病理检查可确诊。治疗：局限皮损可冷冻或手术切除；广泛者可涂维 A 酸软膏。

汗孔瘤（poroma）小汗腺末端汗管分化的良性肿瘤。好发于足底或足侧，其次为手掌和手指。单个偶有百个以上的丘疹或结节，直径一般为 1cm，淡红至青黑色，坚实，高出皮面，对称分布在手掌或手指侧面。早期水疱透明，而后混浊，不自破，2～3 周自行吸收，表面剥脱。反复发生常伴多汗，自觉瘙痒。治疗：镇静安定药，外用止痒收敛药。

汗疱疹（pompholyx）皮肤病一种。在手掌、足跖出现的水疱性皮炎。夏日多见。皮疹为粟粒大的深部水疱，略高于皮肤表面，对称分布于手掌或手指侧面。早期水疱透明，而后混浊，不自破，2～3 周自行吸收，表面剥脱。反复发生并常伴有多汗、自觉灼热瘙痒。治疗：服镇静安定药，减少手足出汗，外用止痒收敛药。

汗腺（sweat gland）分布于全身大部分皮肤，由分泌部和导管部组成的、分泌汗液的腺体。分泌部位于真皮深层或皮下组织内。导管部起自每一腺体，向上呈螺旋和直线形延伸至表皮，在皮肤开口处称汗孔。有小汗腺和大汗腺两种。除唇红缘、小阴唇、包皮内侧及龟头等处以外，小汗腺分布于全身，尤以掌、跖及腋下最多。小汗腺分泌汗液，有调节体温和排泄作用。大汗腺分布在腋窝、乳晕、肛门及外生殖器等处，组织结构与小汗腺相同。通常开口于毛皮脂腺囊，偶尔亦直接开口于毛皮脂腺囊附近的皮肤表面。大汗腺在青春期发育，发挥功能。

汗腺癌（carcinoma of sweat gland，syringocarcinoma）来源于大汗腺，也可来自小汗腺的恶性肿瘤。多发生于中年以上，好发于头皮、眼睑、腋下及会阴。常单发，偶或多发。质硬，与皮肤粘连，表面肤色正常或略红，可有毛细血管扩张，可破溃呈菜花状。常有区域性淋巴结转移。病理检查可确诊。治疗：大范围手术切除；晚期可放疗。

汗证（sweating disease）中医病证名。指汗出异常的证候。一般分为自汗、盗汗两类。由于病情不同，汗证有阴汗、阳汗之分，并有战汗、狂汗、红汗、漏汗、阴盛格阳汗、亡阳汗、绝汗、头汗、额汗、心汗、腋汗、手足汗、无汗、偏汗等多种。不因外界环境因素的影响而白昼时时汗出，动则益甚者，为自汗；寐中汗出，醒来自止者，为盗汗；发于病危时，大汗淋漓或汗出如油，伴肢冷息微者，为脱汗；汗出色黄染衣着色者，为黄汗；发生于急性热病过程中突然全身恶寒战栗，继而汗出，为战汗。以自汗、盗汗为多见。汗证以虚者居多，自汗多属气虚不固，盗汗多属阴虚内热。而因肝火、湿热等邪热郁蒸所致者，则属实证。虚证治宜益气、养阴、补血、调和营卫；实证治宜清肝泄热、化湿和营。

汗足臭综合征（odor of sweaty feet syndrome）由于短链脂酸先天性代谢异常而引起的一组病征。表现为顽固性呕吐、脱水、酸中毒、嗜睡、昏迷、败血症或弥散性血管内凝血。新生儿呼吸、尿、皮肤等散发出奶酪样或汗足样恶臭。治疗：可以低亮氨酸乳，限制蛋白质摄入。

焊工尘肺（welder's pneumoconiosis）长期大量吸入电焊烟尘所致的混合性尘肺。电焊时形成的烟尘主要为氧化铁，此外，还有二氧化锰、氮氧化物、臭氧、一氧化碳、非结晶型二氧化硅和氟化物等。发病的快慢与焊接环境、焊接种类，以及操作时间等有密切关系。发病工龄一般为 10～20 年以上，临床症状一般较轻，有胸闷、胸痛、咳痰、气短等，严重者可因肺气肿或支气管扩张而咯血。X 线胸片呈网状、结节状阴影。预防措施应尽量减少密闭操作，改善作业条件，加强个人防护。

焊接术（welding）口腔科镶复技术之一。用焊合金加热熔解后，将两块金属连接成一整体的操作方法。焊接术在口腔修复中是常用的，如固定桥的焊接、正畸矫正器的焊接和修理折断的金属修复体等。

薐菜素（rorifone）组成：十字花科植物薐菜中分离出的含硫化合物。白色细长柱晶，难溶于水。有明显祛痰作用，止咳、平喘作用较弱，用于慢性支气管炎。

航空病（aviation sickness）在缺乏防护情况下（如供氧、密闭座舱等），飞行在 4 000m 以上的高度，因空气稀薄缺氧而发生缺氧反应。其主要症状与高山病相同，亦称高空病。也可由于飞机向高空上升过快，气压急剧下降，引起减压病的症状。如恶心、呕吐、颜面苍白、出汗、眩晕等症状，称为晕机病。治疗：闭目仰卧，茶苯海明（晕海宁）、美克洛嗪（敏克静）可避免或减轻发病。

航空卫生学（aviation hygiene）航空医学的一个组成部分。主要研究在飞行条件下，外界环境因素对作业人员健康影响的规律，以及改善飞行作业环境的卫生要求和措施，以保护飞行作业人员的健康和提高作业能力。

航空性中耳炎（aero-otitis media，aerotitis media）由于航空飞行中骤然升降，气压突然改变，中耳气压与外界气压失去平衡，引起鼓膜内陷，甚至中耳黏膜渗出液体等物理损伤性病变。主要症状为耳内闷胀、听力减退，有时耳内剧痛，甚至鼓膜破裂。患感冒时更易发生，所以在患上呼吸道炎时不宜飞行。

航天医学（space medicine）医学的一个分支。主要研究如何保证航天员在空间执行航天任务时的身心健康和工作效率。

可分为航天实施医学、航天基础医学、航天心理学、航天员运动学、航天救生学、航天营养学和航天工效学等分支学科。

颃颡（nasopharynx）　中医名词。指咽后壁上的后鼻道，是人体与外界进行气体交换的必经通路，相当于鼻咽部。足厥阴肝经过此。

蒿甲醚（artemether）　抗疟药。青蒿素的衍生物。为红细胞内期裂殖体杀灭剂。抗疟作用比青蒿素强。对恶性疟疗效较好。有一定的解热作用，也可用于急性上呼吸道感染的高热病人。妊娠早期慎用。遇冷如有凝固现象，可微温溶解后使用。

蒿芩清胆汤（haoqin qingdan tang, decoction of Herba Artemisiae Chinghao and Radix Scutellariae for clearing away damp-heat from gallbladder）　中医方剂。《重订通俗伤寒论》方。组成：青蒿、竹茹、制半夏、赤茯苓、黄芩、生枳壳、陈皮、碧玉散（包煎）。功能清胆利湿、和胃化痰。治少阳湿热痰浊证，症见寒热如疟症、寒轻热重、口苦膈闷、吐酸苦水或呕黄涎而黏，舌红、苔白腻，脉数弦滑者。

毫微囊（nanocapsule）　药物载体。直径 10～1 000nm 的粒子组成的胶体药物释放体系，药物分子均匀分散在整个固体毫微粒中。没有外壳，它与脂质体一样，属于亚微米体系，适用于药物全身治疗。

毫针（filiform needle）　中医针具名。针灸治疗最常用的针具。古代九针的一种。主寒热痛痹在络者也。现代用不锈钢制造。粗细规格有 26 号、28 号、30 号、32 号几种。以 28 号、30 号为常用。长度最短 0.5 寸，最长 4 寸，以 1.5 寸为多用。

豪德克征（Haudex sign）　胃溃疡的 X 线征象。表现为钡餐透视时突出于胃壁轮廓的龛影。

豪-罗征（Howship-Romberg sign）　闭孔疝的一种体征。闭孔疝压迫闭孔神经而引起的股内侧至膝部疼痛、麻木。患侧下肢屈曲、内收和内旋时，疼痛减轻、消失。提示股疝嵌顿。应紧急手术治疗。

好奇心（curiosity）　寻求新奇的倾向。与人和动物的惊奇情绪相联系，是由新奇刺激所引起的一系列朝向、注视、接近、好奇、探索心理及行为活动。人的好奇、探索心理是先天本能和后天学习相结合的产物。

耗氧量（oxygen consumption，VO₂）　其他名称：氧消耗量、摄氧量。每分钟人体实际消耗的氧量。参考值 250ml/min。

诃子（medicine terminalia fruit, Fructus Chebulae）　其他名称：诃黎勒。中医药名。使君子科植物诃子等的果实。苦、酸、涩、平。归肺、大肠、胃经。功能涩肠、敛肺、下气、利咽。用于久泻、久痢、脱肛，邪气已衰而滑泄不固者；亦可用于肺虚喘咳，或久嗽失音、慢性喉炎。

合胞体（syncytium）　若干细胞相互融合的过程。在细胞融合时，其胞质合并为一。细胞核在胞质中聚集成堆，形成多核的巨细胞，如副黏病毒、麻疹病毒，感染宿主细胞后均能引起细胞融合。为鉴定病毒标志之一。

合并感染（concurrent infection）　在患某种传染病的过程中又感染了另一种病原微生物，两种疾病同时存在。

合病（disease involving two or more channels）　中医术语。伤寒病两经或三经同时受邪，起病即同时出现各经主症。合病多见于三阳经，如太阳与阳明合病、少阳与阳明合病、太阳与少阳合病或三阳合病等，阴经以阳经亦可见合病，如太阳病脉反沉，少阴病反发热，是少阴太阳合病也。

合成代谢（anabolism）　其他名称：组成代谢。使营养物同化为复杂物质或具生命力物质的过程。常指细胞将营养物质转化为原形质。包括合成过程与能量获得，生物合成及需能反应。或是从小分子的前体，经过细胞的同化作用形成大分子或复杂物质的生物过程。

合成抗原（synthetic antigen）　人工合成的抗原。可以部分合成，例如将半抗原结合到蛋白质载体上；或者是完全合成，例如人工合成的多聚氨基酸。由于合成抗原的结构、分子量以及抗原决定簇都是已知的，因此主要用于免疫学的研究工作。

合成酶（synthetase）　促进两个化合物分子相互结合同时使 ATP 中高能磷酸键分解供能的酶。属连接酶。连接 C—O 键的如氨基酸活化酶；连接 C—N 键的如谷氨酰胺合成酶；连接 C—C 键的如乙酰辅酶 A 羧化酶。

合成食用色素（synthetic food colors）　食品着色用的添加剂。多以煤焦油为原料制成。这些色素色泽鲜艳，着色力强，色调多样，成本低廉，但有的具有毒性。

合成树脂皮肤病（synthetic resin dermatosis）　在应用或生产合成树脂过程中引起的职业性皮肤病。常见的有环氧树脂、酚醛树脂类。临床表现为急性或亚急性皮肤炎症，好发于暴露部位，局部出现红斑、丘疹，密集成片，剧痒，一般在脱离接触及适当治疗 1 周皮疹可消退。宜对症治疗。

合谷（hegu, LI 4）　中医经穴名。属手阳明大肠经。位于手背第 1、2 掌骨之间，当第 2 掌骨桡侧的中点处。主治发热、头痛、牙痛、鼻炎、咽喉肿痛、耳聋、眼病、面神经麻痹、外感发热、上肢关节痛、偏瘫、滞产、神经衰弱等。直刺 0.5～1 寸，艾炷灸 3～5 壮，或艾条灸 5～10min。孕妇不宜。

合欢花（albizia flower, Flos Albiziae）　其他名称：夜合花、夜合米。中医药名。安神药。豆科植物合欢的花蕾或初开放的花。甘、苦、平。归心、脾、肺经。功能理气解郁、养心安神、活络止痛。治咽痛、目赤、夜不安寐、抑郁不舒、健忘。外感不眠者禁用。有催眠作用。

合欢皮（albizia bark, Cortex Albiziae）　其他名称：夜合皮、合昏皮。中医药名。安神药。豆科植物合欢的树皮。甘、平。归心、肝经。功能安神解郁、活血止痛、生肌续骨。用于心神不安、忧郁失眠、肺痈吐脓、筋骨折伤、痈疽疮肿。

合剂（mixture）　内服的复方液体制剂之一。包括各种液体药剂，如真溶液、胶体溶液、混悬液或乳浊液。通常含有矫味剂或着色剂。中草药的浓缩汤剂亦称合剂。

合理膳食（rational diet）　其他名称：平衡膳食、健康膳食。指全面达到营养供给量的膳食。即：第一，使摄食者在热能和营养素上达到生理需要量；第二，在各种营养素间建立起一种生理上的平衡。如 3 种生热营养素作为热能来源比例的平衡；热能消耗量和在代谢上有密切关系的维生素 B₁、B₂、PP 之间的平衡；蛋白质必需氨基酸之间的平衡；饱和脂肪酸与不饱和脂肪酸之间的平衡；可消化的碳水化合物与膳食纤维之间的平衡；无机盐中的钙磷平衡；动植物性食品之间的平衡等。

合理生活日程（rational vital schedule）　是根据儿童的年龄特点，将儿童一日生活的主要内容，如睡眠、吃饭、活动、游戏等每件事的时间、顺序、次数和间隔给予合理的安排。要从小培养良好的生活习惯和独立生活能力，首先要合理安排小儿的生活日程，按时睡眠和按时吃饭，养成不挑食、不偏食的习惯。合理的生活作息可保证儿童正常消化功能，使大脑皮质建立正常的条件反射，保证小儿健康成长。

ATP 合酶（ATP synthase）　其他名称：F₀F₁-ATP 酶、F₀F₁ 复合物、F 型 ATP 酶。结合于线粒体内膜、叶绿体类囊体膜和细菌质膜上由多亚基组成的复合物。在氧化磷酸化和光合磷酸化过程中可催化 ATP 的合成。

合体细胞子宫内膜炎（syncytial cell endometritis）　产后、流产或水泡状胎块后子宫蜕膜在合体细胞浸润及炎症反应者。出现不规则阴道出血，子宫复旧不良，但人绒毛膜促性腺激素（HCG）阴性。为良性病变，经彻底刮宫及抗炎治疗可完全恢复。

合体滋养层（syncytiotrophoblast）　胚泡植入后，由滋养层的表层细胞相互融合，细胞界限消失而形成。合体滋养层向外发出许多指状突起，称原始绒毛。而后形成早期绒毛膜。

合邪（combined pathogens）　中医术语。①指两种或两种以上的邪气结合侵犯人体，或从病症表现出其病因有两种或两种以上的邪气。如湿温、燥热、风寒湿等。②内外邪气相合为病。

合穴（he points）　中医术语。五输穴（井、荥、输、经、合）之一。脉气至此最为盛大，犹如水流合入大海。多分布在肘、膝关节附近。十二经脉各有一个合穴。即尺泽（肺）、曲池（大肠）、足三里（胃）、阴陵泉（脾）、少海（心）、小海（小肠）、委中（膀胱）、阴谷（肾）、曲泽（心包）、天井（三焦）、阳陵泉（胆）、曲泉（肝）。各经合穴常用于治疗各经的有关病变。

合子（zygote） 生物学术语。雌雄两性配子融合后而成的新细胞。两性配子如精子和卵子，融合后所形成的新细胞称为受精卵。它是一个新生命的开始。一个合子经过一系列细胞分裂和分化，发育成一个新的个体。

何首乌（fleece flower root，Radix Polygoni Multiflori） 其他名称：首乌、地精、红内消、赤首乌、小独根。中医药名。蓼科植物何首乌的块根。甘、苦、涩，微温。归肝、肾经。功能补肝肾、益精血、通便、解毒。制首乌：补肝益肾、养血涩精、祛风，治肝肾两虚、精血不足的须发早白、头昏眼花、耳鸣重听、失眠健忘、腰膝酸软、梦遗滑精。生首乌：润肠通便、解毒、截疟，治虚人及老人大便秘结、疮痈瘰疬、皮肤瘙痒。

和法（harmonizing method） ①其他名称：和解法。中医八法之一。针对外感病，邪既不在表，又不在里，而在半表半里之间，不能使用汗、下等法时，用以和解的治法。用药物的疏通调和作用，以达到解除病邪的目的。分为和解少阳、调和肝脾等方法。②推拿手法名。又称合法。和者，医者以两手之指业小儿两处经穴合于中间一处也。

和解剂（mediating prescriptions） 指凡具有和解作用，治疗少阳病，或肝脾、肠胃不和等证的方剂。属八法中的和法。和解剂治疗病邪在半表半里之间，此时只能用和法以和里外、祛除少阳之邪。本剂的一些方药兼有疏肝和中的作用，因此也包括调和肝脾、调和肠胃。和解少阳，适用于邪在少阳病证，代表方如小柴胡汤；调和肝脾，适用于肝气郁结影响脾胃，肝脾失调病证，代表方如逍遥散；调和肠胃，适用于肠胃气机失调病证，代表方如半夏泻心汤。

和解少阳（regulating the function of shaoyang） 中医治法。和法之一。治疗外感热性病邪在半表半里（少阳经）的方法。症见寒热往来、胸胁苦满、口苦、咽干、目眩，用小柴胡汤。

和胃（regulating the stomach energy） 其他名称：和中。中医治法。治疗胃气不和的方法。胃气不和表现为恶心呕吐、脘腹胀闷、吞酸嗳气、厌食、舌淡苔白等，用枳实、陈皮、姜半夏、竹茹、生姜、煅瓦楞子等药。

河鲀毒素（tetrodotoxin） 曾称：河豚毒素。天然有机物。从河鲀血液、脏器等中提取而得。对人体极毒，在强酸性和强碱性溶液中可破坏其毒性。医疗上可用于止痛、助阳和治疗顽固性哮喘等。可引起中毒的有河鲀毒素（河鲀精、河鲀龙糖）、河鲀酸、河鲀卵巢毒素及河鲀肝脏毒素。毒素为无色棱柱状体，微溶于水，易溶于稀醋酸中，对热稳定，盐腌或日晒不能破坏。河鲀毒素毒性单位为原液 1ml（相当原料 1g）所能杀死小白鼠的个数，又称小鼠单位。

河鲀毒素中毒（tetrodotoxin poisoning） 摄入含河鲀毒素的河鲀所导致的中毒症状。主要表现为脑干中枢和末梢神经麻痹，首先为感觉神经麻痹，其次为运动神经麻痹，最后是呼吸中枢和血管神经中枢麻痹。在食用河鲀后 0.5～3h 发病，出现胃肠道、神经系统及循环系统症状即可诊断。

荷叶（Folium Nelumbinis，lotus leaf） 中医药名。睡莲科植物莲的叶。苦、涩、平。归心、肝、脾经。功能解暑清热、升发清阳、散瘀止血。治中暑、暑湿泄泻、头痛、眩晕、吐血、咯血、衄血、便血、尿血、崩漏；高脂血症；黄水疮。

核安全（nuclear safety） 在核技术研究、开发和应用，以及在核设施设计、建造、运行和退役的各个阶段，为防止核污染事件和事故，保证核设施正常运行，保护从业人员、公众和生态环境免受放射性影响和伤害所遵循的理论、原则和采取的技术措施及管理办法。国际原子能机构将核安全、辐射安全、放射性废物安全和放射性物质运输安全统称为核安全。

核变性（nuclear degeneration） 细胞核固缩、溶解和破碎等情况。细胞核发生固缩时，其核成为均匀而深紫色的块状物。发生核溶解时，则胞核膨胀着色浅淡，常伴有核膜破碎现象，致使核的轮廓不清。此种情况的出现与中毒颗粒和空泡变性相同，易见于较严重的化脓菌感染及大面积烧伤等情况时。

核磁共振（nuclear magnetic resonance，NMR） 依据物质原子核自旋运动的磁矩在磁场中有多种磁能级，当外加电磁波的频率与物质某个核磁能级间隔相当时，电磁波被吸收，发生核磁共振。医学上利用核磁共振原理成像，研究人体内器官、组织的解剖形态和功能改变，以诊断疾病，如早期诊断癌和心肌梗死等。在药学上，用于化合物成分的分析鉴定。

核磁共振波谱法（nuclear magnetic resonance spectroscopy，NMRS） 利用核磁共振波谱进行结构分析和成分分析的方法。在磁场作用下，定向排列的磁性原子核在量子化能态之间的射频诱发跃迁从而获得的波谱叫核磁共振波谱。其中最常用的是氢谱，它能提供有关分子中不同种类氢原子的信息，[13]碳核磁共振谱对于结构解析也很有用。

核蛋白（nucleoprotein, nuclear protein） 复合蛋白的一种。由蛋白质与核酸结合而成的复合蛋白。存在于细胞中，是构成生物体的主要物质。因核酸种类不同，可分为核糖核酸核蛋白和脱氧核糖核酸核蛋白两类，前者遍布细胞的各个部分，后者主要存在于细胞核内。简单的病毒是特殊的核蛋白。

核废物（nuclear waste） 含放射性核素超过国家规定限制的废水、废气、固体废物的统称。主要是在核能开发和利用的生产活动中产生的。

核苷（nucleoside） 由碱基（嘧啶或嘌呤）与戊糖（核糖或脱氧核糖）结合而成的糖苷化合物。按含碱基不同，可分为嘧啶核苷和嘌呤核苷；按含糖不同，可分为核糖核苷和脱氧核糖核苷。

核苷二磷酸激酶（nucleosidediphosphate kinase） 催化核苷二磷酸与核苷三磷酸之间 γ 位磷酸转移反应的酶。参与核苷三磷酸的合成。该酶广泛存在于从微生物到高等动物各器官中，在细胞内的线粒体及胞质中都能检测出高的酶活性。

核苷抗生素（nucleoside antibiotic） 与嘌呤或嘧啶核苷结构类似，具有抗菌作用的物质。主要由放线菌类生产出，可干扰核苷酸代谢、蛋白质生物合成等，从而表现出抗菌作用。

核苷磷酸化酶（nucleoside phosphorylase） 一种既可催化核糖核苷，又可催化脱氧核糖核苷进行磷酸解反应的酶。参与核苷酸的水解反应。该酶广泛分布于生物界，存在于哺乳类、鸟类、鱼类等的组织及酵母、细菌中。

核苷酸（nucleotide） 由碱基（嘌呤或嘧啶）和戊糖（核糖或脱氧核糖）与磷酸三者组成的化合物。是核酸的组成单位，可从核酸水解而制得；也有以单体形式存在于生物体内的，如肌肉腺嘌呤核苷酸。因含碱基不同，可分为嘧啶核苷酸（如胞嘧啶核苷酸、尿嘧啶核苷酸、胸腺嘧啶脱氧核苷酸）和嘌呤核苷酸（如腺嘌呤核苷酸、鸟嘌呤核苷酸、肌苷酸）；因含糖不同，可分为核糖核苷酸和脱氧核糖核苷酸；因磷酸在糖基上的位置，又可分为 3′-核苷酸和 5′-核苷酸等。5′-鸟嘌呤核苷酸和 5′-肌苷酸能增强味精的鲜味。食品工业中用作助鲜剂。

核苷酸的抗代谢物（nucleotide antimetabolite, nucleotide metabolic antagonist） 一些嘌呤、嘧啶、氨基酸或叶酸等的类似物。主要以竞争性抑制等方式干扰或阻断核苷酸的合成代谢，从而进一步阻止核酸以及蛋白质的生物合成、组织细胞增殖。具有抗肿瘤作用，又可用作免疫抑制药物。

核苷一磷酸激酶（nucleosidemonophosphate kinase） 催化 ATP γ 位磷酸转移到核苷 5′-磷酸 β 位上生成对应的核苷二磷酸反应的酶。参与核苷二磷酸的合成。

核黄疸（kernicterus） 见胆红素脑病。

核黄疸四联症（tetralogy of kernicterus） 儿科病。胆红素脑病的后遗症。包括手足徐动症、眼球运动障碍、听觉障碍及牙釉质发育不全。

核黄素-5′-磷酸［酯］钠（sodium riboflavine-5′-phophate） 维生素类药。橙黄色结晶性粉末。易溶于水。参与体内氧化还原过程。用于维生素 B_2（核黄素）缺乏引起的各种黏膜及皮肤炎症。

核黄素缺乏症 (riboflavin deficiency) 核黄素（维生素 B_2）缺乏所致的口腔、生殖器综合病征。主要表现为阴囊炎、舌炎、口角炎和唇炎。治疗：服用维生素 B_2。

核基质 (nuclear matrix) 其他名称：核骨架。细胞核内主要由非组蛋白质构成的精密的三维纤维网架结构。即除核被膜、核纤层-核孔复合体体系、染色体骨架与核仁以外的网架结构体系。与染色质的复制、转录和 RNA 加工有关。

核间性眼肌瘫痪 (internuclear ophthalmoplegia) 其他名称：核间性眼肌麻痹。管理眼球运动的各脑神经核之间的联络系统——内侧纵束出现病变的表现。主要是两眼的侧视障碍，包括：①侧视时一侧眼球能外展，但另一侧眼球不能同时内收，称分离性侧视；②能外展的眼球可见水平眼震，称为失调性眼震；③看眼前近物时，两眼球内收运动正常，即会聚正常。出现上述核间性眼肌瘫痪症状，说明脑干较高水平的小病灶累及内侧纵束，见于多发性硬化症。必须注意，病灶位于内收不能的那一侧。

核均质化 (nucleus homogenization) 病理学术语。一种坏死的细胞核改变。电镜下，见核边缘呈锯齿状，核内容物变成均匀一致的物质，核仁和染色质消失。这种改变可见于软骨细胞的原位坏死和其他细胞。

核孔 (nuclear pore) 其他名称：核孔复合物。核被膜上沟通核质和细胞质的复杂隧道结构。由多种核孔蛋白组成。隧道的内、外口和中央有核粒核蛋白组成的颗粒，对进出核的物质有控制作用。不同类型细胞或同一细胞在不同功能状态下，核孔的数量和大小均有变化。

核酪注射液 (Injectio Acidicnucleici et Caseini Hydrolysatis Composita) 其他名称：新喘宁。平喘药。组成：核酸水解物、酪蛋白水解物、多种氨基酸与欧氏液混合制成的 pH 值 $5.0\sim7.0$ 的无色澄清的无热原灭菌水溶液。能增强机体抗病能力。主治慢性支气管炎，也用于支气管哮喘。

核裂变产物 (fission product) 原子核裂变产生的放射性核素。重元素中如 ^{239}Pu、^{235}U 等的原子核吸收中子后即分裂为原子量小的原子核，这种反应叫做核裂变。核裂变的结果产生许多种放射性核素如 ^{131}I、^{90}Sr 等。

核酶 (ribozyme) 其他名称：酶性核酸。具有催化活性的核糖核酸。最简单的核酶的二级结构呈槌头结构，包括底物部位和催化部位。

核酶和脱氧核酶 (ribozyme and deoxy ribozyme) 一种生物催化剂。具有高效、特异催化作用的核糖核酸酶和脱氧核糖核酸酶，为数不多，主要作用于核酸。

核膜 (nuclear envelope) 核被膜的简称。包围细胞核的双层膜结构。包括内核膜、外核膜、核周腔、核孔复合体、核纤层，是细胞质与细胞核的界膜。核膜上有核孔，孔周围是核与细胞质进行物质交换的孔道。

核内复制 (endoreduplication) 生物学术语。细胞核内产生多倍体的一种特殊形式。在细胞增殖周期中，如细胞核的染色体连续复制 2 次、3 次乃至多次时，每次复制由于着丝粒未及时分裂，因而在中期细胞中，常见到每条染色体产生 4 条乃至更多条染色单体，它们两两相靠或四四相靠。核内复制，常导致高水平的多倍化，如某些肿瘤细胞。正常组织中也有核内复制现象。

核浓缩 (pyknosis) 病理学术语。细胞坏死时的一种细胞核形态改变。核的染色质浓缩，体积缩小，可能是由于核脱水所致；核染色加深，可能是由核蛋白分解，释放出核酸，故碱性染色加强。

核壳体 (nucleocapsid) 见核衣壳。

核仁 (nucleolus) 由核仁组织区 DNA、RNA 和核糖体亚单位等成分组成的球形致密结构。在电镜下可区分成纤维中心、致密纤维组分和颗粒组分三个区域。核仁在细胞分裂前期消失，后期在核仁组织者区重新形成，是合成核糖体核糖核酸的场所。

核仁组织者 (nucleolar organizer) 其他名称：核仁形成区。通过核仁结构的染色质上的一个位置。核仁中有染色质通过，在这部分染色质的某一位置上可逐渐形成海绵网状的核仁。核仁组织者先合成纤维性的核糖核酸 (RNA) 分子，

然后进一步形成颗粒状的核糖体核糖核酸 (rRNA)，经核孔移到细胞质中参加核糖体的构成。因而核仁组织者和核仁形成有关，特别是和 rRNA 合成有关。

核溶解 (karyolysis) 病理学术语。细胞坏死时的一种细胞核形态改变。在脱氧核糖核酸酶的作用下，染色质的脱氧核糖核酸分解，核失去碱性染料的着色反应，染色变淡，以致仅能见到核的轮廓。最后核蛋白完全溶解，核便完全消失。

核上瘫 (supranuclear paralysis) 见中枢性面瘫。

核上性眼肌瘫痪 (supranuclear ophthalmoplegia, supranuclear ocular paralysis) 其他名称：核上性眼肌麻痹、皮质性侧视障碍。核上性眼肌麻痹，一侧大脑病变，在脑出血或脑血栓形成时，两眼可向一侧注视而不能向另一侧看的病变现象。这种侧视障碍往往两眼共同受累，不分离，无复视，持续时间短。两眼注视侧正是该侧大脑半球有病，即注视病灶侧；不能看的一侧肢体瘫痪。

核素 (nuclide) 具有特定质量数、原子序数和核能态，而且平均寿命长到可以观测到的一类原子。如：^1_1H、^2_1H、^3_1H、$^{13}_6C$、$^{60}_{27}Co$ 等。目前已知的核素有 3 100 多种，其中 276 种是稳定的，不稳定核素大部分都是人工合成的。在生产、科研与医药卫生中有重要意义。

核素闪烁扫描机 (scintillation scanner) 将闪烁探头及记录器（打点机或其他）按线性同步移动的装置。能描出放射性核素在人体内分布的图像。

核素肾动脉造影 (nuclide renal arteriography) 静脉内快速注入核素高锝 $[^{99m}Tc]$ 酸钠注射液后连续照相，观察核素在腹主动脉、肾动脉、肾血管床的动态充盈情况的检查方法。常用于鉴别肾肿瘤，诊断肾血管疾病，观察移植肾血流量。

核素示踪法 (technique for radiotracer) 将研究对象，如某种元素、化学基因、化合物和细胞等用核素标记，然后追踪其去向，观察吸收、分布、转移、转变和排泄情况的研究方法。常用于研究代谢物质在体内的部位及更新速度等。其优点为灵敏度高、方法简便、整体水平进行定位研究准确等。具体步骤根据研究目的适当选择。

核酸 (nucleic acid) 生物体内大分子化合物的一类。核苷酸的多聚物，与蛋白质同是生命现象的物质基础，分为核糖核酸 (RNA) 和脱氧核糖核酸 (DNA) 两类。所有的生物细胞都含有这两类物质，只有 DNA 病毒和 RNA 病毒分别只含 DNA 或 RNA。在细胞内，核酸可与蛋白质组成核蛋白。核酸对生物体的生长、发育、繁殖及突变起决定性作用，与肿瘤发生、病毒感染、放射损伤等密切相关。

核酸酶 (nuclease) 催化核酸酯键水解生成核苷酸及寡核苷酸的一类酶的总称。根据其底物的不同，可分为核糖核酸酶和脱氧核糖核酸酶两类。

核酸内切酶 (endonuclease) 其他名称：内切核酸酶。多核苷酸链内部磷酸二酯键水解的酶。此酶不参与末端水解反应。

核酸内切酶 SL (SL endonuclease) 根据核酸分子二级结构而不是一级结构来识别底物的核酸内切酶。它降解未配对单链 RNA 或 DNA，而不能降解双链 DNA 或双链 DNA/RNA 杂交分子。常用于检测核酸分子杂交程度，探测双链 DNA 分子二级结构及切除 DNA 克隆中不配对的单链核酸黏性末端等。

核酸探针 (nucleic acid probe) 将已知微生物核酸提纯或通过基因工程克隆的微生物核酸，经切口翻译法以 ^{32}P ATP 标记成的探针，可检测样本中同样的微生物。广泛用于分子杂交技术。

核酸探针诊断技术 (diagnostic technique of nucleic acid probe) 一种基因诊断技术。利用核酸链间碱基配对来识别特定核酸顺序的方法。将一段已知顺序的单链核酸加以标记，就成为核酸探针。本法用于检测病毒、诊断人基因疾病等领域。

核酸外切酶 (exonuclease) 其他名称：外切核酸酶。只水解多核苷酸链末端磷酸二酯键的酶，产物为核苷酸。水解酶中几种亚类酶的总称 (EC_3、1、11、13、14、15、16)。在核酸的分解代谢、维持和修复中起重要作用，可用于多核苷酸的序列测定。

核酸外切酶 Ⅲ (exonuclease Ⅲ) 大肠埃希菌中的一种核酸外

切酶。催化双链 DNA 分子中每条单链，从 3′末端水解脱落下单核苷酸。

核酸外切酶Ⅳ（exonuclease Ⅳ） 催化单链 DNA 分子降解生成寡核苷酸的酶，其水解作用可在 DNA 分子中的 5′端和 3′端同时开始。

核酸外切酶Ⅴ（exonuclease Ⅴ） 大肠埃希菌中的一种多功能酶复合体。依赖 ATP 催化线状双链和单链 DNA 水解，并有 DNA 解链酶的活性。

核酸杂交（nucleic acid hybridization） 指不同来源的两条不完全互补的单链 DNA（或者 DNA 与 RNA 单链）因某些区域碱基互补而相互结合和形成双链的过程。生成的双链称杂化双链。核酸杂交可用于测定 RNA 分子中碱基重复顺序的多少。因杂交可发生在不同种属的 DNA 之间，亲缘关系越大，杂交的程度越大，因此杂交可用于亲缘关系的测定。是研究核酸结构和功能的常用手段之一。

核碎裂（karyorrhexis） 细胞坏死时的一种细胞核形态改变。核染色质崩解成小碎块，核膜破裂。染色质碎块分散在细胞质中。是核酸的凝聚及崩解的形态表现。

核桃仁（Semen Juglandis, walnut kernel） 其他名称：胡桃仁、胡桃肉。中医药名。胡桃科植物胡桃的种仁。甘、温，归肺、肾经。功能温补肺肾、纳气定喘、润肠通便。治肾虚喘咳、腰痛脚弱、阳痿、遗精、耳鸣、须发早白、小便频数、石淋、带下、大便燥结。

核糖醇（ribitol） 一种五碳糖醇。存在于黄素核苷酸和黄素腺嘌呤二核苷酸结构中。是核黄素的组成部分。

核糖核苷（ribonucleoside） 由除胸腺嘧啶（T）外的嘌呤或嘧啶与核糖分子共价结合而成的化合物。

核糖核苷酸还原酶（ribonucleotide reductase） 催化核糖核苷酸还原生成相应脱氧核糖核苷酸反应的酶。该酶无碱基特异性。包括核苷二磷酸还原酶和核苷三磷酸还原酶。

核糖核酸（ribonucleic acid, RNA） 核酸的一类。由许多核苷酸连接而成，因分子中含有核糖，故名。存在于一切细胞的细胞质和细胞核中，也存于大多数已知的植物病毒、部分动物病毒和一些噬菌体中。主要有 3 类：核糖体 RNA、信使 RNA、转移 RNA。均在蛋白质生物合成中起作用。

核糖核酸注射液（injection of ribonucleic acid） 从猪肝中提取分离而得的制剂。能促进肝细胞蛋白质合成功能，改善氨基酸代谢，调节机体免疫功能，促使病变肝细胞恢复正常。可推动与肝癌有关的抗原甲胎蛋白转阴，又能降低血清谷丙转氨酶的活性。肌内或静脉给药，适用于慢性迁延性肝炎、慢性活动性肝炎、肝硬化及肝癌的治疗。

核糖霉素（ribostamycin, vistamycin） 氨基糖苷类抗生素。抗菌谱与卡那霉素相似，临床上主要用于葡萄球菌、淋球菌、大肠埃希菌、肺炎杆菌、变形杆菌所致的菌血症、泌尿系感染、呼吸系统感染、耳鼻喉感染、淋巴管炎、腹膜炎、胆囊炎、疖、痈、骨髓炎的治疗。肾功能不全者慎用。

核糖体（ribosome） 其他名称：核糖核蛋白体。细胞质内无包膜的颗粒状结构。由核糖核酸和蛋白质组成，是细胞合成蛋白质的场所。有些游离于细胞质中（游离核糖体），其合成的蛋白质释放于细胞基质中；有些附着于内质网上（固着核糖体），在这里的蛋白质释放于粗面内质网内中并转移至细胞外。核糖体由核糖体核糖核酸（rRNA）和蛋白质构成。细胞中许多核糖体通常由一条信使核糖核酸（mRNA）串在一起，称为多聚核糖体，是蛋白质合成的功能单位。

核糖体核糖核酸（ribosomal RNA, rRNA） 核糖核酸的一种。是核糖体的核糖核酸部分，占细胞 RNA 含量的 80%，按其来源不同，分为 3 型：沉降系数（S）各为 5S、16～19S、23～29S。rRNA 的主要生物学功能是以核糖体的形式，在蛋白质的生物合成中提供合适的工作场所。

核糖体结合序列（ribosomal binding sequence, RBS） 其他名称：S-D 序列。在 mRNA 分子起始密码子的上游 8～13 个核苷酸处有一段富含嘌呤核苷酸的序列，它可以与 30S 亚基中的 16SrRNA 3′端富含嘧啶的尾部互补，形成氢键结合，有助于 mRNA 的翻译从起始密码子处开始。

核糖体循环（ribosome cycle） 蛋白质合成中核糖体亚单位所经历的聚合和解离过程。翻译作用启动时，两个亚单位结合成完整的核糖体，沿 mRNA 运行。翻译作用终止时，两个亚单位复又解离。由于核糖体可反复作用，故称核糖体循环。

核听诊器（nuclear stethoscope） 用 γ 计数器对准左心室或右心室，采集心内放射性计数率随心室舒张收缩的变化曲线，进而计算出各种心功能参数的仪器。能无损伤地检查病人左心室输出量及血流时间，测出心脏功能的多种参数，并进行自动化数据处理。于医院急诊室和心脏监护病房。

核网期（dictyotene） 减数分裂中延长的双线期状态。卵母细胞在此阶段仍保持核。第一次减数分裂始于胚胎期，当人出生时初级卵母细胞已进入第一次减数分裂的双线期，出生后停止发育进入休止状态，直至青春期排卵时才又继续分裂。由于卵停留在双线期的时间特别长，故此期称核网期。

核武器伤（nuclear weapon injury） 核武器爆炸时放出巨大能量对人体造成的破坏和杀伤。其作用因素有热辐射、冲击波、早期核辐射和放射性沾染等。核武器的杀伤力虽大，但采取防护措施，可预防和减轻它对人体的损伤。

核下瘫（infranuclear paralysis） 见周围性面瘫。

核小体（nucleosome） 细胞核中构成染色质的基本单位。由核心颗粒及连接丝两部分组成。

核心（core） 病毒中心的核酸部分。一种病毒只有一种类型的核酸，DNA 或是 RNA，可能是单股的，也可能是双股的。分子量约为 $2×10^6 ～160×10^6$ Da。它储存病毒的遗传信息，控制着病毒的遗传变异、增殖和对宿主的感染性等。

核心家庭（nuclear family） 家庭结构的一种类型。由父母及其未婚子女组成的家庭。

核心脏病学（nuclear cardiology） 应用核医学技术在体、无创地进行现代心血管疾病诊断与研究的核医学重要分支学科。主要内容包括：①评价冠状动脉的灌注状态；②评估心室舒缩功能；③诊断和评价心肌损伤、梗死、存活等功能状态；④评价心肌代谢与神经支配状态。

核型（karyotype） 其他名称：染色体组型。一个分裂中期细胞全部染色体的数目和形态特征。人的细胞有 46 个染色体，按染色体长度、着丝粒的位置、随体和副缢痕等形态特征，分组编号进行系统排列，构成 23 对，其分成 A、B、C、D、E、F、G 7 组，其中 1～22 对为常染色体，另一对为性染色体（XX 或 XY），其中 X 染色体属 C 组，Y 染色体属 G 组。各种生物的核型各不相同，随种属的演化，核型也发生变化。

核性白内障（nuclear cataract） 老年性白内障的一种。混浊由胚胎核开始，逐渐发展成成年核，完全混浊。主要症状为近视程度进行性加重。双眼视力严重障碍时，可行手术治疗。

核性别（nuclear sex） 生物体每个体细胞的性别特征。

核性面神经麻痹（nuclear paralysis of facial nerve） 当面神经核及其附近的神经结构受损害时出现的面瘫。这时的面瘫是周围性的，即面肌全瘫、面瘫和面神经核病变在同侧。此外，由于同时损害了面神经核附近的结构——展神经，伴同侧展外瘫，锥体束损伤，出现对侧肢体瘫。

核眼科学（nuclear ophthalmology） 用核医学的技术动态地研究眼内疾患的科学。

核衣壳（nucleocapsid） 其他名称：核壳体。病毒的基本结构。由病毒核心的核酸和包裹在其外面的蛋白质衣壳共同组成。系病毒的感染单位。最简单的病毒就是裸露的核衣壳，如微小核糖核酸病毒。

核异质（dyskaryosis） 其他名称：癌前核异质。细胞核在某种程度上具有相当于恶性细胞核的特征。表现为染色质粗重不均匀，核边缘不整齐，有核分叶或多核和核周空泡等，是癌前病变的伴随征象。

核右移（shift to right） 正常人周围血中的中性粒细胞以 3 叶核者为主，若 5 叶者超过 5% 时为核右移。此时常伴有白细胞总数减少。可由于造血物质、去氧核糖核酸不足或骨髓造血功能减退所致。主要见于营养性巨幼细胞贫血、恶性贫血时；也可见于应用抗代谢药物如阿糖胞苷或巯嘌呤（6-巯嘌呤）等之后。在炎症的恢复期，一过性地出现核右移是正常现象。如在疾病进行期突然出现核右移的变化，则表示预后不良。

核转移技术（nuclear transfer technique）　即动物整体克隆技术。是将动物的一个体细胞胞核导入另一个体的去除了胞核的卵细胞内，使之发育成个体。这样的个体所携带的遗传性状仅来自一个父亲或母亲个体，因而为无性繁殖。

核左移（shift to left）　周围血中杆状核粒细胞增多或合并出现晚幼粒、中幼粒、早幼粒等细胞的情况。最常见于各种病原体所致的感染，特别是急性化脓性感染时，此外，还见于急性中毒及急性溶血反应等。如仅见杆状核粒细胞增多（>6%），称为轻度左移；如>10%并伴有少数晚幼粒甚至幼粒细胞时，称为中度左移；如杆状核粒细胞>25%，并出现更幼稚的粒细胞甚至早幼粒、原粒细胞时，称为重度左移或称为类白血病反应。易见于婴幼儿及儿童病人。

骀创伤症（occlusal traumatism）　见创伤性骀。

骀改正术（occlusal adjustment）　口腔科治疗方法之一。使创伤骀变为平衡骀的方法。其目的是使咬合力量均匀分布于全口牙齿，使每个牙齿均能负担起所应负担的骀力，而不造成牙周组织的损伤。本方法应包括正畸、充填及固定修复或活动修复，使咬合达到平衡。

骀夹板（occlusal splint）　口腔骨性矫治的一种器具。可用作骀重建矫治器。无基托，不影响舌的活动。可消除牙尖障碍，改正夜磨牙习惯，改善下颌运动，减轻疼痛。有松弛、稳定、枢轴和义齿等式夹板。一般在夜间戴用，疼痛剧烈时亦可连续戴用。治疗骀障碍效果良好。

骀紊乱（occlusal disturbance）　口腔科齿病之一。牙骀的形态结构和功能异常。可由错骀、颌间垂直距异常、夜磨牙、骀创伤以及某些肌肉病变所致。可产生颞下颌关节功能紊乱综合征。临床表现为下颌运动时关节弹响或有杂音，关节区或肌肉疼痛，下颌运动受限或开闭口运动异常等。

CAAT 盒（CAAT box）　其他名称：CAAT 框。存在于很多真核细胞启动子的核苷酸序列。位于真核生物转录起始点上游－40～－110处，有 GGNCAATCT 一致性序列，其核心为 CAAT。属真核生物基因表达的顺式作用元件之一。

GC 盒（GC box）　其他名称：GC 框。位于真核生物转录起始点上游－40～－110处，有 GGGCGG 一致性序列，其核心为 GC。属真核生物基因表达的顺式作用元件之一。

TATA 盒（TATA box，Hogness box）　其他名称：TATA 框、霍格内斯框。位于真核生物基因转录起始点上游－30处，是一组由7～10碱基序列排列而以 TATA 为核心的一致性序列。TATA 盒序列的完整性与准确性对维持启动子的功能是必需的，参与了特定基因的高效转录。

颌骨成釉细胞瘤（ameloblastoma of jaw）　为颌骨中心性、牙源性上皮肿瘤。在牙源性肿瘤中最为常见。大多数认为由釉质器或牙板上皮发生而来，大体切面多为实质性，囊性较少，亦可两种成分同时存在。显微镜下，肿瘤细胞呈大小不同的团状或条索状，分散于结缔组织的间质内。多发于成年人，下颌骨多见。初期无自觉症状，逐渐使颌骨膨大造成面部畸形，继而侵犯牙槽骨使牙松动、移位或脱落。可造成咀嚼功能障碍、吞咽和呼吸困难，严重时可发生病理性骨折。治疗宜手术切除。

颌骨骨瘤（osteoma of jaw）　由骨细胞形成的、与正常致密骨组织相似的颌骨良性肿瘤。好发于男性。病变常呈扁圆形，附于正常骨面之上，面较光滑，极硬，切面似海绵状或致密骨。镜下见多数瘤体外周为骨膜和一层不规则断续的骨板，内部为多少不等、粗细长短不一、排列紊乱的成熟板状骨小梁。一般无症状，个别可引起压迫症状。应手术切除。

颌骨骨髓炎（osteomyelitis of jaw）　由微生物、物理、化学等因素引起的颌骨骨组织炎症。中医称为"牙槽风""穿腮"。一般是在急性化脓性牙周膜炎或根尖周脓肿的基础上发生。分为化脓性（化脓菌引起）、特异性（包括结核、放线菌病和梅毒引起）、物理性（包括放射线、电凝固、冷冻等所致）和化学性几类。牙源化脓性最为多见。急性期有疼痛、面颊部肿胀，口开不大等症状。慢性期有牙齿松动、死骨形成、牙龈或面部形成瘘管。治疗：抗生素，必要时手术。

颌骨骨折（fracture of jaw）　外伤所致颌骨断裂。下颌骨多见。可引起局部肿胀、骨片移位、牙弓断裂、咬合关系紊乱、咀嚼功能丧失、颜面变形等。上颌骨骨折可合并颅脑损伤；下颌骨骨折可发生呼吸困难。

颌骨畸形性骨炎（osteitis deformans of jaw）　颌骨肿瘤样病变，病因不明，但有遗传倾向。镜下主要为骨小梁呈镶嵌状或锯齿状病损。是一种全身性疾病在颌骨的表现，早期无症状，常在40岁以上发病，男性多于女性。主要症状为骨质增大，牙松动、移位，晚期有明显的面部畸形。无特殊疗法，个别病例可自行消退。

颌骨结核（tuberculosis of jaw）　颌骨结核性病变。颌骨结核多继发于身体其他部位的结核病灶。发病缓慢，颌骨区有无痛性肿胀，患区牙松动甚至脱落，牙槽突膨大或形成瘘管，经久不愈。有低热和血沉增快。治疗：抗结核药物，病灶清除术，防病变扩展和产生畸形。

颌骨巨细胞瘤（giant cell tumor of jaw）　发生在颌骨的一种肿瘤。极少见，来源尚未肯定。大体可见受累骨组织局部肿大，肿瘤无包膜，切面灰白色、灰黄色或暗红色。镜下可见巨细胞及间质细胞。多发生于30岁以上。颌骨肿大畸形，肿块质较硬。恶性者常生长迅速，伴有牙明显松动及疼痛。治疗宜切除病变骨组织，恶性者辅以放疗。

颌骨隆突切除术（excision of torus of jaw）　口腔科治疗方法之一。颌骨隆突是颌骨的发育畸形，常因食物或义齿摩擦、压迫，而易发生黏膜溃破，或影响义齿固位，这时需考虑进行颌骨隆突的切除手术。

颌骨囊肿（cyst of jaw）　颌骨内的囊性肿物。分为牙源性和非牙源性两种。多无自觉症状，可形成面部畸形。治疗：手术。

颌骨黏液瘤（myxoma of jaw，mucous tumor of jaw）　颌骨胚胎性间叶组织良性肿瘤。牙源性。罕见。肿瘤切面为灰白色或黄白色，常无包膜，边界不清，瘤中小腔富含黏液。镜下可见均匀一致的黏液样组织，在黏液基质中有松散的瘤细胞，呈星形或梭形，胞核大小和结构一致，多无明显间变。治疗：应手术切除。

颌骨肉瘤（sarcoma of jaw）　来源于中胚叶组织的颌骨恶性肿瘤。一般沿血行转移，预后较差，常发生于青少年，男多于女。分为骨肉瘤、纤维肉瘤、淋巴肉瘤和 Ewing 肉瘤等4类。治疗：以手术或放疗为主。

颌骨软骨瘤（chondroma of jaw）　由较成熟的透明软骨组织构成的颌骨良性肿瘤。甚为罕见，多见于青年。常为多发，少数单发。可使颌骨呈进行性肿大，面部畸形，牙松动、移位。应手术切除。

颌骨纤维骨瘤（ossifying fibroma of jaw）　其他名称：颌骨骨化性纤维瘤。常见的颌骨肿瘤。来源于成骨性结缔组织。分为纤维骨瘤和骨纤维瘤两种。肿瘤有被膜，界限清楚，切面灰白色。多为实质性，囊性少见。镜下见大量、致密的、排列成束和旋涡状的纤维，其中含一些大小不等、排列不规则的骨小梁；骨小梁周围有少数成骨细胞，并含有骨样组织。常见于儿童及青年人。常继发感染而伴发慢性骨髓炎。可致颌骨畸形，牙移位；眼球上移或突出，甚者产生复视。治疗：以手术为主。

颌下间隙感染（infection of submaxillary space）　颌下三角内的感染。下颌磨牙的根尖周感染和智齿冠周炎是引起感染的常见原因。初期皮肤有炎性浸润灶或水肿。肿胀可达颈部，此时皮肤表面充血、发亮、皱纹消失，有压痛或按压时出现凹陷性水肿。治疗应切开引流，用抗感染药物。

颌下腺（submandibular gland）　见下颌下腺。

颌下腺炎（submaxillaritis）　颌下腺因细菌感染所致的炎性病变。多为慢性。颌下有微痛，导管口有脓样或胶冻样分泌物流出。导管阻塞时，颌下腺明显肿大，剧烈疼痛，食后症状减轻。急性期可用抗菌药物治疗。慢性早期去除致病因素，如摘除涎石、扩大导管、理疗等，均无效时应作颌下腺摘除。

褐黄病（ochronosis）　其他名称：黑尿酸病。是一种由于尿黑酸聚集而引起的皮肤色素沉着和关节炎的代谢病。因先天缺乏尿黑酸氧化酶，或后天获得性尿黑酸氧化酶所必需的硫氢基被某些化学物质所抑制，而造成尿黑酸代谢障碍，表现为皮肤、巩膜的色素沉着，呈黑色或灰蓝色。关节损害首先累及脊柱，以后膝、肩、髋等大关节亦受累。治疗：一般对症治疗，获得性病人应去除病因。

褐家鼠（Rattus norvegicus Berkenhout）　其他名称：沟鼠。哺乳纲，啮齿目，鼠科动物。主要害鼠之一。体长 16～25cm。是鼠疫、兔热病、丹毒传染病、几种蜱性斑疹伤寒病、旋毛虫病等病原体的天然携带者。实验用的大白鼠是它的变种。

褐色萎缩（brown atrophy）　萎缩的胞质内出现脂褐素颗粒，使萎缩的器官或组织体积缩小且呈棕褐色者。脂褐素常见于老年人、慢性消耗性疾病或营养不良病人的心肌、肝、肾上腺和神经节细胞内，也可见于骨骼肌细胞。

褐色硬化（brown sclerosis）　病理学术语。肺淤血的一种表现。含铁血黄素在肺淤血时不仅存在于肺泡内并沉积于肺间质，致使肺组织呈棕褐色。又因肺长期淤血，间质结缔组织增生及网状纤维胶原化，使肺质地变硬。

褐色脂肪（brown fat）　其他名称：棕色脂肪。多分布于颈及两肩胛间区的皮下，少量在内脏沿主动脉、肾脏及肾上腺周围分布。这种脂肪细胞，在胎儿第 26～30 孕周才开始分化形成。目前认为褐色脂肪组织是新生儿在寒冷环境中急需热量时的重要来源。

褐藻胶止血定（brown algae glue hemostatic）　局部止血剂。0.6%苯扎溴铵溶液浸泡过的褐藻胶纤维织物，用于局部外伤止血。用时将本品敷在出血创面上并压迫 3～5min 即可，包扎后不可接触水。

赫伯登结节（Heberden node）　类风湿性关节炎的体征之一。退行性骨关节病时，远端指间关节的软骨钙化形成结节。骨性结节直径约 2～4mm。是类风湿性关节炎的特有征象。

赫伯斯特征（Herbst sign）　溃疡病的临床征象。轻压病人第 3 腰椎横突区，病人感觉疼痛。见于胃窦幽门十二指肠溃疡。

赫恩小体（Heinz bodies）　见变性球蛋白小体。

赫尔曼综合征（Herrmann syndrome）　一种常染色体遗传综合征。开始表现为光敏感性肌阵挛、进行性耳聋，以后发展成糖尿病、肾病和神经病变，直至痴呆。

赫里克综合征（Herrick syndrome）　其他名称：镰状细胞贫血综合征。一种遗传性血红蛋白异常病。黑人和女性多见。有溶血性贫血、生长迟缓、骨关节疼痛以及肾、肺梗死表现。

赫-马征（Hertwig-Magendie sign）其他名称：赫-马现象、眼球反侧偏斜。指前庭神经核麻痹伴有小脑病变所致的病变部位侧眼球向内下方偏斜，而对侧则向外上方偏斜和突出的现象。可由脑干血管病变、原发性小脑肿瘤、颅后窝转移性病变、中脑病变、脱髓鞘综合征、脊髓空洞症等所引起。

赫曼斯基-普德拉克综合征（Hermansky-Pudlak syndrome, HPS）　其他名称：出血性素质综合征。是一种常染色体隐性遗传出血性疾病。多见于儿童及青年，出生时发病，累及眼与皮肤白化、皮肤白化，单核巨噬细胞系统、口腔黏膜和尿中蜡样物质沉积。表现为眼球震颤、畏光、牙龈出血、鼻出血、紫癜、瘀斑、月经过多等。

赫-韦综合征（Hertwig-Weyer syndrome）　其他名称：尺骨发育不全-多发性骨和内脏畸形-少指（趾）-尺侧半肢畸形综合征。为一种先天性多发畸形病变。表现为尺骨发育不全伴多种骨（胸、颌）或内脏（脾、肾）畸形，少指（趾）等。治疗：必要时手术。

鹤草酚（agrimophol）　蔷薇科植物仙鹤草的根芽中分离出的一种成分。浅黄绿色斜方形棱晶。驱绦虫药，对阴道滴虫亦有效。

鹤膝风（crane-knee arthritis）　其他名称：鹤节、膝眼风、鼓槌风、游膝风等。中医病名。属痹证之一。因病后膝关节肿大，股胫变细，形如鹤膝。常因经络气血亏损、风邪外袭、阴寒凝滞而成。症见下肢消瘦、膝部独肿大，形如鹤膝；或局部红肿积液；或硬肿强直，日久难愈。治宜扶正祛邪、通络宣痹。

黑斑白薯（烂白薯）中毒（mould-damaged sweet potato poisoning）　食用烂白薯（黑斑病白薯）引起的中毒。食后 24h 发病，有恶心、呕吐、腹泻等症状。严重者 3～4 日后体温升高、呼吸困难、肌肉震颤、痉挛、瞳孔散大等。治疗：催吐、洗胃、高位洗肠；口服泻剂；补液；对症治疗等。

黑-伯反射（Hering-Breuer reflex，pulmonary stretch reflex）见肺牵张反射。

黑变病（melanosis）　色素性皮肤病。中年妇女多见，皮疹好发于易曝光部位，呈点状和网状浅褐色或棕黑色色素性斑点，伴毛细血管扩张。中毒性黑变病，有长期接触焦油类物质历史，于面颈、前臂、手背有弥漫性淡褐或黑褐色斑点状色素沉着，伴有痤疮样炎症反应。外用对苯二酚治疗。

黑疸（black jaundice）　中医病证名。身目黄而黑的一种黄疸。五疸之一。多因酒疸、女劳疸等日久不愈，肝肾虚亏，瘀浊内阻所致。症见目青面额微黄而黑、心中懊侬、肤燥、爪甲不仁、大便黑、膀胱急、足下热，甚则腹胀如有水状。治宜扶正补肝肾，化瘀，退黄。

黑豆馏油（picis fabae nigrae）　皮肤病外用药。具有止痒、消炎、收敛、防腐及溶解角质作用。软膏局部涂布，用于慢性湿疹、婴儿湿疹、神经性皮炎及银屑病等。

黑粪（melena）　上消化道出血者均有黑粪，表明出血量在 50～70ml 以上。出血部位在幽门以上者常有呕血和黑粪，在幽门以下者可仅表现为黑粪。大便隐血试验阳性，提示每日出血量＞5～10ml。

黑跟腱综合征（black heel syndrome）　一种原因不明的呈流行性发病的皮肤病变。青春期女性好发。表现为跟腱的背面或侧面角质层内呈散在孤立或聚集的黑色斑。治疗：热疗以促进皮下淤血吸收。

黑棘皮病（acanthosis nigricans，keratosis nigricans）　其他名称：黑色角化病。皮肤色素沉着、粗糙，伴有乳头状或疣状增殖的少见皮肤病。好发于腋窝及皱襞处，可泛发全身。临床分为恶性型、良性型与假性黑棘皮病 3 型。恶性型应及早进行系统检查体内有无恶性肿瘤，以及时采取有效的治疗措施，良性型及假性可对症治疗，应用维生素 A、B。

黑棘皮病-多毛-抗胰岛素糖尿病（acanthosis nigricans-pilosity-anti-insulin diabetes）　糖尿病病人具有抗胰岛素现象以合并黑棘皮病者最为明显。特点为黑棘皮病、多毛、抗胰岛素糖尿病。伴男性化，男性阴茎大，但睾丸不大且无阴毛；女性阴蒂大，多尿，易感染。治疗：可行垂体或卵巢楔形切除以缓解症状。

黑加征（Hegar sign）　早期妊娠典型体征之一。妊娠早期子宫峡部受激素影响伸长变软，于妊娠 6 周末至 10 周间双合诊时觉子宫峡部极软，可压缩，感觉宫体与宫颈互不相连，甚至易误诊为卵巢囊肿。

黑脚病（black foot disease）　一种因饮水砷含量过高而引起的慢性砷中毒。主要表现为足趾的自发性坏死，偶尔也发生在手指。初期足部皮肤出现白斑，进而色素沉着变黑，重者皮肤过度角化、肥厚，发生龟裂性溃疡，有的可恶变为皮肤原位癌。治疗：对症，手术。

黑克尔征（Hacker sign）　手术时鉴别胃溃疡和胃癌的方法。如手术时发现胃壁有可疑的癌或溃疡病变，用纱布球将其擦干净，对机械刺激发生血管反应呈"火焰"样发红外观者为此征阳性，是溃疡病。胃癌时此征阴性。

黑螺科（Melaniidae）　腹足纲软体动物。贝壳多中等大小，外形呈塔状，壳面光滑或具纵肋、螺棱及棘，表面呈褐色或黑色，壳顶常残缺不全，有厣。生活在山溪、河流、沟渠、湖泊等水质清的水域内，其中有多种是卫氏并殖吸虫的第一中间宿主，如放逸短沟蜷、黑龙江短沟蜷、瘤拟黑螺、斜粒粒蜷等，统称川蜷螺。某些种还是他种吸虫的中间宿主。

黑毛舌（black hairy tongue）　毛舌为舌的丝状乳头角化过长后所形成的丛毛状改变，黑色者称黑毛舌，除黑色外，亦可有其他色泽出现。通常由于口腔卫生不良，吸烟甚多，长期使用发氧含漱剂，或长期局部使用广谱抗生素所致。除舌背有"黑毛"外，病人常自觉口干、口苦，常有明显口臭。治疗：去除致病因素，改善口腔卫生，用牙刷擦洗毛舌区，也可用剪刀修剪。5%氯化锌液或8%～10%水杨酸溶液、1%鬼臼树脂丙酮-乙醇溶液涂布毛舌区，可给制霉菌素混悬液含漱或局部涂搽。

黑矇性猫眼（cat's eye amaurosis）　瞳孔内出现特殊的黄光反应，在暗处似猫眼样发光。视网膜母细胞瘤的典型征象。多见于儿童，一般累及单眼。

黑尿热（black water fever）　恶性疟疾的一种严重并发症。临床上有发热、急性溶血性贫血、黄疸、血红蛋白尿、肾脏损害等症状。急性血管内溶血的发生可能与红细胞葡萄糖-6-磷酸脱氢酶缺少、原虫毒素和抗疟药有关。急起寒战、高热、肾区剧痛和酱油样尿持续数小时或数日、数周。急性肾衰竭、昏迷或休克者预后不良。易于复发，需及时停用抗疟药，对症处理。

黑尿酸症（alkaptonuria）　见尿黑酸尿症。

黑热病（kala-azar）　其他名称：内脏利什曼病。由杜氏利什曼原虫引起的慢性地方性传染病。由病人和病犬的杜氏利什曼原虫经白蛉传播而致。冬季发病率最高，缓慢起病。临床特征为长期不规则发热、消瘦、进行性肝脾大和全血细胞减少症。血和骨髓检出原虫可确诊。病原治疗首选葡萄糖酸锑钠，锑剂无效或过敏用喷他脒；内科治疗无效且脾大、脾功能亢进，行脾切除术。

黑热病后皮肤利什曼病（post kalaazar dermal leishmaniasis, PKDL）　曾称：皮肤黑热病。内脏利什曼病患者在锑剂治疗过程中或治疗后发生的，有别于皮肤利什曼病的一种皮肤损害。

黑热病原虫（*Leishmania donovani*）　见杜氏利什曼原虫。

黑色毛结节菌病（black piedra）　由何德毛结节菌所致。主要侵犯头发，有时累及胡须。病人无自我感觉。表现为毛干上形成大小不一、硬质的黑色小结节，数目可一至数个或更多，有时毛干可以折断。治疗：局部用碘酊、5%硫磺软膏或其他抗真菌制剂。

黑[色]素（melanin）　一种棕色或深褐色颗粒状生物色素。是由酪氨酸或二羟苯丙氨酸（多巴）等类似化合物的氧化产物聚合而成。分布于皮肤、毛发、虹膜、脉络膜等处，其量的多寡决定着上述组织的颜色深浅。黑色素具有吸收紫外线，保护组织免受辐射损伤的作用。人若缺乏酪氨酸酶，则不能合成黑色素，而导致白化病。慢性肾上腺皮质功能低下（如艾迪生病）时，可见全身皮肤黑色素沉着。

黑[色]素瘤（melanoma）　一种能产生黑色素的高度恶性肿瘤。多见于30岁以上成人，以足部、外阴及肛门周围多见。可能一开始即为恶性，但通常由交界痣恶变而来。凡是色素加深、瘤体积增大、生长加快或破溃、发炎和出血等都可能是恶变的征象。其组织结构呈多样性，瘤细胞可呈巢状、条索状或腺样排列。瘤细胞的大小、形状一般较一致。细胞较大，呈多边形或菱形，核大，常有粗大的嗜酸性核仁，核分裂象多见，胞质内可有黑色素颗粒。预后不佳，晚期可沿淋巴道及血道转移。手术治疗。

黑色素瘤基因（melanoma gene）　人类恶性黑色素瘤的特异抗原基因。一旦检出，就表明有恶性黑色素瘤存在。对恶性黑色素瘤的诊断有特异性。

黑[色]素细胞（melanocyte）　来源于胚胎神经嵴，然后迁移到皮肤中，位于表皮基底层细胞之间。特殊染色显示细胞多角形，顶部有细长突起，突入基底细胞与棘细胞之间。胞质内有特征性黑素体，内含酪氨酸酶，能把酪氨酸转化为黑色素。黑色素形成黑色素颗粒可被输送到邻近的基底细胞及棘细胞内。种族间肤色的差别主要取决于黑色素颗粒的大小、稳定性及其在表皮细胞内的含量。黑色素可保护深层组织免受辐射损伤。某些激素有刺激黑色素细胞的作用，使皮肤色素沉着。

黑神丸（heishen wan）　中医方剂。理血通经剂。出自《良朋汇集》。组成：天麻、当归、没药、红花、百草霜、香墨、神曲。功能祛瘀生新、祛风止痛。用于血滞经闭、痛经、产后血晕、恶露不尽、腰腹疼痛。孕妇忌服。因黑神丸用百草霜及香墨等黑色，且喻其效验良好，故名黑神丸。

黑素棘皮瘤（melano-acanthoma）　其他名称：非痣样良性黑素上皮瘤。一种由表皮内黑色素细胞和角朊细胞组成的良性肿瘤。损害直径0.5～1cm，棕褐色至黑色，表面呈疣状，多见于头皮、颈部，亦可发生于躯干和四肢。病理检查可确诊。治疗：手术或激光去除。

黑苔（black fur）　中医舌象。舌诊内容之一。舌苔呈黑色的舌象，主里病，病情一般较重。若苔灰黑而滑润，舌质淡白者，是阳虚内寒或寒湿内伏；若苔灰黑而干，舌质红绛的，是热极伤阴。

黑锡丹（heixi dan, black tin pill）　中医方剂。温里回阳救逆剂。出自《太平惠民和剂局方》。组成：黑锡、硫黄、炮附子、肉桂、阳起石、胡芦巴（酒浸，炒）、补骨脂（酒浸，炒）、炒茴香、木香、川楝子（蒸，去皮核）、沉香、肉豆蔻（里裹煨）。功能助肾扶阳、温补下元、散寒止痛。用于阴寒囊缩、肾寒疝气、寒凉腹痛、虚寒哮喘，舌淡苔白，脉沉微。空心姜汤或枣汤送下。孕妇忌服。常作急救使用，勿多服，以防锡中毒。

黑须污蝇（Wohlfahrtia magnifica）　体形大，灰黑色，与麻蝇相似。国内仅见于西北、内蒙古等牧区。主要危害牲畜，致外伤性或天然型蝇蛆病。偶也可致人体蝇蛆病。

黑癣（black tinea）　其他名称：黑点癣。头癣的一种。紫色毛癣菌、断发毛癣菌引起。儿童成人均可发病。头皮早期损害为丘疹、水疱和鳞屑。病发出头皮即断或距头皮2～4mm处折断，典型呈黑点状。除感染头皮和头发外，其他部位皮肤、毛发和甲亦可累及。治疗：采用短程灰黄霉素综合疗法。

黑血（black blood）　恶性黑色素瘤的临床征象之一。刺破病人手指或耳垂，或采取病人静脉血，观察病人的血液呈黑色。由恶性黑色素瘤产生的大量黑色素进入血液所致。

黑芝麻（Semen Sesami Nigruni, black sesame）　其他名称：黑脂麻、胡麻、巨胜、乌麻子。中医药名。胡麻植物脂麻的黑色种子。甘、平。归肝、肾经。功能补肝肾、益精血、润肠燥。治肝肾不足，虚风眩晕，耳鸣，头痛，血虚风痹麻木，肠燥便秘，须发早白，病后脱发，妇人乳少。煎服。

黑质（substantia nigra）　是中脑较厚的灰质块，贯穿中脑全长，延伸至间脑腹侧。含有大量多巴胺能神经元，细胞有黑色颗粒。黑质为基底核组成部分之一，接受来自纹状体、苍白球等的纤维。其传出纤维包括黑质纹状体纤维、黑质丘脑纤维和黑质顶盖纤维。由某种原因引起黑质多巴胺能神经元受损，多巴胺减少是帕金森病的主要原因。

黑踵病（black heel）　其他名称：足底假性色汗症。发生于参加体育运动青少年的足后跟及其两侧，呈淡蓝或黑色斑点。不痛不痒，病程经过缓慢。举重运动员可发生于手部。病理检查示角质层内有外伤出血，含大量密集的红细胞及含铁血黄素，有些细胞在汗管内。不需特殊处理。

痕迹器官（vestigial organ）　进化过程中动物体某些器官退化为无用的器官。如人的阑尾、尾椎骨等。

痕量分析（trace analysis）　试样中被测组分的百分比含量低于0.01%的成分分析方法。

亨利袢（Henle loop）　见髓袢。

亨诺-许兰紫癜（Henoch-Schönlein purpura）　见过敏性紫癜。

亨特尺神经沟综合征（Hunt ulnar nerve sulcus syndrome）　尺神经在尺神经管内受到压迫、绞窄、摩擦时所出现的一组病征。特征性表现为爪形手，手背尺侧、小鱼际、小指和环指的尺侧半感觉减退或消失。首选保守疗法，如无效或明确有占位性病变时可手术。

亨特综合征（Hunt syndrome）　其他名称：拉姆齐·亨特（Ramsay Hunt）综合征、带状疱疹膝状神经节综合征。面及耳部带状疱疹，由带状疱疹病毒引起。表现为耳和乳突区剧痛、面神经麻痹、听力丧失、眩晕和听觉过敏，乳突、外耳道周围和鼓膜疱疹性病变。

亨廷顿病（Huntington disease）　其他名称：亨廷顿舞蹈症、遗传性舞蹈症、慢性进行性舞蹈症。一种常染色体显性遗传病。由第4号染色体短臂上的常染色体显性基因遗传。基底核、纹状体和大脑皮质进行性变性。临床特征为进行性舞蹈样运动和痴呆。异常运动常在 20～25 岁缓慢出现，经过一定时间出现脑症状。

恒温动物（homeotherm, homoiotherm, homeothermal animal）　其他名称：温血动物。具有完善的体温调节机制的动物。能在环境变化的情况下保持体温相对恒定。鸟类和哺乳类属之。

恒温恒湿器（thermostat and humidistat）　空气调节设备。整机由压缩机、加湿器及加温器组成。具有降温、供热、加温、加湿及通风等多种用途。能自动调节室内温湿度并保持恒定，是大型精密仪器保养的必备装置。

恒牙（permanent teeth）　其他名称：恒齿。幼儿时期的乳牙脱落后再次萌出的牙列。一般 6 岁左右开始萌出。共 32 个。上下颌左右侧各 8 个。从中线向两侧分别为中切牙、侧切牙、尖牙、第 1 前磨牙、第 2 前磨牙、第 1 磨牙、第 2 磨牙、第 3 磨牙。其中第 3 磨牙在近代人有退化趋势（有人终生不萌出）。切牙和尖牙统称前牙，前磨牙和磨牙统称后牙。一般恒牙到 16～17 岁出齐。

胕骨伤（fracture of tibia and fibula）　中医病名。胕骨包括胫骨、腓骨。即胫骨或腓骨骨折。多因跌打、碰撞所伤。可有单断、双断或横断、斜断等。局部肿胀、疼痛、甚则折骨锋穿破皮肉，功能丧失，也可有异常活动及骨声。无移位者用小夹板固定；移位者可在麻醉下予手法整复，小夹板夹缚固定。开放性骨折先妥善处理伤口，然后按一般骨折处理。内服活血化瘀、消肿止痛药物；愈合期宜补肝肾、壮筋骨。

横川后殖吸虫（Metagonimus yokogawai）　异形吸虫的一种。外形似异形吸虫，但无生殖吸盘，腹吸盘偏于体右。生活史似异形吸虫。保虫宿主为多种哺乳动物及食鱼的鸟类。

横窦（transverse sinus）　位于小脑幕后外侧缘附着处的枕骨横沟内，连于窦汇与乙状窦之间的硬脑膜窦。成对，沿枕骨横窦沟向外侧走行，至小脑幕附着于颞骨岩部处向下续行于乙状窦。

横断面研究（cross-sectional study）　见现况研究。

横膈（diaphragm）　见膈。

横膈扑动征（diaphragmatic flutter sign）　膈肌发生不受控制的跳动所致。表现为上腹部"跳动"、疼痛、饱食感，劳累后加重。可有胸痛、气促、恶心、呕吐等。治疗：对症，必要时行膈神经切断术。

横膈损伤（injury of diaphragm）　腹部横膈损伤性疾病。多由穿透伤引起，也可由暴力强大的钝性伤造成。横膈破裂多与其他胸腹脏器伤并存，主要是肝、脾、肺、大血管等。如伴有腹腔脏器疝入胸腔时，由于肺受压萎缩和心脏移位，可产生呼吸困难、心跳加快、发绀、休克等。X 线胸片诊断。治疗：手术，术中不要忽略对横膈的探查，特别是右膈的探查。

横膈天幕状隆起（tent-like prominence of diaphragm）　X 线上膈顶形成幕状尖突或毛刺状不规则膈面。是由于各种原因所致的膈肌胸膜粘连所引起。常见于胸膜炎或肺尘埃沉着病晚期。

横结肠系膜（transverse mesocolon）　将横结肠连于腹后壁横行的双层腹膜结构。其根部起自结肠右曲，止于结肠左曲。系膜两层间含有横结肠动脉、静脉、淋巴管、淋巴结、神经丛等。进行胃部分切除术和结肠-空肠吻合术时，应注意勿伤及系膜内血管。

横截面积指数（cross-sectional area index, CSAI）　支架释放后，血管内超声测定的支架最小横截面积与正常参照血管横截面积（支架近端与远端横截面积之值）之比。

横径狭窄骨盆（transversely-contracted pelvis）　其他名称：类猿型骨盆。仅中骨盆及出口平面横径狭窄，而前后径正常或相对更大者。临床上易形成持续性枕后位。多需手术产。

横面 QRS 向量环（transverse plane QRS vector loop）　QRS 向量环在横面上的投影。常呈椭圆形，在 I～IV 象限，99%人为逆钟向运转，QRS 最大向量指向左方，在正负 30°之间，其振幅≤2mV。

横桥（cross-bridge）　肌纤维中构成粗肌丝的肌凝蛋白分子裸露在粗肌丝主干表面的球形膨大部分。具有 ATP 酶的活性，可与细肌丝的肌纤蛋白分子进行可逆性结合，并拖动细肌丝向肌节的 M 线方向滑行。在 ATP 酶作用下，ATP 分解提供肌丝滑行的能量。

横切面（transverse section）　其他名称：水平切面。按解剖学标准姿势，所作的与身体或器官长轴垂直的切面。

横切扫查（transverse scan）　其他名称：水平扫查。探头垂直于身体长轴的扫查。在仰卧位时声像图左方代表病人身体右侧，右方代表病人左侧；上方代表腹侧，下方代表背侧。俯卧位时则相反。

横位（transverse presentation）　产科术语。胎儿横卧于骨盆入口的异常胎位。先露为肩或胸、腹，常伴上肢脱出。不能自然娩出，处理不及时易致子宫破裂。如临产活胎不能转为纵产式时，则首选剖宫产，也可根据具体情况施行内倒转术和臀牵引术。死胎可行断头术或除脏术。

横纹肌瘤（rhabdomyoma）　由横纹肌及横纹肌母细胞形成的肿瘤。一般为良性。见于婴儿心脏，也见于骨骼肌、阴道壁、肾、膀胱等组织。瘤细胞中，几乎都含有糖原，有时瘤细胞体积大，呈蜘蛛形，胞质内有呈放射状排列的条纹及含有糖原的空泡。治疗：肿瘤切除。

横纹肌母细胞瘤（rhabdomyoblastoma）　由幼稚的横纹肌细胞组成的良性肿瘤。好发于婴幼儿，男性为多。见于头颈部，尤以耳后区好发。常在生后不久出现肿块，生长迅速，多位于皮下，界限清楚，质地柔或韧，基底活动，都是单发。病理检查可确诊。治疗：手术。

横纹肌肉瘤（rhabdomyosarcoma）　横纹肌组织发生的恶性肿瘤。较常见，恶性程度很高，好发于四肢，多位于肌肉内或其邻近，呈结节状或分叶状。切面呈鱼肉状，灰白色或灰红色，常可见出血及坏死灶。镜下，肿瘤主要由各种不同分化阶段的横纹肌细胞组成。有以下 3 种类型，即胚胎性横纹肌肉瘤、腺泡状横纹肌肉瘤和多形性横纹肌肉瘤。治疗：手术、化疗、放疗综合治疗。

横向型腹直肌肌皮瓣（transverse rectus abdominis myocutaneous flap, TRAM flap）　简称 TRAM 皮瓣。常用于乳房再造。优点：供区组织量丰富；手术安全、操作方便，术中不需改变手术体位；横向手术瘢痕位于腹股沟及耻骨上，较隐蔽；受术者多为中年妇女，下腹部肥胖且松弛者更为适用，并可同时进行腹壁整形。

横小管（transverse tubule）　其他名称：T 小管。走行方向与肌原纤维相垂直的肌管。由肌细胞膜向细胞内凹陷而成。凹入的小管在细胞内经过分支在 Z 线水平形成环绕肌原纤维的环形管。在同一水平的横管可以互相沟通。横管内的液体是细胞外液的一部分。在肌细胞的兴奋-收缩耦联中起重要作用。

横行骨折（transverse fracture）　骨折线几乎与骨干纵轴垂直的骨折。

横痃（syphilitic bubo）　中医病名。梅毒发于腹股沟。由不洁交媾染毒所致。初起如杏核，逐渐长大，坚硬不痛，微热不红。其中生在左侧的称鱼口，右侧的名便毒。治疗见疳疮。亦有称生于小腹下毛际之旁者为横痃。

横指同身寸（4-finger-breadth measurement）　其他名称：一夫法。中医针灸取穴测量的方法。出自《千金要方》。将示指、中指、环指、小指 4 指并拢放平，以中指第 2 节处为准，4 指横度为 3 寸。此法多用于下肢、下腹部及背部的横寸取穴。

红白血病（erythroleukemia）　红细胞系及粒细胞系两者同呈肿瘤样增生者。分急性和慢性两种。前者指红血病伴有急性粒细胞白血病，其临床表现颇似急性粒细胞白血病；后者少见。本病幼红细胞糖原反应常呈强阳性是其特点。治疗与急性粒细胞白血病相同。

红斑（erythema）　红色的斑疹。皮肤病体征之一。分为 2 种：一种为真皮血管充血，局部皮肤潮红，以玻片压时可暂消失，如摩擦红斑；另一种是皮肤血管的持续扩张或增生，用玻片压时，红斑消退或不全消退，如鲜红斑痣等。

红斑狼疮（lupus erythematosus, LE）　机体自身免疫异常活

化所引起的一组临床表现特异的病谱性疾病。临床病谱分为皮肤型和系统型。皮肤型有：盘状红斑狼疮、播散性盘状红斑狼疮、亚急性皮肤型红斑狼疮。系统型有：慢性系统性红斑狼疮、急性系统性红斑狼疮。另外，还有深在性红斑狼疮、新生儿红斑狼疮等临床类型。皮肤型以皮肤损害为主，常见于面部，呈蝶形的淡红色斑，上有扩大的毛孔和粘牢的鳞屑，病程缓慢；后者的损害不限于面部皮肤，可伴有心、肾等内脏病变和发热、疲乏、关节酸痛等全身性症状。可反复发作。可用皮质激素等药物治疗。

红斑狼疮心内膜炎（lupus erythematosus endocarditis） 见利-萨综合征。

红斑性肢痛症（erythromelalgia） 其他名称：肢端红痛症。肢端血管发生过度扩张所引起的疾病，少见的累及肢体末梢微循环的疾病。临床表现主要有：足趾、足底或手部的烧灼样疼痛，伴皮肤发红、发白和发热。本病分为原发性和继发性。病因不明。有人认为是一种内脏神经功能紊乱，或是皮肤对热的过敏。以对症治疗为主。

红绀病（erythrocyanosis） 好发于青年妇女小腿的发绀样病变。病因未明，与结核、先天性血管脆弱、内分泌障碍有关。常在冬季加剧，好发于小腿伸侧的下 1/3，呈对称性，弥漫性暗红色斑片，少数在斑片的基础上散发丘疹或深在结节，也可呈鱼鳞状外观及毛囊角化，严重者在小腿后侧可有冻疮样结节。治疗：无特效疗法，保暖、减轻体重、防潮和适当运动有一定帮助。

红古豆醇酯（cuscohygrinol acetoamygdalate） 组成：茄科植物山莨菪根中分离出的红古豆碱经结构改造而成的化合物。具有中枢镇静和外周抗胆碱作用。其抑制胃肠道蠕动和胃液分泌的作用较强。用于解痉止痛、胃溃疡及失眠症等。

红骨髓（red bone marrow） 主要由造血组织和血窦构成的骨髓。为终生造血部位。胎儿和婴儿的骨髓都是红骨髓，从 5 岁开始，首先在某些长骨中出现黄骨髓，随年龄增长而逐渐增加。成人的红骨髓主要分布于扁骨、不规则骨和长骨骨骺端的骨松质中。主要生成红细胞、粒细胞、单核细胞、血小板、B 淋巴细胞和自然杀伤细胞等。也向胸腺提供定向造血干细胞以生成 T 淋巴细胞。尚储备造血干细胞，保持造血潜能。

红汗（epistaxis，hematohidrosis） 中医病证名。①鼻衄。伤寒阳明热盛时的鼻衄，同时衄后阳明之热随之而解者。②血汗之别称。汗出污衣，如染苏木水，由心胆之热迫血妄行所致，治宜清心胆之热；亦有由大喜伤心或气血亏耗，气不摄血所致，治宜补气摄血。

红花（safflower，Flos Carthami） 其他名称：红蓝花、刺红花、草红花。中医药名。菊科植物红花的花。辛，温。归肝、心经。功能活血、通经、祛瘀、止痛。治：瘀血阻滞的多种病证。主要用于痛经、闭经、癥瘕、产后瘀阻腹痛、血晕及跌打损伤等；疮痈肿毒及斑疹透发不畅、色不红活者；此外，可用于脑血栓、神经性皮炎的治疗。

红花黄色素（carithamine） 一种天然食用色素。组成：由菊科植物红花提制而得。可溶于水、乙醇，不溶于油脂。pH 值在 2～7 范围之内其色调几乎不变，均为黄色，在碱性溶液中显红色。毒性试验证明无毒，可作食用色素。我国规定的最大使用量除冰激凌为 0.5g/kg 外，余均为 0.2g/kg。

红花消肝十三味丸（honghua xiaogan shisanwei wan） 蒙药名。清肝解毒剂（民族药）。组成：红花、丁香、莲子、麦冬、木香、诃子、川楝子、栀子、紫檀香、麝香、水牛角浓缩粉、牛黄、银朱。用于肝功能衰退、配毒症、“亚玛”病、腰肾损伤、尿频、尿血。尤其对血热引起的眼病有效。孕妇忌服。

红花注射液（honghua zhusheye，safflower injection） 养血活血祛瘀剂。组成：红花。主要含有红花苷类，红花多糖和有机酸。用于治疗闭塞性脑血管病、冠心病、脉管炎。

红酵母病（rhodotorulosis） 由红酵母属真菌所致的感染。红酵母在自然界中广泛存在，毒力甚低，通常经输液管或污染输液进入体内而感染。临床表现为发热和低血压。诊断依靠血液及感染组织的培养，在葡萄糖蛋白胨琼脂培养基上形成特征性珊瑚样菌落。一般终止输液或更换输液管后，感染即可消失。若感染持续存在可用两性霉素治疗。预防注意输液管及液体的清洁及消毒。

红景天（rhodiola，Herbaet Rhizoma Rhodiolae Crenulatae，rose-boot） 其他名称：狮子七、涩疙瘩。中医药名。景天科植物大株红景天或唐古特红景天等的根及根茎。甘、涩、寒。归肺经。功能补气清肺、益智养心、收涩止血、散瘀消肿。治病后气虚，气短乏力，肺热咳嗽、咯血，白带，腹泻，跌打损伤，烫火伤，高原反应等。煎服。

红绿色盲（red-green blindness） 一种 X 连锁隐性遗传病。临床表现为不能辨别红绿颜色。红绿色盲基因位于 Xq_{28}，Y 染色体由于缺少同源节段，所以没有相应的基因。

红霉素（erythromycin） 大环内酯类，由链霉菌产生的一类弱碱性抗生素。抗菌谱与青霉素近似。抑菌药。是军团菌肺炎和支原体肺炎的首选药。还可用于流感嗜血杆菌引起的呼吸道感染，金黄色葡萄球菌等引起的皮肤及软组织感染，还有沙眼、结膜炎、角膜炎等。制剂：片剂、胶囊剂、肠溶微丸胶囊；注射剂；软膏剂、乳膏剂。应按一定的间隔时间给药，以保持体内药物浓度。

红皮病（erythroderma） 见剥脱性皮炎。

红皮病性银屑病（erythroderma psoriaticum） 常由慢性银屑病发展而成的炎性皮肤病。关节型和全身脓疱型银屑病易转变为本型。可由急性感染、变态反应、应用有刺激作用的外用药物和皮质激素等诱发。表现为原银屑病的损害特征消失，全身皮肤受损，瘙痒较严重，可伴有发热等全身症状。治疗：禁饮酒及食用刺激性食物，服抗组胺药，支持治疗，外用硫磺软膏。

红色肝样变期（red hepatization） 大叶性肺炎的病理发展过程之一。为充血水肿期的进一步发展。病变处充血严重，同时因毛细血管的通透性增高，致使大量纤维素和红细胞渗至肺泡腔内，使患病肺泡实变。临床上可见呼吸困难，咳铁锈色痰等。由于病变波及胸膜，病人可胸痛，并随呼吸动作或咳嗽而胸痛加剧。痰中可检出肺炎球菌。查体语颤增强，叩诊浊音，听诊有支气管呼吸音。X 线可见大片均匀致密阴影。

红色粟粒疹（miliaria rubra，heat rash） 其他名称：红疹。痱子的一种类型。损害为密集的针头大小的丘疹或丘疱疹，周围绕以狭窄的轻度红晕。严重皮损有融合倾向。退后局部有灰白色糠状鳞屑。自觉瘙痒、刺痛和灼热感。好发于额、颈、胸、背、肘窝、腘窝、妇女乳房下、婴幼儿头面及臀部等处。治疗：通风、降温、干燥、清洁；局部涂痱子粉等。

红色血栓（red thrombus） 延续性血栓的体部（混合血栓）形成后，继续发生凝血，所形成的血栓尾部，系由网状纤维素间充满红、白细胞构成。因含红细胞较多，其色较红，故称。

红视征（red vision） 其他名称：红视。将无色物体视为全面一致的红色。见于玻璃体积血、前房积血和高热等。

红丝疔（acute lymphangitis） 其他名称：赤疔、血箭疔、红线疔、金丝疮、血丝疮、红演疔、红丝血箭疔、红演儿、紫疥癍。中医病名。即急性淋巴管炎。内火毒凝聚或破伤感染所致。多起于手足。生于手，有红丝入腋；生于足，有红丝入腹，均属重症。初起局部红肿热痛，患处有红线由四肢远端向近端走窜，全身寒热，头痛、乏力。治宜清热解毒。

红髓（red pulp） 其他名称：脾髓。脾脏白髓周围的区域。包括脾索和脾窦。脾索含大量 B 细胞、浆细胞、巨噬细胞和树突状细胞，是滤血的主要场所。由脾索围成的脾窦内充满血液，脾索和脾窦壁上的巨噬细胞能吞噬和清除血液中的衰老红细胞和病原体。

红外辐射（infrared radiation） 其他名称：红外线。波长为 0.75～1 000μm 的电磁波。波长 1.5μm 以上的红外线不能透过大多数生物组织。生产环境中的加热金属、熔融玻璃、强发光体等可成为红外辐射源。炼钢工、铸锭工、轧钢工、锻钢工、玻璃熔吹工、焊接工等可受到红外照射。红外线具有显著的热效应，当身体组织受到照射时，局部温度升高，血管舒张，血流加速，组织代谢增强。强烈红外线对眼睛直接照射，可使晶状体混浊，引起白内障、视网膜灼伤等。防护措施：严禁裸眼观看强光源，生产操作中应戴绿色玻璃片防护镜，镜片中需含有氧化亚铁或其他滤过红外线的有效成分。

红外光谱法（infrared spectroscopy）　利用红外吸收光谱的峰位和吸收强度进行定性、定量和结构分析的方法。分子的结构决定了分子中化学键的红外吸收性能，不同的基团都有各自的特征吸收频率。利用红外光谱中的特征吸收，可对分子或功能团进行鉴定，还可对物质进行定量分析及纯度检验。

红外热像检查（infrared thermogram examination）　根据肿瘤代谢状况判断肿瘤性质的图像诊断方法。恶性肿瘤局部新陈代谢旺盛，血流丰富，表面温度高于周围组织，应用红外线摄像所示图像，用以判断肿瘤的性质。如乳腺癌局部显示高温区及血管状况，体表囊肿温度低于周围，呈现低温区图像以利于诊断。

红外线（infrared）　见红外辐射。

红外线疗法（infrared therapy）　应用光谱中波长为760nm～400μm 的辐射线照射人体，治疗疾病。红外线光谱中，波长为760nm～1.5μm 的称为短波红外线，穿透力较强，能透入组织3～8cm，可从伴发可见光的白炽灯炙之。波长为1.5～400μm 的称为长波红外线，穿透力较弱，只能透入组织0.5cm。波长在1.5～6μm 的红外线称为远红外线，透皮肤能力较弱。红外线对人体有镇痛、镇静、消炎、降压、降血脂等作用。

红外线性白内障（infrared cataract, ultrared cataract）　晶状体吸收大量红外线而发生的晶状体热损伤。晶状体混浊开始出现于晶状体后皮质外层，亦有渐扩大者，当发展到完全白内障而影响视力时，可行晶状体摘除术。

红细胞（erythrocyte, red cell）　血液中的一类细胞。含有血红蛋白，双凹圆盘状，成熟的无细胞核，无高尔基体和线粒体等，具有弹性和可塑性，可通过毛细血管。正常成人血液中红细胞平均数：男性（4.5～5.5）× 10^{12}/L，女性为（3.5～5.0）× 10^{12}/L。婴儿和高山居民含量较多。主要功能是运输氧、二氧化碳、电解质、葡萄糖及氨基酸等，在酸碱平衡中有一定的缓冲作用。红细胞和血红蛋白减少而影响生理正常功能者称贫血。

红细胞比容（hematocrit）　见血细胞比容。

红细胞沉降率测定（erythrocyte sedimentation rate assay）　一种常用的医学检验方法。用以协助诊断和观察某些慢性疾病的活动性。方法是将取出的血液加抗凝剂，置于特制玻管中，测定单位时间内红细胞沉降的速度。正常数值随测定方法而有差异。克氏法：男性1h 为0～8mm，女性为0～10mm；魏氏法：男性1h 为0～15mm，女性为0～20mm。妇女在经期、妊娠、分娩时都增速。当严重感染、体内组织有广泛炎症或破坏、贫血、血浆总蛋白或白蛋白降低、球蛋白增高时，都可使红细胞沉降率增速。活动性结核病、风湿病等许多疾病可使沉降率增速，静止或恢复时则缓慢或转正常。

红细胞单采（erythrocytapheresis）　应用血液细胞分离机从供者或病人的血液中采红细胞，回输其余成分的过程。供者红细胞单采，通常采集供者新生红细胞，供给需长期输血的慢性再生障碍性贫血和珠蛋白生成障碍性贫血的病人；病人红细胞单采用于治疗真性红细胞增多症、阵发性血红蛋白尿等疾病。

红细胞电泳（red blood electrophoresis）　在相对稳定的环境中，在维持细胞完整的自然状态下，通过测定红细胞在外加电场下的移动速度来了解红细胞表面电荷的变化。这种变化往往反映许多因素作用下红细胞表面结构、组成和功能的变化。可用于多种疾病的辅助诊断。缺血性脑卒中、冠心病、心肌梗死及系统性红斑狼疮病人红细胞电泳率均降低。

红细胞发生（erythropoiesis）　多潜能干细胞经过红细胞系定向祖细胞、原红细胞及幼红细胞等阶段增殖、分化并演变为成熟红细胞的过程。胚胎期间在卵黄囊、肝、脾和骨髓内，生后在脊椎骨、肋骨、胸骨、颅骨及长骨近端骨骺等处的骨髓中进行。

红细胞管型（erythrocyte cast）　基质中嵌入了红细胞的管型。管型内的红细胞常互相粘连而界限不清。略呈锈色或棕色。如红细胞崩解后管型基质呈红色则称为血液管型或血红蛋白管型。尿中出现时表明肾单位内有出血，常见于急性肾小球肾炎、慢性肾炎急性发作、急性肾小管坏死、肾梗死、肾静脉血栓形成、肾移植术后急性排斥反应等。

红细胞计数（erythrocyte count）　是临床血液常规检查之一。可用显微镜、光电比浊计、电子血细胞计数仪或激光计数仪等计数。正常值，成年男性为（4.5～5.5）× 10^{12}/L；女性为（3.5～5.0）× 10^{12}/L。红细胞数受性别、年龄、生活、居住因素等影响，有生理性变异。

红细胞玫瑰花结形成试验（erythrocyte rosette formation test, E-rosette formation test）　玫瑰花结试验的一种。T 细胞表面具有吸附绵羊红细胞的受体（此受体可作为 T 细胞特有的标志），在体外4～29℃ 条件下与绵羊红细胞（SRBC）结合，形成 T 细胞在中央、SRBC 在周围的玫瑰花状细胞团的试验。在显微镜下计数100 个淋巴细胞，求出形成玫瑰花结的 T 细胞的百分率。正常值为40%～70%。

红细胞酶病（erythrocyte enzymopathy）　其他名称：红细胞酶缺陷溶血性贫血。指参与红细胞代谢（主要是糖代谢）的酶由于基因缺陷，导致活性改变发生溶血性贫血的一组遗传性疾病。如丙酮酸激酶缺陷症、葡萄糖-6-磷酸脱氢酶缺乏症等。现已知有19 种酶缺陷。临床症状以溶血性贫血多见，还有黄疸、脾大、发育障碍等。需特异性酶学检测方能确诊。以对症治疗为原则，予输血、支持疗法、脾切除等。

红细胞酶活力测定（erythrocyte enzyme assay）　用生物化学或其他方法测定红细胞内酶的活性，以检测因红细胞内各种酶缺陷所致的溶血性贫血。生化方法精确，但技术要求较高且耗时较多，不易推广。一般用简易筛选法，如高铁血红蛋白还原试验检测葡萄糖-6-磷酸脱氢酶缺乏症。

红细胞嘧啶-5'-核苷酸酶缺乏症（pyrimidine-5'-nucleotidase deficiency）　简称 P5'N 缺乏症。是引起遗传性非球形红细胞溶血性贫血的常见病因之一。红细胞 P5'N 缺乏使细胞内嘧啶核苷酸积累，致细胞中毒、网织红细胞脱网障碍，最终引起以外周血大量嗜碱性点彩红细胞为特征的溶血性贫血。其遗传方式为常染色体隐性遗传，并可累及多系统。病人自幼得病，贫血明显，伴巨脾，外周血嗜碱性点彩红细胞显著增多，合并智力障碍。根据新生儿黄疸病史，符合先天性非球形红细胞溶血性贫血诊断，P5'N 缺乏特异性诊断指标阳性可诊断。对症治疗，脾切除。

红细胞缗钱形成（impilation）　红细胞及白蛋白带负电荷，血浆中球蛋白及纤维蛋白原带正电荷。当血浆中球蛋白或纤维蛋白原增加时，使红细胞表面负电荷减少，并较快地以凹面相贴，互相重叠排列形成缗钱状，它可导致红细胞沉降速度加快，常见于高球蛋白血症等疾病。

红细胞内期（erythrocytic stage）　寄生虫学术语。疟原虫在脊椎动物红细胞内的发育期。红细胞外期裂殖子侵入红细胞后，依次发育为小滋养体、大滋养体、早期裂殖体、裂殖体。裂殖体含若干裂殖子，成熟后红细胞破裂，裂殖子释出，再侵入其他红细胞，重复上述的发育周期。当红细胞中的裂殖子、疟色素释放至血中，导致疟疾的发作。经数次裂体增殖后，侵入红细胞的部分裂殖子发育为雌、雄配子体，成为疟疾的传染源。

红细胞渗透脆性试验（erythrocyte osmotic fragility test）　测定红细胞对不同浓度低渗氯化钠溶血的抵抗力，即红细胞的脆性。是对红细胞膜缺陷的检测方法之一。参考值：开始溶血为0.42%～0.46%（4.2～4.6g/L）NaCl 溶液；完全溶血为0.28%～0.34%（2.8～3.4g/L）NaCl 溶液。开始溶血>0.50%、完全溶血>0.38%NaCl 溶液时为脆性升高。主要见于遗传性球形红细胞增多症、温抗体自身免疫性溶血性贫血、遗传性椭圆细胞增多症等；脆性减低见于珠蛋白生成障碍性贫血、缺铁性贫血、某些肝硬化及阻塞性黄疸等。

红细胞生成性原卟啉病（erythropoietic protoporphyria, EPP）　其他名称：红细胞肝性原卟啉病。一种常染色体显性遗传病。多于幼年发病，男性多见。表现为皮肤对光过敏，日晒后数分钟至数小时可引起皮肤刺痛、瘙痒、红斑和水肿。实验室检查红细胞、血浆、粪便中原卟啉增加，而尿中正常即可确诊。治疗：避免日光照射；口服米帕林或β胡萝卜素；静注正铁血红蛋白；长期服用考来烯胺等。

红细胞生成异常（erythrocytopoiesis abnormality）　包括红细胞生成障碍或生成过多两个方面，前者引起贫血，后者造成红细胞增多。

红细胞输注（red blood cell infusion，RBC infusion）　单用红细胞的输注治疗某些疾病的一种方法。按目前输血要求，80%的病人不需要输全血，单输红细胞足够代替，其疗效等于浓集形式输入全血所含的血红蛋白，对恢复与提高机体携氧能力有良好效果。适用于血容量正常的贫血、药物治疗无效而需要输血者。即使是各种外科手术，亦可用红细胞加上适量胶体液与盐溶液以补充其失血量。

红细胞碎片综合征（erythroclastic syndrome）　外周血出现红细胞碎片。包括微血管病性溶血性贫血及心源性溶血性贫血。前者见于急性肾衰竭、恶性高血压、转移癌、溶血尿毒综合征、血栓性血小板减少性紫癜、妊娠中毒症、胎盘早期剥离、阵发性行军性血红蛋白尿症、暴发性紫癜、肝肾移植排斥、败血症及海绵状血管瘤等；后者见于心脏外科手术后或重症心瓣膜病病人。本症的突出特点是外周血出现红细胞碎片，呈帽盔形、三角形、棘形、星芒形、微小球形等改变。治疗上积极解除血管内凝血、输血，以纠正贫血。但对急进型高血压病人，肝素抗凝治疗应避免使用。

红细胞体积分布宽度（red blood cell volume distributive width）　反映外周血红细胞体积异质性参数，由血细胞分析仪测量而获得。其原理是红细胞通过仪器内计数小孔时，因细胞体积大小不同，得到一个相应大小的脉冲，脉冲信号经计算机处理获得红细胞分布宽度（RDW）值。RDW对贫血的诊断有重要意义。参考值：红细胞体积大小的变异系数（RDW-CV）为11.5%～14.5%。

红细胞铁利用率（percentage of red cells iron utilization）　红细胞中^{59}Fe的放射性占注入的^{59}Fe的总放射性的百分比。将^{59}Fe注入体内后，4～5h后被骨髓中幼红细胞摄合成血红蛋白排到外周血液循环中，因此，外周血液循环中红细胞的放射性逐渐增强，第1～2日后急剧增高，至6～8日达到平衡。此时红细胞中^{59}Fe的放射性被注入的^{59}Fe的总放射性相除，即得到^{59}Fe红细胞利用率。造血功能正常时，7日后外周循环红细胞的放射性占注入量的80%～100%。

红细胞吞噬现象（erythrophagocytosis，red cell phagocytotic phenomenon）　指自身抗体、补体等对红细胞膜的损害引起巨噬细胞吞噬红细胞的现象。

红细胞外期（exoerythrocytic stage）　寄生虫学术语。疟原虫在脊椎动物红细胞以外的组织中的发育期。在人体则指疟原虫在肝细胞内的发育期。孢子体进入人体首先侵入肝细胞进行裂体增殖，裂殖子释出后侵入红细胞发育。间日疟原虫的孢子体有速发型和迟发型。前者先完成红外期裂体增殖，后者则视株的不同，经过长或短的休眠期才发育成红外期裂殖体，从而引起疟疾的复发。

红细胞吸附试验（hemadsorption test）　用来作为具有血凝素的黏病毒和副黏病毒在细胞培养中增殖的指标的试验。有些病毒如流感病毒和副流感病毒等在细胞培养中增殖而往往无明显细胞病变，但由于感染细胞膜上出现了病毒的某些抗原成分（血凝素），具有吸附脊椎动物（豚鼠、鸡、猴等）红细胞的能力。在细胞培养管中加入一定浓度的鸡红细胞，经作用后洗去未吸附的红细胞镜检，若红细胞吸附在培养细胞上，则为红细胞吸附试验阳性。

红细胞血型抗原（red cell blood group antigen）　红细胞膜上的同种异型抗原。人类的血型抗原系统至少有15个，其中以ABO血型系统在输血工作中最为重要，其次是Rh血型。在ABO血型系统中，A型红细胞膜上有A抗原，B型红细胞膜上有B抗原，AB型红细胞膜上同时含有A和B两种抗原，O型红细胞膜上有H抗原（这种H物质亦存在于前3型红细胞膜上）。不同血型间相互输血时可引起输血反应，因而在输血前必须做交叉配血试验，将受血者血清与供血者血细胞，供血者血清与受血者血细胞混合，均不出现凝集才为适合血源，否则不能输血或不能大量输血。

红细胞直径曲线（red corpuscular diameter curve，Price-Jones curve）　用目镜测微计，分别测出染色薄血涂片上100个或200个红细胞直径后，把各红细胞的直径材料绘成红细胞大小分布的曲线。绘制此曲线可更精确地作出贫血的形态学诊断，以便更有效地进行治疗。

红细胞指数（erythrocyte index）　根据红细胞数、血红蛋白量和血细胞比容的数据推算出一些红细胞的平均值。包括：平均红细胞血红蛋白量，为每个红细胞内平均含有血红蛋白量的绝对值。平均红细胞比容，即平均每个红细胞容积，表明体积的大小。平均红细胞血红蛋白浓度，表明一定体积（100ml）红细胞中血红蛋白的含量。

红癣（erythrasma）　由微小棒状杆菌引起的慢性传染性皮肤病。细菌大量存在于皮肤角质的角化细胞内和细胞间，破坏角层的完整。温暖潮湿是发病的主要条件。成年人常见，多发生于腹股沟、腋窝、乳房下等处。皮损一般比较局限，为干燥带有细小鳞屑的淡红斑，有时带棕色，边界清楚而不规则。可用红霉素治疗。

红血病（erythremic myelosis）　幼红细胞异常增生的疾病。可为急性或慢性，以急性多见。骨髓有核红细胞异常增生，且常有巨幼样变，血象呈贫血，有较多幼红细胞。本病可分为红血病、红白血病及白血病3个阶段，总称为迪古格列尔莫（Di Guglielmo）综合征。

红眼（red eye）　眼的球结膜及其下面的巩膜正常时外观呈灰白色，俗称眼白；当血管充血或出血时则呈红色，称红眼。临床上将红眼分为非炎症性红眼和炎症性红眼两类。

红疹毒素（erythrogenic toxin）　见致热外毒素。

宏量营养素（macronutrient）　需要量较多的营养素。主要包括糖类、脂肪、蛋白质等。

洪伯特综合征（Humbert syndrome）　一种先天性代谢异常性疾病。病人身上散发鱼臭味，容易感染，身材矮小，眼距过宽，智力低下，脾大，常有贫血、白细胞减少、出血时间延长。三甲基胺试验有助于诊断。治疗：无特效治疗。少食鱼、肝、蛋类可使鱼臭味减轻。

洪脉（bounding pulse）　①心输出量增加、周围动脉阻力较小，动脉充盈度和脉压较大时，强而大的脉搏。常见于高热、甲亢、主动脉瓣关闭不全的病人。运动后、情绪激动时也常触到洪脉。②中医脉象之一。脉来如波涛汹涌，来盛去衰。多主热邪盛。热病伤阴，阴虚于内，阳盛于外，则脉亦洪，但应指有力。若虚劳、失血和泄泻等病见此脉则病势仍在发展。

洪水疗法（flooding therapy）　见冲击疗法。

虹膜（iris）　眼球血管膜的最前部。呈圆盘状，介于前房与后房之间，中央有圆形的瞳孔。虹膜将角膜与晶状体之间的腔隙分隔成较大的眼前房和较小的眼后房。虹膜内有平滑肌纤维，环绕瞳孔周围的称瞳孔括约肌，收缩时缩小瞳孔；放射状排列的称瞳孔开大肌，收缩时开大瞳孔。其颜色取决于黑色素的多寡，在不同人种以及个体之间有显著的区别，一般有黑色、蓝色、灰色、棕色等数种。

虹膜根部断离（iridodialysis）　虹膜与睫状体连接处断裂。临床上可出现单眼复视。检查瞳孔呈D形。检眼镜可见到晶状体赤道部、悬韧带和睫状体突起。治疗：不产生单眼复视者无需治疗；重者可行缝合术。

虹膜黑色素瘤（melanoma of iris）　起源于虹膜黑色素细胞的低度恶性肿瘤。临床表现为虹膜表面的棕黑色肿块，有时可见肿瘤血管，虹膜上和前房角内有弥散的色素沉着。肿瘤长大可引起虹膜变形，影响视力，也可继发青光眼。治疗：手术切除，范围大者作眼球摘除。

虹膜后粘连（posterior synechiae）　虹膜的瞳孔缘与晶状体前囊的粘连。粘连后瞳孔对光反射消失，扩瞳后呈梅花瓣状或呈丝状粘连的形态。根据粘连的程度可分为完全性和部分性两种。前者因瞳孔阻滞可导致眼压升高。

虹膜角膜角（iridocorneal angle）　在前房的周边部，虹膜和角膜相交处的环形区域。有虹膜角膜梳状韧带及韧带间的虹膜角膜角隙填充其间。房水通过虹膜角膜角隙流入巩膜静脉窦。

虹膜角膜内皮综合征（iridocorneal endothelial syndrome）以角膜内皮增生、后弹力膜变性并向前房角及虹膜表面延伸为基本特征的慢性进行性疾病。按临床表现的不同，本综合征包括进行性虹膜萎缩、钱德勒（Chandler）综合征和科根-里斯虹膜痣综合征 3 种疾病。

虹膜睫状体炎（iridocyclitis）其他名称：前葡萄膜炎。发病急，自觉眼部疼痛、流泪、畏光及视力减退。眼部检查可见球结膜混合充血；角膜后沉着物；用裂隙灯观察房水时，可见光束增强，或灰白色混浊，内有闪辉；虹膜粘连，即纤维素性渗出物将虹膜与晶状体前囊粘连；瞳孔缘全部粘连；虹膜膨隆，即由于瞳孔闭锁，房水潴留于后房，虹膜被推向前方而呈膨隆状。瞳孔闭，即瞳孔闭锁同时瞳孔区晶状体表面有膜状渗出物。瞳孔缘色素上皮表面灰白色结节。治疗应散瞳及局部与全身应用皮质激素。

虹膜麻痹（iridoplegia）其他名称：瞳孔麻痹。是由于调节瞳孔大小的瞳孔开大肌或/和瞳孔括约肌麻痹所致。可分调节性麻痹（瞳孔括约肌麻痹）、交感性麻痹（瞳孔开大肌麻痹）和完全性麻痹 3 种类型。

虹膜囊肿（iris cyst）是因虹膜隐窝封闭及其中液体储积演变成一囊状物，并非肿瘤。根据发病原因可分为先天性、外伤性、炎症性、寄生虫性及特发性。最常见的为眼球穿孔伤或眼内手术时部分眼前段上皮植入前房形成所谓植入性囊肿。囊肿壁薄，外观如水泡或珍珠状，在囊肿发展过程中可使瞳孔移位，向前房内生长触及角膜内皮时，可使角膜混浊，阻塞房角可引起继发性青光眼。治疗须行手术切除，目前采用激光治疗可取得较为满意的效果。

虹膜前粘连（anterior synechia）虹膜向前移位与角膜或前房的前滤帘粘连。根据粘连的部位不同可分为 3 种：①虹膜角膜前粘连；②虹膜周边前粘连；③虹膜角膜角前粘连。虹膜角膜前粘连可引起角膜内皮损伤，大范围虹膜周边前粘连可因阻塞房角引起眼压升高。

虹膜嵌顿术（iridencleisis）是滤过性手术的一种。手术目的是将虹膜由瞳孔缘作子午线切开，再将剪成的两个虹膜柱形嵌顿在切口内，以防止切口愈合，同时可使房水沿着虹膜面流到结膜下被吸收。该手术适用于慢性闭角型青光眼、开角型青光眼、先天性青光眼及非瞳孔阻滞的继发性青光眼。前房内有玻璃体及虹膜明显萎缩者不适于此手术。

虹膜缺损（coloboma of iris）虹膜不同程度的阙如。以先天性虹膜缺损为常见。缺损一般多发生在下方 6 点钟部位，呈梨形，尖端向下。瞳孔缘的色素镶边，依然沿着缺损的边缘向前包围缺损的全部。可伴有眼的其他异常。

虹膜异色症（heterochromia iridis）双侧虹膜色调深浅不同。分为继发性、单纯性、并发性、交感神经性虹膜异色症。单眼受累，可见双侧虹膜色调有显著差异，患眼色泽浅，表面纹理不清，失去正常光泽，呈暗灰色。对症治疗。

虹膜痣（iris nevus）为良性肿物，位于虹膜表面，呈深褐色，大小不等，形状多样，多见圆形及椭圆形。如痣的颜色变深，明显隆起，面积扩大应注意是否恶变，需严密观察，必要时行手术切除。

虹膜周边切除术（peripheral iridectomy）是抗青光眼的一种手术。其降低眼内压的机制是解除瞳孔阻滞。该手术是通过周边部虹膜切除，打开由于瞳孔阻滞而关闭的房角，使前房水沟通，恢复原来的生理性排水途径。手术适应证：闭角型青光眼前驱期，急性发作后，或慢性期前粘连范围少，仅用缩瞳剂即可控制眼压者。

虹视（iridization）注视光源时，感觉光源周围有一环如虹状的彩色光晕。可见于青光眼、结膜炎病人。

喉（larynx）由喉软骨、韧带、喉肌及喉黏膜构成的器官。位于喉前部。成人喉上界多与第 3 颈椎体高度一致，下平第 6 颈椎体下 1/3 处。为空气进出的管道，也是发音器官，同时有部分味觉功能。当吞咽或发音时，喉上下移动较大。

喉癌（carcinoma of larynx）喉部的原发性恶性肿瘤。可由局部向周围扩散，或区域性淋巴结转移，晚期还可向远处脏器转移，但较少见。早期有声音嘶哑，晚期有喉鸣、气短促以及呼吸和吞咽困难等症状。喉镜检查（老年人声嘶 2 周即应做此项检查）及 X 线检查有助于诊断。治疗以手术切除、放疗或两者综合为主。

喉白斑病（leukoplakia of larynx）声带表面或喉黏膜其他部位局限性白色斑片。表面微凸、平整光滑、境界分明，为喉白斑病的重要体征。可能与吸烟、用声不当、慢性喉炎、粉尘及化学刺激、维生素缺乏等有关。喉白斑病属癌前期病变，不易与早期喉癌相区别。手术治疗。

喉白喉（laryngeal diphtheria）白喉病类型之一。约占白喉的 20%。多由咽白喉向下扩散所致，少数可为原发性。后者多发生于 1～3 岁幼儿。常与气管和支气管白喉同时并存。由于吸收毒素少，发热、中毒症状不显著。主要表现是病变引起的阻塞症状，即犬吠样咳嗽、声嘶和气急，严重者呼吸困难甚至窒息死亡。需及时进行气管切开和白喉抗毒素、青霉素联合治疗。

喉瘢痕性狭窄（cicatricial stricture of larynx）外伤、化学性烧伤及特异性炎症等形成瘢痕，使喉腔狭窄或闭锁，以致呼吸和发音困难。如为外伤应及时清创、缝合，以使瘢痕形成减至最低限度；晚期宜行扩张术或喉腔重建术。

喉痹（throat obstruction, pharyngitis）中医病名。凡症见咽喉肿痛、声音嘶哑、吞咽困难等的统称。临床上因病因不同可分为风热喉痹、伤寒喉痹、酒毒喉痹、阴虚喉痹、阳虚喉痹等。发病急骤，并发全身症状。咽喉红肿疼痛较轻，吞咽不顺或声音低哑，并有寒热等症。外感、内伤均可引起。外感以风热居多，为急性，治宜疏风清热、清咽利膈；内伤以阴虚为常见，为慢性，治宜润肺滋肾。

喉表皮样囊肿（laryngeal epidermoid cyst）好发于会厌谷，形小色黄、不透明、可活动的囊肿。内充鳞状角化细胞碎屑及胆固醇结晶。可喉镜下摘除。

喉部喷雾法（laryngeal nebulization）将药物直接喷洒于病人咽喉部。用以预防或治疗喉部疾病，或作为喉镜、支气管镜、食管镜检查等进行表面麻醉时用。

喉部黏膜肥厚（laryngeal mucosapachynsis）慢性肥厚性喉炎的主要体征。间接喉镜下可见喉黏膜各处有不同程度的增厚。除慢性喉炎外还可见于声带肥大、喉癌、喉特异性感染及淀粉样变等。

喉插管损伤（injury of laryngeal catheterization）由于气管插管技术不熟练或器械选用不当所致的损伤。临床表现为局部黏膜溃疡、肉芽肿、环杓关节脱位和声带麻痹。治疗：溃疡者用抗生素和类固醇激素治疗；肉芽肿于镜下摘除；环杓关节脱位行复位术；声带麻痹作音频等物理疗法。

喉挫伤（contusion of larynx）其他名称：单纯性喉外伤。指颈前皮肤无伤口的喉外伤。多系暴力直接打击所致。因受伤程度不同，可出现喉痛、声嘶、出血、吞咽困难、呼吸困难、休克等症状。治疗应给予止痛、止咳、消炎药物，行气管切开术、喉软骨复位术、鼻饲饮食。

喉淀粉样变（amyloidosis of larynx）喉部淀粉样物质沉着。常见于声门、喉室及声门下区。无特效药物治疗，可试行放射、激光或手术治疗。

喉疔（abscess of pharynx）中医病名。咽峡部的疔疮。喉疔，急证也。生于喉间，形如靴钉，尖而且长，紫黑坚硬，初起麻痒，旋即大痛，或发寒热。多因肺胃火燔，邪热内侵，郁久化热，火毒上冲而结于喉。治宜清热解毒、消肿止痛。方用凉膈散、五味消毒饮加减；外吹清凉散等。

喉动态镜（laryngostroboscope）根据闪光测速原理，检查喉部声带功能变化的仪器。观察声带在震颤过程中的功能变化，据此可对多种喉病作进一步诊断，并为治疗发声障碍或指导发声训练提供科学依据。

喉返神经瘫（recurrent nerve paralysis）由于损伤或肺内肿物压迫，侵犯喉返神经而造成一侧或双侧声带麻痹而致声音嘶哑。

喉风（sudden obstruction of throat）中医病名。"考古称喉症，总其名曰喉风"。泛指咽喉多种疾患。病因多由风、火、痰所致，或三者相兼。主要症状为咽喉突然肿痛、呼吸困难、吞咽障碍，或痰涎壅盛、牙关拘急、神志不清等。若肿胀迅速蔓延至颈、腭、腮及前胸等处，引起窒息者，称为缠喉风。治宜祛风化痰、消肿利咽，或泻火解毒。有窒息危险者，先宜气管切开。

喉疳（ulceration of pharynx） 中医病名。咽喉或上腭的慢性溃疡。初起咽喉干燥，有异物刺激感，继则腐烂而旱点状分散，大小不等，旱黄白色，周围红晕，气味腐臭。此外，可有头痛、寒热等。包括溃疡膜性咽炎、咽部梅毒等病。治宜清热解毒祛腐，伤阴者宜滋阴降火。

喉感觉过敏（hyperesthesia of larynx） 喉黏膜对普通刺激特别敏感，食物与唾液等触及喉部时，常引起咳嗽及喉痉挛。多因急慢性喉炎，长期嗜烟酗酒，耳、鼻、咽、齿部疾病通过迷走神经的反射作用所致。临床表现为喉内不适、灼痛、蚁走、发痒、异物感，好做咳嗽、吐痰或吞咽动作企图清除分泌物，易发生反射性呛咳。治疗应针对病因，消除病人顾虑；局部行感应电理疗，或进行精神治疗，转移其注意力。

喉关节炎（laryngeal arthritis） 慢性风湿性喉关节炎的简称。累及喉关节的风湿病，是全身性结缔组织炎症之一。可出现多种多样的声门闭合不全的形态，伴有轻度的吞咽不适，声音嘶哑，多讲话出现喉痛。治疗应以处理风湿性病变为原则，水杨酸制剂或激素有效。

喉关痈（peritonsillar abscess） 中医病名。指痈发于喉关部者。即扁桃体周围脓肿。喉关，相当于咽峡部。多因肺胃蕴热，复感风热，邪毒痰火壅塞咽喉所致。症见一侧或双侧的扁桃体周围肿胀突起，焮红灼热，吞咽困难，悬雍垂水肿，讲话时口如含物、带鼻音，饮水则向鼻腔反流，全身则有恶寒发热、便秘、口臭等。治宜疏表解毒、通腑泄热。

喉横纹肌瘤（laryngeal rhabdomyoma, myoma striocellulare of larynx） 喉部良性肿瘤之一，好发于声带、喉室带，质较硬，基底宽，色淡红。早期常见症状为嘶哑。治疗以手术切除为主。

喉厚皮病（pachydermia laryngis） 喉黏膜上皮局限性增厚的一种少见炎性病变。初时轻度嘶哑，音低沉。久之嘶哑，咽喉有异物感，喉内有黏稠分泌物。治疗时可于直接喉镜下咬除，切勿伤及周围正常组织。

喉肌无力（myasthenia laryngis） 发音疲劳后在发音时喉肌处于无力状态。其特点是发音时声带不能持久地保持正常发音状态，发音不清晰，高音上不去，甚至失音。可用超短波或直流电治疗。

喉假性囊肿（pseudocyst of larynx） 因肿瘤变性或创伤引起的囊性变。可发生于喉的任何部位，体积小，腔壁无上皮覆盖，可在喉镜下摘除。

喉角化病（laryngeal keratosis） 喉黏膜上皮角化堆集形成的病变，常为炎症的结果。临床不多见，多见于成人。可发生于喉黏膜任何部位。无症状或仅有喉部异物感。侵及声带时，可有不同程度的嘶哑。治疗同慢性喉炎，除去刺激因素，酌情应用雾化吸入法，选用铁笛丸、金嗓清音丸等中药。

喉接触性溃疡（contact ulcer of larynx） 杓状软骨声带一侧或两侧表浅溃疡性疾病。一般多见于男性。长期过度发音、滥用声带或使用不正确的发音方法、情绪紧张、自主神经功能失调、慢性喉炎等可能为本病诱因。体质亦有关系。主要因发音时，声带突相互激烈撞击，起到了锤击砧的作用，使杓状软骨声带黏膜受损而发生溃疡。临床表现为声嘶、喉痛等。治疗应使声带休息，局部涂收敛剂，内服镇静剂。

喉结核（tuberculosis of larynx） 喉部结核分枝杆菌感染。继发于肺结核。病理分为3型：浸润水肿型、溃疡型和增生型（结核瘤型）。吞咽时疼痛，声嘶，呼吸困难。喉分泌物中找到结核分枝杆菌可确诊。抗结核治疗。

喉痉挛（laryngospasm） 喉部运动神经（中枢、神经干或末梢）受刺激所致的喉部肌肉的痉缩。多见于2岁前婴儿，亦可发生于成人。血钙过低、异物刺激喉运动神经、脑炎、癫痫等均可引起。表现：吸气困难并发出喉鸣（哭闹时加重），重者可突然发生窒息，甚至死亡。紧急处理包括静脉滴注钙剂、人工呼吸及给氧，必要时做气管切开。

喉口（laryngeal orifice, laryngeal inlet） 喉气管通向咽的部分发育为喉，其向喉的开口称喉口。由于喉气管沟的头端及两侧的间充质迅速增生，形成一个会厌隆起和一对杓状隆起，使喉口从纵行裂隙变成T形开口。正常呼吸时旱开放状态，吞咽时关闭。

喉良性肿瘤（laryngeal benign tumor） 多起源于喉部上皮或结缔组织，由分化完整的细胞组成的肿瘤。其中以乳头状瘤最多见，纤维瘤、血管瘤、软骨瘤次之。嘶哑为早期常见症状，其次是呼吸困难、咳嗽、异物感、咯血等。予喉镜检查，必要时进行活组织检查可确诊。治疗：小者喉镜下切除或用激光、电灼治疗；较大者手术切除。

喉裂（laryngeal cleft） 胎胚喉气管发育不全或不规则所造成的喉先天畸形。症状有误咽、唾液流入气道引起呛咳、呼吸困难和发绀。喉镜检查可确诊。治疗：手术修补。

喉裂开术（laryngofissure） 将喉从甲状软骨中线切开的一种术式。可通过切口直接观察喉内病变，亦可同时切除喉内病变组织。适用于喉部良性肿瘤及早期喉癌。术后可保持喉腔及喉外形。

喉淋巴管瘤（lymphangioma of the larynx） 喉部良性肿瘤之一。好发于会厌、喉室及杓状会厌襞。呈海绵状，基底宽，瘤体可以压缩，色灰白或淡红，抽吸可得淋巴液。嘶哑为早期常见症状。治疗以手术切除为主。

喉瘤（tumor of throat） 中医病名。指咽喉一侧或两侧生瘤肿起，形如龙眼，顶大蒂小者。多由肺emph蕴热或肝气郁结所致。治宜疏肝解郁、活血祛瘀。肺胃积热者，宜清肺利咽、祛痰散结。

喉麻痹（laryngeal paralysis） 见声带麻痹。

喉麻木（laryngeal numbness） 喉上神经病变（喉感觉神经性疾病）。可分为单侧性、两侧性，轻度麻木或完全麻木，常伴喉肌瘫痪。单侧可无症状；两侧者有吞咽障碍。查出病因，予以治疗，以促使喉部感觉恢复。

喉鸣（laryngeal stridor） 呼吸时发生一种尖、高的声音。为喉狭窄的一种症状。分先天性、后天性、吸入性、呼出性等。多见于幼儿。病情严重或险恶，应及时诊治。

喉囊肿（laryngeal cyst） 一种喉部常见的囊性良性肿瘤。多由黏液潴留所致，少数由于先天性畸形、外伤、炎症和其他良性肿瘤的囊性变所致。常见的有潴留囊肿、先天性囊肿、表皮样囊肿、假性囊肿等。小者无症状，大者可出现喉部异物感、进食梗阻、声音改变或呼吸困难。治疗：一般可喉镜下摘除；大或深在者可经颈部切除。

喉内甲状腺（intralaryngeal thyroid） 由于胚胎发育期有一部分甲状腺迷走于喉内（真性甲状腺异位），或喉内甲状腺与喉外甲状腺相连（假性甲状腺异位）。常见症状为呼吸有哮鸣音。喉内甲状腺大者可有呼吸困难，需做气管切开术。宜手术切除。

喉黏液瘤（laryngeal myxoma） 喉部良性肿瘤之一。形似息肉，质软而光滑，触之有弹性感，色灰白。早期常见症状为嘶哑。治疗以手术切除为主。

喉黏液囊肿（mucous cyst of larynx） 喉的囊肿之一。分为两种：先天性者因发育期黏液腺管阻塞，黏液潴留所致；后天性者多由炎性刺激引起腺管阻塞而形成。多发生在会厌舌面、喉室及杓状会厌襞，旱半透明、浅蓝色豆粒大的小泡，质软有弹性。小者无明显症状，大者有异物感或影响呼吸。治疗可行囊肿切除术。

喉蹼（laryngeal web） 胎胚发育过程中原始声带不能正常分离，留在喉前部两声带之间的隔膜，极少数发生在声带后联合区，偶尔也可位于声门下区。主要临床征象为发绀、喘鸣、不安和呼吸窘迫。直接喉镜或气管镜检查可确诊。治疗：手术。

喉气管沟（laryngo-tracheal groove） 胚胎发育到第4周时原始咽尾端腹侧壁正中出现的一条纵行浅沟。此沟逐渐变深，从尾端开始融合成一盲管，叫喉气管憩室。后通过气管食管隔，将食管和喉气管憩室隔开。憩室是呼吸系统发生原基。

喉-气管-支气管异物（laryngeal-tracheal-bronchial foreign body） 异物存留于喉、气管、支气管的一种危急的疾病。小儿多见，成人偶可发生，重者可立即窒息而死。临床表现：喉异物大者可立即窒息，较小者可有喉鸣、吸气性呼吸困难、音哑等。重者可出现发绀、昏迷。气管异物可阵发性剧咳，伴有脸色发青等呼吸困难表现，有气管冲击音。支气管异物时间短者有剧烈咳嗽等症状，时间长易合并肺炎、肺不张，有发热、咳嗽、呼吸急促等症状。治疗：关键在于预防；用直接喉镜或支气管镜照视下取出异物；气管切开以解除呼吸困难。

喉气囊肿（laryngocele）喉室附属部的一种充气性扩张。一种少见的喉病，多发生于男性。有喉内型、喉外型和混合型3种。早期症状不明显，以后出现咽喉不适、咳嗽、呼吸困难和声音嘶哑。治宜手术切除。

喉腔（laryngeal cavity）由喉软骨、韧带和纤维膜、喉肌、喉黏膜等围成的管腔。上起自喉口，与咽腔相通；下连气管，与肺相通。借前庭裂和声门裂分成上、中、下3部，即喉前庭、喉中间腔和声门下腔。喉中间腔最窄，向上下逐渐扩大。

喉切除术（laryngectomy）彻底根除喉恶性肿瘤的手术。分部分及全部切除2种。前者可保留发音功能；后者术后只能进行食管发音及应用人工喉发音。

喉切伤（incised wound of larynx）指开放性喉外伤，累及喉软骨、软骨间筋膜，穿通喉腔。临床表现为出血、皮下气肿、呼吸困难、声嘶和吞咽困难等。治疗应控制出血、解除呼吸困难、防治休克，施以手术修复。

喉乳头状瘤（papilloma of larynx）发生于喉的上皮源性真性良性肿瘤。单发或多发。前者多见于成人，后者多见于儿童。以电灼、激光、冷冻等法治疗。

喉软骨瘤（chondroma of larynx）喉部良性肿瘤之一。分外生及内生两型。发自喉部软骨，常见于甲状软骨，生长慢，大小不一，呈半圆形，基广坚硬，光滑固定，灰白色。治疗：手术切除。

喉神经源性肿瘤（neurogenic tumor of the larynx）喉部良性肿瘤之一。包括神经鞘膜瘤和神经纤维瘤。好发于杓状会厌襞、声带及喉室带。呈圆形或椭圆形，表面光滑，边缘清晰，质韧，色淡红。嘶哑为早期常见症状。治宜手术切除。

喉室（ventricle of larynx）喉中间腔侧壁上的一梭形隐窝。开口于前庭襞和声襞之间。内衬有喉黏膜，外面有甲杓肌覆盖。在每侧的前部，有口通喉小囊。

喉室带性发音困难（dysphonia plicae ventricularis）一种异常的或代偿性的喉室带发音的病变。病因有声带病变致声门闭合不良、喉肌疲劳或精神紧张等。大多数病人有持续性或间歇性不同程度的声音改变，如音调低、音域窄、欠圆润、失洪亮等。治疗有发音方法训练、消除紧张情绪以及短期发音休息等。经保守疗法无效时可考虑行喉室带部分切除。

喉室脱垂（prolapse of laryngeal ventricle）喉室黏膜下水肿、炎症细胞浸润和纤维化，导致喉黏膜肥厚和水肿，而从声带、喉室带之间脱垂到喉腔的一种疾病。本病少见。初起时，声嘶轻微，或间断出现，当脱垂物妨碍声带振动时，则呈持续性嘶哑，如影响呼吸气流、出现喉鸣声。宜手术切除。

喉水肿（laryngeal edema, dropsy of larynx）喉部松弛处的黏膜下有组织液浸润。由变态反应、遗传病、喉部急性感染、外伤、化学气体伤等多种原因所致。临床表现为喉鸣、声嘶、呼吸困难，甚至窒息，发病甚速。治疗应及时进行气管切开，给予足量类固醇激素、抗生素，针对病因进行治疗。

喉烫伤（laryngeal scald）各种原因所致的咽、喉和呼吸道的烫伤。轻型者有声音嘶哑、喉痛、唾液增多、咳嗽多痰。较重型者有吸气性呼吸困难或窒息。重型者有呼吸急促、咳嗽剧烈，咳脓血痰和坏死脱落的气管黏膜。误食腐蚀剂者，可致喉、气管食管瘘。烧伤面积过大，可出现进行性昏迷。治疗：轻者，用雾化法，将抗炎、消肿药液吸入，保持口腔清洁，及时吸出分泌物，补液，加抗生素。较重型者，除以上治疗外，出现喉水肿时，及时行气管切开术。重型者，除上述治疗外，注意纠正脱水、休克，保护心脏功能等措施。

喉体膨大（laryngeal body enlargement）望诊病人颈部见喉体不对称性增大，甲状软骨向一侧高起，触诊甲状软骨膜处饱满，或一侧甲状软骨板隆凸、环甲膜处亦有隆起征象。本征多由甲状软骨后新生物推压所致。常见于喉癌晚期、喉脓肿等。

喉痛（laryngalgia, laryngeal pain）在喉疾病中仅次于嘶哑的一种常见症状。可有疼痛、烧灼感或酸痛等。喉的急、慢性炎症，喉结核，喉恶性肿瘤，以及喉的物理性损伤皆可出现喉痛症状。应针对病因进行治疗。

喉痛消炎丸（houtong xiaoyan wan）中医成药名。清热解毒剂。组成：牛黄、青黛、珍珠、蟾酥、冰片、百草霜、雄黄。用于咽喉肿痛、口舌生疮。孕妇慎服。

喉外伤（laryngeal trauma）各种原因所致喉部损伤。战时多见。分为闭合性损伤、开放性损伤、喉烧伤和烫伤、插管损伤。喉外伤干扰呼吸引起呼吸困难是最重要的临床症状，其他可有声音嘶哑、吞咽困难、咽喉疼痛等。开放性损伤多伴大量出血，病情急重。治疗除对症处理和预防感染外，重者须立即行气管切开术或气管插管，以防窒息；晚期发生喉狭窄可手术治疗。

喉狭窄（laryngostenosis）各种原因所引起的喉部瘢痕形成，以致喉腔变狭窄，使呼吸和发音困难。临床主要症状有声嘶、喉鸣、咳嗽、呼吸困难，严重者可发生发绀或窒息。治疗如为外伤应及时清创、缝合，以使瘢痕形成减至最低限度；晚期宜行扩张术或喉腔重建术。

喉下腔（inferior laryngeal cavity）见声门下腔。

喉先天性囊肿（congenital cyst of larynx）喉部先天形成的囊肿。可能来自第三鳃裂的残留胚胎细胞。多位于声门上区侧壁的喉室、喉室带和杓状会厌襞等处。囊肿位于声门附近，幼儿有喉鸣、哭声微弱、吮奶发呛、阻塞性呼吸困难等症状。囊肿灰白色，形圆，表面光滑、壁薄，触之甚软，内蓄清或棕色液。治疗：用喉钳咬除囊壁根治之。

喉纤维瘤（fibroma of larynx）喉部良性肿瘤之一。好发于声带、喉室带或会厌，圆形或椭圆形，表面光滑，有蒂或宽基，色灰白或淡红，质较硬。以电灼、激光、冷冻等方法治疗。

喉腺瘤（adenoma of larynx）喉部良性肿瘤之一。好发于喉室及喉室带。生长慢，形圆，基宽，表面光滑，边缘清晰。嘶哑为早期常见症状。治疗以手术切除为主。

喉癣（membranous pharyngitis）其他名称：天白蚁、肺花疮。中医病名。发于咽喉，咽喉生疮或腐溃，形似苔藓。一种咽部黏膜溃烂的慢性病症。多由肝肾阴虚、虚火上炎、阴液被灼而成；或过食炒煎炙煿、醇酒厚味，胃中炽热，胃火蒸肺所致；或杨梅疮毒上冲结于咽喉所致。初起咽干涩痒痛，色晦暗，满喉红丝缠绕，日久逐渐溃烂，腐衣叠着苔藓，吞咽疼痛，晨轻暮重，渐热盗汗，声音嘶哑。类似咽黏膜或喉头结核。治宜滋阴降火、润肺清咽。

喉血管瘤（hemangioma of larynx）喉部良性肿瘤之一。有毛细血管型和海绵血管型两种。多见于声带。呈肉芽或结节状，基宽，质柔，色红或暗红。婴儿血管瘤，基底较广，边界不清，多发生于声门下区。主要症状为喉鸣和呼吸困难。以手术切除为主，或采用电灼、冷冻、激光等方法治疗。若呼吸困难明显应进行气管切开。

喉咽癌（laryngeal pharynx carcinoma）发生于喉咽部后壁环状软骨后或梨状窝的恶性肿瘤。50岁以上较多见。可能与长期吸烟和饮烈性酒有关。96%以上为鳞状上皮癌。初起症状不明显，仅有咽喉部不适、异物感或吞咽困难。稍晚有咽痛、咳嗽、血痰、吞咽痛或困难，以及嘶哑、呼吸阻塞等。治疗以手术切除或放疗和综合方法为主。

喉岩（laryngeal carcinoma）其他名称：喉菌。中医病名。症见咽喉部有肿块，略高而厚，如菌状或浮萍样，溃烂后流臭液，伴有呼吸受阻及声音嘶哑及全身消瘦等。类似喉癌。治宜疏肝解郁或滋补肝肾，辅以解毒、化痰、利咽等。

喉炎（laryngitis）喉部黏膜感染引起的炎症。有急性和慢性两种。急性喉炎常是上呼吸道炎的一部分，除咳嗽多痰等症状外，并有嘶哑、喉痛。婴儿的喉腔窄小，急性期容易引起喉阻塞，应及时解除喉阻塞，用肾上腺皮质激素及抗生素。

慢性喉炎的主要症状是嘶哑，声带有充血、肥厚、息肉样变等病理变化。戒烟酒，雾化吸入，服铁笛丸等。

喉异物（laryngeal foreign body）　异物存留于喉者，是一种危急的疾病。异物小者有声嘶、喉鸣、剧烈咳嗽和疼痛感；异物大者可致呼吸困难、发绀，甚至窒息。治疗可在喉镜下钳出异物，必要时做气管切开。应进行预防教育。

喉痈（retropharyngeal abscess）　中医病名。咽喉各部所发之痈疡。即咽后壁脓肿。因其发生的部位不同而名称各异。如喉关痈发于喉关，里喉痈发于喉关里，夹喉痈发于喉之两旁，上腭痈发于口腔上腭，颌下痈发于颌下，舌喉痈发于舌下，外喉痈发于颈下正咽喉之外。症见发病迅速，咽后壁红肿热痛，吞咽困难，痰涎壅盛，寒战，高热，头痛等。治宜疏表解毒、通腑泄热，另以银花、野菊花、薄荷、甘草等煎水含漱。

喉晕厥（laryngeal syncope）　其他名称：喉性眩晕、喉癫痫及喉猝倒。系较重的喉痉挛所引起的晕厥。多见于30岁以上人群。系喉部受烟、酒、气候变化等外界刺激，或因过劳、焦虑，偶或阵咳而出现晕厥。发作时或有短暂的意识模糊，或可见面肌抽搐，或咬破舌头，极少出现屎失禁。须预防因猝倒而发生意外。治疗应消除病因，锻炼身体，必要时可服用镇咳或镇静药物。

喉真菌病（laryngeal mycosis）　由口腔或咽真菌病发展而来，也可为呼吸道真菌病的组成部分。致病菌常为念珠菌。常见症状为嘶哑，也可有呼吸困难，喉部出现溃疡、白膜、肉芽、肿块等。治疗：应用全身抗真菌药物，抗真菌药液喉部喷雾等。

喉症消炎片（Tabellae Dompheni Laryngiticae）　其他名称：杜米芬喉片。表面活性防腐消毒药。组成：杜米芬，与蔗糖、香精等制成的有香气、味甜的淡黄色片剂。口含治疗咽峡炎、喉头炎、扁桃体炎、鹅口疮及溃疡性口腔炎等。

喉脂肪瘤（lipoma of larynx）　喉部良性肿瘤之一。好发于杓状会厌襞、会厌、梨状窝。有蒂或生长于黏膜上。圆形，大者呈分叶状，质软有弹性，色微黄或稍红。嘶哑为早期常见症状。治宜手术切除。

喉潴留囊肿（retention cyst of larynx）　喉部囊肿的一种。由于腺管阻塞所致。常见于会厌舌面、喉室和杓状会厌襞。有蒂或广基，表面光滑发亮，质软有张力，抽吸可得黏稠乳白色或淡褐色液体。小者可在喉镜下摘除，大者可行造袋术。

喉阻塞（laryngeal obstruction）　喉腔因气道变狭、受阻，出现呼吸困难，甚至窒息。常见原因有炎症、异物或急性外伤。小儿多见。应对症处理，必要时做气管切开。

猴痘（monkey variola）　由猴痘病毒所致的传染病。1970年首次在刚果民主共和国（旧称扎伊尔）发现。流行于刚果民主共和国、利比里亚、尼日利亚和塞拉利昂等国。儿童病人多于成人。临床表现与天花相似，出疹前发热2～4日，皮疹多少不等，从丘疹、疱疹、脓疱到结痂分批出现，呈离心性分布，皮疹直径约0.5～1cm，脱痂后留有瘢痕。病程2～4周。

骺（epiphysis）　长骨发生过程中，其两端膨大的软骨部。随着骺软骨的逐渐骨化、消失，骺与骨主体融为一体，骨化后与骨干间留有一骺线。

骺板（epiphyseal plate）　其他名称：骨骺板、骺软骨、生长板。发育中的长骨骨干和骨骺之间的软骨层。是长骨增长的结构基础。骺板中的软骨细胞具有持续增殖能力，不断生成新的软骨。这些软骨依照软骨内骨化的方式进行骨化，使骨干长度继续增加。至17～20岁前后，骺软骨失去增殖能力。完全被骨组织代替，骨骺与骨干完全愈合，形成骺线，骨停止加长。全身各骨的骺软骨依一定的年龄次序停止增殖而骨化，干骺愈合时间：肱骨为18～20岁；股骨为19～24岁。女子干骺愈合比男子早1～2年。

骺离骨折（epiphysiolysis）　见骨骺分离。

后壁型室性心搏（posterior-wall type of ventricular heart beat）　室性心搏的定位诊断。起搏点在心室后壁，此时横面QRS环向量从后指向前，心前区导联（V_1～V_5）QRS波均以R波为主的QRS波群。

后侧壁心肌梗死（postero-lateral myocardial infarction）　左心室后基底部和侧壁的心肌梗死。心电图特征：①V_1、V_2导联R波增高；V_5、V_6或V_7导联出现病理性Q波和S-T改变；②I、aVL导联出现深宽的Q波。

后电位（after-potential）　生理学术语。动作电位中峰电位之后出现的微小而缓慢变动的电位。包括负后电位和正后电位。前者持续约15ms，波幅约为峰电位的5％～6％；后者持续80ms，波幅约为峰电位的0.2％。负后电位是膜上残余的去极化所引起，正后电位是膜的超极化所引起。后电位的幅度和持续时间易受代谢因素的影响。

后发性白内障（after-cataract）　指白内障摘除术后，残留的皮质及脱落在晶状体后囊的上皮细胞增生而产生混浊。主要症状是影响视力，其程度取决于混浊的部位及程度。治疗：囊膜较薄时可行囊膜切开术；如已形成机化膜或囊膜较厚，则做囊膜切除或剪开术，也可用氩激光治疗。

后负荷（after-load）　肌肉收缩时才能遇到的负荷或阻力。它不能改变肌肉收缩的初长度，但却阻碍肌肉的短缩，随着后负荷的增加，肌肉所产生的张力增加，但缩短速度降低。对心室肌而言，动脉压起着后负荷的作用，因此，动脉压的变化将影响心室肌的收缩过程，从而影响搏出量。

后睾吸虫病（opisthorchiasis）　后睾吸虫寄生于人体胆管所引起的疾病。主要为胆管炎症状，肝脾大、肝区痛、肝硬化、腹水、水肿。粪便或十二指肠液中检出虫卵确诊。治疗：吡喹酮有效。

后根（posterior root）　由脊神经节感觉神经元的中枢突所组成的神经纤维束。经脊髓后外侧沟进入脊髓。共31对。每条后根在与前根会合前，有膨大的脊神经节。

后巩膜炎（posterior scleritis）　眼球赤道部后方的巩膜深部组织炎症。病因有：内源性（身体其他部位疾病，如结核、病毒感染等）、外源性（外伤或结膜溃疡感染）、结缔组织病（如红斑狼疮、类风湿性关节炎等）所并发以及邻近组织炎症直接蔓延等。表现为患眼疼痛剧烈、眼睑和球结膜水肿、眼球轻度突出、复视。可并发球后视神经炎和葡萄膜炎。治疗：除去病因，局部或全身应用皮质类固醇激素，口服吲哚美辛。阿托品散瞳，热敷，滴盐酸乙基吗啡滴眼液。疗效多不满意。

后颅窝受压综合征（posterior fossa compression syndrome）　指多种原因造成的后颅窝压力增加引起的一系列临床表现。临床可见病人虚脱、休克、呼吸停止、发绀、心跳停搏。治疗：心肺复苏。

后马托品（homatropine）　散瞳药（抗胆碱药）。组成：阿托品的合成代用品。用于散瞳检查眼底及验光。因调节麻痹作用不完全，故验光、配镜效果较差。制剂：滴眼剂。青光眼病人禁用。

后尿道瓣膜（posterior urethral valve）　一种先天性尿道畸形。后尿道管内黏膜皱襞形成栅门，致使排尿发生障碍。多见于10岁以下男孩。表现为发育不良、食欲减退、恶心、呕吐、发热、脱水、排尿困难，有时呈充盈性屎失禁。膀胱尿道造影可确诊。治疗：全身支持疗法；通过尿道镜行电灼或手术疗法。

后前导联（postero-anterior leads）　一种记录体表希氏束电图较为理想的导联轴。由第4肋间胸骨正中线与对侧脊柱组成。它受肌电干扰较小，电位衰减较少。但导联与希氏束走向成一定交角，投影位置不够理想。

后穹隆穿刺术（culdocentesis）　经阴道后穹隆向子宫直肠窝（道格拉斯腔）穿刺，以协助诊断及治疗的方法。如抽出血液或脓液，可确诊宫外孕及盆腔脓肿。还可抽液检查癌细胞，借以明确诊断及了解术后癌症复发情况。后穹隆穿刺术亦可用于盆腔脓肿的引流和向其腔内注入抗生素。

后随链（lagging strand）　DNA合成的半不连续复制中，以解开的双链中的一条单链为模板，不连续合成出的一条互补DNA单链。

后天获得性弓形虫病（acquired toxoplasmosis）　弓形虫病的一种临床类型。病情轻重不一，从亚临床至暴发性感染不等。可呈局限性和全身性。局限性者以淋巴结肿大多见，可伴低热、头痛、咽痛、乏力等。全身性者常有高热、斑丘疹、肌痛、关节痛、头痛、呕吐、谵妄，并发脑炎、心肌炎、肺炎、肝炎等。治疗：乙胺嘧啶、磺胺嘧啶、螺旋霉素、克林霉素等。

后天性 P 波（acquired P wave）　后天性心脏病的一种 P 波改变。P 波符合右心房肥大的标准，额面 P 波电轴 > +60°，P_{aVL} 呈负相波。

后天性耳郭畸形（acquired deformity of auricle）　烧伤、炎症、外伤或手术等使耳郭变形。宜手术整形。

后天之本（basis of acquired constitution）　中医术语。指脾胃而言。人体出生后的生长、发育、生命活动所需的物质和能量，要靠脾胃吸收运化水谷精微以滋养供给。故脾胃有后天之本之称。

后头部孤立性慢波（occipital isolated slow wave）　出现于一侧或双侧后头部的呈三角形的大慢波。常左右不对称，优势半球侧明显，持续时间为 250～300ms，波幅 50～100μV，在儿童及青年中常能见到，成年人很少出现。

后微动脉（metarteriole）　其他名称：中间微动脉。微循环中微动脉与真毛细血管之间的过渡部分。管壁平滑肌逐渐稀少，而呈不连续分布。真毛细血管从此成直角分出。

后溪（houxi，SI 3）　中医经穴名。属手太阳小肠经，输（木）穴。八脉交会穴之一，通督脉。位于第 5 掌指关节尺侧缘，握拳取穴，掌横纹端处。主治头项强痛、耳鸣、耳聋、咽喉肿痛及落枕、急性腰扭伤、疟疾、癫狂、痫证等。直刺 0.5～1 寸，艾炷灸 3～5 壮，或艾条灸 5～10min。

后向性心力衰竭（backward heart failure）　心功能不全的类型之一。由于右心室内舒张末期压力增高，回心血液受阻，使大循环淤血，静脉压增高。

后像（afterimage）　当刺激停止作用以后，感觉并不立刻消失的现象。分为正后像和负后像。正后像是保持刺激物具有的同一品质，负后像是保持刺激物具有的相反的品质。如红色正后像是红色，负后像是其补色（蓝色）。

后囟（posterior fontanelle）　其他名称：枕囟。呈三角形，矢状缝及人字缝汇合处的未骨化颅骨部分。

后牙反𬌗（posterior cross bite）　上下颌后牙在正中𬌗位时，发生颊舌侧错位。乳牙列或恒牙列皆可出现这种咬合关系，有个别后牙反𬌗，也有多数后牙反𬌗，可发生在单侧，也可发生在双侧，均应及时矫治。

后遗妄想（residual delusion）　病人高热谵妄时，自认为清晰地见到自己获得奖状、奖杯或勋章等，体温下降及谵妄症状消失后，于若干时间内仍保存发生于谵妄状态时的这种妄想观念。见于感染伴发精神障碍。

后遗症（sequel）　某些疾病在恢复期结束后，遗留下来的某些组织或器官仍有不能消失的症状、体征或功能障碍。多见于中枢神经系统传染病如流行性乙型脑炎、脊髓灰质炎，以及脑血管病等。

后装治疗机（after-loader）　一种可远距离控制小射线源（如 ^{60} 钴，^{137} 铯）的放射治疗仪器。先将治疗头（或称施加器）放入欲治疗的体腔内定位后，再把制成小球状的放射源装入治疗头内，此过程即为后装。后装治疗机由治疗头、放射源储藏及传输系统，以及控制系统等装置组成。由于该机可控制放射源在距离治疗部位很近的地方发出射线并杀伤癌细胞，故作用直接、副作用小，且可根据病情选择不同能量的放射源。常用于子宫、食管、结肠、膀胱、鼻咽等腔内肿瘤的治疗。近代采用计算机控制使得剂量更为准确，操作更为简便。

后纵韧带（posterior longitudinal ligament）　位于椎管的前壁，细长而坚韧的韧带。起于第 2 颈椎体，向上续于覆膜，向下沿各椎体后面下行至骶管。可限制脊柱过分前屈并防止椎间盘向后脱出。

后组脑神经麻痹（lower cranial nerves paralysis）　后组脑神经（包括第Ⅸ、Ⅹ、Ⅺ、Ⅻ对脑神经），受累所引起的症状和体征。神经科常见的临床症候群。病因有：炎症、非特异性后组多脑神经炎、慢性脑膜炎颅底粘连；血管病变；肿瘤；先天畸形、颅底凹陷症、阿诺德-基亚里（Arnold-Chiari）畸

形、延髓空洞症等；变性与代谢病；神经肌肉病等。临床症状包括吞咽困难、构音不清、声音嘶哑；体征为伸舌不能，软腭不能上提、咽反射减退或消失，伴或不伴舌肌萎缩，有或无强哭强笑等情感障碍。针对病因进行治疗，对症治疗、延髓麻痹合并呼吸困难者可人工呼吸。

厚薄血膜同一玻片法（thin and thick film on the same slide）　检查疟原虫的方法。取大小两滴血分别置于载玻片的中央与一端（距边缘约 2cm 处），先将中央的小血滴推成薄血膜，然后将另一端较大的血滴涂成厚血膜，待自然干燥后染色镜检。厚血膜中的疟原虫多而集中，易于检得，但因红细胞被溶解，疟原虫的形态不如薄血膜中的典型。如不能确诊，再检查薄血膜。

厚甲（pachyonychia）　指（趾）甲疾病之一。甲板失去光泽不透明，变厚变硬。有先天性与后天性之分。前者是以甲板增厚为主的一种疾病；后者为外伤或老年性营养不良等所致。

厚皮性骨膜病（pachydermoperiostosis）　其他名称：陶-索-哥综合征。一种遗传性疾病，以受累皮肤和四肢的骨骺肥厚性变化为主要特征的综合征。分为 2 型：①原发型，表现为面部、前额、头皮及手足皮肤显著粗厚折叠，四肢骨和指（趾）骨均增厚，出现铲状手和足并伴杵状指（趾），皮脂腺分泌增加；②继发型，可由肺部疾病、食管胸腔恶性肿瘤激发，骨部变化明显，常伴疼痛。治疗：原发型可整容；继发型治疗原发病。

厚朴（houpu，officinal magnolia bark，Cortex Magnoliae Officinalis）　其他名称：厚皮、重皮、川朴、紫油厚朴。中医药名。木兰科植物厚朴或凹叶厚朴的树皮或根皮。苦、辛，温。归脾、胃、大肠经。温中下气，燥湿消痰，消梅核气。治：湿阻中焦、气滞不和所致的腹胀腹满，或呕逆胸闷、痰湿壅滞、肺气不降的咳喘。对素有喘病，因外感风寒而发作者，亦可应用。

厚朴温中汤（houpu wenzhong tang，decoction of Cortex Magnoliae Officinalis for warming middle-jiao）　中医方剂。《内外伤辨惑论》方。组成：厚朴（姜制）、橘皮（去白）、炙甘草、草豆蔻仁、茯苓（去皮）、木香、干姜。功能温中化湿、行气除满。治脾胃寒湿，症见脘腹胀满、时作疼痛者。

厚血膜法（thick blood film method）　检查血液中微丝蚴的方法。夜 10 时至凌晨 2 时自指尖或耳垂取血 3 大滴置于载玻片中央，用另一玻片的一角将血液自内向外作螺旋形摊开，使成直径约 2.5cm×1.5cm 大小厚薄均匀的血膜，待自然干燥后溶血，即可镜检。如查见微丝蚴，用吉姆萨或瑞氏染液染色后再镜检，以进一步鉴别。

候气（waiting for acupuncture feeling）　中医针灸术语。①指针刺未能得气时，停针不动，静候片刻，以待气至。针刺必须候气至才能生效。②指掌握病气变化而予施针治疗的时机。

呼肠病毒感染（reovirus infection）　由呼吸道与肠源性病毒感染所致的疾病。原系埃柯病毒中的 1、2、6、9、10、11 和 20 型。这类病毒既可引起急性病毒性胃肠炎，又可引起上呼吸道感染，甚至可引起支气管炎或肺炎。表现有呕吐和腹泻，又可急起咳嗽流涕、鼻塞或明显发热及呼吸困难。对症治疗。

呼出气（expiratory air）　从肺内呼出的气体。其中含有上一次吸气时进入无效腔中的吸入气和一部分肺泡气。呼出气中氧容积为 15.7%，低于吸入气但高于肺泡气；二氧化碳的容积为 0.3%，高于吸入气而低于肺泡气。

呼气性呼吸困难（expiratory dyspnea）　由于肺组织弹力减弱及小支气管狭窄，出现以呼气费力、呼气时间延长为特征的呼吸困难。常伴有哮鸣音，多见于支气管哮喘、喘息性支气管炎及梗阻性肺气肿等。

呼气中枢（expiratory center）　延髓呼吸中枢内，呼气神经元相对集中的部位。靠近闩的背侧部，左右各一，对称分布。但大部分呼气神经元与吸气神经元交错存在。由呼气神经元发出的下行纤维与脊髓前角支配呼气肌的运动神经元形成突触联系。

呼吸（respiration）　人体依靠呼吸系统与外界进行气体交换的

全过程。包括外呼吸（肺通气与肺换气）、气体在血液中的运输和内呼吸（即组织细胞与体液之间的气体交换）。一般所说的呼吸是指外呼吸。

呼吸补泻（reinforcing and reducing by acupuncture manipulation in cooperation with patient's respiration） 中医术语。针刺补泻手法之一。进出针时配合病人呼吸分别补泻的方法。呼气时进针，吸气时出针，针气相顺为补；吸气时进针，呼气时出针，针气相逆为泻。

呼吸迟缓（oligopnea） 成人每分钟呼吸频率少于16次者。可见于麻醉剂或镇静剂用量过多、颅内压增高等病人。

呼吸道病毒（respiratory tract virus） 泛指一些经呼吸道感染引起呼吸道疾病的病毒，也包括那些经呼吸道感染引起全身疾病的病毒。比较重要的常见病毒有正黏病毒属中的流感病毒；副黏病毒属中的副流感病毒、呼吸道合胞病毒、麻疹病毒、腮腺炎病毒；小核糖核酸病毒属的鼻病毒；腺病毒属的腺病毒以及冠状病毒属的冠状病毒、SARS冠状病毒（SARS-CoV）。这类病毒传染源主要是病人及病毒携带者，经呼吸道传播，速度快，传染性强，所致疾病潜伏期短，病人多为小儿，严重急性呼吸综合征（SARS）成人多发。

呼吸道传染病（respiratory infectious disease） 经空气飞沫或直接接触病人传播的一类传染病。包括由病毒所致流行性感冒、麻疹、水痘、流行性腮腺炎、严重急性呼吸综合征（SARS）等，以及以细菌为病原体的猩红热、白喉、百日咳、流行性脑脊髓膜炎（简称流脑）等。猩红热等亦可间接接触而感染。病人和病原携带者为传染源，幼儿及儿童为易感人群（SARS除外），以冬春季发病多见。

呼吸道淀粉样变性（respiratory tract amyloidosis） 病因未明的发生于气管、支气管或肺实质内弥漫性或局限性淀粉样性疾病。分原发性和继发性两种，前者少见，后者常伴发结核、结缔组织疾病、风湿性关节炎、肿瘤和浆细胞恶病质等慢性疾病。依据累及部位不同可分为局限性支气管沉着、弥漫性支气管沉着、肺实质内结节状淀粉样变、弥漫性肺实质淀粉样变等4种类型。淀粉样变性刚果红染色，在偏光显微镜下见黄、绿二色性双折光体，有助于诊断。局限性手术切除效果良好，多发结节型或弥漫型目前尚无有效疗法。

呼吸道感染（respiratory tract infection） 致病微生物侵入呼吸道并进行繁殖导致的急性炎症。按其部位不同，可分为上呼吸道感染和下呼吸道感染。前者包括鼻炎、咽炎和喉炎，后者包括气管炎、支气管炎和肺炎。

呼吸道隔离（respiratory tract isolation） 防止病原体进入呼吸道的一种措施。凡由病人的飞沫和鼻咽分泌物经呼吸道传播的疾病，如流行性感冒、白喉、百日咳、腮腺炎、肺结核等，均须执行呼吸道隔离，以防蔓延。方法：①将同科疾病病人置放一室，通向走廊的门窗关闭，接触病人需戴口罩、帽子及隔离衣；②病室内每日用紫外线进行空气消毒1次；③病人的口、鼻分泌物及痰等要进行消毒后倒掉或焚烧。

呼吸道梗阻（respiratory tract obstruction） 以声门为界分为上呼吸道梗阻和下呼吸道梗阻或两者兼有。常见原因是舌后坠、咽喉部积存分泌物与喉痉挛，主要症状是呼吸困难，托起下颌或吸除分泌物即可解除，而严重喉痉挛需行环甲韧带穿刺等紧急处理。下呼吸道梗阻主要是气管、支气管分泌物阻塞，支气管痉挛引起，出现呼吸困难、潮气量小、发绀、喘鸣音等表现。吸除分泌物，静注阿托品、氨茶碱，或异丙肾上腺素、沙丁胺醇喷雾吸入等可用于支气管痉挛的治疗。

呼吸道合胞病毒（respiratory syncytial virus，RSV） 其他名称：呼吸道融合病毒。属副黏病毒科肺病毒属。病毒颗粒大小约150nm。具包膜，无血凝和神经氨酸酶。核酸为单链RNA。RSV有7～10个多肽，主要引起婴儿严重的下呼吸道感染。有时也可引起成人上呼吸道感染，也可引起肺炎。每年都有比较一致的流行规模和出现相同的临床症状是该病毒流行病学上的一个特点。

呼吸道合胞病毒肺炎（respiratory syncytial virus pneumonia，RSV pneumonia） 病原体为呼吸道合胞病毒的肺部炎症。多见于2岁以内的婴幼儿，尤以6个月以内多见，可呈流行性，起病急骤，突然喘憋。主要表现为呼吸道梗阻症状，体温一般很少超过38.5℃，肺部体征较少，听诊呼吸音减弱并有明显哮鸣音。X线呈小点片状薄阴影。可采用中医疗法及对症治疗。注意继发感染的治疗。较重者可用利巴韦林雾化吸入。

呼吸道合胞病毒感染（respiratory syncytial virus infection） 由呼吸道合胞病毒引起的急性上呼吸道感染。流行于冬春季，儿童易患。起病急，上呼吸道感染的局部症状明显，发热、中毒症状轻微，数日自愈。婴儿常引起坏死性毛细支气管炎和间质性肺炎、咳嗽、声嘶、呼吸困难和发绀等，病死率高。无特效疗法。

呼吸道烧伤（burn of respiratory tract） 大多为吸入火焰、干热空气、蒸汽、有毒或刺激性烟雾或气体所致。多发生在密闭空间的爆炸性燃烧（如坑道瓦斯爆炸、舰艇舱内蒸汽突出或爆炸等），衣着燃烧后站立或奔跑呼叫，以及长时间处在密闭火灾现场等；少数为高温液体或化学物质直接灌入呼吸道引起。

呼吸防御性反射（respiratory defense reflex） 机械或化学刺激作用于呼吸道内感受器，引起某种呼吸运动，起到清除异物的防御作用，称此种反射为呼吸防御性反射。包括咳嗽反射和喷嚏反射。

呼吸感受器（respiratory receptor） 调节呼吸的感受器。按所在部位分为肺内感受器和肺外感受器。肺内感受器包括咽、喉及支气管等处的激惹感受器；支气管平滑肌及肺泡的牵张感受器；肺毛细血管旁间质中的神经末梢，即J感受器。肺外感受器有本体感受器、化学感受器和压力感受器。当这些感受器受刺激时就会反射性引起呼吸的改变。

呼吸功（respiratory work） 呼吸时呼吸肌为克服呼吸阻力和发动肺通气所做的功。主要部分用来克服弹性阻力，小部分用来克服非弹性阻力。通常以单位时间内压力变化和容量变化的乘积来表示。正常人安静呼吸时每分钟约为0.3～0.6kg·m。病理情况下，弹性阻力或非弹性阻力增大，均可使呼吸功增加。

呼吸功能不全（respiratory insufficiency） 由任何原因引起呼吸功能障碍的病人，在静息状态下，尚能维持血液气体分压于正常范围内，但当体力劳动或其他原因使呼吸负荷加重时，动脉血氧分压明显降低，或伴有二氧化碳分压明显升高，并出现临床症状和体征。

呼吸过度（hyperventilation） 一种深而规则的大呼吸，多见于糖尿病酮症酸中毒和尿毒症酸中毒的病人。

呼吸过慢（bradypnea） 其他名称：呼吸减慢。成人呼吸频率缓慢，低于10次/min，但仍有规则，称为呼吸过慢。常见于麻醉剂或镇静剂过量、颅内压增高等呼吸中枢受抑制的病人。

呼吸过速（tachypnea） 其他名称：呼吸急促。成人呼吸频率，超过24次/min，但仍有规则。常见于发热、疼痛、甲状腺功能亢进的病人。一般体温升高1℃，呼吸频率增加3～4次/min。

呼吸机（respirator） 抢救病人生命的复苏和辅助呼吸的设备。种类有手控简易式、蒸汽加压式、单向间歇正压气动式、氧或空气为气源的同步式及电动式等。尚可附加微处理机控制、报警、打印系统，用于重症及手术监护。适用于对脑外伤、溺水、触电、呼吸衰竭、呼吸骤停、脑炎病人进行现场抢救。

呼吸机肺（respirator lung） 因长期使用呼吸机而引起肺的顺应性减退，虽在氧疗下，但动脉血氧下降，二氧化碳上升，呼吸困难加重，机械呼吸疗效日益消失以致不发生作用，最后死于呼吸衰竭。病理改变：肺实质呈暗红色，散在肺泡不张和间质水肿。机制主要是长期高浓度氧吸入对支气管、肺泡的直接刺激，引起表皮细胞增生、分泌物增加、纤毛运动受抑制，导致气道阻塞、肺不张、继发感染等。肺泡过度扩张，呼吸道水分不足，亦损害肺表面活性物质的作用，使肺泡萎缩不张。所以注意呼吸道湿化、分泌物清除、限制吸氧浓度和吸气压力，是防止呼吸机肺的重要手段。

呼吸肌（respiratory muscle） 参与呼吸运动的肌群，包括膈肌、肋间外肌和肋间内肌等。膈肌为主要吸气肌，收缩时，胸腔容积增大，引起吸气；舒张时，圆顶上升，胸腔容积减小，引起呼气。肋间外肌同膈肌相似，收缩时，引起吸气，舒张时，引起呼气，因此也是吸气肌。肋间内肌作用与肋间外肌相反，它不参与平静呼吸运动。此外，尚有辅助呼吸肌。

呼吸肌本体感受性反射（proprioceptive reflex of respiratory muscle）　呼吸肌受到牵张刺激时引起被牵张的同一肌肉收缩加强的反射。本体感受器为呼吸肌内的肌梭装置，基本中枢位于脊髓，但受高位中枢活动影响。作用是克服气道阻力，保持一定的呼吸深度。

呼吸肌肌波（wave of respiratory muscle）　多见于呼吸困难的心肺疾病、辅助呼吸肌的肌波干扰。心电图出现一系列很像心房脱节的直立而规则的小波，与呼吸频率一致，屏气后消失。

呼吸肌麻痹（respiratory muscle paralysis）　即呼吸肌完全性和不完全性瘫痪。可因肌病（如重症肌无力）、周围神经或脊髓损伤引起，如急性感染性多神经炎、急性颈段或胸段脊髓炎等。除原发病治疗外，应用呼吸机支持呼吸。

呼吸急促（tachypnea）　见呼吸过速。

呼吸监护仪（respiration monitor）　连续测定呼吸潮气量、呼吸频率和每分通气量的监测仪器。于自然呼吸或机械呼吸过程中，观察通气功能的动态变化，并可对呼吸恶化及呼吸衰竭报警。

呼吸减慢（reduced respiration）　见呼吸过慢。

呼吸节律（respiratory rhythm）　系指机体总是有节律地进行呼吸运动，正常呼吸频率为每分钟12～18次，潮气量即平静呼吸时每次吸入或呼出的气量约500ml。低位脑干是正常呼吸节律的中枢，进行非意识性呼吸运动。呼吸运动也可受大脑皮质控制，属意识性呼吸运动。

呼吸窘迫综合征（respiratory distress syndrome）　新生儿的一组进行性呼吸窘迫为特征的综合性临床病理现象，多见于早产儿及高危婴儿。

呼吸困难（dyspnea）　呼吸功能不全的重要症状。病人呼吸时感到空气不足或费力。表现为呼吸肌和辅助呼吸肌均参与呼吸运动，通气增加，呼吸频率、深度和节律发生改变。严重者出现鼻翼扇动、端坐呼吸、发绀。分为肺源性、心源性、中毒性、血源性、神经精神性等5种类型。应根据病史、体检、实验室检查等鉴别之。

呼吸困难指数（dyspnea index）　特定条件下肺通气量（运动通气量）与最大通气量的比值。呼吸困难指数＝运动通气量/最大通气量×100%。行走通气量测定法：运动负荷为54m/min，行走3min，可得到运动通气量。该值与最大通气量的比值正常应为<30%。当比值为30%～35%时，在日常生活中出现无呼吸困难，比值>35%，出现轻度呼吸困难，比值>45%时出现中度呼吸困难，>50%时有明显的呼吸困难。

呼吸链（respiratory chain）　见电子传递链。

呼吸流量计（pneumotachometer）　一种肺换气功能的检查装置。可直接测出呼吸的气流速、气量和气压，并可以间接算出肺的顺应性和气道阻力等。

呼吸膜（respiratory membrane）　其他名称：肺泡膜。肺内介于肺泡气与肺毛细血管之间能够进行气体交换的膜。由单分子表面活性物质层、液体分子层、肺泡上皮层、间隙、基膜层和毛细血管内皮6层构成。总厚度不超过1μm。总面积达60～100m^2。厚度增加或面积减小均能影响气体交换的速率。

呼吸频率（respiratory rate）　每分钟呼吸的次数。正常人平静呼吸时呼吸频率为16～20次/min，呼吸与脉搏比例为1∶4；新生儿约为44次/min，呼吸频率随着年龄的增长而减少。呼吸增快可见于强体力活动、发热、疼痛等。呼吸运动深度受限见于呼吸中枢麻痹、胸腔积液等。呼吸变慢见于颅内高压等。

呼吸商（respiratory quotient，RQ）　其他名称：气体交换率。在一定时间内人体释放的二氧化碳和所消耗的氧的体积比。即在一定时间内，人体呼吸作用所释放的二氧化碳和吸入氧的分子之比。安静时呼吸商的大小与食物成分有关，即：健康人利用混合膳食时，呼吸商约为0.85；单纯利用碳水化合物时约为1.0；利用脂肪时约为0.7；利用蛋白质时约为0.8。其测定对估计机体能量来源具有重要意义。

呼吸神经症（breathing neurosis）　在没有器质性病变的基础上出现呼吸深快而产生一系列临床表现。年轻女性多见，表现为突发呼吸深快，无发绀，口周、四肢麻木，手足抽搐，$PaCO_2$降低，血pH值升高，吸入CO_2可使症状终止。无器质性病变。予心理、对症治疗。

呼吸衰竭（respiratory failure，RF）　由肺内外各种原因引起的肺通气和/或换气功能严重障碍，以致不能进行有效的气体交换，在呼吸空气时，产生严重缺氧或伴高碳酸血症，从而引起一系列生理功能和代谢紊乱的临床综合征。临床常见危重症。外呼吸、气体运输和内呼吸是完整呼吸过程的三个环节，任何一个环节的严重病变都可导致呼吸衰竭。一般以动脉血氧及二氧化碳分压来判定呼吸衰竭的存在。即在海平面、静息状态、呼吸空气的情况下，当动脉血氧分压（PaO_2）低于8.0kPa（60mmHg）（排除心脏病有右向左分流者）伴或不伴有二氧化碳分压（$PaCO_2$）高于6.7kPa（50mmHg）（排除代谢性碱中毒时的呼吸性代偿）时为呼吸衰竭。临床表现除原发病症状外，主要为缺氧和二氧化碳潴留所引起的多脏器功能紊乱。治疗原则是保持气道通畅，改善或纠正缺氧和/或二氧化碳潴留，以及代谢功能紊乱，为基础疾病和诱发因素的治疗争取时间、创造条件。

呼吸松弛法（breath relax）　延长呼气时间，减少肺内残气量的方法。应由鼻吸气，噘嘴呼气。换气的形态必须是放松而且舒适的。适用于肺气肿病人的肺功能训练。

呼吸调节（respiration regulation）　为机体提供氧，排出二氧化碳和稳定血液pH值的一种生理功能。通过中枢神经系统、神经性反射和体液化学成分的变化3种途径来完成的调节。中枢神经系统对呼吸运动的调节分为两个方面，受大脑皮质控制的随意呼吸动作和脑干中一些神经结构调节自主的节律呼吸。呼吸的神经反射性调节包括肺的牵张反射、呼吸肌肉的本体感受性反射及防御性呼吸反射等。呼吸的化学性调节依靠动脉血中的二氧化碳、氧、氢离子浓度等对化学感受器的影响来完成。了解呼吸调节的机制有利于临床上进行合理的氧疗，合理使用人工通气装置及正确使用呼吸神经调节的药物。

呼吸调整中枢（pneumotaxic center）　调节延髓呼吸中枢节律性活动的神经结构。位于脑桥前端背外侧部。有防止过长、过深吸气和加快呼吸频率的作用。在中枢内除存在吸气神经元和呼气神经元外还有跨时相神经元，其中主要是吸气-呼气神经元。

呼吸系统（respiratory system）　机体与外界空气进行气体交换的一系列器官的总称。在人和其他哺乳动物则包括鼻、咽、喉、气管、支气管和肺。

呼吸性窦性心律不齐（respiratory sinus arrhythmia）　随呼吸周期出现的窦性心律改变。由于呼吸时肺泡受刺激，通过神经反射使交感神经与迷走神经张力发生周期性改变所致。吸气时，心率加快；呼气时，心率减慢。心电图有P-P间期呈逐渐缩短，继而逐渐延长，周而复始，屏气后消失的特点。无须治疗。

呼吸性碱中毒（respiratory alkalosis）　过度通气引起的动脉血二氧化碳分压（$PaCO_2$）下降和pH值>7.45，血碳酸离子（HCO_3^-）代偿性下降。临床上极少见。多见于癔症、高温作业、使用人工呼吸器潮气量过大、脑血管意外刺激呼吸中枢等。治疗原发病及对症处理。

呼吸性死亡（lung death）　见肺脏死亡。

呼吸性酸中毒（respiratory acidosis）　原发性碳酸（H_2CO_3）潴留，导致动脉血二氧化碳分压（$PaCO_2$）升高和pH值<7.35，血碳酸离子（HCO_3^-）代偿性升高。病因：慢性弥漫性肺部疾病，如慢性支气管炎、肺气肿、肺纤维化、硅沉着病；急性喉痉挛及上呼吸道异物；颅脑病变时呼吸中枢受抑制或呼吸肌麻痹。治疗：改善通气功能，给氧，予呼吸兴奋剂。

呼吸性酸中毒合并代谢性碱中毒（respiratory acidosis combined with metabolic alkalosis）　因患慢性肺源性心脏病，多次使用碱性利尿剂后所发生的一种碱中毒。这种酸碱平衡紊乱的特点是：反映呼吸性因素的 PCO_2 升高；反映代谢性因素的剩余碱正值增大；pH 值多在正常范围。

呼吸性酸中毒合并代谢性酸中毒（respiratory acidosis combined with metabolic acidosis）　病人同时存在呼吸性酸中毒和代谢性酸中毒两种单纯型酸碱平衡紊乱。由于皆属于酸中毒，故亦称混合性酸中毒。可见于呼吸衰竭病人合并肾衰竭、感染、休克，或慢性呼吸衰竭病人合并营养不良等。特点是：反映代谢因素的 HCO_3^- 减少（但受呼吸性酸中毒 HCO_3^- 代偿性升高的影响，降低程度有所减轻）；反映呼吸因素的 PCO_2 升高（但受代谢性酸中毒 PCO_2 代偿性降低的影响，升高的幅度有所减少）。由于两型同时存在，故血 pH 值可明显降低。

呼吸性细支气管（respiratory bronchiole）　终末细支气管的分支。每个终末细支气管可分支形成 2～3 个呼吸性细支气管，在管壁上连着少量开口于管腔的肺泡。呼吸性细支气管上皮为单层立方上皮，还有纤毛细胞和分泌细胞。在肺泡开口处上皮已移行为单层扁平上皮。上皮外面有少量环行平滑肌纤维和弹性纤维，此处是气体交换的起始处。

呼吸性心律失常（respiratory arrhythmia）　与呼吸节律有关的心律失常。可表现为期前收缩、传导阻滞等。其机制与呼吸运动所致的迷走神经紧张度改变有关。

呼吸运动（respiratory movement）　呼吸过程中由于呼吸肌的舒缩活动而造成胸廓有规律地扩大和缩小相交替的运动。主要呼吸肌包括膈肌、肋间内外肌和腹壁肌。膈肌收缩时，横膈的中心部下降，胸腔上下径增大，肋间外肌收缩时，肋骨和胸骨上举，肋骨外展，胸廓的前后和左右径都增大形成主动吸气运动。当膈肌和肋间外肌松弛时，胸廓依靠本身弹性和重量恢复原来的大小，肺随之缩小，形成被动呼气运动。

呼吸运动位置相位编码技术（respiratory-ordered phase encoding, ROPE）　呼吸补偿技术的一种。利用呼吸运动的机械位置改变，MRI 实际测量和记录呼吸运动的具体位置，然后按呼吸运动的位置进行相位编码和成像，可以减少呼吸运动造成的伪影。

呼吸暂停（apnea）　持续 10s 以上的暂时呼吸停止，如睡眠时呼吸暂停综合征，可分为 3 类：阻塞性、中枢性、混合型。严重的呼吸暂停可出现明显的低氧血症，进而引起肺动脉高压乃至肺源性心脏病。严重的低氧血症会引起心律失常，甚至猝死。早产儿由于呼吸中枢不够成熟，呼吸不规则，常可出现呼吸暂停。主要处理方法是清除呼吸道分泌物，供给氧气，刺激呼吸，重者要进行人工呼吸，同时要根据病情进行对症治疗。

呼吸中枢（respiratory center）　中枢神经系统中与产生并调节节律性呼吸运动有关的神经元群。分布于大脑皮质、间脑、脑干和脊髓等各级部位，参与呼吸节律的产生和调节，共同实现人体的正常呼吸运动。以延髓的基本呼吸中枢和脑桥呼吸中枢（呼吸调整中枢、长吸中枢）为重要。

呼吸周期性右束支传导阻滞（respiratory cyclic RBBB）　右束支传导阻滞在吸气时发生，呼气时消失；或在呼气时发生，吸气时消失。临床上前者多见。是一种病理现象。

弧菌性腹泻（vibrio diarrhea）　由 O1 群霍乱弧菌、河弧菌、弗利斯弧菌及霍利斯弧菌等引起的腹泻。病原体广泛存在于海湾水、江河出海口水或内陆咸水及湖水之中，被污染食品、鱼类、贝类、生牡蛎及蟹等为传播媒介。婴幼儿、青壮年、旅游者易感。临床表现以腹痛、腹泻伴发热多见，少数病人有血性腹泻，恶心和呕吐少见。重症腹泻可致脱水。肠外表现可致败血症。从粪便中检出致病菌或培养阳性，作准确鉴定可确诊。治疗：补充水、电解质，予抗菌药物。

弧菌属（Vibrio）　包括 100 多种革兰氏阴性、菌体短小、弯曲如弧状的一类细菌。分散排列，偶有连接呈 S 状或螺旋状。菌体一端有单鞭毛，运动活泼，有菌毛，无荚膜和芽孢。系水和土壤中的细菌，有些有致病性。其中最主要的是霍乱弧菌。该菌可分古典生物型和 El Tor 生物型两种。

狐惑（throat-anus-genitalia syndrome）　其他名称：狐𧏚。中医病名。指因感染虫毒，湿热不化而致的以目赤眦黑、口腔咽喉及前后阴腐蚀溃疡为特征的一种疾患。多因湿热蕴毒、肝肾阴虚所致。症见咽喉及前后二阴蚀烂、目赤、咽干声嘶、不欲饮食、卧起不安、神情恍惚。治宜清热化湿解毒、滋养肝肾。

狐疝（inguinal hernia）　其他名称：阴孤疝气、孤疝风。俗称小肠气。中医病证名。指有物进阴囊，时上时下的病证。多因寒实凝结厥阴肝经所致。症见阴囊时大时小，立则有物坠入阴囊，卧则气物入腹，或胀或痛。类似腹股沟斜疝之较重者。治宜疏肝理气，兼补中益气。

胡尔勒综合征（Hurler syndrome）　见黏多糖贮积症 I 型。

胡黄连（figwortflower picrorhiza rhizome, Rhizoma Picrorhizae）　其他名称：胡连、假黄连。中医药名。玄参科植物胡黄连的根茎。苦，寒。归肝、胃、大肠经。功能退虚热、清疳热、清热燥湿、解毒消肿。治：阴虚骨蒸潮热；小儿疳积，低热不退；湿热下痢，痔疮。

胡椒（Fructus Piperis, pepper fruit）　其他名称：白胡椒、古月。中医药名。温里药。胡椒科植物胡椒的果实。辛，热。归胃、大肠经。功能温中祛寒、行气止痛。治脘腹冷痛、寒痰食积、呕吐、泄泻、冷痢，内服：治受寒腹痛泄泻，研粉布于脐上，膏药封贴。阴虚有火者忌服。为调味品，能增进食欲。解鱼、虾、鳖、肉荤类诸毒。

胡椒喘定（protokylol, caytine, ventaire）　见普罗托醇。

胡芦巴（fenugreek seed, Semen Trigonellae）　其他名称：芦巴、苦豆、季豆、香豆子。中医药名。补阳药。豆科一年生草本植物胡芦巴的种子。苦，温。归肾、肝经。功能温肾阳、祛寒湿。用于肾脏虚冷、阳痿、滑精、冷气疝痛、腹胁胀满、寒湿脚气、痛经。阴虚火旺者忌用。有强壮作用。

胡萝卜素（carotene, carotin）　是生成维生素 A 的前体物质。在小肠黏膜及肝组织中缓慢转变成维生素 A。类胡萝卜素有许多种类，由于含 β-芷香酮环的量不同，故转变成维生素 A 的量亦有多少之别。β 胡萝卜素可生成两分子视黄醇，而 α 胡萝卜素、γ 胡萝卜素和玉米黄素只能产生一分子视黄醇，其他胡萝卜素则几乎不形成视黄醇。由于胡萝卜素的吸收和转化不全，实际上 $6\mu g$ β 胡萝卜素和 $12\mu g$ 其他可转化成视黄醇的类胡萝卜素相当于 $1\mu g$ 维生素 A。胡萝卜素的主要来源为绿叶菜和红黄色植物。它还可以用作食品添加剂，使食品着色。

胡萝卜素性黄皮病（carotenodermia）　其他名称：皮肤橙色病。指过食含有多量胡萝卜素的蔬菜后，其橙黄色素沉积于角层皮肤而引起的皮肤发黄。多发于手掌、足底、前额及鼻部皮肤，甚至全身皮肤呈黄色或橙黄色，口腔黏膜多不出现黄染，无自觉症状。血清胡萝卜素浓度增高，胆红素值正常。治疗：若食物中含胡萝卜素较多时，应改变饮食种类，约在 4～6 周内皮肤色素沉着逐渐减轻或消失。

胡桃夹食管（nutcracker esophagus, NE）　非心源性胸痛中最常见的食管动力异常性疾病。以心绞痛样胸痛发作和吞咽困难为特征。特点为食管具有高振幅、长时间的蠕动收缩。但下食管括约肌功能正常，进餐时可松弛。

胡桃夹综合征（nutcracker syndrome）　见肾静脉受压综合征。

葫芦胃（hourglass stomach）　其他名称：沙钟胃。几乎完全和永久分成两部分的胃。在形状上类似沙漏或葫芦，故名。可由胃功能或器质性病变所致。X 线检查可见胃体局部变窄而将胃隔为两个囊袋，胃小弯侧有狭窄通道。常见于胃溃疡（0.6%～4%）和胃癌（1%～5%）。

葫芦形收缩（hour-glass contraction）　胎盘嵌顿时子宫局部有收缩环，该环多在宫体上、下段之间，使已剥离或部分剥离的胎盘阻于环的上部，呈葫芦状，故名。

壶腹嵴（crista ampullaris）　其他名称：位觉嵴。膜性壶腹一侧黏膜呈鞍状增厚、凸向管腔形成的横行隆起。由毛细胞和支持细胞组成，前者呈烧瓶形，游离面有一根动纤毛和许多根静纤毛伸入壶腹帽内。后者呈柱状，位于毛细胞之间。感受头部旋转运动的开始和终止时的刺激。

槲皮素（quercetin）　存在于多种植物中的一种黄酮类成分。

常与糖结合成苷。黄色针晶，不溶于水。具有祛痰、止咳平喘、降低血压，防止毛细血管脆化和增加冠状动脉流量等作用。用于治疗慢性支气管炎，亦用作冠心病及高血压的辅助治疗药物。

糊剂（paste）　一种含有较大量粉末成分的软膏剂。具有较大的稠度和吸水能力，可以吸收分泌物呈现干燥作用，且不妨碍皮肤的正常排泄。性质缓和、刺激性小，适用于亚急性、慢性皮肤炎症，对结痂、轻度渗出等病变效果均佳。

糊精（dextrin）　一种干燥黏合剂。淀粉经 200～250℃ 干热，或用盐酸等湿润淀粉待干燥后再加热至 140～170℃ 制得的白色或黄白色的非结晶性粉末。用水湿润产生较强的黏性。是片剂常用的干燥黏合剂，亦可制成糊精浆与淀粉浆用作黏合剂。

糊丸（paste-made pill）　剂型之一。指淀粉用米粉或麦粉制成糊做黏合剂的一类丸剂。其质地坚硬，崩解时间较水丸、蜜丸缓慢，多用以制作刺激性较大或有一定毒性的成药。使作用时间延长、副作用减少。如西黄丸、青州白丸子。糊丸含生药量比蜜丸多。

蝴蝶效应（butterfly effect）　一种社会心理效应。美国气象学家洛伦茨（E. N. Lorenz）1963 年提出，南美洲热带雨林的一只蝴蝶偶尔扇动翅膀，可能于 2 周后在美国引起一场龙卷风。原因是蝴蝶翅膀所产生的微弱气流，会引起连锁反应，最终导致气象的极大变化。这个效应说明，事物开始时微不足道的细节，经过一定时间及其他因素的参与，可能形成巨大的力量，产生意想不到的严重后果。

蝴蝶椎（butterfly vertebra）　椎体先天性发育畸形，椎体中线部位未发育，仅两侧出现骨的发育，使椎体在正位观呈蝴蝶状，故名。蝴蝶椎可单发或多发，亦可与椎体的其他发育畸形并存。

虎斑心（tigroid heart）　病理学术语。心肌纤维脂肪变性的肉眼所见。心脏的乳头肌及靠近心内膜的心肌纤维显现黄色的条纹，与正常褐红色的肌纤维相间，似虎皮斑纹，故名。严重贫血时多见。

虎骨（tiger bone, Os Tigris）　①中医药名。祛风湿药。猫科动物虎的骨骼。辛、甘、温。归肝、肾经。功能祛风湿、健筋骨、止痛、镇惊。治风寒湿痹、筋骨酸痛、惊悸癫痫。多入中成药。一般不入汤剂。血虚火盛者慎用。临床用于关节炎。注意：虎系国家保护动物，应用代用品。②骨名。即腕骨。

虎潜丸（huqian pill）　其他名称：健步虎潜丸。中医方剂。《丹溪心法》方。组成：黄柏（酒炒）、龟甲（酒炙）、知母（酒炒）、熟地黄、陈皮、白芍、锁阳、炙虎骨、干姜。功能滋阴降火、强壮筋骨，治肝肾阴虚。症见腰膝酸痛、筋骨痿软、腿足瘦弱、步履不便、舌红少苔、脉细弱者。

虎杖（giant knotweed rhizome, Rhizoma Polygoni Cuspidati）　其他名称：苦杖、斑杖、酸桶笋、紫金龙、活血龙、阴阳莲、大叶蛇总管、九龙根。中医药名。蓼科植物虎杖的根茎及根。苦、酸、凉。归肝、胆经。功能利湿退黄、清热解毒、祛痰止咳、祛瘀通络。治：黄疸、带下、阴痒、热淋属湿热者；热病大热烦渴、热结便秘；疮疡肿毒、毒蛇咬伤；肺热咳嗽；瘀阻闭经、痛经、癥块及跌打损伤。

琥磺噻唑（sulfasuxidine, SX）　其他名称：丁二酰磺胺噻唑。磺胺类抗菌药。口服很少吸收（约 5%），在肠内缓缓释放出磺胺噻唑而产生抗菌作用。毒性很小，主治细菌性肠炎和痢疾，也用于治疗肠道手术前后感染。

琥珀（amber, Succinum）　其他名称：血珀。中医药名。古代松属植物的树脂埋藏于地下经年久而成。甘、平。归心、肝、膀胱经。功能定惊安神、活血散瘀、利水通淋。治：惊风癫痫、血滞经闭、癥瘕疼痛，以及外伤瘀肿疼痛。宜于男子阴囊及妇女阴唇的血肿。研末冲服，不入煎剂。

琥珀胆碱（suxamethonium）　其他名称：琥胆、司可林。去极化型肌松剂。用于肌肉松弛，也用于气管内插管，气管镜、食管镜和胃镜检查。制剂：氯化琥珀胆碱注射剂。脑出血、颅内压增高、青光眼、视网膜剥离、白内障摘除术后、

遗传性血浆假胆碱酯酶活性降低者、严重肝功能不全、营养不良、电解质紊乱者禁用。孕妇、应用胆碱酯酶抑制药者慎用。

琥珀酸（butanedioic acid, ethylene dicarboxylic acid, succinic acid）　学名丁二酸。有机化合物。存在于琥珀内。无色晶体，无臭、味酸，可燃，低毒。主要用于制备五元杂环化合物及醇酸树脂、喷漆和染料等。医药上用于抗痉挛剂、祛痰剂和利尿剂。

琥珀酸-泛醌还原酶复合物（succinate-ubiquinone reductase complex）　其他名称：复合物Ⅱ。呼吸链 4 种复合物之一。由 4 条多肽链含 FAD、铁硫蛋白和细胞色素 b_{560} 组成的蛋白复合体。它作为递氢体，将电子从琥珀酸传递给泛醌。

琥珀酸途径（succinate pathway）　甲硫氨酸、异亮氨酸和缬氨酸转变为琥珀酸进入柠檬酸循环的代谢途径。

琥珀酰辅酶 A 转硫酶（succinyl-CoA transsulfurase）　催化琥珀酸单酰辅酶 A 分子中的辅酶 A 转移给乙酰乙酸，生成乙酰乙酸辅酶 A 反应的酶。参与酮体利用。

琥乙红霉素（erythromycin ethylsuccinate）　其他名称：琥珀酸红霉素、利君沙、龙力。大环内酯类抗生素。用于军团菌肺炎、支原体肺炎、流感嗜血杆菌引起的上呼吸道感染、金黄色葡萄球菌引起的皮肤及软组织感染等。制剂：片剂。孕妇及哺乳期妇女慎用。

互变异构（tautomerism）　两种或两种以上的同分异构体，可以互相转变并以动态平衡而同时存在的现象。具有这种关系的异构体称互变异构体，例如乙酰丙酮的酮式与烯醇式。

互补（complement）　①病毒学名词。病毒在混合感染的细胞内，通过基因产物的相互作用，产生感染性后代的过程。但在正常情况下，这种病毒是不可能增殖的，这些互补的病毒不一定有种属关系，也没有核酸间的交换，因此遗传型未发生改变。其机制是一种病毒能产生另一种病毒所需要而又不能产生的基因产物，从而使后者也能复制。由于遗传型未发生改变，因此缺损病毒由互补产生的子代还是缺损病毒。②营养学名词。两种（或以上）食物同时吃，可使其营养价值共同提高的作用。如玉米和白面等。其必需氨基酸可互相补充。

互补 DNA（complementary DNA，cDNA）　特指与 mRNA 顺序互补的 DNA。以 mRNA 为模板，在逆转录酶的作用下合成单链 DNA，在 DNA 多聚酶的作用下转换成双链，再插入合适的载体，即成为 cDNA 克隆。这一克隆化可使哺乳类基因能在细菌或酵母菌中表达。

互补 RNA（complementary RNA，cRNA）　能与另一条核酸（DNA 或 RNA）链互补的 RNA 分子。

互补基因（complementary gene）　若干非等位基因只有同时存在时才出现某一性状，其中任何一个基因发生突变时都会导致同一突变型性状，这些基因称为互补基因。

互感性对光反射（consensual light reflex）　其他名称：间接对光反射。光照一侧瞳孔时，对侧未被光照的瞳孔缩小。这是因为一侧视神经的传入冲动能交叉到对侧中脑顶盖前区，并且一侧顶盖前区的纤维也能交叉到达对侧动眼神经副核的缘故。

互换（exchange）　见交换。

互利共生（mutualistic symbiosis, mutualism）　生活在同一环境中的两种微生物，彼此互相促进生长的现象。在自然环境中互利共生较为普遍，例如，在氧化塘处理废水中，藻类光合作用释放出氧气，有利于需氧性异养菌活动，而异养菌分解有机质释放出氮与磷等无机养料又可促进藻类的生长繁殖。

护耳器（ear protector）　保护人的听觉器官免受强声损害的个人防护用品。包括耳塞、耳罩和防噪声头盔等。佩戴方便，适用于不同声环境，具有较好的声衰减性能，一般能使噪声衰减 10～45dB。

护肝宁片（huganning pian）　中医成药名。清脏腑剂（清肝解毒剂）。组成：垂盆草、虎杖、丹参、灵芝。用于急性肝炎及慢性肝炎。孕妇忌服。

护肝片（hugan pian）　中医成药名。清脏腑剂（清肝解毒剂）。

组成：五味子浸膏、板蓝根、柴胡、茵陈、猪胆汁粉、绿豆粉。用于慢性肝炎、迁延性肝炎及早期肝硬化等肝脏疾病。

护理（nursing, nursing care）　护士给病人所做的各种护理措施的总称。其范围极为广泛，包括病室及环境管理，病人生活、起居、饮食、治疗、打针、服药、检查、化验、精神与心理状况、陪护人的管理及教育，以及对病人的卫生宣传教育等。因此有各种护理措施、计划，以及护理常规、组织等护理内容。

护理道德原则（nursing moral）　包括自主原则、不伤害原则、行善原则和公平原则。我国社会主义医学道德基本原则：救死扶伤，防病治病，实行社会主义人道主义，全心全意为人民的健康服务。

护理伦理学（nursing ethics）研究护理道德的科学。运用一般伦理原理和道德原则解决和调整护理实践中人与人之间相互关系的一门科学，是由护理学和伦理学相结合而形成的一门边缘科学。

护理心理学（nursing psychology）　是研究病人的心理活动规律及如何进行相应护理的科学。它是护理学与心理学相结合而形成的一门应用学科。护理心理学的任务是把心理学的基本理论和技术运用于临床护理工作中，指导护士依据病人的心理活动规律做好生理护理和心理护理。同时，还要用心理学的基本理论武装护理队伍，使护理人员的心理素质更好地适应护理工作的要求。

护理院（nursing home）　为失去生活自理能力及需要给予照料的慢性病人提供的，具有入住设施，以康复护理及生活照顾为主，兼有初级和姑息医疗的机构。

护士（nurse）　受过护理专业教育、掌握护理管理知识和技术、具有一般卫生预防工作能力的中级卫生人员。主要在医院、门诊和其他医疗预防机构中担任各种护理工作。在医师指导下，执行治疗、护理或在地段内负责一般医疗处理和卫生防疫等工作。按职责分工有护士、护士长、护士主任之分，按技术职称可分为护士、护师、主管护师、副主任护师、主任护师。

护士素质（nurse quality）　护士应具备的特别条件。护士的服务对象是病人，以护理病人为己任。因此，①要热爱本职工作，具有人道主义精神，视病人如亲人，全心全意为病人服务。②对工作必须有高度责任感和严谨细致的工作作风，严密观察病人，遇紧急情况能沉着冷静、机智敏捷地应付各种意外变化。③技术上精益求精，不断提高业务水平。工作上严格遵循正规操作规程，养成一丝不苟的科学态度。④护士不仅要保持病区环境的整洁、安静、舒适、秩序井然，而且要仪表整洁、举止大方、动作轻柔、语言优美，使病人感到亲切、信赖、安全，并能充分合作。

护士长（head nurse, head sister）　护理工作的具体领导和组织者。护士长在完成病房管理和护理业务技术中，起着主导作用。护士长的思想素质、业务水平、管理水平都直接影响护理质量和医疗质量的高低。因此，护士长不但要掌握熟练的护理技术和专业理论知识，还要具有一定的领导艺术和科学管理方法。根据科内计划制订本病房护理工作计划，组织实施，深入临床检查护理质量。组织和参加危重病员抢救、护理查房，参加疑难病例讨论，负责本病房的仪器设备、药品、被服等物品请领保管工作，并负责护生实习工作的安排。

花斑癣（tinea versicolor）　其他名称：花斑糠疹。皮肤浅部真菌病之一。俗称"汗斑"。成人躯干、背部多见。皮疹针头大，呈圆形或不规则的黄褐色、浅褐色斑状损害，有糠状鳞屑，可微微发痒。可外用抗真菌药。

花粉（pollen）　①可供食用的植物雄蕊上端花药中的粉粒。含有20种游离的氨基酸，极易消化吸收。并含叶酸，维生素A、D、E和一种作用于下丘脑的成分，能改善新陈代谢，使老年人或病人提高食欲，增强体力。②中药天花粉的简称。

花粉症（pollinosis）　曾称枯草热。是常见的上呼吸道变态反应性疾病。常由各种植物如蒿属、蓖麻、大麻等花粉抗原所引起。发病年龄多为儿童或青少年。表现为阵发性连续喷嚏、鼻黏膜充血、水肿、流大量清水样鼻涕，眼结膜瘙痒、充血；亦可伴有咳嗽、疲劳乏力，但发热很少。抗原皮肤过敏和鼻黏膜激发试验可能作出抗原诊断。治疗：抗组胺类药物、麻黄碱、色甘酸钠、丙酸倍氯米松。

花冠状白内障（coronary cataract）　其他名称：冠状白内障。先天性白内障的一种。大小不等的乳白色颗粒混浊物排列在晶状体周边，形似花冠故名，多为双侧。一般不影响视力，老年时可引起视力障碍。

花椒（pricklyash peel, Pericarpium Zanthoxyli）　其他名称：点椒、川椒、蜀椒。中医药名。温里药。芸香科植物花椒或青椒的果皮。辛，温，有小毒。归脾、胃、肾经。功能温中散寒、止痛、燥湿、杀虫。治院腹冷痛、寒湿泄泻、寒饮咳嗽、蛔虫、蛲虫。外治皮肤湿疹。阴虚火旺者禁用。对甲型链球菌、乙型链球菌、葡萄球菌、肺炎球菌、炭疽杆菌、枯草杆菌、白喉杆菌、大肠埃希菌、铜绿假单胞菌、伤寒杆菌等均有抑菌作用。

花蕊石（ophicalcite, Ophicalcitum）　其他名称：花乳石。中医药名。止血药。变质岩类岩石含蛇纹石大理岩的石块。酸、涩、平。归肝经。功能止血化瘀。用于吐血、衄血、产后血晕，胎衣不下。外治金疮出血、创伤出血。外用适量。孕妇及无瘀滞者忌服。

花生四烯酸（arachidonic acid）　一类必需脂肪酸。为不饱和脂肪酸。可由 γ-亚麻酸通过碳链延长作用再引入双键而形成。是前列腺素的前体物质，并参与组成细胞膜的脂质。

花翳白陷（keratomalacia）　中医病名。多由肝肺积热、风邪外袭、风火热邪搏结于上所致，外伤亦可引起。症见黑睛生白翳，犹如花瓣，中央凹陷，白睛红赤，羞明泪热。类似角膜溃疡。治宜祛风清热、泻火解毒。

华蟾素注射液（huachansu zhusheye）　肿瘤用药。组成：干蟾皮。用于中、晚期肿瘤、慢性乙型肝炎等症。

华法林（warfarin）　其他名称：苄丙酮香豆素。抗凝血药。用于防治血栓栓塞性疾病，可防止血栓形成与发展。如治疗血栓栓塞性静脉炎，降低肺栓塞发病率，减少风湿性心脏病、髋关节固定术、人工置换心脏瓣膜手术等的静脉血栓发生率。也作为心肌梗死的辅助用药。

华支睾吸虫（Clonorchis sinensis）　其他名称：肝吸虫。成虫寄生于人或哺乳动物（狗、猫）的肝胆管内的吸虫。体长而扁平，形状和大小略似葵花籽，红褐色，半透明。第一中间宿主是沼螺、豆螺、涵螺等淡水螺，第二中间宿主是淡水鱼，人食入含囊蚴的鱼肉可感染华支睾吸虫病。

华支睾吸虫病（clonorchiasis sinensis）　其他名称：肝吸虫病。华支睾吸虫寄生在人体胆道系统内引起的一种疾病。一种寄生虫病。流行于东南亚，人进食未经煮熟含有华支睾吸虫囊蚴的淡水鱼而感染。成虫寄生于肝内胆管系统，诱发胆管管壁增厚、管腔变窄，继发细菌感染而发生胆管炎、胆囊炎和胆石症。临床表现主要为上腹部隐痛、肝大、疲乏和精神不振等。可发生胆结石、胰腺炎、肝硬化和胆管上皮癌等并发症。十二指肠引流液或粪便检出虫卵可确诊。治疗：吡喹酮、阿苯达唑，对症处理。

滑车神经（trochlear nerve）　第Ⅳ对脑神经。为运动性脑神经，起自下丘平面的滑车神经核，从脑干背部出脑，支配上斜肌的运动性神经。

滑车神经核（nucleus of trochlear nerve）　12对脑神经核中的第Ⅳ对，位于中脑下丘平面，嵌于内侧纵束的背面，属躯体运动柱。它发出的神经纤维围绕中央灰质行向背外侧，再转向尾侧，在前髓帆中左、右两根完全交叉，出脑后支配上斜肌。

滑动性肋骨综合征（moveable rib syndrome）　由于第8、9、10前肋软骨间关节的异常滑动性，肋间神经和交感神经受压而出现的一系列临床表现。突发性胸痛是主要症状，反复发作，打喷嚏、深呼吸等可诱发，发作前有先兆，可伴休克。治疗：局部固定、封闭，如无效则进行手术。

滑精（spermatorrhea）　无梦而遗，甚则在清醒状态下滑泄不禁。主要由于相火炽盛，扰动精室，房室不节，损伤肾气，肾虚不固所致。相火炽盛者多伴有阴茎易举、口干舌红等证，治疗以知柏地黄丸、金锁固精丸加减；肾虚不固者多伴有头晕、腰酸、面色淡白等证，治疗以金匮肾气丸、金锁固精丸加减。

滑脉（slippery pulse）　中医术语。脉象之一。脉往来流利，应指圆滑，如珠走盘。主痰饮、食积、实热等证，又主妊娠。健康人也可见滑利脉象。

滑面内质网（smoothly surfaced endoplasmic reticulum）　细胞质内的一种细胞器。表面光滑没有核糖体附着，在细胞内为分支小管的网状结构。因没有核糖体附着，所以与蛋白质合成无关。但它是细胞内脂类合成场所。在不同细胞中滑面内质网的功能有很大差异，在睾丸间质细胞和肾上腺皮质细胞中，它与类固醇激素合成有关；在胃黏膜的壁细胞中，它能蓄积氯离子，与盐酸的合成分泌有关；在肌细胞中，它与兴奋传导、钙离子摄取及释放有关。

滑膜关节（synovial joint）　骨连结的一型。相对骨面间有腔隙，以纤维结缔组织构成的关节囊相连。关节囊的外层为致密的纤维组织层，坚韧结实，并有韧带加强；内层为滑膜层，能分泌滑液，减少摩擦。关节囊内即关节腔，有一定量的滑液，如增多，可形成关节积液，肿大。关节面覆盖一层关节软骨，能缓和撞击。借骨骼肌的收缩，关节可做屈、伸、内收、外展、内旋、外旋等运动。

滑膜瘤（synovioma）　起源于滑膜细胞或者趋向滑膜细胞分化的间叶细胞的良性肿瘤。多发于手指及足、腕、踝部，偶见于颞下颌关节。临床表现有受累关节轻度肿胀、疼痛，可产生关节交锁等症状。肿瘤与肌腱粘连，周围境界清楚，但无包膜。有的呈浸润性生长。治疗：手术切除。

滑膜囊（synovial bursa）　封闭的结缔组织囊。囊壁薄，内有滑液，能减少两者间的摩擦。多位于肌或肌腱与骨面相接触处，有的滑膜囊在关节附近，与关节腔相通。发炎可影响肢体局部的运动功能。

滑膜肉瘤（synovial sarcoma）　起源于关节滑膜腱鞘或滑囊的恶性肿瘤。好发于大关节附近或手足。好发年龄为20～40岁。肿瘤大小不等，疼痛及压痛程度不同，质硬韧，可移动，边界不清，应注意肺及淋巴结转移。确诊后应高位截肢。

滑膜软骨瘤病（synovial chondromatosis）　为一少见的关节滑膜增生变态所致的良性关节病。男性多发。好发于膝关节，滑膜与腱鞘亦可发生。常形成多软骨结节及关节游离体。临床表现有关节肿胀、压痛、活动有响声，有时出现关节交锁现象。病理检查可确诊。治疗：手术为主。

滑膜炎（synovitis）　滑膜受到刺激发生的炎症性病变。有时在关节炎的初期出现。症状是关节滑囊局部肿胀、疼痛、功能障碍。关节活动受限，多取半屈位。如能早期控制炎症，则关节功能可完全恢复。以膝部关节较多见。

滑囊炎（bursitis）　发生在滑囊的炎症性病变。好发于肩胛下、坐骨结节、髌前和腘窝等处的滑囊。表现为局部疼痛性包块。囊内注射醋酸氢化可的松疗效很好。已化脓者可切开引流，或以后切除滑囊。

滑石（talc, talcum）　其他名称：画石。中医药名。清热利湿药。硅酸盐类矿物滑石的块状体。甘、淡、寒。归胃、膀胱经。功能清热解暑、利水渗湿。治小便不利、热淋、砂石淋、尿痛、中暑吐泻、烦渴、水肿、湿疹。外用适量。脾虚气弱、滑精及热病伤者忌服。

滑石粉（talc powder）　由天然的滑石（含水硅酸镁）经粉碎等加工制得的白色或灰白色细粉。与皮肤接触有润滑感，不溶于水及酸、碱。药剂生产中作助滤剂、吸收剂、外用散剂的稀释剂、片剂的润滑剂、包衣料等。

滑泄（lingering diarrhea）　其他名称：滑泻。中医病证名。多因泄久气陷下脱所致。症见泄泻不禁、形寒气短、面浮肢冷。治宜固涩止脱、扶正祛邪。

滑行学说（sliding theory）　生理学有关理论。用肌小节中粗细肌丝互相滑行来说明肌肉收缩机制的理论。肌肉收缩时并无肌丝的卷曲或缩短，只是发生了细丝在粗丝之间的滑行。即由肌小节两端Z线发出的细丝向暗带中央的M线移动，结果相邻的两个Z线互相靠近、肌小节长度缩短，出现了肌细胞和整个肌肉的收缩。这个理论已为电镜和生物化学方法所证明。

滑液囊切除术（bursectomy）　骨科手术方法。用手术的方法切除滑液囊。方法是在皮下钝性剥离滑囊，整块切除。多用于治疗坐骨结节滑囊炎、髌前滑囊炎和跟部滑囊炎。

化斑（rash-dissipating therapy）　中医治法。采用清热、凉血、解毒的方法，治疗温病热入营血，皮肤出现癍点及出血者，以防热毒继续深陷。常用化斑汤。血热较甚兼见吐血、衄血者，可配用丹皮、生地、大青叶之类。

化肥污染（fertilizer pollution）　农田施用大量化肥（主要是氮肥和磷肥）对环境造成不良影响和危害的现象。化肥在环境中流失较多，可引起水体富营养化、土壤性质恶化和酸化、大气中氮氧化物含量增加，以及生产的食品、饲料中硝酸盐含量高等。

化风（transforming into wind-syndrome）　中医病机。疾病变化过程中出现风证的现象。如眩晕、震颤、四肢抽搐、强直，乃至猝然昏仆等。

化合物（compound）　多种元素的原子通过化学反应所形成的化学物质。如碳酸氢钠（小苏打）就是由碳、氢、氧、钠4种不同元素组成的化合物；蛋白质是由碳、氢、氧、氮、硫等多种元素组成的复杂化合物。

化火（transforming into fire-syndrome）　中医病机。病理性的各种功能亢进的表现。分虚实两类，实者为外邪所化，虚者由阴虚之变。凡外感六淫，内伤七情，或阴液亏损，或气血痰食阻滞，均可在一定条件下化火，出现病理性功能亢进，而同时津液消耗增加。

化疗药物（chemotherapeutic drugs）　用于化学治疗的药物。即能选择性抑制、杀灭体内的各种病原体及癌细胞，而对机体毒性效应小的药物。

化疗指数（chemotherapeutic index）　动物的半数致死量（LD_{50}）及治疗感染动物的半数有效量（ED_{50}）的比值。用以评价化疗药物的治疗价值，化疗指数越大，药物疗效越高，毒性越小，使用越安全。

化能合成（chemosynthesis）　某些微生物借物质在化学变化过程中所产生的能量将无机物合成有机物以建造自养的作用。如氮化细菌将氨（NH_3）氧化为亚硝酸及硝酸，利用它们在氧化过程中所放出的能量将二氧化碳和水合成有机物。

化能异养菌（chemoheterotrophic bacteria）　其他名称：化能异养型微生物。生长所需要的能源均来自有机物氧化过程中放出的化学能的细菌。生长所需要的碳源是一些有机化合物，如淀粉、糖类、纤维素、有机酸等。化能异养菌又可分为腐生菌和寄生菌两类，前者是利用无生命的有机物，而后者则依靠活的生物体而生活，人类的病原菌属此类。大多数细菌、放线菌、全部真菌均属于化能异养菌。在自然界物质循环中的作用至为重要，与人类关系极其密切。

化能自养菌（chemoautotrophic bacteria）　其他名称：化能自养型微生物。指生长所需要的能量来自无机物氧化过程中放出的化学能的细菌。它们利用二氧化碳或碳酸盐作为碳源合成细胞物质，如硫化细菌、硝化细菌、氢细菌和铁细菌等属此种类型。它们广泛分布在土壤与水域环境中，在自然界物质循环中起重要作用。

化脓（suppuration）　脓的形成过程。由于化脓菌如葡萄球菌、链球菌及某些化学物质等进入机体组织后引起炎症，局部有大量中性粒细胞的浸润和组织死亡。死亡的组织、白细胞和细菌被自身所释放的蛋白分解酶所溶解而形成脓。脓在组织中局限性聚积称为脓肿，弥漫性地浸润于皮肤下疏松结缔组织者称脓性蜂窝织炎。

化脓灸（pustulated moxibustion）　见瘢痕灸。

化脓菌（pyogenic bacteria）　可引起化脓性炎症的菌类的统称。主要包括葡萄球菌、链球菌、肺炎球菌、脑膜炎球菌、淋球菌、结核分枝杆菌等。

化脓性感染（pyogenic infection）　是由化脓菌引起的感染。如疗、痈、急性乳腺炎、急性阑尾炎等。常见致病菌有葡萄球菌、链球菌、大肠埃希菌等。其局部症状突出，为红、肿、热、痛和功能障碍。除全身应用抗生素外，局部治疗，特别是手术治疗占重要地位。

化脓性骨髓炎（pyogenic osteomyelitis） 由化脓菌所致的骨组织化脓性炎症。炎症波及骨髓、骨和骨膜。致病菌大多数为金黄色葡萄球菌。感染途径：可为血源性，或由开放性骨折和附近组织炎症蔓延而来。治疗：早期、足量、联合应用有效抗生素，抗生素不能控制者宜手术，行切开引流术。

化脓性关节炎（pyogenic arthritis） 由化脓菌引起的关节内炎症。多见于小儿，好发于髋关节、膝关节。金黄色葡萄球菌为最常见的致病菌。关节肿痛、活动受限，伴高热，体温可达40℃。治疗：牵引制动；抗炎；严重者应手术引流。

化脓性关节炎-坏疽性脓皮病-痤疮综合征（pyogenic sterile arthritis-pyoderma gangrenosum-acne syndrome） 常染色体显性遗传病。脯氨酸/丝氨酸/苏氨酸磷酸酶交互蛋白1（CD2BP1）基因缺陷。造血器官受累，T细胞活化增高。肌动蛋白重组受损导致炎症反应时信号转导障碍。临床表现为早年以关节炎（侵蚀性）起病，青春期出现炎症性皮疹、肌炎等。抗细胞因子肿瘤坏死因子（TNF）和白细胞介素-1（IL-1）治疗。

化脓性汗腺炎（hidradenitis suppurativa, Pollitzer disease） 发生于大汗腺的慢性化脓性炎症。多发生于成年人，多汗、摩擦、脂溢、卫生习惯不良及大汗腺口角化堵塞为局部诱发因素。好发于腋下、肛门和生殖器部位，发生一个或数个痛性硬结，缓慢增大，呈暗红色，之后软化形成脓肿，脓肿破溃后可形成瘘孔，愈后遗留增生性瘢痕。注意去除局部因素，试用抗生素，脓肿可切开引流，窦道手术切除。

化脓性颌骨骨髓炎（pyogenic osteomyelitis of jaws） 由化脓菌引起的颌骨化脓性炎症。下颌骨多发，病情严重。初起常有急性经过，患牙疼痛松动，并迅速波及邻牙。同时伴有发热畏寒、全身不适，白细胞增多等全身症状。转入慢性期则疼痛显著减轻，急性期的症状大多消失，瘘管持续排脓和死骨形成。治疗：急性期以控制感染、缓解症状、增强机体抵抗力的全身治疗为主，同时排脓，去除病灶牙。慢性期以手术治疗为主。

化脓性滑囊炎（suppurative bursitis） 尺侧和桡侧滑液囊的急性化脓性感染。常因刺伤或化脓性腱鞘炎扩延所致。尺侧滑囊炎时，小鱼际处和小指腱鞘区明显压痛，小指与环指呈半屈位，伸直时有剧痛。桡侧滑囊炎时，拇指肿胀、微屈、不能外展和伸直，拇指与鱼际处有压痛。治疗应早期切开减压、引流，同时应用抗生素。

化脓性甲沟炎（pyogenic paronychia） 指甲周围皮肤皱襞的化脓性炎症。病原菌多为金黄色葡萄球菌。常继发于局部外伤之后，初起甲沟红肿，疼痛剧烈，甲下有黄色脓液积聚，亦可有呈慢性经过者。治疗：甲下已有脓肿者，将指甲拔除，必要时应用抗生素。

化脓性腱鞘炎（suppurative tenosynovitis） 通常指手指屈肌腱腱鞘的化脓性感染。多为金黄色葡萄球菌所致。主要表现为患指红肿，剧痛，皮肤极度紧张、发亮，手指微屈，活动可引起剧痛，常有明显的全身症状。确诊后应立即手术切开减压、引流，同时给予大剂量抗生素。

化脓性迷路炎（suppurative labyrinthitis） 迷路炎的一种类型。内耳迷路被细菌污染化脓并因化脓导致膜迷路严重损害，出现耳蜗和前庭功能丧失。表现为听力完全丧失而不能恢复；严重恶心、呕吐、平衡失调；旋转性水平性眼震向健侧；前庭功能试验无任何反应。治疗：全身应用能透过血脑屏障的抗生素及磺胺类药物；去除中耳及乳突内病灶以利引流。

化脓性脑脊膜炎（suppurative meningitis） 见化脓性脑膜炎。

化脓性脑膜炎（purulent meningitis） 其他名称：化脓性脑脊膜炎。各种细菌感染引起的脑膜化脓性炎症。以葡萄球菌类多见。全身或某处感染灶的细菌入血后发病。发病急，高热、头痛呕吐，检查有脑膜刺激征。脑脊液的特点是细胞计数上千以至1万～2万，呈米汤样，蛋白高到几百毫克至1g（＞100～1000mg％），氯化物和糖含量明显降低。治疗：抗生素，对症，处理原发病灶。

化脓性肉芽肿（pyogenic granuloma） 其他名称：毛细血管增生性肉芽肿。是皮肤受损伤后所致的毛细血管增生性损害。表现为圆形或略扁平的绿豆至樱桃大小乳头状肉芽肿，表面光滑，呈淡红色或暗红色，柔软而有弹性，触之易出血，偶可破溃、糜烂，渗出少量发臭的脓液，干涸后形成污褐色脓痂。治疗：硝酸银涂擦后加压绷带，或手术切除，局部可用抗生素软膏。

化脓性腮腺炎（pyogenic parotitis） 因化脓性细菌感染而引起的腮腺体和导管的炎症性疾病。急性化脓性腮腺炎表现为腮腺肿大，腮腺导管口红肿，明显触痛，涎腺分泌减少，同时伴体温及白细胞计数升高；慢性化脓性腮腺炎有腮腺区不适或微痛、口干、口臭，腮腺肿大、质硬、轻压痛，导管口微红，有脓液排出。治疗：急性者主要是全身应用抗生素，有脓肿形成及时切开引流；慢性者去除病因，理疗，无效时行腮腺切除术。

化脓性胃炎（suppurative gastritis） 其他名称：急性蜂窝组织胃炎。化脓菌通过血液循环或淋巴播散至胃壁而引起的急性化脓性炎症。本病病情严重，罕见。起病急骤，以寒战、高热、剧烈腹痛、恶心、呕吐为主要表现；常并发胃穿孔、腹膜炎、血栓性门静脉炎及肝脓肿。治疗：大剂量抗生素控制感染；纠正休克、水电解质紊乱等；手术。

化脓性心包炎（purulent pericarditis） 化脓菌引起的心包炎症。多数起源于败血症（如金黄色葡萄球菌引起者），或来自邻近器官的化脓性感染（如结核性脓胸、肺化脓症等），也见于心脏外科手术后。可呈急性或慢性经过。临床上除有败血症或毒血症的症状外，胸痛较明显，常可闻及心包摩擦音。部分病例可发展为慢性缩窄性心包炎。治疗上除抗感染外，应及时行心包切开引流。

化脓性胸膜炎（purulent pleurisy） 其他名称：脓胸。脓性液体积聚胸腔。胸水化验白细胞总数达$10 \times 10^9/L$（10 000/mm³）以上。常见原因为肺部感染向胸膜腔蔓延或胸部外科手术感染。临床根据起病的缓急、病程长短将其分为急性脓胸和慢性脓胸两种。前者以急性炎症和呼吸道症状为特征，如高热、胸痛、咳嗽、呼吸困难和发绀等；后者以结核性多见，病人消瘦、苍白、贫血、持续发热、杵状指等。一般病程超过3个月。治疗以引流排脓为主和给予足量抗生素，慢性可手术治疗。

化脓性炎（purulent inflammation） 以中性粒细胞大量渗出为特征，并伴有不同程度的组织坏死而形成脓液的炎症。通常由葡萄球菌、链球菌、脑膜炎球菌、大肠埃希菌、铜绿假单胞菌等引起。中性粒细胞渗出后常发生坏死崩解，释放出水解酶致发生液化的过程，称为化脓。所形成的液体称为脓液。脓液含大量白细胞和溶解的坏死组织及浆液。

化脓性中耳炎（suppurative otitis media） 化脓菌引起的中耳炎症。分急性和慢性两种。前者为中耳黏膜-鼓膜的炎症，除有全身症状外，还可引起鼓膜穿孔、流脓。后者又分为耳咽管型、骨疡型和胆脂瘤型3种。治疗：急性者以切开引流为主，胆脂瘤型者以根治手术为主。

化脓性中耳炎和乳突炎的并发症（complications of suppurative otitis media and mastoiditis） 化脓性中耳炎和乳突炎的细菌经颞骨裂缝、交通血管或破坏孔道扩散至颅内外或颞骨内其他部位所形成的化脓性炎症。如颅内的硬膜外脓肿、侧窦血栓性静脉炎、脑膜炎、脑脓肿；颅外的耳后骨膜下脓肿、二腹肌脓肿；颞内的岩锥炎、面神经麻痹、迷路炎等。治疗：处理并发症；予抗生素；清除中耳和乳突病灶等。

化热（transforming into heat-syndrome） 中医病机。外感表证传里所表现的热性病变。风、寒、燥、湿等外邪侵入人体后，在初期阶段，多有恶寒、苔薄白等表寒症状；如病邪传入气分以后，则出现不恶寒反恶热、口渴、唇干、心烦、便秘、尿赤、舌红苔黄、脉数等症，显示病邪化热入里。

化生（metaplasia） 正常细胞中的储备细胞转变为另一种分化成熟细胞的过程。是机体的一种组织因细胞生活环境改变或理化因素刺激，在形态和功能上变为另一种组织的过程。化生多数是在组织类型相近或同源组织之间进行，而且各种组织产生化生的可能性大小不同。如支气管黏膜的柱状上皮组织变为鳞状上皮组织。如上皮组织和间充质易化生，而肝细胞、肾小管上皮细胞一般不产生化生。

化湿（dampness-dissipating therapy） 中医治法。祛湿法之一。用芳香祛湿的药物，以宣化上焦湿邪的治法。如湿邪在表，用疏表化湿；湿温时疫、喉痛胸闷，用清热化湿。

化石（fossil） 经过矿物质的充填和交替等作用保存于地层中的生物遗体、遗物和它们的生活遗迹。大多数是茎、叶、贝壳、骨骼等坚硬部分，也有少数是由于特殊的保存条件而未改变的完整遗体。是古生物学的研究对象。其中，古代大型哺乳动物骨骼的化石用于中药称龙骨，有镇静、收敛等作用。

化痰（resolving sputum） 中医治法。消解痰涎的方法。根据生痰的病因，化痰法约分为6种，如外感风寒痰多，用宣肺化痰；热痰，痰黄黏稠，用清热化痰；燥痰，痰稠难咳，用润肺化痰；湿痰，痰多、色白、易咳，用燥湿化痰；寒痰，吐痰清稀，用祛寒化痰；风痰阵咳，头晕眼花，用治风化痰等。

化纤性皮炎（polyester fibres dermatitis） 其他名称：化纤接触性皮炎。穿用化纤衬衣裤而发生的皮炎。以皮肤瘙痒为主要特点，尤其是在晚上更为明显。少数人同时伴有烦躁不安及食欲减退等表现。在瘙痒部位的皮肤有大小不等的片状红斑，伴有散在的小颗粒状丘疹，压迫不褪色。可能因皮肤对化纤过敏引起。应立即换掉化纤衬衣裤。若仍有瘙痒可口服抗组胺药物。

化学剥脱术（chemical peeling） 其他名称：化学剥皮术。用某些腐蚀性化学溶液，如三氯醋酸、苯酚等涂于皮肤表面，使表皮和真皮浅层发生化学性烧伤后，坏死、干涸、结痂、脱落和剥脱（如同浅Ⅱ度烧伤），并带走部分色素，借皮肤再生达到美容目的的一种治疗方法。适应证：雀斑、咖啡斑、表浅痤疮瘢痕、老年性面部细皱纹、粗糙的面部皮肤、扁平疣、汗管瘤、睑黄疣等。

化学递质（chemical transmitter） 见神经递质。

化学发光免疫测定（chemiluminescence immunoassay，CLIA） 以发光物质（如吖啶酯、鲁米诺等）标记抗原或抗体，发光物质在反应剂（如过氧化阴离子）激发下生成激发态中间体，当激发态中间体回到稳定的基态时发射出光子，用特殊仪器接受光信号，测定光子的产量，以反映待检样品中抗原或抗体的含量。该法灵敏度大于放射免疫测定法，用于血清中超微量物质（如甲状腺激素、生长激素等）的测定。

化学发光探针（chemiluminescence probe） 可与某种物质反应产生化学发光现象的标记物。通过化学发光可以像核素一样直接使X线副片上的乳胶颗粒感光。

化学防治（chemical control） 应用杀虫剂杀死驱走病媒动物。是目前防制害虫的主要手段，但长期大量使用杀虫剂，病媒动物产生抗药性，杀死了害虫的天敌，破坏生态平衡，导致土壤和水域的污染。因此要结合综合防制措施。

化学分析（chemical analysis） 以物质的化学反应为基础的分析方法。化学分析是分析化学的基础，主要有重量分析和容量分析（滴定分析）等。

化学感受器瘤（chemodectoma） 其他名称：非嗜铬性副神经节瘤。由体内化学感受器组织发生的良性肿瘤。多见于颈动脉体（颈动脉体瘤）和颈静脉球（颈静脉球瘤）。好发于中年人，生长缓慢，常为单侧性。肉眼观为结节状肿物，有完整包膜，切面灰白或黄红。镜下，肿瘤细胞体积大，多角形或不规则形，胞质丰富，淡染，具有圆形深染的核和明显的核仁。瘤细胞常堆积成大小不等的巢状结构，细胞巢间为富于毛细血管的疏松结缔组织。巢状结构是本瘤的主要特点。治疗：手术切除。

化学感受性反射（chemoreceptor reflex） 化学感受器受刺激而引起呼吸和心血管活动改变的反射。例如：血中氧分压降低和二氧化碳分压增高时，可兴奋主动脉体和颈动脉体化学感受器，兴奋沿窦神经和迷走神经传到延髓孤束核，引起呼吸深大，同时反射性引起心脏活动增强、外周血管收缩导致血压升高。

化学记分（chemical score，CS） 其他名称：氨基酸记分。用化学方法评价蛋白质营养价值的方法。以一种参考蛋白质的必需氨基酸含量为标准，将受试蛋白质所含8种必需氨基酸量分别与之相比，得8个比值，其最小值乘100即该蛋白质的化学记分。过去以鸡蛋（或牛奶）作参考蛋白质，1973年联合国粮食及农业组织（FAO）/WHO提出一个必需氨基酸标准模式作为参考蛋白质的必需氨基酸含量。化学记分说明蛋白质中某种限制氨基酸的缺乏程度，常见食物的化学记分是全蛋100，人乳100，牛乳95，大豆74，大米、小麦53。

化学键（chemical bond） 在分子或晶体中相邻两个（或多个）原子间存在的主要的和强烈的相互作用。根据相互作用的不同，化学键可分为离子键、共价键、金属键、配位键4型。化学键的强度用键能（kcal/mol）表示。化学键的键型和键能是决定物质性质的关键因素。

化学绝育剂（chemosterilant） 使雄性或雌性昆虫丧失繁殖能力的药剂。主要是烷化剂或抗代谢剂，对昆虫的生殖细胞有强烈的诱变作用。对哺乳动物也有作用。

化学灭菌（chemical sterilization） 其他名称：化学消毒法。使用化学药物（消毒药）杀灭病原微生物但不能损害物品质量的方法。常用的方法有：气体和液体灭菌法。消毒药须具备下列5项条件：①杀菌力强；②对人畜无害；③使用简便；④无味、无臭；⑤价格低廉。如环氧乙烷、甲醛、甲紫和福尔马林等。

化学农药（agricultural chemical） 无机农药（如砷酸铅、氟化钠、硫磺石灰液等）和有机合成农药（如有机氯、有机磷、有机氟、有机砷、有机锡等）的总称。有的国家化学农药还包括化学肥料。其多数对人和哺乳动物有一定毒性，有的具有高残留性，例如含砷、汞、铅等元素的农药和有机氯杀虫剂，可长期残留于环境中造成环境污染，并通过空气、水和食物进入人体，危害健康。

化学平衡（chemical equilibrium） 可逆反应中当正逆反应相等时反应物和生成物的浓度不再随时间而改变的状态。

化学烧伤（chemical burn） 其他名称：化学灼伤。由腐蚀性化学物质所引起的机体损伤。一般分为强碱类烧伤、强酸类烧伤和磷烧伤等。其损害程度与化学物质的种类、浓度、剂量、作用方式、化学物质所处的物理状态、接触面积、是否有吸收中毒以及现场急救措施等有密切关系。有些化学物质如不及时清除可造成持续性损伤。处于气态的化学物质或有挥发性的化学物质还可引起吸入性损伤。

化学试剂（chemical reagent） 物质的化学检出和定量、制备和合成、分离和提取以及理化特性测定所用的化学物质之统称。按其纯度可分为：优级纯（一级）、分析纯（二级）、化学纯（三级）及实验室试剂（四级）。按其用途可分为：①基础试剂：化学实验室常用的基本试剂，各国都有国家标准。②仪器分析用的试剂：如光谱分析用的光谱纯试剂、色谱分析用的色谱纯试剂、电分析用试剂等。③生命科学用试剂：如生化试剂、免疫测定用试剂等。

化学突触（chemical synapse） 其他名称：化学性突触。通过化学性递质实现神经元间信息传递的接合点。突触小体内有储存递质的囊泡，可释放神经递质。突触后膜上有受体，可与递质结合。该类突触兴奋传递特点有单向传递、突触延搁、易受药物和环境因素影响，以及容易疲劳、传递较慢且易变。

化学武器伤（chemical weapon injury） 用化学物质作为武器施放所致之伤。这类化学物质包括神经性、糜烂性、全身性、窒息性、刺激性和失能性等毒剂。可造成全身和局部的损害，严重者可发生休克、昏迷、心搏骤停而死亡。

化学物的安全评价（safety evaluation of chemicals） 通过实验

阐明化学物的毒性，以便对人类使用该化学物的安全性作出评价。据此制定预防措施和卫生标准。评价时应掌握下列资料：①化学物的基本资料包括理化特点、使用方式、用途、杂质含量等。②动物毒理实验资料包括急性、亚急性、慢性毒性资料，即对皮肤、黏膜、呼吸道局部毒性反应，以及致畸、诱变、致癌的潜在毒性等。③对人的直接观察资料包括生产和使用时的现场调查、流行病学调查。

化学物质的危险性（hazard of chemicals）　某种化学物质在实际生产或使用条件下，对人体健康产生损害的可能性。

化学物致敏作用（chemical sensitization, chemical allergization）　某些化学物与机体接触后可引起特异性免疫反应（致敏），一定潜伏期后，如与相同化学物再度接触会导致机体的感受性异常增高并以某种特定的形式表现出来（激发）。具有此种作用的化学物称为化学致敏原。致敏作用所致的病理变化为免疫反应性炎症，与化学物的一般中毒表现不同，难以观察到剂量-效应关系，其实质为抗原抗体反应，严重时可致死。预防的关键问题是避免接触致敏原。致敏原可由动物实验确定。此外，作为预防措施，工人上岗前可做皮肤斑贴试验以检出过敏体质者。

化学消毒法（chemical sterilization）　见化学灭菌。

化学性肺水肿（chemical pneumonedema, chemical pulmonary edema）　某些化学物质引起肺部血管外区的过量水分淤滞。光气、二氧化氮、氨、氯、臭氧、氧化镉、羰基镍、溴甲烷、氯化苦、硫酸二甲酯、甲醛、丙烯醛等气体易引起肺水肿。临床表现初期有呛咳、胸闷、气急等，经过一段潜伏期后症状突然加重，咳嗽，呼吸困难，咳粉红色泡沫痰，发绀、血压下降，由于缺氧，还可导致脑水肿、休克等。急救原则主要是通气利水及积极对症治疗。

化学性肝损害（chemical liver lesion）　因接触人工合成的或天然的化学物质而引起的肝脏损害。表现为恶心、呕吐、食欲减退、黄疸、肝大并疼痛。去除毒物，及时使用解毒剂，卧床休息，给予护肝及支持疗法是本病的治疗原则。

化学性胖听（chemical expansion）　罐头产品由于罐皮内壁受腐蚀产生氢气造成的鼓盖现象。原因是当罐皮镀锡不匀、露有铁斑或断层，并盛装酸性高的食品时，锡与铁之间构成原电池，锡不断溶解，铁受到腐蚀，产生大量氢气所致。化学性胖听的水果罐头在排除生物性胖听且无腐败征象或感官性状改变时，可限期出售。对于低酸度和肉类罐头一般应予废弃。

化学性食物中毒（chemical food poisoning）　因金属（锌、铅、铁等）、农药（有机磷、三氧化二砷、有机砷等）和其他有毒化学物质（亚硝酸盐等）引起的食物中毒。中毒原因：①认识不足，如食用拌剧毒农药的谷种或被农药毒死的死畜、死禽。②食品原料含有毒物质过多，如制造化学酱油时所用盐酸含砷量过高。③运载食物的车、船被毒物严重污染。④容器含铅、锌等重金属，移于酸性饮料或酒类中。⑤误食，如将砒霜当作发酵粉或碱面食用。

化学性损伤（chemical injury）　外环境有害化学物接触或侵入人体后，使器官、组织、细胞的结构和功能遭到损害的过程。依化学物的性质、人的因素以及化学物作用于机体的方式、时间和量的不同，机体产生的反应不同。轻者能产生代偿作用而不表现出损伤症状；重者可致全身代谢紊乱，引起一系列疾病，甚至中毒而死。

化学性突触（chemical synapse）　见化学突触。

化学性污染（chemical contamination, chemical pollution）　化学物质及其在环境中发生化学变化所造成的污染。食品化学性污染由各种有害重金属、非金属、有机化合物、无机化合物引起。

化学性消化（chemical digestion）　在消化腺分泌的消化液中所含有的多种消化酶的作用下，对食物中的蛋白质、脂肪和糖类由大分子分解为小分子的过程。其中胰液中含有的消化酶最为丰富，对化学性消化最有意义。

化学性眼外伤（chemical injury of eye）　其他名称：结膜、角膜化学伤。腐蚀性化学物质与结膜、角膜接触后所造成的组织损伤。酸性物质使蛋白质凝固坏死，出现结膜充血、水肿、角膜上皮脱落、虹膜睫状体炎，晚期出现溃疡、睑内翻、白内障等改变；碱性物质能溶解软化蛋白质，出现角膜混浊、穿孔、球结膜坏死等改变，预后较灼伤更严重。治疗：伤后及时彻底冲洗；局部、全身应用抗生素；严重者手术治疗。

化学需氧量（chemical oxygen demand, COD）　其他名称：化学耗氧量。水体中物质在规定条件下氧化所消耗氧化剂的量。以每升水消耗氧的毫克数表示。水体中物质进行氧化反应的难易程度不同，COD 只表示在规定条件下水体中可被氧化的物质需氧的总和。是反映水体有机物污染程度的指标。

化学疫苗（chemical vaccine）　用化学方法提取微生物中的免疫原有效成分而制成的疫苗。如肺炎球菌荚膜多糖、脑膜炎球菌荚膜多糖等。其特点是注射剂量小、副作用小、免疫效果好，但制备技术比较复杂。

化学预防（chemoprophylaxis）　对某些传染病或地方病的易感人群投服化学药物，以预防或减少该传染病或地方病的发生的方法。例如用抗疟药物预防疟疾、食盐加碘预防地方性甲状腺肿等。

化学战剂分类（classify of chemical warfare agents）　化学战剂是战争中使用毒剂杀伤对方有生力量、牵制和扰乱对方军事行动的有毒物质。可按不同作用分类：①致死性毒剂、致伤性毒剂、失能性毒剂、扰乱性毒剂和牵制性毒剂。②速效（杀）性毒剂和非速效（杀）性毒剂。③神经性毒剂、糜烂性毒剂、全身中毒性毒剂、窒息性毒剂、刺激剂。④暂时性毒剂、持久性毒剂、半持久性毒剂。

化学治疗（chemotherapeutics）　药理学和治疗学中的分支学科。研究和说明用药物配合机体的抵抗力以抑制或杀灭染病机体内病原体的理论和方法。对防治寄生虫病和传染病有重大意义。必须针对病因。某些化学治疗药物仅对特殊种类的病原体所致疾病有效，所用的药物亦称特效药，如氯喹治疗疟疾有效，氯喹就称为疟疾的特效药。此外，用化学提纯的或人工合成的抗癌药治疗恶性肿瘤亦属化学治疗范围。

化学致癌物（chemical carcinogen）　能诱发哺乳类动物组织形成恶性肿瘤的化学物质，目前已知有 1 000 多种。主要包括：多环碳氢化合物（如煤焦油中的苯并芘）、偶氮染料（如人造的黄色染料奶油黄）、芳香胺类（如苯胺）、亚硝胺类（由其前体物质亚硝酸盐在体内转化而来）、真菌毒素（如黄曲霉毒素 B）和无机致癌物质（如铬、镍、砷等）。

化学致畸（chemical teratogenesis）　化学物作用于胚胎影响器官分化与发育，胚胎出现永久性的结构或功能异常，最终致胎儿畸形。凡能诱发畸胎的化学物称化学致畸物或致畸原。某些工业毒物如铅和二甲苯、环境污染物如甲基汞、农药如敌枯双、药物如沙利度胺等均对人或动物具有致畸作用。此外，孕妇吸烟、饮酒对胎儿生长发育和智力也有不良影响。因此，对化学物的安全性评价、制定卫生标准均需考虑化学致畸作用。

化学致突变（chemical mutagenesis）　由化学物质诱发的生物体遗传物质发生的异常或突变。能诱导突变的化学物称致突变物或诱变剂。突变分为两类，一类是用细胞学方法在光学显微镜下可见的染色体畸变；另一类则是发生在核苷酸分子水平的基因突变。生殖细胞的突变可引起胚胎死亡，造成流产或死产，还可引发遗传病。体细胞的突变则可引起肿瘤或畸胎，对人类健康及后代带来严重后果。从医学角度研究化学致突变，防止接触致突变物，对肿瘤防治和遗传病防治及保护后代健康等都具有十分重要的意义。

化学灼伤（chemical burn）　其他名称：化学烧伤。由强酸、强碱、磷和氢氟酸等化学物质所引起的灼伤。在搬运、倾倒、调制酸碱时，修理或清洗化学装置时，装酸碱的容器、管道发生故障或破裂时，均可引起化学灼伤。最常发生的部位是裸露的皮肤和结膜、角膜。酸侵入皮肤后，吸收水分引起蛋白变性，发生局限性凝固性坏死；碱引起的化学灼伤较酸严重，可使组织发生溶解性坏死。化学灼伤可引起失明、

H

运动障碍、长期失去劳动能力，重者可危及生命，故做好相应的预防工作尤为重要。

化燥（transforming into dryness-syndrome） 其他名称：津伤化燥。中医病机。由津液消耗而出现燥证的病理。由于热伤津液或素体阴亏、内热亢盛等原因，出现口干口渴、唇焦咽燥、便秘尿少、干咳、咯血或衄血等症状，皆属化燥的表现。

华山参气雾剂（Aerosolum Physochlainae） 定喘、止咳、祛痰药。茄科植物漏斗泡囊草的根中提取的乙醇溶液，加适宜的抛射剂与食用香精等制成的淡黄色液体，每毫升含生物碱以莨菪碱计为5mg/ml。主治慢性支气管炎、喘息性支气管炎。青光眼病人忌用。

华氏巨球蛋白血症肾病（renal disease in Waldenström macroglobulin） 见瓦氏巨球蛋白血症肾病。

华氏试验（反应）［Wassermann test（reaction）］ 诊断梅毒的试验方法。一种血清学试验。用牛心粉浸出液作抗原，和可疑梅毒病人血清作补体结合试验，以测定血清中所含的抗体样物质，作为梅毒的辅助诊断。

华氏位摄影（Water projection） 其他名称：鼻颏位摄影。X线检查方法之一。病人坐立或俯卧，头后仰、张口、头颅正中面垂直对准片匣中线，中心X线与片匣垂直，对准鼻尖与上唇间中点。用于鼻旁窦后前位摄影。

华佗再造丸（huatuo zaizao pills, huatuo zaizao wan） 中医成药名。治风剂（祛风通络）。研制方。组成：当归、川芎、红花、天南星、马钱子、吴茱萸、冰片等。浓缩水蜜丸。功能活血化瘀、化痰通络、行气止痛。治瘀血或痰湿闭阻经络之中风瘫痪，拘挛麻木，口眼㖞斜，言语不清。孕妇忌服。

怀牛膝（twotooth achyranthes root, Radix Achyranthis） 中医药名。为牛膝的处方名。苋科植物牛膝的根。苦、酸、平；归肝、肾经。功能补养肝肾、引血下行。治：肝肾不足所引起的腰腿酸痛、软弱无力、屈伸不利；肝肾阴亏，肝阳上亢，气血逆乱并走于上所致的头目眩晕或脑中热痛、面色如醉。

槐耳颗粒（huaier keli） 肿瘤用药。组成：槐耳菌质。用于不宜手术和化疗的原发性肝癌的辅助治疗。可改善肝区疼痛、腹胀、乏力等症状。

槐花（pagodatree flower, Flos Sophorae） 中医药名。豆科植物槐的花（花蕾称槐米，二者功用相同）。苦，凉。归肝、大肠经。凉血止血、清肝降火。治：便血、痔血、吐衄、崩漏等属热证者；肝火上炎的头痛眩晕、目赤肿痛。

槐花散（huaihua san, Flos Sophorae powder） 中医方剂。出自《普济本事方》。组成：炒槐花、侧柏叶（捣焙）、荆芥穗、枳壳（麸炒）。功能清肠止血、疏风行气。治肠风下血，血色鲜红，或粪中带血，以及痔疮出血。

槐角（Japanese pagodatree pod, Fructus Sophorae） 其他名称：槐实、槐豆、槐连灯、槐连豆。中医药名。止血药。豆科植物槐的果实。苦，寒。归肝、大肠经。功能凉血、止血、清肝降火。用于便血、痔疮出血、血痢、肝热、头昏目赤、阴疮湿痒、崩漏、血淋；治烫伤。孕妇慎用。有止血、降压作用。

槐角丸（huaijiao wan） 中医药名。止血剂。组成：槐角（炒）、地榆（炭）、黄芩、枳壳（炒）、当归、防风。治肠风便血、痔疮肿痛等。阳虚便秘、脾胃虚寒者不宜用。

槐米（sophora flower-bud, Flos Sophorae Immaturus） 中医药名。止血药。豆科植物槐的干燥花蕾。苦，微寒。归肺、大肠经。功用同槐花。

踝部骨折（fracture of malleolus） 最为多见的关节内骨折。多由间接外力引起。外伤后踝部肿痛、压痛、功能障碍，可有内翻或外翻等畸形，有时在内外踝处可触及骨块。X线片可确诊。可采用小夹板或石膏固定制动治疗，严重者手术治疗。

踝关节内侧韧带断裂（rupture of medial collateral ligament of ankle joint） 踝关节内侧韧带部分或完全断裂。足部突然强烈外翻时，外力使内侧韧带断裂。表现为内侧踝部肿痛。予

局部外固定治疗。

踝关节扭伤（sprain of ankle joint） 中医病名。因踝关节受到过度牵拉或扭转等外力的作用，导致以局部肿胀、压痛，足着地或被动外翻时疼痛加剧为主要表现的疾病。踝关节跖屈时，受暴力突然内翻、内旋或外翻、外旋，使外侧副韧带或内侧副韧带部分或完全撕裂，严重时，可合并小片撕脱性骨折。中医宜用按摩理顺筋络、宣通气血，并用海桐皮汤熏洗。

踝关节融合术（fusion of ankle-joint） 骨科手术。将胫距关节软骨切除并以胫骨下端骨皮质作滑动植骨。用于治疗陈旧性踝关节骨折、脱位或结核等引起的关节面严重破坏或不平。

踝关节外侧副韧带断裂（rupture of lateral collateral ligament of ankle joint） 踝关节外侧副韧带的部分或完全断裂。足部突然跖屈内翻时，外力使外侧副韧带的前支与中支撕裂，表现为外侧踝部肿痛。予局部外固定治疗。

踝管（ankle tunnel） 由内踝、跟骨内侧面和屈肌支持带围成的间隙。内有胫后血管、胫神经、胫骨后肌腱、踇长屈肌腱及趾长屈肌腱通过。

踝阵挛（ankle clonus） 腱反射亢进的一种表现。病人仰卧并屈髋关节及膝关节，检查者用一手托起病人被检侧的小腿，另一手握住被检侧的足部且突然用力向足背侧推动，在持续推动的时间内，可见踝关节出现有节律的伸屈动作。

坏病（disease becoming deteriorated） 中医病证名。指伤寒病重证。可因治疗错误而致病变坏证。如误用汗法，导致汗出不止、心下和脐下悸动等症；滥用吐法，出现饥而不能食，或朝食暮吐，或当恶寒而不恶寒，或心中烦热不欲近衣等现象；滥用下法，发生心下胀闷疼痛、泄泻、腹部胀满、消化不良等。

坏疽（gangrene） 一种特殊类型的坏死。大块组织坏死后，因继发腐败细菌感染及其他因素的影响而呈黑色、污绿色等特殊形态的坏死。常呈黑色。这是由于坏死组织被腐败菌分解产生硫化氢，与血红蛋白分解出来的铁相结合，形成黑色的硫化铁。通常分为干性坏疽、湿性坏疽和气性坏疽。

坏疽痘（vaccina gangrenosa） 其他名称：进行性痘。种痘并发症。多发生于初种痘的婴儿，是由于细胞免疫缺陷，不能形成对天花病毒的免疫反应所致。原种痘处发生坏死和溃疡，可达10cm或更大；后全身各处不断发生新的痘疮，发展成坏死性溃疡，经久不愈，伴高热，持续不退。常因并发肺炎、败血症等引起全身衰竭而死亡。治疗：多次输入含有高价痘苗抗体的冻干血浆或注射高价痘苗丙种球蛋白。

坏疽性龟头炎（gangrenous balanitis, Corbus disease） 发生于龟头部的坏疽性脓皮病。常为软下疳、硬下疳及其他化脓性感染的并发症，也可与动脉栓塞有关。表现为龟头包皮处溃疡，边缘坚硬隆起并向内陷入，可沿阴茎蔓延至阴囊或耻骨部，附有臭而稠的脓液及绿色的坏死性覆盖物。自觉剧痛，病变可使大部分或整个阴茎残毁，周围淋巴结可肿大。治疗：磺胺或抗生素，高锰酸钾或呋喃西林溶液冲洗和湿敷。

坏疽性口炎（gangrenous stomatitis） 口腔黏膜及软组织迅速坏死的病变。本病为梭形杆菌、螺旋体、产气荚膜梭菌、腐败弧菌等的混合感染，当身体抵抗力极度低下时易发病，儿童多见。起病时为紫红色小硬结，无痛，迅速坏死，恶臭，组织脱落，牙齿松动，牙槽骨暴露，形成上唇、颊部洞穿性缺损及面部畸形。治疗：补液、输血；予抗生素；局部处理及整形。

坏疽性阑尾炎（gangrenous appendicitis） 急性阑尾炎的一种类型。阑尾呈暗红色或灰黑色，变粗，腔内潴积黑褐色或紫红色臭脓，阑尾壁全层坏死，并有血管栓塞。临床症状和体征明显加重，腹痛加剧，压痛、反跳痛及肌紧张更加显著，体温及血白细胞计数更加升高。治疗：手术疗法，切除阑尾，加腹腔引流；予抗生素。

坏疽性脓皮病（gangrenous pyoderma） 一种原因不明的慢性顽固性脓皮病。多见于免疫功能低下的儿童或40～60岁成人。初起为深部毛囊性丘疹或脓疱，迅速破溃、坏死，形成

溃疡，附有黄绿色脓液或组织，表面覆有脓痂，可有乳头状增殖，溃疡周围有卫星状暗红色丘疱疹，以四肢及躯干多见。病程迁延。治疗应用抗生素或磺胺药、中药五味消毒饮等。

坏疽性肉芽肿（gangrenous granuloma） 其他名称：致命性中线肉芽肿。一种原因不明、慢性、反复发作性、溃疡破坏性鼻炎。可导致鼻甲、鼻中隔、上腭和周围组织的破坏。组织学上，病变表现为非特异性肉芽形成性坏死性炎症，伴有淋巴细胞、浆细胞及组织细胞浸润，成纤维细胞增生，并有多核巨细胞形成。

坏死（necrosis） 组织细胞的代谢停止、功能丧失、细胞逐步溶解消失的过程。原因有局部血液供给不足、微生物或寄生虫及其毒素作用和一些理化因素的急性损伤。其细胞的病理形态表现主要在细胞核，可见有核浓缩、核碎裂及核溶解改变。

坏死斑（necrotic plaque） 一种感染性出血性坏死。最常见的病原菌为铜绿假单胞菌，亦可为肺炎杆菌、变形杆菌、硝酸盐阴性杆菌和真菌。坏死斑出现在创面和/或正常皮肤上，质硬，呈紫黑色，随细菌的入侵深度可扩展至皮下组织、肌肉甚至骨膜。在出现坏死斑前，病人通常有一段时间非常烦躁。坏死斑是烧伤侵袭性感染的一种极其严重的表现，病情进展迅速，死亡率非常高。

坏死后肝硬化（postnecrotic cirrhosis） 其他名称：大结节性肝硬化。肝实质广泛坏死后结缔组织增生引起的肝硬化。应与门脉性小结节肝硬化相区别。常由病毒性肝炎演变而来，亦可由某些药物直接或间接损害肝实质所致。临床上除肝硬化的表现外，还有症状重、发展快、发热、黄疸、腹痛等特点。应采取病因和护肝疗法，并对症治疗。

坏死性肠炎（enteritis necroticans） 由 C 型产气荚膜梭菌感染引起。发病与进食大量被污染的猪肉有关。10 岁以下儿童多见。主要病变位于空肠，可波及回肠，呈斑片状坏死。表现为腹痛、便血，甚至肠梗阻、肠穿孔、急性腹膜炎、毒血症，检获 C 型产气荚膜梭菌可确诊。治疗：补液纠正休克；抗菌治疗；手术切除坏死肠段。

坏死性痤疮（acne necrotica, acne varioliformis） 以坏死性丘疹、结痂及痘疮样瘢痕为特征的皮肤病。致病菌多为金黄色葡萄球菌，多见于中年男性，常有明显的皮脂溢出，好发于额部发际，为针头至绿豆大的红色毛囊丘疹，数日后毛囊周围出现黑色坏死痂并略凹陷，脱落后遗留萎缩性痘疮样瘢痕。病程缓慢，常反复发作，自觉轻痒或灼热感。局部应用复方硫磺洗剂、氯化氨基汞软膏或抗生素软膏，内服抗生素。

坏死性结节样肉芽肿病（necrotizing sarcoid granulomatosis, NSG） 非干酪样坏死性肉芽肿在肺内聚集，坏死和血管炎病变较严重，大、小肌性动、静脉管壁可被肉芽肿性炎症累及，甚至引起闭塞。病因不明。中青年女性多发。有发热、咳嗽、咯血或气急等症状，偶有中枢神经系统侵犯。胸片可见大小不一结节状阴影或弥漫性浸润，少有对称性肺门淋巴结肿大。治疗：激素效果良好，病变局限者可手术。

坏死性筋膜炎（necrotic fasciitis） 是坏死性软组织感染，包括皮肤、皮下组织和筋膜。主要是浅筋膜广泛的进行性坏疽。致病菌多为溶血性链球菌、凝固酶阳性的葡萄球菌和某些肠道细菌。起病急骤，有寒战、高热等明显的毒血症表现，可很快发生中毒性休克。局部病变发展迅速，开始时皮肤红肿，类似蜂窝织炎或丹毒，迅即浅筋膜广泛进行性坏死。皮肤可出现水疱和血疱，周围有广泛的潜行皮缘。治疗的关键是早期切除坏死的筋膜，同时应用大量有效抗生素及加强全身支持疗法。

坏死性淋巴结炎（necrotizing lymphadenitis） 1972 年被认识的原因未明的、独立的淋巴结肿大的疾病。是一组好发于儿童、青少年的非肿瘤性淋巴结肿大疾病。常被误诊为化脓性、结核性淋巴结炎及淋巴瘤等。不规则发热，多呈弛张热或稽留热，全身表浅淋巴结肿大，以颈部为主，皮疹，肝脾大，白细胞减少或正常，淋巴结活检内有吞噬细胞凝固性坏死灶，坏死灶外有淋巴组织增生，无中性粒细胞浸润。使用皮质激素或吲哚美辛治疗有效。

坏死性膀胱炎（gangrenous cystitis） 各种原因引起的膀胱壁坏死性病变。见于膀胱创伤或膀胱动脉栓塞，亦可因难产和肿瘤压迫膀胱、深度 X 线照射过量或经尿道前列腺切除术引起。治疗：去除原发病因，控制感染和引流尿液，必要时手术。

坏死性肾乳头炎（necrotizing renal papillitis） 见肾髓质坏死。

坏死性外耳道炎（necrotizing external otitis） 其他名称：恶性外耳道炎。罕见。发生于老年糖尿病病人的常为单侧。特点是自外耳道峡部底壁开始糜烂，继而肉芽增生，感染可进一步血行播散，引起颞骨及颅底骨骨髓炎，合并颅内并发症而死亡。治疗：控制糖尿病，予抗生素，早期行根治性清创术等。

坏死性小肠炎（enteritis necroticans） 见急性出血性坏死性肠炎。

坏死性龈炎（necrotic gingivitis） 在牙龈边缘以坏死为主的炎症性疾病。儿童较成年人多见，好发于前牙的游离龈与乳头龈。坏死牙龈边缘区出现灰黄或褐色假膜，有血液渗出。局部疼痛，有腐败性臭，流涎和淋巴结肿大或低热。治疗：补充维生素，增强抵抗力；使用高锰酸钾、氯己定、度米芬等；重症可用抗生素。

坏血病（scurvy, scorbutus） 见维生素 C 缺乏症。

坏血病白带（white belt of scurvy） 坏血病（维生素 C 缺乏症）病人因维生素 C 缺乏所致骨代谢障碍，使长管状骨干骺端预备钙化带增宽并硬化的现象。X 线表现为在干骺端形成一密度增高且不规则的带状阴影，有时可有分节碎裂。白带常向两旁突出于干骺端边缘之外形成骨刺影。在白带的下方常出现密度减低的透亮横带影，称为坏血病线。

还原剂（reducing agent） 化学反应中失去电子的物质。即元素的氧化值升高。常用还原剂是易失电子的物质，有活泼金属（如 Na、Zn、Fe 等），以及低氧化值的化合物如硫代硫酸钠（$Na_2S_2O_3$）等。还原剂的相对强弱可用相应的标准电极电位数值进行比较。

还原糖（reducing sugar） 能与费林（Fehling）试剂或托伦（Tollen）试剂反应的糖。例如葡萄糖、麦芽糖、乳糖等。它们的半缩醛结构可在水溶液中转变成醛式结构，与上述试剂作用而显示还原性。蔗糖是由葡萄糖和果糖的氧环式结构连接成的二糖，分子中已无半缩醛羟基，称非还原糖。

还原型谷胱甘肽（glutathione） 肝胆病辅助剂。用于解毒、保护肝脏，抗过敏，改善放射线、抗肿瘤药物等引起的白细胞减少症，防止皮肤色素沉着，抑制进行性白内障及控制角膜及视网膜疾病的发展等。制剂：注射剂。不得与维生素 B_{12}、维生素 K_3、泛酸钙、乳清酸、抗组胺药、磺胺类药物和四环素类药物混合使用。

P. QRS. T 环（P. QRS. T loop） 每一心动周期中，心电向量图上与心电图的 P、QRS、T 波相当的 3 个环。P 环与 P 波相当，表达心房的去极化过程，首先出现。QRS 环与 QRS 波相当，表达心室的去极化过程，其次出现。T 环与 T 波相当，表达心室的复极化过程，最后出现。

环孢素（cyclosporin） 其他名称：环孢霉素 A、田可、新山地明。免疫抑制剂。主要用于肾、肝、心、肺、骨髓移植的抗排斥反应和某些自身免疫性疾病。制剂：胶囊剂；注射剂。过敏者、1 岁以下的婴儿、孕妇及哺乳期妇女禁用；严重肝肾功能损害者慎用。病人的用药剂量应非常准确，应定期监测血药浓度以确定合适的用药剂量。

环胞苷（cyclocytidine, cyclo-C, ancitabine） 见安西他滨。

环比（link relative ratio） 卫生学术语。动态数列之一。将每一数值与相邻的前一数值相比，其基数不是固定的而是依次更换的。各时期指标的计算方法为本时期数值除以上一时期数值再乘以 100。环比若逐一增高，说明动态变化是加速度的；相反，若逐一降低，说明动态变化是减速度的。

环吡酮胺（ciclopirox olamine） 其他名称：环己吡酮、氨乙醇、环匹罗司胺。为广谱抗真菌药。常用其软膏和溶液剂，渗透能力强，可抗皮肤癣菌、酵母菌、放线菌、腐生真菌及多种细菌，对衣原体、滴虫亦有作用。外用可治疗各种皮肤浅表或黏膜的癣菌病、阴道念珠菌病等，不宜用于眼睛。

环丙沙星（ciprofloxacin） 其他名称：环丙氟哌酸、悉复欢、曼舒林（栓剂）。合成的第三代喹诺酮类抗菌药（细菌 DNA 促旋酶抑制剂）。用于敏感菌所致的呼吸道、尿道、消化道、胆道、皮肤和软组织、阴道、盆腔、眼（角膜、结膜等）、耳（中耳、外耳道、鼓膜）、鼻、咽喉等各部位的感染。制剂：片剂、胶囊剂；注射剂；滴耳剂；栓剂。严重抑制茶碱的正常代谢，联合应用可引起茶碱的严重不良反应，应监测茶碱的血药浓度。阴道内给药偶有外阴部灼热或瘙痒感。对喹诺酮类药过敏者禁用。孕妇、哺乳期妇女或未成年者不宜用。严重肾功能不全及有癫痫病史者慎用。

环层小体（lamellar corpuscle） 一种与压觉有关的神经末梢感受器。直径约 $150\mu m$，长可达 $2mm$，肉眼可见球形或椭圆形小体。小体中央有一根直的无髓神经纤维，外包由扁平细胞构成的多层同心圆的薄囊。环层小体分布在皮下组织、腹膜、胰腺等结缔组织内。

环堤征（cyclic embankment sign） 恶性溃疡的周围常出现癌性隆起，即癌堤，围绕在溃疡周围。钡剂造影压迫像可见扁平龛影的周围出现凹凸不平、宽窄不一的带状充盈缺损透亮影。环堤征与半月征均为恶性胃溃疡在钡餐造影时常出现的 X 线征象。

β-环糊精（β-cyclodextrin） 由 7 个葡萄糖结合而成的环状低聚糖。是药剂工艺中的辅助剂。分子立体构型呈圆筒状，外部亲水，内部有直径为 $0.6\sim1.0nm$ 的疏水亲油性空隙，许多化合物分子能进入空隙，形成包结化合物，此化合物能改变被结合化合物的理化性质。有增加药物稳定性和溶解度及改变色味的作用。

环己醇（cyclohexanol） 组成：树脂、油漆、乙基纤维素、橡胶等的溶剂。并作为清洁剂、橡胶增固剂。无色液体，沸点 $161.1℃$。可经呼吸道、消化道和皮肤吸收。高浓度蒸气有麻醉作用和眼、鼻、咽喉部刺激作用；皮肤大量接触可发生皮炎，重者溃疡、坏死。预防：加强密闭，通风，防止皮肤污染，污染后立即用大量水冲洗。车间空气中最高容许浓度为 $50mg/m^3$。

环己酮（cyclohexanone, pimelic ketone） 组成：酯类纤维、树脂、染料、油脂、虫胶等的溶剂。还可作除漆剂、清洁剂等。为无色油状液体，沸点 $155.6℃$，具薄荷样气味。高浓度蒸气具有黏膜刺激和麻醉作用。皮肤长期接触可引起干燥、皲裂和接触性皮炎；溅入眼内可引起角膜损伤。预防：改革工艺和加强密闭、通风。车间空气中最高容许浓度为 $50mg/m^3$。

环己烷（cyclohexane, hexahydrobenzene） 即六氢化苯。制造环己醇、环己酮以及合成锦纶-6 的原料。也可作为橡胶、树脂、石蜡及沥青等的溶剂。为无色液体，有似汽油气味，沸点 $80.8℃$。高浓度蒸气对人的眼和上呼吸道黏膜稍有刺激并有麻醉作用。液体可引起皮肤瘙痒感。预防：改革工艺，加强密闭、通风。车间空气中最高容许浓度为 $100mg/m^3$。

环己亚硝脲（lomustine, CCNU） 见洛莫司汀。

环加氧酶（cyclooxygenase） 见环氧合酶。

环甲关节（cricothyroid joint） 由环状软骨侧面的甲关节面与甲状软骨下角的环状软骨关节面所组成。前倾时使声带紧张，复位时使声带松弛。

环甲肌（cricothyroid） 唯一的一对外群喉肌。起自环状软骨弓前外侧面，倾向后方止于甲状软骨下缘和下角。收缩时将增加甲状软骨前角与杓状软骨间距，紧张并拉长声带。

环境（environment） 相对于中心事物的背景。在环境科学中，指以人类为主体的外部世界，是围绕着人群的空间及与人类相互作用的自然因素和社会因素的总体。一般可分为自然环境和人为环境。前者是环绕于机体周围的各种自然因素的总和，包括大气、水、土壤，各种矿产资源、光、热等非

生物因素和植物、动物、微生物等生物因素。通常将这些因素分为大气圈、水圈、岩石圈、土壤圈和生物圈。后者是人为造成的环境，包括生活、劳动、学习和工作的条件及产物，人为的环境污染等。环境对人体的健康和疾病的地理分布有着密切的关系。

环境保护（environmental protection） 为合理开发利用自然资源，防治环境污染和破坏，维持生态平衡，协调人类与环境的关系和保障社会经济可持续发展所采取的各种措施的总称。初期主要用工程技术手段治理污染，逐步发展到实施社会经济可持续发展战略和推行清洁生产及生态文明。内容如下：合理利用资源，防止环境污染；产生环境污染后进行综合治理；制定并实施保护措施（法规、标准、监测等）。

环境暴露（environmental exposure） 人群接触环境中某种因素的过程。调查和监测环境中有害因素和人群健康之间的相关关系和因果关系，即阐明暴露-效应关系。是环境流行病学研究的重要方法。

环境背景值（environmental background value） 其他名称：环境本底值。在环境要素演化过程中，其化学元素组分在未受人类活动影响情况下的正常含量，以及能量分布的正常值。按环境要素不同，可分为土壤、水体、大气、生物等单项环境背景值。

环境标志（environmental label） 其他名称：绿色标志、生态标志。是证明产品符合环境保护要求的标签。由国家指定的机构依据有关环境标准、指标、规定确认和颁发。它表明产品在生产、流通、使用以及废弃处理和处置过程中对生态环境无害或危害小，且节约资源和能源。

环境材料（ecomaterial） 其他名称：生态材料、生态环境材料。同时具有良好的使用性和优良的环境协调性，或者是能够改善环境的材料。对资源和能源消耗最小，生态影响最小，再生循环利用率最高，具有优异的使用性能。主要包括环境相容材料（如纯天然材料、仿生物材料）、环境可降解材料和环境工程材料（如环境净化材料、环境替代材料）等。

环境承载力（environmental carrying capacity） 其他名称：环境承受力。在维持环境系统结构和功能不变的前提下，环境系统所能承受人类作用的规模、强度和速度的限值。是环境具有自我调节能力有限性的量度。

环境雌激素（environmental estrogen） 进入机体后，能激活或抑制人和生物机体内分泌系统的功能，产生雌性化效应的化学物质。主要是多氯联苯类、二噁英类、有机氯农药类、双酚类、邻苯二甲酸酯类，可引起生殖和发育紊乱，生殖器官畸变、性别和性行为改变等。

环境地理学（environmental geography） 环境地学的一个分支。研究人类与地理环境相互作用及其影响。主要包括研究地理环境结构、功能和演化及其对人类生存发展的作用；探讨人类活动及产生的环境问题对地理环境整体和各要素的影响，以及地理环境及其各要素的质量评价和地理环境优化规划及区划等。

环境地球化学（environmental geochemistry） 环境地学的一个分支。研究环境中人为和天然释放的化学物质的迁移转化及其环境质量和人体健康的关系。主要包括研究人类环境各个系统的地球化学性质，以及污染物质在环境中的迁移转化规律；探讨环境化学组成、性质及其变化，以及对人体及生物体的影响等。

环境地学（environmental geoscience） 环境科学的一个分支。研究人类与地质环境、地理环境等相互作用及其影响。主要包括研究地质环境和地理环境等的组成及性质、结构和演化；进行环境质量调查、评价和预测；探讨人类活动与地质环境、地理环境的相互作用机制和规律，以及进行优化调控和利用的途径等。发展较成熟的下一层分支有环境地质学、环境地理学、环境土壤学、环境海洋学、环境水文学、环境地球化学、环境气候学、污染气象学等分支。

环境地质学（environmental geology） 环境地学的一个分支。研究人类与地质环境相互作用及其影响的学科。主要包括研

究地壳化学元素分布及对人类和生态系统的影响；预测和防治地质因素造成的环境危害；探讨人类活动排放的化学污染物在地质环境中的变化和运动规律；预测大型工程和资源开发活动所产生的环境影响，以及防治城市建设发展所产生的地下水污染、地面沉降等。

环境电磁学（environmental electromagnetism） 环境物理学的一个分支。研究电磁辐射环境及其与人类的相互作用。内容包括研究电磁辐射环境的特性及其变化规律；高强度电磁辐射产生的物理、化学、生物效应和对人体的作用与危害，电磁污染的来源及其防护、防治技术和管理措施等。

环境毒理学（environmental toxicology） 环境医学的一个分支。研究环境污染物对人体健康的影响及其机制。主要包括研究环境污染物及其环境中降解、转化产物在人体内的吸收、分布、排泄等生物转化代谢转化过程，以及对人体毒作用的发生、发展、消除的条件和作用机制；探讨环境污染对人体健康损害的早期观察指标，以及有毒环境污染物对机体的毒作用和剂量-反应关系等。

环境防制（environmental control） 改变害虫的生存条件以达到防制效果。包括：①改造环境：对水体或植被进行改造，消除或减少害虫的栖息场所和滋生地。②环境治理：造成暂时不利于害虫滋生条件的定期处理，如间歇灌溉、植被处理等。③改善人居住条件和习惯，以减少人与害虫接触的机会，免受其害，如使用纱窗纱门和蚊帐、改善房屋建筑等。

环境分析化学（environmental analytical chemistry） 环境化学的一个分支。研究环境中污染物的种类、组分、状态、性质、含量及其分析测定原理和方法。内容包括对大气、水体、土壤、底泥（水底沉积物）、矿物、废弃物，以及动物、植物、微生物、人体组织和食物等进行化学分析。提示环境质量变化的性质和原因等。

环境风险（environmental risk） 人类活动或自然过程或二者共同作用可能造成的环境潜在损害。环境风险有渐进型的（臭氧层损耗、全球变暖等），有突发型的（如有毒烟云、有毒水团）。环境风险事件发生具有不确定性，通常采用事故发生概率描述。

环境风险评价（environmental risk assessment） 广义上指对人类活动引起的或面临的环境潜在损害以及各种自然灾害引起的风险进行评价。狭义上指对有毒化学物质危害人体健康的程度进行的评价。评价目的是提出降低环境风险的方案和对策，强化环境管理。

环境感染（enviromental infection） 通过污染医护用品或诊疗设备以及外环境（如通过微生物气溶胶）获得感染。

环境工程学（environmental engineering） 环境科学的一个分支。应用环境科学和有关工程技术学科的基本原理和方法，研究合理利用和保护自然资源、防治环境污染、修复生态环境、改善环境质量。主要包括：大气污染防治工程、水污染防治工程、固体废弃物的处理和利用，以及噪声、光、热、电磁辐射、放射性等污染的控制工程。此外，研究环境污染综合防治、无污染能源开发、清洁生产工艺和设备，以及从区域环境的整体上寻求社会经济与环境协调发展的最佳方案和途径。

环境功能（environmental function） 环境对人类及其他生物的生存发展所具有的作用和价值。如森林生态系统构成的环境单元，其绿色植物通过光合作用，吸收二氧化碳和释放氧气，具有净化环境和实现大气中氧含量平衡等功能。

环境功能区划（environmental function division） 根据不同区域社会经济发展的需求，以及环境特征和使用功能的差异所做的环境单元划分。通常指环境保护部门为了实施环境分类管理和分期实现环境目标，按环境区域保护的重点和环境质量要求，确定区域环境单元的主导功能所进行的划分。按环境特性不同可分为水环境功能区划、大气环境功能区划和声学环境功能区划。

环境光学（environmental optics） 环境物理学的一个分支。研究光环境及其与人类的相互作用。主要包括：研究天然光环境特性及其变化规律；研究光环境控制方法和人工光环境的构成及合理利用；探讨光对人的生理和心理影响及评价方法；揭示光污染危害及防治方法和途径。

环境海洋学（environmental oceanography） 环境地学的一个分支。研究人类与海洋环境的相互作用及其影响。主要包括研究海洋对全球环境变化的调控作用和机制；探讨人类活动与海洋环境的相互影响和规律；研究污染物进入海洋的途径及其迁移转化过程和海洋自净作用；揭示海洋环境变化对人类及生态系统的影响和效应，以及海洋环境保护的理论和措施等。

环境化学（environmental chemistry） 环境科学的一个分支。研究化学物质在环境中发生的化学现象及其迁移转化规律，探讨化学污染物对环境的影响及生态效应，以及化学污染物回收利用和进行无害化处理的技术途径。按研究对象不同，可分为大气污染化学、水污染化学、土壤污染化学、污染生态化学；按研究内容不同，可分为环境污染化学、环境分析化学和环境污染控制化学等。

环境回顾评价（assessment of the previous environment） 对区域环境内人类活动曾经造成的环境质量变化进行的评价。是研究环境和污染物变化规律，以及进行环境治理和管理效果的事后评价。

环境激素（environmental hormone） 旧称环境荷尔蒙。指存在于自然环境中，使人类和生物机体内分泌功能发生变化，对个体及其后代产生有害影响的外因性化学物质。一些环境激素不合理地用于农业生产和日常生活中，会引起人体生殖系统、免疫系统、神经系统等出现异常，对生存和健康造成不良影响和危害。以环境雌激素多见。

环境监测（environmental monitoring） 对环境质量状况进行监视性测定的活动。通常指用化学、物理、生物的方法测定污染因子的强度或浓度，观测和研究污染因子的变化趋势和规律及其环境影响的过程。按监测对象不同，可分为大气监测、水质监测、土壤监测、生物监测等；按污染物性质不同，可分为化学性污染监测、物理性污染（噪声、热、电磁辐射）监测、生物性污染监测和放射性污染监测等；按监测目的不同，可分为研究性监测、监视性监测、事故性监测和仲裁性监测等。

环境碱化（environmental alkalization） 碱性物质进入环境，致使自然环境系统的碱度升高或酸度降低的作用或过程。主要是人类活动排放的可溶性盐类、碱类物质在环境中积累，或受到海水入侵影响，或利用含碱性物质的废水灌溉等，造成水体、土壤碱化。环境碱化对自然环境和生态系统结构及功能造成严重危害，如引起土壤盐碱化等。

环境结构（environmental structure） 环境要素的配置关系。是反映环境各个独立组分在数量上的配比、空间位置上的配置及其相互关系，以及描述其有序性和基本格局的宏观概念。环境结构的不同和变化，直接制约着环境的特征和功能。

环境科学（environmental sciences） 运用物理学、化学、生物学、地质学、气象学、气候学、地理学、水文学、生态学、医学、工程学以及社会科学研究自然界和人类活动引起的环境质量变化及保护和改善环境的科学。其范畴包括环境科学基础理论、环境质量评价、环境污染及其对人体健康和动植物的影响、"三废"利用和防治技术、环境监测方法和技术等方面。

环境疗法（environmental therapy） 根据人与自然环境的辩证关系，预防、治疗疾病，健身强体的方法。如空气离子疗法、日光浴疗法、矿泉和温泉疗法、森林浴疗法等。

环境流行病学（environmental epidemiology） 环境医学的一个分支。研究环境中自然因素和环境污染因素危害人群健康的流行规律。主要包括研究有害因素在环境中的分布变化规律和人群暴露水平和暴露条件；暴露人群健康状况的构成及在时间、地区和人群中的分布规律，以及环境有害因素与人群健康状况的相关关系和因果关系等。

环境难民（environmental refugees） 因原住地自然环境异常而迁徙他乡谋生的人群。区域或局部地区的水源、土壤和生态等自然环境恶化，或人类释放的有害物质（如放射性废物）造成环境污染等，都是形成环境难民的重要原因。

环境气候学（environmental climatology）　环境地学的一个分支。研究人类活动与气候及其变化之间的相互作用和相互影响。主要包括研究大气运动引起的污染物扩散、迁移、转化等过程及对天气和气候的影响；揭示气候和气象同环境各要素的相互作用的机制及大气污染与气象条件的关系；研究污染物引起的局地、区域乃至全球气候异常现象和规律，以及进行气候资源评价等。

环境区划（environmental regionalization, environmental zoning, environmental division）　根据区域自然和社会环境组成、结构、功能及其空间分异规律所做的环境单元划分。其目的是为合理开发和保护区域环境，制定区域环境规划和可持续发展战略等提供科学依据。

环境热学（environmental heat）　环境物理学的一个分支。研究热环境及其与人类的相互作用。主要包括研究自然环境、城市环境和建筑环境的热特性；探讨人类活动对环境热平衡的影响和产生的环境效应，研究热污染对人体的影响及危害；揭示热污染防治和创造人类舒适热环境的途径及方法。

环境容量（environmental capacity）　其他名称：环境负荷量、环境承载容量。在人类生存和生态系统不受损害的前提下，某一区域或某一环境要素对某种污染物的最大容纳量。有人认为是生物圈或某一区域环境对人口增长和经济发展的承载能力，包括可供开发利用自然资源的数量和环境消纳废弃物的最大负荷量。也有人认为是在污染物量不超过环境标准或基准前提下，某一区域环境所能允许的污染物最大排放量。环境容量的确定可为环境质量控制及污染物排放提供参考依据。

环境设计（environmental design）　环境科学中指对构筑物、道路、绿地及工厂等布局，根据环境特征和社会经济发展规划提出的总体实施方案。建筑学多指对建筑物的内容、外形、布局与其周围环境状态相协调或者增强其环境气氛所进行的设计。

环境生产（environmental reproduction）　自然生态系统通过再生产提供产品与服务的过程。包括为人类生产和生活提供所需资源、消纳废弃物，以及提供舒适和审美上的服务等。环境生产是在自然力的作用下进行的，外加人力作用可影响其生产功能。

环境生态学（environmental ecology）　环境科学的一个分支。研究人类活动与生态系统的相互作用及其影响。主要包括：研究在人类干扰的条件下生态系统内在的变化机制和规律；探讨受损生态系统恢复、重建和保护的对策，以及揭示人类对生态系统的影响及解决环境问题的生态途径等。下一个分支有污染生态学、保护生态学、放射生态学、生态毒理学等。

环境生物学（environmental biology）　环境科学的一个分支。研究生物与受人类干扰的环境之间的相互作用及其影响。主要包括：研究环境污染引起的生物效应和生态效应及其机制；探讨生物及生态系统对污染净化的功能及其利用；揭示环境生物监测、评价的原理和方法，以及生物资源的合理开发利用和保护的理论和技术。研究较多的有污水生物学和环境微生物学等。因研究对象是受人类干扰的生态系统，所以有人认为环境生物学即环境生态学。

环境声学（environmental acoustics）　环境物理学的一个分支。研究声学环境及其与人类的相互作用。主要包括：研究声音（主要是噪声）的产生、传播、接受及其对人体产生的生理、心理效应；探讨人类生活和工作适宜的声学环境及改善、控制声环境质量的技术和管理措施等。

环境水文学（environmental hydrology）　环境地学的一个分支。研究人类活动与自然界各种水体的相互作用及其影响。主要研究水中化学物质来源、组成、浓度、状态、转化及归宿，以及水中各种物质的沉淀、扩散、迁移的过程和规律；探讨水体的水质、水量变化规律以及评价的原理和方法；揭示水体污染对人类和水生生态系统的影响及危害，以及防治

水体污染的水文条件等。

环境酸化（environmental acidification）　酸性物质进入环境，致使自然环境系统的酸度升高或碱度降低的作用或过程。主要是人类活动排放的硫氧化物、氮氧化物沉降到地表，造成土壤和水体酸化。环境酸化对自然环境结构和功能造成严重危害，如降低土壤肥力，使生态系统失调等。

环境土壤学（environmental soil science）　环境地学的一个分支。研究人类与土壤环境的相互作用及其影响。主要包括研究土壤环境特性及其功能，探讨土壤-植物系统污染与净化的作用过程和机制；研究土壤环境中污染物的运动规律，以及确定土壤背景值、土壤环境容量等；对土壤环境质量进行综合评价和预测，以揭示改善土壤环境质量和防治土壤退化的理论、方法和途径等。

环境退化（environmental degradation）　由自然或人为原因引起的环境结构异常改变和环境质量下降，导致环境变得不利于人类生活和社会经济发展的过程及结果。

环境危机（environmental crisis）　生态环境的严重污染和破坏，日益加剧的人口压力和资源能源面临枯竭等对人类生存与发展所造成的威胁和风险。

环境微生物学（environmental microbiology）　环境生物学的一个分支。研究人类生存环境与微生物的相互关系和作用规律，主要包括：研究环境中微生物种群结构和功能，以及对环境物质转化的作用和机制；探讨环境污染对微生物种群的影响，以及微生物活动及其种群变化对人类和环境的影响；研究微生物净化功能的应用，以及进行环境监测的理论和方法等。

环境卫生标准（environmental health standard, environmental hygiene standard）　为保护居民生活条件与健康，国家规定的环境中有害物最高限量及相应保护措施和要求的法规。它是环境卫生监督、评价和管理的法定依据，是保护环境和人民健康的重要手段。其制定依据是剂量-效应关系，常用最高容许浓度来表示。环境卫生标准不同于环境质量标准，前者主要从保证人群健康角度出发，由卫生部门制定和解释，后者从保护环境的目的出发，由环境保护部门负责制定。

环境卫生监测（environmental hygienic monitoring）　运用化学、物理学、生物学、医学等方法对环境因素（大气、水、土壤）及其中某些有害因素的质和量进行检测。对人体健康的近期及远期影响进行调查研究，为制定和修订卫生标准，开展预防性卫生监督及评价环境治理效果提供依据。

环境卫星（environmental satellite）　装有遥感仪器对地球环境和资源进行监测及探测的人造卫星。其运行轨道主要有近极地太阳同步圆形轨道和地球同步圆形轨道，以实现较大范围的监测和探测。

环境污染（environmental pollution）　有害物质和因子进入环境，并在环境中扩散、迁移和转化，使环境系统结构和功能发生变化，对人类或生物的正常生存和发展产生不良影响的现象。是人类活动或自然活动两者共同作用的结果，通常指人类活动引起的环境质量下降现象。按环境要素不同，可分为大气污染、水体污染、土壤污染等；按污染范围不同，可分为局部性污染、区域性污染、全球性污染等；按污染性质不同，可分为化学性污染、物理性污染、生物性污染等。

环境污染的直接危害（direct harms of environmental pollution）　环境中的污染物直接作用于生物体并使其受害。如接触有机磷、汞等农药可使人、畜发生急性中毒甚至死亡；高浓度的二氧化硫可直接引起作物枯黄等。

环境污染弹性系数（environmental pollution elasticity index）　环境污染程度增长速度与工业生产增长速度的比值。反映环境污染随着工业生产增长的变化趋势，是研究经济发展与环境保护关系的一个重要指标。

环境污染指示生物（biological indicators of environmental pollution）　对某种污染物特别敏感并能发出污染"信号"的生物。包括大气、水和土壤中的植物、动物及微生物。水体（河流、湖泊和海洋）污染常用浮游生物和鱼类作指示生物；

陆上环境（大气和土壤）污染则主要用植物（林木、作物、花草、苔藓类）作指示生物。利用指示生物对环境污染进行监测叫做生物监测。

环境物理学（environmental physics） 环境科学的一个分支。研究物质能量交换和变化与人类的相互作用。主要包括：研究声、光、热、加速度、振动、电磁场和射线等环境特性及其评价；探讨物理性污染和异常对人类产生的各种物理效应和生理效应；研究消除物理性污染的技术途径和控制措施。可分为环境声学、环境光学、环境热学、环境电磁学、环境空气动力学等。

环境系统（environmental system） 地球表面各种环境因素及其相互关系的总体。是围绕人群的生物和非生物因素所构成的动态平衡系统，具有一定的自我调节能力，以维持其相对稳定和处于相对平衡状态。

环境现状评价（assessment for present environment） 对区域环境内人类活动造成的环境质量变化进行的评定。是以国家颁布的环境质量标准或环境背景值为依据，着眼于当前环境状况进行的评价。

环境效应（environmental effect） 自然过程或人类活动造成环境系统结构和功能的变化。按成因不同，可分为自然环境效应和人为环境效应；按性质不同，可分为环境生物效应（如生态失调）、环境化学效应（如环境酸或碱化）和环境物理效应（如热岛效应）等。

环境信息（environmental information） 反映环境状况及其变化的情报、数据、指令和信号。包括人类活动对环境产生影响和后果的反馈性识别信息。

环境演化（environmental evolution） 地球环境的大气圈、水圈、土壤-岩石圈、生物圈在地质史上相继发生、发展、形成和变化的过程。按其结构、功能的演化特征不同，可分为物理演化、化学演化和生态演化渐次叠加的三个阶段。通常认为地球形成于 46 亿年前，其原始状态主要是一系列高能量物理变化过程，而后逐渐出现化学演化以至形成还原性大气圈和水圈；约 34 亿年前地球上出现单细胞生命，预示着生态演化阶段的到来，并逐渐进化为各种生物，构成了生物圈。地球演化史上，人类的出现使环境变化发生了重大飞跃。现今地球环境是自然环境要素与人类物质生产和文明发展共同演化的综合体。

环境遥感（environmental remote sensing） 利用光学、电子学遥感仪器从高空或远距离处接收被测物体反射或辐射的电磁波信息，加工处理成为能识别的图像或计算机用的记录信息，以揭示环境（如大气、陆地、海洋等）的形态、种类、性质及其变化等的过程。

环境药理学（environmental pharmacology） 专门研究主要以空气、水和土壤等为主的生活环境中存在的异生物（xeno-biotics）或其进入机体后的药理及毒性的一门科学。如工业废水、废气，农用化学肥料、杀虫剂、除草剂，医用化学药品等污染环境，造成致癌、致突变和不可逆性机体实质性损害，对人类健康构成严重威胁。其基本任务为保护环境、防止污染、维持生态平衡、保障人类健康并对异生物的产生、含量、药效学、药动学、毒性以及防治措施、管理标准的制定等提供理论依据。

环境要素（environmental element，environmental factor） 其他名称：环境基质、环境因子。构成人类环境整体的各个独立的、性质不同的，而服从整体演化规律的基本物质组分。通常指水、大气、生物、土壤、岩石和阳光。它们之间通过物质交换和能量传递相互联系，组成环境结构和环境系统的基本单元。

环境医学（environmental medicine） 环境科学的一个分支。研究环境与人群健康的关系，特别是环境污染对人群健康的影响及其预防。主要包括研究环境污染物在人体内的作用过程和机制，查出其致病因素和条件；阐明有关环境的疾病发生、发展和控制的规律，以及污染物对人体的毒性及其致畸、致突变和致癌作用的控制措施；研究环境质量的医学评价理论和方法，以及为防治公害和制定环境卫生标准提供依

据等。可分为环境流行病学、环境毒理学、环境医学监测等分支。

环境医学监测（environmental medicine monitoring） 用医学方法了解环境污染对人类健康的影响，观察人群健康水平和人体对环境污染物的生物学效应的过程。常用的方法有临床医学检查、流行病学调查和毒理学实验。

环境因素（environmental factor） 构成环境的各基本因子。一般分为：生物因素（即动物、植物、微生物）；化学因素（即空气、土壤、水、食物中的各种化学物质）；物理因素（即天气、光辐射、噪声、振动等）；社会因素（即社会环境、家庭环境、劳动环境、教养条件、精神物质文明等），这些因素相互联系、相互依赖、相互制约，形成统一的整体，不断发展变化。在不同经济发展阶段，起突出作用的因子有所不同。

环境影响评价（environmental impact assessment） 对开发建设活动和重要决策可能对环境产生的物理性、化学性和生物性作用，以及造成的环境变化和对人群健康及福利产生的影响进行的预测和评估，并从经济、技术、管理、社会等方面提出相应的对策和措施。是强化环境管理的一项重要制度。

环境应急（environmental emergency response） 针对可能发生或已发生的突发环境事件需要立即采某些超出正常工作程序的行动，以避免事件发生或减轻事件后果的状态，也称为紧急状态，同时也泛指立即采取超出正常工作程序的行动。

环境友好产品（environmentally friendly product） 同时具有良好的使用性能和优良的环境协调性，或者是能够改善环境的产品。产品符合质量要求，符合环境标准，其生产、使用和处置过程中有利于节约资源和能源，有利于保护生态环境。

环境预测（environmental forecasting） 对人类社会经济活动可能产生的环境影响和环境质量变化情况进行的推测。是在环境状况调查研究的基础上，运用未来学的理论和方法，对环境发展趋势做出的判断或量值推算。其可信度往往同预测方法和所建立的数学模型、掌握的信息量及其可靠性、预测对象的复杂程度和研究状况等因素有关。

环境灾害（environmental disaster，environmental hazards） 自然环境系统结构及功能遭到破坏，以致丧失其服务于人类的功能，甚至对人类生命财产造成严重威胁和损害的现象。主要指人类过度开发自然资源和大量排放废弃物，超过自然环境的承载能力所造成的灾害。

环境制图（environmental mapping） 根据环境调查和监测分析结果编制的专题地图。主要有环境质量图及环境保护图、自然资源及其保护和更新图、环境疾病图等，是环境科学研究的一种基本工具和手段。

环境质量（environmental quality） 通常指环境状态品质的优劣程度。是环境本质属性的表示。按环境要素不同，可分为水环境质量、大气环境质量、土壤环境质量、生物环境质量等。依据"熵"理论，环境质量是环境状态变化的难易程度的表示。

环境质量评价（environmental quality assessment） 对一定区域范围内的环境质量做出的评定和估价。按环境要素不同，可分为大气环境质量评价、水环境质量评价、土壤环境质量评价等；按时间因素不同，可分为环境现状评价、环境影响评价和环境回顾评价；按区域特征不同，可分为城市、水域、海洋等环境质量评价。环境质量评价是根据环境调查和监测资料，按照一定的评价标准、方法和原则做出的，是进行环境规划和管理的重要依据。

环境质量预断评价（evaluation of environment quality predica-tion） 对大规模开发或新建工业、企业可能造成的环境影响进行事前评价。分 3 个阶段：现象分析、评价分析及政策分析。现象分析要求了解生产规模、工艺流程、排放污染物质、将采用的环境保护措施、目前环境质量状况及对污染物质的容纳量等；评价分析建立各种环境质量预断的数学模型，用于推测环境污染的趋势和影响；政策分析根据上述数

学模型计算的环境质量指数或环境影响程度，参照环境管理法规，提出意见，为合理的设计方案提供依据。

环境质量指数（environment quality index） 用于定量和客观地评价环境质量的数量指标。即以环境卫生标准或环境质量标准等为依据，将大量原始数据通过拟定的数学计算式换算得出无量纲的相对数。它可分为环境质量指数（如大气质量指数、水质指数等）和包括几个环境因素的总环境质量指数两类，具有综合概括、简明扼要的特点，适用于一个环境因素或总环境质量的综合评价。

环境质量综合评价（environmental quality comprehensive evaluation） 在各种环境单要素评价的基础上，对某一区域环境质量进行的总体评价。包括对区域环境质量状态和可能发生的变化进行的预测，以及对其与社会经济发展的协调性进行的评价。

环境自净（environmental self-purification） 环境中的污染物浓度或总量随时间变化而逐渐降低的现象。是环境通过物理、化学和生物作用所具有的自我调节功能。进入环境的污染物超出环境自净能力就会形成环境污染和危害。

环磷酸腺苷（cyclic adenosine monophosphate，cAMP） 其他名称：环腺嘌呤核苷酸，3′，5′-环腺苷酸。在腺苷酸环化酶作用下细胞内的腺苷三磷酸脱掉焦磷酸后生成的物质。具有激活细胞内蛋白激酶的特性，从而激活细胞内的一系列酶，使细胞发生特有的反应，如肌细胞收缩、腺细胞分泌及神经细胞的电变化等，被称作第二信使。

环磷酸腺苷依赖性蛋白激酶（cAMP dependent protein kinase） 一种受环磷酸腺苷（cAMP）调节的蛋白激酶。其结构中包括调节亚基和催化亚基。当两种亚基结合时，此酶呈抑制状态；cAMP与调节亚基的结合则可使酶发生变构调节而被激活。此酶激活后，可催化细胞内许多酶类和功能蛋白质发生磷酸化反应，继之引起细胞内一系列生理-生化过程的改变，从而起到调节作用。

环磷酰胺（cyclophosphamide） 其他名称：安道生、癌得散、癌得星。烷化剂及细胞周期非特异性抗肿瘤药。用于各种自身免疫性疾病、急性白血病、慢性淋巴细胞白血病、恶性淋巴瘤、多发性骨髓瘤、神经母细胞瘤、头颈部肿瘤、卵巢癌、肺癌、乳腺癌等。对类风湿性关节炎、肾病综合征等有效。

环路占有起搏（pre-emptive pacing） 心动过速预防性起搏的一种。在房性期前收缩后适时起搏心房，或在室性期前收缩后适时起搏心室，以战胜和延长环路某部位的不应期，避免心动过速的发生。

环氯素（cyclochlorotin） 其他名称：含氯肽。白色针状结晶。有肝毒性，用于实验动物可出现肝炎、肝硬化及肝癌。

环卵沉淀试验（circumoval precipitin test，COP） 诊断血吸虫病的一种免疫血清学试验。先用熔化的石蜡在载玻片上画2条相距约2cm的蜡线，在其间滴上受检者血清2滴，用针尖挑取血吸虫干卵约100～150个或用滴管将鲜卵混悬液1小滴（含卵约100个）加入血清中混匀。盖上盖玻片，四周用石蜡密封，置37℃温箱内48h后镜检。当虫卵外周出现泡状、指状或带状沉淀物并有明显折光，边缘较整齐者为阳性反应。

环轮宁（cycleanine，dimethobromide） 其他名称：溴化二甲基轮环藤宁。为神经节阻断药。具有明显降压作用，同时伴有心率减慢；此外，还有非去极化型肌松作用，其强度为右旋筒箭毒碱的1/4，这也有利于降压效应。适用于手术麻醉期间控制血压，静注时可引起呼吸抑制，新斯的明可加速呼吸抑制的恢复。

环鸟嘌呤核苷酸（cyclic guanosine monophosphate，cGMP） 其他名称：3′，5′-环鸟苷酸。分子式 $C_{10}H_{12}N_5O_7P$，分子量 345.21。它分布于包括细菌在内的几乎所有动植物组织中。在鸟苷酸环化酶作用下由GTP生成，在特异性磷酸二酯酶作用下可分解为5′-GMP。为细胞内第二信使。

环杓关节（crico-arytenoid joint） 由环状软骨底关节面和环状软骨板上缘外侧部的杓关节面构成的一对滑膜关节。杓关节软骨可在此关节上沿垂直轴旋转，也可向左右滑行，缩小或开大声门裂。

环杓肌（cricoarytenoid muscle） 连结于环状软骨和杓状软骨之间的喉肌群，由环杓后肌和环杓侧肌组成。环杓后肌起自环状软骨后面，纤维行向外上，止于杓状软骨肌突。收缩时使声门裂开大，是唯一的一对开大声门裂的肌。环杓侧肌起自环状软骨弓侧面和上缘，纤维贴于弹性圆锥外面斜向后上，止于杓状软骨肌突，肌收缩时使声门裂变窄。

环丝氨酸（cycloserine） 二线抗结核药。常用制剂为胶囊剂。抗菌谱较广，对结核分枝杆菌、多种革兰氏阳性和阴性菌都有作用，抗菌作用比异烟肼、链霉素弱，不易产生耐药性，用于其他药物治疗无效的结核病病人。禁用于有癫痫病史和精神病史的病人。

环跳（huantiao，GB 30） 中医经穴名。属足少阳胆经。位于股骨大转子最高点与骶骨裂孔连线的外1/3与内2/3交界处。主治腰腿痛、下肢瘫痪及髋关节疾患。直刺2～3寸，艾炷灸5～10壮，或艾条灸10～20min。

环脱落（intrauterine device exfoliation，IUD exfoliation） 宫内节育器并发症。节育器自然地从宫腔脱出至阴道或阴道以外，失去避孕作用。其原因有：环没放到宫底部、节育器大小不适宜、宫口松弛等。多数在月经期脱环。

环握法（holding examination） 中医伤科有关关节损伤的触诊检查法。医者一手环握关节的半周，另一手使患肢作缓和的被动活动，以握关节之手的手下感觉来判断伤情，如脱臼方位、骨折碎裂及整复后的情况等。多用于肩、膝、肘、髋等关节。

环戊噻嗪（cyclopenthiazide，navidrex） 其他名称：环戊氯噻嗪、环戊甲噻嗪。利尿降压药。白色结晶，不溶于水。为氯噻嗪类中作用强、维持时间长的利尿药。有显著的排钠作用，对钾离子的排出不明显。治疗各种类型水肿，与其他降压药配合，可治疗不同类型的高血压。

环腺嘌呤核苷酸（cyclic adenosine monophosphate，cAMP） 见环磷酸腺苷。

环行运动（circus movement） 其他名称：环行折返、循环激动。在心脏内兴奋沿环行通道循环不已。其形成必须具备如下条件：①局部单向传导阻滞；②心肌传导能力降低；③心肌不应期缩短。

环性心境（cyclothymia） 反复出现情绪高涨和低落的波动。情绪高涨时表现为精力充沛、工作效率高（创作力旺盛）、社交活跃，而喜悦情绪并不十分突出。常在青年期出现，可持续终身。有些人数年后可出现躁狂抑郁症。一般不需治疗。

环咽肌失弛缓症（achalasia of cricopharyngeus muscle） 其他名称：环咽肌痉挛。食物到达食管入口前，环咽肌开放不完全或完全不开放。此病少见，病因不清。临床表现为高位进行性吞咽困难，食物常误入鼻腔或气管内，病人明显消瘦，发病可为急性或慢性。经内科及神经科治疗，可逐渐恢复，有的经食管镜扩张后可逐渐进食，顽固者，可作环咽肌切开术。

环氧合酶（cyclooxygenase） 其他名称：环加氧酶。将分子氧掺入底物形成环状过氧化物的酶。如花生四烯酸合成前列腺素时需要环氧合酶参与。其分子量为70 000。

环氧氯丙烷（epichlorohydrin，r-chloropropyleneoxide） 其他名称：r-氧化氯乙烯。无色液体，有氯仿样气味，沸点116.1℃。通过呼吸道进入人体，或可经皮肤吸收。高浓度蒸气对眼和呼吸道黏膜有强烈刺激作用，重者引起黏膜坏死脱落性气管炎和支气管周围炎，并发生急性肾脏损害。其液体可引起眼黏膜和皮肤灼伤。慢性作用，除上呼吸道慢性病变和慢性肾脏损害外，还可有多发性神经炎。预防：改革工艺，加强密闭，通风，防止皮肤污染。车间空气中最高容许浓度为 $1mg/m^3$。

环氧乙烷（ethylene oxide，1，2-epoxyethane） 其他名称：氧化乙烯。用于制备二元醇及聚醚、丙烯腈等，也可用作熏蒸杀虫剂、消毒剂。无色气体，低温（4℃以下）时为液体，沸点10.4℃。经呼吸道和皮肤吸收，有刺激作用和麻醉作用。高浓度蒸气引起明显的眼和呼吸道黏膜刺激症状，并有恶心、呕吐、剧烈头痛、眩晕、四肢震颤。重者意识模糊以致昏迷。其液体可引起皮肤局部红肿、水疱和严重的结膜刺激和角膜损伤。慢性作用可引起神经衰弱综合征及自主神经功能紊乱。预防：加强密闭，防止皮肤污染。车间空气中最高容许浓度为 5mg/m³。

环氧乙烷熏蒸消毒法（epoxyethane fumigation）　一种常温消毒剂。用于粮食、蛋类、食用糖、调味品、塑料容器、动物饲料等的杀虫和灭菌。消毒原理为环氧乙烷与细菌蛋白（酶）分子的羧基、氨基及巯基中的氢原子结合成羟乙基，破坏酶的功能。熏蒸粮库可杀灭90%的真菌，保持4个月不霉变，残留量第5日完全消失。蒸气对眼及上呼吸道黏膜有刺激作用，大量吸入可中毒，操作时应注意个人防护。

环扎术（cerclage）　是视网膜脱离手术的一种。目的在于减少眼内容积，消除或减少玻璃体的牵引。主要适用于有广泛的玻璃体牵引、漏斗形视网膜脱离。因眼部条件差，故预后也不佳。手术主要是冷冻或电凝封闭破孔，放出视网膜下积液。将环扎物置于赤道部巩膜表面，4条直肌与巩膜板层褥式缝线之下，拉紧环扎物两端，重叠处缝合结扎。

环扎综合征（encircling procedure syndrome）　孔源性视网膜脱离治疗采用巩膜环扎术，由于环扎位置不当、结扎过紧及眼部组织对填形材料的排斥反应等诸多因素，在术中尤其术后引起的一系列并发症。常见的有视力突然丧失、眼球前段缺血，眼痛、偏头痛，眼组织红肿、巩膜坏死等。

环征（ring sign）　肝脓肿增强CT扫描时脓肿周围出现的不同密度的环形带。可以是单环、双环或三环。单环表示只有脓肿壁；双环的内环为脓肿壁，外环为周围水肿带；三环的外环为水肿带，中环为脓肿壁的外层，内环为脓肿壁的内层。

环状红斑（annular erythema）　各种原因引起的真皮炎症反应性血管扩张、充血和细胞浸润在皮肤上的表现。常见有两种：①血管神经性环状红斑：皮疹多发生在躯干和四肢，损害多数呈鲜红或淡红色环状红斑，边缘较窄，无浸润，1～2日内可自行消退，无症状，不留痕迹。②风湿性环状红斑：儿童多见，是风湿病的症状之一，常伴有风湿病的其他症状，红斑好发于上腹部及四肢屈侧，为淡红色环状红斑，迅速向四周扩展，可在数小时至2～3日内消失，但可反复、成批出现。治疗：应用水杨酸制剂，注射青霉素。

环状基因图谱（circular genetic map）　一种闭环状的染色体基因图。因呈环状，所以核酸分子无3'端和5'端。如大肠埃希菌的基因图。

环状染色体（ring chromosome）　生物学术语。染色体臂断裂后经重接所致的染色体结构变化。如果染色体的两臂各发生一次断裂，两端断片丢失，中部有着丝粒部分的两断端重接，则形成有着丝粒的环状染色体。如果染色体的一个臂发生两次断裂，中间无着丝粒的断片两端重接，构成无着丝粒环。前者能进行复制，传递给后代，后者在随后的细胞分裂中丢失。

6-环状染色体综合征（6-ring syndrome）　第6号染色体形成环状而引起的畸形综合征。主要临床表现为低出生体重，伴小头、小颌、短颈畸形、中度智力障碍，脊柱畸形。确诊有赖于染色体检查。

9-环状染色体综合征（9-ring syndrome）　第9号染色体形成环状所致的畸形综合征。主要临床表现为胎儿在宫内或出生后生长迟缓，智力发育障碍，伴小头、眼球突出、鼻孔上翻、小颌等畸形。确诊主要依靠染色体检查。

14-环状染色体综合征（14-ring syndrome）　第14号染色体形成环状而致的畸形综合征。主要临床表现为智力发育和语言、运动发育均有障碍，颜面畸形，癫痫频发。确诊有赖于染色体检查。

20-环状染色体综合征（20-ring syndrome）　第20号染色体形成环状而致的畸形综合征。其主要临床表现为低度智力发育

障碍，并有行为障碍和癫痫发作。无特殊有效治疗方法，但通常不影响寿命。

环状肉芽肿（annular granuloma）　一种病因未明的慢性良性皮肤病。多见于青年与儿童，表现为皮内丘疹或结节向四周扩展，中心消退而形成单个或多个环状皮损，直径自0.5cm至几厘米不等。通常只有一个或几个，皮损坚硬如橡皮，不与皮下组织固定，好发于手背、上臂、足和小腿伸侧，可自行消退，非典型者可做病理检查以确诊。一般不需治疗。

环状软骨（cricoidcartilage）　喉部唯一完整的软骨环。位于甲状软骨下方，较甲状软骨小，但厚而且坚实，由环状软骨板和环状软骨弓构成。喉是以软骨作支架，由关节、韧带、肌肉和黏膜构成。喉的软骨主要由单个的甲状软骨、环状软骨、会厌软骨及成对的杓状软骨组成。

环状试验（ring test）　其他名称：环状沉淀反应。是沉淀反应的一种。在小口径试管内先加入已知抗血清，再小心加入待检抗原于血清层上面，使之成为分界清晰的两层，阳性者几分钟后在两层液面交界处出现白色沉淀环。常用于抗原定性试验，如鉴定病畜是否死于炭疽，法医学鉴定血迹，卫生学鉴定肉的种类等。

环状受体（annular receptor）　膜受体之一。即配体依赖性离子通道。主要受神经递质等信息物质调节。当神经递质与这类受体结合后，可使离子通道打开或关闭，从而改变膜的通透性。这类受体主要在神经冲动的快速传递中起作用。

环状胰腺（annular pancreas）　胚胎发育过程中的胰腺发育畸形，形成一环形狭长带，完全或部分绕着十二指肠降部。可压迫胆总管及十二指肠，但多无症状。如发生炎症或慢性增生，易造成胆总管或十二指肠梗阻。

寰枢关节（atlanto-axial joint）　寰椎和枢椎之间的关节。由寰椎的下关节面和齿突凹与枢椎的上关节面和齿突形成的关节。包括左、右寰枢外侧关节和寰枢正中关节。

寰枢椎骨折脱位（fracture and dislocation of atlas and axis）　颈椎屈曲型损伤时枢椎齿突基底部骨折或寰椎横韧带断裂而使寰椎向前脱位。可引起脊髓损伤。

寰枢椎脱位综合征（atlantoaxial vertebral dislocation syndrome）　齿状突发育不全或未发育，韧带松弛导致寰枢椎不稳定而继发的脊髓病变。表现为身材矮小、进行性神经肌肉萎缩，由体力下降可发展至截瘫或突然死亡。X线、CT诊断。治疗：手术。

寰枕关节（atlanto-occipital joint）　两侧枕髁与寰椎侧块的上关节凹构成的联合关节。两侧关节同时活动，可使头做俯仰和侧屈活动。

寰椎（atlas）　其他名称：第1颈椎、第一颈椎。位于脊柱最上端，与枕髁相关节。呈不规则环形，无椎体、棘突和关节突，由前弓、后弓及侧块组成。上关节凹与枕骨髁形成寰枕关节，下关节面和齿突凹与枢椎（第2颈椎）形成寰枢关节，此两关节参与头颈部运动。

缓冲碱（buffer base）　全血或血浆中对酸碱平衡起缓冲作用的全部阴离子总浓度。包括碳酸氢盐、磷酸盐、血浆蛋白和血红蛋白，正常值血浆 40～46mmol/L，全血 46～52mmol/L。

缓冲能力（buffer capacity）　其他名称：缓冲值（buffer value）。使1mol/L缓冲液改变1个pH值单位所需的质子或羧基离子的当量数。

缓冲神经（buffer nerve）　参与缓冲动脉血压变化的传入神经窦神经和主动脉神经。在维持机体血压稳定、缓冲血压大幅度变化中起重要作用，故而得名。

缓冲系统（buffer system）　能调节化学系统pH值的酸碱对。人体内重要的缓冲系统有：①碳酸-碳酸氢盐（H_2CO_3/$BHCO_3$）；②血浆蛋白与血浆蛋白钠盐（Hpr/Napr）；③磷酸盐缓冲对（KH_2PO_4/K_2HPO_4）；④血红蛋白缓冲对（HHb/KHb、$HHbO_2$/$KHbO_2$）。当血液的pH值发生变化时上述4类缓冲体系能迅速地发生反应，以缓冲血液pH值的急剧变化。

缓激肽（bradykinin）　其他名称：血管舒缓激肽。属肽类激

素。一种由 9 个氨基酸残基构成的开链多肽。即精-脯-脯-甘-苯丙-丝-脯-苯丙-精。为具有舒张血管活性的血浆激肽之一，是一种重要的炎性介质。

缓进型高血压病（chronic hypertension）　其他名称：良性高血压病。起病隐匿，发展缓慢。早期血压时高时低，随病情发展，血压可持续升高。病人有头痛、头晕、头胀、失眠等症状，久之可有心、脑、肾、眼底器质性损害及功能改变。治疗：首先是改变不良的生活方式；合理地使用降压药；保护脑、心、肾等脏器功能。

缓脉（tardy pulse; moderate pulse）　①安静状态下成人脉率每分钟低于 60 次。见于颅内压增高、窦房结传导阻滞、甲状腺功能减退的病人等。②中医脉象的一种。脉来去急缓，一息四至。若脉来和缓均匀，为正常人的脉象；若脉来弛缓松懈为缓脉，多见于湿证或脾胃虚弱。

缓慢充盈波（slow filling wave, SFW）　心尖搏动图舒张晚期由 F 点至下一心动周期 a 波间的低平波，是心房血缓慢流入心室所致。

缓慢充盈波/急速充盈波（slow filling wave to rapid filling wave）　心尖搏动图中缓慢充盈波/急速充盈波比值，用于预测冠状动脉的功能。当心肌缺血时，左心室顺应性下降，舒张不良，急速充盈期缩短，该比值≥2.8。

缓慢细蚤（Leptopsylla segnis）　蚤的一种。雄蚤抱器可动突为短圆香蕉形，末端渐尖。雌蚤第 7 腹板后缘呈截形后突。世界性分布，国内除新疆外，各省都有，但多见于南方沿海地区。可刺吸人血，引起皮炎，还可传播鼠疫等疾病。

缓慢型房颤（slow atrial fibrillation）　当心房颤动的心室率＜60 次/min 时，可称为缓慢型房颤。

缓慢型室颤（slow ventricular fibrillation）　当心室颤动波频率＜100 次/min 时。多为濒死表现，预后差。

缓释胶囊（slow-released capsule）　一类胶囊剂。先将药物制成颗粒，然后用不同释放速度的材料包衣或制成微型胶囊，按需要的比例混入，分剂量装入空胶囊中，即可达到缓释长效的作用。

缓释药物避孕（contraception by slow-released drugs）　通过皮下埋植避孕药或置缓释药物于阴道避孕环等，缓慢、匀速、持续向体内释放避孕药物以达到避孕目的。常用药为 18-甲基炔诺酮。

缓下（purgation with demulcents）　其他名称：润下。中医治法。下法之一。使用性质缓和而滋润的药物，如火麻仁、郁李仁、瓜蒌仁、蜂蜜等，用于不宜峻下的肠燥津枯的病证。如老年人肠燥便秘或习惯性便秘等。

缓则治本（treating primary in chronicity）　中医治则。与急则治标相对而言。指在病情比较缓和的情况下，必须从根本上进行治疗。对慢性病或急性病恢复期有重要的指导意义。如肺热咳嗽，基本多是肺肾阴虚，故治疗时应用一般的止咳法是治标，而滋养肺肾之阴是治其本。又如阴虚发热的疾病，阴虚是本，发热是标，治当养阴以退热，病的本解决了，标证自然随之而愈。

幻触（tactile hallucination）　其他名称：触幻觉。即皮肤黏膜幻觉。病人皮肤或黏膜有异常的感觉，如虫爬样感、针刺感和电流通过感等。见于精神分裂症和器质性精神病。

幻觉（hallucination）　在视觉、听觉、触觉等方面没有外在刺激而出现的虚幻感觉。客观现实中并不存在某事物而感知其存在。可分为真性幻觉和假性幻觉。前者指病人所感知的幻觉形象与真实的事物完全相同，幻觉位于外在空间，而且是直接通过本人的感官获得；后者指病人所感知的幻觉形象与真实事物相比，不够鲜明生动，幻觉位于病人的主观空间之内，且不通过病人的感官获得。

幻觉性妄想（hallucinatory delusion）　病人在幻觉的基础上进一步出现妄想。如听幻觉有被迫害的内容，则进一步出现迫害妄想。见于精神分裂症。

幻觉症（hallucinosis）　在无明显意识障碍情况下持续出现大量幻觉的精神病理状态，以幻听和幻视较多见。可引起妄想和相应的情绪变化。多在数周或数月内恢复。感染中毒性精神病及症状性精神病病人易患此症。

幻听（auditory hallucination）　其他名称：听幻觉。幻觉的一种。多见于精神分裂症、抑郁症、偏执性精神病、躯体疾病伴发精神障碍等。

幻味（gustatory hallucination）　其他名称：味幻觉。幻觉的一种。病人进食时尝到客观现实中不存在的某种特殊的、使他讨厌的味道。本征较少见，常同其他幻觉或妄想同时出现。多见于精神分裂症和脑器质性精神障碍的病人。

幻想（fantasy）　由人的主观产生而未经过实践的事物，超越现实客观条件的想象或创造性的设想。其中有一些是符合人类社会需要和客观发展规律的，目前虽不能实现，但将来能够实现的，称为理想；还有一些是背离社会和自然发展规律的，无论现在还是将来都不可能实现的称为空想，多见于神话、迷信和精神异常状态中。

幻嗅（olfactory hallucination）　其他名称：嗅幻觉。指病人常闻到一些令人不愉快的难闻的气味。常与其他幻觉或妄想共同出现。常见于精神分裂症和癔症等。

幻肢痛（phantom limb pain）　部分截肢病人不仅感到被截除的肢体依然存在，而且还发生剧烈难忍的阵发性疼痛。疼痛多限于幻肢某部，如足趾或足跟部等，且可在幻肢“活动”时更加剧烈。忌用吗啡止痛，成瘾后极难戒除。早装假肢有预防意义。高颈段脊髓前外侧索切断术，对适当病例可考虑采用。

幻肢综合征（phantom limb syndrome）　是指截肢术后，自觉截除肢体仍存在，并可有相应感觉的一种病征。表现为幻肢现象、幻肢痛、幻肢“受到刺激会出现相应感觉”等。治疗：镇静，残端封闭或切除神经残端。

换能器（transducer）　可把能量由一种形式转换成另一种形式的装置。如超声波换能器，可把机械能转换为电能等。

换能作用（transduction effect）　感受器将所接受的不同形式的能量刺激转变成相应的传入神经纤维上的动作电位或锋电位的一种特殊功能。例如：视网膜的感光细胞将受到的光刺激转变成视神经上的动作电位，然后由视神经传入到大脑皮质视中枢引起视觉。

换气功能（gas exchange function）　氧和二氧化碳在肺泡和肺毛细血管间进行气体交换的过程。通过测定动脉血中氧和二氧化碳分压可以了解换气情况。肺病变造成肺泡壁呼吸面积减少，气体扩散不良；或肺泡壁病变造成气体渗透肺泡壁的功能障碍时，换气功能减弱。肺泡气含氧量愈高，换气效率愈高。

换血疗法（exchange transfusion therapy）　新生儿溶血症的一种治疗方法。胎儿与母体血型不合，出生时血红蛋白＜120g/L，水肿、肝脾大、心力衰竭、血清胆红素＞342μmol/L（20mg/dl）或有早期胆红素脑病症状者都应进行此疗法。目的在于纠正贫血，防止心力衰竭，移去抗体，减轻溶血，防止胆红素脑病发生。

换药（dressing change）　一种更换伤口敷料的操作。须在无菌操作下，用消毒的器械、敷料及药物清洁伤口后，盖上敷料或加以包扎。换药可以加速伤口的愈合，在换药时，应防止交叉感染。换药次数应根据伤口的情况来决定。

换药车（pushcart of dressing change）　配有橡皮轮的一种特制推车。临床常用的有上下两层，上层可放各种药品和盛无菌换药器械的盒子，下层可放各种无菌敷料包，便于到病人床边进行换药。

唤醒（arousal）　机体总的生理性激活的不同状态或不同程度。可以在很低水平（如睡觉）到很高水平（如特别激动）这一连续性体的任何一点发生。对维持与改变大脑皮质的兴奋性，保持觉醒状态起着主要作用，为注意状态的保持与集中以及意识状态提供能量。

患病率（morbidity rate）　其他名称：疾病率。一定时期内某个人群中某病的新旧病例所占的比率。常用百分率（％）表示。无论是新病例还是旧病例，都包括在患病人数内。计算患病率一般以集体健康检查或医学检查的资料为依据。研究慢性疾病时患病率是一种常用的指标。患病率＝某人群患某种病的人数/该人群的总人数×100%。

肓俞（huang shu, KI 16）　中医经穴名。属足少阴肾经。冲脉、足少阴与冲脉交会穴。位于神阙穴（脐中）旁开 0.5 寸处。主治腹痛、呕血、泄泻、便秘、疝痛等。直刺 0.5～1 寸，艾炷灸 3～5 壮，或艾条灸 5～10min。

荒漠化（desertification）　在干旱、半干旱和部分半湿润地区，由于气候变化和人类活动因素造成土地退化的过程。荒漠化使原非沙漠地区出现类似沙漠的景观。狭义荒漠化即沙漠化。广义荒漠化包括草场退化、水土流失、土地盐渍化等自然环境退化过程。

慌张步态（festinating gait）　病态步态。某些中枢神经系统疾病表现出的特殊行走姿势。一旦起步，便急速前进，躯干前倾，步距较小，且难于立即停步，向前追赶身体失去的重心。见于帕金森病。

黄柏（amur cork-tree, Cortex Phellodendri Chinensis）　其他名称：黄蘗、蘗皮、蘗木。中医药名。芸香科植物黄蘗或黄皮树的树皮。前者习称关黄柏，后者习称川黄柏。苦、寒。归肾、膀胱、大肠经。功能泻火解毒、清热燥湿。治：湿热蕴结所致的泻痢、黄疸、白带、痹证及热淋等；疮疡肿毒；阴虚潮热、骨蒸盗汗；相火妄动之遗精早泄。浸液滴眼治目赤肿胀等。

黄斑（macula flava）　在视网膜上眼球后极略偏下方，视神经乳头外侧的黄色卵圆形斑。直径约 2mm，其中心凹陷，称中央凹，该处视网膜最薄，只有视锥细胞而无视杆细胞，是感光最敏锐的地方，也是注视物体时成像的中心点。可借检眼镜看到。

黄斑缺陷（coloboma of macula）　视网膜先天性异常之一。多伴有先天性手指和足趾端畸形。表现为黄斑组织缺损或结构不全。可发生于单眼或双眼，一般无明显自觉症状。

黄斑樱桃红点（cherry-red spot in mucula retina）　视网膜中央动脉阻塞的征象之一。用检眼镜检查眼底黄斑区发现黄斑部周围灰白水肿的视网膜衬托显出其特有的樱桃红色。常见于亚急性感染性心内膜炎、动脉硬化、高血压病、多发性大动脉炎等。

黄变米（yellowed rice）　其他名称：沤黄米、黄粒米。储藏大米含水量较高被真菌侵染霉变而呈黄色。有 15 种以上的真菌与黄变米的形成有关，主要为：①岛青霉：霉米呈黄褐色，后现白垩状溃疡性斑点，有臭味，易碎，在紫外线照射下不荧光，称冰岛黄变米。②桔青霉：霉米呈淡黄色，无病斑，可看到淡青色菌丛，在紫外线照射下发出黄色荧光，称泰国黄变米。③黄绿青霉：霉米初呈淡黄色，后形成黄斑，有特殊臭味，在紫外线照射下发黄色荧光。

黄变米中毒（yellowed rice poisoning）　食用霉变大米引起的真菌性食物中毒。菌种为青霉。临床表现为视神经麻痹、呼吸障碍、惊厥等。慢性中毒可发生溶血性贫血，并可致癌。治疗：洗胃、洗肠；服生大蒜 50g；对症治疗如给氧、镇静、脱水、保护肾脏等。

黄疸（jaundice）　①胆色素代谢障碍引起血液中胆红素浓度增高，沉积于组织中，导致巩膜、黏膜和皮肤以及其他组织和体液发生黄染的现象。血清中总胆红素超过 34.1μmol/L（或 >2mg/dl）临床上便可观察到黄疸。若血清胆红素虽已增高，但无临床黄疸出现，则称为隐性或亚临床黄疸。是多种疾病的一种症状和体征，多见于肝胆胰疾病。②其他名称：黄瘅。中医病证名。以身黄、目黄、小便黄为特征。由湿热、寒湿、瘀血、脾虚或血亏所致。分阴黄、阳黄两类，后者多见。另有急黄、瘟黄、谷疸、酒疸、黑疸、女劳疸、蓄血发黄等。

黄疸出血型钩端螺旋体病（leptospirosis icterohemorrhagic, leptospiral jaundice）　其他名称：魏尔病（Weil disease）。钩端螺旋体感染引起的急性传染病。损害小血管内皮细胞，累及肝、肾，出现黄疸，皮肤和黏膜出现出血点，内脏腔道出血，有时可致肾衰竭。病人可因肝性脑病、出血和尿毒症死亡。治疗：支持及抗菌治疗外，加强保肝治疗，输入支链氨基酸、人血白蛋白、新鲜血；重症病例加用糖皮质激素。

黄疸性肝炎（icteric hepatitis）　肝细胞损害显著的一种肝炎表现类型。临床上以发生黄疸为特点。多数缓起发病，出现畏寒、发热、全身乏力、厌食、恶心、厌油和呕吐、腹胀、便秘或腹泻等消化系症状。部分病人类似上感或血清病样表现，经 1 周左右，巩膜、皮肤出现黄疸，此后黄疸加深、发热和肝功能不良，肝大等。甲型病毒性肝炎出现黄疸多于乙型病毒性肝炎。

黄帝（huangdi, yellow emperor）　相传为中国人文始祖。发明兵器、舟车、弓箭、衣服、医药等。据记载，黄帝与臣子岐伯、伯高、少俞、桐君等医家讨论医药，而有中医经典《黄帝内经》。此外，《黄帝外经》《黄帝八十一难经》《黄帝针经》《黄帝明堂经》和《黄帝甲乙经》等，皆托名黄帝所撰。

《黄帝内经》（Inner Canon of Huangdi）　简称《内经》。现存最早的中医理论经典著作。包括《素问》和《灵枢》两部分，各 9 卷。成书年代大约在战国至秦汉，非一人一时之作，由素问、岐伯等问答的形式写成，主要阐述中医基础理论、辨证论治规律、病证等多方面内容，兼论针灸、方药和治疗。奠定了中医学的理论基础。

黄独中毒（diosbulbin poisoning）　误食或服用黄独过量引起的中毒。表现为口腔疼痛、流涎、呕吐、腹痛、瞳孔缩小、心悸等症状，严重者有昏迷、呼吸困难。治疗宜催吐、洗胃、导泻，内服蛋清或面糊，并静脉补液及对症治疗。

黄蜂螫伤（wasp sting）　被黄蜂螫伤后所致的皮肤局部及全身性反应。黄蜂又称胡蜂，雌蜂尾端有长而粗的螫针与毒腺相通，螫入时将毒液注入皮肤内。黄蜂毒液主要为组胺、5-羟色胺等。受螫部位立即红肿、疼痛，甚至出现瘀点和皮肤坏死。全身表现可有头晕、头痛、呕吐、腹泻，重者嗜睡、昏迷、溶血、急性肾衰竭和休克，过敏体质者，可迅速出现荨麻疹、过敏性休克和昏迷。治疗：局部用食醋等酸性液体洗敷。在螫伤周围外涂药物，全身症状可对症处理。

黄杆菌属（Flavobacterium）　能产生黄色色素的革兰氏阴性杆菌。菌体杆状或球杆状，无芽孢，无动力，需氧生长。菌落小而光滑，可产生柠檬色至黄色色素。该菌广泛分布于土壤、海水、淡水和人类口腔黏膜处。与人类疾病有关的主要是脑膜脓毒性黄杆菌，有条件致病引起新生儿致死性化脓性脑膜炎。治疗可用红霉素、新生霉素、万古霉素、利福平等。

黄杆菌属感染（flavobacterium infection）　黄杆菌属是以产生黄色素为主要特征的一个菌属，有 7 个菌种，其中 3 种对人类致病，即脑膜脓毒性黄杆菌、短小黄杆菌及芳香黄杆菌。该菌属广泛存在于水和土壤中，蔬菜等常被污染。在健康人的咽部和女性生殖道亦存在此菌，在一定条件下可致病。故生殖器带菌的女性可能为本菌感染的主要传染源。该菌为机会致病菌，可引起新生儿化脓性脑膜炎或手术后的菌血症。在老年体弱者可引起心内膜炎、肺炎、尿路感染和败血症等。诊断依赖细菌涂片，培养及生化反应宜获得结果。由于该菌属对多数抗生素耐药，治疗需做药敏试验。

黄骨髓（yellow bone marrow）　黄骨髓主要由脂肪组织构成，故呈黄色。其中仅含少量幼稚细胞，但仍保持造血潜能，当机体需要时可转变为红骨髓。婴幼儿时期的骨髓都是红骨髓，自 5 岁开始在长骨干中出现脂肪组织，红骨髓逐渐被黄骨髓所代替。红骨髓具有活跃的造血功能，而黄骨髓已停止造血。

黄汗（yellow sweat）　中医病证名。以汗出色黄染衣为主要表现的汗证。汗出如水壅遏营卫，或脾胃湿热郁伏熏蒸肌肤所致。症见身体浮肿、发热、汗出口渴、脉沉、汗出沾衣色深黄。治宜实卫和营、行阳益阴，可用桂枝汤加黄芪。

黄褐斑（chloasma）　其他名称：妊娠斑、肝斑。颜面局限性淡褐色色沉斑。紫外线照射、化妆品使用、妊娠、内分泌紊乱、药物、微元素失衡等可引起黄褐斑。某些慢性病（如肝炎、酒精中毒、甲亢、结核病等）病人可发生。卵巢的功能改变，雌激素、孕激素使黑素产生增多。部分由于分娩后或停用避孕药后可缓慢消退。色素斑为淡褐色或咖啡色斑，大小不等，形状不规则，对称分布于面部，尤以额、颧、颊、鼻为多。鼻及颧部色素斑常融合成蝶状。治疗：原发病，加强营养，注意休息，大量补充维生素 C。局部外用脱色剂。

H

黄夹苷（thevetoside, thevetin）　其他名称：强心灵。夹竹桃科植物黄花夹竹桃果仁中提取出的混合二级强心苷，以含黄花夹竹桃次苷 B 为主。作用与洋地黄毒苷相似，但较迅速，蓄积性小，适用于心力衰竭的抢救。

黄甲综合征（yellow nail syndrome）　以指（趾）甲生长缓慢、发黄、肥厚合并慢性淋巴水肿为特征性表现的一组病征。除上述症状外，病人还可表现为慢性咳嗽、咳痰、支气管扩张等。治疗：维生素 E 可减轻症状。

黄金分割律（golden proportion）　其他名称：黄金律。通常指《新约全书·马太福音》中的道德戒律："无论何事，你们愿意人怎样待你们，你们也要怎样待人。"西方伦理等认为它是最基本的、最重要的道德准则，故称"黄金分割律"。它的反面形式是："你们愿意人怎样待你们，你们也不要怎样待人。"

黄精（solomonseal rhizome, Rhizoma Polygonati）　中医药名。百合科植物黄精、滇黄精或囊丝黄精的根茎。甘、平。归肺、肾、脾经。功能补脾润肺、养阴生津。治：阴虚肺燥的干咳或肺痨咯血；病后虚羸、阴血不足的腰膝酸软、头晕眼花。

黄连（Chinese goldthread, Rhizoma Coptidis, golden thread）　其他名称：王连、支连、川连。中医药名。毛茛科植物黄连、三角叶黄连或云连的根茎。苦，寒。归心、肝、胃、大肠经。功能清热燥湿、泻火解毒，尤以清泻心胃之火见长。治：湿热泻痢；温热病，症见高热烦躁，甚则神昏谵语者；心火上炎的心烦不眠；心火内炽，迫血妄行的吐衄；胃热呕吐；火毒疮痈；目赤肿痛或耳内肿痛（外用）。

黄连解毒汤（huanglian jiedu tang, Rhizoma Coptidis Decoction for detoxification）　中医方剂。《外台秘要》引崔氏方。组成：黄连、黄芩、黄柏、栀子。功能泻火解毒。治三焦热盛、大热烦狂、口燥咽干、错语不眠、吐衄发斑、痈肿疔毒、舌红苔黄、脉数有力者。

黄连上清丸（huanglian shangqing wan）　中医成药名。清热泻火药。另有制剂：片。组成：黄连、栀子、连翘、蔓荆子、防风、荆芥穗、白芷、黄芩、菊花、薄荷、大黄、黄柏、桔梗、川芎、生石膏、旋覆花、甘草。功能疏风清热、通便泻火。治上焦风热、头晕脑涨、牙龈肿痛、口舌生疮、咽喉红肿、耳痛耳鸣、暴发火眼、大便干燥、小便黄赤。忌食辛辣食物；孕妇慎用；脾胃虚寒者禁用。

黄连素（berberine）　见小檗碱。

黄连羊肝丸（huanglian yanggan wan）　中医成药名。清热剂。组成：黄连、胡黄连、黄芩、黄柏、龙胆草、柴胡、青皮、木贼草、密蒙花、茺蔚子、草决明、石决明、夜明砂、鲜羊肝。功能补血、清热。治肝火旺盛、目赤肿痛、视物昏暗、羞明流泪、胬肉攀睛。孕妇慎服。

黄龙汤（huanglong tang, yellow dragon decoction）　中医方剂。《伤寒六书》方。组成：大黄、芒硝、枳实、厚朴、甘草、当归、人参、生姜、大枣、桔梗（后入）。功能扶正攻下。治里热实证而气血虚弱，症见泄泻或便秘、腹痛腹胀、硬痛拒按、神疲少气、舌焦黄而脉虚者。近代也用于老年性肠梗阻、肠麻痹等体力衰弱者。

黄绿青霉素（citreoviridin）　组成：黄绿青霉、棕鲑色青霉产生的毒素。橙黄色柱状结晶。粗制毒素加热至 270℃ 失去毒性。经紫外线照射 2h，大部分毒素被破坏。毒性作用迅速，选择性地抑制脊髓及延髓的运动神经元。急性中毒特征为进行性上行性麻痹，慢性中毒可使动物发生肝肿瘤及贫血。

黄绿青霉素中毒病（citreoviridin poisoning）　食用黄变米引起的急性中毒。主要表现为神经症状，下肢瘫痪，进行性上行性麻痹、呕吐、抽搐、共济失调、昏迷，可因呼吸麻痹致死。对症治疗。

黄酶（yellow enzyme）　以黄素核苷酸为辅基的脱氢酶类。可作为需氧脱氢酶生成 H_2O_2，也可作为不需氧脱氢酶参与呼吸链的组成，将氢递给泛醌。

黄尿酸（xanthurenic acid）　即 4,8-二羟基喹啉甲酸。色氨酸代谢产物之一。由犬尿氨酸原氧化后脱氨生成，可随尿排出。犬尿氨酸酶缺损时导致黄尿酸尿症。

黄胖（general edema with jaundice）　其他名称：黄肿、脱力黄、食劳疳黄。中医病证名。多由虫积、食积或劳役脱力所致。症见全身肌肤萎黄、面浮足肿、神疲乏力而眼目不黄。或兼见恶心呕吐，或有好食生米、泥土等异嗜癖，毛发枯黄结穗。多见于钩虫病。治宜补养气血，有虫者驱虫。

黄嘌呤核苷酸（xanthylic acid）　由黄嘌呤和磷酸核糖组成的核苷酸。是鸟嘌呤核苷酸合成的中间产物，参与鸟嘌呤核苷酸的合成。

黄嘌呤尿症（xanthinuria）　由于单一黄嘌呤氧化酶缺乏致次黄嘌呤不能氧化为黄嘌呤，黄嘌呤不能进一步氧化为尿酸而引起的嘌呤代谢障碍病。一种少见的常染色体隐性遗传病。患儿表现为肌肉、关节疼痛及黄嘌呤肾结石。确诊依赖肝和小肠黏膜黄嘌呤氧化活性测定。治疗：多饮水，限制嘌呤摄入，碱化尿液。

黄芪（astragalus mongholicus, milkvetch root, Radix Astragali）　其他名称：黄耆、绵黄耆。箭芪。中医药名。豆科植物膜荚黄芪或蒙古黄芪等的根。甘，微温。归脾、肺经。功能补中益气、固表、利水、托脓毒、生肌。治：气虚所致的倦怠乏力、短气汗出，以及中气下陷的脱肛、阴挺、内脏下垂等；气虚自汗，气虚水肿，气虚血滞的偏枯；气血不足，疮痈脓成不溃，或溃后久不收口者。

黄芪桂枝五物汤（huangqi guizhi tang, decoction of five drugs containing Radix Astragali Sea Hedysari and Ramulus Cinnamomi）　中医方剂。《金匮要略》方。组成：黄芪、桂枝、芍药、生姜、大枣。功能益气温经、和营通痹。治血痹，肌肤麻木，脉微涩小紧者。

黄芪健中丸（huangqi jianzhong wan）　中医方剂。《金匮要略》方。组成：桂枝、芍药、炙甘草、生姜、大枣、黄芪、饴糖。功能温中补气、和里缓急。治阴阳气血不足、虚劳里急、自汗短气之证；近代也用于慢性胃炎、胃及十二指肠溃疡、神经衰弱等症。忌气恼、寒凉。

黄芪注射液（huangqi zhusheye）　中医成药名。肿瘤放疗、化疗辅助用药。组成：黄芪。用于心气虚损、血脉瘀阻。主治病毒性心肌炎、心功能不全及脾虚湿困之肝炎。

黄芩（baical skullcap root, Radix Scutellariae）　其他名称：腐肠、空肠、元芩、枯芩、子芩。中医药名。唇形科植物黄芩的根。苦，寒。归肺、胆、心、大肠经。功能清热燥湿、泻火解毒、凉血、安胎。治：湿热蕴结所致的泻痢、黄疸、湿温，肺热咳嗽；治目赤肿痛、疮痈疮疡；治热毒炽盛，迫血妄行的出血证，吐血、咯血、衄血、便血、崩漏，胎动不安。

黄芩苷（baicalin）　黄芩中提取出的黄酮类化合物。淡黄色针晶。有清热解毒、抑菌消炎、降低谷丙转氨酶等作用。临床用于急、慢性传染性肝炎。是银黄片和银黄注射液的主要成分。

黄芩滑石汤（huangqin huashi tang, decoction of Radix Scutellariae and Talcum）　中医方剂。《温病条辨》方。组成：黄芩、滑石、茯苓皮、猪苓、大腹皮、白豆蔻仁、通草。功能清热利湿。治湿温邪在中焦，症见发热身痛、汗出热解、继而复热、渴不多饮或不渴、苔淡黄而滑、脉缓者。

黄曲霉（Aspergillus flavus）　菌落呈黄至黄绿色的一种霉菌。常和其他真菌杂居在土壤、有机物、粮谷（尤其是玉米及花生）中。生长的温度为 6～54℃（最适温度为 30～38℃），相对湿度 80% 以上，最适 pH 值为 5.5。产毒的最适温度为 23～32℃，相对湿度 85% 以上。因其代谢物有剧毒，人误食可出现发热、呕吐、黄疸、肝大等症状，并有致癌作用。

黄曲霉毒素（aflatoxin）　组成：黄曲霉中某些产毒菌株及寄生于曲霉的代谢产物。目前已鉴定的有 12 种，其中以黄曲霉毒素 B_1 的产量最高，毒性最大，致癌性最强。目前已发现黄曲霉毒素 B_1、B_2、G_1、G_2、M_1、M_2 等 6 种可污染食品与饲料。玉米、花生及花生油的阳性率较高。动物食用黄曲霉毒素污染的饲料后，在肝、肾、肌肉、血、奶及蛋中可测出极微量的毒素。食用被毒素严重污染的食品可引起人、畜中毒。黄曲霉毒素 B_1、B_2、G_1 及 M_1 可使鸭雏、大鼠、猴等动物致癌，对人类致癌的可能性亦大。

黄曲霉［毒］素中毒（aflatoxin poisoning）　摄入黄曲霉毒素污染的食品后，人、畜可出现急或慢性中毒。人类急性中毒症状为发热、呕吐、食欲缺乏、黄疸，重者出现腹水，部分病例有肝大及压痛。尸检发现主要病变在肝脏，有炎症、出血、坏死、肝细胞脂肪变性及胆管增生。慢性中毒时，可有纤维组织增生。治疗：护肝，对症处理。预防：玉米、花生油、花生及其制品的黄曲霉毒素 B_1 含量不得超过 $20\mu g/kg$，大米及其他食用油不得超过 $10\mu g/kg$，其他粮食、豆类、发酵食品不得超过 $5\mu g/kg$，婴儿食品不得有毒素。对粮食、花生等采取有效的防霉去毒方法。

黄染（stained yellow）　皮肤或黏膜呈现不正常的黄色。可由血中胆红素升高、胡萝卜素升高或使用某些药物（如米帕林）引起。由胆红素升高引起者称为黄疸。

黄热病（yellow fever）　由黄热病毒所致的急性传染病。流行于中南美洲和非洲，由伊蚊传播，全年发病，病后有持久免疫力。以肝、肾病变最为严重。急起发热、头痛、身痛、颈面充血，经 3 日左右体温下降，轻病例即随之恢复，重病人的体温可再次升高，并伴肝大、黄疸、蛋白尿，皮肤和黏膜出血至腔道出血或休克。检出病毒或免疫荧光试验阳性可确诊。无特效疗法。

黄韧带（yellow ligament）　连接相邻两椎弓的弹力纤维膜。其作用是限制脊柱过度前屈，维持身体直立姿势。

黄［色］瘤（xanthoma）　以皮肤损害为突出表现的脂质沉积性疾病。脂代谢紊乱性疾病。可能由于先天性脂蛋白脂酶的缺陷所致，非真性肿瘤。组织中有脂质沉积，并有大量吞噬了脂质的细胞（即巨大泡沫细胞），形成扁平的橘黄色斑块，故名。后者散布于：眼睑、肘、膝、髋、踝、跟腱和手、足等伸侧肌腱，以及颈或躯干等处。临床表现为黄色、橘黄色或棕红色丘疹、结节或斑块。有睑黄瘤、结节性黄瘤、腱黄瘤、发疹性黄瘤、掌纹黄瘤、泛发性扁平黄瘤 6 型。常伴原发或继发性胆固醇及血脂过高。治疗：低脂、低糖饮食和忌酒。祛脂药；局部涂药、激光、冷冻或手术治疗。

黄色纤维瘤（xanthofibroma）　纤维性黄色瘤。真皮内的小肿物。镜下见肿物中有纤维细胞、组织细胞，有时还有泡沫细胞，作浸润性生长。另外，还可有一定数量的图顿（Touton）巨细胞。

黄色脂肪组织（yellow adipose tissue）　由黄色脂肪细胞聚集而成的组织。有储脂、保温功能，并参与脂质代谢。脂肪细胞之间被少量疏松结缔组织分隔形成许多脂肪小叶。细胞呈圆形或卵圆形，直径 $20\sim25\mu m$，内含一个大脂滴，其他成分及核被推向细胞的一侧。分布于皮下、网膜、肠系膜和黄骨髓等处。

黄氏响声丸（huangshi xiangsheng wan）　中医成药名。清热化痰剂。组成：胖大海、大黄、蝉蜕、川芎、诃子肉、桔梗、甘草、薄荷、方儿茶、连翘、贝母、薄荷脑。用于喉部急、慢性炎症引起的声音嘶哑，对早期声带小结，缩小声带息肉有一定疗效。胃寒、便溏者慎用；外感风寒、风热引起的嘶哑禁用。

黄水疮（pustulosis）　其他名称：滴脓疮、黄水黏疮。中医病名。生于皮肤的一种传染性脓疱性疾病。多发于小儿头面、耳、项等处，由于脾胃湿热过盛，兼受风邪相搏而成，初起先见红斑，继之形成粟米样水疱，基底红晕，随即变成脓疱，痒痛，搔破黄水淋漓，久则结痂而愈。治宜祛风胜湿、清热凉血，内服升麻消毒饮加苍术、黄连，外治用青黛散。

黄素单核苷酸（flavin mononucleotide，FMN）　其他名称：磷酸核黄素。核黄素-5'-单磷酸。是许多氧化酶（黄素蛋白）的辅酶，包括 L-氨基酸氧化酶和细胞色素 c 还原酶。可通过黄素蛋白催化脱氢反应。

黄素化未破裂卵泡综合征（luteinized unruptured follicle syndrome，LUFS）　见未破卵泡黄素化综合征。

黄素酶（flavoenzyme）　一类辅基含黄素核苷酸（FMN 及 FAD）的酶。其辅基与酶蛋白结合紧密，不可分离。在代谢中作用广泛，可将电子从底物分子上接受过来直接传给氧，也可传给辅酶Ⅰ（NAD）、辅酶Ⅱ（NADP）、细胞色素 b_5、细胞色素 c 及细胞色素 P_{450} 或谷胱甘肽及氢醌等。在生物氧化中起重要作用。

黄素囊肿（theca lutein cyst）　其他名称：卵泡膜-黄素囊肿。由大量人绒毛膜促性腺激素刺激，引起卵泡膜细胞黄素化而形成的囊肿。见于水泡状胎块、绒毛膜上皮瘤、多胎妊娠及下丘脑-垂体疾病。黄素囊肿表面光滑，壁薄，多为多房性及双侧性，大小不一，内含清亮液体。一般无症状，如发生蒂扭转或破裂出血，可有急腹症表现。B 超检查可发现肿物。治疗原发病为本；发生扭转、破裂者手术。

黄素腺嘌呤二核苷酸（flavin adenine dinucleotide，FAD）　核黄素的一种衍生物。是维生素 B_2（核黄素）参与形成的一种辅酶，可通过黄素蛋白催化脱氢反应。

黄苔（yellow fur）　中医舌象。舌苔黄色，主里热证，热邪在里。薄黄而滑，主湿热；外感苔黄，表示外邪化热入里，但津液未伤。若苔薄黄而干，表示热邪已伤津。若苔厚黄而滑，多由于胃肠湿热积滞所致。若厚黄而干，多属积热伤津。若苔黄而腻，为脾胃湿热，或痰湿、食滞。若舌质淡苔微黄而润，多属脾虚有湿。

黄藤素注射液（Injectio Fibrauretini）　清热解毒药。组成：黄藤素。pH 值 3.5～6.5、黄色澄明的灭菌水溶液。用于妇科炎症、细菌性痢疾、肠炎、呼吸道及泌尿道感染、外科感染、眼结膜炎等。

黄体（corpus luteum）　排卵后卵泡转变成的富含血管、可分泌孕酮和雌激素的腺样结构。在黄体生成素作用下，颗粒层细胞增大，胞质内脂滴、黄色素增多而变成粒黄体细胞。卵泡膜内层细胞小，位于粒黄体细胞周边，变成膜黄体细胞。

黄体囊肿（corpus luteum cyst）　功能性卵巢囊肿的一种类型。多为单发。由于黄体囊肿持续分泌孕激素，常使月经周期延迟。若囊肿破裂，致腹腔内出血，出现腹痛、腹膜刺激征及阴道流血，与异位妊娠破裂极为相似。治疗：黄体囊肿一般可自行吸收，若持续增大，且>5cm 者，或有囊肿破裂，应手术切除，修复卵巢。

黄体期（luteal phase）　其他名称：分泌期。月经周期第 15～28 日，卵巢已排卵，在黄体生成素（LH）作用下粒细胞黄体化，进入黄体期。黄体分泌大量雌激素（E）和孕激素（P），E 是第二高峰，E 增加有利于 P 维持较高水平。E 和 P 增加通过负反馈，卵泡刺激素（FSH）和 LH 血中浓度下降，从而使 P 和 E 开始下降。此期子宫内膜受 P 和 E 作用，特别是 P 作用，由增生期转分泌变化，为受精做好准备。

黄体生成素（luteinizing hormone，LH）　腺垂体促性腺激素细胞（LH 型）分泌的激素。化学本质是糖蛋白。生理作用是，与卵泡刺激素一起促进卵泡的成熟并分泌雌激素、促进排卵发生以及促进排卵后的卵泡颗粒细胞转变为黄体细胞并分泌孕激素和雌激素。受下丘脑促垂体区神经元分泌的促性腺激素释放激素的调节及血中雌激素和孕激素的反馈性调节。

黄体生成素释放激素（luteinizing hormone releasing hormone）　见促性腺激素释放激素。

黄体酮（progesterone）　见孕酮。

黄天精（luteoskyrin）　岛青霉的代谢产物。黄天精为黄色六面体针状结晶，熔点为 287℃。对肝脏有毒，可使实验动物出现肝炎、肝硬化及肝癌。

黄酮类化合物（flavonoids）　广泛分布于植物界的一类黄色素。基本结构为 2-苯基色原酮。是许多中草药的有效成分，如抗肝炎药水飞蓟素、清热解毒药黄芩苷、心血管系统疾病的辅助治疗药芦丁等。

黄酮哌酯（flavoxate）　其他名称：泌尿灵。前列腺疾病用药。用于膀胱炎、尿道炎、前列腺炎等引起的排尿困难、尿急、尿频、尿痛和夜尿等症状。制剂：片剂。幽门梗阻、肠梗阻、胃肠道出血、闭角型青光眼病人禁用，驾驶员和机械操作人员慎用。孕妇、儿童不宜使用。

黄土汤（huangtu tang, decoction of ignited yellow earth）　中医方剂。《金匮要略》方。组成：甘草、干地黄、白术、炮附子、阿胶、黄芩、灶心黄土。功能温阳健脾、养阴止血。治脾气虚寒，大便下血、吐血衄血、妇人血崩，血色暗淡、四肢不温、面色萎黄、舌淡苔白、脉沉细无力者。

黄癣（porrigo lupinosa）　由黄癣菌引起的慢性皮肤传染病。头癣中最常见的一种类型。多在儿童时期发病，初起毛囊口周围发红，继之出现小脓疱，脓疱干涸后形成一黄色厚痂，边缘翘起，中心微凹而形成蝶状，患部有特异的鼠尿臭味。不经治疗除发续外，几乎所有头发都被破坏脱落，形成萎缩性瘢痕。予灰黄霉素综合疗法。

黄杨宁片（huangyangning pian）　中医成药名。益气活血祛瘀剂。组成：为黄杨植物小叶黄杨及其同属植物经提取加工制成。用于气滞血瘀所致的胸痹心痛、脉象结代及冠心病、心律失常见上述证候者。服用初期出现的轻度四肢麻木感、头昏、胃肠道不适，可在短期内自行消失，无需停药。

黄氧化汞（yellow mercuric oxide）　其他名称：黄降汞。黄色至橙黄色无定形细粉。质重，无臭，遇光色渐变深。不溶于水及乙醇。为消毒杀菌药。软膏用于睑缘炎、深层角膜炎、巩膜炎和皮癣等。

黄氧化汞眼膏（Ochlentum Hydrargyri Oxidi Flavi, OHOF）其他名称：黄降汞眼膏。消毒杀菌药。组成：黄氧化汞，与眼膏基质制成的无菌、橙黄色半固体制剂。遇水易水解。具有消毒、杀菌作用，能促进角膜新陈代谢。主治眼睑炎、深层角膜炎、角膜混浊、疱疹性结膜炎和巩膜炎。

黄液上冲（hypopyon）　其他名称：黄膜上冲、推云、内推云。中医病证名。指黑睛黄仁间积脓的病证。因风热火毒、外伤失治等引起。症见风轮内黄色脓液积聚于下部，随病情发展而液面增高，甚至掩过瞳神。即前房积脓。治宜祛风清热、泻火解毒。

黄樟素（safrole）　其他名称：黄樟脑。一种香料。化学名称4-烯丙基-1,2-甲撑二氧基苯。为黄樟油的主要成分，也存在于樟脑油、肉豆蔻油及桂叶油中。无色至淡黄色液体，有黄樟根的香气，曾用作饮料调味品。在大鼠经口摄入的亚急性及慢性毒性实验中，出现生长抑制，死亡率增加，贫血，白细胞增加，睾丸及胃萎缩，慢性肾炎，甲状腺增生，肝大、脂肪变性、硬化、坏死，并出现囊肿及癌瘤等现象。犬的毒性实验结果与此类似。故各国均已禁用。

煌焦油蓝活体染色（brilliant cresyl blue vital staining）　为计数网织红细胞的一种染色方法。网织红细胞是晚幼红细胞脱核后的年轻红细胞，由于胞质中尚残存核糖体、核糖核酸等嗜碱性物质，因而用煌焦油蓝或新亚甲蓝染液进行活体染色后，胞质中可见蓝绿或蓝色的网状结构，即网织红细胞。

磺胺（sulfanilamide, SN）　其他名称：氨苯磺酰胺。合成类抗菌药。白色结晶性颗粒或粉末。微溶于水，略溶于乙醇，溶于丙酮、甘油。对溶血性链球菌、葡萄球菌及脑膜炎球菌有抑菌作用。口服毒性较大，现只供外用，以防治创伤感染。

磺胺醋酰钠滴眼液（Ocustillae Sulfacetamidi Natrici）　其他名称：斑马滴眼液。磺胺类药。组成：主药磺胺醋酰钠，与稳定剂等制成的无色或微黄色澄明的高渗、灭菌水溶液。主治沙眼、结膜炎、角膜炎及其他眼部感染。

磺胺对甲氧嘧啶（sulfamethoxydiazine, SMD）　其他名称：消炎磺。属长效磺胺药。常用制剂为磺胺对甲氧嘧啶片和复方磺胺对甲氧嘧啶片。作用维持时间长，可每日口服1次。适用于泌尿系统感染、中耳炎及肠炎。与甲氧苄啶合用，抗菌作用可增强。

磺胺多辛（sulfadoxine）　抗疟药。用于恶性疟，对耐氯喹疟有根治作用。制剂：片剂。对磺胺过敏者禁用。严重肝肾疾患、早产儿、新生儿禁用。

磺胺二甲[基]异嘧啶（sulfisomidine）　短效磺胺药。杀菌效力较磺胺二甲嘧啶强，但不如磺胺嘧啶。由尿排出时尿中游

离型达90%，适用于泌尿系感染，但不如磺胺异噁唑有效。肾功能不全者禁用。

磺胺二甲嘧啶（sulfadimidine, SM）　短效磺胺类药。白色或微黄色结晶性粉末。在体内半衰期为7h。抗菌谱广，血中蛋白结合率高，可渗入脑脊液，不易引起尿路结石和血尿。用于溶血性链球菌、肺炎球菌、脑膜炎球菌和大肠埃希菌等的感染。磺胺过敏者忌用。

磺胺二甲氧嘧啶（sulfadimethoxinum, SDM）　其他名称：长效磺胺E。长效磺胺类药。白色结晶性粉末。抗菌谱广，效力稍弱。口服吸收好，排泄慢，半衰期40h。不易引起尿路结石和血尿。用于葡萄球菌、肺炎球菌等的呼吸道感染，大肠埃希菌等的泌尿道及软组织感染等。磺胺过敏者及婴幼儿忌用。

磺胺甲噁唑（sulfamethoxazole, SMZ）　其他名称：磺胺甲基异噁唑、新诺明。中效磺胺类药。其抗菌谱见磺胺药。常与抗菌增效剂制成复方磺胺甲噁唑（复方新诺明），抗菌作用可增强数倍到数十倍，临床应用范围较广，单用可治疗伤寒、副伤寒、布鲁氏菌病、流行性脑脊髓膜炎等。缺点是产生血尿、结晶尿的机会多。

磺胺甲基异噁唑（sulfamethoxazole, SMZ）　见磺胺甲噁唑。

磺胺间甲氧嘧啶（sulfamonomethoxine, SMM）　其他名称：制菌黄。长效磺胺类药。白色结晶性粉末。抗菌谱广。口服吸收好，不易引起尿路结石和血尿。主治大肠埃希菌等引起的泌尿系统感染及溶血性链球菌、肺炎球菌等引起的呼吸道和皮肤感染。对磺胺过敏、肾功能不全者忌用或慎用。

磺胺类药物（sulfa drugs）　分子中含有磺胺基团的合成抗菌药。能抑制多种细菌和衣原体的繁殖，故用于防治多种病菌感染。常用的如磺胺噻唑、磺胺嘧啶、磺胺二甲基嘧啶、磺胺甲基异噁唑等，抗菌作用较强，口服易吸收，发挥全身作用，主要用于溶血性链球菌感染、脑膜炎球菌性脑膜炎、肺炎球菌性肺炎和泌尿道感染，也可用于细菌性痢疾和其他菌性肠道感染。由于磺胺类仅能抑制细菌繁殖，故需要在体内长期维持有效浓度，必须按一定间隔时间（一般4～8h）给药。

磺胺类药物中毒（sulfonamides poisoning）　误服或使用大量磺胺类药物引起的中毒。表现为血尿、尿少、膀胱刺激症状、头痛、乏力、精神错乱、耳鸣、重听、腹痛、呕吐、腹泻、胃肠出血、肝大、粒细胞减少、溶血等，亦有出现过敏反应者。治疗：催吐、洗胃、导泻、多饮水、碱化尿液、对症。

磺胺邻二甲氧嘧啶（sulfadimoxinum, SDM）　其他名称：周效磺胺。长效磺胺类抗菌药。白色结晶性粉末。为血药浓度维持时间最长的磺胺药，半衰期150h。抗菌谱广，作用稍弱，口服易吸收。主治呼吸道、尿路、软组织感染及细菌性痢疾等；也用于预防链球菌感染的关节炎，与主药配合以治疗麻风、结核，防治疟疾。对磺胺类过敏、严重肝肾疾病人及新生儿忌用。

磺胺林（sulfamethoxypyrazinum, SMPZ）　其他名称：磺胺甲氧吡嗪、长效磺胺B。长效磺胺类药。白色或淡黄色结晶。抗菌谱广，口服吸收快，排泄慢，作用持久，体内乙酰化率低。用于呼吸、泌尿系统及肠道感染；对痢疾、麻风也有效。有胃肠道反应。磺胺过敏者及肾功能不全者忌用或慎用。

磺胺米隆（sulfamylon）　其他名称：甲磺灭脓。有效的烧伤创面外用药。抗菌谱很广，对铜绿假单胞菌、梭状芽孢杆菌、革兰氏阳性杆菌及革兰氏阳性球菌均有效。但对金黄色葡萄球菌效果稍差。该药能迅速穿透焦痂，在坏死组织和健康组织间保持有效杀菌浓度。对创面有一定刺激，引起疼痛。大面积应用可引起代谢性酸中毒，过敏性皮疹发生率也较高。

磺胺米隆乳膏（Cremor Sulfamyloni）　其他名称：甲磺灭脓乳膏。广谱抗菌药。组成：磺胺米隆醋酸盐，以乳剂基质制成的O/W型白色乳膏。能控制铜绿假单胞菌和葡萄球菌等感染。用于烧伤和手术后感染及化脓创面。

磺胺脒（胍）（sulfaguanidine，SG） 其他名称：克痢定、磺胺胍、止痢片、匡乃定。不易吸收的磺胺药。因在肠内吸收不完全，可在肠内保持相当高的浓度，故适用于治疗肠道感染，如急、慢性菌痢，肠炎，亦可用于肠道术后预防感染。但由于在体内可部分吸收，毒性较大，现已少用。

磺胺嘧啶（sulfadiazine） 其他名称：磺胺哒嗪、磺胺嘧啶钠、消发地亚净。磺胺类抗菌药。抗菌谱较广，主要用于敏感脑膜炎球菌所致的流行性脑膜炎预防和治疗。制剂：片剂、胶囊剂；注射剂。对磺胺类过敏者禁用。肝肾功能不全者慎用。在服药期间应多饮水。

磺胺嘧啶合剂（Mistura Sulfadiazini） 磺胺类抗菌药。组成：主药磺胺嘧啶（SD），与附加剂制成的白色混悬液。无臭，味甜。用于治疗肺炎球菌、脑膜炎球菌及溶血性链球菌等的感染；尤适于小儿服用。磺胺过敏者及肾功能不全者忌用。

磺胺嘧啶锌（sulfadiazine zinc） 磺胺类抗菌药。用于烧伤、烫伤创面感染。制剂：粉剂、软膏剂。对磺胺类药物过敏者禁用。如用量过大、用时过长，注意监测肾功能。

磺胺嘧啶银（sulfadiazine silver，SD-Ag） 其他名称：烧伤宁。外用磺胺药。常用制剂为粉剂、乳膏和软膏。对铜绿假单胞菌有强大的抑制作用。对其他敏感菌的作用比磺胺米隆强。既有抗菌作用，也有收敛作用，还可促进创面愈合。适用于烧伤、烫伤的创面感染，尤其是铜绿假单胞菌感染。也可用乳膏或软膏制成油纱布包扎创面。

磺胺噻唑结晶（sulfathiazole crystal） 是磺胺噻唑（ST）在体内乙酰化后，在酸性尿中析出的磺胺类药物结晶。ST 为黄棕色，呈哑铃形或麦穗形。易造成血尿及肾损伤甚至尿闭。因此服用磺胺类药物后应及时尿检。

磺胺药肾损害（renal damage for sulfonamides） 应用磺胺类药物而引起肾脏损害。表现有蛋白尿、少尿、血尿、血红蛋白尿、结晶体尿等，并可引起急性肾衰竭。使用磺胺药应注意过敏史，多饮水，同服碱性药物。一旦发生肾损害应及时停药治疗。

磺吡酮（sulfinpyrazone） 其他名称：硫氧唑酮、苯磺唑酮、苯磺吡酮。抗血小板药。保泰松的衍生物。可逆性地抑制血小板内前列腺素合成酶，具有类似阿司匹林的抗血小板黏附、聚集作用，并能延长血小板寿命。多用于缺血性心脏病和脑血管病、冠状血管及脑血管血栓形成的治疗，防止心脏瓣膜病的动脉栓塞并发症及预防术后静脉血栓形成和血液透析后血栓形成等；也用于治疗慢性痛风。宜合用碳酸氢钠。长期应用应定期检查血象。有溃疡病史者、肾功能不全者慎用。

磺苄西林（sulbenicillin） 其他名称：磺苄西林钠、磺苄青霉素、卡他西林。广谱半合成青霉素类抗生素。白色或淡黄色粉末。易溶于水、甲醇，微溶于乙醇，难溶于丙酮及苯。抗菌谱与羧苄西林相似，对某些铜绿假单胞菌株的抑制作用较强，血药浓度较高。主治铜绿假单胞菌和大肠埃希菌感染疾患。毒性极低。对青霉素过敏者忌用。用前须做皮试。

磺巯嘌呤钠（sulfomercaprine sodium，AT-1438） 其他名称：溶癌呤。抗肿瘤药。为巯嘌呤的水溶性衍生物。常用其注射剂。适用于治疗急性粒细胞及淋巴细胞白血病、慢性淋巴细胞白血病急性变、红白血病、绒癌及恶性水泡状胎块。对绒癌颅内转移、脑膜白血病可鞘内注射。

磺斯安（ospolot，sulthiame，sultiame） 见舒噻美。

磺溴酞钠（sulfobromophthalein sodium，bromsulphalein，BSP） 肝功能检查用药。用前需做皮试。肝硬化、肝癌、黄疸、肝脂肪变性及药物过敏史者不宜做此检查。

磺溴酞钠滞留试验（bromsulfalein test，bromsulphalein test） 测肝功能。磺溴酞钠（BSP）为一无毒染料，注入静脉后与血浆白蛋白结合，在血液循环中运行。在通过正常肝脏时，70%～80%的 BSP 被肝组织摄取，与谷胱甘肽结合和游离型一起排入胆汁中；另有约 2%自肾脏排泄。当肝功能障碍时，肝细胞的摄取代谢、运转、排泄等功能发生异常，磺溴酞钠的潴留率便增加。参考值：45min 潴留率在 0～2%为正常。潴留率大于 5%表示有肝功能障碍，20%～40%为轻度障碍；50%～80%为中度障碍；大于 90%为重度障碍。

恍惚（trance） 其他名称：朦胧。病人的意识活动范围缩小。有时答非所问，对刺激反应常不准确。

灰标（mark of gray scale） 仪器显像管的画面上显示的亮度逐级递减的灰阶等级标记。用以直观地表示出图像中包含的所有灰阶的亮度。

灰尘计数浓度测定仪（konimeter） 直接测定灰尘数量浓度和分散度的仪器。①灰尘计：抽气唧筒采气后，灰尘直接撞击于载物玻璃台上，然后接目镜放大计数。②光电测尘计：光线通过烟、尘等悬浮粒子时引起散射，在仪器的散射腔里，一个粒子产生一个光脉冲，光电倍增管将光脉冲转换成光电流，对各个脉冲连续计数，即得灰尘的数量浓度。③绝热膨胀装置：使亚显微微粒灰尘凝聚一层水雾，增大粒度，用显微镜暗视野照相法计数。④激光测尘器：用 He-Ne 气体激光光源。激光的单色性好，强度大，易聚焦，不受灰尘粒子的光学性质和形态影响，故仪器的灵敏度高，分辨力强。

灰尘重量浓度测定仪（weight konimeter） 直接测定灰尘重量浓度的仪器。有灰尘自动记录天平、压电天平测尘仪和 β 射线测尘仪等。

灰黄霉素（griseofulvin） 抗真菌抗生素。有杀灭体表真菌的作用。口服吸收后能进入新生的皮肤角质层、毛发和指（趾）甲。它能制止真菌继续侵入新生的角质层或甲、发内，但不能抑制已有的感染，因此必须连续给药直至感染的角质层完全脱落为止。主要用于头癣、叠瓦癣等。甲癣见效慢。仅在外用药物无效时才口服本药。

灰阶（gray scale） CT 图像中显示器所表现的亮度信号的等级差别。

灰阶声像图（gray scale echogram） 一种可显示组织或器官微细结构的超声图像。由灰阶超声装置依回声的强度作分级显示而得。通常取 10～16 级阶差。因此，图像层次分明，有立体感。现代的 B 型超声仪均配有灰阶显示装置。

灰色肝样变期（gray hepatization） 大叶性肺炎的病理发展过程之一。约在患病后第 5 日进入此期。肺泡腔内炎性渗出物继续增加从而压迫肺泡壁毛细血管，导致毛细血管狭窄或闭塞而缺血，继而大量中性粒细胞及纤维素渗出。此时患侧肺叶肿大，质实。由于渗出物中致病菌多已被消灭，故痰中检不到细菌。临床上实变的肺叶叩诊呈浊音，听诊可闻及支气管呼吸音，X 线表现为一个肺段或肺叶呈致密阴影。

灰色血小板综合征（gray platelet syndrome） 一种遗传性血小板功能障碍性疾病。由于血小板内缺乏 α 颗粒而呈灰色。病人常自幼有皮肤黏膜出血，少数有凝血机制异常，也可合并骨髓纤维化。

灰指（趾）甲（tinea unguium） 皮肤病之一。症见指（趾）甲增厚色灰，或出现中空碎屑，失去光泽等。相当于甲癣。

灰质（gray matter） 在中枢神经系统，神经元胞体及其树突聚集的部位。因富含血管，在新鲜标本呈暗灰色，故名。主要由神经细胞体和纵横交错的神经纤维构成。中央管两侧的灰质向前后突出形成前角和后角。在脊髓的胸、腰段（T_1～L_3），前后角之间稍向外突出形成侧角。前、后、侧角在脊髓内上下连成柱状，形成前柱、后柱和侧柱。前角内含运动神经元，其轴突组成前根支配骨骼肌。后角内的神经元接受由后根传入的躯体和内脏的感觉冲动。侧角内含有交感神经节前神经元，其轴突加入前根，支配平滑肌、心肌和腺体。

恢复期（convalescence） 某些传染病的临床分期之一。随着机体免疫力的增长，病原体逐渐消除，临床症状基本消失，组织损伤迅速修复，直至完全康复。但有些传染病如乙脑、脊髓灰质炎、钩虫病等可留有后遗症。

恢复期带菌者（convalescent carrier） 患感染性疾病临床痊愈之后，体内仍然携带病原菌的病人。痢疾、伤寒、白喉恢复期带菌者比较常见。

挥发性盐基氮（total volatile basic nitrogen，TVBN） 指肉、鱼类样品水浸液在弱碱性条件下能与水蒸气一起蒸馏出来的总氮量。该指标与食品腐败程度符合率较高，已被列入我国

H

食品卫生标准。

挥发性有机物（volatile organic compound，VOC） 参加气相化学反应的各种有机化合物的统称。通常指常压下熔点低于室温而沸点在 $50\sim250℃$ 的各种挥发性有机化合物。主要来自各种溶剂、黏合剂等化工产品，是常见的室内污染物。

挥发油（volatile oil，essential oil） 其他名称：精油。得自植物的一类具有挥发性、能随水蒸气蒸馏的油状液体。大多数是由单萜、倍半萜和低分子等芳香族化合物组成的混合物，是许多中草药的有效成分。例如：具有止咳、祛痰作用的满山红油、芸香草油；具有抗癌作用的莪术油；具有消炎、止痛作用的丁香油；具有解表、驱风作用的薄荷油、樟脑油等。

辉度（brilliance） B超显像中，图像的明暗程度。血流频谱进行彩色编码时，彩色的明暗程度级代表血流的速度，彩色暗淡者示血流速度缓慢，彩色鲜亮者示血流迅速。

回避反应试验（escape reaction test） 一种水生动物毒理实验方法。鱼类等水生动物对水体中化学成分的变化非常敏感，引起水生动物产生回避反应的浓度，称为回避阈。试验方法是选青鱼、草鱼、鲢鱼、鲫鱼或金鱼等，用专门的实验装置，观察受试鱼类对各种浓度的含毒水发生回避反应的情况，求出回避阈。是评价水中污染物毒性的参考指标。

回肠（ileum） 系膜小肠的远侧 3/5 部分。上续空肠，下连结肠，长约 3.5m，迂曲回旋成肠襻，位于脐部和右腹股沟部。黏膜下层有许多散在孤立淋巴滤泡和集合淋巴滤泡。后者也称派尔（Peyer）斑，多见于回肠下部，呈椭圆形，排列在回肠系膜缘对侧的肠壁上。在这里，食糜受到胰液、胆汁和小肠液的化学性消化以及小肠运动的机械性消化。许多营养物质在这一部位被吸收入血。将未经消化的食物残渣输送入大肠。肠伤寒后合并的肠穿孔多发于此处。

回肠重复畸形（ileal double malformation） 附着于回肠系膜侧、具有回肠相同特性的球形或管形空腔肿物。球形囊肿压迫肠道引起肠梗阻、肠套叠、肠坏死及腹部包块。管状畸形与肠道相通者，其内衬迷生黏膜可产生溃疡，出现呕血、便血及肠穿孔时出现腹膜炎。X线片、钡餐检查、纤维内镜检查有助于诊断。需手术治疗。

回春丹（huichun dan，pill for resuscitation） 中医成药名。组成：川贝母、陈皮、木香、白豆蔻、枳壳、法半夏、沉香、天竺黄、僵蚕、全蝎、檀香、牛黄、麝香、胆南星、钩藤、大黄、天麻、甘草、朱砂。功能清热化痰，开窍定惊。治小儿急惊，痰热蒙蔽，症见发热气喘、烦躁神昏，或反胃呕吐、夜啼吐乳、腹痛泄泻，或满口痰涎、喉间痰鸣者。

回复突变（back mutation） 由变异菌株回复到正常菌株性状的突变。突变一般稳定，在其继续发生突变时，偶尔就可能回复到原来的核苷酸顺序。回复单一核苷酸置换的机会较多，而补充失去核苷酸顺序的机会很少。

回顾性队列研究（retrospective cohort study） 见历史性队列研究。

回顾性研究（retrospective studies） 一种"从果找因"的研究方法。在疾病病因研究中经常使用。首先选定病例组，病例要求诊断明确，有代表性；另外，还应设立对照组，在两组对象中用同样方法回顾有无暴露于某因素以及暴露程度。然后进行统计处理，以提供可疑病因与某疾病联系的线索，从结果探讨可能的病因。

回归热（relapsing fever） 其他名称：复发发热（recurrent fever）、疏螺旋体病（borreliosis）。由回归热螺旋体引起的急性传染病。包柔疏螺旋体属为病原体，虱和蜱为传播媒介。分为虱传回归热和蜱传回归热两种，虱传者流行于冬春，称流行性回归热，蜱传者流行于春秋，称地方性回归热。起病急，畏寒高热、头痛、全身肌痛、关节酸痛、肝脾大，重症病人出现黄疸、皮肤瘀点、瘀斑和胃肠道出血。持续高热数日，骤降至正常，伴大汗衰竭，间歇数日又复发。在发热期间取血液或尿液标本和动物接种检出螺旋体可确诊。治疗：青霉素、四环素、多西环素。

回归热螺旋体（Borrelia recurrentis） 人类回归热的病原体。

有回归热螺旋体和杜通疏螺旋体，同属疏螺旋体属。形态相似，长约 $10\sim30\mu m$、直径 $0.3\sim0.5\mu m$，有 $5\sim10$ 个疏螺旋，排列不规则。运动活泼，革兰氏阴性，人工培养基中生长困难，中等厌氧。抵抗力较强，对砷、青霉素等敏感。极易变异。借体虱或蜱在人群中传播。病后免疫力不持久，一般约 $2\sim6$ 个月。

回归性发热性非化脓性脂膜炎（relapsing febrile nonsuppurative panniculitis，nodular panniculitis） 简称结节性脂膜炎。一种反复发作、部分病例累及内脏、表现为结节或斑块的免疫性结缔组织病。青年女性多发。可分为：①皮肤型，皮损为坚实的皮下结节和斑块，边界清楚，大小不一，破溃流出脂状物，不化脓；②系统型，全身发热、乏力、不适，游走性关节痛，肝脾大及消化、呼吸、循环、神经系统症状。病理检查可确诊。治疗：可用皮质激素、非甾体抗炎药、氯喹及中药等。

回结肠动脉（ileocolic artery） 肠系膜上动脉供应回盲部和阑尾的分支。自肠系膜上动脉中下段的右侧壁发出，分布至阑尾、回盲部及升结肠。

回盲肠综合征（ileocecal syndrome） 一种主要发生在白血病治疗过程中的消化道并发症。临床特点为右下腹疼痛或转移性右下腹痛，水样泻，发热，血培养革兰氏阳性菌（＋）、小肠积气。以保守治疗为主。

回盲综合征（ileocecal syndrome） 一组因回盲襻肿胀，伴黏膜下脂肪组织积聚和回肠黏膜脱垂所致的症候群。表现为右下腹疼痛、压痛，无反跳痛、肌紧张，消化功能紊乱，出现反复发作的腹泻腹胀，体重下降，食欲减退。钡灌肠及结肠镜检可确诊。治疗：轻症者镇静抗炎治疗，无效可行手术。

回生第一散（huisheng diyi san） 中医成药名。活血化瘀剂。组成：当归尾、麝香、血竭、乳香、自然铜、朱砂、土鳖虫。治跌打损伤、闪腰岔气、伤筋动骨、皮肤青肿。温黄酒或开水送服。孕妇忌服。

回声强度（echo density） 超声扫描图像中回声的明暗程度。如在灰阶声像图中可分为高回声、无回声等。通过病灶回声与周围正常脏器回声来确定强度。

回声图（echogram） 应用脉冲反射式 A 型超声诊断仪，探测人体组织和器官所得到的反射波图形。包括进入波、实质波和出脏器波等。如进行肝区探查时所得的肝回声图，即有进肝波、肝实质波、出肝波等。

回收期毒血症（toxemia in recovery phase） 烧伤过程中出现的一种症状。烧伤休克期毛细血管通透性增加，血浆样液体渗出到组织间形成组织水肿。休克期度过后，水肿组织中的渗液逐渐回收到血中，多余的水分经肾脏随尿排出。在液体回收时把烧伤组织所产生的毒素也吸收到血流中，全身出现中毒症状，血培养阴性，其症状随回收期度过后逐渐减轻而消失。

回苏灵（dimefline） 见二甲弗林。

回天再造丸（huitian zaizao wan） 中医成药名。化瘀通脉祛瘀剂。组成：虎骨（使用代用品）、麝香、广角、牛黄、朱砂、蕲蛇、天麻、全蝎、黄连、冰片、僵蚕、血竭、细辛等。用于治疗脑血栓、脑出血后遗症。孕妇忌服。忌食油腻。

回心支（returning branch） QRS环回向零点的部分，是心室兴奋最后 0.04s 内的向量。

回旋加速器（cyclotron） 医用加速器的一种，产生高能电子束和高能X线的装置。它既具有电子感应加速器的经济性，又具有直线加速器输出量高的优点，而射线能量也很高（一般为 25MeV），电子束和X线的能量均可理想地供放疗使用。它产生的X线具有 ^{60} 钴 γ 线的优点，即：射线穿透力强，深部剂量高，适用于治疗深部肿瘤；皮肤剂量低，射野边缘以外的正常组织受量少，全身反应轻；克服了 ^{60} 钴半影大、半衰期短和放射防护方面的缺点。

回阳九针穴（recuperating depleted yang with nine points） 中

医术语。指具有回阳救逆作用的九个穴位。九穴指哑门、劳宫、三阴交、涌泉、太溪、中脘、环跳、足三里、合谷。用以针灸治疗休克、晕厥等急症。

回阳救急汤（huiyang jiuji tang）　中医方剂。温里回阳救逆剂。出自《伤寒六书》。组成：熟附子、干姜、肉桂、人参、白术、茯苓、陈皮、甘草、五味子、半夏。功能回阳救逆、益气生脉。治寒邪直中阴经，阳气衰微。症见肢冷蜷卧，腹痛吐泻，指端、口唇发绀，舌淡苔白滑，脉来沉迟无力甚或无脉。加生姜水煎服，服前加入麝香调服。一般病情以手足温和即停服，临床可用于克山病、急性胃肠炎及某些中毒性休克见上述症状者。

回阳救逆（restoring yang from a critical patient）　中医治法。治疗阳气将脱的方法。亡阳表现为汗出不止、汗冷、身冷、手足冷、口不渴而喜饮、气息微弱、口鼻气冷、脉微欲绝，多见于休克的病人。用附子理中汤、参附汤等。

回忆（recall）　记忆过程的最后环节。是对头脑中保持事物的提取过程。根据不同条件，恢复过去的经验，主要表现为再现和再认两种形式。

回忆反应（anamnestic reaction）　在免疫应答反应后，抗体逐渐消失时，再次接触抗原，可使已消失的抗体快速上升的现象。如为同一抗原，则为特异性回忆反应；如为非同一抗原，则为非特异性回忆反应。在后者抗体只是暂时性上升，短时间内很快下降。应注意鉴别非特异性回忆反应，以免造成诊断上的错误。而特异性回忆反应，有人认为就是再次应答反应，或免疫记忆，因为都是以免疫记忆细胞为基础产生的免疫应答反应。

回状红斑（erythema gyratum）　一种特殊的皮肤病变。皮疹为带鳞片的红斑，呈环形及波浪形，迅速向四周扩大，常遍及大范围，形成木纹形。包括肺、胃、膀胱、前列腺和脑的恶性肿瘤在内的多种恶性肿瘤与本病有一定联系。可能是对恶性肿瘤的一种变态反应。

回状头皮（cutis verticis gyrata）　头皮有条状肥厚及皱褶，形如脑回。表现为头皮折叠松软，可有2～20个折叠，其上头发正常。继发性者皮肤肥厚一般较轻，边界模糊，且发病迟。治疗：局部病变可手术切除；继发性需治疗原发病。

苘拉西坦（aniracetam）　其他名称：阿尼西坦、三乐喜。吡咯烷酮类药物。中枢兴奋药。用于脑血管病后记忆功能减退和血管性痴呆、中老年记忆减退（健忘症）。制剂：胶囊剂。孕妇、新生儿、肝肾功能不全者禁用。

苘三硫（anethole trithione）　其他名称：胆维他。肝胆疾病辅助用药。能促进胆汁、胆酸及胆色素的分泌，能增强肝脏的解毒能力。用于胆囊炎、胆结石、急慢性肝炎。长期服用可致甲状腺功能亢进。胆道阻塞病人忌用。

苘香（common fennel fruit, Fructus Foeniculi）　其他名称：小香、小茴香。中医药名。温里药。伞形科草本植物茴香的成熟果实。辛，温。归肝、脾、胃经。功能祛寒止痛、理气和胃。治小肠疝气、小腹冷痛、胃脘冷痛、呕吐。阴虚火旺者忌用。

苘香橘核丸（huixiang juhe wan）　中医成药名。温经理气活血剂。组成：小茴香、八角茴香、橘核、荔枝核、补骨脂、肉桂、川楝子、延胡索、莪术、木香、香附、青皮、昆布、槟榔、乳香、桃仁、穿山甲。功能软坚散结、行气止痛。治寒疝以及睾丸肿痛等。

苘香烯（anethole, anise camphor）　其他名称：升血宁、苘香脑。促进白细胞增生的药物。可促进骨髓中成熟白细胞进入周围血液，由于机体自身的反馈作用而加速骨髓细胞的成熟和释放，具有明显的升高白细胞的作用。口服或肌内注射给药。适用于各种原因所致的白细胞减少症，个别用者出现一过性胃肠道反应。

蛔虫病（ascariasis）　寄生于人体小肠内的蛔虫所引起的疾病。感染主要是通过粪便中的虫卵污染手、食物和水，经口吞入为主要传播途径。除肠道症状外，有时可引起胆道蛔虫病、肠梗阻等严重并发症。临床表现可分为3类：①幼虫移行症：幼虫可移行至肺、肝、脑、眼，产生相应症状。②肠蛔虫病：消化道症状，脐周腹痛最常见。③蛔虫并发症：肠梗阻、胆道蛔虫、肝脓肿、阑尾炎、腹膜炎等。搞好粪便处理，培养卫生习惯及普查普治病人，可以预防本病。药物可选用阿苯达唑、甲苯达唑、噻嘧啶、使君子、苦楝皮等。

蛔虫属（Ascaris）　蛔虫科寄生虫。体长圆柱形。雄虫长约20cm，尾部向腹面弯曲。雌虫稍长而粗，尾部圆锥形，不弯曲。成虫寄生在人的小肠里，引起蛔虫病。卵随粪便排出，在泥土中发育为含幼虫的卵，被人吞入后，就在肠道内孵出幼虫。幼虫穿入肠壁血管，随血流经过心而至肺，发育后，再由气管至会厌，经食管到达胃，最后返回肠道，发育为成虫。是最常见的一种人体寄生虫，一般以儿童感染的较多。

蛔虫性肠梗阻（ascaris intestinal obstruction）　蛔虫团阻塞肠道。特点是脐部或右下腹部突然发生阵发性绞痛，伴有呕吐、腹胀、肠蠕动亢进等。脐部右侧可触及软的可移动团块。可驱虫或手术治疗。

蛔虫性阑尾炎（ascaris appendicitis）　蛔虫钻入阑尾所致的疾病。特点为突发的全腹或脐周阵痛，后转移至右下腹疼痛，可伴发热、恶心、呕吐。可手术治疗。

蛔厥（syncope due to ascariasis）　其他名称：蛕厥。中医病名。因蛔虫窜入胆道引起的痛病类疾病。蛔虫引起胁下脘腹剧痛以致汗出肢冷者。可见于胆道蛔虫病、蛔虫性肠梗阻等。治宜安蛔杀虫，用乌梅丸。

毁胎术（embryotomy）　妇产科手术。经阴道缩小胎儿体积以利从阴道娩出的手术总称。有穿颅术、断头术、除脏术、脊椎切断术等。

汇（sink）　①即汇合，聚集。②从大气中清除温室气体、气溶胶或它们前体的过程、活动和机制的总称。

会聚（convergence）　①神经解剖学术语：多个神经元的轴突共同与同一个后继神经元形成突触的联系方式。由于这种联系，多个神经元可共同作用于一个神经元，使兴奋或抑制过程在该神经元上发生总和而得到加强或减弱。多见于传出神经元。②眼科名词：又称辐辏。两眼同时注视一个近物时所发生的双方眼轴集中于一点的现象。在正常情况下，与会聚同时发生瞳孔缩小及调节肌收缩（晶状体变凸）三者联带运动，合称为近反射。

会厌（epiglottis）　舌根后方帽舌状的结构。由会厌软骨作基础，被以黏膜而成。于舌根之间有左、右成对的凹窝，为骨刺容易进入的部位，其后方是喉的入口。吞咽时会厌关闭，阻止食物进入气管或支气管。

会厌软骨（epiglottic cartilage）　位于甲状软骨后上方，呈匙状软骨。前面朝向舌，后面朝向喉结。会厌软骨是喉的软骨之一。

会阴（perineum）　有狭义和广义之分。狭义的会阴指肛门与外生殖器之间狭小区域的软组织。广义会阴指封闭小骨盆下口的所有软组织，呈菱形。其前界为耻骨联合下缘，后界为尾骨尖，两侧为耻骨下支、坐骨支、坐骨结节和骶结节韧带。会阴前部为尿生殖三角，男性有尿道通过，女性有尿道和阴道通过。后部为肛门三角，有直肠通过。临床上，常将肛门和外生殖器之间的软组织称为会阴，即所谓狭义的会阴。妇女分娩时，要保护此区，以免造成会阴撕裂。

会阴筋膜（perineal fascia）　会阴处的筋膜。分为浅筋膜和深筋膜。①浅筋膜：在肛门三角，为富有脂肪的大量疏松结缔组织，充填于坐骨直肠窝内。在尿生殖三角，浅筋膜分为两层。浅层有脂肪组织，与腹下部和下肢的浅筋膜相续；深层为膜性，称为浅会阴筋膜。②深筋膜：在尿生殖三角处覆盖在会阴深横肌和尿道膜部括约肌的上下面，分别称为尿生殖膈上筋膜和尿生殖膈下筋膜。

会阴切开术（episiotomy）　产科为便于胎儿娩出而切开会阴，待娩出后再缝合的手术。一般用于缩短第二产程，减轻对胎头的压力，避免会阴Ⅲ度裂伤等。分为会阴正中切开法及会阴侧切法。某些妇科阴道手术亦用之。

会阴体（perineal body）　是骨盆底的一部分。内层以会阴中心腱为中心和部分肛提肌形成，厚约3～4cm，由外向内逐渐变狭的楔状体。外表为皮肤及皮下脂肪。会阴浅横肌、球海绵体肌和肛门外括约肌与会阴中心腱会合。

会阴下降综合征（perineum drop syndrome） 一种盆底肌肉失调性疾病。主要由长期过度摒便引起。正常时，上端肛管恰在耻骨联合与尾骨连线处，摒便时肛管不低于该线 2cm；若低于 2cm 即为会阴下降。排便困难是其突出症状，排便费力及排空不全感；直肠出血有黏液分泌。治疗：避免摒便，必要时用泻剂、栓剂及灌肠等。

会阴阴道裂伤（colpoperineal laceration） 其他名称：会阴裂伤。分娩时最常见的软产道损伤。临床根据会阴阴道裂伤轻重分为 3 度。Ⅰ度裂伤，会阴皮肤及阴道黏膜撕裂；Ⅱ度裂伤，累及骨盆底肌肉与筋膜；Ⅲ度裂伤，肛门括约肌部分或完全撕裂，甚至累及直肠前壁。治疗：提高接生技术，正确保护会阴；适时作会阴切开；一旦裂伤，及时缝合、修补，并应用抗生素预防感染。

会宗（huizong, SJ 7） 中医经穴名。属手少阳三焦经。手少阳之郄穴，位于前臂伸侧，阳池穴直上 3 寸，当尺骨桡侧缘取穴（支沟穴尺侧 0.5 寸处）。主治耳聋、臂痛、癫痫等。直刺 0.5～1 寸。艾炷灸 3～5 壮，或艾条灸 5～10min。

彗星尾征（comet tail sign） 在超声检查中，若超声遇到金属节育环、胃肠内气体、胆囊气肿等，表现为细密回声（强光带或光团）及其远方混响声影，即边界不清，内有多数平行的条状回声或彗星尾状反射波的征象。

秽浊（dirty, filth） 污秽混浊之意。多用于形容"湿浊"或腐败污秽之气以及"山岚瘴气"等；也用于形容某些病人的排泄物、分泌物或身体散发的特殊气味。

惠普尔病（Whipple disease） 其他名称：惠普尔综合征、肠源性脂肪代谢障碍症。小肠黏膜和肠系膜淋巴结内含有糖蛋白的巨噬细胞浸润，导致腹痛、腹泻、体重减轻等消化吸收不良综合征。病变可累及全身。表现为脂肪泻、游走性关节痛、体重减轻、皮肤色素沉着、贫血及淋巴结肿大。治疗：抗生素及皮质激素。

惠普尔三联症（Whipple triad） 胰岛素肿瘤病人的主要临床征象，以及重要的诊断依据：①自发性低血糖；②伴有中枢神经或血管舒缩症状；③口服或静注葡萄糖使症状缓解。临床表现为饥饿、空腹或劳累时出现意识障碍，交感神经兴奋，精神异常及颞叶癫痫等。

惠普尔综合征（Whipple syndrome） 见惠普尔病。

惠特菲尔德综合征（Whitfield syndrome） 其他名称：硬红斑综合征。一种结节性血管炎病变所引起的一系列临床表现。好发于中年女性，久立后小腿酸痛，踝部水肿，小腿屈侧或两旁发生痛性结节及斑块，无破溃。治疗：去除感染灶，应用皮质激素，休息，抬高患肢，穿弹力袜。

喙肩韧带（coraco-acromial ligament） 位于喙突和肩峰之间的三角形韧带。其尖附着于肩峰尖部的前方，其底附着于喙突外侧缘。它与肩峰和喙突共同构成喙肩弓，架在肩关节上方，防止肱骨头向上脱位。

昏厥（syncope） 见晕厥。

昏迷（coma） 病人处于对外界刺激无反应，不能被唤醒的状态。是最严重的意识障碍。由脑部受到严重损害或多种原因引起缺血、缺氧而引起，许多疾病病人在死亡前均可出现昏迷。是临床的严重综合征之一。分浅昏迷和深昏迷两型。前者意识虽大部分丧失，但某些反射（如角膜反射、瞳孔对光反射）仍存在；后者各种浅反射全部丧失，肢体常呈弛缓状态，偶尔可见深反射亢进。但机体尚能维持呼吸和循环功能。见于中枢神经系统疾病、代谢性疾病、药物中毒等。

昏睡（lethargy） 部分或接近完全意识丧失的状态。病人不易被唤醒，唯有在强烈刺激下（如压迫眶上神经、强烈气味刺激等）可被唤醒，却很快又再入睡，醒后能模糊地回答问题或答非所问。见于服安眠药过量或某些中枢神经疾患（如脑肿瘤）。

昏睡脑电图（lethargy EEG） 出现较多的 δ 活动，δ 活动间为快波，刺激时无抑制反应，而产生 δ 活动增加或出现 θ 波。

婚前教育（premarital education） 对男女双方婚前进行性生理

知识、避孕原理和节育方法的教育。同时宣传优生，给予医学遗传学基本知识的指导等。

婚前医学检查（premarital medical examination） 在结婚登记前进行的身体健康检查。以检查影响婚育的疾病为主要目的。内容包括男女双方有无血缘关系、家族的健康情况、过去和目前患何疾病，着重查明有无遗传病史、精神病史、传染病史，进行全面的体格检查和必要的实验室检查。以了解是否存在严重的器质性疾病或生殖器官异常和畸形，最后判断受检者能否结婚、生育。

婚生子女（children born in wedlock） 婚姻关系成立后父母所生的子女。我国《民法典》规定，父母对子女有抚养教育的义务；子女对父母有赡养扶助的义务。父母不履行抚养义务时，未成年或不能独立生活的子女，有要求父母付给抚养费的权利。子女不履行赡养义务时，无劳动能力或生活困难的父母，有要求子女付给赡养费的权利。并规定：父母有管教和保护未成年子女的权利和义务。在未成年子女对国家、集体或他人造成损害时，父母有赔偿经济损失的义务。

婚姻史（marital history） 问诊的内容。记述未婚或已婚、结婚次数及每次的年龄，是否近亲结婚（直系血亲及三代旁系），丈夫年龄及健康状态，同居情况，采用何种计划生育措施及其效果。

浑浊度（turbidity） 表示水中所含悬浮物、胶体物（泥土、粉砂、微细的有机物和无机物、浮游生物和微生物）阻碍光线透过的程度。浑浊度用度或 mg/L 表示。1L 蒸馏水中有 1mg 二氧化硅时（一般以白陶土为标准）为一个浑浊度单位。我国《生活饮用水卫生标准》规定浑浊度不超过 3 度。

混合感染（combined infection） 一个机体器官或组织同时感染两种或两种以上病原体者。可能是不同的微生物（如细菌与真菌等），也可能是同一类微生物的不同种（如两种不同的细菌）。

混合功能氧化酶（mixed functional oxidase） 见单加氧酶。

混合静脉血氧分压（partial pressure of oxygen in mixed venous blood） 来自右室或肺动脉血的氧分压。正常值为 5.32～6.0kPa（40～40.5mmHg）。代表输送到组织的氧量。并间接反映了心输出量的多少。混合静脉血氧分压系上下腔静脉回心血至右室或肺动脉后而测得的氧分压，是反映氧输送和组织氧摄取情况的最后综合指标，因此也是判断组织氧分压的合理指标。

混合淋巴细胞培养（mixed lymphocyte culture，MLC） 两个不同个体的淋巴细胞，等量混合在一起，孵育 3～5 日后，可出现母细胞转化。出现的母细胞数与两个个体的组织相容性抗原之间的不相容程度有直接的关系。母细胞转化率愈高，说明两个个体之间组织相容性抗原相差愈远。故此试验有助于决定供者和受者间的组织相容性。

混合片（mixed tablet） 剂型之一。又称半浸膏片。指采用药材浸膏和药粉定量混合制成的片剂。中成药片剂大部分属此类。

混合器（mixer） 医疗仪器。进行血凝、免疫黏附血凝、被动血细胞凝集、补体结合、乳胶凝集等实验时可将试管、烧瓶、烧杯、分液漏斗内的液体和难溶药物混匀的仪器。由于不用搅棒或磁力搅拌，所以不受外界污染和磁场影响。广泛应用于医院、生化实验室及放射免疫室。

混合神经（mixed nerve） 兼有感觉和运动两种作用的神经。如脊神经中有传入神经纤维，即感觉纤维；也有传出神经纤维，即运动纤维。

混合微团（mixed micelle, mixed micel） 在肠腔中的脂肪及类脂水解产物（如脂肪酸、甘油二酯、甘油单酯、胆固醇及溶血磷脂等）与胆汁酸盐及磷脂形成的微团。此微团体积小，极性大、易扩散、易被酶消化及肠黏膜吸收。

混合喂养（mixed feeding） 因各种原因导致母乳不足或母亲不能按时给婴儿哺乳时，需加喂牛奶或其他代乳品。混合喂养有两种方法，一为代授法，即用牛奶或其他乳类完全代替一次母乳喂养，一天内代授的次数根据母乳量的多少而决定，适用于 6 个月以后的婴儿。二为补授法，每次哺母乳后马上补一定量的牛奶或其他代乳品，适用于 6 个月以内的婴儿，两者相比后者比前者好，可防止母乳越来越少，每日哺母乳不宜少于 3 次，若 1~2 次则母乳分泌量会迅速减少。

混合物（mixture）　由不同种分子构成的物质。在混合物里各物质保持原来的性质。如人的血浆主要由清蛋白、α_1 球蛋白、α_2 球蛋白、β 球蛋白和 γ 球蛋白的混合物组成，在一定 pH 值条件下可用电泳法将各组分离。

混合细胞性恶性肿瘤（mixed cell malignant tumor）　混合细胞性恶性肿瘤有肺胚细胞瘤、癌肉瘤、恶性纤维组织细胞肉瘤。但混合细胞性肿瘤多为良性，如畸胎瘤、错构瘤。肺胚细胞瘤，中年多见，男多于女。常见症状有咳嗽、痰中带血、胸痛、气促。X 线胸片为单个椭圆形、边界清楚的肿块。易发生转移，以手术为首选。癌肉瘤，中老年男性多见，大部分为气道病变，似息肉样，也可为外周型。进展缓慢，临床表现为咳嗽，痰中带血。以手术治疗为主，辅以化疗和放疗。

混合腺（mixed gland）　由浆液性细胞和黏液性细胞共同组成的腺体。腺体中既含有浆液性细胞组成的浆液性腺泡，也含有黏液性细胞组成的黏液性腺泡，还有由两种细胞共同组成的混合性腺泡。人体颌下腺、舌下腺均属此类。其分泌物具有杀菌、滑润黏膜、软化食物等作用。

混合腺泡（mixed alveoli）　由分泌浆液和分泌黏蛋白的腺细胞共同组成的腺泡。通常浆液性腺细胞位于腺泡末端；或几个浆液性腺细胞附于黏液性腺泡一侧，呈半月状，称为半月（demilune）。

混合型濒死心电图（mixed type of agonal electrocardiogram）　由室速室颤型、停搏型和阻滞型中任何两种混合而成的濒死心电图。该型比上述 3 种单纯型濒死心电图多见。应分清主次，针对主要的原发性心律失常进行治疗。

混合型碱中毒（mixed alkalosis）　代谢性碱中毒与呼吸性碱中毒合并发生。如在剧烈呕吐合并发热时，既有由于固定酸大量丧失而发生的代谢性碱中毒，又有因发热所致过度呼吸而引起的呼吸性碱中毒。这种酸碱平衡紊乱的特点是：反映代谢因素的剩余碱正值增大；反映呼吸性因素的二氧化碳分压降低；二者都能使 pH 值升高，故 pH 值显著增高。

混合型缺氧（mixed hypoxia）　两种或两种以上类型的混合缺氧。有时，同一因素既可作用于运氧也可作用于用氧环节。如一氧化碳除与血红蛋白结合形成碳氧血红蛋白外，在浓度增高时还能直接抑制细胞色素酶系统；巴比妥类不仅能抑制细胞氧化过程，同时亦可抑制呼吸中枢而导致通气降低，这时血液性缺氧与组织中毒性缺氧可同时存在或相继出现。

混合型酸碱平衡紊乱（mixed acid-base disturbance）　同时发生两个或两个以上代谢性或呼吸性酸碱平衡紊乱的临床情况。包括 3 种情况：①两种或两种以上单纯型酸碱平衡紊乱同时存在；②一种酸碱平衡紊乱有两种机制同时或先后参与发病；③上述两种情况同时存在。混合型酸碱平衡紊乱临床常见，尤其在循环衰竭，败血症，肝、肺、肾等脏器功能衰竭，药物中毒等。诊断关键是弄清由哪些单纯型酸碱平衡紊乱组成。治疗的目标是使机体酸碱代谢恢复正常。

混合型性腺发育不全（mixed gonadal dysgenesis）　其他名称：XY 部分性腺发育不全。男性假两性畸形中的一种类型。病人核型大多是 45XO/46XY 嵌合体，性腺一侧为睾丸，另一侧为不发育的条索状组织。病人出生时有两性畸形的外生殖器，青年期可出现男性第二性征，阴茎增大，但无精子生成。治疗：性腺发生癌变概率高，除阴囊内有睾丸的病人外，应及早切除性腺，并按性别做外阴修补，青春期后给予相应的性激素替代。

混合型血管瘤（mixed hemangioma）　毛细血管瘤与海绵状血管瘤混合存在的血管瘤。

混合性蛋白尿（mixed albuminuria）　这是由于肾小球和肾小管均有损害，小分子和大分子量的蛋白质均出现在尿中所致。见于：①各种肾小球病后期，先侵犯肾小球后波及肾小管，如慢性肾炎；②各种肾小管-间质病，先侵犯肾小管后波及肾小球，如炎症、中毒等；③全身性疾病同时侵犯肾小球和肾小管，如系统性红斑狼疮性肾炎、糖尿病型肾病综合征等。

混合性发绀（mixed cyanosis）　中心性发绀与周围性发绀并存。见于心力衰竭（左心、右心和全心衰竭）。

混合性粉尘（mixed dust）　无机和有机化合物的各类粉尘混合存在的粉尘。此类粉尘在生产环境中最为多见，如采煤时，常产生煤与岩石的混合性粉尘；金属制品研磨时，产生金属与磨料的混合性粉尘；棉、麻、烟草初加工时，常产生棉、麻、烟草与沙土的混合性粉尘。

混合性腹泻（mixed diarrhea）　各种原因引起的消化道运动亢进时渗透性腹泻与分泌性腹泻同时出现。见于拟副交感药物及某些激素所引起的腹泻。

混合性呼吸困难（mixed dyspnea）　吸气与呼气均困难并伴有呼吸频率增加的呼吸困难。多因广泛性肺部病变或肺组织受压，使呼吸面积减少，影响换气功能所致。多见于重症肺炎、大片肺不张、肺水肿、肺梗死、大量胸腔积液或气胸等。

混合性坏疽（mixed gangrene）　病理学术语。干性坏疽合并湿性坏疽者。

混合性胶质细胞瘤（mixed glioma）　两种或两种以上类型的胶质细胞组成的肿瘤。即同一瘤体内既有星形细胞瘤的成分，又同时存在室管膜瘤或少突胶质细胞瘤成分。多见于小儿，可发生在小脑及大脑。肉眼所见与一般胶质瘤相似。

混合性结缔组织病（mixed connective tissue disease, MCTD）　以出现高滴度抗-U1 核蛋白（RNP）自身抗体同时伴有系统性红斑狼疮（SLE）、系统性硬化（SS）、多发性皮肌炎（PM）常见的临床表现为特征，为多种结缔组织疾病在同一病人中重叠出现所组成的临床综合征。一种全身性结缔组织病。早期临床表现包括全身不适、乏力、关节痛、肌痛、低热等。一些病人表现为急性三叉神经病变、严重的多肌炎、急性关节炎、无菌性脑膜炎、急性腹痛或高热。下列 4 种临床征象存在提示其为混合性结缔组织病而非其他：①雷诺现象、手肿及手指水肿；②缺乏严重的肾脏及中枢神经系统病变；③较严重的关节炎及隐匿起病的肺动脉高压（同肺纤维化无关）；④特异性自身抗体 U1-RNP 的出现（特别是此抗体在 68kD 蛋白时）。符合血清学指标（抗-RNA 抗体在血凝法滴定>1：1 600），以及临床 5 项指标（手指肿胀、滑膜炎，生物学或组织学证实的肌炎，雷诺征及肢端硬化病伴或不伴近端系统性硬化）中 3 项或以上，可诊断。非甾体抗炎药或激素治疗。

混合性结缔组织病肾损害（renal lesion due to mixed connective tissue disease）　当抗核糖蛋白抗体升高、血清补体下降和/或抗双链 DNA 抗体的滴度升高、抗核抗体阳性时的混合性结缔组织病合并肾损害。也有人认为混合性结缔组织病有一定程度的肾脏累及，以膜性肾病最常见，并可出现肾病综合征范围的蛋白尿。受累肾脏病理变化具有混合病变的特点：肾小球、肾血管及间质均可出现病变。肾脏的中、小动脉可有进行性系统性硬化和多动脉炎的特点，肾间质常见淋巴细胞、单核细胞和浆细胞大片浸润。肾小球则可出现狼疮性肾炎时的多样化表现。临床表现为无症状蛋白尿、镜下血尿、肾病综合征、肾功能不全。治疗视疾病程度而定，给予非甾体抗炎药、糖皮质激素和免疫抑制剂等。

混合性聋（mixed deafness）　耳传音与感音部分同时受累所致的耳聋。慢性中耳炎长期流脓而导致蜗内损伤以及高血压等全身慢性病等均可引起混合性聋。以治疗原发病为主。

混合性失语（mixed aphasia）　语言障碍的一种。特点是病人听不懂别人的话，自己又不能说。是言语运动和感觉中枢均受损伤造成的。病人可以模仿别人的动作，如张口、伸舌等。

混合性酸碱［平衡］紊乱（mixed type of acid-base disturbance）　同一病人有两种或两种以上的单纯型酸碱平衡紊乱同时存在。分为酸碱一致的混合型，（如两种都为酸中毒，

pH 值显著降低；或两种都为碱中毒，pH 值显著增高）和酸碱混合型（既有酸中毒又有碱中毒，pH 值可在正常范围）两种。三重性酸碱平衡紊乱只见于代谢性酸中毒加代谢性碱中毒合并呼吸性酸中毒或呼吸性碱中毒。也属于酸碱混合型。

混合性酸中毒（mixed acidosis） 呼吸性酸中毒合并代谢性酸中毒。此时血浆氢离子浓度显著增高，血气改变为 pH 值显著降低，碳酸氢根（HCO_3^-）和动脉血二氧化碳分压（$PaCO_2$）的改变取决于哪种紊乱占优势。较常见的是 HCO_3^- 浓度降低，$PaCO_2$ 增高。混合性酸中毒可见于心搏骤停、慢性阻塞性肺疾病合并休克、糖尿病酮症、尿毒症等。

混合性哮喘（mixed asthma） 支气管哮喘的一种。在哮喘长期反复发作过程中，各种因素相互影响，使外源性或内源性哮喘的症状表现不典型或混合存在，症状表现复杂。这种哮喘可长年发作，无明显的缓解季节。

混合性心绞痛（mixed type of pectoris） 劳累性和自发性心绞痛混合出现。依据典型的发作特点和体征，结合年龄和冠心病易患因素，或含用硝酸甘油使心绞痛发作缓解，一般可建立诊断。有困难者可进行负荷试验、24h 动态心电图连续监测、放射性核素检查或冠状动脉造影。治疗：改善冠状动脉的供血和减轻心肌耗氧；治疗动脉粥样硬化；必要时放置冠状动脉支架。

混合血栓（mixed thrombus） 白色血栓形成后，继续形成血小板梁，并网住红细胞等，因而形成灰白和红褐相间的血栓。主要见于静脉，常构成血栓的体部。

混合疫苗（mixed vaccine） 含有 2 种以上病原微生物或其产物的疫苗。多是不同种类的死疫苗作合理的混合制成联合疫苗，如伤寒沙门菌、甲型和乙型副伤寒沙门菌、霍乱弧菌混合成的四联疫苗；类毒素与死菌苗混合制成的联合疫苗，如白喉类毒素、破伤风类毒素、百日咳死菌苗混合制成的三联疫苗。以达到同时预防多种疾病的目的。

混合痔（mixed hemorrhoid） 直肠末端黏膜和肛管皮肤下的直肠静脉丛发生扩大、曲张，形成柔软静脉团的疾病。该静脉团在肛门齿状线相互沟通吻合，使内痔部分和外痔部分形成一个整体。具有内痔和外痔共有的临床特征。可手术治疗，也可用硬化剂、枯痔法等。

混合痣（compound nevus） 兼有交界痣和皮内痣特点的痣。其中可含有皮脂腺、汗腺或脂肪细胞等。因有交界痣成分，故存在恶变可能。

混睛障（interstitial keratitis） 其他名称：混晴、混障证。中医病证名。肝脏毒风与瘀血上凝所致。症见黑睛呈现灰白色翳障，状如雾露玻璃，视力明显障碍。甚者有赤脉伸入，翳色暗红，白睛红赤，抱轮暗红，刺痛、流泪、畏光等。类间质性角膜炎。治宜祛风平肝、养阴清热、散瘀退翳。

混凝沉淀（coagulative sedimentation） 利用凝集剂使水得到净化。天然水中含有硅酸、黏土、腐殖等胶体颗粒，它们带负电荷，彼此相斥，不易沉淀。此时在水中投加带正电荷的混凝剂（如氢氧化铝、氢氧化铁等），待充分混匀后，可中和水中胶体颗粒所带负电荷，粒子间便能互相凝集，混凝沉淀能降低浑浊度 98% 以上，可减去色度 80% 以上，除去悬浮物 70%～80%，减少细菌 80% 左右。混凝沉淀的效果与水碱度、水温、pH 值等有关。

混凝剂（coagulant） 其他名称：助凝剂、絮凝剂。能使溶液中微粒凝集成絮状沉淀的物质。它通过调节或改善混凝条件，改善絮凝体结构来加速混凝过程，提高混凝效果，减少混凝剂用量。常用的混凝剂有硫酸铝钾（俗称明矾）、硫酸铝、硫酸亚铁、三氯化铁、羟基氯化铝（碱式氯化铝）等。能在水中产生氢氧化铝、氢氧化铁而发生凝集作用。

混溶钙池（miscible calcium pool） 指呈离子状态存在于软组织、细胞外液及血液中的钙。它与骨骼钙维持动态平衡。成人体内含钙总量约 1 200g，其中 99% 集中于骨骼和牙齿中。其余 1% 钙或与柠檬酸螯合，或与蛋白质结合，或存在于混溶钙池中。

混悬液剂（suspension） 见悬浮剂。

混杂因素（confounding factor） 易使所研究的因素与疾病的联系发生歪曲的因素。研究诸因素与疾病的联系时，由于有一个或一个以上的混杂因素存在，而使所研究的因素与疾病的联系发生歪曲。混杂因素必须是独立于被研究疾病的危险因子，并且在疾病的因果关系中不应是中间变量。

混浊尿（nebulous urine） 尿液中尿酸盐、磷酸盐、碳酸盐、草酸钙、尿酸、红细胞、白细胞、脂肪或细菌等增多所致混浊现象。正常新鲜尿液清晰透明。

混浊肿胀（cloudy swelling） 病理学术语。常见的轻度细胞变性。病变脏器肿大，包膜紧张，切面隆起，边缘外翻，呈混浊状态。光镜下，细胞肿大，胞质中出现许多微细颗粒。电镜下，细胞质内的线粒体肿大，中间变空，嵴变短或减少、消失；内质网扩张，其上的核糖体脱失；胞质中糖原减少，自噬泡增多。目前认为光镜所见的颗粒是肿大的线粒体和扩张的内质网。主要见于线粒体丰富、代谢活跃的细胞，如肝细胞、肾小管上皮细胞及心肌细胞等。

活产（live birth） 胎龄在 28 周以上的胎儿脱离母体时具有生命现象（呼吸、心跳、脐带搏动、随意肌收缩）者。包括自然分娩和手术产者。

活动性结核（active tuberculosis） 结核病病人有活动性表现者。如肺结核有全身中毒症状和局部症状体征。出现发热、盗汗、全身不适、倦怠、乏力、食欲减退、体重减轻、咳嗽、咯血、胸痛等。X 线显示病变为渗出性或浸润性病变，有空洞形成者，痰中结核分枝杆菌阳性。活动性结核的病人必须积极进行抗结核治疗。

活化（activation） 其他名称：激活。从外界获得足够能量后，物质由无法发生化学反应变为可发生化学反应的状态和过程。常用的方式有加热、辐照电磁波和高能射线、超声波等。催化剂可通过降低反应活化能途径使分子活化。无活性物质变为有活性物质也称活化。

活化分析（activation analysis） 核医学术语。将欲测的样品用基本粒子流（通常用慢中子流）辐照，使样品中待测的稳定性元素转变为放射性元素，再测其放射性的分析方法。此法优点是对待测样品无破坏作用。

活化能（activation energy） 其他名称：激活能。活化分子具有的高出平均水平的能量。即底物分子从初态转变到活化态所需能量。活化分子越多，反应速度越快。酶通过有效降低反应的活化能，使底物只需较少能量便可进入活化状态。

活力苏口服液（huolisu koufuye） 中医成药名。安神剂。组成：制何首乌、淫羊藿、黄精、枸杞子、黄芪、丹参。治年老体弱、精神萎靡、失眠健忘、眼花耳聋、脱发或头发早白等肝肾亏虚者。

活络效灵丹（huoluo xiaoling dan, pill effective for activating circulation） 中医方剂。《医学衷中参西录》方。组成：当归、丹参、生乳香、生没药。功能活血祛瘀、通络止痛。治气血凝滞所致之心腹疼痛、腿痛臂痛，以及风湿痹痛、跌打瘀肿、癥瘕积聚。

活络丹（huoluo dan, collateral activating pill） 其他名称：小活络丸、小活络丹。中医方剂。《太平惠民和剂局方》方。组成：川乌（炮，去皮脐）、草乌（炮，去皮脐）、地龙、制天南星、乳香、没药、陈酒。功能温经活络、搜风除湿、祛痰逐瘀。治中风、湿痰瘀血留滞经络、手足不仁、腿臂作痛者；或风寒湿邪留滞经络、肢体筋脉挛痛、屈伸不利，或疼痛游走不定者。

活络丸（huoluo wan） 中医成药名。治风剂（祛风通络）。组成：蕲蛇、麻黄、羌活、竹节香附、天麻、乌梢蛇、细辛、豹骨、僵蚕、威灵仙、防风、全蝎、肉桂、附子、丁香、地龙、没药、乳香、赤芍、何首乌、玄参、甘草等。治风寒湿痹引起的肢体疼痛、手足麻木、筋脉拘挛、中风瘫痪、口眼歪斜、半身不遂、言语不清。孕妇忌服。

活髓切断术（vital pulpotomy） 见牙髓切断术。

活体染色法（biopsy dyeing） 是将无毒或毒性较小的染料注

入动物体内，某些细胞可摄取这些染料而显色。如巨噬细胞吞噬能力强，可摄取注入体内的台盼蓝、墨汁等染料而显色。

活体[人身]检验（examination of living body）　对涉及法律问题的活人进行身体检查。此检验是根据法律规定，受司法机关委托，在法医机构内活体诊察室或医院进行。如果被害人因健康关系不能行动也可在其家里检验。涉及性功能和性犯罪案件，对女性受害人的性器官进行检查，应有女性参加。

活体组织检查（biopsy）　简称活检。是指通过各种方式从病人身上获取活体组织以进行病理形态学或其他化学、功能检查，用于对疾病作出正确诊断和制定治疗原则，是一种较重要的辅助诊断手段，故在临床上被广泛应用于外科、妇产科、皮肤科、消化科、肾内科等。采集活体组织的方式有切除活检、内镜活检、针吸或穿刺活检、钻取活检、刮取活检和棉拭活检等。

活性宫内节育器（active intrauterine devices）　带有活性物质（如金属铜、孕酮等）的新型宫内节育器。常用的有3种：①各种形状的带铜节育器。②含甾体性激素的硅胶胶环。③含止血剂的硅橡胶环。避孕效率高，副作用少。

活性炭（activated charcoal，medical charcoal）　其他名称：药用炭。为吸附剂。木材、煤炭、骨骨等含碳物质经分解蒸馏并经活化而得。因原料、活化方法等的不同，活性炭的纯度、吸附力的大小、吸附的选择性等均不同，其应用范围也不相同。在制药工业中活性炭可作为助滤剂、脱色剂和吸附剂。

活性炭氯仿萃取物（carbon chloroform extraction，CCE）　一项水质检验指标。代表被活性炭吸附后浓缩并被氯仿萃取的污染物总量。严重污染的工业废水CCE的含量显著升高，在一定程度上能反映水中有机物污染的程度。

活性污泥（activated sludge）　污泥状的絮凝物。是一种复杂混合物，由具有活性的微生物、微生物自身氧化的残留物及其所依附的有机物质和无机物质组成，具有较强的吸附、氧化能力。有很强的净化废水的作用。污水经沉淀、曝气，使其中悬浮物被活化，再行沉淀所得的一种深灰色絮状物。可用作肥料。

活性污泥法（activated sludge digestion）　其他名称：曝气法。一种处理污水的微生物学方法。活性污泥是由细菌、真菌、原生动物等多种微小生物及有机、无机物质组成的。它悬浮在水中，在通气条件下，活性污泥和污水中的有机物质充分接触，进行吸附氧化过程，分解有机物，从而使污水得到净化。活性污泥法目前在国内外污水处理中仍占主要地位，可以用于处理生活污水及多种工业废水。

活性氧物质（reactive oxygen species，ROS）　其他名称：氧毒性物质。由还原型辅酶Ⅰ氧化酶系统产生的，有强氧化作用的，对细胞生长、转化、凋亡、转录和衰老等有调节作用的信息分子，如 O_2、H_2O_2、NO、OCl^-、$ONOO^-$ 等。

活性中心（active center）　其他名称：活性部位。酶分子的一个重要组成部分，包括结合部位和催化部位，结合部位的作用是使酶和底物结合在一起，形成酶-底物复合物。催化部位的作用是催化底物转变为产物。

活血化瘀（promoting blood circulation for removing blood stasis）　中医治法。用具有活血化瘀作用的方药治疗血瘀证的方法。祛除瘀血、流通血脉。用于血液阻滞于经脉内外诸证。用桃仁、生地、丹皮、赤芍、当归、川芎、红花、三七、丹参等药。因气和血相辅相成，故此类药须与行气药配伍，并按病机的寒热虚实配合他法应用。

活血调经（promoting blood circulation for regulating menstruation）　中医治法。用具有活血理气、调理月经作用的方药，治疗气血不和所致月经不调病症。

活血通络（promoting blood circulation for removing obstruction in collaterals）　其他名称：祛瘀通络。中医治法。用具有活血化瘀、疏通经络作用的方药，治疗瘀血凝滞、经络受

阻所致病证。

活血通脉胶囊（huoxue tongmai jiaonang）　中医成药名。化瘀宽胸祛瘀剂。组成：水蛭提取物。治冠心病心绞痛、急性心肌梗死、高脂血症、脑血栓、肾动脉硬化、肾病综合征等。亦可用于癥瘕痞块、血瘀闭经、跌打损伤兼有眩晕、胸闷、心痛、体胖等属于痰瘀凝聚者。孕妇忌服。

活血通脉片（huoxue tongmai pian）　中医成药名。化瘀宽胸祛瘀剂。组成：鸡血藤、桃仁、丹参、赤芍、红花、降香、郁金、三七、川芎、陈皮、木香、石菖蒲、枸杞子、黄精、人参、麦冬、冰片。用于冠状动脉硬化引起的心绞痛、胸闷气短、心气不足、瘀血疼痛。孕妇慎服。

活血止痛散（huoxue zhitong san）　中医成药名。活血通络剂。内服散剂。组成：当归、三七、乳香（制）、冰片、土鳖虫、自然铜（煅）。用于跌打损伤、瘀血肿痛、骨折筋伤、闪腰岔气、筋骨疼痛、活动困难、屈伸不利等。用法：温黄酒或温开水送服。孕妇禁用；慢性胃病病人慎用。

活疫苗（live vaccines）　其他名称：减毒疫苗。用人工变异或直接从自然界选择出来的高度减毒或基本无毒的病原微生物制成的疫苗。常用的有卡介苗、脊髓灰质炎疫苗和麻疹疫苗等。活疫苗进入机体后有一定繁殖能力，故用量较小，只需接种一次，可产生全身免疫并有局部免疫生成。免疫效果好。活疫苗要在低温条件下保存。

火（fire）　中医名词。五行之一。指一类阳性、热性的事物或亢进的状态。①生理性的火。为阳气所化，生命的动力。具有温养机体、促进脏腑气化功能的作用。如少火、命门火等。②病因。六淫之一。与暑热同性，但无明显季节性。③病理性的各种功能亢进的表现。

火赤疮（impetigo）　中医病名。一种大疱性疮疡。由心火妄动，或感酷暑火邪入肺伏结而成。初起为皮肤上潦浆脓疱，淡红光泽，破后有稀薄脓液，遍体可生，传染性强。即脓疱疮。治宜清热解毒除湿，外敷青黛散。

火毒（fire-toxin）　其他名称：热毒。中医病名。①指火热病邪郁结成毒。在各科病证中，尤以外科的一些疮疡肿毒（包括化脓性炎症）为多见。②指烫火伤感染。

火疳（acute scleritis）　其他名称：火疡。中医病名。即急性巩膜炎。多因火毒之邪侵犯白睛，滞结为疳。症见白睛深部向外凸起暗红色颗粒，逐渐增大，疼痛，畏光，流泪，视物不清，甚而累及黑睛、瞳神而失明。治宜清热解毒、凉血散结。

火罐法（cupping glass treatment）　其他名称：拔罐法、吸筒法、火罐气；古称"角法"。中医治法。是以罐、筒为工具，利用火燃排除罐内空气产生负压，将罐吸附于施术部位的皮肤上，造成局部瘀血，产生刺激而起到治疗作用的一种疗法。所用火罐有陶罐、玻璃罐、竹筒等。操作方法有投火法、闪火法、滴酒法、贴棉法、架火法等多种。留罐时间每次约10min。多用于治疗风湿痹痛、胃痛、腹痛、呕吐、感冒咳嗽等。

火箭电泳（rocket electrophoresis）　是单向扩散与电泳技术相结合的一种试验方法。将抗原加至含抗体的琼脂板的小孔内，进行电泳，抗原向阳极移动，短时间内，抗原泳动后与琼脂平板内的抗体形成火箭状沉淀峰，其高度与抗原量成正比。此法用于计算未知标本的抗原量。优点是所需时间短。

火麻仁（hemp fimble seed，Fructus Cannabis）　其他名称：麻子、麻子仁、大麻仁。中医药名。大桑科植物大麻的种仁。甘、平，有小毒。归脾、胃、大肠经。功能润肠、止渴、通淋、活血。用于邪热伤阴，或素虚火旺，津枯肠燥而致的大便燥结。老年津枯、病后津亏或产后血虚所致的肠燥便秘，亦可用之。

火棉及火棉胶剂（pyroxylin and collodion）　前者为将精制棉与硝酸、硫酸混合液作用而成的四硝酸纤维素。后者为火棉的含药或不含药的醇、醚溶液，涂用后溶剂迅速挥发，残留的火棉薄层可保护小创口，并使药物与患处紧密接触，有延长药效的作用。如水杨酸火棉胶。

火器伤（fire-arm injury）　由各种火器所致人体损伤的统称。火器包括各种枪弹、炮弹、手榴弹、雷管、炸药及地雷等。

按致伤物性质分为枪伤（子弹所致的枪弹伤）和爆炸伤（各种爆炸物爆炸连同周围被炸物体所致的人体损伤）；枪弹伤有贯通伤、盲管伤；以及猎枪发射造成的霰弹创等。致伤物可残留于体内或射出体外。易将异物如衣服碎片、泥土等带入人体内，造成感染。可见于自杀、他杀或意外等情况。

火线抢救（frontline first aid）　战时分级救治的起点。主要任务：①迅速寻找、搬运、隐蔽伤员。②及时准确实施急救。烧伤灭火；伤口包扎，保护创面；止血；止痛；骨折固定；预防休克，注意保温；对窒息伤员保持呼吸道通畅，必要时行舌牵引固定；对开放性气胸行封闭包扎；对张力性气胸行胸腔穿刺排气；对化学中毒伤员及时注射急救药品和进行局部消毒。③积极组织后送。

火邪（fire pathogen）　中医术语。六淫之一。火为阳邪，其性炎上，易耗气伤津，生风动血，腐肉成脓。致病多见高热、恶热，面红目赤，汗出烦渴，脉洪数，甚至神昏谵语，四肢抽搐，以及各种出血、痈肿疮疡。

火焰光度法（flame photometry）　一种仪器分析方法。某些元素的化合物在富氢火焰中燃烧时，被激发而发射出一定波长的光线，其强度与各成分的含量成正比，当光线经滤光片后投射到光电倍增管时即可测定其强度，从而求出被测元素的含量。

火焰光度计（flame photometer）　应用发射光谱分析测量原子所发射的辐射能来进行物理化学分析的仪器。试液经火焰燃烧激发出特有波长的光谱，并转换成电能，由于各种原子辐射能不同，即可分析出试液中元素的含量。用全血（或血清、血浆、尿等）$200\mu l$样品，一次稀释，能同时测定钠、钾、锂、钙等元素的含量。供医学临床化验血清和进行病理研究用。

火焰光度检测器（flame photometric detector，FPD）　对含磷、硫的化合物有高选择性和高灵敏度的一种气相色谱检测器。主要由火焰喷嘴、滤光片、光电倍增管3部分组成。当样品在富氢火焰中燃烧时，含磷有机物发射出波长为526nm的特征光。含硫化合物发射出波长为394nm的特征光。通过滤光片选择后，由光电倍增管接收，转换为电信号，经微电流放大器放大后记录下来。最小检测量可达10^{-11}g。

火焰灭菌法（flame sterilization）　将待灭菌的物品用火焰烧灼的灭菌方法。灭菌迅速、简便。适用于某些金属、陶瓷、玻璃用品。至少加热20s，需迅速通过火焰3～4次。

火郁（fire stagnation）　中医病证名。火热性的郁证。①五郁之一。指心火怫郁之证。症见全身不适、少气、咽喉肿痛、口干口苦、脘腹疼痛、目赤头晕、烦闷懊恼、潮热颧红、咳嗽痰喘、身生瘰疬等。治宜发之。发者，汗之也，升举之也。也用发郁汤、发火汤或通火汤等。②六郁之一。即热郁。

火郁发之（fire stagnancy treated with expellens or repellens）中医治则。以五行学说来说明心的生理特点。火郁，指热邪郁而内伏；发，发泄、发散之意。如温热邪气至气分，症见心火上炎，口舌生疮，心移热于小肠，使小便赤涩疼痛，须泻心和小肠的火，则用导赤散，导火下泄。

火针（firing needle）　中医器械。①其他名称：煨针。古称燔针。长3～5寸，体粗圆，端锐利，柄用角质或竹木包裹。用时先将针尖部烧红，对准患部速刺速出。适于痈疡、瘰疬、顽癣、痹痛等症。②喉科治疗器械，为烙治喉瘤、乳蛾等用的金属针。

火针疗法（fire needling, cauterization with pyropuncture needle）　古称燔针焠刺。中医治法。是将针烧红后迅速刺入穴位的治疗方法。针具常用圆利针或24号不锈钢针或特制的火针。操作时，于酒精灯或油灯上将针身及针尖烧红，迅速刺入选定部位，达预定深度则迅速拔出。刺入深度据病情、体质、年龄、针刺部位肌肉厚薄、血管神经分布等情况而定。火针具有温通经络、祛风散寒、散结排脓的作用，主要用于痹痛症、胃脘痛、痢疾、泄泻、瘰疬、扁平疣、痣等。面部、大血管及神经分布部位、热病等不宜用。

火证（fire syndrome）　中医病证名。泛指热性、亢奋的一类病证。包括实火证和虚火证。实火证指实热证，虚火证指阴虚内热、阴虚火旺证候。火热之邪为病，或情绪过激，身体功能亢盛所致，以发热、津伤、面目红赤、局部红肿溃烂为常见症。

获得耐药性（acquired resistance）　细菌DNA改变而获得了耐药性。由于是遗传物质结构改变引起的变异，因此获得的耐药性可稳定地传给后代。

获得性风疹（acquired rubella）　其他名称：先天性风疹。为孕妇在妊娠早期发生风疹病毒感染，在毒血症期间，病毒经胎盘进入胎儿血流引起的胎儿的感染。风疹病毒使胎儿细胞有丝分裂受抑制，导致生长缓慢，心、耳、眼等器官的先天性缺陷或畸形，甚至引起早产、死产及先天性风疹综合征。无论婴儿有无症状和体征，风疹病毒或风疹抗体测定阳性者，即可诊断为获得性风疹。确诊感染风疹的孕妇，应劝其人工流产；对患先天性风疹的患儿应注意护养，有特异缺陷者宜及早矫治。

获得性高铁血红蛋白血症（acquired methemoglobinemia）　由于药物或化学物质引起血红蛋白氧化所致的高铁血红蛋白血症。不能用心、肺疾病解释的发绀，吸氧无效者，应考虑本病。高铁血红蛋白（MetHb）$>15\%$，常有脑缺血症状；达40%可出现心悸、乏力、呼吸困难等缺氧表现；$>60\%$可现虚脱、出汗、昏迷，甚至死亡。慢性型多表现为发绀。停服有关药物或脱离化学物质接触，口服亚甲蓝或维生素C治疗。

获得性免疫（acquired immunity）　见适应性免疫。

获得性免疫缺陷综合征（acquired immunodeficiency syndrome, AIDS）　其他名称：艾滋病。由人类免疫缺陷病毒（HIV）感染所致的继发性免疫缺陷病。HIV侵入表达CD4分子的Th细胞和单核巨噬细胞等，引发以细胞免疫功能严重受损为主的免疫缺陷病。潜伏期半年到5年或更长。主要通过性关系直接传播，也可通过血液及其制品传播。临床表现有长期不规则发热、淋巴结肿大和机会性感染（涉及多种病毒、细菌、真菌、寄生虫感染）以及恶性肿瘤；妇科应注意外阴部持久不愈的疱疹、溃疡、泛发性尖锐湿疣等。对可疑者进行人类免疫缺陷病毒抗体测定。目前尚无有效的药物治疗，预防非常重要。

获得性凝血功能障碍（acquired disorders of blood coagulation）由于后天获得性原因引起的凝血功能障碍。主要由凝血因子产生不足，如肝病；凝血因子消耗过多，如DIC；循环血液中抗凝物质的存在，如应用肝素等所致。

获得性FⅡ、Ⅶ、Ⅸ、Ⅹ缺乏症（acquired factors Ⅱ、Ⅶ、Ⅸ、Ⅹ deficiency）　造成获得性FⅡ、Ⅶ、Ⅸ、Ⅹ缺乏的主要病因为：严重肝病引起凝血因子合成障碍（FⅡ、Ⅶ、Ⅸ、Ⅹ缺乏常见）；维生素K吸收不良或维生素K缺乏，进而使依赖维生素K凝血因子的谷氨酸残基羧化水平低；维生素K拮抗药抑制维生素K依赖凝血因子的合成；弥散性血管内凝血致大量凝血因子消耗而严重缺乏；新生儿因维生素K缺乏所致的出血；单一依赖维生素K凝血因子缺乏等。临床表现除原发病的表现外，一般为皮肤黏膜自发性出血，也可有血尿、胃肠道出血、月经过多或手术、外伤后出血增多等。治疗原则上以去除病因和治疗原发病为主。

获得性FⅩⅢ缺乏症（acquired factor ⅩⅢ deficiency）　获得性FⅩⅢ缺乏可为合成障碍、消耗过多或血浆中有抑制物存在所致。约30%肝病病人FⅩⅢ活性降低，淋巴瘤、白血病、尿毒症、系统性红斑狼疮及骨髓炎可引起FⅩⅢ减少。临床表现为轻度自发性出血，外伤或手术后出血倾向可较显著。治疗主要针对原发病，急性出血者可静脉输新鲜血浆，也可用近期库血，抗体滴度高者可血浆置换联合免疫抑制治疗。

获得性肾囊肿性疾病（acquired cystic kidney disease, ACKD）在非肾囊肿性疾病导致肾衰竭的患肾上，发生的囊肿性疾病。即以往无肾脏囊肿，由于不同原因导致肾衰竭进行慢性透析，在治疗过程中出现的囊肿。囊肿大小不等，囊内液体清亮，偶尔为血性。囊内钠与血清钠浓度相同，而囊内肌酐

（Cr）含量大于血肌酐（Cr），以此可与单纯性囊肿及常染色体显性遗传多囊肾鉴别。多数无症状，部分有肉眼血尿、腰痛，少数可出现肾脏恶性肿瘤病变。根据病史及影像学检查可诊断。主要为对症治疗。

获得性纤维蛋白原缺乏症（acquired fibrinogen deficiency）　由非遗传因素引起的纤维蛋白原合成不足、纤维蛋白原消耗过多或纤维蛋白原溶解等因素引起的纤维蛋白原缺乏疾病。临床表现除原发病临床表现外，可有严重出血、血不凝、皮肤黏膜大片瘀斑或弥散性血管内凝血。实验室检查主要为纤维蛋白原减少或缺乏，凝血时间显著延长。以治疗原发病为主；针对病因进行输血及应用抗纤溶药物。

霍-奥综合征（Holt-Oram syndrome）　常染色体显性遗传心脏病，常为房间隔缺损或室间隔缺损，伴骨骼畸形。为第16对染色体异常而导致的骨骼系统异常与家族性心脏病并存的一组临床症候群。临床表现以房间隔缺损为主，可伴其他先天性心脏病。上肢短缩异常，拇指多发育不良或缺损，还可有其他手指及桡骨等上肢畸形。治疗：相应的心脏修补术及上肢矫形术。

霍顿动脉炎（综合征）［Horton arteritis（syndrome）］　其他名称：颅或颞动脉炎综合征。以颞动脉的非特异性炎症为特征。多在70～80岁老年期发病，为一侧或双侧局限在颞动脉分布区的剧烈头痛。全身症状可有食欲减退、失眠、体重降低、低热，以及视力障碍，甚至失明。

霍尔丹效应（Haldane effect）　由CO_2解离曲线可见，在相同的PCO_2下，动脉血携带的CO_2比静脉血少，即O_2与血红蛋白结合，促进CO_2释放，称这一现象为霍尔丹效应。其生理意义为有利于在组织侧血液摄取并结合CO_2，在肺因血红蛋白和O_2结合，促进CO_2释放。

霍尔斯特德疝修补术（Halsted herniorrhaphy）　腹股沟疝的修补法之一。适用于后壁缺损明显的斜疝或直疝、混合性疝及复发性疝。此法是将联合腱和腹横肌腱膜弓与腹外斜肌腱膜内侧叶，在精索的深面固定于腹股沟韧带上，然后再将腹外斜肌腱膜外侧叶在精索浅面重叠缝合于内侧叶上。

霍法病（Hoffa disease）　其他名称：膝关节滑膜组织挤压病。膝关节创伤性脂肪组织增生，挤压于膝关节各间隙而产生的一系列病变。病程呈渐进性。可见膝关节疼痛、肿胀、交锁、伸屈功能障碍。体征不明显。保守治疗及关节镜治疗。

霍夫曼征（Hoffmann sign）　锥体束受累时所产生的一种病理性指反射。医生用左手持病人的一手，使其腕关节略向背屈，然后用右示指和中指夹住病人的中指，再以拇指向下弹拨该指的指甲，如拇指出现屈曲、内收，并有示指屈曲，或者其余几指也有屈曲活动，即为阳性。

霍弗尔征（Hofer sign）　肠梗阻的征象之一。肠梗阻时在狭窄以上平面听诊时有明显的主动脉搏动。

霍亨内格征（Hochenegg sign）　乙状结肠梗阻的征象。直肠指检时见直肠壶腹的过度扩大。见于乙状结肠梗阻。

霍-卡-赫征（Hofstatter-Cullen-Helendahl sign）　见卡伦征。

霍乱（cholera）　①由霍乱弧菌所致的烈性肠道传染病。致病菌污染食物、水源等经口感染。急起发热，热度高低不一，剧烈频繁吐泻，腹泻大量米泔水样排泄物，脱水显著，以致微循环衰竭，代谢性酸中毒和急性肾衰竭。病死率较高。从粪便或呕吐物检出霍乱弧菌即可确诊。应大量补液，并选用四环素、氯霉素或诺氟沙星、环丙沙星、复方磺胺甲噁唑（SMZ-TMP）。菌苗接种可减少发病。②中医病证名。以起病突然，大吐大泻为特征。有寒霍乱、热霍乱、干霍乱之分。

霍乱肠毒素（cholera enterotoxin）　其他名称：霍乱原。是霍乱弧菌的外毒素。存在于霍乱弧菌培养物的无菌滤液中，是引起霍乱临床症状的主要因素。主要成分为蛋白质，分子量约为9万，含A、B两个亚单位，前者具有毒性，后者与小肠黏膜上皮细胞受体结合。不耐热，不耐酸，有抗原性。其毒性作用为促使肠液过度分泌，导致病人水分及电解质大量丧失。

霍乱弧菌（Vibrio Cholerae）　一种菌体弯曲如弧形或逗点状的革兰氏阴性杆菌。是霍乱的病原菌。无芽孢或荚膜，菌体一端有单鞭毛。对热或其他消毒剂抵抗力弱。人是该菌的唯一感染者，主要通过污染的饮食经口感染。病后获牢固免疫力。其致病物质为内毒素和外毒素，主要是外毒素，又称为肠毒素。1966年国际弧菌命名委员会将霍乱分成两种生物型：古典生物型，引起霍乱；El Tor生物型，引起副霍乱。

O_{139}霍乱弧菌（Vibrio Cholerae O_{139}）　按1994年Shimeda等的新的分型法，对1992年在印度和孟加拉国引起霍乱样暴发流行的新型霍乱弧菌的命名。过去传统的观点是：O_1群霍乱弧菌是霍乱病原菌，其余均列入非O_1群霍乱弧菌。

霍乱菌苗（cholera vaccine）　一种用热或甲醛杀死的霍乱弧菌或副霍乱弧菌制备的菌苗。用于预防霍乱，其自动免疫有效期为3～6个月。

霍乱内毒素（cholera endotoxin）　霍乱弧菌所产生的内毒素。存在于菌体细胞内，死亡裂解后才能释放出来。其化学成分为类脂-多糖-蛋白复合物。与菌体抗原相似，可刺激人体产生抗体。与霍乱症状的发生无明显关系。

霍门综合征（Homen syndrome）　其他名称：拳击者综合征、脑震荡后综合征。反复发作的慢性脑外伤所引起的一组病征。早期有神经官能症的一般表现，如头痛、失眠、眩晕等。后期可发展为慢性进行性智力衰退并出现运动障碍。对症治疗。

霍姆斯Ⅲ型综合征（Holmes Ⅲ syndrome）　由小脑皮质变性萎缩所引起的一系列临床表现。多呈常染色体显性遗传，中年发病。表现为上下肢共济失调，眼球震颤；言语讷吃，呈断续暴发性。无锥体束征。对症治疗。

霍纳综合征（Horner syndrome）　其他名称：颈交感神经综合征。因颈部交感神经麻痹所致的症候群。主要表现：上睑下垂、患侧眼球轻度内陷；瞳孔缩小；睑裂变窄；面部潮红，少汗或无汗。一般可分为中枢性和周围性两种，前者见于小脑下后动脉或椎动脉闭塞、脑干肿瘤、延髓脊髓空洞症等；后者见于颈部肿瘤、颈肋、肺炎等疾患。应针对病因进行治疗。

霍普征（Hope sign）　主动脉瘤的双重心搏。心前区望诊可见双重心尖搏动，心脏听诊时可闻及双重心音。对主动脉瘤有诊断意义。

霍奇金淋巴瘤（Hodgkin lymphoma，HL）　其他名称：霍奇金病。一种B细胞淋巴瘤。大多起源于生发中心，主要累及淋巴结、脾、肝脏和骨髓。典型的病理特征是里-施（Reed-Sternberg）细胞存在于不同类型反应性炎症细胞的特征背景中，并伴有不同程度纤维化。临床上多见于青年，首见症状常是无痛性淋巴结肿大，可活动或互相粘连，融合成块。少数病人仅有深部而无浅表淋巴结肿大。深部者可引起邻近器官的压迫症状，另有部分病人以原因不明的持续性或周期性发热为起病时的主要症状，年龄多稍大。男性多见。部分病人可有局部或全身皮肤瘙痒，多为年轻女性。放疗及化疗有效。

霍桑效应（Hawthorne effect）　当病人接受某种新的治疗方法时，常因受到特别注意而比较多地向医生报告好结果的现象。

藿胆丸（huodan wan）　中医成药名。清热化浊剂。内服丸剂。另有制剂：片。组成：广藿香叶、猪胆粉。功能清热化浊、宣通鼻窍。治风寒化热、胆火上攻，用于鼻窦炎、鼻炎。

藿朴夏苓汤（huopu xialing tang，decoction of Herba Agastachis，Cortex Magnoliae Officinalis，Rhizoma Pinelliae and Poria）　中医方剂。《医原》方。组成：藿香、半夏、赤苓、杏仁、薏苡仁、白蔻仁、猪苓、淡豆豉、泽泻、厚朴。功能宣畅气机、清热利湿。治湿温初起，症见身热不渴、肢体倦怠、胸闷口腻、苔薄白、脉濡缓者。

藿香（wrinkled gianthyssop）　中医药名。唇形科植物广藿香或藿香的全草。辛，微温。归脾、胃、肺经。功能祛暑解表、化湿和中。治：①湿阻脾胃之胸脘痞闷、神疲体倦、不思饮食。②暑温或湿温初起的身热体倦、胸脘胀闷，或呕吐泄泻、苔腻脉缓。③寒湿、湿热或脾胃虚弱等引起的呕吐。④外感风寒、内伤湿滞的恶寒发热、胸脘胀满，或呕吐泄泻。

藿香正气散（huoxiang zhengqi san，huoxiang zhengqi powder）中医方剂。《太平惠民和剂局方》方。组成：藿香、紫苏、白芷、大腹皮、茯苓、白术、半夏曲、陈皮、厚朴（去皮，姜汁炙）、桔梗、炙甘草、生姜、大枣。功能解表和中、理气化湿。治外感风寒、内伤湿滞，症见发热恶寒、胸膈满闷、脘腹疼痛、恶心呕吐、肠鸣泄泻、舌苔白腻者。现有口服液、软胶囊等制剂。

藿香正气水（huoxiang zhengqi shui）中医成药名。清热祛暑剂。另有制剂：颗粒、胶囊、口服液。组成：广藿香油、大腹皮、白芷、紫苏叶油、茯苓、半夏、苍术、陈皮、厚朴、甘草浸膏。用于外感风寒、内伤湿滞、夏伤暑湿、头痛昏重、脘腹胀痛、呕吐泄泻及胃肠型感冒。用法：口服。注意：忌食生冷油腻之物。阴虚火旺者忌用。密封储藏于阴凉干燥处。

藿香正气丸（huoxiang zhengqi wan）其他名称：正气丸。中医成药名。芳香化湿剂。出自《太平惠民和剂局方》。组成：大腹皮、白芷、紫苏、茯苓、半夏曲、白术、橘皮、厚朴、桔梗、藿香、甘草、生姜、大枣。功能解表和中、理气化湿。用于外感风寒、内伤湿滞所致的恶寒发热、头痛、胸膈满闷、腹痛呕吐、肠鸣泄泻、口淡、舌苔白腻。有散剂，亦可以汤剂煎服。临床可用于水土不服、急性胃肠炎、胃肠型感冒、慢性结肠炎等。

H

J

几乎完全性传导阻滞（approximate complete block） 同源性心律中，绝大多数的心搏呈现阻滞性传导中断，而能下传的心搏数少于 3 次/min。也可伴有阻滞性传导延缓。

击臀综合征（battered buttocks syndrome） 臀部创伤，深筋膜与皮肤间的脂肪隔爆裂，造成局部组织挫伤，并形成创伤性脂肪瘤的一组病征。仅见于女性，臀部疼痛、压痛，局部变形，肿胀或回缩。治疗：手术。

饥饿激素（motilin） 促胃动素。

饥饿收缩（hunger contraction） 胃排空之后出现的伴有饥饿感的周期性强烈收缩。

饥饿死（death from starvation） 因饥饿而致死。饥饿可分完全饥饿和不完全饥饿：前者指完全断绝水和食物的摄取；后者指不完全断绝食物的摄取。饥饿死的尸体极度消瘦，体重减轻 40%～50%；肌肉明显萎缩，皮下脂肪减少，甚至完全消失；皮肤干燥，色泽变深，起皱纹；内脏萎缩，重量减少。饥饿死可发生于：①意外事故；②虐待、遗弃；③幼儿因母亲精神失常所致断食；④绝食自杀等。

饥饿痛（hunger-pain） 其他名称：空腹痛。指进食 3～4h 后出现的上腹痛。由胃酸刺激溃疡面而引起。进食或服用碱性药物可减轻或完全缓解。疼痛也可睡前或午夜出现。多见于十二指肠球部溃疡病人。

饥饿性糖尿（hunger glycosuria） 一种非糖尿病性葡萄糖尿。当饥饿相当时日后忽然进食大量糖类食物，胰岛素分泌一时不能适应而引起的糖尿。避免饥饿及突进大量糖类食物可以预防。

机化（organization） 病理学术语。由肉芽组织取代坏死组织及其他无生命物质（如血栓、血凝块、异物等）的过程。较大的坏死灶、纤维素团块、浓缩的脓液、凝血块、血栓以及异物等不能被完全溶解吸收而被肉芽组织所代替。

机化性肺炎（organized pneumonia） 其他名称：吸收和消散延迟性肺炎。肺部特异性炎症未能彻底治愈，延迟消散而形成。本病多见于老年体弱者，由于机体反应性差，白细胞溶解蛋白酶减少，纤维蛋白不能完全吸收，使成纤维细胞生成所致。此外，应用抗生素的同时，也减弱了机体对病原菌的炎症反应，降低了体内纤维蛋白酶溶解的作用，影响了肺内炎症的吸收。临床可无症状，或有胸痛、低热、咳痰等，X 线检查可见斑块状密度较高的阴影。

机会性感染（opportunistic infection） 在人体，某些寄生微生物与人체宿主处在互相适应、互不损害而共生平衡状态。但这种平衡状态是相对的，当某些因素导致宿主的免疫功能受损或机械损伤，使寄生微生物大量繁殖或离开其固有的寄生部位，到达不适应寄生部位时，引起宿主的损伤，称为机会性感染。

机能主义（functionalism） 其他名称：功能主义。心理学流派之一。19 世纪末 20 世纪初在美国产生，主要代表人物是美国心理学家詹姆斯（W. James）、杜威（J. Dewey）、安杰尔（J. Angell）等。主张研究心理活动和心理功能，认为意识是一个不停顿的过程，作用是使机体适应环境，强调意识在人类适应环境中的功能和重要作用。重视心理学的应用，主张同时采用内省法、观察法、实验法、文化产品分析法等，使研究从单纯的主观意识研究扩大到外部客观研究，方法多元，更加面向实际生活。

机体（organism） 以生物分子为主体组成的有生命的个体的总称。如动物或植物个体。基本特征是新陈代谢、兴奋性、生长、繁殖、衰老和死亡等。

机体活动能力（organic activity ability） 可分为 5 度。0 度：完全能独立；1 度：需要使用设备或器械；2 度：需要他人的帮助、监护和指导；3 度：既需要有人帮助，也需要设备和器械；4 度：完全不能独立。

机体适应性（organism adaptation） 机体对外界环境变化进行自身调节的一种复杂机制。生物需要不断地调整自身条件以适应不断变化的环境，这就产生了各种适应能力。

机体自稳态（homeostasis） 见稳态。

机械抽样（mechanical sampling） 见系统抽样。

机械梗阻性巨输尿管症（mechanical obstruction megaureter） 输尿管畸形。静脉肾盂造影及逆行输尿管造影可诊断。治疗：行膀胱输尿管再吻合术。

机械解脱钨丝弹簧圈栓塞术（machanical detachment system technique） 介入放射学的一项技术。把特制的钨丝弹簧圈经超选择插管到位的微导管送入病变内，如证实将病变栓塞，即松开机械手，将钨丝弹簧圈留置于病灶内而达到治疗目的。

机械可脱式钨丝弹簧圈（mechanical detachable spirale，MDS） 颅内动脉瘤栓塞材料的一种。特点是不透过 X 线，头端非常柔软，随动脉瘤大小、形态形成，不会刺破动脉，置于动脉瘤内促进血栓形成，使瘤腔闭塞，不影响 MR 影像。国内研制的产品已开始应用于临床。

机械门控离子通道（mechanically-gated ion channel） 系指通道的开放和关闭受膜的机械因素所控制。该类离子通道主要存在于感受器细胞上，如听觉的毛细胞、肌肉本体感受器和压力感受器神经末梢等。

机械灭菌法（mechanical sterilization） 用肥皂和水洗刷的机械方法除去物品和皮肤上的污物及附着的细菌。如手和手臂的机械灭菌。单独用此法不能彻底灭菌，须与其他灭菌方法结合使用。

机械人工呼吸［法］（mechanical artificial respiration） 利用人工呼吸器进行呼吸。可同时加压给氧，效果确切，但需有一定设备和技术操作经验。此法一般分为 3 型：负压型（如铁肺）、正压型及正负压型。正压型呼吸器应用最多。常用的有简易呼吸器法、氧气麻醉机间歇加压给氧人工呼吸法、各种类型自动呼吸机法。

机械识记（rote memorization） 在不理解材料意义的情况下，根据识记材料的外部联系或表面形式，采用多次机械的、简单重复的方法进行的识记。即所谓的死记硬背。特点是基本上按照材料呈现的时空顺序逐字逐句地识记。效果虽不及意义识记，但仍是必不可少的识记方法。

机械通气（mechanical ventilation，MV） 利用呼吸机的机械装置产生气流和提供不同氧浓度，建立气道口与肺泡间的压力差，增加通气量、改善换气和减少呼吸功，最终改善或纠正低氧血症、CO_2 潴留及酸碱失衡。主要起生命支持作用，它是用作抢救各种原因引起的呼吸衰竭、肺水肿、严重胸部创伤和胸外科手术后重症病人的一种应急措施。机械通气装置（呼吸器）可分为定量型、定压型及定时型 3 种。

机械性肠梗阻（mechanical intestinal obstruction） 由于机械原因所造成的肠道阻塞。可见于先天性肠道闭锁、狭窄、炎症、粘连或粘连带压迫。肿瘤、肠腔内异物、嵌顿或绞窄性疝、肠套叠和肠扭转等。其共同表现为腹痛、呕吐、腹胀、停止排气和排便。

机械性传播（mechanical transmission） 病原体在动物体表或体内不经发育或繁殖过程，而直接或间接被携带到另一宿主、物品或场所。有机械注入及机械污染两种途径。前者如吸血节肢动物口器带有病原，通过吸血将其注入宿主体内；后者如蝇类通过爬行、吮食污染食物。

机械性尿路梗阻（mechanical obstruction of urinary tract） 机械性因素引起的尿液排出受阻。可由泌尿系病变（如结石）、泌尿系外的压迫（如粘连紧或迷走血管）、尿路本身病变（如瘢痕狭窄或畸形、肿瘤、前列腺增生等）所致；亦可能是医源性（如手术或器械检查损伤或放射治疗的反应等）所致。

机械性溶血性贫血（mechanical hemolytic anemia）　血液循环中红细胞受到超过耐受程度的撞击、剧烈磨损或被绊住割裂等，可直接在血管内溶血。机械性损伤也可使红细胞丧失部分细胞膜，发生明显变形，易于在脾内阻留、过度破坏。临床有创伤性心源性溶血性贫血、微血管病性溶血性贫血及行军性血红蛋白尿症。治疗：处理病因，如限制体力活动、更换有缺陷的人工瓣膜等。

机械性损伤（mechanical injury）　机械性暴力作用于人体造成的组织器官的损坏、位移或功能障碍。按损伤性质分：钝器伤、锐器伤、火器伤。按损伤程度分：致命伤与非致命伤。按成因分：自杀（伤）、他杀（伤）、灾害。

机械性损伤的鉴定（identification of mechanical injury）　法医鉴定的重要组成部分，包括尸体、活体或标本损伤鉴定。主要解决：①损伤的形态特征、类型；②损伤成因；③生前伤、濒死伤或死后伤；④损伤程度及后果；⑤检查尸体后要说明其死因；⑥损伤时间；⑦自杀（伤）、他杀（伤）或灾害等。

机械性外伤性白内障（mechanical traumatic cataract）　由机械性眼外伤所致晶状体混浊。分为穿通性和挫伤性两种。前者因晶状体囊被穿破所致，有时可发生继发性青光眼；后者因眼球前面挫伤累及晶状体所致。视力障碍严重者，可手术治疗。

机械性消化（mechanical digestion）　经牙齿的切割、研磨及消化道平滑肌的运动，将食物由大块变成小块到微细状，不断与消化液混合并沿消化管按一定方向向前推进的过程。

机械性窒息（mechanical asphyxia）　机械作用引起的呼吸障碍。氧气吸入减少或停止，同时二氧化碳排出受阻并在体内潴留。原因可分为暴力和非暴力两类。前者如缢、绞、扼颈、压迫胸腹部，以及固体或液体堵塞呼吸道和肺泡（如噎、溺）等；后者如急性声门水肿、食物误吸入气管等。主要症状为呼吸困难或停止、颜面青紫、意识丧失、肌肉痉挛等。身体的主要脏器或组织因缺氧而发生不可逆的功能障碍时可致死亡。死者的血液不凝固且呈暗红色，皮肤黏膜和浆膜下有出血斑点，内脏淤血。

机械噪声（machinery noise）　机械设备及其部件在运转和动力传递过程中振动而产生的人们不需要的声音。主要有机械回转运动平衡失调、往复运动惯性力冲击、撞击和接触摩擦，以及基础和附属设施的振动等产生的声音。

肌（muscle）　大量肌纤维被固有结缔组织包裹并分隔形成分界明显的肌纤维聚集分布区域。是人体四大基本组织之一。根据形态、功能和位置不同分为3类。①骨骼肌，又称横纹肌，有支持、保护和运动功能。收缩能力强，但不能持久，且受意识支配，有时也称随意肌。②平滑肌，又称内脏肌，大都环绕在囊状或管状器官的壁上，收缩功能弱，但可持久。③心肌：分布于心脏壁上，收缩功能强且持久，不受意识支配。

肌安松（paramyon）　其他名称：伯拉米翁、帕拉米翁。非去极化型骨骼肌松弛剂。白色或类白色结晶性粉末。无臭，味苦。肌肉松弛作用弱而且持续时间长，作用迅速，可持续30~60min。用于外科手术，辅助肌肉松弛。大剂量时会使呼吸停止。孕妇肌无力或停止、肝肾功能障碍、老年病人禁用。

肌氨酸（sarcosine）　学名：N-甲基甘氨酸。胆碱或甜菜碱脱去末端两个甲基的产物。参与一碳单位的代谢。胆碱氧化为甜菜碱后，可将甲基逐步以甲醛的形式通过亚甲四氢叶酸进行传递。

肌醇（inositol）　其他名称：六羟基环乙烷、环己六醇、肌糖。维生素类药。降血脂药。能促进肝及其他组织中的脂肪代谢，具有降低血脂及防止脂肪在肝内积存的作用。适用于肝炎、脂肪肝、早期肝硬化、动脉硬化及高脂血症、四氯化碳中毒等。与维生素E合用可治疗肌营养不良。

肌醇烟酸酯（inositol nicotinate）　其他名称：烟酸肌醇酯、烟酸酯。周围血管扩张药。用于高脂血症、冠心病、各种末梢血管障碍性疾病的辅助治疗。制剂：片剂。胃酸缺乏者应同时服用稀盐酸或柠檬汁。

肌电图（electromyogram，EMG）　肌肉动作电位的记录图。将针刺入肌肉或以表面电极放置在肌肉表面的皮肤上，通过电子放大系统及示波器显示波形，进行观察和记录。如出现纤颤电位、正尖波等自发电位及插入电位延长，多相电位增加，低电压电位和运动单位电位活动的数目增加或减少，均可提示肌肉、运动终板、运动神经或前角细胞等的病变。

肌电图机（electromyograph，EMG）　其他名称：肌电图仪。将人体肌肉微弱的生物电放大显示并摄影记录的仪器。用于神经根压迫症、运动神经疾病、肌营养不良、肌强直症、重症肌无力、肌肉萎缩、脊髓灰质炎后遗症、功能性瘫痪等的检查，以及运动神经传导速度、断肢再植后肌肉功能恢复等的测定，还可应用于运动医学、生理学及针刺麻醉理论研究。

肌电图检查法（electromyography）　一种临床电生理检查方法。应用不同的导极检查单根或多根肌纤维、肌束或整块肌肉的生物电活动并通过肌电图仪放大显示，从而分析各种状态肌电活动的波形、波幅、波宽、频率等参数，诊断出运动神经、肌肉组织的功能。也可用于运动医学或生理学的研究。

肌电图仪（electromyograph，EMG）　见肌电图机。

肌动蛋白（actin）　肌肉细胞丝和真核细胞骨架中微丝的主要蛋白质，由374个氨基酸残基组成，约占细胞总蛋白质的5%~10%。分子量为43 000，分子单位呈球状，多个单位聚合成链，两条链互相缠绕形成双螺旋结构，成为细胞丝的主干。在肌动蛋白上存在着能与肌球蛋白的横桥相结合的部位。肌质中Ca^{2+}浓度降低时结合部位被掩盖，肌动蛋白不能与肌球蛋白相结合；Ca^{2+}浓度升高时，结合部位被暴露，发生肌动蛋白与肌球蛋白的结合。

肌动球蛋白（actomyosin）　肌肉收缩时肌动蛋白与肌球蛋白瞬时接触形成的复合物。能使肌结构中横桥的ATP酶活性迅速增加，加速ATP分解，释放出能量，供横桥摆动、扭曲以拖动细肌丝向暗带中央滑行。

肌肤甲错（squamous and dry skin）　其他名称：肌若鱼鳞。形容皮肤粗糙、干燥、角化过度的一种皮肤症状。外观皮肤褐色，不润泽，触之有鳞、甲等粗糙感。有的往往还有形体消瘦。一般认为属内有瘀血的一种症候。

肌钙蛋白（troponin）　细肌丝调节蛋白之一。在横纹肌中起主要调节作用的蛋白质。Ca^{2+}的受体蛋白，位于原肌球蛋白的双螺旋结构上。分子呈椭圆形，分子量18 000~35 000。其分子结构上有一个带双负电荷的结合位点，与肌质中的Ca^{2+}有极大亲合力。当肌质中Ca^{2+}浓度升高时，可与Ca^{2+}结合引起本身分子构型变化，继而改变原肌球蛋白分子构型。

肌苷（inosine）　其他名称：次黄嘌呤核苷。升白细胞药。用于各种原因所致的白细胞减少、血小板减少等。制剂：注射剂。不能与氯霉素、双嘧达莫、硫喷妥钠等配伍。

肌苷酸钠（inosinic acid sodium）　作用与肌苷相似的药物。适用于白细胞和血小板减少症、各种心血管疾病、肝炎、肝硬化、胆囊炎以及眼科疾病（中心性浆液性脉络膜视网膜病变、视神经萎缩）的治疗，预防和解除抗血吸虫药物引起的心、肝毒性反应。禁与乳清酸、氯霉素、双嘧达莫（潘生丁）、硫喷妥钠注射液或其他酸性生物质配伍使用。

肌苷注射液（Injectio Inosini）　其他名称：次黄嘌呤核苷注射液。促进白细胞增生药。组成：肌苷的水溶液。参与体内能量代谢和蛋白质合成，具有提高酶的活性、活化肝功能、促进体内抗体产生的作用。主治各种急性肝脏疾患、心脏病、白细胞或血小板减少症、眼科疾患等。

肌酐比值（creatinine ratio）　判定机体水溶性维生素营养状况的指标。可反映水溶性维生素在尿中排出量的水平。因要测得维生素24h的排出量，必须收集24h尿样，这是一般人特别是工作流动性较大的人不易做到的。为了弥补这个缺陷，选择任意一次尿中水溶性维生素测得值对尿肌酐的相对比值，用维生素（mg或μg）/肌酐（g）表示。因为尿肌酐的排出量是比较恒定、排出速率较均匀，不受尿量多少的影响。

肌酐试验饮食（diet of creatinine test）　一种试验饮食。适于

欲检测尿肌酐和肾功能试验者。试验期为 3 日，前 2 日为准备期，后 1 日为试验期。全日饮食中蛋白总量不超过 40g。主食应加限制，多食蔬菜以满足饱腹感。

肌管系统（sarcotubular system）　在肌细胞内包绕着每条肌原纤维周围的由肌膜构成的管状结构。分为横管系统和纵管系统。前者简称 T 管，后者简称 L 管。在兴奋-收缩耦联中起重要作用。

肌红蛋白（myoglobin, myohemoglobin, MHb）　肌肉中的一种贮氧蛋白。存在于肌肉中的以亚铁血红素为辅基的结合蛋白质。分子量为 16 700。蛋白质部分由 153 个氨基酸残基构成，分为 8 个 α 螺旋。可与氧结合，起储氧和供氧作用。正常有少量 MHb 进入血液，骨骼肌和心肌受损时血清中 MHb 增高，严重充血性心力衰竭和肾功能不全时血中浓度也见升高。血清参考值为 20～52μg/L。

肌红蛋白尿（myoglobinuria）　其他名称：肌球蛋白尿。含有大量肌红蛋白（肌肉中运载氧的蛋白质含有血红素）的尿液。肌肉组织受到广泛损伤，肌红蛋白释放入血，因肌红蛋白不与结合珠蛋白结合而直接分泌于尿液中，尿液呈暗红色，但镜检无红细胞，见于急性心肌梗死、大面积烧伤等。肌红蛋白尿可引起肾损害，甚而引起急性肾衰竭。

肌激酶（myokinase）　其他名称：腺苷酸激酶。可逆地催化两个分子 ADP（腺苷二磷酸）产生一分子 ATP（腺苷三磷酸）及一分子 AMP（腺苷一磷酸）的酶。

肌腱（muscle tendon）　其他名称：腱。主要由平行致密的胶原纤维束构成的结构。借以附着于骨骼或其他结构。四肢肌的腱多呈束状，肌收缩时的牵引力，即通过肌腱而作用于骨骼，使之运动。腹壁肌的腱呈膜状（称腱膜），当肌收缩时通过腱膜增加肌自身张力。人体最大的腱为小腿后面的跟腱，附着于跟骨，与举足、行走关系很大。有些长肌腱（如腕、踝部）包有腱鞘，内含滑液，以减少肌收缩时的摩擦。

肌腱膜纤维瘤病综合征（musculoaponeurotic fibromatosis syndrome）　一种原因不明的好发于肌腱膜的瘤性病变。常见于成年女性，妊娠后下腹壁皮下可触及坚实肿物，有压痛，伴雌激素、促性腺激素水平增高。活检可确诊。手术切除。

肌腱切断术（myotenotomy）　切断某一肌腱或肌群的起点或止点以解除由于其挛缩或短缩所致的畸形或功能障碍。如先天性肌性斜颈可作胸锁乳突肌切断术，先天性髋关节脱位可作内收肌切断术等。

肌腱延长术（lengthening of tendon）　增加肌腱长度的手术。各种原因引起的肌肉或肌腱短缩，影响功能，而肌肉本身保留收缩功能者，适用于此种手术。

肌腱移植术（muscle-tendon grafting）　将游离或带蒂的肌腱移植于相应部位以代替功能缺失的肌腱。如急性脊髓灰质炎后遗腓骨肌瘫痪时，应移植胫前肌至足背外侧，踇长伸肌至第 1 跖骨，以防止严重的足内翻。

肌腱粘连（adhesion of tendon）　损伤、手术或炎症以后，肌腱与其周围的软组织发生粘连，妨碍肌腱的正常滑动及关节功能。治疗：锻炼；理疗；肌腱松解手术。

肌腱转移术（transference of tendon）　将邻近健康肌肉的肌腱止点转移到合适的位置。用以平衡失调的肌力，改善功能，防治畸形发生。多用于治疗脊髓灰质炎后遗症。

肌浆（myoplasm, sarcoplasm）　见肌质。

肌浆网（sarcoplasmic reticulum）　见肌质网。

肌节（sarcomere）　相邻两条 Z 线间的一段肌原纤维。是肌纤维收缩的基本结构和功能单位。每条肌原纤维都显示有明暗相间的带或横纹，称明带（Ⅰ带）和暗带（A 带），明带的正中有色深的 Z 线，暗带的中部有色浅的 H 带，H 带的中央又有 M 线。两 Z 线之间称为一个肌节，包括 1/2 Ⅰ带、A 带和 1/2 Ⅰ带。各带的色差是由于不同粗、细的肌丝在肌节内排列组合的结果。

肌紧张（muscle tension）　骨骼肌受到缓慢而轻微的牵拉时，出现的轻度的持续性收缩状态。是肌牵张反射的一种类型，故又称紧张性牵张反射或肌张力。对躯体保持平衡和维持姿势有重要作用。

肌紧张性营养不良综合征（dystrophia myotonica syndrome）一种遗传病。青年期发病，男性多见。典型特征为：进行性肌强直，肌萎缩无力。其他器官营养不良性障碍：白内障、性腺萎缩、心传导阻滞等。治疗：对症处理，白内障手术，内分泌紊乱使用性激素纠正等。

肌痉挛（myospasm）　其他名称：肌肉痉挛。某个肌肉或某组肌群的不自主收缩。可分为：①阵挛性肌痉挛。为快速、反复发作的痉挛，多由皮质运动区受刺激引起，见于面肌痉挛和杰克逊局限性发作；②强直性肌痉挛。由皮质下锥体外系受刺激所引起，见于破伤风、狂犬病、手足搐搦症、热痉挛、眼危象、强直性面肌痉挛和士的宁中毒等。

肌巨蛋白（titin, connectin）　其他名称：肌联蛋白。横纹肌肌原纤维节的、丝形蛋白质，以单个分子的形式形成从 M 线伸展到 Z 线的弹性纤丝。是目前已知最大的蛋白质之一。横跨肌节，可通过连接各种蛋白质调控肌节的组成；对肌肉组织的超微结构组装及肌肉收缩和弹性起重要作用。

肌力（myodynamia）　随意运动肌肉的收缩力。反映神经和肌肉系统功能状态的标志。肌力评定的标准一般分为 6 级：0 级：肌肉无收缩，关节无运动，为完全瘫痪；1 级：肌肉有蠕动或稍有收缩，但不能带动关节运动；2 级：肌肉收缩能带动关节运动，但不能对抗肢体重量；3 级：能对抗肢体重量，但不能对抗外力阻力；4 级：能部分对抗阻力使关节活动，但关节不稳定；5 级：肌力正常，关节稳定。

肌力练习（strengthening muscular exercise）　肢体伤病后康复锻炼的一项内容，也是健身运动及竞技体育中广泛采用的锻炼内容。以最大肌力 20%～30% 的强度进行肌肉收缩可防止肌肉失用性萎缩，以超过最大肌力 50%～60% 的强度进行收缩，可促使肌肉肥大、肌力增强。肌肉练习应引起一定的肌肉疲劳，否则不能达到预期目的；但不应引起疼痛，注意避免损伤。

肌膜（sarcolemma）　肌细胞的细胞膜。有时亦泛指肌细胞表面的细胞膜及其外覆基膜。

肌内注射（intramuscular injection）　见注射法。

肌凝蛋白（myosin）　见肌球蛋白。

肌衄（hematohidrosis）　其他名称：血汗、红汗。中医病证名。指不因外伤的肤表出血。血从毛孔而出，名曰肌衄。多因气血亏虚、血随气散所致。治宜补血固表。虚证有阴虚火旺，或气血亏虚，脾不统血之分；实证多属血热妄行。各宜随证施治。

肌皮神经（musculocutaneous nerve）　由臂丛外侧束发出，分布于臂前群肌及前臂外侧皮肤的神经。臂丛锁骨下部分支之一。发自臂丛（颈5～颈6），斜穿喙肱肌，经肱二头肌和肱肌之间下行，发出肌支支配这 3 个肌肉，终支延续为前臂外侧皮神经。

肌皮神经损害（injury of musculocutaneous nerve）　常是肱骨外科颈骨折所致。表现为屈肘困难，肱二头肌反射减弱，前臂桡侧及掌侧感觉减退。治疗：药物或手术。

肌强直（myotonia）　骨骼肌在随意收缩之后不易松弛。寒冷、机械或电刺激均可使强直加重，连续和重复电刺激可使强直减轻甚至消失。治疗：轻者不需特殊治疗；症状明显者可选用苯妥英钠、普鲁卡因胺或乙酰唑胺，促肾上腺皮质激素和皮质类固醇激素亦可缓解症状。

肌强直性营养不良性白内障（myotonic dystrophic cataract, Thomsen disease）　其他名称：托姆森病。一种常染色体显性遗传病。出生时或生后不久即发病或青春期突然发病。表现为全身性肌肉营养不良，肌张力增加，紧握的手难以松开，伴性腺功能减退。90%～97% 的病人可发生白内障。治疗：本病无特效疗法；白内障可手术治疗。

肌球蛋白（myosin）　其他名称：肌凝蛋白。由 6 条肽链组成的纤维状蛋白质。在横纹肌中是构成粗肌丝的主要成分。头部具有 ATP 酶活性。属于可与肌动蛋白丝相互作用的马达蛋白质。由球状部和杆状部组成。分子量 460 000，分子长 150nm，在组成粗肌丝时，蛋白的杆状部向 M 线聚合成为主干，球状部有规律地裸露于 M 线两侧主干表面，形成横桥。有收缩和松弛肌肉的作用，并能分解 ATP，为肌丝滑行提供能量。

肌球蛋白尿（myoglobinuria）　见肌红蛋白尿。

肌肉断裂（myorrhexis，muscular rupture）　一种牵拉力突然作用于肌肉，使之猛烈收缩，或一个物体的锐利边缘直接打击到正在收缩的肌肉上，就可引起肌肉部分或完全断裂。表现为疼痛，肌肉两断端间能见到或摸到明显的沟状凹陷，并有不同程度的功能障碍。治疗：部分断裂，石膏固定于功能位2～3周；完全断裂应手术修补。

肌肉肥大（muscular hypertrophy）　肌肉体积增大，肌纤维变粗。可分为：①生理性，见于运动员或体力劳动者的全身或某些肌群的肥大；②病理性，见于进行性肌营养不良和真性肌病肥大症。

肌肉结核（tuberculosis of muscle）　一种由邻近骨关节病灶蔓延而来的结核。症状有疼痛、肿块和功能障碍，肿块常为散在，随肌肉活动；晚期肿块互相融合、软化，形成脓肿或窦道。X线可见钙化影。治疗：单发病变可手术切除；较大脓肿可抽脓注入抗结核药，或手术切除。

肌肉痉挛（muscle spasm）　见肌痉挛。

肌肉松弛（muscular relaxation）　人死后，由于脑中枢对全身器官的指令性功能活动完全停止，首先从尸体外观上出现全身肌肉紧张性消失，肢体变软等现象。其主要表现为泥塑样面部表情、瞳孔散大、眼微睁、口微开、二便失禁、关节易屈曲、全身皮肤变得松软且弹性消失等。由于尸体的松弛，突出部位（臀、背）与硬物接触留有的压痕亦不消退，故法医学借此可推断死者死亡时的体位。

肌肉松弛监测仪（monitoring instrument of muscular relaxation）　其他名称：肌动加速度仪。连续监测肌肉紧张度和肌肉变化的仪器。使用一个神经刺激器经皮肤电极发出短持续时间的高压脉冲，同时测定肌肉的收缩和神经传导速度。主要用于麻醉过程中监测肌肉松弛的程度、判定肌肉松弛药的效果。用于做理疗时的肌肉训练。

肌肉松弛药（muscular relaxants）　其他名称：神经肌阻滞药。简称肌松药。阻滞神经肌肉后膜的乙酰胆碱受体，产生神经肌肉阻滞，使骨骼肌麻痹松弛的药物。按作用机制不同，肌松药分3型：①非去极化型肌松药。以筒箭毒碱为代表，它与终板接头后膜乙酰胆碱受体结合，阻滞了乙酰胆碱与其受体结合，使肌纤维不能去极化，产生肌肉松弛。这类药还有泮库溴铵、维库溴铵、加拉碘铵和阿曲库铵等，可被胆碱酯酶抑制药拮抗。②去极化型肌松药。以琥珀胆碱为代表，它类似乙酰胆碱，使终板部持续去极化，且无法复极，使肌肉松弛。③双相型肌松药。以氨酰胆碱为代表，它使终板部先去极化阻滞，后移行为非去极化阻滞。须熟悉肌松药药理并有人工通气设备才能使用肌松药。

肌肉萎缩（amyotrophy，muscular atrophy）　其他名称：肌萎缩。肌肉体积变小、肌纤维变细。全身性肌肉萎缩多为消瘦的一种表现。局部性肌肉萎缩见于：①神经源性肌萎缩，如急性脊髓灰质炎、肌萎缩侧索硬化和周围神经病变；②肌源性肌萎缩，见于各种类型肌病、肌炎；③其他肌萎缩，如失用性肌萎缩、关节病性肌萎缩等。

肌肉移植（muscle grafting）　将带神经和血管的肌肉组织移植于相应的部位代替瘫痪的肌肉。如肛门括约肌发生瘫痪时，可将股薄肌移植到肛门周围，以改善肛门失禁。

肌肉组织（muscular tissue）　其他名称：肌组织。人体的基本组织之一。由具有收缩功能的肌细胞和其间的少量疏松结缔组织构成。可分为平滑肌、骨骼肌和心肌3种，即分布于内脏的平滑肌，能进行缓慢而不随意的收缩；附于骨骼上的骨骼肌，能进行随意运动；心肌，能进行有节律而不随意的收缩。肌组织是躯体和四肢运动及体内消化、呼吸、循环、排泄等生理过程的动力来源。

肌疝（muscular hernia）　部分肌肉通过筋膜缺口或裂孔突出于皮下的肿块。常因外伤或手术引起。局部可有疼痛，肿块时隐时现，如果发生嵌顿，症状加重。可手术治疗。

肌上皮细胞（myoepithelial cell）　某些腺体（如汗腺、乳腺和大唾液腺等）的腺细胞和基膜之间的具有收缩功能的细胞。胞体小，呈梭形，有多个细长的突起，胞质内含类似平滑肌的细丝，核扁。收缩时挤压腺泡，有助于分泌物的排出。

肌生成抑制蛋白（myostatin，MSTN）　属于转化生长因子β家族的成员。MSTN能抑制肌肉的生长和再生、促进肌肉萎缩、影响细胞类型和器官系统的分化及参与代谢调控等。在肌消瘦症和肌营养障碍治疗等方面有良好的应用前景。

肌束颤动（myofasciculi quiver）　肌肉出现细小快速的或蠕动样的颤动。可用叩诊锤轻度叩打肌肉诱发。是下运动神经元损害的重要体征。常作为神经源性肌萎缩和肌源性肌萎缩的鉴别依据。常见于下运动神经元变性所致的继发性肌萎缩。

肌丝（myofilament）　肌细胞胞质内由收缩性蛋白质等构成的细丝状结构。分粗丝和细丝两种，均依肌原纤维的长轴排列。粗丝位于肌节中部的A带，细丝位于肌节两侧，其一端附在Z线上，另一端伸至粗丝之间抵达H带的外侧，末端游离。粗丝的主要成分是肌球蛋白；细丝由肌动蛋白、原肌球蛋白和肌钙蛋白组成。肌原纤维的收缩或复原是细丝滑行的结果。

肌酸（creatine）　学名：N-甲基胍乙酸。由精氨酸、甘氨酸及甲硫氨酸在体内合成，为肌肉等组织中贮存高能磷酸键的物质。主要在肝内合成。在肌酸激酶催化下，肌酸磷酸化生成的磷酸肌酸，含有高能磷酸键，在心脏、骨骼肌、大脑中含量丰富，是肌肉等组织的储能形式。当肌肉收缩时磷酸肌酸的高能磷酸键又可转移给ADP，生成ATP，作为能源。肌酸和磷酸肌酸代谢的终产物是肌酸酐，由尿排出。

肌[酸]酐（creatinine）　肌酸的脱水产物。可由磷酸肌酸分解产生，是肌酸的排泄形式，随尿排出。尿液含量因人而异，肌肉萎缩或甲状腺功能减退者排泄量少，而肌肉发达者，排出量多。个体尿中肌酐排泄量较恒定，与人体重的比值为肌酐系数，休息状态下正常男子为160～283μmol/kg，女子为88～221μmol/kg，小儿为88μmol/kg。

肌酸激酶（creatine kinase）　其他名称：肌酸磷酸激酶（CPK）。可逆地催化ATP及肌酸之间转磷酸反应的酶，是细胞能量代谢的关键酶，根据分布的部位可分为M型（肌肉型）及B型（脑型）和Mt型（线粒体型）肌酸激酶同工酶。即有MM型、MB型和BB型同工酶，它们在不同组织中分布不同，MM型在骨骼肌，心肌也有；MB型分布于心肌；BB型分布于大脑、肾脏、肺和胃内。此酶的测定可协助心肌梗死诊断，心肌梗死发病4h内，MB型可在血清出现。

肌梭（muscle spindle）　分布在骨骼肌内的感觉神经元周围突终末与数条肌纤维共同构成的梭形结构。表面包有结缔组织被囊，内含3～10条较细的骨骼肌纤维，称为梭内肌纤维。感觉神经的末梢分支缠绕在每条梭内肌纤维上。来自脊髓前角小型神经元（γ神经元）的细的运动神经纤维分布于梭内肌纤维两端，肌梭位于肌纤维束之间，当肌纤维伸长时，梭内肌纤维被牵张，从而刺激感觉神经末梢，产生冲动，传向中枢，故肌梭是感受肌纤维伸缩变化及肢体位置变化的本体感受器。

肌肽（carnosine）　是广泛存在于机体各器官组织的、由β-丙氨酸和L-组氨酸构成的二肽。肌肽有抗氧化、抗自由基、抗衰老作用。研究提示肌肽有望成为治疗胃溃疡，白内障，脑、肾、心缺血及糖尿病等的药物。

肌肽血症（carnosinemia）　一种罕见病。可能为常染色体隐性遗传。本症的基本生化缺陷为肌肽酶缺乏。患儿常有智力低下、肌阵挛性抽搐等。尿中肌肽排泄量明显增加，血肌肽水平升高，血清肌肽酶活性显著低下。治疗：试用锌辅助因子。

肌糖（inositol，inose）　见肌醇。

肌萎缩（myoatrophy）　见肌肉萎缩。

肌萎缩侧索硬化（amyotrophic lateral sclerosis）　运动神经元疾病中最常见的一种。临床特点为无力、挛缩、肌束颤动及萎缩。常首发于上肢远端，逐渐累及前臂、上臂和肩胛带，此时下肢则显上运动神经元瘫痪。随着病情发展，可逐渐出现延髓、脑桥、脑神经运动核损害症状，舌肌萎缩、纤颤、吞咽困难、言语含糊、抬头困难直至呼吸肌麻痹。肌电图、脑脊液检查、磁共振光谱分析有助于诊断。治疗：利鲁唑、拉莫三嗪、免疫抑制剂有一定效果；对症治疗。

肌卫星细胞（muscle satellite cell）　骨骼肌纤维或心肌纤维与基膜之间具有突起，呈扁平样，并可分化为骨骼肌纤维或心肌纤维的细胞。核扁圆，胞质少，含各种细胞器。是肌的干细胞，与骨骼肌的再生有关。幼年时多，成年后较少。

肌无力危象（myasthenia crisis）　重症肌无力的一种危重表现。指咽喉肌、呼吸肌进行性无力，以致达到不能维持正常生理功能的危急状态。其常见诱发原因为感冒、用药不当、手术、情绪波动、分娩等。治疗：尽早行气管切开，保持呼吸道通畅，控制肺部感染。

肌细胞（muscle cell）　其他名称：肌纤维。细长而具有收缩功能的细胞。根据其形态、结构、分布和功能，可分为骨骼肌、心肌和平滑肌 3 种。

肌纤维（muscle fiber）　见肌细胞。

肌性动脉（muscular artery）　管壁中膜平滑肌丰富的动脉。包括中动脉和小动脉。中动脉壁中膜中含有 10～40 层环形排列的平滑肌，肌间有弹性纤维和胶原纤维。小动脉管径为 0.3～1mm，中膜有几层平滑肌，动脉愈细、管壁越薄，弹性纤维逐渐减少，而平滑肌成分相对增多，有较好的收缩能力，故小动脉口径可随机体不同生理状况而发生适应性变化。

肌咽鼓管（musculotubal canal, canalis musculotubarius）　起于颞骨岩部前缘，靠近与鳞部交界处通入鼓室的骨性管。由一薄骨片分为上部的鼓膜张肌半管与下部的咽鼓管半管。前者有鼓膜张肌通过，后者是中耳鼓室与咽的通路，咽部炎症可沿此径路蔓延至鼓室引起中耳炎。

肌营养不良（muscular dystrophy, MD）　一组与遗传有关的肌纤维变性和坏死疾病的总称。主要临床特征为进行性肌肉无力和萎缩，分为假肥大型［迪谢内（Duchenne）型和贝克（Becker）型］、埃-德（Emery-Dreifuss）型、面-肩-肱型、肢带型、眼咽型、远端型、先天型等。无特效疗法。康复、整形手术为主要治疗手段。可试用泼尼松及硫唑嘌呤等免疫抑制剂。

肌原纤维（myofibril）　肌纤维内由肌动蛋白、肌球蛋白以及与收缩有关的其他蛋白质共同组合并具有横纹肌细丝状的结构。直径 1～2μm，纤维状，内有线粒体、糖原和脂肪滴等。沿肌纤维长轴平行排列，有收缩骨骼肌和心肌的作用。

肌源性活动（myogenic activity）　血管壁平滑肌本身能经常保持一定程度的紧张性收缩。肌源性活动的强弱与血管壁平滑肌所受到的牵拉刺激程度有关。例如当肾血管的灌注压突然升高时，肾血管的肌源性活动增强，血管平滑肌收缩，血管口径变小，使肾血流量在压力增高的情况下并不增多；而当肾血管灌注压突然降低时，则发生相反的变化。肌源性活动的变化对稳定器官血流量有重要意义。

肌张力（muscular tone, muscular tension）　静息状态下肌肉的紧张度。诊断神经系统疾病的常用方法。临床上是通过对肢体的被动运动及触摸肌肉的检查，测知其紧张度与阻力大小来估计肌张力的强弱。肌张力减退或消失时，肌肉弛缓，被动运动无阻力，关节呈过伸状态，腱反射减退或消失，称为软瘫，提示下运动神经元通路病变。肌张力增强时，肌肉呈僵直状态，腱反射亢进，被动运动阻力增大，称为硬瘫，提示脊髓以上中枢神经的上运动神经元通路病变，对周围神经元的抑制释放所致。如果被动运动肢体，达到一定角度时，肌张力突然增高，称折刀样肌张力，提示锥体束损伤。如果伸、屈肌同等痉挛，被动运动时可停顿在任何位置上，称铅管或弯曲样肌张力，或在被动运动时，如果出现断断续续的阻力降低和增大，称齿轮样强直，提示锥体外系病损。

肌张力障碍（dystonia, muscular dystonia）　其他名称：肌张力障碍综合征。一组由身体骨骼肌的促动肌和拮抗肌的不协调，并且间歇持续收缩造成重复的不自主运动和异常扭转姿势的症状群。全身性肌张力障碍又称扭转痉挛；局限性肌张力障碍包括痉挛性斜颈、眼睑痉挛、口面颌综合征、书写痉挛、痉挛性构音困难等症。目前尚无特效疗法。复方左旋多巴、苯海索等对少数病人有效；立体定向丘脑破坏术、斜颈痉挛肌切断术等可改善症状。

肌阵挛性发作（myoclonus attack）　神经科术语。属癫痫全面

性发作的一个类型。开始即有意识障碍，并出现局部或遍及全身的短暂、快速的肌肉收缩，持续仅 1～2s。

肌质（myoplasm, sarcoplasm）　其他名称：肌浆。肌细胞（肌纤维）的细胞质。肌质中含有规则排列的肌丝和线粒体等。

肌质网（sarcoplasmic reticulum）　其他名称：肌浆网、纵管。肌质中经特化后的滑面内质网。在肌原纤维的周围，分布于相邻两条横管之间的网状组织。其靠近横管的部分较粗，连成与横管平行的管，为终池部分。横管与其两侧的终池合称三联体。构成肌质网膜的蛋白质 80% 是钙泵（一种 ATP 酶），它可将肌质中 Ca²⁺ 输送入肌质网内。构成肌质网膜其次多的蛋白质是收钙素，肌质网内所储存的 Ca²⁺，绝大多数是与收钙素结合着的，因此，肌质网的功能是调节控制肌质内 Ca²⁺ 的浓度。

肌组织（muscle tissue）　见肌肉组织。

鸡冠花（common cockscomb, Flos Celosiae Cristatae, cockscomb inflorescence）　其他名称：鸡髻花、鸡冠头。中医药名。苋科植物鸡冠花的花序。甘、涩、凉。归肝、大肠经。功能凉血止血、止带、止泻。治吐血、咯血、痔血、泄泻、痢疾、崩漏、带下、产后瘀血腹痛、尿路感染。

鸡鸣散（cock-crowing powder）　中医方剂。《证治准绳》方。组成：槟榔、陈皮、木瓜、吴茱萸、紫苏、桔梗、生姜。功能下气降浊、宣散湿邪。治湿脚气，症见足胫肿重无力、行动不便、麻木冷痛，或挛急上冲，甚至胸闷泛恶；以及风湿流注、发热恶寒、脚肿痛重、浮肿者。

鸡内金（Endothelium Corneum Gigeriae Galli, inner membrane of chicken gizzard）　其他名称：鸡肫皮、鸡黄皮、鸡肫腔。中医药名。组成：雉科动物鸡的砂囊内壁。甘、平。归脾、胃、肾、膀胱经。功能健脾胃、消食滞、止遗溺、化结石。治：饮食积滞兼脾虚所致的脘腹胀满、反胃吐酸；小儿脾虚疳积；小儿遗尿；砂淋。烧存性研末，敷口疮、乳蛾、牙疳。

鸡胚接种法（egg inoculation）　一般采用孵化 9～14 日的鸡胚，按病毒种类不同，选择不同部位接种的方法。常用的接种途径有：绒毛尿囊膜接种，常用于天花病毒、痘苗病毒、单纯疱疹病毒的培养；尿囊腔接种，常用于流感病毒及腮腺炎病毒的培养；羊膜腔接种，常用于流感病毒的初次分离培养；卵黄囊接种，常用于嗜神经病毒及衣原体的培养。鸡胚培养操作简单、易于管理，但也可能携带某些内源性微生物，如新城鸡瘟病毒。

鸡胸（pectus carinatum, pigeon breast）　一组进展性的先天性前胸壁发育异常。包括胸骨和/或邻近肋软骨先天异常的一组疾病。与多种病因相关，特别是马方（Marfan）综合征、高胱氨酸尿、莫尔基奥（Morquio）综合征、努南（Noonan）综合征和二尖瓣脱垂。以胸骨中下 1/3 交界突起最常见。一般无症状，严重者可致限制性通气功能障碍。手术简单有效。

鸡血藤（suberect spatholobus stem, Caulis Spatholobi）　其他名称：血风藤、活血藤、大血藤。中医药名。活血药。豆科植物密花豆或香花崖豆藤等的藤茎。苦，微甘、温。归肝、肾经。功能活血舒筋、养血调经。治：血虚麻木瘫痪、腰膝酸痛、月经不调、风湿痛。孕妇慎用。本品能使血细胞增加、血红蛋白升高。可治疗再生障碍性贫血和放射线所致的白细胞减少。

鸡眼（clavus）　①趾或足底皮肤的局限性角质硬物。呈圆锥形角质栓，尖端深入皮内，表面扁平。行走时因尖端压迫神经末梢，产生疼痛。青壮年发病较多，可用手术挖除。②其他名称：肉刺。中医病名。皮肤病之一。足部（偶见于手部）长期受挤压、摩擦所致，症见患处皮厚增生，其根深嵌入肉里，顶起硬结，形似鸡眼，行走挤压时非常痛等。治宜外敷鸡眼散或千金散，或采用修脚术治疗。

鸡眼切除（helotomy, excision of corn）　凡鸡眼影响走路及劳动者，均应手术切除。如已合并感染，应先行抗炎治疗，有积脓时，切开引流。手术采用局部浸润麻醉，距鸡眼边缘 2mm 做一梭形切口，其纵轴与皮纹方向一致，深达皮下组

织，将鸡眼连同部分皮下组织一并切除。再将皮肤、皮下组织一起缝合，如创口过大无法一期缝合时，可在创口内填充凡士林纱条，间隔换药。

积聚（abdominal mass, amassment and accumulation）　其他名称：癥瘕。中医病名。积病与聚病的合称。积者阴气也，五脏所生；聚者阳气也，六腑所成也。因正气亏虚，脏腑失和、气滞、血瘀、痰浊蕴结腹内所致，症见腹内结块，或痛或胀等。腹内结块，固定不移，并伴胀痛或刺痛为特征者称为"积"，病在血分，治以活血化瘀、软坚散结，重在活血。腹中气聚，攻窜胀痛，时作时止为特征者称为"聚"，病在气分，治以疏肝理气、行气消聚，重在调气。

积累比（accumulation ratio）　多次与第一次给药后血药浓度的比值。

积脓（empyema）　脓液在浆膜腔或胆囊、输卵管等管腔内蓄积。

积水（hydrops）　见积液。

积液（hydrops）　俗称积水。过多的液体在体腔或浆膜腔积聚称积液。如心包积液、胸腔积液、腹腔积液等。积液分为渗出液与漏出液，前者多为炎症引起，蛋白质含量较多，比重较大，大于 1.080。细胞计数较多，因含纤维蛋白原可自凝。临床常检验胸、腹腔积液的性质以做诊断参考。

积雪草总苷（asiaticoside）　见积雪苷。

积雪苷（asiaticoside）　其他名称：积雪草总苷。积雪草的提取物。主要含积雪草苷和羟基积雪草苷。创伤愈合的促进调整剂。能激活上皮细胞、促进正常肉芽组织的形成，抑制成纤维细胞的增殖，防止与延缓粘连的产生及发展。口服或局部涂布。用于治疗各种皮肤溃疡、各种烧灼伤、外伤及手术伤口、肌腱粘连、瘢痕增生以及硬皮病。外用时偶致轻度皮肤炎。

积滞（indigestion）　其他名称：食积。中医病证名。指宿食不消、停积而滞的疾患。因乳食内积、脾胃受损所致，症见小儿不思乳食，腹胀、腹痛、嗳腐，大便酸臭或便秘泄泻等。脘腹胀痛拒按，或伴低热，哭闹不安，多属实证，治宜消食导滞，可用消乳丸或保和丸加减；病程较长，脘腹胀满喜按，神疲形瘦，多属虚中夹实证，治宜健脾助运、消补兼施，可用健脾丸加减。

基板和翼板（basal plate and alar plate）　胚胎神经管的一对纵区。位于界沟腹侧者为基板；位于界沟背侧者为翼板。前者含有前角运动细胞，发育形成脊髓的运动区；后者则发育形成感觉区。

基本电节律（basic electrical rhythm）　其他名称：慢波。在胃肠道平滑肌中记录到的一种缓慢的自发的节律性去极化波，波幅为 10～15mV。各器官频率不同。在人胃的频率为 3 次/min，十二指肠为 11 次/min。其产生是肌源性的。是胃肠道平滑肌产生动作电位和收缩的基础。

基本卫生保健（primary health care，PHC）　曾称初级卫生保健。依靠切实可行、学术可靠、广大群众能普遍接受的方法和技术，通过社区的个人和家庭的积极参与而得到普及，且国家、社会和个人能够负担的最基本的、人人都应该得到的、体现了社会平等权利的卫生保健服务。是实现人人享有卫生保健目标的基本策略和基本途径。基本活动有：开展对当前流行的卫生问题以及预防和控制方法的宣传教育；改善食品供应和适当的营养；充分提供安全饮水和基本环境卫生；妇幼卫生保健，包括计划生育；主要传染病的免疫接种；预防和控制地方性流行病；妥善治疗常见病和伤残；以及提供基本药物。从需要来说是不可缺少的，从受益来说是人人都能享受的，从方法来说是可行的，从费用来说是低廉的。

基本药物（essential drugs）　防治疾病所必须备有的药剂。医疗单位备有这些药剂可解决临床上的基本需要。

基本饮食（basic diet）　包括普食、软食、半流食和流食。普食：和健康人饮食相仿。软食：适于消化力差、疾病恢复期和低热病人。食物要少渣，烹调时切碎炖烂。半流食：适于发热、术后病人及产妇，食物呈半流质状态。流食：适于高热及大手术后病人，为液态食物。

基本脂（elemental lipid）　存在于细胞各种膜性结构中的类脂。约占总脂的 5%，因不受营养状态和机体活动的影响，故称之为固定脂或者基本脂。它们在各组织中的分布不均匀，如神经组织中多，而一般组织中少；但在同一组织中则比较恒定。

基础代谢（basal metabolism）　人体维持生命所需要的基本能量代谢。通常以清晨、清醒、静卧、无精神紧张，禁食12h，室温保持在 23℃ 左右作为基础状态，来测定基础代谢率。通常以耗氧率为指标。它受高级神经活动、内分泌系统、外界气候条件、体表面积、性别、年龄等因素影响。成年男子基础代谢热能消耗约 1 500kcal 每天，女子基础代谢热能消耗比男子低 5%，老年人比中年人低 10%～15%，儿童则相对较高。

基础代谢测定器（basal metabolic apparatus）　诊断人体代谢功能高低的仪器。应用不同气体的导热性不同的原理，测定人体呼吸时二氧化碳和氧气浓度的变化，间接测出基础代谢率。在临床上用以诊断某些疾病，如内分泌疾病，特别是甲状腺疾病。

基础代谢率（basal metabolic rate，BMR）　其他名称：基础能量消耗。表征基础代谢的指标。指人在基础状态下，单位时间内和单位体表面积的能量代谢水平。单位为 kJ/（m^2·h），即每小时每平方米体表所散发的热量千焦数。正常人的数值相当稳定，随年龄、性别的不同而有一定程度的生理变动。测定基础代谢率和在不同强度下的能量代谢率，是合理制定营养标准的依据，也是诊断甲状腺功能亢进等疾病的一种方法。

基础护理（elementary nursing）　研究并应用护理的基本理论、基本知识和基本技能来满足病人的基本生活需要、心理需要、治疗需要。它是临床各专科护理的基础，包括饮食护理、病情观察、排泄护理等基本护理技能操作。

基础麻醉（basal anesthesia）　麻醉前，用某些药物使病人进入类似睡眠的浅麻醉状态，以利于其他麻醉操作的进行。常用于小儿，以消除术前恐惧。

基础免疫（fundamental immunity, basic immunization）　根据不同制品的要求，按一定的接种次数及间隔时间，进行全程足量的接种。一般第 1 次免疫接种后，抗体滴度低，维持的时间短；第 2 次接种后抗体反应比初次接种后反应强 10 倍或更多；第 3 次接种后的抗体反应更强。故在应用死疫苗时，一定要经多次接种，才能完成基础免疫。

基础培养基（basal culture medium）　含有细菌所需最基本的营养成分，用于培养一般的对营养要求不高的细菌的培养基。最常见的由牛肉浸出液加入适量蛋白胨和氯化钠制成。如再加 2%～3% 琼脂，加热使之融化，冷却后凝固，则制成普通琼脂平板高层或斜面培养基，若琼脂浓度减少到0.2%～0.5%，则制成半固体培养基。

基础生命支持（basic life support）　其他名称：初期复苏。急救现场由专业或非专业人员进行的初期心肺复苏处理。包括开放气道、人工呼吸及胸外心脏按压。主要目的是向心、脑及全身重要脏器供氧，延长机体耐受临床死亡的时间。

基础体温（basal body temperature，BBT）　其他名称：静息体温。人体在绝对休息状态下（睡眠 6～8h 后）于清晨初醒时测量的体温。由于性激素的作用，正常妇女在月经周期中基础体温常呈规律性变化：前半周期较低，排卵后受孕激素作用，中期上升 0.3～0.5℃，维持 14 日左右，下次月经来潮时又下降。该体温曲线称为双相型，体温曲线无此变化的为单相型。前者有排卵功能，后者无排卵功能。连续测定基础体温是诊断卵巢功能简单有效的方法。

基础体温测定（determination of basal body temperature）　测定静息状态下的体温。基础体温可反映静息状态下机体的能量代谢水平。成年妇女在月经周期中，基础体温出现周期性变化，排卵后由于孕酮分泌增加可使基础体温上升 0.3～0.5℃，月经前 1～2 日体温又下降，每天清晨醒后，不起床、不活动、不讲话，用体温表测口腔体温，记录在基础体温单上，最后连成曲线。至少需连续测 3 个月经周期以上。基础体温呈双相型曲线提示有排卵，呈单相型则提示无排

基础心肺复苏（basal cardio-pulmonary resuscitation）　即基础生命活动支持，旨在迅速建立有效的人工循环，给脑组织及其他重要器官以氧合血液而使其得到保护。其主要措施包括保持畅通气道、人工呼吸和人工胸外挤压。

基础注射（basal injection）　为使人体获得自动免疫，应用破伤风类毒素注射时，首次皮下注射 0.5ml，隔 3～6 周再注射 1ml，共 2 次。

基础状态（basal condition）　人体处在清醒而又非常安静，不受肌肉活动、环境温度、食物及精神紧张等因素影响的状态。人体在清晨进食前，静卧半小时以上，室温维持 20～25℃，而且受试者体温正常基本就符合基础状态。临床测定基础代谢率时要在基础状态。

基底动脉（basilar artery）　左、右椎动脉合并而成的动脉。位于脑桥腹侧面的基底沟内。椎动脉经枕骨大孔入颅后窝，在脑桥延髓交界处的腹面，左、右椎动脉汇合成一条较椎动脉粗的动脉。基底动脉沿脑桥腹侧面的基底沟上行，至脑桥上缘又分为左、右大脑后动脉。其主要分支有：小脑下前动脉、迷路动脉（又名内听动脉）、脑桥、小脑上动脉及大脑后动脉。

基底动脉头痛综合征（basilar artery migraine syndrome）　见基底动脉型偏头痛。

基底动脉型偏头痛（basilar migraine）　其他名称：基底动脉头痛综合征。简称基底型偏头痛。偏头痛的一种类型。多见于少年女性，常与月经期有显著联系，往往有家族史。发病突然，先兆症状有闪光、暗点、偏盲、共济失调、眩晕、构音困难、耳鸣、听力减退、双侧感觉异常或轻瘫、口周及舌部发麻等，多在数分钟到 1h 内消失，继而出现双侧枕区搏动性头痛，伴恶心、呕吐，持续数小时方渐减轻。少数病人出现意识障碍。间歇期一切正常。治疗：发作期用麦角咖啡因；间歇期用 5-羟色胺拮抗剂等。

基底核（basal nuclei）　埋藏在靠近大脑半球底部白质内的灰质团块。包括纹状体、屏状核和杏仁核。尾状核和豆状核合称纹状体，有控制运动的功能。当纹状体出现病变时，出现运动不正常和肌紧张的改变。

基底细胞癌（basal cell carcinoma）　其他名称：基底细胞上皮癌。一种常见的皮肤癌。多见于老年人，好发于鼻、颊、颞部及眼睑、前额。初起为灰色有蜡样光泽的小结节，进而形成边缘稍隆起的溃疡，中心呈现萎缩性瘢痕。恶性度低，一般不转移，可延续十余年。根据癌症范围，可选用放射、激光、冷冻或手术疗法。

基底细胞层（basal cell layer）　表皮的一部分。由单层柱状基底细胞组成。基底细胞间可能也有间桥。基底细胞有很强的再生能力，只要尚存 1/10 活细胞，2 周左右即可重新形成完整的基底细胞层。基底细胞分裂后，老化的基底细胞上升至棘细胞层并转化为棘细胞。基底细胞层在烧伤创面修复上起非常重要的作用。

基底细胞痣综合征（basal cell nevus syndrome）　常染色体显性遗传病。病人有多数基底细胞痣，青年期即可发生癌变。此外，还常见有下颌骨表皮样囊肿、软组织钙化和先天性骨骼畸形，如前额隆起，肋骨二分叉，第 4、5 掌骨短小和鼻根低平等。

基底线（basal line）　在颅骨侧位 X 线片上，由硬腭后缘至枕骨鳞部外板最低点的连线，又称马克哥利亚线。正常情况下，枢椎齿突不超过此线 3～4mm。若超过 6mm 则为颅底陷入症。

基恩征（Keen sign）　腓骨波特（Pott）骨折时病肢踝部周径增大的体征。检查时若发现患肢踝部直径变为粗大，即为此征阳性。提示波特骨折。

基尔米松征（Kirmisson sign）　肱骨下端骨折的体征之一。检查伤者患侧肘关节处，如见一条横行线状上下淤血，即为此征。对肱骨下端骨折有参考价值。

基孔肯亚出血热（Chikungunya haemorrhagic fever）　出血热类型之一。1952 年发现于坦桑尼亚，流行于非洲和西南亚。灵长类动物、啮齿动物和家畜为传染源，蚊为媒介。流行于 7—11 月，儿童易患，潜伏期 3～12 日，多急起寒热、头痛、腹痛和关节剧痛，以及皮肤和黏膜出血、休克等。血凝抑制试验阳性有助于诊断。无特效治疗。

基利安三联征（Killian trilogy）　食管异物滞留引起食管及其周围病变的征象。有向下放散的颈部剧痛、环状软骨区域的软组织浸润和伴有寒战的高热。见于异物滞留于食管颈段及病变波及周围组织时。

基膜（basement membrane）　其他名称：基底膜。上皮细胞基底面与深部结缔组织间一层特化的薄膜状结构。厚度因上皮的类型而异。化学成分为糖蛋白、糖胺多糖和蛋白质。主要构成部分为透明板、基板（源于上皮细胞）和网板（源于成纤维细胞）三层。有支持、连接和半透膜等功能。具有固定上皮，与深部结缔组织进行物质交换的作用。

基强度（rheobase, rheobasis）　刺激引起组织或细胞发生兴奋时，用最长的作用时间所需要的最小刺激强度。例如，使用电脉冲刺激时，选用较宽（100ms 以上）的电脉冲刺激神经组织，使其产生动作电位时需要的最小电流强度即为基强度；若用小于基强度的电流，无论怎样延长时间都不再能引起神经组织的兴奋。基强度不同于阈强度，阈强度是任何作用时间内都有一个引起细胞、组织发生兴奋的最小刺激强度。

基萨那森林热（Kyasanur forest fever）　由病毒所致的一种热病。流行于印度，2—6 月病人最多，蜱为媒介。病变以全身小血管广泛受损为主。急起寒热，多为双峰热，伴头痛、肌痛、呕吐和腹泻，软腭充血和出血，腔道出血，淋巴结肿大并有脑膜刺激征。脑脊液检查细胞和蛋白可增高。特异性免疫试验阳性或检出病毒可确诊。无特效疗法。

基体（basal body）　细胞器之一。位于纤毛微管基部的颗粒状结构，具有中心粒样的构成。与中心粒合称为微管组织中心。与纤毛的形成和运动有关。

基托（denture base）　口腔科牙修补术修复体的组成部分。可承载人工牙，连接义齿各组成部分成一整体，有支持和固位义齿的作用。多用热凝或自凝塑料制成，厚度 2mm 左右。

基武尔征（Kiiwull sign）　在膨大的肠袢上面听到高度气鼓音及金属音。见于乙状结肠及盲肠扭转时。

基线不稳（unstable base line）　心电图常见伪差之一。基线上下漂移或摆动>1mm。主要原因有：①机器故障；②非机器原因，如电极与皮肤接触不良、病人呼吸急促、肢体移动、皮肤油脂过多等。

基线胎心率（fetal heart rate-baseline, baseline heart rate）　在无宫缩或宫缩间歇期间记录下的胎心率。可从每分钟心搏的次数及胎心率变异两方面对其加以估计。正常基线胎心率为每分钟 120～160 次。超过 160 次或低于 120 次，持续 10min，则分别称为心动过速和心动过缓。胎心率变异，即胎心率有小的周期性波动，亦称基线摆动，是胎儿有一定的储备能力的表现；而胎心率基线平坦，即变异消失，提示胎儿有明显缺氧，储备能力丧失。

基牙（abutment）　用以制作固位体以连接并支持人工牙的牙齿。是正常牙。

基耶达法（Kjeldahl method）　见凯氏定氮法。

基因（gene）　生物体携带和传递遗传信息的基本单元。是脱氧核糖核酸或核糖核酸分子上具有遗传信息的特定核苷酸序列。主要存在于细胞核内的染色体上。多数生物的基因由脱氧核糖核酸构成，只有某些病毒基因由核糖核酸构成。

mdm 2 **基因**（*mdm 2* gene）　一个重要的癌基因。在食管癌、乳腺癌、恶性纤维组织细胞瘤、脂肪肉瘤、鼻咽癌、脑神经胶质瘤中均扩增与高表达。其临床意义在于：①正常人血中检出 *mdm 2*，提示体内存在恶性细胞的可能；②骨肿瘤病人检出 *mdm 2* 预示肿瘤存在转移；③术后病人如 *mdm 2* 异常，预示存在肿瘤复发。

ras **基因**（*ras* gene）　由 *H-ras*、*K-ras* 和 *N-ras* 组成的基因家族。在人类肿瘤中 *ras* 基因激活的主要方式是点突变，而且常位于第 12、13、59 或 61 位密码子处。不同的 *ras* 基因在不同的肿瘤中具有优势激活现象。检出 *ras* 基因改变的意义：①提示细胞正处于向恶性转化状态，预示发生肿瘤的可

能；②发现肿瘤后，若检出 ras 基因突变，预示存在恶性变可能；③良性肿瘤病人若检出 ras 基因突变，预示存在恶性变的可能；④正常人血中检出 ras 基因异常，预示肿瘤易感，有肿瘤发生的潜在条件。

基因编码学说（coding theory） 解释基因突变的一种学说，该学说认为突变来源于碱基顺序的改变。可能是一个碱基代替了原有的一个碱基，也可能是减少或增加了碱基，或者是碱基倒置，这样产生的多肽也发生了改变。

基因表达（gene expression） 生物体内储存遗传信息的基因通过转录成核糖核酸和转译合成特异蛋白质而表达的过程。即遗传信息从核酸（主要是脱氧核糖核酸）到蛋白质的传递过程。遗传工程就是研究目的基因在受体中表达的技术。

基因表达调控（control of gene expression） 简称基因调控。基因通过转录、翻译等过程，产生具有特异生物学功能的蛋白质分子，从而体现生物性状的过程，称基因表达。这种过程在生物体内受到精密的调控，以保证生物功能的有序性，适应环境的变化，称基因表达调控。通过该过程生物体能适应环境，维持生长和繁殖，对多细胞生物来说，还具有维持组织器官分化、个体发育的功能。

基因病（genopathy） 遗传缺陷所引起的疾病。

基因插入（gene insertion） 将外源的特异性基因转移到受体细胞中去的所有技术。包括细胞融合、基因拼接、转导、转化等。

基因超家族（gene super family） 由多基因家族和单基因组成的更大的基因家族。它们的结构有不等的同源性，可能起源于相同的祖先基因，但它们的功能并不一定相同。

基因重排（gene rearrangement） 某些基因片段通过调整相关的衔接顺序，改变原来的存在顺序，再重新排成一个完整的转录单位。是 DNA 水平调控的重要方式之一。

基因打靶（gene targeting） 其他名称：基因靶向。通过 DNA 定点同源重组，改变基因组中的某一特定基因，从而在生物活体内研究此基因的功能。

基因定点诱变（site-directed mutagenesis） 将基因的某个或某些位点进行人工替换或删除的过程。用此技术将天然蛋白质进行改造，使所用的蛋白质或多肽药物的疗效更高，不良反应更小，半衰期更长。

基因定位（gene localization） 将基因确定到染色体上的相对和绝对位置称基因定位。确定了不同基因在染色体的位置，即可绘制成基因图。基因定位方法有家系连锁方法、体细胞遗传学方法和重组 DNA 技术。特别是后两种方法的应用使基因定位的数量、精确度和效率提高很快，促使定位工作迅速发展。

基因多效性（pleiotropy） 一个基因制约多种性状的现象。如豌豆的显性基因（C）不仅控制花的红色，还控制叶腋的红色斑点、种皮的褐色等；而它的相对隐性基因（c）则是控制开白花，叶腋无斑点，种皮无色的。基因不仅通过酶直接控制某一性状，而且通过次级效应间接影响其他性状。

基因改造食品（genetically modified food, transgenic food） 见基因改造食品。

基因干预（gene interference） 采用特定的方式抑制某个基因的表达，或者通过破坏某个基因而使之不能表达，以达到治疗疾病的目的。此类基因治疗的靶基因常是过度表达的癌基因或基因毒基因。

基因工程（genetic engineering） 其他名称：遗传工程。指利用高新技术，将细胞中带有遗传功能的基因加以剪切和连接，构成重组脱氧核糖核酸分子，然后将其转入受体细胞，使外源基因在受体细胞中表达，培育出符合人类需要的动植物或生物制品。常用的转移脱氧核糖核酸的载体有质粒、噬菌体和病毒等。

基因工程抗体（genetic engineering antibody） 采用基因工程技术制备出的新型抗体。如嵌合抗体，将小鼠抗体 V 区和人抗体 C 区相连接而成的抗体，人源成分占 75%～80%，鼠源成分约 20%，人体内应用可减少机体针对异种蛋白的超敏反应。又如新效能抗体，可用于抗肿瘤的导向治疗。

基因工程药物和疫苗（genetic engineering drug and vaccine） 通过基因工程生产真核细胞中微量、超微量合成的多肽、蛋白质，如激素、酶、疫苗等，用于治疗、预防及其他领域。

基因家族（gene family） 同一物种中结构与功能相似，进化起源上密切相关的一组基因。这种功能相关的基因可以串联在一起，亦可相隔遥远，例如珠蛋白基因分别位于人的第 16 号及 11 号染色体上。

基因剪接（gene splicing） 基因初级转录物切除内含子，连接外含子的过程。通过一些酶的催化作用使不同来源的 DNA 分子和另一条 DNA 分子之间剪接的生化或化学操作。

基因库（gene bank） 一个生物群体中全部个体所有的基因，叫作这个群体的基因库。基因库中包含了整个基因组信息。一个群体所有生殖个体的配子，供给一个基因库；下一代个体的基因，可在这个基因库中选出。一个基因库经若干世代保持稳定，才能保持遗传平衡。

基因流（gene flow） 由于合子或配子的散布，基因从某一群体扩散到其他群体，从而引起等位基因频率改变的现象。

基因密码（genetic code） 见遗传密码。

基因敲除（gene knockout） 其他名称：基因剔除。为研究基因的功能和疾病的发生机制，将细胞基因组中某基因去除或使基因失去活性的方法。该技术是通过同源重组技术取代原有目的基因，筛选到基因已定点灭活的细胞后，通过显微注射将细胞注入小鼠等实验动物的囊胚中，得到嵌合体小鼠。

基因敲入（gene knockin） 基因打靶技术的一种。利用基因打靶技术将一段基因序列替代另一段基因序列。

基因手术（genic operation） 基因治疗的一种方法。即切除有缺陷的基因，然后以正常基因取代之。

基因树（gene tree） 表示一组基因或一组 DNA 顺序进化关系的系统发生树。

基因剔除（gene knockout） 见基因敲除。

基因体（genome） 见基因组。

基因调控（gene control） 见基因表达调控。

基因突变（gene mutation） 基因内部由脱氧核糖核酸碱基对的置换、增添或缺失而引起的基因结构的变化。既可自发产生，也可诱发产生。它主要包括两种类型：一是碱基置换，指 DNA 核苷酸链发生了错误配对，某一碱基被另一碱基所取代，其结果是三联密码的改变；二是移码突变，指 DNA 碱基序列中，插入或丢失一个或几个碱基对，由此引起密码编组的变动，使多肽链氨基酸也随之发生改变。

基因图（gene map） 其他名称：基因图谱。用来描述单个基因结构的示意图。基因在染色体上的分布状态与相对位置的图形。常通过测定突变基因的重组频率或互换率获得；也可通过体细胞杂交、原位杂交、区域制图、脱氧核糖核酸重组等技术测定。

基因图谱（genetic map） 见基因图。

基因文库（gene library） 来自单个基因组的 DNA 片段克隆的集合体。一个包含了某一生物体全部 DNA 序列的克隆群体。可分为基因组 DNA 文库和 cDNA 文库。

基因武器（gene weapon） 其他名称：遗传武器。利用基因工程研制的，能对人员或其他生物致病、致害的生物武器。

基因芯片（gene chip） 其他名称：DNA 芯片、DNA 阵列、寡核苷酸微芯片。指固定有大量探针分子如寡核苷酸、基因组 DNA 或 cDNA 等的生物芯片。是将许多特定的寡核酸片段作为探针，有规律地排列固定于支持物上，与待测的标记样品的基因按碱基配对原则进行杂交，再通过激光共聚焦荧光检测系统及计算机系统等对芯片进行扫描，得出所要的信息。基因芯片可用于临床疾病诊断、药物筛选、药物作用机制研究、毒理学研究、基因扫描、环境化学毒物的筛选等。

基因型（genotype） 其他名称：遗传型。生物体的遗传信息组成，包括染色体和染色体外所包含的基因信息。具有同样基因型的生物体的基因结构相同。基因型是性状发育的内因，环境对遗传所起的作用必须通过基因型才能实现。

基因型变异（genotypic variation） 生物基因结构发生了改变，如基因突变或基因的转移与重组等，这种变异的性状可遗传给子代。

基因学说（gene theory） 关于基因和性状之间存在确定的因果关系的学说。要点为：①基因是染色体的遗传单位。②基因呈直线排列于染色体上。③特定的基因在一定环境条件下控制着一定的代谢过程，使生物某一性状得以表现。④基因可发生突变、交换和重组，导致个体的表现型发生改变。

基因异质同效性（heterogeneity） 不同的基因能发挥相同效应而产生同一性状。如先天性聋哑多数是由纯合的隐性基因造成的，但也可由杂合的显性基因引起，还可由环境影响而致病。

基因增强治疗（gene augmentation therapy） 对于基因功能丧失所引起的疾病，通过导入正常基因以增加正常基因产物的表达，使表型恢复正常的方法。

基因诊断（gene diagnosis） 检测致病基因或疾病相关基因的改变，或病人体内病原体所特有的核苷酸序列，并据此进行疾病诊断的方法。近来对基因突变所致遗传病的诊治已从基因产物（蛋白质和酶的异常）进入基因水平，即直接进行受检者基因组 DNA 的分析，测定特定基因的结构是否正常，从而判定该个体是否具有某种致病基因，以此达到对遗传病进行诊断的目的。基因诊断能解决晚发性遗传病的症状前诊断，而且只需用少量的羊水，不经过体外培养，用较短的时间做出一些遗传病的产前诊断，可以尽早终止妊娠。也可以确切地检出携带者，减少致病基因的遗传，达到优生目的。

基因诊断技术（diagnostic technology of gene） 利用包括核酸分子杂交、聚合酶链反应（PCR）、限制酶酶谱分析、单链构象多态性分析以及 DNA 序列测定、差异显示等在内的技术，特别是基因芯片技术来直接探查基因的存在状态及功能，从而对疾病做出可靠的诊断。该技术对肿瘤的早期诊断、预后判定、治疗药物的筛选、开发和研制都有重要意义。

基因整合（gene integration） 借助同源重组等方式，将一个 DNA 片段插入基因组中的过程。在病毒感染宿主细胞的过程中，有时病毒基因组中 DNA 片段可插入宿主染色体 DNA 中。

基因治疗（gene therapy） 将外源正常基因导入靶细胞，通过纠正或补偿基因缺陷和异常治疗疾病的方法。广义上包括 DNA 水平上进行的治疗。基因治疗的种类有：基因替代，用正常的基因定位地代替变异基因；基因修复，对缺陷基因进行原位修复；基因增补，将有功能的外源性基因转移入治疗的细胞内，以补偿缺陷基因的功能，此为目前应用较多的基因治疗方式。适用的疾病有恶性肿瘤、遗传病和传染病。

基因转变（gene conversion） 基因在复制过程中不对称地分开，导致一个基因完全地变为另一个基因。

基因转移（gene transfer） 用重组 DNA 技术将外源基因转入细胞（包括体外培养或体内细胞、真核或原核生物细胞）的过程。可以通过转化、转导或质粒的转移来实现。主要用于基因治疗。

基因转殖（transgenic technology） 见转基因技术。

基因转殖生物（transgenic organism） 见转基因生物。

基因转座（gene transposition） 通过转座子元件等作用，使一段 DNA 从基因组的某一部位转移至另一部位，或从某一染色体转移至另一个染色体的现象。导致基因重排或突变。

基因资讯（genetic information） 见遗传信息。

基因组（genome） 其他名称：基因体。一种生物体具有的所有遗传信息的总和。即一个配子（精子或卵子）、一个单倍体或一个病毒所包含的全套基因。

基因组 DNA（genome DNA） 生物细胞染色体 DNA。人类染色体的 DNA 包含 3 万～4 万个的基因。基因组 DNA 是没有组织特异性的，即无论从何种人体组织细胞制得的 DNA 都是相同的。人类基因组 DNA 主要存在于细胞核内，被组蛋白紧密地包装起来组成染色体。

基因组 DNA 探针（genomic DNA probe） 从基因组文库中筛选得到一个特定基因（或基因片段）的克隆后，大量扩增、纯化，切取插入片段，分离纯化，即成为基因组 DNA 探针。

基因组文库（genomic library） 含一种生物体的全部基因组 DNA 片段的克隆群。把某一生物的全套遗传物质（即基因组）用限制酶消化，将所有的 DNA 片段克隆到噬菌体质粒中，导入受体细胞。这样制备出来的基因包括该生物全部基因组基因的 90%～95% 以上，即为该生物的基因组文库。可用相应的探针索取利用。

基因座（gene site, locus） 其他名称：座位。每个基因均存在于一定的染色体的特定位置上，此位置称基因座。控制特定性状表达的 2 个等位基因，位于同源染色体的相对座位上。每对染色体上有许多基因的座位。

基质（ground substance, stroma） ①由蛋白聚糖等生物大分子构成的无定形胶状物。填充于结缔组织的细胞和纤维之间。为复杂的蛋白质混合物，包括分子状态的胶原、黏蛋白、多糖和水。结缔组织中的各种细胞和纤维包埋在基质中，具有阻止侵入体内的细菌和异物扩散的作用。有的细菌含有水解酶，可使基质水解，黏度降低，造成细菌和感染扩散。②又称赋形剂。属软膏剂，占药物组成的大部分，可赋予剂型一定的理化特性，对剂型的质量、疗效起重要作用。常用基质有油脂性、水溶性及乳剂 3 种。

基准物质（primary standard substance） 化学分析中能用来直接配制标准溶液或标定操作溶液浓度的纯净物质。除与操作溶液所起反应必须符合滴定要求外，还必须具备组成一定、纯度高以及稳定等条件。

畸胎瘤（teratoma） 胚胎性肿瘤。迷走的 3 个胚叶多种组织形成的肿瘤。最常发生于卵巢和睾丸，其次是骶尾部、前纵隔和腹膜后。可分为囊性和实质性两大类。后者易恶变。外观呈圆形、分叶，有完整包膜，内有多个囊状泡，多含有黄色透明的浆性液体或黏性粥样物豆脂，并可有毛发、牙齿、软骨、支气管黏膜、腱、腺组织等。一般应行手术切除。

畸胎瘤性绒癌（teratomatous choriocarcinoma） 非妊娠性绒癌。属于生殖细胞瘤的一型。可发生于卵巢、睾丸等。常伴发于胚胎癌、内胚窦瘤、畸胎瘤、无性细胞瘤、精原细胞瘤等。

畸形（deformity） 器官或组织的形态、大小、部位、结构异常或有缺陷的病理状态。分为先天性畸形或后天性畸形两类。先天性畸形在胎儿发育过程中出现，出生时已存在，如唇裂、腭裂、脑积水等；后天性畸形与疾病、创伤等有关，如脊柱结核后的驼背，因某种原因而截肢等。亦可分为单体畸形和双体畸形等。前者是指一个机体发育异常的结果；而双体畸形和多体畸形则是由于子宫内双胎或多胎互相关系上的发育异常所造成。

畸形骨盆（deformity of pelvis） 骨盆变形，左右不对称。见于钙、磷代谢障碍所致骨软化症骨盆，髋关节结核等所致偏斜骨盆及因骨盆外伤或脊柱病变引起的畸形骨盆等。畸形骨盆常发生全面狭窄，加之盆腔变形，故可利用的面积更缩小，一般应考虑剖宫产。

畸形精子症（teratospermia） 男性不育症的一种原因。畸形精子的比例增高，大于 50%。

畸形足（clubfoot, talipes） 一足或两足异常形态的统称。一般指先天性的。最常见的是马蹄内翻足，即足心向内翻，足背向外向下翻。其次是仰趾外翻足，其形状与上述者相反。于小儿未开始学走前进行手法和石膏固定治疗，可以获得矫正。年龄较大者需手术矫正。

箕门（jimen, SP 11） 中医经穴名。属足太阴脾经。位于大腿内侧，或血海穴直上 6 寸处。治小便不利、遗溺、鼠蹊肿痛、阴囊湿痒等。直刺 0.5～0.8 寸。艾炷灸 3～5 壮，或艾条灸 5～10min。

稽留流产（missed abortion） 其他名称：过期流产。胚胎或胎儿宫内死亡 2 个月以上仍未自然排出者。妊娠诊断肯定，曾有先兆流产症状或无，之后妊娠反应消失，妊娠试验转为阴性，B 超检查无胎动，子宫较停经月份小 2 个月以上，子宫颈口闭。治疗：子宫≥10 孕周者行引产术；子宫<10 孕周者可行清宫术。稽留流产可致弥散性血管内凝血，应警惕。

稽留热（continued fever） 发热的一种热型。体温持续于 39～40℃，达数日或数周，1 日内体温波动范围不超过 1℃。见于大叶性肺炎、腺病毒性肺炎、伤寒等。

激动标测法（activation mapping） 诱发室性心动过速后，多部位记录心电图，最早出现心室去极化的部位，即室速的起源部位。预防室速复发行外科手术的原则是对其起源部位心内膜进行切除，或破坏或分离折返径路的一部分。

激动剂（agonist, excitant） 其他名称：激动药。与受体既有强大的亲和力而又有较强内在活性的药物。如去甲肾上腺素与 α 受体结合时出现血管收缩效应，此时称去甲肾上腺素是 α 受体的激动剂。

激发电位（evoked potential） 其他名称：诱发电位。运动或感觉神经受刺激时，在其所支配肌或远离区域（包括中枢神经系统）所记录到的反应电位。在运动或感觉神经不同功能状态时，激发电位的相位、宽度、幅度及反应潜伏时，均有相应的改变，由此可以得出诊断。

激光（laser, light amplification by stimulated emission of radiation） 受激辐射而放大发出的光。它具有方向性强、单色性好、能量集中、相干性好等特点。在医药学中有重要作用，如激光焊接剥落的视网膜、激光虹膜打孔、激光手术刀和激光光谱分析等。医学上常用的有红宝石、钕玻璃、掺钕钇铝石榴石、二氧化碳、氩离子、氦-氖激光器等。

激光刀（laser mes） 具有能量高度集中、聚集后光斑小、高温、高压等特点的光束。医学上常用来切割组织。优点是切口出血少，不易感染，切割速度快，切口平滑。

激光电磁效应（electromagnetic effect of laser） 聚焦后的激光功率密度很大，可达 $5 \times 10^{14} \mathrm{W/cm^2}$，其电场强度可达 $4 \times 10^8 \mathrm{V/cm^2}$，这样强大的电、磁场直接作用于生物分子，使其产生振动热和自由基效应，从而引起组织细胞的损伤。

激光多普勒（laser Doppler） 用激光作光源照射运动物体时其反射、透射、散射的光频率发生变化的现象。医学上用其测量微细血管中的血流速度等。

激光冠状动脉成形术（laser coronary angioplasty） 利用激光可消融斑块等组织的特点，通过光导纤维将激光引入病变处，并向该处发放激光，从而达到消除血管狭窄的目的。因并发症多及再狭窄率高，目前很少使用。

激光光效应（light effect of laser） 光效应大小与皮肤吸收量有关，有色素处吸收较多，尤其是黑色素吸收激光的能量大，破坏严重，故临床上常用于去除黑痣，效果较好。

激光疗法（laser therapy） 应用激光治疗疾病的方法。激光的生物学效应有热作用、压强作用、光化学作用、电磁作用、生物刺激作用。分为高强度激光疗法和低强度激光疗法，前者主要用于造成组织的不可逆损伤，治疗作用是凝固、止血、融合、气化、切割；后者主要用于促进血液循环，改善免疫功能，加速再生能力，消炎止痛，调节内脏、内分泌。

激光凝固（laser coagulation） 组织吸收激光光能后温度升高而发生的凝固。主要用于封闭视网膜脱离前期的裂孔，对位于后极部的裂孔尤为适宜。一般多用红宝石激光器产生的 694.3nm 的激光，因该光不损伤屈光间质，且射入眼内的激光能量80%能被色素深的眼底吸收，故可较好地达到治疗目的。

激光器（laser） 发射激光的装置。激光的基本原理是光的受激辐射，并通过振荡器的反馈作用打出激光束。因此，通常把激活物质、激发能源和谐振腔三者结合在一起，称为激光器。按激活物质的不同，可把激光器分为：固体激光器（如玻璃激光器）、气体激光器（分子、原子或离子气体）、液体激光器（螯合物、无机液体和有机染料）及半导体激光器等。按激光器功率输出方式不同，又可把激光器分为：连续激光器、脉冲激光器（毫秒级、毫微秒级、微微秒级）。有些类型激光器已应用于脑肿瘤、眼底疾患和皮肤病的治疗。

激光全息成像（laser holography） 利用激光的相干性能记录物质反射光的振幅并记录其相位而形成激光全息像。利用激光的衍射可再现原物体有立体感和真实感的像。

激光热效应（laser heat effect） 激光作用于组织，所吸收的激光能量转化为热能。热效应能使组织蛋白变性、酶失活、组织细胞坏死，甚至炭化。病变部位早期与正常组织境界清楚，之后炎性渗出、出血、再生等继发改变导致界限模糊。是构成激光损伤的重要因素之一。

激光扫描共聚焦显微镜（confocal laser scanning microscope, CLSM） 一种新型显微镜，以激光为光源，并具有共焦成像扫描、电子光学系统、微机图像分析系统和彩色显示、图像打印等装置，均采用自动控制。最主要的特点是可改变聚焦平面，在样品不同深度的平面上进行扫描和聚焦，可得到一系列不同层次的图像，重建细胞的三维结构，进行体视学的定量分析研究。用于定量分析细胞内酶、荧光标记物、Ca^{2+}、pH 值等的浓度和分布等。

激光生物效应（biological effect of laser） 受激辐射被生物组织吸收后产生的热、压力、光和电磁场等效应。主要是热效应。可对眼睛、皮肤、神经系统及其他内脏器官产生一定损害。眼睛尤其是视网膜对激光的作用最敏感，大功率激光可致视网膜烧伤、气化甚至穿孔。除直射光外，通过光滑表面的反射光所造成的眼的损害也常见。为防止激光的危害，不仅应避免激光的直接照射，也应注意反射和漫射光的防护。

激光损伤（laser radiation injury） 系指一定剂量的受激辐射作用于机体所致的损伤。激光具有准直和相干的特性，比普通光具有更大的光压和破坏力。对人体的伤害作用机制有热效应、压强效应、光效应和电磁场效应。尤以热和压强效应最为重要。激光对人体组织的作用与激光的波长、功率和能量、密度、作用时间、吸收系数等有关。激光对人体作用还有局部的损伤，常见于眼损伤和皮肤损伤。

激光压强效应（pressure effect of laser） 激光束聚集于焦点上的能量，瞬间转变为热能，这种热能使照射部位物质蒸发、组织热膨胀、组织液由液态变为气态，此时组织细胞内的压强急剧升高，导致细胞受损。是激光损伤的重要作用之一。

激光医学（laser medicine） 激光在基础医学、临床医学、卫生学及其他医学领域中的应用和研究。包括：激光生物效应研究、医用激光器的开发、新的激光诊断及治疗方法的探索，以及激光安全管理等。

激光荧光检查（laser fluoroscopy） 利用许多有机化合物在激光照射下可以发出特有荧光的现象，从而对化合物的成分进行分析的方法。医学上常用此法判断组织有无异常。

激光针灸（laser acupuncture） 在中医针灸疗法基础上，利用激光照射穴位治疗疾病的方法。常用仪器为氦氖激光器，波长 632.8nm，每个穴位照射 2～5min。本法具有无痛、无菌、无不良反应等优点，适用于运动损伤、落枕、腰痛、关节痛、支气管哮喘、婴儿遗尿、面神经麻痹等症。

激光止血（laser hemostasis） 受激辐射能促使血液凝固、血管壁皱缩，止血相当有效。可用于血友病、血小板减少症等病人的紧急手术时。

激光治疗（laser therapy） 应用激光使病变组织炭化结痂，从而促进正常组织生长的方法。多采用二氧化碳激光器，一般毁坏病变组织1～2mm。如病变深时应反复烧灼才有效。适用于治疗宫颈腺体囊肿及生殖器尖锐湿疣等。

激活蛋白（activator） 一类可与启动基因附近的 DNA 序列结合的蛋白质，结合后可以促进 RNA 聚酶与启动基因的结合，增强 RNA 聚酶的活性。

激活能（activation energy） 其他名称：活化能。反应物与激活复合体间能量之差。反应物必须获得此能量才能进行反应或转变为产物。

激经（punctual menstrual period during pregnancy） 其他名称：垢胎、盛胎、妊娠经来、胎前漏红、老鼠胎。中医术语。孕后仍按月行经，并无其他症状，又无损于胎儿，俟胎儿渐长，其经自停。

激酶（kinase） 全称磷酸激酶（phosphokinase）。将 ATP 或其他核苷三磷酸的磷酸转移给另一底物的酶。作用：①催化磷酸化反应，其受体为醇性羟基、羧基、胍基。如生成的产物为高能键则反应可逆。②使 ADP 和高能磷酸合成 ATP。

激惹结肠综合征（irritable colon syndrome） 肠道对刺激反应过强或变异所致的一种肠功能紊乱。多见于中年女性。表现为腹痛及大便习惯改变，病程长而一般情况良好。可伴上腹饱胀、嗳气等症状。身心调节及对症治疗。

激惹症状（irritation symptom） 当触摸患儿或抱起时，患儿哭闹更加严重，或有怕触碰的表现。常因在颅内感染特别是有脑膜疾患时，皮肤感觉阈低下，此时如轻触皮肤就有痛觉过敏或有异常感觉。

激素（hormone）　旧称荷尔蒙。人和动物的内分泌腺分泌的物质，起调节控制各种物质代谢或生理功能的作用。按其化学性质，可分为含氮激素和类固醇激素两大类。前者包括蛋白质类、肽类和胺类激素。大多数激素经血液循环运至远隔组织或器官发挥调节作用，少数可扩散至邻近的细胞或沿神经纤维的轴浆运至所连接的组织。

激素的灭活（hormone inactivation）　指类固醇激素在肝内酶的催化下，发生羟化、还原及结合反应，其 3-酮基加氢生成羟基、4、5 间双键还原成无活性的四氢衍生物，并再与葡糖醛酸或硫酸结合成酯的过程。

激素合成障碍性甲状腺肿（dyshormonogenetic goiter）　其他名称：家族性甲状腺肿。由甲状腺先天性代谢缺陷导致甲状腺激素生物合成酶缺乏、甲状腺激素分泌不足，反馈性引起促甲状腺激素增加，刺激甲状腺增生引起的甲状腺肿。多为常染色体隐性遗传。

激素敏感性脂肪酶（hormone-sensitive lipase）　其他名称：甘油三酯脂酶。使脂肪组织中的甘油三酯水解反应的酶。受激素控制，故称为激素敏感性脂肪酶。该酶主要存在于脂肪组织中，参与脂肪的水解作用。

激肽（kinin）　引起血管扩张并改变血管渗透性的小分子肽。包括舒缓激肽和赖氨酸舒缓激肽。后者又称为血管舒张素。是激肽原（α_2 球蛋白）在激活了的激肽释放酶的作用下水解脱下的十肽。血管舒张素在氨基肽酶作用下脱下一个氨基酸生成的九肽即舒缓激肽，其生理作用是具有强烈的舒血管作用，并能增强毛细血管壁的通透性。能被激肽酶水解而迅速失活，因而作用时间短暂。

激肽释放酶（kallikrein）　其他名称：激肽原酶。一种丝氨酸蛋白酶，包括血浆型激肽释放酶和组织型激肽释放酶两种类型。可催化凝血因子Ⅻ转变为活性因子，亦可催化纤溶酶原转变为纤溶酶。它本身系激肽释放酶原（又称前激肽原酶，为血浆球蛋白的一部分）借凝血活性因子Ⅻ的作用而生成。

激肽释放酶-激肽-前列腺素系统（kallikrein-kinin-prostaglandin system）　肾脏内降压系统。与肾素-血管紧张素-醛固酮系统相互拮抗，对维持血压、调节肾血流量及促进利尿排钠等起协调作用。

激越性抑郁症（agitated depression）　指抑郁症病人伴有十分严重的焦虑症状，坐立不安，惶惶不可终日。治疗：抗抑郁药为主。

吉-阿-贝-加综合征（Guillain-Alajouanine-Betrand-Garcin syndrome）　小脑中、下脚完全损害，造成其联系纤维中断，小脑继发变性引起的一系列临床表现。病变早期可出现病灶同侧单臂轻度共济失调，周围性面神经麻痹，展神经轻度无力。1～2 年后，完全不能行走，易向病侧倾倒。治疗：对症处理，针灸、体疗、理疗可改善后遗症的症状。

吉巴尔征（Guibal sign）　用于股疝与股部大隐静脉曲张结节鉴别的征象。检查者在压迫大腿上 1/3 的肿块后减轻压力，不移开手时，在静脉曲张的情况下有嗡嗡声，而在疝的情况下则无嗡嗡声。

吉-德综合征（Gilbert-Dreyfus syndrome）　其他名称：男子女性乳房尿道下裂综合征。由于睾丸激素分泌不足，导致雄、雌激素比例失调，引起女性化的一种遗传病。表现为男性乳房发育、小阴茎、尿道下裂、女性体型、胡须少。睾丸活检显示间质细胞少，精子成熟障碍。治疗：青春期开始注射睾酮，尿道下裂手术。

吉尔伯特综合征（Gilbert syndrome）　其他名称：特发性高胆红素血症。一种先天性胆红素代谢障碍。属常染色体显性遗传。自觉症状轻微，可有疲乏、肝区胀满、恶心、头痛、食欲减退等；黄疸时浅时深，呈隐性出现；无皮肤瘙痒；肝偶可触及；脾一般不大。

吉尔戈拉夫征（Girgolav sign）　①股骨颈关节内骨折的征象之一。腹股沟韧带下方的股动脉搏动增强为本征阳性。②动脉内膜炎的征象之一。动脉内膜炎的病人血液黏度增高为本征阳性。

吉法酯（gefarnate）　其他名称：合欢香叶酯、胃加强。具有加强新陈代谢、调节胃肠功能和胃酸分泌、加强黏膜保护等作用。用于胃及十二指肠溃疡、急慢性胃炎、结肠炎、胃痉挛等。制剂：片剂。孕妇忌用。

吉非贝齐（gemfibrozil, lopid）　其他名称：吉非罗齐、二甲苯氧戊酸。非卤化的氯贝丁酯类药物。能有效地降低极低密度脂蛋白及甘油三酯浓度，且比氯贝丁酯作用强。适用于对饮食控制和常规药物治疗无效的严重高甘油三酯血症的病人。对肝脏有一定损害。

吉非罗齐（gemfibrozil）　见吉非贝齐。

吉斐溶液（Gifford buffer solution）　用以调整眼用溶液 pH 值的缓冲液。有酸性与碱性两种，前者含硼酸、氯化钾。后者含无水碳酸钠。将两液按不同比例配合，可得 pH 值为 4.66～8.47 的缓冲液，其渗透压与 1.16％～1.2％的氯化钠溶液相当。

吉兰-巴雷综合征（Guillain-Barré syndrome, GBS）　曾称格林-巴利综合征。其他名称：急性炎症性脱髓鞘性多发性神经病、急性感染性多发性神经炎。神经系统的病毒感染或自体免疫反应性疾病。主要病变在脊神经根或脊神经。常累及脑神经，有时也侵犯脊髓、脊膜，甚至脑部。一般常有上呼吸道、消化道感染等前驱症状。起病急，表现为对称性、弛缓性肢体瘫痪和周围性感觉障碍，如麻木、针刺及蚁走感。客观检查感觉障碍常不明显。累及脑神经者，可出现面瘫、吞咽困难，脑脊液中常有蛋白增高而细胞数正常。病情严重者可因呼吸肌麻痹而危及生命。在治疗上须保持呼吸道通畅，必要时可行气管切开或人工辅助呼吸，应用氢化可的松、地塞米松、抗生素等药物。

吉斯顿征（Guiston sign）　溃疡病穿孔的征象之一。胃十二指肠穿孔时，心音听诊可达肚脐平面。这是能加强传导的游离气体的共鸣所造成的。

吉他霉素（kitasamycin）　大环内酯类抗生素。用于敏感菌所致的口咽部、呼吸道、皮肤和软组织、胆道等感染。制剂：注射剂。肝功能不全及孕妇慎用。本药与红霉素有交叉耐药性。

吉泰尔曼综合征（Gitelman syndrome）　其他名称：家族性低钾低镁血症。一组以低钾血症和低尿钙为特征的疾病。发病机制是远曲小管（DCT）噻嗪类利尿药敏感的 Na^+-Cl^- 协同转运子 NCCT 基因失功能型突变。起病都在 6 岁以后。临床表现为：腕足痉挛；感觉异常，尤其是脸部；严重疲劳，干扰日常活动；软骨钙化症、低镁血症；严重的低钾、低镁等。大都无需治疗，软骨钙化症者需终身补镁。

吉特林综合征（Gitlin syndrome）　其他名称：胸腺淋巴生成障碍综合征。仅男性患病的伴性隐性遗传性疾病。其特征为胸腺发育不良、淋巴样组织中淋巴T细胞和浆细胞几乎全阙如；周围血象淋巴细胞减少、贫血；各种免疫球蛋白均降低，细胞免疫功能低下。表现为反复严重感染和发育障碍。

吉西他滨（gemcitabine）　其他名称：双氟脱氧胞苷、健择。嘧啶类抗肿瘤药。用于局限晚期或已转移的非小细胞肺癌、晚期胰腺癌。制剂：注射剂。肝肾功能不全、骨髓抑制者、孕妇、哺乳期妇女慎用。用药期间禁止驾驶车辆或操纵机器。

吉祥安神丸（jixiang anshen wan）　蒙药名。调经活血、补气安神剂。组成：益母草、沙棘、赤爬子、诃子、五灵脂、红花、木香、山柰、刺柏叶、土木香、鹿茸、小白蒿、丁香、朱砂、牛黄、冬虫夏草、牛胆粉、硼砂。用于月经不调、产后发热、心神不安、头昏头痛、腰膝无力、四肢浮肿、乳腺肿胀。

3 级高血压（third stage of hypertension）　《中国高血压防治指南（2018 年修订版）》将 3 级高血压定义为：收缩压≥180mmHg 和/或舒张压≥110mmHg 者。

极差（range）　其他名称：全距。一组观察值中的最大值与最小值之差。可反映个体变异的范围，用 R 表示。极差大，说明变异度大；反之，说明变异度小。用极差说明变异度的大小，简单明了，广为采用，但它仅考虑了资料的最大值和最小值，而没有考虑其他数值，故比较粗略且恒定性差。

极低出生体重儿 (very low birth weight infant) 出生体重低于1 500g的新生儿。

极低密度脂蛋白 (very low density lipoprotein, VLDL) 其他名称：前β脂蛋白。密度为0.95～1.006的脂蛋白。主要由肝脏及小肠合成，为转运内源性甘油三酯的血浆脂蛋白。当体内脂肪动员过多（如禁食、应激、糖尿病时），或进食糖类食物过量时，均可使肝脏VLDL合成过快，导致血浆中VLDL明显增高。

极低密度脂蛋白胆固醇 (very low density lipoprotein cholesterol, VLDL-ch) 体内运输内源性脂肪的脂蛋白，主要在肝脏合成。血浆半衰期为3～6h。代谢后经中间密度脂蛋白转变为低密度脂蛋白。正常参考值为0.21～0.78mmol/L。VLDL增高主要是甘油三酯增高，临床表现为Ⅳ、Ⅴ、Ⅱb型高脂蛋白血症，常伴有高密度脂蛋白血症，高密度脂蛋白降低和糖耐量降低、血尿酸过多、血清呈乳浊状等。

极垫细胞 (polar cushion cell, extraglomerular mesangial cell) 见球外系膜细胞。

极端滋养层 (polar trophoblast) 其他名称：胚端滋养层。覆盖在内细胞群外侧的滋养层。胚泡植入时，极端滋养层首先与子宫内膜接触。极端滋养层细胞增殖迅速，合体滋养层出现最早，并参与原始绒毛的形成。

极高危儿 (very high risk neonate) 出生体重＜1 000g或胎龄小于30周的新生儿。

极化 (polarization) 细胞安静时膜外荷正电、膜内荷负电的状态。各种细胞在安静时，由于细胞膜对钾离子有一定的通透性，而细胞内的钾离子高于细胞外钾离子浓度约30倍，所以细胞内的钾离子以易化扩散的方式流向细胞外。但是与钾离子成对存在的有机酸根负离子因细胞膜对其无通透性而留在细胞内。故细胞膜外表面因为钾离子的存在呈正电位，细胞膜内表面因为有机酸根离子的存在呈负电位。

极化状态 (polarized state) 细胞安静时膜电位外正内负的状态。

极量 (maximal dose) 药物防治用剂量的最大限度。由《药典》规定。超过极量，便易中毒。处方中药物如已超过极量，处方医师必须在该药名下签名并加"!!!"号，表示已注意到，否则按规定不予调配。

极谱分析法 (polarographic analysis) 一种仪器分析方法。其原理是溶液中被测物质在滴汞电极和其他电极上进行电解，在一定电压下产生一定的电流。根据电流、电压曲线进行定性、定量分析。常用于微量金属的测定。

极谱仪 (polarograph) 用电子示波方法获得极谱曲线，对溶液做定性、定量分析的仪器。用于医学、药物学、化学中有关有机合成、无机合成、定量分析、定性分析和分子结构的研究，维生素、生物碱的测定及分析血液中蛋白的组成等。

极泉 (jiquan, HT 1) 中医经穴名。属手少阴心经。位于腋窝顶点，腋动脉搏动处。治胸胁痛、心痛、上肢瘫痪等。直刺或向上斜刺0.5～1寸，艾炷灸1～3壮，或艾条灸5～10min。避开腋动脉。

极速型房颤 (extreme fast atrial fibrillation) 室速在180～250次/min的房颤。常出现在下列情况下：①原为快速型房颤，由于运动使室率加快；②房颤合并预激综合征；③房颤合并加速的房室结传导现象。

极体 (polar body) 卵母细胞成熟分裂时形成的含一半染色体而几乎不含细胞质的小细胞。第一次减数分裂，初级卵母细胞产生一个次级卵母细胞和一个小细胞，该小细胞仅有细胞核，几乎没有细胞质，称第一极体。一般又可分裂成两个极体，随即退化；次级卵母细胞经第二次减数分裂产生一个卵细胞和一个小细胞，该小细胞称第二极体。极体不能发育为可受精的卵细胞。

极限糊精 (limit dextrin) 糖原被磷酸化酶作用后所剩下的中心部分。仍为支链多糖，每个末端分支上有4个葡萄糖残基。

极限频率 (limiting frequency) 心脏起搏器发放刺激脉冲频率的最大极限值，一般不超过140次/min。

极性倒置 (reversal of polarity) 用直流电刺激肌肉时，阳极通电所引起的肌肉收缩大于阴极通电时的收缩（ACC＞CCC）的现象。多见于异常情况。由于正常人中有1/3也会出现ACC＞CCC，故此种现象无重大诊断价值。

极性胶质母细胞瘤 (spongioblastoma polare) 胶质母细胞瘤的一型。常发生在脑干，也可发生在大脑半球和小脑内。肿瘤为浸润性生长，边界不清。切面灰红色、质软、有囊性变，或可见出血灶。瘤细胞作极向排列，核呈梭形，胶质纤维丰富，常见变色的红染纤维——罗森塔尔（Rosenthal）纤维。

极重度精神发育迟缓 (profound mental retardation) 照顾自己、控制大小便、交流和运动能力极度受限的状态。康复训练可能有些帮助。智商低于20。

即刻心电图 (instant electrocardiogram) 运动试验完毕后30～40s之内，最长不超过1min描记的心电图。

即刻义齿 (immediate denture) 一种暂时性义齿。患牙拔除前就预先做好，牙齿拔除后立即戴入的一种义齿。多用于修复前牙，特别是因工作需要的病人。全部牙缺失或部分牙缺失的病人，均可制作即刻义齿。

即时型溶血性输血反应 (immediate hemolytic transfusion reaction) 其他名称：速发性溶血性输血反应。输血后立刻发生的溶血反应，亦称急性溶血性输血反应。发生原因：①免疫因素，常见于ABO血型不合输血；②非免疫性因素，较少见，可见于低渗液体输注、冷冻或过热破坏红细胞等。

急产 (precipitate labor) 总产程少于3h者。由于宫缩力强、过频，又无头盆不称，宫口迅速开放，分娩在短时间内结束。产妇因产程快，会阴裂伤可较重，偶可见子宫翻出。易发生产褥感染，产后出血倾向较多，可有胎盘滞留。因宫缩强而密，胎儿易发生窘迫，新生儿易有窒息、颅内出血及坠地外伤等。

急腹症 (acute abdomen) 发病急、变化快，需要紧急处理的腹部急病的统称。常见有急性阑尾炎、胃十二指肠溃疡急性穿孔、急性肠梗阻、急性胆道感染和胆囊炎胆石症、急性胰腺炎、胆道蛔虫病、宫外孕破裂及其他各种原因引起的急性腹膜炎等。多需紧急手术治疗。

急腹症超声检查 (ultrasonic examination for acute abdomen) B超检查无损伤又经济，是急腹症首选检查方法。能准确判断肝内外胆管扩张、肝胆管结石、梗阻、急性胆囊炎、胆囊肿大、胆囊壁增厚、肝脓肿、肝肿瘤破裂、急性胰腺炎、肾周围感染、腹腔内脓肿、腹腔内脏损伤、胃穿孔、急性化脓性阑尾炎、阑尾周围脓肿，以及妇科急症如卵巢囊肿蒂扭转、宫外孕等，有较高的诊断价值。

急黄 (acute jaundice) 中医病名。黄疸病中病势急骤、险恶的一类。由湿热毒邪深重、燔灼营血所致。症见发病急骤、黄疸迅速加深、高热口渴、腹胀胁痛，甚则神昏谵语、吐衄便血、腹水、舌绛苔黄燥、脉洪数。治宜清热、凉血解毒，可用清瘟败毒饮加茵陈蒿汤。

急进型高血压 (accelerated hypertension) 其他名称：恶性高血压。舒张压常高于17.3kPa（130mmHg）以上者。多见于年轻人。病程进展快，预后严重。以视网膜病变及迅速进展的急性肾衰竭为特征。如不迅速控制，多于数月或数年内死于肾衰竭或脑、心的并发症。

急进性肾小球肾炎 (rapidly progressing glomerulonephritis) 简称急进性肾炎。见新月体性肾小球肾炎。

急惊风 (acute infantile convulsion) 中医病证名。惊风的一种证型。急惊风形成的因素很多，有因偶然受外界的各种强烈刺激引起；有因心肝火盛，外感风寒郁阻，不得宣泄所形成；也有由于饮食不节，脾胃停痰，郁而化热，以致痰热而蒸，窍道不通，发为抽搐。临床以发病急骤，且具有惊、风、痰、热四证为特征。急惊之症，其发猛恶，忽然牙关紧急，壮热涎涌，窜视反张，抽搐摇头，口中气冷，颊赤唇红，纹青脉数，小便涩黄，盖因内有积热，外受风寒，心受热而积惊，肝生风而发搐，以致痰涎壅塞，口噤无知。故心肝蓄热、脾肺停痰、风热壅闭、窍道不通为本证的主要病机。

急救箱 (first-aid kit) 医疗急救用工具箱。可用于多种急重症的抢救及外伤处理。

急救中心（emergency center） 承担院前的医疗急救工作和重大意外突发事件的应急指挥，主管现场急救、伤员转送以及大型活动的医疗保障任务的医疗机构。我国部分中等以上城市设有急救中心。急救中心应以医院作为后盾，掌握医院各分管地区、医疗范围、技术特长、病床情况，有目的地转送病人；配备具有一定临床急救经验的医护人员和现代化的仪器、通信器材等。

急劳（acute consumptive disease） 中医病证名。指虚劳病内有壅结者。一些迅速致人极度虚弱的病证，如"劳瘵"病势急暴者。可见于某些肺结核、白血病等病例。

急迫性尿失禁（urgent urinary incontinence） 多种可能的病理因素作用下，个体处于在欲排尿的急迫、强烈感觉后，立即出现的不自主排尿状态。表现为尿频、尿急、夜尿增多等。

急死（sudden death） 见猝死。

急型克山病（Keshan disease of acute type） 克山病的一种临床类型。多在冬季发病，其诱因多为寒冷与精神刺激。以急性心功能不全为主要表现，常合并心源性休克和严重心律失常（以多源、多发室性期前收缩或完全性房室传导阻滞最常见）。治疗以抢救心源性休克为主，应用血管活性药物、强心药及抗心律失常药，同时用大量维生素 C、葡萄糖液、冬眠药物。心力衰竭体征 3 个月以上不消退提示已转为慢型克山病。

急性白血病（acute leukemia，AL） 骨髓中异常的原始细胞及幼稚细胞（白血病细胞）大量增殖并抑制正常造血的恶性疾病，是造血干细胞的恶性克隆性疾病。临床表现可因正常造血细胞生成减少，导致感染、发热、出血和贫血。也可因白血病细胞浸润导致肝、脾、淋巴结肿大及其他器官病变。根据增生的不同白细胞系列，可分为急性淋巴细胞、急性粒细胞、急性单核细胞等白血病。治疗：有 2 种模式，一为以化学药物常规化疗为中心的综合治疗；二为常规诱导化疗缓解后予以致死性强力治疗之以造血干细胞移植解救疗法。

急性苯中毒（acute benzolism） 短时间吸入有机毒物苯所致的机体急性中毒。主要表现为明显的中枢神经系统症状：头痛、眩晕、耳鸣、咽干、乏力、继之恶心、呕吐、嗜睡，重者意识丧失、昏迷、血压下降，甚至呼吸衰竭。治疗原则：立即移至空气新鲜处，去掉污染衣物，清洗污染皮肤，给予解毒剂葡萄糖酸内酯 100～200mg。肌内注射 2～3 次，同时予以对症治疗。

急性鼻窦炎（acute nasosinusitis） 鼻窦黏膜的急性炎症。以上颌窦炎为多见。病人常有持续性鼻塞，流大量黏脓涕，嗅觉障碍，定位、定时性头痛。

急性鼻咽炎（acute nasopharyngitis） 由多种病原体引起的鼻咽急性卡他性炎症性病变。最常见的病原体为病毒。多发于咽扁桃体。婴幼儿以全身症状为主，突发高热。多有脑膜刺激征及消化道症状；1～2 日方出现鼻塞、流涕和吸乳困难，可并发中耳炎、咽后脓肿、呼吸道炎症和肾炎。成人以局部症状为主。全身应用抗生素，局部应用 0.25%～0.5% 麻黄碱生理盐水滴鼻，炎症消退后，应切除咽扁桃体以防再发。

急性鼻炎（acute rhinitis） 鼻黏膜急性感染性炎症。前驱期 1～2 日，以全身症状为主，并有鼻内干燥、烧灼感。湿期约 2～7 日，鼻分泌物由清水样转变成黏液性。恢复期 7～10 日，分泌物转为脓性，鼻塞减轻而愈。治疗：对症支持疗法。

急性闭角型青光眼（acute angle closure glaucoma） 其他名称：急性充血性青光眼。原发性青光眼的一种。因周边虹膜堵塞前房角，阻断房水出路所致，故名。老年人常见。发作时病人有剧烈眼痛、同侧头痛、虹视、视力急剧下降、恶心呕吐等症状。检查可见眼压明显升高、瞳孔散大、眼球充血发红、结膜角膜和眼睑水肿、前房变浅，前房角闭塞。治疗原则先用缩瞳剂或高渗剂等迅速降低眼压，眼压降低后，及时进行手术以防再发。

急性闭角型青光眼三联征（triad of acute angle closure glaucoma） 急性闭角型青光眼急性发作期 3 个表现：虹膜局限性扇形萎缩、角膜后色素沉着、晶状体青光眼斑。

急性扁桃体炎（acute tonsillitis） 腭扁桃体的非特异性急性炎症。常伴有一定程度的咽黏膜及咽淋巴组织的急性炎症。如与全部或部分咽淋巴组织同时发生急性炎症，则称为咽峡炎（angina）。溶血性链球菌为本病的主要致病菌。局部表现为：急性卡他性、急性滤泡性和急性陷窝性 3 种炎症。后者要与咽白喉相鉴别，为避免并发风湿病或急性心内膜炎及肾炎等。治疗：首选青霉素。

急性病毒感染（acute viral infection） 其他名称：病原消灭型感染。病毒侵入机体后，经过一定的潜伏期发病，病人出现各种明显的临床症状。随着疾病的恢复，病毒即从体内消失。其特点是病情发展迅速，病程较短，如流感。

急性病毒感染迟发并发症（delayed complication after acute viral infection） 急性感染后 1 年或数年，发生致死性的病毒病，如亚急性硬化性全脑炎。该病是在儿童期感染麻疹病毒后，到青春期才发作，表现为中枢神经系统疾病，在脑组织中用电镜可查有麻疹病毒。有人认为这些病毒可能是麻疹病毒的缺陷病毒。

急性病容（acute sickly complexion） 为面色潮红、兴奋不安、鼻翼扇动、口唇疱疹、表情痛苦。见于急性热病，如大叶性肺炎、疟疾等。

急性病态窦房结综合征（acute sick sinus syndrome） 病态迅速累及窦房结使其丧失起搏能力，出现长时间窦性停搏及严重脑缺血等症状。分为两种：①器质性，多见于冠心病；②功能性，多因迷走神经功能亢进所致。

急性播散性脑脊髓炎（acute disseminated encephalomyelitis，ADEM） 其他名称：感染后脑脊髓炎、疫苗接种后脑脊髓炎。一种少见的与感染性疾病或免疫相关的中枢神经系统（CNS）炎性脱髓鞘病。继发于急性感染、麻疹、水痘、天花、风疹等出疹性病毒疾病，或预防接种后出现的急性疾病，也可继发于皮疹，甚至蜜蜂蜇后。在疫苗接种后或感染后起病。有的突发头痛、呕吐、嗜睡或精神错乱；严重者可出现昏迷及去大脑强直。有的突发四肢或下肢瘫痪，感觉消失及大、小便障碍。治疗：对症支持疗法，早期用肾上腺皮质激素。

急性肠系膜缺血（acute mesenteric ischemia，AMI） 肠系膜血管缺血性疾病。主要发生于肠系膜动脉，因肠系膜血管急性血液循环障碍导致肠管短时间内缺血坏死，临床上表现为血运性肠梗阻。肠系膜上动脉栓塞最常见，其他依次为非阻塞性肠系膜缺血（NOMI）、肠系膜上动脉血栓形成（SMAT）、肠系膜静脉血栓形成（MVT）、局灶性节段性小肠缺血（FSI）。肠系膜造影是诊断的金标准，其次还有 CT/CT 血管成像和 MR/MR 血管成像腹部平片多普勒超声检查和内镜检查。治疗：恢复血容量、广谱抗生素、纠正可能病因，血管扩张剂，溶栓抗凝治疗，手术。

急性肠系膜上动脉闭塞（acute superior mesenteric artery occlusion） 肠系膜血管缺血性疾病。由栓塞或血栓形成引起。多数栓子来源于心脏，也来自自行脱落的或经心血管导管手术操作引起的。剧烈腹部绞痛，其后有肠坏死，疼痛转为持续，伴有频繁呕吐，呕吐物为血水样，腹泻，排出暗红色血便，并出现腹膜刺激征和休克。彩超及腹部选择性动脉造影可以诊断。治疗：手术，已出现腹膜刺激症状时不宜等待。预后较差。

急性充血性青光眼（acute congestive glaucoma） 见急性闭角型青光眼。

急性出血坏死性胰腺炎（acute hemorrhagic necrotic pancreatitis） 以腺泡及脂肪组织坏死、血管坏死出血为特征的胰腺病变。前者是由胰脂肪酶作用所致，后者则由胰蛋白酶造成。此型胰腺炎较少见。病情和预后较水肿性胰腺炎为重，死亡率高，幸存者可发展为假性囊肿或慢性胰腺炎，治疗：禁食，予碳酸酐酶抑制剂、抑肽酶静滴，抗感染、抗休克及纠正电解质平衡失调。无好转时应及时手术。

急性出血性白质脑炎（acute hemorrhagic leukoencephalitis） 属于暴发型的急性播散性脑脊髓炎。是在大脑半球的白质中有严重损害，甚至达到液化的程度。主要发病于青年人。起病突然，多有头痛高热、颈部僵直及精神障碍。继之出现惊厥、偏瘫或四肢瘫痪、意识障碍甚至昏迷。脑脊液白细胞、蛋白增多。多数病人于发病 2～4 日内死亡。治疗：肾上腺皮质激素对一些病人有效。

急性出血性肠炎（acute hemorrhagic enteritis）　原因不明、起病急、发展快的肠管急性炎性病变。主要发生在空肠或回肠。多见于儿童和青少年。开始以急性腹痛为主，随之有腹泻、血便，少数病人腹痛不明显而以血便为主要症状。伴有恶心、呕吐，有些在入院时已呈中毒性休克状。当肠管坏死或穿孔时，可有明显腹膜炎征象。术前确诊有时较困难，误诊率甚高。在剧烈腹痛、腹泻、血便以及中毒症状同时存在时应多考虑本病。治疗：对症处理；出现并发症时需手术治疗。

急性出血性坏死性肠炎（acute hemorrhagic necrotizing enteritis, AHNE）　其他名称：坏死性小肠炎。以小肠的广泛出血、坏死为特征的肠道急性蜂窝织炎。病因未明，可能与肠道非特异性感染引起的变态反应或与能产生 β 毒素的魏尔希（Welchii）杆菌的感染有关。多见于 4～14 岁儿童，成人亦有发生。病变主要累及空肠或回肠，甚至整个消化道。起病急，有腹痛、呕吐、腹泻、便血、发热及中毒症状。可有肠梗阻及腹膜炎体征。严重者可有休克、肠麻痹等中毒症状和肠穿孔等并发症。一般采用非手术治疗，包括抗休克、抗感染、纠正水及电解质紊乱等。如无好转且有加重时，则手术治疗。

急性出血性结膜炎（acute hemorrhagic conjunctivitis）　病毒性结膜炎的一种，特点为起病急、炎症重、传染性强、易暴发流行。常流行于夏秋季。通过被病眼分泌物污染的水、物或手指等传播给健康眼。潜伏期短，多在 24h 内发病。表现为眼痒、灼热感、结膜显著充血呈鲜红色、眼睑肿胀，半数病例伴结膜下出血。病程约 1～2 周，一般不影响视力。治疗：冷盐水洗眼及敷眼。吗啉胍滴眼，局部用抗菌药。炎症期不用激素类药物滴眼。

急性单纯性胃炎（acute simple gastritis）　其他名称：急性非特异性胃炎、急性浅表性胃炎。多急性起病，表现为上腹饱胀、疼痛、食欲减退、嗳气、恶心、呕吐，严重者呕吐物略带血性。治疗：去除病因，卧床休息，停止一切对胃黏膜有刺激的饮食或药物。腹痛者可用颠茄酊、阿托品等解痉镇静剂。并发上消化道出血时应予西咪替丁（甲氰咪胍），必要时输血，冰水洗胃。

急性单核细胞白血病（acute monocytic leukemia）　以原始、幼稚单核细胞恶性增生为特征的造血系统疾病。参见急性白血病。

急性胆管炎（acute cholangitis）　细菌引起的急性胆管炎症。表现为上腹部剧痛，继而高热伴恶心呕吐。多继发于胆管结石和胆道蛔虫病，胆管狭窄和胆管肿瘤有时亦可继发本症。根据典型的查科三联征，即腹痛、寒战、高热和黄疸，以及出现中枢神经系统抑制和低血压即可诊断。B 超可显示胆管有扩张和结石光团。治疗：手术解除胆管梗阻、胆管减压和引流胆道。

急性胆囊炎（acute cholecystitis）　胆囊的急性炎症。多见病因是胆囊管梗阻、细菌感染或化学性刺激。常在进油腻食物后发病。右上腹剧烈绞痛，阵发性加重。常放散至右肩或右背部。有恶心、呕吐，病重时有畏寒、高热。右上腹压痛，Murphy（墨菲）征阳性。有的右上腹能触到肿大有压痛的胆囊。如胆囊坏死或穿孔，可引起弥漫性腹膜炎。可有黄疸。B 超检查有助于诊断。可选择手术或抗感染治疗。

急性动脉栓塞（acute arterial embolism）　来自心脏的血栓栓子或动脉管壁脱落的粥样硬化斑块，顺血流阻塞大或小周围动脉而诱发的疾病。

急性毒性试验（acute toxicity test）　毒理学实验方法。以大剂量或高浓度毒物一次或在 24h 内多次给动物染毒以研究化学物质的急性毒作用。一般应包括测定毒物的半数致死量（LD_{50}）或半数致死浓度（LC_{50}），并阐明受试物的进入途径、中毒表现、有无局部刺激等。将实验所得的毒性结果与其他已知其毒性的毒物作比较，可得出比较毒性，作为评价毒性的依据。

急性短暂性精神病性障碍（acute and transient psychotic disor-der）　一组急性发作，以精神病性症状为主，行为紊乱的精神障碍。历时短暂（不超过 1 个月），没有器质性病因证据，有的病人起病可能与急性应激有关。

急性多发性龈脓肿（acute multiple gingival abscess）　同时出现的仅损及龈组织而不累及龈以下深层组织一个以上的脓肿，多急性。主要侵犯龈乳头并引起广泛的龈炎。症状急、重，病人倍感痛苦。全身治疗，局部脓肿切开，消炎止痛。

急性二氧化硫中毒（acute sulfur dioxide poisoning）　短时间内吸入大量二氧化硫引起的中毒。轻度中毒表现为流泪、流涕、喷嚏、咽干、喉痒、干咳、声嘶、胸痛、头痛、乏力等；中度中毒除上述症状外尚有双肺干湿啰音，继发感染者有发热、咳脓痰、白细胞升高；重度中毒少见，表现为喉头水肿、声门痉挛、窒息死亡。治疗：迅速使病人脱离现场，根据需要予以吸氧、人工呼吸，必要时加压给氧或予高压氧治疗。积极防治肺水肿和肺部感染，眼部损伤时，可滴入无菌液体石蜡或薄荷油。

急性房室传导阻滞（acute atrioventricular block）　后天性房室传导阻滞的一种类型。常见病因有两个，急性心肌梗死和心肌炎。心律失常是急性心肌梗死的主要并发症之一。急性风湿热中此种阻滞多见，绝大部分呈一过性。

急性放射病（acute radiation sickness）　人体一次或短时间内接受大剂量电离辐射外照射作用引起的全身性疾病。分为初期、假愈期、极期、恢复期。以造血细胞生成障碍、出血、感染、胃肠道损害、神经系统损害、生殖腺损害最显著。依严重程度及发展阶段给予对症、防治感染、保护造血功能、输血及抗休克、骨髓移植等治疗。

急性放射线病综合征（acute radiation illness syndrome）　由于人体的全部或绝大部分面积受到 γ 射线或放射性物质污染，或在短时间内受大剂量放射线照射，数周内连续不断出现特征性表现的症候群。主要表现为造血功能障碍、感染、血便、腹泻、乏力等。治疗：以支持疗法和抗感染为主。

急性非淋巴细胞白血病（acute non-lymphocytic leukemia, ANLL）　其他名称：急性髓系白血病。急性白血病的一个类型。可分为急性粒细胞白血病、急性单核细胞白血病、急性红白血病、急性巨核细胞白血病等多个亚型。临床表现及治疗参见急性白血病。

急性非特异性心包炎（acute nonspecific pericarditis）　可能由病毒或自身免疫反应引起的心包炎症。起病前常有上呼吸道感染，剧烈胸痛、发热和心包摩擦音。心电图 ST 段抬高，而无异常 Q 波。以对症治疗为主。

急性非特异性龈炎（acute non-specific gingivitis）　牙龈病的一种。病人因某种全身热病或其他原因所致昏迷不醒，不能进行口腔卫生措施，牙龈上的菌斑堆积刺激牙龈引起的炎症。表现为牙龈水肿、充血、轻度机械刺激则出血。以局部治疗为主，并应积极治疗全身疾病。

急性肺不张（acute atelectasis）　一段、一叶或一侧肺内气体急剧明显减少导致的肺萎陷。病因有气道内阻塞、气道外压迫、肺组织表面活性物质减少等。有胸闷、呼吸困难及原发病因表现。以针对病因治疗为主。

急性肺梗死（acute pulmonary infarction）　由于肺动脉栓塞或血栓形成，使肺动脉压急剧增高引起右心衰竭、肺淤血，最终导致肺实质缺血性坏死。表现为发热、胸痛、呼吸困难、咯血等。X 线常有特征性改变。予抗凝、抗感染治疗。

急性肺水肿（acute pulmonary edema）　肺脏内血管与组织之间液体交换功能紊乱所致的肺含水量急骤增加。常见于高血压、冠心病、心肌病、二尖瓣病变、严重感染、尿毒症、输液过量、化学物理性刺激、有机磷中毒等。表现为突然出现严重呼吸困难；病人端坐呼吸、频繁咳嗽，常咳出粉红色泡沫样痰，伴烦躁不安、面色灰白、口唇发绀、大汗淋漓、双肺布满湿啰音和哮鸣音。应迅速采取积极有效的措施。及时处理呼吸、循环及酸碱平衡障碍，争取时间针对病因进行治疗。

急性肺源性心脏病（acute cor pulmonale）　肺动脉总干或大分支的栓塞，使肺循环突然大部分受阻，导致心输出量降低引起的右心室急性扩张和急性右心衰竭。我国少见。主要由来自静脉系统或右心的栓子进入肺循环，引起肺动脉系统栓塞，伴发广泛性细小动脉痉挛、肺动脉压急剧升高所致。表现为突发呼吸困难、剧烈胸痛、剧咳和咳红色或鲜血痰，发绀、颈静脉怒张、肝大，严重者常因休克、心室停搏或颤动而死亡。治疗：吸氧、纠正休克和心力衰竭，予抗凝和溶血栓治疗等综合疗法，大块栓子可考虑手术取出。

急性蜂窝织炎（acute cellulitis）　皮下、筋膜下、肌间隙或深部疏松结缔组织的急性弥漫性化脓性感染。致病菌常为溶血性链球菌和金黄色葡萄球菌，亦可为厌氧性细菌。表浅病变局部红肿明显、剧痛，而深在的红肿多不明显，常只有局部水肿和深部压痛，但全身反应重。治疗：局部热敷、理疗、外敷中药，全身应用抗生素。如形成脓肿应及时切开引流。

急性蜂窝织炎阑尾炎（acute phlegmonous appendicitis）　其他名称：急性化脓性阑尾炎。阑尾的急性化脓性炎症。表现为阑尾明显肿胀，浆膜高度充血，有灰黄色纤维素性脓性渗出附着，阑尾腔内可充满脓液，炎症呈弥漫性侵及阑尾壁全层。绝大多数应早期行阑尾切除术，全身应用抗生素，如头孢唑林、甲硝唑等。

急性蜂窝织炎性胃炎（acute phlegmonous gastritis）　见急性化脓性胃炎。

急性氟中毒（acute fluorine poisoning, acute fluorosis）　短时间内吸入大量氟引起的中毒。临床表现有：①黏膜、眼、鼻、呼吸道刺激及腐蚀症状；②皮肤腐蚀症状：长时间者引起皮肤苍白、红斑、疱疹、溃疡等；③全身中毒症状：头晕、乏力、恶心、呕吐，严重者抽搐、昏迷、呼吸困难，甚至呼吸、循环衰竭。治疗：迅速移出中毒现场，用2%～4%碳酸氢钠液洗鼻、含漱等，并冲洗眼部、皮肤，局部涂抗生素或氢氧化镁软膏，对症处理。

急性腐蚀性食管炎（acute corrosive esophagitis）　吞服强碱、强酸、氨水、甲酚皂（来苏尔）、高锰酸钾、硝酸银、碘等引起。由强碱液所致者最为常见，亦最严重。常见口、咽及胸骨后灼痛，咽下困难，唾液多，呕吐。食管穿孔者可发生休克及纵隔炎、心包炎的表现。紧急措施：禁忌催吐和洗胃；尽快饮用中和剂，如牛奶、蛋清等；疼痛剧烈用镇静剂；休克时应采取抗休克措施。

急性腐蚀性胃炎（acute corrosive gastritis）　吞服强酸、强碱或其他腐蚀剂而引起的胃壁的腐蚀性炎症。主要病理变化为黏膜充血、水肿和黏液增多。病变程度与腐蚀剂的种类、浓度、吞服量及与胃黏膜的接触时间有关。临床上吞服后立即出现口腔至上腹部的剧烈疼痛、频繁呕吐，甚至呕血。可并发胃穿孔、休克及急性腹膜炎。后期可逐渐形成食管、贲门或幽门瘢痕狭窄与萎缩性胃炎。治疗：立即饮用牛奶、蛋清，禁食、禁洗胃；予止痛及抗休克治疗；予抗生素；并对狭窄者考虑食管扩张或手术。

急性附睾炎（acute epididymitis）　以突然发生的附睾疼痛和肿胀为临床表现的附睾炎症性疾病。多见于中、青年，起病急骤，患侧阴囊内红、肿、痛、热，压痛明显，疼痛沿精索放射至腹股沟，体温和血白细胞数上升。治疗采用局部热敷，阴囊托起，应用抗生素。

急性腹部疾患的T波改变（T wave changes in acute abdominal disorders）　某些急性腹部疾患（急性胰腺炎、急性胆囊炎、急性阑尾炎和急性腹膜炎等）出现的类似急性冠状动脉供血不足甚至类似急性心肌梗死的T波改变。

急性腹膜炎（acute peritonitis）　腹膜的急性感染性疾病。由血行感染引起的腹膜炎称为原发性腹膜炎；由腹腔内脏器的炎症、损伤穿孔或破裂引起的腹膜炎称为继发性腹膜炎。根据炎症波及范围可分弥漫性及局限性。临床表现为突然的腹痛并波及全腹，恶心、呕吐，强迫体位，腹式呼吸消失，腹肌紧张、板状腹、全腹压痛，反跳痛，肠鸣音消失，重者可出现休克。血白细胞明显升高。诊断不难。继发性腹膜炎除早期外应及时剖腹探查，同时给予足量广谱抗生素，输液，纠正休克，予支持疗法和对症处理。

急性肝衰竭（acute liver failure）　由各种病因引起的重度肝损害。常见于急性病毒性肝炎、药物性肝病、妊娠急性脂肪肝、毒蕈中毒等。临床表现为进行性黄疸、肝萎缩、肝性脑

病、上消化道出血、呼吸循环衰竭、肾衰竭等。治疗应绝对卧床休息，静脉补充高营养液，纠正低蛋白血症，防治肝性脑病、肾衰竭，补充有效循环量，输注新鲜血液以及暂时性肝脏支持疗法和对症治疗。

急性肝炎（acute hepatitis）　各种生物致病体（主要为甲型、乙型、丙型肝炎病毒）、化学物理因子引起的肝急性炎症变化。病理改变可有肝大、肝细胞变性与坏死。临床上可有乏力、食欲减退、腹胀、右胁不适、肝大伴压痛。可有或无黄疸。肝功能检查异常有助于诊断，胆红素增高或正常。诊断急性肝炎后应明确病因，进行病原学检查。治疗：一般治疗（休息、调节营养饮食、多种维生素等）、保肝药及中药。必要时予干扰素。

急性感染性多发性神经炎（acute infective polyneuritis）　见吉兰-巴雷综合征。

急性感染性喉炎（acute infectious laryngitis）　喉部黏膜急性弥漫性炎症。以犬吠样咳嗽、声嘶、喉鸣、吸气性呼吸困难为临床特征。可发生于任何季节，但以春冬季为多。多见于婴幼儿。

急性感染性胃炎（acute infectious gastritis）　患急性全身性感染性疾病时，由细菌或其毒素、病毒等引起的急性胃黏膜炎症。儿童多见。表现有上腹部饱胀和疼痛，食欲减退，恶心、呕吐及腹泻等。严重者可有失水、休克、代谢性酸中毒，并有原发性疾病的全身感染症状。治疗：卧床休息，进易消化饮食，应用解痉止吐药；重者针对病因给予抗生素，输液与补充电解质等。

急性感染性心内膜炎（acute infective endocarditis）　感染性心内膜炎的一种临床类型。通常在化脓性感染的基础上发生，大多数病原菌为葡萄球菌。多发生于正常心脏。败血症为本病的主要临床表现。其起病急，发展快，并有心杂音，进行性贫血，栓塞等。明确诊断须靠血培养。治疗主要给予强有力的抗生素和对症处理，积极治疗多能治愈。

急性肛裂（acute anal fissure）　肛管皮肤由于反复损伤和感染引起的全层裂开。常见于长期大便秘结者。典型临床表现为疼痛、便秘和出血。应消除疼痛，解除肛门括约肌痉挛。可选用止痛和抗感染药物，局部热水浴保持肛周卫生。

急性高原反应（acute altitude sickness, acute mountain sickness）　其他名称：急性高山反应。短期内进入海拔3 000m以上高原地区时发生的高原生理性反应。表现为头晕、头痛、心悸、气短、恶心、呕吐、失眠、疲乏、腹胀、胸闷、口唇轻度发绀、面部水肿等。一般在数天内逐渐自行消失。严重者则出现急性肺水肿，伴有血压增高、神志不清等。宜及时给氧，对症治疗，病情稳定后转移至海拔较低地区。

急性根尖周炎（acute periapical periodontitis）　牙髓炎发展，感染扩散，引起根尖周组织的急性炎症。患牙浮出感，不敢咬合，剧痛，牙龈红肿、压痛，所属淋巴结肿大，可有体温升高，白细胞计数增高。治疗：先消炎，继之清除病灶，尽量保存患牙。

急性梗阻性喉炎（acute obstructive laryngitis）　其他名称：哮吼综合征（croup syndrome）。由病毒感染引起，造成主要气管通道发炎和狭窄的炎症。好发于6个月至3岁的儿童。

急性梗阻性化脓性胆管炎（acute obstructive and suppurative cholangitis, AOSC）　其他名称：急性重症胆管炎。胆管的急性完全梗阻和严重感染所致的炎症。起病急剧，突然上腹痛，为持续性痛或绞痛，伴寒战、高热，体温可在40℃以上，脉搏120次/min，神态淡漠、嗜睡、昏迷。剑突下可有压痛、肌紧张、肝大或胆囊肿大。B超检查可显示胆管扩张、胆管结石、胆囊肿大等。白细胞增多（超过$20×10^9$/L）。继续发展则出现发绀、血压下降等休克表现，并发呼吸衰竭、肾衰竭，可在短期内死亡。治疗：紧急手术解除胆道梗阻并减压引流。

急性孤立性心肌炎（acute isolated myocarditis）　见特发性心肌炎。

急性骨髓炎切开引流术（incision and drainage of acute osteomyelitis）　在肢体排出骨髓腔脓液的手术方法。在肢体肿胀、压痛最明显的部位做纵行切口达骨膜，切开骨膜，吸尽

脓液，在病骨上作钻孔或"开窗"引流。伤口置入塑料管以利引流或注入药物。

急性冠状动脉功能不全（acute coronary insufficiency）　其他名称：急性冠状动脉供血不足。介于心绞痛和急性心肌梗死之间的症候群。发病急，心绞痛常持续 15min 以上。心电图表现为：一过性的①缺血型 ST 段移位；②T 波改变；③Q 或 QS 波形；④U 波倒置和 Q-T 间期延长；⑤心律失常。

急性冠[状动]脉综合征（acute coronary syndrome）　一类急性心肌缺血引起的临床综合征。由于冠状动脉内粥样斑块破裂、表面破损或出现裂纹，继而出血和血栓形成，引起冠状动脉不完全或完全阻塞所致症候群。临床表现为时间较长的心绞痛，包括不稳定型心绞痛、急性心肌梗死或心源性猝死。治疗原则为改善冠状动脉供血和减低心肌耗氧，同时治疗动脉粥样硬化，包括休息、药物治疗、介入、手术疗法等。

急性虹膜睫状体炎（acute iridocyclitis）　虹膜睫状体的急性炎性病变。多由眼外伤使细菌、病毒等异物直接进入眼内所致，或因全身性疾病如结核、风湿等引起。其发病机制与变态反应有关。表现为突发眼胀痛、视物模糊、畏光、流泪、球结膜充血、角膜后壁灰白点沉着、瞳孔缩小、瞳孔不圆、晶状体表面色素沉着物。治疗：散瞳，局部滴可的松眼液，必要时全身使用肾上腺皮质激素、抗风湿药物，并注意治疗原发病和病灶。

急性喉气管炎（acute laryngotracheitis）　一种喉、气管、支气管黏膜的急性感染性疾病。多见于 5 岁以下的男童，常在病毒感染的基础上继发细菌感染。起病急，病情严重，多发生在急性呼吸道传染病流行季节。症状为喉鸣、混合型呼吸困难及全身中毒症状明显。抗感染治疗。必要时行气管切开术。

急性喉炎（acute laryngitis）　喉黏膜的急性卡他性炎症。常为整个上呼吸道感染的一部分，也可单独发生。儿童病人常病情较重。主要症状为声嘶或失声，喉内干痛及阵咳。抗感染治疗，必要时做气管切开。

急性喉阻塞（acute laryngeal obstruction）　喉部或其邻近器官急性病变引起声门区阻塞以致发生呼吸困难的症状群。常见病因有炎症、异物或急性外伤。小儿多见。表现为吸气期呼吸困难和喉鸣、吸气期软组织凹陷、声嘶。应对症处理，并根据病因、全身情况、技术设备条件等，恰当地掌握气管切开术的手术时机。

急性呼吸道阻塞（acute airway obstruction）　由某种原因引起的呼吸道突然阻塞，如气管-支气管异物的突然阻塞，急性上呼吸道感染，支气管哮喘急性发作等。

急性呼吸窘迫综合征（acute respiratory distress syndrome，ARDS）　由各种肺内和肺外致病因素所导致的急性弥漫性肺损伤及其进一步发展成的急性呼吸衰竭。病理主要特征是炎症导致的肺微血管通透性增高，肺泡腔渗出富含蛋白质的液体，进而导致肺水肿及透明膜形成，常伴肺泡出血。除相应的原发病征象外，逐渐出现呼吸频率加快、胸紧束感、吸气费力、发绀、焦虑不安等，呼吸窘迫不能用通常的氧疗法使之改善，直至呼吸肌疲劳、酸中毒，甚至多脏器功能衰竭。听诊双肺细小湿啰音。血气分析动脉血氧分压降低。X线两肺纹理增多、模糊，重者肺部浸润阴影大片融合，乃至发展成"白肺"。治疗：关键在于控制原发病及其病因，改善缺氧；其他如维持适宜的血容量、保持酸碱及电解质平衡，营养支持，应用肾上腺皮质激素及肺表面活性物质等。

急性呼吸衰竭（acute respiratory failure）　某些突发的致病因素，如严重肺疾病、创伤、休克、电击、气道阻塞等，使肺通气和/或换气功能迅速出现严重障碍，短时间内发生的呼吸衰竭类型。因机体不能很快代偿，若不及时抢救，容易危及病人生命。治疗：主要纠正缺氧和二氧化碳潴留，去除诱因，治疗并发症。要保持呼吸道通畅，合理给予氧气吸入。应用呼吸兴奋剂（如尼可刹米）增加通气量，以排除二氧化碳。随时准备用机械呼吸器作辅助呼吸。应纠正酸碱失衡及电解质紊乱，维持心、脑、肺、肾功能，控制感染。

急性呼吸停止（acute respiratory arrest）　各种原因所致呼吸突然停止。病因可分为呼吸中枢兴奋性降低、呼吸肌瘫痪、呼吸道梗阻 3 类。应迅速去除病因，同时进行简单的口对口人工呼吸，创造条件，争取用纯氧人工呼吸。对呼吸中枢兴奋性降低所致者，可同时使用呼吸兴奋剂以助自主呼吸的恢复。

急性呼吸性碱中毒（acute respiratory alkalosis）　急性原发性肺过度通气，致动脉血二氧化碳分压低于正常值的一种病理生理状态。pH 值升高，标准碳酸氢盐、标准碱剩余在正常范围。此时血浆游离钙降低，总钙浓度虽属正常，但神经肌肉应激性亢进，出现肌肉震颤、手足搐搦等表现。同时由于碱中毒使氧离曲线左移，氧合血红蛋白不易解离，血氧含量、血氧饱和度虽正常但组织缺氧。又由于血 CO_2 浓度下降，可致脑血管收缩，病人可因脑缺氧而发生精神症状，重者则可出现意识障碍等。

急性呼吸性酸中毒（acute respiratory acidosis）　动脉血二氧化碳分压原发性急性升高的一种病理生理状态，伴随血 pH 值的降低，标准碳酸氢盐、标准碱剩余在正常范围。发病急。临床表现以窒息缺氧为主。病人发绀、气急。呼吸中枢受累时，呼吸常不规则。有时因脑水肿而呼吸骤停。缺氧严重时，因酸中毒伴有高钾血症，可骤发心室颤动或心脏停搏，缺氧和脑水肿更严重，导致死亡。

急性化脓性鼻窦炎（acute purulent nasosinusitis）　鼻窦黏膜的急性化脓性炎症。由细菌感染引起。重者可累及骨质，并可引起周围组织和邻近器官的并发症。

急性化脓性扁桃体炎（acute suppurative tonsillitis）　腭扁桃体的一种非特异性急性化脓性炎症。表现为全身不适、恶寒、发热、头痛、背部及四肢酸痛、咽痛、耳鸣、颌下淋巴结肿痛等。体格检查扁桃体红肿，表面有黄白色脓点或融合成膜状，易拭去而不留出血创面。实验室检查：白细胞明显增高，可有暂时性蛋白尿。治疗：一般疗法（如含漱、止痛等）；针灸及中药治疗；磺胺及抗生素治疗。

急性化脓性胆管炎（acute pyogenic cholangitis）　胆道感染疾病之一。由于结石、蛔虫和胆管狭窄等导致肝内、外胆管急性化脓性感染。表现为急骤起病，上腹绞痛或胀痛，继而寒战、高热、程度不同的黄疸、低血压，上腹部压痛和腹肌紧张，血白细胞增高。治疗应及时手术解除梗阻，减压引流胆管，控制感染性休克。

急性化脓性骨髓炎（acute pyogenic osteomyelitis）　骨质各组成部分受到化脓性细菌感染而引起的急性炎症。起病急，全身中毒症状明显。局部剧痛或搏动性疼痛，并可有红、肿、热等炎性表现。干骺端压痛及指压性水肿是主要的局部体征。实验室检查、X线检查及局部穿刺对诊断有重要意义。治疗：早期足量敏感抗生素；全身支持疗法；钻孔或切开引流。

急性化脓性关节炎（acute suppurative arthritis）　细菌引起的关节急性化脓性感染症。常见致病菌为金黄色葡萄球菌和溶血性链球菌。均有体温升高等感染中毒症状，局部红、肿、热、痛，明显压痛及功能障碍。可有关节畸形。X线片检查可协助诊断。应早期选用大剂量抗生素，限制局部活动，以及手术切开引流。

急性化脓性甲状腺炎（acute suppurative thyroiditis）　全身或邻近的化脓性病灶血行或直接蔓延至甲状腺所致的急性炎症。致病菌多为葡萄球菌、链球菌、肺炎球菌、大肠埃希菌等。表现为甲状腺区剧烈疼痛，伴发热、寒战和吞咽困难，局部肿胀和压痛。一般用非手术治疗。

急性化脓性腱鞘炎（acute suppurative tenosynovitis）　细菌侵入腱鞘内引起的化脓性感染。多发生在手的掌面腱鞘，由深部刺伤感染或周围组织感染蔓延所致。致病菌多为金黄色葡萄球菌。起病急，进展快，24h 即可出现明显症状，表现为明显均匀肿胀、充血、水肿、跳痛，被动伸指可引起剧痛，沿腱鞘走行区有明显压痛。全身反应明显，如寒战、发热、不适等。治疗应立即切开减压、引流，同时给予抗生素。

急性化脓性腮腺炎（acute pyogenic parotitis）　口腔腺体炎症之一。多为慢性化脓性腮腺炎的急性发作。腮腺区有轻微疼痛、肿胀、压痛。重者持续痛或跳痛。腮腺肿大而致耳下部

J

隆起。或并发蜂窝织炎，体温上升，呼吸、脉搏加快等。首用抗菌药物治疗，必要时切开引流。注意口腔卫生，预防逆行感染。

急性化脓性食管炎（acute suppurative esophagitis）　继发于异物或器械损伤食管黏膜所引起的细菌感染，可形成一个或多个黏膜下脓肿，偶可引起食管蜂窝织炎。主要症状为剧烈胸骨后或颈部疼痛或咽下困难，严重者可伴有发热及并发大出血。治疗：除去异物；应用抗生素；多数脓肿需在食管镜下引流，甚至施行外科切开引流术。

急性化脓性胃炎（acute suppurative gastritis）　其他名称：急性蜂窝织炎性胃炎。胃壁细菌感染引起的急性化脓性炎症。以黏膜下层最为明显。发病多由化脓菌通过血液循环或淋巴播散至胃壁所致，亦可继发于胃部疾病，由致病菌直接从溃疡或病灶从胃壁进入胃壁，引起蜂窝织炎。起病急，主要表现为高热、寒战、上腹部剧痛，呕吐，吐出脓样物。腹部膨隆，上腹部肌紧张或强直，明显压痛。血中性粒细胞数增多。易并发胃穿孔、急性腹膜炎。吐出的胃内容物培养有细菌生长有助于诊断。治疗：抗菌药物控制感染；药物无效手术切开引流或作胃部分切除术。

急性化脓性心包炎（acute pyogenic pericarditis）　心包腔内急性化脓性感染。多为继发性感染。表现为寒战、高热、出汗，白细胞增多，呼吸急促，不能平卧，胸部闷胀、胸前区痛，面部水肿，颈静脉怒张，静脉压上升，奇脉，血压降低，心界扩大等。治疗：抗感染，心包腔穿刺、切开排脓。

急性化脓性中耳炎（acute purulent otitis media）　中耳黏膜-骨膜的急性化脓性疾病。大多由于鼻腔和鼻咽部急性炎症扩展到耳咽管黏膜所致。一般可分为3期：初期、化脓期和恢复期。初期主要表现为全身不适、发热、耳痛、听力减退。化脓期上述症状加重，鼓膜穿孔，脓液流出。如有骨质破坏、引流不畅、反复感染、治疗不当或身体抵抗力低下等因素，有可能转为慢性。治疗原则是针对病因进行治疗，控制感染，保持引流通畅。

急性坏疽性阑尾炎（acute gangrenous appendicitis）　一种重型阑尾炎。阑尾组织坏死常伴有腐败菌感染。受累组织变黑发脆，极易引起阑尾穿孔及细菌向腹腔蔓延，而发生弥漫性腹膜炎或阑尾周围脓肿。一般应手术治疗。

急性坏死型肝炎（acute necrotic hepatitis）　见急性重型肝炎。

急性坏死溃疡性龈炎（acute necrotizing ulcerative gingivitis）　其他名称：樊尚龈炎。在牙龈边缘以坏死为主的炎性疾病。儿童多见。好发于前牙的游离龈与乳头龈。坏死牙龈边缘区出现灰黄或褐色假膜，有血液渗出。局部疼痛，有腐败性臭，流涎和淋巴结肿大或低热。治疗：补充维生素，增强抵抗力；使用高锰酸钾、氯己定、度米芬（杜灭芬）等；重症可用抗生素。

急性黄疸性肝炎（acute icterohepatitis）　急性肝炎的一种临床类型。临床上分为3期：①黄疸前期，起病急，表现为畏寒、发热、乏力、食欲减退、厌油、恶心、呕吐、肝区疼痛、腹胀、尿色逐渐加深呈浓茶色。本期为1周左右。②黄疸期，发热减退，自觉症状好转，但尿色继续加深，巩膜、皮肤出现黄染，约1～2周达到高峰。大便颜色变浅，皮肤瘙痒，心率减慢等；体检有肝大、压痛及叩击痛；肝功能及色素代谢异常。本期为2～6周。③恢复期，黄疸及其他症状逐渐消退，食欲增加，肝回缩，肝功能恢复正常。总病程为2～4个月。少数病例之一、胃肠道症状等持续较长时间。

急性会厌炎（acute epiglottitis）　由病毒或细菌等引起的会厌急性感染。也可由变态反应、物理或化学刺激引起。起病急，发展快，易引起上呼吸道阻塞。小儿可有呼吸困难。治疗：抗感染，必要时气管切开。

急性肌肉劳损（acute muscular strain）　多发生于肌肉突然收缩，引起少数肌纤维撕裂。表现为疼痛、压痛、肿胀、肌肉痉挛和功能障碍。好发于背肌、腰肌等。治疗：轻者制动、理疗、按摩；重者固定。

急性脊髓炎（acute myelitis）　由于病毒、细菌、螺旋体、立克次体、寄生虫、原虫、支原体等生物源性感染，或由感染所诱导的脊髓灰质和/或白质的炎性病变。神经科常见病。

临床特征为病损以下的肢体瘫痪、感觉缺失和以膀胱、直肠功能障碍为主的自主神经功能损害。起病较急，病者1～2周常有肠道或上呼吸道感染史。主要症状是双下肢瘫痪，二便潴留，病变部位以下深浅感觉丧失。检查可见双下肢肌张力低，生理反射消失，无病理反射，此期持续2～4周，称为脊髓休克期。此期过后，逐渐出现排尿、排便及生理反射亢进，病理反射阳性，肢体功能逐渐恢复。如脊髓损伤严重，可留有截瘫后遗症。治疗：以激素为主，急性期可用氢化可的松、泼尼松，尿潴留需留置导尿管，预防尿路感染。

急性甲苯中毒（acute toluene poisoning）　短时间吸入有机毒物甲苯所致的机体急性中毒。中毒初起表现为眼及黏膜刺激症状，继之头晕、失明、乏力、站立不稳、恶心呕吐、反应迟钝；重者以中枢兴奋或抑制表现为主，甚至可发生脑水肿。治疗：应包括以促进毒物排泄为主的对症处理，避免应用对肾有损害的药物。

急性甲状腺炎（acute thyroiditis）　大多是由化脓性细菌经血行侵入或邻近感染蔓延到甲状腺所致的化脓性感染，常有败血症表现，甲状腺部位红肿、疼痛。应用大剂量抗生素治疗，必要时局部切开引流。

急性间质性肺炎（acute interstitial pneumonia）　其他名称：阿曼-里奇综合征。发生于既往健康人的病因不明的暴发性特发性间质性肺炎。间质性肺炎的一种独特的组织学类型。

急性间质性肾炎（acute interstitial nephritis，AIN）　其他名称：急性肾小管-间质性肾炎。一种以肾间质的急性炎症和水肿为病理学特征，伴有急性肾小管功能障碍的肾损伤。病因有3类：药物、感染和特发性自身免疫性疾病。药物是主要病因。腰背肌痛、血尿、蛋白尿和非少尿性肾衰竭为本病的共同特征。但有때需作肾活检方可确诊。治疗：去除病因及治疗原发病；合适的支持及替代疗法；对系统疾病及特发性急性间质性肾炎用皮质激素治疗有效。

急性精神分裂症样精神病性障碍（acute schizophrenia-like psychotic disorder）　具有分裂症的典型症状，但病程较短，不足以诊断分裂症的急性精神病。

急性精索炎（acute funiculitis）　细菌或其他病原体感染引起的急性精索炎症。常并发附睾炎，精索增粗，局部剧痛，常放射至下腹及腰部。治疗以抗感染为主。

急性酒精中毒（acute alcoholism）　饮入多量的乙醇或酒类饮料后的中枢神经系统兴奋及抑制状态。早期有情绪激动、语无伦次、面潮红、缓脉、恶心呕吐，嗜睡乃至昏迷，继而血压下降，呼吸缓慢，重症者可致死亡。治疗：早期可用温水或2％碳酸氢钠溶液洗胃，输液，抗抑制药物哌苯甲醇可促使神志恢复。注意保暖，预防肺炎。

急性局灶性细菌性肾炎（acute focal bacterial nephritis）　细菌感染局限于单个肾叶伴有大量白细胞浸润的肾感染。最常见的致病菌为金黄色葡萄球菌。细菌可由体内其他部位的化脓性病灶，经血液循环进入肾。临床表现为突发性的寒战、高热、腰痛，伴乏力、食欲减退。后期因为感染侵入肾盂而出现膀胱刺激症状。

急性卡他性结膜炎（acute catarrhal conjunctivitis）　见急性细菌性结膜炎。

急性阑尾炎（acute appendicitis）　阑尾腔梗阻和继发细菌感染所致的阑尾急性炎症。典型的临床表现为转移性右下腹痛，伴恶心、呕吐、发热、右下腹部（麦氏点）有触痛及腹肌紧张和/或反跳痛。应及时诊断和进行早期治疗，阑尾切除术是防止阑尾穿孔及其他严重并发症的有效措施，应用头孢唑林、0.2％甲硝唑，对症处理，予支持疗法。

急性泪囊炎（acute dacryocystitis）　泪囊及其周围组织的急性蜂窝织炎。多由慢性泪囊炎转变而来。病人表现为以泪囊为中心，局部红、肿、热、痛，疼痛可放射到额部。眼睑水肿，结膜充血、水肿。继续发展可形成脓肿并向皮肤表面破溃而成瘘管。治疗：早期热敷，局部和全身用抗生素控制炎症，形成脓肿时应切开引流。

急性泪腺炎（acute dacryoadenitis）　细菌感染所致的泪腺急性炎症。多由传染病引起，常见病原菌为葡萄球菌、链球菌及肺炎球菌。病人表现为外上眶缘处红、肿、疼痛，上睑下垂，结膜充血、水肿，结膜囊有脓性分泌物。局部热敷，应用抗生素，化脓者切开引流。

急性链球菌感染后肾小球肾炎（acute post-streptococcal glome-rulonephritis, PSGN） 由链球菌感染后诱发的急性肾炎综合征。其特点为急性起病，出现血尿、蛋白尿、水肿和高血压，可伴一过性肾功能损害。多见于链球菌感染后，而其他细菌、病毒及寄生虫等亦可致病。病理改变为弥漫性毛细血管内增生性肾小球肾炎。多见于儿童，男性多于女性。常见于上呼吸道感染（多为扁桃体炎）、猩红热、皮肤感染（多为脓疱疮）等链球菌感染后。典型的临床表现为突发的血尿、蛋白尿、高血压，部分病人表现为一过性氮质血症。于链球菌感染后1~3周发生急性肾炎综合征表现，伴C3下降，病情在发病8周内逐渐减轻到完全恢复正常，即可临床诊断。以对症支持治疗为主，同时防治各种并发症、保护肾功能。

急性链球菌感染后肾炎（acute poststreptococcal nephritis） 甲族乙型溶血性链球菌感染在肾脏引起的一种免疫性炎症反应。常继发于上呼吸道或皮肤链球菌感染后1~4周。临床表现以水肿、尿少、血尿及高血压为主。3~8岁儿童多见，预后一般良好，发展为慢性者极少。少数严重者可出现心力衰竭、高血压脑病及急性肾功能不全。需早期诊断治疗，否则可危及生命。

急性淋巴管炎（acute lymphangitis） 由溶血性链球菌经皮肤、黏膜破损处或其他感染灶侵入淋巴管引起的急性感染。好发于四肢。浅层淋巴管炎，在伤口或感染灶附近出现一条或几条红丝向近心端延伸，并有压痛。深层淋巴管炎不出现红线，可有患肢肿胀、压痛。局部淋巴结肿大合并压痛，可有全身感染症状。治疗首要是处理原发感染灶，同时全身应用抗生素。

急性淋巴结炎（acute lymphadenitis） 化脓菌经淋巴管侵入淋巴结所引起的急性化脓性感染。多继发于其他化脓性感染灶。常见于颈、腋窝、腹股沟部。早期为淋巴结肿大，疼痛和压痛，后期炎症扩散到淋巴结周围，淋巴结可粘连成团或形成脓肿，局部发红、水肿，疼痛加剧，并出现寒战、发热等全身症状。主要治疗原发病灶，全身应用抗生素，局部理疗或外敷中药，脓肿形成时应及时切开引流。

急性淋巴细胞白血病（acute lymphatic leukemia） 白血病的一种类型，属造血系统恶性肿瘤。本病分为3个亚型，即第Ⅰ型（L₁）、第Ⅱ型（L₂）及第Ⅲ型（L₃）。各型具有不同细胞特点。起病急剧，可有发热、贫血、出血及肝、脾、淋巴结肿大等。治疗：以化疗为主并予一般支持疗法。儿童疗效较好，缓解率高。

急性流行性出血性结膜炎（acute epidemic hemorrhagic conjunctivitis） 一种由新肠道病毒70型引起的病毒性传染病，柯萨奇A₂₄也可引起。传染性甚强，常暴发流行，家庭中传染性强。小儿、成人均可得病。潜伏期1日左右，以手到眼传播为主。主要表现为急性结膜炎，突起眼睑红肿、结膜充血、流泪，可有脓性分泌物及结膜下出血。腮腺可肿大。全身症状少，大多在1~2周内自愈。

急性颅内血肿（acute intracranial hematoma） 颅脑损伤后3日内出现的血肿。大多伴有较重的脑挫裂伤和皮质的小动脉出血，伤后病情变化急剧，手术处理比较复杂，一些弥散性活动出血较难制止，术中、术后脑肿胀严重，死亡率和致残率均很高，为颅内血肿治疗上的一个难题。其出血源多来自皮质破裂的小动脉，血肿发生的部位与头部着力点和着力方式有密切关系。手术必须抓紧时间，检查确诊后，行钻孔或开颅减压（包括内减压及外减压术）。

急性氯中毒（acute chlorine poisoning） 短时间内吸入大量氯气引起的中毒。临床表现随氯气浓度及吸入时间长短而异，轻者仅有黏膜刺激症状；较重者有持续性呛咳、声音嘶哑、呼吸困难、双肺干啰音或哮鸣音；严重者可窒息昏倒、意识丧失，短时间内出现呼吸中枢麻痹。治疗：立即将病人移至空气新鲜处，对症处理，并给予抗生素防治呼吸道感染。注意控制肺水肿发展，必要时行气管切开。皮肤黏膜灼伤者可用2%碳酸氢钠液或生理盐水反复冲洗。

急性糜烂性胃炎（acute erosive gastritis） 其他名称：出血性糜烂性胃炎。应激性溃疡胃黏膜的急性多发性糜烂性损害，常伴有出血、急性浅表性溃疡形成。是上消化道出血的常见原因之一。可通过紧急内镜检查确诊。治疗：制酸剂如氢氧化铝凝胶、H₂受体阻滞药如西咪替丁（甲氰咪胍）或雷尼替丁（呋硫硝胺），常可获得良好止血作用；也可采用高频电凝止血或激光凝固止血；出血未能控制或仍反复大出血时，或有穿孔等并发症时，应考虑手术。

急性棉籽中毒（acute cotton seed poisoning） 食用棉籽过量引起的中毒。表现为头痛、眩晕、乏力、恶心、呕吐、腹痛、腹泻、烦躁、流涎、黄疸、肝大有压痛，重者可有胃肠出血、心力衰竭，肺水肿等。催吐、洗胃、导泻和对症处理为主要治疗措施。

急性脑血管病（acute cerebrovascular disease） 突然起病的脑部血液循环障碍性疾病。分为出血性脑血管病（脑出血、蛛网膜下腔出血）和缺血性脑血管病（短暂性脑缺血发作、脑血栓形成及脑栓塞所致的脑梗死）。

急性尿潴留（acute urinary retention, AUR） 突然出现排尿障碍，导致尿液潴留的现象。原因有机械性梗阻和动力性梗阻。机械性梗阻包括尿道损伤、结石、良性前列腺增生、尿道狭窄等；动力性梗阻包括中枢和周围神经急性损伤、炎症、麻醉、使用各种松弛平滑肌药物如阿托品等。

急性脓胸（acute empyema, acute pyothorax） 急性起病的化脓性胸膜炎。常有胸痛、气急、脉快、全身乏力、明显毒性症状等，有时体温可高达40℃，白细胞数可高达15×10⁹/L（15 000/mm³）以上。治疗上应行局部胸穿或引流，同时大剂量抗生素。

急性脓肿（acute abscess） 急性炎症过程中在组织、器官或体腔内发生组织坏死、液化，形成四周有一完整脓壁的局限性脓液积聚。可由局部感染引起，亦可为全身性化脓性感染的并发症。表现为：局部红、肿、热、跳痛、波动感；深部脓肿有触痛，表面皮肤水肿，诊断性穿刺可抽出脓液。较大脓肿可伴有发热、寒战、白细胞增高等全身中毒症状。治疗：切开引流。

急性排斥（acute rejection） 其他名称：急性排斥反应。移植术后数日至1个月内发生的排斥移植物反应。表现为移植物肿胀、功能减退，发热，局部胀痛，血小板减少，补体水平降低等。主要机制是移植物细胞表面的同种异型抗原（特别是主要组织相容性抗原）刺激受者产生细胞免疫应答。

急性排斥反应（acute rejection） 见急性排斥。

急性盆腔腹膜炎（acute pelvic peritonitis） 女性盆腔腹膜的急性感染。局部充血、水肿和渗出并可形成盆腔器官之间的粘连。当有大量脓性渗出物积聚在直肠子宫陷凹处形成盆腔脓肿时，病人可出现高热、下腹部肌紧张、压痛、反跳痛、肠鸣音减弱或消失。盆腔检查可见阴道充血、脓性分泌物、穹窿部触痛明显，子宫侧方或后方有肿块，形成脓肿时有波动。治疗原则同急性盆腔结缔组织炎。

急性盆腔结缔组织炎（acute inflammation of pelvic connective tissue） 女性内生殖器急性炎症，或宫颈、阴道创伤时，病原体经淋巴管侵入盆腔结缔组织引起的炎症。病人出现发热、下腹痛，检查时有触痛，形成脓肿后，可触及盆腔内有边界不清的肿块。防治同急性输卵管炎，如已形成脓肿，必须切开引流。

急性气管-支气管炎（acute tracheobronchitis） 由病毒或细菌感染、物理和化学刺激或过敏等引起的气管-支气管黏膜的急性炎症。临床上主要症状是咳嗽和咳痰，全身症状较轻，体检两肺呼吸音增粗，散在干、湿啰音。本病常见于寒冷季节或气候突变时，有自限性。以休息、消炎及对症治疗为主。治愈后黏膜结构可完全恢复正常。

急性全髓增殖症伴骨髓纤维化（acute panmyelosis with myelofibrosis, APMF） 其特征是原发性全髓细胞增生伴骨髓纤维增生。急性髓系白血病的亚型。非常少见，主要见于成年人，也见于儿童。临床表现主要为疲乏无力，无或轻度脾大。病情发展迅速。全血细胞减少显著。骨髓穿刺常为"干抽"。治疗：化疗疗效差，生存期通常为数月。

急性全自主神经病（acute panautonomic neuropathy） 其他名称：自身免疫性自主神经病、急性全自主神经功能不全。主要表现为急性或亚急性起病，广泛的周围交感和副交感神经功能障碍。病人病情在一周或几周内进展，出现直立性低血压、位置性晕厥、胃肠道症状、尿潴留；视物模糊；汗、泪、唾液分泌减少，可致无汗症，皮肤温度异常和不耐受热。多有阳痿等性功能障碍。病人多有四肢末梢深、浅感觉障碍，腱反射消失。大多可在几个月内完全或基本恢复。病因不明。治疗：注射丙种球蛋白、用泼尼松、血浆置换等免疫调节方法。

急性乳房炎（acute mastitis） 乳房的急性化脓性炎症。绝大多数发生于产后哺乳的妇女，特别是初产妇。是哺乳时乳头皮肤破损，细菌侵入，在乳汁中繁殖所致。表现为乳房肿胀、疼痛，出现有压痛的硬块，表面皮肤发红和发热、寒战等全身症状。数日后可形成脓肿。脓肿形成前的治疗，除停止哺乳、吸尽乳汁外，应及时应用抗生素，局部热敷、理疗或外敷中药；脓肿形成后，应尽早切开引流。

急性乳突炎（acute mastoiditis） 乳突的急性化脓性病变。多为慢性化脓性乳突炎的急性发作或急性化脓性中耳炎的并发症。表现为倦怠无力，食欲减退，发热，乳突区皮肤红、肿、痛。X线乳突摄片有助于分型诊断。治疗：选用抗生素或磺胺类药控制感染，无效时可考虑手术治疗。

急性筛窦炎（acute ethmoidal sinusitis） 筛窦气房黏膜的急性炎症。表现为鼻塞、流脓涕、嗅觉减退，鼻根及眶内侧胀痛及头痛。常伴结膜充血及眼分泌物增加。检查鼻黏膜急性充血，嗅裂多量脓性分泌物，内眦压痛。X线片显示筛房模糊。治疗：应用抗生素；麻黄碱滴鼻；理疗；消炎滴眼液滴眼。

急性上呼吸道感染（acute upper respiratory tract infection） 鼻腔、咽或喉部急性炎症的统称。病原体主要为病毒，如鼻病毒、流感病毒、腺病毒、呼吸道合胞病毒，少数由细菌引起。起病先有畏寒、发热，继而全身不适，四肢酸痛，鼻塞、流涕。轻者2～3日自愈，重症，尤其是婴儿、老人常合并肺炎。对症治疗、休息、多饮水，也可选用利巴韦林、金刚烷胺、葱豉汤、银翘散，有细菌感染时选用红霉素、青霉素、庆大霉素。

急性上肢深静脉血栓形成（acute thrombosis of deep vein of upper limb） 多发生于体格健康的男青年，起病前24h大多有患肢受挫伤病史。表现为患肢肿胀、疼痛、发绀、浅静脉曲张，压力明显升高，超声检查显示静脉血液回流受阻，静脉造影可进一步明确诊断。处理：早期可行取栓术或溶栓疗法；晚期出现上肢静脉功能不全者，如闭塞段较短，可考虑旁路转流。

急性肾上腺皮质功能减退症（acute adrenocortical hypofunction） 其他名称：艾迪生病危象、肾上腺危象。肾上腺急性感染、出血或在原有的慢性功能减退基础上，在严重应激状态下（如高热、外伤、手术、严重精神创伤）出现的病症。病因：急性肾上腺皮质破坏（见于流脑、出血热、败血症）、双侧肾上腺切除、艾迪生病并发应激及长期服用较大剂量皮质激素而突然停药等。临床除原发病的症状外，病人重度衰弱无力、呕吐、腹痛、广泛皮肤出血倾向，甚至惊厥、休克乃至死亡。治疗：静脉大剂量皮质激素和葡萄糖盐水，抗感染、抗休克。

急性肾衰竭（acute renal failure） 见急性肾损伤。

急性肾损伤（acute kidney injury，AKI） 其他名称：急性肾衰竭。各种病因引起短时间内肾功能快速衰退而导致的临床综合征。表现为肾小球滤过率（GFR）下降，同时伴有氮质产物如肌酐、尿素氮潴留，水、电解质和酸碱平衡紊乱，重者出现多系统并发症。临床主要表现为少尿或无尿、氮质血症、高钾血症和代谢性酸中毒。病因有：肾前性，如休克等；肾后性，如急性尿路梗阻等；肾性，如急性肾小球肾炎等。针对病因进行治疗，血液透析或腹膜透析以及肾移植，维持水、电解质和酸碱平衡极为重要。

急性肾小管坏死（acute renal tubular necrosis） 急性肾衰竭的

常见病因。约占急性肾衰竭的75%～80%。引起本病最常见的原因是严重创伤、挤压伤综合征、严重出血、感染性休克引起肾血流量降低；各种生物毒素和细菌内毒素、化学毒素和肾毒性药物亦可引起；少数病人由血管内溶血引起。表现及处理同急性肾衰竭。

急性肾小球肾炎（acute glomerulonephritis） 一组以起病急、血尿、蛋白尿、少尿、水肿、高血压及氮质血症为其常见临床表现的肾脏病。病因较多，最常见的是急性链球菌感染后肾炎。还可因肺炎球菌、金黄色葡萄球菌、伤寒沙门菌、白喉棒状杆菌、麻疹、病毒感染后引起。多采用休息、抗感染及对症治疗。

急性肾盂肾炎（acute pyelonephritis） 致病病原体感染肾盂、肾小管和肾间质引起的急性化脓性炎症性疾病。致病菌多为革兰氏阴性细菌，大肠埃希菌最多见，占85%，其他细菌包括变形杆菌、产气杆菌、葡萄球菌等。本病多发生于机体抵抗力降低或尿路梗阻（结石、妊娠等）或畸形时。以突然起病、寒战、高热、腰痛、尿频等为特征，并伴有菌尿和脓尿。针对病因进行治疗及、抗感染，选用广谱半合成青霉素、头孢菌素、氨基糖苷类、环丙沙星等。

急性声外伤（acute acoustic trauma） 多是接触过强爆声造成的内耳损害，也可伴有鼓膜和听骨的外伤。强声损害部位主要在耳蜗，造成感音神经性耳聋；也可波及前庭，发生眩晕、平衡失调和眼球震颤；过强声可破坏鼓膜、中耳，出现传音性聋。防治：戴用耳塞和耳罩，加强个人防护；中耳损伤可采取手术重建；内耳损害用神经营养剂和扩张内耳血管药。

急性失血后贫血（acute post-hemorrhagic anemia） 外伤或疾病致血管破裂，或凝血、止血障碍等原因使大量血液在短期内丢失而引起的贫血。贫血是正常细胞和正常色素性。急性失血后血容量降低，动脉血压降低，致周围循环衰竭。出血早期仅有血容量急剧减少，失血3h后红细胞数、血红蛋白量及血细胞比容逐渐下降，2～3日后最显著。治疗：针对出血原因立即设法止血；要补液、输血，尽快恢复血容量，防止休克；注意多种营养成分的补充。

急性食管炎（acute esophagitis） 见食管炎。

急性视力障碍（acute optical dysopia） 其他名称：突发性视力障碍。发病几小时后至2～3日内视力急剧下降到只有数指至手动视力者。多见于眼外伤、急性青光眼、视网膜脱离、眼球化脓性炎症、眼内出血、急性视神经炎、中毒性弱视、视网膜中央动脉闭塞、尿毒症性黑矇或子痫等。也可见于颈内动脉阻塞、颅脑外伤所致的视神经管内出血和癔症性失明。

急性嗜碱性粒细胞白血病（acute basophilic leukemia，ABL） 外周血和骨髓中的原始细胞胞质中度嗜碱性，含数量不等的粗嗜碱性颗粒，嗜碱性粒细胞颗粒中含组胺和肝素。可见于各年龄组。罕见。临床表现：急性白血病症状，高组胺血症的症状，如皮肤瘙痒、水肿、荨麻疹样皮疹、心动过速、哮喘和溃疡等，肝素释放过多可致凝血功能异常。联合化疗治疗，预后很差。

急性嗜酸性粒细胞性肺炎（acute eosinophilic pneumonia，AEP） 以肺泡腔、间质和支气管壁嗜酸性粒细胞浸润为特征的急性弥漫性肺部炎症。病因不明，多认为与吸入过敏物质所致超敏反应有关。主要病理改变为急性弥漫性肺泡损害。起病急，有发热、肌痛、咳嗽、气急、胸痛和低氧血症。肺广泛湿啰音。严重可出现呼吸衰竭。外周血白细胞总数明显升高，而嗜酸性粒细胞增高不明显，但支气管肺泡灌洗液中嗜酸性粒细胞明显增高。胸部X线表现为双肺密度较淡的斑点状浸润影及胸腔积液。治疗：用糖皮质激素，预后一般较好。

急性输卵管卵巢炎（acute salpingo-oophoritis） 输卵管卵巢的急性炎症，常与盆腔腹膜炎并存。临床表现为下腹痛及发热、月经增多或经期延长、阴道流血及白带增多等。妇科检查前庭大腺口、尿道口、宫口可有脓性分泌物，盆腔剧烈触痛，一侧偏重，可伴肝周围炎。实验室检查白细胞增高，血沉快，穹窿穿刺液检查有助于诊断。治疗：卧床休息，针对病因进行治疗，选用有效抗生素彻底治愈。

急性输卵管炎（acute salpingitis） 较常见的女性生殖器急性炎症之一。常见的有化脓性和淋病性两种。产后发生的急性输卵管炎，主要由化脓菌引起，经子宫旁淋巴扩散至输卵管系膜、浆膜，最后累及管壁肌层和内膜，多并发盆腔结缔组织炎。淋病奈瑟球菌引起的炎症，系沿黏膜上行，造成黏膜水肿、渗出，很快波及输卵管全层，如果伞端闭锁，则形成积脓。表现为发热、下腹痛、压痛，子宫两侧压痛明显，有时可触及肿块。防治同急性子宫内膜炎，如有积脓可采用手术治疗。

急性水肿性胰腺炎（acute edematous pancreatitis） 急性胰腺炎中常见的一种，约占此病例的 90%。胰腺外形肿大、质地结实；胰周组织可有少量坏死。显微镜下见胰腺间质充血、水肿和炎症细胞浸润，可见少量腺泡坏死，血管变化常不明显，内外分泌腺无损伤表现。临床表现较急性出血坏死型为轻。实验室检查及治疗同急性胰腺炎。

急性粟粒型肺结核（acute miliary tuberculosis） 见急性血行播散性肺结核。

急性特发性血小板减少性紫癜（acute idiopathic thrombocytopenic purpura） 出血性疾病。多见于儿童。起病急骤，可有畏寒发热，起病前常有上呼吸道或其他病毒感染史。皮肤出血广泛而严重，黏膜、胃肠道及泌尿道也有出血，少数有中枢神经系统出血。可有肝脾大。血小板计数明显减少，在 20×10^9/L（2 万/mm^3）以下。出血时间延长。束臂试验多为阳性。治疗：泼尼松（强的松）、氢化可的松或地塞米松。

急性铁中毒（urgent ferrum toxicosis） 口服铁剂 6h 内发生胃肠道症状，随后可出现休克、急性肠坏死或穿孔。服后 6～12h 可有暂时性症状减轻；随后出现代谢性酸中毒、低血容量性休克、肝损害等。多见于儿童。治疗：立即用 2% 碳酸氢钠溶液洗胃，遵医嘱服用去铁胺等。

急性外阴溃疡（acute ulcer of vulva） 细菌或真菌引起的外阴部溃疡。多见于体弱、营养不良的妇女及幼女。发病急，进展快，易反复发作。重症病人可发冷发热，局部早期有小疱，迅速破溃，表面附有大量脓液及坏死组织，有臭味。治疗：全身应用抗生素，局部保持清洁、干燥，涂抗生素软膏。

急性胃肠炎（acute gastroenteritis） 由细菌、病毒或其他毒物引起的急性胃肠道炎症。根据临床表现分为急性胃炎型、急性肠炎型、急性胃肠炎型 3 型。急性胃炎型表现为频繁呕吐，呕吐量较多，可吐胆汁或血性物，上腹部不适和疼痛。急性肠炎型表现为腹泻，每日数次或十数次，粪便呈水样，无脓血，腹痛呈阵发性钝痛或绞痛。急性胃肠炎型兼有前两型的表现，病情较重。应注意休息，予流质饮食，应用有效抗生素，静脉补充液体，纠正水、电解质酸碱平衡失调及进行对症治疗。

急性胃溃疡（acute gastric ulcer） 见急性胃黏膜病变。

急性胃扩张（acute gastric dilatation） 短时间内大量气体和液体，在胃十二指肠上段高度潴留而导致的胃十二指肠过度膨胀无梗阻的病变。目前认为与胃神经调节功能紊乱、暴饮暴食、剧烈疼痛、腹部创伤、迷走神经切断等有关。表现为上腹脐周持续性胀痛或阵发性加剧，腹胀，呕吐频繁，肠鸣音减弱或消失，甚至休克等。治疗：禁食，持续胃肠减压，对症治疗。治疗无效或伴有胃穿孔者须手术治疗。

急性胃黏膜病变（acute lesion of gastric mucosa） 胃黏膜的急性多发性糜烂损害。是出血性胃炎、出血性糜烂性胃炎、急性胃溃疡、应激性溃疡等病症的统称。外源性病因为服用损害胃黏膜的药物，如水杨酸、吲哚美辛、抗生素、肾上腺皮质激素等；内源性病因为危重疾病，如休克、脑血管意外、大面积烧伤、败血症等。结合病史、体征及内镜检查可确诊。应在治疗原发病的同时，加用制酸解痉剂和西咪替丁。也可用内镜直视下高频电凝等，有手术指征者可手术治疗。

急性胃炎（acute gastritis） 多种原因引起的急性胃黏膜非特异性炎症。病理上以中性粒细胞浸润为主要特点。根据黏膜损害的程度，常见的有急性化脓性胃炎、急性单纯性胃炎、急性腐蚀性胃炎、急性糜烂性胃炎、急性胃黏膜病变和急性

出血性胃炎。发生于应激状态，以多发性溃疡为主的为应激性溃疡。临床表现轻重不等，轻者仅有上腹不适或隐痛、恶心、呕吐、消化不良；重者可呕血、黑便。治疗主要是针对病因与对症治疗。

急性无黄疸性肝炎（acute anicteric hepatitis） 急性肝炎的一种临床类型。约占急性肝炎病例 90% 以上。起病缓慢，症状较轻，整个过程不出现黄疸。仅表现为乏力、食欲减退、腹胀、肝区不适或隐痛等。少数病例有发热、恶心、呕吐、腹泻等症状。体征有肝大及压痛，偶有脾大。更多病例无明显症状，仅有体征和肝功能改变，于普查时才被发现。本型肝炎病程长短不一。多数病例于 3 个月内康复，但仅极少数病情迁延不愈或反复发作而转为慢性肝炎。

急性吸入性氨中毒（acute aspirating ammonia poisoning） 短时间内吸入大量氨引起的中毒。轻度中毒仅表现为流泪、流涕、咳嗽、咳痰、声嘶、呼吸困难、头痛、眼结膜充血、水肿、肺部干啰音；重度中毒可因反射性声门痉挛或呼吸停止呈闪击样死亡，头面部暴露部位可有深Ⅱ度化学灼伤，并可出现肺水肿、心肌炎、中毒性肝病、窒息，易继发呼吸道感染和败血症。治疗原则：迅速脱离现场，给氧、人工呼吸，严重者加压给氧或予高压氧疗法。

急性吸入性肺脓肿（acute aspiration lung abscess） 肺脓肿的一种类型。为经气管吸入引起的肺脓肿。起病急骤，有畏寒、发热，体温可高达 39～40℃。伴咳嗽和咳大量脓性臭痰，每日可达 300～500ml。血白细胞总数和中性粒细胞显著增高。X 线示在肺部大片浓密炎性阴影中有脓腔及液平面，可作出诊断。治疗：主要为抗炎；大咯血、并发支气管扩张、脓胸、支气管胸膜瘘者可进行外科治疗。

急性细菌性结膜炎（acute bacterial conjunctivitis） 其他名称：急性卡他性结膜炎。俗称红眼病。细菌感染所致的急性流行性结膜炎症。起病时自觉有异物或刺痛感，畏光，睁眼困难，分泌物多，结膜呈鲜红色充血肿胀，以睑结膜及穹窿部最为显著。治疗上应用冲洗液冲洗结膜囊积聚的分泌物。磺胺或抗生素滴剂滴眼。

急性细菌性痢疾（acute bacillary dysentery） 痢疾杆菌所致的一种肠道传染病。属于乙类法定传染病。急性腹痛，频繁泻，脓血便，粪质少。可有里急后重和腹部压痛等症状，伴急起畏寒、发热、头痛和全身不适。重症者有抽搐、昏迷或休克等中毒症状，病情轻重差别很大。血中白细胞增高，粪便中有多数脓球和红细胞，粪便培养出细菌可确诊。治疗：首选喹诺酮类药物，重症菌痢或中毒性菌痢必须采用综合治疗措施，头孢菌素、氨基糖苷类、广谱半合成青霉素、环丙沙星等。

急性细支气管炎（acute bronchiolitis） 呼吸道合胞病毒（呼吸道融合病毒）引起的支气管炎症。好发于 2 岁以内，尤以 6 个月以内婴儿多见。呈地方性或流行性发病，冬春季多见。起病急骤，突然喘憋、发绀、三凹征，肺部体征不明显。喘憋缓解时可听到中小水泡音，白细胞总数偏低或正常。X 线检查两肺有不同程度的阻塞性肺气肿及支气管周围炎影像。综合对症治疗，有继发感染时可用抗生素。

急性下肢深静脉血栓形成（acute thrombosis of deep vein of lower limb） 常以一侧下肢突然肿胀起病。临床上髂股静脉及小腿肌内静脉丛血栓形成多见。患肢疼痛、压痛、肿胀，浅静脉曲张。超声波可确定部位。治疗：予抗凝、溶栓、祛聚及中药治疗。

急性腺样体炎（acute adenoiditis） 腺样体的急性炎症。儿童期疾病，常和咽炎、扁桃体、上呼吸道感染同时发生，易忽视。临床表现为突起发热，体温高达 40℃，鼻塞严重，用口呼吸，哺乳困难，如并发咽炎则有吞咽困难。治疗：卧床休息，多进液体，高热可予退热剂，较重者可选用抗生素。

急性心包炎（acute pericarditis） 心包膜的脏层和壁层的急性炎症。多数继发于全身性疾病，可作为唯一心脏损出现，可同时合并心肌炎和心内膜炎。其病因有非特异性、结核性、风湿性、化脓性、心肌梗死、尿毒症和肿瘤等。表现为心前区疼痛、心包摩擦音、发热、乏力、心悸，严重时可出

现心脏压塞症状与体征。X 线可见心影向双侧扩大、搏动减弱等。心电图有 ST-T 改变。针对病因进行治疗,填塞症状明显者可穿刺抽液,必要时可切开心包引流。

急性心功能不全（acute cardiac insufficiency） 心脏排血量在短时间内急剧下降,甚至丧失排血功能的严重表现。造成急性心功能不全的原因有:急性弥漫性心肌损害,如急性心肌炎、广泛性心肌梗死等;急性机械性阻塞,如瓣膜狭窄;急起的心脏容量负荷加重,如外伤、急性心肌梗死;急起的心室舒张受限,如急性大量心包积液等;严重心律失常等。表现为晕厥、休克、急性肺水肿、心搏骤停等表现。治疗:针对病因,迅速给予相应处理;通过镇静、吸氧,给予利尿剂、血管扩张剂、强心药等控制肺水肿;积极的抗休克治疗;其他如特殊护理、改善心功能、控制感染等。

急性心肌梗死（acute myocardial infarction, AMI） 突然发生的心肌梗死。由冠状动脉急性闭塞,血流中断,心肌严重、持久缺血而坏死。症状是胸骨后疼痛剧烈而持久,特征性心电图改变及血清心肌酶增高,可出现心律失常、心力衰竭、休克等并发症,常可危及生命。治疗原则是止痛,减轻心脏负荷,维护心脏功能,加强监护并及时防治严重心律失常、休克、心力衰竭等合并症。

急性心肌梗死溶栓疗法（thrombolytic therapy of acute myocardial infarction） 用药物溶解冠状动脉内血栓以治疗急性心肌梗死的方法。常用药物有链激酶、尿激酶和组织型纤溶酶原激活剂。链激酶用前需做皮肤过敏试验。发病后 6h 内应用效果较好。年龄过大或有出血倾向者不宜使用。

急性心肌梗死显像（imaging of acute myocardial infarction） 其他名称:心肌阳性显像。利用某些放射性药物不浓聚于正常心肌,却可吸附于近期坏死的心肌组织中,使坏死心肌显像的技术。如 ^{99m}Tc 标记的硫酸盐化合物,尤以 ^{99m}Tc~焦磷酸盐（PYP）最为常用。

急性心肌炎（acute myocarditis） 心肌的急性炎性病变。常由病毒、细菌等感染及风湿性疾病、化学与物理因素或药物引起。发病急,一般有心悸、胸闷、心前区痛、心脏扩大、心率快等表现。可发生心力衰竭或心源性休克,严重心律失常,甚至猝死。心电图可见 ST-T 改变和心律失常。实验室检查可有白细胞数增多、血沉增快、血清酶升高等。应绝对卧床休息,控制病因及对症治疗,重症者可应用激素。

急性心力衰竭（acute congestive heart failure） 病人突然感到极度呼吸困难、端坐呼吸,烦躁不安、咳嗽,咯大量白色或粉红色泡沫样痰;面色苍白、口唇青紫、大汗淋漓、四肢湿冷、两肺布满湿啰音;心脏听诊可有舒张期奔马律、脉搏增快,可呈交替脉;血压下降等临床表现。严重者可出现心源性休克。急型克山病最常见的是急性左心衰竭所引起的急性肺水肿。治疗:必须紧急处理。取坐位、两腿下垂,吸氧,吗啡静脉缓注,舌下含服硝酸甘油或硝酸异山梨醇,利尿剂静注,并予毛花苷丙、氨茶碱等。

急性心源性肺水肿（acute cardiogenic pulmonary edema） 急性左心功能不全,左心室排血严重不足,或左心房排血受阻,引起肺静脉和肺毛细血管压力和通透性增高所致。表现为突然气急、端坐呼吸、心悸、发绀和咳粉红色泡沫样痰。两肺听诊可闻及自上而下的水泡音。心率增快,心尖部有舒张期奔马律。见于高血压心脏病、冠心病、重度二尖瓣狭窄和中毒性心肌炎。治疗:强心,利尿,降低心脏负荷药物,及时给氧。

急性心包压塞（acute cardiac tamponade） 心包腔内液体和液压急剧高度增加引起的心脏受压综合征。常见病因为心脏手术止血不彻底。主动脉夹层或急性心肌梗死时室壁破裂,心包或心脏无外伤。突出表现为:①动脉压下降;②静脉压上升,颈静脉怒张而肝脏无肿大;③扪不到心搏,心音远而不清,伴奇脉。应立即心包穿刺抽液或剖开心包引流,同时针对病因进行治疗。

急性血吸虫病（acute schistosomiasis） 由于人在短期内一次感染或再次感染大量血吸虫尾蚴而导致出现发热、肝大及周围血液嗜酸性粒细胞显著增多等一系列的急性症状。潜伏期大多为 30～60 天,平均约 41 天。发生于夏、秋季,多见于

初次大面积接触疫水而感染者,以男性青壮年与儿童为多。尾蚴侵入部位可见红色点状丘疹,瘙痒,2～3 日内自行消失。发热,伴有畏寒、出汗,重型可呈稽留热,伴神志淡漠。腹痛、腹泻,肝大伴压痛。血嗜酸性粒细胞增多等。粪便镜检易找到虫卵,孵化阳性率高。治疗:用泼尼松,病情缓解后再用吡喹酮杀虫。

急性血行播散性肺结核（acute hematogenous disseminated pulmonary tuberculosis） 其他名称:急性粟粒型肺结核。大量结核分枝杆菌突然从身体某个器官的结核病灶破入血液循环,造成肺部广泛播散的粟粒状结核病灶。是急性全身血行播散型结核病的一部分。X 线显示肺内病灶细小如粟粒,等大,均匀散布于两肺。发病多急剧,有寒战、高热、盗汗、头痛、嗜睡等全身中毒症状。咳嗽较少,痰量不多,但有时气急和发绀,病情多危重。需采取抗结核药物联合治疗。

急性血源性骨髓炎（acute hematogenous osteomyelitis） 化脓灶由身体其他部位的感染灶,经血液循环传播至骨,引起骨组织（包括骨髓、骨和骨膜）的急性化脓性炎症。致病菌多为金黄色葡萄球菌,其次为溶血性链球菌。常发生于胫骨和股骨。起病急骤,可有高热等感染中毒症状。患部持续疼痛、皮温高、深压痛、间接叩痛。白细胞总数及中性粒细胞升高。2 周内 X 线检查骨本质多无明显改变。大剂量抗生素联合应用,症状不能控制者,应争取早期手术减压引流。

急性循环功能不全综合征（acute circulatory insufficiency syndrome） 维持细胞灌注和功能的循环系统的衰竭。主要表现为血压下降、心输出量降低、心率增快、脉搏细弱、全身无力、皮肤湿冷、面色苍白或发绀、静脉萎陷、尿量减少、烦躁不安、反应迟钝、神志模糊,甚至昏迷。及时防治对预后有极重要的影响。

急性循环衰竭（acute circulatory failure） 突然发生的心脏舒张和收缩功能障碍,使心输出量急剧减少和血压下降,导致外周器官和组织灌注不足,严重者可引起心源性休克,并出现急性肺水肿和体循环淤血等急性心力衰竭表现的临床综合征。临床上以极度烦躁和呼吸困难、咯白色泡沫或粉红色泡沫样痰、双肺布满干湿性啰音等为特点。可见于急型克山病。

急性牙髓炎（acute pulpitis） 牙髓炎的一种。牙髓组织的急性炎性病变。主要表现为自发性剧烈疼痛,多于夜间发作,温度刺激可加剧,常为放散性或牵引性痛。如为化脓性则呈剧烈的自发性跳痛。治疗:抗菌消炎,开髓引流,尽量保存患牙。

急性牙龈（周）炎（acute gingivitis） 牙周组织内的一种局限性急性化脓性病变。多因慢性牙周病、牙周袋引流不畅引起。一般侵犯单牙。表现为患牙龈红、肿、热、痛,有时疼痛剧烈。后期可形成牙周脓肿,有持续性跳痛。治疗:止痛、控制感染、局部冲洗、脓肿形成后应切开引流。

急性咽喉炎（acute laryngopharyngitis） 咽、喉部的急性炎症。起病急,初起时咽部干燥、灼热,继而疼痛,吞咽唾液时咽痛往往比进食时更为明显,可伴发热、头痛、食欲减退、四肢酸痛、声嘶、咳嗽,小儿病情重。

急性咽炎（acute pharyngitis） 咽黏膜、黏膜下组织和淋巴组织的急性炎症。由溶血性链球菌、肺炎链球菌、葡萄球菌、流感嗜血杆菌或病毒所感染。临床特征为咽部发痒和烧灼感,可有发热和乏力,咳嗽少见。颌下淋巴结肿大且触痛。检查可见咽部黏膜呈弥漫性充血、色鲜红,悬雍垂因水肿而下垂,咽后壁淋巴滤泡红肿,有黏稠分泌物。并发症常见的有中耳炎、鼻窦炎、颈淋巴结炎、败血症、关节炎和心、肾等疾病。治疗:隔离病人、卧床休息、进流质饮食,并服用解热剂,注意清洁口腔。青霉素为首选药。

急性炎症（acute inflammation） 病程经过在几日至 1 个月以内的炎症。特点是发病急、症状明显,局部病变常以变质渗出为主。炎症灶浸润的细胞主要是中性粒细胞。如急性阑尾炎、急性细菌性痢疾等,及时治疗可迅速痊愈。

急性炎症性脱髓鞘性多发性神经病（acute inflammatory demyelinating polyradiculoneuritis, AIDP） 见吉兰-巴雷综合征。

急性腰扭伤（acute lumbar muscle sprain） ①负荷过重或劳

动、运动时姿势不当等造成的腰部软组织损伤。外伤后可突然感到腰部有响声，剧烈腰痛。也有当时无明显症状，迟发腰痛、活动受限者，局部肌痉挛，严重者不能起床，可有明显压痛点。可采用理疗、局部封闭及外用舒筋活血药物治疗。②中医病名。因间接暴力引起腰部的急性软组织损伤所致，症见腰部不适或腰部持续性剧痛，不能行走和翻身，咳嗽、呼吸等活动时疼痛加重。治宜舒筋通络、活血散瘀、滑利关节、整复错缝。

急性一过性精神病（acute transient psychosis） 一组急性发作、很快缓解的精神病。症状常在 2 周内达到高峰，出现明显的幻觉、妄想及行为障碍等，而在 3 个月内完全缓解。如病程超过一定期限（1～3 个月），或有明显器质性因素者，均不能诊断此病。治疗：抗精神病药。

急性一氧化碳中毒（acute carbon monoxide poisoning） 其他名称：煤气中毒。短时间内吸入一氧化碳所致的中毒。多由于生产时的意外事故或冬季取暖排烟不良造成。一氧化碳被吸入血后与血红蛋白结合，形成稳定的碳氧血红蛋白（HbCO），使其失去携氧能力而造成缺氧，以致产生一系列中毒表现。中毒程度与血中 HbCO 含量成正比。轻度者仅有头痛、头晕、耳鸣、眼花、恶心、呕吐、心悸等表现；中度者中毒症状加重，表现为面色潮红，口唇呈樱桃红色，脉快、烦躁、嗜睡；重度者为短时间内吸入高浓度一氧化碳，多迅速昏迷、痉挛、呼吸困难，皮肤可烫伤样改变，并可出现肺水肿、脑水肿、心肌损害，直至呼吸、循环衰竭而死亡。少数病人恢复后有神经系统后遗症。轻度中毒者仅及时脱离中毒环境，吸入新鲜空气，症状多可逐渐好转；重度者宜尽快加压吸入高浓度氧治疗。高压氧舱治疗有较好疗效。昏迷不太深者可用普鲁卡因静滴及选用防治脑水肿、改善脑组织代谢的药物，必要时施行人工冬眠及换血疗法。

急性胰腺炎（acute pancreatitis, AP） 胰腺的急性炎症和细胞损害过程。不同程度波及邻近组织和其他脏器系统。分为轻症急性胰腺炎和重症急性胰腺炎两型。因暴饮暴食、胆总管或胰管梗阻，胰液外溢，胰酶被激活后消化胰腺自身组织所引起的病变。轻者胰腺水肿，重者则坏死出血。临床表现为上腹部和左腰背部剧烈疼痛、发热，严重时休克。血、尿淀粉酶升高有诊断意义。治疗：禁食，予抑制胰腺液分泌药物、镇痛剂、抗生素等。近年来已对出血坏死性急性胰腺炎采用手术治疗，如腹腔灌洗法清除漏出的胰液和渗液，病灶清除术除去坏死部分，减轻中毒症状。

急性应激反应（acute stress reaction） 其他名称：急性应激障碍。一种在强烈的应激源作用下而发生的一过性精神障碍。表现为对突然发生的应激事件产生异乎寻常的情绪反应。临床表现为表情呆滞，处于茫然状态，继而不动不语，呆若木鸡，对外界刺激无相应反应，呈木僵状态；或处于意识朦胧状态，可出现定向障碍，对周围事物不能清晰感知，自言自语，内容零乱，表情紧张、恐惧，动作杂乱、无目的，或躁动不安、冲动毁物，事后不能全部回忆。常存在惊恐性焦虑的自主神经症状，如心动过速、出汗、面红、呼吸急促等。以心理治疗为主，必要时以小剂量抗焦虑、抗抑郁药物治疗。

急性应激障碍（acute stress disorder） 见急性应激反应。

急性硬脑膜下血肿（acute subdural hematoma） 颅脑损伤常见的继发损害，好发于额颞顶区。临床分类大多数为重型颅脑损伤，伤后原发昏迷多较深。复合性硬脑膜下血肿中间清醒期少见，多表现为意识障碍进行性加重，即使意识障碍程度一度好转，也为时短暂，随着血肿的逐渐形成可迅速形成脑疝进入深昏迷。按形成机制可分为：①由伴有蛛网膜破裂的脑挫裂伤灶出血引起的血肿。②由大血管破裂引起的血肿。参见颅内血肿。

急性原始巨核细胞白血病（acute megakaryoblastic leukemia, AMBL） 是指原始巨核细胞≥50% 的急性髓系白血病（AML）的亚型。临床表现与其他类型急性髓系白血病相似，2/3 病例血细胞减少。血小板减少（也有增多病例）。年轻男性病人，常可与纵隔生殖细胞肿瘤同时存在。诊断主要依靠骨髓检查，骨髓活检可见分化不良的单一增多的原始巨核细胞，可见分化不良的原始巨核细胞与发育异常的成熟巨核细胞混合增生；网状纤维有不同程度的增生。预后较差。

急性再生障碍性贫血（acute aplastic anemia） 其他名称：重型再生障碍性贫血-Ⅰ型。此型症状重，贫血、出血及感染呈进行性加剧，出血最具特征性，皮肤瘀斑、鼻出血、齿龈出血、消化道出血、月经过多等均常见，眼底可见小出血点、出血斑及火焰状出血，甚至可见颅内出血。血红蛋白下降快，网织红细胞<1%，白细胞明显减少，中性粒细胞绝对值<$0.5×10^9$/L，血小板<$20×10^9$/L。骨髓多部位增生减低，造血细胞明显减少，非造血细胞增加。本病病情凶险，病程短促，进展迅速。治疗可应用骨髓移植、抗胸腺细胞球蛋白、甲泼尼龙、环孢素等，能使本病的预后有较大的改善。

急性早幼粒细胞白血病（acute promyelocytic leukemia） 急性非淋巴细胞白血病的一种亚型（M_3）。占急性白血病的7.6%～11%。常并发弥散性血管内凝血（DIC）而致死。血象和骨髓象中异常早幼粒细胞明显增加。依颗粒不同，分为：第Ⅰ型（密集粗颗粒）；第Ⅱ型（密集细颗粒布满髓质）；第Ⅲ型，少见。早幼粒细胞质中可见红色棒状小体。过氧化物酶强阳性。早幼粒细胞颗粒即为溶酶体，其内的促凝物质能激活凝血过程，导致 DIC。自采用维 A 酸加化疗及抗凝药物联合治疗后，其缓解率明显增加。

急性躁狂（acute mania） 躁狂症的一种。除明显的情绪高涨、意念飘忽、行为多动外，还可有冲动行为、意识模糊及定向障碍。

急性支气管炎（acute bronchitis） 气管、支气管黏膜及其周围组织的急性炎症。多由病毒、细菌、支原体等引起。临床主要表现为发热、咳嗽逐渐加剧，伴分泌物增多。肺部听诊早期有干啰音，以后可有散在的粗大或中等湿啰音。由病毒引起者，周围血白细胞总数正常或稍增多；由细菌引起者，白细胞总数增高。X 线胸部摄片多正常，偶有肺纹理增粗。可用抗病毒药物或抗生素治疗，同时进行对症治疗。

急性中毒（acute intoxication, acute poisoning） 毒物一次或短时间内反复多次大剂量进入机体导致的快速而剧烈的毒效应。大剂量是相对的，取决于毒物性质。剧毒类物质在 1mg/kg 的剂量下即可致死。快速而剧烈的毒效应是急性中毒的显著特点，典型者如氰氢酸可致电击型死亡。工业毒物急性中毒常见于意外事故，农药、医用药物及毒素类多由于防护不当、自杀或误食时发生。诊断应结合接触史、症状、体征和快速的实验室检查确定。强调预防为主，普及常见毒物中毒的防治知识。治疗则要求现场抢救，促排或中和体内毒物及使用特效解毒剂。

急性中毒处理原则（treatment principle of acute poisoning） 治疗急性中毒的原则主要有：①立即阻断毒物对机体的继续侵害；②对症治疗；③促进解毒和排泄；④一时不能明确诊断者，先积极抢救，同时进一步检查以尽早确诊；⑤对可疑中毒者及处于潜伏阶段者，应严密观察 48～72h，一旦出现明显的临床征象，应进一步予以积极处理；⑥病情复杂，难辨真伪者，无论就诊时病情轻重如何，均应严密观察，慎重行事，切忌轻率武断，以免造成不良后果。

急性中毒性脑病（acute toxic encephalopathy） 由各种毒物和毒素引起的中枢神经系统的急性病变。主要临床表现有突然高热、头痛、恶心、呕吐、烦躁或嗜睡、谵妄、惊厥和昏迷。瞳孔可散大，对光反射迟钝，视网膜水肿，脑脊液压力明显升高而细胞数和蛋白一般不高。治疗：治疗原发病；急救疗法如吸氧、补液等；对症治疗如抗惊厥、降温、降脑压、用脑活素等药物；其他如针灸、中药疗法。

急性中毒型细菌性痢疾（acute toxic bacillary dysentery） 菌痢的急重型。约占 1%～2%，儿童多于成人，尤其健康状况良好的儿童多见。起病急骤，来势迅猛，病势多变。早期腹痛和腹泻可不明显或阙如，多高热不退，反复惊厥、昏迷，可出现循环衰竭和呼吸衰竭。肛拭镜检或粪便细菌培养可确诊。治疗：必须采用综合治疗措施，选用喹诺酮类药物，头孢菌素、氨基糖苷类、广谱半合成青霉素等。

急性重型肝炎（acute fatal hepatitis） 其他名称：暴发性肝炎、急性坏死型肝炎、急性黄色肝萎缩。通常以急性黄疸性肝炎起病，病情迅速恶化，黄疸迅速加深，有明显出血倾向，肝萎缩，并有肝臭、烦躁、谵妄、嗜睡，以致昏迷。肝功能损害严重，常伴肾功能低下，出现少尿、尿毒症等。治疗：应采取综合措施，包括支持疗法，输少量新鲜血、白蛋白，使用促进肝细胞再生药物；防治肝性脑病、脑水肿、消化道大出血、急性肾衰竭和继发细菌性感染等严重并发症。

急性子宫颈炎（acute cervicitis） 子宫颈的急性炎症性病变。临床表现为白带增多，常呈脓性，可有性交出血及尿频、尿急、尿痛等症状。检查见宫颈充血、水肿，颈管内膜外翻，并有脓性黏液自颈管排出。宫颈触痛、质脆、易出血。实验室检查白细胞增高，宫颈分泌物涂片及培养可以确定病原体。治疗：针对病原体使用敏感药物；治疗原发病。

急性子宫内膜炎（acute endometritis） 多发生在流产或足月产后，由于产道损伤或有胎盘、胎膜残留，未能及时正确处理，病原体侵入宫腔而引起的感染。主要症状为发热、下腹痛，如为厌氧链球菌和大肠埃希菌感染，恶露多，并有恶臭。防治的重点是加强孕期保健，正确处理分娩，注意产褥期卫生；确定诊断后及时应用广谱抗生素，如林可霉素、青霉素、卡那霉素等。

急性纵隔炎（acute mediastinitis） 纵隔的急性化脓性炎症。常见病因：食管穿孔、气管支气管穿孔、下行性坏死性纵隔炎、直接蔓延、胸骨切开后纵隔炎和炭疽纵隔炎等。有急性感染中毒症状，起病有高热、寒战、吞咽困难、胸骨后疼痛、烦躁、咳嗽、呼吸困难、心动过速和发绀，严重时出现休克可危及生命。查体：胸骨有触痛，纵隔浊音界扩大，颈部肿胀及皮下气肿等。X线两侧纵隔阴影明显增宽；食管、气管受压移位；亦可形成气胸、液气胸、纵隔气肿等。治疗：积极治疗原发病，及早使用针对病原菌的广谱抗生素，纵隔脓肿需切开引流。

急性左心衰竭（acute left heart failure） 由于突然发生心脏结构和功能的异常导致短期内心输出量显著急剧降低、组织器官灌注不足和肺循环急性淤血的一组临床表现。表现为急性肺水肿、剧烈气喘、端坐呼吸、咳嗽、阵发性夜间呼吸困难、咳粉红色泡沫痰或含泡沫的稀薄黏液痰。查体见原有心脏病体征及左室增大、交替脉、肺湿啰音伴哮鸣音。X线肺门血管影增粗、两肺粟粒状至扇形云雾状阴影。治疗：按急症处理，静注吗啡，正压给氧，坐位、垂足，利尿、强心，静滴硝普钠，减轻心脏前后负荷。去除病因，治疗原发病。

急则治标（treating symptoms in emergent cases） 中医治则。病有标本，治分缓急。急则治其标，缓则治其本。当标病甚急，成为疾病的主要矛盾时，若不及时解决就要危及生命，或影响本病的治疗，故必须采取紧急措施先治其标。《素问·标本病论》提到"先热而后生中满者，治其标""先病而后生中满者，治其标""小大不利，治其标"。中病、大小便不利，都是较急、较重的症状，故当先治疗；又如大出血病人无论属于何种出血，均应采取应急措施，先止血以治标，待血止后，再治其本。

急者缓之（spasmodic disease should be relaxed） 中医治则。指拘急痉挛一类病证，用舒缓法治疗。例如，由于寒邪侵袭，筋脉拘急，屈伸不利，须用温经散寒法治疗。语出《素问·至真要大论》。

急诊医学（emergency medicine） 临床医学跨专业学科。研究和治疗各种需要立即就医进行紧急处理的急、危重病症。内容包括院前急救，医院急诊室诊治、监护或重症监护室（ICU）救治，灾难医学等。国外将急诊医学研究内容划分为非创伤性和创伤性急症。我国则根据传统习惯分为内科急症、外科急症和危重症等。

急支糖浆（jizhi tangjiang） 中医成药名。化痰止咳平喘剂（清热化痰剂）。另有制剂：颗粒。组成：鱼腥草、金荞麦、四季青、麻黄、前胡、枳壳、甘草。功能清热宣肺、化痰止咳。用于治疗急性支气管炎、感冒后咳嗽、慢性支气管炎发作等呼吸系统疾病。

疾病（disease） 身心在一定内外因素作用下出现一定部位的功能、代谢或形态结构的改变，表现为损伤与抗损伤的整体病理过程，是机体内部及机体与环境间平衡的破坏或偏离正常状态。

疾病分布（distribution of disease） 疾病在不同空间、时间与人群间的分布。研究疾病分布可了解其流行的基本特征、某些因素与发病的关系，以及合理地安排防治工作的重点。研究方法是将流行病学调查或有关记录资料按发病地区、时间及人群中特征或变量分级，计算其发病率、患病率、死亡率等，然后进行比较以归纳分析其分布的规律性。

疾病分类（classification of disease） 医疗卫生工作和疾病统计上应用的疾病统一分类方法。根据发病原因、病变性质、部分，把疾病分为若干类组，用于医疗卫生工作和疾病统计中。疾病的命名和分类反映医学科学的水平。中医学在公元3世纪初，已有根据疾病部位的分类。西方医学最早的疾病分类法是18世纪意大利病理学家莫尔迦尼按器官病理解剖定位原则划分的。世界卫生组织制定的《国际疾病分类》已经成为国际通行的流行病学调查、卫生管理和临床诊断标准和工具。我国的《疾病分类与代码》（GB/T 14396—2016）于2017年实施。

疾病监测（surveillance of disease） 有计划定期地测定一种疾病的发病率以判断该疾病的发展趋势和采取有效的防治措施。内容有：①传染病，包括检疫传染病（鼠疫、霍乱、天花、黄热病等）、全世界监视的疾病（通过世界卫生组织进行的，如脊髓灰质炎、流感、流行性斑疹伤寒、回归热、SARS、禽流感等）及各地自行规定的疾病。②非传染病，如白血病、恶性肿瘤、心血管病、药物反应等。③其他，如饮水质量、营养发育等。方法有：①资料收集。②资料分析。我国的疾病预防控制中心，承担了疾病的监测工作。

疾病经济负担（disease-induced economic burden） 由于疾病而消耗的经济资源，包括人力、物力和财力，以及由于疾病而使社会生产、社会生活蒙受的损失。前者称为直接经济负担，后者称为间接经济负担。直接经济负担中主要是卫生费用，还包括为了治疗而支付的车船费、食宿费、陪护人员的开支等其他费用。间接经济负担是由于疾病而使社会损失的劳动时间、学习时间、休息娱乐时间等。降低疾病经济负担，就意味着提高了卫生工作的经济效益。

疾病率（morbidity rate） 其他名称：患病率。特定时间，特定人群中有某种疾病人数的频率。

疾病漠视（anosodiaphoria） 对自己的躯体疾病（如肢体瘫痪）漠然置之，甚至不承认有病。常由大脑器质性病变（如顶叶血管性疾病）所引起。

疾病普查（general survey of diseases） 医疗卫生机构为早期发现病例，及早采取有效防治措施，而对居民进行普遍的医学检查。普查的方法随不同疾病而异，力求简便易行、准确可靠。如血吸虫病普查常用检验粪便寻找虫卵的方法。糖尿病普查可系统地收集尿和血的标本检测糖量。肿瘤普查常用的方法有：发现早期宫颈癌的宫颈刮片检查，查出早期肝癌的甲胎蛋白检查，检出早期肺癌的胸部X线检查，找出早期胃癌的纤维胃镜检查等。

疾病谱（spectrum of disease） ①由固定的谱阶（stages）组成的疾病谱。人群疾病的谱阶为：非病人，只具遗传上固有的属性或差异；非病人，检查时有生化指标的改变；发病前兆者；前期症状者或前临床病人；临床病人；死亡。②某一地区危害人群健康的诸多疾病中，可按其危害程度的顺序排列成疾病谱带。可指导针对性防治。

疾病自然史（natural history of disease） 不加任何干预措施情况下疾病转归的自然过程。通常将疾病从发生到结局分为病理发生期、症状发生前期、临床出现期及发病后期4个阶段。

疾脉（swift pulse） 其他名称：极脉。中医脉象的一种。脉来急速，较数脉尤甚，成人一息七八至。多由阳热极盛、阴气欲竭所致。见于热性病热邪极盛的阶段，孕妇临产时亦可见。

疾徐补泻（reinforcing and reducing by adjusting the velocity of needle insertion and withdrawal） 针刺补泻手法的一种。缓

慢进针，疾速出针为补法；疾速进针，缓慢出针为泻法。

棘阿米巴属阿米巴（*Acanthamoeba*）属致病性自生生活阿米巴，包括柯氏棘阿米巴和多噬棘阿米巴等，可引起脑膜脑炎、角膜溃疡、虹膜炎。滋养体表面有多个棘状突起，胞质细粒状，内含胞核1个，有食物泡与伸缩泡，但无鞭毛型。包囊圆形，在组织可见。可从脑脊液或病灶取材，作湿片检查或进行培养。

棘胞（acanthocyte, burr cell）有尖锐突起的细胞，多数情况下指由于天然的无β脂蛋白血症或人为改变质膜组成引起的红细胞异常。见于棘形细胞增多症（先天性无β脂蛋白血症），也可见于脾切除后、酒精中毒性肝病、尿毒症等。

棘波（spike wave）脑电图中的一种典型的突发性异常波。波的上升支与下降支均极陡峭、周期为20～80ms的一种快波。是大脑皮质神经元超同步放电的结果，是癫痫的一种特异性放电，尤以颞叶癫痫多见。有规律的棘节律常见于癫痫的大发作。

棘颚口线虫（*Gnathostoma spinigerum*）寄生于猫、犬等肉食动物的线虫，幼虫偶可感染人。成虫较粗大，圆柱形，略透明，活虫为鲜红色，雌雄异体，雌虫产卵于粪便，排出后在第一中间宿主剑水蚤和第二中间宿主淡水鱼体内发育为感染阶段而感染猫、犬等动物。人由于生吃含幼虫的鱼偶然感染，但人并非本虫的适宜宿主，幼虫在体内不能发育为成虫。

棘颚口线虫病（gnathostomiasis）其他名称：腭口线虫病。棘颚口线虫的幼虫侵入人体所致的幼虫移行症。一种少见的寄生虫病。分布于东南亚，以日本、泰国最严重，我国发病率在增加。病原均为棘颚口线虫。成虫寄生于猫、犬等动物的胃黏膜下。人食入生的或半生的含有幼虫的鱼肉而感染。幼虫侵入人体后行于皮肤或皮下组织形成皮肤棘颚口线虫病；移行至内脏形成内脏棘颚口线虫病。临床表现随不同寄生部位而异。免疫学试验可协助诊断。治疗尚无特效药，手术摘除病灶内幼虫是主要治疗方法。

棘口吸虫（*Echinostoma*）棘口科的中、小型吸虫。主要寄生于鸟类和哺乳类。寄生于人体的棘口吸虫有20种以上，多见于东南亚，在我国主要是伊族真缘吸虫。成虫寄生在犬的小肠内，偶尔侵入胆管，呈长形，雌雄同体。虫卵随粪便排出，被淡水螺吞噬发育成尾蚴，逸出的尾蚴即侵入其他螺蛳体内形成囊蚴，人进食含活囊蚴的螺蛳而感染。

棘口吸虫病（echinostomiasis）棘口吸虫引起的疾病。人通过进食含活囊蚴的螺蛳而感染。成虫寄生于人体小肠的上部，其头端插入肠黏膜可发生局部炎症反应。病人多出现胃肠道症状，重者可有消瘦、水肿，甚至死亡。在粪便中查到虫卵即可确诊。吡喹酮及硫氯氰胺治疗有效。预防主要是不食生的或未煮熟的鱼类、螺蛳。

棘慢波综合征（spike and slow complex）由棘波和慢波组合而成的一种特殊类型的癫痫发作波。即在棘波之后跟随一个200～500ms的慢波，或在慢波的上升支上重叠有棘波，称为棘慢波综合。相反，在慢波之后跟随一个棘波或在慢波下降支上重叠有棘波者，称为慢棘波综合。

棘球蚴囊（hydatid cyst）包虫囊。细粒棘球绦虫的幼虫。寄生于人及牛、羊、骆驼等动物的肝脏。小如乒乓球，大至婴儿头，为充满囊液的囊状体，囊内含许多原头蚴。人因误食细粒棘球绦虫的卵而感染棘球蚴病，牧区多见。可寄生于人体各脏器，以肝脏常见（50%～80%），肺脏次之（8%～30%）。

棘球蚴病（echinococcosis, hydatid disease）其他名称：包虫病。棘球绦虫的幼虫寄生于人体脏器或组织而引起的疾病。地方性寄生虫病。在我国有两种：细粒棘球蚴病和多房棘球蚴病。流行于全世界许多牧区，农牧民易患，以儿童和青壮年最多。虫卵污染手、蔬菜和水源，经口感染。蚴虫经门静脉和腔静脉在肝、肺、脑等处形成囊肿，可寄生数年至数十年。病情随寄生部位和囊肿大小而异，肝和肺包虫最多，早期无症状。皮内试验和补体结合有助于诊断。治疗：手术并用阿苯达唑。

棘上韧带（supraspinal ligament）连接颈、胸、腰骶各棘突尖的纵行韧带。颈部棘上韧带宽厚，形成强有力的项韧带。棘上韧带有限制脊柱过屈的作用。

棘头虫病（acanthocephaliasis）猪巨吻棘头虫所引起，人主要是吃生或半生的含有棘头体的甲虫类而受染。病人多为儿童及青年。棘头虫以吻突倒钩钩附于小肠壁。可出现腹痛、发热、腹泻、消瘦、贫血、腹部包块等症状。随着病情发展，虫体的吻突可穿通肠壁造成肠穿孔、腹膜炎、腹腔脓肿等。治疗：尚无理想的驱虫药；治疗本虫所致的外科并发症时应同时手术取虫。

棘细胞层（prickle-cell layer, stratum spinosum epidermidis）表皮的一部分。由5～10层多角形细胞镶排列而成，位于基底层之上。细胞向上转移时逐渐由多角形变为扁平形，其长轴与皮面平行。细胞之间有细胞间桥相连接，电镜下称桥小粒。桥小粒中心有细胞间黏合物，含糖蛋白及脂蛋白。棘细胞的胞质内张力细丝是角蛋白的前身。在某些疾病（如棘皮症）棘细胞层可增厚。异体皮肤移植后数周也有棘细胞增生，层次变多、增厚。如将人体表皮移植于猪皮胶原之上，人的表皮棘细胞除增生之外，胞质中还可出现嗜碱性颗粒，核及胞质均深染。

棘细胞松解征（Nikolsky sign）见尼科利斯基征。

棘形红细胞症（acanthocytosis）其他名称：棘形细胞增多症。红细胞发生尖突变形。以棘形红细胞增多为特点的常染色体隐性遗传性疾病。病人多为近亲婚生子女。表现为发育迟缓、脂肪泻及进行性共济失调等神经系统症状，贫血不明显。血片棘形红细胞增加，可超过50%；血脂极低，几无β脂蛋白；血胆固醇、甘油三酯及磷脂也很低。小肠活检发现黏液细胞内充满脂滴可确定诊断。治疗：大剂量维生素A及E可望改善视力及神经系统功能。

棘形细胞增多症（acanthocytosis）见棘形红细胞症。

集尘管（dust trapping tube）采集各种灰尘样品用的采样管。一定体积的含尘空气通过已知恒重的集尘管时，灰尘被滤料阻留，再称量集尘管至恒重，按增加的质量，求出单位体积空气中的灰尘量。常用脱脂棉或玻璃作滤料，其阻力应在150mmH$_2$O以上（流量为15L/min）。

集合（convergence）当双眼同时注视一个较近目标时，除有调节作用和双眼瞳孔相应缩小外，还有双侧内直肌收缩，双眼球同时内转的作用。调节力越强，集合作用也越大。调节与集合一般是协调的。

集合反射（convergent reflex）其他名称：集合反应。嘱病人注视1m以外的目标（通常是检查者的示指尖），然后将目标逐渐移近眼球（距球约5～10cm），正常人此时可见双眼内聚、瞳孔缩小，称为集合反射。动眼神经功能损害，睫状肌和双眼内直肌麻痹时，集合反射消失。

集合反应（convergent reflex）见集合反射。

集合淋巴管（collecting lymph duct）简称淋巴管。由毛细淋巴管汇合而成。结构类似静脉，起始管壁仅由内皮细胞和薄结缔组织构成，随着管径增粗，内壁出现少许平滑肌。淋巴管有丰富的瓣膜，防止淋巴逆流。淋巴管在向心行程中，通常有淋巴结穿插。淋巴管与伴行静脉相比，管腔较大，平滑肌少。分支多有广泛的吻合。淋巴回流主要靠肌肉收缩或器官运动。

集合体征（cluster sign）影像学的一种体征。多个大小不一的光团聚集在一起，或融合成片，或互相重叠的征象。多见于转移性癌肿。

集合小管（collecting tubule）肾脏泌尿小管的后段。全长约20～38mm，包括弓形集合小管、直集合小管和乳头管3段。弓形集合小管连接远曲小管，呈弓形走行于皮质内，进入髓放线汇合为直集合小管，经髓质下行至锥乳头，改称为乳头管。集合小管管径由细逐渐变粗，管壁上皮由单层立方渐变为单层柱状，至乳头管则为高柱状上皮。集合管也有重吸收钠离子和水以及排钾离子与氢的作用，也受醛固酮和抗利尿激素的调节。

集落（colony）见菌落。

集落刺激因子（colony stimulating factor, CSF）属于细胞因子一类。能刺激造血细胞的增殖和分化，促使其活化为成熟细胞，促使集落形成的低分子量糖蛋白。但糖基并非活性所必需。包括粒细胞-巨噬细胞集落刺激因子、粒细胞集落刺激因子和巨噬细胞集落刺激因子等。主要用于肿瘤化疗、放疗后的白细胞减少症及粒细胞缺乏症；干细胞移植；严重感染；肿瘤免疫治疗等。

集体剂量当量（collective dose equivalent）　受照射的某一特定集体，平均每人所受的剂量当量与其总人数的乘积。通常用"人·雷姆"表示。在评价某核企业对环境的影响时，它是一个常用的概念，不仅表示个人所受剂量的大小，而且表示了受照射人数的多少。

集团蠕动（mass peristalsis）　发生于横结肠，然后迅速经脾曲将肠内容物推入降结肠以至乙状结肠和直肠的一种大肠运动形式。这种运动进行较快，前进较远，是收缩强烈的蠕动。

集中采暖（central heating）　由统一的热源经管道把热送到采暖场所。方法有：①热水采暖。由锅炉、导管、水槽及散热器构成的低压热水采暖。②蒸汽采暖。分低压与高压两种。

集中趋势（central tendency）　统计学术语之一。一组变量值的集中倾向或中心位置。反映集中趋势的指标是平均数。

集中式给水（collecting water supply system）　包括一整套利用给水工程和卫生措施将水送至给水站和居民用户的给水方式。即由水源集中取水，集中进行净化和消毒，通过配水管网送给用户。按生活饮用水卫生标准要求供水。这种给水方式有利于水源的选择和防护，易于保护水质，用水方便，便于卫生监督，但水质一旦遭受污染，危害面亦广。它适用于城镇和有相当数量人口的集体单位或农村居民点。

嫉妒妄想（delusion of jealousy）　病人毫无根据地认为自己的爱人有不轨行为，有外遇。可表现为对爱人进行跟踪，暗中检查信件、衣服、床单等。病人通过上述手段以求寻找到对爱人私通的证据。见于精神分裂症、更年期精神病和慢性酒精中毒性精神病。

几何平均滴度（geometric mean titer）　用几何平均数表示的血清抗体平均滴度或血清凝集效价。在进行血清抗体的平均滴度或血清凝集效价检定时，经分组后，各变量间呈等比关系，常用几何平均数来表示变量值的集中位置。

几何平均数（geometric mean）　其他名称：几何均数。n 个变量值的乘积开 n 次方所得的根，用 G 表示。$G = \sqrt[n]{X_1 \cdot X_2 \cdot X_3 \cdots X_n}$，为简便写成对数形式为 $G = \lg^{-1}\left(\dfrac{\sum \lg X}{n}\right)$，当变量值个数较多时，可先编制频数表，用加权法计算 $G = \lg^{-1}\left(\dfrac{\sum f \lg X}{\sum f}\right)$。式中 X 表示变量值，$\lg X$ 是变量值的常用对数，f 是各组频数，n 是样本含量，$\sum$ 是总和的符号。几何均数常用于等比级资料。如抗体的平均滴度和平均效价，卫生事业平均发展速度等。

几何学灰雾（geometric unshapedness）　由于物片距与物靶距比例不适当导致的 X 线影像不清晰。

己酸羟孕酮（hydroxyprogesterone caproate）　其他名称：羟孕酮己酸酯。孕激素类药物。作用与黄体酮相似，但较强而持久，一次用药有效时间为 7～14 日。用于习惯性流产、先兆性流产、子宫内膜异位症、功能失调性子宫出血、月经不调、乳腺癌、子宫内膜癌等。与雌激素类药物合用能抑制排卵，可作长效避孕药。此药不良反应小而轻，但应避光保存。

己糖（hexose）　又称六碳糖。由 6 个碳原子构成的单糖。如葡萄糖、果糖等。

己酮可可豆碱（pentoxifylline, torental）　见己酮可可碱。

己酮可可碱（pentoxifylline）　其他名称：己酮可可豆碱、巡能泰、安君宁、佳乐同康、贝通。周围血管扩张药。能扩张外周血管及支气管，改善脑和四肢的血液循环，降低外周血管阻力。用于血栓闭塞性脉管炎、脑血管障碍或脑卒中、血管性头痛、视网膜病等。制剂：缓释片；肠溶片；注射剂。急性心肌梗死、严重冠状动脉硬化并有高血压者及孕妇禁用、低血压者慎用。

己烷雌酚（hexoestrol）　人工合成的雌激素类药物。作用同己烯雌酚而较弱，耐受性较好，口服、注射用药均可。用途同己烯雌酚。

己烯雌酚（diethylstilbestrol）　其他名称：乙菧酚、人造求偶素。合成的非甾体雌激素。用于绝经综合征、闭经、子宫发育不全、功能失调性子宫出血、老年性阴道炎、外阴萎缩、前列腺肥大、前列腺癌等。也用于回乳。制剂：片剂；注射剂。严重肝肾功能不全者和孕妇禁用。应按规定的疗程用药，中途停药可导致子宫出血。

己烯雌酚乳膏（Cremor Diethylstilbestroli）　其他名称：乙菧酚乳膏。非甾体激素药，组成：己烯雌酚，以乳膏基质制成的 O/W 型的白色乳膏。能穿透皮肤。外用于痤疮、老年性阴道炎、外阴炎、外阴瘙痒、会阴干枯等。

己烯雌酚治疗后对第二代产生的综合征（filial generation syndrome after stilbestrol treatment）　妊娠期用过己烯雌酚者所生女孩在青春期所发生的病症。主要有：①阴道黏膜罩，即阴道上部黏膜形成环形皱襞，罩在宫颈上。②杨梅样宫颈，即宫颈呈颗粒状。③宫颈鸡冠样增生。④宫颈内膜损害伴慢性炎症。病变为良性，可切除。

挤空征（crush empty sign）　原发性精索静脉曲张症的征象。病人立位，显露阴囊，检查者可扪及阴囊内蚯蚓状团块。尔后，将阴囊置于两手之间轻轻挤压，再行触诊，若蚯蚓状团块消失，则为此征阳性，提示原发性精索静脉曲张症。若为阴性表示症状性精索静脉曲张症。

挤奶员结节（milker's nodule）　假牛痘或副牛痘病毒引起的多见于养牛场或屠宰场工人的皮损。几乎均发生于两手背、手指或前臂，右侧比左侧多些。绿豆及黄豆大小，周围有红晕，疱顶有凹陷。结节呈暗红色，质坚实。有轻度痒痛感。愈后不留瘢痕。治疗：对症处理。

挤压伤（crush injury）　重物压迫人体某一部位所致的损伤。多见于交通、工矿事故或房屋倒塌。伤处常有较广泛的组织破坏、出血或坏死，严重挤压伤可伴有休克和急性肾衰竭，形成挤压综合征。

挤压死（squeezing death）　系指重物压迫胸背部严重妨碍呼吸运动而致窒息性死亡。一般成人胸背部受 40～50kg 重物压迫，即可引起窒息死亡。机体受伤程度依重物性状不同而异，严重者可有肋、胸骨骨折，心、肺、肝、脾和肾等内脏破裂，脑膜和脑组织淤血，甚至出血。

挤压综合征（crush syndrome）　其他名称：拜沃特综合征。人体富于肌肉的部位因长时间受压或其他原因造成局部循环障碍，引起肌肉缺血性坏死，出现以肌红蛋白血症、肌红蛋白尿和高钾血症为特点的急性肾衰竭。多在意外事故、自然灾害及战争中发生，如车祸、塌方、房屋倒塌、地震、爆炸等。临床表现可分为 3 期，少尿期、多尿期和恢复期。凡挤压伤后出现肌红蛋白尿、少尿或无尿持续 2 日以上者即可诊断。治疗：急救时应静脉滴入碳酸氢钠溶液；局部明显肿胀应切开减张，肢体伤势过重难于保留者及早截肢；纠正水、电解质及酸碱平衡失调；利尿等。

给水卫生（water supply hygiene）　确保饮用水水质良好，防止介水传染病流行而提出的卫生要求和措施。它包括水质卫生标准的制定、水源的选择、水源的卫生防护、水质的净化和消毒，以及给水的卫生监督和管理。

给药方案（dosage regimen）　治疗时提供药物剂量、给药间隔和疗程安排的一种计划。

脊骨肋骨发育不全综合征（spondylocostal dysplasia syndrome）　以先天性脊椎和肋骨畸形为主的一种遗传病。表现为出生后即有脊柱异常（侧凸、后凸或后侧凸），躯干短，泌尿生殖器畸形，可发展为脊柱缺损和侏儒症。酌情手术治疗。

脊肋部膨隆（bulge of costovertebral region, bulge of renal region）　其他名称：肾区膨隆。肾脏或其周围组织体积增大的表现。病人取立位或坐位，病重者取侧卧位，检查者观察病人脊肋部，若有局限性向外膨起，使脊肋区的正常凹陷曲线消失即为此征。引起此征的疾病有：脊肋部局部体表组织病变（脓肿、脂肪瘤）；肾脏及其周围组织炎症；肾脏及其

J

周围组织其他病变（肾积水、肾肿瘤、肾上腺肿瘤）；腰疝；胸椎结核寒性脓肿。

脊膜膨出（spinal meningocele）　显性脊柱裂的一种，脊髓和神经根通常不受累。胚胎期神经管和/或其周围的中胚层组织闭合不全所致的先天性畸形。多见于腰骶部。只有脊膜经脊柱裂向外膨出，其中含有脑脊液者，称脊膜膨出；如脊膜膨出中还合并有脊髓和脊神经者，称脊髓脊膜膨出。前者除局部有一肿物外，别无任何症状，而后者均有程度不同的肢体瘫痪和膀胱直肠功能障碍。以手术治疗为主，如合并有脊髓和神经膨出者，手术结果不理想。

脊神经（spinal nerves）　自脊髓发出的周围神经。分布于躯干和四肢，主管颈部以下的感觉和运动。借前根和后根与脊髓相连。前根属运动性，后根属感觉性，两者在椎间孔处汇合而成脊神经。在椎间孔附近，后根有一椭圆形膨大，称脊神经节。脊神经共有 31 对，其中有 8 对颈神经，12 对胸神经，5 对腰神经，5 对骶神经，1 对尾神经。各段脊神经在椎间孔内有重要的毗邻关系，其前方是椎间盘和椎体，后方是椎间关节及黄韧带。因此，脊柱有病变，如椎间盘脱出和椎骨骨折等可累及脊神经，出现感觉和运动障碍。

脊神经根损伤（injury of spinal nerve roots）　大多与脊髓损伤同时存在。脊柱骨折时，脊神经根可被压迫、挫伤、撕裂或切断。脊神经根长期受压，可引起脊髓萎缩变性、瘢痕粘连或空腔形成，致神经功能不能恢复，引起顽固性疼痛。脊椎 X 线摄片、磁共振成像及肌电图检查有助于诊断。治疗：解除神经根的压迫，行神经根断裂吻合手术。

脊神经节（spinal ganglion）　位于脊神经后根上的感觉神经节，内含假单极神经元。脊髓的后根在与前根会合前，即在接近椎间孔处形成膨大部分。

脊髓（spinal cord）　中枢神经系统的低级反射中枢。位于脊椎管内，呈前后稍扁的圆柱形，分为颈、胸、腰、骶四段。上端连接延髓，下端变细呈圆锥形，叫脊髓圆锥。脊髓的全长粗细不等，有两个膨大。上方的称颈膨大，发出神经分布到上肢；下方的称腰骶膨大，发出的神经分布到下肢。脊髓两旁发出 31 对脊神经分布到全身皮肤、肌肉和内脏器官。在脊髓的横断面上可见中央部呈 H 形的灰质和周围的白质。

脊髓半侧损伤综合征（cord hemisection syndrome, Brown-Séquard syndrome）　见布朗-塞卡综合征。

脊髓半横断（hemisection of spinal cord）　见布朗-塞卡综合征。

脊髓半切综合征（syndrome of unilateral lesion of spinal cord）见布朗-塞卡综合征。

脊髓挫裂伤（contusion and laceration of spinal cord）　脊髓的实质性损伤。脊髓表面的软脊膜仍保持完整者称脊髓挫伤。如软脊膜撕裂，脊髓实质和神经束部分断裂，或有液化脊髓组织自裂口溢出者称脊髓裂伤。晚期，损伤处纤维组织和神经胶质增生，形成瘢痕，病变局部脊髓萎缩和变细。

脊髓的血供（spinal blood supply）　脊髓的血液由椎动脉和一些动脉（肋间后动脉和腰动脉等）的脊髓支供应。由椎动脉发出两条脊髓后动脉沿脊髓向外侧沟下行；脊髓前动脉由椎动脉沿前正中裂下行。这 3 根动脉下行的进程中，相继与来自肋间后动脉和腰动脉的脊髓支吻合，下行直至脊髓圆锥。脊髓的静脉亦位于脊髓前、后面，最后注入脊髓硬膜外腔内的静脉丛。

脊髓动脉瘤（aneurysm of spinal cord）　脊髓血管瘤。常与脊髓血管畸形、主动脉狭窄、颅内动脉瘤、脑血管畸形共存。动脉瘤多位于脊髓前动脉。好发于颈段，胸和腰段次之。临床表现为脊髓蛛网膜下腔出血或脊髓压迫症。脑脊液含血或黄染，蛋白质含量增高。椎管造影可见充盈缺损。选择性脊髓动脉造影确诊。治疗：以手术为主。

脊髓动物（spinal animal）　脊髓与高位中枢离断的动物。为研究脊髓功能，生理学者在颈髓第 5 节水平切断脊髓，保留膈神经对膈肌呼吸运动的支配，保持动物的呼吸功能，此时可观察到脊髓的一些基本功能。但由于失去高位中枢的调节，观察到的脊髓功能是不完全正常的。

脊髓反射（spinal reflex）　脊髓固有的反射。反射弧不经过大脑，反射潜伏期短，活动形式固定，只需传入神经元和脊髓内神经元参与。可分为躯体反射和内脏反射。躯体反射主要包括牵张反射和屈肌反射。当骨骼肌受到外力牵拉时，该肌就会产生反射性收缩，称为牵张反射；当皮肤或肌肉受到伤害时，肢体快速回撤，表现为屈肌收缩，伸肌舒张，称为屈肌反射。内脏反射有膀胱排尿反射、直肠排便反射等。临床上通过检查这些反射可判定脊髓病变情况。

脊髓横断综合征（syndrome of transection of spinal cord）　急性期表现为脊髓休克，病变节段以下呈完全性弛缓性瘫，深浅反射全部消失，小便失禁或潴留，顽固性便秘，肛门括约肌松弛。3～6 周后脊髓休克期终止，瘫痪肢体肌张力增高，腱反射亢进，出现阵挛，锥束征阳性。根据瘫痪范围和感觉缺失平面，推测病变部位。

脊髓后部损伤综合征（posterior cord injury syndrome）　脊髓后束和后角的损伤，见于脊柱直接受击或过伸性损伤。主要表现为深部感觉（位置觉、运动觉、振动觉）和两点分辨觉障碍，肢体和躯干有闪电样疼痛和蚁走感，走路如踩在棉花毯上。两侧运动可发生障碍，锥束征阳性。

脊髓后动脉综合征（posterior spinal artery syndrome）　脊髓后动脉闭塞所导致的一组病征。出现病变以下深感觉障碍和病变部位相应区域的全部感觉障碍和深反射消失，并伴不同程度的中枢性瘫痪和轻度膀胱直肠功能障碍。治疗：抗凝，扩血管。

脊髓呼吸中枢（spinal respiratory center）　支配呼吸肌的运动神经元位于脊髓前角，第 3～5 颈段支配膈肌，胸段支配肋间肌和腹肌。脊髓和延髓间作横切，呼吸立即停止。脊髓是联系脑和呼吸肌的中继站和整合某些呼吸反射的低级中枢。

脊髓灰质炎（poliomyelitis, infantile paralysis, polio）　俗称小儿麻痹症。由脊髓灰质炎病毒引起的急性传染病。流行于夏秋两季，全年可散发。儿童多见。病人和病毒携带者是传染源。病毒主要存在于粪便、呼吸道分泌物中，经消化道和呼吸道传染。基本病变与乙型脑炎相似，但病变的分布不同，以脊髓受累最严重。主要侵及脊髓的前角灰质，亦可累及后角和白质。病毒在神经细胞内繁殖，引起细胞变性和坏死。晚期在脊髓前角内可见神经细胞大量消失和神经胶质增生形成瘢痕。临床表现为发热、咽痛、肢体疼痛，部分病人可发生分布不规则的弛缓性麻痹，留下瘫痪后遗症。在早期如及时治疗，则病变可以恢复，不留后遗症。如脊髓前角运动细胞坏死较明显，可出现横纹肌弛缓性麻痹，乃至肌肉萎缩，少部分严重病例由于病变损害延髓，可因呼吸中枢受累而危及生命。预防关键措施是口服减毒活疫苗。

脊髓灰质炎病毒（poliovirus）　肠道病毒中的一种。核糖核酸病毒。球形，直径 20～30nm。按抗原结构不同，可分为Ⅰ、Ⅱ、Ⅲ 3 型。对外界因子抵抗力较强。主要由消化道传播，多数为隐性感染。在少数病例中，病毒经血流侵入中枢神经系统，引起脊髓灰质炎。恢复后对同型有免疫力。3 型脊髓灰质炎糖丸口服疫苗有较好的预防效果。

脊髓灰质炎后综合征（postpoliomyelitis syndrome）　瘫痪病人在瘫痪完全和部分恢复后，于急性期已过去数年后又重新感到原瘫痪肌群出现乏力、肌痛、疲劳，并有萎缩现象，其他肌群也可受累，进展缓慢很少致残。可能由于原本已受损的运动神经单位进一步生理性消耗所致。可予针灸、推拿、理疗，鼓励病人主动运动，进行体育锻炼。

脊髓灰质炎活疫苗糖丸（sugar pills of live poliomyelitis vaccine）　预防接种用药。用于 2 个月到 7 岁儿童脊髓灰质炎的防治。为糖丸剂型，Ⅰ型为红色，Ⅱ型为黄色，Ⅲ型为绿色。出生后 2 个月初服，先服Ⅰ型，间隔 1 个月服Ⅰ、Ⅲ型。宜在冬春季服用，咬碎溶化后用凉开水送下，禁用热水。发热、严重佝偻病、活动性结核、免疫功能低下、服用免疫抑制剂、近 1 周内腹泻及患其他严重疾病者禁用。

脊髓脊膜膨出（meningomyelocele）　重型显性脊柱裂。脊髓本身畸形，脊髓和神经根在骨裂处向背侧膨出，并与囊壁及其周围组织发生程度不等的粘连，同时还具有脊膜膨出的特点。

脊髓节段（segments of spinal cord）　每一对脊神经前、后根

的最上根丝和最下根丝之间的范围为一个脊髓节段。脊髓有31个节段。即8个颈节，12个胸节，5个腰节，5个骶节，1个尾节。脊髓全长粗细不等，有两个膨大部分：颈膨大和腰骶膨大。前者相当于颈$_4$至胸$_1$节段（$C_4 \sim T_1$）是臂丛发出处，支配上肢；后者相当于腰$_2$至骶$_3$节段（$L_2 \sim S_3$），是腰骶丛发出处，支配下肢。

脊髓空洞症（syringomyelia）　神经科常见病。一种缓慢进展的脊髓变性疾病，由多种原因导致的脊髓中央部形成空洞和胶质细胞增生而出现受损脊髓节段分离性感觉障碍、支配区肌萎缩和传导束运动障碍、营养障碍等。病变累及延髓为延髓空洞症。本病多在儿童或青少年期起病，缓慢进展。主要症状有上肢、胸背部地图样分离性感觉障碍（痛觉消失、触觉存在），肱二头肌、肱三头肌反射消失，可有手肌萎缩、脊柱侧凸、胸廓畸形等体征。后期可出现下肢运动障碍，做磁共振成像（MRI）可清楚地看到空洞，部分病人做全身型CT也可见到空洞灶。治疗手段少，效果差。如空洞大造成椎管梗阻可试行手术减压，以延缓病情进展。

脊髓病（tabes dorsalis）　为慢性进行性脊髓实质的梅毒。梅毒螺旋体所致的脊髓后索及后根受损而引起闪电痛、共济失调、深感觉缺失、腱反射消失、膀胱直肠功能障碍、阳痿及阿-罗瞳孔、复视等眼部症状。常在梅毒感染后10～30年发病。免疫定位试验TPI（梅毒螺旋体制动试验）和VDRL（性病研究实验室试验）、FTA-ABS（荧光梅毒螺旋抗体吸收试验）阳性。

脊髓膨出（myelocele）　其他名称：脊髓外露。开放性或完全性脊柱裂。椎管和脊膜敞开，还有一段脊髓平板似的暴露于外界。有时脊髓中央管也随脊髓裂开，所以病区常有脑脊液从裂隙或脊髓四周漏出。

脊髓前动脉闭塞综合征（anterior spinal artery occlusion syndrome）　脊髓前动脉闭塞引起的一种脊髓缺血性病征。发病突然，根据病变部位不同，表现也不相同。如在延髓水平病变，出现弛缓性四肢瘫，病灶水平以下辨别觉丧失。治疗：针对病因及对症处理。

脊髓前方损伤综合征（anterior cord injury syndrome）　损伤位于脊髓的前半部或损伤脊髓前动脉。有损伤平面以下的完全性瘫痪，痛、温度感觉减退或消失，触觉、两点分辨觉、位置觉、运动觉和振动觉正常。

脊髓栓系综合征（tethered cord syndrome，TCS）　各种先天和后天原因牵拉脊髓圆锥，使圆锥位置下降产生一系列神经功能障碍和畸形的病征。表现为肛周疼痛、下肢无力，步行困难，鞍区感觉障碍，泌尿系症状，多系统畸形等。予手术治疗。

脊髓损伤（injury of spinal cord）　脊髓因受到外力的打击而引起的实质性或功能性损害，包括脊髓震荡、脊髓挫裂伤、脊髓压迫等。最常见的原因是脊椎骨折脱位及脊髓的战伤。在损伤平面以下有不同程度的运动障碍、感觉障碍及大小便失禁等症状。治疗：针对病因进行骨折脱位的复位，对症治疗，手术减压。慢性病例应进行康复训练。

脊髓损伤性四肢瘫（tetraplegia of spinal cord injury）　指颈段脊髓损伤致其上肢、下肢感觉及运动功能障碍或丧失，包括上肢、躯干、盆腔脏器及下肢的功能损害。

脊髓完全横贯损害（complete transverse injury of spinal cord）　脊髓完全被病变损伤后的症状。全部上、下行的感觉和运动纤维被切断，出现病变以下全部感觉丧失、肢体瘫（颈段脊髓病四肢瘫，胸段及上腰段脊髓病双下肢瘫）和二便潴留。这3点是诊断脊髓病的重要依据。

脊髓小脑共济失调（spinocerebellar ataxia）　其他名称：马里（Malie）共济失调。小脑和脊髓腹侧半萎缩所致的随意运动不协调。有一定的遗传性。常在25岁以后发病。两下肢首先受累，主要表现为肢体强直，步态蹒跚，多数腱反射亢进，巴宾斯基征阳性。晚期两上肢也出现共济失调，或有言语障碍，眼外肌瘫痪和膀胱、直肠功能障碍，少数还有舞蹈样动作。治疗：用毒扁豆碱。

脊髓型感觉障碍（sensory disturbance of myelin type）　脊髓疾病时的感觉障碍。分为完全横贯和不完全横贯两种类型的感觉障碍。完全横贯时，病变以下深浅感觉完全丧失；脊髓不完全横贯性损害时出现患侧病变以下肢体瘫、深感觉障碍和对侧病变以下浅感觉障碍，称为布朗-塞卡综合征。

脊髓型颈椎病（spinal cord type of cervical spondylosis）　起病缓慢，逐渐加重。早期颈痛不明显，手、足或肢体麻木，僵硬不灵活，持筷、步态不稳，足下有踩棉花感等。MRI可显示脊髓受压。治疗：诊断明确应手术。

脊髓性共济失调（spinal ataxia）　其他名称：弗里德赖希共济失调。脊髓小脑束和后索变性所致的随意运动不协调。此外，脊柱中的神经细胞和后根纤维的退行性、继发性萎缩也可引起本病。多数开始于儿童和青少年，随年龄的增长而加重。其表现为行走缓慢，两腿叉开，左右摇摆，蹒跚如醉。跟膝胫试验阳性，两下肢深部感觉及膝腱、跟腱反射减弱或消失，两侧巴宾斯基征阳性。常造成严重的脊柱侧凸或后凸及弓形足。晚期有程度不同的瘫痪和膀胱、直肠功能障碍。

脊髓休克（spinal shock）　其他名称：脊休克。急性脊髓炎发病急且严重时，导致的瘫痪肢体肌张力低、腱反射消失、病理反射引不出、尿潴留等表现的现象。如腱反射暂时减弱或消失，横纹肌、肠管、膀胱、自主神经、心血管、性器官等也都表现出不同程度的反射抑制现象。反射功能的恢复是由身体远端逐渐向近端发展。肛门反射和肠管蠕动恢复较早，多在伤后1周内恢复。

脊髓血管病（spinal cord vascular disease，vascular disorders of the spinal cord）　一组因供应脊髓的血管阻塞或破裂出血，导致脊髓运动、感觉和括约肌功能障碍的疾病。病因以动脉粥样硬化为主，由节段性动脉阻塞所致。脊髓血管畸形也是常见的脊髓血管病。临床上因脊髓缺血和动脉血栓形成可出现间歇性跛行、瘫痪、不同程度的感觉障碍、共济失调等；脊髓出血出现剧烈背痛及横断性脊髓损害表现；脊髓蛛网膜下腔出血出现突发颈、背剧痛，截瘫及脑膜刺激征。脑脊液检查和脊髓的CT、MRI、碘油造影、动脉数字减影造影术对诊断有重要价值。治疗：缺血性血管病用血管扩张剂、促进神经功能恢复的营养剂；出血性血管病着重原发病的治疗及对症处理。

脊髓血管畸形（vascular malformation of spinal cord）　先天性脊髓血管发育异常，在畸形血管团内有动脉和静脉直接相通。临床表现多变。大多以背痛起病，少数以括约肌和性功能障碍起病。部分表现为蛛网膜下腔出血。最终可造成肢体瘫痪和尿便障碍。脊髓造影和选择性脊髓动脉造影能显示畸形血管。治疗：以手术为主，切除畸形血管。人工栓塞可为辅助治疗。

脊髓亚急性联合变性（subacute combined degeneration of the spina cord）　维生素B_{12}缺乏所致的脊髓后索和周围神经的变性。表现为上下肢远端出现对称性感觉异常，如麻木感、针刺感，也可有手套、袜子样感觉障碍，还可伴有深部感觉障碍，如关节位置觉和振动觉减退，以及有感觉性共济失调。病变累及侧索中的锥体束时，可引起肢体僵硬和肌力减弱。大部分病人伴有胃酸缺乏，少数可有贫血。治疗：早期用维生素B_{12}，预后良好。

脊髓压迫症（spinal cord compression）　脊髓内、外的占位性结构压迫脊髓、脊神经根及其血供所引起的半切或横贯性脊髓病变。临床特征为病变以下的运动、感觉和神经功能障碍。脊髓椎管内肿瘤最常见，脊髓的炎症性疾病、脊髓血管性疾病、椎管狭窄等都可形成脊髓压迫。分为急性和慢性脊髓压迫症。急性受压见于脊椎外伤骨折错位、脊髓血管畸形破裂等；慢性受压以肿瘤为最多见，表现为神经支配区的运动、感觉、自主神经和血管功能障碍。早期症状为神经根性疼痛，患侧肢体肌力减弱，继而瘫痪，腱反射减弱或消失。晚期呈完全性瘫痪，自主神经功能障碍，肢体萎缩，大小便障碍。治疗：手术解除压迫。

脊髓炎（spinitis）　脊髓的感染性病变。多见于脊髓胸段，由病毒或细菌、真菌等感染所致。在脊髓症状出现前1～2周内，常有发热、伤风等上呼吸道感染症状。然后突然出现病变水平以下的肢体瘫痪、感觉缺失和直肠膀胱功能障碍，在数小时到1～2日内发展到最高峰。易发生尿路感染和压疮。

J

针对病因进行治疗，予激素治疗并预防并发症，针灸、理疗等有助于瘫痪肢体功能恢复。

脊髓圆锥（conus medullaris）　腰骶膨大以下脊髓末端变细的部分，上端平枕骨大孔和延髓相续，下端逐渐变细，形成的圆锥状结构。成人的脊髓圆锥达第 1 腰椎下缘（新生儿达第 3 腰椎平面）。

脊髓圆锥部损伤综合征（syndrome of injury of conus medullaris）　见于第 1 腰椎骨折和脱位引起的脊髓损伤。表现为尿失禁，阳痿、直肠括约肌松弛，大便失禁。感觉障碍平面位于腹股沟韧带的稍下方，下肢呈弛缓性瘫痪。肌肉萎缩，下肢腱反射消失，病理反射阴性。

脊髓圆锥综合征（conus medullaris syndrome）　系脊髓骶段相当于第 1 腰椎体节段损伤，此处有圆锥与骶神经根。当神经根与圆锥均损伤时，神经平面（截瘫平面）在第 1 腰椎；当神经根无损伤仅圆锥损伤时，下肢感觉及运动正常，而跟腱反射可消失。仅会阴、骶区感觉障碍，以及包括尿道括约肌、肛门括约肌、膀胱逼尿肌等瘫痪，为圆锥综合征，可以不全瘫，也可以是全瘫；如全瘫，则肛管反射及球海绵体反射消失。

脊髓造影[术]（myelography）　其他名称：椎管造影。将对比剂注入椎管内蛛网膜下腔中，通过改变病人体位，透视下观察对比剂在椎管内的流动情况，并了解有无梗阻以及梗阻端的形态，以便分析诊断椎管内病变的一种检查方法。对椎管内占位性病变及蛛网膜粘连有诊断价值。所用对比剂必须是椎管内专用含碘对比剂，如碘苯脂、阿米培克等。

脊髓震荡（spinal concussion）　脊柱受击后所产生的暂时性脊髓功能障碍。十几分钟或几小时后，脊髓功能可完全恢复，或近于完全恢复。恢复的顺序是先下肢功能，其次臀部，最后是手的功能。

脊髓中心区综合征（central spinal cord syndrome）　脊柱骨折脱位时，脊椎或椎间盘移位压迫脊髓前血管中央动脉的正中分支而产生的一组症候群。如发生在颈髓则可出现四肢瘫痪，仅有少许骶髓功能，有感觉分离现象。经治疗，50% 的病人可恢复行走或二便控制。治疗：早期手术。

脊髓肿瘤（tumor of spinal cord）　神经科常见病。以神经纤维瘤、胶质瘤、脊膜瘤及室管膜瘤为多见，此外，尚有脂肪瘤、血管瘤等。多数脊髓瘤发展缓慢。早期呈现神经根刺激症状，进而出现脊髓部分受压或脊髓半横断症状，后期脊髓全部受压，出现脊髓完全横断症状，即受累部位以下肢体完全瘫痪和痉挛、深浅感觉障碍及尿便障碍。腰椎穿刺术检查脑脊液，可发现椎管梗阻及脑脊液蛋白增高。确定诊断依靠脊髓造影或磁共振检查，行手术治疗。

脊索（notochord）　胚胎第 22～24 天，脊索管通连原肠的开口被原肠上皮封闭，脊索管的背侧壁形成一条位于中胚层中轴线上的细胞索。脊索的出现诱导了神经管和脊柱的发生，其退化后的遗迹为髓核。属人类进化过程（种系发生史）的重现。成人椎间盘髓核即脊索退化的遗迹。

脊索裂综合征（split notochord syndrome）　先天性发育畸形。包括后脊柱裂、前脊柱裂、脊髓纵裂畸形、脊髓前肠囊肿、后肠窦及后肠囊肿等。表现随畸形的性质和范围而定。治疗：多畸形可手术，预后不良。

脊索瘤（chordoma）　由遗留或迷走的脊索组织所产生的肿瘤。生长较慢，好发于骶尾椎及颅底。多见于 40～70 岁，男性多于女性。早期症状为疼痛。发生在颅底者症状似颅内肿瘤；发生在骶尾者，向前后方膨出，影响膀胱与直肠功能。后期可转移。切除易复发。

脊休克（spinal shock）　见脊髓休克。

脊中（jizhong, DU 6）　其他名称：神宗、脊俞。中医经穴名。属督脉。位于背正中线，第 11 胸椎棘突下。治泄泻、黄疸、痔疮、脱肛、癫痫、腰脊强痛等。向上斜刺 0.5～1 寸。艾炷灸 3～5 壮，或艾条灸 5～10min。

脊柱（vertebral column）　人体内的中轴骨骼。由 24 块椎骨、1 块骶骨和 1 块尾骨以及连结它们的韧带、关节、椎间盘等构成。中央有由椎孔连成的椎管，内有脊髓。两侧各有 23 个椎间孔，脊神经由此通过。脊柱上端承托颅；胸段与肋及胸骨连结构成骨性胸廓；骶尾段与下肢带骨共同围成骨盆。成人脊柱长约 70cm，椎间盘约占全长的 1/4。具有保护脏器、支持体重和进行运动的功能。脊柱侧面观可见颈、胸、腰和骶 4 个生理性弯曲，对维持人体重心、缓冲震荡有重要意义。

脊柱侧凸（scoliosis）　在额面或矢状面脊柱的某一部分偏离中线向一侧弯曲畸形。一般分为功能性和特发性两种。前者多由肢体短缩、骨盆倾斜、臀大肌挛缩等引起。后者原因不明，分为婴儿型、小儿型和青少年型 3 种。表现为两肩不等高、胸廓不对称、骨盆倾斜等。12 岁以下保守治疗，14～16 岁手术治疗。

脊柱骨髓炎（spinal osteomyelitis）　化脓性细菌、结核分枝杆菌（引起 Pott 病）和真菌（放线菌、芽生菌）等引起的脊椎骨髓炎。多为血源性感染。背痛，伴局部压痛和肌紧张。多数有发热、血沉加快等。脊柱侧位片、断层摄片和脊髓 CT、MRI 有助于发现本病。治疗：抗炎、抗结核；脊髓受压者常需手术。

脊柱骨折（spine fracture）　见脊椎骨折。

脊柱骨折与脱位（fracture and dislocation of spine）　椎骨受伤后发生骨折并发脱位。暴力自后向前，水平分力大于垂直分力时，不仅椎体前方压缩成楔形，而且上一椎体向前脱位。亦常有椎体附件骨折合并关节交锁。

脊柱活动度（spinal activity）　骨科检查法。颈段与腰段的活动范围最大，胸段的活动度极小，骶椎几乎不活动。一般情况下颈段可以前屈 45°，旋转 60°。腰段在臀部固定的条件下可前屈 45°，后伸 35°，左右侧弯各 30°，旋转 45°。脊柱活动受限，见于软组织损伤、骨质增生、骨质破坏、脊柱骨折或脱位及椎间盘脱出。

脊柱结核（tuberculosis of spine）　其他名称：波特病。椎体及其周围组织的结核性感染。多见于儿童和青少年，腰椎发病较多。早期多无明显症状，活动期可有低热、盗汗、消瘦、乏力等结核中毒症状，小儿常有夜间啼哭等。局部可有疼痛，多为轻微酸痛，病椎棘突可有轻度压痛或叩痛，晚期可有脊柱畸形，可有寒性脓肿、脊髓压迫症。X 线片检查可协助诊断。早期可卧床休息，加强营养，应用抗结核药物等。有死骨、寒性脓肿、脊髓压迫症等应及时手术治疗。

脊柱结核性截瘫（paraplegia of tuberculosis of spine）　见脊椎结核并发截瘫。

脊柱叩击痛（spinal percussion pain）　脊柱及其带疾病的重要体征。器质性脊柱疾患可产生明显的叩击痛，叩击痛可采用两种方法检查：直接叩击法（多用于检查胸椎与腰椎）与间接叩击法。正常人脊椎无叩击痛。如脊椎有病变，在受损部位可产生叩击痛。叩击痛阳性可见于脊椎结核、骨折及椎间盘脱出等。

脊柱裂（rachischisis, spinal bifida）　是指椎管背侧先天性闭合不全。胎儿神经畸形的一种。病因包括染色体异常、单基因遗传及某些致畸因素的暴露等，但大多病因不明。临床上可分为完全性和部分性脊柱裂。完全性脊柱裂常为死胎，也称脊柱全裂。部分性脊柱裂是指仅部分神经管未融合。临床上常分为隐性和显性脊柱裂。显性脊柱裂又分为脊膜膨出和脊髓脊膜膨出。于脊椎某几个节段发育缺陷失去完整，局部皮肤也有缺损。常合并有脑畸形或脑积水。检查甲胎蛋白可明显增高，有助于产前诊断。

脊柱前凸（lordosis）　脊柱过度向前弯曲。发生在腰椎部分时，视诊可见病人腹部明显向前，臀部明显向后突出。见于妊娠、大量腹腔积液、腹腔巨大肿瘤、髋关节结核及先天性髋关节后脱位。

脊柱融合术（fusion of spine）　其他名称：椎板融合术。骨科手术之一。特点是手术暴露需融合的椎板，一般包括病段上下各两个以上健康椎板，造成粗糙面，将预取下的髂骨片切成小骨条，紧密植放于两侧椎板。用于陈旧性脊柱骨折脱位、脊椎滑脱和脊柱结核等。

脊柱生理弯曲（spinal physiological curvature）　正常人脊柱的自然曲度。有保护脊髓和大脑免受震荡的作用。从侧面观察脊柱，自上而下有 4 个弯曲，依次为颈曲、胸曲、腰曲、骶曲。颈、腰两曲凸向前，胸、骶两曲凸向后。女性腰曲较男性大，骶椎角亦较男性明显。脊柱正常生理弯曲发生变异时，应进一步查明其原因。

脊柱弯曲异常（defect of vertebral column）　简称脊柱弯曲。儿童少年常见的脊柱侧凸、前后弯和直背等姿势不良，影响儿童的体态和体力。是少儿长时期的坐姿不正、单侧负重、缺乏体育锻炼造成的，体弱和营养不良的儿童容易发生。特点是：程度轻，不恶化，体育活动和矫正体操有良好的效果。大力开展体育活动（包括经常做脊柱保健操和脊柱矫正操），保持正确的坐姿，提倡使用双肩背书包，注意营养，增强体质是防止脊柱弯曲的主要措施。

脊柱旋转复位法（restoration by rotating spine）　中医内科用于颈椎病和腰椎间盘脱出症及腰椎小关节半脱位的整复手法。用一手拇指按住棘突偏歪的一侧向对侧顶推，另一手使脊柱向棘突偏歪的一侧旋转，两手协调动作，当脊柱转到一定范围时，即可觉察棘突处轻微错动之声，继而顺次按压和理顺。

脊柱压痛（spinal tenderness）　脊柱及韧带疾病的重要体征。正常人脊柱无压痛，器质性脊柱疾患可产生明显的压痛。脊柱结核、骨折、椎间盘脱出及棘上韧带损伤时，局部有明显压痛。脊柱两旁有压痛时，常为急性腰背肌劳损。

脊椎（vertebrae）　见椎骨。

脊椎骨骺骨软骨病（osteochondrosis of vertebral epiphysis, Scheuermann disease）　青年驼背的原因之一。多发生于13～16岁。其特征是多个椎体骺板不规则骨化，伴有椎体楔形变。早期受累脊柱段酸痛、僵硬感。脊柱的正常弧度改变。后凸部可有压痛，伴有肌痉挛。晚期常有脊柱骨关节病表现。X线检查可帮助诊断。可采用卧硬板床、保持脊柱良好姿态、加强腰背肌锻炼等方法，或用支架治疗。

脊椎骨折（spinal fracture）　其他名称：脊柱骨折。椎体或其附件的骨折。多因间接外力引起，常合并脊髓损伤，引起截瘫。可分为屈曲型及过伸型。椎体可被压缩、粉碎、脱位，伴附件骨折及韧带损伤。X线片可明确诊断。凡疑有脊柱骨折者，在搬动时切忌使脊柱作过伸、过屈活动，并避免旋转外力。颈椎骨折病人在搬动时要有专人扶托下颌和枕部，沿纵轴略加牵引力，使颈部始终保持中立位，病人置于木板上后，用沙袋或折好的衣物放在头颈两侧，防止头部转动。进医院后再据不同情况进行牵引或手术复位固定。

脊椎后凸（kyphosis）　俗称驼背。在额面或矢状面脊柱的某一部分偏离中线过度后弯。多发生于胸段，检查时可发现胸部塌陷，腹部向前凸出。其原因很多，表现也不尽相同，如幼儿脊柱后凸多为佝偻病引起，儿童、青年脊柱后凸，多为胸椎体结核引起，为成角畸形；青少年胸段下部及腰段均匀后凸，为发育期姿势不良或患脊椎骨软骨炎的后果；成年人胸段呈弧形后凸，见于类风湿性脊柱炎；老年人脊柱后凸，为骨质退行性变所致，多发生于胸段上半部。早期手术效果较好。合并呼吸衰竭可机械通气治疗。

脊椎结核并发截瘫（spinal tuberculosis-combined paraplegia）　其他名称：脊柱结核性截瘫。脊椎结核并发症。脊椎结核10%左右并发截瘫，病变在胸椎居多，颈椎次之，腰椎最少。一般先出现运动障碍，继之出现感觉和括约肌功能障碍。可分为不完全截瘫，以后发展为完全截瘫。治疗：不完全性截瘫先进行非手术治疗；无好转可作病灶清除椎管减压术。

脊椎结核超声波检查（ultrasonic examination for tuberculosis of spine）　对脊椎结核并疑有椎旁或腰大肌脓肿者应行B超检查。沿病灶脓肿流注方向探查有无脓肿，病灶内有无坏死组织及肉芽，有助于决定治疗方案，选择手术切口。

脊椎压缩性骨折（compression fracture of spine）　椎体前上方或侧方受屈曲暴力作用造成的骨折。受伤椎骨体呈前楔形，或同时呈侧楔形，亦可前后平均压缩呈扁平形。压缩严重者可损伤脊髓。

计划分娩（programmed delivery）　用人为方法，使产妇分娩发动，达到结束妊娠的目的。如出于某些妊娠并发症的治疗需要，应终止妊娠，以利母儿安全所采取的各种引产（水

囊、缩宫素、前列腺素）和剖宫产，达到结束妊娠、确保母儿健康的目的。

计划免疫（planned immunization）　根据传染病疫情监测结果和人群免疫水平分析，按照国家规定的免疫程序，有计划地利用疫苗进行的免疫接种。以提高人群免疫水平，达到控制乃至最终消灭传染病的目的。随着中国预防接种工作发展到免疫规划时期，计划免疫的概念逐步淡化，取而代之的是免疫规划。见免疫规划。

计划生育（family planning）　为适应自然环境和人类自身发展的客观需要而进行生育调节的行为。以达到控制人口数量、提高人口素质的做法。包括：①提倡和鼓励青年适当晚婚。②要求育龄夫妇节育。做到晚婚、晚育、少生、优生。是我国的一项基本国策。

计划生育率（planned birth rate）　计划生育的指标之一。指每百名活产婴儿中符合计划生育要求者所占的百分比。计划生育率＝符合计划生育要求的活产婴儿数/同期活产婴儿总数×100%。符合计划生育要求的活产婴儿系指按照计划生育安排出生的活产婴儿。

计划生育统计（statistics of planned parenthood）　反映计划生育工作的重要指标。包括计划生育率、节育率、人口出生率、人口死亡率、人口自然增长率、育龄妇女生育率、晚婚率、平均初婚年龄、平均初产年龄、节育率、绝育率、人工流产率、节育方法使用率、节育器有效率、带环妊娠率等。

计量诊断（quantitative diagnosis）　判别分析在诊断疾病上的具体应用。较多用的是概率型判别分析。就若干种疾病或一种疾病的若干型别，收集一批确诊病人的完全病历，根据病人的各项症状、体征及实验室检查指标等总结出疾病分类或分型的概率型判别函数，或简化成相应的计量诊断指数表，作为新病例的计量诊断之用。把就诊者的各项症状、体征及实验室检查指标代入判别函数，可计算出计量诊断表算出相应的指数之和，看患哪种或哪型疾病的概率最大，就诊断为哪一种或哪一型疾病。是临床上较为复杂的计量诊断工作，常用电子计算机处理，故又称为电子计算机辅助诊断。

计量资料（measurement data）　对观察单位的某项标志通过定量测量的方法记录其标志值所得的资料。例如人体的身高、体重和血压等。计量资料常用平均数、标准差描述其数量特征。

计时心电向量图（timed vector cardiogram）　见时间心电向量图。

计数资料（enumeration data）　将观察单位按属性分类计算所得的资料。例如各种疾病的病人数、实验室检查的阳性数或阴性数、人口统计中的性别或年龄及人口数等。计数资料常用比或率等相对数概括描述其数量特征。

计算机分析心电图（computer analysis of the electrocardiogram）　计算机辅助心电图自动诊断。一个完整的心电图数据处理程序由一系列子程序组成。主要子程序为心电图测量程序和解释程序。每个子程序又包括多个步骤。

计算机体层成像（computerized tomography, CT）　用电子计算机处理的体层摄影。根据人体内各种组织和器官吸收X线系数的差异，用扫描探测器收集穿过人体某层面后不同程度减弱的X线信息，送电子计算机处理，把人体内某一横断层面的解剖图像显示于荧光屏上。可以摄成照片或录入磁带储存。分为全身CT和局部CT。

计算机图像识别（computer recognition）　用计算机测出对象物的形态特点从而形成对象物在空间的形态模型以确定其种类和属性。如白细胞分类和癌细胞的鉴别等。

记波摄影（kymography）　应用一种特殊装置，即X线记波摄影机，将人体内脏器官边缘的运动情况，以波齿的形式记录在X线照片上的特殊检查方法。常用于观察心脏及大血管的搏动情况。

记忆（memory）　曾经经历过的事物在头脑中的反映。记忆的过程有识记、保持、回忆（包括再现和再认）三个基本过程（环节）。记忆过程是对输入信息的编码、储存和提取的过程，信息输入是识记过程，信息储存是保持过程，信息提取是再认或再现过程。各人记忆的快慢、准确、牢固和灵活程

度，可随记忆的目的、任务、对记忆所采取的态度和方法而异；对同一事物，各人记忆的广度和深度也不尽相同。各人记忆的内容则随其观点、兴趣、生活经验而有所不同。记忆分为瞬时记忆、短时记忆和长时记忆3个阶段。

记忆缺损（defects in memory）　一般表现为遗忘，是脑器质性疾病的常见症状。亦可表现为记忆错误。

记忆受损（impaired memory）　受病理生理或特殊情景的影响个体发生永久的或暂时的记忆受损。个体不能记忆或无法回忆一些信息及部分过往的生活经历。

记忆细胞（memory cell）　能保存对抗原信息刺激产生免疫应答反应的能力的一类细胞。在免疫活性细胞增殖和分化中，少数细胞中途停止分化而形成 T 记忆细胞和 B 记忆细胞。记忆细胞在体内可存活数周至数年，当再次受同一抗原刺激时，能迅速分化和增殖，产生再次免疫应答反应或特异性回忆反应。

记忆增强（hypermnesia）　一种病理性记忆增强。病人对很久以前发生的事件和体验，甚至是不引人注意的小事情，能重新回忆起来，连细节都不遗漏。见于躁狂症、某些中毒、感染性谵妄及偏执狂等。

记忆障碍（memory disturbance）　记忆出现的缺损。可分为遗忘和记忆错误（错构、虚构、记忆增强等）两类。因记忆的识记、保存、再现或再认过程受损所致的记忆量与质方面的改变。

技能（skill）　个体运用已有的知识、经验，通过练习而形成的智力动作方式或肢体动作方式的复杂系统。技能既包括在知识的基础上，按一定的方式进行多次练习或由于模仿而形成的初级技能，同时也包含在已经形成的熟练基础上，按一定方式经多次练习而达到自动化水平的技巧性技能。根据技能的性质和特点，可分为运动技能和智力技能两种。在完成比较复杂的活动时，这两种技能都是需要的。

季德胜蛇药片（jidesheng sheyao tablets）　其他名称：南通蛇药。中医成药名。治疗毒蛇咬伤的有效药物。组成：七叶一枝花、蟾蜍皮、蜈蚣、地锦草等。对蝮蛇、竹叶青、眼镜蛇、五步蛇的咬伤有良好的治疗效果。伤后立即内服，亦可用清水将药溶成糊状，涂敷在伤口周围 1.5～2cm 处。功能清热解毒，消肿止痛。治毒蛇、毒虫咬伤。

季节性（seasonal）　传染病的流行特征之一。某些传染病在一定季节内发病率升高的现象。如呼吸道传染病多发生于冬春季，肠道传染病夏秋季发病率高，流脑多见于冬末春初，乙脑发病主要在夏秋季。造成季节性的原因很复杂，主要是由于某些传染病的病原体及生物媒介，受气温、湿度等自然因素影响（影响其消长），使该季节该病易于传播。

剂量（dose）　一次给药后产生药物治疗作用的数量。单位重量以千克（kg）、克（g）、毫克（mg）、微克（μg）四级重量计量单位表示；容量以升（L）或毫升（ml）表示。决定药物在体内浓度高低的重要因素之一。在一定范围内，药物剂量与药物效应成正比，即药物剂量越大，其效应越强。若超过一定范围，有发生药物中毒的危险。依剂量大小与药物效应的关系可分为无效量、最小有效量、治疗量、极量、最小中毒量和致死量。

剂量补偿（dosage compensation）　男女细胞中的性连锁基因的产物在数量上基本相等的现象。女性的细胞中有两条 X 染色体，男性的细胞中只有一条 X 染色体，但二者某些位于 X 染色体上的性连锁基因的产物（如抗血友病球蛋白）却在数量上基本相等。这是因为女性的两条 X 染色体中，只有一条 X 染色体有活性，另一条 X 染色体无转录活性，在间期细胞核中呈异固缩状态，形成一个贴近于核膜内缘的浓染小体，称为 X 小体或 X 染色质，男性无此小体，故两性位于 X 染色体上的性连锁基因的产物在数量上基本相等。

剂量当量（dose equivalent）　生物组织中某一点上的放射线吸收剂量（D）、线质系数（Q）和其他修正系数（N）的乘积，即 H=DQN。它的曾用单位为雷姆（rem）。现在改用的国际制单位为希［沃特］（Sv）。剂量当量只限于在辐射防护中应用。

剂量当量负担（dose equivalent commitment）　个人单次摄入

的放射性物质在此后 50 年内将要产生的累积剂量当量。用于评价内照射的危害。1977 年国际辐射防护委员会（ICRP）将这一名称改为约定剂量当量（committed dose equivalent）。

剂量计（dosimeter）　测量辐射剂量的仪表。主要用于测量从事放射性工作的实验室、车间以及放射性治疗和辐照试验中的辐射剂量，以防工作人员受到超剂量照射。最常用的剂量计有电离室、照射胶片、荧光玻璃、热释光剂量计、中子剂量计等。使用方式可分：固定式剂量计、携带式剂量计和个人剂量计。测量目的可分：测剂量率瞬时值、测总剂量或累积剂量两类。

剂量率（dose rate）　其他名称：吸收剂量、剂量强度。是在单位体积（或质量）单位时间内物体所吸收的能量。曾用单位是拉德（rad），国际单位制是戈［瑞］（Gy）。

剂量-效应关系（dose-effect relationship）　其他名称：剂量-效应曲线。化学物（或物理、生物因素）作用于生物体时的剂量与个体出现特异性生物学效应的强度之间的相关情况。剂量-效应关系用某种特异性生物学效应的计量单位来表示强度。例如接触有机磷农药与血液胆碱酯酶活性下降的关系；接触四氯化碳与血清谷丙转氨酶活性升高的关系等即为剂量-效应关系。

剂量作业法（dose performance method）　一种从教育心理学角度测定学生学习能力的方法。该方法要求学生在限定的时间内完成一定量的作业，如数学演算、译码和校正字母等单项测验。通过阅读总数与错误率的变化结果来鉴定其学习或工作能力。本法简便，又适用于集体测试，但往往受到被测者情绪与熟练程度的影响。

剂型（dosage form，drug form）　原料药物依据其本身性质和临床需要，被制成的适用于医疗或预防应用不同制剂的类别总称。设计一种剂型，还应对制剂稳定性、生物利用度、质量控制及生产、储存、运输、服用方法等全面加以考虑。剂型包括注射剂、片剂、糖浆剂、气雾剂、植入剂等。中药剂型包括丸、散、膏、丹、露、酒等。

济川煎（jichuan decoction）　中医方剂。《景岳全书》方。组成：当归、牛膝、肉苁蓉（酒洗）、泽泻、升麻、枳壳（虚者不用）。功能温肾通便。治肾气虚弱，症见大便不通、小便清长、腰腰背冷者。

济生肾气丸（jisheng shenqi wan）　其他名称：加味肾气丸、资生肾气丸。中医成药名。祛湿剂（消肿利水）。组成：熟地黄、山茱萸、牡丹皮、炒山药、茯苓、泽泻、官桂、炮附子、川牛膝（酒浸）、车前子（酒蒸）。功能补肾温阳、利水退肿。治肾虚水肿、腰膝酸重、小便不利、痰饮喘咳。

既往史（past history，anamnesis）　问诊的内容。病人既往的健康状况和过去曾经患过的疾病，特别是与现在疾病有密切关系的疾病。不应和现病史发生混淆。此外，对居住或生活地区的主要传染病和地方病、外伤、手术、预防接种以及对药物、食物和其他接触物的过敏等，也应记录于此。记录顺序一般按时间的先后排列。

继病（malnutrition secondary to intake of ji ru）　其他名称：交乳、魃病、被魃、中魃。中医病证名。怀孕乳儿，致令黄瘦，腹大脚软，名曰魃病。妇女哺乳期怀孕，婴儿继续吮食这种乳汁而致的营养不良疾患。患儿精神不爽、身体黄瘦、腹大脚软、头发枯落等。治宜先断母乳，继而消乳积、清肝热，后健脾胃。

继发闭经（secondary amenorrhea）　月经初潮后，正常绝经期以前的任何时间内（妊娠或哺乳期除外），月经闭止超过 6 个月者。由后天性疾病引起的可能性大。

继发不孕（secondary infertility）　见继发性不孕。

继发感染（secondary infection）　其他名称：续发感染。原发感染的对应词。患某种感染性疾患的同时，又被另一种微生物感染。如患流感的病人又继发细菌性肺炎。

继发免疫缺陷（secondary immunodeficiency）　见继发性免疫缺陷病。

继发射线（secondary ray，scattered ray）　其他名称：第二次射线、散射线。原发射线射入物体（或人体）后其中一部分射线与物体中的原子相互作用而产生的另一种无一定前进方向的射线。可使影像模糊、皮肤烧伤等。临床上常采用滤线器以减少其影响。

继发性 T 波改变（secondary T wave change） 继发于心室去极化异常（复极也随之改变）的 T 波低平或倒置，特征是同时伴有 QRS 波群的变化。T 波为两支不对称的倒置，开始前支缓慢下降到最深点，然后较快上升至基线，称此为继发性 T 波倒置。

继发性不孕（secondary infertility） 其他名称：继发不孕。曾有生育或流产史，未避孕而又连续 1～2 年不孕者。多因女方输卵管阻塞所致。针对病因进行治疗，如做输卵管成形术、粘连分离术，或卵巢移植术。

继发性痴呆（secondary dementia） 其他名称：后天性痴呆。出生时大脑正常，在成长过程中由于种种有害因素的作用，致使幼年期至成年期发育正常的大脑细胞大量破坏，造成大脑器质性损害所发生的痴呆。按发生的速度有急性和慢性之分；按程度有轻、中、重度之分。

继发性单克隆免疫球蛋白血症（secondary monoclonal gammopathy） 伴发于非浆细胞病的单克隆免疫球蛋白血症。具有原发病的疾病特征。见于下列病：获得性免疫缺陷综合征或器官移植之后的免疫缺陷、慢性肝病（尤其是丙型肝炎病毒所致）、慢性感染、类风湿性关节炎等风湿自身免疫性疾病、血液病（慢性粒-单核细胞白血病、慢性中性粒细胞白血病、淋巴瘤等）、内分泌系统病（甲状旁腺功能亢进）、黏液性水肿、肿瘤、坏疽性脓皮病等。

继发性胆汁性肝硬化（secondary biliary cirrhosis，SBC） 其他名称：阻塞性胆汁性肝硬化。肝外胆管（胆总管、肝总管）长期持续性阻塞所致的肝硬化。引起长期肝外胆管阻塞的原因主要有：胆总管结石嵌顿、胰头癌、壶腹癌、胆总管和胆囊的原发性癌、肝门淋巴结转移癌、先天性肝外胆管闭锁或阙如、手术后胆管狭窄、胆道寄生虫病等。主要表现为引起胆管梗阻的原发病的临床特征；慢性长期阻塞性黄疸和肝脾大；肝硬化的临床表现。治疗：去除病因，缓解肝外胆道梗阻；防治感染；保肝及支持疗法。

继发性蛋白质热能营养不良（secondary protein energy malnutrition） 由各种疾病引起的蛋白质热能缺乏所致的慢性营养缺乏病。除原发疾病症状外，主要表现为体重减轻，儿童则生长落后。加重时可有精神不振、反应迟钝、水肿、血浆蛋白降低等。严重者可有各系统损害。治疗原发病为主，同时补充蛋白质和能量，纠正代谢紊乱。

继发性癫痫（secondary epilepsy） 凡能查明病因或确系中枢神经系统或全身疾病所致的癫痫。一般将成人发病的癫痫均划归此类。损伤大脑的各种神经系疾病包括外伤、血管病、炎症、肿瘤、寄生虫、变性、缺氧等脑部疾病，或全身性代谢紊乱、中毒以及肝、肾等脏器疾病也可损害大脑，均能导致癫痫。而脊髓、小脑及脑干疾病极少能引起癫痫发作。

继发性 ST 段改变（secondary ST segment change） 心室去极化异常（QRS 波群改变）引起的 ST 段改变。QRS 波群主波向上的导联 ST 段降低 T 波倒置。其机制是复极程序反常。

继发性反应（secondary reaction） 应用药物治疗之后所引起的一种不良后果。如病人长时间应用广谱抗生素时，肠道内的敏感细菌被杀灭，而像葡萄球菌等不敏感细菌趁机大量生长繁殖所造成的葡萄球菌肠炎即为所用抗生素的继发性反应。

继发性肥胖症（secondary obesity） 其他名称：症状性肥胖症。并发于某些内分泌疾病的肥胖。常见的内分泌疾病，如下丘脑综合征、垂体前叶功能减退症、甲状腺功能减退症、性腺功能减退症及肾上腺皮质功能亢进症等。针对病因进行治疗。

继发性肺结核（secondary pulmonary tuberculosis） 人体再次感染结核分枝杆菌而发生的肺结核。可由体内原有病灶的重新活动或由体外的再次感染所致。病变易于局限化是其特点，可分为局灶型、浸润型、慢性纤维空洞型、干酪性肺炎、结核球，以及结核性胸膜炎等类型。

继发性肺脓肿（secondary pulmonary abscess） 肺脓肿也可继发于支气管扩张、支气管囊肿、支气管肺癌、肺结核空洞或某些细菌性肺炎。由于病原菌毒力强、繁殖快、肺组织广泛化脓、坏死而形成肺脓肿，肺部邻近器官感染病变如膈下脓肿、阿米巴性肝脓肿扩散蔓延穿破膈肌进入肺部也可引起肺脓肿。

继发性腹膜炎（secondary peritonitis） 其他名称：第二类腹膜炎。腹内脏器炎症、外伤、梗阻、血管栓塞或术后并发症等引起的腹膜炎。常见病因为急性阑尾炎穿孔，胃、十二指肠溃疡穿孔和腹腔手术感染等。致病菌以大肠埃希菌最常见，链球菌、葡萄球菌次之，一般为混合感染。腹痛为最主要的症状，腹肌紧张、压痛和反跳痛是主要体征。放射线、超声腹部检查和诊断性腹腔穿刺有助于诊断。

继发性肝癌（secondary liver cancer） 其他脏器癌细胞转移至肝脏生长形成的恶性肿瘤。继发于胃癌的最多，其次为结直肠癌、肺癌、乳腺癌、胰腺癌。临床有原发癌肿表现，可伴右上腹痛、呕吐、食欲减退、肝大、黄疸、消瘦等。超声、CT、磁共振检查和血清碱性磷酸酶测定等有助于诊断。早期可考虑手术切除。

继发性高血压（secondary hypertension） 其他名称：症状性高血压。高血压的一类。继发于其他疾病，有明确的致病原因。血压升高仅是某些疾病的临床表现，约占高血压发病人群的 5%。有些继发性高血压，如原发性醛固酮增多症、嗜铬细胞瘤、肾血管性高血压、肾素分泌瘤等，可通过治愈原发病而得到根治或改善。

继发性睾丸功能减退（secondary hypoorchidism） 其他名称：低促性腺激素性睾丸功能减退（hypoga-nadotropic hypoorchidism）。因先天性或后天获得性原因导致下丘脑-垂体病变，引起促性腺激素释放激素（GnRH）或黄体生成素（LH）（男性称间质细胞刺激素，ICSH）及卵泡刺激素（FSH）的生成和分泌减少，继而导致睾丸功能减退。

继发性宫缩乏力（secondary uterine atony） 临产早期时宫缩正常，但至宫颈扩张活跃晚期或第二产程开始时方减弱，临床上往往表现为协调性的宫缩乏力。常出现在漏斗型骨盆狭窄者，或持续性枕横位与枕后位者。

继发性骨髓纤维化（secondary myelofibrosis） 由其他疾病所致的骨髓纤维化。病因有：恶性肿瘤的骨髓转移，播散性结核感染，血液系统肿瘤，物理化学因素如 X 线、同位素、苯、砷等。病理改变主要为骨髓发生弥漫性纤维组织增生及骨质增生，伴有髓外造血。临床除有原发病表现外，常有巨脾，外周血出现幼红细胞、幼粒细胞，骨髓穿刺呈干抽现象。治疗应针对病因，积极治疗原发病。

继发性红细胞增多症（secondary erythrocytosis） 继发于其他疾病或病理状态的红细胞增多。可因生理适应代偿性增加或非代偿性红细胞生成的刺激作用而发生。治疗：处理原发病。

继发性坏疽（secondary gangrene） 在组织坏死的基础上又继发腐败菌感染所形成的坏疽。

继发性甲状旁腺功能亢进症（secondary hyperparathyroidism） 简称继发性甲旁亢。由于慢性肾功能不全、维生素 D 缺乏或抵抗以及肾小管受损等，甲状旁腺受到低钙血症、低镁血症和/或高磷血症的长期刺激，出现增生和肥大，而分泌过多的甲状旁腺激素而导致出现以代偿性高钙血症、高磷血症、低镁血症为特征的症候群。常见于肾功能不全、骨软化症等。应治疗原发病。

继发性甲状腺功能亢进症（secondary hyperthyroidism） 见多结节性甲状腺肿伴甲亢。

继发性 Q-T 间期延长综合征（secondary Q-T prolongation syndrome） 参见特发性 Q-T 间期延长综合征。

继发性静止现象（secondary pause phenomenon） 在快速右房起搏后，首次起搏后周长并非最长，在起搏后连续的 10～20 次窦性搏动内周长异常延长的现象。

继发性免疫缺陷病（secondary immunodeficiency） 其他名称：继发免疫缺陷、继发性免疫缺陷综合征。由感染、肿瘤、药物或理化因子等引起免疫系统暂时的或持续的损害，导致的免疫功能缺陷的一类疾病。较常见。分为暂时性、持续性或永久性。可由感染、恶性肿瘤（特别是淋巴系统恶性肿瘤）、大量免疫球蛋白损失、药物、消耗性疾病和衰老引起。继发性免疫缺陷病既可有细胞免疫功能减退，也可有抗体形成减少，或二者兼而有之。

继发性免疫缺陷综合征（secondary immunologic deficiency syndrome）　见继发性免疫缺陷病。

继发性尿崩症（secondary diabetes insipidus）　下丘脑-神经垂体部位的病变所引起的中枢性尿崩症。常见原因有肿瘤（颅咽管瘤、松果体瘤、第三脑室肿瘤、转移性肿瘤等），此外，手术创伤、外伤、脑部感染、白血病、组织细胞病、血管性病变、肉芽肿病变等均可引起。表现除尿崩症外，尚有原发病的症状与体征。强调尽量治疗原发病。参见尿崩症。

继发性青光眼（secondary glaucoma）　一些眼部疾病和某些全身性疾病在眼部出现的并发症。它通过影响房水循环使眼压升高。下列眼部病变均可引起继发性青光眼：粘连性角膜白斑、虹膜睫状体炎、外伤性眼内出血、白内障膨胀期及过熟期、晶状体脱位、虹膜新生血管及血液病等。由于原发病的不同，临床表现各异。应针对原发病进行治疗，同时用药物控制眼压，必要时施行手术治疗。

继发性醛固酮增多症（secondary hyperaldosteronism）　因肾上腺以外的疾病引起醛固酮分泌过多的一组病症。系肾上腺以外的疾病引起有效血容量降低，低钠、低钾、肾缺血等因素刺激肾素-血管紧张素产生过多，兴奋肾上腺皮质分泌醛固酮增多。常见于肝硬化、充血性心力衰竭、肾病综合征、肾性高血压等。应治疗原发病。

继发性缺水（secondary water depletion）　见低渗性缺水。

继发性绒癌（secondary choriocarcinoma）　继发于正常或异常妊娠之后的妊娠性绒癌。

继发性肾小球肾炎（secondary glomerulonephritis）　继发于其他疾病的一种肾脏炎症。可见于许多系统的疾病，如系统性红斑狼疮、结节性多发性动脉炎、过敏性紫癜、感染性心内膜炎、疟疾、糖尿病等。临床上有蛋白尿、红细胞管型尿、白细胞管型尿，严重者可出现肾衰竭。组织学上有与原发病相应的病理改变。治疗：去除原发病因，对症治疗。

继发性失眠（secondary insomnia）　失眠的另一种类型，由疾病因素、身体障碍、精神紧张、环境不适等原因导致。

继发性糖尿病（secondary diabetes）　很久以前人们就把由明确病因引起的高血糖症候群称为继发性或症状性糖尿病；不明原因者称为原发性或特发性糖尿病。但随着科学的发展，原发性病因的认识逐渐深入，如何划分原发、继发就越来越困难，按世界卫生组织（WHO）就糖尿病的分类，现已不采用继发性糖尿病的概念。而把它归在其他类型范围，它包括：胰腺癌、胰腺炎等胰腺疾病所致高血糖症候群；升血糖激素（促肾上腺皮质激素、生长激素、胰高血糖素、儿茶酚胺、皮质醇、泌乳素等）过多所致；医源性所致及某些遗传综合征所伴发的糖尿病症候群。

继发性铁粒幼细胞贫血（secondary sideroblastic anemia）　药物或嗜酒引起的铁粒幼细胞贫血。常见药物有抗结核药、吡哆醇拮抗药、氯霉素、乙醇、青霉胺等，还可继发于铝、锌中毒及慢性炎症状疾病和肿瘤等。特别是酗酒和维生素 B_6 缺乏同时存在时。表现为贫血严重，环形铁粒幼细胞较少，红细胞无效生成轻微。治疗：停药、脱离化学毒物接触或控制原发病，严重贫血者需输血，维生素 B_6 可加速贫血的纠正。

继发性痛经（secondary dysmenorrhea）　常发生在月经初潮 3 年后，并发于子宫内膜异位症、子宫腺肌病、子宫内膜息肉、盆腔感染、宫腔粘连、或置宫内节育器后。

继发性妄想（secondary delusion）　以错觉、幻觉、情感因素或某种愿望为基础而产生的妄想。如在情绪高涨的基础上常产生夸大妄想。作为基础的心理因素消失，妄想随之消失。

继发性位置性低血压（secondary positional hypotension）　位置性低血压的一种临床类型。多见于脊髓痨、颅内肿瘤、多发性脑梗死、西蒙病、脊髓空洞症等。发生晕厥时无心电图变化。应治疗原发病。

继发性心肌病（secondary cardiomyopathy）　其他名称：特异

性心肌病。由已知原因或伴随于其他系统疾病所致的心肌损害。包括病毒性、立克次体性、细菌性心肌炎，甲状腺功能亢进或减退所致心肌病，系统性红斑狼疮，类风湿性关节炎，磺胺类、青霉素、锑、钴等过敏或中毒所致心肌病，Fiedler 心肌炎等。临床表现为心脏增大、心力衰竭、心律失常以及栓塞等。治疗：去除病因，防止并发症，肾上腺皮质激素可有疗效。

继发性血小板减少性紫癜（secondary thrombocytopenic purpura）　其他名称：症状性血小板减少性紫癜。由于药物、感染、骨髓瘤、脾功能亢进以及红斑狼疮、尿毒症等引起血小板减少所致的出血性疾病。急性型发病急速，皮肤广泛紫癜，鼻黏膜、牙龈、胃肠道出血或尿血；慢性型碰伤后易出血。出血和紫癜反复发作或持续出现。治疗：首先，应去除病因，其次，适当使用肾上腺皮质激素及输血。

继发性血小板减少症（secondary thrombocytopenia）　有明确病因或在一些原发病基础上发生的血小板减少。继发性血小板减少是一个综合因素，如感染、药物、肿瘤不仅抑制骨髓造血，同时还有免疫性血小板破坏或分布异常。临床表现，病人有原发病表现或发病前有某种致病因素接触史，重度血小板减少常有皮肤、黏膜瘀点、紫癜、瘀斑、鼻出血、口腔血疱、黑便、月经过多或术后伤口渗血等，颅内出血是主要死因。治疗主要针对原发病。出血严重时肾上腺皮质激素可改善症状，必要时输注血小板悬液。

继发性血小板增多症（secondary thrombocythemia）　由其他疾病所致的血小板增多。是一过性的代偿性增生。血小板一般在 $400 \times 10^9/L$（40 万/mm^3）以上，见于急性失血、溶血、脾切除术后或恶性肿瘤、缺铁状态等。脾切除后有时可引起血栓形成。一般不需治疗。为防止血小板聚集可应用抗血小板聚集药物，如阿司匹林及双嘧达莫（潘生丁）等。

寄生（parasitism）　一种生物生活于另一种生物的体内或体表，并在代谢上依赖于后者以维持生命的生活方式。前者称寄生物，后者称宿主，动物中的蛔虫、植物中的菟丝子等均营寄生生活。

寄生虫（parasite）　寄生在别的动物或植物体内或体表的动物。从宿主取得养分，有的能传染疾病，对宿主有害。按照部位分为体内寄生虫（如疟原虫、绦虫等）和体外寄生虫（如虱、疥螨等）；按照时间分为永久性寄生虫（如血吸虫）和暂时性寄生虫（如蚊）。

寄生虫感染期（infective stage of parasite）　其他名称：感染阶段。寄生虫学中指寄生虫进入人体后能继续发育或生存的时期。大多数只有一个感染期，如血吸虫的尾蚴。少数有两个感染期，如猪带绦虫的卵和猪囊尾蚴，前者在人体内发育为猪囊尾蚴，后者发育为成虫。

寄生虫栓塞（parasitic embolism）　寄生虫虫体或虫卵进入血管内阻塞血管腔。如血吸虫卵或其成虫均可引起栓塞。

寄生虫性动物源疾病（parasitic zoonosis）　在自然界，脊椎动物与人之间自然地传播着的疾病与感染，称为动物源疾病。其中，在脊椎动物与人之间自然地传播着的寄生虫病与寄生虫感染，称为寄生虫性动物源疾病。

寄生虫性囊肿（parasitic cyst）　在肌肉或肝、脑等处所形成内含寄生虫的囊肿。主要的有猪带绦虫所形成的猪囊尾蚴病；棘球绦虫幼虫所形成的棘球蚴病等。

寄生胎（体）（parasitus, parasitic fetus）　连体双胎中的一方明显小于另一方的胎儿。

魅乳（jì rǔ）　中医术语。婴儿未断乳时，其母复有孕，此时继续哺乳，谓之魅乳。所引起的病证，称为继病。

加巴亚征（Gabaja sign）　盲肠后位阑尾炎的征象。用手指按压右侧波替三角区，然后迅速放开手，在放开手指的瞬间出现疼痛。

加-戴综合征（Gardner-Diamond syndrome）　其他名称：痛性青肿综合征、疼痛青肿综合征。主要见于青年妇女的一种紫癜性反应。病人在无创伤情况下，任何部位可反复自发出现单独或多个疼痛瘀斑。

加德纳综合征（Gardner syndrome）　包括结肠息肉病、皮脂腺瘤、躯体和四肢纤维瘤，以及手术瘢痕的硬纤维瘤和过度腹腔内粘连等，并伴有头颅和下颌骨骨瘤。结肠息肉病常为癌前期病变。宜手术治疗。

加碘食盐（iodized salt）　见碘盐。

加垫屈肢止血法（hemostasis with cushion and flexing limb）　一组急救处理法。即前臂出血时，在肘窝部加垫，屈肘；上臂出血时，在腋窝内加垫，上臂靠近胸壁；小腿出血时，在腘窝加垫，屈膝；膝或大腿出血时，在大腿根部加垫，屈髋。然后用三角巾或绷带将位置固定、止血。如疑有骨折忌用此法。

加尔西-索杰尔斯征（Garcia-Sogers sign）　肺包虫囊肿破裂的X线征象。X线显示类似于漂浮冰块的肺囊肿壁和膜的特殊阴影。是肺包虫囊破裂的特征。

加辅料炒（fried with adjuvant material）　中医药学名词。中药炒制法的一种。把净药材或切制品加麸、米、土、砂、蛤粉、滑石粉等固体辅料，或酒、醋、盐水、姜汁、蜜等液体辅料同炒。例如，炒白术用土炒制成，炙甘草用蜂蜜制成。

加减复脉汤（modified pulse-restoring decoction）　中医方剂。《温病条辨》方。组成：炙甘草、干地黄、阿胶、麦冬、火麻仁、白芍。功能滋阴润燥、清热生津。治温病后期，邪热久留不去，阴液亏虚，症见身热面赤、手足心热、口干舌燥、脉虚大者。

加减葳蕤汤（modified decoction of polygonati odorati）　中医方剂。《重订通俗伤寒论》方。组成：葳蕤、葱白、桔梗、白薇、豆豉、薄荷、炙甘草、大枣。功能发汗解表、滋阴清热。治素体阴虚，外感风热，症见身热头痛、微恶风寒、咽干口渴、咳嗽痰稠、舌红脉数者。

加拉碘胺（gallamine triethiodide, flaxedil）　其他名称：戈拉碘铵、三碘季铵酚、弗拉克赛德。为非去极化肌松药。用于全身麻醉时肌肉松弛。常用量每千克体重1.5～3.0mg，1～2min显效，维持15～20min。加拉碘胺可以解除迷走神经节后胆碱能纤维的作用，导致心率增快，偶尔使血压升高。对呼吸的抑制与剂量有关，一般使腹肌松弛的剂量约使潮气量减低20%，故可与硫喷妥钠混合缓慢静脉注射行关节复位术麻醉。加拉碘胺全部经肾排泄，故肾功能不全的病人禁用。可用抗胆碱酯酶药拮抗。

加莱亚奇骨折（Galeazzi fracture）　其他名称：孟特吉亚骨折。桡骨干中下1/3骨折合并桡尺远侧关节脱位。有人将桡骨干骨折和桡尺骨双骨折伴有桡尺远侧关节脱位，也归为此类损伤。表现为前臂及腕部肿胀、疼痛、畸形及活动受限。X线检查可以确诊。治疗：手法复位外固定；失败者切开复位内固定；陈旧性骨折畸形愈合多需手术治疗。

加莱亚奇征（Galeazzi sign）　骨科诊断体征之一。先天性髋关节脱位时，病人仰卧位双膝和髋关节屈曲，患侧股骨即显示变短。

加兰他敏（galanthamine）　其他名称：强肌片。肌肉兴奋药（可逆性胆碱酯酶药）。用于重症肌无力、进行性肌营养不良、脊髓灰质炎后遗症、儿童脑性麻痹、因神经系统疾患所致感觉或运动障碍、多发性神经炎等。制剂：氢溴酸加兰他敏片剂。机械性肠梗阻、癫痫、支气管哮喘、心绞痛及心动过缓者禁用。

加雷尔征（Garel sign）　上颌窦病变时患侧对口中灯光的透射力弱，可见上颌窦积液或肥大性增生性黏膜产生的眶下阴影，即为此征。见于上颌窦炎。

加雷骨［髓］炎（Garré osteomyelitis (disease)）　其他名称：硬化性非化脓性骨髓炎综合征。骨组织感染后，以强烈的成骨反应而形成骨硬化为特征的一组综合征。股骨、胫骨常见，表现为患肢疼痛、夜间加重，很少发热。X线示骨干皮质增厚、硬化、无骨质破坏和死骨。治疗：对症，手术。

加利福尼亚脑炎（California encephalitis）　流行于美国的一种虫媒病毒所致的脑炎。夏季流行，儿童患病最多，以伊蚊为传播媒介。急起寒热、头痛、呕吐、意识障碍、抽搐，出现脑膜刺激征。多数病例经数日即可恢复，少数则有持续高热、抽搐和昏迷。脑脊液检查蛋白和细胞数可轻度增高。无特效疗法。

加氯量（chlorinated dose）　用氯化消毒剂消毒饮用水时应向水中投加的氯量。为确保消毒效果可靠，加氯量必须大于需氯量，使水中有一定余氯存在。因此，加氯量＝需氯量＋余氯量。加氯量的多少一般取决于水质的状况、消毒接触时间、水温和pH值等。

加强免疫（intensive immunity）　其他名称：加强接种。在完成基础免疫的全程接种后，经过一定期限进行的再次接种。因基础免疫随着时间的推移，抗体衰退，甚至抗体阴转，应在适当时间再行接种，可以引起免疫回忆反应，其特点是抗体产生快、效价高、时间持续长。

加强作用（enhancement）　一种病毒与另一种非杀伤细胞性病毒同时感染细胞时，后者能增加前一种病毒的产量。这种现象只见于某些病毒之间，例如在接种水疱性口炎病毒（VSV）之前，先以Ⅰ型副流感病毒感染细胞，则将产生更多的VSV；若以其他型副流感病毒先感染细胞，则VSV不增加。可能是因有加强作用的病毒抑制了干扰素的产生。

加桑综合征（Garcin syndrome）　由鼻咽或颅底肿瘤引起的全部或大部分单侧脑神经麻痹。特征：广泛的单侧脑神经损害；一般无脑实质性损害症状；无颅高压征象；X线示颅底骨质广泛破坏。治疗：病因处理。

加速的异位自主心律（accelerated rhythm）　见非阵发性心动过速。

加速的逸搏心律（accelerated escape rhythms）　见非阵发性心动过速。

加味逍遥丸（jiawei xiaoyao wan）　中医成药名。疏肝解郁理气剂。组成：柴胡、当归、白术、白芍、茯苓、甘草、牡丹皮、栀子、薄荷。功能疏肝清热、健脾养血。用于肝郁血虚、肝脾不和引起的两胁胀痛、头目眩晕、倦怠食少、月经不调、脘腹胀痛。服药期间注意休息；忌气恼及生冷油腻食物。

加温现象（warming-up）　见起步现象。

加压充气止血带止血法（hemostasis with compression-inflation tourniquet）　兼加压和止血带并用的止血方法。除可用于四肢大血管出血外，颈、肩、背、臀、腋下、腘窝等处的止血，以及封闭外伤性气胸也都适用。先在出血部位放置5～10层纱布敷料，再将充气囊放在敷料上，环绕肢体或躯干包裹止血带，然后立即充气加压至出血停止为止。可使用较长时间（2～3h）。

加压单极肢体导联（augmented unipolar limb lead）　其他名称：加压肢体导联。探查电极分别放置在右上肢、左上肢或左下肢，连接于心电图机中电位计的正极端，把中心电端连接于负极端，这组导联的探查电极离心脏部比较远，各导联图形振幅都比较小，不便观察和分析，戈氏在上述导联基础上加以修改，方法是描记某一肢体的单极导联心电图时，便将那个肢体与中心电端联系断开，这种导联方式称为加压单极肢体导联。这样可使原来的图形增大50%。

加压［连续］渗滤法（diacolation, pressure percolation）　一种改进的渗滤法。其原理与重渗滤法相同，将管的上端与另一管的上端相连，其下端与又一管的下端相连，溶剂置容器内，借压力流入渗滤管，依次由第1管流入第2管、第3管至第4管流出，此时渗滤液浓度很高，不需蒸发。待第1管内成分滤尽后，取出药渣，另换新药材，换在第4管之后，使第4管的滤液流过新装药材的渗滤管（新一管）后才流出至接收器。第2管滤尽后除去药渣再装入新药材，排在新一管之后，如此循环交替所得的都是浓滤液，不需蒸发浓缩。此法能连续操作，手续简化，溶剂利用率高。

加压喷射气水洗涤法（pressure spray washing method）　针剂生产中洗涤安瓿的方法。由加压喷射针头向安瓿内交替喷入经过净化的蒸馏水和空气。蒸馏水和空气的净化程度可影响洗涤质量。

加压区（pressor area）　其他名称：升压区。延髓心血管运动中枢中受刺激可引起动脉血压急剧上升的部分。位于延髓前端网状结构背外侧部分。此区是交感神经中枢，受刺激时可引起全身交感神经系统的活动。从对心脏和血管的作用而言，是心交感中枢和缩血管中枢的所在地。

加压素（vasopressin）　见血管升压素。

加压肢体导联（augmented limb lead）　见加压单极肢体导联。

加亚尔征（Gaillard sign）　由于右侧肺、支气管及胸膜等疾病牵引心脏使其向右移位。见于肺纤维化、右肺陈旧性肺结核、右肺萎缩、右肺不张、右支气管癌、右侧慢性脓胸和右侧胸膜肥厚粘连等。

加氧酶（oxygenase）　氧化还原酶的一种，催化分子氧参入被氧化的底物。分为：双加氧酶（氧转移酶、真加氧酶）；单加氧酶（羟化酶、混合功能氧化酶）。

加液研磨法（levigation）　其他名称：湿磨法。在调制药剂的工作中，研磨物料时加入某种液体（如水），使物料易于粉碎成极细粉末的方法。常用于粉碎炉甘石、氧化锌、白陶土、氧化汞等。

夹板（splint）　用于人体各部位骨折、扭伤、关节脱位、复位术后的固定和半固定的板形医用器具。

夹板固定疗法（splint-fixing therapy）　中医术语。外治法之一。治疗骨折外固定的方法。用扎带或绷带把竹板、木板或塑料制成的夹板固定在骨折已经复位的肢体上，以促进骨折愈合。

夹持进针法（gripping-pressing manipulation）　其他名称：骈指进针法。毫针刺法之一。左手拇、示两指持捏消毒棉球按住针身下端，露出针尖，对准穴位，右手将针迅速刺入穴位。该法适用于长针的进针。

夹脊（jiaji，EX-B2）　其他名称：华佗夹脊、华佗穴、佗脊、脊旁。经外奇穴名。指背部脊椎两旁的穴位。位置是从第1胸椎棘突下起至第5腰椎棘突下止，每椎棘突下旁开0.5寸处。每侧17穴，左右共34穴。主治适应范围广泛。胸椎1～4夹脊穴，主治肺系疾患及上肢病；胸椎4～7夹脊穴，主治心脏疾患；胸椎7～10夹脊穴，主治肝胆疾患；胸椎10～12夹脊穴，主治脾胃病；腰椎1～2夹脊穴，主治肾脏疾病；腰椎3～5夹脊穴，主治膀胱、大小肠、子宫及下肢疾患。直刺0.3～0.5寸处，斜刺0.5～1寸；或用梅花针叩刺。

QRS-T夹角（QRS-T angle）　心电向量图上QRS最大向量的方位与T环最大向量方位之间的夹角。

夹竹桃中毒（oleandrism，oleander poisoning）　食入或服用过量夹竹桃引起的中毒。夹竹桃含有多种强心苷类化合物，其药理和毒理作用与洋地黄相似，并具有箭毒样作用。成人煎服夹竹桃叶干1～2g或鲜叶8片即可中毒。夹竹桃中毒临床表现有：恶心、呕吐、腹痛、头痛、各种心律失常、心前区疼痛和阿-斯综合征。治疗同洋地黄中毒。

家庭保健药箱（familial health-care kit）　在家庭内治疗一些小伤小病的常用药物及器具。药物的品种及数量可按家庭成员、季节及供应等具体情况增减和更换，药量以少为宜。①外用药：1%～2%甲紫液、2%碘酊、75%酒精、3%过氧化氢溶液、高锰酸钾、氯霉素滴眼液、金霉素眼膏、磺胺结晶粉、伤湿止痛膏、清凉油、止血粉、创可贴等。②内服药：复方阿司匹林（APC）、止痛片、银翘解毒片、干酵母片或多酶片、阿托品或复方颠茄片、复方氢氧化铝片、复方甘草片、阿司咪唑片、复方磺胺甲噁唑片、庆大霉素注射液、止咳药水、开塞露、呋喃唑酮、地西泮片、仁丹、十滴水、复合维生素、维生素C、避孕药片。③器具，敷料：体温计（口表、肛表各1支）、镊子、剪刀、小搪瓷盆（或碗）、棉签、消毒药棉、纱布及胶布、绷带、止血带、消毒注射器等。

家庭暴力（family violence）　行为人以殴打、捆绑、残害、强行限制人身自由或者其他手段，给其家庭成员的身体、精神等方面造成一定伤害后果的行为。

家庭病床（home sickbed）　社会医疗保健系统的一个组成部分。在病人家中建立病床使病人在家即可得到治疗和护理。其主要服务对象：一些慢性病人；出院后仍需进行家庭医疗服务的病人；骨科创伤康复期病人、残疾者；一些传染病病人；无人照顾的病人、身边无子女的老人；其他原因需要家庭医疗服务者。服务内容：建立家庭病床病历、制订具体治疗、护理方案；定时巡诊、查房、送医送药，提供各种必

需的检查、治疗手段；指导有关隔离、消毒等措施；健康知识宣传，营养保健咨询，康复指导和就医导向；对有特殊需求者提供特殊服务。服务方式：实行病人自选或医院推荐保健医生、保健护士，签订医疗保健协议书。

家庭常用消毒法（ordinary sterilization at home）　对病人的住房、家具、用品、衣物等进行消毒的常用方法。住房主要靠湿式扫除和消毒药水喷洒或擦拭。墙壁、门窗、地板可用1%漂白粉澄清液或0.5%优氯净溶液或0.2%～0.3%过氧乙酸溶液喷雾或洗擦消毒。家具如床、桌、椅子等用抹布浸上述消毒液揩擦，有些可放在日光下曝晒消毒。布类衣物可放在水中煮沸15min，或用0.2%过氧乙酸溶液浸泡30～60min后洗涤。不耐热的人造纤维、尼龙和不能煮沸消毒的毛织品可用甲醛溶液（福尔马林）密闭熏蒸12h以上。绒毯、床垫、棉胎、枕芯等可用甲醛溶液熏蒸，或用0.3%过氧乙酸溶液喷湿后放在强烈日光下曝晒6h。病人用过的书报、玩具、杂物等一般用甲醛溶液熏蒸消毒，不易损坏的也可用1%漂白粉澄清液或0.5%优氯净溶液或0.2%～0.3%过氧乙酸溶液浸泡30～60min。

家庭二代发病率（secondary attack rate in families）　家庭中发生初例病人后，家中成员因接触初例后遭受感染而引起的罹患率。是分析流行因素及评价防疫措施的一项重要指标。家庭二代发病率＝家中接触后发病的人数/家中接触的人数×100%。

家庭访视（home visit）　医疗预防机构为了解某些门诊病人或出院病人在痊愈后或医疗处理后，经过一段时期的健康恢复或病情发展情况所采取的一种工作方式。通过家访可以了解疾病的预后，总结医疗经验，有助于医疗质量的提高。家访除询问病情、进行必要的体格检查和处理外，并对病人及其家属进行健康教育和指导。如是传染病病人，可根据需要进行有关的卫生防疫措施。

家庭隔离（isolation at home）　传染病病人因某种原因不能送往医院必须在家治疗，为防止疾病传播，按病种采取的隔离措施。①凡患有病毒性肝炎、流行性脑脊髓膜炎者，应住单人房间，若条件不可能时可用布帘或屏风隔开，最低限度应让病人睡单人床，与健康人的床位距离1.5米以上。室内用物尽可能简单，不用的东西用布单或塑料单遮盖，便于清洁消毒。②消化道传染病，如伤寒、痢疾等应做好床边隔离，即将病人的食具、便器与健康人分开使用，用后消毒。病人的排泄物，如粪便、呕吐物、痰液等，在倾倒前要消毒。切勿吃病人吃剩的食物。与病人接触的双手要刷洗消毒。③呼吸道传染病，如白喉、猩红热、肺结核、流行性感冒等，主要是防止口鼻分泌物的传染，接触病人时要戴口罩。病人的食具及用物应与健康人分开使用，用后消毒。

家庭环境（familial environment）　家庭及其周围的情况和条件，反映一个家庭的生活方式、价值观和社会地位。近邻，反映住宅附近的居民阶层水平，交通、服务，有无犯罪问题等。与社区的关系，家庭和个人的活动领域，包括家庭和成员的自属单位、邻近的领域群、扩大的领域集。

家庭健康档案（family health archive）　居民健康档案的重要组成部分。该档案包括：家庭的基本资料、家系图、家庭评估资料、家庭主要问题目录、问题描述及家庭各成员的健康档案。这是全科医生实施以家庭为照顾单位的重要参考资料。

家庭聚集性（familial aggregation）　某些疾病在某些家庭中多发或聚集发生的现象。如果以家族为单位，则称家族聚集性，由于家庭成员间接触密切，故不少传染病，如病毒性肝炎等均有家庭聚集现象。有的可能与遗传有关，有的可能与共同生活和共同饮食以及所处的共同环境有关。研究有否家庭聚集性，还可以阐明有无家庭内传播，从而判断该次流行或暴发是日常生活接触传播还是由其他因素所引起。

家庭类型（family type）　家庭人口结构。包括由父母和未成年子女所构成的核心家庭；由三代或更多核心家庭组成的主干家庭或称扩大家庭，最典型的是直系双偶家庭，即父母和一个已婚子女同居的家庭。此外，尚有单亲家庭、同居家庭或群居家庭等。

家庭理疗（family physiotherapy）　在家庭由病人亲属或病人自己应用自然的和人工的物理因素如光、声、电、热等来防治疾病。

家庭疗法（family treatment）　集体心理治疗的一种形式。家庭是社会群体的基本单位，家庭成员之间的关系如何，不仅影响各成员的身心健康，而且影响着他们所工作、学习或生活的社会环境的安宁。家庭中一个成员出了问题，发生了心理障碍，需要从整个家庭的角度来了解问题的根源和性质，才能做出有效的处理。所以家庭疗法一般是治疗者与当事人及其家庭中主要成员一起进行谈话、示范或讨论，或在医院门诊，或在病人家中进行。

家庭生活周期（family life cycle）　家庭所经历的产生、发展与消亡过程。通常分为：求爱、结婚、怀孕、抚养、孩子成年离家、空巢、退休、死亡 8 个阶段。每一阶段均有其特定的发展内容及相应的问题。可通过评估家庭预测家庭问题，警告居民将遇到的事件，并提供解决问题的具体指导。是一种花费少、收效大的家庭保健工作。

家庭卫生（domestic hygiene）　卫生保健的基本单位。在促进健康、开展疾病预防工作和疾病的早期诊治上至关重要。内容还包括抚养儿童、照顾病人和老人、调配饮食、保持环境卫生、传授生活和卫生知识以及报送病人等。一般由母亲率领家庭成员承担。

家庭污水（domestic sewage）　见生活污水。

家庭医疗（family practice）　见全科医疗。

家庭医生（family doctor）　见全科医师。

家庭引入率（introducing rate in families）　其他名称：家庭原发率。在一定时期内，带某病入家庭的初例占其家庭同等身份成员（如相同年龄组）中的比率。许多传染病在家庭发生往往是从外界带入的。调查相当数量家庭后，按下列公式计算：家庭引入率＝家庭内某身份成员带某病入家的人数/家庭中同等身份成员数×100%。根据不同身份成员的引入率，研究何种成员易将传染病引入家庭，有助于制订预防措施。

家庭饮食护理（family dietary care）　在家病人的饮食护理。应注意：①根据病情调节饮食，变换食品种类。②饭前半小时停止一切不急需的治疗和检查，如打针、服药等。③饭前协助病人坐起小便，给病人洗手。④饭菜温度要适合。对重症病人喂食要耐心，对不能坐起的病人将头稍垫高偏向一侧，防止食物吸入气管。饭后漱口，整理病床。流质饮食可用小壶或塑料管吸吮。⑤传染病人的食具需专人专用，严格消毒。

家系〔内〕发病率（familial incidence）　表示一定期间内，在可能发生某病的家系人群中新发生病例的频率。家系某病发病率＝某期间内家系新发生的某病病例数/同期间内家系人群平均人口数×100%。一定期间可为年、月、周等，最常用的为 1 年。家庭人群可以是家系内全部人口，也可以是家系内某一性别、年龄组的人口。公式中分子新发生的某病病例是指：凡急性病每发病一次作为一个新病例统计，而慢性病每年第一次就诊时作一个新病例统计一次，如果一个人同时患两种病，则作为两个新病例分别统计。

家系图（pedigree chart，family genogram，family tree）　根据家庭有关的信息，建立的描述家庭结构、家庭关系、成员间遗传学关系或高发疾病的联系及重要事件等的图形。是表达家庭结构及各个成员的健康和社会关系最简便的综合资料。

家蝇属（*Musca*）　蝇科中最常见的一属。中等大小，少数种类为小型，胸背有 4 条明显的黑色纵纹。滋生在垃圾堆和动物的粪便中，是机械性传播痢疾、伤寒等疾病的重要蝇种。

家族良性中性粒细胞减少（familial benign neutropenia）　见家族性良性中性粒细胞减少症。

家族史（family history）　病人的双亲、兄弟、姐妹、子女的健康和疾病情况。是诊断疾病问诊的一项内容。如有死亡者，应了解死亡原因。注意有无家族性或传染性疾病在家族成员中发生。

家族性（familial）　在家族中一再出现的疾病或特征。遗传病大多具有明显的家族或家系倾向。但家族性疾病不一定就是遗传病，如肺结核、肝炎。

家族性变态反应（family allergic reaction）　其他名称：家族性过敏反应。机体受某种抗原刺激后产生的一种异常或病理性免疫反应。常与遗传有关。最常见的表现是，如有人吃了鱼、虾或服用某些药物后会发生皮疹、呕吐、腹泻、哮喘、溶血、白细胞低下，甚至休克等异常强烈的不良反应。青霉素、磺胺类、农药（如敌敌畏）等药物，鱼、虾、蛋等食物，异种动物血清（如用马制备的破伤风抗毒素），以及某些细菌（链球菌、结核分枝杆菌）都是常引起变态反应的抗原。防治：除避免接触过敏原外，可采用抗组胺药和免疫抑制剂等。

家族性肠息肉综合征（familial intestinal polyposis syndrome）　以直肠、结肠多发的腺瘤性息肉为主要病变的一种常染色体显性遗传病。多于青年时发病。症状不典型，可有腹胀、大便习惯改变、疼痛、便秘等。肠镜诊断。手术治疗。

家族性常染色体艾迪生伴少年甲状旁腺功能减退综合征（syndrome of familial autosomal Addison associated juvenile hypoparathyroidism）　家族性肾上腺皮质及甲状旁腺功能减退所致的一组病征。婴儿期起病。具有念珠菌感染及艾迪生（Addison）病的表现，高钙血症，无肾功能不全。治疗：钙剂、皮质激素，甲状旁腺移植。

家族性成骨不全（familial osteogenesis imperfecta）　遗传性骨质构造缺陷综合征。病人骨脆，易骨折。在先天性成骨不全中，胎儿时就可发生骨折，婴儿生下来即有畸形；在迟发性成骨不全中，患儿在开始走路时即可发生骨折。此外，尚伴有蓝色巩膜及临床性耳硬化症，呈进行性传音性聋，至中年可致全聋。

家族性促性腺激素缺乏症（familial gonadotropin deficiency）　常染色体隐性遗传病。主要为垂体分泌的促卵泡激素（FSH）和黄体生成素（LH）缺乏，而分泌的其他激素均正常。导致性腺功能低下，性激素水平低下，性幼稚，无月经，而无其他体格异常。

家族性低尿钙性高钙血症（familial hypocalciuric hypercalcemia，FHH）　一种少见的常染色体显性遗传疾病，是一无症状的良性疾病。其特点为轻至中度高钙血症，总钙和离子钙都升高，通常没有高钙血症的临床表现；尿钙排泄低，而血甲状旁腺素（PTH）浓度正常；骨密度及 $1，25（OH)_2D_3$ 均正常。甲状旁腺次全切除术无效。

家族性地中海热（familial Mediterranean fever）　常染色体隐性遗传病。*MEFV* 基因突变。成熟粒细胞和活化的单核细胞受累。临床表现为反复发热、浆膜炎。易发血管炎和炎性肠病。

家族性骨髓增生综合征（familial myeloproliferative syndrome）　一种原因未明的家族性非白血病性的骨髓异常增生综合征。4 岁前发病，表现为出血、感染、皮肤苍白、肝脾大。检验示贫血，白细胞增多，无费城小体，骨髓象见粒细胞白血病。治疗：脾切除可治疗继发的脾功能亢进。本病随年龄增大可自愈。

家族性寒冷型自身炎症综合征（familial cold auto inflammatory syndrome）　常染色体显性遗传病。*CIAS1* 基因突变。中性粒细胞和单核细胞受累。临床表现为遇寒冷后出现无痒荨麻疹、关节炎、寒战、发热、白细胞增多。IL-1 受体拮抗剂治疗。

家族性颌骨肥大（familial fibrous dysplasia of jaw，cherubism）　遗传性疾病。两侧下颌角进行性肿胀，有的可累及整个颌骨。病人呈一副娃娃面容，眼睛向上时更为明显。

家族性甲状旁腺功能亢进综合征（familial hyperparathyroidism syndrome）　家族性甲状旁腺素分泌过多所致的一种常染色体显性遗传病。表现为尿路结石，骨脱钙；病变骨疼痛，易骨折；可伴有溃疡、胰腺炎。检验血钙增高，血磷降低。治疗：甲状旁腺次全切除。

家族性甲状腺肿（familial goiter）　见激素合成障碍性甲状腺肿。

家族性结肠多发性息肉（familial polyposis of colon）　见家族性结肠息肉病。

家族性结肠息肉病（familial polyposis coli）　其他名称：家族

性结肠多发性息肉、家族性腺瘤病、遗传性息肉病。常染色体显性遗传性疾病。主要特点为结肠及直肠内出现多发性腺瘤，并有高度癌变倾向。多在青年期出现症状。表现为腹泻，粪便伴有血和黏液，腹绞痛，体重减轻，贫血。直肠指检、X线钡剂空气双重对比灌肠、乙状结肠镜及纤维结肠镜检有助于诊断。治疗：及早作结肠切除与回肠肛管吻合术。

家族性痉挛性瘫痪（familial spastic paralysis）　遗传性疾病。有明显的家族史，多始于童年，逐渐进展。两下肢呈痉挛伸直和内收，行路时脚尖着地，为剪刀状步态。膝腱、跟腱反射亢进，有病理反射。多有弓形足和马蹄内翻足。上肢的障碍较轻，但精细动作也常受影响，感觉和括约肌功能并无障碍。

家族性克汀病（familial cretinism）　为母体缺碘引起胎儿甲状腺发育不全所致的痴呆和矮小。主要表现为智力和身体发育障碍。身材异常矮小、痴呆，反应迟钝、怕冷、活动少，常伴聋哑，基础代谢低。治疗：及早服用甲状腺激素制剂。

家族性良性红细胞增多症（familial benign polycythemia）　常染色体遗传性疾病。症状较轻，多无脾大，仅有红细胞系增生，血红蛋白>200g/L，血容量增多，有家族史。可活到成年。治疗：血液黏稠度高产生症状者，放血治疗。

家族性良性慢性天疱疮（familial benign chronic pemphigus）　显性遗传性疾病。一般在炎热潮湿气候下发病，多见于颈侧、腋窝、腹股沟等易摩擦部位。基本损害为发于红斑或正常皮肤上的成群水疱，很快混浊并发展成松弛性大疱，破溃后形成糜烂面，覆以琥珀色痂。自觉瘙痒。可反复发作。病理检查可确诊。治疗：对症及控制继发感染。皮损多时可用皮质激素。

家族性良性中性粒细胞减少症（familial benign neutropenia）　其他名称：家族良性中性粒细胞减少。常染色体显性遗传。可分为两型：①重型：儿童发病，有反复感染，脾轻度肿大。中性粒细胞严重减少，单核细胞增多。脾切除无效，输正常人血浆后可使部分病人血象改善。防治感染。②良性型：发病年龄较大。中性粒细胞轻度或中度减少，嗜酸性粒细胞增多。有一般虚弱症状。随年龄增长可自行缓解。

家族性溶血性贫血（familial hemolytic anemia）　遗传性疾病。由于红细胞内的缺陷，破坏加速，超过骨髓造血补偿能力范围时所发生的贫血。红细胞生存时间常缩短至15～20日以下（正常生存时间平均为120日左右）。临床表现有贫血-黄疸-肝脾大，末梢血网织红细胞增高以及骨髓红细胞系统增生等。

家族性散发性息肉综合征（familial discrete polyposis syndrome）　常染色体显性遗传病，结肠内为单个或数个息肉，含黏液囊肿。男性儿童多见，可有便血，时有腹泻，少见便秘。肠镜有助于诊断。治疗：内镜或手术切除。

家族性肾小管葡萄糖及氨基酸重吸收缺陷综合征（Luder-Sheldon syndrome）　其他名称：勒-谢综合征。常染色体显性遗传病。一种有氨基酸尿-糖尿，但无磷酸盐尿的肾小管功能缺陷。两性均可患病，婴儿期发病，生长发育迟缓。小便中有大量各种氨基酸，也有葡萄糖、果糖及蛋白，治疗应补充高氨基酸饮食。预后良好。

家族性肾炎（familial nephritis）　见 Alport 综合征。

家族性噬血细胞淋巴组织细胞增生综合征（familial hemophagocytic lymphohistiocytosis syndrome）　常染色体隐性遗传病。NK细胞减少，CTL活性降低。临床主要表现为严重炎症和发热。

家族性心肌病（familial myocardiosis）　其他名称：家族性心肌肥大症。心肌病的一型。可能与遗传因素有关。临床表现类似原发性心肌病。但发病更早，常见猝死。心电图示心室肥大，心律失常。

家族性周期性麻痹（family periodic paralysis）　见家族性周期性瘫痪。

家族性周期性瘫痪（familial periodic paralysis）　其他名称：家族性周期性麻痹。瘫痪突然出现，呈对称性，发展迅速，血钾低，补钾后症状很快消失。

家族性自主神经系统功能障碍（familial dysautonomia）　其他

名称：赖利-戴综合征。染色体隐性遗传性疾病。主要影响犹太籍儿童。出生后吸吮困难，哭时无泪，角膜溃疡，无名发热，肺炎。反射低下，痛觉和温度觉减退或丧失，血压不稳，直立性低血压，皮肤发红，指（趾）端发绀。尚有体温调节障碍、复发性呕吐、吞咽困难、味觉减退、情绪易激动、发育迟缓等。

痂（crust）　皮肤病继发疹之一。破损皮肤表面的溢液经干燥结成的凝固物。其中有上皮细胞、各种细菌和药物等。可分为浆痂、血痂和脓痂。

痂下细菌定量（subcrustal bacterial quantity）　监护烧伤创面侵袭性感染的一项方法。也是诊断创面脓毒症的指标之一。每克痂下组织细菌量达 10^5 以上时即可认为是发生侵袭性感染的一个依据。痂下细菌定量，包括一定深度的坏死及健康组织的细菌数量，它直接反映细菌在痂下的密度，但必须是细菌侵入痂下健康组织才有意义，为此有时还需同时做病理检查。

痂下愈合（underscab healing）　在创伤渗出液与坏死组织凝后形成的褐色硬痂下进行直接或间接愈合。上皮再生完成后，痂皮脱落。愈合过程一般较无痂者迟缓。

镓（gallium，Ga）　银白色带光泽的金属元素。质软。对人体有毒。能损伤骨、骨髓。沉积于软组织，能导致神经、肌肉中毒。对肿瘤组织有亲和力，放射性镓用于肿瘤的诊断。

⁶⁷镓（⁶⁷gallium，⁶⁷Ga）　用质子轰击天然锌而得的一种放射性核素。半衰期为78h，衰变方式为电子俘获。放出 γ 射线的能量为 93～388keV。医学上用其 296keV 峰进行扫描。⁶⁷Ga-枸橼酸盐对肿瘤有亲和力，可用以辅助诊断恶性肿瘤。

荚膜（capsule）　某些细菌胞壁外包绕一层较厚的黏液性物质。荚膜的厚度约 200nm，厚度<200nm 者称微荚膜，具有保护细菌抵抗宿主吞噬细胞的吞噬和消化的作用，而肺炎球菌的荚膜是其主要的毒力因子。

颊（cheek）　口腔的侧壁。借唇颊沟与上唇为界；自外向内分别由皮肤、颊肌、颊脂体和口腔黏膜构成。正对上颌第 2 磨牙的颊黏膜形成乳头状，为腮腺管的开口。

颊车（jiache，ST 6）　其他名称：曲牙、机关、鬼床、齿牙。①中医经穴名。属足阳明胃经。位于下颌角前上方约一横指凹陷中，用力咬牙时在收缩肌隆起处。治牙痛、面瘫、腮腺炎、咬肌痉挛、下颌关节痛等。直刺 0.3～0.5 寸，沿皮刺 1～1.5 寸。或向地仓透刺。艾条灸 3～5min。②古称牙床骨（下颌角）为颊车。

颊间隙感染（infection of buccal space）　颊部皮肤与颊黏膜之间的间隙感染。感染以牙源性为主，其次是腺源性感染，可继发于颊部损伤、疖疮及黏膜溃疡。牙源性感染可在口内颊黏膜下与颊肌之间形成脓肿。治疗根据脓肿部位可在口内或口外进行切开引流术。

颊黏膜癌（carcinoma of buccal mucosa）　口腔癌常见类型之一，多发生于磨牙区附近黏膜，呈溃疡型或外生型。浸润生长能引起张口困难。可行放疗、化疗和手术治疗。

甲（nail）　是指（趾）末端背侧坚硬的角质板。甲的外露部分是甲体，由多层连接牢固的角化细胞构成。甲体下面的皮肤为甲床，由非角化的复层扁平上皮和真皮组成，真皮内富含血管，并有动静脉吻合称血管球。甲体近端埋在皮内的部分为甲根，因其基底层细胞分裂活跃，是甲的生长区。甲体两侧和近端的皮肤皱襞称甲襞。甲襞与甲体之间的窄缝为甲沟。甲对甲下柔软皮肤有保护作用。甲床真皮中有丰富的感觉神经末梢，因此甲能感受精细触觉，帮助手指完成精细的劳动。

甲氨蝶呤（methotrexate）　其他名称：氨克生、氨甲蝶呤。抗叶酸制剂，抗肿瘤药。用于急性白血病、绒毛膜上皮癌、恶性水泡状胎块、头颈部肿瘤、乳腺癌、肺癌、肝癌、盆腔癌等。制剂：片剂、注射剂。用药期间严格检查血象。肝肾功能不全病人及孕妇禁用。在静滴前后，必须大量补液，并使尿液碱化，同时还应避免摄入含酸成分的饮食。

甲氨二氮䓬（chordiazepoxide）　见氯氮䓬。

甲胺乙吡啶（betahistine）　见倍他司汀。

甲拌磷（thimet，phorate）　其他名称：3911、西美脱。有机

磷农药的一种。用于棉花种子浸种、拌种，防治棉花地下害虫和棉蚜虫。不溶于水，遇碱分解。有内吸作用，药效可达6～8周。因有恶臭，易于警惕，中毒病例并不多见，偶有误服病例。中毒症状与防治措施见有机磷农药中毒。应严格遵守安全操作规程和使用范围。车间空气中最高容许浓度为 $0.01mg/m^3$。

甲苯达唑（mebendazole） 其他名称：甲苯咪唑、安乐士。广谱驱肠虫药。用于驱除钩虫、蛔虫、蛲虫、鞭虫、粪类圆线虫等肠道寄生虫。制剂：片剂。孕妇禁用。

甲苯磺丁脲（tolbutamide） 其他名称：甲磺丁脲、D860、甲糖宁。磺脲类口服降血糖药。用于成年后发病，单用饮食控制无效或胰岛功能尚存的轻、中度糖尿病。制剂：片剂。肝肾功能不全，白细胞减少，对磺胺药过敏者，孕妇及糖尿病并发酸中毒和急性感染病人禁用。

甲苯咪唑（mebendazole） 见甲苯达唑。

甲苯中毒（toluene poisoning） 吸入过量甲苯所致的中毒。甲苯为苯环中一个氢原子被甲基所取代的芳香族化合物，为无色透明、具有芳香气味的液体。吸入其蒸气后可以入血，部分仍以原型形式经呼吸道排出，80％在体内被氧化为苯甲酸。后者大部分与甘氨酸结合生成马尿酸；少量与葡萄醛酸结合，生成苯甲酸葡糖醛酸酯随尿排出。吸入高浓度甲苯时出现以中枢神经系统抑制为主的症状。低浓度长期吸入，可出现乏力、头昏、恶心、食欲减退、感觉异常及失眠等。防治见苯中毒。车间空气最高容许浓度为 $100mg/m^3$。

甲吡酮（metyrapone） 见美替拉酮。

甲-髌综合征（nail-patella syndrome） 包括指甲、髌骨、髂骨、虹膜和肾等多种病变的一种遗传性疾病。表现为指甲缺损或发育不良，髌骨小或阙如、常脱位，出现髂骨角，虹膜有三叶草样色素沉着，30％～40％病人有肾损害。治疗：对症处理，预后良好。

甲丙氨酯（meprobamate） 其他名称：眠尔通、氨甲丙二酯、安宁。氨基甲酸酯衍生物，非苯二氮䓬类抗焦虑药。具有镇静、催眠、抗焦虑、抗惊厥和中枢性肌松作用。催眠作用与苯巴比妥相似，但作用时间短。抗焦虑作用较地西泮和氯氮䓬弱。适用于神经官能症的焦虑，精神紧张性头痛、轻度失眠及肌肉紧张状态。久服可产生耐受性、习惯性及成瘾性，且易引起反跳现象。孕妇慎用，癫痫病人禁用。

甲床损伤（nail bed injury） 多是直接暴力造成的甲床裂伤或撕裂伤。可清创后用细丝线、细针轻轻缝合，甲床缺损直径不超过 0.5cm 时，清创后包扎，多能自愈，不留畸形和功能障碍。

甲醇中毒（methyl alcohol poisoning） 误服、吸入、接触过量甲醇所致的中毒。甲醇又称木精，为无色、略有酒精气味、高度挥发的液体。当其经呼吸道、消化道和皮肤进入人体后，对中枢神经系统有麻痹作用，可抑制视网膜和神经细胞中某些酶的活性，其代谢产物甲酸蓄积可导致酸中毒。急性中毒轻者有神经衰弱症状和酒醉感；重者可见视网膜病变及视神经萎缩；严重者出现酸中毒和脑水肿症状。慢性中毒以神经衰弱和自主神经功能紊乱为主。预防：包装密闭；严防误将甲醇作为酒精饮料；生产中尽量以毒性小的物质代替，甲醇车间通风。车间空气中甲醇最高容许浓度为 $50mg/m^3$。

甲地高辛（metildigoxin） 其他名称：甲基狄戈辛。地高辛的甲基衍生物。强心作用与地高辛作用相似而较强，口服吸收快而完全、显效快，用量小，持续时间短，安全性较高。适用于急性和慢性心力衰竭。其他同地高辛。

甲地孕酮（megestrol） 其他名称：去氢甲孕酮、妇宁、佳迪。高效孕激素。主要用于短效口服避孕药，肌内注射长效避孕药及痛经、闭经、月经不调、功能失调性子宫出血、子宫内膜异位症及子宫内膜腺癌等。亦用于乳腺癌的姑息治疗。制剂：醋酸甲地孕酮片剂。严重肝肾功能不全者禁用，子宫肌瘤、血栓病史及高血压病人慎用。

甲（煤）酚皂溶液（Liquor Cresoli Saponatus） 其他名称：来苏尔。消毒防腐药。组成：煤酚（邻、间、对位甲酚的混合物），用氢氧化钠和植物油制成钠肥皂增溶而成。以水稀释后，用于消毒手、器械，处理排泄物等。对皮肤和黏膜有腐

蚀性。

甲砜霉素（thiamphenicol） 其他名称：硫霉素、甲砜氯霉素。广谱抗生素。化学结构和抗菌谱均近似氯霉素，并互有交叉耐药性。口服吸收迅速，主要用于伤寒、副伤寒，以及伤寒沙门菌、副伤寒沙门菌感染，也用于敏感菌所致的呼吸道、胆道、尿路感染。

甲氟喹（mefloquine） 抗疟新药。对氯喹敏感及耐氯喹恶性疟的裂殖体有杀灭作用。对间日疟、三日疟及卵形疟的红细胞内期亦有效。适用于耐药性疟原虫感染，常与其他药物合用。

甲福明（metformin） 见二甲双胍。

甲睾酮（methyltestosterone） 其他名称：甲基睾丸素。雄激素药物。具有促进男性副性征及性器官的发育、成熟，促进蛋白质合成代谢的同化作用以及对抗雌激素的作用；此外，还有增加肾小管对钠、水重吸收和刺激骨髓加强造血功能的作用。适用于男性性腺功能减退症、无睾症、隐睾症，绝经妇女晚期乳腺癌姑息性治疗、月经过多、功能失调性子宫出血、子宫内膜异位症、更年期综合征、子宫肌瘤、卵巢癌、转移性乳腺癌、垂体侏儒症和再生障碍性贫血等疾病。心、肝、肾功不良者慎用，孕妇、前列腺癌者禁用。

甲沟炎（paronychia） 甲沟及其周围组织的感染。常因微小刺伤、倒刺、挫伤等引起。初起时红肿、疼痛，进而甲沟和甲下积脓。治疗不及时可转为慢性甲沟炎，甲沟旁有小脓窦口，并有肉芽组织向外突出。早期治疗可用抗生素，局部理疗，外敷抗生素软膏，如化脓则应及时切开引流。甲床下积脓时应拔甲。

甲钴胺（mecobalamin） 其他名称：弥可保。一种内源性的辅酶 Q_{12}，内分泌调节药。用于末梢神经障碍、维生素 B_{12} 缺乏引起的巨幼细胞贫血，也用于周围神经病。制剂：片剂、注射剂。久服无效者，不必长期服用。接触汞及其化合物的工作人员，不宜长期大量服用。注射剂见光易分解，开封后立即使用。避免同一部位反复注射。注射避开神经走向部位。

甲冠（jacket crown） 牙修补术修复体之一。用塑料烤瓷内衬以金属制成的一种全冠。颜色与真牙色谐调，较美观。用塑料制造者，因塑料为非良性导体，可保护牙髓，使之避免温度刺激。可避免牙冠变色与畸形等缺陷。但本身易磨损、破碎、变色。

甲琥胺（mesuximide） 其他名称：柴浪丁。抗癫痫药。作用和不良反应与乙琥胺相似，但疗效差。毒性较三甲双酮低。适用于小发作，对部分精神运动性发作亦有效。宜从小剂量开始，逐渐增量。

甲磺灭脓（sulfamylon，SML） 见磺胺米隆。

甲磺酸阿米三嗪/萝巴新（almitrine and raubasine） 其他名称：都可喜。用于亚急性或慢性脑血管功能不全、脑缺血后遗症、老年人智力障碍、精神行为障碍、血管性视网膜功能障碍、缺血性耳蜗前庭功能失调。制剂：片剂。孕妇及哺乳期妇女不宜使用。严禁与单胺氧化酶抑制剂合用。

甲磺酸酚妥拉明（regitine） β-受体阻滞剂。有抗肾上腺素的作用。用于血管痉挛性疾病、心肌梗死、脉管炎以及各种原因引起的休克。亦可用作嗜铬细胞瘤的诊断及术前用药。有低血压、严重动脉硬化、心脏器质性病变及肾功能衰退者慎用。

甲基巴比妥（metharbital） 经体内代谢为苯巴比妥。作用和用途与苯巴比妥相同，但需剂量大。适用于治疗癫痫大发作，尤其适用于小儿。宜从小剂量开始，逐渐增量。

甲基丙二酰辅酶 A 消旋酶（methylmalonyl-coenzyme A racemase） 催化 D-甲基丙二酰辅酶 A 转变为 L-甲基丙二酰辅酶 A 反应的酶。该酶存在于线粒体中，参与丙酸氧化。当机体缺乏此酶时可以引起甲基丙二酸血症，也称甲基丙二酸尿症。

甲基丙二酰辅酶 A 异构酶（methylmalonyl-coenzyme A isomerase） 催化 L-甲基丙二酰辅酶 A 生成琥珀酰辅酶 A 反应的酶。该酶存在于线粒体中，参与丙酸氧化。

甲基对硫磷（parathion-methyl，folidol-methyl） 速效杀虫

剂。纯品是白色结晶，工业品为棕色油状液体。有臭气。微溶于水，遇碱分解。残效期比对硫磷短，毒性比对硫磷低。中毒症状和防治见有机磷农药中毒。车间空气中最高容许浓度为 $0.1mg/m^3$。FAO/WHO 建议每日允许摄入量为 $0.001mg/kg$。

甲基多巴 (methyldopa)　其他名称：甲多巴。抗高血压药。用于中度、重度或恶性高血压，尤适用于肾性高血压。制剂：片剂。不宜与利血平、帕吉林同服。急性肝炎、肝硬化、嗜铬细胞瘤病人及孕妇禁用。

甲基睾丸素 (methyltestosterone)　见甲睾酮。

甲基化作用 (methylation)　将甲基引入有机化合物的作用。体内的甲基供体为甲硫氨酸。N^5-甲基四氢叶酸、甲钴胺素为其活性型。

4-甲基咪唑 (4-methyl-imidazole)　用加铵法生产酱色（食用色素）的一种副产品。有致惊厥作用。我国只允许使用不加铵盐生产的酱色。国外规定酱色中 4-甲基咪唑的含量不得超过 $200mg/kg$。

甲基内吸磷 (demeton-methyl, metasystox)　有机磷农药。对害虫有触杀、胃毒和内吸作用，残效期较长。属中等毒类。易经皮肤吸收。中毒症状及防治见有机磷农药中毒。车间空气中最高容许浓度 $0.2mg/m^3$。FAO/WHO 建议甲基内吸磷每日允许摄入量为 $0.005mg/kg$。

甲基炔诺酮 (norgestrel)　见炔诺孕酮。

N^5-甲基四氢叶酸 (N^5-methyl tetrahydrofolic acid)　简写为 N^5-CH_3-FH_4。四氢叶酸携带甲基（-CH_3）的一种形式，由 N^5、N^{10}-甲烯四氢叶酸转变而来，反应是不可逆的。N^5-甲基四氢叶酸可将甲基转移给同型半胱氨酸生成甲硫氨酸。

甲基妥因 (methoin)　见甲妥因。

甲基质 (nail matrix)　其他名称：甲母质。甲根底下的甲床增厚的上皮细胞层，是指（趾）甲的生长点。甲基质细胞不断分裂，新的细胞陆续进入甲根，再角化成甲。

甲基转移酶 (methyltransferase)　其他名称：转甲基酶、甲基化酶。一种催化将甲基从一种化合物转移给另一种化合物的酶。DNA、RNA、蛋白质、氨基酸等均可作为甲基的受体。如底物为胍乙酸，可形成肌酸；底物为磷酸乙醇胺，则形成卵磷脂。其另一产物为 S-腺苷-L-高半胱氨酸，它可分解为腺苷和高半胱氨酸。

甲疽 (paronychia)　其他名称：嵌甲、嵌指。中医病名。疽生于指（趾）甲内。多因修甲损伤皮肉，或鞋子狭短，久受挤压所致。多生于大趾内侧，初起甲旁肿胀、渐而红肿化脓，患甲内嵌，溃后胬肉突出，疼痛难忍，脓液可向甲周、甲根或甲下蔓延。治宜剔甲，继而按一般痈疽（溃疡）处理。

甲卡拉芬 (dimethylcaramiphen)　其他名称：二甲喷他芬。抗胆碱药。能解除平滑肌的痉挛。效力仅为阿托品的 1/4，但副作用比阿托品轻微，对中枢神经系统无作用。用于胃及十二指肠溃疡、胃炎、胃肠道痉挛性疼痛以及因自主神经性障碍所致的胃肠疾病。青光眼病人忌用。

甲亢面容 (hyperthyroidism facies)　面容惊愕、眼裂增大、眼球凸出、目光闪烁、兴奋不安、烦躁易怒。见于甲状腺功能亢进症。

甲喹酮 (methaqualone, hyminal)　其他名称：安眠酮、海米那、眠可欣。为喹唑酮衍生物。催眠作用出现快而持续长。适用于神经衰弱、失眠、麻醉前给药。常用片剂口服。久用可以成瘾，突然停药可出现戒断症状。孕妇慎用，精神病病人禁用。

甲类传染病 (first infectious disease)　强制管理的传染病。共 2 种，即鼠疫和霍乱。要求发现后立即报告，城市最迟不超过 6h，农村不超过 12h。

甲硫氨酸 (methionine, Met)　其他名称：蛋氨酸。20 种蛋白质氨基酸之一，为必需氨基酸。是体内供给硫与甲基的来源。为生物合成过程中重要的成分：可合成启动 t-RNA；在胆碱、肌酸合成过程中供给甲基，为抗脂肪肝因子之一；去甲基后生成的半胱氨酸又可合成胱氨酸。甲硫氨酸、半胱氨酸和胱氨酸三者均为含硫氨基酸。食物蛋白质中含硫氨基酸不足者多见。成人甲硫氨酸加胱氨酸最低需要量为 13mg/

（kg·d），甲硫氨酸最低需要量为 5mg/（kg·d）。具有营养、抗脂肪肝和抗贫血作用，是体内胆碱生物合成的甲基供体，能促进磷脂酰胆碱合成。对砷剂、巴比妥类药物引起的中毒有解毒作用。

甲硫氨酸代谢 (metabolism of methionine)　甲硫氨酸属必需氨基酸，它在代谢中主要作甲基供体，在转甲基过程中能产生同型半胱氨酸。同型半胱氨酸可接受 N^5-四氢叶酸提供的甲基，重新合成甲硫氨酸，称此为甲硫氨酸循环。由此可见 N^5-四氢叶酸是体内的甲基间接供体。VB_{12} 是催化此反应的辅酶，它的缺乏影响甲硫氨酸的生成同时使四氢叶酸再生减少，影响细胞分裂，导致巨幼红细胞贫血。

甲硫氨酸吸收不良综合征 (methionine malabsorption syndrome)　其他名称：蛋氨酸吸收不良综合征。具有先天性氨基酸代谢异常，尿液有啤酒味道及其他临床表现的综合征。可表现为发育落后、智力减退、阵发性呼吸深快、水肿、发热、惊厥、伸肌张力增强、毛发细白、腹泻、易感染。治疗：限制甲硫氨酸摄入，对症处理。

甲硫氨酸循环 (methionine cycle)　指甲硫氨酸通过转甲基作用提供甲基，产生的 S-腺苷同型半胱氨酸进一步转变成同型半胱氨酸，接受 N^5-CH_2-FH_4 提供的甲基，重新合成甲硫氨酸，形成甲硫氨酸循环过程。该循环提供的甲基参与体内一些物质的甲基化。因体内不能合成同型半胱氨酸，它只能由甲硫氨酸转变而来，所以甲硫氨酸不能于体内合成，必须由食物供给。

甲硫氨酸注射液 (Injectio Methionini)　其他名称：蛋氨酸注射液。氨基酸类药。组成：甲硫氨酸和维生素 B_1 的无色澄明、pH 值 3.5～5.5 的灭菌水溶液。用于肝硬化及急性肝炎等。

甲硫氨酰转移 RNA (methionyl tRNA)　甲硫氨酸与其相应的 tRNA 的结合物。其反密码为 UAC，和它相应的密码为 AUG，这是 mRNA 上的起始密码子，参与蛋白质生物合成的起始过程。

甲硫醇 (methanthiol, methyl mercaptan)　有机物厌氧发酵时产生的一种挥发性物质。无色液体或气体。熔点 - 123℃，沸点 7.6℃。不易溶于水，其臭味强，能引起呕吐，嗅觉阈为 0.000 22mg。

甲硫氧嘧啶 (methylthiouracil)　抗甲状腺药。其作用、用途、注意事项等同丙硫氧嘧啶，但不良反应较多，临床应用率低于后者。

甲氯芬那酸 (meclofenamic acid)　其他名称：甲氯灭酸、抗炎酸钠。非甾体抗炎药，作用较强，并有解热、镇痛作用。主治急性或慢性类风湿性关节炎及骨关节炎。也用于腰酸背痛等。

甲氯芬酯 (meclofenoxate)　其他名称：氯酯醒、遗尿丁。中枢兴奋药。用于外伤性昏迷、新生儿缺氧症、儿童遗尿症、意识障碍、老年性精神病、乙醇中毒及某些中枢和周围神经症状。制剂：片剂、胶囊剂。高血压及严重感染者慎用。

甲氯灭酸 (Acidum Meclofenamicum)　见甲氯芬那酸。

甲萘醌亚硫酸氢钠 (menadione sodium bisulfite)　其他名称：维生素 K_3。止血药。用于止血及胆绞痛。亦可用于预防长期口服广谱抗生素类药物引起的维生素 K 缺乏症。制剂：注射剂。可致肝损害。

甲萘氢醌 (menadiol)　其他名称：维生素 K_4。促凝血药。用于止血、镇痛等。制剂：片剂。较大剂量可引起新生儿、早产儿溶血性贫血、高胆红素血症和黄疸。在红细胞 6-磷酸脱氢酶缺乏病人可诱发急性溶血性贫血。还可致肝损伤。肝功能不良病人不宜用，肝硬化或晚期肝病出血病人，本药无效。

甲哌卡因 (mepivacaine)　其他名称：卡波卡因。作用类似利多卡因的局部麻醉药。局麻效能强，作用迅速、持久，使用时不需加肾上腺素。适用于腹部、四肢、会阴部手术的浸润麻醉、阻滞麻醉及硬膜外麻醉，也可用于表面麻醉。

甲哌利福霉素 (rifampicin, rifampin)　见利福平。

甲哌噻庚酮 (ketotifen)　见酮替芬。

甲哌酮 (tolperisone)　见托哌酮。

甲泼尼龙 (methylprednisolone)　其他名称：甲强龙、甲氢泼尼松。半合成的肾上腺皮质激素。作用与用途同泼尼松。抗炎作用较强，钠潴留作用很小。用于抗炎治疗风湿性疾病、肌源性疾病、皮肤疾病、过敏状态、眼部疾病、胃肠道疾病、呼吸道疾病、水肿状态；免疫抑制治疗、休克、内分泌失调等。制剂：片剂；注射剂；注射液在紫外线和荧光下易分解破坏，应避光。孕妇、哺乳期妇女禁用。

甲羟戊酸（mevalonic acid，MVA）　生物合成胆固醇的中间产物。为类异戊二烯化合物和鲨烯的前体。

甲羟孕酮（medroxyprogesterone）　其他名称：甲孕酮。作用较强的孕激素。用于痛经、功能性闭经、功能失调性子宫出血、先兆流产、习惯性流产和子宫内膜异位症等。大剂量可用作长效避孕针。制剂：醋酸甲羟孕酮片剂、注射剂。肝肾功能不全者和有高钙血症倾向的病人禁用。有血栓形成的征象如头痛、视力障碍等应停药。

甲壳纲（Crustacea）　节肢动物门的一纲。体长圆（虾类）或横扁（蟹类）。胸部的体节有一部分同头部愈合，形成头胸部，上覆一层坚硬的头胸甲。腹部形状不一，有的纵长（虾类），有的扁平（蟹类）。附肢较多，包括触角两对、步足5对。大多水生，以鳃呼吸。淡水蟹及蝲蛄是肺吸虫的第二中间宿主，剑水蚤是阔节裂头绦虫、曼氏迭宫绦虫、棘颚口线虫的第一中间宿主。

甲氢泼尼松（methyl prednisolone）　见甲泼尼龙。

甲硫咪唑（thiamazole）　其他名称：他巴唑、赛治。抗甲状腺药，能抑制甲状腺素的合成。用于甲亢、甲状腺危象以及甲亢的术前准备。作用较六硫氧嘧啶强，且奏效快而代谢慢，维持时间较长。制剂：片剂。用药期间应定期检查血象。孕妇慎用，哺乳期妇女禁用。

甲醛（methanal，formaldehyde）　具有凝固蛋白作用的气体消毒剂。有机化合物。40%甲醛的水溶液是福尔马林。福尔马林中的甲醛蒸发可达到消毒的目的。有效浓度：每$1m^3$空间含甲醛蒸气6g以上。用于消毒非金属性的理发整容用具、衣服、被褥、病房、房间、车辆、船舶等。可用于制树脂、药物、染料、炸药等。

甲醛甲酚甘油（Glycerinum Formaldehydi et Cresoli）　杀菌防腐剂。组成：甲醛溶液、甲酚和甘油混合制成的黄色或暗红色的黏稠液体。具有凝固蛋白质、杀菌、止痛作用。牙科用于感染根管的消毒防腐及干髓术中凝固牙髓组织。

甲醛溶液（formalin，formaldehyde solution）　醛类消毒药。对微生物有强大的杀灭作用。常用于衣物、家具、房屋等的消毒。2%的甲醛溶液可用于手术器械消毒。10%的溶液用于固定标本、尸体及保存血清和疫苗。也可配成干燥剂，填入牙髓腔，供牙科使用。

甲醛三甲酚溶液（Liquor Formaldehydi et Trimethyliphenolis）　杀菌防腐剂。组成：三甲酚、甲醛溶液（或甲苯酚）及无水乙醇的无色澄明溶液。口腔科用于坏疽或有严重感染根管的消毒，也用于处理干髓治疗时的根髓断面，以及使根管内少量残髓失活，并能杀菌消毒。

N^5，N^{10}-甲炔四氢叶酸（N^5，N^{10}-methenyl tetrahydrofolic acid）　简写为N^5，N^{10}=CH-FH$_4$。四氢叶酸携带甲炔基的一种形式。它可以与N^{10}-CHO-FH$_4$、N^5-CH=NH-FH$_4$及N^5，N^{10}-CH$_2$-FH$_4$相互转化。

甲胎蛋白（alpha-fetal protein，alpha-fetoprotein，AFP）　存在于胎儿和羊水中的一种糖蛋白。在胚胎期，AFP由肝细胞和卵黄囊细胞合成，并出现于胎儿血清中。出生以后，血清AFP几乎消失。当肝细胞癌变时，产生AFP的能力重新出现，在病人血清、腹水和癌组织提取液中均可检出，可用于原发性肝癌的临床诊断和筛查试验。孕妇血清或羊水中AFP如恒定达高值者，应考虑胎儿畸形，特别是神经管缺损的可能。此外，急、慢性活动性肝炎、肝硬化活动期、先天性胆总管闭锁、生殖腺胚胎性肿瘤等AFP也可增高。但病人和胎儿的甲胎蛋白的糖链结构有所不同。

甲胎蛋白测定（alphafetoprotein determination）　①筛选肝细胞癌最敏感的方法。有4种方法，即琼脂扩散法、对流免疫电泳法、反相间接血凝法、放射火箭自显影法。前两法阳性相当于AFP浓度达到400～500ng/ml；后两法对AFP的动

态观察，可在症状出现前6个月或更早发现肝细胞癌，并可与少数继发性肝癌、肝硬化、肝炎、生殖腺胚胎癌以及少数消化道癌的假阳性病例进行鉴别（很少超过500ng/ml）。AFP的定量观察对判断肝癌的病情、疗效、术后复发和估计预后亦有重要价值。②测定孕妇血清或羊水中的甲胎蛋白，诊断畸胎尤其是胎儿神经管缺损的方法。甲胎蛋白由胎儿肝脏合成，经尿排至羊水，又经胎盘渗进至孕妇血清中。妊娠6个月后急剧增高，妊娠8个月达高峰，最高值为450～500ng/ml。

甲糖宁（tolbutamide，D^{860}）　见甲苯磺丁脲。

甲妥因（methoin）　其他名称：美索因、甲妥英、甲基妥因、梅桑妥英、癫痫片。作用与苯妥英钠相似的抗癫痫药。但有镇静作用，其毒性亦较高。适用于苯妥英钠疗效不好的癫痫大发作病人。对精神运动性发作及小发作无效。易致血液功能障碍，用药期间应注意检查血象。

甲妥英（methoin）　见甲妥因。

甲萎缩（onychoatrophy）　其他名称：甲发育不良。皮肤附件疾病。表现为甲板萎缩变小变薄或畸形。可为先天性异常或由其他疾病（如外伤、感染、内分泌障碍、脊髓空洞症及麻风等）引起。

N^5，N^{10}-甲烯四氢叶酸（N^5，N^{10}-methylene tetrahydrofolic acid）　简写为N^5，N^{10}-CH$_2$-FH$_4$。四氢叶酸携带甲烯基的一种形式。可由丝氨酸或甘氨酸转变而来。在核酸生物合成中，提供甲基，参与胸腺苷酸的合成。

甲烯土霉素（methacycline）　见美他环素。

甲下骨突（subungual wart，subungual apophysis）　生长于趾（指）端背侧的骨疣，多见于蹞趾。主要表现为趾端顽固性疼痛和溃疡。X线片可显示骨突。可手术治疗。

甲下外生骨疣（subungual exostosis）　由正常骨组织甲下过度增生引起。通常发生于蹞趾。表现为甲下有硬的结节，同时有趾甲错位。X线摄片可以确诊。治疗：手术切除。

甲下血肿（subungual hematoma）　多因砸伤致指甲下出血引起。甲下呈紫黑色，指甲和甲床可部分或完全分离。应注意检查有无末节指骨骨折。治疗：如血肿较小，可待其吸收，如血肿较大，疼痛剧烈，可从甲后皱襞穿刺抽血减压。如有感染，应彻底引流或拔除指甲。

N-甲酰甲硫氨酰 tRNA（N-formyl-methionyl-tRNA）　在细菌体系的翻译过程中起始的氨基酰 tRNA。

甲酰溶肉瘤素（formylmerphalan，N-formylsarcolysin，NF）　见氮甲。

N^{10}-甲酰四氢叶酸（N^{10}-formyl tetrahydrofolic acid）　简写为N^{10}-CHO-FH$_4$。四氢叶酸携带甲酰基的形式。它可由色氨酸代谢生成甲酸转变而来。N^{10}-CHO-FH$_4$ 可与 N^5，N^{10}=CH-FH$_4$ 互相转变。在核酸生物合成中，参与嘌呤环（C$_2$和C$_8$）的合成。

甲酰四氢叶酸钙（calcium folinate，calcium leucovorin，CF）　见亚叶酸钙。

甲硝唑（metronidazole）　其他名称：灭滴灵。硝基咪唑类抗厌氧菌药。用于预防和治疗厌氧杆菌引起的产后盆腔炎、败血症、牙周炎等。还可用于治疗贾第鞭毛虫病、酒渣鼻。用于阑尾、结肠手术及妇产科手术，可降低或避免手术感染。也可用于治疗阿米巴痢疾和阿米巴性肝脓肿。制剂：片剂、胶囊剂；注射剂；栓剂。孕妇及哺乳期妇女、中枢神经疾病和血液病病人禁用。肝肾功能不全者慎用。

甲型病毒性肝炎（hepatitis A）　简称甲型肝炎、甲肝。由甲型肝炎病毒感染所致的急性肝炎。主要通过粪-口途径传播，亦可经水源或水产品而呈暴发流行，流行于秋冬季，儿童发病最多。可分为急性黄疸型和急性无黄疸型。临床表现多数起病急、发热、厌食、厌油、恶心、呕吐、腹胀和腹泻、乏力，以及出现肝功能损害等。少数病人可发展为肝坏死，表现为出血、腹水或肝性脑病。多数恢复良好。甲肝抗原或抗体检测阳性可确诊。主要是保肝治疗和早期休息。免疫球蛋白（0.02ml/kg）有预防作用。

甲型肝炎病毒（hepatitis A virus，HAV）　甲型肝炎的病原

体。原来归类于小 RNA 病毒科的肠道病毒 72 型，但近年来的研究发现其许多生物学性状与肠道病毒明显不同，现将其归类为小 RNA 病毒科的一个新属——肝 RNA 病毒属。主要由粪-口途径传播，通过污染水源、食物、海产品（毛蚶等）、食具等而造成散发流行或暴发流行。在肠黏膜与局部淋巴结中大量增殖，并侵入血流形成病毒血症，最终侵犯靶器官肝脏。一般为自限性疾病，不发展成慢性肝炎。

甲型流感活疫苗（influenza A live vaccine）　预防接种制品。用于甲型流感的自动免疫。接种对象为 15 岁以上的健康人，不适用于少年儿童。接种后 2 周开始产生抗体，免疫力可维持 6～10 个月，患急、慢性呼吸道疾病，活动性肺结核，心脏病，发热及过敏体质者及孕妇禁用。

甲型溶血性链球菌（α-hemolytic streptococcus）　其他名称：草绿色链球菌。该菌是在血液琼脂平板上，菌落周围有草绿色溶血环（甲型溶血）的一种链球菌。这种绿色物质是由胆绿素与其他血红素化合物构成。此类链球菌为条件致病菌，常寄生于人的呼吸道和胆道。当拔牙或摘除扁桃体时，可侵入血流引起菌血症。一般情况下，血中细菌短时间内即被清除。但如果心瓣膜已有损伤或有先天性缺损，细菌可停留在损伤部位进行繁殖，引起急性心内膜炎。

甲型溶血性链球菌感染（α-hemolytic streptococcus infection）　由甲型溶血性链球菌所引起的全身性或局部的感染。此菌一般为人呼吸道正常寄生菌，当施行口腔手术，如切除扁桃体或有其他感染时，细菌可由局部侵入血液而致病。一般为慢性病程，临床表现为牙槽脓肿、牙周炎和亚急性细菌性心内膜炎，亦可引起脑膜炎及泌尿道感染。亚急性细菌性心内膜炎有长期低热、进行性贫血、皮肤和黏膜瘀点、心脏杂音、杵状指及脾大等表现。反复多次血培养可获病原体。治疗宜青霉素与氨基糖苷类抗生素联用，疗程 4～6 周。

甲型血友病（hemophilia A，factor Ⅷ deficiency）　其他名称：血友病甲、血友病 A。血友病的一种类型。参见血友病。

甲溴贝那替秦（benactyzine methobromide，ficilin，spatomac）　其他名称：溴甲乙胺痉平、服止宁、溴化甲基苯那辛。抗胆碱药。能减轻胃及十二指肠溃疡病人的症状，又能抑制胃液过多和胃运动过度而使胃肠功能趋于正常。适用于胃及十二指肠溃疡、胃痛、胆石绞痛、多汗症及胃酸过多等。有口干、排尿困难、瞳孔散大及便秘等反应。青光眼、前列腺肥大、幽门狭窄病人禁用。

甲癣（onychomycosis）　指（趾）甲的真菌感染。大多继发于手足癣，病原菌与手足癣的基本一致。初发于甲板的游离缘或侧缘，甲板松脱、变厚，表面凸凹不平，呈灰褐色或黄褐色、无光泽，或甲板增厚、变脆、易折。或甲板增厚不明显而潜行性残缺畸形。甲癣继发感染，可发生红肿化脓的甲沟炎。病程缓慢。将病甲逐渐削净，涂 30% 冰醋酸、水杨酸苯甲酸酊或涂 8% 环吡酮胺指（趾）甲涂膜剂等。如无肝肾功能障碍，可口服抗真菌药物治疗。

甲氧胺（methoxamine）　见甲氧明。

甲氧苯青霉素（methicillin，dimethoxyphenylpenicillin）　见甲氧西林。

甲苯舒喘宁（salmefamol）　见沙甲胺醇。

甲氧苄啶（trimethoprim，TMP）　其他名称：甲氧苄氨嘧啶、抗菌增效剂。抗菌药物、磺胺增效剂。常与磺胺药合用（多应用复方制剂）于治疗肺部感染、急慢性支气管炎、菌痢、尿路感染、肾盂肾炎、肺炎、伤寒、疟疾等，也与多种抗生素合用。本品单独可应用于大肠埃希菌、奇异变形杆菌、肺炎克雷伯菌、肠杆菌属、凝固酶阴性的金黄色葡萄球菌所致单纯性尿路感染。本品单用易引起细菌耐药，故不宜单独用。制剂：片剂、注射剂。孕妇、严重肝肾疾病、血液病（白细胞减少、血小板减少、紫癜等）病人禁用。新生儿、早产儿避免使用。

甲氧苄啶注射液（Injectio Irimethoprimi）　抗菌增效剂。组成：甲氧苄啶的灭菌水溶液。能阻断细菌的叶酸代谢，与磺胺类或某些抗生素合用有协同作用。

8-甲氧补骨脂素（8-methoxypsoralen，8-MOP）　见甲氧沙林。

甲氧氟烷（methoxyflurane）　吸入性全身麻醉药。对黏膜刺

激性较轻，麻醉诱导期及恢复期均较长。适用于需麻醉时间长的大手术的麻醉，也常用于时间较短的手术。肝、肾病及高血压病人忌用。

3-甲氧基-4-羟基扁桃酸（3-methoxy-4-hydroxy mandelic acid）　其他名称：香草扁桃酸。肾上腺素和去甲肾上腺素主要的最终代谢产物。从尿中排出，每日约 4～6mg。患嗜铬细胞瘤时排出增多。

甲氧氯普胺（metoclopramide）　其他名称：胃复安、灭吐灵。胃动力药及中枢性镇吐药。用于各种原因引起的恶心、呕吐、嗳气、胃部胀满、胃酸过多等。制剂：盐酸甲氧氯普胺片剂；注射剂。嗜铬细胞瘤、癫痫、胃肠道出血、进行放疗和化疗的乳腺癌病人，机械性肠梗阻或穿孔等禁用。孕妇、儿童、肝肾功能不全者慎用。

甲氧明（methoxamine，vasoxine）　其他名称：甲氧胺、美速胺、美速克新命。α 受体激动药。对 β 受体几乎无作用。其作用较去甲肾上腺素弱而持久，由于全身绝大部分血管的收缩，出现血压升高、反射性心律减慢；亦可延长心肌不应期、减慢房室传导和散瞳作用。用于外科手术，以维持或恢复动脉压，尤其适用于脊椎麻醉所造成的血压降低。又用于大出血、创伤及外科手术所引起的低血压、心肌梗死所致休克以及室上性心动过速。

3-甲氧-4-羟苦杏仁酸尿（vanillyl mandelic acid urine，VMA urine）　其他名称：香草醛扁桃酸尿。肾上腺髓质激素的代谢产物。正常人 1～5mg/24h，定性试验阴性。嗜铬细胞瘤时常大于 6mg/24h 尿。

甲氧沙林（methoxsalen）　其他名称：8-甲氧补骨脂素、敏白灵、甲氧呋豆素。具有强烈光敏活性。用于白癜风、银屑病、蕈样肉芽肿及玫瑰糠疹等。制剂：片剂；溶液剂。紫外线照射后出现红肿、水疱者应暂停使用。

甲氧西林（methicillin）　其他名称：甲氧苯青霉素、新青霉素 Ⅰ、二甲氧苯青霉素。半合成青霉素。耐酸，主要用于耐药的金黄色葡萄球菌感染。对青霉素过敏者禁用，用前须做青霉素皮试。

甲氧异丁嗪（levomepromazine，levoprome）　见左美丙嗪。

甲乙哌啶酮（methyprylon，noludar）　其他名称：脑疗得。催眠药。作用明显，起效快，安全。主治单纯性及神经性失眠症，也用于焦虑、精神紧张等。

甲孕酮（medroxyprogesterone acetate，provera）　见甲羟孕酮。

甲状颈干（thyrocervical trunk）　锁骨下动脉的主要分支之一。较粗而短，向上行，分布于甲状腺、喉、肩和背部肌肉。至甲状腺的分支叫甲状腺下动脉，它不仅与本侧的甲状腺上动脉吻合，还与对侧的同名动脉吻合。

甲状旁腺（parathyroid gland）　其他名称：副甲状腺。内分泌腺之一。借结缔组织膜固定于甲状腺侧叶的后缘或埋藏在附近的腺实质内。通常分为上下两对，扁卵圆形小体，绿豆粒大小。甲状旁腺分泌甲状旁腺素，能调节机体的钙和磷的代谢。甲状腺切除手术时，应注意不要将甲状旁腺切除，否则会引起血钙过低，发生手足搐搦症。

甲状旁腺癌（parathyroid carcinoma）　发生于甲状旁腺的恶性肿瘤。好发于 30～40 岁，男性稍多。分为功能性和无功能性两类。功能性者，可致甲状旁腺功能亢进。肉眼观，瘤块一般比腺瘤大，质地也较硬，可向周围组织侵入，并可侵犯血管。组织学上，癌细胞核大小比较一致，但核分裂象多，有时可见巨大的核。手术治疗。

甲状旁腺薄片移植法（thin slice transplantation of parathyroid gland）　用自体新鲜或经冷冻保存后的甲状旁腺薄片治疗甲状旁腺功能减退症的方法。切取全部（一般为 4 个）甲状旁腺腺体，立即置入不含牛血清的无菌冷冻等渗组织培养液中，冷冻、变硬并经病理切片证实后，将其切成 1mm×2mm 薄片，一次约将 20 片，分别植于前臂掌侧的肌肉中。

甲状旁腺功能减退伴艾迪生病综合征（hypoparathyroidism with Addison syndrome）　甲状旁腺功能与肾上腺皮质功能均减退所致的一组临床症候群。多见于儿童或青年，表现为低钙抽搐、肢端麻木、直立性低血压、色素沉着、体重减轻

等。血液检验：血钙降低、低钠血症、高钾血症。治疗：给予钙剂、维生素 D、皮质激素，也可行甲状旁腺移植。

甲状旁腺功能减退症（hypoparathyroidism）　甲状旁腺激素（PTH）分泌过少或周围组织（终末器官）对甲状旁腺激素不反应而引起的低钙、高磷血症与抽搐、恶心、呕吐、异位钙化等相应的症状。常见于手术后与特发性两种。前者多是由于甲状腺手术损伤；后者可能与自体免疫有关。临床特点是手足搐搦，检查面神经征（Chvostek 征）阳性，脑基底核钙化，早期晶状体白内障等。血清钙低、磷高，PTH 降低。确诊后补充钙剂及维生素 D 制剂。有人探索行甲状旁腺移植。

甲状旁腺功能亢进症（hyperparathyroidism）　各种原因引起的甲状旁腺激素（PTH）合成和分泌过多引起钙、磷、骨代谢紊乱所致的全身性疾病。女性多于男性，老年人发病率高。分为原发性和继发性、三发性和假性。原发性为甲状旁腺增生、腺瘤或腺癌所致；继发性是因为多种原因所引起的低钙血症所致，亦见于慢性肾衰竭贫血。临床上分为肾型、肾骨型、骨型 3 种类型。表现为反复发作的肾结石、骨质疏松。病变的骨骼有疼痛，呈结节样增厚、凹凸不平、弯曲，甚至病理性骨折。部分病人伴有胃、十二指肠溃疡和胰腺炎。早期手术治疗，效果较好。

甲状旁腺素（parathyroid hormone）　甲状旁腺主细胞分泌的碱性单链多肽类激素。化学结构是 34 个氨基酸构成的直链肽。主要作用是调节体内钙、磷代谢，促使血钙水平升高，血磷水平下降。为生命所必需。甲状腺外科手术不慎将甲状旁腺切除时可因血钙降低而发生手足搐搦症。

甲状旁腺危象（parathyroid storm）　其他名称：甲状旁腺中毒。甲状旁腺激素过多，重度血清钙升高所致的严重综合征。原发性的多由于单发的甲状旁腺腺瘤所引起。急性发病，症状迅速加重，出现昏迷、呕吐、多尿、失水等高钙血症综合征，血钙超过 4.0mmol/L。治疗：大量补充生理盐水；静脉滴注磷酸盐、呋塞米，以及降钙素。血液透析迅速降低血钙。手术切除腺瘤。

甲状旁腺显像（parathyroid imaging）　应用可被甲状腺摄取的放射性药物，观察甲状旁腺位置、大小、形态并了解其功能的一种核医学检查方法。放射性药物^{201}Tl 和^{99m}Tc-MIBI 能够同时被甲状旁腺和甲状腺摄取，所以获得的图像为 2 种腺体的合影。高锝酸盐（^{99m}TcO$_4^-$）只能被甲状腺摄取而不能被甲状旁腺摄取，所以通过不同药物二次显像后利用计算机技术可以获得甲状旁腺的影像。此外，还可以利用^{99m}Tc-MIBI 双时相法来获得甲状旁腺的影像。

甲状旁腺腺瘤（parathyroid adenoma）　发生于甲状旁腺的良性肿瘤。好发于 40～60 岁，女性多于男性。肿瘤大小不等。瘤块小者病程长，高钙血症不明显；瘤块大者病程短，高钙血症非常显著。肉眼观，肿瘤呈红褐色、质软，光滑。切面褐色、均质性，有时有囊腔形成。本病最易导致甲状旁腺功能亢进，致血钙升高、无机磷降低。初期可出现骨软化症和骨质疏松症，破骨细胞作用逐渐增强，并伴有纤维组织增生以置换骨组织，而发展为囊性纤维性骨炎。纤维组织中常有出血，骨质变软，甚至造成微小骨折。此外，由于肾排磷酸盐增加、钙排泄减少，加之从肠吸收钙增加，乃形成高钙低磷血症，结果肌张力低下、多尿、呕吐、肾衰竭。尿路常有结石形成。

甲状旁腺移植（transplantation of parathyroid glands）　分为自体移植和同种异体移植。自体移植，是将切下的新鲜甲状旁腺或经过冷冻保存仍有活力的甲状旁腺重新移植到病人体内。同种异体移植，是将他人的新鲜甲状旁腺组织移植到病人体内。自体移植的甲状旁腺组织较易存活并可长期维持功能。

甲状旁腺增生症（parathyroid hyperplasia）　甲状旁腺组织的增生肿大引起的病症。分为原发性和继发性两种。原发性较少见，多为全部甲状旁腺组织增生，致使甲状旁腺的重量较正常增加数百倍。继发性由持续性低钙血症引起，最常见于慢性肾衰竭，也可见于佝偻病、骨软化症、骨髓瘤等。全部甲状旁腺呈增生性改变，增生的细胞主要是主细胞。与原发

性者相比，腺细胞肥大不明显，也不出现细胞核大小不等的改变。细胞增生程度不与血钙含量对应，而与血清磷的浓度成比例。

甲状旁腺肿瘤（tumor of parathyroid）　发生于甲状旁腺腺细胞的良性和恶性肿瘤。分为腺瘤和腺癌两类。前者常伴有功能亢进症，通常仅累及单个腺体，以手术切除为主。后者少见，多数无功能亢进，手术为主，可辅以放疗。

甲状软骨（thyroid cartilage）　位于环状软骨与会厌软骨之间，构成喉前壁和侧壁大部的软骨。分为左、右两板，形似盾牌，喉软骨中最大的一个。两板前缘以直角（女性为钝角）相连形成前角，前角上缘向前突出，称喉结，成年男性常特别突出。

甲状舌管（thyroglossal duct）　甲状腺发生的最初阶段，上皮在舌盲孔下陷形成的管。出生后消失。随着胚体的生长，沿正中下降到颈前方，其末端细胞增生，扩展成甲状腺侧叶。甲状腺和舌之间管道消失，此管在舌上留一浅凹，即盲孔。

甲状舌管囊肿（thyroglossal cyst）　甲状舌管退化不全而在颈部中线形成的先天性囊肿。颈部中线舌骨下出现一球形囊状肿块，一般不大，无痛，吞咽或伸舌时随之向上移动。由于囊内分泌物潴留或发生感染，常自行破溃而形成瘘管。治疗：手术切除。

甲状舌管囊肿及瘘管（thyroglossal cyst and fistula）　由甲状舌管的残余上皮所发生的囊肿及瘘管。多见于儿童，亦见于成人。囊肿在颈中线及其附近，生长缓慢，呈球形、质软、边界清楚，与舌骨体相连，随伸舌及吞咽而运动。继发感染有红、肿、热、痛症状。破溃可形成瘘管，长期有蛋清样分泌物流出。手术治疗。

甲状腺（glandula thyroidea）　内分泌腺之一。呈 H 形，棕红色。侧叶贴附在喉下部和气管上部的外侧面，上达甲状软骨，下抵第 6 气管软骨环。峡部多位于第 3、4 气管软骨环的前方。外covered有纤维性被囊，囊外包有颈深筋膜，常有韧带样结缔组织将甲状腺固定于环状软骨，因此吞咽时甲状腺可随喉上下移动。该腺能合成、储存和分泌甲状腺激素，调节机体代谢。甲状腺疾病是多种原因造成的甲状腺功能增强、减弱，合成和分泌甲状腺激素过多、过少，所导致的一种常见内分泌疾病。主要有甲状腺功能亢进、甲状腺功能减退、甲状腺瘤、甲状腺癌等。

甲状腺癌的临床分期（clinical stage of thyroid cancer）　恶性甲状腺肿瘤的分期法。分 4 期。Ⅰ期：肿瘤局限于腺体内。Ⅱ期：肿瘤局限于腺体内和局部淋巴结。Ⅲ期：肿瘤已侵犯颈部的深层组织，无论有无淋巴结转移。Ⅳ期：伴有远处转移。

甲状腺癌颈部廓清术（block neck dissection of thyroid cancer）　主要适用于甲状腺乳头状癌或腺瘤恶变、颈部有淋巴结转移者。行患侧甲状腺全叶、峡部和近峡部对侧部分腺体切除及颈部淋巴结清除。

甲状腺部分切除术（partial thyroidectomy）　主要用于较小的甲状腺腺瘤和局限的结节性甲状腺肿等甲状腺局部良性病变。在充分游离病变部位甲状腺后，将腺体连同整个病变作楔形切除，再缝合甲状腺切面。切除的病变术中应作冷冻切片检查，一旦发生癌变，按癌手术处理。

甲状腺次全切除术（subtotal thyroidectomy）　其他名称：甲状腺大部切除术。是手术治疗甲状腺疾病的常用术式。主要用于甲状腺功能亢进症、单纯性结节性甲状腺肿、较大的甲状腺腺瘤等，常采用颈前领形切口，充分游离甲状腺，结扎切断甲状腺上、下动静脉及中静脉，切断峡部，将包括病变的大部甲状腺呈楔形切除，保留后部被膜及一薄层腺体，将残存的甲状腺缝合。

甲状腺刺激性抗体（thyroid-stimulating antibody，TSAb）　其他名称：甲状腺刺激性免疫球蛋白。与促甲状腺激素受体抗体（TRAb）同属于一类。这些物质都能与甲状腺滤泡壁细胞膜上的促甲状腺激素受体相结合，从而激活细胞膜上的腺苷环化酶，导致甲状腺分泌大量 T_3 和 T_4。

甲状腺刺激阻断抗体（thyroid-stimulating hormone binding antibody，TSH-binding antibody，TSHBAb）　其他名称：促

甲状腺激素结合抑制免疫球蛋白。是促甲状腺激素受体抗体的另一类。能抑制 TSH 与其受体结合，阻断 TSH 的作用。产生此种抗体的抗原，是甲状腺滤泡壁细胞膜上的促甲状腺激素受体。

甲状腺大部切除术（subtotal thyroidectomy）　见甲状腺次全切除术。

甲状腺动态显像（thyroid dynamic imaging）　其他名称：甲状腺血流显像。在进行甲状腺静态显像检查时将放射性药物$^{99m}TcO_4^-$经静脉弹丸式注射后在体外应用 γ 照片机或单光子发射计算机体层摄影（SPECT）即刻连续动态采集甲状腺图像，用于了解甲状腺的血供情况。延迟 20min 后即可采集甲状腺静态图像。动、静态显像同时使用，可为诊断提供更多信息。

甲状腺-发声综合征（thyrovocal syndrome）　甲状腺肿大压迫喉部，妨碍环状软骨与甲状软骨靠近，从而使喉前诸肌运动障碍与声带松弛的综合征。表现为声音嘶哑、发声衰弱、易疲劳等。治疗：对症处理，手术。

甲状腺放射性核素扫描（radionuclide thyroid scanning）　甲状腺功能检查。先注射放射性核素，后将探测器放在颈前部体表作线性移动，依次逐点测量与同步记录放射性分布，以获得甲状腺放射性分布的静止图像。除用于发现异位甲状腺外，主要用于甲状腺结节的功能判断和良恶性的鉴别诊断，一般结节吸^{131}I 功能越低下，癌的概率越大。

甲状腺粉（powdered thyroid）　食用动物的甲状腺脱脂干粉。用于克汀病、黏液性水肿及其他甲状腺功能减退症，也可用于雷诺病、甲状腺癌。制剂：片剂。心功能不全者慎用。长期应用应监测心肝肾功能及骨吸收指标，以免蓄积中毒。

甲状腺高能症（hyperthyroidism）　见甲状腺功能亢进。

甲状腺功能减退[症]（hypothyroidism）　简称甲减。系由甲状腺激素合成、分泌或生物效应不足或缺少所致的基础代谢降低和交感神经系统兴奋性减弱的一组疾病。全身性内分泌疾病。临床上最严重的表现为黏液性水肿，约 21%～60% 病人有贫血。根据起病年龄不同可分为 3 型：起病于胎儿或新生儿期者称地方性克汀病（呆小病）；起病于性发育前的儿童为幼年型甲减；起病于成人者为成年型甲减。其临床表现、诊断及治疗见各型条目。

甲状腺功能减退性肌病（hypothyroid myopathy）　甲状腺功能减退引起的骨骼肌疾病。继发于甲状腺功能减退状态，如原发甲状腺功能减退、继发垂体功能减退性甲减、慢性淋巴性甲状腺炎（HT）、甲状腺切除术后、服抗甲状腺药等。分两型：儿童的科-德-塞（Kocker-Debre-Semelaigne）综合征、成人的霍夫曼（Hoffmann）综合征。发病机制不清。受累肌群以肩带、骨盆带、肢体近端骨骼肌为主。临床表现为肌肉无力、酸痛、肌肉收缩与松弛均迟缓，有时肌肉僵硬，出现假性肌强直。根据甲状腺功能减退的病史、肌病表现可诊断。口服甲状腺素片替代治疗，联合激素或免疫抑制治疗。

甲状腺功能减退性心脏病（hypothyroid heart disease）　其他名称：黏液水肿性心脏病。甲状腺功能减退导致心脏增大、心肌无力、心输出量降低的疾病。常合并胆固醇增高，故可伴发冠心病。应用甲状腺制剂，心脏可明显缩小或恢复正常；但宜从小剂量开始。

甲状腺功能亢进[症]（hyperthyroidism）　简称甲亢。其他名称：甲状腺高能症。多种病因引起的甲状腺高功能状态，产生过量甲状腺激素而导致的临床综合征。常见原因为格雷夫斯（Graves）病（毒性弥漫性甲状腺肿）、毒性结节性甲状腺肿、甲状腺自主高功能性腺瘤、垂体分泌抗促甲状腺激素肿瘤等。主要症状是眼球突出、怕热、低热、多汗、心跳加强、心动过速、容易激动、手指震抖、无力，10%～25% 病人有轻度贫血。基础代谢率增高。血浆中蛋白结合碘增高。24h 放射性碘摄取超过 45%，血中 T_3 和 T_4 增加（尤以 T_3 为显著）。治疗：抗甲状腺药物是治疗甲亢最常用的方法，有丙硫氧嘧啶（PTU）、甲巯咪唑（MM）、辅助药物 β 受体阻滞剂、放射性^{131}I。甲状腺明显肿大有压迫症状、药物治疗无效或疑有恶变时多采用手术治疗。

甲状腺功能亢进性心脏病（hyperthyroid cardiopathy）　甲状腺功能亢进时由于代谢旺盛、耗氧增多，甲状腺激素间接或直接作用于心肌所致的心脏病。多见于男性、成人及老年人，多发生于结节性甲状腺肿伴甲亢及淡漠型甲亢者。除一般心悸表现外，严重时伴有心脏扩大、心律不齐（如期前收缩、心房纤颤等）及心力衰竭。确诊时应除外其他心脏病。部分诊断不明确者可采用抗甲状腺药治疗，若用药后心脏改变完全恢复或缓解，有助于诊断。治疗以控制甲状腺功能亢进为主，并辅以对症治疗。

甲状腺功能正常性病变综合征（sick euthyroid syndrome, SES）　在严重疾病、创伤或应激时，甲状腺素在末梢的转运和代谢、促甲状腺激素（TSH）的调节以及有时甲状腺功能会发生改变。这些改变的单独或共同作用，可导致甲状腺激素血浓度的改变，但不是甲状腺本身病变所致。根据总的或游离的甲状腺激素血液浓度的不同改变，可分成甲状腺功能正常性病变的不同变异型。

甲状腺核素显像（nuclein imaging of thyroid gland）　甲状腺具有选择性地摄取和合成碘的功能。利用放射性碘，使甲状腺显像，反映其位置、大小、形态和功能的技术。对诊断甲状腺疾病，尤其对甲状腺结节的判断有较大的临床意义。

甲状腺激素（thyroid hormone）　甲状腺分泌的甲状腺素（T_4）和 3，5，3′-三碘甲腺原氨酸。甲状腺激素能调控氧消耗率和总代谢率，主要用于甲状腺功能减退症、单纯性甲状腺肿等。

甲状腺激素抑制试验（thyroid hormone suppression test）　利用甲状腺素（T_4）对脑垂体促甲状腺激素（TSH）的抑制作用诊断甲亢的一种方法。正常时，甲状腺对^{131}I 的吸收能力受 TSH 调节，而血中 T_4 浓度升高又可反馈性地抑制 TSH 的分泌，从而抑制甲状腺吸收^{131}I 的能力。而甲亢时 T_4 的变化是受非垂体的病理因素影响的，所以无此抑制作用。

甲状腺激素抑制显像（thyroid hormone suppression imaging）　用于鉴别甲状腺静态显像时表现为热结节病灶性质的一种核医学检查法。其机制同甲状腺激素抑制试验。如静态显像时的热结节在口服甲状腺素后仍表现为热结节，提示该结节有功能自主性。

甲状腺疾病分类（classification of thyroid disease）　甲状腺疾病在临床上简可分为：①单纯性甲状腺肿（非毒性）：分弥漫性和结节性。②甲状腺功能亢进（毒性）：分原发性（弥漫性）、继发性（结节性）及自主性高功能腺瘤。③甲状腺肿瘤：包括腺瘤、癌、肉瘤等。④甲状腺炎：分急性（化脓性）、亚急性（肉芽肿性）和慢性（淋巴性与纤维性）。

甲状腺结节（thyroid nodule）　甲状腺腺体内的任何局部病灶，包括囊肿、腺瘤和癌的总称。结节可为多发或单发，80% 实性甲状腺结节为良性，甲状腺癌常以甲状腺结节为其明显表现。引起甲状腺结节的常见病有：单纯性甲状腺肿、甲状腺炎、甲状腺瘤、甲状腺囊肿和甲状腺癌等。仔细了解结节的发展过程及临床特点，同位素扫描和针吸活检均有助于诊断结节为良性或恶性。良性结节与恶性结节的鉴别诊断和合理治疗极为重要。

甲状腺滤泡（thyroid follicle）　甲状腺中由单层立方上皮围成的泡状结构。是甲状腺的结构和功能单位。具有合成和分泌甲状腺激素功能，呈球形或椭圆形，大小不等，由单层立方或柱状细胞围成，核圆，居中央，胞质嗜碱性。滤泡腔内充满胶质。滤泡壁上皮细胞间或滤泡间有滤泡旁细胞，单个或成群存在。滤泡上皮细胞随机体的功能状态而改变，功能亢进时，细胞为柱状，胶质少；功能减退时，细胞扁平，胶质多。

甲状腺滤泡细胞癌（follicular cell carcinoma of thyroid）　甲状腺癌。多见于 40 岁以上女性。临床主要有结节性甲状腺肿大，单结节多见，质硬如石，后期可出现邻近组织侵蚀、疼痛及远处转移。病理检查可以确诊。手术治疗为主。

甲状腺滤泡状癌（follicular adenocarcinoma of thyroid gland）　甲状腺癌的一种病理分型。约占甲状腺癌的 20%，多见于中年人，属中等恶性，可有颈部淋巴结转移和血行转移达肺和骨。早期可行手术治疗，如有转移，则疗效不满意。

甲状腺囊内切除（intracapsular thyroidectomy）　施行甲状腺腺体全部切除，要尽量保留腺体背面的囊壁。囊壁上面残留的腺体组织可用锐缘刮匙刮去，以避免喉返神经损伤，也保护甲状旁腺。

甲状腺囊肿（thyroid cysts）　甲状腺囊性肿物。多数由结节性甲状腺肿的结节或腺瘤退变而成。少数囊肿的囊壁内衬鳞状或柱状上皮，其起源于甲状舌管残余、第4咽囊（鳃囊）残余。囊内含血性液体或血浆，与周围组织分界清楚，质坚韧，同位素扫描为冷结节。手术摘除。

甲状腺球蛋白（thyroglobulin）　甲状腺的一种碘化糖蛋白，为同源二聚体，分子质量约660kD，人的此种蛋白质由2 767个氨基酸组成，其中20%被碘化，有机碘在甲状腺体的贮存形式。主要碘化合物是一碘酪氨酸和二碘酪氨酸，以及少量四碘甲腺原氨酸（T_4）和三碘甲腺原氨酸（T_3）。它们由滤泡上皮细胞分泌，储存在滤泡腔中。在促甲状腺激素（TSH）的作用下，这些碘化合物重返上皮细胞内，并被溶酶体中的蛋白水解酶分解，产生游离的T_4和T_3，扩散到血液中。

甲状腺全部切除术（total thyroidectomy）　将甲状腺的两侧叶、锥状叶、峡部以及颈部有癌转移的淋巴结全部切除。用于：①甲状腺乳头状腺癌或滤泡状腺癌已累及两侧叶。②一侧叶腺癌，但已有远处转移。③甲状腺癌作甲状腺大部切除术后有远处转移者。

甲状腺乳头状腺癌（papillary adenocarcinoma of thyroid gland）　甲状腺癌的一种病理分型。约占甲状腺癌的60%，多见于年轻女性。其肿瘤生长缓慢，恶性程度低，但早期可在颈部出现转移淋巴结。手术治疗预后较好，术后5年治愈率可达90%。

甲状腺上动脉（superior thyroid artery）　颈外动脉的第一分支。起自颈外动脉的起始处，行向前下方颈总动脉与喉之间，到达甲状腺侧叶上端，分支分布于甲状腺上部和喉。

甲状腺舌管囊肿（thyroglossal duct cyst）　见甲状舌管囊肿。

甲状腺[131]I试验饮食（diet of thyroid iodine test）　试验期为2周，试验期间禁用含碘食物，如海带、紫菜、虾、鱼、加碘盐，禁用碘做局部消毒。2周后行甲状腺[131]I功能测定。适于甲亢和甲减的病人做甲状腺功能检查。

甲状腺素（thyroid hormone）　其他名称：四碘甲腺原氨酸。甲状腺上皮细胞分泌的碘化氨基酸衍生物。在甲状腺中由酪氨酸碘化而生成，占甲状腺分泌的激素的90%。其主要的作用是调节机体的基础代谢和生长发育。因此可提高绝大多数组织的耗氧量，增加产热量，对幼儿神经系统的发育有明显的促进作用。幼儿期间甲状腺素水平低下会发生呆小病，表现为身材矮小、智育低下，亦称地方性克汀病。

甲状腺素结合球蛋白（thyroxin binding globulin，TBG）　其他名称：甲状腺激素结合球蛋白（thyroid hormone binding globulin）。哺乳动物血液中的甲状腺素运载蛋白。其血液中的浓度随甲状腺素的浓度改变，同时亲和力也随甲状腺素的浓度改变，浓度低时，两者的亲和力也降低。人的此种蛋白质由415个氨基酸残基组成。

甲状腺素类（thyroid hormones）　用于甲状腺功能减退症治疗的一类药物。如甲状腺粉、甲塞罗宁、左甲状腺素等。

甲状腺素钠（thyroxin sodium）　人工合成的甲状腺素药。内含有机碘58%，其左旋品较右旋品作用强。口服片剂吸收率为40%，且多与血浆中蛋白结合，呈游离状态者少，因此具有起效缓慢、作用弱而持久的特点。由于在体内消除慢，易致蓄积中毒。适用于甲状腺功能减退者。应避光保存；在连续用药过程中应注意甲状腺功能的变化，随时调整用药量。

甲状腺素型甲亢（thyroxin hyperthyroidism）　为甲亢中的一个类型。其特点是血清甲状腺素（T_4）增高，三碘甲腺原氨酸（T_3）不高而反三碘甲腺原氨酸（rT_3）增高。见于甲亢伴严重间质性疾病而由T_4转化为T_3明显降低，反T_3（rT_3）明显升高或碘源性甲亢病例。促甲状腺激素释放激素（TRH）兴奋试验不能引起兴奋。治疗同甲亢。

甲状腺素中毒（thyroxin poisoning）　口服过量甲状腺素引起

的中毒。表现为头痛、眩晕、失眠、兴奋性增高、肌肉纤维颤动、呕吐、腹泻、心率过快、血压增高、发热、出汗过多等，严重者可致心律失常、抽搐、昏迷。治疗：催吐、洗胃、导泻，静脉补液和应用抗甲状腺药物，并给予对症治疗。

甲状腺髓样癌（medullary carcinoma of thyroid）　其他名称：甲状腺滤泡旁细胞癌。起源于甲状腺滤泡旁细胞的恶性肿瘤。常有家族史。由于癌组织产生5-羟色胺和降钙素，可出现腹泻、心悸、颜面潮红和血钙降低等表现。同位素扫描为冷结节。一经确诊，应立即手术。

甲状腺危象（thyroid storm）　其他名称：瓦尔登斯特伦综合征Ⅲ型。甲状腺功能亢进未获有效控制，在严重感染、创伤、手术、精神刺激等因素存在和激发下，甲亢症状突然加剧等一系列临床表现。表现为高热、心率极快、烦躁、大汗、呕吐、腹泻等。治疗：应用碘溶液、硫脲类、普萘洛尔、皮质醇，并消除诱因。

甲状腺未分化癌（undifferentiated carcinoma of thyroid gland）　甲状腺癌的一种病理分型。约占甲状腺癌的15%。多见于老年人，其发展迅速，属高度恶性，早期即可发生局部淋巴结转移，或侵犯喉返神经、气管、食管，并常经血液转移至肺、骨等处。一旦确诊即不宜手术治疗，可采用外放射治疗，预后极差。

甲状腺吸[131]碘率测定（[131]I uptake by thyroid）　利用甲状腺有摄取和浓聚碘离子的能力及[131]碘具有普通碘的生物化学性质而设计出的一种临床检查方法。[131]碘放出的γ射线可用探测器在颈部（甲状腺部位）测量。根据甲状腺对[131]碘吸收的情况，可判断甲状腺的功能。

甲状腺下动脉（inferior thyroid artery）　甲状腺颈干的主要分支。上行至甲状腺，供应甲状腺后下部。由锁骨下动脉的分支甲状颈干发出的分支，横过颈血管鞘和交感干的后方，至甲状腺背面分支进入腺体。除营养甲状腺下半外，尚分布于邻近肌肉、喉、咽、食管上端和气管等部位。

甲状腺[腺]癌（thyroid carcinoma，carcinoma of thyroid）　发生于甲状腺的恶性肿瘤。病因未明。年长者多见，女性多见。病理根据形态可分为乳头状腺癌、滤泡细胞癌、未分化癌、甲状腺髓样癌（甲状腺滤泡旁细胞癌）、甲状腺淋巴瘤（以女性为主，罕见）。临床表现早期在甲状腺内出现质硬而不平的肿块，随吞咽时肿块上下移动度减弱。晚期可出现声嘶、呼吸困难或吞咽困难等压迫症状和颈部淋巴结转移。乳头状腺癌恶性程度低，滤泡细胞癌和髓样癌中度恶性，未分化癌为高度恶性。预后与病理类型及病期有关。治疗：切除甲状腺癌原发灶和颈淋巴结转移灶；未分化癌主要靠外放射治疗。

甲状腺腺瘤（thyroid adenoma）　起源于甲状腺滤泡组织的良性肿瘤。大部分病人无任何症状，少数病人出现甲状腺功能亢进症状，大多为高功能腺瘤。病理上分为滤泡状腺瘤、乳头状腺瘤、乳头状囊性腺瘤。多见于40岁以下的妇女。肿瘤生长缓慢，呈圆形或椭圆形，表面光滑，随吞咽上下活动。此病可引起甲状腺功能亢进或恶变，应早期切除。

甲状腺性甲减（thyroid hypothyroidism）　指原发病变部位在甲状腺者。病因可为先天性，也可为后天性。又分为原发性（自体免疫病）及继发性（手术、放疗、炎症、癌症等）。甲状腺可肿大，也可阙如。基本特征是血清三碘甲腺原氨酸（T_3）、甲状腺素（T_4）降低，促甲状腺激素（TSH）升高。

甲状腺性甲亢（thyroid hyperthyroidism）　由甲状腺原发病变引起的甲状腺功能亢进。是临床上最常见的一类。包括：弥漫性甲状腺肿伴甲亢、多结节性甲状腺肿伴甲亢、自主性高功能性甲状腺腺瘤、新生儿甲亢、碘甲亢、滤泡性甲状腺癌等。临床除见甲状腺功能亢进症的表现外，其实验室检查特点为血T_3、T_4增高，而血促甲状腺激素（TSH）降低。

甲状腺血管音（vascular murmur of thyroid）　用钟型听诊器置于弥漫性甲状腺肿伴有功能亢进者的甲状腺上，可听到的收缩期动脉杂音。有时还可听到低调的连续性静脉嗡鸣音。

甲状腺炎（thyroiditis）　细菌、病毒或自身免疫引起的甲状腺炎症。按病程可分为急性（化脓性）、亚急性（非化脓性）

和慢性甲状腺炎。急性化脓性甲状腺炎极少见。甲状腺局部红肿、疼痛，伴有全身症状，如发热，白细胞升高，治疗与其他化脓性感染相同。而急性和慢性甲状腺炎局部疼痛轻微，无明显发热，白细胞正常，甲状腺局部压痛，可有甲状腺肿大，多用激素治疗，或服甲状腺素片以及对症处理。

甲状腺肿（thyrocele, goiter） 由于缺碘或某些致甲状腺肿因子而引起的甲状腺非肿瘤性增生。病理可分为弥漫性和结节性两类。根据是否伴有甲状腺功能亢进，又可将其分为非毒性和毒性两类。临床检查按腺体增大程度分为3度：不能看出肿大但能触及者为Ⅰ度；能看到肿大又能触及但在胸锁乳突肌以内者为Ⅱ度；超过胸锁乳突肌者为Ⅲ度。多见于甲状腺功能亢进、单纯性甲状腺肿、甲状腺癌及慢性淋巴性甲状腺炎、甲状旁腺瘤。

甲状腺肿瘤（tumor of thyroid, thyroid neoplasm） 发生在甲状腺的肿瘤。根据分化程度和生物学特性分为良性及恶性两类。良性瘤多为腺瘤，一般有完整的包膜，形态可大可小，可多发或单一；功能上90%正常，扫描示冷结节，少数可呈温结节、热结节；临床多无自觉症状。甲状腺良性瘤常分为乳头状、滤泡性（最多见）、Hurthle细胞性3类。恶性瘤多为腺癌，腺癌主要发生于滤泡细胞、滤泡旁细胞。分为滤泡细胞癌，包括乳头状癌、滤泡细胞癌、未分化癌和滤泡旁细胞癌（甲状腺髓样癌）。以乳头状癌最多见。确诊后一般均需手术治疗，但术中应一律做冷冻切片。

甲紫（methylrosanilinium chloride, methyl violet） 其他名称：龙胆紫。消毒防腐收敛药。用于皮肤黏膜的革兰氏阳性细菌或真菌感染、糜烂、溃疡等。制剂：溶液剂（紫药水）。皮肤损伤的面积过大时应尽量避免使用。

甲紫溶液（Liquor Methylis Violacei） 俗名紫药水。外用防腐消毒药。组成：甲紫的水溶液。对皮肤和黏膜刺激性小，渗透性强，能抑制革兰氏阳性菌及真菌。用于创伤伤、黏膜和皮肤表浅化脓性感染、湿疹等。0.5%～1.0%溶液用于治疗口腔、阴道的真菌感染。

甲唑醇（methimidol） 抗螺旋体病药。常用制剂为盐酸甲唑醇片和盐酸甲唑醇胶囊。用于治疗早期钩端螺旋体病疗效较好，也可作为预防用药。

贾第虫病（giardiasis） 其他名称：梨形鞭毛虫病。由蓝氏贾第鞭毛虫寄生在人体小肠引起的肠道原虫病。常见的肠道原虫病。儿童感染率较高。主要症状是腹痛、腹泻、腹胀、呕吐、发热和厌食等。典型病人表现为吸收不良综合征，以腹泻为主，腹泻呈水样便，量大、恶臭、无脓血，粪便中查到包囊或滋养体可确诊。治疗常用甲硝唑（灭滴灵）、呋喃唑酮（痢特灵）、阿苯达唑（丙硫咪唑）等药。

贾涅利泽征（Janelidze sign） 鉴别急性心肌梗死与急性胰腺炎的征象。病人仰卧，检查者深压其上腹部。若病人感觉疼痛减轻，提示心肌梗死；若疼痛加剧提示急性胰腺炎。

钾（potassium） 金属元素。属周期表ⅠA族，符号K，原子序数19。原子量39.10。参与能量代谢，维持细胞内的渗透压和酸碱平衡，加强神经肌肉的兴奋性，并可维持心肌功能。成人体内总量为120g左右，98%存在于细胞内，为细胞内液的主要阳离子。正常人血浆中钾含量为3.5～5.5mmol/L。各种体液以及各种消化液中均含有钾。食物中的钾90%可在消化道内吸收。正常情况下80%的钾经肾排出，汗液中可排出少量钾。正常人每日钾的需要量为2.5g。慢性消耗性疾病，术后长期禁食，严重腹泻、呕吐、胃肠减压等病人，可导致低钾血症。血浆钾低至3.5mmol/L以下时，可出现疲倦、精神萎靡、四肢无力、腹胀、肠麻痹、心律失常、心悸、神志不清、昏迷，甚至死亡。

钾平衡（kalium balance） 是指机体摄入的钾相当于排出的钾，维持动态平衡，以保持体内正常钾含量。正常成人钾含量为50mmol/kg，其中98%存于细胞内，总钾量2%分布于细胞外液。人全靠食物供给钾，摄钾量约为每日50～100mmol或3～6g。肾为主要排钾途径，并能随体内钾的含量而进行调节，钾的排出受多方因素影响，主要受醛固酮的调节。

假单胞菌属（Pseudomonas） 革兰氏阴性无芽孢微弯曲的杆菌属。长1.5～4.0μm，宽0.5～1.0μm，单鞭毛或丛毛，无芽孢，专性需氧。不能使糖类发酵。触酶阳性。大量存在于水与土壤中，多数不致病，少数为条件致病菌。营养要求不高，在普通培养基上生长，多能形成可扩散的水溶性色素。可产生多种胞外酶。该属菌种很多，除铜绿假单胞菌外，还有嗜麦芽假单胞菌、荧光假单胞菌、恶臭假单胞菌等。

假单极神经元（pseudounipolar neuron, pseudounipolar nerve cell） 其他名称：假单极神经细胞。神经元胞体发出一个突出并在胞体附近盘曲，然后呈"T"形分支，一支分布到周围的其他组织器官，另一支进入中枢神经系统。脊神经节内的感觉神经元即为典型的假单极神经元。

假胆碱酯酶（pseudocholinesterase） 其他名称：非特异性胆碱酯酶。主要存在于血浆、肝脏和神经胶质细胞中，其他组织如心、小肠黏膜、胰腺等也含有。它在神经组织、心细胞中活性很低，尤对乙酰胆碱的灭活作用很弱。目前对其生理功能尚不清楚。

假复层纤毛柱状上皮（pseudostratified ciliated columnar epithelium） 柱状细胞表面具有纤毛的假复层柱状上皮。由柱状、梭形、锥体形和杯状等几种形状和大小不同的细胞组成的上皮。多分布于呼吸道内表面，有保护和分泌等功能。这些细胞基部均位于基膜上，只有杯状细胞和柱状细胞可达上皮游离面。由于细胞高矮不一，细胞核的位置参差不齐，在垂直切面上看似复层；加之柱状细胞的游离面有能摆动的纤毛，故名。

假隔（septum spurium） 房间隔之间的增厚隆起部位。胚胎早期左右心房形成的过程中，窦房孔两侧的左、右静脉瓣在窦房孔背侧头端合并形成的嵴形结构。在右窦角的入口——窦房孔的两侧各围绕着一个瓣膜样的皱褶，即左、右静脉瓣。当右窦角完全并入心房壁时，两瓣合并成的假隔和左脉瓣与发育中的第二房间隔合并，使第二房间隔加厚增宽。

假骨盆（false pelvis） 骨产道的组成部分。以耻骨联合上缘经两侧髂耻线到骶骨岬上缘的连线为界将女性骨盆分为真骨盆和假骨盆两部分。连线上方为假骨盆。假骨盆又称大骨盆，为腹腔的一部分，其前为腹壁下部，两侧为髂骨翼，后面为第5腰椎。临床的骨盆外测量，主要是通过假骨盆径线间接地了解真骨盆的大小情况。而后者的大小、形状、径线长短与分娩关系极为密切。

假黑色素（pseudomelanin） 大肠黏膜出现的一种类似黑色素的棕黄色色素。可能是因肠内蛋白质腐败后经黏膜中某种与酪氨酸酶相似的酶作用变成的色素。含色素的细胞并不是黑色素细胞，而是吞噬细胞。其分布仅限于大肠。其出现可能与肠道内粪便的停滞有关，每见于肠道肿瘤病人。有时这种色素也出现于肠系膜淋巴结。

假基因（pseudogene） 70%～80%的核苷酸顺序与正常基因的核苷酸顺序相同，但是不编码的蛋白质基因，如人类珠蛋白类α和类β基因簇中都有假基因。功能尚不清楚，可能是基因重复，随后发生了趋异的产物；也可能是进化中的"痕迹器官"。

假-假性甲状旁腺功能减退症（pseudopseudohypoparathyroidism, PsPsHP） 遗传缺陷病。有类似假性甲状旁腺功能减退症的体态异常，如矮小、短肢、斜视、圆脸、掌骨畸形等，但无血液生化的改变。不必治疗。

假绝经疗法（pseudo-menopause therapy） 其他名称：达那唑治疗。达那唑（danazol）是一种新合成的17-α-乙炔睾酮的衍化物，仅具轻度睾酮效应。通过抑制垂体促性腺激素的分泌而抑制卵巢功能，使子宫内膜萎缩，出现闭经，治疗子宫内膜异位症疗效较好，不良反应较轻。

假两性畸形（pseudohermaphroditism, false hermaphroditism） 病人的遗传性别和生殖腺只有一种，但外生殖器介于男女之间的一种性嵌合体。根据其遗传性别和生殖腺类型，分为女性假两性畸形和男性假两性畸形两类。男性假两性畸形生殖腺为睾丸，但常有隐睾、阴茎短小、尿道下裂等，女性化现象明显。女性假两性畸形生殖腺为卵巢，但有阴蒂肥大、阴唇并合，男性化现象显著。早期行手术治疗。

假临产（false labor）　其他名称：假阵缩。临产前 2～3 周内孕妇自觉轻微腰酸并发生短暂的不规律宫缩而自以为临产的现象。与真正临产的区别：宫缩力弱，常夜间出现，清晨消失，持续时间常少于 30s，且不规则，强度不随宫缩逐渐增加，宫颈亦不随之消失及扩张。

假瘤（pseudotumor）　组织炎症性增生形成的境界清楚的肿瘤样团块。并非真性肿瘤。常发生于肺和眼眶。如硬化性血管瘤、浆细胞肉芽肿、假性淋巴管等。

假梅格斯综合征（pseudo-Meigs syndrome）　盆腔肿瘤伴发胸腹水，并且肿瘤切除后胸腹水仍不一定消失的一种综合征。肿瘤可发生于卵巢、输卵管、子宫或圆韧带，腹腔积液多为血性，有时可见瘤细胞。治疗：手术，放化疗。

假膜性结肠炎（pseudomembranous colitis, PMC）　其他名称：难辨梭状芽孢杆菌相关疾病（CDAD）。一种主要发生于结肠，也可累及小肠的急性肠黏膜坏死、纤维素渗出性炎症，黏膜表面覆有黄色或黄绿色假膜。主要是由难辨梭状芽孢杆菌（Cd）的外毒素所致。通常发生于应用广谱抗生素的病人，主要表现是发热、腹痛和腹泻。一般情况重，病程长短不一。粪便多次培养出相同细菌即可确诊。甲硝唑、万古霉素有效。

假膜性小肠结肠炎（pseudomembranous enterocolitis）　发生在小肠和结肠的一种急性黏膜坏死性炎症。因在其黏膜上面有假膜形成而得名。可能与艰难梭菌及其产生的外毒素有关。常见于久病体弱者或腹部手术后应用广谱抗生素病人。临床症状为突发性水样腹泻、腹痛、发热及毒血症，以及血便、排出斑状假膜等，有的甚至发生休克。治疗：首先停用原抗生素，并采用支持疗法，补充维生素，口服甲硝唑、万古霉素、乳酶生等。

假膜性小肠结肠炎综合征（pseudomembranous enterocolitis syndrome）　溶血性金黄色葡萄球菌内毒素所致的小肠结肠急性炎症。表现为腹痛腹胀、恶心呕吐、水样或血性腹泻，粪便有假膜，严重者休克。治疗：停用抗生素，支持营养治疗。

假膜性炎（pseudomembranous inflammation）　发生于黏膜表面的纤维素性炎。大量的纤维素、炎症细胞和坏死的黏膜上皮构成灰白色膜状物，称为假膜。如白喉、细菌性痢疾等时发生于咽喉、气管和肠黏膜表面的病变。

假膜性支气管炎（pseudomembranous bronchitis）　支气管炎的一种类型。咳痰有类似膜样的纤维素性渗出物，具恶臭味。

假脑瘤（pseudocerebroma, benign intracranial hypertension）　其他名称：良性颅内压增高。没有局灶症状及精神症状，无抽搐发作，在神经系统检查中仅有视盘水肿及其伴随的视觉障碍，脑脊液生化、常规也无改变的一种缓慢发展，能自行缓解的颅内压增高症。临床表现有头痛及视力减退甚至失明。病因及对症治疗。

假怒（sham rage）　动物去大脑皮质后自发产生或轻微刺激就能引起的与发怒相似的情绪表现。包括猛甩尾巴、竖毛、张牙舞爪、挣扎、瞳孔扩大、出汗、呼吸加快、血压升高等。多属于交感神经系统兴奋亢进。

假肉瘤性筋膜炎（pseudosarcomatous fasciitis）　其他名称：结节性筋膜炎。成纤维细胞呈结节状增生的良性病变。并不少见，好发于成人的前臂，累及浅筋膜、皮下，甚至肌肉。呈单个结节，无包膜，一般直径不超过 4cm，多与浅筋膜或深筋膜粘连。结节内增生的成纤维细胞排列紊乱。生长活跃者易与肉瘤混淆。切除后，极少复发。

假设检验（hypothesis testing, test of significance）　其他名称：显著性检验。是判断样本统计量之间或样本统计量与总体参数之间差别有无显著性的统计分析方法。常用的有 t 检验、u 检验、F 检验、X^2 检验等多种。一般步骤是：①建立假设和确定检验水准。例如样本均数与总体均数的 t 检验，无效假设 $H_0：\mu=\mu_0$，备择假设 $H_1：\mu\neq\mu_0$。检验水准 $\alpha=0.05$。②选定检验方法和计算统计量。要根据研究设计的类型和统计推断的目的要求选用不同的检验方法。不同的检验方法要选用不同的公式计算统计量。③确定 P 值和作出推断结论。

假死（pseudo-death, apparent death, suspended animation）　生命功能陷于极度衰弱，从外看表几乎是完全死亡的一种假象。这种假象用一般的临床检查法不易测出，故被误判为死亡。造成假死的原因常见有毒麻药、催眠镇静剂、煤气等的中毒、颅脑损伤和深度昏迷、精神极度紧张、剧烈呕吐和腹泻、营养障碍、产后大出血、尿毒症、高低温损伤，以及各种机械性窒息等。值得注意的是，新生儿特别是未成熟儿极易出现假死。处在假死状态的人，经抢救治疗完全可以复苏。因此判定死亡应考虑有否假死的可能。

假饲（sham feeding）　研究胃液分泌的一种实验方法。要进行此实验，需事先给动物做一次手术，将食管切断，瘘口暴露于体表，再做一胃瘘来收集胃液。动物所吃食物经过口腔进入食管，随即由食管的瘘口流出体外，食物虽然未进入胃内，但通过神经和体液因素作用能引起胃液分泌。

假胎盘（placenta spuria）　与胎儿无血管相连的副胎盘。主胎盘周围另有一个或多个小副叶在胎膜内以一定间隔发育，其间通常有胎儿血管相连；如无血管相连者，即为假胎盘。易造成胎盘残留，导致产后出血及感染；亦可附着于子宫下段，引起前置胎盘的临床表现。

假同色图（pseudoisochromatic picture）　其他名称：色盲本。它是常用的检查色盲的工具之一，主要利用色调深浅程度相同而颜色不同的点组成数字、字母、曲线或图形。在自然光线下距离 0.5m 处识读，应在 5s 内读出。色觉障碍者辨认困难、读错或不能读出。

假性肠梗阻（intestinal pseudo-obstruction, IPO）　一种有肠梗阻的症状和体征，但无机械性梗阻证据的综合征。按发病急、缓分为急性和慢性（复发性）两类。急性多见于慢性疾患或老年病人，常有致病因素；慢性常无明确致病原因，甚至有的病人经手术仍未能解除症状。本病病因主要是肠壁平滑肌或肠肌神经丛病变。可表现为家族性或散发性发病，遗传方式主要为常染色体显性遗传。病程通常是急性发作与缓解反复交替。发作时程度不等的恶心、呕吐、腹痛、腹泻或脂肪泻，缓解时可无或有较轻症状。诊断应根据有肠梗阻的表现，严重的肠道动力功能障碍，没有机械性梗阻的证据。治疗原则：缓解临床症状，减少并发症，保持营养与维持电解质平衡，改善和恢复肠动力。尽量避免手术治疗。

假性痴呆（pseudodementia）　在强烈的精神因素作用下，病人产生了类似痴呆的表现，可分为心因性假性痴呆和童样痴呆。例如病人不能算出 $1+2=?$ 的数学题或表现像儿童一样称呼比其年龄小的人为长辈等。可见于癔症及反应性精神障碍。此症无大脑结构器质性损害，预后良好。

假性蛋白尿（false proteinuria）　由于尿中混有大量血、脓、黏液等成分而致蛋白定性试验阳性。一般不伴有肾本身的损害，经治疗后很快恢复正常。肾以下泌尿道疾病如膀胱炎、尿道炎、尿道出血及尿内掺入阴道分泌物时，尿蛋白定性试验可阳性。

假性电轴左偏（pseudo left axis deviation, axis illusion）　其他名称：电轴假象。由肺源性心脏病等引起右心室肥厚时，在心电向量图上 QRS 环的右后终末向量显著上移而增大，使心电图在标准导联Ⅲ上出现深 S 波的现象。此现象易导致电轴左偏的结论。实际上其左上心电向量并不增大，故不应认为是电轴左偏，而是电轴（右）上偏。在诊断应与由左束支前上分支阻滞等所致的电轴左上偏相区别。

假性肥胖生殖无能综合征（pseudodystrophia adipose genitalis syndrome）　以青春期前性发育落后且肥胖，至青春期后性发育逐渐完善、肥胖消失为特征的一组病征。通常自 9 岁开始肥胖，外生殖器官发育差，可合并肢端肥大、扁平足、X 形腿等。青春期后上述消失或改善。无特效疗法。

假性肺型 P 波（pseudo P-pulmonale）　左心房负荷太重时心电图出现的高尖 P 波。冠状动脉疾病或高血压病人多见。心电图尚可有 ST-T 改变或左室肥厚图形。

假性格雷费综合征（pseudo-Graefe syndrome）　动眼神经麻痹后恢复期中，再生神经纤维迷路错接，造成神经纤维错误传导而引起的一组病征。表现为当眼直肌同时收缩时不发生眼球的向上或向下运动，而呈眼球内收、眼睑上提。影像学检查有助于诊断，针对病因进行治疗。

假性红细胞增多症（pseudo-erythrocytosis）　见盖斯伯克综合征。

假性幻觉（pseudohallucination）　不具有真性幻觉鲜明感、真实感和生动感的幻觉。病人体验到的幻觉印象模糊，不像来自客观刺激的印象那样具体生动。例如病人突然感知有说话声音，但其来源不清，好像在自己脑内听到的。这类幻觉的出现不取决于病人的主观意志，具有知觉的性质，但又与生动的想象中的表象很相似。以假性幻听为多见。

假性黄疸（pseudojaundice）　非血中胆红素增高所致的一种黄疸。见于血清胡萝卜素增高时，手掌、足底和皮脂腺丰富的前额和鼻部可出现黄染；服用大剂量米帕林时，裸露的皮肤和巩膜亦可出现黄染。

假性脊髓灰质炎（pseudopoliomyelitis）　由柯萨奇病毒（多数为 A 型）或埃可病毒引起的脊髓灰质炎。临床表现与脊髓灰质炎或脊髓灰质炎引起者很相似，肢体肌肉亦呈弛缓性麻痹，但一般不呈流行性，麻痹范围较小、程度较轻，多无后遗症。个别病例麻痹严重。只能依靠病原学和血清学检查进行鉴别。治疗与脊髓灰质炎大致相同。

假性甲状旁腺功能减退症（pseudo-hypoparathyroidism）　其他名称：西-班二氏综合征、奥尔布赖特遗传性骨营养不良。由于机体靶细胞（骨及肾）的受体缺陷以致对甲状旁腺激素（PTH）反应性减低所引起的一种类似甲状旁腺功能减退的疾病。性连锁显性遗传病。包括假性甲状旁腺功能减退Ⅰa、Ⅰb 及Ⅱ型和假-假性甲状旁腺功能减退症两组。表现：手足搐搦、血钙降低、血磷升高，但 PTH 代偿性增高（此点不同于真性甲状旁腺功能减退症）。可伴有遗传性体态异常和智力减退。治疗与甲状旁腺功能减退症相同。

假性甲状旁腺功能亢进症（pseudohyperparathyroidism）　其他名称：异源甲状旁腺激素综合征。不是由于甲状旁腺本身的病变，而主要由于某些器官，特别是肺、肾、肝和胰等恶性肿瘤，分泌类似甲状旁腺多肽或其他物质，促使血钙增多，伴或不伴骨质破坏。应早期切除肿瘤，治疗原发病。

假性降低（pseudo depression）　心房复极波 Ta 波压低引起P-Ta（P-R）段倾斜，所致的 ST 段降低。

假性近视（pseudo-myopia）　其他名称：调节性近视、功能性近视。儿童少年由于读书时间过长以致睫状肌发生调节紧张或痉挛，使晶状体凸度增大而呈现的近视状态。得了假性近视仍不注意眼的保健可发展为真性近视。应适度休息，注意用眼卫生可以消除假性近视。

假性类无睾综合征（pseudoeunuchoidism syndrome）　见帕斯夸利尼综合征。

假性尿失禁（false incontinence of urine）　其他名称：充盈性尿失禁。膀胱中潴留大量的尿液被迫从尿道不断溢出。由膀胱颈部以下部位发生梗阻，如尿道狭窄、前列腺增生或因膀胱收缩无力等因素所造成。病人膀胱高度膨胀，尿频、尿急，但每次仅能排出少量尿液；睡后亦常有溢尿。

假性球麻痹（pseudobulbar palsy）　见假性延髓麻痹。

假性醛固酮减少症（pseudo hypoaldosteronism，PHA）　肾小管对醛固酮的反应失敏引起的肾性失盐。少见的家族性异常。表现为肾脏失钠、高钾血症和代谢性酸中毒，群体反应性抗体（PRA）和醛固酮水平明显升高，皮质醇水平正常。临床分为Ⅰ、Ⅱ两型。Ⅰ型有 2 种遗传形式：常染色体隐性遗传是上皮钠通道（ENaC）基因突变；常染色体显性遗传或偶发是皮质激素受体（MR）基因突变。又称谢-佩（Cheek-Perry）综合征，一种少见的失盐综合征。新生儿期发病。主要表现为反复呕吐、腹泻、渴感减退或消失，生长发育落后。Ⅱ型，又称戈登综合征，一种常染色体显性遗传疾病，表现为对噻嗪类利尿药敏感、高血压、高钾血症和代谢性酸中毒。实验室检查：血钠低、血钾高、血浆肾素活性高、尿中醛固酮排量大，但尿 17 酮及 17 羟类物质及 ACTH 试验正常，应用盐皮质激素无反应。治疗主要补充氯化钠，纠正电解质紊乱。

假性醛固酮[增多]症（pseudo-aldosteronism）　其他名称：利德尔综合征、肾性潴钠过多综合征。表现为容量扩张性高血压、低钾血症、代谢性碱中毒的家族性疾病。还表现为对盐敏感、血清醛固酮与肾素水平低下。是一种罕见的远端肾单位钠重吸收原发性增加的常染色体显性遗传病。发病机制是上皮钠通道（ENaC）的基因功能亢进型突变导致膜通道增加并持久激活，钠重吸收增加，随后钾排泄增强。临床主要表现为低钾血症，伴钠吸收增加而水潴留，同时有高血压及代谢性碱中毒，血浆肾素、血管紧张素及醛固酮减少。治疗：低钠饮食，每日补钾，口服阿米洛利或氨苯蝶啶。

假性视乳头炎（pseudopapillitis）　先天性视神经异常。多为双眼性。眼底检查视乳头较小，轻度充血，边界模糊，明显隆起，血管弯曲呈爬行状，生理凹陷消失而被过度增殖的视神经胶质所充填。常伴有远视或散光。治疗：矫正视力。

假性瘫痪（pseudoparalysis）　儿科学术语。患儿因关节或骨骼疾病而疼痛所致的肢体保护性运动受限。见于维生素 C 缺乏症、血友病或血小板减少性疾病引起骨骺干和关节腔内出血及各种原因的关节炎或骨折、骨损伤时。真性瘫痪多无疼痛，当扶起患肢再放手时肢体立即坠下，可与之鉴别。

假性糖尿（false glycosuria）　非尿糖物质在糖定性试验时呈现的阳性反应。因尿中不少物质具有还原性，如维生素 C、尿酸、葡糖醛酸或随尿排出的药物如异烟肼、链霉素、水杨酸、阿司匹林等，可使糖定性试验的班氏试剂中蓝色硫酸铜（二价）还原成氧化低铜（一价），呈阳性反应。此种情况为假性糖尿。

假性痛风（pseudo-gout）　见焦磷酸盐关节病。

假性希尔施普龙综合征（pseudo-Hirschsprung syndrome）　一种原因不明的中枢神经功能紊乱所致的结肠扩张。表现类似先天性巨结肠症，只是程度轻些，无肠壁神经丛阙如的病理基础。治疗：对症处理，或行广泛结肠切除术。

假性心绞痛（false angina pectoris）　食管病变引起的心绞痛样胸痛。本病的确立需符合下列 3 个条件：①排除冠心病；②胸痛发作与胃食管反流或食管运动失调在时间上符合；③胃食管反流及运动障碍的程度足以解释胸痛的发生。

假性早熟（pseudo-precocious puberty）　性激素分泌不依赖于垂体分泌的促性腺激素刺激，男孩提早出现男性发育，女孩提早出现女性发育，与真性早熟的根本差异是性腺不成熟，男孩不能生精，女孩无月经。由垂体以外的恶性肿瘤，如绒癌、畸胎瘤、肝癌等分泌异位促性腺激素所致。亦可为性腺肿瘤产生性激素过多过早所致，如卵巢或睾丸的肿瘤、肾上腺肿瘤、先天性肾上腺皮质增生等。应治疗原发病。

假性血红蛋白尿（pseudo-hemoglobinuria）　血尿与低比重尿并存或尿酸性增强时，红细胞在尿中溶解，释出血红蛋白所形成的血红蛋白尿。

假性血栓性静脉炎综合征（pseudothrombophlebitis syndrome）　腘窝囊肿引起的一组具有血栓性静脉炎表现的临床病征。表现为患侧小腿肿痛、触痛，局部温度增高，足水肿及霍曼斯（Homas）征阳性，腘窝包块，经保守治疗 48h 症状可缓解。治疗：吸出膝关节渗出液并注入皮质激素，或手术切除囊肿。

假性延髓麻痹（pseudobulbar palsy）　其他名称：假性球麻痹。双侧大脑半球病变（如多发性脑梗死）和双侧锥体束病变（如运动神经元病）时出现的吞咽困难和构音障碍病症。与延髓麻痹不同的是假性延髓麻痹者咽反射存在。此时疑核、舌咽、迷走神经并未受累，是支配它们的双侧大脑运动皮质及其发出的双侧锥体束病变，不能支配吞咽、发音的随意运动所致。

假性胰腺囊肿（pancreatic pseudocyst）　由于胰腺管破裂，胰液、血液或渗出液聚积于网膜囊而形成的囊性肿物。常有急性胰腺炎或上腹部外伤史。上腹部可扪及囊性肿物。超声波及 X 线钡餐检查有助于诊断。宜手术治疗。

假性右位心（pseudodextrocardia）　先天性畸形之一。心脏大部位于右胸，心尖指向前方，但各心腔间的左右关系基本维持正常，未形成镜像倒转。常伴有其他心脏先天畸形。预后差。

假性阻滞（pseudo-block）　并非心脏传导系统损伤所致的一种

传导阻滞。其发生可能是功能性的，也可能是心脏解剖结构异常所致。

假牙（false teeth）　见义齿。

假眼（ocular prosthesis）　见人工眼。

假叶目（Pseudophyllidea）　绦虫纲的一个目。头节的背、腹面有两个吸槽，卵黄腺散布于节片的卵巢之前，具子宫孔，卵多具小盖，在水中发育为钩毛蚴，大多有两个中间宿主，目内的阔节裂头绦虫及曼氏迭宫绦虫与医学有关。

假月经（pseudomenstruation）　女婴生后第5～7日阴道的少量出血。持续1～2日自止。此乃因孕妇妊娠后期雌激素进入胎儿体内，生后雌激素突然中断，因而形成类似月经的出血，量不多，一般不必处理，如果出血量多，应考虑有新生儿出血症的可能，予以处理。

假孕疗法（pseudo-pregnancy therapy）　模拟妊娠期体内激素变化的治疗方法。用较大剂量的含有雌激素、孕激素的避孕药治疗子宫内膜异位症。但疗程长、复发率较高，治疗后妊娠率还不够理想等。对病情较轻、要求生育的年轻病人，以及对手术后症状复发者，仍不失为首选的方法。

假阵缩（false labor）　见假临产。

假肢（artificial limb）　其他名称：义肢。为弥补截肢者肢体缺损和代偿其肢体功能而制造的人工肢体。其结构包括假肢体、肢槽和支持带。功能性假肢还包括活动关节和动力部分。临时性假肢待伤口愈合后即可安装。永久性假肢一般于术后3个月左右即可安装。常用的假肢有前臂假肢、小腿假肢、膝关节离断后假肢、大腿假肢、半骨盆假肢等。

架梯复位法（restoration by ladder support）　中医伤科用于肩关节脱位的整复手法之一。将人字梯撑开平竖稳，用木棒一根横架梯股上固定，令病人站立，木棒置患肢腋下，垫以棉垫，医者握患肢肘腕用力牵引，然后使患臂内收，使其复位，加以固定。

尖波（sharp wave）　其他名称：锐波。其波形与棘波相似，但其周期较长，为80～200ms左右，波幅较棘波高，常在100μV以上。其波顶较钝，不如棘波那样尖锐如棘，上升支较陡直，下降支较缓慢，故有慢棘波（slow spike wave）之称。与棘波相比，多相尖波较多，常呈灶性或散在性出现，少数以连续性或节律性形式出现。其临床意义与棘波大致相同。

尖端扭转型室性心动过速（point swinging pattern of ventricular tachycardia, torsade de pointes, TdP）　其他名称：多形性室性扑动、穗尖现象、室颤前奏型室性心动过速、短暂心室颤动、芭蕾舞样心律。一种介于室速与室颤之间的特殊型室速，伴有Q-T间期延长的多形性室性心动过速。

尖耳轮耳（satyr ear）　其他名称：猿耳、类猩猩耳、尖耳、妖耳。耳轮上部呈角状突起，耳轮卷曲不全，缺乏正常的圆滑弧形结构，无明显耳轮后脚的先天性耳轮畸形。

尖腹（pointed abdomen）　妊娠晚期，腹部向前突出。多见于初产妇骨盆狭窄时，由于胎先露不能进入骨盆入口，使胎体向腹部前方倾倒而形成。

尖颅（steeple skull, tower skull）　其他名称：塔颅。头顶部尖突高起，与颜面造成比例异常。由于矢状缝与冠状缝过早闭合所致。见于先天性疾患尖颅并指（趾）畸形，即Apert综合征。

尖慢波综合征（sharp and slow wave complex）　其他名称：锐慢波综合征。尖波和慢波相结合而组成的一种特殊波型。小发作变异型或不全型棘慢波等。多呈单个出现，少数呈整齐的节律性出现。按出现的部位和范围可分为局限性和广泛性两种。局限性者多为散在孤立性；有时则为节律性爆发性发放，说明有较广范围的癫痫源性病灶存在，并与痉挛发作有密切关系。广泛性者多为两侧同步、对称出现，多见于小发作持续状态，运动不能性小发作及婴幼儿痉挛发作者。

尖锐湿疣（condyloma acuminatum）　其他名称：性病湿疣。病毒性疣。由人乳头状瘤病毒（HPV）所引起的皮肤黏膜良性赘生物。好发于外生殖器和肛周。主要通过性接触传播。初起损害为细小淡红色丘疹，渐次增大加多，融合成乳头状赘疣，易出血，有恶臭，基底常有蒂。久后可形成巨型尖锐湿疣。少数可并发表皮原位癌。治疗：较小者可用足叶草酯二醇、酞丁胺霜、三氯醋酸外擦；较大者可用冷冻疗法或激光治疗。

尖头并指（acrocephalosyndactyly）　常染色体显性遗传性疾病，以尖头、短头、突眼、面中部发育不良及并指（趾为）特征。

尖头畸形（acrocephaly）　其他名称：塔状颅。由于冠状缝关闭过早造成的尖而高的塔状头颅。

尖牙（canine teeth）　旧称犬齿。正常牙齿的一类。从中线向旁数第3个。乳牙和恒牙均有尖牙，各4个。主要起撕裂食物作用。

坚阴（fortifying yin）　中医术语。中医补法之一。固肾阴、平相火的治法。如梦中遗精，是相火妄动、肾气不固所致，可用封髓丹等。

间充质（mesenchyme）　其他名称：间叶。尚未特化的结缔组织。由大量细胞外基质和埋藏的细胞组成。是胚胎的支持组织。具有不同分化潜能，如可分化为成纤维细胞、骨原细胞等。

间充质干细胞（mesenchymal stem cell）　源自未成熟的胚胎结缔组织的细胞。是可形成多种细胞类型的多能干细胞。

间介中胚层（intermediate mesoderm）　胚胎发育约3周时位于体节与侧中胚层间的中胚层细胞索。是泌尿生殖器发生的原基。

间脑（diencephalon）　位于端脑和中脑之间的脑组织。其大部分被端脑掩盖并被夹在两侧大脑半球之间，仅其腹侧部的结构露于端脑底面。间脑的外侧壁又与半球愈合，因此间脑和大脑之间的边界不如其他脑部之间的那么清楚。可分为上丘脑、背侧丘脑、下丘脑、后丘脑和底丘脑5部。内含第三脑室。第三脑室与左右侧脑室相通。向下连接中脑水管，向上经室间孔连通端脑的侧脑室。

间脑下丘脑综合征（diencephalo-hypothalamic syndrome）　间脑（尤其是下丘脑）发生感染、中毒、肿瘤、外伤或缺血而导致的一组病征。表现为自主神经功能紊乱、代谢或内分泌活动障碍、睡眠异常等。针对病因进行治疗。

间脑综合征（diencephalic syndrome）　一组非常复杂的神经内分泌、自主神经症状。病因：急性起病者，以外伤、脑血管病、炎症、中毒多见；慢性起病者，多为累及该部位的肿瘤和结节病等。也有病因不明者。主要表现为体温调节障碍、水电解质紊乱、睡眠障碍、性功能障碍、情绪障碍等。针对病因进行治疗及对症处理。

间使（jianshi, PC 5）　中医经穴名。属手厥阴心包经。经（金）穴。位于腕横纹上3寸、掌长肌腱与桡侧腕屈肌腱之间。主治心悸、心痛、心烦、胃痛、呕吐、疟疾、癫狂、痫证、肘臂痛等。直刺0.5～1.5寸，艾炷灸3～5壮，或艾条灸5～15min。

间体（mesosome, mesomeric body）　其他名称：中介体、中膜体、中体。细菌细胞膜向细胞质内陷，并折叠形成的囊状物。多见于革兰氏阳性菌，常位于菌体侧面或靠近中部。一端连在细胞膜上，另一端与核质相连。细菌分裂时一分为二，各自带着复制好的一套核质移向横隔两侧，进入子代细胞，起着真核细胞纺锤丝的作用。间体是细胞膜的延伸卷曲形成的，扩大了细胞膜的表面积，增加了呼吸酶的含量，为细菌提供了大量能量。其功能又类似真核细胞的线粒体。

间叶（mesenchyme）　见间充质。

间叶组织肿瘤（tumor of mesenchymal tissue）　从间叶组织（包括结缔组织、脂肪、肌肉、脉管、骨、软骨组织，以及淋巴、造血组织等）发生的肿瘤。分化成熟程度高，其组织结构、细胞形态、硬度及颜色等均与其发源的正常组织相似。肿瘤生长慢，呈膨胀性生长，一般都具有包膜。常见的有纤维瘤、脂肪瘤、脉管瘤。另一类是恶性间叶组织肿瘤，统称为肉瘤，多发生于青少年。肉眼呈结节状或分叶状，生长较快，体积较大，质软，切面呈灰红色，均质性，湿润，如鱼肉状。镜下，肉瘤细胞弥漫排列，不形成细胞巢，与间质分界不清，间质的结缔组织少，血管丰富。多先由血道转移。常见的有纤维肉瘤、脂肪肉瘤、横纹肌肉瘤、骨肉瘤、血管肉瘤。

间质细胞 （interstitial cell of Leydig） 单个或成群存在于睾丸的精曲小管间的结缔组织中的分泌雄激素的细胞。较大，圆形或不规则形，核大，核内染色质少，有1～2个核仁，胞质嗜酸性。胞质内有脂滴、脂褐素颗粒，富于线粒体和滑面内质网。

间质性肺疾病 （interstitial lung disease，ILD） 见弥漫性实质性肺疾病。

间质性肺水肿征象 （interstitial pneumonedema sign） 毛细血管内的血浆大量渗入肺间质组织所致的X线异常征象。表现为肺门阴影模糊，轻度增大，肺血管纹理失去锐利的轮廓，变得模糊，使肺野的透亮度和清晰度降低，并形成小叶间隔线。多为肺动脉高压的结果。

间质性膀胱炎 （interstitial cystitis） 一种慢性盆腔疼痛综合征，是膀胱疼痛综合征的一种特殊类型。临床上排除了其他已知引起膀胱疼痛的原因，表现为膀胱和盆腔周围区域不同程度的疼痛、尿急和尿频等。其典型膀胱镜下表现为洪纳病变和水扩张后出现的膀胱黏膜下丝球状出血。

间质性肺炎 （interstitial pneumonia） 以肺间质为主的炎症。多由支原体、衣原体、病毒、肺孢子菌等引起。累及支气管壁以及支气管周围，有肺泡壁增生及间质水肿，异常体征较少。除原发症状外，主要表现为呼吸困难、发绀、杵状指等。X线胸片通常表现为一侧或双侧肺下部的不规则条索状阴影，从肺门向外伸展，也可呈网状，其间可有小片肺不张阴影。

间质性肾炎 （interstitial nephritis） 其他名称：小管-间质性肾炎。是以肾小管间质的组织学和功能异常为主的一组疾病的总称。病变部位包括肾小管、肾小管基底膜（TBM）、血管结构、间质细胞和其周围的细胞外基质。分为原发性和继发性两类。常见病因有药物过敏、感染、自身免疫性疾病、恶性肿瘤、代谢性疾病和病因不明。形态学改变为间质容量增加、炎症细胞渗出、小球变性和退化。临床表现多样，管球功能减退不成比例，即肾小管功能损害比肾小球滤过率减退明显。根据病史、症状体征、实验室检查和肾活检可诊断。治疗：处理原发病，对症治疗，逆转或稳定肾功能。

间质性心肌炎 （interstitial myocarditis） 心肌间质呈非特异性的炎性病变。为某些胶原组织性疾病如系统性红斑狼疮、结节性多动脉炎等所致。轻者呈亚临床型，重者出现心脏显著增大、心功能不全和心律失常。皮质激素对部分病例有良效。

间质性子宫内膜异位症 （stromal endometriosis） 其他名称：间质性腺肌病。仅子宫内膜间质细胞侵入子宫肌壁者。子宫呈均匀增大或局部性增大。肌层结节向宫腔内突出似宫腔息肉，蒂较宽。有不规则阴道出血或经血量多。治疗：子宫切除。

肩部肌腱套综合征 （shoulder musculotendinous cuff syndrome） 肩关节周围软组织创伤，组织老化，冈上肌腱和其他肌腱破裂、变性、炎症而引起的一组病征。常有肩部外伤史，肩部活动时弹响感，疼痛反复发作，手上举、外展受限。X线无异常改变。治疗：对症处理，无效则手术。

肩带关节 （shoulder girdle joint） 人体肩带部位的关节。包括盂肱关节、肩锁关节、胸锁关节、肩胛骨胸壁间关节和肩峰肱骨间关节。

肩带肌 （shoulder girdle muscle） 与人体肩部相关的骨骼肌。共分为4组：连接肩胛骨与躯干的包括前锯肌、斜方肌、大小菱形肌、胸小肌、肩胛提肌和锁骨下肌；连接肩胛骨与肱骨的包括肩袖肌群、三角肌、大圆肌及喙肱肌；连接躯干与肱骨的包括胸大肌和背阔肌；连接前臂与肩胛骨的肱二头肌。

肩峰 （acromion） 肩胛冈向前外侧端突出的部分。其内缘与锁骨切迹，与锁骨外端构成肩锁关节。是人体测量的一个重要标志。

肩峰锁骨关节 （acromioclavicular joint） 见肩锁关节。

肩峰下滑囊炎 （subacromial bursitis） 其他名称：三角肌下滑囊炎。由肩部损伤或冈上肌腱炎所引起。急性期肩部广泛疼痛，运动受限，肩前方压痛，常可触及肿胀的滑囊。慢性滑囊炎表现为三角肌止点部疼痛，肩外展、内旋时疼痛加重，夜间疼痛严重时可影响睡眠。治疗原则是止痛、防止滑囊粘连和恢复关节功能。非手术疗法无效时可手术治疗。

肩峰压痛点 （acromion tenderness point） 胆囊疾病的压痛部位。对疑似胆囊疾病者，检查者用拇指按压其右侧肩峰部，如引起疼痛即是。临床意义同胆囊疾病压痛点。

肩关节 （articulatio humeri） 肱骨头与肩胛骨的关节盂构成的关节。肱骨头面积较大，肩胛骨关节盂小而浅，关节囊薄而松，是人体最灵活的一个关节，可做屈、伸、收、展、旋内、旋外和环转七种运动。也是稳固性较差的关节。一旦肩关节脱位，肱骨头常从此处脱出。

肩关节后脱位 （posterior dislocation of shoulder） 在外力作用下，肱骨头离开肩胛骨关节盂向后移位。罕见。可因直接外力作用于肩关节前部或跌倒时肩关节内旋以手着地造成。新鲜肩关节后脱位治疗比较简单，但维持复位困难。

肩关节离断术 （disarticulation of shoulder, exarticulation of shoulder） 通过肩关节间隙截断整个上肢的手术。适用于肱骨下端及肘关节附近的恶性肿瘤，或肱骨上端严重开放性损伤而不能保留上肢者。

肩关节前脱位 （anterior dislocation of shoulder） 在外力作用下，肱骨头离开肩胛骨的关节盂向前移位。当上肢处于外展、外旋位跌倒时，手或肘着地，外力沿肱骨纵轴向上冲击，肱骨头自肩胛下肌和大圆肌之间冲破前方关节囊而脱位。分盂下脱位、喙突下脱位和锁骨下脱位3种。治疗：多采用手法复位。

肩关节融合术 （fusion of shoulder joint） 骨科手术之一。将肩胛骨关节盂、肱骨头软骨面及其薄层骨质切除，并将肩峰下部做成粗糙面，然后对合关节面，以钢板螺丝钉或植骨嵌插内固定，融合关节。用于治疗全关节结核、三角肌麻痹、肩关节功能丧失等。

肩关节脱位 （dislocation of shoulder） 常见关节脱位之一。多因间接暴力引起，可分为前脱位及后脱位两类。病人有外伤史，外伤肩疼痛，功能障碍，伤肢弹性固定于轻度外展位。肩呈方肩畸形，杜加征阳性。放射线可确诊并分类。多手法复位治疗。

肩关节外展试验 （abduction test of shoulder joint） 肩关节及其周围病变的检查法之一。病人取立位，一侧上肢缓慢外展至上举活动。若在某一角度出现疼痛或疼痛加重，即为本试验阳性。提示肩关节及周围组织病变。多见于肩关节脱位或骨折、肩关节炎、肩关节粘连、三角肌损伤或三角肌下滑囊炎、冈上肌损伤或冈上肌腱炎以及锁骨骨折。本试验阴性的肩部疼痛系内脏疾病反射痛。

肩关节阳性环征 （positive circle sign of shoulder joint） X线前后位片上正常成人肩关节间隙不超过6mm，如超过10～13mm则称为此征。对诊断肩关节后脱位有一定意义。

肩关节周围炎 （periarthritis of shoulder） 见肩周炎。

肩胛骨 （scapula） 扁薄而不规则的三角形骨板。贴于胸廓后外侧上部。有上角、下角、外侧角三个角，上缘、内侧缘和外侧缘三个缘，腹侧面、背侧面两个面。其外侧角肥厚，有梨状关节面，称关节盂，与肱骨头构成肩关节。肩胛骨背面上部有横行的肩胛冈。其外端形成高耸的肩峰，其末端与锁骨形成肩锁关节。

肩胛骨骨折 （fracture of scapula） 肩胛骨的连续性和完整性中断。常见肩胛骨体部骨折或关节盂和肩胛颈骨折，前者由直接暴力引起，后者由间接暴力引起。多为裂缝或粉碎性骨折，移位不大明显。治疗：一般骨折不需复位，用三角巾悬吊患侧肢体；疼痛严重者胶布固定。

肩胛骨下角 （inferior angle of scapula） 肩胛骨内侧缘的下端。正常时平第7肋或第7肋间隙。

肩胛肋骨综合征 （scapulocostal syndrome） 见肩肋综合征。

肩胛上神经损害 （injury of supraclavicular nerve） 常由于肩关节骨折、脱位及过度负重，锁骨骨折及臂丛神经损伤所致。主要症状是肩关节不能外展及外旋，冈上肌、冈下肌萎缩。治疗：针对病因进行药物或手术治疗。

肩胛舌骨肌综合征（omohyoid muscle syndrome） 肩胛舌骨肌病变导致吞咽时有肿块隆起的一组病征。青年男性多见。可无自觉症状，也可出现吞咽时的颈部不适，逐渐出现包块。吞咽时包块明显，吞咽完毕后变小或消失。肿块位置相当于肩胛舌骨肌上下肌腹处，无压痛。治疗：手术。

肩胛下动脉（subscapular artery） 锁骨下动脉第二段的分支。沿腋窝后壁下行，分为两个终支。在肩胛下肌下缘附近起自腋动脉下段，走向后下方，主要分为胸背动脉和旋肩胛动脉。前者伴随胸背神经行走，分布于前锯肌和背阔肌；后者迂曲向后行穿三边孔至冈下窝，分支营养附近诸肌。

肩胛下肌（subscapularis） 呈三角形的上臂肌。起于肩胛下窝，肌束向上外经肩关节的前方，止于肱骨小结节。其作用使肩关节内收和旋内。该肌与冈上肌、冈下肌、小圆肌一起以止端腱从前方、上方和后方包绕肩关节，参与肩袖的组成，对稳定和加强肩关节起重要作用。受肩胛下神经支配。

肩胛落下（dislocation of shoulder） 中医病名。即肩关节脱臼。多因跌打、闪坠等外力所致。按脱出方向，可分前、后、上、下脱臼。可采用足蹬法、肩掮法、手支法等手法复位。绷带固定。内服宜用活血化瘀、消肿止痛药。

肩井（jianjing, GB 21） 其他名称：膊井、肩解。中医经穴名。属足少阳胆经。位于肩上，大椎穴与肩峰连线的中点。主治颈项痛、肩背痛、臂不举及颈淋巴结核、乳腺炎、乳汁不通等病。直刺 0.3～0.5 寸，禁深刺。艾炷灸 3～7 壮，或艾条灸 5～15min。

肩宽（shoulder width） 左右肩峰点之间的直线距离。测量时受试者两脚分开与肩同宽，自然站立，两肩放松，不可驼背、弯腰或耸肩。检测人员站在被试者背后面，先用示指沿肩胛冈向外摸到肩峰外侧缘中点，再用测量用规量两肩峰间距离进行读数，以厘米为单位，精确到小数点后一位，误差小于 0.5cm。

肩肋综合征（scapulocostal syndrome） 其他名称：肩胛肋骨综合征。因不断过度外展使肩胛骨经常移向肋角上面，造成附着于肩胛骨的肌肉、肌膜及附近肌腱膜的慢性炎症而引起一系列临床表现。中年人多见。表现为肩深部疼痛，可向颈、枕、胸部放散，压痛点位于肩胛骨内上缘及内缘中点。治疗：理疗，按摩，局部封闭。

肩髎（jianliao, SJ 14） 中医经穴名。属手少阳三焦经。位于肩峰后下方，肩外展时，肩髃穴后 1 寸处凹陷中。主治肩臂痛、上肢瘫痪等。向肩关节直刺 1～1.5 寸。艾炷灸 3～5 壮，或艾条灸 5～15min。

肩难产（shoulder dystocia） 难产之一。巨大儿，肩径显著增大，致胎头娩出后，双肩娩出困难。前肩常嵌顿在耻骨联合上方。发生率 1：1 000。轻度者可由徒手方法协助肩娩出；重度者可及时剖宫产，亦可剪断胎儿锁骨而娩出，产后缝合软组织，锁骨尚能愈合。应做好新生儿抢救与产伤处理。

肩凝风（osteoarthritis of shoulder joint） 其他名称：漏肩风。中医病证名。肩关节、肩胛周围的筋骨疼痛。臂不能上举后屈者。发病与正气虚弱，兼感风寒湿外邪有关。治宜祛风胜湿、扶正祛邪，结合针灸按摩。

肩三角（shoulder triangle） 正常解剖标志之一。由肩部的喙突、肩峰、肱骨大结节 3 点构成。正常时，两侧三角形的关系应对称，如患侧三角形关系改变，两侧不对称，说明可能有病变存在。常见于肱骨头脱位、肱骨大结节撕脱骨折。由于肱骨大结节被三角肌覆盖，不易扪清，检查时用一手扪肱骨上端，另一手旋转上臂，可易于触知。

肩手综合征（shoulder-hand syndrome） 急性心肌梗死较少见的并发症。表现为心肌梗死后数周内出现肩臂强直、疼痛、活动受限。可持续数日至数月。治疗可适当活动或理疗。

肩锁关节（acromioclavicular joint） 其他名称：肩峰锁骨关节。由锁骨肩峰端的关节面与肩胛骨的肩峰关节面构成的关节。关节面扁平，关节囊周围有韧带加强。属平面关节。

肩抬复位法（restoration by lifting the pelvis） 中医伤科用于髋关节脱位的整复手法。以左髋为例：在腰麻或全麻下，病人仰卧，将臀部置于床的一端，健肢平伸不动。甲助手双手用力固定骨盆，医者弯腰面对病人，以右肩于患侧腘窝下抬

起患肢，双手紧抱大腿根部；乙助手在医者背后双手固定患肢小腿。此时，医者用力直腰抬起患肢，与按压骨盆的甲助手对抗牵引。如感到股骨头滑动时医者配合双手将股骨头向臼窝顶托，感到复位滑动入臼响声，即已复位。

肩头掮法（restoration by carrying on the shoulder） 中医正骨手法。中医伤科用于肩关节脱臼的整复。令病人立于低处，医者双手紧握患肢腕部，将肩头置于患侧腋下用力背起，并向前弯腰，利用肩头承托的力量使肱骨头入臼，如觉有滑动感，即已复位。

肩外俞（jianwaishu, SI 14） 中医经穴名。属手太阳小肠经。位于第 1 胸椎棘突下旁开 3 寸处。主治肩背酸痛、颈项强急、肘臂冷痛、落枕。直刺 0.5～1 寸。艾炷灸 3～5 壮，或艾条灸 5～10min。

肩先露（shoulder presentation） 异常胎方位。是横位的胎先露的指示点。胎体纵轴与母体纵轴相垂直或交叉时为横产式。根据胎头在母体的左或右侧，以及胎儿肩胛朝向前或后方，分为肩左前、肩左后、肩右前、肩右后等 4 种胎位。

肩胸间切断术（inter-scapulothoracic amputation） 其他名称：肩胛带离断术。经肩胛骨与胸壁间切除包括整个上肢、肩胛骨及锁骨外侧部和遮盖胸廓的肌群的手术。适用于上臂恶性肿瘤而不适于做肩关节离断者。

肩袖（rotator cuff） 由冈上肌、冈下肌、小圆肌和肩胛下肌组成的一组肌腱复合体。肌腱止于肱骨的大小结节，形似袖口，故名。具有稳定肱骨头，内旋、外旋肩关节，以及协助三角肌外展肩关节的作用。

肩样征（shoulder-like sign） 某些胃病在放射线造影中出现的征象。胃窦癌时引起胃窦部破坏管腔明显狭窄，僵硬不规则。狭窄可呈偏心性或球心性，与邻近正常胃壁界限清楚。病变狭窄与正常管径之间形成明显差别，类同肩样征改变或苹果核样改变，故又称苹果核征。在先天性幽门肥厚症患儿，幽门管狭窄延长呈细线状或鸟嘴状。肥厚的幽门肌压迫十二指肠球底部，形成对称光滑的隆起，也称为肩样征。

肩髃（jianyu, LI 15） 其他名称：中肩井、肩骨、偏骨、尚骨、偏肩、髃骨。中医经穴名。属手阳明大肠经。位于肩部、锁骨肩峰与肱骨大结节之间，举臂时肩前凹陷处。主治肩臂痛、上肢不遂、项强、齿痛瘰疬、瘾疹；以及肩关节周围炎等。直刺 1～1.5 寸，艾炷灸 3～5 壮，或艾条灸 5～10min。

肩贞（jianzhen, SI 9） 中医经穴名。属手太阳小肠经。位于肩部后下方，腋后纹头直上 1 寸处。主治肩胛疼痛、手臂不举、上肢麻木、耳鸣、齿痛、瘰疬、肩关节周围炎等。直刺 0.5～1 寸，艾炷灸 3～7 壮，或艾条灸 5～15min。

肩周炎（periarthritis of shoulder） 其他名称：肩关节周围炎、冻肩。由于肩周围软组织病变引起肩关节疼痛和活动的障碍。好发于 40 岁以上。表现肩痛，可放散到手，但无感觉障碍；夜间痛重，影响睡眠；肩活动受限，外展、耸肩或旋内疼痛加重，常不能洗脸、梳头、摸背；伴肩部肌肉萎缩。治疗：消炎止痛；理疗及推拿疗法；普鲁卡因加醋酸氢化可的松痛点封闭等。

艰难梭菌（Clostridium difficile） 其他名称：艰难杆菌。为革兰氏阳性大肠埃希菌，芽孢位于菌体次极端，无荚膜，有周鞭毛。对氧极敏感。一般厌氧培养不易生长，分离困难。本菌产生 A、B 两种毒素。抗生素可使肠道正常菌群紊乱，艰难梭菌可大量繁殖，引起假膜性结肠炎。症状为严重腹泻，重症者有明显中毒症状。根据临床症状和体征、服用抗生素时间，再结合细菌学检查可确诊。

艰难梭菌肠炎（enteritis of Clostridium difficile） 其他名称：抗生素相关性腹泻。由于使用抗生素后肠道菌群失调，耐药性艰难梭菌过度繁殖，产生肠毒素（毒素 A）、细胞毒素（毒素 B）和运动改变因子而致病。其临床表现因毒素的数量、病变范围和部位不同而异，可分为假膜性结肠炎、出血性肠炎、阿弗他肠炎和未分型肠炎 4 型。有发热、腹痛、腹泻、黏液便或血便，白细胞增高。粪便中检出艰难梭菌及其毒素可以诊断。一经诊断立即停用抗生素，对严重或原发病未控制者可用万古霉素及甲硝唑（灭滴灵）治疗。

监护（monitor） 对病情危重的病人进行专人或仪器监测。可

随时记录和显示病人的心电图、脉搏、呼吸、动脉压、中心静脉压、尿量及各种引流量，以便随时发现病情变化，并采取治疗措施。

兼性厌氧菌（facultative anaerobe）　兼有需氧呼吸和发酵两种功能，无论在有氧还是无氧环境中都能生长，但有氧时生长较好。大多数病原菌都属兼性厌氧菌。

兼性异染色质（facultative heterochromatin）　异染色质的一类。由常染色质转变而来的异染色质。如雌性哺乳动物及女性间期细胞的两条 X 染色体中有一条在胚胎发育的第 16～18 日变成不活跃、染色很深、呈异固缩状态的异染色质，一直到形成生殖细胞过程中，才又恢复到常染色质状态。

缄默症（mutism）　以不说话为主要表现的精神病症状。病人长时期沉默不言，不回答问题，不要求治疗，有时可用表情、手势或书写来表达自己的意思。常有其他精神症状。多见于紧张型精神分裂症。

煎厥（syncope due to consumption of yin fluid）　中医病证名。平素阴虚阳亢，夏日复感暑热而引起的厥证或中风。

煎煮法（decoction）　制药业中最早使用的浸出方法之一。把中草药煎煮成汤剂的方法。将切碎或研成粗粉的药材置于适当的煎煮器中，加水浸没，放置一定时间后加热煮沸，保持微沸一定时间，分出煎液；药渣再加水煎煮一次。所得的两次煎出液即为汤剂。

茧唇（cancer of lip）　其他名称：白茧唇、紫唇、沈唇。中医病名。中医外科岩证名的一种。即唇癌。由思虑伤脾、心火内炽、脾胃积热，或火亏阴虚、火毒蕴结唇部所致。初起口唇出现豆粒样硬结，发展缓慢，渐增大如蚕茧，或翻花如杨梅状。治宜润燥生津、通便泄热。外以蟾酥锭醋磨调敷。

减毒活疫苗（attenuated live vaccine）　将微生物经理化方法或生物方法处理或长期人工培养传代而减弱了毒力的人工培养物。其特点是该微生物失去了致病性而保持其免疫性。接种后，可使被接种者体内发生轻微的和不足以引起疾病但可获得免疫的感染过程。

减法扫描术（subtraction scanning）　从互相重叠的扫描图像中检出所需图像的扫描方法。常用于胰腺显影。用^{75}Se-甲氨酸作胰腺显像时，肝脏也同时显像，二者相重不易分辨。此时，可从^{75}Se-甲硫氨酸的图像中减去^{198}金-胶体金所显示的肝扫描图，可得胰腺的扫描图像。先将^{75}Se-甲硫氨酸图像的数据储存于磁心存储器，再作^{198}金-胶体金扫描得到图像，从前者减去后者即得出胰腺扫描图像。或 2 种核素同时注射，用电子计算机得出二者减法图像。

减数分裂（miosis）　细胞分裂的一种方式。染色体经 1 次复制，连续分裂 2 次，形成 4 个生殖细胞，但其染色体数目只有原来的一半。发生于动物的配子形成时。2 次分裂均包括前、中、后、末 4 个时期。经过减数分裂形成的配子结合成合子后，发育的个体仍保持亲代原有的染色体数目。

减速性伤（deceleration injury）　快速运动的物体突然被刹住时，在其上或其内的人体被该作用力所造成的冲撞伤。损伤范围可自休克、脑震荡、皮肤擦伤、扭伤、皮肤撕裂伤、内部器官破裂，直到骨折、呼吸和循环受阻、严重出血等。影响减速作用的因素是：初速度、减速所经距离及所需时间、力的方向和分布面积。对经常碰到减速问题的飞行员、驾驶员等应设计最佳的耐受减速的座位及位置。

减压病（decompression sickness, DCS）　旧称潜水员病、潜涵病、沉箱病。高气压作业后不适当的减压所引起的一种职业性疾病。主要见于从事水下作业的潜涵工和潜水员。人在高气压下工作一定时间后，体内存有大量呈物理性溶解状态的氮气，当过速转向正常气压时，则可形成气泡，引起栓塞，压迫组织和神经，导致血液循环障碍和组织损伤。临床表现有皮肤瘙痒、皮下气肿、肌肉关节疼痛，以及依栓塞部位不同而出现相应的症状如瘫痪、麻木、心肌梗死等。本病最有效的治疗方法是及时的加压（加压舱）治疗；预防主要是严格遵守潜水作业的安全规程和正确地执行减压法。

减压反射（depressor reflex）　见压力感受器反射。

减压干燥（vaccum drying）　其他名称：真空干燥。药物在密闭容器中抽去空气后进行干燥的方法。具有速度快、温度低、产品疏松易碎的优点。由于抽去空气，对保证药品质量有意义。

减压区（depressor area）　其他名称：降压区。延髓心血管运动中枢主管降低动脉血压的部分。位于延髓后端网状结构的腹内侧部分。此区内的孤束核、旁中央核和中缝核可接受从窦神经和主动脉神经而来的传入冲动而兴奋，然后抑制巨细胞网状核的活动，使网状结构的下行冲动减少，而出现减压效应。

减振（vibration reduction）　降低机械系统（包括声学系统）振动的措施。通常采用减小动态激励，结构加固，不同振动方式之间的去耦、隔离和吸收，结构阻尼等技术，以减轻振动危害和影响。

检测特异性抗体（detection of specific antibody）　用已知的细菌抗原（诊断用抗原）检查病人血清中抗体有无与含量变化的检查方法。细菌及其代谢产物的抗原性很强，人被细菌感染后，经过一段时间体内产生抗体，抗体量随病程的进展而增多，此法可作为该感染性疾病的辅助诊断，称为血清学诊断法。方法比较多，例如诊断伤寒、副伤寒的肥达反应；测定病人血清中抗链球菌溶血素 O 抗体含量的抗 O 试验，可辅助诊断风湿热等。但应注意正常人受某些病原菌隐性感染或近期内接种疫苗，体内也可产生一定量抗体，但一般量不高，且不能随时间延长而增加，一般常采急性期和恢复期二次血，如抗体增高 4 倍以上，有诊断意义。

检测特异性抗原（detection of specific antigen）　用已知特异抗体直接检查病人材料中的细菌特异性抗原。其优点是常可有效地检出极微量的细菌或其抗原成分，达到快速诊断的目的。特别是对发病早期已应用抗生素治疗，细菌生长被抑制培养困难或采取标本较晚，病原菌检出率不高时，尤为适用。常用的方法有多种，例如沉淀反应、协同凝集试验、免疫荧光法等。

检出率（detectable rate）　卫生监测工作中，被检样品总数中阳性出现的百分率。检出率＝被检样品的阳性数/样品总数×100%

检气管法（gas detector method）　其他名称：北川法。对空气中有害气体的快速测定法。检气管是以一种多孔性固定颗粒为载体，使吸附化学试剂后，充填于一个细玻璃管内。使用时在现场将欲测空气通过检气管，管内固体试剂即随气体浓度不同而产生颜色变化，根据生成颜色深浅或变色柱长短即可定量。前者称比色法，后者称比长法。载体可用陶瓷或粗孔硅胶颗粒，化学试剂则根据被检气体而定。缺点是精确度较差，有些有效期短。

检眼镜（ophthalmoscope）　其他名称：眼底镜。一种检查眼底的仪器。利用棱镜的特殊装置，使光源经瞳孔射入被检者眼内，检者通过带有镜片的圆盘小孔，观察眼底情况。

检验假设（null hypothesis, inspective hypothesis）　其他名称：无效假设。假设检验时必须作出的一个预期设想。例如设想被比较的两个样本均数 X_1 与 X_2 系来自同一总体，即它们的总体均数相等，这个设想就称为检验假设，用符号 H_0 表示。与上述设想相反的设想称为备择假设，用符号 H_1 表示，H_1 和 H_0 是相联系的和对立的假设。如两个样本均数 X_1 与 X_2 作 t 检验时，双侧的检验假设是 $H_0 : \mu_1 = \mu_2$，备择假设 $H_1 : \mu_1 \neq \mu_2$。

检验器（detector）　其他名称：探测器。气相色谱仪的主要部件。对分析物定性并通常定量作记录的仪器。它还可对化学或物理的各种测试作记录。有积分型和微分型两类。前者显示某一随时间而累加的物理量，后者显示随时间而变化的物理量。大多数检验器属微分型，有热导池检验器、火焰离子检验器、微库仑检验器和电子俘获检验器等。

检疫（quarantine）　为防止某些传染病在国内蔓延或国际传播而采取的措施。当人、动植物（及其制品）由一个地方进入另一地方，按照规定项目检查其是否携带传染病原。对有可能成为隐性污染源的，实行一定时间的留验或医学观察。包括：①国境卫生检疫，为防止检疫传染病由国外传入和由国内传出。我国的国境卫生检疫工作根据《中华人民共和国国境卫生检疫法》及《中华人民共和国国境卫生检疫法实施细则》进行。②疫区检疫，当国内发生需要检疫的传染病（主要是甲类传染病）时，经国家卫健委批准，根据《中华人民共和国传染病防治法》进行疫区检疫，对出入疫区的人进行医学观察或就地检验，必要时禁止出入疫区。疫区物品有必要移出疫区时应予卫生处理。③对接触者进行检疫，从接触病人的最后一天算起，按该病的最长潜伏期，进行医学观察、隔离或留验，并采取必要的防治措施。

检影法（retinoscopy, shadow test）　对病人进行屈光检查的一种他觉（客观）验光法。通常在暗室内进行。医生利用反射镜将一束光线投射于病人瞳孔区，观察光影在视网膜表面的移动和联对反射光的折射，确定该眼的屈光状态。

剪[刀]创（scissoring wound）　以剪刀致人体形成的损伤。根据不同剪铰方法常以组织完全铰断者称剪断创，如铰断阴茎；以组织未完全断离者称夹剪创；以剪刀作为刺器刺入人体后再由两刀口剪铰形成的损伤称为刺剪创。根据剪刀的大小、刺入角度及力量其损伤形态亦有所不同。常见于他伤或他杀。

睑板腺（tarsal gland）　其他名称：迈博姆腺（Meibomian gland）。位于睑板内的皮脂腺。腺体与睑缘垂直排列成单行，每个腺体有一主导管，开口于睑缘内侧，主导管两旁还有30～40条侧导管，开口于主导管。分泌物有润滑作用。

睑板腺癌（tarsal gland carcinoma）　其他名称：睑板腺腺癌。较为常见的原发于Meibomian腺的眼睑恶性肿瘤。老年女性及上睑多见。发病初期可在睑板内触到一小硬块，与皮肤不粘连，以后肿瘤继续生长形成溃疡，出现菜花样肿物。少数病例可导致上睑下垂。肿物摩擦角膜，可引起角膜溃疡。瘤组织向眶内发展使眼球突出。治疗：确诊后及早彻底手术切除，并行眼睑成形术，晚期作眶内容摘除术。

睑板腺囊肿（chalazion）　旧称霰粒肿。睑板腺的慢性肉芽肿性炎症。常为睑板腺及其周围组织发生炎症后，腺管出口阻塞、造成分泌物潴留引起的慢性肉芽肿性腺体增大。病程缓慢，可单发或多发，且可复发。表现为眼睑皮下的局限性圆形块状物，边界清楚，与皮肤无粘连，无压痛，偶觉眼睑沉重感。大的睑板腺囊肿可向睑结膜面溃破并形成肉芽肿块。治疗：外用抗生素软膏；囊内注入曲安奈德；囊肿摘除。

睑板腺腺癌（carcinoma of Meibomian gland）　见睑板腺癌。

睑单纯疱疹（herpes simplex of eyelid）　由单纯疱疹病毒感染引起，常继发于流感、肝炎、疟疾等高热病之后。病变多发于下睑，为半透明疱疹，呈簇状，周围皮肤充血、水肿并有刺痛感。1周左右干涸结痂，不留瘢痕。若疱疹发生在睑缘部，可蔓延累及角膜。治疗：碘苷滴眼液滴眼，外涂碘苷油膏。

睑废（serious blepharoptosis）　其他名称：上睑下垂。中医病证名。即眼睑下垂、无力提起之症。多见于重症肌无力的眼肌型者。多因脾虚气弱、脉络失和、风邪客睑而成，亦有因先天不足所致者。治宜补脾益气、祛风通络，并配合针灸、按摩等疗法。

睑裂（palpebral fissure）　上、下睑之间的裂隙。

睑裂斑（pinguecula）　由于烟尘、日光等长期刺激和老年变性引起的结膜结缔组织变性所致。多见于成年人及长期室外工作者。有时略侵入角膜，故有人认为是翼状胬肉的初期。该斑可呈黄白色，故又名睑裂黄斑。有时睑裂斑表面破溃，周围充血，病人有异物感，此时称之为睑裂斑炎。治疗：一般无须治疗，影响美观者可行切除术。

睑裂闭合不全（lagophthalmos）　上下眼睑不能闭合，一部分眼球呈暴露状态。多由眼睑外翻或缺损或面神经麻痹引起。严重者角膜由于外露而干燥、角化、混浊甚至继发感染导致失明。

睑裂狭小（blepharophimosis）　其他名称：先天性小睑症、睑裂狭小症候群。一种常染色体显性遗传病。其睑裂宽度与高

度均小于正常值，常伴有双上睑下垂，逆向内眦赘皮，下睑外翻，鼻根宽平，小眼球及智力低下等。治疗：应作内眦赘皮矫正术和外眦开大术；如伴有上睑下垂，应同时作上睑下垂矫正术。

睑裂增宽（blepharodiastasis）　其他名称：睑裂扩大。眼的上下睑缘之间（睑裂）的宽度超过正常限度者。可见于单眼或双眼，有时伴眼球突出。中国正常人的中央部睑裂宽度平均为7.5mm，双眼对称。

睑内翻（entropion）　睑缘内卷，睫毛刺激角膜的反常状态。病人有异物感、疼痛、流泪、畏光、结膜充血等刺激症状，有的发生角膜溃疡。根据病因不同，分为先天性、痉挛性、瘢痕性3种。针对病因进行处理，瘢痕性者多需手术矫正。

睑球粘连（symblepharon）　睑结膜与球结膜间发生粘连愈着。大面积粘连可使眼球运动受限，导致复视及睑内翻、倒睫。波及角膜时可导致视力障碍。更广泛的睑球粘连可使上、下穹窿完全消失。防治：积极治疗原发病；处理好结膜创面；严重粘连需施行睑球分离术。

睑缺损（palpebral coloboma）　上、下眼睑的部分或全部缺损。表现为不同程度的角膜暴露，引起角膜干燥、混浊。可伴有眼部或其他先天异常。治疗：以整形手术为佳。

睑烧灼伤（burns of eyelid）　火焰、热体接触和化学物质所致的眼睑部烧灼性伤害。为面部或全身烧伤的一部分。睑部皮肤红肿、起疱或坏死。严重烧伤可使睑部皮肤、肌肉、睑板受到破坏，甚至组织烧焦变色，广泛的烧伤可造成睑内、外翻，眼睑闭合不全，眼球粘连，泪小管阻塞等。应用油膏或湿敷，必要时植皮。

睑外翻（ectropion）　睑缘向外翻转的反常状态。分为：瘢痕性、老年性、痉挛性和麻痹性。结膜充血、肥厚、干燥，有溢泪。由于眼睑闭合不全，常引起暴露性角膜炎。多需手术矫正。

睑外翻矫正（correction of ectropion）　根据睑外翻不同情况，相应采用不同矫正术；老年性下睑外翻，可用下睑缩紧术矫正；麻痹性睑外翻，可用下睑缩紧术、外眦睑缘粘连术、颞筋膜悬吊术等；瘢痕性睑外翻，可用V-Y成形术、Z成形术、局部皮瓣转移术（上睑皮瓣、颞部皮瓣、颧部皮瓣）、游离植皮术。

睑腺炎（hordeolum）　旧称麦粒肿。眼睑腺体因细菌性感染而在局部产生的急性炎症。多由金黄色葡萄球菌感染所致。睑皮脂腺或睫毛毛囊感染称为外睑腺炎；睑板腺受感染则称内睑腺炎。前者表现为眼睑水肿、充血、局部压痛、近睑缘处硬结；后者表现为睑结膜局限充血，有时可见黄色脓点，但眼睑水肿轻。治疗：初期热敷，涂抗生素软膏；脓肿形成切开排脓。

睑缘灰线（gray line of lid margin）　睑缘厚约2mm，其前缘圆钝，长有睫毛；后缘为锐角，与眼球紧贴。两个之间微凹，呈浅灰色，称为灰线，是皮肤和黏膜的交界线，从灰线切开，恰好进入眼轮匝肌和睑板之间。是眼睑整形手术的重要解剖标志和常用的切口径路。

睑缘腺（Zeis gland）　其他名称：蔡斯腺、睫毛腺。位于睑缘处的皮脂腺。当该腺急性发炎时肿胀形成睑腺炎（俗称针眼）。

睑缘炎（blepharitis, blepharitis marginalis）　发生在睑缘部分的慢性炎性炎症。从解剖结构上看，睑缘是皮肤与黏膜的移行带。睫毛毛囊以及它的附属腺体的开口位于睑缘的前唇，尘埃、细菌容易在这里积聚，对睑缘产生刺激，而在睑缘的后唇上，有一排睑板腺开口，脂性的分泌物不断从这些开口中排出。由于解剖和生理上的原因，睑板腺是慢性炎症的好发部位，特别是当分泌功能过盛时或具有过敏体质的人，更容易发生睑缘炎。睑缘炎包括：鳞屑性、溃疡性和眦部睑缘炎。

简本综合征（Janbon syndrome）　结肠和小肠黏膜急剧坏死性炎症，在坏死的黏膜上常覆以假膜。多见于年老体弱者，发病前多接受手术治疗或广谱抗生素治疗。表现为腹泻腹痛，毒血症症状如发热、心动过速等。治疗：停用抗生素，纠正脱水及休克。

简并（degeneracy）　两种或多种核苷酸三联体决定同一种氨

基酸。意即遗传密码中，除色氨酸和甲硫氨酸外，其余氨基酸均有 1 个以上的三联体密码子为其编码。

简化乳癌根治术（simplified radical mastectomy） 按乳癌根治切除术的步骤进行，但保留其胸大、小肌（或仅保留胸大肌）的手术。用于早期乳癌。

简化眼（reduced eye） 根据眼的实际光学特性设计出的简单而等效的光学系统模型。常用的一种是一个前后径 20mm 的单一球面折光体系，折光指数为 1.333，外界光线由空气进入球形界面时只折射 1 次，此球面的曲率半径为 5mm，节点在球界面后方 5mm，后主焦点在节点后 15mm。这个模型和正常安静的人眼一样，正好使平行光线聚焦在视网膜上。

简易呼吸器（simple respirator） 其他名称：呼吸复苏器。用于急救中人工呼吸的仪器。由气囊、活瓣和面罩构成。氧气可经管路在气囊一端的活瓣供给。工作原理是：在静止状态气囊被充气，当挤压气囊时使呼出孔关闭并将气体充入病人的肺脏。气囊释放时，新鲜气体自动地再充入气囊，同时病人的呼出气经过气囊的呼出活瓣而排出。面罩通常是透明的，以便能看到呕吐物。

简易型连续多普勒（simplified continuous Doppler, simplified continuous Doppler ultrasound apparatus） 属于初级形式的连续多普勒超声仪。探头的换能晶体片分为两半，一侧连续发射频率固定的超声波，当行进途中遇有界面时，即被反射，返回探头，此回声即被另一侧能连续接收的晶体所获取。由于多普勒效应，此回声的频率与发射频率之间出现频差现象称为频移。根据频移的有无，推断探头所指方向有无界面活动。这类仪器能观察血管壁、心壁、瓣膜、胎体及其他物体的活动状态。其缺点是灵敏度低、不能探测血流。目前除胎心活动的检测外，已很少用于临床。

简易自来水（simply-equipped tap water） 简易形式的集中式给水。若以地面水为供水源，则由取水、净化和消毒设备 3 个部分组成；若以地下水为供水源，就不需净化处理设施，但必须消毒，有水井和提水设备，应设高位供水箱或水塔，安装水龙头或配水管网供水用。水源选择和卫生防护应遵照我国《生活饮用水卫生标准》的规定进行。

碱储备（alkaline reserve） 血浆碳酸氢盐浓度。可用血浆二氧化碳结合力法测定，或从血浆直接滴定。

碱基（base） 一类带碱性的有机化合物，是嘌呤和嘧啶的衍生物。DNA 中的碱基主要有腺嘌呤、鸟嘌呤、胞嘧啶和胸腺嘧啶；RNA 中的碱基主要有腺嘌呤、鸟嘌呤、胞嘧啶和尿嘧啶。此外，DNA 和 RNA 中都发现有许多稀有碱基，在转移核糖核酸中含量最高。

碱基插入（base insertion） DNA 序列中增加碱基对导致突变。构成基因的 DNA 序列中执行者插入一个碱基或一段非三联体性核苷酸，使基因的阅读框架发生改变，导致移码突变。

碱基错配（mispairing of base） DNA 分子双螺旋的一个多核苷酸链中，存在着与另一个多核苷酸链对应位置上不相互补的核苷酸，产生不互补的碱基对。

碱基堆积（base stacking） 在双螺旋核酸分子结构内部的平行平面中碱基对的排列顺序。当碱基对处于螺旋体中央，与两个单链的中轴呈直角，各个碱基间相隔 0.34nm。

碱基对（base pair, bp） 核酸中两条链间的配对碱基。由两个互补的碱基通过氢键形成，即一个嘌呤碱基与一个嘧啶碱基通过氢键连接一对核苷酸，或连接两个独立的多核苷酸链。在双螺旋的 DNA 中，含有的碱基对是腺嘌呤-尿嘧啶、腺嘌呤-胸腺嘧啶和鸟嘌呤-胞嘧啶；RNA 中，含有的碱基对是腺嘌呤-尿嘧啶和鸟嘌呤-胞嘧啶。常用核酸分子含有的碱基对数目来表示该分子双链的链长。

碱基互补配对原则（base complementation pairing rule） 其他名称：碱基配对原则。在一个双螺旋核酸结构中腺嘌呤 A）必定与胸腺嘧啶（T）或尿嘧啶（U）配对，鸟嘌呤（G）必定与胞嘧啶（C）配对的规律。

碱基配对（base pairing） 通过碱基对，一个多聚核苷酸链结合到另一个多聚核苷酸链上，或者一个多聚核苷酸链的一部分结合到另一部分上。

碱基配对原则（base pairing principle） 见碱基互补配对原则。

碱基缺失（base deletion） DNA 序列中缺少了碱基对导致突变。在构成基因的 DNA 序列中丢失了一个碱基或一段非三联体性核苷酸，三联体密码子的组合发生改变，导致移码突变。

碱基顺序（base sequence） 其他名称：碱基序列。核酸分子上嘌呤碱和嘧啶碱的线性次序，或其在多核苷酸链上的顺序。

碱基序列（base sequence） 见碱基顺序。

碱基置换（base substitution） DNA 序列中一种碱基替换另外一种碱基导致突变。

碱耐力（alkali tolerance） 机体服用碱的耐受能力。以能引起碱性尿所需的碱量作衡量指标，可用来估计碱中毒程度。

碱烧伤（alkali burn） 由碱类物质所致的机体损伤。碱类物质包括钾、钠、钙、铵、镁的氢氧化物，以及碳酸钠、氟化钠等。碱能结合组织蛋白，生成碱性变性蛋白化合物，它易于溶解，进一步作用于正常的组织蛋白，使损伤加深。同时碱还能皂化脂肪，皂化时产生的热量可使深层组织继续坏死。因此碱烧伤比酸烧伤造成的损害更为严重。

碱剩余（base excess, EB） 其他名称：剩余碱。指在 38℃、PCO_2 5.3kPa（40mmhg）、血氧饱和度为 100% 的条件下，在体外用酸或碱将 1L 的全血或血浆滴定至 pH 值为 7.40 时所用去酸或碱的毫摩尔（mmol）数。用酸滴定用正值表示，用碱滴定用负值表示。正常人的 BE 范围为 −3 ～ ＋3mmol/L，平均 0mmol/L。可作为反映代谢性酸碱紊乱的指标。

碱式碳酸铋（basic bismuth carbonate） 其他名称：次碳酸铋。口服后能吸附肠腔内毒素、细菌和病毒，同时有保护胃黏膜及收敛、止泻等作用。可用于腹泻、慢性胃肠炎、胃及十二指肠溃疡等。偶有可逆性精神失常。长期用药能影响其他药物的吸收。肠高位性阻塞病病人、发热者及 3 岁以下幼儿禁用。

碱性反流性胃炎（alkaline reflux gastritis） 胃切除术后，由于幽门功能不全，过量的十二指肠液反流导致胃黏膜的损伤。胃、十二指肠手术后远期并发症。常始于胃大部切除后 1～2 年。主要表现为：剑突下持续烧灼痛，进食后加重，抗酸剂无效；胆汁性呕吐，吐后疼痛依旧，体重减轻。长期小量出血还可导致贫血。胃镜活检显示慢性萎缩性胃炎。治疗：考来烯胺（消胆胺）；严重者可行 Roux-en-Y 空肠吻合手术。

碱性粒细胞白血病（basophilic leukemia） 一种罕见的白血病类型。分急性及慢性两种。前者与急性白血病相似，但血象中主要为碱性粒细胞，骨髓象中碱性粒细胞可达 90%。后者有人认为可能是慢性粒细胞白血病过程中碱性粒细胞增多。治疗：化疗不敏感，效果不佳。

碱性磷酸酶（alkaline phosphatase, AKP） 最适 pH 值在 7.0 以上，催化各种磷酸单酯键水解反应，产生无机磷酸和相应的醇、酚或糖的酶，也可以催化磷酸基团的转移反应，但不能水解磷酸二酯键。碱性磷酸酶在肝脏中主要分布于肝细胞膜和毛细胆管的微绒毛上。当胆汁排出有障碍、毛细胆管内压亢进时，即可诱导大量制造碱性磷酸酶。此外，来自骨、肠、肾、胎盘等处的碱性磷酸酶也随胆汁一起排泄。因此，当胆汁排出不畅时碱性磷酸酶活性升高，肝癌和阻塞性黄疸时最高，肝实质性病变时较低，有助于肝细胞性和阻塞性黄疸的鉴别，肝细胞性黄疸多在（KA 法）30 单位以下，阻塞性黄疸多在 30 单位以上。在骨骼疾病时，由于骨性碱性磷酸酶生成亢进，癌症病人在癌组织中有胎盘性碱性磷酸酶的生成，故血清碱性磷酸酶也可升高。

碱中毒（alkalosis, alkali-poisoning） 机体酸碱平衡障碍致使碱增加，氢离子浓度降低。血中氢离子小于 37mmol/L 或 pH 值大于 7.44。正常人体动脉血氢离子为 37～43mmol/L，pH 值为 7.36～7.44。可分为代谢性碱中毒和呼吸性碱中毒。应积极防治原发病，并对症治疗。

见红（show） 分娩开始前阴道排出少量带血黏液性分泌物的现象。因子宫内口胎先露的压力，使附近胎膜剥离出血，同时因子宫颈逐渐短缩，颈管内黏液被挤出。见红常是分娩即将开始的前兆，多于 24h 内发展为有规律的宫缩。

间苯二酚（resorcinol, resorcin）　其他名称：雷琐辛。皮肤病外用药。低浓度有促进角质新生作用，高浓度可致角质层剥离。又能杀细菌、真菌以及止痒。软膏或溶液局部涂布。用于治疗湿疹、癣症、胼胝、鸡眼、银屑病、痤疮及脂溢性皮炎。可引起接触性致敏反应。禁止与铁器接触。

间变（anaplasia）　细胞处于缺乏分化的状态。是瘤细胞生长的特征。

间变细胞（anaplastic cell）　失去正常细胞结构和功能的恶性肿瘤细胞。主要表现为异型性，即：①瘤细胞的多形性：大小、形态不一、有时有瘤巨细胞。②核的多形性：大小、形状、染色不一，核质比例增大，可有巨核、双核、多核、染色深，并有核分裂象。③胞质嗜碱性。

间断性噪声（intermittent noise）　见脉冲噪声。

间发性酒狂（dipsomania）　急性酒精中毒的一种。为周期性狂饮。如不予饮酒，则极难忍受，并出现焦虑、抑郁或粗暴行为。需饮酒陶醉数日方能解除。此类病例常发生在躁狂抑郁性精神病或癫痫病人中。治疗：对症处理和针对病因进行治疗。

间隔线（Kerley B line）　由肺间质水肿所致肺小叶间隔增厚在 X 线片上呈现的线状致密阴影。宽约 0.5～1mm，长约 2～3cm，在肋膈角区横行，在膈面上纵行。

间隔性 Q 波（septal Q wave）　正常室间隔去极化向量投影在相应导联轴负侧形成的负向波。正常 Q 波及虽有改变但时间正常的 Q 波，皆为间隔性 Q 波。如果有室间隔及前间壁心肌梗死，则 Q 波改变不能称为此波。

间接暴力（indirect force）　与直接暴力相对而言，一脏器或组织所接受的力是由直接受力部位通过一定的组织、器官传导而来的。如肺爆震伤即被认为是间接暴力所致，跌倒时手掌触地，使肱骨髁上发生骨折，也是间接暴力。

间接测热法（indirect calorimetry）　测人体能量代谢的一种方法。先测定人体单位时间内的氧气消耗量，然后根据其呼吸商和氧的热价，间接地推算出产热量。一般是测定受试者 6min 的耗氧量（乘以 10 即为 1h），呼吸商和氧热价按混合式计算分别为 3.56kJ/L 和 20.19kJ/L（0.85kcal/L 和 4.825kcal/L），就可以算出受试者每小时的产热量。再除以受试者的体表面积即得出每小时、每平方米体表面积的产热量，可记作 kJ/（m² · h）。体表面积的计算方法是：体表面积（m²）= 0.006 1×身高（cm）+0.012 8×体重（kg）-0.152 9。

间接导联（indirect leads）　安放两个引导电极在人体表面上，此种导联电极远离心脏。例如肢体导联。

间接灸（indirect moxibustion）　其他名称：间隔灸、隔物灸。中医术语。艾炷灸的一种。指艾炷与穴位皮肤之间衬隔物品的灸法。如隔姜灸、隔蒜灸、隔盐灸、隔饼灸等。能温经散寒、消肿止痛。可用于腹痛、腰痛、风湿痹痛、慢性泄泻、虚脱等。

间接抗球蛋白试验（indirect antiglobulin test）　应用抗球蛋白血清（Coombs 血清）检查病人血清中游离的不完全抗体的一种方法。常用于 Rh 或 ABO 妊娠免疫性新生儿溶血症母体血清中不完全抗体的检测。

间接叩诊法（indirect percussion method）　临床上主要采用的一种叩诊方法。叩诊时用左手中指第 2 指节紧贴于叩诊部位，其他手指稍微抬起，勿使与体表接触，右手各指自然弯曲，以中指指端叩击左手第 2 指骨的前端，叩击方向应与叩诊部位的体表垂直；叩诊时应以腕关节与掌关节的活动为主，避免肘关节及肩关节为辅助。叩诊中应随时注意与对称部位作比较和鉴别。在一个部位叩诊时，每次只需连续叩击 2～3 下。叩击力要均匀适中，视具体情况决定，病灶或被检部位范围小或位置表浅，宜采取轻叩诊法，如叩诊心脏、肝脏的绝对浊音界；当被检部位范围大或位置比较深时，则需使用中度叩诊法，如确定心脏或肝脏的相对浊音界。叩诊除注意音响变化外，还要注意不同病灶的震动所引起的指感差异，两者互相配合。

间接免疫荧光技术（indirect immunofluorescence technic）　将未标记的抗体与相应抗原结合后，再加荧光素标记的抗体，形成抗原-抗体-荧光抗体复合物，用以检测未知的抗原或抗体的方法。由于间接法是用标记的抗球蛋白抗体，能与所有种属特异性相同的相应的抗体结合，检查未知的抗原或抗体，故较直接法更方便，敏感性也较直接法高。

间接凝集反应（indirect agglutination）　人工免疫微球与相应抗体结合而出现的免疫微球的凝集现象。将可溶性抗原吸附于某种载体微球上，即成为人工免疫微球。此载体微球可为天然微粒，如人与动物的红细胞、活性炭颗粒等；也可用人工合成的高分子物质，如聚苯乙烯胶乳微球等。由于载体微球增大了可溶性抗原的反应面积，故提高了反应的敏感性。间接血凝试验常用来测定某些病毒病病人血清中抗体水平；间接乳胶凝集试验主要用于测定类风湿病人血清中的抗体。

间接凝集抑制试验（indirect agglutinative inhibition test）　临床免疫检验方法。先将可溶性抗原与相应抗体混合在一起，充分作用后，再加入有关的免疫微球，因抗体已被可溶性抗原结合而不再出现免疫微球的被动凝集现象。如免疫妊娠试验。孕妇尿中有人绒毛膜促性腺激素（HCG）先与已知抗体结合，阻止了已知抗体与免疫微球上的 HCG 结合而抑制了凝集反应的产生。此方法操作简单、快速，适合临床化验。

间接通信（indirect communication）　是指细胞分泌化学物质作为信息携带者或信使，通过血液循环，或局部细胞间液中弥散而将信息传递到各种靶细胞实现信息传递。信息分子可分为激素和神经递质两大类。

间接血凝试验（indirect haemagglutination test, IHA）　免疫血清学试验。将可溶性抗原吸附于红细胞表面制成致敏红细胞，在电解质存在的适宜条件下，使致敏红细胞与相应抗体相互作用，通过红细胞凝集现象而表现出特异性抗原-抗体反应。试验在微量血凝板（U 形孔）上进行，其结果根据孔底的沉积型而定。血细胞凝集或呈磨玻璃样沉积者为阳性反应；血细胞不凝集沉积于管底中央者为阴性反应。用于检测病原微生物或寄生虫感染时病人血清中抗体水平，以辅助诊断。

间接荧光抗体试验（indirect fluorescent antibody test, IFAT）　本法可检测 IgM 和 IgG 抗体。IgM 病期 7～8 日出现，持续数周或数月，偶有数年者。IgG 出现晚于 IgM，持续达数年。一般 IgM 阳性多提示近期感染。抗体效价：IgM 与 IgG 阳性效价均为≥1：8，急、慢性活动期分别为≥1：64 与 1：1 024。本法对弓形虫感染诊断具有特异、敏感、快速与重复性强和方法简便等优点。国外已有 IFAT 试剂盒生产。

间接致癌物（indirect-acting carcinogen）　其他名称：前致癌物。需经体内酶活化才能转变成为亲电子剂的有机致癌物。起活化作用的酶是微粒体内的混合功能氧化酶。根据化学致癌的亲电结合理论，化学致癌物存在亲电中心，即电子贫乏区，它与细胞大分子如脱氧核糖核酸（DNA）、核糖核酸（RNA）或蛋白的富含电子区即亲核中心共价结合，形成加合物，即发生突变。后者是细胞癌变的开始，大多数有机致癌物如以苯并芘为代表的环芳烃、亚硝胺类、黄曲霉毒素等都是间接致癌物。不需经体内酶活化即有致癌作用的物质称为直接致癌物。

间皮（mesothelium）　衬于胸膜、心包膜和腹膜等腔面的单层扁平上皮。质薄，其游离面光滑湿润，可减少器官蠕动时的摩擦阻力。

间皮瘤（mesothelioma）　起源于间皮细胞的肿瘤。呈局限性或弥漫性生长。多为恶性。镜检可见多量平行排列的胶原纤维束，其间有细长梭形的瘤细胞；细胞核呈椭圆形，常有异常核分裂。多见于胸膜、腹膜、心包等处。其中胸膜间皮瘤病人 80%有与石棉接触史。

间期（interphase, interval）　细胞增殖周期主要过程之一。是两次细胞分裂之间的时期。间期包括脱氧核糖核酸（DNA）合成前期（G_1 期）、DNA 合成期（S 期）和 DNA 合成后期（G_2 期）。其中 S 期最为关键，细胞在这一时期进行 DNA 复制，使其含量加倍。

Q-T间期延长综合征（Q-T prolongation syndrome） 见长 Q-T 间期综合征。

间羟胺（metaraminol） 其他名称：阿拉明。抗休克血管活性药（拟肾上腺药）。用于各种休克、手术时低血压。制剂：重酒石酸间羟胺注射剂。甲状腺功能亢进、高血压、心功能不全及糖尿病病人慎用。

间羟叔丁肾上腺素（terbutaline, brincanyl） 见特布他林。

间羟舒喘灵（terbutaline, brincanyl） 见特布他林。

间日疟原虫（plasmodium vivax） 疟原虫的一种。间日疟的病原体。孢子体分为速发型和迟发型。速发型孢子体首先完成红外期裂体增殖，接着进行红细胞内期裂体增殖，后者需48h，故间日疟隔一日发作一次。迟发型孢子体则经过一段休眠后发育成为红外期裂殖体而引起疾病的复发。其红细胞内期与人体其他的疟原虫的明显区别是除小滋养体外，其他各期所寄生的红细胞均显著胀大且色淡。

间停呼吸（Biot respiration） 其他名称：比奥呼吸。一种无呼吸与深呼吸交替出现的呼吸现象。表现为有规律的呼吸几次后，突然停止，间隔一个短时期后又开始呼吸。见于中枢性疾患或某些严重中毒。此时呼吸中枢兴奋性降低，调节呼吸的反馈系统失常，唯有在严重缺 O_2 或 CO_2 蓄积较多时才能刺激产生一次呼吸。多出现于疾病晚期，预后也较严重。

间歇脉（intermittent pulse） 在整齐的脉律中出现较长时间停顿的现象，即有脉搏的缺失。在脉搏触诊时在整齐的脉律中先出现一个提前的搏动，然后有一较长的停顿，或在一整齐的脉搏节律中突然出现一个较长的停顿。见于各种过早搏动、窦性停搏、二度窦房传导阻滞或二度房室传导阻滞。

间歇灭菌法（interrupted sterilization, discontinuous sterilization） 对不耐高温的营养物品，如含血清、糖类或鸡蛋的培养基，采用反复多次流通蒸气法进行处理，既可灭菌，又不破坏材料中的营养成分的灭菌方法。其原理是经流通蒸气灭菌法处理后材料中繁殖体被杀死，然后将材料放在 37℃ 温箱内过夜，其中芽孢遇适宜环境发芽成为繁殖体，次日经流通蒸气杀死这部分新细菌，反复 3 次则达到灭菌的目的。

间歇热（intermittent fever） 高热与正常或正常以下体温交替、有规律地反复出现。体温骤然升高至 39℃ 以上，持续数小时或更长，然后下降至正常或正常以下，经过一个间歇又反复发作。见于急性肾盂肾炎、严重化脓性感染、播散性结核及疟疾等。

间歇性跛行（intermittent claudication） 血栓闭塞性脉管炎的一种特征性表现。即行走稍久发生缺血，以致下肢麻木、无力、酸痛、难以继续行走。检查足背动脉搏动消失，休息后可好转。待症状缓解后重新起步，走走歇歇。治疗在于促进侧支循环，可用血管扩张药、理疗等，必要时亦可考虑手术。

间歇性预激综合征（intermittent preexcitation syndrome） 预激的心电图图形间歇地消失，即 S 波消失，P-R 间期正常的预激综合征，约占预激综合征病人的 25%～75%。其形成与运动、自主神经紧张度等多种因素有关。

间歇依赖性长 Q-T 间期综合征（pause-dependent long Q-T syndrome） Q-T 间期延长伴尖端扭转型室速的一种类型。后天获得性 Q-T 间期延长综合征。并发的室速均发生在显著的心动过缓、期前收缩代偿期、房颤时不规则长 R-R 间期和阵发性心动过速终止后的长间歇之后。尖端扭转型室速发作始动标志是巨大 U 波。

间性（intersexuality, hermaphroditism） 见两性畸形。

建瓴汤（jianling decoction） 中医方剂。《医学衷中参西录》方。组成：生山药、怀牛膝、代赭石（轧细）、生龙骨、生牡蛎、生地黄、白芍、柏子仁、铁锈水。功能重镇平肝、滋阴潜阳。治肝阳上亢，症见头目眩晕、耳鸣目胀、心悸健忘、失眠梦多、脉弦硬而长者。

建曲（jianqu） 其他名称：建神曲。中医药名。消导药。组成：藿香、厚朴、砂仁、紫苏叶、香附、白芷、苍术、陈皮、麦芽、山楂、生姜、茯苓、谷芽等 54 味中药混合而成。辛、温。归脾、胃经。其功效与神曲同中有异。治感冒风寒、食滞胸闷。孕妇慎用。

剑肋角（xiphocostal angles） 剑突与一侧肋弓间的夹角。临床上心包穿刺术即在左侧剑肋角进针，以达心包。

剑突（xiphoid process） 与胸骨体下端相连的结构。幼年为软骨，老年后完全骨化。扁而细长，有时向前弯曲或向一侧倾斜，形状变化较大，下端游离。体表可触及。

剑突下搏动（xiphoideusal pulsation） 在剑突下（或上腹部）看到的搏动。见于肺源性心脏病。

剑突下心尖搏动（xiphoideusal apical pulsation） 肺气肿或肺气肿伴有右心室肥大时，心尖搏动可在剑突下出现。由于腹主动脉也可引起剑突下搏动，故两者应加以区别。方法是：嘱病人行深吸气，如搏动增强即为右心室搏动，如搏动减弱则为腹主动脉搏动；也可用两三个手指从病人剑突下压向后上方，如为右心室搏动则冲击手指末端，吸气时增强，而腹主动脉搏动则冲击手指的掌面，吸气时减弱。

剑突综合征（xiphoid process syndrome） 其他名称：过敏性剑突、剑突疼痛综合征。一组剑突部疼痛性疾病。表现为程度不同的前胸钝痛，偶可放射至食管、后背、肩、臂或心前区，严重时可影响睡眠。触压剑突可引起疼痛发作，有助于诊断。

健康（health） 医学概念。身体、精神和社会适应等方面处于良好的状态。世界卫生组织提出，健康不仅是身体没有疾病或不虚弱，还要具备心理健康、社会适应良好和有道德等特点。这种良好状态的维持有赖于机体内部结构与功能的协调，有赖于诸多调节系统对于内环境稳定的维持。一个健康的个体必须具有在他本人所处的环境中进行有效的活动和工作的能力，并且能够与环境保持协调的关系。

健康带菌者（healthy carrier） 体内携带病原菌但无临床症状者。为最重要的疾病传染源。

健康家庭（health family） 指家庭的各种功能保持良好状态，如家庭结构完美，家庭成员中人与人之间感情融洽。家庭作为一个保健单位，其健康与否对个体的健康起着重要作用。健康家庭可促进个体的健康，表现为：①生育功能良好，有利于提高人口素质；②消费合理，可通过合理饮食、营养而提高人体抵抗力；③对老人、儿童的身心健康发展提供良好的社会保障，尤其有利于儿童人格形成的完善；④有利于慢性病人康复；⑤可培养良好的生活习惯。

健康监护（health supervision） 通过各种检查和分析掌握职工健康状况，早期发现健康损害征象的手段。主要目的在于及时采取措施防止职业危害因素所致疾患的发生发展。健康监护还可以为评价劳动条件及职业危害因素对健康的影响提供资料，并且有助于发现新的职业危害因素。健康监护的基本内容包括健康检查、建立健康监护档案及健康状况分析和劳动能力鉴定。

健康检查（health examination） 评价人体健康状况而进行的医学检查。一般指对健康人进行的体格检查。如就业、参军、入学、结婚前的健康检查等；以及晨检、定期检查等。

健康教育（health education） 其他名称：卫生宣传教育。是卫生工作的一项基本建设。除普及卫生知识外，着重培养人们的健康观念，建立科学的生活方式，改变不利于健康的各种行为习惯，使人人具有自我保健能力。不分男女老少，都是健康教育的对象，特别是妇女、儿童和农民。宣传教育应注意科学性，切合实际，通俗易懂，生动活泼，形式多样。

健康流行病学（health epidemiology） 研究生活方式及环境变化与人类健康关系的科学。

健康心理学（health psychology） 研究如何实现完满康宁的健康状态的心理学。完满康宁的健康状态不仅包括生理的健康，也包括心理的健康。1946 年世界卫生组织成立时在其宪章中对健康的概念定义为，健康乃是一种在身体上、心理上和社会上的完满状态，而不仅仅是没有疾病和虚弱的状态。健康心理学的任务是按照个体的不同年龄发展阶段的心理特征和心理发展规律，通过各种有益的教育和训练，以及家庭和社会的良好影响，培养和维护健全的人格、健康的心理和社会活动能力。

健脑补肾丸（jiannao bushen wan） 其他名称：健身丸。中医成药名。补阳剂。出自《实用中成药手册》。组成：人参、鹿茸、肉桂、狗肾、金牛草、牛蒡子、金樱子、杜仲炭、金银花、川牛膝、连翘、蝉蜕、远志、山药、砂仁、酸枣仁、当归、白术、龙骨、茯苓、牡蛎、白芍、桂枝、甘草、朱砂、豆蔻、滑石粉。功能健脑益气、补肾强精。用于神经衰弱、健忘失眠、头晕目眩、耳鸣心悸、腰膝酸软、肾亏遗精。

健脑丸（jiannao wan）　中医成药名。安神剂。经验方，出自《中成药学》。组成：柏子仁、酸枣仁、枸杞子、益智仁、肉苁蓉、五味子、琥珀、九节菖蒲、龙齿、腥星、朱砂、当归。功能养心安神、健脑益智。用于心肾不足，血虚心神失养所致神经衰弱、心悸多梦、失眠健忘、头晕目眩。

健脾（invigorating spleen）　其他名称：补脾、益脾。中医治法。补法之一。治疗脾虚、运化功能减弱的方法。症见面色萎黄、疲倦无力、饮食减少、食后腹胀大便稀薄、舌淡苔白、脉濡弱，用党参、白术、茯苓、山药、薏苡仁等。

健脾疏肝（invigorating the spleen and dispersing liver energy）　中医术语。和法之一。治疗肝气郁结引起脾不健运的方法。临床用于两胁胀痛、不思饮食、腹胀肠鸣、大便稀溏、舌苔白腻、脉弦等肝郁脾虚证候。用白术、茯苓、山药等健脾；用柴胡、青皮、木香、佛手等疏肝。

健脾丸（jianpi wan, pill for invigorating spleen）　中医方剂。《证治准绳》方。组成：炒白术、木香、黄连（酒炒）、甘草、茯苓、人参、炒神曲、陈皮、砂仁、炒麦芽、山楂、山药、煨肉豆蔻。功能健脾消食。治脾胃虚弱、食积内停。症见食少难消、脘腹痞胀、大便溏薄、苔腻微黄、脉虚弱者。

健身跑（jogging）　以自我保健为目的的慢跑运动。运动时调节一定的运动速度，使其控制在中等强度的能量代谢范围内。跑速平均约 150m/min，每次练习跑 5～10min，即距离为 750～1 500m，循序渐进，每周跑 2～3 次，中老年人从事健身跑要在医生指导下进行。对改善代谢、增强心肺功能有明显效果。

健忘（amnesia）　其他名称：喜忘、善忘、多忘。中医症状名。记忆力减退、遇事易忘的病症。可因心血不足心神失养，或思虑过度伤脾，或肾虚脑髓不足，或痰与瘀血阻滞心窍所致。各宜随症施治。

渐成论（epigenesis）　其他名称：后成论。胚胎发育的学说之一。认为生物体的各种组织和器官都在个体发育过程中逐渐形成而性细胞（精子或卵）中并不存在任何雏形。

渐进性心绞痛（crescendo angina）　数天或数周内心绞痛的发作频率和严重性不断增加。并非因体力负荷增加或缺乏适当的治疗所引起。多因冠状动脉迅速狭窄或有堵塞所致。

腱（tendon）　见肌腱。

腱反射（tendon reflex）　其他名称：深反射。刺激肌肉、肌腱和骨膜时引起的肌肉快速收缩反应的一种生理反射。因通过深部感受器传导，故又称为深反射。通常上运动神经元损害时腱反射亢进，下运动神经元损害时腱反射减低或消失。因此根据腱反射情况可了解神经系统的功能状态。腱反射亢进、减弱或消失对神经系统疾病诊断有一定临床意义。临床上常用的有膝腱反射、跟腱反射、肱三头肌反射等。

腱缝合术（tenorrhaphy）　将断裂肌腱的断端进行吻合的手术。有端端缝合法、Bunnell 埋藏缝合法、Bunnell 抽出钢丝缝合法、粗细不同的肌腱对端埋藏缝合法及编织缝合法等。

腱鞘（tendinous sheath）　包围在肌腱外面的鞘管。存在于活动性较大的腕、踝、手指和脚趾等处。由外层的腱纤维鞘和内层的腱滑膜鞘组成。腱鞘内有少量滑液，可减少肌腱运动时产生的摩擦。腱纤维鞘对肌腱起滑车和约束作用。

腱鞘囊肿（ganglion cyst）　手与足部关节周围腱鞘内黏液增多发生囊性膨出。内含胶冻样黏液，单发或多发。好发于腕部背侧和足部背部。囊内注射醋酸氢化可的松疗效好。手术切除仍可复发。

腱鞘囊肿切除术（excision of ganglion）　切除腱鞘囊肿的手术。术中将囊肿剥离至囊基附着处，用刀切除之。留下囊壁口不作缝合，或作外翻缝合。

腱鞘切开术（tenovaginotomy）　切开、松解腱鞘狭窄的手术。局麻下，于掌骨头的掌侧沿掌横纹作弧形切口，分离皮下组织，露出鞘状韧带及腱鞘，将其纵行切开约 2cm，直至肌腱活动的弹响消失。

腱梭（tendon spindle, Golgi tendon organ）　其他名称：腱器官。分布在肌腱胶原纤维之间的牵张感受器。结构与肌梭相似，与骨骼肌纤维呈串联关系。当骨骼肌纤维发生等长收缩时，腱梭传入冲动频率增加；骨骼肌纤维发生等张收缩时，腱梭传入冲动频率不变。因此，腱梭是感受肌肉张力变化的牵张感受器。

腱索（chordae tendineae）　连接乳头肌和房瓣的结缔组织细索。由于其对瓣膜的牵引作用，使心室收缩时瓣膜不至于翻入心房内。腱索过长、缩短或断裂可导致心脏杂音，重者造成瓣膜关闭不全。每个乳头肌尖端有数条腱索，分别连于邻近的两个尖瓣的相对缘上。左室壁上的肉柱发达，乳头肌和腱索也较强大。

腱索断裂（rupture of chordae tendineae）　为瓣膜的腱索因外伤、急性心肌梗死、心内膜炎等原因断裂或自发断裂。病人突然出现心尖部的全收缩期杂音，杂音可传至背部或左腋下（病变侵犯在前叶），或传至胸骨体右缘第 2 肋间（病变侵犯在后叶），酷似主动脉狭窄体征。因二尖瓣口血流反流、继发性肺动脉高压，导致顽固性心力衰竭。

腱索功能失调（disorders of chordae tendineae）　因腱索病变导致的心瓣膜关闭不全。腱索水肿或继发于乳头肌病变（风湿性全心炎或心内膜缺血），使受累瓣叶不能被拉紧，而形成急性二尖瓣关闭不全。在心尖部可听到不同强度的收缩期杂音。重则出现左心功能不全。针对病因进行治疗。

鉴别培养基（differential medium）　一类含有某种底物（如糖、蛋白胨）和指示剂的培养基。当细菌生长繁殖时，若能分解培养基中的底物，则可使指示剂变色。若不能分解则指示剂颜色不变，以此鉴别细菌。常用的糖分解试验、硫化氢试验等生化反应都要使用鉴别培养基。

槛田征（Kashida sign）　其他名称：温度征。将小儿双手放于热水或冷水中出现痉挛即为阳性。提示神经肌肉兴奋性升高。见于低钙血症和低镁血症。

箭毒（curare）　肌肉松弛药。南美洲产防己科植物中提出的有效成分。能与乙酰胆碱竞争神经肌肉接头后膜上的乙酰胆碱受体从而阻断神经肌肉接头的兴奋传递过程。有骨骼肌松弛作用。主要用于外科手术时增加肌肉的松弛以利于手术进行。重症肌无力者忌用。

姜酊（Tinctura Zingiberis）　健胃药。取姜科植物姜的干燥根茎，经乙醇提取并稀释为含醚溶性物质、含醇量 85% 的乙醇溶液。用于胃肠胀气和消化不良等。

姜黄（turmeric, Rhizoma Curcumae Longae）　其他名称：黄姜、毛姜黄、宝鼎香、片姜黄。中医药名。活血药。姜科植物姜黄的根茎。苦、辛，温。归心、脾、肝经。功能行气破瘀、通经止痛。治气滞血瘀所致胸腹诸痛、闭经、月经不调及风湿痹痛。无瘀滞者忌用。有利胆和兴奋子宫的作用。

姜黄素（curcumin）　我国允许使用的天然食用色素。由草本植物姜黄中提取而得，约占姜黄的 3%～6%，为橙黄色粉末，在碱性溶液中呈红褐色，在中性及酸性溶液中呈黄色，对蛋白质的着色力强，暂定一日允许摄取量为 0～0.1mg/kg。

姜片虫（Fasciolopsis buski）　见布氏姜片虫。

姜片虫病（fasciolopsiasis）　布氏姜片虫寄生在人体小肠所致的一种疾病。肠道寄生虫病。流行于我国南方与东南亚各国。生食有囊蚴的菱角、荸荠等植物而感染。成虫寄生于十二指肠和空肠，少年患病最多。绝大多数病人可无自觉症状。表现为上腹隐痛、慢性腹泻、食欲怪癖、消化不良等。反复严重感染的儿童可发生营养不良，出现水肿、贫血等。嗜酸性粒细胞增多。偶有虫体成团而发生肠梗阻。粪便查出虫卵可确诊。吡喹酮、槟榔、硫氯酚、六氯对二甲苯等治疗均有效。

浆膜黏蛋白定性试验（serosamucin qualitative test）　其他名称：李凡他试验。浆膜黏蛋白又称酸性糖蛋白。在稀醋酸溶液中产生白色沉淀，为阳性反应。在正常浆膜腔液及漏出液中只含少量浆膜黏蛋白，故本试验为阴性反应；当浆膜上皮细胞发生炎症反应时，此种蛋白的分泌量增加，呈阳性反应。漏出液为阴性反应；渗出液呈阳性反应。

浆膜腔积液（dropsy of serous cavity） 浆膜腔内液体病理性增多。正常情况下，各浆膜腔内均含有极少量的液体以润滑浆膜、减少摩擦。依积液的性质可分为渗出液和漏出液两种。

浆细胞（plasma cell） 合成和分泌免疫球蛋白的细胞。源于B淋巴细胞，特征是核呈偏心性，带有辐射状排列的染色体，胞质内含有高尔基复合体及滑面内质网。浆细胞能合成免疫球蛋白，每分钟可产生2 000分子，分泌到体液中去。任何一个浆细胞产生的免疫球蛋白分子的可变区均相同，因此有相同的抗原结合部位，产生一种特异性抗体。

浆细胞白血病（plasma cell leukemia, plasmacytic leukemia） 部分病例是多发性骨髓瘤的一种晚期表现。见于2%骨髓瘤病例，外周血浆细胞达20%以上。急性浆细胞白血病也可为原发性的。它与多发性骨髓瘤的区别：病人比较年轻；病程发展较快，预后差；骨骼破坏较轻，X线检查可无骨损害；白细胞及浆细胞绝对值较高；血清及尿中一致的免疫球蛋白仅轻度增高。本病预后不佳，各种治疗效果均较差。

浆细胞病（plasma cell disorders） 单克隆浆细胞增生引起的恶性肿瘤，或有可能发展为恶性的一组疾病。浆细胞病共有特征为，增生的单克隆浆细胞来源于B淋巴细胞，合成或分泌过量的单克隆（结构均一）免疫球蛋白（M蛋白、骨髓瘤蛋白或副蛋白）。浆细胞病包括多发性骨髓瘤、巨球蛋白血症、重链病、未定性单克隆免疫球蛋白病、冷球蛋白血症和原发性淀粉样变性。

浆细胞性骨髓瘤（plasmacytic myeloma） 见多发性骨髓瘤。

浆液腺（serous gland） 分泌部由浆液细胞组成的腺。分泌物为水样稀薄的浆液。如人的胰腺、腮腺外分泌部。此外，舌下腺、下颌下腺、呼吸道黏膜等处亦有浆液性细胞组成的腺泡。胰腺和唾液腺所分泌的浆液，除有湿润黏膜作用外，尚含消化食物的酶类。

浆液性囊腺癌（serous cystadenocarcinoma） 最常见的卵巢恶性肿瘤。约半数为双侧性，多由交界型浆液性囊腺瘤发展而成，但亦有一开始即为恶性者。多见于40～60岁妇女。肉眼观肿块呈囊性，一般多房，部分具有囊内乳头状突起。肿瘤大小不一，常呈出血和坏死，质地软脆的乳头状物充满囊腔。表面光滑或有乳头状突起。根据乳头状结构的分化程度可分为高分化、低分化和未分化3种类型。各型中均常见癌组织浸润包膜和间质的现象，砂粒体形成较多见。本病预后差。治疗主要采用根治术结合放疗和化疗。

浆液性腺瘤（serous cystadenoma） 发生于卵巢的良性肿瘤。多见于生育龄妇女，常为单侧性，亦可双侧发生。肉眼观常为充满清亮浆液的囊肿，呈圆形或卵圆形，大小不一，表面光滑，多为单房性，囊内壁光滑，或部分伴有乳头状突起。镜下，囊壁和乳头间质均由含血管的纤维结缔组织构成，被覆上皮呈单层低立方状、柱状或钉状等，无核分裂象出现。预后较好。

浆液性脑膜炎（serous meningitis） 脑膜的浆液性炎症。多为中耳炎、乳突炎、炎性静脉窦血栓形成等刺激附近的蛛网膜或软膜引起的反应性炎症。病人在原发病的基础上，突然出现脑膜刺激征。脑脊液显示细胞数增多，蛋白含量正常或稍高，糖正常；脑脊液培养无细菌生长。

浆液性腺泡（serous alveoli） 由分泌浆液的腺细胞组成的腺泡。腺细胞呈锥形，核圆，位于细胞近基底部。电镜下底部胞质有许多平行排列的粗面内质网、线粒体。顶部胞质含嗜伊红酶原颗粒。细胞表面有微绒毛。

浆液性炎（serous inflammation） 以渗出浆液为主的炎症。常发生于疏松结缔组织、黏膜和浆膜等处。渗出液中主要含有白蛋白、少量纤维蛋白原、白细胞和脱落的上皮细胞或间皮细胞。疏松组织的浆液性炎常表现为炎性水肿。感冒初期的鼻炎、Ⅱ度烧伤的皮肤水疱、风湿性关节炎等都属于浆液性炎。发生在浆膜腔时可引起炎性积液。渗出的浆液容易吸收。但心包腔和胸腔的大量积液，有时会影响心、肺功能。

僵蚕（stiff silkworm, Bombyx Batryticatus） 其他名称：白僵蚕、天虫。中医药名。发生白僵病死亡的病蚕称白僵蚕。

息风药。蚕蛾科昆虫家蚕4～5龄的幼虫感染（或人工接种）白僵菌而致死的干燥体。咸、辛，性平。归肺、肝、胃经。功能祛风解痉、化痰散结。用于惊痫、中风抽搐、头痛、咽喉肿痛、失音、瘰疬。血虚而无风寒客邪者忌用。所含蛋白质有刺激肾上腺皮质的作用。

僵踇（hallux rigidus） 第1趾骨间关节因骨关节病引起疼痛、变形及功能障碍。多见于老年人，局部可呈现骨性隆起，活动度减小。可局部热敷、理疗或手术治疗。

僵人综合征（stiff-man syndrome） 其他名称：强直人综合征。一组以身体轴性肌肉僵硬伴疼痛为特点的肌强直综合征。临床表现为慢性进行性腰肌、颈肌、躯干肌及四肢近端肌肉发紧、僵硬，活动受限，熟睡时消失。刺激可诱发痉挛发作，肌肉剧痛，甚至造成骨折及肌肉撕裂。治疗：急性期应用皮质类固醇；对症治疗用安定解痉药。

降尘（dustfall） 其他名称：落尘。大气中的空气动力学等效直径大于$10\mu m$的颗粒物，在大气中滞留时间短，能较快沉降，其自然沉降速率一般在每秒1cm以上，最快的可达到每秒几十厘米。其沉降速率主要取决于颗粒物的粒度和重量。人吸入的降尘因被上呼吸道阻留而不易进入人体。其主要危害为可引起上呼吸道炎症、刺激性皮肤炎等，亦可影响植物生长。它可反映大气污染程度，以每月每平方千米降落至地面的降尘吨数表示。

降尘室（dust settling chamber） 利用重力沉降原理使粉尘沉降的设备。空气经通风管进入一间较大的降尘室后排出。为了延长空气径路及增加撞击次数以促使沉降，可在降尘室内设置隔板。此种设备可防止粉尘污染大气，又可将粉尘回收利用。适用于除去粗大粉尘颗粒。

降低型舒张波（depressive relaxation wave） 心尖搏动图的特征是O波加深，急速充盈波呈超射状态，而缓慢充盈波平坦。见于限制型心肌病。

降二氢愈创酸（nordihydroguaiaretic acid，NDGA） 抗氧剂之一。为白色或灰白色结晶性粉末，熔点约为184℃；几乎不溶于水，微溶于热水中，能溶于醇、醚中，不溶于液体石蜡；在30℃时能溶于棉籽油（1∶140），45℃时能溶于脂肪（1∶200）。为优良的抗氧剂，用于鱼肝油中可延长其中维生素的保存期。应避光储存。

降钙素（calcitonin） 其他名称：密钙息、益钙宁。血钙调节药。用于高钙血症及其危象、老年性和绝经后骨质疏松、骨质疏松的疼痛、变形性骨炎等。制剂：注射剂。过敏者禁用；孕妇及哺乳期妇女慎用。

降钙素基因相关肽（calcitonin gene-related peptide，CGRP） 由37个氨基酸组成的神经肽。广泛分布于中枢神经、周围神经和胃肠道。主要生物学作用是拮抗胆囊收缩素和P物质的收缩胆囊作用，以及扩张血管，是一种强有力的血管活性物质，参与血压平衡的调节。

降钾树脂（sodium polystyrene sulfonate） 见聚磺苯乙烯。

降结肠（descending colon） 见结肠。

降落伞样二尖瓣（parachutelike mitral valve） 先天性二尖瓣狭窄的一个类型，是由于所有的腱索均连接于单一的乳头肌上所致。

降气（lowering the adversely rising of qi） 其他名称：下气。中医治法。理气法之一。治疗气上逆的方法。使用降气、下气药物。如苏子、旋覆花、半夏、丁香、代赭石等，适用于喘咳、呃逆等症。

降水（atmospheric water） 雨、雪的合称。降落时可吸收空气中的各种杂质和一些可溶性气体。当其流经地面、屋面或被收集时易受到污染。因此，降水中常含有微生物、灰尘和一些无机盐类等。除缺水地区外一般不用作水水源。

降糖灵（phenformin） 见苯乙双胍。

降糖片（melbine） 见二甲双胍。

降血糖药（antihyperglycemic） 纠正胰岛素分泌或生成异常而引起高血糖症的药物。分类有：①胰岛素类；②磺脲类，如格列本脲；③双胍类，如二甲双胍；④α葡糖苷酶抑制剂，如阿卡波糖；⑤促进胰岛素分泌剂，如瑞格列奈；⑥胰岛素增敏剂，如罗格列酮等。

降血脂药（antihyperlipoidemic agent）　能使血中过高的脂肪和类脂质，特别是三酸甘油酯和胆固醇降低的药物。如氯贝丁酯、烟酸等，用以防治血脂增高症、动脉粥样硬化等。

降压反射（depressurization reflex）　见压力感受器反射。

降压灵（verticil）　抗高血压药。由夹竹桃科萝芙木属植物萝芙木提取的总生物碱。用于早期高血压。制剂：片剂。注意：同利血平。

降压平（reserrnine）　催吐萝芙木中提取利血平后所得的混合生物碱。降压作用比降压灵强，且显效快。此外，尚有镇静及轻度利尿作用。适用于原发性、肾性高血压。

降压嗪（diazoxide）　见二氮嗪。

降压药（depressor）　见抗高血压药。

降噪（noise reduction，noise abatement）　减轻噪声污染及其不良影响的措施。主要是控制噪声源及其传播途径，以及采取噪声防护措施和制定相关的管理制度等。

降脂灵颗粒（jiangzhiling keli）　中医成药名。降脂剂。另有制剂：片剂。组成：何首乌、枸杞子、黄精、山楂、决明子。用于肾阴虚、头晕目昏、须发早白、高脂血症。

降脂哌啶（lifibrate）　见利贝特。

降中波（catadicrotic pulse）　动脉脉搏波形的下降支上，降中峡之后的小波。是由于主动脉瓣关闭时的一瞬间，动脉系统内倒流的血液撞击在主动脉瓣上而弹回，动脉内压力再次轻微上升，管壁又稍扩张而引起的。

降主动脉（descending aorta）　降主动脉是从主动脉弓到左右髂总动脉分叉处的一段。沿胸后壁下降，穿膈肌的主动脉裂孔至腹腔，沿后壁下降至第4腰椎体平面分为左、右髂总动脉。它在胸腔的一段称胸主动脉，在腹腔的一段称腹主动脉。

交叉成瘾（cross dependence）　一种物质能抑制另一种或另一类物质的撤药反应，从而继续维持躯体成瘾状态。交叉成瘾后果之一就是当某人对一种物质成瘾时，有可能对相关物质也产生成瘾。

交叉乘积比（cross-product ratio）　见比值比。

交叉抵抗性（cross resistance）　见交叉耐药性。

交叉对照（cross control）　一种试验研究方法。随机将研究对象分为甲、乙两组，甲组先用治疗药物，乙组用安慰剂。一个疗程后，间隔一定时间，待治疗药物的滞留影响消除后，乙组改用治疗药物，甲组用安慰剂，最后分析和比较疗效。这样既能自身前后对比，又可消除试验顺序可能产生的偏倚。

交叉反应（cross reaction）　①共同抗体可以和两种抗原物质发生的反应。例如，某些溶血性链球菌与人心肌有共同抗原成分，当病人患溶血性链球菌引起的扁桃体炎后，产生的抗链球菌抗体可能作用于心肌而引起风湿性心脏病。②免疫血清与非对应的抗原发生的反应。因在不同的抗原物质中有共同抗原成分，故一种抗原的免疫血清除可与相对应的抗原物质发生反应外，还能与其他抗原物质发生反应。

交叉复活（crossing reactivation）　已灭活的病毒在基因重组中可成为具有感染性的病毒。如经紫外线灭活的病毒与另一近缘的活病毒感染同一宿主细胞时，经基因重组而使灭活病毒复活。

交叉感染（cross infection）　病人遭受医院内非自身存在的微生物侵袭而发生的感染。可由病人之间及病人与医护人员之间通过咳嗽、交谈，特别是经手等方式密切接触而直接感染或通过生活用品等而间接感染；亦可通过污染医护用品或诊疗设备以及微生物气溶胶感染。

交叉免疫（cross immunity）　接种针对特定病原体（如某种细菌或病毒）的疫苗，使机体产生针对另一病原体的免疫力。如天花病毒与痘苗病毒、结核分枝杆菌与麻风杆菌之间抗原性相似，故种痘可预防天花，接种卡介苗可试用预防麻风病。

交叉免疫电泳（crossed immunoelectrophoresis）　其他名称：双向火箭免疫电泳。先将抗原在琼脂上进行电泳，使不同的蛋白质成分分离，然后再加入含抗体的琼脂凝胶，将板作90°转位，进行第二次电泳，使各个已分离的抗原成分在抗体中形成火箭样沉淀峰。此法可克服免疫电泳中各个成分堆积形成融合线条的缺点。可以定量研究复杂蛋白中的各个成分。

交叉耐受（cross tolerance）　作为个人使用某物质的结果，而对从未使用过的另一种物质产生了耐受性。这两种物质通常具有类似的药理学效应。

交叉耐药性（cross resistance）　其他名称：交叉抵抗性。病原体对某种药物产生耐药性的同时，对其他相关药物也产生耐药性的现象。

交叉配血试验（cross match blood test，cross matching test）　其他名称：配血试验。为了输血安全，输血前所作的交叉配合试验。即将供血者红细胞和受血者血清混合，供血者血清和受血者红细胞混合，观察有无凝集反应，如发生凝集反应即为配血禁忌。如无凝集方可输血。

交叉伸腿反射（crossed-extension reflex）　儿科判断胎龄的神经反射。婴儿仰卧，按压一侧膝关节，使该下肢伸直，并刺激同侧足底。成熟儿对侧下肢屈曲，然后伸直、内收；未成熟儿无此反射或仅屈腿。

交叉污染（cross-contamination）　污物、细菌等沾污药剂后又继续沾污其他药剂的现象。即在工艺过程各工段中连续出现的污染。确定和消除交叉污染的因素对工厂布局、结构和设计以及生产地区的施工等具有重要意义。

交叉学科（interdisciplinary science）　由不同学科互相渗透、交叉而形成的新兴学科。如化学与物理学交叉形成物理化学和化学物理学，化学与生物学交叉形成生物化学和化学生物学，网络技术和语言科学交叉形成网络语言学等。

交叉遗传（criss-cross inheritance）　性连锁基因特有的遗传现象。在雄性异配生物中，一个隐性突变基因纯合母本和一个野生型父本杂交，F_1 中出现雄性子代像母本，雌性子代像父本的遗传现象。如色盲的遗传就属于交叉遗传。

交肠（recto-urethral fistula）　中医病名。大便时有尿液从肛门流出，小便时有粪质自尿道排出。多见于妇女因产后受邪，或因久病体衰，致阴阳失变，大小便错乱。可见于妇女直肠尿道瘘或直肠膀胱漏。有先服五苓散，次服补中益气汤获效者。多需手术治疗。

交感干（sympathetic trunk）　由椎旁神经节和节间支串联构成的神经链。上自颅底，下至尾骨。两干下端于尾骨前面互相合并，构成奇节。

交感神经（sympathetic nerve）　自主神经的一部分。作用主要是产生兴奋以适应机体应急需要。由脊髓胸腰部侧角发出神经纤维到交感神经节，再由此处神经元发出节后纤维分布到平滑肌、心肌和腺体，调节内脏器官和腺体的活动。刺激交感神经，能引起腹腔内脏及皮肤末梢血管收缩、心搏加强和加速、新陈代谢亢进、瞳孔散大、疲乏的肌肉工作能力增加等。交感神经和副交感神经两者在功能上有相互拮抗的作用。交感神经的活动受中枢神经的控制。

交感神经丛（sympathetic neuroplexus）　交感神经节发出的节后纤维及其分支，相互交织成丛状。主要的交感神经丛有：颈内、外动脉丛、心丛、腹腔神经丛、盆丛等。

交感神经节（sympathetic ganglion）　交感神经的周围部，由交感神经节后神经元胞体组成的神经节。它包括脊柱两旁的椎旁节和前方的椎前节两种。

交感神经节切除术（sympathectomy）　治疗血栓闭塞性脉管炎的术式。适用于早期病人。可缓解血管痉挛，促进侧支血管形成，提高皮肤温度，改善肢体血液循环，常能取得近期效果。

交感神经性虹膜异色症（sympathetic heterochromia iridis）　颈交感神经损害所致的虹膜退色。常与霍纳综合征并存。患侧上睑下垂或睑裂狭窄，眼球内陷，眼压低，瞳孔缩小，虹膜色调变浅。

交感-肾上腺髓质系统（sympathetico-adrenomedullary system）　机体在紧急情况下，如情绪剧烈波动、剧痛、失血、乏氧、暴冷暴热以及剧烈运动等，此时交感神经兴奋，肾上腺素和去甲肾上腺素分泌大大增加，使中枢神经系统兴奋性提高，呼吸系统、心血管系统和代谢等活动增强，从而使通气量增大，心输出量增多，血压升高，各器官血流重新分配，产能增强ος以适应紧急状态的需要。这一适应性反应也称之为应急反应。

交感缩血管紧张（sympathetic vasoconstrictor tension） 安静状态下，交感缩血管神经纤维持续发放低频率的神经冲动的现象。人体的大多数血管只接受交感缩血管纤维的单一神经支配。这种紧张性活动维持血管平滑肌纤维一定程度的收缩。当交感缩血管紧张增强时，血管平滑肌进一步收缩，反之，血管平滑肌舒张。

交感型颈椎病（sympathetic cervical spondylosis） 分布在颈脊神经根、脊膜、小关节囊上的交感神经纤维受到刺激所致的颈椎病。主要症状有头昏、头沉或偏头痛、视物模糊、眼窝胀痛、心律失常、肢体肿胀发凉，以及出汗障碍等。治疗：颌枕带颈椎牵引及推拿疗法；对保守治疗无效及瘫痪病例应手术。

交感性眼炎（sympathetic ophthalmia） 眼穿孔伤后，当一眼发生葡萄膜炎时，另一眼于日后也发生同样性质的炎症。症状为眼部及眼眶疼痛，畏光，视力下降，睫状体充血，角膜后壁出现细微沉淀物，房水呈雾状混浊，虹膜充血、变色，瞳孔缩小。常发生继发性青光眼。治疗：全身和局部应用激素、抗生素、扩血管药、维生素B、维生素C等，扩瞳及支持疗法。预防及及时处理穿孔性眼外伤是预防交感性眼炎的根本措施。

交媾（coitus） 见性交。

交互抑制（reciprocal inhibition） 在中枢内一部分神经元兴奋时可引起另一部分神经元抑制的现象。如引起屈肌反射的传入神经进入脊髓后，一方面可直接兴奋屈肌运动神经元，另一方面通过突触后抑制作用抑制伸肌运动神经元。此种抑制使不同中枢之间的活动能够协调起来，保证反射活动的顺利进行。

交互抑制法（reciprocal inhibition） 行为治疗常用的一种技术。进行性肌肉松弛训练，要求病人想象最能令人松弛和愉快的情景，医生在一旁用言语指导和暗示，让病人有顺序地放松各组肌肉，最后达到全身肌肉深度松弛。可用来治疗广泛性焦虑症、惊恐发作、恐惧症、紧张性头痛、入睡困难以及高血压病等。

交互影响（interaction） 两种或两种以上药物共同作用于实验对象所产生的效应与单种药物效应之和的差异。例如单用西药治疗可以降低血压1.3kPa（10mmHg），单用中药治疗可以降低血压2.0kPa（15mmHg），用中西药结合治疗时使血压降低了4.6kPa（35mmHg），则中西两药交互影响为$4.6-1.3-2.0=1.3$kPa（$35-10-15=10$mmHg）。交互影响也可以是负值。如中西药合用降低血压2.6kPa（20mmHg），则交互影响为$2.6-1.3-2.0=-0.7$kPa（$20-10-15=-5$mmHg）。两个因素的交互影响称为一般交互影响，3个以上的交互影响称为高级交互影响。后者影响较小。

交换（crossing over） 其他名称：互换。真核生物细胞在减数分裂的粗线期，来自双亲的同源染色体交换相应的片段。由于交换的结果，使基因产生重新组合，是生物产生新类型的途径之一。

交换血管（exchange vessel） 指微循环中的真毛细血管。其管壁仅由单层内皮细胞构成，外面有一薄层基膜，通透性很大。这部分血管的功能是实现血管内的血液和血管外的组织液间的物质交换。

交界瘤（borderline tumor） 其他名称：交界性肿瘤。介于良性和恶性肿瘤之间的肿瘤。在一定条件下，可向良性或恶性肿瘤发展。其特点多为具有良性细胞形态，但有浸润性生长，易复发，甚而可发生转移，如结肠腺瘤、腮腺多形性腺瘤等。对于此类瘤，术后应随访或做其他治疗。尚有一些交界瘤表现为恶性形态，有浸润，但很少转移。

交界区（junctional area） 见连接区。

交界性期前收缩（premature junctional complex） 其他名称：房室交界性过早搏动。一种心律失常。可发生于正常人或器质性心脏病人。心电图产生提前的QRS波群及逆行的P′波。如症状明显或伴有器质性心脏病，可积极治疗病因，使用β受体阻滞剂等抗心律失常药物，同时治疗器质性心脏病。

交界性肿瘤（borderline tumor） 见交界瘤。

交界痣（junctional nevus） 发生于表皮和真皮交界处的痣。痣细胞形成巢团状，易恶变为黑色素瘤。

交沙霉素（josamycin） 其他名称：丙酸交沙霉素、妙沙。大环内酯类抗生素。用于革兰氏阳性菌和部分革兰氏阴性菌感染，也可用于对青霉素和红霉素耐药的葡萄球菌感染。临床用于敏感菌所致的口咽部、呼吸道、肺、鼻窦、中耳、皮肤及软组织、胆道等部位感染。制剂：片剂。出现过敏反应时立即停药。

交锁征（locked sign） 膝关节活动时，突然在某一角度卡住不能伸屈的征象。放松肌肉，或改变体位，主动或被动旋转伸屈后，多可缓解。半月板纵裂、膝关节内游离体可引起此征。

交替变化的逆行传导时间（alternation of retrograde conduction time） 连接性兴奋可逆行传导到心房而引起逆行P′波，在心电图上有较长和较短的R-P′间期交替出现时，称为交替变化的逆行传导时间。

交替脉（pulsus alternans） 一种节律正常而强弱交替出现的脉搏。为心肌损害时，心室收缩强弱交替所致。见于高血压心脏病和冠心病。此种脉搏的出现常表示左心室衰竭，为心血管系统的一个重要而严重的体征。

交替人格（alternating personality） 同一病人在不同时间内表现为两种完全不同的个性特征和内心体验，即两种不同的人格，并可交替出现。多见于癔症、精神分裂症。

交替性二尖瓣型P波（alternating mitral valve P wave） 同一心电图上，二尖瓣型P波与窦性P波交替出现。很可能是心房内传导系统交替传导阻滞所致，并非左房肥大或左房负荷过重造成的。

交替性束支传导阻滞（alternating bundle branch block） 心室内传导阻滞。左、右束支或左前、左后分支交替发生阻滞，见于双向性心动过速。心脏病变往往严重，或由洋地黄中毒引起。

交通静脉瓣膜功能试验（functional test of communicating venous valve） 其他名称：Pratt试验。用于检测交通静脉瓣膜功能的一种方法。令病人仰卧，抬高受检测下肢，在大腿根部扎止血带后让病人站立，不解除止血带，如在站立后30s内浅静脉充盈，则表示深、浅静脉间的交通静脉瓣膜闭锁不全。再用分段试验，即用止血带扎在下肢不同的平面，重复上述试验，则可确定瓣膜闭锁不全的深浅静脉交通支的部位。

交通伤（traffic injury） 各种车辆在行驶中给人体造成的损伤。机动车可造成撞击伤、轮胎碾压伤、摔伤、挥鞭样损伤等。非机动车损伤包括冲撞伤、碾压伤、摔伤等。交通伤多为交通事故；亦有人为碰车或卧轨自杀的。他杀者亦有移尸铁轨伪装车祸，或开车撞人行凶，甚至故意造成重大车祸的。

交通心肾（keeping heart-fire and kidney-fluid in balance） 中医术语。治疗心肾不交的方法。心肾不交，多因心阳、肾阴不能协调所致，症见心悸、心烦、失眠、遗精、头晕、健忘、耳鸣耳聋、腰酸腿软、小便短赤或灼热、舌质红、脉细数。可用生地、麦冬、百合、枸杞子、女贞子、旱莲草、何首乌等药治疗。

交通性脑积水（communicating hydrocephalus） 脑脊液可以从脑室流出，且可流进脊髓蛛网膜下腔，即脑室系统与蛛网膜下腔呈现互相交通，但不能透过脑脊液的主要吸收处——大脑表面的蛛网膜粒。常见病因有炎症、蛛网膜下腔出血或积液，以及其继发的蛛网膜粘连或蛛网膜粒堵塞。先天或后天的一侧或双侧横窦或乙状窦狭窄或闭塞、蛛网膜粒发育不良等则属少见。

交通性气胸（communicating pneumothorax） 其他名称：开放型气胸。因两层胸膜间有粘连和牵拉，使破口持续开启，胸腔与支气管相通，吸气和呼气时，空气自由进出胸膜腔，胸膜腔内压维持在"0"上下，抽气后观察数分钟仍无变化的气胸。治疗：如气胸量小无明显呼吸困难者应以限制活动或卧床休息为主；如有呼吸困难，一般采用单瓶水封闭式引流。

交通运输污染源（transportation pollution source） 交通运输生产中的污染源。如机动车辆、飞机、机车、船舶和车站、码头等。油轮失事漏油也属于交通运输污染源。

交通噪声（traffic noise） 其他名称：交通噪音。交通运输工具运行过程中产生的人们不需要的声音。包括机动车辆行驶所产生的道路交通噪声，飞机起飞、降落和飞行所产生的航空噪声，火车行驶所产生的铁路交通噪声，机动船舶行驶所产生的船舶噪声等。交通噪声已成为城市的主要噪声。

交通噪音（traffic noise） 见交通噪声。

胶艾汤（decoction of Colla Corii Asini and Folium Artemisiae Argyi） 其他名称：芎归胶艾汤、胶艾四物汤。中医方剂。《金匮要略》方。组成：川芎、阿胶、甘草、艾叶、当归、芍药、干地黄、酒。功能补血调经、安胎止崩。治妇女冲任虚损所致之崩漏下血，月经过多、淋漓不止；产后或流产，下血不绝；以及妊娠下血，腹中疼痛者。

胶剂（gelatin agent） 中药剂型之一。用动物皮、骨、甲、角为原料，用水煎取胶质，经浓缩凝固而成的固体块状内服制剂。胶剂含有丰富的蛋白质及营养物质，多为滋养补虚之用。适用于老年人、久病未愈、身体虚弱者。可单服，也可加入丸散、汤剂合用。如阿胶、鹿角胶、龟甲胶。

胶浆剂（mucilage） 树胶、淀粉等溶于水而成的黏稠性液体。近来也用纤维素的衍生物如羧甲基纤维素等制备胶浆。此类制剂有黏性，覆盖于黏膜表面，因而能减缓药物吸收，延长药效和降低药物刺激等作用。

胶囊化（encapsulation） 其他名称：包胶囊。药物制剂中制备硬、软明胶胶囊的过程。一般是指包微型胶囊，故亦称微囊化（microencapsulation）。

胶囊剂（capsule） 药物及辅料填装于空心胶囊或密封于软质囊材中的固体制剂。分为硬胶囊剂和软胶囊剂（胶丸）两种。前者将一定量的药物加辅料（或不加辅料）填充于空胶囊中（由大小不等的两节圆筒形胶囊互相紧密套合而成）；后者是将一定量的油类药物或混悬液，包封于球形或椭圆的胶囊中。有保护药芯不受消化液破坏和减少药物对消化道的刺激等作用。

胶凝作用（gelatination） 其他名称：胶凝、滞胶化作用。高分子溶液或溶胶形成凝胶（一种弹性半固体状态）的过程。所谓凝胶点指半液体或糊状成为固态所在的点（浓度及温度）。如明胶制成鱼肝油、亚油酸等滴丸的外皮就是利用这一作用。

胶片剂量盒（film badge） 记录个人所受电离辐射的剂量仪。由感光胶片及盒组成，可根据所测射线种类不同，使用不同的滤板。通常戴在左胸部。

胶片自动冲洗机（automatic film processor） 自动连续进行X线胶片显影、定影、冲洗、干燥等工序处理的装置。可精确控制显影时间、温度和显影液的补充更新，冲洗后胶片上不留指纹，干燥后不带水渍，能缩短时间，提高冲洗质量。

胶乳试验（latex test） 其他名称：胶乳颗粒凝集试验。一种免疫学检测方法。利用聚苯乙烯胶乳颗粒作为载体，将可溶性抗原吸附在胶乳颗粒上，加入特异性抗体中使之凝集。此试验可用于检测传染病后或预防接种后的抗体水平、类风湿因子、C反应蛋白等。亦可将已知抗体吸附在胶乳颗粒上，以测定脑脊液或血清中的抗原，如用于传染病流脑的快速诊断。

胶体次枸橼酸铋（bismuth potassium citrate, colloidal bismuth subcitrate） 见枸橼酸铋钾。

胶体果胶铋（colloidal bismuth pectin） 其他名称：碱式果胶酸铋钾、维敏。一种胶态铋制剂。抗溃疡病药。用于胃及十二指肠溃疡，浅表性、慢性萎缩性胃炎及消化道出血。制剂：胶囊剂。服药期间大便呈黑褐色。

胶体金试验（colloidal gold test） 证明脑脊液中白蛋白和球蛋白比例发生改变的化验方法。正常脑脊液内白蛋白能抑制胶体金试剂与球蛋白发生沉淀或变色反应。在脑膜炎等情况下白蛋白和球蛋白比例发生改变，此时胶体金试剂能使不同稀释度的脑脊液产生不同程度的沉淀及各种颜色反应。试验时，将脑脊液倍比稀释，由1：10起依次排列，共10管，然后加橘红色胶体金，以数字代表颜色变化。如"0"代表橘红色（胶体金试剂原色），"1"代表紫红色，"2""3"……"5"各自代表不同颜色。报告方式是从左到右按次写出代表各管颜色的数。正常人为0000000000，即10管皆保持原橘红色不变；梅毒型为0123320000；轻瘫型为5555542100；脑膜炎型则为0001224531。这可作为临床诊断的辅助指标。

胶体磨（colloidal mill） 药物机械分散常用器械。主要构造为一研磨器，由与电动机转轴相连的转子和固定的外壳组成。转子外表和外壳的内壁均刻有斜槽，物料即在由转子和外壳形成的可调节的缝隙间进行粉碎。有的胶体磨面附有冷却系统，以冷却被粉碎的物料。

胶体溶液（colloidal solution） 烧伤休克复苏输液的主要液体之一。包括全血、血浆、人血清白蛋白和血浆代用品。新鲜全血其有效成分大部分保留。血浆可补充烧伤渗出所丢失的主要成分，为理想的胶体溶液。人血清白蛋白有类似血浆的作用，因白蛋白浓度高于血浆，对提高胶性渗透压更为有效。代血浆为血容量扩张剂，多为大分子糖类胶体颗粒，常用的为右旋糖酐和706代血浆。

胶体渗透压（colloid osmotic pressure） 由溶质中大的分子物质所产生的渗透压。例如血浆中由血浆蛋白（主要是白蛋白）产生的渗透压即是。血浆胶体渗透压在血浆总渗透压中所占比例很小（总渗透压为176.89kPa，血浆胶体渗透压仅为3.33kPa），但是因为血浆蛋白不能透过毛细血管壁，所以对于血管内外的水平衡维持有重要作用。

胶丸（soft capsule） 其他名称：软胶囊剂。见胶囊剂。

胶样癌（colloid carcinoma） 腺癌中分泌黏液较多者。常见于胃肠道。初时黏液聚积在癌细胞内，把核压在一侧，使该细胞外观上呈印戒状，称为印戒细胞；其后黏液堆积在腺腔内，由于腺体的崩解，癌组织中形成一个黏液池，仅有小堆或散在的癌细胞漂浮其中。此时，肉眼观质地软，切面灰白色，湿润，半透明似胶样，故名。

胶样甲状腺肿（colloid goiter） 增生的甲状腺滤泡内胶质淤积、滤泡增大而呈弥漫性对称肿大。表面光滑无结节，切面质地较均匀，有明显胶样光泽。

胶样粟丘疹（colloid milium） 其他名称：皮肤胶样变性。是皮肤结缔组织的一种退行性变。病因未明，长期暴晒日光和接触石油产品可激发本病。好发于颜面、手背，多数为圆形、淡黄色粟粒大小半透明丘疹，无自觉症状。治疗：可试用电解或冷冻疗法。

胶原（collagen） 纤维状蛋白质家族，动物细胞外基质和结缔组织的主要成分，占哺乳动物总蛋白质的25%。有多种类型，Ⅰ型最为常见（如皮肤、骨骼、肌腱等），分子细长，有刚性，由3条胶原多肽链形成二螺旋结构。分布于全身各个器官，尤以肌腱、韧带、皮肤、巩膜、角膜、软骨及骨中含量丰富。胶原由原胶原蛋白组成的胶原纤维构成。

胶原蛋白（collagen） 胶原纤维经过部分降解而成的纤维状蛋白。占人体全身总蛋白质的30%以上。一个成年人身体内约有3kg胶原蛋白，广泛存在于皮肤、骨骼、肌肉、软骨、关节、头发组织中，对其形成、修复、保护起着重要作用。肺胶原蛋白占肺重的15%～20%，占肺结缔组织的60%～70%。硅沉着病（矽肺）病人胶原纤维增生，肺组织中胶原蛋白量也增加。

胶原微泡沫膜（collagen microfoam panniculus, CMP） 软组织修补材料。含有胶原、纤维蛋白原等成分。修补表皮缺损时用。

胶原纤维（collagen fiber） 胶原原纤维进一步聚集形成的更大的纤维，呈集束电缆状，在光学显微镜下可见，纤维粗细不等，直径为1～20μm。新鲜时呈白色，HE染色后呈粉红色。在电子显微镜下，胶原原纤维有64nm明暗相间的周期性横纹。胶原纤维易被胃液消化，在沸水中溶化成白明胶。

该纤维韧性大，抗拉力强，但弹性差，在组织内起连接和支持作用。

胶原原纤维（collagen fibril）　胶原分泌到动物细胞外以后发生聚集，许多胶原分子并行排列，四分之一错位，首尾相连，N端和交错的C端之间形成共价键以稳定结构，产生直径10～300nm、长达几百毫米的纤维。

胶质瘤（glioma）　由神经外胚叶组织发生的肿瘤。可分为：星形细胞瘤、星形母细胞瘤、多形性胶质母细胞瘤、室管膜细胞瘤、室管膜母细胞瘤、少突胶质细胞瘤、神经母细胞瘤、脉络丛乳头状瘤、髓母细胞瘤、松果体瘤等。常见者有：星形细胞瘤，好发于成人大脑半球和儿童，以生长较慢；多形性胶质母细胞瘤，恶性程度高，好发于大脑半球；髓母细胞瘤，恶性程度高，好发于儿童小脑蚓部。由于肿瘤所在部位不同，所出现的症状、体征也有所不同。一般症状可有颅压增高，如头痛、呕吐、视力障碍等，此外，尚有局灶症状，如偏瘫、感觉障碍、失语及共济失调等。借脑血管造影和CT检查多可确诊。应手术切除，术后辅以放疗、化疗。

胶质细胞小结（glial nodule）　在变性坏死的神经细胞附近，小胶质细胞增生，聚集成群形成的胶质小结。病毒性脑炎时，在脑及脊髓灰质内常见小结内的细胞有数个至数十个，多的可超过一百个。细胞核或为条状或为圆形。

胶质细胞原纤维酸性蛋白（glial fibrillary acidic protein）　其他名称：胶质纤丝酸性蛋白质（glial filament acidic protein，GFAP）。中枢神经系统发育过程中作为特异标志物的Ⅲ型中间纤丝蛋白，以此可以区分星形细胞和胶质细胞。人的此类蛋白质由432个氨基酸组成。

椒疮（trachoma）　其他名称：椒扬。中医病名。即沙眼。多因眼部不洁，受风热毒邪侵袭，加之脾胃素有湿热，致眼睑脉络壅滞、气血失和而发。眼睑内发生状如花椒的红色细小颗粒，引起沙涩痒痛、畏光流泪的病症。治宜祛风清热、散瘀通络。外点泵连西瓜霜滴眼液。

焦度（focal power）　表示折光体折光能力的单位。即把主焦距以米作单位来表示，再取该值的倒数即为该折光体的焦度。如某一透镜的主焦距为10cm，相当于0.1m，则该透镜的折光能力为1/0.1＝10焦度。

焦耳（joule，J）　焦耳为热能的计量单位。它是指以1牛顿的力将1kg重的物体移动1米所需要的能量。焦耳（J）的1 000倍为千焦耳（kJ）；千焦耳的1 000倍为兆焦耳（MJ），与千卡（kcal）的换算关系为1千焦耳（kJ）＝0.239千卡（kcal）。

焦谷氨酸（pyroglutamic acid）　其他名称：5-氧脯氨酸（5-oxoproline）。谷氨酸脱水产物。在某些多肽中氨基端谷氨酸的氨基与5-羧基脱水而成。在一些活性肽类的N端的谷氨酸，基侧链羧基与N端的氨基酸脱水后形成的环化衍生物。

焦磷酸法呢酯（farnesyl pyrophosphate）　3个活性异戊烯基缩合起来的链式化合物。为合成胆固醇、维生素A、萜类的中间产物。

焦磷酸化酶（pyrophosphorylase）　①一种核苷酰［基］转移酶；②催化一分子核苷-5′-三磷酸与一分子糖-1-磷酸反应生成一分子焦磷酸与一分子核苷-5′-二磷酸糖的酶。

焦磷酸盐（pyrophosphate）　焦磷酸盐类的总称。在脲、氨基酸、肌酸、嘌呤等物质利用ATP的β-键进行合成反应，以及某些代谢物激活为其活性型（硫酸、甲基、丙酮酸、脂肪酸等）时形成。有的微生物则可直接利用焦磷酸将底物磷酸化以代替ATP。

焦磷酸盐关节病（pyrophosphate arthropathy）　其他名称：假性痛风。系焦磷酸钙盐沉积在关节内引起的关节病。主要表现为反复发作的严重关节痛、肿胀、压痛和发红。以膝关节多见，其次为耻骨联合。膝关节X线片对诊断有帮助，关节液找到焦磷酸钙结晶便可作出诊断。治疗：关节抽液后注入皮质类固醇；口服吲哚美辛、保泰松等。

焦虑（anxiety）　对外部事件或内在想法与感受的一种不愉快的情感体验。涉及程度轻重不等但性质相同，因而相互过渡的一系列情绪，如不安、担心、害怕、惊恐，直至极端恐怖，严重的焦虑状态是一种心理障碍。

焦虑精神官能病（anxiety neurosis）　见焦虑性神经症。

焦虑性人格障碍（anxious personality disorder）　异常人格的一种。特点：一贯感到紧张、提心吊胆、不安全和自卑；需要被别人喜欢和接纳，对拒绝和批评过分敏感，伴有受限制的依恋；习惯性地夸大日常处境中的潜在危险，有回避某些活动的倾向。

焦虑性神经症（anxiety neurosis）　其他名称：焦虑精神官能病。简称焦虑症。以焦虑为主的神经症。主要表现为与环境不相称的、没有明确对象和具体内容的担心和恐惧，并伴有显著的自主神经症状、肌肉紧张和运动不安。焦虑症主要包括惊恐障碍和广泛性焦虑症。治疗：心理疗法；药物治疗常用地西泮、氯丙嗪、普萘洛尔等。

焦虑障碍（anxiety disorder）　是以焦虑为主要表现的一组常见的精神障碍，不是单一的心理异常，是多种与焦虑有关的心理异常的总称。常伴有功能损害。焦虑障碍是我国最常见的精神障碍。焦虑障碍的病程迁延，复发率高。按美国DSM-Ⅳ诊断分类，主要包括惊恐障碍、广泛性焦虑障碍、社交焦虑障碍、特定恐惧症、强迫症、创伤后应激障碍等。

焦虑症（anxious neurosis）　全称焦虑性神经症。见焦虑性神经症。

焦糖（caramel）　其他名称：糖色。着色剂。系将蔗糖热至200℃左右（180～220℃），保持1～1.5h而得的深棕色液体。其1：1 000的溶液呈澄明的淡黄色，较浓的溶液呈棕色。用于食品或药剂着色。

焦性没食子酸软膏（Unguentum Acidi Pyrogallici）　组成：焦性没食子酸（又称五倍子酚）及适量附加剂以凡士林为基质制成的油脂性半固体制剂。外用于治疗银屑病及慢性湿疹等。

焦亚硫酸钠（sodium metabisulfite）　抗氧剂。白色结晶或黄白色结晶性粉末。有二氧化硫臭。溶于水，生成亚硫酸氢钠。适量加入制剂中可防止药物氧化变色或变质。还具有缓和的消毒作用，对癣及皮肤病有一定疗效。

焦油角化病（tar keratosis）　发生在长期接触焦油或沥青工人中的一种角化性皮肤病。接触焦油类物质至皮损发生的时间长短不一，多数为6～20年，损害开始为围绕毛囊的红色小斑片，以后有的萎缩，有的角化。角化似扁平疣样损害最为常见。暴露部位留有晒斑样色素沉着，病程长，停止接触后皮损可消退，亦有持久不退者，偶有恶变可能。治疗：对症处理。

角层下脓疱疮（subcorneal pustulosis）　慢性复发性无菌性角层下脓疱性损害。病因未明，多见于中年妇女，好发于腹部、腋下及腹股沟皱襞间，分布对称，损害为针头至绿豆大的浅表性脓肿，成群分布在红斑基底上，数日后干燥，遗留表浅叶片状鳞屑或结痂，呈环状或多环形排列，全身情况良好，病程可迁延多年。治疗：氨苯砜50mg每日2～3次，试用免疫抑制剂，局部对症处理。

角蛋白（keratin）　一类结构纤维硬蛋白，存在于脊椎动物皮肤、毛发和指甲等部位，富含半胱氨酸残基和大量的二硫键。可分为表皮角蛋白（EK）和细胞角蛋白（CK）。多用于诊断肿瘤。

角弓反张（opisthotonos）　病人颈及脊背肌肉强直，以致头向后仰，胸、腹前凸，背过伸，躯干呈弓形。见于破伤风、小儿脑膜炎等。

角化棘皮瘤（keratoacanthoma）　其他名称：火山口样溃疡、鳞状细胞假上皮瘤。在临床上和组织学上类似鳞癌但可自愈的假性肿瘤。损害为直径0.5～2cm的半球形或卵圆形，皮肤淡红色结节，表面有毛细血管扩张，中央是火山口样，充满角质。治疗：不能排除鳞癌者可手术切除；放疗或涂抹氟尿嘧啶软膏；损害处注射皮质激素；多发者化疗。

角化珠（keratin pearl）　见癌珠。

角膜（cornea）　位于眼球最前面的纤维膜。占眼球纤维膜的前1/6，无色透明，无血管但富含感觉神经末梢。由外向内可分为5层：①角膜上皮，再生能力强；②前弹力膜；③角膜固有层，占角膜全厚的90%，此层如受伤，常形成白色癜痕影响视力；④后基膜；⑤角膜内皮。角膜的透明状态以及表面是否平整，直接影响屈光和视力。角膜内神经丰富，感觉敏锐。

角膜白斑（corneal leucoma） 见角膜翳。

角膜斑翳（corneal macula） 见角膜翳。

角膜边缘变性（corneal marginal degeneration） 少见的以角膜边缘进行性变薄为特征的双侧对称性变性。于20~40岁发病，多见于男性。病变多发于上半周角膜缘，出现2~3mm宽的混浊带，伴新生血管。一般无症状；病情发展可出现轻度刺激症状；晚期病变区角膜变薄、隆起，甚至形成锥形角膜、穿孔及虹膜脱出，病人产生明显的角膜散光、视力下降。治疗：部分板层角膜移植。

角膜变形（corneal deformation） 角膜曲度异常。曲度减小而变扁平者多见于眼球萎缩或严重角膜白斑；角膜曲度增加而突出者见于先天发育异常或角膜葡萄肿。

角膜表面照影法（corneal surface examination） 检查角膜表面状况的方法。通常根据窗格在角膜表面的影像来判断角膜有无混浊及表面弯曲度是否正常。①角膜上窗格影像清晰而又规则时，表示角膜表面正常。②影像规则而轮廓不清，表示角膜表面混浊，上皮水肿或上皮脱落。③影像不规则、轮廓不清且显示扭曲中断形态，表示角膜混浊；表面不平滑，表示有溃疡。④影像清晰、轮廓不规则表示角膜表面不平，可能有瘢痕组织存在。

角膜薄翳（corneal nebula） 见角膜翳。

角膜刺激症（symptoms of corneal irritation） 角膜受到各种刺激时引起的一组眼部症状，包括畏光流泪、球结膜充血、眼痛、眼睑痉挛、眼睑肿胀。

角膜挫伤（contusion of cornea） 暴力作用于角膜，角膜内皮层及后弹力层破裂，可出现角膜基质水肿混浊。严重的暴力可致角膜破裂，虹膜及眼内容物脱出。伤后病人视力减退、疼痛及流泪（其内可含有房水）。可见球结膜混合充血，角膜基质水肿混浊，后弹力层出现皱褶。角膜破裂，虹膜及眼内容物可嵌顿于裂口处，前房变浅或消失，瞳孔变形。治疗：角膜基质水肿混浊者，可滴用皮质类固醇及散瞳；角膜裂伤者，应手术缝合，最好在显微镜下用无损伤缝线。

角膜带状变性（corneal band-shaped degeneration） 角膜前层以钙质沉着为特征的带状混浊。早期，睑裂部角膜前层呈浅灰色条状混浊，表面粗糙不平；晚期，变性在中央汇合，形成一白色带状混浊区，横跨角膜的睑裂部位，严重影响视力。病理检查有特征性改变。治疗：依地酸二钠滴眼液点眼；有残余视力可行板层角膜移植。

角膜带状疱疹（herpes zoster ophthalmicus） 带状疱疹病毒感染所致的角膜病。患眼角膜痛觉减退，患侧三叉神经分布区的皮肤出现串珠状疱疹，角膜上皮下基质呈小灶性混浊。治疗：阿昔洛韦、利巴韦林滴眼液点眼，安西他滨结膜下注射，维生素C、鱼肝油丸。

角膜反射（corneal reflex） 当用棉絮尖触及病人角膜时立即闭眼的反射活动。角膜反射传入路径是三叉神经，传出路径是面神经。这两个神经损伤均可出现角膜反射迟钝或消失。意识不清的病人角膜反射消失，说明昏迷很深。

角膜光点反映法（reflecting examination of corneal light spot） 简单而粗略地确定斜视度的定量检查法。检查者与被检查者相对而坐，距离为0.5m。嘱被检查者注视33cm及5m以外目标时分别将灯光照到被检者的角膜表面，注意角膜上光点的位置，正视眼的光点在角膜中央。如一侧映光点在角膜中央，另一侧映光点偏向角膜鼻侧为外斜视；如偏向角膜颞侧为内斜视。自瞳孔中心至角膜缘连线分成3等份，每份约15°，可根据映光点位置估计斜视度。位于瞳孔缘约偏斜10°~15°，位于瞳孔缘与角膜缘之间的中点约偏斜25°~30°，位于角膜缘约偏斜45°。

角膜混浊（cornea turbidity） ①法医学术语。人死后，角膜开始逐渐呈白色，终于无法透视瞳孔。根据其混浊程度可估计死亡时间。死后12h角膜有轻微的形态改变。18~24h角膜表面有小皱褶，局部或弥漫地发生混浊。在2日内，角膜混浊，角膜内面与晶状体粘连。第3日覆有眼睑的部分角

膜肿胀，有乳白色斑块形成，其余部分则干燥呈棕黄色，内皮层与晶状体紧密粘连，很难透视瞳孔。第4日角膜非常混浊，瞳孔不可见。②眼科体征之一。角膜失去正常光泽，透明度下降。重者，可形成角膜翳。

角膜基质炎（parenchymatous keratitis） 角膜基质层内发生的变态反应性炎症，不引起角膜溃疡。可由结核、梅毒、风湿等引起。结核所致者，单眼受累、角膜深层发生区域性炎性浸润，呈结节状，进展缓慢，反复发作，最后致大部分角膜受累，视力严重障碍。梅毒所致者，双眼受累，角膜深层发生炎性浸润，从周边开始，全面蔓延，进展迅速。亦可继发青光眼，伴眼底损害。会角膜混浊大部分吸收，留有致密瘢痕，造成视力障碍。针对病因进行抗结核、抗风湿及驱梅治疗。局部可用可的松滴眼液点眼或球结膜下注射，阿托品散瞳，眼部热敷等。

角膜计（keratometer） 测量角膜表面屈光度的仪器。

角膜接触镜（contact lens） 其他名称：隐形眼镜、无形眼镜。可以直接放在结膜囊内与眼球表面的薄镜片。放在眼球表面，可随眼球的运动而运动，故眼球的运动不影响接触镜中央部分的应用。它不仅能矫正视力，而且与戴眼镜比较有较少影响成像大小、周边视野和外观的优点。特别适用于高度近视、屈光参差及特殊职业（如演员及运动员等）。不足之处是配戴及保管较为复杂，处理不当可能引起一系列角膜并发症。

角膜结核（corneal tuberculosis） 角膜部位的结核分枝杆菌感染。为眼部其他部位结核病灶蔓延而来。可表现为巩膜角膜炎、结核性角膜基质炎、深部中央性角膜炎、结核性角膜溃疡。应行抗结核治疗。

角膜老年环（cornea arcus senilis） 由胆固醇、磷脂和甘油三酯的沉积物构成的灰白色混浊环。为角膜周边部基质内的脂质沉着。初发时出现在角膜上、下方，逐渐发展成环状。最常发生于老年人，故称老年环。该环与角膜缘之间有一透明区域，二者间界限清晰，越近角膜缘越暗淡。无须治疗。

角膜鳞状细胞癌（corneal squamous cell carcinoma） 发生于颞侧睑裂部角膜缘部位的肿物。初为灰白结节，后向角膜内伸展变为胬肉样或乳头状肿物。多见于老年人，男多于女。

角膜皮样囊肿（corneal dermoid） 先天性角膜良性肿瘤。一般单眼患病，好发于角膜缘。肿瘤微隆起，呈圆形或椭圆形，约绿豆大小，色灰白或粉红，表面似皮肤，上有细小毛发。如侵犯瞳孔区，则可影响视力。治疗：手术切除，必要时行板层角膜移植术。

角膜皮样肿瘤（corneal dermoid tumor） 先天性跨越角膜缘部的纤维脂肪瘤。呈淡黄色或淡粉红色轻度隆起的半球形肿物，表面有细毛，外面有上皮组织覆盖，有时可见到毛囊和皮脂腺。治疗：较小者可单纯行手术切除；较大者切除后可行板层角膜移植术。

角膜葡萄肿（corneal staphyloma） 角膜部位包含虹膜的组织向前异常隆凸。临床上可表现为整个角膜隆凸，常呈棕黑色。大部分病例视力丧失，有的造成继发性青光眼。治疗：保留部分视力者，可行穿透性角膜移植；视力已丧失可考虑眼球摘除，配置人工眼。

角膜软化症（keratomalacia） 由于维生素A缺乏未及时治疗致使角膜或结膜干燥、溶化、坏死及穿破，导致粘连性角膜白斑或角膜葡萄肿的病症。多见于幼儿，患急性热性病特别是麻疹之后，慢性腹泻人工喂养不当。应介绍合理的人工喂养法。治疗：肌内注射维生素A；眼局部用抗生素眼膏；多吃富于维生素A食物。

角膜上皮剥脱（corneal epithelium exfoliation） 外伤所致的角膜上皮从前弹力层脱落。角膜有浅在性表面缺损，角膜周围充血，瞳孔缩小。患眼有畏光、流泪、异物感与疼痛。治疗原则是保护角膜创面，防止继发感染；促进角膜上皮修复。

角膜上皮内上皮瘤（corneal intraepithelial epithelioma） 见角膜原位癌。

角膜水肿（corneal hydrops） 角膜透明度减低，呈雾状混浊，表面无光泽。主要是由于角膜内皮受损所致。见于急性闭角型青光眼、眼球钝伤、手术创伤、虹膜睫状体炎及角膜神经

J

营养障碍等。

角膜丝状物（corneal filiform substance）　角膜表面出现大小不等的上皮丝卷。为丝卷状角膜炎的特异征象。多见于单纯疱疹病毒性角膜炎、角结膜干燥症、反复性角膜上皮脱落症及绝对期青光眼等。

角膜外伤（corneal injury）　角膜的机械性损伤。常见有角膜上皮剥脱、角膜异物和角膜穿孔伤。治疗主要为清除异物、保护创面，预防并发症及继发感染；角膜穿孔者须及时缝合伤口，局部及全身应用抗生素，并应注意眼内有无异物残留。

角膜血管新生（corneal neogenesis pannus）　其他名称：角膜血管翳。超过角膜上方半月状灰白区及其他部分的角膜缘的角膜上出现血管。是对炎症的一种积极反应。有利于炎症的吸收，促进病变愈合。见于沙眼、角膜溃疡、泡性角膜炎、化学性眼外伤、角膜基质炎和维生素 B_2 缺乏症等。

角膜血染（corneal blood staining）　外伤性前房积血的并发症，由于含铁血黄素沉积于角膜基质所致。表现为角膜呈棕黄色，眼内情况难以窥清，视力明显下降，有时伴眼压升高。一般不需治疗，1～2年角膜逐渐转为透明。

角膜炎（keratitis）　发生于角膜的炎症。病人患眼有疼痛、畏光、流泪等刺激症状。角膜周围充血，角膜血管新生，角膜表面粗糙呈灰白色混浊，进而形成溃疡。如角膜穿孔则引起一系列并发症。治疗原则：查明病因，控制感染，促进炎症吸收，加强组织修复功能，减少瘢痕形成。可使用抗生素或抗病毒药物，同时热敷散瞳。

角膜移植术（keratoplasty）　用同种异体的透明角膜代替病变而混浊的角膜的手术。目的：恢复患眼的视力，治疗一些顽固难治的角膜病，为先改善原眼的角膜基底条件以便日后进一步争取恢复视力，为除去不雅观的角膜白斑。角膜移植术的预后，取决于原眼条件，以及同种异体角膜移植材料的质量。

角膜异物（foreign body of cornea）　外界异物附于角膜表面或嵌入实质层中。多由外伤所致。患眼有刺痛、流泪、异物感和睑痉挛。治疗：应用无菌器械剔除异物，同时预防感染，必要时应用抗生素行结膜下注射。

角膜翳（nebula of cornea）　角膜病变修复后遗留的瘢痕组织。按其薄厚不同分为云翳、斑翳和白斑。云翳薄如云雾（薄翳），白斑最厚，对视力有影响者需手术治疗。及时合理地治疗眼外伤及角膜炎为预防角膜翳的关键。

角膜营养不良（corneal dystrophy）　先天性遗传性疾病。按解剖部位分为角膜前部、基质部和后部角膜营养不良。代表性眼病分别为：地图状、点状、指状营养不良，颗粒状营养不良，Fuchs 内皮营养不良。无有效疗法，主要是对症处理。

角膜原位癌（corneal carcinoma in situ）　其他名称：角膜上皮内上皮瘤。指发生于角结膜交界处黏膜上皮层内或皮肤表皮内的非典型增生（重度），累及上皮的全层，但尚未侵破基底膜而向下浸润生长者。呈灰白色半透明隆起，有血管时呈红色胶样扁平隆起，界限清楚，局限生长。多见于老年人。为弥漫性轻度隆起的灰红色胶状或肉芽肿样肿块。周围有炎症反应和血管长入。有的病例可直接恶变或全身转移。病理检查可见细胞呈多形性，分裂象增多，间变明显，但上皮细胞的基底膜自然完整。治疗：彻底切除肿物，行板层角膜移植术，癌变范围广泛者可行眼球摘除或眶内容摘除术。

角膜知觉测验法（corneal sensation examination）　检查角膜知觉的方法。通常用消毒棉枝的纤维尖端，从被检者侧面触及角膜，如立即引起瞬目反应为正常；如反应迟钝或不存在则为角膜知觉减退或缺失，提示三叉神经眼支受损。

角膜肿瘤（corneal tumor）　大多数起自角膜缘，原发于角膜的肿瘤罕见。常见的有皮样囊肿和上皮内上皮癌。前者呈圆形或椭圆形，约绿豆大小，表面似皮肤，上有细小毛发；后者肿瘤呈灰红色胶样隆起，富于血管。手术治疗。

角切迹（angular notch）　胃小弯在最低转角处形成的一个切迹。

角孙（jiǎosūn, SJ 20）　中医经穴名。属手少阳三焦经。手太阳，手、足少阳之会。位于耳尖上方，折曲耳郭耳尖端发际

处。治目翳、目赤肿痛、齿痛、项强等。沿皮刺 0.3～0.5 寸。艾炷灸 3 壮，或艾条灸 5～10min。

角质层（stratum corneum, horny layer epidermis）　表皮最上层的部分。由多层已经死亡的扁平角质细胞组成，细胞正常结构消失，有防渗、抗磨的作用。角质层有阻止体液蒸发、热量丢失，并防止外来微生物入侵的功能。成人后，人体各部位表皮各层的细胞数以及角质层的性质与厚度是恒定的。直到老年才逐步呈现老化现象。

角质层细胞（stratum corneum cell）　位于表皮的表层角质层，为扁平无核细胞，细胞重叠排成紧密结合的细胞柱，同一层细胞则交错排列。胞质内充满角蛋白丝，交织成网。细胞膜内面附有不溶性蛋白质，细胞间隙内充满膜被颗粒释放的糖脂、固醇。角质层坚韧性强，构成机体表面的重要屏障。正常人的角质层细胞形成和脱落处于平衡状态，病理情况下可引起过度角化。

角质形成细胞（keratinocyte）　存在于皮肤、皮毛、指甲等中的一种可合成角蛋白的细胞。构成表皮的主体，由表皮深层至表面分为基底层、棘层、颗粒层、透明层及角质层。它反映了角质形成细胞按照一定顺序进行增殖分化并向表面逐渐推移，最后脱落的动态变化，也是细胞内逐渐形成角蛋白的过程。在完成角化的角质细胞中，胞核和一切细胞器均已消失，细胞完全丧失其正常的生活功能。这种死亡的细胞排成多层，在其脱落前执行着保护功能。

绞棒-帆布止血带（stick-canvas tourniquet）　一种止血带。借助其绞棒逐渐增加压力至恰到止血效果时固定绞棒。效果可靠，不良反应较少。

绞股蓝（fiveleaf gynostemma herb）　葫芦科绞股蓝属。多年生攀缘草本植物。茎细，有纵沟，被毛。复叶鸟足状，小叶卵状长圆形，中央一枚较大，边缘有齿。雌雄异株，花序圆锥状，花冠五裂，淡绿色或白色。花果期 3—12 月。全草入药。

绞股蓝总苷胶囊（jiaogulan zonggan jiaonang）　降脂剂。另有制剂：片剂。组成：绞股蓝总苷。用于高脂血症，见有心悸气短、胸闷肢麻、眩晕头痛、健忘耳鸣、自汗乏力，或脘腹胀满等心脾气虚、痰阻血瘀者。

绞痛（colicky pains）　由内脏器官痉挛、梗阻引起的疼痛。疼痛逐渐加剧，迅速达到高峰。痛极猛烈，病人辗转不安、呻吟、冷汗淋漓，持续若干时间后渐渐缓解。疼痛呈间歇性，如胆绞痛、肾绞痛、肠绞痛等。

绞窄性肠梗阻（strangulated intestinal obstruction）　肠梗阻伴有肠壁血运障碍。原因为嵌顿疝、肠扭转、肠套叠，以及肠系膜血管受压、栓塞或血栓形成等。

绞窄性腹部疝（strangulated abdominal hernia）　疝内容物的血供完全阻断终至绞窄坏死。为嵌顿性腹部疝恶化的结果。

绞窄性疝（strangulated hernia）　疝内容物嵌顿后发生血运障碍即转化成绞窄性疝，可致组织缺血坏死。疝块增大，伴有肠梗阻和毒血症症状。严重者可并发感染性休克，危及生命。治疗：一经确诊应紧急手术；如肠管已坏死，进行肠切除术。

矫味剂（flavoring agent）　能改变药剂气味或味道的物质。在药剂中常用来掩盖药物的恶味。有甜剂、芳香剂等。

矫形器（orthosis, orthotic device）　用于改变神经、肌肉和骨骼系统结构及功能特性的体外使用装置，以预防或矫正四肢、躯干的畸形或治疗骨关节及神经肌肉疾病并补偿其功能。

矫形外科学（orthopedics）　外科学中的一门分科。专门研究四肢骨、骨盆和脊椎、关节及其有关的软组织（包括肌肉、肌腱、韧带、神经等）创伤和疾患的病因、病理、诊断和防治等的理论及技术。其主要任务为使骨骼和肌肉等系统维持和恢复其正常功能，故以预防和矫正畸形为重点。常用石膏、夹板、支具、牵引、理疗和医疗体育等方法进行防治，必要时手术治疗。

矫形鞋（orthopedic shoes）　其他名称：病理鞋。以矫正下肢畸形、分散足部压力、消除疼痛、补偿下肢不等长等为目的而制作的鞋。

矫正大动脉错位综合征（syndrome of corrected transposition of great artery）　主动脉起源于右心室，肺动脉起源于左心室，右心具有二尖瓣，左心具有三尖瓣的先天性畸形。多见于男性，胸骨左缘第2音增强。心电图示右心室肥大，第1导联高P波。造影示肺动脉干显影位于主动脉中心，右心室轮廓平滑。

矫正体操（corrective exercise）　用于矫治姿势障碍和因肌肉软弱、肌力失衡及软组织挛缩而致的骨关节畸形的医疗体操。多用于脊柱侧凸、圆背、腰椎过于前凸、平足等的矫治。对早期轻度畸形效果较好，对后期及较严重的畸形常与矫形支架或矫形手术配合进行。

矫正型大血管错位（corrected transposition of great vessels）　其他名称：左型大血管错位、纠正型大血管错位。主动脉位于肺动脉前左侧，同时有心室和房室瓣的转位。由于心室转位矫正了错位的大血管引起的血流异常，故动静脉血流方向仍属正常。本病常并发其他心内畸形。其表现、治疗和预后随并心内畸形的不同而各异。单纯错位者可长期生存而不需治疗。合并其他畸形，手术较困难。

脚气（weak foot, beriberi）　其他名称：脚弱、缓风、壅疾。中医病名。因外感湿邪风毒、内伤饮食厚味，积湿生热、流注腿脚而成。证见下肢自下而上麻木酸痛无力、肿胀或萎瘦，甚则腹满气喘心悸。分为干脚气、湿脚气、脚气冲心。治疗以宣壅逐湿为主，或兼祛风清热、调血行气等法。

脚气病（beriberi, loempe; tinea pedis）　①其他名称：维生素B_1缺乏症。硫胺素（维生素B_1）缺乏引起的病症。病人初期出现健忘、不安、易怒等，继则发生多发性周围神经炎，即所谓干脚气；亦可出现心悸、呼吸困难、心脏扩大和水肿，严重者可有心包、胸腔及腹腔积液，即所谓湿脚气；也可是既有神经炎又有心力衰竭与水肿的急性混合性脚气病。诊断除依据临床表现外，可测定红细胞中转羟乙醛酶活性或进行负荷试验。治疗：口服、肌内注射或静脉注射维生素B_1。②中医病名。见脚湿气。

脚气病性心脏病（beriberi cardiopathy）　缺乏硫胺素（维生素B_1）引起的病症。表现有神经系统与心力衰竭的征象，属高动力循环性心力衰竭。心脏明显增大，心尖部有收缩期杂音和舒张期奔马律，以右心衰竭为主要表现。治疗：补充硫胺素。

脚气冲心（cardiac beriberi）　其他名称：脚气攻心、脚气入心。中医病证名。脚气病的严重证型。指干、湿脚气见心悸、气喘、腹满、呕吐诸证，甚则神志恍惚，言语错乱者。治宜逐湿泄毒。

脚气灵[膏]（Unguentum Zinci Undecylenatis）　抗真菌药。组成：十一烯酸锌、十一烯酸，加香精适量，以凡士林等油脂性基质制成的微黄色、具芳香气的半固体制剂。用于皮肤真菌感染，如足癣及其他皮肤癣症。

脚湿气（tinea pedis）　其他名称：臭田螺、脚气疮、脚气病。中医病证名。即脚癣。指足趾间及足底部的一种真菌皮肤病。由脾、胃二经湿热下注，或由接触传染而成。症见趾间浸渍糜烂、渗流滋水、足跖水疱、角化过度、脱屑、瘙痒等。可分为水疱型、糜烂型、脱屑型。趾间糜烂流水者，可外用滑石、枯矾、甘草研末，兼服祛风渗湿药；感染红肿者，兼以清热祛湿解毒。

铰接点（articulate point）　切面超声左心长轴探测中室间隔上部与中下部的交点。正常人室间隔上1/3与中下1/3的活动相反。右室容量负荷增加时（如房间隔缺损），铰接点下移，甚至消失。

搅拌器（stirrer）　对液体内容物进行混合搅拌的器具。一般以电动机带动，容器中的搅棒作同步旋转，使内容物均匀混合。用于化验、制药以及轻工业、食品工业生产等。

校读（proofreading）　DNA聚合酶具有$3' \to 5'$核酸外切酶活性，能从$3' \to 5'$方向识别和切除DNA生长链末端错配的核苷酸，在DNA复制中起校正作用。对维持DNA复制的真实性十分重要。

教育过程卫生（hygiene of education course）　正确地组织教育过程，使儿童少年提高学习效率，促进身心全面发育，为培养德、智、体、美全面发展人才所采取的全部卫生措施。主要包括作息制度卫生、学校卫生、教学卫生、生产劳动卫生与体育锻炼卫生等。其中教学卫生可包括授课卫生、书写卫生、阅读卫生、唱歌卫生、考试卫生和残疾儿童的教学卫生等。

教育心理学（educational psychology）　应用心理学的一个分支。研究教育过程中所包含的各种心理现象及其规律，揭示教育与心理发展的相互关系。研究内容包括学生的"学习"、教师的"教学"、受教育者的心理、教育者的心理等。

窖蛋白（caveolin）　见小窝蛋白。

酵米面黄杆菌食物中毒（food poisoning by flavobacterium farinofermentans）　食用被酵米面黄杆菌污染的食物引起的中毒。有毒成分为致病和耐热力极强的黄杆菌毒素A。潜伏期1~34h。发病急，开始有上腹不适、腹泻等，继则出现头痛、昏迷、休克、出血倾向以及脑、肝、肾损害。治疗：清除毒物和催吐、导泻等；尽快补液；控制感染；对症及抗休克治疗。

酵母氨酸（saccharopine）　赖氨酸与α-酮戊二酸还原缩合而生成。高等动物中是赖氨酸降解的主要中间产物。在细菌中氧化后脱去α-酮戊二酸又可生成赖氨酸。

酵母型菌落（yeast type of colony）　单细胞真菌的菌落形式，菌落柔软而致密，光滑、湿润。显微镜下观察可见单细胞性的芽生孢子，无菌丝。

疖（furuncle）　①单个毛囊深部及其所属皮脂腺的急性化脓性感染。致病菌多为金黄色葡萄球菌，其次为表皮葡萄球菌。好发于头、面、颈、背、腋部及腹股沟、会阴、臀部等。先出现单个红、肿、痛的小结节，数日后顶部出现黄色脓头，随后数日脓头破溃，流出脓汁，疼痛减轻，炎症逐渐消失而愈。如发生在面部"危险三角区"应禁忌挤压或挑刺，否则可发生严重的化脓性海绵状静脉窦炎，甚至危及生命。在炎性结节期可理疗，已出现脓头时可在顶部点涂苯酚或用红膏药拔脓，有全身症状时可用抗生素治疗。②其他名称：热疖、石疖。俗称：疖子。中医病名。多因感受暑毒，或痱疖搔抓染毒，或嗜食膏粱厚味、煎煿辛辣之品，引起肠胃积热，或消渴、肾病致阴虚内热，染毒所致，症见肌肤浅表部位肿疼痛。多发于夏秋季节，突起根浅，肿势局限，焮红疼痛，直径多在3cm内，易肿、易溃、易敛。通常症状轻而易治，脓出即愈。

疖病（furunculosis）　①中医病名。面部的疖疮，其危险性比其他部位的疖严重，尤其是发生在口唇、鼻旁的所谓"危险三角区"的疖，严禁挤压或挑刺，以防细菌扩散到颅内，引起海绵窦栓塞，出现头痛、寒战、高热，甚至昏迷等，病情严重，死亡率高。②多个疖同时在身体各部散在发生或先后在全身多处反复发生的现象。致病菌多为金黄色葡萄球菌。常发生于幼儿或身体衰弱、营养不良和糖尿病病人。除按疖治疗外需治疗原发病。

接触（exposure; contact, contagion）　①其他名称：染毒、暴露。劳动卫生、职业病学、毒理学术语。有毒物质通过任何途径进入或吸收入机体（或群体）的过程，以及各种自然的和人为的物理等因素影响人体健康的过程。②传染病、流行病学术语。

接触传播（contact transmission）　病原体传播途径之一。病原体通过接触而传播。可分为直接接触传播和间接接触传播两类。前者指易感者与传染源直接接触后所致感染，如性病、狂犬病等；后者指传染源的排泄物或分泌物污染日常生活用品后所造成的传播，常见于肠道传染病及某些呼吸道传染病、动物性传染病、表皮传染病等。

接触传染病（contagious disease）　通过接触方式传播的一组传染病。分为直接接触和间接接触两类。直接接触以性接触传播疾病为最多。接触传染流行快，发病率较高。其病原体包括病毒、细菌、螺旋体、衣原体等。临床表现各异，对人群危害性大。预防措施为进行广泛宣传教育，达到自我保护的目的，并加强社会综合治理、疫情监测及传染病报告等。

接触粉尘累积值（cumulative dust index）　工作地点粉尘浓度和工人停留在该浓度下工作班数之积，即$\sum (k \cdot s)$。其中k

为各班平均粉尘浓度（mg/m³ 或纤维数/ml），如果一年中无重大工艺变更等影响因素，则按平均浓度计算；s 为该浓度下工作班数（按每班 8h 计算，如不满 8h，应按 8h 折算）。k·s 的单位为 mg·年/m³ 或纤维数·年/ml。粉尘积累值与肺部改变呈剂量-反应关系，但它不等于实际吸入量。

接触隔离（contact isolation） 为预防具有高度传染性或有流行病学意义的、主要由接触途径感染而设计的隔离。适用的疾病有婴幼儿急性呼吸道感染、新生儿淋菌性眼结膜炎、葡萄球菌脓疱病和带状疱疹等。

接触性唇炎（contact cheilitis） 唇黏膜接触致敏物质或刺激物质发生的一种炎症反应。急性炎症时，局部水肿及水疱形成；慢性炎症时，局部干燥、皲裂。治疗：首先除去病因，局部用肾上腺皮质激素霜涂擦。

接触性口炎（contact stomatitis） 接触某种物质而引起的迟发型（Ⅳ型）反应在口腔内的表现。口腔黏膜出现红斑、丘疹，一个或几个大小不等的水疱，水疱破裂后形成糜烂或溃疡。复发时多处于原位，常伴有皮肤损害。应去除致病因素，用抗组胺和止痛等药物治疗。

接触性皮炎（contact dermatitis） 接触某些外源性物质后，在皮肤及黏膜接触部位发生的炎症反应。表现为红斑、肿胀、丘疹、水疱、大疱，甚至坏死等。分为原发性接触性皮炎和应变性皮炎。前者系刺激物直接作用于皮肤发生的病变，刺激物本身具有强烈刺激作用，任何人接触均可致病，如接触强酸、强碱等化学物质所致的皮炎。后者系接触致敏物质所致，属迟发型变态反应。接触物（致敏物质）多无刺激性，多数人接触后不发病，仅少数人发病。致敏物质多为小分子化合物，属半抗原，须与表皮蛋白结合后形成完全抗原，刺激机体产生致敏的淋巴细胞，当再次接触上述物质后则发病。

接触性转移（contact metastasis） 人体正常部位因经常与肿瘤接触而发生转移瘤的现象。如浆膜面的肿瘤，由一侧浆膜转移到其接触的对侧器官；下唇癌转移到上唇，阴唇癌由一侧转移到对侧等。

接触抑制（contact inhibition） 对多细胞生物的细胞进行体外培养时，分散贴壁生长的细胞一旦相互汇合接触，即停止移动和生长的现象。而癌细胞生长到一定阶段，细胞之间不黏附在一起，细胞分裂也不停止，表现为无限生长，成为一堆堆不规则团块，这种生长和位置抑制的丧失，与细胞表面化学特别是表面糖蛋白的变化有密切关系。

接触因子（contact factor，factor Ⅻ） 见凝血因子Ⅻ。

接触者（contact） 与传染源有过密切接触的易感者。根据各种传染病的特点，除积极采取预防接种或药物预防等措施防止接触者发病外，主要应对接触者进行医学观察、留验、卫生处理及集体检疫等措施。

接法（connecting manipulation） 中医正骨八法之一。运用手法或借助器械使断骨接续、陷者复起、碎者复完、突者复平的方法。

接骨七厘片（jiegu qilipian） 中医成药名。活血化瘀剂。组成：乳香、没药、当归、土鳖虫、骨碎补、硼砂、血竭、自然铜、大黄。用于跌打损伤、续筋接骨、血瘀疼痛。孕妇忌服。

接合（conjugation） 其他名称：细菌的杂交。细菌与细菌接触后细菌 DNA 转移和重组。细菌通过性菌毛相互沟通，将遗传物质如 F 质粒、R 质粒等，由供体菌转移给受体菌，使受体菌获得新的遗传性状。R 质粒是一种耐药性质粒，通过接合，R 质粒转移，可以使受体菌获得耐药性。痢疾杆菌和大肠埃希菌的 R 质粒上可携带多重耐药性基因，通过接合，在种间属间转移，使受体菌获多重耐药性，给疾病的治疗造成很大困难。

接种后脑炎（postvaccinal encephalitis） 接种减毒病毒制成的疫苗后引起中枢神经系统急性或亚急性病变。发病机制与病毒感染和免疫反应有关。其发病率与疫苗种类和使用不同组织培育的疫苗有关。多数在接种后 2 周左右起病。临床分为脑炎型、脑脊髓炎型、脊髓炎型等。表现为突起头痛、呕吐、抽搐、神志障碍和肢体瘫痪。多数可以完全恢复，少数

有后遗症。重症病死率达到 20%～30%。脑脊液细胞数（0.1～0.2）×10⁹/L，以淋巴细胞为主。治疗除对症处理和支持疗法外，肾上腺皮质激素对变态反应脑炎有效。

节段性肠炎（segmental enteritis，Crohn disease） 见克罗恩病。

节段性感觉障碍（segmental sensory disturbance） 当神经根或脊髓后角、前联合受损时出现的感觉障碍。特点是受累部位相对应的皮肤节段感觉丧失，除此区外，上部和下部的皮肤感觉正常。常见的疾病是脊髓空洞症。

节段性基因组（segmented genome） 由 2 个和 2 个以上不同的核酸分子组成的病毒基因组。每个核酸分子携带各自的信息。如流感病毒的基因组由 5～7 个不同的 RNA 节段组成，每个节段都有自己的外壳。

节段性肾发育不良（segmental dysplastic kidney） 其他名称：阿斯克-乌普马克肾。节段性肾胚基发育不良、肾单位少和泌尿功能差的先天性肾畸形。常伴有肾性高血压和膀胱输尿管反流。

节段性室壁运动异常（abnormal motion of segmental ventricular wall） 心肌缺血时比较常见的且有一定特异性的超声心动图表现。在受累的部位超声心动图上表现为节段性运动减低、运动丧失、矛盾运动等异常运动现象。

节后神经元（postganglionic neuron） 自主神经节或神经丛内的运动神经元。胞体位于周围部，如腹腔神经节等内脏神经节内，其轴突构成节后纤维的神经元。即内脏神经两个神经元的第二级神经元。

节后纤维（postganglionic fiber） 节后神经元的轴突组成的神经纤维。其末梢分布到内脏及血管的平滑肌、心肌和腺上皮。是内脏神经系统中，由交感或副交感神经节的神经元发出的支配效应器的神经纤维。交感神经的节前纤维较短、节后纤维较长；而副交感神经的节前纤维较长，节后纤维较短。

节律重整（rhythmic reset） 有两个起搏点先后发生兴奋时，基本起搏点可受另一起搏点的影响，而发生节律重新调整，心电图表现为基本心律被打断或依次延后或提前发生，甚至有节律或/和频率改变的现象。

节律点（pacemaker） 见起搏点。

节律性（rhythmicity） 心肌自动节律性的稳定性。

节能减排（energy conservation and emission reduction） 降低能源消耗、减少污染物排放的简称。

节前神经元（preganglionic neuron） 胞体位于脑干和脊髓侧角内的自主神经低级中枢的神经元。即组成内脏神经的两个神经元中的第一级神经元。

节前纤维（preganglionic fibers） 节前神经元的轴突组成的神经纤维。其末梢分布到自主神经节或神经丛内，与节后神经元建立突触联系。在神经节换元后发出的纤维是节后纤维。交感神经的节前纤维较短；而副交感神经的节前纤维较长。

节省的运动试验（poorman's exercise test） 在运动前的对照心电图中，如果有房性期前收缩或室性期前收缩后第一个窦性搏动的 T 波倒置或振幅降低，已是冠状动脉功能不全的诊断依据，无须再作运动试验。

节细胞神经瘤（ganglioneuroma） 源于交感神经细胞的良性瘤。肿瘤呈圆形或椭圆形，边界清楚，重 20～50g，也有大者。切面略呈纤维样，色淡灰。镜下，瘤细胞与正常神经节细胞相似，瘤内有较少的神经纤维和纤维组织。若神经节细胞分化差，则形态不规则，且有核分裂象，称为节细胞神经母细胞瘤。成熟的节细胞神经瘤，可手术切除，预后良好。若肿瘤过大，有不成熟成分时，则术后常有复发，且复发次数越多，恶性程度也逐渐增加。

节育（birth control） 全称节制生育。通过阻断妊娠各环节的避孕、绝育措施，达到控制生育的目的。

节育率（birth control rate） 计划生育指标之一。指 100 名已婚有生育能力的育龄妇女中，已落实节育措施（绝育加避孕措施）的人数。在统计时无论男方还是女方，只要一方落实节育措施，均按女方计算。节育率=已落实节育措施的人数/已婚有生育能力的育龄妇女数×100%。

节育期（birth control period）　女性从月经初潮到绝经期前，采取节育措施的非生育期，即除妊娠、分娩、产褥以外的整个育龄期。

节育器嵌顿（contraceptive incarceration）　宫内节育器使用时的并发症。节育器放置时损伤宫壁，或所选用的节育器过大，或器形具菱角部分放置后引起损伤，而致部分器体嵌入子宫壁。因此术前应注意选择好与宫腔大小适宜的节育器，放置时应提高操作技能。

节育器异位（contraceptive ectopia）　宫内节育器并发症。由于操作不当，引起子宫穿孔、节育器移于腹腔、阔韧带、直肠子宫陷凹处；或节育器部分或全部嵌入子宫壁肌层。确诊后应经阴道或腹部将节育器取出。

节约蛋白质作用（protein-sparing action）　指人类膳食中的碳水化合物和脂肪，可使机体免于过多利用蛋白质作为机体的热能来源而消耗，有利于发挥其特有生理功能的作用。

节约型社会（conservation-oriented society）　其他名称：资源节约型社会。以资源节约和高效利用为核心，以节能、节水、节材、节地、资源综合利用和发展循环经济为重点，以科技进步为支撑，在生产、消费和城市建设等方面节约资源的社会发展模式。包括节约型城市、节约型企业、节约型社区、节约型政府等建设模式。

节肢动物（arthropod）　无脊椎动物中最大的一类。体壁由几丁质及无机盐类硬化而构成。虫体左右对称，分节。每一体节或部分体节具有成对而分节的附肢。种类繁多，占已知100多万种动物的85%左右，其中危害人体健康的节肢动物称医学节肢动物。

节肢动物媒介传染（arthropod-borne infection）　病原菌由节肢动物传给人体。鼠蚤可作为传播媒介，将鼠疫耶尔森菌从鼠传给人，使人患腺鼠疫，引起淋巴结化脓坏死。

节肢动物门（Arthropoda）　动物界中种类最多分布最广的一门。身体左右对称，由多数结构与功能各不相同的体节构成，一般可分为头、胸、腹3部，但有些种类头部和胸部愈合为头胸部，有些种类胸部与腹部未分化。体表被有坚厚的几丁质外骨骼。附肢分节。大多数寄自生生活，少数营寄生生活。主要包括多足纲（如马陆、蜈蚣）、甲壳纲（如虾、蟹）、蛛形纲（如蜘蛛、蝎、蜱、螨）和昆虫纲（如蚊、蝇）等。

杰克逊癫痫（Jackson epilepsy）　大脑皮质运动区附近的局限性损害所引起的一种局限性癫痫。表现为从病灶对侧口角、指（趾）开始的抽搐，可逐渐扩散至半身。如一侧肢体抽搐，则无意识障碍。CT、MRI可确诊。针对病因进行治疗，对症治疗。

杰克逊[癫痫]发作（Jackson epilepsy seizure）　一种特殊的癫痫发作形式。发作自一侧口角开始，依次波及手、臂、肩等。

杰克逊综合征（Jackson syndrome）　迷走副舌下-神经麻痹综合征。临床表现为病侧软腭、咽喉麻痹，声音嘶哑，吞咽困难，心动过速，胸锁乳突肌和斜方肌麻痹，舌肌瘫痪、萎缩，伸舌偏斜，病变对侧偏瘫。

拮抗（antagonism）　其他名称：生物拮抗、拮抗作用。在不同种属生物群体之间，或在生物个体的不同部分之间，或不同生活性的化学物质对生物体的作用上，存在着互相对立、互相制约、互为消长的现象。可分为化学性拮抗、生理性拮抗、药理性拮抗。例如肠道正常菌群与致病菌之间、肢体的伸肌与屈肌之间、交感与副交感神经之间、神经兴奋药与抑制药之间、某些毒物与解毒剂之间均存在拮抗作用。

拮抗药（antagonist）　与受体有强大的亲和力，而缺乏内在活性，本身虽不能引起生理效应，但却能阻止激动药发挥作用的药物。如阿托品和乙酰胆碱竞争M胆碱受体，因前者无内在活性，只能占领M受体，阻止了乙酰胆碱对M受体的激动，从而出现拮抗作用，阿托品即为M受体的拮抗药。

拮抗作用（antagonism）　见拮抗。

洁白丸（jiebai wan）　藏药名。健脾和胃剂。组成：诃子、寒水石、翼首草、五灵脂膏、土木香、石榴子、木瓜、沉香、丁香、石灰华、红花、肉豆蔻、草豆蔻、草果仁。用于胸腹胀满、胃脘疼痛、消化不良、吐逆泄泻、小便不利。另有制剂：胶囊。用法：嚼碎吞服。

洁霉素（lincomycin）　见林可霉素。

洁牙剂（dentifrice）　刷牙的辅助用品，包括牙膏、牙净、牙粉等；最常用的是牙膏。

洁治术（oral prophylaxis）　口腔科治疗方法之一。用洁治器械或超声波治疗器械去除牙冠上附着的牙石和软垢，然后磨光牙面，使炎症清除而恢复牙龈组织健康的一种治疗方法。

结肠（colon）　位于盲肠与直肠之间的一段大肠。占大肠的大部分。分为升结肠、横结肠、降结肠、乙状结肠四部分。特点是：①表面有纵肌层加厚形成的三条平行等距的结肠带。②带间有横沟隔成囊状突起，称结肠袋。③有大小不等的脂肪突起，称肠脂垂。

结肠癌（cancer of colon）　起源于结肠黏膜上皮的恶性肿瘤。腺癌多见，好发于乙状结肠，其次为盲肠、升结肠、降结肠和横结肠。本病的发生与饮食因素、结肠息肉、慢性结肠炎等有关。男多于女。早期病人可无症状，继而可出现排便习惯的改变，黏液性血便、腹部不适、里急后重等。晚期者可出现大便变细、肠梗阻、贫血、恶病质、腹部包块等。纤维结肠镜可观察到病变，钡剂灌肠可有助于诊断。手术切除是目前根治结肠癌的首选方法，同时并用化疗或放疗，也可并用卡介苗辅助免疫治疗。

结肠闭锁（atresia of colon）　先天性消化道畸形。表现为低位完全性肠梗阻。腹胀明显，呕吐物呈粪样。腹部平片及钡灌肠可以确诊。治疗：酌情行造瘘或一期吻合术。

结肠代食管术（reconstruction of esophagus with colon）　胸科手术将原食管癌变部位彻底切除，选择一段长度足够、系膜血运良好的带血管蒂的结肠，分别与食管和胃吻合，保持原胃不动，保证胃的正常消化功能。但结肠道细菌较多，且手术较复杂，术后并发症发生率、死亡率较高，需严格掌握手术适应证。

结肠带（colic bands）　见结肠。

结肠袋（haustra of colon）　见结肠。

结肠恶性淋巴瘤（malignant lymphoma of colon）　结肠肿瘤。可为全身淋巴瘤的一部分，也可以是原发性的。临床表现为腹痛、消瘦、腹块、排便习惯改变等。诊断靠活组织检查。治疗：病变局限者可手术切除，术后辅以放疗和化疗；病变广泛又无梗阻可放疗和化疗。

结肠过敏（irritable colon）　结肠的一种功能性疾病。特征为肠运动亢进，张力增加，肠道呈不规则、间歇性痉挛和肠腺体分泌亢旺，产生多量黏液。有慢性腹泻、腹痛、腹胀、肠鸣、便秘和黏液便等症状。治疗宜进高营养、少渣的饮食，建立良好的生活习惯。

结肠和直肠癌（carcinoma of colon and rectum）　常见的一种恶性肿瘤。原因不明，与结肠息肉、慢性溃疡性结肠炎和血吸虫病等有关。结肠癌早期无症状，以后出现肠道功能紊乱、肠梗阻、血便、腹块及全身症状等。直肠癌主要症状有便血、排便困难、里急后重。通过直肠指检、纤维结肠镜及钡剂灌肠可获确诊。及早手术治疗。

结肠良性肿瘤（benign tumor of colon）　结肠腔内凸起的有蒂或无蒂的良性新生物。包括息肉状腺瘤、乳头状腺瘤、平滑肌瘤、神经纤维瘤、脂肪瘤、血管瘤、错构瘤、增生样息肉、炎性息肉等。以息肉状腺瘤最多见。结肠良性肿瘤生长缓慢，多数无临床症状。或随瘤体的生长而导致大便次数增加，偶可引起肠套叠或梗阻。手术切除为根治方法。

结肠淋巴结（colic lymph nodes）　沿肠系膜下动脉及其分支排列的淋巴结群。结肠淋巴结沿结肠各血管排列，汇集结肠的淋巴管。

结肠帽征（colonic hat sign）　结肠无蒂息肉在气钡双对比相上的特征性X线征象。

结肠内阿米巴（Entamoeba coli）　人体肠道内常见的共栖原虫。不致病，生活史及形态类似溶组织内阿米巴。主要区别是滋养体直径略大于溶组织内阿米巴，内外质不分明，活动迟缓，内质不含红细胞。核仁稍大，经常偏位。包囊直径$10\sim30\mu m$，明显大于痢疾阿米巴包囊，细胞核常为$1\sim8$

J

个，拟染色体常不清楚。

结肠平滑肌瘤和平滑肌肉瘤（leiomyoma and leiomyosarcoma of colon） 结肠直肠较少见的肿瘤。早期可无症状，较大时腹部可扪及肿块，出现腹痛、消化道出血。以手术切除为主。生长活跃的平滑肌瘤与低恶性平滑肌肉瘤在病理上较难鉴别，故对良性平滑肌瘤应作局部肠段切除。平滑肌肉瘤手术同结肠癌。

结肠憩室病（diverticulosis coli） 结肠黏膜及黏膜下层穿透肠壁肌层向外呈袋状突出，形成憩室，有多个憩室存在时称之为结肠憩室病。憩室壁仅有黏膜、黏膜下层与浆膜层而无肠壁各肌层，为假性憩室。治疗：无症状者应防止便秘，并发炎症及出血时对症处理。

结肠软化斑（malakoplakia of colon） 肉芽肿性炎性疾病。病变常侵犯降结肠和乙状结肠。老年衰弱者多见。有发热、腹痛、腹泻、血便、腹部肿块和贫血等。乙状结肠镜取活组织检查，可明确诊断。治疗：对症和支持疗法。病变局限可局部切除或电灼治疗；并发结肠癌、肠梗阻可手术。

结肠神经官能症（neurosis of colon） 其他名称：结肠激惹综合征、过敏性结肠炎。与精神因素有关的结肠运动和分泌功能障碍。女多于男（2∶1）。表现为下腹痛，排便异常，如便秘和腹泻交替出现，粪便带黏液，胃肠胀气和消化不良等。常伴有失眠、多梦、心悸、气短、焦虑、抑郁等。治疗：解除病人精神负担，给予安定剂及对症治疗。

结肠损伤（colonic injury） 由外伤、乙状结肠镜检查、放置肛管或灌肠所致的结肠出血或穿孔。结肠穿孔的处理原则与小肠不同，一般多采用肠外置，并利用破袋处作结肠造口术，2～3个月后施行二期手术恢复肠道的连续性。

结肠透析（colonic dialysis） 利用结肠黏膜的交换、透析功能以医治肾衰竭和某些毒物、药物中毒等的治疗方法。方法是将透析液灌入直肠及结肠内一定时间后再将其排出体外，由于结肠黏膜透析面积小，效果较差，近年来已被血液透析和腹膜透析所取代，但在条件较差的基层仍有一定实用价值。

结肠透析液（Liquor Dialysis pro Colica） 有Ⅰ、Ⅱ两液。Ⅰ液 100ml 中含氯化钠 6.3g 和碳酸氢钠 2.6g；Ⅱ液 900ml 中含氯化钾 0.3g，氯化钙 0.3g 和葡萄糖 20g。两者均为无色澄明的灭菌水溶液。临用时将Ⅰ、Ⅱ两液混合。用于降低血非蛋白氮和血钾，治疗尿毒症、肾衰竭等。用于高钾血症时，氯化钾应减除。麻痹性肠梗阻及肠道溃疡者忌用。

结肠无神经细胞症（colonic aganglionosis） 一种肠道发育畸形。新生儿结肠远端及直肠黏膜下层神经丛及肌间神经丛缺乏神经节细胞。肠壁肌层有痉挛性收缩，肠蠕动的正常收缩和弛张发生紊乱，直肠肛管的松弛反射消失，长期便秘，使近端肠管发生扩张和肥厚。有腹胀、腹部高度膨隆和低位肠梗阻症状。手术治疗。

结肠息肉（colonic polyp） 隆起于肠黏膜表面病变组织的总称。分为无蒂息肉（基底贴附于结肠壁）或有蒂息肉（息肉和结肠壁之间有黏膜蒂）。根据病理分类为：腺瘤性息肉及非腺瘤性息肉。腺瘤性息肉分为管状腺瘤、绒毛状腺瘤及混合型腺瘤。非腺瘤性息肉分为错构瘤、炎性息肉、增生性息肉。

结肠狭窄（stenosis of colon） 结肠腔的狭小变细。系结肠炎症引起黏膜下广泛纤维化或结肠肥厚所致。临床具有不完全性肠梗阻的表现。轻者一般无须治疗。

结肠小袋纤毛虫（Balantidium coli） 寄生于人体结肠内的最大的原虫。生活史有滋养体和包囊两种形态。滋养体呈椭圆形，无色透明或淡灰略带绿色，大小约（30～150）μm×（25～120）μm，全身披有纤毛，能摆动旋转前进，极易变形。其前端有胞口，经染色后可见胞内有一个肾形的大核和一个圆形的小核。包囊呈圆形，直径 40～60μm，囊壁厚而透明，染色后可见胞核。排出的包囊具有感染性。

结肠小袋纤毛虫痢疾（dysentery of Balantidium coli） 由结肠小袋纤毛虫引起的一种肠道原虫病。主要流行于热带及亚热带地区，在我国部分省市有病例报道。传染源为病人和带虫者，猪可作为保虫宿主。典型临床表现为腹痛、腹泻和黏液血便，有些可表现为长期的周期性腹泻，粪便带有黏液而无

脓血，亦可腹泻与便秘交替出现，部分病人可无任何临床症状。粪便中查到包囊和滋养体可确诊。治疗药物有四环素、甲硝唑（灭滴灵）等。

结肠性便秘（colonic constipation） 便秘的一种类型。结肠内或结肠外的机械性梗阻或结肠蠕动功能减弱或丧失所引起的便秘。包括机械性便秘和动力性便秘。前者如结肠肿瘤梗阻或结肠外肿瘤压迫、结肠套叠、结肠粘连等。后者包括无力性便秘和痉挛性便秘。痉挛性便秘主要由于自主神经功能紊乱致肠平滑肌痉挛引起。常见于结肠激惹综合征、铅中毒、血卟啉病等。

结肠炎（colitis） 结肠黏膜发炎。有腹泻、腹痛，常伴有里急后重。粪便中多黏液，带血或脓。

结肠造口灌洗法（lavage of colostomy） 结肠造口术后康复治疗的方法。定时的结肠造口灌洗可训练肠道规则蠕动，形成与正常人一样的规律性排便，减少肠道积气，消除或减轻人工肛门的气味，降低造口周围皮肤的刺激反应。

结肠造瘘（口）术（colostomy） 结肠造瘘术的作用是使粪流改道。其目的有二：一是直肠癌行直肠切除术后或癌肿不能切除但伴梗阻作为永久性人工肛门；二是下部结肠或直肠有损伤，为保证修补处的愈合，以及因结肠有炎性水肿，估计吻合后吻合口可能愈合不良，为保证吻合口的愈合而暂时行粪流改道。常用的造瘘部位为乙状结肠或横结肠，有时也用盲肠，造瘘又分为双腔或单腔两种类型。

结肠直肠息肉（colorectal polyp） 结肠直肠黏膜上的隆起性病变，如腺瘤、炎症、黏膜组织增生、错构瘤等，有的可恶变。为单个或多个，直径数毫米至数厘米，有蒂或无蒂。大便有血或黏液脓血便。内镜检查诊断，应行病理学检查。治疗：电灼、摘除、激光灼除等。

结缔组织（connective tissue） 由细胞和大量细胞外基质构成的一种基本组织。包括疏松结缔组织、致密结缔组织、脂肪组织、网状组织、血液、淋巴、软骨组织和骨组织。但一般所说的结缔组织主要指疏松结缔组织和致密结缔组织。源于胚胎期间充质。特点是细胞少、细胞间质多。细胞类型很多，有成纤维细胞、巨噬细胞、浆细胞等；纤维有弹性纤维、胶原纤维、网状纤维；基质为略带胶黏性的液质，充填于细胞与纤维之间，为物质交换的媒介。不同型的结缔组织，各有其主要功能，但概括起来主要具有连接、支持、充填、营养、保护、再生、修复和防御等功能。

结缔组织病（connective tissue disease，CTD） 其他名称：胶原病。属自身免疫病。以结缔组织中胶原纤维的纤维蛋白样变性为主要病变的疾病。包括风湿病、类风湿性关节炎、播散性红斑狼疮（又称系统性红斑狼疮）、皮肌炎、硬皮病、结节性多发性动脉炎。可能与机体的变态反应性有关，表现于全身各处的胶原组织。症状多种多样，随病变分布及对脏器的影响情况而定，以发热、关节痛、血管病变、皮疹等为常见。治疗：皮质激素、免疫抑制剂、中草药。

结缔组织玻璃样变性（hyalinization of connective tissue） 一种常见的组织的玻璃样变性。常见于纤维瘢痕组织、纤维化的肾小球，以及动脉粥样硬化的纤维性斑块等。此种变性可能是胶原蛋白胀融合所致，也可能由于局部缺血致使糖蛋白沉积于胶原纤维之间所致。显微镜下可见胶原纤维肿胀变粗，相互融合，成为均匀红染的梁状或片状的无结构物质，组织中的纤维细胞减少甚至消失。肉眼观察，变性的纤维结缔组织呈灰白色，半透明玻璃状。

结构蛋白质（structure protein） 对细胞和组织的形态结构起重要作用的蛋白质，如肌纤维中的肌动蛋白和肌球蛋白和细胞骨架中的蛋白质、胶原蛋白等。

结构基因（structural gene） 一般指编码蛋白质的基因。广义上也包括编码 RNA 的基因。一种结构基因对应于一种蛋白质分子。结构基因的转录活性受调节基因控制，所以细胞中某一结构基因的存在并不意味着某一蛋白质的存在。结构基因发生突变时，相应的蛋白质分子可发生改变，从而导致机体代谢或表型的异常。例如人类血红蛋白结构基因的改变，可产生遗传性血红蛋白病。

结构性异染色质（constitutive heterochromatin） 其他名称：

组成性异染色质。在细胞周期或生物个体发育过程中在染色体上有固定位置的永久性的异染色质。位于染色体着丝粒附近，端粒部分和带纹区域。过去认为染色体这些区域没有活性；现在发现在这些区域有一些核糖核酸（RNA）基因，如核糖体核糖核酸（rRNA）（在核仁区），转移核糖核酸（tRNA）和5S核糖核酸（5sRNA）的基因。但这些基因不控制蛋白质的合成。

结构域（motif） 其他名称：模体、基序。蛋白质多肽链中可被特定分子识别和具有特定功能的三级结构元件。

PH 结构域（pleckstrin homology domain，PH domain） 由100～120个氨基酸残基组成，其功能尚未完全确定。目前已知它可以与磷脂类分子PIP_2、PIP_3、IP_3等结合。此外，一些蛋白分子，如PKC和G蛋白等的β、γ亚基也可以与PH结构域结合。

SH2 结构域（src homology 2 domain，SH2 domain） 由约100个氨基酸残基组成，介导信号分子与含酪氨酸残基的蛋白分子结合。这种结合有赖于酪氨酸残基的磷酸化及其周围的氨基酸残基所构成的基序。

SH3 结构域（src homology 3 domain，SH3 domain） 由50～100个氨基酸残基组成，介导信号分子与富含脯氨酸残基的蛋白分子结合。这种结合有赖于脯氨酸残基及其周围的氨基酸残基所构成的基序。

结构主义（structuralism） 心理学流派之一。20世纪产生，主要代表人物是英国的铁钦纳（E. B. Titchener）。主张研究心理和行为的结构，认为人的精神经验都可作为基本成分的联合来理解。有人概括其突出特点是简化论、元素论、心灵主义。

结合部位（binding site） ①蛋白质中直接参与和配基特异性结合的结构部分。同一分子中各个结合部位与配基的结合可以相互影响，也可无影响。②在抗体免疫球蛋白（Ig）分子中，重链轻链的可变区与抗原决定簇结合的部位，也叫抗体的结合簇。

结合雌激素（conjugated estrogens） 其他名称：倍美力。用途同苯甲酸雌二醇。制剂：片剂。有乳腺癌及子宫癌病史者、雌激素依赖性肿瘤、不明原因的生殖器官异常出血、镰状细胞贫血、活动性血栓性静脉炎或血栓栓塞性疾病及孕妇禁用。较长时间和较大剂量服用，增加子宫癌的危险，乳腺癌的发生率也可能会增高。还可增加血栓性疾病的危险。

结合雌激素/醋酸甲羟孕酮（conjugated estrogens and medroxyprogesterone） 其他名称：倍美安、倍美盈。结合雌激素与甲羟孕酮配伍的复方制剂。用于缓解中度的绝经期症状及治疗与绝经相关的外阴和阴道萎缩；还可用于预防骨质疏松。制剂：片剂。妊娠、患乳腺癌的妇女、有血栓性病变、肝胆疾病的病人慎用。出现视神经异常时应中断用药。

结合胆红素（conjugated bilirubin，CB） 见直接胆红素。

结合蛋白（bindin） 其他名称：精结合蛋白。从海胆精子不溶性颗粒中提取的蛋白质（35kD），含285个氨基酸残基，协助精子吸附于卵细胞的卵黄层，可能介导精子与卵细胞的物种特异性识别。已发现其卵细胞上对应的受体是一个由4565个氨基酸残基组成的大蛋白质，既含有金属蛋白酶的结构域，也含有血小板应答蛋白的结构域。

结合蛋白质（conjugated protein） 其他名称：缀合蛋白质。一类含有非肽链成分的蛋白质。非肽链的成分可能是金属离子、脂质、糖类或核酸，可松散或紧密地与多肽链相结合。将结合蛋白质中的非氨基酸组成部分称为辅基。结合蛋白质中的蛋白部分称为脱辅基蛋白质。常见的结合蛋白质有糖蛋白、核蛋白、脂蛋白和磷蛋白等。

结合剂及结合物（conjugating agent and conjugates） 某些能与药物中极性基团发生缩合反应的物质及其缩合生成物。药物通过氧化、还原及水解等代谢反应经常使原来的药物结构中增添了羟基、氨基和羧基等极性基团，这些新增添的或原来的极性基团都是结合反应的部位（handgrip）。碳水化合物及氨基酸以及体内正常成分中的一些物质称为结合剂，可以在这种部位缩合成结合物。

结合抗原（conjugated antigen） 半抗原与蛋白质载体结合形成的复合抗原。其抗原决定簇是半抗原部分。在一个蛋白质载体上可同时结合两个以上的不同的半抗原，免疫后可形成两种以上的抗体。结合抗原可使许多原是弱抗原的半抗原获得免疫原性。如某种蛇毒原是弱抗原，将其同纤维素结合后，就可生产有效的抗神经毒素抗血清而用于临床。

结合强度（conjugated strength） 免疫学术语。抗原与抗体结合有高度特异性及相对稳定性，但只是表面的结合，是可逆的，解离程度取决于结合的强度。结合强度以平衡常数K表示：$K = [AgAb] / [Ag][Ab]$。公式中[Ab]是抗体结合部位的浓度，[Ag]是抗原决定簇的浓度，[AgAb]是两者结合物的浓度。

结合球蛋白（haptoglobin） 一种α_2球蛋白。在血浆中其一分子可结合两分子由红细胞破坏后释出的游离血红蛋白，并将血红蛋白运送至巨噬细胞系统进行分解代谢。

结合型胆汁酸（conjugated bile acid） 胆酸中的游离型胆汁酸与甘氨酸或者牛磺酸相结合而形成的产物。包括甘氨胆汁酸、牛磺胆汁酸、甘氨鹅脱氧胆酸及牛磺鹅脱氧胆酸。此外，还有少量与硫酸根相结合而生成者。在胆汁中其含量高，尤其是甘氨胆汁酸多于牛磺胆汁酸，前者占总量的3/4。

结合性高胆红素血症（conjugated hyperbilirubinemia） 结合胆红素排泄障碍，引起结合胆红素反流入血而致血中结合胆红素增高。常见病因有：新生儿肝炎综合征、胆道结石、胆道肿瘤、胰头癌、急性病毒性肝炎、华支睾吸虫卵阻塞肝内胆管等。临床表现因其原发疾病的不同而异。治疗：根据病因进行对症疗法及特异疗法。

DNA 结合域（DNA binding domain） 一些与特异DNA序列结合的蛋白结构单元。这些结构单元一般较小，仅有60～90个氨基酸，而且只有少量的氨基酸真正与DNA接触。常见的DNA结合域有：螺旋-转角-螺旋和锌指结构等。

结核病（tuberculosis） 结核分枝杆菌引起的以呼吸道传播为主的慢性传染病。病变可累及各个器官及组织，故属全身性疾病，但最常见的是肺部感染。其病理特征为结核结节、浸润、干酪样变和空洞形成。临床表现多种多样，根据人体反应性及病灶性质和范围而定。全身中毒症状有发热、乏力、盗汗、食欲减退和体重减轻等。诊断除病史、症状及体征外，可做结核菌素试验，各种标本涂片与培养找结核分枝杆菌，淋巴结活检，X线检查及血沉等。治疗主要联合应用抗结核药物。

结核病感染率（tuberculous infection rate） 结核菌素试验总人数中的阳性频率，表示某地区某时期一定人群中受结核分枝杆菌感染的情况。通常以5单位结核菌素皮内注射试验检出。感染率要注明年龄组，其计算公式为：结核感染率＝结核菌素反应阳性人数/结核菌素试验人数×100%。目前由于我国成人不少已受结核分枝杆菌感染，特别是在城市，故调查多在未接种过卡介苗的儿童及青少年中进行。在某些低感染区也可在全人口中进行。感染率随年龄增长而增加。

结核毒性反应（tuberculous toxic reaction） 结核分枝杆菌侵入人体后4～6周，机体对结核分枝杆菌及其代谢产物产生的变态反应。这是因为T淋巴细胞亚群释放炎症因子、皮肤反应因子和淋巴细胞毒使局部出现渗出、炎症，甚至干酪样坏死。病人有发热、乏力、食欲减退等全身症状，出现多发性关节炎、皮肤结节性红斑及疱疹性角膜结膜炎等。结核菌素试验呈阳性反应。

结核分枝杆菌（*Mycobacterium tuberculosis*） 结核菌属分枝杆菌。生长缓慢，在改良罗氏培养基上需培养4～6周才能繁殖成明显的菌落。涂片染色具有抗酸性，也称抗酸杆菌。镜检为细长、稍弯的杆菌。对外界抵抗力较强，在阴湿处能生存5个月以上；但在烈日下曝晒2h，5%～12%来苏尔接触2～12h煮沸1min，能被杀灭。结核分枝杆菌分为人型、牛型、鸟型、鼠型和冷血动物型5个类型，一般来说，只有人型、牛型对人类致病。

结核杆菌（*Mycobacterium tuberculosis*） 见结核分枝杆菌。

结核结节（tuberculum） 以增生为主的结核病变。当结核分枝杆菌量较少或机体抵抗力较强，对结核分枝杆菌产生一定的免疫力时，则发生以增生为主的变化，形成具有一定病理特征的、境界清楚的结核结节（结核性肉芽肿），约粟粒大小，呈灰白色半透明状，或略呈黄色，可微隆起于脏器表面。典型的结核结节镜下可见中心部为干酪样坏死，中间部有类上皮细胞及朗汉斯巨细胞，周边部为淋巴细胞及成纤维细胞。

结核菌苗（tuberculous bacterin）　见卡介苗。

结核菌素（tuberculin）　由结核分枝杆菌培养液提取的蛋白或蛋白混合物。可从人型、牛型或鸟型结核分枝杆菌中提取。制剂有旧结核菌素和纯菌白衍生物两种。旧结核菌素系将结核分枝杆菌肉汤培养物煮沸、过滤和沉淀后制成。纯菌白衍生物为结核分枝杆菌培养于综合培养基后，再用三氯醋酸沉淀析出的纯结核菌蛋白。两者均为结核菌素试验的试剂，以旧结核菌素为最常用。用以测定机体是否受结核分枝杆菌感染。

结核菌素试验（tuberculin test）　测定受试者是否曾被结核分枝杆菌感染的一种方法。国内通用结核菌素皮内注射法：一般用 1：2 000 稀释液 0.1ml 注入前臂掌侧中、下 1/3 交界处皮内，使之成为直径 6～10mm 的皮丘。疑有严重肺结核者，宜从 1：10 000 稀释液开始。注射后 48～72h 判定结果：红晕与硬结直径小于 5mm 为阴性，说明机体无免疫力，应接种卡介苗；5～9mm 者为可疑；大于 10mm 为阳性，说明机体已被结核分枝杆菌感染。

结核菌素试验率（tuberculin test rate）　实际已作结核菌素试验的人数与应作结核菌素试验人数之比。结核菌素试验率＝实际作结核菌素试验人数/应作结核菌素试验总人数×100％。

结核球（tuberculoma）　其他名称：结核瘤。孤立的有纤维包裹、境界分明的球形干酪样坏死性结核病灶。直径约为 2～5cm。多为单发，也有多发，多见于肺上叶。为相对静止的病变，可保持多年无进展；或发生机化和钙化而愈合；也可恶化进展，干酪样坏死灶扩大，液化、包膜溃破、形成空洞和经支气管扩散。抗结核药物效果差，多采取外科手术治疗。

结核性初疮（primary cutaneous tuberculosis）　其他名称：原发性皮肤结核。少见，皮肤初次感染结核分枝杆菌所致。好发于幼儿面部、四肢及外生殖器。局部出现丘疹，约 2 周后转变成结节，破溃后形成坚实的溃疡，直径约 1～1.5cm。在初疮的周围有典型的狼疮样结节。无自觉症状。2～3 周后发生淋巴管或局部淋巴结炎。在溃疡及局部淋巴结中可检出大量结核分枝杆菌。以后溃疡自愈而留下瘢痕。局部淋巴结有时可破溃形成瘘管。治疗：见皮肤结核。

结核性腹膜炎（tuberculous peritonitis）　其他名称：腹膜结核。结核分枝杆菌引起的慢性弥漫性腹膜感染。继发于体内其他部位的结核病，直接蔓延或经淋巴、血行播散引起。肠结核、肠系膜淋巴结核、输卵管结核可直接蔓延至腹膜，是主要感染途径。分为渗出型、粘连型、干酪型和混合型。起病缓慢，有全身乏力、发热、消瘦、腹痛、腹泻、腹胀、腹水、腹壁柔韧感（揉面感）和腹块等症状。治疗：除用抗结核药外，须注意休息和营养。

结核性宫颈炎（tuberculous cervicitis）　几乎全部继发于子宫内膜结核和输卵管结核。临床有不孕、午后发热、白带增多或血性白带、接触出血等。检查宫颈呈慢性炎症表现，有时可见 1 个或数个浅表性溃疡，触之有出血；增生型呈乳头状或菜花样，质脆。刮取宫颈黏膜或病变处活检可确定诊断。治疗：一般疗法（如休息、加强营养），抗结核药物治疗。

结核性空洞（tuberculous cavity）　结核性干酪样坏死物质溶解液化经支气管或输尿管等排出后形成的空腔性病灶。坏死物中有大量结核分枝杆菌，空洞周围有结核性肉芽组织包绕。

结核性脑膜炎（tuberculous meningitis）　由结核分枝杆菌引起的脑膜非化脓性炎症。可继发于粟粒性结核和其他器官的结核病灶。原发感染后 6 个月内发生，是小儿结核病中最严重的病型。多见于 1～5 岁小儿。早期症状为性情改变、低热、消瘦，可有反复呕吐及头痛，以后出现意识障碍及惊厥发

作，婴儿前囟饱满，脑神经可受侵犯。晚期呈去大脑强直。脑脊液呈磨玻璃状，细胞数增高，以淋巴细胞为主，蛋白增高，糖及氯化物降低，涂片可找到结核分枝杆菌。应用抗结核药联合治疗。

结核性脓肾（tuberculous pyonephrosis）　肾结核的一种类型。表现有尿路刺激症状、血尿、脓尿、腰痛等。需手术治疗。

结核性脓胸（tuberculous empyema）　靠近胸膜的干酪样结核病灶、纵隔支气管淋巴结结核、椎旁脓肿破溃进入胸腔，造成大量结核分枝杆菌在胸腔内繁殖生长，产生稠厚的脓性积液，即为结核性脓胸。胸科常见疾病。亦见于久治不愈的结核性胸膜炎发展而来。单纯结核性脓胸应充分抗结核治疗，反复抽脓、冲洗，局部注入抗结核药物，合并感染时加用抗菌药。

结核性肉芽肿（tuberculous granuloma）　结核分枝杆菌感染形成的结核结节。其典型的是由上皮样细胞、朗汉斯巨细胞组成，周围有单核细胞、淋巴细胞及成纤维细胞围绕。结节中央可发生干酪样坏死。可单独存在，也可多数互相融合而形成较大的病灶。

结核性心包炎（tuberculous pericarditis）　较常见的一种心包炎。中、青年多见。多数由纵隔或肺门淋巴结结核直接蔓延引起，亦可经淋巴管逆行播散和血行播散造成。急性期除有结核中毒症状外，可有心前区疼痛、心悸、气喘等症状。体检可发现心率快、心包渗液和胸腔积液等，有心包摩擦音者较少见。部分病例可进展为缩窄性心包炎。治疗主要应用抗结核药物，有心包缩窄及症状明显者可手术治疗。

结核性胸膜炎（tuberculous pleuritis, tuberculous pleurisy）　少量结核分枝杆菌通过淋巴、血行或胸膜下肺部结核病灶直接蔓延至胸膜，引起细胞介导的免疫反应，产生胸腔积液，即结核性胸膜炎。归为肺外结核，发展中国家常见的单侧胸腔积液病因，分为干性胸膜炎和渗出性胸膜炎两种。起病较急，畏寒、发热、全身不适和中毒症状。病初称干性胸膜炎，可有纤维蛋白性渗出物，有针刺样胸痛。待渗出液增多时，称为渗出性胸膜炎，胸痛减轻，气急；大量渗液可压迫肺，使气管和纵隔移位，出现严重气急、端坐呼吸、发绀等。早期体征有胸膜摩擦音。胸腔积液多时，肋间饱满、呼吸音消失，叩为浊音或实音。X 线早期肋膈角变钝，后下胸部密度增加，横膈被牵拉呈弧形改变。胸水为渗出液，液中以淋巴细胞为主。用抗结核药物治疗。

结核中毒症状（tuberculous toxic symptom）　结核病病人常存在的长期低热、轻咳、食欲减退、体重减轻、易感疲乏及盗汗等症状的总称。有结核中毒症状者，表示结核在活动。

结间束传导阻滞（internodal bundle block）　其他名称：右房型房内传导阻滞。由于结间束传导障碍引起，心电图表现为高尖型 P 波。

结节（tubercula）　位于真皮或皮下组织的局限性实质性皮肤损害。其大小、形态、颜色、硬度常不一致，多为圆形或类圆形，较大的可隆起，小的需触诊才能查到。可由炎性浸润、代谢产物聚积而成，如深部真菌病、结节性红斑。也可由皮肤肿瘤所形成。

结节病（sarcoidosis）　一种原因不明的，以非干酪样坏死性上皮细胞肉芽肿为病理特征的，影响肺和身体淋巴系统的全身性肉芽肿病疾。临床表现多样，部分病人可自愈，但少数病例呈进行性进展，晚期呈现多脏器受累和功能衰竭。主要侵犯肺门、纵隔、肝、脾等处的淋巴结。眼、骨、皮肤等处也可受累。全身症状有发热、盗汗和一般衰竭等。实验室检查，细胞免疫受抑制，而体液免疫亢进，Kveim 试验多呈阳性。组织活检有助于确诊。肾上腺皮质激素对部分病例有一定疗效。

结节性多动脉炎（polyarteritis nodosa, PAN）　一种累及肌型中、小动脉全层的动脉炎症和坏死性血管炎。累及可局限于皮肤（皮肤型），也可波及多个器官或系统（系统型），以肾脏、心脏、消化系统及神经系统最常见。损害呈节段性分布，易发生在动脉分叉处，向远端扩散。病因不明。有时可累及小静脉。有不规则的发热、关节痛和多汗。常需通过皮肤或肌肉活检才能确诊。治疗：主要应用肾上腺皮质激素、

疗程不宜太短，免疫抑制药、非甾体抗炎药亦可应用。

结节性非化脓性脂膜炎（nodular nonsuppurative panniculitis）　其他名称：韦伯-克里斯琴（Weber-Christian）脂膜炎。一种以躯干、四肢反复发作的皮下结节或斑块，伴发热、肌痛、关节痛等全身症状的结缔组织病。少见。30～60 岁女性多见。病因不清。全身脂肪组织均可受累，病变主要发生在皮下脂肪小叶，表现为局灶性中性粒细胞浸润和脂肪组织坏死。最常受累的脏器为肝脏。临床可出现多脏器损害症状。病变部位活组织检查可确诊。治疗：卧床休息，糖皮质激素有效，重症加用免疫抑制剂。

结节性红斑（erythema nodosum）　局限于真皮和皮下组织的过敏性、血管炎性、结节性皮肤病。多发于小腿胫前、大腿和前臂。为红色或紫红色的炎性结节。发疹前 1～2 周多有低热、全身不适、咽痛、关节和肌肉疼痛等前驱症状。发病时体温骤然升高，成批出现鲜红圆形或椭圆形结节。结节稍高出皮面，表面光滑发亮，散在分布，多不融合，有疼痛和压痛。数天后渐变软，色变暗红，直至消退，不破溃，无瘢痕或萎缩。治疗：去除慢性病灶、原发病，内服激素类药物、吲哚美辛、水杨酸钠等。

结节性甲状腺肿（nodular goiter）　单纯性甲状腺肿的一种类型。是扩张的滤泡在一侧或两侧甲状腺上形成一个或多个大小不等的结节。有时结节因血液供应不良，可发生退行性变，引起囊肿形成或纤维化、钙化等改变。结节性甲状腺肿无功能性改变，少数可继发甲状腺功能亢进症或发生恶变，结节较大者可对气管等周围组织器官产生压迫症状，需手术治疗。

结节性皮肤多发性动脉炎综合征（cutaneous polyarteritis nodosa syndrome）　以慢性痛性皮肤结节及网状青斑为特点的一种自身免疫性结缔组织病。表现为小的痛性硬性结节，有压痛，主要分布于小腿，沿血管走行，发病前后出现网状青斑。皮质类固醇有一定疗效。

结节性肾硬化综合征（tuberous nephrosclerosis syndrome）　肾囊肿并发多发性血管脂肪肌瘤的一种常染色体显性遗传病。除上述表现外，还可伴发高血压、慢性肾功能不全。CT、B 超有助于诊断。无特殊疗法。

结节性血管炎（nodular vasculitis）　其他名称：皮肤变应性结节性血管炎。发生于下肢的慢性结节性损害。病因未明，多见于青中年女性，主要见于小腿后侧，损害为小结节或较大斑块，鲜红或淡红色，几个至几十个不等，两侧多少不一，不完全对称。病程缓慢，有疼痛和压痛。组织病理主要是皮下脂肪间隔小血管炎。治疗：可服活血化瘀中药。

结节性痒疹（nodular prurigo）　具有过度角化、小结节的慢性瘙痒性皮肤病。病因不明，有的发生于蚊、蠓、水蛭叮咬处。主要见于成人，四肢多见。初起可为数目多少不一、散在小丘疹，瘙痒剧烈，数周后逐渐角化增厚及隆起，顶部粗糙，呈灰褐色，较硬，伴有抓痕、血痂，周围有苔藓化。病程缓慢。治疗：可分批冷冻或在皮损区内注射稀释的泼尼松龙，服抗组胺药。

结节性硬化症（tuberous sclerosis）　其他名称：布尔纳维病。一种多系统受累的常染色体显性遗传病。神经系统损害特点为大脑表面和室管膜上有多个大小不等的薹状结节，结节灰色，较硬，切面呈灰白色。显微镜下病变处神经结构紊乱，灰质和白质分界不清，可见分化程度不同的神经胶质细胞，包括胶母细胞、成熟的胶质细胞、形状不规则的畸形细胞、偶见巨细胞或多核巨细胞。

结节性硬化复合症（tuberous sclerosis complex）　一组由染色体 9q 上的 TSC1 或 16p 上的 TSC2 基因种系变所致的少见常染色体显性遗传病。以中枢神经系统内、外多器官和多组织的错构瘤及良性肿瘤性病变为特点，部分患者可罹患室管膜下巨细胞型星形细胞瘤。

结节性增生（nodular hyperplasia）　病理学术语。增生的组织形成结节状。前列腺肥大即是一种腺上皮及肌细胞的结节性增生。

结节性脂膜炎（nodular panniculitis）　见回归性发热性非化脓性脂膜炎。

结晶管型（crystal cast）　含盐类、药物等化学物质结晶的管型。偏光显微镜下清晰可见。

结晶尿（crystalluria）　含有盐类晶体的尿液。常见的晶体有草酸盐、磷酸盐、尿酸盐结晶等。

结块（caking）　①粉末状药品因受潮湿、热或压力等而变为固态团块。②混悬液中的微粒沉降，有时大的粒子先沉降，小的粒子后沉降，小的微粒填充于大粒子之间，结成相当牢固、振摇不易分散的块状物。

结脉（irregularly intermittent pulse）　中医脉象之一。脉来迟缓而且不规则的间歇。主阴盛气结、气壅痰滞、积聚癥瘕。常见于寒凝气滞及疝气、癥瘕积聚等疾病。

结膜（conjunctiva）　衬贴于眼睑内面及部分眼球表面的一层柔软、光滑而透明的黏膜组织。覆于眼球表面的为球结膜，贴在眼睑内面的为睑结膜。二者移行处所形成的陷窝称结膜上穹和结膜下穹。全部结膜围成一个结膜囊。

结膜瘢痕（conjunctival scar）　睑结膜上出现的线状、网状或片状的灰白色光滑面。为乳头、滤泡退行性变后由结缔组织代替的结果。多见于沙眼，亦可见于化学灼伤、白喉性结膜炎及结膜天疱疮等。

结膜干燥症（xerosis of conjunctive）　由于结膜组织本身的病变而发生结膜干燥现象的眼病。据病变性质可分为：①上皮性干燥症：又称比托斑（Bitot's spot）。维生素 A 缺乏所致，表现为球结膜失去正常弹性，表面呈细微鳞状干燥外观，球结膜近角膜处可见白色蜡样变性区（比托斑）。病情进展，可导致角膜软化症。应补充维生素 A。②实质性干燥症：继发于严重沙眼、结膜烧伤，主要表现为结膜干燥、增厚、角化，形同皮肤，角膜亦随之干燥、混浊和角化，视力减退。控制原发病，对症处理。③斯耶格兰综合征：多发生在 40 岁以上女性，以结膜、角膜、口腔黏膜干燥，并伴有类风湿性关节炎为其特点的眼病。

结膜角膜干燥症（xerosis of conjunctiva and cornea）　某些局部或全身疾病所引起的一种结果，使泪液分泌功能减少或消失，结膜角膜失去正常润泽性而变为干燥、混浊，甚至发生角膜溃疡而严重危害视力。治疗：对症及病因处理。

结膜结核（tuberculosis of conjunctiva）　结膜的结核分枝杆菌感染。分原发性和继发性。前者为病菌在结膜直接引起感染，病变多为单侧；后者一般为眼睑、睑板、泪腺或眶骨的原发性结核蔓延而来，病变多为双侧。患眼有分泌物、眼睑肿胀，结膜肿胀增殖，有时发生溃疡。采用全身及局部抗结核治疗。

结膜结石（conjunctival concretion, lithiasis conjunctivae）　其他名称：结膜凝集物。在睑结膜内出现境界清楚、硬韧的黄白色小点状结膜凝结物质。它由堆积的脱落上皮细胞和退行性细胞等的凝团物组成，没有或极少钙质沉着。多出现于患有慢性结膜炎的病眼，一般无症状，当其突出于结膜面时才引起异物感。治疗：有异物感者可在滴表面麻醉剂后用针尖或刀尖剔出。

结膜滤泡症（folliculosis）　一种单纯的结膜滤泡增生而不伴有炎性变化的良性结膜病变。儿童多见，为双侧性。表现为结膜滤泡，小而半透明，排列整齐，下睑结膜比上睑结膜多。症状极轻，无须治疗，一般 2～3 年后自行消退。

结膜皮样囊肿（conjunctival dermoid cyst）　胚胎裂闭合时被包埋在内的表皮组织增生所形成的先天性肿瘤。常位于角膜缘，呈圆形黄色隆起，表面光滑可有细毛生长，上皮下组织含有毛囊与皮脂腺。生长缓慢，如侵犯瞳孔区可影响视力。治疗：单纯切除或合并角膜板层移植。

结膜穹窿（conjunctival fornix）　其他名称：穹窿结膜。位于睑结膜与球结膜之间，构成结膜上穹与结膜下穹，多皱襞，便于眼球移动。

结膜色素痣（pigmented nevus of conjunctiva）　最常见的先天性结膜瘤，良性。常发生于角膜缘和睑裂部球结膜，有混合痣、上皮痣、蓝色痣等。痣位于上皮下结缔组织内，呈蓝黑色、棕黑色、棕红色等。境界清楚，微隆起，表面平滑。治疗：本病的处理原则为不可随意触及或刺激痣。固定不增长的痣一般不需治疗。生长速度突然增快者可能是恶性变的征象，应全部彻底切除。

结膜外伤（conjunctive injury）　结膜的机械性损伤。主要有结膜异物、结膜下出血和血肿、结膜裂伤及化学性烧伤。结膜异物应及时除去；结膜下出血和血肿可自行吸收；结膜裂伤一般也可自行愈合，伤口较大者则须缝合；化学性烧伤应针对其病因予以紧急处理。

结膜吸吮线虫（Thelazia callipaeda）　其他名称：东方眼虫。吸吮线虫病的病原体。成虫主要寄生于犬、猫等动物，偶可寄生于人的结膜囊与泪管中，所产的卵被中间宿主家蝇舐食眼分泌物时摄入，孵出幼虫，蜕皮2次发育成感染性第3期幼虫。家蝇再到另一宿主舐食眼分泌物时，可使宿主感染发育为成虫。其体表有锯齿状横纹可使眼部受机械性损伤，另外，分泌物刺激作用，可致异物感、畏光、流泪，搔痒致继发感染，重者可致继发性青光眼、角膜损害、结瘢等。可从患眼处取出成虫鉴定。

结膜吸吮线虫病（conjunctival thelaziasis）　其他名称：东方眼虫病。一种少见的寄生虫病。成虫寄生于猫、犬或人的眼结膜囊内，雌虫产卵，蝇类舐吸眼分泌物时可将卵吸入、孵出幼虫，发育为感染期幼虫再可传播。感染后病人有眼部异物感、眼痒感、畏光、流泪、眼分泌物增多，有时眼痛等。取出虫体可确诊。虫体取出后症状自行消失，无需药物治疗。

结膜下出血（subconjunctival hemorrhage）　结膜小血管破裂出血，集聚于结膜下的现象。其形状不一，大小不等，常呈片状或团状，也有波及全球结膜呈大片出血者。发病时自觉症状不明显。颅底骨折引起者，血色紫红，以穹窿部为显著。结膜下出血一般在2周内可自行吸收。处理原发病。

结膜血管瘤（conjunctival angioma）　多为先天性。出生时或生后不久即出现，多与眼睑、巩膜、眼肌或眼眶部血管瘤共存。分为毛细血管瘤与海绵状血管瘤两型。前者系一团扩张的毛细血管，无明显界限；后者为深红色稍隆起带小叶状的肿瘤，外有包囊。治疗：电凝、冷凝或放疗，也可手术切除。近年来，将皮质激素注入瘤体内取得了显著的效果。

结膜炎（conjunctivitis）　因感染、过敏、外伤引起的眼结膜充血，渗出、乳头肥大和滤泡形成等改变。可分为：①外源性结膜炎。由于结膜外露，易受外界各种微生物、风尘、理化毒物等的刺激而产生炎症。②内源性结膜炎。致病菌通过血行或淋巴途径播散使结膜感染，或对全身他处感染物发生过敏反应。亦可分为急性、慢性两种。急性型多为细菌或病毒感染所致，也可由物理、化学等因素引起。患眼红肿，分泌物多。由细菌和病毒感染者易于传染，可局部用抗生素滴眼药和眼膏。慢性型可能由未经彻底治疗的急性型演变而成，也可与灰尘刺激、视力疲劳等有关。

结膜异物（foreign body of conjunctiva）　外界微小异物进入眼裂并附着于结膜表面。病人眼部有异物感及疼痛。可用湿棉签拭去异物。

结膜银沉着症（argyrosis of conjunctiva）　银盐沉积在睑结膜及球结膜上，使结膜呈暗黑色。发生在长期局部滴用银盐制剂的眼病病人，以及从事接触银盐职业的工人。银沉着有时波及泪道。裂隙灯显微镜检查可发现结膜下沉积的银盐颗粒。治疗：用硫代硫酸钠及铁氰化钾交替结膜下注射，可能有一定效果。

结石（calculus）　有腔器官或其导管内形成的坚硬如石的物质。如胆囊结石、膀胱结石等。产生结石的原因是：①血液中某些成分和钙含量过高，在一定的条件下沉淀于脏器腔内。②分泌液的某种成分过饱和而沉淀，如胆汁中胆固醇或胆色素含量过高，发生沉淀而形成胆石。结石常以细菌、炎性渗出物、脱落细胞和虫卵等为核心逐渐形成。

结石通片（jieshitong pian）　中医成药名。清利肝胆剂。组成：广金钱草、玉米须、石韦、鸡骨草、茯苓、车前草、海金沙、白茅根。用于泌尿系统感染、膀胱炎、肾炎水肿、尿路结石、血尿、淋沥混浊、尿道灼痛等。

结石形成（formation of stone）　见结石。

结室传导阻滞（nodoventricular block）　连接性兴奋下行传导

发生的传导阻滞。可分为3度：①1度是P'-R＞0.16s；②2度是P'-R间期或R-P'间期中，如果见到相同形态的逆行P'波，但其后并无QRS波群出现；③3度是逆行P'波和QRS波群完全分离。

结性传导阻滞（nodal block）　在房室结发生的兴奋传导阻滞。

结性逸搏（nodal escape）　其他名称：房室交界性逸搏。由于窦房结的冲动未能按时传到房室交界组织，自律性较低的房室结摆脱了高位正常起搏点的控制并发出冲动所引起的心搏。心电图表现为延迟出现的心室搏动，前后不见P波，或仅见逆行P波。应针对病因进行治疗。

结胸（accumulation of pathogens in chest）　中医病名。指邪气内结，胸腹胀满疼痛，手不可近者。多因阳病攻下太早，表热内陷，与胸中原有水饮结聚，或因太阳之邪内传阳明，阳明实热与水饮互结所致。表现为胸胁部有触痛，颈项强，发热有汗，或小腹硬满而痛，拒按，大便秘结等。若热实结胸，其病变范围较大，称为大结胸，治宜泄热逐饮破结；若结胸仅在心下，按之则痛者，称为小结胸，治宜清热化痰开结；若有寒实结胸，治宜温阳开结。另有热结胸、水结胸、血结胸等。

结阴（sluggishness of yin）　中医古病名。便血的一种。

结扎（ligation）　手术操作基本技术之一。止血与缝合都需要结扎。结扎是否牢靠，关系到手术的成败。结扎需要靠打结来完成，正确的打结方法是保证结扎可靠的重要环节。

结扎止血（hemostasis by ligation）　手术中的基本操作法。分单纯结扎和缝合结扎。缝合结扎主要为避免结扎线脱落，或因单纯结扎有困难，较理想的是在出血之前结扎血管，器官切除常用这种方法处理其主要血管。

结直肠癌（colorectal cancer）　结肠或直肠的上皮性肿瘤，只有当肿瘤穿透黏膜肌层至黏膜下层时才考虑为恶性。临床上可表现为便血、排便习惯改变、腹部包块、贫血、肠梗阻等。直肠齿状线以上到直肠-乙状结肠交界部的恶性上皮性肿瘤为直肠癌。直肠-乙状结肠交界部到回盲部的恶性上皮性肿瘤为结肠癌。

结直肠癌前病变（colon-rectal precancerosis）　结肠癌与直肠癌合称大肠癌，是最常见的消化道恶性肿瘤。一般认为与下列病变有关：肠内良性肿瘤，如结直肠腺瘤、乳头状瘤及息肉病的恶变；血吸虫性结肠炎；慢性溃疡性结肠炎。

结中结征（"nodule in nodule" sign）　在超声检查时，较大的肿瘤图像中，出现大小为1～2cm、回声强弱不等，具有一定边界的小结节病灶图像，即在大结节中的小结节征象。

桔梗（Radix Platycodi）　其他名称：苦桔梗、玉桔梗、大药。中医药名。桔梗科植物桔梗的根。苦、辛，平。归肺、胃经。功能宣肺、利咽、祛痰、排脓。治：①外邪犯肺的咳嗽痰多、咽痛音哑、胸膈满闷。②肺痈胸痛，咳吐脓痰。

桔梗中毒（poisoning of root of balloonflower）　内服桔梗过量引起的中毒。表现为口腔、咽喉灼痛、流涎、恶心、呕吐、剧烈腹痛，严重者可发生昏迷、呼吸困难。治疗：高锰酸钾液洗胃，静脉补液和对症处理。

捷尔诺夫斯基征（Ternovsky sign）　网膜囊肿时检查者用手指敲击病人腹前壁引起均匀的向四周扩散的振动（立位时更为清楚）。表示存在网膜囊肿。

睫毛（eyelash）　生长于眼睑缘前唇的毛。排列成2～3排。上睑的睫毛有100～150根，长度8～12mm，睁眼平视时为斜角为110°～130°，闭眼时为140°～160°；下睑的睫毛50～80根，长度6～8mm，睁眼平视时为100°～120°。上、下睫毛均弯曲向前，不致妨碍闭眼时的眼裂关闭。睫毛有避光、遮尘、保护眼睛及美容的作用。睫毛根部有睫毛腺，此腺的急性炎症即睑腺炎，表现为眼睑和眼缘肿胀、疼痛，是眼科常见病。

睫状充血（ciliary congestion）　睫状部血管扩张充盈。为深层组织炎症的征象，呈深红色，靠近角膜缘充血明显。呈放射状，行径较直，血管轮廓模糊。见于角膜炎、巩膜炎、虹膜睫状体炎等。

睫状环阻塞性青光眼（ciliary block glaucoma）　其他名称：恶性青光眼。睫状环晶状体阻滞引起房水在晶状体后潴留所致的青光眼。过去多指闭角型青光眼眼外引流术后，前房变浅，眼压升高，用一般抗青光眼疗法无效的青光眼。病人有严重的头痛、眼痛等症状，表现为眼球、角膜、睫状环均小，前房变浅，房角窄，晶状体相对较大，眼压急剧上升。治疗：阿托品散瞳，高渗脱水剂降眼压、镇静、镇痛。药物治疗无效时，行手术治疗。

睫状体（corpus ciliary body）　眼血管膜的增厚部分。前接虹膜根部，后方移行于脉络膜。在巩膜与角膜移行部的内面。其后部 2/3 较平坦，称睫状环；前部约有 60～70 条放射状排列的睫状突，睫状突借睫状小带与晶状体相连。睫状体内有平滑肌组成的睫状肌，其收缩或舒张能调节晶状体的曲度，改变眼的折光能力。

截根术（radectomy，root amputation）　口腔科治疗方法之一。截除多根牙中牙周毁坏最严重的牙根。此法可以消除牙周袋，使患牙得以保留。适用于多根牙的某一根牙周袋特别深，围绕该根的牙周组织全被破坏，但患牙的其他牙根周围骨组织受累较少，患牙尚稳固或略有松动。

截骨术（osteotomy）　截断骨骼，改变其方位、角度、长度等，重新接合，达到矫形以恢复功能的手术。常用于矫正长骨的成角畸形，脊柱的严重驼背畸形或其他骨畸形等。

截疟（stopping relapse of malaria）　①中医治法。治截疟疾方法之一。在疟疾发作前的适当时候，使用内服药（如常山、草果、姜半夏煎剂）或针刺（取大椎、后溪、间使等穴）等方法，以制止疟疾的发作。②中医经外奇穴名。位于乳头直下4 寸。男左女右。治疟疾、胸胁窜痛等。艾炷灸 3～5 壮，或艾条灸 5～10min。

截石位（lithotomy position）　病人仰卧在检查台上，两腿分开放于检查台的支架上，臀部齐台边，两手放于胸前。常用于会阴和肛门部位的检查或手术；妇产科和泌尿科的检查与治疗；分娩等。

截瘫（paraplegia）　脊髓损伤后，损伤平面以下双侧肢体瘫痪。常伴有感觉、反射及膀胱、肛门括约肌功能完全或部分丧失的症状。常为脊髓炎、脊髓肿瘤、脊椎外伤等疾病所致。

截肢术（amputation）　用手术的方法切除肢体的一部分或全部。适用于肢体恶性肿瘤、广泛而严重且危及生命的肢体感染、严重难以修复的肢体创伤，以及有肢体坏疽者。

姐妹染色单体（sister chromatid）　其他名称：姊妹染色单体。随着脱氧核糖核酸（DNA）分子复制而复制为二的染色单体。间期真核细胞中每个染色单体含有一个 DNA 分子，经过 S 期以后，每个 DNA 分子又复制为两个；所在的染色单体也随同复制为二，这两个染色单体互称姐妹染色单体。在二倍体细胞中，每个染色体含有两个同源染色单体，但这两个染色单体为非姐妹染色单体。

姐妹染色单体交换试验（sister chromatid exchange test）　其他名称：姊妹染色单体交换试验。检测脱氧核糖核酸 DNA）在复制过程中于两条染色单体间的相互交换。其原理是 5-溴-尿嘧啶脱氧核苷（BrdU）在 DNA 复制过程中，掺入新合成的链并占有胸腺嘧啶的位置，BrdU 在培养的细胞或体内骨髓细胞中经历两个细胞分裂周期后，一条染色单体的 DNA 双链之含 BrdU，而另一条染色单体的 DNA 双链均含 BrdU。两股 DNA 链均掺有 BrdU 的染色深，一股掺有 BrdU 的染色浅，由此可看到 DNA 在姐妹染色单体间的交换情况。交换发生频率与细胞 DNA 受损伤程度成正比。

解表法（relieving superficies method）　其他名称：疏表。古称汗法。中医内治法。用发汗、宣肺的方药祛除肌表之邪，治疗表证。针对病证的寒热，可分为辛温解表和辛凉解表。

解表剂（drugs for exterior syndrome）　中医名词。指凡是以辛散发表的中药为主要成分，用以治疗表证的方剂。是根据《素问·阴阳应象大论》"其在皮者汗而发之"的原则立法组方的。具有解肌发表、疏解外邪的作用。用于一般风寒温病初期，感冒初起，风湿表证，麻疹不透，或已透不畅及水肿有表证者。解表剂分为辛温解表剂和辛凉解表剂。前者适用于表寒，代表方有麻黄汤、桂枝汤；后者适用于表热，代表方有桑菊饮、银翘散。其煎法多采用浸泡少者久煎的原则，防止

煎煮过久而效减。

解毒（detoxication）　毒物在机体内经代谢、转化而使毒性消失或减弱的现象。主要在肝脏内进行。实际上也有少数化学物经代谢活化后使其毒性增加者。

解毒剂（antidote，toxicide）　能将有毒物质转变成无毒或毒性较低物质的药物。其解毒方式可通过促进毒物代谢、分解、排泄或直接与毒物发生反应，使毒性消失。常用药物有解磷定、双复磷、乙酰胺、二巯丙醇等。

解毒作用（detoxication，detoxification）　生物体将有毒物质转变成无毒或毒性较低物质的作用。可通过氧化、还原、分解或与其他物质结合等方式进行。如某些有毒的苯环化合物可先氧化成苯甲酸，再和甘氨酸结合成无毒的马尿酸从尿中排出。药物中毒时，用其他药物解除其毒性的作用，亦称解毒作用。

解氟灵（acetamidum）　见乙酰胺。

解交锁征（delocked sign）　交锁征的连续反应。当病人出现交锁征时，嘱病人慢慢屈伸膝关节，膝关节内出现一滚动感后，关节又能自由屈伸活动，则为阳性。主要见于半月板损伤或关节内游离体。

解痉（antispasmodic therapy）　中医术语。即息风法。解除震颤、抽搐及角弓反张等症的治法。参见息风。

解痉灵（scopolamine butylbromide，hyoscine butylbromide）　见丁溴东莨菪碱。

解痉素（adipheninum）　见阿地芬宁。

解痉药（antispastic，antispasmodic，spasmolytic）　能解除平滑肌痉挛的药物。用于平滑肌痉挛所引起的各种绞痛及支气管哮喘等。可分为：①拟肾上腺素药，如肾上腺素、异丙肾上腺素、麻黄碱，主要用于支气管哮喘。②抗胆碱药，如颠茄、阿托品，主要用于肠绞痛等。

解聚作用（depolymerization）　将多聚体降解为寡体或单体的作用。

解离性漫游［症］（dissociative fugue）　见游离性漫游［症］。

解离性木僵（dissociative stupor）　见游离性木僵。

解链温度（melting temperature，Tm）　核酸双链分子一半解离或一半双螺旋结构遭到破坏时的温度。

解磷定（pyradoxime methiodide，2-PAM）　胆碱酯酶复活剂。对于有机磷农药中毒，特别是对硫磷、内吸磷、特普、碘依可酯等中毒有良好的疗效。对乐果等中毒的疗效较差，但与阿托品合用，亦可收到治疗效果。

解颅（metopism，hydrocephalus due to nonclosure of fontanel）　其他名称：囟开不合。中医病证名。小儿头颅骨缝分裂，前囟扩大，不能闭合之症。多由胎禀不足、先天肾气亏虚、不能充养脑髓所致，症见颅囟应合而不合，颅缝开解，头颅增大，叩之呈破壶音，目珠下垂如落日状等。治以培元、滋肾、充髓为主，可内服调元散，外用封囟散。

解码部位（decoding site）　即氨基酰部位和 A 位。在蛋白质生物合成中，新掺入的氨基酰-tRNA 结合在核糖体上的部位。

解偶联剂（uncoupler，decoupling agent）　使线粒体内膜上呼吸链传递电子过程（物质氧化）与 ATP 合成过程分离的物质。它对电子传递没有抑制作用，只抑制由 ADP 磷酸化生成 ATP 的过程。如 2，4-二硝基苯酚可刺激线粒体对氧的需要，因此使呼吸增快，同时氧化过程中释放的能量不能以 ATP 保存，而以热能形式释放。

解剖复位（anatomical reduction）　整复骨折时矫正各种移位并恢复复骨的正常解剖关系。对位（指两骨折端的接触面）和对线（指两骨折段的纵轴线关系）良好。

解剖式牙（anatomic tooth）　其他名称：有尖牙。人工牙的一种形态。牙合面形态与初萌出的天然牙牙合面相似，有明显的牙尖和斜面。咬合时，上下颌牙之间有良好的尖凹锁结关系。

解剖无效腔（anatomical dead space）　呼吸道中从鼻腔到终末细支气管之间的容积。这段呼吸道内气体不能进行交换。正常成人约为 150ml，因此，成人的潮气量（500ml）中能进入肺泡并参加气体交换的气体量约为 350ml。

解剖学标准姿势（anatomical standard posture）　为了正确阐明人体各部或各结构的位置关系，在解剖学研究中人为规定

的一种标准姿势。此姿势为：身体直立、面向前，两眼向正前方平视，两足并拢，足尖向前，上肢下垂于躯干两侧，掌心向前。在描述机体任何结构时，无论研究对象或标本处于何种体位（横位、倒置、仰卧、俯卧），也无论研究的是身体的整体还是其中一部分，都应依此标准姿势进行描述。

解热镇痛抗炎药（antipyretic-analgesic and anti-inflammatory agent）　见解热镇痛药。

解热镇痛药（analgesic-antipyretic）　其他名称：解热镇痛抗炎药。能选择地作用于体温中枢而发挥解热作用，以及主要对抗外周的致痛物质而发挥解镇痛作用的一类药。其中大多数还有消炎抗风湿作用。主要用于各种钝痛，如头痛、肌肉痛、关节痛、月经痛等。基本上无成瘾性，较镇痛药为安全，但对尖锐的剧痛无效。也可用于感冒、发热；其中某些药尚可用于风湿性关节炎、类风湿性关节炎、痛风等。常用解热镇痛药有：阿司匹林、三柳胆镁、水杨酸镁、双水杨酯、二氟尼柳、贝诺酯等。

解热止痛片（compound aspirin tablets, APC tablets）　其他名称：复方阿司匹林片、APC片。复方解热镇痛药。具有解热镇痛作用。组成：阿司匹林、咖啡因和非那西丁。用于发热头痛、牙痛、神经痛、肌肉痛、关节痛、月经痛等。含非那西丁类成药，不宜长期服用。

解溪（jiexi, ST 41）　其他名称：草鞋带。中医经穴名。属足阳明胃经。经（火）穴。位于足背踝关节前横纹中点、趾长伸肌腱与姆长伸肌腱之间。治头痛、眩晕、腹胀、便秘、下肢痿痹、踝关节痛等。直刺0.3~0.5寸，艾炷灸5~10min。

解㑊（fatigue）　中医病证名。指肢体困倦、筋骨懈怠、肌肉涣散无力。症见肢体困倦、消瘦、少气懒言、骨肉懈怠、嗜卧、脉涩。见于虚劳、痨瘵等虚损疾病。

解张试验（sympathetic block test）　用于观察血栓闭塞性脉管炎血管闭塞的性质和程度的一种方法。其方法是：作蛛网膜下腔或硬脊膜外腔阻滞麻醉，以阻断交感神经，然后用皮肤测温计在下肢同一位置对比麻醉前、后温度的变化。麻醉后温度升高越明显，说明痉挛因素所占比重越高，如无明显改变，说明病变严重，血管已处于闭塞状态。

介入超声学（interventional ultrasonics）　应用超声显像设备通过介入性方法达到诊疗目的的技术。包括超声引导下穿刺活检和采集标本、穿刺造影、经皮穿刺引流、经皮穿刺治疗、内镜超声及手术中超声等技术。

介入放射学（interventional radiology）　属微创医学范畴。其含义是：以影像诊断学为基础，并在影像设备的导向下，利用经皮穿刺和导管技术等，对一些疾病进行非手术治疗或者以取得组织学、细菌学、生理学和生化学材料，以明确病变性质。根据导向设备不同，可分为X线介入技术、B超介入技术、CT介入技术和MRI介入技术。其技术主要包括：成形术、栓塞术、动脉内药物灌注术、经皮穿刺体腔减压术、经皮针刺活检术、消融术等。按介入治疗的途径不同，可分为血管性和非血管性介入技术。

介入性超声（interventional sonography）　利用超声诊断作为一种中间媒介，在观察、显示声像图各结构的基础上进行其他有关的诊断、治疗方法。介入性超声诊断包括细针抽吸胞学检查、针切活组织学检查、穿刺管道（或腔室后）X线造影三大方面。介入性超声治疗是指应用超声波的原理和方法进行的治疗过程，包括各种穿刺抽液、引流、注入药物等。

介水传染病（water-borne infection）　以水为介质而引发的传染病。包括饮用水及身体皮肤、黏膜接触水而染病。如霍乱、副霍乱、伤寒、副伤寒、痢疾、甲型肝炎、脊髓灰质炎和阿米巴痢疾以及血吸虫病、钩端螺旋体病等均属之。流行特点是多呈暴发型，病例的分布与供水范围和接触水域相一致，当对污染源采取有效措施后，疾病的流行即迅速得以控制。预防为加强水源卫生防护和饮用水的净化及消毒。

戒断性谵妄（abstinence delirium）　一般指戒酒引起的震颤谵妄，亦指戒断药瘾时引起的谵妄。

戒断症状（withdrawal symptom）　机体对某些不良嗜好形成依赖后，戒除时出现的不适症状。如病人对某药成瘾后，停用药物时出现的一系列表现，包括烦躁不安、流泪、流鼻涕、大汗淋漓、原病症状加重甚至造成虚脱等。常见于对吗啡类药物成瘾者。

芥酸（sinapic acid）　存在于菜籽油中的一种脂肪酸。大量摄入含芥酸的油脂，可致动物心肌中脂肪堆积，最后出现心肌单核细胞浸润，导致心肌纤维化。但到目前为止对人体毒性作用的报道尚少。为防止芥酸对人体产生有害影响，欧洲经济共同体规定食用油脂的芥酸含量不得超过5%。

芥子（Semen Sinapis Albae, mustard seed）　中医药名。十字花科植物白芥（白芥子）或芥（黄芥子）的干燥成熟种子。辛，温。归肺经。功能温肺豁痰利气、散结通络止痛。治寒痰喘咳、胸胁胀痛、痰滞经络、关节麻木、疼痛、痰湿流注，阴疽肿毒。

芥子苷（sinigrin）　一类硫代葡萄糖化合物。存在于油菜、甘蓝、芥菜等十字花科的种子中，一般含量在3%~10%。在一定温度和湿度的条件下，芥子苷在芥子酶的催化下水解，生成毒性很强的腈类和异硫腈类化合物。若多量摄入芥子苷，有致甲状腺肿的生物效应。用未经去毒处理的菜籽饼喂饲家畜，常引起家畜的中毒，轻者食欲减退、腹泻；重者停食、呼吸困难，出现血便和血尿，甚至死亡。人们经常吃未精炼的毛菜籽油，对人体健康有一定影响，所以，食用菜籽油和用于食品加工的菜籽油，必须是精炼的才好。

疥疮（scabies）　由疥螨引起的传染性皮肤病。通过接触传染。发生于两手指缝、腕屈侧、妇女乳房、脐周、下腹部、外生殖器及两大腿内侧。皮损为小丘疹、水疱或丘疱疹，有散在抓痕或血痂，继发感染时形成脓疱，有时指缝、腕屈侧见有灰白或浅黑色细线，为疥虫钻入角质层形成的隧道，久病者可呈湿疹样变。治疗：外用硫磺软膏、苯甲酸苄酯乳剂、糖皮质激素霜剂，剧痒时服抗组胺类药物，继发感染时应用抗生素。

疥螨（itch mite, Sarcoptes scabiei, Acarus scabiei）　温血动物的皮内永久性寄生虫。小型螨。人疥螨是人疥疮的病原体。针尖大小，短椭圆形，背面隆起，乳黄色，雌虫在皮内掘筑隧道，多在指间、腕、肘、腋窝、鼠蹊、腘部等皮薄而柔嫩的部位。因雌虫掘筑隧道时的机械性和其代谢产物的化学性刺激，可导致皮肤痒感，白天较轻，夜晚加剧，睡后更甚。用针尖挑破隧道盲端取出螨作镜检可确诊。

金标准（gold standard）　其他名称：最佳判断。指当前对某病临床应用的灵敏度和特异性都最高的诊断方法，即目前最理想的筛检或诊断试验方法。如在冠心病筛检试验的评价中，冠状动脉造影可以认为是目前的金标准。

金疮（metal-inflicted wound）　其他名称：金创、刃伤、金伤、金刃伤、金疡。中医病名。金属器刃损伤肢体所致的创伤，亦有将伤后夹感毒邪溃烂成疮者，称为金疮或金疡。本病轻者皮肉破损，疼痛、流血；重者伤筋、血流不止、疼痛难忍，并可因出血过多，引起面色苍白、头晕、眼黑、脉芤或细微等虚脱证。治疗：伤轻者，外敷止血封口药，包扎即可；伤重者，急救止血包扎，清创缝合，如系失血过多，应内服益气养血之剂，必要时应输血补液；若骨折脱白者，进行整复治疗。

金胆片（jindan pian）　中医成药名。清利肝胆剂。组成：龙胆、金钱草、虎杖、猪胆膏。用于急性或慢性胆囊炎、胆石症以及胆道感染。孕妇慎用。

金疳（follicular conjunctivitis）　中医病名。多因肺火亢盛及火邪痰滞所致。症见白睛表面隆起灰白色小疱，涩痛、畏光、流泪。即泡性结膜炎。治宜清肺泻火。

金刚藤糖浆（jingangteng tangjiang）　清热剂。组成：金刚藤。用于附件炎和附件炎包块及妇科多种炎症。

金刚烷胺（amantadine）　其他名称：金刚烷、金刚胺。抗震颤麻痹药、抗病毒药。用于治疗帕金森病、帕金森综合征、亚洲A-Ⅱ型流感、老年人或衰弱病人呼吸道疾病、脑梗死所致的自发性意识低下。制剂：盐酸金刚烷胺片剂、胶囊剂。精神病、脑动脉硬化、癫痫、哺乳期妇女慎用，孕妇禁用。

金匮肾气丸（shenqi pills, shenqi wan）　其他名称：肾气丸、

八味丸　中医成药名。扶正剂（温阳剂）。组成：干地黄、山药、山茱萸、泽泻、茯苓、牡丹皮、桂枝、炮附子。功能温补肾阳。治肾阳不足。症见虚劳腰痛，少腹拘急，小便不利，尿多，浮肿，消渴，痰饮咳喘，舌质淡而胖，脉虚弱、尺部沉微。本方为补肾温阳的代表方。临床可用于肺气肿、慢性肾炎、糖尿病、尿崩症、甲状腺功能减退、神经衰弱、慢性支气管哮喘、更年期综合征属肾阳肾阴两虚者。孕妇忌用。忌房欲、气恼，忌食生冷食物。

《金匮要略》（*Synopsis of Golden Chamber*）　全称《金匮要略方论》。中医临床名著。《伤寒杂病论》的一部分。张仲景撰。约成书于东汉建安年间（公元196—220年）。经晋代王叔和整理，其古传本之一名《金匮玉函要略方》，3卷。后经北宋校正医书局校订，取杂病为主的内容，略去伤寒部分，仍为3卷，改名《金匮要略方论》。全书25篇，262方。论述内科杂病，外科，女科论、带、杂病、妊娠及产后等病证及其治疗，记载急救猝死、脏腑经络病脉及饮食禁忌等，总结了汉代以前的临床经验，提供了辨证论治及方药配伍的基本原则。很多方剂至今仍应用于临床。

金果榄（Radix Tinosporae, tinospora root）　中医药名。防己科植物青牛胆或金果榄的干燥块根。苦，寒。归肺、大肠经。功能清热解毒、利咽、止痛。治咽喉肿痛、痈疽疔毒、泄泻、痢疾、脘腹热痛。

金褐霉素（aureofuscin）　广谱抗生素。组成：金褐链丝菌产生的一种四烯类抗生素。无色针状结晶，不溶于水，溶于二甲基亚砜等；其去氧胆酸钠的复合物为淡黄色粉末，易溶于水。主治真菌性角膜溃疡，也用于其他真菌性眼病。滴眼时有轻度疼痛，一般很快消失。

金黄色葡萄球菌（*Staphylococcus aureus*）　简称金葡菌。引起人类化脓感染的主要病原菌。是葡萄球菌属的主要致病菌。菌落呈金黄色，在血平板上菌落周围有透明溶血环，能产生血浆凝固酶，使人或家兔血浆凝固；能产生耐热核酸酶，降解DNA的能力较强。该菌可通过多种途径侵入人体，导致皮肤、多种器官化脓感染，如疖、痈、脓肿、肺炎、脑膜炎、败血症等。还可引起食物中毒、烫伤样皮肤综合征等疾病。目前耐药菌株日益增多，应根据药敏试验选择敏感药物。对反复发作的顽固性疖病病人，可用类毒素或自然菌苗疗法，有一定效果。

金黄色葡萄球菌肺炎（Staphylococcus aureus pneumonia）　由金黄色葡萄球菌感染所引起的肺炎。主要病理改变以肺组织广泛的出血性坏死和多发性小脓肿为特点。临床表现为起病急、病情重，多呈弛张高热，烦躁不安、咳嗽、呻吟。肺部体征出现早，白细胞数明显增高，中性粒细胞增加，有粒细胞核左移现象。X线检查表现不一，可出现小片浸润影、肺脓肿、肺大疱或脓气胸。应积极选用足量、有效的抗生素治疗。

金鸡颗粒（jinji keli）　中医成药名。清热剂。另有制剂：片。组成：金樱根、功劳木、鸡血藤、两面针、千斤拔、穿心莲。功能清热解毒、健脾除湿、通络活血。用于附件炎、子宫内膜炎、盆腔炎属湿热下注证者。孕妇慎服。

金鸡纳树（cinchona）　茜草科金鸡纳属。常绿灌木或小乔木。树皮灰褐色，薄，多浅裂。叶纸质，长圆状披针形，侧脉明显。圆锥状聚伞花序，被毛，花冠管筒状五角形，裂片披针形。白色或浅黄白色，有香气。花果期6月份至翌年2月份。茎皮和根皮可提制奎宁。金鸡纳霜即奎宁，是从金鸡纳树的树皮中提制而成。白色，无臭，味微苦，是结晶性粉末或颗粒，微溶于水，用于治疗疟疾。

金铃子（Fructus Meliae Toosendan）　中医药川楝子的别名。见川楝子。

金铃子散（jinlingzi san, Fructus Meliae Toosendan powder）　中医方剂。出自《太平圣惠方》。组成：金铃子、延胡索。功能疏肝泄热、行气止痛。用于肝气郁滞、气郁化火。见胸腹胁痛、痛经、烦躁不安、食热痛甚、心烦易怒、舌红苔黄、脉弦或数。孕妇慎用。本方中金铃子即川楝子。本方用于胃十二指肠溃疡、慢性胃炎、肝炎、胆囊炎、胆管炎、妇女月经不调属肝郁有热者。

金龙胶囊（jinlong jiaonang）　中医成药名。肿瘤用药。组成：鲜守宫、鲜金钱草、白花蛇等。用于多种中晚期恶性肿瘤的单独治疗；恶性肿瘤术前、术后的辅助治疗；恶性肿瘤放、化疗的辅助治疗，缓解放、化疗的不良反应；亦用于治疗系统性红斑狼疮、天疱疮、再生障碍性贫血、糖尿病、白塞综合征、干燥综合征、硬皮病等自身免疫性疾病。

金霉素（aureomycin, chlortetracycline）　其他名称：氯四环素。四环素类抗生素。由链霉菌直接产生。抗菌谱同四环素，对耐青霉素金黄色葡萄球菌的疗效比四环素稍强。现主要用于治疗结膜炎、沙眼。

金诺芬（auranofin）　其他名称：瑞得。抗关节炎药。用于类风湿性关节炎、银屑病关节炎、活动性系统性红斑狼疮、费尔蒂综合征（慢性关节炎、脾大、白细胞减少及下肢皮肤色素沉着）。制剂：片剂。过敏者、坏死性小肠结肠炎、肺纤维化、剥脱性皮炎、骨髓再生障碍、肾功能受损、肝脏疾病病人及孕妇禁用。炎性肠道疾病病人、哺乳期妇女慎用。

金破不鸣（broken bell-metal cannot ring）　其他名称：失瘖。中医病证名。指由于肺气损伤而声音嘶哑的病症。肺在五行属金。肺主气，肾纳气，两脏均与发声有关。肺肾阴亏则肺燥耗伤阴津，阴液不能上承，咽喉失于濡润，故声音嘶哑。多见于晚期结核病。

金葡液（staphylococcin aureus）　其他名称：高聚生。抗肿瘤辅助药。用于恶性肿瘤、白细胞减少、免疫功能低下及胸腹水和放疗、化疗引起的不良反应。制剂：注射剂。过敏史者禁用。

金荞麦（Rhizoma Fagopyri Dibotryis, golden buckwheat rhizome）　中医药名。蓼科植物金荞麦的干燥根茎。微辛、涩，凉。归肺经。功能清热解毒、排脓祛瘀。治肺痈吐脓、麻疹肺炎、扁桃体周围脓肿。

金芪降糖片（jinqi jiangtang pian）　中医成药名。扶正剂（滋补心肺的滋阴剂）。组成：金银花、黄芪等。主治气虚内热消渴病，症见口渴喜饮、易饥多食、气短乏力等。用于轻中型非胰岛素依赖型糖尿病。

金钱草（Herba Lysimachiae, christina loosestrife）　中医药名。报春花科植物过路黄的干燥全草。味甘、咸，性微寒。归肾、膀胱、肝、胆经。功能利水通淋、除湿退黄、清热消肿。治：①热淋、砂淋。②湿热黄疸（尤宜于胆石症）。③恶疮肿毒，毒蛇咬伤。

金实不鸣（solid bell cannot be sounded）　中医术语。指肺气实而声音嘶哑的病理。多由于感受外邪所致。但有寒热之分：①外感风寒，内遏于肺，多突然声音嘶哑。②风热燥邪，煎熬津液，肺炎清肃，亦见声音嘶哑。③肺有蕴热，复感外寒，热受寒束，肺气失于宣畅亦致音哑。金实不鸣即暴瘖。多见于喉部或声带急性炎症。

金属卟啉（metalloporphyrin）　卟啉与金属离子的螯合物。如动物界的血红素为铁卟啉，植物界的叶绿素为镁卟啉，鸟羽红质为铜尿卟啉Ⅲ复合体。

金属硫蛋白（metallothionin）　其他名称：金属巯蛋白。一种结合蛋白质。由蛋白质中氨基酸的巯基和金属汞、镉、锌、铜等结合而成。存在于肾、肝、肠黏膜及胎盘等处，一般每克分子金属硫蛋白含有6克原子的金属。例如，在人体不断接触汞后，肾内金属硫蛋白量与含汞量均见增多。当进入肾脏的汞超过了金属硫蛋白的结合能力时，则出现毒性反应，可见金属硫蛋白不仅有潴留汞等金属离子的作用，还能通过结合而解除汞等离子的毒性，因此可将金属硫蛋白看作体内具有保护功能的蛋白质。

金属络合剂（metal chelating agent）　能与多种金属离子结合成稳定络合物的有机化合物。铅、汞、锑、砷等金属中毒时，均可用络合剂治疗。理想的络合剂应无毒或低毒，能在体液的pH值条件下起作用，并能使被络合的金属改变原有性质，从尿中排出。常用的络合剂有氨羧络合剂和巯基络合剂。

金属烟尘热（metallic fume fever）　其他名称：金属热、铸造热。锌、锑、铜、钴、镉等金属加热氧化生成的烟雾吸入人体所引起的一种发热反应。有全身乏力、头痛、口有金属味

J

及寒战、高热、恶心、肌肉和关节酸痛，亦可有咳嗽、呕吐和腹痛。治疗：防烟尘，服解热镇痛药。

金水六君煎（jinshui decoction of six ingredients） 中医方剂。《景岳全书》方。组成：当归、熟地黄、陈皮、半夏、茯苓、炙甘草、生姜。功能固肾降逆、祛痰平喘。治肺肾亏损，或年迈阳虚所致的湿痰内盛，症见咳嗽呕恶、喘逆多痰者。

金斯伯恩综合征（Kinsbourne syndrome） 其他名称：儿童肌痉挛性脑病。常发生于1～3岁儿童。表现有躯体和肢体肌痉挛，斜视性眼痉挛，共济失调和意向性震颤。一些病儿可伴有隐蔽性神经母细胞瘤。

金锁固精丸（jinsuo gujing wan） 中医方剂。涩精止遗剂。出自《医方集解》。组成：沙苑蒺藜（炒）、芡实（蒸）、莲须、牡蛎（盐水煮一昼夜，煅粉）、龙骨（酥炙）、莲子粉。功能固肾涩精。用于梦遗滑泄、腰膝酸软、头晕耳鸣、神疲乏力、滑精早泄、盗汗、舌淡苔白、脉细弱。临床可用于神经衰弱、慢性前列腺炎、精囊炎。下焦湿热所扰而致遗精者禁用。服本药期间忌辛辣刺激性食物并节制房事。

金银花（honeysuckle, honey-suckle bud and flower） 中医药名。忍冬科植物忍冬的干燥花蕾或带初开的花。甘，寒。归肺、心、胃经。功能清热解毒、凉散风热。治：①热毒疮疡、痈肿疔疖。为疮科良药。②热毒血痢。③外感风热或温热初起，症见发热、微恶寒、头痛咽痛者。热入气分或营分，亦可用之。

金银花露（aqua lonicerae） 中医成药名。清热解毒药。忍冬科植物忍冬的干燥花蕾（金银花）中，经蒸馏而得的有金银花香气、味淡而微苦的无色澄明蒸馏液。用于暑热烦渴、疖痘痱疮、疮疖及小儿胎毒。

金樱子（Fructus Rosae Laevigatae） 其他名称：刺榆子、山石榴、野石榴、山鸡头子、糖刺果、刺头。中医药名。蔷薇科植物金樱子的果实。酸、涩、平。归脾、肾、膀胱经。功能固精缩尿、涩肠止泻。用于肾气不固所致的遗精、带下、尿频。实火邪热者不可用于脾虚久泻。

金蝇属（Chrysomyia） 丽蝇科中的一属。大型蝇种。具蓝绿色或紫绿色金属光泽。大头金蝇是夏、秋季常见蝇种，常喜入室内。是机械性传播伤寒、痢疾等疾病的重要蝇种，幼虫能引起蝇蛆病。

金郁泄之（drainage for pulmonary depression） 中医治则之一。以五行学说来说明肺的生理特点。金郁，是指肺气不利，泄是肺气宣降。肺气宜清肃下降，如果肺气失宣，肺气上逆，以致咳嗽气喘，则需用宣肺平喘通调水道法。

金元四家（four scholastic sects of Jin-Yuan dynasties） 指金代刘完素、张从正、李杲与元代朱震亨四位著名医家及其各自所代表的学派。刘完素（1120—1200），字守真，河北河间人。金元四家之首，火热学说的倡导者，治疗多用寒凉药，世称"寒凉派"。张从正（1156—1228），字子和，号戴人，睢州考城（今河南兰考）人。善用汗、吐、下三法驱邪，世称"攻下派"。李杲（1180—1251），字明之，号东垣，真定（今河北正定）人。脾胃学说的创始人，治疗长于温补脾胃之法，世称"补土派"。朱震亨（1281—1358），字彦修，浙江义乌人。因所居赤岸临丹溪，故尊称丹溪翁。滋阴学说的创导者，治疗善用滋阴降火法，世称"养阴派"。金元时期医学出现空前的学术争鸣，金元四家的学术思想，开一代新风，影响很大。

金针拨障疗法（cataractopiesis with metal needle therapy） 古称金篦刮目。中医眼科手术方法。在圆翳内障成熟期，通过针拨手术将白内障拨离瞳孔的方法。后改为针拨白内障术；在角膜颞下方，距角膜约4mm处做一约2.5mm长切口，用一特制的拨障针从切口进入眼内，将白内障拨离瞳孔，下沉在眼内直下方，从而恢复视力。

金值（gold number） 高分子物质能够保护10ml（0.006％）金溶胶在加入10％ NaCl溶液1ml后24h，颜色由红变蓝所需的最小毫克数。测定血液或脊髓液的金值可判断血液中或脊髓液中蛋白质含量的变化。

金质沉着病（chrysiasis） 注射金制剂所引起的皮肤灰色或紫色色素沉着。皮内金质沉着可引起持久性灰色色素沉着。镜下，表现为大而不规则的色素颗粒，主要见于载色细胞和血管壁内。

津（clear fluid） 体液的组成部分。清而稀薄，来源于饮食水谷，存在于血液中，以调和血液；出入于肌肤腠理之间，以温养肌肉、充润皮肤。津出体表则为汗、泪和唾液，下达膀胱则为尿。

津-恩-科综合征（Zinsser-Engman-Cole syndrome） 先天性角化不良。一种遗传病。以外胚层为主的先天发育不全所导致的一组临床症候群。表现为皮肤和黏膜色素异常、角化异常、指（趾）甲萎缩，还可出现智力发育迟缓、贫血、眼睑炎等。对症治疗。

津血同源（both body fluid and blood are derived from the same source） 中医术语。津液和血都源于饮食精气所化，同属于人体的阴液。在生理上它们相互资生、相互作用。津液耗损会导致血的不足；血虚也会引起津液的不足。例如大汗、大吐、大泻或温病耗损津液时，往往相继出现心悸气短、四肢厥冷、脉微细等血虚证候；大量失血后，常有口燥渴、舌干无津、尿少便秘等津液不足的现象，故《灵枢·营卫生会》有"夺血者无汗，夺汗者无血"之说。

津液（body fluid） 中医术语。①泛指体内滋润组织器官的一切液体，由饮食精微通过胃、脾、肺、三焦等脏腑一系列的作用而化生的营养物质。津液在经脉内的，为组成血液的成分；在经脉外的，遍布于组织间隙之中。津和液通常是并提的，但二者在性质、分布和功用方面，均有不同。津比较清稀，分布于肌肤之间以滋润肌肤；液则比较黏浊，分布在濡养关节、脑、髓、孔窍。津和液可以相互影响、相互转化。②泛指一切体液及其代谢产物。尿与汗均由津液化生，并对体液有调节作用。

筋膜（fascia） 肌周围协助活动的辅助装置。分浅、深两种。浅筋膜，又称皮下筋膜，位于真皮之下，含有浅动脉、皮下静脉、皮神经等，对所含组织有保护作用。深筋膜又称固有筋膜，在浅筋膜深层，由致密结缔组织构成，遍布全身，包裹肌、腺体、脏器、血管和神经等，对肌有保护和约束的作用，患炎症时，还有限制脓汁流动和防止炎症扩散的作用。

筋膜内全子宫切除术（intrafascial panhysterectomy, intrafascial complete hysterectomy） 子宫颈峡部以下的操作，在子宫颈筋膜内进行。可减少术中损伤输尿管、膀胱及直肠的可能，适用于盆腔粘连较重的全子宫切除术。与单纯性全子宫切除术所不同的是在断扎子宫动、静脉时，横切开宫颈筋膜层，露出宫颈肌层后，缝扎子宫动、静脉。在筋膜与肌层间进行锐性分离，在筋膜内处理主韧带，切除子宫，缝合阴道断端、筋膜、盆腔腹膜。

筋疝（penitis） 中医古病名。指阴茎痛痒，挺纵不收，出白如精之症。多因房室劳伤、湿热侵袭肝经所致。证见阴茎疼痛急缩，或痒或肿，或破溃流脓，或有白色黏液随小便排出。治宜清泄湿热，可用龙胆泻肝汤。

筋伤（injury of tendons） 中医病名。各种暴力或慢性劳损等原因导致筋受损伤。常用的治疗方法有推揉、拿捏、按捺、摩擦、点压、弹拨、屈伸等理筋手法，以及针灸、药物等。

筋惕肉𥆧（muscular twitching and cramp） 中医症状名。指筋肉惊惕跳动。肉𥆧，原指眼皮跳动，此指肌肉瞤动。身体的肌肉，不由自主地抽掣跳动。多因汗多伤阳、血虚津耗、筋脉失养所致。即由发汗太过，阳气和阴液受损伤，筋肉不能得到阳气、阴津的正常温养、滋润所致。

紧脉（tense pulse） 中医脉象之一。脉来紧张有力，应指绷急，如转绳索。常见于寒邪外束或里寒独盛，寒邪挟宿食，或腹痛、关节疼痛等症。

紧密连接（tight junction, zonula occludens） 其他名称：闭锁小带。封闭细胞间隙的一种细胞间连接结构。主要存在于相邻柱状上皮细胞近顶部的侧面上。在两相邻的细胞膜上，脂蛋白颗粒排成小峭，彼此相对，紧密黏着，状似拉链，构成封闭索，从顶部将细胞间隙封闭。封闭索的数目和排列决定闭锁小带的封闭能力。

紧迫性尿失禁（urgent incontinence） 由膀胱炎症、结石、异物等对膀胱黏膜刺激产生的逼尿肌收缩所引起，常伴有紧迫性排尿感。或因神经系统疾病使大脑对脊髓排尿中枢的抑制能力减弱所引起。应去除病因。

紧束综合征（entrapment syndrome）　其他名称：狭窄性神经病。周围神经的通路因解剖学狭窄而致病。临床表现有肌群疼痛、感觉减退、感觉异常与肌肉萎缩。局部有压痛。见于坐骨神经痛、各种类型的骨关节炎。

紧张型精神分裂症（catatonic schizophrenia）　以突出的精神运动紊乱为主的分裂症。可以是两个极端的交替，如活动过多甚至暴力性兴奋发作和木僵、自动性服从和违拗。受限制的姿势可保持较长时间。

紧张型血红蛋白（tense hemoglobin）　其他名称：T 型血红蛋白。亚基处于钳制状态的血红蛋白。使氧不易与血红素结合，从而保障在需氧组织内可以快速地释放氧。

紧张性作用（tonic action）　在安静状态下支配效应器的传出神经纤维持续地发放传出冲动的现象。这种作用维持了效应器官一定兴奋程度。例如，切断支配心脏的交感神经，则心率减慢，说明心交感神经常有紧张性冲动传出，对心肌具有持续的兴奋作用。

紧张症状群（catatoniac syndrome）　紧张性木僵和紧张性兴奋的总称。前者常有木僵、蜡样屈曲、违拗、缄默、刻板言动。后者往往是突然暴发的兴奋激动和暴烈行为，然后进入木僵状态或缓解。两种状态可交替出现，伴全身肌肉紧张。见于紧张型精神分裂症。

进餐后 T 波改变（post-prandial T wave changes）　进餐时或胃部分切除术后病人进餐时，出现的 T 波低平、双相或倒置。其出现可能与进餐心脏负荷加大，血清和肌肉中钾浓度暂时降低等因素有关。

进化（evolution）　生物逐渐演变，由简单到复杂，由低级到高级、种类由少到多的发展变化过程。

进化论（theory of evolution）　其他名称：演化论。关于生物界物种发生和发展的理论。最初由法国生物学家拉马克（Lamarck）提出，英国生物学家达尔文（Charles Robert Darwin）奠立。认为现在的各种生物有共同的祖先，它们在进化过程中，通过遗传、变异和自然选择，从简单到复杂、从低级到高级、从少数类型到多数类型逐渐变化发展。否定了物种不变的形而上学观点和上帝造人的宗教迷信。恩格斯认为达尔文的进化论是 19 世纪自然科学三大发现（能量守恒定律、细胞学说、进化论）之一。

进化系统树（phylogenetic tree, family tree, dendrogram）　见系统发育树。

进食障碍（eating disorder）　以进食行为异常为显著特征的一组精神障碍。主要以神经性厌食症和神经性贪食症为主。还包括神经性呕吐和某些类型的肥胖症等。不包括拒食、偏食和异食症。

进行期肝癌（active stage of hepatocarcinoma）　中晚期肝癌。临床大多数病人均属于此种类型。癌组织多局限于一叶，常为右叶，但亦可弥散于整个肝脏。分为巨块型、结节型和弥漫型 3 种。巨块型肝癌肝右叶形成巨大肿块，多呈圆形，附近肝组织受压，形成假包膜。由于癌组织生长迅速，其中心部极易发生坏死、出血，如肝被膜被侵蚀，可引起破裂而致腹腔内大出血。其癌外肝组织很少合并肝硬化。结节型肝癌多见，癌组织形成大小不等的结节散布于肝内。可侵犯门静脉，有时形成癌栓，且多数伴有严重的肝硬化。弥漫型肝癌最少见，癌组织分散于肝内，不形成较大结节，常发生在肝硬化基础上，肝大往往不甚明显。

进行型心绞痛（progressive angina）　见恶化型心绞痛。

进行性多灶性白质脑病（progressive multifocal leukoencephalitis）　可能是由于免疫缺损病人脑组织中潜在乳头多瘤空泡病毒活化的结果。通常发生于白血病、淋巴瘤、粟粒型肺结核或长期应用免疫抑制剂和激素治疗的病人。病变为大脑白质多处髓鞘脱失，小脑与脑干亦有病变。临床特征为轻度痉挛性或弛缓性偏瘫，智力减退，有失语、发音困难，少数有感觉障碍、吞咽困难、眩晕、眼球震颤，多无惊厥，偶有横贯性脊髓炎表现，病程多在 3～12 个月，常于发病后 1 年内死亡。脑脊液检查、头部 CT 与血管造影均正常。确诊必须

依靠脑组织活体检查。无特效治疗。

进行性风疹性全脑炎（panencephalitis of progressive rubella）　由风疹病毒引起的极少见的中枢神经系统慢性病毒感染。病理改变为脑膜增厚，小脑、脑桥和延髓严重萎缩，弥漫性神经元消失，但无包涵体。多见于十几岁儿童。临床表现为进行性肌痉挛、共济失调、精神衰竭和发作性抽搐。脑脊液细胞数、总蛋白和丙种球蛋白升高。血清和脑脊液中风疹抗体效价升高，而麻疹抗体效价正常。从脑组织标本中可分离出风疹病毒。

进行性骨干发育不全（progressive diaphyseal dysplasia）　其他名称：骨干硬化症。常染色体显性遗传性疾病。特征为长骨骨干对称性的梭形增大及硬化，颅骨亦有类似变化，伴有肌张力降低及无力。表现为病儿出牙晚、走路不稳、长骨干限局性增厚、易疲乏、消瘦及脑神经受压表现等。X 线有特征性改变。无特殊治疗。

进行性骨化性肌炎（progressive ossifying myositis）　骨骼肌肉间质内的结缔组织、筋膜、腱膜、韧带和肌腱发生进行性骨化，并伴有指小畸形的一种显性遗传性疾病。常在 10 岁前发病，男性多见。开始时颈、躯干背部、肩胛带与肢体近端发生水肿，疼痛、发热、变硬，斜颈较常见，颈前屈受限，逐渐累及其他关节及肌肉，甚至发生呼吸及吞咽困难而危及生命。治疗：无特效疗法。

进行性核上性麻痹（progressive supranuclear palsy, PSP）　其他名称：斯蒂尔-理查森-奥尔谢夫斯基综合征。一种成人期（40 岁以上）发病的神经变性病。表现为平衡障碍、核上性凝视麻痹，可伴有假性延髓麻痹和锥体束征。临床早期症状有步态不稳、易跌倒、视物困难、视力模糊、复视、吞咽和发音困难，以单声音发音，认知功能障碍。中晚期可呈典型表现：步态不稳，呈大步状态，双下肢在膝部处呈伸直僵硬状。转身时双下肢交叉，易跌倒。有构音不清、吞咽不便，咽反射亢进、舌肌硬、舌变小等延髓肌症状。颈部肌强直、头向上向后。无特殊治疗。

进行性肌营养不良（progressive muscular dystrophy）　X 连锁隐性遗传病。病人的肌肉变性，萎缩而无力。有多种类型，最常见的为假性肥大型，占 60% 以上，一般在 3～4 岁时发病，进行性肌消瘦无力，三角肌和腓肠肌有代偿性肥大，发病 10 年左右卧床不起，多于 20 岁前死亡。其他如肢带型、面肩肱型、远端型、眼肌型、眼咽肌型等，因累及肌肉不同，临床表现各异。病人都是男性。病人的正常男性同胞的后代不会发病，病人的姐妹有 1/2 可能性是携带者。本病约有 70% 的携带者血浆中的肌酸激酶水平增高，检出携带者进行遗传咨询，对本病的防治有一定意义。

进行性脊髓性肌萎缩（progressive spinal muscular atrophy, PSMA）　运动神经元病。分为成年型（远端型）、少年型（近端型）、婴儿型。表现为某一部分肌肉瘫痪萎缩，有肌束颤动，腱反射消失，无感觉障碍。病情可历时 1～2 年而无进展，也有的缓慢或迅速波及全身。婴儿常因呼吸肌麻痹和窒息而死亡。肌电图、脑脊液检查有助于诊断。治疗：尚无特效疗法。可适当应用神经、肌肉营养药；针灸、中药治疗。

进行性色素性皮肤病（progressive pigmentary dermatosis）　其他名称：山伯格病。一种皮肤病，为进行性色素性紫癜性皮肤病。以下肢出现针头大红色瘀点、瘀斑为主要特征的一组病征。男性多见，下肢胫前、踝部、足背等处好发。初起为针头大红色瘀点，逐渐增多形成斑片，新旧皮疹不断更替。伴有微痒，无全身症状。可给予维生素 C、葡萄糖酸钙治疗。

进行性特发性皮肤萎缩（progressive idiopathic atrophoderma）　多见于青年女性。皮损好发于躯干，尤其是背部，为轻度凹陷萎缩斑，大小约 2cm，表面光滑无皱纹，境界清楚，呈灰色或紫褐色，单发或多发，呈圆形、卵圆形或融合成不规则形。晚期皮损中心可出现硬皮病样改变。病理检查有助于确诊。本病尚无特效疗法。

进行性吞咽困难（progressive dysphagia）　晚期食管癌的典型症状。先是干的食物难于下咽，继则半流食，最后水和唾液

也不能咽下。主要是由于肿块进行性生长引起食管腔逐渐狭窄所致。

进行性系统性硬化症（progressive systemic sclerosis）　一种皮肤、内脏发生肿胀、硬化、萎缩的全身性结缔组织病。临床表现有皮肤水肿、硬化和萎缩；肌肉无力、疼痛及萎缩；骨和关节红、肿、痛，活动受限、僵硬、变短；内脏纤维化及功能衰竭。实验室检查可有血沉快、抗核抗体阳性、24h尿肌酐增高及肾功能改变等。治疗：常用皮质激素、青霉胺、免疫抑制剂、改善微循环药物；中药；理疗等。

进行性血胸（progressive hemothorax）　指胸腔内的血液来源没有中止，即受伤部位的出血仍在进行。诊断依据是：①脉搏逐渐增快，血压持续下降；②经输血或补液后血压不回升或升高后又迅速下降；③重复测定血红蛋白、红细胞计数及血细胞比容呈持续性下降；④胸腔穿刺抽出血液放置后很快凝固。查体或X线检查见胸内积血继续增加；⑤闭式胸腔引流后，引流血量每小时超过200ml，持续3h以上。治疗原则为防治休克、剖胸止血。

进行性延髓麻痹（progressive bulbar paralysis）　运动神经元疾病少见的一种类型。病变主要发生在脑干的运动神经核而不累及其他神经元。病因不清，40岁以后多发。病变早期出现延髓损害症状，可有舌肌萎缩纤颤、吞咽困难、饮水发呛和言语含糊等。后期因损害脑桥和皮质脑干束，可合并假性延髓麻痹。如侵犯皮质脊髓束则有肢体腱反射亢进和病理反射阳性。治疗：无特效疗法。可对症治疗；予针灸和中药；试用利鲁唑（riluzole）、免疫抑制剂等。

进行性遗忘（progressive amnesia）　伴有日益加重的痴呆和情感淡漠的遗忘。有的同时具有逆行性和顺行性遗忘症。见于老年性痴呆和颅脑损伤。

进行性肢端色素沉着症（acromelanosis progressiva）　其他名称：进行性肢端黑变病。与近亲结婚可能有关。本病起于婴幼儿，在手指和足趾甲周、指间关节背侧、手掌、鱼际、会阴和阴囊有弥漫性色素沉着，数年后可波及大腿、臀、下腹、腹股沟、颈、腋和胸等部位。病理检查有助于诊断。无特效治疗。

进行性脂肪营养不良（lipodystrophia progressiva）　其他名称：巴-西（Barraquer-Simons）综合征。一种表现为对称性的从头面部逐渐向下发展的皮下脂肪丢失。一种罕见的疾病。分为先天性和获得性两类。确切的病因发病机制不明，多数学者认为先天性为染色体隐性遗传性疾病，获得性为免疫功能紊乱所致。临床上具有特征性脂肪丢失方式，依面部、颈部、上肢、胸部、腹部顺序逐渐向下发展，皮下脂肪减少两侧呈对称性，分为伴下肢脂肪沉积，或下肢正常两型。病人外貌特殊。部分病人肾功能进行性减退至终末期肾病。诊断主要依赖临床体格检查。尚无有效治疗方法。目前主要有药物和手术治疗。

近点（near point）　人眼能看清物体的最近距离。近点越近，说明晶状体的弹性越好，即晶体在悬韧带放松时可以作较大程度的变凸，因而能使距离更近的物体成像在视网膜上。8岁左右儿童的近点平均为8.6cm，20岁为10.4cm左右，而60岁的老人增至83.3cm。晶状体的弹性随年龄增长而逐渐减弱。

近端肾小管性酸中毒（proximal renal tubular acidosis）　由近曲小管上皮细胞再吸收 HCO_3^- 减少，造成尿中丢失 HCO_3^- 过多所致的代谢性酸中毒。此类病人尚存在其他近端肾小管功能障碍，如肾性糖尿、低磷酸盐血症、低尿酸盐血症和氨基酸尿症等。

近反应（near response）　看近物时出现的瞳孔缩小、眼轴会聚和晶状体变凸3种生理变化的总称。

近交（inbreeding）　有亲缘关系的个体间的交配。

近交系数（coefficient of inbreeding）　其他名称：近亲系数。由于近亲结婚，子女中得到纯合等位基因的概率。近亲是指两个人在几代之内曾有共同的祖先，一般指在3～4代内，如果他们之间有婚姻关系，称为近亲婚配。由于夫妇两人是近亲，他们可能从共同祖先得到同一基因，又可能把同一基因传给他们的子女。这样，子女的这一对基因不仅是纯合的，而且是等同的。同胞兄妹之间近交系数为1/4，舅甥女之间的近交系数为1/8，表兄妹近交系数为1/16，二级表兄妹近交系数为1/64。近亲婚配的危害主要表现在增高隐性遗传病纯合体病人的频率。

近节指骨骨折（proximal phalangeal fracture）　发生在近节指骨的骨折。多由间接暴力所致。近节指胀、疼痛、有异常活动，骨折断端因受骨间肌、蚓状肌的牵拉，骨折近端呈屈曲位，加上伸肌腱牵引使骨折多向掌侧成角。治疗：手法整复小夹板固定；如为大斜面有移位的骨折，可用皮牵引；手法整复失败可切开复位、钢针内固定。

近期（near phase）　见亚急性期。

近期心肌梗死（subacute myocardial infarction）　见亚急性心肌梗死。

近亲系数（inbreeding coefficient）　见近交系数。

近球细胞（juxtaglomerular cell）　见球旁细胞。

近球小体（juxtaglomerular apparatus）　见球旁器。

近曲小管（proximal convoluted tubule，PCT）　其他名称：近端小管曲部。位于皮质内，起始于肾小体的尿极，在肾小体附近迂曲蟠行。小管由单层立方或锥形细胞围成，管壁厚、管腔小。胞质嗜酸性，游离面有刷状缘，基底部可见纵纹（光镜下）。电镜下可见刷状缘由大量紧密排列的微绒毛组成，使细胞游离面积扩大，故近曲小管具有很强的重吸收作用。

近视（myopia）　视力缺陷的一种。人眼平行光线因屈光不正，不能落在视网膜上，只能在视网膜前聚集成像。系眼球前后径过长或角膜与晶状体的折光力过强所致。以视近物清楚、视远物模糊为主要表现。配戴凹透镜矫正，阅读或工作时应采取适合的光线照明和适当距离、姿势，以预防近视的发生。

近视眼性青光眼（myopic glaucoma）　发生在高度近视眼基础上的原发性青光眼。自觉症状不明显，而视功能损害较大。治疗：降眼压的同时应用维生素 B_1、B_{12} 及烟酸等以改善视网膜功能。

近血（nearby bleeding）　中医症状名。指大便时先有血液流出才排大便。一般血色鲜红，即出血部位接近直肠或肛门。本症可见于溃疡性结肠炎、结肠及直肠癌肿或息肉、痔疮、肛裂等。治疗：清热凉血，槐角丸加减。

近血管球复合体（juxtaglomerular apparatus）　见球旁器。

近血管球细胞（juxtaglomerular cell）　见球旁细胞。

浸出药剂（pharmaceutic by extraction）　用适宜溶剂，通过浸渍方法将药材（主要是植物药材）制成可供内服或外用的一类药剂。例如酊剂、浸膏剂、流浸膏剂、颗粒等。此种药剂在欧洲称盖仑制剂（galenical preparations，galenicals）。

浸膏剂（extracts）　药的剂型之一。指以药材有效成分浸出液，浓缩后呈粉状或胶稠状的固体或半固体剂型。其特点不含溶媒，浓度高，体积小，用量少。分为两种，即稠浸膏和干浸膏。前者为稠胶状半固体，如毛冬青浸膏，多供制片、丸剂用；后者为粉状固体，如紫珠草浸膏、龙胆草浸膏，可直接冲服或装入胶囊服用。

浸膏片（extract tablet）　药的剂型之一。全部采用药材浸膏加适量淀粉等辅料制成的片剂。其体积较小，但易于吸潮。如鸡血藤浸膏片。

浸泡疗法（soak treatment）　烧伤创面的治疗方法。将病人全身或一部分创面浸于温热1‰盐水或1‰盐水配制的消毒液中。作用为：较彻底清除创面脓液、脓痂，减少创面细菌、毒素；促进痂壳软化分离，引流痂下积脓；减轻换药疼痛；热水中便于肢体活动、改善功能等。

浸泡足（immersion foot）　足部长时间浸泡在10℃以下水里而引起的足部冷伤。与战壕足相似。复温后患肢进入充血前期，出现冷、麻木感和水肿。几小时内麻木消失，转入充血期。患肢发红、热且疼痛，水肿明显，并可出现水疱。几天或几周后转入充血后期，表现为血管反应不稳定，对冷敏感。严重者有肌无力，甚至组织坏死。

浸软（maceration）　法医学术语。妊娠4个月后的胎儿死于子宫内，在羊水内发生的无菌性自溶性改变。被羊水及血液浸润的胎儿称浸软儿。轻度者，皮肤有水疱形成，内含黄褐色浆液；重度者，水疱破裂，露出红棕色真皮，胸腹腔含血性浆液，各脏器肿大、弛缓、软化。这种尸检必须立刻进行，因暴露于空气中极易腐败。

浸润（infiltration）　机体组织内侵入异常细胞或出现正常情况下不应出现的机体细胞，以及某些病变组织向周围扩展的现象。如肿瘤细胞浸润及炎症细胞浸润等。

浸润型肺结核（infiltrative pulmonary tuberculosis）　继发性肺结核最常见的一种类型。常从潜伏未愈的原发病灶或少量血行播散病灶恶化而发病。少数因为排菌病人接触而再感染。往往从肺尖部和锁骨上、下部的浸润性病灶开始。病变有时不久就自行愈合。病人毫无症状，仅在健康检查时发现有纤维结节状病灶。如病变进展，会产生干酪样坏死和形成空洞。若人体抵抗力极差或感染菌量极多，则可造成大片干酪样坏死，出现蜂窝样空洞，称干酪性肺炎。病情严重并伴毒性症状。近年来由于化疗的广泛应用，干酪性肺炎已不多见。

浸润性生长（infiltrative growth）　肿瘤细胞分裂增生并向邻近正常组织侵犯的过程。为大多数恶性肿瘤的生长方式。临床触诊时，肿瘤不能移动，与邻近正常组织的界限难以确定。

浸润性突眼（infiltrative exophthalmos）　其他名称：内分泌突眼、恶性突眼。目前多倾向于自身免疫性疾病，可能由眼球肌、眶内结缔组织等呈抗原性引起。与非浸润性突眼不同，可不伴有甲亢。临床眼球突度大于19mm以上，常伴有软组织受累症状：①结膜炎类症状、畏光、流泪、充血、水肿；②眼肌受累，复视、视物疲劳、眼球活动度小，甚至固定；③角膜受累，角膜炎、溃疡；④视神经受累等。本病治疗较困难，除治疗甲亢外，可试用大剂量泼尼松龙冲击疗法、免疫抑制剂、直线加速器局部放疗等。

浸尾实验（tail soaking test）　观察毒物经皮肤进入动物体内能力的一种实验方法。将大鼠或小鼠放入特制的固定器内，将其尾部通过固定器盖的孔口插入装有受试液体的试管内，密封管口，使尾部全长的2/3至3/4浸入液体，一般浸泡数十分钟至数小时，根据有无全身中毒症状或其他指标判断毒物能否经皮进入。

浸淫疮（acute eczema）　中医病名。一种瘙痒性湿疮。由心火脾湿、凝滞不散，复感风邪，郁于肌肤而成。患处初起如粟米，瘙痒不止，搔破流黄水，蔓延迅速，浸淫成片。包括急性湿疹及传染性湿疹样皮炎。治宜祛风祛湿、清热凉血，外敷青黛散（方见风疽条）。

浸渍法（maceration）　简便常用的浸出方法之一。在常温下进行。取适当粉碎的药物，置于有盖容器中，加入规定量的溶剂后密盖，搅拌或振摇，浸渍3～5日（或规定的时间）使有效成分浸出，倾取上方清液，滤过，压榨残渣，合并压出液与滤液，静置24h，滤过而制得成品。

浸渍器（extractor）　浸提药材中成分的装置。大量生产时，应兼顾到冷浸及热浸两法。器底有一多孔假底，供放置药材，浸液通过导管经泵及三通阀和回流管循环输送以代替搅拌。此器应加盖，或用密封式，以减少污染。

禁忌（contraindications）　用药中禁止或忌讳的事宜。包括配伍、证候、妊娠禁忌、中西药物联用禁忌，服食禁忌等。有禁忌多种。例如，妊娠禁忌药包括剧毒药、催吐药、破血逐瘀药等数十种。

禁灸穴（contramoxi-point）　中医术语。禁用直接灸的穴位，大多是在重要器官或动脉邻近处以及其他不宜灸的穴位。《针灸甲乙经》最早记载禁灸穴24穴，《医宗金鉴》增至47个穴位。凡禁灸穴，医籍均有标注。

禁食（fasting）　一种医疗措施。目的在于使病人的胃肠道得以休息、减压和排空，如在胃肠道穿孔或胃肠道手术后。手术前禁食可以避免麻醉时发生呕吐；进行某些血液生化试验或特殊检查前也需禁食，以免进食后影响化验和检查结果。

禁针穴（contracupuncture-point）　中医术语。指古人认为不可用针刺的腧穴。如针刺不当，则易出现意外伤害等不良后果的部位。这些穴位多处于重要脏器或大的动脉附近。凡禁

针穴，古医书籍中都有标注。由于针具的不断改进，穴位解剖部位的进一步明确，有些古代禁针穴，现已可针刺。

噤口痢（dysentery marked by inability to eat）　其他名称：禁口痢。中医病证名。指痢疾而见饮食不进，食即吐出，或呕不能食者。多因湿浊热毒蕴结肠中、邪毒亢盛、胃阴受劫、升降失常所致。有虚实之分。实证多由邪毒蕴结肠中、上攻于胃、胃失和降所致，治宜苦辛通降、泄热和胃；虚证多由脾胃虚弱、胃气上逆所致，治宜健脾和胃，可用六君子汤加菖蒲、姜汁。

茎突综合征（styloid process syndrome）　其他名称：伊格尔综合征。颞骨茎突过长而压迫舌咽神经及颈内、颈外动脉壁上交感神经丛引起的症候群。如咽喉异物感、咽部疼痛、向周围放射性痛以及耳鸣等，有的在说话或吞咽时加重。在扁桃体窝触及坚硬索状物或X线茎突拍片即可确诊。治疗：手术切除过长部分。

京门（jingmen，GB 25）　其他名称：气府、气俞。中医经穴名。属足少阳胆经。肾之募穴。位于第12肋游离端下方。治小便不利、水肿、腰痛、胁痛、腹胀、泄泻等。直刺0.3～0.5寸。艾炷灸3～5壮，或艾条灸5～15min。

京万红软膏（jingwanhong ruangao）　中医成药名。清热解毒剂。组成：地榆、地黄、当归、桃仁、黄连、木鳖子、罂粟壳、血余炭、棕榈、半边莲、土鳖虫等。功能止痛消肿、生肌解毒。用于水、火、电灼烫伤、疮疡肿痛、皮肤损伤、创面溃烂等症。用法：涂敷。

经鼻窦蝶蝶鞍内肿瘤手术（transsphenoidal surgery of pituitary fossa tumors）　经鼻打开蝶窦顶部切除鞍内肿瘤的手术。手术进路较一般开颅术便捷。适用于鞍内或侵入蝶窦内的垂体腺瘤。但蝶窦发育不良或鞍内肿瘤过大者，不宜采用。

经鼻盲探插管术（transnasal blind intubation）　不用喉镜照明，经鼻进行气管内插管的方法。常选左侧鼻孔，先从鼻孔滴入1‰麻黄碱使鼻黏膜血管收缩。将前端涂有润滑油的气管导管从鼻前孔轻柔插入，经总鼻道出鼻后孔。然后一手调整病人头位，另一手把持气管导管，边听导管内呼吸气流声边推进导管，直至进入气管内。如听不到气流声则将导管后退，重复前法反复试探，直至成功。该插管术用于张口困难、巨大口腔内肿物、严重颈胸粘连，以及颈椎强直、脱位或骨折等病人。

经闭（amenorrhea，amenia）　其他名称：不月、月闭、月水不来、月事不来、闭经。中医病语。指女子超过18岁仍无月经的，或非因妊娠、哺乳而月经中断3个月以上，并有不适症状者。多由血虚、肾虚、气滞、血瘀、寒湿凝滞、痰湿阻滞所致。本病可分为虚、实两类。虚者属精血不足、血海空虚，病人多伴有面色萎黄、心悸气促、腰膝酸软等症，治疗宜补肝肾、调气血，可用归脾丸、人参养荣汤加减。实者属气滞血瘀、痰湿阻滞，病人多伴有面色紫黯、下腹疼痛等证，治疗宜调气活血、化瘀通经，可用血府逐瘀汤加减。

经常性卫生监督（regular sanitary supervision）　卫生防疫机构对所管辖区内有关单位和个人执行国家颁布的卫生法令、条例和卫生标准的情况进行的监察督导，对现有工矿企业、医疗机构、学校、托幼机构、饮食服务行业、公共场所等进行定期卫生监督。

经导管血管栓塞术（transcatheter arterial embolization，TAE）　经导管向靶血管内注入栓塞剂，使靶血管闭塞而达到治疗目的的技术。

经典的并行心律（classical parasystole）　并行心律的心电图表现形式之一。其主要特征：①配对时间不固定，长短不一；②各异位搏动之间有一最大公约数；③或伴有或不伴有融合波。

经典肝小叶（classical hepatic lobule）　肝脏的基本结构和功能单位。即一般所称的肝小叶。为多棱柱体，长约2mm，宽约1mm，成人肝约有100万个肝小叶。小叶之间由少量结缔组织分隔，故相邻小叶分界不清。肝小叶的中央有一条沿其长轴走行的中央静脉。肝细胞单行排列成凹凸不平的板状结构（肝板），肝板以中央静脉为中心大致呈放射状配布。相邻的肝板互相连接，血窦位于肝板之间，并经肝板上的孔

J

洞互相沟通。肝细胞相邻面的质膜局部凹陷，形成微细的胆小管，胆小管在肝板内也互相连接成网。

经典条件反射（classical conditioning） 其他名称：巴甫洛夫条件反射。条件反射的一种。一个原来并不能引起某种本能反射的中性刺激物，因其总是伴随某能够引起该本能反射的刺激物出现，多次重复后，这个中性刺激物也能引起该本能反射。苏联生物学家巴甫洛夫称其为条件反射，后人称其为经典条件反射。

经典途径（classical pathway） 其他名称：传统途径。补体激活的途径之一。从 C1 开始依次按一定顺序的激活途径。补体系统各成分通常多以非活性状态存在于血清和体液中，需经激活后才能表现出其生物活性。

经腹部绝育（abdominal sterilization） 长期有效的节育措施。包括有腹部小切口的输卵管结扎术、腹腔镜绝育等手术。禁忌证有急性病期、神经类型不稳。术后并发症有出血、血肿、感染、脏器损伤和绝育失败等。

经腹次全子宫切除术（abdominal subtotal hysterectomy） 妇科手术。适应证基本同全子宫切除术，但不适用于子宫恶性肿瘤或子宫颈有明显病变者。手术操作同全子宫切除；不同之处是在子宫峡部水平用两把有齿止血钳钳夹子宫血管，左右对称，于两钳之间切断血管，并切除子宫体。用 7 号丝线缝扎子宫血管，间断缝合宫颈残端，缝合盆腔腹膜及腹壁。

经腹会阴直肠切除术（abdominoperineal resection, Miles operation） 其他名称：迈尔斯手术。直肠癌根治性切除术。适用于癌肿距肛缘 8cm 以下的直肠癌。切除范围包括肛管、直肠、乙状结肠大部及周围组织，如坐骨直肠窝内的脂肪、神经、淋巴组织、肛门括约肌、肛提肌、直肠侧韧带等，清除肠系膜下动脉及髂动脉系统所属淋巴结。手术分为腹部和会阴部两部分进行。直肠切除后，乙状结肠又端由左下腹拉出造瘘，作为永久性人工肛门。

经腹尿瘘修补术（transabdominal repair of urinary fistula） 妇科手术。适用于高位复杂性膀胱阴道瘘或膀胱子宫颈阴道瘘，经阴道不易修补者。可分为腹膜外膀胱内法、腹膜内膀胱外法、腹膜外膀胱外法等。经下腹切口，根据确定的术式决定切开腹膜者即为腹膜内，切开膀胱者即为膀胱内，查清瘘孔位置后进行分离，按阴道修补的原则予以确切缝合。

经腹全子宫切除术（abdominal total hysterectomy） 妇科手术。适应证为子宫肌瘤、严重的功能失调性子宫出血、子宫恶性肿瘤、卵巢恶性肿瘤、其他附件病变需切除子宫者。切开腹壁后提拉子宫，切断缝扎圆韧带，再断扎输卵管及卵巢固有韧带，如果同时切除附件，可在断扎圆韧带后断扎骨盆漏斗带。剪开膀胱子宫反折腹膜，分离膀胱，剪开阔韧带后叶，断扎骶韧带、子宫血管及主韧带后从阴道穹窿部切断。子宫切除后用肠线缝合阴道断端，缝合盆腔腹膜及腹壁。

经腹输卵管结扎术（abdominal tubal ligation） 女性绝育术之一。可通过腹腔镜或一般手术方法进行结扎。适应证为已婚妇女，为实行计划生育，要求做绝育术而无禁忌；患有某些疾病不宜生育的妇女，而行治疗性绝育术；等等。禁忌证为腹壁及盆腔感染，全身情况虚弱，严重的神经官能症，24h 内体温 2 次超过 37.5℃以上者。开腹后，可采用轴心近端包埋法或两端包埋法，输卵管双折结扎切除法、输卵管双折压挫结扎法、输卵管双折压挫切断法、输卵管伞端切除法及三扎法。

经宫腔绝育（transuterine sterilization） 绝育方法之一。使用化学品黏堵输卵管腔，达到绝育的目的。其成功率为 80%～99%。制剂以苯酚糊为主，包括米帕林腐蚀剂和胆影酸等。并发症有损伤输卵管壁甚至穿孔、化学性炎症反应、避孕失败或偶有引起子宫外妊娠，应特别警惕。

经会阴膀胱尿道镜检查术（transperineal cystourethroscopy） 使用内镜通过尿道会阴造口对尿道进行检查，观察尿道有无黏膜病变的操作。

经间期出血（intermenstrual bleeding） 其他名称：月经中期出血。正常量月经之间的少量出血。出血量少，褐色；偶可多如月经量，持续 3～4 日，最长可达 1 周。可伴或不伴腹

痛，很轻或如痛经样，持续 2～3 日。测量基础体温观察出血与排卵的关系可助诊断。治疗：流血一般能自止，对症处理用炔雌醚。

经绝（menopause） 其他名称：经水断绝、经断。中医术语。①妇女更年期后月经终止的生理现象。妇女到 49 岁左右，由于肾气衰，天癸竭，冲脉、任脉、胞脉俱已空虚，故月经断绝。②指病理性月经停止，即经闭。妇人之病，因虚、积冷、结气所致。

经空气传播（air-borne transmission） 疾病传播途径之一。指随咳嗽、喷嚏、叫喊，使病原体通过空气中的飞沫、尘埃等造成的传播。如麻疹、白喉、百日咳、流行性脑脊髓膜炎等传染病。

经口气管插管术（orotracheal intubation） 借助喉镜照明显露声门，直视下经口腔将气管导管插入气管内的方法。最常用而确实的插管方法。操作者左手持喉镜自病人右口角放入口腔，将舌推向左方，徐徐推进可见悬雍垂，再进可见会厌，此时弯喉镜片前端插入舌根与会厌角内，向上向前提起即可显露声门；若是直喉镜片则其前端应挑起会厌软骨，这时右手持气管导管从右口角伸入，其前端对准声门将导管插入气管内。退出喉镜，放置牙垫，接麻醉机通气，见胸廓起伏，或用听诊器听两肺有呼吸音即证实气管导管在气管内，插管成功，固定导管。

经卵巢传递（transovarian transmission） 病原体通过卵巢传递给子代节肢动物的过程。有的病原体在节肢动物体内繁殖后侵入雌虫的卵巢，并经卵传递到子代，子代虽未从人或动物获得病原体，也能传播疾病，如蚊体内的流行性乙型脑炎病毒、硬蜱体内的森林脑炎病毒、软蜱体内的回归热螺旋体及恙螨体内的东方立克次体等。有的能传递数代。

经乱（irregular menstruation） 其他名称：经行或前或后、经行先后无定期、经水无常、经血不定。中医病名。经行先后无定期。多因肝郁、肾虚所致。月经周期紊乱或经期血量、血色和经质的异常变化，包括经行先期、经行后期、月经过多、月经过少、痛经等。

经络（channel, meridian） 中医术语。人体经脉和络脉的总称。凡直行的干线为经，由经脉分出来网络周身的分支为络。经络是运行气血、联系脏腑肢节、沟通上下内外、调节体内各部分的通路。通过经络系统的联系，使人体成为一个有机的整体。

经络辨证（syndrome differentiation of channel theory） 中医术语。辨证论治方法之一。以经络学说为指导，对病人所反映的病史、症状进行综合分析，以判断病位、病性等。

经络现象（meridian phenomena, channel transmission） 中医名词。指由于某种原因引起沿古典经络循行路线所出现的各种生理、病理现象，如循经感传，循经性感觉异常或疼痛，循经性皮肤病，循经出现红线或白线等现象。其机制尚待进一步研究。

经络学（subject of channel and collateral, subject of meridian and collateral） 中医名词。针灸学科的一个分支。以经络现象为依据，研究人体上下内外各部之间联系通路，以讨论中医学的生理、病理、诊断和治疗原则。

经络学说（channel theory） 中医基础理论之一。研究并阐述人体经络系统的循行分布、生理功能、病理变化及其与脏腑和体表相互关系的学说。是中医学理论体系的重要组成部分。内容主要包括经脉、络脉、奇经、经别、经筋和皮部的起止、循行、络属和交会，以及腧穴的主治等，并说明其运行气血营卫、反映病理变化的作用。它同脏腑学说等结合起来，奠定了中医生理、病理学的基础，体现了中医学的整体观念。它对临床各科，尤其对针灸和推拿方面，有重要的指导意义。

经脉（channel） 中医术语。人体经络系统的主干。十二经脉、奇经八脉以及附属于十二经脉的十二经别的统称，是全身气血运行的主要通道。对内属于五脏六腑，对外联络四肢百骸、五官七窍。

经内镜电凝切除（endoscopic electrocoagulation and resection） 现代诊疗技术。纤维食管镜、胃镜、十二指肠镜除用于诊断

外，尚可用以治疗息肉等良性病变，用活检钳夹持或用高频电凝圈套切除。

经内镜逆行胆胰管成像（endoscopic retrograde cholangiopancreatography，ERCP） 其他名称：内镜逆行胆胰管造影。诊断胰胆系统疾病的一项检查技术。通过纤维十二指肠内镜，观察十二指肠黏膜、乳头部的病变，并可选择性地插管至胰管或胆总管作逆行性造影，还可作十二指肠乳头切开，切开肝胰壶腹括约肌（Oddi 括约肌）清除胆总管下端结石。

经内镜凝固止血（endoscopic coagulation and hemostasis） 在上消化道出血时可经内镜行高频电凝止血，特别适用于溃疡、糜烂等表浅的出血病灶。也可用氩（Ar⁺）激光或掺钕钇铝石榴石（Nd-YAG）激光，经内镜插入照射止血。Nd-YAG 激光止血效果好，对组织损害也较重。

经尿道前列腺切除综合征（transurethral prostatic resection syndrome） 常发生于前列腺切除时间过长、大量膀胱灌注液吸收（40min 可吸收液体 1~2L）时，出现高血容量、低钠血症、脑水肿、抽搐。一旦发现低血清钠，即应用利尿剂和高渗钠治疗。

经尿道热疗（transurethral thermotherapy） 前列腺增生的治疗方法。用微波 1 296MHz，经尿道传送到前列腺，温度 45~47℃，尿道可冷却，治疗后 3 个月，多数病人症状改善，最大尿流率增加，残余尿也减少。经尿道热疗效果优于药物治疗，但不如手术。

经皮病灶穿刺活检（biopsy with percutaneous needle of focus） 检查周围型肺癌的一种较好方法。在 X 线或 CT 引导下，用特制的穿刺针直接穿刺病灶进行细胞学或组织学检查。具有较高的阳性率。特别是周围型、小病灶穿刺对于肺癌的早期诊断有意义，但应注意气胸、血胸及癌细胞播散等并发症。

经皮穿刺活组织检查（percutaneous puncture biopsy） 非血管介入技术。在 X 线、超声、CT 等影像介导下进行，可大大提高穿刺活检的精确度和阳性率，减少并发症，已广泛应用于胸、腹部、骨关节及乳腺等部位。

经皮穿刺肝胆道成像（percutaneous transhepatic cholangiography，PTC） 自上而下的胆管直接造影方法。主要用于梗阻性黄疸的诊断，可显示肝内外胆管的梗阻部位、程度和病变范围。常采用右腋中线径路，用细长针在 X 线电视或 B 超引导下穿刺。肝内胆管扩张者，穿刺成功率可达 90% 以上。此法操作简便，临床上已替代静脉胆道造影。但这是一种损伤性检查技术，可能会出现胆汁漏、出血或急性胆管炎等并发症，一般在术前进行，对术式有指导意义。

经皮激光心肌血管成形术（percutaneous laser myocardial revascularization） 一项改善心肌血供的介入技术。方法是利用激光在缺血的心肌处从心内膜面向心外膜打出数十个直径 0.5~1mm、深 3~5mm 的盲孔。该技术用于既不适合血管成形术也不适合冠状动脉搭桥术的病变。

经皮 经肝 栓塞术（percutaneous transhepatic embolization，PTE） 一种食管-胃底静脉破裂出血的治疗技术。先进行肝穿刺门静脉造影，然后选择性地将导管插入胃左静脉或胃短静脉，并注入栓塞剂或凝血物质，阻断食管曲张静脉血流，以达到止血目的。适用于内科常规治疗无效者。并发症有内出血及门静脉血栓形成等。

经皮肾穿刺活检术（percutaneous renal needle biopsy） 肾体组织检查的一种方法。利用肾活检穿刺针，在 X 线或 B 超引导下，进行穿刺吸取肾组织。

经皮腔内冠状动脉成形术（percutaneous transluminal coronary angioplasty，PTCA） 采用双腔气囊扩张导管，通过股动脉或肱动脉插入冠状动脉，进行狭窄部气囊扩张的手术。适应证为经冠状动脉造影证明近端同心性狭窄，狭窄段小于 15mm，无广泛性钙化，单支血管病变及心绞痛史在 1 年内者。冠状动脉痉挛及完全性闭塞为禁忌证。

经皮腔内球囊主动脉瓣成形术（percutaneous transluminal balloon aortic valvuloplasty） 通过非外科手术的方法解除主动脉瓣狭窄的一种新技术。方法是先经动脉插入引导管，再引进气囊导管至主动脉瓣狭窄处，然后充盈气囊，借助压力解除主动脉瓣狭窄。适宜青少年先天性主动脉瓣狭窄和重症狭窄的手术前过渡。

经皮腔内血管成形术（percutaneous transluminal angioplasty，PTA） 现代诊疗技术，经皮穿刺血管内置入导丝、球囊导管、支架等器械，对狭窄或闭塞的血管进行扩张和再通的技术。可用于全身动脉、静脉、人造血管及移植血管，是临床治疗血管狭窄闭塞性疾病的首选方法。

经皮球囊导管瓣膜成形术（percutaneous catheter balloon valvuloplasty，PCBV） 用非外科方法治疗瓣膜狭窄病变的技术。方法是应用心导管术把球囊导管送达狭窄瓣膜处，通过增加球囊内压力以辐射力形式传递到狭窄的瓣膜组织上，使瓣叶间粘连的结合部向瓣环方向部分或完全地撕开，从而解除瓣口梗阻。此法具有创伤小、相对安全的优点，可部分代替开胸手术。

经皮球囊二尖瓣成形术（percutaneous balloon mitral valvuloplasty，PBMV） 用球囊扩张法治疗二尖瓣狭窄的技术。经股静脉或大隐静脉置入右心导管，再行房间隔穿刺，导入 Inoue 球囊导管达二尖瓣狭窄处，通过注入稀释的对比剂使球囊扩张，达到扩大狭窄瓣口的目的。注意适应证和禁忌证，避免并发症发生。

经皮球囊肺动脉瓣成形术（percutaneous balloon pulmonary valvuloplasty，PBPV） 用球囊扩张法治疗肺动脉瓣狭窄的技术。经股静脉穿刺，用引导钢丝将球囊导管送至狭窄处，快速推注稀释的对比剂入球囊使其扩张，达到扩大狭窄瓣口的目的。沙漏形瓣膜或合并其他心脏畸形者不适用此法。注意避免并发症。

经皮射频热凝面神经治疗（percutaneous radiofrequency thermocoagulation therapy of facial nerve） 面肌痉挛（又称面肌抽搐）的治疗方法。在荧光屏监视下，将针电极经皮穿刺到茎乳孔处或其附近，通电加热至 55~65℃，10s。此法较便，无痛，复发者可再次治疗仍有效，适用于高龄体弱、不能手术及双侧面肌抽搐者。

经皮神经电刺激疗法（transcutaneous electrical nerve stimulation，TENS） 电疗止痛方法。通常将电极板放置于疼痛部位或附近皮肤上，然后把特定的低频脉冲电流输入人体以治疗疼痛。也有采用硬膜外脊髓电刺激疗法以治疗各种顽固性疼痛，方法是通过硬膜外穿刺将电极置入硬膜外腔进行刺激。

经皮肾镜检查（percutaneous nephroscopy） 病人取俯卧位，在 B 超或 X 线引导下在穿刺点将长针刺入下肾盏，经针腔置入导丝，沿导丝扩张造口，置入导管，当皮肤与肾腔通道建立后即可置入肾镜。可清楚看到肾盂黏膜、肾盏开口、肾盂输尿管连接处管腔。

经皮肾镜取石术（percutaneous nephrolithotomy） 肾结石常用的治疗方法。病人取俯卧位，经皮造口将肾镜放入肾内，看到结石。如结石直径小于 1cm，则可直接用三爪钳把结石取出，过大的结石则需先行碎石。碎石块尽可能逐个取出。待结石取净后，观察肾有无损伤，可置引流管。

经皮吸收（transdermic absorption） 药品或其他物质由皮肤吸收，进入皮下各层组织和血流的过程。

经期保健（menstrual health） 月经期卫生保健。月经期妇女生殖器局部和全身都有变化，此时盆腔充血，内膜脱落出血，宫口松弛，减弱了抗细菌感染的天然屏障作用，极易引起感染。此外，在月经期前后由于内分泌发生波动，影响了机体的代谢和神经调节功能，常产生水肿、头痛、激动、腰酸、下腹坠胀等症状。因此，月经期保健的重点是搞好清洁卫生、防感染、避免过劳及受寒、禁止性生活、注意饮食、睡眠，保持心情舒畅，预防月经失调。

经气（channel qi） 其他名称：经络之气、真气。中医术语。运行于经络中的气。指经脉的运动功能及运行于经脉中的精微物质。是先天的精气与后天水谷精微的结合物，随经脉运行，输布全身。

经前焦虑症（premenstrual dysphoric disorder） 育龄妇女在月经来潮前 7~14 日至来潮后 3~4 日出现一系列精神神经症状及水盐代谢紊乱的综合征。表现为头痛、情绪波动、乳房胀痛、社会退缩、社会功能降低等。予药物治疗及心理治疗，加强锻炼。

经前期紧张综合征（premenstrual tension syndrome，PMS）　妇女在月经期前 7～14 天出现的头痛、乳房肿痛、全身乏力、紧张、压抑或易怒、烦躁、失眠、腹痛、水肿等一系列症状。月经来潮后症状自然消失。可能是由于下丘脑对自主神经、脑垂体及靶腺的调节失常所致。治疗：镇静剂、利尿剂，对症处理。

经生物媒介传播（organism-borne transmission）　疾病的传播途径之一。包括经节肢动物传播和经软体动物传播两大类。前者包括经节肢动物机械携带和吸血而引起的传播，如伤寒和细菌性痢疾等肠道传染病是由节肢动物苍蝇和蟑螂等机械携带所传播，而疟疾、黑热病和鼠疫等则分别由节肢动物蚊、白蛉和蚤吸血而传播；后者如钉螺传播血吸虫病。

经食管超声心动图检查（trans-esophageal echocardiography，TEE）　将超声探头置于食管或胃内，从心脏后部探测心内结构进行二维超声显像的方法。经食管超声可对主动脉进行较为全面的检查，而且对后部心内结构，如房间隔、左侧心瓣膜及左侧心腔的病变显像更为清晰。

经食管心脏起搏（trans-esophageal cardiac pacing）　其他名称：食管起搏。按需要将食管电极安置在左心房或左心室水平。常用于起搏心房，个别需要才起搏心室。

经食物传播（food-borne transmission）　其他名称：食物传播、饮食传播。疾病传播途径之一。通过食入被病原体污染的食物而引起疾病。所有肠道传染病及某些呼吸道传染病、动物源性传染病和寄生虫病，都可通过这种途径传播。常见有伤寒、痢疾、霍乱、传染性肝炎、脊髓灰质炎等。加强食品管理，提倡个人卫生，做好污水处理、饮水消毒、防蝇、灭蝇等可防止。

经水传播（water-borne transmission）　水被病原体污染后经人饮入或由接触而引起感染的疾病传播方式。流行特征是病人的分布和供水范围一致或有饮用同一水源史。病人一般无职业、年龄的区别，常呈暴发性流行，在净化水后迅速平息。霍乱、伤寒、痢疾等是常见的经水传播的肠道传染病。

经外奇穴（extraordinary points）　简称：经外穴、奇穴。中医术语。十四经穴以外的经验效穴。一般来说，都是在阿是穴的基础上发展而来，其中少数穴位，后来补充到十四经穴中，如风市、膏肓俞等。近年发现的某些经外奇穴，有称为新穴者。

经向环流（meridional circulation）　经过坐标分解，反映在沿经圈的垂直剖面上的大气环流。是大气环流维持和演变最为重要的机制之一。用于描述大气环流在南北方向上空气的流动和交换情况，其较强时，冷暖空气的南北交换较多，对天气和气候的影响就大。

经行便血（hemafecia during menstruation）　其他名称：差经、错经。中医病证名。多因平素嗜食辛辣热物，积热郁久、内扰冲任、迫血妄行所致。症见月经来潮时大便俱出。治宜解热毒、调气血。

经行后期（delayed menstrual period）　其他名称：月经落后、经水后期、经迟、过经经行。中医病名。月经来潮比正常周期推迟 1 周以上甚至 3～5 个月。可由血虚、血寒、血瘀、肾虚、气滞等所致。血虚者，经血量少，质稀色淡、面色萎黄、体瘦，宜补血益气；血寒者，经血色黯有块，面色青白，形寒畏冷，小腹绞痛，得热则痛减，宜温经散寒；血瘀者，经量涩少，血色紫黯，血块较多，小腹胀痛拒按，宜行气活血化瘀；肾虚者，多有头晕耳鸣，腰膝酸软，宜补肾养阴，气滞者，经来涩滞不畅，乳房及小腹胀痛拒按，宜行气开郁。

经行先期（preceded menstrual period）　其他名称：月经先期、一月经再行、经水先期、经早。中医病名。月经来潮比正常周期提前 1 周以上，或一月两至者。多因血热、阴虚、气虚或肝气郁结所致。血热者，经血量多而色紫红，口渴喜冷；阴虚则可见五心烦热，治宜清热凉血，或兼滋阴；气虚者，经血量多而色淡，质稀，气短，神疲，不思饮食，治宜补气摄血、健脾固冲；肝气郁结者，烦躁易怒，乳房及小腹胀痛，经色紫黯或有瘀块等，治宜疏肝解郁清热。

经行泄泻（diarrhea during menstruation）　其他名称：经来泄泻。中医病名。多因脾肾阳虚，当经行之时，胃肠之气受阻，影响水谷精微的运化及传导失职所致。月经来潮时腹泻。兼见精神疲乏、食减，或见浮肿、腹胀，或腰酸膝软、五更泄泻。治宜温补脾肾。

经穴（channel point，meridian point）　中医术语。①指十四经脉所属的穴位的统称，共 361 个。②五输穴之一。十二经脉各有一个经穴，即经渠（肺）、阳溪（大肠）、解溪（胃）、商丘（脾）、灵道（心）、阳谷（小肠）、昆仑（膀胱）、复溜（肾）、间使（心包）、支沟（三焦）、阳辅（胆）、中封（肝），用以治疗各经有关疾病。

经阴道尿瘘修补术（transvaginal repair of urinary fistula）　妇科手术。适用于膀胱阴道瘘、尿道阴道瘘及尿道膀胱阴道瘘。根据瘘孔位置选用膀胱截石位或俯卧位，消毒后用阴道拉钩扩张阴道，用宫颈钳或组织钳提起宫颈，暴露瘘孔。距瘘孔边缘 0.5cm 处作环形切开，在阴道壁与膀胱壁之间进行锐性分离，范围达 2cm 左右。用 0/3 号铬制肠线间断横行缝合膀胱肌壁，再用 4 号丝线间断缝合膀胱肌层，经有色液体试验缝合口无漏液后，用 1 号肠线间断缝合阴道壁，术后留置开放导尿。

经阴道全子宫切除术（vaginal total hysterectomy）　妇科手术。适应证为子宫脱垂无生育要求，年龄在 40 岁以上的功能失调性子宫出血，药物治疗无效，伴有膀胱及直肠膨出者；子宫肌瘤不超过拳头大小且活动性较好者。手术步骤：消毒、导尿，放阴道拉钩暴露宫颈，于阴道前壁的膀胱沟处环形切开阴道壁，推开膀胱、直肠，断扎主韧带、骶韧带，剪开子宫膀胱反折腹膜和直肠子宫陷凹反折腹膜，翻出子宫，断扎圆韧带、卵巢固有韧带和输卵管，缝合盆腔腹膜、阴道壁切口，阴道内填塞凡士林纱布，术后 24h 取出。

经证（channel syndrome）　中医伤寒病分类方法之一。伤寒病邪在某经的证候。当病邪侵扰经脉之气而未聚结于腑时出现的证候。如太阳病的恶寒、头痛、发热；阳明病的身壮热、烦渴、自汗；少阳病的寒热往来、心胸烦闷等。

经支气管镜肺活检（transbronchial lung biopsy）　通过纤维支气管镜技术采取少量肺活组织进行病理学诊断的方法。具体方法包括钳取、针吸、分泌物涂片等，后者亦称脱落细胞学检查。经支气管肺活检对肺病的诊断具有重要意义。

荆防败毒散（antiphlogistic powder of Herba Schizonepetae and Radix Ledebouriellae）　中医方剂。《摄生众妙方》方。组成：柴胡、前胡、川芎、枳壳、羌活、独活、茯苓、桔梗、甘草、荆芥、防风。功能疏风解表、败毒消肿。治疮疡初起，发于肌表，症见局部红肿、发热畏寒，苔白脉浮者；亦用于风寒湿痹证。

荆芥（Herba Schizonepetae）　其他名称：假苏、稳齿菜、四棱杆蒿。中医药名。唇形科植物荆芥的全草。辛，温。归肺、肝经。功能解表、祛风、透疹、止血、清疮毒。治：①感冒风寒，亦可用于感冒风热。②风疹或麻疹透发不畅。③疮疡初起有表证者。④制为炭剂，用于衄血、便血、崩漏等症。

惊风（infantile convulsion）　中医病名。儿科常见症之一。症见神昏、抽风、惊厥，以搐、搦、掣、颤、反、引、窜、视八候为特征。凡起病急暴，属阳属实者，为"急惊风"；凡病势缓慢，属阴性属虚者，为"慢惊风"。临诊时当根据发病原因不同，而采用不同的治疗方法。

惊风八候（eight signs of infantile convulsion）　中医病证名。惊风的八种证候。夫小儿有热，热盛生痰，痰盛生惊，惊盛发搐，搐盛则牙关急而八候生焉。搐、搦、掣、颤、反、引、窜、视是也。搐者两手伸缩，搦者十指开合，掣者势如相扑，颤者头偏不正，反者身仰向后，引者臂若开弓，窜者目直视怒，视者露睛不活，是谓八候也。八候，无论急惊、慢惊都可出现，但不一定同时并见，发作时的急慢强弱，也不尽相同。临诊时，视具体表现而决定治疗抢救方法。中医基本治法以清热解毒、息风止痉为主。

惊悸（palpitation due to alarm）　中医病证名。①受惊恐而致心悸的一种证候。心气虚之人比较胆怯，较易受惊致病，治宜补益心气、安神定惊；心阴虚者，治宜养心安神、镇惊定悸。②指突然心悸欲厥，时作时止的病证。

惊厥（convulsion）　其他名称：抽风。指突然发生的全身或局部肌群强直性和阵挛性抽搐。见于中枢神经系统疾患、全身感染、代谢异常、遗传性疾病和各种中毒等。是一种症状，是大脑皮质功能暂时性紊乱的表现，多见于婴幼儿。临床表现为发作突然，常有意识丧失，两眼上翻，全身或局部肌肉不停地抽动，有时呼吸暂停，面色青紫，持续几秒至几分钟不等，可反复发作或呈持续状态。应即刻采取止痉措施，并查明原因，积极治疗原发病。

惊恐发作（panic attack）　焦虑症的一种类型。主要症状因人而异。诊断惊恐发作至少要有下列症状中的 4 项：呼吸困难；心惊；胸痛或不适；有不过气来的感觉；头昏、眩晕或失平衡感；非真实感；手脚发麻；一阵阵发冷发热；出汗；晕厥；颤抖；濒死感、怕发疯或失去控制。发作时无特定情境或刺激，3 周中发作达 3 次以上。符合上述条件，可予诊断。治疗：可行心理、行为和认知治疗；丙米嗪疗效显著。

惊恐障碍（panic disorder）　焦虑障碍的一个类型。一种以反复出现的惊恐发作为主要表现的焦虑障碍。发作不局限于任何特定的情境，具有不可预测性、突发性、反复性，多发于青春后期或成年早期。临床上常见的症状为无明显原因的急性发作的呼吸困难、胸闷、头晕、心悸、出汗、过度换气、窒息感、震颤伴濒死感等。典型发作症状：突然发作的强烈恐惧感，不能耐受的濒死感或失去控制感。同时伴有心悸、胸痛或不适、呼吸短促、颤抖、手足发麻等。采用心理及药物治疗。

惊则气乱（terror may lead to disorder of vital energy）　中医病机。气乱，指心气紊乱。《素问·举痛论》："惊则心无所倚，神无所归，虑无所定，故气乱矣。"即人惊则心气紊乱，心主血、藏神，气血失调则出现心悸、气短、失眠、心神不安等症状，甚则精神错乱。惊恐所引起的病症，当重在心肾调治。

惊者平之（calming therapy for frightened disease）　中医治则。语出《素问·至真要大论》。①惊悸怔忡、心神慌乱的一类病证，可用重镇安神法或用养心安神法以平定之。②小儿惊风抽搐一类病证，可用镇静平肝法，如磁朱丸之类平之。

惊证（frightening-syndrome）　其他名称：善惊。中医病证名。属心脾肝胆之病。心气心血不足，心神失养，脾虚生痰扰心，或思虑过度伤脾，肝血虚，胆气虚等，均可致病。症见遇事容易惊吓或无端而经常自觉惊慌，多伴有心悸不宁。治宜随证施治。

αB-晶体蛋白（αB-crystallin）　在应激时维持细胞必需蛋白质构象的小分子热激蛋白家族的代表性成员。该蛋白在蛋白质聚集折叠、跨膜转运、移位、细胞骨架稳定等方面也有重要功能，并与肌肉、神经系统疾病有关。

晶体溶液（crystalloid solution）　烧伤休克复苏输液主要成分之一。包括平衡盐溶液、生理盐水、碳酸氢钠溶液。平衡盐溶液所含电解质浓度最接近血浆电解质浓度。生理盐水为等渗氯化钠溶液，在渗透压平衡上具有生理性，在电解质成分上不能反映血浆电解质组成模式。大量输入可导致高氯性酸中毒。碳酸氢钠溶液纠正代谢性酸中毒，碱化尿液，以防血红蛋白和肌红蛋白堵塞肾小管，保护肾功能，并且有高张效应，加强复苏作用。

晶体渗透压（crystalloid osmotic pressure）　由溶质中小的分子或离子所产生的渗透压。例如血浆总渗透压为 708.9kPa（5 330mmHg），其中晶体渗透压为 705.6kPa（5 305mmHg），胶体渗透压只有 3.33kPa（25mmHg）。由于晶体物质（小分子物质）绝大部分不易透过细胞膜，所以晶体渗透压在保持细胞内外水平衡方面极为重要。

晶体智力（crystallized intelligence）　其他名称：晶态智力、晶化智力。以习得的经验为基础的认知能力。如人类学会的技能、语言文字能力、判断力、联想力等。

晶状体（lens）　眼球的重要折光装置之一。位于虹膜与玻璃体之间的双凸透镜状结构。无色透明，富有弹性，不含血管和神经，具有屈光作用。晶状体借晶状体悬器系于睫状体上。晶状体的曲度可随所视物体的远近而改变，但随着年龄增长，改变曲度的能力逐渐减弱，致使看近物时模糊，此种情况称"老花眼"。若晶状体混浊则为白内障。

晶状体超声乳化术（ultrasonic phacoemulsification）　其他名称：超声乳化白内障吸除术。应用超声能量将混浊晶状体核和皮质乳化后吸除、保留晶状体后囊的手术方法。

晶状体后纤维增生综合征（Terry syndrome）　新生儿期暴露于过高浓度氧气而致的一种内眼疾患。多发生于早产儿，视网膜有组织增生、出血、水肿，机化后视网膜剥离。患儿视力障碍甚至失明，瞳孔对光反射阙如，眼底检查：两侧晶状体后膜混浊，血管扩张，以后闭塞，睫状体向前牵拉，前房变浅。

晶状体混浊（phacoscotasmus）　瞳孔区呈灰白色混浊，混浊部随瞳孔运动而变化。是白内障的重要体征。病因有先天性、中毒性及糖尿病、虹膜睫状体炎、脉络膜炎、青光眼、高度近视和视网膜色素变性等。

晶状体溶解性青光眼（phacolytic glaucoma）　一种见于成熟期或过熟期老年性白内障病人的继发性急性开角型青光眼。病人在老年性白内障基础上突然发生眼球充血、疼痛，或伴有剧烈头痛，导致恶心呕吐、眼压明显升高。角膜雾状混浊，角膜后有沉淀物，偶可见前房积脓。治疗：摘除白内障；吸净残余的晶状体物质。

晶状体脱位（luxatio lentis）　晶状体脱离正常解剖学位置。分为先天性和后天性、完全性或不完全脱位。前者多系悬韧带先天发育不全、松弛无力所致；后者多为眼球挫伤或震荡所致。脱位的晶状体可进入前房，嵌顿于瞳孔，沉于玻璃体。手术或非手术治疗。

晶状体外伤（lens injury）　眼球机械性外伤累及晶状体。常见有外伤性白内障及晶状体脱位。

晶状体异位（dislocation of lens）　指由于晶状体悬韧带发育不良或断裂，使晶状体发生移位。根据移位的程度分为半脱位及全脱位两种。前者是晶状体移位但仍在虹膜后方的晶状体平面上，仍托在髌窝中；后者是晶状体移位至前房内或玻璃体内。临床上分为外伤性及先天性两种。常见的先天性晶状体移位有：Marfan 综合征、Marchesani 综合征及高胱氨酸尿症等。治疗：当晶状体异位导致继发性青光眼、较严重的葡萄膜炎或视力严重障碍时，应行晶状体摘除术。

睛明（jingming，BL 1）　其他名称：泪孔。中医经穴名。属足太阳膀胱经。手足太阳、足阳明、阴跷、阳跷之会。位于目内眦之内上方 0.1 寸处。治目赤肿痛、流泪、夜盲、近视、视神经炎等。固定眼球，沿眶缘缓刺 0.3～0.5 寸，不捻转，不提插，禁灸。

精（essence，semen）　中医术语。广义上指人体一切有形精微物质，包括气、血、津液和水谷精微。狭义上指男女生殖之精。指构成人体和维持生命活动的基本物质。生殖之精是生殖的基本物质，与生俱来；水谷之精由不断摄入的饮食所化生。故精足则生命力强，气机旺盛，不易受病；精虚则生命力减弱，适应能力和抗病能力均减退。

精氨[基]琥珀酸（argininosuccinic acid）　鸟氨酸循环的中间产物。由瓜氨酸与天冬氨酸缩合形成，可进一步释出延胡索酸而生成精氨酸。

精氨酸（arginine，Arg）　20 种蛋白质氨基酸之一。为半必需氨基酸。无色晶体。人体内合成能力较低，需部分从食物中补充。在体内是鸟氨酸循环中间代谢产物，可促使尿素生成和排泄，纠正氨中毒而解除肝性脑病。是精子蛋白的主要成分，有促进精子生成、提供精子运动能量的作用。用其盐酸盐可导致高氯性酸中毒，肝、肾功能不全或无尿者慎用或禁用。暴发性肝衰竭者不宜使用。

精氨酸代琥珀酸合成酶（argininosuccinate synthetase，ASS）　催化瓜氨酸与天冬氨酸缩合成为精氨酸代琥珀酸反应的酶。参与尿素的合成。该酶存在于肝细胞的细胞液中，是尿素合成的限速酶。

精氨酸酶（arginase）　在尿素循环中催化精氨酸水解为鸟氨酸及尿素的酶。

精斑检验（examination of seminal stain）　对精液附着在衣物

上干燥后形成的斑点进行检查。新鲜精斑有特殊气味，干燥后触之有硬感。精斑检验常用于刑事案件中的强奸和奸杀案件，有时用于婚姻案件中，如鉴定有无精子和生殖能力，通过检验可确定被检物上有无精斑，是否为人精斑以及精斑的血型等。

精蛋白重组人胰岛素（isophane protamine recombinant）胰岛素制剂。用于糖尿病。制剂：注射剂。不可用于酮症酸中毒的抢救。

精蛋白锌胰岛素（protamine zinc insulin）其他名称：长效胰岛素。含鱼精蛋白与氯化锌的胰岛素混悬液。用于轻型和中型糖尿病。制剂：注射剂。因作用缓慢，不能用于抢救糖尿病酮症酸中毒。

精蛋白锌胰岛素注射液（Injectio Insulini Protaminati Zinco）其他名称：精锌（长效）胰岛素注射液。降血糖药。为胰岛素的长效制剂。组成：胰岛素及适量硫酸鱼精蛋白、氧化锌等的白色或类白色灭菌混悬液。吸收缓慢而均匀。能纠正胰岛素缺乏引起的糖代谢紊乱。主治糖尿病；但不适用于糖尿病昏迷的抢救。

精道内灌注绝育法（perfusion in seminal passage for sterilization）传统输精管结扎术的改进。在手术中结扎远段输精管（即通向腹壁后，与精囊汇合形成射精管进入后尿道一段）之前，用液体（醋酸苯汞、维生素C、普鲁卡因等溶液）灌注这段精道，包括精囊，以冲出和杀灭遗留在内的精子，简称精道内灌注。

精密度（precision）同一样品经多次测定比较所得结果和平均值之间的符合程度。精密度高说明测定方法稳定、重现性良好。精密度取决于偶然误差的大小。精密度高，准确度不一定高；准确度高，精密度必然高。理想的分析方法是准确度和精密度都高，只有在既消除了系统误差，又控制住偶然误差的情况下才能达到要求。精密度可用标准差来表示。标准差越小，精密度越高。

精囊（seminal vesicle）其他名称：精囊腺。长椭圆形的囊状器官。位于膀胱底的后方，输精管壶腹的下外侧，左、右各一。排泄管与输精管末端合成射精管。黏膜向腔内突起形成高大的皱襞，彼此融合。黏膜表面为假复层柱状上皮，胞内有许多颗粒。在雄激素的作用下，分泌液体，构成精液的一部分。

精囊结核（tuberculosis of seminal vesicle）精囊的结核性病变。临床症状不明显，常与前列腺结核共存。附睾有硬结变化，可有血精、精液减少等症状。以全身抗结核治疗为主，合并附睾结核者，可行手术治疗。

精囊腺（vesicula seminalis）见精囊。

精囊炎（seminal vesiculitis）由细菌或寄生虫感染引起的精囊炎性病变。细菌可由尿道上行蔓延或经精道、血行感染。病原菌多为葡萄球菌、链球菌、大肠埃希菌等。表现为发热、寒战、会阴及下腹疼痛、血精等。治疗以抗感染为主，慢性者可配合理疗。

精气夺则虚（exhaustion of vital essence brings on deficiency syndrome）中医病机。指疾病过程中，正气过度耗损，出现虚证的病机。语出《素问·通评虚实论》。精气，指人体正气。夺，耗损之意。症见面色苍白、神疲体倦、心悸气短、自汗盗汗、脉细弱无力等。

精曲小管（contorted seminiferous tubules）其他名称：生精小管、曲细精管。位于睾丸小叶内，呈白色，管径纤细并极度迂曲。长70～80cm，小管上皮有产生精子的功能。小管之间是富有血管的疏松结缔组织，称睾丸间质。成人的精曲小管粗为$150\sim250\mu m$，管壁主要由生精上皮构成。生精上皮包括支持细胞和生精细胞。

精曲小管发育不全（seminiferous tubule dysgenesis）其他名称：克兰费尔特综合征、克氏综合征、原发性小睾丸症、先天性睾丸发育不全、先天性曲细精管发育不全综合征。以睾丸小、无精子及尿中促性腺激素增高等为特征的一组临床表现。1942年由克兰费尔特（Harry Klinefelter）等描述。其根本缺陷是男性多一条X染色质。常见染色体核为47，XXY或46，XY/47，XXY嵌合体。

精神病（psychosis）一组严重的精神障碍。出现认知、情感、意志、行为等精神活动的明显异常。临床表现为各种幻觉、妄想等症状，同时，现实检验能力和社会功能严重下降，自知力缺乏。致使病人不能正确反映客观现实、不能适应工作和社会生活。广义的精神病包括重性精神病、神经官能症、精神发育迟缓和人格障碍等，狭义的仅指重性精神病。

精神病性症状（psychotic symptoms）通常指病人失去现实检验能力，不能将病态的主观体验和客观现实明确区分，出现幻觉、妄想、联想障碍，行为严重脱离现实等表现。病人对精神症状无自知力，通常缺乏主动求治要求。见于精神分裂症等精神病。

精神创伤（psychic trauma）指任何痛苦的心理经验。通常意味着这种经验的影响持续长久，将会干扰人的正常心理功能的作用及其发挥。

精神发育不全（oligophrenia, mental deficiency）见精神发育迟缓。

精神发育迟缓（mental retardation，MR）其他名称：精神发育不全、精神幼稚症、精神发育迟滞、精神薄弱。多种原因引起的脑发育障碍所导致的综合征。主要特征为起病在18岁以前，智力低下和社会适应困难，可伴有某种精神或躯体疾病，随年龄增长，智力也可稍微有进步。

精神分裂症（schizophrenia）曾称早发性痴呆。是一种慢性、严重性、致残性精神疾病。主要特征为：感知觉、思维、情感、行为等方面障碍，以及精神活动的不协调。临床常见表现为幻听、偏执、奇特的妄想或语言和思维紊乱，伴随明显的社会或职业功能障碍。根据其突出症状可分为单纯型、青春型、紧张型、偏执型、分裂-情感型等。治疗：抗精神病药物、电休克、胰岛素休克和心理治疗等。

精神分裂症样精神病（schizophreniform psychosis）其他名称：分裂样精神病。原指预后较好的精神分裂症，现指急性而尚未确诊的精神分裂症。

精神分析（psychoanalysis）其他名称：心理分析。心理学流派之一。奥地利精神病医生弗洛伊德（S. Freud）在19世纪后叶创立。其理论主要来源于治疗精神病的临床经验，重视异常行为的分析，强调心理学应该研究无意识现象。认为人类的一切个体和社会的行为，都根源于心灵深处的某种动机，特别是性欲的冲动，它以无意识的形式支配人，并且表现在人的一切行为中，如过分压抑，会导致精神病。所谓精神分析，就是通过释梦、自由联想的方法，发现病人潜在的动机，使精神得到宣泄，达到治疗的目的。精神分析过分夸大无意识的作用，甚至与意识对立，是极为错误的。

精神活性物质（psychoactive substance）人体摄入后会产生明显的精神效应，而且长期使用会对健康造成不利影响的物质。代表性的有酒类、阿片（鸦片）类、大麻类、镇静催眠药、可卡因、其他中枢兴奋剂（可卡因除外）、致幻剂、烟草、挥发性溶剂等9类。

精神活性物质滥用（psychoactive substance abuse）简称物质滥用。指反复、不适当地使用精神活性物质，并造成明显的功能受损和精神痛苦。有的甚至出现反社会人格障碍。

精神活性物质所致精神障碍（mental disorders induced by neural reactive substance）在精神活性物质的使用过程中或使用后产生的精神障碍。

精神疾病（mental disease）在内外各种致病因素，包括生物学、心理学，以及社会环境因素的影响下，大脑功能活动发生紊乱，导致认识、情感、行为和意识等精神活动不同程度障碍的一类疾病。常见的有：精神分裂症、情感性精神病、反应性精神病、器质性精神病、神经症和精神发育迟缓等。

精神健康（mental health）其他名称：心理健康。在反映客观事物时所进行的一系列复杂的脑功能活动正常，以及自然与社会环境适应良好。具体表现：①能够愉快地从事建设性的工作、学习或其他个人活动；②了解自己的情绪，知道如何处理生活中遇到的问题；③能够应付紧张情境；④觉得生活有意义、有生存的价值；⑤对美丽、威严有敬畏感；⑥能够融洽、愉快地担任各种社会角色。

精神疗法（psychotherapy）见心理治疗。

精神偏执症（paraphrenia）　其他名称：妄想痴呆。一类发病年龄较大的偏执性精神病。亦以妄想为临床特征，往往建筑在虚构的基础上，内容夸大、荒诞，常伴发幻觉。治疗：用氯丙嗪、氯氮平等。

精神衰退（mental deterioration）　精神分裂症未经适当治疗发展成的特殊的痴呆状态。病人有严重的情感淡漠、意志缺乏、脱离现实、思维贫乏表现。常因此影响智力的发挥并丧失社会生活的能力。但病人尚保存部分计算力、记忆力以及病前所获得的知识和技能。这点与器质性脑病引起的痴呆不同。

精神性烦渴（psychogenic polydipsia）　与尿崩症相似，表现有烦渴、多饮、多尿及低比重尿，但血浆抗利尿激素不缺乏；禁水-加压素试验，禁水后尿量明显减少，尿比重或尿渗透压明显上升，与正常人相似，注射加压素后，尿渗透压无明显上升。本病与精神因素有关，常伴神经官能症症状，或与下丘脑有关。治疗可调整神经功能失调。

精神性聋（psychogenic deafness）　其他名称：癔症性聋。因精神受刺激或焦虑所致的听力障碍。其特点为：常呈单侧或双侧重度耳聋或全聋，无耳鸣或眩晕，可突然发作或突然恢复且其他癔症症状如震颤、缄默症等同存。治疗：针灸、暗示疗法。

精神性休克（mental shock）　遭受急剧而强烈的精神刺激后，精神活动立刻处于抑制状态。表现为对这种精神刺激完全没有反应，面无表情，精神运动也受到抑制，犹似木僵状态，甚至对疼痛也没有反应。可伴有意识模糊。见于急性反应性精神病或癔症。

精神药物（psychotropic drug）　指直接作用于中枢神经系统能使之兴奋或抑制，连接使用能产生依赖性的药物。临床中多用于治疗或改善异常的精神活动，使紊乱的思维、情绪和行为转为常态。

精神药物的分类（classification of psychotropic drugs）　精神药物分类如下：①抗焦虑与催眠药，最常用的是苯二氮䓬类（BZD）；②抗抑郁药，显著改善情绪；③心境稳定剂，相对公认的有碳酸锂、丙戊酸盐和卡马西平；④抗精神病药，包括经典和非经典抗精神病药；⑤促智药，主要作用是延缓大脑衰退。

精神幼稚症（oligophrenia）　见精神发育迟缓。

精神运动性癫痫（psychomotor epilepsy）　见癫痫。

精神运动性发作（psychomotor seizure）　癫痫的一种发作类型。具有癫痫发作的突发性、暂时性、反复性等特点。发作时有感知、思维、情感、意识、行为障碍及自主神经功能失调等。临床上分为精神性发作、自动症、朦胧状态、癫痫性谵妄、癫痫性木僵等。

精神运动性兴奋（psychomotor excitement）　精神病症状。整个精神活动增强，特别是动作和行为的增多，同时语言兴奋。可分为：①协调性精神运动性兴奋，指与病人的思想和情感一致的全身运动增加；②不协调性精神运动性兴奋，指病人的动作和言语单调杂乱，与其思想和情感不协调，令人难以理解。

精神运动性抑制（psychomotor inhibition）　精神病症状。整个精神活动减弱，表现为言语、动作、行为均减少。包括木僵、蜡样屈曲、违拗、缄默。多见于精神分裂症、抑郁症、心因性精神病及各种器质性精神病。

精索（spermatic cord）　从腹股沟管深环穿经腹股沟管，出腹股沟管浅环后延至睾丸上端的圆索状结构。主要由输精管、进出睾丸的血管、淋巴管和神经包以被膜而成。

精索静脉曲张（varicocele of spermatic vein）　精索内蔓状静脉丛异常伸长、扩张和迂曲的病变。由于静脉回流障碍而引起，多见于青壮年，常发生在左侧，主要表现为让病人站立时，可看见和/或触及如蚯蚓样曲张的静脉，平卧时曲张的静脉即缩小或消失。治疗：轻度精索静脉曲张可使用阴囊托带，严重者手术。

精索扭转（torsion of spermatic cord）　其他名称：睾丸扭转。男性生殖外科常见急症之一。多见于先天性睾丸系膜过长、附睾与睾丸接合不完全或隐睾者。儿童居多。以患侧腹股沟及阴囊突然剧痛、明显压痛、睾丸提高至阴囊上部伴发热、恶心为特征。一旦确诊，应立即手术复位，并将精索及睾丸固定于周围组织上。发病超过 4h 者，坏死的睾丸和附睾应予切除。

精索炎（funiculitis）　精索感染性疾病。临床上有精索增粗，局部剧痛，可放射至下腹及腰部。常并发附睾炎或睾丸炎。抗感染治疗。

精血同源（essence and blood have a common source）　中医术语。精血，维持人体生命活动的营养物质的统称。血本源于先天之精，而生成于后天饮食水谷；精的形成，亦靠后天饮食的化生，故有"精血同源"之说。精血的盈亏决定人体的健康与否。由于肾藏精，肝主藏血，如精血不足，一般治以养肝补肾。

精液（semen）　性高潮时阴茎射出的液体，含有精子和精囊、前列腺及尿道分泌物的液体。乳白色，不透明，碱性。正常精液每毫升含精子 1.0 亿～1.5 亿个。如精子总数减少至 6 000 万以下，畸形数目增多，活动力降低（50% 以下）和白细胞过多等，皆可影响生育力。

精液检验（seminal fluid examination）　判断男子生育力的重要方法。精液标本采集，待 10～30min 液化完全后再进行检验；包括肉眼观察颜色、透明度、黏稠度、量、pH 值；显微镜下观察精子密度、活动率、活动力以及精子形态等。精液的生化分析，包括果糖、微量元素，根据特殊需要进行各项有关检测。

精原细胞（spermatogonium）　生精上皮中最幼稚的生精细胞。染色体核型为 46，XY，紧贴生精上皮基膜。细胞圆形，较小，直径约 $12\mu m$。细胞核圆，染色质细密，胞质内除核糖体外，其他细胞器均不发达。青春期以前，它是精曲小管唯一可见的生精细胞。青春期开始，精原细胞不断地分裂增殖。精原细胞分为 Ad、Ap 和 B 三种类型。A 型细胞的核染色质细小，核仁常靠近核膜。B 型细胞的核膜上有较粗的染色质粒，核仁位于中央，经过数次分裂后，体积增大，分化为初级精母细胞。

精原细胞瘤（seminoma）　起源于睾丸生殖细胞的恶性肿瘤。常见于未降或异位睾丸。病人症状轻，多无疼痛，或仅有坠胀感。若肠道或输尿管受压引起梗阻，出现腹痛。病人多因睾丸发生硬块而就医。病理检查可确诊。治疗：手术彻底切除，也可与放疗、化疗同时应用。

精直小管（straight seminiferous tubules）　其他名称：直细精管。睾丸的精曲小管在近睾丸纵隔处变为短而直的管道。此管进入睾丸纵隔后，相互吻合成睾丸网。

精制白喉抗毒素（refined diphtheria antitoxin）　预防接种制品。接种对象为婴儿及未做过白喉类毒素全程免疫而与白喉病人密切接触者，因能中和游离的白喉毒素，可配合抗生素治疗白喉。预防给药剂量为 1 000～2 000 单位，肌内或皮下注射，治疗剂量视病情而定，轻者 2 万～4 万单位，重者 4 万～10 万单位，用药前应询问有无过敏史，并做皮试，皮试阳性者用脱敏法给药。

精制抗蝮蛇毒血清（purified antivenin）　主治蝮蛇咬伤。也可治疗五步蛇、烙铁头蛇、竹叶青蛇咬伤。每次 3 000 单位，用前先做皮试，阴性者，用前 10～20ml 加生理盐水 1：2 稀释，静脉缓慢注射；对皮试阳性者或可疑阳性者，在 10% 葡萄糖溶液内加氢化可的松 100～200mg，再加精制抗蝮蛇毒血清 1～2ml 静脉滴注，观察 30min，无反应时可将所需血清加至 10～20ml。

精制破伤风抗毒素（refined tetanus antitoxin）　预防接种制品。接种对象为 5 年内未接种过破伤风类毒素的外伤病人，如战伤、深部刺伤、伤口有泥土的、新生儿脐带处理不合要求等，需同时给予抗菌治疗。对已经发病的病人，在抗菌治疗的同时也应立即静滴本药。用前需做皮试。

精制羊脂（prepared suet）　精制的取自羊腹腔的脂肪。组成：硬脂酸酯及软脂酸酯以及一定量的油酸甘油酯，无色油块，熔点 45～50℃，能溶于醇、醚。用作软膏剂的基质。

精子（spermatozoon）　雄性动物的成熟生殖细胞。为单倍体，携带父系的全部遗传信息。人类精子呈蝌蚪形，是人体中最小的细胞。分为头、体、尾三部。其头部的细胞核负责携带亲代遗传基因，中段含有大量线粒体以提供能量，其尾部具有运动功能，使精子能向前游动。精子在睾丸的精曲小管中形成后，暂时储存在附睾内。精子在附睾内能生存 1 个月左右。射精时，精子从附睾排出，经输精管达射精管，最后与精囊腺、前列腺、尿道球腺的分泌物合成精液，从尿道排出体外。一次射精的精液量约 1.5～5ml。每毫升精液约含精子 1.0 亿～1.5 亿个。如每毫升精液中精子少于 2 000 万个，则受精机会就会显著减少；若每毫升精液中精子少于 400 万个，则就不易受精。

精子发生（spermatogenesis） 雄性动物生殖细胞（精子）的发生和成熟过程。发生在睾丸的生精上皮，于雄性性成熟时开始。原始生殖细胞经多次有丝分裂而增殖（增殖期），形成精原细胞；其中一些精原细胞体积增大（生长期），形成初级精母细胞；初级精母细胞经过二次减数分裂，产生 4 个染色体数减半的精细胞。精细胞再经一系列形态变化，形成能活动的精子。人的精子发生的每一周期包括 8 个分期，历时 74.4 天。

精子活动力（sperm motility） 精子向前运动的能力，即活动精子的质量。世界卫生组织（WHO）将精子活动力分为 4 级：a 级（良好）、b 级（较好）、c 级（不良）、d 级（无活动力）。射精 60min 内（18～24℃）（a+b）级＞50%、a 级≥20%为正常。精子活动力以 c 级为主，则为男性不育症的主要原因之一。常见于精索静脉曲张、生殖系统感染，应用抗代谢药、抗疟药、雌激素、氧化氮芥等。

精子活动率（sperm activation rate） 活动精子占精子总数的百分率。观察 100 个精子，计数活动精子的数量，计算出精子活动率。射精 30～60min 内（18～24℃）精子活动率为 80%～90%，至少＞60%。伊红染色精子活动率＞75%为正常。为判断男性不育的重要指标之一。

精子获能（capacitation） 解除精液对精子的抑制作用使之具备受精能力的过程。精液中有抑制精子释放顶体酶的物质，所以排出的精子只有运动能力而无受精能力。女性生殖管道内有解除这种抑制的酶，从而使精子获得受精能力。

精子畸形试验（spermatic deformation test） 观察精子形态改变以检测化学物对生殖细胞毒性的体内试验。将受试物经口或经腹腔注射给小鼠或大鼠，连续 5 日，于首次染毒后 35 日，取睾丸观察精子，主要是精子头部形态，如出现无钩、香蕉形、双头、胖头等即为异常，少数表现为尾部畸形。本试验对能引起哺乳动物生殖细胞突变的化学物较敏感，方法简便、易行，是检测化学诱变的体内试验之一。精子畸形发生机制尚需进一步研究。

精子抗原（antigen of spermatozoon） 精子抗原分为膜内抗原和膜外抗原两型。前者是在精子形成过程中合成的，构成精子细胞膜的一部分。膜外抗原是前列腺、精囊的产物，吸附在精子表面上，精子抗原能产生相应抗体，二者相遇，出现精子凝集反应和制动。精子的自身抗原和自身抗体可产生自身免疫反应而成为不育的原因。此外，输精管绝育术后，约 2/3 的人，对精子抗原产生自身免疫反应。

精子缺乏（spermacrasia） 精液液化后在显微镜下观察，若仅有少量精子缺乏。是男性不育症的重要原因。常见于睾丸结核、淋病、先天性睾丸下降不全、先天性输精管发育不全、先天性睾丸附睾分离、睾丸炎后遗症等，也可见于输精管结扎术 6 周后。

精子性肉芽肿（spermatic granuloma） 精子溢出至组织内所引起的一种慢性炎症。较常见。多发生于附睾。其发生常为炎症或外伤等损伤精子管道使精液溢出于组织内所致。肉眼观，常在附睾上极见一灰白色小结节，切面可见结节内含黄色或棕黄色物质。镜下，病变主要发生于附睾间质，初期为中性粒细胞和巨噬细胞浸润，后期则是由类上皮细胞和多核巨细胞构成的结核样结节。结节中央可见多少不等的精子，结节周围有淋巴细胞和成纤维细胞包绕，日久可发生纤维化、玻璃样变，甚至钙化。

鲸蜡（cetaceum） 抹香鲸（*Physeter macrocephalus*）头部的固体脂肪。主要含棕榈酸鲸蜡醇酯及少量的其他脂肪酸酯

白色油状质块，有微臭，熔点为 42～50℃，能吸收水，不易酸败，能与脂肪、蜡、凡士林等熔合，具有较好的润滑性。在药剂制造中多用以增加基质的稠度。

井水卫生（sanitation of well-water） 对井水采取卫生管理措施以达到防止污染的目的。具体要求是合理地修建井壁、井台、井栏、排水沟，并设置井盖和公用水桶。水井不应建在低洼、积水和沼泽地带。水井周围 20～30m 的范围内不应有厕所、渗水坑、粪坑、垃圾、废渣堆等污染源。应建立卫生管理制度。

井型探头（well type of detector） 将闪烁探头的固体闪烁体（碘化钠）做成凹型体与光电倍增管相接而组成的装置。可提高探测效率很多倍。能测出放射性强度弱到 10^{-9}Ci 的 γ 放射源。

井穴（jing points） 中医五输穴之一。脉气浅小，犹如泉水初出。井穴分布在四肢末端。十二经脉各有一个井穴，即少商（肺）、商阳（大肠）、厉兑（胃）、隐白（脾）、少冲（心）、少泽（小肠）、至阴（膀胱）、涌泉（肾）、中冲（心包）、关冲（三焦）、窍阴（胆）、大敦（肝），合称十二井穴。常用于急救。

胼屈嗪（hydralazine） 其他名称：胼苯达嗪。抗高血压药。用于肾性高血压、舒张压较高者及妊娠毒血症引起的高血压危象。制剂：盐酸胼屈嗪片剂。冠心病、脑动脉硬化、心动过速及心功能不全病人慎用。

颈臂痛（cervicobrachial pain） 常见临床症状。引起颈臂痛的疾病有：颈椎、颈椎旁软组织、颈神经根及神经丛、肩关节及肩关节周围及内脏等疾病。

颈囊状淋巴管瘤（lymphangioma cysticum of neck） 其他名称：先天性囊状水瘤。一种多房性囊肿。内容物系透明、微黄色的淋巴液。多位于婴儿的颈侧方、胸锁乳突肌的外侧、锁骨上方的皮下组织内。为柔软、有波动感、透光的肿物，不易被压缩，亦无疼痛。治疗：手术切除。

颈部损伤（injury of neck） 颈部受外力损伤所致的伤。可分为闭合性和开放性。闭合性损伤多见于拳击、勒缢；开放性损伤多为割伤、刺伤、弹伤等。颈部动脉损伤，常引起大出血，可在短期内死亡或形成巨大血肿；开放性颈静脉损伤除严重出血外，尚可发生空气栓塞；喉和气管损伤除引起呼吸困难外，还可以因吸入血液而窒息。

颈部肿块（mass of neck） 在颈部出现的炎症、结核、肿瘤和先天性畸形等块状肿物。应根据病史、体征、穿刺、B 超、组织病理学检查等明确诊断。

颈部主动脉综合征（cervical aorta syndrome） 主动脉发育异常，残留于颈部所致的一种综合征。表现为语言障碍、呼吸困难、喘鸣。颈右侧锁骨上见搏动性肿块，有杂音和震颤；压迫该处，股动脉搏动减弱或消失。予手术治疗。

颈丛（cervical plexus） 由第一至第四颈神经前支交织而成的神经丛。位于胸锁乳突肌上部深面，发出的分支分布于膈、头、颈、胸部皮肤。主要皮支有：①枕小神经，分布于枕部及耳郭背面上部的皮肤；②耳大神经，分布至耳郭及其附近的皮肤；③颈横神经，分布于颈部皮肤；④锁骨上神经，分布于颈侧部、胸壁上部和肩部的皮肤。颈丛的深支支配颈部肌和膈肌。其最重要的深支是膈神经，它下行经胸腔至膈，支配膈肌运动。如膈神经损伤则膈肌瘫痪，影响呼吸。

颈动脉搏动（carotid pulsation） 颈部检查的一种体征。正常人只在剧烈活动后心脏搏出量增加时可见微弱的颈动脉搏动，安静时不易看到。如在安静状态下出现颈动脉的明显搏动，则多见于主动脉瓣关闭不全、高血压、甲状腺功能亢进或严重贫血病人。

颈动脉搏动图（carotid arteriogram） 利用脉搏传感器和放大器，将颈总动脉搏动通过记录装置描记出来。临床上常用来测定心室收缩时间间期，依据左心室收缩期中各时相，以估计左心室的功能状态。

颈动脉窦（carotid sinus） 颈总动脉末端和颈内动脉起始部膨大的部分。窦壁外膜较厚，其中有丰富的游离神经末梢，为压力感受器。可感受动脉血压的变化而反射性地引起调节反应，使血压稳定在一定水平。

颈动脉窦性晕厥（carotid sinus syncope）　见颈动脉窦综合征。

颈动脉窦综合征（carotid sinus syndrome）　其他名称：颈动脉窦性晕厥。颈动脉反射过敏所致的晕厥。多见于中年以上男性。在颈动脉窦受刺激（突然转颈、衣领过紧等）时发生眩晕、昏倒、短暂的意识丧失，甚至抽搐。可伴有心电图变化如心动过缓、窦房传导阻滞、高度房室传导阻滞等。治疗应对症处理。有晕厥史者应加强预防。

颈动脉分叉部扩张症（dilatation of the bifurcation of jugular artery）　较少见。表现为颈动脉分叉部呈膨胀性扩张。好发于中老年人，男性多见。有时伴有动脉硬化或高血压。病人自觉颈部有肿物。检查时在颈动脉分叉部触及肿物，一般大小约为1cm×2cm，有轻微震颤及杂音。治疗：与动脉瘤不同，无进行性增大趋向，不需特殊处理。

颈动脉管（carotid canal）　颞骨岩部内的骨性管道。颞骨岩部下面中央有颈动脉管外口，向前内通颈动脉管，先垂直上行，继而折向前内，开口于岩尖。

颈动脉过长综合征（redundant carotid artery syndrome）　颈动脉过长，当颈动脉扭转、屈曲时引起间歇性脑供血不足的一组病征。表现为眩晕、步态不稳、一侧或两侧肢体无力、感觉异常。颈部及咽部可见或扪及搏动性肿块。彩超或磁共振血管成像（MRA）可发现颈动脉扭曲。手术治疗。

颈动脉瘤（aneurysm of carotid artery）　颈部动脉呈囊状或梭形、局部或广泛的扩张。包括颈总动脉、颈内动脉（颅外段）、颈外动脉及其分支的动脉瘤。多因动脉粥样硬化所引起。表现为颈侧方搏动性肿块、脑部缺血和邻近器官受压的症状。彩超或磁共振血管成像（MRA）可确诊。手术治疗。

颈动脉鞘（carotid sheath）　是颈筋膜在颈部大血管和神经周围形成的血管神经鞘。气管前筋膜向两侧延续，包裹颈总动脉、颈内动脉、颈内静脉和迷走神经的结构。

颈动脉体（carotid body）　见颈动脉小球。

颈动脉体瘤（carotid body tumor）　颈动脉体的良性肿瘤。该体位于颈总动脉交叉处，是人体非嗜铬性副神经节构造之一，有包膜，平均直径为3.5mm。症状视生长速度、大小和发展方向而不同。大者可出现舌下神经和迷走神经功能障碍。如迷走神经功能受累则出现眩晕及阿-斯综合征。颈交感神经受压时可出现霍纳综合征。能有传导性搏动感，可左右活动，但不能上下推移，听诊可有杂音。彩超或磁共振血管成像（MRA）诊断。手术应避免脑部后遗症。

颈动脉体瘤综合征（carotid body tumor syndrome）　颈动脉体瘤所致的一组病征。发病年龄平均为45岁。可有声带麻痹、声音嘶哑；颈部肿块可左右移动，但不能上下移动，大多有搏动性，偶可闻及杂音；有面神经麻痹及眩晕。手术治疗。

颈动脉痛（carotid vascular pain）　见颈动脉炎。

颈动脉系统缺血综合征（ischemia syndrome of carotid system）　多种原因造成的颈动脉系统供血不足而引起的一组病征。常见于成年男性，左侧好发。表现为低血压、眩晕、椎基底动脉缺血现象，暂时性同侧失明或对侧偏瘫。手术治疗。

颈动脉小球（carotid glomus）　其他名称：颈动脉体。借结缔组织连于颈动脉权的后方的一个扁椭圆形小体。为化学感受器，可感受血液中二氧化碳分压、氧分压和氢离子浓度变化。

颈动脉炎（carotid arteritis）　其他名称：颈动脉痛。颈总动脉及其分支的无菌性炎症。主要表现是颈部疼痛、颈动脉增厚和触痛，也可有咽、咽干和头、面、耳、眼、胸、食管等处的多发放射性痛。颈动脉触痛最具特征，单侧多于双侧。治疗：控制变态反应性炎症的发展和解除血管痉挛，口服少量泼尼松类激素或阿司匹林；久治不愈和病情重者加用氢化可的松。

颈动脉迂曲（tortuous jugular artery）　主动脉弓、无名动脉、锁骨下动脉及颈动脉等大血管纤维硬化性改变的后果。老年肥胖女性、高血压病人多见。右侧多。病人有时感觉颈部、胸骨后痛，并放射到前臂，吃饭时加重。于右锁骨上窝、锁骨切迹上方，或于胸锁乳突肌下1/3部位扪到明显的动脉搏动及无痛性或轻微疼痛的肿物。彩超、磁共振血管成像（MRA）诊断。治疗：降低血压后颈动脉迂曲、扩张程度可

随之减轻。

颈复康颗粒（jingfukang keli）　中医成药名。活血化瘀、祛风除湿剂。组成：黄芪、党参、丹参、白芍、生地黄、威灵仙、花蕊石、葛根、黄柏、秦艽、王不留行、川芎、苍术、羌活、桃仁、乳香、没药、红花、地龙、土鳖虫。用于颈椎病引起的脑供血不足、头晕、颈项僵硬、肩背疼痛、手臂麻木等症。用法：饭后服用，少量黄酒为引效果好。孕妇忌服；消化性溃疡、肾性高血压等病人慎服。如有感冒、发热、鼻咽痛等，暂停服药。

颈干角（neck-shaft angle, collodiaphyseal angle）　股骨颈的轴心线与股骨干的纵轴线所成的角，正常为110°～140°，平均为127°。

颈肌（musculi colli）　颈浅肌、舌骨上肌、舌骨下肌及颈深肌3群肌肉的总称。颈浅肌有下拉口角、转脸和仰头的作用。舌骨上、下肌群下拉下颌骨以助张口，并可提喉以协助吞咽动作。颈深肌群可上提肋骨帮助吸气，并可屈颈。

颈肌扭伤（sprain of neck muscle）　中医病名。即颈部某些肌肉受损而疼挛疼痛、活动受限的疾病。证见颈部疼挛疼痛、活动受限等。局部推拿、针灸治疗，配合内服活血化瘀药。

颈僵直（cervical rigidity）　颈部骨关节外伤或颈肌痉挛性病变所致的临床征象。颈部不能自主活动，也不能被动活动，或固定于某种特殊的强迫位等。常见于斜颈、颈肌病变、颈部骨关节病变、帕金森病等。亦可见于破伤风和脑膜刺激征的颈项强直。

颈交感神经综合征（cervical sympathetic syndrome, Horner syndrome）　见霍纳综合征。

颈静脉充盈（jugular vein engorgement）　在坐位或半坐位时，颈静脉因充盈而显露的症状。多见于右心衰竭、上腔静脉阻塞综合征等静脉压增高的情况。

颈静脉孔综合征（jugular foramen syndrome）　其他名称：韦内综合征。颅底骨折、颈静脉体瘤或恶性肿瘤等侵害或压迫经颈静脉孔出颅的脑神经（舌咽、迷走、副神经）所致的症候群。表现为声嘶、呛咳、咽下困难、病侧软腭瘫痪和咽喉部感觉缺失、舌后1/3味觉缺失，以及胸锁乳突肌麻痹等症状。

颈静脉扩张症（dilatation of jugular vein）　颈根部静脉病变，呈节段性梭形或囊状扩张畸形。多为颈内或颈外静脉扩张。主要表现为局部偶有胀感，视诊可见颈部隆起。彩超诊断。治疗：扩张静脉结扎切除。

颈静脉脉搏（jugular pulse）　心动周期内，在颈静脉上观察或记录到的周期性的搏动。由右心房内压力的变化逆传到颈静脉引起。波形与心房波极为类似，由a、c、V 3个小波组成。a波代表心房收缩；c波是等容收缩期内心室内压升高经三尖瓣传到心房而引起的；V波是三尖瓣开放之前的舒张期内静脉血不断流入心房所致。

颈静脉怒张（engorgement of jugular vein）　颈部检查的一种体征。正常人立位或坐位时颈外静脉常不显露，平卧时可稍见充盈，充盈的水平仅限于锁骨上缘至下颌角距离的下2/3处。卧位时如充盈度超过正常水平，或立位与坐位时可见明显静脉充盈，称为颈静脉怒张。提示静脉压增高，可见于右心功能不全、缩窄性心包炎、心包积液或上腔静脉综合征。在三尖瓣关闭不全时，除颈静脉怒张外同时伴有颈静脉搏动，颈静脉搏动特点是搏动柔和、范围弥散，触诊时无搏动感。

颈静脉球体瘤（glomus jugularis tumor）　其他名称：颈静脉体样瘤、鼓室体瘤、非嗜铬性副神经节瘤。颈静脉球顶部组织上皮样细胞增生。病变可侵入中耳，甚至直接侵犯颅底多处。特点为耳鸣、耳聋、咽下困难、声嘶和舌肌麻痹等。治疗：手术合并放疗。

颈静脉体瘤（jugular glomus tumor）　位于鼓室和颈静脉化学感受器的血管性肿瘤。女性多见。早期表现为与脉搏同步的搏动性耳鸣，伴传导性聋，检查鼓膜内有似草莓样肿体，易出血。中后期可出现同侧周围性面瘫、软腭运动偏斜、声音嘶哑、大出血等表现。侵入颅内可出现头痛、视乳头水肿等高颅压症。彩超、磁共振血管成像诊断。手术切除为主。

颈阔肌（platysma）　位于颈部浅筋膜内的皮肌。薄而宽阔，

起自胸大肌和三角肌表面的筋膜，向上内止于口角、下颌骨下缘及面部皮肤，作用为拉口角及下颌向下，并使颈部皮肤出现皱褶。

颈肋（cervical rib）　较多见的肋骨变异的一种。X线上见到一侧或两侧从第7颈椎发出的短小较直的小肋骨。女性多见。

颈肋综合征（cervical rib syndrome）　由于第7颈椎的先天性畸形——颈肋压迫邻近的臂丛神经和锁骨下动脉而致的一组症候群。多在30岁以后起病。患肢疼痛、麻木，转颈、肩部下压时加重，反之减轻。上肢肌肉萎缩，手用力时变红、出汗、水肿，桡动脉搏动减弱或消失。治疗：防止过劳，对症处理及手术。

颈淋巴结结核（tuberculosis of cervical lymph nodes）　由结核分枝杆菌引起的颈淋巴结肿大。多见于儿童和青年，结核分枝杆菌多经扁桃体、龋齿侵入，少数继发于肺或支气管结核。初期颈部一侧或两侧有多个大小不等的肿大淋巴结，无痛、活动，发展后可相互粘连，融合成团，与皮肤和周围组织粘连，不易推动。晚期发生干酪样坏死、液化，形成寒性脓肿。脓肿破溃可形成经久不愈的窦道或溃疡。予抗结核药物治疗，必要时手术。

颈淋巴结清扫术（radical dissection of neck lymphnodes）　在切除原发癌的同时对其颈部淋巴结转移灶进行彻底清扫。术后只在颈部皮下保留颈总动静脉，颈内、外动脉，迷走神经，膈神经，舌神经及臂丛神经。

颈内动脉（internal carotid artery）　颈总动脉的两大分支之一。于甲状软骨上缘高度由颈总动脉发出，上行经颈动脉管入颅，营养脑及眶内结构。

颈内动脉闭塞（internal carotid artery occlusion）　神经科疾病。可分为：①无症状型，尸检时发现；②多发小梗死型，表现为部分大脑中动脉闭塞症状；③大块脑梗死型，偏瘫、昏迷，优势半球受累出现失语；有的病人闭塞侧出现霍纳综合征，即该侧瞳孔小、眼裂小。此型死亡率高，如重症脑出血。确切诊断需磁共振血管成像。

颈内动脉海绵窦瘘（carotid-cavernous fistula）　颅脑损伤的表现。当颅中窝骨折经过蝶骨，其骨突或骨折片损伤颈内动脉时产生。表现为头部或眶部连续性杂音，搏动性眼球突出，眼球运动受限和视力进行性减退等。磁共振血管成像（MRA）可诊断。首选手术。手术目的在于阻塞瘘口，或行瘘口孤立，但又不影响手术侧的大脑半球供血。手术方法包括：结扎颈动脉；孤立手术；游离肌块栓塞法；肌栓系统法，又称放风筝法；孤立术与肌块栓塞术相结合；胶囊导管栓塞术；海绵窦填塞术；直接手术法等。

颈内动脉瘤综合征（internal carotid artery aneurysm syndrome）　颈内动脉发生动脉瘤所致的一组病征。特点为单侧前额部及眼眶部疼痛，动眼神经麻痹，轻度眼球突出，可有同侧偏盲、单眼失明及视神经萎缩，头痛、偏头痛发作。彩超、磁共振血管成像（MRA）确诊。手术治疗。

颈内动脉扭曲（arteria carotis interna flexion）　颈段的颈内动脉有曲张、成袢的畸形。可使血流阻力增大，影响脑的血液运行，严重者可引起脑的供血不足。发生颈内动脉血栓形成的机会也较多。表现：常有阵发性意识障碍和短暂性脑缺血发作，在转动颈部时尤易诱发。局部可摸到增粗的动脉，并可听到杂音。彩超、磁共振血管成像（MRA）确诊。手术治疗。

颈内静脉（internal jugular vein）　自颈静脉孔处续于乙状窦的静脉。在颈动脉鞘内沿颈内动脉和颈总动脉的外侧下行，至胸锁关节的后方与锁骨下静脉汇合成头臂静脉。收集脑部、面部及颈部大部分区域的静脉血。其属支中有一条较重要的面静脉，与面动脉伴行。此静脉在眼内眦处与眼静脉连接，而无静脉瓣，所以面部的感染可能通过眼静脉传播到颅腔内，引起严重后果。

颈内静脉孔（internal jugular foramen）　由枕骨和颞骨共同围成的不规则孔。位于枕骨大孔前外侧，内有颈内静脉、舌咽神经、迷走神经及副神经通过。

颈黏液细胞（mucous neck cell）　一种位于胃底腺颈部为数不多的细胞。形态不规则，核扁圆，位于基底部，顶部胞质内含有分泌颗粒（黏原颗粒）。电镜下游离面有稀少的微绒毛。颈黏液细胞产生酸性黏多糖等。

颈膨大（cervical enlargement）　脊髓第4颈节至第1胸节因内部的神经纤维和神经元数量多而呈现出的梭形膨大。从此处发出神经支配上肢。颈膨大相当于臂丛发出的节段，故认为膨大部的形成与肢体的发达有关。下方的称腰膨大，参见腰膨大。

颈牵引（head traction）　用于椎间盘突出或膨出的神经根型颈椎病的治疗。方法：采用卧式或坐式枕颌带牵引，重量3～4kg，牵引方向以颈椎自然位方向为宜。

颈强直（neck rigidity, stiff neck）　当脑膜炎、脑蛛网膜下腔出血等脑部病症时出现的症状。颈强直的检查：病人仰卧位时应去枕，使其头部放平，用手托住病人枕部再屈颈。正常人下颌可抵达胸骨上切迹。没有抵达，即为颈强直。

颈圈（cervical collar）　围绕在颈部起支撑作用的装置。适于固定疑似颈椎骨折，创伤后缓解颈部肌肉痉挛，以及颈椎发生退行性病变或手术后、受伤后用来支撑头部。颈圈分为软式和硬式两种。

颈神经（cervical nerves）　连于脊髓颈段的脊神经。由颈椎的椎间孔穿出，在31对脊神经中有8对颈神经。第1颈神经通过寰椎与枕骨之间出椎管。第2～7颈神经都通过同序数颈椎上方的椎间孔穿出椎管，第8颈神经通过第7颈椎下方的椎间孔穿出。颈神经根较短，行程近水平。

颈神经丛阻滞（cervical nerve plexus block）　麻醉方法之一。将局麻药注入第2、3、4颈椎横突附近导致颈神经丛阻滞。使病人头偏向一侧，自乳突与锁骨中点作一连线，连线上乳突下1.5cm相当于第2颈椎；自喉结与连线作一垂线，其交点相当于第4颈椎；该颈椎上1.5cm为第3颈椎。常用于颈部手术。

颈神经根综合征（cervical nerve root syndrome）　由颈椎原因不明的慢性退行性变所致的脊神经根和脊髓受损的一组病征。可出现相应部位疼痛、皮肤感觉异常或减退，下肢无力、发僵，肌力减退，肌张力增高，巴宾斯基征阳性，痛温觉障碍。保守治疗或手术。

颈外侧浅淋巴结（superficial lateral cervical lymph node）　头颈淋巴结的一群。沿颈外静脉排列的淋巴结。引流颈外侧浅层结构的淋巴，并收集枕部、乳突部和腮腺部的淋巴，其输出淋巴管注入颈外侧深淋巴结。

颈外侧深淋巴结（deep lateral cervical lymph node）　颈外侧淋巴结中数目较多的一群。沿颈内静脉排列的淋巴结。少数淋巴结沿副神经和颈横血管排列。以肩胛舌骨肌为界，分为颈外侧上深淋巴结和颈外侧下深淋巴结两群。

颈外动脉（external carotid artery）　颈总动脉两分支之一。初居颈内动脉的前内侧，后经前方绕至其前外侧，上行穿经腮腺实质，达下颌颈高度分为颞浅动脉和上颌动脉两终支。主要分支有：甲状腺上动脉、舌动脉、面动脉、颞浅动脉、上颌动脉。各自分布于相应部位。

颈外静脉（external jugular vein）　在耳下方由下颌后静脉后支和耳后静脉、枕静脉汇合而成的静脉。是颈部最大的浅静脉，于胸锁乳突肌浅面斜向下后行，在锁骨上方穿深筋膜注入锁骨下静脉或静脉角。颈外静脉收集枕部及颈浅部的静脉血，注入锁骨下静脉。因位置表浅，在活体上明显可见，儿科常在此作静脉穿刺。

颈外静脉扩张综合征（vena jugularis externa extension syndrome）　多种原因造成颈外静脉扩张所产生的一系列临床表现。主要体征为锁骨上固定性实质性肿块，咳嗽时出现，安静时消失，质柔软，无搏动，无血管杂音。彩超可诊断，手术治疗。

颈胸征（cervicothoracic sign）　其他名称：肺尖部轮廓征。常见的轮廓征之一。上纵隔病变延伸至一侧肺内，如病变的上界终止于锁骨，或与颈部软组织影融合，其外缘模糊者即为此征。如出现此征提示病变多位于气管之前的纵隔，反之则病变位于气管之后的纵隔。

颈-眼-耳综合征（cervico-oculo-acoustic syndrome）　一种主要累及颈部、眼睛和耳部的先天性遗传病。女性多见。表现为颈短强直、头发稀少、先天感音性耳聋、眼外直肌麻痹，伴脊柱侧凸。无特殊疗法。

颈痈（carbuncle of neck）　中医病名。位于颈后的痈。多因外感风温、风热，肝胃火毒上攻，挟痰壅结于少阳、阳明之络而成。症见恶寒发热，头痛项强，局部核块形如鸡卵，焮热疼痛，溃后脓尽而愈。宜清热解毒、散风消肿。

颈椎（cervical vertebrate）　构成脊柱颈部的 7 块椎骨。椎体较小，横断面呈椭圆形，椎孔较大，呈三角形，第 1、2、7 颈椎因形状特殊，称特殊颈椎，余为普通颈椎。第 1 颈椎又称寰椎，第 2 颈椎又称枢椎，第 7 颈椎又称隆椎，低头时可看到和摸到颈后下部最高突起的部位，即为第 7 颈椎的隆突。

颈椎半脱位（subluxation of cervical vertebra）　上一个颈椎椎体向下一个椎体前方或侧方移位。常因汽车急刹车、头部受惯性作用猛向前倾所引起。

颈椎病（cervical spondylosis）　①退行性颈椎关节病。颈椎椎间盘变性、颈椎骨质增生引起的一系列症状和体征。好发于 40 岁以上者，起病缓慢，疼痛部位依受累的神经根分布不同而异，多在一侧颈和肩部或向同侧上臂、前臂尺侧和手指放射。在上述区域内可有轻度感觉减退或过敏。常表现为颈、肩臂、肩胛上背及胸前区疼痛，臂手麻木，肌肉萎缩，甚至瘫痪。颈椎 X 线平片上可见椎间隙变窄，椎体前后缘或椎间孔处有骨赘形成。治疗：轻者牵引、针灸、按摩、理疗，重者可手术。②中医病名。因颈椎间盘及其继发性椎关节退行性变，引起脊髓、神经、血管损害所致，症见颈肩痛，放射至头枕部或上肢，甚者出现双下肢痉挛，行走困难，以致四肢瘫痪等。治疗：局部推拿、牵引、针灸等，配合内服补肾强骨、舒筋活络药。

颈椎病性脊髓病（cervical spondylotic myelopathy，CSM）　一组颈髓进行性受压迫引起逐渐发展的变性病理改变导致的疾病。多由椎间盘的进行性退变引起小关节不稳定、骨刺形成，黄韧带钙化，脊柱椎管周围硬化狭窄导致的颈髓和神经根病变。本病理变化为颈椎间盘进行性退变，以及在（或不在）先天性椎管狭窄基础上的颈椎骨进行性增生过程。临床表现主要有颈部僵硬；颈、肩臂反射性疼痛；步态不稳、宽基底步态；手部活动不灵活；损害脊髓节段下运动神经元瘫痪，下肢无力和僵硬；阵挛、腱反射增高、病理征等。手术治疗解除脊髓压迫，还可予颈椎牵引、颈椎固定、颅骨牵引、物理治疗，止痛和使用肌肉松弛剂等对症处理。

颈椎间盘突出症（herniation of cervical disc）　颈椎椎间盘向后外侧突出，压迫颈髓神经根或颈髓而引起的一系列症状。多有外伤史或慢性劳损。发病年龄多在 30 岁左右，病变相应部位可有麻木感，重者可有剧痛，受累神经支配区有感觉、运动及反射改变，以及肌力减退和肌萎缩等。磁共振（MRI）诊断。可予牵引、理疗、药物等治疗。脊髓明显受压者手术。

颈椎牵引（cervical traction）　一种牵引疗法。适用于颈椎病、颈椎间关节紊乱及滑膜嵌顿等疾病。取坐位或头高足低的仰卧位，用颌枕带托住下颌及枕部，通过滑轮装置进行纵向牵引。也可作脉冲牵引，即牵引数十秒放松数十秒。牵引出现痛麻等症状加重、眩晕、胸闷、心慌、恶心、面色苍白、冷汗时，应及时停止。

颈椎脱位（dislocation of cervical vertebra）　颈椎椎体脱离正常的连接关系位置及生理弧度有所改变。由屈曲性损伤引起。一侧或两侧椎间小关节可发生交锁，下一椎体压缩，椎体前缘折断而向前移位，脊髓常被挫伤或压迫。

颈椎椎体骨折（fracture of cervical vertebral body）　颈椎椎体骨的连续性或完整性中断。多发生于颈椎 5～7 椎体，由强力过度屈曲引起。单纯压缩性骨折或粉碎性压缩性骨折较颈椎脱位及骨折脱位少见。常合并颈髓损伤。

颈总动脉（common carotid artery）　头颈部的主要动脉。右侧发自头臂干，左侧直接发自主动脉弓。两侧颈总动脉均经过胸锁关节后方，沿气管和喉外侧上升，至平甲状软骨上缘分为颈内动脉和颈外动脉。供给头面部及颅内血液。破裂出血时，甲状软骨外侧（胸锁乳突肌中点）用力向后按压即可

将该动脉压迫至第 6 颈椎横突上而止血。

景天庚酮糖（sedoheptulose）　磷酸葡糖酸旁路的中间产物。属七碳酮糖类。由 5-磷酸木酮糖借转酮醇酶的作用，将其二碳单位转给 5-磷酸核糖的 1-位碳而形成。

景天三七糖浆（Syrupus Sedi Aizoonis）　中医成药名。止血药。组成：自景天科植物景天三七全草提取得的浸膏，加蔗糖等制成的味甜微涩、棕红色黏稠液体。用于消化道溃疡、肺结核、支气管扩张，以及血小板减少性紫癜等血液病的中、小量出血及外伤出血。

胫腓骨骨折（fracture of tibia and fibula）　全身骨折中最为常见的一种，好发于胫腓骨中、下 1/3 处，尤以开放性骨折最多。局部肿胀、疼痛、畸形较明显。若伤肢肿胀严重、疼痛剧烈、肢端发凉发绀、足背动脉搏动减弱或消失等，提示伤肢有血运障碍，胫前动脉受压，须紧急手术，切开减压。治疗：小夹板固定；跟骨牵引；开放性骨折行清创术。

胫骨（tibia）　小腿内侧与腓骨并列呈棱柱状的长管状骨。分为一体两端。上端膨大，形成内侧髁和外侧髁，与股骨下端的内、外侧髁以及髌骨构成膝关节；下端膨大，并在内侧有伸向下的骨突，称为"内踝"，形成与距骨相接的关节面，外侧有与腓骨相接的腓切迹，与腓骨组成踝关节。

胫骨后肌（tibialis posterior）　位于趾长屈肌和姆长屈肌之间的肌。起自胫骨、腓骨和小腿骨间膜的后面，止于足舟骨粗隆及楔骨。作用为屈踝关节和使足内翻，以及维持足纵弓。

胫骨结节骨软骨炎（osteochondrosis of the tibial tuberosity）　其他名称：奥斯古德-施拉特病。可能与慢性牵拉有关的损伤性疾患。主要表现为膝部疼痛，活动后加剧，患侧胫骨结节部肿胀及压痛，晚期胫骨结节隆起。X 线摄片诊断。可控制活动或行局部封闭治疗。

胫骨结节骨牵引术（skeletal traction through tibial tubercle）　治疗骨折的手术之一。在局麻下，以不锈钢钉或钢针从胫骨结节顶下方两横指处穿过进行牵引。适用于股骨中下段骨折、陈旧性髋关节脱位等。

胫骨内髁骨折（fracture of medial condyle of tibia）　胫骨内髁部骨的连续性或完整性中断。由高处跌下时，膝关节处于内翻位，足底触地，传导暴力使股骨内髁冲击胫骨内髁所致。常伴有膝外侧副韧带损伤。

胫骨前肌（tibialis anterior）　起自胫骨外侧面，肌腱向下经伸肌上、下支持带深面，止于内侧楔骨内侧面和第 1 跖骨底的肌肉。作用：伸踝关节即背屈，使足内翻。受腓深神经支配。

胫骨外髁骨折（fracture of lateral condyle of tibia）　胫骨外髁部骨的连续性或完整性中断。由高处跌下时，膝关节处于外翻位，足底触地，传导暴力使股骨外髁冲击胫骨外髁所致。常伴有膝内侧副韧带损伤。

胫骨楔形截骨术（wedge osteotomy of tibia）　在胫骨作楔形截骨的手术。用于由胫骨畸形所引起的膝内、外翻，以矫正负重力线，或改变关节负重面以治疗膝关节骨关节病。

胫骨应力性骨折综合征（stress fracture of tibia syndrome）　长期、反复、轻微的直接或间接伤力集中在胫骨的某一点上，发生骨折而引起的一组病征。本征起病隐匿，为逐渐加重的胫骨钝痛，不能运动，胫骨下 1/3 压痛、肿胀，无炎症反应。发病 3～4 周后 X 线可显示病变。治疗：休息制动，对症处理。

胫后动脉（posterior tibial artery）　在腘肌的下缘续于腘动脉的动脉。在小腿后面浅、深层肌之间下降，经内踝后方转至足底，分为足底内侧动脉和足底外侧动脉。足部出血时，压迫内踝后方可止血。胫后动脉营养小腿外侧肌群、后群、足底诸肌和胫腓骨，并发出小支参与踝关节血管网。

胫后肌腱转移术（transference of tendon tibialis posterior）　骨科手术之一。方法是将胫后肌自舟骨粗隆止点处切断，向后抽出并通过骨间切口至第 3 楔骨（或骰骨），以钢丝固定于骨洞内。用于治疗胫前肌和腓骨肌麻痹引起的足下垂内翻畸形。

胫夹板综合征（shin splint syndrome）　由于胫前肌群过度收缩，压迫血管，引起局部血液供应障碍而出现的一组综合

征。舞蹈演员及运动员常见，表现为局部疼痛、肿胀、运动障碍。休息后可缓解，局部有压痛。治疗：休息，理疗。

胫前动脉（anterior tibial artery）　自腘动脉发出的动脉，穿小腿骨间膜上端的裂孔至小腿前面，在小腿前群肌之间下降至踝关节前方移行为足背动脉。胫前动脉营养小腿诸伸肌，并发出小支参与构成踝关节血管网。

胫前肌腱转移术（transference of tendon tibialis anterior）　骨科手术之一。方法是将胫前肌在第1跖骨基底部和第1楔骨的附着点切断，经足背皮下隧道至第3楔骨（或骰骨），穿过骨隧道作固定缝合。用于治疗腓骨肌瘫痪引起的足内翻畸形。

胫前间隔综合征（anterior tibial compartmental syndrome）　其他名称：胫前筋膜室综合征。小腿受到挤压伤时出现的一种症候群。胫前筋膜隔间是一个闭合的空间，受压后隔间内压力增加而影响血液循环及组织功能，导致肌肉广泛坏死、神经麻痹，严重时可引起肾衰竭等症候群。

胫前综合征（anterior tibial syndrome）　胫前肌肉损伤或过度紧张而压迫胫前动脉及淋巴管所致的一组综合征。表现为胫前肌肉痉挛性疼痛，足和腿感觉消失，局部可有红肿及触痛。肌肉活检显示有坏死。治疗：早期行筋膜切开术。

胫神经（tibial nerve）　坐骨神经两个终支之一。起于第4、5腰神经及第1~3骶神经的前股。于小腿后群浅、深肌之间下行，经内踝后方进入足底。支配小腿后群肌和足底肌，以及小腿后面和足底的皮肤。

胫神经麻痹（tibial paralysis）　由于胫神经损伤而出现的运动和感觉障碍。多为外伤所致。表现为屈膝无力，踝关节的跖屈和内翻无力，比目鱼肌、腓肠肌萎缩，不能用脚尖站立，脚的跖面和外缘，以及脚跟均有感觉障碍。用维生素B族药物治疗。

胫神经损伤（tibial nerve injury）　常见的外周神经损伤之一。多为小腿骨折、血肿局部压迫、小腿骨-筋膜室综合征等引起。可有小腿肌萎缩、屈膝功能障碍，足和趾不能跖屈，足跟及足底感觉及踝反射减退或消失等。可采用药物、理疗或手术疗法。

痉病（convulsive disease）　其他名称：痉。中医病名。以项背强急、四肢抽搐、口噤、角弓反张为主证。由外感及内伤引起。前者邪壅经络，或热灼伤筋而引起发痉；后者气血亏虚，或因瘀血阻滞，致筋脉失养而发痉。治疗急则舒筋解痉以治其标，缓则扶正益损以治其本。邪壅经络，以发热胸闷、龄齿、腹胀便秘为主，可用羌活胜湿汤；热甚致痉以喷射性呕吐、自汗、口渴喜饮、两目上视、昏厥、谵语、牙关紧闭为主，可用增液承气汤等；因禀赋素虚或失血失液、病后，引起阴血亏虚所致，伴神疲、气短、自汗等症，可用四物汤合大定风珠加减。

痉挛（spasm）　一块或一组肌肉、一个空心器官（如胃肠、输尿管）突然紧张，出现不自主抽搐的症状。有时会有疼痛感及功能障碍。中枢神经系统的疾病、高热、寒冷、过劳、缺钙等，都是导致肌肉痉挛的原因。阵发性发作者称阵挛性痉挛；持续性发作者称强直性痉挛。常见的骨骼肌痉挛有膈肌痉挛、腓肠肌痉挛以及癫痫、破伤风、狂犬病等；常见的平滑肌痉挛有支气管痉挛、贲门痉挛、肠痉挛、胆道痉挛、输尿管痉挛、冠状动脉痉挛等。

痉挛性便秘（spastic constipation）　主要是由于结肠痉挛伴高位结肠的收缩运动减弱而引起的便秘。可见于血卟啉病、铅中毒、结肠激惹综合征等。发病机制是自主神经功能紊乱，致肠平滑肌痉挛。体检时常可在降结肠和乙状结肠部位扪及粪块或痉挛的肠段。

痉挛性步态（spastic gait）　其他名称：剪刀状步态。上位神经单位受损引起的两下肢不全性瘫痪的病人行走时的步伐状态。因其两下肢肌张力增强，屈膝困难，造成行走时两下肢互相交叉，如同剪刀。

痉挛性睑内翻（spastic entropion）　睑内翻的一种。眼轮匝肌痉挛性收缩所致。主要发生在下睑。常见于老年人。结膜炎、角膜炎的刺激亦可诱发本病。治疗应去除诱因，老年性者可手术矫正。

痉挛性睑外翻（spastic ectropion）　眼轮匝肌眶部痉挛收缩所致的睑缘外翻。上下睑可同时发生。常见于患泡性角膜结膜炎、眼球突出等病人。

痉挛性瘫痪（spastic paralysis）　其他名称：上运动神经元瘫痪、中枢性瘫痪、硬瘫。表现为患肢无力，肌张力增高，腱反射亢进并出现病理反射的瘫痪。由上运动神经元损害引起。瘫痪肌肉无肌束颤动，早期不出现肌萎缩，长期瘫痪可出现失用性肌萎缩。

痉挛性斜颈（spasmodic torticollis）　颈部肌肉呈阵发性不自主收缩，致使头、颈部多动，呈各种倾斜姿势。中年及老年人多见，神经系统检查正常。起病缓慢，开始甚轻，逐渐加重，最终达到不能控制的程度。治疗：药物有一定疗效；手术治疗有选择性受累肌肉切除及神经切断。

痉笑综合征（spasmodic laughter syndrome）　在脑器质性疾病基础上发生的病理性发笑，可反复发作。表现为毫无原因的无法控制的痉笑，直至神经肌肉过度疲劳方能暂停发作，稍恢复后可再发。常伴有小脑共济失调。治疗原发病，使用镇静剂、麻醉剂等。

竞争心律（competitive rhythm）　起搏源性心律失常的心电图表现。常见于用非同步型起搏而窦性心律有些恢复，或自发心搏频率增快，还可能有同步型起搏器感知功能失效所致。

竞争性蛋白结合分析法（competitive protein binding assay, CPBA）　微量分析法。根据放射性核素标记的与未标记的同一化合物，竞争特异结合蛋白质的结合点的原理，对某些微量物质进行分析。如测血清中甲状腺素（T_4）的含量等。

竞争性拮抗药（competitive antagonist）　激动剂和拮抗剂相互竞争同一受体（呈可逆性结合）时，表现出的药理效应为浓度高或亲和力强的一方，若提高弱效应一方浓度时，其结果也相应改变。如当阿托品对抗乙酰胆碱作用出现时，加大后者浓度，可程度不同地减弱或取消前者的对抗作用。

竞争性结合（competitive binding）　两种或多种物质（如药物、毒物等）竞相与体内同一成分（如血浆蛋白、酶等）的同一结合部位结合的现象。

竞争性起搏（competitive pacing）　其他名称：固定频率型起搏。非同步型起搏。起搏器调好固定脉冲频率刺激心脏，不受心脏本身电活动影响。本型起搏器无感知功能，一旦出现自身心搏，二者可发生节律竞争，甚至出现严重心律失常，后果不佳。

竞争性抑制（competitive inhibition）　其他名称：竞争性抑制作用。有些抑制剂结构与底物相似，可与底物竞争酶的活性中心，从而阻碍酶与底物结合成中间产物。这种抑制作用称为竞争性抑制。通过增加底物浓度可解除这种抑制作用。其动力学特点是 K_m 值增大，V_{max} 不变。

竞争性抑制作用（competitive inhibition）　见竞争性抑制。

静电除尘器（electrostatic cleaner）　干式除尘器。内有阴极线和阳极板。当空气经过除尘器时，因受阴极影响而带负电荷聚集到阳极板上，在该处失去电荷而落到底部出灰口。净化空气自上方排出。

静电疗法（static current therapy）　应用静电场作用于机体治疗疾病的方法。分为高压静电疗法和低压静电疗法。作用有：镇痛、镇静、安眠；促进代谢；提高氧合血红蛋白的含量和还原作用；增强心肌收缩功能，对血压有双向调整作用；改善肺功能；提高肾功能；改善局部组织营养；加速伤口及溃疡愈合；调整大脑皮质、自主神经及内分泌功能，可较快地消除脑力、体力劳动引起的过度疲劳，提高工作效率。

静电屏蔽（electrostatic screening）　接地并可以隔离内、外静电场影响的中空导体。常用编织得相当紧密的金属网来代替金属壳体。例如高压设备周围的金属栅网，医用电子仪器的屏蔽室等。

静电潜像（electrostatic image）　硒静电摄影时，X线穿透人体后，再照射硒板，使硒板表面电荷消失不等而构成的不可见的影像。需经显像粉（碳粉）喷雾后才能形成可见像。

静力作业（static work）　其他名称：静态作业。主要依靠肌肉的等长性收缩来维持一定体位的作业。如支撑搬运中的重物、紧握工具、把持加工部件等。其特征是能量消耗水平不高，但却很容易疲劳。静力作业时即使劳动强度很大，需氧量也达不到氧上限。通常1min不超过1L，但在作业停止后数分钟内，氧消耗不仅不像动力作业时那样迅速下降，反而先升高后再逐渐下降到原来水平。在劳动过程中应尽量减少静力作业成分。

静脉（vena）　导血回心的血管。起始于毛细血管的静脉端，在回心过程逐渐汇合成中静脉、大静脉，最后注入心房。静脉管壁较薄，弹性小，管腔大，血液在静脉内流动缓慢。可分为肺循环的静脉和体循环的静脉两大部分。体静脉血液中含有较多的二氧化碳，血色暗红；肺静脉中的血液含有较多的氧，血色鲜红。

静脉瓣（venous valve）　静脉内具有防止血液逆流的瓣膜。由静脉管壁内膜折叠形成，薄而柔软，形状像袋口朝向心脏的半月状小袋，顺血流而开启，逆血流而关闭。是防止血液逆流或改变血流方向的重要装置，在导血回心中起着重要作用。凡受力影响较大、血液回流较困难的部位（如四肢、尤其下肢），静脉瓣就多，反之则少或无（如头颈部和胸部）。

静脉穿刺（venipuncture）　用静脉穿刺针刺入静脉以诊治疾病的方法。可抽取血液、注射药物、输液或输血，或测量静脉压。

静脉丛（venous plexus）　在体内深静脉之间的吻合。多存在于动脉或脏器的周围，特别是一些容积经常变动的脏器（如膀胱、直肠等）。在脏器扩张或受压的情况下，静脉丛仍能保证血液畅通无阻。

静脉胆管胆囊造影（intravenous cholecystography and cholangiography）　经静脉注入对比剂（常用胆影葡胺）使胆管、胆囊显影的X线检查方法。主要用于口服法胆囊不显影时以进一步观察胆管和胆囊的病变。严重的梗阻性黄疸，心、肝、肾严重损伤，甲状腺功能亢进和碘过敏者禁用。近年已用磁共振胰胆管成像（MRCP）检查。

静脉导管（ductus venosus）　胎儿肝内的一段静脉管道。其远端与脐静脉相通连，近端汇入下腔静脉。有将脐静脉内含的动脉血直接导入心脏的作用。胎儿出生后，静脉导管退化为静脉韧带。

静脉窦（venous sinus）　管腔不规则、管壁结构不典型的静脉扩大部。如巩膜静脉窦、硬脑膜静脉窦。人胚第4周在心脏外形演变过程中，心房尾端出现的一个膨大结构。其末端有左、右两个角，分别接受同侧的卵黄静脉、脐静脉和总主静脉血。右角因血流量增加而扩大，左角闭锁退化，远侧形成左房斜静脉的根部，近侧形成冠状窦。由于右心房扩大，右角大部并入右心房。

静脉高营养液（venous hyperalimentation fluid）　静脉营养用的溶液。主要成分有各种氨基酸、碳水化合物、电解质、矿物质、高浓度葡萄糖或右旋糖酐以及水分子等。制剂可根据病人的不同需要新鲜配制，凡是不能经消化道供给营养均可经静脉插管输入此溶液。

静脉回心血量（venous return volume, blood volume of venous return）　单位时间由静脉流回心脏的血量。此量的多少取决于静脉压与中心静脉压的压差以及静脉对血流的阻力。影响因素为：①体循环平均充盈压，该压力增高时，静脉回心血量多，反之则回心血量少；②心脏收缩压力，收缩增强时心室排空较完全，心舒张时心室内压较低，对心房和大静脉中血液的抽吸力量较大，静脉回心血量增多；③体位，卧位时的静脉回心血量多于立位时的静脉回心血量；④骨骼肌收缩活动，该活动可挤压肌肉内或肌肉间的静脉，使静脉血流加快，回心血量增多；⑤呼吸运动，吸气时胸内负压加大，使胸腔内大静脉更扩张，利于静脉血回流。

静脉局部麻醉（intravenous local anesthesia）　将麻醉药注入肢体静脉同时将肢体的血液循环暂时阻断的局麻方法。

静脉麻醉（intravenous anesthesia）　麻醉方法的一种。药物经静脉注入，通过血液循环作用于中枢神经系统而产生全身麻醉。可用单一的静脉麻醉药如硫喷妥钠、羟丁酸钠或氯胺酮，但更多用静脉复合麻醉，如普鲁卡因静脉复合麻醉、阿片类静脉麻醉、神经安定麻醉及东莨菪碱复合麻醉等。通常

用于不宜采用吸入麻醉或手术过程短的病人。

静脉麻醉药（intravenous anesthetic）　通过静脉给药方式，进行全身麻醉的药物。可分为巴比妥类和非巴比妥类。前者有硫喷妥钠；后者有氯胺酮、羟丁酸钠、依托咪酯、阿法双酮、丙泮尼地等，也有将地西泮等苯二氮䓬类药、氟哌利多等药物放入静脉麻醉药。氯胺酮镇痛作用明显，其余药物仅有轻微或完全没有镇痛作用，不能单独进行静脉麻醉，只能配合其他药物进行复合麻醉。

静脉尿路造影（intravenous urography）　其他名称：排泄性尿路造影。将比剂注入静脉后，几乎全部以原型经肾小球滤出，肾小管浓缩对比剂排入尿路使之在X射线检查中显影的检查方法。本检查可帮助了解泌尿系统的解剖、形态，根据对比剂排入尿路的时间与量还可估计两肾的排泄功能。

静脉切开术（venesection）　输血、补液时所采取的急救措施。操作方法：结扎静脉切开处的远心端，然后切开静脉，向近心端插入塑料管并作妥善固定。可根据情况选用四肢浅静脉或颈外静脉，一般多采用内踝前方的大隐静脉。用于急需补液或输血（如休克）且静脉穿刺又有困难时。

静脉曲张（phlebeurysma, varicose vein, varicosity）　静脉扩张、伸长和弯曲的总称。由有关区域静脉血流不畅、静脉压增高、静脉管壁薄弱、静脉瓣缺损等因素所引起。常见于下肢、食管、胃底、精索、肛管等处。下肢静脉曲张指下肢表浅静脉的曲张，病人有下肢沉重感，易发生慢性小腿溃疡；食管和胃底静脉曲张常见于肝硬化病人，可破裂出血，引起呕血；精索静脉曲张病人常有阴囊下垂感。肛管内静脉曲张参见痔疮。

静脉曲张性湿疹（varicose eczema）　其他名称：淤积性皮炎。继发于下肢静脉曲张静脉血液循环不良而致的皮肤炎症。男性多见，皮疹好于小腿下1/3静脉曲张明显处，分布与下肢静脉曲张走行一致，有丘疹、糜烂、色素沉着、溃疡及苔藓样变，有瘙痒感。静脉曲张如不治疗，则皮疹反复不愈，逐渐加重。治疗静脉曲张，可用弹力绷带包扎或手术。

静脉肾盂造影（intravenous pyelography）　其他名称：排泄性肾盂造影。利用可自肾脏排泄的对比剂在尿中浓缩而显示肾盂肾盏和输尿管的X线检查方法。此法简便，病人不痛苦，对先天性畸形、泌尿道疾病可充分显示而不易遗漏，因造影导致感染者少。但此法不如逆行造影清楚，早期微细改变常显示不出。严重肝肾功能不全、肾急性炎症、心力衰竭和对对比剂过敏者禁用。

静脉石（phlebolith）　静脉内未能软化又未能机化的长久血栓发生大量钙盐沉积而形成的含钙物质。X射线平片示盆腔内较小、圆形、环形或同心圆致密影，边缘整齐的高密度影。常见于盆腔静脉丛及软组织血管瘤。临床常见无特殊表现。

静脉输血（venous transfusion）　将血液通过静脉输入体内的方法。输血可以补充血容量、增加血红蛋白，供给血小板和各种凝血因子，输入抗体及补体，增加白蛋白，因此输血是急救和疾病治疗的重要措施之一。

静脉输液（phleboclysis, intravenous infusion）　其他名称：静脉输液法。将较大量无菌溶液或药物直接滴入静脉的方法。利用液体静压的物理原理，将液体输入体内。适用于：药物不宜口服、皮下注射、肌内注射，或需迅速发生药效时；注入药物诊断性检查。常选用四肢浅静脉，如肘部浅静脉、腕部、手背、足背浅静脉。患儿可选用头皮静脉。必要时也可采用股静脉。临床输液目的：①纠正水和电解质失调，维持酸碱平衡。②补充营养，维持热量。③输入药物，治疗疾病。④抢救休克，增加循环血量，维持血压。⑤输入脱水剂，提高血浆渗透压，减轻脑水肿，降低颅内压，改善中枢神经系统功能等。常用的液体（根据病情选用）有5％～10％葡萄糖注射液、生理盐水、复方氯化钠、5％碳酸氢钠、11.2％乳酸钠溶液、水解蛋白、甘露醇等。

静脉痛综合征（phlebalgia syndrome）　无明显器质性病变而以静脉疼痛为主要表现的综合征。多见于女性。腿部沿静脉走行严重疼痛、压痛，伴头痛、微热等不适，霍曼斯（Homans）征阳性。无特殊疗法，可自限。

静脉系统循环障碍（disturbance of circulation of venous system) 引起静脉系统循环障碍的因素主要是心脏收缩力量减弱，静脉回流减少，血液淤积于大静脉和右心房内。主要症状有：心源性水肿，包括左心衰竭引起的肺水肿，以及右心衰竭引起的全身性水肿、呼吸困难和消化道淤血，严重时可发展为心源性肝硬化。

静脉型血管瘤（venous hemangioma） 许多小静脉构成的良性肿瘤。

静脉性充血（venous hyperemia） 其他名称：淤血。静脉血液回流受阻，血液淤积于小静脉和毛细血管内使局部器官或组织血液含量增多。分为全身性和局部性两种。前者是由于心力衰竭或肺血流不畅造成静脉回流困难，致使血液淤积在静脉和毛细血管中。后者是由局部静脉阻塞、受压或血管神经麻痹等所引起。淤血部位表面开始呈暗红色，以后变为紫蓝色。病理状态下，静脉性充血比动脉性充血多见，故前者的临床意义更大。

静脉血（venous blood） 指在体循环中经毛细血管进行气体交换和物质交换后，含氧较少、含二氧化碳较多的血液。它在体循环静脉和肺动脉中流动。在体循环中，动脉中流动的是动脉血，流经毛细血管时，血液中的氧进入组织被组织利用，组织中的二氧化碳则进入血液。血液的血红蛋白因为释放出了氧而变成还原血红蛋白。静脉血中的还原血红蛋白含量较多，而还原血红蛋白是蓝色的。因此从外观上看，静脉血呈暗红色。临床一般实验室检查多用静脉血。

静脉血掺杂（venous admixture） 其他名称：静脉血右-左分流。静脉血未经氧合即流入体循环动脉血中。分为解剖分流增加和功能分流增加。前者见于某些先天性心脏病，如法洛四联症、动脉导管未闭，心房或心室间隔缺损；后者见于休克、烧伤导致的微循环障碍，肺内动静脉短路开放等。

静脉血栓形成（venous thrombosis phlebothrombosis） 静脉的一种继发性血管腔内血栓形成，并伴有急性非化脓性疾病。病变主要累及四肢浅表静脉和下肢深静脉。临床表现，包括血栓性浅静脉炎和深部静脉血栓形成。血流滞缓、血液凝固性增高或静脉内膜损伤等引起的血液凝固，促使血栓形成。下肢浅静脉血栓形成一般无明显症状，深部静脉血栓形成可出现小腿肌肉酸痛、肢体水肿和浅静脉曲张等。血栓容易脱落，可并发致命的肺动脉栓塞。静脉血栓形成后静脉壁可发生炎症反应，并发血栓性静脉炎。因此，二者有时难以鉴别。手术后早期活动下肢可预防此病。也可采用抗凝血疗法。

静脉压（venous pressure） 静脉内推动血液向前流动的压力。在不同的静脉中静脉内血流的压力不等，越近心脏压力越低，平卧时在手臂上静脉测得的压力正常值为 $0.392\sim1.372$ kPa（$40\sim140$ mmH$_2$O），在胸部上、下腔静脉测得的压力称为中心静脉压，正常值为 $0.392\sim1.177$ kPa（$40\sim120$ mmH$_2$O），充血性心力衰竭时升高，循环血容量不足时降低。门静脉内血流的压力称门静脉压。

静脉炎（phlebitis） 发生于静脉血管的炎性改变。其病理变化为血管内膜炎性增生，管腔变窄，血流缓慢。临床表现为发热和局部疼痛、肿胀。可分为浅静脉炎和深静脉炎两种。浅静脉炎病人皮肤可呈现充血性红斑、水肿等症状。预防：静脉注射或输液过程中严格执行无菌操作，刺激性强的药物经稀释后使用，注射或输液的速度要慢，避免外漏，长期输液时有计划更换输液部位。治疗：立即停止再次利用此静脉输液；抬高患肢、制动；50%硫酸镁局部热湿敷。

静脉炎后综合征（postphlebitic syndrome） 血栓性静脉炎后，如侧支循环建立不充分，可因肢体长期营养不良及静脉压升高而引起一系列临床表现。多见于中年妇女。静脉炎后 3～10 年发病。主要在下肢出现水肿、胀痛、色素沉着、静脉曲张及皮肤溃疡。对症及手术治疗。

静脉营养（intravenous nutrition） 从静脉途径供给较全面的营养物质。病人因疾病不能进食，或消化吸收不良者可考虑通过周围静脉，必要时可通过锁骨下静脉、颈内静脉或颈外静脉途径进行中心静脉插管，注入各种营养素，包括水解蛋白、各种氨基酸、葡萄糖、维生素、无机盐、电解质及脂肪乳等。

静脉淤血综合征（venous congestion syndrome） 血容量过多或增加过速引起肺毛细血管静水压增高所致的肺水肿，心脏并无异常。最常见于广泛创伤或休克病人应用大量静脉补液维持循环功能者。治疗：应用利尿剂、周围血管扩张剂和给氧。

静脉造影（venography） 将对比剂（如76%泛影葡胺或其他有机碘水剂）注入静脉内，显示其解剖结构的X线检查方法。可用于诊断静脉内外的疾病。

静脉注射（intravenous injection，IV） 向静脉内注入药液的方法。适用于药物不宜口服、皮下或肌内注射，或需迅速发生药效时；注入药物做诊断性检查以及进行静脉营养疗法。

静式染毒（exposure to toxicant in static system） 毒理试验的一种染毒方法。在密闭的染毒设备内造成含一定浓度毒物的空气环境，使实验动物停留在其中进行一定时间的染毒。一般采用一定容积的玻璃瓶或柜，以能供给动物足够的氧气为原则。染毒柜要密闭，并应附有气体搅拌装置。设备简单、耗药量小，但浓度不易保持恒定，且受容积限制，故多用于小动物短时间急性吸入染毒。

静态作业（static work） 见静力作业。

静息电位（resting potential） 见跨膜静息电位。

静纤毛（stereocilium） 光镜下可见某些上皮细胞的游离面有类似于纤毛的突起，但不能活动。不同部位静纤毛功能不一，如附睾上皮的柱状细胞上的静纤毛，可能有协助排出分泌物的功能；内耳毛细胞及视网膜的视杆细胞和视锥细胞的静纤毛，具有感受刺激的作用。

静止龋（arrested caries） 其他名称：休止龋。龋病的一个阶段。龋病进展过程中速度变慢，停留在某一阶段不再继续发展。外形becomes浅碟状，外口大而浅，常见于乳磨牙与第 1、2 恒磨牙。

静止型细胞（static cell） 其他名称：不育细胞。不再增殖的细胞群。这类细胞进入细胞增殖周期的 G$_1$ 期后，不再继续增殖，终生处于 G$_1$ 期，通过分化、衰老直至死亡。如角质细胞、肌细胞、成熟的红细胞、神经细胞等。

静止性震颤（static tremor） 帕金森病病人的手颤、脚颤等颤动症状。其特点是在病程的初期，集中注意时可以控制不颤，一不注意又会自动出现震颤。

静坐不能（akathisia） 一种内源性紧张和不安感，以及主观有不断动作的需要，以致常不能长时间阅读或进行类似活动。甚至感到被一种外来的力量所驱使。焦虑和不适是常见的合并症状。

镜面舌（mirror-like tongue） ①其他名称：光滑舌。舌乳头萎缩，舌体变小，舌面光滑呈粉红色或红色。见于缺铁性贫血、恶性贫血及慢性萎缩性胃炎。维生素 A 缺乏时，舌光滑呈斑块状，夹杂以肥大乳头。核黄素缺乏时病人舌光滑呈蓝红色斑，并有深沟，舌乳头部分萎缩扁平，口角有糜烂。②中医舌象之一。舌面无苔，光滑如镜。多见于阴液严重耗损的病证。

镜下脓尿（microscopic pyuria） 尿沉渣镜检白细胞超过 5 个/高倍镜（HP）者。见于泌尿系感染、肾盂肾炎、膀胱炎、尿道炎、肾结核等。

镜下血尿（microscopic hematuria） 尿沉渣镜检红细胞超过 3 个/高倍镜（HP），肉眼观察无血色者。见于急性肾小球肾炎、慢性肾炎、急性膀胱炎、肾结核、肾结石、肾盂肾炎，或出血性疾病。正常人镜检尿沉渣红细胞偶见或无。

纠正型大血管错位（corrected transposition of great vessels） 见矫正型大血管错位。

鸠尾（jiuwei，RN 15） 其他名称：尾翳。中医经穴名。属任脉。膏之原穴。任脉之络穴。位于腹正中线，脐上 7 寸处。治胸痛、胃痛、癫狂、痫证等。向下斜刺 0.5 寸，勿深刺。艾炷灸 3～5 壮，或艾条灸 5～10min。

九华膏（jiuhua gao） 中医成药名。清热利湿剂。组成：滑石粉、硼砂、龙骨、川贝母、银朱、冰片。用于发炎肿痛的内外痔、内痔嵌顿、直肠炎、肛窦炎及内痔术后（压缩法、结扎法、枯痔法），患处红肿、疼痛、溃烂、出血等症状。用法：外用，敷用或注入肛门内。用药期间忌食辛辣刺激性食物。

九味羌活颗粒（jiuwei qianghuo keli） 中医成药名。辛温解表药。另有制剂：丸。组成：羌活、防风、苍术、甘草、地黄。用于外感风寒挟湿所致的发热、无汗、头痛且重、肢体酸痛。服药后应卧床休息，阴虚气弱者慎服。

九味羌活汤（jiuwei qianghuo tang, notopterygium decoction of nine ingredients） 其他名称：羌活冲和汤。中医方剂。辛温解表剂。出自《此事难知》。组成：羌活、苍术（米泔浸）、防风、细辛、川芎、白芷、生地黄、黄芩、甘草。功能祛风寒湿、兼清里热。用于风寒湿表证。症见恶寒发热、头痛无汗、肢体酸痛、口苦微渴、苔白而滑、脉浮。水煎服；有成药水丸剂。临床可用于流行性感冒、风湿性关节炎。阴虚津少者忌用。

九针（nine classical needles） 中医名词。古代镵针、圆针、鍉针、锋针、铍针、圆利针、毫针、长针、大针九种针具的全称。九针名称，最早出现于《灵枢·九针十二原》中："九针之名，各不同形。一曰镵针，长一寸六分。二曰员针，长一寸六分。三曰鍉针，长三寸半。四曰锋针，长一寸六分。五曰铍针，长四寸，广二寸半。六曰员利针，长一寸六分。七曰毫针，长三寸六分。八曰长针，长七寸。九曰大针，长四寸。"《黄帝内经》未绘九针图形，至宋代《济生拔萃》方初绘九针图。

久痢（chronic dysentery） 中医病证名。指痢疾久延不愈者。多因痢疾久延、脾胃亏损、中气下陷所致。症见大便经常带少量脓血，腹痛隐隐，体消瘦，纳差或兼有脱肛。治宜补虚温中、涩肠止泻，用养脏汤加减。

久聋（chronic deafness） 中医病证名。指耳聋久不愈者。因脏腑失调、气血阴阳亏虚、耳窍失养，或经脉痹阻、气滞血瘀所致，症见听力逐渐减退，病程较长等。若肾精亏损，治宜用六味地黄丸加减；若气虚不足，宜补中益气丸加减。

久热伤阴（persistent fever injuring yin essence） 中医病机。指邪热稽留不退，灼烁津液，以致阴液耗损的病机。若肺胃津液受损，则见口燥咽干、干咳无痰、大便干结、舌红少津、少苔或无苔、脉细数。若伤及肝肾之阴，可致"虚风内动"，症见眩晕耳鸣、口干舌燥、心悸疲倦、手足震颤、肌肉眴动、舌红苔少、脉细数等症，常见于热性病的后期或恢复期。

久特三角（Guther triangle） 鹰嘴与肱骨内、外上髁之间构成的三角。前臂骨后脱位和侧方移位的检查方法之一。三角的高度降低和等腰性的破坏即为异常，提示前臂骨后脱位和侧方移位。

久特征（Guther sign） 肱二头肌断裂的征象之一。在前臂旋前或旋后时前臂屈曲力量有差别即为本征阳性，提示肱二头肌断裂。

灸法（moxibustion） 其他名称：艾灸。中医术语。针灸疗法的一大类。用艾绒或其他药物放置在体表的腧穴上烧灼、温熨等，借灸火的热力以及药物的作用，通过经络的传导以温通气血、扶正祛邪，达到治疗疾病和预防保健的方法。灸法具有温经通络、益气活血、消肿散结、回阳救逆等作用，是治疗阴证、虚证、寒证的有效疗法之一。常灸某些穴位如关元、气海、足三里、命门等，可增强抗病能力，起防病保健作用。灸法有直接灸、间接灸、艾条灸、温针灸等多种方式。

酒疸（alcoholic jaundice） 其他名称：酒黄疸。中医病证名。五疸之一。因饮酒过度、湿热郁蒸、胆热液泄所致。症见身目发黄、面红、心中懊恼热痛、腹满不欲食、恶心等。治宜清热利湿、解酒毒。

酒炖（stewing with wine） 酒制法的一种。将净药材或切制品加酒拌匀，置于适宜容器内炖制。例如，山萸肉可用酒炖法炮制，酒炖后可增加其补肾功效。

酒红斑（wine erythema） 于摄入含酒精的饮料而引起的红斑性反应。病人于饮酒后数分钟至数小时，在面部、颈项、耳部、上臂和大腿内侧出现猩红热样红斑，重者皮疹泛发全身。主诉灼热和瘙痒，有时发生结膜炎和鼻炎。皮疹1~2日可自行消退。治疗：口服皮质激素和抗组胺类药物；外用洗剂。

酒或药物所致精神病（psychosis due to alcohol or drug） 一组发生于物质滥用之时或之后的精神病性障碍。其特征是幻觉（典型的是听幻觉）、知觉歪曲、妄想（经常是被害性质的）、情感异常及精神运动紊乱（兴奋或木僵）等。

酒或药物所致遗忘综合征（alcohol or drug induced amnesic syndrome） 由酒精或药物导致的器质性遗忘综合征。

酒剂（spirit, tinctura） 药的剂型之一。又称药酒、酒醴。指以白酒或黄酒为溶媒，以中药饮片为原料，经浸出而制得的透明液体制剂。本剂多用于体虚补养、风湿痹痛、跌打损伤。如人参酒、三鞭酒、虎骨木瓜酒。

酒精擦浴（alcohol bath） 物理降温方法。用25%~45%酒精反复擦拭高热病人（39.5℃或以上）的皮肤，借酒精挥发作用，发散体内热量，能使体温降低大约1~2℃。擦的部位一般是颈的两侧，手、足、四肢和腹股沟等。新生儿和血液病病人禁忌此法。

酒精残疾（alcoholic disabilities） 指因酒精中毒或酒精成瘾等各种问题导致个人的躯体、心理或社会能力的严重削弱。

酒精性痴呆（alcoholic dementia） 常指酒精所致的一种慢性或进行性智力障碍。以广泛的高级皮质功能（如记忆、思维、定向、理解、计算、学习能力、言语及判断力）的损害为特征。通常还伴有情感控制和社交行为的恶化。意识未有障碍。

酒精性低血糖症（alcoholic hypoglycemia） 酒精中毒引起的低血糖综合征。本病有两种情况：一为餐后（饮酒后3~4h，反应性）酒精性低血糖；二为大量饮酒后不吃食物的空腹（吸收后）低血糖症。临床上饮酒所致低血糖症常见，有的病人合并有酮毒血症。根据病史、中枢神经系统症状和实验室检查可诊断。应避免空腹或饥饿时饮酒过多过快，尤其是肝病病人不宜饮酒。治疗：葡萄糖静脉注射或口服。

酒精性肝病（alcoholic liver disease, ALD） 其他名称：酒精性肝损伤。长期大量饮酒导致的中毒性肝损害。包括酒精性脂肪肝、酒精性肝炎、酒精性肝纤维化和肝硬化。酒精对肝脏有直接的损伤作用，此种作用是酒精在肝细胞内代谢所引起的。进入肝细胞内的酒精可促进乙醛生成，使还原型辅酶Ⅰ含量升高。前者可促进脂肪在肝内堆积而发生脂肪肝；后者则对肝功能具有很强的毒性作用。慢性酒中毒主要引起肝组织3种损害，即脂肪肝、酒精性肝炎和肝硬化。三者可单独出现，也可同时并存，或先后移行。一般是脂肪肝在先，或经过酒精性肝炎再演变为肝硬化，或直接演变为肝硬化。戒酒是根本的治疗措施，并予高热量和高蛋白质饮食，补充各种维生素。

酒精性肝炎（alcoholic hepatitis） 长期大量饮酒引起的一种肝脏损害，可发展为酒精性脂肪肝和酒精性肝硬化。轻者无症状，仅有肝大及轻度肝功能损害。重者有发热、黄疸、恶心、呕吐、腹痛，迅速出现腹水、出血倾向。少数病人可因肺脂肪栓塞或低血糖而猝死。治疗：戒酒，给予高热量、高蛋白饮食，服用大剂量维生素，静脉补充氨基酸。

酒精性肝硬化（alcoholic cirrhosis） 长期及过量饮酒所致的肝硬化。可与酒精性脂肪肝、肝炎合并或单独存在。诊断依据长期大量酗酒史及肝硬化表现。肝活组织检查可确定诊断。治疗的关键在于戒酒，其他治疗同肝硬化。

酒精性脑综合征（alcoholic brain syndrome） 酒精作用于脑引起的一组障碍。如急性中毒、病理性嗜酒、戒断综合征、震颤谵妄、痴呆和精神病性障碍。

酒精性心肌病（alcoholic myocardiopathy） 长期大量饮酒导致的心肌病。起病缓慢，可有心脏扩大、心慌、气短，晚期可出现心力衰竭和各种心律失常等。治疗：戒酒和对症治疗。

酒精性胰腺炎（alcoholic pancreatitis） 与有害饮酒有关，以胰腺的炎症、坏死为特征的疾病。多伴有胰腺的纤维化和功能异常。有急性和慢性两种。

酒精性脂肪肝（alcoholic fatty liver） 由于长期大量饮酒所致的肝内脂肪积聚过多的病理改变。表现同脂肪肝。戒酒为根本治疗措施，其他治疗同脂肪肝。

酒精依赖（alcohol dependence） 俗称酒瘾。慢性酒精中毒病人一旦停饮或骤然减量，产生的一系列戒断症状。心理依赖表现为强烈的饮酒欲，无时间、地点和场合酗酒。躯体依赖主要表现为震颤、焦虑、体温升高以及幻听、定向力丧失、共济失调、迫害妄想等。治疗：心理治疗；药物戒酒；镇静及抗精神病药；补充营养及维生素等。

酒精中毒（alcoholism）　其他名称：酒中毒。饮酒所致的精神和躯体障碍。病因多为一次饮酒过量或长期饮酒。分为急性和慢性中毒。前者表现为酩酊、昏睡、意识模糊不清，具有强烈的兴奋性及攻击行为；后者常出现性格改变、定向、记忆、判断障碍，以及肢体震颤、震颤性谵妄、虚构幻觉等。治疗：戒酒，配合药物。

酒精中毒性偏执状态（alcoholic paranoid state）　慢性酒精中毒而引起精神活动改变的症状。表现为嫉妒、猜疑和被害妄想状态。治疗：戒酒；补充维生素 B、C 等；必要时用抗精神病药物。

酒精中毒性周围神经病（alcoholic peripheral neuropathy）　慢性酒精中毒引起的周围神经病变。临床早期以感觉障碍为主，病人足部麻木、疼痛，夜间剧烈，对轻触或痛觉刺激过敏。接着出现肢体远端无力，肌肉萎缩，腱反射减弱或消失。脑神经也可受累。治疗：戒酒；大剂量维生素 B_1。

酒石酸锑钾（antimony potassium tartrate）　其他名称：吐酒石。三价有机锑化合物，无色透明结晶或白色粉末，无臭，易溶于水。对血吸虫成虫有直接作用，麻痹虫体使吸盘失去吸附血管壁的能力，随血流移入肝脏，被白细胞和网状内皮细胞吞噬消灭，还能抑制雌虫生殖器官，停止产卵。临床主要用于慢性血吸虫病、急性血吸虫病退热后的病人，晚期血吸虫病腹水消退者。常静注。急性传染病、高热、心血管疾病、肺结核、肺功能不良者、活动性肾炎、孕妇、哺乳妇、小儿、老人应慎用或禁用。反复静注可致静脉炎。

酒窝征（dimple sign）　诊断乳腺癌的体征之一。当乳腺癌癌肿侵犯连接腺体与皮肤的乳房悬韧带（库珀韧带）时，则该处可发生皮肤凹陷，很像人在笑时面部出现的酒窝，故名。是诊断乳腺癌的重要依据。

酒与污水定律（wine and sewage law）　一种心理学定律。把一匙酒倒进一桶污水里，得到的是一桶污水；把一匙污水倒进一桶酒里，得到的还是一桶污水。酒和污水的比例并不决定混合物的最终性质，起决定作用的是那一匙污水。这个定律说明，对集体中坏的成员，要及时处理，否则将造成巨大损失。

酒渣鼻（rosacea）　①其他名称：玫瑰痤疮。俗称酒糟鼻。发生于鼻、额、颊部的，以红斑、毛细血管扩张、丘疹、脓疱为主要特征的慢性炎症性皮肤病。多发生于鼻尖、鼻翼。开始时皮肤弥漫性潮红，出现成批小丘疹，毛细血管严重扩张成网状，最后鼻尖增生肥厚，结节增大，一般无自觉症状。忌酒和刺激性食物。外用硫磺霜、硫磺白色洗剂治疗，用电解法破坏增大的皮脂腺或手术切除赘疣，辅以植皮。②其他名称：酒齄鼻。俗称酒糟鼻。中医皮肤病之一。因脾胃湿热上蒸所致，发生于鼻部，症见鼻色紫赤如酒渣，甚则鼻头增大变厚等。相当于玫瑰痤疮。治宜清热凉血、宣肺散结，可内服凉血四物汤或枇杷清肺饮；形成鼻赘时内服通窍活血汤或用手术切割。早期可外用颠倒散凉水调搽，也可用七星针轻刺患处。

酒蒸（steaming with wine）　中医酒制法的一种。将净药材或切制品加酒拌匀，置于适宜容器内蒸制。大黄可用酒蒸法炮制，酒大黄泻下作用较为和缓。

酒制（processing with wine）　中医炮制方法的一种。包括酒炙、酒炖、酒蒸等。如酒川芎、酒山萸肉、酒大黄，即以酒制法炮制。

酒炙（stir-frying with wine）　中医酒制法的一种。将净药材或切制品加酒拌匀、闷透，置锅内，用文火炒至规定程度时，取出放凉。例如，川芎可用酒炙法炮制，酒川芎活血之力增强。

旧结核菌素（old tuberculin, OT）　结核菌素的一种粗制品。即将结核分枝杆菌接种于甘油肉汤液体培养基内，培养 4～8 周，然后加热 100℃ 1h，过滤。滤液在 80℃ 时浓缩到原体

积的 1/10，其中主要成分是结核菌体蛋白质。1∶10 000 稀释，每 0.1ml 含 1 单位。用它做皮肤试验，检测机体是否感染过结核分枝杆菌，作为是否需要接种卡介苗的依据；并可测定肿瘤病人细胞免疫功能。

旧事如新症（jamais vu）　见识旧如新。

旧小脑综合征（paleocerebellar syndrome）　小脑前叶肿瘤或变性引起的一组病征。表现为姿势反射障碍，伸肌张力高，震颤，动作笨拙且不协调，僵硬腿，步态困难，肌张力低。治疗：对症处理，手术。

厩螫蝇（*Stomoxys calcitrans*）　吸血蝇类的一种。体长 5～8mm，暗灰色，形似舍蝇，但躯细长，为刺吸式口器。幼虫主要滋生在禽、畜粪和腐败植物中。成蝇刺吸人、畜血液。能传播锥虫病、子筒线虫病。

救护车（ambulance）　其他名称：急救车。运送急症病人的救护交通工具。车上配有适合专科或一般急救设施，可至现场或在车上救治心脏危重病人、脑外伤病人、车祸伤员、服毒者、烧伤者、产妇等。该车行驶时能发出紧急信号和报警声响。

救护直升机（ambulance helicopter）　专用于抢救伤病员的直升机。飞行方式机动灵活，能垂直起落和长时间悬停，不需要固定机场和跑道，可机降于战区、病区或事故突发地实施应急救护。中型或重型救护直升机的机舱达到抢救监护室的要求，可进行部分紧急救治的小型手术。

救脱（emergency treatment for collapse）　中医急救法之一。分为救阴、救阳。救阴即挽救亡阴的方法。亡阴表现为汗出多、怕热、手足温、肌热、舌干、口渴喜凉饮、呼吸短促、烦躁、脉虚而数，多见于脱水的病人，用生脉散益气敛汗、养阴生津，还可佐龙骨、牡蛎等收涩药。救阳即回阳救逆。

就地检验（personal surveillance）　检疫措施之一。①染疫嫌疑者，按照国家出入境卫生检疫机关指定的时间，到当地的国家出入境卫生检疫机关或者其他医务机构去接受诊察和检验。②国家出入境卫生检疫机关或其他医务机构，就个人所在的地点，进行诊察和检验。发现检疫传染病或疑似检疫传染病时应立即进行必要的卫生处理并上报主管机关。

就业前健康检查（preplacement health examination）　对准备就业的人施行的体格检查。其任务是防止健康状况不适于某种作业的人参加该种工作，以预防发生职业病和传播某种疾病，同时也可作为健康状况动态观察时的基础资料。

就诊率（rate of going to a doctor）　门诊服务利用的常用指标之一。反映某时期每百名受调查的居民中就诊的人次数。常用两周就诊率。两周就诊率＝两周就诊人数/调查人数×100%。

居经（quarterly menstruation）　其他名称：按季、披季、季经。中医术语。指妇女身体无病，而月经周期为三月一行者，属正常生理性范围。

居髎（juliao, GB 29）　中医经穴名。属足少阳胆经。阳跷、足少阳之会。位于髂前上棘与股骨大转子连线的中点，侧卧取穴。治腰腿痹痛、下肢瘫痪等。直刺 1～1.5 寸。艾炷灸 5～7 壮，或艾条灸 5～15min。

居民健康档案（inhabitant health archives）　记录有关居民健康的系统化资料。包括病历、健康检查记录、保健卡等。建立该档案的目的是：①掌握居民的情况，包括居民健康状况、居民背景资料、健康危险因素、家庭健康状况及社区健康状况；②用以评价居民健康状况、医疗质量及技术水平；③为制订诊断治疗、预防保健计划及开展健康教育提供依据。

居民健康指标（inhabitant health indicators）　用以评价社会卫生状况的一组指标。评价的指标有：①生育指标，包括育龄妇女生育率、年龄组育龄妇女生育率、平均生育数及子女数、生育孩次百分比、低出生体重（<2 500g）占新生儿的百分比等；②儿童和青少年生长发育及营养状况指标，包括按年龄计算的身高和体重符合规定标准的百分比、上臂周长符合规定标准的百分比等；③反映疾病的发生和流行程度的指标，包括患病率、因病伤缺勤率及卧床率、伤残率、普通死亡率、按年龄标准化死亡率、婴儿死亡率、1～4 岁儿童

死亡率及死亡比例、孕产妇死亡率、主要疾病死亡率和平均期望寿命等。

居室高度（height of room）　居室地板至天花板的高度。足够的居室高度不仅可增大居室的容积，还可开辟较高的窗户，使采光良好。一般认为，居室高度在寒带以 2.7m、温带和亚热带以 3m，热带以 3.5m 为宜。

居室进深（depth of room）　开设窗户的外墙内表面至对面墙壁内表面的距离。进深大的居室不利于换气和采光。居室进深与地面至窗上缘高度的比（称室深采光），在一侧采光的居室不超过 2～2.5，两侧采光的居室不超过 4～5 为宜。进深与室宽之比最好为 3：2。

居住面积（floor space）　住宅中居室所占的面积。居室面积和室高是保证居室有必需的空气容积和满足人们生活需要的重要因素。居室面积过小，过分拥挤，易增加传染病的传播机会，妨碍人们的正常生活。

拘急（contracture or subjective sensation of contraction）　中医症状名。指肢体牵引不适或有紧缩感，碍于屈伸的症状。常见于四肢及腹部。拘，是拘挛；急，是挛急。指四肢拘挛难以屈伸的症状。多由风邪、湿邪，以及阴津不足、筋脉失养所致。

疽（deep-rooted carbuncle）　中医病名。发生于皮肉筋骨的感染性疾病，外科疮疡的一种。疮疡深而恶者为疽。分有头疽与无头疽。无头疽，为深部脓肿的一种，属阴证，故又称阴疽；有头疽是指疮面红肿浅大者，属阳证。

鞠躬征（bowing sign）　用来鉴别原发性和症状性精索静脉曲张的体征。病人直立，显露阴囊，行触诊检查，扪及阴囊内曲张静脉的蚯蚓状团块后，令病人腰部前弯呈鞠躬姿势，再行触诊。若蚯蚓状团块消失，即为此征阳性，提示原发性精索静脉曲张。阴性提示症状性精索静脉曲张。

局部低温麻醉（local hypothermic anesthesia）　麻醉方法之一。低温麻醉作用仅限于躯体一定部位。常用于四肢手术。其他部位效果不佳，且需时长而实用价值不大。

局部电流（local current）　细胞受刺激兴奋时由兴奋部位与其相邻近安静部位之间的电位差所引起的电荷移动。膜外电流的方向从安静部位流向兴奋部位，膜内则从兴奋部位流向安静部位。其作用是使邻近的安静部位膜电位降低而兴奋。动作电位就是以此种方式传播的。若其他条件不变，神经纤维横截面越大，纵向电阻越小，则局部电流越大，兴奋传导速度也越快。

局部电位（local potential）　其他名称：局部兴奋、局部反应。细胞受阈下刺激时细胞膜局部产生的微弱且传播不远的电位变化。是膜对钠离子通透性轻度增加，使局部产生的轻度去极化。其特点是不遵循全或无定律，而具有等级性，电位幅值随刺激强度的增强而增大；以电紧张形式向周围扩布；可以总和（空间和时间）。

局部感染（local infection）　病原体侵入机体后，局限在一定部位生长繁殖而引起病变的一种感染类型。这可能是由于机体抵抗力强，限制病原体扩散的缘故。如化脓性球菌引起的疖、痈等。

局部化疗（local chemotherapy）　将药物直接注射或灌注到肿瘤病灶区域的化疗方式。能增加药物与肿瘤组织接触时间，也可减少全身毒副作用。

局部浸润麻醉（infiltration anesthesia）　即通常所指的局麻。将局麻药沿手术切口线分层注入组织内使其阻滞神经末梢。操作：在手术切口一端先作一皮丘，使皮肤隆起呈现白色橘皮状，后沿皮肤切口做成连续皮丘。做新皮丘时，注射针在前一皮丘内侧刺入以减少多次刺痛。然后，再经皮丘以同样方法按层浸润皮下、肌膜或腹膜等组织。也可浸润一层切开一层。

局部麻醉（local anesthesia）　麻醉方法的一种。利用阻滞神经传导的药物，使麻醉作用局限于身体的某一局部。感觉神经被阻滞时，产生局部的痛觉及感觉的抑制或消失；运动神经同时被阻滞时，产生肌肉运动减弱或完全松弛。这种阻滞是暂时和完全可逆的。包括：表面麻醉、局部浸润麻醉、区域阻滞麻醉、神经与神经节阻断麻醉、局部脊髓麻醉、局部低

温麻醉等。本法安全、应用广泛。

局部麻醉药（local anesthetic）　能阻断局部神经传导，抑制触觉、压觉、痛觉而减轻或避免疼痛的药物。主要用于手术。毒性低的，如普鲁卡因，可注射给药，以产生浸润麻醉、传导麻醉或脊髓麻醉。组织穿透力强的，如可卡因和地卡因，可用于黏膜面，以产生表面麻醉。

局部免疫（local immunity）　局限在特定部位的免疫应答，分泌型 IgA 和微褶细胞在其中发挥重要作用。多数免疫动物的外分泌液中存在一定浓度分泌型抗体，可使病原微生物丧失与上皮细胞黏附的能力。分泌液中的 IgA 是呼吸道、消化道、生殖道黏膜固有层的浆细胞生成的，由 J 链结合成双体，再与分泌小体结合成分泌型 IgA，构成了局部抗体。在病毒感染中除分泌型 IgA 外，干扰素也起重要作用，它可限制病毒在局部组织细胞中扩散。

局部破伤风（local tetanus）　肌肉抽搐、痉挛仅限于伤口或感染部位。如头面部外伤，仅有面肌和咀嚼肌的痉挛抽搐；某一肢体外伤后，仅此肢体痉挛抽搐，无全身抽搐者。

局部杀精避孕药（local spermicidal contraceptive）　缓释药物避孕方法之一。组成：烷苯聚氧醇（代号"741"）和壬苯醇醚为主制成的水溶性药膜。性交前 5min 将膜揉成团置阴道深处待其溶解，正确使用的避孕效果可达 95％ 以上。一般对局部黏膜无刺激或损害。少数妇女感阴道灼热。

局部神经阻滞（local nerve block）　处理毒蛇咬伤伤口的一种方法。用 0.25％ 普鲁卡因加地塞米松 5mg，在肿胀上方 4～5cm 处行皮下环形注射，下肢可用 100～140ml，上肢用 40～60ml。有止痛、消炎、消肿和减轻过敏的作用。用于毒蛇咬伤的局部治疗。

局部通风（local ventilation）　局限于一定地点或位置的通风。把进风口和出风口安装在有害因素发生源的局部地区，使局部得到比较充分的换气。为防毒，一般采用罩起来（或密闭化）抽出去的办法，以防止污染物的扩散。可分为局部自然通风和局部机械通风。

局部兴奋（local excitation）　见局部电位。

局部性水肿（localized edema）　由于局部静脉、淋巴回流受阻或毛细血管通透性增加所致的局限性水肿。常见的有：①局部炎性水肿，见于疖、痈、丹毒、蜂窝织炎等，局部伴有潮红、灼热与疼痛；②局部静脉回流受阻所致水肿，可由上腔静脉阻塞综合征、肢体静脉血栓形成、血栓性静脉炎、下肢静脉曲张等引起；③淋巴回流受阻所致水肿，主要由丝虫病引起，表现为象皮肿；④血管神经性水肿，特点为突然发生的、无痛的、硬而有弹性的局部性水肿，多见于面、舌、唇等处，病人往往有某些药物或食物的过敏史，若发生于声门可危及生命。

局部血管炎（local vasculitis）　Ⅲ型变态反应疾病之一，由于局部反复注射胰岛素、狂犬病疫苗等抗原物质，可引起局部皮肤发生坏死性的血管炎。一经发现立即停止注射，可选可的松、左旋咪唑治疗。

局部脏器降温法（local organ hypothermal method）　其他名称：选择性降温法。临床麻醉新技术。主要用于心脏局部降温，使阻断循环的安全时限延长。采用心脏冷停跳法，经主动脉根部或直接经冠状动脉灌注。

局部振动病（local vibration disease）　机体长期遭受强烈局部振动引起的一种职业病。多见于使用各种风动工具、砂轮、磨床等的工人。以手和上肢的病变最为常见。初期出现手指麻木、酸痛、指端感觉减退、甲床毛细血管有痉挛趋势。继之可表现出手指发绀、皮肤温度下降、局部疼痛加重，严重时血管痉挛明显，遇冷手指发白（称"白指"），并伴有神经衰弱综合征等全身症状；重症病例有肌肉萎缩及骨关节改变。治疗：主要采用解除血管痉挛和改善神经营养的药物，针刺和物理疗法也有一定效果。预防主要采取防振隔振措施，注意保暖。

局方至宝丸（jufang zhibao wan）　中医成药名。清热开窍剂。组成：水牛角浓缩粉、牛黄、玳瑁粉、麝香、朱砂、雄黄、琥珀粉、安息香、冰片。用于温邪入里、逆传心包引起的高热惊厥、烦躁不安、神昏谵语、小儿急惊风。

局麻药毒性反应（toxic reaction of local anesthetic）　单位时间内血液中局麻药浓度超过机体的耐受力引起的中毒反应。原因：用药剂量过大或用药浓度过高；表面麻醉中毒反应与其单位总剂量有关，与用药浓度关系不大；操作技术失误，注射时误入血管内过多；病人身体状态改变，如高热、恶病质、休克、高龄、肝功能低下、严重贫血、甲状腺功能亢进、肾功能不全等。毒性反应一旦发生要迅速诊断，及时恰当处理和治疗。轻度中毒，病人状如醉汉，多语吵闹、面色潮红、头晕目眩，运动不协调；也有出现嗜睡、血压下降等，均应停止用药，同时吸氧，加强通气。中度中毒，病人表现为烦躁不安、头痛、视物模糊、恶心呕吐、颜面小肌肉震颤及血压升高，并伴有缺氧。应立即停药吸氧，静注地西泮。重度中毒，发展为全身肌肉痉挛、抽搐，如不处理，可迅速导致死亡。应迅速给氧及解痉药，保持呼吸道通畅。可静注地西泮或硫喷妥钠直至痉挛停止。也可应用静注琥珀胆碱及气管插管控制呼吸。

局麻药过敏样反应（allergic reaction of local anesthetic）　局麻药或它的代谢产物作为一种半抗原与蛋白质或多糖体结合形成抗原，并产生抗体，发生类似过敏的反应。极为少见。多发生在已用过麻药的病人再次应用同样局麻药时。速发型，可出现皮肤荨麻疹或皮疹、结膜和鼻黏膜充血、血管神经性水肿、咽喉水肿、支气管痉挛和休克；应立即静脉注射肾上腺素，吸氧，并给予抗组胺药物如苯海拉明、地塞米松等进行抢救。迟发型，在用药数小时后出现荨麻疹、皮疹、颜面部肿胀及轻度全身症状；可给苯海拉明、地塞米松等进行处理。

局泌汗腺（merocrine sweat gland）　俗称小汗腺。其他名称：外泌汗腺。遍布全身大部分皮肤的汗腺。其分泌物为汗液。导管开口于皮肤表面。局泌汗腺受交感神经胆碱能纤维支配，当其兴奋时，促进汗腺分泌。温热刺激引起的发汗称温热性发汗，是机体在高温环境中散热的有效途径。由于汗液流经汗腺管腔时，钠和氯被导管上皮重吸收，而致汗液是低渗的。因此大量出汗导致高渗性脱水，应及时补充水和盐。当精神紧张时，会引起精神性发汗。

局限性白发（localized canities）　由相邻的一群毛囊黑素缺乏或减少所引起。有遗传性和获得性两种。前者如额发灰白常伴有局限皮肤白斑，通常出生就有，或在儿童期迅速出现。后者常由于炎症和 X 线使黑素细胞破坏而导致永久性毛发色素脱失。

局限性癫痫（localized epilepsy）　小发作癫痫。癫痫发作主要局限于一侧或局部，或表现为局限性特征。

局限性发作（localized attack）　其他名称：癫痫部分性发作。无意识障碍，仅有局部抽动或感觉异常，属单纯部分性发作。口角、眼、手、足等局部的反复抽动为局限性运动发作；若抽动由一处开始向其他部位扩延称杰克逊（Jackson）癫痫。发作时有视、听、嗅、味或肢体、躯干某一部位特殊感觉，可称本觉性发作。伴有意识障碍的称为复杂部分性发作。有的运动发作呈自动症，如走动、奔跑、喊叫或寻衣摸床、脱衣解扣等。

局限性腹膜炎（localized peritonitis）　急性腹膜炎的一种。由腹腔实质性脏器、空腔脏器破裂或穿孔，其内容物流入腹腔对腹膜引起刺激，大网膜和肠管在炎性部位将其包裹局限化而形成。病人一般情况良好，腹胀不重者可采取内科治疗，禁食、静脉滴注大剂量广谱抗生素；若效果不佳，应及时外科治疗。

局限性骨脓肿（localized bone abscess）　其他名称：布罗迪脓肿。是低毒性骨感染形成的慢性局限性骨髓炎。缺少急性化脓感染的临床经过，症状轻微。大部分局限在长骨干骺部松质骨内。X 线表现为圆形或椭圆形骨质破坏透光区，边缘清楚，周围有骨质硬化带包绕。一般不见死骨及骨膜增生。

局限性回肠炎（terminal ileitis, regional ileitis）　见克罗恩病。

局限性间皮瘤（localized mesothelioma）　常起自脏层胸膜或叶间胸膜，肿瘤局限性生长成孤立性肿块，呈圆形或椭圆形的坚实灰黄色结节。一般分为三型：纤维型、上皮型和混合型。13%～25%局限性间皮瘤为恶性，40～50 岁多见，男

性多于女性。一般无症状，肿块长大可有压迫症状，表现为轻度胸部钝痛、干咳、活动时气急及乏力等。胸腔积液罕见。在 B 超或 CT 引导下经皮穿刺活检，或在胸腔镜直视下多处活检有确诊价值。治疗：外科手术。注意复发和转移。

局限性淋巴结肿大（localized lymphadenopathy）　局限性淋巴结肿大是指一个引流区域的累及。常由引流区域组织或器官非特异性炎症引起，亦可由淋巴结引流部位的恶性肿瘤淋巴道转移而来。

局限性黏液性水肿（localized myxedema）　其他名称：胫前黏液性水肿。皮肤损害常和浸润性突眼并存，可伴或不伴甲状腺功能亢进。浸润性皮肤病变。毒性弥漫性甲状腺肿的特殊表现。可能与自身免疫因素有关，约占格雷夫斯（Graves）病的 5%。病变多发生于胫前，也见于手足背面、踝关节、面部，呈对称性，皮肤粗、厚、韧，可有突起的斑块状结节，后期呈橘皮样。活检镜示黏蛋白样透明质酸沉积，伴有肥大细胞、吞噬细胞、成纤维细胞浸润。可局部或全身试用免疫抑制剂。

局限性全萎缩（local panatrophy）　局限性皮下脂肪的部分或全部萎缩，该处的皮肤、肌肉、骨骼亦均匀萎缩，导致局部凹陷。主要发生在 20～50 岁的妇女。皮损发展缓慢，大小 2～20cm，好发于背部、臀部或四肢，多为单发，亦可多发。发病前无前驱表现。无特殊疗法。

局限性软骨发育不全-腹肌发育不良综合征（achondroplasia regional-dysplastic abdominal muscle syndrome）　常染色体显性遗传病。典型症状为肋骨、髂骨的软骨发育不全，腹肌无力。随年龄增长，骨和肌肉可逐渐发育。X 线有助于诊断。本征易出现腹股沟疝。治疗：加强锻炼，无特殊疗法。

局限性水肿（localized edema）　发生于局部组织或器官的水肿。如脑水肿、肺水肿等。水肿对机体的影响视水肿部位和程度而异。四肢水肿影响较小，主要是影响局部血液供应，因而降低机体抵抗力，使之易并发感染，以及伤口不易愈合等。而脑或肺等，因细胞受压可伴有头痛、恶心、呕吐、昏迷，甚至死亡。

局限性转导（restricted transduction）　其他名称：特异性转导。前噬菌体从宿主染色体上脱离时发生偏差，将前噬菌体两侧的宿主染色体基因转移到受体菌，使受体菌的遗传性状发生改变的过程。如温和噬菌体 λ 感染大肠埃希菌 K12 时，λDNA 整合在染色体上半乳糖操纵子（gal）和生物素操纵子（bio）之间。但脱离时可能发生偏差，其概率为 10^{-6}，与细菌染色体进行部分交换，将其 λDNA 的一段留在细菌染色体上，却带走了其两侧的细菌染色体 gal 和/或 bio 基因。这种噬菌体感染受体菌可将供体菌的染色体 gal、bio 基因带入受体菌，由于所转导的只限于供体菌 DNA 上个别的特定基因如 gal 或/和 bio，故名。

局灶性节段性肾小球硬化症（focal segmental glomerulosclerosis, FSGS）　肾小球毛细血管袢（节段）有局灶性节段性硬化或透明变性，无明显细胞增生的一类肾小球疾病。是一种包括多病因及发病机制在内的临床病理综合征。主要临床表现有非选择性持续性蛋白尿，以及水肿、低蛋白血症、高血脂等肾病综合征表现。主要病理表现有肾小球（局灶）及部分肾小球毛细血管袢（节段）发生破坏性改变。其他有镜下血尿，血压轻度升高、肾小管中毒及严重肾功能不全等。治疗：一般疗法；激素；免疫抑制剂；转移酶抑制剂及抗凝疗法等。

局灶型肺结核（focal pulmonary tuberculosis）　继发性肺结核。病变多位于肺尖部，右侧多见。病灶常为单个，但也可为多个，直径约为 0.5～1cm。多为增生性病变，也可为渗出性病变，中央可发生干酪样坏死。多数情况下病灶易于局限，经纤维化、钙化而愈合。如治疗不当或病人抵抗力低下可发展为浸润型肺结核。本型为继发性肺结核的早期病变，症状和体征常不明显，多在体检胸部透视时被发现，显示单个或多个结节状、边界清楚的病灶阴影。

局灶性肾小球肾炎（focal glomerulonephritis）　以反复发作性血尿为特征的一种轻型增生性肾炎。青少年多见。常在上呼吸道感染发热后数日发病。症状为突然出现肉眼血尿或显微

镜下血尿，有少量或轻度蛋白尿，一般无水肿、高血压。肾功能良好。肾穿刺检查肾小球可有轻微增生。应避免诱发因素，发病者清除诱发病灶。对症治疗。

局灶性真皮发育不全（focal dermal hypoplasia）　一种少见的家族性综合征。病人均为女性，出生时即可出现原发性皮肤条状变薄区，颜色较周围正常皮肤稍淡，皮下脂肪组织有时可从变薄处向上凸出而形成软的黄色丘疹。无特效疗法。

菊花（Flos Chrysanthemi，chrysanthemum flower）　其他名称：滁菊、杭菊、甘菊。中医药名。菊科植物菊的头状花序。甘、苦，凉。归肝、肺经。功能疏风、清热、平肝、明目、解毒。治：①外感风热的发热头痛。②肝经风热或肝火上攻的目赤肿痛。肝肾阴虚的目暗不明或肝阳上亢的头晕目眩，亦可用之。

菊花茶调散（Flos Chrysanthemi and tea powder）　中医方剂。《类证治裁》方。组成：菊花、僵蚕、川芎、荆芥、白芷、羌活、炙甘草、细辛、防风、薄荷、绿茶。功能疏散风热、清利头目。治风热上攻，症见偏头痛及头晕目眩者。

菊形团（roset）　瘤细胞似菊花形的一种排列方式。分两型：一为真菊形团，瘤细胞排列整齐，胞核远心，中央为圆孔，见于视网膜母细胞瘤；另一型为假菊形团，瘤细胞大致组成围绕小血管腔的放射状细胞团，瘤细胞团中央为原纤维者，见于神经母细胞瘤；细胞团中央为空隙者，见于尤因（Ewing）肉瘤、肾母细胞瘤、室管膜瘤、胸腺瘤和一些低分化癌瘤等。

橘核丸（juhe wan）　中医方剂。行气剂。出自《严氏济生方》。组成：海藻、海带、厚朴、枳实、橘核、木通、延胡索、木香、肉桂、昆布、川楝子肉、桃仁。功能行气止痛、软坚散结。治癫疝，症见阴囊或睾丸肿胀，偏有大小，或坚硬如石，脐腹引痛，渗黄水，苔薄白腻或薄黄，脉沉弦。淋证日久，症见尿浊时淋，小便不畅，少腹坠痛，腰膝酸软；痛经。孕妇忌服。临床可用于睾丸炎、附睾炎、睾丸鞘膜积液、慢性前列腺炎、慢性盆腔炎、附件炎、卵巢囊肿属寒湿久滞化热不甚，气血失和之病机者。

橘红痰咳颗粒（juhong tanke keli）　中医成药名。化痰止咳平喘剂（温化寒痰剂）。组成：橘红、百部、苦杏仁、茯苓、水半夏、五味子、白前、甘草。功能敛肺止嗽、化痰定喘。治虚热咳嗽。气促喘息。痰涎壅盛。胸膈满闷。另治感冒、支气管炎、咽喉炎引起的痰多咳嗽、气喘。用法：开水冲服。

橘红丸（juhong wan）　中医成药名。化痰止咳平喘剂（清热化痰剂）。另有制剂：片、颗粒。组成：橘红、陈皮、半夏、麦冬、茯苓、甘草、桔梗、苦杏仁、紫苏子、石膏、紫菀、款冬花、瓜蒌皮、浙贝母、地黄。功能清肺祛湿、止嗽化痰。治肺胃湿热而致的咳嗽痰盛、呼吸气促、口舌咽干、胸中痞满、饮食乏味。用于咳嗽痰多、咳痰不利、胸闷口干。

橘皮样变（orange peel appearance）　诊断乳腺癌的体征之一。当乳腺癌癌肿向浅层浸润，皮内或皮下淋巴管被癌细胞阻塞，引起局部水肿时，由于毛囊处与皮下组织紧连，故该处出现许多点状凹陷，很像橘皮，是诊断乳腺癌的重要依据。

橘皮竹茹汤（decoction of Exocarpium Citri Grandis and Caulis Bambusae in Taenium）　中医方剂。《金匮要略》方。组成：橘皮、竹茹、大枣、甘草、生姜、人参。功能益气和胃、降逆止呕。治久病体弱，或呕下后，胃虚有热，气逆不降，症见呕吐或呃逆、舌嫩红、脉虚数者。

咀嚼（mastication）　由咀嚼肌顺序收缩所组成的复杂的反射性动作。作用是配合牙齿将大块食物切割并磨碎，使食物与唾液充分混合，以形成食团，便于吞咽。

咀嚼肌（masticatory muscle）　配布于颞下颌关节周围，参加咀嚼运动的肌。包括颞肌、咬肌、翼内肌和翼外肌。其作用是咬肌、颞肌和翼内肌上提下颌骨，使牙齿咬合，因上提下颌的咀嚼肌要比降下颌骨的肌肉强得多，所以下颌关节的自然姿势是闭口，两侧翼外肌收缩，使下颌骨前移而张口；一侧翼内肌和翼外肌同时收缩，使下颌骨向侧方运动，若两侧轮替收缩，则形成上下牙骱的研磨运动。

咀嚼肌痉挛（spasm of masticatory muscle）　翼外肌和升颌肌群等的痉挛。主要症状为开口受限，不开口不疼痛，咀嚼、前伸及侧方运动时均有疼痛。治疗：理疗，药物解除肌痉挛，同时消除引起肌痉挛的因素。

咀嚼片剂（chewable tablet）　在口腔中咀嚼服用的片剂。药片嚼碎后表面积增大，可促进药物在体内的溶解和吸收。服用方便，可吞服、咀嚼或含或用水分散后服用，在缺水状态下也可保证按时服药，尤其适合不能吞服或不会吞服的病人。

枸橼酸铋钾（bismuth potassium citrate）　胶体次枸橼酸铋、迪乐、得乐、德诺。不溶性铋盐复合物，在胃酸条件下产生极微沉淀，形成一种弥散性的保护层，覆盖在溃疡面上，隔绝胃酸、酶及食物对溃疡面的侵蚀，促进黏膜再生，使溃疡组织自身修复得以愈合。适用于治疗胃溃疡、十二指肠球部溃疡、复合溃疡、多发性溃疡及糜烂性胃炎等。服药期间舌及大便呈灰黑色，属正常现象，停药后即消失。不宜同时食用高蛋白食物及含酒精饮料。严重肾功能不全者禁用。

枸橼酸铋雷尼替丁（ranitidine bismuth citrate）　其他名称：瑞倍。胃酸分泌抑制药，新型抗消化性溃疡药。用于十二指肠溃疡、胃溃疡、上消化道出血。与抗生素合用根除幽门螺杆菌，预防十二指肠溃疡复发。制剂：胶囊剂。孕妇及哺乳妇女禁用，肝肾功能不全慎用，长期应用可致维生素 B_{12} 缺乏。

枸橼酸钾溶液（Liquor Kalii Citratis）　组成：枸橼酸钾的水溶液。无色澄明，无臭、味咸的碱性钾盐溶液。能碱化尿液、血液，并有轻度的利尿作用。主治膀胱炎，也用于糖尿病引起的酸中毒、补充钾。肾功能严重不全及出血病人慎用。

枸橼酸钠（sodium citrate）　其他名称：柠檬酸钠。抗凝血药。与血中钙离子生成不能离子化的枸橼酸钠，使血钙降低而产生抗凝作用。加入血液或血浆中仅用于体外抗凝血。输血中加入枸橼酸钠的血液过快或过量时，因引起血钙降低，导致心功能不全，可静注钙盐防治。

枸橼酸哌嗪（Piperazini Citratis）　其他名称：驱蛔灵。驱虫剂。口服能使蛔虫麻痹，随粪便排出体外。麻痹前对蛔虫无兴奋作用，故较安全。主治肠蛔虫病、胆道蛔虫绞痛，也用于驱蛲虫。

枸橼酸喷托维林糖浆（Syrupus Carbetapentani Citratis）　其他名称：咳必清糖浆。镇咳药。组成：主药喷托维林和适量蔗糖、香精等制成的味先甜后苦、具芳香气和清凉感的红棕色澄清黏稠液体。用于上呼吸道感染等引起的剧烈咳嗽。但多痰、心功能不全并有肺淤血的咳嗽病人忌用。青光眼病人慎用。

枸橼酸铁铵（ferric ammonium citrate）　铁制剂。三价铁的有机络合物。口服不易吸收，在体内释放三价铁离子（Fe^{3+}）并转变为二价铁离子（Fe^{2+}）较慢，而且本身含铁量不高。吸收率低，作用缓和，用于非重症缺铁性贫血，不适于重症缺铁性贫血。能溶于水，充分稀释后无臭无味，常配成溶液剂内服，适用于儿童、不便吞服片剂的病人，以及因胃肠反应不能耐受口服铁制剂者。腹泻、溃疡病者慎用。

枸橼酸铁铵合剂（Mistura Ferri Ammonii Citratis）　抗贫血药。组成：主药枸橼酸铁铵，与适宜的矫味剂等制成的黑褐色胶体溶液。用于缺铁性贫血。忌茶。长期服用会出现便秘。

举臂回压法（Holger-Nielsen method）　其他名称：举臂压背法。人工呼吸法之一。病人采取俯卧位，救护人员跪在病人头部之前，将病人肘关节部位拉向头部，形成吸气，然后压背产生呼气，这样周而复始进行，以抢救呼吸停止的病人。

巨唇症（macrocheilia）　由于淋巴组织间隙膨胀所造成或唇的增生肥大。分为先天性和后天性。治疗：先治疗原发病，必要时施行整形手术。

巨大 T 波（giant T wave）　T 波异常增高，或倒置并明显增宽。根据 T 波形态，可分为巨大倒置 T 波和巨大直立 T 波两种。前者是 T 波倒置幅度增深，T 波及 Q-T 间期延长，在 $V_4 \sim V_6$ 导联明显，常见于心肌梗死、三度房室传导阻滞等；后者，T 波振幅 > 13mm，或超过 QRS，T 波及 Q-T 间期不一定延长，多见于心肌梗死初始超急性损伤期。

巨大肥厚性胃炎综合征（giant hypertrophic gastritis syndrome, Menetrier syndrome） 在某种致癌因素作用下，胃黏膜过度增生，引起胃壁弥漫性肥厚所产生的一系列临床症状。男性多见，女性发于40～60岁。除有腹痛、厌食、恶心、呕吐、腹泻、体重减轻等症状外，多有蛋白性胃肠病的表现，如水肿、腹水、低蛋白血症。对症治疗；症状严重、内科治疗无效或疑有恶变者手术。

巨大泡性气肿（giant bullous emphysema） 在肺气肿的基础上，肺部某些部分的肺泡极度扩大。X线表现为单发或多发肺大疱。病人感气短，如并发自发气胸，则突然发生严重呼吸困难。继发感染时，可有咳嗽、咳痰、发热等症状。X线检查有助于诊断。

巨大溶骨综合征（massive osteolysis syndrome） 见消失性骨病。

巨大乳房（gigantomastia, macromastia） 见巨乳症。

巨大十二指肠膀胱综合征（megaduodenum-megacystis syndrome） 一种原因未明的常染色体显性遗传病。表现为婴儿期起病、十二指肠扩大、膀胱扩大等。有类马方综合征的体型。治疗：对症及手术。

巨大胎儿（macrosomia） 胎儿体重在4 000g以上者。多见于经产妇、糖尿病、过期妊娠及父母身材高大者。如产道、产力及胎位均正常，但胎儿大，可因头盆不称而发生分娩困难。可使用B超测定胎儿双顶径、股骨长度等，以预测胎儿体重。孕36周后根据胎儿成熟程度，尤其是肺成熟度来决定分娩方式：引产、试产、剖宫产等。若已足月，确诊为巨大儿，无胎儿畸形者，应以剖宫产结束妊娠。

巨大胎盘（giant placenta） 妊娠足月重量超过800g的胎盘。见于先天性梅毒、妊娠合并Rh或ABO血型不合。其他如先天性结核、弓形虫病、巨细胞病毒感染以及孕妇患妊娠期高血压疾病、糖尿病等，均可出现巨大胎盘。治疗原发病。

巨大体型（gigantism） 指人的身高明显超过同一种族、年龄、性别的身高标准。多与遗传、体质因素有关，少数由内分泌功能障碍所致。常以超过同种族、年龄、性别、身高的平均值3个标准差为标准，一般男性高于2.0m，女性高于1.85m。常见原因有生长激素瘤致巨人症与肢端肥大症，体质性巨人，青春期提前、性腺功能减退性巨大体型，马方综合征等。

巨大胃黏膜肥厚症（giant hypertrophic gastritis） 其他名称：梅内特里耶（Ménétrier）病。病因不清，可能与幽门螺杆菌感染有关。常见于50岁以上男性。临床表现有上腹痛、体重减轻、水肿、腹泻。无特异性体征，可有上腹部压痛、水肿、贫血和低蛋白血症，粪便隐血试验常阳性。内镜可见胃底、胃体部黏膜皱襞粗大，曲折迂回呈脑回状，有的呈结节状或融合成息肉样隆起，大弯侧较明显。皱襞嵴上可有多发性糜烂或溃疡。超声胃镜能清晰显示黏膜第二层明显增厚改变。本病有发生癌变可能。病理检查可确诊。无特殊治疗，可按慢性胃炎治疗原则处理。

巨大血小板病（giant platelet syndrome） 遗传性血小板功能异常。临床表现：纯合子病人常有中度或重度出血；杂合子病人可无出血症状。实验室检查出血时间明显延长、血小板减少，外周血涂片可发现巨大血小板。治疗：严重出血输配型相合的血小板。

巨大荨麻疹（giant urticaria, angioedema） 见血管性水肿。

巨淀粉酶血症（macroamylasemia） 血清中存在一种分子量异常大的淀粉酶复合物，具有淀粉酶的活性，但不能通过肾滤过排出，表现为持久的高淀粉酶血症。本病不是一个独立的疾病，也无特异的临床表现，仅在血清学检验时才能识别。临床意义目前尚不清楚。

巨核细胞（megakaryocyte） 骨髓中体积最大的细胞。其胞质内有许多血小板颗粒，胞质末端膨大脱落形成血小板。由原巨核细胞经幼巨核细胞发育而成。胞体大，直径40～70μm，甚至可达100μm以上。胞核分为4～16个叶。胞质中有许多交织成网的分隔小管，将胞质分隔成许多小区，每一区脱落就成为一个血小板。

巨核细胞白血病（megakaryocytic leukemia） 由巨核细胞大量增殖而引起的恶性疾病。属急性非淋巴细胞白血病M_7型。罕见。临床特点是进行性全血细胞减少及肝脾大；骨髓及周围血异常增多巨核细胞；血小板膜受损及功能缺陷导致的出血；继发性骨髓纤维化等。治疗：无满意疗法，可试用小剂量阿糖胞苷。

巨核细胞裸核（naked nucleus from megakaryocyte） 产血小板型巨核细胞的胞质裂解成血小板完全脱落后，仅剩细胞核时，称为裸核。

巨颌症（macrognathia） 颌骨明显增生肥大。多由后天性病所引起，先天性巨颌症较少见。临床表现为上、下颌骨增大，面部畸形，牙列不齐，殆关系紊乱，影响咀嚼功能和美观。治疗：治疗原发病；必要时行颌面外科整形术。

巨红细胞（megalocyte） 极度增大的红细胞。直径大于15μm，常呈椭圆形，内含血红蛋白量高，中央淡染区常消失。常见于叶酸或/和维生素B_{12}缺乏所致的巨幼细胞贫血。

巨结肠（macrocolon, megacolon） 先天性胚胎发育异常或后天获得性因素引起的结肠扩张，远端结肠及直肠肠管呈痉挛性狭窄，近端肠管扩张、肥厚。一种常见的消化道先天性畸形。临床表现为腹胀、便秘和反复发生的肠梗阻。见于婴儿或幼儿。由于支配直肠近端及乙状结肠远端的壁内神经节细胞发育不全或阙如，致使这些肠段极度痉挛形成索状，妨碍粪便的通过和排出。粪便遂积聚于痉挛段以上的结肠内，逐渐使之扩张，肠壁增厚，形成巨结肠。患儿能进食而不能排便或排便极少，腹部逐渐膨大。根据典型病史、体征、钡剂灌肠X线检查，可以诊断。治疗：调节饮食、灌肠排粪，手术切除缺少神经节细胞的肠段。

巨结肠综合征（megacolon syndrome） 结肠异常扩张，形成巨大结肠，并伴有顽固性便秘和腹胀的综合征。分为4种：①先天性巨结肠综合征，多于幼儿期发病，与欧氏神经丛局限性阙如有关，治手术切除病变肠管；②获得性器质性巨结肠综合征，多在某些疾病的基础上发生，对症治疗，必要时手术；③特发性巨结肠综合征，多见于小儿精神紧张，伴失禁性便秘，采取保守治疗，训练排便习惯；④假性先天性巨结肠综合征，与先天性巨结肠综合征症状相似，但无神经丛阙如，应手术。

巨口疮（major aphthae） 见复发性坏死性黏膜腺周围炎。

巨髎（juliao, ST 3） 中医经穴名。属足阳明胃经。手足阳明、阳跷之会。位于面部，目正视，瞳孔直下与鼻翼下缘平齐处。主治面瘫、面肌痉挛、鼻塞、鼻衄、目翳等。直刺0.3～0.5寸。艾条灸3～5min。

巨颅（macrocrania） 额、顶、颞及枕部突出膨大呈圆形，颈部静脉充盈，对比之下颜面很小。由于颅内压增高，压迫眼球，形成双目下视、巩膜外露的特殊表情，称为落日现象，见于脑积水。

巨脑畸形（megalencephaly） 脑体积呈对称性增大的畸形。脑回结构复杂，神经元的数目和大小也有增加，表现为头大、无脑积水征象且脑室相应较小。常有程度不等的智力发育障碍。

巨膀胱-巨输尿管综合征（megacystis and megaureter syndrome） 膀胱和输尿管巨大增粗，但无下尿路梗阻及膀胱输尿管反流的综合征。与末段输尿管壁内副交感神经节细胞减少、壁内纵肌缺乏等因素有关。临床症状以尿路感染、血尿及腹痛为多见。

巨膀胱-细小结肠-肠蠕动不良综合征（megacystis-microcolon-intestinal hypoperistalsis syndrome） 以膀胱显著扩张、结肠细小、全消化道蠕动差、肠壁神经节细胞正常为特征的一种先天性遗传病。多见于新生女婴，突出的临床表现为膀胱高度扩张，超声检查可在产前作出诊断。尚无有效疗法，可对症处理。尿路转向术可改善肾盂积水，但对预后无益，多在3岁内死亡。

巨脾（megalosplenia） 其他名称：高度脾大。病人深吸气时脾大超过脐水平以下者。见于血吸虫病、慢性粒细胞白血病、黑热病、慢性疟疾和脂代谢缺陷病等。

巨阙（juque, RN 14） 中医经穴名。属任脉。心之募穴。位于腹正中线脐上6寸之处。治心胸痛、反胃、吞酸、呃逆、胃脘痛、胸痛、癫狂、痫证等。直刺 0.3～0.8 寸，勿深刺。艾炷灸 3～5 壮，或艾条灸 5～10min。

巨人观（giant appearance）　人死后，机体组织蛋白受体内、外存在的各种细菌分解产生腐败，严重腐败的尸体与生前面目全非，即形成"巨人观"。此时尸体的皮下静脉由于细菌侵入产生腐败形成腐败静脉网，同时口、鼻也有污血流出。

巨人症（gigantism）　其他名称：垂体性巨大畸形、生长激素过多症。儿童时期脑垂体前叶生长激素细胞增生，或因嗜酸性腺瘤，分泌生长激素过多所引起的全身成比例地异常魁伟高大。一般皮肤粗厚，内脏器官亦均异常增大。各内分泌腺功能在早期亢进，在晚期则减退。成年后半数以上继发肢端肥大症。X 线片见蝶鞍扩大甚至破坏。治疗：放射，手术。

巨乳症（macromastia）　其他名称：巨大乳房、乳房过大。多发生在青年期及妊娠期，可能因乳房组织对雌激素过度敏感所致。乳房肥大，多为双侧，巨大者可下垂至脐部。妊娠期乳房肥大者，产后会发生退变。

巨舌（macroglossia）　血管瘤、淋巴管瘤、肌纤维肥大、炎症等所致的舌体肥大。舌常突出于上下牙列之处，以致牙齿向唇侧倾斜，牙列变形。可做舌成形术。

巨噬细胞（macrophage）　广泛分布于体内的一种免疫细胞。具有强大的吞噬细菌、病毒、异物、衰老死亡的机体细胞等的功能。由骨髓干细胞分化而来，在血流中为单核细胞，在组织中为巨噬细胞，故称单核巨噬细胞系统。在不同的器官组织中，巨噬细胞又有不同的名称。如肝脏的库普弗星形细胞、肺中的尘细胞等。巨噬细胞参与免疫反应，主要功能有：①吞噬、消化、裂解病原微生物，清除体内衰老或死亡的自身细胞，杀伤肿瘤细胞等。②识别、处理和传递抗原信息。③参与免疫调节，如释放白细胞介素-1、活化 T 细胞等。④产生干扰素。

巨噬细胞活化因子（macrophage activating factor，MAF）　由活化的 T 细胞及某些传代细胞产生的一种淋巴因子。巨噬细胞被 MAF 活化后细胞活动增强，蛋白及补体 C2 合成增加，溶酶体酶合成增加，因而可杀死细胞内寄生菌（如结核分枝杆菌），杀伤肿瘤细胞。MAF 与细胞免疫效应有关。

巨噬细胞趋化因子（macrophage chemotactic factor）　为抗原致敏的 T 淋巴细胞所释放的一种淋巴因子。对巨噬细胞有趋化吸引作用。

巨噬细胞吞噬功能试验（macrophage phagocytic function test）　一种细胞免疫试验法。血液中的大单核细胞从血管壁游出，进入组织间液，并进一步成熟为具有显著吞噬功能的巨噬细胞。测定巨噬细胞的吞噬和消化功能，可以反映机体的细胞免疫状态，也可作为判定某些疾病疗效的一种指标。有体内与体外两种方法。体内法：用碳颗粒、脂乳剂、同位素胶体等胶体颗粒注入体内，观察机体对这些胶体颗粒的廓清能力。体外法：在动物腹腔、肺泡等处获得大量巨噬细胞。人体可采用斑蝥液刺激皮肤引起水疱，水疱液内即有大量的吞噬细胞。可用吞噬细胞计数、吞噬百分率、吞噬指数等指标评定吞噬功能。

巨噬细胞炎性蛋白-1（macrophage inflammatory protein-1，MIP-1）　来自单核细胞、巨噬细胞及 T 淋巴细胞，是一种肝素结合蛋白，由 69 个氨基酸组成，分子量 8 000。具有致炎作用，且近年来被认为与发热有一定关系，可能是一种内生致热原。

巨噬细胞移动抑制因子（macrophage migration inhibition factor，MIF）　作用于巨噬细胞的淋巴因子之一。人的 MIF 是糖蛋白，抗原性不强。来源于 T 细胞、成纤维细胞等。可促进巨噬细胞摄取和氧化葡萄糖，增强其吞噬及杀伤肿瘤细胞的作用，抑制巨噬细胞移动，使之停留于病原体局部，利于发挥作用。

巨噬细胞游走抑制试验（macrophage migration inhibition test）　一种特异性细胞免疫检测法。其原理是当致敏淋巴细胞再次遇到同样抗原时，能释放出一种巨噬细胞移动抑制因子（MIF），在体外抑制巨噬细胞的游走，在体内可导致巨噬细胞集聚。根据移动抑制的程度，可以反映机体的细胞免疫状态。

巨输尿管症（megaloureter）　输尿管畸形。输尿管全部或节段性扩张。治疗：膀胱输尿管再吻合术。

巨细胞包涵体病（cytomegalic inclusion disease）　见巨细胞病毒感染。

巨细胞病毒（cytomegalovirus，CMV）　一群具有典型疱疹病毒结构的病毒。受感染的细胞体积增大，细胞核和细胞质内出现特异性的包涵体。是巨细胞包涵体病的病原体。可引起人或其他哺乳动物患病，但有严格的种特异性，宿主范围狭窄，在细胞中增殖较慢，复制周期长。其抵抗力低。可通过胎盘、产道接触、输血及呼吸道等途径感染。

巨细胞病毒肝炎（cytomegaloviral hepatitis）　由巨细胞病毒所致的肝脏炎症。小儿多于成人。输血、器官移植和免疫抑制剂应用者易发生全身性播散。其特点是肝脏呈多灶性肝细胞坏死。起病与肝病毒引起者相似，肝大，黄疸，发热在黄疸出现后可持续数周，肝功能不良，少数呈慢性经过或肝衰竭。抗体检查阳性和检出病毒可确诊。无特效疗法。

巨细胞病毒感染（cytomegaloviral infection）　其他名称：巨细胞包涵体病。由巨细胞病毒引起的疾病。如有以下情况应考虑为本病，再结合病原学及血清学检查以明确诊断：①凡早产、先天畸形及营养不良的婴儿，或在新生儿期出现原因不明的黄疸、肝脾大、紫癜、鼻出血、小头畸形和脑、眼损害者；②儿童或成人有嗜异性凝集试验阴性的单核细胞增多症者；③免疫功能低下或骨髓、肾移植者等出现发热及间质性肺炎经抗生素治疗无效者。无特效治疗，预防为主。

巨细胞病毒脑炎（cytomegaloviral encephalitis）　多为胎儿及新生儿感染，偶见于儿童和成人。大多表现为脑发育不良，小头畸形，脑室周围及脑内钙化，脑积水。成人则可表现为急性弥漫性神经炎等。治疗：可试用阿糖腺苷。

巨细胞动脉炎（giant cell arteritis，Horton's arteritis）　属于风湿性疾病。是中等和大动脉的炎症。为全身性疾病，可累及多部位动脉，但以颈动脉及其分支多见，特别以颞动脉常见。本病的临床表现特征是倦怠、疲乏、食欲减退、体重减轻、发热、出汗、头痛和关节疼痛。

巨细胞肺炎（giant cell pneumonia）　麻疹病人的特殊并发症之一。是一种几乎致死性的间质性肺炎，以呼吸道黏膜聚积多核巨细胞为特征。常见于患有白血病、先天性免疫缺陷的儿童或接受免疫抑制药物治疗的病人。病人可无皮疹出现即死亡。个别存活者，麻疹病毒可持续存在，而麻疹抗体形成障碍。治疗按一般肺炎处理。

巨细胞间质性肺炎（giant cell interstitial pneumonia）　肺间质有大量淋巴细胞浸润，肺泡内有许多异形多核巨细胞及不等量脱落的肺泡细胞。临床有呼吸困难、咳嗽、胸痛，全身不适、体重减轻、厌食、发热等。可有肺部啰音及杵状指。X 线见两肺斑片状浸润影。肾上腺皮质激素治疗。

巨细胞性甲状腺炎（giant cell thyroiditis）　见亚急性甲状腺炎。

巨牙症（macrodontia）　先天性牙齿形态异常。指上颌中切牙增大过大。一般不需治疗。

巨乙状结肠综合征（megasigmoid syndrome）　乙状结肠神经源性障碍所引起的、以乙状结肠扩大为特征的一组病征。表现为长期便秘、水样便失禁、腹痛、发热、恶心呕吐、腹胀、腹膜炎等。治疗：对症处理，必要时手术。

巨阴茎（macropenis，megalopenis）　发育过早，较同龄人明显增大的阴茎。常继发于垂体前叶、肾上腺过度发育畸形，出生后逐渐出现症状，多在婴儿或儿童期发生。以治疗原发病为主。

巨幼细胞贫血（megaloblastic anemia，macrocytic anemia）　由于脱氧核糖核酸（DNA）合成障碍所致的一组贫血。主要系体内缺乏维生素 B_{12} 或叶酸，亦可因遗传性或药物等获得 DNA 合成障碍而引起。本病的特点是呈大红细胞性贫血，骨髓内出现巨幼红细胞、粒细胞及巨核细胞系列。此类贫血的幼红细胞 DNA 合成障碍，故又称幼红细胞增殖异常性贫血。本病分为单纯叶酸缺乏性贫血、单纯维生素 B_{12} 缺乏性贫血、叶酸和维生素 B_{12} 同时缺乏性贫血三种。巨幼细胞是一种形态及功能均有显著变异的细胞，不仅影响红细胞造

J

血，粒细胞及巨核细胞亦受累。临床上除有贫血外，尚可有轻度黄疸、胃肠道症状，少数病人缺乏维生素 B_{12}，尚可有神经系统症状。实验室检查除呈大细胞性贫血外，可伴有白细胞及血小板减少，中性粒细胞呈核右移。根据临床表现和叶酸或/和维生素 B_{12} 缺乏可诊断。经补充维生素 B_{12} 或叶酸，贫血可很快得到改善。

巨指（趾）畸形（macrodactyly） 儿童的指（趾）增大超过成人的指（趾）。多因先天性脂肪及淋巴组织增生、骨骼不断增大所致。治疗：作皮下脂肪切除、指（趾）骨缩短术，并破坏其骨骼生长，或截指（趾）治疗。

具体思维（concrete thinking） 又有名称：具体形象思维。运用已有表象进行的思维活动。是个体思维发展过程中的必经阶段。3 岁至 7 岁的幼儿思维通常以具体思维为主导，即脱离直接刺激物和具体动作而借助于表象进行思维，是形象思维的初级水平。

剧药（potent drug） 应用超过极量时可危害人体，甚至导致死亡的药品。药理作用强烈，极量及致死量差距较小，如山道年等。

距跟舟关节（talocalcaneonavicular joint） 由距骨头的舟骨关节面和足舟骨的距骨关节面、跟骨的前、中关节面以及跟舟足底韧带的上面共同构成的关节。可作足内翻、外翻运动。

距骨（talus） 属短骨。位于胫骨、腓骨和跟骨之间的骨，分头、颈、体三部分。最靠近小腿，在踝部与胫骨、腓骨相关节。是全身骨骼中唯一没有附着任何肌肉的骨。

距骨骨折（fracture of talus） 足部骨折之一。外力使踝关节强烈背屈时，可引起距骨颈骨折，外力使足踝强力跖屈时，能引起距骨后突骨折。前者易致距骨体缺血性坏死。据受伤方式，踝部肿痛、压痛、功能障碍及 X 线片可以确诊。手法复位，小腿管形石膏固定踝关节于跖屈与轻度外翻位 6～8 周，无效者可手术治疗。

距离防护（distant protection） 外照射防护的原则之一。由于放射性强度与距离平方成反比，对点状放射源来说，距离增加一倍，所受剂量可减少到原来的 1/4。可用加大操作人员和放射源之间的距离来达到防护的目的，如使用长柄钳、机械手等。

距小腿关节（talocrural joint） 其他名称：踝关节。由胫骨和腓骨的下端与距骨滑车构成的关节。两侧有副韧带加强，可作足背屈和跖屈运动。

锯齿形牙（notched teeth） 见哈钦森牙。

聚沉值（coagulation value） 使溶胶发生明显聚沉所需电解质的最低浓度（mmol/L），或在一定时间内使 1L 某浓度的溶胶产生聚沉所需某种电解质的最小毫摩尔数。聚沉值越小，表示该电解质的聚沉能力越大。

聚硅酮（silicone） 其他名称：硅油。硅与碳的聚合物。透明、无臭、无味，黏稠的液体或半固体。性质稳定，有疏水性，可用作抗潮湿剂。软膏剂用做皮肤防护剂，尚能防止粘连。

聚合酶（polymerase） 催化以核酸链为模板合成新核酸链的酶。有依赖 DNA 的 RNA 聚合酶，依赖 DNA 的 DNA 聚合酶，依赖 RNA 的 DNA 聚合酶（逆转录酶）和依赖 RNA 的 RNA 聚合酶（RNA 复制酶）等。

DNA 聚合酶（DNA-polymerase） 催化由脱氧核糖核苷三磷酸合成 DNA 的酶。包括依赖 DNA 的 DNA 聚合酶和依赖 RNA 的 DNA 聚合酶。前者以脱氧核苷三磷酸为原料，以单链或双链 DNA 为模板合成 DNA，后者则以 RNA 为模板用以合成 DNA，又称反向转录。

聚合酶链反应（polymerase chain reaction，PCR） 一种在体外扩增 DNA 片段的重要技术。是一种在体外由引物介导的、类似体内 DNA 复制的 DNA 酶促合成反应。该技术可用于目的基因的克隆、基因的体外突变、DNA 和 RNA 的微量分析、DNA 序列测定及基因突变分析等。

RNA-聚合酶链反应（RNA polymerase chain reaction，RNA-PCR） 利用聚合酶链反应原理以 RNA 和模板在体外大量扩增 RNA 的方法。所用聚合酶是 RNA 聚合酶，反应不需要通过温度变化来进行核酸的变性与复性。其特点是扩增效率高、特异性好，尤其适用于 RNA 的检测和测序。

聚合思维（convergent thinking） 见辐合思维。

聚合物烟雾热（polymer fume fever） 在含氟塑料的生产和加工过程中引起的综合征。临床表现为全身不适、上呼吸道刺激及发热和畏寒等。酷似流行性感冒或金属烟热。通常在大量吸入热解气后半小时左右感头晕、乏力、眼及咽喉干燥、刺痒、呛咳、胸闷等。数小时后发热，体温多在 37.5～39.5℃，并可有畏寒。一般 1～2 日内可自愈，个别严重者也有肺部损害。

聚合原则（polymerization principle） 一个神经元的胞体及树突与多个不同神经元的轴突形成突触联系。这些不同神经元的轴突可能对这个神经元施加兴奋性影响或抑制性影响。兴奋性和抑制性在这个神经元上发生总和，表现出一定程度的兴奋或抑制。

聚磺苯乙烯（sodium polystyrene sulfonate） 其他名称：降钾树脂、聚苯乙烯磺酸钠。钠型阳离子交换树脂。经口服或灌肠，可在肠道内产生离子交换作用，吸收钾离子。还可以吸收尿毒症病人肠内产生的铵离子。用于各种原因引起的血钾增高，如急性或慢性肾衰竭、高钾血症。

聚肌胞苷酸（polyinosinic acid-polycytidylic acid） 其他名称：聚肌苷酸-聚胞苷酸、多聚肌苷酸多聚胞苷酸。干扰素诱导剂。具有广谱抗病毒作用，对呼吸道病毒效果最好，治疗带状疱疹、流行性出血热、病毒性肝炎。可用于流感病毒和鼻病毒引起的普通感冒的预防治疗。局部应用可治疗疱疹性角膜炎。

聚氯乙烯（polyvinyl chloride，PVC） 由氯乙烯单体聚合而成的高聚物。聚氯乙烯塑料是当前产量最大、应用最广的一种热塑性塑料。聚氯乙烯加热分解可生成氯化氢，加热至 300℃时还会分解出 CO。毒性极小，但其单体氯乙烯有致癌作用。在成型过程中使用的助剂，有的也有毒性。

聚氯乙烯塑料食具（polyvinyl chloride plastic tableware） 塑料食具的一种。聚氯乙烯本身毒性极小，但残存的氯乙烯单体为肝毒性及致癌物。生产中使用的引发剂有偶氮二异丁腈，毒性亦较大。国外规定聚氯乙烯中氯乙烯单体的限量为 1mg/kg，食品中氯乙烯单体的含量不得大于 0.05mg/kg。

聚落环境（settlement environment） 人类有意识地利用和改造自然环境而创造的聚居和生活的环境。按其性质、功能和规模不同，可分为院落环境、村落环境和城市环境等。

聚乳酸微球（poly-lactic acid microspheres） 可生物降解性微球的一种。特点是降解速度快，不在体内蓄积，可用于多次反复栓塞，已研制出的有丝裂霉素聚乳酸微球、5-FU 聚乳酸微球和表柔比星聚乳酸微球等。

聚维酮（povidone，polyvinylpyrrolidone，PVP） 其他名称：聚烯吡酮、聚乙烯吡咯酮。血容量扩充剂。白色粉末，有吸湿性。其化学性质稳定。3.5% 水溶液可代替人血浆，以提高血浆胶体渗透压，增加血容量。用于外伤性出血以及其他原因引起的血容量减少时的输血。又可做药物附加剂，如片剂的黏合剂、胃溶薄膜包衣的原料等。

聚烯吡酮（povidone，polyvinylpyrrolidone，PVP） 见聚维酮。

聚星障（punctate keratitis） 中医病证名。由肝火内炽、风热上侵，风火相搏，上攻于目，或肝肾阴虚、虚火上炎所致。症见黑睛生翳，呈细颗粒状，聚散如星，抱轮红赤，沙涩疼痛，畏光流泪。严重者可形成花翳白陷或凝脂翳，即点状角膜炎。宜祛风清热、平肝泻火。

聚氧乙烯（40）单硬脂酸酯（polyoxyl 40 monostearate） 白色或无色似蜡块状物。无味或嗅微似脂肪。熔点 46～51℃，酸价小于 2，皂化价 25～35，羟基价 22～38。

聚乙二醇（polyethylene glycol） 其他名称：福松。泻药。用于各种原因引起的便秘，术前肠道清洁。制剂：粉剂。小肠、结肠疾病及腹病病人禁用。不宜长期使用。

聚乙二醇类（polyethylene glycols） 环氧乙烷缩合而成的乙二醇凝缩聚合物。物理性状不一。分子量小的为液态，大的为蜡状固态。性能稳定，可水溶，能与渗出液混合，但润滑作用较差，为药剂的基质和增塑剂，生产中常组配其达到不同的性状。

聚乙烯吡咯烷酮（polyvinylpyrrolidone, PVP） 见聚维酮。

^{131}I-聚乙烯吡咯烷酮试验（^{131}I-polyvinylpyrrolidone test） 测量清蛋白肠道排泄率的一种检查方法。^{131}I-聚乙烯吡咯烷酮（^{131}I-PVP）分子量与清蛋白相近，在肠管几乎不被再吸收，静脉注入体内后，粪便中的排泄率可以代表自肠管丧失的清蛋白量。健康人4日间（96h）粪便中排泄率为0.1%～1.5%。

聚乙烯醇（polyvinyl alcohol） 一种长期栓塞剂。特点是无毒性、组织相容性好、对机体无活性作用，在体内可长期不被吸收。干燥时呈压缩状态，遇到血液或液体可恢复到压缩前的形状和体积。有颗粒和块状两种剂型，前者用于小的血管栓塞，后者用于大中血管的栓塞。

蠲痹汤（decoction for rheumatism） 中医方剂。《百一选方》方。组成：羌活、姜黄、当归、黄芪、赤芍、防风、炙甘草。功能益气活血、祛风除湿。治风寒湿痹，以风邪为重，症见项背拘急、肩肘痹痛、举动艰难者。

卷柏（spikemoss, Herba Selaginellae） 其他名称：长生草、九死还魂草、回阳草、佛手草、老虎爪、万年青。中医药名。止血药。卷柏科植物卷柏的全草。辛、平。归肝、心经。功能破瘀行血、固下止血、通淋散结。生用活血通经；炒炭用能化瘀止血。治肠风下血、脱肛下血、闭经、小便不利。孕妇忌服。

卷棘口吸虫（*Echinostoma revolutum*） 虫体长箧形，12.8mm×2.3mm，有头冠、带头棘。口吸盘小于腹吸盘。雌雄同体。卵淡黄褐色，椭圆形。第一和第二中间宿主分别为椎实螺和蚬类、蝌蚪及螺类。终宿主是哺乳类和鸟类。可能是由生食淡水螺或蚬而感染。临床有腹痛、腹泻症状。可从粪便中检查出虫卵确诊。

卷曲霉素（capreomycin） 其他名称：卷须霉素。二线抗结核病药。对结核分枝杆菌有明显抑制作用。主要用于经链霉素、异烟肼等治疗无效的病例。常需与其他抗结核药联合应用。肾功能不全者禁用。

决明子（Semen Cassiae） 中医药名。豆科植物决明或小决明的干燥成熟种子。甘、苦、咸、微寒。归肝、大肠经。功能清肝明目、通便。治：①肝经风热所致的目赤涩痛，羞明多泪。②高血压病头晕，头痛属肝阳上亢者。③肠热便秘。

角色置换效应（character displacement effect） 一种社会心理效应。指人们在思考和处理问题时，把双方的角色互换，即站在对方的角色看问题，以理解对方的感受和思想。这种效应在人际交往中具有一定的积极作用。

觉察细胞（detector cell） 下丘脑内存在的对血液中某些激素浓度变化敏感的神经元的总称。如下丘脑前区对卵巢激素敏感的神经元，内侧区对肾上腺皮质激素敏感的神经元，以及某些区域对垂体促激素敏感的神经元等。这些神经元在感受血液中激素浓度变化的信息之后，可以反馈地调节下丘脑肽能神经元对调节性多肽的分泌，从而使下丘脑对腺垂体的控制更加精确。

绝产（sterility） 其他名称：绝生、断产。中医病名。即原发性（因病）或继发性（用药、手术）不孕。除因先天性生理缺陷外，由后天病变所致者，有肾虚、血虚、胞寒、肝郁、痰湿、血瘀等证候，均可引起冲任失调，不能摄精成孕。肾虚者，宜温补肾阳或滋养肾阴；血虚者，宜补血、养阴滋肾；胞寒者，宜温经助阳、暖宫祛寒；肝郁者，宜疏肝解郁、养血调经；痰湿者，宜健脾燥湿、化痰启宫；血瘀者，宜行气理血，或凋经通瘀。

绝对不应期（absolute refractory period） 可兴奋组织接受一次刺激而兴奋后，再给任何强大刺激也不能引起动作电位的短暂时期。兴奋性等于零。在各种不同的组织，其期长短不等，神经纤维的则较长，约0.3ms（ms）；心肌细胞的则较长，约200ms。其产生原因是膜上的钠通道处于激活后的暂时失活状态。

绝对不育（absolute infertility） 夫妇一方有先天或后天缺陷无法矫正而不孕者。如先天性子宫、子宫切除或双侧附睾结核及无精子生成等。

绝对干扰（absolute interference） 在连续发生的两次以上兴奋时，后一次兴奋落在前一次兴奋产生的绝对不应期中，导致后一次兴奋干扰性传导中断。依两次兴奋起源不同，又分为同源性和异源性绝对干扰。

绝对误差（absolute error） 指通过仪器测量或化学分析所得测定值与真实值之差。其值有正或负，误差越大，表示准确度越小，其单位与测定值的单位相同。

绝对增长量（absolute increment） 一定时期内某项指标所增长的绝对数量。它是根据报告期与基期水平之间的差数计算的。由于比较时期不同，可分为逐期增长量和累积增长量。逐期增长量是报告期水平与前一期水平之差，说明本期比上期增长的绝对数量。累积增长量，就是报告期与某一固定时期（基期）水平之差，说明本期比某一固定时期增长的绝对数量。增长量可以是正值，也可以是负值，"＋"表示增加，"－"表示减少。

绝对致死剂量（absolute lethal dose） 其他名称：绝对致死浓度。代号 LD_{100}（LC_{100}）。某化学物质引起受试动物全部死亡的最小剂量或浓度。以 mg/kg 或 mg/m^3 表示。由于动物对毒物的感受性有很大差异，随着实验动物数目的增多，可能出现耐受性更高的动物，因而实际上较难准确地求得使100%动物死亡的最小剂量。

绝对专一性（absolute specificity） 其他名称：绝对特异性。某些酶具有只催化单一底物并产生单一产物的性质。例如琥珀酸脱氢酶只催化琥珀酸脱氢转变成反丁烯二酸，不催化其他底物，也不产生其他产物。

绝经（menopause） 妇女卵巢功能衰退或遭受破坏，致使月经永久性停止的现象。可分为生理性绝经和人工绝经。生理性绝经通常发生于50岁左右。

绝经期（menopause, climacteric） 妇女一生中月经周期性活动停止以后的时期。妇女随着年龄的增长，神经系统与内分泌腺的发育也日渐完善，女子从第二性征的开始出现至性成熟的时期为青春期。每月一次的排卵和子宫内膜的周期性脱落流血所形成的月经周期是妇女性成熟的主要特征。性成熟期约30年。于45～52岁之间月经开始停止而进入绝经期。

绝经综合征（menopausal syndrome） 其他名称：绝经期综合征。妇女自然闭经前后，手术摘除双侧卵巢或照射疗法破坏卵巢功能而出现的一系列精神和自主神经功能紊乱。表现为阵发性面部潮红发热，伴多汗、烦躁，容易激动紧张、心率或快或慢，血压升高等等。治疗：镇静药、小剂量雌激素。

绝望量表（hopelessness scale, HS） 用于检测抑郁症病人消极、厌世、失望或绝望的量表。是自杀企图的一个比较敏感的预测指标。量表由20个问题组成，回答为"是"或"否"，采取"0"或"1"计分，得分范围在0～20分。得分越高，提示受试者失望程度超高，自杀企图可能性越高。

绝育（sterilization） 通过手术或非手术途径切断或堵塞输卵管或输精管，以阻止卵子和精子相遇。而达到永久避孕的目的。除传统的输精管与输卵管结扎术外，近年还开展了输精管、输卵管黏堵、阻塞、电灼、环套、钳夹等方法。

绝育率（sterilization rate） 计划生育指标之一。指每100名已婚有生育能力的育龄妇女中采取绝育措施的人数。绝育率＝绝育人数/已婚有生育能力的育龄妇女数×100%。统计时，男女双方只要有一方采取绝育措施，均按女方计算。

厥心痛（precordial pain due to cold evil） 中医病证名。心痛类型之一。包括肾心痛、胃心痛、脾心痛、肝心痛、肺心痛5种。①指肾、胃、脾、肝、心有病，病气上逆乘心所致的心痛。是五脏气冲逆致痛，非心室自病也。②指阴虚而阴气上逆所致的心痛。证见心腹连季肋痛胀满，冷气上攻，面色青黑，甚则呕逆气闷绝，眼目直视等，用高良姜散、当归散、吴茱萸丸、麝香汤等方。③指邪犯心包或他脏病邪犯心支脉导致的心痛发厥。④指中寒发厥而心痛。其痛与心绞痛相类似。

厥阴病（jueyin disease） 中医病证名。《伤寒论》六经病之一。它是阴阳消长、邪正进退的关键，所以常出现寒热错杂的证候。主要有上热下寒与厥热胜复两类情况。上热下寒者，症见消渴、气上撞心、心中疼热、饥而不欲食、下利及吐蛔等，治宜清上温下。厥热胜复者，可预测病情的进退，厥多热少为病进，厥少热多为病退，故其治法当以扶阳抑阴

J

为主。阳虚寒厥，见脉微恶寒、手足厥冷者，治宜回阳救逆；血虚寒厥，见手足厥寒、脉细欲绝者，治宜养血和营、通阳散寒。阳气内郁，以致手足厥逆、心下痞塞、胸胁苦满，或腹中痛、脉弦有力者，治宜疏肝泄热退厥。泛

厥证（jue syndrome）　简称厥。中医病证名。①泛指突然昏倒，不省人事，但大多能逐渐苏醒的一类病证。由阴阳失调，一时性气机逆乱致病。现分为气、血、痰、食、暑厥5型。古有暴厥、煎厥、薄厥、大厥、尸厥、中恶等名。②指四肢寒冷，如寒厥、热厥、蛔厥等。多有明显的诱发因素，如情绪紧张、恐惧、惊吓、疼痛等，发作前有头晕、恶心、面色苍白、出汗等先期症状。醒神回厥为主要治则，实证宜开窍、化痰、辟秽而醒神，虚证宜益气、回阳、救逆而醒神。

嚼肌间隙感染（masticator space infection）　咀嚼肌与下颌支外侧骨壁之间的间隙感染。临床上最常见，主要由下颌第3磨牙冠周炎、下颌磨牙的牙槽脓肿、下颌支中央性骨髓炎引起。典型临床特征是在下颌角或下颌支中下部有肿胀疼痛。牙关紧闭。肿胀表面皮肤有明显炎性水肿，皮肤紧张而发亮，触之有凹陷性水肿与压痛。治疗：口外切开引流，用抗菌药物。

军刀胫（saber-shin）　其他名称：弯刀征。晚发型先天性骨梅毒患儿，胫骨骨干凸面骨膜下骨质增生增厚，致使骨干增粗前凸，髓腔变窄，左右对称呈刀鞘状或军刀样弯曲变形。

军团病（legionnaires disease）　见军团菌肺炎。

军团菌肺炎（Legionella pneumonia, legionnaires pneumonia）其他名称：军团病。由革兰氏染色阴性的嗜肺军团杆菌引起的以肺炎为主的全身性疾病。该菌存于水和土壤中，通过空气传播，经呼吸道入肺，产生炎症反应。以暴发流行为特点。中老年免疫力低下及患有心、肺、肾等基础疾病者易发本病。发病急骤，有乏力、肌痛、头痛和寒战高热，20％相对缓脉、恶心、呕吐和腹泻。重者出现神经精神症状。X线早期显示为单侧斑片状肺泡浸润阴影，继之肺内实变，3～4日发展至多肺叶段，下叶多见，可伴有胸腔积液，偶有空洞。治疗首选红霉素、利福平等药物。

均黄卵（isolecithal egg, homolecithal egg）　其他名称：少黄卵。卵小、卵黄少、卵黄颗粒小并均匀地分布于卵质中的卵。例如文昌鱼及海胆的卵。

均数（mean）　其他名称：算术平均数。指一组变量值之和除以变量值个数得的商。基本计算公式是：$x=\sum X/n$。x 表示均数，X 代表变量值，$\sum$ 为总和，n 为变量值的个数。当变量个个数较多时可先编制频数表，再用加权法计算，计算公式：$x=\sum fXo/n$。式中 Xo 为组段的中段，f 为组段频数。$Xo=$（组段上限＋组段下限）/2。均数最适用于对称分布，尤其是正态分布资料，均数的代表性好。

均小骨盆（pelvis justo minor, generally contracted pelvis）　各条径线均较正常小 1.5～2cm 的女性小型骨盆。常见于身材矮小的妇女。如胎儿较小、胎位正常、产力良好，可依正常分娩机制顺利分娩，否则会影响胎儿下降。

均质层（homosphere）　地面和距地面80千米高度之间的大气层。空气密度随高度增加而降低，化学成分稳定。

君臣佐使（monarch-minister-assistant and guide in a prescription）　中医术语。是方剂组成的基本原则。方剂的组成有一定的规律，就是君、臣、佐、使的配合。君是指方中的治疗主证，起主要作用的药物，按照需要可用一味或几味。臣是协助主药或加强主药功效的药物。佐是协助主药治疗兼证或抑制主药的毒性和峻烈之性的是反佐的药物。使是引导各药直达病变部位或调和各药的作用。例如，麻黄汤是治疗伤寒表证的方剂，其中麻黄是君药，发汗解表；桂枝是臣药，协助麻黄解表；杏仁是佐药，助麻黄平喘；甘草是使药，调和诸药。目前，有把君臣佐使改为主药、辅药、佐药、引药的，这样更贴近实用。

君火（monarch fire）　中医术语。指心火。因心为君主之官，故名。君火居于上焦，主宰全身；相火居于下焦，温养脏腑，以潜藏守伏为宜。君火和相火在人体内，一主后天，一主先天，各安其位，共同维持机体的正常活动。

鞍裂（rhagadia）　皮肤病续发疹之一。皮肤线形裂隙。多发手指屈侧、手掌或足跟等处。由于局部皮肤缺少皮脂滋润，干燥、变厚，活动时易发生沿皮纹出现的多数小裂口，自觉疼痛。多发于冬季，常见于成年人。治疗：每日睡前用热水泡洗后外用10％的水杨酸软膏或尿素软膏。严重者可于热水泡洗后，用刀片削薄过厚皮肤角层，然后涂擦药膏。

鞍裂疮（rhagades）　中医病名。即皮肤裂口。肌热骤被寒冷风燥所逼，引起血脉阻滞、肤失濡养所致，也与经常摩擦、压力、浸渍等有关。症见手足皮肤枯槁、增厚发硬，并有长短深浅不一的裂隙，深者可引起出血、疼痛等。相当于手足鞍裂症。治宜用地骨皮、白矾各等分煎汤浸洗患处使皮肤发软，次涂润肌膏或太乙膏。

菌丛（microbial population）　见微生物群体。

菌落（colony）　其他名称：集落、群落。在固体基质表面或内部形成的紧密生活在一起、肉眼可见的同一微生物种物种的群体，或来源于同一细胞的一群细胞。一个菌落一般是由单一细菌繁殖形成的，是纯种细菌。若将杂菌标本用画线接种法接种于固体培养基表面，可长成各自分散的菌落。不同种细菌形成的菌落其大小、形态、颜色各异，所以观察菌落即可对细菌进行初步鉴别。

D 菌落（dwarf colony）　其他名称：侏儒菌落。细菌接触某些化学物质（硫酸铜等）而形成的细小菌落。这可能是由于营养物中缺乏含硫化合物，使其繁殖速度降低所致。这种菌落在血清学特性及毒力方面与其亲代相同。

菌落变异（colonia variation）　经过人工培养后，菌落发生形态及功能的变化。例如新从病人分离的肠道杆菌菌株，菌落通常是光滑型（S型），菌落表面光滑、湿润、边缘整齐。经人工培养后菌落可逐渐变为粗糙型（R型），菌落表面粗糙，干而有皱纹，边缘不整齐。这种菌落由光滑型变为粗糙型的变异称为S-R变异。S-R变异时也出现毒力的减弱或消失、抗原性改变及生化反应不典型等。

菌毛（pilus）　其他名称：纤毛。曾称伞毛。多存在于革兰氏阴性菌细胞表面的丝状中空的蛋白质附属结构，比鞭毛短且细，数量较多，与细菌间或细菌和动物细胞黏附有关。其化学成分是蛋白质。分为普通菌毛及性菌毛两种，前者与细菌的致病性有关，而后者可转移遗传物质。

菌苗（vaccine, bacterial vaccine）　用于预防或治疗细菌传染病的细菌制剂。将菌苗给人和动物接种后，可增强免疫力，预防相应的传染病。分为死菌苗（如伤寒、副伤寒菌苗等）和减毒活菌苗（如卡介苗等）。主要用以预防细菌性传染病，有些也可作治疗用。

菌膜（pellicle）　在液体培养基表面由微生物生长形成的一层连续性或碎片性的膜。在酵母菌中曾称［菌］醭（mycoderm）。

菌尿（bacteriuria）　其他名称：细菌尿。含有大量细菌等炎性渗出物时的尿液。新鲜尿可混浊，呈云雾状，静置后不下沉。中段尿标本涂片镜检，若每个高倍视野均可见细菌，或培养菌落计数超过 10^5/ml，可作出泌尿系感染的诊断。见于女性生殖系统炎症，如尿道炎、膀胱炎等疾病时。

菌群交替症（flora alternation disease）　见二重感染。

菌群失调症（dysbacteriosis）　见二重感染。

菌丝（hypha）　真菌或放线菌等形成的多细胞或单细胞管状细丝结构。菌丝继续生长并分支，交织形成菌丝体。深入培养基中吸取营养的菌丝称营养菌丝；向空气中生长的菌丝称气中菌丝；产生孢子的气中菌丝称为生殖菌丝。菌丝在生长过程中形成横隔的，称有隔菌丝；无横隔的称无隔菌丝。菌丝根据形状又分为螺旋状菌丝、球拍状菌丝、梳状菌丝、鹿角状菌丝及结节状菌丝。这些形状的差异，可作为识别不同菌种的依据。

菌体抗原（O antigen）　其他名称：O抗原。革兰氏阴性菌的细胞表面脂多糖。由3部分组成：脂类A，内毒素的毒性部分；核心多糖；重复结构的多糖键，此部分决定O抗原的特异性。O抗原性质稳定、耐热，不易被乙醇或0.1％苯酚所破坏。

菌血症（bacteremia）　其他名称：细菌血症。病原菌由局部侵

入血流，并在其中生长繁殖或极少量繁殖，引起的轻微症状。此种情况见于某些细菌在体内的播散过程，细菌只短暂出现于血流中，如脑膜炎奈瑟菌、伤寒沙门菌第一次进入血流。

菌株（strain） 由微生物单一细胞或病毒个体通过无性繁殖形成的纯培养物及其后代。具有典型特征的菌株称为标准株。

菌状乳头（papillae fungiformes） 舌乳头的一种。呈红色而钝圆的突起，形似菌状，数目较少，散在于丝状乳头之间，多见于舌的侧缘和舌尖，含有味蕾，司味觉。

峻下（purgation with potent cathartics） 中医治法。补法之一。用峻烈泻下药攻逐里实的方法。适用于正气未衰者。使用大黄、巴豆、芫花、甘遂、大戟、商陆、牵牛子、芒硝等有强烈泻下作用的药物，以攻逐里实的治法。如通导大便、荡涤实热，用大承气汤；攻逐水饮，用十枣汤；攻逐冷积，用三物备急丸。本类药物性质峻烈或有毒性，多制成丸剂，并严格控制剂量。孕妇及体弱者禁用。

J

K

咖啡斑（cafe-au-lait spot）　皮肤上的圆形、椭圆形或不规则的棕褐色斑。数目不定，可遍及全身，沿皮下神经走行分布，其长轴与神经走行相平行，或不规则分布。多为先天性疾病的皮肤表现。见于多发性神经纤维瘤病、结节硬化症、多发性黑痣综合征、奥尔布赖特综合征等。

咖啡酸胺（etamfeate）　其他名称：二乙胺咖啡酸盐、血凝酸胺。止血剂。淡黄色颗粒状结晶或结晶性粉末，能溶于水、微溶于乙醇，几乎不溶于氯仿、丙酮。具有增强微血管壁、降低其通透性、提高凝血功能及升高白细胞和血小板的作用。用于外科手术前后的预防出血，内科、妇产科等的止血，以及白细胞和血小板减少症。

咖啡因（caffeine）　其他名称：咖啡碱。中枢兴奋药。由茶叶或咖啡中提取的一种生物碱。为质轻、柔韧、有光泽的针状结晶，无臭、味苦，难溶于水及乙醇。小剂量能增强大脑皮质的兴奋过程，去除疲劳；大剂量有兴奋呼吸中枢及血管运动中枢的作用。主要用于对抗中枢性抑制，如急性感染中毒、催眠药、麻醉药、阿片类中毒引起的呼吸衰竭和循环障碍。用于儿童多动症（注意缺陷多动障碍）。防治未成熟新生儿呼吸暂停或阵发性呼吸困难。

咖溴合剂（Mistura Caffeini et Bromidi）　其他名称：巴氏合剂。中枢兴奋药。组成：安钠咖［苯甲酸钠咖啡因（CNB）］与溴化钾（钠）的无色澄明、味咸而苦的水溶液。组成配比依兴奋型或抑制型程度不同而异。主治中枢功能失调引起的头痛、失眠、精神抑郁等症，也用于神经官能症。

卡（calorie）　能量单位。相当于将 1g 水的温度提高 1℃（严格说法从 14.5℃ 到 15.5℃）所需的热量。1 卡（cal）等于 4.184 焦耳（J）的能量。

卡巴克络（carbazochrome）　见肾上腺色腙。

卡-贝病（Kaschin-Beck disease）　见大骨节病。

卡比多巴（carbidopa）　其他名称：α-甲基多巴肼。外周多巴脱羧酶抑制剂。与左旋多巴合用，治疗各种原因引起的帕金森病。制剂：片剂。青光眼、精神病病人禁用，妊娠期间避免使用。

卡波罗孟（carbocromen, chromonar）　其他名称：乙氧香豆素、延通心。防治心绞痛药。对冠状血管有选择性的扩张作用。

卡波特环状体（Cabot ring bodies）　严重贫血的红细胞内出现的一条很细的呈环形或"8"字形的淡紫色线状体，可能是纺锤体的残余物或是胞质中脂蛋白变性所致。卡波特环可见于严重贫血、溶血性贫血、巨幼细胞贫血、铅中毒、白血病等。

卡波西肉瘤（Kaposi sarcoma, KS）　其他名称：多发性特发性出血性肉瘤。多中心恶性肿瘤性血管增殖。见于艾滋病病人、免疫抑制治疗者及接受肾移植者等。KS 是多灶性肿瘤，皮肤损害先发生于四肢，偶可先发于鼻尖、耳轮、乳头、阴茎等处，初起为淡红色、淡紫色或青黑色斑块、丘疹、结节、斑块。渐变成豌豆至鸡蛋大小的坚实结节，边界不清，可融合为大片状，出现溃疡。在艾滋病病人中，KS 常累及黏膜，多见于硬腭。治疗：处理原发病，应用齐多夫定（AZT）与 α 干扰素联合治疗，亦可用抗生素类、抗肿瘤药联合化疗。

卡波西水痘样疹（Kaposi varicelliform eruption, KVE）　属患儿特应性皮炎，因接种天花疫苗或感染单纯疱疹病毒所致，表现为严重的全身性水痘样疹。

卡泊酸（capobenic acid）　其他名称：克冠酸。防治心绞痛及抗心律失常药。白色粉末，微溶于水。具有扩张血管、增强心肌收缩的作用。也抗心律失常。用于急性心肌梗死、心绞痛，亦可用于室性及室上性心动过速、窦性心动过缓和室性

期前收缩等。

卡铂（carboplatin）　其他名称：伯尔定、碳铂。第二代铂类抗肿瘤药。广谱抗肿瘤药，主要用于小细胞肺癌、卵巢癌、睾丸肿瘤、头颈部鳞癌等，也可用于非小细胞肺癌、膀胱癌、子宫颈癌、黑色素瘤等。制剂：注射剂。肝肾功能不全、严重骨髓抑制、过敏者及孕妇禁用。用药期间定期检查血象、肝功能、听力等。使用时应避光。

卡达雷利征（Cardarelli sign）　其他名称：卡斯特利诺征。主动脉扩张或动脉瘤的征象。观察病人颈部，若发现喉头与气管侧方出现与心脏搏动一致的搏动即为此征。提示可能存在主动脉弓扩张或动脉瘤。

卡-恩病（Camurati-Engelmann disease）　其他名称：进行性骨干发育不全综合征。以骨骼、肌肉受累为主的一种常染色体隐性遗传病，骨干发育不良。多在 6 岁以前发病，病人行走延迟，呈阔步态，体重不增，腿长，肌肉萎缩，长骨骨干双侧对称性梭形肿大。X 线见骨皮质增厚，管状骨的骨干梭状骨质硬化性增大，骨骺及干骺端正常。无特殊疗法。

卡恩试验（Kahn test）　其他名称：康氏试验。诊断梅毒的一种絮状反应。出现絮状沉淀为阳性。本试验敏感性较高，但特异性较差，只能用做筛选试验。

卡尔·费歇尔试剂（Karl Fischer reagent）　其他名称：碘硫试剂。是以吡啶、二氧化硫、碘及甲醇组成的溶液。作为水的滴定剂。

卡尔弗特征（Calvet sign）　吞咽钡 5min 后立即照颈部前后与侧位片。如见钡剂停滞于松弛而变形的梨状窝内，表现为梨状窝与基底部变宽、尖端变为钝圆即为此征。病变可为一侧或双侧性。除延髓性咽麻痹外、尚可见于白喉后的咽麻痹、多发性神经炎以及咽部肌肉损伤等。

卡尔曼综合征（Kallmann syndrome）　其他名称：性幼稚-嗅觉丧失综合征、嗅神经-性发育不全综合征。表现为促性腺激素功能低下型性腺功能减退的疾病。X 连锁遗传疾病。还包括嗅觉异常、脸部不对称、味觉灵敏、色盲、耳聋、睾丸下降不全（隐睾）和肾畸形等。

卡尔文循环（Calvin cycle）　其他名称：光合碳还原循环（photosynthetic carbon reduction cycle）、C_3 循环（C_3 cycle）。20 世纪 50 年代卡尔文（Calvin）等人提出的高等植物及各种光合有机体中二氧化碳同化的循环过程。由核酮糖-1, 5-双磷酸羧化酶/加氧酶催化核酮糖-1, 5-双磷酸的羧化而形成 3-磷酸甘油酸的复杂生化反应。产生的磷酸果糖可在叶绿体中产生淀粉。

卡格斯征（Cages sign）　髋关节骨软骨病的早期 X 线征象。表现为病人髋关节 X 线片上股骨颈骨质疏松和股骨头与外部股骨颈交界处的边缘性破坏。

卡介苗（bacilli Calmette-Guèrin, BCG）　其他名称：结核菌苗。结核分枝杆菌毒力变异株。是将有毒的牛型结核分枝杆菌培养于含甘油、胆汁、马铃薯的培养基中，经 13 年 230 次传代而获得的减毒活菌株，现广泛用于人类结核病预防。

卡介苗接种（Calmette-Guèrin vaccination）　预防结核病的一种方法。也可用于预防麻风病。将卡介苗接种于新生儿或结核菌素试验阴性者，使之对结核病产生一定的免疫力。常用的接种方法有皮内注射、皮上划痕和口服（仅用于新生儿）3 种，接种有效时，4～8 周后结核菌素试验由阴性反应转为阳性，以后每隔 3～4 年进行复查，如结核菌素试验阴性时再复种。

卡拉瓦诺夫征（Karavanov sign）　其他名称：咳嗽冲动症。检查者用右手指谨慎且渐渐压迫病人胆囊区（由右腹直肌外缘向外），待所产生的疼痛渐渐平息（手指不移去），然后让病人咳嗽几声。在咳嗽的瞬间病人右肋下区产生剧烈疼痛，迫

使病人反射性地拉开检查者的手，为此征阳性。诊断为急性胆囊炎。

卡伦征（Cullen sign）　其他名称：库伦征、脐部蓝、赫兰道尔征、霍夫斯塔征、霍-卡-赫征。脐周皮肤变色。常见于宫外孕及出血坏死型急性胰腺炎。在充足光线下观察病人脐及其周围皮肤，呈浅蓝色或蓝绿色，压之不退。是腹腔内出血的重要象征。对异位妊娠破裂出血有诊断意义。对肝、脾破裂、急性出血性胰腺炎亦有诊断意义。

卡罗利病（Caroli disease）　见先天性肝内胆管扩张。

卡马西平（carbamazepine）　其他名称：酰胺咪嗪、得里多、痛惊宁。抗癫痫药。用于抗癫痫、抗外周神经痛（包括三叉神经痛和舌咽神经痛等）、躁狂抑郁症、神经源性尿崩症、抗心律失常、酒精戒断综合征。制剂：片剂、胶囊剂。心、肝、肾功能不全，孕妇，哺乳期妇女禁用。青光眼、糖尿病及老年病人慎用。长期应用定期检查血象、肝肾功能及尿常规。

卡梅拉综合征（Camera syndrome）　其他名称：骨质性腰坐骨痛综合征。以腰骶或坐骨神经分布区疼痛为主征的一种骨病。发病年龄在 30 岁以上，任何部位骨质均可发病。本征有疼痛触发点，发病急，进行性加重，夜间尤为严重，邻近肌肉挛缩。X 线无异常表现。手术治疗。

卡-梅综合征（Kasabach-Merritt syndrome）　其他名称：血管瘤-血小板减少综合征。在婴儿时即有血管瘤、血小板减少、紫癜和出血倾向。

卡莫司汀（carmustine）　抗肿瘤药（亚硝脲类烷化剂）。用于脑瘤、恶性淋巴瘤、多发性骨髓瘤、恶性黑色素瘤、小细胞肺癌、头颈部癌和睾丸肿瘤等。制剂：注射剂。静滴时间不宜超过 6h。应定期检查血象。

卡那霉素（kanamycin）　广谱抗生素。化学结构与链霉素、新霉素相似。易溶于水，性质稳定。对多种革兰氏阴性细菌、阳性细菌和结核分枝杆菌等都有抗菌作用。细菌对卡那霉素可产生耐药性。口服用于治疗敏感菌所致的肠道感染及肠道手术前准备，减少细菌产生氨的作用，对肝硬化消化道出血导致的肝性脑病有防治作用。一般作肌内注射，也可用于静脉滴注，主要用于耐青霉素葡萄球菌和革兰氏阴性杆菌所致的败血症、泌尿道感染、肺炎、腹膜炎等。由于可引起肾脏损害和听觉障碍，故不应作为首选药物。

卡那霉素 B（kanamycinum B）　其他名称：新卡霉素、卡内多霉素。广谱抗生素类药。其硫酸盐为无色或白色粉末，极易溶于水。作用与卡那霉素相似，对金黄色葡萄球菌、大肠埃希菌、痢疾杆菌的作用更强。用于肺部、尿路及胆道的感染。对听力、肾功能有影响。对卡那霉素过敏者忌用。

卡诺征（Carnot sign）　病人急剧伸展躯干时上腹部产生疼痛。见于腹腔粘连性疾病。

卡彭特综合征（Carpenter syndrome）　其他名称：尖头多指（趾）畸形综合征。Ⅱ型尖头并多指（趾）畸形。一种常染色体隐性遗传病。表现为尖头、眼距过宽、眼球突出、斜视；并指主要为 3、4 指，中指（趾）节短，轴前性多指（趾）；性腺功能低下。颅内压明显增高者应及早手术。

卡普兰交点（Kaplan point）　病人仰卧，两下肢伸直并拢于正中位，两髂前上棘在同一平面。将髂前上棘与大转子连成一线（休梅克线）。左右两侧麦氏线向前腹壁延长后的交点称为卡普兰交点。正常时此点位于脐或脐上方正中线上。若在脐下即为下移，见于髋关节脱位、髋关节炎症或结核、髋关节肿瘤、股骨颈骨折、股骨头无菌性坏死以及严重的骨盆骨折。

卡普兰综合征（Caplan syndrome）　见类风湿尘肺。

卡-普试验（Carr-Price test）　检测油中维生素 A。应用维生素 A 与三氯化锑在氯仿中形成蓝色反应以测定维生素 A。

卡塞征（Case sign）　胰腺癌的 X 线征象之一。胰腺癌局限于胰体和胰尾时，X 线检查显示胃小弯充盈缺损或者胃后壁的圆形缺损。

卡氏肺孢菌（Pneumocystis carinii）　一种属于真菌的病原微生物。广泛存在于人和其他哺乳动物的肺组织内，可引起呼吸系统机会性感染。

卡斯特综合征（Cast syndrome）　见肠系膜上动脉综合征。

卡他性角膜炎（catarrhal keratitis）　伴随急性卡他性结膜炎而发生的角膜炎症。有疼痛、畏光、流泪和异物感。在角膜缘附近角膜表层先出现灰白或黄色点状浸润，然后演变成半月形浅在性溃疡。治疗：应针对结膜炎，用抗生素滴眼液滴眼。结膜炎消退，本病即可迅速痊愈。

卡他性炎症（catarrhal inflammation）　炎症的一种。黏膜组织发生的较轻的渗出性炎症。由于渗出物性质不同，又可分为浆液性卡他、黏液性卡他、脓性卡他等。catarrh 来自希腊语，指向下流之意。

卡塔格内综合征（Kartagener syndrome）　其他名称：支气管-右位心-鼻窦炎综合征。一种常染色体隐性遗传病，以支气管扩张、右位心、鼻窦炎三联征为主要特征。起病多在 15 岁以前，表现为反复呼吸道化脓性感染、鼻塞、脓涕、传导性耳聋、右位心等。治疗：控制感染；若支气管扩张病变局限，可手术切除，但应先根治鼻窦炎。

卡替洛尔（carteolol）　其他名称：美开朗。抗高血压药（β-受体阻滞药）。用于高血压、心绞痛、开角型青光眼。制剂：盐酸卡替洛尔片剂；滴眼剂。心功能不全、哮喘、支气管痉挛及过敏者禁用。需定期测定视力及眼底检查。

卡托普利（captopril）　其他名称：开博通、刻甫定、疏甲丙脯酸。抗高血压药（血管紧张素转换酶抑制药）。用于各型高血压、顽固性慢性心力衰竭、预防糖尿病肾病、心肌梗死后心功能不全。制剂：片剂。过敏体质者、卡托普利及其他血管紧张素转换酶抑制药过敏者禁用。肾功能不全、肾动脉狭窄者、严重自身免疫性疾病（特别是红斑狼疮）、孕妇及哺乳期妇女慎用。

卡西勒综合征（Cassirer syndrome）　肢端小动脉痉挛导致指（趾）末端青紫而无坏死的一组病征，青年女性多见。指（趾）末端的青紫为持续性、对称、均匀的，温暖可缓解，但不完全消失，无坏死，外周动脉搏动正常。可给予镇静剂、血管扩张剂对症治疗。

咯萘啶（malaridine）　其他名称：疟乃停。抗疟药。治疗各种疟疾包括脑型疟和恶性疟，也用于治疗间日疟。制剂：磷酸咯萘啶片剂；注射剂。严重心、肝、肾功能不全者慎用。

咯血（hemoptysis）　喉及喉以下呼吸道出血经口排出。量可大可小。一般色血鲜红，泡沫状或混有痰液，呈碱性反应。病人常有支气管、肺及心脏病变，咯血前常有喉部瘙痒。如血未经消化道吞下，则粪便无改变。咯血后继有少量血痰数日。需与呕血鉴别。

开放复位三棱钉内固定术（open reduction and internal fixation with trifan）　骨科手术方法之一。切开关节囊，显露骨折部位后在直视下进行骨折复位并用三棱钉内固定。适用于股骨颈骨折而不能用闭合复位三棱钉内固定的病人。

开放式麻醉（open anesthesia）　直接吸入麻醉混合气体的麻醉方法。优点是病人呼吸很少受麻醉器械的影响，且呼出的二氧化碳无重吸现象。分为开放点滴法和充气法两种，常用于小儿。

开放性肺结核（open tuberculosis）　肺结核的一型。由于空洞与支气管相通，因此病人的痰和咳嗽产生的微滴中常含有结核分枝杆菌。为结核病的传染源。

开放性骨折（open fracture）　骨折附近的皮肤或黏膜破裂，骨折处与外界相通的骨折。

开放性截肢术（open amputation）　骨科手术方法之一。截肢后皮肤不予缝合的手术。需二期缝合，或作二期截肢，才能安装假肢。适用于战时或肢体有严重感染者。

开放性颅脑损伤（open cerebral injury）　颅骨和硬脑膜破损，脑组织直接或间接与外界相通时的总称。其症状和体征与闭合性颅脑损伤相似。但具有以下特点：①因其多由火器或锐器致伤，头部所受的冲击力较小，所以一般原发性意识障碍较轻，创口和创道出血，易致休克和有颅内血肿形成。②颅内常有异物存留，容易引起感染。③晚期癫痫发生率高。皆需手术处理，将开放性损伤变为闭合性损伤，手术前后应用大量抗生素。

开放性脐尿管（patent urachus）　见脐尿管未闭。

K

开放性气胸（open pneumothorax） 与外界相通的一种气胸。

开放性损伤（open injury） 受伤部位皮肤或黏膜破损，与外界相通的损伤。由锐器、火器或钝性暴力所致，因深部组织与外界沟通，可能会有化脓菌或/和厌氧菌污染或异物存在。

开放性脱位（open dislocation） 骨脱位时关节腔与外界相通。多由直接暴力引起。

开关基因（switch gene） 可控制其他基因启动转录的基因。能使生物体总发育体系改变发育不同途径的基因，或是使机体未分化型细胞转换成分化型细胞的基因。

开𬌗（open bite） 上下前牙或后牙分离无咬合接触的口腔科病。开𬌗分为3度：Ⅰ度上下牙垂直分开5mm以内；Ⅱ度上下牙垂直分开5～10mm；Ⅲ度上下牙垂直分开10mm以上。开𬌗范围越大，对咀嚼功能的影响愈重。可根据病因予以矫治，对成年严重开𬌗病人需行手术矫治。

开阖补泻（reinforcing and reducing by closing and opening punctured hole） 中医针刺手法。指以出针时开、闭针孔来区别补泻的方法。出针后轻轻按揉针孔，不令经气外泄者为补。出针时边退摇，出针后不按针孔，使邪气外出者为泻。

开环DNA（open-circular DNA） 环状双链DNA分子因其含有单链切口而具有的一种构象。在抽提质粒DNA过程中，由于各种因素的影响，使超螺旋的共价闭合环状结构的质粒DNA的一条链断裂，变成开环状DNA。

开噤通关（relieving trismus and restoring consciousness） 中医开闭法之一。治疗中风牙关紧闭、昏迷不醒的方法。用开通关窍药擦白齿龈上，使开噤自开；或用通关散少量吹入鼻内，使病人打喷嚏。

开孔球囊栓塞技术（calibrated leak balloon technique） 介入神经放射学的一种技术。把特制的开孔球囊装在微导管的末端，经导引管送到病变的供血动脉，经微导管注入液体栓塞剂来栓塞病变，主要用于治疗脑动静脉畸形，也可注入化疗药物行超选择化疗，或注入溶栓药物行脑血栓的溶栓治疗。

开颅术（craniotomy） 除去颅内病灶的手术的总称。可分为骨成形开颅术和颅骨切除术两种。前者多用于幕上后位性病变，在颅骨上钻孔，用线锯锯开颅骨，翻开骨瓣，切开硬脑膜，待颅内病变处理完毕后，将骨瓣复位，缝合头皮。后者主要用于颅后窝占位性病变，切开头皮、钻孔后，用咬骨钳将颅骨咬一骨窗。开颅术不同于一般外科手术，要求：严格无菌；颅内止血不用止血钳而用银夹，电灼或用明胶海绵压迫止血，骨缘用骨蜡止血；为避免暴露的脑组织干燥而用湿棉片覆盖；手术操作应轻柔等。

开颅血肿清除术（craniotomy for hematoma evacuation） 治疗脑出血病人的一种手术。治疗壳核、脑叶皮质下和小脑出血。皮质切口尽量小，以免加重脑损伤。要避免吸除血肿周围正常组织而引起再出血。在脑出血7h内手术。

开路人工胰（open artificial pancreas） 机械性人工胰的一种。仅有输入泵和设定流率控制程序的控制器。胰岛素剂量和注入速度，需根据血、尿化验葡萄糖量人工调节，也可预先编制一定的实施程序控制。没有完整的反馈系统，故称开路。通过皮下全日连续将胰岛素注入人体，每次饭前增加注入量以保持血糖稳定在适当水平。

开窍（inducing resuscitation） ①中医术语。指五脏通应于体表的外窍。藏象学说认为体表孔窍无论生理功能还是病理变化均与五脏相应，故《金匮真言论》有肝"开窍于目"、心"开窍于耳"、脾"开窍于口"、肺"开窍于鼻"、肾"开窍于二阴"之说。《灵枢·脉度》则从"五脏常内阅于上七窍"出发，提出"心气通于舌""肝气通于目""肺气通于鼻""脾气通于口""肾气通于耳"之说。两说不同，可以互参。②其他名称：开闭。中医治法的一种。治疗邪阻心窍神志昏迷的方法。适用于邪盛气实的闭证。有凉开、温开不同。药物常用辛香走窜的麝香、冰片、苏合香、石菖蒲等。分为清热开窍、化痰开窍、逐寒开窍等法。

开塞露（enema） 主要含山梨醇、硫酸镁或甘油的泻药。用于轻度便秘。制剂：溶液剂。无明显副作用。

开塞露通便法（catharsis） 开塞露用甘油或山梨醇等制成，

装在塑料容器内。使用时剪开封口，先挤出少许润滑开口处，病人取左侧卧位，放松肛门外括约肌，将开塞露前端插入肛门后再将药液挤入直肠内，保留5～10min后排便。

开胸顺气丸（kaixiong shunqi wan） 中医药名。消食导滞剂。组成：炒槟榔、炒牵牛子、陈皮、木香、厚朴（姜炙）、三棱（麸炒）、莪术（醋制）、皂角。功能消积化滞。用于饮食内停、气郁不舒导致的胸胁胀满、胃脘疼痛。孕妇禁用；年老体弱者慎用。

凯恩综合征（Cairn syndrome） 其他名称：结核性蛛网膜炎-脑积水综合征。继发于结核性脑膜炎或其他蛛网膜病变后的慢性蛛网膜炎，以脑积水为主征的一组症候群。好发于颅后窝，表现为交通性脑积水与非交通性脑积水，视力损害或缺损。CT诊断。对症处理，手术治疗。

凯尔征（Kehr sign） 脾破裂的临床征象之一。有3种检查方法：①左肩峰部或左肩胛部疼痛，但左肩的自主活动自如；②用大头针帽检查左肩峰处皮肤痛觉过敏；③病人仰卧，抬高床尾50cm，使病人足高头低10min，左肩峰部疼痛或疼痛加重。对脾破裂有诊断意义。

凯-弗环（Kayser-Fleischer ring） 角膜外缘的绿色环。在角膜外缘出现的黄绿色或棕褐色、外缘较清楚、内缘较模糊的色素环。见于肝豆状核变性（Wilson病），由铜代谢紊乱所致。治疗：关键是治疗原发病，用铜的螯合剂青霉胺治疗有效。

凯拉增生性红斑（Queyrat erythroplasia） 以增生性红斑为典型病变的一种癌前期病变。病变常发生于阴茎及阴唇，也可见于唇、颊黏膜及舌上。斑块为扁平略突起的，表面鲜红、平滑，界限清楚，可发展成鳞癌。治疗：电烙、冷冻、手术。

凯林（khellin） 从引种草药阿米（Animi yisnaga）种子中分离出的一种呋喃骈色原酮类化合物。无色结晶性粉末，味苦，不溶于冷水而可溶于热水。能增加冠状动脉血流量，松弛支气管平滑肌。用于心绞痛及支气管哮喘。严重循环衰竭病人忌用。

凯尼格综合征Ⅱ（Koenig syndromeⅡ） 多种原因造成的回盲瓣病变所引起的一组病征。表现为腹泻与便秘交替出现，腹痛腹胀，肠鸣音亢进，右下腹可扪及包块。先行保守治疗，无效再手术。

凯氏定氮法（Kjeldahl method） 其他名称：基耶达法。用于有机含氮化合物定量测定的一种方法。检测有机物中氮含量。此法包括在硫酸中消化破坏有机含氮化合物，每一原子的氮产生一分子氨，可用中和法测定含量。为了缩短消化时间，在硫酸中常加入硫酸钾（1.0～1.5g/ml硫酸）以升高消化温度（365～388℃）。并加入金属盐类（如$HgSO_4$、$CuSO_4$等）作催化剂以使消化定量完全。消化完全后，在碱性条件下，蒸馏分离生成氨并以一定过量的HCl或H_3BO_3溶液吸收氨，然后用标准碱溶液滴定剩余的HCl或以标准盐酸溶液直接滴定H_3BO_3液中吸收的氨，并以甲红指示终点。

铠甲状癌性乳房（armour-like carcinomatous breast） 晚期乳癌的一种特殊征象。乳房变平坦，呈暗红色，紧缩于胸部而呈铠甲状，扪之为融合成片的弥漫性坚硬小结及小索，无压痛。见于乳癌晚期。

龛影（niche） X线诊断胃十二指肠溃疡的直接征象。钡剂充填于溃疡的凹陷部，呈现的致密阴影。切线位观，龛影突出于胃轮廓之外，呈乳头状、刺状等；正位观，呈圆形或卵圆形，周围有水肿所致的透亮带。轮廓光滑整齐、密度均匀。

坎农综合征（Cannon syndrome） 其他名称：白色海绵痣。为常染色体显性遗传病。表现为口唇及唇颊黏膜出现白色、肥厚、褶状、海绵状损害，偶见于肛门及阴道。可冷冻、激光或手术治疗。

坎特征（Kantor sign） 结肠炎和克罗恩（Crohn）病的X线征象。在结肠X线片上，对比剂通过结肠因肠管痉挛/狭窄呈线样构型。

砍创（cut wound） 以具有一定重量的锐器的刃面砍击人体所形成的损伤。常见砍器为刀、斧。砍击的作用力主要向纵深传递，因此创口较深、出血较多，常伤及深部骨组织，往往伴有器官震荡（如砍伤头部时的脑震荡），砍时沿刃口纵轴拖拉的作用不明显，其长度一般即为砍器刃口的长度。多见于他杀。

康多雷利综合征（Condorelli syndrome）　其他名称：纵隔多脂综合征。重症肥胖病病人因纵隔内大量脂肪浸润压迫心脏周围静脉，使静脉回流受阻而出现的一组症候群。临床表现为颈静脉怒张、青紫、呼吸困难，平卧时加重。治疗：减肥，对症治疗。

康恩综合征（Conn syndrome）　原发性醛固酮增多症。肾上腺皮质腺瘤或增生过多分泌醛固酮而引起的一种全身性疾病。表现为高血压、低钾血症、肌无力及周期性瘫痪。手术治疗，不宜手术者可口服氯化钾及螺内酯。

康复（rehabilitation，recovery）　①通过综合协调，应用医学的、教育的、社会的各种措施，消除或减轻病、伤、残对病人的身心和社会功能的影响。同时创造有利的环境条件，尽可能恢复或重建已丧失的功能，提高他们的自理能力，改善他们的生存质量，使之重返社会。②中医术语。疾病痊愈，完全恢复健康，为疾病转归的最佳结局。

康复工程（rehabilitation engineering）　应用现代工程学的原理和方法恢复、代偿或重建功能的科学。主要指运动系统疾病的康复。具体工作有：康复评定设备、功能恢复训练器械、功能代偿性用品（矫形器、辅助用品如自助具、助行器、轮椅等）、功能重建性用品（人工喉、人工耳蜗等）、康复工程材料（人工骨关节、肌肉、血管等）、装饰性假器官（人工眼、耳、鼻、乳房等）的研制。

康复疗法（rehabilitation therapy）　指康复医学常用的治疗方法，由能通过增强、调整或补偿作用，促进机体各项功能恢复的医疗方法构成。主要包括：运动疗法、作业疗法、语言疗法等；理疗、按摩、牵引等治疗；康复工程手段，为病人提供适用的矫形器、假肢、杖、轮椅、导盲器、助听器、特殊设计的生活用具、改装生活环境、配置自动的环境控制系统等；矫形手术；心理治疗；康复营养、康复护理等。

康复新液（含喷雾剂）（kangfuxin ye）　清热解毒剂。组成：美洲大蠊干燥虫体提取物。用于金疮、外伤、溃疡、烧烫伤、瘘管、压疮及各类溃疡创面等。用法：外用，用纱布浸透药液敷于患处；对深部创面需清创后，再用康复新液冲洗并用浸透康复新液的纱布填塞。

康复医学（rehabilitation medicine）　旨在消除和减轻病人功能障碍，弥补和重建身体功能缺失，设法改善、恢复、提高身体功能的医学学科。

康莱特注射液（kanglaite zhusheye）　中医成药名。肿瘤用药。组成：注射用薏苡仁油等。用于手术前及不宜手术的脾虚湿困型、气阴两虚型原发性肺癌。严重肝硬化、急性休克、急性胰腺炎、病理性高脂血症、脂性肾病等病人禁用。

康氏试验（Kahn test）　见卡恩试验。

糠馏油糊（Pasta Pityroli）　外用糊剂。组成：糠馏油、樟脑、液化苯酚，均匀分散于氧化锌糊制成的半固体制剂。具有止痒、收敛、吸湿作用。外用于慢性瘙痒性皮肤病，如神经性皮炎、湿疹以及少量糜烂的皮炎等。

糠馏油鱼石脂膏乳膏（Cremor Pityroli et Ichthyoli）　外用药。组成：糠馏油和鱼石脂以乳剂基质制成的黑色半固体制剂。具有消炎、止痒、收敛作用。用于神经性皮炎、湿疹、冻疮等。

抗阿米巴药（antiamebic drug）　治疗由阿米巴原虫引起的肠道、肝脏感染的药物。如甲硝唑及其同系物。

抗癌基因（anti-oncogene）　其他名称：抑癌基因、肿瘤抑制基因。在肿瘤发生过程中，能抑制细胞增殖、拮抗癌基因作用的一类基因。目前已知有 *RB*、*p53*、*NF1* 以及 *WT1*、*APC* 和 *DCC* 等。在正常细胞中癌基因和抗癌基因相互作用保持平衡，失平衡将引起癌症。

抗变态反应药（antiallergic agents）　其他名称：抗超敏反应药。防治变态反应性疾病的药物。包括抗组胺药，如苯海拉明；过敏反应介质阻释药，如噻庚啶；其他抗变态反应药，

如钙盐、脱敏制剂、糖皮质激素等。

抗病毒抗体（antiviral antibody）　机体感染病毒或接种病毒活疫苗后产生的抗体。主要有 IgG、IgM、IgA 3 类。特异性抗体中以 IgG 和分泌型 IgA 最为重要。它们能在血管内或黏膜表面与病毒相互作用，从而消除病毒的感染性，故称中和抗体。非中和抗体可发挥调理作用，以增强吞噬功能。循环抗体对限制病毒感染和阻止游离病毒在体内扩散具有重要意义。分泌型 IgA 对于阻止病毒感染再发生更有重要意义。

抗病毒免疫（antiviral immunity）　病毒感染或接种病毒疫苗后，机体产生的免疫力。是由天然防御与特异性免疫共同作用而实现的。在伴有病毒血症和上皮细胞的病毒性感染时，抗体与干扰素起主要作用。抗体与病毒结合后，阻止了病毒向敏感细胞侵入，干扰素则能阻止病毒在敏感细胞内增殖。在非杀伤细胞性病毒感染时，则细胞免疫起重要作用。T 细胞可将病毒感染的细胞溶解，从而阻断病毒增殖。一般来说，有病毒血症，病毒又为单一血清型且不易变异的感染后可获得牢固免疫力。反之只能引起短暂的免疫力。

抗病毒血清（antiviral serum）　含有病毒对应抗体的免疫血清。用病毒免疫动物，取血清精制而成。目前对病毒性疾病尚缺乏有特效的治疗药物，在感染某些病毒的早期或潜伏期，可用抗病毒血清治疗。如抗腺病毒 3、7 型血清可用于早期治疗小儿腺病毒性肺炎，抗狂犬病毒血清与狂犬病疫苗同时用于狂犬严重咬伤的人，以防止发病。

抗病毒药（antiviral drug）　预防和治疗病毒感染的药物。在体外可抑制病毒复制酶，在感染细胞或动物体内抑制病毒复制或繁殖。其中抗疱疹病毒感染的主要有阿昔洛韦及其类似物，抗流感病毒感染的主要有奥司他韦及类似物，抗逆转录病毒药主要用于治疗人类免疫缺陷病毒/艾滋病病毒感染。

抗补体试验（anti-complement test）　根据血清中所存在的免疫复合物能结合补体的特性，将已知量的豚鼠补体先与经 56℃灭活补体的待检血清一起温育，然后加入致敏红细胞，观察其发生溶血程度。此试验很敏感，可测得极微量的复合物。

抗超敏反应药（antiallergic agents）　见抗变态反应药。

抗雌激素类药（antiestrogens）　具有竞争性阻滞雌激素受体而拮抗雌激素活性的药物。如用于治疗乳腺癌的他莫昔芬等。

抗代谢药（antimetabolites）　化学结构与代谢物类似，能与相应的代谢物在酶上互相竞争或参与代谢过程，从而干扰正常代谢的药物。用于抗肿瘤治疗。可分为：①二氢叶酸还原酶抑制剂，如甲氨蝶呤；②胸苷酸合成酶抑制剂，如氟尿嘧啶；③嘌呤核苷酸互变抑制剂，如巯嘌呤；④核苷酸还原酶抑制剂，如羟基脲；⑤DNA 多聚酶抑制剂，如阿糖胞苷。

抗胆碱药（anticholinergics）　其他名称：胆碱受体阻滞药。能与乙酰胆碱或外源性拟胆碱药争夺胆碱受体从而产生抗胆碱作用的药物。可分为：①M 胆碱受体阻滞药；②N 胆碱受体阻滞药，包括骨骼肌松弛药和神经节阻滞药；③中枢性抗胆碱药等。

抗胆碱酯酶药（cholinesterase inhibitor）　见胆碱酯酶抑制药。

抗滴虫药（antitrichomonals）　防治由毛滴虫引起的尿道及阴道感染的药物。对阴道滴虫具有直接杀灭作用，常用药物如甲硝唑。

抗癫痫药（antiepileptics）　抑制由脑细胞异常放电引起的脑功能障碍反复发作的药物。按其作用机制可分为：①钠通道调节剂；②γ-氨基丁酸调剂；③兴奋性氨基酸受体拮抗剂和兴奋性氨基酸释放调节剂；④与乙琥胺有关的抗失神发作药（选择性钙通道阻滞剂）；⑤其他机制尚不明确的药物。

抗动脉粥样硬化药（antiatherosclerotics）　防治动脉粥样硬化的药物，包括：①调血脂性抗动脉粥样硬化药；②抗氧化性动脉硬化药；③多烯脂肪酸类药；④黏多糖类和多糖类抗动脉粥样硬化药。

抗毒素（antitoxin）　能中和某种毒素的抗体或含有这种抗体的血清。能中和对应外毒素的毒性作用。机体受感染某种传染病或注射细菌的类毒素后即能产生。在实践中常以细菌的类毒素或其他毒物（蛇毒等）注射于马，使马产生抗毒素，

然后取其血清应用。

抗毒素免疫（antitoxic immunity）　机体针对毒素（一般指微生物外毒素）的免疫。体液免疫的一种临床类型。感染外毒素致病菌（如白喉棒状杆菌、破伤风梭菌）或接种类毒素后机体形成的免疫力。其机制是体内产生了抗毒素，能中和外毒素使其失去毒性作用。因此，类毒素可用作平时预防制剂，抗毒素血清可用于紧急预防和治疗。

抗毒素血清（antitoxic serum）　含有针对某种毒素的抗体的血清。将类毒素或外毒素对马进行多次免疫，待马匹产生高效价抗毒素后采血，分离血清，提取其免疫球蛋白精制成抗毒素制剂。抗毒素主要用于外毒素所致疾病的治疗和应急预防。临床常用的有破伤风、白喉精制抗毒素、肉毒抗毒素以及气性坏疽多价抗毒素等。

抗毒蕈碱药（antimuscarinic agents）　其他名称：毒蕈碱受体阻滞药。抑制毒蕈碱所激动的受体，主要作用是减少腺体分泌，松弛内脏平滑肌，对眼引起扩瞳、升高眼压、调节麻痹，解除迷走神经对心脏的抑制、扩张小血管，大剂量时尚可兴奋中枢神经系统的药物。如阿托品及其类似物。哌仑西平无中枢作用，主要用于调节消化系统的功能。

抗肥胖药（antiadipositas drug）　减轻肥胖，纠正体重过高的药物。包括食欲抑制药，如西布曲明；肠道脂肪吸收阻滞药，如奥利司他等。

抗分枝杆菌药（antimycobacterial drug）　主要包括抗结核病药和抗麻风病药两类。

抗风湿药（antirheumatic agents）　治疗全身性或局部性风湿病的药物。抗风湿药有甾体激素类、非甾体抗炎药类和免疫抑制药三大类。甾体激素类药物如氢化可的松、泼尼松龙、曲安奈德和地塞米松等糖皮质激素类；非甾体抗炎药包括解热镇痛药如阿司匹林等；免疫抑制药物如青霉胺、来氟米特等。

抗感染药（antiinfective drug）　治疗或预防各种病原体，包括病毒、衣原体、支原体、立克次体、细菌、螺旋体、真菌、原虫、蠕虫等所致感染用的药物。根据来源和性质的不同可进一步分类。

抗高血氨药（antihyperammonemics）　可以降低血氨的药物。主要用于治疗肝性脑病，药物有谷氨酸、精氨酸、乳果糖等。

抗高血压药（antihypertensive drug）　其他名称：降压药。能使高的血压下降至正常的药物。按作用分以下几种：①中枢性抗高血压药，如可乐定；②肾上腺素受体阻滞药，如β受体阻滞药普萘洛尔、α受体阻滞药哌唑嗪、α和β受体阻滞药拉贝洛尔；③影响交感神经递质的药物，如利血平等；④神经节阻滞药，如美加明等；⑤钙拮抗剂，如硝苯地平等；⑥周围血管扩张药，如肼屈嗪等；⑦血管紧张素转换酶抑制药，如卡托普利等；⑧血管紧张素Ⅱ受体阻滞药，如氯沙坦等；⑨钾离子通道开放剂，如吡那地尔等；⑩利尿药，如氢氯噻嗪等。

抗骨质疏松药（anti-osteoporotic agents）　防治骨质疏松症的药物。按其药理作用可分为：①骨吸收剂，如钙剂、雌激素、降钙素、活性维生素 D_3 和双膦酸盐等；②骨形成抑制剂，如甲状旁腺激素、氟化钠等。

抗骨质增生胶囊（kang guzhi zengsheng jiaonang）　中医成药名。补益肝肾剂。另有制剂：丸。组成：熟地黄、鸡血藤、淫羊藿、骨碎补、狗脊、女贞子、肉苁蓉、牛膝、莱菔子。用于增生性脊椎炎（肥大性胸椎、腰椎炎）、颈椎病、骨刺等骨质增生症。服药期间忌食生冷油腻；凡湿热证者不宜用。

抗核抗体（antinuclear antibody，ANA）　其他名称：抗核因子。一种抗细胞核的自身抗体，无种系及器官特异性。在系统性红斑狼疮、类风湿性关节炎、皮肌炎、结节性动脉周围炎、硬皮病、类狼疮肝炎、桥本（Hashimoto）病、溃疡性结肠炎等自身免疫性疾病中均可呈阳性，为自身免疫性疾病的诊断指标。

抗黑热病药（antikala-azar drug）　治疗由利什曼原虫引起的黑热病的药物。主要药物有葡萄糖酸锑钠和喷他脒。

抗红细胞增生药（antipolycythemics）　治疗真性红细胞系细胞的肿瘤性增生所造成的红细胞增多症的药物。如羟基脲等。

抗坏血酸缺乏病（ascorbic acid deficiency）　见维生素 C 缺乏症。

抗寄生虫药（antiparasitic drug）　治疗或预防各种寄生虫感染的药物。分为：①抗原虫药，包括抗阿米巴药、抗球孢子菌药、抗利什曼原虫（黑热病）药、抗疟原虫药、抗滴虫药等；②抗蠕虫药，包括驱蛔药、驱钩虫药、驱绦虫药及抗丝虫病药。

抗甲状腺抗体（antithyroid antibodies）　一类针对甲状腺的自身抗体。有器官特异性。这类抗体包括有针对甲状腺球蛋白抗原、甲状腺胶质抗原和甲状腺滤泡上皮细胞微粒体抗原的抗体。多出现于桥本病、甲状腺功能亢进等疾病中。

抗甲状腺药（antithyroid drug）　能抑制甲状腺激素合成或释放，或者破坏甲状腺功能、达到消除或缓解甲亢症状的药物。常用药物包括硫脲类，如丙硫氧嘧啶、甲巯咪唑等；碘和碘化物；放射性碘等。

抗焦虑药（anxiolytics）　能够消除焦虑不安和紧张状态而又不明显影响意识的药物。按其化学结构可分为：①苯二氮䓬类，如地西泮、硝西泮；②氨基酸酯类，如甲丙氨酯；③二苯甲烷类，如羟嗪。

抗结核药（antituberculotic drug）　防治结核分枝杆菌感染的药物。临床分为一线、二线药物。第一线抗结核药，如异烟肼、利福平、乙胺丁醇、吡嗪酰胺、链霉素等，适用于初治及复治病人。第二线抗结核药，如对氨基水杨酸、丙硫异烟肼、卡那霉素等，主要用于已对第一线药产生耐药性的结核复治病人。

抗惊厥药（anticonvulsants）　治疗和防止惊厥的药物。用于各种急性惊厥发作，如儿童的高热性惊厥、子痫、破伤风以及中毒等。许多中枢抑制药，包括全身麻醉药、催眠药和安定药等，都有抗惊厥作用，如地西泮、镁盐注射剂、硫喷妥钠、异戊巴比妥钠、苯巴比妥钠、水合氯醛等，它们在抗惊厥的同时，也抑制大脑的精神活动和知觉功能。抗癫痫药是特殊类型的抗惊厥药，在应用这类药物的防治剂量时，对精神活动和知觉影响较少。

抗精神病药（antipsychotics）　其他名称：抗精神失常药。治疗各类精神病及精神障碍的药物。按化学结构不同可分为：①吩噻嗪类药，如氯丙嗪、奋乃静等；②硫杂蒽类，如氯普噻吨等；③丁酰苯类，如氟哌啶醇、氟哌利多等；④苯并二氮䓬类，如氯氮平等；⑤苯甲酰胺类，如舒必利等；⑥二苯丁哌啶类，如五氟利多等；⑦新一代抗精神病药，如利培酮等。

抗精子抗体（antispermatozoal antibody，AsAb）　针对精子的自身抗体。在输精管阻塞、睾丸损伤、生殖系统感染等疾病时，均可使精子抗原进入血液循环或淋巴系统，激活免疫系统引起免疫应答，产生 AsAb。此抗体能抑制精子的产生，降低精子活动力，干扰精子和卵子的相互作用，产生免疫性不育。

抗菌抗体（antibacterial antibody）　细菌抗原的对应抗体。由于它同抗原结合后表现出的反应不同，因而有不同的名称，如凝集素、沉淀素、调理素等。

抗菌免疫（antibacterial immunity）　机体针对细菌的免疫。细菌感染或接种菌苗后机体产生的免疫力。抗菌免疫也是由体液免疫与细胞免疫构成的，而且天然防御机制也起着重要作用。

抗菌谱（antimicrobial spectrum）　某种抗菌药物所能抑制或杀灭的微生物的类、属、种的范围。

抗菌术（antisepsis）　其他名称：消毒法。应用化学消毒剂来抑制或消灭伤口、皮肤、物品、空气中的细菌。

抗菌素（antibiotic）　见抗生素。

抗菌血清（antibacterial serum）　含有细菌对应抗体的免疫血清。用于诊断时多称诊断血清，用于治疗时则称抗菌血清。用细菌免疫动物，取其血清精制而成。20 世纪 40 年代以前曾用于某些疾病的治疗。但目前除少数疾病如炭疽、鼠疫等其作配合治疗外，已极少用于临床。

抗菌药（antibacterial drug） 对细菌有杀灭或抑制作用，用以治疗或预防细菌引起的感染的药物。根据来源的不同分为：①抗生素，如头孢氨苄等；②合成抗菌药，如喹诺酮类；③抗菌中草药，如黄连、丹参酮等；④抗真菌药，如氟康唑等。

抗菌增效剂（trimethoprim） 见甲氧苄啶。

抗 DNA 抗体（anti-DNA antibody） 分为抗双链和抗单链 DNA 抗体。检测正常结果：免疫荧光法、间接酶标抗体染色法和滴金免疫试验均为阴性。抗双链 DNA 抗体阳性，见于活动期系统性红斑狼疮，特异性较高，且抗体滴度高低对病情活动性及预后的判定有重要意义。抗单链 DNA 抗体阳性，见于系统性红斑狼疮，尤其是合并狼疮性肾炎。

抗溃疡药（antiulcerative drug） 治疗或预防消化性溃疡的药物。有：①抗酸药：如磷酸铝、氢氧化铝等；②胃酸分泌抑制药：包括 H_2 受体阻滞药，如西咪替丁、雷尼替丁；③质子泵抑制剂，如奥美拉唑等；④抗胆碱药-M 受体阻滞剂，如哌仑西平；⑤胃黏膜保护药，如枸橼酸铋钾、胶体果胶等；⑥前列腺素及其衍生物，如米索前列醇等；⑦其他，如硫糖铝等。

抗利尿激素（antidiuretic hormone，ADH） 见血管升压素。

抗利尿激素分泌失调综合征（syndrome of inappropriate secretion of antidiuretic hormone，SIADH） 系体内抗利尿激素分泌异常增多或其活性作用超常，导致水潴留、尿排钠增多以及稀释性低钠血症为特征的临床综合征。内分泌系统疾病。临床表现取决于低钠血症的严重程度和发展速度，主要临床特征是水潴留，可有原发疾病的临床表现和体征。治疗：诊治原发病，药物引起者需立即停药。

抗利尿药（antidiuretics） 减少尿排泄量，治疗尿崩症的药物。如垂体后叶激素制剂、鞣酸加压素注射液等。

抗链球菌溶血素 O 试验（antistreptolysin O test，ASO test） 一种检测机体是否有近期感染 β 溶血性链球菌的试验。即以 β 链球菌溶血素 O 为抗原，检测待测血清中相应抗体滴度。方法是将定量的链球菌溶血素 O（抗原）加至不同稀释度的待检血清（抗体），再加红细胞。链球菌溶血素 O 能中和链球菌溶血素 O 的溶血作用，当抗体稀释到一定程度后，不能中和抗原，则出现溶血。抗链球菌溶血素 O 的效价以能阻止溶血的最高血清稀释度的倍数表示。正常人抗体效价在 400 单位以下。链球菌近期感染、风湿热、急性肾小球肾炎等均可有增高。

抗淋巴细胞球蛋白（antilymphocyte globulin，ALG） 针对淋巴细胞及其功能的特异性生物免疫抑制剂。属于细胞毒性抗体，可直接抑制外周血液循环中的淋巴细胞，干扰免疫应答的传入或传出。适用于异体移植、肺出血-肾炎综合征、系统性红斑狼疮、多发性硬化症、再生障碍性贫血等。

抗磷脂/辅助因子综合征（antiphospholipid/cofactor syndrome） 抗磷脂抗体引起的一组症候群。主要表现为血栓形成、习惯性流产、血小板减少和神经精神症状。治疗：免疫抑制剂，皮质激素，对症处理。

抗麻风药（antileprotic drug） 预防和治疗麻风病的药物。主要药物有氨苯砜，单用易引起细菌产生耐药性，须采用联合疗法以延缓耐药性的产生，减少复发。利福平是治疗麻风联合疗法中的必要组成药物。

抗梅毒药（antisyphilitic drug） 具有抗梅毒螺旋体作用的药物。常用的药物有：抗生素类药物，如青霉素、普鲁卡因青霉素等。对青霉素过敏或对普鲁卡因过敏者，可用红霉素、阿奇霉素、米诺环素等。

抗米勒管激素分泌障碍症（secretory disturbance of anti-Müllerian duct hormone） 男性假两性体在性分化异常中的一种类型。病人外阴部和正常男性一样，但常有隐睾及腹股沟疝，腹腔内除输精管和附睾外尚有子宫、输卵管及部分阴道。

抗凝剂（anticoagulants） 见抗凝血药。

抗凝疗法（anticoagulant therapy） 并不能溶解血栓，但可通过延长凝血时间来预防血栓繁衍、滋长和再发的疗法。适应证：血栓形成已超过 3 日，无论溶栓还是手术取栓都难以取得良好效果者；作为溶栓或取栓的辅助疗法；小腿肌肉静脉丛血栓形成，范围较小者。抗凝疗法应用时间，一般延续到病人能恢复正常活动为止。禁忌证：出血体质，以及肝、肾功能不全而有出血倾向者。常用的抗凝剂有肝素和香豆素类衍化物。

抗凝血酶（antithrombin） 其他名称：凝血酶抑制剂。可抑制凝血酶作用的内源性或服用的物质。通常是指抗凝血酶Ⅲ。主要有抗凝血酶Ⅰ～Ⅵ，简称 AT-Ⅰ、AT-Ⅱ、AT-Ⅲ、AT-Ⅳ、AT-Ⅴ、AT-Ⅵ。如 AT-Ⅰ 即纤维蛋白，具有强大的吸附凝血酶作用。AT-Ⅵ 即纤维蛋白降解产物，有抑制凝血酶和抑制纤维蛋白单体聚合的作用。其中具有生理意义的只有抗凝血酶Ⅲ，可能是由肝细胞合成的一种脂蛋白，作用是使凝血酶失去活性，并对因子Ⅶ和Ⅹ有灭活作用，因而能阻止纤维蛋白的形成。严重肝病、活动性血栓形成、DIC 时 AT-Ⅲ降低；尿毒症及糖尿病时则增高。

抗凝血药（anticoagulants） 其他名称：抗凝剂。抑制血液凝固过程而延缓或防止血液凝固，用于血栓栓塞性疾病的药物。分为三类：①肝素类；②口服抗凝药，如华法林；③体外抗凝药，如枸橼酸钠。枸橼酸钠等脱钙剂能减少血液中的钙离子，只适于体外抗凝之用，如采取血样和保存输血用的血液等。肝素主要抑制凝血致活酶和凝血酶的活性，体外体内均可应用。双香豆素类药物能抑制凝血酶原的合成，适用于体内，作用徐缓而持久。肝素和双香豆素主要用于防治血栓形成。过量则可致出血。

抗疟药（antimalarial drug） 治疗或预防疟疾的药物。根据作用不同分为：①控制疟疾症状用药，如青蒿素、咯萘啶、哌喹；②防止复发与传播的抗疟药，如伯氨喹；③用于预防感染的药物，如乙胺嘧啶。

抗偏头痛药（antimigraine drug） 缓解偏头痛症状的药物。主要有 HT_1 受体激动剂，如舒马曲坦和二氢麦角碱等。

抗贫血药（antianemia drug） 纠正各种血细胞低下所致不同类型贫血的药物。分为：①纠正红细胞低下，如铁剂、叶酸、维生素或依泊汀等；②促进白细胞增生，如重组人粒细胞巨噬细胞集落因子等。

抗平滑肌抗体（anti-smooth muscle antibodies） 一种针对平滑肌组织的自身抗体。目前除已知其相应的抗原肌动球蛋白外，还有 4 种与平滑肌有关的蛋白质抗原，其所产生的抗体为非特异性。检查此抗体对慢性活动性肝炎、肿瘤及内源性哮喘有辅助诊断意义。

抗球蛋白试验（antiglobulin test，Coombs test） 其他名称：库姆斯试验。自身免疫性溶血性贫血的重要实验室检查。正常人直接和间接试验均呈阴性反应。阳性见于自身免疫性溶血性贫血、新生儿溶血症、系统性红斑狼疮、类风湿性关节炎等；间接试验主要用于 Rh 或 ABO 妊娠免疫性新生儿溶血症母体血清中不完全抗体的检测。

抗肾小球基底膜抗体（antiglomerular basement membrane antibody，anti-GBM） 肾小球基底膜的对应抗体。用免疫荧光检查可见沿 GBM 有连续的线条状沉淀或光滑带状沉淀。沉淀物由抗 GBM 的 IgG 与补体（主要是 C3）组成。此抗体检测阳性有助于抗肾小球基底膜性肾炎的诊断。

抗肾小球基底膜性肾炎（antiglomerular basement membrane nephritis） 抗肾小球基底膜（GBM）病是循环中的抗肾小球基底膜抗体在组织中沉积所引起的一组自身免疫性疾病，肾、肺为主要受累器官，表现为肾炎和肺出血。若病变局限在肾脏称为抗肾小球基底膜性肾炎，是一种原位免疫复合物性肾炎。在环境变化或感染、吸烟、有毒的有机溶剂刺激诱发下，基底膜的重要组成成分Ⅳ型胶原结构发生改变，抗原决定簇暴露，与抗肾小球基底膜抗体结合诱发免疫反应，导致肾小球损伤和变态反应性炎症。男性多见。临床表现：血尿、蛋白尿、肾功能迅速减退，伴或不伴肺出血；常有疲乏、无力、贫血和体重下降。血清抗肾小球基底膜抗体阳性，肾活检示新月体肾炎，免疫荧光见 IgG 沿肾小球毛细血管袢呈线状沉积可诊断本病。早期血浆置换和免疫抑制剂治疗是重要的治疗原则和改善预后的关键。肾功能急速恶化时，应尽早行透析治疗以维持生命。

抗生菌（antibiotic bacteria）　能抑制别种微生物的生长发育，或能产生抗生素的微生物。主要有放线菌及若干种真菌、细菌等。如链霉菌产生链霉素、青霉菌产生青霉素。

抗生素（antibiotic）　旧称抗菌素。在低浓度下能选择性地抑制或杀死他种微生物或肿瘤细胞的微生物次级代谢产物和采用化学或生物学等方法制得的衍生物与结构修饰物。能抑制或杀灭其他微生物，如青霉素、链霉素、金霉素等，从某些高等植物和动物组织中也可提取抗生素，如小檗碱和溶菌酶。有些抗生素，如氯霉素和环丝氨酸，目前主要用化学合成方法进行生产。改变抗生素的化学结构，可以获得性能较好的新抗生素，如半合成的新型青霉素、庆大霉素等。

抗生素保藏法（antibiotic preservation）　将抗生素加入易腐食品或活畜肠道内杀死腐败菌，短期保藏食品的方法。常用的抗生素有青霉素、金霉素、四环素、氯霉素及土霉素等。用法为：①将抗生素加入饲料中长期饲养幼畜或宰前一次饲喂，以清除牲畜肠道微生物。②将抗生素注射于宰后的牲畜体内。③将抗生素直接加入奶、奶酪、鱼和肉制品中。为避免人体出现抗药性及致敏性，目前较少应用。

抗生素相关性肠炎（antibiotic-associated colitis）　大手术后病人的一种严重并发症，多发生在应用大量广谱抗生素的病人。由艰难梭菌引起。轻者有腹泻、黄色蛋花样或浅绿色水便，可见脱落的假膜；腹痛、发热。重度腹泻量每日可达数千毫升，全身中毒症状明显，可引起中毒性休克、肠麻痹、肠穿孔，死亡率极高。治疗：立即停用诱发本病的抗生素，轻者可治愈；使用抗艰难梭菌药物。

抗生酮作用（antiketogenesis）　碳水化合物的代谢对酮体生成的抑制作用。在饥饿的情况下糖尿病时，由于脂肪动员增强，肝中合成酮体量超过了肝外组织利用酮体的能力，于是出现体内酮体堆积，造成酮血症和酮尿症，此种情况下若给病人输入葡萄糖或注入胰岛素，则酮体症可减轻或消失。

抗丝虫药（antifilarial drug）　治疗和预防丝虫感染的药物。治疗药物有乙胺嗪和阿苯达唑等。

抗酸杆菌（acid-fast bacillus）　见分枝杆菌。

抗酸药（antiacids）　抑制胃液（或胃酸）分泌的药物。主要有 H_2 阻滞剂，如法莫替丁等；质子泵抑制剂，如奥美拉唑等；抗胆碱药，如山莨菪碱、哌仑西平等。

抗体（antibody）　免疫系统在抗原刺激下，由 B 淋巴细胞产生的，可与相应抗原发生特异性结合的免疫球蛋白。它主要是存在于血液、淋巴液、组织液中的丙种球蛋白，少数是乙种球蛋白。抗体是由淋巴细胞增殖分化后的浆细胞产生的。1964 年世界卫生组织将具有抗体活性及化学结构与抗体相似的球蛋白统称为免疫球蛋白。抗体是体液免疫的效应分子，与抗原结合后能中和毒素，在补体、吞噬细胞协同下杀菌和溶菌。但也能引起过敏反应、溶血反应和免疫复合物疾病。

抗体流行率（antibody prevalence rate）　总受检人数与血清中含某流行抗体最低滴度的人数之比。在人群的血清中出现一种或多种对特殊性传染因子的抗体的现象称为抗体流行。抗体流行率可表明先前和现在感染情况及其所产生抗体的持续性。

抗体酶（abzyme）　其他名称：催化抗体（catalytic antibody）。利用化学和免疫学相结合的方法，将经过特殊设计并合成的有机分子作为半抗原，借助杂交瘤技术而制备的具有某种特异性催化作用的单克隆抗体。其具有酶的催化性和抗体的特异性，能选择性催化相应底物。可由两种途径获得抗体酶：①采用过渡态的底物类似物诱导；②在现有的抗体基础上，通过化学修饰或通过蛋白质工程向其配体结合部位导入催化基团。

抗体水平（antibody level）　抗体通过病原微生物感染或人工免疫后，具有杀灭或抑制其相应病原微生物能力的强度。可用相应的抗原，以免疫学和血清学方法来测得。其效价高，表明该机体抗体水平高，反之则低。

抗体依赖细胞介导的细胞毒作用（antibody dependent cell mediated cytoxicity，ADCC）　IgG 的 Fc 段与自然杀伤细胞上 Fc 受体结合，促进自然杀伤细胞的细胞毒作用，裂解微物的靶细胞。

抗痛风药（antigout drug）　抑制或防止痛风发作的药物。主要药物有别嘌醇、秋水仙碱和苯溴马隆等。

抗突变基因（antimutator gene）　能有效防止复制错误、修复突变位点、降低突变频率的基因。

抗微生物药（antimicrobial drug）　治疗或预防致病微生物，包括病毒、衣原体、支原体、立克次体、细菌、螺旋体、真菌、原虫等所致感染用的药物。与抗感染药的区别是本类药物的作用对象不包括蠕虫类。

抗维生素 D 佝偻病（vitamin D resistant rickets）　其他名称：家族性低磷血症性佝偻病。由 X 染色体基因遗传所致，常有家族史。由于持续低磷降低，骨骼钙化障碍，在小儿表现为佝偻病，成人表现为骨软化症。严重者有进行性骨骼发育畸形和多发骨折并有骨痛，甚至不能行走。实验室检查血磷低，血钙正常或轻度降低。治疗：大剂量补充磷盐，同时使用维生素 D。

抗胃壁细胞抗体（antigastric antibodies）　针对壁细胞胞质的微粒体部分的自身抗体。属 IgG 和 IgA。主要见于慢性萎缩性胃炎伴恶性贫血者。用间接免疫荧光法可见胃黏膜的壁细胞质中出现明亮细颗粒状荧光。

抗线粒体抗体（antimitochondrial antibodies）　线粒体的对应抗体。无器官特异性。甲状腺炎、结缔组织病和肝病均可具有这种抗体，它们之间有交叉反应，大多数原发性胆汁性肝硬化病人可发现抗线粒体抗体。临床上常用来与其他肝外阻塞性黄疸作鉴别。

抗心绞痛药（antianginal drugs）　预防或缓解心绞痛发作症状的药物。如硝酸甘油及其类似物等。临床上主要用于防治冠心病病人心绞痛的发作。常用的有：亚硝酸类中的亚硝酸异戊酯和硝酸甘油，作用迅速，适用于治疗急性发作。长效的戊四硝酯和硝酸异山梨醇酯（消心痛），可每日服药，预防和减轻心绞痛的发作。其他如普萘洛尔等，也可用于防治心绞痛。

抗心律失常活性肽（antiarrhythmic active peptide）　是一种从心房中分离出的心脏激素，其化学本质为多肽。该肽心房组织含量最高，另存于肾、肺、脾、血管和骨骼肌等组织。其作用是使心率减慢，Q-T 间期延长，可显著地对抗低钾、高钙等引起的心律失常。其机制可能与抑制 Ca^{2+} 内流和 K^+ 外流有关。

抗心律失常药（antiarrhythmics）　纠正各种心律失常症状的药物。分类有：①Ⅰ 相治疗药，如普鲁卡因胺、利多卡因、苯妥英钠和普罗帕酮；②Ⅱ 相治疗药，如普萘洛尔；③Ⅲ 相延长动作电位时程药，如胺碘酮；④Ⅳ 相钙通道阻滞剂，如维拉帕米、地尔硫䓬。

抗心律失常药物的致心律失常作用（proarrhythmia of antiarrhythmic drugs）　其他名称：致心律失常作用。在一定条件下，抗心律失常药物导致原来的心律失常恶化或出现新的心律失常。各类抗心律失常药的此作用发生率不同，平均约占 10%。

抗雄激素类药（antiandrogens）　其他名称：雄激素拮抗药。对抗体内雄激素合成或作用，常用于治疗前列腺增生，具有抑制前列腺增生的药物。可分为甾体抗雄激素和非甾体抗雄激素。

抗血清（antiserum）　见免疫血清。

抗血吸虫药（antischistosomal drug）　治疗血吸虫病的药物，主要有吡喹酮等。

抗血小板药（antiplatelet drug）　防止或解除血小板聚集、用于防治血栓形成的药物。包括：①阿司匹林，抑制血小板内血栓素 A_2 而起作用；②前列腺类药，如前列地尔、依前列醇等；③抑制腺苷二磷酸（ADP）的药物，如噻氯匹定、氯吡格雷；④银杏叶制剂，抵制血小板活化因子。

抗血友病球蛋白（antihemophilic globulin）　见凝血因子Ⅷ。

抗氧化营养素（antioxidant nutrient）　具有抗氧化作用的营养素。具有抵消自由基侵害的作用，如维生素 C、维生素 E、β-胡萝卜素和微量元素硒、锌、镁等。大强度运动可引起体内氧化物质增加，摄入含抗氧化营养素丰富的食物有利于消除体内过多的有害氧化物质。

抗氧剂（antioxidant）　为防止易氧化药物的自动氧化而在制剂加入的添加剂。多为其氧化产物无显著生理作用的强还原剂。常用的有水溶性和脂溶性之分。前者包括焦亚硫酸钠、亚硫酸氢钠等。后者包括焦性没食子酸酯、丁羟大茴香醚（BHA）。

抗药菌株（drug-fast strain）　原先对某种药物敏感的菌株由于药物的长期和广泛应用失去了敏感性，获得了抗药性。例如过去绝大多数金黄色葡萄球菌菌株对青霉素敏感，近年来各地的抗药性越来越多，有的地区已超过 80%～90%，因此有必要寻找新的抗生素以对付日益增加的抗药菌株。此外，在临床用药前应将新日病人标本中分离出来的菌株对拟用药物做药敏试验，以利于用药。

抗药性（resistance to drugs）　见耐药性。

α₁-抗胰蛋白酶缺乏症（α_1-antitrypsin deficiency）　其他名称：婴儿家族性肝硬化。常染色体隐性遗传性疾病。α_1-抗胰蛋白酶是一种糖蛋白，在肝细胞中合成，然后释入血清，组成血清中绝大部分 α_1 球蛋白，约占 90%。患本病时，出生第一日即可有黄疸及胆汁潴留，几个月后出现进行性肝硬化，如腹水、食管静脉曲张，预后严重。α_1-抗胰蛋白酶的半衰期为 6 日，因此无法依靠外源供应，故无特殊治疗，只能对症处理。

α₁-抗胰蛋白酶缺乏性肝病（α_1-antitrypsin deficiency liver disease）　常染色体显性遗传病。基因变异时，在肝内产生病理性 α_1-AT，无抑制胰蛋白酶和其他蛋白酶作用。病理性 α_1-AT 分子量小，溶解度低，肝无法排泄到血中，大量积极在肝内造成肝细胞营养障碍、炎症破坏，可发展为肝硬化和肝癌。任何年龄、男女均可发病。新生儿黄疸、肝损害，儿童、成年人表现为慢性活动性肝炎、肝硬化，肝癌发病率明显高于正常。70%～80% 的病人伴有肺气肿。结直肠癌风险为正常 3 倍。血中检测 α_1-AT 明显减少或缺乏，血中球蛋白减少。肝穿刺发现 PAS 包涵体，基因检测及分析，结合家族史可诊断。治疗：肝移植，基因治疗。

抗抑郁药（antidepressants）　控制和治疗抑郁症发作的药物。属于三环和四环类化学结构的药物有阿米替林、丙米嗪、多塞平等；非典型抗抑郁药有氟西丁、曲唑酮等。

抗原（antigen，Ag）　其他名称：免疫原。刺激机体产生（特异性）免疫应答，并与免疫应答产物抗体和致敏淋巴细胞在体内外结合，产生免疫效应（特异性反应）的物质。抗原必须是高分子物质且要求有一定的化学组成和结构（如带有苯环的氨基酸）。少数低分子化学物质或多糖、类脂本身不具备抗原性质但与体内蛋白质结合后就具有抗原性，故被称为半抗原物质。

H-Y 抗原（H-Y antigen）　雄性细胞表面特有的一种男性化物质。为 18000 分子量的疏水蛋白。该抗原在胚胎发育中，能直接或间接地使具有两性潜能的生殖腺嵴定向地分化为睾丸。然后由睾丸分泌雄激素，促使中肾管分化为输精管及男性内生殖器，并使外生殖器男性化。如果没有 H-Y 抗原存在，生殖腺嵴则自然发育成卵巢，并分化为女性内外生殖器。决定 H-Y 抗原的基因位于 Y 染色体短臂（Yp）上。

抗原决定簇（antigenic determinant）　其他名称：表位（epitope）。指抗原分子中被相应抗体或抗原受体识别的特定部位。多数抗原决定簇具有多个表位，可分别被 B 细胞受体（或 Ab）和 T 细胞受体所识别。它决定了抗原特异性。蛋白质抗原决定簇是由末端氨基酸排列不同决定的，具有种属的特异性。糖蛋白抗原由 6 个左右的己糖残基组成，而核糖蛋白抗原是由 6～8 个核苷酸残基组成。半抗原与蛋白质结合而成的抗原，其决定簇为半抗原。决定簇数目代表抗原分子的价。天然抗原物质的结构一般都很复杂，分子表面上有许多相同和不同抗原决定簇，是为多价抗原。

抗原-抗体反应（antigen-antibody reaction）　抗原与其相应抗体在体内或体外相遇可发生特异性结合，呈现某种反应现象。在体外的抗原-抗体反应因抗原的物理性状及参加反应的成分不同，可表现为沉淀、凝集、溶细胞、补体结合以及中和反应等。

抗原漂移（antigenic drift）　流感病毒变异幅度小或连续变异，属于量变，即亚型内变异。一般认为这种变异是由病毒基因点突变和人群免疫力选择所造成的，常引起小规模流行。

抗原转变（antigenic shift）　流感病毒变异幅度大，属于质变，即病毒株表面抗原结构发生一种或两种变异，形成新亚型（如 H2N2→H3N2），由于人群对变异病毒株缺少免疫力而容易造成新型流感的大流行。同一时期可同时流行两个亚型，如 1997 年甲 3 型（H3N2）流行时，甲 1 型（H1N1）同时出现。如果不同型别病毒同时流行，也可发生基因重组而形成新亚型。

抗躁狂药（antimaniacs）　控制躁狂发作的药物。主要药物有碳酸锂。

抗着床（anti-implantation）　用药物（甾体性激素等）阻止囊胚着床。药物可改变子宫内膜形态及功能或加速孕卵的运送，使孕卵与子宫内膜的发育不同步，因而不能着床。

抗真菌药（antifungal drug）　治疗或预防真菌感染的药物。适用于浅表真菌感染的有特比萘芬及一些外用抗真菌药；适用于深部真菌感染的有两性霉素和氟胞嘧啶。唑类抗真菌药对浅表和深部真菌都有抗菌作用。

抗震颤麻痹药（antiparkinsonian agents）　治疗帕金森综合征或药物引起的锥体外系反应的药物。主要有两类：拟多巴胺类药物和抗胆碱药。

抗脂解激素（antilipolytic hormones）　能抑制脂肪动员的激素。如胰岛素和前列腺素等。它们作用于细胞膜表面受体，抑制腺苷酸环化酶，使其不能合成环化一磷酸腺苷。

抗中性粒细胞胞质抗体（antineutrophil cytoplasmic antibodies，ANCA）　一种以中性粒细胞和单核细胞胞质成分为靶抗原的自身抗体。部分原发性小血管炎的特异性血清学诊断的工具。对血管炎的诊断和鉴别诊断、分类和疗效观察均具有重要意义。

抗中性粒细胞胞质抗体相关性血管炎（antineutrophil cytoplasmic antibody associated vasculitis）　在系统性血管炎中，一组其血清抗中性粒细胞胞质抗体（ANCA）阳性的疾病。主要累及中小血管，临床常见类型有：肉芽肿性多血管炎（WG）、嗜酸性肉芽肿性多血管炎（CSS）、显微镜下多血管炎，可有药物、肿瘤、感染诱发的血管炎。病因不清，可能是在某遗传背景下，由某些环境因素诱发之。临床可有发热、乏力、厌食、关节痛和体重减轻，可有呼吸道、肾脏损害、神经系统、关节和肌肉病变、皮肤改变和消化道的症状。病变部位组织活检见到典型的少免疫沉积性小血管炎病变可诊断。治疗分为诱导缓解治疗和维持缓解治疗。常用糖皮质激素和细胞毒性药物，小剂量糖皮质激素联合硫唑嘌呤疗法。

抗肿瘤药（antineoplastics）　用于抑制和杀伤肿瘤细胞的化学治疗药物。按作用靶点和性质的不同而分类有：①抗代谢药，如甲氨蝶呤、氟尿嘧啶；②细胞毒素，如环磷酰胺；③来源于微生物或植物的抗肿瘤药，如丝裂霉素、柔红霉素、喜树碱、拓扑替康、三尖杉碱、紫杉醇类；④改变激素平衡的药物，如他莫昔芬、氟维司群、氟他胺、比卡鲁胺、亮丙瑞林等；⑤表皮内皮生长因子受体（EGFR）抑制剂，如索拉非尼、吉非替尼以及多种单克隆抗体、肿瘤坏死因子等；⑥泛素蛋白酶体抑制剂，如硼替佐米等。

抗重症肌无力药（antimyasthenics）　减少体内乙酰胆碱，提高肌肉张力，恢复骨骼肌的收缩功能，治疗重症肌无力的药物。如新斯的明、加兰他敏等。

抗组胺药（antihistaminics）　竞争组胺受体，阻滞组胺所引起过敏反应的药物。有组胺 H_1 阻滞剂，如苯海拉明、异丙嗪、西替利嗪等；H_2 受体阻滞剂，如西咪替丁。

考登综合征（Cowden syndrome）　病人面部、口腔黏膜、前臂及手背发生丘疹和结节，并伴乳房、女性生殖器、甲状腺及胃肠道肿瘤的一组症候群。年轻妇女多见，常有先天性畸形，如鸟形脸、高腭弓、颌骨发育不良等。治疗：皮肤损害无特殊疗法，肿瘤可手术。

考来烯胺（cholestyramine resin，colestyramine）　其他名称：消胆胺。阴离子交换树脂。口服后与肠道内的胆酸结合，阻碍胆酸吸收，使血中胆酸量减少，促使血中胆固醇向胆酸转化。用于Ⅱ型高脂血症、动脉粥样硬化。大剂量可致胃肠不适、腹泻。

考洛特考夫音（sound of Korotkov） 间接测量血压法中用来判定血压的声音。在上臂缠上气袋，在气袋末梢侧的动脉上放声音检测器。把气袋内压力充到最高血压以上，之后缓慢放气。自气袋压稍小于最高压后所听到的声音即是。

苛性碱烧伤（caustic alkali burn） 苛性碱或石灰碱所致的损伤。强碱对组织的破坏力和渗透力强，还能溶解组织蛋白、皂化脂肪组织，可使烧伤变深。急救时，应立即脱去浸有碱液的衣服，用大量清水冲洗局部，避免用中和剂。

柯顿骨折（Gotton fracture） 胫骨内髁骨折，胫骨关节面的后缘骨折和腓骨骨折。

柯林溃疡（Curling ulcer） 为大面积烧伤后发生的急性胃或十二指肠溃疡。分为两类：常见的一类在烧伤后数日内，多发生于烧伤面积达30%以上者，溃疡常于胃底出现，呈浅表性或多发性；另一类发生于烧伤后康复期，溃疡多位于十二指肠。治疗：西咪替丁（甲氰咪胍）或雷尼替丁（呋硫硝胺）有效。

柯萨可夫综合征（Korsakoff syndrome） 见科尔萨科夫综合征。

柯萨奇病毒（Coxsackie virus） 一种肠道病毒，柯萨奇为美国地名。形态对称的20面体RNA型病毒。无包膜，直径17～28nm。根据其在新生小鼠中所引起的病变，将其分为A、B两组，共29个血清型。在人群和自然界中分布广泛。主要通过粪-口途径传播，也可由呼吸道传播。感染后血清中出现特异性中和抗体，对同型病毒有持久免疫力。

柯萨奇病毒感染（Coxsackie virus infection） A和B两组柯萨奇病毒所引起的感染。大多属隐性或轻型感染。重者也可危及生命。夏秋季发病率较高，儿童最易感。常见症候群有：无菌性脑膜炎、流胸、脊髓灰质炎、心肌炎、心包炎、流行性肌痛、疱疹性咽峡炎、手足口病、急性胃肠炎、肝炎、胰腺炎、胰岛素依赖型糖尿病等。对症治疗。

柯萨奇病毒脑膜脑炎（Coxsackie viral meningoencephalitis） 由柯萨奇病毒感染所致的脑膜脑炎。A组7、9、16和B组1～5型为较常见的病原体。儿童病人多于成人，夏秋季患病人数最多。起病急，可有发热、头痛、呕吐、抽搐和脑膜刺激征，脑脊液压力增高，细胞数轻度增加。病程短，多数预后良好。

科德曼三角（Codman triangle） 主要见于骨肉瘤的一种X线征象。骨膜被肿瘤顶起时X线片可见与正常骨膜间呈三角形。是由于肿瘤侵及骨皮质，骨膜被掀起，骨膜下新骨生成，新生骨中央区又被肿瘤破坏所致。

科德曼征（Codman sign） 冈上肌肌腱断裂时，手臂被动外展时无痛觉，但手臂突然失去支持时，因三角肌突然收缩，疼痛又出现。

科蒂器（Corti organ） 见螺旋器。

科恩骨折（Cohen fracture） 坐骨的单独骨折。多由于创伤直接引起或在青少年肌肉突然收缩时发生。

科尔涅夫征（Kornev sign） 其他名称：缰绳征。椎骨结核的体征之一。用叩诊锤叩击肩胛骨内上角的区域或颈椎主动过度后伸，若该区域反射性地过度紧张为本征阳性。且病变愈重，本征愈明显。主要见于椎骨结核。

科尔萨科夫综合征（Korsakoff syndrome） 其他名称：柯萨可夫综合征、遗忘-虚构综合征。以近记忆减退、逆行性遗忘、错构、虚构、定向障碍、赘述和欣快等为主要症状的症候群。常提示下丘脑，尤其是乳头体附近有病变存在。此综合征常见于慢性酒精中毒、脑外伤、脑肿瘤等脑器质性病变。

科根Ⅰ型综合征（Cogan Ⅰ syndrome） 非梅毒性角膜炎和前庭-听觉症状的一组症候群。病因未明。其主要特征为间质性角膜炎、眩晕、耳鸣及发热、腹泻、肝脾大等。

科根Ⅱ型综合征（Cogan Ⅱ syndrome） 其他名称：眼运动不能综合征。眼球运动性运用不能，一种病因未明的先天性疾病，仅见于儿童。表现为当他要看旁边的目标或突然吸引其注意时，病人不能自主地转动眼球，常以转头来代偿，但做此动作时双眼偏向对侧。

科赫现象（Koch phenomenon） 结核分枝杆菌再感染时的反应。将结核分枝杆菌接种于健康豚鼠皮肤，出现硬结、坏死和溃疡，结核分枝杆菌同时向其他脏器广泛播散，终致动物死亡；若以等量菌接种于感染过结核的豚鼠，局部红肿，迅速坏死，形成溃疡，但不久愈合，体内其他脏器无结核病变，动物不死亡。科赫现象表明结核分枝杆菌再感染，在局部有明显的过敏反应，但病变局限而无血行播散，说明变态反应与免疫同时存在。

科拉赫征（Korach sign） 贲门区溃疡穿孔时扩散到左半胸部、脸和阴囊的皮下气肿，伴有典型的穿孔体征。

科莱综合征（Collet syndrome） 其他名称：科-西综合征。第Ⅸ、Ⅹ、Ⅺ、Ⅻ对脑神经麻痹时，出现同侧舌、咽、喉及肩胛肌的麻痹综合征。表现为咽下障碍，声嘶，舌后1/3味觉消失，病侧咽反射消失，胸锁乳突肌、斜方肌麻痹和萎缩，伸舌偏向患侧。X线、CT、MRI和脑血管造影等有助于诊断。针对病因进行治疗。

科里根呼吸（Corrigan respiration） 其他名称：大脑性呼吸。低热时一种浅而频繁的吹气样呼吸。呼吸节律没有变化。临床见于消耗性、衰弱性发热及体质虚弱等情况。

科利斯断片（Colles fracture） 桡骨下端骨折，其下部断片向后移位。老年人多见。病人摔倒时，手掌着地，间接外力使桡骨下端在关节面以上约2.5cm处发生骨折。表现为腕部肿胀、局部压痛。一般骨折下端断片向后移位，若其下端断片向前移位，则称史密斯（Smith）骨折。X线检查可以确诊。治疗：无移位可用小夹板或石膏固定4～6周；有移位者手法复位、夹板或石膏固定；手法复位失败或个别年轻者可考虑手术治疗。注意功能锻炼。

科罗拉多脑炎（Colorado encephalitis） 一种病毒性脑炎。病毒存于宿主的红细胞内。流行于美国，夏季发病最多，蜱为传播媒介，松鼠为传染源。发病呈双峰热，病毒血症持续整个发热期，第二期发热时部分人可出现脑炎症状和体征。同时有明显出血倾向。无特效疗法。

科莫利征（Comolli sign） 其他名称：椅垫式肿胀。肩胛骨骨折时肩胛骨区域出现三角形软组织肿胀，肩胛骨骨折的重要体征之一。检查者望诊或触诊病人伤侧肩胛部可见肩胛部位呈三角形肿胀，与肩胛骨外形相似，好像肩胛骨的椅垫，即为此征。提示外伤性肩胛骨骨折。

科妮莉亚·德朗格综合征（Cornelia de Lange syndrome） 见阿姆斯特丹型侏儒征。

科氏斑（Koplik spot） 其他名称：麻疹黏膜斑、费-科斑。麻疹前兆。麻疹起病后2日，在口腔内第1白齿处颊黏膜上可见0.5～1mm大小白色小点，周围红晕。持续至出疹后2～3日消失。乃黏膜炎症致局部充血、浸润、渗出、坏死及角化所致。

科斯顿综合征（Costen syndrome） 颞下颌功能障碍综合征。耳咽管因急性炎症的压迫而产生的一组症状，包括听力失灵、耳内窒闷感、耳鸣、隐痛、咀嚼时关节有弹响、轻度眩晕、剧烈头痛、舌及咽喉烧灼感等。

科斯特曼综合征（Kostmann syndrome） 婴儿遗传性粒细胞缺乏［症］。为常染色体隐性遗传。多于出生后数月内起病，表现为反复发作的皮肤、呼吸道、肛周、泌尿道或其他部位感染。周围血白细胞总数正常，中性粒细胞比例及绝对值均显著减少；淋巴细胞尤其单核细胞增多；红细胞呈感染性贫血变化。

科-西综合征（Collet-Sicard syndrome） 见科莱综合征。

颗粒法（granulation） 制药工艺。先将主药与辅料混合制成颗粒，再行压片或制成其他剂型。

颗粒管型（granular cast） 尿管型基质内有颗粒，其量超过1/3的管型。颗粒是由变性蛋白、脂肪小粒及类脂体所组成。根据颗粒的大小，又分为粗颗粒及细粒管型。颗粒管型的出现表示肾小管有严重损害。

颗粒剂（granule） 其他名称：冲剂。①药品压片前将粉末状物料制成的颗粒状物。②中药浸出液经浓缩制成的供加水冲服的颗粒性散剂。

颗粒物（particulate matter）　其他名称：粒状物。泛指粒状物质。在环境科学领域，大气中的颗粒物指悬浮在大气中的固体或液体颗粒物，如粉尘、烟雾等；水体中的颗粒物指悬浮性固体物质，如不溶于水的黏土粒等；土壤中的颗粒物指土壤的矿物质及有机物的粒状物质，如土壤胶体颗粒等。

颗粒型巨核细胞（granular megakaryocyte）　过渡型巨核细胞。胞体明显增大，直径 $50\sim70\mu m$，甚至达 $100\mu m$，外形不规则。胞核明显增大，高度分叶。染色质粗糙，排列致密呈团块状。胞质极丰富，呈淡紫红色，其内充满大量细小紫红色颗粒，但周围无血小板形成。

颗粒性白细胞（granulocyte）　其他名称：粒细胞。内含特殊颗粒的白细胞。用瑞氏（Wright）或吉姆萨（Giemsa）染色胞质内含有颗粒的白细胞。根据形态、大小、染色性、超微结构等差异，并结合其不同功能，分为中性粒细胞、嗜酸性粒细胞、嗜碱性粒细胞 3 类。前者数量最多，有吞噬功能；次者参与免疫；后者功能尚不详。

颗粒性固缩肾（granular contracted kidney）　慢性肾小球肾炎和原发性高血压晚期的肾病变。肾小球大量纤维化和消失，所属的肾单位也萎缩，致肾体积缩小。由于肾单位部分萎缩，部分代偿性肥大，致萎缩肾的表面呈弥漫性颗粒状态，故名。

髁型人工膝关节（ellipsoid artificial joint）　人工膝关节的一种类型。适用于膝关节的韧带基本正常，而股骨髁和胫骨平台假体之间并无任何连接。在切除关节时可借提高胫骨平台或降低股骨髁来恢复侧副韧带的紧张度。骨质疏松、骨和韧带严重破坏者不适用。

颏部麻木综合征（numb chin syndrome）　下颌病变（多为转移性或原发性肿瘤）发生的一种先兆症候群。表现为颏下及下唇麻木、疼痛、肿胀。症状出现可能比 X 线征象早 1 个月。治疗：针对原发病灶进行处理。

颏成形术（genioplasty, chin-plasty）　一般指颏部截骨整形术。适用于各种颏畸形，如小下颏、颏后退、颏过长、颏前突、颏不对称等。切口：分为颏下缘皮肤切口与龈唇沟黏膜切口。截骨有 10 余种术式，如水平截骨前徙术，用于小下颏、颏后退；水平截骨后退术，用于颏过长、过凸；水平截骨平移术，用于颏偏斜。

颏下皮样囊肿（submental dermoid cyst）　胚胎初期第一腮裂的外胚叶组织遗留在皮下组织中而发生的囊肿。多位于颈部中线，在舌骨与下颌骨之间，并与舌骨或下颌骨粘连。有胡桃大，可突入口腔。囊壁组织似皮肤，内容物呈粥状，常含有毛发。治疗：囊肿完全切除。

咳必清糖浆（Syrupus Carbetapentani Citratis）　见枸橼酸喷托维林糖浆。

咳喘宁口服液（kechuanning koufuye）　中医成药名。化痰止咳平喘剂（清热化痰剂）。组成：麻黄、杏仁、石膏、甘草、桔梗、百部、罂粟壳等。用于久咳，痰喘见于痰热证候者，如感冒、急慢性支气管炎、支气管哮喘等呼吸道疾病。

咳美芬（caramiphen ethanedisulfonate, toryn）　非成瘾性中枢镇咳药。白色结晶性粉末，味苦，溶于水。能抑制咳嗽中枢，有局麻和轻度支气管扩张作用。还有阿托品样作用，能解除横纹肌和平滑肌痉挛。用于剧咳、干咳和帕金森病。青光眼病人忌用。

咳逆上气（cough due to adverse rise of lung-energy）　其他名称：咳喘、喘咳。中医病证名。指咳嗽气逆、呼吸急促。咳嗽而兼有呼吸困难、气逆喘促的病证。有虚、实之分。由外感风寒、痰饮内停或邪热炽盛者，多属实证；久病咳喘或大病耗伤元气者，多属虚证。

咳宁（sodium dibunate, keuten）　见地布酸钠。

咳嗽（cough）　①人体的一种保护性反射动作。可将呼吸道内的病理性分泌物和外界进入呼吸道的异物排出。频繁的、刺激性的咳嗽则失去保护性意义，而成为临床病征。当呼吸器官发生炎症，淤血，物理、化学或过敏等因素刺激时，通过分布于此器官的迷走神经传达到延髓咳嗽中枢引起咳嗽反射。咳嗽全部动作包括短吸气、声门关闭、膈肌下降、呼气肌和腹肌迅速收缩，使肺内压力增高，然后声门展开、膈肌收缩，使肺内高压空气喷射而出。②中医病名。有声无痰为咳；有痰无声为嗽；有痰有声为咳嗽。分为外感咳嗽与内伤咳嗽。多因外邪犯肺，或脏腑内伤、累及于肺所致，常见咳嗽、咳痰等主症。外感者，以祛邪宣肺为主；内伤者，以调理脏腑、气血为主。按病邪不同，可分为伤风咳嗽、风寒咳嗽、伤燥咳嗽、燥热咳嗽、痰饮咳嗽、风热嗽、热嗽、时行嗽、寒嗽、湿咳、暑咳、火咳、食咳等；按脏腑、气血不同，可分为肺虚咳、肺咳、心咳、肝咳、脾咳、肾咳、大肠咳、小肠咳、胃咳、膀胱咳、三焦咳、胆咳、劳嗽、气嗽、瘀血咳嗽等；按发病时间与特点不同，可分为久咳、五更嗽、夜嗽、干咳嗽、呷嗽、哑嗽、顿嗽等。咳嗽，另作症状解。

咳嗽除颤（cough defibrillation）　机械除颤的一种方法。利用咳嗽产生的机械能转化为电能来达到室速或室颤电转复的结果。

咳嗽反射（cough reflex）　是常见的重要防御性反射。其激惹感受器位于喉、气管和支气管的黏膜。传入冲动经迷走神经传入延髓，触发一系列反应，咳嗽时，先出现短促或深吸气，紧闭声门，随即发生强烈呼气，肺内压和胸内压迅速升高，声门突然打开，气体便以极高速度从肺内呼出，存于呼吸道内的异物或分泌物便排出体外。

咳嗽-晕厥综合征（cough-syncope syndrome）　连续咳嗽而引起的一过性意识丧失。多见于成年男性。在咳嗽数秒后即有神志不清，全身肌肉松弛，跌倒，无大小便失禁，偶尔伴轻度痉挛。苏醒后不能回忆发病情景，不留任何后遗症。

咳嗽性晕厥（cough syncope）　剧咳引起的瞬间意识丧失。可能因咳嗽时胸腔内压上升，回心血流受阻，心输出量突然降低，或因反射性地引起脑脊液压力上升，影响脑血液循环，导致脑缺血所致。

咳痰（expectoration）　呼吸道内痰液借助咳嗽排出体外。当气管和肺组织发生炎症时，黏膜充血、水肿、黏液分泌增多，毛细血管通透性增高，浆液大量渗出，渗出物与黏液及吸入的尘埃等混合成痰。通过咳嗽动作将痰液排出。

咳血（hemoptysis）　其他名称：嗽血。中医病证名。指咳嗽有血。来自肺脏者。血因咳嗽而吐出，或痰中带血，或为咳纯血。多因肺热伤络、肝火犯肺、阴虚火旺所致。

咳血方（kexue fang, recipe for hemoptysis）　中医方剂。《丹溪心法》方。组成：青黛、瓜蒌仁、栀子、诃子、海粉。功能清热化痰、止咳止血。治肝火灼肺，症见咳嗽痰中带血、痰质浓稠、吐咯不爽、心烦口渴、颊赤便秘、舌苔黄、脉弦数者。

可触发自律性（triggerable automaticity）　在一定实验条件下（高钾、洋地黄中毒等），心房调搏或额外刺激可诱发的室性心动过速。

可传递性质粒（transmissible plasmid）　微生物学术语。某些能通过接合而传递遗传信息的染色体外的遗传结构。能在同种、不同菌株间以及肠道杆菌的不同菌species间传递遗传物质。

可待因（codeine）　其他名称：甲基吗啡。成瘾性中枢性镇咳药。用于各种原因引起的剧烈干咳和刺激性咳嗽，尤其适用于胸膜炎胸痛的咳嗽病人。可用于中等疼痛的镇痛。具有镇静作用，用于局部麻醉或全身麻醉时的辅助用药。制剂：磷酸可待因片剂；注射剂。孕妇、哺乳期妇女、小儿及老年病人慎用。多痰病人禁用。

可的松（cortisone）　其他名称：考的松、皮质素。肾上腺皮质分泌的糖皮质激素。主要用于肾上腺皮质功能减退的替代治疗。用于肾上腺摘除后的危象、中毒性休克、外伤、大手术、支气管哮喘、急性喉头水肿等情况。制剂：醋酸可的松片剂。结核病、急性传染病人必须同时给予有效的抗感染药。孕妇慎用。

可复性腹部疝（reducible abdominal hernia）　通过平卧、休息，或手推后疝内容物能还纳到腹腔的疝。疝环愈大，还纳愈易。

可卡因（cocainum）　其他名称：古柯碱。局部麻醉药。古柯科植物古柯（Erythroxylon coca）等的树叶中提得的生物碱。其盐酸盐为无色结晶或白色结晶性粉末，易溶于水。局部麻醉作用良好，组织穿透力强，可用于眼、鼻、喉等黏膜的表面麻醉。吸收后毒性相当大，一般不作注射用。本药毒性强，必须严格控制用量，常用可致成瘾。

可卡因诱发的肾脏疾病（cocaine-induced renal disease）　滥用可卡因所致的肾脏疾病。是多种因素综合作用的结果。临床上可表现为肾病综合征、急性肾小球肾炎、肾淀粉样变性、间质性肾炎和横纹肌溶解症肾损害。

可可豆油（cocoa butter）　其他名称：可可脂。梧桐科可可树种子中获得的固体脂肪。黄白色，具佳嗅，无刺激性；熔点29～34℃，加热至25℃即开始软化。在正常体温下迅速熔化，是传统的脂肪性栓剂的基质。

可乐定（clonidine）　其他名称：氯压定、可乐宁、血压得平。降血压药（中枢性 α_2 受体激动药）。治疗高血压、开角型青光眼，降低眼压，预防偏头痛。制剂：盐酸盐可乐定片剂；注射剂；滴眼液。长期使用须同时服用利尿剂，不可突然停药；脑血管病、抑郁症、低血压、循环障碍病人慎用。

可逆蛋白质磷酸化作用（reversible protein phosphorylation）　由蛋白激酶和蛋白质磷酸酶催化的蛋白质磷酸化和去磷酸化的可逆过程。该作用是生物体内存在的一种普遍的调节方式，与细胞的生长、发育、增殖、基因表达、神经递质的合成与释放等生理、病理过程有关。

可逆抑制（reversible inhibition）　抑制剂通过非共价键与酶和/或酶-底物复合物可逆性结合，使酶活性降低或消失。采用透析或超滤的方法可将抑制剂清除出去。

可弃式体温计（disposable thermometer）　单次使用的体温计。结构为一含有对热敏感的化学指示点薄片，该薄片可随体热改变而由颜色显示出体温，可测口温、腋温。

可脱性球囊栓塞术（detachable balloon technique）　介入神经放射学的一种技术。把特制的硅胶球囊装在同轴导管末端，经导引管送到病变内充盈后将球囊解脱来充填动脉瘤腔，阻断载瘤动脉或堵塞瘘口。主要用于治疗手术困难的颅内动脉瘤、颈动脉巨大动脉瘤、颈内动脉海绵窦瘘、椎动静脉瘘等。

可吸入颗粒物（inhalable particles，IP）　其他名称：飘尘。指飘浮于大气中的空气动力学等效直径小于 $10\mu m$ 的颗粒物。包括固体、液体或固体吸附液体、气体形成的微粒。在大气中滞留时间较长，易被人体吸入，造成危害，是反映大气污染状况的重要监测指标。

可亚硝化农药（nitrosoable pesticide）　一些含有仲胺、叔胺基团的农药。如西维因、残杀威、非草隆、噻草隆、阿特拉津、福美铁、福美双、福美铁等。实验动物在模拟人胃的酸度条件下与亚硝酸盐反应，可生成致癌的 N-二甲基亚硝胺或 N-亚硝基化合物。N-亚硝基西维因、N-亚硝基噻草隆等，亦经动物实验证明有致癌作用。因此应慎重使用此类农药。

可疑致癌物（suspected carcinogen）　对人类有致癌可能但尚未肯定的物质。有两种情况：一种是在临床上发现对个别人有致癌作用，但尚未经流行病学调查证实；另一种是经多种动物实验，特别是经与人类血缘很近的灵长类动物实验，证明能致癌，但尚未见诸人类的报告。约 30 种，例如黄曲霉毒素、亚硝胺等。在未作明确否定之前需采取预防措施。

可摘局部义齿（removable partial denture，RPD）　由人工牙、基托及固位体等构成，用于修复牙列缺损或装饰，使用者可自行摘戴的修复体。

克-鲍综合征（Cruveilhier-Baumgarten syndrome）　门静脉高压性肝硬化伴有脐或脐旁静脉先天性未闭。肝硬化时出现的一组临床症候群。由于侧支循环的形成，门静脉血一部分流入出生后已闭锁的脐静脉，使其重新开放，并在脐部形成明显的侧支循环。主要表现为呕血、腹水、脾大、脾功能亢进、食管静脉和脐周静脉曲张，脐周区听诊时可闻及持续性杂音，触诊时可感到震颤。针对病因进行治疗，以及对症处理。

克布拉克征（Kobrak sign）　盲肠后位阑尾炎的征象。病人平卧位，在直肠或阴道检查时，压迫肛孔区域引起剧烈疼痛。

克-布综合征（Kohler-Bucy syndrome）　颞叶切除后所出现的一系列临床表现。病人表现为视觉失认，丧失恐惧和愤怒反应，性欲、食欲亢进，严重记忆障碍等。无特殊治疗。

克喘素（clenbuterol）　见克仑特罗。

克尔征（Kerr sign）　脊髓损害平面下的皮肤质地发生变化。病人下半身（相当于脊髓损害平面以下）皮肤变为干燥、坚硬不易捏起即为该征阳性。常见于脊髓内外的肿瘤、泛发性脊髓蛛网膜炎、横贯性脊髓炎及脊柱骨折。

克感敏片（Tabellae Chlorpheniramini Maleici Compositae）　解热镇痛药。组成：氨基比林、非那西丁、咖啡因、马来酸氯苯那敏的白色片剂。用于感冒、发热、头痛、神经痛及风湿痛等。

克冠酸（capobenic acid）　见卡泊酸。

克-哈综合征（Clarke-Hadfield syndrome）　先天性胰腺病伴幼稚型综合征。先天性胰腺外分泌发育不全所致的一组症候群。婴幼儿期发病，表现为消瘦，生长发育迟缓，皮下脂肪少，肌肉营养不良，腹泻、腹痛、食欲亢进。检验提示胰外分泌酶活力低下。治疗：胰酶。

克-卡综合征（Cronkhite-Canada syndrome）　一种罕见的多发性肠息肉和吸收不良综合征，伴外胚层缺陷。成年后发病，息肉多位于胃、结肠，表现为恶心呕吐、腹痛腹泻、消化道出血等。外胚层营养障碍可出现皮肤色素沉着、脱发、指甲萎缩，偶有低蛋白血症。治疗：对症处理。

克咳胶囊（keke jiaonang）　中医成药名。化痰止咳平喘剂（清热化痰剂）。组成：麻黄、罂粟壳、甘草、苦杏仁、莱菔子、桔梗、石膏。用于咳嗽、喘急、气短。

克拉克现象（Clarke phenomenon）　其他名称：克拉克魔咒。澳大利亚长跑选手克拉克（R. Clarke）是 20 世纪 60 年代世界著名运动员，曾 19 次打破 5 000 米和 10 000 米的世界纪录。然而，在 1964 年、1968 年两届奥运会上，他仅获得过一枚铜牌。因此，克拉克被称为"伟大的失败者"。这个现象说明，优秀运动员在重大比赛中会出现失常，不能表现出所具有的竞技能力。

克拉克征（Clark sign）　腹腔脏器穿孔导致肝浊音区消失的征象。检查病人时发现具有腹膜刺激征，叩诊肝浊音区消失即为此征。见于各种原因所致的胃、十二指肠及肠穿孔。

克拉拉细胞（Clara cell）　其他名称：分泌细胞、细支气管细胞。无纤毛细胞，见于终末细支气管的上皮细胞。散在于纤毛细胞之间，呈柱状，顶端向管腔隆凸，游离面有少量微绒毛，胞质内有内质网、高尔基复合体和分泌颗粒。

克拉霉素（clarithromycin）　其他名称：甲红霉素、克拉仙、克尼邦。半合成的大环内酯类抗生素。用于化脓性链球菌所致的咽炎和扁桃体炎，肺炎球菌所致的急性中耳炎、肺炎和支气管炎、支原体肺炎以及葡萄球菌、链球菌所致的皮肤软组织感染。制剂：片剂、干糖浆剂。对大环内酯类过敏者、孕妇禁用，肝功能异常和哺乳期妇女慎用。12 岁以下儿童不应用此药。

克莱布特里效应（Crabtree effect）　向具有高度需氧糖酵解的组织或微生物中，添加高浓度葡萄糖可抑制氧的消耗。

克莱恩-莱文综合征（Kleine-Levin syndrome）　其他名称：周期性嗜睡贪食综合征。主要见于 10～20 岁的男性。表现为周期性嗜睡，除进食与大小便外，可终日沉睡。每日睡眠达 18h 以上，每次发作可持续数天至数周，但易唤醒。嗜睡同时常出现贪食，似处于极端饥饿状态，在睡眠间隙中大量进食。有时伴有兴奋、语无伦次、幻觉等精神症状。

克莱曼征（Cleeman sign）　股骨骨折重叠移位的征象之一。病人取坐位或平卧位，两下肢平放于检查床上。检查者观察两下肢髌骨上前方，并进行对比。若患侧皮肤有一皱褶即为本征阳性。提示股骨骨折重叠移位。

克莱纳特缝合术（Kleinert tendon suture）　用粗细合适的无创双直针缝线，距肌腱断端 5mm 处横行水平进针，对侧穿出，然后斜行进针断端穿出，从另一端肌腱断端进针，斜行距端 5mm 处的侧方穿出，横行缝向对侧，再斜行从断端穿出；另一针直接斜行进针断端穿出；收拢肌腱打结的缝合方法。由美国医师克莱纳特（Kleinert）于 1967 年提出。

克莱因征（Klein sign）　急性肠系膜淋巴结炎的征象。病人仰卧，检查者在脐右下 3～4cm 处触到疼痛点，左半腹部无疼痛。当改为左侧卧位 1～2min 时，敏感区移至脐左侧。在右侧卧位数分钟后左侧疼痛消失，右侧出现疼痛。此征是急性肠系膜淋巴结炎的特点。

克赖顿·布朗征（Crichton-Browne sign） 早期麻痹性痴呆的外眦与唇连动震颤。如病人一侧眼外眦及口角同时出现快速细小的颤动，即为此征。为早期麻痹性痴呆的重要体征。

克兰费尔特综合征（Klinefelter syndrome） 见精曲小管发育不全。

克劳斯高度指数（Klaus height index） X线诊断指标之一。枢椎齿突上端至颅底鞍结节与枕内隆凸连线的垂线。此垂线小于34mm者可诊断为颅底陷入。

克劳泽征（Krause sign） 乳腺肿瘤（乳腺癌）的征象。表现为乳头和乳晕增厚。

克勒尔征（Kehrer sign） 其他名称：克-蔡征。医生用拇指用力深压病人一侧枕后部（相当于枕大神经出口处），如引起病人剧烈的后头部疼痛即为此征阳性。见于脑瘤、脑脓肿。

克勒骨病综合征（Kohler bone disease syndrome） 一种骨的无菌性坏死。临床分为两型：①Kohler 第一病：发生于儿童第2跖骨或舟骨，表现为间歇性跛行与疼痛，足内侧肿胀、压痛。治疗原则为避免患肢负重。②Kohler 第二病：主要发生于青年第2跖骨头，表现为步行、负重时前脚痛，局部略肿、压痛。治疗：避免负重外，经久不愈者手术。

克雷伯菌属（*Klebsiella*） 革兰氏阴性杆菌中的一属，引起机会性感染的常为肺炎克雷伯菌，在菌群失调时常引起肺炎，亦常从血液、胆汁、脓汁及尿标本中检出。其耐药谱与大肠埃希菌相似，亦是常见的耐药菌。

克里米亚-刚果出血热（Crimean-Congo hemorrhagic fever） 其他名称：新疆出血热、克里米亚出血热。一种地方性立克次体病。流行于俄罗斯等地，5月份患病最多，蜱为传播媒介。表现为急性寒热、头痛、肌痛、呕吐、腹痛和腹泻，颈、面充血，约病程第4日皮肤和黏膜出血或腔道出血，部分病例出现休克和脑膜刺激征。特异性免疫试验阳性有助于诊断。无特效疗法。

克利伯拉特谢德尔综合征（Kleeblattschädel syndrome, cloverleaf skull syndrome） 其他名称：三叶草形头颅综合征。一种先天性畸形。由于矢状缝和冠状缝先天性异常骨化而过早闭合。表现为头外观呈怪异三角形，前额狭窄、双颞部突出，低位耳，常伴有眼球突出、眼颤、视力减退、斜视和双眼朝下，肢体痉挛、无力，可伴发软骨发育不全、突颌畸形、唇裂、脑脊膜膨出、畸形足等。

克利佩尔-费尔综合征（Klippel-Feil syndrome） 以先天性颈椎缺失或融合畸形为主要特征的一组综合征。临床表现为短颈，头颈运动受限，枕部发际降低。可伴有神经系统障碍，其他脊椎融合或身体其他部位畸形，X线可诊断。治疗：无需特殊治疗，可适当运动或行颈部牵引。

克列斯托夫斯基征（Krestovski sign） 手术后腹壁伤口周围发生皮下气肿。是由于缝线裂开和腹腔部分脏器皮下脱出的结果。提示检查伤口并重新缝合。

克列苏夫斯基征［Krisovski (Krisowski) sign］ 先天性梅毒病人口角显现的放射状皱纹。可作为先天性梅毒诊断的参考。

克林霉素（clindamycin） 其他名称：氯洁霉素、特丽仙、力派。半合成的林可霉素的衍生物。用于厌氧菌引起的腹腔和妇科感染，敏感的革兰氏阳性菌所致的呼吸道、关节和软组织、骨、胆道等感染及败血症、心内膜炎等。是金黄色葡萄球菌所致的骨髓炎的首选药物。制剂：盐酸克林霉素胶囊剂；注射剂；乳膏剂。肝功能不全者、孕妇、哺乳期妇女慎用。与林可霉素有交叉耐药性，不可联合使用。

克隆（clone） 生物体通过体细胞进行无性繁殖，复制出具有完全相同遗传性状的生命物质或生命体。克隆可以是分子的，也可以是细胞的、动物的或植物的。在分子遗传学领域中所谓的分子克隆专指DNA克隆。

克隆动物（clone animal） 是生物体通过体细胞进行的无性繁殖以及由无性繁殖形成的基因型完全相同的后代个体组成的种群。克隆动物是多种生物技术结合的产物，是把细胞核转移到去核的卵细胞中，培育新型生物品种的细胞工程技术。

克隆缺失（clonal defect） 在胚胎期自身抗原就已存在，对自身抗原起反应的细胞克隆均被抑制、破坏或清除，因此在出生后对自身抗原不能发生免疫应答，从而产生自身耐受性。实际上，自身耐受性是因体内缺乏对自身抗原起反应的细胞克隆所致，故亦可称为"克隆缺失"。

克鲁肯贝格瘤（Krukenberg tumor） 其他名称：库肯勃瘤。一种由胃肠道癌转移来的卵巢黏液细胞癌。实质性、肾形、转移性卵巢黏液细胞癌。多双侧。来自消化系统如胃、胆囊及结肠癌，也可来源于乳腺癌。多伴腹水。

克鲁肯贝格转移（Krukenberg metastasis） 妇女的胃癌向脐和卵巢的转移。

克鲁宗病（Crouzon disease） 颅骨骨缝闭合过早和面骨发育不良所致的一组症候群。表现为舟状头、鼻骨起呈钩状、凹形面容、睑裂向外下斜、眼窝浅、眼球突出等。X线显示颅缝消失、融合。早期治疗以降颅内压为主，可行手术整形。

克仑特罗（clenbuterol） 其他名称：氨必妥、氨哮素、双氯醇胺、克喘素、氨双氯喘通。平喘药。强效选择性 β_2 受体激动剂。用于防治支气管哮喘以及哮喘型慢性支气管炎、肺气肿等呼吸系统疾病所致的支气管痉挛。制剂：盐酸克仑特罗片剂；栓剂。心律失常、高血压和甲状腺功能亢进病人慎用。

克罗恩病（Crohn disease, CD） 其他名称：局限性回肠炎、节段性肠炎、克隆病。一种慢性炎性肉芽肿性疾病。多见于末段回肠和邻近结肠，呈节段性或跳跃式分布。临床以腹痛、腹泻、体重下降、腹块、瘘管形成和梗阻为特点，可伴有发热以及关节、皮肤、眼、口腔黏膜等肠外损害。15~30岁青壮年多发。血、便检查，X线钡餐造影及内镜检查可进一步确诊。治疗：无根治性疗法。支持疗法和对症治疗十分重要；可用磺胺、肾上腺皮质激素及免疫抑制剂；手术治疗，但术后易复发。

克罗米通（crotamiton） 其他名称：克罗他米通、优力肤。用于治疗疥疮、皮肤瘙痒及继发性皮肤感染。制剂：乳膏剂。急性炎性糜烂或渗出性皮肤损伤病人禁用。

克洛贝尔征（Kloiber sign） 肠梗阻的X线征象。X线显示肠内液体的水平面和水平面之上的气泡（类似于倒置的茶杯）。此征是肠梗阻的特点。

克洛德综合征（Claude syndrome） 其他名称：红核脊髓小脑脚综合征、红核震颤。一侧动眼神经麻痹，对侧协同不能，合并构音障碍。为红核下部旁正中动脉的终末支阻塞（血栓形成、赘生物等）所致。病灶侧动眼神经支配的眼肌瘫痪，对侧上下肢共济失调及震颤，辨距不良，轮替运动不能等。

克洛凯淋巴结（Cloquet lymph node） 位于股部卵圆窝里的淋巴结。当其增大时貌以难复位的股疝。

克洛凯疝（Cloquet hernia） 其他名称：梳状疝。股疝的罕见型。通过股管的外口向腹腔突出，然后在耻骨旁进入梳状肌的筋膜下并局限于此。有时可进入梳状肌与内收肌之间。

克霉唑（clotrimazole） 抗真菌药。主要外用于皮肤、黏膜及阴道等部位的真菌感染。制剂：片剂、胶囊剂；软膏剂、乳膏剂；栓剂。肝功能不全、粒细胞减少、肾上腺皮质功能减退者禁用。

克霉唑软膏（Unguentum Clotrimazoli） 广谱抗真菌药。组成：克霉唑（三苯甲咪唑），与乳剂型基质制成的乳白色O/W型的亲水性半固体制剂。对所有病原性真菌均有较强的抑制作用。用于皮肤浅部真菌病，如手足癣、皮肤癣及耳真菌病等。

克纳综合征（Crigler-Najjar syndrome） 其他名称：先天性非梗阻性非溶血性黄疸、先天性家族性非溶血性黄疸、先天性葡糖醛酸转移酶缺乏症。一种由尿苷二磷酸葡糖醛酸转移酶缺乏引起的胆红素在全身累积的疾病。是少见的常染色体遗传病。常于出生后第2日开始出现黄疸，并迅速加重，出现胆红素脑病而死亡。预后不良。

克脑迷（antiradon） 见乙胺硫脲。

克尼格征（Kernig sign） 简称克氏征。脑膜炎时提腿试验。由脑膜炎或蛛网膜下腔出血所致的一种脑膜刺激征。检查方法：被检者仰卧，两腿伸直。检者抬起被检者一侧下肢，当髋关节屈成直角时，再伸直其膝关节，如果膝关节伸直的角度在 $130°\sim140°$ 以下，即感到股后部疼痛者为阳性。

克山病（Keshan disease） 其他名称：地方性心肌病。一种原因未明，以心肌病变为主的地方性疾病。可能是因缺乏硒及其他微量元素所致。在黑龙江省克山县首先发现，故名。依发病的急缓及心脏代偿功能不同，可分急型、慢型、亚急型及潜在型。急型重症发病时，表现为急性心力衰竭的症状和体征，治疗以抢救心源性休克为主。慢型，表现为充血性心力衰竭的症状和体征。亚急型的临床表现介乎急型、慢型之间。潜在型的心脏功能处于代偿状态。现在，全国推广口服亚硒酸钠片以预防克山病。

克氏综合征（Klinefelter syndrome） 见精曲小管发育不全。

克-特综合征（Klippel-Trénaunay syndrome） 其他名称：血管骨肥大综合征、克-特-韦综合征。以患肢肥大、血管痣、静脉瘤或动静脉瘘，部分合并椎管内血管瘤及持续性神经炎为特征的一种罕见综合征。与遗传有关，症状可在生后数月至数年内出现。除上述特征外，病人还可出现静脉曲张、并指（趾）、多指（趾）、智力低下等。治疗：对症处理，部分病变手术。

克脱吩（ketotifen） 其他名称：甲哌噻庚酮。抗过敏药。能选择性地抑制慢反应物质的形成，有抗变态反应的活性。用于治疗各种类型的支气管哮喘、过敏性气管炎、枯叶草热、喘息症、过敏性鼻炎等。

克矽平（polyvinylpyridine-N-oxide, PVPNO, PVNO, P_{-204}）聚 α 乙烯吡啶-N-氧化物。防治硅沉着病（矽肺）药。能促使吸人肺内的粉尘从支气管排出体外，防止粉尘进入肺间质。可与矽酸形成氢键络合物，从而保护巨噬细胞免受石英尘的毒害。用于防治硅沉着病，尤对早期硅沉着病有较好效果。雾化吸人给药或肌内注射给药。

克-雅病（Creutzfeldt-Jakob disease, CJD） 其他名称：克罗伊茨费尔特-雅各布病、皮质-纹状体-脊髓变性、亚急性海绵状脑病。是人类最常见的由朊蛋白引起的散发的、显性遗传的，可传染的中枢神经系统变性疾病，病理特点主要是脑组织海绵体变性。发病年龄 65 岁左右。潜伏期 $3\sim22$ 年。临床表现主要以迅速发展的智力障碍、共济失调、肌阵挛、视力障碍、锥体及锥体外系受损体征为特征。病人的脑内变化如牛海绵状脑病病牛脑。以痴呆、行为异常起病，继之有肌阵挛，出现锥体外系及小脑损害表现。半数皮质脊髓通路功能异常。部分可以视觉异常为主要表现。病人大多在起病 $7\sim9$ 个月后死亡。无法治愈的致死性疾病。

克-雅病变种（variant Creutzfeld-Jakob disease, vCJD） 1996年 3 月 20 日由英国 CJD 监视中心首先报道的一种新现人类传染性海绵状脑病。证实人的 vCJD 与牛海绵状脑病密切相关，具有高度的时空吻合性，病理学改变亦相似。人类食用患牛海绵状脑病的牛肉而患 vCJD 病。

克-雅病痴呆（dementia in Creutzfeldt-Jakob disease） 伴有广泛神经系统体征的进行性痴呆，可能是由朊病毒引起的特异性神经病变所致。一般在中老年起病，病程是亚急性的，可在 $1\sim2$ 年内死亡。

刻板印象（stereotype） 一种社会心理现象。人们用刻印在自己头脑中的关于某些人和事物的固定印象，作为判断和评价的依据。用固定刻板的眼光看待人和事物，往往形成偏见，甚至走向错误。只有冲破习惯性思维的影响，才能获得全面的信息和准确的认识。

客观测听〔法〕（objective audiometry） 不以主观反映听力的测听方法。如各种反射测听法、音声眨眼测听法及声阻抗测听法等。对于婴儿聋、伪聋及精神性聋等尤其有诊断价值。

客忤（infantile convulsive seizures due to sudden terror） 其他名称：中客忤、中客、中人、少小客忤。中医病名。小儿神气未足，骤见生人、异物、巨响等惊吓所致的病证。表现为面色发青、失声啼哭以及风痰相挟，影响脾胃诸症，甚或口吐白沫、抽掣似痫、呕吐泄泻等。治宜化痰定惊、清胆健胃。

课桌椅高差（difference of height between desk and chair） 课桌近缘高与椅高之差。当椅高确定之后（椅高大致与小腿高相等），椅高加高差即等于桌高。桌椅高差对儿童就座时的姿势影响最大。假如高差过小即课桌太低，写字时上体将向前倾；高差过大，眼与桌面距离太近，书写时也不能保持正确坐姿。这两种情况均影响儿童的健康生长和发育。此高差以稍高于学生坐高的 1/3 为宜。

课桌椅距离（distance between desk and chair） 桌和椅之间水平距离。可分为椅座距离和椅靠距离。前者为桌近缘向下所引之垂线与椅坐前缘之间的水平距离。当椅深为大腿 3/4 时，正距离和零距离都不能使就座儿童保持良好的读写姿势。特别是在正距离读写时，躯干必然向前、向下弯曲，且不能利用靠背，形成明显的不良姿势。读写时桌椅之间有 $2\sim4$cm 的负距离最为适宜。后者为桌近缘与椅靠背之间的水平距离。为了读写时桌近缘不致压迫胸部，又能利用靠背，要求儿童就座时胸部与桌近缘有 $3\sim5$cm 的距离。

肯尼迪综合征（Kennedy syndrome） 其他名称：肯尼迪-沃斯蒂综合征。由于前颅底肿瘤引起的双侧视神经损害。特点是患侧视神经萎缩，对侧视乳头水肿伴精神障碍，以及记忆力丧失。治疗：切除肿瘤。

肯特束（Kent bundle） 其他名称：房室副束、房室旁路、房肌-室肌短路。为连接房室的异常传导束。是从心房穿过房室纤维环而到达左、右心室游离壁及室间隔的肌桥。

肯特型预激综合征（Kent type preexcitation syndrome） 其他名称：典型预激综合征、W-P-W 综合征。其心电图特征为P-R 间期缩短、QRS 波群增宽并出现预激波（δ）。

啃指甲癖（nail biting） 小儿在情绪紧张、思虑作业时，不知不觉进行或仿效他人啃指甲。多见于学龄前期或学龄期儿童。矫治首先要消除紧张因素，耐心教育，平时勤剪指甲，成人有此习惯者要首先改掉。

空肠（jejunum） 系膜小肠的近侧 2/5 部分。上连十二指肠空肠曲，下续回肠，迂曲回旋成肠袢。位于腹腔中部。黏膜的环状襞和绒毛最发达，可使肠接触食物的面积大大增加，有利于营养成分吸收。黏膜下层有许多散在的孤立淋巴滤泡和肠腺。肠腺分泌的小肠液含多种消化酶，包括肠致活酶、脂肪酶、淀粉酶、二糖酶、肽酶、核苷酸酶等，能消化多种营养成分。

空肠回肠憩室（jejuno-ileal diverticula） 小肠憩室疾病。以 $60\sim70$ 岁男性多见。一般无症状。并发症有憩室炎、憩室穿孔、肠梗阻、消化道出血。治疗：大憩室可手术切除；有症状者可将含有憩室的部分小肠切除。

空肠弯曲菌（Campylobacter jejuni） 一种呈逗点状或 S 形的革兰氏阴性杆菌，广泛分布于动物界，常定居于家禽和野鸟的肠道内。主要引起人类的胃肠炎和败血症，为动物源性疾病。

空肠弯曲菌肠炎（campylobacter jejuni enteritis） 由空肠弯曲菌引起的肠炎。该菌体细长，呈弧形、螺旋形或逗点形，革兰氏阴性。潜伏期 $2\sim4$ 日，有发热、腹痛及腹泻。大便呈稀水样、带黏液或脓血便，又称为出血性肠炎。取新鲜粪便可查到弯曲菌。大多自愈。治疗：抗菌药物能迅速控制腹泻，中止排菌。

空蝶鞍综合征（empty sella syndrome） 见空泡蝶鞍综合征。

空洞（cavity, cavum） 脏器组织中发生坏死或液化的物质排出后，在原处所遗留的空腔。坏死和液化是由炎症所引起。常见的如肺、肾等内脏的结核性空洞等。

空洞性肺结核（cavitary pulmonary tuberculosis） 肺结核延误诊治或不规则治疗导致的广泛性组织破坏、空洞形成。病灶长期不愈、排菌。消瘦，贫血，有慢性刺激性咳嗽，咳脓性痰，反复咯血。X线表现为一侧或两侧单发或多发性纤维空洞，周围有新旧不同的播散性病灶。治疗：经 $3\sim6$ 个月药物治疗无效，可手术。

空腹胃液量（fasting gastric juice volume）　禁食 12h，并变换各种体位后所抽得的胃液量。正常值为 20～100ml［我国正常人平均值为（20.1±1.3）ml］。超过 100ml，表示胃液分泌过多或排空困难。幽门梗阻时，空腹胃液量增多并含有前一天的食物残渣。

空回肠闭锁与狭窄（jejunoileal atresia and stenosis）　一种先天性消化道畸形。可发生于空、回肠任何部位，常为单发，也可多发。表现为肠梗阻症状，如呕吐、腹胀、停止排便排气、脱水等。腹部直立位 X 线摄片及少量稀钡灌肠有助于诊断。治疗：手术。

空回肠换位征（jejunoileal transposition sign）　诊断完全性绞窄性小肠梗阻的可靠 X 线征象，并提示全部或大部小肠扭转。腹部平片上因封闭性肠袢充气扩大，在气体对比之下，黏膜皱襞纹清楚。环状皱襞纹分布稀少或无皱襞纹的回肠肠曲位于上腹偏左，表示原来位于左上腹的空肠和右下腹的回肠换了位置。

空间定向力障碍（spatial disorientation）　飞行员和潜水员在工作时由于失去地球或周围环境的对照而失去自己对准确体位、动向以及高程的判断能力。可因环境情况或视力上的错觉而产生。人类定向靠眼、耳、肌肉和皮肤的感觉。这些器官、组织常不能察觉缓慢而逐渐的变化；但对突然的变化又往往过高估计。预防办法是身体锻炼和熟悉仪表。

空间生命科学（space life science）　研究宇宙空间特殊环境因素（真空、高温、低温、失重和宇宙辐射等）作用下的生命现象及其生命规律的科学。包括空间生物学、空间生理学和空间生物工程学等分支。

空间向量（spatial vector）　心电向量在三维空间中的方位和幅度量。

空间心电向量描记法（spatial vectorcardiography）　存在于三维空间的心电向量描记方法。在此描记方法中，心脏兴奋产生的心电向量投射在 3 个互相垂直的 X、Y 和 Z 坐标系中，分别称为 X 导联轴、Y 导联轴和 Z 导联轴。X 导联轴是横向的（左或右）；Y 导联轴是垂直方向的（上或下）；Z 导联轴是矢状方向的（前或后）。

空间性总和（spatial summation）　细胞膜两个或两个以上空间部位同时发生的局部电位叠加。如均为兴奋性的，叠加的结果是局部电位增大，甚至产生动作电位。如果既有兴奋性的，又有抑制性的，其结果互相抵消。此种总和在中枢神经系统内的突触传递上有重要作用。

空间知觉（space perception）　人脑对客观对象的空间特性（形状、大小、深度、方位等）的反映，是后天习得的一种条件反射，是视觉、触觉、动觉等多种感觉系统协同参与的结果，其中视觉起着重要作用。

空泡蝶鞍综合征（empty sella syndrome）　其他名称：空蝶鞍综合征。鞍膈缺损或垂体萎缩，蛛网膜下腔在脑脊液压力冲击下突入鞍内，致蝶鞍扩大，垂体受压而产生的一系列临床表现。分两类：①原发性空泡蝶鞍综合征，多由鞍膈孔过于宽大，致使蛛网膜下腔如憩室一样突入鞍内，占据了鞍内腔的大部分。②继发性空泡蝶鞍综合征，发生于鞍内肿瘤切除术后或放射治疗后，也可继发于其他病变之后，其原因可能由于鞍膈外发生粘连，鞍内空腔中又发生积液。表现：头痛、视觉障碍，有的尚有视野缺损及垂体功能减退。可对症和手术治疗。

空泡征（vacuole sign）　周围型肺癌的一种 CT 扫描征象。在直径<3cm 的周围型肺癌中多见。在瘤体中心或边缘呈点状的低密度影，直径多为 1～3mm，一个或多个，边界清尚。多个者呈蜂窝状，可在几个连续层面见到。该征多由瘤灶内尚残存的肺支架结构构成。薄层（5mm）以下 CT，特别是高分辨率 CT 对此征显示得更为清晰。

空气捕捉症（trapped air sign）　胃周围粘连的特征性 X 线征象。在站立位下，当胃底的气体随蠕动到达因粘连而提高的胃窦小弯侧时，气体不再游动而固定于该处，宛如气体被捕捉住一样。

空气采样器（air sampling apparatus）　收集空气样品以供检验空气中有害物质或细菌含量的一种仪器。

空气传导（air conduction）　其他名称：气导。声音依次经外耳道、中耳的鼓膜和听小骨以及前庭窗进入内耳的传导途径。是生理情况下声音的主要入耳途径。

空气飞沫传播（air and droplet transmission）　病原体随飞沫及尘埃在环境中传播的一种方式。病人咳嗽、喷嚏、喊叫或说话时喷出飞沫，大的飞沫可感染附近的机体或迅速落地，小的飞沫干燥后成为飞沫核，浮游在空气中成为溶胶状态，另一个机体吸入后可引起感染。呼吸道传染病多数是飞沫传播，如麻疹、流行性感冒、百日咳等。带病原体的大飞沫、痰、分泌物或排泄物等落于地上，成为尘埃的一部分，造成尘埃传播，如结核病、Q 热等，这些病原体在外界环境中抵抗力较强。

空气负离子疗法（negative aeroionotherapy）　应用人工的或自然的空气负离子来预防和治疗疾病。作用有：增强机体抗病能力；促进排痰、畅通呼吸道、改善肺的通气和换气功能；使脑力活动效率提高，改善睡眠；降压、减慢心率、改善心肌营养；促进新陈代谢，增强体质。

空气混悬（air-suspension）　片剂包衣的一种方法。是借急速上升的空气使片剂悬浮于空中，上下翻动，同时将衣料溶液喷在片剂上迅速干燥形成衣膜。

空气离子（ion of air）　空气中带电荷的离子。大气在宇宙线及放射性物质产生的各种射线的作用下，可使空气分子发生电离。空气离子分为轻离子与重离子。空气清洁时，前者浓度较高；空气受烟雾、灰尘污染后，后者浓度增高。轻型阴离子对机体有镇静作用，重型阳离子可使人呼吸加快并感疲倦。

空气淋浴（air shower）　将新鲜空气通过管道送至高温车间，降低作业点局部气温以防止工人中暑。暑季空气应进行降温处理。

空气栓塞（air embolism）　其他名称：气栓、气体栓塞。气泡经动脉或静脉通道进入静脉系统或动脉系统造成的血管阻塞疾病。施行外科手术或外伤事故时空气可进入血管造成栓塞。肺组织破裂时可能产生一种创伤性气栓，空气由肺小泡进入近旁的毛细血管和静脉。被带入心脏后，如气体膨胀，则可伤及心脏内壁形成心肌梗死。空气较血液轻，易上升至脑。血管受阻则组织缺血。神经组织在缺乏氧和营养 5min 后可出现不可逆的损伤，发生搐搦、神志不清和呼吸困难甚至死亡。亦为水下作业呼吸压缩空气时常见疾病之一。

空气调节（air conditioning）　用人工方法控制室内空气的温度、湿度、气流及洁净度得以满足特定卫生要求和生产技术要求。其基本设备包括通风机、通风管、空气调节室和进风口等；空气调节室内安装净化、冷却、加温、干燥、加湿等装置。

空气涡轮机（air turbine unit）　其他名称：风动牙钻。以压缩空气为动力，驱动涡轮手机旋转，可达 300 000～1 000 000r/min 的超高速的牙钻。用于磨牙、牙洞制备、开髓等。效率高、压力小、省时、效佳，病人可减少不适感。

空气污染（air pollution）　一般指靠近地面或低层的大气污染，有时仅指居室内空气的污染。

空气污染预报（air pollution forecasting）　根据大气污染源排放情况以及气象和环境条件，对一个区域未来的污染物浓度及空间分布进行的预报。如污染物浓度超过某一限值则发出警报，供有关部门采取措施，防止大气污染事件发生。

空气污染指数（air pollution index，API）　将常规监测的几种空气污染物浓度简化成的单一概念性指数值形式，并分级表征空气污染程度和空气质量状况，适合用于表示城市的短期空气质量状况和变化趋势。划分为 0～50、51～100、101～150、151～200、201～250、251～300 和大于 300 七挡。指数越大，污染越严重。

空气造影（air study）　影像学诊断造影检查。对脑室、纵隔、腹膜后（观察肾及肾上腺的肿瘤）、腹腔等肿瘤以空气为对比间接观察其图像。

空气支气管征（air bronchogram）　可用于鉴别肺不张的 X 线图像。肺实质大片浸润而支气管未受累时，在肺实变阴影中可见到含气支气管阴影。

K

空气质量预报（air quality forecast） 根据大气污染源排放情况以及气象和环境条件，对一个地区的空气质量变化趋势进行分析和评定，按照空气污染指数分级值、首要污染物和空气质量等级等项内容进行的预报。

空气质量指数（air quality index） 其他名称：空气污染指数。综合计算主要空气污染物浓度而得出的空气污染程度的数值。根据中国空气污染的特点和防治重点，计入的污染物有二氧化硫、氮氧化物、可吸入颗粒物或总悬浮颗粒物、臭氧和一氧化碳等。这些污染物监测数值用一定方法处理后，简化成 0～500 的数字表达，数字越大，说明污染程度越高，空气状况越差。

空气置换采样法（exchanging air-sampling method） 采集空气样品的一种方法。用于卫生分析工作。在采样地点用动力向采样容器中送气或抽气，气量是采样容器体积的 1～10 倍，把容器中原有气体充分换出。采集空气用的容器很多，常用 100ml 注射器、球胆、塑料袋等。

空三角征（empty triangle sign） 上矢状窦血栓的 CT 扫描征象。头部 CT 扫描时，在接近顶部层面时可见上矢状窦后端，呈三角形高密度影区，前与大脑镰相连，后与颅盖骨内板相续。强化 CT 扫描时，上矢状窦全部显影。上矢状窦血栓形成时，造影增强检查，由于含对比剂血流受阻而在此三角区出现不强化区。

空心莲子草注射液（Injectio Alternantherae） 其他名称：螃蜞菊注射液。中医成药名。苋科植物空心莲子草提取物制成的 pH 值 6.0～8.0 的水溶液。功能清热、凉血、解毒。用于流行性乙型脑炎、流行性出血热、麻疹。

孔隙性（porosity） 其他名称：孔积率。多孔性固体（如木炭等）的孔隙容积的百分率。一般将固块破碎为粉末，而由所测得实质的比重（真比重）和固块原来的比重（表观比重）算出。公式为：孔率＝(1−表观比重/真比重)×100%。

恐（terror） 其他名称：善恐。中医病证名。七情之一。因恐惧过度导致脏气病变。内脏病变可出现气怯惊恐。肾虚则易恐，肝气虚则恐。症见胆怯恐怖，有如被人追捕之感，不能独坐独卧，必须有家人陪伴等。治宜补肾。病由心者宜镇心安神，由肝者宜养其阴。并结合精神治疗。

恐怖症（phobic neurosis） 见恐惧症。

恐惧症（phobic neurosis） 其他名称：恐怖症。由某特定的事物或情境引起强烈的、持续的和不合理的恐惧，常伴发回避行为。临床类型：广场恐惧症、社交恐惧症、特殊恐惧症。治疗：用抗抑郁药治疗，但目前认为最好是行为治疗暴露法，鼓励病人接触他所恐惧的事物或情境，从容易成功的项目开始，反复练习直到完全适应。

恐惧（fear） 人在危急险恶情况下的一种安全感受到威胁的紧张情绪。

恐水症（hydrophobia） 狂犬病人的最典型症状。闻流水声甚至谈到饮水都可诱发严重的咽肌痉挛，不敢饮水，饮后无法下咽。微风、音响、触摸等也可引起咽肌痉挛。痉挛严重的可伴呼吸肌痉挛而发生呼吸困难，甚至全身抽搐。致使病人见水即有恐惧感。

空白试验（blank test） 在不加试样的情况下，按照与试样分析同样的操作程序和条件进行分析试验。试验所得结果称为空白值。从试样分析结果中扣除空白值，就得到比较可靠的分析结果。由试剂和器皿带进杂质所造成的系统误差，一般可做空白试验来消除。

空隙现象（gap phenomenon） 其他名称：伪超常传导、希－浦系统内伪超常传导。兴奋在心脏自律传导系统依次传导过程中，在近段的传导速度可以改变远段的传导。例如，在近段传导速度慢，可保证远段有充分时间恢复至非不应期，而使兴奋易于通过。

控释胶囊（controlled release capsule） 在水中或规定的释放介质中缓慢释放药物的胶囊剂。

控制论（cybernetics） 运用数学和物理学的原理及方法分析并研究工程技术控制和人体功能调节二者具有的共同规律的科学。是自动控制、通信、电子计算机等工程技术与神经生理、病理等生物学科之间的边缘科学。分支学科有工程控制论、生物控制论、经济控制论和数学控制论。

控制性降压（controlled hypotension） 在麻醉过程中把病人血压降低并控制在所需的程度内。优点是减少手术野出血，有利于手术进行。常用降压药有神经节阻滞药和硝普钠。适用于出血较多而止血有困难的手术和大血管手术。

苁脉（hollow pulse） 中医脉象的一种。指重按时中间无两边有的脉象。苁，即葱。脉来浮大而软，按之中空如捻葱管。多见于大失血后。

口吃（stuttering） 一种涉及遗传基因、神经生理发育、心理压力和语言行为等方面的语言失调症。言语特征是音素、音节或单词频繁重复或拖长声，或频繁犹豫或停顿，以致破坏正常节奏的语流。常发生在 2～5 岁左右。是生长发育的一个自然现象，随年龄增长即逐渐消失。口吃常由突然的精神因素，如父母死亡、严厉的惩罚等引起。也可由模仿他人口吃引起。治疗幼儿口吃必须尽早开始，指导儿童进行言语训练，可配用针刺治疗。

口臭（halitosis） 口腔气味异常，呼气时口内发出难闻的气味。常因不注意口腔卫生、龋病、牙周病以及不合适的义齿等原因造成。此外，吸烟、饮酒、吃有特殊气味的食物、消化不良或呼吸道疾病等也可引起。必须祛除原因，对症治疗。

口疮（oral ulcer） 中医病名。因心脾积热，或阴虚火旺所致。症见口腔内的唇、舌、颊及上腭等处肌膜有单个或多个浅黄色或灰白色如豆大的溃烂点，灼热疼痛，反复发作等。实证治宜清热解毒，泻心脾之火；虚证治宜滋阴降火、引火归原。可选凉膈散、泻心导赤汤、知柏地黄汤等加减。

口疮性口腔炎（aphthous stomatitis） 见阿弗他口炎。

口唇（labia oris） 上唇和下唇的合称。二者共同围成口裂。唇的游离面是皮肤和口腔黏膜的移行部分，缺氧时，呈绛紫色，临床称发绀。

口底癌（carcinoma of mouth floor） 口腔底部恶性肿瘤。多为中度分化鳞癌，常为溃疡型。可引起疼痛、口涎增多、舌运动受限、吞咽困难及语言障碍。早期浅表癌，可用放射治疗或低温治疗；一般病例宜行根治术；晚期者可行放疗、化疗或姑息性疗法。

口底蜂窝织炎（cellulitis of floor of mouth, Ludwig angina） 见脓性颌下炎。

口服补液（oral rehydration solution） 儿科临床常用的一种补液方法。新推荐的配方组成：氯化钠、枸橼酸钠、氯化钾、无水葡萄糖，溶于水中。对神志清楚，体液丢失不超过体重的 5%～8%，肠鸣音存在的腹泻儿，可直接经口补液。越早越好，可防止脱水。对已有血压降低、四肢厥冷、脉搏细弱等循环衰竭的重度脱水病儿，应立即由静脉快速补液，直至循环衰竭缓解后才能经口补液。

口服胆囊造影（oral cholecystography） 口服对比剂以显示胆囊的 X 线检查方法。对比剂由胆道吸收，经肝脏排泄，随胆汁进入胆囊，经胆囊浓缩后可使胆囊显影。用于诊断胆囊的疾患，如胆结石等。如有幽门梗阻、呕吐、腹泻、小肠吸收不良或有肝功能损害及黄疸时，均会影响检查结果。

口服蜂乳（Liquor Lactis Apis） 其他名称：蜂王浆、蜂皇精。营养滋补药。组成：蜂王浆、蜂蜜和适量防腐剂、香精等。用于营养不良、食欲减退、神经衰弱、风湿性关节炎、胃及十二指肠溃疡、肝胆疾患等辅助治疗。

口服给药（oral administration） 一种服药方法。最常用，口服后可经过胃肠吸收而作用于全身，或停留在胃肠中行效于胃肠局部，如制酸、胃肠止血、致泻、止泻等。

口干燥症（xerostomia） 唾液分泌减少或缺乏。常见的原因是：①唾液腺炎和口腔炎以及唾液腺导管阻结石受阻而致唾液分泌减少；②全身性疾病如贫血、发热、某种中毒时唾液分泌减少；③干燥综合征首先累及唾液腺和泪腺；④阿托品等 M 受体阻滞药中毒时，唾液分泌显著减少。治疗：处理病因。

口甘（sweet taste in the mouth） 中医症状名。口中常觉有甜味的病证。多属老人、虚人，脾胃虚热所致。治宜清泻脾火、利湿。

口疳（oral gan disease） 中医病名。①指口腔病。A. 即满口疳蚀。B. 糜疳。多由阳明湿火熏蒸而发，常见于小儿，症见口内腐溃，或连及咽喉，疼痛不适，饮食有碍，或形瘦、腹胀泄泻，手心热等。治法初宜清泻湿热，用清胃散加减；继则健脾益胃，用参苓白术散加减。可用银花、甘草、薄荷、连翘煎汤漱口，并外吹冰硼散；或以人中白散，少量掺口疮上。②龋齿别名。

□**含片剂**（buccal tablet）　含于口腔，使药物缓慢溶解而产生持久局部作用的片剂。多用于口腔、咽喉局部疾患的消炎。

□**角歪斜**（distortion of commissure of lips）　口腔外科病之一。由于瘢痕牵拉所致口角向上或向下、向同侧偏斜。宜行手术整复。应根据畸形状态选择整复方法，以获最佳效果。

□**角炎**（commissural cheilitis）　口角周围的轻微炎症。可因局部机械刺激与微生物感染引起，亦可因全身性热病、消化障碍、维生素缺乏所致。无明显疼痛，开口大时痂裂出血。服用核黄素等及外用消炎防腐类溶液洗涤。

□**渴**（thirst）　口腔和咽喉干燥渴望饮水的感觉。常见于大量出汗后，或糖尿病、尿崩症病人等。是由于失水、多尿而引起的血浆渗透压升高，口渴中枢兴奋而出现的反射活动。

□**轮匝肌**（orbicularis oris）　环绕口裂的环形肌。收缩时闭口，并使上、下唇与牙贴紧。

□**糜**（aphtha）　中医病证名。指口腔内泛现白色糜点，形如苔藓。多因湿热内蕴、上蒸口腔所致，症见口腔黏膜充血、水肿，糜烂成片如糜粥样，有特殊气味等。脏腑积热，口疮糜烂，宜清泄内热，用局方凉膈散加减。并配合局部用药。若心热，天花粉末吹；若肺热，宜用黄柏、荜茇末吹等。

□**-面-指综合征**（oral-facial-digital syndrome）　以口、颜面、指（趾）畸形为特征的一种遗传病。表现为舌呈分叶状，与口底组织不能分离；鼻、唇、眼眶和下颌畸形；手指延长或呈鞍形指；下颌、耳郭异常；室间隔缺损等。治疗：无特殊疗法。

□**腔**（oral cavity）　消化管的起始部。其前壁为上、下唇，侧壁为颊，上壁为腭，下壁为口腔底，向前经口裂通向外界，向后经咽峡与咽相通。当上、下颌牙咬合时，则将口腔分为前部的口腔前庭及后部的固有口腔。具咀嚼、吞咽、味觉、初步消化功能（唾液中含淀粉酶），并参与发音和言语。

□**腔癌**（oral cancer）　口腔癌狭义指口腔鳞癌，是发生于舌、口底、唇、牙龈、颊和牙槽黏膜的一种癌症，是世界上10种最常见的癌症之一。广义地考虑，唇癌、口咽癌也包括在口腔癌之中。

□**腔白斑**（oral leukoplakia）　一种癌前病变。口腔黏膜上出现角化性白色斑块状损害而不能诊断为其他疾病者。表现为口腔黏膜出现大小不一的白色斑块，高出表面，扪之较硬，周围无炎症反应，无痛。如有皲裂、溃疡和疼痛应警惕癌变。治疗：除去局部刺激；口服及局部应用维生素A；疣状及颗粒状白斑应手术切除。

□**腔白色角化病**（leukokeratosis）　其他名称：良性角化病（benign hyperkeratosis）、良性白色角化病、前白斑、厚皮病等。为长期的机械性或化学性刺激所造成的口腔黏膜局部白色角化斑块或斑片。属良性病变。

□**腔扁平苔藓**（oral lichen planus）　一种常见的慢性非感染性口腔黏膜病。可并发于皮肤。少数可发生癌变。临床表现分为光泽型及糜烂型。前者于黏膜表面出现白色网状或放射状的线纹损害，一般无自觉症状；后者在白色线纹周围黏膜充血、水肿、表面溃烂，久之可发生溃疡和疼痛。治疗：除去局部刺激；处理病因；口服氯喹磷酸盐、肾上腺皮质激素；局部涂维A酸等。

□**腔病灶感染**（oral focal infection）　口腔疾病的继发感染。口腔内病灶的致病菌或其毒素向远隔器官转移而引起新的疾病或症状。可能成为病灶感染的口腔病，如根尖周炎、牙周炎等。所引起的其他疾病与症状有：头痛、眼病（如虹膜炎）、亚急性心内膜炎、关节炎、肾炎等。治疗应消除口腔病灶，对继发疾病与症状进行对症处理。

□**腔不良习惯**（oral habit）　临床上常见的口腔不良习惯有吮指、咬唇、舌习惯、口呼吸、异常吞咽、咬物、托腮等。口腔不良习惯对牙列和口周肌肉的生长发育产生各种不良影响，是形成咬合异常的病因之一。

□**腔淀粉样变**（amyloidosis of oral mucosa）　一种少见的蛋白质代谢紊乱引起的全身多脏器受累的综合征。因球蛋白与黏多糖的复合物对碘反应类似于淀粉而得名。累及口腔的损害称为口腔淀粉样变。

□**腔放射病**（oral radiation sickness）　放射病是由电离辐射如X线、镭、放射性核素等对人体进行体内或体外照射所引起的疾病。口腔放射病以及口腔各组织对放射线的反应有：①口腔黏膜充血、水肿、出现红斑，最后发展为广泛的溃疡，有时可导致相当严重的黏膜炎。病人自觉唇、舌、颊黏膜疼痛，进食说话困难，可对症处理，保持口腔卫生，疼痛严重的可用0.5%普鲁卡因含漱。②经射线照射可出现味蕾变性和萎缩。③大涎腺的变化表现在唾液的量、黏度、pH值及无机和有机成分等方面，病人自觉口干，由于微血管的纤维化，腺泡明显变化，腺体体积减小并与周围组织粘连。④不同程度的牙周组织破坏，致牙龈肿胀，点彩消失，牙周膜纤维结构变得紊乱，牙周膜增厚，血管及细胞成分减少；严重者牙槽突有不同程度的吸收，出现牙周袋溢脓、牙齿松动等症状。⑤牙齿容易脱钙，引起龋齿主要是由于涎腺的损害，口干使口腔正常的自洁作用丧失，而形成放射性龋，放射龋好发于牙颈部，发展快，常引起牙冠折断。严格保持口腔清洁，可降低放射性龋的发生率。⑥牙髓组织水肿和毛细血管增生、扩张充血，后期出现牙髓萎缩或纤维化。临床有时出现急性牙髓炎症状，或称放射性牙髓炎，可按一般性牙髓炎处理。⑦颌骨的基本变化是重建功能障碍及纤维变性，遇外伤感染易发生放射性骨髓炎。

□**腔颌面部癌前病变**（oral and maxillofacial precancerous lesion）　口腔颌面部组织的某些可能转变为恶性肿瘤的病变。常见癌前病变有白斑、增殖性红斑、红斑狼疮、慢性溃疡、瘘管、皲裂、瘢痕、扁平苔藓、疣、乳头状瘤、色素痣、老年性角化病等。活检可明确诊断。治疗：治疗原发病；有恶变倾向，应按低度恶性瘤处理。

□**腔颌面部放线菌病**（actinomycosis of oral and maxillofacial region）　放线菌引起的慢性特异性感染。病程可长达数月至20年以上。本病侵犯咀嚼肌引起硬性浸润块，使张口受限、咀嚼疼痛。软化后形成脓肿，破溃则流出淡黄色黏稠脓汁，其中含硫磺颗粒。病变可累及颌骨、颧骨及颞骨等。脓汁及肉芽组织涂片检查可确诊。治疗：抗生素；高压氧治疗；切开引流及死骨切除。

□**腔颌面部间隙感染**（infection of oral and maxillofacial space）　口腔、颜面及颌骨周围组织化脓性炎症的总称。炎症早期为弥散性，称为蜂窝织炎；后期炎症局限，称为脓肿。临床表现为急性炎症的全身症状和局部红、肿、热、痛及各间隙感染的特有局部症状和体征。治疗：早期应用抗生素及内服中药；局部理疗、外敷中药及封闭疗法；一旦形成脓肿及时切开引流；全身支持疗法。

□**腔颌面部脓肿切开引流术**（incision and drainage of oral and maxillofacial abscess）　口腔颌面部脓肿形成后，无论是化脓性还是腐败坏死性，都应及时切开引流。具体原则是：①切口应在距脓肿最近处并在脓肿的低位；②牙周、牙槽脓肿应在口内切口；③如必须采用面部切口时，应尽可能与面部皮纹一致，且在比较隐蔽的部位；④腐败坏死蜂窝织炎需广泛切口，骨膜下脓肿需切开骨膜；⑤皮肤切口深度仅达皮下，以后用钝性分离法进入脓腔，以免副损伤；⑥确保引流通畅，及时换药，腐败坏死脓腔用过氧化氢液冲洗。

□**腔颌面部纤维瘤**（fibroma of oral and maxillofacial region）　起源于口腔颌面部真皮或皮下纤维结缔组织的良性肿瘤。多见于青、壮年，呈圆形隆起，边界清楚，表面光滑并覆盖正常黏膜或皮肤，有的呈结节状，中等硬度或偏硬。因发生部位不同，分为口腔黏膜纤维瘤、纤维性龈瘤、面颊部皮下纤维瘤、颌骨牙源性纤维瘤4种，后两者有恶性倾向。治疗：应彻底切除。

□**腔颌面部血管瘤**（hemangioma of oral and maxillofacial region）　来源于残余的胚胎成血管细胞的先天性良性肿瘤。毛细血管型和海绵型血管瘤多见于婴幼儿，前者在临床上又可分为葡萄酒斑状血管瘤和杨梅型血管瘤。蔓状血管瘤多见于

K

成年人。治疗：应根据血管瘤的类型、位置、大小以及病人年龄等因素而采取相应的治疗措施，如冷冻、激光、注射硬化剂、手术切除及综合治疗等。

□**腔颌面淋巴管瘤**（lymphangioma of oral and maxillofacial region） 口腔颌面淋巴管在胚胎发育阶段所形成的先天畸形。分为：①毛细管型淋巴管瘤，多见于婴儿，好发于舌背及颊黏膜，微隆起，表面布满白色透明有光泽的小颗粒状突起；②海绵型淋巴管瘤，呈海绵状，腔内充满淋巴液，常表现为巨唇或巨舌；③囊肿型淋巴管瘤，多见于2岁以内，肿物随年龄增大，质软、透光，有波动感。治疗：以手术切除为主。

□**腔颌面全景X线机**（panoramic X-ray unit） 根据X线曲面断层的原理拍摄口腔及颌面部全景图像的专用X线机器。一次照相能拍摄上颌骨、鼻窦腔、下颌骨结构及全口牙的曲面展开图像，且能看到颞下颌关节和咬合关节，也能拍摄单个或几个牙齿。用于口腔各科。

□**腔颌面软组织伤清创术**（debridement of oral and maxillofacial soft tissue injury） 是预防创口感染和促进伤口愈合的重要方法。具体处理原则是：①按清洗创口、清理创口、缝合创口的步骤进行，清创时只清除坏死组织和异物；②创伤在48h以内或超过48h而无明显感染时，创口可直接缝合；③止血要彻底，对位要准确，缝合要精细；④离断6h以内的舌、唇、耳、鼻等组织应力争缝回原位；⑤注意神经、涎腺管的吻合；⑥一般创口可以暴露；⑦常规注射抗毒素血清，用抗生素及止痛消炎药。

□**腔颌面外科学**（oral and maxillofacial surgery） 口腔医学的一个组成部分。研究口腔器官、面部软组织、颌面骨骼、颞下颌关节、涎腺及颈部的炎症、外伤、肿瘤、畸形等病症的防治理论和技术。如颌骨骨折、颌骨炎、口腔癌、唇裂修复、拔牙等。

□**腔红斑**（oral erythroplakia） 一种口腔黏膜的癌前病变或原位癌。临床表现：均质型红斑：一般黄豆或蚕豆大小，圆形、椭圆形鲜红色斑块，质软，不高出黏膜，一般不痛；间杂型红斑：即有散在白斑点的红斑；颗粒型红斑：红斑高出黏膜，表面有颗粒样微小结节。病理学检查可明确诊断。应手术切除，注意随访。

□**腔红斑狼疮**（oral lupus erythematosus, OLP） 口腔红斑狼疮是一种慢性皮肤黏膜结缔组织病，属于盘状红斑狼疮的表现，好发于中青年女性，主要累及头面部皮肤及口腔黏膜，病损特点为持久性红斑中央萎缩凹下呈盘状，皮肤病损表面有鳞屑、黏膜病损周边有放射状细短白纹。

□**腔护理心理学**（oral nursing-psychology） 口腔护理心理学是应用医学心理学的理论和方法，探索口腔疾病病人的心理，根据不同病人的心理差异，采用最佳的心理护理措施来干预病人的心理活动，帮助病人发掘出自身的潜能来适应和应对机体内、外环境的变化，促进康复。

□**腔激光治疗机**（dental laser） 口腔激光治疗机是一种利用激光治疗口腔疾病的设备，主要用于去除龋坏、根管消毒、牙体脱敏、牙体倒凹的修整、牙周手术、口腔黏膜病治疗、颌面外科手术、颌面美容等。与传统的治疗方法相比，激光疗法具有操作方便、精确度高、易于消毒、对周围组织的损伤较轻、缩短手术时间、手术视野清晰、出血少或不出血、病人痛苦较轻等特点。

□**腔矫形学**（oral prosthetics） 研究牙颌缺损和畸形修复、矫治理论和技术的科学。如装配义齿、矫正错位牙，用人工材料修复颌面部缺损等。

□**腔结核**（oral tuberculosis） 由结核分枝杆菌引起的口腔黏膜及其周围皮肤的慢性传染性疾病。分两类。①口腔黏膜结核性溃疡：溃疡大小不等，边缘不齐，有倒凹，底有多个粟

粒状小结节，表面常覆以污秽的黄白色假膜及分泌物，触之溃疡柔软。②寻常狼疮：病人常在鼻唇部皮肤出现一个或几个绿豆大小淡黄色结节，周围皮肤苍白，小结节可以融合形成溃疡或愈合而形成凹陷的瘢痕。活组织检查可确诊。治疗：全身抗结核治疗；溃疡面撒布链霉素粉；用链霉素加2‰普鲁卡因病灶周围封闭；加强营养，注意口腔清洁。

□**腔科恐惧症**（dental anxiety） 因为曾接受过并经历过痛苦的或创伤性的口腔科治疗，或者从别的病人处了解后误以为口腔科治疗非常痛苦而在其内心产生一种恐惧心理。病人本身的心理状态，如过度紧张、过敏体质或精神异常焦虑等也会导致口腔科恐惧症。

□**腔科学**（stomatology） 其他名称：口腔医学、牙科学。研究牙齿、牙周组织、口腔黏膜、颌骨、唇、舌、涎腺和下颌关节等疾病的病因、病理、诊断、治疗等理论和技术。由基础口腔医学、临床口腔医学、社会口腔医学3部分组成。

□**腔溃疡**（oral ulcer） 发生在口腔黏膜上的浅表性溃疡。周期性反复发生的，称为复发性口腔溃疡，多与免疫功能异常有关。

□**腔链球菌**（oral streptococci） 口腔链球菌是口腔中的主要微生物，革兰氏阳性球菌，也可为卵圆形和短杆菌细胞，散在或链状排列。大多数菌种为兼性厌氧及嗜二氧化碳菌，少数菌种为厌氧菌。口腔链球菌是人口腔的正常共生菌和优势菌，主要定居于口腔黏膜、牙釉质和龈上、龈下菌斑。通过DNA/DNA杂交、16S rRNA序列分析、表型、定植及致病性，口腔链球菌可分为口腔链球菌群、中间链球菌群和唾液链球菌群等主要的菌群。

□**腔流行病学**（oral epidemiology） 口腔流行病学是研究口腔疾病在人群中的发展和分布规律，探索其病因、性质以及影响流行因素，从而评价并制定口腔疾病预防策略，提高口腔健康水平对策和措施的一门科学。

□**腔毛滴虫**（Trichomonas tenax） 毛滴虫属。本虫滋养体的形态多变，典型为圆形。人和某些灵长类动物为传染源，经接触、飞沫或食物传播。寄生于人的口腔、牙垢或龋牙蛀虫处，不直接引起口腔疾病。本虫呈世界性分布。

□**腔毛滴虫感染**（Trichomonas buccalis infection） 一种原虫感染，其滋养体寄生于口腔，定居在齿垢、龋齿蛀穴及扁桃体窝内，并常和牙槽溢脓病同时存在。通过唾沫溅射或污染的食物及餐具直接接触传播。治疗：甲硝唑有效。

□**腔梅毒**（oral syphilis） 由于口腔黏膜创伤或破裂受梅毒螺旋体的侵入感染所致，接触传染多通过接吻或口腔诊疗器械消毒不严密引起。

□**腔内科学**（oral medicine） 研究牙体硬组织、牙髓及根尖周组织、牙周口腔黏膜等口腔组织发病的病因、病理、临床表现、诊断、治疗和预防保健的学科。如龋齿、牙髓炎、根尖周炎、牙周炎、口炎等的防治。

□**腔黏膜**（oral mucous membrane） 口腔黏膜覆盖在口腔内软组织表面，在唇部与皮肤相连，在咽部与消化道黏膜相连。因此，口腔黏膜兼有皮肤和消化道黏膜的某些特征。

□**腔黏膜白斑**（oral leukoplakia） 黏膜角化性白色鳞状病变，因慢性局部刺激所致。口腔与阴道黏膜多见，是一种癌前病变。呈角化有乳白块，界限清楚，明显高出黏膜面，有时呈皱纸状、疣状、颗粒状、乳头状，可发生皲裂或溃疡。应除去致病因素，及早施行根除术，并予密切观察。

□**腔黏膜病**（oral mucosa disease） 是发生在口腔黏膜或软组织上的多种疾病。包括原发于口腔黏膜的疾病和全身性疾病在口腔的表征两大类。黏膜病既可以单独发生在口腔，又可以出现在皮肤，或两者同时发生，例如单纯疱疹；甚至还可以累及眼结膜、指甲、趾甲、肛门与生殖器等来自同一胚层的组织，例如扁平苔藓、白塞综合征等。但同一疾病在口腔黏膜与皮肤所出现的损害类型不完全相同。口腔黏膜主要表现为黏膜损害，比较常见的类型或性质有水疱、糜烂、溃疡、坏死、丘疹、结节、斑疹、鳞屑、瘢痕、水肿、色素沉着等，但损害的更迭是常见的。根据损害类型的特点、部位、分布及其转化过程不同，有助于识别各种口腔黏膜病，应用消炎防糜止痛药物是局部治疗的重要方法，同时应对口

腔黏膜的系统病因作相应的治疗。

□**腔黏膜大疱类疾病**（oral mucous membrane bullosa）　口腔黏膜大疱类疾病包括天疱疮与类天疱疮，是一种慢性皮肤黏膜的自身免疫性疾病，出现不易愈合的大疱性损害，其病因不明。其发病机制的核心是上皮细胞间黏结物质受到破坏而发生松解。

□**腔黏膜良性过度角化病**（benign oral mucosal hyperkeratosis）　其他名称：口腔厚皮症。中年男性多见，黏膜呈灰白色斑样损害，表面平滑，中间有红色龟纹，柔软，有明显的自觉症状。去除病因，服用维生素 A 治疗。

□**腔黏膜肉芽肿性疾病**（granulomatosis of oral mucosa）　指播散性发生于口腔黏膜的肉芽肿，有时亦称为口面部肉芽肿病（orofacial granulomatosis）。对这一组病的鉴别诊断常很困难，首先应排除结核和结节病（sarcoidosis）以及其他感染性肉芽肿性反应。还必须考虑到口腔克罗恩病（Crohn disease）、梅-罗综合征（MRS）和变态反应等。经排除诊断后未查出特殊原因和归属时，可诊断为特发性肉芽肿病，如肉芽肿性唇炎。在临床上多数均有局部水肿或肿块，可单发也可同时累及口面多部位；部分病例仅局限于口面部，部分则为系统性疾病侵犯口腔时的表征。

□**腔黏膜血疱**（oral mucosal hematoma）　其他名称：创伤性血疱。创伤所致的口腔黏膜下出血。咀嚼咬伤的血疱一般较小，为 0.5cm 左右，急食引起者可达 2～3cm。一般无明显疼痛，血疱破裂后用消炎防腐止痛药物治疗可很快愈合。

□**腔念珠菌病**（oral candidiasis）　念珠菌是人体的条件致病菌，人体对该真菌有较强的非特异免疫力。除了完整的皮肤和黏膜对白念珠菌的屏障作用之外，正常人血清中存在的聚集因子也可使白念珠菌聚集而易被吞噬杀伤。因而一般情况下，虽有 20%～40% 的带菌者，但不发病。只是在长期大量使用广谱抗生素引起菌群失调，白念珠菌数量剧增并由孢子型转化为菌丝裂，或者大量使用免疫抑制剂使机体免疫功能下降时，白念珠菌才会引起口腔念珠菌病。

□**腔上颌窦瘘**（oroantral fistula）　上颌窦腔与口腔直接相通形成口腔上颌窦瘘。由于特殊的解剖关系，上颌后牙部分牙根与上颌窦壁所隔骨质甚薄，一旦病变或外伤很容易穿透骨壁，患牙拔除后通过牙槽窝形成口腔上颌窦瘘。

□**腔生态系动力学**（oral ecosystem dynamics）　生态学中始终包含着动态的变化，即生态系的动态平衡和动态失调，这些动态变化的基础以及表现形式，包括群落的建立演替、口腔的生态平衡和生态失调是口腔生态系动力学研究的内容。

□**腔生态学**（oral ecology）　口腔生态学是研究口腔组织器官与口腔微生物群以及微生物群之间相互关系的一门学科。阐述口腔组织器官与微生物群之间各种相互作用的生理平衡态和病理失调态的机制，提出了维护口腔生态生理平衡和防止失调的措施与方法。

□**腔嗜酸肉芽肿**（oral eosinophilic granuloma）　口腔的一种良性嗜酸细胞大量增生所形成的肉芽肿性疾病。临床表现：全身疲乏、无力、不适、低热等；若发生于牙龈和牙槽突时，则可见牙龈红肿、坏死、腐烂，患部可见微黄色颗粒肉芽状增生，牙齿松动，拔牙创不愈；若肉芽肿发生于颌骨内时，很像颌骨中的慢性炎症或肿瘤。X 线示牙槽骨或颌骨破坏吸收，周围可有钙化带。病理检查可确诊。治疗：手术切除及刮治后配合放疗，预后良好。

□**腔微生物生态学**（oral microbial ecology）　是以生态学理论为基础，研究口腔微生物与口腔这一特定环境相互关系的学科。包括口腔微生物所处生态环境的特性；微生物在口腔定植、生长繁殖、演替的生理生化和遗传特性；微生物相互之间存在的依存、竞争及拮抗的生态关系，以及影响口腔微生物的各种有机和无机环境因素，即有生命和无生命的生态因子。

□**腔卫生**（oral hygiene）　口腔卫生研究的重点内容是口腔生物与致病环境，控制牙菌斑，消除软垢、食物残渣的方法，以及漱口、刷牙、邻接面牙间清洁、咀嚼、牙龈按摩、传统医学口腔保健方法等口腔卫生技术，从而有针对性地提出口腔卫生科学措施。

□**腔修复工艺学**（mouth rehabilitation technology）　口腔医学的重要分支之一。是一门以满足口腔临床需求为前提，以口腔临床医学、口腔材料学、口腔生物力学、心理学、解剖生理学、精密铸造与加工、模具、材料成型技术、色彩学和雕塑学等为基础，研究各类口腔修复体的设计、加工、制作和修补等工艺过程的科学。按照不同的修复工艺内容，该学科可以分为固定修复工艺、活动修复工艺、活动矫治器工艺、种植和附着体工艺等五个部分。

□**腔修复美学**（prosthodontic esthetics）　口腔修复美学是口腔修复学与医学美学相结合而产生的一门新兴交叉学科，集口腔解剖学、口腔生理学、口腔生物力学、口腔材料学、口腔修复学、口腔技工工艺学、颌面美容医学以及医学心理学等学科的新理论和新技术。该学科重点研究口腔修复基础理论与在口腔临床诊断过程中，为维护和重塑口腔颌面容貌美所涉及的一系列医学审美现象和规律，从而将美学基本原理，尤其是容貌美的构成法则融入口腔修复临床中，以增强口腔修复医师的美学素质和审美意识，用以指导口腔修复临床实践，提高口腔修复医疗质量。目前口腔修复美学学科体系尚未完全形成，但已建立口腔修复美学基础研究、牙体缺损的美容修复、牙列缺损及缺失的美容修复、口腔美容修复材料工艺的研发与临床应用等内容。

□**腔修复学**（prosthodontics）　口腔修复学是用人工装置恢复各种缺损牙及其辅助组织和颌面部各种缺损并保持其相应的生理功能的一门临床医学科学。

□**腔医学**（stomatology）　其他名称：口腔科学。口腔医学的内涵，不同国家有所不同。我国口腔医学所涉及的学科包括牙医学全部内容及颌面部疾病的防治和医学中有关学科的内容。除包括一般医学基本内容外，还有较为广泛的专业基础理论和临床实践的各种专门学科。如口腔生物学、口腔颌面解剖学、口腔生理学、口腔微生物学、口腔生态学、口腔生物化学、口腔组织与胚胎学、口腔病理学、口腔免疫学、口腔分子生物学、口腔生物力学、口腔诊断学、口腔影像学、龋病学与牙体非龋性病学、牙周病学、牙髓根尖病学、口腔黏膜病学、牙颌畸形学、固定义齿修复学、可摘义齿修复学、口腔种植学、口腔修复技术与工艺学、牙与牙槽外科学、口腔颌面损伤学、口腔颌面肿瘤学、颞下颌关节病学、颌面部神经疾病学、唾液腺病学、先天性唇裂/腭裂/面裂治疗学、口腔颌面部畸形整复外科学、口腔颌面综合征、儿童口腔病学、老年口腔病学、口腔预防与社会医学、口腔麻醉学、口腔材料学、口腔药物学、口腔设备学、口腔医学信息学、循证口腔医学、口腔护理学、口腔管理学等。

□**腔医学美学**（esthetics in stomatology）　以美学和口腔医学的基础理论为指导，应用医学方法来维护和增进人体口腔颌面健美的一门医学学科。以手术、矫正和修复口腔颌面部外形与功能为手段，提高人的整体生命活力和生命质量的新兴边缘交叉学科。

□**腔医学信息学**（dental informatics）　口腔医学信息学是现代口腔医学与计算机科学、信息科学及其相关技术相互整合、相互渗透而形成的一门极有前途的新兴交叉学科。是医学信息学的一个重要组成部分或分支学科。口腔医学信息学是建立在已发展 20 余年的医学信息学及生物信息学经验和成果基础上的一门学科。

□**腔预防保健**（oral health）　口腔预防保健是以人群为主要研究对象，按环境-人群-健康模式，运用生物医学、环境医学和社会医学的理论与方法，探讨口腔疾病在人群中发生发展以及自然和社会环境因素对人群健康及疾病作用的规律，以制定防治对策，并通过口腔卫生干预等措施，达到预防口腔疾病、促进口腔健康和提高生命质量的目的。

□**腔正畸学**（orthodontics）　口腔正畸学是研究牙颌颅面畸形的发病机制及其矫治的学科。学科早期的治疗宗旨主要是恢复与重建牙齿的正常排列和美观。现在的概念，已远不止牙齿的排齐，而是包括对下颌、颅面以及生长发育完成后，外伤、牙周病等牙周异常的矫治，并与颜面美密切相关。

□**腔种植学**（implantodontics）　口腔种植学是研究通过口腔和颌面部硬组织内植入人工种植体和/或人工骨以修复缺损

组织，恢复其形态和功能的学科。涉及医学、生物工程学、材料学、工程力学与美学，是一门新兴的交叉学科。其主要内容包括种植材料性能、种植体结构原理、天然牙及颌骨缺损、缺失修复设计原则及应用理论等。

口腔组织胚胎学（oral histology and embryology）　口腔组织胚胎学是研究口腔各部分的胚胎发育及其组织结构以及功能的科学。由两大部分组成，包括口腔胚胎学和口腔组织学。

述疼痛分级评分法（verbal rating scales about pain）　估计疼痛程度的方法。由一系列描述疼痛的形容词组成，将痛分成无痛、轻微疼痛、中等度疼痛和剧烈疼痛，由病人选择，每级为1分。若病人选择"剧烈疼痛"，其疼痛评分为4。此法不够精确，但应用简单。

口蹄疫（foot and mouth disease）　其他名称：口疮热。口蹄疫病毒经破损皮肤和黏膜所致的一种人畜共患的急性发热性接触性传染病。流行于夏秋季，小儿多于成人。急起寒热，头痛，口腔黏膜及口鼻周围出现水疱，破溃后糜烂、疼痛和流涎。因接触关系，水疱疹可开始于手指和足趾，继而波及躯干。重症可并发胃肠炎、神经炎、心肌炎以及皮肤、肺部的继发性感染。多因心肌炎死亡。动物接种证实可确诊，无特效疗法。

口温测量法（oral temperature measurement）　最方便，但易交叉感染。消毒后体温计放入舌下，闭紧双唇，用鼻呼吸，3～5min。昏迷、精神异常、婴幼儿、口鼻手术者禁用；抽烟、进食、饮水者其温度受影响。

口-下颌-外耳综合征（oral-mandibular-auricular syndrome）　其他名称：第一鳃弓综合征。颅面裂隙畸形。包括巨口症、下颌发育不全和外耳部分畸形（包括耳屏、耳前赘生物等）。当下颌骨有严重发育畸形时，则带来耳郭的大部或全部缺失、各种耳赘，并伴有外耳道闭锁。如颞骨及鼓室发育不良时，则造成传导性耳聋。应分别进行修复。

口形红细胞（stomatocyte）　一种异常红细胞。特点是红细胞中央一面向内凹陷，形成一细长的淡染或不染色区，状似微张的鱼口。口形红细胞正常人血液中亦可见到，但最多不超过4%。此细胞增多见于遗传性口形红细胞增多症、系统性红斑狼疮、癌及造血系统恶性疾病、心力衰竭等。

口形红细胞增多症（stomatocytosis）　以外周血液中存在口形红细胞为主要特征的溶血性贫血。可能是一种少见的遗传性溶血性贫血，也可继发于其他疾病，如谷胱甘肽缺乏症等。大多数病人有贫血、黄疸、脾大、红细胞渗透脆性增加。脾切除疗效不肯定。

口丫疮（perlèche, angular cheilosis）　中医病名。指发生于一侧或双侧唇角黏膜皲裂糜烂之症。治宜清热润脾。见于儿童。

口咽部（oropharynx）　位于软腭与会厌上缘平面之间，向前经咽峡与口腔相通。口咽部前壁为舌根，舌根后份正中有舌会厌正中襞，其两侧的凹陷为会厌谷，为异物易落入之处。侧壁有腭舌弓和腭咽弓，两弓间有腭扁桃体。该部常见扁桃体炎、咽黏膜溃疡等。

口周皮炎（perioral rosacea, perioral dermatitis）　其他名称：口周酒渣鼻样皮炎。青、中年女性多见，常伴皮脂溢出。表现为暗红色红斑基础上发生粟粒大小尖顶的丘疹和脓疱。消退后出现红斑脱屑。以口周、鼻、颊部多见。有轻度瘙痒和灼热感。治疗：禁酒及辛辣食物；纠正消化功能障碍及内分泌失调；脓疱期服抗生素；外用硫磺制剂等。

叩诊（percussion）　体格检查方法之一。医生用手叩击人体一定部位，由于人体各部的质地、密度及其内部器官中所含气体和液体量不同，所产生的声音和局部抵抗力也不同，可借此来判断各器官的生理或病理状态。也可用叩诊锤叩击肌肉肌腱组织检查神经反射以助神经系统疾病的诊断。

叩诊锤（percussor）　用于检查人体反射活动的器具。叩诊锤的头由圆形或三角形富有弹性的橡胶构成，轻叩膝、肘等部位的肌腱，观察神经肌肉反应的强弱以诊查疾病。

寇尔提征（Korte sign）　急性胰腺炎的重要体征。病人仰卧，检查者触诊其腹部，如上腹部有一横行的局限性腹部紧张度增高区域，呈带状，可偏于左侧，并有局部明显触痛即为此

征。对急性胰腺炎有诊断意义。

枯草杆菌食物中毒（hay bacillus food poisoning）　摄入枯草杆菌污染的食物而引起的中毒。枯草杆菌分布很广，能耐高温，常引起淀粉类食品腐变，造成食物中毒。潜伏期短，在食后1h起病。有恶心、呕吐、胸闷、头痛和畏寒等症状，部分病人有腹泻。治疗：对症处理，多数经过良好。

枯否细胞（Kupffer cell）　曾称。见肝巨噬细胞。

枯树枝征（Leafless tree sign）　肺泡癌的CT扫描征象之一。肺泡癌的癌细胞有沿肺泡壁匍匐生长的特点。因此肿瘤内常有残存的正常肺组织和细支气管。CT扫描的实变影表现为磨玻璃征、蜂窝征、血管造影征和支气管充气征等。充气的支气管粗细不均、僵硬、中断达不到肺边缘即为此征。该征对肺泡癌有重要诊断价值。

枯痔钉疗法（ku zhi ding treatment）　中医治法。痔的外治法之一。将枯痔钉插入痔块中心引起异物刺激炎症反应，使痔组织液化、坏死，逐渐愈合而纤维化。肛管直肠有急性炎症时，不宜插药。目前多采用黄柏、大黄制成的"二黄枯痔钉"。

苦（bitter）　中医术语。中医五味之一。能燥、能泄、能坚。大部分苦味药口尝有苦味。苦为火味，入通于心，故为心所主之味。苦味药物多入心经，有清心泻火作用，如黄连、莲子心等。同时，苦味药亦有燥湿及坚阴作用，如黄柏之类。故《黄帝内经》有"肾欲坚，急食苦以坚之"之说。

苦黄注射液（kuhuang zhusheye）　中医成药名。清脏腑剂（清利肝胆湿热剂）。组成：苦参、大黄等。用于因湿热内蕴引起的黄疸性病毒性肝炎病人的退黄。严重心肾功能不全者慎用。

苦楝皮（Cortex Meliae, sichuan chinaberry bark, chinaberry bark）　其他名称：楝皮、楝根木皮。中医药名。楝科植物楝树的根皮和树皮。苦、寒，有毒。归肝、脾、胃经。功能杀虫、清热、燥湿、疗癣。治蛔虫病、钩虫、绦虫病、蛲虫病，阴道滴虫病，虫积腹痛；外用可治头癣、疥癣及阴道滴虫病。

苦楝中毒（melia azedarach poisoning）　食入苦楝子、苦楝皮引起的中毒。临床表现有恶心、呕吐、剧烈腹痛、腹泻，继则发生黄疸、肝大、心悸、呼吸困难。严重病人并有头晕、口唇麻木、四肢无力、麻痹、心力衰竭及休克。治疗：洗胃、导泻、洗肠、补液、保肝、抗休克等。

苦参（Radix Sophorae Flavescentis, lightyellow sophora root, flavescent sophora［root］）　中医药名。豆科植物苦参的干燥根。味苦，性寒。归心、肝、胃、大肠、膀胱经。功能清热燥湿、杀虫、利尿。用于热痢、便血、黄疸尿闭、赤白带下、阴肿阴痒、湿疹、湿疮、皮肤瘙痒、疥癣麻风；外治滴虫性阴道炎。

苦杏仁中毒（amygdala poisoning）　食用山杏种子引起的中毒。山杏的成熟种子含有的苦杏仁苷（amygdalin）可被自身含有的苦杏仁酶分解产生氢氰酸，因而引起中毒。症状：口中苦涩，流涎、恶心、呕吐，呼吸开始急促而后变慢且不规则，脉搏缓慢。严重者意识丧失、昏迷、瞳孔散大、痉挛、发绀、血压下降，最后可死于呼吸麻痹和窒息。治疗同氰化物中毒。预防：不吃生苦杏仁。

库贝特斯综合征（Combettes syndrome）　主要由小脑不发育或发育不全而引起的一组病征。新生儿期起病，主要症状为生长发育迟缓、步态不稳、易跌倒、肌无力、肌张力减低、惊厥、淡漠、智力障碍等。CT有助于诊断。可给予营养神经的药物。

库肯勃瘤（Krukenberg tumor）　见克鲁肯贝格瘤。

库鲁病（Kuru disease）　其他名称：新几内亚震颤病。人类朊病毒病。见于巴布亚新几内亚土著部落。主要在福雷（Fore）族妇女和儿童中发生，他们是食人肉的哀悼礼仪的传统参加者。由于摄食感染的脑组织而自身接种感染。潜伏期长（10～20年），起病隐匿，主要临床表现为严重的小脑共济失调，伴不自主的多动症，包括舞蹈指划动作、肌阵挛、震颤、构音困难。后期出现智力障碍、额叶释放性症状、摸索、强握等。晚期出现进行性加重的痴呆。病人脑组

织有明显萎缩，呈海绵状变性，脑皮质内有神经元缺失及神经胶质细胞增生。病人多在起病后3个月～2年内死亡。

库伦征（Cullen sign） 见卡伦征。

库珀奈尔征（Coopernail sign） 骨盆骨折引起的会阴、阴囊或阴唇部出现瘀斑。骨盆骨折的体征之一。病人平卧，检查其会阴、阴囊或阴唇处，如有小的出血斑块即为此征阳性。提示骨盆骨折。

库珀疝（Cooper hernia） 股疝同时有通道进入阴囊或大阴唇。具有双房性疝囊的股疝。其疝囊由两部分构成：浅筋膜上面的皮下部分和通过筛筋膜的筋膜下部分。

库珀Ⅱ型综合征（Cooper Ⅱ syndrome） 其他名称：生殖股神经灼痛综合征。生殖股神经灼痛或阴部神经痛的一组病征。表现为烦恼、睾丸持续性疼痛。治疗：对症及精神治疗。

库珀综合征（Cooper syndrome） 以乳腺弥漫性疼痛，但无任何临床体征为主要特征的一种综合征。多发于有神经质的青年女性，外伤可为诱因。乳腺疼痛为弥漫性、神经痛样疼痛，无阳性体征及实验室检查所见。对症治疗。

库舍列夫斯基征（Kushelevski sign） 骶髂关节病变的体征之一。在同时挤压两侧髂嵴时，骶髂关节处感到疼痛即为此征阳性。表现为该关节的损害。

库斯莫尔呼吸（Kussmaul respiration） 其他名称：酸中毒大呼吸。严重酸中毒病人深、大而规则的呼吸。可伴有鼾声。在代谢性酸中毒（糖尿病酮症酸中毒、尿毒症等）时，血中酸性代谢产物强烈刺激呼吸中枢所致。

库瓦西耶征（Courvoisier sign） 胆囊扩张伴严重黄疸的体征，其病因常考虑为肿瘤而非结石。见于癌肿等（如胰头癌）压迫胆道总管，致使胆汁淤积于胆囊内。

库格尔贝格-韦兰德病（Kugelberg-Welander disease） 见少年型脊髓性肌萎缩。

库蚊属（Culex） 蚊科的一属。某些种类是班氏丝虫病和流行性乙型脑炎的重要媒介。室家内最常见的蚊虫。成蚊体色黄褐、翅无花斑，口腔刺吸式幼虫停留在水面下时虫体与水面成角度。滋生在清浊不同的多种积水或水流中。

库欣病（Cushing disease） 专指垂体性的皮质醇增多症，最常见为垂体性促肾上腺皮质激素腺瘤。大部分病人表现为双侧肾上腺皮质弥漫性增大。临床症状：躯体肥胖，脸圆红润，多粉刺，多油腻，毛发增生，下腹部紫纹，女子经闭不育，男子阳痿，血压常增高，脊椎等处骨骼发生骨质疏松而引起背痛、驼背，有时发生糖尿。治疗：切除肾上腺皮质肿瘤或脑垂体肿瘤，对增生的肾上腺应行大部切除。

库欣反射（Cushing reflex） 见脑缺血反应。

库欣溃疡（Cushing ulcer） 发生在中枢神经系统病变、创伤、手术及休克等严重疾病病人的急性多发性消化道溃疡。溃疡常呈弥漫性，好发于胃上部和食管，较深并具有穿透性。常伴有胃酸增高，表现为出血和穿孔。

库欣综合征（Cushing syndrome） 见皮质醇增多症。

夸希奥科综合征（Kwashiorkor syndrome） 见蛋白质缺乏型营养不良。

胯骨从臀上出（posterior dislocation of hip joint） 中医伤科病名。即髋关节后脱位。多因跌仆等间接暴力所致。宜手法整复，并使患髋于伸直及外展位置固定，内服及外敷中药均宜活血散瘀、消肿止痛。

跨耻征（overlapping sign） 妇产科用来估计产妇骨盆与胎头关系的方法之一。以手向骨盆入口方向推压胎头，如胎头双顶径低于耻骨联合平面为跨耻征阴性，表示可自阴道分娩；如胎头高出耻骨联合平面，为跨耻征阳性，阴道分娩机会少；如胎头与耻骨联合在同一水平，为跨耻征可疑。

跨胸压（transpulmonary pressure） 生理学术语。肺泡内压与胸膜腔内压之差。

跨膜电位（transmembrane potential） 其他名称：膜电位、穿膜电位。细胞膜两侧的电位差。包括安静时的静息电位和兴奋时的动作电位。

跨膜静息电位（transmembrane resting potential） 其他名称：静息电位。细胞未受刺激时存在于细胞膜内外两侧的电位差。通常膜内为负，如以神经和肌肉细胞膜电位为例，膜外

为零，则膜内为-70～-90mV。这个幅值接近K⁺的平衡电位。

跨膜信号转导（transmembrane signaling） 见穿膜信号传送。

跨骑性血栓（riding thrombus） 血栓在静脉主干内沿血流方向延伸至静脉分支处，沿该分支继发形成"人"字形血栓。此种血栓跨于静脉分叉处的两侧。

跨时相神经元（phase-spanning neuron） 位于脑桥呼吸调整中枢和长吸中枢内的一种神经元。其电活动始于呼吸周期的某一时相，并可持续到周期的另一时相。分为吸气-呼气神经元和呼气-吸气神经元。前者电活动始于呼吸周期的吸气相，并持续发放到呼气相。后者则反之。

快波睡眠（fast wave sleep, FWS） 见快速眼动睡眠。

快蛋白（prestin） 其他名称：急拍蛋白。存在于哺乳动物耳蜗内耳外毛细胞基侧质膜中的一种动力蛋白。是起放大声效作用的穿膜阴离子转运蛋白，受膜电位改变的影响，分子自身发生构象变化，引起细胞的高度发生急速变化，使声效机械放大。快蛋白可作为机械的、电压控制的、对声音刺激起作用的具有特殊速度的调节器。在隐性非综合征性耳聋病人中发现快蛋白突变，预示其可能为致隐性非综合征性耳聋的因素。

快反应传导（fast response conduction） 由快钠内向电流产生的局部电流所形成的传导。

快乐木偶综合征（Angelman syndrome, AS） 其他名称：安吉尔曼综合征。典型基因组印记病之一，常导致神经系统症状，临床表现有发育迟缓、智力障碍、共济失调、严重运动障碍、癫痫、言语障碍，呈现以巨大下颌、张口露舌、一逗就笑为特征的特殊面容。是位于15q11-13区域母源相关基因缺失或突变所致。

快滤池（rapid sand filter） 集中式给水中常用的一种滤速在5～7m/h以上的净水设备。这种滤池沙层厚60～70cm，粒径0.45～0.75mm，不均匀系数在1.7以下。快滤池一般工作1～2昼夜后沙层堵塞，用用清洁水自动反冲洗沙，除去悬浮物后继续使用。滤速约为慢滤池的50倍。清除浑浊的效果达80%～90%，除菌效果可至80%～95%。

快慢交替型室性心动过速（group-beating ventricular tachycardia） 一种不规律性室速。心电图特征是，除有一基本心律外，R-R间距呈一长一短交替出现。此种心律是由于心室兴奋的折返所致。

快速充盈期（rapid filling period） 等容舒张期末，房室瓣开放，心室迅速充盈。心室继续舒张，室内压明显低于房内压，此时，心房和大静脉血液被心室抽吸而快速流入心室，心室容积迅速增大，故称快速充盈期。历时0.11s左右，进入心室的血量占总充盈量的2/3。

快速房性心律失常（rapid atrial arrhythmia） 是房性期前收缩、房性心动过速、心房颤动和心房扑动的统称。可为阵发性或持续性。

快速换片器（cut film changer） X线诊断机和高压注射器的配件设备。根据造影需要，可选定间隔时间，连续拍摄人体血管和脏器X线图像，每秒约摄片2张。两台同时进行正侧位双向拍片，可观察脏器和血管的病变情况，提高诊断率，充分发挥X线造影的效果。

快速进展性肾小球肾炎（rapidly progressive glomerulonephritis, RPGN） 见新月体性肾小球肾炎。

快速射血期（rapid ejection period） 心室肌继续收缩，室内压略高于动脉压时，半月瓣开放，血液迅速射入动脉，心室容积迅速缩小，室内压因心室肌继续收缩而达最高值。此期历时约0.11s，射血量占收缩期射血量的70%。

快速心房调搏试验（rapid atrial pacing test） 一种窦房结功能试验。用频率120～140次/min进行心房起搏2～4min，停止起搏至窦性P波重新出现时间大于2s则为阳性。此试验分为有创性的直接法和无创性的间接法。

快速型房颤（rapid atrial fibrillation） 心室率在100～180次/min的房颤。是最常见又典型的房颤。可由各种病因引起。大多需用洋地黄类药物治疗。

快速血红蛋白（fast hemoglobin） 在pH值8.6的巴比妥缓冲

液中电泳，迁移率大于 Hb-A 的血红蛋白，如 Hb-Bart、Hb-H 和 Hb-1 等。

快速眼动睡眠（rapid eye movement sleep，REM sleep）　其他名称：快波睡眠、异相睡眠、去同步化睡眠。成人每 90min 就重复一次的一种睡眠。平均持续 5min，其间能用眼动电图描记法记录到快速眼动。REM 期间几乎完全被生动的梦境所占据，并伴有呼吸、脉搏、肌张力和脑血流等方面的生理变化。

快心率依赖性期前收缩（fast cardiac rate dependent premature beat）　心率加快后出现的期前收缩。其发生可能与拖带现象、触发后去极化、折返因素有关。

宽 a 波（wide a wave）　异常心尖搏动图波形，a 波时间延长。多见于缺血性心脏病、充血性心肌病、主动脉瓣关闭不全等。如果是左室舒张期负荷异常，a 波表现为从始点至顶点时间延长，见于左室肥大、左室功能不全等。

宽 QRS 波群心动过速（wide QRS complex tachycardia）　QRS 波群时间大于 0.12s 的心动过速。多见于室性心动过速。

宽大收缩波（wide systolic wave）　异常心尖搏动图波形。特征是 a 波宽大，收缩波增宽呈圆顶状。其临床意义同宽 a 波。

宽幅管型（broad cast）　一种尿管型。由蛋白质及坏死脱落的上皮细胞碎片构成，外形宽大，直径为普通管型的数倍，不规则，易折断。常见于慢性肾衰竭少尿期。

髋骨（hip bone）　由髂骨、坐骨及耻骨 3 部分组成。幼年时，三骨借软骨相连，成年后三骨在髋臼处相互愈合。为不规则扁板状的骨块，中部略窄，上、下两端宽广，位于躯干下端的两侧。外侧面有深窝，名髋臼，与股骨头构成髋关节。

髋关节（hip joint）　由髋骨头与髋臼构成的关节。属杵臼关节。髋臼的周缘有纤维软骨构成的髋臼唇，加深髋臼的深度。髋臼切迹为髋臼横韧带所封闭，髋臼窝内填充有股骨头韧带和脂肪组织，以缓冲股骨头冲击。股骨头关节面约为球面的 2/3，几乎全部纳入髋臼内，与髋臼月状面接触。关节囊厚而坚韧，其周围有耻股韧带、坐股韧带和髂股韧带等加固。髋关节可做屈、伸、收、展、旋内、旋外和环转等运动。

髋关节成形术（arthroplasty of hip-joint）　使强直的或有功能障碍的髋关节重新形成一活动关节的手术。包括：金属杯成形术、人工股骨头成形术、关节切除或肤成形术等。适用于创伤、感染所致的关节面破坏或关节强直、陈旧性股骨颈骨折等。

髋关节骨关节炎（osteoarthritis of hip joint）　常见于髋关节部位的骨关节炎。我国原发性者少见。继发性常继发于：先天性髋关节脱位；髋臼发育不良；股骨头缺血性坏死；骨折脱位；炎症之后。在活动或承重时，腹股沟处有酸胀痛。X 线片常见较大的软骨下囊腔样改变，关节面粗糙，骨赘形成。治疗：关节灌洗及关节腔内注入透明质酸酶或手术治疗。

髋关节后脱位（posterior dislocation of hip joint）　股骨头向后方脱位。多由间接暴力所致。当髋关节屈曲、内收时（此时股骨头的上外侧已超越髋臼后缘），膝前方受到强大暴力撞击，股骨头穿破关节囊后壁，脱出髋臼形成后脱位。

髋关节结核（coxotuberculosis）　临床上全关节结核最多。多见于 10 岁以下儿童。全关节结核时疼痛跛行，患髋活动受限，托马斯（Thomas）征阳性，局部压痛和饱满。X 线有助于诊断。治疗：早期保守治疗，抗结核；有脓肿、死骨，行病灶清除术；晚期病灶清除及关节融合在功能位。

髋关节离断术（disarticulation of hip，exarticulation of hip）　从髋关节处切断，从而将整个下肢离断的骨科手术。适用于大腿中部恶性肿瘤，严重的大腿上部或髋关节外伤，主要血管神经和周围组织损伤无法保留，下肢气性坏疽已侵及大腿部分并危及生命者。

髋关节前脱位（anterior dislocation of hip joint）　股骨头向前方脱位。当髋关节过度外展、外旋，遭到外界暴力，或大转子后方受到向前的暴力，可使关节囊前方撕破，股骨头向前脱位。治疗：多可手法复位。

髋关节融合术（fusion of hip-joint）　切除髋臼及股骨头软骨并在关节内外植骨使其骨性融合的骨科手术。用于治疗髋关节结核、创伤性关节炎伴严重疼痛者。

髋关节脱位（dislocation of hip joint）　外力引起的髋关节疾患。根据股骨头位置，分为：①后脱位——多由间接暴力引起，股骨头从关节囊后侧脱出；髋部剧痛，伤肢不敢活动，呈内收内旋屈曲短缩畸形；髋部隆起，臀部可触及脱出的股骨头；大转子上移；②前脱位——髋关节外展外旋位自高处坠落，伤肢呈外展外旋位畸形，腿根部可触及股骨头；③中心脱位——少见，指髋臼骨折，股骨头随同髋臼骨折片向骨盆内移位。治疗：手法复位，牵引或手术。

髋关节中心脱位（central dislocation of hip joint）　股骨头向髋臼中心移位。暴力直接作用于大转子使股骨头向内撞击髋臼，产生髋臼骨折，股骨头亦随同骨折片内移而形成。亦可由骨盆挤压伤所致，此时常伴有骨盆其他部位骨折。治疗：骨牵引维持 10 周。

髋臼角（acetabulum angle）　供骨科病人诊断用的一种指标。通过两侧髋臼软骨中心作一连线，再从髋臼软骨中心与髋臼外上缘作一连线，两线相交的角。正常新生儿髋臼角为 30°，随着年龄的增长而变小，1 岁为 23°，2 岁为 20°。

髋臼指数（acetabulum index）　供骨科诊断用的指标之一。自髋臼外缘至髋臼中心作连线，此线与两侧髋臼中心连线（Y 线）相交成锐角的度数为 20°~25°。半脱位时常大到 25°~30°，全脱位在 30°以上。

髋内翻（coxa vara）　骨外科体征。股骨的颈干角小于 127°。多见于股骨颈骨折。

髋外翻（coxa valga）　股骨的颈干角大于 127°。多见于先天性髋关节脱位。

款冬花（common coltsfoot flower，Flos Farfarae）　其他名称：冬花。中医药名。菊科植物款冬的花蕾。辛，温。归肺经。功能润肺下气、化痰止咳。治：新久咳嗽、喘息、肺痈、喉痹；肺虚久咳、痰嗽带血。

狂（manic psychosis，mania）　中医病名。由痰气郁结化火的精神失常。多因五志过极，或先天遗传所致，症见神志错乱、精神亢奋、打骂呼叫、躁妄不宁、动而多怒，甚则持刀杀人等。降火、豁痰、活血、开窍以治其标，调整阴阳，恢复神机以治其本。同时，移情易性，加强病人保健和护理工作，防止意外，也很必要。痰火扰神证，宜清泄肝火、涤痰醒神，可用程氏生铁落饮；痰结血瘀证，宜豁痰化瘀开窍，可用癫狂梦醒汤；瘀血阻窍，宜活血化瘀、通络开窍，可用通窍活血汤加味；火盛伤阴证，宜滋阴降火、安神定志，可用二阴煎；心肾失调证，宜育阴潜阳、交通心肾，可用黄连阿胶汤合琥珀养心丹。

狂犬病（rabies）　其他名称：恐水病。狂犬病病毒引起的人畜共患的急性中枢神经系统传染病。通过患病动物咬人而传播。临床表现为特有的怕风、恐水、流涎和咽肌痉挛，终致发生呼吸肌麻痹而危及生命。特异性免疫试验阳性和分离出病毒可确诊。免疫血清和狂犬病疫苗合用有一定效果，发病前注射疫苗可降低发病率。

狂犬病病毒（rabies virus）　人和动物狂犬病的病原体。只有一种血清型。对热、强酸、强碱、紫外线等敏感，但对苯酚、氯仿等有抵抗力。该病是一种人畜共患传染病，属于弹状病毒科狂犬病病毒属，对神经组织有较强亲嗜性。人患狂犬病主要是被患病动物，尤其是病犬咬伤所致。

狂犬病病毒脑炎（rabic encephalitis）　狂犬病病毒所致的脑炎。

狂犬病疫苗（rabies vaccine）　狂犬病病毒灭活后制成的疫苗。用于对狂犬病病毒有高危接触者（例如兽医）的接触前免疫接种，也可与狂犬病免疫球蛋白联用于接触后的预防。

狂食症（bulimia）　其他名称：贪食症。食欲异常强烈的现象。病人食欲亢进而狂食不已。发病机制未明，动物实验证明损伤动物下丘脑腹内侧核，即可导致动物食欲亢进。因此认为下丘脑病变（肿瘤、炎症等）可引起狂食症。此外，也可见于精神异常者。

矿工肘（miner elbow）　其他名称：学生肘。鹰嘴滑囊炎的体征之一。检查者观察并触摸鹰嘴处，若见一局限性凸起，肘关节屈曲时尤为明显，且可触及囊性感即为此征。本征对鹰嘴滑囊炎有诊断意义。

矿物质（minerals） 无机元素。充当体内能量制造、身体构建和修复等过程中的控制物质。可分为主要矿物质（如钙、磷、钾等）和微量矿物质（如铁、锌、碘等）两大类。

矿物质代谢异常与沉着（abnormal metabolism and deposition of mineral substance） 矿物质对正常机体的组织结构功能、代谢有重要作用，如钙、磷、铜和铁等。但由于工作环境或环境污染等因素造成摄入过多，将引起细胞代谢异常并选择性地沉着在某些脏器内。如硅沉着病（矽肺）、石棉肺、铍沉积病和病理性钙化等。

矿业固体废物（solid wastes from mines） 开采和选矿、洗矿过程中产生的废弃物，主要是采矿废石和尾矿。大量堆存则占用土地，污染水体和空气，甚至造成滑坡、泥石流等灾害。

矿质水（mineral water） 含有一定数量特殊矿物质的水。矿物质包括微量化学成分、气体组分与放射性元素。天然的称矿泉水，有的可以饮用；另有较高温度的温泉水、地热水等，有保健作用，常见的有碳酸水、硫化氢水、铁水、碘水、溴水、硅酸水、氯化钠水、碳酸氢钠水等。有些可用于工业（如提炼食盐、碘、硼、溴、锂等或取暖）。人工制造的称矿物质水，主要供饮用。

框移突变（frameshift mutation） 见移码突变。

眶底骨折综合征（orbital floor fracture syndrome） 外伤造成的眶底骨折产生的一系列临床表现。症状为眼眶周围瘀斑、眼球内陷、运动困难、复视，眶下神经分布区感觉减退等。X线可显示出骨折。对症治疗或手术。

眶骨骨髓炎（orbital osteomyelitis） 发生在眼眶诸骨的急慢性炎症。急性阶段表现为局部红肿疼痛、眼睑水肿、眼球突出及运动障碍，并向对侧偏斜。慢性者可破溃形成瘘管。如骨髓炎位于深部，可有眼知觉缺失、上睑下垂、眼球运动障碍、视觉丧失及持续性疼痛。X线检查有助于诊断。治疗：处理原发病；抗生素控制炎症；瘘管剔出及死骨取出等。

眶骨膜炎（periorbititis） 覆盖于眶骨表面的一层纤维性结缔组织的炎性病变。成人感染多来自鼻窦，婴儿多来自上颌骨的牙蕾。婴儿突然发热，不吃奶，下睑及面部红肿、结膜充血，严重时出现眶蜂窝织炎症状。治疗：早期大量使用广谱抗生素。

眶尖综合征（Rollet syndrome, orbital apex syndrome） 其他名称：罗莱综合征。由副鼻窦炎的蔓延引起的眶上裂或视神经孔处的骨膜炎所造成，或者肿瘤、脊索瘤等侵袭此区所引起的综合征。常继发于眶内肿瘤、眶骨骨折、副鼻窦炎、蝶骨嵴脑膜瘤、海绵窦炎性血栓等。临床表现为动眼、滑车神经，展神经及三叉神经眼支的功能障碍，兼有视力障碍，但没有局部炎症性表现。

眶距增宽症（orbital hypertelorism） 一种两侧眼眶间距离较正常人为宽的先天性颅面畸形。正常成年人的眶距为30mm左右，眶距增宽症严重者可达60mm以上。治疗：必要时手术。

眶内异物（foreign bodies in orbit） 因外伤、手术等原因使异物进入并潴留在眼球以外的眶内软组织。铜等金属异物可引起化学性刺激反应；植物性异物往往引起明显的炎症反应及瘘管形成；其他金属异物或矿物性异物一般可长期存留在眶内不产生明显症状，有的包裹形成包块压迫神经产生持续性疼痛。X线及超声检查分别对金属及非金属异物的诊断有帮助。治疗：铜或植物性异物原则上应手术取出。

眶上裂综合征（superior orbital fissure syndrome） 由眶上裂区域的眶骨膜炎、骨折、肿瘤或颅内动脉瘤等引起眼部运动和感觉神经麻痹及静脉回流障碍。临床表现为患侧眼眶疼痛，球结膜血管充盈扩张，眼球突出并固定不能运动，上睑下垂，上睑皮肤感觉障碍，瞳孔散大对光反射消失，角膜和同侧颜面部知觉丧失，眼底视网膜静脉怒张，视乳头水肿。累及眶尖时视神经受波及还会出现视力障碍。

窥阴癖（症）（voyeurism） 暗中窥视陌生异性的裸体、脱衣或性行为来达到性兴奋，并在窥视当时或事后回忆以手淫

获得性满足。很少对窥视对象实施性行为。几乎仅见于男性。治疗：行为疗法为主，疗效不肯定。

奎肯施泰特试验（Queckenstedt test） 其他名称：压颈试验、颈静脉加压试验。简称奎氏试验。脑脊髓腔通畅试验。正常时，压颈静脉脑脊液压迅速上升；椎管阻塞时指压颈静脉，脑脊液压不上升。

奎尼丁（quinidine） Ⅰa类抗心律失常药，奎宁的异构体。用于慢性室上性和室性心律失常、心房扑动和心房颤动。制剂：硫酸奎尼丁片剂、胶囊剂。严重心肌损害病人、孕妇、哺乳期妇女、低钾血症及肝、肾功能不全者禁用。

奎尼丁晕厥（quinidine syncope） 奎尼丁治疗中突然发生的晕厥。与剂量无直接关系。常在应用维持量时，服药2～3h后发生。表现为意识丧失、呼吸停止，乃至抽搐。部分心电图证实为短暂的室颤。晕厥有时可自行恢复，也可引起猝死。可用克分子乳酸钠溶液静脉注射或5%碳酸氢钠溶液滴注以及电除颤等抢救。

奎宁（quinine） 其他名称：金鸡纳霜。金鸡纳树皮及其同属植物树皮中的主要生物碱。用于治疗疟疾，主要作用于疟原虫红细胞内期。因其抗疟作用弱而不良反应较多，现已少用。制剂：硫酸奎宁片剂；二盐酸奎宁注射剂。有心肌病病人和孕妇禁用。静滴时应密切观察心脏功能。

溃疡（ulcer, ulcerating sore） ①皮肤或黏膜坏死脱落后形成的组织缺损。溃疡较糜烂为深。主要原因是局部感染、外伤、血液循环障碍、营养功能失调或神经系统反射性营养障碍等。如发生在胃或十二指肠黏膜，分别称为胃、十二指肠溃疡；发生在小腿，称小腿溃疡。恶性肿瘤坏死后形成的称为恶性溃疡。②中医症状名。疮面破溃的疮疡。

溃疡膜性咽峡炎（ulceromembranuos angina） 见樊尚咽峡炎。

溃疡性睑缘炎（ulcerative blepharitis） 葡萄球菌感染所致的睑缘炎症。症状较鳞屑性为重，皮脂腺分泌更多，干后结痂，将睫毛黏着成束。去除痂皮可见睫毛根部有出血性溃疡及小脓疱。常因毛囊破坏而造成倒睫、睫毛乱生或秃睫。同时常伴有慢性结膜炎、溢泪、周围皮肤湿疹或睑外翻。予抗生素或磺胺眼膏治疗，并力求彻底，不可中断。

溃疡性结肠炎（ulcerative colitis, UC） 一种炎性肠病。由环境、遗传、感染和免疫相互作用所致。主要累及直肠、乙状结肠黏膜，甚至全结肠。病变主要限于大肠黏膜与黏膜下层，呈连续性弥漫性分布。多见于青中年。主要临床表现为反复发作的腹泻、黏液脓血便和腹痛等，并可发生严重的局部和远处并发症。确诊需X线及纤维结肠镜检查。可用激素与柳氮磺吡啶等治疗，严重者需手术。

溃疡性口炎（ulcerative stomatitis） 由链球菌、金黄色葡萄球菌、肺炎球菌、铜绿假单胞菌或大肠埃希菌等感染引起的口腔炎症。常见于急、慢性感染，长期腹泻等机体抵抗力下降时。口腔不洁有利于细菌繁殖而致病。治疗：增强抵抗力，保持口腔清洁，使用抗生素。

溃疡性牙龈炎（ulcerative gingivitis） 由一种梭形杆菌和螺旋体所引起的牙龈炎。多发生于身体衰弱和营养失调的儿童，如麻疹病人。主要症状是牙龈迅速溃烂，容易出血和口臭，易发生广泛的口腔黏膜坏死。本病具有接触传染性，应注意食具等的消毒隔离。治疗：加强营养、身用维生素B₂、维生素C等，过氧化氢液漱口，局部及全身应用抗生素。

昆布（kelp, Thallus Laminariae, Thallus Eckloniae） 中医药名。海带科植物海带或翅藻科植物鹅掌菜的叶状体。咸、寒。归肝、胃、肾经。功能消痰、软坚、行水。治：瘰疬、瘿瘤、颈项渐粗、胸膈满塞；脚气浮肿。

昆虫纲（Insecta） 其他名称：六足纲。节肢动物门中种类最多的一纲，达75万种以上。成虫分为头、胸、腹3部，有触角1对、足3对，借气管呼吸。纲内有多类重要病媒昆虫，如蚊、蝇、白蛉、虻、蠓、蚋、蚤、虱等。节肢动物门中以昆虫对人体危害最大。

醌（quinone） 共轭环二酮类化合物。多是酚类的氧化产物，例如对苯醌、邻苯醌等。具有醌式结构的有机化合物大多有颜色，它们是许多染料和指示剂的母体结构。

醌循环（quinone cycle） 脂溶性可移动的泛醌在膜内通过氧化

还原反应，反复传递电子和从基质泵出氢的过程。氧化型泛醌接受一对电子，并从基质中摄取质子。每对电子通过泛醌-H_2-细胞色素 c 还原酶复合物有 4 个质子被转运到内膜外。

扩布性兴奋（diffusion excitation）　细胞膜受刺激后产生的能扩布到邻近细胞膜的动作电位。通常所说的兴奋就是指扩布性兴奋。

扩散（diffusion）　在两个不同浓度的同种溶液的界面上，高浓度侧的溶质分子向低浓度侧作净移动的现象。细胞膜两侧的物质的扩散方式有：①脂溶性物质通过溶解于膜的脂质中，然后靠膜两侧的电化学梯度作单纯扩散；②非脂溶性物质借助细胞膜上的载体蛋白、通道蛋白作易化扩散；③物质通过细胞膜上直径约 0.8nm 的小孔直接进行扩散。上述 3 种扩散均属于物质的被动转运。

扩散性钙（diffusible calcium）　成人体内总钙量约为 700～1 300g，其中 1% 分布于细胞外液与软组织中，存在于血浆中的约有 350mg。正常血钙浓度为 2.25～2.75mmol/L（9～11mg/dl）。血清钙量的 50% 呈离子状态，为游离钙；约 40% 与血浆蛋白结合，为结合钙；另 10% 的钙与有机阴离子形成复合物，称复合钙。游离钙和复合钙可通过血管壁向外逸出，因此称为扩散性钙。

扩瞳药（mydriatic）　暂时阻断瞳孔肌和调节肌的神经支配，具有扩大瞳孔功能的药物。常用的有阿托品、后马托品、托吡卡胺等，主要用于眼底检查和验光。

扩展型细胞（expanding cell）　其他名称：非增殖细胞。进入 G_1 期后虽暂不继续增殖但未丧失分裂能力的细胞。这类细胞在增殖过程中逐步分化，并在体内执行一定功能，出生后这类细胞逐渐扩展，待器官成后，细胞很少分裂，但没有完全丧失分裂的能力。如肝、肾等细胞，只有当肝、肾组织大量损伤（或进行肝部分切除手术）后需增殖补充时，未损伤的细胞才离开 G_1 期，进入以后的增殖各期，完成细胞分裂。

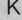

扩张（dilatation）　由于腔性器官（如消化道、心血管系统、胆囊、支气管等）阻塞或腔壁薄弱，腔内容物或腔内压力增加而引起的空腔扩大，甚至超过生理状况的最大限度。如慢性胃溃疡因瘢痕组织收缩所致幽门狭窄，或因溃疡周围水肿或幽门肌痉挛引起幽门功能性梗阻，使胃内容物大量潴留而致胃腔扩大。

扩张型心肌病（dilated cardiomyopathy，DCM）　其他名称：充血性心肌病。单侧或双侧心室扩大，心室收缩功能减退，伴或不伴充血性心力衰竭为特征的一类心肌病。病因未明。临床表现为心律失常、心力衰竭；检查有心脏扩大，心室收缩功能减退。诊断需排除特异性心肌病、地方性心肌病和其他常见心脏病。治疗：减轻心脏负荷、防治心力衰竭等对症治疗；严重者行心脏移植手术。

阔鼻（platyrrhiny）　家族性遗传，或外伤及不妥的鼻部手术后继发畸形。特点：构成鼻外侧壁的上颌骨额突肥大，且鼻腔两外侧壁间距过宽，中线结合部的骨板宽而平，且有增生的骨痂及结缔组织。因此，鼻外观宽阔，其状如蛙。治疗：可行鼻整形术。

阔节裂头绦虫（*Dibothriocephalus latum*）　寄生于人及猫、犬等肉食类动物小肠内的一种绦虫。成虫体长可达 10m，有 3 000～4 000 个横阔的节片，头节背腹面有纵行吸槽。第一中间宿主是剑水蚤，第二中间宿主是淡水鱼类。

阔韧带内肌瘤（intraligamentary myoma）　妇科肿瘤。在阔韧带前后两叶中间生长的子宫肌瘤。可压迫下方的输尿管和髂血管。治疗：切开阔韧带摘出肌瘤，必要时切除子宫。

阔韧带囊肿（cysts of broad ligaments）　起源于中肾管、中肾小管、副中肾管残迹的囊肿，而非真性肿瘤。典型的阔韧带囊肿是副中肾管起源，位于阔韧带内，单房，内含透明浆液，体积较大，直径 8～15cm。子宫可被推向一侧，输卵管往往紧贴囊肿表面而被牵拉成扁平而细长。较大时可出现压迫症状。治疗：手术切除，注意保留卵巢及输卵管。

阔韧带内妊娠（intraligamentary pregnancy）　其他名称：腹膜外妊娠。受精卵在阔韧带两叶之间生长发育。临床有停经、腹痛、阴道流血等表现，与腹腔妊娠相同。胎盘发育常欠佳，以致胎儿生长迟缓，但也有很多胎儿发育正常。到妊娠足月时产妇常表现为假临产，以后胎儿死亡。腹部 B 超及 X 线摄片有助于诊断。治疗：剖宫产。如剥离胎盘有困难，为避免大出血，可将胎盘保留原处，待以后再次手术。

阔韧带撕裂综合征（broad ligament laceration syndrome）　产伤或外伤所致阴道裂伤出血时，上行的血肿使阔韧带分离，造成阔韧带内出血或血肿而出现的一组症征。表现为腹痛、尿频、尿急、尿潴留、便秘、腰痛、性交困难、痛经、贫血，有腹膜刺激征。治疗：手术。

阔韧带真性肿瘤（true tumor of broad ligaments）　起源于胚胎发育过程中退化组织的残迹或韧带本身组织的肿瘤。肿瘤长到一定程度时，可引起周围组织、器官移位或受压，出现月经失调、输尿管及肾盂积水、大小便困难、盆腔静脉曲张、淤血及下肢水肿等。恶性肿瘤尚有贫血、消瘦、恶病质等。检查可发现下腹部肿块，阴道受压变形，宫颈上移，子宫偏向对侧。静脉肾盂造影可发现肾盂或输尿管受压。治疗：手术切除肿瘤，恶性瘤应配合放疗、化疗。

L

垃圾焚烧（refuse burning，waste incineration）　利用焚烧炉焚化垃圾的过程。垃圾经焚烧处理可减小体积，便于填埋，节约用地，还可杀灭各种病原体，也可转化有毒有害物质的性质和回收热能。垃圾焚烧是传统的垃圾处理方法，会排放烟尘和二噁英等大气污染物，应采取大气污染防治措施。

拉德（rad）　已废除的吸收剂量的非法定计量单位。符号"rad"。是 1953 年在哥本哈根召开的国际放射学会议上由国际辐射单位和测量委员会（ICRU）建议采用的吸收剂量单位，当时定义为"每克组织中吸收 100erg 的能量为 1rad"。1rad=0.01Gy。

拉菲特三联征（Laffite trilogy）　十二指肠腹膜后破裂的特征。手术时发现的十二指肠旁的腹膜血肿、气肿和壁腹膜的黄绿色为此征。

拉丰征（Laffont sign）　宫外孕破裂的征象。可表现为病人骨盆疼痛，清醒后上腹部、背部、肩胛骨、胸骨后疼痛。

拉赫尔征（Larcher sign）　死亡的真性征象。表现为被眼睑遮住的巩膜在死亡后 1h，由于枯变为混浊，白灰色。

拉米夫定（lamivudine）　其他名称：贺普丁。抗病毒药。用于乙型肝炎病毒复制的慢性乙型肝炎。制剂：片剂。过敏者禁用。妊娠期间慎用。

拉姆齐·亨特Ⅱ型综合征（Ramsay Hunt Ⅱ syndrome）　肌阵挛性小脑协调障碍。常染色体隐性遗传。多于少年期和青年期发病。主要临床表现为小脑功能损害，出现构音障碍、意向性震颤、辨距不良、轮替运动不能等。之前，病儿可有肌阵挛性大发作和智力减退。少数可有癫痫大发作和智力减退。

拉姆齐·亨特综合征（Ramsay Hunt syndrome）　①又称膝状神经痛、耳带状疱疹和亨特综或亨特神经痛。带状疱疹累及面神经和听神经，伴有同侧面部麻痹及外耳与鼓膜疱疹性水疱，可能伴有耳鸣、眩晕及听觉障碍。②少年型帕金森病。③进行性小脑协同失调。

拉尼娜现象（La Nina phenomenon）　其他名称：反厄尔尼诺现象、妮娜现象。指热带太平洋东部和中部表层海水温度大范围持续异常降低（连续 6 个月低于常年温度 0.5℃以上）的现象。常出现在厄尔尼诺现象之后，出现时对全球天气、气候的变化产生重大影响，但其影响程度较厄尔尼诺现象小，其成因至今尚无定论。

拉帕乌头碱（lappaconitine）　其他名称：高乌甲素。从毛茛科植物高乌头的根中分离出的二萜生物碱。氢溴酸盐有明显的止痛和局麻作用。适用于恶性肿瘤疼痛及其他顽固性疼痛。

拉庞泽尔综合征（Rapunzel syndrome）　其他名称：毛粪石综合征。较长的毛发或其他不能被人体消化的纤维在胃内扭成团，形成毛石，其尾端通过幽门进入空肠，甚至延续至回肠、结肠引起肠梗阻的一类病征。好发于青少年女性，有异嗜症，可出现腹痛、腹胀、恶心、呕吐、上腹包块等表现，胃镜可确诊。治疗：手术。

拉萨尔糊（Lassar paste）　其他名称：水杨酸氧化锌糊。用凡士林作基质制成的糊剂。组成：水杨酸、氧化锌、淀粉。用于治疗湿疹等。

拉塞尔-西尔弗综合征（Russell-Silver syndrome）　表现为生长发育迟缓，智力障碍，三角形小脸，两侧肢体不对称，小指为斜指，第 2、3 脚趾并趾，伴尿道下裂和后尿道瓣膜的常染色体显性遗传性疾病。

拉塞格试验（Lasègue test）　其他名称：拉塞格征。直腿抬高试验。病人仰卧，两下肢伸直放平。先抬高健侧下肢，记录能抬高的最高高度，再抬高患侧下肢，当抬高到产生腰痛和下肢放射性痛时为阳性。记录其高度。如右侧 35°（＋）、左侧 85°（－）。见于脑膜刺激征、坐骨神经痛、腰椎间盘突出、脊髓神经根炎、腰骶神经根炎等。

拉塞格综合征（Lasègue syndrome）　其他名称：弱视性癔症性瘫痪症候群。癔症的一种表现形式。多见于女性。表现为病人闭眼时突然发生单侧肢体感觉丧失和瘫痪，常伴其他癔症症状。无阳性病理体征。治疗：精神治疗。

拉森综合征（Larsen syndrome）　其他名称：腭裂先天性脱位综合征。间叶组织发育障碍所致的常染色体隐性遗传病。表现为腭裂、面部扁平、多处关节先天性脱位及足畸形。治疗：部分病变可手术。

拉沙热（Lassa fever）　西非的一种由拉沙病毒所致的高死亡率流行性急性传染病。拉沙（Lassa）为尼日利亚一城市名。啮齿动物为传播媒介。以血管和内脏受损为主，起病缓慢，体温逐渐升高伴头痛、肌痛、呕吐、腹痛和腹泻、咽充血、淋巴结肿大；重症病人皮肤和黏膜出血、昏迷、抽搐、休克和少尿，病死率达 30%～50%。荧光抗体检测阳性或检出病毒可确诊。免疫血清有一定疗效。

拉斯特征（Lust sign）　颈椎结核的体征之一。检查者观察病人的姿势，见其常用手托着下颌或头部，使头部保持于向前微倾姿势，即为此征阳性。主要见于颈椎结核。

拉特克囊（Rathke pouch）　胚胎第 4 周时，原始口腔顶部外胚层上皮细胞增生、向顶部突出形成的一个囊状结构。以后分化为腺垂体。

拉特纳-维肯尔征（Ratner-Vikker sign）　在病人一般情况尚好的情况下，腹前壁右上象限的肌肉长时间持续紧张即为本征。是胃和十二指肠隐蔽性穿孔的特征。

拉西地平（lacidipine，lacidil）　其他名称：司乐平、乐息平。抗高血压药（二氢吡啶类钙拮抗药）。用于高血压。制剂：片剂。低血压病人慎用；孕妇禁用。

蜡疗法（kerotherapy）　一种传导疗法。利用加热熔化的石蜡作为温热介质接触体表，将热能传给机体治疗疾病。常用的有刷蜡、浸蜡、盘蜡疗法、蜡布、蜡袋法、石蜡绷带法、喷雾法、浇法、面部涂蜡法、阴道石蜡栓塞法以及眼科疾病蜡疗法等。

蜡样管型（waxy cast）　由颗粒管型、细胞管型在肾小管中长期停留变性或直接由淀粉样变性的上皮细胞溶解后形成。质地较厚，呈淡灰或淡黄色，折光性强，边缘清楚，一端稍扭曲或呈断裂状。见于慢性肾小球肾炎晚期、肾功能不全及肾淀粉样变性时。

蜡样屈曲（waxy flexibility）　在木僵基础上，病人的肢体可任人摆布，放在各种位置并可维持较长时间不变，形似蜡塑。见于紧张型精神分裂症。

蜡样芽孢杆菌食物中毒（bacillus cereus food poisoning）　由活菌或肠毒素引起的肠炎。蜡样芽孢杆菌是需氧芽孢杆菌，分布于各种谷类如米、面粉及土壤与尘埃中，其芽孢不能被加热煮沸杀死，在适宜温度下可大量繁殖，存在食物中形成芽孢与产生肠毒素，媒介食物为隔夜剩饭等。由于摄入大量活菌引起者潜伏期 8～16h，以腹痛、水样便为主。由于肠毒素引起者潜伏期 1～6h，以呕吐为主，少数继以腹泻，与葡萄球菌毒素性食物中毒相似。病程短，一般不超过 12h。无需特殊治疗。

瘌痢药膏（Unguentum Acidi Salicylici Compositum）　其他名称：秃疮膏。外用杀菌药。组成：水杨酸及升华硫磺的淡黄色油脂性半固体制剂。具有溶解角质、抑制真菌生长的作用。主治头部黄癣及发癣等。

辣椒红素（capsorubin）　天然食用色素。存在于辣椒中，性状类似胡萝卜素，不溶于水而溶于乙醇及油脂，耐热性及耐酸性均好。可用于罐头食品的着色，亦可作饮料着色。

蝲蛄（cambaroides）　其他名称：鳌虾、大头虾。头胸部呈长卵圆形，前 3 对步足都有鳌，第 1 对特别发达，栖息在山溪及河川中。其中有几种是卫氏并殖吸虫的第 2 中间宿主。如我国的东北蝲蛄、锐刺蝲蛄及朝鲜蝲蛄。

来回吸收系统（to and fro absorption system）　气流来回密闭式麻醉机的一个组成部分。当该麻醉机与病人密闭面罩或气管导管衔接并通入氧气时，病人呼出的气体经过二氧化碳吸收罐进入呼吸囊，吸气时，气体重新通过二氧化碳吸收罐进入肺中。具有阻力小的特点，适用于小儿开胸手术。

来苏儿中毒（lysol poisoning）　误服来苏儿引起的中毒。口腔、咽喉、食管、胃肠道有灼伤及坏死等改变。病人出现剧烈疼痛、恶心、呕吐、吞咽困难、粪便带血、尿少、尿毒症、黄疸等症状。严重者有昏迷、全身痉挛、瞳孔缩小、呼吸循环衰竭等。治疗：迅速口服牛奶或蛋清，尔后反复洗胃，注入植物油；导泻；补液及电解质；控制感染；救治呼吸循环衰竭等。

莱丁征（Ladin sign）　妊娠早期体征之一。妊娠早期子宫峡部受激素影响而变软。于第 5～6 周时内诊可见此征。于子宫前壁正中线近宫体颈交界处，指触有一柔软波动感区。

莱菔子（Semen Raphani, radish seed）　其他名称：萝卜子。中医药名。十字花科植物莱菔的种子。辛、甘、平。归肺、脾、胃经。功能消食、散瘀消肿、下气、化痰利咽。用于食积气滞的胸闷腹胀、嗳气吞酸、泻痢不爽，以及痰涎壅盛的咳嗽痰多、胸闷气喘。

莱格-卡尔夫-佩尔特斯病（Legg-Calvé-Perthes disease）　见股骨头骨骺骨软骨病。

莱-麦综合征（Lhermitte-McAlpine syndrome）　其他名称：锥体外系-锥体系联合变性综合征、锥体束苍白球进行性变化综合征。症状在中年后出现，有周期性兴奋与抑郁，起病隐袭，进展缓慢；下肢疼痛，感觉异常及僵硬；发音困难，吞咽困难，不自主地哭笑；进而发生精神衰退，表情淡漠；肌张力增高；手的姿势与帕金森病相似，腕部伸直，掌指关节屈曲；腱反射亢进，踝阵挛，巴宾斯基征阳性。可见于流行性脑炎。

莱梅尔综合征（Lemmel syndrome）　十二指肠憩室压迫胆总管，阻碍胆汁和/或胰液排泄，引起梗阻性黄疸和/或胰腺炎的一组病征。除黄疸、胰腺炎外，还可表现为上腹饱胀、腹痛、恶心呕吐、反酸等。内镜下逆行性胰胆管造影有助于诊断。予保守和手术治疗。

莱-默肌营养不良综合征（Leyden-Möbius muscular dystrophy syndrome）　肢带肌营养不良综合征。家族性常染色体隐性遗传疾病。20～30 岁间发病多见。通常发病后 20 年内，首先侵犯上肢近端肌肉者，逐渐累及骨盆带肌肉；而首先侵犯骨盆带肌肉者，逐渐累及肩胛肱带肌肉。

莱姆病（Lyme disease）　由伯氏疏螺旋体（*Borrelia burgdorferi*）感染所引起的多系统炎性改变，是以蜱（tick）为主要传播媒介的自然疫源性疾病。临床表现为慢性炎症性多系统损害，除慢性游走性红斑和关节炎外，还常伴有心脏损害和神经系统受累等症状。神经系统损害为脑膜炎、脑神经炎及末梢神经炎，被称为莱姆病神经系统三主征。少部分病人可出现心动过缓、房室传导阻滞，以及膝、踝、肘关节受累，肿痛。本病诊断主要依据：典型流行病学史、临床表现和实验室检查。治疗：常选用阿莫西林、青霉素及头孢菌素。

莱穆瓦耶综合征（Lermoyez syndrome）　其他名称：耳聋-耳鸣-眩晕综合征。常突然起病，并有复发倾向，在耳聋、耳鸣症状发生后随之出现眩晕，而在眩晕发作后耳聋、耳鸣等耳蜗症状减轻或消失。

莱施-奈恩综合征（Lesch-Nyhan syndrome）　体内嘌呤代谢过程中的关键酶次黄嘌呤鸟嘌呤磷酸核糖基转移酶缺陷引起的一种 X 染色体连锁隐性遗传疾病。其主要病症为精神发育迟缓、强直性脑麻痹、舞蹈性手足徐动症、强迫性自残等，而血尿酸和尿尿酸水平升高以及肾尿酸结石形成只是其一个伴随现象。

莱特尔综合征（Reiter syndrome）　其他名称：赖特综合征。以关节炎、尿道炎和结膜炎三联征为特征的一种特殊临床类型的反应性关节炎。可表现为尿频伴尿急和尿痛、发热、浑身酸痛、关节痛、腰背痛、结膜炎、虹膜炎、口腔黏膜溃疡

等。因反复发作可引起肌肉萎缩，脓疱样或红斑样皮肤损害。易复发。予对症治疗，用肾上腺皮质激素可治愈。

莱特勒-西韦病（Letterer-Siwe disease）　小儿朗格汉斯细胞组织细胞增生症。组织细胞增生症 X 的一种类型。多于 1 岁以内发病，主要表现为出血性倾向、不规则发热、皮疹、肝脾增大、肺部广泛浸润、面色苍白、耳溢脓、全身淋巴结肿大、进行性贫血等。常有咳嗽、呼吸困难、肺炎、腹泻。

莱维综合征（Lévi syndrome）　阵发性甲状腺功能亢进。少数甲亢病人其症状明显期与静止期交替出现。表现为易激动、多汗善悸，心率快，反射亢进，基础代谢率增高，游离甲状腺激素（FT₃、FT₄）增高。按甲亢进行治疗。

莱希综合征Ⅱ型（Lahey Ⅱ syndrome）　其他名称：淡漠性甲状腺毒性发作综合征。毒性甲状腺肿的一种类型。常见于老年甲亢病人，症状有无力、情绪低落、体温正常或低热、谵妄和激动，可见各器官系统代偿失调。治疗：同毒性甲状腺肿。

赖氨酸（lysine, Lys）　人体必需氨基酸。20 种蛋白质氨基酸之一。鱼、肉、卵黄等动物性蛋白质中含量较多，植物性食物中以豆类、酵母蛋白等含量较多，谷类蛋白质中含量较少。成人每日最低需要量为 12mg/kg（FAO/WHO 1973）。赖氨酸在维持人体氮平衡中特别重要。体内如缺乏赖氨酸则引起蛋白质代谢障碍及功能障碍，导致生长障碍。儿童发育期、患病后恢复期和妊娠哺乳期，对赖氨酸的需求更高。

赖芬斯坦综合征（Reifenstein syndrome）　见雄激素不敏感综合征。

赖利-戴综合征（Riley-Day syndrome）　见家族性自主神经系统功能障碍。

赖诺普利（lisinopril）　其他名称：捷赐瑞、金诺安。依那普利的赖氨酸衍生物。抗高血压药，血管紧张素转换酶抑制药。用于中度、重度高血压，心力衰竭，急性心肌梗死。制剂：片剂。服药时，肾功能损害者应定期测血钾、血尿素氮及肌酐；一般病人测白细胞和尿常规；应用利尿剂、心力衰竭、脱水及钠耗竭病人对本药敏感，必须从小剂量开始。

赖-史综合征（Riley-Smith syndrome）　多发性血管瘤及假性视神经乳头水肿无脑积水的巨头。病因不明的先天性疾病。表现为出生即呈巨头；视神经盘模糊，假性视神经乳头水肿，视力及视野正常；皮下血管瘤；反复肺部感染，肺纤维化。治疗：对症处理。

赖特综合征（Reiter syndrome）　见莱特尔综合征。

赖希曼征（Reichmann sign）　胃排空障碍的征象。于病人晨起空腹时（至少禁食 8h）置胃管抽取胃内容，如胃液中含有酸性食渣即为此征阳性。此征是胃酸分泌过多和幽门梗阻的特征，有确诊意义。常见于：各种胃酸分泌过多性疾病；各种原因所致的幽门梗阻；手术后幽门狭窄、胃吻合口梗阻等。

赖歇尔综合征（Reichel syndrome）　其他名称：腱鞘关节周围软骨化生综合征。关节腔内滑膜组织化生形成软骨结节和游离体所致的一组症状。青壮年男性多见。膝、髋、肘、肩关节等可受累，局部肿胀，运动受限，关节腔内有游离体，滑液增加。对症及手术治疗。

兰伯特-伊顿肌无力综合征（Lambert-Eaton myasthenic syndrome）　由于运动神经末梢乙酰胆碱的释放减少，使神经肌肉传导障碍，导致的四肢近端肌肉无力，下肢症状重于上肢；消瘦，易疲劳，行动缓慢。多数伴发于癌肿，以小细胞肺癌最多见。

兰索霍夫征（Ransohoff sign）　胆汁性腹膜炎的征象。表现为腹部脐周围皮肤局限性发黄。

兰索拉唑（lansoprazole）　其他名称：达克普隆。抗溃疡病药。用于胃溃疡、十二指肠溃疡、吻合口溃疡、反流性食管炎、佐林格-埃利森综合征等。制剂：片剂、胶囊剂。有药物过敏史、肝功能障碍及老龄病人慎用。

阑尾（vermiform appendix）　其他名称：蚓突。从盲肠下端后内侧壁向外延伸的细管状器官。外形酷似蚯蚓。长度因人而异，一般为 7～9cm。位置变化较大，造成诊断阑尾炎的困难，多数位于右髂窝内。管壁内含有很多淋巴小结。近来的

研究认为阑尾是与产生抗体有关的中枢淋巴组织。

阑尾穿孔（appendiceal perforation）　急性化脓性和坏疽性阑尾炎时，阑尾因梗阻、积脓、腔内压上升或血管发生栓塞，以致阑尾部分或全部坏死而发生穿孔。一般在穿孔后易引起弥漫性腹膜炎，但如在穿孔前阑尾已被大网膜及其邻近肠袢包绕，则形成局限性炎性肿块或周围脓肿，需及时手术。

阑尾动脉（appendicular artery）　回结肠动脉回肠支供应阑尾的分支。有时可分为2～3支，下行经回肠末端后方进入阑尾系膜，并沿阑尾系膜游离缘直至阑尾尖端，沿途分支至阑尾。

阑尾蛔虫病（appendiceal ascariasis）　蛔虫钻入阑尾腔内引起类似阑尾炎的病症。蛔虫进入阑尾继发感染可发生急性阑尾炎。特点是阵发性剧烈腹痛，间歇期明显减轻，右下腹有压痛，但腹肌柔软。若阑尾已发生坏疽或穿孔，则难以与一般急性阑尾炎鉴别。

阑尾假黏液瘤（pseudomyxoma of appendix）　阑尾的真性肿瘤。可以种植于腹膜而扩散至全腹腔，具有恶性肿瘤的特点，与阑尾黏液囊肿不易区别，只有在并发腹膜转移或切除后病理检查才可分辨。治疗：彻底手术切除，包括已种植的组织和器官；药物腹腔灌注。

阑尾类癌（carcinoid of appendix）　阑尾最常见的肿瘤。体积小，症状不明显。恶性，可侵犯系膜或腹膜。治疗：癌＜1cm且局限于阑尾而无转移时，行阑尾切除。当术中未发现而术后病理发现阑尾类癌时，年轻者可再次手术；年迈体弱者可不再手术而观察其变化，因类癌可随年龄增长而发生退化改变。

阑尾逆行切除术（retrograde appendectomy）　一种阑尾切除术式。找到阑尾，有时阑尾远端暴露困难，可先切断阑尾根部，以后逐步显露处理远端。

阑尾黏液囊肿（appendiceal mucocele）　一种并非真性肿瘤的潴留性囊肿。无感染时与慢性阑尾炎相似，可扪到圆形肿物。如有急性感染，则出现急性阑尾炎症状与体征，与急性阑尾炎很难鉴别。彩超、X线钡餐检查可助诊断。手术要完整切除，勿使囊肿破裂，因与真性肿瘤的囊肿不易区别。真性肿瘤囊肿破裂后可扩散种植于腹膜。

阑尾切除术（appendectomy）　切除阑尾及其系膜，将已结扎的阑尾残端内翻埋入盲肠腔内。适用于急性化脓性阑尾炎；经非手术疗法治疗无效的单纯性阑尾炎；坏疽、穿孔性阑尾炎并发腹膜炎；反复发作的慢性阑尾炎；阑尾肿瘤、黏液囊肿及寄生虫病等。

阑尾腺癌（adenocarcinoma of appendix）　源自阑尾黏膜上皮的恶性肿瘤。原发性阑尾腺癌少见。症状不明显，仅类似阑尾炎发作。

阑尾[穴]（lanwei，EX-LE 7）　中医穴位名。经外奇穴。位于小腿前外侧，足三里穴直下1～2寸间，压痛点明显处。治急、慢性阑尾炎，急性或慢性肠炎，下肢瘫痪或麻痹，足下垂等。直刺1.5～2寸。

阑尾血吸虫病（appendiceal schistosomiasis）　血吸虫卵沉积于阑尾壁内的炎性病变。在血吸虫病流行区常见。多数有腹痛、恶心、呕吐、右下腹压痛等阑尾炎的症状及体征。粪便中有时可找到血吸虫卵。

阑尾炎（appendicitis）　阑尾部由多种因素而导致的炎性改变。常见的腹部外科疾病。临床表现主要为转移性腹痛及右下腹部压痛、反跳痛，体温升高，中性粒细胞增多等。可分为急性和慢性两种。急性阑尾炎初起时有中上腹或脐周疼痛，以后转至右下腹。体检右下腹有压痛、反跳痛和肌紧张，可伴有恶心、呕吐（少见）、发热、白细胞增高等。病情严重时，阑尾穿孔，可引起局限性脓肿或腹膜炎。治疗：抗生素，手术等。慢性阑尾炎经常有右下腹隐痛和压痛，并可反复发作，以手术治疗为宜。

阑尾周围脓肿（periappendicular abscess）　阑尾周围脓液局限性积聚。急性阑尾炎在穿孔前已为大网膜和附近肠袢所包裹，穿孔后感染仅限于阑尾周围而形成脓肿，或因阑尾穿孔形成腹膜炎被局限而形成阑尾周围脓肿。右下腹可扪及边缘较清楚的固定肿块，触痛明显，有时可出现部分肠梗阻现象。一般先用非手术方法治疗，如不见好转则采用手术治疗。

蓝鼓膜（blue drum）　耳镜检查鼓膜呈现蓝色或蓝黑色。因鼓室内含有色液体或含血肿。原因未明。见于鼓膜病变、颈静脉球突入鼓室、鼓室肿瘤、鼓室积血等。

蓝褴褛综合征（blue diaper syndrome）　其他名称：蓝色尿综合征。系一先天性代谢异常性疾病。其特征是新生儿出生后不久即发病，尿色发蓝，着染褴褛和衣物。尿液变蓝的物质是二分子尿蓝母，经氧化合成靛蓝素所致。

蓝色巩膜（blue sclera）　巩膜呈现深浅不同的蓝色。是由于巩膜变薄，透出眼内色素所致。见于先天性成骨不全症。

蓝氏贾第鞭毛虫（Giardia lamblia）　寄生于小肠的鞭毛虫的一种。具滋养体和包囊。前者倒梨形，有核1对，位于前端；轴柱1对，从两核间伸向后端，中部有1对副基体；鞭毛4对，分为前、中、腹及后鞭毛。后者长圆形、壁厚，壁与虫体之间有空隙，4个核。滋养体寄生于十二指肠，可致腹泻及消化不良等，儿童较多，有时可致胆囊炎。包囊为感染虫期，能借食物或水源传播。

蓝视症（blue vision）　其他名称：蓝视。将无色物体看成全面一致的蓝色。见于晶状体摘除后初期。

蓝肽（caerulein）　其他名称：黑蛙素。多肽的一种。肽链羧基末端5个氨基酸的组成与胰泌素、缩胆囊素完全一致，有缩胆囊素和胰泌素二者的生物活性，促胃液分泌作用相当于四肽胃泌素的30倍。

蓝油烃软膏（Unguentum Gnaiazuleni）　以脂肪性基质制成的蓝色芳香性、油脂性半固体制剂。组成：蓝油烃和水杨酸苯酯。具有消炎、促进组织肉芽再生和保护作用。用于辐射热、灼伤、皲裂、冻疮及促进伤口愈合等。

蓝藻抗病毒蛋白 N（cyanovirin-N，CV-N）　在蓝藻中发现的一种具有抗病毒作用的水溶性糖蛋白。CV-N可特异地、高亲和性地阻断 HIV 衣壳蛋白 gp120 与宿主细胞 CD4 受体的相互作用，有效减少 HIV 对细胞的感染，是一种新的广谱抗病毒药物。

蓝痣（blue nevus）　其他名称：真皮黑素细胞痣。起源于真皮的黑素细胞痣。分2型：①普通型，略隆起、圆顶、微硬、灰蓝到深蓝色、边界清楚的丘疹。覆以正常光滑皮肤。发生在任何部位。可终生存在而不恶变。②细胞型，较少见。淡蓝色或蓝黑色的硬结节，表面光滑，界限清楚而不规则。惯发于臀部或尾骶部，也可累及口腔、阴道黏膜。偶可突然扩大和溃破，变成恶性黑色素瘤。为了美容或预防恶变，可作局部切除或激光治疗。对恶变者宜行广泛切除。

懒惰白细胞综合征（lazy leukocyte syndrome）　其他名称：惰性白细胞综合征、迟钝白细胞症。粒细胞运动功能障碍而导致反复感染的一种综合征。特点是骨髓粒系祖细胞数目正常，但周围血中粒细胞减低；粒细胞吞噬和杀菌功能正常，但粒细胞对细菌的刺激反应低下。临床表现为反复发生口角炎、中耳炎、齿龈炎、呼吸系统感染及低热。治疗：抗生素，免疫增强剂；输血及血浆等。

懒惰连接处起搏点（lazy junction pacemaker）　少数起搏细胞分散在普遍心肌中。例如有房与腔静脉连接处、右心界沟附近的静脉组织中、冠状窦开口附近、房室环内及左房与肺静脉连接处。上述部位成群成簇的起搏细胞构成的起搏点。

懒蚂蚁效应（lazy ant effect）　一种社会心理效应。生物学家研究发现，蚁群中的大部分蚂蚁勤劳苦干，忙忙碌碌，少数蚂蚁却懒懒惰怠，东张西望。但当食物断绝或蚁穴遭到破坏时，苦干的蚂蚁无所适从，懒惰蚂蚁却能够带领蚁群转移到新的地方。这个效应说明，在一个集体中，除了需要许许多多扎实肯干的人，也需要一些勤于思索、开拓前进的人。

懒惰性窦房结功能（lazy sinus node function）　24h内多数心率＜50次/min的良性窦性心动过缓。是迷走神经紧张度强或某些药物引起。但需排除病态窦房结综合征。

烂疔（gas gangrene）　中医病名。由皮肤破损染毒，或湿热火毒蕴蒸肌肤而发。多发于手足。初起患处焮痛呈暗红色，迅速蔓延成片，继则疼痛剧烈，患处水肿，出现水疱，溃后出现淡棕色浆水，皮肉腐烂，周围转为紫黑色，疮面略呈凹

L

形。重证可伴高热头痛、神昏谵语。相当于气性坏疽。治宜清热解毒利湿，用黄连解毒汤、犀角地黄汤、三妙丸合方化裁。初起皮色暗者，以玉露散外敷；如皮色紫黑，可用蟾酥合剂或蟾酥饼涂敷患处。腐去以生肌散或生肌玉红膏盖收口。

烂喉丹痧（scarlet fever）　其他名称：喉痧、烂喉痧、疫痧、疫喉痧。即猩红热。中医病名。多发于冬春季。多因时疫疠之邪毒，从口鼻入于肺胃，上冲咽喉所致。发病迅速，症见咽喉红肿焮痛，喉核溃烂，全身皮肤呈现痧疹，并有寒战、发热、头痛等。初宜辛凉透表，中期则清热凉血解毒，恢复期则须滋阴扶正。

郎-甘-莱综合征（Lown-Ganong-Levine syndrome, LGL syndrome）　一种变异型预激综合征。由于窦房结的激动经由James通路绕过房室结迅速进入房室束所致。特征为心电图异常，P-R间期短（小于0.12s），QRS波群正常，伴房性心动过速，无预激波。

狼疮危象（lupus crisis）　系统性红斑狼疮的恶化表现。高热，全身极度衰竭和疲乏，严重头痛，显着腹痛，常有胸痛。还可有各系统的严重损害，如心肌炎、心力衰竭或大脑症状，常有癫痫发作、精神病和昏迷，伴发局部感染或败血症等。如肾脏受累，病情加剧，可导致严重衰竭，病死率很高。

狼疮细胞（lupus cell, LS cell）　系统性红斑狼疮病人血内出现的吞噬有狼疮小体的中性粒细胞或单噬细胞。狼疮小体被吞噬后，在胞质中形成均匀的包涵体，将胞核挤向一侧。在系统性红斑狼疮时出现狼疮细胞的阳性率约为60%。

狼疮性肺炎（lupus pneumonia）　系统性红斑狼疮病人约10%有狼疮性肺炎，其特征为肺部有斑状浸润，可由一叶转向另一叶。激素治疗能使阴影消失。

狼疮性肾病（lupus nephropathy）　系统性红斑狼疮所致的肾脏受累。临床表现有蛋白尿、血尿、高血压、水肿，最后可发生肾衰竭。应用肾上腺皮质激素免疫制剂等药物治疗；若有肾衰竭，则按慢性肾衰竭处理。

狼疮性肾病（lupus nephritis）　见系统性红斑狼疮肾损害。

狼疮性心包炎（lupus pericarditis）　系统性红斑狼疮的心脏表现。约60%～80%的系统性红斑狼疮病人有心包炎，临床能诊断者只占17%～50%。主要治疗为应用大剂量可的松，疗程要长。

狼疮性心肌炎（lupus myocarditis）　系统性红斑狼疮所致的心肌炎。表现为气短、心前区痛、心动过速、心脏扩大等。心电图可出现ST-T改变。治疗可应用皮质激素、免疫抑制剂等药物。

朗-德肌营养不良（萎缩）［Landouzy-Dejerine dystrophy（atrophy）］　其他名称：面肩肱型肌营养不良。一种遗传病，以侵犯骨骼肌为主，但不影响正常生命的症候群。多在12～14岁发病，首发症状常为上肢抬举无力，表情运动丧失，进而累及骨盆和腿部肌肉。常出现翼状肩胛，尿肌酐增多，血肌酐减少。治疗：锻炼、理疗。

朗格汉斯细胞（Langerhans cell）　皮肤表皮棘层的一类未成熟的树突状细胞。发生于骨髓，胞质内有伯贝克颗粒，是一种抗原呈递细胞。皮肤朗格汉斯细胞位于基底细胞层上，棘细胞层中，偶尔在真皮层中也可见到。该类细胞呈树枝状，具有胞饮及吞噬的功能，能接受皮肤中的变应原及抗原。朗格汉斯细胞可能是激惹起宿主对异体皮排斥的主要刺激细胞。

朗格汉斯细胞组织细胞增生症（Langerhans cell histiocytosis, LCH）　其他名称：组织细胞增多症X。一组以朗格汉斯细胞克隆性增生和聚集为特征的疾病。多见于儿童。病因与机体免疫系统功能紊乱有关，可单系统或多系统受累。包括嗜酸性肉芽肿、汉-许-克（Hand-Schüller-Christian）病、莱特勒-西韦（Letterer-Siwe）病。一般而言，年龄越小，患儿临床表现越重，发热、消瘦等全身症状明显，年长儿表现较轻，常见以骨质破坏为唯一表现。孤立的肺部病变几乎仅见于青年，特别是吸烟病人。X线及病理学检查可以确诊。治疗：联合化疗。对单灶性骨受累病人也可采用局部刮除术，滴入肾上腺皮质激素或局部低剂量放疗；对多系统受累的高危病人，提高化疗强度。

莨菪中毒（hyoscyamism, henbane poisoning）　食用植物莨菪引起的中毒。表现为口干、皮肤干燥潮红、头痛、瞳孔散大、脉搏细数、烦躁、谵妄、抽搐，重者血压下降、呼吸麻痹。迅速使用洗胃、导泻及毛果芸香碱解毒等急救措施，同时给予输液及其他对症治疗。

莨菪子（Semen Hyoscyami）　中药天仙子的别名。见天仙子。

劳埃德征（Lloyd sign）　肾结石的征象之一。病人俯卧位或坐位。肾区无压痛而有叩击痛即为此征阳性。对肾结石的诊断有参考意义。

劳动负荷（work load）　劳动时间和劳动强度之和。个体所能担负的劳动负荷量，依年龄、性别、体格、健康状况和锻炼程度而有所不同。可根据劳动者在完成某些工作前后的脉搏和氧消耗量等变化结果加以比较，再判定劳动负荷量是否适当，供组织劳动时参考。

劳动能力鉴定（assessment of labour ability）　对因病、伤、残疾而损害劳动能力者进行医学检查以判定其劳动能力丧失的程度以及代偿状况。供作休养、康复、医疗及安排工作的参考。

劳动强度（work intensity, labor strength）　人从事某一劳动所需要消耗的能量的程度。一般分轻、中、重3级。常用能量消耗或氧消耗作为区分指标。即根据单位时间（每分钟、每小时）的能量消耗或氧消耗，或用24h能消耗总量来划分劳动强度（表4）。

表4　以24h能量消耗总量划分劳动强度

劳动强度	能量消耗量/(kJ·24h⁻¹)	
	男性(体重65kg)	女性(体重55kg)
极轻体力劳动	10 042(2 400kcal)	9 205(2 200kcal)
轻体力劳动	10 878(2 600kcal)	10 042(2 400kcal)
中等体力劳动	12 552(3 000kcal)	11 715(2 800kcal)
重体力劳动	15 062(3 600kcal)	14 226(3 400kcal)
极重体力劳动	17 573(4 200kcal)	

劳动生理学（work physiology）　应用生理学的一个分支。其任务是研究人在各种生产环境中、使用各种生产工具从事各种劳动时的生理调节和适应规律，从而为合理组织劳动，改革生产技术、生产方法和改善生产环境、卫生条件提供科学依据，以保护和增进健康，减少疲劳，提高工作效率。

劳动卫生学（labour hygiene）　卫生学的一门分科。研究工农业生产中生产工艺过程、劳动过程和外界环境因素等对劳动者健康影响的规律，以改善劳动条件，预防职业病，减少病伤，保护和增进劳动者的健康并提高劳动能力。

劳宫（laogong, PC 8）　其他名称：五里、掌中、鬼路。经穴名。属手厥阴心包经。荥（火）穴。位于手掌心横纹中，第2、3掌骨之间（一说第3、4掌骨间）。治心痛、癫狂、痫证、中暑、晕厥及口舌生疮等。直刺0.3～0.5寸，艾炷灸3壮，或艾条灸3～5min。

劳倦（overstrain）　其他名称：劳伤。中医术语。内伤病名的一类。泛指劳累过度、七情内伤、房事不节、饥饱失常等虚损性因素致病。多伤及脾气与肾精。症状表现为困乏懒言、动则气喘、烦热自汗、心悸不安等。

劳拉西泮（lorazepam, ativan）　其他名称：氯羟二氮䓬、罗拉、氯羟去甲安定。抗焦虑药。作用与地西泮相似，但较地西泮强，并有显著的催眠作用。适用于治疗焦虑、失眠、癫痫及手术前用药。

劳力性心绞痛（exertional angina pectoris）　稳定型心绞痛的一种类型。心绞痛的发作由体力活动引起。Ⅰ级：较日常活动重的体力活动可引起；Ⅱ级：日常体力活动即引起；Ⅲ级：较日常活动轻的体力活动引起；Ⅳ级：轻微体力活动即引起。治疗：抗心绞痛药物，注意避免诱发因素。

劳力性呼吸困难（exertional dyspnea）　在体力活动时发生或

常随活动强度的加大而加重，休息后缓解或消失。是左心衰竭最早出现的症状，因运动使回心血量增加，左心房压力升高，加重了肺淤血。

劳淋（stranguria induced by overstrain）　中医病证名。淋证之一。指淋证之遇劳即发者。有肾劳、脾劳、心劳之分。症见小便淋沥涩痛日久、时作时止、遇劳即发、腰酸耳鸣、舌淡、脉弱。治宜健脾益肾，佐以清热利湿。

劳-穆-比综合征（Laurence-Moon-Biedl syndrome）　其他名称：遗传性腺激素功能不全综合征。常染色体隐性遗传疾病。表现为促性腺激素功能低下型性腺功能减退症、色素沉着性视网膜炎、肥胖、生长停滞、多指（趾）畸形、记忆减退、智力低下和痉挛性截瘫。实验室检查显示：性激素水平低。治疗：无特效疗法，可给予性激素。

劳疟（chronic malaria）　中医病证名。疟疾之一。指疟久不瘥，表里俱虚，小劳即复发。症见寒热时作、自汗、消瘦乏力、面色萎黄、胁下有痞块（疟母）、舌淡、脉细弱。治宜扶养正气、调和营卫、截疟，用何人饮加减疟药。

劳-塞综合征（Lawrence-Seip syndrome）　脂肪萎缩性糖尿病。常染色体隐性遗传病。出生时或出生后出现症状。表现为精神发育迟缓、糖尿病。病儿身材高大，全身脂肪营养不良、身体消瘦，呈早熟外观，肌肉发达，肝大，生殖器增大，心脏扩大。成年病人身材正常或稍微高大，头颅和手足肥大，肝大，心脏扩大，有高血压和糖尿病。

牢脉（hard pulse）　中医脉象的一种。脉似沉似伏，重按实而弦长。主阴寒积聚，如癥瘕、痞块、疝气等。脉来实大弦长、浮取、中取不应、沉取始得、坚牢不移。

老年白发（senile canities）　年老时头发变灰变白，是一种生理现象。常自两鬓开始，由少而多，先灰而后变成乳白色，向头顶部发展。数年后胡须、眉毛、鼻毛也变灰白。

老年病人护理（gerontal patient nursing, senile patient nursing）　一种特殊护理。重点应放在老年人尽快康复，早日起床，尽量保持或改善机体功能，让老年人能生活自理和保持身心健康。对于某些不可恢复的晚期病人，护理工作应尽可能减少其痛苦。除常规护理外还应注意：更要耐心细致、体贴和周到；要严密观察错综复杂的临床表现；改善食欲，增强营养；预防并发症的发生；保证给药途径的畅通，注意用药时易出现的不良反应和过敏反应；创造条件方便老人大小便及便后保持会阴部清洁、干燥；加强康复期功能训练；做好卫生保健的宣传教育；防止发生意外。

老年病特点（characteristics of senile disease）　老年人因器官的组织形态和生理功能随年龄的增长逐渐发生衰退导致的疾病表现、诊断、治疗及预后与年轻人不同的特点。①多病共存，可出现一病多症或一症多病。②发病缓慢，症状常不显著，易与一般生理性老年变化相混淆。③临床表现不典型，发热反应不如一般人明显，痛觉不敏锐，反应差，很多人常先出现神经精神症状。④发病诱因复杂，由于免疫功能低下，抗病能力减弱，原来就在人体内存在的不致病细菌，可使老年人感染发病，并常由多菌种引起。⑤容易发生并发症或出现脏器功能衰竭，如卧床久易发生压疮、肺炎、血栓-栓塞病、骨质疏松和大小便失禁等。治疗特别强调要注意早期活动，尽可能减少卧床时间，鼓励病人多下床活动，治疗措施要慎重及时，尽量做到早发现、早治疗。⑥药物治疗容易出现不良反应，对药物耐受性差而敏感性增加，因此，剂量应适当减少，可用可不用的药物最好不用，对肝肾功能影响较大的药物更要慎用。

老年病预防（prevention of senile disease）　预防老年人常见病及容易发生的意外危险。预防特点：①最基本的是通过体格锻炼、生活规律、思想修养、适当营养增强体质，提高机体抗病能力。②对一些微小变化要提高警惕，做到早期发现、早期诊断和治疗。③注意保护人体重要脏器的生理功能，注意心脑血管疾病预防。④警惕癌前期病变，尽量避免致癌因素。老年人中以肺癌、肠癌及胃癌较多见，应定期进行X线、B超及粪便潜血检查，警惕消化方面的症状，多吃些粗粮及含纤维素较多的青菜、水果，减少物理及化学刺激。⑤防止医源性疾病，特别是对药物比较敏感，无论在剂量还

是品种选择上均要非常慎重。⑥做好疾病治疗中的康复工作，无论哪种病都应尽早活动，保持肢体功能。⑦可适当用些抗衰老药物。⑧重视社会福利照顾。

老年护理学（geriatric nursing, gerontological nursing）　研究、诊断和处理老年人对自身现存的和潜在的健康问题的学科。是护理学的一个分支，与社会科学、自然科学相互渗透。研究自然、社会、文化教育和生理、心理因素对老年人健康的影响，探讨用护理手段或措施解决老年人的健康问题。

老年环（arcus senilis）　在角膜缘周围出现的灰白色混浊环。多见于老年人。是由于类脂质沉着的结果，无自觉症状，不妨碍视力。

老年基础医学（geriatric basic medicine）　研究衰老及老年性疾病的病因、机制及其防治措施的一门老年医学学科。包括研究老年人体各器官系统的组织形态、生理功能、生化免疫等的增龄变化以及老年期特殊疾病的病因、发病机制和病理生理过程。

老年急性阑尾炎（senile acute appendicitis）　特殊类型急性阑尾炎。老年人反应差，腹痛常不重，症状隐蔽，体征不典型，临床表现和病理变化不一致，很容易延误诊治，穿孔等并发症率都较高。B超检查可助诊断。治疗：及早手术。

老年急性主动脉夹层（senile acute aortic dissection）　高血压及动脉粥样硬化等导致主动脉内膜破裂，血液经裂口进入中层，使主动脉壁剥离的现象。主动脉窦联合部和峡部为好发破裂处。

老年康复（geriatric rehabilitation）　康复医学的一个分支，是针对65岁以上的老年人群功能障碍的预防、评定和治疗的方法。涉及的范围很广，既有正常老化的功能退变，又有伴随疾病造成的功能障碍，既针对老年期患病后的康复，又包括中青年残疾病人进入老年期后的康复。

老年康复医学（geriatric rehabilitation medicine）　研究将功能评定和康复治疗应用于老年人的一门老年医学学科。旨在针对老年人残疾和功能障碍进行康复，从而最大限度地恢复和发挥其潜在的能力及残存功能。

老年临床医学（clinical geriatrics）　研究导致老年人病残和过早死亡的常见病的学科，涉及所有的临床学科。

老年流行病学（geriatric epidemiology）　用流行病学的方法研究老年人常见病及多发病的发生、发展原因和分布规律，制定预防、控制这些疾病和促进老年人健康的对策与措施及评价其效果的一门老年医学学科。包括研究老年人人口构成、职业、地区分布及老年人口变动和发展趋势等。

老年麻醉（anesthesia of the aged）　对60岁以上老年人的麻醉。注意点：①老年人中枢神经系统呈退行性改变，多有心、脑血管硬化，易出现脑血栓形成、脑缺血或神志障碍。②胸-肺顺应性降低，常有闭塞性通气障碍，氧分压较低，术后易发生低氧血症。③合并高血压、冠心病者多，肝肾功能及解毒能力降低，药物代谢降低，可延长药物消除半衰期和药物效应。④血红蛋白减少，有一定程度脱水，体温易下降。⑤骨质增生、韧带钙化致椎管狭窄，穿刺困难，麻醉平面宽，术后并发症多。因此，应根据具体情况选择适宜的麻醉。

老年慢性粥样硬化性主动脉瘤（senile chronic atherosclerotic aortic aneurysm）　由于老年动脉粥样硬化侵入，引起主动脉中层弹力纤维和肌细胞广泛破坏，并被细胞基质和脂质所代替，使主动脉壁结构脆弱扩张形成的动脉瘤样改变。

老年皮肤病（senile dermatosis）　由于老年人全身或皮肤生理功能减退所引起的某些好发于老年人的常见皮肤病。

老年皮肤病学（geriatric dermatology）　研究老年人常见皮肤病生理病理变化及诊断和治疗的学科。

老年期（old age）　联合国规定并为中国所确认的标准为年满60周岁以上的人称老年人。由出生至老年是人类生命发展的自然规律。衰老是指细胞在形态、生化和生理功能等方面出现不可逆退行性改变。步入老年期，机体各器官、系统的功能均发生不同程度的衰老变化，日趋发展，最后导致细胞和机体的死亡。寿命的个体差异较大，衰老的速度与遗传、

环境等因素关系密切。因此，老年人要保持心态平衡、精神愉快、睡眠充足、膳食合理方能延年益寿。

老年期的记忆变化（memory changes in old age） 老年人记忆的特点是近事记忆不良，而远事记忆尚好。老年人对过去经历过的事情，甚至童年期的某些事情，往往记忆犹新；而对近期或眼前的事情却不容易记住。

老年期感觉［能力］变化（sensory changes in old age） 个体60岁以后在感觉能力上的改变。主要表现为：各种感觉器官功能的不敏感，包括视、听、味觉以及触、痛觉的不敏感，其中影响最严重的是视觉和听觉。

老年期精神病（senile psychosis） 老人因脑萎缩所致的进行性精神衰退。早期表现记忆减退，常伴有情感、性格异常，最后发展为痴呆。以对症治疗和护理为主。

老年期心理卫生（mental health in old age） 保持老年期个体心理健康、预防精神疾病的活动和措施。包括：指导老年人对退休和社会职能变化后的适应，调节与机体老化和疾病有关的心理反应，改善对社会环境的心理适应等。提高老年人的生活满意度是其主要研究内容。

老年期抑郁症（geriatric depression） 首次发病于60岁以后，以持久的抑郁心境为主要临床表现的一种精神障碍。是老年人群中患病率相当高的精神障碍。临床特征有情绪低落、孤独感、自卑感突出，更多的焦虑、激惹、认知功能障碍、迟滞、妄想观念和繁多的躯体不适症状，自杀率高等。这种抑郁心境不能归于躯体疾病或脑器质性疾病所致。一般病程较长，具有缓解和复发的倾向，部分病例预后不良，可发展为难治性抑郁症。

老年人（old people） 通常情况下，发达国家指65岁及以上的人群，发展中国家指60岁及以上的人群。我国目前通用标准为60岁及以上的人群。

老年人猝死（senile sudden death） 多因冠心病急性心肌缺血或心肌梗死导致心搏骤停引起突然的死亡。不少人并无先兆，有些人生前也未诊断为冠心病。老年人冠心病症状不典型或无症状，除与痛阈增高、感觉迟钝以及记忆力、判断能力差等因素有关外，也与冠状动脉侧支循环的形成和管腔逐渐发生狭窄和闭塞以及并存病多有关。

老年人钙化性主动脉瓣狭窄（calcified aortic stenosis of the aged） 老年人主动脉瓣膜变性钙化引起的瓣膜开放不全。多见于65岁以上老人。常不合并其他瓣膜病。无收缩早期喀喇音，主动脉瓣区第二音正常，可闻高调音乐样收缩期杂音。X线、超声检查可见瓣膜有钙化。予内科对症治疗，无效可考虑换瓣术。

老年人格改变（personality change of the aged） 老年人违反其平时的心理特征，表现出与他所处的时代和文化背景不一致的行为方式。表现为：孤独；不幸或苦楚的倾诉；注意力内收，多疑或不安全感，自私、贪小利和幼稚；情绪不稳，对冲动失去控制，脾气暴发及不恰当的行为；淡漠无欢，对平时的爱好不感兴趣。诊治：要特别注意排除器质性疾病。心理治疗有一定效果，但不巩固。对精神暴怒、冲动行为等表现，可选用适当的精神药物，剂量宜小，注意不良反应。多鼓励其参加集体活动，日常生活规律化，有良好作用。

老年人共病（older adults with comorbidity） 指2种或2种以上慢性病共存于同一个老年人的现象。这种慢性病不仅仅是老年人常见疾病（如高血压、冠心病、糖尿病等），还包括老年人特有的老年综合征或老年问题如跌倒、衰弱、睡眠障碍、营养不良、尿失禁、谵妄、抑郁以及药物成瘾等。

老年人急性肾损伤（senile acute kidney injury） 老年人急性肾损伤的发病率较一般人群为高；就某一具体老年人来说，其急性肾损伤常是多种病因共同所致；临床表现与一般人群急性肾损伤相仿，但常不典型，诊断标准与一般急性肾损伤相同，但常被延误诊断；防治原则与非老年人相同，但从预防着手更为重要。参见急性肾损伤。

老年人脑力活动（mental activity of the aged） 老年人的卫生保健，主要指思考和学习。脑力也和身体一样，要在不间断的运用和锻炼中保持其功能及健康。尽管老年人记忆力有所减退，反应也较迟钝，但由于有丰富的生活和工作经验，理解能力一般较强，在所熟悉的工作和劳动上，智力并不减退。脑力劳动可以增强中枢神经系统的活力，提高大脑皮质的正常功能，脑力活动停止，也会出现脑力的减退。饱食终日无所用心，对保持和运用老年人的智力不利，当然也要从实际出发，根据个人情况劳逸结合，适当地有规律地进行脑力劳动，不能过度紧张和劳累。

老年人社区获得性肺炎（senile community-acquired pneumonia） 发生在基本没有或根本没有接触医疗机构的老年人群中的肺炎。最常见的病原体为肺炎球菌，其次为流感嗜血杆菌和非典型病原体（如肺炎衣原体、肺炎支原体和军团菌）。症状和体征有发热、咳嗽、呼吸困难、呼吸急促、心悸。诊断根据临床表现和胸部X线检查。

老年人体力活动（physical strength activity of the aged） 老年保健的一类活动。生命在于运动，保持健康就要保持适当的体力活动，而且一定要持之以恒。体力运动可增强新陈代谢，改善血液循环，减少肌肉萎缩，保持和改善脏器的功能，使人保持旺盛的精力。适合老年人的运动有散步、慢跑、体操、太极拳、游泳、骑自行车及一些其他运动。有些家务劳动，以及对活动受限的老年人进行的肢体功能锻炼和康复训练也属于这个范畴，运动量应视个体情况而定，不宜过量。

老年人医院获得性肺炎（senile hospital-acquired pneumonia） 老年人在入院48h后发生的肺炎。最常见的病原体为克雷伯菌、铜绿假单胞菌、肠杆菌属，症状、体征与社区获得性肺炎相同，但机械通气病人的肺炎可以表现为氧合恶化和气管分泌物增多。根据临床表现和胸部X线可拟诊，经血培养和经支气管镜下呼吸道采样病原体培养可确诊。

老年日光性角化病（senile solar keratosis） 经常曝晒于日光下工作，皮肤较白的中老年人在躯体暴露于日光的部位所发生的角化性损害。决定于局部地区紫外线到达地面的量、地区人群对紫外线的易感性及曝晒于日光下的时间。除日光外，其他放射性热能以及沥青、煤及其提炼物，均可引起本病。开始症状常为毛细血管扩张，以后出现边缘明显的干燥、粗糙、从针头到2cm大小的损害，上覆黏着性角化不全的鳞屑，带黄色、棕褐色甚至黑色。有时可能为斑疹，常稍高出皮面，但无明显的隆起边缘。由于表皮增殖，可呈疣状，较常见的是角质层异常，厚如皮角。由于继发感染而渗液或结痂，可提示侵袭性鳞状细胞癌的开始。预防可用防光剂。浅表损害可用液氮冷冻等治疗。

老年瘙痒症（pruritus senilis, pruritus in the elderly） 老年人由于某些系统疾病、药物或皮脂腺分泌功能减退、皮肤干燥和退行性萎缩等因素引起的慢性皮肤瘙痒。

老年色素沉着（senile pigmentation） 其他名称：老年斑（senile plaque）。俗称寿斑。随着增龄，机体内大量不饱和脂肪酸被自由基氧化生成脂褐素，加之衰老细胞溶酶体功能低下，脂褐素不足以被消除而形成了色素斑块。

老年社会心理学（social psychology of aging） 研究老年群体的社会心理特征及其对老年个性影响规律的学科。是从老年心理学分化出来的一门学科。

老年社会学（sociology of aging） 研究与老年人健康有关的政治、经济、文化、教育、娱乐和环境，以及社会制度、家庭结构和风俗习惯等相关问题的学科。侧重于研究老年人的心理、智力和行为，以及老年人的社会福利、教育、保健护理、环境保护、合法权益的保护等问题。

老年生物学（biology of aging） 研究人类和其他生物在生命发育后期的特征，并从胚胎学、组织学、解剖学、生理学、生物化学、病理学、分子生物学和分子遗传学等方面探索衰老的普遍规律和特殊规律，寻找衰老的起因和机制的一门学科。

老年退行性主动脉瓣关闭不全（senile degenerative aortic incompetence） 老年主动脉瓣叶和瓣环及交界均有程度不同的黏液样退行性变性，使瓣叶松弛，一叶或两叶主动脉瓣脱垂，进而导致的主动脉瓣关闭不全。

老年退行性主动脉瓣狭窄（senile degenerative aortic valve stenosis） 老年主动脉瓣发生退行性改变，瓣叶粥样硬化合并弥漫性结节状钙化，导致瓣叶活动受限，形成主动脉瓣狭窄的现象。

老年萎缩（senile atrophy）　由老年所致的皮肤萎缩与变性。表现为皮肤松弛、弹性差、干燥、变薄、有皱纹，并伴有色素改变。有的出现瘀斑、皮赘、血管瘤和纤维瘤等。无特效疗法。

老年心理学（psychology of aging）　又称老化心理学（aging psychology）。专门研究人的老年期心理发展的特点和规律以及如何增进老年人心理健康的学科。是个体发展心理学的一个分支。

老年性白点病（senile guttate leukoderma）　又称老年性白斑、特发性白点。一种老年性体征，即发生于老年人躯干四肢的点状白斑。呈圆形或椭圆形，直径几毫米至十几毫米，白斑表面略有凹陷、互不融合。无自觉症状，不会自然消退。

老年性白发（canities senile）　是一种老年性生理现象。因中年以后毛囊色素细胞的酪氨酸酶活性下降，色素逐渐减少，头发由两鬓开始发白，先是少数白发掺杂出现，以后白发逐渐增多，可致全部头发变白，有的甚至眉毛、胡子、腋毛、阴毛都变白。白发出现的年龄和多少与遗传、营养、精神等因素有关。

老年性白内障（senile cataract）　最常见的后天性白内障。病因不十分清楚，但与遗传、紫外线、全身疾患、营养状况等因素有关。主要症状是进行性视力减退。按混浊的部位不同可分为皮质性、核性及后囊下3大类。皮质性者为最常见类型。依病程又分为初发期、未熟期、成熟期及过熟期。核性白内障首先从晶状体核混浊开始，直至变为深棕色或棕黑色。后囊下白内障是指在晶状体后极部囊下的皮质浅层出现金黄色或白色颗粒，视力受损较早。治疗主要是手术摘除，有条件可同时行人工晶状体植入术。

老年性痴呆（senile dementia）　又称血管性痴呆。60岁以后发生的痴呆。最常见的原因是脑血管病所致的多发性梗死性痴呆，病人有过脑血管病的病史，虽然痴呆但人格保留，即没有不知羞耻的症状，CT扫描可见2个以上的小梗死灶。另一种称为阿尔茨海默病，是原因不明的广泛的脑萎缩。这种痴呆无脑血管病病史，以记忆障碍和人格改变为首发症状，尤以近事记忆力的减退为明显，病人变得孤僻、自私、多疑、不负责任、易激惹、缺乏羞耻感及道德感。病情逐渐发展，生活完全不能自理，常因合并感染而死亡。

老年性[耳]聋（presbycusis）　老年人发生的渐进性听力减退。病因及发病机制不明。可试用助听器。

老年性肺气肿（senile emphysema）　年老肺组织发生退行性改变，但无组织破坏与血管减少，仅有肺泡及肺泡壁弹性减退，内腔扩大。吸烟者可并发阻塞性肺气肿。可有行动后呼吸困难。肋骨抬高，胸廓呈桶状，呼吸音减弱。如有干、湿啰音，则为并发呼吸道炎症及支气管痉挛。治疗：对症及康复治疗。

老年性坏疽（senile gangrene）　老年人足部（通常在踇趾）的干性坏死。常因此部位血管粥样斑块并发血栓形成而逐渐阻塞血管腔而引起组织缺血性坏死。

老年性黄斑变性（senile macular degeneration）　其他名称：年龄相关性黄斑变性（age-related macular degeneration）、衰老性黄斑变性（aging macular degeneration）。为黄斑区结构的衰老性改变。主要表现为视网膜色素上皮细胞对视细胞外节盘膜吞噬消化能力下降，使未被完全消化的盘膜残余小体潴留于基底细胞膜原浆中，继而向细胞外排出，沉积于Bruch膜，形成玻璃膜疣（黄斑部更为明显），继而导致黄斑部变性发生。早期常表现为视力下降，晚期则表现为中心视力丧失（视野中心出现暗点）以及视物模糊，严重者失明。

老年性睑外翻（senile ectropion）　老年人眼轮匝肌和外眦韧带松弛所致的下睑外翻。由于溢泪，使病人频频向下擦拭，常加重本病。手术矫正。

老年性角化症（senile keratosis）　由于长期日光暴露所引起的一种癌前期病变。电离辐射、热辐射、紫外线、沥青及煤焦油产物等也可引发本病。

老年性泪腺萎缩（senile lacrimal gland atrophy）　由于年老而产生的泪腺缩小和分泌功能减退。病人有眼部烧灼、发痒、异物感和畏光。可应用大剂量维生素，局部滴用1%甲基纤维素溶液或油剂，或配戴软性角膜接触镜以减少干燥和异物感。

老年性皮脂腺增生（senile sebaceous hyperplasia）　其他名称：老年性皮脂腺瘤。单个皮脂腺增生的良性肿瘤。发生于老年人面部的皮肤色或淡黄色圆形小丘疹，中央略凹陷。

老年性肾硬化（senile nephrosclerosis）　老年性动脉硬化在肾脏的表现。可分为粥样硬化性肾硬化和细小动脉性肾硬化两型。临床多呈隐匿进行，部分表现为血压增高。尿比重低，尿常规有不同程度的蛋白、红细胞、白细胞和管型，可逐渐发展为肾衰竭，多表现为不典型的尿毒症综合征，如精神异常、出血倾向、胃肠障碍、贫血等。

老年性舞蹈症（senile chorea）　多由血管性疾病引起的尾核及壳核大、小神经细胞变性。常发生于60岁以上老年人。临床特点为起病急骤，舞蹈样动作较轻，且为唯一症状，不伴智力衰退，舞蹈动作有时只出现于舌、面、颊肌区。治疗：同舞蹈症。

老年性血管瘤（senile angioma, cherry angioma）　其他名称：樱桃血管瘤。一种老年性体征，即老年人血管退行性病变而出现于躯干、四肢的鲜红或暗红色柔软的丘疹和结节。治疗：一般不需治疗；数目少时可用激光或冷冻治疗。

老年性阴道炎（senile vaginitis）　因卵巢功能衰退，雌激素水平降低，阴道壁萎缩，黏膜变薄，上皮细胞内糖原含量减少，阴道内pH值增高，局部抵抗力降低，致使病菌入侵繁殖而引起的炎症，常见于绝经后的老年女性。此外，手术切除双侧卵巢、卵巢功能早衰、盆腔放疗后、长期闭经、长期哺乳等均可引起本病。病人可有水样白带，或白带呈血性或脓性；外阴瘙痒，灼热；阴道黏膜充血，有小出血点及表浅溃疡。治疗：阴道内用小量雌激素及抗生素制成的软膏或胶囊。

老年性皱纹外科（wrinkled surgery of old）　皮肤老化是人体老化的主要外部表现，其病理改变是皮肤变薄，弹力降低，皮下组织减少，皮肤出现皱纹、松弛下垂。首先出现在面颈部、眶周，以及乳房、腹腰和四肢。治疗老年性皮肤皱纹、松垂的外科技术，属于老年性皱纹外科。

老年性紫癜（senile purpura）　老年人由于皮下结缔组织中胶原、弹性硬蛋白、脂肪等组织萎缩、松弛，以致血管床周围依托不足，轻度外伤或皮肤移动牵拉小血管所引起的皮下出血及瘀斑。发生于60岁以上消瘦的老年人。紫癜常见于面部、颈部、上肢伸面和手臂、前臂和小腿。其吸收缓慢，以后留下棕色色素沉着痕迹。毛细血管试验可阳性，其他实验室检查均正常。治疗：保护皮肤，防止外伤；维生素C、维生素B₆及芦丁口服；止血药也可使用。

老年学（gerontology）　研究老年期人的生理、心理特征和社会行为方式等方面的特点和变化规律，以及如何增进老年人身心健康的学科。

老年药物代谢动力学（pharmacokinetic in the elderly）　研究药物在老年人体内吸收、分布、代谢、排泄及血药浓度随时间变化规律，以期为药物研发和评价及指导临床安全用药提供参考的学科。

老年药理学（gerontopharmacology, geriatric pharmacology）　针对老年机体生理生化和病理生理学的特点，研究其药动学、药效学、药物不良反应、老年人用药特点和用药原则以及抗衰老药理学等的一门药理学分支学科。

老年药物效应动力学（pharmacodynamic in the elderly）　研究药物对老年人机体的作用、作用规律及作用机制的学科。

老年医学（geriatric medicine, geriatrics）　探讨人体衰老的起因、发生机制和发展过程，研究影响衰老的有关因素，实施老年保健，防治老年性疾病，提高人类平均寿命和生活质量的临床医学。涉及流行病学、预防医学、基础医学、临床医学、康复医学等内容。该学科是把病人作为一个整体进行综合评估，并给予全面管理的学科，目的除了预防和治疗老年相关疾病外，更要最大限度地维持和恢复病人的功能状态。

老年营养（geriatric nutrition） 防止早老和老年病的营养。特点是：根据活动情况适当减少膳食总热量，60～75 岁者减少 10%左右，75～80 岁者减少 20%左右。适当补充优质蛋白质，按 1～1.5g/kg 体重，约占总热量的 12%～18%。适当增加果糖，因果糖在体内转变成脂肪的可能性比葡萄糖小。脂肪供给量不宜过多，宜用植物油，少用猪油、奶油、牛油。适当增加铁、钙及各种维生素，尤其是维生素 A、B_1、B_2、C 及维生素 E 等。进食含纤维素高的食物很重要，可促进肠道功能，减少肠道疾病。

老年语言学（gerontolinguistics） 研究老年人所运用的语言系统的实质及其普遍存在的交往问题的学科。研究内容包括：老年人在语言风格的灵活性和阅读方面的障碍以及已掌握双语的老人第二语言的丧失等。

老年预防医学（geriatric preventive medicine） 研究如何预防老年人的常见疾病与多发病，如何保护病残老人的功能，建立预防老年病及抗衰老手段，以及老年人的保健（包括饮食管理、健身锻炼、文娱活动和培养良好合理的生活习惯等）的医学分支学科。

老年综合评估（comprehensive geriatric assessment，CGA） 其他名称：老年健康综合评估。采用多学科方法评估老年人的身体健康、功能状态、心理健康和社会环境状况的诊断过程。据此制订和启动以保护老年人健康和功能状态为目的的治疗计划，最大限度地提高老年人的生活质量。

老年自发性肋骨骨折（senile spontaneous rib fracture） 老年人由于骨质疏松，肋骨逐渐失去弹性，肋软骨因钙化而变脆弱等原因，在无明显外伤时就出现的肋骨骨折。

老年自发性气胸（senile spontaneous pneumothorax） 老年人在原有肺气肿基础上，无显著人为因素破坏而出现肺组织及脏层胸膜突然破裂引起的胸腔积气。

老视（presbyopia） 其他名称：老花眼。因年龄增长使晶状体逐渐硬化以及睫状肌功能减弱，造成调节能力逐渐减低，致使看近发生困难。当老视影响学习与工作时，则需配老视镜矫正。配镜前需检查近点距离和验光，根据年龄及屈光度调节镜片度数。

落枕（siff neck；Extra） ①中医骨伤科疾病之一。多因睡卧姿势不当，或颈部当风受寒，或外伤所致，症见颈部酸痛、活动不利，重者疼痛延及患侧肩背及上肢，头向一侧歪斜，并有患侧颈部压痛等。治宜按摩、针刺为主，并可配合热敷、温熨。外邪所致者，可内服蠲痹汤；外伤所致者，宜用复元活血汤；日久不愈者，宜用六味地黄丸。②其他名称：项强。中医经外奇穴名。A. 位于手背，当第 2、3 掌骨间隙的前 1/3 与中 1/3 交点处，或平指掌关节后 0.5 寸取穴。B. 一说位于天容与天柱穴连线之中点。前者有第 2 掌骨间肌，正当掌背神经，动、静脉，指掌侧总神经，动、静脉和掌深弓，尺神经掌伸支的分支。治落枕、偏头痛、肩臂痛、胃痛等。直刺 0.5～1 寸。

酪氨酸（tyrosine，Tyr） 其他名称：羟基苯丙氨酸。非必需氨基酸之一。在生物体内能促进儿茶酚胺、甲状腺素、黑色素的生物合成，与自主神经、内分泌功能密切相关。可生成 3，4-二羟苯丙氨酸（多巴），有升压作用。白癜风病人吃含酪氨酸的食物，可促进黑色素的形成，减轻白癜风症状。

酪氨酸代谢病（tyrosinosis） 先天性代谢病。为酪氨酸代谢中两种酶的缺陷所致。对位苯丙酮酸羟化酶缺陷可引起酪氨酸血症Ⅰ型，酪氨酸转氨酶缺陷可引起酪氨酸血症Ⅱ型。可呈现血中酪氨酸浓度增高，尿中酪氨酸排泄增多。临床表现：精神发育障碍、白内障、皮肤角化过度、先天性小头畸形。治疗：限制食入含有酪氨酸及苯丙氨酸的蛋白质。

酪氨酸蛋白激酶受体（tyrosine kinase receptor） 一类本身具有酪氨酸激酶活性的跨膜受体蛋白。由 3 部分组成：与激动剂结合的胞外结构域；跨膜结构域；具有酪氨酸蛋白激酶活性的胞内结构域。可发动细胞内的级联蛋白磷酸化效应，影响发育过程中的细胞信号转导。

酪蛋白（casein） 其他名称：干酪素、酪素。蛋白质的一种。属于磷蛋白质。存在于牛奶和干酪中的约 20 种磷蛋白的混合物。鲜牛奶中约含 3%，人乳中约 0.9%。含有全部蛋白质氨基酸，人体必需氨基酸含量尤其丰富，属于营养价值最高的蛋白质。

乐脉颗粒（lemai keli） 中医成药名。养血活血祛瘀剂。组成：丹参、川芎、赤芍、红花、香附、木香、山楂。用于冠心病、动脉硬化、肺源性心脏病；多发性梗死性痴呆等心脑血管疾病。

勒夫格伦综合征（Löfgren syndrome） 双侧肺门淋巴结肿大，伴结节红斑的一种综合征，为诊断结节病的依据之一。女性多见。临床表现为乏力、关节痛、咽痛、对称性红斑、胸腔积液、呼吸困难、咳嗽、咯血等。针对病因进行治疗。

勒夫勒心内膜炎（Löffler endocarditis） 缩窄性心内膜炎。以心内膜嗜酸粒细胞浸润及纤维化、进行性心力衰竭和栓塞为特征。激素治疗效果不满意，但仍在应用。为防栓塞性并发症，多采用抗凝治疗。

勒痕（strangulation mark） 其他名称：勒沟。被勒死的受害者最具特征的改变是在颈部有勒绳压迫所形成勒沟也称勒痕。勒痕环绕颈部一圈宛如 O 字形，呈暗褐色，并伴擦伤及皮下出血。在勒沟中可见与勒绳相对应的花纹印迹，并留有勒绳的附着物。勒痕是勒死的一种证据。

勒里什综合征（Leriche syndrome） 主动脉远端闭塞导致下肢缺血性症状体征。多是全身的疾病，但好发于腹主动脉末端和下肢动脉。病变多呈节段性。多见于中老年男性。病变一般呈慢性进行性过程。有时栓子脱落，栓塞远端动脉可突然闭塞产生急性缺血症状，狭窄或闭塞处可发生动脉瘤。

勒曼征（Lehmann sign） 肠套叠的 X 线征象。X 线下肠套叠时的充盈缺损（环绕套入头的）具有的特殊形状：在接纳套入的肠管和被套入的肠管之间的两个侧面的对比剂带。

勒死（ligature strangulation） 其他名称：绞死。用绳索等物以水平状环绕颈部绞紧压迫呼吸道引起窒息而致死。勒死与缢死不同，环绕颈部的绳索并不以体重为重力引起窒息，而是借别人的手或自己的手，也可能借外力牵引条索压迫颈部致窒息死亡。勒死大多为他杀。

勒文卡姆普征（Rovenkamp sign） 小肠肿瘤的 X 线征象。患小肠肿瘤而无狭窄时，X 线检查肿瘤上位的对比剂通过迟缓。

勒缢（death from hanging） 其他名称：缢死、吊死。用绳索等物套住颈部，利用体重下垂，使绳索压迫颈部而引起的窒息死亡。将颈部伸在树杈或其他物体上也可缢死。多属自杀，少数为灾害，也有他杀缢死或死后悬尸，应注意鉴别。

雷电击伤（lightning trauma） 一种电损伤。在雷阵雨时，由于带正电荷的云朵接近带负电荷的地面，可发生强烈的放电。电压高达数千万伏至 10 亿伏；电流可达数万安培至 10 万安培；历时甚短，一旦触及人体使其受伤称为雷电击伤。雷击后，心脏强烈收缩，脑、脊髓小动脉痉挛，发生延髓贫血则呼吸停止而死亡。此外，还可造成严重的机械性损伤而致死。如未死则可留有严重的后遗症。

雷夫叙姆综合征（Refsum syndrome） 其他名称：神经炎型遗传性共济失调综合征、遗传性共济失调型多发性神经炎。常染色体隐性遗传性代谢病。多于儿童期发病。半数系近亲结婚。主要表现为多发性神经炎、视网膜炎和进行性神经性耳聋、视野同心性缩小、夜盲、小脑共济失调、嗅觉丧失、鱼鳞病、瞳孔异常、睑下垂、眼肌瘫痪、眼球震颤等。

雷佛奴尔（rivanol，ethacridine） 见依沙吖啶。

雷公藤多苷（tripterysium glucosides） 其他名称：雷公藤总苷、雷公藤苷、雷公藤内酯。抗炎及免疫抑制药。用于类风湿性关节炎、原发性肾小球肾炎、肾病综合征、红斑狼疮、自身免疫性肝炎、各种变应性皮肤病及麻风反应等。制剂：片剂。严重心血管病病人慎用，孕妇禁用。

雷公藤片（leigongteng pian） 具有抗炎、免疫抑制作用。组成：雷公藤。用于治疗各种类风湿性关节炎等。有一定的不良反应，孕妇忌用，肝肾功能不全者慎用或忌用。

雷亥综合征（Reye syndrome） 见瑞氏综合征。

雷击伤死（lightning injury or death） 因雷电致人体的损伤或死亡。为自然界中灾害现象之一。损伤主要表现有各种类型的烧灼伤，以湿润部位显著；雷击纹为雷击死的特有体征；

还可出现明显的机械性损伤，如颅骨、脑、肝、肺等脏器损伤或破坏，以及所持金属物的损坏，如手表、硬币等被熔化。

雷击纹（lightning stripe）　雷电击死的受害者尸体表面可见树枝状红斑或红褐色花纹，称雷击纹。这是雷击的特征性改变，是因皮肤局部轻度烧伤或血管扩张麻痹所致。但这种改变不久就会褪色消失。

雷蒙-塞斯唐综合征（Raymond-Cestan syndrome）　见脑桥被盖部综合征。

雷米普利（ramipril）　其他名称：瑞泰。降血压药，血管紧张素转换酶抑制药。用于高血压、心肌梗死后心力衰竭。制剂：片剂。过敏体质者忌用；肾功能不全、孕妇及哺乳期妇女慎用或忌用。

雷莫司琼（ramosetron）　其他名称：奈西雅。抗肿瘤辅助药（5-HT$_3$ 受体阻滞药）。用于化疗或放疗等引起的恶心、呕吐。制剂：注射剂。孕妇及哺乳期妇女禁用。有过敏史或对本药过敏者不可使用。

雷姆（roentgen-equivalent-man，rem）　生物伦琴当量的单位。等于拉德（rad）乘以相对生物学效应（RBE）。rem＝rad×RBE。

雷尼凯盐（Reinecke salt）　四硫氰双氨铬酸铵或钾。遇胺类可形成沉淀。

雷尼替丁（ranitidine）　其他名称：呋喃硝胺、甲496呋胍、西斯塔、普而太。选择性的 H$_2$ 受体阻滞药，抗溃疡病药。用于十二指肠溃疡、良性胃溃疡、术后溃疡、反流性食管炎及佐林格-埃利森综合征等。制剂：盐酸雷尼替丁片剂；注射剂。孕妇和哺乳期妇女、8 岁以下儿童禁用。肝肾功能不全者慎用。

雷诺病（Raynaud disease）　其他名称：肢端动脉痉挛症。肢端小动脉阵发性痉挛性改变的症候群。发病时手足皮肤呈苍白-发绀-潮红-正常等间歇性变化，为雷诺现象。多见于青年女性，每当环境温度降低或情绪激动时，两手指或脚趾、鼻端、耳郭突然变白；继之青紫、发凉、疼痛、数小时至数月后消退或表现皮肤潮红，然后恢复正常。经多次发作，至晚期指尖偶有溃疡或坏疽。治疗：消除病因，理疗或交感神经节切除术等均有一定效果。

雷诺数（Raynolds number）　用来比较黏滞流体流动状态的一种参数。其大小由 V·r/（η/ρ）来决定，式中 V 表示流体流速（cm/s），r 表示管半径（cm），η 表示黏滞系数（泊），ρ 表示密度。此值超过 200 时，在分支处产生一过性的涡流；超过 2 000 时在直管中将产生涡流。

雷诺现象（Raynaud phenomenon）　肢端（指、趾）间歇性苍白、发绀及感觉异常的综合征。常由寒冷或情绪激动引起。继发于其他疾病（如闭塞性动脉硬化、血栓闭塞性脉管炎、动脉栓塞、系统性红斑狼疮、硬皮病等）或有可认识的原因者称为雷诺现象。原因不明者称为雷诺病。

雷特综合征（Rett syndrome）　其他名称：大脑萎缩性高氨血症。一种只见于女孩的疾病。在表面正常的早期发育之后失去有目的的手部动作，产生刻板的手部扭转和过度换气。可有部分或完全的语言能力丧失。头颅生长慢慢。一般在生后7～24 个月发病。患儿进行社交和游戏的发育停止，但社交兴趣可保持。从 4 岁起可有共济失调和失用，以后往往是舞蹈手足徐动症样运动。几乎不可避免地导致严重的精神发育迟缓，伴大脑萎缩、血氨轻度升高及生物胺水平降低。

雷头风（head masses due to windevil）　中医病证名。指头痛鸣响、面起核块的病证。多由风邪外袭或痰热生风所致。症见头面起核块肿痛、头中如雷鸣，或有寒热。治宜清热解毒、除湿化痰。

雷丸（Omphalia）　其他名称：竹苓、雷实、竹铃芝。中医药名。多孔菌科植物雷丸菌的菌核。苦，寒。有小毒。归胃、大肠经。功能杀虫、消积。治绦虫病、钩虫病、蛔虫病、脑囊虫病、小儿疳积。研粉吞服。

雷耶综合征（Reye syndrome）　见瑞氏综合征。

雷蚴（redia）　扁形动物吸虫类幼虫发育中的一个阶段。由胞蚴在螺体内变成。袋状。有咽、肠、胚团等构造，有的还有产孔。无性繁殖成尾蚴，或经第二代雷蚴再发育为尾蚴，随虫种而异。

雷佐生（propylenediamine tetraacetylimide）　其他名称：丙亚胺。抗肿瘤药。主要用于辅助癌症手术治疗及防止癌转移，如晚期肺癌、结肠癌、肝癌、胃癌、乳腺癌肺转移等。也可配合放疗治疗纤维肉瘤，治疗急性白血病、肾癌。常口服给药。肝、肾功能不全者慎用。

镭（radium，Ra）　金属镭呈银白光泽。有放射性，为淡蓝色荧光。可致癌。镭产生的氡，可用于癌症的放射治疗。在科研中，镭用作放射源和标准剂量。

累积计点法（accumulative count point method）　其他名称：计分法。诊断左心室肥厚的一种方法，总点数为 5 肯定为左心室肥厚，4 点则可疑为左室肥厚。

累加作用（cumulative action）　其他名称：蓄积作用、相加作用。某些元素和化合物在机体内不断积累而产生的作用。是其进入机体的速度或数量超过从机体消除的速度或数量造成的，最终对机体组织或器官造成损害或毒作用。

肋（rib）　构成胸廓的扁长而弯曲的骨板。由肋骨和肋软骨构成的 12 对弓形扁骨。肋骨可分为前后两端和上、下两缘，前端通过肋软骨与胸骨相连；后端与相应胸椎构成肋椎关节；内面靠近下缘处有一浅沟，叫肋沟，有肋间血管和神经通过。肋软骨系透明软骨，除第 11、12 肋以外，都直接或间接与胸骨相连。

肋串珠（rachitic rosary）　维生素D缺乏性佝偻病的体征之一。因肋骨和软骨交界处有骨样组织堆积而膨出，可摸到明显的半球形隆起，以第 7～10 肋明显，因上、下几个肋骨都有，呈串珠状而得名。串珠可向四周隆起，向胸腔内部可甚于外部，使肺脏受压迫而致局部肺不张，加之胸部其他畸形影响呼吸，使肺活量减少，易发生肺炎。

肋膈窦（sinus costodiaphragmaticus）　见肋膈隐窝。

肋膈沟（costophrenic groove）　其他名称：哈里森沟。患佝偻病时因骨钙化不良，膈肌附着处肋骨被牵内陷，同时附着处下部膨大而外翻，使该处呈横沟状。多发生在约 1 岁小儿。

肋膈隐窝（costodiaphragmatic recess）　其他名称：肋膈窦。胸膜隐窝中最大的一个。壁胸膜各部分之间多成锐角相移行，使胸膜间留有潜在的间隙，称胸膜隐窝。其中肋胸膜和膈胸膜反折处形成的较大隐窝，叫肋膈隐窝。它在胸膜腔的最低部位。胸膜腔积液时，液体首先积聚于此，为临床胸穿抽液的部位。

肋弓（costal arch）　第 8～10 对肋前端借肋软骨依次与上位肋软骨相连而成的弓状结构。软骨之间可形成软骨间关节。

肋骨（costal bone）　属扁骨，细长呈弓形，分为一体和前、后两端。部分为软骨，支持着脊椎动物的体壁。在人，为胸廓的组成部分。共有 12 对，其后端部与脊柱相连接，前端有肋软骨，上方 10 对直接或间接与胸骨相连接。第 11 和 12 两对肋软骨不与胸骨相连接，故称浮肋。肋骨之间有肌组织，分外、内两层，其收缩引起肋骨的活动，形成呼吸运动。

肋骨串珠（beading of ribs，rachitic rosary）　其他名称：佝偻病串珠、串珠肋。肋软骨与肋骨交界处明显隆起，触之似圆珠状，相邻肋骨皆有隆起，观之如串珠状的征象。多发生在 1 岁左右的佝偻病患儿。

肋骨辐辏（ribs convergence）　由于胸膜长期慢性炎症所致胸膜粘连、纤维化而使一侧或双侧胸壁变形，即肋骨被纤维条索拉向病变所在部位，肋间隙变窄，在 X 线片上显示为肋骨以病变严重部位为中心呈辐射状的现象。

肋骨骨折（rib fracture，fracture of rib）　肋骨或肋软骨的连续性出现中断。有闭合性及开放性之分，以前者多见；好发于4～7 肋；可以是单根或多根，也可以是单根一处或多根多处骨折。其原因可分为：①直接暴力撞击胸部，受力处肋骨向内弯曲而折断，易并发血胸、气胸；②间接暴力，如胸腔受挤压造成肋骨向外过度弯曲而折断；③亦有由于积累劳损或骨骼疾病造成骨折者。主要症状为局部疼痛，尤其在深呼吸、咳嗽或改变体位时加剧。治疗：止痛、固定及防治并发症。

L

肋骨横突切除术（costotransversectomy）　切除肋骨及椎骨横突以清除病灶的手术。采用椎旁前外侧进路，切除椎骨横突及肋骨角以后的一段肋骨，在胸膜外彻底清除结核病灶。

肋骨尖端综合征（rib-tip syndrome）　下位肋骨尖端因缺乏纤维组织相连，受到外力后出现移动幅度过大，从而刺激肋间神经而引起的临床病征。以肋部持续性疼痛为主要表现，向背部放散，活动时加重。局部有压痛。治疗：首选保守疗法，减少活动，适当休息，局部封闭，应用止痛药。严重时行肋骨尖端切除术。

肋骨牵引（rib traction）　闭合性多根多处肋骨骨折的处理方法之一。当严重骨折出现大块胸壁软化或局部加压包扎固定不能奏效时，可于局麻下，在胸壁软化区中央处用无菌钳经胸壁夹住游离段肋骨，用绸吊起，通过滑轮重力牵引使浮动胸壁复位。一般牵引重量为2～3kg，牵引时间为2～3周。也可在伤侧胸壁放置牵引支架，把巾钳固定于支架上，以利病人活动。

肋骨下切迹征（subcostal notches sign，infracostal notches sign）　特殊病征X线诊断。主动脉缩窄时肋间动脉参与侧支循环，导致扩张扭曲，压迫和侵蚀肋骨下缘并形成切迹影。切迹多位于4～8肋骨的中后部下缘，呈深浅不等的半弧形凹陷。

肋骨纤维异样增殖症（fibrous anomalous hyperplasia of rib）　肋骨的瘤样病损。多见于青少年和中年。在骨髓腔内有纤维骨，可以是单骨性或多骨性，发展较慢，呈膨胀性生长，侵蚀皮质骨，易发生骨折。病理切片显示稠密的纤维组织，X线表现呈磨玻璃样疏松改变，无明确界限。治疗可采取病损骨节段性切除。

肋骨胸骨畸形综合征（sternum-rib deformity syndrome，SRDS）　以肋骨和胸骨畸形为特征的先天性疾病。表现为肩胛带神经痛，第1、2肋发育不全和骨性连接，胸骨柄呈角状突起，受第1、2胸神经支配的肌肉萎缩。手术治疗。

肋脊关节综合征（costovertebral joint syndrome）　肋脊关节病变使胸神经根或交感神经节受到刺激而引起的一组症候群。病人出现胸壁或胸部自后向前的疼痛，局部血液循环不发生改变。除按病因治疗外，可局部理疗、封闭以缓解症状。

肋间后动脉（posterior intercostal artery）　胸主动脉分布至肋间隙的节段性分支。共有9对，位于第3至第11肋间隙中，即第3～11肋间后动脉（第1～2肋间的动脉来自锁骨下动脉肋颈干）。肋间后动脉自胸主动脉后壁发出，横行向外，进入肋间隙，除发出分支至脊髓、背肌和皮肤外，其本干均沿相应肋骨下缘内面的肋沟内前行，分支分布于第3肋间以下的胸壁和腹壁上部。

肋间淋巴结（intercostal lymph nodes）　位于肋头附近，沿肋间后血管排列的淋巴结。引流胸后壁的淋巴，其输出淋巴管注入胸导管。

肋间内肌（musculi intercostales interni）　11对位于肋间隙内居深层的肌。肌纤维方向与肋间外肌相反，收缩时降肋为呼气肌。深呼吸时助呼气。由肋间神经支配。

肋间神经（intercostal nerves）　胸神经前支共12对，第1～11对均位于相应的肋间隙中，称为肋间神经。分布于肋间隙肌肉、胸壁皮肤和相应区胸膜壁层，下5对还分布于腹壁肌、腹壁皮肤和相应区腹膜壁层的神经。第1对大部分参与构成臂丛。肋间神经走行于相应肋间隙中，在肋间内肌和肋间最内肌之间，肋间血管的下方，沿肋沟前行。在近肋角处发出外侧皮支，该分支又于主干伴行至腋中线处，向前外侧斜穿肋间外肌和前锯肌，在腋前线附近浅出。肋间神经近胸骨外侧缘处浅出称前皮支。下5对肋间神经斜向前下方，进入腹内斜肌与腹横肌之间，再穿入腹直肌鞘，近腹白线处浅出形成前皮支。肋间神经的肌支支配肋间肌和腹肌前外侧群，皮支分布于胸、腹部的皮肤，并有细支分布于壁胸膜和壁腹膜。第2～6肋间神经的皮支还分布于乳房。肋间神经的皮支呈对称性、节段性和重叠性分布。肋间神经节段性分布的皮肤标志如下：第2对相当于胸骨角平面，第4对相当于乳头平面，第6对相当于剑突平面，第8对相当于肋弓平面，第10对相当于脐平面。临床上常以上述标志测定麻醉平面，诊断

肋间神经损伤和脊髓损伤节段。常以胸骨角、肋骨、剑突、脐等为标志检查感觉障碍的节段。

肋间神经痛（intercostal neuralgia）　见神经痛。

肋间神经阻滞（intercostal nerve block）　将局麻药注入肋间神经周围以阻断其作用。最常用的阻滞部位在肋骨角或腋前线肋骨下缘。此法可用于胸腹部手术，亦用于术后镇痛。

肋间外肌（intercostale externi）　共11对，位于各肋间隙浅层的肌。起自肋骨下缘，肌束斜向前下，止于下位肋骨上缘。作用为提肋，使胸廓前后径及横径皆扩大，助吸气。由肋间神经支配。

肋软骨炎（costal chondritis，costochondralgia）　其他名称：蒂策病、肋软骨增生肥大。病因未明，一般认为与病毒感染有关。多见于中年人，可单发，也可多发。发生部位多在胸骨旁第2～4肋软骨，以第2肋软骨最常见。主要表现为肋软骨局限性肿大和疼痛。可以自愈，症状重者可对症治疗。

肋软骨增生肥大（hyperplasia and hypertrophy of costal cartilage，costochondritis）　见肋软骨炎。

肋锁综合征（costoclavicular syndrome）　锁骨及第1肋间狭窄区域中的斜角肌、颈肋和第1肋骨压迫臂丛神经及锁骨下动脉，产生感觉与运动症状的一种综合征。主要症状为颈、肩及上臂疼痛、感觉过敏，臂和手无力，上肢淤血、水肿，脉搏减弱。治疗：纠正姿势，手术矫形。

肋下神经（subcostal nerve）　第12对胸神经的前支。沿第12肋下向前下行，分布于腹壁肌、腹壁皮肤及相应区腹膜层。肋下神经损伤，可出现此区感觉障碍。

泪道（lacrimal passage）　眼泪流入鼻腔的通道。由泪点、泪小管、泪总管、泪囊和鼻泪管组成。人在哭泣时，一边流泪，一边流涕，就是一部分眼泪经泪点进入泪道到达鼻腔又由鼻腔流出之故。

泪道狭窄或阻塞（stenosis or obstruction of lacrimal passage）　泪道是指从眼睑上的泪点开始，经过泪小管、泪总管、泪囊，止于鼻泪管在鼻腔开口处这段管道系统。在各种致病因素作用下，泪点、泪小管及鼻泪管最易出现狭窄或阻塞。沙眼、慢性泪囊炎和鼻炎是引起本病的主要原因。泪道狭窄或阻塞的主要症状为溢泪。可用探通、冲洗、荧光素染色、碘油造影摄片或同位素99锝示踪等方法来确定病变部位和阻塞程度。治疗：针对病因进行治疗。保守治疗无效者可选择不同的手术治疗方法，如泪湖与泪囊直接贯通吻合，用自身静脉搭桥沟通泪囊及结膜囊等。

泪滴形红细胞（dacryocyte，teardrop cell）　其他名称：泪滴形细胞。类似泪珠的异形红细胞。可见于骨髓纤维化、珠蛋白生成障碍性贫血、溶血性贫血等。

泪点（lacrimal punctum，lacrimale）　眼的泪乳头顶端泪小管的开口，是泪液引流的起点。泪腺分泌的泪液除湿润眼球外的多余部分流向内眦，经泪点入泪小管，再流入泪囊。最终入鼻腔。

泪点外翻（punctum ectropion）　下泪小点位置外翻，泪小点不能自然贴附于泪湖进行虹吸。表现为下泪小点位置外移伴下睑外翻，出现泪湖积液、泪水外流。治疗：手术矫正。

泪骨（lacrimal bone）　左、右各一，居眶腔之内侧壁前方的骨。质薄而脆，分两面四缘。与上颌骨额突共同构成泪囊窝。

泪囊（lacrimal sac）　位于泪骨的泪囊窝内的一膜性囊。与泪小管相通，上部为盲端，下部移行于鼻泪管，借此通于下鼻道。泪液能防止角膜干燥。冲洗灰尘，入鼻腔则湿润鼻腔黏膜，并有杀菌作用。

泪囊炎（dacryocystitis）　常发生在鼻泪管下端阻塞、泪囊内分泌物潴留时，是由多种致病微生物引起的泪囊感染性疾病。分为：急性泪囊炎、慢性泪囊炎、新生儿泪囊炎。治疗：理疗、抗生素治疗。

泪器（lacrimal apparatus）　包括分泌泪液的泪腺和泪液排泄的泪道。位于眼眶上壁外侧的泪腺窝内，分泌泪液。其排泄管约10～20条、开口于结膜上穹的外侧部。泪液可湿润眼球，多余的流向内眦，经泪点入泪小管，再流入泪囊，最终流入鼻腔。

泪器外伤（lacrimal apparatus injury）　泪腺与泪道的机械性损伤。常见的有泪腺瘘管形成、泪腺脱垂、泪小点移位、泪小管损伤、泪囊壁破裂等。治疗：可按不同情况采取相应措施。如泪腺脱垂、泪点移位可行复位固定矫正；泪小管损伤可行手术修复；较大的泪囊壁破裂无法修补时，可行泪囊摘除术。

泪乳头（lacrimal papilla）　泪湖附近上、下睑缘内侧的乳头状隆起。其顶端有泪小管的开口，叫泪点。

泪腺（lacrimal gland）　分泌泪液的腺体。位于眼眶外上方的泪腺窝内，呈扁椭圆形的腺体。分为眶部和睑部，可分泌泪液。有10～20条排泄小管，开口于结膜上穹。泪腺不断地分泌泪液分布于眼球表面，以湿润和清洁眼球。多余的泪液经泪点进入泪小管。

泪腺癌（carcinoma of lacrymal gland）　其他名称：泪腺圆柱瘤。起源于泪腺导管肌上皮的恶性肿瘤。35～45岁发病者居多。病程较短。病人自觉有眼痛、头痛、视力下降。检查可见眼球突出，眼球运动障碍和视力减退。治疗：手术切除。但术后复发率高，容易引起全身转移并致死。

泪腺混合瘤（mixed tumour of lacrymal gland）　源于眶部泪腺组织的肿瘤。80％为良性，20％为恶性。起病缓慢，病程较长。主要症状有患眼上睑饱满或可于眶外上方扪到肿块；眼球向内下方突出且向外、向上运动受限；视力减退；上睑下垂等。治疗：尽早手术摘除肿瘤。

泪腺萎缩（lacrimal gland atrophy）　由外伤、急慢性泪腺炎及老年等因素所致的泪腺缩小。主要表现为泪液分泌减少，局部发痒、干燥、畏光，有异物感或烧灼感。局部滴用1％甲基纤维素溶液或油剂，可改善局部症状。

泪腺炎（dacryoadenitis）　泪腺的炎症。分为急性与慢性。急性泪腺炎常因急性腮腺炎、传染性单核细胞增多症、眼睑或结膜的急性感染等疾病所引起。主要症状：眶上外方肿胀、疼痛和压痛。慢性泪腺炎是一种增殖性炎症，可由急性炎症转为慢性，也可继发于全身疾病，如结核、梅毒。表现为泪腺肿大，无明显疼痛。治疗：急性者给予抗生素，必要时切开引流。慢性者主要针对病因进行治疗。

泪小管（lacrimal ductule）　一对连接上、下泪点与泪囊的小管。位于眼睑的皮下，分为上、下泪小管，起自泪点，最初均垂直行走，上泪小管向上，下泪小管向下，然后呈水平方向进入泪囊。

泪小管炎（canaliculitis）　由细菌或真菌感染所致的泪小管炎症。病人病变处有局部水肿、充血和疼痛，压之有积脓自泪小管排出。应根治沙眼、结膜炎等病因，必要时切开泪小管；真菌所致者须用制霉菌素滴眼液滴眼。

泪溢（epiphora，dacryorrnen）　见溢泪。

类癌（carcinoid）　其他名称：嗜银细胞瘤。起源于神经嵴的嗜银细胞群。用银染色可染出黑色颗粒。其生长慢，病程长，转移率较低。直径小于2cm者，很少发生转移。好发于消化道及支气管。

类癌综合征（carcinoid syndrome）　有功能的类癌能分泌5-羟色胺等生物活性因子，引起血管运动障碍、胃肠症状、心脏和肺部病变等具有全身反应的特殊症状。血清素和缓激肽是产生类癌综合征的主要物质。临床出现皮肤潮红、腹泻、腹痛、哮喘、右心瓣膜病变和肝大等表现。血中血清素含量增加和尿中5-羟吲哚乙酸排出增多有助于诊断。

类白喉棒状杆菌（diphtheroid bacillus）　在形态和生物学上与白喉棒状杆菌相似的一群细菌。常寄生于人或动物鼻腔、咽喉、外耳道及皮肤表面等处。常与白喉棒状杆菌混淆。此类细菌种类很多。一般无致病性，仅能与其他菌发生混合感染，有的则寄生于动物身上而使其致病。常见寄生于人体者有假白喉棒状杆菌、结膜干燥杆菌和溃疡杆菌等。

类白血病反应（leukemoid reaction，LR）　并非由白血病引起的外周血白细胞显著增多和/或出现幼稚的血细胞而类似白血病血象的反应。是非白血病原因诱导某些骨髓细胞释放细胞因子，引起的正常骨髓的极度增生反应。周围血中有幼稚细胞出现，白细胞计数值大多增高。常因感染、恶性肿瘤、急性中毒、大量失血、急性溶血、严重外伤、休克及放射线照射引起。因增多的细胞类型不同而分为：中性粒细胞型类白血病反应，最常见；嗜酸性粒细胞型类白血病反应；淋巴细胞型类白血病反应；单核细胞型类白血病反应，儿童易发生。类白血病的白血病本身不需治疗，关键在于治疗原发病。

类本位屈折（intrinsicoid deflection）　见室壁激动时间。单极心前区导联中，R波向下的曲折，与室壁激动时间（VAT）含义相同。

类鼻疽（melioidosis，malleoidosis）　由类鼻疽伯克霍尔德菌所致的传染病。人与动物共患病。主要为东南亚热带地区的地方性传染病。通过接触含有致病菌的水或土壤经破损的皮肤而感染。一般呈散在，也可呈暴发流行，无明显季节性。临床表现复杂，大多伴有多处化脓性病灶，有急性和慢性两种。急性型起病较急，寒战、发热、咳嗽、胸痛、咳血性和脓性痰，有腹痛、腹泻等胃肠炎表现，同时亦有肝炎症征，表现为肝脾大或黄疸；慢性型出现多发性化脓性病灶、消瘦、衰弱等。在病人血液及各种分泌物、排泄物中培养出病原体或血清学检查阳性有诊断价值。治疗应及早选择敏感的抗生素。预后较差。

类鼻疽伯克霍尔德菌（Burkholderia pseudomallei）　此菌为革兰氏阴性有鞭毛的卵圆形或细长多形性短杆菌。原为鼠、豚鼠等啮齿动物的病原菌。兔、猪、犬、羊和人都可自然感染。人类接触染菌的水、土和物品传染至皮肤、口、鼻、眼黏膜，引起急性、亚急性或慢性呼吸道感染。严重者发生败血症和内脏脓肿。病后虽产生抗体，但无免疫力。

类病毒（viroid）　一种植物病毒。仅由250～400个核苷酸组成，为单链杆状RNA，无包膜或衣壳，不含蛋白质。在细胞核内增殖，利用宿主细胞的RNA聚合酶Ⅱ进行复制。对核酸酶敏感，对热、有机溶剂有抵抗力。与人类疾病的关系尚不清楚。

类代偿间歇（similar compensatory pause）　房颤伴室性期前收缩时，虽然R-R间隔长短不一，但在室性收缩后有一较长的代偿间歇。因为房颤时心室节律不齐，难以判断这种代偿间歇是否完全，故名。它不同于窦性心律并发室性期前收缩的代偿间歇。

类丹毒（erysipeloid）　由红斑丹毒丝菌引起的皮肤急性感染。病原菌为革兰氏染色阳性的红斑丹毒丝菌。猪为常见传染源，主要发生于从事屠宰、渔业、家畜、禽类等工作者。感染通过手部的切割伤或轻微刺伤而发病，一般发生于外伤后1～3日，好发于手指和手足背，初起患处灼痛，逐渐加剧，皮损起为红色小点，逐渐扩大为紫红色斑，肿胀明显。严重者可伴发热、乏力、关节痛等症状，形成败血症时可致死亡。治疗宜用青霉素及磺胺药，局部用70％酒精湿敷或外擦鱼石脂软膏等。

类丹毒综合征（erysipeloid syndrome）　以游走性红斑为主要特征的一种综合征。本征通过接触感染，红斑为典型症状，颜色暗红，离心扩大，约10cm。可伴发热，偶有全身性病变，消瘦、关节痛。抗炎，对症治疗。

类毒素（toxoid）　一些经变性或经化学修饰，而失去原有毒性，仍保留其抗原性的毒素。如某些细菌的外毒素，可用甲醛处理脱毒，但抗原性不变，仍能刺激人体产生抗毒素，以起到机体对某疾病免疫的作用。它们广泛地应用于制备各种传染病，如白喉类毒素、破伤风类毒素、葡萄球菌类毒素、霍乱类毒素等。将类毒素与死疫苗制成的联合疫苗，临床应用取得了很好效果。如百白破三联疫苗，可同时预防白喉、百日咳、破伤风3种疾病。

类风湿尘肺（Caplan syndrome）　其他名称：卡普兰综合征。尘肺伴有类风湿性关节炎。可能由于类风湿病人对吸入的硅尘具有过度的组织反应。此类病人的类风湿因子阳性率达65％～70％。表现为游走性关节疼痛、肿胀、咳嗽、咳黑痰、呼吸困难。X线、CT提示尘肺。可使用皮质激素及其他对症疗法。

类风湿尘肺综合征（rheumatoid pneumoconiosis syndrome）　尘肺的特殊临床类型。表现为尘肺、类风湿性关节炎和肺部结节三联征，主要见于煤尘肺，也可见于翻砂工和石棉、白陶土等作业的工人。

类风湿结节（rheumatoid nodule） 局部结缔组织变性而形成的皮下结节。类风湿性关节炎病人中，类风湿因子阳性者约15%～25%有结节，于压力承受部位特别明显，尤多见于前臂的伸侧、跟腱、坐骨结节区域和手指屈侧等部位，在心包、肺、胸膜、肌膜等处可发生小结节，而手背、耳、膝及肩胛部则不常见。结节坚韧而无触痛，大小不一，可长期存在，创伤后可发生溃疡。

类风湿细胞（ragocyte，rheumatoid cell） 吞噬免疫复合物的细胞。类风湿病的病因不明，近年来认为，本病起病是先有感染源侵入关节腔，其病原体抗原刺激滑膜或局部引流淋巴结中的浆细胞，产生类风湿因子。类风湿因子和免疫球蛋白结合成免疫复合物后，可激活机体内的补体系统，释放出炎性介质如组胺，引起滑膜和关节腔内炎症，并可促进中性粒细胞、巨噬细胞和滑膜细胞的吞噬作用，吞噬免疫复合物。

类风湿性关节炎（rheumatoid arthritis，RA） 感染后引起自身免疫反应所致的以滑膜炎为基础的关节病变，并累及软骨、骨。常见于四肢小关节。30～50 岁女性多发。前驱症状有发热、全身肌肉酸痛、体重减轻等；随后出现手、腕、膝、足等关节单发或对称性肿胀、疼痛、强硬、畸形或脱位；晨僵多在 1h 以上；可有皮下风湿结节。实验室检查血清类风湿因子阳性，关节 X 线片有相关改变。治疗：一般疗法如休息、理疗等；药物，包括非甾体抗炎药、糖皮质激素、免疫抑制剂、中药；外科手术。

类风湿性关节炎肾损害（renal lesion due to rheumatoid arthritis） 肾损害可以是类风湿性关节本身所致，也可以是治疗疾病的药物所致，还可以是同时伴发的与类风湿性关节炎不相关的肾脏疾病引起的肾脏损伤。最常见的病变为膜性肾病、继发性淀粉样变、局灶性系膜增生性肾炎、类风湿血管炎及镇痛药引起的肾病。病理改变有局灶性肾小球炎、淀粉样变、慢性间质性肾炎、肾小动脉内膜病变等。表现为持久性蛋白尿。应采用皮质激素和免疫抑制剂治疗。

类风湿性脊柱炎（rheumatoid spondylitis） 病变从骶髂关节开始，向上蔓延至整个脊柱，造成脊柱骨性强直。病人为了减轻疼痛不敢伸直躯干而出现驼背。X 线片呈"竹节"样脊柱。治疗：缓解疼痛，防止畸形，晚期可行脊柱截骨术。

类风湿性心包炎（rheumatoid pericarditis） 类风湿性关节炎的心脏表现。主要累及心包膜。常见于中度或严重的类风湿性关节炎且病程较长者。成人常无明显临床表现，儿童则常有心包摩擦音、心包积液。全身表现为发热、末梢关节红肿及皮下结节、贫血、血沉增速及类风湿因子阳性。心包渗液中乳酸脱氢酶、γ 球蛋白升高，糖含量降低。治疗以对症为主，肾上腺皮质激素不能预防心包炎发生。有心脏压塞症状者可手术治疗。

类风湿性心脏病（rheumatoid heart disease） 类风湿病变侵犯心脏，包括心包、心肌、心内膜、瓣膜等引起的疾病。因很少引起心脏功能障碍故漏诊多，常在尸检时证实。经长期随访严重脊椎炎并发主动脉瓣关闭不全者约占 5%。本病心电图常有改变，如房室或束支传导阻滞及 T 波改变等。

类风湿性血管炎（rheumatoid vasculitis） 类风湿侵及血管的一种病症。多发生于病情较重、关节炎表现明显的、类风湿因子效价高的病人。由于严重血管炎，病人补体可减低，冷球蛋白增加，血管壁可查见免疫球蛋白及补体沉积。血管炎被认为由免疫复合物引起。

类风湿因子（rheumatoid factor，RF） 类风湿性关节炎或其他结缔组织病及慢性活动性肝炎等病人中产生的自身抗体。主要是 IgM，亦有 IgG 和 IgA。它能与自身变性的 IgG 结合形成免疫复合物，随血流沉淀于肾小球及关节等处的毛细血管基底膜中，造成损害。

类杆菌属（*Bacteroides*） 厌氧菌感染中分离率最高的一类无芽胞革兰氏阴性杆菌，于临床有重要意义的有脆弱类杆菌组和产黑素类杆菌组。前者又包括脆弱类杆菌、多形类杆菌、克氏类杆菌、普通类杆菌、卵圆类杆菌和单形类杆菌等。它们菌形均呈多形性，两端钝圆和浓染，都能水解七叶灵，能产生 β-内酰胺酶，故对青霉素和头孢菌素类抗生素耐药。

类固醇（steroid） 其他名称：甾类化合物、甾族化合物。有机化合物的一类。是环戊烷并多氢菲的衍生物。绝大多数分子中含有三个侧链，通常具有重要的生理活性，如胆固醇、麦角醇、胆汁酸、雄激素、雌激素、肾上腺皮质激素、皂苷等。

类固醇撤离综合征（steroid withdrawal syndrome） 长期应用大剂量肾上腺皮质激素突然停药后出现的肾上腺皮质功能减退危象的表现。特征为原发病呈"反跳现象"，发热疲乏，食欲减退，恶心呕吐，腹泻，肌痛关节痛，严重者休克。可按艾迪生（Addison）病危象处理。

类固醇肌病（steroid myopathy） 一种与内源性或外源性糖皮质激素水平增加有关的肌肉疾病。临床主要表现为慢性或急性起病的四肢近端无力。慢性起病常见，发病机制不清。临床上分为急性和慢性两类。特征性的病理改变是 Ⅱ 型纤维选择性萎缩。无特殊治疗。防治类固醇肌病可采用将激素减至可能的最低剂量、避免含氟激素、隔日方案及联合体疗。

类固醇激素（steroid hormone） 其他名称：甾体激素。分子中具有固醇核基本结构的激素的总称。分子量为 300 左右。分子小并能溶解于细胞膜的脂质中，故可透过细胞膜而进入细胞。通过影响细胞核内的基因而发挥其生理效应。如糖皮质激素、醛固酮、睾酮和雌激素等。

类固醇糖尿病（steroid diabetes） 其他名称：甾类糖尿病。因长期大剂量应用具有拮抗胰岛素作用的肾上腺皮质激素所致的糖尿病。病人血糖升高，停药后可恢复。诊治与一般糖尿病相同。

类固醇性溃疡（steroid ulcer） 类固醇激素治疗过程中导致原已存在的消化性溃疡复发或发生新的溃疡。溃疡常大而深，呈穿透性。上消化道造影或内镜检查证实。治疗：停用类固醇药物，或逐渐减量至维持最低有效量，应用西咪替丁（甲氰咪胍）或雷尼替丁（呋硫硝胺）；如有穿孔，应尽早手术。

类核（nucleoid） 其他名称：拟核、原核。原核细胞中 DNA 集中但无核膜包围的区域。由脱氧核糖核酸（DNA）、核糖核酸（RNA）和蛋白组成，RNA 和蛋白居中央，外周为 DNA 超螺旋。

类肌细胞（myoid cell） 位于胸腺髓质或睾丸精曲小管壁等处，内含许多平行排列的肌原纤维的细胞。胸腺髓质内的类肌细胞呈椭圆形，胞质嗜酸性，细胞膜上有乙酰胆碱的受体，其来源和功能不明。精曲小管壁的此种细胞位于基膜外，一层或数层，胞质内含丰富的肌动蛋白微丝，能做节律性收缩，有助于精曲小管内精子和液体流向睾丸网。

类淋巴瘤疾病（lymphoma-like disorders） 临床和病理方面近似淋巴瘤，但又与淋巴瘤不同的一组疾病。包括：多毛细胞白血病（又称白血病性网状内皮细胞增多症）、血管免疫母细胞淋巴结病伴异常蛋白血症、血管滤泡性淋巴样增生、伴巨块淋巴结肿大的窦组织细胞增多症。

类疟（malaria-like seizure） 中医病证名。发热恶寒、寒热往来、日二三度发、类似疟疾而实非疟疾。多由时邪侵及少阳所致。应辨证施治，用时感之药以清其源。

类球孢子菌病（paracoccidioidomycosis） 见副球孢子菌病。

类人猿型骨盆（anthropoid pelvis） 异常骨盆的一种。骨盆入口前后径长，横径较短，呈狭椭圆形。坐骨切迹较宽，坐骨棘不突，骶骨宽，呈浅弧形，盆壁直下。中骨盆与出口前后径长，横径较短，耻骨弓角度大于 80°。产时常发生滞产或持续性枕后位，若横径明显狭窄，常需行剖宫产。

类上皮细胞（epithelioid cell） 结核结节中的一种细胞。单核细胞吞噬消化结核分枝杆菌时，其胞质增多，染色变浅，转变为与上皮细胞相似的细胞。

类神经症（psychoneurotic） 一种自我感觉，并因此引起不适的症状。如感到有气在头部窜动，出现失眠、多梦、头痛、头昏等。

类天花（para-smallpox，allastrim，variola minor） 毒力很弱的天花病毒所致的疾病。其潜伏期长（约 20 日），病情轻，病程短，皮疹稀少，皮损浅表，不留瘢痕。类天花与天花间有交叉免疫力，种痘对两者均有效。

类推法（method of analogy） 病因流行学研究中，形成假设的方法之一。某种疾病的分布特征与另一种疾病相似，使人推想两种疾病可能有共同的原因。如根据肺癌的城乡分布情况同支气管炎相似，可推想肺癌的病因可能与支气管炎类同，如大气污染等。

类文氏现象型房颤（para-Wenckebach atrial fibrillation）　室性心律绝对不规则，R-R 时间长短不一，出现渐短渐长，或渐短渐长再突长，或渐长突长的文氏现象的一类心房颤动。该型房颤多见。

类无睾者体型（eunuchoid body type）　性分化异常者的体征。身材高、耻骨上缘至足跟的长度超过身长的一半，指间距超过身长、皮肤细腻、性毛（腋毛、阴毛、胡须）无或少、女性型乳房。

类银屑病（parapsoriasis）　见副银屑病。

类圆线虫病（strongyloidiasis）　由粪类圆线虫、福氏类圆线虫等的感染性丝状蚴经皮肤或黏膜从侵入人体引起的一种肠道线虫病。当患者免疫功能正常，症状较轻或表现为慢性病程。当免疫功能受损后，可呈全身播散性感染，引起播散性类圆线虫病，导致多器官功能衰竭而死亡。早期可致移行性线状荨麻疹的皮肤病变；随后病变多累及消化道、呼吸道，出现恶心、呕吐、腹泻、咳嗽、哮喘、呼吸困难等症状，严重者可致死亡。呈全球性分布；在非洲、东欧、东南亚以及中南美洲较多，西欧则很少；我国各地均有报道。

类肢端肥大症（acromegaloidism）　体质性或家族性类似肢端肥大症的身体外貌改变。并非真正疾病。从幼年开始，面部及指（趾）略见粗大，无主观症状。X 线拍片示蝶鞍不扩大，血中生长激素水平正常。无需治疗。

类脂（lipoid）　其他名称：类脂质、脂质。指以非极性或脂肪溶剂提取动物或植物组织所获物质的统称，包括脂肪酸、甘油酯、甘油醚、磷脂、鞘脂、醇类与蜡、萜、类固醇以及脂溶性维生素 A、维生素 D、维生素 E、维生素 K 等。其中磷脂为兼溶性分子，参与各种脂蛋白的组成。在胆汁中磷脂与胆盐及胆固醇形成微胶粒，有利于胆固醇的溶解和排出。胆固醇除参与细胞组成外，还可变成胆汁酸、类固醇激素及维生素 D_3。糖脂主要有脑苷脂，是神经髓鞘的成分。

类脂性肾病（lipoid nephrosis）　见微小病变型肾病。

类脂质（lipoid）　见类脂。

类脂质沉积症（lipoidosis）　先天缺陷性脂质代谢障碍所致的组织内脂质储积增多。多因体内缺乏分解脂质的某些酶类，致使脂质的分解代谢不能进行而储积在组织内。由于缺乏的酶不同，病变及表现也不相同，可分为糖脂沉积症、磷脂沉积症，以及胆固醇与甘油三酯沉积症等。临床常见病症有家族性黑矇性痴呆、脑苷脂沉积病、神经鞘磷脂沉积病、黄色瘤病等。

类脂质渐进性坏死（necrobiosis lipoidica）　见脂质渐进性坏死。

类中风（apoplexy due to endogenons wind-evil）　简称类中。中医病证名。①指风从内生的中风病。因非外中风邪，故亦称非风。多由肾阴不足、心火炽盛、肝阳偏亢、肝风内动，或气虚血虚，或为湿痰壅盛、化热生风所致。与真中风病证表现相同，而病因相异，类中风立名在后，故取"类"字以区别之。分中脏腑、中经络两型。②指类似中风的 8 种病证，分为火中、虚中、湿中、寒中、暑中、气中、食中、恶中。

类重症肌无力综合征（myasthenic syndrome，Eaton-Lambert syndrome）　损害突触前膜的自身免疫病。分为两种类型：一组为恶性肿瘤，特别与肺癌有关；另一组为一种自身免疫病，40 岁以上起病。男性多于女性。四肢肌无力，特别是两下肢肌无力明显。肌电图检查有助于诊断。治疗：皮质类固醇激素反应良好。合并肿瘤者疗效不佳。

棱状巨尿道（fusiform megalourethra，scaphoid megalourethra）　其他名称：舟状巨尿道。阴茎体部尿道先天性无梗阻性尿道扩张的现象。常合并阴茎、尿道海绵体发育异常。

冷冻干燥（freeze drying）　先冻结药液为固体，然后在低温及高真空的条件下，直接升华除去水分的干燥工艺。是不稳定药物制成注射剂的新技术。成品质地疏松，加水迅速溶解，含水量低，有利于制品长期储存。

冷冻干燥机（freeze-dryer）　研制疫苗、菌苗、病毒、血清、血浆和药品的重要设备。利用低温脱水方法，将制品冻结；在真空状态下，使水分升华致凝，达到脱水干燥；使酶化作用微弱，外观疏松。但其原有化学、生理性能和体积基本不变，容易复原，可长期储存。

冷冻疗法（cryotherapy）　皮肤病物理疗法之一。利用深度低温毁伤局部组织以治疗皮肤病。常用的制冷剂有液氮和二氧化碳，此法操作简便，组织反应小，一般不出血，局部瘢痕形成较轻，适用于良性皮肤病，如血管瘤、寻常疣、疣状痣、皮脂腺瘤、黏膜白斑、老年角化症等癌前病变及范围较小的基底细胞癌、鳞状细胞癌等。

冷冻切片（frozen section）　在低温下使组织块快速冻结变硬后直接作切片。为快速处理组织诊断的方法。有利于手术中迅速确定病变性质、决定手术范围。它能较好地保存酶的活性及某些生化成分，故也用于某些组织的化学染色。

冷冻切片术（freezing microtomy）　在手术中外科医生要求快速作出诊断以便决定手术范围时，则采用快速冷冻切片，用压缩固态二氧化碳急速冷却或置于恒温冷冻切片机内切成薄片，HE 染色后进行光镜检查。现外科手术中广泛应用。

冷冻真空干燥保藏（lyophilization）　保存菌种的方法之一。将细菌迅速冷冻，再在真空条件下干燥后密封于安瓿内，可保存细菌的生命几年至数十年。因多数细菌耐低温，在低温条件下停止生长繁殖并延长生存期。此法用于长期保存菌种或预防接种用的活菌苗，如脑膜炎球菌、淋球菌等。

冷敷 [法]（cold pack，cold compress）　治疗方法之一。利用冰袋或冷湿毛巾敷在病变部位皮肤上以促使局部血管收缩，控制小血管出血和减轻张力较大肿块的疼痛。发高热的病人，头、额和颈后应用冷敷以降低局部的温度和改善不适感。

冷汗（cold sweating）　①其他名称：柔汗、阴汗。中医病证名。指多汗之属阴证者。多由阳气虚衰、阴寒相乘，以致汗冷肢冷，甚者身冷。治宜益气、温阳等，因痰证而自汗者宜顺气化痰。另有将冷汗作为盗汗的俗称，则属阴虚所致，治宜滋阴敛汗。②中医症状名。

冷结节（cold nodule）　吸收 ^{131}I 能力减弱或消失的甲状腺组织区域。包括冷结节和凉结节。前者指完全丧失吸收 ^{131}I 的能力，扫描图呈放射性缺损区；后者指吸收 ^{131}I 能力明显低于周围正常的腺体组织，扫描图呈放射稀疏区。冷、凉结节只是相对反映结节浓聚 ^{131}I 功能状态低下的程度而无绝对意义。

冷链（cold chain）　①疫苗从生产单位到具体使用单位之间的一系列环节所处的适当的冷藏条件和设施。其目的在于保证其免疫力不致下降。冷链应用需强调两点：一是适当的冷藏条件，而不能冻结；二是必须具备一整套设施，若只在个别环节上配备了冷链设备，不能称之为冷链。②指不耐保藏的食品，从生产到消费整个商业网中，应一直处于适宜低温下的过程。必须按照食品质量耐受的温度时间，即一定温度下一定时间后食品质量变化的程度进行。

冷疗（cold therapy，cryotherapy）　以冷为因子进行治疗的方法。分为局部冷疗和全身冷疗。局部冷疗有：冰袋、冰帽、冷湿敷等；全身冷疗有温水擦浴、酒精擦浴等。冷疗可以起到促进血管收缩，减少出血、止痛、消炎、降温的作用，从而减轻局部出血，减轻组织的肿胀和疼痛，控制炎症扩散，降低体温。血液循环障碍，有慢性炎症或深部有化脓病灶、组织损伤、破裂者忌用。

冷淋（cold type stranguria）　中医病证名。淋证之一。①其他名称：寒淋。多由肾虚而冷气客于下焦所致，或诸淋日久、损及阳气而成。证见四肢厥冷、口鼻气冷、喜饮热汤、小便淋沥、有血或无血、尿时寒栗、腰腹冷痛、舌淡、脉沉细。治宜温肾散寒为主，兼予通利。②指淋证而小便如米泔者。③指阴淋之属于下元虚冷者。

冷秘（cold type constipation）　其他名称：阴结、寒结。中医病证名。指阴寒凝结、脏气不通。由冷气横于肠胃，凝阴固结，津液不通，胃道秘塞，其人肠内气攻，喜热恶寒引起的便秘。证见便秘而肢凉、面色青白、怯冷、腹中冷痛、口淡不渴、舌淡胖、苔白、脉沉迟。治宜温肾阳通便。

冷灭菌（cold sterilization） 其他名称：气体灭菌。用环氧乙烷、β-丙内酯等作为灭菌剂进行灭菌的方法。特点是在室温中能形成气体，其穿透力强、灭菌快、毒性低，无腐蚀性、无刺激性等。

冷凝集试验（cold agglutination test） 在冷凝集素存在的情况下检验红细胞所发生的凝集现象。IgM抗体常大量存在于支原体肺炎病人血清中，在低温下能与自身的或O型红细胞抗原发生凝集。其凝集现象以温度在0～4℃最为明显，30℃以上即消失，故名。此凝集反应为可逆性，将已凝集的红细胞放入37℃的水浴箱中，凝集现象即可消失，温度再次降低又复现。正常血清的冷凝集素滴度最高不超过1：32，凝集价在1：64或以上时应考虑为支原体肺炎。在其他疾病如阵发性冷性血红蛋白尿、传染性单核细胞增多症、白血病等，滴度也可增高，应注意鉴别。

冷凝集素血症（cold hemagglutinemia） 血清中含有高效价的冷凝集素，引起肢端血管内红细胞遇冷后发生自体凝集的疾病。好发于青壮年男性。发病多在寒冷的冬季，春暖时逐渐消失。表现为外露皮肤发绀，而后灰白，伴麻木、刺痛、感觉减退或消失。过久可发生坏疽及红细胞破坏导致的贫血及血红蛋白尿。冷凝集试验阳性。治疗：保暖；全身应用皮质激素及免疫抑制剂；可试用烟酸等血管扩张剂。

冷脓肿（cold abscess） 见寒性脓肿。

冷球蛋白血症（cryoglobulinemia） 冷球蛋白是血清中一组异常的免疫球蛋白。病人的血液中冷球蛋白沉积而引起血流障碍，从而产生的皮肤和全身症状。分为3种类型：Ⅰ型冷球蛋白血症的冷球蛋白为单克隆免疫球蛋白，多见于多发性骨髓瘤和巨球蛋白血症或原发性单克隆丙球蛋白病；Ⅱ型冷球蛋白血症是由慢性丙型肝炎病毒感染所致；Ⅲ型混合性冷球蛋白血症，见于慢性感染、自身免疫紊乱、恶性淋巴增殖性疾病。肾损害只出现在部分Ⅱ型冷球蛋白血症病人中。表现为遇冷时肢端发绀、麻木和寒痛等。重者有营养不良性溃疡，坏疽及肺、肾、肠系膜血栓形成。实验室检查冷球蛋白增高、IgM增高、血沉加快等有助于诊断。防治：避免受冷，保暖，治疗原发病。

冷热疗法（cold and heat therapy） 利用低于或高于人体温度的物质作用于人体表面，通过神经传导引起皮肤和内脏器官血管的收缩及舒张，改变机体各系统体液循环和新陈代谢，达到治疗目的。

冷热双相溶血试验（cold-hot hemolytic test） 见冷溶血试验。

冷热水效应（hot and cold water effect） 一种社会心理效应。同样的温水，如果手先放入冷水中，再放到温水里，会感到温水热；如果先将手放入热水中，再放到温水里，会感到温水凉。这种效应说明，人们在感知和评价事物时，总会进行比对，对比的标准不同，评价也会不同。

冷溶血试验（cold hemolytic test） 其他名称：多-兰试验（Donath-Landsteiner test）、冷热双相溶血试验。诊断阵发性冷性血红蛋白尿的检验方法。本试验原理为当温度降至20℃以下时，病人体内的IgG型冷反应型抗体（DL抗体）可结合于红细胞，当温度再增高至37℃时，由于补体参与反应，而发生溶血。某些病毒感染如麻疹、流行性腮腺炎、水痘、传染性单核细胞增多症也可呈阳性反应。

冷伤（cold injury） 其他名称：低温损伤。由低温所致的全身和局部损伤。前者指在低温环境中身体散热大于产热所引起的损伤。体温在30～32℃时，尚为可逆性损伤，如低于30℃则为致死性损伤。后者又分冻结性和非冻结性局部冷伤。

冷水试验（cold water test） 检查肢体血管舒缩功能的方法。将被试者两手浸入1～3℃的冷水中3min，取出后轻轻擦干，用皮肤温度计多次测量皮肤温度，观察皮肤颜色、皮温恢复及两手皮温差异的情况，询问被试者自我感觉等。振动病及其他具有肢端动脉痉挛倾向的病人，冷水试验常可诱发痉挛发作，皮肤温度显著下降且恢复甚慢。可作为参考性检查项目。

冷习服（cold acclimatization） 其他名称：冷适应。恒温动物对寒冷季节或气温下降所建立的生理适应。分为自然习服和人工习服。人体受冷袭击时可能导下述危害：①体温过低

失去知觉甚至死亡；②局部组织损伤（冻伤）；③暂时失去肢体感觉和运动功能。人体冷习服可提高对危害的耐受力。

冷纤维蛋白原血症（cryofibrinogenemia） 血中纤维蛋白原在低温时发生可逆性沉淀而引起一系列症状的疾病。表现为游走性血栓性静脉炎、肺血栓、脾血栓、肾动脉栓塞；紫癜、咯血、尿血、消化道出血；冷性荨麻疹、肢端发绀、指（趾）坏疽等。实验室检查血清冷纤维蛋白原阳性。治疗：保暖；治疗原发病；应用抗凝药及皮质激素等。

冷哮（cold type asthma） 中医病证名。哮证之一。指因寒邪水饮所致的哮吼。证见呼吸气急，喉中有哮鸣声，咳吐清稀黏痰，苔白滑，遇风寒而发者为冷哮。多由感受风寒、邪入肺腑、寒饮内停、痰阻气道而成。治宜温肺散寒、化痰平喘，用射干麻黄汤。

冷性血红蛋白尿（cold hemoglobinuria） 在寒冷条件下病人尿中出现血红蛋白。局部受寒后突然出现急性溶血，全身反应及血红蛋白尿可在数小时内或数日后消失，可出现脾大及黄疸。本病多与梅毒有关，也可发生于水痘、传染性单核细胞增多症和麻疹等病毒感染。

冷血凝素（cold hemagglutinin） 在低温时能与红细胞发生凝集的抗体。很多健康人血清中有少量的冷血凝素。如果病人血浆中冷血凝素滴度很高，则在较冷环境中肢体末端温度低至20℃时，其红细胞将在血管中发生凝集，使血流阻滞，出现肢端青紫甚至坏死。

冷饮食品（cold drink food, cold drink food stuffs） 指冰棍（糕）、冰激凌、汽水、人工配制的果味水和果味露、果子汁、酸梅汤、食用冰、散装低糖饮料、盐汽水、矿泉饮料、可乐型饮料及其他类似物在内的食品。大多数冷饮食品的主要原料为水、糖、有机酸或各种果汁及少量的甜味剂、香料、色素等，个别的有奶、蛋、糖和天然果汁成分。

离浆作用（syneresis） 其他名称：脱水收缩。新制备的凝胶搁久则部分液体自动析出，使凝胶体积缩小的现象。例如人体组织的腐化和腺体的分泌；血块搁置后血清析出等。

离散趋势（dispersion tendency, dispersion degree） 其他名称：离散度。统计学术语。指一组变量值的离散倾向。对一组观察值进行分析时，不仅要计算平均数，反映集中趋势，也要有反映离散趋势的指标，两者结合起来才能全面地认识事物。反映离散趋势的指标有极差、四分位数间距、方差、标准差、变异系数等，尤其方差和标准差更为常用。

离退休综合征（retirement syndrome） 老年人由于离退休后不能适应新的社会角色、生活环境和生活方式的变化而出现的焦虑、抑郁、悲哀、恐惧等消极情绪或因此产生偏离常态行为的一种适应性的心理障碍。

离心机（centrifuger） 借离心力作用使固体液体分离开来的装置。分手摇式（每分钟数百转）和电动式（每分钟可达15 000转）。按结构可分为沉降离心机、下动式离心机与上悬离心机。

离心技术（centrifugation technique） 利用离心机产生的离心力对溶液中各种不同的组分进行分离而制备或分析其组成的技术。根据不同的要求，有不同的离心机。如普通离心机最大转速为6 000r/min，另有高速离心机最高转速为25 000r/min，超速离心机可达75 000r/min。还有分析性超速离心机，则可在70 000r/min的速度下工作。常用高速离心法有差速离心法、密度梯度离心法、等密度离心法等。

离心力（centrifugal force） 物体作匀速圆周运动时，沿半径向外的虚设力。它和向心力大小相等而方向相反。

离心性肥厚（eccentric hypertrophy） 伴有心脏明显扩大的心脏肥厚。多见于慢性容量负荷过重或慢性心肌损害的病人。例如房间隔缺损、主动脉瓣关闭不全和二尖瓣关闭不全等。

离心支（eccentric branch） QRS向量环从零点出发至环的主要转折点。常在心室兴奋的0.04s之内。

离子放射损伤（ionizing radiation injury） 其他名称：辐射病。深透高频电磁波或亚原子微粒（subatomic particles）对人体造成的破坏或病变。放射源有Ra、Th和Ac等元素或X线机、加速器、原子反应堆、原子弹、人工同位素等产能装置。人体大面积接受高剂量照射可致急性放射病。长期接触

超允许量射线，则发生慢性放射病。放射能不透过组织扩散，主要损害单个细胞，造成细胞缺失、组织再生不能、抵抗力降低、血细胞减少等；间接影响可致肿瘤、白血病、细菌性疾病复发、贫血和溃疡。预后可有绝育、白内障、骨质疏松和失明等。

离子交换层析（ion exchange chromatography） 用一种能交换离子的材料（如离子交换树脂、硅铝酸盐等）为固定相，利用它在水溶液中能与样品溶液中的离子进行交换的性质，来分离离子型化合物的方法。

离子交换纯水器（ion exchange water purifying apparatus） 制备纯水的仪器。利用强酸碱性的阳、阴离子交换树脂，进行酸碱再生，除去水中热原，使其成为注射用水。由外桶、滤器、交换柱、水质纯度仪、储液器组成。一般每小时出水量为6万～7万毫升。适用于药房制剂及实验室。

离子交换法（ion exchange technique） 分离与提取药物的方法之一。利用具有解离性基团（即交换基）的不溶性高分子化合物（即离子交换剂），在水溶液中能与阳、阴离子交换的作用，将溶液中离子交换吸着在交换剂上以除去溶液中离子或达到使离子与无游离离子基团的非极性物质分离等目的。制药工业，常用来纯化水，提取、分离、纯化中草药或生物化学制药等。

离子交换树脂（ion exchange resin） 具有网状立体结构的高分子多元酸或多元碱的聚合物。不溶于水和许多有机溶剂，按其性质可分为两类，即阳离子交换树脂和阴离子交换树脂。金属阳离子及其他阳离子在阳离子交换树脂上被交换而释放出 H^+ 离子；非金属离子及其他阴离子在阴离子交换树脂上被交换析出 OH^- 离子。

离子探针（ion microprobe mass analyzer） 对固体表面微体积样品以质谱方法进行成分分析的仪器。医学上用作污染物微区分析，以确定污染源位置；分析牙齿中氟的分布；分析生物样品中的 Na、K、O、S、Cl、I 等成分。也用于冶金材料、同位素测量、环保、空间科学和生化科学。

离子通道（ion channel） 指镶嵌膜脂质双层中允许离子通过的特殊蛋白质结构。离子通道具有离子选择性，与通道内的氨基酸残基序列有关。根据对离子选择性不同而分为钠通道、钾通道、钙通道和氯通道等。根据通道开放的特点分非门控离子通道和门控离子通道，后者又分电压门控离子通道、化学门控离子通道和机械门控通道。

离子型铁（ionic ferrum） 其他名称：非血红素铁。主要以 $Fe(OH)_3$ 络合物的形式存在于食物中。这种形式的铁必须在胃酸的作用下事先与有机部分如蛋白质、氨基酸和其他有机酸等分开，并还原成亚铁离子后，才能被吸收。除体内铁储存量可影响其吸收利用外，膳食因素如植酸盐、草酸盐、磷酸盐和碳酸盐可抑制其吸收利用，而抗坏血酸、动物细胞蛋白质和半胱氨酸可促进它的吸收利用。

离子选择性电极（ion selective electrode） 对溶液中某一离子有选择性响应，或与其他离子响应的选择性大小不同的膜电极。目前可以实际应用的离子选择性电极已有许多种。常用离子选择性电极可分为如下几类：①玻璃膜电极（测 pH 值等）；②晶体膜电极（测 F^+ 等）；③液膜电极（测 Ca^{2+} 等）；④生物膜电极（尿素酶电极）；⑤气敏电极（测 δo_2）。

离子载体（ionophore） 一种渗透剂。能与特定离子作选择性结合，并起载体运输作用，以促进该离子透过生物膜。如缬氨霉素可促进 K^+ 透过线粒体膜。

梨形鞭毛虫病（giardiasis） 见贾第虫病。

梨状腹综合征（prune belly syndrome，PBS） 其他名称：间质发育异常综合征、伊格尔-巴雷特三联症（Eagle-Barrett triad syndrome）。一种包括腹壁肌肉缺陷或阙如，输尿管、膀胱及尿道的畸形以及双侧睾丸未降的先天性畸形。可合并其他畸形，包括骨骼肌肉系统、肺及心脏等方面。多见于男性。

梨状肌（piriformis） 起自盆内骶骨前面，向外出坐骨大孔达臀部，止于股骨大转子尖端的肌。主要作用为参与固定髋关节，并可使之外旋、外展。将坐骨大孔分为梨状肌上、下孔，为盆腔血管神经到臀部或下肢的通路。

梨状肌紧张试验（tonicity test of piriformis） 诊断梨状肌综合征的重要试验。检查时病人仰卧，将患肢伸直，并做内收内旋动作，如有患肢坐骨神经放射性疼痛，再速将患肢外展外旋，疼痛随即缓解，即为阳性。

梨状肌综合征（pyriformis syndrome，piriformis syndrome） 梨状肌病变造成坐骨神经盆腔出口狭窄，出现坐骨神经刺激与压迫的症状。临床表现为臀腿痛，时轻时重，活动后加重，休息后缓解；坐骨大孔区有压痛和放射痛，有时可触及痉挛、肥厚的肌肉。直腿抬高试验阳性。可采用按摩、封闭或手术治疗。

梨状隐窝（piriform recess，sinus piriformis） 位于喉咽部的侧壁上喉口两侧的深窝。左、右各一。为异物易于滞留之处。

犁骨（vomer） 位于左、右鼻腔之间矢状位四边形扁平薄骨板。构成鼻中隔的下部及后部。

罹患率（attack rate） 观察期间出现的某病新病例数占同期暴露人口的比例。是衡量人口中新发病例频数的指标。在流行病学研究中使用很广。通常以月为观察时间单位，如有需要可将观察期延长或缩短。某病在某期间的罹患率＝观察期间新病例数/同期暴露人口×100%。

蠡沟（ligou，LR 5） 其他名称：交仪。中医经穴名。属足厥阴肝经，为足厥阴之络穴。位于小腿前内侧，内踝尖直上5寸，胫骨内侧缘处。治小便不利、遗尿、疝气、月经不调、带下、下肢痿痹等。沿皮刺0.3～0.5寸。艾炷灸3～5壮，或艾条灸5～10min。

李凡他试验（Rivalta test） 见浆膜黏蛋白定性试验。

李氏征（Ree sign） 乳腺肿瘤固定于胸壁的特征。患侧上肢外展90°时，其胸壁的肿块仍然固定不动。

李斯特菌（Listeria） 一类多形态杆菌或球杆菌，革兰氏阳性杆菌。不形成芽胞，无荚膜，微嗜氧细菌。广泛存在于活水、泥土和水源内，许多家养或野生动物和人体内也存在此菌。单核细胞生李斯特菌引起儿童脑膜炎，在病人脑脊液中单核细胞增多。此外，亦可引起流产、死胎、子宫内膜炎、心内膜炎等。新生儿通过胎盘或产道感染。此菌是典型的细胞内寄生菌。初次培养困难，应置于 CO_2 环境中 35℃和 22℃培养。病人血液或脑脊液单核细胞增多可诊断。通常对青霉素和四环素敏感。

李斯特菌病（listeriosis） 李斯特菌属感染所致的疾病。人是主要传染源，除经粪-口途径传播外，也可通过胎盘或产道传播。任何年龄均可发病，但婴儿和老人易感。细菌被吞噬细胞吞噬后，在细胞内寄生和繁殖，随血流至全身引起化脓性病变。以肝脓肿、肺炎和脑膜炎为常见。被检物中培养出细菌即可确诊。青霉素类或氨基糖苷类抗生素均有效。

里德尔病（Riedel disease） 见木样甲状腺炎。

里多克综合征（Riddoch syndrome） 大脑半球单侧顶叶或顶叶的缘上回和角回部位病变所引起的一组病征。表现为视野缺损，但病人感觉不到。在同侧偏盲侧的视野可有视觉定向障碍，但立体视觉存在。可出现单侧视觉注意力消失。CT有助于诊断。针对病因进行治疗。

里尔黑变病（Riehl melanosis） 发生于面和颈的色素沉着病。可能与某些化妆品、营养缺乏等有关。女性多发。损害主要累及前额、颞部最显著。多见肢体微红、发痒，继之出现淡棕色、铜红色、灰褐色或紫褐色色素沉着。表面覆以粉状鳞屑，也可见毛囊角化。病理检查可确诊。治疗：去除病因；内服 B 族维生素；静注维生素 C；局部外用氢醌霜。

里格尔综合征（Rieger syndrome） 其他名称：阿克森费尔德综合征。常染色体显性遗传疾病，从神经嵴细胞演变而来的眼前节组织在妊娠末期发育停止，导致虹膜和前房角原始内皮细胞层不正常停滞和房水排出结构的变异。表现为眼发育异常，角膜缘环状混浊和虹膜突起，常伴有青光眼。全身症状包括面骨及牙发育不全、肛门狭窄、器官距离过远、智力缺陷等。

里格斯病（Riggs disease） 因感染所致的边缘性牙周炎。

里寒（interior cold） 中医病机。即脏腑的寒证。多因阳气不足，或外寒传里所致。症见畏寒肢冷、面色苍白、腰膝酸冷、大便溏泄、小便清长、舌质淡、苔白润、脉沉迟或微细等。

里急后重（tenesmus）　便意紧迫但几乎或完全无便排出，常有肛门括约肌痉挛性疼痛和排便不净的感觉。膀胱疾病时也常出现里急后重、排尿不净的感觉，称为痛性尿淋沥，应予以区别。

里克特综合征（Richter syndrome）　慢性淋巴细胞白血病伴发全身淋巴结网状细胞肉瘤。病人淋巴结进行性肿大，周围血淋巴细胞减少，IgM降低，病理检查有多形性组织细胞浸润。

里热（interior heat）　中医病机。多指胃肠、肺胃实热或肝胆郁热。因外邪传里化热，或内郁生热所致。症见发热、不恶寒反恶热、口渴引饮、烦躁或心烦口苦、小便短赤、舌红苔黄、脉洪数或弦数有力等。

里实（interior sthenia）　其他名称：内实。中医病机。①指外邪化热入里，结于胃肠，出现壮热、烦渴、腹痛、便秘等腑实证候。②泛指人体内部气血郁结、停痰、食滞、虫积等。

里-斯细胞（Reed-Sternberg cells）　其他名称：R-S细胞。霍奇金病的多核分叶状巨大组织细胞，对霍奇金病具有特征性诊断意义。胞质丰富，呈双染性，泡沫状，染色质沿核膜堆积。核内有大而圆的嗜酸性核仁，周围有一圈透明晕。双核的里-斯细胞，分为对半，宛如镜影，有镜影细胞之称。

里虚（interior asthenia）　中医病机。脏腑气血衰弱的证候。症见少气懒言、心悸神疲、头晕目眩、食少倦怠、腰酸腿软、失眠梦遗、舌淡嫩、脉虚弱等。

里证（interior syndrome）　中医证候名。指邪入脏腑、血脉、骨髓等所出现的证候。《景岳全书·传忠录》："里证者，病之在内，在脏也。凡病自内生，则或因七情，或因劳倦，或因饮食所伤，或为酒色所困，皆为里证。"《万病回春·伤寒总论》："病在里，有里虚，里实，又有表里俱病，表里俱实，毫厘之分，贵乎早辨。"①外感病表邪内传入里，已无恶寒症状而出现高热或潮热、神昏、烦躁、口渴、腹胀或痛、大便秘结或泄泻、小便短赤或不利、舌苔黄干、脉沉数等。②内脏病变，与外感相对而言。如肝病的眩晕、胁痛；心病的心悸、怔忡；脾病的腹胀、泄泻等。

里证出表（interior syndrome relieved to superficies）　中医证候名。病邪从里透达于肌表的病证。主要表现为先有内热烦躁、咳逆胸闷等里证，继而发热汗出，皮肤痧疹逐渐透露，烦躁减轻，显示病邪由里出表的趋势，为病情好转的征象。

理查森法则（Richardson law）　在脂肪族碳氢化合物的同系物中随着碳原子的增加，其麻醉作用亦相应增加。高级醇如丁醇、戊醇比乙醇、丙醇麻醉作用强。如果碳原子数增加到一定程度后，此法则不适用。

理筋手法（tendon-regulating manipulation）　中医外治手法。中医伤科用于纠正因扭挫伤所致筋络扭曲、翻转挛缩等损伤的各种治疗，以达到舒筋活络、恢复正常的效果。基本手法包括按法、摩法、揉法、捏法、推法、拿法、提法、抖法、弹法等，见各条。

理-朗综合征（Richards-Rundel syndrome）　常染色体隐性遗传病。儿童期起病，临床可见酮酸尿、运动性共济失调、性腺功能减退、智力减退、发育障碍、耳聋及聋哑。治疗：无特效疗法。

理疗（physical medicine）　利用人工的或自然的物理因子（如光、电、磁、声、温热、寒冷等）作用于人体，使之产生有利的反应，达到预防和治疗疾病目的的方法。当前应用人工物理因子的有光疗法、激光疗法、电疗法、磁疗法、超声疗法、水疗法、温热疗法、冷疗法、冷冻疗法、光化学疗法、高压氧疗法等；应用自然物理因子的有矿泉疗法、气候疗法、日光疗法、空气疗法、海水浴疗法等。

理疗学（physiatrics）　研究各种物理因子用于医疗、预防、康复的科学。在人工物理因子——光、电、磁、声、温热、寒冷、运动等，以及自然物理因子——矿泉、气候、日光、空气、海水等的作用下，通过机体神经反射-体液的途径，动员自身的力量，达到机体和环境的适应和平衡，达到医疗和保健的功效。

理论流行病学（theoretical epidemiology）　用数学模型研究疾病流行的强度与影响流行过程的各项因素（包括病原、媒介、宿主及环境等）的相互关系的一门流行病学学科。通过分析可得到各种因素的综合信息，借以预测或估计疾病流行的情况。

理论心理学（theoretical psychology）　心理学的一个分支。研究心理现象发生、发展的一般规律，是应用心理学和其他学科的理论基础。包括普通心理学、发展心理学、生理心理学、人格心理学、社会心理学、实验心理学、心理测量学、认知心理学等。

理气法（regulating qi-flowing method）　中医内治法之一。用具有舒畅气机、调理脏腑作用的方药，治疗气机阻滞或逆乱病证。例如因情志抑郁而引起气滞，出现胸膈痞闷、两胁小腹胀痛等症，用香附、延胡索、乌药、广木香等药疏郁理气。此外，如和胃、降气、行气、破气等，均属理气范围。

理想（ideal）　人企求达到的目标。是一种符合现实事物的客观发展规律，经过努力和奋斗有可能实现的目标，属于积极的心理活动。与其相反的是空想，即完全背离现实的发展规律，毫无实现可能的目标，属于消极的心理活动。

理想体重（ideal body weight）　见标准体重。

理血法（regulating blood method）　中医内治法之一。用能够调畅血行、散除瘀血，以及具有止血作用的方药，治疗血瘀或出血证。包括补血、凉血、温血、祛瘀活血、止血等。

理智感（rational feeling）　人对认识活动进行评价时产生的高级情感体验。与人的认识成就的获得，需要、兴趣的满足，对真理的探索追求及思维任务的解决相联系。人的认识活动越深刻，人的理智感也越深厚。

理中丸（lizhong wan，bolus for regulating middle-jiao）　①中医方剂。《伤寒论》方。组成：人参、干姜、炙甘草、白术。功能温中祛寒、补益脾胃。治太阴病自利不渴，脾胃虚寒，症见腹痛吐泻、溲清便溏、苔白滑、脉迟缓者。②温里剂（温中散寒剂）。组成：党参、白术、甘草、炮姜。用于脾胃虚寒、呕吐泄泻、腹满胀痛、消化不良。

力勃隆补血糖浆（Syrupus Extracti Hepatis et Ferri）　抗贫血营养药。组成：肝浸膏、枸橼酸铁铵、维生素B_1、烟酸、维生素C，以及蔗糖、香精等。用于巨幼细胞贫血及轻度缺铁性贫血的辅助治疗，也用于病后体力虚弱及营养不良等。

力勃隆片（Tabellae Extracti Hepatis et Ferri）　其他名称：肝铁片。抗贫血营养药。组成：肝浸膏粉、枸橼酸铁铵、维生素B_1、维生素B_2、干酵母。用于贫血、营养不良和病后体弱等。

历史性队列研究（historical cohort study）　其他名称：回顾性队列研究、历史前瞻性研究。将回顾性与前瞻性研究特点结合使用的方法。在一个范围明确的人群中（工厂、自然村），从过去有记录可查的时间作为开始，根据记录将每个成员分为暴露与非暴露组，或不同暴露程度的亚组，搜集在此期间的详细记录，最后对比两组或各亚组间至今的发病率或死亡率差异。

厉痈（carbuncle at the dorsum of foot）　其他名称：厉疽。中医病名。多由足三阳经湿热下注或足三阴经亏损所致。发于足旁小趾之侧。若初起红肿疼痛、溃破有脓，属湿热偏盛，为顺证，易治；若初起局部色黯，痛不显，不易成脓或溃破清稀，属阴气凝结，为逆证，较难治。初宜服仙方活命饮消之，外用隔蒜灸；将溃宜服人参养荣汤、桂附地黄丸等，以壮脾补肾滋水，外用桑柴烘法，以行壅滞助阳气。溃则治同敦疽。

立方导联体系（cubic lead system）　其他名称：Grishman导联体系。心电向量图惯用的导联体系。假设胸廓为立方体，心脏位于其中心并距各顶角相等。只用4个电极：电极1、2分别置于右、左腋前线平第2腰椎；电极3置于右腋前线平第2腰椎；电极4置于右腋后线肩胛骨处。电极1、2组成横轴X，电极1、4组成纵轴Y，电极1、3组成前后轴Z。此导联体系电极少，安放位置准确、操作简单、与心前区导联心电图图形对照有较好的关系。

立即性记忆（immediate memory） 见瞬时记忆。

立克次体（Rickettsia） 专性寄生于真核细胞中，并有自主产能代谢系统的革兰氏阴性菌。引起人或动物斑疹伤寒、恙虫病等传染病的病原体。是体积微小的原核生物，介于细菌与病毒之间，具有与细菌类似的形态结构和繁殖方式，又具有与病毒相似的活细胞内寄生生长方式，短小杆菌形，或呈多形性。有细胞壁和膜，部分立克次体细胞壁为荚膜样物质。有的有鞭毛样结构，含有 DNA 及 RNA 两种类型核酸。有的在细胞外，有的在细胞内，特别是核内存在，在一般培养基上不生长。常用动物接种等方法培养。繁殖方式为二分裂法。对理化抵抗力较弱。具有耐热多糖类抗原。在自然界中多寄生于各种啮齿类动物体内，一般以节肢动物为传播媒介。人体经携带立克次体的节肢动物叮咬或粪便污染伤口而感染。

立克次体病（rickettsiosis） 由一组对人类有致病性的立克次体所致的疾病，主要侵犯小血管及毛细血管内皮细胞。立克次体多与变形杆菌 OX_{19}、OX_2 或 OX_k 有共同抗原体，自然疫源地分布于世界各地。可引起斑疹伤寒、恙虫病、Q 热、战壕热和斑点热等类疾病。特异性血清学试验阳性或病原体分离可确诊。治疗：氯霉素、四环素、多西环素（强力霉素）。

立克次体痘（rickettsial pox） 立克次体病类型之一，由小蛛立克次体（Rickettsia akari）感染所致。发生于欧美地区环境卫生差的城镇，任何年龄均可发病。螨为传播媒介，经菌血症使小血管受损。先在叮咬处出现红色丘疹，疹上出水疱，结痂，脱痂后留有瘢痕。数日后急起寒热、头痛、咽痛、全身散在斑丘疹、疹中出水疱，结痂、脱痂后不留瘢痕。四环素类抗生素有效，预后良好。

立克次体肺炎（rickettsial pneumonia） 由立克次体感染引起的肺部疾病。Q 热是唯一通过呼吸道传播的立克次体病，最常引起肺炎。传播途径主要是呼吸道，其次是接触传播，也可经消化道侵入。主要累及小血管及心、肺、肝和肾等器官。主要症状为发热、寒战、出汗、周身肌肉疼痛、咳嗽和咳少量痰液。根据血培养和动物接种分离出立克次体便可确诊。以四环素类等药物治疗有效。

立体视觉（stereoscopic vision, stereopsis） 双眼视物产生的立体感。这是由于双眼视物时从物体同一部分来的光线分别成像于两侧视网膜的相称点上的缘故。注视时两眼黄斑互为相称点，一眼颞侧视网膜上的某一点和另一眼的鼻侧视网膜的相应部位也互为相称点，立体视觉可以感觉到物体的厚度。

立体显微镜（stereomicroscope） 其他名称：体视显微镜、实体显微镜、解剖显微镜。是一种可得到具有正像立体感的目视光学仪器。该镜采用双目镜筒观察，双目镜筒内的光速不是平行的，而形成一个 $12°\sim15°$ 的夹角（体视角），因此成像具有三维立体感。结构上有两类：①简单型，倍率变化是通过换用物镜和目镜实现；②连续变倍式，通过改变中间镜组之间的距离来改变倍率，研究用立体显微镜多属此类。放大倍率为 $1\sim200$ 倍。在低倍率工作距离最大可为 160mm 或更大些，视场直径 63mm 左右。照明方式多采用外界落射，也可内照透射。医学上主要借助立体显微镜观测组织、器官的形态和病变，并进行解剖等操作。

立位性 T 波改变（orthostatic T wave change） T 波的方向随体位的变化而变化，是 T 波的正常变异。多为一过性，与交感神经活动增强有关。

利巴韦林（ribavirin） 其他名称：三氮唑核苷、病毒唑、利美普辛。一种强的单磷酸次黄嘌呤核苷（IMP）脱氢酶抑制剂，抗病毒药。用于流感、腺病毒性肺炎与支气管炎、甲型肝炎、皮肤疱疹病毒感染、麻疹等。滴眼用于单纯疱疹性角膜炎、表层点状角膜炎、急性流行性结膜炎和沙眼。对流行性出血热也有效。制剂：片剂、胶囊剂；注射剂；滴眼剂。有致畸作用，孕妇禁用。

利贝特（lifibrate） 其他名称：降脂哌啶。降血脂药。降脂用较氯贝丁酯强。可降低甘油三酯及胆固醇。适用于 Ⅱ 型高脂蛋白血症及应用氯贝丁酯无效者。长期服用者应定时测定血清转氨酶。

利胆醇（livonal, phenylpropanol） 见苯丙醇。

利胆酚（oxaphenamide） 其他名称：柳氨酚。利胆药。能促进胆汁分泌。反复给药，胆汁分泌量亦不减少。另有解痉作用，能松弛奥迪括约肌，从而缓解胆道疾患，对胆管结石也有一定排石效果。用于胆囊炎、胆道炎、胆石症及胆囊手术后。

利胆排石颗粒（lidan paishi keli） 中医成药名。清利肝胆剂。组成：金钱草、茵陈、黄芩、木香、郁金、大黄、槟榔、枳实（麸炒）、芒硝（精制）、厚朴（姜制）。功能清热利湿、通淋化石。治胆道结石、胆道感染、胆囊炎。服药期间忌食生冷油腻之物，避免气恼寒凉；体弱、肝功能不良者慎用；孕妇禁用。

利胆药（choleretic） 具有促进胆汁分泌和胆囊排空功能的药物。常用的有去氢胆酸、硫酸镁、桂美酸、茴三硫等。

利德尔综合征（Liddle syndrome） 见假性醛固酮［增多］症。

利多卡因（lidocaine） 局麻药和抗室性心律失常药。用于神经传导阻滞，表面、浸润麻醉及硬膜外麻醉；室性心动过速及频发室性期前收缩。制剂：盐酸利多卡因注射剂；根据麻醉方法不同采用相应的给药方法。二、三度房室传导阻滞、有癫痫大发作病史者、肝功能严重不全及休克病人、过敏者禁用。心、肝功能不良者，应适当减量。

利多卡因药物中毒（lidocaine drug poisoning） 误服或应用利多卡因过量引起的中毒。表现为头晕、呕吐、嗜睡、定向力丧失、视听障碍、惊厥、严重心律失常、低血压，甚至发生呼吸抑制等。过敏者可有皮疹、支气管痉挛、过敏性休克。治疗：因利多卡因半衰期短暂，仅给输液、对症及支持疗法即可。

利凡诺（rivanolum） 见依沙吖啶。

利-弗劳梅尼综合征（Li-Fraumeni syndrome, LFS） 曾称李-佛美尼综合征。一种常染色体显性遗传综合征，主要表现为家族聚集性恶性肿瘤，如软组织肉瘤、骨肉瘤、乳腺癌、白血病、胰腺癌等，其中约 1% 的病人可能在 30 岁前发生肾上腺皮质腺癌。p53 基因突变和此综合征密切相关。

利福喷汀（rifapentine） 其他名称：环戊哌利福霉素。半合成的利福霉素类抗生素。用于结核病的治疗。制剂：片剂、胶囊剂。肝功能不全者和孕妇禁用。饭后服用或并用制酸药可致生物利用度降低，应空腹给药。

利福平（rifampicin） 其他名称：甲哌利福霉素。抗结核病药。用于各型肺结核和其他结核病的治疗，常与其他抗结核药联合应用。也用于麻风病、金黄色葡萄球菌及其他敏感菌所致的感染，局部用于沙眼及眼部感染。制剂：胶囊剂；滴眼剂。肝功能不全者、孕妇及胆道梗阻病人禁用。过敏者慎用。用药期间检查肝功能。服药后尿、唾液、汗液等可显橘红色。滴眼剂开封后尽快用完。

利肝隆颗粒（liganlong keli） 中医成药名。清脏腑剂（清肝解毒剂）。组成：板蓝根、茵陈、郁金、五味子、甘草、当归、黄芪、刺五加浸膏。用于急、慢性肝炎，迁延性肝炎，慢性活动性肝炎。

利-拉综合征（Little-Lassueur syndrome） 一种破坏性、留有永久性脱发的毛囊炎症，合并棘状苔藓所引起的一组症候群。头部出现的脱发为萎缩性的，而腋下及阴阜出现的则是非萎缩性脱发。棘状苔藓出现于躯干和四肢。应用抗生素、维生素 A、激素等进行对症治疗。

利米特罗（rimiterol） 其他名称：喘喘定、立灭喘。平喘药。支气管的扩张作用选择性强，不易产生耐药性，安全范围大。气雾吸入或静滴给药。用于缓解支气管哮喘及喘息性气管炎等。可出现肌肉震颤的不良反应。甲状腺功能亢进者慎用。

利眠宁（librium） 见氯氮䓬。

利明滴眼液（Guttae Liming） 组成：碘化钾、碘化钠、氯化钙、维生素 C、维生素 B_1，加适宜附加剂，以硼酸盐缓冲液为溶剂，无菌操作法制成的无色澄明的等渗水溶液。能增强眼的新陈代谢，补充金属离子及维生素。用于早期白内障。

利脑心胶囊（linaoxin jiaonang） 中医成药名。养血活血祛瘀剂。组成：丹参、川芎、葛根、地龙、赤芍、红花、郁金、何首乌、泽泻、枸杞、酸枣仁、远志、九节菖蒲、牛膝、甘草。用于气滞血瘀、痰浊阻络；胸膊刺痛、绞痛，固定不移，入夜更甚；心悸不宁，头晕头痛；以及冠心病、心肌梗死、脑动脉硬化、脑血栓等见上述证候者。

利尿酸（ethacrynic acid）见依他尼酸。

利尿药（diuretics）具有增加尿量、促进盐和水排出功能的药物。分为：①髓袢利尿药，如呋塞米；②噻嗪类利尿药，如氢氯噻嗪；③碳酸酐酶利尿剂，如乙酰唑胺；④保钾利尿药，如氨苯蝶啶、螺内酯；⑤渗透性利尿剂，如甘露醇。另外，许多中药有利尿作用，如车前、猪苓、茯苓、泽泻、半边莲、桑白皮等，作用一般缓和。

利培酮（risperidone）其他名称：维思通。苯丙异恶唑衍生物，是新一代抗精神病药。用于精神分裂症。制剂：片剂。心血管疾病病人慎用。

利普特罗（reproterol, bronchospasmin）其他名称：茶丙喘宁。平喘药。扩张支气管作用比间羟异丙肾上腺素（异丙喘宁）强，对心率、心输出量和血压均无明显影响。奏效快，维持时间较久。适用于支气管哮喘和慢性支气管炎等。偶可引起眩晕、心悸、手指震颤等，大剂量可致心动过速。甲状腺功能亢进、心肌梗死和嗜铬细胞瘤者禁用。

利-萨综合征（Libman-Sacks syndrome）其他名称：无菌性心内膜炎综合征、红斑狼疮心内膜炎。非典型疣状心内膜炎，见于系统性红斑狼疮。以无菌性心内膜炎为主，与红斑性狼疮并存，常伴有高热、红斑性皮损、头痛、恶心、呕吐、抽搐、昏迷、激动不安、忧郁、幻觉、妄想，以及多发性关节炎、局灶性肾炎、多浆液膜炎、肺炎、肝脾淋巴结肿大等。心内膜有退行性变、疣状赘生物。心尖区有收缩期杂音。

利湿（promoting diuresis）中医术语。祛湿法之一。用渗湿利水药使湿邪从小便排出。有淡渗利湿、温阳利湿、滋阴利湿、清热利湿等。

利什曼原虫（Leishmania）细胞内寄生的鞭毛虫。有前鞭毛体及无鞭毛体两期。前期寄生于白蛉消化道内，后期寄生于脊椎动物的单核巨噬细胞内，由白蛉传播。寄生于人体的利什曼原虫有杜氏利什曼原虫、热带利什曼原虫、巴西利什曼原虫及墨西哥利什曼原虫。我国只有杜氏利什曼原虫，可致皮肤和内脏的利什曼病。

利斯特综合征（List syndrome）枕骨大孔畸形导致小脑扁桃体疝而产生的一组临床表现。主要症状为发作性头痛、耳鸣、恶心呕吐、四肢无力及感觉异常。本征可由头部突然后仰或前屈而诱发，如咳嗽、打喷嚏。X线可显示出畸形。手术治疗。

利特尔区（Little area）黏膜内具有丰富动脉血管丛的鼻中隔前下区。该动脉血管丛亦称黎氏丛。是鼻出血的好发部位，故称易出血区。

利特尔综合征（Little syndrome）多种因素造成的以锥体外系受损为主的一种中枢性瘫痪。婴幼儿期起病，智力低下，呈双侧对称性瘫痪（主要为下肢），肌张力增强，呈"剪刀步"，有病理反射。伴有斜视、视神经萎缩。治疗：针灸、按摩、理疗等，禁用阿托品液滴眼。

利血平（reserpine）其他名称：血安平、蛇根碱。国产萝芙木和印度萝芙木根中含有的一种生物碱。兼有降血压作用与安定作用。抗高血压药。用于轻、中度早期高血压，也用于躁狂性精神病。制剂：片剂；注射剂。消化性溃疡、抑郁症、帕金森综合征病人禁用。

利用度（availability）其他名称：有效性。药物施予动物或人体在特殊释放体系中的效力。包括生物的和全身的两种。生物利用度：①施予的剂型药物进入全身循环的相对量和进入血流的速度。②施予的剂量中所含药物释放至全身循环的速度和程度。③药物到达全身循环的相对数量和速度的测定。④根据血药浓度-时间曲线反映剂型中药物吸收程度和速度。⑤药物从剂型释放的实际百分比。全身利用度：药物口服后进入全身循环并完全吸收的剂量。

沥青中毒（pitch poisoning）煤焦油或石油分馏后的残渣所引起的中毒。凡使用及搬运沥青、炼焦厂及炼油厂工人皆可接触到。沥青中所含挥发性物质，如苯、萘、蒽、菲、酚等是致病的主要因素。沥青粉尘或加温熔化时的蒸气可经呼吸道吸入和通过黏膜皮肤而引起中毒。有眼、鼻、咽喉刺激症状和头昏、乏力、胸闷等全身症状。皮肤接触沥青后，经日光照射可引起急性光感性皮炎，长期接触沥青，皮肤可发生毛囊炎、扁平疣状赘生物和癌变。预防：严格执行我国颁布的《防止沥青中毒办法》。对症治疗。

疠风（leprosy）其他名称：麻风、癞病等。中医病名。慢性传染性皮肤病之一。由体虚感受暴疠风毒，邪滞肌肤而发，内侵血脉而成。初起患处麻木不仁，次发红斑，继则肿溃无脓，可蔓延全身肌肤，出现眉落、目损、鼻崩、唇裂以及足底穿溃等症状。治宜祛风化湿、活血杀虫。

疠气（pestilential qi）其他名称：戾气、疬气、疫疬之气、毒气、异气、杂气。中医名词。指有强烈传染性的病邪，包括一切温疫病和某些外科感染的病因。通过空气与接触传染。有多种疠气，某一特异的疠气可引起相应的疾患。

戾气（infectious evil factor）见疠气。

荔枝病（litchi sickness）连续进食大量荔枝引起的疾病。主要表现为低血糖症状，常在清晨出现头昏、出汗、面色苍白、嗜睡、心悸、肢冷，有的病人感到饥饿、口渴、肢痛和腹泻。重者突然昏迷、抽搐、瞳孔缩小、呼吸循环衰竭。治疗：口服糖水或葡萄糖；严重者静注高渗糖。

荔枝核（Semen Litchi, lychee seed）其他名称：荔仁、枝核。中医药名。理气药。为无患子科植物荔枝的种子。甘、涩、温。归肝、肾经。功能散寒、理气、止痛、散结。治胃脘痛、疝气痛、妇人瘀滞腹痛。用量 5～10g。无寒湿气滞者忌服。

粒层细胞瘤（granulosa cell tumor）常见的性索间质肿瘤，由卵巢性索间质发生的雌激素性卵巢肿瘤。属低度恶性。较常见，约占所有卵巢恶性肿瘤的 5%～10%。部分病例发生于青春前期，病人多伴性早熟，呈现乳房增大，出现阴毛、腋毛和月经样出血等。可转移，其扩展蔓延主要局限在盆腔和下腹部，远处转移稀少。绝经期或绝经后病人适合作全子宫及患侧输卵管切除，青年或幼年病人如肿瘤未蔓延至卵巢外器官、组织及对侧卵巢时，可考虑仅切除肿瘤及其邻近的输卵管，以保留生育能力。肿块直径在 15cm 以上，在 10 个高倍视野中核分裂象达 3 个以上和细胞呈中度异型性者预后差。

粒细胞（granulocyte）其他名称：颗粒性白细胞。带有分叶核和丰富的细胞质颗粒的细胞。按其颗粒染色特点不同，可分为中性粒细胞、嗜酸性粒细胞和嗜碱性粒细胞。

粒细胞白血病（granulocytic leukemia）骨髓造血系统粒细胞系列异常增生为主的白血病。可分为急、慢性两种。前者的临床表现和治疗原则见急性白血病；后者发展缓慢，临床表现为乏力、食欲减退、腹胀以及巨脾等。血中白细胞计数显著增高，可达（100～500）×10^9 以上，多为较幼稚的粒胞。可见 Ph[1] 染色体。治疗可用羟基脲、白消安、阿糖苷、α干扰素，行骨髓移植。

粒细胞功能不良综合征（neutrophilic dysfunction syndrome）粒细胞功能缺陷（如趋化运动减退、吞噬能力减弱）以致反复出现感染的一组综合征。见于白血病、淋巴瘤等。

粒细胞功能障碍（disturbance of function of granulocyte）粒细胞有变形、游走、黏附、趋化、吞噬和杀菌功能，缺乏这些功能，称为粒细胞功能障碍。原因复杂，有些是遗传性疾病，还有的是由于酶的缺乏而使其功能降低。临床上反复出现炎症，严重者可导致死亡。

粒细胞减少（granulocytopenia）中性粒细胞减少的简称。外周血中性粒细胞绝对值成人低于 $2.0×10^9/L$，儿童低于 $1.5×10^9/L$，婴幼儿低于 $1.0×10^9/L$。粒细胞减少可继发于物理因素如放射线等，也可由化学因素如苯及其他有机溶剂、抗癌药、磺胺药、抗疟药、抗甲状腺药等引起。严重的细菌、病毒、立克次体等感染，脾功能亢进及自身免疫性疾病也可引起粒细胞减少。治疗：去除病因，及时采取预防或控制感染措施。

粒细胞缺乏性咽峡炎（angina agranulocytotica）由于造血系

统受到某种影响（药物、放射）而抑制中性粒细胞的产生所引起的口、咽溃疡性病变。起病较急，有高热、咽痛、吞咽困难、口臭等症状。咽喉部黏膜溃烂，覆有深褐色坏死组织。因粒细胞减少及继发感染，病人较快地呈现衰竭状态。保持口腔清洁，按血液病治疗。

粒细胞缺乏症（agranulocytosis）　外周血及骨髓中，中性粒细胞极度减少，甚至完全缺乏，白细胞计数大多在 $(1\sim2)\times10^9/L$，中性粒细胞绝对计数 $<0.5\times10^9/L$ 时称为粒细胞缺乏症。重症粒细胞减少症，极易发生严重而难以控制的感染。本症有特发性和继发性两种，临床多为继发性。常见病因有病毒感染、某些药物、放射线、化学毒物、造血系统疾患、免疫性疾病等。起病急骤，突然发生畏寒、高热、头痛及全身疲乏，易继发感染，少数有肝脾大、黄疸。查明原因，积极治疗原发病，防治感染，促进粒细胞生成［促粒细胞生长因子（rhG-CSF）］，予免疫抑制剂治疗。

粒细胞增多（granulocytosis）　中性粒细胞增多的简称。正常人体白细胞及粒细胞总数随年龄、种族及生理改变而异。中性粒细胞绝对数超过 $8\times10^9/L$ 称中性粒细胞增多，又称粒细胞增多。见于妊娠、运动、感染、组织坏死、急性失血、恶性肿瘤等情况。治疗：处理原发病。

粒状物（particulate matter）　见颗粒物。

α-粒子（α-particle）　其他名称：α 射线。原子核衰变时，从原子核发射出的由 2 个质子和 2 个中子组成的粒子，α 粒子就是 He 原子核。

痢疾（dysentery）　其他名称：滞下、肠澼。中医病名。本病以腹部疼痛，大便次数增多而量少，里急后重，下黏液及脓血样大便为特征。常因外受六淫及疫毒之气，内伤七情劳役，或饮食不慎，积滞肠中、传导失常所致。治宜分辨虚实。实证用清热化湿、凉血解毒、消积导滞等法。虚证用补中益气、温阳固涩等法。邪盛正虚者，宜用扶正与祛邪法。痢疾从病因分，有风痢、疹痢、暑痢、温热痢、寒痢、热痢、疫痢、毒痢等。从大便性状分，有赤痢、白痢、血痢、赤白痢、脓血痢、五色痢等。从病情轻重和病程分，有噤口痢、休息痢、奇恒痢、久痢、虚痢等。本病常见于细菌性痢疾、阿米巴痢疾、溃疡性结肠炎、过敏性结肠炎、食物中毒及肠吸收功能障碍性疾病。

痢疾杆菌（dysentery bacillus）　志贺菌属细菌的通称。革兰氏阴性杆菌，菌痢的病原体。无芽孢，无荚膜，不能运动。根据其生物化学反应和菌体抗原性的不同，分为许多种，常见的有弗氏、宋氏、舒氏痢疾杆菌等。

痢疾杆菌败血症（dysentery bacillus septicemia）　痢疾杆菌由受损肠黏膜侵入淋巴至肝、脾、肾内繁殖或直接侵入血流引起的败血症。儿童病人居多。继发于急性菌痢，主要表现为 5 日内为急性菌痢病程，尤其 2 日内，寒热加重，中毒症状明显，肝脾大，意识障碍，休克和皮疹。血培养检出细菌可确诊。治疗同菌痢。

痢特灵（furazolidone）　见呋喃唑酮。

痢特敏片（litemin pian）　清脏腑阴（清利肠胃湿热剂）。组成：仙鹤草及翻白草的浸膏粉、甲氧苄啶。用于急性痢疾、肠炎及腹泻属湿热证者。

连接复合体（junctional complex）　同时存在紧密连接、中间连接、桥粒和缝隙连接中任意两种或两种以上细胞连接的合称。光镜下观察单层立方上皮和单层柱状上皮时，常在近游离面处的细胞间见到着色较深的致密点，称闭锁堤。如经上皮的这个平面作水平切片，可见闭锁堤呈致密的窄带环绕每个细胞。电镜下见到，闭锁堤是由相距很近的几个连接结构组成的，称连接复合体。连接复合体在小肠单层柱状上皮甚明显，由近游离面向下，依次为紧密连接、中间连接和桥粒，有时还有缝隙连接。上述结构除有机械性连接作用外，还有阻止大分子进入细胞间隙及供细胞间交换离子和某些小分子物质之用，即相邻细胞可互换化学信息等，以保持功能协调。

连接酶（ligase）　六大酶类之一。催化两个不同分子或同一分子的两个末端连接的酶。此反应与 ATP 或其他三磷酸核苷中的焦磷酸键（高能键）的水解反应相偶联。

连接区（junctional area）　其他名称：功能性房室结、交界区。是房室连接区的简称。与解剖学的房室结概念不全相同。分为 3 部分：①心房的前、中、后结间束进入房室结的纤维；②房室结，自上而下分为房-结区、结区和结-希区；③希氏束的近端。

连翘（Fructus Forsythiae，weeping forsythia capsule）　其他名称：大翘子、连壳、落翘。中医药名。木樨科植物连翘的果实。苦，微寒。归肺、心经。功能清热解毒、消痈散结、清心除烦。治：①外感风热，或温病初起，症见发热微恶寒、头痛咽痛者。②温热病，热毒炽盛、高热烦躁，或身发斑疹。③痈疡疔疮、瘰疬结核。④心热烦躁、口舌生疮、溺短赤痛。

连翘败毒丸（lianqiao baidu wan）　中医成药名。清热解毒剂。另有制剂：膏。组成：大黄、连翘、金银花、紫花地丁、蒲公英、栀子、白芷、黄芩、赤芍、浙贝母、玄参、桔梗、木通、防风、白鲜皮、甘草、天花粉、蝉蜕。功能清热解毒、消肿止痛。治疮疖溃烂、灼热、发热、流脓流水、丹毒疱疹、疥癣痛痒。孕妇忌服。

连锁（linkage）　位于同一条染色体上的基因一起遗传的现象。父方或母方的某几种性状联合参加杂交，无论是显性还是隐性，在子代中这些性状一般表现为互相联合的趋势。即两个以上的基因位于同一染色体或同一核酸分子上，有较多的机会互相伴随，遗传给子代，从而不符合孟德尔自由组合定律。例如人的红色盲基因和绿色盲基因都在 X 染色体上，病人就可表现红绿色盲的连锁现象。

连锁不平衡（linkage disequilibrium）　由于基因座间的连锁关系或其他原因（选择、突变、群体混杂等），群体中的配子和基因型频率偏离随机组合的期望值。人类白细胞抗原（HLA）复合体是多位点的共显性复等位基因系统，因此它所编码的 HLA 表现出高度的多态性，HLA 检出的频率，在不同的人种或不同地域的民族中，有很大差异，单倍体出现的频率亦有不同。由于 HLA 在人群分布上存在差异，加之连锁遗传等因素，HLA 基因型的实际数值比理论计算值小得多，这种现象称为连锁不平衡。

X 连锁高 IgM 综合征（X-linked hyper immunoglobulin M syndrome，XHIM）　罕见的免疫球蛋白缺陷病。X 连锁隐性遗传，因 X 染色体上 CD40L 基因突变，影响 T 细胞和 B 细胞间相互作用，B 细胞增殖和免疫球蛋白类别转换受阻所致。男性发病。6 个月～2 岁起反复出现上呼吸道感染、中耳炎、肺炎等，扁桃体、淋巴结、肝脾可增大等。

连锁机制（cascade mechanism）　其他名称：分级连续机制。连续激活的反应序列。可借以扩大刺激信号的作用。如血液凝固过程即由启动因子一步步引起，使参与反应的组分增多，迅速使血液凝固。磷酸化酶的激活反应和 ACTH 的激活过程也是如此。

X 连锁淋巴增殖综合征（X-linked lymphoproliferative syndrome，XLP）　X 连锁隐性遗传病。B 细胞和免疫球蛋白正常或减少。临床症状和免疫异常主要由 EB 病毒感染所致。临床表现为肝炎、肝脾大、贫血和淋巴瘤。

X 连锁免疫调节异常-多内分泌腺病-肠病（immune dysregulation-polyendocrinopathy-enteropathy，X-linked，IPEX）　X 连锁隐性遗传，编码 T 细胞转录因子的 FOXP3 缺陷。外周血缺少 $CD4^+$、$CD25^+$、$FOXP3^+$ 调节性 T 细胞，IgA、IgE 增高。临床表现为自身免疫导致的腹泻、早年发病的糖尿病、甲状腺炎、溶血性贫血、血小板减少、湿疹等。

连锁群（linkage group）　位于同一染色体上的基因群。在遗传上常显示不同强度的连锁关系。而属于不同连锁群的基因则独立分离，产生在统计学频率上的集体与非集体类型。

X 连锁显性遗传（X-linked dominance inheritance）　某些遗传性状或致病基因位于 X 染色体上，并且此基因对其相应等位基因而言是显性的，这种遗传方式称 X 连锁显性遗传。由于男性只有一条 X 染色体，而 Y 染色体上没有相应的基因，故对 X 连锁显性遗传来说，女性出现率则是男性的 2 倍。另外，由于女性常为杂合子发病，症状常较男性为轻。杂合女性病人与正常男性婚配，子代中，子女各有 1/2 是发病者；男性病人与正常女性婚配，子代中，女儿都是病人，而儿子却都正常。抗维生素 D 佝偻病属于此种方式遗传病。

X 连锁隐性遗传（X-linked recessive inheritance）某些遗传性状或致病基因位于 X 染色体上，并且这种基因作用是隐性的，这种遗传方式为 X 连锁隐性遗传。由于男性为半合子，因此有此基因即可表现出相应性状或相应遗传病；而女性，只有隐性纯合子才表现出相应性状或疾病。人类的红绿色盲属于此种遗传方式，男性发病率为 7%，女性仅为 0.5%。若男性红绿色盲与正常女性婚配，只能传给女儿，不能传给儿子，女性携带者与正常男子婚配，则子代中男性将有 1/2 患病，女性中 1/2 携带者，1/2 正常人。

连续动静脉血液滤过（continuous arteriovenous hemofiltration, CAVH）一种新的血液滤过方法。由动、静脉直接穿刺插管，一般常用股动脉及股静脉插管，中间以特制的血液滤过器相接。靠动、静脉间压差来完成体外循环，不用血泵，不用血滤机。一次治疗可连续使用 2～7 日，十分简单、有效。此法多用于急性肾衰竭及多脏器功能衰竭，是首选的血液净化治疗。

连续多普勒血流仪（continuous Doppler blood flow monitor）为克服脉冲重复频率较低，影响高速血流测定这一不利因素，探头的换能晶体片分为两半，一侧连续发射频率固定的超声波，另一侧能连续接收超声波回波反射的仪器。由于连续多普勒的脉冲重复频率与超声发射频率相同，达百万赫以上，故理论上测定速度的上限可达 1 000m/s 以上。实际上现用的仪器测速上限为 7～8m/s。这一点已能够满足临床计测高速血流的要求。此种仪器不能分辨距离，无法了解异常血流的产生部位，故不能替代脉冲多普勒。

连续毛细血管（continuous capillary）有连续的内皮细胞和基膜层的毛细血管，其内皮细胞的胞质中除含一般细胞器外，还含多数吞饮小泡。见于肌肉、皮肤、肺、中枢神经系统等处。

连续免疫（sequential immunization）其他名称：配套免疫、顺序免疫。一种免疫接种方法。为简化预防接种，利用不同种类生物制品的交叉免疫，连续注射 3～4 种疫苗，使被接种者获得对更多种疾病的免疫力。首先在 B 组虫媒病毒疾病，经猴和猩猩实验，已获得对 20 种 B 组虫媒病毒感染的抵抗力。连续免疫的研究，对反生物战有一定意义。

连续皮内缝合法（continuous intracutaneous suture）整形外科皮肤缝合技术。缝线在真皮的基底层进行，可使创缘两侧紧密对合，减少术后瘢痕形成。特别适用于眼睑、颜面、颈部直线状切口的缝合。

连续性保健（continuous health care）全科医疗的一个特征。不受时间、空间和服务场所的限制，对任何年龄的个人与任何发展阶段的家庭，无论在病房、门诊、家中还是工作单位，均负责为个人及其家庭提供保健服务。

连续性肾脏替代治疗（continuous renal replacement therapy, CRRT）采用每天连续 24h 或接近 24h 的一种连续性血液净化疗法，以替代受损的肾脏功能，一组血液净化方法的总称。特点是采用低阻力、高效能过滤器，缓慢和连续地清除溶质和水分。缓慢清除溶质有利于维持电解质和渗透压等内环境的平衡；缓慢脱水有利于血流动力学的稳定。连续性肾脏替代治疗根据血管通路、水和溶质清除原理等不同而有不同方法：①连续性动-静脉血液滤过（CAVH）和连续性静-静脉血液滤过（CVVH）；②连续性动-静脉血液透析（CAVHD）和连续性静-静脉血液透析（CVVHD）；③连续性动-静脉血液滤过透析（CAVHDF）和连续性静-静脉血液滤过透析（CVVHDF）；④缓慢连续单纯超滤（SCUF）。

连续性杂音（continuous murmur）血流不断地从主动脉经过未闭的动脉导管流入肺动脉时产生的湍流音。听诊时可闻音调粗糙、类似机器声的杂音。对诊断心脏动脉导管未闭有一定实际意义。

连续硬脊膜外麻醉（continuous epidural anesthesia）将导管置入硬膜外腔并通过导管连续分次注入局麻药使脊神经阻滞。此法作用时间长，药物剂量容易控制，可避免局麻药过量，因而被广泛应用。

莲子（Semen Nelumbinis, lotus seed）其他名称：藕实、莲蓬子、莲肉。中医药名。睡莲科植物莲的干燥成熟种子。甘、涩、平。归脾、肾、心经。功能养心益肾、健脾止泻。治心悸、失眠、遗精、淋浊、久泻、虚痢、崩漏、白带。莲子含多量淀粉、棉子糖，还含蛋白质、脂肪、钙、磷、铁等。

莲子心（Plumula Nelumbinis, lotus plumule）其他名称：莲心、莲薏、苦薏。中医药名。睡莲科植物莲种子中的胚芽。苦、寒。归心、肾经。功能清心、涩精、止血、降血压。治热病神昏谵语、心烦失眠、遗精、吐血、高血压病。

联苯胺（benzidine）医学上用做检验潜血的试剂。为白色或淡红色的粉状或片状结晶，可经皮肤及呼吸道吸收。急性中毒时出现神经系统症状、膀胱炎和肝脏损害；慢性中毒时引起出血性膀胱炎、膀胱乳头状瘤及膀胱癌。车间空气中最高容许浓度为 10mg/m³。

联苯苄唑（bifonazole）其他名称：白肤唑、孚琪、霉克、治癣必妥。咪唑类抗真菌药。用于体癣、股癣、手足癣、红癣、花斑癣，皮肤浅表念珠菌病包括念珠菌性龟头炎、肛周炎和会阴周围念珠菌病。制剂：溶液剂、软膏剂、乳膏剂。过敏者、哺乳期妇女禁用。

联苯丁酮酸（fenbufen）见芬布芬。

联苯-联苯醚（diphenyl-diphenyl ether）其他名称：导生 A。联苯和联苯醚的混合物，比例为 26.5∶73.5。无色乃至稻草黄色的液体。用于合成纤维工艺中作载热体。为低毒物质，但其恶臭使人感到恶心。大量接触其蒸气可出现头昏、头痛、恶心、呕吐、无力及眼和上呼吸道黏膜刺激症状。脱离接触及对症处理后可迅速恢复。长期少量接触可有神经衰弱综合征及食欲减退等。车间空气中最高容许浓度为 7mg/m³。

联苯双酯（bifendate）治疗肝炎的降肝酶药物，肝胆病辅助剂。用于迁延性肝炎及长期单项谷丙转氨酶异常者。制剂：片剂。个别病人出现口干、轻度恶心、黄疸及病情恶化。

联合瓣膜病（combined valvular disease）其他名称：多瓣膜病。指两个或两个以上的瓣膜病变同时存在。最常见的为二尖瓣病变与主动脉瓣病变共存。临床上一般病情较重，治疗困难，预后较差。因血流动力学干扰，症状和体征较复杂。治疗原发病；药物治疗；严重者手术治疗。

联合免疫（combinative immunity）给一接种对象同时接种两种以上的疫苗。可简化免疫手续、节省人力、方便群众。一般采用两种做法：①利用多联混合疫苗接种，如百白破混合疫苗；②几种制品同时接种。

联合免疫缺陷（combined immunodeficiency）见联合免疫缺陷病。

联合免疫缺陷病（combined immunodeficiency disease）其他名称：联合免疫缺陷。T 细胞和 B 细胞均缺陷而致的细胞免疫和体液免疫联合缺陷。缺乏 T、B 细胞，导致细胞和体液免疫应答均明显降低。表现为全身淋巴组织发育不良、淋巴细胞数目减少，病人极易感染（常为机会性感染）。病人出生后多因感染而死亡。临床上疑为先天性免疫缺陷病人，应进行免疫学检测及针对病因进行治疗。

联合神经元（associative neuron）见中间神经元。

联合脱氨基作用（combined deamination）氨基酸分解代谢途径之一。先经相应的氨基酸转氨酶将该氨基酸的氨基转移到 α-酮戊二酸上而成为谷氨酸，然后在谷氨酸脱氢酶的作用下，脱去氨基而又成为 α-酮戊二酸并放出氨。此过程是可逆的。为体内氨基酸代谢的主要方式。也是体内合成非必需氨基酸的主要途径。

联合作用（combined effect）两种以上毒物同时侵袭人体所出现的共同结果。表现为相加、协同和拮抗作用。研究毒物的联合作用对制定最高容许浓度标准和评价生产环境中毒物对机体的影响均有重要意义。

联觉（synesthesia）一种感觉引起另一种心理活动的发生，如颜色温度觉，红、橙、黄等暖色调让人感觉温暖，蓝、青、紫等冷色调让人感觉寒冷。

联律（coupling）期前收缩与主导搏动成对或成组规律性反复

出现时称联律。是频发期前收缩的一种特殊类型。当一次或两次主导搏动后紧随一次期前收缩，并接连规律地发生，称为二联律或三联律，以此类推。

联律间期（coupling interval）　描述期前收缩心电图特征的术语。指异位搏动与其前窦性搏动之间的距离。折返途径与激动的传导速度等可影响联律间期长短。房性期前收缩的联律间期应从异位 P 波起点测量至其前窦性 P 波起点；而室性期前收缩的联律间期应从异位搏动的 QRS 起点测量至其前窦性 QRS 起点。

联律型室性期前收缩（coupling ventricular premature beat）　呈现二联律和三联律的室性期前收缩。多见于病理性室性期前收缩。

联体双胎（conjoined twins）　单卵双胎于妊娠早期未能完全分离或分裂不完全所致，故为同性。偶有双卵双胎在发育过程中一部分胎体相互融合而成联体，可为同性或异性。联体双胎发生率约为 1/500 000，多见于多胎家族中，女婴较男婴多 2～3 倍。常见有胸部联胎、腹部联胎、臀部联胎、颅部联胎等。

联想障碍（disturbance of association）　人脑由一种概念引起其他概念的心理活动发生异常。包括思维奔逸（意念飘忽）、思维迟缓（抑制性思维）、思想贫乏、思路中断、思维黏滞、病理性赘述、思维散漫、思维破裂、思维不连贯、强制性思维、强迫观念等。

廉泉（lianquan, RN 23）　其他名称：本池、舌本。中医经穴名。属任脉。阴维、任脉之会。位于结喉上方，当舌骨上缘凹陷处。治中风舌强不语、暴瘖、舌下肿痛、咽喉肿痛、吞咽困难、流涎等。向上直刺 0.5～1 寸。

臁疮（chronic ulcer of shank）　其他名称：裙边疮、烂腿。中医病名。臁，即胫骨。小腿下段皮肉溃烂，久不收口之症。即小腿慢性溃疡。多因湿热下注、瘀血凝滞经络所致。症见初起痒痛红肿，破流脂水，甚则糜烂，皮肉灰暗、溃烂后疮口经久不愈，或虽已收口又每因碰撞而复发等。治宜清热利湿、和营解毒，用草薢化毒汤；久不愈者，宜补养气血、和营解毒，宜服桂枝加当归汤或十全大补汤，用金黄膏掺九一丹外敷。久不收口者，用夹纸膏加缠缚法，或用白砂糖撒满，胶布牢贴。

镰刀菌毒素（fusarium toxin, fusarial toxin）　由镰刀菌属和个别其他菌属真菌所产生的有毒代谢产物。主要有单端孢霉素类（或单端孢霉烯族化合物）、玉米赤霉烯酮和丁烯酸内酯等毒素。单端孢霉素类又包括 40 多种毒素，其毒性特点为有较强的细胞毒性，可引起食物中毒性白细胞缺乏病以及不明确的慢性毒性等。玉米赤霉烯酮可使畜、禽与啮齿类动物发生雌激素亢进症。丁烯酸内酯是血液毒。

镰状细胞（sickle cell, drepanocyte）　形如镰刀状的一种红细胞。由于红细胞内所含的异常血红蛋白 S 在缺氧情况聚合成束状使红细胞变形而致，见于血红蛋白 S 病时。主要见于有色人种。

镰状细胞贫血（sickle cell anemia, drepanocytic anemia, sicklemia）　遗传性慢性溶血性贫血。以贫血、骨关节疼痛、急性腹痛、肢体溃疡、肝脾大、心脏肥大以及镰状细胞为特征。是由于正常人血红蛋白（HbA）的 β 肽链第 6 位谷氨酸被缬氨酸取代，这样缬氨酸与另一 β 肽链的缬氨酸结合成环，由亲水性转变为疏水性。尤其在氧分压低的条件下，溶解度明显下降，促使红细胞变为镰刀形、长半月形。典型病人生长迟缓、消瘦、脊柱骨质疏松、黄疸、贫血、肝脾大、血尿及多器官栓塞和受损表现。镰状细胞生成试验阳性。血红蛋白电泳 HbS 在 50％以上。本病无特殊治疗措施，主要为支持疗法。

镰状细胞肾病（sickle cell nephropathy）　镰状细胞通过肾脏循环时发生血流淤滞，使肾脏微循环阻塞的肾脏损害。属于镰状细胞病，是纯合镰状细胞贫血病人最常见的并发症。常染色体隐性遗传性疾病。病理改变主要为梗死和出血，有 4 种类型：局灶性节段性肾小球硬化、膜增生性肾小球肾炎、血栓性微血管病及特发性镰状细胞肾病。特发性镰状细胞肾病光镜下见肾小球毛细血管肿胀，免疫荧光检查阴性。肾脏病变临床表现为镜下血尿，可有肉眼血尿、蛋白尿和肾病综合征、肾小管功能障碍、膜增生性肾小球肾炎、急性肾衰竭及肾盂肾炎。临床病人有不同程度的溶血、血管闭塞引起的疼痛和器官损害。有明确诊断的镰状细胞病相关病史，实验室检查尿液异常、低比重尿、蛋白尿、血尿、血肌酐增高等。尚无根治方法，目前药物如羟基脲治疗，输血及干细胞移植，血管紧张素转换酶抑制药或血管紧张素受体阻滞药对蛋白尿病人有益，肾衰竭可用透析治疗。

练习曲线（practice curve）　表示练习进程与练习效果之间函数关系的曲线。从中可看出技能形成过程中的工作效率、活动速度和准确性的变化，以及各种技能在形成过程中的共同点与差异性。各种练习曲线在形成过程中存在共同趋势，如随着练习时间增加，错误逐步减少，成绩逐步提高，练习成绩起伏，练习过程中出现高原现象等。

炼乳（condensed milk）　牛奶加热蒸发至原体积的 2/5 后加蔗糖 40％而成的奶制品。使用时一般加 45 倍的水。因蛋白质及脂肪含量较低而糖量较高，不宜单独用来喂养婴儿。

恋童癖（pedophilia）　其他名称：恋童症。性变态行为，其特征是以儿童为性活动对象。其性欲要求可能针对异性或同性儿童，以露阴癖或强奸等形式表现出来。恋童癖常为儿童的亲戚或父母的朋友，多为男性，主要是抚摸儿童，而诱奸儿童、强迫儿童做性动作的恋童癖者对社会危害很大，应严厉禁止。

恋物癖（fetishism）　其他名称：恋物症。在强烈的性欲望和性兴奋的驱使下收集异性使用过的物品，所恋物品均为与异性身体接触的东西，恋物者通过手持、抚摸或闻嗅这些物品伴手淫，或在性交时由自己或性爱对象手持或身穿此物来引起强烈的性兴奋和性满足。如恋鞋癖、恋足癖、恋发癖等。恋物癖（症）多为男性，比较喜爱异性身上的某一部分或异性的物品，如果这种喜爱从属于对异性人的喜爱，则属于正常心理范围。而恋物癖（症）的喜爱已经本末倒置，即性爱对象的某个物品或身体的某个部分对达到性高潮是不可缺少的，性爱对象本身反而成为次要条件。有些恋物癖（症）者只要看见或触及物恋对象便足以达到性高潮。

恋物性异装癖（fetishistic transvestism）　见异装症。

链道酶（streptodornase, deoxyribonuclease）　见链球菌 DNA 酶。

链激酶（streptokinase）　其他名称：思凯通、溶栓酶。抗血栓药。用于深静脉栓塞、周围动脉栓塞、肺栓塞、血管外科手术后血栓形成、导管给药所致血栓形成、新鲜心肌梗死、中央视网膜动静脉栓塞等。制剂：注射剂。链球菌感染的亚急性心内膜炎、出血性疾病病人禁用。在使用过程中，应避免肌内注射及动脉穿刺。链激酶溶解后，不可剧烈振荡，以免药物活力降低。

链霉素（streptomycin）　其他名称：硫酸链霉素。氨基糖苷类抗生素。主要用于结核分枝杆菌感染，也用于布鲁氏菌病、鼠疫及其他敏感菌所致的感染。制剂：硫酸链霉素注射剂。用药期间应注意头晕、耳鸣、听力减退等反应，以便及早发现前庭蜗神经损害，及时停药。肾功能不全者慎用，有链霉素过敏史者禁用。

链球菌（streptococcus）　革兰氏阳性链状排列的球菌，呈球形或卵圆形。广泛分布于自然界及寄殖于人呼吸道、胃肠道和泌尿生殖道等，是人类感染性疾病的主要病原菌之一。链球菌没有单一的分类方法，根据菌落在血琼脂平板上溶红细胞能力分为甲型（α）溶血性链球菌、乙型（β）溶血性链球菌和丙型（γ）溶血性链球菌 3 种。甲型（α）溶血性链球菌，不完全性溶血，又称草绿色链球菌，条件致病可引起亚急性细菌性心内膜炎；乙型（β）溶血性链球菌，完全性溶血，致病力强；丙型（γ）溶血性链球菌，不产生溶血素，大多无致病力，又称非溶血性链球菌。根据细胞壁多糖抗原（C 抗原）不同分为 18 族（A、B、C 等），对人类致病者 90％属于 A 族。A 族链球菌可引起多种化脓感染，如丹毒、淋巴结炎、鼻咽炎等，故又称为化脓性链球菌；还可产生红疹毒素引起中毒性疾病如猩红热、急性儿童呼吸道传染病等；还可引起变态反应性疾病如风湿热和急性肾小球肾炎。

B族链球菌引起的新生儿败血症和脑膜炎，死亡率极高。链球菌对青霉素等抗生素类药物敏感，可用于治疗。

链球菌后急性肾小球肾炎（poststreptococcal acute glomerulonephritis） 发病于甲型溶血性链球菌感染（扁桃体炎、咽峡炎、化脓性皮肤病等）后2～3周的肾小球炎症。发病时间符合一般免疫反应的出现时间。轻者可无症状，重者可出现急性肾衰竭和严重并发症（急性肺水肿、高血压、脑病等）。控制感染和对症治疗。

链球菌 DNA 酶（streptodornase, deoxyribonuclease） 其他名称：链道酶、链脱酶、链球菌脱氧核糖核酸酶。主要由A、C、G族链球菌产生。能分解细胞核中脱氧核糖核酸及黏稠脓液中有高度黏性的脱氧核糖核酸（DNA）。使脓液变稀薄，因此临床常用链球菌 DNA 酶液化脓性渗出液（如脓痰）。链球菌 DNA 酶有抗原性，受链球菌感染后可产生能抑制酶活性的抗体。链球菌 DNA 酶抗体增高，表示有链球菌感染，在患风湿病的病人中，这种抗体增加特别显著，测定此酶有辅助诊断意义。临床用于支气管扩张、肺脓肿等。吸入或肌内注射。

链球菌溶血素（streptolysin） 有溶解红细胞、破坏白细胞和血小板的作用。根据对氧的稳定性，可分为耐氧的和不耐氧的链球菌溶血素（分别缩写 SLS 和 SLO）两种。SLO 为含 SH 基的蛋白质，对氧敏感，遇氧时将失活。SLO 对中性粒细胞有破坏作用，并加重链球菌感染。动物实验大剂量可引起心肌中毒而死亡。85%～90%感染病人于感染后2～3周至1年可检出 SLO 抗体。测定 SLO 抗体含量，可作为链球菌感染或风湿热活动的辅助诊断。SLS 对氧稳定，是小分子糖肽，无抗原性，对多种细胞的毒性大于 SLO，可能是作用于细胞膜的磷脂部分。

链球菌溶血素 O（streptolysin O，SLO） 绝大多数 A 族链球菌菌株都能产生 SLO，85%～90%链球菌感染的病人，于感染后2～3周至病愈后数月到1年内可检出 SLO 抗体。风湿热病人血清中的 SLO 抗体显著增高，活动性病例升高更为显著，一般其效价在 1：400 以上。因此，测定 SLO 抗体含量，可作为链球菌新近感染指标之一，或作为风湿热及其活动性的辅助诊断。

链球菌食物中毒（streptococcus food poisoning） 随食物摄入大量甲型链球菌活菌所致的中毒。引起中毒的主要是甲型链球菌的 B、D、H 3 群，以 D 群较多见。人和动物的带菌者常是污染源。中毒食品主要是肉类、鱼类、奶类等。临床表现为轻度的急性胃肠炎。

链球菌脱氧核糖核酸酶（streptodornase） 见链球菌 DNA 酶。

链球菌性脑膜炎（streptococcal meningitis） 主要由乙型溶血性链球菌 A 族引起的脑膜炎。发病者多见于新生儿和婴幼儿。常继发于鼻旁窦炎、肺炎、败血症、中耳炎、乳突炎等。临床表现与其他化脓性脑膜炎相似。脑脊液呈化脓性改变，涂片检到革兰氏阳性球菌，培养系阳性结果可确诊。治疗首选青霉素。对青霉素过敏者，可用红霉素、氯霉素、卡那霉素等治疗。

链球菌性咽峡炎（streptococcal pharyngitis） β型 A 族溶血性链球菌（化脓性链球菌）引起的儿童常见病。表现为发热、头痛、咽峡部红肿、淋巴滤泡增生；扁桃体肿大，表面有灰白色渗出物；颈部及颌下淋巴结肿大、压痛。血白细胞总数增高，中性细胞增多。有可能伴发急性风湿热与急性肾小球肾炎。治疗：首选青霉素，青霉素过敏者可用红霉素。

κ链缺陷（κ chain deficiency） 血清或 B 细胞表面不能检出含 κ 链的免疫球蛋白分子。极罕见的原发性体液免疫缺陷病。

链[式]反应（chain reaction） 一种连续不断的反应。例如：①铀、钍等重元素的原子核受中子轰击时，裂变成几个碎片，并放出2～3个中子，这些中子再打入铀或钍的原子核，就再引起裂变，如此继续下去便能产生巨大的能量。②由于一个单独分子的变化而引起一连串分子变化的化学反应，如燃烧过程、爆炸过程。③由少数光子引起许多原子辐射的过程。

链尾丝虫病（mansonella streptocerca） 链尾丝虫（链尾棘尾虫）成虫和微丝蚴寄生于人体躯干皮肤所致的疾病。一种寄生虫病。流行于西非和刚果盆地，人是主要传染源，借蠓传播。临床表现有瘙痒样丘疹。皮肤活检寻找成虫和微丝蚴确诊。治疗：服用乙胺嗪。

链状带绦虫（Taenia solium） 见猪带绦虫。

良附丸（liangfu wan, pill of Rhizoma Alpiniae Officinarum and Rhizoma Cyperi） ①中医方剂。《良方集腋》方。组成：高良姜、香附、米饮汤、生姜汁、盐。功能温中散寒、行气止痛。治肝郁气滞，胃有寒凝，症见胃脘疼痛、胸闷胁痛及痛经等。②中医成药名。温里剂（温中散寒剂）。组成：高良姜、香附、沉香、木香、干姜、当归、青皮。治寒凝气滞、肝胃不和、胃痛吐酸、胸胁胀满。

良性反复性胆汁淤积综合征（benign recurrent cholestasis syndrome） 终年反复发生肝内胆汁淤积而产生的一组症候群。常在20岁前发病。主要表现为梗阻性黄疸，伴疲劳、食欲减退、右上腹痛、体重减轻等症状，但不引起永久性肝损害。对症治疗，发作期给予低脂、高蛋白、高维生素饮食。

良性反复血尿综合征（benign recurrent hematuria syndrome） 以反复发作性血尿、但肾功能良好且不伴有高血压、水肿、大量蛋白尿为特征的一组病征。男性青少年居多，多于感染或劳累后出现。除上述临床特征外，还可伴有乏力、腰酸痛、尿频等症状。需除外其他可能的疾病方能确诊。治疗：无特殊疗法，防止感染、避免劳累即可。

良性畸胎瘤（benign teratoma） 其他名称：囊性畸胎瘤。分化较成熟的畸胎瘤。可呈囊性，多见于卵巢。预后好，少数可变为鳞状上皮癌。

良性家族性血尿（benign familiar hematuria，BFH） 见薄基底膜肾病。

良性菌丛（benign flora） 正常菌群的同义词。对人有益无害的微生物群体。定居在体表或腔道中，通常这些微生物的种类和数量比较恒定，可拮抗侵入机体的病原菌生长，以及制造人体需要的维生素等。但在机体抵抗力降低时也可引起感染。

良性淋巴组织增生性唇炎（cheilitis from benign lymphadenosis） 唇部残余的原始淋巴组织增生性炎症。多见于青壮年女性的下唇唇红部，阵发性瘙痒为本病的特征。唇部表现为不大的局限性淡黄色斑块，伴少量灰白色鳞屑，周围无明显炎症反应。本病对放射线敏感，可用放射性核素^{32}磷局部贴敷。

良性流行性神经肌无力（benign epidemic nerve myasthenia） 是在小范围内流行、神经精神主观症状多而客观体征少的疾病。青年妇女发病多。出现头痛、颈痛、肌肉疼痛，眼球震颤、复视、肌阵挛、咽喉部肌无力、肢体软弱无力，失眠、多梦、情绪不稳、忧郁，重者可有精神错乱及行为异常。治疗：休息及支持疗法。有复发倾向，预后较好。

良性瘤（benign tumor） 其他名称：良性肿瘤。一般指对机体危害性较小的肿瘤。良性瘤细胞分化好，与原有组织的形态功能相似，肿瘤呈膨胀性和外生性生长，生长速度慢。常有包膜形成，边界清楚。在体表的良性瘤易被推动。很少发生出血、坏死，一般不浸润周围组织，不转移。对机体的影响主要表现为局部压迫或阻塞作用。如长在脑、脊髓等特殊部位也会引起严重后果。彻底切除可完全治愈，不复发。

良性颅内高压症（benign intracranial hypertension） 其他名称：原发性颅内压增高症（primary intracranial hypertension）、假脑瘤症（pseudoerebri tumor）。以颅内压增高为特征，常以头痛起病，可同时伴有恶心、呕吐等症状的病症。病因可有内分泌及代谢障碍、颅内静脉窦血栓形成、药物及毒素等，也有原发性良性颅内高压（即原因不明者）。大多数颅内压增高症状可随疾病好转而逐渐恢复正常。

良性黏膜类天疱疮（benign mucosal pemphigoid） 其他名称：瘢痕性类天疱疮、眼天疱疮。中年以上成人发病的一种黏膜和皮肤慢性水疱性疾病，愈后遗留永久性瘢痕，结膜受累最为常见，可影响视力。此外，口腔、咽喉、食管及生殖器黏膜也可发生水疱、糜烂及瘢痕，引起狭窄。治疗：结膜炎者可结膜下注射可的松；病变广泛者给中等量皮质激素，亦可试用硫唑嘌呤等免疫抑制剂。

良性期前收缩（benign premature beat）　非病理情况下发生的期前收缩。多数由消化道、泌尿生殖道反射引起，也与体位及自主神经功能有关，过劳、情绪紧张等亦可产生良性期前收缩。

良性热性惊厥（benign febrile convulsions）　小儿高热惊厥的一种。高热引起的短时全身性强直-阵挛性抽搐。6 个月至 4 岁之间的小儿在体温升至 38.8～40℃时常发生惊厥。表现：躯干和四肢对称性抽动，眼球上斜固定，呼吸暂停，面色苍白或发绀，意识丧失。惊厥持续时间极少超过 10min，多数仅发作 1 次，停止抽搐后意识恢复快。退热 1 周后脑电图正常。不留有任何后遗症（癫痫和智力发育障碍）。给予镇静、解热等药物，针对不同病因，采取相应的治疗。

良性十二指肠淤滞症（benign duodenal stasis）　见肠系膜上动脉综合征。

良性室性期前收缩（benign ventricular premature beat）　其他名称：正常的室性期前收缩。非病理情况下发生的室性期前收缩，是良性期前收缩最常见的一种。在诊断时必须先排除器质性疾病引起的室性期前收缩。

良性室性心律失常（benign ventricular arrhythmia）　室性期前收缩形态为单形性，室性期前收缩＜100 次/24h 或＜5 次/h，24h 动态心电图无复杂性室性期前收缩，常缺乏器质性心脏病依据的心律失常。

良性外分泌瘤综合征（benign exocrine tumor syndrome, Kersing-Hellwig syndrome）　皮肤下出现单个界限分明的结节，直径约 0.5～3cm，表面皮肤为黄色或蓝色，可伴有疼痛。男性多见，15～35 岁发病。活检明确诊断。手术切除。

良性幼年黑色素瘤（benign juvenile melanoma）　其他名称：梭形细胞痣。良性黑素细胞痣。多见于儿童。惯发于面部和四肢。表现为直径 3～10mm 的淡红、淡棕、棕色甚至黑色硬性丘疹或光滑结节。有时有蒂，偶或破溃。病理检查确诊。治疗：完全切除。

良性再发性血尿（benign recurrent hematuria）　其他名称：家族性良性血尿。常染色体显性遗传病。持续或间歇镜下血尿。合并上呼吸道感染时可出现肉眼血尿，无其他症状，也不致发展为慢性肾功能不全，肾脏活体组织检查阴性，部分病例电镜下可见肾小球基膜变薄，预后极佳。

良性肿瘤（benign tumor）　见良性瘤。

凉（cool）　中药四气之一。具有清热除蒸等作用，能治疗较轻的热证。例如，葛根性凉，有解热发表的作用。"凉"与"寒"性质相近，均为寒凉趋向，但程度偏低。

凉膈散（liangge san, powder for clearing away heat from upper and middle-jiao）　其他名称：连翘饮子。中医方剂。出自《太平惠民和剂局方》。清热泻火药。组成：大黄、朴硝、连翘、黄芩、栀子（仁）、甘草、薄荷（叶）、竹叶。功能清热解毒、泻火通便。治上焦热盛、咽喉不利、牙齿疼痛、大便秘结、小便赤黄。便秘腹冷、手足发凉而无口干唇黄者、产后便秘伴面色苍白、时感头晕、心慌、心烦者忌用。不宜久服，宜密闭储藏于干燥处。

凉薯子中毒（pachyrrhizus poisoning）　一种植物性食物中毒。凉薯又称豆薯、地瓜或土瓜，属豆科，有毒部位为种子，有毒成分为鱼藤酮，是一种神经毒，主要兴奋延髓中枢，中毒后能引起呼吸中枢兴奋和惊厥。凉薯子外形与豆相似，小儿易误食，5～6 粒即可致死，潜伏期数分钟至数小时。中毒后口腔黏膜麻木、恶心、呕吐、腹痛、烦躁不安、呼吸缓慢、肌肉纤维性颤动、阵发性全身性痉挛，最后呼吸衰竭。急救时应催吐、洗胃、导泻，并对症处理。

凉血（cooling blood）　中医治法。清热法之一。清血分热邪的治法。适用于热入血分，迫血妄行，症见吐血、衄血、便血、尿血、神昏谵语、舌色紫绛、斑色紫黑等。常用方为犀角地黄汤。

凉燥（cool-dryness syndrome）　其他名称：燥凉。中医病名。指感受秋季之邪而偏寒者，与温燥相对而言。因秋季感受燥邪、寒邪而致。症见发热恶寒、头痛、唇燥咽干、咳痰黏稠、苔薄白而干。治宜辛散温润、解表宣肺，可用杏苏散。

梁丘（liangqiu, ST 34）　中医经穴名。属足阳明胃经。足阳明之郄穴。位于大腿前外侧、髌骨外上缘上 2 寸处。主治胃痛、膝痛、乳腺炎等。直刺 0.5～1 寸，艾炷灸 3～5 壮；或艾条灸 5～10min。

梁状膀胱（trabeculated bladder）　膀胱内有纵横交错的小梁状突起。多为尿道慢性不完全阻塞（如前列腺肥大压迫尿道）时膀胱排空困难、膀胱壁平滑肌收缩增加而发生适应性肥大和梁状突起所致。

两次投影（two-time projection）　解释心电向量环与心电图二者关系的概念。心肌细胞兴奋产生许多瞬间向量，其箭头顶端，按兴奋顺序连接起来，形成立体心电向量环。将立体心电向量环向 3 个面（额、横、侧）投影则形成平面心电向量图。将后者向额面和横面的导联轴投影，则形成肢体导联和心前区导联的心电图，此即两次投影。

两点加压法（fixation by pressure on two points）　中医伤科的一种固定方法。适用于有侧方移位的肱骨及股骨干骨折。用两个压垫，相对放于侧方移位骨折的内外凸出点，并于压垫上放好夹板，用细带紧缚三道，使侧方移位的骨折端逐渐复位。

两段排尿（two phases of urination）　膀胱憩室的特征性表现。病人的排尿过程有一非自主性暂停，尔后又继续排尿，使整个排尿过程分为两个阶段。提示存在膀胱憩室，但亦可见于膀胱肿瘤、前列腺增生、上尿路高度积水和神经源性膀胱等。

两面针（Radix Zanthoxyli）　其他名称：入地金牛、蔓椒、豕椒、上山虎。中医药名。芸香科植物两面针的根及根皮。辛、苦、温；有小毒。归肝、胃经。功能祛风、活血、麻醉止痛、解毒。治：①风寒湿痹、筋骨疼痛、肢体麻木。②胃痛、腹痛、疝痛以及跌打损伤，疼痛属气滞或里寒者。

两栖动物纲（Amphibia）　脊椎动物亚门的一纲。特点：①幼体用鳃呼吸，适于水栖，成体多以肺呼吸，而栖于陆上。②皮肤富腺体，能湿润皮肤并辅助呼吸。③心脏具两房一心室，为不完全双循环。④卵生，体外受精，胚胎无胎膜，发育过程有变态。⑤新陈代谢水平低，神经调节不完善，体温不恒定。现存的两栖类可分为无足目（鱼螈）、有尾目（大鲵）和无尾目（蟾蜍、青蛙）。

两性畸形（hermaphroditism）　其他名称：间性。体内同时有睾丸、卵巢两种性腺的先天性生殖器官畸形。因胚胎发育中性染色体畸变（X 或 Y 染色体数目和结构发生异常）而引起。病人每侧性腺兼有卵巢及睾丸组织者称双侧真性两性畸形；如一侧性腺为睾丸，另一侧为卵巢者称单侧真性两性畸形；由于胎儿发育期中生殖道发育反常者称假两性畸形。

两性霉素 B（amphotericin B）　抗真菌药。用于内脏和全身真菌感染。制剂：注射剂。静注可引起血栓性静脉炎。鞘内注射可引起背部及下肢疼痛。对肾有损害作用。滴速过快可致心室颤动。肝肾功能不全者慎用。

两性母细胞瘤（gynandroblastoma）　来源于具有两性分化潜能的性腺间质细胞的卵巢肿瘤。大多数为单侧性，直径 6～20cm，外表光滑，囊性，偶尔多房。多数病人男性化症状明显，偶尔表现出雌激素增多症状。病理检查可确诊。治疗：手术切除肿瘤。

亮氨酸（leucine, Leu）　其他名称：白氨酸。20 种蛋白质氨基酸之一。为必需氨基酸。天然品左旋体，存在于脾脏、心脏等。主要代谢场所在肌肉组织，最终生成乙酰乙酸，为生酮氨基酸。有促进胰岛素分泌的作用。幼儿缺乏会引起特发性高血糖症，但过多又会干扰烟酸、色氨酸代谢，引起糙皮病。

亮氨酸代谢病（leucinosis）　见支链酮酸尿。

亮氨酸低血糖症（leucine induced hypoglycemia）　对亮氨酸敏感所致疾病。治疗：限制使用含亮氨酸的蛋白质并给糖类以纠正低血糖症；试用二氮嗪。

亮氨酸拉链（leucine zipper）　某些 DNA 结合蛋白的一级结构中，其 C 末端区段，亮氨酸总是有规律地每隔 7 个氨基酸残基就出现一次，在形成 α 螺旋时，每绕两圈亮氨酸出现一次，形成亮氨酸拉链区。两组平行走向的具有亮氨酸拉链区的反式作用因子靠疏水键相互作用形成二聚体，形成亮氨酸

L

拉链。该结构能够保证蛋白因子对 DNA 靶序列的特异性结合。

亮菌甲素（armillarisin A）　从甲蜜环菌（*Armillariella tabescens*）培养液中分离出的羟基香豆素成分。现使用其合成品。有促进胆汁分泌的作用。用于治疗急性胆道感染，但对梗阻型病人疗效不显。

量表（rating scale）　其他名称：评定量表。心理卫生及医学心理咨询中的重要研究工具之一。分类多种多样。心理活动和行为等主观成分较大，评定量表也难以像理化仪器那样精确，但这一工具可将各种心理活动与表现加以分级和定量化，从而使研究工作具有一定的客观性、可比性和可重复性。

量子生物学（quantum biology）　将量子力学的理论、概念和方法应用于生命物质和生命研究的科学。是物理学和生物学发展到现代水平而产生的边缘科学。主要任务是：从电子水平，用电子力学原理阐明生物分子的结构及其功能，进一步阐明细胞的分化和新陈代谢的机制、遗传和变异、衰老和癌变、药物的作用等。

量子式释放（quantum release）　在神经冲动传导中，当动作电位到达接头前膜时，乙酰胆碱向接头间隙排放的方式。此种排放方式不是连续式的，而是以囊泡为单位成批进行的，类似量子的情形。囊泡的释放受 Ca^{2+} 的影响，神经末梢爆发动作电位时，Ca^{2+} 由膜外进入末梢内，使囊泡膜与前膜融合、破裂，释放乙酰胆碱。Ca^{2+} 的进入量决定着囊泡释放的数量。

量子药理学（quantum pharmacology）　用量子化学的力学计算方法研究药理学的一门新兴科学。即通过药物分子及有关生物分子的电子结构定量地阐明药物的电子结构与活性关系和药物构象与受体的识别，以便认识药物作用本质，推测受体的图像并为设计新药提供参考的学科。

了哥王片（Tabellae Wikstroemiae Indicae）　中医成药名。消炎解热药。瑞香科植物南岭荛花的根、根的内皮或叶中提取所得干浸膏，加适宜辅料压制成的糖衣片。苦、微辛、寒、有毒。功能清热解毒、散瘀、利水。用于支气管炎、肺炎、扁桃体炎、腮腺炎、乳腺炎、蜂窝织炎等。

^{97}钌（^{97}ruthenium, ^{97}Ru）　放射性核素。半衰期 2.89 天，γ 射线能量是 216keV（86%）。能标记许多化合物如枸橼酸盐、DTPA（二乙烯三胺五乙酸）、MDP（亚甲基二磷酸盐）等，是核医学显像剂的理想示踪剂之一，特别适用于延缓性显影。

蓼大青叶（Folium Polygoni Tinctorii）　蓼科植物蓼蓝的叶。见大青叶。

列缺（lieque, LU 7）　中医经穴名。属手太阴肺经。手太阴之络穴。八脉交会穴之一。通于任脉。位于桡骨茎突上方，腕横纹上 1.5 寸处。治头痛、项强、咳嗽、咽喉肿痛等。沿皮刺 0.3～0.5 寸，艾炷灸 3～5 壮，或艾条灸 5～10min。

列日涅夫征（Lenew sign）　肾结核的膀胱镜下征象。肾结核早期多无明显症状，典型症状不在肾脏而在膀胱，膀胱镜下显示输尿管口大水疱性水肿。

烈性传染病（fulminating infections disease）　《中华人民共和国传染病防治法》中的甲类传染病。包括鼠疫、霍乱 2 种。因上述传染病传播迅速，病情严重，需采取紧急防治措施。

猎场人拇指综合征（gamekeeper's thumb syndrome）　尺侧副韧带损伤造成拇指第一掌指关节急性关节炎而产生一系列临床表现。病人拇指、示指对指紧握时无力，拇指向尺侧偏移、疼痛，掌指关节尺侧肿胀、压痛。治疗：固定，必要时手术。

裂缝骨折（crevice fracture）　骨折线如瓷器上的裂纹。常发生于颅骨或肩胛骨等处。

裂谷热（rift valley fever）　由虫媒病毒所致的热病。流行于非洲地区，蚊虫传播。可由接触病羊、病牛而感染。急起发热，剧烈头痛、乏力、恶心和呕吐，皮肤和黏膜散在瘀点，可并发肝炎和脑膜炎。检出病毒可确诊。无特效疗法。

裂合酶（lyase）　六大酶类之一。催化分子裂解或移去基团的酶。反应中发生电子重排（消除反应），但不是水解或氧化还原反应。促使一种化合物分裂为两种化合物，或两种化合物合成一种化合物的酶类。如脱羧酶、羧化酶、醛缩酶、合成酶等。

裂红细胞（schistocyte, schizocyte）　见裂细胞。

裂解性周期（lytic period, bacteriolytic period）　其他名称：溶菌周期。噬菌体感染敏感细菌以后，噬菌体增殖引起细菌的裂解，这种噬菌体称为毒性噬菌体。裂解周期可分为 3 个阶段：首先是噬菌体特异吸附于菌细胞表面穿入，并将头部脱氧核糖核酸（DNA）注入菌细胞内，即吸附阶段。再通过生物合成阶段阶段、转译为子代核酸和蛋白质，并装配成完整的子代噬菌体，即增殖阶段。当噬菌体复制到一定数目时，菌细胞突然破裂，释放出大量成熟的新噬菌体，即裂解阶段。

裂孔疝（hiatus hernia）　见食管裂孔疝。

裂脑手术（split-brain operation）　切断连接大脑两半球的胼胝体，使大脑两半球不能互相交流信息的手术。

裂片（bothridium）　片剂药物受到振动或放置后从中间开裂或顶部成层脱落。原因：黏合剂选用不当、用量不够；药物本身弹性过大、含油较多、压片机转数过快或压力过大等。

裂伤（lacerated wound）　钝力打击所致的皮肤和软组织裂开。伤口边缘不整齐，周围组织破坏较重而广泛，易发生感染。

裂体吸虫属（*Schistosoma*）　见血吸虫属。

裂头蚴（sparganum）　其他名称：双槽蚴。绦虫纲，假叶目的幼虫。阔节裂头绦虫的裂头蚴在淡水鱼体内形成，在人及狗、猫、狐等哺乳动物肠内发育为成虫。曼氏迭宫绦虫的裂头蚴在蝌蚪体内形成，发育为成蛙时移至肌间寄生，蛇类、鸟类可作为转续宿主，在猫、犬等肠内发育为成虫。人感染曼氏裂头蚴后可致裂头蚴病，主要是由于用蛙肉敷贴眼和伤口或食蛙、蛇肉等而感染，裂头蚴能在组织中移行，以皮下、腹壁及眼部较多见。

裂头蚴病（sparganosis, sparganum disease）　裂头蚴引起的寄生虫病。人主要由于敷贴蛙肉而感染，也可因喝生水或食用含裂头蚴的蛙肉、蛇肉而染病。常见的寄生部位依次为眼、口腔和颊部、四肢、腹壁及腹腔。被侵处可形成嗜酸性肉芽肿囊包，腔内有裂头蚴盘踞，通常 1～2 条，还可见到白色豆腐渣样渗出物以及夏科-雷登晶体。宜手术治疗。

裂纹舌（fissured tongue）　见沟纹舌。

裂细胞（schistocyte, schizocyte）　其他名称：裂红细胞。形态发生各种明显改变的红细胞。可呈泪滴状、梨形、棍棒状、盔形、三角形、新月形等。最常见于巨幼细胞贫血。在微血管病性溶血性贫血及弥散性血管内凝血（DIC）时，也可见到此类红细胞。

裂隙灯显微镜（slit-lamp microscope）　眼科最常用的诊查仪器。由立体显微镜、前置凹透镜、接触镜及摄影装置组成，它利用几组光学透镜，将强光源聚集汇映成一条裂隙，投射出整齐的光学切面，通过显微镜观察眼球前部、角膜、前房、晶状体。前置镜可观察眼底及玻璃体等部位；摄影装置可拍摄眼部照片，按需要，可选配示教镜和录像装置。

裂隙性肉芽肿（granuloma fissuratum）　一种少见的毛细血管扩张性肉芽肿。发生于龈沟者，常因不合适的义齿刺激所致；发生于耳后襞者，多由眼镜架的经常摩擦引起。皮损初为大小不等的暗红色圆形丘疹，质硬，表面光滑，边界清楚，中央有略深的裂隙。时间久者有肉芽肿改变。防治：矫正不合适的义齿和调换不适眼镜架；手术或激光治疗。

裂足（cleft foot）　其他名称：龙虾足。少见的足先天性畸形。其特征为中间 2、3 趾和相应的跖骨阙如，形成锥形裂隙，直至跗骨。第 1 跖骨正常或由 2、3 跖骨融合而成。跗外翻，外侧趾向中线偏斜。可合并其他畸形。治疗：常在 1～2 岁时进行矫形手术。

邻氯青霉素钠（cloxacillinum natricum）　见氯唑西林钠。

邻乙氧苯甲酰胺（o-ethoxybenzamidum）　见乙水杨胺。

林丹（lindane）　其他名称：林旦、丙体六六六、疥灵。杀虫药。杀昆虫药。无色细小结晶，不溶于水。残留多。主要用于疥疮、阴虱病等。制剂：乳膏剂。可有过敏、局部刺激。不能涂于皮肤破损处，不宜与眼、口接触。婴幼儿、孕妇、癫痫病人禁用。

林德尔征（Linder sign）　坐骨神经痛的体征之一。病人取坐位（或半坐位），两腿伸直，然后自动或被动向前屈颈，若患肢发生放射性疼痛则为此征阳性。见于坐骨神经痛。

林格曼烟气浓度表（Ringelman chart）　判定烟囱中排出的煤烟浓度的一种标准色列，共分6级，由不同色度的6张卡片组成。

林格现象（Lingard phenomenon）　静态作业停止后体内氧消耗先升高再降低然后逐渐恢复到开始作业前的水平。这是由于静态作业时肌肉群呈持续紧张状态，小血管被压迫，血液流通发生障碍，血液供氧不足，使得肌肉中无氧分解产物不能及时氧化，因而积聚，形成了氧债。静态作业后，肌肉松弛，血液循环恢复，可以提供大量的氧，从而使氧债得以迅速补偿，在短时间内氧消耗较作业时反而增多。随着氧债补偿完毕，氧消耗才逐渐下降到作业前的水平。

林可霉素（lincomycin）　其他名称：林肯霉素、洁霉素。由链霉菌产生的一种林可酰胺类碱性抗生素。用于葡萄球菌、链球菌、肺炎球菌引起的呼吸道、关节和软组织、胆道、眼（结膜、角膜）、耳等感染，以及骨髓炎、败血症等。也可用于一些厌氧菌感染。外用治疗革兰氏阳性菌所致的化脓性感染。制剂：盐酸林可霉素片剂、胶囊剂；注射剂；滴耳剂；滴眼剂；软膏剂。肝功能不全者慎用。进药速度过快可致心搏暂停，不可直接推注。孕妇、哺乳期妇女及1个月龄以内的婴儿禁用。

林通角（Linton angle）　股骨颈骨折线与股骨干纵轴的垂直线所成的角度。角度越小，剪刀差越大，骨折也越不稳定。

临产（in labor, parturient）　产妇已进入产程。主要标志为有规律的宫缩，宫缩持续30s以上，并逐渐延长、增强，间歇期逐渐缩短，同时伴随有宫颈短缩和逐渐扩张，胎先露下降。比较可靠的分娩先兆为"见红"。经产妇临产常在不知不觉中开始。

临床病理讨论会（clinical pathological conference, CPC）　临床医师与病理医师根据病人的临床情况和病理检查结果共同研究诊断、治疗、预后或死因等的讨论会。以总结经验，吸取教训。

临床病理学（clinical pathology）　用活检、尸检等病理学方法为临床工作者提供依据的科学。对诊断、预后、死因及疗效等的判断有重要参考价值。

临床等效（clinical equivalent）　给予数量相同的化学当值制剂后，在症状或病情的控制方面得到相同的治疗效果。

临床流行病学（clinical epidemiology）　以临床病例为基础，研究其所属人群的疾病特征、可能致病因素及评价防治措施的效果与受益，为医疗保健措施提供依据的科学。主要应用有：①普查或筛选病人；②研究医院内交叉感染；③研究药物疗效和治愈指标测量方法；④研究疾病的转归；⑤研究病因或致病因素；⑥评价防治措施的效果。

临床免疫学（clinical immunology）　研究免疫相关疾病的发病机制及相应诊断和治疗的免疫学分支学科。其研究范围包括以下方面：①感染性疾病的免疫学诊断、预防和治疗。②变态反应性疾病的诊断、预防和治疗。③脏器移植时的组织配型和免疫抑制方法。④肿瘤的免疫学诊断和免疫疗法。⑤组织相容性抗原系统与疾病的易感性等。

临床前期效应（preclinical effect）　低剂量有害物质使机体受到一定损伤，但通过自身代偿仍能维持其正常功能，未进入疾病状态的效应。在此阶段无明显的临床症状和体征。

临床死亡（clinical death）　伴有呼吸、心跳停止的意识丧失。此时细胞尚未出现死亡，如果能够尽快恢复心跳和呼吸，病人还有存活的可能性。血液循环停止后，大脑皮质耐受缺氧的时间通常为5～6min，在此期间用人工方法恢复病人的呼吸和心跳，同时降低体温或脑温，辅以其他疗法，机体仍有复苏的可能。通常濒死期长者，临床死亡期多较短；濒死期短者，临床死亡期可延长；而在低温，尤其头部降温、脑耗氧低时，临床死亡可延长达1h或更长。

临床死亡期（clinical death period）　其他名称：个体死亡期。主要是心跳和呼吸的停止。此期抑制已由大脑皮质扩散至脑干，瞳孔散大，无反射活动。此期能持续5～6min。此期人体的细胞、组织和某些器官仍保持一定生命力，故取出器官、组织细胞还可行器官移植和组织细胞培养。

临床细胞学（clinical cytology）　其他名称：脱落细胞学。以病人的分泌物、排泄物或直接从病灶刮取标本作涂片镜检，根据其中脱屑细胞形态来诊断疾病的学科。Papanicolaou首先利用啮齿动物的阴道分泌物涂片，观察阴道脱落细胞的形态改变以测定求偶期，不久便应用于妇科临床，进而广泛应用于诊断其他器官的肿瘤。后来有人从肿瘤内部抽吸细胞标本，出现穿刺细胞学或细针针吸细胞学。

临床心理学（clinical psychology）　其他名称：诊疗心理学。包括诊断、治疗、护理等整个医疗过程中各种心理因素的分析，并应用心理学的方法和技术对医疗实践中的各种心理因素进行评定和治疗。其工作范围包括医院、心理卫生中心、职业训练中心和儿童指导机构等。

临床心脏电生理检查（clinical cardiac electrophysiological study）　同时有多根电极心导管分别置于右心房、冠状静脉窦、三尖瓣环和右心室，进行人工心脏起搏、房室束电图和体表心电图记录的电生理检查。结合程控刺激法可测定窦房结功能、心房、房室结、室内传导系统功能，以及额外通道的前向和逆向不应期等。用以研究心律失常发生机制。

临界闭合压（critical closing pressure, CCP）　血液在小血管内流动时，小血管内压力需要达到一定水平才有血流，血管内压力降至某一临界值时，血液将不流动，即血管完全闭合，这一临界压力称临界闭合压。当血管紧张度增加时，临界闭合压也增高；相反，血管紧张度降低，临界闭合压降低。故临界闭合压是血管紧张性的生理指标之一。

临界胶囊浓度（critical micelle concentration, CMC）　表面活性剂在水中形成胶囊的最低浓度。溶液的理化性质（如表面张力、光散射、黏度、渗透压、冰点、电导度、增溶作用、去垢力等）都以此浓度为转折点而发生突变；如表面张力骤降至最小，增溶作用骤增，去垢力也增至最大等。

临界融合频率（critical fusion frequency）　能引起连续光感的闪光最低频率。闪光时的连续光感是因光线撤离后的后作用而产生的。视网膜中央凹临界融合频率高，视网膜周边部的较低。光的强度越强，临界融合频率越高。

临界相（critical phase）　房室连接区绝对不应期与相对不应期之间的短暂的过渡期。此期相当于心电图T波波峰或稍前的区域。此期兴奋可以完全不传导，也可以有一定程度的传导。

临界相传导现象（conduction phenomenon on critical phase）　在临界相中，连接区的传导性可因体内某些细微因素的影响而发生悬殊的变化。有的P波传导中断，有的P波能下传而伴有传导延缓。

临界性高血压（borderline hypertension）　定义尚未统一。初步认为具以下特点：①经过一定的时期观察，舒张压波动于12.3～13.2kPa（92～99mmHg），偶可处于正常；②无心、脑、肾等器官损伤。其中部分可转为高血压病，宜定期随访。

临时钙化带（temporary calcific band）　其他名称：先期钙化带。位于长管状骨干骺端的顶部，是化骨比较活跃的区域，呈现横纹致密带状阴影并与骨骺线相邻。骨骺化骨核以及异状骨化骨核周围的钙盐沉积带，又称骺核周围钙化带，它与临时钙化带的意义相同。

临时性起搏（temporary cardiac pacing）　人工心脏起搏的临时性方法。多用于临时紧急抢救和心脏电生理检查，过后即撤除。可采用经胸壁心脏穿刺、经静脉心内膜起搏和经食管心脏起搏等方法。

临终关怀（hospice care）　向临终病人及其家属提供的一种全面的照料。包括生理、心理、社会等方面，使临终病人生命得到尊重，症状得到控制，生命质量得到提高，家属的身心健康得到维护和增强，使病人在临终时能够无痛苦、安宁、舒适地走完人生的最后旅程。

临终照料（terminal care）　对已失去治愈希望的病人在生命即将结束时所实施的一种积极的综合护理。是临终关怀的重要组成部分。

淋巴（lymph）　流动在淋巴管内的无色或乳白色液体。由组织液进入毛细淋巴管后形成。细胞主要为淋巴细胞和少数粒细胞、单核细胞等。淋巴浆除蛋白质较少外，成分和血浆相近。小肠的淋巴内含从小肠吸收来的中性脂肪，因此含有乳糜颗粒，呈乳白色，称为乳糜。淋巴最后经胸导管和右淋巴导管，注入左、右静脉角，进入血液循环。淋巴流动受阻，是发生水肿的原因之一。

淋巴导管（lymphatic duct）　由淋巴管逐渐汇合而成的大的淋巴管。包括右淋巴导管和胸导管。右颈干、右锁骨下干和右支气管纵隔干归入右淋巴导管；其余的淋巴干汇入胸导管。两条淋巴导管分别注入左、右静脉角。

淋巴道转移（lymphogenous metastasis）　瘤细胞穿透淋巴管壁随淋巴液引流到体内其他部位。瘤细胞由近及远依次累及引流区域内的淋巴结，到达淋巴结后先聚集于边缘窦，再生长繁殖而累及整个淋巴结，使淋巴结肿大，质地变硬，切面呈灰白色，有时几个淋巴结融合成团块。此种转移在癌症中多见，在肉瘤及其他恶性肿瘤中少见。

淋巴窦（lymph sinus, lymphatic sinus）　淋巴结内淋巴液流动的通道。由内皮细胞衬里，窦腔还含有淋巴细胞、巨噬细胞、星形内皮细胞等。皮质的淋巴窦可分为被膜下窦和小梁周围窦；髓质内的淋巴窦又称髓窦。淋巴液在淋巴窦内流动缓慢，有利于巨噬细胞对异物、细菌和抗原物质等的清除。

淋巴毒素（lymphotoxin, LT）　淋巴因子之一。曾称肿瘤坏死因子-β（tumor necrosis factor-β）。由活化的 T 细胞所产生的细胞毒性细胞因子。其作用与肿瘤坏死因子类似，是一类重要的炎症介质。人可产生 3 种不同分子的淋巴毒素，其分子量与特性都有区别，但均为蛋白质。淋巴毒素对其他细胞的毒性作用是非特异的，且无种属界限，可清除细胞内感染的细菌或病毒，也能直接杀伤肿瘤细胞。淋巴毒素参与细胞免疫效应和迟发型变态反应。

淋巴干（lymphatic trunks）　全身各部的淋巴管经过相应的淋巴结中继后，各部分别汇集成 9 条淋巴干。即左、右颈干，左、右锁骨下干，左、右支气管纵隔干，左、右腰干和单一的肠干。

淋巴管（lymphatic vessel）　其他名称：收集淋巴管。毛细淋巴管汇合成的较大的淋巴管道。最小的淋巴管称毛细淋巴管，以盲端起始于组织细胞间，收纳部分组织液入管内形成淋巴液。毛细淋巴管逐级汇合形成小、中、大淋巴管。根据位置分为浅、深两组。前者行于皮下，后者与深部血管伴行，二者间借小支广泛交通。淋巴管壁的构造与静脉相似，管内瓣膜远比静脉多，有利于淋巴回流。

淋巴管静脉吻合术（lymphovenous anastomosis）　治疗淋巴水肿的显微外科手术。适用于轻度淋巴水肿伴有反复炎性发作、中度淋巴水肿、皮肤松软、皮下纤维组织增生不明显者。选用肢体浅层或深层淋巴管与邻近管径相适应的小静脉进行吻合。手术关键是如何保持吻合口的长期通畅，提高远期疗效。

淋巴管瘤（lymphangioma）　淋巴管的良性增生。可局部性或广泛性发生。大小由直径数厘米到 10cm 以上，甚至侵犯整个肢体。多数在其新生时期为畸形，不是真正的肿瘤。治疗：单纯性和囊状型手术切除，海绵状手术切除不易彻底，可出现切口不愈合、严重感染和淋巴管瘘等并发症。

淋巴管肉瘤（lymphangiosarcoma）　起源于淋巴管内皮细胞的恶性肿瘤。罕见。多数发生在乳腺癌根治术后 5 年以上的水肿上肢，也见于原发性皮肤淋巴水肿的病人。开始为皮肤上出现一个紫红色的肿块，发展很快，长大后可能破溃。镜下，不规则的小管或裂隙覆以恶性内皮细胞，并可形成乳头样突起。其恶性程度高，易转移。治疗：可进行截肢手术，但效果不佳。

淋巴管炎（lymphangitis）　一般指细菌（常为溶血性链球菌）侵入损伤的皮肤所引起的淋巴管急性炎症。亦可由于丝虫阻塞淋巴管引起。淋巴管炎多发生于四肢，病人除发热外，在皮肤内可见一条红线从伤口一直延伸至邻近的淋巴结。皮肤内淋巴管网发炎时称为丹毒。治疗用抗菌药物、清热解毒的中药内服和外敷、局部热敷等，并应抬高患肢。淋巴管炎反复发作可引起淋巴管阻塞、淋巴潴留，最后皮肤增厚形成象皮肿。

淋巴管造影（lymphangiography）　见淋巴造影。

淋巴浆细胞性淋巴瘤（lymphoplasmacytic lymphoma, LPL）　一种成熟 B 细胞肿瘤，肿瘤细胞由小 B 淋巴细胞、浆细胞样淋巴细胞和浆细胞组成，主要累及骨髓，有时也可累及淋巴结和脾。绝大多数肿瘤细胞分泌单克隆免疫球蛋白 M（IgM），少数肿瘤细胞分泌 IgA 和 IgG，也有不分泌型。病人一般无特异症状。根据临床表现分为三型：淋巴结型、脾大型、眼皮肤型（眼眶内包块或皮肤结节）。病理学检查是确诊的依据，在小淋巴细胞的背景上，出现数量较多的浆细胞样淋巴细胞。对早期无症状可等待和观察。早期疾病放疗是主要手段，一般可应用烷化剂、联合剂或氟达拉滨进行治疗。

淋巴结（lymph node）　哺乳类特有的周围淋巴器官，是通过淋巴和产生免疫应答的重要器官。多成群分布于颈、腋窝、腘窝、腹股沟、器官门、肠系膜或胸腹腔大血管附近。能清除进入淋巴液中的细菌、病毒或瘤细胞。局部淋巴结肿大常反映其收集部位有病变；反之病变也可循淋巴导流方向蔓延。

淋巴结穿刺（lymph node puncture）　用穿刺针刺入淋巴结抽取组织的手术。将抽得的组织做涂片检查，以助诊断。

淋巴结反应性增生（reactive hyperplasia of lymph node）　淋巴结在各种损伤因素的作用下所发生的增生、肿大。损伤因素包括感染、药物、异物等慢性刺激。这些因素均可使淋巴结内的淋巴细胞和组织细胞发生反应性增生，使淋巴结肿大。淋巴结肿大的程度不等，有时可达 10cm。肿大的淋巴结质地较硬，切面呈均匀的灰白色。镜下，由于致病原因不同，淋巴结反应性增生的成分和分布情况也不同。刺激 B 细胞的抗原物质主要引起淋巴滤泡增大、生发中心增生；刺激 T 细胞的抗原物质主要引起滤泡旁区淋巴细胞增生；有些抗原物质则主要引起淋巴窦内的组织细胞增生。淋巴结反应性增生为良性病变，应注意与淋巴结肿瘤相鉴别。

淋巴结结核（tuberculosis of lymph node, scrofula）　其他名称：结核性淋巴结炎。常发生于肺门和颈部淋巴结，前者为原发性结核的一部分，淋巴结肿大，并可有低热。经治疗后常可消散，但病程较长。后者少数严重病人可溃破形成窦道。治疗以采用抗结核药和增加营养为主。

淋巴结-静脉吻合术（lymph node-vein anastomosis）　将股部淋巴结的远侧半切端与大隐静脉吻合的手术。用于治疗下肢原发性淋巴水肿。方法是先用染料（如亚甲蓝）注入大腿内侧皮内，使淋巴管染色而易于辨别。解剖位于大隐静脉与股静脉交界处的淋巴结及大隐静脉，将淋巴结（远侧半）与大隐静脉吻合，淋巴结的近侧一半送病理检查。淋巴管有广泛阻塞者此法无效。

淋巴结印片（lymph node imprint slide）　切开新鲜未经固定的淋巴结，将玻片轻轻揿印于其切面，待干后染色，可见淋巴结结构。可作为诊断病理切片的一个有力辅佐。

淋巴结肿大（lymphadenectasis）　浅表淋巴结直径超过 1.5cm，外形改变，质地异常者称为淋巴结肿大。健康儿童和青少年在下颌可扪及<1cm 的淋巴结，质地软、扁平，健康成年人在腹股沟可扪及<1~2cm 质地软、扁平的淋巴结。正常人约有 500~600 个淋巴结，质软，光滑，无压痛，且能活动，一般不易扪及。淋巴结肿大时可扪及较硬的肿块，有时有压痛，有时无痛，或互相融合，粘连固定，见于急性或慢性淋巴结炎、少数胶原结缔组织性疾病、原发性和继发性肿瘤等。多可通过淋巴结活检或穿刺确诊。

淋巴瘤（lymphoma）　是一种异质性的血液肿瘤性疾病。起源于发生突变的单个淋巴细胞，突变后的淋巴细胞异常增生。可发生于身体的任何部位，淋巴结、扁桃体、脾及骨髓最易受到累及。可分为霍奇金淋巴瘤和非霍奇金淋巴瘤两大类。恶性程度不一。临床上典型表现为无痛性进行性淋巴结肿大和局部肿块，常有发热及脾大等。晚期出现发热、贫血、恶病质。治疗：放疗，联合化疗，骨髓移植。

淋巴瘤样丘疹病（lymphomatoid papulosis, LYP）　慢性、周期性发隆性疾病。少数病人可发展为淋巴瘤。组织学呈恶性表现的克隆性疾病，表现为皮肤红斑与皮肤颜色一致的丘疹。皮疹好发于躯干和四肢，成批出现，常对称分布。初为针头至绿豆大，扩展成钱圆或手掌大斑块，常产生水疱，继而发黑、破溃、坏死、结痂，常反复。病理检查可确诊。治疗：急性期用激素或甲氨蝶呤；慢性期用抗生素、抗组胺制剂、转移因子及紫外线照射等。

淋巴瘤样肉芽肿病（lymphomatoid granulomatosis, LYG）　以血管为中心的浸润性肉芽肿性疾病。其浸润细胞为小淋巴细胞、浆细胞、组织细胞和非典型淋巴细胞，可伴发坏死。中年多见。症状有发热、咳嗽、气急，常有皮肤及神经系统症状。X线为两肺下部边缘浸润灶，或多发性结节，极似转移性癌肿。部分病例可见空洞或胸腔积液。治疗：激素和免疫抑制剂被试用，反应不佳。局限性病灶可行放疗或手术切除。

淋巴门（lymphatic portal）　淋巴结形如蚕豆，一面凸出，另一面凹陷，凹陷处称淋巴门。有神经、血管进出。

NK 淋巴母细胞白血病/淋巴瘤（natural killer cell lymphoblastic leukemia/lymphoma）　一类造血与淋巴组织肿瘤。主要指以往以"髓系/NK 前体细胞急性白血病"命名的一类疾病，髓/NK 细胞急性白血病可能也属于其中。

淋巴肉瘤（lymphosarcoma）　淋巴系统的恶性肿瘤。多见。男性比女性病人多 3 倍。肿瘤累及的淋巴结肿大，孤立而不融合。切面呈白色到浅棕色，质地均匀，稍硬，有韧性。镜下为不成熟的淋巴细胞，淋巴结构多遭破坏。一般所说的淋巴肉瘤指非霍奇金恶性淋巴瘤，由各类淋巴细胞组成。按淋巴细胞形态及免疫功能，近年又分多种亚型。

淋巴肉瘤细胞白血病（lymphosarcoma cell leukemia）　其他名称：白血肉瘤。见于淋巴肉瘤病人的晚期。淋巴肉瘤细胞大量侵入外周血中，致使血中出现大量不成熟的淋巴细胞。发病率较高，约占淋巴肉瘤的 1/3 以上。治疗同白血病。

淋巴水肿（lymphedema）　淋巴液异常增多或反流受阻引起的软组织肿胀。淋巴液的积聚可导致软组织内纤维结缔组织增生和肢体粗糙。久之，皮肤亦增厚、粗糙，可硬如象皮。治疗：常不满意，晚期尤为困难，须及早查明原因，审因施治。早期设法解除淋巴管梗阻，用弹性袜或绷带抬高肢体，向心性按摩肢体，理疗、热敷；晚期适当病例可试行淋巴结-静脉吻合术。

淋巴丝虫病（lymphatic filariasis）　一种寄生虫病。由班氏丝虫、马来丝虫、帝汶丝虫寄生在淋巴组织引起的疾病。在我国 15 个省市有丝虫病流行。血中有微丝蚴的病人和无症状的带虫者是主要传播源。通过蚊虫叮咬而传播。男女老幼皆易感。临床早期主要表现为淋巴管炎和淋巴结炎，晚期则出现淋巴管阻塞所引起的症状。取血检出蚴虫可确诊。治疗：乙胺嗪、伊维菌素、呋喃嘧酮等。

淋巴索（lymph cords, medullary cords）　其他名称：髓索。为淋巴结髓质窦所环绕的淋巴组织致密带。由淋巴组织构成，呈不规则的索状，互相连接成网。淋巴索的表面有扁平的内皮细胞，借以与淋巴窦分界。淋巴索内主要为 B 淋巴细胞、浆细胞和巨噬细胞，各种细胞的数量及相互间的比例因机体的免疫状态而异，健康人淋巴索内浆细胞多。

淋巴系统（lymphatic system）　淋巴管、淋巴器官和淋巴组织组成的脉管系统。淋巴管回收组织液内的水分及由血管逸出的大分子物质，如蛋白质等，最终以淋巴导管注入左右静脉角。淋巴器官和淋巴组织具有滤过淋巴、产生淋巴细胞，参与机体免疫的功能。

淋巴细胞（lymphocyte）　血液和组织中最重要的免疫活性细胞。分大、中、小三类。细胞核呈圆形或椭圆形，一侧常有小凹陷，染色质致密呈块状，细胞质很少，呈蔚蓝色，含少量嗜天青颗粒。正常血液中主要是与免疫有密切关系的小淋巴细胞。根据淋巴细胞发生的部位、表面特点、寿命长短及免疫功能可分为 T 淋巴细胞和 B 淋巴细胞。二者表面抗原受体具有高度多样性，经抗原激发可分化为抗原特异性效应

细胞，分别介导体液免疫和细胞免疫。

D 淋巴细胞（double lymphocyte）　其他名称：双标记细胞。膜表面同时具有 T 细胞表面标志（E 受体）和 B 细胞表面标志（SmIg）的一类淋巴细胞。在外周血中有少量存在。但其来源、功能尚有待进一步研究。

淋巴细胞白血病（lymphocytic leukemia）　骨髓造血系统以淋巴细胞系列增生为主的白血病。可分为：①急性，病程急，骨髓以原始及幼稚淋巴细胞增生为主；②慢性，病程缓慢，骨髓以成熟淋巴细胞增生为主。

B 淋巴细胞刺激因子（B lymphocyte stimulator, BLyS）　是对 B 细胞的发育、增殖有重要作用的肿瘤坏死因子家族的新成员。BLyS 可直接促进 B 细胞的增殖，增强免疫球蛋白的分泌，高表达时导致机体的高免疫反应状态。BLyS 拮抗剂可能对系统性红斑狼疮有治疗作用。

淋巴细胞活素（lymphokine）　见淋巴因子。

淋巴细胞减少（lymphopenia）　正常人淋巴细胞绝对值因年龄而异。成人血淋巴细胞绝对数小于 $1.5×10^9$/L、儿童小于 $1.0×10^9$/L 为淋巴细胞减少。引起淋巴细胞减少的病因有：①生成减少，多为与免疫有关的疾患；②破坏增多，如放射性核素、抗肿瘤化疗及抗淋巴细胞球蛋白的临床应用；③过多丢失，如胸导管引流、肠淋巴管扩张等；④其他，如结节病、粟粒性结核、系统性红斑狼疮等也有淋巴细胞减少。治疗：处理原发病。

淋巴细胞类白血病反应（lymphocytic leukemoid reaction）　见淋巴细胞增多症（lymphocytosis）。

淋巴细胞性间质性肺炎（lymphocytic interstitial pneumonia, LIP）　其他名称：弥漫性淋巴细胞间质性肺炎、弥漫性淋巴组织增生。是指肺间质（肺泡间隔、血管壁和支气管壁）内有成熟的小淋巴细胞弥漫性浸润，夹杂少量浆细胞和组织细胞，无肺内淋巴结病变和坏死的一种慢性良性疾病。病因不明。肺大体标本见弥漫性肺间质增厚并夹杂大小不等的黄棕色结节，坚实如象皮。女性多于男性。临床表现为干咳、进行性呼吸困难、发热、体重减轻、发绀和杵状指。肺部听诊可正常或在两肺底部听到捻发音。X 线呈两肺弥漫性间质浸润，对称的网状或细网状、结节性阴影，或粗网状、结节状阴影，或粗结节状阴影。无特效疗法，吸氧和使用糖皮质激素等治疗可改善症状。

淋巴细胞[性]脉络丛脑膜炎（lymphocytic choriomeningitis, LCM）　病毒性脑膜炎。啮齿动物为主要传染源，其所有排泄物均带病毒，经空气或接触传播，20～40 岁者易患病。急起寒热、头痛及周身痛。上述症状可短暂缓解，发热又复升高，并出现呕吐和脑膜刺激征。重症病人可有意识障碍，抽搐或昏迷。脑脊液细胞数增高，分类以淋巴细胞为主。抗体效价升高和检出病毒可确诊。治疗：无特效疗法，病人无须隔离，应防止实验室小鼠咬伤。

淋巴细胞杂交瘤（lymphocyte hybridoma）　近年来开发的生产单克隆抗体的新技术。用人工方法使肿瘤细胞（常用鼠腹水瘤型浆细胞）与已用抗原致敏的动物脾细胞（B 细胞或产生淋巴因子的 T 细胞）融合而成的杂交体。既具有肿瘤细胞无限繁殖的特性，又具有 B 细胞合成特异性抗体的能力，或 T 细胞分泌淋巴因子的能力。由于一个 B 细胞只产生针对某一种抗原决定簇的特定抗体，因此一个融合细胞克隆化培养后，就可产生单克隆抗体。

淋巴细胞再循环（recirculation of lymphatic cell）　淋巴细胞在血液与淋巴之间的反复循环。其中淋巴结起枢纽的作用，参加再循环的以 T 细胞为主，约占 70%～75%，B 细胞占 25%～30%。淋巴细胞再循环的意义是使带有各种不同抗原受体的淋巴细胞不断地循环，增多接触抗原的机会，以发生免疫应答。

淋巴细胞增多症（lymphocytosis）　其他名称：淋巴细胞类白血病反应。淋巴细胞计数超过 $5.0×10^9$/L，可诊断为淋巴细胞增多症。如淋巴细胞绝对数未超过上述值，而白细胞分类中淋巴细胞百分比明显增多（>40%）称为相对性淋巴细胞增多。引起淋巴细胞增多的常见病因有：病毒感染、百日咳、伤寒、布鲁氏菌病、弓形虫病、结核病、梅毒、婴儿或

L

小儿亚急性感染、急慢性淋巴细胞白血病、重链病等。结核病时淋巴细胞增多，但在结核空洞形成、粟粒结核时淋巴细胞却不增多。当白细胞总数显著增多，分类中成熟淋巴细胞占40%以上，绝对值$>5.0×10^9$/L，并伴有幼稚淋巴细胞出现时，可诊断为淋巴细胞类白血病反应。治疗：处理原发病。

淋巴细胞转化试验（lymphocyte transformation test）　正常机体的 T 淋巴细胞在体外培养过程中，受到特异性抗原或有丝分裂原刺激，可转化为淋巴母细胞。利用植物血凝素作为分裂原与淋巴细胞共同培养，观察形态学变化，计算转化为母细胞的百分数。或用氚（^{3}H）标记胸腺嘧啶核苷掺入量的增加，再以其掺入率来反映机体的细胞免疫功能。

淋巴显像（lymphatic imaging）　利用放射性核素了解淋巴管的走行、淋巴结形态及摄取胶体颗粒功能的一项检查技术。在所要观察的淋巴结引流区域远端皮下或组织间隙注射显像剂（如^{99m}Tc-硫化锑等）后，利用淋巴系统具有吞噬、输送和清除外来物质的功能，在体外应用γ照相机或单光子发射计算机体层摄影（SPECT）来追踪显像剂的输送过程，获得淋巴结及淋巴液循环的动态影像，从而显示引流淋巴结及淋巴链的分布、形态、大小及功能状态。对淋巴管的阻塞和恶性肿瘤的淋巴结转移的诊断、疾病分期、手术范围的确定、放疗照射的确定以及对预后的估计等，都有重要价值。

淋巴小结（lymphatic nodule, lymphoid nodule）　呈圆形或卵圆形、有较明确的境界的淋巴组织。主要由 B 细胞密集而成。分布于淋巴结、脾脏和肠壁等处。淋巴小结中央染色较浅，有丝分裂相多，称生发中心。其内除网状细胞外，还有一种树突状细胞，它能聚集抗原、促进转化后的 B 细胞在此分裂与分化。淋巴小结并非固定不变的结构，无抗原刺激时可消失，有抗原刺激时可以增多与增大。

淋巴循环（lymph circulation）　淋巴循环是组织液向血液回流的一个重要的辅助系统。淋巴循环由淋巴管道和淋巴器官组成。淋巴管道始端为毛细淋巴管、淋巴管、淋巴干，最后汇入两条较大的右淋巴导管和胸导管，分别注入静脉，途中经过若干淋巴结。组织液进入毛细淋巴管的液体称淋巴液。淋巴循环具有回收蛋白质、运输其他营养物质、调节体液平衡和防御免疫功能。

淋巴液（lymph, lympha）　淋巴管道内的无色透明液体。血液经动脉流到毛细血管时，其中部分血浆成分，从毛细血管壁渗出，进入组织间隙，形成组织液。组织液与细胞进行物质交换后，大部分被毛细血管重吸收，进入静脉，小部分进入毛细淋巴管，成为淋巴液。淋巴液沿各级淋巴管向心性流动，最后注入静脉。

淋巴因子（lymphokine）　其他名称：淋巴细胞活素。白细胞产生的影响其他细胞的物质。如白介素、γ 干扰素、淋巴毒素等。可作为免疫细胞间相互作用的介质，对于免疫应答的发生、调节和效应起重要作用，还参与细胞免疫效应。主要由活化的 T 淋巴细胞产生，但 B、K 淋巴细胞也能产生淋巴因子。淋巴因子主要有两类：①与细胞免疫效应有关的淋巴因子。如巨噬细胞移动抑制因子、淋巴毒素、干扰素等，可使机体产生细胞免疫和迟发型变态反应；②与免疫应答调节有关的淋巴细胞介素-2（IL-2），可辅助抗体产生和维持活化的 T 细胞长期增殖。

淋巴造影（lymphangiography）　其他名称：淋巴管造影。将对比剂引入淋巴系统，使淋巴管和淋巴结显影的方法。目前对体内大部分淋巴管和淋巴结都能进行造影。常用者为四肢淋巴造影，腹股沟、髂部、主动脉旁淋巴造影和胸导管造影，以及精索淋巴造影；较少用者为颈部淋巴造影和乳房淋巴造影。

磷（phosphorus）　人体必需元素，大部分集中于骨骼和牙齿中。^{32}磷可用于治疗和诊断疾病。核酸和许多辅酶等都是具有重要生化作用的磷酸酯，在能量传递过程如新陈代谢、光合作用、神经功能和肌肉活动中起重要作用。有机磷化合物在农业上多用做杀虫剂，无机磷化合物可用做肥料，微量链型磷酸盐可用于软化水。磷的常见同位素异形体有白磷和红磷，前者化学性活泼，有剧毒，后者无毒。

^{32}磷（radio phosphorus, ^{32}P）　放射性核素。用中子轰击^{32}S 所得到（^{32}S$+^1_0$n$→^{32}$P$+^1_1$H）。其半衰期 14.26 日的 β 放射源，最大能量为 1.71MeV，平均能量为 0.695MeV，口服^{32}磷后，有 95%被吸收，通常制成磷酸氢二钠形式，供临床应用。可用于诊断浅部肿瘤如乳腺癌及治疗真性红细胞增多症等疾病。

磷蛋白（phosphoprotein）　以磷酸为辅基的结合蛋白。由于磷酸多与蛋白质的丝酸残基的羟基相结合，故这样蛋白质的丝氨酸含量较多。如骨磷蛋白即含大量被磷酸酯化的丝氨酸，以磷酸的负电荷摄取钙离子。

磷蛋白磷酸酶抑制物（phosphoprotein phosphatase inhibitor）　细胞内的一种对磷蛋白磷酸酶-1 有抑制作用的蛋白质。其分子内的苏氨酸残基可被依赖 cAMP 的蛋白激酶磷酸化，只有磷酸化的磷蛋白磷酸酶抑制物才具有抑制作用。

磷化氢（hydrogen phosphide）　工业生产或使用粮仓熏蒸剂磷化铝、灭鼠药磷化锌、含磷金属等遇水或酸而产生的烂鱼臭味气体，毒性高，可抑制细胞色素氧化酶，造成内窒息。吸入高浓度磷化氢能引起急性中毒，出现中枢神经系统抑制，肺部刺激，肝及其他脏器损害，病人可因肺水肿而死亡。在低浓度磷化氢慢性作用下出现头晕、失眠、恶心、乏力等症状。车间空气中最高允许浓度为 0.3mg/m^3。

磷化氢中毒（phosphine poisoning）　磷化氢是含硫化合物遇水、酸和加热时产生，主要用作熏蒸剂和制造灭鼠药。吸入后，随血液循环到达各系统。主要损害中枢神经系统及心、肺、肝、肾等脏器。并作用于细胞的酶，影响细胞代谢而致内窒息。治疗：立即将病人转移离开中毒环境，防治肺水肿、脑水肿及保肝治疗；经口中毒者用 0.1%硫酸铜溶液催吐或用 1∶5 000 高锰酸钾洗胃。

磷化锌中毒（zinc phosphide poisoning）　因误服含磷化锌的灭鼠毒饵或磷化锌污染的食物所引起的中毒。磷化锌能与胃酸作用产生磷化氢等，从而引起中毒。磷化锌具有腐蚀性，食下后可使口腔或胃肠出血，并影响神经系统、心、肝、肾等，可导致黄疸和肾衰竭。治疗：催吐、洗胃，二巯基丁二钠静滴，对症治疗。

磷灰石（phosphorite）　矿物，主要成分是磷酸钙，并含有氯和氟，是制造磷肥的主要原料。环境氟污染的一个来源。

磷霉素钠（fosfomycin sodium）　其他名称：复安欣。广谱抗生素。用于敏感菌所致的尿路、皮肤软组织、肠道，呼吸道等感染及败血症、腹膜炎、骨髓炎等。制剂：注射剂。心、肾功能不全，高血压病人及孕妇慎用。

磷平衡（phosphorus balance）　系指机体摄入磷与排出磷相当，维持动态平衡，以保持体内正常磷含量。成人体内磷含量约 700g，主要存在于骨及组织细胞中。血无机磷酸盐含人正常值 1～1.3mmol/L，小儿较成人略高。体内的磷来自食物，肉类、鱼、大米、蛋类和乳类中含磷丰富。成人需要量每日约 1.0～1.2g，儿童为 1.2～1.5g。被吸收磷的 70%经尿排出，其余经粪便排出。磷的吸收和排出受甲状旁腺素、1, 25-二羟维生素 D$_3$、降钙素、甲状腺激素和血磷水平等因素调节，以维持血磷浓度相对稳定。

磷烧伤（phosphoric burns）　接触人体的磷遇空气后迅速燃烧所形成的人体深度创伤。磷燃烧时产生白色烟雾（五氧化二磷），吸入可致呼吸道烧伤和肺水肿。磷烧伤可引起全身中毒乃至死亡。人体接触磷后应及时用大量水冲洗，创面用 2%碳酸氢钠液湿敷。早期切除伤痂，植皮，保护肝、肾功能，防治中毒。

磷酸吡哆醛（pyridoxal phosphate）　维生素 B$_6$（吡哆醛）的磷酸化合物。是转氨酶的辅酶，在氨基酸的代谢中发挥重要作用。

磷酸胆碱脂酰氨醇转移酶（phosphocholine acyl sphingosine transferase）　一种转移酶。它参与神经鞘磷脂的合成，将二磷酸胞苷-胆碱分子中的胆碱转移给 N-脂酰鞘氨醇，生成神经鞘磷脂及一磷酸胞苷。

磷酸二氢钠（sodium dihydrogen phosphate）　无色结晶或白色结晶性粉末。无臭，味咸、酸，微有潮解性。在配制药剂中用作酸化剂、缓冲剂。

磷酸甘油穿梭（glycerol phosphate shuttle）　线粒体外的

NADH 在胞质中磷酸甘油脱氢酶催化下，使磷酸二羟丙酮还原成 α-磷酸甘油，后者经线粒体内膜近胞质侧的磷酸甘油脱氢酶催化下氧化生成磷酸二羟丙酮和还原型黄素腺嘌呤二核苷酸（$FADH_2$）。磷酸二羟丙酮可穿出线粒体外膜至胞质，继续进行穿梭。这一过程称为磷酸甘油穿梭。它主要存在于骨骼肌中，将胞质中物质氧化脱下的氢转移到线粒体内，进入呼吸链氧化供能。

3-磷酸甘油醛脱氢酶（glyceraldehyde-3-phosphate dehydrogenase） 催化 3-磷酸甘油醛脱氢磷酸化为 1,3-二磷酸甘油酸的酶。所生成的混合酸酐键为高能键，参与酵解途径中底物水平磷酸化的过程。此酶由 4 个相等亚基组成，以二聚体为基本单位，含有一分子 NAD^+。其活性中心以—SH 基与底物构成其价结合，对单碘醋酸特别敏感。

磷酸甘油酸激酶（phosphoglycerate kinase） 将 ATP 的磷酸基团转移给 3-磷酸甘油酸，生成 3-磷酸甘油磷酸和 ADP 可逆反应的酶。它是糖酵解途径和糖异生途径共用的酶。

磷酸核糖基焦磷酸（phosphoribosyl pyrophosphate，PRPP） 由磷酸核糖基焦磷酸激酶催化 ATP 提供焦磷酸至磷酸核糖上生成。核苷酸生物合成时，可以提供磷酸核糖的活化形式。

磷酸核糖基转移酶（phosphoribosyltransferase） 嘌呤再利用过程中所需要的酶。催化游离嘌呤碱与磷酸核糖焦磷酸形成相应核苷酸的反应。有两种酶，一种对腺嘌呤有特异性，另一种以次黄嘌呤和鸟嘌呤为底物，分别形成相应的核苷酸。

磷酸核糖焦磷酸合成酶（phosphoribosyl pyrophosphate synthetase） 其他名称：磷酸核糖焦磷酸激酶。催化 ATP 的 β 位及 γ 位磷酸转移到 D-核糖 5-磷酸 1 位上生成磷酸核糖焦磷酸反应的酶。该酶存在于微生物及红细胞、肌肉、肝脏等部位，参与嘌呤核苷酸的从头合成。

磷酸核糖酰胺转移酶（amidophosphoribosyl transferase） 催化谷氨酰胺 γ 位-CONII$_2$ 的氨基转移到磷酸核糖焦磷酸的 1 位上取代焦磷酸基，生成 5-磷酸核糖胺反应的酶。该酶属于别构酶，是嘌呤核苷酸合成的主要调节酶，参与嘌呤核苷酸的从头合成。

磷酸肌酸（phosphocreatine，creatine phosphate） 肌酸贮存高能磷酸键的形式。由 ATP 提供高能磷酸键，通过肌酸激酶催化而生成。耗能时分解，重新生成 ATP 及肌酸。在骨骼肌、心肌及大脑等组织中的肌酸在肌酸激酶催化下经磷酸化而生成。含有一个高能磷酸键。当肌肉组织需要能量时，可释放能量，使腺苷二磷酸转变为腺苷三磷酸，作为肌肉收缩的直接能源。因此是肌肉组织中储存和供给能量的重要物质。

磷酸铝（aluminium phosphate） 其他名称：裕尔、洁维乐、贵鼎康。抗溃疡病药。用于胃溃疡、十二指肠溃疡、胃炎、胃食管反流症及胃酸过多等。制剂：片剂、凝胶剂。治疗收效后应继续服药数月，以免复发。肝肾功能不全者慎用。孕妇、哺乳期妇女、幼儿勿用。甲状腺功能亢进及血磷酸盐过少者不宜长期服用。

磷酸酶 b 激酶缺乏（phosphorylase b kinase deficiency） 曾被归于Ⅳ型糖原贮积症，亦称作Ⅵa型、Ⅷ型或Ⅸ型，现认定为一独立类型。因磷酸酶 b 激酶缺乏所致的一种疾病。伴性染色体隐性遗传，也有常染色体隐性遗传形式的报道。症状相对较轻，男性肝大，偶有空腹低血糖，女性杂合体病人轻度肝大，一些病人生长迟缓，所有病人在青春期时自行缓解。白细胞或肝细胞特异性酶测定可确诊。此型疾病相对常见。饮食疗法治疗。

磷酸葡糖酸旁路（phosphogluconate pathway） 其他名称：戊糖旁路、磷酸戊糖途径。此途径主要用提供胞液的还原型烟酰胺腺嘌呤二核苷酸磷酸（NADPH）形式的还原能力。6 分子 6-磷酸葡萄糖进入代谢，使 1 分子 6-磷酸葡萄糖完全氧化为 CO_2、H_2O 和磷酸的代谢途径。其作用是以 NADPH ＋H^+ 的形式提供还原力，使单糖进行互变，以提供 5-磷酸核糖用于核酸的合成。

磷酸戊糖途径（pentose pathway） 见磷酸葡糖酸旁路。

磷酸烯醇式丙酮酸羧激酶（phosphoenolpyruvate carboxy-kinase） 催化草酰乙酸脱羧并磷酸化，产生磷酸烯醇式丙酮酸反应的酶。该酶存在于人的线粒体和细胞液，是糖异生途径关键酶之一，参与糖异生作用。胰高血糖素可诱导该酶的合成。

3′-磷酸腺苷-5′-磷酸硫酸（3′-phosphoadenosine-5′-phosphosulfate） 含高能硫酸基的活性硫酸。易于将硫酸转移给酚羟基或醇羟基，形成硫酸酯。如吲哚酚硫酸、雌酮硫酸和多糖硫酸酯。

磷酸盐结石（phosphate calculus） 发生于碱性尿中的一种结石。灰白色，表面光滑或有颗粒，质地松脆易碎，在肾盂肾盏内可形成鹿角形结石。切面常有核心（由细菌或脱落上皮所组成），呈同心性分层结构。通常混合有碳酸盐。

磷酸盐类食品品质改良剂（phosphate food improver） 改良食品品质的添加剂。我国允许使用以下几种：①磷酸二氢钠、磷酸氢二钠。可改善乳品的热稳定性。最大使用量为 0.5g/kg。②焦磷酸钠、三聚磷酸钠、六偏磷酸钠。可使肉类保持柔嫩，并可作为豆皮软化剂。聚磷酸盐可防止啤酒混浊。六偏磷酸钠、三聚磷酸钠及焦磷酸钠的最大使用量分别为 2g/kg、5g/kg 及 0.5g/kg。

磷脂（phospholipid，PL） 含有一个或多个磷酸基的脂质。是构成细胞膜的主要脂分子。主要分为鞘磷脂及甘油磷脂两大类。主要存在于脑和神经组织、骨髓、心、肝、肾等器官中。蛋黄、植物种子及胚芽、大豆中均有丰富的磷脂，包括卵磷脂、脑磷脂、胆碱浆磷脂、乙醇胺浆磷脂等。人体中几乎一切组织都含有大量卵磷脂（又称磷脂酰胆碱）及脑磷脂（又称磷脂酰乙醇胺），二者约占磷脂总量的 50% 以上；而胆碱浆磷脂、乙醇胺浆磷脂多集中于红细胞及中枢神经系统。磷脂是构成生物膜的主要成分之一，细胞膜上的各脂类依赖性酶类起催化作用时不可缺少的物质，参与各种脂蛋白的组成。在胆汁中磷脂与胆碱、胆固醇形成微胶粒，有利于胆固醇的溶解和排泄。还可能与各种肽类激素的信息传递有关，在神经兴奋的传递上也有重要作用。

磷脂交换蛋白（phospholipid exchange proteins） 在胞液中存在的一类能促进磷脂在细胞内膜之间进行交换的蛋白质。分子量在 16 000～340 000，等电点多在 pH 值 5.0 左右，不同的磷脂交换蛋白催化不同种类磷脂在膜之间进行交换。

磷脂酶（phospholipase） 催化水解磷脂酰、溶血磷脂酰化合物中的羧酸酯键、磷酸酯键和磷酸与胆碱之间的酯键。依水解部位不同，分为磷脂酶 A_1、磷脂酶 A_2、磷脂酶 B、磷脂酶 C、磷脂酶 D。

磷脂酶 A_2（phospholipase A_2） 存在于细胞膜及线粒体膜，使甘油磷脂分子中第 2 位酯键水解，生成溶血磷脂 1 及不饱和脂肪酸（多为花生四烯酸）反应的酶。钙离子是该酶的激活剂。参与磷脂的分解代谢。

磷脂酶 B_1（phospholipase B_1） 其他名称：溶血磷脂酶 1。催化溶血磷脂 1 水解，生成脂肪酸和甘油磷酸胆碱或甘油磷酸乙醇胺等反应的酶。参与磷脂的分解代谢。

磷脂酶 C（phospholipase C） 一种存在于细胞膜及某些细菌中，特异水解甘油磷脂分子中 3 位磷酸酯键，生成磷酸胆碱或磷酸乙醇胺、甘油二酯反应的酶。

磷脂酶 D（phospholipase D） 主要存在于植物中，能催化甘油磷脂分子中磷酸与取代基团之间的酯键水解，并释放出取代基团及磷脂酸反应的酶。参与磷脂的分解代谢。

磷脂酸（phosphatidic acid，PA） 学名 1,2-二脂酰基-Sn-甘油-磷酸。甘油磷脂的母体化合物。由甘油、脂肪酸和磷酸组成的物质。是合成磷脂酰胆碱、磷脂酰乙醇胺、磷脂酰肌醇、磷脂酰丝氨酸及心磷脂的前体，并参与它们的合成与分解代谢；又是合成甘油三酯的主要中间产物。

磷脂酸磷酸酶（phosphatidic acid phosphatase） 一种特异性水解酶。它催化磷脂酸水解生成甘油二酯，并释放出 1 分子磷酸，参与甘油三酯和甘油磷脂的合成过程。

磷脂酰胆碱（phosphatidylcholine，PC） 其他名称：卵磷脂。磷脂酰基与胆碱的羟基酯化形成的甘油磷脂。是动植物细胞的必需组分，神经组织中含量丰富，特别是在髓鞘和蛋黄中，是动物细胞膜中含量最丰富的磷脂。在哺乳动物中，磷脂酰胆碱占全磷脂的 30%～50%。

磷脂酰甘油（phosphatidylglycerol，PG）　磷脂酸与甘油的缩合产物。在体内主要通过二磷酸胞苷-甘油二酯合成途径，经二磷酸胞苷-甘油二酯与 3-磷酸甘油缩合而生成。在大肠埃希菌中，可作为与糖的主动运输有关酶的辅酶。

磷脂酰肌醇（phosphatidylinositol，PI）　存在于生物膜中的一种磷酸甘油酯。在体内主要通过二磷酸胞苷-甘油二酯合成途径，经二磷酸胞苷-甘油二酯与肌醇缩合而生成。广泛分布于微生物、动物和植物中。作为磷脂酰肌醇-4,5-二磷酸和三磷脂酰肌醇的合成前体。在信息传递过程中起调节作用。

磷脂酰肌醇-4,5-二磷酸（phosphatidyl inositol-4,5-diphosphoric acid，PIP$_2$）　由 2 分子磷酸、1 分子甘油二酯和 1 分子肌醇组成的物质。经磷脂酰肌醇在特异的磷脂酰肌醇酶催化下进行磷酸化而生成。作为三磷酸肌醇的合成前体。

磷脂酰肌醇激酶（phosphatidyl inositol kinase）　催化磷脂酰肌醇进行磷酸化，生成磷脂酰肌醇-4,5-二磷酸反应的酶。参与磷脂酰肌醇-4,5-二磷酸的合成。

磷脂酰丝氨酸（phosphatidylserine，PS）　磷脂酸的磷酸基与丝氨酸的羟基生成酯键所构成的甘油磷脂。与磷脂酰胆碱、磷脂酰乙醇胺可以互相转化。正常情况下位于质膜脂双层的膜内侧，细胞凋亡时外翻，使质膜外侧的磷脂酰丝氨酸明显增加。磷脂酰丝氨酸广泛分布于生物界，但含量少，其生理活性可防止血液凝固和血小板凝集反应。

磷脂酰乙醇胺（phosphatidylethanolamine，PE）　乙醇胺通过磷酸二酯键与磷脂酸结合的缩醛磷脂。是高等植物和动物细胞中的一种主要甘油磷脂，原核生物中也很丰富。它与细胞膜的磷脂转换、血液凝固有关。

磷脂转运蛋白（phospholipid transfer protein）　促进磷脂在脂蛋白之间进行交换的蛋白质。由乳糜微粒及极低密度脂蛋白转运至高密度脂蛋白上。分子量为 69kD。

磷中毒（phosphorus poisoning）　无机磷进入人体所产生的症状。磷为高毒性物质，对黏膜、皮肤有刺激腐蚀和灼伤作用。口服中毒很快产生严重腐蚀性胃肠炎症状，严重者很快发生休克。慢性中毒病人 X 线检查见磷毒性颌骨坏死有助于诊断。治疗：皮肤灼伤时，立即浸入水中，除去磷碎粒，再交替用 1% 硫酸铜溶液和 2% 碳酸氢钠液冲洗；口服中毒，尽快用 0.2% 硫酸铜，继用 1∶5 000 高锰酸钾溶液洗胃；忌脂肪食物和牛奶；尽早应用肾上腺皮质激素，积极对症治疗。

鳞屑（desquamation，scale）　皮肤病继发疹之一。皮肤脱落的表皮细胞。皮肤角质细胞形成加快及角化不全，细胞核尚未消退即过早地脱落。其颜色不同，呈灰、白色或褐色等。大小各异，小如糠秕状，如单纯糠疹，大的成片，如剥脱性皮炎。

鳞屑性睑缘炎（squamous blepharitis）　眼睑皮脂腺及睑板腺分泌旺盛合并轻度感染引起的炎症。各种刺激因素也可诱发。表现为睑缘充血，睫毛及睑表面有鳞屑及脂溢现象。病变长久不愈，可致睑缘肥厚并不能与眼球接触而出现溢泪、结膜炎等。治疗：红霉素眼膏。

鳞状上皮化生（squamous metaplasia）　由非鳞状上皮转变为鳞状上皮。所有的黏膜上皮、各种腺上皮、导管上皮都可能发生鳞状化生。维生素缺乏可引起广泛的、多处黏膜的此种转变。

鳞状上皮细胞癌抗原（squamous cell carcinoma antigen）　肿瘤相关抗原 TA-4 的亚型，是一种糖蛋白。临床检验正常值为 ≤1.5μg/L。血清中鳞状上皮细胞癌抗原升高可见于宫颈癌、肺鳞状细胞癌、食管癌。也可见于卵巢癌、子宫癌和颈部鳞状上皮细胞癌。临床上也用于检测上述恶性肿瘤的治疗效果、复发、转移或评价预后。

鳞状细胞癌（squamous cell carcinoma）　鳞状上皮的恶性肿瘤。多发生于被覆的体表皮肤与黏膜。肉眼观察开始多表现为一个稍硬、带痂的病灶，迅速生长后，表面痂皮脱落而成溃疡，基底污秽，边缘隆起。病灶切面呈颗粒状，灰白色、

带有黄色斑点。镜下，鳞癌细胞构成不规则、互相接近的细胞巢，侵犯真皮的不同深度。在分化好的鳞状细胞癌，其癌巢中央可出现角化珠（癌珠），分化较差的无角化珠形成，甚至也无细胞间桥，癌细胞呈明显的异型性并见较多的核分裂象。

淋病（gonorrhea）　因淋病奈瑟球菌感染所引起的性病。主要侵犯泌尿生殖系统，形成化脓性炎症，也可侵犯眼、咽、直肠、盆腔等导致播散感染。潜伏期通常为 3～14 天。临床表现为下尿路症状及黏液脓性尿道分泌物，通常出现尿道炎、附睾炎、直肠炎和前列腺炎。急性期的主要症状有排尿疼痛、尿道流脓等；慢性淋病，在某种刺激条件下，可转化为急性。在女性可引起盆腔炎，有痛经、不孕等症状；在男性一般无明显症状，但仍有传染可能，也可形成尿道狭窄。治疗：早期诊断、早期治疗，及时、足量、规则用药。环丙沙星、氧氟沙星、阿奇霉素、头孢曲松钠、大观霉素等有效。

淋病后尿道炎综合征（postgonococcal urethritis syndrome）　淋病治疗后因合并支原体感染而引起的一种尿道炎表现。常在尿道淋病病人接受正规特效药物治疗后 20 日内，在不可能有异性重复感染时期发病。表现为反复脓尿或出现尿道分泌物。分泌物培养可诊断。治疗：应用抗生素及知柏地黄丸。

淋病奈瑟球菌（Neisseria gonorrhoeae）　其他名称：淋球菌。泌尿生殖道急性传染病淋病的病原菌。为革兰氏阴性成对排列的双球菌。淋病是最常见的一种性病，主要通过两性接触直接感染。由衣物等间接接触感染少见。淋病奈瑟球菌侵入尿道、生殖道后，借菌毛和黏附因子作用嵌入上皮细胞，使之破坏溶解，引起化脓炎症，排出脓性分泌物。男性患尿道炎、前列腺炎、膀胱炎，少数病例细菌入血引起菌血症、关节炎。女性引起阴道炎、宫颈炎等，并成为不孕原因。婴儿自产道娩出时可感染患淋球菌性结膜炎（又称脓漏眼），1% 硝酸银点眼可预防。急性期脓汁涂片染色，可发现中性粒细胞，内有典型革兰氏阴性双球菌，有一定诊断意义。淋病奈瑟球菌对青霉素耐药性极强，治疗可用环丙沙星、氧氟沙星、阿奇霉素、头孢曲松钠、大观霉素等。

淋家（patient suffering from frequent stranguria）　中医术语。指素患小便淋沥不尽，尿意频数而量少，排尿时尿道作痛的病人。

淋球菌（gonococcus）　见淋病奈瑟球菌。

淋球菌感染（gonococcal infection）　临床上最常见的是通过性交引起生殖泌尿系统黏膜的感染。此菌还可经血流扩散导致败血症、关节炎、虹膜炎或心内膜炎。儿童亦可通过污染的衣服或布品而感染。治疗主要采用青霉素类、头孢菌素类或喹诺酮类药物等。

淋球菌性角结膜炎（gonorrheal kerato conjunctivitis）　淋球菌引起的角结膜化脓性炎症。新生儿常为分娩时产道直接感染。表现为眼睑红肿，怕光流泪，结膜充血水肿，眼部疼痛，有浆液或黏脓性分泌物，俗称脓漏眼。角膜常同时受累，可发展成溃疡、角膜穿孔。结膜刮片或分泌物涂片中见大量革兰氏阴性双球菌即可诊断。治疗：应用头孢曲松钠、大观霉素。

淋球菌性结膜炎（gonococcal conjunctivitis）　淋病奈瑟球菌感染所致的结膜急性化脓性炎症。发病急，结膜高度充血、血肿，有血性或脓性分泌物，甚者可形成角膜溃疡或穿孔。治疗：头孢曲松钠、大观霉素。

淋球菌性尿道炎（gonococcal urethritis）　由淋病奈瑟球菌引起的尿道炎症性疾病。常累及泌尿、生殖系的黏膜。主要由性接触直接传播，偶尔也通过间接传播。主要症状有尿频、尿急、尿痛和尿道口黏稠的脓性分泌物。女性病人可伴有宫颈口、阴道口脓性分泌物等。

淋证（stranguria，strangury）　中医病名。以小便频数短涩、滴沥刺痛为主的一类病证。因肾、膀胱气化失司、水道不利所致，症见小便频急、淋漓不尽、尿道涩痛、小腹拘急、痛引腰腹等。按其特殊症状的不同，可分为热淋、石淋、气淋、血淋、膏淋、劳淋等。热淋治宜清热利湿通淋，用八正

散加减。石淋治宜清热利湿，通淋排石，用石韦散加减。气淋治宜分清虚实，实证宜利气疏导，用沉香散加味；虚证宜补中益气，用补中益气汤。血淋实证治宜清热通淋、凉血止血，用小蓟饮子合导赤散；虚证治宜滋阴清热、补虚止血，用知柏地黄丸加味。膏淋实证治宜清热利湿、分清泄浊，用程氏萆薢分清饮加减；虚证宜补虚固涩，用膏淋汤或补中益气汤合七味都气丸等。劳淋可见小便淋漓不已，遇劳即发，治宜健脾益肾，方用无比山药丸加减。

膦甲酸钠（foscarnet sodium） 其他名称：膦甲酸、可耐、PFA。抗病毒药。主要用于免疫缺陷者（如艾滋病病人）发生的巨细胞病毒性视网膜炎。用于病毒性肝炎、生殖器疱疹等，也可外用于疱疹病毒所致的皮肤、黏膜感染。制剂：注射剂。对肾有损害作用，肾功能不全时需减量。妊娠期、哺乳期妇女及儿童均应慎用。

灵感（inspiration） 对事物根本性质的突发性领悟。是创造性思维的典型特征，往往是人脑以最优势功能加工处理信息的最佳心理状态，具有突发性和瞬时性，给人以一种豁然开朗的体验。

灵龟八法（linggui eight methods） 其他名称：灵龟飞腾、飞腾八法、奇经纳卦法。古代针灸取穴法的一种。其法以奇经八脉的八穴为基础，配合八卦、九宫和天干、地支的变易，以推算人体气血盛衰情况，决定某日某时治病应取的穴位。一般取主穴和配穴各一个。有待科学研究和临床实践进一步研究。

灵敏度时间控制（sensitivity time control，STC） 其他名称：时间增益补偿。用来补偿声束在介质内传播过程中的衰减以得到最佳回声图像的方法。控制补偿的方式有分段控制（将探查深度分成若干段）和分区控制（将探查深度分成近区、中区和远区）。

《灵枢经》（Miraculous Pivot） 其他名称：《灵枢》《黄帝内经灵枢》《针经》。别称《九卷》。中医医书。《黄帝内经》组成部分之一。9卷，81篇。主要阐述经络、腧穴、针具、刺法及治疗原则等内容，兼论脏腑、病因、病机、病证、诊法等。

灵长目（primates） 其他名称：灵长类。哺乳纲的一目。最高等的哺乳动物。主要特征是：除少数例外，拇指（趾）与其他指（趾）对生，指（趾）端具有指甲，适于树林攀缘及握物。锁骨发达，与前肢活动能力有关。手掌及跖部裸露，具有两行皮垫，有利于攀缘。大脑半球高度发达。视觉发达。雌兽有月经。广泛分布于热带、亚热带和温带地区。群栖、杂食性。分为狐猴亚目、类人猿亚目或猿猴亚目（包括各种猿猴、猩猩和人）。

灵芝（Ganoderma, glossy ganoderma） 其他名称：灵芝草、木灵芝、菌灵芝。中医药名。多孔菌科植物赤芝或紫芝的子实体。甘、平。归心、脾、肺经。功能益气血、安神、健胃、止咳平喘。治心气虚或心血虚所致失眠多梦、心悸怔忡、耳聋健忘等证。现有用于慢性肝炎、白细胞减少症、病后体虚等。

苓甘五味姜辛汤（linggan wuwei jiangxin tang, decoction of Poria, Radix Glycyrrhizae Fructus Schisandrae, Rhizoma Zingiberis and Herba Asari） 中医方剂。《金匮要略》方。组成：茯苓、甘草、干姜、细辛、五味子。功能温肺化饮。治寒饮内停，症见咳嗽痰稀、口淡喜唾、苔白滑、脉沉迟者。

苓桂术甘汤（linggui zhugan tang, decoction of Poria, Ramulas Cinnamomi, Rhizoma Atractylodis Macrocephalae and Radix Glycyrrhizae） 其他名称：茯苓桂枝白术甘草汤、桂苓甘术汤。中医方剂。利水渗湿剂。出自《伤寒论》。组成：茯苓、桂枝（去皮）、白术、（炙）甘草。功能健脾渗湿、温化痰饮。治心下有痰饮、胸胁胀满、眩晕心悸或气短、咳嗽、舌苔白滑、脉弦滑或沉紧。水煎服。临床可用于慢性支气管炎、支气管哮喘、心脏病、慢性肾炎所致水肿属阳虚者。

铃兰毒苷（convallatoxin） 从百合科植物铃兰中提取的强心苷。强心作用类似洋地黄，但较强。积蓄作用及对心肌传导系统的抑制比洋地黄小。口服不易吸收，宜静注。用于急、慢性充血性心力衰竭，阵发性心动过速和克山病的心力衰竭。急性心肌炎和心内膜炎病人忌用。

羚角钩藤汤（lingjiao gouteng tang, decoction of Cornu Antelopis and Ramulus Uncariae） 中医方剂。《通俗伤寒论》方。组成：羚羊角片、桑叶、川贝母、鲜生地、钩藤、菊花、白芍、生甘草、鲜竹茹、茯神。功能凉肝息风、清热止痉。治阳热亢盛、热极生风，症见高热烦扰、手足抽搐，甚至神昏、发为痉厥，舌绛而干，脉弦而数者。

羚翘解毒丸（lingqiao jiedu wan） 中医成药名。辛凉解表药。组成：羚羊角、金银花、连翘、薄荷、荆芥穗、淡豆豉、牛蒡子（炒）、桔梗、淡竹叶、甘草。功能清热解表、辛凉透表。治风热感冒、恶寒发热、咳嗽、咽痛。风寒感冒者不宜服用。

羚羊感冒胶囊（lingyang ganmao jiaonang） 中医成药名。辛凉解表药。另有制剂：片。组成：金银花、连翘、羚羊角粉、淡竹叶、牛蒡子、淡豆豉、桔梗、荆芥、薄荷油、甘草。用于流行性感冒、伤风咳嗽、头痛发热、咽喉肿痛。服药期间忌食辛辣食物。

羚羊角（Cornu Saigae Tataricae, antelope horn） 中医药名。牛科动物赛加羚羊的角。咸、寒。归心、肝经。功能平肝息风、清肝明目、清热解毒。治：①肝风内动，惊痫抽搐，尤宜于热极动风之证。②肝阳上亢的头晕目眩。③肝火炽盛的目赤肿痛。④温热病，高热神昏，谵语狂躁。磨汁或锉末服。

零电位（zero potential） 心电图中的名词。指电偶电场中与电池正负两极距离相等的各点其电位为零的电位状态。经过零电位点并垂直于正负两极连线的平面为电偶电场的零电位面。零电位面上各点电位均为零电位。正常心电图中，基线上各点的电位均为零电位。

零排放（zero discharge） 生产和生活活动中不排放环境污染物，即污染物排放量为零。属废弃物最小量化范畴，也是"零一散发"工业园的目标，即一家企业利用另一家企业产生的废料或副产品作为产品的原材料，构成工业生态系统，实现工业园区污染物的零排放。

刘-贝综合征（Lewis-Besant syndrome） 其他名称：先天性膈肌缺失综合征。原因未明的先天性膈肌缺失，导致腹腔脏器移入胸腔，引起肺萎缩。此征极为罕见，临床多表现为呼吸肌收缩无力，呼吸循环功能不全，甚至呼吸衰竭和心力衰竭。治疗：手术修补。

刘寄奴（Herba Serissae） 其他名称：六月霜、化食丹、南刘寄奴。中医药名。活血药。菊科植物奇蒿的全草。苦、辛、温。归心、肝、脾经。功能破血通经、消肿止痛、消食除胀。用于经闭癥瘕、胸腹胀痛、产后血瘀、跌打损伤、金疮出血。气血虚弱、脾虚泄泻者忌服。临床可用于急性传染性肝炎、烧伤。

刘易斯综合征（Lewis syndrome） ①其他名称：心-手综合征（Holt-Oram syndrome）Ⅱ型。先天性心血管畸形与上肢骨骼系统发育不全合并发生的一组症候群。表现为房（室）间隔缺损，大血管错位，锁骨下动脉食管后移位；环指或拇指畸形，海豹肢畸形，长骨和掌骨畸形等。治疗：对症手术。②其他名称：结节性慢性梅毒疹综合征。为梅毒螺旋体所引起的一种皮肤病变。表现为类似寻常狼疮样皮肤损害，眼睑可受累，并引起结膜损害及角膜溃疡。按照梅毒治疗方法进行相应处理。

留验（quarantine） 国家出入境卫生检疫机关将染疫嫌疑者收留在指定处所进行的诊察和检验。若出现检疫传染病的症状，应立即实施隔离，对和他接触的其他受留验的人，应实施卫生处理，并从卫生处理完毕的时候算起，重新计算留验时间。

留饮（chronic fluid-retention syndrome） 中医病名。痰饮之一。①指狭义的痰饮。流饮者，由饮水多，水流走于肠胃之间，漉漉有声者。②指痰饮流注无定者。饮水流行，遍体俱注无定在是也。

留置导尿术（indwelling catheterization） 在导尿后将导尿管

保留在膀胱内，持续引流尿液的方法。适用于危重、休克病人。记录每小时尿量；盆腔手术前排空膀胱，以免误伤；泌尿系手术后减轻手术切口张力，促进愈合。

流变学（rheology） 研究介于弹性固体和普通黏性液体之间的物质状态及其性质的学科。如固体的塑性流动、胶性液体的硬化等。在高分子物质和胶体物质研究上具有重大实用意义。

流产（abortion, miscarriage） 妊娠不足 28 周，胎儿体重小于 1 000g，自然或人工终止妊娠。分别称为自然流产或人工流产。其病因有孕卵或胎儿方面的因素（精子或卵子有缺陷）、母体方面的因素（内分泌功能失调、子宫异常、全身急慢性疾病、创伤、母儿血型不合）等。可分为先兆流产、难免流产、不全流产、完全流产、过期流产、感染流产和习惯性流产等。

流产后功能失调性子宫出血综合征（postabortive dysfunctional uterine bleeding syndrome） 其他名称：流产后子宫病综合征。妇女流产后，出现不明原因的阴道流血，并伴宫颈软与子宫增大的异常表现。阴道流血时多时少，可有贫血。诊断刮宫术后，症状与体征可消失。治疗：全面刮宫，疗效确切。

流产后疼痛综合征（syndrome of postabortal pain） 人工流产术的并发症。术后出现腹痛并突然发生恶心、呕吐、晕厥症状。检查时子宫增大、饱满，压痛显著。再次吸引时宫腔有积血，吸出血块后症状即缓解。

流产后子宫病综合征（postabortal metropathia syndrome, postabortal metropathia haemorrhagica） 见流产后功能失调性子宫出血综合征。

流动相（mobile phase） 层析过程中携带组分向前移动的物质。利用不同组分在固定相和流动相中分配系数的差异，使混合物中各组分在做相对运动的两相中，反复进行多次分配而达到分离。在气相色谱法中，流动相为载气，气流速携带气体样品或经气化后的样品进入色谱柱。载气不得与样品起化学作用，常用的有氢、氦、氩、氮等。纸层析中，流动相为有机溶剂，如石油醚、丙酮、乙酸乙酯等。

流动效应（flow effect） 在磁共振过程中，一般情况下，自旋质子如果在一定层面内向一定方向并以一定速度流动时，磁共振信号探测器将接收不到它们的信号，或只能接收到很微弱的信号的现象。由于流空效应的结果，心腔及血管内快速流动的血液不产生或只产生很弱的信号，可以有信号的心肌、血管壁及血管周围组织形成良好对比，对诊断心脏、血管疾病，以及鉴别血管和淋巴结方面具有重要意义。

流感病毒肺炎（influenza virus pneumonia） 由流感病毒感染引起。多发生于老年人及弱小婴儿（6 个月～2 岁多见）。发病急，持续高热，伴有寒战、头痛、鼻塞、流涕等，并表现为呼吸困难、发绀、三凹征，肺部有湿啰音或肺实变体征，重者尚可出现心功能不全、呼吸衰竭。易合并细菌感染。病毒分离、血清学检查有助于诊断。治疗：早期可用金刚烷胺、利巴韦林等，合并细菌感染选用抗生素及对症治疗。

流感杆菌（Hemophilus influenzae） 见流感嗜血杆菌。

流感杆菌脑膜炎（Haemophilus influenzae meningitis） 由流感嗜血杆菌侵入脑膜引起的急性化脓性脑膜炎。常见于 3 个月至 3 岁幼儿，高峰易感年龄是 7～12 个月。以冬季发病最多。发病与呼吸道感染、肺炎、中耳炎等有关。临床表现与其他化脓性脑膜炎相似，但起病缓慢，有发热、呕吐、嗜睡、易激或突然出现尖声哭叫、前囟膨隆等，部分病人皮肤有散在瘀点。脑脊液呈脓性、混浊，涂片染色可检出病原体。脑脊液或血培养有助于诊断及鉴别诊断。应用青霉素、氯霉素、头孢类药等治疗有效。

流感伤寒型钩端螺旋体病（leptospira grippotyphosa） 钩端螺旋体病最常见的类型。急起寒热、肌肉和关节酸痛、全身无力或呕吐和腹泻，眼结膜和颈面皮肤充血、淋巴结和肝脏肿大、腓肠肌压痛。治疗：首选青霉素，联用氢苄西林。

流感嗜血杆菌（Haemophilus influenzae） 其他名称：流感杆菌、发否（Pfeiffer）杆菌。嗜血杆菌属。为某些化脓性疾病和某些继发感染的病原菌。菌体为小杆状，长 1～1.5μm，

宽 0.3～0.4μm，人工传代培养中可呈球杆状、长杆状、少数为丝状等多形态。在营养丰富培养基上生长 6～18h 有明显荚膜，而陈旧培养物中荚膜消失。该菌广泛寄居于人的呼吸道内。6 型中的 b 型为主要致病菌。

流感丸（liugan wan） 藏药名。清热解毒剂。组成：诃子、亚大黄、木香、獐牙菜、藏木香、垂头菊、丁香、镰形棘豆、酸藤果、角茴香、阿魏、榜嘎、大戟膏、草乌、安息香、藏菖蒲、龙骨、麝香、宽筋藤、牛黄、豆蔻。治流行性感冒、流清鼻涕、头痛咳嗽、周身酸痛、炎症发热等。

流火（erysipelas of shin） 中医病名。丹毒发于小腿部。症见红肿发亮、热痛如绞、不溃不烂，多在小腿肚之下。治宜清热利湿解毒，外用芙蓉叶研末调敷。

流浸膏剂（liquid extract，fluid extract） 剂型之一。用适当溶媒乙醇、水等，浸出药材中的有效成分，并用低温蒸发出部分溶媒，经过调整浓度及含醇量至规定的标准而成的液体浸出剂型。流浸膏剂的特点是有效成分较酊剂含量高、用量小、溶媒的不良反应亦少，且便于吸收。如甘草流浸膏、益母草流浸膏。有的流浸膏可作为配制酊剂、合剂、糖浆剂或其他剂型的原料。

流泪与溢泪（lacrimation and epiphora） 流泪指泪液分泌过多的一种现象；溢泪则是由于泪液排泄系统阻塞，使正常分泌的泪液不能及时经泪道排出而流出眼外。

流量计（flow meter） 测量空气流量的仪器。常用的有：湿式流量计、皂膜流量计、孔口流量计、转子流量计、煤气流量计等。前两种用于校准其他流量计。后 3 种常用于采集空气样品。

流式计数管（器）（gasflow counter） 测定样品的绝对放射性或弱 β 放射源的放射性的装置。测定时必须将样品安置在探头内部，通以特殊气体（如氩），使样品的放射性能全部被探头所捕获（测量）。此类计数器叫做 4π 计数器（若只能捕获一半放射性的计数器称为 2π 计数器）。

流式细胞术（flow cytometry，FCM） 应用激光技术、计算机技术、流体力学、细胞生物化学单克隆抗体技术、分子生物学、临床医学等综合技术，对流动细胞群体以大小、内部结构、DNA、RNA、蛋白质、细胞抗体等进行快速测量，并在必要时进行分类收集的多参数检测细胞分析技术。使用的是流式细胞仪，临床多用于血液学诊断与研究。

流式细胞仪（flow cytometer） 由光源系统、单细胞层流系统、光电检测及信息处理系统和细胞分离纯化系统 4 个部分组成。单个细胞在高压氧压力下流速极快，每秒可通过 5 000～10 000 个细胞，使激光照射的单细胞瞬时产生的散射光和荧光转换成电信号，通过分析、综合、处理、转换成图像或结论。现多用于临床血液学诊断与研究。

流态自硬砂（fluidized selfhardening sand） 在型砂中加入黏结剂（水玻璃）、硬化剂（赤泥或平炉炉渣）、发泡剂（烷基磺酸钠或脂肪醇硫酸钠等）和适量水分而配制出来的一种造型混合料。呈流态，混砂时没有粉尘飞扬，可代替石英砂造型，以预防硅沉着病。

流痰（tuberculosis of bone and joint） 中医病名。骨关节慢性破坏性疾病兼有脓肿者。本病变在破坏过程中，少有新骨形成，当脓肿形成后可以流窜，溃后脓液稀薄如痰，故称流痰。为无头疽的一种，相当于骨与关节结核。多发于儿童和青年，病人常有肺结核病史。发病部位以脊椎、髋关节为多，次为膝、踝、肩、肘、腕关节。故因患病部位不同，又有龟背痰、鹤膝痰、穿踝痰、穿拐痰、鸡胸痰、附骨痰、肾俞虚痰、环跳流痰等名。病因多为先天不足，或久病肾阴亏损、骨髓不充，外邪乘虚而入、痰浊凝聚；或跌仆损伤、气血不和而诱发。病初局部酸胀微疼、不红、不热、不痛；久则漫肿疼痛成脓，周围肌肉萎缩；后期由于阴亏火旺，可有午后潮热、盗汗、身困无力、食少、溃流清稀脓液及败絮样物，久则疮口凹陷，周围色紫，形成窦道，不易收口。治疗初宜以补肝肾、温纪化痰为主；中期宜扶正托毒；后期疮溃脓成，难于收口，当重扶正。外用药线插入漏管或手术治疗。

流体智力（fluid intelligence） 其他名称：液态智力、液化智

力。以生理为基础的认知能力。表现为问题解决时的适应性和灵活性等，较多地依赖于感知觉、注意、记忆等生物学因素影响，易变性较大。

流通蒸气灭菌法（flow-steam sterilization） 用流通蒸气灭菌器或蒸笼将水煮沸产生水蒸气，加热 15～30min，可杀死细菌繁殖体的灭菌方法。此法用于一般未受细菌芽孢污染的注射器和食具的消毒。

流涎症（ptyalism） 即唾液分泌过多。生理性流涎是婴幼儿常见的一种现象，一般在长出牙齿后自动调节吞咽唾液即消失。病理性流涎常见于呼吸困难或窒息时、妇女妊娠中毒时、烟碱和有机磷中毒等以及一些神经系统疾病（如面神经麻痹、延髓麻痹、脑炎后遗症等）。对此应加强护理和适当进行对症治疗。

流行（epidemic） 在同一地点、相同季节和特定的人群中，某病发病率显著超过该病历年的发病水平（3～10 倍）的现象。流行是与散发相比较而言的流行强度的指标。一旦出现流行，说明有促使发病率升高的因素发挥作用，应当引起注意。

流行病学（epidemiology） 研究人群疾病发生、分布、健康状况及有关影响因素，借以探讨病因、阐明规律，制定预防、控制和消灭疾病的对策和措施，提高健康水平的科学，是预防医学的一个重要学科。研究方法有流行病学调查、分析和实验，并广泛地使用统计技术及各种实验室方法。现已发展为研究生理、血清、临床、遗传等许多分支。

流行病学调查（epidemiological survey） 流行病学的主要研究方法之一。是认识疾病的人群现象和流行规律的重要方法。通过调查可以确定疾病暴发的原因，疾病在人群中发生频率、分布及变化的特点，探索原因未明疾病的病因，考核防疫措施的效果、免疫状况及扩散的可能性。流行病学调查可大致分为个例流行病学调查、暴发调查、现患调查及病因流行病学调查。

流行病学监测（epidemiological monitoring） 有计划地定期测定病原体的播散程度（如宿主的感染率）、媒介的密度与分布、人群的免疫状况等，以判断疫情的发展趋势。对所得的资料应及时整理，并迅速分发至有关单位，以利于防治工作的开展。

流行过程（epidemic process） 传染病在人群中连续传播的过程。包括传染过程及传播过程。传染过程由 3 个因素构成，即病原体、人体和病原体所处的环境。传播过程有 3 个环节，即传染源、传播途径和易感人群。病原体通过流行过程不断循环，传染病连续不断发生，形成一个接一个的疫源地。流行过程在数量上可表现为散发、暴发、流行或大流行，在地区上可表现为地方性、自然疫源性等，在时间上可表现为周期性、季节性等。防疫措施可终止流行过程。

流行曲线（epidemic curve） 根据一定时期内某疾病在某地区人群中发病频率的变化所描绘的曲线。

流行性（epidemicity） 传染病的特征之一。在一定环境和社会因素的影响下，传染病在易感人群中造成不同程度的流行。按传染病流行过程的强度和广度，可分为散发、暴发、流行和大流行。散发，指某病在某地区的发病率在常年水平以下；暴发，指某一局部地区或集体单位中，很短时间内突然出现大批同类疾病；流行，指某病的发病率显著高于常年水平；大流行，指某病在一定的时间内迅速传播，波及全国各地，甚至超过国界和洲境。

流行性斑疹伤寒（epidemic typhus） 其他名称：虱传斑疹伤寒、典型斑疹伤寒。普氏立克次体通过体虱传播的急性传染病。流行于冬春季。急起发热、稽留不退，头痛、瘀点样皮疹或散发红色斑丘疹。逐渐波及全身和中枢神经系统症状，多数病人有脾大。取血接种动物检出普氏立克次体可确诊。治疗：首选四环素、多西环素、红霉素，氯霉素亦有效。

流行性病毒性胃肠炎（epidemic viral gastroenteritis） 由诺沃克病毒、轮状病毒、冠状病毒、小病毒类、小轮状病毒、萼状病毒等多种病毒所致流行性胃肠道炎症。儿童病人多于成人。主要病变在小肠。秋冬流行。潜伏期短，急起呕吐、腹泻和发热，部分病人有上呼吸道感染症状。吐泻物检出病毒

可确诊，对症治疗。

流行性出血热（epidemic hemorrhagic fever） 其他名称：肾综合征出血热。由病毒引起的自然疫源性疾病。传染源为野鼠，尤其是线姬鼠。可能经饮食、接触和呼吸道感染。病理变化是全身性、广泛性小血管损害，麻痹扩张，血管壁通透性增加。表现：常以恶寒、高热起病，头痛、恶心、腰痛、结膜、颈部及上胸部明显充血，胸背部和上肢出现搔痕样瘀点。在发热末期或退热时出现血压降低或休克，少尿，并有氮质血症症状，多数病人经过少尿期后进入多尿期，待尿量减至每日 2 000ml 以下时即渐恢复。重型和危重型预后多险恶。根据流行病学、临床特点、尿中膜状物及血清特异抗体予以诊断。治疗：早发现、早休息、早治疗、就地治疗；按各期特点进行综合治疗，把好休克、出血、肾衰竭三关。

流行性出血性结膜炎（epidemic hemorrhagic conjunctivitis） RNA 病毒所致的一种急性滤泡性结膜炎。潜伏期短，传染性强。表现为眼睑肿胀，显著滤泡增生。球结膜呈点状或片状出血，角膜上皮呈点状剥脱。可试用新霉素或碘苷滴眼液点眼，但不宜使用可的松类药物。

流行性感冒（influenza） 由流行性感冒病毒引起的急性呼吸道传染病。主要通过空气飞沫直接传播，全年均可发病，暴发或流行具有一定的季节性。临床主要表现为高热、头痛、乏力、全身酸痛和轻度呼吸道症状，病程短，病后有一定型特异性免疫力。流感病毒易于变异，传染性强，易发生流行甚至大流行。以休息和对症治疗为主。

流行性感冒病毒（influenza virus） 属于正黏病毒科。正黏病毒和副黏病毒对人或某些动物细胞表面黏蛋白均有亲和性，但正黏病毒的核酸分节段，副黏病毒的核酸不分节段。正黏病毒科仅有一个种，即流行性感冒病毒，简称流感病毒。流感病毒分为甲（A）、乙（B）、丙（C）3 型，是流行性感冒（流感）的病原体。甲型流感病毒除了感染人外，还可引起禽、猪等多种动物感染。由于该病毒抗原性易发生变异，曾多次引起世界性大流行。乙型流感病毒仅感染人且致病性较低。丙型流感病毒只引起人类不明显或轻微的上呼吸道感染，很少造成流行。

流行性肌痛（epidemic myalgia, Bornholm disease） 其他名称：流行性胸痛症、博恩霍尔姆病。多数由柯萨奇病毒引起，也可由埃可病毒引起。本病多见于夏秋季，青少年和儿童多见。临床特征为急起发热，阵发性痉挛性肌痛，并涉及全身各部肌肉，而以季肋及上腹部最多见，尤以膈肌最易受累。疼痛为刺痛、烧灼痛、刀割痛或紧压痛等，随咳嗽、呼吸或运动而加剧，伴有压痛。胸部 X 线检查无异常。肌痛多持续 3～4 日消失，但可反复发作。极少数病例可伴无菌性脑膜炎、心肌炎、心包炎或睾丸炎等。多能自愈。

流行性甲型脑炎（epidemic encephalitis type A, encephalitis A, eA） 见嗜睡性脑炎。

流行性角膜结膜炎（epidemic keratoconjunctivitis） 腺病毒Ⅷ型所致的急性传染性眼病。经一周潜伏期后以急性滤泡性结膜炎开始发病。患眼异物感、灼热感，畏光流泪，有水样分泌物。眼球结膜充血、水肿。角膜出现上皮下浸润，数个或数十个不等，呈圆形或类圆形，边缘模糊，直径 0.5～1.5mm，病变主要集中在角膜中央区，并有视力减退。病后 1～3 年内消有角膜薄翳。治疗：尚无特效药物，可试用新霉素或碘苷滴眼液滴眼。并发角膜炎时，可同时滴用可的松类药物。

流行性脑膜炎（epidemic cerebrospinal meningitis） 见流行性脑脊膜膜炎。

流行性脑脊髓膜炎（epidemic cerebrospinal meningitis） 其他名称：流行性脑脊膜炎。简称流脑。由脑膜炎球菌所致的化脓性脑膜炎。致病菌由鼻咽部侵入血液循环，形成败血症，最后局限于脑膜和脊髓膜，形成化脓性脑脊髓膜病变。冬春季流行，突发高热、头痛、呕吐、皮肤出血点或瘀斑，颈强直，脑膜刺激征阳性，乳儿前囟饱满，重症常伴有循环衰竭及休克。脑脊液呈化脓性改变，压力高，白细胞总数及中性粒细胞增高，脑脊液培养及皮肤出血点涂片可得脑膜炎球菌。治疗：选择敏感药物，如头孢类药。暴发型者还应抗休

L

克，降颅内压，对症处理。

流行性脑膜炎多糖菌苗（epidemic meningitis polysaccharide vaccine） 预防接种制品。接种对象主要为预防流行病区 6 个月～15 岁儿童，必要时成人也可以注射，免疫有效期 1 年。皮下注射 1 次 0.5ml。急性传染病、心肾疾病、结核、癫痫、痉挛、荨麻疹及哮喘病人禁用。

流行性腮腺炎（epidemic parotitis, mumps） 腮腺炎病毒引起的急性自限性呼吸道传染病。主要见于儿童和青少年，以腮腺非化脓性肿痛为主要特征。可有发热、腮腺部肿痛，并以耳垂为中心向各方面肿大，腮腺管口亦可有红肿，7～12 日内逐渐消退。部分患儿可仅有颌下腺及舌下腺肿而无腮腺肿大，偶可累及脑、胰腺、睾丸、卵巢、心脏等。血淀粉酶增高有助于诊断。补体结合试验和血凝抑制试验，双份血清呈 4 倍以上效价增高者有诊断意义，前者更敏感。隔离期为腮腺肿消退后 3～7 日。对症处理。

流行性腮腺炎病毒脑炎（mumps virus encephalitis） 流行性腮腺炎病毒直接侵犯脑部所致。大多表现为脑膜炎症状，亦可出现偏瘫、四肢瘫、视力丧失、耳聋、失语等。腮腺炎多与脑炎同时或先后发生。无腮腺炎者可借血清免疫学检查确诊。对症治疗。

流行性腮腺炎减毒活疫苗（attenuated live vaccine of epidemic parotitis, live vaccine of mumps virus） 预防接种制品。用于流行性腮腺炎的预防。接种后保护率达 95%，有效免疫力为 6 年。可用气雾法集体接种，也可用喷鼻法接种。发热、严重慢性病，对鸡蛋过敏，急性疾病以及孕妇禁用。

流行性胸痛症（epidemic thoracodynia） 见流行性肌痛。

流行性乙型脑炎（epidemic encephalitis B） 其他名称：日本乙型脑炎。简称乙脑。由乙型脑炎病毒感染引起的脑炎。流行于东亚地区，三带喙库蚊为主要传播媒介，猪是重要的传染源。夏秋季流行。10 岁以下病人最多。临床以高热、意识障碍、抽搐和脑膜刺激征等为特征。重症常发生中枢性呼吸衰竭，病死率高，存活者可留有精神-神经后遗症。治疗：中西医并重疗法。疫苗接种人群保护率可达 76%～90%。

流行性乙型脑炎病毒（Japanese B encephalitis virus） 人类流行性乙型脑炎的病原体。球形，直径为 20～30nm。外层有脂蛋白包膜，表面有刺突，能在鸡胚、组织培养和小白鼠脑内生长繁殖。抵抗力不强，消毒剂即可灭活。抗原性比较稳定。以三带喙库蚊为主要传播媒介，其他某些库蚊、伊蚊、按蚊、蠛蠓亦可传播。许多家畜和禽类可发生自然感染，成为储存宿主。病后免疫力稳定持久。

流行性乙型脑炎疫苗（epidemic encephalitis B vaccine） 预防接种药。接种对象主要是流行地区 1～10 岁儿童。在上臂三角肌附着处皮下注射。严重慢性病、发热、中枢神经系统疾病、酒精中毒者禁用。不能与伤寒、副伤寒甲乙三联菌苗同时注射。临用前在每 5ml 中滴加所附带的亚硫酸氢钠 0.1ml，摇匀。

流质饮食（liquid diet） 流体状、不含固体块及渣，易吞咽、易消化、易吸收的食物。如各种米面汤糊、牛奶、豆浆、豆腐脑、蛋花汤、果汁、菜汁等。少量多餐，每日 6 餐，每餐 200～300ml。适用于高热、病情严重、口腔疾病或咀嚼不便、咽喉困难者，消化道急性炎症、出血后，以及大手术后的病人等。每日总热量 3 500～5 000kJ（约 800～1 000kcal）。所供热量不足，只宜短期食用，一般用 3～5 日。

流注（multiple abscess） ①其他名称：马痱。中医病名。即肢体深部组织的化脓性疾病。由于毒邪内侵，当气血虚弱之时，流窜不定，致使肢体深部发病，肌肉组织结块或漫肿，有单发或多发，久而成脓，溃后脓尽可愈，或此愈彼发。由于发病的原因、部位及临床表现不同，又分为湿痰流注、瘀血流注、暑湿流注、湿毒流注、缩脚流注、髂窝流注、锁肠流注、锁脚马痱、关节流注、冷流注等。治宜针对病因，分别于清暑化湿、化痰燥湿或活血化瘀之剂，脓成应及早切开，辅以扶正托毒。②指人身气血流动不息，向各处灌注的意思。③针灸取穴的一种学派术语，如子午流注。

硫（sulfur） 非金属元素。以多种同素异型形式广泛存在于自然界中。在生物体内，硫作为半胱氨酸和甲硫氨酸的组成成分而存在于蛋白质中。药用硫，依其获得方法的不同而分为升化硫、洗涤硫和沉降硫。升化硫和沉降硫可制成 10% 的硫磺软膏，外擦以治疗癣疥等皮肤病；沉降硫和洗涤硫可口服，用以治疗习惯性便秘等。

硫胺素（thiamine, vitamin B₁） 见维生素 B₁。

硫胺素缺乏病（thiamine deficiency） 见维生素 B₁ 缺乏症。

硫必利（tiapride） 其他名称：泰必乐、泰必利。苯酰胺类抗精神病药。用于舞蹈病、抽动-秽语综合征、老年性精神病、老年性精神运动障碍、疼痛、急性及慢性酒精中毒。制剂：注射剂。孕妇禁用。能增强中枢抑制药的作用。

硫代硫酸钠（sodium thiosulfate） 其他名称：次亚硫酸钠、大苏打、海波。氰化物中毒解毒药。用于氰化物中毒解毒，抗过敏，降压药硝普钠过量中毒，可溶性钡盐中毒，砷、汞、铋、铝等金属中毒。也用于瘙痒症、慢性荨麻疹、药疹。制剂：注射液。抢救氰化物中毒，须先用作用迅速的亚硝酸钠或亚甲蓝，然后缓慢静注。不能与亚硝酸钠混合应用。

硫代硫酸钠溶液（Liquor Natrii Thiosulfatis） 抗过敏、解毒药。组成：硫代硫酸钠的碱性水溶液。外用有杀灭疥虫及真菌作用。用于治疗疥疮、汗斑、皮癣等皮肤病，同时需加涂稀盐酸。内服用于解救重金属中毒及碘中毒等。

硫代硫酸钠注射液（Injectio Natrii Thiosulfatis） 解毒药。组成：主药硫代硫酸钠。无色澄明的无热原灭菌水溶液。主要用于氰化物中毒，也用于砷、汞、铅、铋、钛、碘及氟化物中毒。

硫代硫酸转移酶（thiosulfate transsulfurase, rhodanase） 其他名称：硫氰酸酶。存在于线粒体中。可将二价硫从硫代硫酸或有机过硫化物转给受体亚硫酸盐，形成硫代硫酸盐，或与氰结合成为硫氰酸盐。在肝脏，有对氰化物解毒的作用。

硫化氢（hydrogen sulfide, H₂S） 工业生产过程中逸出的废气。也存在于下水道、粪窖等有机物腐败场所。为无色、有臭味的气体。当与氧化型细胞色素氧化酶的三价铁结合时，影响细胞氧化过程，造成组织缺氧。接触低浓度硫化氢后，首先出现结膜及上呼吸道刺激症状。高浓度时引起头晕、心悸、谵妄、躁动、抽搐并进入昏迷状态，最后发生呼吸麻痹；也可发生中毒性细支气管炎和肺水肿。严重时发生"电击样"中毒而死亡。急救时应迅速将病人移至空气新鲜处，人工呼吸或吸氧。昏迷者可给细胞色素 c、葡萄糖和维生素 C，亦可用硫代硫酸钠或亚甲蓝。车间空气中最高容许浓度为 10mg/m³。

硫化氢中毒（hydrogen sulfide poisoning） 吸入硫化氢气体引起。随接触浓度不同，临床表现也有明显差别。接触浓度 100～200mg/m³ 时，表现为畏光、流泪、眼刺激。接触浓度 200～300mg/m³ 时即出现头痛、头晕、恶心、呕吐、共济失调、肺水肿。当浓度在 700mg/m³ 以上时，出现心悸、发绀、烦躁、意识模糊、抽搐，并迅即陷入昏迷。浓度达 1 000mg/m³ 以上时，可使人立即昏迷，呼吸麻痹而猝死。治疗：以对症和支持治疗为主。

硫化血红蛋白（sulfhemoglobin） 血红蛋白的硫化物，其中的 Fe^{2+} 被氧化成 Fe^{3+}，故不能携带氧。

硫化血红蛋白血症（sulfhemoglobinemia） 含有硫的血红蛋白，确实的化学成分尚不清楚。这种血红蛋白没有携氧功能。正常的红细胞中不存在此种不正常的血红蛋白，它常与高铁血红蛋白同时出现。硫化血红蛋白在血液中的浓度达到或超过 5g/L（0.5g%）时出现发绀。含有硫化血红蛋白的血液在空气中呈蓝褐色，振荡后不变成鲜红色。硫化血红蛋白的诊断须用分光镜检查，在波长 620nm 处可见到特异的吸收光带，加入氰化钾后不消失。治疗：立刻停用有关药物和脱离化学接触。

硫黄（sulfur） 其他名称：石硫黄。中医药名。天然硫黄矿或从含硫矿物经加工制得。酸，温。有毒。归大肠、肾经。功能解毒杀虫、补火助阳。常用于疥癣、秃疮、天疱疮等多种皮肤病以及阴疽肿毒、顽硬恶疮等证。内服助阳益火。主要用于命门火衰的阳痿、尿频、腰膝冷弱，或肾不纳所致的短气喘逆，以及脏寒冷秘或冷泻不止。外用适量。炼丹家用为丹药。

硫磺软膏（sulfur ointement） 外用杀菌剂。组成：升华硫（或沉降硫），以凡士林或乳剂型基质制成的黄色、微有特臭的半固体制剂。具有杀虫、抗真菌和抗化脓性细菌的作用。低浓度能促成角质，小儿宜用高浓度（10%以上）能溶解角质。脂溶性基质者，用于疥疮、皮癣、浅部真菌病，以及一般化脓性和脂溢性皮肤病。乳剂基质者，用于面部糠疹、脂溢性皮炎、痤疮等。

硫磺样颗粒（sulfur granule） 放线菌构成的团块，是肉眼可见的黄色小颗粒，状似硫磺。将该颗粒放在载玻片上压平，镜下检查中心部位可见菌丝放射状排列呈菊花形。见于放线菌病。

硫磺鱼石脂软膏（Unguentum Sulfuris et Ichthyoli） 抗真菌和寄生虫药。暗黑色半固体制剂。组成：鱼石脂、沉降硫、醋酸铅，以亲水性基质制成的，外用于疥疮、脓疮等。

硫激酶（thiokinase） 其他名称：脂酰辅酶 A 合成酶。在ATP 存在的条件下，催化脂肪酸的羧基与辅酶 A 的巯基连接而形成脂肪酰辅酶 A，从而使脂肪酸活化进入 β 氧化途径的酶。此酶至少有三种：短链脂肪酸硫激酶，激活乙酸、丙酸；中链脂肪酸硫激酶，激活 4～10 个碳原子的脂肪酸；长链脂肪酸硫激酶，激活 12 个碳原子以上的长链脂肪酸。

硫利达嗪（thioridazine） 其他名称：利达新。抗精神病药。用于急性精神分裂症、躁狂症、神经官能症，亦用于儿童多动症和行为障碍。制剂：盐酸硫利达嗪片剂。脑炎、脑外伤、期前收缩者慎用。

硫氯酚（bithionol） 其他名称：别丁、硫双二氯酚。抗吸虫病药。用于肺吸虫病、牛带绦虫病、姜片虫病。制剂：片剂、胶囊剂。用前需先驱蛔虫和钩虫。

硫 [脑] 苷脂（sulfatide） 其他名称：脑硫脂。属酸性鞘磷脂的一种。分子中含有硫酸根，在半乳糖脑苷脂分子中的半乳糖 3 位碳原子上连接硫酸根而生成。

硫喷妥钠（thiopental sodium） 其他名称：戊硫巴比妥钠。静脉麻醉药。用于静脉麻醉、诱导麻醉、基础麻醉、复合麻醉以抗惊厥。制剂：注射剂。过敏者禁用。肝功能不全、低血压、心脏病、糖尿病、严重贫血、哮喘病人忌用。急性、间歇性发作和非典型卟啉症、休克未纠正前和心力衰竭者禁用。

硫双二氯酚（Bithionolum） 见硫氯酚。

硫松锌糊（Pasta Sulfuris-Picis-Zinci） 皮肤科外用药。用凡士林为基质制成的半固体制剂。常用 3 种规格：升华硫与松馏油均各为 2%、5%、10%，氧化锌与淀粉均各为 24%、22.5%、20%，液化苯酚均为 1%，有抗菌、止痒、收敛吸湿和角质促成（低浓度）或角质剥脱等作用。用于神经性皮炎、湿疹类皮肤病、银屑病、皮肤表浅真菌病等。

硫酸（sulfuric acid） 工业原料。为无色油状、具腐蚀性液体；加热至 50℃以上时，即产生三氧化硫（SO_3）烟雾。硫酸雾及 SO_3 烟雾具强烈刺激性。急性中毒可发生严重的上呼吸道刺激症状，重者有喉头水肿、支气管炎、肺炎、肺水肿。长期接触低浓度硫酸引起鼻黏膜萎缩，嗅觉减退或消失，并有慢性支气管炎和明显的牙齿腐蚀症。皮肤接触浓硫酸愈后留有瘢痕。硫酸溅入眼内，可引起结膜水肿、角膜混浊以致穿孔。皮肤和眼接触浓硫酸应立即用大量水冲洗。车间空气中最高容许浓度为 $2mg/m^3$。

[硫酸] 阿托品滴眼液（Guttae Atropini Sulfatis） 扩瞳药。组成：硫酸阿托品。具有扩瞳和麻痹睫状体的作用。用于检查眼底，儿童验光，治疗虹膜睫状体炎、深层角膜溃疡、巩膜炎等。

硫酸阿托品眼膏（Oculentum Atropini Sulfatis） 眼科外用药。以眼膏基质制成的半固体制剂，组成：硫酸阿托品。用于角膜炎、虹膜睫状体炎等，也用于弥补硫酸阿托品滴眼液散瞳作用的不足。

硫酸钡（barium sulfate） X 线双重对比剂。用于上、下消化道造影。制剂：干混悬剂。检查前 1 日晚餐后禁食，禁用泻药、阿托品，前 3 日禁用铋剂、钙剂等。食管大出血、食管

气管瘘、先天性食管闭锁、急性胃肠炎或穿孔、肠梗阻、肠出血等禁用。

硫酸地美戊胺（aminopentamide sulfate） 其他名称：胃安。抗胆碱药。白色结晶性粉末，溶于水及乙醇。能减少胃液分泌及消化道的蠕动。用于治疗胃酸过多、溃疡病、幽门痉挛、急性胃炎等症。作用迅速，服后 5～10min 即出现解痉止痛作用。青光眼、前列腺肥大病人禁用。

[硫酸] 多黏菌素 B 滴眼液（Guttae Polymyxini B Sulfatis） 抗菌眼药。组成：硫酸多黏菌素 B，加有附加剂。用于铜绿假单胞菌引起的眼部感染，如角膜溃疡等。

硫酸二甲酯（dimethylsulfate） 工业甲基化剂。无色油状液体，常温下可挥发。其蒸气进入呼吸道后，遇湿润的黏膜水解成甲醇和硫酸，具有强烈刺激性。属高毒类，急性中毒时有强烈眼和上呼吸道黏膜刺激症状，并可引起角膜点状上皮脱落、支气管炎、肺炎和肺水肿。此外，可有头痛、头昏、烦躁、体温略升等表现。长期接触低浓度时，可引起眼和呼吸道刺激症状。皮肤接触可产生红肿、点状出血，然后成大疱，严重时可坏死。

硫酸二甲酯中毒（dimethyl sulfate poisoning） 硫酸二甲酯经呼吸道吸入和皮肤吸收，对组织有腐蚀性损害，严重中毒者可发生肺水肿和休克。急性中毒的症状有眼痛、畏光、流泪；口腔及咽喉部充血、水肿、糜烂，并有发音嘶哑、吞咽困难；剧咳、气急、呼吸困难。治疗：早期应用肾上腺皮质激素可防治肺水肿、喉头水肿。警惕气管内坏死黏膜脱落引起窒息。

硫酸钙（calcium sulfate） 由天然石膏烧灼后（失水）制得的物质。为消炎解毒药，亦可用做撒布剂和脱水剂。外科用做骨折固定的绷带。

硫酸钾铝（potassium aluminum sulfate，alum，Alumen） 其他名称：明矾、白矾。蛋白沉淀剂。具有一定的局部保护和收敛作用，能抑制金黄色葡萄球菌、变形杆菌、大肠埃希菌、铜绿假单胞菌，以及白念珠菌的生长。湿敷局部：用于感染或无感染性炎症；亦可局部组织注射，用于治疗子宫脱垂、脱肛、痔疮等。切勿注入直肠或子宫颈内，以免组织坏死。

硫酸角质素（keratan sulfate） 一种葡糖胺聚糖。其二糖单位主要由 N-乙酰氨基葡糖和半乳糖构成，其 6-碳上形成硫酸酯。Ⅰ 型硫酸角质素存在于角膜，Ⅱ 型存在于骨组织。

硫酸镁（magnesium sulfate） 其他名称：硫苦、泻盐。用于便秘、肠内异常发酵；亦可与驱虫剂并用；与活性炭合用，可治疗食物或药物中毒；也用于阻塞性黄疸及慢性胆囊炎和十二指肠引流；治疗早产、妊娠高血压综合征，先兆子痫和子痫；预防和治疗低镁血症；导泻、利胆。制剂：粉剂、溶液剂。肠道出血、急腹症病人、孕妇及月经期妇女禁用。

硫酸镁 [甘油] 灌肠液（Enema Magnesii Sulfatis et Glycerini） 其他名称：123 灌肠液。灌肠泻药。组成：硫酸镁溶液、甘油、水，三者按 1∶2∶3 比例混合制得。用于润滑直肠排便导泻。根据病情需要，组成比例可调整为 1∶3∶6 等。宜新鲜配制。

硫酸镁葡萄糖注射液（Injectio Magnesii Sulfatis et Glucosi） 镇静剂。组成：硫酸镁、葡萄糖。有镇痉与降低颅内压等作用。用于痉挛、惊厥、子痫症、尿毒症、妊娠水肿、破伤风与高血压性脑病等。

硫酸镁注射液（Injectio Magnesii Sulfatis） 抗惊厥药。组成：硫酸镁。作用、用途见硫酸镁葡萄糖注射液。

硫酸钠（sodium sulfate） 其他名称：芒硝。容积性泻药。无色透明柱形结晶。无臭。易风化。用作泻药和钡、铅的解毒剂。

硫酸皮肤素（dermatan sulfate） 见硫酸软骨素 B。

[硫酸] 庆大霉素滴眼液（Guttae Gentamycini Sulfatis） 眼科用药。抗生素类。组成：硫酸庆大霉素和附加剂制成的无菌、等渗、无色澄明的水溶液。对大肠埃希菌、铜绿假单胞菌、变形杆菌、产气杆菌、葡萄球菌、链球菌等感染均有效。用于结膜炎、角膜炎、巩膜炎、虹膜睫状体炎及眼球内感染等。

硫酸软骨素（chondroitin sulfate）　糖胺聚糖的一种，由 D-葡糖醛酸和 N-乙酰氨基半乳糖以 β-1，4-糖苷键连接而成的重复二糖单位组成的多糖，并在 N-乙酰氨基半乳糖的 C-4 位或 C-6 位羟基上发生硫酸酯化。是骨、软骨、角膜、皮肤、血管、肌腱、脐带及椎间盘中的糖蛋白的辅基成分。可自健康动物的喉软骨、气管组织和肌腱、韧带等结缔组织经皂化与去蛋白质等制得。用于治疗某些神经性头痛、神经痛、偏头痛、动脉硬化等；也可用于链霉素引起的听觉障碍及肝炎等。

硫酸软骨素 A（chondroitin sulfate A，CSA）　其他名称：康得灵。从动物结缔组织中提出的一种酸性黏多糖。其钠盐是吸湿性粉末。具有降低血脂、抗动脉粥样硬化和抗凝血作用。对心肌细胞有抗炎、修复作用。用于动脉粥样硬化、冠心病。

硫酸软骨素 B（chondroitin sulfate B，CSB）　其他名称：硫酸皮肤素。存在于动物皮肤、韧带等处的一种黏多糖。由葡糖醛酸与 6-硫酸-N-乙酰氨基半乳糖相互缩合而成。是皮肤、韧带、心瓣膜等中的糖蛋白的辅基成分。

硫酸软骨素注射液（Injectio Chondroitini Sulfatis A，CSA）　其他名称：康得灵注射液。组成：硫酸软骨素 A 钠盐。用于防治链霉素引起的听觉障碍；对偏头痛等神经性疼痛、动脉硬化、冠心病心绞痛、肝病、妊娠恶阻、改善疲劳等也有效。

硫酸铜（copper sulfate）　其他名称：胆矾。蓝色透明结晶，颗粒或粉末状。无臭，易溶于沸水，微溶于醇，有收敛、催吐和消毒作用。多用于治疗沙眼症。

硫酸锌（zinc sulfate，white vitriol）　锌是维持机体正常生理功能不可缺少的微量元素。用于儿童缺锌的治疗，尚可用于治疗下肢溃疡、类风湿性关节炎、痤疮、胃溃疡。可治疗沙眼及其他眼部疾患。

硫酸锌滴眼液（Guttae Zinci Sulfatis）　组成：硫酸锌，与硼酸等制成的眼液。具有收敛与抗菌作用。用于治疗慢性结膜炎、角膜炎、沙眼及眼睑炎等。

[硫酸] 新霉素滴眼液（Guttae Neomycini Sulfatis）　抗生素类眼药。组成：硫酸新霉素水溶液。用于各种结膜炎、角膜炎、睑腺炎，以及眼部铜绿假单胞菌感染等。

硫酸亚铁（ferrous sulfate）　其他名称：硫酸低铁、福乃得。抗贫血药。用于慢性失血、营养不良、妊娠、儿童发育期等引起的缺铁性贫血。制剂：片剂、缓释片。大量可引起急性中毒，出现胃肠道出血、坏死，严重时可引起休克。应饭后服用。不可与茶及其他含鞣酸类药物合用。重症贫血者需连服数月。有溃疡病、溃疡性结肠炎的病人慎用。

硫酸盐检查法（test for sulfate）　用在酸性溶液中硫酸盐与氯化钡反应生成硫酸钡的混浊液，同定量标准硫酸钾溶液与氯化钡在同样条件下生成的混浊液比较以测定样品中硫酸盐限量。

硫酸酯酶（sulfatase）　参与鞘糖脂降解的酶。催化硫酸酯水解成相对应的醇和无机硫酸的酶。参与鞘磷脂的代谢。如先天缺乏该酶，则反应不能进行，引起脑硫脂在细胞内堆积，造成广泛性髓鞘脱失、智力低下、运动失调。

硫糖铝（sucralfate）　其他名称：胃溃宁、素得。抗溃疡病药。蔗糖硫酸酯的碱式铝盐。用于胃及十二指肠溃疡，也用于胃炎。制剂：片剂。治疗收效后，应继续服药数月，以免复发。

硫桐脂（neoichthammol）　治疗皮肤病外用药物。组成：桐油与硫磺加热以硫酸磺化后加氨水中和制得。为鱼石脂的代用品，作用与煤焦油相似，但较弱。具有防腐、消炎、消肿、抑制分泌物及温和刺激等作用，其软膏适量局部涂敷，用于干癣、各种皮炎、慢性湿疹及疖肿等。

硫慰锌糊（Pasta Sulfuris-Vioformi-Zinci）　皮肤用药。组成：升华硫、氯碘喹啉、氧化锌、淀粉，以凡士林等油脂性基质的半固体制剂。具有抗菌、吸湿、收敛、角质促成、止痒等作用。用于化脓性皮肤病亚急性期的继发感染。

硫循环（sulfur cycle）　卫生学术语。硫元素在自然环境中周而复始的迁移转化过程。大气中的硫只有 1/3 来自燃烧，大部分来自海洋浪花的飞溅以及含硫蛋白的动植物有机体腐败所产生的硫化氢。它的大部分很快被氧化成为二氧化硫及硫酸盐。硫化氢、二氧化硫或硫酸盐均能被雨水或雾吸附而沉降入海洋及土壤。进入土壤的硫酸盐被植物吸收，经还原反应生成有机硫化物。植物作为食物又转入动物体内，当动、植物的尸体残骸埋入土壤时又被微生物分解成硫酸盐及硫化氢，进入大气重新开始另一次循环。

硫氧还原蛋白（thioredoxin）　其他名称：硫氧化还原蛋白，由 106 个氨基酸组成的蛋白质。含两个反应性 SH 基。其氧化型可在硫氧还原蛋白还原酶的作用下，由还原型烟酰胺腺嘌呤二核苷酸磷酸（NADPH）接受氢而被还原。为核苷二磷酸在核糖核苷酸还原酶催化下还原为脱氧核苷二磷酸时的氢供体。

硫氧唑酮（anturan，sulfinpyrazone）　见磺吡酮。

硫唑嘌呤（azathioprine）　其他名称：依木兰。免疫功能调节药。主要用于器官移植后的免疫排斥反应（多与皮质激素并用），以及自身免疫性疾病。制剂：片剂。肝肾功能损害者禁用，孕妇慎用。

瘤骨（tumor bone）　肿瘤破坏骨质，使之溶解、吸收、消失。与此同时肿瘤组织本身有化骨作用，形成高密度肿瘤组织。如骨肉瘤出现棉团样或放射状瘤骨。

瘤型麻风（lepromatous leprosy，LL）　麻风病的一级类型。皮损多，分布广泛对称。眉毛脱落对称，周围神经干粗大，黏膜损害出现早而明显，中晚期病人常有淋巴结、睾丸、眼及内脏等损害。细菌检查极强阳性。组织病理显示真皮内有广泛弥漫的泡沫细胞形成的肉芽肿。治疗：联合化疗。

瘤样病变（tumor-like lesion）　由先天性、遗传性或感染等因素引起的一组疾病。不是实质上的真正肿瘤，临床上酷似肿瘤，故称之为肿瘤样病变。包括错构瘤、淋巴细胞增生性病变、炎性假瘤、嗜酸细胞肉芽肿、淀粉样变性等。

柳氨酚（oxaphenamide）　见利胆酚。

柳比莫夫征（Lubimov sign）　肝包虫囊肿的征象。在肝脏可打到"铁一般硬"的结构。

柳氮磺吡啶（sulfasalazine）　其他名称：维柳芬、舒腹捷、水杨酸偶氮磺胺吡啶。合成的磺胺类抗菌药。用于 Crohn 病和溃疡性结肠炎。制剂：片剂；栓剂。对磺胺类和水杨酸盐有过敏史者和孕妇禁用。有肝肾功能损害、血小板或粒细胞减少、肠道或尿路阻塞者慎用。

六腑（six fu viscera）　中医术语。即胆、胃、大肠、小肠、三焦、膀胱六个脏器的合称。具有受纳（接受、容纳水谷）、传化（传导、消化水谷）、排泄功能，以及传化物而不藏、实而不能满的生理特点。《灵枢·本藏》："六腑，所以化水谷而行津液者也。"

六合定中丸（liuhe dingzhong wan）　中医成药名。清热祛暑剂。组成：藿香、苏叶、香薷、木香、檀香、厚朴、枳壳、陈皮、桔梗、甘草、茯苓、木瓜、扁豆、山楂、神曲、麦芽。功能除湿祛暑、和胃止泻。治夏伤暑湿、宿食停滞、寒热头痛、胸闷恶心、吐泻腹痛。

六甲蜜胺（altretamine）　抗肿瘤药（烷化剂）。用于卵巢癌、小细胞肺癌、恶性淋巴瘤、乳腺癌，亦可用于慢性粒细胞白血病等。制剂：片剂。用药期间应定期检查血象。

六甲双喘定（hexoprenaline）　见海索那林。

六甲溴铵（hexamethonium bromide）　其他名称：溴化六烃季铵。神经节阻滞药。有强而快的降压作用，持续时间短，反复应用易产生耐受性。适用于其他药物无效或不宜用其他药物的重度高血压病人、高血压危象。常用其溴化物。冠状动脉、脑动脉和肾动脉硬化，幽门狭窄，青光眼及尿毒症病人禁用。

六经（six channels）　中医术语。六条经脉的总称。即太阳经、阳明经、少阳经、太阴经、少阴经、厥阴经。前者称为三阳经，后者称为三阴经。《伤寒论》以六经及其所属脏腑的证候作为外感热病辨证分型的依据。

六经辨证（syndrome differentiation of six channels theory）　《伤寒论》的辨证论治方法。将外感病邪所出现的各种证候，以阴阳为总纲，分为三阳（太阳、阳明、少阳）和三阴（太阴、少阴、厥阴）两大类。按疾病的性质分三阳为太阳病、阳明病和少阳病；三阴为太阴病、少阴病和厥阴病。凡是抗病力强、病势亢盛的为三阳病证；抗病力衰减、病势虚弱的，为三阴病证。运用六经辨证的主要目的在于分辨各经的主证和热型，但对热性病的辨证，应综合"卫、气、营、血"辨证才较全面。

六君子丸（liujunzi wan） 中医成药名。扶正剂（补气剂）。组成：人参、茯苓、白术、半夏、陈皮、炙甘草、生姜、大枣。功能健脾补气、和中化痰。治脾胃虚弱，食量不多、气虚痰多、腹胀便溏。服药期间忌食生冷、辛辣、油腻食物。

六六六（benzene hexachloride，BHC） 其他名称：六氯化苯。过去常用的杀虫剂。有5种异构体。可长期残留于脂肪组织中。现已禁用。

六氯酚（hexachlorophene） 酚类皮肤消毒药。对革兰氏阳性菌有效。其2％～3％的液体肥皂溶液可用于皮肤消毒或术前洗手。或用涂膜气雾剂消毒创面代替敷料。避免应用于皮肤破裂和表皮脱落处。

六气（six kinds of natural factors） 中医术语。①指自然界一年四季风、寒、热（暑）、湿、燥、火等6种气候因素的变化。亦称六元。②指人体生命活动的6种基本物质，即精、气、血、津、液、脉等。

六曲（Massa Medicata Fermentata） 其他名称：六神曲。中医药名。面粉与其他药物混合经发酵而成的加工品。甘、平、温。归脾、胃经。功能消食和胃。适于饮食积滞的脘腹胀满、食少泄泻，尤宜于饮食积滞兼外感风寒者。丸剂中有金石药品，难以消化吸收者，可配六曲以助消化。

六神丸（liushen pills，liushen wan） 中医成药名。清热解毒剂。组成：人工牛黄、蟾酥、珍珠粉、麝香、冰片、百草霜。口服，也可外用。功能清凉解毒、消炎止痛。用于烂喉丹痧、咽喉肿痛、喉风喉痈、单双乳蛾（扁桃体炎）、小儿热疖、痈疡疔疮、乳痈发背、无名肿痛。六味药组方。功效如神，故名。外敷在皮肤红肿处。

六味安消散（liuwei anxiao san） 藏药名。和胃健脾、行血止痛剂。其他剂型：胶囊。组成：土木香、大黄、山奈、寒水石、诃子、碱花。治胃痛胀满、消化不良、便秘、痛经。

六味地黄丸（liuwei dihuang pills，liuwei dihuang wan） 其他名称：六味丸。原名：地黄丸。中医成药名。扶正剂（滋补肾阴的滋阴剂）。其他剂型：颗粒、口服液、片。组成：熟地黄、山茱萸肉、山药、茯苓（去皮）、牡丹皮、泽泻。功能滋补肝肾。治肝肾阴虚，腰膝酸软，头晕眼花，耳鸣耳聋，小儿囟开不合，盗汗遗精，或骨蒸潮热，或盗火热，或消渴，或虚火牙痛，舌燥喉痛，舌红少苔，脉细数者；近代也用于慢性肾炎、高血压病、肺结核、神经衰弱、糖尿病、甲状腺功能亢进、肾结核、功能失调性子宫出血、恶性肿瘤等属于肝肾阴虚者。本方能增强体力，加强机体免疫功能，改善肾功能，有降压、降血脂作用。糖尿病病人禁服含糖颗粒。

六味能消胶囊（liuwei nengxiao jiaonang） 藏药名。宽中理气剂。组成：大黄、藏木香、诃子、碱花等。治胃脘胀痛、厌食纳差、大便秘结。还用于高脂血症及肥胖症。

六相等现象（six equivalency phenomenon） 心房扑动时，F波波形、波幅及间距彼此相等，其传导比例（均为2∶1）、F-R间期（固定）及QRS波时距（心室律绝对规则）均相等，即六相等。多见于房扑伴2∶1房室传导障碍。

六一散（liuyi san，liuyi powder） 其他名称：益元散、天水散、太白散。中医方剂。《黄帝素问宣明论方》方。组成：滑石、炙甘草。功能清暑利湿。治感受暑湿，症见身热、心烦口渴、小便短赤者，也可治膀胱湿热之小便涩痛。

六淫（six climatic exopathogens） 中医病因的一类，风、寒、暑、湿、燥、火六种病邪的合称。淫，邪也，或甚也。泛指六气太过、不及或不应时，影响到人体的调节适应功能及病原体的滋生传播，成为致病的邪气，则称为六淫。六淫不但影响人体对气候变化的反应性，而且可助长病原体的繁殖，故实际上包括一些流行性疾病和传染病的病因。六淫为病，或从口鼻，或从肌肤侵犯人体，皆自外而入，称为外因。发

病有较明显的季节性，如春季多风病，夏季多暑病，长夏（农历六月）多湿病，秋季多燥病，冬季多寒病等。

六轴系统（hexaxial system） 心电图某一导联正、负极之间的假想连线，称为该导联的导联轴。为便于表明6个导联轴之间的方向关系，将Ⅰ、Ⅱ、Ⅲ导联的导联轴平行移动，使之与aVR、aVL、aVF的导联轴一并通过坐标轴的中心点，便构成为额面六轴系统。此坐标系统采用±180°的角度标志，以左侧为0°，顺钟向的角度为正，逆钟向者为负，每个导联轴从中心点被分成正负两半，每个相邻导联间的夹角为30°。这对测定额面心电轴颇有帮助。

龙贝格征（Romberg sign） 其他名称：闭目难立征。检查神经疾病的一种方法。嘱病人站直，双足并拢后闭目，看其是否摇晃倾倒。前庭疾病时，睁眼能站稳闭目则倾倒，称闭目难立征阳性，倾倒侧为病变侧。小脑疾病时，无论睁眼闭眼，均站立不稳。

龙胆草（Radix Gentianae） 其他名称：龙胆、胆草、水龙胆、四叶胆。中医药名。龙胆科植物龙胆、条叶龙胆、三花龙胆或坚龙胆的根及根茎。苦、寒。归肝、胆经。功能泻肝胆实火、除下焦湿热。治：①肝经湿热之阴肿阴痒、带下淋浊、黄疸、湿疹等。②肝经实火的头胀头痛、目赤耳肿、胁肋胀痛。

龙胆大黄合剂（longdan dahuang heji，Mistura Gentiana et Rhei） 健胃药。组成：复方龙胆酊，复方大黄酊和碳酸氢钠的棕黄色液体。能促进消化腺的分泌、中和胃酸、刺激和增进食欲。用于食欲减退等。

龙胆泻肝片（longdan xiegan pian） 中医成药名。清脏腑剂（清利肝胆湿热剂）。其他剂型：胶囊、颗粒、丸、口服液。组成：龙胆、柴胡、黄芩、栀子、泽泻、关木通、车前子。当归、地黄、甘草。功能清利肝胆湿热。治肝胆湿热、头晕、目赤、耳鸣耳聋、耳肿疼痛、胁痛口苦、尿赤涩痛、湿热带下。孕妇慎服。

龙胆泻肝汤（longdan xiegan tang，decoction for purging liver-fire） 中医方剂。李东垣方（录自《中国医学大辞典》）。组成：龙胆草、柴胡、泽泻、车前子、木通、生地黄、当归尾、栀子、黄芩、甘草。功能泻肝胆实火、清三焦湿热。治肝火上炎。症见胁痛头痛、口苦目赤、耳聋耳肿，以及肝经湿热下注所致之小便淋浊、阴肿阴痒、妇女带下等。

龙骨（Os Draconis） 其他名称：花龙骨。中医药名。古代大型哺乳动物如象、犀牛、三趾马、羚羊等的骨骼化石。甘、涩、平。归心、肝、肾经。功能平肝潜阳、重镇安神、收敛固涩。治：①阴虚阳亢的烦躁易怒、头目昏花。②神志不安、心悸失眠、惊痫癫狂。③遗精、久泻、虚汗，以及崩漏带下等滑脱证。

龙葵（black nightshade） 其他名称：苦葵、天泡草、山海椒、乌疗草、野辣椒、天茄子。中医药名。清热解毒剂。茄科植物龙葵的全草。苦、微甘、寒，有小毒。归肝、脾、肺、膀胱经。功能清热解毒、散结消肿、利尿、抗癌。治痈肿疔疮、丹毒、天疱疮、跌打损伤、蛇咬伤，捣烂外敷；皮肤湿疹、瘙痒，煎服或煎水洗。治高血压病、咽喉肿痛、慢性气管炎、泌尿系感染、痢疾、水肿、白带；近代还可用于治疗各种癌症。过量服用可引起头痛、腹痛吐泻、瞳孔散大、精神错乱等中毒反应；长期服用，可导致白细胞下降。

龙葵素中毒（solanine poisoning） 植物性食物中毒。龙葵素在一般马铃薯中含量极微。但在发芽的马铃薯中，尤其在发绿的薯皮与芽孔部，毒素含量增高，毒作用为刺激胃肠道黏膜、麻醉中枢神经系统及溶血。食入后数小时可发病，症状为唇舌麻木、咽喉及上腹部烧灼感、恶心、呕吐、腹痛、腹泻。治疗：洗胃，催吐，导泻。预防：禁食变绿的马铃薯。

龙脑（Borneolum syntheticum） 见冰片。

龙线虫病（dracunculosis） 麦地那龙线虫引起。寄生于人体结缔组织和皮下组织，皮肤红肿糜烂，形成表浅溃疡。本病多见于热带、亚热带地区。与当地居民饮用生水的习惯和不当的供水方法有关。在皮下看到或扪及弯曲的虫体，在皮肤破溃处见虫头或部分虫体已露出皮外，即可确诊。可用尼立达唑、噻苯唑、甲硝唑、甲苯达唑治疗。

龙眼肉(Arillus Longan, longan aril) 其他名称：蜜脾、桂圆肉、元眼肉。中医药名。补血药。无患子科常绿乔木龙眼树的成熟果肉。甘，温。归心、脾经。功能补益心脾、养血安神。治健忘、失眠、心悸怔忡、慢性出血、月经过多、气血不足、虚劳羸弱等。

聋(deafness) 见耳聋。

聋哑(deafness-mutism) 中医喉病之一。因先天禀赋不足，或疾患所致，症见耳不能闻声、口不能言语等。需要进行专业的聋哑康复治疗。

聋哑症(deaf-mutism, partimutism) 多指在学会说话之前发生严重耳聋，妨碍了语言学习，而形成的聋哑。如在胚胎期由于遗传因素、母体疾患或怀孕中用药不当等原因，而影响胎儿听觉器官正常发育，成为聋哑者，为先天性聋哑。如在幼年期高热，患脑膜炎、麻疹等急性传染病，或在幼年期应用链霉素、新霉素、卡那霉素等药物而产生听觉器官损伤者，则为后天性聋哑。对聋哑儿童应进行专门教育，包括手势、说话训练等。

隆鼻术(augmentation rhinoplasty) 用充填物将低鼻或鞍鼻垫高的一种整形美容手术。常用材料有医用硅橡胶假体、羟基磷灰石假体(人工骨)、膨体聚四氟乙烯(ePTFE)等。此外，还有自体肋软骨、髂骨、颅骨外板及异体软骨、冻干骨、脱钙骨等。手术切口形式有：鼻尖鸟形切口、小柱正中切口、鼻孔缘切口、软骨间切口等。经切口在鼻软骨及鼻骨表面分离形成隧道，将雕刻成形的假体置入隧道内，缝合切口。

隆颏术(augmentation genioplasty) 用于小下颏或颏后退畸形的整形美容手术，是把人工或异体的充填材料植入颏部，用来扩大颏部的突度。目前最常用的材料是硅橡胶假体、ePTFE假体及羟基磷灰石假体(人工骨)等。方法：下唇龈唇沟切口，骨膜下分离植入腔，将雕刻成形的假体植入腔隙内。

隆乳术(augmentative mammoplasty) 乳房扩大整形术。适应证：乳房发育不良或分娩后萎缩(容积小于200ml以下者)，病变或手术导致乳房发育不良或形态不对称者。方法：①自身组织移植法。如真皮-脂肪筋膜瓣游离移植或带蒂移植，背阔肌或腹直肌-真皮脂肪复合瓣移植及单纯脂肪颗粒注入移植等；②非生物材料置入法。如硅胶囊乳房假体置入，或聚丙烯酰胺水凝胶注入隆乳等。

隆凸性皮肤纤维肉瘤(dermatofibrosarcoma protuberans) 其他名称：皮纤维肉瘤。发生于真皮内的局限性恶性肿瘤。中年人多见。肿瘤生长缓慢，病程长。好发于躯干，偶见于四肢和头颈。肿物突出于皮肤，呈丘状，或为孤立块状或分叶状，与皮肤紧密相连，质略硬，呈红色或紫青色。一般不痛，破溃感染时可出现刺痛。远处转移少。病理检查可确诊。治疗：广泛切除。

隆椎(vertebra prominens) 其他名称：第7颈椎。棘突特长且粗大，末端不分叉，呈结节状，近水平位，皮下易于触及，常作为计数椎骨的标志。

癃闭(dribbling and retention of urine) 中医病名。小便不畅、点滴而下、病势较缓为癃；小便闭塞、点滴不通、病势较急为闭。临床常二者兼见。因肺热气壅、热结膀胱、水道阻塞、气虚、气滞、阴液不足、肾阳虚衰、转胞等所致。根据"腑以通为用"的原则，治疗着眼于通。实证宜清湿热、散瘀结、利气机而通水道；虚证治宜补脾肾、助气化、使气化得行、小便自通。若小腹胀急、小便全无、内服药物不济急时，应配合导尿或针灸以急通小便。

癃闭舒胶囊(longbishu jiaonang) 中医成药名。祛湿剂(清热利湿通淋)。组成：补骨脂、益母草等。治肾气不足，湿热瘀阻引起的尿频、尿急、尿赤、尿痛、尿细如线，小腹坠急疼痛，腰膝酸软等症。前列腺增生有以上症状者可以服用。

癃清片(longqing pian) 中医成药名。祛湿剂(清热利湿通淋)。组成：泽泻、车前子、败酱草、金银花、牡丹皮、白花蛇舌草、赤芍、仙鹤草、黄连、黄柏。治热淋所致的尿频、尿急、尿痛、尿断、腰痛、小腹坠胀等症。体虚胃寒者

不宜服用。

蝼蛄疖(furunculosis chronica scalp) 中医外科病名。生于小儿头部的多发性疖肿。由暑疖失治或心火热毒所致。初起自毛囊，渐成疖肿，其根坚硬，久则溃破脓出，但疮底坚硬不消，故愈而又发，或疮口经久不愈，使头皮窜空而成多发。治宜清热解毒，结合手术扩创。

漏报率(underreporting rate) 一定时期内在抽查的传染病例数中，漏报数所占的比例。是衡量疫情报告质量的指标。漏报率＝漏报的传染病例数/(已报传染病例数＋漏报传染病例数－重报传染病例数)×100%。

漏搏间歇(drop pause) 包含漏搏的长间歇，简称漏搏间歇。参见典型文氏现象。

漏出(transudation) 血液中的血浆成分通过血管壁逸到组织间隙或浆膜腔的过程。其原因常常是静脉压升高，毛细血管的通透性增加或血液中血浆蛋白含量减少等。

漏出性出血(extravasational hemorrhage) 血液渗到血管腔外。毛细血管及其所联系的微静脉由于管壁的通透性增高，血液通过扩大的内皮细胞间隙和损伤的血管基底膜缓慢漏出血管外。血管壁并无破裂。

漏出液(transudate, transudation) 非炎性积液。形成原因：①血浆渗透压降低，如肝硬化、肾病综合征、重度营养不良等；②毛细血管流体静压增高，如静脉回流受阻、心力衰竭等；③淋巴回流受阻，如淋巴管被血丝虫阻塞或被肿瘤压迫等。主要特点：外观淡黄或呈水样透明；比重在1.018以下；放置后不凝固；黏蛋白反应阴性；蛋白定量在<25g/L以下；细胞计数常<$100×10^6$/L；细胞分类以间皮细胞和淋巴细胞为主；Rivalta试验阴性。细菌培养常为阴性。

漏斗给氧法(funnel oxygenic therapy) 将漏斗置于病人的口鼻部上方给氧。此法适于小儿及气管切开术后病人。

漏斗骨盆(funnel-shaped pelvis) 其他名称：男性骨盆。女性骨盆的一种类型。骨盆入口各径线正常，仅中骨盆及骨盆出口明显狭窄，骨盆壁向内倾斜，坐骨棘间径较短，坐骨结节间径小于8cm，耻骨弓小于90°，骨盆越向下越小，呈漏斗状。临产后胎头下降至中骨盆时，常影响胎头内旋转，形成持续性枕横位或枕后位，导致难产。

漏斗胃(funnel shaped stomach) 胃大部切除、胃空肠吻合术后，X线上残胃呈一上宽下窄的漏斗状。也见于浸润型胃癌。

漏斗胸(pectus excavatum) 一种凹陷型的胸廓畸形。最常见。与遗传有关。胸骨从胸骨角以下逐渐向后凹陷，以剑突部最明显。两肋软骨可对称性也可不对称性凹陷。可能由肋骨、肋软骨和膈肌发育异常所致。畸形严重者胸内脏器直接受压，有心肺功能不全的症状。严重畸形应早期手术矫治。

漏斗征(funnel sign) 先天性心脏病动脉导管未闭的X线征象。主动脉在动脉导管附着处呈局部漏斗样扩张。在后前位X线片上主动脉弓下降处，主动脉与肺动脉之间的正常凹陷消失并向外膨隆。

漏防系数(coefficient of penetration) 为个体防护器具防护系数的倒数，以确定危险或有害因素对人可能发生作用的大小。

漏汗(profuse perspiration) 其他名称：灌汗。中医病证名。指汗出如水，漏泄不止。多因发汗太过所致。大汗不止的一种自汗，伴恶风、小便难、四肢拘急、难以屈伸、筋惕肉瞤。治宜温经复阳为主，用桂枝汤加附子。

漏睛(dacryocystitis) 其他名称：目脓漏、漏睛脓出、漏睛眼、热积必溃之病、窍漏症、眦漏症。中医病名。症见内眦穴处按之沁沁脓出，甚者内眦沁鼻处隆起一核，红肿疼痛按，结聚生疮成脓，日久不愈，形成瘘管，即泪囊炎。治宜疏风清热、泻火解毒，并结合局部热敷或手术治疗。

漏尿(urinary leakage) 尿液不经尿道口而由泌尿系统其他部位或身体其他器官排出体外的状况。病人有时可有正常排尿，但又有尿液滴出(输尿管异位开口)或不能排尿、尿液完全自异常部位流出。见于尿道、膀胱或输尿管损伤或手术后。

漏射X线(penetrated X ray) 从X线管头组装体泄漏出的X

线。我国医用诊断 X 线卫生防护标准中规定：透视和摄影用诊断 X 线机在距焦点 1m 处的漏射线照射量不应大于 2.58×10^{-5}C/（kg·h）（100mR/h）。为防护漏射线，要求管头组装体的防护管套应具有足够铅当量的防护层，例如管电压低于 100kV 的 X 线机，其防护套可用 2mm 铅和 1mm 铁复合材料制成。

漏吸（failed suction）　妇产科术语。经人工流产未吸出妊娠子宫胚囊及主要胎盘组织。原因：术者经验不足；孕周少、胚胎植于宫角；子宫屈曲，吸管未达宫底或宫外孕处。可再行人工流产。警惕宫外孕的可能。

漏下（metrostaxis）　中医病证名。漏下者，由劳伤血气，冲任之脉虚损故也。不在月经期间，阴道持续小量出血且淋漓不断者。经色较淡，面色苍白，神疲肢倦，头晕气促。治宜补中益气、健脾摄血，酌加阿胶、艾炭等固涩收敛。由血热、血瘀所致者，宜在辨证的基础上，选用凉血止血或祛瘀止血等法。

漏诊率（rate of missed diagnosis）　医院工作质量指标之一。一般指某病漏诊率，即某病在临床诊断中未被发现而漏诊，后由其他诊断方法得到确诊的百分率。某病漏诊率=其中漏诊人数/（临床正确诊断某病人数+漏诊人数）×100%。

瘘管（fistula）　一端向皮肤表面或体腔穿破，另一端向自然管腔穿破的深部脓肿。如肛门周围的瘘管（肛瘘）就是一端开口于皮肤，另一端开口于直肠。形成瘘管的原因常是炎症的破坏（化脓性炎症、结核等）、恶性肿瘤的浸润以及先天性畸形等。

瘘管造影（fistulography）　肠外瘘的一种检查方法。从瘘口部直接注入对比剂摄片，可显示瘘管行径、对比剂进入肠管情况、肠壁瘘口与腹壁瘘口间有无脓腔等。但有时，因注入对比剂过少或是瘘管较窄细，阻力较大，对比剂不易进入，显影不完整。

露阴癖（症）（exhibitionism）　其他名称：露阴狂、裸露癖、阴部暴露症。一种性心理障碍。几乎仅见于男性。通过反复在陌生异性面前暴露自己的生殖器来获得性满足的行为。暴露地点均选择在僻静或容易逃遁之处，可伴有手淫。以心理治疗为主。

露龈笑（gummy smile）　俗称"马笑"。指微笑时露出过多的牙龈，失去微笑的甜蜜与魅力，是容貌美的明显缺陷。治疗：上颌前牙牙槽突前突且过高者，应做正颌外科手术，如上颌前部截骨术；上唇高度不足，上唇提肌功能过强，可做上唇提肌起始部切断术。

卢滕巴赫综合征（Lutembacher syndrome）　其他名称：房间隔缺损伴左房室瓣狭窄综合征。先天性心房间隔缺损合并后天性左房室瓣狭窄。多见于女性，房间隔缺损多为第二孔型，左房室瓣狭窄多为风湿性。

芦丁（Rutinum）　其他名称：芸香苷。维生素类药。能降低毛细血管的通透性和维持毛细血管正常弹性，促进细胞增生和防止血细胞凝集，还有降血脂等作用。但口服后吸收较少。现主要用于防治高血压脑病和辅助治疗毛细血管出血性疾患。

芦根（Rhizoma Phragmitis，reed rhizome）　其他名称：苇根、芦柴根、芦通、芦芽根、甜梗子。中医药名。禾本科植物芦苇的茎。甘，寒。归肺、胃、膀胱经。清热、生津、止呕、利尿、透疹。①治热病烦渴、鼻衄、齿衄、胃热呕哕、噎膈、反胃、肺热咳嗽、肺痈、肺痿、小便热涩、麻疹。②解河鲀鱼毒等病症。

芦荟（Aloe）　其他名称：草芦荟。中医药名。攻下药。百合科植物库拉索芦荟及好望角芦荟或其他同属植物叶汁经浓缩的干膏硬块。苦，寒。归肝、胃、大肠经。功能泻热通便、清肝、消积杀虫。①治热结便秘及习惯性便秘、肝炎头痛、目赤、惊痫、闭经、小儿疳热虫积。入丸、散服。外用适量。孕妇忌内服。②治癣疮、痔瘘、瘰疬，研末调涂。

炉甘石（calamine）　用于无渗出性的急性或亚急性皮炎、湿疹及止痒。制剂：洗剂、软膏剂、乳膏剂。不宜用于有渗出的皮肤。

炉甘石擦剂（Linimentum Calamini）　其他名称：异极石擦剂。抗酸、保护、收敛药。组成：炉甘石和氧化锌，均匀分散于由适宜植物油与氢氧化钙生成的钙肥皂溶液而制成的 W/O 型乳浊液。能减少皮肤不适感。用于湿疹、晒斑、急性、亚急性皮炎等。

炉甘石洗剂（Lotio Calaminae）　其他名称：异极石洗剂。皮肤科外用药。组成：炉甘石、氧化锌，以甘油或软肥皂等作助悬剂制成的淡粉红色、具芳香气的混悬液。有止痒、防腐、收敛和保护皮肤的作用。用于无大量渗出液的皮肤湿疹、痱子、丘疹、红斑为主的皮炎等症。

颅（skull）　人头部的骨性支架。位于脊柱上方，由 23 块形状、大小不一的骨块组成（中耳 3 对听小骨未计入）。分为脑颅和面颅两部分。脑颅位于颅的后上部，内有颅腔，容纳脑，对脑起保护和支持作用；面颅位于颅的前下部，包括眶、鼻、口腔等。下颌骨与脑颅间形成下颌关节，使下颌骨参与咀嚼运动。

颅底骨（basicranial bone）　颅骨的一部分。由前、中、后颅窝 3 部分组成。其骨质厚薄不均，相差很大，颅前窝与颅中窝内面凸凹不平。颅底有形状不同的骨孔、骨管和沟裂等，是脑神经和血管的经过处。颅后窝中央的一大孔，称枕大孔，是延髓和脊髓相连接的地方。

颅底骨折（skull base fracture）　由于外伤使颅底骨发生的横行、纵行或环行裂开。多为线形。临床可见眶内出血、眼睑肿胀、发青、眼结膜下出血、鼻出血、耳道出血、乳突部肿胀，并有瘀斑（巴特耳征）、咽后壁黏膜下出血等。根据临床表现、CT、MRI 可以诊断。若出血的同时还有脑脊液流出，即可诊断。在骨折相应部位，还可引起脑神经损害。治疗：应针对合并发生的脑损伤、脑脊液漏、颅内感染、颅内血管损伤等治疗。

颅顶肌（epicranius）　覆盖在颅顶部阔而薄的肌，由腱膜和肌腹构成的表情肌。肌腹分前后两块，中间以大片的帽状腱膜相连。后部肌腹称为枕腹，起于枕骨上项线；前部肌腹称为额腹，止于眉部皮肤，该肌可使前额皮肤上移而起皱褶，并上提眼睑使眼睁大。

颅缝（suturae cranii）　各颅骨之间由少量的纤维结缔组织连接形成的缝。主要见于额、顶骨之间的冠状缝，左右顶骨间的矢状缝，以及枕鳞与顶骨后缘间的人字缝。

颅缝早闭（craniosynostosis）　其他名称：颅狭窄症、狭颅症。头颅狭窄、颅内压增高和智力发育障碍的病症。可能与胚胎发育障碍或缺乏某些基质、产伤等有关。由于颅缝过早融合，甚至出生前已融合，而融合的颅缝又可为一条或多条，其余颅缝仍按正常规律发育，结果便形成不同的畸形。如矢状缝过早融合形成扁头畸形；一侧冠状缝过早融合形成斜头畸形；所有颅缝均过早融合则形成尖头畸形。因颅腔狭小而妨碍脑的发育，故智力发育落后，并可致癫痫发作和慢性颅压增高症状。治疗：出生后 6 个月~1 岁时行颅缝再造术。

颅盖（calvaria）　颅腔的顶。呈穹窿形，由额骨、顶骨、枕骨组成。其内面平滑而圆隆，各骨间相连接处称颅缝。主要有额顶骨间的冠状缝，两顶骨间的矢状缝，顶枕骨间的人字缝和颞鳞缝等。颅骨大都由致密的内板及外板组成，其间为板障，内含红骨髓与板障静脉。

颅盖骨折（fracture of vault）　见颅骨骨折。

颅骨（ossa cranii）　在成人由 23 块扁骨构成的头骨。分为脑颅和面颅。前者位于颅后上部，由额骨、筛骨、蝶骨、枕骨和成对的顶骨、颞骨等 8 块扁骨构成，围成颅腔，容纳和保护脑髓。后者位于颅前下部，由犁骨、下颌骨和舌骨以及成对的上颌骨、鼻骨、泪骨、颧骨、腭骨和下鼻甲等 15 块骨构成，形成颜面的骨性基础。

颅骨凹陷骨折（depressed fracture of skull）　见颅骨骨折。致伤物直接冲击颅盖所致，婴幼儿多为乒乓球样凹陷骨折。

颅骨闭合性骨折（closed fracture of skull）　见颅骨骨折。骨折部位的头皮非全层裂伤，骨膜未裂开，颅骨与外界不相通。

颅骨单纯骨折（simple fracture of skull）　见颅骨骨折。

颅骨复杂骨折（complicated fracture of skull）　见颅骨骨折。

颅骨干骺端发育不全综合征（craniometaphyseal dysplasia syndrome）　常染色体遗传病，由于颅及面部骨增生畸形而导致的一组病征。婴儿期发病，表现为狮面、鼻塞、耳聋、失明、面瘫、慢性进行性高颅压，正常智力。X 线有助于诊断。治疗：手术解除脑神经压迫。

颅骨骨瘤（osteoma of skull）　颅骨的一种生长缓慢的良性肿瘤。可发生在颅顶骨、蝶骨大翼和副鼻窦内，后两者少见。位于颅顶部的骨瘤，局部隆起，呈圆形，大小不等。有的可突向颅内。CT 诊断。如骨瘤较大，或有局部疼痛者，可行手术切除。

颅骨骨膜窦（sinus pericranii）　通过一个或几个增大的骨孔与颅内静脉窦相连的头皮下静脉血管瘤。多见于额、颞部，与生俱来。病人在低头时可出现一半球形软性肿物，仰头时肿物缩小或消失，压迫颈静脉也可使肿物增大。MRI 诊断。较大者应行手术治疗。

颅骨骨髓瘤（marrow tumor of skull）　浆细胞异常增生的恶性肿瘤。发生于 40 岁以上成人。偶可单发于颅骨，为扁平或半球形肿物，生长快，局部软而无波动。有间歇发热及贫血，尿中查出本周蛋白。X 线片上示散在大小相似的多发性圆形骨透亮区，周围无骨质增生与骨膜反应。CT 诊断。活检与骨髓检查可确诊。治疗：以放疗和化疗为主，单发者可先行手术切除。

颅骨骨髓炎（skull osteomyelitis）　由中耳或鼻旁窦炎症扩散、头皮损伤或开放性骨折感染及全身其他部位化脓性栓子血行播散引起的疾病。开始时炎症局限于板障内，局部红肿热痛，全身发热，白细胞增高。如未及时控制，感染扩散形成骨膜下、硬脑膜外、硬脑膜下和脑脓肿。慢性期则形成反复发作的窦道，有时排出死骨片。急性期在 X 线片及 CT 检查，多无明显改变，2～3 周后可见虫蚀样骨破坏，边缘致密不规则，中心有游离死骨。应用大量抗生素，必要时切开引流或手术清除死骨。

颅骨骨折（fracture of skull）　暴力作用于颅骨而引起的骨折。由于附加在颅骨上的外力方向和强度不同，可引起多种骨折。分为单纯骨折和复杂骨折；线形骨折和凹陷骨折；颅盖骨折和颅底骨折；开放性骨折和闭合性骨折；若小儿的骨折线逐渐分开，又称生长性骨折。在颅脑损伤时，骨折和脑损伤的轻重并非一致。X 线摄片及 CT 确诊。线形骨折可无任何影响，但横过血管沟者可引起颅内血肿；抵达鼻旁窦者，可引起颅内积气；通过视神经孔或内听道者可引起视力或听力障碍。凹陷骨折较深者应手术复位；开放性骨折者需紧急进行清创。

颅骨巨细胞瘤（giant cell tumor of skull）　具有侵袭性质并有复发倾向的、以多核巨细胞为主要成分的原发性肿瘤。偶见于颅骨，好发于 20～40 岁青壮年，常位于蝶骨。位于顶骨者局部有一半球形骨性隆起，无压痛。位于蝶骨者可出现动眼神经、展神经、三叉神经眼支等累症状。X 线片及 CT 见多囊性或单囊性骨破坏，或为溶骨性破坏，边缘清楚。治疗：手术切除，继以放疗。

颅骨开放性骨折（open fracture of skull）　见颅骨骨折。

颅骨平片（plain skull x-rays）　颅骨的 X 线摄影片。包括前后位、后前位和左右侧位。必要时可摄颅底、视神经孔、内听道、蝶鞍等 X 线像。根据颅骨 X 线平片所见，对颅骨骨折、颅骨缺损、骨髓炎、听神经瘤、颅内占位性病变的钙化、结节性硬化等均有诊断价值。

颅骨牵引术（skull traction）　治疗骨折的手术之一。局麻下，在顶骨正中矢状线两侧钻通骨外板后，用颅骨牵引钩进行牵引。适用于治疗颈椎骨折脱位。

颅骨切除术（craniectomy）　见开颅术。

颅骨缺损（skull defects）　由外伤或开颅手术所致的头骨不完整。缺损较大者，可出现头痛、头昏等不适症状，局部有搏动感。改变体位时，缺损处可表现为隆起或塌陷，病人精神负担较重。直径 3cm 以上的颅骨缺损，可用有机玻璃等进行修补。

颅骨软化（craniotabes）　其他名称：乒乓头。维生素 D 缺乏性佝偻病活动期的骨质改变体征。多见于 3～6 个月的患儿，系因颅骨生长较快，钙化不足，致内板变薄。表现在顶骨或枕骨中央部用手指按压可致内陷，松手时随即弹回，犹如乒乓球。

颅骨生长性骨折（growing fracture of skull）　见颅骨骨折。

颅骨损伤（skull trauma）　外力直接或间接作用于颅骨所致的一类损伤。分为颅盖骨折和颅底骨折。X 线照片诊断。颅盖部线形骨折，骨折本身无须特别治疗；颅顶骨凹陷骨折，造成颅内压增高，或因骨折片压迫脑组织，引起神经系体征及癫痫者，需手术治疗。颅底骨折，X 线诊断阳性率不高，可 CT 检查，分为颅前窝骨折、颅中窝骨折和颅后窝骨折。常合并脑脊液鼻漏和耳漏，造成颅内与外界相通，易发生颅内感染。如 1 个月后漏口不闭者，考虑手术修补硬脑膜。

颅骨透照法（cranial bone transillumination）　前囟门未闭的婴幼儿硬脑膜下积液的诊断方法。做法是在暗室中，将电筒光端缠以有弹性的橡皮圈或海绵，紧贴头部，观察其透光程度。正常时只沿电筒边缘可见一窄的透光区，其宽度前额部为 2cm 以下，枕部为 1cm 以下，在化脓性脑膜炎并发硬脑膜下积液时透光带可明显增宽。

颅骨纤维结构不良症（fibrous dysplasia of skull）　骨质被破骨细胞破坏，破坏部分由纤维结缔组织所填充。病因未明，可能与胚胎期中形成骨质的间质生长异常有关，或与代谢和内分泌障碍有关。多发于青少年，多见于额骨眶部和颅底骨，除颅骨外，四肢骨骼亦可受累。如病变位于眶部附近，局部隆起，造成畸形。因其很少向内板方向发展，颅腔常不缩小。但当颅底受累时，则可因板障增厚而使眼球前突，因蝶鞍缩小而影响垂体功能，因各骨孔、骨裂及副鼻窦受累而产生相应的神经麻痹、鼻塞等症状。累及面颅骨可形成骨狮面。伴有内分泌紊乱及女性早熟者又称奥尔布赖特征。X 线及 CT 检查可见局部颅骨明显增厚，骨小梁消失，其中或有透光区和斑点状硬化区。本病是自限性疾病，成年后可停止发展。如无特殊症状无须手术治疗。

颅骨线形骨折（linear fracture of skull）　见颅骨骨折。为外力直接作用于头部所致，可单发或多发，多发者骨折互不相关地发生在几处，或互相交错在一起。

颅骨血管瘤（hemangioma of skull）　颅骨的良性肿瘤。大多发生在颅顶骨，开始时均位于板障内，逐渐扩大使外板膨隆、增厚。除有轻度头痛外，并无其他不适。X 线及 CT 检查可见颅骨有局限性破坏，在该区内尚有较粗的骨小梁，呈垂直放射状排列。治疗：手术，如肿瘤小可行放疗。

颅骨肿瘤（tumor of skull）　原发于颅骨的肿瘤的统称。包括骨瘤、上皮样囊肿和皮样囊肿、软骨瘤、骨纤维瘤、血管瘤、脊索瘤、骨肉瘤、软骨肉瘤、纤维肉瘤、骨髓瘤、淋巴瘤以及转移瘤。最常见的颅骨转移瘤来自乳腺、肺和前列腺的癌肿，亦可来自甲状腺癌、胃癌、子宫颈癌。治疗：良性瘤手术切除；恶性瘤辅以放疗或化疗。

颅骨转移癌（metastatic carcinoma of skull）　癌瘤细胞转移至颅骨所致的恶性肿瘤。原发灶可为乳癌、肺癌或甲状腺癌等。多发于颅顶骨，常为多发性。开始时瘤细胞在板障内生长，待穿破外板之后，局部表现为隆起。颅骨 X 线及 CT 检查可见虫蛀样骨破坏，有时可有新骨形成。治疗：化疗，手术切除。

颅骨灼伤（burn of skull）　见于头皮严重灼伤、电击伤及放射线损伤。颅骨外板坏死则骨面发灰、干枯、骨质坚硬；全层坏死则骨质松脆，骨面似焦炭样。治疗：小范围颅骨灼伤可行早期焦痂与死骨切除，并以带蒂头瓣覆盖处理；大片颅骨坏死，须待周身情况稳定后再行处理，以免感染扩散。

颅后窝（posterior cranial fossa）　颅底内面后部最深的部分。容纳小脑、脑桥和延髓。前界为颞骨岩部上缘及鞍背与颅中窝分界，两侧界为顶乳突缝，后侧以枕骨鳞部的横沟为界。其中央部的枕骨大孔为脊髓与延髓移行处。窝内的内耳门、颈静脉孔和舌下神经管，是第 Ⅶ、Ⅷ、Ⅸ、Ⅹ、Ⅺ 和 Ⅻ 对脑神经进出颅腔的部位。

颅后窝骨折（fracture of posterior cranial fossa）　颅底骨折的一种。除着力点的头皮挫伤外，数小时后可在枕下或乳突部出现皮下淤血，骨折线经过枕骨鳞部和基底部，亦可经过颞骨岩部向前达颅中窝底。骨折线累及斜坡时，可于咽后壁见到黏膜下淤血。如骨折线经过颈内静脉孔或舌下神经孔，可分别出现吞咽困难、声音嘶哑或舌肌瘫痪。骨折累及枕大孔，可出现延髓损伤的症状，严重时，伤后立即出现深昏迷、四肢弛缓、呼吸困难，甚至死亡。

颅后窝血肿（hematoma of fossa cranialis posterior） 大多数由于枕部着力所致。常合并枕骨骨折。可为硬膜外、硬膜下及脑内血肿。临床表现可见枕颈部肿胀、瘀斑、明显压痛；意识障碍，昏迷程度逐渐加重；常有小脑征：剧烈头痛、呕吐频繁、躁动；颈项强直，两侧锥体束征及突发呼吸心跳停止（脑干受压）等。CT扫描可确诊。治疗：在枕骨鳞部钻孔，发现血肿后扩大骨窗，清除血肿，彻底止血。

颅结合（synchondroses cranii） 人体解剖学术语。颅底各骨间以软骨连结。如蝶枕软骨结合、蝶岩、岩枕软骨结合等，这些软骨结合随年龄增长而骨化。

颅裂（open-roofed skull） 颅骨的先天发育异常。由胚胎期神经管和/或其周围的中胚层组织闭合不全所致。包括完全颅裂和部分颅裂。前者皆合并无脑畸形。后者又分为隐性颅裂和囊性颅裂。隐性颅裂少见，囊性颅裂在颅裂处尚有一囊性肿物。如只含有脑脊液者称脑膜膨出；如含有脑组织和脑脊液者称脑膜脑膨出。所有膨出物均位于颅骨的正中线上，且以枕部为多见，少数可发生于鼻筛部、眶部或咽部。一般无脑部症状，个别病例可出现患部组织受压症状。本病常合并脑积水或其他先天畸形。如诊断为脑膜膨出或脑膜脑膨出可行手术治疗，余者不适合手术治疗。

颅脑CT检查（craniocerebral CT examination） 颅脑疾病横断扫描的检查方法。颅内病变可引起脑室、脑池和脑沟大小形态及位置的变化，也可引起脑实质密度的改变。高密度病灶为钙化、肿瘤、血肿和出血等，低密度病灶如梗死、水肿、脓肿和囊肿等。也可用静脉注射对比剂使某些病灶的密度增高，即增强或强化。该方法对颅内许多疾病，特别是肿瘤等占位性病变及血管性病变、萎缩性病变和畸形等能做出定位诊断，甚至定性诊断。

颅脑损伤（head injuries） 头部受暴力冲击引起头皮、颅骨及脑损伤的总称。包括头皮挫伤、头皮裂伤、头皮撕脱伤、头皮血肿、颅骨骨折、脑震荡、脑挫裂伤、脑压迫（颅内血肿、凹陷骨折的压迫）等，可单独或合并存在。治疗包括止血、消炎、降低颅内压。如诊断为脑压迫症或开放性损伤时需手术治疗。

颅脑X线摄影机（cranial radiography unit） 用于头颅和脊椎X线摄影的设备。可做脑血管造影、脑室造影、气脑造影、脊髓碘油造影等检查。亦可做胸、腹、脊椎等常规检查。

颅内出血（intracranial hemorrhage） 新生儿产伤。新生儿因缺氧或分娩创伤引起脑室内及脑实质或蛛网膜下腔出血及红、白细胞外渗者。是新生儿死亡的主要原因之一。易发生于低体重儿或巨大胎儿，存活病儿可留下智力低下、癫痫等神经系统后遗症，故应积极做好预防工作。诊断除依据病史及临床表现外，主要是根据B超或CT检查确诊。

颅内低压综合征（intracranial hypotension syndrome） 其他名称：位置性头痛。颅内压过低引起的综合征。表现：有与体位有关的头痛、头昏、恶心呕吐、脉细弱、血压偏低等。卧位或头低位时症状减轻或消失，坐卧起立时症状加重。神经系统无阳性体征。脑脊液压力低于50～80mmH$_2$O，如放出5ml液体后压力下降超过20mmH$_2$O以上者更有诊断意义。本征与颅脑损伤有关。治疗：平卧，不用枕头；静脉补充低渗液体等。

颅内动脉瘤（intracranial aneurysm） 颅内动脉壁的局限性或广泛性扩张。分为囊性和梭形动脉瘤。前者多见，系先天性血管发育异常。瘤体多位于大脑动脉环的前半部，呈圆形或椭圆形，有一窄蒂与母动脉相连。其壁薄，易破裂，是蛛网膜下腔出血的主要原因之一。常可因出血而危及生命，但出血前常无任何症状和体征。后者系动脉粥样硬化所致。本病经全脑数字减影血管造影（DSA）确诊后，应行动脉瘤蒂部钳闭术，或经导管血管栓塞术。

颅内积气（pneumocephalus） 其他名称：气颅。空气经鼻旁窦、颅底骨折线进入颅内并分布于硬脑膜下、蛛网膜下或脑室内。临床表现为头痛、呕吐，活动头部时自觉颅内有气过

水声。X线及CT可确诊。治疗：重点预防颅内感染。

颅内畸胎瘤（endocranial teratoma） 由3个胚叶多种组织于颅内形成的肿瘤。多见于青少年，约半数发生于松果体区，其次为鞍区、颅后窝、侧脑室和其他部位，多为单发。肿瘤呈结节状，有包膜，表面光滑，一部分为囊性。囊腔大小不一，含淡黄色液体、油脂、毛发及牙齿等。肿瘤多为良性。随肿瘤所在部位不同临床表现亦异。X线及CT检查可见肿瘤钙化斑块，如发现有牙齿或骨骼成分，则有助于确诊。治疗：手术切除肿瘤。

颅内静脉系统血栓形成（cerebral venous thrombosis，CVT）包括颅内静脉和静脉窦血栓形成。发病较动脉性卒中明显低，临床表现不典型，诊断有难度。头痛是常见甚至唯一症状。治疗包括抗血栓治疗、症状治疗、病因治疗三方面。

颅内慢性血肿（intracranial chronic hematoma） 颅脑损伤后3周以上出现的血肿。临床上并不少见。血肿来自轻微的头部损伤，有的外伤史不清楚，有的与血管或出血性疾病有关。血肿大多广泛覆盖于大脑半球的额叶、顶叶、颞叶。血肿的包膜多在发病后5～7日才开始出现，到2～3周基本形成。在包膜的外层有新生而粗大的毛细血管，血浆从管壁渗出或毛细血管破裂出血到囊腔内，这是血肿体积不断增大，晚期出现局灶症状和颅内压增高的原因。治疗：大剂量甘露醇，前囟穿刺适用于婴幼儿血肿，颅骨钻孔闭式引流，骨瓣开颅血肿摘除，颅脂切除。

颅内脑膜瘤（intracranial meningioma） 来源于蛛网膜内皮细胞的良性肿瘤。好发部位为：矢状窦旁、大脑镰旁、大脑凸面、蝶骨嵴和外侧裂、颅前窝底及嗅沟、鞍区、小脑幕、桥小脑角、脑室内、枕大孔等处。脑膜瘤有球形及扁平形两类。表面光滑或呈结节状，有包膜，常有一"脐"与硬脑膜相连。大脑镰旁的脑膜瘤常呈哑铃形向两侧生长，矢状窦旁脑膜瘤常伴有表面颅骨的反应性增生，或瘤组织直接侵入颅骨内。瘤的大小不一，大者如成人拳头。大多数脑膜瘤生长缓慢，病程较长。当长到相当大后表现出颅内压增高症状和定位症状。治疗：手术切除肿瘤可治愈，但少数病例仍可复发。

颅内血肿（intracranial hematoma） 颅脑损伤后，血液在颅腔内某一部位积聚，达到一定体积后形成的局限性占位性病变。按血肿症状可分为：急性血肿（伤后3日以内）、亚急性血肿（伤后4日～2周内）、慢性血肿（3周以上）。按血肿所在部位又可分为：硬膜外血肿、硬脑膜下血肿、脑内血肿等。临床表现为：中间意识好转期或持续性昏迷逐渐加深，并出现进行性颅内压增高症状（头痛、恶心、呕吐）；局灶症状的出现或进行性加重；脑疝表现（一侧瞳孔散大、对侧偏瘫）。必要时需进行颅脑超声、CT、磁共振血管成像检查。预后除与原发性脑损伤程度有关外，还与早期诊断、及时手术有密切关系。

颅内血肿内镜治疗（endoscopic therapy of intracranial hematoma） 神经内镜的临床应用。内镜下消除血肿具有简单、直视、能止血、创伤小、手术时间短等优点。术中血肿定位依靠CT。慢性硬脑膜下血肿常用纤维内镜清除，颅内血肿大多用硬质内镜清除。液态血肿易吸除，血块可用取瘤钳粉碎后吸除，出血用双极电凝或激光凝固止血。如有较硬的难以清除的血块残留可经引流管注入尿激酶溶化血块。

颅内压（intracranial pressure） 颅腔内容物（脑组织、脑脊液和血液）对颅腔壁所产生的压力。由于脑脊液存在于颅腔和颅内其他内容物之间，所以脑脊液的静水压力就可代表颅内压力。在脑脊液通畅的情况下，正常人卧位时对侧脑室内、小脑延髓池和腰段蛛网膜下腔内穿刺所测得的脑脊液的静水压高度，即临床的颅内压。正常成人压力为0.68～1.96kPa（70～200mmH$_2$O），儿童0.49～0.98kPa（50～100mmH$_2$O），成人超过1.96kPa（200mmH$_2$O）提示颅内压增高，低于0.68kPa（70mmH$_2$O）为低颅内压。

颅内压调节（regulation of intracranial pressure） 颅腔内压力的调节。正常人的颅内压是在一较窄小的范围内波动。由于颅腔相对固定，颅内脑组织、脑脊液、血液3种内容物的总体积不会有大幅度的增减。如果其中一种内容物的体积增

L

大，则必须由其他两者的体积相应缩减来平衡，否则颅内压就会增高。一般在颅内 3 种内容物中，脑实质不能被压缩，颅内压增高时调节方式，除了将一部分颅内的静脉血排挤到颅外去外，主要是通过脑脊液的增减来实现的。因脑脊液的总量只相当于颅腔容积的 10%，故其调节颅内压力的能力是有限的。代偿一旦失调，便可迅速出现颅内压增高。

颅内压增高（intracranial hypertension） 颅骨、椎管及脑脊膜共同组成的一个容器的内容物——脑组织、血液或脑脊液任何一样体积增加都会导致颅内压升高，若正常人超过 200mmH$_2$O 即为颅内压增高。主要表现为头痛、呕吐、视神经乳头水肿三主征，还可出现血压增高、脉搏徐缓等。在小儿可有头颅增大，叩之呈破罐音等表现。引起颅内压增高的常见原因有：脑或脑外的占位（脑肿瘤、大面积脑梗死、严重脑外伤、血肿、脓肿等）；脑水肿；静脉压力增高（静脉窦血栓形成、心力衰竭等）；脑脊液吸收障碍；脑脊液增加（脑膜炎等）。后果：可出现脑疝、脑水肿、胃肠功能紊乱及肺水肿而危及生命。应积极对症治疗，降颅内压预防脑疝，同时尽快明确病因，针对病因进行治疗。

颅内压增高三主征（three cardinal symptoms of intracranial hypertension） 颅内压增高 3 个典型表现：头痛、呕吐、视神经乳头水肿。三主征出现的时间不一致。头痛是颅内压增高最常见的症状；呕吐与进食无关，常呈喷射状；视神经乳头水肿是颅内压增高的重要客观征，出现较久时可发生继发性视神经萎缩。

颅内压增高危象（intracranial hypertension crisis） 其他名称：颅内高压危象。由各种原因引起的颅内压急剧升高，并在短期内对生命具有很大威胁的一种现象。是神经外科临床上的急症，必须及时处理。任何颅内占位性病变不仅引起颅腔压力增高，在代偿失调后可引起颅内压增高危象，而且由于颅腔内压力不均引起脑疝，即脑组织由压力高处向压力低处流动。常见的脑疝有小脑幕裂孔疝和枕大孔疝。颅内压增高危象常见于：颅脑损伤引起的各种颅内血肿、颅内肿瘤、颅内脓肿、脑寄生虫病及各种颅内肉芽肿等。

颅内压增高综合征（intracranial hypertension syndrome） 由颅内占位性病变（如肿瘤、脓肿、血肿）、炎症以及脑水肿、脑积水等引起的一组症候群。也是脑脊液压力增高所致临床症状的总称。主要症状有头痛、恶心、呕吐、视神经乳头水肿。颅骨 X 线平片上可见脑回压迹增多，颅缝哆开等改变。除去病因，给予降颅内压药物。

颅内占位性病变（pathologic change of intracranial occupancy） 发生于颅内的新生物、寄生虫性肉芽肿、血肿、脓肿或先天性囊肿等占据颅内一定位置的病变的总称。其所产生的症状、体征与颅内肿瘤大致相同。临床表现为局灶性定位症状如癫痫、瘫痪、视野障碍、神经症状等；非局灶症状如头痛、呕吐、视神经乳头水肿等；由颅内占位性病变和颅内高压引起的假定位症状。治疗：控制颅内压增高；占位性病变处理（切除、放疗、化疗等）。

颅内肿瘤（intracranial tumor） 其他名称：脑瘤。指生长在颅腔内的新生物。可原发于颅内的各种组织，称原发性颅内肿瘤；也可从身体其他部位扩散而来，称转移性或继发性颅内肿瘤。种类很多，常见的有胶质瘤、脑膜瘤、垂体瘤、颅咽管瘤、神经鞘瘤等。有良性和恶性之分。主要表现为颅内压增高症状，如头痛、呕吐、视神经乳头水肿等，以及脑组织受损所引起的功能障碍，如瘫痪、惊厥、失语等。可用头颅 MRI、CT 检查、颅脑超声检查、脑同位素扫描及脑电图描记等方法协助诊断。治疗以手术为主。恶性颅内肿瘤可加用放射治疗及抗肿瘤药等。

颅内肿瘤定位征（localization sign of intracranial tumor） 头颅平片上对颅内肿瘤定位有重要意义的 X 线征象。常见的有：颅壁局限性骨变化、蝶鞍的改变、岩骨和内耳道的变化、钙斑、松果体钙斑、移位。

颅内肿瘤内镜治疗（endoscopic therapy of intracranial tumour） 神经内镜的临床应用。手术包括肿瘤活检和切除，具有准确安全、创伤小的优点。根据 CT 或 MRI 三维重建图像或立位扫描图像确定钻孔部位。需使钻孔部位处于水平位。脑深

部肿瘤的切除依靠取瘤钳、活检钳及激光气化肿瘤。用双极电凝和激光凝固止血。

颅前窝（anterior cranial fossa） 颅底内面前部最高的部分。与大脑额叶相接。前界为额鳞，后界为蝶骨小翼后缘与颅中窝相邻。由额骨眶部、筛骨筛板、蝶骨小翼及蝶骨体的前部构成。其中部筛板上有近 20 个筛孔，嗅神经由此入颅腔并连于嗅球。筛板薄而较易骨折。骨折时，脑脊液经此流入鼻腔产生鼻漏。

颅前窝骨折（fracture of anterior cranial fossa） 颅底骨折的一种。骨折多累及额骨的眶上壁及筛骨。骨折出血时，可经鼻流出。流入眶内表现为眼睑及球结膜下瘀斑，出现黑眼征。如脑膜破裂可有脑脊液经额窦和筛窦流出，形成脑脊液鼻漏。空气可循此缝隙进入颅腔形成颅内积气。鼻部骨折有相应的嗅神经损害，嗅觉缺失。也可以出现视神经的损伤。

颅腔（cranial cavity） 构成脑颅的 8 块骨，即成对的颞骨、顶骨，以及不成对的额骨、筛骨、蝶骨和枕骨围成的容纳脑的空腔。颅腔含有脑组织、脑脊液和血液。在正常情况下，成人颅腔容积为 1 400～1 500ml，其中脑的体积占 1 150～1 350ml；脑脊液约占 10%，为 150ml 左右，其中 1/3 在颅腔，2/3 在脊髓蛛网膜下腔中；颅内血容量变动较大，约占 2%～11%。

颅清创术（epluchage of skull） 处理头颅污染伤口的方法。局麻或全麻，剃光头发，头皮污染的程度先用无菌肥皂水刷洗，后用无菌生理盐水和过氧化氢溶液冲洗。从皮肤逐层向内切除坏死的组织，对于不整齐、污染的头皮缘不要切除过多，一般不超过 0.2cm，帽状腱膜下层的泥沙及污染的头皮等须彻底清除，污染严重的可在周边局部注射抗生素。对已粉碎的骨折片及暴露污染的板障也要一起咬除，脑组织已经裂开，外溢被污染的均应吸除掉。如颅内压不高，则缝合硬脑膜，将开放变为闭合，反之则不需缝合，做减压手术，术腔留置引流管，24～48h 后拔除。术后应用抗生素。

颅通定（rotundine） 见罗通定。

颅外-颅内血管架桥术（extracranial-intracranial vessel bridging, EC/IC bridging） 脑缺血病人的一种外科治疗方法。适用于颅外供血动脉完全闭塞的病人。用人工血管或自体动脉、静脉作为桥血管。此手术操作复杂，容易失效。

颅狭窄症（craniosynostosis） 见颅缝早闭。

颅像重合（superimposing） 法医学术语。利用死者颅骨与被检人的相片进行重合照相来识别死者。方法是把颅骨放在与死者生前照片同一侧面、同一角度的位置上，先拍成底片，并放大到自然大小，然后相互叠印成颅像重合照片，鉴定是否为同一人。如是一人，则颅骨照片外形轮廓与死者生前照片外形轮廓以及颜面各标志点、线处处吻合。

颅囟（cranial fontanelles） 见囟[门]。

颅咽管瘤（craniopharyngioma） 先天性颅内肿瘤。由胚胎残留的颅咽管组织发生，多见于儿童及少年，男性多于女性。大多位于鞍上区。可引起视神经交叉压迫，阻塞脑脊液循环而导致脑积水。肿瘤大多为囊性，内含胆固醇晶体。瘤壁上有钙化斑块。临床表现为视力障碍、视野缺损、肥胖、尿崩、发育迟缓等。晚期有颅内压增高。治疗以手术切除为主，但全切除有困难，术后辅以放疗。

颅中窝（middle cranial fossa） 颅前、后窝之间的颅底内面凹陷。前界以蝶骨小翼后缘和部分蝶骨体与颅前窝相邻，后界以颞骨岩部上缘和鞍背与颅后窝相接，两侧为颞骨鳞部和蝶骨大翼。颅中窝有一些孔裂，是第 Ⅱ、Ⅲ、Ⅳ、Ⅴ、Ⅵ对脑神经，脑膜中动脉和颈内动脉进出颅腔的通道。该部颅底骨折可出现眶内及外耳道出血，亦可出现上述 5 对脑神经损伤症状。

颅中窝骨折（fracture of middle cranial fossa） 颅底骨折的一种。骨折多累及蝶骨和颞骨岩部，如有骨折线通过中耳伴有鼓膜破裂时，多产生耳出血和脑脊液耳漏。偶尔骨折线宽大，外耳道可见液化脑组织溢出，如岩骨骨折鼓膜尚保持完整时，耳部检查可发现鼓膜呈蓝紫色，血液或脑脊液可经耳咽管流向鼻腔或口腔。临床上常见到颞部软组织肿胀，损伤面神经和前庭蜗神经，亦可损伤动眼、滑车和展神经以及三

叉神经第一支。损伤下丘脑的视上核和垂体柄时，可产生外伤性尿崩症。

鲁滨逊综合征（Robinson syndrome）　以掌、跖、口腔等部位水疱为特征的一种病毒性传染病。儿童多见，临床多先有低热不适、腹痛，然后出现水疱，病程约1周，可伴发热、食欲减退、肝脾及淋巴结肿大。对症治疗。

鲁德综合征（Rud syndrome）　常染色体隐性遗传病。先天性鱼鳞病、智力缺陷、癫痫及幼稚症等。婴儿时发病。主要表现为皮肤鱼鳞样红斑、侏儒、智力缺陷、性腺功能减退、癫痫、慢性贫血、视网膜色素变性等。

鲁迪格综合征（Rudiger syndrome）　常染色体隐性遗传性疾病。临床主要表现为双角子宫、颜面粗糙、鼻短小、输尿管积水和阴茎短小的综合征。

鲁-莱综合征（Roussy-Lévy syndrome）　其他名称：遗传性共济失调伴肌萎缩综合征。遗传性无反射共济失调，常染色体显性遗传病，感觉性共济失调伴反射消失，远端肢体肌肉萎缩。儿童时即发病。表现为下肢肌肉进行性萎缩，站立和行走轻度共济失调，动作笨拙，手震颤，膝、踝反射消失，弓形足，脊柱后侧凸，智力缺陷。

鲁斯特综合征（Rust syndrome）　颈神经根受损所致的一组病征。主要的症状为颈、项、肩、上肢疼痛及相应神经根感觉、运动及营养障碍，表现为起卧时需用双手支撑头部，伴有耳鸣、平衡失调、心动过速、霍纳（Horner）综合征等。见于结核、肿瘤等，对症及针对病因进行治疗。

鲁-泰综合征（Robinstein-Taybi syndrome）　其他名称：宽拇指-大足趾综合征。以阔拇指、趾和颜面异常为特点的一组综合病征。其表现为拇指、趾短粗，精神发育迟缓，身材矮小，拱形腭和睑下垂，呼吸道反复感染等。对症治疗，行矫形手术。

鹿茸（Cornu Cervi Pantotrichum, pilose antle）　中医药名。鹿科动物梅花鹿雄体未骨化而带茸毛的幼角。甘、咸、温。归肾、肝经。功能补肾阳、益精血、强筋骨、调冲任、托疮毒。治：①肾阳虚衰的阳痿、滑精、遗尿、耳聋、形寒肢冷、神疲腰酸。②冲任不固，肾阳虚损所致的崩漏带下。③肾阳不足，精髓衰少的筋骨痿软或小儿五迟。④疮疡久溃不敛，阴疽内陷不起。

鹿肾（deer penis and testes）　其他名称：鹿冲、鹿鞭。中医药名。补阳药。鹿科动物梅花鹿或马鹿的雄性阴茎及睾丸。甘、咸、温。归肝、肾、膀胱经。功能补肾、壮阳、益精。治劳损无力、腰膝酸痛、肾虚耳聋、耳鸣、阳痿、宫冷不孕。阴虚阳亢者忌服。

鹿蹄草素（methyl hydroquinone）　即甲基氢醌，从鹿蹄草科植物鹿蹄草的全草中提出的抗菌有效成分，现多使用合成品。具有广谱抗菌作用，能清热解毒、祛风湿。用于上感、扁桃体炎、菌痢和肺炎等症。

路-巴综合征（Louis-Bar syndrome）　共济失调伴毛细血管扩张症。具有家族倾向，是一种遗传病。幼儿期开始就有进行性小脑共济失调的症状，球结膜及面部皮肤上有毛细血管扩张，有舞蹈及手足徐动症状，极易罹患鼻旁窦及肺部感染，伴支气管扩张。

路德维希咽峡炎（Ludwig angina）　见脓性颌下炎。

吕弗勒综合征（Löffler syndrome）　血液嗜酸性粒细胞增多、伴肺部短暂性浸润的疾病。症状轻微、经过良好。常由于蛔虫、钩虫、微丝蚴、华支睾吸虫、肺吸虫、阿米巴原虫感染，吸入致敏花粉、真菌孢子，药物反应如阿司匹林、巴比妥类、青霉素、磺胺类等引起。亦有发病原因不明者。一般可有干咳、发热，肺部体征不明显。X线检查可有游走性斑片状阴影，其出现与消失均较快。重症者有高热、气喘、发绀、血痰等。周围血象嗜酸性粒细胞增多，高达20%～70%。通常1～2周症状消失，肺部X线阴影亦随之消失。

旅游者腹泻（traveler's diarrhea）　旅游者去其他国家和地区发生的腹泻。临床表现取决于病原微生物的种类。肠致病性大肠埃希菌、沙门菌、轮状病毒等引起的腹泻呈水样便，伴食欲减退、呕吐和脱水。志贺菌引起的有发热及脓血便。贾第虫腹泻潜伏期长，故可于返程后发病。治疗：对症；给予

环丙沙星、头孢克洛、小檗碱或甲硝唑。

铝（aluminum, Al）　银白色轻金属。人体含铝量约为100mg。铝在体内元素平衡及相互作用中有一定地位。如可拮抗铅的某些毒害作用。铝摄入过多可干扰磷及组织的代谢，对中枢神经系统、消化酶等均有影响。

铝碳酸镁（hydrotalcite）　其他名称：碱式碳酸铝镁、达喜、胃达喜。抗溃疡病药。主要用于胃及十二指肠溃疡、反流性食管炎、急性胃炎和十二指肠球炎等。制剂：片剂。肾功能不全者长期服用时，应定期监测血中的铝含量。

绿矾（green vitriol, Copperas）　其他名称：皂矾、绛矾。中医药名。补血药。含有硫酸亚铁的矿石或化学制品。酸、涩、寒。归肝、脾经。功能补血退黄、消积杀虫、燥湿化痰、解毒疗疮、催吐。治湿疹、血虚萎黄、肿胀、痞块、疳积久痢、肠风便血、喉癣、烂弦风眼。入丸煎内服，外用适量。脾胃虚弱者不宜多用。另有镇静作用。

绿风内障（glaucoma）　其他名称：绿风、绿风内障证、绿水灌瞳、绿风变花、绿水灌珠。中医病名。为五风变内障之一。多由肝胆风火升扰，或阴虚阳亢，气血不和引起。症见瞳神散大呈淡绿色，抱轮红赤，视力减退，看灯光似有彩虹环绕，眼球胀痛并连及眼眶、头额等处，恶心呕吐，即急性充血性青光眼。治宜清热平肝息风。慢性青光眼宜滋肾潜阳或滋养肝肾、调补气血。

绿化（afforestation）　栽种树木花草等绿色植物以改善环境条件。绿化能够净化空气，减轻污染，是保护环境的重要措施之一。绿化的防污作用主要表现在能吸收二氧化碳，释放出氧气。1公顷阔叶林在生长季节1天可消耗1吨二氧化碳，放出0.73吨氧气。还能吸收有害气体，阻滞灰尘，减少空气含菌量，减弱噪声等。

绿甲综合征（green nail syndrome）　铜绿假单胞菌或某些曲霉感染导致的甲沟炎，因假单胞菌在甲内生长而形成绿色。女性多见，病人双手长期接触肥皂、清洁剂或水，受累手指疼痛，指甲或周围皮肤呈绿色。细菌培养有助于诊断。使用多黏菌素、制霉菌素治疗。

绿尿综合征（green urine syndrome）　大量铜绿假单胞菌感染继发溶血产生胆绿蛋白并由尿中排出，使尿呈绿色。除原发病症状外可突然出现贫血、疲乏无力、头昏呕吐、发热、腹痛、腰背痛。1～2日后出现胆汁样绿尿，可伴少尿或无尿。采取抗铜绿假单胞菌治疗。

绿色包装（green packaging）　具备安全性、经济性、实用性及废弃物可处理和再利用的包装。一些发达国家将其概括为按4R1D原则设计的包装，4R1D是：Reduce（减量化）、Reuse（能量重复利用）、Recycle（能回收再用）、Refill（能再填充使用）、Degradable（能降解腐化）。

绿色产品（green product）　产品生产过程及其本身节约资源和能源、低污染和低毒性、可再生和可回收的产品。包括在产品生命周期全过程中符合特定的环境保护要求，具有优良的使用性能和环境友好性质。

绿色革命（green revolution）　20世纪60年代至70年代中期，发展中国家以培育矮秆和半矮秆早熟高产作物品种为主要标志，以更有效地使用化肥为基础的农业技术革命运动。

绿色瘤（chloroma）　急性粒细胞白血病所伴随的局部肿瘤性增生。常见于小儿及青年。除白血病的临床表现外，尚有骨或软组织的局部肿瘤样增生。因瘤组织内含有绿过氧化物酶或髓过氧化物酶，故呈绿色。颅骨及颜面骨最易受累。治疗方案与白血病相同，对放疗敏感。如绿色瘤早于急性白血病出现，可予手术切除。

绿色尿（green urine）　尿液呈现绿色。多见于大面积烧伤或脓胸并铜绿假单胞菌败血症，提示预后不良。也见于麝香草酚中毒。

绿色食品（green food）　经专门机构认定，许可使用相应标志的无公害、无污染、优质、安全营养型的各类动植物性食品。不含对人体有毒有害物质，其农药残留量、重金属含量和细菌含量等必须低于一定标准。不是指绿颜色的食品。它应具有其相应的天然的特征。所谓天然性是指该类食品或加工制作该类食品的食物原料一定要出自良好的生态环境。无

L

害性则为绿色食品的生长、开发环境没有环境污染，并在生产加工、包装运输和销售各环节中不使用人工添加剂和没有有害物质的污染。安全营养性则是指一定要具有良好的卫生质量和营养价值。绿色食品主要包括优质乳制品、水产品、畜肉及相应的制品，优质水果、净蔬菜、野菜、野果等制品，特种优质粮谷等食品。绿色食品应符合下述4条标准：一是产品或产品原料产地须符合绿色食品的生态环境标准；二是农作物种植、畜禽饲养、水产养殖及食品加工必须符合绿色食品的操作规程；三是符合绿色食品的质量与卫生标准；四是产品要按有关规定贴上标签。

绿色消费（green consumption）　对环境不构成破坏和威胁的可持续消费方式。是以适度节制消费，避免或减少对环境的污染和破坏，崇尚自然和保护生态等为特征的消费。其表现为消费时选择未被污染、有助于健康的产品，消费过程中注重垃圾处理，在追求生活舒适的同时注重环境保护。

绿蝇属（*Lucilia*）　丽蝇科的一个属。大多中等大小，少数接近大型，体带金属光泽。常见者有丝光绿蝇，该蝇中等大小，有时侵入室内可机械性传播痢疾、伤寒等疾病。幼虫能引起蝇蛆病。

绿珠蛋白尿（chloroglobin urine）　铜绿假单胞菌感染后出现的症状。将病人尿液放入清洁透明试管内，放在紫外线灯前，见淡绿色荧光反应为阳性。出现在铜绿假单胞菌侵袭性感染的发展阶段，不是早期诊断指标。当创面有严重铜绿假单胞菌感染并出现侵袭性感染全身症状时，若发现绿珠蛋白尿，不等血培养阳性就可诊断为铜绿假单胞菌败血症。

氯（chlorine）　人体细胞外液中的主要阴离子。有维持体内水平衡、渗透压和酸碱平衡的作用。唾液中的氯离子可激活唾液淀粉酶，有助于淀粉的消化。氯是胃液中盐酸的成分之一，盐酸能激活胃蛋白酶原，使之转变为胃蛋白酶。氯在体内的分布与钠相似，血浆中氯离子含量为96～108mmol/L，主要由肾及汗液排出。食盐及动植物食品中均含有氯，成人每日大约需0.5g。

氯胺酮（ketamine）　其他名称：凯他敏。非巴比妥类静脉麻醉药。用于短时体表小手术或诊断操作，烧伤病人的清创、切痂、植皮及更换敷料等，也可用于静脉全麻。制剂：盐酸氯胺酮注射剂。颅内压增高、严重高血压、脑出血、青光眼病人，严重心功能代偿不全者禁用。

氯胺消毒法（chloramine treatment）　氯化消毒饮水的一种方法。在水中先加入氨或氨的衍生物，数秒后再加氯。氯在水中生成的次氯酸极易和氨水溶液或氨的衍生物作用生成一氯胺、二氯胺及三氯化氮。其中氯胺，特别是二氯胺有杀菌作用，且持续时间较长，在水中较为稳定，没有氯臭。但不如次氯酸的作用强，必须接触1～2h，才能达到杀菌作用。

氯贝丁酯（clofibrate）　其他名称：氯苯丁酯、安妥明。能抑制胆固醇及甘油三酯的合成，加速固醇类的排泄。用于动脉粥样硬化及其继发症，如冠心病、脑血管疾病、周围血管病及糖尿病所致动脉疾病等。孕妇及肝肾功能不全者忌用。

氯倍他索（clobetasol）　其他名称：恩肤霜、氯倍米松、特美肤。肾上腺皮质激素类药物。用于皮肤炎症和瘙痒症，如神经性皮炎、接触性皮炎、脂溢性皮炎、湿疹、局限性瘙痒症、盘状红斑狼疮等。制剂：丙酸氯倍他索软膏剂、乳膏剂。大面积涂搽时，吸收过多可引起全身性不良反应。出现皮肤刺激症状时立即停药。孕妇、儿童、面部、腋窝、腹股沟处应慎用。

氯苯（monochlorobenzene）　工业溶剂、原料或中间体。无色液体，具杏仁样芳香气味。人体吸入高浓度氯苯，可引起中枢神经系统抑制，重者昏迷及循环衰竭。长期吸入较高浓度氯苯者，可有神经衰弱综合征，肝脏损害，另外，对黏膜、皮肤也有一定的刺激作用。车间空气中最高容许浓度为50mg/m³。

氯苯达诺（chlophedianol, detigon）　其他名称：敌退咳、氯苯胺丙醇。中枢性镇咳药。其盐酸盐为无色结晶性粉末，溶于水及乙醇。有镇咳、抗组胺和阿托品样作用。可减轻支气管痉挛和黏膜充血水肿。镇咳作用比可待因稍弱，但较持久。适用于呼吸道急性炎症所引起的干咳或阵咳。常与祛痰药合用。

氯苯丁酯（clofibrate, atromid-s）　见氯贝丁酯。

氯苯那敏（chlorphenamine）　烃烷基胺类抗组胺药。用于过敏性鼻炎、感冒和鼻窦炎及过敏性皮肤疾患，如荨麻疹、过敏性药疹或湿疹、血管神经性水肿、虫咬致皮肤瘙痒等。与解热镇痛药配伍用于治疗感冒。制剂：马来酸氯苯那敏片剂。用药期间不宜驾驶车辆、操纵机器及高空作业等。癫痫病人、孕妇、哺乳妇及婴幼儿禁用。

氯丙那林（clorprenaline）　其他名称：氯喘通、氯喘。平喘药（选择性β_2肾上腺素受体激动剂）。用于支气管哮喘、哮喘性支气管炎、慢性支气管炎合并肺气肿。制剂：盐酸氯丙那林片剂。心律失常、高血压病及甲状腺功能亢进病人慎用。

氯丙嗪（chlorpromazine）　其他名称：冬眠灵。抗精神病药。用于各型精神分裂症，呕吐，呃逆，低温麻醉及人工冬眠，与镇痛药合用治疗癌症晚期的剧痛，心力衰竭。制剂：盐酸氯丙嗪片剂；注射剂。大剂量长期应用可出现锥体外系反应（震颤、运动障碍、静坐不能、流涎等）。过敏反应有皮疹、接触性皮炎、剥脱性皮炎、粒细胞减少、哮喘、紫癜。肝功能减退、癫痫病史及昏迷病人禁用。

氯丙嗪中毒（chlorpromazine poisoning）　误服过量氯丙嗪引起的急性中毒。主要表现为表情淡漠、烦躁不安、头晕、乏力、昏睡、心悸、血压下降、直立性低血压、心律失常、呼吸困难、腹痛、呕吐、黄疸、肝脾大、瞳孔缩小、腱反射消失、大小便失禁、震颤、全身抽搐等。急救：服药6h内反复温水洗胃和对症处理，有条件可进行透析治疗。

氯喘（clorprenaline）　见氯丙那林。

氯氮平（clozapine）　其他名称：氯扎平。二苯二氮草类广谱抗精神病药。用于精神分裂症的阳性或阴性症状，适用于难治性精神分裂症。制剂：片剂。处于肝性脑病状态、酒精中毒性谵妄、中毒性精神病，有癫痫史、青光眼、严重肝脏疾患、粒细胞减少病人禁用。

氯氮䓬（chlordiazepoxide）　其他名称：利眠宁。抗焦虑药（抗惊厥、镇静、催眠）。用于焦虑性和强迫性神经官能症、癔症、神经衰弱病人的失眠及情绪烦躁、高血压头痛、酒精中毒、痉挛。制剂：片剂。长期大量应用可产生耐受性及成瘾。肝、肾功能不全者慎用。孕妇及哺乳期妇女忌用。

氯地米松双丙酸酯（beclometasone dipropionate）　见丙酸倍氯米松。

氯地孕酮（chlormadinone）　合成的口服强效孕激素。适用于先兆流产和习惯性流产、功能失调性子宫出血、闭经、月经异常等。制剂：美雌醇的复方片剂，为口服短效女用避孕药。

氯碘喹啉乳膏（clioquinol cream）　皮肤科药剂。组成：氯碘喹啉、氧化锌，以吸水性基质制成的黄色半固体制剂。具有抗菌、收敛作用。外用于化脓性皮肤病、浅部真菌病，以及皮炎、湿疹类皮肤病的继发感染。因有多种副作用，如视网膜病变、肌肉病、心脏病，外周神经病变，在某些地区被禁止应用。

氯碘羟喹（chloroiodoquine）　其他名称：消虫痢。抗阿米巴药。含碘约41%，作用与喹碘方相似。主治急、慢性阿米巴和细菌性痢疾，也用于阴道滴虫。

氯丁二烯（chloroprene, 2-chlorobutadiene）　无色有刺激气味、易挥发的液体，难溶于水，易溶于醇类、乙醚、氯仿等有机溶剂。可经呼吸道、胃肠道和皮肤吸收。生产中，急性中毒并不多见，慢性中毒病人常主诉头晕、头痛、乏力、咽干、失眠、记忆力减退、食欲减退、胸闷、心悸及四肢、腰背酸痛等，毛发脱落较为严重，多见于头部，有时波及眉毛、睫毛或阴毛。脱离接触后数周至数月可重新生长。少数人发生接触性皮炎。车间空气中最高容许浓度为2mg/m³。

氯法齐明（clofazimine）　其他名称：氯苯吩嗪。抗麻风药。对麻风杆菌和其他一些分枝杆菌有抑制作用。用于瘤型麻风病和其他型麻风的治疗。制剂：胶囊剂。服药后可使皮肤、角膜显红色或棕色，使尿、痰等显红色。

氯仿（chloroform, trichloromethane）　学名三氯甲烷。有机化合物。无色透明液体，易挥发，遇空气或日光分解为有剧毒的光气。化学性质活泼。曾用作麻醉剂。是可疑致癌物。

氯仿水（aqua chloroformi） 防腐矫味剂。氯仿的过饱和水溶液。无色澄明、味微甜。具有祛风、防腐、矫味作用。口服用于腹部胀气与绞痛，并用作制剂的矫味或防腐性溶剂。

氯仿中毒（chloroform poisoning） 氯仿蒸气大量吸入或经消化道或无损伤的皮肤吸收引起中毒。急性中毒早期，颜面和体表有潮热感，兴奋激动，欣快，呼吸表浅，心律失常，数分钟内进入麻醉状态，反射消失，严重者发生呼吸麻痹、心室颤动和心功能不全。慢性中毒对肝脏损害显明。治疗：对症处理，可用维生素 B 族和护肝药物等。

氯芬那酸（clofenamic acid） 其他名称：氯灭酸、抗风湿灵。非甾体抗炎镇痛药。有解热作用。主治风湿性和类风湿性关节炎、神经痛及其他炎性疼痛。

氯酚臭（chlorophenol odor） 用氯消毒、经酚类化合物污染的水产生的氯酚臭味。说明水质已严重污染，不宜饮用。

氯化氨基汞软膏（Cremor Hydrargyri Aminochloridi） 其他名称：白降汞软膏。皮肤科用药。组成：氯化氨基汞（白降汞）。以单乳膏为基质制成的白色半固体制剂。有收敛、杀菌作用。外用于真菌性皮肤病、脓疱疮、湿疹、继发性化脓性感染及银屑病等。

氯化氨基汞眼膏（Oculentum Hydrargyri Aminochloridi，HA） 其他名称：白降汞眼膏。眼科用药。组成：氯化氨基汞。以眼膏基质制成的半固体制剂。有收敛、杀菌作用。用于睑缘炎、疱疹性结膜炎、角膜炎、角膜薄翳等。

氯化铵（ammonium chloride） 其他名称：氯化铔、卤砂。祛痰药。用于急性呼吸道炎症时黏稠痰不易咳出者，还可用以酸化尿液。制剂：片剂。肝肾功能不全及溃疡病病人慎用。

氯化胆碱（choline chloride） 保肝药。参与正常脂肪的代谢和运转。能与积存在肝内的脂肪作用使其变成易于吸收的磷脂。缺少则易肝内积蓄大量脂肪，出现脂肪肝。用于治疗肝炎、肝硬化、肝脂肪浸润等。

氯化钙（calcium chloride） 用于血钙降低引起的手足搐搦症以及肠绞痛、输尿管绞痛、荨麻疹、渗出性水肿、瘙痒性皮肤病。与镁离子有竞争性拮抗作用，用于解救镁盐中毒、佝偻病、软骨病、孕妇及哺乳期妇女钙盐补充、高钾血症等。制剂：注射剂。宜缓慢注射。应用强心苷期间或停药后 7 日以内禁用。有强烈的局部刺激作用，不可皮下注射或肌内注射，静脉注射时注射液不可漏于血管外，必须稀释后注射。

氯化钙溴化钠注射液（calcium chloride and sodium bromide injection） 其他名称：痒苦乐民注射液。皮肤止痒剂。组成：氯化钙和溴化钠。主治皮肤瘙痒性疾患，对冬季瘙痒症疗效更好。

氯化钙注射液（calcium chloride injection） 药物钙剂。组成：氯化钙。无色澄明的、无热原灭菌溶液。能促进骨骼和牙齿的钙化成形，维持神经与肌肉的正常兴奋性，降低毛细血管的通透性。用于钙质缺乏症、皮肤黏膜过敏性疾患及镁中毒等。应用强心苷期间忌用。

氯化钴（cobalt chloride） 抗贫血药。刺激骨髓产生红细胞生成素，使难治贫血病人的血细胞比容、血红蛋白及红细胞数量增加。用于进展缓慢的再生障碍性贫血而血中网织红细胞升高者，以及伴发于肾脏疾病的贫血症的辅助治疗。常见胃肠道症状，偶致过敏反应。因钴可降低组织利用氧的能力，年老有动脉硬化症者慎用。

氯化琥珀胆碱（Succinylcholini Chloridum） 其他名称：司可林。骨骼肌松弛剂。作用迅速，持续时间短，易控制。用于外科手术、气管插管及惊厥性疾病的肌肉痉挛。大剂量可引起呼吸麻痹等。

氯化钾（potassium chloride） 其他名称：补达秀。水电解质平衡调节药。用于低钾血症的防治和强心苷中毒引起的阵发性心动过速或频发室性期前收缩。制剂：片剂、缓释片剂；注射剂。静脉滴注速度不可过快。肾功能不全者慎用。

氯化钾试验（potassium chloride test） 鉴别 T 波改变的一种药物试验。应先做心电图作为对照，内服 1% 氯化钾 30ml 后 1h 复查心电图，凡 T 波恢复正常者判断为阳性。用于 T 波降低、有 u 波、心率不快的病人。有胃病、肾病、禁食或

明显房室传导阻滞者不做此试验。其临床意义同普萘洛尔试验。

氯化苦（chloropicrin） 其他名称：三氯硝基甲烷。粮食熏蒸杀虫剂及化工原料。油状液体。常温下挥发。经呼吸道进入人体，损害中、小支气管。急性中毒者有流泪、眼刺痛及咽喉部刺激症状；重者引起结膜水肿、角膜炎、化学性肠炎和肠水肿。皮肤接触可引起灼伤。慢性中毒与急性中毒相似但较轻微，往往伴有皮下出血。车间空气中最高容许浓度为 $1mg/m^3$。

氯化苦中毒（chloropicrin poisoning） 主要由吸入氯化苦蒸气引起。皮肤黏膜仅少量吸收，并能引起局部灼伤。氯化苦系一种熏蒸杀虫剂。轻度中毒时自觉眼刺激、畏光、流泪及咽部发痒或刺痛。吸入稍高浓度，可有头痛、头晕、恶心、呕吐、腹痛、腹泻及呼吸困难、心悸、胸部压迫感。严重者出现支气管肺炎或肺水肿。治疗：应积极防治肺水肿；眼及皮肤污染处用大量水清洗。

氯化镁（magnesium chloride） 抗酸药。不溶于水，中和胃酸的作用较慢，但强而持久。中和胃酸后形成的氯化镁部分被吸收。肾功能不全时可发生镁中毒。在肠道中部分转变成碳酸镁，又具有轻泻作用，与碳酸钙合用能克服此缺点。防治低镁血症和用于配制血液透析液及腹膜透析液。用于治疗伴有便秘的胃酸过多症，亦可作为缓泻剂及防治胆结石。肾功能不良者慎用。

氯化钠（sodium chloride） 水电解质平衡调节药。无机化合物。化学式 NaCl。无色透明晶体，溶于水。自然界大量存在于海洋、盐湖、盐井和岩盐中，可从海洋、盐湖、盐井取水，经浓缩、结晶获取。用于调节体内水与电解质平衡。制剂：注射剂。

氯化钠注射液（sodium chloride injection） 其他名称：灭菌生理盐水。电解质补充药。组成：氯化钠 0.9%（等渗）的水溶液。用于低张性脱水症（如高热、剧烈吐泻引起的脱水）、大出血或手术后用以补充体液。可作注射用药的溶媒或稀释剂。

氯化氢（hydrogen chloride） 氯和氢的化合物。无色气体，有强烈刺激性气味。极易溶于水成为盐酸。急性中毒时，眼和上呼吸道可出现严重的刺激症状，并有呼吸困难、胸闷、胸痛甚至咯血、呕吐。慢性刺激可引起慢性鼻炎、慢性支气管炎、牙齿酸蚀症等。浓盐酸可使皮肤和眼灼伤。车间空气中最高容许浓度为 $15mg/m^3$。

氯化物测量计（chloride meter） 测定体内各种液体中氯离子含量的仪器。利用电位滴定原理，取试样约 20～100ml 即可快速精确测出，结果以数字显示。可用于生化检验中。

氯化物检查法（test for chloride） 利用氯化物在硝酸酸性介质中与硝酸银作用生成的氯化银混浊液，与标准氯化钠溶液在同样条件下生成的氯化银混浊液比较，以测定样品中氯化物限量。

氯化消毒（chlorination） 在短时间内杀灭饮用水中致病菌的方法之一。消毒剂有氯、漂白粉、漂白粉精和氯胺等。氯化消毒的机制尚不十分清楚，可能是氯气或氯化消毒剂溶于水后，在常温下很快水解成次氯酸，次氯酸分子量小、中性，易被吸附在生物膜上，造成微生物生物膜蛋白质破坏、膜的半透性障碍，细胞渗透压改变，从而影响细胞的正常生理功能，导致细胞死亡。此外，次氯酸的氧化能力很强，可破坏微生物细胞中含巯基酶的活性，使糖代谢发生严重障碍而死亡。氯化消毒的效果与水的 pH 值、水温、消毒剂用量和接触时间有关。剩余氯应在 0.3～0.5mg/L，消毒时间不得少于 30min。

氯化亚汞（mercurous chloride，calomel） 其他名称：甘汞。白色细小的重质粉末。无味、无臭。不溶于水及醇。遇光逐渐分解成汞及升汞，呈淡灰色，有剧毒。应储于避光容器中。可用作轻泻剂和利尿剂。

氯磺丙脲（chlorpropamide） 磺酰脲类降糖药。治疗中枢性尿崩症。作用、用途、不良反应等基本同甲苯磺丁脲。其不同点有吸收快，在体内很少代谢，原型经肾排泄慢，且有与抗利尿素相似的作用。除用于糖尿病外，亦可用于尿崩症。对

肝脏毒性较大，应用时须特别注意。

氯己定（hibitane, chlorhexidine）　其他名称：洗必太、洗必泰。消毒防腐药。为双胍化合物。常用制剂有溶液剂、醇溶液、乳膏、气雾剂、片剂等。对革兰氏阳性菌、阴性菌和真菌均有杀灭作用。可用于烧伤、烫伤感染、分娩消毒、冲洗创面和伤口，手术野消毒，病房、手术室、家具等消毒，也可用于手术者泡手或器械消毒。其乳膏剂可作为膀胱镜检的润滑剂。不可与碘酊、高锰酸钾、硫酸锌、肥皂等配伍。

氯己定碘栓（Suppositoria Iodochorhexidini）　其他名称：洗必泰碘栓。消毒防腐药。组成：洗必泰碘，与水溶性基质制成的固体凝胶制剂。塞入宫颈处或阴道中，用于治疗阴道炎等。

氯己定栓（Suppositoria Chlorhexidini）　其他名称：洗必泰栓。防腐消毒药。组成：醋酸氯己定，用亲水性基质制成的固体凝胶制剂。其用法和用途见洗必泰碘栓。

氯洁霉素（Clindamycinum）　见克林霉素。

氯解磷定（pralidoxime chloride）　其他名称：氯磷定。有机磷酸酯类中毒解毒药（胆碱酯酶复活药）。用于有机磷酸酯类中毒、胆碱酯酶抑制药过量。制剂：注射剂。剂量过大或注射速度过快可致呼吸抑制甚至衰竭。根据病情必须反复给药。忌与碱性药物配伍。

氯卡尼（lopantrol, remivox, lorcainide）　其他名称：氯卡胺、劳卡胺。具有局部麻醉作用的抗心律失常药。可降低心肌细胞的自律性，延长不应期，减慢传导，作用快而持久，毒性小。适用于室性心律失常，特别是室性期前收缩和复发性室性心动过速。常用其盐酸盐。低钾、传导阻滞、心动过缓者禁用。孕妇慎用。

氯喹（chloroquine）　抗疟药。主要用于疟疾急性发作，控制症状。还可用于肝阿米巴病、华支睾吸虫病、肺吸虫病、结缔组织病。制剂：磷酸氯喹片剂；注射剂。孕妇禁用。重型多形性红斑、银屑病、精神病及肝肾功能不全者慎用。

氯雷他啶（loratadine）　其他名称：氯羟他定、开瑞坦。抗变态反应药（第二代 H_1 受体阻滞药）。用于过敏性鼻炎、急性或慢性荨麻疹、过敏性结膜炎、花粉症及其他过敏性皮肤病等。制剂：片剂。2 岁以下儿童、妊娠及哺乳期妇女、驾驶人员慎用。过敏者禁用。

氯联苯（chlorinated dipheny）　绝缘和增塑剂。由联苯氯化而得的物质。从一氯联苯到十氯联苯，随含氯量的增加，其形态由液体到固体。氯联苯中毒同苯类。

氯磷定（pyradoxime methylchloride, PAM-Cl）　见氯解磷定。

氯磷酸二钠（disodium clodronate）　其他名称：骨膦。抗肿瘤药。用于转移癌、骨髓瘤、畸形性骨炎。制剂：注射剂。对双磷酸盐过敏者，同时使用其他双磷酸盐治疗者禁用。治疗期间必须保持适当的液体摄入，妊娠和哺乳期妇女慎用。

氯霉素（chloramphenicol）　酰胺醇类抗生素。主要用于伤寒、副伤寒沙门菌和其他沙门菌、脆弱拟杆菌感染。还用于沙眼、角膜炎、结膜炎、睑缘炎等。制剂：注射剂；滴眼剂。新生儿、早产儿、精神病人（可引起严重失眠、幻视、幻觉、猜疑、狂躁、忧郁等精神症状）、骨髓造血功能受抑制的病人及肝病病人禁用。过敏者慎用。滴眼剂开封后尽快用完。肌内注射常引起剧烈的疼痛；还可致坐骨神经麻痹而造成下肢瘫痪，应尽量避免。

氯霉素滴耳液（chloramphenicol ear drops）　其他名称：氯霉素甘油滴耳液。抗生素制剂。组成：氯霉素或甘油（或丙二醇），用于耳道各种化脓性感染。

氯霉素耳丸（chloramphenicol ear pellets）　抗生素类药。组成：氯霉素或圆珠形滴丸。具有速效、高效和长效特性。用于急性或慢性化脓性中耳炎及乳突根治术后流脓等。

氯霉素滴眼液（chloramphenicol eye drops）　抗生素眼剂。组成：氯霉素。以硼酸盐缓冲液为溶媒的灭菌水溶液。用于沙眼、急性或慢性结膜炎、睑缘炎、角膜炎、睑腺炎、结核性结膜炎、泪囊炎等症。

氯霉素注射液（chloramphenicol injection）　广谱抗生素类药。组成：氯霉素。用于斑疹伤寒、副伤寒、细菌性痢疾及其他

革兰氏阳性杆菌的感染，也用于立克次体及某些病毒的感染。

氯美扎酮（chlormezanone）　其他名称：芬那露。具有弱安定及肌肉松弛作用。抗焦虑药的一种。作用与地西泮（安定）相似，抗焦虑效果较地西泮为弱。用于精神紧张恐惧、精神性神经病、慢性疲劳，由焦虑、激动及某些疾病引起的烦躁不安等；亦可用于背酸、颈硬、骨痛、四肢酸痛、风湿关节痛等。不宜与氯丙嗪、单胺氧化酶抑制剂等合用。

氯米芬（clomifene）　其他名称：克罗米芬。抗雌激素药。用于避孕药引起的闭经、月经紊乱。也可用于无排卵型不育症、黄体功能不全。尚可用于精子缺乏的男性不育症。制剂：枸橼酸氯米芬片剂。肝肾功能不全病人、卵巢囊肿、妇科肿瘤病人禁用。

氯米帕明（clomipramine）　其他名称：安拿芬尼、氯丙米嗪。抗抑郁药。用于治疗内源性、反应性、神经性、隐匿性抑郁症及各种抑郁状态、强迫症、恐惧症、焦虑症和精神分裂症。制剂：盐酸氯米帕明注射剂。严重心脏病、急性心肌梗死、传导阻滞、青光眼、排尿困难、白细胞过低及过敏者、脑损伤、癫痫病人、妊娠前 3 个月禁用。

氯灭酸（clofenamic acid, Acidum Dofenamicum）　见氯芬那酸。

氯萘（chlorinated naphthalenes）　工业用绝缘剂。人体可经皮肤吸收，或由呼吸道吸入其蒸气。含氯量越多，毒性愈大，主要损伤皮肤、肝脏，可引起湿疹、上皮角化、中毒性肝炎，重者可发生急性黄色肝萎缩。车间空气中最高容许浓度为 $1mg/m^3$。

氯哌噻吨（clopenthixol）　其他名称：氯噻吨、高抗素。抗精神病药。用于预防精神分裂症复发，对智力障碍伴神经运动性兴奋状态、儿童严重攻击性行为障碍、老年动脉硬化性痴呆治疗效果较好。制剂：注射剂。孕妇、哺乳期妇女慎用。严重心、肝肾等疾病者、有惊厥史者禁用，驾驶员不宜用。

氯哌斯汀（cloperastine, chloperastine, hustazol）　其他名称：咳平、氯哌啶、咳安宁、氯苯息定。非成瘾性中枢性镇咳药。能抑制咳嗽中枢而发挥镇咳效果，也具有微弱的 H_1 受体阻断作用。镇咳强度不及可待因，但无耐药性和成瘾性。适用于急性上呼吸道炎症、慢性支气管炎、肺结核及肺癌等引起的咳嗽。偶见口干和嗜睡等不良反应。

氯普鲁卡因（chloroprocaine）　其他名称：纳塞卡因。局部麻醉药。穿透力强，麻醉作用迅速，持久，毒性较小。用于浸润麻醉、硬膜外麻醉、区域性阻滞麻醉等。

氯普噻吨（chlorprothixene）　其他名称：氯丙硫蒽、泰尔登。抗精神病药。用于伴有焦虑或抑郁症的精神分裂症、更年期抑郁症、焦虑性神经官能症。亦用于改善焦虑、紧张、睡眠障碍。制剂：片剂；注射剂。大剂量可引起癫痫大发作。

氯气（chlorine）　氯的单质。双原子分子，黄绿色气体，带刺激性臭味，有毒。可用于漂白、杀菌或制染料、农药、塑料等。

氯气中毒（chlorine poisoning）　接触氯气引起的中毒。氯被吸入后与呼吸道黏膜水分作用形成氯化氢和新生态氧。氯化氢对黏膜有刺激和烧灼作用，引起炎性水肿、充血和坏死。新生态氧对组织有强烈氧化作用；并形成臭氧，对细胞产生毒作用。急性中毒时引起上呼吸道刺激症状，严重肺水肿、呼吸中枢反射性抑制而死亡。慢性中毒有上呼吸道和眼结膜刺激症状、慢性支气管炎、牙齿酸蚀症，严重者可发生肺硬化、皮肤有烧灼痒感。车间空气中最高容许浓度为 $1mg/m^3$。治疗：迅速脱离现场；吸氧、碱性液体雾化吸入，给予支气管扩张剂，积极防治肺水肿、休克和继发肺部感染。

氯噻平（clotiapine, clothiapine）　其他名称：氯哌硫氮䓬。属二苯二氮䓬类抗精神病药。有较好的抗幻觉、妄想及抗兴奋躁动作用，疗效近于氯丙嗪，且作用迅速，很少引起锥体外系不良反应。适用于急慢性精神分裂症。宜从小量开始，逐渐增至维持量。剂量过大或增量过快可引起直立性低血压。

氯噻酮（chlortalidone, hygroton）　利尿降压药。能抑制肾小管对钠离子和氯离子的重吸收，在排钠的同时排出大量水

分。适用于各种水肿的治疗。氯噻酮尚有降压作用，常与其他降压药合并使用治疗高血压。亦用于月经前综合征。

氯沙坦钾（losartan potassium）　其他名称：科素亚、洛沙坦。抗高血压药（血管紧张素Ⅱ受体阻滞药）。用于原发性高血压。制剂：片剂。于血容量不足的病人，可发生直立性低血压；于肾动脉狭窄的病人，能增加血尿素氮和血清肌酐的含量；可能改变肾功能甚至出现肾衰竭，停药后可恢复；孕妇和哺乳期妇女禁用。

氯沙坦钾/氢氯噻嗪（losartan potassium and hydrochlorothiazide）　其他名称：海捷亚。抗高血压药（血管紧张素Ⅱ受体阻滞药/利尿药）。用于高血压，适用于联合用药治疗的病人。制剂：片剂。血容量减少及无尿病人、严重肾功能不全或肝功能异常的病人禁用。

氯硝安定（clonazepam）　见氯硝西泮。

氯硝柳胺（niclosamide）　其他名称：灭绦灵、育末生。为驱肠虫药。用于驱除牛带绦虫、猪带绦虫、裂头绦虫和短膜壳绦虫。制剂：片剂、膜剂。宜在早晨空腹服用，服用时应充分嚼碎。第2次服药后2h需服硫酸镁导泻。

氯硝西泮（clonazepam）　其他名称：氯硝安定、利福全。抗焦虑药（抗惊厥药）。用于各型癫痫、慢性多发性抽搐、药物所致多动症、婴儿痉挛症、僵人综合征、精神病。制剂：片剂；注射剂。严重肝病病人、急性闭角型青光眼及对苯二氮䓬类过敏者禁用。儿童、妊娠期、混合型癫痫、呼吸系统疾患病人慎用。突然停药可引起癫痫持续状态。

氯乙烷（aethylis chloridum）　全身麻醉剂。常温下为气体，低温或压力下为无色澄明、易挥发的液体，极易燃烧，诱导及恢复均极迅速，用作诱导麻醉。也用作局部冷冻麻醉剂。

氯乙烯（chloroethylene）　其他名称：乙烯基氯。制造聚氯乙烯的单体。常温、常压下为无色气体，加压时易液化。微溶于水而极易溶于有机溶剂。长期接触较高浓度的氯乙烯可引起头痛、头晕、乏力、记忆力减退、四肢酸痛、多汗、雷诺现象、肝大；或伴有肝功能异常、皮肤病变；或致肢端溶骨症和肝血管肉瘤。

氯乙烯中毒（chloroethylene poisoning）　职业性中毒多系吸入氯乙烯蒸气引起。轻者仅有头晕、头痛、胸闷、恶心、嗜睡、步态蹒跚等。重者出现昏睡、抽搐、躁动、昏迷，甚至死亡。治疗：无特效治疗，主要为对症处理。

氯酯醒（meclofenoxate）　见甲氯芬酯。

氯唑西林钠（cloxacillin sodium）　其他名称：氯苯甲硅钠、邻氯青霉素钠、氯唑青霉素。半合成的异噁唑类，具有耐抗葡萄球菌青霉素酶性质。用于产酶金黄色葡萄或不产酶葡萄球菌所致的败血症、肺炎、心内膜炎、骨髓炎或皮肤软组织感染等。制剂：颗粒剂；注射剂。对青霉素过敏者禁用，用前皮试。

滤过除菌法（sterilization by filtration）　用含有微细小孔的滤菌器滤过液体，以阻挡液体中的细菌通过的除菌方法。滤后的液体是无菌的，但比细菌体积小的病毒不能被滤掉。此法主要用于除去血清、不耐热的药物和酶制剂中的细菌。常用的除菌滤器的孔径为$2\mu m$以下垂熔玻璃滤器、石棉板滤器（孔径$0.8\sim1.8\mu m$）和膜滤器等。

滤过膜（filtration membrane）　其他名称：滤过屏障、血尿屏障。肾小体具有滤过功能的结构部分。由血管球毛细血管的有孔内皮、基膜和肾小囊脏层的裂孔膜3层组成。当血液流过血管球的毛细血管时，管内血压较高，血浆内的某些物质经有孔内皮、基膜和裂孔膜滤入肾小囊腔。滤过膜的3层结构分别对大小不同分子的滤过起限制作用。经滤过膜滤入肾小囊腔的液体，称原尿。原尿中除不含大分子蛋白质外，其余成分与血浆基本相似。若滤过膜受损，则大分子蛋白质，甚至血细胞均可漏出，出现蛋白尿和血尿。

滤过性手术（filtering operation）　指建立新的房水外排出途径的各种手术。青光眼主要是眼内房水排出眼外受阻，使眼压升高。所有抗青光眼手术的目的都是要降低眼压。该手术是在角膜缘处做一滤水口通至眼外，在巩膜与眼球筋膜鞘（Tenon囊）、结膜之间形成一个滤过潴水泡与前房相通，这样房水可直接由前房流至滤过泡内而被吸收，起到降低眼压的作用。

滤菌器（filter）　用多孔性材料制成的滤过细菌的装置。主要用于不能使用高温灭菌的血清、毒素、抗毒素以及其他一些药液的除菌。滤菌器种类很多，常用的有张伯伦、贝克斐、蔡氏（Seitz）等型，以及玻璃滤器等。目前多用微孔滤膜滤器。

滤膜采样器（filter membrane sampler）　采集空气中烟、尘样品的仪器以测定浓度和分散度，种类很多，可用有机玻璃、塑料、铝或铜等制成。

滤泡囊肿（follicular cyst）　其他名称：卵泡囊肿。功能性卵巢囊肿的一种。由成熟滤泡不破裂或闭锁卵泡持续增长，使滤泡腔液体潴留而形成的囊肿。直径常<4cm，偶可达5~8cm，多单发。壁薄而透明，囊腔充满透明浆液。因囊肿无内分泌功能，一般不引起临床症状。治疗：多数4~6周可自然吸收，并发囊肿破裂或蒂扭转可手术治疗。

滤泡旁细胞（parafollicular cell）　其他名称：C细胞。单个嵌在甲状腺滤泡细胞间或其结缔组织中能分泌降钙素的细胞。比一般滤泡细胞大，圆形或不规则形，胞质内含有分泌颗粒。位于滤泡壁上者，顶部常被相邻滤泡细胞覆盖，不与滤泡腔接触。

滤线器（grid）　放射科术语。由细铅条与细木条间隔排列制成的X线滤过器。来自阳极靶的锥形原发X线束能平行通过铅条间隙。散乱的继发X线则被铅条阻挡、吸收，不能到达荧光屏或X线底片，因而可以提高影像清晰度。分为活动与固定两类。固定滤线器又称滤线栅，以铅或其他重金属经光刻或电子枪打成方格形的井字形滤线栅效果最好。

孪生研究（twin studies）　研究遗传因素致病作用的一种方法。这类研究是以双胞胎为对象，调查其在不同环境下发病情况是否一致。由于同卵双胞胎遗传物质的共同性较异卵为多，因此常比较同卵与异卵双胞胎的一方患某病时，另一方患此病的比例（同病率）。如同卵双胞胎的糖尿病同病率明显高于异卵双胞胎；异卵双胞胎又明显高于一般对照对。

孪缩（contracture）　机体长期处于不活动状态，肌肉异常变短，严重时肌肉固定无法伸展。3种常见的孪缩形态有垂足、垂腕和髋关节外旋。

卵巢（ovary）　女性生殖腺。有产生卵细胞、分泌女性激素的功能。位于盆腔内，左右各一，呈卵圆形，可分为内、外侧面，前后两缘和上、下两端。性成熟期发育到最大，随月经停止而逐渐萎缩。成年女子约28天排一次成熟卵细胞。卵巢产生的雌激素和孕激素，具有促进乳腺和子宫内膜生长等生理功能。

卵巢癌（ovarian carcinoma, oophoroma）　发生于卵巢的恶性肿瘤。卵巢恶性肿瘤中多见的一种。其细胞类型多样，组织结构复杂，生物学特性各异。分原发、继发及转移性3种。早期无症状，癌肿生长迅速，短期内自觉腹胀，出现包块及腹水；晚期出现腹痛及压迫症状，月经紊乱或闭经。检查包块固定，后穹窿有坚硬结节，腹水呈血性，可找到癌细胞。治疗：手术切除，术后化疗或放疗，预后不良。

卵巢残余综合征（residual ovary syndrome）　子宫切除术时有目的地保留卵巢，术后出现卵巢持续性增大、慢性下腹痛及性交疼痛的一组病征。体检可见盆腔包块，直径一般不超过10cm，多为囊性，有压痛。保守治疗或手术治疗。

卵巢成熟畸胎瘤（mature teratoma of ovary）　其他名称：卵巢囊性畸胎瘤、卵巢皮样囊肿、卵巢成熟性囊性畸胎瘤。卵巢最常见的肿瘤。通常由2个或3个胚层组织构成。属良性。好发于生殖年龄，双侧占12%。肿瘤体积小，壁厚，蒂长；囊内含有皮脂腺，分泌物呈黄油样，可混有毛发、骨骼和其他组织。恶变率有2%~4%，多为年龄大的妇女。易发生扭转及感染等并发症，确诊后应手术切除。年轻妇女可作肿瘤切除术，保留患侧卵巢组织。

卵巢成熟性囊性畸胎瘤（cystic mature teratoma of ovary）　见卵巢成熟畸胎瘤。

卵巢动脉（ovarian artery）　腹主动脉供应卵巢的成对动脉分支。在肾动脉起始处的稍下方发自腹主动脉的前壁，沿腹后壁下行入骨盆，分布至卵巢和输卵管等结构。此动脉在男性

L

称为睾丸动脉。

卵巢发育异常（malformation of ovary） 卵巢发育不全，有多余卵巢或卵巢异位者。卵巢发育不全者无月经，缺少第二性征，且常伴生殖器以外畸形。多余卵巢者无周身影响。卵巢异位者卵巢异位至盆腔，或下降过度达直肠窝或腹股沟内。病人除不孕外无其他症状。

卵巢非妊娠性原发性绒毛膜癌（non-gestational primary chorio-carcinoma of ovary） 由卵巢生殖细胞衍化而来的极少见的卵巢高度恶性肿瘤。多与其他生殖细胞肿瘤并存。好发于青春期前的女孩。表现为腹部肿块、腹痛、性早熟、阴道持续出血等。早期出现转移。病理检查可以确诊。治疗：以手术切除为主，辅以化疗。

卵巢非赘生性肿瘤（nonneoplastic lesions of ovary） 卵巢卵泡增大，内有液体潴留所形成的囊肿。常见的有滤泡囊肿、黄体囊肿、黄素囊肿、子宫内膜异位囊肿。不恶变，有的可自行吸收而消失。前两者直径不超过 5cm，不需治疗。子宫内膜异位囊肿有经血潴留，如体积增大，需手术切除。

卵巢功能检查（ovarian function test，examination of ovarian function） 目的是了解卵巢有无排卵及黄体功能状态。主要方法有基础体温测定、宫颈黏液涂片检查、阴道细胞学检查、诊断性刮宫。

卵巢功能早衰（premature ovarian failure，POF） 女性 40 岁前由于卵巢内卵泡耗竭或医源性损伤导致卵巢功能衰竭的现象。病因可包括遗传因素、自身免疫性疾病、医源性损伤或特发性原因。以低雌激素及高促性腺激素为特征，表现为继发闭经，常伴围绝经期症状。

卵巢冠囊肿（epoophoron cyst） 输卵管系膜及卵巢上缘之间的囊肿。中肾管、中肾小管或卵巢旁体退化不全而形成。位于输卵管卵巢门之间的输卵管系膜内。为单侧性，输卵管附其上并被拉长，生长慢，良性，无症状。双合诊难以与卵巢囊肿鉴别。治疗：手术切除。

卵巢冠纵管（ductus epoophori longitudinalis） 女性胚胎在发育过程中，中肾管未全部退化而残留的头端部分。常位于卵巢系膜内。纵管壁衬以单层立方或柱状上皮，上皮游离面有时可有纤毛，上皮外围以结缔组织。纵管头端呈囊性膨大的部分称泡状附件。纵管常与一些残存的中肾小管连通，共同组成卵巢冠。

卵巢混合型生殖细胞肿瘤（mixed germ cell tumor of ovary） 由两种以上恶性生殖细胞来源的肿瘤成分所组成。最常见的是无性细胞瘤和内胚窦瘤混合。该肿瘤好发于青春期前女孩。常见症状是腹部包块及下腹胀痛。当含有绒毛膜癌成分时，血人绒毛膜促性腺激素（HCG）值升高，尿妊娠试验阳性。从肿瘤不同部位广泛取材进行病理检查方可确诊。治疗：以手术切除为主，根据肿瘤类型辅以放疗及化疗。

卵巢交界型上皮癌（epithelial tumor of borderline malignancy of ovary） 卵巢潜在低度恶性上皮癌。其组织学及生物学特点处于良性与恶性肿瘤间，可种植转移到腹膜，腹腔内多粘连，有腹水。手术预后好。易复发，可再次手术，疗效仍较好。

卵巢交界性肿瘤（borderline ovarian tumor） 在生长方式和细胞学特征方面介于明显良性和明显恶性的同类肿瘤之间，无损毁性间质浸润，且与同样临床分期的卵巢癌相比预后好得多的卵巢肿瘤。

卵巢静脉-肾盂炎综合征（Clark syndrome） 其他名称：克拉克综合征。妊娠合并右侧卵巢异常，压迫输尿管，引起尿路梗阻而出现输尿管-肾盂积水的一组病征。表现为经产妇反复发生尿路感染，伴肾区疼痛。治疗：抗感染，重者可行手术。

卵巢静脉综合征（ovarian vein syndrome） 卵巢静脉异常压迫输尿管引起的病症。常与卵巢血栓性静脉炎、血栓形成、多产、内分泌功能障碍有关。主要表现为病人下腹疼痛、发热、排尿困难、尿路感染及肾盂积水，可有脓尿或血尿。盆腔静脉造影可证实。治疗：手术根治。尿路感染应进行系统抗感染治疗。

卵巢颗粒细胞瘤（granulosa cell tumor of ovary） 常见的一种

功能性卵巢恶性肿瘤。多为单侧性、中等大小、有包膜、表面光滑，呈圆形或卵圆形。临床表现与肿瘤分泌的激素有关。当分泌雌激素时，有性早熟、子宫出血等表现，若肿瘤产生男性激素，则可表现出男性化征象。检查时常发现下腹包块，B超检查有助于诊断，病理检查可确诊。治疗：根治性切除，配合放、化疗。

卵巢克鲁肯贝格瘤（Krukenberg tumor of ovary，carcinoma mucocellulare） 一种自胃肠道癌转移来的卵巢黏液细胞癌。卵巢特殊类型的转移性腺癌。含有典型的能产生黏液的印戒细胞，原发部位为胃肠道。肿瘤为双侧性，中等大小，一般保持卵巢原状，与周围无粘连，切面呈实性胶质样，多伴有腹水。虽可经手术切除，但预后极差。

卵巢卵黄囊瘤（ovarian yolk sac tumor） 其他名称：卵巢内胚窦瘤。发生于儿童及青年的高度恶性卵巢肿瘤。生长迅速，早期淋巴转移及盆腔扩散，血清甲胎蛋白（AFP）高。病变由原始生殖细胞发展而来。细胞排列特殊，类似大鼠胎盘内胚窦或卵黄囊。治疗：手术切除，预后不良。

卵巢门细胞瘤（hilar cell tumor of ovary） 源自未分化的卵巢间质细胞，主要分泌雄激素的一种功能性卵巢肿瘤。表现为男性化症状，多毛、声音低沉、阴蒂肥大；少数病人有雌激素作用，发生月经失常或绝经后阴道流血。肿瘤常较小，位于卵巢门区域，实质或囊性。病理检查确诊。治疗：良性者手术疗法；恶变者按卵巢癌进行治疗。

卵巢男性细胞瘤（andreoblastoma） 卵巢门细胞发生的肿瘤。这种肿瘤分泌大量的雄激素，干扰下丘脑-垂体-卵巢轴的正常作用而引起闭经。临床表现为继发闭经。检查时发现四肢多毛，女性特征减退，乳房及生殖器萎缩，阴蒂增大。阴道检查时可扪及盆腔内肿物。实验室检查血睾酮升高。治疗：手术切除。

卵巢囊肿（ovarian cyst） 卵巢肿瘤中最多见的一种。分为浆液性及黏液性。前者为单房，含浆液；后者为多房，含黏液。可发展成巨大囊瘤；囊性畸胎瘤又称皮样囊肿，内含脂肪、毛发、牙齿、软骨、骨质等。3 种囊肿均属良性，应切除以防恶变。

卵巢内胚窦瘤（endodermal sinus tumor of ovary） 见卵巢卵黄囊瘤。

卵巢黏液性囊腺癌（mucous cystadenocarcinoma of ovary） 卵巢上皮来源的恶性肿瘤。多发生于 40～60 岁妇女。一般为单侧性。肿瘤为囊性，但有明显实质区。常与周围组织粘连。除腹胀、腹围迅速增大外，还可有腹痛、消瘦、贫血、全身无力等症状。超声检查有助于诊断，病理检查可确诊。治疗：手术切除为主。

卵巢黏液性囊腺瘤（mucous cystadenoma of ovary） 卵巢常见肿瘤。占卵巢良性肿瘤的 1/5。多发生于 30～50 岁，一般为单侧多房性。体积大，可达数十千克。囊壁较厚，表面光滑，乳白色，囊内含黏稠性胶冻样物质。临床表现为腹胀、腹围增大及不同程度的压迫症状。恶变率 5％～10％。可分为良性、交界性和恶性。B超检查有助于诊断。治疗：手术切除（注意即使肿瘤破裂，以免发生瘤细胞种植）。

卵巢泡膜细胞瘤（theca cell tumor thecoma） 基本属于良性，发病年龄为 53 岁左右。肿瘤大小差异很大，从很小到巨大，一般为中等大小，平均为 8cm 左右。外观与纤维瘤相像，临床表现明显不同于纤维瘤，而与颗粒细胞瘤相似，有过多不正常、月经多或闭经以及绝经后子宫出血。恶变者占 3％，对绝经后病人无论其良恶，均须作全子宫和双附件切除，恶性者再进行化疗或放疗。对年轻妇女并有生育要求且病理证实为良性者，可只作患侧附件切除。

卵巢妊娠（ovarian pregnancy，ovariocyesis） 孕卵在卵巢内着床发育。诊断标准为：①患侧输卵管必须正常；②胚囊种植于卵巢；③卵巢及胚囊必须以卵巢固有韧带与子宫相连；④胚囊壁上有卵巢组织。卵巢妊娠多于孕早期发生包膜破裂，应根据病情做部分或全部卵巢切除术。

卵巢肾上腺样细胞瘤（adrenal tumor of ovary） 主要分泌雄激素的功能性卵巢肿瘤。临床表现有女性男性化及肾上腺皮质功能亢进。瘤体一般较小，实性。病理检查确诊。治疗：手术切除肿瘤。

卵巢生发上皮涵盖囊肿（germinal inclusion cyst of ovary）　卵巢非赘生性囊肿。由卵巢表面的生发上皮向皮质间质内下陷而成。可单发或多发，直径较小。多见于绝经后的卵巢或有卵巢周围炎者。不引起任何临床症状。不需治疗。

卵巢生发上皮来源的肿瘤（germinal epithelial tumor of ovary）　发生于卵巢表面的生发上皮及其下面间质的肿瘤。常见的生发上皮来源的卵巢肿瘤有：浆液性肿瘤、黏液性肿瘤、子宫内膜样瘤、透明细胞癌、纤维上皮瘤、未分化瘤、未分类腺癌、癌肉瘤及中胚叶混合瘤等。

卵巢生殖细胞瘤（germ cell tumor of ovary）　来源于原始性腺细胞的一组卵巢肿瘤。主要包括无性细胞瘤、畸胎瘤、胚胎性癌、非妊娠性原发性绒毛膜癌、内胚窦瘤、多胚瘤、混合性生殖细胞瘤等。共同特点是：好发于年轻妇女；恶性时发展较快，恶性度极高，预后差；肿瘤常呈混合型。

卵巢透明细胞肿瘤（clear cell tumor of ovary, mesonephroid tumor of ovary）　卵巢的常见肿瘤。分为良性、交界性及恶性 3 种，绝大多数为恶性。大多在绝经后发病，以单侧为多，中等大小，表面结节状，切面为部分实性、部分囊性。与其他上皮性癌不同的特点之一，是肿瘤局限在卵巢或盆腔内，转移到盆腔以外者占少数。手术范围应包括双侧附件及全子宫切除；如果肿瘤发生在年轻妇女，临床Ⅰ期病变，局限在单侧卵巢，也可考虑作单侧附件切除；其他情况的处理同卵巢上皮癌。

卵巢未成熟畸胎瘤（immature teratoma, malignant teratoma）　卵巢的恶性肿瘤。多发生于青少年，平均年龄为 19～24 岁。常见症状为腹部包块、腹胀、腹痛，多有腹腔种植，60％ 有腹水。转移和复发率高，但复发后再次手术时，肿瘤组织有自未成熟向成熟转化的特点，即恶性程度的逆转现象。B 超、CT 扫描及腹腔镜检查有助于诊断，病理检查可确诊。治疗：手术切除并尽可能切净，对于反复发作的肿瘤，亦不应放弃手术。

卵巢无性细胞瘤（dysgerminoma of ovary）　卵巢的恶性肿瘤。主要发生于幼女及青年妇女，平均年龄 22 岁。80％～90％ 为单侧性，且好发于右侧卵巢，因右侧性腺分化及发育比左侧慢的缘故。肿瘤为中等大小，圆形或椭圆形，有时为分叶状，硬韧，包膜光滑，切面为实性，淡棕色。主要症状是盆腔包块，常伴有腹胀；如果发生扭转、破裂、出血，可有急性腹痛。有时合并腹水。治疗：应采取较彻底的手术，术后常规放射治疗，对复发病例加用化疗。

卵巢纤维瘤（fibroma of ovary）　卵巢的良性肿瘤。多见于中年妇女。为单侧性，中等大小，表面光滑或结节状，切面灰白色，实质性，很坚硬。有时可见卵巢纤维瘤合并腹水、胸腔积液，手术切除后腹水、胸腔积液消失，称为麦格斯综合征。

卵巢纤维上皮瘤（oophoroma folliculare, Brenner tumor）　其他名称：布伦纳瘤。卵巢的肿瘤。大多数为单侧性，表面光滑，质地坚硬，切面与纤维瘤相像，呈灰白色旋涡状。有时在浆液性或黏液性囊腺瘤的壁上可见有小型结节，为并发的纤维上皮瘤。病人平均年龄 56 岁，由于瘤体较小，多数无症状。良性可予单纯手术切除，交界性可参考年龄确定手术范围，恶性应按其他卵巢恶性肿瘤的处理原则进行治疗。

卵巢性闭经（ovarian amenorrhea）　卵巢功能低下所致的闭经。可因卵巢阙如、发育不良，或为放疗、结核、肿瘤破坏所致。阴道涂片提示卵巢功能低下，基础体温呈单相型，促卵泡激素（FSH）测定示垂体功能亢进。如子宫正常，雌、孕激素人工周期治疗有撤药性出血。

卵巢性周期（sexual cycle of ovary）　卵巢性周期受下丘脑-脑垂体-卵巢轴调控。女性至青春期，下丘脑促性腺激素释放激素（GnRH）发育成熟，GnRH 分泌增加，促卵泡激素（FSH）和黄体生成素（LH）分泌随之增多，卵巢出现卵泡生长发育、排卵、黄体生成，每月一次周期性变化，称为卵巢性周期，该周期是月经周期的基础。

卵巢早衰（premature ovarian failure）　多种病因导致的卵巢功能过早衰退的综合征。通常表现为 40 岁前月经终止。

卵巢支持-间质细胞瘤（arrhenoblastoma, andreioma）　其他名称：睾丸母细胞瘤。卵巢罕见肿瘤。多为实性，质软有包膜，分叶状，有囊性区，切面灰白色带黄色，可见坏死出血。多数有内分泌异常，支持细胞肿瘤 70％ 表现为雌激素作用，如月经过多、月经延长和绝经后出血等；有 20％ 表现为男性化作用；10％ 无功能改变。男性化作用可表现为闭经、子宫和乳房萎缩、多毛、阴蒂肥大等。支持细胞瘤大多为良性，卵巢瘤单纯切除可痊愈。

卵巢肿瘤（ovarian tumor）　发生在卵巢上的各类肿瘤的总称。发病率较高。临床早期可无症状，肿瘤较大者有下坠感及不同程度的压迫症状，如为两侧，尚可有月经紊乱等。如为恶性，则病情发展快，较早出现血性腹水，肿物坚硬、固定，很快出现消瘦、贫血、恶病质。功能性卵巢瘤尚可有阴道流血、性早熟、男性化等表现。治疗：以手术切除为主。

卵巢肿瘤蒂扭转（pediculotorsion of ovarian tumor）　常见的卵巢肿瘤并发症。约占卵巢肿瘤的 10％；也是常见的妇科急腹症之一。多发生于瘤蒂长、活动度大、中等大小、重心偏向一侧的肿瘤，如囊性畸胎瘤。特别是妊娠期或产褥期，由于子宫位置的改变，扭转发生率明显高于平时。主要临床表现是突然发生一侧下腹剧痛，常伴恶心、呕吐，检查时可触及盆腔或下腹一侧有张力较大的肿块，压痛以瘤蒂处最明显，并有肌紧张。确诊后应立即手术。但有时扭转可自然复位，腹痛也随之缓解。有的呈慢性扭转，并无症状，手术时意外发现。

卵巢肿瘤蒂扭转切除术（excision of pediculotorsion of ovarian tumor）　妇科手术。卵巢肿瘤蒂扭转后，瘤蒂内常形成血栓，手术时不应将扭转部复位，应在靠近子宫角处钳夹瘤蒂，将扭转部完全切除，以预防栓子脱落进入血液循环。对切除的肿瘤应切开检查，如为恶性，还应按恶性肿瘤的手术原则扩大手术范围。

卵巢肿瘤破裂（rupture of ovarian tumor）　妇科急腹症。有外伤性破裂和自发性破裂两种。前者多因腹部重击或受压、分娩、双合诊等引起，也可由于穿刺造成；后者是由于肿瘤生长过速、组织过脆所致，其中多数为恶性肿瘤浸润性生长而穿破囊壁。破裂后的临床表现取决于囊壁液的性质和流入腹腔的量；滤泡囊肿或黄体囊肿破裂，如果不发生腹腔内流血，一般无明显症状；大囊肿或畸胎瘤破裂，常引起剧烈腹痛、恶心、呕吐或腹腔内出血。确诊后应立即剖腹探查，根据肿瘤性质确定手术范围和术后处理。

卵巢转移性肿瘤（metastatic tumor of ovary）　从其他器官转移至卵巢的肿瘤。约占卵巢恶性肿瘤的 1/5，又称继发性卵巢瘤。其常见的原发部位是胃肠道、乳腺、子宫、输卵管。由于体内存在原发和继发两种肿瘤，两者的症状可以独立出现，也可以互相干扰，诊断比较困难。应尽最大努力寻找原发瘤，目的是找到原发瘤，可肯定转移癌的诊断。根据原发瘤部位，可与继发瘤一起，制定出一个比较适当的处理方案。属晚期肿瘤，预后不良。

卵巢子宫内膜癌（endometrial carcinoma of ovary）　由卵巢子宫内膜异位或卵巢生发上皮来源的恶性肿瘤。表现为腹部肿块、腹痛及腹胀，以及异常阴道出血。病理学检查可以确诊。以手术治疗为主。

卵巢子宫内膜样癌（endometrioid carcinoma of ovary）　原发于卵巢的恶性肿瘤，组织学上与子宫内膜癌类似。平均发病年龄 50 岁。瘤体多为囊性，内有透明水样、黏液或血性液体；少数为实质性，内有出血及坏死。表面光滑或有乳头状突起。临床特点为肿物生长迅速，有腹部包块、腹胀、腹痛、腹水及压迫症状。腹水细胞学检查及 B 超、CT 扫描有助于诊断。治疗：手术切除、配合放疗、化疗。

卵巢子宫内膜样瘤（endometrioid tumor of ovary）　见卵巢子宫内膜异位症。

卵巢子宫内膜异位囊肿（endometrial cyst of ovary）　见卵巢子宫内膜异位症。

卵巢子宫内膜异位症（endometriosis of the ovary）　其他名称：巧克力囊肿、卵巢子宫内膜样瘤、卵巢子宫内膜异位囊肿。子宫内膜异位于卵巢深部，经血潴留形成的囊肿。积血多呈巧克力糊状，常因表面出血或囊壁破损而与邻近器官粘连。病人有月经紊乱、痛经、不孕。治疗：手术切除。

卵黄管异常（anomalies of vitelline duct）　出生后连接卵黄囊和胎儿消化道之间的通道仍未退化消失。常见的有：卵黄管全部残留开放成为脐粪瘘；远端不全闭合而成脐窦；近端未闭构成梅克尔憩室；两端闭合中部未闭形成卵黄管囊肿，以及卵黄管闭合萎缩而形成索条等。

卵黄磷蛋白（ovovitellin, vitellin, vitellenin）　鸡蛋卵黄中的磷酸糖蛋白。可干扰鸡蛋中铁的吸收利用，使蛋类铁的吸收率只有 3%。

卵黄囊（yolk sac）　胎盘形成时细胞滋养层形成一薄层胚外体腔膜，与内胚层共同形成初级卵黄囊。完全由内胚层形成的腔，称为次级卵黄囊，随着胚体头褶形成，卵黄囊顶部转入胚体内成为原始消化管。后来卵黄囊萎缩，借卵黄蒂与中肠相连，卵黄囊壁血管是胚胎最早的造血处，原始生殖细胞亦来自此囊。

卵裂（merogenesis）　受精卵早期的细胞分裂。卵裂形成的细胞叫卵裂球。

卵裂球（blastomere）　卵裂产生的子细胞。即受精卵不断进行分裂产生卵裂球。随着卵裂的进行其数目不断增加，但其胞体越来越小。受精后 30h 左右时，卵裂球数为 2 个，40h 时为 4 个卵裂球。

卵磷脂（lecithin, phosphatidylcholine）　见磷脂酰胆碱。

卵磷脂胆固醇脂酰转移酶（lecithin cholesterol acyl transferase, LCAT）　催化新生高密度脂蛋白中卵磷脂 2 位脂肪酸转移到游离胆固醇反应的酰基转移酶。参与胆固醇的酯化，血浆中 90% 以上胆固醇酯是由此酶催化生成，属于分子量为 70 000 的糖蛋白。该酶的缺乏会引起病人肾功能减退。

卵磷脂磷脂酰基-胆固醇酯酰基转移酶（lecithin phosphatidyl-cholesterol acyltransferase）　催化卵磷脂的磷脂酰基转移到胆固醇，形成胆固醇酯及溶血磷脂酰胆碱的酶。

卵磷脂/鞘磷脂（比值）测定（lecithin/sphingomyelin ratio, L/S ratio）　预测胎儿肺成熟度的可靠方法之一。胎儿肺部成熟的主要活性物质——卵磷脂于 35 孕周后在羊水中急骤升高，但鞘磷脂并不同样升高。羊水中二者比值（L/S）在足月时≥4。L/S≥2 表示胎儿肺已成熟，极少发生呼吸窘迫综合征。

卵泡（ovarian follicle）　卵巢皮质中由一个卵母细胞和包绕在其周围的许多小型细胞所组成的泡状结构。分为原始卵泡（处于静止状态的卵泡）、生长卵泡（青春期后开始生长发育的卵泡）和成熟卵泡三个阶段。

卵泡刺激素（follicle-stimulating hormone, FSH）　其他名称：促卵泡［激］素、促滤泡素。脑垂体促性腺激素细胞（FSH 型）分泌的激素。化学本质是糖蛋白。生理作用是促进卵泡早期发育，并与黄体生成素共同作用促进卵泡成熟和雌激素分泌。受下丘脑促性腺激素释放激素神经元分泌的促性腺激素释放激素的调节和血中雌激素水平的反馈性调节。

卵泡发育（development of follicle）　是指由原始卵泡经初级卵泡、次级卵泡，最后由成熟卵泡的过程。出生后，两侧卵巢中有 70 万～200 万个原始卵泡，自青春期起，每月有 15～20 个卵泡发育，但通常只有一个发育成优势卵泡并排卵，其余的卵泡退化为闭锁卵泡。

卵泡膜-黄素囊肿（theca-lutein cyst）　其他名称：黄素囊肿。人绒毛膜促性腺激素刺激引起卵泡膜黄素化所形成的囊肿。临床上最常见于滋养细胞病变（水泡状胎块、绒毛膜癌），此外，可见于多胎妊娠、应用促性腺激素诱发排卵等原因。病变多为双侧，大小不等，大者可达 20～25cm，囊性、壁薄，内含透明或淡褐色液体。临床一般无症状，分娩后或滋养细胞病变治愈后可自然消退。出现破裂、蒂扭转者应手术治疗。

卵泡膜细胞瘤（thecoma, theca cell tumor）　主要分泌雌激素的功能性卵巢肿瘤。临床表现为月经异常或绝经后阴道流血。少数病人有男性化表现。肿瘤实质性，中等大小，圆形或卵圆形。也有呈分叶状，表面有光泽。绝大多数为良性。治疗：良性者切除附件；恶性者按卵巢癌治疗。

卵泡膜细胞增生症（theca cell hyperplasia）　其他名称：间质泡膜细胞增生症。一种卵巢瘤样病变，是卵巢间质细胞增生伴有间质细胞多发性黄素化。临床呈雄激素或雌激素过高现象。病人有月经不规则或闭经、肥胖、高血压及糖代谢异常，亦有伴发子宫内膜增生过长及腺癌。病理检查确诊。治疗：卵巢楔形切除；促排卵药物。

卵泡膜（腺）细胞增殖综合征（hyperthecosis syndrome）　病人临床上出现女性男性化等一系列表现，同时具有卵泡膜细胞增生的一组症候群。表现为月经稀少、闭经，肥胖，多毛，乳房萎缩，阴蒂肥大，阴道壁光滑、萎缩，宫颈萎缩。激素治疗或手术切除卵巢。

卵泡囊肿（follicular cyst）　其他名称：滤泡囊肿。卵巢非赘生性囊肿。因卵泡不成熟或成熟不排卵，卵泡内液体潴留而致。囊肿表面光滑、壁薄，直径≤5cm，囊液清亮。可伴有月经失调，偶有囊肿破裂出血或蒂扭转者。治疗：一般不需治疗；出现急腹症者应手术。

卵式生殖（oogamy）　卵与精子结合的有性生殖方式。特点是雌性配子为大型，无运动能力；雄性配子具有鞭毛或纤毛，能运动。是异配生殖的高级形式。

卵形疟原虫（plasmodium ovale）　人类 4 种疟原虫之一。最少见的卵形疟疾的病原体，我国仅发现几例（云南及海南）。红细胞内期所寄生的红细胞略胀大，色略淡，边缘呈锯齿形，部分变为椭圆形。有下鞭环细胞通过。

卵圆孔（foramen ovale）　①位于胎儿心脏继发隔上的一个卵圆形孔道。通常由原发隔覆盖，可控制血液方向，出生后闭合形成卵圆窝。②位于圆孔的后外侧，沟通颅中窝与颅底下方的卵圆形孔洞。有下颌神经通过。

卵子（ovum）　成熟女性的生殖细胞。为单倍体细胞，可与精子结合成受精卵。在卵巢中储备、生长、发育、成熟乃至排出。新生儿两侧卵巢共有 70 万～200 万个原始卵泡，至青春期仅剩 3 万～4 万个。妇女一生排卵 400～500 个，育龄妇女每月均有一定数量的原始卵泡发育，但仅一个优势卵泡成熟，其余均退化闭锁。原始卵泡历经初级卵泡、次级卵泡，进而发育为成熟卵泡。于排卵前初级卵母细胞完成第一次减数分裂，产生一个大的次级卵母细胞和一个第一极体。排卵后次级卵母细胞进入第二次减数分裂，但停止于分裂中期。只有受精后它才完成第二次减数分裂，形成一个成熟细胞和一个小的第二极体。不久两个极体退化消失。

卵子发生（oogensis）　卵原细胞经过初级卵母细胞和次级卵母细胞而生成卵子的过程。分 3 个阶段：①增殖期。卵原细胞经多次有丝分裂，数量增加。②生长期。卵原细胞体积增大，成为初级卵母细胞。③成熟期。初级卵母细胞经二次熟分裂，染色体数目减半。第一次减数分裂，产生一个次级卵母细胞和一个小的第一极体；次级卵母细胞经第二次减数分裂，产生一个卵母细胞和一个第二极体。次级卵母细胞一般停留在分裂中期和后期，除非受精才能完成第二次成熟分裂。人的卵母细胞成熟分裂于胚胎期时，出生时停留于第一次减数分裂双线期，至青春期才又继续成熟分裂。

伦敦烟雾（London smog）　伦敦过去以煤作燃料产生的大量二氧化硫和煤尘烟雾。主要危害呼吸系统。伦敦自 1873 年开始，曾先后发生十多次烟雾事件，其中最严重的一次是在 1952 年 12 月 5 日至 8 日，当时伦敦上空连续 4 天烟雾弥漫，经久不散，在这次事故中约 4 000 人死亡。

伦琴（伦）（roentgen, R）　X 或 γ 射线的照射量单位。照射量是量度 X 或 γ 射线在空气中电离能力的量。当它们通过温度为 0℃，压强为 1 个大气压的干燥空气时，如果能在 0.001 293g 空气（即 $1cm^3$ 体积）中产生电量各为 1 静电单位的正、负离子（相当于 2.802×10^9 个离子对），其照射量即为"1 伦琴"。

轮廓乳头（papillae vallatae）　舌乳头的一种。有 7～9 个，排列在界沟前方。轮廓乳头的中央稍隆起，周围略下陷，含有味蕾，司味觉。

轮廓胎盘（circumvallate placenta） 胎盘胎儿面周边由白色肥厚组织围绕成环。胎膜附着于环内缘，环由胎盘边缘梗死的绒毛膜及真蜕膜折叠而成。妊娠中期或晚期可能有阴道流血，可误诊为前置胎盘，亦与产后出血有关。

轮廓征（silhouette sign） X线诊断。当肺组织有实变或不张时，相邻的纵隔或横膈边缘变模糊、界限不清的现象。正常的胸部正位片上因为纵隔和横膈与含气的肺组织形成明显的自然对比，使其边缘显示清楚锐利。

轮替运动（alternating movement） 共济失调的检查方法之一。嘱病人伸直手掌，以前臂做快速旋前旋后动作，如缓慢或不协调为共济失调。提示小脑病变。

轮椅（wheel-chair） 依靠上肢为动力乘坐的代步工具。借助乘坐轮椅可锻炼身体，增强大脑血管与单束肌肉收缩的协调关系，改善心血管系统功能，减少并发症的发生，增加病人对生活的乐趣和战胜疾病的信心，为他们自理生活、参加工作创造条件。乘坐轮椅的适应证：下肢残缺、老年人、脊髓病、颅脑疾病。种类有：①固定式轮椅，结构简单，但不用时占据空间较大；②折叠式轮椅，车架等可折叠，便于携带和运输；③可躺式轮椅，靠背较高，放平后可躺下休息；④比赛用轮椅，根据比赛需要而设计的特种轮椅；⑤电动轮椅，以蓄电池为能源，用电动机驱动轮椅，适于上下肢功能都减弱者使用。

轮状病毒（rotavirus） 婴幼儿急性胃肠炎的病原体。分类属于呼肠孤病毒科。直径55～75nm，核酸为双链核糖核酸，由几个不连续节段组成。有双层衣壳，壳粒排列呈车轮状，故得名。病毒经粪-口途径传播。易感者多为6个月～2岁婴幼儿。冬季发病率高、传染性强。主要症状为大量水样便、呕吐和轻度发热，典型病人常见白色水样便，故称小儿假性霍乱。儿童及成人对该病毒有一定的抵抗力。诊断人类轮状病毒感染可用电镜检测粪便滤液中病毒颗粒。也可用酶联免疫吸附试验检测血清中抗体或粪便中抗原。还可从粪便中提取病毒RNA作RNA电泳图谱分析。

轮状病毒胃肠炎（rotaviral gastroenteritis） 俗称婴儿秋季腹泻。由人类轮状病毒为病原体侵袭肠黏膜所引起的疾病。一种病毒感染性腹泻，一类传染病。表现有发热、腹泻、呕吐。大便呈水样，中含黏液或脓血。少有咳嗽、流涕等呼吸道症状。根据临床表现和粪便电镜检查，或测抗原可诊断。无特异性抗病药物治疗，注意纠正失水和电解质紊乱。

罗阿丝虫病（loaiasis） 罗阿丝虫寄生于人体皮下组织所引起的疾病。一种寄生虫病。流行于非洲西部。患罗阿丝虫病病人是本病唯一传染源。通过斑虻叮咬人而传播。游走性肿胀[卡拉巴肿（Calabar swelling）]是本病临床特点，表现为暂时性皮下肿块，成虫偶尔可移行至结膜下，故又称眼丝虫病。治疗：乙胺嗪对微丝蚴和成虫均有效。

罗班序列征（Robin sequence） 其他名称：皮埃尔·罗班综合征、小颌综合征。常染色体隐性遗传，伴短颌、腭裂等复合畸形。主要表现为下颌过小畸形、舌后退和腭裂。其他有混合性聋、耳部畸形、眼异常、智力发育迟缓等。常因呼吸道梗阻及误吸致死。治疗原则：防止上呼吸道阻塞及窒息；腭裂及小颌症可整形。

罗伯特征（Robert sign） 胎儿在宫内死亡后，胎儿腹部气体的征象。

罗伯特综合征（Robert syndrome） 常染色体隐性遗传疾病。主要表现为生长迟缓、肢体短小、输尿管积水、阴茎肥大、尿道下裂、隐睾等。

罗伯逊征（Robertson sign） ①心脏病病人临终时，心前区胸肌出现纤维性收缩。②诈病者压迫其所指痛点瞳孔不扩大。③腹水病人仰卧时胁腹胀满与紧张。

罗布麻叶（Folium Apocyni Veneti, dogbane leaf） 其他名称：吉吉麻、泽漆麻、野茶、红麻、茶叶花。中医药名。夹竹桃科植物罗布麻的全草或叶。甘、微苦，凉。归肝经。功能平肝、清热、利水消肿。治高血压眩晕头痛、失眠梦多；治急、慢性心功能不全，改善充血性心力衰竭症状、体征；治心、肝、肾性的水肿尿少。

罗德西亚锥虫（*Trypanosoma rhodesiense*） 人体锥虫病病原体的一种。在人体血液中只有锥鞭毛体形式，此虫仅分布在非洲东部。人是主要传染源，动物宿主有羚羊、野猪、牛等。此虫引起急性睡眠病，发展迅速，症状严重，晚期疗效差。检查肿大的淋巴结穿刺液为最好的诊断方法。

罗夫辛征（Rovsing sign） 阑尾炎时，压迫与麦氏点相应的左腹部，引起右侧麦氏点疼痛。

罗汉果（Fructus Momordicae, grosvenor momordica fruit） 其他名称：拉汗果、假苦果。中医药名。葫芦科植物罗汉果的果实。甘，凉。归肺、大肠经。功能清肺止咳、润肠通便。治肺火喉咳、咽痛失音、肠燥便秘。也可代茶饮。

罗红霉素（roxithromycin） 其他名称：罗力得、联邦赛乐林、罗迈新。半合成的十四元大环内酯类抗生素。用于敏感菌所致的呼吸道、五官、皮肤软组织等感染以及急慢性非淋病性尿道炎、阴道炎、子宫颈炎等。制剂：片剂、胶囊剂。对大环内酯类过敏者、严重肝功能不全者禁用。

罗-基综合征（Robertson-Kihara syndrome） 肾小球旁细胞良性肿瘤分泌大量肾素而引起的一组临床病征。多见于青年人。表现为高血压伴头晕头痛、多饮多尿、间歇性肌肉麻痹。检验示低钾血症，血浆肾素活性高，尿中醛固酮增多。手术治疗。

罗加利斯基征（Rogalski sign） 掌骨骨折的征象。表现为轻轻叩击相应的指端引起掌指关节屈曲时出现疼痛。

罗克利征（Rockley sign） 其他名称：颧骨凹陷征。颧骨骨折的重要体征。用两根直尺或铅笔等物置于两侧颧骨最突起处和眼眶外缘的相同位置，观察其向上延长直线与中轴线所成的角度，若一侧偏斜度增大即为此征阳性。

罗莱综合征（Rollet syndrome） 见眶尖综合征。

罗曼采夫征（Romantsew sign） 腹直肌区域中自发血肿的征象。表现为肿块的边界与腹直肌的边界相一致。

罗曼诺夫征（Romanow sign） 病人吞咽或头向后仰时出现胸骨后或肩胛间疼痛加重。见于食管破裂所引起的纵隔炎。

罗森塔尔效应（Rosenthal effect） 其他名称：皮格马利翁效应、期望效应。一种社会心理效应。1968年，美国心理学家罗森塔尔（R.Rosenthal，1906—1975）和雅各布森（L.Jacobson）对小学生做了一次"学习潜力测验"。测试后，他们将一份"有优异潜能的学生"名单告诉有关老师。8个月后再次测试，发现名单内的学生都有显著进步，其实这个名单是随机抽取的。老师的期望有意无意地传递给学生，学生会按照老师的期望来塑造自己。这个效应表明，将正面、积极的信息带给他人，会促使其向更好的方向发展。

罗森塔尔综合征（Rosenthal syndrome） 其他名称：因子Ⅺ缺乏综合征、血浆凝血活酶前质缺乏症。一种遗传性出血性素质。为常染色体显性或不完全隐性遗传性出血性疾病。临床表现与血友病相似，但较轻。罕有自发性出血、紫癜或关节积血，症状常继发于外伤或手术。

罗斯柴耳德征（Rothschild sign） ①甲状腺功能减退症的表现之一。表现为两侧眉毛稀疏、干枯，外1/3部分脱落。多见于甲状腺功能减退症、垂体前叶功能减退症、甲状旁腺功能减退症、某些急性传染病、结缔组织病和脂溢性皮炎等。②肺结核时，由胸骨柄与胸骨剑突形成之角异常扁平且可移动。

罗斯沃特综合征（Rosewater syndrome） 男子性腺功能低下及乳房发育为特征的家族性遗传病。病人自青春期开始出现乳房发育，第二性征也如女性一样，阴茎短小，性功能低下，不育。尿液检查促性腺激素减少。早期补充性激素进行治疗。

罗索利莫征（反射）[Rossolimo sign（reflex）] 锥体束受累时发生的病理性反射。锥体束征。病人仰卧，检查者用手指向上弹拨被检查者足趾的跖侧，或用叩诊锤叩击足趾骨和跖骨的交界处，若被检查者的2～5趾均向跖侧屈曲，为阳性。

罗-汤综合征（Rothmund-Thomson syndrome） 先天性皮肤异色病。一种常染色体隐性遗传综合征。女性多见。一般在生后3～6个月出现皮肤改变，毛细血管扩张，棕色色素沉着，皮肤萎缩。病损出现于面、耳、臀和手足等部位。4～6岁

L

或更迟出现双侧白内障，但也可不发生。1/4病人性发育停滞。

罗特斑（Roth spots）　视网膜炎时的白斑。亚急性细菌性心内膜炎早期视网膜出现的圆形或卵圆形白斑。

罗托综合征（Rotor syndrome）　其他名称：先天性非溶血性黄疸直接Ⅱ型、慢性家族性非溶血性黄疸。一种慢性家族性非溶血性黄疸。出生后不久或儿童期发病。表现为轻度有波动的黄疸，间歇性上腹部不适，有时腹痛和发热。

罗通定（rotundine）　其他名称：颅通定、左旋四氢帕马丁。非成瘾性镇痛药。从防己科植物华千金藤中分离出的主要生物碱左旋四氢帕马丁。作用同延胡索乙素，具有镇痛、镇静、催眠及安定作用。镇痛作用较哌替啶弱，强于解热镇痛药。适用于因疼痛而失眠的病人。亦用于胃溃疡、十二指肠溃疡及胃肠道、胆道疾病引起的疼痛、月经痛、分娩后宫缩疼痛，以及其他中等度的疼痛；亦可用于紧张性失眠、痉挛性咳嗽等。常用其盐酸盐，片剂口服、硫酸盐皮下注射或肌内注射。孕妇慎用。

罗伊适应模式（Roy adaptation model）　通过采取各种方式控制影响服务对象的刺激，扩大服务对象的适应范围，改善护理对象的适应方式，促进服务对象在生理、自我概念、角色功能及相互依赖方面适应的护理模式。由美国护理理论家卡利斯塔·罗伊提出。

罗扎诺夫征（Rozanow sign）　其他名称：不倒翁征。病人取左侧卧位，并把大腿屈曲至腹部。如将病人改为平卧或右侧卧位，病人立即翻身回到原来的体位，即为此征。见于脾破裂和腹腔内出血。

逻辑记忆（logic memory）　以概念及其文字、数字符号为内容的记忆。所储存的是反映事物内涵、意义、性质、规律的词汇、公式、定理、规则等的内容，很少受外界因素的干扰，比较稳定，在人的各种记忆中起主导作用。

逻辑思维（logical thinking）　利用语言符号进行的思维活动。是人类思维的核心形态。语言符号所体现的概念、公式、法则、定理、定律、命题等都是抽象逻辑思维的主要材料。可分为形式逻辑思维和辩证逻辑思维。前者中的概念是无矛盾性的，具有绝对、静止、单一的特征；后者中的概念是有矛盾性的，具有变化、相对、运动、多样的辩证特征。辩证逻辑思维是逻辑思维的高级阶段。

萝卜螺〔属〕（napiform spiral shell）　椎实螺科的一个属。螺壳较大，呈耳状或椭圆锥形，螺旋部小于壳口的高度。其中耳萝卜螺、折叠萝卜螺、椭圆萝卜螺、卵萝卜螺、狭萝卜螺等可作为肝片吸虫的中间宿主。

萝卜子（Semen Raphani）　见莱菔子。

萝芙木制剂中毒（rauwolfia pharmaceutics poisoning）　误服或应用萝芙木制剂过量引起的中毒。其提取物有利血平、降压灵、降压平。症状为倦怠、鼻塞、面潮红、瞳孔缩小、腹痛、腹泻、血压下降、心动过缓、呼吸缓慢等。严重者可有搐搦、呼吸麻痹。治疗：口服中毒者给予洗胃、导泻、输液，以促进排毒，同时采取对症处理。

啰音（rale）　支气管和肺脏病变时随呼吸出现的异常呼吸音。可用听诊器听到。有干性和湿性两种。吸气时气体通过呼吸道中的稀薄分泌物而形成的水泡破裂音，称为湿啰音，又称水泡音；气管、支气管和支气管变气管狭窄或部分阻塞，空气出入或呼出时形成的湍流音，称为干啰音。

螺杆菌属（Helicobacter）　因幽门弯曲菌的微细结构、脂肪酸组成等与弯曲菌不同，故1989年Goodwin建议把幽门弯曲菌从弯曲菌属中分离出去，成立一个新的螺杆菌属，幽门弯曲菌相应地改为幽门螺杆菌，此名已得到广泛认可。根据临床及实验资料证明，幽门螺杆菌与慢性胃炎、消化性溃疡有高度相关性，临床用铋剂、红霉素、呋喃唑酮等药物治疗，病人症状得到缓解，培养阳转阴。

螺癸酮喘通（spiramon, fenspiride）　见芬司匹利。

螺距（pitch）　螺旋扫描工作方式的一个重要参数。定义为：在X线管球旋转360°的时间内，扫描床所前进的距离相当于准直器宽度倍数值，其计算公式为P＝进床速度/准直器宽度×扫描旋转周期。螺距大小直接影响到图像的质量和病人所接受的放射剂量。螺距小，被照体单位体积接受的X线量大、图像质量高，相同时间扫描范围小；螺距大，接受X线量少，图像质量差，相同时间扫描范围大。

螺内酯（spironolactone）　其他名称：安体舒通、螺旋内酯固醇。利尿药（醛固酮拮抗药）。用于与醛固酮升高有关的顽固性水肿及高血压；对肝硬化和肾病综合征病人利尿效果较好，尚可用于多毛症（妇女）、寻常痤疮，原发性醛固酮增多症的诊断与治疗，低钾血症的预防。制剂：片剂。严重肾功能不全、血钾偏高者禁用。螺内酯为保钾型利尿药，在应用过程中不可盲目使用氯化钾，以免引起钾中毒。

螺内酯试验（spironolactone test）　其他名称：安体舒通试验。原发性醛固酮增多症的特殊试验。螺内酯可拮抗醛固酮对肾小管上皮的作用，每日320～400mg（微粒型），分3～4次口服，连续至少1～2周（可达4～5周）。如系本病，则病人血钾可上升至接近正常，血压可下降，血CO_2结合力下降，尿钾减少，尿pH值变为酸性，肌无力麻木症状改善。肾病所致低钾血症、高血压则螺内酯往往不起作用。

α螺旋（α-helix）　生物化学术语。一种螺旋状盘绕的结构。如曲线围绕着一个圆柱体以一定的角度旋转上升或下降。可分右手螺旋及左手螺旋。

螺旋CT（spiral CT, SCT）　在旋转式扫描基础上，通过滑环技术与扫描床连续平直移动而进行计算机体层成像的新一代技术。管球旋转和连续动床同时进行，使X线扫描的轨迹呈螺旋状。螺旋扫描是连续的，没有扫描间隔时间，使整个扫描时间大大缩短。近年开发的多层螺旋CT装置，与一般螺旋CT相比，扫描时间更短、层次更薄、连续扫描的范围更长，拓宽了检查与应用范围，改变了图像显示的方式，提高了诊断水平。

螺旋对称型（helical symmetry）　病毒壳粒沿着螺旋形盘旋的病毒核酸链呈螺旋形对称排列。见于正黏病毒、副黏病毒和弹状病毒等。

螺旋骨折（spiral fracture）　骨折线呈螺旋形的骨折。多见于下肢骨折。

螺旋菌（spirillum）　体形弯曲呈螺旋的杆菌。菌体坚韧，常生活在淡水或海水中，腐生或寄生。分为：只有一个弯曲的，菌体呈弧形或逗点状的弧菌，如霍乱弧菌；菌体有数个弯曲呈螺旋形的螺菌，如幽门螺杆菌。

螺旋器（spiral organ, organ of Corti）　其他名称：科蒂器。位于耳蜗基底膜上感受声波刺激的细胞群。即听觉感受器。它由支持细胞、毛细胞和盖膜组成。蜗神经的末梢与毛细胞的基部构成突触，毛细胞的表面有听毛，可接触盖膜。当声波传入内耳时，使内耳的淋巴液发生波动，引起基底膜的振动，刺激毛细胞而感受声音。

螺旋体（spirochete）　介于细菌和原生物之间的一类微生物。菌体细长、柔软、弯曲，呈螺旋状，运动活泼。具有细胞壁和无定型核。营腐生或寄生生活。二分裂繁殖。无鞭毛，有轴丝。广泛分布于自然界中。种类很多。一般将其分5个属。对人类有致病性的为疏螺旋体（如回归热螺旋体）、密螺旋体（如梅毒螺旋体）和钩端螺旋体等3个属。

螺旋藻胶囊（luoxuanzao jiaonang）　肿瘤放疗、化疗辅助用药。组成：钝顶螺旋藻。用于气血亏虚、痰浊内蕴、面色萎黄、头晕头昏、四肢倦怠、食欲减退、病后体虚、贫血、营养不良上述证候者。

裸露癖（exhibitionism）　见露阴癖（症）。

瘰疬（scrofula）　其他名称：鼠瘰、鼠疮、老鼠疮、九子疮、鼠疬、走鼠疮、蝼蛄疬、延珠瘰、野瘰、串疬等。中医病名。寒热瘰疬，在于颈项者。小的为瘰，大的为疬。因肺肾阴虚，肝气久郁，虚火内灼，炼液为痰，或受风火邪毒，结于颈、项、腋、胯之间。初起结块如豆，数目不等，无痛不热，后渐增大串生，久则微觉疼痛，结块粘连，推之不移，溃后脓汁稀薄，其中或夹有豆渣样物质，此愈彼起，久不收口，可形成窦道或漏管。相当于淋巴结结核、慢性淋巴结炎。治法：初期宜疏肝解郁、软坚化痰，用逍遥散合二陈汤加减或服消瘰丸。后期以滋补肺肾为主，用六味地黄丸加沙参、麦冬等。如属风热结毒，应以祛风清热为主，佐以软坚散结，服防风清毒饮。未溃者外用阳和解凝膏，已溃者外用丹药或生肌散。

瘰疬性皮肤结核（scrofulous skin tuberculosis）　其他名称：化脓性皮肤结核。多发生于儿童，常由淋巴结核、骨结核或关节结核继发而来。好发于颈部。初起为皮下结节，可自由活动；数月后结节增多、增大，与皮肤粘连，深红色，并逐渐软化产生干酪样坏死；后穿破形成溃疡及瘘管，有干酪样物质及稀薄脓液排出。多年不愈。结核菌素试验阳性。治疗：早期破溃前可行病灶清除术根治；予抗结核药物。

洛-爱征（Lorin-Epschtein sign）　鉴别急性阑尾炎和肾绞痛的方法。检查者牵拉病人睾丸，若病人疼痛加剧则提示肾绞痛，反之则为急性阑尾炎。

洛贝林（lobeline）　其他名称：芦别林、山梗菜碱。中枢兴奋药（呼吸中枢兴奋药）。用于新生儿窒息及一氧化碳引起的窒息，乙醚、阿片中毒及各种原因引起的呼吸衰竭。制剂：盐酸洛贝林注射剂。剂量不可过大，静注时应稀释后缓慢注入。

洛-本综合征（Launois-Bensaude syndrome）　其他名称：对称性腺脂瘤病。多发性对称性脂肪瘤病。与外胚层发育缺陷有关的先天性疾病。中年男性多见。特点为颈后弥漫性肿大，颌下对称性包块，躯干相继出现脂肪瘤。常伴有无力、淡漠，并可合并有发绀和突眼。手术治疗。

洛伐他汀（lovastatin）　其他名称：美维诺林、苏欣、美降脂。调整血脂药。用于原发性高胆固醇血症（Ⅱa 及 Ⅱb 型），也用于以高胆固醇血症为主而伴有高甘油三酯血症的病人。制剂：片剂。洛伐他汀过敏、活动性肝疾患、持续转氨酶升高者、孕妇、哺乳期妇女及儿童禁用。

洛美沙星（lomefloxacin）　其他名称：倍诺、爱帮、洛美星。合成的第三代喹诺酮类抗菌药（细菌 DNA 促旋酶抑制剂）。用于下呼吸道、尿道等感染及蜂窝织炎、关节炎、骨髓炎、胆管炎、子宫内膜炎、细菌性痢疾等。制剂：盐酸洛美沙星片剂、胶囊剂；注射剂。洛美沙星过敏者、孕妇、哺乳期妇女、小儿禁用。肾功能不全及癫痫病人慎用。

洛莫司汀（lomustine）　其他名称：环己亚硝脲、氯乙环己亚硝脲。抗肿瘤药（烷化剂）。主要用于脑瘤、小细胞和非小细胞肺癌、恶性淋巴瘤、肺癌及恶性黑色素瘤。制剂：胶囊剂。用药期间应严格检查血象。

洛努伊斯综合征（Launois syndrome）　垂体性巨人症。垂体肿瘤或不明原因造成垂体分泌生长激素增多、促性腺激素减少而产生的一系列临床表现。青年期发病，表现为肢端肥大、肥胖、性发育不全，少数合并甲状腺、肾上腺功能减退。治疗：手术切除肿瘤，深部放射，激素替代疗法。

洛哌丁胺（loperamide）　其他名称：氯苯哌酰胺、苯丁哌胺、易蒙停。止泻药。主要用于急性腹泻以及各种原因引起的慢性腹泻。制剂：盐酸洛哌丁胺胶囊剂。严重中毒性、感染性腹泻，严重肝损害者及孕妇和哺乳期妇女慎用。肠梗阻、亚肠梗阻或便秘病人禁用。

洛杉矶烟雾（Los Angeles smog）　污染大气的氮氧化物和碳氢化物受紫外线作用产生的一种浅蓝色的有刺激性的烟雾。最初见于美国西部洛杉矶。在该市的特殊地形和气温逆增等不利条件下，形成了烟雾污染事件，这种烟雾称为洛杉矶烟雾。对人的主要危害是刺激眼、喉、呼吸道黏膜，引起眼、喉头和呼吸道炎症。

洛-雅-德综合征（Lortat-Jacob-Degos syndrome）　其他名称：黏膜粘连性萎缩性大疱性皮炎。以表皮下水疱形成，但表皮棘层无松解为病理特点的自身免疫性疾病。以水疱为主的皮损是最典型的临床症状，多见于四肢、躯干，对称性分布，表皮松解征阴性。治疗：口服皮质激素，植皮。

络合反应（complex reaction）　金属离子与络合剂生成不易电离、稳定性大的金属络合物的反应。络合剂是含有成盐原子团的有机化合物。氢原子可被金属离子取代，形成金属络合物，称内络盐。它溶解度小，难溶于水，具有鲜艳的颜色。本反应灵敏，特效性高，在卫生分析化学中用于金属离子的测定。临床上常利用络合剂的络合反应进行排毒治疗。在络合反应中常用的有机络合剂有氨羧络合剂，其中应用最广泛的是乙二胺四乙酸（EDTA）。

络合滴定法（complexometric titration）　其他名称：配位滴定法。以配合（络合）反应为基础的滴定分析法。许多金属离子能与配合剂或螯合剂的标准溶液发生定量的配合反应。最主要的配合剂是氨羧配合剂中的乙二胺四乙酸二钠（EDTA-Na$_2$）。由于它具有显著的螯合效应，故亦称为螯合滴定。有 50 种元素可以用 EDTA 进行直接滴定或剩余滴定，有 20 种元素可以间接滴定。滴定终点可以借助金属指示剂的颜色变化来判定。

络合物（complex, complex compound）　其他名称：复合物。一类复杂化合物。分子间相互作用形成的分子间化合物，以及由其他键型结合而成。

络脉（collaterals）　中医术语。由经脉分出的网络全身的分支。广义的络脉又包括十五络、络脉及孙络几部分，其中紧连十二正经及任督脉的分支共十四条，加上"脾之大络"合称十五络；由十五络分出的网络全身的分支称络脉，即狭义的络脉；由络脉再分出的更细的分支称孙络。络脉以十五络为主体，也包括孙络、血络、浮络等，有沟通经脉、运行气血、反映和治疗疾病的功能。

络穴（luo points）　其他名称：别络。中医经穴分类名。指十五络脉从本经（脉）别出之处的穴位（表 5）。其中十二经脉的络穴，有沟通表里经脉和治疗表病及里、里病及表，或表里两经同病的见证；任脉、督脉及脾之大络有通调躯干前、后、侧部营卫气血，以及治疗胸腹、背腰及胁肋部病症的作用。

表 5　络穴

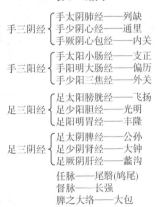

手三阴经	手太阴肺经——列缺 手少阴心经——通里 手厥阴心包经——内关
手三阳经	手太阳小肠经——支正 手阳明大肠经——偏历 手少阳三焦经——外关
足三阳经	足太阳膀胱经——飞扬 足少阳胆经——光明 足阳明胃经——丰隆
足三阴经	足太阴脾经——公孙 足少阴肾经——大钟 足厥阴肝经——蠡沟

任脉——尾翳（鸠尾）
督脉——长强
脾之大络——大包

落基山斑点热（Rocky mountain spotted fever）　其他名称：巴西斑点热。立克次体病类型之一。流行于美国、巴西和加拿大等国，各种硬蜱（ticks）为其传播媒介。流行于春夏季。农民、林业工人、矿工患病居多。急起寒热、剧烈头痛和肌肉关节痛，病程第 2～6 日出红色斑疹，转变为丘疹和出血性皮疹，可融合成片，重症者可有高热、昏迷和抽搐。外斐反应阳性或检出立克次体可确诊。氯霉素治疗有效，可酌情以泼尼松（强的松）与抗生素联合应用。

M

麻痹（paralysis, palsy）　①又称瘫痪。人体某一部分的感觉或运动功能完全或部分丧失的总称。通常指不能做随意运动而言，但感觉的减退或缺失亦属麻痹，称感觉麻痹。病因为神经传导路径受损，常见于颅脑损伤、脑血管意外、脑肿瘤和脊髓疾患等。②中医病状名。泛指肢体或局部肌肤麻木，不知痛痒。

麻痹性肠梗阻（paralytic ileus）　肠壁肌肉失去蠕动能力致使肠内容物不能向下运行的病症。见于腹部大手术后，以及弥漫性腹膜炎、腹膜后损伤、出血或感染。呈现腹胀和肠蠕动音减弱或消失。治疗：针刺、中药、抗痉挛药物，输入适当的液体和电解质溶液。

麻痹性痴呆（paralytic dementia）　其他名称：全身性麻痹、进行性麻痹。由梅毒螺旋体侵犯大脑而引起的一类慢性脑膜炎表现。主要病理改变在脑实质。同时也可涉及神经系统其他部分的病理变化，引起躯体功能的衰退，最后致麻痹以及日益加重的智力减退和个性变化。多起病于感染梅毒后10～25年间。以性格改变、智力衰退、行为混乱、口齿不清和肌肉震颤等为主要症状。血和脑脊液的华氏反应呈阳性。治疗：驱梅毒疗法，发热疗法。

麻痹性睑外翻（ectropion paralyticum）　面神经麻痹，眼轮匝肌弛缓时，下睑因自身重量而下垂所造成的外翻。本病可随面神经麻痹治愈而好转。如短期内睑外翻不见好转者，应注意保护角膜。

麻痹性斜视（paralytic strabismus）　由于神经核、神经或眼外肌本身器质性病变使单条或多条眼外肌完全或部分麻痹而引起的眼球向麻痹肌作用相反的方向偏位。有先天性及后天性两类。后者常见病因有炎症、中毒、外伤、肿瘤、血栓等。临床表现为眼球向麻痹肌作用力方向运动时受限；代偿头位，头向麻痹肌作用方向偏斜，第二斜视角大于第一斜视角；复视；眼性眩晕与步态不稳。治疗：药物治疗，皮质类固醇、B族维生素及理疗等。发病后经药物治疗一年仍未恢复者，可行手术治疗。

麻毒内陷（攻）（measles with complication）　中医术语。指麻毒不能透发外出的逆证。麻疹既出，一日而又没者，乃为风寒所冲，麻毒内攻。麻疹见形三日之后，当渐次收没，不疾不徐，始为无病。若一二日疹即收没，此为太速，因调摄不谨，或风寒所袭，或为邪秽所触，以致毒气反内攻。轻则烦躁谵妄，重则神昏闷乱。急宜内服荆防解毒汤。外用胡荽酒擦全身，借以促疹透出。重者配合内服安宫牛黄丸，以苏神志。

麻沸散（powder for anesthesia）　古代中药麻醉方剂。为历史上最早的动物麻醉方。东汉华佗创制，用以给病人施行麻醉，进行外科手术。现存相关方剂载于《华佗中医秘传》卷三"华佗麻沸散神方"及《串雅内编》卷二所载"换皮麻药方"，组成相同："羊踯躅三钱，茉莉花根一钱，当归一两，菖蒲三分。水煎服一碗。"

麻风（lepra, leprosy）　由麻风分枝杆菌所致的一种慢性传染病。未经治疗的麻风病人，尤其是多菌型病人为传染源。主要累及皮肤、黏膜、周围神经和淋巴结，中晚期可侵及深部组织和内脏器官。麻风很少引起死亡，但能引起肢体残疾和畸形。潜伏期为2～5年，最长可达10年以上。对本病应及早发现、隔离。治疗：利福平、氨苯砜、丙硫异烟胺等。如坚持足够治疗期限，投入足够药物，在有些病人可收到满意的疗效。社会对该病的歧视和偏见较严重。

麻风杆菌（*Mycobacterium leprae*）　麻风的病原体。属分枝杆菌属，革兰氏阳性抗酸性杆菌。长 $1.0\sim8.0\mu m$，宽 $0.2\sim0.5\mu m$，常成堆存在于组织细胞中。分人型和鼠型两种。人类麻风杆菌尚未培养成功。该菌抵抗力较强。人类是该菌的

宿主、主要传染源。近年发现蚊等节肢动物吸病人血后能暂时带有麻风杆菌，此外，野生犰狳可能是麻风杆菌的自然宿主。该菌除通过皮肤感染外，亦可通过呼吸道感染。

麻风菌素（lepromin）　由瘤型麻风病人或犰狳的组织中提取的抗原物质，其中除麻风杆菌外，尚含有一定量的组织成分。其剂型有粗制麻风菌素、精制麻风菌素及纯蛋白麻风菌素等。

麻风菌素试验（lepromin test）　检测麻风病人免疫力的一种皮肤试验。将麻风菌素注入病人皮内，经一定时间后观察其局部反应。此试验无诊断意义，只说明机体对麻风有无免疫力。瘤型麻风免疫力低，该反应为阴性，结核样型麻风免疫力强，反应为阳性。

麻风宁（mercaptophenylimidazole）　一种新型抗麻风病药。常用其片剂。具有疗效好、毒性低、疗程短、不产生蓄积、病人易于耐受等优点。适用于各型麻风病及对砜类过敏和不能耐受的病人。

麻风细胞（lepra cell）　胞质内有大量麻风杆菌的吞噬细胞。胞质透明呈泡沫状，内含类脂质。细胞核常为一个，位于边缘，核染色质呈尘点状，分布均匀。细胞外形不一，细胞界限不清。

麻黄（ephedra, Herba Ephedrae）　中医药名。组成：麻黄科植物草麻黄、木贼麻黄或中麻黄的草质茎。辛、苦，温。归肺、膀胱经。功能发汗解表、宣肺平喘、利水。治：感冒、发热恶寒无汗、百日咳、支气管炎、支气管哮喘、大叶性肺炎、麻疹初期透发不畅、风疹身痒。还可用于风水浮肿、小便不利。

麻黄苯丙酮（modacor, ildaman, oxyfedrine）　见奥昔非君。

麻黄附子细辛汤（mahuang fuzi xixin tang, decoction of Herba Ephedrae and Herba Asari and Radix Aconiti）　其他名称：麻黄细辛附子汤。中医方剂。《伤寒论》方。组成：麻黄（去节）、附子（炮，去皮）、细辛。功能助阳解表。治少阴病，感受寒邪，症见恶寒甚、发热轻、脉反沉者；亦可用于头痛或咽痛属虚寒者。

麻黄碱（ephedrine）　其他名称：麻黄素。从中药麻黄中提取的生物碱。可人工合成，可口服也可注射。具有激动 α 受体、β 受体和促进肾上腺素能神经末梢释放递质及可通过血脑屏障兴奋中枢等作用。其特点为作用缓慢、温和而持久，但易产生快速耐受性。具体表现为兴奋心脏，收缩皮肤、黏膜、内脏血管，扩张骨骼肌、冠状血管和脑血管，松弛支气管平滑肌等。适用于腰麻引起的低血压，防治支气管哮喘，缓解过敏反应所致的荨麻疹、血管神经性水肿和鼻塞。

麻黄连轺赤小豆汤（mahuang lianyao chixiaodou tang, decoction of Herba Ephedrae and Fructus Forsythiae and Semen Phascoli）　中医方剂。《伤寒论》方。组成：麻黄（去节）、连轺（即连翘根）、杏仁（去皮尖）、赤小豆、大枣、生梓白皮、生姜、炙甘草。功能解表、清热、利湿。治湿热内郁、表证未解而发黄者。

麻黄汤（mahuang tang, mahuang decoction）　中医方剂。辛温解表剂。出自《伤寒论》。组成：麻黄（去节）、桂枝（去皮）、杏仁（去皮尖）、炙甘草。功能发汗解表、宣肺平喘。治风寒表实证。见恶寒发热、头痛身疼、无汗咳喘、苔薄白、脉浮紧。水煎服。服后盖被出微汗。本方表虚证忌用。临床可用于普通感冒、流行性感冒、支气管炎、支气管哮喘属外感风寒表实证者。

麻黄杏仁甘草石膏汤（mahuang xingren gancao shigao tang, decoction of Herba Ephedrae and Semen Armeniacae Amarum and Radix Glycyrrhizae and Gypsum Fibrosum）　其他名称：麻杏甘石汤。中医方剂。《伤寒论》方。组成：麻黄（去

节）、杏仁（去皮尖）、炙甘草、石膏。功能宣泄郁热、清肺平喘。治风热壅遏于肺，症见身热不解、咳逆气急，甚或鼻煽、口渴、苔薄白或黄、脉滑数者。

麻木（numbness）　①中医症状名。麻：非痛非痒，肌肉内如有虫行，按之不止，搔之愈甚；木，不痛不痒，按之不知，掐之不觉，如木厚之感。由气血俱虚，经脉失于营养；或气血凝滞；或寒湿痰瘀留于脉络所致。治疗总以补助气血、培本为主，不可专用消散。若夹瘀湿痰血为患，属重症；高血压病者觉拇指及示指麻木，多系中风先兆，要加强防治。②又称麻木感。局部感觉减退或缺失的现象。由局部血管痉挛、供血减少，或局部神经受压或缺血所致。也可见于周围神经炎。

麻仁胶囊（maren jiaonang）　中医成药名。泻下药。另有制剂：丸。组成：火麻仁、苦杏仁、大黄、枳实、厚朴、白芍。功能润肠通便。治肠胃燥热、大便秘结。孕妇忌用；年老体弱、血枯津燥的便秘者不宜久服。

麻仁润肠丸（maren runchang wan）　中医成药名。泻下药。组成：火麻仁、苦杏仁、大黄、木香、陈皮、白芍。治肠胃积热、胸腹胀满、大便秘结。孕妇忌服。

麻仁滋脾丸（maren zipi wan）　中医成药名。泻下药。组成：大黄（制）、火麻仁、当归、厚朴（姜制）、苦杏仁（炒）、枳实（麸炒）、郁李仁、白芍。功能润肠通便。治胸腹胀满、大便不通、饮食无味、烦躁不宁。孕妇遵医嘱。

麻蝇（flesh fly）　一类虫体较大的蝇种。虫体大多灰色，胸部背面具3条黑色纵纹，腹部呈黑白相间的棋盘状方块斑，雌蝇产幼虫。麻蝇的种类多，我国已发现100多种，最常见的为黑尾麻蝇和棕尾麻蝇。

麻疹（measles）　①由麻疹病毒引起的急性呼吸道传染病。临床表现为发热、咳嗽、流涕、眼结膜充血等，口腔麻疹黏膜斑，即科氏（Koplik）斑，以及皮肤斑丘疹为其特点。常并发肺炎、心血管功能不全、喉炎及脑炎等。主要根据流行病学资料与临床特征，特别是麻疹黏膜斑及皮疹等诊断。无并发症者主要加强护理和对症处理。麻疹减毒疫苗接种可获得持久免疫。②其他名称：瘄、麻证、瘄子、痧子、肤证、糠疮、麸疮。中医病名。由感受时邪、疫毒（麻疹病毒）所致的发疹性传染病。流行于冬春两季。病因为麻疹病毒，由口鼻而入。主要病位在肺、脾二经。通常分为疹前、出疹和疹回三期。初期发热重恶寒轻、咳嗽、流涕、眼结膜充血、畏光等，2～3天后口腔颊黏膜粗糙细小白点（麻疹黏膜斑），这是发疹期具有特殊意义的征象。此期以葛根解肌汤，解表宣透治疗为宜；出疹期，疹点自耳后发际、颈部开始出现，渐及胸背及四肢，由稀渐密集，疹色鲜红或深红，伴高热、咳嗽等证，本期以清热解毒为主，佐以透发，以清解透表加减；疹回期，疹点齐后，渐收渐没，可有低热、纳差等表现，此时以养阴清虚热为主，可用滋阴解毒汤加减。

麻疹病毒（measles virus）　核糖核酸病毒。属副黏病毒（paramyxovirus）类。抗原性均一，只有一个血清型。经呼吸道感染，引起麻疹。恢复后有持久牢固免疫力，很少再患第二次。麻疹病毒可引起亚急性硬化性全脑炎。麻疹活疫苗对其有很好的预防效果。

麻疹病毒肺炎（measles pneumonia）　麻疹病毒感染引起的急性肺部炎症。是麻疹的主要并发症，其病理改变是支气管和细支气管黏膜的急性炎症、变性、坏死和增生改变，以及单核细胞浸润为主的间质性肺炎。常见于婴幼儿或免疫力低下者。

麻疹逆证（deteriorated case of measles）　中医病证名。麻疹透发艰难，病毒内陷者，多属逆证。一般年龄较小、体质较弱的小儿，在出疹时，又遇气候不良，往往疹毒内闭，不能外透；如疹出不透，或一出即收，或发热无汗，或疹色不正，稀疏淡白，或紫黯成片，以致正虚邪实，遂成逆证。应透邪扶正，辨证施治，并加强护理，以促其疹毒外透，由逆转顺。

麻疹黏膜斑（Koplik spot）　见科氏斑。

麻疹顺证（favorable case of measles）　中医病证名。麻疹红润，五液（汗、泪、鼻涕、唾、溺）俱全，多为顺证。一般发育正常、身体健康的小儿，在出疹时，先由头颈、胸背逐渐遍及全身四肢，渐透渐多，疹色红润。自初潮、透疹，直至收没，经过良好，无合并症，为顺证。但顺和逆是能相互转化的，顺证要加强护理、慎风寒、节饮食、避免逆转。

麻子仁丸（maziren wan, maziren pills, cannabis seed pill）　其他名称：麻仁丸、脾约麻仁丸、脾约丸。中医方剂。《伤寒论》方。组成：麻子仁、杏仁、芍药、枳实、大黄、厚朴、蜂蜜。功能润肠通便。治肠胃燥热、大便秘结或痔疮便秘、习惯性便秘。麻子仁丸具有润而不腻、泻而不峻的优点。孕妇忌用。

麻醉（anesthesia）　施行手术或进行诊断性检查操作时，为消除疼痛、保障病人安全，创造良好的手术条件而采取的方法。也用于控制疼痛。有药物麻醉和非药物麻醉两大类。按给药方法不同，可分为吸入麻醉、静脉麻醉和复合麻醉；按作用的部位不同，可分为全身麻醉、局部麻醉和复合麻醉等。①全身麻醉（简称全麻），以意识和感觉的消失为特征，使机体对外来强烈的干扰不产生感觉和反应。依据给药方法的不同，临床上以吸入麻醉和静脉麻醉为最常用。②局部麻醉（简称局麻），指仅限于机体一定部位的麻醉，按麻醉部位不同，包括：表面麻醉，为黏膜表面用药所产生的局部麻木；浸润麻醉，系用注射法使药液浸润于手术区组织内，使手术区组织局部麻木；传导麻醉（神经阻滞），系将药液注射于支配手术区的神经干周围，产生阻滞。传导麻醉的另一类型是椎管内麻醉，将药液注入蛛网膜下腔脑脊液中（脊麻），或将药液注入硬脊膜外间隙（硬脊膜外麻醉），分别使一定部位的脊神经暂时丧失传导功能。③复合麻醉，指麻醉时配合应用不同类型麻醉辅佐药，以增进麻醉的效果和安全，如肌肉松弛药的使用、神经安定镇痛、低温麻醉、控制性降压均属之。非药物麻醉又可分为针刺麻醉、电麻醉、冷冻麻醉等。

麻醉后肺水肿（postanesthetic pneumonedema）　病人于麻醉后所发生的肺水肿。系麻醉引起的交感神经功能障碍所致。临床表现及治疗同肺水肿。

麻醉后随访（postanesthetic follow-up survey）　麻醉医生于麻醉后12～24h内，对被麻醉者进行随访，以了解其麻醉后的反应或并发症的医疗行为。内容主要有了解病人清醒时间，有否恶心、呕吐、腹胀、尿潴留、声音嘶哑、咳嗽、肺不张、复视、头痛等情况，并将术后病人血压、脉搏、呼吸连同上述情况记录于麻醉单上。如果椎管内麻醉的病人，术后其双下肢感觉和运动于麻醉药效消失后仍无恢复或疑有硬膜外腔血肿时应立即检查和治疗。凡疑有上述任一并发症时应及时与病房医生联系并协同处理，直至病情稳定。

麻醉呼出气体监测仪（monitoring instrument for anesthetic expiratory air）　连续监测麻醉病人呼出气中麻醉剂浓度、潮气末二氧化碳量的仪器。本机兼有有创血氧饱和度或无创血压、体温等重要生命指征监测指标。对指导麻醉医生控制麻醉剂的使用及麻醉管理、处理麻醉意外有重要意义。检测原理有红外吸收光谱法、质谱法和光声光谱法，较常用的为红外吸收光谱法（当红外光穿过某种气体时传递性质发生改变），但由于呼出气体中成分较复杂，所以需要定期标准气体校正。在一些高档麻醉机上也组合有麻醉呼出气体监测仪，可联机使用。

麻醉环（anesthesia-circle therapy）　为控制破伤风抽搐发作而交替轮番给予镇静、解痉、催眠药物。具体药物是：①地西泮（安定）5～10mg，肌内注射；②苯巴比妥钠（鲁米那）0.2～0.3g，肌内注射；③乙酰丙嗪（乙酰普马嗪）25mg，肌内注射；④异戊巴比妥（阿米妥）0.3～0.4g，肌内注射；⑤冬眠1号半量肌内注射；⑥10%水合氯醛10～15ml口服或20～30ml灌肠；⑦最严重抽搐者可用0.5%硫喷妥钠5～10ml静脉注射。以上几种药物每4～6h交替轮番给予，以减少单一药物连续使用所致的蓄积作用。

麻醉机（anaesthetic machine）　手术时给病人作全身麻醉的仪器设备。大致有：①循环密闭式麻醉机，基本结构有气源、减压阀、流量计、蒸发器、二氧化碳吸收装置及呼吸环路（储气囊、呼吸气活瓣、螺纹管及Y形接头）。其中有简单的 103 麻醉机，也有带人工呼吸机、氧浓度计、二氧化碳分析装置及剩余气排出装置等的现代麻醉机。可行密闭法或半密闭法麻醉。②直流式麻醉机，由气源、流量计及气泡式蒸发器串联而成，输出端可以接吸入法装置、单向活瓣、T 形管及其改良装置、来回式麻醉机等。③空气麻醉机，由乙醚蒸发器、折叠风箱、螺纹管及单向活瓣等组成，无氧气供应也可使用。

麻醉监测（anesthesia monitoring）　在麻醉期间为正确掌握病情变化，及时发现各种异常情况，应用各种手段观察、测定和记录病人的多种生命指征，以指导麻醉及各种有效治疗，保证病人安全，维持病人于生理状态的医疗措施。麻醉监测包括血压、脉搏、呼吸、心电图、血氧饱和度、尿量、体温以及血流动力、血气分析、血和尿化验等项目。应根据病人病情及手术难易程度选择合适的监测项目。虽然监测装置能提供丰富的生命指标，但不能代替麻醉医生对病人的细致观察及对病情的全面分析和正确判断。

麻醉平面（level of anesthesia）　椎管内麻醉时，脊神经中感觉神经纤维被阻滞后，用针刺法所测定出的皮肤痛觉消失的范围及其上下界限。上界为上平面，下界为下平面。各脊神经在体表的解剖标志为：胸骨柄上缘为胸$_2$，两侧乳头连线为胸$_4$，剑突下为胸$_6$，季肋部肋缘为胸$_8$，平脐线为胸$_{10}$，耻骨联合上缘为胸$_{12}$，大腿前面为腰$_1$～腰$_3$，小腿前面和足背为腰$_4$～腰$_5$，小腿和大腿后面及肛门会阴区为骶$_1$～骶$_5$ 脊神经支配。当痛觉消失范围上界平乳头线，下界平脐线，则其麻醉平面上平面为胸$_4$、下平面为胸$_{10}$。

麻醉前用药（preanesthetic medication）　在手术前晚和麻醉开始之前给予适当药物。根据病人情况、麻醉药和麻醉方法的特点，选用某些药物（包括安定、镇痛、抗胆碱等药），以解除术前病人的恐惧，便于麻醉的进行，提高麻醉的安全性。

麻醉性镇痛药（narcotic analgesics）　其他名称：强镇痛药。对中枢神经系统产生可逆抑制的麻醉且有镇痛作用的药物。通常指阿片类药物及其人工合成药物，如吗啡、可卡因及其衍生物，也包括对阿片受体具有激动、部分激动或激动-拮抗混合作用的合成药物。常用于各种疼痛、治疗及静脉麻醉或麻醉中辅助用药。此类药具有成瘾性，停药后则出现戒断综合征，危害人体健康，危害社会。此类药为麻醉药品，必须按国家规定的《麻醉药品和精神药品管理条例》严格控制使用。

麻醉学（anesthesiology）　医学科学中的一门学科。研究药物麻醉和非药物麻醉的作用原理，改进麻醉的方法和技术，掌握适应证和禁忌证，以及提高复苏、给氧等措施的效果。其任务为提高麻醉的安全，预防和处理麻醉可能引起的意外和并发症，保证手术和其他操作的顺利进行。

麻醉药品（narcotic, anesthetic）　连续使用后易产生生理依赖性、能成瘾癖药品。包括阿片类、可卡因类、大麻类、合成麻醉药品类及国家药品监督管理局指定的其他易成瘾癖的药品、药用原植物及其制剂。国家严格管制麻醉药原植物的种植及药品的生产、供应、进出口及使用等。

麻醉药燃爆（burning and exploding of anesthetic drug）　某些吸入麻醉药如乙醚、氯乙烷及环丙烷等，都属可燃性麻醉药。其挥发的蒸气聚集到一定浓度，与空气尤其是氧混合到一定比例时，形成易燃易爆的气体，遇触发条件，立即爆发。手术室内严禁一切明火，避免电源系统的火花；使用可燃性麻醉药时，绝对禁用电刀、电灼。

麻醉乙醚（anesthetic ether）　用于吸入性全身麻醉的乙醚制剂。其吸收后能广泛抑制中枢神经系统，首先抑制大脑皮质和脑干网状结构，其次抑制脊髓，最后抑制延髓生命中枢。可使被麻醉者意识、痛觉、反射消失及骨骼肌松弛，便于手术。特点为安全范围大，肌肉松弛较完全，毒性小。但诱导期长，易引起呼吸道分泌物增加，且易燃易爆。适用于外科麻醉。急性呼吸道感染、肺炎症、高热休克、糖尿病、肝肾功能严重损害、颅内压增高、手术需电灼或电刀者禁用。

马-奥综合征（Martin-Albright syndrome）　终末器官对正常分泌量的甲状旁腺激素呈低反应的先天性遗传病。表现为头痛、木僵、感觉异常、肌肉痉挛、惊厥、智力缺陷、身材短而圆、指粗短、掌跖骨短。治疗：维生素 D 及钙剂。

马-班二氏综合征（Marie-Bamberger syndrome）　见肥大性肺性骨关节病。

马-贝综合征（Martin-Bell syndrome）　脆性 X 染色体综合征。一种 X 连锁综合征。以智力低下、特殊面容和巨睾症等表现为特征的染色体畸变疾病。男性多见，除上述表现外可有行为异常、语言障碍和皮纹改变、缺乏生育功能等。无特殊疗法。

马鼻疽（hippocoryza, equinia）　一种病原体为马鼻疽伯克霍尔德菌的动物性传染病。偶可经皮肤微小伤口或黏膜侵入人体。初起乏力、头痛、发热，在病菌侵入部位的皮肤发生炎性丘疹或水疱，很快变为结节、脓疱和溃疡。邻近皮肤或皮下组织沿淋巴管发生多个结节，病菌进入鼻或口腔黏膜，则在鼻中隔及腭部发生广泛坏死及毁坏。治疗应用磺胺药或链霉素等抗生素，病菌侵入部位的原发性损害应尽早手术切除。

马-比二氏病（Marchiafava-Bignami disease）　其他名称：胼胝体变性（corpus callosum degeneration）。多由慢性酒精中毒引起的罕见疾病。本病起病缓慢，表现多样，早期出现精神行为异常、情感障碍、智力和记忆力减退，可有震颤、癫痫、截瘫、共济失调、失语、失用；后期呈完全性痴呆、强哭强笑，去皮质状态等，最终多死于并发症。磁共振成像检查可见胼胝体变窄和局限性萎缩。

马齿苋（Herba Portulacae, purslane herb）　其他名称：马齿菜、五行草、马齿草、长寿菜。中医药名。清热解毒药。马齿苋科植物马齿苋的全草。酸，寒。归胃、大肠经。功能清热利湿、凉血解毒。用于热痢脓血、淋病、疮疡、丹毒、瘰疬、痄腮、阴囊湿疹。脾胃虚寒、肠滑作滞者忌用。临床有广谱抗菌作用，对痢疾、伤寒、百日咳有较好效果，亦可治疗皮肤病。本品对子宫出血有效。

马刀（indurated scrofula in line）　其他名称：马刀疮。中医病名。各种原因引起的多个淋巴结肿大。生于项腋之间，有类瘰疬，但初起其状如马刀，赤色如火烧烙，极痛，此疮甚猛，宜急治之。未溃者用柴胡通经汤，已溃者用救苦化坚汤。并可艾灸肩井、肺俞、膻中、风池等穴。

马德隆Ⅰ型综合征（Madelung Ⅰ syndrome）　其他名称：外偏手综合征。常染色体显性遗传病。是因桡骨远端不能发育，使尺骨远端向后半脱位而形成叉状畸形所致。男性多见，典型症状为腕部叉状畸形、疼痛，可出现身材矮小，并因胫骨发育障碍而致膝内翻。对症及手术治疗。

马德隆征（Madelung sign）　对疑为产褥感染的病人同时测量其直肠及腋下温度，如直肠温度高于腋下温度 1℃ 以上即为此征阳性。提示产褥性化脓性腹膜炎，亦可见于下腹及盆腔其他炎症。

马丁通道（channel of Martin）　相邻终末细支气管之间的通道。与兰伯特通道一起，发挥侧支通气的作用，故无论是自然平静呼吸、用力呼吸、过度充气，还是正压通气，正常肺泡之间的压力很容易达到平衡，不容易发生肺泡破裂。

马兜铃（dutchmanspipe fruit, Fructus Aristolochiae）　其他名称：葫芦罐、臭铃铛、水马香果。中医药名。马兜铃科植物北马兜铃或马兜铃的果实。苦，微辛，寒。归肺、大肠经。功能清肺降气、止咳平喘。治：肺热咳嗽、痰壅喘促；肺虚有热的久咳气喘、痰中带血；痔疮肿痛、出血属肠热者。

马兜铃酸肾病（aristolochic acid nephropathy, AAN）　应用含马兜铃酸的植物药而引起的肾脏损害。马兜铃属植物药主要包括关木通、马兜铃（果）、天仙藤（马兜铃茎）、青木香（马兜铃根）、广防己、朱砂莲和寻骨风等。肾脏是马兜铃酸最主要的蓄积场所之一。马兜铃酸是引起肾小管上皮细胞凋亡、萎缩和间质纤维化的主要原因。马兜铃酸肾病临床表现为急性肾损伤、慢性肾衰竭和以肾小管损害为主的三种类型。长期应用马兜铃酸可导致泌尿系统或消化系统上皮不典型增生或癌变。根据临床特征和用药史初步诊断，肾脏病理可确诊。停用所有马兜铃属植物药或其制剂，严重急、慢性肾衰竭病人需透析或肾移植治疗。

马尔堡出血热（Marburg hemorrhagic fever）　其他名称：马尔堡病。一种严重的、常致命的急性病毒性出血热。主要流行于非洲。传染源可能是猴子，传播途径未明。急起发热，无力明显，头痛、肌痛、腹痛和腹泻，病程第5~6日全身出现红色斑丘疹，重病人可出现狂躁、昏迷、胃肠道出血和肺出血等。荧光抗体检测阳性或检出病毒可确诊。治疗：对症疗法，维持水和电解质平衡，出血时输新鲜血；可试用恢复期血清治疗早期病人。

马尔尼菲青霉病（penicilliosis marneffei）　由马尔尼菲青霉引起的进行性、传播性的人和动物共患的致命疾病。主要侵犯单核巨噬细胞系统，基本损害为脓肿。马尔尼菲青霉在人体抵抗力低下时，通过呼吸道进入体内引起肺部感染，再经过血液循环扩散至皮肤、肝、脾等器官。有发热、咳嗽、胸痛、黄疸，伴消化道症状，消瘦无力。临床分为局限型马尔尼菲青霉病和播散型马尔尼菲青霉病两型。根据临床表现、病理组织检查和真菌检查，阳性即确诊。氟胞嘧啶、两性霉素B抗真菌治疗有效。

马尔尚（EJ）综合征［Marchand（EJ）syndrome］　其他名称：肝脾血吸虫病。肝脾血吸虫病伴或不伴门脉性肝硬化。临床表现为严重慢性发绀、杵状指、肝脾大、肝功能中度损害。治疗：抗血吸虫病治疗，脾切除。

马方综合征（Marfan syndrome）　其他名称：蜘蛛指（趾）综合征。一种先天性遗传性细长指、趾、晶状体脱垂及心血管发育缺陷（主动脉扩张、心瓣膜异常、肺动脉及大动脉扩张等）。无特殊治疗。可进行手术人工瓣膜或血管置换。常见死因为心力衰竭及主动脉破裂。

马富奇综合征（Maffucci syndrome）　内生软骨瘤病合并多发性皮肤或内脏血管瘤并存为特征的一种综合征。儿童期发病，表现为指或趾的部位出现坚硬红结，以后可在其他骨组织内出现肿瘤。皮下组织及软组织内出现血管瘤。治疗：手术。

马海姆纤维（paraspecific fibres of Mahaim）　包括结室副束（旁道）、束室副束（旁道）、束-室短路及束支-心室旁道等。一种特殊肌纤维。由房室结下部发出，穿越右纤维三角向下连于室间隔的称结室副束；由房室束或左右束支主干上发出纤维连于室间隔上部则称束室副束。这些纤维可使室间隔顶部的一部分心肌提前兴奋，从而形成传导短路。

马海姆预激综合征（Mahaim type of preexcitation syndrome）　见变异型预激综合征。

马霍夫征（Machow sign）　急性胰腺炎的征象。表现为病人上腹部脐上面皮肤有感觉过敏区。

马-卡震颤（Marie-Kahler tremor, Marie-Kahler sign）　其他名称：马-卡征。甲状腺功能亢进症的重要体征之一。检查时，嘱病人站立，双手向前平伸，掌心向下，十指分开，微闭双眼，并将舌尽力向口外平伸，如病人手指、眼睑、舌背有每秒8~10次的细颤即为此征阳性。甲状腺功能亢进症75%~97%的病人有此征。

马克威修补术（McVay repair）　一种腹股沟疝的修补手术。适用于腹股沟区出现明显缺损的青壮年巨大斜疝或老年人较大斜疝及复发性疝、直疝、股疝。是将联合腱和腹横肌腱膜弓在精索的深面缝合于耻骨梳韧带上，以加强腹股沟管后壁。

马奎斯溶液（Marguis solution）　甲醛硫酸溶液。遇生物碱可形成特殊颜色。

马拉布尔综合征（Marable syndrome）　其他名称：腹腔神经丛压迫症。腹腔神经丛通过主动脉裂孔时受到压迫而引起的一组病征。青年女性多见。表现为进食30min~4h后发生上腹绞痛，胸膝位疼痛减轻。腹胀、腹泻等。治疗：手术。

马拉硫磷（malathion）　其他名称：马拉松、4049。一种有机磷农药。为昆虫触杀、胃毒和熏杀剂。残效期短，属低毒类。生产或使用中比较安全，但防护不周或含有杂质亦可中毒。表现为典型的抑制胆碱酯酶症状，皮炎、致敏、肝损伤等。防治见有机磷农药中毒。车间空气中最高容许浓度为2mg/m³。FAO/WHO建议每日允许摄入量为0.02mg/kg体重。

马来布鲁线虫（Brugia malayi）　其他名称：马来丝虫。马来丝虫病的病原体。成虫乳白色，细长似线，雌雄异体。寄生于人体淋巴管及淋巴结中，以下肢浅部淋巴系统为多。微丝蚴在蚊胸肌内发育，移至蚊口器的微丝蚴，当蚊刺吸人血时进入人体，到达淋巴系统发育为成虫。我国传播此虫的主要媒介是中华按蚊和嗜人按蚊。

马来丝虫病（Brug filariasis）　其他名称：布鲁格氏丝虫病。马来布鲁线虫成虫寄生于人体淋巴系统所致的寄生虫病。微丝蚴出现于外周血液的时间有夜现周期型和夜现亚周期型之分：前者高峰出现时间为晚8时至次晨4时，后者微丝蚴昼夜均有出现，传播媒介为曼蚊和按蚊。下肢淋巴管炎、淋巴结炎和象皮肿较多见。治疗：首选乙胺嗪，多采用大剂量短程疗法。

马来酸（maleic acid）　其他名称：顺丁烯二酸。一种不饱和二羧酸。非三羧酸循环的中间产物。

马来酸氯苯那敏（chlorphenamine, chlorpheniramine）　其他名称：扑尔敏。为烃烷基胺类抗组胺药。作用基本同苯海拉明。其特点是抗组胺作用较强，抗胆碱、中枢抑制作用较后者弱，且无止吐作用，不良反应较小。用于过敏性鼻炎、感冒和鼻窦炎及过敏性皮肤患如荨麻疹、过敏性药疹或湿疹、血管神经性水肿、虫咬所致皮肤瘙痒。

马来酸氯苯那敏注射液（chlorphenamine maleate injection）　其他名称：氯屈米通注射液。抗组胺药。组成：马来酸氯苯那敏无色澄明的灭菌水溶液。有抗组胺的作用。用于荨麻疹、过敏性鼻炎等过敏性疾病。不良反应较小，尤适用于儿童。

马来酸麦角新碱（ergometrine maleate）　子宫收缩药。具有刺激子宫引起强直性收缩作用。用于各种子宫出血及产后促使子宫早期复原。可有呕吐和血压升高等不良反应。孕妇、动脉硬化、高血压及冠心病者忌用。

马莱伯钙化上皮瘤（Malherbe calcifying epithelioma）　是以出现钙化性上皮瘤为主要特点的一组病征。青年女性多见。表现为头、颈、上肢单个皮肤肿瘤，质硬光滑，分叶状，被覆正常上皮，易感染。治疗：手术。

马勒征（Mahler sign）　产妇产后血栓形成的早期病症。血栓形成时，脉数持续加快，而体温无相应上升。

马类鼻疽（horse malleoidosis, para-equinia, para-glanders）　动物性传染病。偶可通过吸入或有伤口的皮肤接触而感染人类。病原菌为类鼻疽伯克霍尔德菌。急性病人有发热、肺炎、淋巴管炎、淋巴结炎，皮肤损害为局部脓肿形成。适用氯霉素、四环素及链霉素等抗生素，脓肿应切开引流。

马里恩综合征（Marion syndrome）　其他名称：女性膀胱梗阻综合征。女性后尿道周围腺体炎性增生、膀胱颈病变、肉芽肿性炎症、神经病变引起的尿路梗阻的病征。表现为排尿障碍、下腹膨隆、尿路感染症状。治疗：对症处理，手术，激光，电切。

马里内斯科-舍格伦综合征（Marinesco-Sjögren syndrome）　其他名称：遗传性智力发育不全-小脑和晶状体变性综合征。常染色体隐性遗传病。多在儿童学走路时出现症状，包括：小脑共济失调，身体和智力发育障碍，先天性白内障，眼球震颤，构音困难，肌张力降低，骨骼缺陷，毛发稀少、细短，且常缺乏色素。

马里综合征（Marie syndrome）　脑垂体前叶分泌生长激素过多而引起的内分泌综合征。多于21~41岁发病，表现为骨骼末端、内脏明显增大，糖尿病，高血压，垂体周围组织受压症状，如头痛、视力减退、生长激素水平增高。治疗：手术，放疗，药物。

马铃薯肝（potato liver）　其他名称：大结节型肝硬化。由于肝实质大块坏死继之大量纤维组织增生以及肝细胞结节状增生致肝严重变形。肉眼观肝实质有多个大小不等的粗大马铃薯状结节。多见于坏死后肝硬化。

马洛里-魏斯综合征（Mallory-Weiss syndrome）　见食管-贲门黏膜撕裂综合征。

马-米综合征（Marchiafava-Micheli syndrome）　见阵发性睡眠性血红蛋白尿症。

马尿酸（hippuric acid）　其他名称：苯甲酰甘氨酸。苯甲酸的羧基先被接上辅酶 A，然后在肝脏酰基移换酶催化下和甘氨酸结合成苯甲酰甘氨酸从肾脏排出体外，是苯甲酸在肝内解毒（生物转化）的主要形式。

马尿酸试验（hippuric acid test）　判断肝脏解毒功能的方法。因肝脏能使苯甲酸与甘氨酸结合并生成马尿酸。正常值：①口服法：口服苯甲酸钠 6g 后，4h 内排出马尿酸大于 4g 或苯甲酸大于 3g。②静注法：静注苯甲酸钠 1.77g 后，1h 内排马尿酸 1g 以上或苯甲酸大于 0.7g。肝病时排泄减少。

马脾风（asthmatic attacks in children）　其他名称：风喉、暴喘。中医病名。小儿的一种急性的严重气喘病。多由胸膈积热、心火凌肺、痰热壅盛所致。症见胸高气壅、肺胀喘满、鼻翼翕动、二便秘结、神气闷乱。治宜宣肺清热、化痰降气。

马普替林（maprotiline）　其他名称：麦普替林、路滴美。四环新型广谱抗抑郁药。作用和作用原理与三环类抗抑郁药基本相同。抗抑郁疗效与丙米嗪和阿米替林相似，镇静和抗胆碱作用较弱；尚有抗焦虑、安定作用。具有起效快、不良反应少、作用广等特点。主要用于内因性、反应性及更年期的抑郁症及焦虑症。尚可用于伴有抑郁、激越行为障碍的儿童及夜间遗尿者。常口服给药。开始宜小剂量，以后增至治疗量。缺血性心脏病病人、肝肾功能不全者、青光眼及前列腺肥大者慎用。有癫痫病史者、哺乳期妇女禁用。禁与单胺氧化酶抑制剂合用。

马齐林综合征（Marjolin syndrome）　疣状溃疡，旧瘢痕处的溃疡，可引起鳞状上皮癌及基底细胞癌。常见于老年人，表现为烫伤多年后出现瘢痕瘙痒、感觉过敏、疼痛、溃疡、有恶臭分泌物。有转移倾向。治疗：手术，放疗。

马钱子（nux-vomica seed, Semen Strychni）　其他名称：大方八、苦实、马前子、番木鳖。中医药名。祛风湿药。马钱科植物长籽马钱或马钱的干燥种子。苦，寒，有大毒。归肝、脾经。功能散血热、通络、止痛、消肿散结。治风湿寒痹、腰膝疼痛、筋骨拘挛、跌打损伤、咽喉肿痛、疔毒痈疽。孕妇忌服，生品忌内服。现试用治疗癌症。

马切桑尼综合征（Marchesani syndrome）　常染色体显性或隐性遗传的先天性结缔组织疾病。由胚胎期中胚层发育缺陷所致。表现与马方（Marfan）综合征相反。可出现近视、青光眼、球状晶状体、小晶状体、晶状体不全脱位、手指不能屈曲、身材矮小等。治疗：眼病可对症处理。

马日比茨征（Magbits sign）　肾盂肾炎的临床征象之一。当检查者压迫病人脊肋角时病人有疼痛感觉为此征阳性，提示存在肾盂肾炎。

马-塞综合征（Marie-Sainton syndrome）　以锁骨、颅骨、手部诸骨及骨盆骨化障碍为特征的常染色体显性遗传病。表现为锁骨、颅骨发育不全，短头畸形，囟门长期不闭且增宽，头面部比例失调，肩部活动明显扩大。X 线、CT 可协助诊断。无特殊治疗。

马赛热（boutonneuse fever）　见纽扣热。

马桑毒素（coriamyrtin）　从马桑科植物马桑中分离出的一种倍半萜内酯。对精神分裂症有效。有尿频、恶心、肌肉抽动、痉挛等不良反应，对肝功能亦有一定影响。用药期间应有专人护理和保肝措施。

马斯洛夫征（Masloff sign）　儿童受疼痛刺激（如针刺）时发生短暂间呼吸停止为此征阳性。见于痉挛素质的儿童。

马斯洛需要层次论（Maslow hierarchy of needs）　20 世纪 50 年代美国心理学家马斯洛提出的人类需要的一种理论。他将人类的需要主要概括为 5 个层次：①生理需要，如饥饿、口渴等；②安全需要，如安全感、稳定感等；③相属关系和爱的需要，如对社交、归属和认可的需要；④尊重需要，如威信、自尊等；⑤自我实现的需要，如寻找满足和实现一个人的潜能等。他认为人的各种需要层次虽有高低之分，但彼此关联。在人的发展中，一种较高级的需要出现前，一般讲，比它低级的需要应先得到适当满足，当然有时也有相反的情况。

马太效应（Matthew effect）　心理学名词。一种社会现象。源于《新约·马太福音》中的一则寓言。其第二十五章说："凡有的，还要加给他叫他多余；没有的，连他所有的也要夺过来。"指强者愈强，弱者愈弱；好的愈好，坏的愈坏；多的愈多，少的愈少。1968 年，美国社会学家罗伯特·默顿（R. K. Merton, 1910—2003）将这种现象概括为马太效应，用以描述社会生活中普遍存在的两极分化现象。

马提厄征（Mathieu sign）　完全性肠梗阻的征象之一。病人取仰卧位，显露腹部。检查者用冲击触诊法检查腹部。如在脐周围触出振水音即为此征。对各种原因的肠梗阻有重要诊断价值。偶见于胃下垂、急性胃扩张、幽门梗阻等，应注意鉴别。

马蹄肾（horseshoe kidney）　两肾上极或下极互相融合的融合肾。

马蹄足畸形（talipes equinus deformity）　腓总神经损伤引起小腿伸肌群的胫前肌、踇长伸肌、踇短伸肌、趾长短伸肌和腓骨长短肌瘫痪，而出现患足下垂内翻的畸形。

马尾神经损伤（nerve injury of cauda equina）　第 1 腰椎平面以下严重脊柱骨折脱位或火器伤所致的神经受损。病人多表现为不完全性截瘫，若马尾神经完全断裂，则断面以下神经支配区肢体感觉、运动和反射完全消失，呈永久性弛缓性瘫痪，膀胱不能自主排尿，呈无张力性膀胱。轻度损伤可自行康复。

马尾损伤综合征（syndrome of injury of chorda equina）　多为不完全损伤，两侧症状多不对称。大腿下部或膝关节以下及会阴部感觉消失或减退；除内收肌和股四头肌正常外，其余肌肉包括臀部肌肉均呈弛缓性瘫痪，肌肉萎缩，肌张力减低，腱反射减低或消失，病理反射阴性。肛门括约肌松弛，大小便失禁。

马牙（gingivitis of newborn）　其他名称：上皮珠。中医病证名。初生儿齿龈上呈散在的淡黄色若米粒大小的圆形结节，内含脂肪渣。状如脆骨者，往往因妨碍吮乳而啼哭。可自愈。

马应龙八宝眼膏（mayinglong babao yangao）　中医成药名。清热剂。组成：炉甘石、琥珀、麝香、牛黄、珍珠、冰片、硼砂、硇砂。功能明目止痛、退瞙化瞖。治眼睛红肿痛痒、流泪、沙眼、眼睑红烂等。用法：外用，点入眼睑内。

马应龙麝香痔疮膏（mayinglong shexiang zhichuang gao）　中医成药名。清热利湿剂。组成：麝香、珍珠、牛黄、炉甘石、硼砂、冰片。治各类痔疮、肛裂、肛周湿疹等症。用法：外用，先洗净患处，将适量药膏注入肛门内或涂抹患处。孕妇慎用或遵医嘱。

吗丁啉（motilium, domperidone）　见多潘立酮。

吗多明（molsidomine, molsydomine, motazomin）　其他名称：脉导敏、吗导敏。抗心绞痛药。可扩张血管平滑肌，使血压轻度下降，回心血量减少，心脏工作负荷减轻，心肌耗氧量降低；尚可扩张冠状动脉，促进侧支循环，改善心肌缺血区的血液分布。作用迅速而持久。用于防治心绞痛的发作。低血压、青光眼、心肌梗死急性期病人禁用。

吗啡（morphine）　其他名称：美施康定、美菲康。镇痛药（麻醉性镇痛药、阿片受体激动药）。含氮杂环化合物。氢化吡啶菲类生物碱。用于剧痛（急性锐痛），手术前镇静和麻醉辅助用药，控制急性心肌梗死所致疼痛、急性肺水肿、心源性哮喘的辅助治疗。制剂：盐酸吗啡片剂、缓（控）释片；注射剂。连续反复应用易产生耐受或成瘾，停药出现戒断症状（烦躁、失眠、流泪、流涕、出汗、腹痛、出汗、虚脱、意识丧失等）；欣快感、癫痫样发作（大剂量）；心动过缓、休克、心脏停搏、低血压；血小板减少；大剂量出现呼吸暂停、呼吸停止；皮疹、瘙痒。婴儿、哺乳期妇女、严重肝功能不全、慢性阻塞性肺疾病、支气管哮喘、肺源性心脏病、颅内高压病人、颅脑损伤等禁用。急性左心衰竭晚期出现呼吸衰竭时忌用。

吗啡阿托品注射液（Injectio Morphini et Atropini）　镇痛解痉药。组成：盐酸吗啡和硫酸阿托品的无色澄明的灭菌水溶液。遇光易变质。用于胆、肾、肠等绞痛及麻醉前给药。有成瘾性。青光眼、严重心肝功能不全者及婴儿、哺乳期妇女忌用。

吗啡中毒（morphine poisoning）　机体比较敏感或超量使用吗啡及含吗啡制剂引起的中毒反应。急性中毒主要表现为头痛、头昏、口干、恶心、呕吐、出汗等，严重者有谵妄、震颤、抽搐及惊厥、瞳孔缩小、发绀，甚至昏迷及呼吸循环衰竭。治疗：内服者洗胃、导泻；补液；吸氧、呼吸兴奋剂及人工呼吸；使用吗啡拮抗剂。

吗啉胍（moroxydine，ABOB）　其他名称：病毒灵。抗病毒药。常用制剂有片剂、糖浆剂、滴眼液。对各种病毒均有抑制作用，用于治疗普通感冒、流感、病毒性支气管炎、水痘、流行性腮腺炎、疱疹、麻疹、病毒性角膜炎等，但疗效不肯定，常口服给药或滴眼用。

吗啉吗啡（pholcodine，pholcod，ethnine）　见福尔可定。

吗替麦考酚酯（mycophenolate mofetil）　其他名称：霉酚酸酯、麦考酚吗乙酯。免疫抑制剂。用于预防肾、肝、心脏及骨髓移植的排斥反应及治疗移植后发生的急性、难治性排斥反应，可与环孢素和肾上腺皮质激素同时应用。制剂：片剂。有过敏反应者禁用。避免同时联合使用硫唑嘌呤。

吗乙苯吡酮（doxapram，dopram）　见多沙普仑。

蚂蟥叮咬（leech bite）　见水蛭叮咬。

埋线疗法（catgut-embedding therapy）　在穴位皮下组织埋藏羊肠线的一种治疗方法。适用于治疗哮喘、溃疡病等。

迈斯纳小体（Meissner corpuscle）　见触觉小体。

迈-魏综合征（Meyer-Schwickerath and Weyers syndrome）　其他名称：眼-牙-指（趾）发育不良征。为一先天性多发畸形性疾病。常染色体隐性遗传。临床表现有小眼球症、眼睑下垂、角膜变小、眼窝间距变窄；牙釉质发育不良，形成黄色小牙齿，下颌骨偏小；手指常见外指症、指屈症；也可有髋关节、股骨发育不全等畸形。还可有鼻翼小、耳部位低、唇裂、腭裂等。

迈野试剂（Mayer reagent）　氯化汞和碘化钾的水溶液。遇生物碱生成白色沉淀。

麦白霉素（meleumycin）　由国内生产菌所得产品麦迪霉素含较多量的白霉素 A$_6$，因此称麦白霉素。见吉他霉素和麦迪霉素。

麦迪霉素（medecamycin）　其他名称：美地霉素、美他霉素。一种多组分的大环内酯类抗生素。抗菌谱与红霉素相似，抗菌作用略低于红霉素。用于由金黄色葡萄球菌、链球菌、肺炎球菌、淋球菌引起的各种呼吸道感染、皮肤软组织感染等。

麦冬（dwarf lilyturf tuber，Radix Ophiopogonis）　其他名称：麦门冬、寸冬。中医药名。补阴药。百合科植物麦冬的块根。甘、微苦、寒。归心、肺、胃经。功能清热除烦、生津解渴、润肺止咳。治肺阴虚所致的口渴、干咳、咯血；心阴虚所致的心烦、心悸及津亏便秘。寒湿证忌用。对伤寒沙门菌、大肠埃希菌、白色葡萄球菌有较好的抑制作用。

麦格斯综合征（Meigs syndrome，ovarian-ascites-pleural effusion syndrome）　其他名称：卵巢-腹水-胸水综合征。是卵巢纤维瘤或其他盆腔肿瘤伴发腹水和胸水。肿瘤切除后，腹水和胸水相继消失。有腹水的病人并不一定同时并发胸水，或曾一度有过胸水，后来消失。多为漏出液，有少数为渗出液；量多少不等，量多时可出现压迫症状。确定肿瘤的类别及性质，是诊断本综合征的关键，如果卵巢肿瘤为恶性，则为假麦格斯综合征。治疗应手术切除肿瘤，腹水和胸水可自行消失。

麦胶性肠病（gluten-induced enteropathy）　其他名称：乳糜泻、非热带性脂肪泻。因进食麦粉不耐受所致的吸收不良综合征。以多种营养物质的吸收不良、小肠绒毛萎缩和在饮食中去除谷蛋白（麦胶蛋白）后临床症状改善为特征。麦胶是致病因素，发病机制是遗传、免疫和麦胶饮食相互作用的结果。临床症状和体征：腹泻、腹痛、体重减轻、倦怠乏力，维生素缺乏及电解质紊乱，水肿、发热及夜尿增多。根据粪脂、胃肠 X 线检查、小肠吸收各项检查可初步诊断，醇溶麦胶蛋白、抗组织转谷氨酰胺酶（tTG）等抗体阳性是诊断重要依据，内镜及小肠黏膜活检是诊断金标准，但仍需经治

疗试验说明与麦胶有关方能确诊。饮食疗法最重要（避免食用含麦胶食物），此外，予对症治疗及支持疗法、肾上腺皮质激素控制症状。

麦角胺（ergotamine）　其他名称：贾乃金。镇痛药。由麦角中分离而得的一种生物碱。其酒石酸盐为无色结晶或白色结晶性粉末，微溶于水、乙醇，遇空气、光线易变质。有明显的收缩血管作用。主治偏头痛，亦用于其他神经性头痛。孕妇、末梢血管疾患、高血压、心绞痛、肝肾疾病病人忌用。

麦角胺咖啡因（ergotamine and caffeine）　其他名称：麦咖片。血管收缩药。用于偏头痛。制剂：片剂；注射剂。孕妇、哺乳期妇女、周围血管疾患、冠状动脉供血不全及肝肾功能不全者禁用。

麦角生物碱类（ergot alkaloids）　由麦角菌核提取的一类麦角生物碱的总称。可分为氨基麦角碱（如麦角新碱）和氨基酸类麦角碱（如麦角胺）。具有收缩血管作用，有的应用于产后止血、偏头痛。

麦角新碱（ergometrine，ergonovine）　子宫收缩药。用于产后子宫出血、产后子宫复旧不全、月经过多等。制剂：马来酸麦角新碱注射剂。胎儿及胎盘未娩出前禁用。妊娠期高血压疾病、高血压及冠心病病人慎用。静注不宜作为常规使用。

麦角新碱试验（ergometrine test）　激发冠状动脉痉挛的实验方法。以麦角新碱 0.0125mg 开始静脉注射，每 5min 呈倍数递增剂量注射至 0.4mg，同时描记心电图和观察心电示波。注射后 5min 内发生心绞痛，且伴有心电图 ST 段抬高 1mV 以上为阳性，出现阳性反应即终止试验。多用于具有冠心病症状而无心电图缺血性异常者的冠心病诊断。新近心肌梗死、未控制的胸痛和室性心律失常、严重高血压等禁忌此项检查。

麦角溴烟酯（nicergoline）　见尼麦角林。

麦角中毒（ergot poisoning）　食用含麦角的面粉引起的中毒。麦角（secale cornutum）是麦角菌（Clavieps purpurea）的菌丝体。寄生于裸麦、小麦、大麦穗上。禾谷被麦角侵害常见于多雨天。麦角毒性取决于其所含的生物碱、麦角毒素和麦角胺等。症状有肌肉强直性痉挛，感觉异常、恶心、呕吐、腹部疼痛，亦可见血管痉挛，血液循环障碍、四肢发绀、局部坏死等。预防：防止麦角菌生长，将谷粒中麦角小粒仔细清除。面粉中麦角含量不得超过 0.5mg/kg。治疗：催吐、洗胃、导泻、对症。

麦卡德尔病（McArdle disease）　见糖原贮积症 V 型。

麦卡德尔综合征（McArdle syndrome）　见糖原贮积症 V 型。

麦克伯尼点（McBurney point）　其他名称：麦氏点。阑尾炎压痛点。右髂前上棘与脐连线的中、外 1/3 交界处。

麦克伯尼切口（McBurney incision）　其他名称：麦氏切口。右髂前上棘内按腹外斜肌肌纤维方向切口，切除阑尾。

麦克伯尼征（McBurney sign）　临床体征之一。按压 McBurney 点时出现触压痛。常见于急性阑尾炎，亦可见于回盲部及右侧输卵管病变。

麦克法德征（Macfadden sign）　肠系膜淋巴结炎的征象。右侧腹直肌外缘脐下 2～4cm 处的疼痛。见于肠系膜淋巴结炎。

麦克林托克征（McClintock sign）　其他名称：产后出血征。产妇生产后 1h 以上脉搏仍在每分钟 100 次以上即为此征。除外心脏因素，该征是产后出血的征象。见于子宫收缩无力、产道损伤、胎盘滞留、凝血机制障碍等。

麦克默里征（McMurray sign）　其他名称：麦氏征。膝关节半月板破裂的体征之一。半月板损伤后活动膝部出现咔嗒声。病人仰卧，检查者一手按住患膝，另一手握住踝部，尽量屈膝，使足踝抵住臀部，将小腿外展、外旋或内收、内旋逐渐伸直，如听到或感到"咔嗒"声或有疼痛，即为阳性。按响声和疼痛出现的部位，可推断出破裂部位，但应注意假阳性，如滑膜肥厚。

麦克尤恩征（Macewen sign）　脑积水及脑脓肿时，叩诊颅骨，反响叩音较正常强。临床诊断体征之一。见于由颅内压增高而引起颅缝哆开、颅骨变薄的病人，尤其是小儿。多为脑积水、脑瘤等颅内占位性病变所致。

M

麦夸里综合征（MacQuarrie syndrome）　其他名称：特发性婴儿型低血糖症。一种多在男性婴幼儿出现的疾病。常反复在特定时间内发生全身性抽搐，发作时无发热或患其他疾病的证据，用葡萄糖可终止痉挛发作。经 ACTH 及皮质激素长期治疗，会有持久性改善；如治疗不当（用抗癫痫的药物），则可能发生脑损害。

麦粒肿（stye, sty, hordeolum）　见睑腺炎。

麦门冬（dwarf lilyturf root, Radix Ophiopogonis）　见麦冬。

麦门冬汤（maimendong tang, ophiopogon decoction）　中医方剂。滋润内燥剂。出自《金匮要略》。组成：麦冬、半夏、人参、甘草、粳米、大枣。功能滋养肺胃、降逆下气。治胃阴伤、津液不足、气火上逆而致的肺痿症。症见咳唾涎沫、气喘气短、咽干口燥、舌干红少苔、脉虚数。水煎服。临床可用于肺结核、慢性支气管炎、肺癌、胸膜炎所致的气喘气短者。

麦普替林（maprotiline, ludiomil）　见马普替林。

麦氏点压痛（McBurney point tenderness）　脐与右髂前上棘连线的中、外 1/3 交界处为麦氏点，按压此点产生的明显疼痛称为麦氏点压痛。是阑尾炎的重要体征。

麦唐纳征（McDonald sign）　妊娠早期体征之一。妊娠 7～8 周时子宫峡部延长变软，内诊时极易将宫体折向宫颈，峡部呈锐角前屈状。有误诊为卵巢囊肿者。人工流产时易从此处穿孔。

麦味地黄口服液（maiwei dihuang koufuye）　扶正剂（滋补肾阴的滋阴剂）。另有制剂：丸。组成：麦冬、五味子、熟地黄、山茱萸、牡丹皮、山药、茯苓、泽泻。功能滋补肺肾。治年高之人，肺肾阴亏，潮热盗汗、咽干咯血、眩晕耳鸣、腰膝酸软、消渴。感冒咳嗽、表证未解者，不宜服用。

麦芽（germinated barley, Fructus Hordei Germinatus）　其他名称：麦蘖、大麦芽。中医药名。消导药。禾本科植物大麦的颖果发芽制成。甘、平。归脾、胃经。功能开胃消食、疏肝回乳。用于食积不消、心腹胀满、肝郁胁痛、乳汁淤积、乳房胀痛、妇女断乳。按炮制的不同，可分为生麦芽、炒麦芽、焦麦芽等。生麦芽：健脾和胃、疏肝行气，用于脾虚食少，乳汁淤积。炒麦芽：行气消食回乳，用于食积不消，妇女断乳。焦麦芽：消食化滞，用于食积不消、脘腹胀痛。无食积及哺乳期忌用。麦芽偏于消食积。

麦芽米曲霉素（maltoryzine）　米曲霉孢子变种在麦芽汁培养基上的毒性代谢产物。可致奶牛中毒，症状为肌肉麻痹、拒食。

麦芽糖（maltose）　一种二糖。由两个葡萄糖分子缩合失水而成。白色晶体或粉末，是构成淀粉的基本单位，饴糖的主要成分。甜度为蔗糖的 40%。有还原性，水溶液中有变旋现象。用作营养剂和培养基等。

麦耶三联征（Meyer triple sign）　结节性动脉外膜炎的临床征象。表现为肠绞痛及带血的腹泻、多发性神经炎及多发性肌炎、消瘦。见于结节性动脉外膜炎。

麦耶征（Meyer sign）　小腿深静脉血栓性静脉炎的征象。压迫小腿胫骨之间时产生疼痛，即为此征。见于小腿深静脉血栓性静脉炎。

脉（vessel）　中医经脉。是气血运行的通道。

脉搏（pulse）　动脉的搏动。由心脏节律性收缩和舒张而引起。心脏搏动所引起的压力变化使主动脉管壁发生振动，沿着动脉管壁向外周传递，即成脉搏。通常所称的脉搏系指在手腕桡侧扪到的脉搏。脉搏亦可用仪器描记。正常人脉搏频率与心跳频率一致，健康成年人安静时每分钟平均约为 60～100 次，儿童较快。脉搏反映血液循环系统和机体的功能状态，故按脉为诊查疾病的方法之一。中医学对脉搏有深刻的认识。

脉搏测量仪（pulse oximeter）　其他名称：脉搏氧饱和度仪。可连续监测病人的氧合状态（SpO_2）。它与动脉血氧饱和度（SaO_2）显著相关，相关系数为 0.90～0.98。因此，监测 SpO_2 已广泛用于临床麻醉和 ICU 病人。

脉搏短绌（pulse deficit）　无规律的不整脉。在单位时间内脉率少于心率，脉细、速，且极不规律。特点是心律完全不规则、心率快慢不一、心音强弱不等。常见于心房纤颤的病人，应由两人同时测心律与脉率。

脉冲（pulse）　以有限持续时间的上升和衰减为特征，且间歇时间十分短暂的不连续的电压或电流变化。脉冲波形的种类很多，但均有突变和不连续性的特点。常用脉冲幅度、脉冲宽度和脉冲频率来表示。

脉冲重复频率（pulse repetition frequence）　每秒发射的脉冲群的次数。

脉冲多普勒超声心动图（pulsed Doppler echocardiogram）　使用脉冲超声，提取回声的多普勒频移信息所获得的超声心动图。用以测定心脏和大血管中血流的速度和方向。

脉冲多普勒血流仪（pulsed Doppler blood-flow detector）　集发射脉冲和接受脉冲反射回声为一体的用以探测机体血流方向和速度的仪器。该仪器的换能晶体片只设一组，工作时发射声源发射出持续约 1～2μs 的短暂脉冲波后立即停止发射，转而再作为接收器来检测反射的回声。周而复始，发射与接收轮番进行。仪器每秒内所发射的脉冲次数即脉冲重复频率，一般为 2 000～8 000Hz。该仪器与一般超声诊断仪不同之处在于发射间歇期内仅仅选择性检测发射之后经过一定延迟时间后的回声，并不接收全程中所有的回声信号。延迟时间很短暂，约 3～10μs，由于延迟时间可以控制和测算，故能对某一深度的血流方向、速度及有无分流进行细致的分析。

脉冲反射法（pulse reflection method）　将超声脉冲发射到物体中再接收来自物体中的反射信号的探测方法。包括 A 型、B 型、M 型等。

脉冲高度分析器（pulse height analyser）　脉冲高度的识别和分析装置。主要由上限甄别器、下限甄别器及反符合电路组成。上限甄别器的阈电压较下限甄别器高，两者之间的电压差值称道宽或窗宽。射线所产生的脉冲高度，只有恰好落入道宽范围内，即只触发下限甄别器而不触发上限甄别器时，才有脉冲通过反符合电路输出。

脉冲序列（pulse sequence）　在磁共振成像过程中所采用的先后依次进行激发的脉冲组合。最常用的脉冲序列为自旋回波序列和梯度回波序列。其他还有反转恢复序列和快速自旋回波序列等。

脉冲噪声（impulsive noise）　其他名称：间断性噪声。在时间上呈间断的短促的噪声。其声音的持续时间小于 0.5s、间隙时间大于 1s、声压变化大于 40dB，如锻炼、冲压作业或枪炮射击声。此种噪声对人的危害程度主要取决于脉冲峰值和接触脉冲次数，峰值越高，接触次数越多，则危害越大；其次决定于脉冲波形。过强的脉冲噪声会使耳鼓膜破裂，中耳链失效。一般强度的脉冲噪声会引起暂时性听力损失，但长期反复暴露会造成永久性耳聋。

脉冲振荡技术（impulse oscillometry system, IOS）　使用脉冲振荡仪，通过脉冲振荡原理和计算机频谱分析技术进行肺功能测定的方法。其特点是采用振荡器产生外加的压力信号，测量呼吸系统在该压力下的流量改变，应用频谱分析技术对平静呼吸波进行分析，测得呼吸阻抗和电抗，可用于评价气道阻力和顺应性。检查结果受被测定者主观配合的影响小，应用范围广。

脉导敏（molsydomine, motazomin）　见吗多明。

脉管系统（vascular system）　心血管系统和淋巴系统组成的体内封闭式循环管道系统。前者由心脏、动脉、毛细血管和静脉组成，后者由淋巴管道、淋巴器官和淋巴组织组成。其主要功能是不断地把营养物质、氧气运送到全身各器官和组织，供新陈代谢之用；将代谢产物，如二氧化碳和尿素等运送到肺、肾和皮肤等排出体外。是人体体液的运输系统。此外，淋巴组织还能产生淋巴细胞和抗体，参与机体的免疫活动。

脉君安片（maijun'an pian）　治风剂（平肝息风）。组成：钩藤、葛根、氢氯噻嗪。用于高血压、冠状动脉供血不足等。

脉律（pulse rhythm）　脉搏的节律性。是左心收缩的反映。正常时脉搏跳动均匀，间隔时间相等、跳动的力量相等。不规则的脉律称为心律不齐。

脉率（pulse rate）　每分钟脉搏搏动的次数（频率）。健康成人在安静状态下脉率为 60～100 次/min。正常情况下脉率与心率是一致的，与呼吸的约为 4∶1～5∶1，脉率是心率的指示。

脉络丛乳头状瘤（choroid plexus papilloma, papilloma choroideum）　一种中枢神经系统肿瘤。约占颅内肿瘤的 1%～2%。可发生于任何年龄，但以 10 岁以下的儿童居多，男性多于女性。多见于第四脑室隐窝，侧脑室次之。肉眼观，肿瘤呈粉红色菜花状，体积大者常有囊性变，一般不发生浸润，但部分肿瘤可埋在脑实质中。肿瘤呈缓慢的膨胀性生长，可致脑室通路阻塞而发生脑积水或出血等并发症。恶性者极少见。良性者手术切除即可；恶性者术后需放射治疗。

脉络膜（choroid）　衬垫在巩膜与视网膜部之间的血管膜。从内至外又可细分为玻璃膜、脉络膜毛细血管层、脉络膜固有层和脉络膜上层。位于睫状体后方，外面与巩膜结合疏松，其间有淋巴间隙，内面紧贴视网膜色素层，有丰富的血管，对眼球有营养和遮光作用。

脉络膜挫伤（choroidal contusion）　钝力伤所致的眼脉络膜破裂出血和脱位。一般发生在眼底后极部，常在视盘与黄斑之间。裂口呈弧形，凹面向视盘，且常被黑色的脉络膜出血及红色的视网膜出血所遮蔽。出血吸收后，即可显示弧形的黄白色裂口，周围有色素。裂口位于黄斑区者中心视力永远丧失。本病无特殊治疗，可采用支持营养疗法。

脉络膜恶性黑色素瘤（malignant melanoma of choroid）　源于脉络膜的眼内恶性肿瘤。早期发展缓慢，晚期发展迅速。根据病变部位不同，病人可有视物变形、变小、中心暗点、屈光度改变、视野缺损、视力明显减退等症状。眼底检查可见眼底隆起，病变呈椭圆形或香蕈状，表面黄色或棕黄色。在病变颈部和低位可见视网膜脱离。巩膜透照试验不透光。行手术及放射治疗。

脉络膜裂（choroid fissure）　眼杯初形成时，下缘的裂隙。玻璃体动脉与间充质由此裂隙进入眼内腔，约于胚胎第 7 周时，脉络膜裂两侧边缘愈合，原眼柄口处渐演变为瞳孔。

脉络膜缺损（coloboma of choroid）　脉络膜先天畸形。系胎儿时期胚胎裂在发育过程中闭合不全所致。病变多为双侧且具有遗传性。在检眼镜下，缺损部位呈光亮的白色，边缘被分散的色素所包围，缺损的圆端向下，下端则消失于眼底的周边部。病人中心视力显著减退，可出现盲斑。同时可能伴有虹膜缺损、小眼球或眼球震颤。

脉络膜脱离（choroidal detachment）　各种原因引起脉络膜上腔内渗漏液积聚，导致脉络膜与巩膜脱离。表现为眼压低、角膜后弹力膜皱褶、前房浅、房水和玻璃体混浊。眼底周边部可见一个或数个棕灰色球形隆起。治疗：去除引起脉络膜脱离的病因；应用激素、乙酰唑胺等药物；巩膜切开放液并向前房注入空气或生理盐水。

脉络膜外伤（choroidal injury）　外力所致的脉络膜撕裂、出血和脱离。

脉络膜陷凹症（choroidal excavation sign）　在脉络膜黑色素瘤的超声图像中，肿瘤所在部位的脉络膜因肿瘤细胞浸润而无回声出现，并与空泡征的暗区相连的征象。亦可见于转移性肿瘤、脉络膜假瘤。

脉络膜炎（choroiditis）　其他名称：后葡萄膜炎。病因同葡萄膜炎。病人自觉眼前有黑影游动，眼内闪光，视力减退，严重者有夜盲症。眼部检查：初期可见玻璃体后部微尘状混浊；渗出期可见视网膜血管下出现圆形或椭圆形且大小不等、境界模糊的斑块，视网膜水肿，小出血斑，血管周围白鞘，以后病灶逐渐相互融合；瘢痕期时水肿吸收，视网膜出现脱色素区，遗留境界清楚的灰白色陈旧病灶，眼底呈棕红色晚霞样外观。可并发视网膜脱离及视网膜脉络膜萎缩。治疗应尽量去除病因，全身应用类固醇皮质激素。

脉络膜转移癌（metastatic carcinoma of choroid）　体内其他脏器发生的癌肿通过血行转移至脉络膜所形成的肿瘤。原发癌主要是肺癌及乳腺癌。脉络膜转移癌好于眼底后极部，尤其在左眼黄斑的颞侧。肿物界界不清，灰黄色半球状隆起，表面不平。可并发渗出性视网膜脱离。治疗原发灶，对眼部转移癌可行放疗及化疗。

脉络宁注射液（mailuoning zhusheye）　中医成药名。化瘀通脉祛瘀剂。组成：牛膝、玄参、石斛、金银花。治血栓闭塞性脉管炎、静脉血栓形成、动脉硬化性闭塞症、脑血栓形成及后遗症等。

脉舒静片（meshujing tablet）　降压药。组成：利血平、氢氯噻嗪、罗通定、维生素 B_6、甲基橙皮苷、氯化钾等。临床用于各期高血压。

脉通（beiol）　一种抗动脉粥样硬化药。配方有两种，一种组成：亚油酸、卵磷脂、肌醇、维生素 B_6、维生素 C、甲基橙皮苷、维生素 E；另一种组成：亚油酸乙酯、烟酸、肌醇、橙皮苷、维生素 C、维生素 B、维生素 E。用于动脉粥样硬化的防治以及心绞痛、心力衰竭、心肌梗死、高血压、脑出血、脑软化症、老年痴呆及精神病、高胆固醇血症、脂肪肝、肝硬化、肝功能障碍等的辅助治疗。通常口服用药。

脉象（pulse manifestation）　中医术语。诊脉者手指所感受到的脉搏跳动的形象。脉象的形成，是与脏腑气血密切相关的。包括频率、节律、充盈度、通畅的情况，动势的和缓、波动的幅度等。王叔和《脉经》分为：浮、芤、洪、滑、数、促、弦、紧、沉、伏、革、实、微、涩、细、软、弱、虚、散、缓、迟、结、代、动二十四脉，李时珍《濒湖脉学》增加长、短、牢三脉为二十七脉，李士材《诊家正眼》又增疾脉为二十八脉，即临床较常用的二十八种脉。

脉象仪（electropulsograph）　描记脉搏形象与动态的电子仪器。应用电子学原理，将中医切脉时的指端感觉，以病人指尖动脉或桡动脉搏动情况为客观指标描记下来，以研究脉象形成理论。可同时描记寸、关、尺三部脉象，按浮、中、沉不同取法，描绘出浮、弦、滑等脉象图。适于科研、教学，也可作为四导生理记录仪使用。

脉压（pulse pressure）　收缩压与舒张压之差。

脉诊（pulse taking）　其他名称：诊脉、切脉、按脉、持脉。中医切诊的主要内容。即脉象诊查的方法。医者以示、中、环 3 指指端切按病人桡动脉的寸口部，探查脉象的变化。是我国最早创用的诊断技术。古代有三部九候的遍诊法，人迎、寸口、趺阳三部诊法和寸口诊法等。后世以寸口诊法为主。

脉证合参（comprehensive analysis of pulse condition and other manifestation）　中医辨证过程中，将脉象和证候互相参照，推断病情的方法。一般来说，脉证一致为顺，相反为逆。例如阳热证见浮数脉，虚弱证见细弱脉，属于顺证。若阳热证见沉细脉，虚弱证见洪大脉，就是脉证相逆，说明表里邪正错综复杂，病情较重，属于逆证。在这种情况下，辨证必须透过现象看本质，以确定脉证的从舍。

满灌疗法（filled-irrigation treatment）　见冲击疗法。

满山红油（rhododendron dauricum oil）　从杜鹃花科植物兴安杜鹃叶中提出的挥发油。组成：杜鹃酮、芹子烷、丁香烯。杜鹃酮有止咳、祛痰作用。治急慢性支气管炎、支气管喘息。

满月面容（moon face）　面圆如满月。常伴皮肤发红、痤疮和小须。见于肾上腺皮质功能亢进（如库欣综合征），以及长期应用肾上腺皮质激素的病人。

螨（mite）　通称螨虫。节肢动物名。蛛形纲蜱螨亚纲真螨目（Acariformes）。身体微小，多为圆形或椭圆形，分节不明显，繁殖快。种类繁多，通常分为尘螨、粉螨、革螨、恙螨等。与医学有关者，如革螨、恙螨能传播多种疾病；疥螨能寄生于人体皮肤内，引起疥疮；尘螨可引起人体过敏性疾病。

螨皮炎（mite dermatitis）　螨类叮咬皮肤后引起的瘙痒性炎性皮肤病。按螨的种类不同可有蒲螨皮炎、粉螨皮炎、沙螨皮炎、革螨皮炎等。治疗：口服抗组胺制剂，外用炉甘石洗剂或 5%硫磺霜。

曼彻斯特手术（Manchester operation）　妇科手术名称。阴道前后壁修补，主韧带缩短及子宫颈部分切除的手术。用于子宫脱垂合并膀胱、直肠膨出及宫颈延长的病例。对于年轻妇女希望保留生育功能者尤为适用。

M

曼-古征（Mann-Gurevitch sign） 脑震荡的征象之一。表现为病人在强光下眼球和额的疼痛加重。

曼氏迭宫绦虫（Spirometra mansoni） 其他名称：孟氏裂头绦虫。属裂头科。其幼虫裂头蚴可寄生于人体，是引起曼氏裂头蚴病的病原体。成虫寄生于猫、狗小肠内，虫卵随粪便入水，孵出钩毛蚴，经第一中间宿主剑水蚤发育成原尾蚴，在第二中间宿主蝌蚪及蛙体内发育成裂头蚴，含裂头蚴的蛙被猫、犬吞食而发育为成虫。主要是裂头蚴使人感染致病，寄生于眼、口腔、颊部、四肢与腹壁皮下组织，可形成嗜酸性肉芽肿囊包，有局部游走性结节、疼痛、炎症等反应，可从活组织取虫鉴定。

曼氏裂头蚴病（sparganosis mansoni） 其他名称：孟氏裂头蚴病。曼氏裂头蚴寄生于人眼部、皮下组织或脑、肾、肺等脏器所致的疾病。该病东南亚国家多见，国内见于广东、浙江、福建、四川、吉林等省。裂头蚴寄生于人体而引起曼氏裂头蚴病较多见，常见寄生于人体的部位依次是：眼睑部、四肢、躯体、皮下、口腔颌面部和内脏。被侵袭部可形成嗜酸性肉芽肿囊包，主致局部肿胀，甚至脓肿。根据临床表现可分为5型：①眼裂头蚴病；②皮下裂头蚴病；③口腔颌面部裂头蚴病；④脑裂头蚴病；⑤内脏裂头蚴病。从局部检出虫体可诊断。治疗：可服用吡喹酮，同时给予肾上腺皮质激素；手术摘除。

曼氏血吸虫（Schistosoma mansoni） 寄生于人体血吸虫的一种，主要分布于埃及、中东、西非、中非和东南非等地区。中国未见报道。成虫寄生于肠系膜静脉，膀胱静脉偶有发现。雄虫长 6.4~12mm，体表有明显结节，睾丸 6~9 个。雌虫长 7.2~17mm，卵巢位于虫体中部之前。雌虫每天产卵 100~300 个，呈长椭圆形，卵壳上有大的侧刺，是其特征。

曼氏血吸虫病（Manson schistosomiasis, schistosomiasis mansoni） 曼氏血吸虫引起的一种人畜共患寄生虫病。所致病变主要是虫卵肉芽肿。多分布于肝、肠，也可见于肺、脊髓等处。临床类型可分为肠型、肝脾型和肺心型。异位损害多见于脊髓。粪便查出虫卵可确诊。免疫学检查可作为辅助诊断。治疗同日本血吸虫病。

曼氏征［Mann（John D. Mann）sign］ ①突眼性甲状腺肿病人端坐向前平视时，两眼不在同一水平线上。因病人眼球后间隙中的脂肪和结缔组织水肿、圆细胞浸润，以及眼外肌炎使其体积增大而眼球突出，但两侧病变不完全相同，眼球突出程度不一，所以从外观看两眼不在同一水平。②外伤性神经官能症时，头皮对恒定电流的阻抗减弱。

曼陀罗中毒（Datura stramonium poisoning） 误食曼陀罗引起的中毒。曼陀罗又称洋金花，全株有毒，以种子含毒量最高。中毒表现有口干、皮肤及颜面发红、干燥无汗、惊恐、烦躁或嗜睡、谵妄、幻听、幻视、痉挛、发热、瞳孔散大等。治疗：催吐、洗胃、导泻；输液；拟胆碱药新斯的明、毛果芸香碱、毒扁豆碱等。

蔓荆子（chastetree fruit, Fructus Viticis） 中药名。辛凉解表药。马鞭草科灌木类植物蔓荆的成熟果实。甘，寒。归肺、肝经。功能疏散风热、清肝明目。用于外感风热头痛、头晕、牙痛、目痛流泪。血虚及脾虚性头目痛忌用。本品有镇痛、退热作用，亦可用于神经性头痛、肌肉痛、夜盲症及弱视症。

蔓状血管瘤（racemose hemangioma, arterial racemose angioma） 有较粗的迂曲静脉，也可有动脉所构成的一种血管瘤，可发生在皮下、肌肉内或侵入骨组织。外观常见蜿蜒的血管，有明显的压缩性与膨胀性，有的可听到血管杂音和触到硬结。应手术切除。

漫游性自动症（ambulatory automatism） 意识朦胧状态的一种特殊形式。不具有幻觉、妄想和情绪改变等临床特点。病人在意识障碍中可出现某些无目的性的且与当时处境不相适应的、甚至没有意义的动作。有睡行症（梦游症）和神游症两种类型。

慢波（slow wave） 正常成人脑电图中一般混有的少量低波幅θ波和δ波。波幅多为 10~30μV，不超过 50μV。如连续性

或爆发式出现则为异常。

慢波爆发（slow wave burst） 其他名称：阵发性慢波。其波幅多在 150μV 之上，可呈节律性出现，有时不规则地出现。广泛性出现者居多，且多为两侧同步性出现。其频率可为 θ 或 δ 波频带的各种波型，同一次慢波爆发其频率亦可不同，一般持续 1~5s。局限性或病灶性出现者较少，但常提示有脑部病灶存在。

慢波睡眠（slow wave sleep） 成人睡眠中脑电图呈现同步性慢波的时期。此期的特点是全身感觉功能减退，一系列自主神经功能如血压、心率、呼吸等低而稳定。不出现快速的眼球运动，运动冲动与肌紧张减弱，副交感神经功能占优势，生长激素分泌增多。因而慢波睡眠有利于生长和体力恢复。

慢病毒感染（slow virus infection） 慢性进行性并累及中枢神经系统的一种病毒感染。潜伏期长，可达数年之久，一旦出现症状，多为进行性，并造成严重后果。如震颤病、皮质-基底核-脊髓病、亚急性硬化性全脑炎、风疹综合征、狂犬病等。近年有人将巨细胞病毒病、单纯疱疹病毒和乙型肝炎病毒感染也列入其中。

慢反应传导（slow response conduction） 由钙电流产生的局部电流形成的传导。

慢反应电位（slow reactive potential） 心肌慢反应细胞的动作电位。慢反应细胞包括窦房结、房结区和结希区的自律细胞以及结区的非自律细胞。细胞膜钙通道开放及钙离子缓慢内流是这类细胞 0 期去极化形成的基础，而 0 期去极化的速度和幅度较低，且不出现明显的复极 1 期和平台期则为慢反应电位的基本特点。慢反应自律细胞的慢反应电位的 4 期可发生自动性去极化，且速度较快，故其自律性较快反应自律细胞的自律性高得多。其中以窦房结自律细胞的自律性为最高，故窦房结是正常心脏兴奋的起搏点。但在异常情况下，如心肌缺血、药物中毒等，某些快反应细胞可出现慢反应电位，导致其自律性升高、传导性降低，从而引起异位心律及其他心律失常的发生。

慢肺泡（chronic alveoli） 小气道阻塞时，病变区肺泡充盈与排空速度均变慢，称慢肺泡。它导致肺内肺泡的充盈和排空不能达到正常地同步进行。此时，虽然肺静态顺应性尚可正常，但肺动态顺应性却随呼吸频率增加而降低，表现为频率依赖性。

慢惊风（chronic infantile convulsion） 其他名称：天吊风。中医病名。惊风的一种证型。大多出现于大病、久病之后，也有因小儿体弱，一病就成慢惊者。临床以发病缓慢，无热，抽搐时发时止，缓而无力为其特点。证见慢惊之候，或吐或泻，痰鸣微喘，眼开神缓，睡则露睛，惊跳搐搦，乍发乍静，或身热，或身冷，或四肢热，或口鼻冷气，面色淡白淡青，眉唇间或青黯，其脉沉迟散缓。盖由急惊过用寒凉，或转太骤，传变成之。治以培补元气、温运脾胃为主。如脾虚肝旺、惊搐频作，宜健脾平肝。久病伤阴、虚风内动者，宜滋阴镇静。

慢-快综合征（bradycardia-tachycardia syndrome） 见病态窦房结综合征。

慢滤池（slow filter-pool） 集中式给水设施中的一种过滤速度在 0.1~0.3m/h 的净水设备。滤池厚 70~80cm，粒径 0.3~0.45mm，不均匀系数为 1.75。经 1~2 个月，生物膜越积越厚，有碍水的过滤，就要刮沙、洗沙、重新铺沙后再使用。能除去悬浮物 99% 以上，除去细菌 99%。

慢率型室性期前收缩（slow-rate ventricular premature beat） 其他名称：继发性室性期前收缩。是继发于长周期（R-R 间期）后的期前收缩。由于期前收缩有代偿间歇，使 R-R 间期较长（心率慢），并可因此引起另一个室性期前收缩（此型室性期前收缩），如此反复，形成一系列室性双联律。

慢通道反应（slow channel reaction） 心室颤动产生机制之一。室颤时，快通道已失活，只有慢通道即 Ca^{2+} 或 Ca^{2+}-Na^+ 离子电流活动产生动作电位。但由于慢通道开放的去极化速度比正常者慢，故易发生传导阻滞和折返。

慢纤维（slow fibre） 其他名称：慢反应纤维、慢反应细胞。是动作电位 0 期上升速度慢、振幅低的细胞。例如窦房结、

房室结等处的细胞。

慢心律（mexitil, mexiletine） 见美西律。

慢心律药物中毒（mexitil poisoning） 误服或应用美西律（慢心律）药物过量引起的中毒。表现为头晕、嗜睡、感觉异常、运动失调、精神错乱、抽搐、呕吐、心动过缓、心律失常等。治疗：误服者洗胃、导泻，治疗过量者应立即停药，并输液以增加药物排泄，同时给予对症处理。

慢兴奋性突触后电位（slow excitatory postsynaptic potential） 节后神经元产生的一种兴奋性突触后电位。交感神经节前纤维兴奋时，节后神经元除产生快兴奋性突触后电位并在此基础上产生动作电位外，还可以产生时间较长的慢兴奋性突触后电位。是由节前神经纤维分泌的乙酰胆碱作用于神经节细胞膜上的 M 受体所引起的。生理作用是对神经节的兴奋传递起调制作用。

慢型克山病（chronic Keshan disease） 克山病的一种临床类型。可无明显症状逐渐发病，亦可由其他型过渡形成。表现为慢性充血性心力衰竭，且多为全心衰竭。症状多较轻，常可从事一般日常劳动。体检示心脏明显扩大，可有奔马律、各种严重心律失常（多源或多发室性期前收缩和房颤）及心力衰竭征象。治疗主要针对充血性心力衰竭。洋地黄药应谨慎长期服用，心功能基本恢复正常后方可停药。

慢性白血病（chronic leukemia） 一组异质性造血系统肿瘤，病程较缓慢，白血病细胞有一定的分化成熟能力，骨髓及周围血中以异常的较成熟细胞为主。临床上有两种类型：慢性粒细胞白血病、慢性淋巴细胞增殖性疾病。慢性淋巴细胞增殖性疾病根据免疫表型分为 B 细胞型、T 细胞型和 NK 细胞型。国内以慢性粒细胞白血病为多见，慢性淋巴细胞增殖性疾病较少见，不少病例因其他疾病检查血液时偶然发现。其病变为粒细胞或淋巴细胞系列的弥漫性增生，并浸润全身各组织。其表现有：①因代谢亢进引起的症状；②贫血及出血所致的症状；③肝、脾、淋巴结肿大或白血病细胞浸润所致的症状。治疗：化疗及放疗。

慢性败血症（chronic septicemia） 致病菌不断从慢性感染灶进入血液循环。全身症状轻而少，但常有严重贫血、消瘦和晚间发热。治疗：处理原发感染灶，应用适宜抗菌药物。

慢性鼻窦炎（chronic sinusitis） 一种因急性鼻窦炎未彻底治愈迁延而成的常见多发病。各窦发病率顺序为上颌窦炎、筛窦炎、额窦炎、蝶窦炎。亦可几个窦同时发炎。症状和急性鼻窦炎基本相同，但较轻，时间长，有鼻堵塞，嗅觉障碍；鼻涕多，黏液脓性或脓性；头痛、头昏，记忆力减退。治疗：积极治疗急性鼻窦炎；去除鼻中隔偏曲、鼻息肉、下鼻甲肥大等；上颌窦穿刺冲洗，行负压交替疗法、手术疗法等；治疗龋齿等牙科疾病。

慢性鼻炎（chronic rhinitis） 鼻腔黏膜慢性炎症。包括：慢性单纯性、慢性肥厚性、干燥性、萎缩性及干酪性（豆渣样）鼻炎。亦可为全身性疾病的局部表现，与个体健康有关。贫血、结核、糖尿病、风湿病、痛风、急性传染病、慢性便秘、肝肾及心脏病等皆可使鼻黏膜长期淤血。维生素 C 缺乏，可引起鼻黏膜水肿。急性鼻炎未彻底治疗者易演变成慢性鼻炎。治疗：1% 麻黄碱、呋喃西林麻黄碱液滴鼻，硬化剂下鼻甲注射，激光疗法，手术。

慢性闭角型青光眼（chronic angle-closure glaucoma） 原发性青光眼的一种。前房角窄、前房浅等解剖因素是引起本病的基本原因。情绪改变等常常可诱发本病眼压升高。病人自觉眼部不适，有视物视蒙、虹视。经睡眠或充分休息后症状消失。眼部检查见前房周边部明显变浅，眼压升高，角膜轻度水肿，瞳孔轻度散大。眼底检查，早期可以完全正常，到了发展期则出现程度不等的视神经头凹陷扩大及萎缩。该病可出现视野缺损。应用药物治疗可使高眼压暂时缓解，最有效的方法是手术治疗。

慢性闭锁性牙髓炎（chronic closed pulpitis） 慢性牙髓炎的一型。牙髓组织中有淋巴细胞及浆细胞浸润，成纤维细胞及新生的血管增殖。有时病变部位的牙髓可被结缔组织包绕局限。无溃疡形成者，无明显的自发痛，但温度改变可引起疼痛。有的定时钝痛发作。治疗应尽量保存活髓和患牙。

慢性扁桃体炎（chronic tonsillitis） 主要由链球菌或葡萄球菌感染引起的扁桃体慢性炎症。儿童多为腭扁桃体肥大，成人多为炎性改变。病理上分为 3 型：肥大型、萎缩型、隐窝型。因隐窝内有脓栓，又称慢性脓毒性扁桃体炎。有的合并呼吸困难、低热、风湿性心脏病或关节炎。可行手术治疗。

慢性病毒感染（chronic viral infection） 病毒在显性或隐性感染后未完全清除，血中可持续检测出病毒，因而可经输血、注射传播。病人可表现轻微或无临床症状，但常反复发作，迁延不愈。如乙型肝炎、丙型肝炎。

慢性病毒性肝炎（chronic viral hepatitis） 既往有乙型、丙型、乙型重叠丁型肝炎病毒感染半年以上，并有肝炎临床表现的情况。组织学检查可显示不同程度的肝细胞坏死和炎症。发病日期不明或虽无肝炎病史，但根据临床表现和实验室、影像学及活体组织病理检查综合分析亦可作出相应诊断。

慢性病贫血（anemia of chronic disorders，ACD） 继发于慢性感染、炎症和恶性肿瘤的一组贫血。在原有疾病基础上出现非进行性轻度或中度贫血，多为正常细胞性、正常色素性贫血，也可以是小细胞和低色素性贫血。表现为红细胞寿命缩短、铁代谢障碍、炎症性细胞因子增多导致红细胞生成素减少，以及骨髓对贫血的代偿性增生反应抑制。实验室检查血清铁、铁总结合力降低；血清铁蛋白增高；血清促红细胞生成素降低。治疗：处理基础疾病；老年严重贫血可输血及给予红细胞生成素；伴随铁者给予铁剂。

慢性病容（chronic facies） 面容憔悴，面色灰暗或苍白，目光暗淡。见于慢性消耗性疾病，如恶性肿瘤、肝硬化、严重结核病等。

慢性肠系膜供血不足（chronic mesenteric ischemia，CMI） 见腹绞痛综合征。

慢性肠系膜血管闭塞缺血（ischemia due to chronic mesenteric vascular occlusion） 肠系膜血管缺血性疾病。多发生在中、老年人，常伴有冠状动脉硬化、脑血管硬化、周围动脉闭塞疾病、主动脉瘤等。进食后弥漫性腹部绞痛，向背部放射。或仅饱胀钝痛，或为剧烈绞痛伴恶心呕吐，进行性加重。动脉造影诊断。轻症病人试行非手术治疗。如发现腹腔动脉或肠系膜动脉出口处有明显狭窄，应手术治疗。

慢性肠系膜血管综合征（chronic mesenteric vascular syndrome） 肠系膜血管狭窄、栓塞、缺血所致的一组综合征。表现为慢性餐后上腹部疼痛、有血管杂音、体重减轻。血管造影示腹主动脉、肠系膜上静脉、肠系膜下静脉中至少有两条血管管腔狭窄。治疗：手术。

慢性单纯性鼻炎（chronic simple rhinitis） 见慢性鼻炎。

慢性单纯性青光眼（chronic simple glaucoma） 原发性开角型青光眼的一种。前房角开放，房水排出阻碍多发生在小梁网。病人自觉症状不明显，可有头昏、头痛、眼胀或视蒙。检查可见眼压不稳，波动幅度大，基压水平升高，视乳头凹陷和视野缺损。以药物治疗为主，无效时手术。

慢性单纯性龈炎（chronic simple gingivitis） 见边缘性龈炎。

慢性单核细胞白血病（chronic monocytic leukemia） 系骨髓增生异常综合征的一种类型。它除具有病态造血外，尚可见外周血中持续的无原因可解释的单核细胞增多（$>1\times10^9$/L）。关于此型国内不少专家建议取消，因为既已称为白血病便不应再属于骨髓增生异常综合征范畴，也有人主张称为单核细胞过多性难治性贫血。

慢性胆管炎（chronic cholangitis） 大多是急性胆管炎的遗留。胆管内的急性炎症转变为慢性炎性改变，胆管壁增厚，胆管扩张。表现为中上腹部不适和胀痛，进食油腻食物后上腹疼痛加重。B 超检查有助于诊断。治疗：病情稳定期内进行手术，去除胆管内梗阻因素，保证胆道引流通畅。

慢性胆囊炎（chronic cholecystitis） 胆囊慢性炎症性病变。多因急性胆囊炎反复发作而引起，常伴胆石症。亦可见于伤寒带菌者。胆囊壁可呈轻度增厚或呈纤维化萎缩致使囊腔缩小和功能丧失。主要表现为右上腹部隐痛和消化不良，可因脂肪饮食而诱发，急性发作时可有绞痛。根据病史、十二指肠引流、胆囊造影及超声检查有助于诊断。胆囊切除是有效的疗法。对年老体弱伴有器质性病变者不宜手术。可予限制饮食、消炎利胆及中医中药等疗法。

慢性低容量性低钠血症（chronic hypovolemic hyponatremia）其他名称：慢性缺钠性低钠血症。简称慢性低钠血症。机体在较长时间内缓慢丢失钠离子过多或摄入过少而逐渐出现的低钠血症类型。其基本特点为机体可交换钠量减少，血钠浓度降低。多见于各种慢性消耗性疾病、急性疾病慢性化的过程中或长期利尿的病人。

慢性低容量性高钠血症（chronic hypovolemic hypernatremia）其他名称：慢性浓缩性高钠血症。细胞外液容量逐渐减少，肾脏排出的水、钠也相应减少，但钠减少速度慢于水减少速度的病理生理状态。因发病速度较慢，机体有一定的代偿和适应，故临床症状较轻。实质是慢性高渗性脱水。

慢性毒性实验（chronic toxicity test）其他名称：长期毒性实验。用小剂量毒物连续、长期给动物染毒以研究毒物慢性作用所引起的病理变化以及特殊毒性作用。可测出慢性阈剂量和最大无作用剂量（浓度），为制定卫生标准提供依据。

慢性耳轮结节性软骨皮炎（chondrodermatitis nodularis chronica helicis）其他名称：耳轮痛性小结节。病因未明，一般认为与外伤关系密切。表现为发生在耳轮缘的坚实结节，大小不等，圆形或卵圆形，沿耳轮边缘分布，可因压迫或寒冷而有短暂或持续性疼痛，病程缓慢。治疗：手术切除或用电灼、激光去除。

慢性反复性室上性心动过速（chronic reciprocating supraventricular tachycardia）当窦性心动的 R-R 间期进行性缩短而达到某一临界值时，由一个 P-R 间期不变的窦性心搏诱发的一种特殊的室上性心动过速。心电图显示短阵或长阵室上性心动过速，间插一个或多个窦性心搏，此症可连续数月或数年。

慢性放射病（chronic radiation sickness）在较长时间内受到超剂量当量限值的照射，其累积剂量引起以造血组织损伤为主并伴有其他系统改变的全身性疾病。表现为乏力、头晕、头痛、睡眠障碍、食欲减退、恶心、脱发、性功能减退等症。白细胞总数进行性降低，红细胞数减少和血红蛋白降低。远期可出现再生障碍性贫血、白血病或癌症。治疗：停止接触射线，加强营养，注意休息，综合对症治疗。

慢性非化脓性关节炎（chronic non-suppurative arthritis）由遗传、内分泌或代谢紊乱、机械应力慢性刺激等内外因素引起的、病程长、发展慢的非细菌性关节疾病。包括风湿性关节炎、类风湿性关节炎、骨关节炎、痛风等代谢性疾病、神经性关节病、血友病和应变性疾病引起的关节病等。多采用对症治疗。

慢性非结石性胆囊炎（chronic nonconcremental cholecystitis）非结石所引起的慢性胆囊炎症。感染在发病中占主要地位。晚期难与结石性胆囊炎鉴别。表现为上腹部钝痛、饭后饱胀嗳气等消化不良症状及低热、倦怠。可因进食油腻食物加重症状。以消炎、利胆、解痉止痛治疗为主，一般不需手术治疗。

慢性非特异性溃疡性结肠炎（chronic nonspecific ulcerative colitis）一种病因不明的直肠和结肠慢性炎性疾病。多见于青壮年。病因尚未完全明确，一般认为与自体免疫异常、变态反应和遗传有关。主要临床表现是腹痛、腹泻、黏脓血便和里急后重。分轻型、重型和暴发型，以轻型最常见。X 线钡剂灌肠、结肠镜和肠黏膜活组织检查有关疾病时，方能确诊。主要采用内科治疗：可予支持疗法、水杨酸偶氮磺胺类药物等，重型及暴发型可予激素。有严重并发症者可手术治疗。

慢性非特异性十二指肠炎（chronic nonspecific duodenitis）临床上并无特征性症状。主要表现为上腹部疼痛、泛酸、嗳气、恶心、呕吐、呕血或黑粪等。上腹部疼痛可呈节律性与周期性，也可变化不定。食物或碱性药物可使疼痛暂时缓解，故有时和十二指肠溃疡不易区别。诊断主要依靠十二指肠黏膜活组织检查。治疗：与胃炎、消化性溃疡相同。

慢性非细菌性前列腺炎（chronic abacterial prostatitis）其他名称：慢性盆腔疼痛综合征。美国国立卫生院（NIH）分类的Ⅲ型前列腺炎。在某些非感染因素作用下，病人出现以耻骨上区域痛或不适、尿频、尿后痛等症状为特征的一组疾病。分为炎症性（精液/前列腺按摩液/前列腺按摩后尿液中出现白细胞）和非炎症性（精液/前列腺按摩液/前列腺按摩后尿液中无白细胞）。治疗同慢性前列腺炎，但较难治愈。

慢性肥厚性鼻炎（chronic hypertrophic rhinitis）表现为持久鼻塞，常有少量黏液脓涕，嗅觉减退，咽部异物感及阻塞性鼻音。检查可见鼻甲肥大，呈结节或桑椹状；鼻黏膜增生、肥厚。治疗：下鼻甲黏膜下注入硬化剂；电凝、冷冻、激光疗法；下鼻甲手术切除。

慢性肥厚性喉炎（chronic hypertrophic laryngitis）其他名称：慢性肥大性喉炎。喉部黏膜增厚和过长，主要是细胞增生而非炎性肿胀的病变。多由慢性喉炎发展而来。本病的特点为嘶哑较重而咳嗽较轻，时有急性或亚急性发作，则嘶哑更重。治疗重点是去除刺激因素，包括戒烟酒、禁声和避免屏气用力，治疗鼻和鼻窦以及气管、支气管和肺部的感染。

慢性肥厚性胃炎（chronic hypertrophic gastritis）慢性胃炎的一种类型。本型的特点是黏膜层显著增厚，腺体增殖。本型是否存在，目前尚有分歧，因肉眼诊断不被组织学证实。胃镜下胃黏膜呈颗粒状或鹅卵石样变化，可能是功能性、暂时性的水肿或神经肌肉障碍。增殖性黏膜变化多系巨大胃黏膜肥厚症（Ménétrier 病）。

慢性肺脓肿（chronic pulmonary abscess）急性肺脓肿经全身抗生素治疗辅以体位引流，大多数能顺利愈合，少数由于治疗不当，脓腔的炎症吸收较差，病程在 6 个月以上称慢性肺脓肿，应采用气管穿刺或留置肺导管滴入抗生素进行局部治疗，如无效需行外科手术切除。

慢性肺炎（chronic pneumonia）病程在 3 个月以上的肺炎。

慢性肺淤血（chronic congestion of lung）二尖瓣狭窄时，左心房血液淤积，肺静脉回流受阻，引起肺部血液淤滞。左心室舒张时由于二尖瓣不能充分打开，血液淤积在左心房，导致左心房压力明显升高，阻碍肺静脉血流入左心房，造成肺淤血。

慢性肺源性心脏病（chronic cor pulmonale）简称慢性肺心病。由肺组织、肺血管或胸廓的慢性病变引起的心脏病。由于肺组织结构和/或功能异常，导致肺血管阻力增加，肺动脉压力增高，右心室扩张或/和肥厚，伴或不伴右心衰竭，不包括先天性心脏病和左心病变引起者。在我国是常见病、多发病。临床可分为呼吸和循环功能尚能代偿的功能代偿期，以及出现呼吸衰竭和心力衰竭的功能失代偿期。治疗应抗感染，改善通气功能，纠正心力衰竭，控制心律失常，防治并发症等。

慢性肺源性心脏病心电图（ECG of chronic pulmonary heart disease）心电图主要表现为：①肺型 P 波；②右室肥厚，电轴右偏或呈 $S_1S_2S_3$ 综合征，常伴有明显的顺时针转位；③QRS 波群低电压；④也可出现窦性心动过速或期前收缩等。

慢性风湿性心脏病（chronic rheumatic heart disease）其他名称：慢性风湿性心瓣膜病。青年多发。以二尖瓣狭窄和关闭不全最常见，病变可累及一个或几个瓣膜，后者称为联合瓣膜病。早期可无症状，随着病变加重，心脏扩大，心肌收缩力减弱，可出现心功能不全或心律失常的各种表现。查体常有心杂音和心音变化，超声多普勒检查可明确瓣膜损害程度。治疗：代偿期要防治咽部链球菌感染与风湿热复发；失代偿期要治疗心功能不全和心律失常；可行手术治疗。

慢性风疹病毒脑炎（chronic rubella virus encephalitis）系由妊娠 4 个月内宫内胎儿感染，或儿童期患过风疹后所致。潜伏期约 10 年。主要特征为小脑明显萎缩，第四脑室明显扩大。临床主要表现为 10 岁后发病，缓慢进展的注意力不集中，记忆力减退，肢体躯干动作不稳定、笨拙、小脑共济失调等。晚期出现痴呆和痉挛性瘫痪。无特殊治疗方法。对症治疗和康复训练可改善症状。

慢性附睾炎（chronic epididymitis）以慢性疼痛为主要表现的附睾炎性疾病。不伴水肿，持续超过 6 周者。多由前列腺炎、精囊炎沿输精管逆行感染而引起。临床表现为附睾局部不适、坠胀感或阴囊疼痛，也可放射到下腹部和同侧大腿内侧。有时可有急性发作症状。可发生于单侧或双侧，也可表现为从轻微性、间歇性不适到剧烈性、持续性疼痛等程度不同的症状。治疗同前列腺炎。

慢性复发性多灶性骨髓炎和先天性红细胞生成异常性贫血（chronic recurrent multifocal osteomyelitis and congenital dyserythropoietic anemia, Majeed syndrome）　其他名称：Majeed综合征。常染色体隐性遗传病。*LPIN2* 基因突变。中性粒细胞和骨髓细胞受累。临床表现为慢性复发性多灶性骨髓炎，皮肤炎症性病损和贫血。

慢性复发性胰腺炎（chronic relapsing pancreatitis）　在慢性胰腺炎的基础上有反复的急性发作。主要为腹痛和血清淀粉酶的升高。常见原因是酗酒和胆道疾患。治疗：同急性胰腺炎。

慢性腹泻（chronic diarrhea）　腹泻症状超过3周或长期反复发作者。是临床上多种疾病的常见症状。常见饮食不当、情绪紧张、消化系统疾患等原因，也包括慢性肠道感染性和非感染性炎症，以及全身性疾病如甲状腺功能亢进、肾上腺皮质功能减退等。针对病因进行治疗。

慢性肝炎（chronic hepatitis, CH）　多是从急性病毒性肝炎转变而来。此外，机体自身免疫功能紊乱，长期应用损害肝脏的药物及机体对药物过敏、酗酒、某种酶的缺乏，以及代谢紊乱等均可导致本病的发生。根据组织学的变化分为慢性迁延性、慢性小叶性或慢性活动性肝炎。主要表现为肝区不适或疼痛、乏力、食欲减退、胃肠功能失调，部分病人可有黄疸等。肝常肿大且有压痛，脾也可轻度肿大。多数病人肝功能检查异常。治疗：适当休息与补充营养，采用抗病毒和免疫调节药物。

慢性肝炎亚急性肝坏死（subacute hepatonecrosis of chronic hepatitis）　见慢性重型肝炎。

慢性肝淤血（chronic congestion of liver）　心力衰竭或右心淤血等使肝静脉回流受阻引起的肝脏血液淤滞。肝小叶中心部高度淤血，肝细胞萎缩，肝小叶周边肝细胞因缺氧发生脂肪变性，形成淤血性脂肪肝。表面及切面可见红黄相间的网络状花纹，状如槟榔的切面，故有"槟榔肝"之称。

慢性感染（chronic infection）　病程超过数月的感染。可达数月乃至数年，其中病程较短者又称亚急性感染。病原体可长期存在于组织器官中，如传染性软疣。细胞内寄生的病原菌往往引起此型感染，如结核、麻风等。

慢性感染性脱髓鞘性多发性神经根神经病（chronic inflammatory demyelinating polyradiculoneuritis）　见慢性炎性脱髓鞘性多发性神经病。

慢性高钾血症（chronic hyperkalemia）　广义上是指较长时间内血钾浓度逐渐升高而超过正常值上限；狭义上是指血钾浓度逐渐升高，而细胞内浓度不降低的高钾血症类型。其原因主要有钾摄入或输入过多，肾脏排泄钾减少（机体钾含量增多）和组织破坏（机体钾含量正常）。因血钾浓度逐渐升高，机体有一定的代偿和适应，故临床表现较轻。

慢性高容量性低钠血症（chronic hypervolemic hyponatremia）　其他名称：慢性稀释性低钠血症（chronic dilutional hyponatremia）。机体含钠量正常，甚至升高，而细胞外液容量长时间内缓慢增多导致的血钠浓度逐渐降低的低钠血症类型。因发病速度较慢，临床症状较轻。常见于慢性呼吸衰竭、慢性心功能不全或肝硬化腹水病人。

慢性高容量性高钠血症（chronic hypervolemic hypernatremia）　其他名称：慢性钠增多性高钠血症。简称慢性高钠血症。在较长的时间内血清钠浓度逐渐升高，伴机体钠含量增多和容量升高的病理生理状态。因发病速度较慢，机体有一定的代偿和适应，临床症状较轻。其主要特点为细胞外液的钠、钾离子进入细胞内导致细胞内渗透压升高。

慢性高山病（chronic mountain sickness）　其他名称：蒙赫病（Monges disease）。病理性的慢性高原反应。多发于曾经一度适应高原气候、久居高原的平原移居者和少数高原世居者中。主要表现为血液、神经、心脏、呼吸功能的障碍。本病可出现许多程度较轻的非特异性症状，易与其他很多疾病，甚至与老化过程的表现相混淆。临床表现有慢性高山反应、

高山心脏病、高山红细胞增多症、高山高血压、高山低血压5种类型。治疗：转至低海拔处，对症处理。

慢性睾丸炎（chronic orchitis）　以睾丸疼痛为主要表现、不伴睾丸肿胀的睾丸炎症性疾病。病程一般超过6周。多由非特异性急性睾丸炎治疗不彻底所致。也可因真菌、螺旋体、寄生虫感染造成。表现为睾丸慢性肿大，质硬而表面光滑，有轻触痛，有的睾丸逐渐萎缩，而附睾相对增大，多数病例炎症由附睾蔓延至睾丸，二者界限不清。双侧慢性睾丸炎者常可造成不育。

慢性根尖周炎（chronic periapical periodontitis）　根尖部的慢性牙周炎症。多由急性根尖周炎转为慢性。无自发疼痛，但咀嚼不适，咬合无力，牙齿呈黄色或深灰色。有时急性发作。可发展为牙槽脓肿或根尖周囊肿。治疗：消除病灶，或拔除患牙。

慢性宫颈炎（chronic cervicitis）　其他名称：慢性子宫颈炎。子宫颈管内膜感染未彻底治愈，转变成慢性者。表现：宫颈腐烂、宫颈息肉、宫颈腺体囊肿、宫颈管炎。因长期受炎性刺激易致癌变。应定期检查并治疗炎症。

慢性骨髓炎（chronic osteomyelitis）　急性骨髓炎炎症消退后，转变而成的慢性迁延性炎症。特征为窦道经久不愈，反复发作或因死骨残留于无效腔内，经常有分泌物自窦道口排出。X线片检查可明确诊断。可手术治疗。

慢性冠状动脉功能不全（chronic coronary insufficiency）　其他名称：慢性冠状动脉供血不足。临床上可无明显临床症状，约2/3病人有心电图的异常改变。但需结合临床症状和体征、病人年龄和体型、X线检查、血脂检查、眼底检查及心电图动态观察等进行综合分析判断。常见的心电图改变有：①缺血型ST段下移；②缺血型T波和U波改变；③Q-T间期延长；④房内阻滞、束支传导阻滞及不同程度的房室传导阻滞，其中以一度房室传导阻滞为多见；⑤出现各种期前收缩、心房颤动等异位心律；⑥QRS波时限增宽，且电压普遍降低；⑦心电图负荷试验阳性。

慢性冠状动脉供血不足（chronic coronary insufficiency）　见慢性冠状动脉功能不全。

慢性喉炎（chronic laryngitis）　喉部黏膜的一般性细菌感染所引起的慢性炎症。根据病变程度不同，有慢性单纯性、肥厚性和萎缩性喉炎之分。为喉部持续受刺激所致。声音嘶哑为最主要的症状，无其他全身症状，病程缓慢，声带的病变两侧对称。治疗：去除刺激因素，酌情应用雾化吸入法，选用铁笛丸、金嗓清音丸等。

慢性呼吸道阻塞（chronic airway obstruction）　由于呼吸道的慢性病变逐渐引起的气道阻塞。如支气管的良性肿瘤、慢性支气管炎、支气管结核等。也可由呼吸道邻近器官的慢性疾患或肿瘤压迫呼吸道引起。治疗原发病。

慢性呼吸衰竭（chronic respiratory failure）　慢性呼吸系统及相关系统疾病，如慢性阻塞性肺疾病、肺结核、间质性肺疾病、神经肌肉病变等，造成呼吸功能损害逐渐加重，经过较长时间发展成的呼吸衰竭类型。其中以慢性阻塞性肺疾病最常见。早期虽有低氧血症或伴高碳酸血症，但机体通过代偿适应，生理功能障碍和代谢紊乱较轻，仍保持一定的活动能力，动脉血pH值可在正常范围。治疗：首先要改善通气和解决缺氧及二氧化碳潴留，须给予控制性低流量吸氧，应用呼吸兴奋剂如尼可刹米，若无明显效果，可作气管插管、气管切开；同时控制感染，适当处理好心力衰竭、电解质紊乱等并发症。

慢性呼吸衰竭急性加重（acute exacerbation of chronic respiratory failure）　在慢性呼吸衰竭的基础上，因合并呼吸系统感染、气道痉挛或并发气胸等情况，病情急性加重，在短时间内出现动脉血氧分压显著下降和动脉血二氧化碳分压显著升高，其病理生理学改变和临床症状具有急性呼吸衰竭的特点。

慢性呼吸性碱中毒（chronic respiratory alkalosis）　慢性原发性肺过度通气，致动脉血二氧化碳分压低于正常值的一种病理生理状态。pH值升高幅度有限或在正常范围高限，标准碳酸氢盐、标准碱剩余降低。由于机体代偿系统充分发挥作

M

用，故临床症状不明显，主要表现为原发病的症状。治疗：减慢呼吸速度和减少潮气量，有的需给予镇静剂。

慢性呼吸性酸中毒（chronic respiratory acidosis） 动脉血二氧化碳分压原发性慢性升高的一种病理生理状态。pH 值降低不明显或在正常范围，标准碳酸氢盐、标准碱剩余升高。多有明显的基础疾病，以慢性阻塞性肺疾病最多见。除原发病的表现外，呼吸性酸中毒本身导致的临床症状不明显或比较轻，同时伴随低氧血症。发病机制主要有：①呼吸中枢受抑制；②气道梗阻和肺实质病变；③胸廓胸膜病变。临床主要表现为：睡眠异常，记忆力下降，人格改变，运动障碍如震颤等。根据实验室检查血 pH 值和 $PaCO_2$ 可确诊。病因治疗，控制感染，改善肺的换气功能。

慢性化脓性鼻窦炎（chronic suppurative sinusitis） 鼻窦黏膜的慢性化脓性炎症。常因急性鼻窦炎未彻底治愈或反复发作而形成。可单侧发病或单窦发病，但双侧发病或双窦发病极其常见。

慢性化脓性腮腺炎（chronic pyogenic parotitis） 绿色链球菌或肺炎球菌沿涎腺导管逆行感染所致的腮腺慢性炎症。腮腺持续性轻微疼痛，唾液减少。口干，口臭。常因唾液分泌的增减，腮腺疼痛和肿胀也同时增减（阻塞症状）。治疗时首先排除发病因素。先用药物，无效再行手术。应注意口腔卫生，预防逆行感染。

慢性化脓性中耳炎（chronic suppurative otitis media） 其他名称：慢性中耳炎。急性中耳炎未及时治愈迁延而成。分为单纯性和胆脂瘤性两类。长期耳流脓，或多或少，黏稠或稀薄，胆脂瘤性脓液多有恶臭味；听力减退；鼓膜穿孔，多为一个，胆脂瘤性可通过穿孔见鼓室内有豆渣样胆脂瘤物质。治疗：单纯性者以药物为主；胆脂瘤性者以手术为主。

慢性活动性肝炎（chronic aggressive hepatitis, chronic active hepatitis, CAH） 慢性肝炎的一种临床类型。肝炎急性期后，病程超过 1 年病仍继续发展，临床除有乏力、食欲减退、腹胀、肝区痛等常见症状外，还可出现肝外多脏器损害的症状，如关节炎、肾炎、甲状腺炎、心肌炎、胸膜炎、皮疹及干燥综合征。病人有肝脏明显肿大、质地较硬，蜘蛛痣、肝掌或肝病面容，腹水及进行性脾大等表现。实验室检查肝功能持续异常或有明显波动，免疫球蛋白、自身抗体可持续升高。治疗：适当调节饮食，忌烟、酒，适当活动，应用保肝、护肝药，以及疏肝、理气、活血、化瘀的中药，注意卫生保健等。

慢性肌肉劳损（chronic muscular strain） 肌肉过度疲劳、急性肌肉劳损治疗不当、先天及后天畸形和不良姿势等所造成的肌肉积累性损伤。腰肌最常见。受累肌肉疼痛不剧烈，休息后明显减轻或消失，不耐久坐、立、工作或劳动。治疗：体疗、理疗、按摩；痛点封闭；消除引起劳损的原因。

慢性家族性非溶血性黄疸（Rotor syndrome） 见罗托综合征。

慢性假性肠梗阻综合征（chronic intestinal pseudo-obstruction syndrome） 一种有肠梗阻的症状和体征但无机械性梗阻证据的综合征。可能与遗传有关。发作时有程度不等的恶心、呕吐、腹痛、腹泻与脂肪泻，以及腹部压痛等症；缓解期可无或只有轻微腹胀。X 线检查可见受累的食管、胃、小肠和结肠显著扩张，运行迟缓。治疗：多采用对症及支持疗法，除对仅累及一小段消化道的病例外，应尽量避免外科手术治疗。

慢性间质性肾炎（chronic interstitial nephritis, CIN） 其他名称：慢性肾小管-间质性肾炎。一组由多种病因引起的慢性肾小管间质疾病。病理表现以肾小管上皮细胞的萎缩、小管扩张、间质纤维化和单核细胞的浸润为主要特征。慢性感染、慢性中毒、结缔组织病或肿瘤可引起本病。临床除原发病症状和体征外，最早出现肾小管功能不全，如肾浓缩功能差、多尿、低比重尿、小管性或混合性蛋白尿，并可出现肾小管酸中毒和电解质紊乱。根据病史、临床表现、影像学检查和肾活组织检查可确诊。治疗：去除病因；合适的症状治疗及替代治疗可使症状稳定或部分恢复。

慢性进行性舞蹈症（chronic progressive chorea） 见亨廷顿病。

慢性酒精中毒性神经病（chronic alcoholic neurosis） 慢性酒精中毒性全身疾病的一部分。主要是继发于营养障碍。最常见的是维生素 B_1 缺乏引起的韦尼克-科尔萨科夫综合征，临床表现是精神障碍（记忆力障碍、淡漠、虚构等）、眼肌瘫和躯干共济失调。也可累及小脑、周围神经、脑桥（脑桥中央髓鞘溶解症）、胼胝体变性等。

慢性菌痢（chronic bacillary dysentery） 其他名称：慢性细菌性痢疾。急性菌痢后病情反复发作或迁延不愈超过 2 个月者。发生机制可能为急性期治疗不及时或不彻底；机体抵抗力低下或与感染菌型有关。临床表现除有不同程度痢疾症状外，尚有头晕、失眠、健忘等症状和胃肠功能紊乱表现。临床上分为慢性迁延型、急性发作型和慢性隐匿型。大便常规镜检、细菌培养以及乙状结肠镜观察可以明确诊断。本病除加强全身支持疗法外，应在便培养药敏试验基础上选用抗菌药物治疗。

慢性卡他性结膜炎（chronic catarrhal conjunctivitis） 多种原因引起的结膜轻度充血状态。病人一般有痒、异物、干燥、烧灼和眼睑沉重感。检查可见睑眦有少量分泌物、结膜轻微充血及乳头肥大。治疗：去除病因，滴抗生素、磺胺类滴眼液或 0.5% 硫酸锌等，如屈光不正，应予矫正。

慢性咳嗽（chronic cough） 持续时间大于 8 周的咳嗽。其原因通常可分为两类：一类为初查 X 线胸片有明确病变者，如肺炎、肺结核、肺癌等；另一类为 X 线胸片无明显异常，以咳嗽为主或唯一症状者，即通常所说的不明原因慢性咳嗽，其常见原因为：咳嗽变异型哮喘、上气道咳嗽综合征、嗜酸性粒细胞性支气管炎和胃食管反流性咳嗽等。

慢性溃疡性牙髓炎（chronic ulcerative pulpitis） 牙髓病之一，慢性牙髓炎的一型。多无自发痛，受到机械性刺激时发生钝痛或较剧烈的疼痛，可查到穿髓孔。穿髓孔被堵塞有时产生剧烈的自发痛。治疗应保存患牙。

慢性阑尾炎（chronic appendicitis） 多种因素引起的阑尾慢性炎症。可由急性阑尾炎转化，也可因粪石、异物、寄生虫和虫卵刺激引起，或因阑尾先天性粘连、过长、扭曲导致排空功能障碍所致。如有急性阑尾炎既往史，且右下腹又有局限性压痛点，则可确诊。X 线钡餐检查有助于诊断。治疗：阑尾切除术。

慢性泪囊炎（chronic dacryocystitis） 鼻泪管阻塞，泪液长期滞留于泪囊内所致的泪囊慢性炎症。主要症状为流泪。压迫泪囊时由泪点有脓性分泌物溢出。新生儿泪囊炎可用探通术治疗，成人则行泪囊鼻腔吻合术或泪囊摘除术。

慢性泪腺炎（chronic dacryoadenitis） 泪腺的慢性炎症。多为原发性，亦可为急性泪腺炎迁延所致。根据病因可分为结核性及沙眼性慢性泪腺炎、泪腺炎性假瘤结节病、古米利兹病。本病进展缓慢，表现为上睑外上侧部隆起，有垂感，很少疼痛。病变常为双侧性。针对病因或原发病治疗。

慢性粒-单核细胞白血病（chronic myelomonocytic leukemia, CMML） 骨髓增生异常（MDS）的一个亚型。男女都可发病，大多在 60 岁后。临床表现以贫血为主，可有感染和/或出血，脾大常见，还有虚弱、体重减轻、发热和盗汗。外周血单核细胞增多为特征性改变，单核细胞 $>1×10^9$/L。多数骨髓增生极度活跃，以粒系增生为主，也可见红系前体细胞增多，并有不同程度的单核细胞增生。大多数病人骨髓与外周血相类似的血细胞发育异常。可伴有不同程度的骨髓纤维化。根据血细胞减少和相应的症状及病态、造血、细胞遗传学异常、病理改变可诊断。临床上多以支持治疗和对症处理为主。小剂量化疗均不令人满意，异基因造血干细胞移植是唯一治疗手段。

慢性粒细胞白血病（chronic myelogenous leukemia, chronic myelocytic leukemia, chronic granulocytic leukemia, CML） 起源于多能造血干细胞的恶性克隆增殖性疾病。表现为髓系各阶段的细胞过度增殖，以外周血中粒细胞增多并出现幼稚粒细胞、嗜碱性粒细胞增多、贫血、血小板增多和脾大为特征。病程平均 3~4 年（1~10 余年）。在我国慢性白血病中 90% 为慢性粒细胞白血病。有乏力、低热、多汗或盗汗等代谢亢进的表现。肝脾大可引起左季肋后或左上腹沉重不适。可有齿龈出血，女性月经过多。如有脾梗死则有明显脾区压痛，局部可有摩擦音。胸骨下部可有压痛。皮肤及黏膜中度苍白或瘀点、瘀斑。头颅及乳房和其他软组织可出现无痛性肿块（绿色瘤）。治疗可用多种烷化剂控制。脾区放射治疗和^{32}P有效，化疗用羟基脲、白消安、氮芥类药物及我国从青黛中提取出的靛玉红等可获不同程度疗效。

慢性粒细胞白血病急变期（acute transformation phase of chronic granulocytic leukemia）　慢性粒细胞白血病在晚期阶段，出现急性白血病的临床表现。关于慢性粒细胞白血病急变期，需具下列之一可诊断：①原粒细胞（Ⅰ型＋Ⅱ型）或原淋巴细胞＋幼淋巴细胞，或原单核细胞＋幼单核细胞在外周血或骨髓中≥20%；②外周血中原始粒细胞＋早幼粒细胞≥30%；③骨髓中原粒细胞＋早幼粒细胞≥50%；④有髓外的原始细胞浸润。遇有下列表现之一应视为急变：①外周血原始＋早幼＞10%；②不明原因的发热、贫血、出血加重和/或骨骼疼痛；③脾进行性增大；④不是因药物引起的血小板进行性降低；⑤对白消安（马利兰）等治疗慢性粒细胞白血病期药物出现耐药。治疗上如为急淋变可用 VP 方案（V：长春新碱；P：泼尼松）；如为急粒变可用 DA（D：柔红霉素；A：阿糖胞苷）或 HA 方案（H：高三尖杉酯碱；A：阿糖胞苷）。并给予输血、抗感染治疗。

慢性淋巴细胞白血病（chronic lymphocytic leukemia，CLL）是一种慢性淋巴细胞增殖性疾病。以 CD5$^+$单克隆性 B 淋巴细胞在外周血、骨髓、脾和淋巴结等淋巴组织中大量克隆性积蓄为特征，细胞形态接近成熟淋巴细胞，是一种免疫学不成熟的、功能异常的细胞。起病缓慢，多发生于老年人，男性多见。早期常无症状或仅有轻度不适。主要表现为淋巴结肿大，外周血以成熟小淋巴细胞异常增生为主。疾病晚期可有贫血及出血。本病预后相对良好，病人又多为老年人，故不必由于淋巴细胞增高而急于治疗。症状明显者，可采用苯丁酸氮芥、环磷酰胺及皮质激素等治疗。

慢性淋巴细胞性甲状腺炎（chronic lymphocytic thyroiditis）其他名称：淋巴瘤性甲状腺肿、桥本甲状腺炎、自身免疫性甲状腺炎。机体免疫功能异常，产生针对甲状腺滤泡上皮细胞抗原组分（如甲状腺球蛋白、线粒体、过氧化物酶等的自身抗体），导致甲状腺组织细胞损害及功能障碍所引起的一种慢性甲状腺炎。起病慢，病程长，可最终导致甲状腺硬化性结节样改变。多见于 30～50 岁的女性。早期可伴甲状腺功能亢进症状，后期则多见甲状腺功能减退症状。治疗：早期用皮质激素，以后用甲状腺激素制剂，对症处理。

慢性糜烂性胃炎（chronic erosive gastritis）　其他名称：疣状胃炎、痘疹状胃炎。胃黏膜发生的大小不等的糜烂，其周围黏膜有慢性炎性浸润及腺管与上皮增生。主要依靠胃镜检查和活组织病理学检查诊断。治疗：一般处理如同慢性浅表性胃炎，制酸药物可缓解疼痛症状；隆起型糜烂性胃炎经久不愈，可用微波治疗；伴有肠化生或不典型增生者应定期复查，防止恶变可能。

慢性囊性乳腺病（chronic cystic mastopathy）　见乳腺囊性增生病。

慢性脑供血不足症（chronic cerebrovascular insufficiency）　由脑循环障碍引起的头沉、眩晕等自觉症状反复出现的综合征。但无脑血管的器质性改变，临床症状及影像诊断也无异常，需排除短暂性脑缺血发作。

慢性尿潴留（chronic urinary retention）　膀胱以下不全梗阻或膀胱功能受损后引起残余尿量增加的状态。病人多无明显痛苦。由于膀胱长期过度膨胀，膀胱内压力增高，尿液失去控制随意排出，表现为充溢性尿失禁。可引起肾及输尿管积水。下尿路梗阻是常见原因。

慢性脓胸（chronic pyothorax，chronic empyema）　脓胸病程超过 6 周者。病人常呈消瘦、贫血状，可有低热、食欲减退、无力等症状。治疗上多需行手术消灭脓腔，促进肺膨胀。

慢性疟疾（chronic malaria）　疟疾的慢性型。受疟原虫感染后，疟原虫主要停留在红细胞外期，一旦带虫者抵抗力减弱，疟原虫即侵入红细胞而致红细胞成批破坏而引起疟疾发病。每次发作寒热虽不严重，却持续数月或数年不愈，表现为贫血和脾大，尤其是三日疟。检出疟原虫可确诊。治疗参见疟疾。

慢性排斥（chronic rejection）　移植后数月甚至数年后发生的排斥反应。在肾移植时呈进行性发展的肾脏慢性排斥与慢性肾小球性肾炎的症状相似。临床表现为持续性高血压、蛋白尿及肾功能进行性减退等。慢性排斥反应有细胞免疫和体液免疫参加。目前缺少良好的治疗措施，故重点通过免疫抑制剂预防其发生。

慢性盆腔结缔组织炎（chronic pelvic parametritis）　较常见的妇科疾病。常继发于较严重的慢性宫颈炎。临床表现为下腹胀痛及腰骶部疼痛、性交痛。妇科检查双侧宫旁组织增厚，宫骶韧带或主韧带增粗、变硬并缩短，使子宫移位或活动受限，甚至完全固定，有触痛。治疗：积极治疗慢性宫颈炎，抗生素、理疗是常用方法。

慢性盆腔炎（chronic pelvic inflammatory disease）　妇科常见病。多为急性盆腔炎由于病情较轻未及时发现，或因急性盆腔炎治疗不彻底所致。但也有少数病人无急性盆腔炎病史。常见的病理类型为慢性附件炎和慢性盆腔结缔组织炎以及输卵管积水、输卵管卵巢囊肿等。临床表现无明显全身症状，常有下腹痛及腰痛，有的病人主诉白带增多和不孕。检查时可在子宫一侧或双侧触及增厚或索条，有触痛或条块。治疗方法较多，但均不理想，临床常用物理疗法，如短波、超短波、离子透入等；中药治疗也比较常用。

慢性皮肤黏膜念珠菌病（chronic mucocutaneous candidiasis）　一种皮肤念珠菌病。通常在幼儿期发病。病程缓慢，可数十年不愈。面部、头部、下肢或上肢末端发生红斑性脱屑皮疹，有角质增生现象，部分手指末端肿胀，并发甲沟炎和甲病。特异症状为在前额、鼻部发生疣赘状增殖性皮损，可高达 1～2cm，似皮角。治疗：应用多烯族抗生素（以制霉菌素或曲古霉素为主）或咪唑类药物。

慢性气胸（chronic pneumothorax，chronic pneumatothorax）　气胸持续 3 个月以上者。其原因是支气管胸膜瘘持续存在。影响气胸慢性化的因素有：胸膜粘连导致破口持续开放；肺大疱或肺囊肿的支气管胸膜瘘；其他占位性病变的胸膜支气管瘘，如结核瘤。

慢性迁延性肝炎（chronic persisting hepatitis）　慢性肝炎的一种临床类型。急性肝炎迁延不愈，病程超过半年者。临床上有不同程度的消化道症状及乏力、肝区疼痛、肝大及压痛、轻度脾大、肝功能有轻度异常或反复波动。多由乙型、丙型和丁型肝炎演变而成。肝活组织检查有轻度肝炎病理改变及轻度纤维组织增生。本型可持续数月至数年，大部分病人逐渐好转以至痊愈。极少数病例演变成慢性活动性肝炎。治疗：用抗病毒和调整机体免疫药。

慢性前列腺炎（chronic prostatitis）　病原体和/或某些非感染因素所引发的前列腺的慢性炎症性疾病。多见于青壮年。病因不明。临床表现为以会阴部疼痛或不适、尿频、尿后痛等症状为特征的一组疾病。分为细菌性和非细菌性。治疗可采用抗生素等药物和理疗，也可手术治疗。

慢性浅表性胃炎（chronic superficial gastritis）　慢性胃炎的一种类型。胃镜直视下进行活检是主要诊断方法。常见于胃窦部。胃黏膜表面呈花瓣样红白相间改变，常有灰白色或黄白色脓样分泌物附着在黏膜上，并可见局限性黏膜充血、水肿、糜烂和出血。可演变为萎缩性胃炎。治疗：去除病因，保护胃黏膜，予解痉止痛药物，口服抗生素等。

慢性缺钾性低钾血症（chronic potassium-deficit hypokalemia）　简称慢性低钾血症。由于钾丢失增多和/或摄入不足导致血清钾浓度逐渐下降至正常值水平以下，同时机体钾含量减少的病理生理状态。由于发病速度较缓，机体有一定程度的代偿和适应，故临床症状较轻，以乏力、食欲减退、多尿和肾小管的隐匿性损害为主要表现。

慢性缺水（chronic dehydration）　见低渗性缺水。

慢性肉芽性鼓膜炎（chronic granular myringitis）　鼓膜鳞状上皮层的慢性炎症。较少见，病因不明。主要症状为耳痒、外耳道内有少量分泌物、听力减退等。治疗：用高渗温盐水冲洗，以硼酸酒精或新霉素氢化可的松滴耳等。

慢性肉芽肿病（chronic granulomatous disease，CGD）　一种遗传性免疫缺陷病。因巨噬细胞还原型辅酶Ⅱ氧化酶基因缺陷，产生活性氧的能力减弱，杀菌功能障碍，被吞噬的细菌随巨噬细胞周游全身，引起持续性慢性感染并形成多发性肉芽肿。有的呈 X 连锁遗传，有的呈常染色体隐性遗传。患儿呈非特异性免疫缺乏，表现为多发性淋巴结化脓性炎症、肺肉芽肿、内脏脓肿，伴贫血、白细胞增高，往往死于感染。

慢性上腔静脉阻塞综合征（chronic superior vena cava blockade syndrome）　上腔静脉或周围病变引起静脉阻塞，致使血液回流受阻而引起的病征。以上肢及面部静脉曲张、水肿及青紫为主要表现，病人多采取坐位，重者呼吸困难。针对病因进行治疗。

慢性肾功能不全（chronic renal insufficiency）　发生在各种慢性肾实质疾病后期的一种临床综合病征。以肾功能持久性减退，代谢产物潴留，水、电解质酸碱平衡失调为主要表现。依据肾功能损害程度可分为：肾储备功能下降期、肾功能不全期、肾衰竭期以及尿毒症终末期。治疗：肾储备功能下降期应防止肾功能进一步恶化；肾功能不全期应去除加重的诱因，保护残存的肾功能；肾衰竭期应限制蛋白摄入，纠正水、电解质酸碱失衡及对症处理；终末期尿毒症必须进行透析或肾移植治疗。

慢性肾上腺皮质功能减退症（chronic adrenocortical hypofunction）　见原发性慢性肾上腺皮质功能减退症。

慢性肾衰竭（chronic renal failure）　由各种原发性肾疾病或继发于其他疾病引起的肾进行性损伤和肾功能的逐渐恶化。当肾功能损害发展到不能维持机体的内环境平衡时，便会导致身体内毒性代谢产物的积蓄、水及电解质和酸碱平衡紊乱，而出现一系列的临床综合症状。表现为不可逆的肾功能严重损害及肾小球滤过率＜15ml/min 的状态。为慢性肾疾病的终末期表现。

慢性肾衰竭贫血（anemia in chronic of renal failure）　指肾为排泄器官和内分泌器官的功能衰竭所致的贫血。慢性肾衰竭时，发生贫血主要与下列因素有关：肾分泌红细胞生成素（EPO）减少，红细胞生成素（EPO）和血红蛋白（Hb）反馈机制丧失，肾外器官虽可分泌红细胞生成素，但不足以代偿，同时伴缺铁；尿毒症毒素可直接抑制红细胞系统生成；红细胞寿命缩短。多数病人先有尿毒症，后出现贫血。肾移植是治疗肾衰竭的根本方法，其次是采用重组人红细胞生成素（rhEPO）静脉或皮下注射治疗，可与血透同步。

慢性肾小球肾炎（chronic glomerulonephritis）　简称慢性肾炎。可发生在不同年龄，以青壮年最多。是由多种原因引起的原发于肾小球的一组免疫性疾病。临床特点是病程长，多为缓慢进行性。临床表现为：蛋白尿、血尿、水肿、高血压及肾功能损害。临床上分为：普通型、肾病型、高血压型和急性发作型。治疗原则：治疗原发病，低蛋白低钠饮食，控制高血压，预防感染，纠正水电解质紊乱，用肾上腺皮质激素，中医辨证施治等。

慢性肾盂肾炎（chronic pyelonephritis）　致病菌病原体感染肾盂和肾实质引起的慢性炎症性疾病。病变主要侵犯肾间质和肾盂、肾盏组织。由于炎症的持续进行或反复发生导致肾间质、肾盂、肾盏的损害，形成瘢痕，以致肾发生萎缩和出现功能障碍。特征是有肾实质瘢痕形成。致病菌以大肠埃希菌为最多，其次为副大肠埃希菌、变形杆菌、粪链球菌等。临床表现为腰酸、低热和尿频、尿急、尿痛的尿路刺激症状，尿中有少量白细胞和蛋白质等。长期发作可导致肾功能减退或尿毒症。治疗较困难，应选用细菌敏感而毒性较小的抗生素。

慢性肾脏病（chronic kidney disease，CKD）　慢性肾脏病是指：①肾脏损伤（肾结构或功能异常）≥3 个月，可以有或无肾小球滤过率（GFR）下降，临床上表现为肾病理学检查异常或肾损伤（包括血、尿成分异常或影像学检查异常）；②肾小球滤过率＜60ml/（min·1.73m²）大于 3 个月，有或无肾脏损伤证据。慢性肾脏病是绝大多数原发性或继发性肾脏疾病（肾小球肾炎、隐匿性肾炎、过敏性紫癜肾炎、狼疮性肾炎、痛风肾、IgA 肾病、肾病综合征、膜性肾病、糖尿病肾病、高血压肾病、多囊肾病）的临床统称。在我国慢性肾脏病仍以免疫球蛋白（IgA）肾病为主的原发性肾小球肾炎最为多见，其次为糖尿病肾病、高血压肾病、狼疮性肾炎、梗阻性肾病和多囊肾病等。临床表现为水、电解质、酸碱平衡紊乱；糖、脂肪、蛋白质和氨基酸代谢障碍；各系统功能障碍等。心血管疾病是慢性肾脏病最主要的死亡原因。

慢性失血性贫血（chronic hemorrhagic anemia）　慢性反复少量失血引起血红蛋白低于正常的临床综合征。见于消化性溃疡、胃癌、内痔、肠息肉、肠钩虫病等引起的慢性失血及功能失调性子宫出血等。主要表现为贫血的症状及体征。应针对病因进行治疗，消除出血病因，补充铁剂。钩虫病所致的失血性贫血，应先纠正贫血后再予驱虫治疗。

慢性食管炎（chronic esophagitis）　见食管炎。

慢性视力障碍（chronic optical dysopia）　视力在数周、数月甚至在数年内逐渐减退。多见于角膜变性、角膜血管翳、白内障、开角型或慢性闭角型青光眼、视网膜变性、中心性浆液性脉络膜视网膜病变、视网膜脱离、视乳头水肿后期、慢性球后视神经炎、中毒性弱视、视交叉病变、屈光不正及老年性黄斑变性等。

慢性嗜酸性粒细胞性肺炎（chronic eosinophilic pneumonia，CEP）　其他名称：特发性慢性嗜酸性粒细胞性肺炎、迁延性肺嗜酸性粒细胞浸润症。一种起病较缓的肺部超敏反应。病程往往超过 1 个月，常有咳嗽、低热、盗汗、体重减轻、乏力等症状，30～40 岁发病率高。寄生虫中以钩虫和蛔虫所致者多见，药物中以呋喃妥因多见。肺泡和间质内以嗜酸性粒细胞为主，还有巨噬细胞、淋巴细胞和浆细胞，近半数有过敏疾病史，约 2/3 病人以哮喘为首发症状，或与其他肺部症状同时出现。X 线、肺泡灌洗和肺活检可以确诊。皮质激素治疗效果良好。

慢性输卵管卵巢炎（chronic salpingo-oophoritis）　其他名称：慢性附件炎。输卵管卵巢的慢性炎症。临床表现为下腹坠痛、腰骶部疼痛、性交痛或痛经、白带增多、不孕及下腹包块等。病人可反复急性发作。妇科检查子宫常后屈，活动度差或完全固定，宫旁可扪到输卵管增粗、包块形成或薄壁状物，有压痛。治疗：手术治疗可获根治；使用抗生素及皮质激素、理疗等。

慢性缩窄性心包炎（chronic constrictive pericarditis）　心包因慢性炎症增厚、硬化、压缩心脏引起循环功能障碍的一种疾病。结核感染多见。咳嗽、气促、腹部饱胀、端坐呼吸。颈静脉怒张，心尖搏动减弱或消失，心音遥远。脉压小，静脉压升高。肝大、腹水等。X 线显示心包钙化。超声心动图显示心包增厚或心包腔积液。治疗：尽早手术。

慢性特发性黄疸（Dubin-Johnson syndrome）　见杜宾-约翰逊综合征。

慢性特发性黄色瘤病（chronic idiopathic xanthomatosis）　见汉-许-克病。

慢性特发性粒细胞减少症（chronic idiopathic granulocytopenia）　系粒细胞减少症中最常见的一种。病程长，呈慢性经过，中青年多见。病因未明，多有疲乏无力、低热、盗汗及失眠等不适。一般无严重感染现象。病程呈良性经过。骨髓象可正常，或呈粒细胞轻度成熟受阻。

慢性特发性小肠假性梗阻（chronic idiopathic small intestine pseudoobstruction）　一种非器质性小肠梗阻。病因不明，可能与肠壁肌间神经丛功能障碍有关。多见于年轻人。表现为阵发性腹胀、腹痛、恶心、呕吐、腹泻等。胃肠钡餐或钡灌肠检查可见小肠及结肠有梗阻表现，但肠道无器质性病变。应用抗生素及针对小肠吸收不良治疗为主。

慢性特发性血小板减少性紫癜（chronic idiopathic thrombocytopenic purpura）　一类较为常见的出血性疾病。起病一般隐袭，表现为皮肤瘀点、鼻出血、牙龈出血、女性月经增多为主，拔牙、创伤或手术后常有过量出血。颅内出血极少见。脾脏一般无明显肿大。血小板减少程度比急性型轻，常在（30～80）×10⁹/L（3 万～8 万/mm³）。治疗：首选糖皮质激素泼尼松、氢化可的松；无效时可加用硫唑嘌呤。

慢性疼痛（chronic pain） 个体因多种损伤因素的作用，身体经受严重不适或不舒服的感觉，这种疼痛状态持续达 6 个月以上。

慢性疼痛治疗（chronic pain therapy） 对慢性疼痛包括神经性疼痛、肢体缺血性疼痛、癌晚期疼痛、各种原因不明疼痛采取的多学科综合治疗。针刺止痛简便，无不良反应。药物疗法应按计划用药，并警惕阿片类镇痛药成瘾。神经阻滞常用，且并发症不多。硬膜外腔注入小剂量阿片类镇痛药和/或低浓度局麻药，镇痛效果良好，但应警惕呼吸抑制、低血压等严重并发症。经蛛网膜下腔将少量神经破坏药如 10%苯酚或纯乙醇注射到支配疼痛区域的脊神经根，以获得较长时间无痛，但要注意骶神经麻痹可造成大小便失禁，此法只用于癌症晚期病人。

慢性铁中毒（chronic ferrum toxicosis） 长期服用铁剂或摄取铁过多，造成体内铁量超常，即出现肝硬化、骨质疏松、软骨钙化、皮肤灰暗、胰岛素分泌减少等慢性中毒症状。多发生在 45 岁以上中老年男性。治疗：停用铁剂。

慢性痛风肾病（chronic gout nephrosis） 高尿酸血症肾病的一种。常因长期高尿酸血症、尿酸结晶沉积于肾间质，引起的慢性间质性肾炎表现。可有轻微腰痛、水肿和高血压；尿液呈酸性，伴轻至中度蛋白尿；早期尿浓缩稀释功能下降，晚期出现氮质血症甚至尿毒症。治疗：低嘌呤饮食、禁酗酒，应用抑制尿酸合成药，碱化尿液，大量饮水，避免使用引起血尿酸增高的药物。

慢性萎缩性胃炎（chronic atrophic gastritis） 慢性胃炎的一种类型。缺乏特异性症状，可有贫血、消瘦、舌炎、舌萎缩、腹泻等。胃镜活检为主要诊断方法。少数可演变为胃癌。对症治疗，伴有重度不典型增生者宜手术治疗。

慢性胃炎（chronic gastritis） 不同病因引起的胃黏膜慢性炎性病变。病理上以淋巴细胞浸润为主要特点。是最多见的一类胃病，其发病率随年龄的增长而升高。慢性胃炎分为非萎缩性（浅表性）胃炎、萎缩性胃炎和特殊类型胃炎三大类。幽门螺杆菌感染是最常见的病因。可为刺激性食物和药物、胆汁反流、内分泌功能障碍、免疫因素以及急性胃炎发展而致。临床上可无症状或有消化不良症状。参见慢性浅表性胃炎、慢性萎缩性胃炎。

慢性 NK 细胞淋巴增生症（chronic lymphoproliferative disorders of NK cell，CLPDNK） 其特征是无明确病因的情况下外周血 NK 细胞≥$2×10^9$/L 持续 6 个月以上，但该细胞是肿瘤性还是反应性无法确定。病变主要累及外周血管和骨髓。临床表现为外周血大颗粒淋巴细胞持续增高。部分病人血细胞减少，以中性粒细胞减少和贫血多见。可与实体瘤、造血系统肿瘤、脾切除、神经病变和自身免疫性疾病并存。无统一诊断标准。予免疫抑制治疗。

慢性细菌性痢疾（chronic bacillary dysentery） 见慢性菌痢。

慢性细菌性前列腺炎（chronic bacterial prostatitis） 细菌感染所致的慢性前列腺炎性改变。美国国立卫生院（NIH）分类的Ⅱ型前列腺炎。前列腺按摩液（EPS）/精液/前列腺按摩后尿液（VB3）标本中白细胞数量较初始尿液（VB1）及中段尿液（VB2）高出 10 倍，细菌培养阳性。临床表现为反复发作的下尿路感染症状，持续时间>3 个月。

慢性纤维空洞型肺结核（chronic fibro-cavernous pulmonary tuberculosis） 继发性肺结核的一种临床类型。肺结核未及时发现或治疗不当，病程长达数年所形成。病理特点：在肺一侧或两侧都有一个或数个厚壁空洞，同时亦有广泛纤维组织增生，肺门阴影呈垂柳状，多伴经支气管播散的新旧病灶，胸膜增厚，对侧肺形成代偿性肺气肿，而病变侧胸部收缩，气管与心脏偏向患侧。临床上有长期咳嗽、发热、间歇性咯血、消瘦、乏力等表现。痰中有结核分枝杆菌排出。病情继续发展常合并肺气肿、肺源性心脏病。

慢性心包炎（chronic pericarditis） 病程超过半年的心包炎症。一般由急性心包炎进展而来，病程长，发展缓慢，可出现心包粘连、缩窄并存有心包积液和心脏压塞。感染性心包炎均呈慢性，绝大多数由结核引起。慢性心包炎的心包形成坚厚瘢痕组织后，失去正常伸缩功能，即发展为缩窄性心包炎。

病人劳累后呼吸困难、肝大、水肿等。心电图 QRS 波低电压，T 波平坦或倒置。X 线检查心包钙化、心脏活动受限、心包腔内残余积液。内科治疗效果差，应及早施行心包剥离术。

慢性心功能不全（chronic cardiac insufficiency） 见充血性心力衰竭。

慢性心肌炎（chronic myocarditis） 急性心肌炎后数月至半年病情持续发展而来的心肌局限性或弥漫性的慢性炎性病变。常为各种全身性疾病中的一部分。病因可为致病病原体（细菌、病毒、真菌、立克次体、螺旋体或寄生虫）、过敏或变态反应（风湿热等）、化学物理因素（奎尼丁、三价锑、依米丁、钾过多、缺钾及局部过度放射照射等）。逐渐出现进行性心脏扩大、心功能减退、心律失常，常合并栓塞。有人认为原发心肌病中有一部分可能是从慢性心肌炎发展而来，两者的鉴别有时有一定困难。心肌活检有助于诊断。治疗：控制原发病，保护心肌和处理并发症。

慢性血吸虫病（chronic schistosomiasis） 血吸虫病的一种类型。由于急性感染迁延不愈或长期反复感染所致。轻病例多无症状或长年间断腹泻，为稀糊状或黏液状便，日数次，伴里急后重。也可有疲劳、腹胀、肝脾大和嗜酸性粒细胞增多。治疗：吡喹酮，对症处理。

慢性血行播散型肺结核（chronic hematogenous disseminated pulmonary tuberculosis） 机体免疫力相对较强，少量结核分枝杆菌在较长时间内多次进入血液循环，在肺脏多次反复发生的血行播散型肺结核。发病缓慢，多无或仅有轻度中毒症状。胸部影像学呈现大小不一、主要位于两上肺的病灶，以增生结节、陈旧硬结、钙化病灶共存为主要特点。

慢性牙髓炎（chronic pulpitis） 细菌感染所致的牙髓组织慢性炎症。主要表现为疼痛和进食障碍。可由急性炎症转变而来，也可引起急性发作。治疗原则是尽量保存活髓或保存患牙。抗菌消炎，采用干髓术或去髓术。

慢性咽炎（chronic pharyngitis） 咽部黏膜慢性炎症。可继发于急性咽炎。烟酒过度、职业性气体刺激、张口呼吸及多尘环境皆可引起。全身性因素如血液循环障碍及慢性疾患等也可致病。症状为咽部不适、异物感、干燥感或微痛感等。治疗：盐水等漱口，2%～3%碘甘油涂咽后壁，激光、冷冻、电烙烧灼。

慢性炎性脱髓鞘性多发性神经病（chronic inflammatory demyelinated polyneuropathy） 其他名称：慢性感染性脱髓鞘性多发性神经根神经病。一组获得性自身免疫性周围神经脱髓鞘疾病。特点是缓慢发病，慢性进行性或复发性肢体近端和远端肌肉萎缩、无力、伴有或不伴有感觉障碍，病程超过 2 个月。极少有脑神经受累，有脑脊液蛋白-细胞分离现象，肌电图可查出神经传导速度减慢，活检可发现周围神经节段性脱髓和炎症细胞浸润。维持呼吸功能及良好的护理是治疗本病的关键。

慢性炎症（chronic inflammation） 病程较长的炎症（从几个月到几年）。可从急性炎症转变而来，或因致炎因子的刺激轻微并长期作用所致。临床症状常不明显。局部病变多以细胞增生为主。渗出过程微弱。浸润的细胞主要为淋巴细胞和浆细胞。有时也可转为急性，即慢性炎症急性发作。

慢性炎症性贫血（chronic inflammatory anemia） 由感染性疾病，如结核、伤寒、肺部化脓性感染、心内膜炎等及非感染性疾病，如系统性红斑狼疮、类风湿性关节炎等所致的贫血。多伴有铁代谢紊乱及类似的血象改变。当有上述疾病持续 1～2 个月以上，并伴有轻度贫血可视为本病。治疗应针对原发病，若有效，贫血可改善。

慢性胰腺炎（chronic pancreatitis，CP） 由不同因素造成的胰腺组织和功能的持续性及进行性损害。病理特征为胰腺纤维化，最终导致胰腺内、外分泌功能永久性丧失。由急性胰腺炎反复发作所致，少数与慢性酒精中毒、损伤等有关。中度以上慢性胰腺炎可有腹痛、腹胀、黄疸等胰腺炎急性发作症状，胰腺内、外分泌功能不足，腹水、感染等。腹部 X 线平片、胰胆管造影、B 超和 CT 检查有助于诊断。治疗：节制饮食、禁酒，解痉止痛剂，手术解除病因。

M

慢性意识障碍（chronic confusion） 一种长期存在的、无法逆转的进行性智力和个性的退化。表现为个体对周围环境的刺激反应及理解能力下降，思绪紊乱，判断能力降低，同时个体表现出记忆力、定向力和自主行为的紊乱。

慢性硬脑膜下积液（chronic subdural hygroma） 颅脑损伤后有大量脑脊液积聚于硬脑膜下腔，引起脑局部受压的一种病变。CT扫描诊断。治疗：与急慢性硬脑膜下血肿相同，进行钻孔探查，切开硬脑膜，脑脊液喷出，颅内压立即下降，脑恢复搏动并逐渐膨起。

慢性硬脑膜下血肿（chronic subdural hematoma） 发生于硬脑膜下腔的血肿。多发生于年龄较大者，且只经历过轻微的颅脑损伤。因出血缓慢，故在伤后较长时间内才形成血肿。伤后2周以来自硬脑膜内侧的纤维素形成包膜。与其他血肿不同，除因占位作用导致颅内压增高外，还因脑组织的长期受压导致显著的脑萎缩。治疗：手术引流或血肿清除。

慢性再生障碍性贫血（chronic aplastic anemia, chronic aregenerative anemia） 再生障碍性贫血的慢性病理过程。发病慢，贫血、出血及感染均较轻。血红蛋白下降缓慢，网织红细胞、白细胞、中性粒细胞及血小板常较急性再生障碍性贫血高。骨髓三系或二系减少，至少1个部位增生不良，巨核细胞明显减少，骨髓小粒与非造血细胞及脂肪细胞增加。病程中如病情加剧，临床表现、血象及骨髓象与急性再生障碍性贫血相同，称重型再生障碍性贫血Ⅱ型。治疗可用司坦唑醇、一叶萩碱及左旋咪唑等药。约可使1/3病人治愈及缓解；1/3明显进步；1/3仍迁延不愈，少数死亡。

慢性增生性女阴炎（chronic hyperplastic vulvitis, hyperplastic dystrophy） 其他名称：增生性营养不良。女阴白色病变类型之一。属良性病变。好发于阴蒂、小阴唇及阴唇沟。表现为大小不等的局限性增厚的粗糙、干燥、白色或粉红色斑块，表面可有皲裂或溃疡形成。镜下，以棘细胞增生伴表皮钉突延长、增宽和融合为其特征，表层过度角化，有时角化不全致角质层增厚。由于外阴部潮湿，水分浸润增厚的角质层而呈白色斑块外观。用保守疗法和药物治疗可迅速收效。

慢性增生性牙髓炎（chronic hyperplastic pulpitis） 以增生性病变为特征的慢性牙髓炎症。一般无自发痛，咀嚼时疼痛和出血，患侧有牙石堆积，龋洞内有息肉。对症治疗，保存患牙。

慢性支气管炎（chronic bronchitis） 气管、支气管黏膜及其周围组织的慢性非特异性炎症。以咳嗽、咳痰或伴有喘息及反复发作性的慢性过程为特征。多见于老年人。每年发病持续3个月，连续2年或2年以上。排除具有咳嗽、咳痰、喘息症状的其他疾病。治疗：采用各种止咳、祛痰、平喘药，以及采取防治结合的综合治疗措施。

慢性中毒（chronic poisoning, chronic intoxication） 低剂量毒物长期连续或反复多次进入机体所致的毒效应。多见于职业接触者，也可见于工农业生产污染严重地区的居民。中毒早期常缺乏特异性症状和体征，病变的发生发展比较缓慢，多为功能性、可逆性的，晚期则转变为器质性严重损害。除机体各组织脏器的一般损伤外，某些肿瘤的发生也与长期接触化学致癌物有关。强调预防为主，做好劳动保护，控制生产环境中的毒物含量，不接触或少接触毒物是从根本上避免慢性中毒发生的关键。对危险人群进行定期体检，早期诊断治疗中毒病人，控制病情发展。

慢性中性粒细胞白血病（chronic neutrophilic leukemia, CNL） 一种特殊类型的少见白血病。以外周血及骨髓中持续性成熟中性粒细胞增多为特点的疾病。主要见于老年人，多有乏力、食欲缺乏、体重减轻、腹痛，易出现瘀斑，可有皮肤、黏膜、消化道或脑出血。以脾大为主，多为巨脾，可有肝大，外周血白细胞增高，以成熟中性粒细胞为主，占80%～90%，中性粒细胞碱性磷酸酶积分明显增高。无统一治疗方法，可应用羟基脲、α干扰素和阿糖胞苷等药物，可考虑异基因造血干细胞移植。

慢性重型肝炎（chronic severe hepatitis） 其他名称：慢性肝炎亚急性肝坏死。重症肝炎的一种临床类型。临床表现和病程发展同亚急性重型肝炎，但有慢性活动性肝炎或肝炎后硬化的病史、体征及肝功能损害等表现。治疗需采取综合性抢救措施。

慢性转移性高钾血症（chronic shifted hyperkalemia） 细胞内的钾离子在较长时间内逐渐转移至细胞外导致的高钾血症类型。常见于慢性酸中毒、低钠血症、高分解代谢状态。

慢性子宫颈炎（chronic cervicitis） 其他名称：慢性宫颈炎。发生于子宫颈处的慢性感染。多由急性子宫颈炎未及治愈反复发作演变而来，是妇科常见病。常由葡萄球菌、链球菌和肠球菌感染所致。分娩或流产所致的子宫颈裂伤、阴道内酸性环境改变、雌激素刺激所引起的子宫颈分泌过多或月经过多，均可促进炎症的发生。主要表现为白带过多。阴道镜可见子宫颈黏膜充血，常夹杂有子宫颈黏膜外翻。根据临床病理特征可分为子宫颈息肉、子宫颈腺囊肿、子宫颈肥大和子宫颈白斑等几种类型。定期清洗，局部涂药，应用抗生素，注意经期卫生及分娩保健等。

慢性纵隔炎（chronic mediastinitis） 各种原因导致的纵隔内胶原和纤维组织过度增殖、硬化的疾病。少见。病程缓慢的一种纵隔炎。包括肉芽肿性纵隔炎和纤维化性纵隔炎两类。肉芽肿性纵隔炎，是一种纵隔淋巴结疾病，由组织胞浆菌、结核或真菌感染引起。纤维化性纵隔炎，是由组织胞浆菌、结核分枝杆菌和真菌感染，以及自身免疫性疾病、家族性多灶性硬化等引起。病人逐渐出现上腔静脉阻塞综合征伴头颈部及上肢水肿、颈静脉充盈、胸壁侧支循环静脉扩张。可有头痛、头昏、呼吸困难、发绀、咳嗽、气促、吞咽困难、膈肌麻痹、声音嘶哑等。X线检查可见纵隔或上纵隔增宽，病变区有钙化影，食管压迫，气管及支气管狭窄等。治疗：病变局限可手术，治疗原发病。

慢性阻塞性肺疾病（chronic obstructive pulmonary disease, COPD） 简称慢阻肺。一种具有呼吸气流受限特征的可以预防和治疗的疾病。气流受限不完全可逆，呈进行性发展，与肺部对香烟烟雾等有害气体或有害颗粒的异常炎症反应有关。主要累及肺，但也可引起全身（或称肺外）的不良效应。症状有咳嗽、哮喘和呼吸困难，严重者可有低氧血症或二氧化碳潴留。临床上偶有单纯性哮喘、慢性支气管炎或肺气肿，但临床上更多见的是有许多重叠，为混合型的表现。治疗同慢性阻塞性肺气肿。

慢性阻塞性肺疾病急性加重期（acute exacerbation of chronic obstructive pulmonary disease, AECOPD） 病人出现超越日常状况的持续恶化，并需改变基础慢性阻塞性肺疾病的常规用药者，通常在疾病过程中，病人短期内咳嗽、咳痰、气短和/或喘息加重，痰量增多，呈脓性或黏脓性，可伴发热等炎症明显加重表现的阶段。

慢性阻塞性肺气肿（chronic obstructive emphysema） 吸烟、感染、大气污染等有害因素的刺激，引起终末细支气管远端（呼吸性细支气管、肺泡管、肺泡囊和肺泡）的气道弹性减退、肺泡间隔破坏，肺组织过度膨胀、容积增大，并伴有气道壁破坏的病理状态。轻者可无临床症状。肺泡-支气管损害显著者出现不同程度的缺氧症状，胸闷气急、呼吸困难。治疗：以祛痰、支气管解痉和控制感染为主；低流量长期鼻腔供氧。

慢血红蛋白（slow hemoglobin） 在pH值8.6的巴比妥缓冲液中电泳，比正常人血红蛋白慢的血红蛋白，如血红蛋白S（HbS）、血红蛋白D（HbD）。

慢抑制性突触后电位（slow inhibitory postsynaptic potential） 节后神经元产生的一种抑制性突触后电位。交感神经节前纤维兴奋时，节后神经元除了产生快兴奋性突触后电位，并在此基础上发生动作电位外，尚可产生时间较长的抑制性突触后电位。可能是由强荧光（SIF）小细胞分泌的多巴胺所引起。SIF细胞与节前纤维相联系。生理功能是对神经节的兴奋传递起调制作用。

芒硝（crystallized sodium sulfate, Natrii Sulfas） 其他名称：盆硝、朴硝、马牙硝。中医药名。攻下药。矿物芒硝经煮炼而得的精制结晶。咸、苦、寒，归胃、大肠经。功能泻热通便、润燥软坚。治实热便秘、停痰集聚、目赤肿痛、口舌生疮。虚证、孕妇忌用。畏三棱，恶硫黄。

盲肠（caecum，cecum）　大肠的起始部。其下端为盲端，至回盲瓣水平延续为升结肠。位于右髂窝内。长约 6～8cm。以盲端开始，上通升结肠，旁接回肠。在回肠开口处有结肠瓣，可防止肠内容物反流。在其左后壁上有一开口与阑尾相通。人类的盲肠和阑尾属于退化的器官，已失去重要的生理功能。

盲肠扭转（volvulus of cecum）　盲肠及其邻近的回肠与升结肠沿其系膜长轴发生旋转。是移动性盲肠的并发症。其发病与盲肠和升结肠系膜过长有密切关系。分为急性、亚急性与慢性 3 种。急性者表现为肠梗阻的症状、体征。亚急性与慢性病例则主要表现为右下腹疼痛、不适、压痛，有时可在右下腹触及包块。钡剂灌肠检查有助于诊断。手术治疗。

盲肠移动过度综合征（hypermobile cecum syndrome）　盲肠及下半段升结肠移动范围过大所致的一组病征。表现为右下腹不适或疼痛、食欲减退、消化不良、便秘、腹胀、恶心呕吐。右下腹有包块，加压后肿物变小或消失。X 线协助诊断。手术治疗。

盲肠造口术（cecostomy）　在盲肠壁建立一人工瘘管，使肠腔与体外相通。用于暂时性结肠减压。常用的有置管造口法与盲肠壁拖出造口法。

盲点（blind spot）　其他名称：生理盲点。视网膜上没有视觉感受细胞的生理区域。落入该处的物像不能被感受，故称盲点。

盲法气管插管（blind endotracheal intubation）　在不借助咽喉镜或纤维支气管镜显示会厌和声门的情况下，根据上气道的解剖特点和呼吸气流的特点，操作者直接将气管插管导管放入气管内的操作方法。主要用于经鼻气管插管。

盲目除颤（blind defibrillation）　对脉搏突然消失及意识丧失的病人，立即应用 200～300J 的直流电经胸电击治疗。特点是"立即"和"盲目"，即争分夺秒，又不去确定心律失常的类型，因为此时，目的就是抢救。

盲囊综合征（blind pouch syndrome）　肠切除侧侧吻合术后小肠盲端扩张而形成的一组综合病征。表现为术后若干年后进行性消瘦，腹泻腹痛，腹部可触及包块。可并发出血、黑粪、穿孔等，也可伴贫血。X 线钡餐可显示盲端。手术治疗。

盲袢综合征（blind loop syndrome）　其他名称：小肠淤滞综合征。小肠内容物在肠腔内停滞和细菌过度繁殖引起的腹泻、贫血、吸收不良和体重减轻的综合征。主要见于胃切除、胃肠吻合术后导致盲袢或盲袋的形成并发生淤滞，可由炎性肠病、硬皮病及神经功能失调引起。临床表现为腹胀、嗳气、腹痛、脂肪泻及营养不良。治疗应口服抗生素、补充营养及维生素等，无效应手术纠正盲袢或小肠淤滞。

猫后睾吸虫（Opisthorchis felineus）　体表无棘，长形约（7～12）mm×（2～3）mm，口、腹吸盘大小相似，雌雄同体。卵约 30μm×11μm，内含毛蚴。成虫寄生于人和猫狗等动物的胆管中，卵随粪便排出，在水中被第一中间宿主豆螺吞食后孵出毛蚴，发育成尾蚴从螺体逸出，进入第二中间宿主淡水鱼类发育为囊蚴。人和动物因食入含囊蚴的鱼而感染。成虫在世界上有广泛分布及感染。成虫寄生于胆道可致胆管壁炎症、组织增生与纤维化及门脉周围性肝硬化。虫卵或死亡的虫体可能参与胆石形成。

猫后睾吸虫病（Opisthorchis felineus disease）　猫后睾吸虫寄生于人体胆管所引起的疾病。临床上主要表现为胆管炎。血嗜酸性粒细胞增多。粪便或十二指肠液中检获虫卵可确诊。治疗：首选吡喹酮。预防：不吃生或半生的鱼类。

猫获得性免疫缺陷综合征（feline acquired immuno-deficiency syndrome，FAIDS）　通称猫艾滋病。由猫免疫缺损病毒（FIV）攻击并破坏猫的免疫系统，导致猫出现的各种类似人类艾滋病的患病症状。表现为淋巴结肿大、低热、腹泻、CD4⁺ T 细胞减少、免疫功能低下。猫免疫缺损病毒与人免疫缺损病毒有一定同源性，以及相似的细胞嗜性和毒性，故猫成为研究人艾滋病的重要动物模型。

猫叫综合征（cat's cry syndrome）　多重畸形综合征。5 号染色体短臂缺失的遗传性疾病。特点为婴儿哭声如猫叫、小头畸形、圆月面貌、两眼下斜、眼距增宽、内眦赘皮、两耳位置低下、智力发育极为迟缓，但生命延续期较长。猫叫哭声亦可随年龄增长而消失。

猫栉首蚤（Ctenocephalides felis）　其他名称：猫蚤。眼发达，眼鬃位于眼前方。雄蚤抱器柄突为杆状，末端膨大不明显。雌蚤受精囊头部短而圆，尾部长于头部。世界性分布，中国绝大部分地区均有。

猫抓病（cat scratch disease）　其他名称：猫抓热、良性淋巴网状细胞增生症。是汉赛巴通体所致的一种传染病。病人多为儿童，被猫抓、咬、舐后而引起的感染性疾病。在被猫所伤部位出现红褐色丘疹，继之形成水疱、脓疱和溃疡，于数周内愈合。在原发病灶出现后 3～12 周，局部淋巴结肿大、压痛，可化脓，原发病灶可再度红肿，全身症状一般轻微。本病具自限性，一般无须特殊治疗，应用四环素类药物可缩短病程。

毛（hair）　见毛发。

毛毕属血吸虫（Trichobilharzia ocellata）　属禽类裂体吸虫。为引起尾蚴性皮炎的主要病原体。成虫特点是虫体长圆柱形，具有口吸盘、腹吸盘，雄虫抱雌沟不发达，雌虫末端较膨大。本虫的正常宿主是家鸭、水鸟等水禽。尾蚴特点是具有眼点一对，整个虫体比日本裂体吸虫尾蚴大得多。

毛虫（caterpillar）　蛾类幼虫总称。有的毛虫（如桑毛虫、松毛虫等）体上有毒毛，可致人体皮炎。桑毛虫的毒毛所引起的皮炎称桑毛虫皮炎。

毛滴虫属（Trichomonas）　原生动物门鞭毛虫纲的一属。生活史只有滋养体期，无包囊期。呈梨状，有前鞭毛 3～5 根和后鞭毛 1 根，以及轴柱、波动膜及口腔等构造。寄生于人体的有阴道毛滴虫、人毛滴虫和口腔毛滴虫，前者能致滴虫性阴道炎。

毛地黄中毒（digitalis intoxication）　使用毛地黄强心苷因剂量不当或病人耐受性差、年老而引起的中毒。表现为神经精神症状（色视、流涎）、肠胃症状（恶心，呕吐）和心律失常（各种类型），并能加重原有的心功能不全。服药过程中出现以上症状时，应立即停药并对症处理，如用钾盐、苯妥英钠等。

毛冬青（pubescent holly root，Radix Ilicis Pubescentis）　其他名称：喉毒药、乌尾丁。中医药名。冬青科植物毛冬青的根。苦、涩、寒。功能活血通脉、清热解毒。治：血栓闭塞性脉管炎、冠心病心绞痛、中心性浆液性脉络膜视网膜病变、痈肿疔疮、咽喉肿痛及烧伤烫伤等。

毛冬青甲素（ilexonin A）　为毛冬青科植物中提取的一种有效成分。通过抑制磷酸二酯酶，使血小板环磷酸腺苷（cAMP）水平提高，并可抑制血栓素 A₂（TXA₂）的产生，从而抑制血小板聚集和血小板血栓形成。此外，还可降低心肌耗氧量。适用于缺血性脑血管病、冠心病、心绞痛、心肌梗死、中心性浆液性脉络膜视网膜病变、周围血管病等。切忌用生理盐水溶解。

毛冬青注射液（Injectio Ilecis Pubescentis）　组成：冬青科植物毛冬青干燥根提取物的黄棕色澄明的灭菌水溶液。遇铁易变色。具有扩张血管与抗菌消炎作用。用于冠状动脉硬化性心脏病及血栓闭塞性脉管炎，以及中心性浆液性脉络膜视网膜病变、小儿肺炎等。

毛发（hair）　其他名称：毛。皮肤的一种衍生结构。由毛干、毛根、毛囊、毛球和毛乳头构成。人体皮肤除手掌、足底等处外，均有毛发。毛根埋于皮肤内，周围有毛囊包绕。毛干露于皮肤外面，由含有黑色素的角化细胞构成，色素含量多少可决定毛发的颜色。毛发的生长靠毛根最基部细胞的增殖。毛根附近失去营养供应，毛发即停止生长并逐渐脱落。毛囊的一侧有立毛肌，它收缩时，可使毛发竖立。

毛发红糠疹（pityriasis rubra pilaris）　其他名称：毛发糠疹、红苔藓。慢性角化性炎性皮肤病。病人头皮有鳞屑及红斑，常伴掌跖角化或发展为红皮病。严重病例皮疹广泛，圆锥形毛囊角化性小丘疹常发生在第1及第2指节背侧面，为本病特有症状之一。自觉轻度瘙痒，患处皮肤干燥和紧张感。治疗：泼尼松与维生素A合用，外用角质松解剂。

毛发检验（examination of hair） 法医学上进行个人识别而采取的毛发检验。是重要的物证之一，因为：①体表各部除手掌及足跖外均生长毛发，不同种属的动物毛发各异，身体上不同部位的毛发也各有其特征。②毛发由角蛋白组成，长期保持原形。③毛发生在体表，外力作用于身体时，容易脱落又可长期留于现场。④一段毛发（2~4cm）即可鉴定血型甚至性别。

毛发角化病（keratosis pilaris） 毛囊口有角化性丘疹，内含卷毛。少年发病，20岁左右达高峰。原发疹为针头大、散在性与毛囊口一致的角质丘疹，呈淡灰色，角栓中央贯穿毛发，其内常有卷曲残断毳毛。一般无症状。治疗：重者可口服维生素A；外涂尿素或维A酸软膏。

毛发上皮瘤（trichoepithelioma） 其他名称：囊性腺样上皮瘤。起源于毛囊的错构瘤。好发于面部特别是鼻唇沟处，常对称分布，表现为针头至黄豆大，半球形硬韧的小结节，正常肤色或有色素沉着，无自觉症状，发展缓慢。治疗：用手术切除。

毛发湿度计（hair hygrometer） 测定空气湿度的一种仪器。利用脱脂人发的吸湿特性，将一束脱脂人发固定在金属架上，一端固定，另一端连接杠杆系统。当空气湿度变化时，毛发伸长或缩短，这种变化由杠杆系统所连接的指针在刻度盘上指示出相对湿度。

毛干（hair truk） 露出皮肤表面部分的毛称毛干。毛由髓质、皮质和毛小皮组成。毛中轴为髓质，含2~3层立方形细胞，内含角蛋白，细胞内和细胞间有黑素颗粒。髓质外围就是皮质。毛的最外层是毛小皮，是毛发的保护层。由于毛小皮细胞排列方式不同，应用扫描电镜观察毛的结构，可鉴别人毛及各种动物毛。

毛根（hair root） 埋在皮肤内的毛为毛根。上皮和结缔组织包在毛根的外周为毛囊，毛根与毛囊末端膨大部位构成毛球，是毛和毛囊的生长点。

毛果洋茉莉籽中毒（Heliotroplum lascocarpum seed poisoning） 食用混入毛果洋茉莉籽的粮食引起的中毒。毛果洋茉莉为一年生野生植物，含洋茉莉碱和毛果洋茉莉碱等生物碱。种子里含量1%，粮食制品中混入后有苦味感觉。中毒症状有上腹部痛、恶心、呕吐，并可引起中毒性肝炎，1周后出现肝大和巩膜黄染，2~3周后出现腹水。有的国家规定面粉中洋茉莉籽含量不超过0.002%。

毛果芸香碱（pilocarpine） 其他名称：匹鲁卡品。缩瞳药（M-胆碱受体激动药）。用于原发性青光眼。制剂：硝酸毛果芸香碱滴眼剂。长期使用可出现晶状体混浊。特别敏感者可见出汗和消化道反应（恶心、呕吐、腹泻、流涎）。过敏者、虹膜睫状体炎、瞳孔阻滞性青光眼禁用。

毛花苷丙（lanatoside C） 其他名称：毛花洋地黄苷、西地兰。速效强心苷。用于急性和慢性心力衰竭、心房颤动和阵发性室上性心动过速。制剂：注射剂。静脉注射时应缓慢，同时监测心率和血压变化。

毛结节癣（trichosporosis, trichoptilosis） 发生于毛干的浅部真菌病。致病菌为何德毛结节菌、白吉尔毛孢子菌等。主要侵犯毛发和胡须，在毛干上形成大小不等的结节，结节大如针头，病人无自觉症状，毛发可折断。治疗：将病发或胡须剃除，局部涂擦碘酊或硫磺软膏，或1%克霉唑霜。

毛毛虫效应（caterpillar effect） 一种社会心理效应。法国昆虫学家法布尔（J. H. C. Fabre, 1823—1915）曾将一群毛毛虫首尾相接围成圈放在花盆上，并在不远处放上松叶，毛毛虫一个跟一个，一直转圈爬行，没有吃到松叶而最终饿死。这个效应说明，满足于做一个跟随者，可能导致最终失败。

毛霉病（mucormycosis） 毛霉目的根霉属、毛霉属、梨头霉属或被孢霉属引起的严重感染。毛霉目中的条件致病菌为病原体，以根霉和毛霉多见。致病菌在粮食和水果上多见，通过空气、尘埃和饮食进而散播，主要通过皮肤黏膜、呼吸

道、消化道、手术或插管及破损皮肤进入人体感染。临床上分为鼻脑型、心肺型、胃肠型、皮肤型和其他型。以累及动脉血管为多见，引起血栓、组织缺血、梗死和坏死。诊断主要依据临床表现、诱发因素、病程及真菌检查，病理切片发现血管壁内菌丝。治疗：静脉滴注两性霉素B脂质体、氟康唑，口服氟胞嘧啶，同时去除坏死组织。

毛霉属（Mucor） 其他名称：白霉属。为广泛存在于自然环境中的腐生菌，常引起食物霉变。毛霉引起的感染称毛霉病，通常发生在酸中毒、糖尿病、白血病、淋巴瘤、严重的烧伤、免疫缺陷病以及应用皮质类固醇的病人，因此是一种条件感染性真菌。机体抵抗力极度衰弱时易合并本菌感染。

毛母基（hair matrix） 围绕毛乳头的上皮细胞，这些细胞不断增生，逐渐角化，并向皮肤表面移动，形成毛发的角质细胞；其中散在的黑色素细胞产生的黑色素，由该细胞的突起转运至毛发的角质细胞内。

毛母质瘤（pilomatrixoma, calcifying epithelioma） 其他名称：钙化上皮瘤。一种来源于毛母质，趋向毛发细胞分化的肿瘤。少见。多发生于青壮年，好发于面部和上肢，初起为皮下小结节，质硬，偶有囊性感，直径为0.5~3cm，多单发，生长缓慢，无自觉症状，当增大至一定程度可有轻度疼痛和压痛。治疗：电灼、激光或手术切除。

毛囊（hair follicle） 由多层上皮细胞和结缔组织共同包裹毛根所形成的鞘状结构。由内层的上皮根鞘和外层的结缔组织鞘构成。毛囊内层的上皮根鞘与表皮层相连。其细胞结构与表皮层相似，均来自外胚层。毛囊大多数位于真皮深层。头皮、腋下、耻骨上、男性唇上、颏下、个别男子的胸腹中线的毛囊可深达皮下组织。这些部位毛囊较密集，如在头皮切取断层皮片，毛囊可以迅速再生，创面可很快愈合。自头皮切取断层皮片，厚度不超过0.5mm，均不损害毛囊根部，因此不影响毛发生长。毛囊为深Ⅱ度烧伤创面愈合过程中表皮再生的主要来源。

毛囊虫病（demodicidosis） 见蠕形螨病。

毛囊和毛囊旁角化过度症（follicular and perifollicular hyperkeratosis） 一种可能与遗传、糖代谢及维生素A代谢障碍有关的皮肤病。损害为与肤色一致的针帽大毛囊或毛囊旁栓性丘疹，角栓剥脱后出血，可见边缘隆起的凹陷。无自觉症状。损害消退后留有褐色浅在瘢痕。本病常伴有糖尿病及肝、肾疾患。治疗：控制糖尿病及内脏疾病；口服维生素A；局部用角质剥脱剂及冷冻、激光治疗。

毛囊角化病（follicular keratosis, Darier disease） 其他名称：达里埃病、增殖性毛囊角化不良、达-怀病。是一种遗传性慢性皮肤病。多自幼年发病，男性多见。好发于头、面、颈、前胸、腋窝等处，对称存在。特点为毛囊性疣状角化丘疹，覆以灰白色或污褐色痂皮，有时融合成片，有痒感，易继发感染。治疗：可服用维生素A，继发感染时应用抗生素，局部对症治疗。

毛囊瘤（trichofolliculoma） 其他名称：毛囊上皮瘤。一种较高度分化的良性毛囊瘤。多发于成年男性的面部。肿瘤一般为单个略高出皮面的丘疹，偶有或有蒂，呈肤色或淡红色，直径4mm左右，中央有脐形窝，可从中露出成簇毳毛。病理检查可确诊。治疗：激光、电灼或手术切除。

毛囊蠕形螨（Demodex folliculorum） 是寄生于人体的蠕形螨之一。蠕体较长，生活史分为卵、幼虫、前若虫、若虫和成虫5期。雌螨产卵于毛囊中，卵无色，呈蘑菇状，长约104μm，幼虫足3对，成虫足4对。主要寄生于毛囊深部，一个毛囊内常有多个螨寄生。毛囊蠕形螨有白天出现于面部皮肤表面的现象，故可通过与病人的密切接触而感染，也可通过毛巾等物而间接传播。

毛囊炎（folliculitis） 发生于毛囊部的急性、亚急性或慢性化脓性或非化脓性炎症。可分为浅部毛囊炎和深部毛囊炎。病原体主要为金黄色葡萄球菌。好发于头颈部、臀部等处。初起为米粒大毛囊炎性丘疹，渐成脓疱，自觉瘙痒或疼痛，发际处多见，亦可见于四肢、阴部等处，愈合不留瘢痕。治疗：皮损处涂2.5%碘酊、5%氯化氨基汞软膏，重者选用适当抗生素、抗组胺药物，理疗。

毛球（hair boll）　毛根和毛囊下端合为一体所形成的膨大结构。底面内陷，其中有含毛细血管和神经的结缔组织突入，形成毛乳头，提供营养。毛母质细胞围绕毛乳头不断增生，逐渐角化形成角质细胞。

毛乳头（hair follicle）　凸入毛球底部富含毛细血管的结缔组织。内含毛细血管及神经，供给毛发营养。毛发生长期乳头发达，毛发停止生长则萎缩。

毛舌（hairy tongue）　舌病之一。丝状乳头过度增生，其角化部分不脱落而形成绒毛状苔，可呈黑色、青黑色或褐色等。伴有恶心、不适感和严重口臭。应保持口腔卫生，擦洗毛舌区。

毛首鞭形线虫（Trichuris trichiura）　其他名称：鞭虫。主要寄生在盲肠的人体常见线虫之一。鞭虫病的病原体。虫体前3/5段细长，后2/5段较粗，状似马鞭。分雌雄。卵随粪便排出，在温湿土中发育为感染性卵，人吞入后，幼虫在小肠内孵出，移行至盲肠发育为成虫。严重感染可有消化道症状。

毛细胞白血病（hairy cell leukemia，HCL）　其他名称：多毛细胞白血病。一种少见的成熟小B淋巴细胞的惰性肿瘤。典型临床特征：全血细胞减少伴单核细胞减少，易发生感染，脾大显著而淋巴结肿大不显著，50%病例骨髓中有干抽（骨髓纤维化）。肿瘤细胞具有典型的毛细胞形态，胞质形成细长的突起，形似绒毛，这种绒毛状突起在光镜下亦可见到。毛细胞本源于B淋巴细胞系，兼有B淋巴细胞和树突状细胞的特点。主要累及骨髓、脾和周围血液。脾大是本病常见症状。多见于男性，平均发病年龄为55岁。主要表现为贫血、粒细胞减少、血小板减少和脾大。病变常呈慢性过程，疗效不理想。由于贫血、白细胞减少和免疫功能低下，晚期易发生感染。治疗：减少并发感染，化疗，脾切除。

毛细淋巴管（lymphatic capillary）　淋巴管中最细小的并较大通透性的管道。可将组织间隙中的液体吸收进来，并经淋巴管和淋巴导管送入大静脉的血流中。在组织间隙内，管壁由单层内皮细胞构成，以膨大的盲端起始，彼此吻合成网，组织液中的大分子物质，如蛋白质、细菌、癌细胞等，较易进入毛细淋巴管内。毛细淋巴管互相汇合成淋巴管。除脑、脊髓、脾、上皮、角膜、晶状体、牙釉质和软骨等外，遍布于全身各处。

毛细淋巴管瘤（capillary lymphangioma）　由许多密集成群的微小淋巴管囊组成的瘤。位于皮肤或黏膜浅层，多见于口腔黏膜及腹部皮肤。外表呈疣状的透明小颗粒，压破时可流出淋巴液。生长缓慢，也可停顿不生长或自行消失。侵犯唇和舌时可引起表面无色的巨唇症或巨舌症。治疗：主要是外科手术切除，放疗不敏感。

毛细线虫病（capillariasis）　由毛细线虫属引起。分为肝毛细线虫病和菲律宾毛细线虫病。寄生在鼠、食肉类、啮齿类、有蹄类和灵长类动物，包括人。肝毛细线虫病病人多为1～7岁儿童，由食物污染所致。可有肝脾大、肺炎、发热、便秘、腹胀、腹水、营养不良等。并可出现贫血、白细胞增多，嗜酸性粒细胞可高达56%～85%。可用地塞咪治疗。菲律宾毛细线虫寄生于人小肠，发病后表现为剧烈腹泻以及腹痛、腹胀、消瘦、呕吐等。治疗：用甲苯达唑（甲苯咪唑）或噻苯唑（噻苯咪唑）。

毛细血管（capillary）　其他名称：交换血管。连接在动脉和静脉之间的、管径最细、分布最广的血管。分支并互相吻合成网，管径一般6～8μm。毛细血管的数量很多，除软骨、角膜、晶状体、毛发、被覆上皮及牙釉质外，遍布于全身各处，一般在代谢最旺盛的器官，毛细血管网最稠密，如肝、肾等。代谢较低的器官毛细血管较稀疏。毛细血管壁非常薄，主要为一层内皮细胞，有一定的通透性，血流缓慢，有利于血液与组织间进行物质交换。

毛细血管搏动征（sign of capillary pulsation）　用手指轻压病人甲床末端，或以清洁玻片轻压其口唇黏膜，见到的红、白交替的节律性微血管搏动现象。常见于脉压增大的疾病，如主动脉瓣关闭不全、甲状腺功能亢进及重症贫血等。

毛细血管抵抗力试验（capillary resistance test，CRT）　见束臂试验。

毛细血管分流（capillary shunt）　肺在病理状态下，如肺不张、完全呼吸道梗阻、实变性肺炎等，血液流经完全没有通气的肺泡，结果未能进行气体交换的这部分分流。

毛细血管后微静脉（postcapillary venule）　一种静脉性毛细血管。位于弥散淋巴组织中，直径约40μm，管壁由低立方形的内皮细胞围成，管腔较明显，常见淋巴细胞穿越管壁。毛细血管后微静脉既是血液中淋巴细胞进入淋巴组织的重要通道，也是淋巴组织中少量的B淋巴细胞进入血液的门户。

毛细血管扩张性共济失调突变基因（ataxia telangiectasia-mutated gene，ATM gene）　一种参与DNA损伤检验的重要基因，其编码的ATM蛋白可在DNA发生断裂时激活DNA的修复机制。人的该基因突变时易患共济失调-毛细血管扩张症。即神经、血管、内分泌系统和免疫系统均被累及的多系统异常病。表现为共济失调、毛细血管扩张、鼻窦和呼吸道反复感染。

毛细血管扩张症（telangiectasis）　由扩张的毛细血管构成的血管病变。好发于脑桥、大脑皮质、脑室旁白质。可无症状或引起出血。治疗：手术清除血肿，切除病变。

毛细血管瘤（capillary hemangioma，capillary angioma）　是由真皮内增生、扩张的毛细血管构成的良性肿瘤。多见于婴儿期，大多为女性，好发于颜面与颈部。按形状不同分为两种：①葡萄酒斑样毛细血管瘤，为一个或多个鲜红或暗红色小红点或斑片，界限清楚，压之可褪色，放手后恢复红色；②草莓样毛细血管瘤，为单发或多发，大小不一，鲜红或暗红色，高出皮肤，形如草莓，界限清，柔软可压缩。可用手术、放射、冷冻等方法治疗。

毛细血管前括约肌（precapillary sphincter）　环绕在真毛细血管起始部位的平滑肌。与后微动脉一起控制真毛细血管的启闭。舒张时真毛细血管开放；收缩时真毛细血管关闭。

毛细血管外增生性肾炎（extracapillary proliferative glomerulonephritis）　见新月体性肾小球肾炎。

毛细血管血（capillary blood）　毛细血管容纳的血液。毛细血管是气体交换的场所，气体交换的持续进行导致毛细血管不同部位的氧分压、氧饱和度有很大的差异。从毛细血管动脉端开始到静脉端，氧分压有一个很大的压力梯度。

毛细血管血氧饱和度（oxygen saturation in capillary blood）　毛细血管血中血红蛋白与氧结合的程度。用ScO_2表示。即氧合血红蛋白占总血红蛋白的百分比，或血红蛋白氧含量与血红蛋白氧容量之比。持续的气体交换导致毛细血管内不同部位的氧饱和度有很大的差异。

毛细血管血氧分压（partial pressure of oxygen in capillary blood）　毛细血管血中物理溶解的氧所产生的张力。用PcO_2表示。毛细血管是气体交换的场所，氧分压是氧交换的直接动力。气体交换的持续进行导致毛细血管内不同部位的氧分压有很大的差异。

毛细血管血氧含量（oxygen content in capillary blood）　每100ml毛细血管血中所含的氧量。用CcO_2表示。常用毫升数或毫摩尔数表示，包括血红蛋白结合的氧和物理溶解氧两部分。气体交换的持续进行导致毛细血管内不同部位的氧含量有很大的差异。

毛细支气管炎（bronchiolitis）　是由呼吸道合胞病毒引起的毛细支气管受累的疾病。多发生在2～6个月的婴儿，临床主要表现为急性起病，除一般支气管炎的症状外，主要以下呼吸道阻塞及哮喘样发作为主，三凹征明显，发绀，有呼气性喘鸣，多数仅有低热。治疗以解除呼吸困难及保持呼吸道通畅为主，如正确处理多数在1周左右痊愈。

毛癣菌属（Trichophyton）　见发癣菌属。

毛蚴（miracidium）　扁形动物吸虫的初期幼虫。在卵内形成，多呈梨形，体表密布纤毛。卵入水后孵出毛蚴，借纤毛的活动在水中游动，遇到适宜的淡水螺即钻入其体内变成胞蚴。将病人粪便中的虫卵孵化检查有无毛蚴，是血吸虫病的重要诊断方法之一。

毛蚴孵化法（hatching method for miracidium）　粪便检查法之一。适用于血吸虫病的诊断。先按照沉聚法处理粪便，将沉渣倒入三角烧瓶内，注满清水，置 20～30℃ 中进行孵化。于 6、12、24h 各观察一次，如查见水面下有白色点状物作直线往返游动者，即为血吸虫毛蚴。必要时吸取毛蚴置载玻片上镜检。

毛圆线虫病（trichostrongylosis）　由毛圆线虫属引起。该虫长度很少超过 7mm，寄生于草食动物、啮齿动物、鸟和人。寄生于人的胃和十二指肠，可引起贫血、腹痛等。治疗：用甲苯达唑（甲苯咪唑）、阿苯达唑（丙硫咪唑）、氟苯达唑（氟苯咪唑）等。

毛织厂废水（waste water of wool spinning and weaving factory）　毛织厂洗毛、冲洗、染色等污染的水。洗毛车间污水 pH 值高，并有大量氯化物、氮、磷、钾、羊毛脂及其他杂质。染色车间废水水质随染料而不同，用酸性媒介染料呈酸性；用硫化染料呈强碱性。

毛状阴茎（hairy penis, pearly penile papules）　见阴茎珍珠斑。

矛盾心态（ambivalence）　精神病症状之一。对同一事物同时产生相互矛盾的情绪或意志，自己对此不能认识，也不能纠正的现象。常见于精神分裂症。

矛形双腔吸虫（*Dicrocoelium lanceatum*）　成虫体表无棘，大小约（6.67～8.36）mm×（1.61～2.14）mm。腹吸盘大于口吸盘。虫卵为卵圆形，壳厚，含毛蚴。经第一中间宿主蜗牛吞食孵化，增殖许多尾蚴。再经第二中间宿主蚂蚁吞噬后形成囊蚴。终宿主人或牛、羊食后，至十二指肠脱囊，童虫侵入肝胆管变为成虫。此虫主要引起胆道炎症及其周围组织纤维化。可取粪便或十二指肠液检查虫卵而诊断。

茂氏小点（Maurer dots）　恶性疟的红细胞内红色不规则小点。

帽结构（cap sequence）　大部分真核细胞 mRNA 的 5′ 端以 7-甲基鸟嘌呤-三磷酸鸟苷为起始结构，这种 m⁷GpppN（m⁷G 代表鸟嘌呤 7 位上的甲基化，p 代表磷酸基团，N 代表任何核苷酸）的结构被称为帽结构。帽结构在细胞核 mRNA 形成和成熟过程中加在其 5′ 端，这一过程也叫"加帽"，是 hnRNA 加工修饰的重要环节。帽结构的主要功能是保护 mRNA 免遭核酸外切酶降解，增加其在胞质中的稳定性，有利于与核糖体结合及蛋白质生物合成的起始。

帽结合蛋白质（cap binding protein，CBP）　其他名称：mRNA 帽结合蛋白质。结合于真核信使核糖核酸（mRNA）分子 5′ 端帽子结构的蛋白质。在翻译起始阶段促使 mRNA 与核糖体小亚基相结合。对帽子专一的结合多肽，包括Ⅰ、Ⅱ。CBPⅠ可以促进帽子的 mRNA 的翻译，对不戴帽子的 mRNA 无效。CBPⅡ又称为 eIF-4F，它与 mRNA 结合，使珠蛋白的 mRNA 的体外翻译水平达最高峰。

帽形成（capping）　真核生物 mRNA 5′ 端加入甲基化的核苷酸形成帽结构。

帽状腱膜（galea aponeurotica）　其他名称：颅顶腱膜。额肌与枕肌之间坚韧的致密腱膜。与颅顶骨膜的连结疏松而与皮肤结合紧密，外伤时易出现腱膜下血肿，且易与皮肤一起撕脱。

帽状腱膜下出血（subaponeurotic hemorrhage）　发生在帽状腱膜与骨膜之间的出血。出血量多，向四周扩散，故头颅外观无突出肿块，仅头围较正常增大。出血量大者眼睑、耳后和颈部皮下可见紫红色瘀斑。

帽状腱膜下隙（subgaleal space）　帽状腱膜与颅骨外膜之间的一个潜在间隙。内含少量疏松结缔组织，向前可至眶上缘，向后沿项上线。腱膜下出血或感染易广泛蔓延。间隙内有若干静脉，与颅骨板障静脉和颅内静脉窦相通，因此帽状腱膜下隙为颅顶部的"危险区"。

帽状腱膜下血肿（subgaleal hematoma）　头皮血肿的一种。血肿常较大，有波动，因不受颅缝限制，可蔓延至整个头部。在急性期可以轻轻加压包扎；血肿如不见吸收，一般在 7 日后可行穿刺抽血治疗，抽血后加压包扎，有时需隔日再行穿刺抽血；对已经感染的血肿需要切开引流，以防感染向颅内蔓延。

玫瑰花（Flos Rosae Rugosae, rose flower）　其他名称：徘徊花、笔头花、刺玫花。中医药名。蔷薇科植物玫瑰初开放的花。甘、微苦，温。归肝、脾经。功能理气解郁、和血调经。治肝气郁结所致胸膈满闷、脘胁胀痛、乳房作胀、月经不调，赤白带下，痢疾，泄泻，跌打瘀痛。玫瑰花提取物对人类免疫缺陷病毒、白血病病毒和 T 细胞白血病病毒均有抗病毒作用。玫瑰油所含成分有抗菌、健胃作用。

玫瑰花结（rosette）　类似玫瑰花的结构或形成物。如在检查红斑狼疮细胞涂片中，有时能见到类似狼疮细胞核包涵体（称玫瑰花结）。这些物质是游离堆积的核物质，周围有分叶核细胞。玫瑰花结的发现虽不能做出红斑狼疮的诊断，一旦发现应进一步检查红斑狼疮细胞。

玫瑰花结试验（rosette test）　以红细胞为指示细胞检测受检者血液中或淋巴器官中某种细胞的数量和所占比例的试验。当受检细胞具有的某种特有受体与指示细胞相应的配体相结合时，或受检细胞表面具有的针对指示细胞的抗体与指示细胞上相应的抗原结合时，均形成受检细胞在中央、指示细胞在其周围的形如玫瑰花状的细胞团，故名。常用的玫瑰花结试验有 3 种：①E（红细胞）玫瑰花结试验：用未结合其他指示物质的红细胞，检测带有红细胞受体的细胞。②EA（E 指红细胞，A 指抗体）玫瑰花结试验：使红细胞与其相应抗体相结合，形成红细胞和抗体的复合物（EA），再用 EA 检测带有免疫球蛋白的 Fc 受体的细胞。③EAC（E 指红细胞，A 指抗体，C 指补体）玫瑰花结试验：将小鼠补体结合于 EA，形成红细胞抗体补体复合物（EAC），以 EAC 检测带有补体成分 C3b 受体的细胞。目前，E 玫瑰花结试验多用于检测 T 细胞，EA 玫瑰花结试验多用于检测 T 细胞亚群，EAC 玫瑰花结试验用于检测 B 细胞。E 玫瑰花结试验和 EAC 玫瑰花结试验还用于分离 T 细胞和 B 细胞。

玫瑰糠疹（pityriasis rosea）　一种急性、自限性、炎性皮肤病。病因不明，可能是病毒所致。春秋季多见。皮损为不规则的椭圆形玫瑰色斑疹，表面有糠秕状鳞屑，皮损长轴多与肋骨平行。发病部位多见于躯干、颈、四肢近端。少数病人有不同程度的瘙痒或轻度发热，全身不适及淋巴结肿大等全身症状，经 4～8 周多可自愈。治疗：服抗组胺药，外用炉甘石洗剂等，亦可用紫外线照射。

眉毛（eyebrow）　位于上睑与额之间的眶上缘眉弓部的短毛。自内向外呈弧形，分为眉头、眉峰、眉梢三部分。男性眉毛较粗密，近于平直；女性眉毛较细疏，弧度较明显。

梅毒（syphilis）　由梅毒螺旋体引起的一种全身性慢性性传播疾病。通过接触有传染性的皮损或体液传播。几乎可侵犯全身各器官，并产生多种多样的症状和体征，也可以很多年无症状而呈潜伏状态。早期梅毒分为一期和二期梅毒。一期梅毒表现为硬下疳；二期梅毒表现为梅毒疹、黏膜梅毒、骨关节梅毒和眼梅毒；晚期梅毒（病期超过 2 年）的典型表现为内脏梅毒，累及心血管、肝脏、神经等。潜伏多年无何症状者称为隐性梅毒。梅毒病人血液的华氏和康氏试验常呈阳性。青霉素疗效显著。对青霉素过敏者可用四环素、多西环素、红霉素。

梅毒瘤（syphiloma, gumma）　见树胶样肿。

梅毒螺旋体（*Treponema pallidum*）　是梅毒（性病）的病原体。本螺旋体为革兰氏阴性，螺旋密而整齐，两端尖细，有 8～14 个螺旋，长约 4～14μm。用镀银染色可染成棕黑色。人工培养不易成功。对于寒冷、热、干燥的抵抗力较其他螺旋体低，离体干燥 1～2h 即可死亡。通过性交传染，人是唯一传染源，少数通过输血感染。本螺旋体无内、外毒素，致病主要是其大量繁殖而侵害机体和机体对其菌体蛋白过敏作用的结果。

梅毒所致精神障碍（mental disorder caused by syphilis）　由梅毒导致的神经精神症状。一期梅毒可存在焦虑、紧张、沮丧等情绪反应；二期梅毒中枢神经可能受累，常见疲乏、厌食和体重减轻，伴多个器官系统感染的症状，可出现梅毒性脑膜炎；三期梅毒可发生麻痹性痴呆和脊髓痨。症状无特异性。

梅毒性冠状动脉口狭窄（luetic coronary ostial stenosis）　心脏病的一种。梅毒螺旋体侵入主动脉窦的冠状动脉开口处使冠状动脉口狭窄或梗阻。表现为顽固性心绞痛乃至猝死。对硝酸甘油的反应远不如冠心病心绞痛敏感。在驱梅治疗时，尤应防止诱发心绞痛甚至猝死。

梅毒性脊髓炎（syphilitic myelitis）　是梅毒性神经损害的早期症状，常在梅毒感染后 3～5 年发病。包括脊髓损害、脊髓硬脊膜炎、脊髓脊膜炎、脊髓动脉内膜炎、神经根炎等。表现为根痛、截瘫，以及大、小便功能障碍。

梅毒性心血管病（syphilitic cardio-vascular disease）　梅毒螺旋体侵入人体后引起的心血管病。梅毒的晚期表现之一。包括梅毒性主动脉炎、梅毒性主动脉瓣关闭不全、梅毒性主动脉瘤和冠状动脉口狭窄及心肌树胶样肿。一般发生在感染梅毒后 15～20 年。可有胸痛、气喘等症状。驱梅治疗可减轻症状和延长生命。最基本的预防方法是避免不洁性交。彻底治疗早期梅毒也可防止本病发生。

梅毒性主动脉瓣关闭不全（luetic aortic incompetence）　心脏病的一种。梅毒螺旋体破坏主动脉，使主动脉瓣关闭不全。早期多无症状，后期出现心功能不全、顽固性心绞痛。病人心脏向左侧扩大，主动脉区有吹风样舒张期杂音，脉压增大，有周围血管征。治疗：控制心绞痛和心功能不全，驱梅疗法。

梅毒性主动脉瘤（syphilitic aortic aneurysm）　梅毒性主动脉炎的后果之一。约占梅毒性主动脉炎的 3%～6%。多见于胸主动脉，尤其是升段。由于主动脉中膜的弹力纤维断裂或消失，该处管壁薄弱，在血流冲击下引起主动脉局部扩张，严重时局部膨出而形成动脉瘤。它可压迫并侵蚀邻近器官，引起相应的临床症状，如侵蚀穿破胸骨，可使具有搏动性的动脉瘤突出于胸部皮下；若压迫并侵蚀支气管可引起呼吸困难和肺不张等。动脉瘤破裂可引起致命性大出血。动脉造影可确诊。部分病人可予手术治疗，术前先驱梅。

梅毒性主动脉炎（luetic aortitis，syphilitic aortitis）　梅毒螺旋体累及主动脉壁而引起的病变。是第三期梅毒中最常见、最主要的一种，常为梅毒致死的原因。早期常无症状，后期多影响冠状动脉口或主动脉瓣环，造成冠状动脉口狭窄或主动脉瓣关闭不全。病人血清华氏和康氏反应阳性，主动脉区第二心音亢进，可伴有轻度收缩期杂音。早期驱梅治疗可防止病情进展。

梅毒血清沉淀反应（syphilis serum sedimentation reaction）　其他名称：血清康氏反应。通过测定感染梅毒螺旋体后产生的抗体而诊断梅毒。正常人反应阴性。阳性见于各期梅毒、包虫病和旋毛虫病等。但在下述疾病中出现一过性假阳性，如麻风、疟疾、回归热、钩端螺旋体病、传染性单核细胞增多症、红斑狼疮和肺结核等。

梅毒疹（syphilid，syphilide）　是二期梅毒的皮肤表现。皮疹形态多样，如斑疹、丘疹、斑丘疹等。梅毒疹的特点是：①一般发生于硬下疳后 4～12 周；②皮疹分布广泛；③无痒而多形，常见为斑疹；④手掌、足心皮疹的特点是对称性圆形红斑或暗红斑，表面有脱屑；⑤皮疹破坏性很小，愈后几乎不留瘢痕；⑥全身淋巴结肿大，但无压痛；⑦梅毒血清沉淀反应阳性率高；⑧不经治疗，皮疹可消退。

梅尔泽堡三征（Merseburg triad）　甲状腺功能亢进症的特异性体征。若发现病人同时具有甲状腺肿大、眼球突出、脉搏每分钟大于 100 次即为此征。是诊断甲状腺功能亢进症的重要依据之二。

梅核气（globus hystericus）　中医病名。泛指咽喉部有异物感。多由肝郁气滞、痰气互结所致。症见自觉咽喉有异物堵塞，吞之不下、吐之不出，常兼见胸胁痞闷、嗳气呃逆、精神抑郁。治宜疏肝解郁、化痰散结，可用半夏厚朴汤。

梅花（Flos Mume，plum flower）　中医药名。蔷薇科植物梅的干燥花蕾。微酸、涩，平。归肝、胃、肺经。开郁和中、化痰、解毒。用于郁闷心烦、肝胃气痛、梅核气、瘰疬疮毒。

梅克尔-格鲁贝尔综合征（Meckel-Gruber syndrome）　其他名称：脑膨出-多指-多囊肾综合征。是一种少见的致命性常染色体隐性遗传性疾病，与 MSK1 基因缺陷有关。表现为合并肾囊性发育不良、中枢神经系统异常（脑膨出）、肝管发育异常、肾囊肿和多指（趾）畸形等。

梅克尔憩室（Meckel diverticulum）　卵黄管的遗迹。系由胚胎期卵黄管的闭合不全形成盲囊而成，多发生于回肠末端，常含有异位胃黏膜，大多数病人终身无症状。症状的出现取决于憩室有无并发症及其病变性质与程度。症状严重或有并发症可手术。

梅克尔软骨（Meckel cartilage）　第 1 咽弓软骨尾侧部的下颌突软骨。随着胚胎的发育可由此软骨周围的中胚层组织通过膜内骨化形成下颌骨，其余部分经过纤维性转变形成蝶下颌韧带、镫骨前韧带以及部分听小骨。

梅克松-罗森塔尔综合征（Melkersson-Rosenthal syndrome）　其他名称：面部复发性水肿-面瘫-沟状舌综合征。简称梅-罗综合征。一种常染色体显性面部、眼、舌等多处缺陷病变的遗传病。大多在 20～40 岁发病。表现初起为面及唇部水肿，多次复发后成肉芽肿样肿胀；在颜面水肿前后出现单侧或双侧复发性面瘫和舌裂。

梅克征（Merdk sign）　半月板损伤的征象之一。病人站立，膝关节微屈并向两侧交替旋转躯干，如出现膝关节疼痛则为此征阳性。向内旋转时阳性，说明内侧半月板损伤；向外旋转时阳性，说明外侧半月板损伤。

梅勒达病（Meleda disease）　家族性掌跖角化过度病征。呈常染色体隐性遗传。出生后 1 个月内起病，表现为手掌、足底发红，脱鳞屑，进行性增厚，红斑残留，出汗多，呈湿疹化，新的斑片状皮疹交替出现。患儿发育差，智力落后。无特效治疗。

梅-罗征（Mayo-Robson sign）　表现为病人左侧脊肋角区域的疼痛。见于急性胰腺炎。

梅-罗综合征（Melkersson-Rosenthal syndrome）　见梅克松-罗森塔尔综合征。

梅尼埃病（Ménière disease）　耳性眩晕病。眩晕重，为阵发性，伴有耳鸣耳聋和恶心、呕吐、面色苍白、出汗等。发作持续时间为数分钟、数小时甚至数天。间歇期多为数月或数年。耳聋多次发作，最后可全聋。治疗：用镇静剂或自主神经调节药物。保守疗法无效者可手术。

梅欧征（Mayo sign）　麻醉Ⅲ期的临床征象。下颌肌肉松弛，指示麻醉已达到深度。

梅片（Borneolum Syntheticum）　见冰片。

梅热综合征（Meige syndrome）　其他名称：特发性眼睑痉挛-口下颌肌张力障碍综合征。由法国的梅热（Meige）首先描述的一组锥体外系疾患。分为眼睑痉挛型、口下颌型和混合型。表现为双侧眼睑痉挛，面肌张力障碍性不自主运动如挤眼皱眉、撅嘴缩唇、吐舌等。多见于中老年女性，精神刺激时加重，安静时减轻，睡眠时消失。

梅桑妥英（methoin）　见甲妥因。

煤肺（anthracosis）　见炭末沉着病。

煤矸石（coal gangue）　成煤过程中与煤层伴生的含碳量较低、比煤坚硬的黑灰色岩石。包括煤矿开采过程中排出的矸石和选矿作业中排出的尾矿。煤矸石堆存不用则占用土地，逸出物、浸出物污染环境。含硫量大的还会自燃，引起火灾。

煤工尘肺（coal workers pneumoconiosis，coal miner's lung）　煤矿工人长期吸入生产环境中的硅尘和煤尘所引起的尘肺。煤矿井下，工人由于工种不同，所接触的粉尘及所引起尘肺的病情也不同。大致可分为煤肺、硅沉着病（矽肺）和煤硅肺病 3 种。煤肺仅见与煤尘接触的采煤工、载煤工和装煤工等。硅沉着病主要见于井下巷道掘进工。煤硅肺病见于工种不固定、既采煤又掘进的工人中，煤工尘肺绝大多数属于此类。根据煤尘和硅尘所占比重不同，其病变的轻重程度也不相同。主要表现为咳嗽、呼吸困难、阻塞性肺气肿和肺纤维化。本病以对症、控制感染治疗为主，煤硅肺病可用克矽平。

煤硅肺病（anthracosilicosis）　长期吸入较高浓度的煤与游离二氧化硅的混合性粉尘而引起的混合型尘肺。是煤工尘肺中最常见的一个类型。其临床症状的轻重程度和病程长短，视接触粉尘浓度高低和夹杂游离二氧化硅的含量多少而定。一般病程进展缓慢，故发病工龄较长。临床上以呼吸系统症状为主，合并慢性支气管炎为多。肺部病理改变兼有肺间质性和结节性纤维化。X线表现主要是肺纹理增多、增粗，在肺纹理间可见细网的不规则小阴影。随着病变进展小阴影增多，并可出现泡性肺气肿。煤硅肺病合并结核率较硅沉着病（矽肺）低，病情也较和缓。治疗参见煤工尘肺。

煤焦油（coal tar）　用于银屑病、皮炎等。制剂：软膏剂、溶液剂，外用。

煤矿工人肘综合征（coal miner elbow syndrome）　鹰嘴滑膜炎所引起的一组病征。主要为创伤、反复震动所致。表现为肘部疼痛、肿胀、压痛、活动受限。X线可见关节内钙化。对症治疗。

煤矿业皮肤病（occupational dermatosis of mines）　在矿井中因工作环境、劳动条件和职业特点等因素造成的各种皮肤病。常见的有化脓性皮肤病、真菌病和湿疹。其发病与矿井中的湿度有关，潮湿有利于细菌和真菌的繁殖，加上矿井中煤尘多，劳动中皮肤损伤机会多，出汗多，有利于病菌侵入。防治：及时处理皮肤外伤，对症及应用抗生素治疗。

煤气中毒（gas poisoning）　见急性一氧化碳中毒。

煤油中毒（kerosene poisoning）　短时间内吸入大量煤油或误服引起的机体急性中毒。前者极为少见。表现为上消化道或呼吸道症状或中枢神经系统症状，先兴奋后抑制。大量误服时，用温水洗胃，并饮用牛乳或豆浆。严重者则按一般麻醉药物中毒处理。

煤渣（coal cinder）　燃煤设备和锅炉排出的废渣。其化学成分为二氧化硅、三氧化二铝、三氧化二铁、氧化钙及小量镁、硫、碳等。可用作建筑材料的原料。煤渣堆存不用则占用土地，逸出物、浸出物污染大气、农田和水体，甚至会自燃引起火灾。

酶（enzyme，E）　催化特定化学反应的蛋白质、RNA 或其复合体。是生物催化剂，能通过降低反应的活化能加快反应速度，但不改变反应的平衡点。绝大多数酶的化学本质是蛋白质。具有催化效率高、专一性强、作用条件温和等特点。按催化反应的类型可分为氧化还原酶、转移酶、水解酶、裂合酶、异构酶、合成酶 6 类。

酶比活性（specific activity）　每毫克酶蛋白所具有的酶活性单位数。其单位为 U/mg。它用于酶活力测定，也可作为酶纯度的指标，酶比活性高表示酶的纯度高。

酶必需基团（essential group of enzyme）　酶分子中与酶活性有关的化学基团。可分为：结合基团，能与底物结合的化学基团；催化基团，能催化底物变成产物的化学基团。它们决定酶的功能。

酶变构调节（allosteric regulation）　其他名称：酶别构调节。体内一些代谢物可以与某些酶分子活性中心外的某一部位可逆结合，使酶发生变构并改变其催化活性。这种调节方式称为酶的变构调节。多属于限速酶，一般通过调节它的活性来控制代谢途径的速度。

酶分类（enzyme classification，EC）　为了避免酶命名上的混乱以及给大量新出现的酶命名，国际上采用一个通用的酶的命名和分类系统，此系统根据酶所催化的反应类型，将所有的酶分为氧化还原酶、转移酶、水解酶、裂合酶、连接酶六大类。

酶工程（enzyme engineering）　酶制剂在工业上的大规模应用，利用酶或微生物细胞、动植物细胞、细胞器等所具有的某些特异功能（如酶的催化作用）在生物反应装置中或借助于工艺学手段来生产所需产品的综合性科学技术。主要包括有意义酶类或特殊功能酶类的开发和生产、固定化酶和固定化微生物新技术、新型固定化酶反应器、酶分子的化学修饰、酶的分离提纯新技术的开发等。酶工程应用广泛，利用该技术不仅可生产酶制剂直接作为药物治疗疾病，而且可制成各种生物传感器用于临床化学分析和生产过程的自动控制。

酶国际单位（international unit of enzyme activity）　在特定条件下，每分钟催化 $1\mu mol$ 底物转化为产物所需的酶量为一个国际单位（IU）。它是酶活性单位。

酶化学修饰（chemical modification of enzyme）　酶蛋白肽链上的一些基团可与某些化学基团发生可逆的共价结合，从而改变酶的活性。这一过程称为酶的化学修饰。多属于限速酶，一般通过调节它的活性来控制代谢途径的速度。

酶活力测定（determination of enzyme activity）　酶催化反应中，单位时间内底物的减少量或产物生成量，即酶催化反应速度，用以测定酶催化反应的能力，称为酶活力测定。酶活力测定所用的单位有国际单位和催化量。通过酶活力测定可求得酶浓度。在医学中可检查体液等生物样品中酶的活性或含量作为诊断疾病的依据。

酶活性单位（unit of enzyme activity）　在特定条件下，1 分钟使 1mol 底物转化为产物所需的酶量。酶活性单位表示酶的活性大小，用于基础研究及酶生产中酶活性的测定。

酶活性中心（active center of enzyme）　指酶分子中的必需基团在空间结构上相互靠近，形成一个能与特异底物结合并将底物变成产物的特定空间结构区域。它是酶的功能部位，能催化底物发生化学反应。

酶联免疫吸附测定（enzyme-linked immunosorbent assay，ELISA）　将抗原、抗体的特异性反应与酶对底物的高效催化作用相结合起来的高灵敏度分析技术。基本设计是用酶（如辣根过氧化物酶、碱性磷酸酶等）标记抗体，该酶标抗体可与待测的抗原或抗原抗体复合体等免疫吸附物结合，酶所催化的呈色反应可以间接反映抗原的量。本试验用于细菌、病毒、寄生虫、肿瘤及血液疾病等有关抗原抗体的定性或定量测量。

酶免疫测定（enzyme immunoassay，EIA）　一种将酶的催化功能与抗原-抗体反应相结合的免疫学测定技术。在这种测定中抗原用酶标记。此法原理及操作程序与免疫荧光技术相似，不同的是以酶代替荧光素作为标记物，以测定结构中抗体或抗原含量。近年来此技术逐年有新的进展，应用亦广泛。

酶谱（zymogram）　酶分类实验中区带电泳的记录。样品中各种酶按照所带电荷和分子大小被分离，这些酶的活性可以通过特殊的染色反应显示，可以从酶谱上区分酶的类型和相对量。细菌样品的酶谱可辅助细菌分类。

酶缺陷（enzyme deficiency）　酶缺陷常导致机体代谢障碍。现已发现 140 多种先天性代谢缺陷中，多数为酶的先天性或遗传性缺损所致。例如，酪氨酸酶减少，酪氨酸形成黑素障碍，引起白化病，此例是由于代谢产物缺乏的结果。此外，尚有由于缺乏某种酶引起酶底物堆积、代谢途径转向而旁产物堆积、产物反馈抑制失常和对药物反应失常等。这些类型都有相应的疾病发生。

酶抑宁（ambenonium，mytelase，ambestigmin）　见安贝氯铵。

酶抑制剂（enzyme inhibitor）　化学结构与底物相似或部分相似，与酶特异性相结合，抑制该酶催化作用的药物。利用它可进行酶的作用机制和代谢途径的研究，更可以有目的地干扰酶的活性，起到临床治疗作用。例如阿司匹林为前列腺素合成酶抑制剂、强心苷类为 Na^+-K^+-ATP 酶抑制剂、磺胺药物为二氢叶酸合成酶抑制剂等。

酶诱导（enzyme induction）　酶合成的调节包括两个方面：酶合成的诱导和酶合成的阻遏。酶合成的诱导就是诱导酶的合成；阻遏是指阻止酶合成的现象，它与酶合成的诱导一样，都是调节酶的合成量。两者的不同之处在于：一个诱导酶的合成，另一个阻遏酶的合成。

酶诱导剂（enzymatic derivant）　用于治疗新生儿黄疸的一组药物，包括苯巴比妥及尼可刹米。该类药能诱导肝细胞微粒体中葡萄糖醛酰转移酶的活性，加速胆红素的结合，从而增强肝脏清除胆红素的能力。两者联合使用可提高疗效。剂量：苯巴比妥每日 5～8mg/kg，尼可刹米每日 100mg/kg，均分次口服。一般用 3～4 日出现效果，早产儿效果较差。主要用于降低血清胆红素。

酶原（proenzyme，zymogen）　酶的无活性前体，在特异位点水解后，转变为具有活性的酶。如胃蛋白酶原、胰蛋白酶原、凝血酶原等。一般需经限制性蛋白水解作用除去抑制性肽后，方转变为其活性型。这对该酶可能引起的机体损害有防护作用。

酶原激活（activation of zymogen）　在一定条件下无活性的酶原转变成有活性的酶的过程。激活过程首先是经限制性蛋白水解酶的作用将酶原分子的一个肽段去掉，然后酶分子构象改变，形成或暴露出酶的活性中心，而使酶具有催化作用。

酶制剂（enzyme preparation）　在食品的生产加工工艺中所用各种生物酶类物质。是来自生物体的一种生物催化剂。酶促反应的优越性是反应条件温和、催化活性高、作用特异性强，对生产设备条件要求低，使用量小以及副产物少，便于产品的提纯与简化工艺步骤，且从卫生角度看也比较安全。但对酶制剂的要求是：由动植物食品组织部分制得的酶制剂是安全的；来自植物非食部分的酶，要经毒性试验鉴定；正常食品生产使用的微生物酶制剂是安全的；从不熟悉的微生物中制得的酶应进行全面毒理学评价；不得使用那些与治疗用酶抗原性近似的酶类。

酶最适 pH 值（optimum pondus hydrogenii of enzyme）　酶催化活性最大时的环境 pH 值。它不是酶的特征常数，受底物浓度、缓冲液的种类与浓度以及酶的纯度等因素的影响。溶液的 pH 值高于或低于酶的最适 pH 值时，酶的活性降低，远离酶的最适 pH 值时还会导致酶的变性失活。

酶最适温度（optimum temperature of enzyme）　酶促反应速度最快时的环境温度。它不是酶的特征性常数，与反应进行的时间有关。酶可以在短时间内耐受较高的温度。相反，延长反应时间，最适温度便降低。

霉变（mould and rot）　食品受霉菌污染，导致发霉变质的现象。

霉变甘蔗中毒（molded sugar cane poisoning）　食用发生霉变的甘蔗而引起的急性真菌性食物中毒。病原菌是节菱孢霉，该菌代谢产物为 3-硝基丙酸是致病毒素。食用霉变甘蔗后一般 15～30min（最长 48h）发生头晕、呕吐、腹痛腹泻，进而出现抽搐、四肢强直、眼球斜视等神经症状。病死率较高，多为儿童。急救措施为洗胃、高位结肠灌洗和对症治疗。预防是妥善储藏保管好甘蔗，防止霉变，加强卫生宣传，不食霉变的甘蔗。

霉变马铃薯中毒（molded potato poisoning）　接触霉变马铃薯粉尘引起的中毒。表现为全身奇痒、荨麻疹、胸闷、咳嗽、腹痛、恶心、呕吐、腹泻、晕厥及休克等。急救措施为肾上腺素肌内注射、糖皮质激素静脉滴注、静脉补液和对症治疗。

霉变糯玉米中毒（molded glutinous maize poisoning）　食用霉变糯玉米引起的中毒。表现为呕吐、腹胀、腹痛、腹泻、肝大、黄疸、肝功能受损、躁狂、谵语、抽搐、昏迷，可有少尿、心肌损害、休克、酸中毒。治疗宜立即用碳酸氢钠液及生理盐水彻底洗胃、硫酸镁导泻、静脉补液以加速毒物排泄，同时采取保护肝、肾功能及其他对症治疗。

霉酚酸酯（mycophenolate mofetil）　见吗替麦考酚酯。

霉菌（mould）　能生出可见菌丝的真菌的统称。体呈丝状、丛生。多腐生。种类很多，常见的有根霉、毛霉、曲霉和青霉等。霉菌多用于生产工业原料和制造抗生素等。有一小部位霉菌也可引起人类疾病和动植物的病害。

霉尸（mycocorpse）　尸体久置于潮湿而通风不好的环境中或浸泡在水内，在温度适宜的条件下，其裸露部位或全身表面由于真菌繁殖而覆盖一层白色或黑色斑点或细毛。水中的尸体，数周可长满霉菌，其状可呈毛绒毛状，长达 1～1.5cm。尸体捞出后霉丛萎缩可呈湿润的棉絮状。如被水中沉淀物污染，则打捞的尸体上，覆盖物呈泥土样外观。

每搏输出量（stroke output, stroke volume）　单侧心室每次收缩射入动脉内的血量。安静状态下为 70ml 左右，左右心室的每搏输出量基本相等。

每搏氧耗量（oxygen pulse）　其他名称：氧脉搏。心脏每跳动一次周围组织所摄取的氧容积或外界进入肺血流的氧容积。用 O_2-pulse 表示。两者分别反映体循环和肺循环的功能，大小基本相等。但临床多测定体循环，故氧脉搏等于心搏出量与动脉-混合静脉血氧含量差的乘积，是反映心功能的良好指标。其降低也见于以下疾病：贫血、一氧化碳中毒和低氧血症等。

每分功（minute work）　心室每分钟所做的功。每分功（kg·m）=每搏功（g·m）×1/1 000×心率。可作为评价心脏泵血功能的指标。

每分输出量（minute volume）　见心输出量。

每分通气量（minute ventilation volume）　每分钟吸入或呼出的气体总量。等于潮气量与呼吸频率的乘积。按正常人呼吸频率为每分钟 12～18 次、潮气量 500ml 计算，约等于 6～8L。

每分钟 CO₂ 产生量（carbon dioxide volume produced per minute）　参考值 200ml/min。在稳定期每分钟 CO_2 产生量直接反映病人的代谢情况，根据其值可以计算出病人的营养需要量。

每分钟呼气量（expiratory capacity in one minute，V_E）　静息状态下每分钟吸入或呼出的气量 $V_E = V_T \times f$，其中 V_T 为潮气量，f 为每分钟呼吸次数。正常值：男性 6.6L；女性 5.0L。如 $V_E < 3L$ 表示通气不足，$>10L$ 表示通气过度。

每千克体重氧耗量（oxygen consumption per kg body weight）　其他名称：千克体重摄氧量（oxygen uptake per kg body weight）。在单位时间内单位体重（kg）的氧耗量。用 VO_2/kg 表示。是衡量个体运动能力的一种指标。

每日允许摄入量（acceptable daily intake, allowable daily intake，ADI）　食品毒理工作中常用的一个指标。指人类终生每日摄入该化学物对人体健康没有任何已知不良效应的剂量。以每千克体重毫克数表示。这一剂量是根据实验结果由动物的最大无作用剂量换算而来。在换算成人体 ADI 时要考虑到人体间的个体差异。一般将安全系数定为种间差异与个体差异各 10 倍的乘积，即 $10 \times 10 = 100$ 倍，ADI（mg/kg）=动物最大无作用剂量（mg/kg）×1/100。

美多心安（metoprolol betaloc, lopresor）　见美托洛尔。

美芬丁胺（mephentermine, wyamine）　其他名称：恢压敏。一种人工合成的拟肾上腺素药。能直接兴奋 β 受体、α 受体和促进肾上腺素能神经末梢释放去甲肾上腺素等作用。表现出心脏收缩力增强、输出量增加，但较异丙肾上腺素弱，对外周血管阻力的增加很有限。治疗心源性休克及严重内科疾病所引起的低血压；也可用于麻醉后的低血压和消除鼻黏膜充血等。

美感（aesthetic feeling）　人对客观事物或对象的美的特征的高级情感体验。由具有一定审美观点的人对外界事物的美进行评价时所产生的肯定、满意、愉悦、爱慕的情感。是人对审美对象的一种主观态度，是对审美对象是否满足主体需要的反映。因人的观念、标准、能力、需要、动机等不同，对美感的体验难有统一的标准。

美加明（mecamylamine, inversine）　见美卡拉明。

美解眠（bemegride）　见贝美格。

美金刚（memantine, akatinol）　其他名称：美金刚胺。为金刚烷的 3,5-二甲基衍生物。可通过促进多巴胺的释放、兴奋多巴胺受体而发挥抗震颤麻痹的作用。用于帕金森综合征，改善阿尔茨海默病的认知、行为、日常活动和临床症状。常口服给药，亦可肠道外用药。严重肝功能不全、意识紊乱状态、妊娠期和哺乳期禁用。

美卡拉明（mecamylamine, inversine）　其他名称：美加明。为神经节阻滞药。能扩张小动脉和小静脉，使血压下降。降压作用快、强、持久。因不良反应多，临床仅用于重症高血压。常用其盐酸盐。青光眼、尿毒症、冠状动脉硬化、肾功能减退者禁用。

美克洛嗪（meclizine, meclizine）　其他名称：敏可静、盐酸氯苯甲嗪。哌嗪类抗组胺药。一种具有抗 H_1 受体和抗胆碱作用的药物。由于有较强大的抑制迷走神经和前庭神经作用，表现出良好的镇吐效应。适用于梅尼埃病、妊娠、晕动病、放射病等引起的呕吐及过敏性疾病等。孕妇不宜使用。

美丽筒线虫（*Gongylonema pulchrum*）　寄生于牛、羊、猪、猴等动物的口腔、食管黏膜内的一种线虫。偶然寄生于人体。成虫乳白色、细长，雄虫长 51～62mm，雌虫长 105～145mm。雌虫产卵，呈椭圆形，卵壳厚而透明，内含一幼虫。中间宿主为粪甲虫或蟑螂等。人误食中间宿主而感染。

美丽筒线虫病（gongylonemiasis）　美丽筒线虫所致的一种少见寄生虫病。人误食中间宿主偶然患病。成虫寄生于口腔的舌下、牙龈、上下唇、软腭、硬腭等处，造成黏膜溃疡、出血、水疱、血疱等。自病变部位取出虫体镜检可确诊。取出虫体症状即消失，无须其他治疗。

美罗培南（meropenem）　其他名称：倍能、美平。碳青霉烯类抗生素（对肾脱氢肽酶稳定）。用于革兰氏阳性菌、革兰氏阴性菌、厌氧菌等所致的呼吸道、尿路、肝胆、外科、骨科、五官科感染以及腹膜炎、化脓性疾病等。制剂：注射剂。过敏者、妊娠妇女、早产儿、新生儿、乳儿、婴儿禁用。对青霉素、头孢菌素类抗生素过敏者、有严重肝肾功能不全者、老年和全身状态不良的病人慎用。

美洛西林钠（mezlocillin sodium）　其他名称：美洛林、诺塞林、天林。半合成抗铜绿假单胞菌广谱青霉素类抗生素。用于敏感菌所致的下呼吸道、腹腔、胆道、泌尿系统、消化系统、妇科和生殖系统、皮肤及软组织感染，也用于败血症。制剂：注射剂。对青霉素过敏者禁用，用前做青霉素皮试。肾功能不全者减量。

美普地尔（diphenamilat）　其他名称：心痛平、双苯克磷胺。血管扩张药。无色针晶，微溶于水，溶于乙醇。有扩张冠状动脉，增加冠状动脉血流量的作用，能增加心肌供氧量。用于治疗心绞痛、心肌梗死等症。

美曲膦酯（trichlorfon，dipterex）　其他名称：敌百虫。一种有机磷杀虫剂。对昆虫有触杀、胃毒和内吸作用。白色晶状粉末，挥发性低，易溶于水和碱性溶剂，在弱碱性条件下变成敌敌畏。残效期短，属低毒类。可经皮肤迅速吸收，引起中毒。中毒症状消失亦快。早期用硫胺素、吡哆醇治疗有良好效果。

美容文刺术（cosmetic tattooing）　是一种永久性的美容造型术。指文眉、文眼线、文唇线 3 种现代美容文刺术，简称"三文术"。它源于古老的文身术，但与装饰性文刺，如鸟兽、花草、头像、文字等文身不同。它是把文刺术与现代科技、医学技术、容貌美学等融为一体，用掩饰瑕疵、消除缺陷、扬长避短、修饰美化的美容手段，创造出更理想更美的眉、眼、唇的形态，以增强局部美感和容貌的整体美。

美容医学（aesthetic medicine）　其他名称：医学美容学。一门以人体审美理论为指导，采用各种医学手段来直接维护、修饰和重塑人体美，进而提高人的生活质量，增强人体各系统的生命活力美感，以追求人的身心年轻化为目标的新兴应用医学学科。其学科对象是以追求自然之美为目的的就医人群，称"美容就医者"。其学科任务是帮助"美容就医者"维护、修饰、重塑容貌美和形体美。这是它不同于临床医学、预防医学和康复医学等医学学科的本质特征。学科内容分为：美容保健学、美容外科学、美容内科学、美容牙科学、物理美容学、中医美容学、美容技术等。

美沙芬（dextromethorphan）　见右美沙芬。

美沙拉嗪（mesalazine）　其他名称：艾迪莎。消化系统药。用于溃疡性结肠炎和克罗恩病。制剂：片剂；栓剂。对水杨酸类药物过敏、有出血倾向和有胃及十二指肠溃疡的病人、2岁以下儿童禁用。妊娠最后几周和哺乳期妇女禁用。肝肾功能不全者、老年人慎用。

美沙酮（methadone）　其他名称：美散痛。镇痛药（阿片受体激动药）。用于创伤性、癌症剧痛、外科手术后和慢性疼痛。也用于阿片、吗啡及海洛因成瘾者的脱毒治疗。制剂：盐酸美沙酮，片剂；注射剂。偶见用量过大引起失明、下肢瘫痪；尚可引起躯体依赖性、欣快感。孕妇及分娩止痛禁用，久用也能成瘾。

美司钠（mesna）　其他名称：美安。黏痰溶解剂；抗肿瘤辅助药。用于环磷酰胺或异环磷酰胺化疗时保护泌尿系统，避免出血性膀胱炎的发生。用于慢性支气管炎、肺炎、肺癌病人痰液黏稠、术后肺不张等所致咳痰困难者。制剂：注射剂。只限于泌尿系统保护。

美司坦（mecysteine）　其他名称：半胱甲酯。黏痰溶解剂。作用与乙酰半胱氨酸相似。优点是除雾化吸入和气管滴入

外，口服给药也有效，使用较方便。适用于术后咳嗽困难及急慢性支气管疾患、肺炎患及上呼吸道疾患引起的痰液稠厚和咳痰困难。少数病人使用后出现厌食、恶心和呕吐。心、肝疾病者禁用。

美速克新命（methoxamine）　见甲氧明。

美索巴莫（methocarbamol，robaxin）　其他名称：舒筋灵。中枢性肌肉松弛药。白色粉末。无臭或微臭，溶解于水，易溶于乙醇。用于腰及关节韧带扭伤、坐骨神经痛、增生性脊柱炎、风湿性和类风湿性关节炎、肌肉劳损等。有嗜睡、头晕、无力等不良反应。肝、肾功能不全者忌用。

美索卡因（trimecaine，mesidicaine）　见三甲卡因。

美索因（methoin，mephenytoin）　见甲妥因。

美他环素（methacycline）　其他名称：甲烯土霉素。半合成广谱抗生素。常用其盐酸盐胶囊剂。抗菌作用与四环素相似，抗菌活性略强于地美环素，对大肠埃希菌和产气杆菌作用较强。多用于呼吸道感染、中耳炎、胆囊炎等，不适于泌尿道感染。孕妇、婴幼儿、肾功能不良者禁用。

美替拉酮（metyrapone，metopirone）　其他名称：甲吡酮。肾上腺皮质激素生物合成抑制剂。主要通过抑制 11β-羟化反应，使 17-羟孕烯醇酮、孕烯醇酮分别停留在 11-去氧氢化可的松、11-脱氧皮质酮阶段，从而阻止了氢化可的松、醛固酮的合成及分泌。用于库欣综合征（增生型皮质醇增多症）、肾上腺皮质癌、腺瘤，以及垂体释放促肾上腺皮质激素功能试验等。但用于后者时应特别注意皮质功能减退的病人发生急性肾上腺皮质功能不全而造成严重后果。与氨鲁米特联用既能减轻不良反应又能提高其疗效。

美托洛尔（metoprolol）　其他名称：倍他乐克、美多心安。选择性 β₁ 受体阻滞药。用于各型高血压、心绞痛及急性心肌梗死的早期干预；对心律失常亦有一定效果。制剂：酒石酸美托洛尔片剂、胶囊剂；注射剂。肝肾功能不全、糖尿病、甲亢及严重支气管痉挛病人慎用；严重窦性心动过缓、房室传导阻滞、低血压、心力衰竭及孕妇禁用。不宜骤然停药。

美西林（mecillinam，amdinocillin）　其他名称：氮草脒青霉素。是一种新型半合成青霉素。只作用于革兰氏阴性细菌，主要用于大肠埃希菌、肺炎杆菌、沙门菌、变形杆菌所致慢性尿路感染、膀胱炎、肾盂肾炎以及菌痢、伤寒、败血症等。常注射给药，对青霉素过敏者及早孕妇女禁用，用前须做皮试。

美西律（mexiletine）　其他名称：慢心律、脉律定、脉舒律。抗心律失常药（Ⅰb 类，钠通道阻滞剂）。用于急、慢性室性心律失常，包括室性心动过速、室性期前收缩、心室颤动。制剂：盐酸美西律片剂。心源性休克、二度及三度房室传导阻滞者禁用；低血压、心力衰竭、一度房室传导阻滞、窦房结功能障碍的病人慎用。

美雄酮（metandienone）　其他名称：大力补、去氢甲睾酮。甲睾酮的去氢衍生物。其蛋白同化作用与丙酸睾酮相同，但雄激素活性低。用于慢性消耗性疾病、严重感染、创伤、烧伤、手术后等的康复，以及纠正应用肾上腺皮质激素引起的负氮平衡，骨质疏松、小儿发育不良、侏儒症等。

美洲板口线虫（Necator americanus）　其他名称：美洲钩虫。寄生于人体常见的钩虫之一。成虫细小，呈线状，活时呈肉红色。虫体头向背弯，尾向腹弯呈"S"形，前端有口囊，腹侧有一对切板。雌雄异体，雄虫长 7～9mm，尾部膨大成交合伞，并有两根交合刺在末端合并呈倒钩样。雌虫长 9～11mm，每天产卵 6 000～10 000 个，其形态与十二指肠钩虫卵相同。卵在外界温暖、潮湿的环境下大约 5～8 日可发育成感染性幼虫，经皮肤感染人体。

美洲钩虫（Necator americanus，Ankylostoma americanum）　见美洲板口线虫。

镁（magnesium，Mg）　人体必需元素。成人体内含镁 20～30g，其中 50%～60% 与钙磷构成骨盐。其余大部分存在于细胞内，肌肉和红细胞内含量最多，并多浓集于线粒体中。血清中镁的含量为 0.75～1.25mmol/L。镁可激活多种酶；参与蛋白质合成和代谢；降低神经肌肉兴奋性；维持心肌正常功能。缺镁时蛋白质合成和利用率减低，低镁血症常伴有

低钾血症及低钙血症而发生肌肉震颤、手足抽搐、心动过速、心律不齐等症状。食物中植酸、草酸、碳酸及钙均不利于镁的吸收。维生素 D 可促进其吸收。豆类、谷类、蔬菜中含镁较多。

镁离子（magnesium ion）　镁的＋2 价阳离子。符号 Mg^{2+}，是体内含量占第 4 位的阳离子。正常成人体内镁大部分存在于骨、齿中，部分分布于软组织。体液中的镁离子主要分布于细胞内，细胞外液不超过 1%，其主要生理功能是：激活人体多种酶的活性；维护骨骼生长和神经肌肉的兴奋性；维护胃肠道和激素的功能。

镁平衡（magnesium balance）　系指机体镁的摄入量与排出量保持着动态平衡，以维持体内正常含镁量。成人体内镁总量为 20～30g 或 10.5～14.0mmol/kg。正常血清含量为 0.75～1.25mmol/L，80% 呈游离状态。每天需镁量为 0.15～0.20mmol/kg，由食物中摄取。肾脏是排镁的主要器官，并随机体摄入量而进行调节。高血压、甲状腺素、降钙素、醛固酮及钠负荷等可使尿镁排出增多；甲状旁腺素、体液减少可使尿镁排出减少。

镁缺乏症（magnesium deficiency）　指机体总镁量的减少。血清镁低于 0.6mmol/L 时，称低镁血症。常表现为神经肌肉兴奋性程度增强，呈现肌肉抽动、震颤、手足徐动或舞蹈症样动作；大汗、心动过速或室性期前收缩。治疗：常用硫酸镁、氯化镁；适当补充钾盐、钙盐和磷盐。忌用 25%～50% 高浓度的硫酸镁静脉注射。

镁中毒（magnesium poisoning）　过量静脉注射或肾功能减退者大量服用硫酸镁引起。出现面部潮红及灼热感、嗜睡、肌肉无力、步态不稳、视力模糊、血压下降，严重者可出现瘫痪、昏迷，最终可因呼吸及循环衰竭而死。吸入高浓度氧化镁烟尘，可发生金属烟尘热。治疗：急性镁中毒，可用利尿剂，适当补液，增加镁的排出；有四肢或呼吸肌瘫痪，可注射溴新斯的明或毒扁豆碱；积极防治呼吸和循环衰竭。

门德尔松综合征（Mendelson syndrome）　肺酸性物质误吸综合征。由误吸高酸性胃液引起下呼吸道化学性肺炎综合征。表现为急性哮喘样发作，发绀、脉速、血压下降，全肺闻及哮鸣音和湿啰音。如吸入固体食物，可见窒息性呼吸困难。治疗：解除呼吸道梗阻，插管呼吸，对症处理。

门电路心肌灌注显像（gated SPECT myocardial perfusion imaging）　以心电图 R 波作为触发信号，每个心动周期采集 8～16 帧，共采集 300～500 个心动周期。采集结束后应用专用软件进行图像叠加处理和断层重建。在获得左心室在收缩期和舒张期的平面或系列心肌断层影像的同时，还可同时获得心室收缩功能指标。是目前临床广泛使用的心肌灌注显像方法。

门冬氨酸钾镁（potassium magnesium aspartate）　其他名称：潘南金、脉安定。水电解质平衡调节药。用于期前收缩、阵发性心动过速、心绞痛、心力衰竭等。此外，还可用于急性黄疸性肝炎、肝细胞功能不全、其他急慢性肝病、低钾血症等。制剂：片剂；注射剂。高钾血症、肾功能不全、房室传导阻滞者禁用。

门冬酰胺酶（asparaginase）　其他名称：左旋门冬酰胺酶。抗肿瘤药。对急性淋巴细胞白血病的疗效最好，缓解率在 50% 以上，缓解期为 1～9 个月。对急性粒细胞白血病和急性单核细胞白血病也有较好的疗效。对恶性淋巴瘤也有一定疗效。其优点是对于常用药物治疗后复发的病例也有效，缺点是单独应用不但缓解期短，而且很易产生耐受性，故目前大多与其他药物合并应用。制剂：注射剂。肝肾功能不全和胰腺炎病人、有过敏反应史者及孕妇禁用。用前皮试。定期检查血象。

门管区（portal area）　其他名称：汇管区。相邻肝小叶之间的结缔组织小区。内含小叶间动脉、小叶间静脉、小叶间胆管、淋巴管和神经纤维等的结缔组织。系肝管、门静脉、肝动脉在肝门处进入肝内呈树状分支，并相互伴行而形成。

门管小叶（portal lobule）　肝的结构单位（非经典划分）。周围以 3 个中央静脉连线为边界，并以门管区为小叶中轴的三角柱状体。门管小叶产生的胆汁，从小叶周边流向中央，再汇入小叶间胆管。

门管周间隙（Mall space）　肝脏内结构。位于门管区结缔组织和界界板间。迪塞间隙内液体到小叶边缘时，液体紧靠输入血管流动，穿界板离开肝小叶，流入门管周间隙。液体从门管周间隙经结缔组织扩散，汇聚到门管区内毛细淋巴管，然后逐渐汇入大的淋巴管离开肝门。

门静脉（portal vein）　腹腔内一短而粗的静脉干（长约 6～8cm）。由肠系膜上静脉和脾静脉在胰头与胰体交界处的后方汇合而成。斜向右上方行走，进入肝十二指肠韧带，经肝固有动脉和胆总管之间的后方，至肝门，分左、右支入肝，在肝内反复分支，最后汇入肝血窦。门静脉收集消化道各主要属支同名动脉分支领域的静脉血，最后注入肝静脉。

门静脉侧支循环（collateral circulation of portal system）　门静脉梗阻时部分门静脉血改道经腔静脉回流入心脏。平时连接门静脉、腔静脉系统间的闭合交通支，皆被充分利用，逐渐扩张而形成侧支循环。常见的有食管-胃底静脉曲张及痔核形成等。

门静脉高压〔症〕（portal hypertension）　各种原因引起肝内、外门静脉系统梗阻所致的症候群。门静脉系统压力常增高至 2.35kPa（24cmH₂O）以上。表现为腹水，食管、胃底静脉曲张，与充血性脾大、肝硬化形成门静脉三联征。常伴有严重的并发症，如食管静脉曲张破裂出血、肝性脑病、脾功能亢进等。前两者常是病人的致死原因，因此采取非手术疗法或手术疗法防治食管静脉破裂出血是治疗门静脉高压症的首要问题。

门静脉高压症断流术（portal-azygous disconnection in portal hypertension）　是对门静脉高压症有食管下段或胃底静脉曲张者，控制出血的一种手术方法。即在脾切除的同时，结扎、切断冠状静脉（包括胃支、食管支及高位食管支）以阻断门静脉-奇静脉间的反常血流。有经腹断流术和经胸断流术两种，根据食管、胃底静脉曲张的程度、范围及病情来决定采取哪一种断流术。

门静脉高压症分流术（portal hypertension shunt）　是预防和治疗门静脉高压症出血的一种手术方法。用门静脉系统的静脉和腔静脉系统的静脉互相吻合，使一部分门静脉的血液，改道流向下腔静脉，以降低一定程度的门静脉压，从而达到预防或治疗曲张静脉破裂出血的目的。常用的有脾肾静脉吻合术、门腔静脉吻合术、下腔静脉和肠系膜上静脉吻合术 3 种方法。适用于食管下端和胃底静脉曲张或合并有出血者，且年龄在 50 岁以下，周身情况和肝功能较好，无明显心肺疾患，肾功能正常者。

门静脉系统（venous portal system）　门静脉及其属支共同组成的静脉系统。收集腹腔除肝以外的不成对器官的静脉血，最后汇成门静脉入肝。门静脉的主要属支有：①肠系膜上静脉；②脾静脉；③肠系膜下静脉；④胃左静脉；⑤胃右静脉；⑥胆囊静脉；⑦附脐静脉。门静脉系统的主要功能在于将肠吸收的营养物质输送到肝，在肝内进行合成、解毒和储存等，故门静脉可视为肝的功能血管。

门静脉血栓/肝外门静脉阻塞（portal vein thrombosis/extrahepatic portal vein occlusive，PVT/EHPVO）　门静脉血栓指肝外门静脉系统内血栓形成，并可向肝内门静脉分支或向上游肠系膜上静脉或脾静脉延伸；而肝外门静脉阻塞则还包括血栓以外的如恶性肿瘤的浸润或压迫等其他病因导致的门静脉向肝内回流受阻。门静脉血栓形成可分为急性和慢性。门静脉突然形成血栓为急性；阻塞的门静脉由侧支静脉网替代，形成海绵状血管瘤为慢性。急性临床表现：严重持续性腹部绞痛，有时伴非血性腹泻，持续性的、无高峰的发热；若严重腹痛超过 5～7 天，肠绞痛放射到背部，血性腹泻和腹水提示透壁肠缺血、肠坏死；还可出现急性门静脉炎的表现。慢性最常见的表现是门静脉高压伴反复静脉曲张出血，以及脾大、血小板减少。血培养细菌学检查，多普勒超声以及 CT、MRI 检查有助于诊断。急性期抗凝治疗，其他可行血栓切除术、局部或全身溶栓、球囊血管成形术或放置支架等。慢性主要是预防和治疗胃肠道出血、防止血栓再次形成和治疗门脉胆管病。

M

门静脉血栓形成（portal thrombosis, pylethrombosis）　由于门静脉炎、血液高凝状态、胃肠或胰腺的肿瘤压迫、肝硬化等原因造成门静脉主干、脾静脉或肠系膜下静脉血栓形成，引起静脉梗阻。根据血栓形成的速度快慢可分急性和慢性两型。急性者可有剧烈腹痛、呕吐、便血、腹水、休克、急性肝衰竭表现；慢性者表现为顽固性腹水、脾大和脾功能亢进、食管静脉曲张。主要治疗原发病和对症处理。

门克伯格硬化症（Mönckeberg arteriosclerosis）　见动脉中层钙化。

门克伯格综合征（Mönckeberg syndrome）　见动脉中层钙化。

门控离子通道（gated ion channel）　通道蛋白质具有一个或两个闸门样的结构，控制通道的开放（激活）和关闭（失活），即所谓门控。由于某种动因作用于闸门，蛋白质构象改变，通道处于开放或关闭状态。根据门控机制不同又可分为电压门控通道、化学门控通道和机械门控通道。

门脉性肝硬化（portal cirrhosis）　以肝脏慢性病变为主的一种全身性疾病，是各种慢性肝病演变的结果。主要病因有肝炎、血吸虫病、慢性肠道感染、长期饮酒和营养缺乏等。由于正常肝细胞破坏后肝细胞新生、纤维组织增生致肝小叶结构破坏和假小叶形成。肝质地变硬，表面有小结节。早期症状不明显，晚期有肝功能损害、门静脉高压及严重并发症。消除病因及护肝治疗。

门腔静脉吻合术（portacaval anastomosis）　其他名称：门腔静脉分流术。用门静脉主干与下腔静脉吻合的手术。有端侧式和侧侧式。用于脾脏小或脾切除而门静脉无血栓形成及脾肾静脉吻合不能成功的门静脉高压症。此术式降低门静脉压较满意，但术后肝性脑病发生率较高。

门体静脉分流术（portal systemic shunt）　将门静脉主干或其主要属支与下腔静脉主干或其主要属支吻合的手术。常用的手术有门腔静脉吻合术、肠系膜上静脉与下腔静脉间架桥分流术及脾肾静脉吻合术。用于降低门静脉压力，防治食管下端及胃底部曲张静脉破裂出血。

门体循环性脑病（portal-systemic encephalopathy）　由严重的肝病引起的代谢障碍导致中枢神经系统功能紊乱、意识改变或昏迷的一种综合征。其病理生理基础是肝衰竭和门腔静脉分流。其发病机制虽不十分清楚，但据信主要与氨、硫醇和酚等毒性刺激、体内氨基酸代谢失衡、假神经递质积累等，以及与糖和水、电解质代谢紊乱有关。病因治疗、对症处理是本病的治疗原则。

门细胞（hilus cell）　卵巢门近系膜处的可分泌雄激素的上皮样细胞。其结构与睾丸间质细胞类似，圆或卵圆形，胞质嗜酸性，核圆，胞质内含有胆固醇、脂色素。妊娠期和绝经期，门细胞增多特别明显。

门细胞瘤（hilar cell tumor）　较少见的一种男性化卵巢肿瘤。多见于绝经期妇女。多为单侧性，一般较小。临床表现有男性化、秃发、男子体态及面容。病理检查方可确诊，以手术治疗为主。

门诊（outpatient service）　是直接接受医者进行诊断、治疗和开展预防保健的场所，是医院工作的重要组成部分，是医院和病人接触最早、人数最多的一种形式，是对大量病人进行早期诊断、及时治疗的第一线。门诊工作对完成医院的社会职能具有重要意义。另外，因门诊可以观察到轻症病人或住院前的早期症状，了解整个病程的发展，所以也是教学和培养年轻医务人员的场所。

扪诊（palpation）　体格检查方法之一。见触诊。

闷瞀（blurring of vision accompanied with restlessness）　中医病状名。指心胸闷乱、眼目昏花之状。多属热证、实证。脉盛，皮热、腹胀、前后不通、闷瞀，此谓五实。高士宗注："闷，郁也；瞀，目不明也"。

闷死（suffocation）　发生机制可分为4种：①单纯隔离空气引起的窒息死亡，如箱内闷死。②闭塞口鼻孔引起的窒息死亡。③呼吸道内异物填塞引起的窒息死。④压迫胸腹部引起的窒息死。局部损伤轻微，甚至阙如。无颈部血管受压闭塞。

虻（gadfly, tabanid）　属双翅目吸血昆虫。体粗大，头大，眼大，足短翅宽，具有刺吸式口器，触角短。滋生于潮湿的泥土中。雌虻主要刺吸大家畜的血，也侵袭其他动物和人。呈世界性分布，种类繁多，其中斑虻和麻斑虻为罗阿丝虫病的传播媒介。

虻虫（gadfly, Tabanus）　其他名称：蜚虻、牛虻。中医药名。活血药。虻科昆虫中华虻或复带虻、鹿虻及其同属近缘昆虫的雌性干燥虫体。苦，微寒，有毒。归肝经。功能破血逐瘀、消癥软坚。治血滞经闭、经水不利、小腹硬满、跌打瘀血。体弱者及孕妇均禁用。

礞石（Lopis Chloriti seu Micae Aureus）　中医药名。分青礞石与金礞石。青礞石为硅酸盐类的绿泥石片岩的碎块。应用较广；金礞石为云母片岩的碎块。咸，平。归肺、肝、胃经。功能坠痰下气、镇肝止痉。治：①顽痰、老痰，浓稠胶结，气逆喘咳。②痰积惊痫。入丸、散剂。

礞石滚痰丸（mengshi guntan wan）　其他名称：滚痰丸。中医方剂。清热化痰剂。出自《丹溪心法附余》。组成：礞石、大黄、黄芩、沉香。功能降火逐痰、散结通便。治一切实热老痰、癫狂惊悸、心下怔忡，或咳喘痰稠、胸脘满闷、眩晕耳鸣，或绕项结核、口眼蠕动、梦寐奇怪，或骨节卒痛难以名状、大便秘结、舌苔黄厚、脉滑数有力等。近代常用治精神分裂症、神经衰弱、癫痫、慢性支气管炎、病毒性脑炎等属实热老痰者。虚弱及孕妇忌服。

蒙多病（Mondor disease）　其他名称：蒙多综合征。胸部浅表血栓性静脉炎。由胸腹壁硬化性静脉周围炎所致的一组病征。常见于女性，20～60岁发病。可出现局部疼痛或无症状。自乳房外侧缘至腹壁可见3～5cm单侧性红色线形索状静脉，可有压痛。治疗：理疗。

蒙古斑（Mongolian spot）　一种常见于新生儿腰骶部的蓝色痣，亦可发生在背部。色素痣约2～8cm大，边缘不清，可单个或多个，无自觉症状，常于5～6岁时自行消失。个别持久的亦不必治疗。

蒙泰贾骨折（Monteggia fracture）　尺骨骨干骨折兼桡骨头向前脱位。临床表现为前臂畸形，肘部肿胀、疼痛，尺骨骨折处及桡骨头处压痛，有时可摸到脱位的桡骨头。桡神经深支常被脱位的桡骨头挫伤，造成暂时性瘫痪。前臂正侧位X线片（包括肘、腕关节）可以确诊。可采用手法整复、夹板固定法治疗。

蒙医学（Mongolian medicine）　全称蒙古族传统医学。中国传统医学之一。蒙古族在长期的医疗实践中，主要吸收藏医学、印度医学及中医学的精华而逐渐形成的具有本民族特点的医学。采用望、问、切等诊法；运用饮食疗、灸疗、针刺放血疗、温泉疗、皮疗等疗法；多用成药；善治创伤和正骨。重要的蒙医著作有《方海》《甘露之泉》《蒙药正典》等。

锰（manganese, Mn）　为人体所必需的微量元素。人体含量仅12～20mg。锰是很多酶的激活剂，可以促进糖基的转移，在蛋白聚糖和糖蛋白的合成中起着重要作用。锰可防止超氧离子对细胞膜的损害作用，故对防止动脉硬化和防癌可能会有作用。心肌梗死后，血清锰含量迅速升高，故可作为心肌梗死的早期诊断指标之一。世界卫生组织（WHO）建议成人供给量为每日2～3mg。水中锰可能来自工业废水的污染。生活饮用水水质标准规定锰含量不超过0.1mg/L。对人体危害见锰中毒、锰中毒性帕金森病。

锰毒性肺炎（manganese pneumonia）　锰毒性肺炎，国内尚无统一认识。临床表现为呼吸急促，胸X线显示两肺散在斑点状阴影，病程较细菌性肺炎长。治疗：依地酸钙钠效果良好，抗生素效果差。

锰对比剂（manganese contrast agent）　以锰原子作为弛缓增强作用的MRI对比剂。目前临床上使用的锰对比剂只有锰福地匹三钠（Mn-DPDP）。由于它注入血液后主要被肝细胞摄取并由胆汁排泄，因此被认为是肝脏特异性MRI对比剂。锰剂是顺磁性的，它在肝脏内浓集后，可使肝组织T_1值缩短，T_1加权成像时信号明显增强，但对肝肿瘤的增强作用很弱，所以肝肿瘤在增强的肝组织衬托下更易显示。

锰焊条（manganese welding rod）　含锰的焊条。含锰量一般

为 10%～15%。制造锰焊条或用锰焊条电焊时能产生锰烟或锰尘，长期吸入可发生锰中毒及锰尘肺。

锰中毒（manganese poisoning）　长期吸入锰尘或锰烟引起的中毒。一种职业中毒。锰在体内储存于脑、肝、肾、肾上腺、骨骼、淋巴结等处，主要经粪便排出，少量随尿、乳汁、汗腺及毛发排出。锰中毒多为慢性。临床表现为自主神经功能紊乱，精神症状及锥体外系损害症状，如肌张力改变、帕金森病等。治疗：用依地酸钙钠、二巯丁二钠驱锰，出现帕金森病时可用苯海索、丙环定、左旋多巴等。空气中锰及其化合物的（换算成 MnO_2）最高容许浓度为 $0.2mg/m^3$。

锰中毒性帕金森病（manganese toxic parkinsonism）　重度锰中毒时锥体外系受损的征象。其主要临床表现有：面具样面容（瞬目减少，表情缺乏，眼球聚合不灵），走路时身体前倾，四肢肌张力增高，两臂伴随运动向减少，严重时出现雄鸡式步态，并常有中等幅度、快而有节律的静止性震颤。部分病人龙贝格征阳性，轮替动作拙笨，并可有书写过小症。治疗：左旋多巴、氢溴酸东莨菪碱、苯海索（安坦）。

蠓科（Ceratopogonidae）　双翅目的一个科。体小而黑、翅宽短，常见而重要的吸血蠓为库蠓属、蠛蠓属及细蠓属。多滋生于富于有机物质的潮湿土壤和水塘、水沟、水洼等处。被吸血蠓叮咬后发生奇痒及疼痛，并出现皮肤丘疹。在非洲及拉丁美洲，库蠓是欧氏丝虫、常现丝虫及链尾丝虫的中间宿主。我国福建及广东两省，从台湾蠛蠓中分离出流行性乙型脑炎病毒。

孟-别反射（Mendel-Bechterew reflex）　其他名称：孟德尔反射、孟德尔足背反射。锥体束受累时所产生的一种病理性反射。蹠趾反射、足背反射正常时叩击足背引起第 2～5 趾背屈，当某些器质性神经系统疾患时则出现跖屈的反应。

孟德尔第二定律（Mendel second law）　见自由组合定律。

孟德尔第一定律（Medel first law）　见分离定律。

孟德尔遗传定律（Mendel law of inheritance）　奥地利遗传学家孟德尔提出的关于遗传因子的分离和自由组合的规律。他根据豌豆杂交试验的结果，在 1865 年发表了《植物杂交试验》论文，提出了遗传的分离定律和自由组合定律。分离定律指一对性状的分离，实质上是双倍体生物的一对基因分别进入两个配子，从而分别出现在不同子代个体中。自由组合定律是两对遗传性状的随机组合，实质上是两对基因在配子形成中随机地分配到配子中以及雌性和雄性配子的随机配合。

孟德立胺（methenamine, mandelurine）　尿道防腐药。为孟德立酸与乌洛托品所成的盐，口服吸收后可迅速从尿中排出孟德立酸与甲醛而发挥杀菌作用。口服用于治疗尿路感染。肾功能不全者禁用。

孟氏裂头蚴病（sparganosis mansoni）　见曼氏裂头蚴病。

梦（dream）　睡眠中出现的一种生理现象。生理学上对梦的产生还不完全了解。一般认为睡眠时，如大脑皮质某些部位有一定的兴奋活动，外界和体内的弱刺激到达中枢与这些部位发生某些联系时，就可以产生梦。梦的内容与清醒时意识中保留的印象有关。但在做梦时，这种印象常错乱不清，故梦的内容大多是混乱和虚幻的。

梦魇（nightmare）　长而复杂的噩梦。可以发生于夜间睡眠或午睡时，以恐怖不安或焦虑为主的梦境体验，事后病人能够详细回忆。可发生于任何年龄，但 3～6 岁多见。多导睡眠图证实梦魇多发生在快速眼动睡眠期。治疗：一般不需治疗，但成人经常出现梦魇者，应警惕患精神疾病的可能；抗精神病药物有时对此类梦魇有效。

梦游症（somnambulism）　见睡行症。

梦语症（sleep talking）　其他名称：梦呓。睡眠中无意识地讲话、唱歌、哭笑或发出声音，对别人的提问可简单作答。清醒后本人不能回忆。常发生在非快速眼球运动睡眠时相。可因情感应激、发热或其他类型的睡眠障碍促发。见于神经症、癫痫、躯体疾病伴发精神障碍等症。

咪达唑仑（midazolam）　其他名称：速眠安、多美康、咪唑安定。苯二氮䓬类药物，可产生抗焦虑、镇静、催眠、抗惊厥和肌肉松弛作用。药理作用及其机制同地西泮。区别在于咪达唑仑可溶于水，对静脉的刺激性很小，静脉炎或静脉血栓发生率非常低。静脉注射持续时间 2～3h；消除半衰期 2.1～2.4h，明显短于地西泮。治疗失眠症，亦可用于外科手术或诊断检查时作诱导睡眠用。制剂：盐酸咪达唑仑片剂；注射剂。妊娠 3 个月内的孕妇、重症肌无力病人、对苯二氮䓬类过敏者禁用。老年人或循环系统疾病病人慎用。

咪康唑（miconazole）　其他名称：霉可唑、达克宁。抗真菌药。用于深部真菌感染。局部外用对于五官、阴道、皮肤、指（趾）甲等的真菌感染也有效。制剂：硝酸咪康唑片剂、胶囊剂；注射剂；软膏剂、乳膏剂；栓剂。过敏者和孕妇禁用，1 岁以下小儿不用。应避免接触眼睛。用药期间应检查血红蛋白、血细胞比容、电解质、血脂等。有异常反应应及时处理。

咪噻芬（trimetaphan）　其他名称：阿方那特、樟脑磺酸钠替奥芬。为速效、短效神经节阻滞剂。可迅速扩张静脉减少回心血量，降压作用强，快而短暂。适用于高血压危象，高血压脑病伴有充血性心力衰竭和肺水肿者，脑血管手术控制血压。常静滴给药。严重动脉硬化、贫血、休克、血容量过低、肝及肾疾病者禁用。

咪唑安定（midazolam）　见咪达唑仑。

弥漫性恶性胸膜间皮瘤（malignant pleural mesothelioma, MPM）　起源于间皮细胞的原发性胸膜肿瘤。与石棉职业接触有明确关系。常起自壁胸膜或膈胸膜。表现为多个光亮肉芽肿，呈葡萄串或菜花状、半透明、黄色或暗红色，光滑无蒂，或沿胸膜匍匐式生长，厚度不等。边界不清、胼胝样增厚；如侵犯胸廓，呈"蛋壳状"癌肿表现。质地坚韧，活检后常滴出厚而黏稠的液体。组织学亚型分为三型：上皮型、肉瘤型和混合型。成人多见，多为男性。典型症状是持续性胸痛和呼吸困难。可有胸腔积液，多为血性。可出现咳嗽、胸壁肿块、体重减轻、发热和出汗。结合临床表现，进行 CT 增强检查，胸腔穿刺细胞学检查，胸膜活检及胸腔镜检查可确诊。手术切除是治疗方法之一，放疗有一定效果，化疗肯定有效。

弥漫性腹膜炎（diffuse peritonitis, general peritonitis）　腹腔脏器穿孔、炎症或肿瘤破裂所引起的腹膜广泛急性炎症。常见的原因有胃十二指肠溃疡穿孔、胆囊炎及阑尾炎穿孔等。由于脏器内容物的化学刺激，若不能被大网膜局限，则迅速形成弥漫性腹膜炎。表现为突然剧烈腹痛，并迅速波及全腹，恶心、呕吐、腹式呼吸消失、血压下降、少尿、休克等。治疗：手术，对症，予抗生素。

弥漫性甲状腺肿（diffuse goiter）　为单纯性甲状腺肿的一种。由于扩张的滤泡均匀地散布在腺体各部，两侧甲状腺呈对称的弥漫性肿大，腺体表面平滑，质地柔软。青春期弥漫性甲状腺肿不需药物治疗，多食含碘丰富的海带、紫菜等。成年后多能自行缩小。巨大的甲状腺肿引起压迫症状或影响生活和工作者可行手术治疗。

弥漫性甲状腺肿伴甲亢（diffuse goiter with hyperthyroidism）　见毒性弥漫性甲状腺肿。

弥漫性间质性肺病（diffuse interstitial lung disease）　以肺泡壁为主并包括肺泡周围组织及其相邻支撑结构病变的一组疾病群，可波及细支气管。以肺间质的炎症和纤维化为特征。主要症状是活动后呼吸困难、干咳和疲劳，晚期有低氧血症和呼吸衰竭。体检示呼吸运动减弱，两肺细湿啰音或捻发音。肺动脉瓣区第二心音亢进，右心肥大及右心衰竭征象。有时伴杵状指。胸部 X 线可见双肺弥漫性阴影，表现为索条状、网状、结节状间质改变，或蜂窝影形成。有时需肺活检确诊。治疗：处理病因；予皮质激素抗炎；积极治疗肺内感染；纠正乏氧及心力衰竭。

弥漫性雀斑综合征（profuse lentiginosis syndrome）　多发性斑痣伴有其他先天异常的显性遗传病。表现为全身皮肤有广泛的棕黑色雀斑，伴心脏、生殖、内分泌及骨骼等异常，生长延迟，耳聋。治疗：对症处理，部分病变可进行手术。

弥漫性实质性肺疾病（diffuse parenchymal lung disease, DPLD）　其他名称：间质性肺疾病。一组主要累及肺间质、肺泡和/或细支气管的肺部弥漫性疾病。具有一些共同的临床、呼吸病理生理学和胸部影像学改变，即渐进性劳力性气促、限制性通气功能障碍伴弥散功能降低、低氧血症、双肺弥漫性病变。病程多缓慢进展，逐渐丧失肺泡毛细血管功能单位，最终发展为弥漫性肺纤维化和蜂窝肺，导致呼吸衰竭而死亡。

弥漫性食管痉挛（diffuse esophagism）　以高压型食管蠕动异常为动力征的原发性食管运动障碍疾病。病变主要在食管中下段，表现为高幅的、为时甚长的、非推进性的重复性收缩，致使食管呈串珠状或螺旋状狭窄。青壮年居多，有自发性胸痛和吞咽困难。X线表现为串珠状食管，核素检查示食管通过时间延迟。食管测压可确诊。手术治疗。

弥漫性外耳道炎（diffuse external otitis）　外耳道骨部皮肤及皮下组织的炎性病变。主要为细菌及病毒感染。急性者外耳道有脓性分泌物。慢性者则皮肤增厚，皮肤脱屑混于发臭的脓性分泌物中，甚至有肉芽形成。治疗：抗感染。

弥漫性细支气管炎（diffuse bronchiolitis）　是直径小于2mm的细支气管的急性或慢性感染，常见于3岁以下的婴幼儿，大多数由呼吸道合胞病毒所引起，多发生在冬季。临床上典型症状有发热、咳嗽、呼吸窘迫，胸部吸气"三凹征"和反复出现哮鸣，症状严重可出现呼吸衰竭和窒息。

弥漫性硬化（diffuse sclerosis）　其他名称：希尔德病（Schilder disease）。亚急性或慢性广泛的脑白质脱髓鞘疾病。临床表现符合脱髓鞘性疾病特征，多认为本病是多发性硬化的一种变异型。临床上可发生精神异常、惊厥、肢体瘫痪等。视神经受累时可出现视神经萎缩。晚期呈痴呆及去大脑皮质状态。对症治疗。

弥漫性致纤维肺泡炎（diffuse fibrosing alveolitis）　早期以肺泡壁的炎症为主，进一步可发生弥漫性肺间质和肺泡壁纤维化的一种肺病。临床表现除反复发作的顽固性哮喘外，同时有阵发性咳嗽、多汗、体重减轻、低热。血和痰嗜酸性粒细胞增加，X线表现肺浸润性阴影及有关的免疫学检查可做出诊断。对症治疗。糖皮质激素有一定疗效。

弥散功能（diffusion）　氧和二氧化碳通过呼吸膜进行气体交换的过程。当呼吸膜两侧气体分压差为1mmHg时，每分钟通过呼吸膜的气量为该气体的弥散量。由于二氧化碳的弥散率为氧的20倍，因此临床上弥散功能主要指氧的弥散功能。影响弥散的因素有呼吸膜的面积、两侧的气体浓度差及其厚度。以上因素发生病理改变时，均可导致弥散功能降低。

弥散加权成像（diffusion weighted imaging，DWI）　利用平面回波（EPI）技术测量和反映组织中水分子弥散系数的成像新技术。EPI技术使MRI成像速度极度提高。当组织缺血缺氧数十分钟后，细胞膜功能障碍，细胞水肿。但这种细胞内含水量的增加在常规T_1和T_2加权图像上或CT图像上均不能显示。但细胞内水肿使水分子弥散受限，弥散系数下降，在自旋回波（SE）-平面回波（EPI）成像时可见高信号改变。这种改变可在缺血后15min就被发现，代表脑细胞尚未坏死和细胞膜破裂，有利于指导溶栓治疗和判断预后。当弥散成像显示信号降低时，说明组织已经发生坏死。

弥散淋巴组织（diffuse lymphatic tissue）　周围淋巴组织的一种形态。为一片密集的淋巴细胞，与周围组织无明显分界。其中含有T、B淋巴细胞，常以T淋巴细胞为主，包括一些浆细胞。毛细血管后微静脉是T淋巴细胞由血液进入淋巴组织的重要通道，少数B淋巴细胞亦可经此进入血液。

弥散性间质性肺炎（diffuse interstitial pneumonia）　肺换气组织（即肺泡-毛细血管单位）的炎症。伴有肺泡壁增厚（水肿、细胞渗出）和纤维化倾向，Ⅱ型肺泡上皮过度增生，肺泡内有大量单核细胞渗出。早期病理改变为肺泡炎。有时肺泡炎可以自限或经适当治疗而被抑制；但如肺泡结构中炎症细胞和免疫效应细胞持续存在，则导致间质紊乱和变性，最终导致间质纤维化和/或肉芽肿形成。晚期肺间质和实质损坏，肺泡结构完全丧失，代之以弥漫性无功能的囊性变化——蜂窝肺。早期应用肾上腺皮质激素及对症治疗。

弥散性血管内凝血（disseminated intravascular coagulation，DIC）　其他名称：去纤维综合征、消耗性凝血病、血管内凝血-去纤维蛋白综合征。一种在严重原发病基础上，以机体广泛的微血栓形成，伴继发性纤维蛋白溶解亢进为特征的获得性全身性血栓-出血综合征。特点：①在凝血过程中血小板和凝血因子被消耗，引起出血。如皮肤黏膜自发出血、伤口和注射部位渗血、胃肠道等出血。流出的血液可凝成小块，或凝固时间延长，甚至不凝固。②小血管内有纤维蛋白沉着，形成血栓，引起栓塞和微循环障碍。栓塞可导致肺、脑、肝、肾等器官受损。微循环障碍可引起血压下降、少尿或尿闭等。③体内发生继发性纤溶，进一步加重出血。实验室检查可见血小板减少、凝血酶原时间延长、纤维蛋白原含量减低、血浆鱼精蛋白副凝试验阳性。治疗：消除病因和诱因；应用肝素、双嘧达莫和右旋糖酐等药物。

弥散性血管内凝血检查（disseminated intravascular coagulation test，DIC test）　临床血液实验室检查方法之一。包括：①检查血小板和凝血因子以了解血小板、凝血因子消耗的程度；②检查纤溶系统活性或纤维蛋白降解产物以了解有无继发性纤溶亢进；③检查血细胞形态以了解有无微血管病性溶血性贫血。

弥散障碍（diffuse impairment）　由于肺弥散膜面积减少或厚度增加而引起的气体弥散量减少。肺泡与血流之间气体交换是借物理性弥散通过肺泡壁进行的。气体的弥散速度和量除与肺泡膜面积和厚度有关外，还取决于：肺泡气与肺泡毛细血管血液气体的分压差；气体在组织间液与血液中的溶解度；以及弥散气体分子量的大小。

迷路（labyrinth）　内耳的一部分。分为骨迷路和膜迷路。骨迷路是颅底颞骨内一系列的小管腔，中央部分膨大称前庭，后上方有三个互相垂直的半环状管（半规管），前下方为螺旋形的管，称耳蜗。膜迷路是套在骨迷路内的膜性管腔。前庭和半规管内的膜迷路司平衡觉，耳蜗内的膜迷路司听觉，骨迷路和膜迷路内均充满淋巴液。

迷路紧张反射（tonic labyrinthine reflex）　内耳迷路的球囊和椭圆囊的囊斑受刺激时引起伸肌紧张度变化的反射。动物仰卧时囊斑受刺激最大，伸肌紧张性最高；动物俯卧时囊斑受刺激最小，伸肌紧张性最低。反射的主要中枢是前庭神经核。

迷路炎（labyrinthitis）　内耳的炎症。病因有三：耳源性感染、经脑逆行感染、血行性感染。病理发展可分为3个阶段：①局限性迷路炎；②急性弥漫性浆液性迷路炎；③急性弥漫性化脓性迷路炎。表现：局限性者可因压迫耳屏、冲洗耳道、滴药等激发眩晕和眼震及听力减退；浆液性者有眩晕、平衡失调、恶心呕吐和自发眼震及听力障碍；化脓性者急性期有重度眩晕、眼震、呕吐、头痛、自发性眼震向健侧。治疗：控制感染，手术。

迷路震荡（concussion of labyrinth）　颅脑损伤所致的迷路疾患。强烈的爆震性气流冲击耳膜亦可间接地引起。病人昏迷后清醒时可自觉头痛、耳鸣、耳聋和眩晕。呈感音神经性聋。迷路症状长期不消退者可试用体操疗法。

迷芽瘤（choristoma）　其他名称：异位组织、迷走胚芽、迷离瘤。胚胎发育过程中的组织异位，形态正常的组织在异常的部位并形成结节性肿物。它随整体的生长发育而长大，到一定体积后即停止生长。手术治疗。

迷走神经（vagus nerve）　第Ⅹ对脑神经。它是一对行程最长、分布最广的混合性脑神经，由5种纤维成分组成。含一般躯体传入神经纤维、一般内脏传入神经纤维和内脏运动纤维，以及特殊内脏传入神经纤维、内脏传出神经纤维。迷走神经在延髓橄榄后方出脑，经颈静脉孔出颅，在颈部行于颈总动脉与颈内静脉之间，下降入胸腔后经肺根的后方，沿食管下行，随食管一起穿膈入腹腔，分左右两支。左迷走神经分布在胃的前方；右迷走神经到胃后方及腹腔神经丛。迷走神经中途发出很多分支，其中主要的有喉返神经，分布于喉肌和喉下部黏膜；心支支配心脏；气管支及腹腔诸支等。是非常重要的神经之一。迷走神经一侧损害后，病侧软腭瘫痪，声带麻痹，轻度吞咽困难，声音嘶哑，心动过速；双侧麻痹后，可引起失声，喉部肌肉瘫痪，呼吸困难，心律不齐，甚至死亡。

迷走神经背核（dorsal nucleus of vagus nerve）　脑神经核之一。迷走神经核团的主要组成部分。属于一般内脏运动核，位于延髓的迷走神经三角的深部，舌下神经核的外侧。此核发出副交感节前纤维行向腹外侧，在下橄榄核的背侧出脑，控制颈部、胸腔和腹腔大部分脏器。

迷走神经孤束核（nucleus of solitary tract of vagus nerve）　位于延髓橄榄中部的迷走神经的感觉核。迷走神经的一般内脏感觉纤维起自下神经节，节细胞的周围突随迷走神经分布，传导内脏感觉冲动。其中枢突入脑后在迷走神经背核的外侧折向下行，形成一个浑圆的孤束（向下可达内侧丘系交叉阶段）。孤束的纤维止于围绕它周围的孤束核。自孤束核发出的纤维，一部分上行至间脑，将内脏感觉冲动传至高级中枢；另一部分纤维直接或间接止于脑干和脊髓的核团，完成心血管、呼吸、唾液分泌等反射活动。

迷走神经紧张（vagotonia）　迷走神经兴奋性增强的状态。在此种状态下，迷走神经对机体活动的影响相对占优势。明显者可出现口干、便秘、心跳减弱减慢、胃肠道活动增强、肝脏储糖增加等症状。

迷走神经体瘤综合征（vagal body tumor syndrome）　颅底静脉孔附近由迷走神经发出的化学感受器肿瘤。主要症状为声音嘶哑、颈一侧钝痛、吞咽困难、平衡障碍、颈前外上方包块、舌半侧萎缩、霍纳（Horner）综合征等。治疗：手术，放疗。

猕猴（Macaca rhesus）　其他名称：恒河猴。哺乳纲，灵长目猴科动物。体长55～60cm。常用于医学和心理学等科学研究。

糜蛋白酶（chymotrypsin）　①其他名称：胰凝乳蛋白酶。胰液中的一种重要的蛋白酶。由胰腺细胞分泌出来时为无活性的酶原，在肠腔中受到胰蛋白酶的作用转化为有活性的酶。此酶与胰蛋白酶作用相似，将蛋白质分解为胨和胩，但两者同时作用于蛋白质时，可将蛋白质消化成小分子的多肽和氨基酸。该酶还有较强的凝乳作用。属于内肽酶。②蛋白水解酶。酶类药物。肌肉或患处注射用，不可静注。适用于创伤或手术后创口愈合、抗炎、防止局部水肿及积血、扭伤血肿、乳房手术后水肿、中耳炎、鼻炎、鼻窦炎等。若发生过敏反应，可用异丙嗪类药物对抗。未满20岁的眼病病人或玻璃体液不固定的创伤性白内障病人禁用。

糜烂（erosion）　皮肤病续发疹之一。表皮或黏膜上皮的局限性浅表性缺损，露出表面潮红、湿润、有渗出的表皮活细胞层或真皮乳头层。愈后不留瘢痕。进一步损害可形成溃疡。

米安色林（mianserin, bolvidon）　其他名称：米塞林。四环类非典型抗抑郁药。抗抑郁作用和特点与三环类相似，抗胆碱不良反应少，对心脏的毒性小，且有抗焦虑作用。用于各型抑郁症治疗，特别适合伴有心脏病（包括最近患有缺血性心脏病）的抑郁症病人或正在应用有关药物治疗的抑郁症病人。亦可用于治疗原发性焦虑症或伴有抑郁症的焦虑症。有癫痫病史、糖尿病、心血管疾病及肝肾功能不全病人慎用。

米尔克曼综合征（Milkman syndrome）　一种全身性骨病，特征为长骨和扁骨有多发性透明吸收带，钙磷代谢障碍引起的骨骼系统疾病。多见于中年女性，首发症状为疲乏、腰腿痛，受累骨处有压痛，可出现跛行。X线检查有假性骨折带的特征可确诊。此类假性骨折不应采用骨科的各种治疗手段，特别是盲目手术矫治。维生素D治疗有效。

米尔尚征（Mirchamp sign）　腮腺炎的临床征象。表现为患儿舌受到味觉刺激后，出现疼痛性涎腺的疼痛性分泌亢进。

米尔征（Mill sign）　检查肱骨外上髁炎患者时出现的疼痛反应。肘关节伸直，前臂旋前、腕关节被动屈曲，引起肱骨外上髁处疼痛即为阳性。

米尔佐扬征（Mirzojan sign）　回盲肠结核的征象。在坚硬和疼痛的回肠末端肠袢附近触到紧张和疼痛的盲肠及其坚硬和有些增厚的肠壁。

米泔样便（rice-water stool）　呈白色淘米水样，内含黏液片块，量大。见于霍乱、副霍乱病人。

米哈爱利菱形区（Michaelis rhomboid）　可反映骨盆情况的骶部的一个区。左右两角为髂后上棘，顶点为第5腰椎棘突下窝，底角为臀大肌交叉处。横径约10cm，反映中骨盆横径。直径反映骨盆深度。如菱形区两侧不对称，示骨盆偏斜。

米赫利松征（Michelson sign）　孕妇急性阑尾炎的征象。病人取右侧卧位，当子宫压在炎性病灶上时右半腹的疼痛加剧。

米拉脱灵（pipradrol）　见哌苯甲醇。

米-莱征（Miltzer-Lyeonn sign）　胆囊炎的征象。表现为食用奶脂食品后，病人右肋下区的疼痛。

米勒管（Müllerian duct）　见中肾旁管。

米勒管永存综合征（persistent Müllerian duct syndrome, PMDS）　其他名称：中肾旁管存留综合征。曾称苗勒管综合征。米勒管不退化，分化成输卵管和子宫、阴道的男性假两性体。其病因是睾丸支持细胞不分泌米勒管抑制物质或米勒管对米勒管抑制物质不敏感。

米里兹综合征（Mirizzi syndrome）　由胆囊颈管或胆囊管结石嵌顿、压迫或波及胆总管而引起的一组病征。表现为发热、胆绞痛、梗阻型黄疸和胆管炎的临床症候群。

米力农（milrinone, corotrope）　其他名称：米利酮、甲氰吡酮。为氨力农（氨吡酮）的衍生物。具有较强的正性肌力和扩张血管作用。作用较氨力农强，且无血小板减少等反应，病人耐受好。用于对洋地黄、利尿药、血管舒张药治疗无效或效果欠佳的各种原因引起的急性、慢性顽固性充血性心力衰竭的短期治疗。现已取代氨力农供临床用于治疗顽固性心力衰竭。

米利酮（milrinone, corotrope）　见米力农。

米伦试剂（Millon reagent）　汞溶于硝酸所成的试剂。与蛋白质或含有—C$_6$H$_4$OH基团的化合物形成红色沉淀。

米诺地尔（minoxidil）　其他名称：敏乐啶、长压定。抗高血压药。用于顽固性高血压及肾性高血压；也可用于秃发（有促进毛发生长作用）。制剂：片剂、溶液剂。嗜铬细胞瘤病人禁用。肺源性心脏病、心绞痛、慢性充血性心力衰竭及严重肾功能不全、急性心肌梗死后慎用。

米诺尔征（Minor sign）　坐骨神经痛病人起立时保护性体位。病人由坐位站立起来时，必先以手撑在椅子上，患侧膝关节屈曲不承重，健侧小腿伸直支持体重，维持平衡完成站立动作，此种站立姿势称为米诺尔征。提示存在坐骨神经痛。

米诺环素（minocycline）　其他名称：二甲胺四环素。长效、高效的半合成四环素类抗生素。四环素类药物中抗菌活性最强。抗菌谱同四环素，耐四环素的金黄色葡萄球菌、链球菌和大肠埃希菌对本品仍敏感。临床主要用于立克次体病、支原体肺炎、淋巴肉芽肿、下疳、鼠疫、霍乱、布鲁氏菌病（与链霉素联合应用）等引起的泌尿系、呼吸道、胆道、乳腺及皮肤软组织感染。老年病人、孕妇、肝损害、婴幼儿禁用。

米帕林（mepacrine, atebrinum）　其他名称：阿的平。抗寄生虫药。具有杀灭红细胞内期疟原虫、阿米巴滋养体及驱绦虫作用。适用于控制疟疾症状、牛带绦虫感染、轻症阿米巴痢疾及肠外阿米巴病；也可用于癌症转移时的胸腔或腹腔积液。其片剂为盐酸盐，注射剂为甲磺酸盐。供口服或胸腹腔内注射。不良反应较多，现临床很少应用。

米帕明（imipramine, deprinol）　见丙米嗪。

米塞林（mianserin, bolvidon）　见米安色林。

米氏线（Mee line）　指甲上出现一条或多条白色横行条纹，即米氏线。与无机砷中毒和其他微量元素中毒有关。病人指甲失去原有光泽和平整状态，变得脆薄易损。见于麻风、败血症、主动脉夹色动脉瘤和急、慢性肾衰竭。此征是砷吸收的证据，对慢性砷中毒有诊断意义。

米托蒽醌（mitoxantrone）　其他名称：诺宵林。合成的蒽环类抗肿瘤药。主要用于乳腺癌、恶性淋巴瘤、急性白血病，对肺癌、黑色素瘤、软组织肉瘤、多发性骨髓瘤、肝癌、大肠癌、肾癌、前列腺癌、子宫内膜癌、睾丸肿瘤、卵巢瘤和头颈部癌也有效。制剂：盐酸米托蒽醌注射剂。过敏者、有骨髓抑制及肝功能不全者禁用。有心脏病史者慎用，定期检查血象。

米-西综合征（Millikan-Siekert syndrome）　椎动脉-基底动脉供血不足综合征。锁骨下动脉近端狭窄，当患侧上肢活动时，脑血流经椎动脉倒流入锁骨下动脉远端引起基底动脉骤然缺血所产生的一系列症状。表现为眩晕、复视、面部感觉异常、头痛、晕厥；患侧上肢血压下降、麻木发冷、脉搏减弱等。治疗：介入，手术。

米亚尔-居布勒综合征（Millard-Gubler syndrome） 其他名称：交叉性面瘫偏瘫综合征、脑桥腹外侧部综合征。临床常见的综合征之一。由于脑桥血管闭塞、炎症、肿瘤所致，在面神经核平面使脑干功能受损，重点累及第Ⅵ、Ⅶ对脑神经和同侧皮质脊髓束。表现为交叉性瘫痪：①患侧面肌和外直肌麻痹。表现为周围性面瘫，同侧额纹变浅、闭眼无力、鼻唇沟变浅、示齿时口角向对侧歪斜，伴同侧外直肌麻痹，而出现患侧眼球向内斜视、外展活动受限、复视。②皮质-脊髓束受损时，出现对侧肢体偏瘫。MRI 检查可发现脑干软化灶。根据病因选择治疗方法。

泌别清浊（clarity separating from turbidity） 中医术语。指小肠在承受胃中饮食以后，进行消化和分清别浊的过程。所谓"分清"是指经小肠进一步消化，使饮食精微（营养成分）在小肠吸收后，由脾转输到身体各部；"别浊"是指经小肠消化后的糟粕，或下注大肠，或渗入膀胱，成为大小便排出体外。

泌尿（urine generation and excretion） 系指机体通过尿的生成与排出而将体内代谢产物、不需要或过剩物质清除的重要生理活动。肾的泌尿过程包括肾小球的滤过、肾小管和集合管的重吸收及分泌 3 个基本过程。生成的尿经输尿管输送，在膀胱内储存，通过排尿反射排出体外。泌尿功能参与了人体的水盐代谢和酸碱平衡的调节，从而维持机体内环境相对稳定，一旦泌尿功能发生紊乱，将影响机体正常生命活动，严重者甚至危及生命。

泌尿道充盈缺损（filling defect of urinary tract） 起于泌尿道管壁的增生性病变向腔内突出，或管腔内游离占位性病变于造影检查时时的所见。主要见于肿瘤、阴性结石、带蒂息肉、血块和气泡等。

泌尿道管腔异常征象（abnormal signs of caliber of urinary tract） 泌尿道造影中显示的泌尿道管腔增大或缩小。泌尿道管腔任何部位有狭窄和阻塞时，均可使近端管腔积液并扩大，其形态和程度各不相同。泌尿道管腔缩小，见于输尿管、膀胱或尿道炎症、外伤、肿瘤所致局部管腔狭窄或痉挛。

泌尿男性生殖系统超声检查（ultrasonography in urology） 应用超声检查泌尿及生殖系统，以协助进行疾病诊断与随访的方法。对结石的检出率很高，但对较小病变（小结石或肿瘤等）、不伴有梗阻的输尿管病变较难确定，不易显示泌尿系统的全貌。是肾上腺，肾以及阴囊内包块的常规影像学检查。

泌尿男性生殖系统磁共振检查（magnetic resonance imaging in urology, MRI in urology） 应用磁共振技术对泌尿及男性生殖系统进行检查的方法。可用于实质性器官肿瘤的定位和分期诊断，还可用于鉴别肾上腺、肾及其周围邻近区域的肿块。

泌尿男性生殖系统核医学检查（nuclear scintigraphy in urology） 应用核医学技术对泌尿男性生殖系进行检查的方法。包括肾动态显像、肾静态显像以及膀胱输尿管反流显像。用于评价肾位置、大小、形态、血流灌注、皮质功能和尿路通畅情况

泌尿男性生殖系统计算机体层摄影（computed tomography in urology, CT in urology） 应用 CT 技术对泌尿男性生殖系统进行检查的方法。其主要依据器官与病灶的形态及其相互关系、组织密度和增强前后的变化进行诊断。是泌尿外科非上皮性肿瘤（肾上腺肿瘤、肾肿瘤及腹膜后肿瘤等）等疾病定性和临床分期的重要检查方法。

泌尿器官（urinary organ） 由肾、输尿管、膀胱和尿道组成的排泄器官。肾脏生成尿液，再经输尿管导入膀胱，暂时储存，然后经尿道排出体外，除排出代谢产物、维持机体水和电解质平衡外，还有内分泌等功能。

泌尿生殖道瘘（urogenital fistula） 其他名称：尿瘘。生殖器官与泌尿系统之间形成的异常通道。临床表现主要是漏尿及漏尿后的并发症，如外阴及臀部尿性皮炎、泌尿系感染等。治疗：大多需手术治疗。

泌尿生殖道蝇蛆病（genito-urinary tract myasis） 蝇蛆病的一种。蝇在尿道口、阴道口排卵或产幼虫，幼虫钻进尿道或阴道而引起。致病的有绿蝇、金蝇、厕蝇、麻蝇的幼虫。此外，蛆症金蝇幼虫可引起女性外阴蝇蛆病。

泌尿生殖系统阿米巴病（genitourinary amebiasis） 由溶组织内阿米巴侵入泌尿生殖系统引起的一种人兽共患寄生虫病。临床可表现为肾脓肿。右侧肾更容易被累及。

泌尿生殖系统包虫病（genitourinary echinococcosis） 由多房棘球蚴侵入泌尿生殖系统引起的疾病。多房棘球蚴主要寄生在野生啮齿类动物，人因误食虫卵而感染。由于人是多房棘球绦虫的非适宜中间宿主，人体感染时囊泡中只含胶状物而无原头蚴。常侵犯肝脏，也可侵犯肾。主要病变为淡黄色或白色的囊泡状团块。

泌尿生殖系统滴虫病（genitourinary trichomoniasis） 阴道毛滴虫感染泌尿生殖系统所致的疾病。诊断依据尿培养或尿液显微镜检。临床上男性病人无特异症状，可表现为短暂的尿痛、尿急和尿道分泌物症状。

泌尿生殖系统放线菌病（genitourinary actinomycosis） 由放线菌引起的泌尿生殖系统慢性化脓性疾病。病原菌以衣氏放线菌最为常见。病变通过血源性感染侵犯肾、膀胱和睾丸，也可发病于阴茎、阴囊的皮肤。以向周围组织扩展形成瘘管并排出带有硫磺样颗粒的脓液为特征。

泌尿生殖系统感染（genitourinary system infection） 病原微生物侵入泌尿生殖系统内而引起的一组炎症性疾病。常见病原体有细菌、病毒、支原体、衣原体、螺旋体、真菌等。临床症状因感染部位和致病病原体的不同而多种多样。常见临床症状有尿频、尿急、尿痛等尿路刺激症状；乏力、食欲减退、腰骶及会阴部酸胀微痛，以及发热等全身症状。尿道口红肿刺痛、脓性分泌物等局部症状；炎症涉及肾，常出现腰部酸胀痛。生殖系统感染可出现生殖器皮疹、结节、水疱、溃疡及疣体等病。

泌尿生殖系统弓形虫病（genitourinary toxoplasmosis） 由刚地弓形虫引起的人和动物共患的寄生在细胞内的一种原虫病。本病通过接触犬和其他动物排泄物，或通过受损的皮肤、呼吸道、眼、输血及胎盘等途径感染。在感染早期，弓形虫扩散到全身器官及组织，引起相应的病变。感染晚期，机体对弓形虫逐渐产生特异性抗体，弓形虫在组织内形成包囊，原有病变也逐渐趋于静止。主要表现为全身感染中毒症状和中枢神经系统及眼部等多器官病变。表现为发热、贫血、呕吐等，偶尔出现腹膜后淋巴结肿大和肾周包囊。

泌尿生殖系统结核（genitourinary tuberculosis） 结核分枝杆菌侵入泌尿及生殖系统繁殖进而导致的尿路慢性炎症性疾病。主要病理改变是结核结节、脓肿和结核肉芽肿的形成，包括肾结核、输尿管结核及膀胱结核。典型的症状是尿频、尿急、血尿或脓尿。全身症状可有体重减轻、低热、乏力或贫血。

泌尿生殖系统念珠菌病（genitourinary candidiasis） 由念珠菌侵入泌尿生殖系统引起的疾病。念珠菌广泛存在于自然界中，是一种条件致病菌。由于内源性因素和/或外源性接触传播致病。已知念珠菌属可以致病的有：白念珠菌、热带念珠菌、假热带念珠菌等。临床表现为有刺痒感的生殖器潮红糜烂，伴有白色乳酪样斑片、散在小丘疹和薄壁脓疱，以及尿频、尿痛等泌尿系统感染症状。

泌尿生殖系统丝虫病（genitourinary filariasis） 由班氏丝虫和马来丝虫入侵并寄生在人体淋巴系统内而引起的泌尿生殖系统慢性寄生虫病。急性期表现为反复发作的淋巴管炎、淋巴结炎和发热，慢性期表现为淋巴水肿和象皮肿、睾丸鞘膜积液和乳糜尿。

泌尿生殖系统血吸虫病（genitourinary schistosomiasis） 由埃及血吸虫和日本血吸虫侵入泌尿生殖系统，其虫卵沉积于泌尿系统及睾丸鞘膜、阴囊壁、附睾、精索和阴茎海绵体等处而引起的病变。其病理特征是虫卵激发宿主的免疫反应，导

致虫卵肉芽肿而损害脏器。男性泌尿生殖系血吸虫病主要发生在膀胱。最常见于膀胱三角区，表现为膀胱黏膜增厚，出现溃疡。

泌尿生殖系统真菌感染（genitourinary fungal infection） 由真菌引起的泌尿与生殖系统感染。可为原发性真菌感染累及泌尿生殖道或全身真菌感染的一部分。临床可表现为急性或慢性肾盂肾炎、膀胱炎等。主要临床表现有尿频、尿急、夜尿、尿液浑浊或血尿。

泌尿外科学（urology） 以男性和女性泌尿系统疾病以及男性生殖系统疾病为主要研究和诊治范围的外科专业。涉及的器官包括肾、输尿管、膀胱、尿道以及男性生殖器（包括睾丸、附睾、输精管、前列腺、精囊和阴茎）。另外，肾上腺外科疾病也归属泌尿外科诊疗范围。

泌尿外科影像学检查（urinary imaging study） 为了解泌尿系统状况而实施的影像学检查。临床经常使用的有腹部平片、尿路造影检查、肾动脉数字减影血管造影（DSA）检查、CT检查、MRI检查、超声检查和核素显像检查等。

泌尿外科造影检查（contrast imaging studies in urology） 人工将能吸收X线的物质导入体内，改变病灶与正常器官和组织的对比，以显示其形态和功能的检查方法。泌尿外科的造影检查包括静脉尿路造影、逆行性尿路造影、尿道造影、膀胱造影、输精管精囊造影、阴茎动脉造影、泌尿生殖系统淋巴造影等。

泌尿系感染（urinary tract infection，UTI） 见尿路感染。

泌尿系梗阻（urinary tract obstruction） 见尿路梗阻。

泌尿系结核（tuberculosis of urinary system） 结核分枝杆菌引起的泌尿系统器官感染病变，多继发于身体其他部位的结核病灶。最常见的为肾结核，其他泌尿系统器官结核多继发于肾结核。抗结核治疗及对症处理。

泌尿系结石（calculus of urinary system，urethral stone） 见尿石症。

泌尿系［统］（urinary system） 由肾、输尿管、膀胱和尿道4部分组成，具有泌尿、输尿、储和排尿功能的系统。机体在新陈代谢中所产生的废物如尿素、尿酸和多余的水分等，随血液循环中到肾生成尿，再由输尿管运送到膀胱储存，最后经尿道排出体外。泌尿系是机体代谢产物最主要的排泄途径，排出的废物不仅量大、种类多，而且尿的质和量经常随着机体内环境的变化而发生改变。

泌尿系造影检查（urography） 其他名称：尿路造影。应用对比剂进行泌尿系检查以诊断疾病的方法。常用的有静脉尿路造影、逆行肾盂造影、腹膜后注气造影、肾穿刺造影、肾动脉造影、肾静脉造影、淋巴造影、尿道造影、精囊造影、阴茎海绵体造影等。

泌尿障碍（urinary disturbance） 包括尿液生成障碍和排尿障碍。休克、中毒及肾脏疾病引起的尿液生成障碍；而肾盏、肾盂、输尿管、膀胱、尿道等病变则引起排尿障碍。泌尿障碍可引起肾功能不全。由于泌尿功能障碍，继之可引起体内代谢紊乱与肾内分泌功能障碍，严重时可使机体各系统发生病理改变，如高血压、贫血、出血、甚至昏迷。无论急性还是慢性肾功能不全最终都以尿毒症结束。预防肾功能不全应积极治疗原发病，一旦确诊，应尽早给予透析治疗。

泌尿肿瘤学（uro-oncology） 以男性和女性泌尿系统肿瘤和男性生殖系统肿瘤为研究和治疗对象的泌尿外科学分支。主要诊治疾病包括来源于肾、输尿管、膀胱、尿道以及男性生殖器（睾丸、附睾、输精管、前列腺、精囊和阴茎）和肾上腺等部位的良性和恶性肿瘤。

觅食反射（rooting reflex） 足月新生儿的神经反射之一。当新生儿一侧面颊被触及时，头即反射地转向该侧，若轻触其上唇，则有噘唇动作，作觅食状。此反射出生时即存在，但出生后有神经系统损伤时，此反射可消失。正常情况下，生后3～4个月自然消失。

密闭式氮稀释法密重复呼吸法（airtight nitrogen dilution-rebreathing method） 通过测定氮浓度的方法计算功能残气量的一种方法。生理情况下呼吸空气时，氮气在肺内含量最多、血液中溶解度非常低，又不参与代谢，肺内氮气含量与肺容积呈线性关系，因此根据氮气浓度的变化可测定出功能残气量。测定方法：肺量计内充入一定量的纯氧，嘱受检者重复呼吸7min，使肺内与肺量计中的氮浓度达到平衡，并测定其浓度，根据玻意耳定律，代入公式计算出功能残气量。

密闭式氮稀释法密单次呼吸法（airtight nitrogen dilution-single breath method） 测定肺内气体分布情况的一种方法。生理情况下呼吸空气时，氮气是肺内含量最多、血液中溶解度非常低、不参与代谢的气体，其在肺内的分布与小气道细胞的功能状态有关，能反映气体分布。正常情况下，不同区域气体分布的差别不大，氮气浓度也比较一致；在出现明显气道病变的情况下，肺内氮气浓度会出现区域性差异。主要用于闭合容积曲线的测定。

密闭式氦稀释法（airtight helium dilution method） 最常用的测定功能残气量的气体分析法之一。受试者经一密闭系统呼吸一定比例的氦、氧、氮混合气后，根据氦气浓度变化测定肺容积的方法。氦气是惰性气体，在血液中的溶解度特别低，大气和肺内的含量几乎为零。

密闭式氦稀释法密重复呼吸法（airtight helium dilution-rebreathing method） 在功能残气量位，受试者经一密闭系统重复呼吸含特定浓度氦气（一般为10%）的混合气体而进行的肺功能测定方法。在重复呼吸过程中，氦气逐渐分布入肺泡中，并最终与容器内的氦气浓度达到平衡。根据玻意耳定律，用平衡后的氦气分布容积、浓度代入公式计算出功能残气量。

密闭式氦稀释法密单次呼吸法（airtight helium dilution-single breath method） 在残气容积位，受试者经密闭系统快速吸入含特定浓度氦气（一般为10%）的混合气，至肺总量位，屏气10s，根据呼气末（代表肺泡气）和氦浓度计算出肺总量的方法。由于气体平衡时间太短，仅适合于正常人、轻度通气功能障碍的病人。

密度（density） 单位体积内物质所具有的质量。密度＝质量（g）/体积（cm^3）。在医学上，常将物质的密度同水的密度来比较，称为比重。比重＝物质的密度/水的密度，因水的密度常取作1g/cm^3，故比重与密度的数值相同，但无单位。

密度分辨率（resolving power of density） 其他名称：对比度分辨率。是影响CT图像质量的指标之一。它表示能够区分开的密度差别程度。CT机有很灵敏的探测器，所接收的信号经电子计算机处理后取得的重建图像为CT图像，所以CT密度分辨率比普通X线照片的密度分辨率高。可把人体内各种组织，从空气到骨骼分成2000个不同的密度等级，对密度差异很小的病变和组织结构也可以进行分辨。但CT密度分辨率还受单位容积所得到的光子量影响，也与CT机的性能有关。

密封发酵法（closed fermentation method） 一种粪便无害化处理方法。我国南方广大农村，特别是血吸虫病防治地区常采用。将粪、尿置于密封的容器或粪池中，造成厌氧环境，经厌氧菌作用而使有机物发酵、分解。病原菌、血吸虫卵及钩虫卵等经氨和生物拮抗作用而死灭。为保证杀菌灭卵效果，在尿量不足时，可酌情加尿素，以增加氨的浓度。

密螺旋体（Treponema） 密螺旋体的形态特点为螺旋细密、规则、两端尖。对人类致病的密螺旋体有苍白密螺旋体和品他密螺旋体两个种。苍白密螺旋体又分3个亚种：苍白亚种、地方亚种和极细亚种，它们分别是人类梅毒、地方性梅毒和雅司病的病原体。品他密螺旋体引起人类品他病。由于这几种密螺旋体在形态、抗原结构，甚至DNA同源性方面基本相同，无法将它们区别开来。所以除微生物学检查外还必须结合病史及临床表现才能确定是何种密螺旋体感染。

密码简并（degeneracy of code, code degeneracy） 几种密码子编码同一种氨基酸的现象。通常具有简并性的氨基酸密码子的第一个和第二个字母是相同的，而不同的只是第三个字母。

密码子（codon） 其他名称：编码三联体、三联体密码。由3个相邻的核苷酸组成的信使核糖核酸（mRNA）基本编码单位。它在蛋白质合成中，决定多肽链中的一个氨基酸的位

M

置。生物体密码子共有 64 种，其中 61 种为 20 种氨基酸的密码，另外 3 种不代表任何氨基酸，称终止密码或无义密码。除色氨酸和甲硫氨酸仅有 1 种密码子外，其他氨基酸都有 2～6 种密码子。氨基酸的遗传密码子见表 6。

表 6　遗传密码子

第1个核苷酸	第2个核苷酸							第3个核苷酸
	U		C		A		G	
U	UUU	苯丙氨酸	UCU	丝氨酸	UAU	酪氨酸	UGU	半胱氨酸	U
	UUC		UCC		UAC		UGC		C
	UUA	亮氨酸	UCA		UAA	无意义	UGA	无意义	A
	UUG		UCG		UAG		UGG	色氨酸	G
C	CUU	亮氨酸	CCU	脯氨酸	CAU	组氨酸	CGU	精氨酸	U
	CUC		CCC		CAC		CGC		C
	CUA		CCA		CAA	谷氨酰胺	CGA		A
	CUG		CCG		CAG		CGG		G
A	AUU	异亮氨酸	ACU	苏氨酸	AAU	天冬酰胺	AGU	丝氨酸	U
	AUC		ACC		AAC		AGC		C
	AUA	甲硫氨酸	ACA		AAA	赖氨酸	AGA	精氨酸	A
	AUG		ACG		AAG		AGG		G
G	GUU	缬氨酸	GCU	丙氨酸	GAU	天冬氨酸	GGU	甘氨酸	U
	GUC		GCC		GAC		GGC		C
	GUA		GCA		GAA	谷氨酸	GGA		A
	GUG		GCG		GAG		GGG		G

密蒙花（pale butterflybush flower, Flos Buddlejae）　其他名称：蒙花、水锦花、老蒙花、黄饭花、羊耳朵尖。中医药名。马钱科植物密蒙花的花蕾及花序。甘，凉。归肝经。功能清热养肝、明目退翳。用于肝热目赤肿痛、多眵、多泪、目生翳膜等。

嘧吡唑（epirizole, mepirizole, mebron）　见依匹唑。

嘧啶苯芥（uraphetinum）　其他名称：尿嘧啶芳芥。尿嘧啶氮芥类抗肿瘤药。抗瘤谱广，口服吸收良好。用于慢性粒细胞白血病，对淋巴肉瘤、霍奇金病、蕈样真菌病及乳腺癌等也有效。可有骨髓抑制和胃肠道反应等不良反应。

嘧啶核苷酸（pyrimidine nucleotide）　由嘧啶衍生物和磷酸戊糖构成的核苷酸。是核酸的组成成分，可由核酸水解而获得，或在自然界中以游离形式存在。

嘧啶核苷酸的补救合成（pyrimidine nucleotide salvage synthesis pathway）　利用体内游离嘧啶或嘧啶核苷，经过简单的反应过程合成嘧啶核苷酸。是合成嘧啶核苷酸的一种方式。

嘧啶核苷酸的分解代谢（pyrimidine nucleotide degradation）　在肝脏中，嘧啶核苷酸经一系列酶的作用，进行分解生成 NH_3、CO_2、β-丙氨酸和 β-氨基异丁酸的过程。体内嘧啶核苷酸分解的主要途径。N-氨甲酰-β-丙氨酸、3-氨基丙酸是胞嘧啶和尿嘧啶分解代谢的终产物。

嘧啶碱（pyrimidine）　核酸分子中所含嘧啶类化合物。主要有胞嘧啶（C）、尿嘧啶（U）和胸腺嘧啶（T）3 种。还有一些稀有碱基，如甲基尿嘧啶等也参与核酸的形成，嘧啶碱的第一位氮原子与戊糖的第一位碳原子之间通过 C-N 糖苷链相连成核苷。核苷与磷酸通过磷酸酯链相连成核苷酸。

蜜炼川贝枇杷膏（milian chuanbei pipa gao）　化痰止咳平喘剂（润肺化痰剂）。组成：川贝母、枇杷叶、北沙参、桔梗、陈皮、水半夏、五味子、款冬花、杏仁水、薄荷脑。用于肺之咳嗽、痰多、胸闷、咽喉痛痒、声音沙哑等症。开水冲服。

蜜丸（honeyed bolus, honeyed pill）　中药剂型之一。将药粉与炼蜜混合，经手工搓板或蜜丸机操作制成的圆球形半固体制剂。有大、小蜜丸之分。大蜜丸一般重 6～9g；小蜜丸一般重 3g 以下。其主要用于制作滋养补虚类品种。如参茸卫生丸、柏子养心丸、乌鸡白凤丸等。为了防止吸潮霉变，可用蜡壳或无毒硬塑料壳封闭。宜置阴凉干燥通风处保存。

蜜月膀胱炎综合征（honeymoon cystitis syndrome）　蜜月期间膀胱细菌感染所致的一种综合征。常见于新婚女性。表现为尿急尿频、排尿困难、会阴不适、寒战发热、腹部压痛。尿培养可见细菌。抗炎、对症治疗。

蜜月期（honeymoon period）　是 1 型糖尿病病人，尤其是少儿病人，在发病早期接受胰岛素充分治疗数周或数月内进入典型的临床缓解期的现象。在此期间病人临床症状消失，外源性胰岛素需求量减少，甚至完全停用胰岛素后，血糖水平也能维持在接近正常或正常范围内，病情可稳定达数周或数月甚至 1 年之久。

蜜制（stir-frying with honey）　中药炮制方法的一种。将净药材或切制品加入一定量的稀释炼蜜，混合均匀，闷透，置锅内，用文火炒至规定程度时，取出放凉。如炙黄芪、炙甘草等，即以蜜制法炮制。

绵羊红细胞受体（sheep erythrocyte receptor, sheep RBC receptor）　人的 T 细胞上能与绵羊细胞结合的受体，又称 E 受体。在一定的实验条件下，T 细胞能在其周围结合绵羊红细胞而呈现玫瑰花状，此实验称 E 花结试验。正常人 E 花结形成率为 60%～70%（即 T 细胞所占百分比），B 细胞无 E 受体，因此 E 受体是鉴定 T 细胞的重要标志之一。

棉尘肺（byssinosis）　长期吸入棉花、亚麻或大麻粉尘所引起的气道梗阻性病变。多数学者认为本病是由于棉尘中的内毒素-脂多糖刺激人体巨噬细胞分泌生物介质，从而引起支气管痉挛和炎症并出现一系列症状。棉尘肺与其他粉尘所引起的肺纤维化不同，因而不能列入尘肺。

棉酚（gossypol）　存在于棉籽中的一种深红色的有毒色素。普通棉籽中含 0.15%～1.8%。棉籽制油后一部分转入棉籽油中。一般毛棉油中含 0.24%～0.40%。毒性较强，不可食用。对人体的毒害主要是引起棉酚中毒。病人皮肤可有难以忍受的烧灼感，伴有心慌、气喘、头晕和无力等症状。毛棉油精炼后，游离棉酚含量下降到安全标准以内方可食用。棉酚有较强的抗男性生育的作用，曾引起国内外研究者的高度重视，但其毒性较较（如可引起高钾血症），故值得注意。

棉籽中毒（cotton seed poisoning）　进食处理不当的棉籽油或棉籽饼所致中毒。棉籽中含棉酚，对心血管、肝、肾、神经有毒性，还影响性腺和生殖细胞。一般在大量进食后，出现恶心、呕吐、胃肠灼烧感、腹胀、腹痛和头昏、乏力、精神萎靡等。严重的病人出现心动过缓、血压下降、心力衰竭、肺水肿、肝性脑病和尿毒症。治疗：食用时间不长可催吐、洗胃及导泻；防治肝、肾、心、肺的功能损害和对症处理。

免疫避孕（immuno-contraception） 通过免疫途径达到控制生育的一种避孕方法。利用机体自身的免疫防御机制来阻止非意愿妊娠的计划生育方法。目前尚处在研究阶段。理论上免疫避孕可以从 4 个方面进行：调控母体的免疫状态，使母体排斥胎儿；使用动物抗体进行被动免疫；调动生殖道黏膜的局部免疫机制，抑制配子成熟、迁移，或阻断受精、着床；利用生殖系统特异性抗原（即发展避孕疫苗）进行主动免疫。

免疫标记技术（immunolabeling technique） 用荧光素、酶、放射性核素或电子致密物质等标记抗体或抗原进行的抗原抗体反应的技术。优点甚多：特异、敏感、快速，能定性、定量且定位，且易于观察。例如可在细胞和亚细胞水平上观察和鉴定抗原（或受体）、抗体或抗原抗体复合物。

免疫病理学（immunopathology） 病理学分支学科之一。用病理学和免疫学的研究方法研究免疫性疾病和病态免疫反应的学科。

免疫补充治疗（immunoreplacement therapy） 用人或动物成分中提取出的物质补充病人体内缺乏的免疫物质。临床上应用的有丙种球蛋白、胸腺激素、转移因子和干扰素等。

免疫重建治疗（immunoreconstruction therapy） 机体免疫缺陷、损伤、破坏或低下时，原有的免疫功能不能恢复，需要重建其免疫系统所缺的器官、组织或细胞并使之存活的方法。此法属于器官移植技术，可作为免疫缺陷的根治方法。临床应用的有骨髓移植、胎儿肝细胞移植、胸腺移植、粒细胞输入法以及 T 淋巴细胞输入法。

免疫触须样肾小球病（immunotactoid golmerulopathy，ITG） 其特点是非典型的膜性病变、膜增生性病变或肾小球弥漫增生性改变，通常没有新月体形成。电镜下可见系膜区、肾小球基底膜平行排列的或网格状排列的微管状纤维。临床可表现为大量蛋白尿或肾病综合征蛋白尿，伴肉眼血尿或镜下血尿、高血压及肾功能不全。电镜超微结构特点是确诊依据。激素及免疫抑制剂疗效有限，病人进入终末期肾病（ESRD）可行肾移植。

免疫低下宿主肺炎（immunocompromised host pneumonia） 发生于免疫低下宿主（包括 HIV 感染/AIDS、肿瘤放化疗、器官移植或其他疾病而接受免疫抑制剂治疗的病人）的肺炎。可以是医院获得性肺炎，也可以是社区获得性肺炎。该类病人作为一组特殊人群，对病原微生物极度易感，肺是最常见的感染靶器官。

免疫电泳（immunoelectrophoresis，IEP，IE） 一种区带电泳与免疫双扩散相结合的免疫化学分析技术，可用于分析样品中抗原的性质。即先将待检血清标本做琼脂凝胶电泳，血清中的各蛋白质组分被分成不同的区带，然后与电泳方向平行挖一小槽，加入相应的抗血清，与已分成区带的蛋白质抗原成分做双向琼脂扩散，在各区带相应位置形成沉淀弧。优点是样品用量少、特异性高、分辨力高，但有时敏感性略差。

免疫电泳测定（immunoelectrophoresis determination） 把电泳技术与免疫扩散结合起来的一种检查方法。将抗原中各种蛋白质组分用电泳法分离，然后加入特异性抗体，利用双向扩散沉淀反应加以鉴定。常用的有琼脂免疫电泳、醋酸纤维膜及聚丙烯酰胺凝胶免疫电泳等。临床常用此方法检测多发性骨髓瘤病人血清中的 M 蛋白。

免疫电子显微镜技术（immune electron microscopy） 用电子显微镜标本的电子致密物质标记抗体与对应抗原反应的技术。常用的电子致密物质有铁蛋白、辣根过氧化物酶等。这是亚细胞水平的研究手段，可用于鉴定、检测和定位有关抗原，并可应用于研究免疫性疾病的发病机制。

免疫毒理学（immune toxicology） 研究化学物对机体免疫系统产生的不良影响及其机制的科学。免疫功能是机体重要的保护与调节机制，它较其他系统对某些化学物更敏感。检测免疫系统的改变有利于寻找机体损害的早期指标和全面评价化学物毒性。研究内容有：免疫器官形态、重量和组织学改变，体液和细胞免疫功能评价，巨噬细胞功能测定，宿主抵抗力（如对细菌、病毒感染和肿瘤发生）评价等。荧光、放射和酶标技术以及单克隆抗体技术已成为研究的有力手段。

免疫反应（immunologic reaction） 抗原与抗体或致敏淋巴细胞结合而发生的各种特异性反应。在体外表现为凝集反应、沉淀反应、中和反应、补体结合反应以及淋巴细胞转化和混合淋巴细胞反应等。在体内则表现为免疫应答，即体液免疫与细胞免疫。

免疫防御（immune defense，immunologic defence） 人体抵抗外界传染性因子侵犯的能力。正常情况下，可抗拒和摧毁病原微生物及其毒素或其他异物的危害，保护机体不患疾病。如果反应过高出现超敏反应；反应过低则意味着患防御缺陷综合征。

免疫分子（immune molecule） 指一类与免疫应答的产生、免疫调节以及免疫效应的表现有关的或起主要作用的多肽或糖蛋白分子。包括抗体、补体、细胞因子、黏附分子等物质。

免疫复合物（immune complex，IC） 抗体与可溶性抗原结合而形成的复合物。抗体量足以交联抗原时形成大的免疫复合物，由单核巨噬细胞系统中表达 Fc 受体和补体受体的细胞所清除；抗原过量时则形成小的可溶性免疫复合物，沉积于小血管中造成小血管损伤，引起免疫复合物疾病，如急性肾小球肾炎、类风湿性关节炎、系统性红斑狼疮、血清病等。

免疫复合物介导的新月体肾炎（immune complex mediated basement membrane nephritis） 快速进展性肾小球肾炎（RPGN）Ⅱ型。指光镜表现为新月体肾炎，免疫荧光见免疫复合物沉积于肾小球毛细血管袢和/或系膜区。该型在我国最为常见。可分为原发或继发，继发病因常见于系统性红斑狼疮（SLE）、感染性心内膜炎、过敏性紫癜等。临床表现除急进性肾炎综合征外，特异性临床表现取决于原发病。肾脏显示新月体肾炎，免疫荧光见免疫复合物沉积于肾小球，结合临床表现可确诊。治疗：血浆置换和免疫吸附、免疫抑制剂应用。

免疫复合物型超敏反应（immune complex type hypersensitivity） 其他名称：Ⅲ型超敏反应、Ⅲ型变态反应。游离抗原与相应抗体结合为循环免疫复合物，未被及时清除的免疫复合物沉积于毛细血管基膜等部位，通过激活补体，并在血小板、中性粒细胞等参与下，引起血管及其周围组织炎症，导致组织损伤的反应。这类变态反应可导致免疫复合物病。如链球菌感染后肾小球肾炎、初次血清病、过敏性肺泡炎、类风湿性关节炎等。

免疫功能（immunologic function） 免疫系统根据免疫识别而发挥的作用。表现多种多样，可分 3 种类型：免疫防御、免疫稳定、免疫监视。

免疫规划（planned immunization，immunization program） 根据疫情监测和人群免疫状况分析，按照规定的免疫程序，有计划、有组织地利用疫苗进行预防接种，以提高人群的免疫水平，达到控制乃至最终消灭相应传染病目的的方法。

免疫过继疗法（adoptive immunotherapy，AIT） 肿瘤的免疫治疗。主要是指免疫细胞的过继。方法为取自身或异体的免疫效应细胞，经体外扩增并激活，然后回输给肿瘤病人，使之在其体内发挥抗肿瘤作用。可用于过继的免疫细胞有淋巴因子激活的杀伤细胞（LAK 细胞）、肿瘤浸润淋巴细胞和正在研究的肿瘤衍生激活细胞、细胞毒性 T 淋巴细胞等。

免疫核糖核酸（immune ribonucleic acid，immune RNA，IRNA） 从免疫动物脾细胞中提取的核糖核酸。它能传递特异免疫反应，直接或间接诱导一些可溶性免疫物质对机体或细胞发挥强大的免疫调节作用。临床上应用的有金黄色葡萄球菌免疫核糖核酸、大肠埃希菌免疫核糖核酸和铜绿假单胞菌免疫核糖核酸。对于提高机体免疫功能、预防和治疗上述 3 种细菌引起的感染性疾病有明显效果。

免疫活性细胞（immune competent cells，ICC） 在机体免疫系统中担负特异性免疫功能的细胞。受抗原刺激后，能进一步增殖分化为致敏淋巴细胞或分化为能分泌各类免疫球蛋白的浆细胞，分别参与细胞免疫和体液免疫。

免疫监视（immune surveillance） 免疫功能之一。机体免疫系统可识别和清除体内表达新生抗原的突变细胞和病毒感染细胞，该功能失调可致肿瘤发生和持续性病毒感染。

免疫抗体（immune antibody） 抗原刺激机体而产生的抗体。

M

在免疫血液学中用以区别所谓的"天然抗体"。如输血反应中检出的非天然抗体，可能是因以前有用过马血清（抗毒素血清）的历史，马血清中含有 A 或 B 凝集原的类似决定簇而在血中出现了免疫抗体，在输血时可出现异常反应。免疫抗体也泛指受病原微生物感染或接受预防接种而产生的抗体。

免疫〔力〕（immunity）　机体抵抗感染的能力。包括：①免疫防御，对抗病原微生物的侵害和中和毒素。②免疫稳定，清除损伤或衰老的自身细胞，以维护体内生理平衡。③免疫监视，杀伤体内少量的异常细胞，如肿瘤细胞。如机体免疫功能降低，常发生免疫缺陷病，甚至肿瘤；如免疫功能亢进，则可出现变态反应、自身免疫病等。

免疫疗法（immunotherapy, immunization therapy）　通过药物或其他手段来控制机体免疫反应的一种治疗方法。如应用免疫增强剂治疗免疫缺陷病、肿瘤、感染等；常用的制剂有丙种球蛋白、转移因子、胸腺素、左旋咪唑等；应用免疫抑制剂治疗自身免疫病控制移植排斥反应等，常用的制剂有肾上腺皮质激素、抗淋巴细胞血清、环磷酰胺等。

免疫麻痹（immune paralysis）　其他名称：克隆无反应性（clonal anergy）。一种免疫学现象，指通过注入大量抗原所致的免疫无应答状态。

免疫酶标记法（immunoenzymatic labelling method）　该方法与免疫荧光原理和操作过程相似，所不同的是用酶标记抗体。酶标记抗体与抗原发生特异结合，底物在酶催化下，发生反应产生有色物质，在光学显微镜下即可观察。常用的酶是辣根过氧化物酶，底物是二氨基联苯胺，可生成棕褐色沉淀物，使玻片标本上的抗原所在部位显色。

免疫酶法（immunoenzymatic method）　是应用最广的免疫组化法。该法有以下优点：酶显色后用普通显微镜即可观察；组织结构显示清楚，定位准确；保持时间较长；有些酶反应沉积物具有电子密度，可用于免疫电镜技术。染色时除采用酶标记抗体外还可用非标记免疫酶法，该法敏感性更高些。

免疫母细胞性淋巴结病（immunoblast lymphadenopathy）　其他名称：血管免疫母细胞淋巴结病伴异常蛋白血症。目前认为本病是一种免疫增殖性疾病，而不是恶性肿瘤，但预后不良。临床表现似恶性淋巴瘤。本病的确诊主要靠淋巴结活检。治疗可应用肾上腺皮质激素及化学疗法。

免疫耐受〔性〕（immunological tolerance）　机体免疫系统接触某一抗原后形成的特异性免疫无应答状态。对自身抗原耐受是免疫系统的重要特征。但对其他抗原仍可发生正常的免疫应答。自身抗原在胚胎期可诱导产生天然免疫耐受性，人工接种低剂量抗原可诱导产生 T 细胞的耐受性，用高剂量抗原可诱导产生包括 T 细胞、B 细胞在内的完全耐受性，此种现象称为免疫耐受。

免疫内环境稳定（immune homeostasis）　通过免疫系统内部自控调节机制，以维持机体的免疫功能在正常生理范围内的相对稳定性。免疫系统内调节包括细胞水平的调节和免疫应答分子水平调节。免疫失调，则可能发生疾病，如自身免疫病、肿瘤等。

免疫黏附（immune adherence）　机体清除循环免疫复合物（IC）的重要效应，是通过可溶性免疫复合物激活补体而产生 C3b，并形成 C3b-IC 复合物，后者可与红细胞、血小板表面的 CR1 结合，介导相应血细胞黏附，继而转运至肝脏和脾脏而被局部巨噬细胞清除。

免疫排斥（immunologic rejection）　机体对移植物（异体细胞、组织或器官）通过特异性免疫反应使其破坏的过程（如损伤、坏死、脱落）。这是由于受者淋巴细胞和移植的组织相容性抗原不同所引起的。排斥机制主要是细胞免疫起重要作用，特征是移植物有淋巴细胞浸润。

免疫偏离（immune deviation）　其他名称：免疫偏差。免疫反应中所发生的一种选择性免疫抑制现象。机体产生免疫无反应性时，一般都表现为体液免疫和细胞免疫反应的双重抑制，但有时可观察到只有一种反应受抑制而另一种反应仍保持正常。如先用结核分枝杆菌蛋白质免疫豚鼠，然后再注射卡介苗，则迟发型变态反应受抑制，但仍有抗体产生。

免疫屏障（immunologic barrier）　免疫细胞、免疫分子、免疫组织和免疫器官构成的生理性屏障。具有防御病原微生物感染的作用。主要包括皮肤黏膜屏障、血脑屏障和胎盘屏障等。

免疫器官（immune organ）　免疫系统组分之一。由淋巴组织组成，它是免疫细胞发生、分化、成熟的场所，也是免疫反应进行的部位。免疫器官分为中枢性和外周性，前者包括：胸腺（可诱导 T 淋巴细胞成熟）、法氏囊（鸟类 B 细胞成熟的场所）、骨髓（除产生各种造血干细胞外，又是哺乳类 B 细胞成熟的场所）；后者包括：淋巴结、脾脏及弥散淋巴组织，是 T 细胞和 B 细胞寄居的部位，也是受抗原作用产生免疫反应的场所。

免疫球蛋白（immunoglobulin, Ig）　一种具有抗体活性或化学结构上与抗体相似的蛋白质。由 B 淋巴细胞产生，普遍存在于血液、组织液及外分泌液中。分为 IgG、IgA、IgM、IgD 和 IgE 5 种。上述各种物质化学结构类似，均由 2 条相同的轻肽链和 2 条相同的重肽链结合而成。可直接作用于抗原，激活补体系统，破坏带抗原性的靶细胞。临床使用的免疫球蛋白通常由胎盘、脐带的血液或健康人血液制成。目前已有乙型肝炎免疫球蛋白、抗百日咳免疫球蛋白、抗狂犬病免疫球蛋白以及抗铜绿假单胞菌免疫球蛋白等，均用于治疗。

免疫球蛋白 A（immunoglobulin A, IgA）　具有 α 重链的免疫球蛋白类别。有血清型及分泌型两种。血清型 IgA 存在于血清中，分泌型 IgA 存在于分泌液中，如泪液、鼻腔液、唾液、初乳以及气管、胃肠、生殖泌尿器官的黏膜分泌物等。与这些器官的局部防御有密切关系。合成受阻时，易发生黏膜局部感染。血液中 IgA 含量占 Ig 总量的 13%。正常成人血清含量为 20～500mg%。

免疫球蛋白 A 肾病（IgA nephropathy, IgAN）　见 IgA 肾病。

免疫球蛋白 D（immunoglobulin D, IgD）　具有 δ 重链的免疫球蛋白类别。其在血清中含量甚少，平均每毫升血清不到 0.1mg。分子量较大，为 184 000。很不稳定，易被热和血液中的蛋白水解酶所降解，半衰期很短，功能尚不清楚。据报道，对青霉素、胰岛素、乳脂白、核抗原、甲状腺抗原等具有抗体活性。孕妇（尤其是妊娠后期）及流行性出血热病人的血清中这种球蛋白含量明显升高。

免疫球蛋白 E（immunoglobulin E, IgE）　具有 ε 重链的免疫球蛋白类别。血清含量最低，平均含量 0.000 33mg/ml。分子量 188 000。由鼻咽部、扁桃体、支气管、胃肠道黏膜的浆细胞产生。IgE 与组织中肥大细胞、血液中嗜碱性粒细胞等结合。当抗原进入体内与细胞表面的 IgE 结合发生特异性反应时则引起一系列过敏反应症状，如支气管哮喘、荨麻疹、血管神经性水肿等。

免疫球蛋白 G（immunoglobulin G, IgG）　具有 γ 重链的免疫球蛋白类别。是生物体内最主要的免疫球蛋白，约占血清中 Ig 总量的 75%～80%。分子量约为 150 000。主要由脾脏和淋巴结中的浆细胞合成，释放于血清和组织液中。大多数抗菌、抗病毒抗体和抗毒素均属于 IgG。它能通过胎盘及血脑屏障，因此可保护胎儿及婴儿免受感染。正常人血清含量 600～1 600mg%。

免疫球蛋白 M（immunoglobulin M, IgM）　其他名称：巨球蛋白。具有 μ 重链的免疫球蛋白类别。在 5 种免疫球蛋白中，其分子量最大，约 900 000。每个 IgM 由 5 个 Ig 的单体分子构成。正常成人血清含量 60～200mg%，平均 120mg%。人工免疫或受外来感染后，血清首先出现 IgM，故检查 IgM 抗体水平有助于传染病的早期诊断。由于 IgM 有较多的结合价，所以是高效的抗微生物抗体，它可中和病毒与毒素。调理作用比 IgG 大 500～1 000 倍。

免疫球蛋白测定（immunoglobulin determination）　测定病人血清中各种免疫球蛋白含量的方法。目前对 IgG、IgA、IgM 仍主要用琼脂单向扩散法。IgD 和 IgE 因血清中含量低，需要用敏感性高的酶标免疫技术与放射免疫技术来测定。此外，轻链、重链的测定也能帮助某些疾病的临床诊断。

免疫球蛋白功能区（immunoglobulin domains）　免疫球蛋白结构中的一个亚单位。免疫球蛋白的重链和轻链内，每 110 个氨基酸残基组成 1 个亚单位，含有 1 个链内二硫键，连接链内相距约 60 个氨基酸的 2 个半胱氨酸组成 1 个环肽。这种球形结构组成的亚单位叫免疫球蛋白功能区。轻链有 2 个功能区，重链有 4 个功能区，每个功能区提供 1 个活性部位或行使一种或多种生理功能。

免疫球蛋白类（immunoglobulins）　将生物毒素接种于动物体，使之免疫产生的抗体或特异的免疫球蛋白分离而获得的具有活性的制品，在体内能起特异性抗体作用和参与体液免疫的药物。用于防治相应的疾病。健康人血浆中分离的丙种球蛋白也有增强免疫功能的作用。

免疫球蛋白缺陷（immunoglobulin deficiency）　可为各类免疫球蛋白均缺陷或仅一种免疫球蛋白缺陷。前者如 X 连锁无丙种球蛋白血症，该病属 X 连锁隐性遗传病。病儿临床表现为免疫功能缺陷外，还伴有很多器官病变如反复感染、类风湿性关节炎、食物过敏症等。本病有明显的家族性。

免疫球蛋白五聚体（Ig pentamer）　天然可溶性 IgM 的存在形式，由 5 个单体借助二硫键彼此相连并与 J 链连接而成，其具有 10 个抗原结合部位，对抗原的亲和力强，并有利于识别含重复表位的抗原。

免疫缺陷伴色素减少（immunodeficiency with hypopigmentation）　常染色体隐性遗传病。NK 细胞减少，CTL 活性降低。临床主要表现为皮肤白化病与脑病。

免疫缺陷病（immunodeficiency disease, IDD）　由于免疫系统先天发育障碍或后天损伤而致的一组疾病。主要分为原发性免疫缺陷病和继发性免疫缺陷病。前者是因免疫系统发育不良或免疫系统的遗传基因异常引起的，例如 X 染色体连锁遗传的原发性丙种球蛋白缺乏症、胸腺发育不全的迪格奥尔格（DiGeorge）综合征等。后者多因免疫系统的恶性肿瘤、应用免疫抑制剂等细胞毒性药物、脾切除和免疫球蛋白丢失等所致。其临床特点是对微生物的易感性增高，易反复发生不易控制的感染。

免疫识别（immunologic recognition）　免疫功能之一。机体免疫系统对"自己"和"非己"抗原分子的识别。这种识别功能是由免疫细胞完成的，是在个体发生中获得的。B 细胞的抗原识别受体是膜表面的免疫球蛋白，T 细胞的抗原识别受体本质尚不清楚，可能相当于重链的可变区。抗原分子选择相应的免疫细胞，刺激其增殖和分化，导致特异性免疫应答反应。在正常情况下，机体对"非己"抗原可形成"正免疫应答"，并产生排斥反应，如抗感染免疫。对"自己"抗原则形成自身耐受"负免疫应答"，因而不能产生排斥反应。

免疫损害宿主肺炎（pneumonia of immunocompromised host）　免疫损害病人的肺组织炎症。主要特点为：起病大多隐匿，但病情进展急剧；难以控制的高热，但很少有寒战；咳嗽、咳痰较轻；治疗反应慢，复发率高；病变大多为双肺；真菌感染较细菌感染的炎症反应弱表现更为明显。对自身免疫病及免疫缺陷病人应严密观察病情，早期诊断。治疗：选择针对性强、敏感的抗微生物药物；提高病人的免疫力；支持治疗。

免疫损伤（immune injury）　抗体的产生显然对机体是有利的，但另一方面也能导致抗体免疫损伤，往往引起疾病。由于 IgE 抗体能吸附在肥大细胞和嗜碱性粒细胞上，使细胞致敏。当抗原再次进入体内与细胞表面 IgE 结合，促进细胞质内颗粒破裂，释放组胺等活性物质，引起 I 型变态反应的症状。有时抗原抗体复合物沉积于小血管内膜上，可引起局部炎症和组织损伤。

免疫调节（immune regulation）　免疫系统感知和调节其自身应答的能力。机体对抗原刺激产生应答时，抑制过度的或有害的免疫反应，以维持机体免疫功能的自身稳定的过程。在此过程中有遗传基因、多种细胞和体液因素参与，其机制十分复杂。其中 T 辅助细胞能增强免疫反应，T 抑制细胞能抑制免疫反应。这两个 T 细胞亚群之间功能的平衡，被视为体内最重要的免疫调节机制。

免疫调节药（immunomodulator）　提高机体免疫功能，纠正免疫功能低下的药物。常用的有白介素、干扰素等。对治疗免疫功能低下、某些继发性免疫缺陷病及某些恶性肿瘤等有一定作用。

免疫调节异常性疾病（diseases of immune dysregulation）　免疫细胞的代谢或功能障碍引起的机体免疫调节功能异常所致的疾病。一类新分出的原发性免疫缺陷病（PID），一些自身免疫的发生可能与此有关。

免疫调理（immune modulation）　携带 C3b 的免疫复合物与中性粒细胞或单核巨噬细胞上的 C3b/C4b 受体结合，可增强细胞的吞噬活性，称此为免疫调理作用。这种调理作用可能是机体抵御细菌和真菌感染的有力机制之一。

免疫突触（immunological synapse, IS）　免疫细胞间形成的突起的胞膜结构。在 T 细胞和抗原提呈细胞相互作用中，该结构由黏附分子、细胞骨架蛋白和多个 T 细胞受体-抗原肽-MHC 分子所组成。免疫突触的形成对 T 细胞和抗原提呈细胞之间稳定复合物形成起关键性作用，增强 T 细胞识别抗原的能力。

免疫稳定（immunologic homeostasis）　免疫功能之一。清除体内衰老或损伤的细胞，保持组织细胞正常稳定的能力。众所周知，人体内的各种细胞经常在更新，不断地出现一些衰老或受损的细胞，免疫可担负起清除这些细胞的重任。

免疫物质（immune substance）　能使机体产生免疫应答反应的生物制品的统称。包括抗原制剂，如疫苗、菌苗、类毒素；抗体制剂，如抗毒素、免疫球蛋白、各种免疫血清等。

免疫吸附（immunoadsorption）　采用生物亲和吸附剂，如葡萄球菌蛋白 A 吸附剂、抗原抗体结合型吸附剂等进行治疗时称为免疫吸附疗法。属于血浆吸附的一种。

免疫系统（immune system）　机体执行免疫应答和免疫功能的组织系统。是构成体液免疫和细胞免疫的物质基础。由免疫器官和组织、免疫细胞和免疫分子组成。免疫系统的各种成分，通过极其复杂的相互作用，完成免疫防御、免疫自身稳定、免疫监视等功能。

免疫细胞（immunocyte, immunological cell）　免疫系统组成成分之一。参与免疫应答或与免疫应答相关的细胞。免疫细胞的范围很广泛，包括淋巴细胞（如 T 细胞、B 细胞、浆细胞、杀伤细胞、D 细胞、裸细胞、记忆细胞等）、单核巨噬细胞（包括血中的单核细胞和组织中的巨噬细胞）、树突状细胞、粒细胞、肥大细胞等。

免疫形态诊断（immunomorphologic diagnosis）　用免疫学和组织学方法检查细胞组织内的抗原抗体或免疫复合物以检测机体免疫系统功能或诊断疾病。目前多采用过氧化物酶、放射性同位素或荧光素标记抗原或抗体等，用普通光学显微镜、电子显微镜或荧光显微镜观察被检查的组织切片的细胞内有无相应抗原或抗体以协助诊断。

免疫性妊娠病（immunogestosis）　见妊娠高血压综合征。

免疫性溶血性贫血（immune hemolytic anemia）　由抗体参与的溶血反应所致的贫血。由于红细胞本身的表面抗原或结合于红细胞表面的外来抗原或半抗原（如药物等）与相应的抗体（如 IgG、IgM 等）结合，在有或无补体的参与下引起红细胞的凝集或溶解而发病。按病因分为同族免疫性溶血性贫血、自身免疫性溶血性贫血、药物免疫性溶血性贫血。治疗：针对病因。

免疫性肾炎（immune nephritis）　免疫反应引起的肾炎。目前认为肾小球肾炎均有免疫因素参加。根据免疫沉积物的不同可分为：抗肾小球基底膜性肾炎、免疫沉积物肾炎、循环免疫复合物肾炎等。免疫检查和肾组织活检能协助诊断。

免疫性因素（immunologic factor）　是人类致病因素之一，特异性和非特异性免疫反应都是机体有力的抗病保护性机制。但当免疫功能低下时，则人体的保护机制减弱而引起相应的疾病，如原发性胸腺发育不良、吞噬细胞功能缺乏病等。此外，超敏反应或变态反应同样导致组织细胞损伤引起自身免疫病等。

免疫学（immunology）　研究免疫系统结构与功能的学科。从微生物学的一个分支——抗感染免疫发展起来的一门独立的学科。免疫以往的概念是指抗感染免疫，现在是指机体对"自己"与"非己"的识别，以维持机体稳定性的生物学概念。涉及生物学许多方面，如细胞生物学、分子生物学及临床医学的各个领域。包括免疫生物学、免疫化学、免疫遗传学、细胞免疫学、分子免疫学、免疫病理学、免疫药理学、临床免疫学、肿瘤免疫与移植免疫各分支学科。免疫学主要研究机体的免疫系统、免疫细胞、免疫应答反应、免疫诊断与免疫治疗方法等内容。

M

免疫学技术（immunological techniques） 是指根据免疫学基本规律而建立的实验检测技术。这种技术从细胞水平深入到分子水平乃至基因水平，应用范围不断扩大，不仅用于免疫学理论的研究，也用于多种免疫性疾病的诊断、疗效评估和发病机制的探讨。

免疫学诊断（immunodiagnosis） 利用免疫学方法的高度特异性及敏感性来辅助诊断临床疾病或检测机体免疫功能。总的可分为抗原抗体反应和细胞免疫功能测定两大类。抗原抗体反应一般都要应用血清，故常称为血清学反应。可用已知抗体来鉴定未知抗原的类型，或用已知抗原来检测病人血清中抗体水平，以辅助诊断或进行实验研究。细胞免疫功能测定则是计数免疫活性细胞的数量或测定其功能，以判定机体免疫功能水平。

免疫血清（immune serum） 其他名称：抗血清。从经特定抗原刺激的机体中所采集，含特异性抗体的血清。即抗毒素血清、抗菌血清、抗病毒血清的总称。如临床上用来防治破伤风、白喉以及毒蛇咬伤等的抗体。这种血清对病人有双重作用，一方面，它是特异性抗体，可中和病人体内的外毒素以防治疾病；另一方面，它是动物的血清蛋白，对人是异种蛋白，有抗原性，能刺激人体产生抗动物血清蛋白的抗体，当再次接受动物血清注射时，有引起过敏反应的可能。

免疫药理学（immunopharmacology） 研究作用于免疫系统的药物及其作用机制和临床应用的免疫学分支学科。研究范围、任务一般包括：研究药物对免疫过程的抑制或刺激；利用免疫效应物以控制免疫应答；将免疫机制为分析检定药物和激素的手段等。例如，用干扰素作为药物治疗病毒感染和肿瘤；将免疫抑制剂用于器官移植手术，以提高成功率；将单克隆抗体作为载体把药物运送到预定的部位，使化学药物的特异命中率显著提高，被认为是免疫药理学中具有突破性进展的成果之一。

免疫遗传学（immunogenetics） 免疫学和遗传学的交叉学科。研究免疫应答的遗传控制，从基因及其表达水平阐述免疫细胞和免疫分子的结构和功能。如：红细胞或淋巴细胞膜表面抗原的基因控制；免疫应答反应的遗传控制；组织相容性抗原基因复合体的构成、功能及其与疾病易感性的关系；免疫球蛋白和补体分子的基因控制等内容。

免疫异常急死（sudden death due to immune abnormality） 由免疫缺陷病和自身免疫病所导致的急死。因病人免疫功能异常，造成机体防卫功能丧失，所以常因严重感染或组织损伤而急死。

免疫抑制（immune suppression） 内外因素（应用药物、放射性照射或抗淋巴细胞血清等）所致免疫系统功能降低或消失的现象。所用的药物称为免疫抑制剂，主要有环磷酰胺、硫唑嘌呤等。应用免疫抑制疗法可治疗自身免疫病或降低器官异体移植的排斥反应。

免疫抑制药（immunosuppressant, immunodepressant） 抑制体内免疫反应的药物。其作用机制尚未完全清楚。已知能干扰核酸的代谢使脱氧核糖核酸（DNA）的复制、核糖核酸（RNA）蛋白合成的合成发生障碍。免疫抑制剂主要用于器官移植的排斥反应，效果比较肯定。也常用于自身免疫病病，可缓解症状，延缓病变的进展。临床常用的有环孢素、他克莫司、糖皮质激素和硫唑嘌呤等。

免疫抑制治疗（immunosuppressive therapy） 控制异常增高的免疫应答，达到免疫平衡稳定状态的方法。它适用于治疗某些顽固性自身免疫性疾病、变态反应性疾病、慢性炎症、移植物抗宿主病等，也用于防治器官移植的排斥反应。

免疫应答（immune response） 机体对抗原刺激的应答过程，即免疫细胞识别、摄取、处理抗原，继而活化、增殖、分化、产生免疫效应的过程。包括识别相、中枢相和效应相。免疫细胞在抗原识别过程中可被诱导、活化，形成以B细胞介导的体液免疫和以T细胞介导的细胞免疫；也可被诱导而处于不活化状态。在免疫功能失调的情况下，机体对"非己"抗原可产生变态反应，对自身抗原产生自身免疫；而免疫耐受性的形成，可降低机体的抗感染免疫和抗肿瘤免疫功能，导致感染和肿瘤的发生。

免疫应答失调（immune response imbalance） 异常免疫应答。为一种病理性免疫应答，机体的免疫功能失调，生理功能紊乱出现过高或过低的反应。给人体带来不利的后果。主要是变态反应，还有免疫缺陷病、自身免疫病等。

免疫荧光技术（immunofluorescence technique，IFT） 用荧光素标记抗原或抗体，检测受检标本中相应抗体或抗原的方法。常用方法有直接法、间接法和补体法。有荧光者为检测阳性细胞；无荧光者为阴性细胞。此技术可分析细胞所属系列、分化程度和功能状态，被广泛应用于基础医学和临床医学很多领域。

免疫预防（immunoprophylaxis） 一种通过主动免疫或被动免疫而增强机体特异性免疫功能的预防疾病的策略。即应用疫苗、菌苗或抗血清预防疾病的方法。接种疫苗、菌苗等抗原制剂使机体产生自动免疫，用于平时预防；接种抗毒素、丙球蛋白制剂，使机体获得抗体产生被动免疫，用于疾病的应急预防。

免疫原（immunogen） 见抗原。

免疫原性（immunogenicity） 抗原（表位）作用于T淋巴胞、B淋巴细胞的抗原识别受体（T细胞受体、B细胞受体），促使其增殖、分化，并产生免疫效应物质（特异性抗体和致敏淋巴细胞）的特性。

免疫增强（immunopotentiation, immunoenhancement） 其他名称：免疫强化。①使用生物活性物质使体内较弱的免疫反应机制活动增强；②使用佐剂等促进抗原对机体的免疫作用。对治疗免疫功能低下、某些继发性免疫缺陷病、某些肿瘤等有一定作用。免疫增强因子大都为生物制剂如卡介苗等，也有一部分为人工合成的化学药物如左旋咪唑等。近年来，免疫生物制剂如胸腺素、干扰素、转移因子等得到广泛应用，能增强已经低下的免疫功能，起免疫调节作用。

免疫增强剂（immunopotentiator） 提高机体免疫功能的药物。如卡介苗、转移因子、左旋咪唑、干扰素诱导剂等。

免疫增强治疗（immunopotentiation therapy） 增强机体过弱的免疫应答，恢复正常稳定的免疫状态的方法。免疫增强包括免疫激发、免疫调节（控制、调整），以及免疫补充和免疫重建等。多用于治疗免疫缺陷、免疫功能低下或紊乱，也用于自身免疫病。还可作为恶性肿瘤的辅助治疗。

免疫增生（immunoproliferation） 以浆细胞或淋巴细胞异常增生为特征的免疫细胞增生。包括肿瘤性或非肿瘤性增生。免疫活性细胞的增生是机体对抗原刺激发生免疫反应的标志之一，但这种增生也可以发生异常。必须鉴别是反应性增生还是异常增生的界限。例如，传染性单核细胞增多症属于反应性增生，而白血病、霍奇金病、淋巴瘤等则为异常增生。

免疫诊断学（immunologic diagnostics） 用免疫学反应进行的实验诊断，其中包括对体液免疫和细胞免疫的评估及测定。医学实践中作为临床诊断的辅助手段。同时也被广泛应用于基础免疫学及应用免疫学的研究中。

免疫治疗（immunotherapy） 借助免疫学理论和技术，提高肿瘤抗原的免疫原性，激发和增强机体抗肿瘤免疫应答，提高肿瘤对机体免疫效应的敏感性，在体内、外诱导肿瘤特异性效应细胞和分子，以最终消除肿瘤的治疗方法。广泛用于免疫缺陷病、自身免疫病、病毒病、肿瘤、变应性疾病的治疗。按免疫种类不同，可分为细胞免疫治疗和体液免疫治疗；按免疫针对性不同，可分为特异性免疫治疗和非特异性免疫治疗；按机体对抗原刺激产生的反应不同，可分为免疫增强治疗和免疫抑制治疗等。

面半侧肥大症（facial hemihypertrophy） 以中线为界，一侧面部及其唇、颊、眼睑和骨组织等均显肥大。

面半侧萎缩症（facial hemiatrophy） 见单侧面萎缩症。

面部播散性粟粒状狼疮（lupus miliaris disseminatus faciei） 发生于面部，特别是口腔周围，无融合倾向的、黄红色针头大小至绿豆大小伴中心有坏死改变的结节。好发于青壮年，病因不明。该病可自行消退，愈后可留有色素性萎缩的瘢痕。

面部丹毒（facial erysipelas） 面部皮内或黏膜内网状淋巴管的急性炎症。致病菌为溶血性链球菌（丹毒链球菌）。发病急，蔓延快，患区灼痛、呈鲜红色，压之褪色，边缘高于正常皮肤，界限清楚，但无化脓。青霉素等抗生素及磺胺类药物治疗效果良好。

面部红斑侏儒综合征（Bloom syndrome） 见布卢姆综合征。

面部疖痈（furuncle and carbuncle of face）　其他名称：颜面部疖痈。发生在面部皮肤单个毛囊及皮脂腺的急性化脓性炎症称为疖，累及多个毛囊及皮脂腺的称为痈。面疖初起为圆形微红小硬结，有疼痛及烧灼感，继而形成白色小脓头，可自行破溃。面痈呈紫红色脓肿，质较硬，初起时现多个脓头，疼痛明显，并有全身脓毒血症症状。治疗：选用对葡萄球菌有效的抗生素；全身支持疗法；局部湿敷，脓肿形成可切开引流。不宜广泛切开，切忌挤压。

面部轮廓外科（facial contouring surgery）　面部轮廓是由骨组织和软组织构成，骨结构是面型特征的基础。面部轮廓外科是研究人面部美学标准，用外科方法修复和改善面部轮廓的缺陷，或使正常的面部形态得到美学的完善。其中最主要的是颅、颌、面骨的整形手术。

面部脓皮病（pyoderma facialis）　可能由凝固酶阳性的葡萄球菌引起，皮损好发于面部发际。多见于青年女性。初起于一侧，后可累及对侧。早期呈急性炎症，局部红肿，继而形成脓包、脓肿。脓肿破溃后形成特征性窦道。日久产生瘢痕。病程数年。治疗：抗生素，并用皮质激素，或作窦道切开。

面部皮肤癌（facial skin cancer, carcinoma of facial skin, facial cutaneous carcinoma）　多发于鼻部、鼻唇皱褶、眼睑、上下唇、颊、耳及额部的皮肤癌。白种人发病率高于有色人种，多发生于60岁以上的老年人，男性多于女性。主要有鳞状细胞癌及基底细胞癌，后者多见。手术、放射治疗、药物、低温治疗、激光治疗或免疫治疗效果均较好。

面部皮脂腺囊肿（facial sebaceous cyst）　面部皮脂淤积形成的囊肿，发病率很高。囊内为半流体油脂样物，有臭味。镜下见囊壁上皮薄，囊内为无结构物质，偶见胆固醇结晶或钙化；囊外为纤维组织，其中常有皮脂腺，无向囊内生长的毛发。应在未感染时手术切除。

面部色素痣（facial pigmented nevus）　面积大者为巨痣，表面不隆起者为斑痣，带毛的为毛痣，表面乳头状者为疣状色素痣。面部色素痣最常见。来源于表皮的黑色素细胞和皮肤神经的施万细胞。用二氧化碳激光治疗或手术切除。

面部下疳样脓皮病（facial chancriform pyoderma）　类似硬下疳的一种面部脓皮病。病因不明，可能与虫咬及链球菌感染有关。多发生于儿童，常见于下颌、眼周、口周，初起为小红斑、水疱或脓疱，以后形成黄豆大深红色结节，数日后中央形成溃疡及结痂，边缘高起，基底较硬，外周红晕，附近淋巴结可肿大、压痛。数周后消退，遗留瘢痕。局部应用红霉素、新霉素软膏，内服抗生素等可缩短病程。

面动脉（facial artery）　颈外动脉分支之一。于颈动脉三角内起自颈外动脉，穿经下颌下三角，在咬肌止点前缘处入面部的动脉。面动脉行程迂曲。斜向前上行，经口角和鼻翼外侧至内眦，改称为内眦动脉。面动脉分支营养软腭、腭扁桃体、下颌下腺及面部。颜面部出血时，压迫下颌骨咬肌前缘处可止血。

面肌（musculi faciales）　分布于面部的扁薄皮肌。位置浅表，大多起自颅骨的不同部位，止于面部皮肤，如表情肌。是颅顶肌、眼周围肌、口周围肌、耳周围肌及鼻肌的总称。起于骨，止于皮肤。收缩时牵拉皮肤可做开闭眼等动作，并可做喜、怒、哀、乐等面部表情。接受面神经支配，面神经损伤时可出现面肌瘫痪。

面肌痉挛（facial spasm）　面神经支配的肌肉发作性、反复性、不随意性的收缩。外伤或炎症在恢复期引起的面肌痉挛称为继发性面肌痉挛；而面神经根出脑桥段受异常血管压迫而导致的面肌痉挛称为原发性面肌痉挛。抽搐可先始于眼轮匝肌和口轮匝肌，表现为一侧口角和眼角的频繁痉挛，由轻变重，甚至涉及面部其他表情肌。精神紧张时抽搐加重。治疗用苯妥英钠；严重者可行面神经酒精封闭，或以射频电热治疗，或行面神经松解减压术。

面颈部化脓性淋巴结炎（pyogenic lymphadenitis of face and neck）　面颈部淋巴结的化脓性炎症。多来自上呼吸道感染、口腔感染等。有疼痛剧烈、体温升高、淋巴结化脓等症状。治疗：全身应用抗炎药物，控制感染，脓肿形成宜穿刺抽脓并注入抗生素。中医治疗常用牛蒡解肌汤加减。

面颈部结核性淋巴结炎（tuberculous lymphadenitis of face and neck）　由结核分枝杆菌引起的面颈部淋巴结炎。可从口腔黏膜、龋齿、龈袋、鼻咽部、扁桃体隐窝中潜伏的病灶或肺结核继发而来。多发生于儿童和青年，颌下、颏上、耳前、耳后、颈深以及颈后三角的淋巴结最常受累。淋巴结内有干酪样坏死病变，干酪样物质液化后与周围组织粘连。常有体质虚弱、疲倦、消瘦、营养不良、贫血、食欲减退与低热，甚至有盗汗等症状。用抗结核药物联合治疗。

面颈部毛囊性红斑黑变病（faciocervical follicular erythromelanosis）　耳前下部、耳后及颈侧部毛囊性红斑性色素沉着病。病因不明，中青年男性多发。皮疹自耳部前后和耳下部开始延及颈侧，呈红棕色色素沉着和毛细血管扩张，其间散在浅色毛囊性丘疹。皮损处毳毛脱落，但头发和胡须很少受累。治疗：局部外用维A酸软膏及口服维生素A。

面静脉（anterior vein）　其他名称：面前静脉。始于眼内眦静脉，在面动脉后方向下外行，至下颌角下方接受下颌后静脉的前支并注入颈内静脉。此静脉有时会合下颌后静脉（面后静脉）形成一总干，旧称面总静脉。面静脉位于面部从鼻根至两侧口角的三角形区内，无或很少有静脉瓣，因此，该区的化脓性感染易导致颅内感染，故称此三角区为"危险三角"。

面具面容（mask-like face）　面部呆板无表情，似面具样。为面部表情肌活动受抑制所致。见于帕金森病、脑炎等。

面裂（facial cleft）　口腔外科病之一，一种先天性面裂畸形。分为斜裂和横裂两种。前者较少见，可自口角沿鼻裂而直至眼部或更上部位裂开。后者又称大口畸形，由口角至颊部水平裂开，如单侧裂则两侧口角不对称，若双侧裂则为巨口症。可伴有颜面部发育不良、耳前瘘管等。宜早期手术整复。

面裂囊肿（facial cleft cyst）　为发育异常囊肿。因发生部位不同而分为腭正中囊肿、鼻腭囊肿、球上颌囊肿和鼻唇囊肿4类。一般无自觉症状，球上颌囊肿发展到一定程度时，病人局部有压迫感。治疗可手术摘除。

面前静脉（anterior facial vein）　见面静脉。

面神经（facial nerve）　第Ⅶ对脑神经。为混合性脑神经，由特殊内脏运动纤维、特殊内脏感觉纤维和副交感纤维组成。其运动根较粗大，自面神经核发出，于脑干腹侧面桥延沟外侧出脑，与前庭蜗神经一起穿入颞骨岩部内耳道，再入面神经管，由茎乳孔穿出，分布于表情肌。它的感觉纤维传导舌前2/3的味觉。副交感纤维换神经元后，管理泪腺和唾液腺的分泌。单侧面神经麻痹时，常出现患侧口角下垂、鼻唇沟变浅、眼睑不能闭合、额纹消失等症状。

面神经管（canal for facial nerve, facial canal）　位于颞骨岩部、内有面神经等结构通过的管道。自内耳道底水平向外走行，继而垂直下降，经茎乳孔出颅。因其与内耳、鼓室等接近，在中耳炎、乳突炎及其手术时易受损而引起面肌瘫痪。

面神经核（nucleus of facial nerve）　脑神经核之一。位于脑桥下部、被盖腹外侧部网状结构内的神经核。属于特殊内脏运动核，接受皮质核束支配，主要控制面部表情肌的运动。上部面肌由双侧皮质核束支配；下部面肌由对侧皮质核束支配。此外，面神经核还发出纤维支配二腹肌后腹、茎突舌骨肌和镫骨肌。面神经核可分为若干细胞群，每群支配特定的面肌。

面神经交叉移植术（facial nerve alternate transplantation）　治疗时间较久的面神经麻痹的术式。将移植的神经分别与健侧切断的面神经分支近侧端及患侧面神经的远侧端通过皮下隧道连接，使健侧神经轴突顺移植神经生长至患侧以支配患侧的表情肌。

面神经神经鞘瘤（neurinoma of facial nerve）　其他名称：面神经瘤。起源于面神经施万细胞的肿瘤。可发生于面神经的颅内段、内耳道段、膝神经节、岩浅大神经、中耳段、乳突段，以及茎乳孔外的分支等部位，其中以中耳段、乳突段为多见。位于神经干中部的肿瘤，生长缓慢，体积较小而硬，逐渐引起面瘫。发生于分支的肿瘤，瘤体较大、软，多在晚期造成面瘫。宜手术切除。

面神经手术（facial nerve operation）　恢复面神经功能的手术。方法分为4种：面神经减压术、缝合术、移植术和吻合术。后3种又总称为面神经修补术。

面神经瘫痪（facial paralysis）　其他名称：面瘫、面神经周围性瘫痪。面神经麻痹后引起的面部肌肉运动功能丧失。多见

M

于一侧，口角偏向健侧，病侧不能闭眼抬眉，讲话、哭笑时更为明显。最常见于面神经炎，也见于中耳炎、脑膜炎、脑瘤、外伤等。治疗应针对病因，用药物、理疗、按摩、针刺等方法，同时戴纱布眼罩，以保护病侧眼角膜。

面神经炎 (facial neuritis)　面神经的急性非化脓性炎症。病因不明，可能是由于感冒、面神经周围炎症的波及或压迫后诱发脱髓鞘和茎乳孔受压所致。病变常为单侧。病前多有受冷风侵袭史。起病突然。表现为一侧面部表情肌瘫痪，包括额纹消失、不能皱眉、眼睑闭合不全、闭眼时眼球向上转动、病侧鼻唇沟变浅、口角漏水、歪斜、不能鼓腮。恢复不完全者常留有面肌挛缩或在咀嚼食物时病侧眼流泪（鳄泪综合征）等。治疗：急性期可给予泼尼松、维生素 B 族类药物；在急性期前后予以针灸和按摩。

面神经征 (facial nerve sign, Chvostek sign)　其他名称：沃斯特克征、低钙击面征。用指尖或叩诊锤叩击颧弓与口角间的面颊部时，见到眼角及口角抽动即为阳性。是低血钙时面神经肌肉兴奋性增高的表现。正常的新生儿期本征可出现阳性，无病理意义。

面神经周围性瘫痪 (peripheral facial paralysis)　见面神经瘫痪。

20 面体立体对称型 (icosahedral symmetry)　病毒核酸浓集在一起形成球状或近似球状结构，衣壳围绕在外，壳粒排列成20 面体对称形式，大多数球状病毒呈此对称型。

面团征 (dough sign)　超声检查中似面团图形的征象。见于畸胎瘤。

面先露 (face presentation)　异常胎先露。临产后胎头极度仰伸，下降逐渐形成胎儿枕部与胎背接触，以颏部最低并以此为指示点有 6 种胎位。应用 B 超可较早确定其胎位。当产道、产力正常时，经产妇、颏前位可自然分娩或产钳助产。若头盆不称、初产妇、胎儿窘迫，尤其是颏后位应尽早进行剖宫产。

面游风 (eczema)　中医病名。多由平素血燥，过食辛辣厚味，胃蕴湿热，外受风邪所致。初起面目浮肿或发红，痒如虫行。风甚者肌肤干燥，时起白屑；湿甚者破流脂水，瘙痒难忍。治疗：风甚者宜凉血消风，服消风散。湿甚者宜利湿清热，服龙胆泻肝汤。外搽摩风膏。相当于脂溢性皮炎或脂溢性湿疹。

面罩给氧法 (mask oxygenic therapy)　将面罩置于病人的口鼻部，氧气自下端输入，呼出的气体从面罩两侧孔排出。由于吸入氧气效果较好，适于病情较重、氧分压明显下降者；给氧时必须有足够的氧流量（6～8L/min）。

描述流行病学 (descriptive epidemiology)　流行病学的一个分支。见描述性研究。

描述性研究 (descriptive study)　其他名称：描述流行病学。利用常规监测记录或通过专门调查获得的数据资料（包括实验室检查结果），按照不同地区、不同时间及不同人群特征分组，描述人群中疾病、健康状态或暴露因素的分布情况，并在此基础上进行比较分析，获得疾病三间分布的特征，进而提出病因假设和线索的研究。

秒表检查 (stopwatch examination)　测验听力的一种方法。用来估计听力减退的程度。

灭滴灵 (flagyl, metronidazole)　见甲硝唑。

灭活疫苗 (inactivated vaccine)　其他名称：死疫苗。选用免疫原性强的病原微生物，经人工大量培养后，用理化方法灭活后制成的疫苗。如霍乱疫苗、百日咳疫苗和伤寒疫苗等。经过培养、传代或繁殖，再经理化方法灭活的致病微生物，当导入人体后，可激发机体自动产生特异性抗体。这类疫苗不能在体内繁殖，故用量较大，免疫有效期短，往往需要多次接种方能产生较好的免疫效果。

灭菌 (sterilization)　用物理或化学方法将所有致病和非致病的微生物以及细菌芽孢全部杀灭。是切断感染途径的措施。如 γ 射线、远红外线、干热、湿热以及化学药物灭菌法等。包括湿热和干热灭菌法在内的热力灭菌法最为可靠而得到普遍应用，其中湿热灭菌较干热灭菌更易见效。煮沸法、流通蒸气灭菌法、间歇灭菌法和高压蒸汽灭菌法等均属湿热灭菌法。在实际工作中应根据灭菌的对象和目的的要求不同，以及条件的不同，选择不同的合适方法。

灭菌散剂 (sterilized powders)　一般指供外科撒布用的散剂。如撒于创面及外科手术用的橡胶手套的润滑剂等。该类散剂常用干热法严格灭菌。灭菌时须使温度维持在 160℃以上，并至少维持 1h。

灭鼠 (deratization)　消灭能传播疾病的啮齿类动物。其方法包括生态学灭鼠法、器械灭鼠法、药物灭鼠法及生物学灭鼠法等。

灭鼠率 (deratization rate)　用来评价灭鼠效果的指标。常用灭鼠前后鼠密度变化来表示。灭鼠率的计算方法有多种，最常用的为鼠夹法灭鼠率，即在灭鼠区的灭鼠前后每晚放鼠夹100 只以上，各放 1～2 晚，以灭鼠前后鼠密度的下降程度做评价依据。灭鼠率＝（灭鼠前密度−灭鼠后密度）/灭鼠前密度×100％。

灭绦灵 (niclosamide)　见氯硝柳胺。

灭吐灵 (paspertin, metoclopramide)　见甲氧氯普胺。

缗钱状聚集 (rouleau-like aggregation)　当血浆或红细胞本身发生改变时，红细胞间排斥力减小而导致缗钱状聚集在一起的现象。血流中的红细胞，主要因细胞膜表面的唾液酸所具有的负电荷等因素而互相排斥，使细胞间距离为 25nm，故彼此分散悬浮而下沉缓慢。聚集的红细胞团块与血浆接触的总面积减小，受到血浆的逆阻力减弱而易于下沉使血沉增快。

敏感菌 (sensitive bacteria)　易于被某种药物抑制或杀死的细菌或真菌。

敏可静 (meclizine, meclozine)　见美克洛嗪。

明矾 (alum)　其他名称：苦矾。收敛剂。民间用净水剂。有铵明矾和钾明矾两种。无色透明坚硬结晶。味极涩。溶于水，不溶于醇。

明矾注射液 (Injectio Aluminis)　血管、痔核硬化剂。组成：明矾与附加剂制成的无色澄明的灭菌水溶液。能使直肠与周围疏松结缔组织固定。主治痔疮、直肠完全性脱垂、血管瘤等。

明胶 (gelatin)　由动物的皮骨、腱及韧带中含有的胶原，经部分水解后制得的一种胶质。遇水即吸水膨胀而软化，重量可增加 5～10 倍，且能溶于热水中，溶液冷却后成胶冻，在药剂工业中用作助悬剂，并为空心胶囊和软胶囊剂的主要材料。

明胶海绵 (gelatin sponge)　止血材料。由明胶制成的海绵状物，有局部止血作用，在体内可逐渐被吸收。多用于颅脑和内脏手术时的毛细血管出血。

明胶海绵微球 (gelfoam)　应用广泛的一种栓塞材料。是由动物皮或骨中的胶原经水解提炼出来的一种蛋白胶类物质。其优点是廉价易得、使用方便、摩擦系数小、栓塞效果好。栓塞时间为 10～90 日不等。另有片状和粉末状两种。

明目 (improving eyesight)　中医治法。用具有祛风、清热、凉血、化瘀、养血、益气、滋明、健脾、补肝肾等作用的方药或其他疗法，以祛邪扶正、提高视力，治疗以视物不清为主证之病证的治法。

明目地黄丸 (mingmu dihuang wan)　中医成药名。扶正剂。组成：熟地黄、山茱萸、牡丹皮、山药、茯苓、泽泻、枸杞子、菊花、当归、白芍、白蒺藜、石决明。功能滋补肝肾。治肝肾阴虚、目涩畏光、视物模糊、迎风流泪。服药期间忌食辛辣、刺激食物。

明目上清片 (mingmu shangqing pian)　中医成药名。清热剂。组成：桔梗、熟大黄、天花粉、石膏、麦冬、玄参、栀子、白蒺藜、蝉蜕、甘草、陈皮、菊花、车前子、当归、黄芩、赤芍、黄连、枳壳、薄荷脑、连翘、荆芥油。功能清热散风、明目止痛。治暴发火眼、红肿作痛、头晕目眩、眼目刺痒、大便燥结、小便赤黄。孕妇及白内障病人忌服。

明尼苏达编码 (Minnesota code)　WHO 推荐作为心电图诊断分类的标准方法，现已在全世界推广。

明尼苏达多相人格问卷 (Minnesota multiphasic personality inventory, MMPI)　用于调查人的个性的量表。由 10 个临床量表、4 个效度量表、13 个内容量表和 12 个附加量表组成。MMPI 先是用于临床诊断，后被推广应用于调查正常人的个性。

明视持久度 (duration of photopic vision)　明视时间占注视总时间的百分比。是综合反映视力功能和心理功能的一种指标。当疲劳出现时，视力和对比感等视觉功能减退，此时眼清晰地辨认细小物象的能力减弱，注视细小物象时不能明视的时间增加，而能明视的时间减少。它是检查学习、工作效率，检查疲劳状态，研究照明条件对视觉疲劳影响的方法之一。

明适应（light adaptation） 人从暗处来到明亮处由最初感到耀眼而视物不清，一定时间后逐渐恢复视觉的现象。耀眼的光感是由于在暗处积蓄起来的视紫红质在强光下迅速大量分解的结果。以后的视觉恢复是由视锥细胞来完成的。

明显期（distinct stage） 病人已表现出疾病的全部症状，临床检查大都出现了阳性的疾病反应的时期。此期表明疾病已进入高潮，病人体内已有了明显的病理性的功能、代谢及形态变化。

明肖森综合征（Münchausen syndrome） 其他名称：病理谎言综合征。假装急病求治癖。病人突出表现为伪造病史，主诉急性腹痛或腰痛、血尿或咯血等骗取住院。可从一个医院换到另一个医院，欺骗医生，甚至可接受多次外科手术。男性病人较多见。可能属于严重人格障碍或癔症范畴。

冥想（meditation） 一种改变意识的形式。通过引导意识远离对外界的关注，寻求对精神自己的内在关注，以进入深沉宁静的状态，增加自我意识，获得良好状态。

命令性幻听（imperative auditory hallucination） 病人听到事实上不存在的带有命令性的语言内容，命令他去做某件事情。如让病人拒绝进食、殴打伤害别人、让他自杀等。病人对其命令一般无法违抗而必须执行。有此类症状的病人可产生危害社会行为。

命门（mingmen，DU 4；gate of life） ①其他名称：累属、精宫。中医经穴名。属督脉。位于腰部，第二、三腰椎棘突之间。分布有腰神经后支的内侧支和腰动脉后支。治腰脊强痛、遗精、阳痿、月经不调、痛经、带下、久泻、痔血、脱肛、小儿发痫瘈疭、下肢痿痹等。直刺 0.5～1 寸。艾炷灸 3～7 壮，或艾条灸 5～15min。②中医术语。有生命的关键之意。是先天之气蕴藏所在，人体生化的来源，生命的根本。一指右肾（《难经》）；一指两肾间动气（《医学正传》）。③中医经穴名。石门穴别名，见《针灸甲乙经》。属任脉。位于脐下 2 寸。④中医经穴名。两眼睛明穴部位的别称。《灵枢·根结》："太阳根于至阴，结于命门。命门者，目也。"

命门火旺（hyperactivity of fire from the gate of life） 其他名称：肾火偏亢。中医病机。指阴虚火旺，出现火迫精泄的病变。肾藏元阴和元阳，元阴指肾精，元阳即命门火。生理上水火必须保持相对平衡。若肾水亏损，或肝肾阴虚，则可使肾火偏亢。表现为性功能亢进、阴茎易举、遗精、早泄、多梦、失眠等症。治宜滋阴降火。

谬塞征（Musset sign） 主动脉瓣关闭不全、脉压增大时，头节律性跳动。与脉搏同步的有节律的冲动样的头部抽搐。在颈部可以看到与头节律性抽搐同步的明显的颈动脉搏动。见于主动脉瓣闭锁不全，有时也见于主动脉瘤。

缪刺（contralateral insertion） 其他名称：交经缪刺。中医古刺法。指左侧有病取右侧穴位，右侧有病取左侧穴位的交叉刺法。本法与巨刺的不同之处，主要在于巨刺刺经，缪刺刺络。临床一般以浅刺井穴和呈现瘀血的络脉为主。用以治疗络脉的病变。

摸法（palpating manipulation） 中医推拿手法名。用手触摸肢体穴位，适用于全身各关节、骨骼、肌腱损伤的诊断和治疗。摸者，用手细细摸其所伤之处，或骨断、骨碎、骨歪、骨整、骨软、骨硬、筋强、筋柔、筋歪、筋正、筋断、筋走、筋粗、筋翻、筋寒、筋热，以及表里虚实，并所患之新旧也。先摸其或为跌仆，或为错闪，或为打撞，然后依法治之。

摸空症（carphology） 病人出现意识障碍，伴有上肢以肘、腕、手关节为主的一种无意识摸索动作。见于某些传染病高热（如伤寒、脑炎），尤多见于肝性脑病。

模拟机（simulator） 放射治疗的辅助设备。应用电子加速器、^{60}钴治疗机、X 线深部治疗机放疗前，要给癌肿病人制订一个照射角度、照射野、照射剂量的最佳治疗方案。该机取代过去按 X 线片定位的老方法，采用 X 线发生器和显像系统获得清晰显像，提供定位治疗的精确依据，以提高治愈率与有效率。

模体（motif） 见结构域。

模制法（molding method） 利用模型制成药物剂型的方法。如用熔融法或压制法将药物团块利用模型制成各种形状的栓剂。片剂中的模印片是用金属印模印制成的。

膜表面免疫球蛋白（surface membrane immunoglobulin，SmIg） 镶嵌于 B 淋巴细胞表面双类脂层中的表面免疫球蛋白。为抗原受体。正常人外周血的多数 B 细胞同时携带 SmIgM 和 SmIgD，少数携带 SmIgG、SmIgA 和 SmIgE。SmIg 的功能主要是识别特异抗原，在抗原的刺激下，引起相应的 B 细胞克隆增殖和分化，产生特异性抗体。

膜翅目（Hymenoptera） 属昆虫纲。虫体翅两对，皆膜质，也有无翅的。生活史为全变态。如蜂和蚁。蜂腹部末端具螯刺针。蜇人时引起局部红、肿、痛等症状。蚁可作为双腔吸虫的第二中间宿主。

膜穿透肽（membrane permeable peptide，MPP） 是一类能穿透生物膜，并与 DNA 有天然亲和力的核酸转运载体。MPP 大多是病毒蛋白的核定位序列。MPP 包括碱性肽、敏感肽、疏水肽、双性螺旋肽、流感病毒血凝素蛋白 HA2 肽等，在生物工程和基因治疗中将发挥重要作用。

膜电位（membrane potential） 见跨膜静息电位。

膜反应性（membrane responsiveness） 不同膜电位时心肌细胞的去极化反应。可用膜反应曲线表示。在同一膜电位，心肌细胞位相 0 去极化速度快且振幅高的，膜反应性强，兴奋性高，其膜反应曲线左移；反之，则膜反应性弱，兴奋性低，膜反应曲线右移。

膜分离（membrane separation） 利用隔膜使溶剂与溶质或微粒分离的技术。广泛用于海水和苦咸水淡化、废水深度处理、废水和废液中有用物质的浓缩回收。常用的方法有电渗析、扩散渗析、反渗透和超过滤法等。

膜剂（film） 膜状药物剂型。由药物经成膜处理而得。可口服、口含或舌下给药，亦可用于眼结膜囊内、阴道等处。如壬苯醇醚避孕膜剂等，中草药制成膜剂的丹参、万年青、福寿草苷等。

膜滤器（membrane filter） 以微孔滤膜作滤材的过滤器。微孔滤膜是高分子薄膜过滤材料。在薄膜上分布有很多穿透性微孔，孔径从 0.025μm 至 14μm，分成若干规格，可由醋酸纤维、硝酸纤维或其混合物等组成。

膜迷路（membranous labyrinth） 悬吊在骨迷路之中的相互联通的膜性管与囊。包括膜半规管、椭圆囊、球囊和膜蜗管。其腔面覆有薄层黏膜，其中大部分为单层扁平上皮。它的管径小于骨迷路，借纤维束固定于骨迷路。椭圆囊和球囊构成前庭，两囊的内侧壁上有位觉斑，是平衡觉感受器。膜蜗管顶端为封闭盲端，起始端与球囊相通。断面呈三角形，底边基底膜上有感受声波刺激的螺旋器，即听觉感受器。膜半规管内有位觉感受器。

膜片钳（patch clamp） 其他名称：斑片钳。是在电压钳基础上发展而成的。膜片钳技术是用玻璃微电极吸管和只含 1～3 通道、面积仅几个 μm^2 的细胞膜，通过负压吸引使之高电阻封接，与其周围膜隔离开来，因此由微电极引出的电流就可作为单一通道电流，应用此技术研究单一通道电学特性。

膜平衡（membrane equilibrium） 其他名称：唐南（Donnan）平衡。因高分子电解质的存在而使半透膜两侧溶液中无机离子浓度不均等的现象。用半透膜将一种高分子电解质与一种低分子电解质（或纯溶剂）隔开，如果除高分子离子以外，其他低分子离子都能透过半透膜，那么由于小离子受到高分子离子的吸引，当渗透平衡时，小离子在膜两侧的分布是不均等的，此现象叫膜平衡。人体内各种膜对电解质离子分布的调节作用都与膜平衡有关。

膜屏障作用（membrane barrier action） 细胞外钙离子对钠内流的竞争性抑制作用。当膜外高钙时，其抑制作用增大。可使阈电位上移，使兴奋性下降；0 期去极速度和幅度下降，而使传导性降低；快反应自律细胞 4 期自动去极化减慢，自律性下降。

膜稳定作用（membrane stabilization） 抑制细胞膜对钠离子通透性的作用。普萘洛尔膜稳定作用在 β 受体阻滞药中最

M

强，它的局部麻醉和奎尼丁样作用均与此有关。另外，奎尼丁对心脏的直接作用和局麻药抑制神经传导的作用主要是通过膜稳定作用实现的。

膜性白内障（membranous cataract） 先天性白内障的一种。先天性全白内障液化的内容被吸收后，前后囊膜接触而机化，形成膜性结构。治疗以囊膜剌破术为宜。

膜性口炎（membranous stomatitis） 其他名称：球菌性口炎。口腔黏膜炎症之一。致病性球菌感染所致口腔黏膜的急性炎症。损害部位充血而糜烂，有灰白或黄褐色假膜、疼痛。如全身反应明显，黏膜损害广泛时应用抗生素，局部用消炎防腐止痛药物。

膜性肾病（membranous nephropathy, MN） 见膜性肾小球肾炎。

膜性肾小球肾炎（membranous glomerulonephritis） 其他名称：膜性肾病。病理上以肾小球毛细血管基底膜均匀一致增厚，弥漫性上皮下免疫复合物沉积为特点的，一般不伴有细胞增殖，临床以大量蛋白尿或肾病综合征为主要表现的肾小球病变。分为特发性肾病（IMN）和继发性膜性肾病两类。一种自身免疫性疾病。可继发于系统性红斑狼疮、重金属中毒、疟疾等。可应用肾上腺皮质激素及免疫抑制剂等联合治疗。

膜性增殖性肾炎（membranous-proliferative nephritis） 其他名称：低补体血症性肾炎。见于慢性肾炎及肾炎性肾病的一种肾炎。肾小球系膜细胞增生，系膜基质增加和扩展，伸入毛细血管壁内皮细胞下，毛细血管腔被压迫而呈进行性狭窄。免疫荧光检查，可见较粗的颗粒状沉积物，分布于内皮细胞下，含C3、IgG或IgA和IgM，血清补体成分C3长期明显下降。治疗：对症，可用泼尼松、环磷酰胺及抗凝小剂量长程疗法。

膜样痛经（membranous dysmenorrhea） 月经期第3～4日痛经剧烈，但在排出膜状物后疼痛消失者。原因：子宫内膜大片脱落、子宫痉挛收缩所致。治疗：解痉止痛，服用避孕药抑制排卵。

膜龈手术（mucogingival surgery） 改正牙龈和口腔黏膜之间的关系的手术。适用于消除深牙周袋、增加附着龈宽度；覆盖暴露的根面。分为复位翻瓣术、游离龈移植术、系带切除术、前庭沟加深术等。

膜原（moyuan） 其他名称：募原。中医术语。①指胸膜与膈肌之间的部位。②温病辨证指病邪在半表半里的位置。

膜增生性肾小球肾炎（membranoproliferative glomerulonephritis） 其他名称：系膜毛细血管性肾小球肾炎。以系膜细胞明显增生，系膜细胞及系膜基质向四周扩张至邻近的毛细血管壁内，导致毛细血管壁增厚、呈双轨状，肾小球呈分叶状为病理特征的肾小球疾病。

摩擦红斑（friction erythema） 是皮肤皱襞处因潮湿、摩擦等刺激产生的急性皮炎。多见于肥胖婴儿和妇女，好发于汗液、口水、尿液、白带等堆积皱襞处，如颈部、腋窝、关节侧面、乳房下、阴股部、肛门周围等。常发生于湿热季节。皮损为与摩擦一致的湿润的鲜红色或暗红色斑，边缘清楚，继之肿胀，表面浸渍发白，剥脱，露出糜烂面，可继发感染。治疗：保持局部清洁干燥，对症治疗。

摩擦性苔藓样疹（friction lichenoid eruption） 其他名称：儿童摩擦性皮炎。是一种发生于易受摩擦部位的苔藓样皮疹。病因可能与接触粗糙物质有关，多见于夏季，以肘、膝部多见。皮损为多数稀疏苔藓性皮疹，其边缘可有丘疹，中心聚集成片，表面覆少量银白色光泽的糠秕样鳞屑，可见有表皮抓伤。去除病因后可自愈。治疗：局部对症治疗，外用皮质激素霜剂。

摩擦音（friction sound） 临床诊断体征之一。脾梗死、脾周炎、肝周围炎或胆囊炎累及局部腹膜等情况下，在深呼吸时，于相应部位听到的粗糙声音。触诊可有摩擦感。

摩擦症（frotteurism） 其他名称：摩擦癖。在拥挤场合或乘对方不备之际，伺机以身体某一部位（常为阴茎，也有用手）摩擦或触摸异性身体某一部分（如大腿、臀部、乳房及外生殖器等），同时幻想与被害人有密切的关系，以达到性兴奋的目的。仅见于男性异性恋者。

摩法（round-rubbing manipulation） 中医推拿手法名。出自《黄帝内经》。用手掌面或手指指面附着于一定部位上，以腕关节连同前臂作轻缓而有节律的盘旋摩擦。用手掌进行者，称为掌摩法；用手指进行者，称为指摩法。有理气和中、活血止痛、散瘀消积等作用。常用于消化道疾患及软组织急性损伤肿痛者。

摩里安综合征（Morion syndrome） 女性后尿道因慢性炎症或肥大出现狭窄，并引起顽固性尿路感染的一组症候群。早期表现为尿液排空困难，而后出现尿潴留和尿路感染症状。抗生素治疗效果不理想。治疗：对症或手术。

摩罗丹（moluo dan） 中医成药名。消食导滞剂。组成：陈皮、鸡内金、百合、泽泻、川芎、蒲黄、茯苓、麦冬、白芍、三七、玄参、当归、石斛、地榆、乌药、白术、九节菖蒲、延胡索。治慢性萎缩性胃炎及胃痛、胀满、痞闷、纳呆、嗳气、烧心等症。忌食刺激性食物及饮料；孕妇慎用。

磨光（polishing） 其他名称：擦亮。药物丸、片剂包衣的最后一道工序。将包衣的片剂表面擦上极薄的一层虫蜡（或用蜂蜡粗汽油溶液），用打光机使丸、片剂表面油光洁美观，兼有防潮的作用。

磨光术（polishing technique） 口腔科修复技术之一。将塑料或金属修复体表面磨至高度平滑光洁的过程。分为磨平（粗磨）和磨光（细磨）两个步骤。

磨损试验（abrasion test） 测试药物片剂硬度的试验。磨损和振动往往引起片剂碎片、顶裂或破裂，这是由于片剂的硬度不适宜所致。是控制片剂质量的重要参数。现多用仪器进行测试。

磨牙（molar） 位于上、下牙弓正中线两侧的第6、7、8牙。共12枚，近中线者为第1磨牙，依次为第2磨牙和第3磨牙。乳磨牙2～3岁前萌出，11～12岁脱落。恒牙磨牙由6岁萌出到16～17岁或20岁左右出齐。

蘑菇定律（mushroom law） 一种心理学定律。蘑菇通常长在阴暗的角落，没有阳光，也无人施肥，只有长到足够大时才被人关注。这个效应说明，初学者、初入门者的成长总要有个过程，开始阶段不被重视是正常现象。

魔芋中毒（taro poisoning） 生食或内服魔芋过量引起的中毒。魔芋可麻痹呼吸及运动中枢。表现为咽喉、胃肠有烧灼感、流涎、恶心、呕吐、腹痛、语言不清、出汗、舌运动不灵、惊厥、呼吸不规则，甚至可致呼吸中枢麻痹。对症治疗为主要急救措施。

末端重复序列（terminal repetition sequence） 在线性双链DNA分子两端存在的碱基排列完全相同的一段序列。用核酸外切酶处理即可产生黏性末端。在适当条件下黏性末端互相结合可形成双股环状DNA分子。

末端分析（end-group analysis） 生物化学术语。用于测定多聚体末端基团的数目及类型（为某种氨基酸或某种糖）的方法。以评价其纯度并计算最低分子量。如Sanger反应用于蛋白质末端分析；甲基化用于糖的末端分析。

末端脱氧核苷酸转移酶（terminal deoxynucleotidyl transferase, TdT） 是一种脱氧核糖核酸（DNA）聚合酶。它主要存在于胸腺中，正常人外周血细胞中只有极少或无活性，急性淋巴细胞白血病人白细胞中TdT有明显的活力。此酶活性测定，有助于急性白血病的鉴别诊断、治疗及预后判断。

末端氧化（ω-oxidation） 其他名称：ω氧化。脂肪酸在机体内氧化代谢的途径之一。脂肪酸从其末端碳原子开始氧化逐步分解的过程。在动物的肝及肾微粒体中存在着一种酶体系，包括单加氧酶、还原型辅酶Ⅱ（NADPH）和细胞色素P_{450}，能催化中长链脂肪酸（8C～12C）的末端（称为ω-位）碳氧化成ω羟脂肪酸，然后又氧化成α，ω二羧酸。ω二羧酸形成后可转移到线粒体内，从分子的任一末端继续进行β-氧化，最后余下琥珀酰辅酶A可直接进入三羧酸循环。

末梢型感觉障碍（peripheral sensory disturbance, peripheral anesthesia） 对称性四肢远端各种感觉同时减退或缺失，呈手套-袜子型分布。见于周围神经病。

没食子酸锑钠（antimony sodium subgallate, Sb-273） 其他名称：锑-273。为抗血吸虫病药。作用与酒石酸锑钾相似。但作用弱，可口服为其特点。临床主要治疗慢性早期血吸虫病。有适应片、中迅片、缓解片供口服。慢性肾炎、结核病、出血性疾病、溃疡病病人慎用。

没药（Myrrha）　其他名称：末药、制没药。中医药名。橄榄科植物没药树及其同属数种植物茎干皮部渗出的油胶树脂。主产于非洲的索马里、埃塞俄比亚及亚洲的印度。药材以块大、棕红色、半透明、微粘手、无杂质、气味浓而持久者为佳。苦，平。归心、脾、肝经。功能活血止痛、消肿生肌。用于痈肿疼痛、跌打瘀血、胸腹诸痛、经闭癥瘕。研末敷治溃疡久不收口。外用适量。孕妇忌服。

莫顿跖骨痛（Morton metatarsalgia）　一根或数根趾总神经在相邻两个跖骨头横韧带和跖筋膜之间通过时受到卡压，产生足趾疼痛和足趾相邻侧感觉减退或麻木的病症。

莫顿（D）综合征［Morton (D) syndrome］　第1跖骨先天性畸形所引起的一组病征。表现为脚易疲劳，第2、3跖骨头和跖趾关节处疼痛；久立、久行后出现足弓发作性疼痛，休息可缓解。第1跖骨向上、内移位，可移动，第2、3跖骨突出，有硬胼胝形成。治疗：应用矫形鞋垫。

莫顿（T）综合征［Morton (T) syndrome］　足底神经的趾间分支发生局限性退行性变性，伴周围纤维组织增生所致的一组病征。中老年女性多见，表现为第3、4跖骨间隙反复灼痛，向邻近部位放散；足外观正常，病变部位压痛。治疗：穿宽松鞋子、局部封闭，手术。

莫尔基奥综合征（Morquio syndrome）　见黏多糖病Ⅳ型。

莫非定律（Murphy law）　见墨菲定律。

莫拉菌属（*Moraxella*）　一类革兰氏阴性杆菌或球杆菌。菌体长1.5～2.5μm，宽1.0～1.5μm。常成双排列或呈短链状。在陈旧培养物中呈丝状、分支状等多形性。无鞭毛，无芽孢，除个别菌种外，无荚膜。专性需氧。生化反应不活泼，一般不发酵糖类。本属中有些细菌可致结膜炎或败血症、关节炎、心内膜炎、脑膜炎等。

莫拉雷脑膜炎（Mollaret meningitis）　一种良性、无菌性、复发性脑膜炎。致病因素不明确。临床表现为头痛、反复发热，可有恶心、呕吐、颈硬、肌肉疼痛。查体可有脑膜刺激征，而无其他脑实质损害体征。脑脊液中可找到Mollaret细胞，无阳性细菌学结果。常见于婴儿或任何年龄的成人。无有效治疗和预防复发的措施。

莫勒征（Murley sign）　同时发生下肢疼痛的里急后重和直肠胀满感。提示诱发了盆腔静脉的血栓性静脉炎。

莫雷西嗪（moracizine, moricizine）　其他名称：乙吗噻嗪、吗拉西嗪、安脉静。Ⅰ类抗心律失常药（钠通道阻滞剂）。用于房性期前收缩、室性期前收缩、阵发性心动过速、心房颤动或扑动。对冠心病、心绞痛、高血压等病人的心律失常疗效较好。制剂：盐酸莫雷西嗪片剂。心源性休克、二度及三度房室传导阻滞、右束支传导阻滞、哺乳期妇女禁用。肾及肝功能受损者、病态窦房结综合征、冠状动脉疾病、左心功能不全者慎用。

莫利综合征（Morley syndrome）　由先天性胸肌缺陷而致的一组症候群。临床表现为胸肌发育不全，乳腺缺陷，并指（趾）和细指（趾）畸形，脊柱侧凸。可视情况行手术治疗。

莫纳科夫综合征（Monakow syndrome）　前脉络膜动脉闭塞综合征。由前脉络膜动脉硬化、动脉炎阻塞引起。完全阻塞时，产生对侧偏瘫、偏身感觉障碍。有的则有偏盲、病侧瞳孔散大及对光反射迟钝。

莫匹罗星（mupirocin）　其他名称：假单胞菌酸、百多邦。用于多种细菌引起的皮肤感染和湿疹、皮炎、糜烂、溃疡等继发感染。对减少皮肤科手术后伤口化脓有效。制剂：软膏剂。有肾损害者和孕妇慎用。勿用于眼内或鼻内。

莫塞斯征（Mose sign）　小腿深静脉血栓性静脉炎的临床征象。检查者用双手分别从前后方向和侧方中等度挤压病人小腿。当前后方向挤压时出现疼痛提示小腿深静脉血栓性静脉炎。

莫沙必利（mosapride）　其他名称：贝络纳。胃动力药及止吐药。用于：①慢性胃炎或功能性消化不良引起的消化道症状，如上腹部胀满感、疼痛、嗳气、恶心、呕吐；胃烧灼感等。②胃食管反流病和糖尿病胃轻瘫。③胃大部切除术病人的胃功能障碍。制剂：枸橼酸莫沙必利片剂。不应长期盲目给药。

莫斯科夫斯基征（Moschkowsky sign）　急腹症（急性阑尾炎、急性胆囊炎）时，病人右眼瞳孔扩大。

莫斯科维茨病（Moschcowitz disease）　血栓性血小板减少性紫癜。全身各组织的小血管及毛细血管内有血小板及纤维蛋白组成的玻璃样透明血栓形成。临床特征有血小板减少、溶血性贫血、发热、反复发作的神经症状及肾脏损害。

莫斯综合征（Mosse syndrome）　真性红细胞增多症的一种特殊型。伴有肝硬化、脾大及黄疸的真性红细胞增多症。后期可演变为骨髓纤维化、急性白血病。

墨菲定律（Murphy law）　其他名称：莫非定律。一种心理学定律。1949年，美国工程师爱德华·墨菲（E. A. Murphy）在一次火箭减速超重试验中发现，测量仪表被一个技术人员装错了，他说，凡事只要有可能出错，那就一定会出错。不管这种可能性有多小，它总会发生。这个定律说明，工作中出现失误几乎是无法避免的，只有周密思考、谨慎行事，才能少犯或不犯错误。

墨菲肾角急击试验（Murphy renal angle punch test）　其他名称：肾角试验、墨菲试验。检查肾脏及其周围组织疾患的方法。病人取坐位，两臂交抱。检查者以拇指于其背部肋腰角处突然用力按压，初可略加用力，若无疼痛可逐渐加大压力，出现压痛。常见于肾盂肾炎、肾脓肿、肾结核、肾结石、肾肿瘤及肾周围炎等疾病。

墨菲征（Murphy sign）　一种胆囊触诊检查法。医师用左手手掌平放于病人右下胸部，用拇指的指腹压于右肋下胆囊点处，然后让病人缓慢深吸气，病人在吸气过程中感觉疼痛，并终止吸气的症状。是诊断胆囊炎的重要依据。

墨旱莲（yerbadetajo herb, Herba Ecliptae）　其他名称：旱莲草、墨斗草、止血草。中医药名。菊科植物鳢肠的全草。甘、酸，凉。归肝、肾经。功能补肾、益阴、凉血、止血。治吐血、咳血、衄血、尿血、便血、崩漏、紫癜、阴虚头晕、耳鸣、腰痛、牙齿松动，须发早白。治痈肿疮毒、捣敷；皮肤湿痒，煎水熏洗；外伤出血，捣敷或研末撒布。

墨累山谷脑炎（Murray valley encephalitis）　一种病毒性脑炎。流行于澳洲和新几内亚。夏季多见。儿童患病最多，伊蚊和库蚊为传播媒介。感染后发病率约0.15%，起病急骤，脑炎症状、体征和病死率与我国流行性乙型脑炎相同，存活者可留后遗症。无特效疗法。

默比乌斯征（Möbius sign）　突眼性甲状腺肿（Basedow病或Grave病）的一种眼部症状。表现为双眼会聚减弱，当双眼凝视鼻尖时会出现一只眼注视鼻尖而另一只眼发生偏离。

默比乌斯Ⅰ型综合征（Möbius Ⅰ syndrome）　以动眼神经麻痹和周期性偏头痛为特征的神经性疾病，青壮年多见。原因可能是动眼神经被动脉压迫。发病初期表现为严重呕吐和眼痛，发病后3～5天，疼痛明显减轻，但常常会出现轻偏瘫。随着病程发展，症状逐渐减轻，持续几天后完全恢复，仅遗留瞳孔扩大。对症治疗。

默比乌斯Ⅱ型综合征（Möbius Ⅱ syndrome）　一种罕见的遗传性疾病。为展神经和面神经可能在出生后不再发育。临床主要特点为先天性第Ⅵ、Ⅶ对脑神经麻痹。常有双侧外直肌和面部肌肉瘫痪，表现为"面具脸"，眼球外展不能超过中线，下颌部活动受限会导致进食困难。其他中枢神经系统功能障碍可能导致手、髋、足异常，约10%病例出现智力发育迟缓。对症治疗。

默比乌斯综合征（Möbius syndrome）　其他名称：先天性展神经-面神经麻痹综合征。症状与生俱来。男性多见。两侧面神经麻痹，眼闭不拢，鼻唇沟消失。两眼外展受限。有时合并动眼、三叉、舌咽、迷走、副、舌下神经等异常。

默肾（silent kidney）　放射科术语。排泄性肾盂造影检查时不显影的现象。见于肾发育不全、肾盂积水、肾结核等。

默-沃综合征（Murdoek-Walker syndrome）　长骨干骺端发育不良所致的一组病征。表现为躯干四肢短、鼻孔阔、眼异常、胸骨突起、肋骨凹陷、肝脾大、生长发育运动迟缓、髋内翻、膝外翻、脊柱侧凸及前凸。治疗：对症处理，矫形手术。

模板（template）　以一大分子作为合成另一大分子的模型。它决定产物的组成，并在聚合过程中指导其合成，但无须以共价键与产物相连接。

M

母儿血型不合（maternal-fetal blood group incompatibility, ABO incompatibility, Rh incompatibility）　孕妇和胎儿之间血型不合而产生的同族血型免疫疾病。可分为 ABO 血型不合与 Rh 血型不合。前者孕妇为 O 型，丈夫可为 A、B、AB 型；后者孕妇为 Rh 阴性，丈夫为 Rh 阳性。此种病人常有不明原因的流产、死胎、死产或新生儿溶血症病史。抗体效价测定：Rh 血型不合抗体效价在 1∶32 以上；ABO 血型不合抗体效价在 1∶512 以上，提示病情严重，应考虑终止妊娠。新生儿可给光照疗法、换血疗法，以及中药（三黄汤）、西药（激素、血浆、白蛋白、葡萄糖、苯巴比妥）等治疗。

母乳成分（component of breast milk）　指母乳中各种营养物质及其他物质的组成。母乳成分随产后不同时期而有所改变，可分为初乳、过渡乳、成熟乳、晚乳。产后 12 日内的乳汁称初乳，稍稠而带有黄色，含脂肪少而蛋白质较多，有丰富的微量元素和免疫物质，故应尽量吃到初乳；产后 13 日到满月的乳汁称为过渡乳，含蛋白质与矿物质逐渐减少，含脂肪高；2～9 个月的乳汁为成熟乳；晚乳指 10 个月以后的乳汁，量和营养成分都逐渐减少。

母乳黄疸（breast-feeding jaundice）　因母乳内含有孕酮的代谢产物——3α20β 孕二醇可抑制葡糖醛酸转移酶的作用，致使间接胆红素增加而引起的黄疸。常发生于生后第 1 周末，可持续 3 周至 2 个月不等。如停哺母乳可使婴儿血胆红素立即下降，一般 4～6 日恢复正常。以后再给母乳则无黄疸发生。

母乳喂养（breast feeding）　其他名称：人乳喂养。以母乳喂养婴儿。母乳是婴儿最适宜的食品，尤其对 6 个月内的小儿更为重要，因此必须大力提倡母乳喂养。母乳营养丰富，蛋白质、脂肪、糖的比例适当，而且蛋白质凝块小，比牛奶易于消化吸收，钙磷比例合适，吸收率高。母乳含有免疫球蛋白，能增强婴儿免疫力，降低婴儿患病率和死亡率，减少感染性疾病的发生。母乳简便、经济、省时、温度合适，母乳喂养的母亲产后体质恢复得快。

母细胞性浆细胞样树突状细胞肿瘤（blastic plasmacytoid dendritic cell neoplasm, BPDC）　系急性髓细胞白血病和相关髓系肿瘤一类疾病。罕见。老年人多见，男性多于女性。病人病变侵犯皮肤，40%～50% 淋巴结肿大，20% 脾大。60%～90% 可累及骨髓和外周血。疾病的终末期或复发阶段常有急性白血病的表现。骨髓检查见单一形态的肿瘤细胞弥漫型浸润。细胞遗传学检查最常见的是 5q 缺失（72%）。

母性肥胖综合征（maternal obesity syndrome）　部分妇女在妊娠过程中或产后因内分泌障碍，出现明显匀称肥胖的一组病征。表现为体重剧增，脂肪分布均匀，无结节和触痛，产后一段时间部分病人可恢复原状。无特殊治疗。

母婴传播（maternal transmission）　即垂直传播。

母婴血型不合溶血病（hemolytic disease secondary to blood type incompatibility between mother and infant）　其他名称：新生儿溶血症。是母婴血型不合引起的同种免疫性溶血。仅见于胎儿和新生儿期。发病原理是胎儿红细胞所具有的血型抗原是母亲所缺少时，胎儿红细胞通过胎盘进入母体循环，可使母体产生对胎儿红细胞抗原相应的抗体，此抗体（IgG）又经胎盘循环抵达胎儿循环，作用于胎儿的红细胞使其致敏并导致溶血。在我国以 ABO 血型不合溶血和 Rh 血型不合溶血为常见。该病是新生儿期黄疸和贫血的重要原因。临床表现主要是黄疸、贫血，伴网织细胞增生、肝脾大。严重者出现心力衰竭、全身水肿，甚至死胎。防治目的：预防严重贫血和低氧所致宫内或出生后不久死亡；避免由于高胆红素血症所致的胆红素脑病。

母痔（primary hemorrhoid）　其他名称：原发性内痔。痔是直肠、肛管交界齿状线附近静脉丛曲张后形成的静脉团。位于齿状线以上，来自痔上静脉丛者称内痔，由直肠黏膜覆盖，以右前、右后和左侧为最常见，这三处的内痔统称母痔。

母子囊征（mother's and son's cyst sign）　在肝脏内大囊肿内包含小囊肿者（母子囊）或子囊内还有更小的囊（孙囊）的超声征象。为肝包虫病的超声特征。

牡丹皮（tree peony root bark, Cortex Moutan Radicis）　其他名称：粉丹皮、丹皮。中医药名。清热凉血药。毛茛科植物牡丹的根皮。辛、苦，微寒。归心、肝、肾经。功能清热凉血、活血散瘀。治热病发斑、吐血、衄血、热病后期热伏阴分发热、阴虚骨蒸、惊痫、经闭、痛经、癥瘕、跌损瘀血、肠痈、疮疡肿毒、潮热。煎服。脾胃虚寒、泄泻者忌用。牡丹皮有解热、降压和消炎作用。

牡荆油（oil of negundo chastetree, Oleum Viticis Negundo）　来源于牡荆叶和种子的挥发油。组成：β-丁香烯、α-蒎烯、柠檬烯、1,8-桉叶素等。具有祛痰及一定的镇咳、平喘作用。对病程短、无肺气肿的单纯型慢性支气管炎病人疗效较好。

牡蛎（oyster shell, Concha Ostreae）　其他名称：蚝壳、海蛎子壳、左壳、左牡蛎、牡力、蛎蛤。中医药名。安神药。牡蛎科动物长牡蛎或大连湾牡蛎等的贝壳。咸、涩，凉。归肝、肾经。功能平肝潜阳、收敛固涩、软坚化痰。生用：平肝潜阳、重镇安神、软坚散结。治眩晕、耳鸣、惊痫、抽搐、心悸、失眠、瘰疬瘿瘤、癥瘕痞块。煅用：收涩、制酸。治自汗、盗汗、遗精、崩漏、泄泻、带下、胃酸过多。本品主含碳酸钙、磷酸钙及硫酸钙并含镁、铝、硅、氧化铁及有机质等。牡蛎提取物能增强免疫功能，抗实验性胃溃疡，并有局部麻醉和镇静等作用。钙盐有抗酸及轻度镇静、消炎作用。

牡蛎散（muli san, oyster shell powder）　中医方剂。固表止汗剂。出自《太平惠民和剂局方》。组成：牡蛎、黄芪、麻黄根、浮小麦。功能敛汗固表。治体虚自汗，夜卧尤甚，心悸易惊，短气烦倦，舌质淡红，脉细弱。煮散剂，直接服用或作汤服之。

拇长屈肌腱鞘（tendinous sheath of long flexor muscle of thumb）　其他名称：桡侧囊。包被于拇长屈肌腱的滑液鞘。自腕横韧带上一横指处始，远侧与拇指肌腱滑液鞘直接相续。

拇示指捏夹试验（Froment test）　提示骨间前神经损伤的一种检查方法。拇、示指用力相捏时，不能做成圆圈，而呈方形；拇指指间关节过伸、掌指关节屈曲、手指远指间关节过伸畸形。

拇指同身寸（thumb cun）　手指比量取穴法之一。出自《千金要方》。取本人拇指指间关节部内外横径为一寸。适用于四肢部的直寸取穴。

拇指再造术（reconstruction of thumb）　用手术方法再造已缺失的拇指。利用足趾移植、示指转位、皮管植骨和皮瓣翻转植骨等方法，代替已缺失的拇指，以便恢复手指的捏、拿、持、握等功能。

跗长伸肌转移术（transference of tendon extensor hallucis longus）　一种手术方法。将跗长伸肌的附着点从跗趾末端移植到第 1 跖骨颈，并将跗趾趾间关节融合。用于治疗胫前肌麻痹引起的高弓锤状趾畸形。

跗外翻（hallux valgus）　第 1 跖骨头内移，而跗趾向外移的一种足部畸形。常为双侧，也有单侧者。主要表现是跗趾外翻，走路时疼痛。严重畸形者采用手术治疗。

跗趾背伸试验（dorsal extension test of great toe）　检查跗趾背伸肌力和神经功能的一种方法。病人仰卧，检查者用手指向屈侧下压两只跗趾，同时让病人分别背伸两只跗趾，如患侧跗趾背伸力减弱即为阳性。腰 4～5 椎间盘突出，压迫第 5 腰神经时，跗趾长伸肌肌力减弱。

木笔花（biond magnolia flower-bud, Flos Magnoliae）　见辛夷。

木鳖子（cochinchina momordica seed）　其他名称：土木鳖、木别子、地桐子。中医药名。清热解毒药。葫芦科植物木鳖子的成熟种子。苦、微甘，温，有毒。归肝、脾、胃经。功能消肿、散结、止痛、追毒。用于痈肿恶疮、乳痈、痔疮、肿痛、无名肿毒、风湿痹痛、小儿疳积、痞块。孕妇及体虚者禁服。治疗银屑病、干癣、秃疮有一定疗效。

木瓜（common flowering quince fruit, Fructus Chaenomelis）　其他名称：木瓜实、宣木瓜、铁脚梨。中医药名。祛风湿药。蔷薇科植物贴梗海棠的果实。酸、涩，温。归肝、脾、胃经。功能平肝和胃、祛湿舒筋。治湿痹、筋脉拘挛疼痛、湿盛腹泻、消化不良、痢疾、黄疸、脚气、腰膝无力。真阴不足、伤食脾胃未虚、积滞多者忌用。

木瓜丸（mugua wan, mugua pills, chaenomeles pill）　中医成药名。活血通络剂。组成：木瓜、当归、川芎、白芷、威灵仙、狗脊（制）、牛膝、鸡血藤、海风藤、人参、制川乌、制草乌。功能祛风散寒、活络止痛。用于风寒湿痹、四肢麻木、周身疼痛、腰膝无力、步履艰难。孕妇禁用。

木僵（stupor）　精神病的一种症状。全身僵滞于一种固定状态，甚至是一种极不舒适的状态。重者表现为不言、不动、不食，面部表情固定，对刺激无反应，大小便潴留，可较长时间保持僵直不动。常见于紧张型精神分裂症，也见于严重的抑郁症。

木槿皮（shrubalthea bark, Cortex Hibisci）　其他名称：川槿皮。中医药名。锦葵科植物木槿的根皮或茎皮。甘、苦、微寒。归肝、脾、大肠经。功能清热利湿、杀虫止痒。治黄疸、痢疾、肠风泻血、肺痈、肠痈、赤白带下。治痔疮、脱肛、阴囊湿疹、疥疮、癣疾。

木乃伊（mummy）　见干尸。

木薯中毒（manihot utilissima poisoning, casava poisoning）　生食或食用加工不善的木薯块根所致的中毒。一种植物性食物中毒。木薯属大戟科植物，其块根即为中国南方主要杂粮之一。木薯的根、茎和叶都含有氰苷，经木薯中含有的亚麻仁苦苷酶水解后，可析出游离态氢氰酸而致中毒，使中枢神经系统及血管运动中枢先兴奋后抑制。主要症状为：呼吸先频速而后缓慢、苍白、冷汗、呼吸困难、烦躁不安、心跳加速、瞳孔散大、昏迷，以致呼吸衰竭。治疗可用亚硝酸钠和硫代硫酸钠联合疗法。木薯去毒法为切片浸水晒干、熟薯浸水、干片浸水或剥去内皮等。

木糖（xylose）　一种五碳醛糖。结缔组织中将糖蛋白辅基（氨基多糖）与蛋白质连接的重要成分。植物中广泛存在。由木糖所致的白内障可逆转，大多数氨基多糖末端的糖醛酸再与两分子半乳糖及一分子木糖依次连接，最后借木糖残基连接于蛋白质肽链的丝氨酸残基上。

木糖醇（xylitol）　其他名称：戊五醇。有机化合物。分子式 $C_5H_{12}O_5$。白色粉状或颗粒状结晶，略带甜味。可代替蔗糖，在体内可不依赖胰岛素直接透过细胞膜．在细胞内代谢，产生热量。可作为糖尿病病人的能量补充剂，有消除糖尿病酮血症的作用。

木通（akebia stem, Caulis Akebiae）　其他名称：通草、八月炸藤、百木通。中医药名。清热利湿药。木通科植物木通或三月木通、白木通的茎。苦、微寒。归心、小肠、膀胱经。功能清心降火、利尿、通乳。治湿热淋病、小便不利、水肿、经闭、乳汁不通、胸中烦热、口舌生疮。内无湿热及孕妇忌服。

木酮糖（xylulose）　一种五碳酮糖。葡糖醛酸氧化途径的中间产物。由 3-酮-L-古洛糖酸脱羧而来。L-木酮糖借助于还原型辅酶Ⅱ依赖性脱氢酶经木糖醇转变为 D-木酮糖，才能进入磷酸戊糖旁路进一步氧化。缺乏此酶引起特发性戊糖尿症，L-木酮糖随尿排出。

木桶效应（cask effect）　其他名称：短板效应。一种社会心理效应，一只桶壁高低不齐的木桶，其盛水多少，不取决于桶壁木板中最长的一块，而是取决于最短的一块。这个效应说明，当构成一个组织的各个部分优劣不齐时，其劣势部分往往决定着整体的水平，因此应该特别关注和改进自身的某些薄弱环节。

木樨草素（luteolin）　从白色夏枯草或青兰中得到的有效成分。具有中枢性镇咳和祛痰作用，对多种细菌如金黄色葡萄球菌、肺炎球菌、铜绿假单胞菌等有一定的抑制生长作用。可用于支气管哮喘和慢性气支气管炎的镇咳及祛痰。

木香（common aucklandia root, Radix Aucklandiae）　其他名称：川木香、川香、广木香、云木香。中医药名。温里药。菊科植物云木香的根。辛、苦、温。归脾、肾、胃经。功能行气止痛、温中和胃。治胃肠气滞、脘腹胀满、胃呆食少、里急后重、腹泻、痢疾。生用行气止痛、煨用止泻。阴虚不宜用。对伤寒沙门菌、痢疾杆菌有抑制作用，并有降压作用。

木香槟榔丸（muxiang binglang wan）　中医方剂。消食导滞剂。《儒门事亲》卷十二方。组成：木香、槟榔、青皮、陈皮、莪术（烧）、黄连（麸炒）、黄柏、大黄、炒香附、牵牛子。功能行气导滞、攻积泄热。治积滞内停、脘腹痞满胀痛、大便秘结，以及赤白痢疾、里急后重等。近代常用于急性胃肠炎、细菌性痢疾、单纯性肠梗阻等湿热积滞较重者。孕妇禁用；年老体弱者慎用。

木香顺气丸（muxiang shunqi wan）　中医方剂。消食导滞剂。《证治准绳·类方》第四册引《医学统旨》方。木香、香附、槟榔、青皮（醋炒）、陈皮、厚朴（姜汁炒）、苍术（米泔浸炒）、枳壳（麸炒）、砂仁、炙甘草。加生姜。功能行气散结。治湿浊阻滞气积、胸膈痞闷、脘腹胀痛、呕吐恶心、嗳气纳呆。孕妇慎用。

木样甲状腺炎（wooden-like thyroiditis）　其他名称：慢性纤维性甲状腺炎、硬化性甲状腺炎、侵袭性纤维性甲状腺炎、里德尔病。一种慢性侵袭性纤维性甲状腺炎。中年女性多见。起病隐匿，甲状腺大小如常或中度肿大，质坚如石。早期即与周围组织发生粘连，产生明显的压迫症状，如呼吸、吞咽困难、嘶哑、喉鸣等。治疗：有明显压迫症状者应手术。

木郁达之〔stagnated liver energy（wood）should be released〕中医术语。从五行学说来说明肝的生理特点。木郁，是指肝气郁结；达，是使肝气疏泄畅达。肝气郁结证见两胁胀痛或窜痛，胸闷不舒，或恶心、吐酸，食欲不振，腹痛腹泻，苔薄脉弦，须用疏肝理气法。故肝木喜条达而不宜抑郁。

木贼（horsetail）　其他名称：锉草、无心草、木贼草、节骨草。中医药名。清热解毒药。木贼科植物木贼的地上部分。甘、苦、平。归肝、大肠经。功能散风、退翳、止血、泄湿。治目生云翳、迎风流泪、肠风下血、血痢、血崩、月经淋漓、疝痛黄疸、泄泻、石淋、脱肛、喉痛。气血虚者慎用。有人用本品制成针剂治疗银屑病，有一定疗效。

木贼草（horsetail）　见木贼。

木脂素（lignan）　由二分子苯丙烯衍生物聚合而成的一类化合物。常存在于高等植物的木部和树脂中。有些中草药的有效成分是木脂素，例如五味子中治疗肝炎的有效成分五味子酯甲、鬼臼中的抗癌有效成分鬼臼毒素等。

目衄（subconjunctival hemorrhage）　其他名称：目血。中医病证名。眼球白睛部位的出血。多由肝火、肺热所致。症见白睛部位点状或片块状出血，呈鲜红色，局部胀热不适。治宜清肺泻肝。

目系（eye connector）　其他名称：眼系、目本。中医术语。眼球内连于脑的脉络。相当于视神经等。

目中不了了（blurred vision）　指两目视物模糊不清。由于热邪伏里、灼伤阴津、真阴受损所致。

钼（molybdenum, Mo）　人体必需的微量元素之一。存在于黄嘌呤氧化酶、醛氧化酶以及硝酸盐还原酶等结构中，能阻断亚硝胺类强致癌物在体内的合成。饮水中一定的钼含量可降低龋齿率。钼在体内能与铜相互作用而影响铜的代谢。但钼摄入过多可引起痛风、膝内翻和骨多孔症等。

募穴（mu points）　其他名称：腹募。中医经穴分类名。指脏腑之气汇聚于胸腹部的一些特定穴位。五脏、心包络及六腑各有募穴一个，共有 12 个，即中府（肺）、巨阙（心）、膻中（心包）、期门（肝）、章门（脾）、京门（肾）、日月（胆）、中脘（胃）、天枢（大肠）、关元（小肠）、石门（三焦）、中极（膀胱）。常用于诊断和治疗所在脏腑的疾患。

墓头回（divefifolious patrinia root）　其他名称：墓头灰、追风箭、虎牙草、摆子草。中医药名。止血药。败酱科植物异叶败酱或糙叶败酱的根。苦、微酸、涩、凉。归心、肝经。功能清热燥湿、祛瘀、截疟。治妇女崩漏、赤白带下、赤痢。现用治早期宫颈癌。治温疟。外用适量。

穆恩征（Moon sign）　先天梅毒第 1 磨牙。在第 1 臼齿上有较小的圆丘状突起。可作为诊断先天梅毒的参考。

穆尔综合征（Moore syndrome）　腹性癫痫。以腹痛形式发作为特点的癫痫。青少年多见。以发作性腹痛起病，间歇期腹部无任何症状及体征。其发作、终止均较突然。发作后可有意识障碍、肢体肌肉跳动、抽搐、流涎等。予抗癫痫治疗。

穆索征（Moursou sign）　流行性腮腺炎早期体征之一。嘱病人张口，检查腮腺导管口一侧或两侧导管口肿胀而周围变苍白者。对诊断流行性腮腺炎有较大价值。

N

拿法（grasping manipulation） 中医推拿手法。用拇指和示、中指，或用拇指和其余 4 指的指腹，相对用力紧捏一定部位。用五指进行捏拿的又称抓法。如提物状，然后放松。一拿一放，反复操作。常用于颈项、肩背及四肢部。有疏通经络、镇痉止痛、开窍醒神等作用。

那可丁（narcotine, noscapine） 镇咳药。从阿片中分离而得的一种苄异喹啉类生物碱。能解除支气管平滑肌痉挛，用于阵发性咳嗽和支气管哮喘的干咳。镇咳强度与可待因相当，无成瘾性和呼吸抑制作用。不宜用于多痰病人。大剂量可引起支气管痉挛。

纳尔逊综合征（Nelson syndrome） 垂体性皮质醇增多症病人行肾上腺手术后垂体促肾上腺皮质激素瘤进一步长大，分泌大量促肾上腺皮质激素（ACTH）并出现显著的皮肤黏膜色素沉着的现象。临床可见全身高度色素沉着，肾上腺皮质功能减退。治疗：皮质激素和垂体照射或手术。

纳夫齐格综合征（Naffziger syndrome） 其他名称：前斜角肌综合征。颈前斜角肌炎症、变性、肿物压迫臂丛神经及血管所致的一组综合征。20～30 岁女性多见，可出现肩臂疼痛、感觉异常、肢体乏力、血运障碍等。对症及手术治疗。

纳赫拉斯征（Nachlass sign） 髋关节病变的体征之一。病人平卧，向髋关节方向按压被动屈膝的腿，脊柱产生疼痛。提示髋关节病变存在。

纳腊特征（Narath sign） 肾盂弛张的 X 线征象。在病人半坐位所进行的逆行性肾盂 X 线造影片上，能看到肾盂内对比剂的上平面。此征是各种原因所致的肾盂弛张的特点。

纳洛酮（naloxone） 吗啡类中毒解毒药。治疗阿片类药物及其他麻醉性镇痛药（如哌替啶、阿法罗定、美沙酮、芬太尼、二氢埃托啡、依托尼泰等）中毒。治疗镇静催眠药与急性酒精中毒，以及阿片类及其他麻醉性镇痛药依赖性的诊断。制剂：盐酸纳洛酮注射剂。过敏者禁用。心功能不全或心脏过敏者、高血压病人、阿片成瘾者慎用。

钠（sodium, natrium） 细胞外液中的主要阳离子。维持体内水平衡、渗透压与酸碱平衡，可增加神经肌肉的兴奋性。人体钠含量约为 1g/kg，约 50% 存在于细胞外液，骨骼含钠约占人体总钠的 40%～50%，其余 10% 存在于细胞内。正常人血浆钠浓度为 134.85～147.9mmol/L（310～340mg%）。氯化钠几乎全部吸收，大部由肾脏排出，粪便排出量很少。成人每日氯化钠的需要量为 4.5～9g。膳食中很少缺钠。

钠池（natrium pool） 体内总钠的 65%～75% 是可交换钠，称钠池。其中血钠占 11.2%，组织间液和淋巴液钠占 29.0%，致密结缔组织和软骨钠占 11.7%，可交换的骨钠占 13.8%，细胞内钠占 2.4%，跨细胞内钠占 2.6%。钠池可调节体内钠的分布。体内总钠 30% 属于不交换钠，主要存在于骨的羟磷灰石的晶格内。

钠钾泵（sodium potassium pump） 其他名称：钠钾 ATP 酶（Na^+，K^+-ATPase）、钠泵（sodium pump）。位于细胞膜上的腺苷三磷酸酶，促进钠与钾离子的主动转运。此酶的作用有矢量性，每水解一分子 ATP 催化 3 个 Na^+ 流出和 2 个 K^+ 流入。是维持细胞膜电位的重要装置。

钠碱钾溶液（Liquor NNK） 补充体内钾、钠、碱及液体的治疗用溶液。组成：氯化钠、碳酸氢钠、氯化钾，为无色澄明的水溶液。分两种：成人用，小儿用。两者在各组成成分及剂量上不同。主要用于腹泻引起的脱水、电解质紊乱并有酸中毒倾向者。

钠平衡（sodium balance） 是指机体摄入钠量和排出钠量维持动态平衡，以保持体内正常钠含量。人体钠均来源于食物，食物中每日摄钠平均为 2.5～5.0g。体内 85% 的钠存在于细胞外液中。体内钠 95% 由肾排出，其余由汗液和粪便排出。

血钠浓度为 135～145mmol/L。肾是调节钠平衡的主要器官，醛固酮调节血钾和血钠的水平，以维持钠的相对恒定。心钠素也参与钠的调节。

钠依赖性高血压（sodium-dependent hypertension） 由于钠、水潴留而产生的高血压。慢性肾衰竭时，钠和水在体内潴留，细胞外液容量增多，因而心输出量增高，血压升高。治疗：限制钠盐摄入。利尿剂、抗高血压药物以及透析疗法，可获良好降压效果。

奶癣（infantile eczema） 中医病名。①其他名称：胎癥疮、胎癣、乳癣。为婴儿特有的一种湿疮。多为禀性不耐、风湿热蕴阻肌肤而成。多发于婴幼儿头面部，有时可延及其他部位。共症初起形如粟米，散在或密集，疹色红赤，搔起白屑，其形如癣。无流水，称干癥，偏于风热盛；皮肤起粟，瘙痒无度，破则流水，浸淫成片，甚则延及遍体，称湿癥，偏于湿热重。治疗：风热盛者宜清热祛风；湿热重者宜清热除湿。均可内服消风导赤汤加减或五宝散。外治：干癥用润肌膏，湿癥用文蛤散。相当于婴儿湿疹。②俗称奶癣。女子乳晕湿疹。

奈瑟菌属（Neisseria） 奈瑟菌科的一属微生物。存在于人和动物黏膜表面的一类需氧性革兰氏阴性双球菌，如脑膜炎奈瑟菌、淋病奈瑟球菌、卡他球菌、干燥球菌和黄色球菌等。其特点是成双排列、无芽孢、无鞭毛，除淋病奈瑟球菌寄生于尿道黏膜外，都寄生于人的鼻咽腔中。此属中能引起人类疾病的主要有脑膜炎奈瑟菌和淋病奈瑟菌等。

奈斯勒试剂（Nessler reagent） 用于测定氨的一种液体试剂。主要成分有：碘化钾、氨化汞和氢氧化钾的水溶液。能与氨形成黄棕色胶状沉淀。

奈替米星（netilmicin） 其他名称：乙基西梭霉素、尼泰欣。半合成的氨基糖苷类抗生素。用于大肠埃希菌、克雷伯菌、变形杆菌、肠杆菌属、枸橼酸杆菌、沙雷杆菌、流感嗜血菌、沙门杆菌、志贺杆菌、奈瑟球菌等革兰氏阴性菌所致呼吸道、消化道、泌尿生殖系、皮肤和软组织、骨和关节、腹腔、创伤等部位感染，也适用于败血症。制剂：硫酸奈替米星注射剂。对氨基糖苷类及杆菌肽有过敏史者禁用，肝功能不全、孕妇、老年人等慎用。

耐格里原虫属（Naegleria） 根足亚纲中的一属，粪内寄生阿米巴。营自生生活，有致病性。多分布在水、土壤及腐物中，可致阿米巴脑膜炎。多通过游泳或直接接触感染。水中的原虫经鼻黏膜侵入，沿嗅神经入脑。引起脑膜炎的是福氏耐格里原虫，也有人认为是侵袭耐格里原虫。

耐受性（tolerance） 机体对药物反应性降低的特性。在长期用药过程中，药物效应会逐渐减弱，需加大剂量才能取得原来强度的效应。

耐药结核病（drug-resistant tuberculosis） 对一种或多种抗结核药物具有耐药性的结核病。可分为：原发性耐药、获得耐药、多发耐药 3 种。

耐药（r）决定子（resistance determinant） 由几个转座子连接不同耐药性基因相邻排列组成，如 Tn9 携带氯霉素耐药基因，Tn4 携带氨苄西林、链霉素和磺胺的耐药基因，Tn5 携带卡那霉素的耐药基因，与耐药传递因子组成 R 质粒，通过接合转移对抗菌药物的耐药性。

耐药突变株（drug-resistant mutant） 临床上应用针对病毒酶的药物后，有时病毒酶经短暂被抑制后又重新复制，常因编码病毒酶基因的改变而降低了靶酶对药物的亲和力或作用，从而使病毒对药物产生抗性而能继续增殖。从研究角度也可分析病毒酶的基因编码区，以发现碱基序列的变异与耐药性发生的关系。

耐药性（drug resistance, resistance） 其他名称：抗药性。病

原体对药物的敏感性下降甚至消失的现象。按其发生原因不同，可分为获得性耐药性和天然耐药性两种。获得性耐药性是指病原体与药物多次接触后，对药物的敏感性下降甚至消失，致使药物对该病原体的疗效降低或无效。自然界中的病原体，如细菌的某一株可存在天然耐药性。这种性质往往可以传至它们的后代，如有些葡萄球菌菌株已对青霉素产生了抗药性，必须改用其他药物才能达到治疗效果。

耐药性变异（resistance variation, resistance dissociation）　细菌对某种抗菌药物由敏感变成耐受，成为耐药菌株，使药物失去疗效。自抗生素广泛使用以来，金黄色葡萄球菌对青霉素的耐药菌株逐年增多，已达97%以上。有的细菌还能同时获得对多种抗菌药物的耐药性。例如多重耐药性的痢疾杆菌菌株较多，治疗时可先做药敏试验，选择有效药物以提高疗效。目前正研制痢疾杆菌口服菌苗。痢疾杆菌变异后，不仅耐链霉素，甚至成为依链菌株，离开链霉素则不能生长，毒力也可减弱，适于制备口服活疫苗。

萘丁美酮（nabumetone）　其他名称：瑞力芬。抗关节炎药。用于各种急、慢性关节炎以及运动性软组织损伤、扭伤和挫伤、术后疼痛、牙痛、痛经等。制剂：片剂、胶囊剂。有药物过敏史者、急慢性胃炎、胃及十二指肠溃疡、肝肾损害、心力衰竭、高血压病人慎用。孕妇、哺乳期妇女及儿童禁用。

萘啶酸（nalidixin, nalidixic acid）　最早使用的喹诺酮类药。对大肠埃希菌、变形杆菌及其他革兰氏阴性杆菌有效。用于革兰氏阴性杆菌所致的尿路感染。易产生耐药性，故一般不单独用药。肝肾功能不全者、孕妇、新生儿禁用。

萘二磺乙乳胆铵（aclatonium napadisilate）　其他名称：阿克吐。促胃肠动力药。适用于消化道功能异常（如呕吐、恶心、食欲减退、腹胀等）、慢性胃炎、胆道运动障碍、消化道术后等的治疗，对慢性胃炎、胆道运动障碍及消化道术后者的疗效优于甲氧氯普胺。哮喘、甲状腺功能亢进、活动期消化性溃疡、癫痫等病人不宜使用。

萘夫西林（nafcillin）　其他名称：乙氧萘青霉素、新青霉素Ⅲ、半合成青霉素。耐酸、耐酶，抗菌作用与苯唑西林相似，主要用于控制耐药性金黄色葡萄球菌引起的呼吸道感染、皮肤感染、骨髓炎等。疗效较新青霉素Ⅰ、Ⅱ为优，主要缺点为易吸潮和不稳定。青霉素过敏者禁用，用前需做皮试。

萘甲唑啉（naphazoline）　其他名称：萘唑啉、鼻眼净、滴鼻净。拟肾上腺素药。其盐酸盐为白色结晶性粉末，味苦，易溶于水。有收缩血管作用。用于过敏性及炎性鼻充血、急慢性鼻炎、眼结膜充血、结膜炎及眼睑痉挛等。用量过多会引起中毒。萎缩性鼻炎者忌用，婴儿、高血压和甲状腺功能亢进者慎用。

萘普生（naproxen）　其他名称：甲氧萘丙酸、消炎灵。解热镇痛抗炎药。用于类风湿性关节炎、骨关节炎、强直性脊柱炎、痛风、运动系统（如关节、肌肉及肌腱）的慢性变性疾病和轻、中度疼痛及痛经等。制剂：片剂、胶囊剂。萘普生及阿司匹林过敏者禁用。胃及十二指肠溃疡病人慎用。

萘唑啉（naphazoline）　见萘甲唑啉。

男型骨盆（android pelvis）　其他名称：漏斗骨盆。女子骨盆近似男性的一种类型。骨质较厚。整个骨盆上大下小，呈漏斗形，入口呈鸡心形，骶骨岬前凸，盆侧壁向内倾斜，中骨盆容积小，出口径线均短，耻骨弓呈锐角。当胎头下降至中骨盆或骨盆出口时，常不能旋转为枕前位而形成持续性枕横位或枕后位，发生难产。

男性避孕药（contraceptives for male）　男性应用后，能使精子数量减少直至没有，从而达到避孕目的的药物。如棉酚。

男性不孕因素（male infertility factor）　由于男方引起不孕。占30%左右，主要有精液不正常，特别是无精子，可因先天发育异常、全身性疾病以及局部病变引起，妨碍精子运送以及免疫因素。

男性迟发性性腺功能减退症（late onset hypogonadism in male）　一组与衰老有关，表现为血清睾酮水平下降，伴或不伴有睾酮受体敏感性下降的具有临床和生化异常表现的综合征。临床表现为可影响多器官系统，导致生活质量下降，特别是性功能下降。

男性更年期综合征（male climacteric period syndromes）　指男性45～50岁左右由于性腺功能紊乱而出现精神及全身各系统的一组症状。表现为性功能减弱、性欲降低、阳痿，以及疲乏、精神不集中等精神症状，也会出现自主神经紊乱，如心血管症状、出冷汗等。个体差异很大，多数无自觉症状就过渡到老年期。在此期主要应保持心情舒畅，加强体质和心理的调整。

男性荷尔蒙（androgen）　见雄激素。

男性化卵巢瘤（virilizing ovarian tumor）　起源于特异性性索间质的卵巢肿瘤，因分泌男性激素，具有男性化作用而得名。按组成细胞不同，分为支持-间质细胞瘤、门细胞瘤、脂质细胞瘤、两性母细胞瘤等4种。根据男性化症状、腹部肿块、实验室及病理检查予可确诊。治疗：手术治疗为主。

男性化肾上腺皮质肿瘤（virilizing adrenal cortex tumor）　能够分泌过量雄激素使病人男性化的功能性肾上腺皮质肿瘤。可发生于任何年龄，表现为生长迅速，肌肉发达，骨龄加速和骨骺融合提前。成年女性发病多见停经、颜面及躯干四肢多毛并呈男性分布，阴蒂肥大、乳房、卵巢及子宫萎缩等；而成年男性病人常难以发现体征。尿17-酮皮质类固醇（17-KS）升高且不被地塞米松抑制。

男性化征象（masculine sign）　女性高雄激素血症所导致的女子男性化的临床表现。常见病因为卵巢和肾上腺病变，也见于靶器官局部雄激素异常或使用外源性雄激素或具雄激素作用的药物引起。常见临床表现为多毛、月经失调、肥胖、男性化及黑棘皮病等。

男性激素（male sex hormone）　见雄激素。

男性激素避孕（male hormonal contraception）　利用甾体激素负反馈调节作用，应用激素药物抑制睾丸内雄激素合成与释放，诱导精子发生障碍或完全停止的避孕方法。如促性腺激素释放激素、睾酮等。

男性假两性畸形（male pseudohermaphroditism）　其他名称：男性假两性同体。性腺为睾丸，但有中肾旁管衍化的女性生殖管道，或外阴非男非女的畸形。病因：①先天性酶缺陷所致雄激素合成不足。②靶细胞对雄激素不敏感。③先天性中肾旁管存留而演变为女性内生殖器官。可分为完全性和不完全性两型。

男性泌尿生殖系统结核（male genitourinary tuberculosis）　由结核分枝杆菌侵入肾脏、输尿管、膀胱等泌尿系统器官或前列腺、输精管或附睾等男性生殖器官引起的慢性特异性感染。主要来源于其他部位结核灶的血行感染，少数继发于泌尿系统结核。包括睾丸结核、附睾结核、前列腺结核、阴茎结核及尿道结核。

男性尿道上裂（male epispadias）　尿道位于阴茎背侧并开口于阴茎背面的男性先天性畸形，阴茎尿道背侧自外口至耻骨联合部呈现不同长度有黏膜覆盖的沟槽。

男性尿道下裂（male hypospadias）　前尿道发育不全致尿道外口向阴茎腹侧和近端移位，移位尿道口远端尿道海绵体不发育形成纤维索带的男性先天性畸形。具体分为四型：①阴茎头型；②阴茎体型；③阴茎阴囊型；④会阴型。临床表现为异常的尿道开口，可伴有尿道口狭窄；35%伴有阴茎下弯畸形；包皮腹侧呈V形缺损，包皮系带阙如，全部包皮转移至阴茎头背侧呈帽状堆积。

男性女性化症（feminization）　先天性肾上腺皮质增生症的一个类型。大多由肾上腺皮质网状层的恶性肿瘤所致。主要分泌雌激素而表现为乳房女性化，性欲消失或阳痿，睾丸萎缩，精子减少，尿中女性激素排出量升高，17-酮类固醇也可升高。治疗：手术切除肿瘤，大剂量放疗。

男性乳房发育（gynecomastia）　见男性乳腺发育。

男性乳腺癌（carcinoma of breast in male）　男性乳腺的恶性肿瘤。占所有乳腺癌病例的1%。主要临床表现为乳晕下、部分乳腺组织内有质硬、边界不清、活动、无痛性肿块。早期出现乳头凹陷、皮肤溃破、卫星结节及腋窝淋巴结转移。乳腺溢液，特别是血性溢液应高度警惕本病。病理检查可确诊。治疗：手术及综合疗法。

男性乳房发育（gynecomastia） 其他名称：男性乳房发育、男性乳房肥大症、男性女型乳房、男子乳腺发育症。男子的一侧或双侧乳房呈女性样发育、肥大。分为 2 种：①原发性男性乳房肥大，多发生在青春期，且 1～2 年内多能自行恢复正常；如 2 年后继续增大如女性乳房时，可用睾丸素治疗；若经久不消，可考虑手术切除；②继发性男性乳房肥大，多为中老年人。临床表现为乳房呈单侧或双侧肥大，质韧，可伴触痛和压痛。主要病因是睾丸、肾上腺、脑垂体等病变引起的内分泌失调所致。以原发病变治疗为主。

男性色情狂（satyriasis） 求雌狂。男子性欲过强。

男性生殖器官结核（tuberculosis of male genital organs） 见男性生殖系统结核。

男性生殖系统（male genital system） 由阴茎、阴囊、睾丸、附睾、前列腺、精囊、尿道球腺、输精管、射精管及男性尿道所组成的系统。睾丸是产生精子和分泌男性激素的器官。精子在睾丸的精曲小管中形成后，暂时储存在附睾内。精子在附睾内能生存 1 个多月。射精时，精子从附睾排出，经输精管达射精管，最后与精囊、前列腺、尿道球腺的分泌物合成精液，从尿道排出体外。一次射精的精液量约 2～6ml。每毫升精液约含精子 2 000 万至 4 亿个。过频射精，精液量特别是精子数量将减少。如每毫升精液中精子少于 2 000 万个，则受精机会将显著减少。若每毫升精液中精子少于 400 万个，则不易受精。

男性生殖系统感染（male reproductive system infection） 致病微生物侵入男性生殖道和附属性腺内引起的一组炎症性疾病。常见致病病原体有细菌、病毒、支原体、衣原体、螺旋体、真菌等。常见临床表现有尿道口红肿、刺痒灼热、有脓性或黏液性分泌物溢出。可伴有不同程度的尿频、尿急、尿痛等尿路刺激症状，生殖器部位有皮疹、结节、水疱或脓疱、溃疡及疣体，全身可出现浑身不适、乏力、食欲减退、腰骶及会阴部酸胀微痛，严重者会出现发热的症状。

男性生殖系统结核（male genital tuberculosis system） 其他名称：男性生殖器官结核。多继发于肾结核。临床上最常见的为附睾结核，常是无意中发现，可扪到肿大的附睾，硬、压痛不明显，输精管增粗，呈串珠状，与皮肤粘连，或形成阴囊窦道。治疗：抗结核药多可治愈；形成脓肿可行附睾切除。

男性特纳综合征（male Turner syndrome） 男子性染色体畸变的遗传性疾病。临床表现为原发性性腺功能不全，睾丸、阴茎均小。常伴有先天性肺动脉瓣狭窄。体态类似特纳综合征，如身材矮小、面容呆滞、颈蹼等畸形。染色体核型呈 45XO/46XY、45XO/47XXY、45XO/46XY/47XXY 等。

男性同性性早熟（male isosexual precocious puberty） 男性 10 岁前即出现青春期发育者。表现为肌肉发达，阴毛、腋毛提前出现，阴茎生长可达青春期水平，睾丸增大等。

男性性功能障碍（male sexual disfunction） 男性具有正常发育的外生殖器，但又不能进行正常性生活。多由于高级神经活动及条件反射、非条件反射对性功能的调节不能协调所致。包括：性欲改变、阳痿、早泄、遗精、不射精等。

男性性腺功能减退症（male hypogonadism） 睾丸病变或下丘脑-垂体病变引起生精功能障碍（不育），或雄激素分泌明显减少而无男性第二性征。如：睾丸中细精管发育障碍，细精管和间质细胞发育障碍，低促性腺激素引起的性腺发育障碍。

男性早熟型阴茎（male premature penis） 儿童从 2～4 岁起即有阴茎发育如成人，有阴毛并能勃起，但睾丸不增大，有精液但多不含精子，有胡须和腋毛，肌肉与骨骼发育快如成人，到 10 岁左右即停止发育。尿中 17-酮类固醇与孕三醇均明显升高。治疗：肾上腺皮质激素；肿瘤所致者需手术切除。

男用口服避孕药（male oral contraceptive pill） 适用于男性口服，通过干扰精子成熟或改变精液理化性质从而达到有效避孕效果的药物。如：长期大量使用促性腺激素释放激素；促卵泡激素及促黄体生成素的相应抗体；自体激素，如单独使

用睾酮，或与孕激素联合使用；选择性抑制生精上皮的药物，如棉酚等。

男子乳腺发育症（gynecomastia） 见男性乳腺发育。

XX 男子综合征（XX male syndrome） 其他名称：性倒错综合征、德·拉·沙佩勒综合征（de la Chapelle syndrome）。男性核型为 46，XX 的综合征。补体细胞可表达 H-Y 抗原，细胞核内可存在部位 Y 染色体，因此可能检测到男性性别决定基因 SRY。病人表现为有小而硬的睾丸、女性型乳房、偏小或正常大小的阴茎及无精子症。血卵泡刺激素水平升高，睾酮水平降低。

南风效应（south wind effect） 其他名称：温暖效应。一种社会心理效应。法国作家拉·封丹（Jean de la Fontaine）的寓言《北风和南风的较量》中说，北风和南风比威力，看谁能把行人身上的大衣脱掉。刺骨的北风使人把大衣裹紧，而和煦的南风却使人脱下了大衣，温暖胜于严寒。这个效应说明，在与人交往中，要顺应人的内在需要，友善体贴比强悍冷漠更容易得到对方的认可，办事更容易成功。

南五加皮（Cortex Acanthopanacis Radicis） 见五加皮。

难产（dystocia，difficult delivery） ①又称异常分娩。妊娠足月临产时，胎儿不能顺利娩出的情况。产力、产道和胎儿是决定分娩能否顺利完成的主要因素，任何一个或一个以上因素异常，阻碍分娩进展时都可能产生难产。临床分为产力异常性、产道异常性和胎儿异常性 3 类。处理：针对病因进行治疗，对可能转为正常分娩者，应在严密监护下试产、助产；如试产、助产失败，应行剖宫产以终止妊娠。②其他名称：产难。中医病名。指胎儿娩出发生困难，为各种异常原因的总称。多因气滞、气虚、血瘀、产道异常、胎位异常、胎儿异常等原因所致。

难产率（dystocia rate） 100 名产妇中难产的人数。难产率＝难产人数/期内产妇总人数×100％。难产率的水平及其原因分析，可以结合产前检查和管理情况进行研究，并可用来说明妇女卫生工作的质量和效果。

难复性腹部疝（irreducible abdominal hernia） 疝内容物与疝囊粘连难以完全还纳腹腔的一种疝。腹股沟滑动性斜疝有一部分内脏在滑动过程中成为疝囊壁的一部分，也属之。

难免流产（inevitable abortion） 多由先兆流产发展而来，此时继续妊娠已不可能。临床表现有腹痛逐渐加剧或阴道流血增多，或有阴道流水。检查宫颈口已扩张，有组织物堵塞或有水流出，或见胎膜膨出，子宫与停经周数符合或较小。治疗：及时刮宫送病理检查；抗生素预防感染。

难治性癫痫（intractable epilepsy） 指应用适当的一线抗癫痫药物正规治疗且药物的血药浓度达到有效范围，至少观察 2 年，仍不能控制且影响日常生活的频繁癫痫发作（至少每月 4 次以上），无进行性中枢神经系统疾病或占位性病变。

难治性高血压（refractory hypertension） 其他名称：顽固性高血压。改善生活方式，足量应用利尿剂在内的、合理搭配的至少 3 种抗高血压药物治疗，仍不能将收缩压和舒张压控制在目标水平的高血压。

难治性贫血（refractory anemia） 原因未明、用一般抗贫血治疗无效的贫血。血象呈红细胞、白细胞、血小板三系减少，并有相应症状。网织红细胞降低或增高，骨髓增生正常或过度增生，红细胞系统常有巨幼样变。后期可有肝脾大。铁动力学提示红细胞呈无效生成。少数病人可转变为粒细胞或单核细胞白血病。

难治性心力衰竭（obstinate heart failure，intractable heart failure） 其他名称：顽固性心力衰竭。是临床上颇为棘手的一个问题。其概念随着科学技术迅速发展而变更。既往是指经过严格卧床休息、限盐饮食、强心及利尿剂等常规治疗无效的心力衰竭。目前是指强心、利尿及扩张血管治疗仍未见好转者。临床所遇到的难治性心力衰竭，大多数并未达到不可逆转的程度，其所以难治，多数是因为病因（或诱因）未能除去之故。对原因采取相应的处理措施，常迅速奏效。

难治性休克（refractory shock） 其他名称：顽固性休克。发展到严重程度，并发重要脏器功能的严重损害或明显的凝血障碍，经用一般抗休克治疗效果仍不明显者。

楠氟啶（futorafur，futraful，tegafur） 见替加氟。

囊虫病（cysticercosis） 其他名称：囊尾蚴。猪带绦虫（链状带绦虫）的幼虫（囊尾蚴）寄生于人体各组织所致的疾病。食入链状带绦虫虫卵污染的蔬菜、经饮水或经手直接感染。多见于青壮年。囊尾蚴主要寄生在皮下组织、肌肉、眼和中枢神经系统，以寄生在脑组织者最为严重，可引起炎症，形成包囊。症状可随侵犯部位而异，如癫痫、瘫痪、颅内高压和视力障碍等。有绦虫节片和虫卵排出史或活检可确诊。治疗：吡喹酮、阿苯达唑，手术。

囊胚（blastula） 卵裂进行到一定阶段所形成的囊状球体。大约在受精后第 4 日由桑椹胚发育形成。囊胚中央充满液体的腔称为囊胚腔。

囊尾蚴（cysticercous cercaria） 其他名称：囊虫。扁形动物绦虫类幼虫的一个类型。例如猪带绦虫和牛带绦虫的囊尾蚴。体呈卵圆形，囊状，囊内含有囊液和一个凹入的头节。相应寄生在猪和牛的肌肉里，呈白色小点，俗称米心肉。人吃了未煮熟带有囊尾蚴的猪肉或牛肉，囊尾蚴就在肠内发育为成虫。猪带绦虫的囊尾蚴除寄生在猪的肌肉以外，还可寄生在人的肌肉、脑、眼球等处，引起囊虫病。见囊虫病。

囊尾蚴病（cysticercosis） 见囊虫病。

囊腺瘤（cystadenoma） 并发囊肿的腺瘤。其内的腺腔由于分泌物的不断淤积而逐渐扩大形成肉眼可见的大小不等的囊腔。常见于卵巢，偶见于甲状腺。

囊性脊柱裂（cystic rachischisis） 脊柱裂的一种。出生时在腰部或颈部就有一膨出物，可逐渐增大，表面皮肤有如膜样，有的有色素沉着及皮肤痣，皮下脂肪增厚，膨出物常有透光性，基底部可触及缺损的骨边缘。如膨出物只有脑脊液及脊膜时，称为脑膜膨出。如膨出物内容有脊神经和脊髓时，称为脊髓脊膜膨出。这种类型可有神经系统症状。据膨出物的部位及 X 线摄片，局部骨缺损，可疑病例可行膨出物试验穿刺，抽出脑脊液时即可确诊。脊膜膨出可在生后 1 个月左右行膨出物切除修补缺损手术。膨出物已破溃应紧急手术。

囊性淋巴管瘤（cystic lymphangioma） 其他名称：囊状水瘤。淋巴管管腔特别扩大的多房性囊性肿瘤。其管腔直径可达数厘米或几十厘米。多在新生儿时期发现，大多数位于颈部及腋窝。其次为腹股沟及腹膜后间隙。肿瘤为圆形、椭圆形或分叶状，外表光滑，质地柔软，囊内含有稀薄而透明的液体。

囊性颅裂（cystic cranial bone fissuration） 有颅内内容膨出者。可在出生时头部就有软性膨出物，大小不一，触之有波动感，患儿哭叫时有膨胀感。在其基底部可触及颅骨缺损的边缘。行手术切除。

囊性纤维化（cystic fibrosis） 其他名称：全身性分泌腺病。第 7 对染色体的 CF 基因突变引起的常染色体隐性遗传病。主要特点是全身外分泌腺分泌紊乱，黏液分泌亢进，黏稠凝聚，堵塞管腔使管腔扩张、继而纤维化，导致相应器官功能障碍，而非黏液性分泌的汗腺、唾液腺氯化钠含量增高。

囊性牙瘤（cystic odontoma） 含有牙源性肿瘤的囊肿。一般无症状，囊肿较大者可使局部颌骨膨胀而致面部畸形、牙齿移位。颌骨 X 线片可见囊性肿物，其内含有牙瘤阴影。治疗：牙瘤摘除并囊壁刮除术。

囊性增生（cystic hyperplasia） 腺上皮增生且管腔扩张成囊状的病变。见于乳腺及子宫内膜。

囊样黄斑水肿（cystoid macular edema） 黄斑区视网膜神经上皮层的细胞间液体积聚，形成积液小囊。最多见于视网膜中央静脉阻塞、糖尿病、葡萄膜炎、血管炎及白内障囊内摘除术后。也可见于抗青光眼术后、穿透性角膜移植术及视网膜脱离复位术后等。病人自觉视力中、低度下降。眼底检查见黄斑部轻度水肿、蜂窝状小囊，囊肿可破裂。治疗应去除病因，可试用吲哚美辛。

囊痈（abscess of scrotum） 其他名称：肾囊痈。中医病名。生于阴囊的痈疮。多因肝肾二经湿热下注，或外湿侵内蕴酿成毒而致。证见恶寒发热、口干喜凉饮、小便赤涩、阴囊红肿热痛。因其睾丸不肿大，故可与子痈鉴别。初起宜清利湿热，服清肝利湿汤；已成脓或脓已溃者，宜滋阴托脓，服滋阴内托散。外敷如意金黄散。

囊蚴（metacercaria） 扁形动物吸虫的晚期幼虫。由尾蚴变成。或结囊于水生植物表面，或侵入水生动物如鱼、蟹、虾等体内成囊。囊蚴的外围有囊壁包绕，虫体有口、口吸盘、腹吸盘、消化道、排泄系统、生殖系统等。可随食物进入宿主的消化道，脱囊后的童虫移行至适宜的寄生部位发育为成虫。为某些吸虫的感染期。

囊肿（cyst） 泛指囊性肿物。长在人体表面或内脏中。有瘤性及非瘤性的。其内壁往往衬以上皮。囊腔内多含有液体或半流动物质。种类很多，按病因可分为：炎性、潴留、寄生虫性、肿瘤性和先天性囊肿等。按形态分类则有：单房性、多房性、单纯性和乳头状囊肿等。

囊状水瘤（cystic hygroma） 见囊性淋巴管瘤。

蛲虫（oxyurid） 其他名称：蠕形住肠线虫。线虫纲，尖尾线虫科寄生虫。体小，形似针状，色白。雄虫长约 5mm，尾端向腹面弯曲。雌虫长可达 12mm，尾部长而尖细。卵长圆形，一侧扁平，另一侧隆起。寄生在人的盲肠及其附近的肠黏膜上，雌虫于夜晚爬至肛门处产卵。可引起蛲虫病，儿童多见。

蛲虫病（oxyuriasis，enterobiasis） 蛲虫寄生于人体盲肠、结肠和直肠内而引起的疾病。人体寄生虫病。症状以肛门周围、会阴部夜间瘙痒为主。蛲虫夜间钻出肛门引起剧烈瘙痒或灼痛感，可致失眠、烦躁，反复搔抓后，局部可有皮炎、湿疹等。随侵入部位不同可引起外阴炎、阑尾炎等。蛲虫寿命一般为 20～30 天。若做好预防，不再重复感染，不用药品也可痊愈。治疗：阿苯达唑、甲苯达唑、噻嘧啶、使君子粉、百部粉等。

蛲虫皮炎（oxyurid dermatitis） 由蛲虫成虫刺激肛门引起的肛门奇痒和皮疹。儿童多见。蛲虫的雌虫常在夜间爬出肛门，在肛门皮肤皱襞处产卵，引起肛门奇痒和皮疹，由于经常搔抓，可伴抓痕、血痂，甚至继发感染，病久局部可出现湿疹样损害。治疗：内服驱虫剂，局部外用氧化氨基汞软膏、氧化锌或雄黄百部软膏等。

脑（brain） ①人体的神经中枢，位于颅骨内，由大脑、小脑、脑干三个部分组成。大脑整合来自感觉器官的信息，激发运动功能，控制情感，保存记忆和思维过程；小脑整合来自前庭系统的位置和运动信息，协调肢体运动；脑干由间脑、中脑、脑桥、延髓组成，控制反射、自动功能（如心率、血压）、肢体运动和内脏功能（如消化、排尿）。②其他名称：髓海、头髓。中医奇恒之腑之一。指颅腔中的髓质，下通脊髓。脑为精髓和神明高度汇聚之处，人的视觉、听觉、嗅觉、感觉、思维记忆力等，都与脑的作用有关。是生命要害的所在。

脑安胶囊（naoan jiaonang） 中医成药名。组成：川芎、当归、人参、红花、冰片。功能化瘀通脉祛瘀。治脑血栓形成急性期、恢复期，半身不遂，口舌歪斜、偏身麻木，口角流涎及偏头痛等症。用法：口服。

脑白质营养不良（leukodystrophy） 其他名称：髓鞘发育不良性疾病。一种遗传性神经鞘磷脂代谢障碍而影响髓鞘形成的疾病，包括异染性脑白质营养不良、球形细胞脑白质营养不良、肾上腺脑白质营养不良、Alexander 病、海绵状脑白质营养不良和 Pelizaeus-Merzbacher 病等。

脑包虫病（cerebral echinococcosis） 见脑棘球蚴病。

脑病（encephalopathy） 任何脑器质性损害。

脑病合并内脏脂肪变性综合征（Reye syndrome） 见瑞氏综合征。

脑-肠肽（brain-gut peptide） 既存在于胃肠道，又分布于中枢神经系统中的双重分布的肽被统称为脑-肠肽。现已发现的有 20 余种，如促胃液素、P 物质、缩胆囊素、神经降压素、神经肽-Y 等。

脑超声波检测（echoencephalography） 用超声波仪探测颅腔。正常时中线波居于进波与出波中间，它与进波和出波的距离相差不超过 3mm，如两者距离之差大于 3mm，即表示中线波有移位；距离大的一侧可能有占位性病变存在。对幕上的占位性病变定侧诊断特别适用。

N

脑出血（cerebral hemorrhage, intracerebral hemorrhage, ICH）颅内或全身疾病引起脑实质内出血。高血压性脑出血最常见。分为外伤性和非外伤性（又称原发性或自发性）脑出血两种。多发生在大脑半球内，是病死率最高的疾病之一。最常见的病因是高血压和动脉硬化，使脑血流减少，脑血管阻力增大，引起小动脉壁缺氧、纤维坏死和继发脑小动脉内腔扩大或形成小动脉瘤破裂而出血。此外，还包括脑内小动静脉畸形、脑动脉炎、脑胶质瘤、白血病及血友病等。脑出血发病年龄常在40岁以上，多突然发病。因出血部位不同，临床表现也不尽相同：①内囊和基底节附近出血。可突然头痛、恶心、呕吐，意识清楚或轻度障碍，病灶对侧出现中枢性偏瘫、面瘫和舌瘫，重者发病急，昏迷快而深，两侧瞳孔不等大。②脑桥出血。病人很快昏迷，四肢瘫痪，两瞳孔处度缩小，多在数小时到数日内死亡。③小脑出血。常以眩晕、头痛和频繁呕吐起病，可有眼球震颤和共济失调，重者很快昏迷，多因枕大孔疝而死亡。病情允许应作CT或MRI确诊。脑出血治疗：首先是挽救生命，其次是降低致残率。急性期应尽量减少搬动，最好就地治疗，应安静，头部放冰袋，用脱水剂，或手术治疗。

脑垂体（pituitary gland）见垂体。

脑垂体危象（pituitary crisis）其他名称：垂体危象。垂体在某种因素作用下出现严重功能障碍症候群的一种危重表现。常见于未经确诊的部分或全垂体功能减退症，遇寒冷、疲劳、饥饿、感染、外伤、手术或麻醉时出现，也可见于垂体卒中时。可表现为精神失常、高热或低体温、低血糖、低血压、低血氧、惊厥、昏迷等。治疗：处理病因，立即用促肾上腺皮质激素和对症治疗。

脑卒中（apoplexy）其他名称：脑血管意外。发病突然的脑血液循环障碍性疾病。是脑血栓形成、短暂性脑缺血发作、脑栓塞、脑蛛网膜下腔出血、脑出血等脑血管病的总称。可致意识障碍、偏瘫、甚至死亡，可分为出血性脑卒中和缺血性脑卒中两类。

脑卒中单元（stroke unit）在医院的一定区域内，针对脑卒中病人，由神经内科、急诊医学中心、神经介入治疗组、康复科、神经外科等多学科专业人员讨论和实施的，具有诊疗规范和明确治疗目标的，并延伸到卒中恢复期和后遗症期的医疗综合体。包括家庭医疗的完善的科学管理系统，是脑血管病管理的新模式。

脑卒中后综合征（postapoplexy syndrome）继发于脑血管意外的一组症候群。可能是脑血管意外（脑出血）引起全身自身免疫反应的结果。卒中发作后2～3日内，出现发热、咳嗽、呼吸困难、咯血、关节痛和皮疹等症状，以及白细胞增多、血沉快、丙种球蛋白升高。肺部X线可有浸润性阴影。当不能用其他原因解释时，应考虑本征。治疗：氢化可的松、泼尼松等药物。

脑卒中型心电图改变（electrocardiogram changes of brain apoplexy）急性脑卒中时心电图改变有：①巨大T波为特征性改变；②ST段下降；③U波明显；④Q-T间期延长；⑤心律失常；⑥心室肥厚或心肌劳损。

脑挫伤（contusion of brain）一种常见的原发性脑损伤。只因外力作用形成的软脑膜完整而脑皮质浅层的出血和/或挫碎。可伴硬脑膜外或硬脑膜下积血，病人有神经系统功能障碍或癫痫发作。一般意识障碍程度较重，病人的昏迷时间由半小时到数天，甚至数月，严重者可有不清醒；头痛、呕吐等症状较重，持续时间较长；可出现偏瘫、失语、癫痫等；也可有血压偏低、脉数和呼吸缓慢等表现，多数迅速恢复，否则常提示有脑干损伤或其他并发症。如脑损伤过于严重，则出现中枢衰竭现象，表现为呼吸不规则甚至停止，血压下降，最后心跳停止。腰椎穿刺脑脊液呈血性。治疗：保持呼吸道通畅；抗休克和控制脑水肿；预防感染。

脑代谢显像（cerebral metabolism imaging）利用某些组成人体基本元素的放射性同位素或其标记物能够参与脑代谢的特点，将其通过静脉注入体内后，在体外利用核医学显像仪器获得脑代谢的图像，用以判断脑组织代谢状况的一种检查方法。目前临床应用最多的葡萄糖代谢显像对于脑功能的研

究、癫痫灶定位具有特殊的意义，还可以在脑肿瘤诊断、肿瘤成活和肿瘤复发的判断、肿瘤分期等方面发挥重要作用，对痴呆等精神疾病的诊断和鉴别诊断、程度和预后的评估等具有重要的价值。

脑电（electrical activity in the brain）指脑内神经元群的电活动，它包括神经元自身的膜电位及其波动、兴奋时产生的动作电位和突触传递中产生的突触后电位。大脑皮质活动时有自发脑电活动。

脑电图（electroencephalogram, EEG）通过特制的仪器，将脑的生物电放大记录而成的波状条纹图形。常规放置4～8对电极于头皮各规定部位，用单极或双极的连接方法描记。正常人大脑放发的基本节律是α节律（8～13次/s）和β节律（14～30次/s）。在异常的情况下，可发放其他频率的波型；4～7次/s的θ波、0.5～3次/s的δ波，以及棘波、尖波、棘慢波等。对癫痫、脑炎、脑瘤及脑血管病等有一定的诊断价值，对癫痫诊断价值较大。

脑电图机（electroencephalograph）记录脑部生物电变化的电子仪器。在生理学、心理学、药理学中用于有关航空生理、大脑神经细胞活力、针刺麻醉的研究。在临床上也用于癫痫、头部外伤、先天性脑发育不全、脑瘤等的定位检查。

脑淀粉样血管病（cerebral amyloid angiopathy）一种独立的脑血管病，为老年人原发性、非外伤性、非高血压性脑出血的常见原因之一。临床特征以痴呆、精神症状、反复和/或多发性脑叶出血为主要表现。其病理特点为大脑皮质及软脑膜的小血管壁内的中层和弹力层有淀粉样物质沉着，从而导致血管壁坏死和出血。

脑动静脉畸形（arteriovenous malformation of brain）其他名称：脑血管瘤。部分脑动脉和脑静脉之间先天缺乏毛细血管，形成脑动脉与脑静脉之间的短路，从而引起一系列脑血循环紊乱的疾病。常见症状有：出血、癫痫、头痛、智力障碍、颅内杂音、突眼等。头部CT扫描、MRI、脑血管造影，特别是动脉数字减影法血管造影有助于诊断。治疗：手术切除病变；供应动脉结扎、人工栓塞、质子照射、γ刀立体定向照射。

脑动脉纤维肌肉发育不良（fibromuscular dysplasia of cerebral artery）罕见的节段性的非粥样硬化的动脉疾患。特点为动脉某一节段呈交替性狭窄和扩张。最常侵犯双侧颈内动脉，脑的其他动脉亦可受累。有家族性倾向，女性较多见。需进行动脉造影方能确诊。治疗：无症状者不需处理；合并脑血管病时，按相应疾病治疗。

脑动脉炎（cerebral arteritis）一组病因未全明的脑动脉炎性疾病，大多属于自体免疫变态反应所致的结缔组织病。这类疾病因血管炎症而使血管狭窄和闭塞，可出现一系列脑功能障碍症状，轻者头痛、眩晕，重者偏瘫、语言障碍、失明等。治疗：扩血管药、激素及中药。

脑动脉硬化症（cerebral arteriosclerosis）脑动脉粥样硬化等脑动脉管壁变性所引起的非急性、弥漫性脑组织改变和神经功能障碍。常在50岁以后逐渐出现神经衰弱，相当长时间内人格及自知力相对保持完整，病情时好时坏，逐渐发展为性格改变、多疑、缺乏自知力、思维单调而不连贯、痴呆，甚至出现幻觉、妄想。常伴脑血管损害引起的轻偏瘫、巴宾斯基征阳性等体征，如有局限性脑叶萎缩，可出现定位性皮质损害症状。治疗：降血脂，扩张血管。

脑啡肽酶（enkephalinase）一种含锌的金属肽酶。位于细胞表面的Ⅱ型膜肽酶，特异性地切割蛋白质或多肽的疏水氨基酸残基间的肽键，特别是P1′位为苯丙氨酸或酪氨酸的底物。可使一些激素如脑啡肽、胰高血糖素、神经降压素、催产素失活。脑啡肽酶在不同组织发挥不同的生理作用，如在肾和血管内皮通过调节心房利尿肽的水解而发挥作用。在中枢神经系统主要调节脑啡肽诱发的镇痛作用。脑啡肽酶可能与阿尔茨海默病的发生发展有关。

脑分水岭梗死（cerebral watershed infarction, CWI）脑内两条动脉供血交界处的梗死。主要位于大脑皮质动脉供血区之间、基底核区小动脉供血区之间的边缘带组织，此种梗死约占全部脑梗死的10%。

脑风（headache due to windevil） 中医病证名。指风冷侵袭脑户的病证，亦指邪气上熏而头痛不止之症。风邪人犯于脑所致。症见项背怯冷、脑户（穴名）极冷、痛不可忍。治宜温散为主。

脑复苏（cerebral resuscitation） 心肺复苏后为保护脑组织而采取的措施。方法：20%甘露醇静脉滴注利尿脱水；头部冰囊、冰帽降温，使体温迅速降至 34～32℃，注意体温低于30℃易发生室颤；给氢化可的松或地塞米松（氟美松）；维持呼吸循环稳定，镇静止痉，纠正水电解质失衡和酸碱失衡；施行营养疗法、支持疗法。

脑复新（pyrithioxine, pyritinol） 见吡硫醇。

脑-肝-肾综合征（cerebro-hepato-renal syndrome） 一种过氧化物酶体病。临床表现为颅面畸形、中枢神经系统发育异常、肝大、肝功能异常、肾微小囊肿。对症和支持治疗。

脑肝肾综合征（Zellweger syndrome） 其他名称：泽尔韦格综合征。常染色体隐性遗传病。与 PEX 基因缺陷有关。由美国医生泽尔韦格（Zellweger）报道。临床表现为肌肉张力低下、软骨生成不良、肝囊肿、肝功能异常、肾囊肿、尿道下裂及隐睾。

脑苷脂（cerebroside） 最简单的鞘糖脂。其配糖体部分为神经酰胺，由长链鞘氨醇和长链的脂肪酸通过酰胺键相连而成。是神经酰胺的一种单糖基衍生物。依所连糖基不同，有半乳糖脑苷脂和葡糖脑苷脂之分，前者主要存在于神经细胞膜和髓鞘，如葡糖脑苷脂、神经苷脂等；后者主要存在于其他组织的细胞膜中。

脑干（brain stem） 位于脊髓和间脑之间的神经结构。自下而上由延髓、脑桥、中脑 3 部分组成，是中枢神经系统的一部分，内含端脑、间脑与小脑、脊髓间的信息通道，具有多方面重要功能。①脑干的腹侧面：延髓的腹侧面沿中线两旁各有一条隆起，叫锥体。脑桥的腹侧面膨隆，向两侧逐渐变窄形成桥臂，伸入小脑。中脑腹侧面有两条圆柱状隆起叫大脑脚；②脑干的背侧面：延髓和脑桥的背面与小脑覆盖的腔隙为第四脑室。中线两侧分别埋有薄束核和楔束核。中脑的背侧有两对小丘。上方的一对叫上丘，是视觉反射中枢，下方的叫下丘，是听觉反射中枢。脑干内部结构有灰质、白质和网状结构。

脑干损伤（brainstem injury） 严重颅脑损伤之一。头部损伤引起丘脑、中脑、脑桥或延髓的出血或软化。临床表现有持续性昏迷；瞳孔时大时小，对光反射消失；呼吸节律变慢、不规则，出现暂停；心率时快时慢，心律不齐；去大脑强直发作等。CT、MRI 检查能提供较大的诊断帮助。治疗：重点在缓解颅内压增高，减轻脑水肿，保持呼吸道通畅，预防呼吸道、尿路及皮肤的并发症。

脑干网状结构（reticular formation of brainstem） 在脑干的中央部位，许多散在的神经元与神经纤维混杂交织成网状的神经结构。它具有重要的生理功能。如在延髓网状结构内就有心血管运动中枢和呼吸中枢；并且在控制睡眠-觉醒活动中也起着重要作用。

脑干型感觉障碍（brain-stem dysesthesia） 脑干病变时出现的一种感觉障碍。中脑和脑桥受损出现病变，对侧偏身感觉障碍，常伴该侧偏身感觉障碍侧偏瘫，病变同侧脑神经瘫。延髓背外侧综合征（Wallenberg 综合征）时，同侧面部感觉障碍，对侧半身的感觉障碍，也称交叉性感觉障碍，是延髓特有的体征。

脑干型运动障碍（brain-stem dyskinesia） 脑干病变时的一群症状。脑干有各脑神经运动核和锥体束。一侧脑干病变，累及该侧脑神经核，出现该侧脑神经瘫；又累及该侧下行的锥体束，锥体束支配对侧上下肢，故而出现对侧偏瘫，这称为交叉性瘫痪，是诊断脑干疾病的重要依据。

脑梗死（cerebral infarction） 局部脑组织因血液循环障碍、缺血、缺氧而发生的软化坏死。主要由供应脑部血液的动脉出现粥样硬化和形成血栓而引起，或亚急性细菌性心内膜炎脱落的赘生物栓塞所引起。脑循环功能不全引起的非阻塞性梗死，可能与脑血管痉挛有关。

脑功能轻微失调（mild brain dysfunction，MBD） 见注意缺陷多动障碍。

脑沟（cerebral sulci） 大脑半球的表面凹凸不平，布满深浅不同的沟。主要沟有：①外侧沟，起于半球下面，转到上外侧面，行向后上方，是半球最深、最明显的沟；②中央沟，起于半球上缘中点的稍后方，沿上外侧面斜向前下方，到达外侧沟；③顶枕沟，位于半球内侧面后部，并转至上外侧面。除此 3 条较深的沟将半球分为 5 个叶外，每个叶上的沟与沟之间又将分出隆起的脑回。

脑骨伤（fracture of skull） 中医伤科病名。由跌打、碰撞等暴力而致头颅骨折，常合并脑损伤。开放性者头皮颅骨碎裂，脑浆外溢。闭合性者表现为局部肿胀，颅骨凹陷，或有眼结膜出血、耳鼻出血以及头痛、头昏、恶心、呕吐、嗜睡或昏迷等，严重者可出现深度昏迷、瞳孔不对称、呼吸不规则以及抽搐等甚至死亡。需急救。宜手术治者应手术。中药宜宣窍开利、活血散瘀、平肝息风等。

脑灌注压（cerebral perfusion pressure） 测定脑缺血状态的方法。平均动脉压减去颅内压等于脑灌注压。正常的脑灌注压为 9.98～11.97kPa（75～90mmHg）左右，这时脑血管的自动调节功能良好。如果颅内压不断增高，而使脑灌注压低于 5.32kPa（40mmHg）时，脑血管自动调节失效，脑血流量就不能保持稳定，使病人处于极端严重的脑缺血状态，预后很差。

脑回（convolution, gyrus） 大脑半球表面有很多深浅不同的沟，沟与沟之间的隆起部分。大脑半球的各个叶内都有很多脑回，其中重要的有：额叶的中央前回、额上回、额中回及额下回；顶叶的中央后回、缘上回和角回；颞叶的颞上回、颞横回、颞下回、海马旁回和钩。在半球的内侧面，有扣带回等。

脑回声图（encephalic echogram） 采用 A 型超声反射性所获得的颅脑回声图。用于检查颅脑血肿或颅内肿瘤可疑者，可判断天幕上病变位于左侧或右侧。频率一般从 1.25～2.5MHz。

脑积水（hydrocephalus） 是以脑脊液容量增多和脑室扩大为特征的疾病。脑脊液分泌过多、循环受阻或吸收障碍而致脑脊液在脑室系统和/或蛛网膜下腔积聚并不断增多。可分为：①交通性脑积水；②阻塞性脑积水；③正常压力性脑积水。由先天因素所致者称先天性脑积水；由后天因素如出血、感染、肿瘤所致者称后天性脑积水。病婴出生后数周至数月内，头颅迅速增大，头形变圆，囟门膨隆，颅缝增开，眼球下旋；进而精神萎靡，头不能抬起，可有抽搐发作和肢体瘫痪等症状。治疗：手术为主，包括脑脊液分流术等。

脑激惹现象（cerebral surge phenomenon） 脑部组织病变时，病人喜背光侧卧、躯干和两下肢屈曲、蹙眉、两眼紧闭、面部呈厌烦样表现的现象。见于流行性脑脊髓膜炎、蛛网膜下腔出血、化脓性脑膜炎、结核性脑膜炎、颅脑外伤、脑肿瘤。

脑棘球蚴病（cerebral echinococcosis） 其他名称：脑包虫病。犬绦虫（细粒棘球绦虫）的幼虫（棘球蚴）侵入颅内，形成包虫囊肿所致的疾病。是自然疫源性疾病，主要流行于畜牧区。人感染狗绦虫后，虫卵在十二指肠内变成六钩蚴，并穿过肠壁入血，随血液循环到脑部，形成脑包虫。脑包虫多见于大脑中动脉分布区，常为单发。虫体繁殖能力强，子囊可多达数百，故可形成巨大囊肿。临床表现：颅内压增高症状。亦可有偏身感觉障碍、轻偏瘫及局限性癫痫发作等。囊液抗原皮内试验及脑脊液补体结合试验阳性，有助于诊断。治疗：手术。

脑脊膜（meninx） 简称脑膜。脑和脊髓表面的结缔组织膜。外层为硬膜，在脑称硬脑膜，在脊髓称硬脊膜，厚而坚韧，有保护和支持作用；中层为蛛网膜，是一层无血管的半透明膜，疏松而呈网状，其下为间隙，称蛛网膜下腔，充满脑脊液；内层为软膜，在脑称软脑膜，在脊髓称软脊膜，薄而紧贴于脑和脊髓，富含神经和血管，并伴随血管深入脑和脊髓组织。

脑脊液（cerebrospinal fluid） 由侧脑室、第三脑室和第四脑室的脉络丛分泌的无色透明液体。充满于蛛网膜下腔、脑室和脊髓中央管内，滋养脑神经组织，调节颅内压，保护脑免受震荡。其循环途径是：自侧脑室经室间孔入第三脑室，向下流入中脑水管及第四脑室，经第四脑室正中孔及外侧孔流入蛛网膜下腔，再经蛛网膜粒归入静脉。如循环通路发生阻塞时，可引起脑积水或颅内压增高。

脑脊液鼻漏（cerebrospinal rhinorrhea） 脑脊液经鼻漏出。因和鼻腔、鼻窦或中耳相关联的颅底骨和硬脑膜由于手术、外伤或其他原因（如骨髓炎以及肿瘤等）而遭破坏所致。中耳内的脑脊液经咽鼓管流入鼻腔者也属之。可依漏出液中是否含葡萄糖而予以确诊。病人可反复发生脑膜炎。治疗：手术修补。

脑脊液蛋白电泳（cerebrospinal fluid protein electrophoresis） 在醋酸纤维素薄膜脑脊液蛋白电泳图上可见到明显的前白蛋白、白蛋白和 α_1 球蛋白、α_2 球蛋白、β 球蛋白、γ 球蛋白区带。参考值依次为 $2\%\sim6\%$、$55\%\sim65\%$、$30\%\sim80\%$、$4\%\sim9\%$、$10\%\sim18\%$、$4\%\sim13\%$。前白蛋白增加见于脑萎缩、脑积水；白蛋白增加见于脑血管病变、椎管内梗阻；球蛋白增加见于脑膜炎、脑肿瘤。γ 球蛋白区出现 $2\sim5$ 个异常带称寡克隆带，见于多发性硬化症，也可见于吉兰-巴雷综合征、结核性脑膜炎及神经性梅毒。

脑脊液的转移（metastasis by CSF） 瘤细胞通过脑脊液发生的转移。见于中枢神经系统的原发性肿瘤侵犯脑脊髓表面或脑室系统时。最多见于颅底与脊髓的马尾部。小脑的髓母细胞瘤多经此途径转移。大脑的星形细胞瘤、星形母细胞瘤、室管膜瘤、脉络丛的肿瘤等，有时也可发生这样的转移。

脑脊液耳漏（cerebrospinal otorrhea） 脑脊液经耳漏出。脑脊液循环系统特别是蛛网膜下腔与中耳相通到使脑脊液流入中耳。由颅脑损伤或手术及前庭外淋巴瘘等引起。淋巴液或脑脊液呈清水样从鼓膜穿孔外流，或经咽鼓管流入鼻咽部而成鼻漏。治疗：手术探查行硬脑膜修补。

脑脊液分流术（by-pass operation of cerebrospinal fluid） 另建脑脊液循环通路，使脑脊液通过新路流往可被吸收的地方。可分为：颅内分流，如侧脑室小脑延髓池分流术，第三脑室造瘘术等；颅外分流，将脑脊液引流入血液循环系统、淋巴系统、其他脏器或体腔。常用的方法有脑室心房分流术、脑室腹腔分流术。

脑脊液检查（cerebrospinal fluid examination） 对神经系统疾病进行诊断和病情观察的一种重要方法。脑脊液主要由脑室脉络丛产生，经脑室流入小脑延髓池，分布于蛛网膜下腔。当脑组织与脑膜有病变时，脑脊液的成分发生变化，不同的病变和病程其变化有所不同。检查内容主要包括脑脊液压力、外观、细胞计数（总数及分数）、生物化学检查及细菌学检查等。卧位腰椎穿刺脑脊液压力为 $0.785\sim1.766$ kPa（$80\sim180$ mm H_2O），正常脑脊液为无色透明，细胞数为 $(0\sim5)\times10^6$/L，蛋白质 $0.15\sim0.45$ g/L（$15\sim45$ mg%），糖 $2.5\sim4.4$ mmol/L（$50\sim75$ mg%），氯化物 $120\sim130$ mmol/L（$700\sim750$ mg%）。

脑脊液漏（liquorrhea） 由于开放性颅骨骨折同时撕裂硬脑膜和蛛网膜所致的脑脊液外漏。多见于颅底骨折。常见有鼻漏和耳漏两种。由鼻孔或外耳道流出脑脊液为其主要表现。在急性期流出的液体常为血性；慢性期则为水样液体。流失量过多，可引起低颅压综合征。经久不愈者，可引起反复发作的脑膜炎。治疗：多可自愈，若历时 1 个月不愈者，需开颅修补脑漏。

脑脊液-脑屏障（brain-cerebrospinal fluid barrier） 脑脊液与脑细胞间液之间，调节物质交换的结构。由室管膜上皮、基膜和室管膜下胶质膜等共同构成。

脑脊液外引流（cerebrospinal fluid drainage） 用于暂时降低颅内压力的治疗措施。如颅后窝占位性病变，病情严重者可手术前使用脑室持续引流，以改善病情；术后脑室引流，可引流血性脑脊液，帮助病人度过术后脑水肿期。

脑脊液循环（circulation of cerebrospinal fluid） 脑脊液从产生到最后回流到静脉的过程。脑脊液由侧脑室的脉络丛产生，经左、右室间孔流入第三脑室，又经中脑水管入第四脑室，再经第四脑室的正中孔和外侧孔进入蛛网膜下腔，致使脑、脊髓和神经根等均浸泡于脑脊液中。最后，脑脊液沿蛛网膜下腔流向大脑背面，经蛛网膜粒入硬膜窦，回流到静脉而如此循环往复，保持动态平衡。如脑脊液的循环通路发生阻塞时，可引起脑积水导致颅内压增高。进而造成脑疝如小脑幕切迹疝等。

脑脊液压力（cerebrospinal fluid pressure） 腰椎穿刺时将测压器连接于穿刺针头上所测得的压力。正常侧卧位压力为 $70\sim180$ mmH_2O 或 1min40$\sim$50 滴。

脑寄生虫病（cerebral parasitosis） 其他名称：寄生虫性脑炎。生物病原体如蠕虫、原虫等侵入人体寄生，感染脑部而引起的脑部炎症反应。常见病原体为血吸虫、肺吸虫、囊虫、包虫、蛔虫、丝虫、疟原虫、阿米巴、锥形虫等。临床有发热、头痛、恶心、呕吐、抽搐、昏迷、癫痫、失明、失语、瘫痪、视神经乳头水肿等。血尿便检查、脑脊液检查、X 线检查、血清补体结合试验、皮肤抗原试验等有助于诊断。治疗：针对病因使用抗寄生虫药物；对症及手术等。

脑静态显像（brain static imaging） 病变部位脑组织由于血管成分和结构的改变，细胞外间隙扩大、反应性脑水肿、细胞饮液作用、载体转运或细胞代谢的变化因素，摄取放射性药物增多，而呈现局限性放射性浓集而显像的技术。正常情况下，血脑屏障可阻止血液中物质渗透到脑实质中，当注入放射性药物后，脑扫描图上或 γ 照相呈现低放射性水平空白区，当脑部罹患疾病（如肿瘤、脓肿、血肿、脑梗死等）时，血脑屏障功能破坏，脑组织内放射性药物浓度增高。

脑康（xantinol nicotinate） 见烟酸占替诺。

脑立清（naoliqing） 中医成药名。息风解痉剂。研制方。组成：代赭石、磁石、清半夏、酒曲、熟酒曲、牛膝、珍珠母、薄荷水、冰片、猪胆膏。功能重镇潜阳、醒脑安神。治高血压病所致的头晕目眩、头痛耳鸣、烦躁失眠。水丸。孕妇忌服。

脑立清胶囊（naoliqing jiaonang） 中医成药名。治风剂（平肝息风）。组成：磁石、代赭石、珍珠母、清半夏、酒曲、牛膝、薄荷脑、冰片、猪胆汁。功能平肝潜阳、醒脑安神。治肝阳上亢所致头痛脑涨、耳鸣眩晕、烦躁易怒、失眠多梦等，即西医的高血压、脑血管意外，属中风偏瘫者。孕妇忌服，体虚便溏者慎用。

脑立清丸（naoliqing wan） 中医成药名。治风剂（平肝息风）。组成：磁石、珍珠母、清半夏、酒曲、牛膝、薄荷脑、冰片、猪胆汁。功能平肝潜阳、醒脑安神。治肝阳上亢所致的头痛脑涨、耳鸣眩晕、烦躁易怒、失眠多梦等，即高血压、脑血管意外，属中风偏瘫者。孕妇忌服，体虚便溏者慎用。

脑裂头蚴病（brain sparganosis） 由裂头蚴引起的脑内寄生虫病。临床表现很像脑瘤症状，有阵发性头痛，严重时可有昏迷或伴喷射状呕吐，视力模糊，或间歇性口角抽搐，肢体麻木，抽搐，甚至瘫痪等，常被误诊。

脑磷脂（cephalin） 磷脂酰乙醇胺和磷脂酰丝氨酸的统称。前者是高等植物和动物主要的一类甘油磷脂，分子中的乙醇胺与磷脂酸上的磷酸残基通过脂键相连；后者以丝氨酸代替乙醇胺的位置。是细胞膜及线粒体膜的重要组成成分。在体内分布广泛，尤富集于脑和脊髓，临床上可用做止血药和肝功能检查的试剂。

脑灵（sibelium，flunarizine） 见氟桂利嗪。

脑脉康（xantinol nicotinate） 见烟酸占替诺。

脑-面血管畸形（encephalofacial vascular malformation） 表现为面部皮肤血管痣，对侧局限性轻瘫痪、癫痫、智力减退、颅内钙化、青光眼等症状。一种先天性疾病。分为三种类型：Ⅰ型为典型斯德奇-韦伯综合征，两侧面部和软脑膜血管瘤，伴青光眼；Ⅱ型多见，面部有按三叉神经分布的血管瘤，常有青光眼；Ⅲ型无面部血管瘤，但有软脑膜血管瘤病和青光眼。临床特征表现是面痣和一组神经系统综合征，包括癫痫发作、偏瘫、智力减退和青光眼。本病以对症治疗为主。血管畸形可手术切除，可试用小剂量阿司匹林，放射治疗可考虑。

脑面血管瘤病（encephalofacial angiomatosis） 见斯德奇-韦伯综合征。

脑膜刺激征（meningeal irritation sign）　脑膜受激惹所表现的体征。包括颈项强直、克尼格（Kernig）征、布鲁津斯基（Brudzinski）征阳性，见于各种脑膜炎、蛛网膜下腔出血和颅内压增高等情况。

脑膜瘤（meningioma）　可能由蛛网膜粒发生的肿瘤。多数为良性，偶有恶变。常见于 40～50 岁的中年人。好发于上矢状窦旁和大脑镰两侧，以及蝶骨嵴的侧面和桥小脑角等处。肿瘤有包膜，常为球形，主要来自脑膜的间叶细胞，可再演变为成纤维细胞、血管母细胞，甚至化生为软骨或骨细胞等。脑膜瘤内常见有均质性或同心圆性钙化小体（砂粒体）。此型脑膜瘤亦称为砂样瘤。治疗：手术全切除可获痊愈，不全切除能使症状较长期缓解，不能切除而有高颅压者可做脑脊液分流术。

脑膜脑膨出（meningoencephalocele）　由于颅骨发育不全，部分脑组织和脑膜膨出的现象。多发生在枕部。枕鳞未发生，缺口常与枕骨大孔相通。

脑膜脑炎型钩端螺旋体病（meningo encephalitis of leptospirosis）　钩端螺旋体病的一种类型。以寒热、身痛发病，数日后开始出现头痛、呕吐、烦躁、谵妄、瘫痪等脑炎症状。重症可发生抽搐、昏迷及呼吸衰竭等。脑脊液检查压力增高，蛋白稍增加，白细胞一般在 0.5×10^9/L 以内，以淋巴细胞为主，糖正常或略减少，氯化物多正常。脑脊液分离钩端螺旋体阳性率较高。以脑膜炎症候群为主者，预后较好；以脑炎或脑膜脑炎症候群为主者，预后较差。治疗：青霉素、多西环素、红霉素、咪唑酸酯、甲唑醇，注意防治脑水肿、脑疝的发生。

脑膜膨（突）出（encephalomeningocele, meningocele）　由于颅骨局限性缺损（颅骨裂）造成的脑膜突出于颅外。如膨出脑膜内有脑实质同时膨出，则为脑膜脑膨出。常见位置是鼻根部，其次是后囟、枕大孔。呈囊状，多数基底宽，哭时增大或看到波动。治疗方法是手术修补。

脑膜炎（meningitis）　脑膜或脑脊膜炎症。由多种病原微生物感染而引起。按病因可分为：细菌性脑膜炎（脑膜炎球菌、链球菌、大肠埃希菌等）；病毒性脑膜炎（肠道病毒、疱疹病毒等）；其他生物病原性脑膜炎（真菌、钩端螺旋体、囊虫等）；肿瘤性脑膜炎（白血病、淋巴瘤脑膜浸润、脑膜型癌瘤转移）。无论何种病原所引起的脑膜炎，最基本的体征是脑膜刺激征。主要症状为发热、头痛、呕吐、意识障碍及颈项强直、克尼格征阳性等。脑脊液检查对各类脑膜炎的诊断有极重要意义。治疗：针对病因选用适当的抗生素和降颅内压药物。

脑膜炎奈瑟菌（Neisseria meningitidis）　见脑膜炎球菌。

脑膜炎球菌（meningococcus）　其他名称：脑膜炎奈瑟菌。奈瑟菌属，是流行性脑脊髓膜炎（简称流脑）的病原体。革兰氏阴性双球菌。常被吞噬于中性粒细胞中，呈肾形或豆形，成双排列，凹面相对。人工培养后则形成不规则。从病人新分离的菌株可有多糖荚膜。本菌经飞沫传播，致病因素为内毒素。抵抗力很弱，对干燥、高温、低温、磺胺和抗生素等均很敏感。

脑膜炎球菌败血症（meningococcemia）　由脑膜炎球菌感染所致。可分为急性和亚急性两种。急性败血症，起病急，部分病人可有咽痛、头痛、咳嗽等前驱症状。为暴发型脑膜炎菌败血症，除有寒战、高热外，皮肤迅速出现瘀点、瘀斑并融合成片，同时伴有感染性休克，其预后较差，病死率高。亚急性败血症较急性型少。其突出表现为回归热型、关节疼痛、皮疹、肌痛、结膜炎等，病程迁延数周或数月。治疗不及时常继发脑膜炎、心内膜炎、肾炎等。本病主要采用青霉素、氯霉素、头孢噻肟、头孢曲松治疗并对症处理。

脑膜炎球菌性脑膜炎（meningococcal meningitis）　是由脑膜炎球菌引起的化脓性脑膜炎。病人和带菌者为传染源，经空气飞沫由呼吸道传播。冬末春初为流行季节。以儿童发病率最高。临床上以突起高热、头痛、呕吐、皮肤黏膜瘀点、瘀斑及脑膜刺激征等为特点。重症者出现休克、抽搐和意识障碍等。脑脊液呈化脓性改变，白细胞数和蛋白明显增高、糖和氯化物降低，涂片或培养可获脑膜炎球菌。治疗与脑膜炎

球菌败血症相似。预防重点进行流脑菌苗接种。

脑膜中动脉（arteriae meningea media）　上颌动脉第一段供应硬脑膜的主要分支。发自上颌动脉第一段的上壁，上行经棘孔入颅，分布至硬脑膜，营养硬脑膜及颅骨。其分支多穿行于骨管中，该处骨折时，易伤及此动脉，形成硬脑膜外血肿。

脑囊虫病（cerebral cysticercosis）　其他名称：脑囊尾蚴病。一种脑部寄生虫病。猪带绦虫幼虫（猪囊虫）钻入肠壁后经血液循环至全身各部位，可分为大脑皮质型、脑膜炎型、脑室型、痴呆型和脊髓型等。主要表现为癫痫发作、颅内压升高、精神异常、脑底脑膜炎、感觉运动障碍等。根据全身其他处有囊虫结节、绦虫病史及酶免疫吸附试验阳性，即可确诊。治疗：吡喹酮、阿苯达唑，必要时可行外科手术。

脑囊尾蚴病（cerebral cysticercosis）　见脑囊虫病。

脑内血肿（intracerebral hematoma）　多为脑挫裂伤深部小血管出血所致。常见部位为颅骨凹陷骨折处、额叶底面、颞尖部，常与硬脑膜下血肿伴发。伤后昏迷多呈持续性或逐渐加深。颅内压增高都较明显。症状与血肿位置有关。CT 扫描、MRI 可确定血肿部位。治疗：血肿清除，止血。

脑内脏联合综合征（cerebro-splanchnic linkage syndrome）　某些脑部疾病引起神经-体液调节功能紊乱，导致内脏器官的形态功能发生一系列特殊改变的病征。表现为脑心综合征，以心律失常多见；脑-胃肠综合征，以应激性溃疡为主；脑-肺综合征，并发肺水肿；脑-肾综合征，出现血尿、少尿或无尿。对症及针对病因进行治疗。

脑脓肿（brain abscess）　化脓性细菌病原体（细菌、真菌及原虫，如活组织阿米巴原虫）侵入脑组织内形成单个或多个脓肿。多来自邻近感染灶。根据细菌来源分为耳源性、鼻源性、损伤性、血源性、隐源性等。多见于儿童和青少年。临床上病人可表现为急性感染、颅内压增高和脑局灶定位体征等三类征象。病人常有发热、头痛、呕吐、视力减退或偏瘫等症状。CT、MRI 检查常可明确诊断。治疗：足量抗生素，穿刺抽脓，脓肿切除。

脑屏障（brain barrier）　脑脊髓血管内的血液与脑脊髓组织之间调节物质交换的系统。能使血液中的物质有选择地通过，可以有限度地防止血中有害物质进入脑组织，从而保证神经细胞的正常生理活动。

脑桥（pons）　位于脑干的中段，小脑、延髓和中脑之间的脑组织。其腹侧面（基底部）显著凸出，有由横行纤维构成的连接小脑左右半球的桥样结构，故名。其内除含有传入（内侧丘系、脊髓丘系等）和传出（锥体束等）纤维束外，还含有三叉神经、展神经、面神经、前庭蜗神经的核团，以及呼吸中枢等。具有传导信息、调节呼吸节律和协调骨骼肌运动等功能。

脑桥被盖部综合征（Raymond-Cestan syndrome）　其他名称：雷蒙-塞斯唐综合征。由脑桥长旋动脉闭塞引起的病变，是位于脑桥被盖部并累及相关结构的综合征。累及结合臂时发生同侧肢体小脑共济失调；累及内侧纵束时双眼水平性协同运动障碍；累及展神经和面神经时出现展神经和面神经麻痹；累及内侧丘系时对侧肢体深感觉障碍。

脑桥腹外侧部综合征（Millard-Gubler syndrome）　见米亚尔-居布勒综合征。

脑桥旁正中综合征（Foville syndrome）　见福维尔综合征。

脑桥中央髓鞘溶解症（pontic central myelinolysis）　一种少见的代谢-营养性疾病，可能与乙醇中毒有关。多见于青年。主要表现为强哭，四肢软瘫，腱反射消失，锥体束征阳性。也可有两侧面肌、舌肌瘫痪，吞咽及构音困难，去大脑强直，昏迷，大小便失禁。常在数周内死亡。治疗：无特殊治疗；主要纠正电解质紊乱，加强心、肺监护，维持足够营养，预防并发症。

脑桥综合征（pontine syndrome）　脑桥受损所致的症候群。由于脑桥受损部位不同，出现症状亦异。患侧眼球不能外展和周围性面瘫，以及对侧肢体中枢性瘫痪，称脑桥腹外侧部综合征。两眼不能向患侧水平凝视，以及对侧肢体中枢性瘫痪，称脑桥旁正中综合征。患侧有小脑共济失调，对侧肢体有本体感觉障碍，两眼不能向患侧水平凝视，称脑桥被盖部

综合征。病人不语不动，仅用眼球上下活动来表达意识内容，称闭锁综合征，是脑桥腹侧的局限性损害所致。

脑窃血综合征（steal syndrome） 某一血管闭塞后，其供血区向邻近血管"窃取"血液，导致邻近血管出现供血不足的一系列症状。常见锁骨下动脉近心端闭塞，造成脑干、枕叶或大脑半球供血不足的症状；一侧颈内静脉闭塞引起对侧大脑半球供血不足；颈外动脉闭塞，使椎动脉供血减少，出现脑干缺血表现等。治疗：手术，对症处理。

脑缺血（cerebral ischemia） 由于供给脑部血液的动脉血管短时间供血不足，引起相应的脑组织发生暂时性功能障碍。常表现为突然发作的头晕、眼花、耳鸣、走路不稳，严重时意识模糊、双目失明或复视、肢体无力与感觉异常、说话不流利等。

脑缺血反应（cerebral ischemic response） 其他名称：库欣反射。当脑的血流量减少或动脉血压过低时，心血管中枢的神经元可对脑缺血发生反应，引起交感缩血管中枢紧张性显著升高，外周血管强烈收缩，动脉血压升高，称此为脑缺血反应。其意义为改善脑、心的血液供应。

脑三叉神经血管病（Sturge-Weber syndrome） 见斯德奇-韦伯综合征。

脑 CT 扫描（brain CT scanning, brain computed tomography, brain computerized tomography） 一种无损伤性检查技术。通过摄取病人脑部各断面的图像，可直接发现图像所显示的高密度病灶、低密度病灶、脑室的扩张或脑室的移位等，来判断颅内占位病灶的位置和进一步推断占位病灶的性质。此检查安全、简便，可在短期内追踪观察。对颅内肿瘤、脓肿与肉芽肿、寄生虫病，外伤性血肿与脑损伤、缺血性脑梗死与脑出血以及椎管内肿瘤、椎间盘突出等诊断效果好。

脑砂（brain sand） 位于松果体细胞间及细胞内的由松果体细胞分泌物钙化而成的同心圆板状结构。脑砂常出现于青春期后，并随年龄增长而增多。可能与衰老有关，可能是松果体分泌活动的指征。

脑疝（brain hernia） 其他名称：颅内高压危象。当颅内压增高超过一定的代偿能力或继续增高时，脑组织从高压区向低压区移位，被挤到附近的生理孔道或非生理孔道，使部分脑组织、神经及血管受压，脑脊液循环发生障碍而产生相应的综合征。病因：最常见的是血肿、肿瘤、脓肿。此外，凡能引起脑水肿的各种疾病如脑损伤、脑缺氧、脑炎、各种中毒性脑病都可引起脑疝。根据发生部位分为：小脑幕裂孔疝、枕骨大孔疝、小脑幕上疝、大脑镰下疝和蝶骨嵴疝。其中以前两类最为常见和重要。各类脑疝可单独发生，也可同时发生形成复合性脑疝。治疗：应快速滴注甘露醇等脱水剂或紧急做脑室穿刺放液以及辅助呼吸。治疗：确定病因后需行开颅手术。

脑射线损伤综合征（cerebral radiation syndrome） 放射线的直接或间接作用造成神经细胞变性而出现的一组病征。放射治疗后 7～12 个月出现症状，可出现头痛、惊厥、轻瘫、失语、昏睡、记忆障碍等表现。CT、MRI 有助于诊断。治疗：对症处理。

脑神经（cranial nerves） 与脑相连的周围神经。共 12 对。通常用罗马字母表示其顺序：Ⅰ嗅神经、Ⅱ视神经、Ⅲ动眼神经、Ⅳ滑车神经、Ⅴ三叉神经、Ⅵ展神经、Ⅶ面神经、Ⅷ前庭蜗（位听）神经、Ⅸ舌咽神经、Ⅹ迷走神经、Ⅺ副神经、Ⅻ舌下神经。脑神经的纤维成分也有感觉纤维（躯体感觉、内脏感觉）和运动纤维（躯体运动和内脏运动）两大类。但有的脑神经仅含有感觉纤维（如第Ⅰ、Ⅱ、Ⅷ对脑神经）；有的仅含运动纤维（如第Ⅲ、Ⅳ、Ⅵ、Ⅺ、Ⅻ对脑神经）；还有的是混合性的，含有感觉和运动两种纤维（如第Ⅴ、Ⅶ、Ⅸ、Ⅹ对脑神经）。

脑神经核（nuclei of cranial nerves） 脑干内与脑神经相连的神经核，由神经元的胞体集聚而成。12 对脑神经中除第Ⅰ、Ⅱ对以外，其余 10 对脑神经的核团都在脑干内。第Ⅲ对和第Ⅳ对脑神经核（动眼神经核与滑车神经核）在中脑；第Ⅴ、Ⅵ、Ⅶ、Ⅷ对（三叉神经感觉核和三叉神经运动核、展神经核、面神经核、蜗神经核与前庭神经核）在脑桥；第

Ⅸ、Ⅹ、Ⅺ、Ⅻ对脑神经核（疑核、迷走神经背核、孤束核、副神经核、舌下神经核等）在延髓。这些脑神经核中有的是运动性的，有的是感觉性的，也有的是副交感性的，还有是混合性的。

脑室（ventricles of brain） 在脑内不同部位存在的腔隙。按存在部位自上而下共有 4 个脑室：位于大脑半球内，左右对称的一对裂隙为侧脑室；位于间脑（或两丘脑）间的腔隙称第三脑室；位于延髓、脑桥和小脑之间的腔隙为第四脑室。第四脑室借中央管与脊髓相通，又借中脑水管与第三脑室相交通。第三脑室借室间孔与左右侧脑室相通。脑室内含无色透明的脑脊液。

脑室出血（ventricular hemorrhage） 神经科常见疾病。绝大多数是内囊出血破入脑室而致。多数病情严重，有昏迷、高血压、瞳孔小、呼吸深大，晚期可出现脑疝、去大脑强直和呼吸循环障碍以及自主神经功能紊乱。预后不佳。

脑室造影（ventriculography） 诊断脑血管疾病及颅内占位病变较常用的检查方法之一。行颅骨钻孔后，向侧脑室注入空气或碘油（碘苯酯）或碘水，拍摄头部 X 线片，观察脑室有无扩大、移位和充盈缺损，以明确有无颅内占位性病变。

脑视网膜血管瘤病（cerebroretinal angiomatosis, cerebelloretinal hemaoagio-blastomastosis） 见希佩尔-林道综合征。

脑受体显像（cerebral receptor imaging） 将放射性核素标记的神经递质的配体引入人体后，能选择性地与脑内受体相结合，在体外通过正电子发射体层摄影（PET）或单光子发射计算机体层摄影（SPECT）显像检测受体特定的结合位点及其分布、密度和功能的一种检测方法。通过此法可以显示脑内各种受体的分布状态，并可观察其在病理状态下的改变，从而了解神经精神疾病的病变；对疾病做出诊断和鉴别诊断，同时对治疗方案的选择、疗效观察和预后判断等也具有重要意义。临床上使用的显像剂包括：①放射性核素标记的多巴胺受体显像剂，如 ^{123}I-IBZP 和 ^{123}I-FISCH 等；②D_2 受体 PET 检查的示踪剂 ^{11}C-raclopride（雷氯必利），可显示纹状体影像；③^{18}F-多巴；④^{99m}Tc-TRODAT；⑤IQNB 二酰胆碱显像剂；⑥5-羟色胺受体显像剂；⑦脑阿片受体显像剂。

脑受压（encephalothlipsis, cerebral compression） 急性颅脑损伤类型之一。常伴脑挫裂伤同时出现。症状与颅内出血量、出血速度有关。颅内出血量超过正常颅内容积 8%～15% 即出现脑受压症状。表现依类型、急性硬膜外血肿、硬脑膜下血肿和脑内血肿而不同。可有颅内压增高征象、昏迷、偏瘫等。早期应手术治疗。

脑衰弱综合征（cerebral asthenic syndrome） 因躯体疾病引起大脑功能失调而出现的类似神经衰弱的症状。是一组症候群，为其他疾病的症状之一。表现酷似神经衰弱，检查可获得相应躯体疾病的体征和实验室所见。治疗：以根除引起本病的基础疾病为主，辅以对症支持疗法。

脑栓塞（cerebral embolism） 由于异常的物体（固体、液体、气体）沿血液循环进入脑动脉或供应脑的颈部动脉，造成血流阻塞而产生脑梗死。属于缺血性卒中。常见于：风湿性心脏病、动脉粥样硬化、亚急性细菌性心内膜炎、肺静脉血栓、肺部外伤等。起病急骤，立即出现偏瘫、失语、局灶性抽搐等症状，一般多无意识障碍。但脑的大血管栓塞或多发性脑栓塞时可使病人陷入昏迷。治疗：处理原发病预防脑栓塞再发，有脑水肿者可给予脱水剂。

脑水肿（cerebral edema） 脑组织对各种致病因素的反应。分为：①血管源性脑水肿。肿瘤压迫、损伤、炎症等致毛细血管通透性增加，血脑屏障破坏，血浆中水与其他分子外渗。②细胞毒性脑水肿。脑缺血、缺氧及各种中毒性脑病致细胞的氧化磷酸化过程受抑制，使钠泵的能源下降，Na^+ 大量储积于细胞内，引起细胞水肿。③渗透性脑水肿。水中毒及低钠血症引起细胞外液的渗压下降，水分向细胞内转移，同时细胞又有 K^+ 的排出，从而使脑的体积不变。④间质性脑水肿。部分脑室液渗入脑室附近的白质中。以上各类水肿多混合存在。颅内压增高是脑水肿的主要表现。CT 扫描可见脑

部有散在的低密度区，脑室狭小，无移位。治疗：纠正影响脑水肿的因素，可应用甘露醇和肾上腺皮质激素等。

脑死亡（brain death） 脑死亡是包括脑干在内的全脑功能不可逆转的丧失，即死亡。脑细胞广泛地、永久地丧失了完整功能，范围涉及大脑、小脑、中脑、脑桥和延髓。2013 年，《中华神经科杂志》发表了《脑死亡判定标准与技术规范（成人）（质控版）》。从此，中国有了脑死亡判定行业标准。2019 年国家卫生健康委员会脑损伤质控评价中心修改完善并推出中国成人《脑死亡判定标准与操作规范（第二版）》。2014 年，《中华儿科杂志》发表了《脑死亡判定标准与技术规范（儿童质控版）》，这是中国首次发表的儿童脑死亡判定行业标准。2018 年，国家卫生健康委员会脑损伤质控评价中心推出 2018 年版《中国儿童脑死亡判定标准与操作规范》。2021 年，国家卫生健康委员会脑损伤质控评价中心进一步推出《脑死亡判定标准与操作规范：专家补充意见》，对 2019 年版成人脑死亡标准和 2018 年版儿童脑死亡标准进行了补充与细化；对实践中遇到的问题提出了具体指导意见；对以往很少涉及，但现已普遍存在的问题，提出了意见和建议。

脑损伤（cerebral injury） 暴力作用于头部引起的脑组织损伤。主要有脑震荡、脑挫伤、脑干损伤及颅内出血等。头部受击时的状态与损伤的程度及后果有密切关系。头部静止则局部着力处的损伤比较严重；头部运动（加速性或减速性）所致损伤多呈对冲性，即在被打击部位的对侧发生损伤。

脑瘫（cerebral palsy） 其他名称：脑性瘫痪。全称大脑性瘫痪。人出生前后大脑尚未发育成熟阶段所发生的脑损害而导致的脑功能异常。以运动皮质的损伤最为多见，主要表现为中枢性运动障碍及姿势异常。

脑瘫分型（classification of cerebal palsy） 大脑性瘫痪的分类较复杂，基于病因学、病理学和临床症状，常用迈尼尔（Minear）分型法，将脑瘫分为痉挛型、运动障碍型、共济失调型和混合型四型。其中痉挛型分为双下肢型、四瘫型、偏瘫型和双侧型四个亚型；运动障碍型分为动过度型或手足徐动型、肌张力障碍型（强直型和弛缓型）两个亚型。

脑铜蛋白（cerebrocuprein） 脑中存在的一种含铜蛋白质。20 世纪 30 年代时从组织中分离出来，因其功能不明，故以组织来源命名。至 1969 年才认识它有超氧化物歧化酶的作用。

脑外伤（cerebral trauma） 头部受到外力作用而产生的脑组织损伤。不同区域的脑损伤可引起不同的症状。严重的外伤会因冲击撕裂脑内的神经、血管及其他组织。造成神经通路破坏损伤，或引起出血、水肿。引起不同程度的暂时或永久性功能障碍。

脑外伤后人格障碍（postcontusional personality disturbance） 人格障碍发生于较严重的颅脑外伤后，特别是额叶损伤，常与痴呆并存。病人丧失原有的性格特征，变得情绪不稳，易激惹，常与人吵架，自我控制能力减退，性格乖戾、粗暴、固执、自私和丧失进取心。治疗：以管理、教育和训练等康复措施为主。

脑外伤后综合征（post-traumatic brain syndrome） 脑外伤的急性期后或间歇一段时间后出现的一组症状。表现为头痛、头晕、对声光敏感、易激惹、注意涣散、记忆减退、神经过敏、自主神经功能失调等类似神经衰弱的症状。可持续数月或更久。如长期迁延不愈者，往往有心理社会因素的参与。治疗：促脑代谢药和抗焦虑药。

脑心综合征（cerebrocardiac syndrome） 因急性脑病（主要为脑出血、蛛网膜下腔出血、急性颅脑损伤）累及下丘脑、脑干自主神经中枢所引起的类似急性心肌梗死、心肌缺血、心律失常或心力衰竭的临床表现。

脑型肺吸虫病（brain paragonimiasis） 肺吸虫侵入脑部引起的疾病。儿童和青壮年易患。可出现畏寒、发热、头痛、呕吐和脑膜刺激征，亦可致癫痫发作、幻视、感觉异常或缺失、肢体瘫痪和共济失调等。脊髓损害者出现下肢无力、行动困难或截瘫。治疗：吡喹酮、阿苯达唑、硫氯酚；手术。

脑型疟疾（cerebral malaria） 一种凶险的疟疾类型。多见于恶性疟，次为间日疟。易发生于高疟区或暴发流行区，儿童

和外来人员易患。病死率高。常在一般发作后出现高热、头痛、呕吐、烦躁、精神错乱、反复抽搐、昏迷，甚至呼吸和循环衰竭，血片易检出原虫。治疗：静脉滴注磷酸氯喹，处理对症。

脑性低钠血症（cerebral hyponatremia） 由于炎症累及下丘脑和垂体后叶，发生抗利尿激素不适当分泌增加，临床呈低钠血症及血浆渗透压低，使脑水肿加重而产生低钠性惊厥和意识障碍，甚至昏迷。

脑性尖叫（cephalic cry） 患儿一种高而尖声的哭叫。常突然开始，叫几声之后又很快停止，反复出现。常见于颅内出血、颅内感染（如脑膜炎）等疾病。

脑性瘫痪（cerebral palsy） 见脑瘫。

脑血管畸形（cerebrovascular malformation） 脑部血管发育异常所形成的畸形血管团。可分为：脑动静脉畸形、海绵状血管瘤、脑-面血管瘤病，还有毛细血管扩张症、静脉性血管畸形。治疗：分别采用内科、血管内栓塞、手术、放射等疗法。

脑血管扩张药（cerebral vasodilator） 扩张脑血管，改善脑血管循环，防治血管痉挛、硬化和栓塞等疾病的药物。常用的有尼莫地平、氟桂利嗪等。

脑血管炎（cerebral angiitis） 其他名称：中枢神经系统血管炎。一类被认为以血管的病理性反应为其共性的疾病，可能为某一类型血管所特有的蛋白质成分或酶系统与血液中的某些抗体发生变态反应所致。按病因分为 4 类：原发性中枢神经系统血管炎（PACNS）；原发性系统性血管炎［巨细胞动脉炎、高安（Takayasu）动脉炎等］；继发性中枢神经系统血管炎（感染性中枢神经系统血管炎）；未分类的中枢神经系统血管炎（分为大动脉炎、中小动脉炎、小血管炎）。

脑血管意外（cerebrovascular accident） 见脑卒中。

脑血管造影（cerebral angiography） 经颈总动脉或椎动脉注入对比剂显示脑血管的 X 线检查方法。可用于诊断脑血管性疾病及颅内占位性病变等。

脑血康胶囊（naoxuekang jiaonang） 中医成药名。化瘀通脉祛瘀剂。另有制剂：口服液、片。组成：水蛭。用于血瘀中风、半身不遂、口眼歪斜、舌强言謇、舌暗紫、有瘀斑，及高血压脑出血后的脑血肿、脑血栓见上述证候者。出血者及孕妇禁用。

脑血流量（cerebral blood flow，CBF） 脑的血液流量。成人正常血流量为 50ml/（100g·min）。这一数据表明脑的供血需要量约为成人静止时心输出量的 15%。脑血流量与脑灌注压成正比，与血管阻力成反比。

脑血栓形成（cerebral thrombosis） 在脑动脉（颅内、外段）内有血液凝固，血管阻塞，引起脑相应部位的缺血或软化。多见于动脉硬化的病人。按发病的快慢和经过可分为 3 型：①急性型，占大多数，一般无意识障碍和头痛、呕吐等症状。偏瘫、失语、肢体麻木等局灶症状多在数小时或 3～5 天达到高峰，以后不再发展。②进展型，少数，症状由轻变重，可历时 1～2 周，继而出现完全偏瘫和意识障碍。③暴发型，少数，症状出现快，引起弛缓性偏瘫，伴有意识障碍或很快转入昏迷。脑脊液检查正常。脑血管造影和 CT 均有助于诊断。根据病情可选用低分子量右旋糖酐、血管扩张剂和地塞米松等药物。

脑血吸虫病（brain schistosomiasis） 血吸虫卵经门静脉栓塞大脑血管所致的疾病。青壮年多见。急性型类似脑炎，可有嗜睡、意识障碍、瘫痪和脑膜刺激征。慢性型最常见，可致癫痫发作、语言障碍和偏瘫。检查可见颅内压增高，脑脊液细胞和蛋白轻度增加。粪检阳性有助于诊断。治疗：吡喹酮及时治疗预后良好，无须手术。

脑循环（cerebral circulation） 脑供血来自颈内动脉和椎动脉。进入颅内后，在脑基底部形成动脉环，由此分支供应脑各部血液。静脉血经颈内静脉返回腔静脉，也通过颅顶骨的吻合支经颅外静脉返回体循环。脑血流量的特点为量大而耗氧多，变动范围小。脑血流量的调节主要靠血管自身调节及代谢产物 CO_2、H^+、腺苷等增多的舒血管作用。

脑炎（encephalitis） 脑组织发生的炎症。由病毒、细菌、真

菌、螺旋体、立克次体、寄生虫等引起，其中以病毒性脑炎最为常见。临床上以高热、头痛、呕吐、昏迷、惊厥等症状为其特征，大多伴有脑脊液成分的改变。治疗：去除病因。

脑叶出血（lobar hemorrhage）　位于大脑皮质下的白质出血。病人常无高血压病史，而是由脑动脉淀粉样变性引起。临床症状是头痛、呕吐。一般无瘫痪，除非是出血灶位于皮质运动区附近。脑膜刺激征（颈强、克尼格征）明显。血肿位于不同脑叶，可出现相应的症状，如单瘫、失语、偏盲或癫痫。

脑益嗪（cinnarizine）　见桂利嗪。

脑震荡（concussion of brain）　头部受到打击后发生的中枢神经系统的暂时性功能障碍。轻者受伤后仅有短时间的意识丧失、面色苍白、出汗，醒后可有逆行性遗忘、头痛、恶心和呕吐，一般经过休息即可恢复。脑部严重损伤的最初症状可与脑震荡相似，故须严密观察。

脑震荡后综合征（post-concussion syndrome）　脑震荡后发生头痛、头昏、易激惹、焦虑、注意力和记忆力损害等一组神经症性状的综合征。也可见抑郁、失眠、阳痿等，但缺乏神经系统体征。

脑脂肪栓塞（cerebral fat-embolism）　脂肪栓子引起脑血管的堵塞。多见于长管状骨骨折的病人，或肥胖人遭受广泛挤压伤者。脂肪栓子经过血液循环，大部分停留在肺部，造成肺栓塞，部分栓子穿过肺毛细血管进入大循环而停留于脑。临床表现有意识障碍、抽搐发作、去大脑强直。同时伴有气促、发绀、咯血和体温升高等症状。2～3天后皮肤有小的出血点。治疗：静脉注射氢化可的松。

脑肿瘤（brain tumor, encephaloma）　其他名称：脑瘤。发生于中枢神经系统颅内部分的肿瘤（包括大脑半球、基底核、下丘脑、丘脑、脑干和小脑）。通常分为原发性脑肿瘤和继发性脑肿瘤两类。原发性脑肿瘤可发生于脑组织、脑膜、脑神经、垂体、血管残余胚胎组织等，有良性和恶性两种。继发性脑肿瘤指身体其他部位的恶性肿瘤转移或侵入颅内形成的转移瘤。脑肿瘤的共同症状是颅内压增高，不同部位、不同性质的脑肿瘤又有其特定症状。头痛、呕吐许多疾病都有，而且相当一部分颅内肿瘤视神经乳头水肿出现很晚。因此，除常规检查眼底外，要时刻警惕，稍有怀疑，应即做头颅 CT 或 MRI 等检查。

脑肿瘤伴发的精神障碍（mental disorder associated with brain tumor）　脑器质性精神病。由脑肿瘤所致大脑功能障碍而产生的精神症状。除具有脑肿瘤一般共性症状（如头痛、呕吐、视神经乳头水肿等）以及局灶症状外，尚有意识、记忆、智力、性格等异常。治疗：手术为主。

脑肿瘤的热能治疗（thermal energy therapy of brain tumor）　脑肿瘤细胞对热能较正常神经细胞敏感，如脑温升高至 42～43℃时，肿瘤细胞可被杀死而对正常脑组织无影响。脑加温可用微波或射频电流。高热治疗与放疗或化疗合用有增效作用。

脑肿瘤种植性转移（implantation metastasis of brain tumor）　指脑肿瘤通过脑脊液播种的扩散方式。发生这种转移的脑瘤多数暴露于脑脊液中，如位于脑室壁或接近蛛网膜下腔的肿瘤。脱落入脑脊液中的瘤细胞可沉积于远处的脑室壁上、软脑膜上或脊髓的表面，形成种植性的瘤结节。

脑肿胀（cerebral swelling）　由某些疾病引起脑体积的迅速增大。它不同于脑水肿，是脑血管自动调节功能障碍引起的急性小血管扩张。

脑蛛网膜（cerebral arachnoid mater）　贴于硬脑膜内面、为包绕脑的 3 层膜的中层。系半透明的结缔组织膜，一般不进入脑沟。缺乏血管和神经，与硬脑膜间隔有硬膜下腔（隙），与软脑膜间形成蛛网膜下腔（隙），内含脑脊液，向下与脊髓的蛛网膜下腔（隙）相交通。蛛网膜下腔（隙）的深度不一，其扩大的地方称蛛网膜下池，如小脑延髓池、脚间池、交叉池等。蛛网膜下腔（隙）充气造影，有助于临床诊断。

脑蛛网膜下腔（隙）出血（subarachnoid hemorrhage of brain）　脑表面血管破裂致血液流入蛛网膜下腔，即原发性蛛网膜下腔出血。主要由动脉瘤或血管畸形所致，老年人多由动脉硬化

所致。症状是突然发病，头痛剧烈伴呕吐，检查有颈强和克尼格征阳性。CT、MRI 检查有助于诊断。腰椎穿刺见一致血性脑脊液。除内科保守疗法外，应行全脑血管造影找出动脉瘤或血管畸形，以便手术根治。

脑蛛网膜炎（encephalic arachnoiditis）　蛛网膜的感染性疾病之一。主要继发于急、慢性软脑膜感染，部分病例原因不明。一般可分为：急性弥散型、亚急性或慢性弥散型和局灶型等 3 型。急性弥散型症状除脑脊液压力增高外，常无其他异常；局灶型难与颅内占位性病变相鉴别。对局灶型和视交叉部蛛网膜炎可考虑手术探查。

脑转移癌（metastatic encephaloma）　其他名称：脑转移瘤。是指颈、颅面及远隔脏器肿瘤转入颅内而言。最为多见的是肺癌和鼻咽癌颅内转移。脑转移癌通过 CT、MRI 等影像检查可诊断，较难的是脑膜转移。凡有颅内压增高病人，一定要注意其他脏器的检查，以防漏诊。

闹羊花（Flos Rhododendron）　中医药名。羊踯躅的花。见羊踯躅。

闹饮作乐进食综合征（binge eating syndrome）　由于精神紧张等精神因素所致的进食过度，虽生理感觉已胀满，但仍有强烈进食欲望，发作后感到痛苦和悔恨的反常行为。年轻女性多见，过分关心体重。治疗：正常饮食，药物和心理治疗。

臑（upper arm）　中医人体部位名。即现代解剖学所称的肱部。在肩下肘上部。或专指肱二头肌部。

臑骨伤（fracture of humerus）　中医病名。即肱骨骨折。臑骨即肱骨。多因跌仆、坠撞所伤。通常易发生肱骨头部、干部踝部骨折。局部肿胀、疼痛，活动受限，并有骨声，甚则出现假关节。折端移位者，宜手法整复，夹缚固定；无移位者，夹缚固定。治宜活血散瘀、消肿止痛。骨折愈合后，用海桐皮汤（方见扭伤）熏洗。并进行功能锻炼。

臑会（naohui, SJ 13）　其他名称：臑髎、臑交。中医经穴名。属手少阳三焦经。手少阳、阳维之会。位于肩峰后下缘直下 3 寸，三角肌后缘处。主治肩臂痛、瘰气、瘰疬、上肢麻痹等。直刺 1～1.5 寸。艾炷灸 3～5 壮，或艾条灸 5～10min。

臑俞（naoshu, SI 10）　中医经穴名。属手太阳小肠经。手太阳、阳维、阳跷之会。位于腋后纹头直上，肩胛冈突起后下方凹陷处。主治颈项肩臂痛、上肢瘫痪等。直刺 0.5～1 寸。艾炷灸 3～7 壮，或艾条灸 5～15min。

内部回声（internal echo）　超声探测时小界面脏器和病灶的内部微细结构的回声。小界面的宽度小于波束的宽度，波形成散乱反射，回声较弱且与波束的入射角度无关。

内侧鼻突（median nasal process）　鼻板的周边部分向表面隆起，于鼻凹的内外两侧分别形成的隆起。其内侧的隆起叫内侧鼻突（隆起），外侧的叫外侧鼻突（隆起）。两侧的内侧鼻突向中线靠拢合并，形成上唇的中间部（人中和上颌的正中部分），外侧鼻突则形成鼻外侧壁和鼻翼。

内侧膝状体（medial geniculate body）　丘脑的特异性中继核团的一部分。与外侧膝状体合称为后丘脑，位于丘脑枕下外方的内侧，借下丘臂连接下丘，是听觉通路上的中继核。

内侧纵束（medial longitudinal fasciculus, MLF）　中脑导水管周围灰质腹侧的混合性纤维束。大部分由前庭神经核出发，在脑干中线两侧上、下行，终止于第 Ⅲ、Ⅳ、Ⅵ、Ⅺ 对脑神经核及颈髓灰质板层 Ⅶ、Ⅷ，经中继后至前角运动神经元。其功能是：实现两眼的协同运动、生理性眼球震颤、眼头颈运动协调，并维持头部与躯体运动的平衡。

内出血（internal hemorrhage）　身体内部出血。一般不流出体外，可由外伤（如肝、脾破裂）、血管本身病变（如脑出血、动脉瘤破裂）等原因所导致。严重者可引起急性贫血、休克等症状。治疗：有时需进行紧急外科手术以抢救生命。

内吹乳痈（mastitis during pregnancy）　中医病名。发于怀孕期的急性乳腺炎。治疗参见乳痈。

内倒转术（internal version）　一种产科手术。在宫腔内牵引胎足使不利胎位（如横位）转为足先露。条件：宫口开全或近全、有适量羊水、胎儿存活或断头困难的横位死胎、无明显头盆不称、无子宫破裂先兆。治疗：需在麻醉下进行，切勿误牵胎儿手。倒转成功后可继续进行臀牵引术。

N

内钓（infantile cramp syndrome）　中医病证名。婴幼儿的一种抽搐证。惊风的一种类型。临床以内脏抽挛、腹痛多啼为特征。多因内伤寒冷兼受惊吓所致。症见抽搐、腹痛剧烈而致阵发性惊叫啼哭、曲腰、喘促、唇黑、囊肿、大便青色、白睛可有红丝血点。治宜温中散寒、止痛息风。

内毒（endogenous toxin）　中医病证名。指内发的热毒。热毒蕴伏体内，当抵抗力不足，或遇到诱发因素，而发痈疮，或见高热头痛、口干咽痛、骨节烦痛、皮肤发斑，或吐血衄血、神志不清、舌绛、苔焦甚或起芒刺、脉浮大或六脉沉细而数等。

内毒素（endotoxin）　毒素的一类，为革兰氏阴性菌细胞壁中的一种脂多糖。其毒性成分主要为类脂质 A，在细胞死亡和裂解后才能释出。是革兰氏阴性菌的主要毒力因子，也存在于螺旋体、衣原体和立克次体中。理化性质稳定，耐热，毒性作用弱，且无选择性。抗原性较弱，不能脱毒成为类毒素。各种细菌的内毒素毒性作用大致相同，可引起发热、微循环障碍、内毒素休克和弥散性血管内凝血等。

内毒素休克（endotoxic shock, endotoxin shock）　内毒素可以作用于感染者的白细胞、血小板和补体系统，引起血管活性物质，如组胺、5-羟色胺等的释放，使毛细血管扩张、静脉血回流量减少，血压下降，从而导致休克。

内毒素血症（endotoxemia）　革兰氏阴性细菌在宿主体内感染使血液中出现内毒素引起的症状。可轻可重，视血液中内毒素量的不同而异；轻则仅发热或伴轻微不适；重则出现严重症状，如弥散性血管内凝血、休克，甚至死亡。重症血液中急剧出现大量内毒素，如革兰氏阴性细菌在血液中大量繁殖，死亡分解释放出大量内毒素；或革兰氏阴性菌在局部生长繁殖后，细菌细胞分解释放大量内毒素进入血液，如小儿急性中毒性菌痢。

内耳（internal ear）　位于颞骨岩部骨质内，前庭蜗器的一部分，为听觉和位置觉感受器所在的部位。包括前庭、耳蜗与半规管，包藏在颞骨岩部内，位于鼓室和内耳道底之间。由骨迷路和膜迷路构成，前者由骨质围成，后者是包在骨迷路内的一系列膜性管和囊，其内充满内淋巴。二者之间的间隙，充满外淋巴。内耳是体位平衡和听觉刺激的末梢感受器，经由前庭蜗神经（第Ⅷ对脑神经）将冲动传入中枢神经系统。

内耳门（internal acoustic pore）　颞骨岩部后面中央部的大孔。向外通内耳道，其内有面神经、前庭蜗神经和迷路动脉通过。

内翻倒睫（entropion trichiasis）　眼睑边缘向内翻转、睫毛倒向眼球的一种眼病。多由沙眼瘢结所引起。角膜在倒睫的不断接触和摩擦下，可遭受损伤，影响视力。治疗：及早进行手术矫正。

内翻性乳头状瘤（inverted papilloma）　上皮组织向间质内增生呈乳头状的瘤。表面不见乳头，仅为一个局限的肿块，显微镜下可见表皮下间质内上皮增生，形成长的柱状条索，似乳头状。内翻的上皮可能是鳞状上皮、腺上皮或移行上皮。

内啡肽（endorphin）　与吗啡活性相似的高等生物内源性阿片样肽，最常见于脑下垂体分泌的 α-内啡肽、β-内啡肽和 γ-内啡肽，分别含 16、17、31 个氨基酸残基，其结构相似，仅 C 端不同。胰腺、胎盘、肾上腺髓质等组织内啡肽长约 7kD，其前体较大，为阿片皮质素原。

α-内啡肽（α-endorphin）　一种内源性鸦片样肽，构成 β-趋脂素分子中氨基酸序列 61～76，是内啡肽的前激素。具有止痛和影响行为的作用。

β-内啡肽（β-endorphin）　一种鸦片样肽，由下丘脑基底、脑垂体中间叶和前叶细胞制造和分泌，单链肽构成 β-趋脂素分子中氨基酸序列 61～91，有止痛和影响行为的作用。由脑垂体细胞分泌，同时受脑垂体促肾上腺皮质激素相同机制的调节。

γ-内啡肽（γ-endorphin）　一种内源性鸦片样肽，构成 β-趋脂素分子中氨基酸 61～77，与 β-趋脂素性质相同，但作用较弱。

内分泌（endocrine）　由无导管腺体产生的一种或几种激素，直接分泌到血液中，通过血液循环运输到靶细胞，促进其生理、生化应答的现象。集中的内分泌细胞构成内分泌腺。散在的内分泌细胞分布于消化道、神经系统和心脏等处。二者组成内分泌系统，它与神经系统共同构成机体两大调节系统。

内分泌疾病（endocrinopathy）　由内分泌功能紊乱所致的病理状态。该类疾病主要分为三类：激素的过量产生、激素产生不足和靶组织对激素的敏感性减弱。

内分泌疾病贫血（anemia of endocrine disease）　内分泌功能减退症出现的贫血。以垂体前叶功能减退症、肾上腺皮质功能减退症、甲状腺功能减退症及性腺功能减退症为常见。治疗：分析病因，对症处理。

内分泌疾病性 T 波改变（T wave changes in endocrine disorders）　非心脏疾患，多为内分泌疾引起的 T 波异常。例如：甲状腺功能减退，T 波可在多数导联低平或倒置。肾上腺皮质功能减退，T 波低平倒置及 Q-Tc 延长。垂体前叶功能减退和肢端肥大症，T 波改变同前两者。嗜铬细胞瘤可致 T 波倒置、Q-Tc 延长及 ST 段下降。上述疾患经治疗后 T 波可恢复。

内分泌浸润性突眼〔症〕（endocrine infiltrative exophthalmos）　其他名称：恶性突眼性格雷夫斯病、甲状腺功能正常性格雷夫斯病、浸润性突眼病、水肿性突眼、眼球麻痹性突眼症等。本病为弥漫性甲状腺肿伴甲状腺功能亢进症中的特殊表现之一。系自身免疫性疾病。多见于 40 岁以上的男性。为进行性对称或不对称突眼，突眼度多在 19～20mm 以上，常感眼球胀痛、畏光、流泪、结膜充血、视力减退、复视、眼肌瘫痪性斜视；严重时球结膜可膨出，眼球半脱位，甚而并发角膜溃疡、穿孔、失明。治疗：戴黑眼镜，用抗菌眼膏或眼罩，也可试行垂体或球后放射。

内分泌系统（endocrine system）　产生各种激素，通过血液循环对各种靶器官（组织、细胞）功能活动发挥调节作用的信息传递系统。由各种内分泌腺和分散于机体各处的内分泌细胞两部分组成。包括：脑垂体、性腺、甲状腺、肾上腺等。

内分泌腺（endocrine glands）　散在于人体各部没有导管的腺。有的单独存在，如甲状腺、甲状旁腺、肾上腺、脑垂体和松果体；有的位于其他器官内，如胰岛、睾丸的间质细胞及卵巢内的卵泡和黄体等。其分泌的特殊的有机物质，叫激素，由腺细胞分泌，直接进入血液运送到全身。内分泌腺在构造上的共同特点是，表面包被一层结缔组织膜，腺细胞排列成索、团或滤泡状，其间有丰富的血窦或毛细血管网。

内分泌性肥大（hormonal hypertrophy）　由于内分泌功能失调引起的全身性或单独器官的肥大。如垂体的生长激素过多，于幼年可引起全身肥大（巨人症）；于成年可引起身体末端的局部肥大（肢端肥大症）。雌激素过多可引起乳腺肥大。这些肥大常以细胞增生为主，并无功能代偿意义。

内分泌性突眼（endocrine exophthalmos）　其他名称：恶性突眼症。毒性弥漫性甲状腺肿（甲亢）因自身免疫反应引起眼球后组织增生、水肿、浸润或眼外肌炎，将眼球前推。大多为双侧。眼球胀痛、畏光、流泪，甚至视力减退、失明。治疗：局部保护眼球；服用硫脲类、甲状腺片、皮质醇、利尿剂等；行球后照射、眼眶减压术。

内分泌性心脏病（endocrinic cardiopathy）　内分泌功能紊乱引起的心脏病。由内分泌疾病导致的激素分泌过多或过少均可引起各种心血管变化，有时可成为最突出的临床表现。常见为甲亢性、甲减心脏病，嗜铬细胞瘤引起的高血压等。特点为随着内分泌功能紊乱的纠正，心血管症状可以消失或改善。治疗应针对原发病，并对心血管变化作相应的处理。

内分泌障碍性增生（dyshormonal hyperplasia）　由于内分泌障碍所致的器官组织的增生。例如雌激素过多时的子宫内膜增生等。

内风（endogenous wind）　①其他名称：肝风内动、虚风内动。中医病机。由脏腑功能失调引起的，具有动摇、震颤特点的各种症状的病理变化。与肝脏关系最为密切。包括阴虚风动、肝阳化风、血虚生风、热极生风等。②中医古病名。指因房劳汗出、风邪乘袭的病证。

N

内感觉器（interoceptor） 感觉体内各种变化的感觉器。主要分布于内脏器官和血管壁，感觉来自内脏和血管的刺激。如内脏感觉器、大动脉壁的压力感受器等。

内格累规律（Nägele rule） 计算妇女预产期的传统方法。末次月经第一天日期加上 7，月份加 9 或减 3。这是依据月经周期平均 28 天，排卵在第 14 天计算的。如月经周期较长或缩短应加以调整。

内格利综合征（Naegeli syndrome） 常染色体显性遗传病。一种网状的色素性皮肤病变。特征是婴儿期后皮肤出现灰棕色网状色素沉着、掌跖皮肤角化病变，牙齿异常，可有斜视、眼球震颤、黄斑体缺损等。治疗：对症处理。

内固定术（internal fixation） 骨科手术之一。用手术施行骨折端的修整和复位并固定。方法是用金属螺丝钉、钢板、髓内钉、钢丝和骨板等物直接在断骨内或外面将断骨连接固定。

内关（neiguan, PC 6） 中医经穴名。属手厥阴心包经。手厥阴之络穴。八脉交会穴之一，通于阴维。位于腕横纹上 2 寸，掌长肌腱与桡侧腕屈肌腱之间。主治心痛、心悸、心烦、失眠、胃痛、呃逆及癫狂、痫症、瘛疭、疟疾等。直刺 0.5～1 寸。艾炷灸 3～5 壮；或艾条灸 5～10min。

内含子（intron） 其他名称：插入序列。基因中能被转录但其转录物不能最终成为 mRNA 组成成分的序列。其移除依赖于 RNA 拼接机制来完成。大多数真核基因都含有一个或几个内含子，原核基因中一般不含内含子。功能不明，可能与生物进化有关。

内寒（endogenous cold） 中医病机。因阳气虚弱，脏腑功能衰退而引起水液运化障碍、浊阴潴留、阴寒内盛的病机。阳虚则阴盛，阴盛则内寒。脾主运化水湿，肾主水液调节，肾阳为人身阳气之本，故本证实由脾肾阳虚所致。临床表现为吐泻、腹痛、手足逆冷，或水肿痰饮等。本证病人之痰涎涕唾及多以小便澄清冷或大便稀薄为特点。

内呼吸（internal respiration） 血液与组织、细胞的气体交换（组织换气）及细胞内生物氧化过程。细胞内生物氧化不断消耗 O_2 产生 CO_2，故动脉血 PO_2 高于组织，O_2 由血液扩散入组织；血液 PCO_2 低于组织细胞，CO_2 则由组织进入血液，此时动脉血变成静脉血。

内踝（medial malleolus） 胫骨下端内侧面粗糙而隆凸，向内侧下方发出的膨大突起。可在体表扪及。

内环境（internal environment） 指细胞外液。是体内细胞直接生存的环境，细胞直接进行新陈代谢的场所。对细胞的生存及维持细胞正常生理功能非常重要。包括组织液、血浆等。前者直接浸浴着细胞，与细胞进行物质交换。后者在心血管系统中运行，是物质运输的主要媒介。两者可通过毛细血管壁进行交换。血浆又可通过消化道、肾脏和肺脏与外环境相通。理化特性保持相对恒定。

内基小体（Negri body） 见内氏小体。

内经（neijing, *Inner Canon of Huangdi*, *Inner Canon of Yellow Emperor*） ①中医医书名。《黄帝内经》的简称。现存最早的中医理论著作。②指行于脏腑的经脉。十二经脉，入脏腑者，以为内经。

内镜超声检查（endoscopic ultrasonography） 将微型超声探头安置在内镜顶端，将内镜与超声诊断仪相结合形成超声内镜，即内镜超声技术。如超声胃、十二指肠镜在胃腔内扫描，可清晰显示胃壁的结构，并有助于早期胃癌的分类，还可扫查胰腺和胆道。血管内镜可显示冠状血管的病变等。

内镜活检（endoscope biopsy） 采集活组织检查的一种方式。在临床上，对消化道、呼吸道、膀胱、生殖道和心血管等管腔部位病变活检时，通常利用各种内镜（膀胱镜、支气管镜和结肠镜等）观察其中的病变同时钳取病变组织活检。

内镜检查（endoscopy） 用内镜观察和诊治人体内部器官的病变。有直管式和柔软可曲的纤维内镜两种。不同型的直管式内镜用于耳鼻喉科及直肠、乙状结肠等。纤维内镜是用光导玻璃纤维束制成的，用冷光光源、窥视清晰、操作安全、痛苦小为其优点。广泛用于人体各管、腔的检查：如支气管、胃肠道、泌尿器等器官疾病的诊治。

内镜隆乳术（endoscopic augmentation mammaplasty） 于腋顶部下方腋中线处胸大肌外侧缘下方切口约 3cm，钝分离进入胸大肌下方后植入内镜。通过内镜可在直视下分离切断胸大肌起点，分离扩大腔穴，检查腔穴情况，进行冲洗、电凝止血等操作。优点：损伤小，出血少，术后肿胀轻，恢复快，可避免血肿等并发症。

内镜挛缩纤维囊切开术（endoscopic incision of contracted fibrocapsule） 乳房假体隆乳术后，因包膜囊纤维化挛缩致乳房硬化是常见的并发症。常规手术损伤大、出血多，而且操作困难。在内镜下能清晰地观察假体及包膜囊壁的情况，用电烙电切割包膜囊，形成多条松解切口，解除乳房硬化，恢复乳房正常形态。

内镜面部除皱术（endoscopic facelifting） 主要适用于中年人的上面部除皱，尤以额颞部除皱为主的一种术式。特点为：额颞部切口较小，可避免额部的冠状切口；骨膜下分离，在内镜下处理降眉肌、皱眉肌，能避免神经血管的损伤；损伤小，出血少，恢复快。不适于面部老化严重的老年人。

内镜逆行胆胰管造影（endoscopic retrograde cholangiopancreatography, ERCP） 见经内镜逆行胆胰管成像。

内镜乳房缩小整形术与悬吊固定术（endoscopic reduction mammaplasty and suspending mastopexy） 在内镜下对巨大乳房进行部分切除缩小整形，并对下垂的乳房进行上提悬吊固定的术式。

内拉东线（Nélaton line） 一种供诊断用的解剖标记。病人侧卧，髋半屈时在髂前上棘和坐骨结节之间的连线。正常时，此线通过大转子尖端。在髋关节后脱位或股骨颈骨折时，大转子尖端在此线之上。

内拉东综合征（Nélaton syndrome） 其他名称：希克（Hick）综合征。遗传性感觉神经根病。表现为青春期发生足底溃疡，可发展成"象足"。肢肢感觉紊乱，血管运动障碍，多汗，偶有耳聋。治疗：对症处理，必要时截肢。

内淋巴（endolymph, endolympha） 充满于内耳膜迷路内特殊的淋巴。膜迷路是位于骨迷路内的封闭的膜性管和囊，可分为椭圆囊、球囊、膜半规管和蜗管。这些囊内和管内的淋巴，都是内淋巴。内淋巴液中的钾离子浓度高于外淋巴。

内囊（internal capsule） 位于背侧丘脑、尾状核和豆状核之间的脑组织。是几乎所有投射纤维集中通过之处，分为前肢、膝和后肢 3 部分。丘脑和皮质传出纤维在内囊集中于一个比较小的区域，此区域的损伤会产生较为广泛的影响。如内囊后脚的损伤可引起偏侧感觉丧失和偏瘫。损伤若侵及视辐射，还可引起偏盲。

内囊出血（capsuloganglionic hemorrhage, internal capsule hemorrhage） 常见的脑出血。出血部位在内囊附近，向内侧可累及丘脑、破入脑室，向外涉及壳核。主要症状是三偏症，即病灶对侧半身瘫、半身感觉障碍及对侧偏盲。内囊出血的外侧型较轻，内侧型很重，昏迷者多，死亡率高。

内囊型感觉障碍（capsular dysesthesia） 其他名称：三偏症。当内囊受累（脑血栓、脑出血）时，出现对侧半身感觉减退或消失，同时伴对侧偏瘫及偏盲的现象。

内囊型运动障碍（capsular dyskinesia） 内囊病变时出现的一系列症状。包括对侧上下肢瘫，对侧中枢性面瘫及舌瘫，同时有对侧半身感觉障碍和同向偏盲，即三偏症。由于内囊集中了所有的运动、感觉传导束的纤维和视放射，一旦受累就会使上述 3 种功能同时受损。

内胚层（entoderm） 增生的上胚层细胞经原条迁入下胚层而形成的一层扁圆细胞。原下胚层细胞退化消失。内胚层将分化形成消化系的上皮及腺、呼吸道上皮、泌尿道上皮、甲状腺及生殖细胞等。

内胚窦瘤（endodermal sinus tumor） 其他名称：恶性卵黄囊瘤。由原始生殖细胞向卵黄囊分化形成的高度恶性的肿瘤。较少见，好发于婴儿及青年。除卵巢外，还可发生于骶尾、腹膜后、纵隔、松果体等处。常为单侧性，多见于右侧卵巢。一般无特殊临床表现。本病恶性度很高，预后不良，对放射线不敏感，手术后多在一年内复发或转移。

内皮（endothelium） 衬于心、血管和淋巴管腔内面的单层扁平上皮。细胞壁薄，有的有孔，有利于物质交换。其游离面平滑，便于血液和淋巴液的流动。

内皮素（endothelin, ET）　血管内皮细胞合成释放的、由 21 个氨基酸组成的多肽，是已知最强的缩血管物质之一，并有广泛的生物学效应。原发性高血压、心肌梗死和肾衰竭等病人血清 ET 明显升高。是诊断心、肾和血管病的灵敏指标之一。

内皮抑素（endostatin）　由 184 个氨基酸构成的、能特异性地抑制内皮细胞增殖和迁移的、有抗肿瘤作用的蛋白质。该蛋白主要用于抗肿瘤，还可用于治疗其他一些与不正常的血管生成有关的疾病，如内皮抑素能阻止动脉硬化症的恶化。

内倾（introversion）　见内向。

内驱力（drive）　由内部或外部刺激唤起，并使有机体指向实现一定目标的某种内在倾向。在达到目标的过程中，随着指向目标的行为不断加强，内驱力逐渐减弱。

内热（endogenous heat）　①中医病机。指热邪入里或阴虚生热，导致热势明显的病理变化。②中医一种治法。内通纳。即在针刺痹证时，用火针或熨法、灸法等。

内瑟顿综合征（Netherton syndrome）　其他名称：卷曲线形鱼鳞病。先天性常染色体隐性遗传皮肤鱼鳞病、毛发缺陷、智力低下、氨基酸尿等综合征。头发发干呈竹节状畸形（套状脆发症）为本病的特征性表现。

内伤（internal damage）　中医术语。①中医病因之一类。泛指内损脏气的致病因素。如七情不节、饥饱失调、劳倦、房事过度等内损脏气的一类病症。②其他名称：内损。中医病名。因跌打、坠堕、碰撞、用力举重、旋转闪挫等外力过重所致，好发于胸及腹部。一般有伤气、伤血及伤脏腑之分。若伤处肿痛不明显，痛无定处则为伤气；若伤处疼痛显著，皮色红或青紫，甚则血溢妄行，出现发热、寒战、呕吐、便血、尿血、咯血等症者为伤血；若胸胁或腹中疼痛剧烈，伴有昏厥、吐血、便血等症者为伤脏腑。若伤头部，损及脑髓，则症见头晕目眩、额部有冷汗、言语不清、恶心呕吐，甚至口眼㖞斜。治宜手法外治；合并伤气者，服复元通气散；伤血及伤内脏者，以活血化瘀为主，可服桃仁承气汤。

内伤发热（fever due to internal injury, endogenous fever）　中医病证名。因劳伤致脏腑、阴阳、气血失调或虚损或瘀血结而引起的发热。症见低热而多间歇等，起病缓慢，病程较长。其热时作时止，或发无定时，且多感手足心热，大多发热而不恶寒，或虽怯冷但得衣被则减，常伴头晕神疲、自汗盗汗等。治疗宜分清虚实，实火宜清，虚火宜补。实者宜解郁、活血、除湿为主，适当配伍清热；虚者宜益气、养血、滋阴、温阳，虚实夹杂者，则宜兼顾之。

内生肌酐清除率（renal clearance of endogenous creatinine）　内生肌酐是体内组织代谢过程中产生的肌酐，在血浆中浓度较稳定。肌酐可自由经肾小球滤过，但不被肾小管重吸收，而分泌量也极微，因此，和菊粉一样，测定其肾清除率即可代表肾小球滤过率。因菊粉清除率试验操作繁杂，故临床多用较简便的内生肌酐清除率。计算如下式：肌酐清除率＝尿肌酐浓度（mg/L）×24h 尿量（L/24h）/血浆肌酐浓度（mg/L）。

内生肌酐清除试验（endogenous creatinine clearance test）　内生肌酐为肌酐代谢产生，其浓度相当稳定。受试前让病人进食无肌酐饮食 2～3 天，使体内的外源性肌酐均被排除；一般情况下，内生肌酐绝大部分经肾小球滤过，而肾小管对其既不吸收亦很少排泌，故肾脏单位时间内把若干毫升血浆中的内生肌酐全部清除出去，即为内生肌酐清除率。临床意义：较早判断肾小球损害；肾功能的初步估价；指导治疗；可作为临床分型参考。

内生软骨瘤病（enchondromatosis, dyschondroplasia）　其他名称：软骨发育异常。属先天性软骨发育异常，但无遗传性家族史。病情进展缓慢，表现为逐渐增大的、大小不等骨性硬度的多发性软骨性肿块，伴骨干缩短及畸形。X 线及病理学检查可以确诊。治疗：肿瘤较大造成功能障碍或疑有恶变者手术治疗。

内生性生长（interstitial growth）　上皮性肿瘤向内部（即向

黏膜的固有膜或皮肤的真皮内）生长。如鼻黏膜的内翻性乳头状瘤，生长较快，且有癌变倾向。

内生殖器（internal genitals, internal genital organs）　生殖器的一部分。男性内生殖器由睾丸、附睾、输精管、射精管、精囊腺、前列腺和尿道球腺组成。睾丸产生的精子先储存于附睾内，当射精时经输精管、射精管和尿道排出体外。精囊腺、前列腺等分泌的液体参与组成精液。女性内生殖器由卵巢、输卵管、子宫组成。卵巢产生的卵子成熟后突破卵巢表面至腹膜腔，经输卵管腹腔口进入输卵管，如在管内受精则移至子宫黏膜内发育成长。

内湿（endogenous dampness）　中医病机。指体内水湿停滞。由脾肾阳虚，运化水湿功能障碍所致。可引起内湿证。临床表现为食欲不振、腹泻、腹胀、尿少、面黄、浮肿、舌质淡苔润、脉濡缓等。治当健脾温肾利湿。

内氏小体（Negri body）　其他名称：内基小体。狂犬病病毒对神经细胞有较强亲嗜性。在易感动物或人的中枢神经细胞（主要是大脑海马回的锥体细胞）中增殖时，可在胞质内形成嗜酸性、圆形或椭圆形的包涵体，称内基小体，有诊断价值。

内收肌腱切断术（tenotomy of adductor）　将挛缩紧张的内收肌腱自附着点处切断的手术。取髋外展位，展示内收肌隆起处，作纵行小切口，在直视下切断紧张的内收肌腱。常用于矫正髋关节内收、内旋挛缩畸形，或先天性髋关节脱位手法复位内收肌紧张者。

内庭（neiting, ST 44）　中医经穴名。属足阳明胃经。荥（水）穴。位于足背第 2、3 跖趾关节前方凹陷中。主治发热、头痛、牙痛、咽喉肿痛、面瘫、鼻衄、腹痛、泄泻、痢疾等。直刺 0.5～0.8 寸。艾炷灸 3～5 壮；或艾条灸 5～10min。

内托（expelling from within material）　其他名称：托法。中医术语。用内服药治疗疮疡的三大治法之一。运用补益气血药扶助正气，托毒外出，防止毒邪内陷的治法。适用于疮疡中期。毒邪盛而正气未虚，尚未溃破的，可用托毒透脓法，用黄芪、当归、川芎、穿山甲片、白芷、皂角刺；正气虚不能托毒外出，疮形平塌、根脚散漫、难以腐溃，或溃后脓汁稀少，坚肿不消、身热、精神不振、面色萎黄、脉数无力者，须用补托法，用黄芪、白术、茯苓、党参、炙甘草、当归、白芍、皂角刺、白芷、金银花、连翘、桔梗、陈皮等。

内省（introspection）　个体在内心省察自己的思想、言行有无过失。德国心理学家冯特（W. Wundt）在实验室中对被试者进行严格训练，使被试者对自己的感受能仔细地注意，精确地辨别，并尽可能客观地描述自己的感觉和意识状态，这种主观自我观察、自我体验的研究方法称为内省法。

内外痔（mixed hemorrhoid）　肛门齿状线上下均生有痔疮。即混合痔。见内痔、外痔。

内细胞群（inner cell mass）　其他名称：成胚细胞、成胚区。附在胚泡腔一端具有全能分化潜能的一群大而形态不规则的细胞。胚胎即由其内发生。

内陷（inward sinking, invagination）　中医病名。病邪深入所导致的一类逆证。①邪气亢盛，正气不能驱邪外出，邪气因而迅速深入营分、血分的病理过程。多见于急性热病如麻疹等。②伤寒表证未罢，而误下之，遂成结胸或痞证。亦属表邪内陷。③专指疮毒内陷的危重病证。

内陷舌侧窝（invaginated lingual fossa）　牙齿舌侧窝的畸形。常发生于上颌切牙。因舌侧窝深陷，窝底缺乏釉质，细菌感染可从此进入牙髓，引起牙髓炎，甚至牙髓坏死及根尖周病变。治疗：牙髓感染应消炎，重者于牙髓治疗。

内向（introversion）　其他名称：内倾。把一个人的能量指向自身，逃避社会接触并专注于自己内心世界的倾向。主要用于人格理论。内倾的人除了亲密朋友之外，不易与他人随便接触，对一般人显得冷漠；待人含蓄、沉思、严肃、敏感；缺乏自信与行动的勇气；喜欢幻想；情绪活动比较稳定；喜欢有序地生活。

内消（resolution of local infection by oral use of drugs）　中医治法之一。是运用消散的药物，使初起尚未化脓的肿疡得到

N

消散的治法。有表证的须解表；里实则通里；蕴结热毒则清热解毒；寒邪凝结则温通；痰结则祛痰；湿邪阻滞则祛湿；气滞则行气；血瘀则行瘀和营等。疮已成脓者，本法不宜。

内消瘰疬丸（neixiao luoli pills）　中成药名。温经理气活血剂。组成：夏枯草、海藻、浙贝母、海蛤壳、玄明粉、大黄、枳壳、桔梗、甘草、薄荷脑、连翘、天花粉、玄参、地黄、当归、大青盐、白蔹。用于痰结经络引起的瘰疬坚硬、久不消散或肿痛。

内消旋体（mesomer）　有机化合物含有两个相同的手性碳原子而其构型相反者。具有对称平面或对称中心，它不是手性分子，没有旋光性，故称为内消旋体，常用符号 i-或 meso-表示，例如内消旋酒石酸（mesotartaric acid）。

内旋转（internal rotation）　分娩时胎头在骨盆内绕纵轴旋转的动作。胎头下降至盆底，受肛提肌阻力作用，其先露最低点被推向阻力较小、部位较宽的盆腔前方。结果，胎头旋转至其矢状缝与中骨盆及出口前后径一致的方向。正常情况下，小囟门旋至耻骨弓下。通常于第一产程末完成。

内抑制（internal inhibition）　需要逐渐训练而形成的条件反射性抑制。包括消退抑制、分化抑制和延缓抑制等。消退抑制是指已形成的条件反射不用非条件刺激物强化时，逐渐减弱甚至不发生。分化抑制是指已形成的阳性条件反射对在性质上与条件刺激相近似的非条件刺激所产生的抑制。延缓抑制是指在条件刺激后，延迟给予非条件刺激，经多次试验之后条件反射也将延迟出现的现象。

内因子（intrinsic factor）　其他名称：造血内因子。胃腺壁细胞分泌的糖蛋白。分子量为 55000。能与食入的维生素 B_{12} 结合形成复合物，有促进回肠上皮吸收维生素 B_{12} 的作用。缺乏时可引起恶性贫血。

内隐记忆（implicit memory）　其他名称：自动的无意识记忆。在个体未意识到其存在的情况下，过去经验对当前的作为产生的无意识的影响所提取的记忆。强调的是信息提取过程的无意识性，而无论信息识记过程是否有意识。

内痈（abscess of internal organs）　中医病名。泛指生于脏、腑的痈。生于体腔内脏器官的痈疽，并随所发的器官而命名，如肝痈、肠痈等。

内源性阿片类物质（endogenous opioid）　任何一种能与阿片结合位点（受体）结合的体内的脑神经肽。

内源性阿片样肽（endogenous opioid peptides）　简称内阿片肽，这类物质是内源性的，并具有阿片样活性的神经肽。按其前体物质的不同可分 3 类：①内啡肽类，其前体为前阿黑皮素；②脑啡肽类，脑啡肽原是其前体物质；③强啡肽类，强啡肽原为其前体物质。内阿片肽分布广泛，其功能涉及镇痛、心血管、呼吸、体温、情感、垂体分泌和免疫等多方面调节。

内源性感染（endogenous infection）　其他名称：自身感染、难预防性感染。病人自身携带的病原体引起的感染。寄居在人体内的正常菌群或条件致病菌，通常是不致病的，但当人的免疫功能低下时，或正常菌群发生移位时就可引起感染，如肠硬化病人易发生原发性腹膜炎。

内源性凝血途径（intrinsic pathway of coagulation）　是由因子 Ⅻ 启动的一系列酶反应（"a" 表示凝血因子的活化形式）。当第 Ⅻ 因子与创面的胶原组织接触时即被激活，成为活化的第 Ⅻ 因子（Ⅻa）；Ⅻa 又先后激活第 Ⅺ、Ⅸ、Ⅷ 因子，在血小板第 3 因子、钙离子（Ca^{2+}）及第 Ⅹ、Ⅴ 因子的作用下，形成内源性凝血酶原激活物（血浆凝血活酶）。然后激发凝血过程。

内源性睡眠物质（endogenous sleep substance）　机体产生的催眠物质，化学结构为活性胺、多肽或蛋白质。催眠剂量仅需微克或毫微克，在一定范围内有量-效关系。该物质应用时，无适应性、依赖性。现已在剥夺睡眠的清醒动物脑中提取到的睡眠因子有：S 因子、睡眠促进物质和尿性睡眠促进因子。另一类是从睡眠动物体内提取的 δ睡眠肽，尚有褪黑素。

内源性哮喘（intrinsic asthma）　支气管哮喘的一种。由很多种非过敏原诱发因素引起副交感神经系统的异常，使支气管平滑肌收缩。最常见的有感染性哮喘，还有药物性哮喘、职业性哮喘、运动性哮喘等。临床上常见于上呼吸道感染后，咳嗽、咳痰，逐渐出现或加重哮喘，严重时可出现哮喘持续状态。嗜酸性粒细胞正常或稍高，IgE 一般正常。除给解痉药外，有的还需加用抗生素和肾上腺皮质激素。

内源性洋地黄素（endogenous digitalis）　当扩张大鼠血容量时，促进体内释放具有利钠作用的因子，该因子有类似洋地黄作用，并能与强心苷抗体产生交叉反应，故得名。分布于脑、心、肝、肺等组织。具有强心、利尿、利钠、缩血管作用。它的释放受血钠与血容量的影响。

内源性致热原（endogenous pyrogen，EP）　其他名称：内生致热原。是指由体内某些细胞在发热激活物作用下，产生和释放的能引起体温升高的物质。目前所知 EP 主要包括白细胞介素-1、肿瘤坏死因子、干扰素、白细胞介素-6、巨噬细胞炎性蛋白等。该种物质作用于下丘脑通过中枢发热介质中介而引起发热。

内在活性（intrinsic activity）　药物与相应受体结合后所产生生物效应的能力。是激动剂、部分激动剂发挥药物作用的重要条件。当药物亲和力相等时，其最大效应的产生取决于内在活性。如组胺能使支气管平滑肌收缩，就是因为前者对 H_1 受体有较强的内在活性之故。

内在拟交感活性（intrinsic sympathomimetic activity）　部分 β 受体阻滞药与 β 受体结合后，一方面发挥拮抗其他激动剂的作用，而另一方面本身也能产生 β 受体激动作用的现象。这类药物有阿普洛尔、吲哚洛尔等。用利血平将动物体内的儿茶酚胺耗竭后，再给有内在拟交感活性的 β 受体阻滞药阿普洛尔，此时可见后者有增快心率、加强心肌收缩力的作用。因此，临床治疗心绞痛病人时应禁止选用有内在拟交感活性的 β 受体阻滞药。

内在性心率（intrinsic heart rate）　见固有心率。

内脏反射（visceral reflex）　调节内脏活动的反射的总称。排尿反射、排便反射和调节心血管活动的反射均属之。此反射的基本中枢在脊髓，也经常有上位中枢的参与。

内脏感觉（visceral sensation）　内脏受刺激，达到一定阈值时，引起内脏感受器兴奋，该冲动沿传入神经传到中枢，产生的感觉称内脏感觉。其特点为：①一般情况下，不易感受到，如心跳等，当脏器活动强烈时，会产生各种内脏感觉。②传入途径较分散，故内脏感觉模糊。内脏感觉可引起内脏-内脏反射或内脏-躯体反射，如呕吐反射、心眼反射和竖毛反射等。

内脏利什曼病（visceral leishmaniasis）　见黑热病。

内脏破裂（rupture of viscera）　外力引起的内脏组织破裂、挫伤并合并出血。程度因器官的位置、大小、脆性而异，以肝、脾破裂为最常见，胃肠破裂也时有发生，其他脏器破裂则少见。

内脏黏液水肿综合征（internal myxedema syndrome，Escamilla-Lisser syndrome）　一种以内脏的黏液水肿为主要表现的甲状腺功能减退。临床上无典型黏液水肿外观，只表现为甲状腺功能减退症状。可有腹水、贫血等。治疗：甲状腺素。

内脏神经系统（visceral nervous system）　见自主神经系统。

内脏痛（visceral pain）　内脏本身受到的刺激作用于内脏痛觉感受器引起的疼痛。主要经交感神经传入，食管、气管和部分盆腔器官由副交感神经传入。内脏痛特点：①缓慢、持续，定位不精确，分辨力差；②对机械性牵拉、缺血、痉挛和炎症等刺激敏感；③多伴情绪反应及牵涉痛。

内脏幼虫移行症（visceral larva migrans，VLM）　动物蠕虫幼虫在人体内移行时侵入肺、肝、脑、眼等内脏引起的病变。临床上以发热、肺部症状多见，血嗜酸性粒细胞增高、肝大为主要表现。引起人内脏幼虫移行症的有：①线虫：犬弓首线虫、猫弓首线虫、猪蛔虫、犬恶丝虫、广州管圆线虫、海异尖线虫、棘颚口线虫；②绦虫：曼氏迭宫绦虫；③吸虫：斯氏狸殖吸虫。

内脏运动传导通路（visceral motor conductive path）　一般认为是一条多突触通路，主要从大脑边缘叶皮质发出纤维到下丘脑，其纤维在脑干下行换元后发出侧支和终支到达脑干内脏核。在脊髓侧索和前索走行终止于脊髓中间外侧核。该传导通路受损将引起内脏神经功能障碍，如损伤胸1～2节段，可出现同侧霍纳征。

内燥（endogenous dryness）　中医病机。由于阴津耗伤出现的濡润不足的病机。多在热病后期，或因吐泻、出汗、出血过多，损伤津液所致；也有因营养障碍、瘀血内阻，致使津血不能滋润而致。症见骨蒸潮热、心烦口渴、唇舌干燥、皮肤皲裂、毛发不荣、肌肉消瘦、大便秘结、小便短少等。

内障（internal oculopathy）　中医病证名。指主要发生于瞳神及眼内各组织的疾病。多因脏腑内损、气血两亏、目失濡养所致，尤以肝肾不足为常见。此外，阴虚火旺或情志失调、气滞血瘀、风火痰湿上扰清窍，以及外伤等病因亦不少见。症见眼前蚊蝇飞舞、黑花飘荡、观灯火如彩虹环绕、视物昏蒙、夜盲，甚至暴盲等。眼外观可无特殊病症，抑或可见瞳神大小、形状、颜色改变，如青盲、绿风、圆翳内障之类。眼内障病情比较复杂，一般宜结合全身情况辨证论治。除用药物、针灸等疗法外，有的尚需手术治疗。

内照射（internal irradiation）　放射性物质经呼吸道、消化道、伤口、皮肤和黏膜进入体内成为照射源时的一种照射方式。内照射时射线在体内引起的电离密度越大，生物学作用就越强，所以在体内α射线的危害最大，β射线次之，γ射线最小。防护的基本原则是操作过程密闭化，严格采取有效的个人防护措施，切实遵守放射性防护有关规定，做好放射性污染预防、监测及洗消工作。

内照射防护（internal radio-protection）　防止和控制放射性核素进入体内造成超过剂量当量限值照射的综合措施。①对开放源及其工作场所采取层层围封的方法，把放射源限制在有限的空间内，防止其向环境扩散；②及时清除工作环境和介质的污染，监测污染水平，使其低于国家规定的限值；③个人防护，合理使用个人防护用品，遵守个人卫生防护操作规程；④妥善处理放射性三废。

内酯（lactone）　同一有机化合物中的羧基和羟基相互作用脱水而形成的酯。一般倾向于形成五环（γ-内酯），较少见的是六环（δ-内酯）。

内酯氢龙（oxandrolone）　见氧雄龙。

内质网（endoplasmic reticulum，ER）　真核细胞细胞质内广泛分布的由膜构成的扁囊、小管或小泡连接形成的连续的三维网状膜系统。外与细胞膜，内与核膜相通。分为糙面内质网和光面内质网两种：①膜上排列着许多核糖体的为糙面内质网，是核糖体新合成的蛋白质的运输通道。②膜上没有核糖体附着的称光面内质网，参加糖原、脂类、固醇类激素等的合成。内质网将细胞质基质分隔成若干区域，使细胞内代谢反应能在特定环境下进行。

内质网脂肪酸碳链延长酶体系（fatty acid chain elongation enzyme system in endoplasmic reticulum）　在内质网中，以丙二酰辅酶A为二碳单位的供给体，还原型烟酰胺腺嘌呤二核苷酸磷酸为供氢体，辅酶A为脂酰基载体，催化缩合、加氢、脱水及再加氢等反应的一系列酶。每一轮可增加2个碳原子。一般脂肪酸碳链延长到24碳原子，而以18碳原子的硬脂酸为最多。

内治法（internal treatment）　中医治法。用可以服食的药品治疗疾病。内治法只是与外治法相对的、范围广泛的概念。

内痔（internal hemorrhoid）　①直肠下端黏膜下的静脉扩张。呈团状。最常见的和较早期的症状是出血，反复出血可引起严重贫血。本病发展至一定阶段还可出现脱出，脱出的痔表面黏膜易受摩擦损伤，可引起炎症、出血或溃疡；如脱出的痔未及时复位，可引起痔嵌顿、血栓形成、感染和坏死。②中医病名的一种。生于肛门齿状线以上，由直肠末端黏膜下静脉曲张或移位形成，症见便鲜血和有肿物脱出。按病情严重程度可分为Ⅰ、Ⅱ、Ⅲ、Ⅳ度。如内痔嵌顿，即为嵌顿性内痔，便血过多可致贫血。内治宜清热凉血、滋阴润燥、疏风利湿，可选用槐角丸等。外治宜药敷、手术等。

内痔红外线照射疗法（infrared radiation therapy of internal hemorrhoid）　内痔的一种治疗方法。通过红外线照射痔区，促进痔周围组织纤维化，将脱垂的肛管直肠黏膜固定在直肠

壁的肌层，从而达到止血及防止痔块脱垂的目的。疗效快，无疼痛。适用于一、二期内痔。

内痔切除术（internal hemorrhoidectomy）　治疗内痔的一种手术方法。适用于对非手术治疗效果不满意的一、二度内痔和混合痔。手术要点是显露内痔后，与直肠纵轴呈平行方向用止血钳夹持痔基底部，切除止血钳上方的痔组织，用肠线将创面黏膜作连续缝合或细丝线结节缝合。肛门内堵塞凡士林纱布条。术后保持大便通畅，便后高锰酸钾坐浴。

内窒息（internal stifle）　体循环与组织细胞间的气体交换障碍所致的组织细胞缺O_2、CO_2潴留、代谢功能发生紊乱，以及形态产生改变的过程。某些疾病、毒物中毒以及新生儿宫内缺O_2等均可引起内窒息，严重者可危及生命。

内眦（medial angle of eye）　睑裂内侧端较圆钝的部分。外侧端称为外眦，较锐利；内侧端称内眦，呈钝圆形。

内眦赘皮（epicanthal fold，epicanthine fold）　上睑皮肤向下延伸到内眦部的垂直性皮肤皱襞。略弯曲，遮盖内眦及泪阜，使部分鼻侧巩膜不能得到充分暴露，形成一种貌似内斜的外观，又称为假性内斜。通常不需治疗。有碍仪容或倒睫者，可手术治疗。

能力（ability）　直接影响活动效率，使人顺利完成某种活动所必需的个性心理特征。人的能力在活动中形成并表现出来，从事任何活动都需要以一定的能力为前提。掌握活动的数量和获得成果的质量是一个人能力高低的重要标志。

能量（energy）　系统做功能力的量度。是物质运动最一般的量度，根据运动形式，可分为机械能、分子内能、电能、化学能、生物能、原子能等。当物质运动形式发生转变时，能量形式同时发生转变。能量也可以在不同形式之间发生传递，这种传递就是做功或传递热量。在封闭系统内能量是守恒的。

能量代谢（energy metabolism）　机体内伴随物质代谢而发生的能量的释放、转移和利用的过程。

能量合剂针（injection of energic mixture）　供应能量的复合制剂。组成：辅酶A、腺苷三磷酸、胰岛素，供人体生理活动所需的能量，用于肝炎、肝硬化、肾炎、心力衰竭等体弱的病人。

能量回收（energy recovery）　环境工程中指在废物处理和处置过程中得到可供利用的能量的活动。能量直接回收主要是将废物作为燃料焚烧，以利用其热量；间接回收主要是将废物转换成为其他形式的燃料，如垃圾在无氧条件下分解放出沼气，作为燃料使用。

能量流动（energy flow）　环境科学中指生态系统中能量沿营养级的传递和转换的过程。一切生物所需能量均来自太阳能，太阳能经植物光合作用进入生态系统中，并以食物的形式沿着营养级依次流动。流动过程中，生物所能利用的能量随着营养级升高而逐渐减少，即生态系统中能量流动是单向的。

能障（energy barrier）　反应进行时必须给反应物提供的能量：①分子解离时的键能与分子基态能之差；②反应中激活复合体的基态能和反应物总基态能之差。

尼尔雌醇（nilestriol）　其他名称：维尼安、戊炔雌三醇。雌三醇衍生物，口服长效雌激素。用于雌激素缺乏引起的绝经综合征或更年期综合征，如潮热、出汗、头痛、目眩、疲劳、烦躁易怒、神经过敏、外阴干燥、老年性阴道炎等。制剂：片剂。除突发性出血量过多需停药外，一般不需停药。如有突发性出血量过多应停药。

尼尔森Ⅰ型综合征（Nielsen Ⅰ syndrome）　其他名称：神经肌肉耗竭综合征。过度疲劳引起代谢紊乱，导致全身极度衰竭、肌肉颤搐、疼痛，甚至萎缩的一组症候群。此外，还表现为肌肉触痛、松弛、深反射消失，无感觉障碍和病理反射，最后体重可减轻。脑脊液正常。治疗：对症、休息、饮食为主。

尼尔森Ⅱ型综合征（Nielsen Ⅱ syndrome）　其他名称：扣带回综合征。大脑半球扣带回损害引起的以失认-失用-失语为主体的神经系统障碍。表现为淡漠、缄默，对疼痛无反应，无瘫痪但无法做有目的的运动，二便失禁、巴宾斯基征阳

N

性、肌张力正常。对症治疗，预后不良。

尼佛综合征（Nivergelt syndrome）　常染色体显性遗传。男性多见，表现为对称性肘关节发育不良，尺骨或桡骨头脱位，桡尺骨骨性连结，短指（趾），手指屈曲，对称性小腿发育不良。治疗：矫形术。

尼格罗人种（Negroid）　其他名称：黑色人种。世界三大人种之一。共同遗传特征是肤色呈黑色或黑褐色，发色黑，发形呈卷曲状，眼球黑褐色，鼻子宽扁，嘴唇较厚。主要分布在非洲、美洲、大洋洲、印度南部、斯里兰卡和加里曼丹等地。

尼古丁（nicotine）　见烟碱。

尼卡地平（nicardipine）　其他名称：硝苯苄胺啶、佩尔地平。抗高血压药（钙拮抗药）。用于治疗高血压、脑血管疾病、脑血栓形成或脑出血后遗症及脑动脉硬化症。制剂：盐酸尼卡地平片剂；注射剂。主动脉瓣狭窄病人、孕妇、哺乳期妇女禁用；肝肾功能不全、心脏传导功能障碍、低血压、心力衰竭病人慎用。

尼科利斯基征（Nikolsky sign）　其他名称：棘细胞松解征。检查皮肤有大疱的病人，以手指在疱旁轻微推压，可使水疱在皮肤上移动，或稍微用力挤压疱外观正常的皮肤也可移去表皮，是天疱疮的特征性体征之一。

尼可地尔（nicorandil）　其他名称：硝酸尼可地尔、硝烟酯。钙拮抗药。可扩张血管，显著增加冠状动脉血流量，增加心肌供氧，降低心肌耗氧量和左室负荷。尚有降低血压、抑制血小板聚集作用。有长效、速效、不良反应小等特点。用于冠状动脉疾病和心绞痛等，对冠状动脉疾病伴有高血压者更为适用。青光眼、孕妇、严重肝、肾功能障碍病人禁用。

尼可刹米（nikethamide）　其他名称：二乙烟酰胺、可拉明。中枢兴奋药（呼吸中枢兴奋药）。用于中枢性呼吸及循环衰竭、麻醉药及其他中枢抑制药的中毒。制剂：注射剂。如发生不良反应，应及时停药以防惊厥。

尼可刹米注射液（Injectio Nikethamidi）　其他名称：可拉明注射液。组成：尼可刹米的无色澄明灭菌水溶液。中枢兴奋药。用于中枢性呼吸与循环衰竭、麻醉药及其他中枢抑制剂的中毒。用量过大能引起惊厥。

尼立达唑（niridazole）　其他名称：硝咪达唑。抗血吸虫病药、抗阿米巴药、抗滴虫药。主要作用于埃及血吸虫，干扰血体碳水化合物的代谢，并减低虫体生殖腺的功能。临床用于其他药物无效的埃及和曼氏血吸虫病。常用片剂。肝病病人宜减量。有癫痫和精神病史者禁用。

尼麦角林（nicergoline）　其他名称：麦角溴烟酯、思尔明、凯尔、脑通。脑血管病用药（α-受体阻滞和血管扩张作用）。用于急、慢性脑血管疾病和代谢性脑供血不足，急、慢性外周血管障碍，老年性耳聋和视网膜疾病等。也用于血管性痴呆，尤其在早期治疗时对认知、记忆等有改善，并能减轻疾病严重程度。制剂：片剂；注射剂。过敏者禁用，孕妇慎用。

尼莫地平（nimodipine）　其他名称：尼达尔、尼莫同。脑血管扩张药（钙拮抗药）。用于急性脑血管病恢复期的血液循环改善。各种原因的蛛网膜下腔出血后的脑血管痉挛，以及其所致的缺血性神经障碍高血压、偏头痛等。也被用作缺血性神经元保护和血管性痴呆的治疗。对突发性耳聋也有一定疗效。制剂：片剂、胶囊剂。脑水肿及颅内压增高病人，孕妇及哺乳妇女慎用。避免与β受体阻滞药或其他钙拮抗剂合用，肝衰竭病人慎用。

尼曼-皮克病（Niemann-Pick disease，NPD）　其他名称：尼曼病、神经鞘磷脂贮积症、鞘磷脂沉积病。由于酸性鞘磷脂酶缺乏，导致其脂物鞘磷脂在单核巨噬细胞中堆积引起的疾病。根据临床表现，分为 A、B、C、D 4 个亚型。较少见。患儿可有黄疸、腹膨隆、肝脾大、面色苍白、体格及动作发育迟缓、智力减退、失明及耳聋，30%眼底黄斑部有樱桃红斑点。尼曼-皮克细胞为充满脂质的泡沫细胞，骨髓中找到尼曼-皮克细胞可初步诊断，确诊必须通过酶活性测定和分子诊断。对症治疗。本病目前尚无有效疗法，多数患儿于出生后第 3 年死亡。

尼诺现象（El Niño phenomenon）　见厄尔尼诺现象。

尼群地平（nitrendipine）　其他名称：硝苯甲乙吡啶。抗高血压药（钙拮抗药）。用于高血压、冠心病、充血性心力衰竭。制剂：片剂。用于心力衰竭时，如与地高辛合用，因能使后者的血药浓度升高，故应减少后者的用量。

尼索地平（nisoldipine）　其他名称：硝苯异丙啶。新的二氢吡啶类钙拮抗剂。可松弛血管平滑肌，扩张冠状动脉及外周血管，使冠状动脉流量增加，提高供氧；尚有抑制血小板聚集作用。适用于缺血性心脏病、充血性心力衰竭及高血压病，尤适用于冠心病合并高血压病人。肝功能不全病人宜减量。

尼兹诺夫综合征（Nezelof syndrome）　其他名称：胸腺发育不全综合征。一组异质性的免疫缺陷疾病，包括明显的细胞免疫缺陷和不同程度的体液免疫缺陷。以胸腺发育不良及合成异常免疫球蛋白为特征的原发性免疫缺陷疾病。本病除无胸腺外，还伴有甲状旁腺阙如、心脏与主动脉弓畸形、耳郭畸形。

妮娜现象（La Niña phenomenon）　见拉尼娜现象。

泥疗（pelotherapy）　利用加热的泥人浴或敷在患部进行治疗的方法。治疗用泥有淤泥、矿泥、泥煤、人工泥等，泥中含矿物质、有机物、气体等，加热温度在 40～50℃，有温热作用以及机械作用、化学作用、生理作用等。用于治疗非急性炎症，关节、肌肉、韧带等的创伤后遗症。

泥疗法（mud-therapy）　应用淤泥、泥煤和腐殖土等泥类物质加热后敷于体表进行治疗的一种方法。除温热作用和机械作用外，尚有较强的化学刺激作用。可全身泥敷或局部泥敷。风湿性关节炎、慢性脊椎炎、肌炎、腱鞘炎、滑囊炎、多发性神经根炎、慢性胃炎、慢性盆腔炎、外伤后瘢痕、痉挛、粘连、扭挫伤等治疗有效。注意治疗泥使用前必须先行卫生标准质量鉴定，不符合治疗泥要求的不能使用。泥疗的效果多在 1 个月左右出现，疗效能持续 2～3 个月。

泥泞拟钉螺（*Tricula humida*）　斯氏狸殖吸虫的重要中间宿主。贝壳小，长圆锥形，壳薄，面光滑，呈乳白色，有 6～7½ 个螺层，各螺层略凸，具角质厣。生活在水流浅缓的溪沟、潭内，常附着于水中的石块和落叶下，或群栖在水底淤积的泥沙中。

泥炭鞣尸（cadaver tanned in peat bog）　尸体在酸性沼泽或土壤中所发生的鞣化现象。其特征为皮肤致密鞣化呈暗色，肌肉及脏器脱水，体积显著变小，牙齿、骨骼中钙被溶解而变软，全身极易卷曲或折叠。属罕见的特殊保存型尸体之一。

拟除虫菊酯类农药中毒（pyrethroids insecticides poisoning）拟除虫菊酯类为广谱高效的杀虫剂。常用品种有溴氰菊酯（敌杀死）、氰戊菊酯（速杀灭丁）、氯氰菊酯和氯菊酯等。中毒常因大量误食所致。表现为运动性共济失调、舞蹈状或僵直性阵发痉挛、流涎、呼吸及心脏损害等。无特效解毒药，主要是对症处理、镇静和解痉。

拟胆碱药（cholinomimetics）　作用类似内源性神经递质乙酰胆碱的药物。按作用性质不同，可分为直接作用于胆碱受体的药物和抑制胆碱酯酶作用的药等。主要是缩小瞳孔、增加腺体分泌、增强胃肠运动、收缩支气管、舒张小血管、抑制心脏、增加横纹肌紧张度等。常用者有毛果芸香碱、卡巴胆碱、毒扁豆碱和新斯的明等。

拟胆碱药物中毒（cholinomimetic poisoning）　误服或服用过量拟胆碱药引起的中毒。常见的有毒扁豆碱、新斯的明、毛果芸香碱和加兰他敏中毒。表现为恶心、呕吐、腹痛、腹泻，继则流涎、出汗、面色苍白、瞳孔缩小、头痛、头晕，严重者发生肺水肿、抽搐、昏迷、呼吸麻痹。急救措施：误服者立即催吐、洗胃、导泻，及应用阿托品和镇静剂。并对症治疗。

拟副交感神经药（parasympathomimetics）　能引起与副交感神经兴奋效应相似的药物。主要是胆碱能神经药物类，如毒蕈碱及类似药物。

拟交感神经药（sympathomimetics）　能引起与交感神经兴奋效应相似的药物。如去甲肾上腺素。

拟肾上腺素药（adrenergic）　能与肾上腺素受体结合，并使其激动产生与肾上腺素相似作用的药物。可引起血管收缩、升高血压、散大瞳孔、舒张支气管、弛缓胃肠肌、加速心率、加强心肌收缩力以及减少黏膜分泌等作用。临床上主要应用于升压、平喘、减轻鼻黏膜充血等。除肾上腺素和去甲肾上腺素本身是重要药物外，本类常用药物有异丙肾上腺素、麻黄碱和去氧肾上腺素等。

拟肾上腺素药物中毒（adrenomimetic poisoning） 应用过量拟肾上腺素药物引起的中毒。此类药物包括肾上腺素、去甲肾上腺素、多巴胺、麻黄碱、苯丙胺、间羟胺等。中毒主要引起肾上腺素能神经强烈兴奋。表现为面色苍白、心悸、头痛、呕吐、心动过速、心律失常等，严重者可致肺水肿、呼吸抑制。治疗：立即停药，应用肾上腺素能阻滞剂和对症处理。

拟丝孢镰刀菌（*Fussarium sporotrichioides*） 一种产毒性真菌。产生的毒素可引起人畜消化道中毒性白细胞减少症，死亡率相当高。镰刀菌产生的毒素引起慢性中毒，可能是大骨节病的病因。

逆传（reverse transmission） 中医病证名。与顺传相对而言。病证不按一般的规律发展，如温热病从卫分证迅速发展至心包证候，即出现营分、血分症状，称为逆传。如《温热论》说："温邪上受，首先犯肺，逆传心包。"逆传的病情多较严重。

逆传心包（the evil attacking pericardium directly） 中医证候名。出自《温热论》。温邪犯肺之后，不顺传气分而径入心包。主要证候有高热、神昏、谵语、心烦、舌绛、脉数等。

逆分裂（reversed splitting, paradoxical splitting） 其他名称：反常分裂。心音分裂的一种。指主动脉瓣关闭迟于肺动脉瓣，吸气时分裂变窄，呼气时分裂增宽。第二心音逆分裂是病理性体征，可见于完全性左束支传导阻滞。另外，主动脉瓣狭窄或重度高血压时，左心排血受阻，使主动脉瓣关闭明显延迟，也可出现第二心音反常分裂。

逆经（retrograde menstruation） 其他名称：经从上逆、经从口鼻出、经行吐衄、经前吐衄、经后吐衄、经行吐血、经行衄血、倒经等。中医病名。指经期或行经的前后，出现周期性的口鼻出血。多因肝经郁火炽盛，经期冲脉气盛血动，血随气火上逆；或阴虚肺热、热伤肺络所致。在经前或经期者，多属内热壅盛、迫血上行之实热证。治宜泻热凉血。方用三黄四物汤、顺经汤等。经后者，虽属血虚，但仍为阴虚余热内扰之虚热证，治宜养阴清热，方用犀角地黄汤、麦门冬汤之类。

逆流倍增机制（countercurrent multiplication mechanism） 解释肾小管内尿液浓缩和稀释机制的一种理论。利用物理学逆流系统两管间的隔膜允许液体中的溶质或热能交换的现象来解释肾髓质液渗透压梯度的形成。它将肾单位的髓袢和集合管的结构看作物理学的逆流倍增器，而将肾直小管看作逆流交换器。

逆顺"8"字运转（counterclockwise move and then clockwise move） 一种心电向量环运转方向的类型。初始向量运转是逆时针，然后又转为顺时针，再与离心支相交，返回原点，形似8字。

逆向转运（antiport） 在细胞膜上载体蛋白的帮助下 Na^+ 与 H^+、K^+ 相交换，即细胞在吸收 Na^+ 的同时，将 H^+、K^+ 排出细胞外的作用。此种方向相反的转运方式常见于肾远曲小管和集合管上皮细胞。

逆行感染（retrograde infection） 在管腔内与分泌或排泄流向相反的感染。如泌尿道的上行感染。

逆行静脉造影术（retrograde venography） 下肢深静脉瓣功能不全的一种检查。方法：经股总静脉直接穿刺，插入导管至股骨头平面后，取60°头高足低位，注入对比剂，观察对比剂流向。此检查法可根据倒流情况，估计深静脉瓣膜破坏范围和程度。

逆行肾造瘘术（retrograde nephrostomy） 用一根锐性导丝经膀胱、输尿管逆行插入肾盂，并在 CT 或 X 线引导下，经拟定的肾盏由内向外穿出肾实质，再穿出腰部皮肤，然后沿导丝扩张并建立经皮肾穿刺通道的手术操作。

逆行性传导阻滞（retrograde block） 其他名称：向后传导阻

滞。是兴奋由心室或连接区向心房方向的上行传导阻滞。包括结房传导阻滞、室房传导阻滞。

逆行性房室传导（retrograde atrioventricular conduction） 见室房传导。

逆行性尿路造影（retrograde urography） 应用于静脉注射尿路造影不显影或显影不佳时。借膀胱镜插输尿管导管至肾盂后摄片，再注入显影剂后再摄片，最后将导管抽出再摄片。除可查知尿路不显影或显影不佳的原因外，还可检查抽出的尿液，查知血尿来自何处。

逆行性期前收缩（retrograde extrasystole） 兴奋经希氏束逆行传导所致的期前收缩。

逆行性嵌顿疝（retrograde incarcerated hernia） 一种腹疝。肠袢呈"W"形，其两侧嵌顿在疝囊内而中间部则位于腹腔中。如发生绞窄，肠袢可发生坏死。治疗：手术。

逆行性肾盂造影（retrograde pyelography） 肾盂造影的一种。通过膀胱镜及输尿管插管，向输尿管导管内注入对比剂，并摄片。可显示肾盂、肾盏、输尿管影像，了解上尿路疾病如肾肿瘤、肾、输尿管结石、肾结核、肾、输尿管积液等，以及鉴别肾和输尿管与邻近脏器的关系如有无受压和位置改变等。

逆行性栓塞（retrograde embolism） 栓子逆血流运行方向阻塞血管。较罕见。偶见于下腔静脉内的栓子，由于胸、腹压力暂时急剧升高（如咳嗽）而逆血流运行，引起下腔静脉所属分支的栓塞。

逆行性血道转移（retrograde metastasis） 静脉回流有阻塞时，瘤细胞逆血流方向运行发生转移。例如发生于子宫的恶性滋养层母细胞瘤可转移到阴道和外阴；肾癌可经精索静脉逆行转移到盆腔或外生殖器。

逆行性遗忘（retrograde amnesia） 其他名称：远事遗忘。一种记忆障碍。表现为正常脑功能发生障碍之前的一段时期内的记忆丧失。病人不能回忆此症发生前的一段时间内的经历。一些非特异性脑疾患（脑震荡、脑卒中、电击等）和麻醉均可引起此症。

逆证（deteriorating case） 中医术语。指病情逆转或恶化。病情不按一般规律发展，突然加重而出现的证候。如小儿麻疹过程中发生变证，出现风寒闭塞、身热无汗、头痛、呕恶、疹点骤收或毒热壅聚，面赤身热、烦渴谵语、疹色赤紫而暗；或正气虚弱，面色㿠白、身微热、精神倦怠、疹色淡红而不解；或合并咳喘和其他严重情况，都属逆证。

逆钟向运行（counter-clockwise rotation, CCWR） 心动周期中，心电向量环按逆时针的方向运行而返回原点者。参见顺钟向运行。

逆转录（reverse transcription） 其他名称：反转录。遗传信息从核糖核酸（RNA）到脱氧核糖核酸（DNA）的传递过程。即以 RNA 为模板，在依赖 RNA 的（DNA）聚合酶（反向转录酶）催化下，由4种脱氧核苷三磷酸合成 DNA 链的过程。是 RNA 病毒自我复制的一种方式。最初从 RNA 病毒中分离出反向转录酶，此后在其他生物细胞（正常的胚胎细胞、卵母细胞等）以及鸟的成骨髓细胞增生症中也发现此酶。此一发现，丰富了经典的中心法则。中心法则（central dogma）是指遗传信息的流向，三种生物分子间的信息、流向都是双向（可逆）的。反向（逆）转录扩大和发展了中心法则。

逆转录病毒（retrovirus） 一类携带逆转录酶的 RNA 病毒，这些病毒组成了逆转录病毒科。随之又可分为 RNA 肿瘤病毒亚科、慢病毒亚科和泡沫病毒亚科，后者与疾病无关。人艾滋病病毒属慢病毒亚科，RNA 肿瘤病毒与人及动物肿瘤发生关系密切。

逆转录酶（reverse transcriptase） 其他名称：反转录酶、RNA 依赖性 DNA 聚合酶。RNA 病毒赖以进行增殖的酶。遗传信息的传递与中心法则相反。它以 RNA 为模板合成 DNA 互补链，并可整合到宿主细胞中引起突变。过去认为是病毒和肿瘤的（特别是白血病）特异性酶，目前在正常未感染组织中亦有发现。因此，它的存在不能作为肿瘤的诊断依据。

溺死（drowning）　液体被吸入呼吸道妨碍气体交换，使体内缺氧而引起的机械性窒息死亡。吸入的液体多数是水，但也有酒、油、尿或其他液体。尸体外表较有诊断价值的征象是口鼻部的蕈形泡沫和手中紧握某些物体。检查水中尸体时要着重解决下列问题：①自杀、他杀或意外死。②尸体的个人识别。③水中浸泡时间。④解释尸体上的一些特殊表现。如机械性损伤、绑缚重物或其他异常情况。

腻苔（greasy fur）　中医舌象。苔质致密，颗粒细腻，中心稍厚，边周较薄，擦之不去，刮之不脱，舌面如罩着一层黏液，呈油腻状。为胃中阳气被阻、痰湿内盛之候，多见于湿浊、痰饮、食积、顽痰等一类病证。

年龄认（鉴）定（estimation of age）　推断尸体年龄。在儿童时期，通常根据身长、体重、头围、胸围以及坐高来测量，其次是牙齿萌出时期和顺序以及骨骼发育（骨化核）状态。青年期以后则参考骨骼愈合状态，以推断年龄大小。每个人的牙龄都有特征，可从牙齿的萌出顺序、磨耗程度及牙髓腔变化来推断年龄。皮肤皱纹的变化仅能粗略估计年龄。近年根据耻骨联合面的形态变化推定年龄效果很好。

年龄调整（age adjustment）　在计算死亡率时，对于年龄分布差别进行处理的步骤。死亡率的主要决定因素之一是年龄。因人群年龄组合的差别，必然影响其总死亡率，故需进行年龄调整。调整的具体方法是先选定一个"标准人口"，一般常用全国标准人口构成，有时亦可用全省、全县的标准人口构成。将要比较的两组人群的年龄死亡率用上述一个标准人口的同年龄组人口数进行标准化处理，而得出标准人口的各年龄组死亡人数及所有年龄组的死亡总数。

年平均人口数（annual mean population，annual average population）　在居民健康统计中常用年平均人口数作为分母计算发病率、死亡率。由于人口的迁出、迁入和出生、死亡的不断变动，人口数量也随之改变，一般用年平均人口数代替全年人口总数。计算公式为：年平均人口数＝（上年底人口数＋本年底人口数）/2

鲇鱼效应（catfish effect）　一种社会心理效应。据说古时候日本渔民出海捕鱼，由于船舱小，到岸时鳗鱼几乎死光了。一个渔民在盛鳗鱼的船舱里放入一些鲇鱼，两种鱼相互争斗，鳗鱼就活了下来。这个效应说明，集体只有不断地补充新鲜血液，才有活力；个人只有积极地参与竞争，才能更快地成长和发展。

黏多糖（mucopolysaccharide）　见糖胺聚糖。

黏多糖病（mucopolysaccharidosis，MPS）　见黏多糖贮积症。

黏多糖贮积症（mucopolysaccharidosis，MPS）　其他名称：黏多糖病。黏多糖相关的降解酶先天性缺陷所致体内黏多糖贮积的一类疾病。一组溶酶体贮积病，为单基因遗传性疾病。一种罕见疾病。临床表现取决于所贮积黏多糖的类型。共分9型，主要表现为多发性骨发育障碍，眼、神经、心血管异常，肝脾大及粗陋面容等。诊断主要依据临床表现、遗传阳性家族史和相关酶活性检测。目前尚无有效的特异性治疗方法。早期诊断并进行骨髓移植有一定疗效。

黏多糖贮积症Ⅰ型（mucopolysaccharidosis Ⅰ，Hurler syndrome）　其他名称：胡尔勒综合征、脂肪软骨营养不良。黏多糖代谢中α-左旋艾杜糖醛酸酶缺乏引起的一类疾病。常染色体隐性遗传性代谢病。临床表现：侏儒症、脊柱后凸或侧凸、头大、发际低、眼裂小、眼距宽、鼻根塌陷、唇厚、舌大、颈短、手宽而短、第4和第5指内弯、膝内翻、智力发育障碍、角膜混浊、视神经萎缩、耳聋、肝脾大。产前羊水细胞培养，确诊后行人工流产，是唯一的预防办法。治疗：无特殊疗法，预后差，多于10岁以前死亡。

黏多糖贮积症ⅠS型（mucopolysaccharidosis ⅠS）　其他名称：沙伊综合征、α-L-艾杜糖苷酶缺乏综合征。黏多糖贮积症Ⅰ型的最轻型。为常染色体隐性遗传病。主要表现为关节强直、骨骼畸形、爪形手、多毛症、色素性视网膜炎、角膜混浊、肝大、主动脉缩窄、耳聋等。

黏多糖贮积症Ⅲ型（mucopolysaccharidosis Ⅲ）　其他名称：桑菲利波综合征、多发性营养不良性智力发育不全症。一种遗传性疾病，属常染色体隐性遗传。主要表现为1岁半至3岁时智力发育推迟乃至停止，语言障碍尤为严重。其后精神淡漠、步行障碍，排泉不能自理。晚期出现关节挛缩、手足徐动、吞咽困难，并可有色盲、听力障碍、色素性视网膜改变等。

黏多糖贮积症Ⅳ型（mucopolysaccharidosis Ⅳ，Morquio syndrome）　其他名称：莫尔基奥综合征、硫酸角质素尿。黏多糖代谢中N-乙酰氨基半乳糖-6-硫酸酯酶（半乳糖-6-硫酸酯酶）缺乏引起的一类疾病。常染色体隐性遗传性疾病。一类罕见的疾病。表现为身躯短小、四肢相对较长、手指长而柔软、髋内翻或外翻、髋脱位、关节韧带松弛、步态摇摆、角膜混浊，以及心血管改变，但智力发育多无障碍，预后较好，可活到成年。

黏菌素甲烷磺酸钠（sodium colistin methane-sulfonate）　抗菌药。白色或微黄色粉末。无臭，味苦，易溶于水，微溶于乙醇，不溶于丙酮、乙醚。抗菌作用与硫酸多黏菌素 E 相同，但毒性较小，肌内注射局部疼痛轻轻。

黏粒（cosmid）　含有 cos 位点的人工构建克隆载体。cos 位点是 λ 噬菌体头部组装时的识别序列，因而黏粒能包装入 λ 噬菌体颗粒后感染大肠埃希菌。与一般质粒相比，黏粒可克隆较长的外源 DNA 片段（50kb）。

黏膜（mucous membrane）　衬覆在人体或动物体内管道或囊腔壁的结构。消化、呼吸、泌尿、生殖等器官的黏膜，表面湿润，由上皮、固有膜构成。上皮有单层、复层、假复层之分。固有膜由结缔组织构成，含有丰富的血管、淋巴组织、小腺体等。黏膜有吸收、分泌、保护等作用。

黏膜-皮肤-眼综合征（mucocutaneous ocular syndrome）　一种病因未明的综合征。表现为头痛、发热、严重结膜炎及口、鼻、生殖器、上呼吸道黏膜溃疡。治疗后1个月内可恢复，无后遗症。

黏膜牙龈手术（mucogingival operation）　口腔科治疗方法之一。用来矫正龈（游离龈及附着龈）、牙槽黏膜、膜龈联合、系带、前庭沟等方面的损伤或不正常关系的手术方法。

黏膜移植术（mucosal grafting）　用自体黏膜修补黏膜创面缺损的手术。如眼睑黏膜缺损采用上、下唇或颊部的黏膜修补。

黏膜皱襞集中（convergent mucosa）　X线诊断术语。慢性胃或十二指肠溃疡因周围纤维瘢痕组织增生，牵拉黏膜皱襞向龛影集中。形如星芒。

黏膜皱襞象（mucosal relief pattern）　诊断胃内微小病变的少量钡剂 X 线检查所见。胃处于收缩状态时黏膜构成皱襞，钡剂充填于其凹陷处呈致密阴影，皱襞隆凸处无钡附着而呈透明阴影，显示出黏膜轮廓形象。

黏弹性（viscoelasticity）　黏弹性体质所具有的一种物理特性。即同时显示黏性和弹性两种性质。生物材料如细胞膜、血管壁、肌肉组织等多具有这种性质。

黏液结缔组织（mucous connective tissue）　一种胶样结缔组织。由间充质分化而成，胚胎期黏液结缔组织主要分布于胚胎的皮下、脐带和绒毛膜板内；在成人仅存在于眼球内的玻璃体。细胞成分是成纤维细胞，间质内有纤细的胶原纤维和透明均质状的基质。基质内含大量蛋白多糖，由于基质的透明质酸有结合水的能力，使黏液结缔组织富有紧张性和弹性。

黏液瘤（myxoma）　胚胎性间叶组织良性肿瘤。罕见。可发生在骨骼或软组织，生长慢、边界清楚、软、有弹性，切面呈胶冻样。镜下可见均匀一致的黏液样组织，在黏液基质中有松散的瘤细胞，呈星形或梭形，胞核大小和结构一致，多无明显间变。术后易复发。

黏液黏稠病（mucoviscidosis）　见肺囊性纤维化。

黏液肉瘤（myxosarcoma）　胚胎性间叶组织的恶性肿瘤。与黏液瘤在形态上无明显界限。但其间质中血管丰富，肿瘤细胞多且大小形态差别较大，细胞核染色深并有异形，可看到核分裂象。

黏液水肿面容（myxedema face，mucous edema face）　面色苍白、颜面水肿、脸厚面宽、目光呆滞、反应迟钝、眉发稀疏、舌色淡、胖大。见甲状腺功能减退症。

黏液水肿性苔藓（lichen myxedematosus）　其他名称：丘疹性黏蛋白病。以皮肤内成纤维细胞增生、黏多糖酸过多沉积为特征的少见病。病因未明，多数为 30～50 岁成人，皮损好发于颜面及四肢伸侧，呈广泛性苔藓样丘疹，直径约 2～3mm，呈淡红色或淡黄色蜡样，密集成群或排列成线状，自觉轻度瘙痒。病程缓慢。治疗：可按中医化痰软坚、活血化瘀治则试治。

黏液水肿性心脏病（myxedema heart）　其他名称：甲状腺功能减退性心脏病。为甲状腺功能减退引起的心脏病变。多见于有明显症状的黏液性水肿。表现为心包积液和/或心肌病变。给予甲状腺激素制剂治疗后，能治愈。

黏液-碳酸氢盐屏障（mucus-bicarbonate barrier）　黏液主要成分为糖蛋白，有较大的黏滞性和形成凝胶的特性，因此在胃黏膜表面形成一个厚约 $500\mu m$ 的凝胶层，胃黏液与非泌酸细胞分泌的 HCO_3^- 形成黏液-碳酸氢盐屏障，可减少粗糙食物对黏膜的损伤以及保护胃黏膜免受胃腔内的盐酸和胃蛋白酶的损伤。

黏液腺（mucous gland）　腺的一种类型。分泌部由黏液细胞组成的腺。分布广泛，在消化、呼吸系统黏膜层内，以及在下颌下腺和舌下腺内都有黏液细胞存在。黏液含有黏液蛋白，浓厚黏稠，其作用为滑润食物便于吞咽，并粘住侵入消化、呼吸管道的细菌、尘灰等异物，使之排出体外。

黏液腺囊肿（cyst of mucous gland）　口腔囊肿之一。黏液腺排泄管受阻，腺体分泌物潴留于腺内，使腺泡逐渐膨胀而形成囊肿。多发生在下唇及舌尖腹面，呈半透明、浅蓝色豆粒大的小泡，质软有弹性。咬破时流出透明无色黏液而肿块消失，不久则又肿大如初。治疗：腺体与囊肿切除术。

黏液性粪便（mucous stool）　肉眼观察可见的混有黏液的粪便。来自大肠的黏液，一般呈白色片状物，多附着于粪便表面，但亦可单独出现。来自小肠的黏液多为小絮块，且与粪便相混合。

黏液性卵巢囊腺瘤（mucinous cystadenoma of ovary）　卵巢的良性肿瘤。发病率约占卵巢良性肿瘤的 20%。多见于 30～50 岁妇女。肉眼观，囊性肿块常较大，大者直径可达 50cm。多为单侧多房性，内含黏稠黏液。囊内壁光滑，偶见一些小乳头状突起。镜下，囊内表面衬以单层柱状上皮，胞质含清亮黏液，核位于基底部，大小、形状比较一致，染色质纤细，无明显核仁，亦无核分裂象。

黏液性水肿（myxedema）　成年期的甲状腺功能减退症。自发性者原因不明，症状较重。继发性者多继发于甲状腺炎、甲状腺切除术后、^{131}I 治疗、服用某些药物以及脑垂体、下丘脑功能减退等症，症状较轻。表现：淡漠、疲软、嗜睡、怕冷、少汗、面容呆滞、非凹陷性水肿、食减、便秘、贫血等。基础代谢率低，血中四碘甲腺原氨酸（T_4）及三碘甲腺原氨酸（T_3）低。治疗：甲状腺激素制剂。

黏液性水肿昏迷（myxedema coma）　严重甲状腺功能减退时发生的危急状态。多由寒冷、感染、手术、麻醉或镇静剂使用不当等应激诱发。表现为嗜睡、低温（<35℃）、呼吸浅慢、心动过缓、血压下降、四肢肌松弛、反射减弱或消失，甚至昏迷、休克、心肾衰竭。静脉给予左甲状腺素为主要抢救措施，辅以甲状腺片（胃管或口服）及对症治疗。

黏液性痰（mucous sputum）　黏稠、无色透明或略呈灰白色。见于支气管炎、支气管哮喘、早期肺炎等。

黏液性腺泡（mucous alveoli）　分泌黏蛋白的腺细胞，锥形，核扁圆，位于细胞基底区。电镜下顶部胞质含有黏原颗粒。

黏液样变性（mucoid degeneration）　组织间质内出现类黏液的积聚。黏液样变性的结缔组织疏松，在 HE 染色切片中可见充满淡蓝色胶状物质，其中散在一些呈星状的多角形细胞，并有突起相连。结缔组织的黏液样变性见于黏液水肿病人的皮下组织；甲状腺功能亢进病人的眼球后结缔组织及胫前皮下组织；急性风湿病心血管壁的结缔组织；动脉粥样硬化症的动脉壁等处。

黏液质（lymphatic temperament）　人的气质类型之一。按巴甫洛夫高级神经活动类型学说，强而平衡、不灵活的神经活动类型为黏液质的生理基础。其外部表现为安静、沉着、稳重，反应较慢，思维、言语及行动迟缓，不灵活，情绪发生慢而弱，不易转移注意。心平气和，不易冲动。内向，态度持重，自我控制能力和持久性较强，但易因循守旧，不易适应新环境。坚韧、固执、淡漠。

黏着小带（zonula adherens）　见中间连接。

捻发音（crepitant rales）　行肺部听诊时在吸气末期可听到的细而均匀一致的、有如用手在耳旁捻头发的声音。目前认为，此音形成是未展开的或液体稍增多而相互结合的肺泡，在吸气时被气流冲开而产生的细小破裂音。见于肺结核、肺炎早期、肺淤血、纤维化肺泡炎等。

捻法（holding and twisting）　①中医刺法名。捻同撚，指入针后，以拇、示指持针作前后交替动作使针转动的方法，现称捻转法。捻者，以手捻针也，务要识乎左右，左为外，右为内，慎记耳。捻者，治上，大指向外捻；治下，大指向内捻。外捻者，令气向上而治病；内捻者，令气向下而治病。如出针，内捻者令气行至病所，外捻者令邪气至针下而出也。提出本法有行气的作用，以使气至病所，提高疗效。②中医推拿手法名。用拇指和示指捏住一定部位，对称用力作均匀和缓的捻线状搓揉。本法多用于指、趾小关节及浅表肌肤部。有调和气血的作用。

捻转补泻（twirling reinforcing reducing method）　中医针刺补泻手法。指针刺得气后，以捻转幅度的大小、频率的快慢和次数的多少来分别补泻的方法。现今一般以捻转幅度较小（180°左右）、频率较慢、次数较少者为补；捻转幅度较大（360°以上）、频率较快、次数较多者为泻。亦有以捻转的方向分别补泻。意指右转为泻，左转为补。

捻转法（twirling the acupuncture needle）　中医针刺手法。毫针刺时行针手法之一。指针刺时，使针体作左右旋转的一种基本针刺手法。通常以右手拇示两指持住针柄，进行一前一后的交替运动，针即呈旋转状。捻转幅度的大小应视病情而定。在180°左右的称为小幅度捻转；360°以上的称大幅度捻转。施行捻转法时，应注意勿过度单向捻转，以免肌肉纤维缠绕针体，造成滞针。

念珠菌病（candidiasis）　真菌病之一。由白色念珠菌或其他念珠菌引起的疾病的统称，条件致病菌。此菌寄生于正常人的口腔、胃肠道、女阴和皮肤黏膜上。常见的念珠菌病有霉菌性口炎（鹅口疮）、阴道炎和支气管念珠菌病，也会出现全身性感染（含败血症）。当机体抵抗力降低，或大量长期应用抗生素、肾上腺皮质激素或抗癌药物后，念珠菌因失去消化道内细菌群的抑制作用而大量繁殖致病。皮肤念珠菌病易发生于皮肤皱褶部位如臀沟、腹股沟、脐窝、阴唇、指（趾）间；黏膜念珠菌病则有口炎、唇炎、口角炎或阴道炎。较常见的内脏念珠菌病是念珠菌性肺炎、胃肠炎、支气管炎或脑膜炎。确诊有赖于病原学证实，应尽早治疗。治疗：用克霉唑、制霉菌素氟康唑等。

念珠菌性甲沟炎和甲病（candidal paronychia and onychomycosis）　皮肤念珠菌病。家庭主妇、鱼贩、厨师、罐头食品厂工人、洗衣工、美容师等易患。可见于一个或数个手指，右手示指及中指多见。起病缓慢，甲沟肿胀，轻度潮红，稍痛，无溢脓，甲板可变混浊、增厚、变硬、变色，表面可有横嵴和沟纹，但仍有光泽。治疗：可用多烯族抗生素（以制霉菌素或曲古霉素）或咪唑类药物。

念珠菌性阴道炎（monilial vaginitis）　由白色念珠菌引起的阴道炎。最突出的症状是外阴瘙痒，严重时坐卧不宁，痛苦异常。急性期白带增加，典型的白带为白色豆渣样，附着在小阴唇内侧及阴道黏膜上，擦除后露出红肿或呈浅霉烂的黏膜面。检查阴道分泌物可找到白色念珠菌。首选的治疗药物为制霉菌素，反复感染应同时用氟康唑；对顽固病例应查尿糖，停用广谱抗生素和雌激素。

念珠菌性阴茎头炎（candidal balanitis）　由白念珠菌引起的阴茎头炎症性疾病。属性传播疾病，通常是由性伴侣患阴道念珠菌病而引起。主要表现为包皮、阴茎头以及冠状沟发红充血，边缘清晰的红斑，局部可有小红疹、小水疱，甚至小脓疱，破溃后形成小片糜烂面。

念珠菌性指（趾）间糜烂（monilial interdigital erosion） 皮肤念珠菌病。常与接触水的职业有关，如洗衣工人或餐厅中洗碗或药厂中洗瓶工人，开始表皮浸渍发白，边缘清楚，以后表皮脱落见红色糜烂面。治疗：局部用多烯族抗生素（以制霉菌素或曲古霉素为主）或咪唑类药物。

念珠状红苔藓（lichen ruber moniliformis） 原因不明的皮肤病。皮损为1～3mm大小圆形丘疹，具有蜡样光泽，颜色鲜红或暗红，质硬，排列成念珠状。好发于前额、耳下、颈部、肘下、腋下和腰背等处。自觉瘙痒，夏季加重。病理检查确诊。治疗：外用皮质激素制剂。

念珠状链杆菌（*Streptobacillus moniliformis*） 革兰氏阴性短杆菌。菌体长1～5μm，宽0.3～0.5μm，常呈念珠状排列，属链杆菌属。兼性厌氧。是引起人类鼠咬热的病原菌之一，存在于鼠类体内或鼻咽腔中。通过鼠咬或污染食品而传染给人。对青霉素、链霉素或其他抗生素均敏感。

鸟氨酸（ornithine） 非蛋白质氨基酸的一种。参与人体鸟氨酸循环，在体内能促进腐胺、精脒、精胺等多胺化合物的生成，有激活鸟氨酸循环、促进肝脏解氨毒的作用。

鸟氨酸氨甲酰基转移酶（ornithine carbamoyl transferase, OCT） 其他名称：鸟氨酸转氨甲酰酶。鸟氨酸循环中催化氨基甲酰磷酸和鸟氨酸形成瓜氨酸和磷酸的酶。主要存在肝细胞线粒体中。正常值为8～20mU/ml（光电比色法）。此酶活力增高见于各型肝炎、肝硬化、肝脓肿、肝淤血、肝癌、胆道感染、胆结石、心肌梗死、脑出血、帕金森病、类风湿性关节炎、胃十二指肠溃疡、广泛性小肠病变、肺炎、血液病和某些神经系统疾病。

鸟氨酸循环（ornithine cycle） 其他名称：尿素循环（urea cycle）。肝中合成尿素的代谢通路。由氨及二氧化碳与鸟氨酸缩合形成瓜氨酸、精氨酸，再由精氨酸分解释出尿素。此过程中鸟氨酸起了催化尿素产生的作用。故名。

鸟巢式静脉滤器（bird nest vein filter） 一种永久性滤过器。由4根25cm长，直径0.18mm的不锈钢丝构成。4根钢丝分别连接固定于V型金属结构的端点，从而保证钢丝与管壁相连。当其安置于下腔静脉内时，钢丝构成的筛网结构可捕获血液中的栓子。

鸟苷（guanosine, guanine riboside） 其他名称：鸟嘌呤核苷。核苷的一种。白色或类白色结晶状粉末。是制备三氮唑核苷、三磷酸鸟苷钠等药物的主要原料。

鸟笼效应（birdcage effect） 一种社会心理效应。美国心理学家詹姆斯（W. James）发现，如果一个人的家里有一只别人赠送的空鸟笼，那么他可能很快就会买一只鸟放进笼子里喂养。这个效应说明，人们在偶然获得一件本不需要的物品的基础上，会自觉或不自觉地继续添加与之相关而自己仍不需要的东西。

鸟嘌呤（guanine, G） 嘌呤型碱基的一种。存在于DNA和RNA中。在DNA中，一股链上的胞嘧啶（C）与另一股链上的鸟嘌呤（G）配对，相互形成3个氢键，可以稳定DNA双螺旋结构。因这种碱基最初从鸟粪中发现，故名。

尿（urine） 肾脏的排泄液。血液流经肾脏时，血浆中的水分和所有晶体物由肾小球滤过进入肾小管，为原尿。肾小管将原尿中的营养物质，大部水分和无机盐类重新吸收回血液，排出含有少量氮的代谢产物（主要为尿素）和盐类的水溶液，为终尿，即通常所称之尿。尿经输尿管、膀胱和尿道排出体外。成人一昼夜尿量约为1 500ml。正常尿呈淡黄色，清晰透明，呈酸性、中性或碱性反应，比重在1.015～1.025。其中可含有少量红细胞或白细胞，每高倍视野3个以下。若其颜色及透明度改变，可能是由于脱水或含不正常物质（血液、脓液、尿盐、乳糜、药物等）。尿量与饮水量、体温和气温有关。饮水多尿也多，对机体有害的代谢产物排出也增加。肾的滤过功能和重吸收能力发生障碍或有尿路病变时，尿的量和性质可有改变。如多尿、少尿、蛋白尿、血尿和脓尿等。临床检查尿液某项指标可作为诊病的辅助指标。

尿氨（urine ammonium） 氨由尿排出的量正常为每日10～107mmol/d（100～400mg/24h），但其排出量随机体酸碱平衡情况而异。碱中毒时排出极低，而酸中毒时排出量显著增多。

尿白细胞（white blood cell in urine） 正常人尿沉渣白细胞为0～5个/高倍视野，高于此值为白细胞尿。尿白细胞增多见于原发性或增殖性肾小球肾炎，大量增多则见于：①尿路特异性或非特异性感染，如肾盂肾炎、膀胱尿道炎、前列腺炎、精囊炎、肾结核等；②尿路肿瘤；③妇女生殖道炎症如白带污染等。

尿饱和度（urine saturation） 尿液中各种离子（如：钾、钠、钙、氯离子等）达最大溶剂度时浓度的总和。测定尿中离子饱和度可以判定泌尿系结石形成的热力学危险倾向。

尿崩停（insufflation posterior pituitary） 见垂体后叶粉鼻吸入剂。

尿崩症（diabetes insipidus） 其他名称：垂体加压素缺乏症。尿量每天超过3L/d为尿崩，引起尿崩的常见疾病为尿崩症。可有因下丘脑垂体抗利尿激素不足或阙如引起的下丘脑垂体性尿崩症（又称中枢性尿崩症），亦可有因肾远曲小管、肾集合管对抗利尿激素不敏感所致的肾性尿崩症。下丘脑-神经垂体的病变。病因有肿瘤、感染、创伤、血管病变等。抗利尿激素分泌减少引起极度口渴、多饮和大量排出低比重尿（4 000～12 000ml/d）。尿常规其他项目及肾功能均正常。高渗盐水试验阳性。治疗：服用抗利尿激素制剂或氢氯噻嗪、氯贝丁酯、卡马西平等；针对病因进行治疗。

尿比重（specific gravity of urine） 尿液与纯水重量之比。正常值1.010～1.025，大量饮水时，可低至1.003。过量失水时，可高于1.030。尿比重的改变有助于某些肾脏疾病及内分泌疾病的诊断。

尿比重计（urometer） 测量尿比重指数的器具。玻管上的刻度为尿比重的读数，范围在1.000～1.060。校准温度以15℃为标准，液体的温度可影响比重，如需精确数值应将读结果予以校正。

尿卟啉（uroporphyrin） 卟啉生物合成过程中形成的第一个卟啉衍生物。由尿卟啉原氧化而来，具8个羧基。患迟发性皮肤卟啉症时，随尿排出增多。

尿卟啉原Ⅲ同合成酶（uroporphyrinogen Ⅲ cosynthetase） 体内合成Ⅲ型尿卟啉原（血红素生物合成原料）所需要的酶。它可改变尿卟啉原合成酶的作用，使它不形成Ⅰ型而形成Ⅲ型尿卟啉原。先天性红细胞生成性卟啉症即由此酶缺损所致。

尿不尽（incomplete bladder emptying） 排尿后依然感觉膀胱内有尿液未排出的现象。常见于泌尿系统感染、前列腺增生或下尿路炎症等。

尿布皮炎（diaper dermatitis） 其他名称：尿布疹、臀部红斑。由于尿布刺激引起的婴儿局限性皮炎。好发于臀部、下腹部等尿布直接接触部位，呈边缘清楚的大片红斑，伴有少许丘疹。严重时可见有糜烂或浅溃疡。治疗用炉甘石洗剂，糜烂时用氧化锌油等。预防：勤洗尿布，保持皮肤清洁干燥。

尿布疹（napkin psoriasis, diaper rash） 见尿布皮炎。

尿常规检查（urinalysis） 其他名称：尿液分析。对尿标本进行的化学和显微镜检查。检查内容包括：颜色、透明度、酸碱度、比重、渗透压、尿糖定性、酮体、尿胆原、胆红素、蛋白质、红细胞、白细胞、上皮细胞、管型等项目。常用于泌尿系疾病的辅助诊断。

尿沉渣（urinary sediment） 尿液经过离心后形成的有形成分。其内容物可含红细胞、白细胞、上皮细胞、管型、结晶、细菌和精子等。可通过显微镜进行检查。

尿沉渣镜检（urinary sediment microscopy） 将尿液离心后获得的有形成分做成涂片，并在显微镜下观察的检验方法。检查内容包括细胞、管型、结晶、细菌和精子等。

尿促性素（menotrophin） 其他名称：人绝经期促腺激素。为从绝经期妇女尿中提取的一种促性腺激素。用于不孕症。也用于原发或继发闭经、男性精子缺乏症和卵巢功能试验。制剂：注射剂，肌内注射。不良反应：过量可引起卵巢刺激过度综合征、卵巢增大、卵巢囊肿破裂、多胎妊娠及流产等，个别可有腹水、胸膜渗出、动脉血栓栓塞、发热等。注意：妊娠、卵巢功能不全、多囊泡性卵巢、颅内病变、甲状腺或肾上腺皮质功能减退者禁用。

尿胆素原（urobilinogen）　胆红素在肠道被细菌作用后的产物。大部分随粪便排出，每日排出量约 100～250mg。小部分在肠道吸收，部分被肝脏处理转变为胆红素，其余随大循环经肾排出，每日排出约 4mg。正常定性呈弱阳性反应。溶血性黄疸及肝细胞性黄疸时增多，阻塞性黄疸时减少或消失。

尿蛋白质（urine protein）　正常尿含蛋白质量很少（平均每日 40mg），临床检查为阴性。正常人可出现一过性蛋白尿，儿童脊柱前屈可出现直立性蛋白尿，肾脏疾病出现肾性蛋白尿，后者有肾小球性和肾小管性之分，一般均为混合性蛋白尿。尚有血红蛋白尿、肌红蛋白尿和本周蛋白尿。

尿道（urethra）　从膀胱通向体外的管道器官。男性尿道起于膀胱的尿道内口，穿过前列腺、尿生殖膈及阴茎海绵体，止于阴茎头顶端的尿道外口，长约 16～22cm。可分为 4 部：壁内部、前列腺部、膜部、海绵体部。有 3 个狭窄：尿道内口、膜部和尿道外口。两个弯曲：耻骨下曲、耻骨前曲（阴茎上提可使此曲变直）。女性尿道起于尿道内口，行向前下方，穿过尿生殖膈，开口于阴道前庭的尿道外口。男性尿道较长，有排尿和排精双重功能，女性尿道较短，主要功能为排尿，容易感染。

尿道癌（carcinoma of urethra）　较为常见的尿道恶性肿瘤。女性较多见。表现为尿道血性分泌物、初始血尿、尿道痛、排尿困难等。检查可发现或扪及局部肿块，有压痛。通过尿道造影、尿道分泌物细胞学检查、尿道镜取材活检确诊。治疗：根治性切除术；晚期不能切除者可行放射治疗或化学治疗。

尿道瓣膜切除术（urethral valve resection）　用 8F 内镜或输尿管镜观察尿道，了解外括约肌部位，从膀胱向内外冲水使瓣膜向外张开，电灼 5 点、7 点及 12 点部位瓣膜的手术操作。主要用于治疗尿道瓣膜引起的尿路梗阻。

尿道闭锁（urethral atresia）　胚胎时原始的上皮组织未及时反折向尿道内，阴茎头部的尿道上皮发育障碍，导致尿道管腔狭窄以至完全不通的先天性疾病，可分为完全性、部分性或膜状尿道闭锁。

尿道病变切除术（resection of urethral lesion）　经会阴部切口显露尿道病变部位，游离尿道病变部位并将其切除，游离远侧及近侧尿道断端，将两断端做间断吻合的手术治疗方法。主要用于治疗尿道内局部病变。

尿道部分切除术（partial urethrectomy）　经会阴部切口显露病变或损伤的部分尿道，游离尿道病变或损伤部位并将其切除，游离远侧及近侧尿道断端，将两断端做间断吻合的手术治疗方法。主要用于尿道肿瘤或尿道损伤的治疗。

尿道成形术（urethroplasty）　各种用于矫正尿道下裂、尿道缺损、尿瘘、重复尿道等尿道病变的手术方式的总称。一般使用皮肤，亦有使用其他组织者。

尿道重复（urethral duplication）　见重复尿道。

尿道重建术（urethral reconstruction）　通过取邻近或其他部位组织代替尿道以恢复尿道连续性的手术方式。

尿道出血（urethremorrhage）　其他名称：尿道口溢血、尿道口滴血。尿道损伤的重要征象。表现为有鲜血由尿道口滴出，或见尿道口有血迹，插入导尿管有鲜血自管内外溢，或从尿周围溢出。可伴有会阴部血肿、膀胱膨胀、会阴部血肿、阴囊肿胀及休克等。此征提示尿道损伤。见于骨盆骨折、骑跨伤、尿道内或会阴部直接暴力损伤等。有时亦见于尿道内血管瘤、尿道癌等。

尿道挫伤（urethral contusion）　由于尿道内外暴力导致的尿道黏膜或黏膜下损伤，尿道的连续性未遭破坏的状态。临床多表现为血尿。

尿道端端吻合术（end-to-end anastomosis of urethra）　尿道损伤（多见于球部或膜部），完全断裂或大部分断裂，早期尚无感染者，可行端端吻合术。常采用会阴部"∧"形皮肤切口，切开球海绵体肌，找到断裂的尿道两端，适当剥离出健康的一段，两断端修齐后，在无张力下将其对合，用细肠线

结节缝合，尿道内留置导尿管。术后 10 天左右拔除导尿管，定期扩张尿道。

尿道断裂（urethral disruption）　由于尿道内外暴力导致的尿道完全断开，形成两个游离断端的状态。此状态下尿道失去连续性。临床可表现为血尿、排尿困难、尿外渗等。

尿道恶性肿瘤（malignant tumor of urethra）　发生于尿道壁各层伴恶性生物学行为的新生物。其细胞异常快速增殖并可发生浸润和转移。包括癌、肉瘤、黑色素瘤等。病理类型以鳞状细胞癌占多数，尿路上皮癌次之，腺癌较少。临床表现为早期即可有尿道溢血、尿频、尿急、尿痛等症状，肿瘤增大时可引起排尿困难，治疗难度大，预后较差。

尿道分泌物（urethral discharge）　自尿道口溢出的黏液性、血性或脓性液体。可见于性传播疾病、非特异性尿道炎和尿道癌等。

尿道关闭不全机制（incompetent urethral closer mechanism）　在无逼尿肌收缩情况下出现尿液自尿道不自主流出的状况。可见于尿道括约肌损伤。

尿道海绵体（cavernous body of urethra）　位于阴茎海绵体尿道沟内的一块与阴茎海绵体类似的勃起结构。比较纤细，围绕尿道，位于阴茎的正中。尿道海绵体的两端较膨大，前端的膨大为阴茎头，后端的膨大为尿道球。海绵体外面包有一层坚厚的纤维膜，称为尿道海绵体白膜。

尿道会师术（urethral realignment）　尿道损伤病人经膀胱和尿道外口分别置入尿道探杆使二者会师并引出导尿管，通过牵引导尿管以恢复尿道连续性的手术操作。尿道断裂的病人因伤势较重，不能耐受较复杂手术或不具备后尿道吻合修补术者可先采取该术式。主要用于治疗后尿道狭窄。

尿道会阴造口术（perineal urethrostomy）　在尿道球部与会阴之间造瘘，以引流尿液的手术操作。一般用于治疗前尿道狭窄和阴茎癌等。

尿道活检术（urethral biopsy）　通过经膀胱镜或开放手术的方式获取尿道内可疑病变部位组织，经病理检查确定可疑病变的性质，明确诊断，帮助估计病变程度和范围以制定治疗方案的方法。

尿道结石（urethral calculus）　其他名称：尿路结石。由晶体物质和有机物质在泌尿道异常聚积形成石状的病症。常为单个，如有尿道憩室则可有多个。多见于后尿道、尿道球部及舟状窝内。主要表现为肾绞痛、血尿、尿闭及尿路感染等。结石嵌顿可出现急性尿潴留。沿尿道可扪及前尿道结石，后尿道结石可经直肠指检触及。必要时进行 X 线摄片、B 超、尿道镜检查。治疗：舟状窝、前尿道结石钩取或钳出，后尿道结石将结石推入膀胱，再按膀胱结石处理。

尿道金属支架置入术（implantation of urethral stent）　通过置入暂时性或永久性的金属支架，扩张并支撑狭窄的尿道，以减低排尿阻力，提高尿流率，从而改善生活质量的手术操作。可用于尿道狭窄和前列腺增生病人。

尿道镜检查术（urethroscopy）　将内镜从尿道外口插入尿道，对全部尿道进行直视下检查，观察尿道有无黏膜病变或狭窄等的操作。

尿道镜下尿道病灶切除术（transurethral resection of urethral lesion）　通过尿道镜找到尿道病灶部位，用电切或者激光切除病灶部分的手术治疗方法。适用于尿道内局部病灶的诊断及治疗。

尿道镜下尿道狭窄电切术（transurethral resection of urethral stricture）　通过尿道镜找到尿道狭窄部位，用电切环切除狭窄部分的手术治疗方法。主要用于治疗尿道狭窄。

尿道口成形术（meatoplasty）　通过手术纠治尿道口狭窄或畸形以恢复尿道功能的手术方式。

尿道扩张器（urethreurynter）　用金属制成的有一定弯度的探子。按直径分号。用于探查有无尿道狭窄和膀胱或尿道结石，亦用于扩张狭窄的尿道。

尿道扩张术（urethral dilation）　对尿道狭窄使用尿道探杆、膀胱镜或其他扩张器械经尿道腔内对狭窄部进行扩张的手术方式。常用于治疗狭窄较短、程度较轻的尿道病变，也用于尿道狭窄内切开和后尿道吻合术后病人的维持性治疗。扩张

术需在尿道无炎症时进行。尿道探子有各种不同的类型，即以其直径大小分为若干号。尿道扩张的次数、间隔时间和每次选用探子的号数都需根据病人具体情况决定。

尿道良性肿瘤（benign tumor of urethra） 发生于尿道各层的新生物。其细胞异常增殖并呈膨胀性生长，但无浸润、转移等恶性生物学行为。病理类型包括鳞状上皮乳头状瘤、绒毛状腺瘤和尿路上皮乳头状瘤。临床表现为尿路刺激症状，肿瘤体积较大时可引起排尿困难。

尿道裂伤缝合术（repair of urethral laceration） 经会阴部切口显露尿道裂伤部位，用可吸收线将裂伤部位缝合的手术治疗方法。主要用于保守治疗无效的较大尿道裂伤。

尿道瘘管切除术（urethral fistula resection） 切除瘘管及其周围瘢痕组织，以瘘管周围皮肤或阴囊皮肤为皮瓣覆盖瘘孔修补创面的手术治疗方法。主要用于保守治疗无效的尿道瘘。

尿道瘘修补术（urethral fistula repair） 切除瘘孔周围瘢痕组织，以瘘孔周围皮肤或阴囊皮肤为皮瓣覆盖瘘孔修补处创面的手术治疗方法。主要用于保守治疗无效的尿道瘘。

尿道膜部损伤（membranous urethral injury） 由于尿道内外暴力导致的男性膜部尿道的损伤。常有骨盆骨折或严重挤压伤史，表现为排尿障碍或急性尿潴留，耻骨后区尿外渗，耻骨后区压痛且有肿胀感。

尿道内口切开术（incision of urethral internal orifice） 通过开放手术或内腔镜手术将尿道内口切开以降低膀胱出口阻力的手术方式。通常是将膀胱颈后唇切开。主要用于治疗由于膀胱颈挛缩、前列腺增生、膀胱颈纤维化等原因引起的尿道内口狭窄。

尿道内切开术（internal urethrotomy） 经尿道镜观察，应用冷刀等器械切开尿道狭窄环，尽量切除瘢痕组织的手术操作。主要用于治疗病变长度在 3cm 以内的单纯性和部分复杂性尿道狭窄。

尿道黏膜脱垂（urethral mucosa prolapse） 尿道黏膜自尿道外口外翻的现象。脱垂的黏膜经常表现为尿道口紫红色肿块，呈环形围绕尿道口。常发生于女性，临床主要表现为尿道口肿块和局部少量出血。

尿道旁病变切除术（paraurethral lesion resection） 对毗邻尿道的病变如尿道旁囊肿进行切除的手术方式。因手术部位毗邻尿道，术中应避免损伤尿道和括约肌，防止发生尿瘘和尿失禁。

尿道旁囊肿（paraurethral cyst） 尿道周围腺体的腺管阻塞形成的潴留性囊肿。女性常见。临床表现为外阴不适或疼痛、尿路刺激症状，囊肿增大时可影响性生活。

尿道旁脓肿切开引流术（paraurethral abscess incision and drainage） 切开尿道旁脓肿，通畅引流脓肿，以利于控制感染、促进尿瘘愈合的手术操作。适用于急性尿道炎并发的尿道旁脓肿及其破溃皮肤后形成的尿瘘。

尿道旁腺病变切除术（paraurethral gland lesion resection） 尿道旁腺腺体导管梗阻，分泌物引流不畅可形成尿道旁腺囊肿，合并感染时形成尿道旁腺脓肿，恶变时可发生尿道旁腺癌，对上述病变进行切除的手术方式。

尿道旁腺恶性肿瘤（malignant tumor of paraurethral gland） 发生在外阴前庭尿道开口周围的伴恶性生物学行为的新生物。临床少见。病理学上主要为腺癌结构，包括黏液型、透明细胞型和乳头状腺癌等。临床症状可为排尿困难、尿道出血、尿频、尿痛等。

尿道旁腺良性肿瘤（benign tumor of paraurethral gland） 发生在外阴前庭尿道开口周围的无恶性生物学行为的新生物。包括囊性及实性肿瘤。囊性肿瘤有前庭大腺囊肿、尿道旁腺囊肿、表皮样囊肿、皮脂腺囊肿、中肾管囊肿等。实性肿瘤种类甚多，可来源于皮肤附件、结缔组织、平滑肌、血管等不同组织。临床表现为体积小，除非伴发感染，一般无症状。

尿道旁腺脓肿（paraurethral gland abscess） 女性尿道旁腺腺管出口阻塞，腺体分泌物堆积而扩张，并发化脓性细菌感染形成尿道旁腺脓肿。女性尿道旁腺分布于尿道中下段的黏膜层下，有细小的腺管通向尿道外口的两侧。临床表现为阴道

前壁的波动性肿物，挤压后自尿道口旁流出脓性分泌物。可伴有尿频、尿痛。

尿道旁悬吊术（periurethral suspension） 将后尿道周围组织悬吊于耻骨后，以加强盆底对膀胱颈和后尿道支撑的手术操作。减少腹压增大时膀胱颈的下移程度，从而减少尿失禁的发生。主要用于治疗尿失禁。

尿道破裂（urethral rupture） 由于尿道内外暴力导致的尿道部分断裂，尚有部分尿道壁完整的尿道损伤状态。尿道即借此部分保持连续性。临床可表现为血尿、排尿困难、尿外渗等。

尿道憩室（urethral diverticulum, UD） 尿道旁与尿道相通的囊性结构，是尿道黏膜自肌性尿道壁薄弱处向外膨出的盲袋。可为先天性和后天性形成，常见于女性。常有继发性感染，由于引流不畅，感染经久不愈。体格检查时可在阴道前壁扪及囊性肿块，常伴有触痛。挤压肿块，可发现尿道口有混浊尿液或脓液溢出。临床可完全无症状，也可表现为伴有尿失禁、结石和/或痛性阴道肿物、反复泌尿系统感染等。尿道造影可以确诊。治疗：手术切除憩室。

尿道憩室结石取石术（urethrocele lithotomy） 将尿道憩室切开取出结石的手术。主要用于治疗尿道憩室结石。

尿道前列腺部损伤（prostatic urethral injury） 由于尿道内外暴力导致的男性前列腺部尿道的损伤。骨盆骨折或严重挤压伤，可损伤尿道前列腺部。临床表现为排尿障碍或急性尿潴留，下腹耻骨后区尿外渗，耻骨后区压痛且有肿胀感。

尿道切除术（urethrectomy） 距尿道外缘 0.5cm 做绕尿道外口的环形切口，将尿道完全剥离，再行尿流改道的手术治疗方法。适用于尿道癌或膀胱癌侵犯尿道、女性膀胱颈部或男性前列腺部。

尿道切开取石术（urethrolithotomy） 采用开放手术切开尿道，取出尿道结石的手术方式。一般用于尿道结石过大，不能经尿道取石者。治疗原发性尿道结石应将尿道原发病一并处理。

尿道切开术（urethrotomy） 切开尿道狭窄部以改善尿液引流的手术。用于治疗尿道狭窄。手术分两种：在尿道狭窄部切开，并在近端尿道造口，称尿道外切开术；在尿道内将狭窄部切开，称尿道内切开术。

尿道切开探查术（open urethral exploration） 将尿道切开观察尿道有无黏膜病变的手术。通常用于无法进行经尿道检查时。

尿道球（bulb of urethra） 尿道海绵体后端膨大部分。位于两侧阴茎海绵体脚的中间，连于尿道膜部，包于球海绵体肌内，于尿生殖膈下筋膜附着，大小约似莲子，上面有尿道穿入其内。

尿道球部损伤（bulbourethral injury） 其他名称：尿道骑跨伤（straddle injury of urethral）。由于尿道内外暴力导致的男性球部尿道的损伤。尿道球部位置固定，当发生骑跨伤时，尿道球部被挤压于硬物和耻骨联合之间，从而造成不同程度的损伤。行尿道扩张或经尿道的内镜操作时，亦可误伤该部尿道。临床表现为尿道外口出血、排尿困难和尿外渗等。

尿道球腺（bulbo-urethral gland, Cowper gland） 其他名称：考珀腺。位于会阴深横肌内一对豌豆大的球形腺体。包埋在尿道膜部括约肌的肌束间。其排泄管长约 3cm，开口于尿道球部。其分泌物是精液的成分之一。

尿道球腺脓肿（bulbourethral gland abscess） 其他名称：考珀腺脓肿（Cowper gland abscess）。尿道球腺腺管堵塞及化脓性细菌感染导致腺体内脓液淤积的病理状态。尿道球腺男性位于尿道膜部外侧，其排泄管向前下方穿尿道海绵体球，开口于尿道球部。女性对应腺体称为前庭大腺。由于尿道球腺靠近前列腺，尿道球腺脓肿的临床表现与前列腺炎和前列腺脓肿相似。急性期有发热尿频、痛和会阴部不适等表现，慢性期表现为尿后排出稀薄黏液。

尿道球腺切除术（resection of bulbourethral gland） 通过会阴部切口切除尿道球腺的手术治疗方法。主要用于治疗尿道球腺脓肿及囊肿。

尿道缺如（urethral agenesis） 尿道完全不发育的现象。由于

不能够排尿，胎儿在子宫内因膀胱扩张压迫脐动脉，引起胎儿循环障碍，故多为死产或生后即死亡。

尿道热（urethral fever）　尿道接受器械检查和操作后出现的一种严重细菌感染。常见于膀胱镜检查和尿道扩张后。病人常出现寒战、高热和典型的菌血症症状，严重者可致中毒性感染休克，有时可危及生命。

尿道肉阜（urethral caruncle）　尿道外口的一种炎性增殖性病变。多见于绝经后妇女。临床表现为位于尿道外口颜色鲜红的外生性肿块。可引起疼痛、出血及尿道刺激等症状，治疗：高频电灼或切除。

尿道上裂（epispadias）　先天畸形。包皮在背侧裂开，尿道口开于阴茎背侧。阴茎头呈扁平裂开。严重者膀胱括约肌发育不全，尿失禁。

尿道上裂膀胱外翻综合征（epispadias and ectopocystis syndrome）　尿道上裂与膀胱外翻并存的畸形。腹壁上可见外翻的膀胱黏膜与喷尿的输尿管口。脐位置低，常于外翻膀胱黏膜上缘形成瘢痕。不完全性膀胱外翻，腹壁缺损较小，膀胱黏膜突出不多。常见腹下部、会阴和大腿内侧皮肤受尿浸渍而潮红。

尿道上裂修补术（epispadias repair）　完全型尿道上裂应做耻骨上膀胱切开，将膀胱颈部后尿道薄弱的前壁做"V"形切除，用 5-0 可吸收线将切口纵行缝合，形成膀胱括约肌，以矫正尿失禁的手术操作。

尿道栓（urethral suppository）　用于尿道的栓剂。呈笔形，一端稍尖。男用者长 14cm，重约 4g；女用者长 7cm，重约 2g。可治疗尿道感染等。

尿道松弛型尿失禁（urethral relaxation incontinence）　其他名称：真性压力性尿失禁。在逼尿肌不活动和腹压不增高的情况下，尿道松弛进而出现漏尿的状况。可见于尿道括约肌损伤。

尿道损伤（urethral injury，injury of urethra）　由骑跨、骨盆骨折、弹伤、锐器伤或器械操作等外力造成的尿道挫伤、破裂或断裂。表现为排尿困难、膀胱膨胀、尿道口滴血、局部疼痛、肿胀及尿外渗。尿道断裂时常伴有休克。无排尿困难者无需手术，对症治疗。有排尿困难者须留置尿管或行手术治疗。

尿道拖入术（pull-through operation of urethra）　在后尿道瘢痕狭窄段切除后，两断端不做对端吻合，将远侧尿道断端借助导尿管的牵引作用，拖至近侧尿道断端上，以重建尿道连续性的手术操作。适用于后尿道吻合术有困难的病人。

尿道外口切开取石术（urethral meatus lithotomy）　通过切开或剪开尿道外口腹侧后，将结石取出的手术方式。用于治疗当结石嵌顿于舟状窝或因尿道外口狭窄结石不能自行排除者。

尿道外口切开术（meatotomy）　从狭窄的尿道外口向阴茎系带侧切开后再分别缝合两侧尿道黏膜的手术方法。用于治疗男性尿道外口狭窄。

尿道吻合术（urethral anastomosis）　通过会阴部切口，找到损伤的尿道两端或尿道狭窄段，将尿道断端清创修补或切除尿道狭窄段，用可吸收线间断横袖式外翻缝合尿道两端的手术治疗方法。主要用于修复尿道损伤或狭窄。

尿道狭窄（ureteral stricture）　尿道管腔异常缩窄的病理现象。先天性病因常见于先天性尿道外口狭窄、尿道瓣膜、精阜肥大、尿道管腔先天狭窄等；后天性病因有尿道管腔感染、尿道损伤等。表现为排尿费力，尿线变细或滴尿，严重者常有大量残余尿，甚至发生尿潴留。尿道造影可协助诊断。可行尿道扩张或手术治疗。

尿道狭窄切除术（resection of urethral stricture）　经会阴部切口显露尿道狭窄部位，游离尿道狭窄段并将其切除，游离远侧及近侧尿道断端，将两断端做吻合的手术治疗方法。主要用于治疗尿道扩张治疗失败或无明显效果的尿道狭窄病人。

尿道狭窄松解术（release of urethral stricture）　对由于尿道周围瘢痕、炎症、束带压迫等原因引起的尿道狭窄，通过切开狭窄部周围的瘢痕或束带，游离松解尿道，达到解除尿道狭窄目的的手术方式。

尿道下裂（hypospadias，hypospadia）　先天畸形。尿道开口不在阴茎头端而在阴茎腹侧、阴囊或会阴。可分为阴茎头型、阴茎型、阴囊型及会阴型。尿道开口远端尿道海绵体为纤维束所代替，阴茎呈弯曲状，且发育不良。应手术治疗。

尿道下裂成形术（urethroplasty of hypospadias）　尿道畸形的矫正术式。尿道下裂是先天性畸形，是尿道外口开口位置异常，除开口于冠状沟附近，又无阴茎下曲可不做矫治外，阴茎型、阴囊型均需手术治疗。手术分期进行，第一期为矫正阴茎下曲，宜于 1.5～2 岁时矫正。阴茎下曲伸直后才可行二期尿道成形术，宜在学龄前完成。成形术是在阴茎腹侧正中做 U 形切口，切开皮肤、皮下组织、阴茎海绵体筋膜，剥离出皮瓣后，向尿道外口插入一支架，将皮瓣缝合，形成新的尿道。

尿道下裂修补术（hypospadias repair）　通过人工尿道成形、阴茎伸直等手术方式纠正尿道下裂以使病人能够站立排尿、完成射精并尽可能使阴茎外形美观的手术方式。根据病情可一期或分两期完成。

尿道修补术（urethral repair，urethrorrhaphy）　通过手术恢复尿道的连续性和完整性，使病人恢复经尿道外口正常排尿的手术操作。可以运用阴囊皮瓣、包皮皮瓣、颊黏膜和舌黏膜来修补尿道缺损。

尿道炎（urethritis）　各种生物、物理、化学等原因所致的尿道炎症反应。分为原发性和继发性。原发性尿道炎指由于感染性、化学性、机械性及非感染性炎性因素（如莱特尔综合征、白塞综合征、韦氏肉芽肿病）等造成的尿道炎症改变；继发性尿道炎多发生于留置尿管和存在尿道狭窄的病人。临床表现为尿频、尿急和尿痛等。早期应用有效抗生素治疗。

尿道异物（urethral foreign body）　异物存在于尿道内。可因战伤、手术、变态心理等因素致异物进入尿道。有异物感及尿路刺激症状。明确诊断后可采用手术处理。

尿道阴道瘘（urethrovaginal fistula）　尿道与阴道之间存在的瘘道。多见于分娩损伤、外伤和妇产科手术损伤女性尿道所致。主要症状为术后或者产后经阴道漏尿、会阴部湿疹等。

尿道阴道瘘修补术（urethrovaginal fistula repair）　通过阴道途径，自阴道侧瘘口处纵行切开阴道壁至尿道外口附近，并游离瘘口处阴道及尿道之间的间隙，修剪瘘口边缘，纵行关闭尿道瘘口，再依次关闭盆内筋膜及阴道切口的手术治疗方法。

尿道阴囊瘘（urethroscrotal fistula）　尿道与阴囊之间存在的瘘道。多见于尿道结石并发症及重度尿道下裂修补术后。临床表现为阴囊部位可见瘘口，排尿时阴囊瘘口漏尿和会阴部湿疹。

尿道原位癌（carcinoma in situ of urethra）　原发于尿道的非乳头状（扁平）黏膜病变。病理表现为正常尿路上皮转化成癌细胞或被癌细胞取代，但肿瘤细胞未突破基底膜。病理特征为分化差、恶性程度高，向肌层浸润性发展的风险较高。一般无临床症状。

尿道造影（urethrography）　诊断男性尿道疾病的常用检查方法。有时连同膀胱一起造影。一般使用 20ml 注射器，连接一胶管或特制的钝圆形针头，由尿道外口注入对比剂并摄片。可显示全尿道的影像，了解尿道有无狭窄、充盈缺损及其位置、程度等。

尿道折叠术（plication of urethra，urethral plication）　通过对尿道周围组织的折叠，增强尿道支持力，加强尿道壁的支持强度，增加尿道闭合压的手术操作。用于治疗女性压力性尿失禁。骶管麻醉，取截石位，常规消毒，插蕈形导尿管。以膀胱颈部为中心纵行切开尿道前壁长约 4cm，然后向两侧分离，直达尿道及膀胱颈深部的耻骨筋膜。前方达到距尿道外口 0.5cm。在尿道及膀胱颈两侧的筋膜上，用 4 号丝线褥式缝合 2～4 针，结扎前拔出蕈形导尿管，结扎后插入 16 号普通导尿管，以牵拉无明显阻力为宜。缝合阴道黏膜。

尿道褶（urethral fold）　见尿生殖褶。

尿道直肠瘘修补术（urethrorectal fistula repair）　采用开放或腔镜手术将瘘口切除并将周围组织重新分层缝合的手术方式。用于治疗尿道-直肠瘘病人。

N

尿道肿瘤（urethral tumor） 发生于男性和女性尿道的上皮和非上皮性肿瘤。常与人类乳头状瘤病毒慢性感染有关。多为恶性，病理类型包括鳞状上皮细胞癌、腺癌、绒毛状腺瘤、平滑肌瘤等。临床上以尿道刺激症状及排尿困难为主，可伴有血性分泌物或尿后滴血。

尿道综合征（urethral syndrome） 无明确病因的尿道不适。表现为无特异性症候群，包括尿频、尿急、排尿困难以及耻骨上区不适。其他表现为压力性尿失禁、里急后重、尿道分泌物。尿细菌学培养阴性。多见于已婚妇女。予内科治疗。

尿道周围脓肿（periurethral abscess） 发生在尿道周围组织的局限性化脓性感染，并因组织坏死、溶解而形成充满脓液的腔隙，甚至累及阴茎海绵体的病理状态。经常是淋病、尿道狭窄性疾病或导尿术后的并发症。临床表现为尿道周围区域的肿痛、排尿烧灼疼痛和排尿费力、尿道黄白色分泌物，严重者伴有发热等全身症状。脓肿可破溃形成窦道。

尿的浓缩与稀释（urine dilution and concentration） 机体根据体内缺水或水过剩等不同情况，通过肾调节作用而排出渗透压高于血浆或低于血浆的尿（即高渗尿或低渗尿），称尿的浓缩和稀释。人的高渗尿的渗透压可达血浆的 4 倍；低渗尿的渗透压仅为血浆的 $1/7 \sim 1/10$。其机制用逆流倍增学说来解释。

尿垫试验（pad test） 病人佩戴尿垫，在一定测定时间内，通过测量吸收性尿垫所增加重量来对尿液流失进行定量测定、分析的方法。主要应用于尿失禁病人的评估。

尿淀粉酶（amylase in urine） 经肾随尿排出的淀粉酶。当胰腺有炎症或胰液排出受阻时，胰淀粉酶从胰管壁及腺泡壁逸出，被吸入血而随尿排出，故血和尿内的淀粉酶增高。正常人尿淀粉酶温氏法为 $8 \sim 12$ 单位，苏氏法为 $80 \sim 300$ 单位。检查尿淀粉酶对诊断急性胰腺炎、胰头癌、胰腺损伤、胰源性胸水与腹水等有意义。

尿毒症（uremia） 血液中蛋白代谢产物不能排出而形成的氮质血症。可由肾本身病变或肾外原因所致。前者多属慢性过程，病情常为不可逆性。而后者可引起急性尿毒症。治疗：解除病因，多可恢复。

尿毒症毒素（uremic toxin） 其他名称：尿性毒物。凡正常人体内所没有的或含量甚少的，而在尿毒症时明显增多，并经动物实验和临床观察证明与中毒症状发生有关的一类毒性物质。如尿素、尿酸、氨、肌酸、肌酐等非蛋白氮。

尿毒症性肺水肿（uremic pulmonary edema） 肾衰竭引起的肺水肿。表现为进行性气促，典型肺水肿体征。肺部 X 线见两侧肺门旁对称性蝶状阴影。纤维蛋白性胸膜炎和肺水肿并存。治疗：针对病因，氧疗，腹膜透析，人工肾透析等。

尿毒症性心包炎（uremic pericarditis） 肾衰竭时的并发症之一。为一种纤维蛋白性心包炎。除尿毒症状外，心前区疼痛，出现广泛的心包摩擦音。过去作为预后严重的先兆，但自应用透析疗法后预后显著改善。治疗：针对尿毒症应用抗炎药物如吲哚美辛、肾上腺皮质激素等。

尿毒症性心肌病（uremic myocardiopathy） 肾衰竭时多种因素造成的心肌损害。发病与代谢废物和毒性物质的潴留、水电解质紊乱、酸中毒、高血压等因素有关。除尿毒症症状外，可有心脏扩大、心律失常、心功能不全及心肌梗死等。治疗针对原发病和对症处理。

尿分析仪（urinalysis apparatus） 对尿液进行化学检查的仪器。现售机型多采用试纸条比色法，检查项目有 pH 值、葡萄糖、蛋白、潜血、胆红素、酮体、尿胆素原、亚硝酸盐，称为尿 8 项；有的仪器还可增测白细胞等项。仪器主要是一个积分球双波长反射光度计。试纸条上，在不同区带涂制了各测试项目的试剂（全项或不同项目组合），测试时先将试纸条浸渍在尿样中，而后插入分析仪的样品夹，载入机内比色测定，各参数值自动打印出来，用于泌尿系统相关疾病的诊断。

尿苷（uridine，uracil riboside） 其他名称：尿嘧啶核苷。核苷的一种。白色针状晶体或粉末，无气味，味稍甜而微辛。能促进和改善心肌及脑细胞代谢，加速蛋白质、核酸生物合成和能量产生。

尿苷二磷酸葡糖（uridine diphosphate glucose，UDPG） 葡萄糖的活化形式，由葡萄糖、尿嘧啶核苷和磷酸组成。参与糖原生物合成，作为葡萄糖的供体。

尿苷二磷酸葡糖-4-表异构酶（UDPG-4-epimerase） 催化葡萄糖转变为半乳糖的酶。此酶含黄素腺嘌呤二核苷酸（FAD），可以结合葡萄糖使其脱氢产生羰基，再重新还原而完成表异构作用，变成半乳糖。

尿苷酸（uridylic acid） 其他名称：尿苷-磷酸。由尿嘧啶和磷酸戊糖组成的核苷酸衍生物。

尿苷酰转移酶（uridyl transferase） 谷氨酰胺合成酶的调节亚基 P Ⅱ 进行修饰的酶。它将尿苷三磷酸（UTP）的尿苷基与 P Ⅱ 蛋白共价结合，从而使合成酶转变为失活型。分子量约 160 000，反应时需 ATP、α-酮戊二酸、Mg^{2+} 或 Mn^{2+}。

尿感宁颗粒（niaoganning keli） 中医成药名。祛湿剂（清热利湿通淋）。组成：海金沙藤、连钱草、凤尾草、萹草、紫花地丁。用于急、慢性尿路感染。

尿汞（mercury in urine） 尿中含有的汞。为诊断汞中毒，判断体内汞蓄积程度及环境汞污染等情况较有参考价值的指标。我国规定的尿汞正常值上限为 $0.25\mu mol/L$（双硫腙比色法），或 $0.1\mu mol/L$（原子吸收分光光度法）。

尿含铁血黄素（hemosiderin in urine） 尿中排出的含铁血黄素。可用劳斯（Rous）试验检测，如为阳性提示肾实质有铁质沉着，见于血管内溶血，如阵发性睡眠性血红蛋白尿症。此外，恶性贫血、血色病等疾病及反复输血时也可出现阳性。

尿汗症（uridrosis） 尿素等物质通过汗腺排泄到皮肤表面，形成一层银白色的小结晶。主要见于严重的尿毒症病人，糖尿病及痛风的病人也可出现。治疗：处理原发病。

尿黑酸尿症（alkaptonuria） 其他名称：黑尿酸症。先天性代谢病。由于尿黑酸氧化酶的缺陷致使尿黑酸大量随尿排泄。临床表现：尿棕黑色；伴有类风湿性关节炎及变形性脊柱炎；软骨及肌腱处可见特殊性褐色素沉着，故又称褐黄病。治疗：对症治疗。

尿红细胞（red blood cell in urine） 正常人尿沉渣红细胞为 $0 \sim 2$ 个/高倍视野，如超过 3 个/高倍视野则为镜下血尿（红细胞尿）。根据显微镜下红细胞的形态可将血尿分为肾小球源性和非肾小球源性两种。前者尿红细胞呈多种畸形，$>8\,000$ 个/ml，见于肾小球疾病；后者尿红细胞多为正常形态，见于非肾小球疾病引起的血尿。

尿后滴沥（postvoid dribbling） 排尿结束后仍有少量尿液从尿道口滴出的现象。主要是留存在球部尿道或前列腺部尿道内的少量尿液在结束排尿后流出尿道。常见于良性前列腺增生导致的下尿路症状病人。

尿肌酸酐（creatinine of urine） 核蛋白代谢产物。主要经肾小球滤过。正常人 24h 尿含量 $1 \sim 1.5g$。体内组织分解代谢增加或肌肉剧烈运动时排泄量可增加。肌肉萎缩、肾功能不全及白血病时排泄量可减少。

尿激酶（urokinase，UK） 抗栓药。一种丝氨酸蛋白酶。能催化无活性的纤溶酶原变为活性的纤溶酶，可溶解静脉或动脉中形成的血栓。用于脑血栓形成、脑栓塞、肺栓塞、肢体外周动静脉血栓、中央视网膜静脉血栓、急性心肌梗死。制剂：注射剂。镰状细胞疾病病人禁用；严重高血压、肝病及出血倾向病人、孕妇慎用；纤维蛋白原血症及出血倾向者忌用。在使用过程中需测定凝血情况。

尿急（urgency of urination） 有尿意即急于要排尿而难以控制，但尿量却很少的症状。常与尿频同时存在。见于膀胱炎等疾病，也可因精神紧张引起。

尿刊酸（urocanic acid） 其他名称：咪唑丙烯酸。组氨酸主要代谢途径的中间产物。由组氨酸 α、β 脱去氨基所形成，由组氨酸酶所催化。缺乏此酶患组氨酸血症。

尿两杯试验（2-glass test） 比较前列腺按摩前、后尿液的显微镜检查和细菌培养结果，以辅助前列腺炎诊断的检查。

尿量异常（abnormal urinary volume） 尿量高于或低于正常。正常成年人每日尿量为 $1\,000 \sim 2\,000ml$ 左右，若每日尿量超过 $2\,500ml$ 称为多尿；少于 400ml 称为少尿；少于 100ml 称为无尿。

尿流动力学检查（urodynamics study，UDS）　利用流体力学和电生理学原理研究尿液运输、储存和排空等过程的检查。用以诊断尿路功能障碍性疾病。此检测可同时了解储尿期与排尿期膀胱和尿道的功能变化。

尿流动力学确诊的压力性尿失禁（urodynamic stress incontinence）　尿流动力学检查时，发生在膀胱充盈测压期间，在腹压升高而无逼尿肌收缩时出现的尿液自尿道不自主流出的状况。见于真性压力性尿失禁。

尿流分叉（bifurcation of urination）　排尿困难的表现之一。病人排尿有力，但自尿道口射出后，即分散喷出，甚至呈喷泉状。见于远端尿道狭窄、尿道口狭窄、包皮口狭窄、包茎等。

尿流改道术（diversion of urine）　用肾造口术或膀胱造口术等方法，引流尿液使其不通过病变部位。用于需在病变（外伤、炎症或梗阻）以上部位排尿者。

尿流率（urinary flow rate）　一次排尿过程中单位时间内排出的尿量。该指标由尿流率仪检测，是客观评价排尿状况的量化指标。常用的参数有最大尿流率（Q_{max}）和平均尿流率等。

尿流率测定（uroflowmetry）　一项以排尿时间和排尿量为变量，用尿流率仪记录整个排尿过程所绘制的尿流曲线。检测的项目包括最大尿流率、平均尿流率、排尿量、到达最大尿流率时间、尿流时间等。用于评估下尿路梗阻状态。

尿瘘（urinary fistula）　见泌尿生殖道瘘。

尿瘘手术治疗原则（principle of treatment of urinary fistula operation）　尿瘘的手术具有特殊性，须注意以下原则：明确诊断，排除禁忌证；创造手术条件，做好充分准备；手术时间选择适当；女性手术途径以经阴道为主；选择手术方法以恢复生理功能为原则；手术野暴露充分，照明良好；切口适当，游离广泛；合理切除瘢痕，尽量保护膀胱组织；缝合严密，避免张力，减少缝角；必要时加辅助手术，争取一次手术成功；术后引流通畅，防止感染；拔除导尿管后注意尿潴留。

尿路刺激征（urinary irritation）　其他名称：膀胱刺激征。表现为尿频、尿急、尿痛的症状。为膀胱颈和膀胱三角区受刺激所致。

尿路感染（urinary tract infection，UTI）　其他名称：泌尿系感染。各种病原微生物在尿路中生长并繁殖而引起的一组炎症性疾病。可分为上尿路感染和下尿路感染。常见致病菌包括大肠埃希菌、变形杆菌、克雷伯菌、产气杆菌、产碱杆菌、粪链球菌、葡萄球菌或铜绿假单胞菌等。偶尔还可由真菌、病毒、寄生虫等致病。常见临床表现包括尿频、尿急、尿痛等尿路刺激症状，以及发热、寒战、腰痛、头痛等全身中毒症状。

尿路梗阻（urinary tract obstruction）　其他名称：泌尿系梗阻。尿路任何部位，包括肾小管、肾盏、肾盂、输尿管、膀胱和尿道等管腔发生阻塞性病理改变的统称。可由各种尿路内和尿路周围病变所致。常见原因有泌尿系统结石、肿瘤、良性前列腺增生及神经源性膀胱等。

尿路梗阻性疾病（obstructive uropathy）　尿路任何部位梗阻影响尿液正常排出的疾病。如先天性畸形、损伤、结石、肿瘤、神经系统疾病等，均可引起本病。可分为机械性梗阻及动力性梗阻，前者多见。尿路梗阻可致肾功能损害。治疗：去除病因。

尿路结石（urinary calculus）　见尿道结石。

尿路上皮乳头状瘤（urothelial papilloma）　具有纤细纤维血管轴心并被覆正常尿路上皮的乳头状瘤。病理形态表现为体积较小，肿瘤组织内可见稀疏的乳头状叶片，细胞无异型、无病理性核分裂象、伞细胞明显，一般无恶变危险。常无临床症状，少数可出现肉眼或镜下血尿。

尿锰（urinary manganese）　尿中排出的锰。其含量与受试者操作环境空气中的锰含量有一定关系。尿锰测定可反映机体近期内吸收锰的情况，但只能作为接触指标，不能作为诊断依据。正常人尿锰含量不超过 $0.18\mu mol/L$。

尿嘧啶（uracil）　学名：2，4-二羟基（酮基）嘧啶。RNA 中的主要组成碱基之一。医药中用氟尿嘧啶抑制胸腺嘧啶和 DNA 的生物合成，为一种有免疫抑制作用的抗代谢药。

尿囊（allantois）　胚盘尾端与卵黄囊交界处向体蒂内突出而形成的一个内胚层盲囊。出现于受精后的第 3 周初，仅存数周即大部退化，只有根部演变为膀胱的一部分，其壁上的尿囊动、静脉演变为脐动、静脉。

尿囊素（allantoin）　存在于土青木香、广防己等中草药及牛的尿囊液中的化学物质，现多人工合成。能促进细胞增生、修复上皮组织和促进溃疡面愈合。用于治疗胃及十二指肠溃疡。皮肤科用于治疗局部化脓性创伤。

尿内含铁血黄素检查（urine hemosiderin examination，Rous test）　血管内溶血的尿检法。血管内溶血病人尿中有含铁血黄素，一种棕色色素，与亚铁氰化钾及盐酸作用可变成蓝色（普鲁士蓝）。慢性血管内溶血的病人本试验多为阳性。阵发性睡眠性蛋白尿尤易呈阳性反应。

尿凝血酶原片段 1（urinary prothrombin fragment 1，UPTF1）　尿液中存在的分子大小、免疫学特性及氨基酸序列与凝血酶原激活后裂解片段 1 相同的物质，是尿液草酸钙晶体基质中含量最丰富的晶体基质蛋白。体外实验发现它能显著抑制草酸钙结晶的生长和聚集。

尿脓毒血症（urosepsis）　化脓性细菌入侵尿路后，又由尿路侵入血液，大量繁殖，通过血液扩散至其他组织或器官，产生新的化脓性病灶的状况。是病情严重的全身化脓性感染和严重炎症性疾病。临床表现为尿路感染症状及全身炎症反应征象，出现高热、寒战、呼吸急促、心率增快、血压下降、尿量减少、意识障碍与焦躁等全身症状，甚至出现休克危及生命。同时伴有尿频、尿急、尿痛等尿路感染症状。

尿排出量（urinary output）　正常人 24h 尿量为 1 000～2 000ml。日间尿量比夜间多 2～4 倍。每昼夜尿量超过 2 500ml 时为多尿，少于 400ml 或 100ml，则分别称为少尿或无尿。尿量过多或过少可反映某些病理现象。

尿培养（urine culture）　以尿液标本进行细菌培养。收集中段尿、导尿或膀胱穿刺所得尿液标本，离心后取沉淀物接种于血平板，培养 24h 后观察菌落，再用革兰氏染色鉴定。血平板分离细菌困难时可同时接种中国蓝平板，便于分离少数大肠菌。再通过乳糖发酵不同，鉴别不同菌株。

尿频（frequency）　其他名称：排尿频繁。排尿次数增多的现象。即成人每日排尿次数≥8 次，或夜间排尿次数≥2 次，且每次排出的尿量少于 200ml。通常是由于尿液产生过多、膀胱容量缩小和膀胱不能完全排空所致。尿液产生过多时，总尿量增多，每次排尿量也增多，见于糖尿病、尿崩症、急性肾衰竭多尿期、原发性醛固酮增多症等。急慢性膀胱炎、膀胱结核、尿道炎、前列腺炎、良性前列腺增生、神经源性膀胱及膀胱原位癌等都可以引起尿频。也可发生于妊娠后期或精神紧张时。

尿气味（urine odor）　正常尿的气味来自尿中的挥发性酸。尿液排出后放置时间长，因尿素分解出现氨臭味。如尿液排出时即有氨味，可因尿路感染细菌分解尿素而来。含有大量酮体尿液因丙酮挥发而有水果甜味。有些食物如大蒜、葱等亦可致尿液有特殊的气味。

尿铅（lead in urine）　尿中排出的铅。是铅吸收的可靠指标。可反映血铅浓度。尿铅和血铅浓度与所接触的空气中铅浓度密切相关。尿铅是铅中毒综合诊断的重要参考指标。我国规定尿铅正常值上限为 $0.39\mu mol/L$（0.08mg/L）（双硫腙比色法）。

尿醛固酮（aldosterone in urine）　存在于尿中的醛固酮。为肾上腺皮质分泌的调节水盐代谢的主要激素。正常人尿液中含量很少，用放射免疫测定可检出。测定 24h 尿醛固酮量对诊断原发性醛固酮增多症有重要意义。对高血压、肾病、肝硬化、心脏病、妊娠、水肿等疾病的诊断及研究均有一定的重要性。

尿塞通片（niaosaitong pian）　中医成药名。祛湿剂（清热利湿通淋）。组成：丹参、泽兰、桃仁、陈皮、王不留行、败酱草、川楝子、赤芍、白芷、红花、泽泻、黄柏、小茴香。

N

用于前列腺增生症、尿闭或点滴而短少等。

尿三杯试验（3-glass test） 收集一次连续排尿过程中的三段尿液：初始尿液、中段尿液和末段尿液，分别进行尿液显微镜检查。根据红细胞或白细胞在排尿过程不同阶段尿出现的状况，对病灶在泌尿系统部位进行初步定位的检查方法。

尿色（urinary colour） 正常尿为稻草黄色，来自尿所含的色素尿胆原、尿胆原与肽的结合物等物质。尿色可受食物及药物的影响，如进食大量胡萝卜、服用维生素 B_2 时尿呈亮黄色；服用呋喃唑酮、大黄时，尿呈深黄色或棕褐色。病理情况下可出现淡红色或红血尿；血红蛋白尿呈浓茶色或酱油色；胆红素尿呈深黄色。尿中含有脂粒形成乳糜尿。

尿色异常（color abnormality of urine） 指尿液色泽与正常尿色比较显著异常。正常尿色呈淡黄色。在生理状态下，尿的深浅与尿量、尿酸碱度、某些食物或药物等有关。在病理状态下，如尿崩症、糖尿病时，尿量增多，尿色变浅；在发热、甲状腺功能亢进时，因代谢率增高，尿色素排出增多而尿液减少，尿色变深。

尿砂石（uropsammus） 泌尿系结石的确切征象。病人的排尿过程呈痛苦状，排尿不畅，待感到尿道突然刀割样疼痛后，方才排尿通畅。尿液检查有砂粒样物或碎石样物混于尿中，表面不光滑，此即尿砂石。

尿闪光细胞（urinary flash cell） 其他名称：颗粒运动细胞。一种变性的白细胞。细胞苍白肿胀，胞质显示布朗运动。正常人尿中无此细胞。尿中出现多见于肾盂肾炎，也可在膀胱炎、前列腺炎或阴道分泌物中见到。

尿上皮细胞（epithelial cell in urine） 随尿排出的脱落的泌尿生殖道上皮细胞。主要包括小圆上皮细胞、大圆上皮细胞、尾形上皮细胞和扁平上皮细胞等。一般情况下除小圆上皮细胞外，其他上皮细胞均可在尿中少量出现。在某些炎症情况下，则可大量出现，有一定临床意义。

尿渗量（urinary osmotic volume） 尿内全部溶质的微粒总数量。它可反映溶质和水的相对排泄速度。成人为 $600\sim1\,000$mmol/L；变动范围为 $40\sim1\,400$mmol/L。可用作判断肾脏浓缩功能、肾脏病变，以及作为急性肾衰竭的早期诊断指标。

尿渗透压（urine osmotic pressure） 尿渗透压变动较大，正常范围为 $50\sim1\,200$mOsm/（kg·H_2O），其大小与尿中电解质浓度有关。饮水多时，由于肾稀释功能，排出大量低渗的尿；相反，由于某种原因失水过多，则肾排出少量渗透压高的尿。肾髓质病变可排出等渗尿。根据尿的渗透压可了解肾的浓缩、稀释能力。

尿渗透压测定（urine osmolality） 测定尿液中溶解物质量的实验。尿渗透压能较好地反映肾功能。当尿渗透压高于血渗透压时，提示尿液被浓缩；反之尿液被稀释。

尿生殖窦（urogenital sinus） 胚胎泄殖腔分隔形成的窦。分 3 部分：上段膨大发育为膀胱，顶部与尿囊相接；中段管状，为尿生殖窦盆部，男性演变为尿道前列腺及膜部，女性将演变为尿道；下段为尿生殖窦阴茎体部，男性参与形成尿道海绵体，女性扩大为阴道前庭。

尿生殖嵴（urogenital ridge） 人胚第 4 周末，生肾索组织增生，在胚体后壁中轴线两侧出现的左右对称的一对纵行隆起。是中肾、生殖腺和生殖管道发生的原基。

尿生殖褶（urogenital fold） 其他名称：尿道褶。在生殖结节尾侧正中线上尿道沟两侧的隆起。男性胚胎尿生殖褶向前方延伸为尿道生殖沟的侧壁，后者继而合并形成尿道海绵体部；女性胚胎尿生殖褶不合并而发育成为小阴唇。

尿失禁（urinary incontinence） 清醒状态下尿液不自主流出的现象。漏出道是尿道的，称为尿道源性尿失禁；漏出道是其他腔道（如阴道）的，称为尿道外尿失禁。尿道源性尿失禁见于膀胱或尿道感染、结石、肿瘤；尿道外尿失禁见于膀胱神经性障碍、妊娠子宫压迫等。治疗：针对病因采取措施。

尿失禁注射疗法（incontinence injection therapy） 在内镜直视下，将填充剂注射于尿道内口黏膜下，使尿道腔变窄、拉长以提高尿道阻力，延长功能性尿道长度，增加尿道内口的闭合，达到改善控尿目的的治疗方法。主要用于改善尿失禁症状。

尿石症（urolithiasis） 其他名称：泌尿系结石。在环境因素、全身性病变及泌尿系统疾病等诱导下，产生于肾集合系统和膀胱内并停留于尿路任何部分的结石，以及结石的相关病症。常伴有血尿和相应部位不同程度的疼痛症状。按结石存在部位分为肾结石、输尿管结石、膀胱结石和尿道结石。治疗：视不同部位及其大小分别使用药物、激光、体外冲击波碎石术、手术取石等方法。

尿四杯试验（4-glass test, Meares-Stamey test） 比较初始尿液、中段尿液、前列腺按摩液、前列腺按摩后尿液标本中白细胞数量和细菌培养的方法。结果有助于泌尿系统感染和前列腺炎定位诊断和分类。

尿素（urea） 其他名称：脲。①人体或其他哺乳动物中含氮物质代谢的主要最终产物，由氨与二氧化碳通过鸟氨酸循环而缩合生成，主要随尿排出。②渗透性利尿药。治疗脑水肿、颅内压增高、青光眼，也用于烧伤后、术后、创伤后的少尿症，并有促进前列腺术后排尿的作用。外用可治疗某些皮肤病，例如制成软膏或乳膏，可使皮肤软化，防止手足皲裂，也可用于止痒。制剂：注射剂；软膏剂。性质不稳定，使用时现配；药液不可漏出血管外；肾功能不全、休克、颅内出血者禁用；软膏剂不可用于糜烂、渗出的皮肤创面。

尿素乳膏（Cremor Urea） 皮肤科用药。组成：尿素，以乳剂型基质制成的 W 型乳白色或淡黄色半固体制剂。具有促进角质软化作用。用于皮肤角化症、干燥或鳞屑性皮肤病，如鱼鳞癣、手足癣引起的皲裂、湿疹及皮炎等。

尿素霜（urea frost） 尿毒症病人皮肤表面析出的尿素。呈白色结晶。

尿素注射液（Injectio Urea） 强效渗透性利尿药。组成：尿素、甘露醇的无色澄明、高渗、灭菌水溶液。见尿素。

尿酸（uric acid） 其他名称：2，6，8-三氧嘌呤。核酸中嘌呤代谢的最终产物。从尿液中排出。尿酸钠在体液中的溶解度为 6.4mg%。痛风病人因尿酸生成过多，尿酸在软骨中沉着所致。莱施-奈恩综合征也有尿酸生成过多，由次黄嘌呤、鸟嘌呤磷酸核糖基转移酶缺乏所致。当血中浓度高时，能沉积于关节、耳郭等处形成痛风石。主要用于诊断肾脏疾病和痛风。

尿酸铵结晶（ammonium urate crystal） 尿液中存在的以尿酸铵为主要成分的结石晶体。是碱性尿液中唯一的尿酸盐结晶。黄色，不透明，其形态有球形、哑铃形、树根形等，多见于小儿或婴幼儿尿液中。如在新鲜尿液中出现时，则表示膀胱已受细菌感染。

尿酸度（urine acidity） 正常尿的 pH 值一般在 4.5~8.0，可随食物和体内代谢情况而变，发热、出汗、饥饿和体内蛋白质分解增多时，或酸中毒时，尿酸度增加；碱中毒或肾小管酸中毒时，尿液呈碱性。尿液中有氨时也可偏碱。

尿酸结晶（uric acid crystal） 尿中主要由尿酸形成的结晶。外观呈三棱形、哑铃形、蝴蝶形及不规则形的结晶。此结晶有的在尿液中呈黄色、暗棕色，有时被黏液黏附在一起形成类似管型状。在新鲜尿液中如大量出现且伴有红细胞，同时又有肾或膀胱刺激症状时，多为肾或膀胱结石的征兆。

尿酸结石（uric acid stone） 以尿酸为主要成分的泌尿系结石。因尿酸溶解度下降和过饱和化而形成，结石中 2/3 为纯尿酸结石，1/3 可混有草酸钙或磷酸钙。常见病因为原发性痛风、先天性代谢紊乱等。

尿酸盐结石（urate calculus） 发生在酸性尿中的结石。黄色或褐色，表面光滑，圆形或卵圆形。切面呈多层环形。常见成多数小结石。可为单纯性或与草酸钙、磷酸钙形成混合石。单纯结石 X 线可透过，常不显影；混合石 X 线不透过，可显影。

尿酸氧化酶（uricase） 曾称尿酸酶。能使尿酸迅速氧化变成尿囊酸，从而降低血尿酸浓度。适用于结节性痛风、尿路结石，以及肾衰竭所致的高尿酸血症。

尿糖（urinary glucose） 正常尿含糖量极微，一般定性检查为阴性。当血糖升高或肾糖阈（8.88~9.99mmol/L，160~180mg/dl）降低时，尿中葡萄糖增多而成糖尿。健康人一次进食 200g 以上葡萄糖可引起饮食性糖尿。胰岛病变或胰岛素分泌不足引起糖尿，肝病、甲亢、肾上腺皮质功能亢进、垂体功能亢进等情况也会出现糖尿，还有肾性糖尿等。

尿特殊蛋白（urinary specific protein） 尿蛋白中除白蛋白外的其他蛋白。这些蛋白的出现多有其特定的诊断价值。常见的有 T-H 蛋白、凝溶蛋白、黏蛋白、轻链蛋白、β_2-微球蛋白、组织蛋白及酶等。

尿调节素（uromodulin） 其他名称：塔-霍二氏蛋白（Tamm-Horsfall protein）。由肾小管升支粗段和远端小管的上皮细胞表达，作为附膜蛋白在其附着部位被磷酸酯酶或蛋白酶分解后释放到尿中的糖蛋白。是人尿液中最丰富的一种蛋白质，也是一水草酸钙结晶聚集有力的抑制物。

尿酮（ketonuria） 尿中检出的脂肪代谢中间产物酮体。脂肪代谢紊乱，大量脂肪分解氧化不完全，可引起血中 β-羟丁酸、乙酰乙酸和丙酮等含量的增加而由尿排出。见于糖尿病酮症酸中毒、妊娠剧吐、剧烈运动、高脂饮食、饥饿等。正常人尿内可有微量酮体，但定性试验阴性。

尿痛（pain in urination） 排尿时尿道、阴茎、会阴部或下腹部感到疼痛的症状。疼痛通常呈烧灼、针刺样痛感，可发生在排尿初、排尿中、排尿末或排尿后。尿道、膀胱急性炎症时在排尿中有烧灼痛和刺痛；膀胱三角区或后尿道存在炎症时有排尿末收缩痛，或有下腹部钝痛和隐痛；膀胱尿道结石症则尿道有刺痛，膀胱后尿道或会阴有钝痛、刺激痛或收缩痛，同时伴有排尿困难和梗阻症状，尿镜检有大量红细胞。

尿外渗（urinary extravasation） 由于尿道内外暴力导致的尿道白膜损伤破裂导致尿液进入周围组织的状态。尿外渗先聚积于会阴浅袋内，若继续发展，可沿会阴浅筋膜蔓延，使会阴、包皮等处皮下肿胀。治疗：及时进行局部广泛切开引流术。

尿细胞学检查（urine cytology） 通过显微镜检查尿液或膀胱冲洗液中细胞沉渣的染色涂片，以找到异常尿路上皮细胞的检查方法。通常高级别尿路上皮癌细胞，特别是原位癌细胞容易脱落。尿细胞学检查发现恶性肿瘤细胞表明病人从肾小盏到尿道口的任何部位都有可能存在尿路上皮癌。

尿相对密度（urine relative density） 正常尿相对密度为 1.003～1.030，与尿中固体成分相关。严重呕吐、腹泻、糖尿病等失水情况，尿相对密度高于 1.030；水利尿、尿崩症或服用利尿剂时，尿相对密度可低于 1.003。肾严重病变，尿相对密度常恒定于 1.010 左右。

尿小圆细胞（small round epithelial cell in urine） 其他名称：肾小管上皮细胞、肾细胞。随尿排出的来自肾小管立方上皮或移行上皮深层的细胞。正常尿中查不到此种细胞。尿中出现表示肾小管受累。见于肾病综合征、肾小球肾炎伴大量蛋白尿、肾小球间质炎症和急性肾小管坏死。

尿性囊肿（urinoma） 肾或输尿管等泌尿系统损伤后，尿液经损伤处渗至外周，外周脂肪在尿液刺激下液化，由纤维组织包裹形成囊肿的状态。可表现为腰痛以及发热、白细胞升高等感染相关症状，部分可出现肾功能受损。

尿血（hematuria） 中医病证名。多由阴虚火旺、下焦湿热，或脾肾亏虚所致。症见小便中混有血液，排出时无疼涩感。如兼有滴沥涩痛则为血淋。

尿亚硝酸盐（urine nitrite） 尿液在膀胱滞留 4h 以上，尿液中的细菌会将硝酸盐还原为亚硝酸盐。尿液测量试纸亚硝酸盐阳性，通常提示有细菌存在。

尿药浓度（urinary concentration of drug） 尿液中的药物浓度。某药物口服以后，主要是通过肾脏排出体外，故从尿液中可得该药物的含量。

尿液分析（urinalysis） 其他名称：尿常规检查。尿液所含成分的测定。分析其结果可了解全身或某些脏器功能，特别是肾脏功能及机体其他器官和系统是否协调。

尿液管型（urinary cast） 在一定条件下，肾小球滤出的蛋白质及细胞、细胞碎片在肾远曲小管和集合管中凝固后，形成的圆柱形蛋白聚体。管型形成于肾远曲小管，随尿液排出体外。一般成分为蛋白质、血浆蛋白、肾小管分泌物、变性的肾小管上皮细胞、红细胞、白细胞及其崩解产物。尿中出现多量管型表示肾实质有病理性变化，见于肾盂肾炎或慢性肾病。

尿液回流（reflux of urine） 尿液排泄受阻时肾盂内压增高而致尿液逆流。其回流途径：肾盂淋巴回流；肾盂静脉回流；肾盂肾窦回流；肾盂肾小管回流。如此能减轻肾盂内的压力，而暂时维持肾小球滤过功能。

尿液检测试纸（urine dipstick） 可与尿液成分发生特定化学反应的试纸。试纸带发生特定化学反应后，将试纸带颜色变化与标准样本对比，对尿液进行定性与半定量检查的化验方法。检查内容包括：尿糖、尿胆原、胆红素、酮体、蛋白质、红细胞、白细胞等项目。常用于泌尿系疾病的辅助诊断。

尿液检查（urine examination） 了解多种器官和系统尤其是泌尿系统疾病的一种方法。对临床诊断、疗效观察、预后评价均有重要意义。

尿液抗体包裹细菌（urinary antibody wrapped round bacteria） 尿液免疫荧光检查的一种现象。是鉴别肾盂肾炎和膀胱炎的依据，前者阳性，后者阴性。

尿液培养（urine culture） 对尿液进行针对性各种病原体培养的方法。以明确尿路感染的病原。

尿液异常（urine abnormality） 尿液理化性质及内容物发生的非生理性改变。表现为尿液 pH 值、离子、蛋白、乳糜、结晶体、糖含量和血细胞等超出正常参考值范围。

尿 N-乙酰-β-葡萄糖苷酶（urine N-acetyl-β-glucosaminidase，NAG） 广泛存在于人体组织的溶酶体酶。不易透过肾小球。以比色法测定正常值为 (10.8 ± 4.9) U。尿中此酶活性增高见于急性肾炎、肾衰竭、中毒性肾病、肾移植和流行性出血热等。

尿直肠隔（urorectal septum） 人胚发育第 6～7 周，尿囊与后肠交界处的间充质增生形成的突入泄殖腔的镰状隔膜。此隔将泄殖腔分成腹侧的尿生殖窦、背侧的直肠。泄殖腔膜亦被分成尿生殖窦膜和肛膜。

尿终滴沥（stuttering in urination end） 排尿后尿道内仍残存尿液的表现。病人排尿结束后仍有尿液点滴排出，数滴至数毫升不等。引起此征的疾病有：膀胱收缩乏力、膀胱神经功能失常、前列腺炎、前列腺增生、前尿道狭窄、尿道憩室和尿道外括约肌痉挛等。

尿潴留（urine retention） 尿液在膀胱内不能排出的异常现象。尿液完全潴留膀胱，称为完全性尿潴留；排尿后仍有残留尿液，称为不完全性尿潴留。膀胱高度膨胀，病人下腹胀痛，排尿困难，叩诊呈实音，有压痛。常见于机械性梗阻，如前列腺肥大、肿瘤压迫；动力性梗阻，如膀胱、尿道无器质性梗阻，因排尿功能障碍，麻醉、疾病使排尿中枢活动受抑；以及心理因素、不习惯排尿方式等。治疗：去除病因和应用导尿术。

尿浊（turbid urine） 中医病证名。由湿热下注、脾虚气陷、肾阴亏虚或肾阳虚衰等引起。症见小便混浊，白如米泔水，排尿时尿道及小腹并无疼痛。

尿浊度（urine turbidity） 新鲜尿清澈透明，放置后变浊，系黏液蛋白析出所致；碱性尿因磷酸或草酸的钙盐沉淀而混浊；强酸性尿在冷却后由于尿酸盐析出形成砖红色沉淀。病理情况下，因尿液含有细菌、上皮细胞、血细胞和黏液等而变混浊，大量脂类进入尿液形成乳糜尿。

β-脲基丙酸（β-ureidopropionic acid） 嘧啶分解代谢的中间产物。由二氢尿嘧啶水解开环而形成。可彻底水解为 β-丙氨酸、CO_2 和 NH_3。

脲酶（urease） 其他名称：尿素酶。尿素酰胺基水解酶。此酶具有绝对专一性，只能以尿素为底物，将它水解为 CO_2 和 NH_3。

捏法（kneading manipulation） ①中医推拿手法名。与拿法相似，但需将肌肤提起。操作方法有两种：用拇指和示、中两指相对，夹提皮肤，双手交替捻动，向前推进；或手握空拳状，用示指中节和拇指指腹相对，夹提皮肤，双手交替捻动，向前推进。常用于治疗食欲不振、消化不良、腹泻、失眠及小儿疳积等症。②中医伤科手法之一。适用于骨折、脱臼及软组织损伤手法治疗。医者用单手或双手的拇指及其余四指在患部相对紧捏，并酌情配合上挺、下抠等力。

捏腕骨入髎法（restoration by pressing the carpal bones）　中医正骨手法。适用于腕关节脱臼的整复。医者握病人的手指（前脱手心向上，后脱手心向下）向远端牵引，同时另一手拇指下压尺桡骨下端或突出的腕背，即可复位。

颞动脉炎（temporal arteritis）　其他名称：霍顿病（Horton disease）。多发于老年人的单侧或双侧颞部与眼眶周围的波动性或持续性疼痛。夜间加重，伴视力障碍、发热、焦虑抑郁；头部表浅动脉扩张，颞动脉波动消失、硬而粗大，血沉增高。治疗：主要应用肾上腺皮质激素。

颞骨（temporal bone）　一对形状不规则的脑颅骨。位于颅两侧，参与构成颅底和颅腔侧壁。分鳞、乳突、岩和鼓 4 部。岩部内藏位听器官。

颞骨骨折（fracture of temporal bone）　外伤所致的颞骨断裂。可同时伤及呼吸、循环生命中枢。颞骨纵行骨折，可无内耳损害。横行骨折常伴有耳蜗、迷路和面神经损伤。尚有混合型者。治疗：外科手术。

颞骨岩部（petrous bone）　呈锥体形，位于蝶骨与枕骨之间，参与构成颅底。全体分为基底、尖端、三面及三缘。尖端有颈动脉管内口，后面近中部有内耳门。

颞横回（transverse temporal gyri）　在大脑外侧沟下壁上，几条颞横沟之间的短而斜行的脑回。主司听觉功能。颞横回是皮质听觉中枢。每侧听觉中枢接受自内侧膝状体传来的两耳听觉冲动。如颞横回受损时，仅有轻度双侧听力障碍，但对声音的空间定位能力则减弱。这是由于声源定位要靠两侧大脑半球协同工作。

颞肌（temporal muscle）　咀嚼肌之一。起自颞窝的骨面，肌束如扇形向下会聚，通过颧弓的深面，止于下颌骨冠突的肌性部分。收缩时使下颌骨上提和向后，是强有力的提下颌肌。表面由坚厚的颞筋膜覆盖，有保护脑膜及脑组织的作用。

颞间隙感染（temporal space infection）　颧弓上方，颞肌所在的部位，分为颞浅与颞深两间隙的感染。多为继发性感染，颞部皮肤疖疮、外伤可引起颞浅间隙感染，牙源性感染所致颌周间隙感染、颊间隙感染以及颌骨骨髓炎常导致颞深间隙感染。常有局部压痛、凹陷性水肿、牙关紧闭、张口困难、咀嚼疼痛等症状。治疗宜切开引流，用抗感染药物。

颞浅动脉（superficial temporal artery）　上颌动脉发出的分支。在腮腺内直行上升，经外耳门前方至颞部皮下，分支布于额、颞、顶部软组织及腮腺、眼轮匝肌等。在耳郭前方能摸到其搏动。头皮外伤出血不止时，可在此处用指压法压迫颞浅动脉以止血。

颞上回（superior temporal gyrus）　位于颞上沟与大脑外侧沟之间的脑回。其后部与语言理解功能有关，这部分损伤，病人能讲话，能听人谈话，但不理解谈话的意思，对别人的问话所答非所问，临床上称为感觉性失语症。

颞窝（temporal fossa）　颅前外侧面，颞线至颧弓之间的宽浅凹陷，容纳颞肌。为颞肌附着窝。向下经颧弓内通颞下窝。

颞下颌关节（temporomandibular joint）　下颌骨的下颌头与颞骨的下颌窝及关节结节形成的关节。内有关节盘，在下颌前后运动时，关节盘同下颌头一起前后滑动。两侧颞下颌关节为联合关节，下颌骨除前后运动外，尚可做升降及侧向运动。

颞下颌关节凹空虚（temporomandibular articular fossa empty）　颞下颌关节脱位的重要体征。病人耳前颞下颌关节区为一凹陷，令病人做张、闭口运动时，该凹陷无动度即为此征。此外，还见于髁状突切除术后。

颞下颌关节急性前脱位（acute anterior dislocation of temporomandibular joint）　见颞下颌关节脱位。

颞下颌关节强直（ankylosis of temporomandibular joint）　口腔关节病之一。由于器质性病变所致颞下颌关节活动障碍。长期开口困难或完全不能开口。面下部发育障碍或畸形，咬牙合关系紊乱，髁状突活动度减弱或消失。可分为关节内、关节外和混合性强直。治疗：外科手术如假关节形成术等。

颞下颌关节脱位（dislocation of temporomandibular joint）　口腔关节病之一。下颌髁状突滑出关节以外，超越关节运动的正常限度，不能自行复回原位。中医称为"脱颌"或"落架风"，有单侧脱位和双侧脱位。有急性、复发性和陈旧性脱位之分。又可分为前方、后方及侧方脱位。急性、复发性前脱位常见。主要表现下颌运动失常，不能闭口，语言不清，咀嚼吞咽困难。治疗：及时复位，复位后两三周内适当限制下颌运动以防复发。

颞下颌关节紊乱综合征（temporomandibular joint syndrome）　其他名称：颞下颌关节疼痛-功能紊乱综合征。由于颞下颌关节咬合失常，压迫邻近的神经或压迫咽鼓管周围组织引起的一组症候群。压迫神经可引起疼痛，并放射到耳、面、头部。压迫咽鼓管可引起耳闷、耳鸣、耳聋、眩晕，甚至出现眼震。关节本身在咬合时作响。治疗：矫治咬牙合关节。

颞下间隙感染（infratemporal space infection）　颅底颞骨下方间隙的感染。多为上、下颌磨牙感染所继发。单独的颞下间隙感染是不存在的。翼外板与下颌支之间有压迫感或上颌骨后分有剧烈疼痛，可向颞部放射。触诊有炎性浸润硬结及压痛，张口受限，下颌微偏向患侧。有时可引起眼睑水肿或咽部水肿及吞咽困难。治疗宜切开引流，予抗感染药物。

颞下减压术（subtemporal decompression）　颅内压增高的一种治疗方法。当病因不能解除，颅内压继续增高，病人视力逐渐恶化有脑疝危险者，应采用一侧或两侧颞下减压术，可以缓解颅内压增高和改善病情。此手术是通过切除大块颅骨，充分敞开硬脑膜切口，使脑组织向颞肌下膨出，借以扩大颅腔容积，进而达到降低颅内压力的目的。对右利手者，应尽可能于右侧颞肌下进行减压，以免引起感觉性失语症。

颞下窝（infratemporal fossa）　上颌骨体与颧骨后方的不规则间隙。向上通颞窝。向上借卵圆孔、棘孔与颅中窝相通；向前经眶下裂通眶腔；向内通翼腭窝。

颞叶（temporal lobe）　大脑半球外侧沟以下部分。其后部以顶枕线为界，主要与听觉、语言理解和记忆等功能有关。在外侧沟的下方有与之平行的颞上沟，两沟之间为颞上回。自颞上回转入外侧沟的下壁有颞横回。颞上沟下方又有颞下沟，此沟的上、下分别为颞中回和颞下回。此外，还有枕颞外侧回、枕颞沟及枕颞内侧回，还有海马旁回、钩、齿状回等结构。

颞叶癫痫（temporal lobe epilepsy）　导致癫痫发作的神经元放电或损害影响到整个或部分颞叶的局限性癫痫。包括基本感觉（听、嗅或味觉）或运动（扭转或失语）发作，也可有精神（精神性癫痫发作）、精神感觉（错觉性或幻觉性发作）或精神运动（自立性癫痫发作）症状。

颞叶疝综合征（temporal lobe hernia syndrome）　表现：颅内压增高；患侧动眼神经部分麻痹，出现睑下垂、眼球外斜、瞳孔扩大、对光反射消失；病人意识障碍进行性加重；对侧肢体肌力减弱；对侧锥体束征阳性。

镍工肺癌（nickel worker lung cancer）　镍精炼工人长期接触镍硫化物和镍氧化物等所致肺癌。该肺癌高发。临床表现及治疗同一般肺癌。

镍皮炎（nickel dermatitis）　其他名称：镍痒症。镍及其盐类所引起的接触性皮炎。损害从始部的局部开始，有时蔓延至全身。皮肤先有剧痒感后，呈丘疹、疱疹和红斑，重者可化脓、溃烂。急性期可有发热。瘙痒在夜间或炎热时明显。皮炎于脱离接触 1～2 周后自愈。治疗：去除病因，对症治疗。

镍中毒（nickel poisoning）　吸入镍及其盐类的粉尘所引起的疾病。一种金属中毒。镍为银白色金属，镍烟、尘经呼吸道进入人体可引起金属热。镍盐作用于皮肤可引起接触性皮炎或过敏性湿疹。镍尚可致呼吸道癌。二乙烯三胺五乙酸和依地酸钙钠驱镍作用较好，二乙基二硫代氨基甲酸钠可络合细胞内镍。镍湿疹可局部涂 2% 二巯丙醇软膏。预防：车间加强密闭、通风，避免皮肤接触。

柠檬黄（lemon chrome）　其他名称：肼黄。为世界各国广泛使用的一种人工合成食用色素。化学名 3-羧基-5 羟基-1-（对-磺苯基）-4（对-磺苯基偶氮）-邻氮茂三钠盐，为单偶氨色素。经较深入广泛而长期的动物毒性试验，证明其安全性很高。每日允许摄入量为0～7.5mg/kg。

柠檬酸（citric acid） 其他名称：枸橼酸。学名2-羟基丙烷-1，2，3-三羧酸。有机化合物。分子式$C_6H_8O_7$。无色晶体，常含1分子结晶水，无臭，有强酸味和刺激性。存在于柠檬、醋栗、覆盆子和葡萄汁等中。广泛用于食品、医药、化工和纺织业等。

柠檬酸-丙酮酸循环（citrate pyruvate cycle） 一组循环反应，包括柠檬酸-草酰乙酸-丙酮酸这一顺序。在线粒体内，乙酰辅酶A与草酰乙酸经柠檬酸合成酶催化缩合成柠檬酸，再由线粒体内膜上相应载体协助进入胞液；胞液内的柠檬酸裂解酶使柠檬酸裂解，产生乙酰辅酶A及草酰乙酸；后者不能自由通过线粒体内膜，须经苹果酸酶催化，氧化脱羧生成丙酮酸，再经线粒体内膜载体被转入线粒体内，羧化转变为草酰乙酸。此循环参与脂肪酸的合成，转运乙酰基。

柠檬酸合酶（citrate synthase） 催化乙酰辅酶A的甲基去质子而形成负碳离子，亲核攻击草酰乙酸的羰基碳缩合生成柠檬酰辅酶A，再经高能硫酯键水解，生成柠檬酸的酶。

柠檬酸裂合酶（citrate lyase） 催化柠檬酸裂解为草酰乙酸及乙酸的酶。该酶存在于胞液中，参与柠檬酸丙酮酸循环。

ATP柠檬酸裂合酶（ATP-citrate lyase，ACL） 其他名称：ATP柠檬酸合酶（ATP-citrate synthase）。在辅酶A和ATP存在的条件下，催化柠檬酸裂解成乙酰辅酶A和草酰乙酸，消耗一分子ATP转变为ADP和正磷酸的一种调控酶。酶活性依赖于镁离子，受琥珀酰辅酶A和长链脂肪酰辅酶A抑制。

柠檬酸循环（citric acid cycle） 见三羧酸循环。

凝固（coagulation） ①凝块形成的过程。例如血液或血浆的凝固。②在胶体化学中，溶胶变成凝胶（胶冻样凝块）的过程。一种物质的分散体系转变为液相和不溶性的凝块。

凝固点（solidification point） 其他名称：冰点。液体开始凝成固体时的温度。纯水的凝固点是0℃。

凝固酶（coagulase） 全称血浆凝固酶。一种由葡萄球菌产生的酶。有类似凝血酶原激酶的活性，能使经柠檬酸或草酸处理过的血浆凝固。致病株大多数能产生凝固酶，是鉴别葡萄球菌有无致病性的重要指标。

凝固酶阴性的葡萄球菌（coagulase negative staphylococcus，CNS） 一种过去认为不致病，但近年来临床和实验室检查结果证实为医源性感染的常见病原菌，而且其耐药菌株也日益增多，给临床诊治造成困难。主要引起泌尿系感染、细菌性心内膜炎、术后感染和败血症等。

凝固性坏死（coagulation necrosis，coagulative necrosis） 坏死组织失去原有结构，形成灰白色比较干燥结实的凝固体的过程。如脾、肾、心的贫血性梗死和结核病干酪样坏死。发生机制不十分清楚，一般认为可能是由于坏死组织蛋白质的变性或组织崩解时释放出的蛋白凝固酶作用所致。

凝集反应（agglutination） 细菌、细胞等颗粒性抗原悬液加入相应抗体，并在适量电解质存在的条件下，两者特异性结合且进一步凝聚成肉眼可见的小块的现象。包括直接凝集反应和间接凝集反应。前者的特点是参与反应的抗原是细胞表面的结构成分，如细菌或红细胞表面的结构抗原；后者的特点是可溶性抗原先吸附在某种载体微球上，成为人工免疫微球，再与抗体结合。凝集反应应用广泛，如诊断伤寒、副伤寒的肥达反应等。

凝集素（lectin，agglutinin） 非免疫来源、非酶，但具有专一结合糖基的能力，并能使红细胞或其他细胞凝集的蛋白质。广泛分布于植物（尤其是豆科植物）、动物和微生物中。人的血型抗体都是凝集素，如α凝集素、β凝集素等。

凝集原（agglutinogen） 参加凝集反应的颗粒性抗原。如细菌、红细胞等抗原悬液。人红细胞膜上的抗原，因多用血凝反应来鉴定，故也称凝集原。

凝胶（gel） 其他名称：冻胶。高分子溶液和某些溶胶在适当条件下失去流动性，整个体系变为弹性半固体状态时所形成的稠厚物质。这是由于大量线形胶粒形成了网状结构，网眼里充满着溶剂，不能自由流动，而构成网架的胶体粒子仍具有一定柔顺性的缘故。肌纤维、细胞膜、软骨、红细胞膜和有机体中的各种膜都可看作弹性凝胶。在人体组织中，大量水分保存在凝胶之中。

凝胶过滤层析（gel filtration chromatography，GFC） 其他名称：分子排阻层析［法］、凝胶渗透层析。以多孔惰性物质（如凝胶）为固定相，根据分子大小选择排阻的性质进行分离的层析方法。常用的凝胶有葡聚糖凝胶和聚丙烯酰胺凝胶。

凝结法肾盂切开取石术（coagulum pyelolithotomy） 手术显露肾盂后，将凝结物质注入肾盂，凝固过程中将所有结石粘住，待其凝固后切开肾盂将凝血块脱出，并将所有结石取出的手术方法。适用于肾盂肾盏内多发结石、小结石、结石碎屑、肾盏内不易钳取的结石以及残余结石。

凝聚（coacervation） 亲液性及亲水性胶体物质（尤其是后者）在水液中其分散相的微粒凝集成为黏性小滴而和水相相分离的现象。

凝聚法（coacervation process） ①使分子或离子集聚成胶粒而制备疏水胶液。②对水不溶性固体或液体药物进行微囊化处理。因凝聚机制不同又分为单凝聚法与复凝聚法，后者常用。

凝乳酶（chymosin） 一种天冬氨酸蛋白酶，存在于新生牛的皱胃，以无活性的酶原形式分泌到胃里，在胃液的酸性环境中被活化。可专一地切割κ酪蛋白Phe[105]-Met[106]之间的肽键，从而使牛奶凝集。用于奶酪的生产。

凝视运动（gaze movement） 两眼球的运动距离和速度相等而两眼的位置相同的一种双眼性眼球运动，例如扫视运动和跟踪运动。扫视运动包括视动性眼震的快相和前庭性眼震的快相，而跟踪运动则包括上述二者的慢相和辐辏运动。

凝血活酶（thromboplastin） 具有凝血功能的物质。是由Ⅴ、Ⅶ、Ⅸ、Ⅹ、Ⅺ、Ⅻ因子以及血小板因子相互作用而产生的。凝血活酶再与Ⅳ因子共同作用，使凝血酶原变成凝血酶。

凝血活酶生成试验（thromboplastin generation test） 临床上用以诊断各型血友病的化验方法。患血友病时，分别有Ⅷ、Ⅸ、Ⅺ因子含量减少，凝血活酶生成不良。取一定量病人全血稀释，制备溶血液，重新钙化并在37℃水浴中孵育一定时间，再加于正常的基质血浆中，观察血浆凝固所需的时间。溶血液孵育6～12min后应有足够量的凝血活酶生成，基质血浆应在13s以内凝固，如孵育12min凝血时间仍长于15s，表示凝血活酶生成不良。

凝血活素（coagulin） 见凝血质。

凝血机制（mechanism of blood coagulation） 由一系列凝血因子连锁性酶反应促进的使血液由流动状态变为凝胶状态的过程。目前公认的凝血因子有13个，由于其同义名很多，国际上通常用罗马数字来表示。这些因子在血液中都以无活性的酶原形式存在。当某一因子被激活后，可以另一凝血因子作为底物，将之激活成具有活性的酶。许多凝血因子按一定次序先后激活，从而完成一个十分复杂的凝血过程。

凝血酶（thrombin） 局部止血药。用于局部出血及消化道出血。对动脉出血和由纤维蛋白原缺乏所致的凝血障碍无效。制剂：溶液剂。严禁注射，不得与酸、碱及重金属等药物配伍。本品必须与创面接触才能发挥止血作用。

凝血酶-抗凝血酶复合物测定（thrombin-antithrombin complex assay） 凝血酶-抗凝血酶（TAT）是凝血酶Ⅲ与凝血酶以1∶1比例形成的复合物，使凝血酶失活。在血栓形成前期和血栓性疾病时血浆TAT含量增高。应用酶联免疫法测定，参考值为（1.45±0.4）μg/L。TAT增高见于急性心肌梗死、不稳定型心绞痛、弥散性血管内凝血、深部静脉血栓形成、脑梗死、急性白血病等。

凝血酶［凝结］时间（thrombin clotting time） 被检血浆加入标准凝血酶溶液后血浆凝固所需要的时间。正常人为16～18s。病人的结果较正常对照超过3s有临床意义，表明：①血液循环中抗凝血酶Ⅲ（AT-Ⅲ）活性明显增高时；②血浆中肝素明显增多；③弥散性血管内凝血的纤溶亢进；④多发性骨髓瘤病人此时间也延长。

凝血酶原（prothrombin）　其他名称：凝血因子Ⅱ。凝血酶的无活性前体，在凝血因子Ⅹ和Ⅴ等的共同作用下转变为凝血酶。参与血液凝固过程的 13 个凝血因子之一。由肝脏合成，在合成过程中需要维生素 K。肝脏合成的凝血酶原无活性，需要在凝血酶原激活物的作用下（激活物包括有活性的因子Ⅹ、因子Ⅳ和因子Ⅴ）被激活成凝血酶。在钙离子存在的条件下，凝血酶可激活凝血因子Ⅰ，使可溶性的纤维蛋白原变成不溶性的纤维蛋白，完成血液凝固的最后过程。

凝血酶原比值（prothrombin ratio, PTR）　被检血浆的凝血酶原时间与正常对照凝血酶原时间之比。参考值为 1.0 ± 0.05。比值增高表示凝血酶原活性降低。口服抗凝剂治疗过程中，凝血酶原比值维持在 $1.5\sim2.0$ 为最佳。

凝血酶原复合物（thrombogen compound）　止血药。用于手术、暴发性肝衰竭、肝硬化等所致的出血的防治。制剂：注射剂，静脉滴注。不良反应：有过敏反应。滴速过快可引起头痛、心动过速、心力衰竭、血压下降、呼吸困难、发绀等。注意：用前新鲜配制。滴速不可过快。

凝血酶原时间（prothrombin time）　在被检的血浆中加入组织凝血活酶（兔脑浸液）和 Ca^{2+} 后血浆凝固所需的时间。正常值为 $12\sim14s$（Quick 法）。时间延长见于肝脏疾患、维生素 K 不足，或服用双香豆素抗凝药物时。

凝血酶原消耗〔试验〕（prothrombin consumption test）　通过测定血凝发生后血清中残余的凝血酶原含量而推断血中凝血激酶含量的检验方法。由于此检验通常是在全血中测定的，因而也可间接观察血小板的凝血作用。可用于各种类型的血友病及血小板减少性紫癜的辅助诊断。

凝血时间（clotting time）　静脉血接触带负电荷的玻璃器材后，凝血因子相继活化致使纤维蛋白原转变为纤维蛋白所需的时间。正常值：试管法 $4\sim12min$，玻片法 $2\sim5min$。凝血时间延长见于凝血因子缺陷、应用肝素等。凝血时间缩短见于血液呈高凝状态如 DIC 早期，或体内可能有血栓形成等。

凝血时间测定（coagulation time test）　诊断出血性疾病的一种检验方法。测定血液从血管壁出到完全凝结所需的时间。凝血时间的长短决定于血中各种凝血因子的正常与否。正常值为 $4\sim12min$（试管法）。在血友病、新生儿出血症、严重肝脏疾患、维生素 K 缺乏症时，凝血时间延长。

凝血因子（blood coagulation factor）　一组参与凝血过程的血浆因子。多为蛋白质。这些因子形成酶促级联反应，即前一个因子激活下一个因子，以此类推，最终导致凝血。公认的有 13 个（凝血因子Ⅰ、Ⅱ、Ⅲ、Ⅳ、Ⅴ、Ⅶ、Ⅷ、Ⅸ、Ⅹ、Ⅺ、Ⅻ、ⅩⅢ，也包括激肽释放酶原和高相对分子量激肽原。Ⅵ加速素现已废弃，不作为凝血因子）。平时处于无活性状态，经活化后方具有凝血活性。

凝血因子Ⅰ（factor Ⅰ, fibrinogen）　其他名称：纤维蛋白原。在肝脏合成的一种糖蛋白。血内浓度 $2.0\sim4.0g/L$。凝血过程中在凝血酶作用下可转变为纤维蛋白，而引起血液凝固。妊娠、闭塞性动脉疾病中纤维蛋白原增加，严重肝病、DIC、纤维蛋白原溶解症时减低。

凝血因子Ⅱ（factor Ⅱ, prothrombin）　见凝血酶原。

凝血因子Ⅲ（factor Ⅲ, thromboplastin）　见组织凝血激酶。

凝血因子Ⅳ（factor Ⅳ）　即钙离子（Ca^{2+}）。止血初期或血液凝固过程中不可缺少的因子。但缺乏钙离子在临床上基本上不引起出血性疾病。

凝血因子Ⅴ（factor Ⅴ, labile factor）　其他名称：易变因子、血浆加速素球蛋白。能加速凝血酶原转变为凝血酶，在凝血过程中被消耗。在肝脏或单核巨噬细胞系统内合成。血内浓度 $5\sim15mg/L$。先天性凝血因子Ⅴ缺乏少见，获得性缺乏见于严重肝病、晚期癌肿、DIC、纤溶亢进等。

凝血因子Ⅶ（factor Ⅶ, stable factor）　其他名称：前转变素。肝脏合成的一种糖蛋白。存在于血浆及血清中，为依赖维生素 K 的凝血因子。血内浓度 $500\mu g/L$。参与外源性凝血系统，与凝血因子Ⅲ协同活化凝血因子Ⅹ。凝血过程中不被消耗。可分为先天性缺乏及后天性减少两类。后者见于严重肝病、维生素 K 缺乏及用双香豆素后。

凝血因子Ⅷ（factor Ⅷ, antihemophilic globulin, AHG）　其他名称：抗血友病因子、抗血友病球蛋白。在内源性凝血途径中，结合具有丝氨酸蛋白酶活性的凝血因子Ⅸa，促使后者激活凝血因子Ⅹ的一种辅助蛋白。如缺失，可导致一种隐性遗传的出血性疾病，即血友病 A。由高分子和低分子两部分组成的大分子糖蛋白。稳定性差，只存在于新鲜血浆中。血内浓度 15mg/L。参与内源性凝血系统，为形成凝血活酶所必需的因子之一。近来证明，凝血因子Ⅷ有多个单位，包括促凝成分、相关抗原及 vW 因子等。剧烈运动、妊娠、手术时凝血因子Ⅷ增加。

凝血因子Ⅸ（factor Ⅸ, plasma thromboplastin component, PTC）　其他名称：血浆凝血活酶。由肝产生的凝血因子。是依赖维生素 K 的凝血因子之一，性质稳定，可存在于储存血浆和血清中。参与内源性凝血酶原的生成。血友病 B 病人先天性缺乏此因子。

凝血因子Ⅹ（factor Ⅹ, Stuart-Power factor, thrombokinase）　其他名称：斯图亚特因子。在肝脏合成的糖蛋白。是依赖维生素 K 的凝血因子之一。血内浓度 $10\sim15mg/L$。储存稳定性能好，可存在于储存的血浆及血清中，它参与内源性及外源性凝血活酶的形成。先天性凝血因子Ⅹ缺乏病人可有出血倾向。后天性凝血因子Ⅹ缺乏见于严重肝损伤、维生素 K 缺乏及 DIC 等。

凝血因子Ⅺ（factor Ⅺ, plasma thromboplastin antecedent, PTA）　其他名称：血浆凝血活酶前质。一种糖蛋白。可在肝脏产生，存在于血浆及血清中。血内浓度 5mg/L。储存中其活力相对稳定，参与内源性凝血活酶的形成。先天性缺乏可致血友病 C。

凝血因子Ⅻ（factor Ⅻ, Hageman factor）　其他名称：接触因子、哈格曼因子。在肝脏合成的糖蛋白。血内浓度 $29\sim40mg/L$。内源性凝血系统的始动因子。当它与胶原组织或异物等物质接触后，即被激活。激活的凝血因子Ⅻ能使血管舒缓素原转变为血管舒缓素，并能激活血浆素原。缺乏凝血因子Ⅻ临床无出血倾向。

凝血因子ⅩⅢ（factor ⅩⅢ, fibrin stabilizing factor, FSF）　其他名称：纤维蛋白稳定因子、纤维蛋白酶、纤维蛋白联结酶。在肝脏、血小板合成的糖蛋白。血内浓度 20mg/L。存在于血浆中，被凝血酶激活后与钙离子一起使能溶解于尿素溶液的纤维蛋白聚合体，变成牢固的、不再溶于尿素溶液的纤维蛋白。先天性缺乏（血浆含量低于 1mg%）有出血倾向，且伤口愈合缓慢。

凝血质（coagulin）　其他名称：凝血活素。促凝血药。从新鲜的兔脑和肺组织中提取，内含凝血致活酶，能促使凝血酶原转变为凝血酶。可湿敷，外用作为局部止血药；也可肌内注射，但注射前应摇匀。不可静脉给药，以免形成血栓。适用于各种凝血酶原过低所致的出血。

凝脂翳（purulent keratitis）　中医病名。多因黑睛外伤，风热毒邪外侵；肝胆实火内炽、风火毒邪相搏于上所致。症见黑睛生翳，色带鹅黄，状若凝脂，头眼剧痛，目赤羞明。类今之化脓性角膜炎。病情发展迅速，可穿溃黑睛而致失明。治宜清肝、泻火、解毒。用四顺清凉饮子或龙胆泻肝汤，酌加银花、蒲公英、羚羊角、丹皮、大黄等。

牛蒡子（great burdock achene, Fructus Arctii）　其他名称：大力子、鼠黏子、牛子、恶实。中医药名。菊科植物牛蒡的果实。辛、苦、寒。归肺、胃经。功能疏散风热、利咽消肿、解毒透疹。治：风热感冒、咳嗽痰多、麻疹、风疹、咽喉肿痛、痄腮丹毒、痈肿疮毒。牛蒡的根茎可用于食疗。

牛程蹇（callus）　中医病名。因热足涉水见风，令气滞血凝、皮肉失荣而成。多生于足跟及手掌。症见患处皮肉肿硬肿起，色黄疼痛，步履艰难。治宜外用千金散腐蚀法；如已溃脓，皮厚难破者，可作切开引流，外搽牛角散；皮肉难生者用生肌散。

牛带绦虫（Taenia saginata）　其他名称：牛肉绦虫。古代医书称"寸白虫"。形态与猪带绦虫很相似。体长约 $4\sim8m$。节片多而肥厚。头节呈方形，无顶突及小钩。孕节子宫每侧分支为 $15\sim30$ 支，单节脱落，主动逸出肛门。囊尾蚴头节无小钩，虫卵与猪带绦虫无法区别，统称带绦虫卵。虫卵只能感染牛发育成牛囊尾蚴，而不能感染人。囊尾蚴为感染人的阶段。

牛带绦虫病（taeniasis bovis） 其他名称：肥胖带绦虫病。由牛带绦虫寄生于人体引起的绦虫病。散发或呈地方性流行，青壮年易患。绦虫经牛肉传播，成虫寄生小肠，吸附肠黏膜上，常为一条至数条，寿命数年至数十年。多无明显症状或有腹痛，上腹不适等。治疗：用吡喹酮、甲苯达唑、槟榔和南瓜子联合疗法驱虫。

牛痘性角膜炎（vaccinial keratitis） 牛痘病毒引起的角膜炎。接种牛痘时痘苗进入眼部，常引发眼睑痘疱。角膜受累时，有明显充血和刺激症状。治疗：全身或局部给予免疫球蛋白，利福平滴眼。

牛痘性湿疹（eczema vaccinatum） 其他名称：湿疹痘。原有遗传过敏性皮炎的患儿种痘后，在原有皮肤病损上发生的急性疱疹性皮炎。常发于面部，严重时遍布全身，类似天花，甚至引起出血。治疗：病人应隔离；内用阿昔洛韦；注射转移因子、丙种球蛋白；多次少量输血。

牛海绵状脑病（bovine spongiform encephalopathy，BSE） 其他名称：疯牛病。一种牛的进行性中枢神经系统病变。可通过给牛喂食被朊病毒污染的肉骨粉所致。表现为潜伏期长，精神错乱，运动失调，神经组织出现海绵状空泡，病程 2～3 周，长者达 1 年，最终死亡。迄今尚未建立血清学诊断方法，一般取脑组织进行病理检查而进行定性诊断。

牛黄（bezoar，Calculus Bovis） ①其他名称：西黄、丑宝、胆黄、肝黄、犀黄。中医药名。牛科动物黄牛或水牛的胆结石。苦、甘、凉。归心、肝经。功能清心开窍、豁痰定惊、清热解毒。治：中风、惊风、癫痫，或温热病属痰热蒙蔽心包者。治温热病，高热烦躁、痉挛抽搐属热极动风者。治热毒郁结所致的咽喉肿痛溃烂及痈疮肿毒、乳岩瘰疬等。②中医病证名。三十六黄之一。

牛黄降压丸（niuhuang jiangya wan） 中医成药名。治风剂（平肝息风）。另有制剂：片。组成：牛黄、羚羊角、珍珠、冰片、黄芪、白芍、水牛角浓缩粉、党参、草决明、川芎、黄芩、薄荷、郁金。功能消心化痰、镇静降压。治肝火旺盛、头晕目眩、烦躁不安、痰火壅盛以及高血压所致头痛、眩晕、烦躁不安。腹泻者忌服。

牛黄解毒片（niuhuang jiedu tablets，niuhuang jiedu pian） 中医成药名。清热泻火药。另有制剂：丸。组成：牛黄、雄黄、石膏、大黄、黄芩、桔梗、冰片、甘草。功能清热解毒。治火热内盛、咽喉肿痛、牙龈肿痛、口舌生疮、目赤肿痛。孕妇禁用。

牛黄宁宫片（niuhuang ninggong pian） 中医成药名。清热解毒剂。组成：牛黄、琥珀、珍珠、蒲公英、大黄、猪胆膏、黄连、黄芩、朱砂、雄黄等。治高热昏迷、惊风抽搐，以及肝阳上亢引起的眩晕、耳鸣、头痛、心烦不寐和癫痫狂躁等症。凡属虚证及低血压病人慎用；孕妇忌用。服药期间忌酸、辣、油腻等物。

牛黄清胃丸（niuhuang qingwei wan） 中医成药名。清热泻火药。组成：牛黄、黄芩、栀子、黄柏、大黄、枳实、黑白丑、番泻叶、生石膏、冰片、菊花、薄荷、连翘、桔梗、甘草、玄参、麦冬。治胃火上升引起的口疮、牙痛、心烦口渴和便秘等。

牛黄清心丸（niuhuang qingxin wan，niuhuang qingxin pills） 其他名称：局方牛黄清心丸。中医成药名。清热泻火药。组成：牛黄、水牛角浓缩粉、羚羊角、麝香、冰片、朱砂、山药、人参、茯苓、白术、甘草、六神曲、大枣、干姜、当归、白芍、川芎、阿胶、麦冬、防风、柴胡、杏仁、桔梗、大豆黄卷、白蔹、黄芩、蒲黄、雄黄、肉桂。治神志混乱、言语不清、痰涎壅盛，头晕目眩、癫痫惊风。

牛黄上清丸（niuhuang shangqing wan） 中医成药名。清热泻火药。组成：牛黄、菊花、薄荷、连翘、荆芥穗、白芷、川芎、桔梗、甘草、黄芩、黄连、黄柏、栀子、石膏、冰片、大黄、当归、赤芍、地黄。功能清火散风、通便解毒。治头痛眩晕、目赤耳鸣、咽喉肿痛、口舌生疮、牙龈肿痛、大便燥结。忌食辛辣食物。孕妇慎用。

牛黄蛇胆川贝散（niuhuang shedan chuanbei san） 中医成药名。化痰止咳平喘剂（清热化痰剂）。另有制剂：液。组成：人工牛黄、川贝母、蛇胆汁。治外感风热引起的热痰咳嗽、燥痰咳嗽。寒证、虚证者忌用。

牛黄醒消丸（niuhuang xingxiao wan） 其他名称：犀黄丸、西黄醒消丸、西黄丸。中医成药名。清热解毒剂。组成：牛黄、麝香、乳香、没药、雄黄。功能清热解毒、化痰散结、活血祛瘀。治痈疽发背、瘰疬流注、乳痈乳炎、无名肿毒。用温黄酒或温开水送服。孕妇忌服。

牛黄至宝丸（niuhuang zhibao wan） 中医成药名。清热开窍剂。组成：牛黄、连翘、石膏、雄黄、大黄、芒硝、栀子、青蒿、陈皮、木香、广藿香、冰片。治胃肠积热引起的头痛眩晕、目赤耳鸣、口燥咽干、大便燥结。孕妇忌服。

牛磺酸（taurine） 非蛋白质氨基酸的一种。主要分布于中枢神经系统、视网膜、肝、骨骼肌、心脏等组织中，由含硫氨基酸代谢转变而来，在肝中与胆汁结合成牛磺胆酸，为机体吸收脂类及钙所必需。有调节神经传导、维持正常视觉功能、去毒、抗氧化、稳定生物膜功能以及调节渗透压的作用。

牛奶致敏性鼻炎（sensitizing rhinitis by milk） 多发生在 6 个月以内的婴儿，喝牛奶后出现连续不断的"感冒"症状，鼻塞甚至影响吃奶，重者发生呼吸困难与发绀，停止牛奶喂养后症状消失。治疗：尽量避免进食牛奶；抗过敏治疗。

牛皮癣（neurodermatitis） 其他名称：摄领疮。中医病名。是一种慢性瘙痒性皮肤病。因患处皮肤厚而且坚，如牛领之皮，故名。由风湿热毒蕴郁肌肤所致；或因营血不足，血虚风燥，肌肤失养而成；与情志失调亦有一定关系。大多发于颈项处，亦可发生在肘窝、腘窝、上眼睑、会阴、大腿内侧等处。初起皮肤先有瘙痒，继之出现粟米大小不规则之扁平实质丘疹，皮色如常或呈淡褐色，进而融合成片，皮肤干燥、肥厚、浸润，有阵发性奇痒，入夜更甚。治宜活血疏风、清热祛湿。内服当归饮子。外用疯油膏、黑豆馏油制剂，亦可选用熏药疗法及梅花针疗法。即银屑病。

牛肉绦虫（Taenia saginata，beef tapeworm） 见牛带绦虫。

牛肉样舌（beefy tongue） 舌面绛红如生牛肉状。见于糙皮病。由烟草酸缺乏引起。

牛膝（twotoothed achyranthes root，Radix Achyranthis Bidentatae） 其他名称：川牛膝、怀牛膝。中医药名。活血药。苋科植物牛膝的根。苦、酸、平。归肝、肾经。功能活血化瘀、祛风利湿。生用活血、行瘀、消肿，治经闭、痛经、癥瘕、产后瘀积腹痛、淋痛、尿血、高血压、喉痹、痈肿。酒制补肝肾、强筋骨，治寒湿痿痹、腰背酸痛、足膝软弱。孕妇忌服。牛膝茎叶：煎服治寒湿痿痹、腰膝疼痛、久疟、淋病。

牛心（bovine heart） 病理学术语。主动脉瓣关闭不全所致的左心室明显扩张和肥大。如第三期梅毒，升主动脉内膜、肌层及外膜均发生梅毒性病变，破坏了主动脉壁的弹力纤维。主动脉失去弹性而扩张，出现相对性主动脉瓣关闭不全，在心室舒张期中血液倒流入左心室即造成此种情况。

牛眼征（bull's eye sign） ①又称靶环征。多见于某些转移性或原发性肝癌病灶的声像图中，在一增强光团区周围有一透声环，而在光团中央又因坏死液化而出现另一回声稀少区。见于乳腺癌、肺部燕麦细胞癌及结肠癌的肝转移。②肝转移瘤的 CT 征象之一。表现为肝脏多发或单发的圆形低密度灶中间有较为低密度影，似眼睛的瞳孔，CT 增强扫描更为清晰。常见于平滑肌瘤、恶性神经鞘瘤等不同性质的肝转移灶。但肝海绵状血管瘤亦可出现类似改变。

扭伤（sprain） 中医病名。多因旋转外力超越关节的正常活动范围所致。常见于肩、腕、膝、踝等关节处。伤后局部肿胀、疼痛、活动受限、皮色紫青，但无骨折及关节脱位。治宜活血化瘀、舒筋通络。内服壮筋养血汤或复元活血汤；外敷栀乳散及海桐皮汤熏洗，亦可配合针灸、推拿治疗。

扭转痉挛（torsion spasm） 身体某一部位主动肌和拮抗肌同时收缩造成的姿势异常。以躯干和肢体近端扭曲为特点，表现为手过伸或过屈、足内翻、头侧屈或后伸、躯干屈曲扭转

N

及固定的怪异表情等。见于原发性遗传性锥体外系疾病或继发于产伤、核黄疸、脑炎等。

扭转型室性心动过速（torsion pattern of ventricular tachycardia）室性心动过速的特殊类型。心电图特点为发作时 QRS 波群形态多变，主波方向忽而向上或向下，近似扭转而得名。可发生于房室传导阻滞、窦房传导阻滞、低钾血症、低镁血症、Q-T 间期延长、变异型心绞痛等。临床特征为发作可自行中止，但易复发。发作持续时间较长时可引起晕厥和抽搐。诊断主要依靠心电图。治疗应先针对病因，发作时可拳击心前区、胸外心脏按压或电复律，复律后采用预防措施。

纽扣热（boutonneuse fever）　其他名称：地中海斑疹热。曾称马赛热。由康谱尔立克次体感染所致的急性传染病。流行于非洲、地中海沿岸地区和南美。啮齿动物和犬为传染源，蜱为传播媒介，潜伏期 5～7 日。急起发热、头痛和全身不适，原伤处可发生小溃疡；局部淋巴结肿大，病程第 4 日躯干出现红色斑丘疹，迅速波及全身，严重者可为出血性，外斐反应阳性和检出立克次体可确诊。治疗：四环素、氯霉素，预后良好。

农村合作医疗（cooperative medical service）　在国家的扶持下，中国农村地区建立起来的旨在实现不同的农户之间在医疗及其费用的支付上互助合作的一种制度。

农吉利碱（monocrotaline）　见野百合碱。

农-米-梅综合征（Nonne-Milroy-Meige syndrome）　见特发性淋巴水肿。

农民肺（farmer's lung）　农民在处理发霉稻草时吸入其中含有微小多芽孢菌和寻常嗜热放线菌的尘粒而发生的肺部过敏性疾病。本病属外源性过敏性肺泡炎。主要表现为乏力、发热、咳嗽、气促、肺部阴影等。多在接触发霉稻草后 4～12h 发病。皮质激素治疗有一定作用。预防：脱离接触及注意个人防护，避免吸入霉尘。治疗：去除病因，对症处理。

农内综合征（Nonne syndrome）　其他名称：小脑综合征。可因小脑变性、肿瘤、血管性疾病等引起。表现为共济失调、意向性震颤、肌张力减退、平衡和构音障碍、眼球震颤、运动障碍。

农田灌溉水质（irrigation water quality）　用于灌溉农作物、蔬菜、果树等的地面水、地下水及城市污水的质量。要求灌溉后对作物的生长发育及农产品的质量不造成恶劣影响，有害物质在农产品内的残留量不超过食品卫生标准，不降低土壤肥力，土壤中的积累量不致发生危害，不污染地下水，不影响人、畜健康。我国颁发的农田灌溉水质标准共 20 项，包括水温、pH 值、全盐量、氯化物、硫化物、汞、镉、铅、砷、铬、铜、锌、硒、氟化物、氰化物、石油类、挥发性酚、苯、三氯乙醛、丙烯醛。

农田污染（farm pollution）　污染物进入农业用地。主要污染来源为使用未经处理的工业废水和生活污水灌溉，不合理施用农药和化肥，以及有害废弃物在农田中随意堆放等。它可通过农作物蓄积有害物质或污染地下水源而危害人体健康。

农药（pesticide）　一般指防治农作物病虫害的药剂，近年亦包括调节农作物生理功能的药剂。防治病虫害的农药有有机氯、有机磷、有机砷等，有机农药有的对人、畜毒性很大，甚至可致癌、致畸。调节农作物生理功能的药剂有保幼激素、信息激素等。

农药安全使用标准（safe standard of use of pesticide）　既能有效地防治植物病、虫、草害，又能保证农、畜产品中的农药残留量符合食品卫生标准要求的规定。根据大量的试验数据，规定出每种农药、不同剂型在不同作物上的施用量、施用浓度、施药方法、最多使用次数、最后一次施药离收获期的天数（安全间隔期）及实施要求等。

农药残毒（toxicity of pesticide residue）　环境和食品因农药的残留而对人体产生的毒效应。其表现为急、慢性中毒和远期危害。因此应禁止或限制那些高残留农药的生产和使用。

农药残留（pesticide residue）　农药施用后，一部分农药及其有害降解物和代谢物残存于环境和农牧产品中的现象。农药残留量取决于环境条件、施药量、取样时间，以及农药本身

及其有害降解物和代谢物在环境中的稳定性。如六六六、滴滴涕等有机氯农药的结构稳定，属持久性高残留农药。其对生物的毒性叫做残留毒性，简称残毒。残留农药的多少叫做农药残留量。通常施用农药的次数越多，施药期距收获期越近，农药在农产品内的残留量越大。有机氯杀虫剂、汞、砷、铅等重金属制剂农药，以及内吸性杀虫剂的残留问题较大。

农药的间接危害（indirect harm by pesticide）　农药污染水源、土壤和农产品、畜产品及水产品后再通过食物链进入人体，影响人的健康或发育。

农药的直接危害（direct harm by pesticide）　施用农药者与农药接触后引起的中毒。亦包括直接受散布农药或飞散农药影响引起的家畜中毒、有益昆虫中毒、鱼贝类和野生动物被害等，以及对农作物产生的药害。

农药污染（agricultural chemical pollution, pesticide pollution）　农药及其在自然环境中的降解产物，对人类和环境造成不良影响和危害的现象。农药在环境中迁移转化，造成大气、水体、土壤和生物污染。一些难降解农药还通过生物富集作用，进入生态系统的物质循环过程，并最终通过饮水、呼吸和食物进入人体，造成危害。污染环境的农药主要是氯、汞、砷等制剂。

农药消失半衰期（half-life of pesticide）　投用农药后其量消失一半所需的时间。各种农药在土壤中的分解难易、快慢不同，因此，在一定条件下，各种农药在土壤中都有一定的残留时间，可用 $R=C^{-kt}$（R 是残留量，C 是农药的使用量，t 是时间，k 是常数）公式来求出农药在土壤中的半衰期。

农药中毒（pesticide poisoning）　农业杀虫剂、杀菌剂、除草剂和农作物生长刺激剂等引起中毒的统称。农药有多种，以有机磷农药中毒最为常见。症状有头昏、疲乏、出汗、腹痛、恶心、呕吐和肌肉跳动等，严重者可发生昏迷、肺水肿和循环衰竭，瞳孔缩小很常见。发病原理为血中胆碱酯酶活力减低。避免接触、加强劳动防护以预防中毒。治疗：用阿托品、碘解磷定（PAM-I）、氯解磷定（PAM-Cl）和双复磷进行急救。

农药中毒病死率（case-fatality rate due to pesticide poisoning）　农药中毒死亡的人数与农药中毒总人数的比例。农药中毒病死率＝某地某年农药中毒死亡数/该地同年农药中毒总人数×100%。

农业废弃物（agricultural waste）　农业生产、农产品加工和农村居民生活过程中排入环境的废弃物品。主要有农田和果园产生的秸秆、杂草、树枝等，以及农副产品加工的下脚料和禽畜粪便、栏圈铺垫物等。

农业环境保护（agricultural environmental protection）　防止工业毒物、农用化学物质对农业环境的污染和不合理地开发自然资源对农业生态系统的破坏。目的是使农业环境质量不变劣，生产能力不衰退，以保证为人类提供量多、质优、无毒的农产品。

农业环境本底值（basic value of land）　其他名称：农业环境背景值。未受人为污染的农业环境、农田土壤和农作物、农产品中各种元素和化学物质的自然含量、自然丰度。当农业环境中某些物质的含量显著超过自然本底值，并造成不良影响时，即可认为受到污染。目前研究较多的是土壤环境本底值。

农业环境监测（monitoring of agricultural environment）　对农业环境中的污染物进行监视和测定，以便及时采取必要的防治措施。主要监测对象是灌溉用水、土壤、大气、农畜产品、饲料等。其中灌溉水的监测重点是灌溉水质标准中所列的污染物；大气应重点监测二氧化硫、氟化氢、氯气、光化学烟雾、苯并芘及重金属烟尘等。农畜产品及土壤中则主要应监测重金属毒物及化学农药。监测方法有化学监测、仪器监测及生物监测等。

农业环境污染（agricultural environmental pollution）　因生产和生活活动或大自然的变化改变了农业环境中正常的物质比例或增加、新添了有害的成分。环境污染可使农作物生长受到直接或间接的危害，使产量下降，或农产品带有过量毒

物，以致影响人体健康和某些生物的生存。

农业环境污染的综合治理（pollution controls of agricultural environment） 工农业劳动、卫生等部门配合应用物理、化学、生物等技术预防和治理农业环境污染。主要内容有：工业部门所排出的"三废"要符合国家规定的要求，力争变废为宝；要生产和推广应用高效、低毒、低残留的新农药；为了净化污水，可修筑氧化塘，通过沉淀、中和、生物氧化及水生植物吸收等使毒物沉淀、分解后再用于灌溉；已被污染的农田，可排出有害土壤、施用土壤改良剂等；在大气污染区附近，要大量种植有抗毒、吸毒作用的林木；农田内应尽量种植抗病虫害作用强的作物；在防治植物病虫害时，要采用综合治理措施。

农业污染源（agricultural pollution source） 农业生产过程中的污染源。如施有化肥和农药的农田，产生大量有机废弃物的养殖场和农副产品加工厂等。

农业污水（agricultural waste water） 栽培作物、饲养牲畜、加工农产品等排出的污水。它含有多种病原体、悬浮物、化肥、农药、难溶解性固体物和盐分等，可造成土壤和饮用水源的污染。

浓碘酊（strong iodine tincture） 外用消毒剂。组成：碘、碘化钾、90％乙醇按适当比例配成。杀菌力强，刺激性亦很强，仅用于手术前的皮肤消毒，消毒后须用70％乙醇脱碘。忌与红汞伍用。

浓度（concentration） 某物质在总量中所占的分量。

浓度比色计（Duboscq colorimeter） 物质定性定量分析仪器。配上各种附件后，可作光密度、色层和浊度分析等。适用于实验室。

浓度化学梯度（concentration chemical gradient） 不同浓度的同种溶液相邻地放在一起时两者之间的浓度差。溶质分子从高浓度区域向低浓度区域扩散。

浓聚法（concentration method） 粪便检查法之一。用较多的粪便将其中的虫卵或包囊聚集于小范围内，使易于检出。可分为沉渣法和浮聚法。检出率比直接涂片法高。

浓配法（concentrate preparation method） 注射剂的配制方法之一。将处方中全部药物加入部分溶剂中配成浓溶液，经加热过滤（必要时再经冷藏、过滤）再稀释至规定浓度的配液方法。因在浓配过程中能滤除溶解度小的杂质，故多用于含杂质较多药物的稀释。

浓人工肾透析液（Liquor Dialysis Renis Artificial Fortis Sterilis） 35倍浓的人工肾透析液。组成：氯化钠、氯化钾、氯化钙、氯化镁、醋酸钠、葡萄糖，pH值7.4左右。用于急性肾衰竭、慢性肾功能不全、某些药物中毒、重症水肿、电解质紊乱等症。用时人工肾脏机1：35自动稀释进行透析。

浓缩蛋白（concentrated protein） 油料种子中提取出来的蛋白类提取物。将油料种子粗粉原料以50％～70％乙醇浸洗或水蒸气加热，使蛋白质变性，或用pH值4.5的酸性水浸渍，使蛋白质极少溶解，将原料中可溶物质分离出来，得到的蛋白质含量高达70％，其中包括纤维素等不溶成分在内。用乙醇或蒸气加热处理者蛋白质已变性，氮溶解指数很低，可降至10左右。

浓缩丸（concentrated pill） 其他名称：药膏丸。剂型之一。指将处方内大部分药材浸膏与细粉混合，制成的小粒丸剂。分两类：水丸型，以水、酒或药汁为黏合剂，按照水丸法制备而成，如牛黄解毒浓缩丸；蜜丸型，按照蜜丸法制备而成。浓缩丸具有体积小、剂量小、有效成分含量大、服用方便等特点。浓缩丸在体内溶化吸收较缓慢，多用于治疗慢性疾病，如治疗神经衰弱的安神补心丸。

浓缩-稀释试验（concentration-dilution test） 判断肾脏浓缩与稀释功能的方法。浓缩试验主要测定肾小管的重吸收功能，稀释试验主要测定肾小球的滤过功能。方法是在日常或特定饮食的条件下，观察病人尿量与尿比重的变化。正常人昼尿量与夜尿量之比为3：1～4：1，12h夜尿量不超过750ml；尿量高比重为1.020以上，最高比重与最低比重之差不应小于0.009。

浓缩系数（concentration coefficient） 其他名称：生物浓缩系数、生物积累率、富集系数。生物体内某种元素或难分解的化合物浓度与它生存环境中该物质的浓度的比值。用于表示生物浓缩、生物积累、生物放大等生物学现象相应的数量关系。如在一个模式生态系统中，藻和鱼对六氯化苯（六六六）的浓缩率，可分别为610和1 260。

浓缩鱼肝油（concentrated cod liver oil） 组成：维生素A和维生素D。胶囊剂中每胶囊含维生素A 10 000单位、维生素D 1 000单位；滴剂每克含维生素A 50 000单位、维生素D 5000单位，其临床用途见维生素A、维生素D。

脓毒败血症（septicopyemia） 败血症与脓毒血症同时存在的病症。二者可相互转化，在细菌毒力大而身体抵抗力差时，脓血症可转为败血症；败血症又可在身体情况好转、抵抗力增强时，转为脓血症。

脓毒性休克（septic shock） 见感染性休克。

脓毒血症（pyemia） 系细菌栓子或脱落的感染血栓间歇地进入血液循环，并在其他组织或器官形成转移性脓肿所致。败血症和脓毒血症常同时存在，形成脓毒败血症。高热时常有剧烈寒战，呈弛张热型。体表部转移性脓肿常无疼痛。脓肿转移至各脏器，可出现相应的症状。在寒战、高热时采血送培养常呈阳性。治疗：加强人体抵抗力，处理原发感染灶和应用抗菌药物控制感染。

脓耳（suppurative otitis media） 中医病证名。因外邪侵袭、邪毒炽盛、停聚耳窍，或脏腑虚损、正气亏虚、邪滞耳窍、无力托毒所致，症见鼓膜穿孔、耳内流脓、听力下降等。湿热火毒、郁结肝胆，治宜清泄肝火，用泻青丸、龙胆泻肝汤；风热蕴毒，治宜清热解毒，用银翘散、五味消毒饮加减。外用龙骨、五倍子、乳香、枯矾、血余炭等。

脓尿（pyuria） 存在大量白细胞的尿液。通常提示存在感染和尿路上皮对细菌入侵炎症的应答。新鲜尿液离心后，每高倍镜视野白细胞＞5个，或1h新鲜尿液白细胞＞40万，或12h尿液中白细胞数＞100万即为脓尿。表示泌尿道有炎症，多见于泌尿系结核及非特异性感染或结石等。治疗：去除病因。

脓疱（pustule） 表皮内或表皮下聚集脓液。可以原发，也可以由水疱继发。常位于毛囊口及汗腺口部位，破溃后可形成糜烂面，脓液干涸，形成脓痂。

脓疱病（疮）（impetigo） 由葡萄球菌或链球菌混合感染的一种常见化脓性皮肤病。中医称为黄水疮。多于炎热季节，在儿童中流行。好发于面部、四肢等暴露部位，常突然发生，迅速变为脓疱。此病有传染性，可伴发肾炎。治疗：及早处理，早期外搽莫匹罗星软膏、0.5％新霉素软膏。病损广泛伴有发热或淋巴结炎者，及早使用抗生素如青霉素类、头孢菌素类，或用中药黄连解毒汤、五味消毒饮等加减。忌用糖皮质激素。

脓疱性银屑病（pustular psoriasis） 伴发脓疱的银屑病。皮损为对称性红斑或在银屑病基础上出现密集的针头大小的浅在无菌性小脓疱，10日到2周左右自行干涸结痂，脱痂后出现小片鳞屑，其下又可有新的脓疱形成，如此反复发生。本病可局限于掌跖、手背及指甲，称为掌跖型银屑病；也可为泛发性脓疱性银屑病。实验室检查白细胞增多，血沉快。治疗：免疫疗法用环孢素、左旋咪唑，感染可选用红霉素、阿奇霉素、甲砜霉素等。

脓气胸（pyopneumothorax） 肺脏边缘的脓肿破裂与肺泡或小支气管相通，或致气体进入胸腔引起的气胸。表现为突然出现呼吸困难、面色青紫，叩诊在胸腔积液的上方呈鼓音，呼吸音明显减低或消失。立位胸部X线检查：患侧示液气面。如支气管破裂形成活瓣、空气只进不出，则胸腔内气体越积越多而形成张力性气胸，严重地影响呼吸与心脏功能。必须积极抢救，迅速抽出胸腔内的气体和脓液，以及进行全身性抗感染治疗。

脓性颌下炎（Ludwig angina） 其他名称：路德维希咽峡炎、口底蜂窝织炎。以牙源性为主的下颌下隙（包括舌下腺及颌下隙）的脓性炎症。病人有咽痛或牙痛，咀嚼及吞咽障碍，牙关紧闭，口涎外溢。颈部运动困难。严重者可因喉水肿出现声嘶及吸气性呼吸困难，甚至窒息。治疗：禁食，由静脉补充营养，大量应用抗生素；及早切开减压，必要时进行气管切开。

脓性卡他（blennorrhea） 黏膜表面的化脓性炎症。黏膜表面有大量脓液渗出，如化脓性尿道炎（淋病）或化脓性支气管炎时，脓液可通过尿道、气管排出体外。治疗：用抗生素，对症治疗。

脓性渗出液（purulent exudate） 为黄色、混浊，含有大量中性粒细胞的积液。如为陈旧性脓液，脓细胞破坏后则其中可见脂肪滴、脂肪结晶、胆固醇结晶。脓性渗出液是因结核、外伤、内脏穿孔、细菌感染等原因所致。由化脓性感染、肺炎球菌等所致的渗出液都很黏稠，颜色深，其新鲜者可用涂片法找到细菌。与此相反，结核性者则较稀薄，有流动性，颜色淡，混有干酪样物质，涂片一般难以找到结核分枝杆菌，但如进行培养则多呈阳性。放线菌病所致的渗出液为浓稠性，呈黄色或黄绿色，往往有恶臭味，可找到特有的菌块。

脓性痰（purulent sputum） 黄色或黄绿色、黄褐色的脓状痰。其主要成分为脓细胞。见于支气管扩张、肺脓肿、脓胸、空洞型肺结核等。

脓性指头炎（felon） 手指末节掌面皮下组织的化脓性感染。多由刺伤引起。致病菌多为金黄色葡萄球菌。表现为指末节肿胀、剧痛、微红，局部皮肤极度紧张，触痛明显。治疗：用消炎药；如出现跳痛，应立即切开减压和引流。

脓胸（empyema，pyothorax） 见化脓性胸膜炎。

脓血便（pus and blood stool，bloody purulent stool） 大便呈脓性或脓血性，说明下段肠道有病变。常见于痢疾、溃疡性结肠炎、局限性肠炎、结肠癌或直肠癌。脓或血的多少取决于炎症的类型及其程度，大便在阿米巴痢疾时以血为主，呈暗红色稀果酱样，细菌性痢疾则以黏液与脓为主。

脓液（pus） 由变性坏死的中性粒细胞和坏死溶解的组织残屑组成的液体。呈混浊的脓液，灰黄色或黄绿色。由葡萄球菌引起的脓液其质浓稠；而由链球菌引起的脓液其质较稀薄。在脓液中，除少数白细胞仍可保持其吞噬能力外，大多数白细胞已发生变性或坏死，即为脓细胞。此外，还含有细菌和少量浆液。

脓肿（abscess） 组织或器官内的局限性脓液聚积。有脓腔和完整的脓壁。致病菌多为金黄色葡萄球菌。可继发于局部损伤、局部或全身化脓性感染之后。浅部脓肿以局部红、肿、热、痛、功能障碍、有波动感为其特征。深部者则局部红、热，波动感不明显，但全身反应与功能障碍显著，有局部压痛及凹陷性水肿。试验性穿刺及超声检查有助于诊断。脓肿一旦形成，就应及时切开排脓引流，同时应用抗生素。

脓肿切开引流术（incision and drainage of abscess） 将脓肿切开排脓并引流的手术。急性化脓性感染已形成脓肿，局部有波动或穿刺抽得脓液时，应立即切开引流。浅部脓肿切开时，切口应在脓肿波动最明显处，切口要够大且位于脓肿的低处；深部脓肿或大血管附近有脓肿，切开前应先行穿刺，抽得脓后即固定针头，顺针切开。

胬肉攀睛（pterygium） 其他名称：胬肉侵睛、瘀肉攀睛、攀睛、胬肉扳睛、老肉攀睛、目中胬肉。中医病名。多由心、肺二经风热壅盛，气血瘀滞而成；亦有属阴虚火旺者。症见眦部血脉丛生，胬肉似昆虫翼状，横贯白睛，渐侵黑睛，甚至掩及瞳神，自觉磣涩不适，影响视力。以发自大眦者居多。相当于今之翼状胬肉。内治：胬肉红赤肥大，发展较快，羞明涩痛者属实，宜祛风清热、通络散瘀，可选用栀子胜奇散或石决明散加减；胬肉淡红薄小，涩痛间作者属虚，宜滋阴清热，可用知柏地黄丸或甘露饮加减。外治：点磨障灵光膏。胬肉侵及瞳神者，可手术治疗，古代使用钩割法或割烙法。

努南综合征（Noonan syndrome） 特纳综合征在男性的表现。核型为（45；XO），典型的特征为身材矮小、眼距宽、蹼颈、低位耳、肘外翻、上睑下垂和心血管异常等。睾丸功能减退者血卵泡刺激素和黄体生成素水平升高。治疗：对症，补充激素，防治心力衰竭和感染。

怒病（anger syndrome） 其他名称：善怒、怒证。中医病证

名。肝气郁结、肝火上炎、肝阳上亢、肝阴不足等皆可致病。症见易怒、终日面有怒气，多伴有胁腹胀满或痛，脉弦。宜随证施治，并结合精神治疗。

怒则气上（anger leading to abnormal rising of vital energy） 中医术语。气，这里主要指肝气。肝气喜畅达而恶抑郁。肝气既不能抑郁，又不宜过亢。如果精神过分受刺激，使肝的升发太过，则形成肝气上逆的病理变化，出现胸胁胀满、头痛头晕、目赤肿痛，甚则肝血失藏，血随气升而出现晕厥、呕血等症。

诺卡菌（Nocardia） 属于放线菌。其分布广泛，特别是在土壤中多见。星形诺卡菌为主要致病菌。该菌形态与衣氏放线菌相似，革兰氏阳性，抗酸染色阳性，但延长脱色时间可转为阴性。此点可与结核分枝杆菌相区别。需氧容易培养。脓汁中可见菌丝颗粒，但菌丝末端不膨大。当人体抵抗力下降时可经呼吸道吸入，引起肺炎、肺脓肿、空洞等。症状与肺结核、肺真菌病相似，并沿血行可以转移至脑，形成脑脓肿。菌由创口侵入皮下，可引起慢性脓性肉芽肿与瘘管形成。脓汁中有带色颗粒。本病好发于足、腿部，称分枝菌病。

诺卡菌病（nocardiosis） 其他名称：诺卡放线菌病。诺卡菌引起的局限性或播散性、亚急性或慢性化脓性疾病。人和动物共患病。对人致病以星形诺卡菌为最多见。存在于土壤。一般经呼吸道感染。肺部为原发感染和主要病变，可经血行播散到全身各器官，尤以脑部最易累及。组织坏死和脓肿形成为本病的特征。临床表现为急性或慢性化脓性感染。肺部病变为肺炎，或急性坏死性肺炎、脓肿空洞形成及胸膜病变。有发热、咳稠脓性痰或黏液脓性痰。慢性病程临床表现与肺结核相似，但病变以下叶为主。取痰或脓液涂片行革兰氏染色和耐酸染色找到诺卡菌可确诊。治疗首选磺胺类，其次为青霉素类抗生素、红霉素、头孢菌素等药物。

诺维梭菌（Clostridium novyi） 其他名称：水肿杆菌。系气性坏疽病原菌中的一种菌。为革兰氏阳性大杆菌。有鞭毛、无荚膜，芽孢为末端。专性厌氧生长。可产生外毒素和各种酶。该菌可分为 A、B、C、D 4 个型别。A 型为气性坏疽病原菌。其他各型引起动物患病。

女方不孕因素（female sterility factors） 由于女方因素引起的不孕。主要有排卵障碍，包括中枢性的影响、全身性疾病、卵巢局部因素，以及输卵管、子宫、子宫颈、外阴、阴道等因素。

女金丸（nǚjīn wan） 中医成药名。扶正剂。组成：当归、白芍、熟地黄、党参、白术、茯苓、甘草、肉桂、益母草、牡丹皮、没药、延胡索、藁本、白芷、黄芩、白薇、香附、砂仁、陈皮、赤石脂、鹿角霜、阿胶。用于营养不足、气滞血瘀所致的月经不调、痛经、小腹胀痛、腰腿酸痛。孕妇慎用。

女劳疸（jaundice occurring after sexual intercourse） 中医病证名。五疸之一。由房劳伤肾、瘀血内阻所致。症见身目发黄而额上黑、傍晚发热恶寒、少腹满急、大便黑、足下热、腹胀如有水状。为肾虚挟瘀浊内阻之证。治宜补肾消瘀为主。

女型骨盆（gynecoid pelvis） 正常类型的女性骨盆。特点为入口呈横椭圆形，横径较前后径稍长，骶岬不过分前突，骨盆壁直下，坐骨棘平伏，骶骨后窝较深，坐骨切迹宽阔（中骨盆宽大），骨盆出口横径较宽，后矢状径较长，耻骨弓大于90°。女型骨盆较其他类型骨盆浅而宽，有利于分娩。

女性避孕药（contraceptives for female） 女性应用后，能阻断正常生殖过程，达到避孕或终止妊娠目的的药物。常用的有短效口服片、长效口服片、长效注射药、埋植剂、多相片剂、阴道栓剂和胶冻剂等。

女性第二性征（female second sex characters） 除内、外生殖器官外的女性特征。如骨盆宽大，皮下脂肪丰满，主要分布于肩、胸和臀部，形成女性所特有的体态；乳房丰隆，乳头增大，腋毛和阴毛生长，说话声调转高等。

女性化卵巢瘤（feminizing ovarian tumor） 能产生雌激素而有女性化作用的功能性卵巢肿瘤。大多为良性，2%～5% 为恶性。临床可有下腹部包块、性早熟、月经紊乱、不规则子宫出血、子宫增大等表现。病理学检查可确诊。治疗：手术治

疗为主；恶性或复发病例需辅助放、化疗。

女性化肾上腺瘤（feminizing adrenal tumor）　主要分泌雌激素，使男性病人出现女性化症状的肾上腺肿瘤。男性多发，女性罕见。多为恶性。主要症状有：性发育障碍，男性病人乳房发育、性欲减退等，女性患儿出现假性性早熟，侧腹肿块，其他症状：高血压、水肿、色素增深等。实验室及 B 超、CT 检查有助于诊断。治疗：手术切除。

女性化肾上腺皮质肿瘤（feminizing adrenal cortex tumor）　能够分泌过量雌激素使病人女性化的功能性肾上腺皮质肿瘤。大多数病人发病在 24～45 岁，男性病人女性化改变，乳房发育是早期症状，半数病人出现睾丸萎缩、精液量减少、性功能减退等；成年女性缺乏特征性症状，女性患儿表现为假性性早熟，包括乳房发育，甚至不规则阴道出血。

女性激素（female sex hormone）　主要由卵巢分泌，包括雌激素和孕激素。属类固醇激素。雌激素能促进女性生殖器官发育、副性征的出现和乳腺发育，对机体代谢也有重要作用。孕激素主要对子宫产生作用并维持妊娠，与雌激素协同使乳腺发育成熟。分泌受下丘脑-腺垂体-卵巢轴调节。

女性激素紊乱（disorder of female sex hormone）　卵巢功能或下丘脑-腺垂体-卵巢轴功能发生失调，女性激素分泌发生相应的改变，子宫内膜也随之变化。如雌激素分泌缺乏时，子宫内膜萎缩闭经；雌激素分泌过多，子宫内膜增厚，腺体增多；孕激素分泌不足则影响黄体生长及分泌。雌激素、孕激素比例失调，也归于此。这些均会影响生育。

女性假两性畸形（female pseudohermaphroditism）　其他名称：女性假两性同体。染色体核型为 46，XX，具有正常发育的卵巢、子宫和输卵管的个体，外生殖器的分化呈男性化倾向。先天性肾上腺皮质增生和 21-羟化酶缺陷是其最常见的原因。此外，女性胎儿接触过多的雄激素环境可以出现先天性男性化，如母亲患卵巢瘤或药物摄入导致雄激素过也可以引起女性假两性畸形。病人可在幼儿期出现该症状，在青春期变为显著，身体发育迅速、早熟，伴骨骺过早愈合，故到成年时身材反而较矮。治疗：如因先天性肾上腺皮质类固醇生物合成酶缺陷而引起性征异常，需终身服用可的松类药物；外生殖器异常可行矫正手术。

女性泌尿外科学（urogynecology）　其他名称：泌尿妇科学。泌尿外科学与妇科学的一个临床分支学科。主要诊治与女性盆腔器官、肌肉和其周围支持器官、结缔组织相关的疾病，如尿失禁和盆底疾病。

女性尿道（female urethra）　起始于膀胱的尿道内口，短而直的管道。在耻骨联合的后方向前下行于阴道前方，然后穿过会阴膜；终止于尿道外口。其长 3～5cm，直径约 6mm。于尿生殖膈处有尿道阴道括约肌，可受意识控制。尿道黏膜下层的尿道腺，开口于尿道黏膜。尿道下端的尿道旁腺开口于近尿道外口处。当该腺感染时，可形成囊肿。

女性尿道憩室（female urethral diverticulum）　女性尿道的先天性畸形。主要症状为尿频、尿痛、排尿困难、烧灼感和血尿。阴道指检（女孩用肛检）向前按压尿道可见到尿道口有脓性物挤出。尿道造影可确诊。治疗：手术切除。

女性尿道上裂（female epispadias）　尿道背侧部分或全部阙如的女性先天性畸形。表现为阴蒂分裂，尿道向背侧分裂。

女性尿道下裂（female hypospadias）　尿道外口向其腹侧近端移位，尿道开口可位于从正常阴道外口到尿道内口之间阴道前壁任何位置的女性先天性畸形。临床表现为排尿困难，排尿时阴道前壁膨出囊性包块。

女性尿道下裂征（hypospadias in woman）　先天畸形的一种。女子尿道与阴道共为一个腔隙即为此征。若伴有尿失禁表示尿道内口在膀胱颈，否则在膀胱颈以下。

女性尿道综合征（female lower urinary tract dysfunction syndrome）　有下尿路刺激症状，而无膀胱尿道器质性病变的一组病征。多见于已婚和绝经后女性。表现为尿频、尿急、尿痛、尿不尽感等。性交后可加重。治疗：抗生素，膀胱训练。

女性前列腺闭塞综合征（female prostatic obstructing syndrome）　围绕女性尿道后部的腺体发生慢性炎症或肥大而引起的一组病征。多见于中老年妇女，表现为尿排空困难、尿潴留、反复泌尿系感染症状。治疗：抗生素，手术。

女性色情狂（nymphomania）　慕男狂。女性的性欲亢进。

女性生殖器官结核（tuberculosis of female genital organ）　结核分枝杆菌侵入女性生殖器导致的慢性肉芽肿性疾病。多发生于 20～40 岁。有输卵管、子宫内膜、卵巢、女阴、阴道、宫颈结核。表现为：不孕，月经异常，腹痛，少数有低热、盗汗、盆腔炎或腹水。也有不少无症状和体征。X 线检查、活检、腹腔镜检查有助于诊断。治疗：抗结核药物；手术。

女性生殖器官瘘（fistula of female genital organs）　由于各种原因导致的女性生殖器官与其毗邻器官之间形成的异常通道。临床上以尿瘘（又称泌尿生殖瘘）最常见，其次为粪瘘。若两者同时存在，则称混合性瘘。

女性生殖器官损伤（trauma of female genitalia）　多发生于分娩时。常见的有会阴裂伤、性交损伤、器械损伤、药物性损伤、创伤性损伤等。

女性生殖器移位（displacement of female genitalia）　女性生殖器官恒定在异常位置。常见的有子宫过度前屈、子宫后位、子宫一侧位、子宫扭转、子宫内翻、卵巢下垂和子宫脱垂。

女性生殖系统（female reproductive system, female genital system）　由外阴部、前庭大腺、阴道、子宫、输卵管和卵巢所组成。具有产生卵子、繁殖后代和分泌女性激素的功能。女子的整个一生，按其生理现象和特点，可分为 5 个时期：①幼年期，卵巢尚未发育成熟，没有明显的第二性征。②发育期或青春期（12～14 岁），卵巢开始发育长大，所产生的激素使生殖器官的各部分从幼稚型变为成人型。阴毛和腋毛生长，乳房发育增大，全身皮下脂肪增加，髋部和胸部更加显著，出现女性所特有的体形和身材，音调也有改变。发育期末，就有月经来潮，但经期往往不准。③成熟期，卵巢完全成熟后，定期排卵、周期性地产生激素，月经正常。此期为生育能力，维持 30 年左右。④更年期（45～50 岁），卵巢逐渐萎缩，排卵不规则，月经也不正常。有些妇女还可有面部潮红、心悸、头晕、情绪容易激动等症状。⑤绝经期，卵巢萎缩，月经停止，生殖器官萎缩，生育功能消失。

女性特征肥胖症（adipose gynism）　原因不明的青春前期肥胖及性成熟延迟。病人呈女性脂肪分布，尿中皮质醇及氢化可的松代谢产物排出量增多。预后好。发育正常后可继续正常生育。治疗：饮食疗法。

女性外生殖器（external genital organs of female）　其他名称：女外阴、外阴、女阴、阴门。其结构包括阴阜、大阴唇、小阴唇、小阴唇后端形成的阴唇系带、阴道前庭、阴蒂、前庭球、尿道口和前庭大腺（Bartholin 腺）。前庭大腺位于阴道口两侧、前庭球外侧部的后方，形如豌豆，导管向内侧开口于阴道前庭。

女性性早熟（female sexual precocity）　指女性 8 岁前出现第二性征，10 岁前月经来潮。表现为乳房发育、阴毛、腋毛提早生长等。

女阴（vulva, pudendum muliebre）　见女性外生殖器。

女阴白色病变（white lesions of vulva）　其他名称：外阴白色病变。不同原因引起的女阴皮肤和黏膜营养障碍所致的表皮组织生长紊乱和真皮组织变性。本病是良性病变，伴有不典型增生时可癌变，癌变率<5%。治疗：激光效果良好；不典型增生多需手术。

女阴干枯症（kraurosis vulvae）　其他名称：女阴萎缩性硬化性苔藓。女性外阴皮肤黏膜部位的一种萎缩硬化性皮肤病。始为小阴唇及阴蒂发红、肿胀、瘙痒，继而出现乳白色丘疹及苔藓样变。以后女阴皮肤黏膜逐渐萎缩、干燥、发光，有毛细血管扩张。最后硬化、收缩，小阴唇及阴蒂消失，尿道口狭窄。治疗：年龄较大服用己烯雌酚；口服维生素；外用己烯雌酚软膏等。

女阴鳞状上皮非典型增生（dysplasia of vulval squamous epithelium）　女阴白色病变类型之一。慢性增生性女阴炎和萎缩硬化性苔藓均可继发鳞状上皮非典型增生，但并不常见。增生的细胞保留其核分裂能力，呈现核/质比例增大、上皮细胞层单个细胞角化和角化珠形成。根据细胞异型程度和范围，可分为3级：Ⅰ级（轻度），异型增生细胞数量少，并局限于上皮细胞的下1/3范围内；Ⅱ级（中度），异型增生细胞约达到上皮层的一半至2/3范围；Ⅲ级（重度），异型细胞超过上皮全层的2/3。其中Ⅰ、Ⅱ级者可互相重叠。重度非典型增生与原位癌之间的界限常不清楚，有可能发展为浸润癌。

女贞子（Fructus Ligustri Lucidi, glossy privet fruit）其他名称：女贞实、冬青子、爆格蚤。中医药名。木樨科植物女贞的果实。甘、苦，微寒。归肝、肾经。功能补肾滋阴、养肝明目。治阴虚内热、腰膝酸软、眩晕、目昏、耳鸣、消渴、遗精、须发早白、尿血、老人大便虚秘。现用于治疗高脂血症、心律失常。脾胃虚寒及阳虚者忌服。

女子胞（uterus）其他名称：胞宫。中医脏腑名。奇恒之腑之一。即子宫，实际上包括女性内生殖器的全部。主月经、受孕、孕育胎儿功能。与肝、肾、心、脾有密切关系，冲、任二脉皆起于胞中，冲为血海，任主胞胎。妇女发育成熟，冲、任盛于胞中，就有月经来潮和生育能力。

钕激光前列腺切除术（neodymium laser resection of prostate）利用钕激光经尿道去除前列腺的手术方式。钕激光波长1 064nm，很少被水吸收，在组织中穿透深，易散热，其热损伤可造成深达6～27mm的凝固性坏死，利用钕激光将前列腺组织分层、分块切割，从而达到前列腺切除的作用。主要用于良性前列腺增生的治疗。

衄家（patient suffering from frequent epistaxis）中医术语。反复患衄血的病人。

疟必清（Tabellae SMPZ et TMP）抗疟药。组成：磺胺林（SMPZ）和甲氧苄啶（TMP）的白色片剂。对疟原虫的叶酸代谢有双重阻断作用，使抗疟效果增强。用于间日疟和恶性疟。

疟疾（malaria）俗称打摆子。疟原虫引起经按蚊叮咬而传播的传染病。疟原虫有4种：间日疟原虫、三日疟原虫、恶性疟原虫及卵形疟原虫，以前3种常见。农村多于城镇。症状为定期寒战、高热，退热后大汗，疲乏无力，常伴肝脾大和贫血等。其中恶性疟最严重。血和骨髓检出原虫可确诊。氯喹、青蒿素、咯萘啶可治疗发作，伯氨喹可防止复发，乙胺嘧啶可预防传播。凶恶发作应立即采用高效快速抗疟药高甲醚、青蒿琥酯等。

疟疾复发（malaria relapse, malaria recurrence）红细胞内期疟原虫经过人体免疫或经药物治疗杀灭后疟疾发作停止。如体内仍有少量残存的红细胞内期疟原虫，当人体抵抗力降低时可重新大量增殖，再次出现疟疾发作。复发时的症状与初发期相似。

疟疾性肾病（malarious nephropathy）可能是由某些可溶性疟原虫抗原及其相应抗体形成的免疫复合物所引起的肾病综合征。肾组织中可见灶性或弥漫性肾小球丛的毛细血管壁增厚，具有肾病的临床表现。治疗：去除病因，对症治疗。

疟母（malaria with splenomegaly）其他名称：疟积、母疟、劳疟。中医病证名。疟疾日久不愈，顽痰夹瘀，结于胁下所形成的痞块，实为脾大。

疟色素（malarial pigment）疟原虫侵入红细胞后将血红蛋白改变为黑褐色或金色颗粒。此色素存积于长成的疟原虫体内。含有疟原虫的红细胞破坏后，色素被体内的网织内皮细胞吞噬。富有网织内皮细胞的脏器，如肝及脾，由于大量色素的存在，每呈灰褐色。此种色素的化学结构与含铁血红素相同。

疟性贫血（malarial anemia）疟疾症状之一。尤以恶性疟为甚。发作次数越多，病程越长，贫血就越重。贫血的原因除疟原虫直接破坏红细胞外，还与脾功能亢进、骨髓中红细胞生成障碍、免疫病理损害等因素有关。

疟原虫（malarial parasite）疟疾的病原体。寄生于人体的疟原虫共有4种：即间日疟原虫、三日疟原虫、恶性疟原虫和卵形疟原虫。4种疟原虫的生活史基本相同，首先是疟原虫在人体内的肝细胞和红细胞内进行裂体增殖，当雌性按蚊叮人吸血时将有性配子体吸入，在蚊体内进行有性配子生殖和

孢子增殖。最后生成具有感染性的子孢子。

疟原虫属（Plasmodium）疟原虫科的一属孢子虫。疟疾的病原体。发育过程需两个宿主，即脊椎动物和蚊。在前者体内进行无性繁殖，在后者体内进行有性繁殖。寄生于人体的疟原虫有4种，即间日疟原虫、恶性疟原虫、三日疟原虫及卵形疟原虫，均由按蚊传播。当雌按蚊叮人时，孢子体侵入肝细胞进行红细胞外期裂体增殖，然后侵入红细胞进行红细胞内期裂体增殖，尚可形成配子体，含裂殖体的红细胞破裂，引起疟疾的发作。

虐待儿（child abuse）法医学术语。受虐待的小儿。致死者尸体除见致命的改变（如硬脑膜外出血或硬脑膜下出血等）外，全身常有广泛的皮下出血（由扭捏、殴打、鞭打造成），其中有新鲜挫伤，也有已经变色的陈旧挫伤。X线检查还可发现新鲜骨折或陈旧性骨折。

暖宫七味散（nuangong qiwei san）蒙药名。调经养血剂。组成：白豆蔻、天冬、手掌参、沉香、肉豆蔻、黄精、丁香。用于心、肾"赫依"病，气滞腰痛，小腹冷痛，月经不调，白带过多。

挪踝入臼法（restoration by pressing tarsal bones）中医正骨手法。适用于踝关节脱臼的整复。以脚内翻、外踝凸出的脱臼为例：医者环握足部向远端牵引，同时两拇指压腓骨下端，余指推外翻足部以复其位，再使关节屈伸活动数次即可。

诺迪康胶囊（nuodikang jiaonang）藏药名。扶正固本、通脉养心剂。组成：诺迪罗苷、酪醇、多种黄酮和人体必需的18种氨基酸等。治疗和预防冠心病、脑血管疾病、顽固偏头痛、更年期综合征、神经衰弱等。

诺氟沙星（norfloxacin）其他名称：氟哌酸。第3代喹诺酮类抗菌药（细菌DNA促旋酶抑制剂）。用于敏感菌所致的泌尿道、肠道、眼耳鼻喉、妇科、外科及皮肤科等感染性疾病。制剂：片剂、胶囊剂；软膏剂、乳膏剂；滴眼剂。孕妇、严重肾功能不全和有胃溃疡病史的病人慎用。

诺卡菌病（nocardiosis）由诺卡菌所致的急性或慢性化脓性感染。常首先累及肺，但易由此而播散至中央组织器官，尤其是脑组织。可致受累器官形成脓肿，以肺脓肿、脑脓肿、皮肤或皮下组织脓肿等为最常见。磺胺治疗有效。

诺卡菌属（Nocardia）放线菌科的一属，有30余种。是一群不产孢子、有菌丝、无动力、革兰氏阳性的专性需氧性原核生物。广泛分布于土壤。多为腐物寄生的非致病菌，其中星形诺卡菌和巴西诺卡菌可引起人类疾病。分支丝断裂成杆菌或球菌样，靠单纯的菌丝支断裂而形成链状孢子。较易培养，普通培养基上便可生长。多为外源性感染。星形诺卡菌主要引起原发性化脓性肺部感染，也可引起脑脓肿或脑膜炎等；巴西诺卡菌则因外伤侵入皮下组织，形成脓肿和瘘管。

诺龙苯丙酸酯（nandrolone phenylpropionate, durabolin）见苯丙酸诺龙。

诺特纳格尔征（Nothnagel sign）其他名称：眼肌麻痹-小脑共济失调综合征（ophthalmoplegia-cerebellar ataxia syndrome）。由于肿瘤压迫中脑导水管周围灰质、被盖部及小脑上脚而产生的红核上部、小脑和动眼神经麻痹的症状。常见临床表现为晕厥。先兆症状有突发的虚弱、出汗、头晕、上腹部不适、感觉异常、心悸和流涎。

诺-廷综合征（Normann-Tingey syndrome）以小头畸形及脑神经、血管病变为特征的一组征候。见于儿童。表现为小头、智力缺陷、返祖性侏儒。无特殊疗法。

诺沃克病毒性胃肠炎（Norwalk gastroenteritis, Norwalk virus gastroenteritis）其他名称：诺沃克胃肠炎。由一类属于诺沃克病毒的细小病毒为病原体所引起的疾病。一种非细菌性感染性腹泻。此病多发生于部队、学校、医院及家庭中。各年龄均可患病。传染源是急性期病人。传播途径以粪-口途径为主。潜伏期24～48h。突然发生恶心、呕吐、腹泻、腹绞痛。吐泻物为水样液体，伴有低热、头痛、乏力及食欲减退。病程一般为2～3日。急性期大便用免疫电镜可查到病毒颗粒，或血清学检查阳性可以确诊。治疗主要是对症、止吐、补液等。

O

欧勃公式（Erb formula） 欧勃对正常肌肉在施以极性与电路通断交替变化的直流电刺激时，其收缩反应规律的归纳。结论是，阴极通电收缩＞阳极通电收缩＞阳极断电收缩＞阴极断电收缩（CCC＞ACC＞AOC＞COC）。

欧罗巴人种（Europoid） 其他名称：白色人种。世界三大人种之一。共同遗传特征是肤色较浅，发色淡黄至金黄，发质柔软而呈波形，眼球大多为碧蓝或灰褐色，鼻子窄而高，体毛、胡须较重。原住民主要分布在欧洲、北非及西亚、南亚地区，后逐渐扩大到美洲、大洋洲和非洲南部。

欧姆征（Ohm sign） 在右侧锁骨中线上的肝浊音消失即为此征。见于膈神经麻痹。

欧氏丝虫病（Mansonelliasis ozzardi） 一种寄生虫病。由欧氏丝虫成虫寄生于人体腔内、脏器脂肪和肠系膜所致的疾病。流行于拉丁美洲。中间宿主为库蠓或蚋。临床上鞘膜积液和淋巴结肿大偶见。在周围血液中找到微丝蚴可诊断。本病无确切有效药物治疗。

呕吐（vomiting） ①胃和部分小肠内容物经食管、口腔排出体外的现象。恶心和呕吐均为复杂的反射动作，可单独发生，但多数病人先有恶心，继而呕吐。治疗：查明病因，对症治疗。②中医病证名。有声无物为呕，无声有物为吐，有声有物为呕吐。因寒、热、痰、食阻胃或脾气虚、胃阴虚等，使胃气上逆所致。治宜审证求因、辨证施治。

呕吐膜性管状物（membranaceous canal of vomit） 剥脱性食管炎的重要体征。病人呕吐出来的膜性管状物一般宽 2cm 左右，呈白色半透明状，质韧富有弹性，易撕裂，其内外表面光滑，有时带有血痕。此物的形成可能与食管黏膜下血肿形成有关，乃使黏膜剥离断裂而呕吐。

呕血（hematemesis） 上消化道疾病或全身性疾病所致的急性上消化道出血，血液经口腔吐出的病症。常见于食管静脉曲张破裂、消化性溃疡、胃底黏膜出血等。少量出血时，血液因与胃酸混合可呈咖啡色。但若出血量过多时也可呈鲜红色。此时应与呼吸道出血相鉴别。治疗：查明病因，对症治疗。

偶氮蛋白（azoprotein） 是半抗原通过偶氮化后再结合至蛋白质载体上形成的半抗原——蛋白质结合物。此种结合抗原免疫动物可使其产生分别对半抗原和对蛋白质载体有特异性的抗体。

偶氮蓝（azo-blue） 见伊文思蓝。

偶发性色素性皮质结节（incidental pigmented cortical nodule） 在肾上腺皮质出现小的棕色或黑色色素性结节，在尸检和外科活检中常见到。

偶发性肾上腺皮质结节（incidental adrenocortical nodular） 无皮质增生临床症状，偶然发现的肾上腺皮质的结节病变。以往多在尸检中发现，现在计算机体层摄影可以发现较大结节。研究表明，皮质结节发生率与年龄、高血压和糖尿病等因素有关。

偶发性停搏（accidental asystole） 心脏停搏每分钟少于 3 次者。

偶合病（coupled disease） 并非预防接种引起的，而是偶然与预防接种巧合同时发生的疾病。在进行预防接种时应严格按说明书的规定进行，注意一些疾病的早期症状，尽量避免偶合病发生。

偶联磷酸化（coupled phosphorylation） 以各种磷酸化物质作为代谢中间产物的过程中，一种磷酸化物质的磷酸转移偶联着生成另一化合物的磷酸化过程。如糖酵解中 1，3-双磷酸甘油酸降解为甘油酸-3-磷酸时偶联着 ATP 生成。

藕节（node of lotus rhizome, Nodus Nelumbinis Rhizomatis） 其他名称：光藕节、藕节疤。中医药名。止血药。睡莲科植物莲根状茎的节部。甘、涩、平。归肺、胃、肝经。功能收敛止血、凉血化瘀。治吐血、衄血、咯血、尿血、便血、血痢、崩漏。非血热者慎用。能缩短出血时间。临床可用于血小板减少性紫癜。

P

帕根斯特赫尔征（Pagenstecher sign） 肱二头肌肌腱断裂的征象。表现为肱骨头向上和向内半脱位。

帕吉林（pargyline） 其他名称：优降宁。为单胺氧化酶抑制剂。具有明显的降压作用，作用出现慢，但强而持久。是目前单胺氧化酶抑制剂中应用于降压的唯一药物。适用于重度高血压。常用其盐酸盐。用量过大可引起直立性低血压。甲状腺功能亢进、嗜铬细胞瘤、肝肾功能不全者禁用。不宜与麻黄碱、苯丙胺、丙米嗪、利血平、降压灵等合用。服药期间禁食富酪胺的食物。

帕金森病（Parkinson disease, PD） 其他名称：震颤麻痹。是以黑质纹状体多巴胺（DA）神经元变性缺失和路易小体形成为特征的一种常见的中老年人中枢神经系统病变疾病。属原发性疾病。特征是肌肉僵硬、动作迟缓、震颤和姿势变形。病因可以是特发的（帕金森病），或者是感染、中毒或药物（如抗精神病药物）所致。也可以是影响中枢神经系统的更广泛的病理进展的一部分，如脑血管病所致帕金森病。

帕金森病痴呆（dementia in Parkinson disease） 特发性帕金森病进展过程中发生的痴呆，常在疾病晚期病情较重时出现。

帕金森叠加综合征（Parkinsonism-plus） 帕金森病在病程中出现两眼球垂直凝视运动障碍、直立性低血压、小脑共济失调、痴呆和锥体外系损害等中枢神经多系统萎缩的症状和体征。常见类型有：进行性核上性麻痹（PSP）、多系统萎缩（MSA）、皮质基底节变性、弥漫性路易小体病等。

帕金森综合征（Parkinson syndrome） 其他名称：震颤麻痹综合征、症状性帕金森。继发性综合征，可由多种病因所致，如甲型或乙型脑炎、艾滋病、毒物或药物中毒，以及颅脑外伤和脑血管疾病等。特征是手指有节律地搓丸样震颤，清醒静止状态时出现，睡眠中停止。肌张力增高，呈铅管状强直。运动减少，表情少，起步困难，前冲碎步。可有强哭、强笑、吞咽困难及精细动作不能。有眼睑痉挛、眼球震颤、瞳孔扩大、对光反射消失等症状；亦可有眼球疼痛或复视。

帕克斯·韦伯综合征（Parkes Weber syndrome） 其他名称：血管扩张性肥大综合征。脑三叉神经血管瘤病，先天性血管畸形。主要表现为患肢肥大、浅静脉曲张、皮肤血管痣、动静脉瘘。治疗：手术。

帕里诺眼-腺综合征（Parinaud oculoglandular syndrome） 结膜炎、耳前淋巴结触痛和肿大。纤毛菌性结膜炎，常为一侧，一般为滤泡型，继之耳前淋巴结触痛和肿大，常为感染纤毛菌所致，或可能会有其他疾病。见于眼部良性淋巴网状细胞病。

帕里诺综合征（Parinaud syndrome） 其他名称：核上性眼垂直运动麻痹综合征、中脑顶盖部综合征。中脑上部病变导致支配眼球运动的核上纤维受累，引起两眼配合向上的运动麻痹为主要症状的一组病征。无会聚性麻痹。临床表现：眼球不能向上仰视，可伴有辐辏功能障碍、眩晕、共济失调、瞳孔偏移等。CT协助诊断。对症治疗。

帕罗西汀（paroxetine） 其他名称：帕罗克赛、赛乐特。抗抑郁药。一种苯基哌啶衍生物。用于抑郁症、强迫症、肌阵挛。常用其盐酸盐或甲磺酸盐。有癫痫病史、躁狂症病史以及有严重全身性疾病者慎用。哺乳期妇女慎用。严重肝肾功能受损者禁用。

帕内特细胞（Paneth cell） 其他名称：潘氏细胞。肠腺基部柱状上皮细胞。小肠腺的特征性细胞，常三五成群分布于肠腺的基底部。细胞呈锥体形，胞质顶部有粗大的嗜酸性颗粒，内含防御素、溶菌酶等，释放后可杀灭肠道微生物。

帕皮永-勒菲弗综合征（Papillon-Lefèvre syndrome） 其他名称：掌跖角化过度-牙周过早破坏综合征。常染色体隐性骨、齿等异常的遗传病。在出乳牙时，掌跖充血发红，角化过度；4～5岁开始牙齿松动，逐一脱落，恒牙出牙后因牙周病变逐一脱落；到16岁时除第3磨牙外，牙齿全部脱落。对症处理。

帕-普Ⅰ型综合征（Papillon Léage et Psaume Ⅰ syndrome） 其他名称：口-指-面骨发育不良综合征。以口部、颜面、指（趾）畸形为主要表现的性连锁显性遗传病。见于女性，表现为腭裂、舌裂、并指（趾）、弯指、短指（趾）、鼻软骨发育不良、皮脂溢出、眼角异位、上唇假裂等。无特效疗法。

帕萨万特隆起（Passavant bar） 吞咽时咽上缩肌收缩引起的咽后壁隆起。其与软腭一起使鼻咽与口咽隔开，以防食物逆咽，协助发声。如嵴突起不足，可在该处黏膜下注射液体硅胶，使嵴加高，以减少开放性鼻音。

帕斯卡定律（Pascal law） 其他名称：液体压强原理。加在密闭液体上的压强，能够大小不变地由液体向各个方向传递。液体内部各个方向都有压强，压强随液体深度的增加而增大，同种液体在同一深度各处，各个方向的压强大小相等；不同液体在同一深度产生的压强大小与液体的密度有关，密度越高，液体的压强越大。

帕斯夸利尼综合征（Pasqualini syndrome） 其他名称：假性类无睾综合征。雄激素受体疾病。病人性腺内分泌功能正常，但体内有关器官及组织对雄激素缺乏反应。表现为幼稚面容、身体修长、声音高尖、毛发稀少、外生殖器及生殖能力正常。无特殊疗法。

帕索综合征（Passow syndrome） 神经管闭锁不全所导致的先天性异常。多为散发性，主要表现为脊柱后侧凸、颈肋、脊柱裂、虹膜异色及霍纳（Horner）综合征。手术纠正神经管闭合不全。

帕特里克征（Patrick sign） 其他名称："4"字征。骨科髋关节炎的一种体征。患侧屈髋屈膝，大腿外展外旋，并将患侧小腿放在对侧大腿的前面，使两下肢形成一个阿拉伯数字"4"。正常时受检侧大腿外侧可贴近床面。髋关节有病时，则常受限（与健侧对比）。

帕-特综合征（Parsonage-Turner syndrome） 其他名称：肩带综合征。可能与感染或过敏反应有关的臂丛神经病变所引起的一组病征。男性多见。起病急，表现为肩及上臂疼痛，活动受限。持续1～3周后，出现肩带某些肌肉（多为胸长神经支配）萎缩性麻痹。对症治疗，预后良好。

排便（defecation） 食物残渣在大肠内部分水分被吸收，同时经过细菌的发酵和腐败作用，形成粪便。正常人直肠内通常是没有粪便的，当肠的蠕动将粪便推入直肠时，刺激直肠壁的感受器，引起排便反射。该反射的传入冲动可上升至大脑皮质，引起便意，故排便可受意识控制。如对便意经常予以制止，易引起便秘。

排便反射（defecation reflex） 使粪便排出体外的反射。粪便入直肠后，直肠壁内的感受器受刺激兴奋，兴奋沿盆神经和腹下神经传至脊髓腰骶段的初级排便中枢，同时向上传到大脑皮质引起"便意"。腰骶部的中枢兴奋通过盆神经传出冲动使降结肠、乙状结肠和直肠收缩，肛门内括约肌舒张。大脑皮质通过抑制阴部神经，使肛门外括约肌舒张，遂使粪便排出体外。腰骶部初级排便中枢或者大脑受损伤后，都可能造成排便异常，如大便失禁或潴留等。

排便失禁（bowel incontinence, fecal incontinence） 肛门括约肌不受意识控制而不自主地排便。常见的原因有肌肉神经系统病变如瘫痪、胃肠道疾病、精神疾患、情绪失调等。为消除心理障碍，需及时清洁皮肤，涂软膏保护；了解排便时间，掌握规律，定时给予便器；指导病人进行肛门括约肌及盆底肌肉收缩锻炼；及时更换被污染的衣被；定时通风。

排斥反应（reject reaction） 将供者的组织或器官移植到受者

后，移植物和受者间相互作用所产生的免疫反应，有体液免疫反应和细胞免疫反应。前者在超急性排斥反应、急性加速性排斥反应及慢性排斥反应中都起重要作用；后者是急性排斥反应的主要原因。一旦发生排斥反应，立即用免疫抑制药物冲击治疗，如无效应尽快摘除移植物。

排毒（excretion of toxin）　指一些毒物进入体内，经生物转化后，极性和水溶性增大，成为低毒、无毒物质或以原型排出体外，这种转化方式起到解毒或排毒作用。

排放（emissions）　工业废气废液等向大气或水中排出。常指较大量的或持续产生的污染物质。

排卵（ovulation）　处于第二次成熟分裂中期的次级卵母细胞从卵巢表面排至腹膜腔的过程。卵巢的结缔组织内有很多大小不等的卵泡，每一卵泡中含有一个卵子。在垂体前叶分泌的促卵泡激素作用下，卵泡发育、不断长大，并逐渐移到卵巢表面，当完全成熟时则破裂，卵子遂被排出。被排出的卵子，进入输卵管，如遇到精子，则与之结合，成为受精卵，以后被送到子宫发育成胚胎。如未遇到精子，卵子在几天后就死亡，被排出或吸收。卵泡在破裂排卵后变为黄体，产生雌激素和孕激素（也称黄体酮）。女子从青春期起到绝经期止（怀孕和哺乳期除外）大约每 4 周至 1 个月排卵一次，排卵日期一般在两次月经中间，即下次月经来潮前 14 天左右。

排尿反射（micturition reflex）　使尿液排出体外的反射。膀胱潴尿约 400ml 时，其中的压力升高，刺激了膀胱壁上牵张感受器，兴奋经盆神经传入到骶部脊髓初级排尿中枢，同时向上传至大脑皮质产生"尿意"。骶髓中枢的兴奋通过盆神经传出纤维引起膀胱逼尿肌收缩、内括约肌舒张。大脑皮质通过抑制阴部神经，使尿道外括约肌舒张，完成排尿。

排尿频繁（frequent micturition）　见尿频。

排尿性晕厥（micturition syncope）　多见于夜间醒后排尿时或刚排完尿后突然发生的晕厥。常无先兆，晕倒约 1～2min，自行恢复，晕倒时多伴有意识缺失。可能由于过度膨胀的膀胱迅速排空后引起迷走神经反射，使心动过缓、血管扩张、脑缺血所致。

排尿性心律失常（urinate arrhythmia）　与排尿动作有关的心律失常。可出现心房颤动、室性期前收缩等。其发生可能与排尿引起迷走神经紧张度的改变直接相关。

排尿异常（urination disorders）　排尿过程中出现的一系列异常现象。排尿时迟迟（超过 10s）不能排出，或射尿无力、尿流变小、尿线不均呈分叉状，甚至间隙中断或排尿后继续滴尿。排尿异常可见于包茎或包皮炎症、尿道外口病变、尿道狭窄、尿频、尿急、尿痛、排尿困难、尿潴留、尿失禁、尿道憩室、前列腺肥大和膀胱病变。多由下尿路疾病引起。此外，尿流异常亦可发生于神经源性膀胱。

排尿中断（emiction interruption）　排尿困难的表现之一。表现为病人排尿过程中尿流突然中断，病人感阴茎头部剧痛，欲尿不成，痛苦异常。若改变体位，尿流又可通畅、疼痛消失。可见于膀胱结石、膀胱肿瘤、膀胱异物和精神神经障碍等。

排入（immission）　空气污染物、噪声、振动、光、热、辐射等环境因素对人类和其他生物的作用。排入侧重接受者，排放则侧重污染源。

排石颗粒（paishi keli）　清利肝胆剂。组成：连钱草、车前子、关木通、徐长卿、石韦、瞿麦、忍冬藤、滑石、苘麻子、甘草。用于肾结石、输尿管结石、膀胱结石等病，属下焦湿热证者。

排泄（excretion）　机体新陈代谢的产物和进入机体不需要或过剩的物质（包括进入体内的异物和药物的代谢产物）从体内排出体外的过程。在生理学中，只将物质经血液循环由某些排泄器官向体外排出的过程称为排泄。排泄器官有呼吸器官、大肠、皮肤和肾脏等，以肾脏为最主要的器官。

哌苯甲醇（pipradrol）　其他名称：米拉脱灵。精神兴奋药。用于神经性或感情方面的抑郁症、发作性睡病、药物引起的过度抑制等。抗抑郁作用稍弱。不良反应较轻，无蓄积作用。大剂量时有失眠、恶心、焦虑等。焦虑及烦躁不安等病人忌用。

哌吡氮平（pirenzepine）　见哌仑西平。

哌吡酮（pirenzepine）　见哌仑西平。

哌泊噻嗪棕榈酸酯（pipotiazine palmitate）　其他名称：安乐嗪棕榈酸酯、安棕酯、哌普嗪棕榈酸酯。抗精神失常药。黄色澄明油状液。为哌泊噻嗪的长效酯化物。主要用于慢性精神分裂症。对妄想型者疗效较好。主要副作用为锥体外系反应，偶见严重失眠、焦虑、嗜睡乏力等。

哌喘定（rimiterol）　见利米特罗。

哌醇定（dipyridamole）　见双嘧达莫。

哌克昔林（perhexiline, pexid）　其他名称：双环己哌啶、沛心达、心舒宁。钙拮抗药。有扩张外周血管及冠状血管作用。能使心率减慢、左心室负荷减轻、心肌耗氧量降低。还有明显的利尿及支气管扩张作用。用于治疗心绞痛、室性心律失常，亦用于伴有心力衰竭或支气管痉挛的病人。肝、肾功能不全者及心肌梗死急性期禁用。

哌库溴铵（pipecuronium bromide）　其他名称：溴化吡哌尼、阿端。骨骼肌松弛药。泮库溴铵的衍生物。用于外科手术麻醉的辅助用药，维持手术时骨骼肌松弛；以及气管插管及人工呼吸时的骨骼肌松弛。制剂：注射剂。重症肌无力、哌库溴铵或溴离子过敏者禁用。肾衰竭病人、过度肥胖、脊髓灰质炎后遗症、孕妇慎用。

哌喹（piperaquine）　抗疟药。用于疟疾症状的抑制性预防，也可用于疟疾的治疗。制剂：磷酸哌喹片剂。孕妇及肝肾功能不全者慎用。

哌拉西林（piperacillin）　广谱半合成青霉素。对革兰氏阳性菌的效能略低于氨苄西林。但对铜绿假单胞菌、变形杆菌和肺炎杆菌等的作用明显强于氨苄西林、羧苄西林、磺苄西林。对厌氧菌、肠球菌和部分沙雷菌也有效。对金黄色葡萄球菌一般有效，但对能产生 β-内酰胺酶的金黄色葡萄球菌则完全无效。临床用于敏感菌所致的各种感染。与庆大霉素、阿米卡星联用有协同作用，但不宜置同一容器中，以免效价损失。对青霉素过敏者禁用，用前须做皮试。

哌拉西林钠（piperacillin sodium）　其他名称：氧哌嗪青霉素。半合成的氨脲苄类抗假单胞菌青霉素类。用于敏感菌株所引起的败血症，呼吸系统、尿路、腹腔、胆道等的感染。对中枢神经系统感染疗效不确切。制剂：注射剂。

哌拉西林钠/他唑巴坦钠（piperacillin sodium and tazobactam sodium）　其他名称：特治星、联邦他唑仙。哌拉西林与 β-内酰胺酶抑制剂配伍的复方制剂。抗菌谱增宽。用于哌拉西林敏感菌所致下呼吸道、腹腔、妇科、泌尿、骨及关节、皮肤等部位的感染和败血症。制剂：注射剂。青霉素过敏者禁用，肾功能减退者慎用。

哌仑西平（pirenzepine）　其他名称：哌吡氮平、吡疡平、哌吡酮。选择性的抗胆碱能药。在一般治疗剂量下，仅能抑制胃酸分泌，而很少有类似其他抗胆碱药物对瞳孔、胃肠平滑肌、心脏、唾液腺、膀胱逼尿肌及中枢神经系统的副作用。能显著减少五肽胃泌素或胰岛素刺激所致的胃酸分泌，且有减少胃蛋白酶原和胃蛋白酶分泌的作用。用于治疗胃十二指肠溃疡。孕妇禁用。

哌美立特（pemerid）　其他名称：五甲哌丙胺。中枢性镇咳药。作用强度与可待因和右美沙芬相近，但毒性较微，无成瘾性。可用于各种原因引起的咳嗽，尤其适于小儿服用。

哌迷清（pimozide, opiram）　见匹莫齐特。

哌嗪（piperazine）　其他名称：驱蛔灵。用于肠蛔虫病、蛔虫所致的不全性肠梗阻和胆道蛔虫病绞痛的缓解期，亦用于驱蛲虫。制剂：磷酸哌嗪片剂、膜剂。有精神病及癫痫病史者、肝肾功能不全者禁用。

哌替啶（pethidine, meperidine）　其他名称：度冷丁、杜冷丁。镇痛药。阿片受体激动剂。用于中度至剧痛、麻醉前给药和维持麻醉、内脏剧烈绞痛、人工冬眠、心源性哮喘、肺水肿。制剂：盐酸哌替啶片剂；注射剂。反复连续应用可产生依赖性，亦能成瘾。婴幼儿、老年体弱病人、颅内压增高、头部损伤、哮喘、阵发性室性心动过速、癫痫、急腹症、肝肾疾患、前列腺肥大、尿道狭窄病人慎用。

哌乙嗪唑（prenoxdiazin, libexin）　见普诺地嗪。

P

哌唑嗪（prazosin）　其他名称：脉宁平。抗高血压药。选择性突触后 α_1 受体拮抗剂。用于轻、中度高血压；中、重度慢性充血性心力衰竭、心肌梗死后心力衰竭；良性前列腺增生。制剂：盐酸哌唑嗪片剂。心绞痛、严重心脏病、肾功能障碍、精神病史者慎用。过敏者忌用。

派尔病（Pyle disease）　常染色体遗传病。骨骺端发育不全。由颅骨、鼻窦和长骨骺端病理性改变所致的一组症候群。婴幼儿期起病。表现为头大似狮面样，头痛，呕吐，可伴有失明、耳聋、头痛。无特殊治疗。

派尔病（综合征）［Payr disease（syndrome）］　脾曲综合征、横结肠和降结肠之间粘连扭结并阻塞致便秘。气体在结肠脾曲过多积聚而引起的一系列症候群。表现为左上腹痛，可向左颈、肩、胸、臂及剑突下放射。疼痛发作与精神、情绪、便秘有关，排便、排气后症状缓解。X 线有助于诊断。治疗：生活应有规律，调节情绪，对症处理。

潘必啶（pempidine）　其他名称：五甲哌啶。神经节阻断药。具有强大的降压作用，作用快、稳定可靠、维持时间短，比美加明安全、不易蓄积中毒。用于重症高血压、高血压危象、高血压视网膜病、高血压性心力衰竭及肺水肿。常用酒石酸潘必啶。严重心肌损害、肾功能减退、脑血管硬化、冠状动脉硬化、青光眼、习惯性便秘病人禁用。

潘迪试验（Pandy test）　检测脑脊液球蛋白。脑脊液中的球蛋白与苯酚结合形成不溶性盐产生沉淀，沉淀多少与蛋白含量成正比。但本试验对球蛋白无特异性，当蛋白总量＞0.4g/L（40mg/dl）时皆可呈阳性。正常人为阴性反应。阳性反应见于急性脑膜炎、结核性脑膜炎、神经梅毒、多发性硬化、多发性神经根炎、肿瘤等。

潘生丁（dipyridamole，persantin）　见双嘧达莫。

潘生丁试验（persantin test）　判断心肌有无缺血的诊断方法。受试前停用含氨茶碱药物，试验前 12h 禁服所有血管活性药物及咖啡、茶。做常规心电图后，静脉注射潘生丁（双嘧达莫）0.5～0.75mg/kg，稀释于 20～40ml 生理盐水或葡萄糖液，10min 内静脉注射完。应备有氨茶碱注射液，以及时对抗产生的心绞痛。若注射后病人出现典型心绞痛，心电图出现缺血型 ST 段下移≥1mm 的试验阳性，对冠心病诊断具有较高特异性。

潘氏细胞（Paneth cell）　见帕内特细胞。

潘-托综合征（Pancoast-Tobias syndrome，Pancoast syndrome）　其他名称：潘科斯特综合征。肺尖部肿瘤累及臂丛，颈部交感神经所致相关症状及体征。常见于男性。表现为患侧肩及上肢持续剧痛，手部肌肉萎缩或伴有霍纳（Horner）综合征。治疗：止痛、放化疗。

攀索叠砖法（rope-climbing manipulation）　中医伤科整复手法之一。用绳作悬挂于高处横杆上，下叠砖左右各 3 块，病人立砖上，双手攀绳，医者按扶患部，助手抽走病人足下一砖，令病人直身挺胸，少顷再各抽走一砖，如法 3 次，其足着地，使气舒散疏，陷者能起，曲者复直，后加以竹帘围裹固定，仰卧，腰以下加垫，以免左右移动。适用于胸腰椎骨折错位而致陷下或侧弯者，亦可治疗盆气。

攀缘纤维（climbing fibers）　由下橄榄核到小脑皮质与浦肯野（Purkinje）细胞形成突触联系的有髓鞘传入纤维。对浦肯野细胞起强烈的兴奋作用，使其发放短串高频冲动。

［盘］尾丝虫病（onchocercosis）　其他名称：河盲病。由盘尾丝虫寄生于人体皮下组织所致的疾病。一种寄生虫病。流行于拉丁美洲、非洲和西亚。盘尾丝虫病人是唯一的传染源，主要借雌雄吸血蚋叮咬后传播。临床上以皮肤炎、皮下结节、角膜炎及失明为特点。急性期为微丝蚴引起面部或肢体丹毒样皮疹或瘙痒性丘疹；慢性期可致皮下结节、虹膜睫状体炎。从皮下结节检出微丝蚴可确诊。伊维菌素（ivermectin）、乙胺嗪和功拉明治疗有效。

盘状肺不张（disciform atelectasis）　其他名称：线状肺不张。常见 X 线征象为肺底膈穹窿上方显示一横行条状影，少数病例为斜行条状影且与支气管走行不一致。宽约 0.2～0.3cm，长约 1～4cm。侧位片观此影在膈肌上方，阴影多靠前部也可在后部。病变多为单侧（尤以右侧多见），亦可以双侧。阴影可数天内自行消失，也可长时期存留在肺内。盘状肺不张的病因不清，多见于腹部疾病病人，如肝胆疾病、胰腺炎以及腹部肿瘤等，亦见于某些心脏疾病。

盘状红斑（disciform erythema）　系统性红斑狼疮病人皮损呈不规则的损伤。有的为圆形，边缘略凸出，毛细血管扩张明显，红斑上粘有鳞屑，毛囊口扩大，晚期可出现皮肤萎缩、瘢痕和皮肤色素消失，以面、颈、臀部较为多见。

盘状红斑狼疮（discoid lupus erythematosus，DLE）　主要侵犯结缔组织的自身免疫病，是皮肤型的红斑狼疮。初起为鲜红色斑，黄豆大小，有毛细血管扩张，红斑中央萎缩，周边高出呈鳞状，逐渐扩张，呈圆形或不规则形，两侧面颊和鼻梁间的损害为蝶形。晚期以萎缩、角化、脱屑为主。局部瘙痒、烧灼感，全身有关节痛、发热。少数可变成系统性红斑狼疮。治疗：局部外用皮质激素；皮损内皮质激素注射；口服维生素 B_{12}、氯喹、雷公藤及活血疏风中药等。

盘状黄斑变性（disciform macular degeneration）　多发生于 50 岁以上老年人。病因不明，可能由于患有高血压、动脉硬化、肾炎、糖尿病等疾病，而引起黄斑部视网膜下或脉络膜出血所致。病人自觉视物变形，视力减退。临床可分为盘状前期、盘状期及瘢痕期。黄斑部可见灰黄色不规则隆起盘状团块，可有色素紊乱、出血及渗出。无特效治疗，主要采用综合治疗。

盘状软骨（discoid meniscus）　膝关节内的半月软骨呈盘状的先天性畸形。

盘状肾（discoid kidney）　一种融合肾。两肾上下极均互相融合。

蹒跚步态（staggering gait，reeling gait）　其他名称：醉汉步态。当小脑疾病时，病人步行失去控制，出现左右摇摆、走不成直线的一种行走状态。

泮库溴铵（pancuronium bromide）　其他名称：潘可罗宁、派复啶、本可松、双季松龙。非去极化型肌肉弛药。用于外科手术麻醉的辅助用药，维持骨骼肌松弛。制剂：注射剂。过敏、曾有心动过速者、重症肌无力病人禁用。老年人、体弱者及儿童、肝肾及肺功能受损、甲状腺功能障碍、胶原病、卟啉症、电解质紊乱、高热等病人慎用。

旁瓣（side lobe）　超声诊断术语。声轴中心主瓣以外的能量集中区。方向与声束不平行，是引起图像空间失真、伪像和横向分辨力差的一个重要因素。

旁道（bypass tracts，BT）　其他名称：旁路、附加束、附加通路、附加传导束。是心脏传导系统以外具有兴奋传导功能的传导束。它又分为 Kent 束、James 束和 Mahaim 束 3 种。它们是预激综合征的解剖学基础。

旁道电位（bypass tract potential）　兴奋通过旁道时，产生的动作电位。迄今只能记录到 Kent 束电位，故又称 K 电位。旁道不同于希氏束，其位置、数量及位于心肌的深度因人而异。因此旁道电位很低，电极需贴近旁道，电极连线方向与其走行方向一致才能记录到。

旁道性逸搏（bypass tract escape beat）　发生于旁道内的逸搏。心电图可有或无逆行 P' 波，若有 P' 波则 P'-R 间期＜0.12s，有固定的逸搏周期。有预激波。

旁分泌（paracrine）　体内某些细胞产生并分泌出一种或几种生命活动必需的化学介质，这些物质不进入血液循环，通过细胞外液的介导而作用于其产生细胞的邻近靶细胞，也称局部化学物质，如生长因子、氧化亚氮等。它们作用距离短，种类多，具有多功能性。受到伤害的细胞往往采取这种途径使组织再复原。

膀胱（urinary bladder；bladder）　①储存尿液的肌性囊状器官。位于小骨盆腔的前部，空虚时呈锥体形，充盈时呈卵圆形，顶部可高出耻骨上缘。成人膀胱容量为 300～500ml，分尖、体、底和颈四部。顶端尖细称膀胱尖，朝向前上方；底部膨大称膀胱底，朝向后下方；顶底之间为膀胱体。膀胱底内面有一个三角区，称膀胱三角，其尖端向下，接尿道内口；左右两角为输尿管口。膀胱三角是肿瘤和结核的好发部位，也是膀胱镜检查时寻找输尿管口的标志。②其他名称：净府、水府、玉海、脬、尿胞。中医脏腑名。六腑之一。位于下腹前部中央，呈囊状。主司小便，与肾相表里，共同参与人身水液代谢，故称"津液之腑"。肾气正常则膀胱始能气化，使尿排出。③中医推拿部位名。

膀胱癌（bladder carcinoma） 发生于膀胱上皮细胞的恶性肿瘤。是泌尿系统最常见的肿瘤。根据其病理学特点，可分为：移行细胞癌、鳞状细胞癌和腺癌。病因不甚明了，某些环境因素，如接触含有乙萘胺的染料、吸烟等，以及慢性炎症和机械刺激与本病的发生有一定的关系。临床主要表现为无痛性肉眼血尿，偶可伴有尿频、尿痛、排尿困难和下腹肿块。膀胱镜检查有助于诊断。治疗以手术为主。

膀胱癌放射治疗（radiotherapy for bladder cancer） 应用放射线照射通过破坏细胞的脱氧核糖核酸以达到杀死和抑制肿瘤细胞目的的治疗方法。包括根治性放疗、辅助性放疗和姑息性放疗。具有在一定程度上杀死肿瘤细胞、缩小肿瘤体积、延缓肿瘤生长的作用。适用于肌层浸润性膀胱癌病人在某些情况下，为了保留膀胱不愿意接受根治性膀胱切除术，或病人全身条件不能耐受根治性膀胱切除手术，或根治性手术不能彻底切除肿瘤以及肿瘤已不能切除时。

膀胱癌分期（staging of carcinoma of bladder） 按膀胱肿浸润膀胱组织深度而划分的病理发展阶段。可分为：原位癌，仅限于黏膜层；T_1 期，仅限于固有层；T_2 期，浸润膀胱浅肌层；T_3 期，浸润深肌层，或膀胱周围；T_4 期，浸润膀胱以外组织及前列腺，并有淋巴转移。

膀胱癌灌注疗法（instillation treatment of bladder cancer） 经导尿管注入化学药物作为膀胱癌手术后预防复发的治疗措施。需先插入导尿管排空尿液，将塞替派 30～60mg 加入生理盐水 60ml 内，注入膀胱。拔出导尿管，取不同体位，使药在膀胱内保留 2～3h。每周 2 次，总量 180～360ml 为 1 个疗程。

膀胱癌化学治疗（chemotherapy for bladder cancer） 通过局部或全身给予化学合成药物以达到杀死和抑制膀胱肿瘤细胞目的的治疗方法。实施方法包括膀胱灌注、动脉导管及全身系统化疗；膀胱灌注化疗主要用于非肌层浸润性膀胱癌，而动脉导管及全身系统化疗则主要用于肌层浸润性膀胱癌的术前新辅及术后辅助治疗。

膀胱癌种植现象（implantation of carcinoma of bladder） 肾盂移行性乳头状瘤，由于瘤细胞脱落，使同侧输尿管及膀胱壁亦发生乳头状瘤。

膀胱部分切除（partial cystectomy） 切除部分膀胱以保存其储尿功能的手术。用于治疗 T_2、T_3 期单个膀胱肿瘤侵犯肌层，并位于一侧膀胱壁者。切除范围应包括距肿瘤 2cm 以内的全层膀胱壁。如输尿管口在切除范围以内，则需在膀胱其他部位行输尿管膀胱吻合术。

膀胱冲洗（bladder irrigation） 利用导尿管将溶液灌入膀胱内，再借用虹吸原理将灌入的溶液引流出来的方法。膀胱冲洗可以保持留置导管通畅；清除膀胱内的血凝块、黏液、细菌等，预防感染；治疗膀胱疾病如膀胱炎。

膀胱刺激征（irritation sign of bladder） 见尿路刺激征。

膀胱恶性肿瘤（malignant tumor of bladder） 发生于膀胱上皮或间叶组织的恶性新生物。病理类型包括尿路上皮细胞癌、鳞状细胞癌、腺癌、转移性癌、小细胞癌和癌肉瘤等，以尿路上皮细胞癌最多见，占膀胱癌的 90% 以上。临床表现为无痛性间歇性肉眼血尿为主，可伴膀胱刺激症状、上尿路阻塞症状、排尿困难等。

膀胱灌洗术（cystoclyster） 清洗膀胱的方法。用无菌溶液（一般用生理盐水）由导尿管注入膀胱并即时吸出，如此反复多次直至吸出液不再混浊为止。灌洗目的为清除膀胱内的炎性渗出物、血块或残余尿等。通常灌洗结束时，注入少量消毒剂以防止感染。泌尿生殖系统有急性炎症时不宜灌洗。

膀胱灌注化学治疗（intravesical chemotherapy of bladder） 将化学药物通过导尿管注入到膀胱内以达到杀死和抑制膀胱肿瘤细胞、减少癌细胞播散目的的局部辅助治疗方法。术后可降低肿瘤复发及进展的风险。主要适用于非肌层浸润性膀胱癌的术后辅助治疗。

膀胱灌注免疫治疗（intravesical immunotherapy） 将免疫治疗制剂如卡介苗，通过导尿管注入膀胱内，通过免疫治疗制剂介导的免疫反应以达到杀死和抑制膀胱肿瘤细胞目的的局部辅助治疗方法。适用于膀胱原位癌和高危非肌层浸润性膀胱癌的辅助治疗，可预防膀胱肿瘤的进展。

膀胱横纹肌肉瘤（rhabdomyosarcoma of bladder） 发生于膀胱壁肌层组织并以骨骼肌分化为主要特征的恶性间叶性肿瘤。好发于儿童及青少年。病理表现为不同发育阶段的横纹肌母细胞，分化好者可见大量细胞质红染的带状肌母细胞，可见横纹。临床表现为血尿和排尿困难。

膀胱结核（bladder tuberculosis, tuberculosis of bladder） 由结核分枝杆菌引起的膀胱特异性感染性疾病。常继发于肾结核。起初为黏膜充血、水肿，散在结核结节形成，病变常从病侧输尿管口周围开始，逐渐扩散至膀胱的其他部位。临床表现为严重尿频、尿痛，甚至急迫性尿失禁，可伴有脓尿、血尿等。

膀胱结石（vesical calculus, cystolith） 结石存在于膀胱内。多表现为尿频、尿急、尿痛及终末血尿，时有排尿中断现象。X 线片、B 超检查均可确定诊断。治疗：膀胱结石的存在多并发膀胱感染，故应使用抗生素先行消炎，或留置导尿并灌洗膀胱数日，然后取石或碎石。

膀胱颈部综合征（vesical neck syndrome） 主要是因膀胱颈部肥厚或痉挛所致一种病征。中年妇女常见。多在上感、受凉后出现尿急、尿频、尿痛及排尿困难等症状。对症及手术治疗。

膀胱颈梗阻（bladder-neck obstruction） 膀胱颈部肌肉增生、黏膜下层纤维化或神经支配失调所引起的膀胱阻塞。表现为排尿困难、疼痛及尿频，甚至尿潴留。膀胱镜检查可见膀胱颈隆起。治疗：膀胱颈扩张或电切加尿道扩张。

膀胱颈抬举试验（Marshall-Marchetti test） 其他名称：马-马试验、博尼试验。术前预测压力性尿失禁行悬吊手术治疗效果的体验方法。

膀胱镜（cystoscope） 用于检查、冲洗、治疗膀胱内壁病灶的手术器械。可作单、双侧输尿管插管、肾盂造影、活体组织取样和取异物等手术。纤维光导膀胱镜在膀胱内可有一强的冷光斑，并可任意调节亮度，其用途与膀胱镜大致相同。

膀胱镜检查（cystoscopy） 一种内镜检查。通过膀胱镜检查可以观察膀胱内镜，了解其功能，分别采取尿液做有关的实验室检查和细菌学检查，做逆行性肾盂造影，洗涤肾盂，膀胱内碎石，钳取异物，电灼病变，采取活组织做病理检查，剪开狭窄的输尿管口等。是诊断泌尿系疾病不可缺少的方法。凡尿道的管腔可以通过膀胱镜，膀胱的容量不少于 100ml，尿道、膀胱无急性炎症均可做膀胱镜检查。

膀胱叩诊（percussion of urinary bladder） 用手指在耻骨联合上方进行叩诊。膀胱空虚时，因耻骨上方有肠管存在，叩诊呈鼓音，叩不出膀胱的轮廓。当膀胱内有尿液充盈时，耻骨上方叩诊呈圆形浊音区，排尿或导尿后复查，浊音区消失转为鼓音。腹水时，耻骨上叩诊也可有浊音区，但浊音区的弧形上缘凹向脐部，而胀大膀胱浊音区的弧形上缘凸向脐部。

膀胱良性肿瘤（benign tumor of bladder） 发生于膀胱上皮或间叶组织的良性新生物。病理类型包括尿路上皮乳头状瘤、内翻性尿路上皮乳头状瘤、鳞状细胞乳头状瘤和绒毛状瘤等，也有人将低度恶性潜能的乳头状尿路上皮肿瘤归入膀胱良性肿瘤。临床症状以血尿为主，少数病人可出现上尿路梗阻、排尿困难等。

膀胱瘘（vesical fistula） 膀胱与周围结构的异常通道。包括膀胱阴道瘘、膀胱肠瘘、膀胱直肠瘘、膀胱子宫瘘及膀胱皮肤瘘等。可手术治疗。

膀胱内翻性乳头状瘤（inverted papilloma of bladder） 由正常或轻微不典型的细胞组成，呈内生性方式生长的膀胱良性肿瘤。病理表现为表面被覆正常尿路上皮，表面光滑或结节状，无乳头或绒毛状外观，细胞极相一致，乳头状生长，细胞核较少核分裂象。临床表现以血尿多见。

膀胱尿道镜（cystourethroscope） 用于直接观察膀胱、膀胱颈及尿道，治疗该区域内的疾病，如膀胱肿瘤、膀胱结石及前列腺病等。还可用于诊断输尿管及肾盂肾盏疾病。常用的多为硬式的，也有软式的。

膀胱尿路上皮细胞癌（urothelial carcinoma of bladder） 曾称膀胱移行细胞癌。发生于膀胱尿路上皮的恶性肿瘤。组织来源于尿路上皮细胞。临床表现以无痛性间歇性肉眼血尿为主，可伴膀胱刺激症状、上尿路阻塞症状、排尿困难等。

膀胱膨出（vesicocele） 其他名称：前阴道壁膨出。多因分娩中胎头经过阴道时损伤耻骨膀胱宫颈筋膜及耻骨尾骨肌，产后未能很好休息所致。根据膨出程度分为3度：Ⅰ度是阴道壁向下突出，形成球状物，位于阴道口内；Ⅱ度是球状物显露于阴道口外；Ⅲ度是阴道前壁已全部膨出于阴道口外，并能伴随Ⅲ度子宫脱垂存在。病人自觉下坠、腰酸或排尿困难，常因残余尿多并发尿路感染。防治应正确指导和处理分娩，注意产后休息，加强营养和缩肛运动，严重者可行阴道壁修补术。

膀胱膨胀（urinary bladder distention） 其他名称：膀胱肿大。尿潴留的临床征象。病人下腹部耻骨上区高度膨隆。触之有椭圆形肿物，其上缘可平脐，表面光滑，有囊性感并有弹性，不易推动，有压痛，压之有强烈尿意。叩诊呈浊音或实音，于导尿后复音，肿物消失。见于各种原因所致膀胱颈部以下机械性尿路梗阻和神经性膀胱功能障碍。

膀胱平滑肌瘤（leiomyoma of bladder） 发生于膀胱壁肌层组织并表现为平滑肌分化的良性间叶性肿瘤。病理表现为肿瘤由分化良好的平滑肌束构成，边界清楚，无核分裂。临床表现包括血尿、排尿困难及膀胱刺激症状。

膀胱破裂（bladder rupture） 严重的膀胱损伤。表现有：出血和休克；血尿和排尿障碍；疼痛，有骨盆骨折时尤为严重。晚期各种尿瘘形成，常有尿路感染。X线造影、B超可确诊有无膀胱破裂及骨盆骨折。治疗：迅速纠正休克，尽早手术，引流尿液，控制感染；晚期主要是修补各种膀胱瘘。

膀胱破裂修补术（repair of ruptured bladder） 泌尿外科的急诊术式。一经确诊膀胱破裂，均应紧急行膀胱修补术，暴露与切开膀胱后，探查裂口的部位、大小及与腹腔有无交通。如为腹膜外膀胱破裂，可用肠线作两层结节缝合；如为腹膜内膀胱破裂，需切开腹膜进入腹腔，剥开裂口上的腹膜，再缝合膀胱壁，修补膀胱的同时，要行暂时性膀胱造瘘，并对外渗的血、尿，予以充分的引流。

膀胱憩室（bladder diverticula） 由于膀胱壁局限性薄弱或者膀胱内压上升使膀胱壁局部向外膨出形成的憩室。分为先天性和后天性，前者可能与膀胱肌纤维排列异常有关，后者常与下尿路梗阻有关。通常为大小、形态不一，薄壁，通过一个细颈与膀胱相连。膀胱镜检查可见增厚的逼尿肌束间形成疝样结构。若无并发症，膀胱憩室无特殊症状，如有梗阻、感染，可出现排尿困难、尿频、尿急、尿路感染症状。治疗：伴有憩室炎及其他并发症者应予相应治疗，对有症状的膀胱憩室宜手术切除。

膀胱腔内碎石（intracavitary lithotrity of bladder） 膀胱结石可经膀胱镜行腔内碎石，再经冲洗使之排出体外。现腔内碎石方法有激光碎石、机械碎石、超声碎石、液电碎石及气压弹道碎石多种。激光碎石效果较好。

膀胱切开取石术（cystolithotomy） 经耻骨上切开膀胱取出膀胱结石或后尿道结石的手术。用于膀胱结石直径超过1.5cm，不能经尿道排出，且引起排尿疼痛、尿频、尿急等膀胱刺激症状或合并感染者。手术时取下腹正中切口，显露膀胱，切开前壁，以取石钳夹取结石，缝合膀胱。尿道内留置导尿管。

膀胱区压痛（tenderness of bladder region） 膀胱疾患的征象。耻骨上部触诊时膀胱区有局限固定性压痛。下腹壁压痛不能完全视为膀胱区压痛。可见于：各种原因所致尿潴留；各种膀胱炎症。

膀胱全切除术（total cystectomy） 切除包括前列腺和精囊在内的全部膀胱。用于治疗膀胱肿瘤广泛浸润并侵犯膀胱三角区者。膀胱切除后须行尿流改道，常用回肠膀胱术，即游离一段回肠作膀胱，输尿管吻合在这段回肠上，并自腹壁开口排出尿液。

膀胱三角（trigonum vesicae） 膀胱内面两个输尿管口与尿道内口三者形成的三角。此三角无论在膀胱膨胀还是收缩时，均无皱襞。左右输尿管之间的黏膜皱襞用膀胱镜观察时为一苍白带，可作输尿管口的标志。

膀胱湿热（dampness-heat of bladder） 中医病机。指湿热蕴结膀胱，导致膀胱气化不利的病理变化。多由感受湿热，或饮食不节、湿热内生、下注膀胱所致。主要症状有尿频、尿急、尿少而痛、尿黄赤或尿血，或尿有砂石，或伴有发热腰痛、小腹胀痛、舌红苔黄腻、脉数等。由于湿热侵袭膀胱，热迫尿道，故出现尿痛、尿频、尿急等尿路刺激症状。湿热内蕴，膀胱气化失司，故尿黄赤短少、小腹胀痛。湿热郁蒸，热淫肌表，可见发热；波及肾脏，则见腰痛；灼热血络，则见尿血；煎熬尿中杂质，则成砂石。宜治清热利湿。

膀胱湿热证（syndrome of dampness-heat of bladder） 中医证候名。湿热侵袭，蕴结膀胱，以小便频数、急迫、灼热、涩痛，或尿液浑浊，或尿血，或尿中有砂石，发热口渴，小腹胀痛，舌红苔黄腻，脉滑数等为常见症的证候。

膀胱输尿管反流综合征（vesico-ureteral reflux syndrome） 尿液由膀胱逆流至输尿管所致的综合征。长期存在尿液反流为细菌上行感染提供了有利条件，如不及时治疗，可造成进行性肾损害，最后出现高血压及肾功能不全。

膀胱俞（pangguangshu, BL 28） 中医经穴名。属足太阳膀胱经。膀胱之背俞穴。位于后正中线旁开1.5寸，平第2骶后孔处。主治尿痛、尿血、尿潴留、遗尿、淋浊、腰骶痛等。直刺1～1.5寸。艾炷灸5～7壮，或艾条灸10～15min。

膀胱损伤（bladder injury） 外伤或医源性因素造成膀胱挫伤、破裂或开放性损伤。其中以膀胱破裂为常见，又可分为腹膜外及腹膜内损伤。症状：腹膜外膀胱破裂，主要为下腹部膨胀疼痛、肌内强直等；腹膜内膀胱破裂，可使尿液流入腹膜内，出现急性腹膜炎症状。治疗宜及早修补破裂处，被尿浸润的组织须充分引流。

膀胱疼痛综合征（bladder pain syndrome, BPS） 一类以慢性盆腔疼痛为主要临床表现的症候群。表现为病人耻骨上区持续或复发的疼痛。通常至少伴有一个其他症状，如膀胱充盈时疼痛加重和白天或夜间尿频。无泌尿系统感染或其他导致排尿刺激症状的证据。盆腔疼痛综合征通常与负面认知、行为或情绪，以及下尿路症状和性功能障碍相关。现主张用膀胱疼痛综合征替代间质性膀胱炎的概念。

膀胱外翻（exstrophy of bladder） 膀胱的先天性畸形。表现为膀胱前壁和前腹壁缺损，膀胱后壁向前外翻，输尿管口显露在外，有尿液流出，周围皮肤受浸渍而发生糜烂。多数人在幼年因泌尿系上行感染而死亡。此外，可并发隐睾、腹股沟疝等多种畸形。治疗：手术，重建膀胱和尿道。

膀胱炎（cystitis） 由细菌感染引起的膀胱炎症。致病菌多为大肠埃希菌。临床分为急性和频发性膀胱炎两种，常合并肾盂肾炎或前列腺炎。急性膀胱炎一般没有明显全身症状，表现为尿频、尿痛、尿急、排尿困难、下腹部不适等尿路刺激症状。尿常规检查可见脓尿、血尿。尿培养菌尿阳性。频发性膀胱炎往往有特殊菌感染和轻度混合性感染，或有易感因素存在。选用致病菌敏感的抗生素治疗。

膀胱异物（foreign body of bladder） 异物存在于膀胱。有膀胱手术史或异物置入尿道史。除尿路刺激症状外，还可有终末血尿、尿潴留等。金属异物可在X线透视下或摄片时显示。确诊后采用膀胱镜或手术将异物取出。

膀胱阴道瘘（vesicovaginal fistula） 由于先天或后天原因所致膀胱与阴道相互间贯通的瘘管。可由于分娩、医源性损伤或癌肿所致。尿液往往从阴道溢出，表现为尿失禁。本病必须与输尿管阴道瘘及输尿管异位开口相区别。一般多需手术治疗。

膀胱原位癌（carcinoma in situ of bladder） 发生于膀胱呈扁平生长的尿路上皮细胞癌。肿瘤细胞局限于膀胱黏膜基底膜内。病理特征为分化差、恶性度高，向肌层浸润development的风险较高。单纯性膀胱原位癌一般无临床症状，少数可出现膀胱刺激症状，常在膀胱镜检查时发现。

膀胱造瘘术（cystostomy, vesicostomy） 用于急、慢性尿潴留或膀胱、尿道手术暂时需要尿液引流者。分为膀胱穿刺造瘘术和膀胱切开高位造瘘术两种。前者于耻骨联合上 2cm 的正中线处，在膀胱充盈状态下，以膀胱穿刺套管针刺入膀胱后，经套管将导尿管插入膀胱。后者是在下腹正中纵行切口，暴露出膀胱顶部，切开膀胱，将导尿管经切口插入膀胱并予固定。造瘘后要保持尿管通畅并定期冲洗膀胱。

膀胱造影（cystography）　诊断某些膀胱疾病时常用的检查方法。向膀胱内插入导尿管，放出尿液后，经导尿管向膀胱内注入对比剂并摄片。可显示膀胱的形态、大小及膀胱内某些病变，如肿瘤、结石、憩室、结核等。

膀胱直肠瘘（vesicorectal fistula）　各种原因所致的膀胱与直肠之间的异常通道。可表现有肛门排尿、尿路感染等症状。可手术治疗。

膀胱肿瘤（bladder tumor）　发生于膀胱上皮或间叶组织的肿瘤组织。病理类型多数为尿路上皮细胞肿瘤，其他还可包括平滑肌瘤等。临床表现以血尿最为常见，也可表现为膀胱刺激症状、排尿困难等。尿脱落细胞、膀胱镜、X线检查均有助于诊断。B超检查可发现 0.5cm 以上的膀胱肿瘤，CT、MRI 可了解浸润深度。治疗：手术。易复发。

膀胱周围脂肪过多综合征（perivesical lipomatosis syndrome）　因盆腔脏器周围脂肪过多所致的一组病征。尿急、尿频、尿痛及排尿困难为主要症状，可有胃肠道不适、耻骨上疼痛。体检前列腺升高，无法触及。检查示输尿管下段向内移位。对症及手术治疗。

胖大海（Semen Sterculiae Lychnophorae, boat-fruited sterculia seed）　其他名称：大洞果、大海子、大发。中医药名。梧桐科植物胖大海的种子。甘、淡，微寒。归肺、大肠经。功能清肺、利咽、润肠通便、解毒。治肺热干咳、咽喉燥痛、声音嘶哑、骨蒸内热，以及吐血、衄血、便血，时行赤眼、风火牙痛，热结便秘。内服：煎汤，3～5 枚；或沸水泡汁饮。

抛射剂（propellant）　能在容器内形成一定压力而使药物经阀门系统雾化喷出的物质。主要是一些流化气体，如二氯二氟甲烷（F_{114}）、二氯四氟乙烷等。抛射剂还可用作主药的溶剂或稀释剂。

炮姜（Rhizoma Zingiberis Praeparata）　中医药名。组成：干姜炒至外黑内棕黄色。苦、涩、温。归脾、肝经。功能温经止血、散寒止痛。功用与干姜相似，但温里之力弱于干姜而长于止血。用于虚寒性吐血、便血、崩漏及产后恶露未尽的小腹冷痛。研末服。

炮制（processing）　其他名称：炮炙。根据中医药理论，按照医疗、调制、制剂、贮藏等不同要求，以及药材自身的性质，将药材加工成饮片时所采取的一系列传统制药技术。炮制方法有炒制、煅制、酒制等。如切饮片、炙、煅、炒、蒸、洗、渍、淬、泡等。炮炙的目的，在于清除杂质，使其易于保存，便于制剂和服用；消除或减低毒性及不良反应；或改变药物性能，加强疗效等。

泡菜效应（effect of pickled cabbage）　一种社会心理效应。同样的蔬菜浸泡在不同的水里，一段时间后，它们彼此的味道是不一样的。这个效应说明，人长期处在不同的环境里，其性格、气质、思维等方面都会有明显的差别，环境因素对人的成长具有不可抗拒的影响。

泡茶效应（tea effect）　一种社会心理效应。泡茶的人通常要遵循一定的规则将泡的第一壶茶均匀地倒入每位客人的杯子，然后倒第二壶，也均匀地倒入每位客人的杯子，这样每位客人的茶浓淡相同。这种效应说明，遵循公平原则，是社会公众的普遍意识和精神追求。

泡沫试验（foam formation test）　其他名称：振荡试验。测定羊水中表面活性物质的快速方法。用以预测胎儿肺部成熟度。方法是将羊水与 95%乙醇按不同比例混合后剧烈振荡 15～20s，静置 15min 后进行观察。如按 1：4 比例在试管中液体表面见到完整的泡沫环，表示胎儿肺成熟。

泡沫痰（frothy sputum）　混有泡沫的痰液。

泡沫细胞（foamy cell）　其他名称：格子细胞。吞噬脂质的吞噬细胞。胞质中有很多小空泡，空泡之间的境界不清楚，呈泡沫状。一些细菌被吞噬细胞吞噬后，又被分解为脂质或类

脂质，在病灶内即有较多的此类细胞，如在瘤型麻风时真皮内即可见到多量泡沫细胞。

泡腾片剂（effervescent tablet）　含有泡腾崩解物料的片剂。遇水即释放出气体而消散，可供口服或外用。如盐汽水片及卡巴肿片。

泡性角膜结膜炎（phlyctenular keratoconjunctivitis）　其他名称：泡性结角膜炎。由结核分枝杆菌毒素或其他细菌毒素引起的以结膜和角膜上皮发生淋巴细胞结节状浸润为特征的迟发型变态反应。结膜发生疱疹者仅有异物感或灼热感，侵及角膜者有畏光、流泪、刺痛和睑痉挛。检查可见结膜疱疹、角膜疱疹，二者可单独或同时存在。疱疹的周围呈局限性充血，亦可形成浅溃疡，发生于角膜者愈合后多可留下薄翳。治疗可口服鱼肝油、钙片；局部用链霉素、可的松滴眼液交替点眼；角膜受累时，要酌情散瞳。

泡性结角膜炎（phlyctenular keratoconjunctivitis）　见泡性角膜结膜炎。

泡状棘球蚴病（alveolar hydatid disease）　由多房棘球绦虫的幼虫感染人体所致的疾病。流行于新疆、青海等牧区。狐为宿主动物，鼠为中间宿主。主要寄生在病人肝脏。可有肝肿大，肝隐痛，质地硬和表面有小结节。病人一般情况尚好，病程达数年，包虫抗原皮试阳性有助于诊断。治疗：肝叶切除，并用阿苯达唑。

疱疹（herpes, belb）　高出皮面，内含液体的局限性、腔隙性皮肤损伤。多由病毒引起。可分为单纯疱疹、带状疱疹和生殖器疱疹等。

疱疹病毒（herpes virus）　一大类中等大小的有包膜的病毒。现已发现 50 多种，广泛存在于自然界。引起人类感染的疱疹病毒有单纯疱疹病毒、水痘-带状疱疹病毒、巨细胞包涵体病毒、EB病毒和猿猴B病毒等。其特点：①20 面体球型 DNA 病毒，有包囊膜。②多能在人二倍体细胞中生长，并产生细胞病变。③作用于宿主细胞引起感染。④病毒基因能与细胞基因整合，引起细胞转化。⑤对胎儿宫内感染可引起先天性畸形。

疱疹性甲沟炎（herpetic paronychia）　手指的单纯疱疹病毒感染，常见于医务工作者。患指肿胀、红斑、局部触痛，指尖出现水疱，有发热、肱骨内上髁及腋窝淋巴结炎等。病程 2～3 周，少数病人可复发。

疱疹性口炎（herpetic stomatitis）　滤过病毒引起的急性口腔黏膜病。病初常有发热、头痛及全身不适。口腔疱疹初发如针头大小，数目不等，以后增大聚集，破溃形成溃疡，圆形有红晕，被覆灰白色假膜。疼痛、颌下淋巴结肿大。治疗：全身支持疗法及卧床休息；止痛及抗病毒药物；多次复发试用疫苗接种。

疱疹性咽峡炎（herpetic angina）　主要由柯萨奇病毒A组和新型肠道病毒 71 型引起的上呼吸道感染。1～7 岁儿童好发，起病急骤，突起高热、咽痛、吞咽受累，可伴有食欲缺乏、乏力，少数有呕吐、腹痛、头痛等。检查可见咽部充血，咽门、软腭、腭垂等处散在灰白色疱疹，1～2mm 大小，周围有红晕。2 天后疱疹增大到 4～5mm，并形成溃疡，其周围红晕也扩大，颜色加深。发热持续 2～3 天，疱疹持续 4～6 天后恢复正常。治疗：对症处理，防治继发性细菌感染。

疱疹样皮炎（dermatitis herpetiformis）　其他名称：杜林病、痒疹性天疱疮。慢性皮肤病。发生于四肢伸侧，尤其以腋下、肩胛部、腰部、臀部多见。多对称性群集分布，常呈环状排列，皮疹为疱壁较厚的表皮下水疱，同时可伴有红斑丘疹、丘疱疹。自觉剧痒，反复发作。治疗：用氨苯砜和磺胺吡啶等，局部用止痒剂。

胚（embryo）　受精第 1 周到 8 月末的早期阶段的人胚体。胚包括卵裂球、桑椹胚、囊胚直至出现各器官的原基为止的各个阶段的胚体称呼。

胚柄（fetal stalk, suspensor）　见体蒂。

胚层（germ layer）　多细胞动物早期胚胎中分成层的胚胎结构。分为 3 层：内胚层、中胚层和外胚层。内胚层和原始外胚层由内细胞群分化形成，中胚层由原始外胚层分化形成。3 个胚层分化成各种组织和器官原基，最终形成人体各种

P

组织和器官。

胚卵期（ovigerm stage） 受精后的第 1 周由受精卵发育成胚泡的时期。是胚体发育的最初阶段。

胚内体腔（intraembryonic celom） 胚发育第 2 周末，在胚外中胚层内出现一些小的腔隙，并逐渐融合形成的一个大腔。是未来心包腔、胸膜腔和腹膜腔的基础。由于它的出现，将胚外中胚层分成两层，分别衬在滋养层内侧和羊膜及卵黄囊的外面。

胚内中胚层（intraembryonic mesoderm） 受精后第 3 周，原沟底部的细胞从沟底向两侧及头端深部迁移。于内、外胚层之间呈翼状扩展形成的一细胞层。将由它形成结缔组织、肌组织及生殖管道等。

胚盘（germ disc） 内细胞团细胞不断增殖，靠近胚泡腔一侧的细胞逐渐形成一层整齐的立方细胞，称内胚层，内胚层上方细胞形成一层柱状细胞，称外胚层。两胚层紧缩相贴，中间夹有一层基膜，外形像一个椭圆形的盘，故称胚盘。是胚胎各种组织、器官发生的原基。

胚泡（blastocyst） 受精后第 4 天左右，卵裂球增至 100 个左右，中央出现一腔，周围由扁平的滋养层细胞包绕，腔的一端有一团内细胞群细胞。囊壁为滋养层，于极端滋养层内侧附有内细胞群。囊腔内含有液体。外包的透明带约在第 4 天末消失。

胚泡腔（blastocyst cavity） 其他名称：囊胚腔。胚泡中由滋养层包绕的一个腔。腔的一端有内细胞群，腔内盛有来自滋养层细胞和子宫腔渗入的液体。

胚期（embryonic period） 受精后第 3 至第 8 周人胚发育阶段。包括三胚层及相关结构的发生，胚体形成和胚层分化以及重要器官、系统的建立，躯体外表初具雏形。此期也包括胎膜、胎盘等结构的形成。胚发育前 8 周是人体发生的重要阶段，此期易受到畸因素的影响，可导致各种先天性畸形。

胚前期（preembryonic period） 从受精卵形成至第 2 周末二胚层出现，称胚前期。此期包括生殖细胞与受精、卵裂、胚泡形成和植入（即着床）。胚泡中的内细胞群分化为内、外两胚层，二者紧密相贴构成椭圆形扁盘为二胚层胚盘，此为人体的原基。此期末（受精后第 14 日）由于胚外体腔扩大，二胚层胚盘、羊膜囊和卵黄囊由体蒂悬吊在胚外体腔中。

胚胎（embryo） 出生之前个体的统称。在人，是指怀孕最初 2 个月内的幼体。这时各个器官和系统逐渐形成，但还没有完成人体形态，因此，称为胚胎。此后，胚胎继续发育生长，逐渐具备人体形态，内脏器官也逐渐分化完整，直到足月出生之前的幼体称为胎儿。

胚胎毒性（embryotoxicity） 指化学物在一定剂量下对母体无显著的毒效应，而仅对胚胎或胎儿所产生的毒作用。常表现为以下情况：①胚胎死亡，包括受精卵未着床死亡或着床后一定阶段死亡，或早期死亡后被吸收成吸收胎；②生长迟缓，表现为胎儿体重、身长发育落后和化骨迟缓；③畸形，指结构异常，表现为外观畸形、内脏畸形和骨骼畸形；④功能不全，包括神经系统、免疫系统和生化指标异常。功能不全在初生时难以识别，往往需生后数月或更长时间方能察觉。

胚胎干细胞（embryonic stem cell） 由胚胎内细胞团或原始生殖细胞经体外抑制培养而筛选出的细胞。具有发育全能性，理论上可以诱导分化为机体中 200 多种细胞。

胚胎抗原（embryonal antigen） 一种肿瘤相关抗原。原来存在于胚胎的某些组织，出生后消失，但在发生某些恶性肿瘤时这类胚胎的组织抗原又重新出现。如肝癌病人血清中可出现甲胎蛋白，结肠癌等病人有癌胚抗原，胃癌病人有胚胎硫糖蛋白等。

胚胎硫糖蛋白抗原（fetal sulfoglycoprotein antigen，FSA） 含硫的酸性糖蛋白。存在于胎儿消化道上皮细胞和胃癌病人的胃液中。胃癌病人胃液中的 FSA 阳性率可高达 96%。但胃溃疡病人胃液的阳性率也有 14%，可见其特异性不太高，但对排除胃癌有一定帮助。

胚胎瘤（embryoma，embryonal tumor） 来源于胚胎细胞或组织的肿瘤的统称。早期生长异常或结构紊乱的一类寄生胎

或胎儿内胎儿。无正常体形，体内有 3 层分化所形成的器官和不正常的中轴，但器官大多有严重畸形。

胚胎期（embryonic period） 从受精到第 8 周末的一段胚胎发育期。此期内胚体发生一系列变化，包括受精、卵裂、胚泡的形成及其植入、各器官原基的建立等。它是胚胎发生和发育中最重要的时期。此期末，胚体已初具人形并与母体建立了更密切的联系。

胚胎性癌（embryonal carcinoma） 来自具有向胚内或胚外分化潜能的原始生殖细胞的一种未分化癌。多发生于儿童和青年。一般无特殊临床表现。本病属高度恶性肿瘤，生长快，呈局部浸润和广泛转移，预后不良。

胚胎性 r 波（embryonic r wave） 在心肌梗死时，有时在 QS 波中间出现一正向小 r 波。是接近外膜的梗死区内残留小片存活心肌所致。急性心肌梗死时若出现此波，常提示梗死进入恢复过程。

胚胎性横纹肌肉瘤（embryonal rhabdomyosarcoma） 其他名称：葡萄状横纹肌肉瘤。横纹肌肉瘤的一型。呈葡萄状或息肉状的肿物。常见于小儿，多发生在头颈部，侵犯眼眶及鼻咽，其次为泌尿生殖道等处。一般原发于黏膜，以后侵犯肌肉。镜下，含有胚胎发育早期的幼稚横纹肌细胞、原始间叶细胞和大圆形细胞。本瘤恶性程度较高，病程短。治疗：手术、化疗和放疗综合治疗。

胚胎性诱导（embryonal induction） 早期胚胎的某些细胞或组织产生的物质刺激和决定另外的细胞或组织的生长与分化，并使其具备一定形态和功能。一种结构被诱导出来后，它可作为次级诱导者诱导邻近其他结构的产生。

胚胎造血（embryonal hematopoiesis） 胚胎时期的造血功能。胚胎时期造血首先在卵黄囊出现，然后在肝脏，最后在骨髓、胸腺及淋巴结等处，因而形成 3 个不同的造血期，即：中胚叶造血期、肝（脾）造血期和骨髓造血期。胸腺从胎儿期一直至出生后为生成淋巴细胞的重要器官。淋巴结从胚胎第 4 个月开始，参与淋巴细胞的生成。

胚外体腔（extraembryonic coelom） 胚泡植入第 2 周末（约 12 天），随着胚外中胚层的增生变厚，在胚外中胚层内出现一些小的腔隙，并逐渐融合形成的一个大腔。胚外体腔的出现将使胚外中胚层分成胚外体壁中胚层和胚外脏壁中胚层两部分。当胚外体腔扩大时，一部分胚外中胚层连于胚盘尾端与滋养层之间形成体蒂。

胚外中胚层（extraembryonic mesoderm） 位于细胞滋养层与外体腔膜及羊膜上皮之间的一层星形细胞。其来源尚不清楚，有人认为来自上胚层，有人认为来自外体腔膜，也有人认为来自细胞滋养层。大约第 2 周末，该层细胞增厚并在内部出现胚外体腔，使该层分为两层。衬在滋养层内面和羊膜外面的一层叫体壁中胚层；覆盖在卵黄囊外面的一层叫脏壁中胚层。还有一部分形成体蒂。

胚系学说（germ line theory） 抗体多样性的遗传控制学说之一。认为生殖细胞内已具有编码免疫球蛋白的全部基因，即包括有限数量的 C 基因节段和数量庞大的 V 基因节段。这是长期进化形成的，这种遗传信息由亲代传给子代，每一个淋巴细胞也必然具备这一整套基因。

培哚普利（perindopril） 其他名称：雅施达、哌林多普利、普吲哚酸。抗高血压药（血管紧张素转换酶抑制药）。用于治疗高血压。制剂：片剂。孕妇及哺乳期妇女禁用。肾衰竭、肾性高血压、手术和麻醉病人慎用。食物对吸收影响明显。

培氟沙星（pefloxacin） 其他名称：氟哌沙星、培福新。第二代喹诺酮类抗菌药（细菌 DNA 促旋酶抑制剂）。用于治疗革兰氏阴性菌和金黄色葡萄球菌引起的中度或重度感染。如败血症、肺炎、心内膜炎、细菌性脑膜炎及呼吸道、耳鼻喉、尿路、妇科、骨和关节、腹部、胆道、皮肤软组织等部位的感染。制剂：甲磺酸培氟沙星注射剂。有过敏史者、孕妇、小儿禁用。肝功能严重不全者慎用。必要时延长用药间隔。

培高利特（pergolide） 其他名称：硫丙麦角林。为麦角碱衍生物。人工合成的麦角类抗震颤麻痹药。可作用于多巴胺 D_1、D_2 受体。作用时间相对较长，能减轻"开关"现象。

P

临床用于原发性帕金森病或脑炎后帕金森综合征。宜从小量开始，逐渐增加剂量。禁忌证用溴隐亭。

培他啶（betahistine） 见倍他司汀。

培养基（culture medium，medium） 人工配制的适合微生物生长繁殖或积累代谢产物的营养基质。是一种复杂混合物，含无机盐和其他营养成分，能够支持细胞在体外生存 24h 以上。可分为生长性培养基和维持性培养基两种。前者用于细胞常规培养，使细胞分裂，细胞数随时间增加；后者只维持细胞生存而无细胞生长功能。

佩昂三联征（Pean triad） 网膜肿瘤的特征。表现为位置较浅、活动度大、缺乏任何一个固定的腹腔器官方面的功能障碍。

佩尔特斯病（Perthes disease） 见股骨头骨骺骨软骨病。

佩吉特病（Paget disease） 一种慢性进行性局灶性骨质代谢异常。变形性骨炎。早期病变多局限，随着病程发展可累及多骨；病变一般侵及整块骨骼，两侧不对称。累及单一椎体时可在骨像像上呈现鼠脸征。病初无任何症状，以后则有沉重的头痛。当病变影响颅底骨时，可出现颅内压增高、视力下降、听觉障碍等征象。血清碱性磷酸酶可明显增高。在颅骨X线片上，早期病例显示单发或多发骨质疏松区，其范围不等，周围无骨硬化带，以后骨板 3 层结构消失，骨板增厚，并在多处出现由钙化斑引起的絮状影，有时可并发肉瘤。治疗：早期试行放疗。如因视神经受压造成视力下降者，可行视神经孔减压术。

佩莱格里尼-斯蒂德病（Pellegrini-Stieda syndrome） 其他名称：膝内侧副韧带钙化综合征。原因不明的膝关节周围韧带钙化所致的病征。膝内侧韧带上方外伤所致半月状骨化，可见膝关节及其周围软组织疼痛、肿胀，时轻时重。X线可见骨膜增厚，肌腱、韧带、滑囊等软组织区显示钙化影。治疗：保守疗法。

佩兰（Herba Eupatorii，fortune eupatorium herb） 其他名称：南佩兰、香佩兰。中医药名。化湿药。菊科植物兰草的茎叶。辛，平。归脾、胃经。功能解暑化湿、辟秽和中。①治湿浊内蕴、脘痞不饥、恶心呕吐、口中甜腻、消渴。②治感受暑湿或湿温初起，寒热头痛、身困、胸闷、纳呆。煎服：6～10g。③煎汤含漱疗牙痛。阴虚、气虚者忌服。

佩利兹综合征（Pellizzi syndrome） 性早熟征。松果体肿瘤引起促性腺激素及性激素分泌增多所致的一组病征。临床表现为性早熟，可伴有头痛、呕吐、视乳头水肿等。气脑造影有助于诊断。手术治疗为主。

佩伦涅病（Peyronie disease） 见阴茎海绵体硬结症。

佩珀综合征（Pepper syndrome） 来源于肾上腺髓质或交感神经干的交感神经母细胞瘤，通过淋巴途径转移至腹腔脏器而引起的一组病征。5 岁以后的儿童多发，恶性度高。表现为恶病质，如转移至肝脏可导致肝大，下肢、阴囊水肿。手术治疗。

佩奇病（Page disease） 脊柱受到外伤、打击或震动造成脊髓震荡而引起的一组病征。典型症状为损伤以下节段肌肉软瘫，肢体运动功能障碍，后期肌肉萎缩。可伴有四肢、背部疼痛或麻木。治疗：对症。

佩-施综合征（Paget-Schrötter syndrome） 腋静脉和/或锁骨下静脉发生血栓，使静脉堵塞而引起的一组临床病征。青壮年男性好发，主要表现为上肢肿胀、疼痛、青紫，患侧静脉压升高。彩超显示血管阻塞。治疗：保守治疗，手术。

佩特森综合征（Paterson syndrome） 缺铁性贫血舌炎导致吞咽困难。

佩特兹综合征（Perthes syndrome） 见创伤性窒息综合征。

佩因综合征（Paine syndrome） 以小头畸形及智力障碍为特征的性连锁性疾病，仅见于男性。表现为吞咽困难、癫痫、躯体和智力发育停滞、淡漠、肢体痉挛性瘫痪。血和脑脊液的氨基酸比例倒置。对症治疗。

配比对照（match control） 选择对照的一种方法。对照具有与病例相同的特征称为配比变量，如年龄、性别、居住地、出生地、经济水平、民族等。一个病例配一个对照称为1∶1配比；一个病例配两个对照称为1∶2配对。

配对起搏（coupled pacing） 其他名称：偶合起搏、合拍起搏。起搏器每发出一个脉冲与前一心脏自身 R 波构成配对脉冲。触发脉冲恰好落在心肌有效不应期末，相当于 R-R 间期的 $50\%\sim90\%$ 上，这种交替起搏，可起到成对起搏的效果，从而减慢心率。

配对时间（coupled time） 其他名称：配对间期、配对间距、联律间期、偶联间期、期前收缩前间期。即期前收缩与其前主导心搏的时距。配对时间≤0.08s 可称配对时间恒定。

配对型期前收缩（coupling premature beat） 期前收缩与前一基本心搏有恒定的配对时间，其后有一间歇。是临床最常见的一种期前收缩，约占期前收缩总数 90%，其中以室性期前收缩多见。

配水管网（water distribution system） 将消毒后的水输送到给水站和用户的管网。其布置方式可分为枝状和环状。配水管道所用材料应符合卫生要求，水管应埋在当地的冻结线以下以防冰冻，给水管与下水管交叉时应符合有关的卫生要求，管网内必须维持足够水压，防止负压时因管道接口不严而吸入污物，引起污染。

配位滴定法（complexometric titration） 见络合滴定法。

配位化（络）合物（co-ordination compound） 含配位离子（或分子）的化合物。凡是一个中心离子（或原子）同几个离子（或分子）以配位键组成一个复杂化学质点的，则这种化学质点称配位离子（或分子）。生物体中含许多复杂的配位化合物，如血红蛋白是 Fe^{2+} 的配位化合物，血蓝蛋白是 Cu^+ 的配位化合物。

配伍（concerted application，synergy） 中医根据病情、治法和药性等因素，有选择地将两种或两种以上的药物配合应用。药物通过配伍，可以增强功效，扩大治疗范围，减少毒副作用。例如，半夏配伍生姜，可以增强降逆止呕的作用，同时还可以减少半夏的副作用。

配伍禁忌（incompatibility of drugs in prescription） 其他名称：配合禁忌。在一定条件下，产生的不利于应用和治疗的合用药物之间的配伍变化。因为这些药物配合在一起能发生医疗上和药剂学上所不希望有的作用，如增加毒性、减低药效等。了解配伍禁忌可正确地指导用药及最大限度地发挥药物的治疗作用。

配血试验（blood matching test） 见交叉配血试验。

配子（gamete） 生物进行有性生殖时所产生的性细胞。有 3 型：①同型配子，两性配子的形态、大小相同。②异型配子，两性配子的形态、大小不同。③卵子和精子，二者形态、大小、功能均不同。卵子是雌配子，体大，不运动，含丰富的养料；精子是雄配子，体小，能运动。配子细胞仅含一组染色体，为单倍体细胞，是亲代和子代遗传信息联系的桥梁。

配子发生（gametogenesis） 精子和卵子的发生过程。精子的发生过程分为增殖、生长、成熟和变态 4 个时期，卵子的发生过程与精子相似，但没有变态期。无论精子还是卵子在成熟期都经过减数分裂，使细胞染色体数目由原来2n 减半变为 n。例如人的初级卵母（或精母）细胞的染色体为 46 条，它们产生的配子染色体为 23 条。一个初级精母细胞经减数分裂能产生 4 个精细胞，每个精细胞变态形成精子。一个初级卵母细胞经减数分裂产生一个卵细胞和 3 个小的退化的极细胞。

喷他脒（pentamidine） 其他名称：戊烷脒。抗黑热病药。用于黑热病和卡氏肺孢菌病，仅用于对锑剂有耐药或过敏的病例。亦可用于治疗早期非洲锥虫病。制剂：片剂；注射剂。孕妇、哺乳期妇女、出血性疾患、糖尿病、低血压以及心、肝、肾功能不全者应慎用或禁用。肺结核病人慎用。

喷替酸钙钠（calcium tri-sodium pentetate） 其他名称：促排灵。解毒药。用于铅、铁、锌、钴、铬等金属中毒。治疗钍、钚、铀、锶、钇、镅等放射性元素对机体的损伤也有效。肾病病人慎用。

喷嚏反射（sneezing reflex） 防御性反射之一。感受器位于鼻黏膜，传入神经是三叉神经，中枢在延髓。反射效应是悬雍垂下降，舌压向软腭，呼出气主要从鼻腔喷出，可清除鼻腔

P

中的异物，具有防御性保护作用。

喷托维林（pentoxyverine）　其他名称：咳必清、维静宁、托克拉斯。非成瘾性中枢性镇咳药。用于上呼吸道感染引起的无痰干咳和百日咳等。对儿童疗效优于成人。制剂：枸橼酸喷托维林片剂。青光眼及心功能不全伴有肺淤血的病人慎用。

喷雾〔粉〕器（atomizer）　鼻喉部手术时喷射药液、药粉的器械。喷雾器及喷粉器外观一样，一般在金属螺旋部分别印有 L（液）、P（粉）以示区别。

喷雾风扇（sprinkling fan）　在通风机上装有喷雾装置的一种局部送风设备。加水喷雾使带有雾点的气流吹向高温作业地点，以促进蒸发散热、降低空气温度、增加空气湿度，并吸收热辐射。应用喷雾风扇时要求雾滴大小应在 $100\mu m$ 以下，到达工作地点的风速应控制在 $3\sim5m/min$，喷雾风扇的高度应离地面 0.5m 以上，以防止巨大气流将地面尘土扬起。

喷雾剂（spray）　以压缩空气或稀有气体为动力，将药液喷出的剂型。按用药途径不同，可分为吸入喷雾剂、非吸入喷雾剂及外用喷雾剂。

盆底肌肉痉挛综合征（spastic pelvic floor syndrome）　在用力排便时，盆底肌肉收缩而不松弛的功能性疾病。女性多见。表现为排便困难、不适、疼痛、腹胀、便血、便秘。可发生肠疝、内脏下垂、痔。治疗：物理疗法和生物反馈疗法，对症处理。

盆底松弛综合征（relaxed pelvic floor syndrome）　以盆腔脏器为主的多部位、多系统、多脏器出现松弛性改变，并产生一系列的临床表现。出现排便困难、排空不全、会阴坠胀，排便时会阴下凸、子宫后倾、直肠松弛。手术治疗。

盆腔（pelvic cavity）　骨盆内的体腔部分。人体的盆腔，上与腹腔连续，下有由肌肉和筋膜构成的漏斗形的盆膈，四面除构成骨盆的各骨外，还由肌肉和筋膜组成腔壁。腔内的脏器，前面有膀胱，后面有直肠，在女性尚有子宫和阴道介于两者之间。腹膜遮盖腔壁内面和部分包裹盆腔内脏。腹膜在盆腔脏器之间形成陷凹，在男性有直肠膀胱陷凹，在女性有直肠子宫陷凹和膀胱子宫陷凹。

盆腔充气造影（pneumopelvigraphy）　造成人工气腹后进行的盆腔 X 线摄影技术。腹腔内注入 $1000\sim1500ml$ 气体后，令病人俯卧，骨盆抬高至与水平线成 $30°\sim50°$，使气体集中于盆腔内再进行摄影。主要用于诊断盆腔内肿块及其与子宫和附件的关系。

盆腔腹膜炎（pelvic peritonitis）　盆腔内器官、盆腔结缔组织急性发炎，波及盆腔腹膜而引起急性盆腔腹膜炎。主要表现为高热及下腹剧痛，常伴恶心、呕吐、食欲减退、腹胀、腹泻等，如有脓肿形成，可出现膀胱、直肠受刺激或受压症状。治疗：积极控制感染，脓肿形成需手术引流。

盆腔检查（pelvioscopy, pelvic examination）　见妇科检查。

盆腔结缔组织炎（pelvic cellulitis）　女性内生殖器急性炎症，或阴道、宫颈有创伤时，病原体经淋巴管侵入盆腔结缔组织引起的炎症。炎症区组织增厚，并向盆壁浸润。如组织化脓可形成腹膜后脓肿。治疗：用抗生素，形成脓肿者应切开引流。

盆腔静脉淤血综合征（pelvic venous congestion syndrome）　盆腔静脉淤血扩张导致患者以疼痛为主的一系列症状，而无明显阳性体征的一种综合征。可能与输卵管结扎后盆腔静脉回流障碍、盆腔血流动力学变化、前列腺素增加、雌雄激素比例失调、心理因素等多种因素有关。

盆腔内急性阑尾炎（pelvic acute appendicitis）　异位于盆腔内的阑尾发生急性炎症。腹痛固定在下腹部较低位置，触痛部位可在耻骨或腹股沟韧带上方，而不在右髂部。由于阑尾临近直肠，常有里急后重或腹泻，可误诊为急性胃肠炎。直肠指检时，直肠前壁右侧有明显触痛。治疗：手术，切除阑尾，加用抗生素。阑尾穿孔加引流。

盆腔脓肿（pelvic abscess）　盆腔内局限性积脓。盆腔处于腹腔最低部位，脓液易积聚于直肠前陷凹，形成脓肿。多为急性阑尾炎穿孔与盆腔炎症的并发症。由于盆腔腹膜面积小，吸收毒素的能力较小，故全身中毒症状较轻。而排便频繁、里

急后重、大便带黏液等直肠刺激症状明显。直肠指检时，可在直肠前壁触及肿块，突向肠腔，并有波动感。治疗：以切开引流或将脓腔切除为主。选用有效抗生素。

盆腔脓肿引流术（drainage of pelvic abscess）　盆腔脓肿经非手术疗法不见好转者，应行手术切开排脓引流。常用方法为经直肠引流，已婚妇女也可经阴道引流，如需要同时处理腹腔内病变，也可经腹腔引流。经直肠引流为先用双叶肛门镜扩开肛门，于直肠前壁最隆起处，试验穿刺抽出脓液后，在该处切开，放出脓汁并经切口向盆腔放入乳胶管引流。经阴道引流则由同样的方法，切开阴道后穹，放入引流管。术后病人采取半坐位。

盆腔炎（pelvic inflammation disease）　妇女盆腔内的生殖器官（子宫、输卵管、卵巢）及其周围结缔组织、盆腔腹膜的炎症。常因分娩、流产及盆腔手术或因月经期不注意卫生发生感染所致。致病细菌多为链球菌、葡萄球菌或大肠埃希菌等；结核分枝杆菌亦可引起慢性盆腔炎。急性盆腔炎时，有发热、下腹痛和局部触痛等症状，转为慢性时则有腰酸、下腹隐痛、月经失调和不育等症状。做好妇女四期（经期、孕期、产期和哺乳期）的保健工作以及手术时的无菌操作，可以预防此病发生。治疗：应用有效抗生素，可加用肾上腺皮质激素增强疗效。

盆腔肿块（pelvic mass）　位于盆腔或下腹部的肿块。多为病人本人或家属偶然发现或在普查时由医师发现。应结合其他症状和体征进行分析，根据需要采用辅助检查，确定肿块性质，予以恰当处理。肿块多数来自女性内生殖器，少数来自消化系、泌尿系、腹壁或腹腔。按发病机制不同，可分为功能性、炎症性、阻塞性、肿瘤性，以及其他病因不明的肿块。

彭德莱综合征（Pendred syndrome）　一种常染色体隐性遗传性疾病。女性多见。表现为出生后有不同程度的双侧先天性神经性耳聋；青春期出现弥漫性甲状腺肿大和严重程度不等的克汀病，病人常有甲状腺结节。对症及手术治疗。

彭菲尔德综合征（Penfield syndrome）　间脑病变所致的以周期性发作性自主神经功能紊乱为主的一组症状群。表现为面色苍白或充血、流涎、出汗、流泪、心动过速、气促、不安等，多无意识丧失和痉挛。抗癫痫治疗或手术。

蓬佩病（Pompe disease）　见糖原贮积症Ⅱ型。

硼（boron, B）　结晶、粉状的非金属元素。原子序数 5，原子量 10.811，比重 2.54。为人体必需的微量元素。饮水中含一定量的硼可降低龋齿率。克山病与大骨节病可能与体内硼缺乏有关。其碳化物为碳化硼，可用作牙科的清洗剂。

硼硅玻璃（borosilicate glass）　一种中性玻璃。化学性稳定，常用作 pH 值接近中性或弱酸性注射剂的容器。

硼酸（boric acid）　用于伴有大量渗出液的急性湿疹、脓疱疮等。也用作皮肤损伤的清洁剂。制剂：溶液剂、软膏剂，外用（冲洗、湿敷、涂搽）。大面积应用可引起吸收中毒，还有脑膜刺激征和肾损害。严重时出现循环衰竭或休克。婴儿和大面积损伤时禁用。反复应用可产生蓄积中毒。

硼酸〔醇〕滴耳液（Auristillae Acidi Borici Alcoholis）　其他名称：硼酸酊。耳鼻喉科用药剂。组成：硼酸的乙醇溶液。有消毒、防腐、收敛、止痒作用。用于慢性化脓性中耳炎、外耳道炎等局部消毒。有的加甘油，生成硼酸甘油酯，作用更强。

硼酸甘油滴耳液（Auristillae Acidi Borici et Glycerini）　耳鼻喉科的消毒防腐剂。组成：硼酸的甘油溶液。无色澄明的糖浆状液体。其中部分生成硼酸甘油酯，作用更强。用于急性和慢性中耳炎，耳、鼻、喉等黏膜局部消毒。

硼酸软膏（Unguentum Acidi Borici）　皮肤科用药剂。组成：硼酸，凡士林软膏为基质制成的淡黄色或黄色半固体制剂。有轻度抑菌、防腐和软化鳞屑、痂皮以及保护皮肤等作用。用于手足皲裂、轻度烧伤、脓疱疮、压疮、擦伤以及慢性皮肤溃疡。大面积破皮肤损伤忌用。

硼中毒（boron poisoning）　接触有机硼（硼烷）后引起的一系列症状。硼烷吸入后迅速对肺产生直接损害，出现中枢神经系统症状，并有血压下降、心动过缓、心室颤动等。治

疗：以对症处理为主，应用大量维生素 B₆ 配合支持疗法；出现呼吸道症状时注意防治肺水肿。

膨胀性生长（expansive growth）　大多数良性肿瘤生长的方式。肿瘤体积逐渐增大，将四周组织推开或对其挤压而并不侵入邻近的正常组织内。其生长力、破坏力不强，周围的正常组织对其有一定程度的限制。临床触诊时，瘤体活动度大，与邻近正常组织易区分。

批号（batch number）　以成批制造日期的阿拉伯数字为制剂的生产批号，年、月、日各占两位数字。同一天制造的同样产品可以分为亚批。凡是生产的药品或制剂均应在包装和瓶签上添加清晰的标注。

披肩状水肿（cape-like dropsy）　慢性上腔静脉阻塞综合征的征象。病人坐位或半坐位，自然光线下可见其面部、颈部、上胸部及上肢皮肤紧张而有光泽、肿胀，指压有局限性凹陷。常伴颈静脉怒张。多由肿瘤压迫（肺癌、恶性淋巴瘤、纵隔肿瘤等）或静脉阻塞（血栓性上腔静脉炎、慢性纵隔炎、白塞综合征等）所引起。

砒石（arsenolite, Arsenolitum）　其他名称：人言、砒霜、信石、红信、白信。中医药名。组成：氧化砷的矿物。辛、酸，大热。有毒。归肺、脾、胃经。功能祛腐蚀、祛痰平喘。用于哮喘、疟疾、痢疾、痈疽瘰疬、痔疮疔毒。入丸剂。孕妇忌用，过量则致死。成分含三氧化二砷，红砒还含有少量硫化砷。

皮埃尔·罗班综合征（Pierre Robin syndrome）　见罗班序列征。

皮瓣（flap, skin flap, cutaneous flap）　外科组织瓣的一种，带有皮肤组织的活的组织块。自身具有独立的血液循环系统而能独自成活。是临床种类最多、应用最为广泛的组织瓣。狭义的组织瓣概念即指皮瓣。与供皮区相连的部分称为"蒂"，因此皮瓣移植是一种带蒂移植。皮瓣可有一个或两个蒂，移植到新的部位后，从蒂继续得到血供，等到从移植部位获得新的血供后，将蒂切断。皮瓣含有大量皮下脂肪组织，除填补缺损外，常用于有神经、肌腱、骨骼、大血管暴露的创面。鼻、面颊等洞穿性的缺损常须用皮瓣进行修复。皮瓣可分为 3 类：扁平皮瓣、索状皮瓣（又称皮管）、旋转皮瓣。

皮瓣移植（transplantation of flaps）　外科、口腔科及其他科整形方法之一。将有蒂的附带脂肪及其他皮下组织的稍厚皮片，由供皮区移植于受皮区。多适用于颌面部深层组织缺损、颌面部洞穿性缺损，血运缺乏的创面以及用于眼睑、鼻、耳、唇的再造等。

皮瓣移植术（skin flap grafting）　通过手术制成不同形状保持血液供应的皮瓣转移到受皮区，以修补皮肤缺损或其他畸形的方法。常用于损伤后局部皮肤缺损、病变切除后局部皮肤缺损及瘢痕整形。

皮动蛋白（cortactin）　是一种含有特殊重复序列结构域的微丝肌动蛋白结合蛋白。皮动蛋白参与细胞皮质微丝细胞骨架的组建，在细胞运动过程中起重要作用。

皮肤（skin）　被覆于机体表面，直接与外界环境相接触的器官。分为上皮性的表皮和结缔组织性的真皮两部分。皮肤附有毛发、指（趾）甲、皮脂腺及汗腺等附属器，皮肤内广泛地分布着脉管和神经。皮肤是一种多功能的器官，表皮是防止机械性损伤和病原体入侵的屏障，皮肤还能通过血管的扩张与收缩以及汗液的排泄来调节体温；皮肤不仅是一个排泄器官，而且也有吸收功能，外用药的应用就是利用这一特点；皮肤也是一种感觉器官，能感受机械、冷热和化学的刺激，人体由此作出反应以适应周围环境。

皮肤阿米巴病（amebiasis cutis）　由溶组织内阿米巴滋养体侵犯皮肤引起的脓肿或溃疡。多见于肛门周围，初起有阵发性疼痛，继之出现黄豆大结节，逐渐增大、变软，表面呈紫红色。发展成熟时，边缘隆起，中央破溃呈乳头状，常因坏死组织脱落，有恶臭。用甲硝唑（灭滴灵）、卡巴肿治疗。

皮肤癌（cutaneum carcinoma）　发生于皮肤的恶性肿瘤。可分为基底细胞癌、鳞状细胞癌、恶性黑色素瘤、恶性淋巴瘤、特发性出血性肉瘤、汗腺癌、隆凸性皮肤纤维肉瘤、血管肉瘤等；其中以基底细胞癌和鳞状细胞癌最常见。

皮肤白喉（cutaneous diphtheria）　由白喉棒状杆菌直接侵入皮肤伤口所形成的皮肤溃疡。少见。表现为感染局部红肿、疼痛、伤口逐渐扩展，形成溃疡，其边缘潜伏隆起，表面附着不易拭去的灰白色或污秽的假膜。强行拭去，即引起溃疡面出血。当皮肤感染白喉棒状杆菌后，其分泌的外毒素，经淋巴及血液吸收可引起全身中毒症状，并可导致心脏、肾脏和周围神经病变。诊断明确应隔离治疗，早期应用白喉抗毒素，同时应用青霉素治疗。

皮肤白血病（leukemia cutis）　白血病的皮肤表现。少见。常有白血病的全身症状，皮损可由白血病细胞浸润所致，亦可为非特异性。表现为丘疹、结节、斑块、风团、紫癜等，中心可破溃坏死，常伴剧烈瘙痒。治疗：同白血病，特异性皮损用 X 线照射，³²磷局部治疗，非特异性皮损可对症治疗。

皮肤病（dermatosis, dermopathy）　发生在皮肤及其附属器官毛发、指（趾）甲、皮脂腺、汗腺等处的病症。皮肤病的病因很复杂，种类也很多，如物理因素（如日光照射）、化学因素（如酸碱刺激），细菌、真菌、病毒等感染，以及内分泌障碍、变态反应等因素，均能引起皮肤病。

皮肤创伤传染（infection of dermatic trauma）　病原菌通过皮肤创伤侵入人体的传染。如致病性葡萄球菌、溶血性链球菌经皮肤创伤侵入可引起化脓性炎症。破伤风梭菌也可经皮肤创伤侵入深部组织引起破伤风。

皮肤发育不全（aplasia cutis）　其他名称：先天性皮肤缺陷。指出生时即出现表皮、真皮有时甚至是皮下组织的先天性缺损。单发或多发，常位于头皮。损害为边界清楚的穿凿性溃疡，基底呈粗糙的、颗粒状的红色肉芽肿面。有的为一厚壁大疱，顶部很快脱落，创面愈合慢，留下羊皮纸样瘢痕。治疗：控制感染；加强护理；适时植皮。

皮肤反应因子（skin reaction factor, SRF）　由活化的 T 细胞产生的一种淋巴因子。可增强反应部位血管的通透性，有利于吞噬细胞和体液因素的集聚和渗出，造成炎症反应。与迟发型变态反应的发生有关。

皮肤钙质沉着症（calcinosis cutis）　由钙质沉着于皮肤产生的疾病。病因复杂，临床分为转移性、代谢性和营养不良性钙质沉着症。多发生于易受摩擦和挤压的部位，如手指和腕部，皮损为结节、斑块或肿瘤样，可与皮肤粘连，破溃，流出含有钙盐颗粒的乳酪状物，病情发展缓慢，X 线检查可见钙化物。治疗原发病，局限者可分批手术切除。

皮肤感觉（sensation of the skin）　外界各种适宜刺激作用于皮肤相应感受器，经传入神经将神经冲动传入大脑皮质体表感觉区产生特异的感觉。皮肤感觉有 4 种，即触压觉、冷觉、温觉和痛觉。不同感觉的感受器呈点状分布。其换能机制只有触压觉较清楚。

皮肤过敏反应（dermal sensitivity reaction）　Ⅰ型变态反应。临床常见疾病之一。主要表现为皮肤的湿疹、荨麻疹和血管神经性水肿。可由于药物、食物、花粉、寒冷和寄生虫病等引起。

皮肤过敏试验（dermal sensitivity cutaneous allergy test）　测定人体对某种物质是否过敏的试验。常用的有：①斑贴试验，试验致敏物质接触皮肤后引起的表皮过敏反应，如接触性皮炎、湿疹等。其方法是将被试物配成适当浓度，用 4 层 1cm² 纱布浸潮后放在皮肤上，覆以玻璃纸，再以胶布固定，在 24～48h 后观察其反应。②划痕试验，把表皮划破约 1cm 长，但不出血，放上适当浓度的被试物，观察 30min，阳性者一般在 15min 左右出现风团反应。③皮内试验，将适当浓度的被试物 0.1ml 注入前臂皮内，观察同②。后二者是试验致敏物质导入人体内引起的真皮过敏反应，如荨麻疹、药疹等。

皮肤护理（skin nursing）　基础护理之一。临床上对长期卧床或重症病人进行皮肤护理，目的是保持皮肤清洁，清除皮肤表面污垢，使肌肉松弛，增加皮肤新陈代谢，维护皮肤健康。主要包括沐浴及床上擦浴，擦浴前先排出大小便，关好门窗，有条件的遮以屏风，备好清洁衣裤、被服等置于床边，水温 45～50℃（可根据季节增减水温），室温在 22～

P

24℃，擦浴时将毛巾包在手上，蘸上清水、肥皂，从上至下依次擦洗，最后翻身擦背和臀部。有肢体疼痛者，脱衣时应先脱健肢，后脱患肢，穿衣时则相反。

皮肤划痕症（dermatographism） 其他名称：人工荨麻疹。用钝物划擦皮肤后出现的条状风团样划痕。可见于少数正常人，属于生理性体质异常。多见于由变态反应性荨麻疹相伴发的皮肤划痕症，抗组胺药物能使任何类型的皮肤划痕现象好转。

皮肤混合瘤（mixed tumor of skin） 见于中年以上男性，好发于头皮或颈部。肿瘤一般为单个皮内或皮下结节，质坚，有时有囊性感，与表皮粘连但可推动，直径 0.5～3cm，边界清楚，有时呈分叶状，无包膜。病理检查可确诊。治疗：手术切除。

皮肤及皮下组织裂头蚴病（sparganosis of skin and subcutaneous tissue） 有些地区民间有用生蛙肉或蛙皮贴敷皮肤创面或溃疡以"消炎"的治病方法，蛙肉中的裂头蚴可乘机侵入。表现为皮下结节，不痛不痒，可以移动。以前腹壁最常见，也可见于腹股沟、阴囊、胸壁、乳房、颈部等处，系裂头蚴从腹腔移行至皮下组织所致。治疗：手术摘除。

皮肤结核（tuberculosis of skin, cutaneous tuberculosis） 由结核分枝杆菌所致的慢性传染性皮肤损害。结核分枝杆菌通过直接侵入皮肤或由其他脏器的结核病灶经血液循环或淋巴系统传播到皮肤组织所引起。其发病与机体的营养状况、抵抗力有密切关系，当皮肤外伤、营养不良、抵抗力降低时易发病。临床上有不同的类型，如寻常狼疮、疣状皮肤结核、瘰疬性皮肤结核、丘疹坏死性结核疹、硬红斑等。寻常狼疮多见于儿童及青少年，是皮肤结核中最常见的一种。慢性病程，可迁延数年或数十年之久，一般无明显自觉症状。治疗：以全身治疗为主，局部治疗为辅。链霉素与异烟肼或利福平联合用药，局部应用异烟肼软膏外敷。加强营养及支持疗法。

皮肤结节（skin nodule） 真皮或皮下组织内异常增长所致的局限性实质性损害。直径常为 0.5cm 或更大。结节可为炎性或非炎性，呈球形或半球形，可高出皮面或仅能扪及，触之坚实，表面光滑，糜烂或破溃，或覆以角质、鳞屑、痂，呈正常皮肤色或不同色。实验室检查有助于诊断。

皮肤咖啡牛奶斑（café-au-lait spots of skin） 神经纤维瘤病和先天性再生障碍性贫血的皮肤特征。出生时皮肤即可见到一些不突出于皮肤、浅棕色（咖啡牛奶色）、界限清楚、大小不等的色素斑。随年龄增长而逐渐增多。若有 6 个或 6 个以上横径大于 1.5cm 的咖啡牛奶斑，即有临床意义。

皮肤康洗液（pifukang xiye） 清热解毒、除湿止痒剂。组成：金银花、蒲公英、马齿苋等。用于急性湿疹或阴道炎。用法：急性湿疹，取药液适量外搽患处。有糜烂面者，可按 5:1 稀释后湿敷。阴道炎，用药前，先用清水洗净局部，以带线的棉球浸泡稀释液后置阴道内。静脉曲张性湿疹不宜用；妊娠及月经期禁用。

皮肤溃疡（skin ulcer） 局部表皮和部分或全部真皮组织坏死缺损，亦可累及皮下组织深达骨骼。溃疡面可有浆液、脓液、坏死组织或痂覆盖，以后溃疡面可由肉芽组织生长修复，愈后留有瘢痕。

皮肤扩张器（expander of skin） 用于皮肤软组织扩张术的一种装置，由扩张囊、注射壶和导管组成。扩张囊是扩张器的主体部分，由弹力及伸缩性极好的硅橡胶制成。扩张囊有多种形状、规格及型号，如圆形、圆柱形、肾形、C 形等；其容量为 30ml、300～500ml 不等。注射壶是接受穿刺注水的部件，注入的水通过导管进入扩张囊，并使之不断扩张，借以使其上的皮肤伸展扩大。

皮肤狼疮带试验（lupus band test of skin） 应用直接免疫荧光抗体技术检测皮肤免疫荧光带或狼疮带，即在病人皮肤的表皮和真皮连接处可见到一局限性的免疫球蛋白和补体的沉积。呈颗粒状、球状或线条状排列的明亮的黄绿荧光带，在系统性红斑狼疮（SLE）的正常皮肤暴露部位阳性率为 50%～70%，皮损部位则可高达 90%以上。

皮肤利什曼病（cutaneous leishmaniasis, CL） 趋皮肤的利什曼原虫寄生在人体皮下组织的巨噬细胞内引起的一种皮肤损害。

皮肤淋巴细胞浸润症（lymphocytic infiltration of skin） 以淋巴细胞浸润为主的良性复发性浅表性皮肤病。多见于颊、额部。起初为一个或很多丘疹，向外扩展成片状或中央消退呈盘状、环状，表面光滑，质偏坚实，粉红至红棕色。无自觉症状。治疗：口服氯喹；外用皮质激素；冷冻或放射治疗。

皮肤毛细血管扩张（skin telangiectasia） 皮肤和黏膜上的微小血管扩张，形成红色或紫红色线状、网状、斑状或星芒状损害。其分布可为局限性或广泛性，或与血管神经相一致，多无自觉症状，偶有灼热或刺痛感。

皮肤磨削术（dermabrasion） 曾称皮肤磨擦术、磨皮术、擦皮术等。过去是用磨石、锉、砂纸等，现在用牙钻、电动打磨机、专用磨皮机等，摩擦皮肤表层至微微渗血为止，用来治疗痤疮瘢痕、天花后麻脸、雀斑样痣、文身等。

皮肤囊肿（dermatocyst） 体表肿块的一种。位于皮下或皮内的局限性肿块，呈圆形或椭圆形，可有波动感。常见皮样囊肿、腱鞘囊肿、皮脂腺囊肿、毛根鞘囊肿等。

皮肤黏膜出血（mucocutaneous hemorrhage） 因凝血功能障碍，所引起的全身性或局限性皮肤黏膜自发性出血的现象。常呈红色或暗红色斑，压之不褪色。出血如为帽针头状，直径在 2mm 以内者称出血点；3～5mm 者称紫癜；大于 5mm 者为瘀斑。局部隆起或有波动感者则为血肿。

皮肤黏膜淋巴结综合征（mucocutaneous lymphnode syndrome, MCLS） 见川崎病。

皮肤黏膜屏障（mucocutaneous barrier） 其他名称：体屏障。健康完整的皮肤与黏膜具有机械地阻挡和排除病原微生物的能力。皮肤和黏膜还分泌杀菌物质，如汗腺的乳酸、皮脂腺的脂肪酸、黏膜表面的溶菌酶、胃酸等。寄居在正常人体皮肤、黏膜上的正常菌群亦可对病原菌的生长起着拮抗作用。所以皮肤黏膜屏障是构成机体天然抵抗力的重要因素之一。

皮肤黏液性囊肿（mucous cyst of skin） 由成纤维细胞过多产生透明质酸所致的囊肿。主要发生于手指关节伸面，特别是近指甲根处，也可见于趾关节伸面，一般为单个，直径常小于 1cm，为半球形，质软，有波动感，外伤或穿刺后流出透明黏稠液。治疗：手术或电灼切除，局部注射醋酸曲安奈德亦有效。

皮肤念珠菌病（cutaneous candidiasis） 念珠菌属——特别是白念珠菌引起的皮肤疾病。常见的有念珠菌性指（趾）间糜烂、念珠菌性甲沟炎和甲病、丘疹型皮肤念珠菌病。真菌检查诊断。治疗：局部应用多烯族抗生素或咪唑类药物。

皮肤排斥反应（rejection of skin） 异体皮肤被移植后，受体产生细胞毒抗体，而对被移植的异体皮肤的排斥。异体皮肤移植后 48h，异体皮肤与移植床间已有血液循环沟通。6 天后异体皮肤血管开始出现退行性变，表现为水肿、内膜断裂、血管壁纤维素样变性。移植后 11 天左右真皮血管大多栓塞，临床表现为异体皮肤肿胀，发紫，表皮脱落，坏死的真皮暴露，有的病人坏死的异体皮肤形成一层干痂，干痂脱落后为肉芽组织。

皮肤牵引（skin traction） 其他名称：皮牵引术。利用胶布或泡沫塑料条粘贴于伤肢皮肤并以绷带包扎的一种牵引。其牵引力直接加于皮肤，以牵开紧张的肌肉，使骨折复位。牵引重量最多不超过 5kg。多用于小儿股骨骨折、移位小的不稳定型下肢骨折或接近纤维愈合而需维持其位置的骨折。

皮肤软组织扩张术（skin soft tissue expansion） 简称皮肤扩张术。将扩张器置入正常皮肤软组织下，通过注射壶向扩张囊内注射液体，使扩张器容量增加，对表面皮肤产生压力，刺激皮肤生长和弹性扩张而增加皮肤面积，利用新增加的皮肤进行转移修复组织缺损或再造器官的一种方法。是目前常用的整形美容外科治疗手段之一。适应证：秃发、颈部瘢痕、大面积面部黑痣或鼻再造等。

皮肤瘙痒症（cutaneous pruritus） 仅有皮肤瘙痒而无任何原发性皮疹的皮肤病。病因不明，但与精神因素及神经功能障碍有关。亦可是全身性疾病的一部分。瘙痒初甚轻微，逐渐加重，常呈阵发性，游走性奇痒，尤以夜间及入睡前瘙痒最剧。常因冷热或情绪激动，饮酒、茶、咖啡或食用其他刺激性食物，以及衣服摩擦所诱发。搔抓后局部常继发表皮剥脱、抓痕、血痂、色素沉着和湿疹样变，甚至呈苔藓样变或继发感染。治疗：努力寻找病因，予以相应治疗。服抗组胺药及镇静剂。外用2%苯酚软膏、炉甘石洗剂等。

皮肤色素沉着（skin pigmentation） 表皮基底层的黑色素增加，以致部分或全身色泽加深的一种病理现象。见于艾迪生病、肝硬化、黑热病和肢端肥大症等。

皮肤色素缺乏（achromodermia） 皮肤内黑色素生成减少而致皮肤出现白色样改变。常因遗传性疾病体内酪氨酸含量减少，或因酪氨酸酶缺乏，酪氨酸不能转变成二羟苯丙氨酸，以致黑色素减少，引起皮肤白斑等。见于白化症、苯丙氨酸尿症。

皮肤色素脱失（depigmentation of skin） 皮肤色素的减退。主要与黑色素细胞数目的减少、活性的减退（黑色素生成及转移异常）及酪氨酸酶的异常有关。如老年性白斑的发生如同白发一样，是由于局部皮肤及毛发内黑色素细胞变性、消亡的过程中，残存的黑色素细胞内酪氨酸酶活性随之降低，导致白变。

皮肤试验（skin test） 将某些生物性或化学性抗原皮内注入或涂敷于受试者皮肤，以观察局部皮肤对其反应程度的试验。广泛用于测定对药物是否过敏、寻找过敏原以及检测机体免疫反应性，如结核菌素试验、青霉素皮内试验、白喉毒素试验等。

皮肤炭疽（cutaneous anthrax） 炭疽类型之一。多见于面、手及其他暴露部位，在细菌侵入部位形成红斑、丘疹，丘疹周围红肿，中央有水疱，破溃后形成溃疡并有黑色焦痂覆盖。水肿及水疱可向周围扩大，中央坏死区及焦痂也逐渐扩大形成典型的炭疽痈。自觉症状多不明显。治疗：应用青霉素肌内注射及对症处理。

皮肤萎缩（atrophoderma, dermatrophia） 皮肤的退行性变。可原发亦可继发于某些炎症性皮肤病；可发生于表皮或真皮或两者同时受累，一般多由皮肤深层炎症浸润吸收后所致。表现为皮肤变薄、表面光滑、紧张或松弛、表皮萎缩、皮肤沟纹消失。皮肤萎缩见于盘状红斑狼疮、硬皮病及各种皮肤萎缩症。

皮肤温度（skin temperature） 机体最外表层的温度。与局部血流量有密切关系，皮肤血管收缩时温度降低，舒张时温度升高。皮肤温度易受外环境温度的影响。在环境温度23℃时，足部皮肤温度27℃，手部为30℃，躯干为32℃，额部为33～34℃。气温32℃以上时，身体各部位皮肤温差将变小。在寒冷环境中，随着气温下降，手和足的皮肤温度显著降低，而头部皮肤温度变动较小。

皮肤纹理图型（dermatoglyphic pattern） 人体手指、脚趾和手掌皮肤上某些特定部位出现的纹理图型。这些纹理从胚胎13周开始发育，至19周时形成，出生后终生不变。其产生是由于皮肤真皮乳头向表皮突出形成许多整齐的乳头线，组成一条条凸起的条纹，称嵴纹。其上有汗腺开口。在嵴纹之间形成许多凹陷的沟。这些纹理构成指纹和掌纹。它是在遗传和环境因素共同作用下形成的。目前已作为某些染色体病的辅助诊断指标。

皮肤纤维瘤（dermatofibroma） 皮肤的反应增生性病变。多见于成年人，好发于四肢伸面、肩、背等处，单个或多个半球形结节，质地坚实，边缘清楚。一般为数毫米至1cm大，呈淡红、棕色、黄褐色，长期存在，无自觉症状。病变位于真皮，由成纤维细胞、组织细胞与幼稚和成熟的胶原纤维所组成。治疗：手术切除。

皮肤纤维瘤综合征（dermatofibroma syndrome, Dariea-Ferrand syndrome） 一种进行性复发性皮肤纤维肉瘤综合征。表现为皮肤浸润的小而硬的红结。多位于躯干及屈曲部位，固定于皮下组织，可有疼痛、溃疡及渗出。治疗：手术。

皮肤型恶性组织细胞增生症（malignant histiocytosis of skin type） 以皮肤为首发或主要症状的恶性组织细胞增生症。多发生于青壮年。表现为特有的绀红色结节及坏死性溃疡，伴有明显乏力、消瘦、贫血、发热的全身症状。后期常累及

内脏器官。晚期骨髓出现成熟障碍，伴异常网状细胞。联合化疗，并辅以提高机体细胞免疫力治疗，能使病程暂时缓解。

皮肤型红斑狼疮（cutaneous lupus erythematosus, CLE） 是红斑狼疮活动所致损害在皮肤上的表现，具有多种皮损形态。皮肤型红斑狼疮的发病主要与环境因素及遗传有关。临床上分为红斑狼疮特异性皮损和非红斑狼疮特异性皮损两类。红斑狼疮特异性皮损的诊断：盘状红斑狼疮（DLE）诊断主要依据皮肤特点、皮肤病理检查和免疫荧光带试验；亚急性皮肤型红斑狼疮（SCLE）诊断主要依据皮疹特点和抗Ro/SSA、抗 La/SSB 抗体阳性；急性皮肤型红斑狼疮（ACLE）诊断主要依据皮疹特点、病史和实验室检查。治疗：皮质激素，氯喹，阿司匹林，免疫抑制剂及中医辨证施治等。

皮肤癣菌（dermal hyphomycete, dermatophyte） 其他名称：皮肤丝状菌。引起癣症的浅部真菌。可通过直接接触病人或患病动物而感染。该菌寄生或腐生于角蛋白组织，侵入表皮角质层、毛发和甲板，一般不侵犯皮下深部组织或内脏。皮肤癣症特别是手足癣，是人类最为多见的真菌病。由于真菌在局部顽强地生长繁殖及其代谢产物如酶和酸性粉质的刺激，使局部呈现炎症反应和组织细胞病变。皮肤癣菌因侵犯部位不同，分为毛癣菌、表皮癣菌和小孢子癣菌3个属。治疗可用癣药水或药膏，但易复发。灰黄霉素有副作用并疑有致癌作用，现已少用。

皮肤癣菌病（dermatophytosis） 由皮肤癣菌等侵犯人的皮肤、毛发、甲板等部位引起的感染性疾病。

皮肤蝇蛆病（dermal myiasis） 蝇蛆病的一种。多因纹皮蝇和牛皮蝇的幼虫偶尔进入人体皮内寄生所致。主要症状为移行性疼痛、游走性幼虫结节或蜎行症。移行部位可有刺痛、钻痛、酸胀感及似虫样瘙痒感。取出幼虫后症状即消失。应用抗生素控制感染。

皮肤硬化（skin sclerosis） 局限性或弥漫性皮肤增厚且触之较硬的征象。病人皮肤表面光滑或粗糙，触之发硬，指按压轻微下陷或无下陷。该症见于先天性淋巴肿、丝虫性象皮肿、慢性丹毒、瘢痕疙瘩、黏液性水肿、皮肤钙沉着、静脉曲张综合征、新生儿硬肿病、硬化性脂肪肉芽肿、皮肌炎、老年性弹力纤维增生、临死前脂肪硬固等。

皮肤幼虫移行症（cutaneous larva migrans） 动物蠕虫蚴侵入人体皮肤和移行时产生的皮肤局部损害。其特点是幼虫钻入人体皮肤中长期移行，缓慢地出现弯曲前进的似蛇形的线状红疹，或幼虫在皮肤较深部的组织中移行，而出现游走性的结节或肿块。

皮肤针（cutaneous needle） 其他名称：梅花针、七星针、小儿针。在皮肤针针柄一端固定5～7枚不锈钢短针的针具。用时用腕力弹刺穴位，至皮肤局部潮红或微量出血为止。可激发、调节脏腑经络功能。用于治疗头痛、高血压、神经衰弱，以及近视、肋间神经痛、面神经麻痹、皮肤病、斑秃等。

皮肤猪囊尾蚴病（cysticercosis cellulosae cutis） 由猪带绦虫的尾蚴侵入皮下组织而发生的结节性皮肤病。病人大多为青壮年，皮损为0.2～2.0cm的圆形、椭圆形或略带长方形的皮下结节，中等硬度或具有弹性，可活动，单发或多发，其上皮肤颜色正常，一般无症状。全身都可累及，以大腿较多见。单个结节可手术切除，内服氯喹、氯硝柳胺治疗。

皮肤着色真菌病（chromomycosis） 其他名称：着色真菌病。由暗色孢科中少数致病性着色真菌引起，主要侵犯皮肤间或引起系统感染。致病菌为裴氏着色真菌、紧密着色真菌、疣状瓶霉、卡氏枝孢霉等。病原真菌广泛存在于土壤、腐木、腐草中等，通过皮肤外伤直接接触感染。初为丘疹或小结节，逐渐扩大为疣状、乳头状、肿瘤状，可破溃、结痂，痂上有黑色小点如粉刺。病程缓慢，形成大片瘢痕及象皮肿。治疗：早期将局部损害完整切除，可选用电灼或激光疗法；或切除后植皮，配以两性霉素B、氟胞嘧啶。

皮肤子宫内膜异位症（cutaneous endometriosis） 子宫内膜组织迷走至皮肤，使皮肤损伤处在月经期增大或有出血。为单

发棕色或蓝色结节，0.5～3cm 大小，常见于腹部、外生殖器部位或剖宫产手术瘢痕内，亦有发生于脐部者。轻微压痛。迷走组织类似子宫内膜。该症仅见于成年妇女。

皮肤紫纹（striae cutis distensae purpurae，purplish striae）其他名称：皮肤膨胀性条纹。皮肤上的一种淡紫红色的条纹。腹壁、臀部及大腿等处因皮下脂肪异常增多，使皮肤过度伸展变薄，皮下弹力纤维断裂，微血管扩张所致。见于皮质醇增多症的病人。

皮革样化（parchment-like transformation）法医学术语。早期尸体现象之一。人死后由于水分蒸发，皮肤较薄而湿润的部位局部干燥变硬、颜色变深，外观如皮革或羊皮纸。常见于阴囊、阴唇、口唇、腹股沟及婴儿颈项部，亦可发生在表皮擦伤处。尸检时应注意辨别皮革样化与生前损伤，尤其是对阴囊及上唇皮革样化更应慎之。

皮革样胃（leather bottle stomach，linitis plastica）其他名称：皮革状胃、革袋胃、革囊胃、桶状胃。胃癌病人由于胃壁显著增厚致胃腔缩窄、胃壁僵硬伸展不良的 X 线征象。弥漫浸润型胃癌或硬癌的癌组织主要在黏膜下层以下浸润生长，有大量纤维组织增生。黏膜破坏变平坦、粗糙、挺直、境界不清，累及胃的大部分或全胃，在 X 线下呈革囊状。

皮革状胃（leather bottle stomach）见皮革样胃。

皮肌炎（dermatomyositis，DM）其他名称：皮肤异色性皮肌炎。横纹肌慢性非化脓性炎症性疾病的一种，一种常具有特征性皮肤表现的疾病。为自身免疫性疾病。发病与免疫异常、遗传、血管病变、病毒感染和肿瘤等因素有关。病肌肿胀无力、自发性疼痛和压痛，进而由于肌力明显下降，出现运动障碍。累及动眼神经、咽喉、食管、横膈时，则出现复视、斜视、声嘶和吞咽困难，皮肤可发生红斑、水肿、色素沉着等。肌肉活检可确诊。治疗：以肾上腺皮质醇为主，可加用细胞免疫抑制剂。

皮角（cutaneous horn）皮肤的角化性赘生物。皮肤良性肿瘤，是少见的癌前期病变。见于常暴晒太阳的老年人。好发于暴露部分皮肤，呈淡黄色、棕色。大小不一，形状不同，可呈锥形和兽角形，多为单个。如果基部充血，有浸润时，往往是恶变的预兆。应及早手术切除。

皮克病［Pick（Ludwig Pick）disease］始于中年的进行性痴呆。特点是早期缓慢出现性格改变，并有智力、记忆和言语功能衰退，偶有锥体外系症状。晚期病人卧床不动，丧失言语能力，不能与周围环境主动接触，身体衰竭，生活完全不能自理。神经病理改变为额叶和颞叶的选择性萎缩。治疗：同阿尔茨海默病。

皮克病痴呆（dementia in Pick disease）见皮克病。

皮克综合征［Pick（Friedel Pick）syndrome］缩窄性心包炎影响心脏运动而产生的一系列临床表现。病因主要是结核、各种细菌及病毒感染。病人既往多有急性心包炎病史，出现心悸、气短、颈静脉怒张、肝大、下肢水肿、腹水等症状。治疗：手术切除肥厚心包。

皮库（skin bank）采取、保存和供应移植用皮肤的医疗设置。在无菌操作下取自活体或新鲜尸体的皮肤，放在保养液中，储藏于4℃的冰箱内，可在一定期限内应用。也可将皮肤经快速冷冻处理后，长期保存应用。

皮毛（skin and hair）中医术语。为体表皮肤和附于皮肤上的毫毛的合称。中医理论认为肺与皮毛有密切联系，肺卫之气足，则肌表固密，身体抵抗力强，不易受外邪侵袭。肺卫之气虚，则皮毛腠理疏松，易受风寒侵袭，而出现呼吸系统症状。肌表不固，津液外泄，还可以发生自汗、盗汗等症。

皮内试验（intradermic test）皮肤过敏试验的方法之一。见皮肤过敏试验和皮肤试验。

皮内针（intradermal needle）专用于皮下埋藏的小型针具。有颗粒式与揿钉式两种。揿钉式用细不锈钢丝制成，针身长0.3cm，针尾绕成环形，状如图钉。用时将针如揿图钉样刺入穴位，胶布固定，多用于耳穴。颗粒式针尾绕成麦粒状长圆形，针身长1cm。使用时将针身横刺入穴位，针柄留在皮外，用胶布固定在皮肤上。多用于背部穴位。皮内针留针时间，热天1～2日，冷天3～7日。给皮部以弱而长时间的刺激，起到调整经络脏腑功能的作用。主要用于治疗需要久留针的慢性病和经常发作的疼痛性疾病，如哮喘、高血压、头痛、胃脘痛等。

皮内痣（intradermal nevus）其他名称：普通痣。位于真皮的痣。为平坦或突出于皮肤表面的半球形褐色或浅黑色小肿物。镜下，痣细胞呈巢状或索条状。

皮内注射（intradermic injection）见注射法。

皮涅斯征（Pines sign）心肌梗死后，心脏部位的胸廓皮肤温度降低和苍白。

皮牵引术（skin traction）见皮肤牵引。

皮斯卡切克征（Piskacek sign）子宫体在妊娠时呈不对称增大。妊娠5周末内诊时可见子宫体呈不对称增大。由于孕卵着床于宫角，致其处膨大柔软，如突出的子宫肿瘤。

皮托管（Pitot tube）其他名称：空速管。流速计的一种。测量流体总压和静压以确定流体速度的管状装置。多用于飞行速度（飞机）和航行速度（船舶）。

皮纹学（dermatoglyphics）其他名称：肤纹学。研究人类肤纹的遗传特征及其与遗传疾病相关性的一门科学。皮纹（皮肤纹理）是指在手指、手掌、足趾和足跖表面的许多稍隆起于表面、凹凸相间纤细的纹线，它们的排列图形不同。有皮纹的皮肤一般无毛与皮脂腺，但汗腺丰富。皮纹从胎儿6个月形成之后虽随年龄增长宽度和面积有些变化，但基本不变，而有其独立性和不重复性，就是一个人10指的指纹也不相同。因此法医用指纹作为破案的一个依据。皮纹属多基因遗传，染色体病一般都伴皮纹改变，如先天愚型病人有特殊的皮纹。

皮下出血（subcutaneous hemorrhage）①法医学术语。又称挫伤。在致伤力作用下，皮内或皮下组织的血管破裂，血液可聚积在皮内或皮下组织。真皮内出血称皮内出血；皮下出血多伴有表皮剥脱，系由致伤物擦挫所致。轻度的皮下出血多呈点状或片状，出血量多时可形成血肿。皮下出血，尤其是皮内出血往往能反映致伤物接触面的形状，可作为推断凶器类型的依据。新鲜的皮下出血能反映出血时间，如青紫色；非新鲜者略带绿色；陈旧者呈黄色或黄褐色。法医学上运用皮下出血的颜色变化规律，来判断受伤时间。②因凝血机制障碍而致者。见于血液病疾病或感染性疾病等。

皮下风湿小结（subcutaneous rheumatic nodule）风湿热病人发生在皮下的阿绍夫（Aschoff）小结。好发于肘、腕、膝、踝等关节附近的皮下，粟粒大至黄豆大，无痛，单个或三四个。治疗：消除风湿热活动，用水杨酸制剂、促肾上腺皮质激素和肾上腺皮质激素、青霉素。

皮下结节（subcutaneous nodes）其他名称：费累奥耳结。皮下大小不等的小结，粟粒至豌豆大小，隆出皮肤，活动无粘连，表面皮肤正常。多位于关节伸侧肌腱附着处。2～4周可自行消失。见于风湿热和类风湿病。

皮下裂头蚴病（subcutaneous sparganosis）裂头蚴引起的皮下寄生虫病。多累及四肢、腹壁、外生殖器、胸壁、乳房，甚至全身各处。可有游走性的皮下结节，呈圆形、粒形或线形，直径约为0.5～5cm，常被误诊为肿瘤。病变局部瘙痒，并有虫爬感。如有炎症，可有间歇或持续性的疼痛。宜手术治疗。

皮下气肿（subcutaneous emphysema）气体存积在皮下的现象。因肺、支气管、胸膜受伤或病变后，使气体逸出存积于皮下所致。用手按压时有捻发感或握雪感。偶见于产气荚膜梭菌感染。

皮下血肿（subcutaneous hematoma）指一种头皮血肿。皮下组织与帽状腱膜连接紧密，血肿常小而局限。血肿的中心软、周边硬，按之易误为凹陷骨折，必要时需摄 X 线片进行鉴别。治疗：一般不需特殊处理，数日后即可自行吸收。

皮下注射（subcutaneous injection）将药液注入皮下组织，使药液缓慢发挥作用的注射方法。注射部位通常在上臂、股外侧和腰背部感觉不敏感的部位。

皮下组织（subcutaneous tissue，hypodermis）位于皮肤下方，由疏松结缔组织和脂肪组织构成的结构。浅层中多有毛囊、血管。腹部皮下组织可达3mm 或更厚。眼睑、阴茎等处无脂肪。

皮炎平（compound dexamethasone acetate） 见复方醋酸地塞米松。

皮炎芽生菌（*Blastomyces dermatitidis*） 一种深部感染真菌。在病灶中为球形，多核，细胞壁双层折光。主要引起化脓性和肉芽肿样慢性炎症，多发生在皮肤、肺和骨骼。

皮炎芽生菌病（blastomycosis） 其他名称：芽生菌病、北美芽生菌病、吉尔克里斯特病。由皮炎芽生菌引起的急性或慢性化脓性肉芽肿性病变，以侵犯肺、皮肤和骨骼为主。20～50岁男性和劳动者多见。病原菌为皮炎芽生菌，传染来源是带菌的土壤，通过呼吸道引起肺部感染，由皮损污染引起原发性皮肤病，然后通过血液循环扩散。真菌检查确诊。治疗：原发性可手术或激光去除；播散性者预后不佳。

皮样囊肿（dermoid cyst） 由分离的表皮细胞成分构成的先天性囊肿。可发生在皮肤者，多发生于身体正中线、头皮后枕部、眼眶周围、会阴、阴囊等处。不与皮肤粘连，可在皮下推动，但与深部组织黏着。在形态上不易与皮脂腺囊肿鉴别。如发生在卵巢，除有皮肤及其附属器组织外，也含有其他中、内胚层成分，称为囊性畸胎瘤。治疗：手术切除。

皮蝇（hypoderma） 分布于我国东北、内蒙古、西北地区、四川省等地。寄生于牛、羊、鹿等偶蹄动物或人的皮下，呈疣状突起。

皮疹（shin rash，eruption） 一种皮肤病变。表现形式多样。从单纯的皮肤颜色改变到皮肤表面隆起或发生水疱等。见于传染病（如麻疹、猩红热等）、药物（如水杨酸类、磺胺类）过敏反应或搔抓时。其出现的规律和形态有一定的特异性。常见为斑疹、丘疹、玫瑰疹、斑丘疹、荨麻疹等。

皮脂腺（sebaceous gland） 位于皮肤毛囊和立毛肌之间的泡状腺。可合成和分泌皮脂。除掌、跖外，分布于全身，而以头面、胸及上背部较多。腺体如梨形小叶，导管开口于毛囊，在唇、乳头、龟头、小阴唇处直接开口于皮肤。腺细胞浆内有脂肪小滴，当细胞破裂时脂肪滴释放，成为皮脂，经导管进入毛囊，自毛囊口排出皮肤表面。皮脂含甘油三酯、少量磷脂、脂化胆固醇以及游离脂肪酸。皮脂可乳化水分，形成皮脂水薄膜润滑皮肤及毛发。

皮脂腺癌（carcinoma of sebaceous gland） 向皮脂腺或类似皮脂腺的睑板腺方向分化的恶性肿瘤。多发于老年人的眼睑，也可发生在头皮、颈部、躯干和四肢。损害为单个、黄色或橙色，坚实结节或斑块，直径多小于2cm，常破溃，易转移。病理检查可确诊。治疗：及早手术彻底切除；手术有困难可考虑放疗或化疗。

皮脂腺瘤（adenoma sebaceum） 向皮脂方向分化的一种良性肿瘤。罕见，多为男性。皮损常为孤立的表面光滑、圆形、坚硬、肉色或淡蜡黄色结节，常发生在面部或头皮，直径一般不超过1cm，生长缓慢。多发性皮脂腺瘤常见于躯干，可并发内脏肿瘤特别是结肠癌。治疗：手术切除。

皮脂腺囊肿（cyst of sebaceous glands，sebocystoma） 其他名称：粉瘤。皮脂腺导管阻塞时皮脂腺排泄物潴留形成的囊肿。多见于头面、背、臀等处，有单发或多发，肿物呈球形。表面与皮肤粘连。并发感染时，局部可出现红肿热痛，破溃后可溢出有奇臭的油脂样豆渣物。治疗：将囊肿完整切除，有感染时炎症控制后再手术。如手术留囊壁组织，可再形成囊肿。

皮脂腺囊肿摘除术（extraction of sebocystoma） 将皮脂腺囊肿切除的手术。除并发感染暂行消炎治疗外，均应手术摘除。因囊肿表面与皮肤紧密粘连，故在囊肿表面采用梭形切口，由两侧切缘深入剥离，直达囊肿包膜，再用止血钳在囊壁与软组织间进行分离，直至将囊肿与切除的皮肤一并摘除。术中要细心剥离囊肿，切勿挤破而增加感染机会。

皮脂腺痣（sebaceous nevus） 先天性发育异常疾病。生后不久即发生，好发于头面部，损害为针头大至高粱米大的扁平或半球形小结节，境界清楚，质坚硬，表面光滑，有光泽；成年期后，变成疣状或乳头状，单发或多发，呈对称分布。治疗：早期用激光、电切或手术切除。

皮脂溢出（seborrhea） 皮肤附件的疾病之一。皮脂分泌旺盛所致。青壮年多见，好发于头皮与颜面。分为油性皮脂溢和干性皮脂溢。皮脂腺分泌过多致头发、头皮、面部皮肤油腻发亮，干性皮脂溢者头皮屑多，梳头或搔抓时，头皮屑如雪飘落。头发易折断脱落。治疗：少吃动物性脂肪，外用复方硫磺洗剂、雷琐辛溶液等。

皮质醇（cortisol，hydrocortisone） 其他名称：氢化可的松。人类的主要糖皮质激素，由黄体酮转变而成。在血液中与皮质激素运载蛋白结合，成为血中皮质醇的临时储库。有强的抗炎活性。能促进肝糖原分解，糖原异生，调节微循环和维持血压。

皮质醇增多症（hypercortisolism，Cushing syndrome） 其他名称：库欣综合征。肾上腺皮质分泌过量的糖皮质激素（主要是皮质醇）所致的疾病。肾上腺皮质疾病中最常见的一种。病因主要是下丘脑-垂体病变导致的双侧肾上腺皮质增生，其次是肾上腺皮质腺瘤、腺癌，少数为异位促肾上腺皮质激素（ACTH）、促肾上腺皮质激素释放激素（CRH）综合征及其他刺激物导致的增生。主要临床表现为满月脸、多血质外貌、向心性肥胖、皮肤紫纹、痤疮、糖尿病倾向、高血压和骨质疏松等。实验室检查血皮质醇、尿17-羟皮质类固醇（17-OHCS）、17-酮类固醇（17-KS）增高；ACTH可升高（如下丘脑-垂体性的）或降低（如肾上腺腺瘤）。垂体性者可针对垂体或肾上腺进行手术，或针对垂体放疗，也可试用赛庚啶等；肾上腺肿瘤者，则需手术切除；异位ACTH、CRH综合征，病因常为恶性肿瘤，需治疗原发病。

皮质核束（corticonuclear tract） 主要起于中央前回下部，管理脑干内的一般躯体运动核和特殊内脏运动核，并含有终止于薄束核、楔束核、三叉神经感觉核和孤束核的下行纤维。该束支配眼外肌、咀嚼肌、腭肌、咽肌、喉肌和表情肌等的随意运动。

皮质基底节变性（corticobasal degeneration，CBD） 帕金森叠加综合征的一种类型，一种慢性进展性疾病，常以单侧肢体的少动性强直综合征、失用、肌张力障碍和姿势异常，眼球扫视运动和追随障碍等为主要表现，少数病人出现"异肢症"。无家族史，病程4～8年，多见于40～75岁，男女均可受累。CT或MRI检查见整个脑干或中脑萎缩。

皮质激素运载蛋白（transcortin） 见皮质类固醇结合球蛋白。

皮质脊髓束（corticospinal tract） 人类脊髓中最大的下行束。起于大脑皮质运动中枢，经内囊、脑干下行到延髓的下端，大部分纤维经过交叉，入对侧脊髓外侧索，并下行成为皮质脊髓侧束。未经过交叉的小部分纤维，入同侧前索形成皮质脊髓前束。皮质脊髓束的纤维除直接止于前角运动细胞外，尚有一部分止于脊髓的中间神经元，经过中继之后，再传到前角运动细胞。皮质脊髓束的主要功能是控制骨骼肌的随意运动。

皮质类固醇结合球蛋白（corticosteroid-binding globulin，CBG） 其他名称：皮质激素运载蛋白。它是肝产生的α_2球蛋白，分子量为52 000，血浆浓度为30～50mg/L。CBG与皮质醇的亲和力强于醛固酮。CBG每一分子仅有一个结合位点，因此只能结合一个分子皮质醇。皮质醇入血后，75%～80%与CBG结合，15%与血浆蛋白结合，5%～10%是游离的，可见CBG在转运皮质醇过程中起重要储库作用。结合型与游离型互相转化维持平衡，只有游离型才发挥生理作用。

皮质类固醇性青光眼（corticosteroid glaucoma） 局部或全身长期使用糖皮质激素，继发性引起眼压升高，进而导致视神经乳头凹陷和视野缺损的一种开角型青光眼。少数人开始时尚有视力模糊、虹视等症状。治疗：停止使用类固醇；用抗青光眼药物；手术疗法。

皮质聋（cortical deafness） 双侧颞横回听觉中枢损所致听力减弱或消失。皮质聋的病人不知道自己是聋者，称病觉缺失。

皮质脑电图（electrocorticogram） 安静状态下将引导电极放置于大脑皮质表面所记录到的大脑皮质自发电活动的图形。由于电极贴近大脑皮质表面，因此记录到的电位振幅较脑电图为高。

P

皮质肾单位（cortical nephron） 肾实质的浅表肾单位。分布在皮质的浅部和中部，数量多，约占肾单位总数的85%。其肾小体体积较小，细段和髓袢均较短。由于皮质肾单位数量多，又位于肾血液供应的远端，当机体受强烈刺激或患肾病时，肾小体与肾小管易发生急性缺血，会使肾的泌尿功能受到严重影响。

皮质素（cortin） 见肾上腺皮质［激］素。

皮质素葡萄糖耐量试验（cortisone glucose tolerance test） 进行口服葡萄糖耐量试验前2h先服泼尼松10mg，或在服糖前的8h及2h各服醋酸可的松50mg。测得血糖结果的判断标准（是否糖尿病），与葡萄糖耐量试验相同。本试验可用于确诊比隐性糖尿病更早期的潜伏性糖尿病。

皮质酮（corticosterone） 肾上腺皮质束状带细胞分泌的糖皮质激素之一。由孕酮转变而来。化学结构与氢化可的松不同，在第17位碳原子上没有羟基。对糖类代谢的影响较弱，仅为氢化可的松的20%，但对水盐代谢的作用却为氢化可的松的2倍。

皮质-纹状体-脊髓变性（cortico-striato-spinal degeneration） 见克-雅病。

皮质-纹状体系（corticostriate system） 锥体外路中的一系。由大脑皮质发出的直接或者经丘脑间接地止于纹状体的传导系统。而由尾状核和壳发出的纤维几乎全部止于苍白球。苍白球发出的纤维形成豆核袢和豆核束，分别止于红核、黑质、丘脑底核及网状结构等处。由红核发出的纤维形成红核脊髓束，左右交叉；由网状结构发出的纤维构成网状脊髓束，部分交叉至对侧，其余行于同侧。红核脊髓束和网状脊髓束都止于脊髓前角运动细胞，再经脊神经达于骨骼肌。此系主要维持骨骼肌张力的作用。如有损伤时，出现肌张力的增高或降低以及震颤、强直等症状。

皮质下血管性痴呆（subcortical vascular dementia） 罹患高血压病后出现的痴呆。特征是在脑白质深处有缺血性破坏病灶。临床表现类似阿尔茨海默病，但大脑皮质一般保持完好。

皮质-小脑系（corticocerebellar system） 锥体外路中的一系。由大脑皮质起始的纤维，经过脑桥，到达小脑皮质的传导路。该系由大脑皮质发出的纤维组成额桥束，由枕叶和颞叶起始的纤维组成枕颞桥束，这些纤维下行经内囊、大脑脚底的两侧，入脑桥止于同侧脑桥核，脑桥核发出的纤维越过中线，经对侧脑桥臂进入小脑，主要止于小脑皮质后叶新区。此系有使随意运动共济协调和运动的起止适当、精细准确的功能。

皮质型感觉障碍（cortical sensory disturbance） 当大脑皮质中央后回受累时，出现对侧半身的图形觉、实体觉、定位觉、两点辨别觉等复合感觉的障碍。即分辨能力差，不能区别刺激的性质、程度、种类。

皮质型运动障碍（cortical motor disturbance, cortical dyskinesia） 大脑皮质运动区病变出现的肢体运动障碍。由于运动区呈狭长带状，病变只累及一部分的情况多，故只出现某一肢体的上运动神经元瘫痪，称单瘫。

皮质性白内障（cortical cataract） 老年性白内障的一种。混浊由晶状体皮质开始，双眼同时或先后发病，其发展过程分为初发期、未熟期、成熟期和过熟期。治疗：吡诺克辛钠滴眼液（白内停）、吡诺克辛滴眼液（卡他灵）点眼；在白内障影响生活和工作时可行手术治疗。

枇杷叶（loquat leaf, Folium Eriobotryae） 其他名称：杷叶。中医药名。止咳平喘药。蔷薇科植物枇杷的干燥叶。苦，微辛、微寒。归肺、胃经。功能清肺止咳、降气和胃、止渴。治肺热咳嗽气喘、咯血、衄血；胃热呕吐、呃逆、妊娠恶阻、小儿吐乳、消渴及肺风面疮、酒齄鼻赤。煎服，刷去毛。治肺病蜜炙用，治胃病姜汁炒用。胃寒呕吐、肺感风寒咳嗽者忌用。本品对慢性支气管炎久咳不止者疗效较好。

枇杷叶膏（Extractum Folii Eriobotryae Inspissatum） 中医成药名。清肺、止咳、化痰药。蔷薇科植物枇杷叶。经水煎煮所得清膏，加炼蜜或蔗糖制成的黑褐色、味甜微涩的比重为1.11的黏稠半流体煎膏。用于肺热咳嗽、痰少咽干。

铍沉积病（beryllium deposition） 铍是稀有金属，用于制作合金。铍的蒸气与尘土被吸入引起肺及全身性严重损害，称铍沉积病。多见于矿工及冶炼矿附近人群。急性铍沉积病是由于吸入酸溶性铍盐而发病。临床表现为咳嗽、呼吸困难、发热及乏力。死后尸检见肺充血水肿，主要是急性中毒性支气管炎泡炎。慢性铍沉积病则以肉芽肿为其特征。

铍针（stiletto needle） 中医九针之一。针身长而宽，形如宝剑锋刃，用于排脓放血。

铍中毒（beryllium poisoning） 其他名称：铍病。大量吸入铍及其化合物的烟尘、蒸气所致的以呼吸系统损害为主的全身性疾病。一种职业性中毒。铍为轻金属，坚硬而有韧性，难溶于水，可溶于硫酸和盐酸。主要从呼吸道进入体内，胃肠道吸收很少。急性中毒病人表现为发冷发热，体温可达39～40℃，伴有无力、全身酸痛、胸闷气短和咳嗽等症状，严重者可发生化学性肺炎。铍还可引起皮炎、皮肤溃疡和肉芽肿。慢性铍病的潜伏期长达5～10年，病变发展缓慢。铍病的肺部改变（铍肺）分3型：肉芽肿型、网织型和结节型。车间空气中铍及其化合物的最高容许度为0.001mg/m³。预防以通风、加强个人防护为主。治疗：糖皮质激素可用。此外，予卧床休息、吸氧等对症处理。

疲乏（fatigue） 在劳动过程中人体各器官、系统或全身生理功能和作业能力明显下降的状态。具体表现为反应迟钝、动作灵活和协调性降低、工作差错率增多，并伴有疲乏和无力的主观感觉等。疲劳是一种生理性保护反应。但如长期疲劳不能恢复，就可造成过度疲劳而发展成病理状态。

疲劳骨折（fatigue fracture） 见应力性骨折。

脾（spleen） ①是人体最大的周围淋巴器官。主要由淋巴组织构成，富含血管和血窦。位于左季肋部，在第9至第11肋之间，其长轴与第10肋一致，正常情况下，在左侧肋弓下触不到脾。脾的外面稍隆凸，与膈相贴；内面的中部有一纵裂，即脾门，是神经、血管出入之处。脾的上缘较锐，有2～3个切迹，叫脾切迹。脾大时切迹也不消失，可以触到，借此可确认是脾。脾的边缘区和脾索是滤血的重要结构，含有大量巨噬细胞。脾具有储血、造血、清除衰老红细胞和进行免疫应答的功能。②中医脏腑名。五脏之一。与胃相表里。主运化水谷精微。与胃合为营血化生之源，被称为后天之本；主运化水湿，如脾虚弱，会导致水肿的发生；脾能统血，使血液循行于脉管内而不致外溢；脾主肌肉，开窍于口，其荣在唇，故脾病可从纳食、唇色、肌力和肌肉盈虚等方面反映出来。

脾不统血（spleen failing to manage blood） 中医病机。脾气虚弱，不能统摄血液，血溢脉外的病理变化。多由久病脾虚，或劳倦伤脾等引起。脾具有统摄血液的功能，使血液循经运行，若脾气亏虚，统血无权，则血不循经，血溢于脉外，而见出血诸症。临床表现见便血、尿血、衄血，或妇女月经过多、崩漏等。常伴见食少便溏、神倦乏力、面色无华、舌淡苔白、脉细弱等症。

脾动脉（splenic artery） 腹腔干供应脾及胰腺的分支。腹腔动脉三个分支中最粗大的一个。在腹后壁沿胰上缘左行，分数支经脾门入脾。主要分布至胃体、胃底、大网膜左侧部、胰体、胰尾和脾。

脾肺两虚（asthenia of both spleen and lung） 中医病机。脾主运化。饮食精微之气上输于肺以养全身，二者关系至为密切，故往往互相影响，两脏同病。临床表现为面色少华、手足不温、食少气短、咳喘、咳嗽、短气、痰多、舌淡嫩苔白、脉虚或虚数等。多见于脾气不足而肺气虚者。治以补脾益肺，脾土旺则肺气易复，即为培土生金之法。

脾疳（splenic malnutrition） 其他名称：肥疳、食疳、奶疳。中医病证名。五疳之一。是疳疾中的最基本证候。由脾经蕴郁湿热所致。疳在脾，则面黄身热、腹胀肚大、嗜食泥土、水谷不清、泻下酸臭、困倦、减食、消瘦。有时吐泻，夹有蛔虫等。治以攻积杀虫为主，用集圣丸；积去以后，应调理脾胃，用参苓白术散。

脾梗死（splenic infarction） 由于脾动脉分支被栓子阻塞而发

生脾的局限性凝固性坏死。多为贫血性梗死。许多疾病都可发生，如亚急性细菌性心内膜炎时，心瓣膜血栓脱落而引起，一些脾大的疾患（例如慢性粒细胞白血病、黑热病、疟疾等）也可发生。表现为左上腹或左胸部剧痛，并向左肩臂放射，深吸气时加剧。脾区可听到摩擦音，对诊断有重要帮助。治疗：去除病因。

脾功能亢进（hypersplenism）　简称脾亢。脾脏破坏血细胞的作用过旺和对骨髓抑制的功能过强。是一种综合征。临床表现为脾大，一种和多种血细胞（红细胞、白细胞和血小板）减少，而骨髓造血细胞相应增生，以致发生贫血、感染、出血等。脾切除后血象恢复，症状缓解。多见于门脉性肝硬化如晚期血吸虫病肝硬化等。治疗原发病，必要时可行脾切除。

脾合胃（spleen being connected with stomach）　中医病机。脏腑相合之一。脾和胃同是消化、吸收和输布饮食物及其精微的主要脏腑。脾主运化，胃主受纳腐熟；脾为脏属阴，其性喜燥恶湿；胃为腑属阳，其性喜润恶燥；脾主升清，胃主降浊。二者在功能上互相配合，经脉上互相络属，构成表里关系。由于一纳一运的互相配合，才能完成消化、吸收和输布精微的任务。

脾集落形成细胞（colony forming unit in spleen）　一种由实验方法获得的脾脏的多能干细胞。1961 年德-莫（Till 及 Mc-Culloch）以致死量 X 线照射小鼠，使其造血细胞消失，后从静脉输入同系健康小鼠的骨髓细胞，约 10 天后，在脾脏内形成与移植的骨髓细胞数成比例的灰白色小结节，内含红细胞系、粒细胞系及骨髓巨核细胞系的细胞，称为一个集落。由染色分析，一个集落是同一个母细胞增殖分化而来，此母细胞即为脾集落形成细胞。

脾结核（splenic tuberculosis）　全身粟粒性结核的局部病征，或并发于另一器官结核，如肺结核、肠结核或肠系膜淋巴结结核等。脾结核常与肝结核互为因果，或同时存在。主要表现为脾大，左上腹胀满，以致疼痛，伴全身乏力、体重减轻，间歇性发热。脾大可继发脾功能亢进，巨大脾易外伤破裂。治疗：脾切除术有显效，但手术死亡率较高；抗结核药物治疗；有严重粘连者可放射治疗。

脾静脉（splenic vein）　门静脉的主要属支之一。在脾门处由 2～3 支静脉汇合成的血管。初居脾肾韧带内，行于脾动脉下方，在胰尾、胰体后面的沟内向右行，横过后方的左肾和肾静脉的前面或左肾上腺下极前面，到胰颈后方，以直角与肠系膜上静脉汇合成肝门静脉。

脾叩诊（splenic percussion）　体格检查方法。宜采用轻叩法。正常时在左腋中线第 9～11 肋之间可以叩到脾浊音，其宽度约为 4～7cm，前方不超过腋前线。脾浊音区扩大见于各种原因所致的脾大；脾浊音区缩小或消失见于左侧气胸、胃扩张、鼓肠等。

脾门（hilum of spleen）　脾的脏面凹陷的中央部。是血管、神经和淋巴管出入之处。

脾囊肿（cyst of spleen）　脾脏的囊性肿物。分真性和假性两种。前者囊壁由分泌性细胞组成，如皮样囊肿、淋巴管囊肿或虫囊肿等。后者的囊壁由纤维组织形成，如损伤后血肿、炎症或动脉梗死所致的局限性液化病变等。治疗：小的非寄生虫性脾囊肿不需治疗，大的脾囊肿可行囊肿摘除术、脾节段切除术或脾切除术。

脾脓肿（abscess of spleen）　脾包膜下或实质内积脓。少见。多为全身性感染性疾病的并发症，表现为高热、寒战、左上腹痛、脾大、白细胞增多。X 线及超声波检查有助于诊断。治疗：脓肿切开引流，脾切除术。

脾破裂（rupture of spleen）　脾脏的包膜或脾实质发生破裂。有自发性和外伤性两种。脾破裂尚分为：①中央破裂。②真性脾破裂：脾实质和被膜同时破裂，较常见，可发生腹腔大出血。③被膜下脾破裂：可在伤后 3～5 日至 1 个月后，才发生延迟性脾破裂出血。治疗：手术。

脾气（spleen energy）　中医术语。指脾的精气，即脾的功能或精气。《灵枢·脉度》：“脾气通于口，脾和则口能知五谷矣”。

脾气不升（spleen energy fails to rise up）　中医病机。指脾气虚弱，不能把水谷精微之气上输心肺的病机。脾主升清，故脾气上升则健运。脾气不升，多因脾阳虚、中气不足所致。症见面色不华、眩晕、易汗、短气、食少、倦怠、腹胀、便溏，或见眼花、视蒙、耳聋、食不知味、舌淡嫩、苔白、脉虚缓等。若因湿困食滞以致脾气不升，则见头重如蒙、倦怠、不欲食、腹胀或腹痛、舌苔厚腻、脉沉缓。治须补中益气，升阳益胃。

脾气虚（deficiency of spleen qi）　其他名称：脾气不足、脾胃虚弱。中医病机。多因饥饱失常、忧思劳倦、脾胃受伤所致。可见脾失健运、中气不足、中气下陷、脾不统血。症见腹胀、纳呆食少、倦怠乏力、少气懒言、形体消瘦、面色萎黄等。多见于胃及十二指肠溃疡、贫血、胃神经官能症等。

脾气虚证（syndrome of deficiency of spleen qi）　中医证候之一。脾气不足、运化失职所致，以食少，腹胀、食后尤甚，大便溏泻，神疲肢倦，舌淡苔白，脉缓弱等为常见症。

脾切除后综合征（postsplenectomy syndrome）　脾脏切除后出现的症候群。脾是体内最大的淋巴器官，含有大量的淋巴细胞和巨噬细胞，位于血液循环的通路上，具有滤过血液和产生免疫反应的重要功能，组成了机体防御的第三道防线。脾脏切除后，机体防御功能受损，术后即期很容易发生感染和膈下脓肿，且在术后 2 年内多易罹患败血症（特别是肺炎球菌性的）。其死亡率高，应注意预防感染。

脾切除术（splenectomy）　将脾脏移出腹腔，结扎并切断韧带、血管，摘除脾脏的手术。如脾大或粘连广泛，可先切断胃脾韧带，在胰腺上方结扎脾动脉，然后外移并切除脾脏。用于治疗脾大合并脾功能亢进或脾破裂和脾肿瘤等。

脾切迹（splenic notch）　脾的上缘较锐部有 2～3 个切迹。在脾大时，切迹不消失，可作为触诊的标志。

脾曲切断征（amputating sign of splenic flexure）　肠系膜血管阻塞性疾患的一种 X 线征象。X 线腹部平片结肠曲以前的大、小肠有轻度至中度充气扩大和出现液平，而结肠脾曲以下的结肠无充气与积液。

脾曲综合征（splenic flexure syndrome）　大量气体淤积于结肠脾曲而引起的一系列临床表现。可有左上腹、左季肋区胀痛，多牵涉至下肾骨左旁区、心前区，有时达左颈、左肩、左上臂内侧。注意与心绞痛鉴别，任何挤压左上腹的动作（弯腰、平卧、左上腹加压）均可使前者症状加剧；排气或排便可使之缓解。

脾肾分离征（kidney separated from spleen sign）　在脾后方的腹膜后肿瘤将正常时紧挨在一起的脾和左肾逐渐分离的征象。提示包块来自腹膜后间隙。

脾肾静脉吻合术（anastomosis of splenic and renal vein）　其他名称：脾肾静脉分流术。将门静脉属支脾静脉与下腔静脉属支肾静脉相吻合的手术。常用的术式是脾切除及脾肾静脉端侧吻合术。适用于脾大、脾功能亢进、门静脉高压症。可纠正脾功能亢进，术后肝性脑病发生率低，但降低门静脉压效果较差。

脾失健运（spleen fails to transport and convert）　中医病机。指脾运化功能失常的病机。脾主运化，是指脾具有把水谷化为精微，并将精微物质转输至全身的生理功能。脾的运化功能可分为运化水谷和运化水湿两个方面。脾阳虚则运化失职，不能升清。轻则出现腹胀纳呆、肠鸣、泄泻等消化不良症状；久则面黄肌瘦、四肢无力；若水湿困阻则四肢浮肿，或水泛成痰成饮，产生他痰证或饮证。治以健脾为主。

脾俞（pishu，BL 20）　中医经穴名。属足太阳膀胱经，脾之背俞穴。位于背部，第 11 胸椎棘突下旁开 1.5 寸处。治腹胀、胃痛、呕吐、泄泻、痢疾、水肿、贫血、黄疸等。斜刺 0.3～0.5 寸，禁深刺。艾炷灸 5～10 壮，或艾条灸 10～20min。

脾索（splenic cord）　脾红髓中富含血细胞的淋巴组织条索。脾索互连成网状，与脾窦相间排列，笔毛动脉的终末支多开放于脾索；少数直接入脾窦。正常的血细胞可通过血窦的内皮间隙入血流。脾索是 B 细胞的聚居区，还有许多树突状细胞、T 细胞、浆细胞和巨噬细胞，是滤过血液的主要场所。

P

脾统血（spleen keeps blood flowing inside the vessels）　中医术语。脾的主要功能之一。脾有统摄血液，使之运行于经脉之中，不致外溢的功能。《血证论》："脾阳虚则不能统血，脾阴虚又不能滋生血脉。"脾主中焦，化生营气，营行脉中，血中气摄，脾虚则营气化生不足，影响统摄血液的功能，故会引起某些出血性疾患。

脾胃湿热（dampness-heat in spleen and stomach）　中医病机。指湿热内蕴，中焦气机升降失常，脾湿胃热互相郁蒸。症见脘腹痞满、不思饮食、呕恶、厌恶油腻、体倦身重、身热、口苦、渴不多饮、尿少而黄，甚至面目皮肤发黄如橘子色、舌苔黄腻、脉濡数。多见于黄疸性肝炎或其他急性肝胆疾患。有些皮肤病如湿疹、脓疱疮等也和脾胃湿热有关。治以清热利湿为主。

脾胃虚寒呕吐（vomiting due to asthenia-cold of spleen and stomach）　中医病证名。因脾胃虚寒，胃气上逆而引起的呕吐。症见呕吐反复发作、疲倦乏力、便溏腹胀、喜暖恶寒、面色㿠白、四肢不温、舌淡、脉弱。治宜温中健脾、和胃降逆，可用理中丸。

脾胃阴虚（deficiency of spleen yin and stomach yin）　中医病机。胃阴虚和脾阴虚的综合病机。指脾胃的阴液不足而影响受纳运化。脾与胃相表里，同主后天水谷营养的生化，故胃阴虚亦可引起脾阴虚，出现脾胃阴虚。多由胃病久延不愈，或热性病后期阴液未复，气郁化火导致脾胃阴液耗伤。症见唇燥口干、口淡无味、饮食减少、肌肉消瘦、体倦无力、大便干结、舌红苔少等。多见于各类营养不良症。

脾小结（splenic nodule）　其他名称：脾小体。是构成脾白髓的一部分，其结构与淋巴结内的相似，主要由B淋巴细胞组成。脾小结一侧有中央动脉穿过。健康人脾内的脾小结很少，当抗原由血进入脾内引起体液免疫应答时，脾小结增多。

脾性粒细胞减少症（splenic granulocytopenia）　由于脾大，导致脾功能亢进引起的粒细胞减少。有原发性及继发性两种。前者多见于女性，有反复感染史，脾大，粒细胞轻度减少，骨髓粒系增生，脾切除后粒细胞可迅速恢复；后者常有肝硬化、霍奇金病、系统性红斑狼疮及肿瘤细胞在脾脏浸润等引起脾窦扩大，致使粒细胞迅速破坏以致减少。应以治疗原发病为主。

脾虚（spleen deficiency）　中医病机。①泛指脾之阴阳、气血不足。多因饮食失调、寒温不适、忧思、劳倦过度或久病伤脾所致。症见消瘦面黄、四肢乏力、纳减、食不消化、腹痛、肠鸣、便溏或泄泻、浮肿、便血、崩漏等。治以健脾为大法。②同脾气虚。

脾虚湿困（asthenia of spleen leading to stagnancy of dampness）　中医病机。指脾虚致内湿阻滞的病机。脾主运化水湿，为胃行其津液，脾虚则运化功能低下，引起水湿停滞；水湿的停滞，又反过来影响脾的运化。症见饮食减少、胃脘满闷、大便泄泻、甚或恶心欲呕、口黏不渴或渴喜热饮、肢体困倦、甚或浮肿、舌苔厚腻、脉缓等。治宜健脾祛湿。

脾虚水肿（edema due to asthenia of spleen）　中医病证名。脾阳虚弱所致的水肿。症见全身浮肿、按之没指、脘闷腹胀、纳减便溏、神倦肢冷、小便短少、面色萎黄、舌质淡、苔白腻、脉沉缓。治宜温运脾阳、健脾利水，可用实脾饮。

脾虚痿证（flaccidity syndrome due to asthenia of spleen）　中医病证名。脾虚、气血不足所致的痿证。症见肢体痿软无力，逐渐加重或反复发作，食少便溏、面色不华、神疲乏力、舌淡、脉细弱。治宜健脾益气，可用补中益气汤。

脾虚泄泻（diarrhea due to spleen-asthenia）　中医病证名。指脾气素虚，或病后过服寒凉之品，或饮食不节，劳伤脾胃所致的泄泻。症见大便时溏时泻、水谷不化、稍进油腻即大便次数增多、腹胀、面色萎黄、肢倦乏力、舌淡苔白、脉细弱。治宜健脾益气化湿，用参苓白术散。

脾虚证（syndrome of spleen deficiency）　中医证候之一。脾之气血阴阳不足，运化摄纳功能失职所致，是多种证候的统称。

脾［血］窦（splenic sinusoid）　脾索之间的静脉血窦，相互连接成网。其壁由平行排列的长杆状内皮细胞围成。网状纤维

呈环状围绕，使脾窦成为栅栏状多缝隙的结构。基膜仅存于网状纤维与杆状内皮细胞相贴处，这有利于脾索内的血细胞穿越间隙进入血窦。窦壁附近有较多的巨噬细胞。

脾阳（spleen yang）　中医术语。脾的运化功能及在运化活动过程中起温煦作用的阳气，是人体阳气在脾脏功能方面的反映。如脾阳虚，运化失职，可出现饮食不化、腹胀满、大便溏泄、四肢不温；或痰湿内阻，发生痰饮；或水湿停滞、四肢浮肿等病症。脾阳须命门火的温养，命火不足可引起脾阳虚的病证。

脾阳虚（deficiency of spleen yang）　其他名称：脾胃虚寒。中医病机。因饮食失常、劳倦过度、久病或忧思伤脾等所致。脾气既虚，又兼内寒，故除脾虚见症外，尚可见腹中冷痛、得温痛减、口泛清水、四肢欠温、畏寒喜暖、小便清长、舌淡胖嫩、舌苔白润、脉沉迟等。治宜健脾温中。

脾阳虚证（syndrome of deficiency of spleen yang）　中医证候之一。脾阳虚衰，失于温运所致，以食少、腹胀、腹痛绵绵、喜温喜按、畏冷肢凉、大便溏薄，或下肢水肿，或妇女带下量多，舌淡苔白润、脉沉迟无力等为常见症。

脾阴（spleen yin）　中医术语。①指存在于脾脏的阴液（包括血液、津液等）。②指脾脏本身，与胃阳相对而言，脾脏为阴，胃腑为阳。

脾阴虚（deficiency of spleen yin）　中医病机。指脾气散精不足。脾胃为后天之本，人体各部的濡养，有赖脾气散精输布。若胃阴虚，或脾虚不运，阳损及阴，或饮食营养不足，均可使脾气散精无源而致脾阴虚。临床表现多有胃阴虚症状，并见饥不欲食、肌肉消瘦、体倦乏力等。多见于各类营养不良症。

脾阴虚证（syndrome of deficiency of spleen yin）　中医证候之一。阴液亏损，脾失健运所致，以纳呆、腹胀、便结、体瘦倦怠、涎沫唇干、低热、舌红少苔、脉细数等为常见症。

脾约（spleen constipation）　中医病名。便秘的一种。约，约束之意。这里指脾虚津少、肠液枯燥以致大便艰涩难出的病证。胃中有热、脾阴不足、胃强脾弱、脾之功能为胃热所约束，不能为胃行津液，而肠燥便秘难解。可用润下缓通的麻仁丸治疗。

脾脏损伤（spleen injury）　发生于左下胸、左上腹的闭合性或开放性脾脏创伤。可分为包膜下破裂、中央破裂和真性破裂。粉碎性或累及脾门血管的脾破裂出血量大，可迅速导致休克。B超可确诊。无休克、裂伤较局限、无腹腔脏器合并伤者，可不手术，严密观察。如继续出血（48h内需输血＞1 200ml）或有其他脏器伤，应立即手术。脾脏中心部碎裂、脾门撕裂或合并空腔脏器破裂致腹腔严重污染，应行全脾切除。病理性肿大的脾脏破裂、延迟性脾破裂者，也应切除。

脾［肿］大（splenomegaly）　无论任何体位，正常脾在肋弓下一般是不能触及的，如能触到脾下缘即属脾［肿］大（除脾下垂外）。脾大程度根据病因、病程等而不同。可自左肋缘下刚扪及至几乎占满整个腹腔。引起脾大的原因主要有寄生虫病（如血吸虫病、黑热病、疟疾）、某些传染病（如伤寒、败血症）、肝硬化、白血病、淋巴瘤等。B超图像长径超过10～11cm，厚径大于4cm；CT或MRI显像脾长径超过5个单元，为脾大。临床上，肋缘下刚触及至肋下3cm以内属轻度脾大，3cm至脐水平位置为中度脾大，超过脐水平则为高度脾大或称巨脾。治疗：去除病因。

脾肿瘤（tumor of spleen）　脾脏的肿瘤。分为良性和恶性两种。前者如血管瘤、淋巴瘤、纤维瘤、错构瘤等；后者如淋巴肉瘤、网状细胞肉瘤、纤维肉瘤等。肉瘤生长迅速，常在可触及肿块之前已有扩散。治疗：脾切除术。

脾主后天（spleen determines the condition of acquired constitution）　中医术语。人体出生后的营养、发育，靠脾胃之气吸收水谷精微以供给。故后天之本在脾。营养不良或发育不良，多称之为后天失调。临床上，后天营养失调或因病伤及脾胃，以调理脾胃法治疗，多能获效。

脾主肌肉（spleen has the function to nourish the muscles）　中医术语。肌肉的营养靠脾运化水谷精微而得。脾主身之肌

肉。脾气健运，则肌肉丰盈而有活力。若脾胃有病，消化吸收发生障碍，则肌肉痿软，日渐消瘦。

脾主升清（spleen transports nutrients upwards）　中医术语。升清，是根据脾的运输转化功能而言。清，泛指精微物质，因为脾气能将饮食的精微、津液上输于肺，再输布于其他脏腑器官而化生气血，营养全身。这种运化的特点是以上升为主，所以说脾主升清。如脾气不升，甚或下陷，可以导致泄泻或内脏下垂等症。

脾主四肢（spleen controlling extremities）　中医术语。脾的功能之一。水谷清阳之气由脾气输布，充养四肢，四肢的功能活动，与脾有密切关系。在脾气健运的情况下，全身得到充分的营养供应，四肢活动就有力。临床上脾气虚弱则见四肢乏力、消瘦或浮肿；脾受湿困则见四肢倦怠等，体现脾与四肢的关系。

脾主运化（spleen is responsible for transportation and transformation）　中医术语。脾的主要功能之一。运化包括两方面：一是运化精微，从饮食中吸收营养物质，使其输布于五脏六腑各器官组织。一是运化水湿，促进体内水液的运转和排泄，配合肺、肾、三焦、膀胱等脏腑，继续水液代谢的平衡，如脾气虚弱，不能运化水湿，则可发生大便溏泄、身重肤肿等症。

蜱（tick）　节肢动物。属蛛形纲的寄螨目。分硬蜱及软蜱。我国已记录硬蜱科近 11 种，软蜱科约 10 种。虫体椭圆形，腹背扁平，背稍隆起。成虫体长 2～10mm，吸饱血后可达 30mm，表皮革质，背面或具骨化质板。虫体分颚体和躯体两部分。发育过程分卵、幼虫、若虫和成虫 4 期。传播的疾病主要有森林脑炎、蜱传回归热、蜱媒出血热等。

蜱传回归热（tick-borne relapsing fever）　其他名称：地方性回归热。通过蜱叮咬传播的自然疫源性疾病。以鼠类等啮齿动物为传染源，软蜱为主要传播媒介。发病季节以春夏为多。由于不同地区蜱携带螺旋体不同，故本病有严格的地方性。临床表现为骤起高热，伴全身肌肉、关节疼痛、剧烈头痛、肝脾大等。症状较虱传回归热轻。本病的诊断与治疗与虱传回归热大致相同。

蜱螨目（Acarina）　其他名称：螨目。蛛形纲的一个目。包括蜱类和螨类。头胸腹愈合成一囊状体，分颚体（假头）及躯体。颚体大多从躯体前端伸出，包括口器。生活史有卵、幼虫、若虫和成虫等期，成虫及若虫有足 4 对，幼虫有足 3 对。

蜱瘫痪（tick paralysis）　蜱叮刺吸血过程中唾腺分泌的神经毒素进入宿主体内，使其运动纤维的传导障碍，引起上行性肌肉麻痹，并可致呼吸衰竭而死亡。多见于儿童。如能及时发现，将蜱除去，症状即可消除。

蜱咬伤（bite wound of tick）　人体被蜱咬伤引起的中毒。一般反应不重，可表现为烦躁、易激动、双下肢弛缓性麻痹并上行性发展，腱反射迟钝、吞咽困难，严重者引起呼吸肌麻痹。治疗：去除叮人的蜱（不宜强拔）和对症处理。

匹氨西林（pivampicillin）　其他名称：匹氨青霉素。青霉素类抗生素。氨苄西林的双酯化合物。常用其胶囊剂。抗菌谱见氨苄西林，适用于治疗敏感菌所致的泌尿道感染、慢性支气管炎伴脓痰、细菌性痢疾。青霉素过敏者禁用。

匹勃罗柯托病（piblokto）　北极癔症。主要发生于因纽特妇女的精神异常。

匹考派林（picoperine）　其他名称：吡哌乙胺。中枢性镇咳药。又能缓解支气管平滑肌痉挛。镇咳作用与效果与可待因相当，且无成瘾性，对肠蠕动的抑制作用也弱。适用于感冒、支气管炎、咽喉炎、肺结核等所致的咳嗽，对干咳的疗效尤为显著。

匹克威克综合征（Pickwickian syndrome）　见肥胖低通气综合征。

匹罗卡品（pilocarpinum）　见毛果芸香碱。

匹米诺定（piminodine）　其他名称：去痛定。强麻醉性镇痛药。白色结晶性粉末，无臭，味稍苦，略溶于水，溶于乙醇。作用与吗啡相似，比哌替啶强。用于手术前给药，胆囊炎合并结石、胰腺炎、癌等引起的剧痛。能成瘾，不宜长期使用。

匹莫林（pemoline）　其他名称：苯异妥英。中枢神经系统兴奋药。药理作用与哌甲酯相似，但作用强、缓慢而持久。用于治疗注意缺陷多动障碍、轻性抑郁症、发作性睡病、遗传性过敏性皮炎。孕妇、哺乳妇女慎用。肝肾功能不良者禁用。

匹莫齐特（pimozide, opiram）　其他名称：哌迷清。二苯丁酰哌啶类抗精神病药。有较好的抗幻觉和抗妄想作用，并能促使慢性退缩被动的病人活跃起来。锥体外系反应不明显。临床用于治疗急、慢性精神分裂症。

匹维溴铵（pinaverium bromide）　胃肠解痉药（钙拮抗药）。治疗与肠易激综合征有关的腹痛、排便紊乱、肠道不适，以及与肠道功能性疾患有关的疼痛，并可用于钡灌肠前准备等。用于合并前列腺增生、尿潴留和青光眼的肠易激综合征病人。制剂：片剂。儿童禁用。孕妇及哺乳期妇女慎用。

痞满（feeling of fullness in chest or upper abdomen）　中医病证名。自觉胸脘痞塞填满，外观无胀急之形。属虚证者由中气不足，不能运化而成；属实证者，可由食积、痰结、湿阻，以及外感热病误用下法，而邪结于胃脘所致。

痞气（epigastric mass）　中医病证名。①中医古病名。指脾之积。多因脾虚气郁、痞塞不痛、留滞积结而成。症见胃脘部有肿块、状如覆盘，消瘦无力，日久不愈，可发黄疸。②指气痞。胸前痞满不舒的症候。多由伤寒误下、病邪不得外解、浊气结而未散所致。

偏侧肥大（hemihypertrophy）　其他名称：偏身肥大。身体一侧过分生长所引起的先天性发育畸形。临床表现为患侧眼及瞳孔增大，胸腹器官增大，肢体粗长，血管、肌肉、骨骼肥大，皮肤粗厚，毛发增多等。治疗：偏侧肥大无法控制。一侧下肢过长可于适当年龄行干骺固定术。

偏侧肥大综合征（hemihypertrophy syndrome）　身体的一侧较另一侧明显肥大的综合征。男性多见，生后即出现，逐渐发展直到骨骼发育完全为止，右侧常见。典型症状为上下肢、外生殖器及躯干的左右不对称，患侧可伴多指、血管瘤等。治疗：发育成熟后行矫形术。

偏侧面肌痉挛（hemifacial spasm）　其他名称：半面痉挛。一种原因不明的半侧面部表情肌肉呈不自主性节律性抽搐。多见于中年人或老年人。抽搐时发时停，与情绪及脑干病变有关。治疗：一般使用镇静剂、理疗、针刺或面神经酒精注射疗法；顽固不愈者可试用微血管减压术或面神经分支切断术。

偏侧舞蹈症（hemichorea）　其他名称：血管性半侧舞蹈症。一侧肢体的大幅度、无目的、无一定方向的不随意运动。也可见手的不自主动作，有时病人故意多活动肢体掩饰症状。常见的病因是基底节区小动脉梗死。

偏光显微镜（polarization microscope）　主要用于观察研究物质微观细结构的光学性质。根据光线通过某物体时，光的性质和进路是否因照射方向而改变，而将物质的光学性质分别称为单折光性（各向同性）和双折光性（各向异性）。例如骨骼肌纤维、心肌纤维、骨骼等具有双折光性，可用偏光显微镜观察研究。

偏枯（hemiplegia）　其他名称：偏风、半身不遂。中医病证名。多由营卫俱虚，真气不能充于全身，邪气侵袭于半身偏虚之处所致。症见一侧上下肢痿废不用，或兼疼痛，久则患肢肌肉枯瘦，神志无异常变化。多属中风后遗症。

偏历（pianli, LI 6）　中医经穴名。属手阳明大肠经。手阳明经之络穴。位于前臂背面桡侧，当阳溪穴与曲池穴连线上，距阳溪穴上 3 寸处。治目赤、鼻衄、耳鸣耳聋、咽痛、口眼歪斜、癫疾等。直刺 0.3～0.5 寸。艾炷灸 3～5 壮；或艾条灸 5～10min。

偏利共生（commensalism）　见共栖。

偏盲（hemianopsia）　视野一半失明或视力缺损。偏盲分为同侧偏盲或异侧偏盲、有黄斑回避和无黄斑回避。系因颅内病变侵犯视路引起。治疗需去除致病因素。

偏身肥大（hemihypertrophy）　见偏侧肥大。

偏态分布（skew distribution）　偏离对称的变量值的频数分

布。偏态分布可分为正偏态分布和负偏态分布。频数分布图的高峰偏于左侧，长尾向右侧延伸，为正偏态分布；相反，若高峰偏于右侧，长尾向左侧延伸，则称为负偏态分布。医学资料多为偏态分布，而且正偏态居多。呈偏态分布的资料，有些可通过变量代变为正态。

偏瘫（hemiplegia）　其他名称：半身不遂。一侧上下肢、面肌下部和舌肌的运动障碍。常为一侧锥体束损害所致。病损部位可在大脑皮质、皮质下白质、内囊、脑干和脊髓。大脑运动区皮质或其附近白质损害时，对侧偏瘫多不完全或呈单瘫形式。内囊病损时，由于锥体束纤维在内囊部位极为集中，因此常导致病变对侧上、下肢完全瘫痪和对侧面下半部与舌肌的瘫痪。一侧脑干病损时，由于损害未交叉的皮质脊髓束或已交叉的皮质延髓束或脑神经核而引起对侧半身偏瘫和病变同侧相应脑神经麻痹。病损在一侧颈脊髓柱时，可出现病损侧的偏瘫。偏瘫的原因：以大脑和脑干血管性病变为多见，其次为颅脑损伤、脑肿瘤、脑炎、脱髓鞘病等。针对病因进行治疗。

偏瘫步态（hemiplegic gait）　其他名称：划圈步态。半身瘫痪病人行走时的步伐状态。由于患侧膝关节伸直，脚向跖侧屈曲而内翻，为避免脚尖拖地，故在行走时先将下肢外展而后内收，造成如同用脚划圈。

偏头痛（migraine）　①头痛开始表现为一侧眶上、眶后或额颞部位的钝痛，强度增长时具有搏动性质，而后持续为一种剧烈的固定痛，并扩展至整个半侧头部，甚至上颈部的疾病。病人面色苍白，常伴有恶心、呕吐，头痛通常为一整天，常为睡眠所终止。头痛前往往有前驱症状，且多为双侧性，一般青春期发病，多有家族性。血中组胺稍有增高而 5-羟色胺（5-HT）显著降低。治疗：发作时应安静休息，酌情使用麦角咖啡因、舒马普坦、皮质类固醇等。②其他名称：偏头风、边头风。中医病证名。头痛偏于一侧者。其痛多在颞部或头角连目，或左或右，或左右交替。病因较多，多属肝经风火上扰所致。其痛暴发如闪电，剧痛难忍。治宜清肝平肝、通络止痛。

偏执狂（paranoia）　在个性缺陷的基础上受刺激而产生的持久、固定、系统的妄想。较罕见。发病缓、病程长，无精神衰退。最常见的是夸大妄想、被害妄想或躯体异常妄想。病人常极端敏感、多疑、性情暴躁和度量狭小。治疗：对兴奋冲动者可给予镇静药物。

偏执型人格障碍（paranoid personality）　人格障碍的一种类型。主要表现为猜疑多心，成天提防被人欺骗。生性固执、自信、喜争辩，又显得过于敏感，使人觉得难以相处。治疗：不易矫正，心理治疗说服解释可能有帮助。

偏执性精神病（paranoid psychosis）　以持久偏执妄想为特点的一组疾病的总称。其狭义系指偏执狂、偏执状态、妄想痴呆和更年期偏执。治疗：参照精神分裂症。

偏执状态（paranoid state）　以迫害妄想或夸大妄想为特征的一种慢性精神病。其妄想不如真正偏执狂妄想那么有系统、有逻辑，也不如精神分裂症反应时的妄想那么离奇杂乱。情感与妄想观念相符合，无智力缺陷，少有幻觉。病程长短不一，精神衰退较少。

胼胝（callus）　①俗称"老茧"。皮肤物理性疾病之一。手掌或足底因长期摩擦或压迫引起的局部皮肤的保护性增厚。扁平或隆起，边缘不明显，质地坚硬，呈暗黄色，表面皮纹清晰可见，局部汗液分泌减少，感觉迟钝，可有轻度压痛。无需治疗，或温水浸泡后用刀片修削。②中医皮肤病之一。足底部长期受压或摩擦，局部气血运行不畅，引起局限性表皮角质增生，多见于掌跖突起部位，患处皮肤增厚，以内为甚，触之坚硬或有疼痛，边缘不清，表面多光滑，呈黄白色或淡黄褐色。治疗可用刀削后敷水晶膏，或用修脚术切除，并可配合外用生半夏末浸水调搽。

胼胝体（corpus callosum）　大脑纵裂底部连合大脑两半球新皮质的纤维组织。在正中矢状切面上，胼胝体自前向后分为嘴、膝、干和压部。

胼胝体变性（corpus callosum degeneration）　见马-比二氏病。

胼胝体运用不能症（callosal apparaxia）　胼胝体前部损伤产生的运动不能症。病人不能按照医生的话运用左手，这是由于胼胝体前部损伤，使得右半球的额叶皮质不能再获得从左半球的前额叶传来的、按照语言要求来动作的命令。

胼胝形成-食管癌综合征（tylosis-carcinoma of esophagus syndrome）　掌跖角化过度及食管鳞癌为主要特征的常染色体男性遗传病。常见于 30～60 岁。表现为手掌、足底角化过度，伴食管癌的症状。治疗：食管癌可手术、放疗、化疗等。

胼胝性溃疡（callous ulcer）　指较大较深伴有瘢痕形成的慢性良性胃溃疡。钡剂造影所形成的龛影大小在 1.5～2cm，深度不超过 1cm 的扁平龛影。其口部有一圈较宽的透明带围绕，边缘清楚整齐，常伴有周围黏膜皱襞纠集征象。因为龛影较大较深需要与恶性溃疡鉴别。

片剂（tablet）　有固定剂量的固体制剂。由一种或多种药物与赋形剂混合经压片机加压制成。呈扁平或上下呈弧形凸起的圆片状。近年来，又出现异形片剂和多层片等。供内服。分为压制片、包衣片、口含片、舌下片、嚼用片、长效片、多层片、泡腾片、微囊片、植入片、注射用片、眼用溶液片等。

片剂重量差异容限（tablet weight variation tolerance）　为保证片剂含量准确所规定的每片之间的重量差异的限度。为衡量片剂含量的指标。对此各国药典均有规定。

片山综合征（Katayama syndrome）　血吸虫卵及多脏器所致的一组病征。虫卵沉积在肝脏与肠壁，造成肝纤维化与肠黏膜的溃疡及息肉等。表现为发热、头痛、腹痛、腹泻、呼吸困难，失语、瘫痪、肝脾大、腹水、贫血及低蛋白血症等。治疗：对症处理，药物驱虫。

片吸虫病（fascioliasis）　是由片吸虫（肝片吸虫与大片吸虫）偶然寄生于人体肝、肠所引起的疾病。临床表现视感染虫数和寄生部位而不同，如肝区疼痛、腹痛、胸痛、贫血、血小板减少、不规则发热、荨麻疹等。粪便与十二指肠液中检出肝片吸虫卵确诊。治疗：以硫氯酚（硫双二氯酚）为首选，吡喹酮有效。

片仔癀（pian zai huang）　其他名称：八宝片仔癀。中医成药名。清热解毒剂。组成：麝香、牛黄、田七、蛇胆等。功能清热解毒、消肿止痛。用于肝炎、耳炎、眼炎、牙龈肿痛、咽喉肿痛、乳蛾、烫伤、金疮伤痛、挫伤、扭伤、蜂或蛇咬伤、疔疮、无名肿毒及发热。外用冷开水调化涂患处。

漂浮主动脉征（flotation sign of aorta）　腹膜后病变在 CT 扫描图像上的表现。腹主动脉正常是紧靠于腰椎前面，两者之间仅以前纵韧带、左腰静脉、脂肪组织和主动脉后淋巴结相隔。在 CT 扫描图像上，主动脉、主动脉后或主动脉旁的病变可引起腹主动脉前移，而呈现此征。

飘尘（suspending dust，floating dust）　粒径小于 $10\mu m$ 的可长期飘浮于空气的固体颗粒。来源于自然界及工业生产。是大气污染主要评价指标。飘尘易吸入体内，引起慢性阻塞性肺疾病，且可吸附有害气体和液体，引起不同系统的疾患，并能降低大气透明度，影响太阳辐射。我国大气卫生标准规定飘尘日平均最高容许浓度为 $0.15mg/m^3$，一次最高容许浓度为 $0.5mg/m^3$。

漂白粉（bleaching powder，chlorinated lime）　其他名称：含氯石灰。将氯气通入消石灰而成。为白色粉末，有氯臭。属强氧化剂。具有杀菌作用，常被用于饮水、废水、污水的消毒、除臭以及控制藻类等水生生物繁殖。新鲜漂白粉有效氯含量在 28%～35%，易受潮湿、日光、二氧化碳、温度等因素的影响而降低有效氯含量。故保存应注意防潮、防热、避光，密封于不透光的容器中。

漂白粉精（calcium hypochlorite）　漂白粉的精制品。是将氯气通入石灰乳中制成的白色片剂。有效氯含量比漂白粉高约一倍，为 60%～70%。它性质较稳定，易保存，且携带方便。用途同漂白粉。

漂白粉硼酸溶液（chlorinated lime and boric acid solution）　其他名称：优琐溶液。卤素类消毒药。组成：漂白粉和硼酸。刺激性小，可用于冲洗化脓病灶，对气性坏疽和铜绿假单胞菌感染有效，也可用于湿敷创面防腐。须在冷暗处避光保存，存放 2 周即变质，不宜再用。

嘌呤（purine, Pu, Pur）　杂环化合物。无色晶体。广泛存在于生物体中，其衍生物腺嘌呤和鸟嘌呤是核酸的重要组成部分。

嘌呤核苷磷酸化酶（purine nucleoside phosphorylase, PNP）　系统名：嘌呤核苷：正磷酸核糖基转移酶。一种戊糖基转移酶。催化嘌呤核苷与正磷酸作用生成自由嘌呤及核糖-5-磷酸的反应。该酶对腺苷催化活性低。先天性缺损此酶可导致低尿酸血症。

嘌呤核苷磷酸化酶缺乏症（purine nucleoside phosphorylase deficiency, PNP deficiency）　嘌呤核苷磷酸化酶基因突变，导致胞内鸟核苷代谢障碍，多种中间代谢产物在淋巴细胞内积聚并产生胞毒作用，表现为以 T 细胞功能障碍为主的联合免疫缺陷。属重症联合免疫缺陷病。临床表现为反复或慢性肺部感染，口或皮肤白念珠菌病和慢性腹泻，重症进行性水痘，没有特征性的骨骼异常。除反复感染外，血和尿中尿酸含量明显减少是发现本病的主要线索。

嘌呤核苷酸（purine nucleotide）　嘌呤核苷的磷酸酯。碱基部分由嘌呤衍生物构成的核苷酸。视磷酸的连接部位不同，可以有嘌呤 2′-核苷酸（2′-嘌呤核苷酸）、嘌呤 3′-核苷酸（3′-嘌呤核苷酸）或嘌呤 5′-核苷酸（5′-嘌呤核苷酸）三种。

嘌呤核苷酸的补救合成（purine nucleotide salvage synthesis pathway）　利用体内游离的嘌呤或嘌呤核苷，经过简单的反应过程合成嘌呤核苷酸。其中通过两种特异性不同的酶，即腺嘌呤磷酸核糖转移酶（APRT）和次黄嘌呤-鸟嘌呤磷酸核糖转移酶（HGPRT）参与补救合成 AMP、IMP 和 GMP。

嘌呤核苷酸的分解代谢（purine nucleotide degradation, purine nucleotide catabolism）　经一系列酶的作用，嘌呤核苷酸分解生成尿酸的过程。主要在肝脏、小肠及肾脏中进行，是体内嘌呤分解的主要途径。嘌呤核苷酸的分解代谢亢进可致血中尿酸浓度升高，导致关节内尿酸结晶沉积从而引起痛风。

嘌呤核苷酸循环（purine nucleotide cycle）　利用腺苷酸再生合成的途径进行氨基酸脱氨的循环过程。氨基酸转氨生成的天冬氨酸，与肌苷酸作用生成腺苷酸，再由腺苷酸脱氨酶催化脱氨而回到肌苷酸，从而促进氨基酸脱氨。体内氨基酸脱氨基的这一反应，主要在肌肉组织中进行。

嘌呤碱（purine base）　核酸分子中的嘌呤类化合物。主要包括腺嘌呤（A）、鸟嘌呤（G）两种。腺嘌呤和鸟嘌呤在脱氧核糖核酸（DNA）和核糖核酸（RNA）中均存在。嘌呤碱中第 9 位氮原子和戊糖的第 1 位碳原子以 C-N 糖苷键相连形成核苷，核苷再与磷酸形成磷酸酯，即为核苷酸。

嘌呤能神经（purinergic nerve）　存在于胃肠道的以腺嘌呤化合物为递质的自主神经节后纤维。细胞体位于肠壁欧氏丛内。有人发现其也可能是肽能神经。

嘌呤能纤维（purinergic fiber）　指末梢释放嘌呤类物质的自主神经节后纤维。在自主神经节后纤维末梢释放的递质中，除了去甲肾上腺素和乙酰胆碱外，尚有嘌呤类物质腺苷三磷酸。也有人认为这类纤维是肽能纤维，末梢释放的是肽类化合物。

贫血（anemia, hyphemia）　人体外周血红细胞容量减少，低于正常范围下限，不能运输足够的氧至组织而产生的综合征。临床上以血红蛋白（Hb）量、红细胞（RBC）数及血细胞比容（Hct）来反映贫血程度。国内男性成人 Hb<120g/L，女性成人 Hb<110g/L 作为诊断标准。贫血是由多种不同原因或疾病引起的一系列共同症状，不是一种独立疾病。贫血的原因有 3 类：①红细胞生成减少（缺乏造血物质或骨髓造血功能障碍）；②红细胞破坏过多（溶血性贫血）；③急慢性失血。贫血的症状有乏力、皮肤黏膜苍白、头晕、眼花、心悸、气急等。贫血诊断分为三步：①贫血及其程度的确立；②属于何种贫血综合征；③病因诊断。应针对病因治疗，在诊断未明确前，勿滥用抗贫血药物，以免延误诊断。

贫血面容（anemia face）　一种不正常的病态面容。表现为皮肤、黏膜苍白，舌质色淡，心悸气短，表情乏力，少言懒语。见于各种贫血。

贫血性梗死（anemic infarct）　其他名称：白色梗死。病理学术语。局部含血量少、颜色灰白、处于贫血状态的梗死。多发生于心、肾、脾等组织结构比较致密、侧支循环不很丰富的器官，有时也发生于脑。早期，梗死灶周边的正常组织形成明显的充血和出血带，颜色暗红，界限清楚。后期，坏死细胞崩解呈均质颗粒状。陈旧性梗死灶表面下陷，充血带消失，可见肉芽组织和纤维瘢痕形成。

贫血性心脏病（anemic cardiopathy, anemic heart disease）　长期严重的慢性贫血所引起的心脏增大和/或心功能不全。临床表现取决于贫血的严重程度，当血红蛋白低于 70～75g/L 时，出现症状；低于 45～60g/L 时，症状加重。表现为心悸、气短、心动过速、心脏杂音、脉压增大及水冲脉，有时有心绞痛或阵发性呼吸困难。贫血发展缓慢者症状不明显。单纯贫血性心脏病在贫血纠正后，其心血管异常可完全消失，预后良好。有心力衰竭者按心力衰竭处理。

贫血痣（nevus anemicus）　一种先天性功能失调而发生的皮肤淡色斑。常在出生时或婴幼儿期出现，好发于面、上胸和背部，表现为界限性圆形、椭圆形或线形的白色斑，单个或多个不规则地成群分布，可终生存在，无需治疗。

频发性期前收缩（frequent premature beat）　心脏期前收缩次数每分钟 6 次以上或反复出现者。

频发性停搏（frequent arrest）　心脏停搏次数每分钟 3 次以上者。

频率（frequency）　①在振动中，单位时间内物体所作的完全振动的次数。②在波动中，单位时间内波动前进距离中完整波的数目。物体每秒振动一次时，或每秒波动前进距离中只有一个完整波时，频率为 1 赫兹（Hz）。

频率反应式起搏器（rate responsive pacemaker, RRP）　其他名称：频率适应性起搏器。一种单腔或双腔的生理性人工心脏起搏器。在运动负荷情况下，可根据机体代谢情况而改变起搏频率。应用不同的生理、生化指标作为起搏频率变化的感知参数，目前体动与 Q-T 间期、体动与呼吸两种联合的频率应答方式已开始应用于临床。

频率响应特性（frequency response character）　心电图机输出波形的振幅，随着输入信号频率的变化而变化的特性。如果此项性能好，则应对心脏电流的最高频率（约 50 周/s）和最低频率（约 1.3 周/s）均能做到同样的放大和记录。

频率依赖性房室传导阻滞（rate-dependent atrioventricular block）　其他名称：心率依赖性房室传导阻滞。是发生在希氏束的心率依赖性传导阻滞。当一侧束支出现了完全性传导阻滞，而对侧束支发生了心率依赖性传导阻滞时，则随心率的增减而出现房室传导阻滞。

频率依赖性预激综合征（rate-dependent preexcitation syndrome）　心率的快慢对预激图形的重现和消失起决定性作用的预激综合征。

频率抑制现象（frequency restrain phenomenon）　自律性的优势控制现象产生是由于高频起搏点的兴奋侵入低频起搏点，而抑制了后者兴奋的形成，其实质是频率抑制现象。故后者成为无效起搏点。

频率优势控制规律（law of rate preponderance control）　见单一心律规律。

频率指标（rate index, rate）　其他名称：率。某种现象发生的频率或强度。计算公式：率＝发生某现象的观察单位数/可能发生某现象的观察单位总数×比例基数。式中比例基数可以是 100％、1 000‰、100 000/10 万等，依习惯，使算得的结果保留一两位整数。应注意计算观察单位不等的几个率的平均率时，不能将几个率直接相加求其平均率；计算频率指标时，分母不宜过小；对样本率的比较应遵循随机抽样原则，要作假设检验。

频谱形态（appearance of frequency spectrum）　心动周期中各部位的血流速度与血流方向不时地改变，其频谱曲线也不断变化的情况。正常二尖瓣口或三尖瓣口血流，在收缩期基本静止，舒张早期与舒张晚期血流增快，呈现典型向上双峰曲线。肺动脉瓣口或主动脉瓣口在收缩期有大量血流快速通过，故呈现向下的三角形或圆弧形曲线。通过这些不同的频

P

谱形态可以了解血流速度变化的类型，根据频谱形态的变异可以推测出血流动力学有无异常。

频数分布（frequency distribution）　变量值按大小分组，各个组段内变量值个数（频数）的分布。如测得某市 110 名 7 岁男童身高（cm），将数据按统计要求分组（一般组段数取 8～15 个），用划记等方法归纳出落在各个组段的个数，即得频数分布表。据此可了解数据分布的规律。频数分布表可用加权法计算均数及标准差，并可制作频数分布图。

频移幅度（amplitude of frequency shift）　在频谱曲线上，频移波形在纵坐标上的数值大小。频移公式中指出，频移大小即幅度高低与血流速度成正比，故其幅度高低即可推知速度的快慢。曲线上某点距零线越远，代表速度越快；距零线越近，代表速度越慢。测试单位有两种，一种以频移数值千赫（kHz）表示，另一种是代入公式换算为米/秒（m/s）。

频域分析（frequency domain analysis）　分析心室晚电位的方法。它对伴有室内传导阻滞的诊断很有意义。

品他密螺旋体（Treponema carateum）　人类品他病的病原体。通过与病损皮肤直接接触传播，主要累及皮肤。潜伏期 1～3 周，首先在皮肤上出现小的瘙痒性丘疹，几乎遍及全身。继而丘疹扩大、融合、脱屑，为Ⅰ期品他疹。3～12 个月后出现Ⅱ期品他疹，色素变深。常在 1～3 年发生Ⅲ期品他疹，表现为皮损部色素减退，甚至呈白瓷色斑。最后皮肤结痂、变形。特点是不累及黏膜，无全身症状，不累及中枢神经系统和心血管。微生物学检查与梅毒相似。

品系（strain line）　起源于共同祖先的一个群体。①在遗传学上，一般指自交或近亲繁殖若干代后所获得的某些遗传性状相当一致的后代。②在作物育种学上，指遗传性状比较稳定一致而起源于共同祖先的一群个体，品系经比较鉴定，优良者繁育推广后，即可成为品种。③在家畜育种学上，指来源于同一卓越系祖（公畜）的高产畜群，它们具有与系祖相类似的特征和特性，并且也符合该品种的标准。④在微生物学上，又称菌株、菌系、小系，一般指单一菌体的后代。

牝疟（algid malaria）　其他名称：寒疟。中医病名。疟疾之一。以寒多热少或但寒不热为特征的疟疾。治宜辛温达郁。

乒乓球样骨折（ping-pong-ball like fracture）　婴幼儿颅的凹陷骨折。采取手术治疗方法，在骨折边正常颅骨部位钻孔，伸入骨撬，即可撬起。

乒乓球运动员肩过度外展综合征（hyperabduction syndrome of table tennis player）　周围神经的微细损伤。系肩外展过劳引起。表现为尺神经麻痹，伤部在胸小肌止点，该部蒂内尔（Tinel）征（＋），肩外展 180° 头向患侧倾时尺神经分布区出现麻窜感。停止训练后可自愈。

平（calm, plain）　中药四气之一。寒、热、温、凉界限不明显，药性平和，作用较平缓，调养脾胃、益气生津等功能的药性。例如，山药性平，药性和缓，可用于气虚、阴虚、脾虚、肾虚等多种虚证。

平补平泻（uniform reinforcing-reducing）　其他名称：调和法。中医针刺补泻法之一。指调和气血、平衡阴阳的补泻方法。进针得气后，均匀地施用提插、捻转等手法，起到中等刺激作用而出现针感。古以先泻后补法为平补平泻。治疗虚实不太显著或虚实兼有的病证。

平喘药（antiasthmatics）　抑制支气管痉挛，改善肺通气，防治哮喘症状发作的药物。可分为 β_2 受体激动剂（如沙丁胺醇等）和茶碱类（如茶碱、二羟丙茶碱）。

平刺（transverse needling）　其他名称：横刺、沿皮刺。中医毫针刺法之一。针刺时针身与皮肤表面呈 15° 左右沿皮刺入。此法适用于皮薄肉少、下有骨骼的腧穴，如头部、胸骨部等。透穴时亦常用。

平顶型室性期前收缩（plateau type of ventricular premature beat）　一种 QRS 波群明显增宽畸形，顶端呈平台状改变的室性期前收缩。此种期前收缩多属病理性。

平端（blunt end, flush end）　在某些限制性切核酸酶作用下产生的 DNA 片段末端不具有伸展的单链片段，具有完整的碱基对，这种 DNA 分子的末端称为平端或钝端。

平端连接（blunt end ligation）　应用 DNA 连接酶将两个平端 DNA 分子连接起来的技术。这种连接过程所需的 DNA 和连接酶浓度均高于黏性末端 DNA 分子间的连接。

平肝（calming the liver）　中医术语。用平肝药物（如钩藤、天麻、赤芍、白芍、菊花、蒺藜、地龙等）以治疗肝阳偏亢的方法。应用本法时，多与滋阴、潜阳、养肝、解痉等法并用。

平肝息风（suppressing hyperactive liver for calming endogenous wind）　其他名称：潜阳息风。中医治法。治疗由于肝阳上亢而引动内风的方法。病人头部掣痛、头晕目眩、口眼㖞斜、肢体发麻或震颤、舌头发硬、舌体偏斜抖动、语言不清，甚至突然昏倒、手足拘急或抽搐，苔薄质红，脉弦。可用钩藤、天麻、白蒺藜、菊花、地龙、珍珠母、牡蛎、石决明等药。

平衡电位（equilibrium potential）　电生理学名词。即钾离子平衡电位。细胞在安静时细胞内钾离子浓度远大于细胞外，而且细胞膜对钾离子有通透性，故钾离子由细胞内向细胞外进行易化扩散。但是膜内侧带负电的有机酸根离子不能随之透出。如此从浓度差而产生的钾离子的外移使膜两侧产生了外正、内负的电位差。此电位差将成为阻碍钾离子继续外移的电势能差。当膜内外使钾离子移动的浓度差与阻碍钾离子外移的电势能差达到平衡时，不再有钾离子的净移动。此时膜两侧稳定于一定数值的电位即为钾离子的平衡电位。

平衡器（equilibrator, balancer）　其他名称：位觉器。维持身体平衡的器官。它由内耳中的骨半规管即前骨半规管、后半规管和外半规管，以及前庭器官的球囊和椭圆囊共同构成。3 个半规管是感受旋转变速运动的，而椭圆囊和球囊则是感受直线变速运动的器官。

平衡膳食（balance diet）　见合理膳食。

平衡盐溶液（balanced salt solution）　指溶液的电解质含量和血浆内含量相仿的溶液。目前常用的平衡盐溶液有两种，为乳酸钠和复方氯化钠溶液（1.9% 乳酸钠溶液 1/3 和复方氯化钠溶液 2/3）和碳酸氢钠和等渗盐水溶液（1.25% 碳酸氢钠溶液 1/3 和等渗盐水 2/3）。平衡盐溶液用于治疗缺水更符合生理要求，可以避免输入过多的氯离子，并对酸中毒的纠正有一定帮助。

平衡运动（balance exercise）　其他名称：大运动。运动发育分为大运动和细动作。大运动包括颈肌和腰肌的平衡性活动。由于颈后肌比颈前肌发育早，所以 3 个月时先俯卧位抬头，后仰卧位拉起双手时，头颈与躯干能维持在一个水平上；4 个月扶坐抬头很稳并能自由活动；6～7 个月能独坐；7～8 个月会爬；8 个月挽扶能站立；10 个月独站和扶车走；12～14 个月能独走；2 岁能双脚离地跳，一手扶栏杆下楼；2～3 岁会跑；4～5 岁能奔跑。

平衡障碍（equilibrium disturbance）　一种走路摇晃、站立不稳的病症。常见的原因是前庭神经和小脑的损害。如注射链霉素、庆大霉素、卡那霉素等损害前庭神经时，病人头晕、走路摇晃、歪斜，睁眼站立尚可，闭目则难立。小脑病变时，走路蹒跚，形如醉汉，睁眼也站不稳，同时还有共济失调症状、指鼻不准及眼震等。

平滑肌（smooth muscle）　由平滑肌细胞组成的肌组织。肌细胞（即肌纤维）呈梭形，长度不一，平均为 $200\mu m$。细胞核一个，位于细胞中央，细胞质均匀，含有肌原纤维，但无横纹。分布于动脉和静脉壁、膀胱、子宫、生殖道、消化道、呼吸道、眼睛的睫状肌和虹膜等器官壁的肌层，其收缩功能具有缓慢、持久和不随意等特点。

平滑肌瘤（leiomyoma）　平滑肌组织的良性肿瘤。最多见于子宫，其次为胃肠道。肉眼观呈灰红色，切面有包膜，并可见编织状纹理。镜下，瘤组织由形态比较一致的梭形平滑肌细胞构成，比正常平滑肌细胞略大，细胞排列呈束状，互相编织，核呈长杆状，同一束内的细胞核常排列成栅状，核分裂象少见。

平滑肌肉瘤（leiomyosarcoma）　平滑肌组织发生的恶性肿瘤。罕见。可发生于胃肠、子宫，也可见于四肢深部、皮下、大网膜及肠系膜、静脉壁等处。典型者肉眼观为一个球形结节，质硬，无包膜。切面灰白色或灰褐色，呈鱼肉样，伴有出血或坏死灶。镜下，主要由长的、大小较一致的梭形细胞构成，核为杆状，两端钝圆，有核分裂象，胞质淡红，有时见巨细胞、带状细胞和大小不一的卵圆形或多角形细胞，亦可排成栅状状。

平滑肌细胞膜受体（receptors on smooth muscle membrane）平滑肌细胞膜上的受体有乙酰胆碱 M 型受体、肾上腺素 α 型和 β 型受体。M 受体兴奋引起平滑肌收缩，α 受体兴奋时平滑肌收缩，而 β 受体兴奋时平滑肌舒张。有些平滑肌细胞膜上存在 ATP 受体，当其兴奋时，引起平滑肌舒张。

平肩畸形（flat shoulder）斜方肌瘫痪的主要体征之一。让病人站立，脱去上衣。检查者从其背后观察其肩胛状态，若肩胛骨外移、下垂，病人不能耸肩、臂不能上举，则为平肩畸形。本征阳性可诊断斜方肌瘫痪。

平静呼吸（normal respiration）其他名称：正常呼吸。机体安静状态下的呼吸。包括吸气和呼气两个过程。主要由吸气肌（膈肌和肋间肌）节律性舒缩所引起。吸气是由于吸气肌收缩所引起的主动过程；呼气则是由于吸气肌舒张而引起的被动过程。

平均病床工作日（average work days of hospital bed）每一张病床在一定时期内平均工作了多少日。用以衡量病床的利用情况。平均病床工作日＝实际占用总床日数/平均开放床位数，式中分子为每日夜间 12 时统计的实际占用的病床数，包括实际占用的临时病床在内。

平均病床周转次数（average hospital bed turnover rate）反映医院病床周转快慢程度的指标。医院在一定时期（通常为 1 年）内平均每张病床的周转病人数。计算公式为：

$$平均病床周转次数＝\frac{一定时期内出院病人数}{同期内平均开放病床数}$$

平均病床周转次数越高表示病人流动得越快。

平均动脉压（mean arterial pressure）一个心动周期中动脉压的平均值。心室收缩和舒张时，动脉血压达最高或最低值分别为收缩压和舒张压，它们的差值是脉压。但由于心动周期中动脉压的不断变化，而且收缩期往往比舒张期短，因此平均动脉压不能简单地用收缩压和舒张压之平均值表示，一般简单地将平均动脉压计算成舒张压加 1/3 脉压或 1/3 收缩压加 2/3 舒张压。正常值小于 12.0kPa（90mmHg）。

平均红细胞容积（mean corpuscular volume，MCV）每个红细胞的平均体积，以飞升（fl）为单位。参考值：手工法 82～92fl（82～92μm^3），血细胞分析仪法 80～100fl。

平均红细胞血红蛋白量（mean corpuscular hemoglobin，MCH）每个红细胞内所含血红蛋白的平均量，以皮克（pg）为单位。参考值：手工法 27～31pg，血细胞分析仪法 27～34pg。

平均红细胞血红蛋白浓度（mean corpuscular hemoglobin concentration，MCHC）每升血液中平均所含血红蛋白浓度以克/升（g/L）表示。参考值：320～360g/L（32%～36%）。

平均每日门诊人次（average daily outpatient-time）反映医院门诊工作量和居民对门诊服务利用情况的指标。平均每日门诊人次＝门诊诊疗总人次/期内实际工作日（次/d）。

平均皮肤温度（mean skin temperature）在体表不同区域选定的测试点所测定的皮肤温度分别乘以各该区占全身体表面积的比例系数后相加之和。根据选定的测试点数目不同可有 10 点法、8 点法、6 点法、4 点法和 3 点法之分。如 4 点法的计算公式为：$\overline{T}s＝0.2（T_{小腿}＋T_{大腿}）＋0.3（T_{胸}＋T_{上臂}）$，0.2 或 0.3 分别为该区占体表总面积的比例系数。$T_{小腿}$表示小腿部位的皮肤温度，余者类推。

平均人次门诊医疗费用（medical charge of average outpatient-time）某医院一定时期内各科门诊医疗费用总数与门诊总人次数之比。可反映一次门诊医疗费用的水平及变动趋势。平均人次门诊医疗费用＝门诊医疗费用总额/期内门诊人次数。

平均数（mean）一组同质变量值的代表值。它常用于描述一组同质计量资料的集中趋势，反映一组观察值的平均水平，或者为一个分布的平均位置，故亦称位置指标。可用于组间的分析比较，常用的平均数有算术均数、几何均数和中位数

等，在实际工作中应按资料的性质和分布情况，选用适当的平均数作为代表值。

平均体温（average body temperature）指机体深部的平均温度而言。通常以直肠、口腔和腋窝等部位的温度来代表。国内一般按摄氏度法进行记录。各部位体温测得的正常值是：肛测法为 36.5～37.7℃，口测法为 36.3～37.2℃，腋测法为 36～37℃。

平均向量（mean vector）将无数个变动着的瞬间心电向量综合成一个向量，以说明该向量在一个总的时间内的平均大小和方向。

平均心电轴（average electrical axis of heart）整个心室去极化过程中各瞬间额面 QRS 综合向量的总和。整个心脏在去极化和复极化过程中的每一瞬间都产生许多小电偶向量。将这些小向量综合起来则形成瞬间综合心电向量。广义地说，心房去极化、心室去极化或心室复极过程中所产生的各瞬间综合向量均称为心电轴。其中心室去极化所产生的瞬间综合心电向量称为 QRS 电轴。若在心室去极化过程中，按时间顺序将各瞬间 QRS 综合向量综合起来，就称为平均 QRS 电轴。由于心电轴位于空间，临床上常采用平均额面 QRS 电轴。

平库斯（H）Ⅰ型综合征［Pinkus（H）Ⅰ syndrome］其他名称：纤维上皮肿瘤综合征。主要由纤维细胞和小黑细胞巢构成的皮肤病变。多在腹部或腰部出现，为生长缓慢、无蒂、硬实的淡红色肿瘤。常伴脂溢性角化病或/和基底细胞癌。治疗：手术。

平库斯（H）Ⅱ型综合征［Pinkus（H）Ⅱ syndrome］其他名称：外分泌炎性硬结综合征。以炎性硬结为特点的皮肤病变。中年后发病，无临床症状，常于趾部形成孤立肿瘤，扁平无蒂，表面平滑或轻微钙化，偶见血管及溃疡形成，大小由数毫米到数厘米。治疗：手术。

平流层（stratosphere）大气圈中位于对流层之上高度为 10～90km 的部分。此层中大气多以水平流动，温度较恒定。于 40～50km 高度处有臭氧层存在，它可吸收短波紫外线（200～300nm）而使地球生物及人类免受其危害。

平脉（normal pulse）①其他名称：常脉。中医脉诊内容之一。正常的脉象。脉来有胃气、有神、有根，即和缓有力、从容有节、不快不慢，频率大约为每次呼吸搏动 4 次（相当于每分钟搏动 70～75 次），并随年龄、生理活动和气候环境的不同而有相应的变化。②即辨别脉象。

平面关节（plane joint）其他名称：微动关节。关节的一类。关节面曲度很小，接近平面。关节面大小互相一致，可做微小的回旋和滑动。如骶髂关节等。

平面视野计（campimeter）眼科检查法。用于中心视野检查，检查中央 30°范围以内的视野（其中黄斑部为 3°～10°）。通常先做周边视野计检查后，再用平面视野计细致地检查视野中心部分。该平面视野计屏为 $1m^2$ 的黑色屏，在它上面以不明显的条纹按照视角的正切，每 5°画一个同心性圆圈，眼与视野屏之间的距离为 1m。该项检查可比周边视野放大 3 倍，便于查出较小的中央视野缺损。

平片（plain film）利用人体内部的自然对比（不用对比剂）所摄制的 X 线照片。

平斯征（Pins sign）心包积液征。左肩胛下区闻及支气管呼吸音及叩诊浊音。在左胸疼痛的病人，若取膝胸卧位时胸痛减轻或消失即为此征阳性。当胸膜受心包炎刺激出现炎症时，壁胸膜和脏胸膜因相互摩擦而产生疼痛。取胸膝卧位时，心包膜内液体因重力下移，使脏壁两层胸膜之间分离，不再摩擦，故疼痛缓解。

平酸腐败（flat sour putrefaction）指罐头的内容腐败变质，酸度增高，但不产气，罐头外表无异常表现的腐败变质。致平酸腐败的微生物为平酸菌。主要是由生产中不严格遵守操作规程和卫生要求，使食品受到细菌污染或杀菌未达到应有效果，残存有细菌和芽孢，当罐头储存于较高温度下，微生物得以生长繁殖而造成。平酸腐败的罐头应予废弃。

平坦活动（flat activity）其他名称：电沉默现象。各种频率的脑电活动均有不同程度的抑制。见于大脑严重损害或各种

原因引起的昏迷病人。

平坦型糖耐量曲线（curve of smooth glucose tolerance test）空腹血糖降低，口服葡萄糖后血糖上升也不明显，2h血糖仍处于低水平状态。常见于胰岛β细胞瘤、肾上腺皮质功能亢进症、腺垂体功能减退症。也可见于胃排空延迟、小肠吸收不良等。

平胃散（powder for regulating the function of stomach）　中医方剂。①《太平惠民和剂局方》方。组成：陈皮、厚朴、苍术、甘草、生姜、大枣。功能燥湿运脾、行气和胃。治湿阻脾胃，症见脘腹胀满、不思饮食、口淡无味、呕哕恶心、肢体沉重、苔白厚腻等。②《三因极一病证方论》方。组成：厚朴（去皮，姜制炒）、射干（米泔浸）、升麻、茯苓、芍药、枳壳（麸炒）、熟大黄、炙甘草。为粗末，水煎，空腹服。治胃实热、口唇干、呕哕烦闷、大小便秘涩，以及热病后，余热不降，蓄于胃中，四肢发热、口渴、胸满、无汗。

平消胶囊（pingxiao jiaonang）　中医成药名。肿瘤用药。另有制剂：片。组成：郁金、仙鹤草、五灵脂、白矾、硝石、干漆、枳壳、马钱子粉。一定程度上能够缓解肿瘤引起的症状、缩小瘤体、抑制肿瘤生长、提高人体免疫力、延长病人生命。可与手术治疗、放疗、化疗同时进行。

平行收缩（parasystole）　见并行心律。

平行通道（parallel pathway）　见反复通道。

平阳霉素（bleomycin A_5）　其他名称：平阳星、争光霉素A_5。抗肿瘤抗生素药。用于头颈部鳞癌、恶性淋巴瘤、乳腺癌、食管癌、鼻咽癌等。对肺、子宫颈及皮肤的鳞癌也有效。制剂：盐酸平阳霉素注射剂。孕妇禁用。出现肺炎样病变时停药。

平足症（flat foot）　其他名称：平底足、扁平足。因维持足弓的韧带和肌腱过劳而松弛，致使正常的足弓减低或塌陷。常见于过度负重和长期站立的人，也有少数病例属于先天性的。此症影响足部的支持作用，并因足底的血管和神经受到挤压，使足肿胀、疼痛，甚至小腿前面肌肉发生痉挛，妨碍正常功能。适当减轻劳动负重和改变工作时的体位可以预防。治疗：穿特制的矫形鞋、使用足底垫、实施医疗体育来矫治。严重者可在麻醉下施行手法矫形和石膏固定，仅偶尔需要手术矫形。

苹果酱现象（apple jelly phenomenon）　鼻前庭及鼻周围皮肤有大小不等高出皮肤的结节，呈苹果酱色。由人或牛结核分枝杆菌引起的皮肤损害。是鼻寻常狼疮（结节型）的重要体征。

苹果酸（malic acid）　其他名称：四碳羟基二羧酸。①为三羧酸循环的中间产物。是四碳的羟基丁二酸。在苹果酸-天冬氨酸循环中也起重要作用。它可脱氢为草酰乙酸，脱水为延胡索酸。②参与线粒体内膜的二羧酸载体运输和三羧酸载体运输，后者使柠檬酸得以逸出线粒体，用于合成代谢。③参与乙醛酸循环。

苹果酸-草酰乙酸循环（malate-oxaloacetate cycle）　生物氧化的两种比较常见的穿梭系统之一。常见于肝脏与心肌组织中。胞质中的还原型烟酰胺腺嘌呤二核苷酸（NADH）在苹果酸脱氢酶的作用下，将2个氢移交给草酰乙酸，生成苹果酸。苹果酸能穿过内膜进入线粒体，随即在线粒体中的苹果酸脱氢酶的作用下，再脱下2个氢变成草酰乙酸。这一过程所释放的2个氢则由NAD+接受而变成NADH+H+，并通过呼吸链氧化产生3分子ATP。上述所生成的草酰乙酸必须在谷草转氨酶的作用下转变成天冬氨酸与α-酮戊二酸才能逸出线粒体，并在转氨酶作用下再转变成草酰乙酸而完成整个往返过程。

苹果酸-天冬氨酸穿梭（malate-aspartate shuttle）　胞质中的NADH在苹果酸脱氢酶的作用下，使草酰乙酸还原成苹果酸，后者通过线粒体内膜上的α-酮戊二酸转运蛋白进入线粒体，而后在苹果酸脱氢酶的作用下重新生成草酰乙酸和NADH。草酰乙酸经谷草转氨酶的作用生成天冬氨酸，后者经酸性氨基酸转运蛋白运出线粒体再转变成草酰乙酸，继续进行穿梭。这一穿梭过程称为苹果酸-天冬氨酸穿梭。它主要存在于肝和心肌中。

屏蔽防护（shielding protection）　在辐射源和人体之间放置屏蔽物以吸收或反射辐射线的一种防护措施。高频电磁场的场源屏蔽通常用铝、铜等金属板或网包围辐射源，以吸收和反射电磁场能量并通过接地装置将吸收的能量变为感应电流引入地下，以防二次辐射。在屏蔽微波设备中，应在金属表面覆盖一层能吸收微波的材料，如生胶和羰基铁的混合物、多孔性生胶和石墨粉的混合物等，可避免工作人员受到较多反射波的照射。当屏蔽壁的反射不影响辐射器的工作时，用板状金属反射屏蔽可达良好效果。

泼尼松（prednisone）　其他名称：强的松。半合成的肾上腺皮质激素。广泛应用的免疫抑制药。用于各种急性严重细菌感染、严重过敏性疾病、结缔组织病、风湿病、肾病综合征、严重的支气管哮喘、血小板减少性紫癜、粒细胞减少症、急性白血病、恶性淋巴瘤、各种肾上腺皮质功能不全症、剥脱性皮炎、天疱疮、湿疹等。制剂：片剂。高血压、糖尿病、胃与十二指肠溃疡、精神病、骨质疏松症、青光眼等病人慎用。妊娠妇女禁用。结核病、急性感染病人必须同时给予有效的抗感染药。长期服用药物时不可突然停药，应逐渐减量至停药。

泼尼松龙（prednisolone）　其他名称：氢化泼尼松、强的松龙。半合成的肾上腺皮质激素。作用同泼尼松。用于过敏性与自身免疫性疾病。抗炎作用较强，而水盐代谢作用很弱，不适用于原发性肾上腺皮质功能不全症。制剂：片剂；注射剂；混悬剂，关节腔或软组织内注射。

珀金线（Perkin line）　其他名称：珀金四方形、珀金方格。供骨科诊断的标记。正位骨盆X线影像上通过两侧髋臼顶的水平线与通过髋臼唇的垂线。是诊断先天性髋关节脱臼的辅助线。两线垂直相交，将髋关节分为4个区。正常股骨头位于内下区，髋关节脱臼时位于上外区，不完全脱臼时位于内上区，有脱臼体质者位于外下区。

破窗效应（broken windows effect）　一种社会心理效应。建筑物上的一块玻璃被打破后，如果没有及时修复，很快就会有第二块玻璃被打破。这个效应说明，人们很容易受到周围环境的暗示性诱导，建立好的环境，形成好的风气非常重要。发现有问题、有错误，就应及时矫正和补救，以免导致更严重的后果。

破骨细胞（osteoclast）　由多个单核细胞融合的能溶解骨盐、吸收骨质的细胞。胞体巨大，直径$10\sim20\mu m$，多核，胞质弱嗜碱性或嗜酸性，含大量线粒体及溶酶体，常贴附于骨组织吸收的部位，能释放溶酶体及乳酸，并可缓慢移动。

破故纸（Fructus Psoraleae）　见补骨脂。

破裂（rupture）　器官或组织由于某种原因（如着力增加）而失去其连续性。如心脏因心肌梗死后心室壁变薄，可发生破裂，常引起死亡。

破裂性出血（bleeding from rupture）　心脏或血管的破裂引起的出血。原因有：①损伤：如切创、刺创、枪创等。②侵蚀：如溃疡、炎症或肿瘤等侵蚀周围组织的血管。③心脏或血管壁的病变，如主动脉瘤或心肌梗死病灶，有时发生破裂导致出血。

破裂性思维（incoherence of thought）　病人在意识清楚的情况下，思维联想过程破裂，缺乏内在意义上的连贯性和逻辑性。病人说的每句话都可能是正确的，但上句话与下句话之间缺乏连续性和条理性。此类症状系精神分裂症所具有的特征性思维障碍。

破膜（rupture of membrane）　指胎膜破裂。可分为自然破膜与人工破膜。前者多在临产后宫口近开全时胎膜破裂；后者系人工将胎膜刺破（引产时，或为了促进产于活跃早期宫口扩大3.0cm时）。如破膜时尚未临产者又称胎膜早破，此为妊娠期并发病，易引起早产、产时感染和胎儿窘迫及新生儿窒息。

破气（relieving the stagnancy of vital energy with potent drugs）　中医治法。理气法之一。指能够疏利气机、破除郁滞积结之气的治疗方法。具有这种作用的破气药有青皮、槟榔、大腹皮、枳实等。

破伤风（tetanus） 破伤风梭菌在化脓菌感染的伤口中繁殖、产生外毒素所引起的中枢神经系统暂时性功能性改变。多于伤后 6～10 天发病，新生儿多在生后 7 天左右发病。细菌芽孢经皮肤和黏膜的伤口或新生儿通过脐带侵入人体、产妇因消毒不严的人工流产而感染。主要症状有张口困难，甚至牙关紧闭，面部呈苦笑表情，颈项强直，因腰背部及腹部肌肉紧张收缩呈现角弓反张状。受光线、声响、振动或触碰等刺激，可发生全身骨骼肌强直及阵发性痉挛。严重者可发生喉痉挛窒息、肺部感染和衰竭。治疗：应采取综合治疗措施，包括处理伤口，消除毒素来源；用破伤风抗毒素中和游离毒素；用镇静、解痉、催眠药控制和解除痉挛及防治并发症。一般在病愈后可获得较牢固的免疫性。

破伤风痉挛（tetanospasm） 由破伤风梭菌毒素致脊髓中间神经元的损害所引起的肌痉挛。表现为持续性强直性痉挛。可呈受伤附近处的肌强直或侵及下颌、咀嚼肌、竖脊肌等而表现为颈项强硬、牙关紧闭、角弓反张，并伴有肌肉剧烈的疼痛。

破伤风痉挛毒素（tetanospasmin） 破伤风梭菌所产生的一种毒性很强的外毒素。由十余种氨基酸组成的蛋白质，分子量约为 6.7 万，性质不稳定，易被酸、碱、高温等破坏。它对脑干神经细胞和脊髓前角神经细胞有高度的亲和力，注入体内经一定的潜伏期后，可引起机体发生中毒性痉挛。因注射部位和量的不同可引起全身或局部痉挛强直。其作用机制可能是封闭了脊髓末梢，阻抑了神经元之间正常抑制性冲动的传递。

破伤风抗毒素（tetanus antitoxin，TAT） 其他名称：破伤风抗毒血清。一种能中和破伤风外毒素的免疫血清。对伤口污染严重而又未经过基础免疫者，皮肤过敏试验阴性后可立即注射精制破伤风抗毒素进行被动免疫作为紧急预防，剂量为 1 500～3 000 单位。人抗破伤风免疫球蛋白则无需做皮试，一次肌内注射 250 单位。特异性治疗使用抗毒素。对已发病者应早期使用大量（20 万单位）TAT，近年来认为小剂量也有相似疗效。

破伤风抗毒素过敏试验（TAT allergy test） 注射破伤风抗毒素前，必须常规进行过敏试验，以免发生过敏反应。方法是：抽 0.1ml 抗毒血清加 0.9ml 等渗盐水稀释，然后用稀释液 0.05～0.1ml 于前臂屈侧作皮内注射，另一侧前臂注入同量等渗盐水作对照，观察 15～30min，如注射破伤风抗毒素处出现直径超过 1cm 的红肿硬块，则为阳性，应进行脱敏注射法。

破伤风抗毒素脱敏注射法（injection for desensitizing tetanus antitoxin） 每隔 20min 注射一次。第一次，抗毒血清 0.1ml 加生理盐水 0.9ml；第二次，抗毒血清 0.2ml，生理盐水 0.8ml；第三次，抗毒血清 0.3ml，生理盐水 0.7ml；最后，余量加生理盐水到 1ml。

破伤风抗毒血清（antitetanic serum，tetanus antitoxin，TAT） 见破伤风抗毒素。

破伤风溶血素（tetanolysin） 破伤风梭菌所产生的能溶解红细胞的外毒素。对热不稳定，易氧化灭活。其溶血作用可被相应的抗体中和。用其免疫动物亦可产生抗溶血素抗体。该毒素与破伤风痉挛症状无关。

破伤风梭菌（Clostridium tetani） 破伤风的病原菌。为革兰氏阳性厌氧芽孢杆菌。芽孢正圆形，位于菌体一端，呈鼓槌状。芽孢抵抗力强，在土壤中可存活数十年。人受外伤后芽孢随土壤、尘埃等污物进入伤口，如遇厌氧环境（伤口深、有出血坏死、缺氧或伴有其他化脓菌感染等情况）芽孢发芽成繁殖体，产生痉挛毒素。毒素经血液、淋巴等上行到脊髓、脑干神经细胞，使上、下神经元间的抑制性冲动受阻，出现屈肌和伸肌同时强烈痉挛性收缩，病人出现牙关紧闭、吞咽困难、角弓反张，甚至窒息死亡。注射精制破伤风类毒素可预防。儿童注射白-百-破三联疫苗可预防。受伤后肌内注射精制破伤风抗毒素（TAT）1 500～3 000U，可紧急预防。治疗：早期主张使用大量（20 万 U）以上 TAT，近年来认为小剂量也有相似疗效。用药前做皮肤过敏试验，

必要时用脱敏注射法。

剖腹产术（cesarean section） 见剖宫产术。

剖腹探查（exploratory laparotomy） 诊断和治疗腹腔疾病的一种方法。主要用于经过各种检查后仍不能明确病变的性质和范围而需用手术治疗的病人。其目的在于直接观察下确定诊断，并当场决定是否进行手术治疗及其手术方式。在剖腹探查前必须慎重考虑可能发现的情况，以及手术的可能性和危险性，并应充分做好手术前的一切准备工作。

剖宫产儿综合征（baby by caesarean syndrome） 剖宫产出生的新生儿突然出现一系列缺氧表现，如发绀、呼吸困难、呕吐等。表现为呼吸抑制、肺透明膜病、无功能适应性变化，不出现压挫综合征。治疗：保持呼吸道通畅，吸氧，供给足够液体和营养物质。

剖宫产率（cesarean rate） 每百名产妇中进行剖宫产的人数。剖宫产率＝剖宫产人数/期内产妇总人数×100％。

剖宫产术（cesarean section） 原称剖腹产术。切开腹壁和子宫壁取出胎儿的手术。适用于产妇骨盆狭小、胎儿太大、胎位不正或母儿病情严重、需要迅速终止妊娠者。剖宫产术一般采用子宫下段切开取胎。将来再妊娠的分娩方式，应根据当时具体情况而定。

剖宫产子宫切除术（cesarean hysterectomy） 剖宫产取出胎儿后随即进行子宫切除的手术。适用于子宫并发严重的感染、植入性胎盘或胎盘早期剥离并发子宫卒中、术中发现子宫收缩乏力性严重出血、其他处理方法无效、合并多发性子宫肌瘤等。术式可根据子宫颈有无病变决定进行全子宫切除术还是次全子宫切除术。操作要细致、准确，以免引起损伤和出血，因为妊娠期组织脆弱及血管扩张迂曲。

剖宫取胎术（cesarean section） 指非足月妊娠所采用的剖宫产术。适用于：采用其他引产方法失败或同时要求做输卵管结扎手术；因患子宫疾病要求终止妊娠同时做子宫切除术者。患有急慢性病或全身性疾病不能耐受手术者为禁忌。手术步骤与子宫体剖宫产术相似，术中应特别注意防止子宫内膜异位症的发生。

剖胸肺组织活检（thoracotomy for lung tissue biopsy） 适用于性质不明的弥散型肺浸润病变。作前胸或腋部肋间短切口进胸，切除病变。怀疑肺癌的病人若冷冻切片确诊，同期施行肺切除术。

剖胸探查（exploratory thoracotomy） 诊断和治疗胸部疾病的一种方法。主要用于经过各种检查后仍不能明确病变的性质和范围而估计需用手术治疗的病人。其目的在于通过直接观察病变或辅以快速病理切片等检查，以确定诊断，并当场决定是否进行手术治疗。剖胸探查前，应充分考虑到手术中可能遇到的各种诊断和治疗情况，并做好相应的准备工作。

扑动（flutter） 其他名称：震颤。比阵发性心动过速频率更快的主动性异位心律，节律规则而匀齐。可发生于心房或心室。

扑动波（flutter wave） 心电图上心房扑动波称为 F 波，是不对称、负波部分明显的锯齿状波。其形态固定，有时 F 波与 P 波类似，也可与 ST 段和 T 波相重叠，形成 F 波阙如的假象。心室扑动波是基线的连接波动，振幅较固定、较规则，其顶端和下端均呈钝圆状，无法区别正、负波，也无法区别 QRS 与 ST-T。

扑感冒片（chlorphenamine and APC tablet） 复方解热镇痛药。组成：阿司匹林、非那西丁、咖啡因、马来酸氯苯那敏。具有解热镇痛作用，且有一定的抗过敏作用。适用于发热、头痛、神经痛、牙痛等。

扑尔敏（chlorpheniramine，chlortrimeton） 见马来酸氯苯那敏。

扑米酮（primidone） 其他名称：扑痫酮。抗癫痫药。用于癫痫大发作及精神运动性发作。制剂：片剂。严重肝肾功能不全者禁用；卟啉症和对苯巴比妥过敏者禁用。

扑蛲灵（pyrinium embonate，pyrivium pamoate） 见恩波吡维铵。

扑疟喹（plasmoquinum） 其他名称：扑疟母星。抗疟药。黄

色或橙黄色粉末，无臭，味苦，遇光色变深，不溶于水，溶于乙醇、丙酮。用于控制疟疾的复发和传播。毒性较大，有胃肠道反应，急性溶血性贫血，视、听运动障碍，严重贫血者忌用。

扑痛酮（primidone） 见扑米酮。

铺路石征（cobble-stone sign） 春季卡他性结膜炎病人睑结膜表面密集的乳头增生的征象。由于凹凸不平，状似铺路石。

葡聚糖（glucosan, glucan） 其他名称：右旋糖酐。由葡萄糖组成的一种聚糖。具有较高的分子量，白色粉末，加入水中即可产生很强的右旋性。医药上用作代用血浆。

葡聚糖凝胶（dextran gel） 一类常用的生化分离工具试剂。具有多孔性三度网状结构的高分子化合物。由葡聚糖（右旋糖酐）加入交联剂环氧氯丙烷通过醚键相互交联聚合而成。用作分离和提纯蛋白质、多糖、酶、核酸、激素、氨基酸、肽和抗生素等。品种很多，可根据其网孔大小选择使用。

葡聚糖微球（dextran microsphere） 可降解微球的一种。已制成的有：丝裂霉素葡聚糖微球、顺铂葡聚糖微球、多柔比星羧甲基化葡聚糖微球等。制备简单。

葡醛内酯（glucurolactone） 其他名称：葡糖醛酸内酯、肝泰乐、葡醛酯。能降低肝淀粉酶的活性，阻止糖原分解，使肝糖原量增加，脂肪贮量减少，故可用于治疗急慢性肝炎、肝硬化等。也可用于食物中毒、药物中毒及关节炎等结缔组织病。制剂：片剂、胶囊剂、注射剂。

葡醛酯（glucurolactone, glucurone） 见葡醛内酯。

葡糖胺（glucosamine） 其他名称：氨基葡糖。含葡萄糖的氨基糖。它是聚乙酰氨基糖的组成成分，存在于无脊椎动物组织中。

葡糖苷酶抑制药（glucosidase inhibitor） 在消化道中阻滞多糖水解，减慢葡萄糖的生成和吸收，从而避免餐后血糖急剧上升的降血糖药。可单用或与其他降糖药联用。

葡糖脑苷脂（glucocerebroside） 一种含有等摩尔数量的脂肪酸、葡萄糖和鞘氨醇或其衍生物的中性糖脂。在一种因葡糖脑苷脂酶缺乏所致戈谢病患者体内有逾量积累。

葡糖醛酸（glucuronic acid） ①由葡萄糖第 6 个碳原子被氧化而产生的酸。能与带羟基的化合物缩合成糖苷化合物，又能与酸缩合成酯（如胆红素葡糖醛酸酯）。这些复合物均有较强的水溶性，易于排出体外。②体内的重要解毒物质。在肝内与毒物结合为水溶性高且无毒的葡糖醛酸结合物从尿中排出，具有保肝及解毒作用。临床用其钠盐、口服、肌内注射或静脉给药。适用于传染性肝炎、肝硬化、慢性肝功能障碍、食物及药物中毒、风湿性关节炎等。

葡糖醛酸胆红素（bilirubin glucuronide） 在肝脏内胆红素的丙酸基与葡糖醛酸分子酯化而形成的化合物总称。主要是双葡糖醛酸胆红素，还有少量单葡糖醛酸胆红素。这种结合型胆红素可增加胆红素的溶解度，利于胆红素随胆汁排出。

β-葡糖醛酸酶（β-glucuronidase） 在小肠催化胆红素葡糖醛酸酯水解，并释放出胆红素的酶。某些侵入胆道或胆囊的细菌也有此酶，致使形成胆红素结石。在结缔组织中，此酶能催化硫酸皮肤素及硫酸肝素相应的糖苷键水解。

葡糖醛酸内酯（glucuronolactone, glucurone） 见葡醛内酯。

葡糖醛酸途径（glucuronate pathway） 从 6-磷酸葡萄糖开始，经 UDP-葡糖醛酸生成葡糖醛酸的代谢途径。在葡糖代谢中仅占很小一部分，其主要生理功能是生成 UDP-葡糖醛酸，用以合成透明质酸等重要的蛋白聚糖及作为生物转化最重要的结合剂。

葡糖酸（gluconic acid） 葡萄糖的醛基被氧化为羧基生成的衍生物。常以内酯形式存在，可与钙离子结合，有助于钙吸收。6-磷酸葡糖酸是戊糖途径的中间产物。例如，葡萄糖经 IO⁻ 作用产生的葡糖酸内酯，在碱性条件下即可形成此酸。这是一个醛糖的特异反应，可用来鉴别酮糖。

葡糖氧化酶（glucose oxidase） 一种氧化酶，能催化葡萄糖氧化成葡糖酸并产生过氧化氢，是一种含有两分子 FAD 的黄素蛋白，此酶最初从点青霉（Penicillium notatum）分离得到。催化葡萄糖氧化δ内酯。从青霉分离得到的葡糖氧化

酶有很高的活性。

葡萄膜缺损（coloboma of uvea） 眼科疾病。葡萄膜的先天异常。分为虹膜、睫状体及脉络膜缺损 3 种。睫状体缺损较少见。葡萄膜缺损是在胚胎发育过程中视杯下侧及视裂下方的胚胎裂闭合不全所形成。常见位置在下方。虹膜缺损形成尖向下的梨形。特点是瞳孔缘的色素边缘和瞳孔括约肌一直由瞳孔缘沿缺损部延续到角膜缘。脉络膜缺损时视网膜色素上皮及脉络膜一起缺损呈灰白色，边缘整齐，视网膜血管位于其上。脉络膜缺损处视网膜萎缩易形成裂孔而导致视网膜脱离。

葡萄膜炎（uveitis） 葡萄膜也称色素膜，包括虹膜、睫状体和脉络膜 3 部分。葡萄膜炎为常见的眼病之一。病因复杂。常见原因：①感染，细菌经外伤或手术创口直接进入眼内，由邻近眼组织的炎症蔓延所致，以及从身体其他部位的感染灶转移而来；②免疫因素，一般认为多数非特异性内因性葡萄膜炎与免疫有关；③中毒与刺激；④外伤反应性及伴有全身非感染性疾病。按炎症部位可分为前、后、周边及全葡萄膜炎。治疗：主要是局部及全身应用皮质类固醇治疗。

葡萄球菌败血症（staphylococcal septicemia） 由各种葡萄球菌侵入血液循环而引起的急性全身性感染。致病菌中以金黄色葡萄球菌致病力最强。常从体表化脓性病灶侵入血流，引起寒战高热、各种皮疹（红斑、脓疱疹和猩红热样疹）和关节肿痛。易发生迁徙性化脓灶。血和脓灶检出细菌可确诊。治疗：青霉素、头孢菌素、氨基糖苷类抗生素合用。

葡萄球菌败血症样综合征（staphylococcal septicemic syndrome） 指金黄色葡萄球菌败血症中产生一种酷似脑膜炎球菌败血症样的临床表现。这是由于金黄色葡萄球菌的某些菌株激活补体和凝血系统所致。临床上以发热、感染性休克、神志改变和弥散性血管内凝血（DIC）为主要表现，继而可发生心脏瓣膜损害或其他迁移性病灶。脑脊液检查多核白细胞增加。当上述表现存在，从局部和脑脊液涂片中查不出脑膜炎球菌时，用耐酶半合成青霉素类、头孢菌素类治疗。

葡萄球菌 A 蛋白（staphylococcal protein A，SPA） 细菌细胞壁上的一种表面蛋白。90％以上的金黄色葡萄球菌株有此抗原。SPA 可与人类 IgG 的 Fc 段发生非特异性结合。结合后 IgG 分子的 Fab 段仍然保持同相应抗原分子发生特异性结合的特性。采用含 SPA 的葡萄球菌作为载体，可开展简易、快速的协同凝集试验，广泛应用于多种微生物抗原的检出。SPA 与 IgG 结合后的复合物具有抗吞噬、促细胞分裂、损伤血小板和引起超敏反应等多种生物学活性。

葡萄球菌肺炎（staphylococcal pneumonia） 由葡萄球菌感染引起的化脓性肺部感染。感染途径有吸入性和血源性两种。前者常见于长期吸烟、慢性阻塞性肺疾病病人，也易发生于长期使用广谱抗生素所致菌群失调、放射治疗或抗癌化疗使免疫功能低下等病人；后者发生于皮肤疖痈、创口感染、各种手术、烧伤和内镜检查等病人。临床表现首先有寒战、高热、皮肤出血、脾大等周身中毒症状，而后出现咳嗽、胸痛、咳粉红色乳样或脓性痰等。X 线胸片近周边有多发小片状中间透光的阴影，痰、血培养有金色葡萄球菌生长有助于诊断。治疗：新型Ⅱ青霉素、头孢菌素类药等。

葡萄球菌感染（staphylococcal infection） 由葡萄球菌所致的感染。较常见。特别是金黄色葡萄球菌，由于其耐药菌株增多，可引起许多重要脏器的严重感染。金黄色葡萄球菌开放病灶的病人及带菌者是医院内感染的主要传染源。它通过皮肤裂伤、毛囊、汗腺等侵入敏感组织后，大量繁殖，产生各种毒素和酶，造成人体损害。临床表现有肺炎、心内膜炎、肝脓肿、脑脓肿、急性化脓性骨髓炎、小肠结肠炎、皮肤感染等。诊断除依据临床症状外，取各种标本进行涂片或培养，分离出病原体可确诊。分离的致病菌应立即做凝固酶及药敏试验，并选择有效抗生素进行治疗。

葡萄球菌脑膜炎（staphylococcal meningitis） 由葡萄球菌引起的化脓性脑膜炎。本病多见于新生儿，常于出生后 2 周以

后发病。糖尿病病人亦易发生。多因脑膜附近组织葡萄球菌感染，如脑膜外脓肿、脑脓肿、颅骨骨髓炎、中耳炎、乳突炎及面部疖痈所致的海绵窦炎等直接扩散或脓肿破裂所致。起病多急骤，临床表现及脑脊液改变与其他化脓性脑膜炎相似，发热伴持久而剧烈的头痛，颈项强直更明显，发病初常出现皮肤黏膜瘀点、斑点、猩红热样皮疹和荨麻疹样皮疹及小脓疱等。脑脊液为化脓性改变，血培养、脑脊液涂片及培养获得致病菌有助于诊断。治疗选用大剂量青霉素、苯唑西林、红霉素等。

葡萄球菌皮肤软组织感染（staphylococcal soft-tissue infections of skin） 多数为金黄色葡萄球菌，少数为表皮葡萄球菌感染。主要表现为疖、痈、毛囊炎、脓疮、脓疱疮、天疱疮、外耳炎、睑腺炎、伤口感染、海绵窦血栓形成、压疮感染等。防治：保持皮肤清洁完整；做好消毒隔离；合理使用抗菌药物；必要时手术引流。

葡萄球菌溶素（staphylolysin） 其他名称：溶血霉素。致病性葡萄球菌能产生多种溶素，是损伤细胞膜的毒素。按抗原性不同，可分为 α、β、γ、δ 等，对人类有致病作用的主要是 α 溶素。

葡萄球菌食物中毒（staphylococcal food poisoning） 进食含金黄色葡萄球菌及其所产生的肠毒素污染的食物引起的急性疾病。被污染的食物常为淀粉类（剩米饭、面粉或面食等）、乳类、乳制品、鱼、肉、蛋类等。本病夏、秋季多见。潜伏期为 2～5h。临床上急骤起病、剧烈恶心、呕吐、上腹部疼痛，腹泻重者可伴失水和虚脱。诊断除了根据进食可疑污染食物及同食者集体发病外，最主要为对可疑食物与病人吐泻物培养中检出大量凝固酶阳性的金黄色葡萄球菌即可确诊。治疗一般与沙门菌食物中毒相同。

葡萄球菌属（*Staphylococcus*） 球菌科的一属微生物。是一群革兰氏阳性球菌，因常堆聚成葡萄串状，故名。广泛分布于自然界。大多不致病，有部分引起化脓性感染。菌体直径 0.5～1.5μm。同一菌株的个体大小较整齐。无芽孢，无鞭毛，大多无荚膜，需氧或兼性厌氧菌。营养要求不高。耐盐性较强，能利用多种糖类产酸。健康人皮肤和鼻咽部也可携带致病性葡萄球菌，特别是医护人员带菌率可高达 70%，是医院内交叉感染的重要来源。常见的致病菌为金黄色葡萄球菌、表皮葡萄球菌、溶血葡萄球菌和腐生葡萄球菌。金黄色葡萄球菌产生血浆凝固酶，致病力最强，多表现为皮肤、软组织感染，可引起多种化脓感染及食物中毒等疾病。但近年发现凝固酶阴性葡萄球菌如表皮葡萄球菌等也可引起尿路感染、败血症等，应引起重视。

葡萄球菌烫伤样皮肤综合征（staphylococcal scalded skin syndrome, Ritter disease） 其他名称：新生儿剥脱性皮炎。金黄色葡萄球菌感染过程中出现的一种特殊皮肤损害。由金黄色葡萄球菌某些菌株产生的致剥脱毒素妨碍表皮颗粒层的黏着所致。本征多见于 5 岁以下儿童，尤其是新生儿。原发感染常为脐炎、轻微擦伤感染、疖肿等。临床起病急骤，全身出现弥漫性猩红热样皮疹，明显触痛，皮肤皱褶处红斑增多，数小时皮疹可发展成皱纹，继而出现松弛性大疱，充满澄清液体，随后表皮浅层大片状剥脱，露出红润干润面，剥脱区发生脂溢性脱屑，持续 3～5 天。应用抗生素治疗。

葡萄球菌猩红热综合征（staphylococcal scarlet fever syndrome） 由金黄色葡萄球菌所致的以皮肤及黏膜改变为主的一组临床候群。体表化脓灶或呼吸道感染为常见感染途径，流行于夏秋季。细菌及其产生的红斑毒素可引起发热、咽部充血、全身弥漫性猩红色皮疹等。退疹后可脱皮，部分病人可有杨梅舌、口周苍白圈表现。脓灶或咽拭子检出金黄色葡萄球菌可确诊。治疗：青霉素及其同类药品，排脓。

葡萄胎（hydatidiform mole） 见水泡状胎块。

葡萄糖（glucose） 其他名称：右旋糖。水电解质平衡调节药。治疗脑出血及颅脑外伤的脑水肿、颅内压增高，对青光眼也有降低眼压作用，用于下痢、呕吐、重伤大失血及不能摄取饮食物的重病人。制剂：注射剂。高渗溶液应缓慢注射。

葡萄糖-半乳糖吸收不良症（glucose-galactose malabsorption） 小肠对葡萄糖和半乳糖运转缺陷的遗传性疾病。出生后很快出现症状，进食含有葡萄糖和半乳糖或其他二糖、多糖的食物后引起严重腹泻，伴有脱水。如停止喂奶给予补液，腹泻很快停止，再喂奶则又出现腹泻。如症状持续，可在数月内死亡。治疗：给予无葡萄糖和半乳糖的特殊喂养食品。

葡萄糖-丙氨酸循环（glucose-alanine cycle） 肝脏释出的葡萄糖以血糖形式进入肌肉，进行酵解而产生的丙酮酸，可通过与支链氨基酸的转氨基作用而生成丙氨酸，重新进入肝脏，通过糖异生而形成葡萄糖的循环过程。

葡萄糖负荷试验（glucose stress test） 一种心电图负荷试验。受检者前一天晚餐和次日晨禁食，清晨空腹做 12 导联心电图作为对照。然后口服葡萄糖 100g，分别在服后 30min、60min、120min 各做心电图 1 次。因为葡萄糖可使大量 K$^+$ 入血，增加心肌耗量，诱发供血不足，故心电图出现缺血性改变，用于疑似冠心病病人。但血钾太低或糖尿病者忌用。

葡萄糖感受器（glucoreceptor） 下丘脑摄食中枢和饱中枢内对葡萄糖敏感的神经细胞。血糖升高时摄食中枢神经细胞放电频率减少，饱中枢放电频率增高。

葡萄糖-6-磷酸脱氢酶缺乏症（glucose-6-phosphate dehydrogenase deficiency，G6PD deficiency） 最常见的红细胞酶病。主要特点是氧化性损伤、自限性溶血、诱因和临床表现不均一性。为溶血性贫血的遗传病。葡萄糖-6-磷酸脱氢酶缺乏所致溶血表现为 4 种临床类型：新生儿高胆红素血症、蚕豆病、先天性非球形红细胞溶血性贫血、药物或感染诱发的急性溶血性贫血。病人体内缺乏葡萄糖-6-磷酸脱氢酶，平时可无症状，但在吃蚕豆或伯氨喹药物后出现血红蛋白尿、黄疸、贫血等急性溶血反应。本病遗传方式为 X 连锁不完全显性遗传。我国主要分布于广东、广西及西南各省，广东省汉族中高达 8.6%。

葡萄糖氯化钙注射液（Injectio Glucosi et Calcii Chloridi） 钙营养剂。组成：葡萄糖和氯化钙的无色澄明、无热原的灭菌水溶液。能维持神经与肌肉的正常兴奋性，有助于骨质形成，降低血管与淋巴管的通透性。用于缺钙诸症，血钙降低引起的手足抽搐症、过敏反应、荨麻疹及其变态反应等。使用洋地黄类药物期间忌用。

葡萄糖氯化钠（glucose and sodium chloride） 水电解质平衡调节药。用于脱水症及调节体内水与电解质的平衡。制剂：注射剂。心、肾功能不全者慎用。

葡萄糖氯化钠注射液（Injectio Glucosi et Natrii Chloridi） 其他名称：葡萄糖盐水、体液补充药。组成：葡萄糖、氯化钠的无色澄明、灭菌、无热原的水溶液。能调节体内水与电解质平衡，并供给能量。适用于各种脱水症、大出血及休克、酸碱中毒等。心力衰竭者慎用。

葡萄糖耐量（glucose tolerance） 正常人体在一次性摄入大量葡萄糖之后，由于体内存在着调节血糖代谢的机制而血糖水平不至于出现大的波动和持续升高的现象。

葡萄糖耐量减低（impaired glucose tolerance） 进行口服葡萄糖耐量试验 2h 后，血糖介于 7.8～11.1mmol/L。虽超过正常值，但不够诊断糖尿病标准。是多种疾病的临床表现。随访观察可见部分恢复正常，部分转为糖尿病。

葡萄糖耐量试验（glucose tolerance test） 检验可疑糖尿病的试验。常用口服法（OGTT）：早晨空腹口服葡萄糖 75～100g，1h 后血糖高峰低于 8.9mmol/L 及 2h 后血糖于 7.8mmol/L 为正常；2h 后血糖高于 11.1mmol/L，可诊断为糖尿病；2h 后血糖介于 7.8～11.1mmol/L，为葡萄糖耐量减低。

葡萄糖酸钙（calcium gluconate） 用于血钙降低引起的手足搐搦症以及肠绞痛、输尿管绞痛、荨麻疹、渗出性水肿、瘙痒性皮肤病、镁盐中毒、佝偻病、软骨病、孕妇及哺乳期妇女钙盐补充、高钾血症等。制剂：片剂；注射剂。注射宜缓慢。应用强心苷期间禁用。

葡萄糖酸钙注射液（calcium gluconate injection） 钙营养剂。组成：葡萄糖酸钙的无色澄明、无热原、灭菌水溶液。能降低毛细血管渗透性，维持神经与肌肉的正常兴奋性，加强心肌收缩力，并有助于骨质的形成。用于过敏性疾病，防治缺

P

钙症如抽搐、痉挛、凝血迟缓等。应用强心苷期间忌用。

葡萄糖酸锑钠（sodium stibogluconate） 其他名称：斯锑黑克。抗黑热病药。用于黑热病病因治疗。制剂：片剂；注射剂。肺炎、肺结核及严重心、肝、肾功能不全者慎用。

葡萄糖酸亚铁（ferrous gluconate） 抗贫血药。用于各种原因引起的缺铁性贫血，如营养不良、慢性失血、月经过多、妊娠、儿童生长期等所致的缺铁性贫血。制剂：片剂、胶囊剂。注意：同硫酸亚铁。细菌感染病人不宜应用。

葡萄糖注射液（glucose injection） 营养药。组成：葡萄糖5%、10%、20%、25%、50%等浓度的无色或几乎无色澄明的、味甜、无热原灭菌水溶液。能增加人体能量，并有强心、解毒和利尿作用；其等渗溶液（5%）可以补液，用于血糖过低、心肌炎、中毒症、尿毒症、虚脱、补充体液与营养等。而高渗溶液作为脱水剂用于脑水肿、肺水肿的治疗。

蒲公英（dandelion, Herba Taraxaci） 中医药名。清热解毒药。菊科多年生草本植物蒲公英的带根全草。苦、甘、寒。归肝、胃经。功能清热解毒、消痈散结、利尿通淋。用于疔疮肿毒、乳痈、瘰疬、目赤、咽痛、肺痈、肠痈、湿热黄疸、热淋涩痛。阴证及溃者忌用。有较强的抑菌作用。

蒲公英注射液（Injectio Taraxaci） 抗菌消炎药。菊科植物蒲公英全草的提取物与亚硫酸氢钠等制成的灭菌水溶液。组成：蒲公英，澄明黄色或淡棕色，pH值5.5～7.5。用于治疗革兰氏阳性菌、耐药的金黄色葡萄球菌、溶血性链球菌的各种感染。

蒲黄（cat-tail pollen, Pollen Typhae） 其他名称：蒲棒花粉、蒲草黄。中医药名。止血药。香蒲科植物水烛香蒲或宽叶香蒲等的花粉。甘、平。归肝、心经。功能止血、收敛、活血祛瘀。治瘀血阻滞、心腹刺痛、经闭腹痛、痛经、产后瘀滞作痛、跌打瘀痛、疮疖肿毒、小便不利。炒黑治吐血、衄血、尿血、便血、崩漏、带下，煎服。治重舌、口疮、聘耳流脓、创伤出血、阴囊湿疹，撒患部。现用于治高脂血症、特发性溃疡性结肠炎。孕妇慎服。阴虚无瘀者忌用。

蒲螨（*Pyemotes*） 寄生于五谷等农作物害虫幼虫的寄生螨，是害虫的天敌。但有一种球腹蒲螨（俗称虱状球虫）能使人致病，叮刺人体引起蒲螨性皮炎，出现皮疹、丘疹或斑丘疹等，可见于全身，奇痒难忍。

蒲螨皮炎（Pediculoides ventricosus dermatitis） 由蒲螨叮咬皮肤引起的皮炎。病原体为球腹蒲螨。皮损为丘疹样荨麻疹，其上有水疱，有时中央为出血性斑，不久，转变为含有含铁血黄素的色素沉着。治疗：外用炉甘石洗剂。

普遍性转导（generalized transduction） 前噬菌体从溶原菌染色体上脱离进行增殖，噬菌体的DNA大量复制，在噬菌体DNA装入衣壳蛋白组成新的噬菌体时，大约每$10^5～10^7$次装配中会发生一次错误，误将供体菌的DNA装入噬菌体的头部，当它感染受体菌时，则将供体菌DNA带入受体菌内。因供体菌染色体或质粒的任何DNA片段都有可能被包装转导，故名。

普查（screening, mass survey） 是在特定时间特定范围内对某一人群的全面调查。常用于人口普查、疾病普查等。进行普查时应统一时间、方法、标准和步骤，并在短期内完成。普查不适于发病率很低或无简单易行诊断方法的疾病。调查前应注意到普查方法的成本与收益。

普-达综合征（Putnam-Dana syndorme） 脊髓亚急性联合变性，后侧索硬化。吸收不良引起维生素B_{12}缺失所致。多在40岁以后发病。症状先有双下肢远端感觉麻木或刺痛，逐渐波及上肢、躯干，并出现共济失调、走路不稳、踩棉花感、动作笨拙等。常有小腿和跖部肌肉压痛、运动障碍、腱反射和肌张力的改变。

普尔征（Pfuhl sign） 膈下脓肿征象。穿刺放脓时若病人吸气则脓液流出的速度加快，为此征阳性，提示膈下脓肿。阴性提示脓胸。

普伐他汀（pravastatin） 其他名称：普拉固、美百乐镇、帕瓦停。降血脂药。用于原发性高胆固醇血症（Ⅱa、Ⅱb型），亦用于以高胆固醇血症为主合并有高甘油三酯血症的病人。制剂：片剂。有过敏史者禁用；严重肝功能损害者

慎用。

普济消毒饮（general antiphlogistic decoction） 其他名称：普济消毒饮子。中医方剂。李东垣方（录自《医方集解》）。组成：黄芩、黄连、陈皮、生甘草、玄参、柴胡、桔梗、连翘、板蓝根、马勃、牛蒡子、薄荷、僵蚕、升麻。功能清热解毒、疏风散邪。治大头瘟证，症见恶寒发热、头面焮肿、舌红苔白黄相兼、脉浮数者。

普拉德-古特纳综合征（Prader-Gurtner syndrome） 先天性肾上腺皮质增生所引起的肾上腺性变态综合征。病人体重减轻、淡漠、厌食呕吐、腹痛、色素沉着、隐睾、女性呈轻度男性化。尿17-羟皮质类固醇降低。治疗：长期应用泼尼松、钠盐。

普拉德-威利综合征（Prader-Willi syndrome, HHHO syndrome） 其他名称：低肌张力-低智力-性发育低下-肥胖综合征。由染色体15q11.2-q12缺失引起的常染色体显性遗传疾病。临床表现为神经发育延迟、面部异常、斜视、阴茎小、性功能低下、对激素治疗不敏感、肥胖伴有隐睾。

普拉睾酮（prasterone） 其他名称：普拉雄酮。同化激素类药物。用于妊娠足月分娩前促宫颈成熟，缩短分娩时间，减轻产妇分娩时的痛苦。制剂：普拉睾酮钠注射剂。妊娠初期不宜使用。

普腊特征（Pratt sign） 其他名称：坏疽性肌强直。软组织受伤后受伤部位的肌肉组织变得僵直即为此征。本征提示即将发生坏疽，应及早手术。一旦本征消失，将进入坏死液化阶段，已失去手术机会。

普乐安胶囊（pulean jiaonang） 其他名称：前列康胶囊。祛湿剂（清热利湿通淋）。另有制剂：片。组成：油菜花粉。用于肾气不固、腰膝酸软、尿后余沥或失禁，以及前列腺炎、前列腺增生具有上述证候者。

普雷恩征（Prehn sign） 鉴别附睾睾丸炎和睾丸扭转的体征。检查者用手托起病人疼痛的阴囊，如疼痛减轻即为此征阳性，提示睾丸、附睾的急性炎症；阴性则表示睾丸扭转。

普里布诺框（Pribnow box） 其他名称：普里布诺序列。原核生物DNA中一段几乎是通用的核苷酸序列。位于原核生物基因转录起始点上游-10区，有TATAAT的保守序列，是RNA聚合酶结合位点。对于转录起始及DNA解链十分重要。

普林兹梅特尔综合征（Prinzmetal syndrome） 其他名称：前胸壁综合征。以前胸壁躯体局限性疼痛，有特定部位压痛为特征的综合征。共同表现为前胸壁胸廓局部疼痛，重压局部有明显压痛，休息或使用硝酸甘油不缓解。本征有5种类型：胸大肌综合征、乳房下部综合征、肋缘综合征、肋软骨连接处综合征、剑突综合征。对症及针对病因进行治疗。

普卢默-文森综合征（Plummer-Vinson syndrome） 其他名称：缺铁性吞咽困难综合征。多见于30～50岁的女性白人。常在进食时即刻出现咽部有食团停滞感和窒息感，其后出现恶心、呕吐。病人常有贫血和消瘦，皮肤纤细，舌面光滑、萎缩、乳头消失，常伴经久不愈的口角炎，口腔黏膜糜烂，舌痛，牙齿易脱落。

普卢默综合征（Plummer syndrome） 见自主性功能亢进性甲状腺腺瘤。

普鲁本辛（probanthine, propantheline bromide） 见溴丙胺太林。

普鲁泊福（propofol） 见丙泊酚。

普鲁卡因（procaine） 其他名称：奴佛卡因。局部麻醉药。主要用于浸润麻醉、蛛网膜下腔阻滞麻醉、神经传导阻滞麻醉和用于治疗某些损伤和炎症，可使发炎损伤部位的症状得到一定的缓解（封闭疗法）。还可用于纠正四肢血管舒缩功能障碍。制剂：盐酸普鲁卡因注射剂，根据麻醉方法不同采用相应的给药方法。用药前应询问病人过敏史，对过敏体质病人应作皮内过敏试验。过敏者禁用。

普鲁卡因胺（procainamide） 其他名称：普鲁卡因酰胺。Ⅰ类抗心律失常药（钠通道阻滞剂）。用于阵发性心动过速、频发期前收缩、心房颤动、心房扑动、阵发性房性心动过速。制剂：盐酸普鲁卡因胺注射剂。心脏传导阻滞、严重肝肾功

能损害、普鲁卡因胺及普鲁卡因过敏、系统性红斑狼疮病史者禁用。

普鲁卡因过敏试验（procaine hypersensitive test）　其他名称：奴佛卡因过敏试验。一种诊疗技术。用 0.25% 普鲁卡因 0.1ml 在前臂屈侧下 1/3 处作皮内注射，20min 后观察结果。若注射部位红肿超过 1cm 者称阳性反应，则不能应用普鲁卡因。

普鲁卡因静脉复合麻醉（procaine intravenous combined anesthesia）　在硫喷妥钠静脉麻醉的基础上，静脉滴入 1% 普鲁卡因，以维持较浅的全麻状态。之后与哌替啶及琥珀胆碱混合静脉滴入。也可用氯胺酮、芬太尼代替哌替啶，以地西泮、戊炔巴比妥、羟丁酸钠代替硫喷妥钠，或吸入低浓度恩氟烷或异氟烷、乙醚等吸入麻醉药，以非去极化肌松药代替琥珀胆碱。该麻醉具有安全、简便、呼吸道干燥、呼吸管理容易、苏醒快及并发症少等优点。普鲁卡因还有一定抗心律失常作用，但用量过大对心血管也有抑制作用。

普鲁卡因青霉素（procaine benzylpenicillin）　其他名称：普鲁卡因青霉素 G。青霉素的一种制剂。用于梅毒和一些敏感菌所致的慢性感染。制剂：注射剂。用前做青霉素、普鲁卡因皮试。对青霉素和普鲁卡因过敏者禁用。

普鲁卡因肾上腺素注射液（Injectio Procaini et Adrenalini）　局部麻醉药。组成：盐酸普鲁卡因、盐酸肾上腺素及适量的焦亚硫酸钠等混合制成的、pH 值 3.0～5.5、无色澄明的灭菌水溶液。较盐酸普鲁卡因作用时间长。用于浸润、传导麻醉和封闭疗法等。

普罗碘铵（prolonium iodide）　其他名称：安妥碘。眼病的辅助治疗药。用于晚期肉芽肿或非肉芽肿性虹膜睫状体炎、视网膜脉络膜炎、眼底出血、玻璃体积血或浑浊、半陈旧性角膜白斑、斑脂翳。亦可作为视神经炎的辅助治疗。制剂：注射剂。对碘过敏者、肝肾功能减退者、活动性肺结核、溃疡隐性出血者禁用。甲状腺肿大及有甲状腺功能亢进家族史者慎用。

普罗碘铵注射液（Injectio Entoiodini）　眼病辅助治疗药。组成：普罗碘铵的水溶液。用于晚期眼底出血、玻璃体混浊、虹膜睫状体炎、视网膜炎、脉络膜炎、角膜斑翳等。

普罗菲歇综合征（Profichet syndrome）　其他名称：局限性钙化综合征。原因不明的局限性钙盐沉着并结缔组织纤维化反应而致的一组病征。成年女性多见，钙盐沉着主要出现在四肢皮下，好发于肌肉腱鞘及关节周围，呈对称性，可自然消失，同时伴高钙血症和高磷血症。无需特殊治疗。

普罗姆普托夫征（Promptow sign）　鉴别急性阑尾炎与妇科疾病的方法。检查者用伸入阴道或直肠的手指将子宫上推时，若子宫疼痛为此征阳性，提示存在妇科疾病；急性阑尾炎时此征阴性。

普罗帕酮（propafenone）　其他名称：心律平、悦复隆、丙胺苯丙酮。Ⅰ类抗心律失常药（钠通道阻滞剂）。用于室性或室上性异位搏动、室性或室上性心动过速、预激综合征、电转复律前室颤发作等。制剂：盐酸普罗帕酮片剂；注射剂。病态窦房结综合征、心力衰竭、房室传导阻滞者禁用。心动过缓、明显低血压病人、肝肾功能不全者慎用。

普罗托醇（protokylol, caytine, ventaire）　其他名称：胡椒喘定。平喘药。扩张支气管作用与异丙肾上腺素相似，对心血管的影响较后者弱。平喘效力强，维持时间久。雾化吸入起效迅速，气雾吸入及肌内注射均作用发挥快。用于急慢性支气管哮喘、喘息性支气管炎等病人。对肾上腺素类药物耐受的病人仍往往有效。偶有头痛、手指震颤、心悸等。心血管功能不全、甲状腺功能亢进者禁用。

普萘洛尔（propranolol）　其他名称：心得安、萘心安。β 肾上腺素受体阻断药。用于治疗多种原因所致的心律失常，但室性心动过速宜慎用。锑剂中毒引起的心律失常，当其他药物无效时，可试用本品。也可用于心绞痛、高血压、嗜铬细胞瘤（手术前准备）等。治心绞痛时，常与硝酸酯类合用。对高血压有一定疗效，不易引起直立性低血压为其特点。制剂：盐酸普萘洛尔片剂；注射剂。支气管哮喘、窦性心动过缓、严重房室传导阻滞、重度心力衰竭、心源性休克病人禁

用。老年人、肝肾功能不全者、非过敏性支气管痉挛病人、糖尿病、甲状腺毒症者慎用。

普萘洛尔撤离综合征（propranolol withdrawal syndrome）　普萘洛尔（心得安）是一种常用于治疗冠心病的药物。长期服用该药，使机体产生依赖性，一旦突然停药，会产生较用药前更严重的冠状动脉缺血的现象，多表现为变异型或卧位性心绞痛，甚至有诱发心肌梗死的可能。因此，停药前应逐步减量。

普萘洛尔试验（propranolol test, inderal test）　用于鉴别冠心病与心脏神经官能症的方法。口服或静脉注射普萘洛尔后，如使某些内脏神经失调病人的心率减慢、ST 段恢复正常，为普萘洛尔试验阳性，结合临床多可排除冠心病；若 ST 段仍异常，为本试验阴性，多提示有冠心病存在。

普尼拉明（prenylamine, segontin）　其他名称：心可定、双苯丙胺。普尼拉明类钙拮抗剂。具有抗心绞痛及抗心律失常作用，能扩张冠状动脉、增加其血流量及心肌供氧量。还能使外周血管扩张、血压下降、心脏负担减轻、心肌耗氧量降低。并有奎尼丁样作用，能减慢心室内传导、减弱心肌收缩力。此外，尚有镇静作用。适用于防治心绞痛，又能抑制心室的传导和减弱心肌收缩力；对期前收缩和室性心动过速亦有一定疗效。常用其乳酸盐。心力衰竭、肝功能异常、高度房室传导阻滞者禁用。

普诺地嗪（prenoxdiazin, libexin）　其他名称：哌乙噁唑。末梢性镇咳药，镇咳作用可能与其局麻作用和解除支气管平滑肌痉挛作用有关。用于上呼吸道感染、慢性支气管炎、支气管肺炎、哮喘及肺气肿所致的咳嗽，也可与阿托品并用于气管镜检查。片剂不宜嚼碎，以免引起口腔黏膜麻木感。

普瑞特罗（prenalterol, PNL）　其他名称：对羟苯心安。新型 β1 受体部分激动剂。对衰竭心脏有正性肌力作用，提高心输出量，改善心功能。适用于各种原因引起的心功能不全。

普氏立克次体（*Rickettsia prowazekii*）　流行性斑疹伤寒（虱传斑疹伤寒、典型斑疹伤寒）的病原体。呈多形态性，以短杆形为主，革兰氏染色阴性，着色较浓。常用吉梅尼兹（Giménez）法染色，呈鲜红色，储存宿主是病人，传播媒介是人虱，病人是唯一的传染源。感染方式是人虱叮咬病人，侵入人体内致病。

普通感觉（common feeling）　包括浅感觉，即皮肤、黏膜感受的外部感觉（如痛觉、温度觉和触觉）；以及深感觉，来自肌肉、肌腱、骨膜和关节的本体感觉（如运动觉、位置觉和振动觉）。

普通感冒（common cold）　简称感冒。由鼻病毒等引起的急性呼吸道传染病。主要病原体为鼻病毒、流感病毒、副流感病毒、呼吸道合胞病毒和肠道病毒中的柯萨奇病毒。临床表现早期为咽部干燥、喷嚏，继之畏寒、流涕、鼻塞、低热、鼻分泌物开始为清水样，以后变厚，呈黄脓样，向下蔓延侵入喉部、气管支气管，可出现声音嘶哑。

普通光学显微镜（common light microscope）　简称光镜。普通光学显微镜机械部分由镜座、镜臂、载物台、镜筒、物镜转换器和调节螺旋等组成。光学部分由目镜、物镜、聚光器和反光镜等组成。光镜放大率为物镜和目镜放大倍数的乘积。光镜最大放大率为 1 500～2 000 倍，最高分辨率为 0.2μm。粗、细调节螺旋升或降分别为 10mm 和 0.1～0.2mm。有的光镜可备有摄像机。

普通冷冻血浆（common frozen plasma）　在全血保存期中任何 1 日或过期 5 日内从全血分出的血浆，或新鲜冷冻血浆保存 1 年到期后继续冷冻保存的血浆。保存温度为 -20℃ 或以下，从采血之日算起保存期 5 年，缺少不稳定因子Ⅷ和Ⅴ。

普通心理学（general psychology）　心理学的一个分支。研究正常人心理现象产生和发展的一般规律，包括心理与客观现实的关系，心脑之间的关系；感觉、知觉、记忆、想象、注意的一般规律；人的需要、动机、兴趣、能力、气质、性格的一般规律；心理现象最一般的研究方法等。是心理学的基础学科。

普通型间质性肺炎（usual interstitial pneumonia, UIP）　特发性间质性肺炎的基本组织学表现。病理特点是"轻重不一，

P

新老并存"。低倍镜下表现为不均匀分布的正常肺组织、间质炎症、纤维化和蜂窝样改变，且在周边胸膜下明显。间质炎症呈片状分布，包括肺泡间隔淋巴细胞和浆细胞浸润，肺泡Ⅱ型细胞增生。纤维化区域主要由致密的胶原组织构成，也散在分布成纤维细胞。蜂窝肺部分主要由囊性纤维气腔构成，常内衬以细支气管上皮，并充满黏液，可见平滑肌细胞增生。

普通型偏头痛（common migraine） 最为常见的偏头痛。常无先兆，或有轻微视力模糊。一侧或全头痛，可伴有恶心、呕吐，持续 1～3 日缓解。也呈发作性。

普通饮食（general diet） 热能充足、营养平衡，含维生素和矿物质丰富的、易消化、无刺激性的一般食物。适用于消化功能无障碍；体温正常；疾病较轻或恢复期；不需限制饮食的病人。

普谢普征（Pussep sign） 锥体束病理征之一。病人仰卧位，两下肢伸直，全身放松。医生用手握住一侧踝关节，用钝针轻划足底外侧缘。如出现小趾外展即为本征阳性。见于锥体束早期损害。

浦肯野纤维（Purkinje fibers） 心脏传导系的终末分支。广泛分布于心内膜下层和乳头肌表面，呈网状排列，是一种特殊心肌纤维。光镜下，因肌质多，肌原纤维少，故比一般心肌纤维着色淡，核圆形，常见 2 个核。浦肯野纤维末端一般与心肌纤维相移行。由窦房结发出的兴奋→心房肌→房室结→房室束→浦肯野纤维，引起心室肌兴奋和收缩。

蹼状阴茎（webbed penis） 其他名称：阴茎阴囊融合。薄而狭长的阴囊皮肤向前延伸至阴茎腹侧，阴茎体皮肤与阴囊皮肤相连形成蹼状的先天性畸形。无症状，仅外观异常，成年时影响性生活，可进行整形手术。

瀑布胃（waterfall stomach） 正常高张力型胃的变异。胃底扩张并下垂于胃体之后而形成小袋，站立进餐时食物可落入袋中，使胃排空延迟。多数无症状，或有上腹胀满、嗳气等表现。常见于身体结实、矮胖或肥胖者。治疗：注意体位姿势，弯腰前倾，常可使病人饭后不适症状减轻或缓解。

曝气法（aeration） 向曝气池中不断供给氧气借以处理污水的一种方法。即采用鼓风机、空气压缩机或机械搅拌方式向曝气池中通入氧气，促进好氧微生物生长繁殖，加速有机物的氧化分解，使污水得以净化。

P

Q

七氟烷（sevoflurane）　其他名称：七氟醚。含氟的吸入麻醉药。用于各种手术全身麻醉。制剂：液体剂。肝肾功能不全者慎用。对含卤素麻醉药过敏者禁用。尚可引起子宫肌肉松弛，产科麻醉时慎用。

七厘胶囊（qili jiaonang）　中医成药名。活血化瘀剂。另有制剂：散。组成：血竭、乳香、没药、红花、儿茶、冰片、麝香、朱砂。功能活血散瘀、止痛止血。用于跌打损伤、血瘀疼痛、外伤出血，亦有用于烧伤及带状疱疹者。孕妇禁用。

七厘散（qili powder, qili san）　中医成药名。组成：血竭、红花、乳香、没药、儿茶、麝香、冰片、朱砂。为细末，每服七厘，黄酒或白开水送下，外用白酒调敷患处。功能活血散瘀、止痛止血。治跌仆损伤、骨折筋伤、创伤出血、瘀血肿痛、无名肿痛、烧伤烫伤等。近代常用于骨折、外伤性关节炎等外伤疾病，以及中毒性心肌炎、冠心病等属血瘀兼热之内伤疾病。

七情（seven emotions; seven relations）　①中医术语。喜、怒、忧、思、悲、恐、惊 7 种情志活动，是人的精神意识对外界事物的反映。作为病因是指这种活动如过于强烈、持久或失调，可引起脏腑气血功能失调而致病。包括某些内脏病变而继发的病态情志活动。②中医术语。单行、相须、相使、相畏、相杀、相恶、相反七种中药配伍方法的合称。说明中药配伍后药效、毒性变化的关系。单行，即单味药应用，通常用于病情单纯、轻浅或病情危急者，如独参汤以一味人参补气，抢救危重病人；相须（多药平等）、相使（药有主次）配伍，可增强药物作用，如大黄与枳实配伍，可增强泻下作用；相畏与相杀配伍，可使毒性减轻或消失，如半夏与生姜，可称半夏（毒）畏生姜，也可称生姜杀半夏（毒）；相恶配伍，一药可破坏另一药的效能，如生姜恶黄芩，黄芩能削弱生姜的温胃止呕作用；相反配伍，两种药物合用，能增强或产生毒副作用，如"十八反""十九畏"中的药物。相恶、相反两种配伍不利于临床效果，应避免使用。

七情所伤（damaged by excess of seven emotions）　中医术语。喜、怒、忧、思、悲、恐、惊七种情志变化过于强烈、持久或突然，引起脏腑气机紊乱、功能失调而致病。

七伤（seven damages）　中医术语。食伤、忧伤、饮伤、房室伤、饥伤、劳伤、经络营卫气伤七种受损致病因素的合称。

七味红花殊胜丸（qiwei honghua shusheng wan）　藏药名。清热消炎保肝剂（民族药）。组成：红花、天竺黄、獐牙菜、诃子、麻黄、木香、马兜铃、五脉绿绒蒿。用于新旧肝病、劳伤引起的肝血增盛、肝大、巩膜黄染、食欲不振。

七星针（seven-star needle）　中医皮肤针的一种。集针七枚，形如七星。

七叶皂苷（aescine）　其他名称：迈之灵。脑血管病用药。从七叶树科植物天师栗的干燥成熟果实（娑罗子）中提取而得。用于各种病因引起的脑水肿、创伤或手术所致肿胀。也用于静脉回流障碍、下肢静脉曲张、血栓性静脉炎、慢性静脉功能不全、下肢动脉阻塞性疾病，以及运动系统创伤造成的软组织血肿、水肿。用于周围神经炎性疾病，如吉兰-巴雷综合征、多发性神经炎等。制剂：七叶皂苷钠片剂；注射剂。肾功能障碍及 Rh 不合的孕妇忌用。

七制香附丸（qizhi xiangfu pills）　中医成药名。理气养血剂。组成：当归、白芍、川芎、熟地黄、白术、香附、阿胶、延胡索、益母草、砂仁、黄芩。用于妇女阴虚肝热、气血凝滞所致之胸闷胁胀、体倦食少、月经不调、赤白带下、行经腹痛、烦躁头昏。可用于慢性盆腔炎、月经失调、久婚不孕、妊娠呕吐、胎动不安等症。

期门（qimen, LR 14）　中医经穴名。属足厥阴肝经。肝之募穴。足太阴、厥阴、阴维之会。位于乳头直下，第 6 肋间隙。治胁肋痛、呕吐、腹胀、黄疸等。斜刺 0.3～0.5 寸，忌深刺，艾炷灸 3～5 壮；或艾条灸 5～10min。

期前收缩（extrasystole, premature systole）　其他名称：过早搏动、早搏、期外收缩。心脏正常脉搏搏动周期之前产生的收缩。按其起搏点部位不同，可分为房性期前收缩、房室交界性期前收缩和室性期前收缩，其中以室性最多，房性次之。室性期前收缩指由房室束分支以下起搏点提早产生的心室激动；房性期前收缩指心房异位起搏点提早产生的心房激动；房室交界性期前收缩因房室结周围的特殊传导组织异常提早起搏所致。

期前收缩波形正常化（premature undulate form of normalization）　其他名称：正常化期前收缩。在窦性心搏呈束支传导阻滞图形中，若期前收缩的 QRS-T 形态反而正常或接近正常，是异位兴奋合并生理性传导改变的一种现象，是 2 个起搏点在传导系统彼此相互影响的结果。常见于下列情况：①束支传导阻滞伴室间隔室性期前收缩时；②束支传导阻滞时，房性期前收缩落在前一心动周期的相对不应期内；③舒张晚期同侧室性期前收缩伴同侧束支超常传导的室上性期前收缩等。

期前收缩后 P 波改变（post-extrasystolic P wave change）　期前收缩后第一个 P 波明显变形。这是起搏点发生了暂时性游走，或房内差异性传导所致。多见于房性期前收缩之后。

期前收缩后 T 波改变（post-extrasystolic T wave change）　期前收缩后一个或数个窦性 T 波改变。包括 T 波增高、减低或有切迹，也可能平坦、倒置或高低交替出现，甚至 ST 段移位。其发生机制未定论。

期前收缩后 U 波改变（post-extrasystolic U wave change）　期前收缩长间歇后第 1 个窦性搏动的 U 波幅度增高或倒置。U波幅度增高多见于 V_3 和 V_4 导联，同时伴有 T 波改变。常提示冠状动脉慢性供血不足。

期前收缩后 QRS 波群变化（post-extrasystolic QRS complex changes）　期前收缩后第 1 个或数个 QRS-T 波出现的变化。心电图表现为 R 波波幅减低、QRS 波群时间增宽、出现预激综合征或类似的 QRS-T 波形等。有时期前收缩前存在的束支传导阻滞图形亦可消失。QRS 波群变化机制未明。

期前收缩后窦房传导阻滞（post-extrasystolic sinoatrial block）　期前收缩前没有或有较少窦房传导阻滞，期前收缩后出现或增多、加重的窦房传导阻滞。

期前收缩后窦性心律不齐（post-extrasystolic sinus arrhythmia）　期前收缩或心动过速后，可影响多次窦性周期，使 P-P 间隔长短不一，多为先长后短的一种起步现象。表明窦房结在异位起搏点抑制作用后，其自律性的恢复常需要一个逐渐温醒的过程。

期前收缩后反射性窦性抑制（post-extrasystolic reflex sinus suppression）　连接性期前收缩，尤其是室性期前收缩的 QRS 波群前后未见有关的逆行 P′波，又继以超完全性代偿间歇。必须排除期前收缩逆传入窦房结和原系完全性代偿间歇。上述情况即诊断为期前收缩后反射性窦性抑制。

期前收缩后非时相性房内差异传导（post-extrasystolic nonphasic aberrant atrial conduction）　期前收缩后第 1 个或若干个窦性 P 波发生畸形，与同一导联的其他窦性 P 波不同。可能是在有病变的心房肌内，窦性兴奋受到相对干扰所致。多提示心脏有器质性病变。

期前收缩后继发性改变（post-extrasystolic secondary change）　见期前收缩后心电图改变。

期前收缩后节律顺延（post-extrasystolic rhythmic postponement）　简称节律顺延。是节律重整中最基本和最常见的一种。心电图主要表现为期前收缩后出现不完全性代偿间歇或等周期代偿间歇。节律顺延常见于：①同腔性提前搏动；②异腔低位期前收缩伴逆行（室房）传导。

期前收缩后节律提前（post-extrasystolic rhythmic advance） 一种节律重整。主整起搏点兴奋后第 1 次被整起搏点兴奋周期缩短，以后连续多次仍保持其固有周期的现象。简称节律提前。可能是主整起搏点兴奋侵入被整起搏点，促进后者自律性暂时增高所致。此节律顺延及节律抑制少见。

期前收缩后节律抑制（post-extrasystolic rhythmic suppression） 其他名称：心动过速后超速抑制。节律重整的一种。期前收缩后心动周期延长。主整兴奋侵入被整起搏点后，不但使后者重新积聚兴奋，且可以降低或抑制后者的自律性所致。

期前收缩后频率加速（post-extrasystolic frequency acceleration） 少见的节律重整现象。主整起搏点兴奋后连续几次出现的被整起搏点兴奋周期缩短的现象，简称频率加速。是由一系列节律提前所组成。

期前收缩后起搏点转移（post-extrasystolic pacemaker metastasis） 期前收缩后发生的起搏点移位。例如房性期前收缩可使窦性心律转为加速的房性逸搏心律。这可能是房性期前收缩产生窦性抑制使窦房结自律性降低所致。这种情况，窦性心律和房性异位心律频率多较接近。

期前收缩后强化（post-extrasystolic potentiation） 期前收缩发生后的第 1 个窦性心动的搏出量增多现象。其机制是，代偿间期使其后窦性心动的舒张期延长，舒张末心室充盈量增多；代偿间歇使主动脉压下降，后负荷降低；期前收缩后心肌细胞内钙储备增多，心肌收缩力增强。

期前收缩后心电图改变（post-extrasystolic electrocardiogram change） 其他名称：期前收缩后继发性改变。期前收缩有时可使其后主导搏动（一般为窦性）的 P-QRS-T-U 等发生异常改变，甚至使主导心律发生改变。常发生在期前收缩后第一个主导心搏中，偶尔可见于期前收缩后若干个主导搏动中。

期前收缩前间期（pre-extrasystolic interval） 见配对时间。

期前收缩性心动过速（extrasystolic tachycardia） 见阵发性心动过速。

期望（expectancy） 其他名称：期待、预期。对自己或他人特定的行为将会产生某种特定结果的预测性认知。是一种可根据情景变化而变化的心理状态。期望与认知、理解、分析、判断等思维活动有密切关系。

期望寿命（life expectancy） 某一年龄的平均期望寿命，是根据一个国家或地区的一般死亡率估算某一年龄的人还能够活的平均年数，通过寿命表计算。最常用的是出生时的平均期望寿命。

期望效应（expectancy effect） 见罗森塔尔效应。

槭树汁尿症（maple syrup urine disease） 支链氨基酸脱氨后，产生相应的 α-酮酸在肌肉线粒体内由支链 α-酮酸脱氢酶催化氧化脱羧，当此酶活性减弱时，血及尿中支链氨基酸及其相应的 α-酮酸均升高，出现呕吐、肌紧张，智力缺陷等症状，尤其是尿液有特殊的槭树汁气味，故称槭树汁尿症。这种病人服用大量维生素 B_1 可得到缓解。

齐-奥综合征（Ziehen-Oppenheim syndrome） 其他名称：扭转性（家族性）肌张力障碍。基节节神经细胞变性所致的一组症候群。常染色体显性或隐性遗传疾病。常发生于 6～15 岁，临床特征为四肢和躯干的缓慢扭转动作及肌张力障碍。本征可于运动、精神紧张，尤其是行走时加重，智力无改变。治疗：对症处理。

齐墩果酸（oleanolic acid） 广泛分布于植物界的一种三萜酸。是青叶胆抗肝炎的有效成分。现多从女贞子中提取。有降低血清谷丙转氨酶的作用。用于治疗急性黄疸性肝炎。

齐多夫定（azidothymidine, zidovudine） 其他名称：叠氮胸苷。治疗艾滋病（AIDS）的有效药物。对真菌指甲床感染和口腔性口炎有一定疗效，对无症状的艾滋病病毒抗原携带者用药 12 周后，血清艾滋病病毒抗原转阴，对艾滋病和艾滋病相关综合征有降低死亡率、减轻症状、减少机会性感染、改善免疫状态、延长生命等作用。可引起骨髓抑制，用药时需注意。

齐克综合征（Zeek syndrome） 其他名称：结节性多动脉炎综合征。属自身免疫性疾病。临床表现与库-迈（Kussmaul-Maier）综合征基本一致，血嗜酸细胞增高，多脏器受损，肺部有异常浸润阴影，活检可进一步确诊。治疗：大剂量皮质激素。

齐培丙醇（zipeprol） 其他名称：双苯哌丙醇、镇咳嗪。非麻醉性中枢性镇咳药。镇咳、局部麻醉、支气管扩张以及轻微的抗组胺、抗胆碱药物。镇咳效果不如可待因，但无成瘾性，也不抑制呼吸。适用于各种原因引起的咳嗽。

齐维综合征（Zieve syndrome） 因慢性饮酒过度发生肝脾大、脂肪肝，伴高脂血症与溶血性贫血。这类贫血多由维生素 B_{12} 缺乏所致。

岐黄（qi huang） 岐伯与黄帝的合称。古代相传有黄帝令岐伯研究医药而创立医学之说，《黄帝内经》中有不少内容是以黄帝问、岐伯答的体裁写成的，因而有人把岐黄作为中医学的代名词。

奇尔金征（Chirkin sign） 脊椎移位的征象。病人站立，检查者压迫其第 7 胸椎和第 1 腰椎棘突时病人有疼痛感。见于脊椎移位。

奇恒痢（extraordinary dysentery） 中医病证名。指一种病情危重的痢疾。症见下痢不重而见神昏谵语、咽干喉塞、气呛喘逆等。本病发展迅速，属痢疾危证。由阳邪壅盛、上攻心肺、九窍皆塞、阳气旁逸、下窜肠腑所致。治宜泻阳救阴，可用大承气汤等方急下逐邪法。属于疫毒痢。症治可互参。

奇恒之腑（peculiar hollow organs） 中医术语。奇恒：异于平常之意。指脑、髓、骨、脉、胆、女子胞六者。奇恒之腑形体类似腑，因为有贮存精气的作用，所以又类似脏，似脏非脏，似腑非腑，与一般脏腑的作用有所不同，不与其他脏腑相配偶，又不贮藏水谷浊物，故称。

奇经八脉（eight extraordinary channels, eight extraordinary meridians） 中医术语。人体经络系统的一部分。分为督脉、任脉、冲脉、带脉、阴维脉、阳维脉、阴跷脉、阳跷脉八条经脉。既不直属于十二脏腑，又无阴阳表里配合关系，循行别道奇行，纵横交错地分布于十二经脉之间，具有沟通十二经脉之间的联系、蓄积渗灌十二经气血等作用。

奇脉（paradoxical pulse） 吸气时脉搏明显减弱甚或消失的现象。常见于心包积液和缩窄性心包炎，是心脏压塞的重要体征之一。

歧化反应（dismutation reaction） 双重酶促反应。其间一个化合物兼起氧化剂和还原剂的作用，由于电子的得失形成 2 个或更多的化合物。

脐（umbilicus） 俗称肚脐。胎儿出生后，与母体相连的脐带脱落后成的凹陷。即位于腹白线中部圆形腱性的脐环。胎儿时为脐血管通过处。

脐部漏尿（umbilical urine leakage） 开放性脐尿管（脐尿管瘘）的临床表现。病人仰卧诊查时可见脐部间歇性漏尿。此征对脐尿管瘘有诊断意义。

脐肠瘘（omphalomesenteric fistula） 其他名称：其他名称：卵黄管未闭、脐瘘。儿童脐部疾病。卵黄管全部开放时形成。患儿脐部可见鲜红黏膜，经常有气体及肠液排出，刺激周围皮肤，产生糜烂、湿疹及溃疡。如从瘘口注入碘剂摄片，对比剂如进入回肠为卵黄管瘘，进入膀胱则为脐尿瘘。治疗：对症处理；瘘管较大者手术。

脐带（umbilical cord） 一端连于胎儿脐环，另一端连于胎盘胎儿面的一圆柱状结构。外包羊膜，内有黏液结缔组织、脐动脉、脐静脉和退化的卵黄囊、尿囊遗迹。是胎儿与母体进行物质转运的唯一运输通道。脐动脉将胎儿血运到胎盘绒毛毛细血管内，与母体血进行交换后，再经脐静脉回至胎儿。胎儿出生前脐带长约 40～60cm，直径 2cm。脐带过短，胎儿娩出时产生胎盘早期剥离，如过长则易缠绕胎儿肢体或颈部，影响胎儿发育，甚至导致胎儿窒息死亡。

脐带缠绕（cord entanglement） 脐带围绕胎儿身体，以绕颈较为常见。脐带绕颈可致相对性脐带过短，引起胎儿或新生儿死亡。脐带缠绕，可引起胎儿宫内窘迫，特别在产程进展时表现明显，因胎头越往下，缠绕的脐带越拉紧。如系初产妇，分娩第二期可作会阴切开，迅速结束分娩。经产妇不能很快分娩者也应助产。娩出时若绕颈脐带牵拉过紧，应立即钳夹、剪断脐带。

脐带出血（omphalorrhagia）　新生儿疾病。分两种：①脐动、静脉出血，可由接生时脐带结扎过紧、过松或因脐带剪除过多、残端过短，线结滑脱等原因引起。应在脐凹处重新处理脐带，切实结扎血管。②脐带脱落后局部炎症到肉芽组织生长，局部有血性渗液和少量脓性分泌物。治疗：如鲜红的肉芽组织呈球状，可行刮除。

脐带帆状附着（cord velamentous insertion）　脐带附着在胎膜上，脐带血管走行于羊膜与绒毛膜之间呈扇形进入胎盘者。破膜后易发生脐带脱垂及前置血管，分娩时可发生胎儿窘迫及大出血，危及胎儿生命。一旦确定前置血管，应急行剖宫产术。

脐带过长（extreme long umbilical cord）　脐带超过70cm者。正常脐带平均长度约为50cm。脐带过长易发生脐带缠绕、脱出及打结，导致脐血流受阻，使胎儿窘迫或死亡。

脐带过短（extreme short cord）　胎儿正常脐带平均长度约为50cm（30～70cm）。若短于30cm称脐带过短。分娩时若产力强可发生脐带血管断裂、出血，胎儿死亡。也可造成胎盘早剥、子宫内翻等严重并发症。处理：临产后密切观察胎心音变化及产程进展情况，若疑有脐带过短，必要时可考虑行剖宫产术挽救胎儿。当第二产程发现胎儿窘迫，待胎肩娩出立即钳夹，切断脐带。

脐带扭转（torsion of cord）　脐带顺纵轴向一个方向扭转成绳状。生理性可转6～7周，如脐带扭转过多可致胎儿血运中断而死亡。

脐带脱垂（prolapse of cord）　胎儿娩出前胎膜破裂，脐带脱出于子宫外。脱出的脐带受到压迫，其血液循环受阻，可致胎儿窒息或死亡。治疗：如宫口未开全则应立即剖宫产；如宫口开全则行产钳术（头位时）或臀位牵出术（臀位时）结束分娩。脐带还纳不易成功。

脐带血肿（hematoma of cord）　多由脐静脉曲张破裂、血液渗入外周的脐带胶质形成。可发生于脐带胎盘端及胎儿端。血肿压迫脐血管，轻者导致胎儿窒息；重者造成血运梗阻而致胎儿死亡。

脐风（tetanus neonatorum）　中医病名。即新生儿破伤风。断脐不洁，感染外邪所致，症见新生儿唇青口撮，牙关紧闭，苦笑面容，全身强直性痉挛抽搐等。治宜通经开闭、镇痉息风，方用撮风散等。

脐寒泻（cold syndrome in newborns）　见脏寒。

脐瘘（umbilical fistula）　见脐肠瘘。

脐尿管瘘（urachal fistula）　一种先天性畸形。出生后残留脐尿管形成脐尿管瘘。临床表现为脐部间歇性漏尿。治疗：控制感染后手术切除。

脐尿管囊肿（urachal cyst）　在胚胎发育过程中因脐与膀胱之间的脐尿管未完全闭锁而形成的囊肿样物。胚胎发育时，膀胱自脐部下降过程中其上部形成一细管（脐尿管），自膀胱顶部延至脐部，以后闭塞成为纤维索，如两端闭锁而其间有一管腔并有液体贮积，则形成脐尿管囊肿。有时可压迫肠道，发生腹痛，或因感染而形成脓肿，或向腹外穿破后，形成窦道，经久不愈。治疗：手术。

脐尿管未闭（patent of urachus）　其他名称：开放性脐尿管。胚胎脐尿囊管退化后，未能部分或完全封闭成纤维索，而未位于脐与膀胱之间，腹横筋膜与腹膜之间的疏松结缔组织内形成管腔的先天性畸形。出生后脐尿管未闭有4种类型：①脐尿管瘘；②脐尿管憩室；③脐尿管窦道；④脐尿管囊肿。

脐膨出（omphalocele）　其他名称：脐部腹膜疝、突入脐带疝。腹内器官经脐部膨出。为胚胎发育畸形，与脐疝不同的是突出的内脏仅有腹膜与羊膜互相融合的囊膜覆盖，无皮肤，囊膜透明，脆弱，容易破裂。治疗：及时手术。

脐疝（umbilical hernia）　腹内器官自脐环突出。分为小儿脐疝和成人脐疝两类。前者为脐部发育不良、闭锁不全，或因

脐部瘢痕组织薄弱，在腹内压骤然增高的情况下形成；后者多继发于多次妊娠、过度肥胖、大量腹水等腹内压增高的情况。治疗：小儿脐疝95%在1岁以内能自愈，4岁以上不能自愈者予手术修补。成人脐疝由于疝环狭小，易嵌顿或绞窄，宜手术。

脐下悸（pulsation over lower abdomen）　中医症状名。指脐下悸动不安。常为奔豚证的征兆。多因肾阳虚衰、水气内动所致。治宜温阳利水化饮。

脐血干细胞移植（transplantation of hematopoietic stem cells of cord blood）　造血系统疾病治疗措施。造血干细胞是造血与免疫系统的起始细胞。移植是从供者体内取出造血干细胞，然后清除受者的造血与免疫系统，用供者的造血干细胞予以重建。可分为胎肝移植、脐血移植、骨髓移植和外周血干细胞移植。脐血对人类白细胞抗原配型的要求和严格程度低于骨髓，来源广泛，采集简单，且移植后具有比骨髓移植重建造血时间长的特点，因此成为首选。

脐炎（omphalitis）　新生儿出生断脐时或生后脐残端被细菌污染引起的局部炎症。以金黄色葡萄球菌、大肠埃希菌所致者多见。脐部红肿，有脓性渗出物，甚至形成蜂窝织炎、腹膜炎乃至脓毒血症。治疗：局部可用3%过氧化氢溶液及75%乙醇洗涤，并涂以1%～2%甲紫。病灶蔓延或有全身症状时，应选有效抗生素治疗。

骑跨骨折（straddle fracture）　两侧耻骨双支骨折或一侧耻骨双支骨折合并耻骨联合分离。多由于高处坠下，骑跨于硬物上引起。骨折局部肿胀、淤血、疼痛、骨盆挤压及分离试验阳性。骨盆X线片可确诊。常合并尿道及腹腔脏器损伤。治疗：半坐位卧床；用骨盆兜或骨盆夹木板固定；处理并发症。

企图性文氏型房室传导阻滞（type attempt Wenckebach atrioventricular block）　隐匿性连接性期前收缩导致的随后几个窦性搏动的P-R间期连续延长，且无P波受阻的现象。

杞菊地黄丸（qiju dihuang pills）　中医成药名。扶正剂（滋补肾阴的滋阴剂）。另有制剂：胶囊、口服液、片。组成：熟地黄、枸杞子、山药、山茱萸、茯苓、牡丹皮、泽泻、菊花。功能滋肾养肝。用于肝肾阴亏、眩晕耳鸣、羞明畏光、迎风流泪、视物昏花。服药期间忌食酸冷食物。

启动子（promoter）　DNA分子上能与RNA聚合酶结合并形成转录起始复合体的区域。在许多情况下，还包括促进这一过程的调节蛋白的结合位点。启动子的识别部位多由TTGACA序列组成，结合部位多由TATAATG序列组成。

启动子插入（promoter insertion）　当逆转录病毒感染细胞后，病毒基因组的末端重复序列（LTR）区域的启动子插入细胞原癌基因附近或内部，可启动下游邻近基因的转录和影响附近基因转录水平。从而使原癌基因过度表达或由不表达变为表达，导致细胞癌变。

启脾丸（qipi wan）　其他名称：人参启脾丸。中医成药名。消食导滞剂。组成：人参、白术（炒）、茯苓、甘草、陈皮、山药、莲子（炒）、山楂（炒）、六神曲（炒）、麦芽（炒）、泽泻。功能健脾消食、涩肠止泻。用于脾胃虚弱、消化不良、腹胀便稀。忌食生冷、油腻、不易消化的食物。

起搏标测（pacing mapping）　多用于诊断心动过速的一种方法。用导管电极在心内膜或外膜多处刺激，若刺激部位接近病灶或是最早兴奋点，则心动过速时QRS波群与体表心电图的QRS波群十分相似。

起搏点（pacemaker）　其他名称：节律点、节奏点。心脏特殊传导系统中窦房结自律性最高，每分钟产生90～100次兴奋，因此它是心脏活动的正常起搏点。以窦房结为起搏点的心脏兴奋节律为窦性心律。窦房结以外的部位在正常时，不表现出各自的自律性，称为潜在起搏点。正常起搏点控制潜在起搏点机制为抢先占领和超速驱动压抑。

起搏点的保护机制（pacemaker protective mechanism）　包括两种概念，狭义保护机制和广义保护机制。前者是在并行心律中，范围甚小的异位起搏点无论其频率高低，均可以不受窦房结的影响或抑制，而如期形成兴奋，称被保护起搏点，而基本心律起搏点称无保护起搏点。后者是指某一低频起搏

Q

点发出的兴奋，不受高频起搏点的抑制。

起搏点下移（pacemaker descent） 一种因窦房结功能障碍所致的，逐步由低位起搏点控制心律活动的心律失常。起搏点速率逐步向下，逐步变慢，最后窦性、房性、连接性和室性依次停止发放冲动。需多次观察并进行心电随访方能确诊。

起搏夺获二联律（bigemiry in pacing capture） 自身心律与起搏心律交替性反复出现者。在起搏心电图中，其自身心律，特别是窦性兴奋下传或心室兴奋，均比起搏周期短而提前出现，可形成起搏夺获。

起搏夺获三联律（trigemiry in pacing capture） 两个心室起搏心律与一个自身夺获心律交替反复出现者。

起搏法心脏负荷试验（cardiac loading test of pacing method） 诊断冠心病的一种方法。经心导管或食管电极起搏心房使心率加快。若冠状动脉有病变，心率增加到一定程度时，可造成心肌需氧与供氧失衡，从而诱发心绞痛或 ST-T 的改变。

起搏故障心电图（pacing wrong electrocardiogram） 心脏起搏器发生故障时，出现的异常心电图。主要表现有竞争心律、起搏频率变化、起搏器频率奔放所致的室性心律失常以及起搏信号后无 P' 波或 QRS 波群，或只有病人自发心搏的 P 波或 QRS 波群等。

起搏间期（pacing interval） 其他名称：脉冲周期。脉冲发生器所发出的连续两次起搏脉冲之间的时距，单位为 ms。

起搏监测导联（pacemaker monitoring lead） 其他名称：季肋导联。安装起搏器时或之后使用的监护导联。其正、负极分别置于左、右侧季肋部棘缘末端，地线置腹部正、负极连线的中点。该导联心电图特点是起搏信号后常出现直立的起搏的 QRS 波群。

起搏器（pacemaker） 心脏起搏器的简称。即脉冲发生器。发生脉冲，通过导管或起搏导线电极应激病变心脏，以调节控制心律、治疗心律失常和改善心脏功能的器具。按安置部位和方式不同可分为：体内埋藏式和体外携带式。按脉冲发生器对心脏的控制方式又可分为非同步型、同步型、待用型、按需型、顺序按需型、程序可控型等。

起搏器房室分离（pacemaker atrioventricular dissociation） 完全性房室传导阻滞病人，用心室起搏器治疗时，心室由起搏器刺激而兴奋，心房则与起搏器无关，由自身起搏点控制，形成的房室分离。

起搏器介导的心动过速（pacemaker-mediated tachycardia, PMT） 应用房室同步双腔起搏器中常见的并发症。是由起搏器引起又由其维持的心动过速。

起搏器介导的折返性心动过速（pacemaker-mediated reentrant tachycardia, PMRT） 是起搏器介导的心动过速分型之一。

起搏器所致 R 在 T 现象（pacemaker-made R-on-T phenomenon） 起搏的 QRS 波落在自身心搏的 T 波上，或自身心律 QRS 波落在起搏 T 波上的现象。上述现象可诱发室速或室颤。

起搏［器］心电图（pacemaker-ECG） 应用心脏起搏器时出现的心电图形。起搏导管电极置于右室内，其图形呈左束支传导阻滞样心电图，而电极在左室内，则呈右束支传导阻滞样心电图，与心脏固有的节律交错出现，呈并行心律表现。常作为起搏导管电位的标志。

起搏器综合征（pacemaker syndrome, PMS） 其他名称：起搏综合征。使用心室按需型起搏器的某些病人可出现头昏、乏力、活动能力下降、低血压、心悸、胸闷等表现，称为起搏器综合征。与血流动力学改变及电生理异常有关。治疗：调整起搏频率；更换房室顺序起搏器；辅用升压药等。

起搏细胞（pulse cell） 其他名称：P 细胞，位于窦房结中心部位的一种自律细胞。较小，梭形或多边形。常集聚成团或密网，包埋在较致密的结缔组织中。胞质内细胞器少，有少量散在的肌原纤维和吞饮小泡，糖原较多，细胞间有少数桥粒。其生物电特点是 4 期电位不稳定，可自动地去极化。

起搏音（pacing sound） 其他名称：人工起搏音。在接受了人工心脏起搏器置入术者的心尖内侧及胸骨左缘第 4、5 肋间处听诊，于第一心音之前闻及的一高调、短促、喀喇样的额外音。在心音图上此音现于收缩期前，即第一心音之前

0.08～0.12s（心电图起搏脉冲后约 6ms 处）。其产生机制和临床意义尚不十分清楚。

起搏指征（pacing indication） 心脏起搏一般可有两种适用范畴：一种适用于窦房结发生功能障碍，如病态窦房结综合征，窦房结功能不全引起窦性和房性停搏、期前收缩、窦性心动过速、心房颤动和心房扑动；另一种适用于房室传导功能障碍所致的房室传导阻滞，包括部分性或完全性、永久性或间断性。这些病人都可考虑心脏起搏治疗。

起搏综合征（pacing syndrome） 见起搏器综合征。

起步神经元（pacemaker neurons） 在癫痫病人脑部产痫灶内的一群放电神经元。不断发生单位放电，从头皮或脑皮质上作脑电波描记，可记录到尖波或棘波，成为鉴定癫痫的一个标志。产痫灶的放电活动向周围扩展，沿着脑内的神经通路传向远处，引起一次癫痫发作。可表现为抽搐性的肌肉阵挛，亦可出现感觉、精神、意识、行为上的阵发性障碍等。

起步现象（treppe phenomenon） 其他名称：加温现象。自律性不稳定的典型表现。心电图表现为最初几个窦性周期较长，心率慢，随后周期逐渐缩短，心率加快，最后达到稳定心率。这是一个起搏点开始起搏或受抑制后重新起搏，需要一个短暂的温度过程才能稳定之故。

起伏噪声（fluctuation noise） 在观测时间内，声级连续在相当大的范围内变化，干扰人们休息、学习和工作的噪声。

起始点（initiation point） DNA 分子中复制开始的部位。

起始密码子（start codon, initiative codon） 密码子 AUG 与 N-甲酰甲硫氨酰 tRNA 结合的密码子，也是启动细菌中合成蛋白质的密码子。

起始向量（initial vectors） 其他名称：Q 向量。心电向量图 QRS 环的起始部分向量。正常人多指向右上。

起霜（bloom） 药剂学术语。物质的组分在药剂表面上的结晶。如栓剂表面有时出现的"风化"现象，即由固体脂肪的微晶以粉末状在栓剂外表形成的薄膜。

气（vital energy, qi） 中医术语。形成宇宙万物最基本的物质。中医指构成人体及维持生命活动最根本、最微细的物质，如精气、津气、水谷之气、呼吸之气等；也指一切组织器官的功能活动，如脏腑之气、经络之气等。从生理的角度，大致可分为元气、卫气、营气和宗气等。气的概念引申至许多方面，如致病物质的邪气、湿气、疠气等；病机或病症的厥气、肝气、水气等；药物性质的寒、热、温、凉四气和针灸效应的得气等。

气冲（qichong, ST 30） ①其他名称：气街。中医经穴名。属足阳明胃经。位于腹部脐下 5 寸、旁开 2 寸处。主治腹痛、肠鸣、疝气、阴肿、阳痿、月经不调、不孕等。直刺 0.5～1 寸，艾条灸 5～10min。②中医经外奇穴别名。

气喘（asthma） 因支气管痉挛、收缩所致的呼吸困难。

气喘样喘鸣（asthmatoid wheeze） 呼吸道梗阻的症状。吸气期伴有高调的喘鸣音。多见于声带附近发生阻塞如喉头水肿或痉挛，咽后壁脓肿、喉头肿瘤或异物使空气进入发生困难时。有时易与哮喘相混淆。治疗：对症。

气促（short breath） 呼吸频率加快，呼吸每分钟超过 24 次。见于呼吸系统疾病、心血管疾病、贫血、发热等。

气导（air conduction） 其他名称：空气传导。声波经外耳道引起鼓膜振动，再经听小骨和前庭窗进入内耳的过程。是主要的听觉途径。另外，鼓膜的振动也可引起鼓室内空气的振动，再经前庭窗将振动传入内耳。

气道传导率（airway conductance, Gaw） 气道阻力的倒数，即每驱动压所引起的流量。同一受试者在不同肺容积下所得的气道传导率与肺容积之间呈直线关系。正常值（0.88±0.18）L/（cmH₂O·s）。

气道反应性（airway responsiveness） 气道受到各种刺激（如变应原、物理、化学、药物和运动等）引起气道缩窄的反应。气道反应性增高是支气管哮喘的重要特征之一，也是气道炎症的间接反映。

气道内压（pressure in the airway） 气道内的压力。该压力在呼吸不同时相是不同的。大气压与肺泡压之间出现压力差即产生气道内压力的变化。在吸气时，肺泡压转为负压，气

道内压自呼吸道开口向肺泡递减；呼气时则相反。平静吸气终末时气道内压与大气压相等。

气道异物（foreign bodies in trachea and bronchus）　吸入气管和支气管的内源性或外源性异物（前者如牙齿、呕吐物等；后者如瓜子、花生米、笔帽等）。可引起支气管肺炎、支气管扩张、肺气肿、肺脓肿、气胸、脓胸等。主要特征为呼吸困难。应注意预防。治疗：可利用内镜取出异物。必要时进行气管切开，取出异物。

气道阻力（airway resistance）　气体流经呼吸道时，气体分子间及气体与气道壁之间产生摩擦所构成的阻力，是构成非弹性阻力的主要成分，约占 80%～90%。气道阻力可用维持单位时间内气体流量所需的压力来表示。健康成人在气流量为 1L/s 时，需 0.1～0.3kPa 的压差。气道阻力受流速度、气流形式和气道口径大小影响，其中气道口径的改变是影响气道阻力的主要因素，临床支气管哮喘就是由于支气管痉挛、口径变小、气道阻力变大的缘故。

气短（shortness of breath）　其他名称：气少。中医术语。①指气血虚弱不足。（脉）细则气少。②其他名称：少气、短气。中医术语。指呼吸无力而浅表、急促的症状，病人自感气的交换不足。由气虚所致。治宜补益肺气，或健脾益气。

气分证（qifen syndrome）　中医病证名。温热病的化热阶段。以热不恶寒、舌苔转黄为特点。多从卫分证转来，或由伏热内发。气分以中焦阳明为主，也包括肺、胃、脾、胆、大肠等脏腑。或热郁于肺而鼻煽气促、咳嗽痰黄；或热结胃肠而口渴引饮、大便秘结或下利；或湿热交困于中焦、胸闷脘满、舌苔腻滞；或热毒壅盛，或邪传少阳等均是。治宜清泄里热为主。

气功（relaxation and breathing exercises）　一种中国独特的包含调身（姿势）、调心（意念和松静）、调息（呼吸）、自我按摩和肢体活动等内容的健身术。

气臌（tympanites due to stagnation of vital energy）　中医病证名。臌胀之一。①指气机郁滞所致的臌胀。中空无物，有似于鼓，小便短涩不利，其病胶固，难以治疗。②指气虚所致的全身肿胀。气臌乃气虚作胀，似水臌而非水臌也。其症一如水臌之状，但按之皮肉不如泥耳。必先从脚面肿起，后渐渐肿至上身，于是头面皆肿者有之。健脾行气加利水之药则可救也。方用消气散，并禁食盐。

气管（trachea）　由气管软骨、平滑肌和结缔组织构成的通气管道。位于喉与气管杈之间，按行程分为颈部和胸部。有一定的活动度。由 15～20 个半环状的气管软骨作支架，其间借环韧带相连，气管软骨的缺口以结缔组织膜封闭，即气管膜壁。成人气管长约 11～13cm，上端平对 6、7 颈椎体之间，向下至 4、5 胸椎体交界处，分成左、右支气管。分叉处称气管杈。

气管杈（bifurcation of trachea）　气管在胸骨面即相当于第 4、5 胸椎体平面，分左、右主支气管，二者分叉处，称为气管杈。其内面有气管隆嵴，它是一个向上凸出的半月形纵嵴，略偏左侧，是临床气管镜检查的重要标志。

气管插管（tracheal intubation）　有经口和经鼻插管两种途径。常用的经口气管插管操作较易，适用于气管内插管麻醉病人或病情危重，病人不能自行咳痰或呼吸不畅，需进行辅助呼吸时。导管的管腔相对较大，便于吸痰，气道阻力较小，而且气道顺应性好，呼吸机治疗效果好。

气管内麻醉（endotracheal anesthesia）　向气管内置入导管，通过导管给予挥发性麻醉剂的麻醉方法。主要优点是保持全身麻醉病人的呼吸道通畅，为有效的人工呼吸创造良好条件，从而增加全麻的安全性。

气管憩室（tracheal diverticulum）　气管中的局部囊样膨出，且绝大多数向气管腔外膨出的先天性异常。多位于隆突上 1～3cm 气管的右侧壁，常单发，无症状，可存留异物。

气管切开插管（tracheotomy for intubation）　对需长时间使用机械通气或已行气管插管，但吸痰不畅者，应行气管切开插管术，以更有效地保证呼吸道通畅，并允许病人经口饮水、进食，便于补充营养和水分。

气管切开术（tracheotomy）　一种急救外科手术。其方法系在颈前下部切开气管，插入金属气管套管。常用于抢救喉阻塞的病人，以维持呼吸道通畅。有时也用于因脑外伤或其他原因引起的神志昏迷，以及咳嗽反射被抑制的病人，以防止痰液积滞于下呼吸道引起窒息。

气管切开套管（tracheostomy cannula）　其他名称：气管切开导管。气管切开术适用于各种原因所致的深昏迷、重大胸部或腹部手术后有下呼吸道分泌物阻塞，以及喉外伤、喉部大手术后、上呼吸道被阻塞等病人。插入套管时，需在外管中放入管芯，套管插入气管后，应立即抽去管芯，放入内管。术后要保持气管切开套管及呼吸道的通畅，及时清除管内及呼吸道的痰液，并清洗内管。

气管-食管瘘（tracheal esophageal fistula）　气管与食管之间的瘘管。可分为气管-食管瘘和支气管-食管瘘。分为先天性与后天性。先天性系胚胎时期发育异常；后者见于外伤和气管或食管恶性肿瘤侵犯溃烂后形成。表现为下咽物、唾液和胃反流物进入气管引起呛咳，产生吸入性肺炎和营养不良。X 线透视或摄片可确诊。应防治吸入性肺炎。治疗：对症及手术。

气管异物（foreign body in trachea）　因误吸等原因进入气道内的异物。可引起病人呼吸困难甚至窒息。

气管支气管软化症（tracheobronchomalacia）　呼吸道管腔纵行弹性纤维萎缩或气道软骨结构被破坏导致的管腔塌陷、狭窄的一种病理现象。临床表现可从完全没有症状到死性的缺氧窒息。大部分是自限性的。

气管支气管损伤（tracheobronchial injuries）　严重的胸部挤压伤或撞击伤，所导致的气管、支气管损伤、裂断。其裂口与胸膜腔相通者，出现张力性气胸。病人有重度呼吸困难、发绀、咯血，并有皮下气肿。裂口位于纵隔胸膜内者，有明显的纵隔和颈部皮下气肿。行纤维支气管镜检查、诊断。早期治疗，在无张力下作断端吻合。

气管肿瘤（tumor of trachea）　原发于气管的良、恶性肿瘤。中、下段多见，90% 以上为恶性。其临床症状有持续性呛咳、哮喘、呼吸困难、痰中带血等。部分病人有支气管痉挛、气管阻塞及类似哮喘样表现。肿瘤有浸润或转移时，可出现声嘶、吞咽困难、上腔静脉阻塞等症状。有时听诊可发现近胸骨肺部呼吸音变粗及闻及喘鸣音，并随体位而变化。X 线及纤维支气管镜检查有助于诊断，痰细胞学及活体标本检查可确定肿瘤的性质。治疗：以手术为主。

气海（qihai, RN 6）　①其他名称：脖胦、下肓。中医经穴名，属任脉。肓之原穴。位于脐下 1.5 寸处。治腹痛、遗尿、遗精、泄泻、崩漏、带下、月经不调、尿闭、不孕、虚脱等。直刺 1～1.5 寸，艾炷灸 5～10 壮，或艾条灸 5～30min。②指膻中。③指丹田，又名下气海。

气化（qi transformation）　中医术语。气的运行变化。具体表现为精、气、血、津液各自的新陈代谢及其相互转化。①泛指人体各脏腑器官的气化活动，其中较多用以表示三焦输布水液及肾与膀胱的泌尿功能。②自然六气的变化。

气机（functional activity）　中医术语。指人体内气的正常运行机制，包括脏腑经络等的功能活动。人体气机活动的基本形式主要为升降出入，若气机的升降出入失常，则可出现气逆、气郁、气滞、气陷、气闭甚至气泄、气脱等病变。

气厥（syncope due to disorders of vital energy）　中医病证名。①厥证之一。指中气衰竭，或气机怫郁上逆而厥者。气厥之证有二，以气虚气实，皆能厥也。实证者，卒仆昏迷、气粗、握拳、脉沉弦，治宜顺气开郁，用苏合香丸、五磨饮子；虚证者，卒仆昏迷、面白气弱、多汗肢冷、舌淡、脉弱，治宜补气回阳，用四味回阳饮或独参汤。②病理名词。指气逆。

气痢（dysentery due to qi disorder）　中医病证名。①指中气下陷致痢者。症见气短言微，面色㿠白，下利滑脱，所下之物不黏不臭，大便随矢气而出。治宜温涩固脱。②指气滞致痢者。症见下利如蟹渤，秽臭稠黏，常伴腹部胀痛。治宜行气导滞消积为主。③指冷气停于肠胃致痢者。冷气停于肠胃间，致冷热不调、脾胃不和、腹胁虚满、肠鸣腹痛、便痢赤白，名为气痢。治宜厚肠胃、调冷热、益脾气，则痢当自愈。

气淋（stranguria due to disorder of vital energy） 其他名称：气癃。中医病证名。淋证之一。为尿有余沥结涩不通的证候。分二型：①肝郁气滞，影响膀胱气化，症见小便涩滞、少腹满痛、脉沉弦，治宜利气疏导。②中气不足，影响膀胱气化，症见少腹坠胀、小便涩痛、面色㿠白、脉弱，治宜补中益气。

气流噪声（airflow noise） 其他名称：空气动力噪声。流体运动或物体相对于流体运动所产生的人们不需要的声音。常见的有喷气噪声、螺旋桨噪声、风扇噪声、风吹声和受激涡旋声等。

气颅（pneumocephalus） 其他名称：颅内积气。颅内各部位有气体积贮，包括颅外帽状腱膜下的气体积贮。出现头痛、呕吐、脑膜刺激征及颅内气击水声。可致抽搐、瘫痪、颅内压增高。X线摄片可确诊。治疗：处理病因，预防继发感染。

气秘（qi-typed constipation） 中医病证名。由于忧愁思虑过度，或久坐少动，致气滞或气虚而通降失常所致的便秘。症见便秘、胁腹胀满、嗳气、脉弦。治宜顺气导滞。

气囊泵装置（balloon pump） 一种暂时性的辅助循环装置。用一带柱状气囊的导管插至降主动脉始端，借对它的充气或抽气以增加或减少主动脉内压力。辅助血液循环，以改善心肌功能。

气脑造影（pneumoencephalography） 神经科常用的检查方法之一。通过腰穿或小脑延髓池穿刺注入空气，拍摄头部前后、后前及左右侧位片等，观察脑室系统及蛛网膜下腔。根据其大小，有无闭塞、变形、移位及充盈缺损等，判断有无脑萎缩、脑蛛网膜粘连、脑肿瘤及脑积水等。

气逆（adverse rise of visceral energy） 中医病机。气机逆乱失常。主要指气机上逆，亦包括气机横逆。前者常因郁怒伤肝或火热上冲，以致气升不降而逆于上，亦可由于痰壅、食积、形寒饮冷、上实下虚等原因，致气不顺降而上逆，头目眩晕为其常见症状，甚则可见颠仆昏倒。后者则常因肝气郁结、不能正常疏泄升发而致横逆侮脾犯肝，腹胀飧泄、胃脘疼痛、嘈杂吞酸为其常见病候。

气逆痰阻呃逆（hiccup due to adverse rise of gas and obstruction of sputum） 中医病证名。症见呃逆连连、胸胁胀闷、饮食乏味，精神受刺激后加重。舌苔薄腻、脉弦滑。治宜降气化痰、和胃止呃，可用旋覆代赭汤。

气尿（pneumaturia） 排出的尿出现多量气泡。正常人的尿中无气体。气尿是临床上一种少见的症状，其发病机制：①产气菌尿路感染，在老年女性糖尿病病人中较易发生。②尿道瘘，气体可从肠道或阴道进入尿路。③导尿或器械检查时，可有多量气体进入膀胱，随尿排出而产生气尿。

气怯（frightened due to deficiency of gallbladder energy） 中医病证名。指胆虚气怯而出现虚弱而惊慌的病证。由于中气不足、脾虚生痰、痰湿扰胆，阻碍了胆气的疏泄和肝气的生发所致。临床表现为气短、心烦、失眠、惊悸不安、口苦、恶心等。治宜补气安神。

气球样细胞（balloon cell） 肝炎时最常出现的一种细胞。亦见于带状疱疹和水痘。是由于细胞受病毒损害后，细胞内水分增多所造成，细胞明显肿大，胞质疏松呈网状，半透明或透明，形似气球样。电镜下常见此种细胞质内质网有高度囊样变。

气球样细胞痣（balloon cell naevus） 气球状痣细胞组成的良性新生物。常见于30岁以下的成人。病变为淡棕色，直径约1～5mm，稍隆起的柔软丘疹。病理检查真皮内有气球状痣细胞。治疗：通常不需特殊治疗，如病变位于易摩擦、易受损伤部位或出现恶变倾向时应行激光、电烙或手术治疗。

气疝（scrotal hernia due to stagnation of vital energy） 中医病名。①腹中气乍满乍减而痛，名曰气疝。多为因饮食寒温不适、气机阻塞而致腹中气痛的病证。宜理气为主，用荔香散。②指因气郁而发的阴囊坠痛，或伴有少腹结滞不舒、大小便困难、遗尿、腹胀等症。治宜疏肝理气，服导气汤或天台乌药散。气虚者用补中益气汤。③气疝发于小儿名

偏气。

气胎（false tympanites） 中医病名。指假孕之一。多因平素肝旺易怒、肝气郁结、气血运行不畅、冲任胞脉阻滞所致。症见经闭腹大、状如怀孕。治宜疏肝理气行血。方用逍遥散加木香、香附、川芎等。

气体冲击伤（gas blast injury） 空气冲击波引起的损伤。波长较短者（高频的爆裂音），造成内脏伤的可能性较大；波长较长者（低频的轰鸣音），造成内脏损伤的可能性较小。临床特点是：伤情复杂，多处受伤；外伤轻而内伤重；伤情发展迅速。依受伤脏器及严重程度不同，采用相应治疗措施。

气体交换（gaseous exchange） 毛细血管血液中所含气体与肺泡及组织细胞中所含气体通过弥散作用而互相交换，达到动态平衡的过程。气体弥散的规律是从分压较高的部位向分压较低的部位扩散，气体进出血液也服从这一规律。吸入空气中的氧分压比血液内的氧分压高，故氧从肺泡气进入血液，而血液内的二氧化碳分压高于肺泡气的二氧化碳分压，故二氧化碳由血液排入肺泡气。呼吸运动不断进行，使肺泡气不断更新，从而保证血液内的气体与肺泡气的交换得以持续进行。血液和组织细胞之间的气体交换依据同样原理进行，但氧和二氧化碳的弥散方向与血液和肺泡之间的弥散方向相反。

气体弥散障碍（diffusion impairment of gases） 气体弥散障碍是引起换气障碍的原因之一。气体交换是以气体扩散方式进行，影响气体扩散速率的诸因素中，任何一个因素发生异常变化，都会引起气体弥散障碍。在临床上常见于肺水肿、肺纤维化、肺炎和肺不张等所致的弥散距离增大和扩散面积的减小。此外，血液与肺泡接触时间过短也会影响弥散量。

气体栓塞（air embolism） 见空气栓塞。

气痛（pain due to stagnation of vital energy） 中医病证名。气滞三焦所致疼痛。人身之气，周流不息，本无停止，多因七情六气、饮食劳役所郁，以致凝滞上焦，则为心胸痞痛，宜枳橘汤、清膈苍莎丸；凝滞中焦，则为腹胁刺痛，宜木香破气散、撞气阿魏丸；凝滞下焦，则为疝瘕、腰痛，宜四磨汤、木香槟榔丸；凝滞于内，则为癖积秽痛，宜化积丸、三棱散；凝滞于外，则为遍身刺痛，或浮肿，或膜胀，宜流气饮子、木香流气饮。

气脱（exhaustion of vital energy, collapse） 中医病证名。指正气的耗损脱失。常由于过汗、过下、失精、亡血等原因，以致气失依附涵载而外脱。气脱者，目不明。临床见证除了目失所养而视物模糊不清外，尚可有气息低微、面色苍白、脉微弱，甚则冷汗淋漓、昏不知人等表现。治宜补气固脱。可用人参、附子、炮姜、甘草等。

气雾剂（aerosol） 其他名称：气溶胶。能喷射呈雾状微粒的药物制剂。含药的溶液、乳状液或混悬液借助抛射剂的压力喷出，以雾状物形式进入肺部或附于腔道黏膜、皮肤的制剂。也用于空间消毒。

气雾免疫（aerosol immunization） 其他名称：气溶胶免疫。通过吸入疫苗等气雾剂而产生免疫的方法。用气雾发生装置将疫苗、菌苗、类毒素等生物制品喷散成气雾而形成气溶胶。微粒直径在$5\mu m$以下者占90%以上，通过呼吸道进入体内，经相应的器官组织进行免疫改造后，提高机体特异性抵抗力，达到免疫的目的。

气相色谱法（gas chromatography, GC） 以气体为流动相的色谱法。一次操作即可分离复杂混合物并能进行定性和定量分析。它可与质谱仪联用，进行成分分析和结构分析。

气相色谱仪（gas chromatograph） 根据气相色谱法原理对有机合成、无机合成及其他气体进行定量、定性的分析仪器。由气路、进样、色谱柱、检测器、记录仪5个部分组成。能自动描绘被测物质经色谱柱分离出来的不同组分的谱峰。

气性坏疽（gas gangrene） 其他名称：梭状芽孢杆菌性肌坏死。产气荚膜梭菌和梭状芽孢杆菌等引起的一种严重的急性特异性软组织感染。多见于深层肌肉广泛严重的开放性创伤后。起病急、发展快，局部疼痛，水肿、产气、有恶臭和大块组织坏死，并伴有严重的毒血症。治疗：本病险恶，一经确诊，应立即手术并严格隔离。高压氧治疗有特效。

气性坏疽菌群（gas gangrene bacteria） 一组广泛分布于自然界，能引起人类发生气性坏疽的革兰氏阳性杆菌。该菌群包括 20 多种细菌，其中以产气荚膜梭菌为最常见，其次尚有水肿杆菌、败毒杆菌、产气芽孢杆菌、溶组织杆菌等。

气胸（pneumothorax） 胸膜破损，导致肺泡气或空气等进入胸膜腔的病理改变。此时胸膜腔内压力升高，甚至负压变成正压，使肺脏压缩，静脉回心血流受阻，可能产生不同程度的肺、心功能障碍。可分为人工气胸、创伤性气胸和自发性气胸三类。按气胸与外界空气的关系又可分为闭合性气胸、开放性气胸和张力性气胸。自发性气胸多表现为突然胸痛、呼吸困难。X 线检查可明确诊断。治疗：少量气胸，适当休息可自行吸收。多量气胸，须抽气减压。张力性气胸须立即作肋间切开，插入橡皮导管持续排气。长期不吸收的气胸或有支气管胸膜瘘及胸内出血者应进行外科手术。

气虚（qi deficiency） 中医术语。劳倦内伤或重病久病后出现元气不足、脏腑组织功能低下、抗病力减弱的病理变化。症见气短、声低、懒言、神疲、纳减、自汗、眩晕、心悸等。

气虚发热（fever due to vital-energy deficiency） 其他名称：气虚身热、气虚热。中医病证名。因气虚不摄、虚阳外越所致的内伤发热。症见发热时作时止、劳累后加重、伴头晕乏力、自汗、气短懒言、舌嫩红、脉细弱。治宜益气补中、甘温除热，可用补中益气汤。

气虚证（syndrome of qi deficiency） 中医证候之一。元气不足、脏腑功能衰退所致，以气短乏力、神疲懒言、自汗、舌淡、脉虚等为常见症。

气虚血瘀（blood stasis due to qi deficiency） 中医病机。因气虚无力行血而致血行瘀滞的病理变化。气为血帅，血液的正常运行，有赖于气的正常推动，若元气亏虚、无力行血，则血行缓慢、停留而瘀。症见心悸气短、胸中隐痛、颜面微浮、腹部胀满作痛、或有积块、或有偏瘫、下肢痿废、遗尿失禁、舌黯有紫斑、苔薄、脉细缓而涩。治宜补气益气为主，兼以活血行血。可用补阳还五汤加减。

气血辨证（differential diagnosis in accordance with the theory of vital energy and blood） 中医辨证方法之一。即以气、血的病证为纲进行辨证。属气血痰辨证的一部分。对内伤杂病进行辨证归纳的方法。气的病证多指功能活动的紊乱、不足或障碍，如气虚、气滞、气逆等。血的病证则因血的亏损不足和血行的运行失常所致，如血虚、血瘀、出血等。

气血两燔（hyperactivity of heat evil in qifen and xuefen） 中医病证名。燔，焚烧，指火盛。温热病气分的热邪未解，而营血分热邪日盛，以致形成气血两燔之证。症见壮热、口渴、烦躁谵妄、癍疹透露、甚或吐血、衄血，舌绛苔黄、脉数等。治宜清热解毒凉血，用清瘟败毒饮。

气血两虚（deficiency of both qi and blood） 其他名称：气血两亏。中医证候之一。指气血均亏损不足的证候。多由久病不愈、气血两伤所致。可因气虚不能生血而致血虚，亦可因血虚而致气虚。表现为气虚与血虚同时存在，症见少气懒言、神疲乏力、自汗、眩晕、心悸失眠、面色淡白或萎黄等。治当气血双补。可用八珍汤。

气-血屏障（blood-air barrier） 肺泡内气体同肺泡隔内毛细血管血液中的气体进行交换所通过的结构。共 4 层：肺泡上皮和基膜、毛细血管基膜和内皮细胞，总厚度约为 $0.5\sim0.7\mu m$。在两基膜间有的地方有结缔组织。

气血失调（disorder of qi and blood） 中医病机。气与血失去互相协调作用的病机。生理上，气血是相依相附的，气以生血，血以养气，气为血帅，血为气母。人若有病，气病可以影响血病，血病亦可以影响气病。如气滞可致血滞，血滞亦可致气滞，出现疼痛、瘀血等症；气逆可致血逆而上溢，出现吐血、咯血、衄血等症；气虚不能统摄血液，可使血不循经而见便血、尿血、月经不调、崩漏、皮下出血等症。临床上凡是久痛、厥逆、月经不调、慢性出血等病证，多与气血失调有关。

气压创伤性鼻窦炎（barotraumatic sinusitis） 大气压力发生急剧变化时，鼻窦的气压与外界气压相差悬殊而致的鼻部病变。自鼻腔及窦口可有血性漏出液伴黏液流出。出现头痛，甚至休克。治疗：血管收缩剂滴鼻，用抗生素可预防化脓性鼻窦炎的发生。

气压创伤性中耳炎（barotraumatic otitis media） 咽鼓管调节功能失调使鼓室内外压力在外界大气压变化时失去平衡，鼓室内形成负压，引起血管扩张、黏膜水肿，鼓室内有漏出液和积血。症状为耳痛、耳鸣、听力下降。治疗：咽鼓管吹张，血管收缩药滴鼻。

气压伤（barotrauma） 人体外压力的变化所引起的疾病。当人们贸然潜水或进入大气的上部，周围压力变化很大。人体虽主要由固体和液体组成，不易受外界压力的变化影响。但是耳、窦、肺、肠等腔道是一些气囊，可随压力变化或胀或缩。由于压差而出现的疾病有耳压伤、胸压伤、窦压伤、肠压伤等。另外，在高气压环境转为正常气压时，原来已溶于血液、组织液和脂肪组织的气体（氧气、二氧化碳和氮气）在体液中溶解迟缓，致使在血液和组织液内形成很多气泡而引起广泛栓塞。若由正常气压转为低压时，引起减压病，有时可致呼吸停止、急性肺萎陷、血压下降等，严重者可在短时间内死亡。

气压止血带（pneumatic tourniquet） 肢体手术时止血器械。四肢手术时，采用人工或电动鼓气加压，通过止血带阻断肢体血流，使手术在无出血状态下顺利进行。

气瘿（qi-type of goiter） 中医病名。瘿瘤的一种。多因情志抑郁或水土因素所致。症见颈部生较大肿块，边缘不清，皮色如常，按之柔软，随喜怒而增大或缩小。治宜理气解郁、化痰软坚、健脾除湿。常用四海舒郁丸、碘剂或手术治疗。

气郁（qi depression, qi stagnation） 中医病证名。气郁结而不得疏泄发散的病理变化。由于情志抑郁、气机郁结所致。症见胸满胁痛、情绪抑郁、脉象沉涩。各种郁证，常从气郁开始，进而引起痰郁、食郁等。治宜疏肝解郁。

气质（temperament） 个人典型的、稳定的心理活动的动力特征。主要表现在心理活动发生的强度、速度、灵活性和指向性等外部特征上，而不是指心理活动的内容。古希腊希波克拉底根据人体内 "4 种体液" 多少的不同，把人分为 4 种气质：性情急躁、动作迅猛的胆汁质；性情活跃、动作灵敏的多血质；性情沉静、动作缓慢的黏液质；性情脆弱、动作迟钝的忧郁质。巴甫洛夫认为高级神经的类型是气质的生理基础，提出 4 种高级神经活动类型：兴奋型、活泼型、安静型、弱型，分别相当于胆汁质、多血质、黏液质及忧郁质。人的气质大多为混合型，受先天遗传的影响较大。

气质类型（temperament type） 表现在一类人身上的共有或相似的气质的典型结合。有多种学说对此加以解释，主要有：古希腊希波克拉底的气质说，将气质分为胆汁质、多血质、黏液质及忧郁质；德国精神病学家克雷奇默的体型说，将气质分为肥胖型、瘦长型、健壮型；美国心理学家伯曼的激素说，将气质分为甲状腺型、肾上腺型、脑下垂体型、副甲状腺型、性腺型；日本学者石川村二等的血型说，将气质分为 A 型、B 型、AB 型、O 型；巴甫洛夫的高级神经活动类型说，分为兴奋型、活泼型、安静型、弱型，为气质研究提供了自然科学基础。

气滞（qi stagnation） 中医病机。气运行不畅而停滞的病理变化。指脏腑、经络之气阻滞不畅。可因饮食失宜或七情郁结所致；亦可因体弱气虚不运而引起。随所滞之脏腑经络而出现不同症状。气滞于脾则胃纳减少、胀满疼痛；气滞于肝则肝气郁结犯脾、胁痛易怒；气滞于肺则肺气不利、痰多喘咳；气滞于经络则该经所过之部位疼痛或运动障碍。气滞过甚可致血瘀。

气滞腹痛（abdominal pain due to stagnation of vital energy） 其他名称：气结腹痛。中医病证名。由气滞郁结引起的腹痛。症见腹部胀闷而痛、攻窜不定、肠鸣、按之无固定痛处、舌苔薄、脉弦。治宜疏肝理气止痛。可用柴胡疏肝汤加木香、砂仁之类。

气滞胃痛颗粒（qizhi weitong granules） 中医成药名。疏肝和胃理气剂。另有制剂：片。组成：柴胡、枳壳、白芍、甘草、延胡索、香附。用于肝郁气滞、胸痞胀满、胃脘疼痛。孕妇慎用。

Q

气滞血瘀（stagnation of qi and blood stasis） 中医病机。因气机郁滞日久而致血行阻隔的病机。血液的正常运行，有赖于气的推动，若气行不畅，无法行血，则血停而瘀生矣。气滞、血瘀互为因果，气滞导致血瘀，血瘀又加重气滞。多由情志郁结或跌仆闪挫而致。治宜行气活血化瘀，可用血府逐瘀汤类。

气滞血瘀证（syndrome of qi stagnation and blood stasis） 中医证候之一。气机阻滞，血行瘀滞所致，以胸胁、脘腹胀闷疼痛，偶有刺痛，或有痞块，时消时聚，舌紫或有斑点，脉弦涩等为常见症。

气滞证（syndrome of qi stagnation） 中医证候之一。气机阻滞、运行不畅所致，以胸胁、脘腹胀闷疼痛，时轻时重，时作时休，或走窜不定，胀痛可随嗳气、肠鸣、矢气而减，脉弦等为常见症。

汽油中毒（gasoline poisoning） 汽油吸入肺内或误服而发生的中毒。急性中毒轻者表现为恶心、呕吐、酒醉感；严重者有精神失常、谵妄、昏迷、抽搐、高热等。误服者有腹痛、腹泻及消化道出血。慢性中毒主要为自主神经紊乱、癔症样改变及多发性周围神经炎。治疗：误服者应洗胃；吸入者应吸氧；应用中枢兴奋剂；对症处理等。

器官（organ） 由基本组织按照一定的方式有机地组合在一起，行使特定功能的结构。在动物和人体内，由多种不同组织构成的、具有一定的形态特征和生理功能的结构单位。如动物的胃、心、肺、肠等。

器官非特异性自身免疫性疾病（non-organ specific autoimmune disease） 病人的病变可见于多种器官和结缔组织，故又称全身性或系统性自身免疫性疾病、结缔组织病或胶原病。典型的疾病有系统性红斑狼疮、类风湿性关节炎等。

器官特异性自身免疫性疾病（organ specific autoimmune disease） 病人的病变常局限于一特定的器官，由对该器官特异性抗原的反应所引起。典型的疾病有胰岛素依赖型糖尿病和多发性硬化症。

器官显影（organ imaging） 显示预定器官影像的一种检查方法。不同的放射性核素或其标记物在体内各器官有着不同的分布规律。根据这一特点，将放射性核素引入体内后可用闪烁扫描仪（扫描）或γ照相仪（γ照相）显示预定器官的影像，然后根据器官显影以及放射性核素分布的变化诊断疾病。

器官移植（organ transplantation） 将某一个体有活力的部分（如细胞、组织或器官），通过手术或其他方法移植到自体或另一个体的某一部位，使其继续存活的方法。被移植的部分称为移植物，提供移植物的个体称作供者，接受移植物的个体称作受者。移植物的供者与受者不属于同一个体，称为异体移植。供者与受者属于同一个体称作自体移植，若移植物重新移植到原来的解剖部位，称作再植术，如断肢再植术。异体移植分为同质移植、同种移植和异种移植。移植时，将移植物移到受者该器官原来的解剖位置，叫原位移植；移植到另一解剖位置，叫异位移植或辅助移植。因此，原位移植时必须将受者原来的器官切除。按移植技术不同，可分为游离移植、带蒂移植、吻合移植和输注移植。根据移植物不同，分为三类，即细胞移植、组织移植和器官移植。

器械用品消毒（appliances and articles for sterilization） 各种器械用品的制作材料不同，结构有简单和复杂精密的区别，故消毒方法不一。要求为：能杀灭各种致病微生物；杀菌作用不仅要达到物体表面，而且要达到管腔内、关节铰链等处；物品的材料不受侵蚀，结构不破坏或变形，消毒后仍保持良好的性能功用。一般敷料和器械用品，以高压蒸汽消毒为主。金属锐器、内镜、特制导管和塑料制品等，应选用消毒剂的浸泡法或熏蒸法。

器质性疾病（organic disease） 有病理形态学损伤的疾病。多同时伴有与病变器官或患病机体相应的功能性变化；但有的也不伴有局部器官或组织的功能障碍，如某些先天性畸形、非要害部位、生长慢的良性肿瘤等。

器质性精神障碍（organic mental disorder） 其他名称：器质性精神病、器质性脑病综合征。脑部有明显的病理改变如变性、肿瘤、外伤等引起的精神障碍，以及继发于躯体疾病或中毒感染的脑功能紊乱。反映在认知功能、情绪及行为方面。认知功能障碍包括定向、记忆、智力（理解、计算、学习）及判断4方面的障碍。症状归纳为痴呆、谵妄、遗忘三大综合征。治疗：对症治疗。

器质性期前收缩（organic premature beat） 由各种器质性心脏病引起的期前收缩，是病理性期前收缩的一种。病因可有风湿性心脏病、冠心病、心肌病及其他器质性心脏病。此种期前收缩可持续较久或反复出现，预后不佳。

憩室（diverticulum） 管壁器官向外突出形成盲端的袋状结构。憩室可发生于输尿管、消化道、尿道、膀胱等处。大多为先天性的，少数是后天性的。

憩室疝（diverticular hernia） 其他名称：利特雷（Littré）疝。疝的内容物是小肠憩室，如梅克尔（Meckel）憩室。

招法（nail-pinching manipulation） 其他名称：爪法。中医推拿手法名。伤科理筋手法的一种。用指甲按压穴位。用力较重而刺激面积较小，后轻揉，为开窍解痉的强刺激手法。有行气血、疏经络的作用。常用于晕厥、惊风等症。

髂腹间截肢术（interilio-abdominal amputation） 其他名称：半骨盆切除术、骨盆腹部间截肢术。切除包括半侧骨盆及整个下肢的手术。适用于一侧骨盆或股骨上端的原发性恶性肿瘤而无转移病灶，且不宜做髋关节离断者。

髂骨（ilium） 位于髋骨上部的一块长方形骨。可分为髂骨体、髂骨翼、两面及前、后、上3缘。髂骨体构成髋臼的上部，髂骨翼为髂骨体上部的宽广部分，中部偏薄，周缘肥厚，呈S形。上缘为弯曲的髂嵴。髂嵴前后端稍凸出为髂前上棘和髂后上棘，其下方各有髂前下棘和髂后下棘。髂骨翼内面凹陷为髂窝，它的下方有一凸起的弓状线，为髂骨翼与髂骨体的分界线。髂窝后部粗糙，有一耳状面，与骶骨的耳状面相关节。耳状面后上方有一粗糙的髂粗隆，有韧带附着。髂骨翼外侧有三条弓状线，其所围成的骨面是臀肌的附着处。

髂骨骨髓炎（osteomyelitis of ilium） 化脓性骨髓炎。发病急骤，有严重的败血症状状。髂、臀部常有肿胀和剧烈跳痛，常在臀部及髂窝处有多发性脓肿；沿髂嵴至髂前上棘均有明显压痛。晚期常形成窦道。早期应用大量抗生素，常能治愈。如已形成脓肿，应早作切开引流术。

髂棘间径（interspinal diameter，IS） 骨盆两侧髂前上棘外缘的距离。平均值为23～25cm。可间接推测骨盆入口横径。

髂嵴（iliac crest） 见髂骨。是测量骨盆径线的重要标志之一。

髂嵴间径（intercrestal diameter，IC） 骨盆两髂嵴外缘最宽的距离。平均为26～28cm。可反映骨盆入口横径。

髂内动脉（internal iliac artery） 髂总动脉分支。髂总动脉供应盆壁及盆腔脏器的动脉主干。在骶髂关节处发自髂总动脉。沿骨盆后外壁下降，至坐骨大孔上缘分为前、后干，自两干再发支营养盆壁、盆腔脏器、会阴部和外生殖器以及臀部诸肌。

髂外动脉（external iliac artery） 髂总动脉发出的两大分支之一。在骶髂关节前方分出，沿腰大肌内侧下降，在腹股沟韧带中点深面，穿血管腔隙移行为股动脉。髂外动脉沿途发支营养腰大肌、髂肌以及下腹壁肌。

髂窝脓肿（abscess of iliac fossa） 髂窝部的急性化脓性感染形成的脓肿。化脓性细菌可经血行或淋巴途径到达髂窝。由于炎症刺激髂腰肌，患侧髋关节呈屈曲状态。在腹股沟上外方可触有压痛而无明显波动感的肿块。治疗：切开引流。

髂腰肌（musculus iliopsoas） 由腰大肌和髂肌组成。前者位于腰部脊柱两侧，起自腰椎体外面及横突；后者位于腰大肌外侧，起自髂窝，向下两肌合并，经髋股沟韧带深面止于股骨小转子。作用为使髋关节前屈和外旋，下肢固定时，使躯干前屈。

髂总动脉（common iliac artery） 腹部动脉下端的两大分支。在第4腰椎体处分为左、右髂总动脉，沿腰大肌内侧下行，在骶髂关节处分为髂内动脉和髂外动脉。仅发出1～2条细支营养附近结构。

髂总动脉硬化性闭塞的动脉功能不全综合征（syndrome of arterial insufficiency of common iliac artery atherosclerosis obliterans) 髂总动脉因动脉粥样硬化而导致血管狭窄、闭塞并出现供血不足的一组病征。中老年男性多见。表现为间歇性跛行，下肢疼痛，腿苍白、发绀、发凉、坏死及溃疡，动脉搏动减弱或消失。治疗：扩血管，人工血管置换。

千柏鼻炎片（qianbai biyan pian） 中医成药名。清热解毒、宣肺通窍剂。组成：千里光、卷柏、羌活、决明子、麻黄、川芎、白芷。功能清热解毒、活血祛风。用于风热犯肺、内郁化火、凝滞气血所致的伤风鼻塞，时轻时重，鼻痒气热，流涕黄稠，或鼻塞无嚏，嗅觉迟钝；急慢性鼻炎、鼻窦炎、咽炎见上述症候者。

千里光（Senecionis Scandentis） ①其他名称：千里及、眼明草、九里明、一扫光。中医药名。菊科植物千里光的全草。苦，寒。功能清热解毒、杀虫、明目。治上呼吸道感染、扁桃体炎、咽喉炎、肺炎、细菌性痢疾、肠炎、阑尾炎、黄疸性肝炎、胆囊炎、钩端螺旋体病。煎服；治眼结膜炎、角膜炎，煎服并制成滴眼液滴眼；治疮疖肿毒、急性淋巴管炎、丹毒，煎服并捣敷；治湿疹、皮炎、痔疮、水火烫伤，煎水洗。②石决明的别名。

千日疮（common wart） 其他名称：疣疮、瘊子、疣。中医病名。生于皮肤浅表的赘疣，即寻常疣。由于风邪搏于肌肤而生；或肝虚血燥、筋气不荣所致。本病好发于手背、指背、头面等处。初起小如粟米，渐大如黄豆，突出皮面，色灰白或污黄，表面蓬松枯槁，状如花蕊，数目多少不一。少则一个，多则数十个，或散在或群集。一般无自觉症状，但挤压时则有疼痛，碰撞或摩擦时易出血。治疗：外用推疣法或鸡肫皮擦之，或用鸦胆子仁捣烂涂敷，亦可用艾灸之。

迁居应激综合征（relocation stress syndrome） 从一个环境迁移到另一个崭新的环境，由于陌生的感觉及新的社会生活状态，导致个体出现生理或心理社会适应能力的紊乱状态。

迁延性肺嗜酸粒细胞浸润症（prolonged pulmonary eosinophilia） 参见慢性嗜酸粒细胞性肺炎。

迁延性高山反应（delayed mountain reaction） 慢性高山反应。有些病人虽在高原居住一定时间，但始终存在高山反应症状。表现为神经衰弱、反应迟钝、红细胞增多，有时出现心律失常或短暂晕厥。对症治疗。

迁移（transfer） 已获得的知识、技能、学习方法、学习态度等，对学习新知识、新技能和解决新问题所产生的影响。其中起积极影响的，称为正迁移，简称迁移；起消极影响的，称为负迁移，即干扰。

牵拉肘（subluxation of head of radius） 其他名称：曲瞅骱假性脱骱。中医病名。即小儿桡骨小头半脱位。因过度牵拉手臂所致。伤肘呈半伸屈位，肘外侧疼痛，前臂呈旋前位垂于体侧，活动受限，尤其不能旋后、屈伸及取物活动，桡骨小头处压痛明显。治宜手翻托法，或牵拉肘复位法。

牵拉肘复位法（reposition by elbow traction） 中医伤科用于小儿桡骨小头半脱位的整复手法。以左肘为例：医者坐于患肢外侧，以右手拇指置于患肘桡骨小头部，余指对握肘内侧；左手拇指置于患腕背侧，余指对握掌侧。当左手持患臂作旋后同时牵引伸肘动作时，右手拇指下压桡骨小头，即可感到复位的滑动声。再做2～3次伸屈肘关节的活动即可。

牵牛花综合征（morning glory syndrome） 一种比较常见的视乳头先天性发育异常。女多于男，以右眼居多。临床可有患眼视力低下，多在手动与0.2之间，约半数病人有内斜视或外斜视。眼底检查可以确诊。本病无特殊疗法。

牵涉痛（referred pain） 其他名称：反射痛。某些内脏疾病时，内脏痛觉常反映到身体体表其他部位，使体表发生疼痛或痛觉过敏的现象。例如，心绞痛病人感到左臂内侧等部疼痛。可作为诊断某些疾病的辅助指征。

牵推复位法（reposition by drawing and pulling） 中医伤科用于肘关节脱位的整复手法。局麻后病人侧卧，患肢向上，屈曲肩、肘关节，一助手立于病人胸前，双手紧握患腕，沿前臂纵轴方向牵拉，医者双手拇指顶住病人鹰嘴部，余指勾住其肱骨远端，配合助手对抗牵引，如感到复位声响即为复位。

牵引（traction） 应用力学原理，通过自身力、他人力或器械，对身体某部位进行牵拉以治疗疾病的方法。常用的有颈椎牵引、腰椎牵引或肢体牵引。

牵张反射（stretch reflex） 有神经支配的骨骼肌受到外力牵拉时所发生的反射性收缩的生理反射。有腱反射和肌紧张两种类型。前者是快速牵拉肌腱时发生的，又称为位相性牵张反射；后者是缓慢持续牵拉肌肉时发生的，又称为紧张性牵张反射。两种类型的反射具有共同的反射弧。

牵正（qianzheng, extra） 中医经外奇穴。位于耳垂前0.5～1寸处。主治面神经麻痹、腮腺炎、口腔溃疡等。斜刺或沿皮刺0.5～1寸。

牵正散（qianzheng san, powder for face distortion） 中医方剂。《杨氏家藏方》方。组成：白附子、白僵蚕、全蝎。功能祛风化痰、通络止痉。治中风面瘫、口眼㖞斜，或面部肌肉抽搐。

铅（lead, Pb） 一种对人体有毒的金属元素。能抑制血红蛋白合成过程中的酶体系，置换骨中的钙，蓄积在骨与软组织中。铅中毒症状有：牙根周围呈青黑色、贫血、铅性绞痛、铅中毒性肝炎和神经衰弱等。铅能防止X射线和γ射线的穿透，制成屏蔽物对人体有防护作用。

铅丹（red lead, Minium） 其他名称：黄丹、广丹、东丹、丹粉。中医药名。纯铅经加工制成的四氧化三铅（Pb_3O_4）粉末。辛，咸、寒，有毒。归心，肝经。功能拔毒、生肌、杀虫。外用有解毒生肌、收敛止痒的作用。铅膏药能保护疮面。用于各种疮疖、黄水湿疮、溃疡久不收口等证。用量：0.3～0.6g，有毒，不宜多用。

铅管样强直（lead-pipe rigidity） 肌张力增高的一种类型。特点是伸肌与屈肌张力都增强，在关节做被动运动时，增高的肌张力始终保持一致，而感到有均匀的阻力，如同弯曲铅管。见于锥体外系损害，如黑质和黑质纹状体通路的病变、基底节病变、颅脑外伤、动脉硬化等。此症应查清原因，治疗原发病为主。

铅绞痛（lead colic） 慢性中度铅中毒的典型症状之一。疼痛多为突然发作，阵发性加剧，每次持续数分钟，甚至数小时，夜间常从梦中痛醒。疼痛部位多在脐周，少数在上腹部或下腹部。发作时病人辗转不安、烦躁、面色苍白、周身出冷汗、体位蜷曲，可伴有呕吐。腹部呈舟状，用手按压疼痛可稍缓解，无固定压痛点，一般止痛药不易缓解。此征主要是动脉血管痉挛所致，应注意与急性阑尾炎等急腹症加以区别。

铅中毒（lead poisoning） 因含铅所致的环境污染和食品污染而引起的中毒。长期接触铅的作业可引起慢性中毒，误服大量铅化合物可引起急性中毒。主要损害神经系统、消化系统、造血系统和肾脏。表现为头昏、头痛、恶心、呕吐，口中有金属味，腹痛，重则可有血红蛋白尿、眼睑和舌震颤等。尿铅定量及末梢血点彩红细胞增多可助诊断。治疗：用依地酸钙钠注射驱铅，用葡萄糖酸钙对症治疗。

铅中毒性麻痹（lead paralysis） 铅中毒所致神经系统损害表现之一。铅对周围神经的损害为运动功能受损较为显著，形成铅麻痹。主要分为以下4种类型：①腕下垂型，最多型；②肱型；③手部肌肉萎缩型；④下肢麻痹型，少见。严重者可累及膈肌或咽喉部肌肉而死亡。

前白蛋白（prealbumin） 血浆蛋白电泳时泳行在白蛋白主峰之前的蛋白质。分子量较白蛋白小（<54 980），等电点与白蛋白相同（pH值4.7），不含碳水化合物，对甲状腺素和视黄醇的结合力较大。

前壁心肌梗死（anterior myocardial infarction） 心室前间壁、前侧壁及广泛前间壁的心肌梗死。心电图表现是V_1、V_2、V_3导联中有典型梗死波形，但V_4、V_5、V_6导联中也有一些缺血或其他改变，其中以冠状T波最多见。

前壁心尖部心肌梗死（anteroapical myocardial infarction） 由于左冠状动脉的前降支末梢阻塞所致的心肌梗死。心电图梗死波形表现在V_4，有时可至V_3、V_5导联。肢体导联可有低电压。对侧导联无相反表现。

前壁心内膜下缺血（anterior wall subendocardial ischaemia）

Q

左心室前壁内膜的心肌缺血。其特点是 T 波向量指向前方。心电图 $V_2 \sim V_6$ 导联 T 波呈直立、增高、对称、箭头样，并伴有 Q-T 间期延长。

前壁心内膜下损伤 (anterior wall subendocardial injury)　左心室前壁内膜下的心肌损伤。其特点是 ST 段向量指向后方。心电图表现在心前区导联 ST 段下降。

前壁心外膜下缺血 (anterior wall subepicardial ischaemia)　左心室外膜下的心肌缺血。其特点是 T 波向量指向后方。心电图 $V_2 \sim V_6$ 导联出现深倒置且对称的箭头样 T 波。

前壁心外膜下损伤 (anterior wall subepicardial injury)　左心室前壁外膜下心肌的损伤。其特点是 ST 段向量指向前方。心电图表现为心前区导联 ST 段抬高。

前壁型室性心搏 (anterior wall type of ventricular beat)　异位起搏点在心室前壁的室性心搏。心电图表现为全部心前区导联的 QRS 波群均以 S 波为主。

前臂回缩征 (arm recoil sign)　判断胎龄的神经系统体征。做法是：婴儿取仰卧位，将其前臂屈曲 5s，然后拉直其双臂，放松后如前臂弹回至原来屈曲位，则表示新生儿已足月成熟。

前臂托板 (forearm splint)　其他名称：常柱托板。中医伤科器械。用于限制且整复固定的前臂发生旋转及下垂，保持患肢于功能位置，以利于骨折愈合。多用木制作，长以鹰嘴至手指端，宽以前臂横径为度，并于远端做一圆柱状小把手，便于手握。用时置于患臂下，用绷带挂颈部将患肢悬于胸前。

前病毒 (provirus)　逆转录病毒在逆转录酶的作用下，以病毒 RNA 为模板，合成互补的负链 DNA 后，形成 RNA、DNA 中间体。中间体中的 RNA 由 RNA 酶 H 水解，在 DNA 聚合酶作用下，由 DNA 复制成双链 DNA。该双链 DNA 则整合至宿主细胞的 DNA 上，成为前病毒，再由其转录出子代 RNA 和 mRNA。mRNA 在胞质核糖体上翻译出子代病毒的蛋白质。

前侧脊髓综合征 (anterior cord syndrome)　脊髓前侧损伤所引起的一系列临床表现。好发于颈髓下段和胸髓上段，表现为四肢瘫痪，而会阴部和下肢仍保留深感觉和位置觉。CT、X 线有助于诊断。治疗以手术为主。

前额叶综合征 (prefrontal lobe syndrome)　大脑额叶受损所致的一组症候群。多见于额叶肿瘤和额叶切除后的病人。表现为：对周围事物漠不关心，失去理智和道德观念，理解力差，健忘，甚至随地便溺。

前房变浅 (anterior chamber shallowing)　前房深度少于 2mm。多见于角膜穿通伤、闭角型青光眼、晶状体前脱位、虹膜前粘连、白内障晶状体膨胀期、角膜瘘、幼儿、老年人及远视等。

前房积脓 (hypopyon)　聚光灯照射下前房下部有白色积液，有液平面存在。常见于细菌性角膜溃疡、真菌性角膜溃疡、严重的病毒性角膜溃疡、化脓性葡萄膜炎、白塞综合征及败血症等。

前房积血 (hyphema)　聚光灯照射下前房下部有红色积液。多见于眼外伤、新生血管性青光眼、病毒性葡萄膜炎及败血症时亦可见此征。

前房加深 (anterior chamber deepening)　前房深度超过 $2 \sim 3mm$。多见于青光眼、无晶状体者、晶状体后脱位或不全脱位、虹膜粘连、巩膜穿孔伤及眼内炎后发生的玻璃体萎缩和近视等。

前负荷 (preload)　肌肉收缩前就加在肌肉上的负荷。能使肌肉在收缩之前处于某种程度的被拉长状态。可改变肌肉的初长度。在一定范围内初长度越长，做功能力越大。做功能力最大的前负荷称为最适前负荷。

前腹壁综合征 (anterior abdominal wall syndrome)　非内脏疾病所致的前腹壁疼痛。疼痛的特征为持续性，与进食、排便无关，但可与情绪相关。本征可与内脏疼痛并存，故应与内脏疾病鉴别。可采用封闭等对症治疗。

前弓位摄影 (lordotic projection)　X 线摄影方法。有两种方式。①后前向投照，胸后仰，腹前凸与片匣成 45°，中心射线对准第 4 胸椎与片匣垂直投照。用于肺中叶不张、叶间胸膜积液的鉴别诊断。②前后位投照。背贴片匣，中心射线与片匣垂直或向头端倾斜 12°对准，用于诊断肺尖部病变。

前巩膜炎 (anterior scleritis)　眼球赤道部前方的巩膜深部组织炎症。眼疼痛，眼球运动时加重。巩膜呈局限性或弥漫性紫红色隆起，有压痛，与结膜无粘连。累及角膜时有三角形或舌状角膜浸润，病灶呈瓷白色（硬性角膜炎）。治疗：针对病因抗感染，全身应用皮质类固醇类药物；散瞳；热敷等。

前拱 ST-T 波 (anterior arch ST-T wave)　心电图上早期心肌梗死的常见表现。其特点是 QRS 波群与 T 波间看不见 ST 段，T 波前支从等电位线或略高等电位线水平突然斜行上升、变直，弓背向上。随后 ST-T 波发生演变。

前胡 (whiteflower hogfennel root or common hogfennel root, Radix Peucedani)　中医药名。伞形科植物白花前胡或紫花前胡的根。苦、辛，微寒。归肺经。功能疏风清热、降气化痰。治风热感冒、肺热咳喘痰多、胸膈痞闷、呕逆。煎服。

前交叉韧带撕裂综合征 (anterior cruciate ligament tear syndrome)　外伤引起前交叉韧带孤立性撕裂所导致的临床病征。常于膝扭转性减速后发生，表现为关节活动时发出响声，运动受限，肿胀、疼痛。尽早手术治疗。

前交叉韧带修补术 (repair of anterior cruciate ligament)　修补膝关节前交叉韧带的手术。起点撕脱的前交叉韧带用不锈钢丝通过胫骨内侧髁骨隧道缝合固定。如韧带于止点撕脱，则用钢丝通过股骨外侧髁骨隧道缝合固定，以恢复膝关节的稳定性。

前馈 (feedforward)　生理功能自动控制的原理之一。自动控制系统中干扰信号能在反馈信息之前直接或通过感受装置对受控部分发出信号，以纠正和防止输出偏差，从而避免负反馈作用的矫枉过正、波动和滞后。关于前馈的原理，目前所知不多。

前馈抑制 (feedforward inhibition)　中枢神经系统中两个神经细胞接受同一输入信号而兴奋时，一个细胞的兴奋引起另一个细胞很快由兴奋转为抑制。是突触后抑制的一种类型，可以缩短神经细胞兴奋的时间。在小脑篮状细胞与浦肯野细胞间存在这种关系。

前列安栓 (qianlie'an shuan)　中医成药名。祛湿剂（清热利湿通淋）。组成：虎杖、黄柏、大黄、栀子等。主治湿热瘀血壅阻所引起的少腹痛、会阴痛、睾丸疼痛、排尿不利、尿频、尿痛、尿道口滴白、尿道不适等症状。可用于精浊、白浊、劳淋（慢性前列腺炎）等病见以上证候者。

前列地尔 (alprostadil, prostaglandin E_1)　其他名称：凯时、前列腺素 E_1。前列腺素衍生物。用于慢性动脉闭塞症。制剂：注射剂。孕妇、哺乳期妇女禁用。青光眼、眼压高、胃溃疡、间质性肺炎病人慎用。注射液必须于用前新鲜配制。

前列通片 (qianlietong pian)　中医成药名。祛湿剂（清热利湿通淋）。组成：黄芪、黄柏、薜荔、车前子、竹节香附、泽兰、蒲公英、琥珀、肉桂油、八角茴香油等。功能益气扶正、清热散结、行气利尿。用于急性前列腺炎、前列腺增生。

前列腺 (prostate, prostatic gland)　位于膀胱与盆膈之间，环绕于尿道起始段、呈栗形的男性附属腺。由腺组织和平滑肌构成。由 $30 \sim 50$ 个复管泡状腺组成，腺泡由单层立方、柱状或假复层柱状上皮构成。腺实质自内向外可分为尿道周带（黏膜腺）、内带（黏膜下腺）和外带（主腺）三部分。其分泌物是精液的主要组成部分。随性成熟而生长。老年期两侧叶退化，中叶却往往肥大，严重时可压迫尿道，导致排尿困难。

前列腺癌 (carcinoma of prostate)　发生于前列腺的恶性肿瘤。多见于前列腺后叶，生长较慢，好发于老人。可引起后尿道梗阻。多无明显临床表现，肿瘤较大时可引起排尿困难、尿潴留和血尿等。直肠指检及穿刺细胞学检查可明确诊断。治疗：内分泌治疗效果较好，配合手术。

前列腺癌的内分泌治疗 (endocrine therapy of carcinoma of prostate)　对不宜手术治疗的前列腺癌施行双侧睾丸切除术

及女性激素治疗。疗效较好，半数以上病例肿瘤缩小，症状消失。

前列腺癌分期（staging of carcinoma of prostate）　根据癌浸润的深度、范围及转移情况而区分前列腺癌的病理发展阶段。一期：癌灶很小，无局部浸润；二期：病变限于包膜内，血清酸性磷酸酶不高，无转移；三期：病变超出前列腺包膜，血清酸性磷酸酶增高，淋巴结有转移；四期：已有骨及骨盆外的远处转移。

前列腺按摩（prostatic massage）　用手指在直肠内对前列腺进行有规律的按压。对挤出液可行镜检与培养。是诊断与治疗前列腺疾病的一种方法。

前列腺肉瘤（sarcoma of prostate）　来源于前列腺间质的恶性肿瘤。青年及幼儿较多见。常见症状为尿频、排尿困难和尿潴留，血尿较少见。晚期剧痛。直肠指检和膀胱尿道造影可发现肿物。细针穿刺做细胞学检查可确诊。治疗：局限者可行根治术；晚期行放疗和化疗。

前列腺素（prostaglandin，PG）　由含一个五元环的二十碳不饱和脂肪酸衍生而来的一组生物活性物质。按双键位置、个数或羟基位置、有无内过氧化结构等，分为 PGA～PGI 九类。有降低血压、平滑肌收缩、调节炎症反应、促进血凝、免疫应答和对抗其他激素的作用。几乎存在于全身各种组织中。对局部组织的血流有调节作用。在多数组织中，起舒血管作用。因其半衰期极短、破坏迅速，故不能通过血液循环作用于远隔器官。

前列腺特异性抗原（prostate specific antigen，PSA）　由前列腺分泌的单链糖蛋白。参考值：血清总 PSA（T-PSA）<4.0μg/L；游离 PSA（F-PSA）<0.8μg/L；T/F>0.25。前列腺癌时 60%～90% 病人血清 PSA 升高；手术切除后明显降低；转移或复发则升高。良性前列腺瘤、前列腺肥大或急性前列腺炎时，约 14% 的病人血清 PSA 水平也升高，应注意鉴别。

前列腺炎（prostatitis）　病原体和/或某些感染因素引起的前列腺炎症性疾病。感染途径可由血行、淋巴，或直接蔓延至前列腺，且可由多种原因诱发。急性炎症可出现高热、会阴部疼痛、尿频、尿急、排尿困难。而慢性的表现颇不一致。前列腺分泌物检查或培养可确诊。治疗：根据细菌药敏试验选用抗生素。

前列腺液（prostatic fluid）　精液的重要组成成分，约占精液的 15%～30%。通过前列腺按摩所获得的前列腺液中混有精囊液，此为静态液；由射精排入精液中的前列腺液为刺激性分泌物。正常可含少量白细胞（<10/高倍视野），红细胞偶见，以及多量大小不等的卵磷脂小体。前列腺液检测主要用于前列腺炎、结石、结核、肿瘤和前列腺肥大的辅助诊断，也可用于性病的检测等。

前列腺增生（hyperplasia of prostate）　其他名称：前列腺良性肥大。前列腺腺体增大压迫尿道，引起排尿困难等一系列症状的疾病。老年人多见。因性激素失调引起。可压迫尿道，发生尿频及不同程度的排尿困难，进一步发展可出现尿潴留，残余尿增多。治疗：手术。

前列腺摘除术（prostatectomy）　摘除尿道周围增生的前列腺的手术。以解除前列腺增生症引起的尿路梗阻。要求是：摘除增生的腺体，使排尿通畅；应保留前列腺包膜。

前列腺支架（prostatic stent）　前列腺增生的一种治疗方法。主要用于前列腺梗阻严重而全身情况不允许手术时。有暂时性和永久性两种，经局麻或区域麻醉放入。放入后可解除梗阻，症状改善。

前列腺肿大（prostatic swelling）　前列腺疾病的征象。一侧叶超过拇指末节大小，或中间沟变浅以致消失。检查时应同时注意其形状、硬度、活动度、边缘及表面是否光滑、有无触痛、波动及结节等。常见于前列腺增生症，急、慢性前列腺炎，前列腺脓肿、前列腺结核、结石及前列腺肿瘤等。

前磨牙（premolar）　其他名称：双尖牙。正常牙的一类。恒牙有第 1 前磨牙、第 2 前磨牙，共 8 个。从中线起向旁数第 4 个为第 1 前磨牙，第 5 个为第 2 前磨牙。乳牙无前磨牙。

前脑（forebrain，prosencephalon）　位于双侧大脑半球和脑干之间的组织结构。包括丘脑、上丘脑、下丘脑和底丘脑四部分。

前倾角（anteversion angle of femur）　股骨颈（或肱骨下端骨骺）的长轴与股骨干（或肱骨干）的额状面形成的角。在儿童生长过程中股骨前倾角随年龄的增长而逐渐减少，至成人，约为 12°～15°。肱骨下端骨骺的前倾角不超过 25°。

前驱期（prodromal stage）　疾病传染过程中的一个阶段。病人开始感觉一般性的不适，如疲乏、头痛和轻度体温升高等，而尚无特殊的临床症状或体征。在此时期内须严密观察，亦可根据流行病学特征及早诊断并及时采取防治措施。某些疾病，如麻疹、百日咳等在此期内传染性最强。

前肾（pronephros）　其他名称：原肾。由胚胎头部生肾节演变而来的包括前肾小管和前肾管的结构。前肾在人胚无排泄功能，不久退化。

前噬菌体（prophage）　见原噬菌体。

前庭大腺（greater vestibular gland）　其他名称：巴氏腺（Bartholin gland）。与男性的尿道球腺相当，为两个黄豆大小的圆形或卵圆形小体。呈红黄色，位于阴道口两侧，前庭球的后内侧，与前庭球相接或重叠，其深部依附于会阴深横肌，其表面覆盖球海绵体肌即阴道括约肌。其导管开口于阴道前庭，分泌物黏稠，有润滑阴道前庭的作用。

前庭大腺囊肿（bartholin cyst）　前庭大腺因导管阻塞而引起的囊状扩张。囊肿较大可引起外阴坠胀感及性交不适等。检查可在大阴唇的后下方发现向外侧方向突出的囊性肿物。多为单侧。小型囊肿呈椭圆形或梭形，一般不超过鸡蛋大小。阴道口被挤向健侧。如继发感染，则出现红、肿、热、痛等症状，囊肿增大。治疗：较小囊肿可定期观察，较大及感染反复急性发作的囊肿应作囊肿造口术。

前庭大腺炎（bartholinitis）　病原体侵入前庭大腺引起的感染。多发生于生育年龄妇女。感染多为单侧性。急性期局部疼痛、肿胀，常伴有发热等。脓肿形成时，疼痛加剧。检查大阴唇下 1/3 处有红肿硬块，压痛明显。形成脓肿时，肿块可增大如鸡蛋大小，有触痛及波动感。治疗：急性期给抗生素，有脓肿形成时，行引流并做造口术。

前庭感觉（vestibular sensation）　其他名称：平衡感觉。是指人体内耳前庭器官中感受器受到头的位置改变或变速运动刺激时，兴奋产生传入冲动到中枢，引起空间位置及变速运动的感觉。前庭器官包括半规管、球囊、椭圆囊。前庭感觉由前庭神经传入，中枢包括脊髓、脑干、小脑、背侧丘脑和大脑等。上述结构对身体姿势的维持和身体平衡具有重要作用。

前庭功能检查法（vestibular function test）　通过对自发性和诱发性前庭症状（如眩晕）和体征（如眼震）的观察，以衡量前庭功能的方法。是诊断前庭蜗神经和颅内病变的依据。

前庭功能试验（vestibule function test）　临床上测定人体平衡功能的一种方法。前庭分析器是内耳的一部分，其主要功能为维持身体的平衡。试验的目的是查明其功能状态，从而推测病变的程度和性质。临床上常用旋转、冷热水等人工刺激方法进行试验。

前庭球（bulb of vestibule）　相当于男性的尿道海绵体，呈蹄铁形，位于阴道口两侧。在阴道口前方借较窄的前庭球连合相连，分为中间部和两侧部。中间部较小，位于尿道外口与阴蒂体之间的皮下；侧部较大，位于大阴唇皮下。具有一定的勃起性。

前庭神经元炎（vestibular neuronitis）　为前庭功能突然丧失引起的神经源性眩晕。发病年龄 30～50 岁。发病前 1～2 周有感冒病史。突发性眩晕可伴恶心、呕吐，但无耳鸣、耳聋。治疗：用血管扩张剂、镇静剂、抗生素。预后良好。

前庭蜗器（vestibulocochlear organ）　见耳。

前庭蜗神经（vestibulocochlear nerve）　其他名称：位听神经、听神经。第Ⅷ对脑神经。为感觉性脑神经，由蜗神经（蜗部）和前庭神经（前庭部）两部分组成。自脑干腹侧面桥延沟外侧面出脑，穿经内耳门，分为蜗神经和前庭神经，前者与听觉有关，后者与位置觉和平衡功能有关。

Q

前向传导延缓（anterior conduction delay，ACD）　心电向量图上 QRS 环的 Q 向量运行缓慢且 QRS 环体在横面上指向右前的现象。此时，该向量幅度增大，光点密集。参见前向电力增大。

前向电力增大（prominent anterior［QRS］forces）　心电向量图上出现 QRS 环体显著前移。主要为前向传导延缓。可能由于心脏的传导系统发生退行性改变所致。需与其他各种引起 QRS 向量前移（如右室肥厚、右束支传导阻滞、正后壁心肌梗死、预激综合征 A 型以及肥厚型心肌病等）相鉴别。

前向性心力衰竭（forward heart failure）　心脏向前方驱血不足导致的功能不全。心输出量减少，使前向供血减少，肾血流减少，引起水钠潴留的继发性水肿。

前心律失常（proarrhythmia）　指心律失常前反应，心律失常前现象。

前囟凹陷（sunken anterior fontanelle）　前囟凹于颅骨平面之下，触之张力低。见于脱水、休克及消瘦的小儿。

前囟饱满（bulging anterior fontanelle）　前囟隆起，突出于颅骨平面之上，触之张力高。见于各种原因引起的颅内高压，如细菌感染、脑肿瘤、颅内出血及脑积水等；也可见于小儿哭闹时、维生素 A 中毒、佝偻病及用过四环素的小儿。

前胸壁综合征（anterior chest wall syndrome）　为急性心肌梗死后 1～2 个月发生的前胸部疼痛，与心肌本身病变无关。疼痛以胸骨部和心脏部位最为剧烈，呈持续性，不向颈、肩或上肢放射，每有压痛点。硝酸甘油类药物不能使此疼痛缓解，可用止痛剂及镇静剂，也可局部理疗。

前血管炎综合征（preangitis syndrome）　一种介于感染和胶原病之间的边缘性疾病。女性多见。缓慢发病。表现为发热、皮疹、皮肤红斑、关节、肌肉疼痛、肝脾大、蛋白尿、淋巴结肿大。血清多克隆性免疫球蛋白增高。可使用抗生素和皮质激素治疗。

前瞻性研究（prospective study）　一种由原因引寻结果的研究方法。为了研究某因素（或某组因素）是否与某病的发生有关，可将一个范围明确的人群分为两组，一组暴露于某因素，另一组不暴露于某因素，经过一段时间，观察两组的发病（死亡）率，并对结果进行比较。

前 β 脂蛋白（pre-βlipoprotein）　见极低密度脂蛋白。

前致癌物（precarcinogen）　见间接致癌物。

前置胎盘（placenta previa）　妊娠 28 周后，胎盘部分或全部位于胎先露的前方，覆盖于子宫下段或子宫颈内口或其附近的情况。妊娠晚期有反复无痛性子宫出血，量不定。禁止查肛，可用超声、软组织 X 线平片等确定胎盘位置。依胎盘附着位置、阴道出血多少、妊娠周数及是否临产，慎重选择剖宫产或等待疗法。警惕胎儿宫内窒息及产后出血倾向。

前置胎盘综合征（placenta previa syndrome）　胎盘附着在子宫下段，其下缘达到或覆盖子宫颈内口，位置低于胎儿先露部，引起产前出血等一系列症状。表现为妊娠晚期或临产后突发的无痛性反复阴道流血，伴失血表现、胎位异常。予保守治疗，适时终止妊娠。

前纵韧带（ligamentum longitudinale anterius）　脊柱前方紧贴椎体的全身最长的韧带。上起自枕骨，下抵第 1 或第 2 骶椎。有防止脊柱过度后伸的作用。

钱伯林线（Chamberlin line）　X 线诊断术语。硬腭与枕大孔后缘之间的连线。正常者齿状突不高出此线 3mm，3mm 以上者可诊为颅底凹陷症。

钱-基综合征（Chandra-Khetarpal syndrome）　以支气管扩张、鼻旁窦不发育、左位心为特征的一种先天性畸形。表现为反复发热、咳嗽、脓痰、双肺闻及固定湿啰音、心脏左位。X 线可见鼻旁窦不发育。治疗：抗炎、对症处理。

潜伏病毒感染（latent viral infection）　某些病毒在显性或隐性感染后，病毒基因存在于细胞内，有的病毒潜伏于某些组织器官内而不复制。但在一定条件下，病毒被激活又开始复制，使疾病复发。在显性感染时，可检查病毒的存在。疱疹病毒属的全部病毒均可引起潜伏感染，儿童时期初次感染水痘病毒，病愈后病毒潜伏于脊髓后根神经节或脑神经节，甚至可在数十年后的老年期在同一部位复发带状疱疹。病愈

后，病毒又回到潜伏部位。

潜伏期（incubation period）　自病原体侵入机体至临床症状最初出现之前的一段时期称潜伏期。因疾病不同而时间长短不同，短至几小时，长可达数年甚至数十年。各种传染病的潜伏期长短不等，同一种疾病的潜伏期的长短亦有变动，但波动有一定的范围。同一种传染病的潜伏期通常固定。大部分传染病在潜伏期内不排出病原体，但有些传染病在潜伏期末可排出病原体而具有传染性。

潜伏性房室传导阻滞（latent atrioventricular conduction disturbance）　房室连接区确有不应期的病理性延长，而常规心电图上无房室传导阻滞的表现。当室上性兴奋加快时，在心电图上可出现不同类型的房室传导阻滞。

潜伏性感染（latent infection）　其他名称：潜在性感染、隐性感染。病原体感染人体后，寄生在机体某些部位长期潜伏，不引起显性感染，当机体免疫力下降时，可致显性感染，如疱疹、疟疾、结核等。此期，病原体一般不排出体外。

潜伏性糖尿病（potential diabetes）　比隐性或亚临床型糖尿病更早期的糖尿病。临床完全无症状，血糖正常，尿糖阴性，葡萄糖耐量试验也正常。根据皮质素葡萄糖耐量试验阳性确诊。治疗：避免诱发糖尿病的因素，不需特殊治疗。

潜涵病（caisson disease）　见减压病。

潜涵员耳病（diver's ear）　潜水作业时，因水下压力改变，引起耳气压性损伤。严重者可使蜗窗膜破裂或前庭囊出血导致耳聋和眩晕。治疗：行咽鼓管吹张，鼓膜切开排出鼓室内积液或积血，蜗窗膜破裂者应行修补。

潜溶性（度）（co-solvency）　某些物质的溶解特性。某物质在两种溶剂的任何一种中仅能微溶，却易溶于此两种溶剂的混合溶液中。如硝化纤维素（火棉）在乙醇或乙醚中仅微溶，而易溶于醇-醚的混合液中。

潜血试验（occult blood test）　其他名称：隐血试验。检查粪便中肉眼不能见的微量血的试验。为避免假阳性结果，前 3 日病人应禁食肉食及叶绿素丰富的食物。胃溃疡或十二指肠溃疡活动期，潜血试验可呈阳性。胃癌时潜血试验可经常阳性。

潜阳（suppressing the sthenic yang）　中医术语。治法之一。治疗阴虚而肝阳上亢的方法。肝阳上亢，症见头痛眩晕、耳鸣耳聋、肢体麻木或震颤，可用生牡蛎、生龙骨、生石决明、珍珠母、磁石、代赭石等质重镇坠的药物，以收敛虚阳。潜阳法常与平肝滋阴法同用。

潜在起搏点（latent pacemaker）　正常情况下，窦房结为心脏活动的起搏点。其他部位的自律组织受窦房结控制，不表现出其自身的节律性，只起着传导兴奋的作用，故称潜在起搏点。但当潜在起搏点自律性增高或窦房结兴奋传导阻滞时，潜在起搏点就可为主起搏点控制心脏的节律，称此为异位节律。

潜在性感染（latent infection）　见潜伏性感染。

潜在性致病菌（potential pathogen）　在机体的某些部位寄居的具有致病性而未表现出致病作用的细菌。如在正常机体的上呼吸道中存在的肺炎球菌、溶血性链球菌及流感嗜血杆菌等。

潜在性致命性心律失常（latent fatal arrhythmia）　非持续性但频繁发作（发作时间<15s 自行终止）的室性心动过速或室性期前收缩达 3 000 次/24h 者。此型心律失常易发生猝死。主要诊断靠动态心电图和运动试验。

浅表广泛型早期胃癌（superficial extensive early gastric carcinoma）　癌组织主要沿胃黏膜层扩展的一种特殊型胃癌。特点是发展缓慢，多灶性，不侵入肌层。常无特征性症状，酷似消化性溃疡或消化不良。细胞学检查是诊断本病的主要手段，胃镜并多点取材检查可以确诊。常需作全胃切除。

浅部感染真菌（fungus of superficial infection）　这类真菌有嗜角蛋白特性，故只限于侵犯角化的表皮、毛发和指（趾）甲。分为毛癣菌、表皮癣菌和小孢子癣菌 3 个菌属。

浅表肌腱膜系统（superficial musculoaponeurotic system，SMAS）　存在于面部皮下脂肪层深面的一个连续性的解剖结构，它由表浅肌肉、腱膜组织排列构成，与面部皮肤支持

韧带、表情肌、表浅神经血管等关系密切。在面部除皱术中，SMAS 是重要的解剖标志和手术分离层面，对于避免损伤神经及血管、提高术后效果有重要作用。

浅表性皮肤脂肪瘤痣综合征（nevus lipomatosus cutaneous superficialis syndrome, Hoffmann-Zurhelle syndrome）　真皮内异位的脂肪细胞聚集综合征。出生时已存在，无自觉症状。常表现为臀部软的、圆形血疹和淡黄结节，缓慢增生而融合成斑块。治疗：手术。

浅部血栓性静脉炎（superficial thrombophlebitis）　浅表静脉壁因化学性、机械性或感染性等因素的刺激引起炎症反应和管腔内血栓形成。常见于四肢浅静脉。表现为局部疼痛及红肿，沿静脉行径可摸到有压痛的索条状物。

浅部真菌病（superficial mycosis）　通称癣。较常见的一类皮肤病。不同菌种感染不同组织和部位，产生不同临床表现。较常见的有：头癣、体癣、股癣和手足癣。治疗：外用药为主。

浅Ⅱ度烧伤（superficial second degree burn）　包括整个表皮，直到生发层或真皮乳头层的烧伤。上皮的再生依赖于残存的生发层及皮肤附件的上皮细胞。如无继发感染，通常 1～2 周后愈合，不遗留瘢痕。

浅反射（superficial reflex）　刺激皮肤或黏膜引起反射，即反射的感受器在浅表部位。在临床上常用的有：①角膜反射，深昏迷病人角膜反射消失；②腹壁反射，分上、中、下腹壁反射，各自的中枢为：上腹壁反射在胸$_7$～胸$_8$节段，中腹壁反射在胸$_9$～胸$_{10}$节段，下腹壁反射在胸$_{11}$～胸$_{12}$节段；③提睾反射，其中枢为腰$_1$～腰$_2$节段；④跖反射，中枢在骶$_1$～骶$_2$节段。腹壁反射的反射弧受锥体束调节，故锥体束受损该反射消失。

浅昏迷（superficial coma）　意识大部分丧失，无自主活动，对光、声刺激无反应，对疼痛可有痛苦表情和退缩的防御反应。角膜反射、瞳孔对光反射、吞咽反射、眼球运动等可存在。呼吸、血压、心跳正常。

浅静脉（vena superficialis）　其他名称：皮静脉、皮下静脉。位于皮下组织内的静脉。数目较多，不与动脉伴行。由于位置表浅，临床上常通过它进行注射、输液或采血。

芡实（Semen Euryales, gorgon euryale seed）　中医药名。睡莲科植物芡的干燥成熟种仁。甘、涩，平。归脾、肾经。功能益肾固精、补脾止泻、祛湿止带。用于梦遗滑精、遗尿尿频、脾虚久泻、白浊、带下。可用于食疗。

嵌插骨折（impacted fracture）　骨密质骨嵌插入骨松质骨内的骨折。可发生在股骨颈和肱骨外科颈等处。

嵌顿包茎（paraphimosis）　由于包皮口狭窄，强行将包皮翻转至阴茎头的冠状沟时，影响淋巴及静脉回流而引起包皮水肿、阴茎头血液循环障碍甚至坏死脱落。病人疼痛剧烈。治疗：手法复位；失败者需手术治疗。

嵌顿性腹部疝（incarcerated abdominal hernia）　突入疝囊的内脏不能还纳腹腔且伴静脉回流受阻的一种疝。多因疝环较小，当腹压将内脏强行挤入疝囊后，疝环发生紧张收缩，内容物不能还纳和静脉回流受阻。此时，动脉搏动尚存，如嵌顿及时解除，疝内容物的变化可恢复正常。治疗：延时过久则需手术。

嵌合抗体（chimeric antibody）　采用基因工程技术制备出的新型抗体。即将小鼠抗体 V 区和人抗体 C 区相连接而成。这种嵌合抗体保留了鼠源单克隆抗体的特异性，由于其含有 75%～80% 的人源成分和约 20% 的鼠源成分，人体内应用可减少机体对异种蛋白的超敏反应。

嵌合体（mosaic）　由 2 个或 2 个以上染色体数目不同的细胞群构成的个体。常因受精卵或生物个体发育的某一阶段细胞有丝分裂染色体不分离或丢失引起。例如 21 三体嵌合体核型为 46，XX（XY）/47，XX（XY），＋21。体细胞杂交、重复受精也可形成嵌合体。

嵌甲（onychocryptosis）　趾甲侧缘的过度增生而嵌入甲沟。常见于大跚趾甲。多因不合适的鞋的挤压或剪修趾甲不当而致。轻者压痛，重者疼痛显著，常引起化脓及肉芽组织增生。防治：穿合适的鞋；修剪趾甲得法；切除嵌入的趾甲。

有感染者外用抗生素软膏。

嵌体（inlay）　口腔科牙修补术修复体之一。一种嵌入牙冠内的修复其形态和功能的修复体。用铸造金属、塑料或烤瓷等为材料。根据覆盖牙面的情况，分单面、双面和多面嵌体。

羌活（incised notopterygium rhizome and root, Rhizoma et Radix Notopterygii）　中医药名。伞形科植物羌活和宽叶羌活的根茎及根。辛、苦，温。归膀胱、肾经。功能祛风解表、除湿止痛。治感冒风寒、恶寒发热、头痛、身疼、风湿痹痛、破伤风。亦治痈疽疮毒、荨麻疹、皮肤瘙痒。

羌活胜湿汤（qianghuo shengshi tang, decoction of Rhizoma et Radix Notopterygii for expelling dampness）　中医方剂。《内外伤辨惑论》方。组成：羌活、独活、藁本、防风、炙甘草、川芎、蔓荆子。功能发汗祛风胜湿。治风湿在表，症见头痛头重、腰脊重痛，或一身尽痛、难以转侧、恶寒微热、苔白脉浮者。

枪弹伤（bullet wound）　枪弹射击人体所造成的损伤。分为贯通性枪弹伤、盲管枪弹伤及切线枪弹伤 3 型。贯通性枪弹伤有射入口、创道和射出口。盲管枪弹伤无射出口。切线枪弹伤呈沟状损伤。由于枪支、弹药、射击距离和射击方向不同以及受损组织器官结构的差异，枪弹伤的形状也是多种多样的。常见于自杀、他杀或意外事故。

枪击音（pistol shot sound）　主动脉瓣关闭不全时，由于脉压增大，脉波冲击动脉壁所引起的杂音。呈拖长的类似枪击的声音，可将听诊器置于肱动脉或股动脉处而闻及。

腔静脉导管（venacaval catheter）　通过上、下腔静脉分支，如经锁骨下静脉、颈内静脉、股静脉插入导管，达上、下腔静脉。可输液或营养液、测中心静脉压、对危重和大手术后病人进行监测。但由于插管、长期置管及应用肠外营养可带来并发症，应严格按无菌技术操作，保持管腔通畅，定时以肝素稀释液冲洗。

腔静脉后输尿管（retrocaval ureter）　泌尿系统的先天畸形。由于胚胎期腔静脉发生异常，输尿管不在下腔静脉的外侧而是从下腔静脉的后面绕过，再回到正常的路线。因输尿管与腔静脉交叉点层路通过障碍，故其上侧发生肾输尿管积水。当右肾及右上 1/3 段输尿管积水时应考虑腔静脉后输尿管，肾盂造影可见右输尿管向正中移位。治疗：输尿管复位术。

腔静脉损伤（trauma of vena cava）　胸内大血管损伤。大多为穿透伤所引起。伤后失血量大，若损伤发生在心包内段，常迅速出现急性心脏压塞。结合外伤史、创道、胸部 X 线、超声心动图等检查，疑为此类大血管损伤时，应及时手术探查，控制出血，加快输血。

腔内超声显像（intraluminal ultrasound imaging）　组织多普勒成像技术。带超声探头的心导管进行血管腔及心腔的超声显像，了解血管壁粥样硬化斑块的组织声学特征，为介入器械的选择以及支架置入治疗效果的评价提供有力的帮助。

腔内窦房结电图（endocardial SNE，SNEe）　用导管电极在心内膜记录的窦房结电图。

腔内放射治疗后装机（afterloading system for intracavitary radiotherapy）　放射治疗设备。采用^{192}铱及^{137}铯源，能有效杀灭癌细胞，不损伤邻近组织。治疗时间：高剂量仅 10min；低剂量为 30min。医护人员隔室遥控操作，可随时观察病人状况。适于治疗妇科癌症、鼻咽癌、直肠癌、膀胱癌、前列腺癌及乳腺癌等。

腔内线圈（coil）　可置于人体空腔内进行 MRI 检查的小型线圈。可使线圈与受检组织近距离成像，可以提高局部组织细节的显示能力，有利于疾病的诊断。

腔内粥样硬化斑块抽吸切除术（intracavitary atheromatous plaque aspiration and resection）　冠心病介入治疗的一种方法。通过旋切导管尾部的操纵装置，推动正在旋转的切刀，切下粥样斑块组织，同时经微型吸引器将被切下的组织吸出。因该技术并发症较多，目前很少用于自然的冠状动脉。

腔隙〔性〕脑梗死（lacunar infarction）　是常见的脑血管疾病之一，由持续性高血压、小动脉硬化引起的一种特殊类型的脑血管病。是新鲜或陈旧性脑深部小梗死的总称。腔隙直径多为 2～15mm，一般认为 15～20mm 是腔隙的最大限度。

Q

常见于基底节、内囊、脑桥、丘脑、放射冠，偶亦可发生于脑皮质中。病灶多发者称为腔隙状态。脑部 CT 或 MRI 检查可明确诊断。高龄、心脏病、糖尿病和长期吸烟是常见的危险因素，与高血压相关的小动脉病是主要发病机制。治疗：抗血小板积聚药物如阿司匹林、双嘧达莫（潘生丁）和磺吡酮等，以及改善脑血液循环药物如氟桂利嗪、尼莫地平等。对有高血压者，禁忌抗凝治疗以免诱发脑出血。

强的松（prednisone）　见泼尼松。

强度-时间曲线（strength-duration curve）　表示当电刺激的电流强度变化率固定时，引起可兴奋组织兴奋所需的电流强度和它所需要的作用持续时间关系的曲线。刺激强度越小，越需要延长持续时间才能产生兴奋，二者的关系形成一条类似双曲线的曲线。曲线上任何一点，都表示用该点纵坐标所表示的刺激强度作用于组织时，其持续时间必须达到该点的横坐标所表示的时间长度，才能引起兴奋；反之，如果用该点所表示的刺激时间作用于组织，其强度必须达到该点所对应的刺激强度，才能引起兴奋。

强度-时间曲线检查法（examination of strength-duration curve）　一种较灵敏而准确的电诊断方法。根据肌肉对电脉冲刺激时脉冲宽度与刺激强度呈一定关系的原理，采用多种宽度方波或三角波刺激肌肉动点，确定各自的阈值，然后将不同宽度的阈值记录在对数坐标纸上，定点连线绘成该肌的强度-时间曲线。根据曲线的位置与形态判断该肌的神经支配情况。正常情况下呈一条与纵横坐标相接近的抛物线。

强化（reinforcement）　①生理学术语。无关动因与非条件刺激在时间上反复结合而形成条件反射的过程。②心理学术语。通过某种刺激增强或减弱特定行为的过程。包括正强化和负强化。

强化麻醉（potentiating anesthesia）　以丙嗪类药物增强各种麻醉效果的麻醉法。常用于强化局部麻醉。用于全身麻醉可使诱导平稳并增强效果。

强奸（rape）　法医学术语。采用暴力、胁迫、利诱、欺骗、药物或其他手段对妇女进行非自愿的性交行为。在鉴定强奸案件时必须认真检验人体的损伤和生殖器官的损伤，从被害人的身体和内衣上检查可疑斑痕，确定为何种血型的精液，必要时做 DNA 鉴定。

强奸后心理创伤综合征（psychological trauma syndrome after being raped）　女性被害人在经历强奸后出现的一系列严重心理创伤的综合征。表现为在受到意外刺激后出现喊叫、挣扎、心动过速、恐惧、焦虑、冷漠、自责、绝望及轻生感等。治疗：身体、心理治疗。

强筋松（spantol, phenprobamate）　见苯丙氨酯。

强力霉素（doxycycline）　见多西环素。

强力枇杷露（qiangli pipa lu）　中医成药名。化痰止咳平喘剂（润肺化痰剂）。另有制剂：胶囊。组成：枇杷叶、罂粟壳、百部、白前、桑白皮、桔梗、薄荷脑。功能清肺、和胃、化痰、止咳。用于久咳劳嗽、支气管炎等。

强酸类烧伤（strong acid burns）　硝酸、硫酸、盐酸或苯酚所致的损伤。强酸可引起组织蛋白凝固，组织水分析出而形成焦痂。焦痂的颜色有助于判定酸类的性质：黄痂为硝酸烧伤，黑或棕黑痂为硫酸烧伤，白或灰黄痂为盐酸或苯酚烧伤。治疗：局部用清水或弱碱液冲敷，创面按灼伤处理，全身对症治疗。

强酸强碱中毒（strong acid or strong base poisoning）　强酸指硫酸、硝酸、盐酸等。强碱指氢氧化钠、氢氧化钾、氧化钠、氧化钾等。强酸、强碱有腐蚀作用。强酸、强碱接触皮肤后应立即用大量清水冲洗干净。口服强酸、强碱禁忌催吐和洗胃。强酸可服牛奶、氢氧化铝或镁乳等弱碱药物；强碱可服橘汁、柠檬汁、0.5%稀盐水。均需适当镇痛、抗休克、纠正酸碱平衡等。

强握反射（grasp reflex）　神经科病征。检查者用手指或物体触碰被检者的手掌时，被检者即握住手指或物体不放的现象。多见于额叶或大脑的广泛性病变。

强心药（cardiotonic）　用以增强心肌收缩力、增加心脏搏出量、改善动脉系统灌注不足和静脉系统淤血等症状，治疗急

性、慢性心功能不全的药物。如强心苷类和非苷类。国产药用植物中，有丰富的强心性生药资源，目前临床常用的强心药有毛地黄、地高辛、毛花苷丙和毒毛旋花子素等。

强直人综合征（stiff-man syndrome）　见僵人综合征。

强直收缩（tetanic contraction）　肌肉受到一系列间隔很短的刺激时所出现的持续性缩短状态。根据刺激的频率不同可分为不完全强直收缩和完全强直收缩。前者的刺激频率使后一刺激落在前一刺激引起的收缩的舒张期内，使其尚未舒张之前又发生一次新的收缩。后者是刺激频率很高时每次收缩的张力变化和长度变化完全融合。正常体内骨骼肌的收缩属于完全强直收缩，其张力可达单收缩的 4 倍。

强直性肌病（myotonic myopathy）　为一组原因不明的肌肉疾病，一般认为其发生与肌细胞膜结构和运动功能能异常直接有关。临床特征为骨骼肌收缩后仍持续收缩而不能放松；电刺激、机械刺激时肌肉兴奋性升高；重复骨骼肌收缩或重复电刺激后骨骼肌松弛，症状消失；寒冷环境中强直加重，肌电图检查呈连续的高频后放电现象。切断运动神经根、箭毒和阿托品等肌内注射均不影响肌强直的发生。强直性肌病主要包括：①强直性肌营养不良，是一组以肌强直、进行性肌萎缩、白内障、心脏传导阻滞、性腺萎缩以及智力低下为主要特点的多系统疾病；②先天性肌强直，分为常染色体显性遗传的托姆森（Thomsen）病和隐性遗传的贝克尔（Becker）病；③先天性副肌强直，表现为周期性瘫痪伴肌强直，常在运动中发病，持续运动可加重；④钾恶化性肌强直，包括运动性肌强直、持续性肌强直、乙酰唑胺反应性肌强直等。尚无特效治疗，钾恶化性肌强直适宜低钾饮食。可用改善肌强直症状的药物，如美西律、苯妥英钠、卡马西平、醋甲唑胺、氢氯噻嗪等。

强直性肌营养不良（myotonic dystrophy）　一种常染色体显性遗传性肌肉疾病。主要临床特征为累积肌肉强直、无力、萎缩。肌电图检查可见典型强直电位。血清酶正常或轻度升高。CT 检查少数可见脑室扩大。本病尚无有效治疗。

强直性肌张力增高（tonic muscular tone heightening）　锥体外系损害所致的肌张力增高。表现为肌肉僵硬、被动运动阻力增大、关节运动范围缩小。其特点是对任何方向和速度的被动运动都有阻力增加，犹如弯曲铅管，又称铅管样强直。有时伴有震颤，出现规律而连续的停顿，像两个齿轮的镶嵌转动，故称为齿轮样强直。

强直性脊柱炎（ankylosing spondylitis）　一种慢性炎性脊柱关节病。以骶髂关节炎及中轴关节炎病变为特征，最显著的变化是关节的纤维化和骨性强直。多见于寒冷及潮湿地区，多发生于男性青壮年，可伴有眼、肺、心血管和肾等多系统损害。起病缓慢，开始时腰背部或两侧髂部不适或疼痛，有晨僵现象。病变累及胸椎及肋椎关节时，有束带样胸痛，影响病人呼吸。病变累及颈椎时则头转动不便，活动受限，最后脊柱完全强直。肌腱、韧带骨附着点炎症是本病的特征性改变。全身可有低热、疲劳、体重下降。X 线检查可见椎体骨质疏松，边缘相连成骨桥。治疗：缓解疼痛、防止畸形和改善功能。

强直性心脏综合征（stiff heart syndrome）　心肌本身病变或心外受压使心室伸直受阻，心肌顺应性减退，导致舒张期充盈不全、心输出量减少，出现以限制性血流动力学为特征的充血性心力衰竭的一组综合征。临床主要表现为原发器质性心脏病的症状及不同程度充血性心力衰竭表现，血压偏低，脉压小。心电常显示低电压。

强中（prolonged erection of penis with spontaneous emission）　其他名称：内消。中医病证名。指阳兴不痿、不能泄精或精液自出者。由于饵食金石丹药、火毒内盛，或因肾气衰弱、虚阳妄动所致。因火毒内盛者，治宜泻火解毒，用石子荠苨汤、黄连猪肚丸。火盛阴虚者，加玄参、麦冬、生地，或用倒阳汤。因肾气衰弱、虚火妄动者，治宜温补肾元，用鹿茸丸、苁蓉丸等方。

抢先占领（capture）　心脏潜在起搏点的自律细胞在 4 期自动去极化尚未达到阈电位水平之前，即接受由自动节律性较高的窦房结传来的兴奋而产生动作电位的现象。这表现为窦房结控制潜在起搏点的活动并主宰整个心脏的兴奋和收缩。

羟氨苄青霉素（amoxicillin） 见阿莫西林。

羟苯乙酮（p-hydroxyacetophenone） 从菊科植物茵陈或滨蒿中提取出的利胆有效成分之一。现多用合成品。能促进胆汁分泌，并增加胆汁中固体物的排出量。适用于急、慢性黄疸性肝炎和胆囊炎。

羟苄唑（hydrobenzole） 抗病毒药。用于流行性出血性结膜炎，能抑制病毒感染细胞内的 RNA 聚合酶。制剂：滴眼剂。需置阴凉处存放。

β-羟丁酸（β-hydroxybutyric acid） 一种酸性物质，酮体的组分之一，由人体肝脏合成。约占酮体含量的 70%，可被肝外组织利用。在异常情况下，β-羟丁酸含量增多会导致机体酸中毒。

羟丁酸钠（sodium hydroxybutyrate） 其他名称：γ-羟基丁酸钠。静脉麻醉药。用于全身麻醉或诱导麻醉，以及局麻、腰麻的辅助用药。适用于老年人、儿童及脑、神经外科手术、外伤、烧伤的麻醉。制剂：注射剂。低血压、高血压、房室传导阻滞、严重心律失常、酸血症及癫痫病人禁用。

β-羟丁酸脱氢酶（β-hydroxybutyrate dehydrogenase） 借助辅酶Ⅰ催化乙酰乙酸转变为 β-羟丁酸的可逆反应的酶。在体内，大部分乙酰乙酸被还原为 β-羟丁酸。

羟化酶（hydroxylase） 见单加氧酶。

7α-羟化酶（7α-hydroxylase） 催化胆固醇生成 7α-羟胆固醇的一种酶。参与胆汁酸生成。该酶为胆汁酸生成的限速酶。

17-羟化酶缺陷症（17-hydroxylase deficiency） 由于 17-羟化酶缺陷致雄激素、雌激素和糖皮质激素合成受阻，病人两性分化均差，呈现性不发育、肾上腺皮质功能不足、高血压和/或低钾血症表现。

羟基斑蝥胺（*N*-hydroxycantharidin） 其他名称：羟斑。斑蝥素经结构改造而成的抗肿瘤药。作用与斑蝥素相似，但毒性较低。已试用于原发性肝癌和胃肠癌。

γ-羟基丁酸钠（γ-natrii hydroxybutyras） 见羟丁酸钠。

羟基价（hydroxyl value） 检验油脂中的羟基酸以及羟基酸化合物的定量指标。将 1g 油脂乙酰化，水解此酰化物产生乙酸，中和此酸所消耗的氢氧化钾的量（mg）。

3β-羟基类固醇脱氢酶缺陷症（3β-hydroxysteroid dehydrogenase deficiency，3β-HSD） 3β-羟基类固醇脱氢酶缺陷使脱氢表雄酮大量堆积，部分脱氢表雄酮可通过肾上腺外途径转化为睾酮，导致女性轻度男性化。

17β-羟基类固醇脱氢酶缺陷症（17β-hydroxysteroid dehydrogenase deficiency） 其他名称：17-酮类固醇还原酶缺陷。由于 17β-羟基类固醇脱氢酶缺陷致雄烯二酮转为睾酮有障碍，雄烯二酮与睾酮的比值比正常人明显增高，患儿外阴男性化不完全，呈男性假两性畸形。治疗常切除睾丸和阴蒂，施行阴道成形术，青春期后补充雌激素。

羟基磷灰石（hydroxyapatite，HAP） 其他名称：羟磷灰石。为磷酸钙-氢氧化钙复合物。一种生物相容性较好、理化性能稳定的人工骨替代材料。本身无骨诱导成骨能力，需与其他材料复合使用。现已有效地应用于临床。

羟基脲（hydroxycarbamide） 免疫抑制药。抗代谢类抗肿瘤药。核苷酸还原酶抑制剂。①用于顽固性银屑病和脓疱性银屑病，能减轻全身性脓疱性银屑病的脓疱、发热和中毒症状。短期用药，其毒性作用较甲氨蝶呤小，对有肝脏损伤不宜应用甲氨蝶呤或用甲氨蝶呤无效的严重银屑病病人，可用本品治疗。②用于恶性黑色素瘤、胃癌、肠癌、乳癌、膀胱癌、头颈部癌、恶性淋巴瘤、原发性肝癌及急、慢性粒细胞白血病。并可与放疗、化疗合并治疗脑瘤。制剂：片剂、胶囊剂。用药期间严格检查血象。孕妇禁用。

羟基喜树碱（hydroxycamptothecine） 见羟喜树碱。

3-羟-3-甲基戊二酸单酰辅酶 A（3-hydroxy-3methyl glutaryl-coenzyme A，HMG CoA） 在酮体和胆固醇合成过程中，由 1 个分子乙酰乙酰辅酶 A 与 1 个分子乙酰辅酶 A 生成。或由亮氨酸降解生成。它既是酮体合成的前体，又是胆固醇合成的中间产物。

3-羟-3-甲基戊二酸单酰辅酶 A 合成酶（3-hydroxy-3methyl glutaryl-coenzyme A synthetase） 催化乙酰乙酰辅酶 A 与乙酰辅酶 A 缩合生成 3-羟-3-甲基戊二酸单酰辅酶 A 反应的酶。该酶在肝线粒体中含量极高，参与酮体的生成，也存在于细胞液中，参与胆固醇合成。

羟甲烯龙（oxymetholone） 其他名称：羟次甲氢龙、康复龙。合成蛋白同化激素。有使钙质沉积等作用，并能明显降低血胆固醇和甘油三酯，改善脂质代谢，还可治疗再生障碍性贫血和白细胞减少症。

羟甲唑林（oxymetazoline） 其他名称：羟间唑啉、氧甲唑啉。血管收缩药。咪唑啉类衍生物，α 肾上腺素受体激动剂。用于急性鼻炎、慢性单纯性鼻炎、慢性肥厚性鼻炎、变态反应性鼻炎（过敏性鼻炎）、鼻息肉、航空性鼻窦炎、航空性中耳炎、鼻出血、鼻阻塞性打鼾和其他鼻阻塞性疾病。制剂：盐酸羟甲唑林滴鼻液，滴鼻。萎缩性鼻炎和鼻腔干燥的病人、对羟甲唑林过敏者禁用。小儿、孕妇、高血压及甲状腺功能亢进的病人慎用。

羟赖氨酸（hydroxylysine） 一种 α-氨基酸。由赖氨酸在羟化酶作用下羟化而成。此种氨基酸主要存在于胶原蛋白及明胶分子中。

羟磷灰石（hydroxyapatite） 见羟基磷灰石。

羟脯氨酸（hydroxyproline） 多肽链上的脯氨酸残基经羟化酶作用转变成的羟基。主要存在于胶原蛋白及明胶分子中。

羟脯氨酸血症（hydroxyprolinemia） 氨基酸分解代谢障碍病之一。可能为常染色体隐性遗传。主要临床表现为智力发育障碍、发作性精神异常、脑电图异常等。血、尿游离羟脯氨酸浓度升高。治疗：无有效疗法。

羟嗪（hydroxyzine） 抗焦虑药，哌嗪类抗组胺药。用于轻度的焦虑、紧张、情绪激动状态，以及绝经期的焦虑和不安等精神和神经症状。亦用于失眠、麻醉前镇静、急慢性荨麻疹以及其他过敏性疾患、神经性皮炎等。制剂：盐酸羟嗪片剂。过敏者、妊娠早期禁用。中老年人或体弱病人应调整用量。6 岁以下儿童慎用。婴儿忌用。

5-羟色胺（5-hydroxytryptamine，5-HT） 属吲哚类化合物。人体内约 90%存在于消化道，8%～9%分布于血液，仅 1%～2%存在于中枢神经系统。由于 5-HT 不易透过血脑屏障，使外周和中枢的 5-HT 成为两个独立系统。外周和中枢内的 5-HT 生物合成过程完全一致，以色氨酸为前体，在色氨酸羟化酶催化下生成 5-羟色氨酸，继而在 5-羟色氨酸脱羧酶作用下生成 5-HT。外周的 5-HT 功能不清，中枢 5-HT 的功能广泛，有提高痛阈、增进睡眠、调节体温、调节垂体内分泌功能，参与摄食行为和性行为的调节，精神障碍也可能与 5-HT 代谢有关系。

羟喜树碱（hydroxycamptothecine） 其他名称：羟基喜树碱。抗肿瘤药。自珙桐科落叶植物喜树的种子或根皮中提取的一种生物碱。淡黄色粉末或黄色结晶性粉末，无臭，微有引湿性，不溶于水，微溶于氯仿、丙酮；溶液带荧光。用于肝癌、大肠癌、肺癌及白血病等。毒性较小。孕妇慎用。

羟乙基芦丁（venoruton，troxerutin） 见曲克芦丁。

羟乙膦酸钠（etidronate disodium） 见依替膦酸二钠。

羟乙基淀粉（hetastarch，hydroxyethyl starch） 其他名称：淀粉代血浆、贺斯、706 代血浆。血容量扩充剂。用于各种手术、外伤性失血、感染性休克的补液。制剂：注射剂。2 岁以下儿童禁用。

羟孕酮（hydroxyprogesterone） 其他名称：长效黄体酮。长效孕激素。用于习惯性流产、月经不调、子宫内膜异位症、功能失调性子宫出血等；与戊酸雌二醇配伍作长效注射避孕药，具有抑制排卵作用。制剂：已酸羟孕酮注射剂。肝炎、肾炎及乳房肿块病人忌用。子宫肌瘤、高血压病人慎用。

羟孕酮己酸酯（hydroxyprogesterone caproate，delalutin） 见己酸羟孕酮。

L-β-羟脂酰辅酶 A 脱氢酶（L-β-hydroxyl acyl coenzyme A dehydrogenase） 催化 L-β-羟脂酰辅酶 A 脱氢生成 β-酮脂酰辅酶 A 反应的酶。该酶存在于线粒体中，参与脂肪酸 β 氧化。

β-羟脂酰脱水酶（β-hydroxy acyl dehydrase） 其他名称：羟脂酰-酰基载脂蛋白脱水酶。催化 β-羟脂酰基脱水生成反 Δ^2 烯脂酰基反应的酶。参与脂肪酸的合成。

强迫蹲位（forced squatting position）　一种习惯性的两下肢弯曲、上身前倾的被迫性蹲位。此种姿势可减少回心血量，从而减轻心脏负荷。见于先天性发绀型心脏病，多见于儿童。

强迫观念（obsessive idea）　其他名称：强迫性思维。指某一观念或概念多次重复地出现于病人的思想，且伴有主观的被迫感觉和痛苦感。病人完全明白这一思想是不必要的或荒谬的，并力图加以摆脱，但是却违反病人的意愿而纠缠不清。见于精神分裂症和强迫症等。

强迫体位（compulsive position）　为了减轻疾病的痛苦，病人被迫采取的某种体位。如心功能不全时的端坐呼吸、严重先天性心脏病病人常采取的强迫蹲位等。

强迫型人格障碍（obsessive-compulsive personality disorder）　人格障碍的一种类型。这类人往往以极端的高标准要求自己或别人；办事过于认真，要求十全十美，十分重视细节；遇事犹豫不决，难以作出决断。治疗：主要是说服解释，耐心指出其个性缺陷，可能有助于改正。

强迫性犯罪（compulsive criminalism）　以犯罪为主要内容或表现的强迫观念或行为。通常只表现为强迫性犯罪观念或幻想，很少付诸实施。在个别情况下也可表现为强迫性犯罪行为，如强迫性偷窃行为、纵火行为及男性病人的强迫性暴露阴茎行为等。

强迫症（obsession obsessive-compulsive disorder, OCD）　其他名称：强迫障碍。曾称强迫性神经症。是以反复的、持久的强迫观念和/或强迫动作为主要症状，以有意识的自我强迫与有意识的自我反强迫同时存在为特征的一种神经症。即病人明知强迫症状的持续存在毫无意义且不合理，但不能摆脱，病人感到很痛苦。临床分两类。①强迫观念：主要表现为强迫怀疑、强迫性穷思竭虑、强迫性回忆及对立观念等。②强迫意向及强迫动作：病人反复体验到想要做某种违反自己意愿的动作和行为的强有力的内在驱使，如强迫洗涤、强迫计数、强迫检查、强迫迟缓等。治疗：5-羟色胺再摄取抑制剂如氯丙米嗪、氟西汀等；其他有支持性心理治疗和行为疗法等。

乔布综合征（Job syndrome）　其他名称：变异型慢性肉芽肿病。常染色体隐性遗传的高免疫球蛋白（IgE）血症。病人IgE增高，血白细胞趋向功能有缺陷。出生后数月即可发病，表现为脓疱性、慢性过敏性湿疹，常累及头皮、面部及四肢屈面，部分病例可有口腔或皮肤念珠菌感染。

乔塞罗征（Josseraud sign）　其他名称：金属样杂音。在肺动脉瓣听诊区闻及的金属样收缩期杂音。为急性心包炎的体征。由于心包腔内有较多的液体渗出，使心包腔内压力增高，肺动脉受推挤而狭窄，血流通过受阻，形成涡流而产生此种杂音。

乔伊斯征（Joyce sign）　病人转动身体时，检查者在病人侧腹部叩诊断定的固定性浊音。此征是腹膜后血肿和肠系膜根部出血的特征。

桥本甲状腺炎（Hashimoto thyroiditis, HT）　见慢性淋巴细胞性甲状腺炎。

桥粒（desmosome, macula adherens）　其他名称：黏着斑。上皮细胞间一种牢固的连接形式。多见于受机械性刺激和摩擦较多的部位。易被胰蛋白酶或乙二胺四乙酸破坏而分散为单个细胞。桥粒处细胞间隙宽约 20～30nm，其内充满纤维性物质。间隙中央有一条中间线，两侧各有一椭圆形的附着极。胞质中有许多张力细丝，成束地附于附着极上。附着极内有细丝，向外与中间线的细丝相连，向内钩住和连接张力细丝。

桥脑小脑角脑膜瘤（cerebellopontine angle meningioma）　见小脑脑桥角脑膜瘤。

桥体（pontic）　人工牙之一。用以弥补缺牙，有适当的解剖形态和生理功能。制作材料有陶瓷、塑料、金属等。

桥小脑角综合征（cerebellopontine angle syndrome）　其他名称：小脑脑桥角综合征。表现：患侧耳鸣，听力减退呈感音神经性耳聋；同侧三叉神经分布区内感觉减退、角膜反射减退或消失；同侧周围性面瘫伴舌部麻痹，味觉有时减退；晚期有吞咽困难、饮食呛咳；颅内压增高；同侧小脑体征。

巧克力囊肿（chocolate cyst of the ovary）　见卵巢子宫内膜异位症。

巧克力色痰（chocolate-coloured sputum）　咳出的痰液呈巧克力色。肺阿米巴病的特征之一。

壳多糖（chitin）　其他名称：几丁质。一种由 N-乙酰-D 葡糖胺构成的多糖。节肢动物的壳和甲壳动物鞘翅的主要组分。

壳核出血（putamen hemorrhage）　临床上常见的脑出血部位。最常见原因为高血压。血肿向内压迫或侵及内囊，病人有对侧偏瘫和偏身感觉障碍。如出血向外囊方向扩展，病人临床表现不明显，意识障碍也较轻。头 CT 扫描可早期诊断。治疗：保持呼吸道通畅；用甘露醇降颅压；用钙拮抗剂降低血压；手术治疗。

壳粒（capsomere）　其他名称：子粒。微生物学术语。由一个或多个肽链组成的、构成病毒衣壳的蛋白质亚单位。

鞘氨醇（sphingosine）　为鞘脂的组成成分。一种长链不饱和氨基二元醇。是鞘脂类的母体化合物。其氨基与脂肪酸形成酰胺键，即生成神经酰胺。哺乳动物最常见的是不饱和的 4-烯鞘氨醇。由于含有氨基故为碱性。

鞘翅目（Coleoptera）　其他名称：甲虫。昆虫纲中种类最多的一个目。体坚硬，中等大小或小型，有翅 2 对，前翅硬如角质，称鞘翅，后翅膜质。其体液和分泌物可引起皮肤起疱。某些甲虫能作缩小膜壳绦虫、美丽筒线虫、猪巨吻棘头虫的中间宿主，能机械性传播病原体。如进入肠内可引起下痢。

鞘磷脂（sphingomyelin）　一组由磷酰胆碱（少数为磷酰乙醇胺）结合神经酰胺组成的磷脂。是神经组织各种膜和红细胞膜的主要结构脂质之一。主要存在于神经髓鞘被膜中。其中鞘氨醇以其 α-NH$_2$ 基与脂肪酸呈肽式结合，末端醇基与胆碱以磷酸二酯键相连接。

鞘磷脂沉积病（sphingomyelinosis, Niemann-Pick disease）　见尼曼-皮克病。

鞘磷脂酶（sphingomyelinase）　一种水解酶，属于磷脂酶 C 类。参与神经鞘磷脂的降解，水解其分子中的磷酸酯键，生成磷酸胆碱或磷酸乙醇胺及神经酰胺。

鞘膜积液（hydrocele）　鞘膜囊内积聚的液体增多而形成的囊肿。根据鞘膜积液所在的部位与鞘状突闭合的情况可分为睾丸鞘膜积液、精索鞘膜积液、精索睾丸鞘膜积液、混合型鞘膜积液和交通性鞘膜积液。一般无症状，常于洗澡或体检时发现。当体积较大时可有阴囊下垂感，影响排尿、行走和运动。可手术治疗。

鞘糖脂（glycosphingolipid, glycosylsphingolipid）　糖基或糖链通过糖苷键和神经酰胺连接而形成的糖脂。是生物膜脂双层的组分，包括脑苷脂、神经节苷脂和寡糖基鞘神经酰胺。广泛分布于全身各组织的细胞膜的外表面。参与对一些毒素、激素及神经递质的识别。

鞘脂（sphingolipid）　属于复合脂质，其主要成分是鞘氨醇、二氢鞘氨醇或其他长链鞘氨醇类化合物。鞘脂不含甘油，1 分子脂肪酸通过酰胺键与鞘氨醇的氨基相连。鞘脂的末端羟基常为极性基团（如磷酸胆碱或糖基）所取代。故分为两大类：鞘磷脂和鞘糖脂。是动植物细胞膜的主要组成成分，在动物脑组织和神经组织内含量丰富。

鞘脂激活蛋白（sphingolipid activator protein, saposin）　是在溶酶体酶解鞘脂中发挥作用的、包含鞘脂激活蛋白 A、B、C、D 的一组热稳定糖蛋白。该蛋白在体内对中枢神经元及外周神经元有保护和修复作用；在体外能促进多种蛋白质磷酸化、增加神经细胞内鞘脂的含量。

切除活检（removal biopsy）　是活检时活体组织采集法之一。切除活检是指将病变全部切除，或将患病器官全部摘除进行活检，以确认疾病的性质，做正确的治疗。

切除修复（excision and repairing）　通过核酸内切酶将 DNA 分子中的损伤部分切除，同时以另一条完整的 DNA 链为模板，由 DNA 聚合酶 I 催化填补被切除部分的空隙，再由 DNA 连接酶封口，使 DNA 恢复正常结构。

切创（incision）　法医学术语。凡由具有锐利边缘的器具，压在体表皮肤上，沿长轴方向牵引，将软组织切断所造成的创伤。常见切器是小刀、剃刀、屠刀和菜刀等。典型切创创口呈纺锤形哆开，创缘整齐、平滑，创角锐利。切创哆开缘可确定线状伤的走向。切创周围通常无表皮剥脱和皮下出血。与挫裂创比较，切创对邻近组织损伤轻。如创缘接近，无菌性炎症反应轻，容易愈合。切创多属自杀和他杀，亦有属于意外事故者。

切割伤（incised wound）　锐器切割所致的损伤。手术切口亦属此类。伤口边缘整齐，多呈直线，出血较多，但组织损伤小。深的切割伤可切断大血管、神经、肌腱等。

切痂（excision of eschar）　深度烧伤创面处理。主要用于Ⅲ度及手、关节等功能部位的深Ⅱ度烧伤。除手及颜面外，一般应达深筋膜，若筋膜和肌肉有坏死时应一并切除。Ⅲ度烧伤周围的少量深Ⅱ度痂皮通常亦同时切除。切除后，应彻底止血。创面可立即或延迟植皮。

切开复位钢板螺丝钉内固定术（open reduction and internal fixation with plate and screws）　显露骨折部位施行骨折端的修整和复位，并用螺丝钉铆住钢板以固定两骨折端的手术。多用于四肢长管状骨的横行或斜行骨折及脊柱骨折等。

切开复位钢丝内固定术（open reduction and internal fixation with wires）　显露骨折部位施行骨折端的修整和复位并固定的骨科手术。用不锈钢丝作为内固定器材，适用于髌骨、尺骨鹰嘴、指骨骨折，或某些长管状骨粉碎性骨折。

切开复位克氏针内固定术（open reduction and internal fixation with Kirschner's wire）　显露骨折端，在直视下复位后用克氏针内固定的手术。多用于治疗指（趾）骨、掌骨、跖骨髁部及踝部骨折。

切开复位螺丝钉内固定术（open reduction and internal fixation with screws）　显露骨折部位施行骨折端的修整和复位，并用螺丝钉的螺纹和骨质紧密咬合固定的手术。常用于近关节的骨折，如股骨髁、胫骨的内髁、外髁及尺骨鹰嘴部骨折。

切开复位髓内钉内固定术（open reduction and internal fixation with intramedullary nailing）　显露骨折部位施行骨折端的修整和复位或呈Ⅴ形、梅花形或三角形髓内钉穿过骨折上、下端骨髓腔以达到牢固的内固定的手术。适用于四肢长管状骨中段横行骨折。

切开引流（incision and drainage）　切开脓肿的表层组织或切入体腔以排出脓液的手术。切开后可放置橡皮管、油纱布或其他引流物以保持脓液引流通畅。

切口疝（incisional hernia）　其他名称：手术后疝。腹内器官在腹壁手术切口处形成的疝。因手术操作欠佳和术后切口感染所致。疝囊多不完整，疝环较大，不易发生嵌顿。

切片机自动磨刀机（automatic microtome knife sharpener）　自动磨削病理切片机中切片刀刃口的专用设备。能代替大量手工磨刃工作。同时，磨刃刀角和时间可按需调节，使刀片两面均匀，刃口锋利。

切取活检（incisional biopsy）　是活检时活体组织采集方法之一。切取活检是指从病变部位或病变与正常组织交界处切取小块组织进行病理检查，这种方法常用于表浅部位病变和体腔内手术探查所见的病变，以明确病变的性质，做出正确的诊断。

切线位摄影（tangential projection）　中心X线与所检查部位表面呈正切投照的X线摄影方法。

切削机（cutting mill）　用来粉碎坚实与纤维性药材的器械。是利用连续切割或切变作用原理，而不是磨碎或撞击。常用的有旋转式切割机，主要结构为横转子上装置有极接近周围筛网的切削刀，旋转切削；机箱有进料口。

切牙（incisor teeth）　旧称门齿。恒牙中有中切牙、侧切牙。乳牙有乳中切牙、乳侧切牙。从中线起向两侧数第1个为中切牙，第2个为侧切牙，有切割食物的作用。

切诊（palpation and pulse taking）　中医四诊之一。包括脉诊和按诊，是医生运用手和指端的感觉，对病人体表某些部位进行触、摸、按、压的检查方法。内容包括脉象的变化、胸腹的癥块、皮肤的肿胀、手足的温凉、疼痛和部位等。其中以切脉最重要。

侵蚀性水泡状胎块（invasive mole）　水泡状胎块组织侵入子宫肌层，破坏组织或转移至子宫外及其他器官，为滋养细胞肿瘤之一。表现为在水泡状胎块排出后，阴道持续不规则出血，经再次刮宫仍不见好转。有时出现咯血，胸片可见肺内转移阴影。有时阴道有蓝紫色转移结节，破溃时可反复发生阴道大出血。治疗：化学疗法。

侵蚀性炎性骨关节炎（invasive inflammatory osteoarthritis）　骨关节炎的变型。常发于绝经期后妇女，主要侵犯手指间关节，偶累及掌指关节，关节红、肿、热、痛，最终导致关节畸形与强直。X线检查可见关节间隙消失，骨赘和软骨下骨硬化，骨受侵蚀。治疗：药物治疗；理疗、按摩。

侵袭力（invasiveness）　①其他名称：侵入力。指病原体克服机体防御功能，在体内生长、繁殖、扩散的能力。它主要靠细菌的酶、荚膜及其他表面物质的作用。其结果可能引起感染或疾病。②恶性肿瘤对周围组织浸润或破坏的能力。

侵袭性大肠埃希菌（enteroinvasive Escherichia coli，EIEC）　较少见，主要引起较大儿童和成人腹泻，所致疾病很像菌痢，呈脓血便，有里急后重，可引起暴发性流行。EIEC不产生肠毒素，侵入大肠壁上皮细胞，生长繁殖释出内毒素，破坏细胞形成炎症和溃疡，导致腹泻。细菌悬液滴入豚鼠眼后引起结膜角膜炎，可用于检测其致病性。

侵袭性肺曲霉病（invasive pulmonary aspergillosis）　曲霉引起的肺部感染性疾病。多为局限性肉芽肿或广泛化脓性肺炎。病灶呈急性凝固性坏死，伴坏死性血管炎、血栓及菌栓，可累及胸膜。以干咳、胸痛常见，部分病人有咯血，严重者出现呼吸困难、呼吸衰竭。影像学表现为以胸膜为基底的多发楔形阴影或空洞，早期有晕轮征，即肺结节影周围环绕低密度影，后期为空洞和新月征。

侵袭性NK细胞白血病（aggressive NK-cell leukemia，ANKL）　其他名称：NK细胞大颗粒淋巴细胞白血病。一种以NK细胞克隆性增生、多器官浸润、病情进展迅速、预后风险大为主要特征的少见类型白血病。发病可能与EB病毒感染有关。临床表现为发热、全身症状和白血病相关症状，如贫血、中性粒细胞减少、血小板减少，肝脾大，全身淋巴结肿大。可合并凝血异常（如DIC）和噬细胞综合征，并导致肝脏和其他多器官衰竭。多数病人呈侵袭性、暴发性临床过程。无有效治疗方法，化疗疗效常不佳，异基因造血干细胞移植有成功的报道。

侵袭性纤维性甲状腺炎（invasive fibrous thyroiditis，Riedel struma）　见木样甲状腺炎。

亲和层析（affinity chromatography）　利用分子与其配体间特殊的、可逆性的亲和结合作用而进行分离的一种层析技术。可以选用生物化学、免疫化学或其他结构上吻合等亲和作用而设计的各种层析分离方法。如酶与底物、辅酶等结合；激素则能与特异的结合蛋白及细胞受体形成复合物；抗体可与互补的抗原相结合。各种互相作用均可用来纯化种类繁多的生物活性物质，分离细胞和病毒、天然蛋白、变性蛋白与合成蛋白等。

亲水气单胞菌（*Aeromonas hydrophila*）　弧菌科的气单胞菌属。两端圆钝，呈平直状或弯曲状，成单或成双排列，有单鞭毛和动力，无荚膜，不形成芽孢。兼性厌氧。为革兰氏阴性弧菌或杆菌。广泛存在于自然界各种水源、食品和土壤中，鱼、蛙和爬行动物是其保菌宿主。亲水气单胞菌可致人类疾病。临床上可引起胃肠炎、伤口感染、肺部感染、败血症、溶细胞性尿毒症、角膜溃疡及感染等。根据疫水或鱼、蛙接触史、外伤史、进食被本菌污染的食物史，病原检查和临床症状和体征可确诊。对氟喹诺酮类、四环素、复方SMZ-TMP、氨基糖苷类（链霉素除外）、第三代头孢菌素等敏感。外伤感染应引流。

亲水气单胞菌肠炎（enteritis from aeromonas hydrophila）　亲水气单胞菌所致肠炎。该菌广泛存在于自然界。饮用污染水或进食污染食物可发病。大多表现为散发性急性胃肠炎。有恶心、呕吐、腹痛、腹泻，伴发热。大便呈水样便。粪便亲水气单胞菌培养阳性可确诊。治疗：支持治疗；氨基糖苷类抗生素。

亲水亲油平衡值（hydrophile-lipophile balance value，HLB

value) 表示表面活性剂基本性质的指标之一。表面活性剂分子由亲水基团和亲油基团构成，它的亲水性和亲油性的强弱，以 HLB 比值来表示。HLB 值高亲水性强，值低则亲油性强。

亲水性软膏（hydrophilic ointment） 一种可洗性软膏基质。组成：十二烷基硫酸钠（乳化剂）、十八醇、白凡士林、水、对羟基苯甲酸乙酯及丙酯（防腐剂）。常用于制备可洗性软膏剂。

亲细胞抗体（cytotropic antibody） 能与细胞组织结合的抗体。亲同种细胞抗体是 IgE，具有与人类组织结合的活性，可借 IgE-Fc 段同嗜酸性粒细胞、肥大细胞结合，是引起过敏反应的反应素。亲异种细胞抗体是 IgG，对豚鼠等异种动物组织具有结合活性，注射于异种动物皮下能使皮肤致敏。

亲心肌梗死显像（infarct-avid imaging） 其他名称：心肌热区显像、心肌梗死阳性显像。利用某些能被急性梗死的心肌摄取的放射性药物来使其显像的方法。常用的显像剂有^{99m}Tc-焦磷酸盐。

亲液胶体（lyophilic colloid, hydrophilic colloid） 能与分散媒（多半指水）混合形成亲液溶胶的物质。多为高分子物质。因这类高分子物质与某些溶剂的亲和力极强，可在其表面上紧紧保持着一层溶剂分子，形成亲液溶胶。

亲银细胞（argentaffin cell） 其他名称：亲铬细胞。散在于消化道上皮和消化腺等上皮细胞之间，对银盐或铬盐有亲和力的细胞。细胞基部含有大小不等的颗粒，又称基底颗粒细胞。

亲油基（lipophilic group） 表面活性剂分子中所含的亲油基团。此分子属于两亲物质，也含亲水基团，例如肥皂是脂肪酸钠（R·COONa）；其中碳氢链（R—）为亲油基团，—COONa 为亲水基团。

亲缘系数（coefficient of relationship） 生物学中用以表示血缘远近程度的指标。有血缘关系的个体可能携有相同的等位基因，血缘关系愈近携有相同等位基因的概率愈高。具有血缘关系的两个个体携有相同等位基因的概率称为亲缘系数，通常用 r 表示。由于子代的基因一半来自父方，一半来自母方，故亲子间具有同一基因的概率（r）=1/2。每传递一代等位基因的概率是 1/2。此方法可估计社会中各血缘关系的亲近程度。$r=(1/2)^n$。一级亲属，$r=(1/2)^1=1/2$；二级亲属，$r=(1/2)^2=1/4$；三级亲属，$r=(1/2)^3=1/8$。余类推。

亲肿瘤放射性核素（tumour seeking radionuclide） 注入病人体内能选择性地浓集于肿瘤组织而在正常组织不积聚或较少积聚的放射性核素或其标记物。如^{67}Ga-枸橼酸盐、^{57}Co-博来霉素、^{75}Se-甲硫氨酸等。在扫描图上肿瘤组织显示阳性。用于肿瘤的辅助诊断。

亲子关系（parent-child relationship） 父母与子女的关系。是血缘最近的直系血亲，为家庭关系的重要组成部分。在法律上是指父母和子女之间的权利、义务关系。

亲子鉴定（identification in disputed paternity） 法医学术语。应用医学及生物学的理论和技术，检测和分析父母与子女的遗传标记，以判断父母与子女是否亲生关系的技术及其过程。这类案件与财产继承权或子女抚养责任有关，故通称亲权鉴定。鉴定试验主要靠红细胞血型、人类白细胞抗原（HLA）和 DNA 测定，其肯定与否定亲权的概率均达 95% 以上。特别是 DNA 分型鉴定，可以用血液、组织碎块、遗骸、羊水、流产组织等作为样本，开创了亲子鉴定的新领域，大大提高了认定和排除亲子关系的能力，成为亲子鉴定的重要手段。

秦艽（largeleaf gentian root, Radix Gentianae Macrophyllae） 其他名称：秦胶、秦纠、左扭、左秦艽。中医药名。龙胆科植物秦艽或粗茎秦艽等的根。苦、辛，平。归胃、肝、胆经。功能祛风除湿、和血舒筋、退黄疸、消虚热。治：①风湿肢节疼痛，筋脉挛急。亦用于风中经络的手足不遂。②骨蒸潮热。小儿疳热亦可用之。

秦艽碱（qinjiao alkaloids） 从龙胆科植物秦艽根中提出的总生物碱。组成：龙胆碱、龙胆次碱、秦艽碱甲等。有止痛、消肿、恢复关节功能和退热作用。用于治疗风湿性和类风湿性关节炎。

秦皮（rhynchophyllous ash bark, Cortex Fraxini） 其他名称：蜡树皮、苦榴皮、梣皮。中医药名。木樨科植物苦枥白蜡树或白蜡树等的树皮。苦、涩，寒。归大肠、肝、胆经。功能清热燥湿、祛痰止咳、凉肝明目。治热毒泻痢、白带、慢性气管炎，煎服。治目赤肿痛、目生翳障，水浸汁点眼或煎汤洗眼。治银屑病，煎水洗。

秦皮乙素（esculetine） 从木樨科植物小叶白蜡树中分离出的香豆素类化合物。亦可化学合成。黄色结晶，易溶于碱液，在水溶液时呈强蓝色荧光。对痢疾杆菌有抑制作用。用于治疗细菌性痢疾。

禽流感（avian influenza, AI） 其他名称：禽流行性感冒。曾称真性鸡瘟。由禽流感病毒所引起的一种流行于鸡群中的烈性传染病。高致病力毒株可致禽类突发死亡，是世界动物卫生组织规定的 A 类疫病，也能感染人。

禽流感病毒（virus of avian influenza） 属甲型流感病毒。甲型流感病毒除感染人外，还可感染猪、马、海洋哺乳动物和禽类。感染人的禽流感病毒亚型主要为 H5N1、H9N2、H7N7，感染 H5N1 的病人病情重，病死率高，易引起大流行。禽甲型流感病毒 H5N1 亚型，与禽类分离的病毒高度同源，而与人流感病毒有相当差异。近年对一些病例进行病毒分离，确定了禽流感病毒对人的致病性。

禽流感病毒感染（virus-infection of avian influenza） 在禽流感流行区与禽类接触，约 1 周内出现流感样症状，如发热、流涕、咳嗽、咽痛、全身疼痛等，稍后出现肺部炎症。多数轻症预后良好。少数导致呼吸窘迫综合征、肺出血，亦可并发肝肾衰竭、败血性休克及瑞氏综合征死亡。治疗：基本与流行性感冒相同。严重病例对症治疗。

禽流行性感冒（avian influenza） 见禽流感。

青春期（adolescence） 其他名称：青春发育期、青少年期。儿童少年时期过渡到成人的一个迅速发育的阶段，是男女性功能逐渐发育成熟的时期。以生长突增为青春发育期开始的标志，以性成熟为结束。通常女孩为十一二岁至十七八岁的时期；男孩为十三四岁至十八九岁的时期。此期身体迅速生长，身高与体重显著增加，生殖系统发育逐渐成熟，第二性征开始出现，男女身体形态发生明显变化，最后形成成熟的男、女性个体。青春期由于青少年神经内分泌的变化，常出现精神、心理等方面的不稳定现象，需备加关注。

青春期下丘脑综合征（adolescent hypothalamus syndrome） 下丘脑-垂体轴功能障碍，导致多种激素紊乱而出现的一组病征。11～12 岁即可发病，表现为头痛、肥胖、女性不排卵、男性乳房发育、神经衰弱等。治疗：病因处理，以及纠正内分泌紊乱。

青春期性发育延迟（adolescent growth delay） 见青春期延迟。

青春期延迟（delayed puberty） 其他名称：青春期性发育延迟。多数倾向于以男童 13.5～14 岁未出现睾丸增大，女童 13～13.5 岁未出现乳房发育为标准判断延迟。男性最晚可至 20 岁，女性最晚可至 18 岁。人体性发育的标志，男性表现为：睾丸、阴茎增大，肩部增宽，胸部丰满，阴毛、腋毛、胡须出现，喉结突起，声音变粗，出现遗精。女性表现为：体态丰满，臀部发达，骨盆横径增宽，乳房发育，乳头乳晕增大，阴道出现酸性分泌物，阴毛、腋毛生长，月经来潮等。治疗：性激素应用不宜过早。男性以 14 岁，最好 16 岁开始治疗，先试用人绒毛膜促性腺激素；女性可先试用雌激素如己烯雌酚。

青春期龈炎（puberty gingivitis） 青春期发生的牙龈病。常见于前牙牙间乳头或龈缘。牙龈明显肿大或呈球形突出。女性多于男性。龈组织充血水肿，颜色深红，表面光亮。治疗应去除局部刺激因素，保持口腔清洁。治疗：轻度肿大者可行牙龈按摩术；过度肿大者行牙龈切除术。

青春期综合征（pubertal syndrome） 因青春期生理与心理发育不同步，心理发育相对滞后等因素而形成的一系列精神与心理症状。主要表现为记忆力下降、精神萎靡、敏感多疑、消极自卑、性冲动频繁等。

青春型精神分裂症（hebephrenic schizophrenia）　其他名称：青春痴呆、精神分裂症青春型、瓦解型精神分裂症。分裂症的一型。常开始于青春期，思维瓦解和破裂、妄想和幻觉片断易逝、感情变化突出、行为不负责任和不可预测，常有作态，并有与社会隔离的倾向。常因情感平淡和意志丧失发展迅速而预后不良。

青黛散（qingdai powder）　中医成药名。清热解毒剂。组成：青黛、甘草、硼砂（煅）、冰片、薄荷、黄连、儿茶、人中白（煅）。用于治疗口疮、咽喉肿痛、牙疳出血等。用法：先用凉开水或淡盐水洗净口腔，将药少许吹撒患处。

青黛丸（qingdai wan）　中医成药名。清热、利湿、止咳剂。组成：青黛、胆南星、雄黄、川贝母、黄连、橘红、薄荷、朱砂、甘草、竹沥水。用于小儿肺热、咳嗽、痰涎壅盛、烦躁不安、口舌生疮等症。

青光眼（glaucoma）　一组以视神经萎缩和视野缺损为共同特征的疾病。病理性眼压增高是其主要危险因素，眼压升高水平和视神经对压力损害的耐受性与青光眼视神经萎缩和视野缺损的发生及发展有关，是主要的致盲眼病之一，有一定的遗传倾向。晚期合并视力障碍。本质为房水循环障碍。以高眼压、视乳头萎缩及凹陷、视野缺损、视力下降为主要表现。分原发性、继发性、先天性3类。根据前房角开放与否，可分为开角型及闭角型；根据发病快慢，又有急性、慢性之分。治疗：降眼压及缩瞳药物、手术。

青光眼斑（glaucomatous spot）　瞳孔区晶状体前囊下见到的灰白色斑点、条状斑点和地图状混浊。主要见于急性闭角型青光眼。

青光眼睫状体炎综合征（glaucomato-cyclitic syndrome）　以发作性眼压升高和轻度睫状体炎同时存在为特征的继发性开角型青光眼。起病突然，常单眼发作。自觉视力模糊、虹视或轻度头痛。检查角膜有水肿，角膜后有灰白色、半透明沉淀物。严重者可出现视乳头凹陷或视野损害。治疗：发作时行对症治疗；有视乳头及视野改变者可考虑手术疗法。

青光眼三体征（glaucomatous triplet）　高眼压、视乳头萎缩及视野缺损改变。该征主要见于慢性闭角型青光眼。

青蒿（sweet wormwood herb，Herba Artemisiae Annuae）　其他名称：香蒿、苦蒿、草蒿。中医药名。菊科植物黄花蒿或青蒿的全草。苦、微辛，寒。归肝、胆经。功能清热解暑、除蒸、截疟。治暑热、暑温、湿温、阴虚发热、黄疸、煎服。治疟疾，煎服或晒干研末，于疟发前4h服，连服5日。治皮肤瘙痒、荨麻疹，煎水熏洗。

青蒿鳖甲汤（qinghao biejia tang，decoction of Herba Artemisiae Chinghao and Carapax Trionycis）　中医方剂。《温病条辨》方。组成：青蒿、鳖甲、生地、知母、丹皮。功能养阴透热。治温病后期，邪热未尽，深伏阴分，阴液已伤，症见夜热早凉、热退无汗、舌红少苔、脉数者。近代用于原因不明的发热、麻疹后肺炎、肺结核、肾结核、小儿夏季热等阴虚有热者。

青蒿琥酯（artesunate）　抗疟药。用于脑型疟疾及各种危重疟疾的抢救。制剂：片剂；注射剂。妊娠早期妇女慎用。

青蒿素（arteanniun，artemisinin）　从菊科植物青蒿叶中分离出的一种含内过氧化基团的倍半萜内酯类化合物。无色针晶，不溶于水，易溶于有机溶剂。对脑型疟、恶性疟等有特效，是治疗疟疾的理想药物，同时具有清热解毒和抗肿瘤、抗菌、增强免疫等药理作用。对血吸虫也有杀灭作用。制剂：片剂；注射剂；栓剂。妊娠早期妇女慎用。

青盲（blue blindness，optic atrophy）　中医病名。症见眼外观端好，而视力渐降至失明。相当于视神经萎缩。治宜滋补肝肾、益精养血、开窍明目，可选用菊花散、杞菊地黄丸、驻景丸等。并配合针睛明、光明等穴。

青霉胺（penicillamine）　重金属中毒解毒药、免疫抑制药。用于铜、汞、铅中毒的解救、肝豆状核变性、胱氨酸尿、类风湿性关节炎、原发性胆汁性肝硬化等。制剂：片剂、胶囊剂。过敏者、严重肾及肝功能不全、孕妇、使用金盐、免疫抑制剂病人禁用。对青霉素过敏者、蛋白尿病人、过敏体质者慎用。用前应做青霉素皮试。

青霉病（penicilliosis）　青霉引起的疾病的统称。青霉约有250种，广泛分布于自然界，其中少数属于条件致病菌，可引起耳真菌病、角膜溃疡、皮肤继发感染，以及泌尿道、肺或脑脓肿等；可以致敏，引起真菌性中毒症。青霉主要通过呼吸道或直接接触感染。症状类似曲霉病，无特异性。结合临床、病理检查和直接镜检诊断。治疗：用氟胞嘧啶、克霉唑、两性霉素B等。

青霉素（benzylpenicillin）　其他名称：苄青霉素、青霉素G。从青霉培养液中提得的抗生素。一类β-内酰胺类抗生素。有数种，一般指青霉素G。医疗上应用的多系其钾盐或钠盐，白色结晶性粉末，易溶于水，水溶液极不稳定，故以干粉密封小瓶内保存之，临用前配制溶液。用于敏感菌所致的急性感染，如：菌血症、败血症、猩红热、丹毒、肺炎、脓胸、扁桃体炎、中耳炎、蜂窝织炎、疖、急性乳腺炎、心内膜炎、骨髓炎、流行性脑膜炎（流脑）、钩端螺旋体病（对本病早期疗效较好）、樊尚咽峡炎、创伤感染、回归热、气性坏疽、炭疽、淋病、放线菌病等。治疗被丙毒、白喉官与相应的抗毒素联用。用量不足或滥用能使某些病原体产生抗药性而致用药失效。毒性很低，但在个别病人可引起过敏反应，严重者产生过敏性休克，可造成死亡，故应用前必须做皮肤试验，在医务人员指导下应用。

青霉素V（phenoxymethylpenicillin，penicillin V）　其他名称：苯甲氧青霉素、青霉素V钾。青霉素酶敏感性青霉素，常用其钾盐。适应证同青霉素钠，用于敏感菌所致的各种急性感染。制剂：片剂。青霉素过敏者禁用，用前皮试。

青鹏膏剂（qingpeng gaoji）　藏药名。消肿止痛剂。组成：镰形棘豆、亚大黄、铁棒锤、诃子、毛诃子、余甘子、安息香、宽筋藤、麝香。用于痛风、湿痹、"冈巴"、"黄水"病引起的肿痛发热、疱疹、瘟疫发热等。适量涂于患处。

青皮（Pericarpium Citri Reticulatae Viride，immature tangerine peel）　中医药名。芸香科植物橘及其栽培变种的干燥幼果或未成熟果实的果皮。苦、辛，温。归肝、胆、胃经。功能疏肝破气、消积化滞。用于胸胁胀痛、疝气、乳核、乳痈、食积腹痛。

青少年型牙周炎（juvenile periodontitis）　发生于全身健康的青少年的一个以上恒牙的牙槽骨快速破坏，牙周组织的破坏程度与局部刺激物不成比例。

青铜儿综合征（bronze baby syndrome）　对高胆红素血症病人进行光疗时的并发症。患儿皮肤呈青紫或黄绿色。青铜色素为胆绿素、胆褐素及正铁白蛋白等。当患儿同时存在肝损害及直接胆红素升高两种情况时，光疗可并发本病，故应作为光疗禁忌证。本病无需特殊治疗，可自行消退。

青铜色糖尿病（bronze diabetes）　见特发性血色病。

青蛙效应（frog effect）　一种社会心理效应。把青蛙放入沸水锅里，青蛙烫得立即跳出来。把青蛙放入凉水锅里，然后慢慢加热，青蛙感觉到温度的变化，却懒于跳出来，当它热得再也忍不住时，已经无力跳出逃生了。这个效应说明，如果缺乏忧患意识，危机一旦来临就会陷于被动。

青葙子（Semen Celosiae，feather cockscomb seed）　中医药名。苋科植物青葙的干燥成熟种子。苦，微寒。归肝经。功能清肝、明目、退翳。用于肝热目赤、眼生翳膜、视物昏花、肝火眩晕。肝肾虚、青光眼及瞳孔散大者慎用。

青心酮（3，4-dihydroxy-acetophenone）　从冬青科植物秃毛冬青中分离出的成分。现用其合成品。有活血通脉、消肿止痛、清热解毒作用。用于心绞痛。

青叶胆注射液（Injectio Swertiae Mileensis）　清肝、利胆、祛湿热药。组成：青叶胆。龙胆科植物青叶胆的乙醇提取物的灭菌水溶液。用于急性黄疸性肝炎、病毒性肝炎。

青枝骨折（greenstick fracture）　不完全骨折的一种。多发生于儿童。伤后骨虽折裂，但因儿童骨质软韧，不易完全断裂，而与青嫩树枝被折时情况相似，故名。

青壮年急死综合征（sudden manhood death syndrome，SMDS）　法医学术语。某些青壮年不明原因的急死。特点为：①好发生于20～30岁、平素健康的男性青壮年；②多死于夜间睡眠中，尤其凌晨1～5时；③无前驱征象；④剖检无致死病变，只是心腔内血液未凝固，实质器官淤血，黏膜、浆膜下有出血点。

轻度低氧血症（mild hypoxemia）　$PaO_2>6.67kPa$（50mmHg），$SaO_2>80\%$，病人意识清醒，无发绀，一般不需氧疗，如有呼吸困难者，需氧疗，氧流量为$1\sim2L/min$。

轻粉（mercurous chloride, Calomelas）　其他名称：水银粉、汞粉、腻粉、扫盆。中医药名。粗制的氯化亚汞结晶。辛、寒，有大毒。归肝、肾经。外用杀虫、攻毒、敛疮，内服逐水、通便。治疗、癣、瘰疬、梅毒、下疳、皮肤溃烂、酒渣鼻、慢性湿疹、神经性皮炎。配他药研末外掺。治水肿臌胀、大小便不利的实证。内服多入丸剂。有毒，慎用。孕妇忌服。

轻链肾病（light chain nephropathy, LCN）　见肾轻链沉积症。

轻泻药（laxative）　其他名称：缓泻药。使肠管内水分增加或通过润滑肠道，使粪便软化而加速排便的药物。常用的有比沙可啶、聚乙二醇、多库酯钠等。

轻型口疮（minor aphthae）　其他名称：阿弗他。生在口腔黏膜上的局限性浅溃疡。有剧烈烧灼痛，尤其在咀嚼、接触刺激性食物时更甚。一般溃疡在$7\sim10$日愈合，易复发。治疗：局部应用消炎防腐止痛药物，复发者应进行全身治疗。

轻型麻疹（minor measles）　麻疹的一种类型。发生在留有部分母亲传递免疫力的婴儿，或近期内注射过被动免疫制剂，或过去注射过麻疹减毒活疫苗但未能完全受保护者。此型麻疹潜伏期长，全身症状轻，上呼吸道卡他症状不明显，科氏斑有时可不出现，皮疹分布稀少、色淡，并发症少。

氢砜乳膏（Cremor Hydrocortisoniet Dimethylsulfoxidi）　激素类药。组成：氢化可的松，以乳剂基质制成的o/w型，白色，有二甲亚砜特异臭的半固体制剂。有抗炎、止痒和角质促成作用。用于无渗出性、接触性或过敏性皮炎、湿疹类及瘙痒性皮肤病。

氢化可的松（hydrocortisone）　①见皮质醇。②本品具有抗炎、免疫抑制、抗毒和抗休克作用等。用于肾上腺摘除后的危象、感染性休克、外伤、大手术等危及生命的情况、支气管哮喘急性期、喉头水肿。外用可治疗干燥性亚急性或慢性皮炎。制剂：醋酸氢化可的松片剂；注射剂；软膏剂、乳膏剂。局部应用可有皮肤刺激感和毛囊炎等继发感染。结核病、急性感染病人必须同时给予有效的抗感染药。外用禁用于细菌、病毒、真菌感染者，孕妇及婴儿慎用。

氢化麦角胺（dihydroergotamine）　自麦角中提出的麦角胺经氢化制成的α-受体阻滞药，有抗肾上腺素的作用。能缓解脑血管痉挛。用于偏头痛急性发作及血管性头痛等症。

氢化泼尼松（prednisolone）　见泼尼松龙。

氢醌乳膏（Cremor Hydroquinoni）　其他名称：对苯二酚软膏。皮肤脱色剂。组成：对苯二酚（氢醌）与适宜稳定剂，用乳剂基质制成的o/w型白色半固体制剂。能抑制黑色素形成。用于色素性皮肤病，如黄褐斑、雀斑、黑变病等。

氢氯噻嗪（hydrochlorothiazide）　其他名称：双氢克尿塞、双氢氯噻嗪。利尿药。用于各种水肿性疾病，对充血性心力衰竭所致水肿疗效较好。作为基础降压药与其他降压药配伍应用，适用于各种高血压，亦用于轻型尿崩症、肾结石。制剂：片剂。有痛风史、糖尿病、肝肾功能损害、高钙血症、胰腺炎、系统性红斑狼疮病人慎用。

[氢溴酸]后马托品滴眼液（Guttae Homotropini Hydrobromidi）　散瞳药。组成：氢溴酸后马托品的无色澄明、pH值$4.0\sim5.0$的等渗水溶液。有散瞳和麻痹睫状肌的作用。用于眼底检查等。有强烈的毒性。青光眼病人忌用。

氢氧化铝（aluminium hydroxide）　白色无臭、无味、无晶形粉末。有抗酸、吸着、局部止血、保护溃疡面等作用。效力持久，易影响磷的吸收，并引起便秘，常与氧化镁伍用。其他制剂有氢氧化铝凝胶、复方氢氧化铝等。多用于胃酸过多、胃及十二指肠溃疡、反流性食管炎及上消化道出血等。

氢氧化镁合剂（Mistura Magnesii Hydroxydi）　其他名称：镁乳。制酸泻下药。组成：硫酸镁、轻质氧化镁与氢氧化钠制成，含氢氧化镁的白色黏稠乳浊液。用于便秘和胃酸过多症等。

氢氧化钠（sodium hydroxide）　一种强碱。熔制成白色干燥颗粒，或呈块、棒、薄片状。质坚脆、引湿性强，易吸收二氧化碳，易溶于水及醇。用做碱化剂或试剂。

倾倒综合征（dumping syndrome）　胃大部分切除术后，因幽门括约肌功能已丧失，胃内食物骤然涌到十二指肠或空肠内引起的症候群。出现腹部胀痛、恶心、呕吐、肠鸣腹泻、心慌、出汗、眩晕、苍白、发热、无力等。分为即刻型（食后30min内）及延迟型（食后$1\sim2h$内）。治疗：以饮食疗法为主，应限制糖食，食后平卧。内科治疗无效再行手术。

清炒（simple stir-frying, plain stir-fry）　中医炒制法的一种。把净药材或切制品置锅中，不加辅料，用文火炒至表面黄色；或用中火炒至表面焦黄色，断面色加深，取出放凉。例如，炒杏仁即以清炒法制成。

清除（clearance）　药物动力学术语。体内某区域（或整个机体）原型药物的消除与不复存在的过程。包括代谢作用与排泄作用两方面。肾清除指药物在肾的清除率。

清创术（debridement）　其他名称：扩创术。早期处理创伤的手术方法。目的在于清除失去活力的或污染的组织和伤口内的异物，以减少细菌繁殖的可能，从而防止感染。手术必须在无菌条件下进行。对$6\sim8h$以内的创伤、污染情况不严重者，清创后可予以缝合，以期获得一期愈合。

清蛋白（albumin）　见白蛋白。

清法（clearing method, therapy for clearing away heat）　其他名称：清热法。中医治法。中医八法之一。用寒凉药以清解热邪的治法。对外感热病，有清卫分、清气分、清营分、清血分之分。对其他热病，则多根据脏腑辨证，清脏腑之热。如清心火、清胃火、清肝火、清肺火等。对实热证用苦寒清热，对虚热证多用甘凉清热。

清风止痒颗粒（qingfeng zhiyang keli）　中医成药名。消风清热、除湿止痒剂。组成：防风、荆芥、蝉蜕、当归、亚麻子、地骨皮、苍术、石膏、关木通、甘草。用于丘疹样荨麻疹，也用于湿疹、皮肤瘙痒等症。服药期间忌食鲜鱼海鲜、葱蒜辛辣等物。若有胃痛或腹泻，可暂停服药。

清感九味丸（qinggan jiuwei wan）　藏药名。解毒止咳剂。组成：制草乌、诃子、土木香、黑云香、漏芦花、胡黄连、拳参、北沙参、翻白草。用于瘟疫热症、感冒咳嗽、咽喉疼痛。孕妇忌服。

清骨散（qinggu san, powder for clearing away yin-heat）　中医方剂。《证治准绳》方。组成：银柴胡、胡黄连、秦艽、鳖甲（醋炙）、地骨皮、青蒿、知母、甘草。功能滋阴、清热、退骨蒸。治虚劳骨蒸，或低热日久不退。症见骨蒸潮热、唇红颧赤、形瘦盗汗、舌红少苔、两脉细数者。

清洁灌肠法（cleaning enema）　反复进行的大量不保留灌肠，首次用肥皂液，以后用生理盐水，直至排出液无类质为止。灌肠时压力要低，液面高度距肛门不超过40cm。用于彻底清除肠道粪便，为直肠、结肠检查和手术做准备。

清开灵颗粒（qingkailing keli）　清热开窍剂。另有制剂：胶囊、口服液。组成：胆酸、珍珠母、猪去氧胆酸、栀子、水牛角、板蓝根、黄芩苷、金银花。功能清热解毒、镇静安神。用于上呼吸道感染、病毒性感冒、急性化脓性扁桃体炎、急性咽炎、急性气管炎、高热等症症。久病体虚者如出现腹泻时慎用。

清凉盐片（Tabellae Natrii Chloridi et Tartratis）　其他名称：盐汽水片。解渴剂。组成：氯化钠、酒石酸（或枸橼酸）和糖精。加适量香精压制成白色片剂。水溶解后服用，作高温环境解渴之用，并能补充盐分。

清凉饮料（cold drink）　炎热季节常饮用的经降温处理的各种饮料。目的在于解渴并补偿由于出汗所丧失的水分和盐。高温作业下应特别注意使机体的水盐代谢和酸碱保持平衡，以预防热射病或热痉挛的发生。常用的有含$0.2\%\sim0.3\%$食盐的凉开水、凉茶、压入二氧化碳制成的盐汽水等，也可添加少量香料和糖分以改善口味。

清凉油（Unguentum Mentholi Composite, qingliang oil）　其他名称：万金油、一心油。局部刺激药。组成：樟脑、樟脑油、薄荷油、桉叶油、桂皮油、丁香油、氨溶液，以油脂性基质制成的有芳香气味的黄色半固体制剂。能刺激皮肤冷觉感受器而有清凉感。功能解毒止痒、提神醒脑。治疗头痛、感冒、蚊虫叮咬及皮肤瘙痒等。

清流质饮食（clear liquid diet）　不含渣滓、不产气的食物，如米汤、藕粉等。适用于食管胃肠手术前后；浓流质无渣滓饮食，如藕粉、鸡蛋薄麦面糊，适用于口腔术后吞咽困难；冷流质如冷米汤、冰激凌，适用于扁桃体术后。

清络饮（qingluo yin, decoction for clearing away heat from lung collaterals）　中医方剂。《温病条辨》方。组成：鲜荷叶边、鲜银花、西瓜翠衣、丝瓜皮、鲜竹叶心、鲜扁豆花。功能解暑清肺。治暑伤气分之轻症，或温病经发汗之后，余邪未解，症见身热、口渴不甚、头目不清、昏眩微胀、舌淡红、苔薄白者。

清脑复神口服液（qingnao fushen koufuye）　中医成药名。安神剂。组成：丹参、川芎、葛根、当归、红花、赤芍等。用于神经衰弱、失眠、顽固性头痛、脑震荡后遗症所致头痛、眩晕、健忘、失眠等症。

清脑降压片（qingnao jiangya pian）　中医成药名。治风剂（平肝息风）。组成：黄芩、决明子、当归、夏枯草、钩藤、槐米、磁石（煅）、牛膝、地龙、珍珠母。用于肝阳上亢、血压偏高、头昏头晕、失眠健忘。

清气（clearing away heat from qifen）　中医术语。①水谷精华之气或清阳之气。胃为五脏六腑之海，其清气上注于肺。②外感寒凉邪气。③运气术语。指秋令燥凉肃杀之气。

清气化痰丸（qingqi huatan wan, pill for heat-clearing and resolving phlegm）　中医成药名。化痰止咳平喘剂（清热化痰剂）。组成：黄芩、半夏、瓜蒌仁霜、胆南星、陈皮、苦杏仁、枳实、生姜、茯苓。功能清热痰、下气止咳。用于肺热咳嗽、痰多黄稠、胸脘满闷。服药期间忌食辛、辣、油腻食物。

清热八味散（qingre bawei san）　蒙药名。清热解毒剂。组成：檀香、石膏、红花、苦丁香、瞿麦、胡黄连、麦冬、牛黄。用于炽热、血热、脏腑之热、肺热咳嗽、痰中带血、肝火肋痛。

清热解毒（clearing heat and removing toxicity）　中医治法。清法之一。使用清热邪、解热毒的方药，治疗热病里热炽盛、热毒症及痈疮、疔肿疔毒、斑疹等病证的治法。常用药有黄连、黄芩、黄柏、石膏、连翘、板蓝根、蒲公英、紫花地丁等。代表方有普济消毒饮、黄连解毒汤等。

清热解毒胶囊（qingre jiedu jiaonang）　中医成药名。清热解毒药。另有制剂：口服液、片、注射液。组成：石膏、金银花、玄参、地黄、连翘、栀子、甜地丁、黄芩、龙胆、知母、板蓝根、麦冬。功能清热解毒。用于热毒壅盛所致的发热面赤、烦躁口渴、咽喉肿痛等。脾虚便溏者不宜使用。不宜静脉注射。

清热解暑（clearing summer-heat）　中医治法。用清热药结合解暑药治疗外感暑热的方法。临床表现为头痛、身热、有汗、烦渴、小便黄赤、苔薄而黄、脉浮数等。常用药如鲜荷叶、扁豆花、青蒿、香薷、金银花、连翘、芦根、黄连等，代表方如黄连香薷饮、新加香薷饮等。

清热利湿（clearing away heat and promoting diuresis）　中医术语。祛湿法之一。治疗下焦湿热的方法。湿热蕴结下焦，症见小腹急胀、小便浑赤、溺时涩痛、淋沥不畅、舌苔黄腻者，用八正散。

清热通淋胶囊（qingre tonglin jiaonang）　中医成药名。祛湿剂（清热利湿通淋）。组成：爵床、苦参、白茅根、硼砂。用于下焦湿热所致热淋。症见小便频急、尿道刺痛、尿液混浊、口干口苦等，以及急性泌尿系统感染见于上述症状者。偶见消化道不适。孕妇忌服。胃脘不适者宜在饭后服药。

清热止血（hemostasis by clearing away heat）　中医治法。止血方法之一。治疗因血热妄行而出血的方法。如胃热吐血、血色鲜红、口干咽燥、唇舌绛红、苔黄、脉洪数，用茜草根、阿胶、黄芩、侧柏叶、生地、小蓟等。

清肾热十味散（qingshenre shiwei san）　蒙药名。清肾热剂。组成：诃子、红花、白豆蔻、五灵脂、紫花地丁、刀豆、枇杷叶、茜草、紫草、刺柏叶。用于肾热、肾损伤、小便不利、尿频、腰腿酸痛。

清暑益气汤（qingshu yiqi tang, decoction for clearing away summer-heat and benefiting energy）　中医方剂。《温热经纬》方。组成：西洋参、石斛、麦冬、黄连、竹叶、荷梗、知母、甘草、粳米、西瓜翠衣。功能清暑益气、养阴生津。治感受暑温、气津两伤，症见身热汗多、口渴心烦、体倦少气、脉虚数者。

清胃散（qingwei san, powder for clearing away stomach-heat）　中医方剂。《兰室秘藏》方。组成：当归身、黄连、生地黄、丹皮、升麻。功能清胃凉血。治胃有积热，火气上攻，症见牙痛牵引头脑，面颊发热，或牙宣出血，或牙龈红肿溃烂，或唇舌颊腮肿痛，口气热臭、舌红苔黄、脉滑大而数者。

清心（clearing away heart-fire）　其他名称：清心涤热、清宫。中医治法。治疗热性病邪入心包的方法。热入心包症见神昏谵语、高热、烦躁不安、舌质绛、脉细数者，可用清宫汤，使心包热邪向外透达而解。

清心沉香八味丸（qingxin chenxiang bawei wan）　蒙药名。清心肺、理气安神剂。组成：沉香、广枣、檀香、紫檀香、红花、肉豆蔻、天竺黄、北沙参。用于心肺火盛、胸闷不舒、胸肋闷痛、心慌气短。孕妇忌服。

清咽滴丸（qingyan diwan）　中医成药名。清热利咽剂。组成：桔梗、寒水石、薄荷、诃子、甘草、乌梅、青黛、硼砂、冰片。用于声哑失音。服药期间忌食烟、酒、辛辣之物；孕妇忌服。

清咽润喉丸（qingyan runhou wan）　中医成药名。清热利咽剂。组成：射干、山豆根、桔梗、僵蚕、栀子、牡丹皮、青果、金果榄、玄参、知母、麦冬、地黄、白芍、浙贝母、甘草、冰片、水牛角浓缩粉。用于风热内壅、肺胃热盛、胸膈不利、口渴心烦、咳嗽多痰、咽喉肿痛、失音声哑。服药期间忌食辛辣之物。

清音（resonant note）　正常的肺部叩诊音。为一种音调低、音响较大、振动持续时间较长的声音。提示肺组织弹性、含气量、致密度均正常。

清音片（qingyin pian）　中医成药名。清热利咽剂。另有制剂：丸。组成：桔梗、寒水石、薄荷、诃子、甘草、乌梅、青黛、硼砂、冰片。功能清凉解热、生津止渴。用于声哑失音。服药期间忌食烟、酒、辛辣之物。

清营（clearing away heat from yingfen）　其他名称：清营泄热。中医治法。是清除热性病邪在营分的治法。热邪入于营分。症见高热烦躁、夜睡不安、舌绛而干、脉细数、口渴不甚者，治宜清营解毒、泄热养阴。可用清营汤。

清营汤（qingying tang, decotion for clearing away heat from yingfen）　中医方剂。《温病条辨》方。组成：犀角、生地黄、玄参、竹叶心、麦冬、丹参、黄连、金银花、连翘。功能清营解毒、透热养阴。治邪热初入营分，症见身热夜甚、时有谵语、斑疹隐现、舌绛而干、脉细数者。

清燥救肺汤（qingzao jiufei tang, decoction for clearing away dryness and treating lung disorders）　中医方剂。《医门法律》方。组成：桑叶、石膏、甘草、人参、胡麻仁、阿胶、麦冬、杏仁、枇杷叶。功能清燥润肺。治温燥伤肺，症见身热头痛、干咳无痰、气逆而喘、咽干鼻燥、心烦口渴、舌干无苔者。

清痔灵注射液（qingzhiling zhusheye）　清热利湿剂。组成：明矾、鞣酸、三氯叔丁醇、低分子右旋糖酐注射液、枸橼酸钠、亚硫酸氢钠、甘油。用于内痔出血、各期内痔和静脉曲张性混合痔。用法：肛门镜下内痔局部注射。内痔嵌顿发炎、皮赘性外痔忌用；严格遵守无菌操作。

情操（sentiment）　与人的高级社会性需要相联系，与一定的思想和社会价值观念相结合的高级情感。体现在情感的内容方面，具有更稳定、更含蓄、更深厚的特点。

情感（affection）　广义上指人对客观事物的态度体验，狭义上指与人的社会性需要密切联系的较复杂、较稳定的态度体验。既有情景性，又有稳定性、长期性和一定的社会性，如道德感、理智感、美感。人的情感活动、认识活动和意志行

Q

为三者是统一的、密切相关的。情感活动常通过言语、表情、姿态、音调等反映出来。情感与情绪是一种心理活动过程的两个不同的侧面。

情感疾病（affective disorder） 见情感障碍。

情感型人格障碍（feeling-type of personality disorder） 人格障碍的一种类型。有的一向多愁善感，有的一直嬉笑欢乐，有的在此两极端间来回变化。这种人格障碍一般不会使他人遭受损害，但可能使自己遭到困惑。治疗：心理治疗说服解释。

情感性精神病（affective psychosis） 其他名称：躁狂抑郁性精神病、躁郁症。一种以情感障碍为主反复发作的精神病。表现为抑郁伴有焦虑，少数有情绪高昂和兴奋激动。尚可有妄想、知觉和行为障碍等症状。上述症状常与病人的主要情感相符。抑郁时有严重的自杀倾向。治疗：抑郁者可应用抗抑郁剂如丙米嗪；躁狂者可用氯丙嗪类药物。

情感障碍（affective disorder） 其他名称：情感疾病。在脑器质性及功能性病变影响下，情感、认识和意志行为不能统一的功能障碍。对于喜、怒、哀、乐、爱、憎、恐、忧等情感的体验和表达，有着与现实不相适应的表现。多与某些心理、精神疾病有关。临床上包括情感高涨、欣快、情感低落、脆弱、暴发、易激惹、情感倒错、强制性哭笑等。

情商（emotional quotient，EQ） 其他名称：情感智商、情绪智商。指人在情绪、情感、意志、耐受挫折等方面的品质。是个体监控自己及他人的情绪、情感、识别、利用这些信息指导自己的思想和行为的能力。美国心理学博士丹尼尔·戈尔曼（D. Goleman）认为情商包括五个方面：①了解自我（是情商的核心）；②自我管理；③自我激励；④识别他人的情绪；⑤处理人际关系。

情绪（emotion） 广义的情绪包括情感，是人对客观事物的态度体验。狭义的情绪是人对客观事物是否符合自身需要而产生的暂时性的态度体验。情绪往往与生物性需要联系密切，带有较强的情景性，是一种以需要为中介的反映形式。只有与人的需要有联系的事物，才能使人产生情绪体验；有需要而且得到满足，会产生肯定的情绪体验（如满意、快乐等），有需要得不到满足，就会产生否定的情绪体验（如愤怒、悲哀等）。情感与情绪是一种心理活动过程两个不同的侧面。

情绪表现（emotional expression） 与情绪活动相伴随的生理功能变化的总称。包括动物性肌肉功能和植物性功能两大方面的变化。前者指不同部位肌肉紧张度的变化，后者指心血管系统、呼吸系统、瞳孔和体温调节功能的变化。

情绪记忆（emotional memory） 以体验过的情绪、情感为内容的记忆。是个体过去经历过的情绪、情感体验保存在记忆中，在一定条件下触发，当初的情绪、情感体验再度出现，因而重新体验到。

情绪障碍（emotional disorders） 指发生在儿童或少年时期，以焦虑、恐怖、抑郁、强迫等症状为主要临床表现的一组疾病。包括儿童分离性焦虑、儿童广泛焦虑症、特定恐惧症、社交恐惧症、惊恐症、创伤后应激障碍、儿童强迫症和抑郁症等。病因不明，一般认为由遗传因素、个体心理特征和环境因素共同作用所致。临床表现为焦虑、抑郁、恐惧、强迫、躯体化症状等。给予包括心理治疗、药物治疗在内的综合治疗。

氰化钾（potassium cyanide） 毒性极大的化合物。氰化钾的反应液应保持碱性，避免遇酸放出氰化氢毒气。吸收二氧化碳与水分后，也能放出氰化氢，因此应密闭保存。氰化钾废液，应加入 $FeSO_4$ 或漂白粉处理后才能排放。

氰化物中毒（cyanide poisoning） 某些无机氰化物如氢氰酸、氰化钠（钾）和有机氰化物如乙腈、丙烯腈、丙酮氰醇、异氰酸酯类剧毒引起的中毒。吸入高浓度氰化氢气体或吞服致死剂量的氰化钠（钾）后可引起猝死。其毒性在于氰离子迅速与细胞色素氧化酶的三价铁结合，阻断了氧化酶的作用，造成细胞内窒息，从而使病人迅速死亡。病人由于血氧饱和度不受影响，故血呈鲜红色；此外，呼气中带杏仁味，尿中硫酸盐大量增加，有助于诊断。治疗：可用亚硝酸盐及硫代硫酸钠。

氰菌性肠炎（enteritis from cyanobacteria） 氰菌样体引起的腹泻。病原体自口摄入后主要在小肠引起病变。初有腹胀、消化不良。腹泻较严重，呈水状，或糊状；病程至少 2 周以上，或达数月。治疗：无特异药物，抗生素效果不明显。能自愈。

庆大霉素（gentamicin） 其他名称：瑞贝克。氨基糖苷类抗生素。临床主要用于大肠埃希菌、痢疾杆菌、肺炎克雷伯菌、变形杆菌、铜绿假单胞菌等革兰氏阴性菌引起的系统或局部感染（对中枢感染无效）。制剂：硫酸庆大霉素片剂、胶囊剂（用于肠道感染）；注射剂；滴眼剂。长期或超量应用可引起耳毒性和肾毒性。过敏者和肾功能不全者慎用。

丘脑（thalamus） 其他名称：背侧丘脑（dorsal thalamus）。间脑的最大组成部分。呈前后径长的椭圆形，位于第三脑室的两侧，借丘脑间黏合相连。丘脑分 3 个大核群：前核群、内侧核群和外侧核群。所含的核团数目甚多，与大脑皮质、皮质下各结构之间皆有纤维联系。除腹外侧核和腹前核涉及运动功能外，大部分与各种感觉有关，并发出纤维投射至大脑皮质的特定区域。为全身感觉信息（除视、听觉外）向大脑皮质传递的最后中继站。临床上所见的丘脑综合征基本呈感觉功能的紊乱。

丘脑出血（thalamus hemorrhage） 出血常向丘脑底部和中脑扩展，眼部症状和体征较突出，可有下丘脑损害的表现。有不同程度的对侧偏瘫，感觉障碍程度较重且为双侧性。头颅 CT 扫描诊断。内科处理或手术治疗。

丘脑底部（subthalamus） 见底丘脑。

丘脑非特异性投射（thalamic nonspecific projection） 由丘脑髓板内核群及内侧核群向大脑皮质各区域的弥漫性投射。与网状结构上行激活系统相延续，共同组成非特异性传入系统。生理功能是不产生特异性感觉，但对维持大脑皮质的兴奋性起重要作用。

丘脑特异性投射（thalamic specific projection） 由丘脑各感觉接替核分别向大脑皮质不同感觉区的投射。生理功能是产生特异性感觉。

丘脑综合征（thalamic syndrome） 其他名称：代-罗二氏综合征。常由丘脑膝状体动脉或丘脑穿通动脉供血障碍所致。表现为：①病变对侧肢体轻瘫；②病变对侧半身感觉障碍（以深感觉为主）；③病变对侧半身自发性疼痛；④同侧肢体共济失调；⑤病变同侧舞蹈样运动。

丘系交叉（decussation lemniscorum） 楔束、薄束在脊髓后索中上行至延髓，分别止于楔束核和薄束核。楔、薄束核发出纤维呈弓状，走向腹侧，在中线锥体交叉上方交叉，称丘系交叉。交叉后在中线两侧上行，形成内侧丘系。向上止于丘脑腹后外侧核。楔、薄束传导身体同侧的本体感觉与精细触觉，经丘系交叉，至对侧向上传。一侧内侧丘系受损，身体对侧本体感觉及精细触觉发生障碍。

丘疹（papule） 高出皮肤表面的局限性疹。直径在 1cm 以下，有一定的硬度，无空腔，呈圆形、椭圆形或多角形，扁平状，或中央有脐窝，表面光滑或粗糙或有鳞屑。颜色各异。含浆液者称浆液性丘疹，不含者称充实性丘疹。

丘疹坏死性皮肤结核（papulonecrotic tuberculid） 皮肤感染结核的一个类型。多见于青年。好发于四肢伸面关节处，呈对称性，有群集倾向。起初为疏散分布的针头到绿豆大坚实丘疹，呈青红色或紫色。丘疹中央坏死，很快干涸结痂，痂去后可见溃疡，愈后留下萎缩性瘢痕。结核菌素试验强阳性。治疗：抗结核药物。

丘疹型皮肤念珠菌病（papular form of cutaneous candidiasis）由念珠菌属，特别是白色念珠菌引起的皮肤疾病。只发生于夏季，多见于颈肩、胸背及会阴。为绿豆大小、暗红色扁平丘疹，边缘清楚，上覆一层圆形薄鳞屑，大部分散，少数融合。局部应用多烯族抗生素（以制霉菌素或曲古霉素为主）或咪唑类药物。

丘疹性荨麻疹（urticaria papulosa） 过敏性皮肤病。多见于儿童及青少年。温暖季节好发，在四肢伸侧、臀部、躯干部，可分批出现直径为 1～2cm 的圆形或椭圆形风团样丘疹，互不融合，剧烈瘙痒，风团可迅速消退，丘疹持续 1 周左右。

消退后残留色素斑。治疗：去除病因，内服抗组胺药物，外用止痒药。

秋裂胺（colchiceinamide）　其他名称：秋水仙酰胺。秋水仙碱经半合成制得的抗癌药。淡黄色结晶，不溶于水。作用同秋水仙碱，但毒性较低。用于治疗乳腺癌、宫颈癌、鼻咽癌及白血病等。

秋水仙碱（colchicine）　从百合科植物秋水仙或山慈菇的鳞茎中分离出的一种生物碱。①抗痛风药，用于痛风性关节炎的急性发作，预防复发性痛风性关节炎的急性发作、家族性地中海热。②抗肿瘤植物药，用于治疗皮肤癌、乳腺癌等。制剂：片剂。严重肾功能不全者禁用。骨髓造血功能不全、心肝肾功能不全及胃肠道疾患病人慎用。不宜长期使用。

秋燥（autumn-dryness syndrome）　中医病名。秋季因感受燥邪而发的温病。通常病情较轻，传变较少。若肺受燥热，症见发热咳嗽，甚则喘而失血，可用清金保肺汤；若肺受燥凉，症见咳而微喘、气郁不下，可用润肺降气汤。秋燥有凉燥、温燥两类。

求同法（method of agreement）　病因流行病学研究中，形成假设的方法之一。如数种情况与疾病有关，而它们却都包含一个共同因素，则该因素可能是疾病的原因。例如肠道传染病流行与接触病人、居住拥挤、供水污染等各种情况有关，其共同因素是有经口摄入病人排泄物的机会。

求异法（method of difference）　病因流行病学研究中，形成假设的方法之一。在两类不同情况下，疾病的发生频率确有差异。在一类情况下存在某种因素，在另一类情况下不存在该项因素，则此因素的存在与否，可能与疾病有关。例如已婚妇女中宫颈癌较多，未婚妇女则否，两类妇女的差别因素仅在于生育过程和性生活。

球孢子菌病（coccidioidomycosis）　其他名称：圣华金河热（San Joaquin Valley fever）、沙漠热（desert fever）。吸入球孢子菌引起的肺或其他器官的真菌病。人和动物共患疾病。原发性感染以肺部最为常见，间或见于皮肤。症状轻，病程短。治疗：原发性肺部感染可自愈；皮肤感染，可切除或激光治疗。继发性肺空洞或慢性肉芽肿可手术切除，或应用氟康唑、酮康唑、两性霉素B脂质体等。预后不佳。应避免进入流行区。

球蛋白（globulin, G）　用电泳的方法从血浆中分离得到的一种在人体内参与免疫反应的蛋白。电泳分离时阳极移动率慢于白蛋白，包括 α_1、α_2、β 球蛋白和 γ 球蛋白。主要功能是防御和运输。具有特异性结合抗原，活化补体，结合Fc受体，介导变态反应等功能。人体免疫球蛋白中的大部分是 γ 球蛋白，少数是 β 球蛋白。可与血浆中的脂类（胆固醇、甘油三酯、磷脂等）结合成脂蛋白，运输脂类。还可运输激素（如甲状腺素）和一些脂溶性维生素。

球-管平衡（glomerulo-tubular balance）　近球小管的重吸收率随着肾小球滤过率的改变而发生相应变化的现象。肾小球滤过率增大，近球小管的重吸收率相应提高；反之，前者减少，后者相应降低。一般近球小管的重吸收率始终保持在肾小球滤过率的 $65\%\sim70\%$ 左右，使终尿量不致因滤过率的增减而有大幅度的变动。

球红霉素（globoroseomycin）　其他名称：抗生素414。抗生素类药。其去氧胆酸钠复合物为黄色粉末，易溶于水、乙醇。水溶液较稳定。对白念珠菌、隐球菌等杀灭作用较强，对孢子丝菌、曲霉、着色芽生菌及絮状表皮癣菌等有一定抑制作用。对细菌无效。口服不吸收。静脉滴注用于治疗系统真菌感染；口服对肠道真菌感染有效；尚可外用于黏膜、腔道等部位的真菌感染。

球后（qiuhou, EX-LE 7）　中医经外奇穴。位于眶下缘外1/4与内3/4交界处。布有面神经分支及颧面神经分支，眶下神经和眶下动脉、静脉。治视神经萎缩、视神经炎、近视、青光眼、玻璃体混浊、内斜视等。直刺，嘱病人眼向上看，固定眼球，朝视神经孔方向刺1～2寸。勿用强烈手法。出针后轻压迫局部1～2min，以防出血。

球后视神经炎（retrobulbar neuritis）　球后视神经的炎症。早期除自觉视力减退外，少有客观体征。后期方出现视神经乳头萎缩。视野检查可有中心暗点及缺损。治疗同视神经炎。

球结膜充血（bulbar conjunctiva hyperemia）　在自然光线下或聚光灯下所见到的球结膜血管扩张。可分为：①结膜充血，见于结膜炎症和睑腺等周围组织炎症；②睫状充血，见于角膜炎、虹膜睫状体炎、闭角型青光眼等；③混合充血，结膜充血和睫状充血同时存在，见于比较严重的角膜及眼球深部炎症；④局限性充血，指病变周围充血，见于巩膜炎、泡性角膜炎和翼状胬肉等。

球-颈髓分离综合征（bulbo-cervical dissociation syndrome）　枕骨大孔处骨折或寰枢椎脱位导致延髓和颈髓交界处损伤，或高颈段脊髓挫裂伤内脊髓休克期后的临床表现。由于损伤水平高，膈肌和其他呼吸肌瘫痪，损伤平面以下四肢痉挛性瘫痪，面部感觉减退或丧失，枕部、下颌角以下感觉丧失，由于自主神经功能障碍而出现高热。

球菌（coccus）　细菌中的大类。细胞呈球形或椭圆形的微生物。根据其染色性的不同，可分为革兰氏阳性球菌和革兰氏阴性球菌两大类。按其分裂及分裂后的排列方式不同，又分为葡萄球菌、链球菌、双球菌、四联球菌、八叠球菌等。

球麻痹（bulbar paralysis）　见延髓麻痹。

球囊导管血管成形术（balloon catheter angioplasty）　采用球囊导管，施行经血腔内血管成形术，治疗动脉狭窄或闭塞性疾病。基本方法是经皮穿刺血管先插入诊断性导管做造影，明确狭窄部位和范围。然后引入导丝以通过血管狭窄处，退出导管，沿导丝引入球囊导管，在电视屏监视下将导管的球囊置于血管狭窄部位，用适当的压力将适量的对比剂推注入球囊，以扩张血管。

球囊扩张式支架（balloon-expand-able stent）　由医用不锈钢和钴铬合金等制成的预先装于球囊导管上的支架。与球囊一起输送到病变部位，球囊加压，释放支架，扩张后的支架使病变血管畅通。

球旁复合体（juxtaglomerular apparatus）　见球旁器。

球旁器（juxtaglomerular apparatus）　其他名称：近球小体、近血管球复合体、球旁复合体、肾小体旁器。由球旁细胞、致密斑和球外系膜细胞组成。位于肾小体的血管极处，大致呈三角形，致密斑为三角区的底，入球小动脉和出球小动脉分别为两侧边，球外系膜细胞（又称极垫细胞）位于三角区的中心。球旁细胞（颗粒细胞）的分泌颗粒中含有肾素；致密斑可感受小管液中钠离子含量的变化，并将信息传递给球旁细胞，调节肾素的释放；极垫细胞的功能尚不清楚。

球旁细胞（juxtaglomerular cell）　其他名称：近球细胞、近血管球细胞。入球小动脉近血管极处的管壁平滑肌演变成的上皮样细胞。具有分泌功能。细胞呈立方形，胞质内有分泌颗粒。电镜下，可见细胞内肌丝少，粗面内质网及核糖核体较多，高尔基体发达，分泌颗粒直径约10～40nm，呈均质状，部分颗粒内有结晶体。颗粒内含有肾素，具有促使血管收缩、血压升高，以及促进肾小管重吸收钠离子、排出钾离子的作用。球旁细胞还分泌红细胞生成素，刺激红细胞生成。

球形红细胞（spherocyte）　直径小于 $6\mu m$，厚度增加大于 $2.9\mu m$。细胞体积小，圆球形，着色深，中央淡染区消失。主要见于遗传性球形红细胞增多症，也可见于自身免疫性溶血性贫血。

球外系膜细胞（extraglomerular mesangial cell）　其他名称：极垫细胞。充填于肾小体血管极三角区内的细胞。其形态与球内系膜细胞相似，并与之相延续。球外系膜细胞与球旁细胞、球内系膜之间有缝隙连接，在球旁复合体功能活动中可能起"信息"传递作用。

巯苯咪唑（mercaptophenylimidazolum）　其他名称：麻风宁。抗麻风药。白色或微黄色板状结晶或结晶性粉末，味苦，不溶于水，溶解于乙醇。疗效好，疗程短，毒性低，耐受性好，无蓄积作用。用于各型麻风病，尤适于对砜类药物过敏的病人。偶见皮肤瘙痒等。

巯基乙醇（mercaptoethanol）　在碱性条件下可将蛋白质中的二硫键形成半胱氨酸的一种还原剂。用于保护酶或蛋白质的—SH基，防止基氧化。

巯嘌呤（mercaptopurine）　其他名称：乐疾宁、6-巯基嘌呤

Q

（6-MP）。抗代谢类抗肿瘤药。用于急性淋巴细胞白血病及急性非淋巴细胞白血病、慢性粒细胞白血病的急病期、绒毛膜上皮癌、恶性水泡状胎块、淋巴瘤、多发性骨髓瘤等。制剂：片剂。用药期间严格检查血象。孕妇及哺乳期妇女忌用。

区域定位（localization of area） 在确定了某一基因在某一染色体的位置后，进一步确定其精确位置。即确定最小重叠区。区域定位方法有：基因剂量效应法、染色体易位定位法和染色体缺失定位法。这一方法实施将加速基因的细胞遗传图的绘制工作。

区域化（compartmentation） 其他名称：分室化。细胞内以质膜为界分隔而成的不同区域。由于有细胞分室的存在而使代谢和酶得以不均匀地分布在细胞内或细胞器内，形成代谢池（汇）。

区域环境（regional environment） 占有特定地域空间的环境。自然环境和社会经济的区域差异性形成不同的区域环境，按区域环境特性不同，可分为自然区域环境、社会区域环境等。

区域性门静脉高压症（regional portal hypertension） 范围仅局限于脾静脉引流区的门静脉高压症。脾静脉形成血栓后胃短静脉、胃冠状静脉与胃网膜左静脉压力增高。可使胃底与食管下端静脉回流障碍而发生曲张。临床表现为脾大和上消化道出血，但一般不出现腹水。肝功能正常。治疗：单纯脾切除术疗效甚佳。

曲安奈德（triamcinolone acetonide） 其他名称：去炎舒松、去炎松、曲安缩松。高效糖皮质激素。用于类风湿性关节炎、其他结缔组织疾病、支气管哮喘、各种皮肤病（神经性皮炎、湿疹、银屑病等）；用于过敏性鼻炎、关节痛、急性扭伤、慢性腰腿痛、肩周炎、腱鞘炎、眼科炎症等。制剂：注射剂；气雾剂；软膏、乳膏剂；滴眼剂。胃溃疡、糖尿病、骨质疏松、肾上腺功能减退病人和病毒性、结核性、急性化脓性感染病人禁用。孕妇慎用。

曲吡那敏（tripelennamine） 其他名称：苄吡二胺、去敏灵、扑敏宁、吡乍明。乙二胺类抗组胺药。用于过敏性皮炎、过敏性鼻炎、荨麻疹、湿疹、哮喘等。制剂：片剂。癫痫病人慎用。禁用于青光眼或眼压升高者。用药期间不宜驾驶车辆、管理机器及高空作业等。

曲池（quchi，LI11） 中医经穴名。属手阳明大肠经。合（土）穴。位于肘横纹外端与肱骨外上髁连线的中点，屈肘取穴。主治发热、咽喉肿痛、中暑、荨麻疹、高血压、上肢瘫痪等。直刺1～1.5寸，艾炷灸3～7壮，或艾条灸5～15min。

曲古霉素（trichomycin） 抗真菌药。黄色或淡黄棕色结晶或粉末，无臭或微特异臭，不溶于水、乙醇、甲醇、丙酮，易溶于吡啶、氢氧化钠溶液，遇光易破坏。对真菌、滴虫、阿米巴原虫有抑制作用。用于上述病原体所致消化道、阴道和体表感染。口服吸收少，大剂量时偶见胃肠反应。外用有轻微局部刺激，如烧灼感。外用溶液，用时现配。

曲克芦丁（troxerutin） 其他名称：维脑路通、羟乙基芦丁。芦丁的半合成水溶性衍生物。由于引入羟乙基数不等，所以是混合物。抗血小板凝。有预防血管通透性增加、改善微循环等作用。用于脑血栓形成和脑栓塞所致的偏瘫、失语及心肌梗死前综合征、动脉硬化、中心性浆液性脉络膜视网膜病变、血栓性静脉炎、静脉曲张、雷诺综合征、血管通透性升高所致的水肿、淋巴水肿、烧伤及创伤水肿、动脉硬化等。制剂：片剂；注射剂。

曲马多（tramadol） 其他名称：奇曼丁、舒敏、曲马朵。镇痛药。用于急慢性疼痛（中度至严重疼痛）。亦用于手术后痛、创伤痛、癌性痛、心脏病突发性痛、关节痛、神经痛和分娩痛。制剂：胶囊剂；注射剂。对曲马多过敏者、酒精、催眠药、中枢性镇痛药及其他精神病药等急性中毒者禁用。癫痫、呼吸抑制、颅内压增高、头部损伤、急腹症、肝肾功能不全、阿片成瘾者慎用，孕妇及哺乳期妇女慎用。

曲霉（Aspergillus） 广泛分布在自然界中的腐生菌，其种类繁多，分类鉴定比较复杂。其中烟曲霉、黄曲霉、黑曲霉和土曲霉等对人有致病性，以烟曲霉最为常见。曲霉可产生丰富的分生孢子，并易被烟雾化存在于空气中，人因吸入曲霉孢子而感染，引起曲霉病。

曲霉[菌]病（aspergillosis） 由曲霉属真菌感染所致的传染病。临床上主要有过敏性曲霉[菌]病、菌落形成性曲霉[菌]病、曲霉[菌]瘤及侵袭、播散性曲霉[菌]病。好侵犯肺，也可侵犯皮肤、黏膜、外耳道、鼻窦、眼、胃肠道、心血管、神经系统和骨骼，可引起败血症。多在慢性肺病基础上并发肺炎，表现为发热咳嗽和咯血。后期产生空洞。初次吸入大量孢子，肺可呈多发性浸润，引起哮喘和发热。多次感染可致肺纤维化。有急性炎症和慢性肉芽肿等病理改变。痰检出曲霉[菌]可确诊。治疗：用两性霉素B、氟胞嘧啶等。

曲美托嗪（trimetozine） 其他名称：三甲氧咪。镇静安定剂。可减轻病人的紧张和焦虑。其特点是对病人的活动无明显抑制作用。对运动系统、血压及呼吸均无明显影响。适用于伴有恐惧、紧张和情绪激动的神经精神症状和儿童的行为障碍，也可作为精神病治疗中的一种维持治疗用药。

曲尼司特（tranilast） 其他名称：肉桂氨茴酸、利喘平。抗变态反应、平喘药。能阻止机体内的肥大细胞颗粒作用和抑制内源性过敏反应物质组胺等的释放。可用于防治支气管哮喘、过敏性鼻炎。亦可用于荨麻疹、血管神经性水肿及过敏性皮肤瘙痒症等的治疗。

曲普利定（triprolidine） 其他名称：吡咯吡胺。抗变态反应药（H_1受体阻滞药）。用于过敏性鼻炎、结膜炎、荨麻疹等。制剂：片剂。孕妇及哺乳期妇女，肾功能低下、高空作业和驾驶人员慎用。禁用于青光眼或眼压升高者。

曲托喹酚（tretoquinol，trimethoquinol，inolin） 其他名称：喘速宁、夜罗宁、盐酸三甲醌醇。平喘药。肾上腺素β受体激动剂，有较明显的支气管扩张作用，对心血管和中枢神经系统的影响较小。平喘作用具有强效、速效、长效的特点。适用于慢性支气管炎、支气管哮喘和硅沉着病（矽肺）等。可见心悸、头痛及胃肠道反应。心功能不全、高血压、甲状腺功能亢进者慎用。

驱避剂（repellent） 其他名称：驱虫剂、驱蚊剂。可挥发出使害虫不敢接近的气味的合成药物或植物制剂。涂在身上防止病媒昆虫叮咬和骚扰。免遭疾病的感染。要求对人无毒、无刺激、无恶臭、持效长、易洗涤，如防蚊油等。

驱肠虫药（intestinal anthelmintics） 其他名称：驱虫药、驱蠕虫剂。驱除或杀死肠内蠕虫感染的药物。本类药可分驱蛔虫药、驱蛲虫药、驱钩虫药、驱绦虫药和驱线虫药等。①驱蛔虫药，如山道年、哌嗪、苦楝皮、使君子等。②驱钩虫药，如四氯乙烯、溴萘酚等。③驱蛲虫药，如哌嗪等。④驱绦虫药，如槟榔、南瓜子等。⑤驱鞭虫药，如奥克太尔。⑥广谱驱虫药，如苄酚宁、三咪唑、己雷琐辛等，能驱除4种以上的主要肠虫。

驱虫法（expelling intestinal parasites method） 其他名称：杀虫。中医内治法。使用具有驱杀寄生虫作用的药物，治疗人体寄生虫病的方法。如驱蛔虫选用使君子、槟榔、苦楝根皮、鹤虱草（红叶藻科）、石榴皮、雷丸、榧子等。驱蛲虫选用榧子、雷丸、芜荑、使君子、大蒜、苦楝根皮、百部、槟榔等。驱绦虫选用槟榔、南瓜子、仙鹤草根、雷丸、榧子、鸦胆子、蛇蜕等。驱钩虫选用雷丸、榧子、苦楝根皮、槟榔、土荆芥等。驱姜片虫选用槟榔、榧子等。

驱风药（carminatives） 帮助驱散胃肠积郁气体的药物。多为含挥发油成分的药物，如薄荷油等。

驱蛔虫药（ascaricides） 驱除或杀死肠内蛔虫，使之排出体外的药物。如哌嗪、左旋咪唑、甲苯达唑、阿苯达唑等。

驱蠕虫剂（anthelmintics） 见驱肠虫药。

屈光不正（ametropia） 其他名称：非正视眼。眼的屈光能力和眼轴长度不相匹配，使平行光经过不同调节作用的眼屈光系统，无法聚焦在视网膜上，因而不能成为正视眼的状态。包括近视、远视、散光等。其临床表现与病变程度有关，一般可有视物易疲劳、头痛、视物不清等。通过验光可以确诊。治疗：配戴矫正眼镜；配戴角膜接触镜；手术矫正。

Q

屈光不正性弱视（ametropic amblyopia）　由于高度近视、远视和散光而未戴矫正镜所致的弱视。治疗：配戴矫正眼镜后，视力自能逐渐提高。

屈光参差（anisometropia）　两眼的屈光状态在性质上或/和程度上互有显著差异的情况。临床上表现为多种类型。症状有头痛、头晕、恶心、间歇性复视、交替性视力模糊等。通过验光可以确诊。治疗：配戴眼镜或角膜接触镜对屈光不正眼进行矫正；手术治疗。

屈光参差性弱视（anisometropic amblyopia）　两眼屈光不同所致的弱视。由于两眼屈光不同，因而在视网膜成像的大小及清晰度不等，难以融合造成双眼单视，久之视力差的眼即形成弱视。应尽早配戴矫正镜加以预防。

屈光性远视（ametropic hyperopia）　眼轴正常，屈光指数减弱所引起的远视。可分为曲率性远视和屈光指数性远视。前者系先天或后天的原因，使角膜表面的曲率半径增大所致，后者系角膜、房水、晶状体和玻璃体的屈光指数异常所致。治疗：及时扩瞳验光配镜。

屈颈征（neck flexors sign）　判断胎龄的神经系体征。将小儿从卧位扶起，观察其颈肌张力。未成熟儿颈肌绵软无力，不能支撑头部，故不能保持一定方向。而成熟新生儿则颈肌能支撑头部，头略向前屈。

屈指肌狭窄性腱鞘炎（stenosing tenovaginitis of flexor digitorum）　拇指及中、环指多见。初期手指屈伸时，膨大的屈肌腱还可勉强通过鞘管的狭窄环，产生扳机样动作及弹响，又称扳机指。严重时患指常交锁在屈曲位或伸直位。局部皮下可触及硬结节，有压痛。早期采用非手术疗法；病程较长者，可手术切除鞘管上增厚的狭窄环。

祛风除湿（expelling wind and dampness）　中医治法。祛风法之一。治疗痹证的常用方法。风湿之邪留滞经络、肌肉、关节等部位，出现游走性疼痛症状时的治法。可用羌活、防风、秦艽、威灵仙、桑枝、五加皮、甘草等药。

祛风养血（expelling wind and nourishing blood）　中医治法。祛风法之一。治疗风湿日久、血脉不和、肝肾亏虚的方法。症见腰膝冷痛、腿足屈伸不利、肌肤和手足麻木、口眼歪斜、说话困难、甚至半身不遂，或兼有怕冷身热、肢体拘急、舌苔白腻、脉象浮滑。用大秦艽汤，以祛风通络、行血养血。

祛聚疗法（antiagglutination）　治疗急性下肢深静脉血栓形成的一种辅助疗法。祛聚药物有右旋糖酐、阿司匹林、双嘧达莫和丹参等。低分子右旋糖酐使用较多，具有扩容、稀释血液、减低黏稠度和防止血小板集聚的作用。

祛湿（dampness-eliminating therapy）　中医治法。祛除湿邪的统称。湿在上焦宜化，在中焦宜燥，在下焦宜利。脾主运化水湿，治湿宜注意健脾。分化湿、燥湿、利湿等法。

祛湿法（eliminating dampness method）　中医内治法。用具有祛除湿邪作用的方药，治疗外感湿邪及脾胃阳虚、湿浊内阻所致各种病证。

祛痰（expectorant therapy）　中医治法。帮助排痰或消除生痰病因的治法。分为化痰、消痰、涤痰3类。以化痰法为常用。

祛痰法（expelling phlegm method）　中医内治法。用具有祛除生痰病因或促进排痰作用的方药治疗痰证。

祛痰止咳颗粒（qutan zhike keli）　中成药名。化痰止咳平喘剂（温化寒痰剂）。组成：党参、水半夏、芫花、甘遂、紫花杜鹃、明矾。用于慢性支气管炎及支气管炎合并肺气肿、肺源性心脏病所引起的痰多、咳嗽、喘息之症。孕妇慎用。

祛痰药（expectorant）　增加呼吸道黏液分泌，使痰液变稀或使黏痰分解而易于咳出的药物。可分为刺激性祛痰药（如氯化铵）和黏痰溶解药（如乙酰半胱氨酸）。

祛瘀止血（hemostasis by removing blood stasis）　中医治法。止血法之一。是去瘀血以止血的方法。例如妇女崩漏证，症见下腹疼痛拒按、出血量多、色紫黑，有块、块去痛减、舌苔灰暗、脉涩等。用当归、川芎、白芍、蒲黄、山楂炭、桃仁、三七等药。又如产后恶露淋沥不绝、颜色紫黑、夹有血块、腹痛拒按、腹胀、舌边紫暗。用当归、川芎、益母草、

赤芍、桃仁、炮姜等药。

胠（axillary region）　中医体表部位名。指胁下软部位。

躯体刺激素（somatotropin）　见生长激素。

躯体感觉诱发电位（somatosensory evoked potential，SEP）　诱发电位是中枢神经系统在感受外界或内部刺激过程中产生的生物电活动。SEP是指对躯体感觉系统的任一点给予刺激，在该系统的特定通路上的任何部位均能检测出的生物电反应。

躯体化障碍（somatization disorder）　以多种多样、经常变化的躯体症状为主，而查体与实验室检查不能发现该器官、系统的器质性病变的现象。症状可涉及身体的任何系统或部位。其最重要的特点是应激引起的不快心情，以转化成躯体症状的方式出现。最常见的是胃肠道感觉（疼痛、打嗝、反酸、呕吐、恶心、食欲不佳等）、异常的皮肤感觉（痒、烧灼感、刺痛、麻木感、酸痛等）、皮肤斑点，性及月经方面的主诉也很常见，常存在明显的抑郁和焦虑。

躯体疾病所致精神障碍（mental disorder due to medical condition）　在原发躯体疾病的基础上继发产生的急性或慢性精神症状。它与脑器质性疾病伴发的精神障碍不同，前者的脑功能紊乱为继发的，而后者为脑部原发损害所致。

趋化性（chemotaxis）　白细胞游走的方向受某种化学刺激（趋化性物质）影响的特性。不同的化学刺激物吸收不同的白细胞。通过体外显微观察，可见白细胞伸出伪足朝各种方向运动；若在培养基中有白细胞趋化因子的浓度梯度，则见白细胞朝向趋化因子浓度高的区域游走。

趋化因子（chemotactic factor）　对某种细胞有趋化作用的物质的统称。有多种，一类对中性粒细胞有趋化作用，主要是补体系统激活后产生的补体碎片和复合体，如 C3a、C5a等；一类对单核巨噬细胞有趋化作用，主要由致敏 T 细胞接触抗原后产生，属于淋巴因子，如 MCF（巨噬细胞趋化因子）；另一类对嗜酸性粒细胞有趋化作用，是在嗜碱性粒细胞和肥大细胞脱颗粒时释放的，可使嗜酸性粒细胞集中在过敏原存在部位，发挥反馈调节作用。

趋化作用（chemotaxis）　吞噬细胞受趋化因子的影响而呈定向游走的现象。吞噬细胞可从趋化因子的低浓度部位向高浓度部位、即细菌抗原存在的部位游走。因而趋化作用必然导致吞噬细胞在抗原存在的部位集聚，有利于吞噬功能的发挥。其机制是趋化因子与吞噬细胞结合后，激活了细胞酯酶和磷酸戊糖途径，引起钙离子外流，而发动微丝和微管装置推动细胞的定向游走。

取样（sampling）　从总体中抽取有限数量的欲测单元的过程。由所取有限样本的分析结果能做出总体组成的结论。取样应满足以下要求：①样本的平均值应能提供总体平均值的估计值。②样本能提供总体方差的估计值，以进行显著性试验。③为达到一定的准确度，取样的工本应尽可能减少。

龋病（dental caries）　俗称"蛀牙""虫牙"。口腔常见多发病之一。牙齿组织被破坏，牙面上形成龋洞。吃冷、热、甜或酸的食物时感到牙痛。深度龋可引起牙髓炎、牙槽脓肿、蜂窝织炎等继发病。预防：注意口腔卫生。治疗：充填龋洞，恢复牙齿外形和功能，以停止病变发展。

龋齿（dental caries）　①由多种因素导致的牙齿硬组织进行性病损。表现为牙齿硬组织脱矿物质软化，进而破坏有机质，形成牙齿的部分缺损，出现龋洞。可引发牙髓炎、根尖炎，还可能引起机体其他组织的感染，影响全身健康。②中医病名。口齿病的一种。因外邪侵袭，阴虚火旺或虫蚀，或口齿不洁所致，症见牙体被蛀蚀，逐渐毁坏而成龋洞等。常以外治为主。

龋洞（cavity，carious cavity）　龋病的主要体征。病人牙齿为深棕色、失去光泽，牙面粗糙或牙组织软化、崩溃，形成洞穴。根据破坏程度分为5度：Ⅰ度龋洞（釉质龋），龋洞仅达釉质层；Ⅱ度龋洞（牙本质浅层龋），牙本质浅层形成黑色小龋洞；Ⅲ度龋洞（牙本质深层龋），龋洞深及牙本质深层，接近牙髓，龋洞明显；Ⅳ度龋洞（残冠），牙冠大部破坏；Ⅴ度龋洞（残根），牙冠完全破坏，仅残留牙根。

去氨加压素（desmopressin）　其他名称：弥凝。用于治疗尿

Q

崩症及遗尿症。制剂：片剂；滴鼻液。心功能不全或需其他利尿剂病人及烦渴症病人禁用。需限制饮水量。

去饱和酶（desaturase） 催化不饱和脂肪酸脱氢生成相应的不饱和脂肪酸反应的酶。参与不饱和脂肪酸的氧化。该酶存在于内质网。由于动物体内缺乏 Δ^9 以上的去饱和酶，因此，动物体内不能合成亚油酸、亚麻酸和花生四烯酸。

去大脑皮质状态（decorticate state） 其他名称：去皮质强直（decorticate rigidity）。严重脑损伤和皮质广泛损伤的昏迷，对外界刺激无反应、无自发性言语及动作、无意识睁眼、脑干反射存在、存在睡眠觉醒周期，呈上肢屈曲、下肢伸直的状态，病理反射阳性。

去大脑皮质综合征（decortication syndrome） 双侧大脑皮质广泛性病变引起皮质功能丧失、意识活动丧失，而皮质下功能保存或有所恢复时的一种特殊意识状态。临床表现为不语不动、无表情、呼之不应、凝视等木僵状态，但无意识活动（如咳嗽、吞咽）存在，常有反射性去皮质强直。病因治疗及对症治疗。

去大脑强直（decerebration rigidity） 脑干上段损害的一种临床表现。头颈和躯干后伸，两上肢强直性伸展内旋，两下肢亦强直性伸展，两足向跖侧屈曲，病人常处于长期昏迷状态。除促进神经功能恢复外，加强对并发症的预防和治疗。

去大脑综合征（decerebration syndrome） 中脑红核与下位结构联系中断致以运动障碍为主要表现的一种综合征。临床表现为"清醒状"昏迷，与去大脑皮质综合征相似，但运动障碍为去大脑强直，即四肢强直性伸展、角弓反张，伴肌肉抽搐、呼吸不规律。紧急对症治疗，同时着手针对病因进行处理。

去泛素化酶（deubiquitinase） 其他名称：脱泛素酶。催化泛素从泛素-蛋白质复合体中的脱离过程的酶。这一过程是蛋白质泛素化的逆过程。该酶参与泛素基因产物加工、泛素加工、激活或阻抑蛋白质的降解过程、回收泛素等功能。

去腐生肌散（qufu shengji san） 中医成药名。清热解毒剂。组成：龙骨、铅粉、没药、乳香、轻粉、红粉、象皮、冰片。用于各种疮疖、溃烂流脓久不收口。外用药，切勿入口。

去极化（depolarization） 其他名称：除极。细胞兴奋时膜电位负值降低或完全消失的变化。常因细胞膜对 Na^+ 的通透性增强，使其由细胞外进入细胞内而产生。

去极化波（depolarization wave） 其他名称：除极波。心肌细胞去极化时，电流计记录到的电流变化的曲线。其波的方向随探查电极的位置而定，如果探查电极面对电源，记录向上波；如果面对电穴，则为向下波；如果位置在细胞的中部，则记录一个先正后负的双相波。

去极化波受阻（depolarization wave block） 其他名称：除极波受阻。解释心肌损伤时 ST 段移位的一种学说。正常心肌与损伤心肌交界处可能发生传导阻滞，阻止去极化波进入损伤心肌内，故去极化时损伤心肌与正常心肌间出现电位差，损伤区电位高。因此面向损伤区导联上的心电图 ST 段抬高。

去极化向量（depolarization vector） 其他名称：除极向量。心脏在去极化时产生的既有大小又有方向的电动力。心房去极化向量称为 P 向量，各瞬间 P 向量顶点连成 P 环，心电图心房去极化记录为 P 波。心室去极化则分别称 QRS 向量、QRS 向量环和 QRS 波群。

去极化型肌松药（depolarizing muscular relaxant） 其他名称：除极化肌松药。能与运动终板膜上的 N_2 胆碱受体相结合，产生与乙酰胆碱相似而又较持久的去极化作用，使终板不能对乙酰胆碱起反应，引起骨骼肌松弛的药物。代表药物为琥珀酰胆碱。临床主要作为外科手术麻醉的辅助药使用。

去甲羟基安定（oxazepam） 见奥沙西泮。

去甲肾上腺素（noradrenaline） 其他名称：正肾上腺素。拟肾上腺素药。静脉滴注用于各种休克（出血性休克禁用），升高血压，保证重要器官的血液供应。制剂：重酒石酸去甲肾上腺素注射剂。高血压、动脉硬化、无尿、出血性休克病人禁用。静脉滴注时严防药液外漏。使用时间不宜过长，否则可引起血管持续强烈收缩，使组织缺氧情况加重。

去甲万古霉素（norvancomycin） 其他名称：万迅。由东方链霉菌培养液中所得的糖肽类抗生素。用于产酶株和耐甲氧西林株的葡萄球菌、艰难梭菌等所致的系统感染和肠道感染，如心内膜炎、败血症，以及假膜性结肠炎等。制剂：盐酸去甲万古霉素注射剂。通常不作为第一线药物应用。肾功能不全者慎用。不可肌内注射，因可致剧烈疼痛。

去氯羟嗪（decloxizine） 其他名称：克敏嗪、克喘嗪。哌嗪类抗组胺药（H_1 受体阻滞药）。用于支气管哮喘、急慢性荨麻疹、皮肤划痕症、血管神经性水肿、接触性皮炎、光敏性皮炎、季节性花粉症、过敏性鼻炎及结膜炎等。制剂：盐酸去氯羟嗪片剂。用药期间不宜驾驶车辆、管理机器及高空作业等。孕妇、哺乳期妇女、肝功能不良者慎用。

去能因子（decapacitation factor） 其他名称：脱能因子。在附睾和精浆内有一种抗受精物质，称去能因子。该因子是一种糖蛋白和酶抑制物。它附于精子表面，阻断精子的特异受体、离子转运和顶体酶的释放或抑制酶活性，从而阻止顶体反应，精卵不能结合，使精子失去受精的能力。精子进入女性生殖道后，去能因子可被去除而使精子获能。

去皮质状态（decortication） 其他名称：睁眼昏迷。由于脑缺血、缺氧过于严重经治疗后病情虽稳定，但却处于长期昏迷状态。多见于重型颅脑损伤、脑疝、休克时间过长、心搏骤停复苏后。表现为肘关节、腕关节和指关节屈曲，两下肢伸直和内旋，两足跖曲，角膜反射、吞咽反射存在。仔细护理，综合治疗。

去氢胆酸（dehydrocholic acid） 其他名称：脱氢胆酸。利胆剂。用于胆囊及胆道功能失调、胆囊切除术后综合征、慢性胆囊炎、胆石症及某些肝脏疾患（如慢性肝炎）。制剂：片剂。胆道完全阻塞及严重肝炎病人禁用。

去氢甲睾酮（metandienone） 见美雄酮。

去铁胺（deferoxamine） 其他名称：去铁灵。铁中毒专用解毒药。主要用于急性铁中毒和珠蛋白生成障碍性贫血、铁粒幼细胞贫血、溶血性贫血、再生障碍性贫血或其他慢性贫血，因反复输血而引起去铁血黄素沉着者；亦用于特发性血色病有放血禁忌证者。对慢性肾衰竭伴有铅过量负荷引起的脑病、骨病和贫血，在进行透析过程中亦可应用。本品还可用作铁负荷试验。制剂：注射剂。静注速度保持在每小时 15mg/kg。

去铁铁蛋白（apoferritin） 小肠黏膜上皮细胞内能与高铁离子结合的蛋白质。无色，分子量 460 000。与铁结合后生成铁蛋白。

去同步睡眠（desynchronized sleep） 脑电图呈现与慢波睡眠相交替的去同步化的快波睡眠状态。肌张力更低，但眼肌例外，出现快速的眼球运动。唤醒阈高，而脑电图与初入睡时相似，因此又称为异相睡眠或快波睡眠或快速眼动睡眠。此期自主神经功能不稳定，如血压和心率升高、呼吸快而不规则。此期易出现某些疾病的发作。

去痛定（piminodine） 见匹米诺定

去痛片（Tabellae Somedoni） 其他名称：索密痛。解热、镇痛、抗风湿药。组成：氨基比林、苯巴比妥、非那西丁和咖啡因的白色药片。用于神经、肌肉痛、牙痛、偏头痛和痛经、感冒、发热、活动性风湿病及类风湿性关节炎等。

去污剂中毒（detergents poisoning） 一类化学品中毒。去污剂成分为表面活性物质，可分为阳离子性、阴离子性和非离子性 3 种。阳离子去污剂毒性大，食入可发生恶心、呕吐、惊厥和虚脱等。应尽快引吐，用生理盐水或肥皂水洗胃。食入阴离子去污剂可引起呕吐、腹泻和腹胀。对症治疗。非离子去污剂食入后一般无毒性。

去纤维蛋白综合征（defibrination syndrome） 多种疾病发展过程中的一种病理生理变化。表现为弥散性血管内凝血。

去炎松（triamcinolone acetonide） 见安奈德。

去氧氟尿苷（doxifluridine） 其他名称：氟铁龙、脱氧氟脲苷、脱氧氟尿苷。抗代谢类抗肿瘤药。用于胃癌、结肠癌、直肠癌、乳腺癌、膀胱癌、宫颈癌等。制剂：胶囊剂。有骨髓抑制、食欲减退、恶心、呕吐、口腔炎、脱发、乏力、发热、色素沉着、荨麻疹等反应，少数有腹泻、肝肾功能损伤。过敏者禁用。

去氧皮质酮醋酸酯（desoxycorticosterone acetate, DOCA）

肾上腺皮质激素类合成药物。作用与醛固酮相似，具有显著的水、钠潴留作用和排钾作用。对糖代谢几无影响，用于慢性肾上腺皮质功能减退症等。

去乙酰毛花苷丙注射液（Injectio Deslanosidi） 其他名称：西地兰［D］注射液。强心药。组成：去乙酰毛花苷丙的无色澄明的灭菌水溶液。能增强心肌收缩力，较洋地黄、地高辛作用快、毒性小。用于充血性心力衰竭、室上性心动过速、心房纤颤等。近期用过洋地黄类药物者慎用。

全部窦房结恢复时间（entire sinus node recovery time, ES-NRT） 在心房超速起搏后，窦性心率恢复到起搏前水平所需的时间。正常人平均为 3.8s，窦房结有病者可达 8.3s 或更长，是窦房结的自律性和/或传导性异常所致。

全程血尿（hematuria in the whole process of urination） 从排尿开始至排尿终了所排出的尿中均含有超过正常数量的红细胞。提示肾脏、输尿管和膀胱内出血。

全肺切除术（total pneumonectomy） 切除一侧全部肺的手术。用于治疗肺癌、一侧肺有广泛病变的结核、支气管扩张症及慢性肺脓肿等。做手术病人的另一侧肺应无病变，且功能良好。

全复吸系统（complete rebreathing system） 其他名称：紧闭系统。麻醉学术语。病人吸入及呼出的气体全部受麻醉器械控制。麻醉机有一个二氧化碳吸收器，以吸收病人排出的二氧化碳，余下的氧和麻醉气体仍供病人重吸入。

全腹壁成形（塑形）术（all abdominal wall plasty） 对于重度的腹部脂肪堆积，严重的皮肤松垂，并伴有筋膜及肌肉松弛者，采用单纯的脂肪抽吸难以达到腹部塑形目的时所采用的一种术式。手术步骤：①在下腹部设计"W"或倒"T"形切口；②切开分离并沿切口进行脂肪抽吸；③腹直肌、腹外斜肌的缩紧缝合；④上腹及邻近部位脂肪抽吸；⑤切除多余皮肤及脐孔移位重建等。

全沟硬蜱（Ixodes persulcatus） 其他名称：森林硬蜱。硬蜱科的一种。我国森林脑炎（春夏季脑炎）的主要病媒。成蜱体色赤褐，卵圆形，肛沟绕在肛门之前，缺眼，无缘垛。春夏季为其活动季节，5月间出现高峰。

全冠（full crown） 牙修补术修复体之一。覆盖整个牙冠表面的帽状修复体。有金属全冠、非金属全冠、金属非金属联合全冠几种。

全厚皮片移植术（full thickness skin grafting） 在供皮区切取一块不含皮下组织的全层皮肤移植于皮肤缺损部位的手术。皮片成活后收缩变小，色泽变化不大，耐磨性强，用于唇、睑外翻、掌部瘢痕等矫正术。

全结肠切除术（total colectomy） 切除全部或大部结肠但保留乙状结肠末端、直肠和肛管的手术。手术可一次或分二期或三期进行。一般用于治疗大肠多发性息肉病、某些慢性溃疡性结肠炎经综合治疗无效或并发结肠癌者。

全科医疗（general practice） 其他名称：家庭医疗。以全科医学理论、知识与技能为病人、家庭和社区人群提供的基本医疗卫生服务。重点放在以家庭为单位的服务上，即对家庭成员中所有的人，无论其年龄、性别、病变的器官或疾病的种类，都始终负有医疗上的责任。

全科医师（general practitioner, GP） 其他名称：家庭医师、家庭医生（family doctor）。临床医学专业毕业生，经过全科医学专业住院医师规范化培训或医师经在职全科医学专业培训后转岗，并通过国家级全科医师资格考试，主要在社区卫生服务机构向个人、家庭和社区提供全科医疗服务的医师。家庭医疗的执行者，所受的训练和经验使其能从事内科、外科、妇产科、儿科、卫生、急救医学、神经精神科、行为科学等领域的服务，对于家庭的成员，无论其性别、年龄或所发生的身体、心理及社会方面的问题，均以其独特的态度和技能，提供连续性和综合性的医疗保健服务。必要时也适度地利用社区资源及专科咨询，为个人及其家庭提供协调性的保健服务。

全科医学（general practice） 其他名称：家庭医学（family medicine）。基于现代医学模式和目标，以健康为中心，在社区卫生服务领域，面向界定的个人、家庭与社区，整合生物医学、行为科学与社会科学最新成果为一体，提供连续性、协调性、可及性服务的综合性临床二级学科。

全口腔摄影（panoramic radiography） 将上、下全牙列拍摄于一张胶片上的X线检查方法。投照时将头颅固定，X线管与片匣围绕头颅呈水平、同步转动，一次曝光而成。

全酶（holoenzyme） 完整的结合酶。含有蛋白部分（酶蛋白）和非蛋白部分。两部分若结合疏松，易于分离，称为辅酶；若结合牢固，不易分离，称为辅基。酶蛋白与非蛋白部分单独存在时均无活性，只有两者结合成全酶才有催化活性。

全男性遗传（all male inheritance） 其他名称：Y连锁遗传。某些遗传性状或遗传病的基因位于Y染色体上，并表现出相应性状，称Y连锁遗传。又因Y染色体只存于男性，故又称全男性遗传。Y连锁的遗传病基因数量很少，如X-Y抗原基因、外耳道多毛症基因、睾丸决定因子基因等。

全球环境（global environment） 其他名称：地球环境。指大气圈中对流层全部和平流层下部、水圈、土壤-岩石圈、生物圈所构成的环境体系。是人类及其他生物生存繁衍的地方，也是不断受人类改造和冲击的空间。

全身冻伤（whole body frostbite） 整个身体暴露于冷环境中使体温降到 35℃ 以下所致的损伤。多发生于意外情况如大风雪中迷路、船舶遇险、飞机迫降、寒冬醉酒等。

全身痘（general pox） 泛发型。种痘并发症。系由于痘苗病毒通过血液循环扩布及全身皮肤所致。种痘后 4～14 日或更久，除接种部位外，全身皮肤出现稀疏痘疮，有时累及口腔或外阴部的黏膜。偶有发热。全病程约十余日，愈后有浅表瘢痕。治疗：阻止继发感染。注射丙种球蛋白。

全身感染（general infection） 感染发生后，病原体及其代谢产物向全身扩散引起全身症状者。如临床上常见的败血症或脓毒血症等，可能是由于病原体毒力较强、数量较多或机体抗力低下之故。临床上常见的还有毒血症和菌血症等。

全身计数器（human counter, total body counter） 用以测量人体内微量放射性核素及被放射性物质污染程度的仪器。还可用于人体功能的测定。有 3 种水平的全身计数器：①低水平的，可测范围在 $0.001～1\mu Ci$；②中等水平的，可测范围在 $0.1～100\mu Ci$；③高水平的，可测范围为 $50～100\mu Ci$。

全身麻醉（general anesthesia） 用麻醉药抑制中枢神经使病人意识和感觉消失，能够接受手术治疗和有创检查。病人痛觉消失，肌肉松弛，反射活动减弱。药物对中枢神经的抑制是可以控制和可逆的。包括吸入性和非吸入性两种，应用于要求全麻的手术。

全身麻醉分期（stages of general anesthesia） 根据全身麻醉药对中枢神经的抑制程度产生不同的体征来区别麻醉深浅的分期。分为 4 期：镇痛期、兴奋期、手术期和延髓麻痹期。手术期又分为 4 级。

全身麻醉药（general anesthetics） 简称全麻药。作用于中枢神经系统，能可逆性地引起意识、感觉（主要是痛觉）和反射消失、松弛骨骼肌，而使外科手术能顺利进行的药物。分类有：吸入麻醉药，如氧化亚氮、恩氟烷；静脉麻醉药，如氯胺酮、依托咪酯等。

全身免疫（general immunity） 机体全身的免疫状态。与局部免疫相对而言。机体对抗原物质产生的免疫反应，包括体液免疫和细胞免疫，它们与天然防御因素补体、吞噬细胞等协同起作用。

全身扫描术（whole body scanning） 大面积扫描技术。与局限性扫描（如器官扫描）相对而言。骨及骨髓扫描或利用亲肿瘤放射性药品作转移瘤的扫描时，都要大范围内作出放射性核素的分布图，为此必须作全身扫描。全身扫描机一次扫描面积可达长 190cm、宽 60cm，探头移动速度为 500cm/min，探头的闪烁晶体 $127mm\phi×50.8mm\phi$ 的 NaI（T1），上下两个相对地配置。全身扫描图像为实际扫描面积的 $1/6～1/2$ 大小。

全身性分泌腺病（systemic secretion） 见囊性纤维化。

全身性红斑狼疮（systemic lupus erythematosus, SLE） 见系统性红斑狼疮。

全身性淋巴结肿大（generalized lymphadenhypertrophy） 淋巴组织疾病。正常淋巴结很小，如浅表淋巴结直径超过 1.5cm 以上，外形改变、质地异常者称为淋巴结肿大。全身性淋巴结肿大系指至少 2 个以上区域的淋巴结同时肿大。可因各种感染病原体直接侵犯淋巴结或因感染引起的免疫反

Q

应，也可因过敏反应或自身免疫性疾病，或由于肿瘤侵犯淋巴结，或因淋巴结髓外造血而肿大。治疗：查清病因，对症处理。

全身性水肿（anasarca） 身体各部分或大部分均可查见的水肿形式。临床常见于各种心脏、肾脏、肝脏疾病所致的水肿，也见于营养缺乏、妊娠高血压、某些内分泌疾病、结缔组织病及某些药物性水肿等。

全身炎症反应综合征（systemic inflammatory response syndrome，SIRS） 其他名称：系统性炎症反应综合征。机体对各种不同严重损伤所产生的全身性炎症反应。这些损伤可以是感染性或非感染性的。若出现两种或以上的下列表现则认为全身炎症反应综合征存在：体温>38℃或<36℃；心率>90 次/min；呼吸频率>20 次/min，或动脉血二氧化碳分压（$PaCO_2$）<32mmHg；白细胞>$12×10^9$/L，或<$4×10^9$/L，或幼稚型白细胞>10%。

全身中毒性毒剂（blood agent） 其他名称：血液中毒性毒剂。破坏血液输氧功能，造成组织细胞内窒息的毒剂。主要包括氢氰酸和氯化氰。

全髓白血病（panmyelosis） 其他名称：红白血病。一种以骨髓红细胞、白细胞与巨核细胞三系同时异常增生为特征的白血病。血象中以贫血为主，白细胞和血小板数减少，也可增加。骨髓增生明显，骨髓象具备红、白血病特点，且伴巨核细胞数量显著增多，可达正常的 10 倍或更多，并有形态异常，幼稚型巨核细胞占 10%和/或变性型巨核细胞占 30%。治疗：化疗。

全体死亡（somatic death） 见生物学死亡。

全天麻胶囊（quantianma jiaonang） 治风剂（平肝息风）。组成：天麻经加工成细粉制成的胶囊剂。用于头痛眩晕、肢体麻木、癫痫抽搐。

全途传导（all road conduction） 兴奋通过心脏传导系统的某一部分的全过程。窦性兴奋的正常传导，对心脏传导系统的每一部分来说，就是全途传导。心电图表现为 P-QRS-T 波组。

全胃肠外营养（total parenteral nutrition，TPN） 胃肠外营养的一种方式。通过静脉途径给予适量的氨基酸、脂肪、葡萄糖、电解质、维生素、微量元素以达到营养治疗的方法。不超过 2 周者可用周围静脉补给，长期者多采用上腔静脉插管。适应证为高位肠瘘、小肠过短、严重烧伤等。并有发败血症的危险。

全胃切除术（total gastrectomy） 切除全部胃组织后，将食管与十二指肠或空肠吻合的手术。用于治疗侵犯胃底、胃体部范围较大的恶性肿瘤，或胃大部切除后残胃血供欠佳而有坏死可能的病人。

全蝎（scorpion，Scorpio） 其他名称：全虫、蝎子。中医药名。钳蝎科动物问荆蝎的干燥全体。咸、辛、平，有毒。归肝经。功能息风、镇痉、通络、解毒。治惊风、癫痫、抽搐痉挛、中风半身不遂、口眼㖞斜、语言謇涩、破伤风、偏正头痛、风湿痹痛、淋巴结结核。内服：煎汤、研末。治疮疡肿毒，研末调敷。孕妇忌服。

全心舒张期（whole heart diastole） 由前次心室舒张开始至下次心房收缩之前，整个心脏都处于舒张状态的时间。

全心衰竭（whole heart failure） 双侧性心力衰竭。可导致全心衰竭的疾病有高血压、冠心病、主动脉瓣和左房室瓣病变、风湿性心脏炎、病毒性心肌炎、中毒性心肌炎、白喉性心肌炎、脚气病性心脏病、扩张型心肌病，以及急慢性肺源性心脏病、先天性肺动脉口狭窄、心房间隔缺损等。X 线、心电图、超声心动图有助于诊断。治疗：减轻心脏负荷；增强心肌收缩力。

全心停搏（whole heart arrest） 其他名称：四类停搏。是窦性、房性、连接性和室性起搏点同时停搏。心电图上 P、QRS 和 T 波完全消失。心房心室的机械收缩也全部停止。多见于病态窦房结综合征。

全新合成（de novo synthesis） 从简单的前体开始经过一系列的新陈代谢过程形成机体所需要的生物物质的过程。如从氨基酸水平开始的蛋白质合成。从肽或多肽水平开始以将氨基酸加到其他蛋白质上，以及破坏其他蛋白质以形成新蛋白质的过程均不属全新合成。

全胸导联 R 波递增不良（poor R wave progression in all chest leads） 全部胸导联自 V_1 至 V_6 的 R 波非但不增大，反而逐渐缩小，至 V_5、V_6 导联仍呈 rS 型。多见于右位心和心脏右移等。

全血（whole blood） 成分完整的血液。包括新鲜血和库存血两类。新鲜血保留了血液的所有成分，血液病尤为适用；库存血由于血液成分破坏较多，大量输注时，可引起酸中毒和高钾血症，适用于大出血。

全血黏度（blood viscosity） 其他名称：血黏度。衡量血液流动性的指标。参考值随所用仪器的不同而异。血液黏度增高见于高血压、冠心病、心肌梗死、脑血栓形成、深部静脉血栓形成、糖尿病、高脂血症、恶性肿瘤、肺源性心脏病、真性红细胞增多症、多发性骨髓瘤、原发性巨球蛋白血症、大面积烧伤等。血液黏度减低见于各种贫血。

全眼球炎（panophthalmitis） 为眼球壁和眼内容的急性化脓性炎症。表现为眼睑高度红肿、下垂；球结膜充血、水肿；角膜雾状灰白色混浊；前房和玻璃体混浊、积脓，眼底无法查见；眼球突出、活动受限、光感消失；患眼疼痛剧烈，并伴头痛、发热等全身症状。治疗：大量使用抗生素；联合玻璃体切割；炎症无法控制可行眼内容摘除术。

全营养混合液（nutritive mix fluid） 包括：脂肪乳、氨基酸、碳水化合物、电解质、微量元素及维生素等在无菌操作下制成的混合液。全营养混合液可经中心静脉又可经外周静脉输入，是目前胃肠外营养治疗的一种主要方法。

痊愈（healing） 见完全康复。

拳毛倒睫（trichiasis） 中医指椒疮或眼弦赤烂失治引起睫毛拳曲的病症。睫毛内倒，触刺睛珠，涩痛流泪，羞明难睁。甚者可致浅层角膜溃疡，形成云翳。古法多用拔除倒睫或夹睑等法，今用电解倒睫或手术矫正。

蜷曲趾（curly toe） 一种家族性畸形，多见于第 5 趾。足趾向外旋转、内收、屈曲，畸形多半为双侧性，女孩多见。多数母亲、外祖母有相同畸形。无疼痛者无需治疗；畸形严重可行趾骨截骨、旋转、伸直。

醛固酮（aldosterone） 由肾上腺皮质球状带细胞合成和分泌的一种盐皮质素。由 18-羟皮质酮的第 18 位碳原子结合 1 个醛基而生成。主要作用于肾脏远曲小管和肾皮质集合管，增加对钠离子的重吸收和促进钾离子的排泄，也作用于髓质集合管，促进氢离子的排泄，酸化尿液。大量重吸收 Na^+ 的同时也伴有 Cl^- 和水的重吸收。此外，还可作用于汗腺、胃腺和唾液腺，减少 Na^+ 排出。

醛固酮诱导蛋白（aldosterone-induced protein） 在醛固酮作用下，在肾远曲小管和集合管上皮细胞的细胞内合成的一种蛋白质。它具有增强远曲小管和集合管上皮细胞对 Na^+ 的主动重吸收能力。作用机制是促进位于远曲小管和集合管上皮细胞的管周膜和侧膜上的钠泵的运转、促进上皮细胞的生物氧化和 ATP 的合成以及增加其管周膜对 Na^+ 的通透性。

醛固酮增多症（hyperaldosteronism，aldosteronism） 醛固酮分泌过多，导致钠潴留和钾丢失的病症。分为原发性及继发性两种。前者又称康恩（Conn）综合征。后者继发于心、肝、肾等疾病或失水、失钠、失血时，因有效血容量减少能兴奋肾素-血管紧张素-醛固酮系统，促使醛固酮分泌增多。临床表现主要为高血压、低血钾症状群，以及碱中毒、缺钾性肾病。治疗：病因治疗及对症处理。

醛缩酶（aldolase） ①一种醛裂合酶。②糖酵解中的一种酶，催化果糖 1，6-二磷酸二羟丙酮及 3-磷酸甘油醛之间的相互转变。

醛糖还原酶抑制药（aldose reductase inhibitors） 能抑制醛糖还原酶，阻止体内葡萄糖转化为山梨醇积聚而引发的糖尿病性外周神经病症状的一类药物。如依帕司他。

醛甾酮抑制药（aldosterone inhibitors） 拮抗远曲小管和集合管细胞膜上醛甾酮受体而逆转醛甾酮保钠、排钾作用的利尿剂。典型药物为螺内酯，有排钠保钾作用，适用于血醛甾酮水平增高的水肿病人。

颧骨（zygomatic bone） 位于额骨与上颌骨之间，近似菱形的成对的骨。分为颊、颞、眶 3 面，前上、前下、后上、后下、后内5缘及额蝶、颞、上颌3个突起。颧突向后接颞骨的颧突，形成颧弓。

颧骨骨折（fracture of malar bone）　颌、面部常见骨折之一。外力直接打击所致。常伴颧弓骨折。表现为颧部塌陷畸形，张口受限、疼痛。眼睑及结膜下有出血性瘀斑。亦可引起复视等神经症状。治疗：复位固定。

颧骨和颧弓骨折（fracture of zygoma and zygomatic arch）　颧骨和颧弓因创伤而致的骨断裂。主要临床表现有骨折侧面部塌陷畸形和张口受限，如伴有眶底骨折时可有复视、眼球活动受限及眼球下陷。X线摄片检查可确诊。治疗：有明显颧部塌陷及功能障碍者需手法或手术复位；眼底缺损过大者应行重建术。

颧骨减低术（reduction malar-zygomatic plasty, malar-zygomatic reduction）　东方人不喜欢高颧骨，过高颧骨会影响容貌的和谐美。方法：一般经口内切口，轻症者可磨削降低，较重者可截骨压低。另外，也可做额颞发际内冠状切口，颧骨体-颧弓截骨降低，同时做除皱术，但手术创伤大。

颧骨伤（fracture of zygomatic bone）　中医伤科病名。多因跌打等暴力所致。伤后轻者青肿硬痛，重者颧骨平塌或凹陷，牙关拘紧，咀嚼艰难，鼻孔出血，流泪或听觉障碍。治宜清创、整复，内服活血散瘀药物，并用荜茇、薄荷、野菊花等煎汤漱口。

颧骨移位征（zygomatic displacement sign）　颧骨骨折的特征性体征。沿眶缘外、上、内、下依次触诊，发现眶缘外侧（颧额缝）与下方（颧斜缝）呈阶梯状，或不规则凹陷。

颧骨增高术（malar-zygomatic augmentation）　西方人认为颧部的适当突度会使颜面的轮廓分明，线条丰富，显得生动而年轻。因此与东方人不同，而更注意颧骨增高术。方法：一般采用经口内龈颊沟切口或沿眉毛缘下皮肤-眶上缘切口，将人工材料或自体髂骨、肋骨等植入颧骨表面。常用的人工材料有医用硅橡胶、ePTFE及羟基磷灰石假体（人工骨）等。

犬复孔绦虫（*Dipylidium caninum*）　属囊宫科。成虫寄生于犬、猫的小肠内，雌雄共体，有成节和孕节，后者含许多储卵囊，每个囊内含卵2～40个，虫卵圆球形。孕节随粪便排出，干裂后卵散出，被蚤类幼虫食入，在体内发育为似囊尾蚴，而被犬、猫吞食。该虫呈全球性分布，人体感染，多为儿童，一般感染无明显症状。以粪检虫卵或孕节，虫卵在储卵囊内为特征。

犬弓蛔虫（*Toxocara canis*）　其他名称：犬弓首线虫。犬弓蛔虫病的病原体。成虫寄生于犬的小肠，幼虫偶尔感染人。成虫淡黄色，虫卵椭圆形、壳厚。随犬粪便排出的卵，在外界发育为感染性卵，被人吞食后，幼虫在肠内孵出，钻入肠壁入血，引起内脏幼虫移行症，可移行入肝、肺、脑等器官，在组织中形成嗜酸性肉芽肿。乙胺嗪和噻苯达唑疗效较好。

犬尿氨酸（kynurenine）　色氨酸代谢的中间产物。色氨酸的吲哚环被双加氧酶打开，并水解脱去甲醛而生成犬尿氨酸。缺乏维生素B_6时此水解反应不能进行，犬尿氨酸转变成大量的黄尿酸从尿中排出。

犬尿酸（kynurenic acid）　色氨酸分解代谢产物之一。由犬尿酸原氨后环化形成的杂环有机酸，随尿排出。

犬像征（scottic dog appearance）　X线诊断术语。腰椎斜位摄影，椎弓附件投影似犬像：犬耳=上关节突，犬鼻=同侧横突，犬颈=椎弓狭部，犬眼=椎弓根切面像，前后腿=同侧和对侧下关节突，犬体=椎弓。此征有助于判断按照位置的准确性和诊断椎弓崩裂。椎弓狭部断裂呈一透明带，似大戴一项圈。

炔雌醇（ethinylestradiol）　一种强效雌激素。它的3-甲氧基衍生物称美雌醇，3-环戊氧基衍生物称炔雌醇环乙醚，均可与孕激素类合用，作为口服避孕药物等。临床用于治疗月经紊乱，如闭经、月经过少、功能失调性子宫出血、绝经综合征，以及子宫发育不全、前列腺癌等。

炔睾醇（danazol）　见达那唑。

炔诺酮（norethisterone）　19-去甲基睾酮衍生物，口服孕激素。用于避孕及功能失调性子宫出血、妇女不育症、痛经、闭经、子宫内膜异位、子宫内膜增生过度等。制剂：片剂、滴丸。肝肾功能不全者、乳房肿块病人禁用。有子宫肌瘤、

高血压病史者慎用。吸烟妇女不宜服避孕药。

炔诺孕酮（norgestrel）　其他名称：甲基炔诺酮。孕激素类药物。具有强大的孕激素样作用，其作用较炔诺酮大。常与雌激素合用抑制排卵。适用于功能失调性子宫出血、月经不调、习惯性或先兆性流产、子宫内膜异位症、痛经和避孕等。

炔己蚁胺（ethinamate）　其他名称：凡眠特、炔己胺酯。镇静催眠药，抗惊厥药。作用快，20～30min起效，可维持4h左右。用于失眠，尤其是不易入眠者，也用于对巴比妥过敏及肝病病人的失眠。副作用较小，久服可成瘾。

炔孕酮（ethisterone）　其他名称：乙炔睾酮。一种孕激素类药物。其作用、用途基本同黄体酮，但随给药途径不同，其孕激素活性有较大差异。用于功能失调性子宫出血、月经异常、闭经、痛经等。也用于防止先兆性流产和习惯性流产，与雌激素炔雌醇合用则疗效较好。常见有恶心、呕吐、乏力，偶有肝脏受损者和过敏反应等。

缺碘性地方性甲状腺肿（hypoiodemic endemic goiter）　机体缺碘引起甲状腺代偿性增生肿大，多无明显自觉症状。离海较远的高原山区较多见。预防：主要应用碘化食盐。治疗：口服碘化物、甲状腺制剂。

缺乏动机综合征（amotivational syndrome）　特点为情感淡漠、效率丧失、执行复杂或长期计划的能力下降及对挫折的耐受力降低和注意集中困难。可见于精神分裂症、情感障碍或经常使用大麻的人。

缺钾症（hypopotassemia）　见低钾血症。

缺乳（oligogalactia, agalactia, hypogalactia）　中医病名。产后乳汁甚少或全无。多因产后气血亏虚、乳汁化源不足，或肝郁气滞、气血运行不畅、乳汁壅滞不行所致。气血亏虚者乳房无胀痛感、唇色淡白、面白、食少体倦。宜补气养血，佐以通乳。方用通乳丹。肝郁气滞者乳房胀满而痛，甚则身热、胸闷不舒，宜疏肝解郁通乳，用下乳涌泉汤。

缺铁性贫血（iron deficiency anemia, IDA）　当机体对铁的需求与供给失衡，最初引起体内贮存铁耗尽，继之红细胞内发生缺铁，最终引起缺铁性贫血。缺铁性贫血是缺铁的最终阶段，是体内贮存铁缺乏影响血红素合成所引起的贫血，其特点是骨髓、肝、脾等器官组织中缺乏可染铁，血清铁浓度、运铁蛋白饱和度和血清铁蛋白降低，典型的呈小细胞低色素性贫血。因是缺铁和铁利用障碍影响血红素合成，故又称血红素合成异常性贫血。本症是最常见的营养缺乏症。高危人群为妇女、婴幼儿和儿童。临床表现：贫血所致头晕、头痛、乏力、易倦、眼花、耳鸣、活动后有心悸、气短。儿童生长发育迟缓，智力低下，行为异常，异食。皮肤苍白、毛发干枯、无光泽、易折，指甲扁平易裂，舌炎等。根据病史、典型的低色素性贫血形态学改变以及缺铁指标阳性可诊断。治疗：去除病因，口服或注射铁剂。

IRAK4 缺陷（interleukin-1 receptor associated kinase 4, IRAK4 deficiency）　常染色体隐性遗传病。TLR信号途径组分*IRAK4*基因突变。淋巴细胞和单核细胞受累。临床主要表现为化脓性细菌感染。

缺陷病毒（defective virus）　因病毒基因组不完整或者因某一基因位点改变，不能进行正常增殖，不能复制出完整的有感染性的病毒颗粒。但当与另一种病毒共同培养时，若后者能为前者提供所缺乏的物质，就能使缺陷病毒完成正常的增殖。

缺陷型干扰突变株（defective inhibition mutant, DIM）　指因病毒基因组中碱基缺失突变引起，其所含核酸较正常病毒明显减少，并发生各种各样的结构重排。多数病毒可自然地发生DIM。当病毒以高感染复制传代时可出现DIM。其特点是由于基因的缺陷而不能单独复制，必须在辅助病毒（通常是野牛株）存在时才能进行复制，并同时能干扰野牛株的增殖。

缺血（ischemia）　系指局部组织或器官的动脉血液供应减少或停止。可分为完全性和不完全性两种，后者因血供尚未完全停止故可称局部贫血。动脉血管管腔狭窄、痉挛、受压等原因可导致缺血。常见心、脑缺血。缺血对机体的影响取决于缺血的程度和速度、侧支循环是否建立、组织对缺氧的耐受力以及原有血管和血液的状态。

Q

缺血相（ischemic phase）　急性心肌梗死的第一相。

缺血型 T 波改变（ischemic type T wave change）　冠状动脉功能不全所致心肌缺血出现的 T 波改变。心电图特征：T 波升、降支对称；基底部变窄；电压增高或低平，双相或倒置；ST 段与 T 波有明确的交界点。此外，常能定位并有动态改变。

缺血型 U 波改变（ischemic type U wave change）　冠状动脉功能不全所致心肌缺血出现的 U 波倒置。可孤立存在，也可与 ST-T 改变并存。心绞痛发作时，U 波倒置常是暂时的，而慢性冠状动脉功能不全则是稳定的。

缺血型 ST 段下降（ischemic type ST segment depression）　冠状动脉功能不全所致心肌缺血，尤其是急性心肌缺血出现的 ST 段下降。心电图特征：ST 段与 R 波顶点垂线交角≥90°；ST 段下降≥0.05mV；ST 段长度≥0.08s；ST 段可呈现水平型、下垂型和弓背型，随 T 波改变而有不同形态；ST 段与 T 波有明显分界点，能定位。

缺血性肠病综合征（ischemic enteropathy syndrome）　其他名称：肠缺血性绞痛、缺血性肠炎。一组小肠、结肠因各种原因导致肠系膜血流量减少，供血不足，引起肠壁营养障碍，发生肠管急性或慢性缺血性病变。轻者症状潜隐，也可毫无症状；重者表现为剧烈急性腹痛、心肺病变和强烈的胃肠排空症状，即急性肠系膜动脉闭塞三联征。

缺血性肌挛缩（ischemic contracture of muscle）　由于血管内外的原因致使血流中断，引起其所支配的肌肉缺血，导致部分肌肉坏死而发生的瘢痕挛缩。治疗：解除缺血，兼治原发疾病。

缺血性结肠炎（ischemic colitis，IC）　肠壁血液灌注不良或回流受阻所致结肠缺血性疾病。急性肠缺血综合征之一。动脉粥样硬化狭窄、血栓形成闭塞肠系膜下动脉（IMA）或其分支、各种原因引起肠血流灌注不足是病因。多见于中老年人，常位于结肠脾曲、降结肠和乙状结肠。急性结肠缺血大多为一过性、可逆性改变，少数可发生全肠壁坏死、穿孔或持续性结肠失血。突然发生痉挛性下腹痛，常伴里急后重感，一般在 24h 内排黑色或鲜红色血便。左腹部有压痛和腹膜刺激征。有明显腹膜刺激征时应及时剖腹探查。

缺血性脑血管病（ischemic cerebrovascular disease）　局部脑组织由于血液供应缺乏而产生坏死。引起老年人群痴呆的第二大原因，老年癫痫和卒中后抑郁的最常见原因。主要包括动脉硬化性脑梗死和脑栓塞。

缺血性肾病（ischemic renal disease，IRD）　其他名称：肾血管肾功能不全。单侧或双侧肾动脉主干或其主要分支严重狭窄或阻塞导致肾脏血流动力学改变，进而造成肾小球滤过率（GFR）下降、肾功能减退的慢性肾脏疾病。病因包括动脉粥样硬化、纤维肌性发育不良、大动脉炎、高血压所致肾小动脉硬化、胆固醇栓塞、肾动脉血栓、肾脏血管炎、微血管病变和移植后肾动脉狭窄等。发病可能是肾脏组织局部的慢性缺血缺氧，以及肾脏对缺氧调节功能受损，激活组织损伤通路导致纤维化。有важ证据特征为缺血性改变，累及肾小球、肾小管和肾血管。临床主要为全身动脉粥样硬化表现，高血压所引起的症状或并发症表现，肾脏典型表现为肾血管性高血压和慢性肾功能不全。临床主要根据肾动脉狭窄和慢性肾功能不全作诊断，确诊依靠选择性肾动脉造影。治疗采取肾动脉导管扩张血管成形术、肾血管重建术，药物治疗。

缺血性细胞损伤（ischemic cell injury）　常见于心、脑、肾等脏器血供中断。缺血后，细胞内缺氧，ATP 合成减少，ADP 增加，钠泵活动受抑，细胞内钠潴留，引起细胞肿胀。ADP 增加刺激糖酵解加快，酸性产物增多，pH 值下降，激活溶酶体释放水解酶。ATP 耗竭，导致膜通透性增高和线粒体功能紊乱，由于蛋白质合成减少，内质网上的多聚核糖体丢失。电镜下细胞、线粒体肿胀，空泡化，髓样小体形成，细胞膜肿胀、囊泡形成，如血供恢复以上变化可消失，恢复原来的状态。反之则进入晚期不可逆性损伤。最后由于膜、细胞骨架、氧自由基毒性作用和脂质分解产物堆积等机制导致细胞死亡。

缺血性心肌病（ischemic cardiomyopathy）　其他名称：心肌硬化、心肌纤维化、心律失常型和心力衰竭型冠心病。冠状动脉粥样硬化病变使心肌的血供长期不足，心肌组织发生营养障碍和萎缩，或反复发作局部的坏死和愈合，以致纤维组织增生所致的病变。临床特点是心脏变得僵硬，逐渐扩大，发生心律失常和心力衰竭。心电图可见心律失常和冠状动脉供血不足的变化，ST 段压低、T 波平坦或倒置、Q-T 间期延长、QRS 波群电压低等。放射性核素检查见心肌显像不佳。临床上依靠动脉粥样硬化和排除引起心脏扩大、心律失常和心力衰竭的其他器质性心脏病可诊断。治疗在于改善冠状动脉供血和心肌的营养，控制心律失常和心力衰竭。预后不佳。

缺血性心脏病（ischemic heart disease）　心肌血供不足、心肌能量消耗与冠状动脉所供应的化学能量不平衡引起的心脏损害。包括急性暂时性和慢性两种，可由器质性或功能性改变引起。最常见的是冠状动脉粥样硬化引起的冠状动脉狭窄和闭塞，此外，还有主动脉瓣狭窄或关闭不全影响冠状动脉血液灌注，以及心肌肥厚或严重贫血所致的心肌病变。临床表现为心脏增大、心力衰竭及心律失常。心电图有助于诊断，冠状动脉造影可确诊。治疗：药物改善冠状动脉供血和心肌营养，控制心力衰竭和心律失常；介入或手术治疗。

缺血再灌注损伤（ischemia-reperfusion injury）　当受压肢体解压后，血液循环重新注入缺血组织，称为缺血再灌流。如挤压时间较短，损伤轻微，则可恢复正常的循环和代谢。如挤压时间较长而严重，再灌流可造成相反的不利后果，可使氧自由基形成增加、消除减少，大量氧自由基通过血液循环可作用于心脏发生心力衰竭；作用于肺发生成人呼吸窘迫综合征；作用于肝或脑发生相应的功能障碍；甚至危及生命。

缺氧（hypoxia）　组织的氧"饥饿"状态。氧供应不足或利用氧障碍，导致组织的代谢、功能和形态结构发生异常变化的过程。是常见的病理现象，通常表现为头晕、头痛、耳鸣、眼花、四肢软弱无力，有的恶心、呕吐、心慌气短，严重的甚至窒息死亡。可分为：①空气中氧分压降低所致的缺氧；②机体发生某些病理过程所致的缺氧。往往是导致病人代谢功能障碍甚至死亡的直接原因。

缺氧后综合征（posthypoxic syndrome）　严重缺氧后出现的一系列症候群。表现为头痛、恶心呕吐、神经精神障碍、定向障碍、失语、肌痉挛、幻视、皮质盲、呼吸浅快及颅高压症状等，甚至昏迷、死亡。治疗：去除病因，对症处理。

缺氧诱导因子（hypoxia-inducible factor，HIF-1）　是在细胞增殖、细胞凋亡、肿瘤生长等过程中有重要作用的一种DNA 结合蛋白。HIF-1 有望成为癌症、心脏病、脑卒中疾病基因治疗的新靶点。

雀斑（freckle）　物理性光损伤性皮肤色素性疾病。部分病人为常染色体显性遗传疾病。青年多见，多发生于面、颈部和手背等曝光部位，呈圆形或椭圆形，针头至米粒大的褐色点。不需治疗。

雀斑样痣（lentigo）　褐色到黑褐色雀斑色素斑点。自米粒到豆大，不隆起或稍高于皮肤，表面光滑，散在，不因日晒而变黑。多发于颈部和四肢，也发于身体其他部位和黏膜处。一般于出生后即有或在儿童期出现，也可发于任何年龄。病理检查可确诊。治疗：无特殊疗法。

雀目（night blindness）　其他名称：雀盲、雀目内障、雀目晴、鸡蒙眼、鸡盲。中医病证。即夜盲症。有先、后天两种。先天者称高风雀目内障，多因先天禀赋不足所致。后天者称肝虚雀目内障，多由脾失健运所致，为疳积上目的早期病证。前者宜温补肾阳，用右归丸加减，后者宜杀虫消疳、健脾益气，用肥儿丸加减。并可用鲜猪肝入药或食用。

群集性头痛（cluster headache）　见丛集性头痛。

群落（community）　一定栖息环境中各种生物的自然集合体。如一片森林中的各种植物、动物和微生物。在群落中各种生物之间以及群落和环境之间具有食物联系和空间联系。掌握这些关系和规律，才能合理地控制生物数量，并发挥自然效益。

群体免疫（herd immunity）　见社区免疫。

群体伤害事件（mass injury incident）　因相同的致病因素，同时造成 3 个以上伤病员的事件。

R

然谷（rangu, KI 2）　其他名称：龙渊、然骨。中医经穴名。属足少阴肾经。荥（火）穴。位于足内侧缘，内踝前下方，舟骨结节下方凹陷处。主治月经不调、带下、小便不利、遗精、泄泻、咽喉肿痛、咯血等。直刺 0.5～1 寸。艾炷灸 3 壮；或艾条灸 5～10min。

染毒途径（toxicant exposure pathway）　毒理学实验中动物接触受试物的方式。常采用经口（灌胃、喂饲、食管插管等）、经皮(浸尾和皮肤涂抹等)和经呼吸道（动、静式吸入）3 种。这 3 种方式与人类生活和生产中实际接触毒物的方式相似。进行特殊试验，如毒物代谢动力学研究和诱变物的短期筛检试验时，为使实验因素简化和快速或染毒剂量准确，也采用经静脉、腹腔、肌内、皮下和皮内注射等途径。相同剂量的同一受试物经由不同途径进入机体所致毒性大小可有很大差异。其毒性由大至小一般为：静脉>呼吸道>腹腔>肌内>皮下>皮内>口>皮。

染色（staining）　用染色剂赋予微生物样品特定颜色，便于在显微镜下进行观察和识别的技术。显微制片技术步骤之一。利用各种染色剂化学性质的不同，使切片内部（即细胞和细胞间质）的不同结构分别着色，以便于观察。染色剂有酸性、碱性、中性的区别；可单独使用，也可混合使用。

染色单体（chromatid）　染色体复制后仍由同一着丝粒连在一起的两条子染色体。细胞有丝分裂中期染色体形成典型的结构，由两条染色单体组成，通过着丝粒相互连接，着丝粒向两端分别为短臂和长臂，两条染色单体各含 1 条相同的 DNA 分子。

染色单体断裂（chromatid break, ctb）　染色体两个单体中仅一个发生断裂的现象。

染色单体互换（chromatid exchange, cte）　两个或两个以上染色单体断裂和断裂后发生片段的互换。

染色单体型畸变（chromatid type aberration）　仅涉及一个染色单体上的染色体畸变。包括染色单体断裂、染色单体互换、裂隙等。

染色粒（chromomere）　由染色质丝局部凝缩形成的串珠状结构，排列在伸展的染色体上、大小可变的染色质颗粒。是由染色质纤维卷曲折叠而成。多见于减数分裂细胞期和偶线期的螺旋化程度较低的染色体；在多线染色体和灯刷染色体上也可看到。同源染色体联会时，相对染色粒之间准确配对。多线染色体的带是由许多相对染色粒融合而成的横盘。染色粒代表染色体中基因所在位置。

染色体（chromosome）　遗传信息的载体，由 DNA、RNA 和蛋白质构成，其形态和数目具有种系的特性。在细胞间期核中，以染色质丝形式存在。在细胞分裂时，染色质丝经过螺旋化、折叠、包装成为染色体，为显微镜下可见的具不同形状的小体。正常人体细胞核中有 46 条染色体，相配成 23 对，其中一对决定性别的称为性染色体，女性为 XX，男性为 XY，其余 22 对为常染色体。每条染色体上均有 2 条染色单体，借着一个着丝点彼此相连接，由着丝点向两端伸长的是染色体的臂，一般可区分为长臂和短臂，两个臂的末端都有端粒，保持染色体的稳定。根据着丝点的位置将染色体分为中央着丝点、亚中着丝点及近端着丝点染色体。一个体细胞中的全套染色体按大小、形态特点排列起来，称为核型。

染色体病（chromosomal disease）　其他名称：染色体畸变综合征。由于染色体数目、形态结构异常所致的疾病。如染色体数目的增多或减少，染色体部分断裂后重新排列时，出现倒位、重复、缺失、易位等。染色体上述的各种畸变，使所载基因发生数量上或排列顺序上的改变，使遗传物质失去正常状态而发病。前者如 21 三体综合征、先天性卵巢发育不全综合征，后者如猫叫综合征、慢性粒细胞白血病等。

染色体不分离（chromosome nondisjunction）　细胞减数分裂时成对染色体未分开的现象。它导致一个子细胞中得到两条有关染色体，另一个子细胞则缺少这一染色体。可发生于生殖细胞的减数分裂过程中或体细胞的有丝分裂过程中。如第一次减数分裂时，同源染色体配对之后不分离时进入同一极，或第二次减数分裂时二分体染色体着丝粒未及时分开，结果都可使一个配子细胞多一个染色体，另一个配子细胞少一个染色体。受精后，可产生亚二倍体或超二倍体。如果受精卵前几次卵裂时染色体不分离，则可形成嵌合体。

染色体不稳定综合征（chromosomal unstability syndrome）　染色体断裂的发生程度高、发育障碍和易发恶性肿瘤等症候群。包括：面部红斑侏儒综合征、范科尼贫血、毛细血管扩张失调症、着色性干皮病、汗管角化症、基底细胞痣综合征、色素失调症、硬皮病。

染色体重复（repeat of chromosome）　染色体断裂后，一条染色体的断片接到另一条同源染色体上，使后者发生组成重复，导致染色体结构异常。

染色体带（chromosome band）　指染色体经过一定程序处理和染色后，在普通光学显微镜或荧光显微镜下显示出的不同深浅颜色的横纹或不同强度的荧光区。各号染色体的带在数目、分布、大小和着色深浅程度或荧光强弱等特征上各不相同，即构成了各号染色体的带型。依照带型的特点不仅可以识别任何一条染色体，而且可查明一条染色体上某个区段中发生的微小结构改变，这在诊断染色体病时有重要作用。

染色体倒位（inversion of chromosome）　一条染色体发生两次断裂，中间的断片颠倒位置重接，即形成染色体倒位。两个断裂点发生在同一臂内所形成的倒位为臂内倒位；两个断裂点分别发生两个臂上所致的倒位为臂间倒位。

染色体多态性（chromosome polymorphism）　其他名称：染色体异态性（chromosome heteromorphism）。正常人群中经常可见到的个别染色体上的微小变异。表现为同源染色体大小、形态或着色等方面的变异。一般涉及在遗传上不活跃的含高度重复 DNA 的结构异染色质区。包括结构上或带纹着色的强度上，在两条同源染色体上表现出明显的差异，这些微小的恒定变异是按照孟德尔遗传定律遗传，但通常不具有表型效应或病理意义。

染色体畸变（chromosomal aberration）　突变的一种类型。包括缺失、重复、倒位、易位等结构异常，以及整倍体和非整倍体等数目变异。结构的改变包括染色体某些片段的缺失，某些同源片段的重复，染色体片段作 180°颠倒的倒位，或非同源染色体交换某些片段的易位等；数目的增减包括染色体组数的改变及个别染色体数目的改变。畸变可自然发生，亦可由人工诱发引起。

染色体检查（chromosome examination）　其他名称：核型分析。确诊染色体病的主要方法。随着显带技术的应用及高分辨染色体显带技术的出现和改进，能更准确地判断和发现更多的染色体数目及结构异常综合征。染色体检查标本的来源主要有外周血、绒毛、羊水中胎儿脱落细胞和脐血、皮肤等各种组织。

染色体结构畸变（chromosomal structural abnormality）　染色体由于某种原因而发生的自身结构的异常改变。包括缺失、倒位、重复、易位，以及形成环形染色体和等臂染色体等。此类畸变可自然发生，亦可由人工诱发引起。

染色体桥（chromosome bridge）　见双着丝粒桥。

染色体缺失（deletion of chromosome）　染色体发生断裂后，断片未能重接所致。如一条染色体的臂发生断裂未重接，而形成一条末端缺失的染色体和一个无着丝粒的断片，此为末端缺失；另一种是一条染色体同一臂发生两次断裂后，近侧断端与远侧断端重接，中间断片丢失而形成中间缺失。

染色体数目畸变（numerical abnormalities of chromosomes）指染色体数目出现不正常改变。见染色体组。

染色体型畸变（chromosome type aberration）　涉及两个染色单体上相同位点的染色体畸变。包括末端缺失、微小体、无着丝粒环、着丝粒环、倒位、相互易位、双着丝粒体和多着丝粒体等。

染色体学说（chromosome theory）　关于染色体在生物遗传过程中作用的理论。该学说认为生物在形成配子进行减数分裂的过程中，同源染色体之间可发生联合和分离，结果每个配子只能得到同源染色体中的一条，而进入同一配子的非同源染色体则可随机组合。例如AA′为一对同源染色体，BB′为另一对同源染色体，在进行减数分裂过程中，A与B、A与B′、A′与B、A′与B′有均等机会组合到一个配子中去。有时几对性状在后代遗传中并不表现为自由组合，而是联合在一起遗传给后代。这一学说为分离定律、自由组合定律和基因的连锁互换定律提供了细胞学基础，有着重要的理论及实际意义。

染色体异常（chromosome abnormalities）　染色体的数目或结构异常。可发生于常染色体也可发生于性染色体。染色体数目的异常或染色体结构的畸变都能引起染色体病。

染色体易位（chromosome translocation）　两条染色体断裂后，相互交换染色体的远侧部分而形成的染色体畸变。有时交换是不完全的，还可以产生一对无着丝粒断片。染色体易位包括相互易位、整臂移位、罗伯逊易位、着丝粒融合、串联易位和插入易位。其中相互易位是临床上较常见的染色体畸变。

染色体综合征（chromosome syndrome）　由于染色体的畸变，基因发生紊乱，导致个体结构和功能方面的异常，在临床上有一大组多种表现形式的综合征。染色体畸变的形式可表现为：染色体数目异常；染色体结构异常；嵌合体，即一个个体出现两个以上细胞系的核型。

染色体组（genome）　单倍体细胞所含有的整套染色体。雌雄配子结合发育成的个体有两个染色体组，称为二倍体（2n）。例如人的正常体细胞中有46条染色体（2n），其中23条（n）来自母体，23条（n）来自父体。以二倍体为标准，所出现的染色体单条、多条或成组的增减统称为染色体数目畸变，包括多倍体、非整倍体和嵌合体几种类型。

染色体组型（karyotype）　见核型。

染色质（chromatin）　真核细胞分裂间期的细胞核内由DNA、组蛋白、非组蛋白及少量RNA组成的线性复合结构。易被碱性染料着色。在间期细胞核内，染色质为直径约25nm（250Å）的染色质纤丝，其基本单位是核小体。染色质在核内分布不均匀，松散且着色浅者为常染色质，致密且着色深者为异染色质。细胞分裂时，染色质纤丝盘旋折叠而成色体。

X染色质（x-chromatin）　决定雌性性别的染色质。人类X染色质直径约$1\mu m$，呈半圆形或三角形，位于核膜内表面。女性二倍体细胞X染色质数为细胞X染色体数减去1，正常女性有一个X染色质。

Y染色质（Y chromatin）　决定雄性性别的染色质。是Y染色体长臂远端的一部分，普遍存在男性细胞中，大小约$0.3\mu m$。细胞中Y染色质数目和Y染色体数相同，可借以鉴定性别。

染色质边集（chromatin margination）　染色质沿核膜内层凝集聚成致密片块而核中心部分的染色质消失。在缺氧、中毒、感染和放射线照射等情况下，都能使细胞出现这种变化。

染色质小体（chromatin bodies, nuclear particles, Howell-Jolly bodies）　其他名称：豪-周小体。呈圆形，直径约为$1\sim2\mu m$，染紫红色，位于成熟或幼红细胞的胞质中，可为一个或数个，已证实它是细胞核的残余物。见于巨幼细胞贫血、溶血性贫血及脾切除术后。

染苔（colored fur）　其他名称：假苔。中医舌诊内容之一。舌苔被食物或药物所染而改变了原来的颜色。如食橄榄、杨梅可染为黑苔，食枇杷可见黄苔。诊察时须加以注意，排除假象。

桡动脉（radial artery）　肱动脉的两大分支之一。平桡骨颈高度分出后与桡骨平行下降，经桡侧腕屈肌腱的桡侧，至桡骨下端绕桡骨茎突，经拇指3个长肌腱深面至手背，穿第1掌骨间隙潜入手掌深部分出拇主要动脉后，其末端与尺动脉掌深支吻合，形成掌深弓，桡动脉下段在桡骨下端前方的位置较浅，可摸到其搏动，为临床切脉的部位。它的主要分支有：①掌浅支；②拇主要动脉。

桡骨（radius）　位于前臂外侧的一块骨。可分为体及上、下两端。上端为扁圆形的头，以其上面参与肘关节的组成，而以其周缘与尺骨构成桡尺近侧关节。下端粗大，其下面参与腕关节的组成，其内面与尺骨下端相接，构成桡尺远侧关节。由于桡、尺两骨上下端之间均有关节，桡骨可以尺骨为纵轴而作$140°\sim160°$的回旋运动，即前臂和手的旋前运动和旋后运动。旋前运动指桡关节弯曲成直角时前臂和手掌向下的旋转，旋后运动指手掌向上的旋转。这样就大大增加了手的活动范围。

桡骨茎突骨折（fracture of radial styloid process）　桡骨下端的一种骨折。局部肿胀严重，有皮下淤血、关节内积血、活动受限。X线片可明确诊断。有移位者应及时准确复位，恢复关节面的平整。如复位不稳定，可用骨内针固定。

桡骨茎突狭窄性腱鞘炎（stenosing tenosynovitis of radial styloid）　发生在拇长展肌和拇短伸肌腱鞘的炎性病变。由于拇长展肌和拇短伸肌与腱鞘间反复摩擦而有水肿、增生和粘连所引起。桡侧疼痛，提重物时乏力、疼痛加重。握拳尺偏试验阳性。治疗：早期用曲安奈德（确炎舒松-A）加利多卡因溶液，作局部鞘管内注射。如无效或反复发作，可作腱鞘切开术。

桡骨膜反射（radial periosteal reflex）　其他名称：桡反射。深反射的一种。反射中枢在颈髓$5\sim6$节，由桡神经传导。如传入神经或反射中枢有病变，此反射可减弱或消失；如大脑皮质运动中枢或此反射中枢以上运动传导束有病变或神经系统处于过度兴奋状态，则反射亢进。

桡骨头半脱位（subluxation of head of radius）　桡骨头部分离开关节对合关系。多见于5岁以下的儿童。当穿衣、行走跌倒或上阶梯时其手被握住，用力向上牵拉，前臂并有旋转时，桡骨头可向下自环状韧带内滑出，并可向前、向桡侧移位，将环状韧带夹在肱骨小头和桡骨头之间造成半脱位。治疗：手法复位。

桡骨头骨折（fracture of head of radius）　桡骨头部骨的连续性或完整性中断。跌倒时，肘关节伸直，前臂处于旋前位，手掌着地，暴力由桡骨下端向上传达，使桡骨头冲击肱骨小头，前者被挤压而发生骨折。

桡骨头切除术（resection of head of radius）　通过肘后外侧暴露切除桡骨头的手术。以改善肘关节和前臂功能。用于成人的桡骨头粉碎性骨折超过1/3周径或陈旧性桡骨头脱位有功能障碍者。

桡骨下端骨骺分离（epiphyseal separation of distal end of radius）　桡骨远端的骨骺向背侧移位。因跌倒时手掌着地所致。常伴有一小块干骺端的骨片撕脱。多见于$6\sim10$岁儿童。治疗：复位后用夹板或石膏托固定。

桡骨下端骨骺损伤（epiphyseal injury of distal end of radius）　桡骨下端骨骺挤压伤。因跌倒时前臂和背屈的手成直角所致，可导致桡骨下端生长阻滞而发生桡尺远侧关节脱位和桡侧倾斜畸形。治疗：外敷活血止痛药，三角巾悬吊。

桡骨小头半脱位（subluxation of capitulum radii）　其他名称：牵拉肘。主要是当肘关节伸直、前臂旋前位时，前臂突然受到纵向牵拉所致。多发于4岁以下幼儿，男孩多于女孩，左侧多于右侧。伤后小儿出现耸肩、肘略屈、前臂旋前贴胸不能屈肘。牵拉前臂屈肘时疼痛。治疗：手法复位，颈-臂三角巾悬吊2天。

桡骨小头骨折（fracture of capitulum radii）　桡骨小头受肱骨小头的冲击而产生的一种骨折。可形成裂纹、塌陷、粉碎3种类型骨折。表现为桡骨小头周围肿胀并明显压痛，前臂旋转运动受限。可手法复位，辅以夹板或石膏固定。若复位不满意，则考虑桡骨小头切除。

桡管综合征（radial tunnel syndrome） 见旋后肌综合征。

桡神经（radial nerve） 由臂丛后束发出的一条粗大分支，在肱三头肌深面绕肱骨的桡神经沟向下外走行，至肱骨外上髁前方分成浅深两支至前臂，终支分布于手背和手指。主要支配上臂和前臂的伸肌和背侧面的皮肤，以及手背桡侧和桡侧两个半指背侧面的皮肤。肱骨中部骨折时，桡神经易受伤，运动障碍表现为肘、腕不能伸直，不能外展拇指等。感觉障碍以手背桡侧半明显。

桡神经麻痹（paralysis radialis） 因桡神经损伤所发生肘及膝的某些肌肉的瘫痪。为外伤和血液循环障碍所致。桡神经低位损害者，表现为腕下垂，手指的指间关节（拇指除外）仍能伸展，手背和桡侧3个半手指背面（末节除外）的皮肤感觉障碍；桡神经高位损伤者，除有上述症状外，还有肘关节无力等。治疗：针刺等方法。

桡神经损害（radial nerve injury） 可见于肱骨干骨折、昏迷、全身麻醉、深睡或酒醉时。臂丛神经损伤时亦可受累。高位损害时上肢全部伸肌麻痹，较低位损害则表现为不完全麻痹。感觉障碍仅见前臂外侧及拇指、示指桡侧一小区。治疗：针对病因进行药物或手术治疗。

桡腕关节（radiocarpal joint） 其他名称：腕关节。由桡骨的腕关节面和尺骨头下方的关节盘组成的关节窝与手舟骨、月骨和三角骨的近侧关节面组成的关节头构成的结构。可做屈、伸、内收、外展和环转运动。

绕核性白内障（perinuclear cataract, zonular cataract, lamellar cataract） 其他名称：板层白内障。先天性白内障的一种。累及双眼，在透明的晶状体核周围包绕着混浊的晶状体皮质。正面观可见晶状体有菊花瓣样排列的白色纤维束骑在带形混浊区的赤道部上。治疗：根据混浊范围，决定手术方式。

绕射（diffraction） 在超声传播中，当障碍物直径小于1/2波长时，超声即越过此障碍物而继续前进。这一现象叫做绕射。在超声诊断中，应力求使波长小于探测对象，以克服绕射现象，提高分辨力。

热（hot） 中医术语。①热邪。六淫中与火同一属性的致病因素。②热证。辨证的八纲之一，由各种原因引致阳气亢盛的病证。阳盛则热。③治疗方法。温法或祛寒法。④药物寒热温凉的四气之一——热气。具有扶阳气，祛寒邪等作用，治疗寒证。

Q热（Q fever） 由贝纳柯克斯体所致的急性传染病，自然疫源性疾病。家畜为主要传染源，经吸入或消化道等途径感染人体。起病缓急不一，可有急性发热、头痛、肌痛、无皮疹，咳嗽、咳血丝痰和肺部干湿啰音，胸片颇似支原体肺炎。可发生心肌炎、脑膜脑炎和肝功能损害等。动物接种检出病原可确诊。广谱抗生素治疗有效。

热痹（heat type of arthralgia） 其他名称：脉痹。中医病名。指热毒流注关节，或内有蕴热，复感风寒湿邪，与热相搏而致的痹证。以湿热或风、寒、湿邪化热，侵犯关节而发病。症见关节红肿热痛、发热、烦闷、口渴。舌苔黄燥、脉滑数。治以清热祛邪，宣痹止痛。宜白虎加桂枝汤、宣痹汤。

热病（febrile disease） 中医病名。①泛指一切外感热性病，意同广义的伤寒。②指伤寒病五种疾患之一。伤寒有五，有中风，有伤寒，有湿温，有热病，有温病。③指夏季伏气所发的暑病。伏气所发者，名为热病；而以暴感而病者，仍名曰暑病。④指五脏热病。即肝热病、心热病、脾热病、肺热病、肾热病等。⑤《灵枢》篇名。该篇主要论述各种热病的症状、诊断、治疗和预后等，故名。内容列举了59个治疗热病的穴位和热病刺病的兼症。同时对偏枯、痱、胸满、喉痹等症治也作了简述。

热病性疱疹（fever blister） 单纯疱疹Ⅰ型病毒引起的急性感染。有发热等急性上呼吸道感染症状。口角、唇缘、鼻孔周围的黏膜与皮肤交界处和邻近皮肤出现痛痒的红色小水疱，数天后干燥、结痂、脱落、愈合。一般自愈。免疫功能低下病人，疱疹破溃后病变常蔓延至口腔。

热喘呼吸（heat panting breath） 犬在高温环境下进行的一种频率较快的呼吸运动。当环境温度高于体温时，汗腺分泌汗液，汗液在皮肤表面蒸发成为散热的极好形式。犬虽然有汗腺结构，但在高温下也不能分泌汗液，而以热喘呼吸经呼吸道增加蒸发散热。

热疮（herpes simplex） 其他名称：热气疮。俗名燎疱。中医病名。①热病后生于口周及颜面的疱疹性皮肤病。由风热外感，或肺胃积热上蒸所致。易发生在上唇、口角和鼻孔周围，也可发生在颜面。患处皮肤出现密集簇集的小水疱，形如粟米，或如小豆，疱液澄清，渐变混浊，自觉瘙痒灼痛，约1周消退，愈后常可复发。治宜清热解毒。内服黄连解毒汤，外涂黄连膏或金黄膏。相当于单纯疱疹。②泛指发生于暑季的小疮。

热带口炎性腹泻（tropical sprue） 其他名称：热带脂肪泻。空肠中细菌过度繁殖引起黏膜结构和功能改变，后期可发生吸收不良的疾病。原因不明，流行于热带。按病因分为寄生虫性（即贾第虫病）及非寄生虫性（热带口炎性腹泻）。表现为口炎、舌炎和腹泻、脂肪泻、巨细胞性贫血、多种营养素与维生素缺乏等。应予抗生素、维生素B_{12}、叶酸等治疗。

热带利什曼原虫（Leishmania tropica） 利什曼原虫的一种。为皮肤利什曼病（东方疖）的病原体。形态和生活史类似杜氏利什曼原虫，其无鞭毛体寄生在皮肤的巨噬细胞中。流行于非洲、拉丁美洲、近东、印度及中亚细亚，传播媒介是白蛉。

热带脾大综合征（tropical splenomegaly syndrome） 原因未明的脾大所导致的一组病征。多见于疟疾流行区域，女性居多。表现为疲乏无力、脾大及贫血。血中找不到疟原虫。予氯喹治疗。

热带嗜酸性粒细胞增多症（tropical eosinophilia） 见热带性肺嗜酸性粒细胞浸润症。

热带性肺嗜酸性粒细胞浸润症（tropical pulmonary eosinophilia, TPE） 其他名称：热带嗜酸性粒细胞增多症、瓦因加滕综合征。以长期肺部嗜酸性粒细胞浸润和嗜酸性粒细胞极度升高为其特征的肺部疾病。为潜隐性丝虫病，多见于东南亚、非洲、南美洲地区。男多于女，20～40岁发病者较多。发病与丝虫感染和过敏有关。起病缓慢，有咳嗽和哮喘样发作伴黏液或脓性痰，呼吸困难和血中嗜酸性粒细胞明显增多为特征，有时痰中带血，低热、乏力、食欲减退和体重减轻。病程迁延，可长期不愈达数年之久。典型的临床症状和实验室检查周围血中嗜酸性粒细胞极度增加有助于诊断。治疗：用乙胺嗪、卡巴肿、左旋咪唑。

热带性痉挛性截瘫（tropical spastic paraplegia, TSP） 其他名称：嗜T淋巴细胞性病毒相关脊髓病（HAM）。因在中美洲的哥伦比亚和日本鹿儿岛有报道，故得名。主要临床特征为：起病缓慢，逐步进展的双下肢步行困难，伴排尿不畅。神经系统体格检查可见两下肢肌张力增高，腱反射亢进，两侧病理锥体束征阳性。脑脊液细胞高倍显微镜下可见巨大淋巴性白血病样细胞。本病预防重于治疗，预防营养不良，控制性病传播。

热岛（heat island） 其他名称：热岛效应、城市热岛、城市热岛效应。城区气温高于郊区的现象。主要是由于城区人口稠密，工业集中，建筑物密度大、交通发达、地面干燥等因素造成的。其效应强度用城区与郊区平均气温之差表示。一般大城市年平均气温比郊区高0.5～1℃。热岛效应可造成局部地区气象异常，也会影响城区污染物扩散，加重城市污染。

热电偶（thermocouple） 其他名称：温差电偶。根据温差电效应，将两种不同材料的金属丝（如铜和康铜）在端部连接在一起组成的一种装置。是温差电池和温差电偶温度计的主要部件。可用来测高温、生物体各处的温度，或测有毒物质的温度。

热分析法（thermometric method） 利用物质在加热过程中发生的相变（熔化、冷凝、升华、沸腾）或发生的脱水、分解、氧化、还原等物理或化学变化进行定性、定量分析。

热敷法（fomentation） 理疗方法之一。利用一定温度（一般

R

约在50℃)的热水袋或湿热毛巾敷在病变部位的皮肤上以增加局部血液循环，促进组织内渗出液的吸收和帮助炎症反应的消退。热敷常用于软组织发炎或血肿（指流血已经停止）等情况。

热辐射（thermal radiation, heat radiation） 由于物体内部带电粒子热运动而引起辐射电磁波的现象。在任何温度下，对任一物体来说，带电粒子的热运动总是存在的，所以热辐射是一个普遍现象。温度愈低，物体单位时间单位面积辐射的能量愈少。辐射愈强，波愈长。一个物体向周围发出辐射能的同时，也吸收周围物体所放出的辐射能。

热疳（heat type of malnutrition） 其他名称：肥热疳。中医病证名。疳疾湿热侵入肌肤的一种证型。由夏季断乳不当，脾胃虚弱，湿热浸淫肌肤所致。症见鼻下赤烂、头疮湿痒、五心烦热、掀衣气粗、渴饮冷水、烦躁卧地、肚热脚冷、潮热往来、肌瘦腹胀等。治宜清热化湿、消积导滞。

热环境（thermal environment） 太阳辐射、气温、周围物体的表面温度、相对湿度和气流速度等物理因素构成的环境。是影响人体冷热感觉的环境热特性。包括天然热环境和人工热环境，前者由天然环境接收太阳辐射的热特性所形成，后者由室内环境的热特性所形成。

热霍乱（heat type of diarrhea-vomiting syndrome） 其他名称：热气霍乱。中医病证名。吐泻骤作而兼见热证。多因感受暑热湿浊之邪，或内伤饮食厚味，郁遏中焦所致。症见心腹绞痛、上吐下泻、烦闷扰乱、昏不知人。夹有停滞者，更兼吐下皆有酸臭味。脉多见洪数。治宜清热化湿、辟秽泄浊。方如连朴饮、燃照汤。

热激红斑（erythema abigne） 长期受到热辐射所致的毛细血管扩张性红斑或色素沉着。见于炉火取暖，理疗或长期从事高温作业的司炉工人。在身体接受辐射的部位，初起为暂时性红斑，长期接触后，红斑逐渐加深，呈持久性毛细血管扩张性网状暗红斑，伴色素沉着，停止接触热源后皮损可逐渐消退。

热价（thermal equivalent） 其他名称：卡价。1g营养物质完全燃烧时所释放的热量。糖是17.2J/g，脂肪是38.9J/g。蛋白质在体内与体外燃烧的终产物不同，因而产热量不同，体内为17.2J/g，体外为23.4J/g。

热结节（hot nodule） 甲状腺扫描图像上放射性密度明显地高于周围组织的区域。说明该处浓聚^{131}I的功能高于周围甲状腺的组织。

热结旁流（retention of heat-evil with watery diarrhea） 中医病证。指阳明腑实，肠内燥屎闭结，而时泻臭水者。大便秘结不通，但有时有秽臭的粪水从燥结的大便块旁流出，而大便块仍未泻出。此时病人仍兼有腹胀、腹痛、身热、口干、口臭等热积肠胃之证。治宜峻下热结，用大承气汤加减。

热结膀胱（retention of heat-evil in the bladder） 中医证候。膀胱被邪热困扰，出现血热相搏的实证。膀胱位于下焦，为足太阳经之府，如果伤寒太阳病不解，在表之邪热随经深入下焦，与血相结于膀胱，症见下腹部硬满、拘急不舒、发热而不恶寒、神志如狂等症，称为热结膀胱。治宜用桃核承气汤，出自《伤寒论》。

热结胃肠昏迷（coma due to retention of heat in the gastrointestinal tract） 中医病证。症见发热、躁扰不宁、谵语神昏、大便秘结、腹部胀满、按之坚硬、口舌干燥、气粗喘满、舌苔焦黄起刺、脉沉实有力。治宜通腑泄热，可用大承气汤。

热结下焦（heat-evil accumulating in the lower warmer） 中医病机。这里所说的"下焦"，是指大肠、小肠、膀胱等脏器。邪热困扰，结于下焦，可使这些脏器功能障碍，尤以膀胱受伤更甚，可见下腹胀满、大便秘结、小便涩求或尿血，甚则小腹硬满拒按、狂躁不安等症。

热痉挛（heat cramp） 高温作业时因大量出汗损失氯、钠、钾等离子而引起的以肌肉痉挛为主的疾病。痉挛以四肢（尤以腓肠肌）、咀嚼肌及腹肌等经常活动的肌肉为多见。轻者不影响工作，重者剧痛难忍，体温多正常，神志清醒。治疗原则为纠正水盐代谢紊乱，可静脉滴注生理盐水。预防措施应着重在降低环境温度和补给充分的含盐清凉饮料。

热厥（cold extremities due to heat-evil） 中医病证。厥证之一。①指邪热过盛，阴分不足所致的厥证。症见手足心热、身热、溺赤等。②指因邪热过盛，阳郁于里不能外达的厥证。症见初病身热头痛，继则神志昏聩，手足厥冷，脉沉伏按之滑，或畏热，或渴欲饮水，或扬手掷足，烦躁不得眠，胸腹灼热，便秘尿赤等。治宜通郁热。

热拉尔-马尚征（Gerard-Marchant sign） 硬膜外血肿的征象。表现为头颞顶区的疼痛和肿胀。

热力灭菌法（heat sterilization） 用高温杀死细菌的方法。其原理是高温使细菌蛋白质凝固变性，酶失去活性，核酸被破坏，新陈代谢障碍，引起细菌死亡。大多数无芽孢细菌经58~60℃，30~60min加热处理可以死亡，100℃处理可以立即死亡。此法广泛应用于医药卫生及日常生活中。

热利诺综合征（Gélineau syndrome） 见发作性睡病。

热量计（calorimeter） 通过测量机体O_2耗量来测定能量代谢率的装置。由记纹鼓、描笔、口瓣以及带有CO_2吸收装置并充满O_2的呼吸室等部分组成。

热疗（heat therapy, hot curing） 以热为因子进行治疗的方法。包括蜡疗、红外线治疗、湿热治疗、干热治疗。干热治疗有热水袋、烤灯等。湿热治疗有热湿敷、热水坐浴、温水浸泡等。热疗可增加胶原结缔组织的延展性，改善局部血液循环和组织代谢，增强神经-肌肉功能等。可以促进炎症的消散和局限，减轻疼痛，减轻深部充血。未明确诊断的急性腹痛、面部危险三角区的感染、各种脏器出血、软组织损伤或扭伤的初期（48h内）以及昏迷、感觉异常者、皮肤病等都不宜使用热疗法。

热淋（heat type of stranguria） 中医病名。淋证之一。因湿热蕴结下焦而成。主症为小便短、数、热、赤、涩、痛，并可伴有寒热、腰痛、小腹拘急胀痛、烦渴等，甚者尿中带血。治宜清热利湿为主。常用瞿麦汤、八正散。

热秘（heat type of constipation） 其他名称：阳结。中医病证。热结大肠引起的便秘。症见便秘而身热面赤、肠胃燥结，伤寒邪热传里，或肠胃素有积热、恶热、口渴喜冷、口燥苔黄、脉滑数。治宜清热攻下之法。

热迫大肠（large intestine attacked by heat-evil） 中医病机。指急性、热性的腹泻病变。由于热邪下迫大肠，大肠传导失常所致。症见腹痛、泻下如注、粪便黄臭、肛门灼热、小便短赤、舌苔黄腻、脉滑数等。

热熔法（fusion method） 制备栓剂常用的方法。将一定量的基质加热熔融后与药物细粉逐渐均匀混合，注入已涂有润滑剂的栓剂模中，经冷却、凝固而成。

热入心包（heat attacking pericardium） 中医证候名。温热病内陷营血阶段的证型之一。症见高热、神昏、谵语，甚则迷不醒、四肢厥逆或见抽搐等。可见于各型脑炎、化脓性脑膜炎、大叶性肺炎、中毒性痢疾、中暑等急性热病的极期。治宜清心开窍，可选用安宫牛黄丸、至宝丹、紫雪丹等。

热入血室（heat attacking blood chamber） 中医证候名。指妇女在经期或产后，感受外邪，邪热乘虚侵入血室（指冲脉或肝或子宫），与血相搏所出现的病证。症见下腹部或胸胁下硬满，寒热往来，白天神志清醒，夜晚则胡言乱语、神志异常等。

热伤神明（mental disorder caused by heat-evil） 中医病机。热性病因高热而出现神志症状的病变。主要证候有高热、神昏、谵语，甚则昏迷不醒，证同热入心包。但是，热入心包是指病变部位，热伤神明是针对神志症状而言。

热射病（heat-stroke） 在高气温、强热辐射或伴有高气湿的环境下，机体散热受到障碍，体内蓄热过多而引起的疾病。临床表现主要特点为高热及中枢神经系统症状，多数病例骤起昏迷，肛温可达41℃以上，开始大汗以后出现汗闭，皮肤灼热发红，脉搏快而无力，呼吸表浅，严重时可出现昏迷。急救治疗首先要着重降低体温，防止循环衰竭，预防措施应着重降低环境温度。

热深厥深（coldness of extremities varying with the virulence of heat-evil） 中医病机。热厥证的一种征象。指邪热越深入，四肢厥冷的症状越重，皆因阳气被遏、邪气内闭所致。属真热假寒证。热证发展到病情严重时，可出现外部症状与内在疾病本质不一致的情况。温热病如高热持续不退，突然出现手足厥冷，昏迷不知人事，这是由于正伤邪伏，阳气被邪热阻抑，不能向四肢透达的缘故，称为热厥。热邪越深伏，则手足厥冷的程度越严重。

热盛风动（wind syndrome resulting from hyperactivity of heat-evil） 其他名称：热极生风。中医病机。指温热病的高热期出现壮热、昏迷、筋脉强急、抽搐，甚则角弓反张等症状。多因邪热炽盛、伤及营血、燔灼肝经所致。病在未发展为衰竭之前，多属实证。临床多见于小儿高热惊厥、流行性脑脊髓膜炎、乙型脑炎、中毒性痢疾、败血症等。

热实腹痛（abdominal pain due to sthenic heat） 中医病证。热邪积结于腹部引起的腹痛。症见腹痛拒按、胀满不舒、大便秘结、烦渴引饮、小便黄短、舌苔黄腻、脉洪数。治宜清热攻下，可用大承气汤。

热实结胸（accumulation of heat-sthenia in chest） 其他名称：实热结胸、热结胸。中医病证。指邪热伏饮搏结胸膈的病证。症见脘腹胀满硬痛、发热烦渴、懊恼、昏闷、口燥便秘、脉沉滑等。治宜开结泄热，可用三黄泻心汤、大结胸汤等。

热适应（heat adaptation，heat acclimatization） 人在热环境下工作一段时间后产生的对热负荷的适应能力。主要表现在体温调节、水盐代谢、心血管功能等方面的改善。热适应者在高温环境下劳动时代谢率下降，产热率少，体温调节能力提高，排汗量增加。热适应后，对热的耐受力增强，这不仅可提高高温作业时的劳动能力，也可有效地防止中暑，经常锻炼可使耐热力提高。热适应存在着个体差异，且有一定的限度，故不能以此放松防暑保健工作。

热舒适（thermal comfort） 大多数人对客观热环境从生理和心理方面都感到满意的状态。影响人体热舒适的主要因素是空气温度、平均辐射温度、相对湿度、气流速度以及人体衣着量等。

热衰竭（heat exhaustion） 中暑的临床表现之一。在高热环境下病人出汗过多和心血管功能紊乱，引起低血容量和低盐血症，临床表现主要为虚脱者称热衰竭。体内常无过量热蓄积，故常无高热。病人先有头痛、头晕、恶心，继有口渴、胸闷、脸色苍白、冷汗淋漓、脉搏细弱或缓慢、血压偏低，可有晕厥，并有手、足抽搐，重者出现循环衰竭。

热水袋（hot water bag） 保暖或热疗用的橡皮袋。常用于干热疗法和保暖。将热水袋盛热水 1/3～1/2 满（水温在 60～70℃，而老、弱、婴幼儿及昏迷病人不超过 50℃），上面包一布套，放在局部，使局部血管扩张充血，改善血液循环，促进炎症的消散或局限；解除浅表组织的紧张和痉挛性疼痛；冬季对危重、老弱、小儿及末梢循环不良的病人进行保暖，促进血液循环，使病人舒适温暖。

热嗽（heat-type cough） 中医病证。咳嗽显现热证的一种证型。由邪热熏于上焦，客于肺经，使津液内燥，搏于咽嗌，喉咙不利，随其呼吸而咳嗽也。证见热嗽，咽喉干痛，鼻出热气，其痰嗽而难出，色黄且浓，或带血缕，或带虹腥臭，或坚如蛎肉。治宜清肺化痰止咳，可用桑杏汤加减。

热污染（thermal pollution） 人类活动使局部环境或全球环境发生增温，对人类和生态系统产生不良影响和危害的现象。排放大量废气，改变大气的组成，改变太阳辐射和地球辐射通过率；改变地表状态，改变其反射率，影响地表和大气之间热交换过程；直接向大气、水体释放热量等是影响环境热平衡的过程，是形成环境热污染的主要因素。

热无犯热（medicines of heat nature should be avoided in summer） 中医治则。指季节用药的一般规律。意思是在炎热夏季，如果没有寒证，就不要随便使用热药，以免伤津化燥。但如果确属表寒证，则不在此例。语出《素问·六元正纪大论》。

热限（temperature limits） 当作用于人或动物机体的致热原的量达到一定水平后，再增加致热原的剂量，发热反应不再增强的现象。是机体对调节性体温升高的自我限制，以防止体温的无限制上升而危及生命，因而是十分重要的稳态调节

机制。其形成的机制，目前尚不清楚。

热象图法（thermography） 利用对人体红外辐射扫描成像原理研究人体表面温度的分布以诊断疾病。一种无接触测体表温度技术。已用于乳腺癌诊断和其他与体表温度分布有关的疾病的诊断。

热象图仪（thermograph） 其他名称：医用红外热象仪。红外线动态显像摄影装置。当机体通过红外线辐射散热时，因体表各部温度不同，其红外线辐射程度不一，故利用本机可获得热的不同分布图像。用于浅表肿瘤、糖尿病并发症、血管和脑神经疾病的检查诊断；观察器官移植后的排斥反应及断肢再植、烧伤植皮后的成活和功能恢复情况；也用于潜水、航天、高山生理研究。

热哮（heat type of asthma） 中医病证。哮证之一。哮证发作时显现热证的一种证型。指肺热炽盛、痰壅气升所致的哮吼。多在夏月火旺盛时发作。症见哮喘痰鸣、烦热烦渴、身热气粗、咳痰黄稠、面红、口渴喜饮、舌红苔黄、脉数等。治宜清肺泄热，佐以顺气化痰，如桑白皮汤，白虎汤加黄芩、枳壳、栝蒌等药。

热邪（heat pathogen） 中医病因。易导致阳热性病证的邪气的总称。与火邪同类，但较轻，常火热并称。致病多见发热息粗、红肿、嫩痛、便秘等。

热邪阻肺（stagnation of heat-evil in the lung） 中医病机。指热邪壅阻于肺，发生高热咳喘的病机。多由温热之邪从口鼻而入，或风寒、风热入里从阳化热，内壅于肺所致。主要症状有发热、咳嗽、痰稠色黄或痰中带血，甚则呼吸急促、鼻翼扇动、胸胁作痛、烦躁不安、大便干燥、小便短赤、舌边尖红、苔黄干、脉洪数或弦数。多见于支气管炎、肺炎等呼吸道感染疾患。

热泻（diarrhea due to heat-evil） 其他名称：热泄、火泻、火泄。中医病证。泄泻的一种类型。因热迫大肠、热邪蕴蒸、传导失职而致泻。症见肠鸣腹痛，痛泻阵作，泻下多黄色稠黏，或注泻如水，或米谷不化，肛门灼痛，后重不爽，口渴喜冷，小便赤涩，脉数。治宜清热泻火，可用黄芩汤、柴葛芩连汤。

热性惊厥（febrile convulsion，FC） 中医术语。小儿时期较常见的中枢神经系统功能异常的紧急症状，由发热引起的癫痫发作。大多由于各种感染性疾病引起（但不包括颅内感染引起的急性惊厥），典型表现为意识突然丧失，多伴有双眼球上翻、凝视或斜视，面肌或四肢肌强直、痉挛或不停地抽动。发作时间可由数秒至几分钟，有时反复发作，甚至呈持续状态。严重的可出现神经系统的后遗症。

热压灭菌器（autoclave） 其他名称：高压蒸汽灭菌器。耐蒸加压灭菌的器具。种类很多，外形不一，均密闭耐压，有排气口、安全阀和压力表等部件。常用的有手提式、卧式和立式。

热压伤（hot pressure injury） 热烧伤和挤压伤的复合伤。常见于手和前臂。除烧伤外，肢体肿胀明显，早期剧痛。严重者肢端循环不良，伴有休克。按烧伤处理，挤压伤及早手术。

热因热用（treating pseudo-heat diseases with drugs of hot nature） 中医反治法之一。指用热性药物治疗真寒假热之法。其实质仍然是针对疾病的本质进行治疗。这种方法对假象来说就是以热治热的热因热用。如病人四肢逆冷、下利清谷、脉沉细、面颊浮红、烦躁、口渴不欲饮，其中四肢逆冷、下利清谷、脉沉细是真寒，面颊浮红、烦躁、口渴是假热，用白通汤（葱白、干姜、附子）加猪胆汁煎汤冷服。

热原检查（pyrogen test） 保证输液剂质量的一种措施。检查输液剂中有无致热物质。通常用动物实验，目前均用家兔法（见《药典》）。近来有用鲎试剂进行热原试验，灵敏度虽高，但可靠性尚无结论。

热原（pyrogen） 其他名称：致热原。细菌合成的一种注入人体或动物体内能引起发热反应的物质，如脂多糖。热原耐高温，高压蒸汽灭菌（121℃，20min）亦不被破坏，250℃高温干烤才能破坏热原。用吸附剂和特殊石棉滤板可除去液体中大部分热原，蒸馏法效果最好。大多数革兰氏阴性菌都能

产生热原，因此生产生物制品或注射用制剂时应严格遵守无菌操作，防止细菌污染。

热者寒之（heat-syndrome should be treated with cold-natured drugs） 中医治则。中医正治法之一。指热性病证用寒凉药治疗。热证有表热、里热、虚热、实热之不同。表热证用辛凉解表法，疏散风热；里热证，实者用清热通里攻下法，虚者则用甘凉养阴透热法或滋阴清热法。是逆其证候性质而治的一种常用治疗方法。语出《素问·至真要大论》。

热证（heat syndrome） 中医证候名。由于六淫外邪引起或阳气亢盛而出现的热性证候。症见身热烦躁、面目红赤、不恶寒反恶热、口干咽燥、渴喜冷饮、唇红面干、大便秘结、小便短赤、舌质红、苔干黄或干黑、脉数等。

热致死时间（thermal death time） 在一定温度下杀菌所需的时间。热力灭菌法分湿热灭菌和干热灭菌两大类。在同一温度下，前者效力比后者为强，因湿热的穿透力比干热大。

人本主义（humanism） 心理学流派之一。第二次世界大战后在美国心理学革新中创立。代表人物有奥尔波特（G. W. Allport）、马斯洛（A. H. Maslow）、罗杰斯（C. R. Rogers）、阿德勒（A. Adler）等。认为精神分析过于关注神经症和精神障碍研究，而行为主义看待问题过于机械。人本主义特别着重人格方面的研究，强调人的责任，强调当下，强调人的成长。

人本主义心理学（humanistic psychology） 强调一切从人的本性出发以实现人的自由发展为理论核心的一门现代心理学分支。美国心理学家马斯洛（A. H. Maslow）于 1943 年在《人类动机理论》一书中提出人的需求层次理论。认为人的需求是一个从低向高发展的层次系统。低层次的需要是生理需要，依次为安全、爱与归属、被尊重和自我实现的需要。追求自我实现是人的需求的最高动机。

人肠道致病性孤儿病毒（enterocytopathogenic human orphan virus，ECHO virus） 见埃可病毒。

人丹（ren dan） 仁丹。中医成药名。清凉解暑剂。有两方：①出自《北京市中药成方选集》。组成：木香、甘草、草豆蔻、槟榔、茯苓、砂仁、橘皮、小茴香、肉桂、青果、丁香、红花、薄荷冰、冰片、麝香。功能清凉解暑、祛风舒气、生津健胃。治中暑受热引起的恶心呕吐、腹痛泄泻、胸中满闷，以及晕车晕船、水土不服。丸剂，含化或温开水送服。②出自《广州市地方药品标准规格汇编》。组成：薄荷脑、儿茶、小茴香、樟脑、桂皮、冰片、丁香、滑石、木香、砂仁、甘草、桔梗、朱砂为衣。功能、服法同①。

人痘接种法（human-pox vaccination，variolation） 中国古代预防天花的方法。是取天花病人痘痂制浆接种于健康儿童，使之产生免疫力，以预防天花的方法。源于北宋，至明代已普遍应用。分痘浆法、旱苗法、水苗法与痘衣法 4 种。前 3 种均取天花病人痘痂制浆接种于健康儿童鼻腔，使之产生对天花的免疫力，所用的痘苗称为鼻苗。痘衣法是穿用天花病人发病时穿过的衣服。此法先后传到俄国、日本及阿拉伯各国，1717 年传到英国。1796 年英国人发明牛痘后，本法逐渐被取代。

人感染高致病性禽流感（highly pathogenic avian influenza A infection in human） 甲型禽流感病毒如 H5N1、H7N9 直接感染人类引起的疾病。起病急，早期表现类似普通流感，主要表现为发热，体温大多在 39℃ 以上，持续 1～7 天，一般为 3～4 天，可伴有流涕、鼻塞、咳嗽、咽痛、头痛、全身不适，部分病人可有恶心、腹痛、腹泻、稀水样便等。重症病人还可出现肺炎、呼吸窘迫等表现。

人格（personality） 其他名称：个性。指一个人的整个精神面貌。即具有一定倾向性的心理特征的总和。是多层次、多侧面的，由复杂心理特征的独特结合而构成的整体。人的个性具有稳定性，其可变性是相对的、有条件的。人的个性在先天遗传的基础上和后天环境教育的影响下形成，自身的实践和主观能动性的发挥也起着极大的作用。此特征有相当的整体性和持久性。是人与人之间互相区别的重要标志。

人格测验（personality test） 其他名称：个性测验。用心理测验方法对人的个性进行检测。即检测个人在一定情境下，经常表现出的典型行为和情感反应。测验内容涵盖个性的各个方面，如气质、性格、自我意识、需要、动机、兴趣、爱好、情感、意志、幸福感等。人格测验方法主要有两种：一为自陈式问卷法测验，易于进行数量化处理；一为结构不明确的投射法测验，通常用作个案研究。

人格改变（personality change） 在脑部疾病或损伤、严重的精神障碍、严重的或持久的应激、极度的环境剥夺之后发生的人格特征的改变。呈渐进性发展，开始只是原有性格缺陷的日益显著，随着记忆、智力障碍的加重，人格改变则更为突出，使病人变得与病前截然相反，判若两人。

人格疾患（personality disorder） 见人格障碍。

人格解体（depersonalization） 一个人对自我和周围现实的一种不真实感。感觉躯体和精神活动都不是自己的，一切都显得奇特而陌生。躯体的形状变了，思想和行动毫无生命力，像一台机器。周围的人和物显得疏远而不真实，一切有如在梦中。正常人在过度疲劳和受烈强刺激时，可发生短暂的人格解体。人格解体神经症是持续时间比较长的体验，病人多在 15～30 岁，且多为女性。人格解体综合征见于各种精神病和神经症病人。

人格解体-现实解体综合征（depersonalization-derealization syndrome） 人格解体是一种自我意识的改变，其时本人觉得自身不真实，有对自己陌生的感觉。如果对周围环境也有这种类似的感觉时，则称为现实解体。原发性人格解体-现实解体综合征相当罕见，大多数继发于颞叶癫痫、精神分裂症、抑郁症、恐惧症等疾病。治疗：原发性者可试用抗焦虑药及心理疗法；继发性应治疗原发病。

人格特质（personality trait） 起源于 20 世纪 40 年代的美国，主要代表人物是奥尔波特（G. W. Allport）和卡特尔（R. B. Cattell）。卡特尔把特质看作一种从个体的外显行为中，用因素分析推导而得到的人格结构。认为人格特质是个体对环境刺激做出反应时的一种内在倾向。它是由遗传和环境两方面因素形成的，对个体的行为具有动机的作用。

人格违常（personality disorder） 见人格障碍。

人格心理学（personality psychology） 其他名称：个性心理学。心理学的一个分支。以人的个性为研究对象，从心理学角度探讨其发展、构成及表现的规律。从诸多心理现象中相对地把个性心理分割出来作为研究对象，用特定的研究方法和手段加以描述，进而深入阐明其本质，认识并掌握其规律，使对人有更为清晰的了解。

人格障碍（personality disorder，personality disturbance） 其他名称：病态人格、人格病态、人格违常、人格疾患。这种人格的某些特点过分突出，影响本人或周围人生活的和谐，因而引起别人的注目或认为必须处理，而病人本人一般不能认识或不肯承认自己有这些缺点。为人格发展的畸形与偏离。表现为深重的、极为固定的适应不良行为模式，它与精神病和神经症有本质的不同。人格障碍无妄想、无幻觉、缺乏焦虑情绪等。其行为模式持续终生，而且往往在青年期或更早时期被教师或医生识别出来。国际上人格障碍分为 8 种类型：偏执型、分裂样型、社交不良型、情绪不稳定型、表演型、强迫型、焦虑型和依赖型。治疗困难，某些类型可选用认知行为治疗、森田治疗、抗抑郁剂及非典型抗精神病药物治疗。

人工瓣膜（artificial valve） 为代替功能衰退的瓣膜而植入心内的人工装置。通常用高分子材料（膜）和不锈钢（架）制成。

人工瓣膜置换术（artificial valve replacement） 用机械或生物瓣膜替换病变瓣膜以恢复心脏功能的手术。指征为心脏功能 3～4 级，伴有明显二尖瓣关闭不全和/或主动脉瓣病变且左心室增大；瓣膜严重钙化以致不能分离修补；钙化粥样瘤引起狭窄者。机械瓣置换者需终身抗凝治疗。

人工被动免疫（artificial passive immunity） 人工免疫法之一。将含有特异性抗体的血清或细胞因子等制剂注入机体，使机体被动地获得特异性免疫力而受到保护的措施。注射免疫血清后，可使人体立即有了免疫力，但这种免疫力的维持时间只有 2～3 周，故主要用于治疗某些外毒素所引起的传染病，或作为某些传染病密切接触者的一种应急预防措施。用的生物制品有抗毒血清、丙种球蛋白、特异高价免疫球蛋白等。

人工变异（artificial dissociation） 利用物理、化学和生物学等方法所引起的细菌变异。细菌发生变异后，其形态及生理特性等均与正常不同。

人工剥离胎盘（manual removal of placenta） 见人工胎盘剥离术。

人工冬眠（artificial hibernation） 用神经麻痹剂阻滞神经和内分泌并配合降温使机体处于低温、低代谢、低应激性状态。为一种辅助疗法。

人工耳（artificial ear） 其他名称：义耳、假耳。一种对耳郭缺损的矫正修复体。耳郭缺损有先天和后天两种，缺损程度各异。根据耳郭缺损的不同情况决定义耳的形状、位置和大小。

人工放射性同位素（artificial radioisotope） 用粒子流轰击或电磁辐射照射样品而产生的放射性元素。如 ^{32}P、^{198}An 等。

人工肝（artifical liver） 通过一个体外机械或理化装置，担负起暂时辅助或完全代替严重病变肝脏的功能，清除各种有害物质，代偿肝脏的代谢功能。

人工感觉器官（artificial sense organ） 为感觉器官有缺陷的人制作的人工器官。分整容性的和恢复功能性的。前者如假鼻、假耳；后者如助听器、人工喉、人工眼、人工耳、人工平衡感觉器等。

人工感染（artificial infection） 将病原体人工引入实验动物使其发生致病过程。是自然感染的对应词。

人工肛门（artificial anus） 肠造口的名称。当肠道远段有梗阻时，在梗阻上段的肠管上作一瘘口与体外相通，以替代肛门排便。常应用于直肠癌或结肠癌的病人和先天性无肛的新生儿。人工肛门虽无控制排便能力，只要处理得当，也不会过分影响病人的正常生活。

人工骨（artificial bone） 见人造骨。

人工鼓膜（artificial eardrum） 修补鼓膜穿孔用的膜。常用颞肌筋膜、脐带等，可提高听力。

人工关节（artificial joint） 其他名称：人造关节。关节代替品。用不锈钢或塑料等制成。当关节功能因外伤或疾病而发生严重障碍时，可将关节的一部分或全部切除，然后置入人工关节，代替原有关节起一定的活动作用。人工关节有髋、肩、肘、指等各种类型，但最多用而效果也较好的是髋关节。对化脓性感染所致的关节功能障碍和关节端的恶性骨肿瘤不宜应用。

人工合成抗胆碱药中毒（synthetic anticholinergic poisoning） 误服或使用过量人工合成抗胆碱药引起的中毒。表现为口干、尿潴留、便秘、心悸、瞳孔散大及中枢抑制症状。治疗同阿托品类药物中毒。

人工喉（artificial larynx） 喉全切除后使病人再发声的工具。分：①簧片式人工喉，簧片由橡胶膜制成，发音柔和适中。②电子喉，以干电池为动力，置于颈外部皮肤上。

人工呼吸（artificial respiration） 自主呼吸停止时的急救方法。通过人工或机械装置使适量空气有节律地进入肺内后自然呼出，周而复始以代替自主呼吸。有效的人工呼吸是心脏复苏的先决条件。较常用的有：加压氧吸入、口对口、仰卧举臂压胸等人工呼吸法。人工呼吸的频率需维持在 14～18 次/min。

人工呼吸机（artificial respirator） 代替或辅助支持病人通气功能的机器。广泛应用于麻醉和伴有通气功能衰竭的危重病人。基本工作原理是按一定压力、流量、时间经气道机械性维持肺通气，由气源（空气压缩机或高压气源）、控制、监测、报警及通气回路等部分组成。早期的呼吸机是在"铁肺"的基础上发展起来的，属负压性呼吸机，后来产生了正压呼吸机，其通气模式常为间歇性正压通气。现按应用对象或控制吸入潮气量的多少可分为儿童/成人呼吸机（潮气量 50～2 000ml）和婴儿呼吸机（最小潮气量可为 10ml）。工作方式有压力、容量和时间切换型，或二者、三者并存；通气模式有：连续呼吸道正压、同步间歇性指令通气、压力支持、连续正力通气、控制性机械通气和高频喷射通气等。

人工呼吸器（artificial respirator） 人工通气的一种工具。采取人工或机械装置产生通气，用以代替、控制或改变病人的自主呼吸运动，达到增加通气量，改善换气功能、减轻呼吸肌做功目的。常用于各种原因所致的呼吸停止或呼吸衰竭的抢救，以及麻醉期间的呼吸管理。有简易呼吸器和人工呼吸机。

人工环境（man-made environment） 其他名称：人为环境。人类活动改变自然环境原有状态和面貌所形成的环境，如农田、工矿区、城镇等。

人工基因（artificial gene） 应用化学实验方法合成的基因。可根据蛋白质结构而设计合成更符合实际需要的基因。

人工角膜（artificial cornea） 用人工材料（如玻璃、塑料等）制成的透明镜片。用于代替不透明的角膜，以恢复视力。用于某些不宜做一般角膜移植术的病人。本方法现尚处于实验研究阶段。

人工晶状体植入术（implantation of artificial lens） 在白内障摘除后同时在眼内植入一个人工晶状体，代替已摘除的混浊的晶状体，达到更好地恢复晶状体功能的目的。一般人工晶状体分为前房型、虹膜夹持型及后房型 3 种。该手术适用于老年性白内障，单眼白内障摘除后有利于恢复双眼单视的功能。人工晶状体植入术较传统的白内障摘除术更为符合眼部的生理状态。手术后没有配戴眼镜引起的物像放大、周边视野缩窄和配戴角膜接触镜可能引起的一系列并发症等缺点。现常行的为超声乳化白内障吸除术、白内障囊外摘除术联合人工晶状体植入术。

人工绝经（induced menopause） 出于医疗或其他目的，通过手术等终止双侧卵巢功能而导致的绝经。

人工抗原（artificial antigen） 经化学修饰的天然抗原。

人工流产（induced abortion，artificial abortion） 通过机械或药物等以终止妊娠的措施。仅作为避孕失败的补救，不能作为常用的节育方法。可分为早期人工流产和中期妊娠引产。

人工流产率（ratio of induced abortion，induced abortion rate） 计划生育指标之一。指某年内每百名已婚有生育条件的育龄妇女中的人工流产数，说明避孕措施落实情况及避孕方法的效果。人工流产率＝某年人工流产数/同期已婚有生育条件的育龄妇女数×100％。

人工免疫（artificial immunity） 根据自然免疫的原理，用人工方法使人体获得的特异性免疫。广泛应用于预防传染病，也用于治疗某些传染病。可分为人工自动免疫和人工被动免疫两类。人工自动免疫是接种抗原（疫苗、类毒素），使机体自己产生特异性免疫力，可维持半年至数年，故主要用于疾病的平时预防。人工被动免疫是接种含有抗体的免疫血清，如抗毒素血清、丙种球蛋白制剂等，使机体获得一定免疫力，维持时间只有 2～3 周，故主要用于疾病的紧急预防和治疗。

人工免疫法（artificial immunization） 应用获得性免疫的原理，给机体注射或服用病原微生物抗原（包括类毒素）或特异性抗体，以达到预防和治疗感染性疾病的目的。

人工皮（artificial skin） 一种经加工后的生物材料或化学合成材料，或两者复合制成的膜状或海绵状的薄片。主要应用于Ⅲ度烧伤焦痂切除后的创面，可起到暂时性保护创面的作用。理想的人工皮应具有：易与烧伤创面黏合，能有新生血管或组织长入、透气、透湿、细菌不易侵入、不致癌、不引起免疫反应、有弹性、边缘可缝合固定、各种消毒方法不改变或破坏其性能，以及价廉、储存稳定等优点。

人工破膜术（artificial rupture of fetal membrane） 采用人工方法刺破胎膜，流出羊水。取膀胱截石位，常规消毒外阴和阴道，用手指经宫颈剥离胎膜达 4～5cm（前置胎盘例外），然后用破膜器或有齿钳在手指指引下刺破胎膜使羊水外流。适用于羊水过多症、胎盘早期剥离或部分性前置胎盘的经产妇、妊娠期高血压疾病、过期妊娠等。一般在破膜后 1～2h 宫缩发动，超过 6h 仍无宫缩，应加用缩宫素静脉滴注。

人工气道（artificial airway） 将导管安放在手术切开后的气管或经上呼吸道插入气管所建立的气体通道。用于机械通气或单纯气道分泌物的引流。

人工气管（artificial trachea） 用人工材料补充部分切除的气

管的总称。对小范围缺损效果较好，范围大乃至累及气管全长的病变，用自体或合成材料进行替代，仍停留在试验阶段。人工气管以前曾用细孔质聚四氟乙烯、硅胶、不锈钢、尼龙编织物、涤纶网、塑料管、硅胶管外敷胶原复合物、甲基纤维素；阔筋膜加钢丝网、耳郭软骨等。

人工气胸器（artificial pneumothorax apparatus）　人体胸腹部注气、抽气器械。用于自发性气胸抽气，以及做人工气胸、气腹时注气。抽注气的速度按病人情况以手动阀控制。

人工器官（artificial organ）　用特定材料制成的，具有人体器官类似功能，且可替代人体病变器官主要功能的人工装置。植入体内的要适应人体内各种复杂生理环境，与机体完全相容，无毒，无腐蚀，无致癌性，不引起异物反应和变态反应，不引起组织发生炎症、血栓、血凝等。内脏方面有人工肾、心、肺、肝等；运动器方面有各种人工关节、假肢；感觉器方面有人工眼、耳等。

人工全髋关节置换（prosthetic replacement for hip joint）　用人造假体取代病损且无法修复的髋关节，包括髋臼和股骨头，使其保持正常的生理功能的手术。是治疗晚期髋关节病变的一种有效的治疗方法。可以缓解疼痛、矫正畸形及恢复关节功能。

人工肾（artificial kidney）　体外透析装置。透析液经输送泵流入透析器，通过半透膜的作用，与血液透析交换，除去体内代谢毒素，纠正酸碱平衡失调。适用于肾移植手术前后替代肾功能和对晚期肾病、尿毒症、肾衰竭病人进行抢救治疗。一般有盘管型、平板型、空心纤维型3种。近来发展有吸附型、超滤型、携带式聚碳酸酯膜人工肾。

人工食管（artificial esophagus）　修补或重建食管的人工制品。多用于食管癌和喉癌术后。材料为聚乙烯膜、聚乙烯网、塔夫龙网、硅橡胶和天然橡胶等。

人工授精（artificial insemination）　用人工方法将精液注入女性阴道或子宫腔，以取代性交途径使妇女怀孕的方法。根据精液来源不同可分为丈夫精液人工授精和供精者精液人工授精两种。前者适用于男方性功能障碍或女方宫颈狭窄、宫颈黏液过分黏稠或有抗精子抗体；后者适用于男方无精症或携有不良遗传因素，夫妻间特殊血型，多次发生新生儿溶血症死亡。使用新鲜精液或经特殊处理的冷冻精液，对供精者要严格检查身体。

人工胎盘剥离术（artificial placental separation）　其他名称：人工剥离胎盘。用手将未剥离的胎盘剥离取出的手术。适应证：胎儿娩出后，胎盘部分剥离引起子宫出血，经按揉宫底及用子宫收缩剂，胎盘仍不能完全剥离排出，或胎儿娩出后经30min胎盘仍未剥离排出者。方法是在消毒条件下，将一手手指沿拢成圆锥形伸入宫腔，摸到胎盘边缘，掌面向胎盘的母面，用手掌的尺侧缘慢慢将胎盘自宫壁分离。另一手在腹部按压子宫底。胎盘全部剥离后，始可取出；取出后肌内注射宫缩剂。

人工喂养（artificial feeding）　母乳缺乏或因其他原因不能进行母乳喂养，改用动物乳（如牛、羊乳）或植物性代乳品喂养。应尽力争取人乳喂养4～6个月，实在无母乳时再改用人工喂养。人工喂养不如母乳喂养好，但如能选择优质乳品或代乳品，调配恰当，也能满足婴儿的营养需要。鲜牛奶是较好的代乳品，可通过稀释、加糖、煮沸三步骤纠正其缺点。喂奶用的奶瓶、奶嘴、杯子等用具必须经煮沸消毒，以防污染，从而避免小儿患消化不良。

人工心瓣膜（artificial heart valve prosthesis）　其他名称：人工心脏瓣膜。能替代心瓣膜功能的人工装置。分为两类：机械瓣和生物瓣。前者常用的为球瓣和蝶瓣。后者有猪主动脉瓣、牛心包瓣及硬脑膜瓣。机械瓣优点为耐久性好，缺点为血栓发生率高，术后需终身抗凝。生物瓣血栓发生率低，术后不需终身抗凝，但耐久性差。

人工心肺机（artificial heart-lung machine）　其他名称：心肺旁路装置。短期内代替心脏和肺脏功能的机器。在各种心脏外科手术时应用，如冠状动脉置换、缺损心瓣膜的修复或更换，以及心房和心室间隔缺损的关闭与纠正等。该机由一组泵、氧合器、控制血液温度的热交换器和滤器等构成。心肺旁路的工作原理是通过插管插入腔静脉或右心房，血进入心肺机的氧合器，去除二氧化碳，泵再驱动血液通过滤器进入连于主动脉弓或股动脉的插管，用夹子夹住主动脉以隔离心肺，心脏通常自发产生停滞。术后心脏可自发启动或需用电除颤器来启动。

人工心脏（artificial heart）　部分或全部代替心脏泵作用的人工装置。包括各种辅助心脏功能的装置和完全人工心脏。前者是在心脏入口和出口处安置的左侧或右侧血泵，用以辅助心脏功能；后者可完全代替心脏，或与心脏置换，或把人工心脏放在原心脏的两侧。

人工心脏瓣膜（artificial heart valve）　见人工心瓣膜。

人工心脏起搏（artificial cardiac pacing）　通过人工心脏起搏器，用特定频率的脉冲电流，经过导线和电极刺激心脏，代替心脏的起搏点引起心脏搏动的治疗和诊断方法。主要用于治疗缓慢心律失常，有时采用超速抑制治疗顽固性快速心律失常。根据人工心脏起搏部位、方法和起搏器性能不同，分为心房起搏、心室起搏；临时性起搏、永久性起搏；同步起搏和非同步起搏等数种。

人工心脏起搏并发症（complication of artificial cardiac pacing）　由安装人工心脏起搏器引起的病症。常见有：局部感染、气栓及血栓、电极移位、竞争心律、心肌穿孔、横膈痉挛及肌肉抽动。严格按照起搏器安置技术操作规程、术后严密观察有助于减少并发症的发生。

人工心脏起搏器（mechanical heart pacemaker）　能发放一定频率、振幅的电脉冲，通过电极刺激心脏，代替心脏起搏点发放冲动，使心脏有规律地完成收缩和舒张活动的装置。由脉冲发生器和电极两部分组成。目前根据起搏器的性能，大致分为定频型、按需型及房室同步型3类。

人工心脏起搏心电图（electrocardiogram in artificial cardiac pacing）　简称起搏心电图。用人工心脏起搏器带动心脏搏动时，记录的心电图。其表现与普通心电图有显著差异，常规用12导联。由于起搏器类型、刺激心肌部位的不同，心电图波形也有所不同。

人工性紫癜（factitious purpura）　其他名称：单纯性紫癜综合征、单纯性青肿。常为有意识或无意识的自致性损伤。其表现有反复发生痛性青肿。此紫癜的特点只有皮下出血而无血管炎改变。不需要治疗。

人工选择（artificial selection）　通过人类不断的选择而形成生物新类型的过程。达尔文首先认为野生动植物在外界条件影响下可发生变异，经人类长期无意识或有计划的选择，变异累积加强，成为家养动物和栽培植物；通过同一途径，可得到它们的新类型或新品种。

人工血管（artificial blood vessel）　修复血管的血管替代物。有生物人工血管和非生物人工血管两类。前者指利用同种或异种生物体的组织或器官，经处理作为人体血管替代物；后者指以尼龙、涤纶、聚乙烯等合成材料制造的血管代用品。有各种形式的人工血管，可以根据需要制成各种不同长度、口径，甚至不同形状以满足不同部位、不同血管重建的需要。

人工血液（artificial blood）　一种人体红细胞携氧功能的替代物。目前研究及临床应用的有两大类：一是人工合成的化学物质，其中以氟碳化合物应用最为广泛；二是血红蛋白溶液，有化学修饰人和牛血红蛋白、基因重组血红蛋白以及转基因动物血红蛋白。

人工牙（artificial teeth）　口腔牙修补术修复体之一。用陶瓷、塑料等制成与天然牙形态、色泽相似的牙，用来代替缺失的天然牙。选用材料不同，分为瓷牙、塑料牙和金属𬣙齿牙等。

人工眼（artificial eye）　其他名称：假眼、义眼。一种对眼部缺损的矫正修复体。眼部缺损有外伤性和疾病性两种。根据眼部缺损的范围不同，而决定人工眼的修复方法。

人工胰（artificial pancreas）　糖尿病胰岛素注射疗法的自动化装置。血糖值自动连续测定电极和胰岛素注射都按编制好的程序连同进行。多为半植入型或携带型。

人工胰岛装置（artificial pancreatic islets apparatus, artificial pancreas） 其他名称：人工胰、人工 B 细胞。是为了尽量模仿胰岛素生理释放，以及血糖波动呈正常生理状态而发明的各种形式的连续胰岛素输注装置。适用于胰岛功能已衰竭的糖尿病病人。分开环式和闭环式两种。

人工阴道成形术（artificial vaginal plastic operation） 采用手术方法形成人工阴道。适用于先天性无阴道及妇科手术切除全部或大部分阴道者。有多种术式，最常用的有顶压法、皮瓣法、羊膜法、腹膜法、肠管法以及胎儿皮肤移植法等。从手术效果考虑，肠管法较好，最大的优点是术后不用配戴阴道模型，但手术较复杂。最安全的方法是顶压法及外阴阴道成形术。

人工硬脑膜（artificial dura mater） 用于修补硬脑膜缺损，使脑组织不与颅盖骨直接接触的薄膜。多采用尼龙膜、塔夫纶膜等。

人工主动免疫（artificial active immunity） 人工免疫法之一。用人工给人体接种抗原性物质，刺激人体自身产生免疫力，以预防传染病，即预防接种。接种后人体可在 1～4 周内产生免疫力，持续数月至数年，免疫接种次数可以为 1～3 次。常用的抗原性物质的制剂有疫苗和类毒素，用细菌制备的抗原制剂又称为菌苗，有活菌苗、死菌苗。

人宫颈癌传代细胞（reproducible cell of human cervical carcinoma） 见海拉细胞。

人冠状病毒感染（human coronavirus infection） 其他名称：人日晕病毒感染。此病毒为形似日晕或皇冠的一种新的核糖核酸病毒。有 3 个血清型，能在人胚气管或鼻黏膜的器官中生长，亦能从流感病人中分离所得。冠状病毒感染占人群呼吸道感染的 3%～4%，可能是冬季成人上呼吸道感染的重要病原之一，也能引起儿童上呼吸道感染。临床表现为典型感冒症状，如喷嚏、流清涕、鼻塞、咽痛或咳嗽，部分病例有畏寒、发热、头痛、全身酸痛。病程约 1 周。治疗为对症处理。

人蛔虫（Ascaris lumbricoides） 即蛔虫，学名似蚓蛔线虫，属蛔目。寄生于人体小肠，是蛔虫病的病原体。蛔虫是大型线虫，体表呈粉红或微黄色。人吞食感染性虫卵而患病。蛔虫的卵、幼虫和成虫均对人体有致病作用，人类感染率较高。

人际关系（interpersonal relations） 人与人之间在社会生活和交往过程中形成的心理上的距离。它是一种社会感情的体现。无论是亲密、疏远还是敌对关系，都是心理上的距离。不同的人际关系可导致不同的情绪体验。心理上的距离越近，感情越融洽。人际关系良好可提高人的神经-心理稳定性，反之则影响人的身心健康，严重的可导致精神失常，故恶劣的人际关系常易使人致病。

人间布鲁氏菌病（brucellosis in humans） 布鲁氏菌侵入人体，引起的传染-变态反应性疾病。人感染布鲁氏菌病主要是经皮肤黏膜直接接触患病的动物及其产品或经呼吸道、消化道感染所致。临床症状为发热、乏力、多汗、关节痛、神经痛、肝脾大、淋巴结肿大及睾丸炎等。

人巨细胞病毒（human cytomegalovirus, HCMV） 是巨细胞包涵体病的病原体。由于感染的细胞肿大并具有巨大的核内包涵体故而命名。HCMV 多为隐性或潜伏感染，病毒长期潜伏于体内，当机体免疫功能低下时，如怀孕、多次输血或器官移植等病毒被激活，发生显性感染；本病毒还可发生垂直传播，对胎儿危害较大，是引起先天性畸形的重要病原之一；也是器官移植、肿瘤、艾滋病人死亡的重要原因，故受到越来越广泛的重视。

人均卫生费用（hygienic expenses per capita） 反映某地区卫生经资源水平的指标。由国家、集体和个人支付的各种卫生费用总数除以总人口数。经济水平发展较高的国家和地区人均卫生费用水平较高。卫生费用指用于群众卫生福利的一切费用，包括财政拨款、集体筹集等。人均卫生费用＝某地某年卫生费用数/某地某年平均人口数。

人口构成（population constitution） 反映人口结构的一系列指标。主要包括表明人口性别分布的性别构成和表明人口年龄分布的年龄构成。性别构成通常以性比例来表示：性比例＝男性人数/女性人数×100%。比值如大于 100，表示当地男性多于女性；小于 100，则女性多于男性。年龄构成常用人口金字塔来表示，人口金字塔是将人口的性别、年龄分组数据以年龄（或出生年份）为纵轴，人数或其百分比为横轴的一种图示方法。

人口净增率（rate of natural increase of human population） 见人口自然增加率。

人口老龄化（population aging） 其他名称：人口高龄化。总人口中年轻人的数量减少，年长人的数量增加，导致老年人口比例相应增长的现象。1956 年联合国指出：当老年人在总人口所占比例增加时，就称之为人口老龄化，具体来说，当 60 岁及以上人口达到 10%，或当 65 岁以上的老年人占总人口数之比在 7% 以上时就称之为人口老龄化。但是，当前随着老年人口增加，有些学者提出，当老年人口占总人口的 10% 以上时，才称为人口老龄化，这个社会被称作老龄化社会。虽有此建议，但目前国际上仍以老年人口比例在 7% 以上者称人口老龄化。人口老龄化将对人类社会的政治、经济、劳动、教育及卫生保健各个领域带来深刻影响。

人口老龄化指标（indices of aging population） 其他名称：老人指数。常用的有：①老年人口比例：表示老年人口在总人口中所占的比例。即老年人口比例＝老年人口数/总人口数×100%＝65 岁以上人口数/总人口数×100%。②老年人口指数：表示老年人口数占生产年龄人口数的百分比。即老年人口指数＝老年人口数/生产年龄人口数×100%＝65 岁以上人口数/15～64 岁人口数×100%。表示生产者对老年人负担的轻重程度。③老年化指数：是老年人口数占少年人口数的百分比。这一指标表示人口老龄化的程度，故又称为老龄化指数。即老年化指数＝65 岁以上人口数/0～14 岁人口数×100%。除此之外，在判定某一地区人口老龄化程度时还往往运用"平均寿命"这个指标。

人口学指标（indices of demography） 用以标志社会卫生指标中的一组指标。包括人口数、每平方千米土地（可耕地）人口数、城乡及地区的人口数；人口性别比例、人口的年龄结构、人口的婚姻状况、文化程度及职业结构；人口自然变动指标（出生率、死亡率、自然增长率）；人口机械变动及社会变动（迁入率、迁出率、结婚率、离婚率等）。

人口预测（population forecast） 根据现有人口数、出生率、死亡率、自然增长率等基础资料，用科学方法推算未来的人口数、年龄与性别构成及人口再生产的各项指标。在一定条件下，人口预测可以达到相当准确的程度。

人口自然增加率（natural increase rate of population） 其他名称：人口净增率。人口统计指标之一。反映每年每千人中出生的人数减去死亡人数后，净增的人口数（不包括人口迁移引起的机械变动）。即人口自然增加率(‰)＝出生率(‰)－死亡率(‰)。主要用以表示人口自然增殖的水平。在分析该项指标时，应注意人口的年龄组成以及各年龄组的生育率和死亡率对它的综合影响。

人类埃立克体（human Ehrlichia, Ehrlichia chafeensis） 一类可引起人类疾病的病原体。埃立克体在细胞内寄生，革兰氏染色阴性，吉姆萨染色呈紫红色（胞质内包涵体）。目前已知的埃立克体病有 3 类：①人单核细胞性埃立克体病；②人粒细胞性埃立克体病；③人腺热（传染性单核细胞增多症）。

人类白细胞抗原（human leucocyte antigen, HLA） 人类的组织相容性抗原。集中在人类白细胞膜上的主要组织相容性抗原。HLA 系统存在于人体组织细胞、白细胞及血小板的细胞膜表面上，受控于第 6 对染色体上 HLA-A、B、C、D、DR 5 个遗传位点。每个位点上都有很多等位基因，每个基因编码一种特异性抗原。HLA 配型在器官移植、鉴定亲缘关系上有重要作用。

人类鼻疽病（human maliasmus, human glanders） 由鼻疽伯克霍尔德菌引起的一种人畜共患传染病。主要流行于东南亚及中南美洲。通过被污染的水源及土壤经破损皮肤、呼吸道或污染的食物经消化道传播。临床表现分为急性和慢性两种。急性型起病较急，寒战、高热、咳嗽、胸痛、咳血性或脓性痰等。查体有肺炎体征、肝脾大、黄疸。急性期症状消失后出现多处化脓性病灶，如骨髓炎、化脓性淋巴结炎、肺脓肿、脓胸、肝脓肿、肾盂肾炎等。有些脓肿可形成瘘管，长期不愈，成为慢性，病人发热不规则，逐渐消瘦，衰弱。以病人血、痰、脑脊液等作培养或动物接种，分离出鼻疽伯克霍尔德菌可确诊。治疗选择敏感抗生素联合应用。

人类分子遗传学（human molecular genetics）　用脱氧核糖核酸（DNA）分析法进行基因诊断，特别是对基因结构不清、产物不明、发病机制不详的遗传病进行逆向诊断的研究的一种学科。如对进行性肌营养不良、遗传性舞蹈症的致病基因进行探讨，并可进行产前基因诊断。

人类猴痘（human monkeypox）　由猴痘病毒引起的急性传染病。潜伏期大约 12 日，随后出现类似天花的症状，如高热、头痛、咳嗽、皮疹、全身疼痛、全身不适、淋巴结肿大等，此后出现皮疹及类似天花的水疱或脓疱。严重者可导致死亡。接触传染源后的 14 日内接种天花疫苗有效。

人类基因组计划（human genome project）　描述人类基因组和其他模式生物基因组特征，包括基因组图谱绘制和测序，发展基因学技术等的一个国际性研究项目。

人类慢病毒病（human slow-virus diseases）　由慢病毒感染所致，即麻疹病毒感染后晚期并发的亚急性硬化性全脑炎；风疹病毒引起的进行性风疹性全脑炎；乳多空病毒所致进行性多灶性白质脑病；由亚病毒因子（非典型慢病毒）所致新几内亚震颤和传染性痴呆（C-J 病）。

人类免疫缺陷病痴呆（dementia in human immunodeficiency virus disease, DHIVD）　在人类免疫缺陷病过程中发生的痴呆，除 HIV 感染外不存在其他可解释的病因。

人类免疫缺陷病毒（human immunodeficiency virus, HIV）　通称艾滋病病毒。一种具有迅速变异能力，直接侵犯人体免疫系统，可破坏人体的细胞免疫和体液免疫的逆转录病毒。自 1983 年从 HIV 以来，发现艾滋病迅速蔓延至全世界，全球约有几百万人感染 HIV。HIV 主要通过性、血液和垂直传播，感染后损伤免疫系统，引起致死性条件致病菌感染或引发肿瘤。目前艾滋病已成为最重要的公共卫生问题之一。

人类免疫缺陷病毒检测（assay of human immunodeficiency virus）　人类免疫缺陷病毒（HIV）是获得性免疫缺陷综合征（艾滋病）的病原体。初筛试验是通过检测 HIV 抗体来证实病毒的存在。常采用间接酶联免疫吸附试验，正常为阴性。本法灵敏度高，但有假阳性。所以初筛试验阳性者还须做确诊试验。即采用蛋白印迹法和逆转录聚合酶链反应（RT-PCR）法，检测 HIV 的 RNA，正常均为阴性。阳性对肯定诊断很有价值。HIV 病毒分离是最可靠的确定病毒存在的手段，但操作复杂、需时较长。

人类疱疹病毒 6 型（human herpes virus 6, HHV-6）　最初称为嗜 B 淋巴细胞病毒，近年新分离到的对 T 淋巴细胞具有高度亲嗜性的双链 DNA 病毒。该病毒主要感染人 T 淋巴细胞，并在形态、结构大小、基因结构等方面与疱疹病毒科病毒相似，根据国际病毒命名委员会规则，命名为人类疱疹病毒 6 型。

人类疱疹病毒 7 型（human herpes virus 7, HHV-7）　一种继 HHV-6 之后的新型疱疹病毒。在人群中感染率高，通过唾液传播，也能引起幼儿急疹等。

人类疱疹病毒 8 型（human herpes virus 8, HHV-8）　是 1994 年从 AIDS 病人卡波西肉瘤（KS）组织中发现的，命名为卡波西肉瘤相关疱疹病毒。其后，确认为一种新型疱疹病毒，命名为 HHV-8，属 γ 疱疹病毒亚科。现认定 HHV-8 是引起卡波西肉瘤的致病因子，另与增生性淋巴系统疾患及增生性皮肤疾患的致病有关。

人类朊病毒病（human prion diseases）　朊病毒感染所致。为中枢神经系统星形胶质细胞增生和神经纤维空泡样改变，极少伴有炎症细胞浸润，潜伏期长，可达数年至数十年。病情持续进展并最终致死。病变的发生都与朊蛋白的异常代谢及在中枢神经系统中的积聚有关。

人类生化遗传学（human biochemical genetics）　主要研究血红蛋白和先天性代谢病的学科。目前认识到 380 多种异常血红蛋白。对镰状细胞贫血、α 和 β 珠蛋白生成障碍性贫血都能做产前诊断。我国南方流行的 6-磷酸葡萄糖脱氢酶缺乏症，已认识到 250 余种变型，并能进行产前基因诊断。

人类嗜 T 细胞病毒（human T-cell lymphotropic viruses, HTLV）　人类白血病病因学研究经历了曲折的过程，直至 20 世纪 80 年代初，从人类 T 淋巴 T 细胞白血病细胞分离出一种新的病毒，在体外可连续传代，并证实与人类 T 淋巴细胞白血病有病因学上的联系，命名为人类嗜 T 细胞病毒，也是逆转录病毒科的病毒。HTLV 分两型，其中 HTLV-Ⅰ为成人 T 淋巴细胞白血病的病原体。

人类嗜 T 细胞病毒Ⅰ型（human T-cell lymphotropic virus type Ⅰ, HTLV-Ⅰ, human T-cell leukemia virus）　其他名称：人类 T 细胞白血病毒。一种含逆转录酶的 RNA 肿瘤病毒。可引起成人 T 细胞白血病。该病毒是从 T 细胞白血病病人的淋巴结和外周血淋巴细胞中发现的。该病毒主要通过输血、共用注射器或性交等方式传播，也可通过胎盘、产道和哺乳等途径而致母婴垂直传播。可做病毒的分离鉴定及血清中病毒特异性抗体的检测进行特异性诊断。防治目前尚无有效的疫苗或药物。

人类嗜 T 细胞病毒Ⅱ型（human T-cell lymphotropic virus type Ⅱ, HTLV-Ⅱ）　继人类嗜 T 细胞病毒Ⅰ型之后，从一名毛细胞白血病病人外周血中分离出的另一种嗜 T 细胞病毒。该病毒可引起毛细胞白血病及慢性 T_4 细胞淋巴瘤。诊断用间接免疫荧光法、酶联免疫吸附试验，检测病人血清中病毒特异的 IgG 抗体或做病毒分离培养。目前尚无有效防治该病毒感染的疫苗或药物。

人类嗜 B 细胞疱疹病毒（human B-cell herpesvirus, human herpes virus 6）　其他名称：人类疱疹病毒 6 型。形态结构与疱疹病毒科病毒相似，但抗原性与已知的人类疱疹病毒不同。最初该病毒是从慢性单核细胞增多症病人的外周血单核细胞中分离出，因对 B 细胞有感染性而命名。该病毒也可感染 T 细胞，主要在 CD4$^+$ T 细胞（辅助 T 细胞）中增殖。该病毒与慢性单核细胞增多症的临床表现有关。其是否能引起其他疾病和免疫学异常，有待进一步深入研究。

人类细胞遗传学（human cytogenetics）　研究人类染色体的结构、畸变类型、频率及其与疾病关系的学科。临床细胞遗传学已认识了 100 余种染色体综合征和 500 余种异常的核型。群体细胞遗传学则侧重研究各种染色体畸变在不同人群中的发生率，以及染色体多态。近年来，由于高分辨率显带技术的应用，形成了微细胞遗传学，对染色体畸变的认识达到了亚带的水平。分子细胞遗传学的建立，尤其是原位杂交的广泛应用，使人们对染色体的分子结构有了新的认识。

人类细小病毒（human parvoviridae virus）　已知最小的 DNA 病毒。病毒呈球形，直径 20～26nm，核衣壳为 20 面体对称，无包膜。基因组为线状单股 DNA，靶细胞是骨髓中分裂旺盛的红细胞系前体细胞。通过呼吸道和密切接触传播，引起儿童传染性红斑。

人类血型（human blood group）　人体的一种遗传性状。狭义地说是指红细胞抗原的差异。广义地说还包括白细胞抗原如 HLA 系统、血小板特有的抗原如 PLA、KO、PLE、Bak、Yuk 等系统及各种组织细胞，各种血浆蛋白质的抗原成分的差异。现代对血型知识的应用已从输血扩展到器官移植、法医学、遗传学、人类学及考古学等各个领域。人类红细胞血型已达 26 个血型系统，含 400 余种抗原，其中最重要的是 ABO 血型系统，其次为 Rh 血型系统。

人类组织相容性抗原 A 位点（HLA locus）　为人类第 6 对染色体上控制组织相容性抗原的基因位点。共有 A、B、C、D 及 DR 5 个位点。HLA-A 抗原是强抗原，在器官移植的排斥反应中，尤其在骨髓移植反应中极为重要。

人流综合征（artificial abortion syndrome）　其他名称：人工流产综合征、血管迷走反应。人工流产并发症。在吸宫过程中，部分病人出现心动过缓、心律不齐、血压下降、面色苍白、头昏、恶心、胸闷、大汗淋漓，甚而发生晕厥或抽搐等症状。主要是手术操作刺激子宫及宫颈引起迷走神经兴奋所致。出现此综合征，可给阿托品 0.5～1.0mg 肌内注射，无效时，可用氢溴酸山莨菪碱（654-2）20mg 静脉注射。预防措施是做好宣传，避免精神紧张，选用适当的麻醉方法，吸宫时操作应轻柔，负压不宜过大。

人毛滴虫（Hominis trichomonas）　为鞭毛虫的毛滴虫属。虫滋养体为梨形，长 5～14μm，前鞭毛 3～5 根，后鞭毛 1 根，自虫体后端伸出游离，轴柱从后端伸出，核在虫体前端，胞内含食物泡。寄生于人体盲肠。

人毛滴虫感染（Trichomonas hominis infection）　人毛滴虫滋养体通常为梨形，寄生于人体大肠和盲肠内。经滋养体污染的食物或饮料传播。常见于腹泻者的粪便中，但不一定致病。治疗：可用甲硝唑等；一般不需处理。

人面疮（ulcer over knee and elbow）　中医病名。生于膝肘部位的一种疮疡。溃后疮面有数孔，状似人面。相当于膝部结核性或化脓性关节炎之溃孔多、排列很似头面五官者。见于骨关节结核、化脓性关节炎等病。治疗见附骨疽条，并可用贝母研末外敷。

人-犬共患型内脏利什曼病（anthropozoonotic leishmaniasis）　野栖或近野栖型的中华白蛉传播的人-犬间互相传播的由婴儿利什曼原虫引起的利什曼原虫病。病犬为主要传染源，主要发生在甘肃、四川、陕西和山西的山丘地带，病人大都是 10 岁以内的儿童。

人群易感性（susceptibility of population）　人群作为一个整体对某种传染病病原体容易感染的程度。取决于构成该人群的每个个体的易感状态。使人群易感性增高的主要因素是新生儿的增加、人群免疫力的自然消退、易感人口的迁入，以及有免疫力的人迁出或死亡等。

人日冕病毒感染（human coronavirus infection）　见人冠状病毒感染。

人绒毛膜促甲状腺激素（human chorionic thyrotropin, HCT）　胎盘分泌的一种糖蛋白激素，其分子构成和生物学作用与促甲状腺激素相似，促进母体分泌甲状腺激素，使母体代谢过程加快。

人绒毛膜促甲状腺激素综合征（human chorionic thyrotropin syndrome）　滋养层癌瘤过量分泌人绒毛膜促甲状腺激素（HCT），刺激甲状腺分泌较多甲状腺素，引起轻度甲状腺功能亢进的病症。此症罕见，主要见于绒毛膜上皮癌和睾丸滋养层癌。病人甲状腺轻度肿大或正常，无突眼征。男性可有乳房发育。切除肿瘤，如合并子痫出现肺水肿等，可考虑静脉滴入碘剂。

人绒毛膜促性腺激素（human chorionic gonadotropin, HCG）　其他名称：绒促性素。胎盘滋养层细胞分泌的有类似促黄体素生物学效能的促性腺激素。化学本质是糖蛋白。主要生物学作用是刺激母体黄体继续分泌孕酮，此外，降低母体淋巴细胞活力，从而防止母体对胎儿的排斥反应。

人绒毛膜促性腺激素综合征（human chorionic gonadotropin syndrome）　其他名称：绒促性素综合征。绒毛膜上皮肿瘤分泌过量促性腺激素而导致的儿童早熟、男性乳房发育及女性闭经或月经过多、血、尿中雌激素增高的一组症候群。本征较罕见。治疗：切除肿瘤或局部放射治疗，化疗不敏感。

人绒毛膜生长素（human chorionic somatomammotropin, HCS）　由合体滋养层细胞分泌的含 191 个氨基酸残基的多肽，其中 96％氨基酸残基与人的生长素相同，具有生长素的作用，调节母体与胎儿的糖、蛋白质和脂肪代谢，促进胎儿生长发育。可作为监测胎盘功能的指标之一。

人乳头状瘤病毒（human papilloma virus, HPV）　属乳头状瘤病毒属，是一种 DNA 病毒。通过皮肤接触、性交传播，新生儿通过产道等途径被感染。潜伏期 3～6 个月，HPV 可引起人类多种良性皮肤疣和黏膜表面鳞状上皮增生。临床常见有乳头瘤和尖锐湿疣。女性湿疣可自发性消退或持续存在。男性中 15％阴茎癌与兽患尖锐湿疣有关。HPV 感染可通过特征性外观以及检测 HPV 特异性抗原而确诊。

人乳喂养（breast feeding）　即向婴儿喂以人乳或他人乳汁。见母乳喂养。

人参（ginseng, Radix et Rhizoma Ginseng）　中医药名。五加科植物人参的根。甘、微苦，微温。归脾、肺、心经。功能大补元气、补气固脱、补肺益脾、益智、生津、安神。治：①脱证。主要用于元气欲脱，见气息短促、脉微欲绝，以及大失血后面色苍白、神疲肢冷、脉微细或芤等气随血脱之症。②虚弱诸证，尤宜于肺气虚或脾气虚之证。③热病伤津见口渴、汗多、脉虚者。④心气虚或心血虚的心悸、失眠、健忘。

人参败毒散（renshen baidu san）　见败毒散。

人参蛤蚧散（renshen gejie san, ginseng and gecko powder）　中医方剂。《卫生宝鉴》方。组成：蛤蚧、杏仁、炙甘草、知母、桑白皮、人参、茯苓、贝母。功能补肺清热、化痰定喘。治久病气喘、咯唾脓血、满面生疮、遍身黄肿。

人参归脾丸（renshen guipi wan）　见归脾丸。

人参健脾丸（renshen jianpi wan）　中医成药名。扶正剂（补气剂）。组成：人参、白术、山药、木香、陈皮、茯苓、砂仁、黄芪、当归、酸枣仁、远志。功能健脾益气、消食和胃。治脾胃虚弱引起的饮食不化、嗳气嘈杂、恶心呕吐、腹痛便溏、不思饮食、体弱倦怠。孕妇慎用。

人参养荣汤（renshen yangrong tang）　中医方剂。扶正剂（养血剂）。出自《太平惠民和剂局方》。组成：人参、肉桂、五味子、白芍、黄芪、白术、茯苓、当归、熟地黄、陈皮、甘草、远志。功能补气养血、养心安神。治积劳虚损、四肢沉滞、呼吸少气、行动喘咳、小便拘急、腰背强痛、心虚惊悸、咽干唇燥、饮食无味、阴阳衰弱、悲忧惨戚、多卧少起；久者积年、急者百日、渐至羸削、五脏气竭、难可振复；又治肺与大肠俱虚、咳嗽下痢、喘乏少气、呕吐痰涎等症。因心火亢盛、灼伤阴液所致的心悸失眠病人忌用。

人参益母丸（renshen yimu wan）　中医成药名。理气养血剂。组成：益母草、人参（糖参）、茯苓、白术（麸炒）、熟地黄、当归、白芍、川芎、甘草。功能活血调经。用于妇女气血两虚、月经不调、赤白带下、恶露不尽、体弱倦怠等。孕妇忌服。

人参再造丸（renshen zaizao wan）　中医成药名。治风剂（祛风通络）。组成：乌梢蛇、虎骨（应用代用品）、天麻、羌活、威灵仙、僵蚕、白附子、当归、穿山甲、血竭、没药、人工牛黄、犀角、麝香、朱砂、人参、黄芪等。功能舒筋活血、祛风化痰。用于气血不足、风寒湿邪侵袭经络引起的口眼歪斜、言语不清、痰涎壅盛、四肢麻木、手足拘挛、行步艰难、左瘫右痪、半身不遂、筋骨疼痛。孕妇忌服。

人兽共患病（zoonosis）　其他名称：人畜共患病、动物源疾病。同种寄生虫在人和脊椎动物间的自然传播或感染。传染源除患寄生虫病的病人或带虫者外还有保虫宿主，这样动物作为传染源和人可同患一种寄生虫病，如弓形虫病、血吸虫病等。

人兽共患病细菌（bacteria of zoonosis）　人兽共患病中，传染源绝大多数是动物。通常是由于人与病畜或带菌动物接触，或食用病畜肉制品或其乳制品而被感染。引起人兽共患病的细菌种类众多，有布氏菌属、炭疽杆菌、鼠疫耶尔森菌、土拉热弗朗西丝菌和小肠结肠耶氏菌等。

人兽共患传染病（anthropo zoonosis）　其他名称：动物源性传染病。以动物为传染源，由患病或带菌动物通过各种传播方式，传染到人的疾病。如鼠疫、流行性出血热、狂犬病、钩端螺旋体病、布氏菌病、炭疽、流行性乙型脑炎、黑热病、包虫病和血吸虫病等均属此种疾病。

人胎盘血白蛋白（blood albumin of human placenta）　健康人胎盘血液提取的白蛋白制剂。主要作为血容量扩充剂，也有补充机体白蛋白的功能。静脉滴注或静脉注射。用于失血性休克、严重烧伤、脑水肿和肝肾疾病引起的低蛋白血症。大量注射或静脉滴注过快可使循环系统过度负担并引起脱水。

人胎盘血丙种球蛋白（serum gamma globulin of human placenta）　健康人胎盘血液提得的血液免疫球蛋白制剂。仅供肌内注射。适用于麻疹、传染性肝炎和其他病毒性疾病的预防以及丙种球蛋白缺乏症的治疗。与抗生素合用，可提高对某些严重细菌和病毒性感染疾病的治疗效果。因制剂含量低，用量较人血丙种球蛋白大。偶致过敏反应；肌内注射处可出现发红、疼痛、硬结等；O 型血的孕妇慎用。

R

人体测量（body measurement）　体格检查的基本方法之一。测量项目包括身高、体重、坐高、头围、胸围等形态指标和肺活量、肌力等生理指标。医学上用以衡量身体发育和健康的状况。人类学上用以研究不同年龄、性别和地区的人体特征。制造业据此设计产品规格，如医疗器械有多种型号等。

人体秤（body scale）　测量体重及身长的设备。人体重量由承重装置通过杠杆作用来指示测量结果，计量范围为 0.5～120kg。身长由测量尺测出，计量范围为 70～190cm。

人体的正常微生物群（human normal microbial population）　其他名称：人体的正常菌群。在正常人体表及与外界相通的腔道如口腔、鼻咽腔、肠道、泌尿生殖道等存在着在人体免疫功能正常条件下，对人体有益无害的各种微生物群。有的微生物对人体完全无致病作用；有的则为条件病原微生物。菌群与人体之间，菌群与菌群之间的平衡遭到破坏，会导致菌群失调，并有引起感染的可能。

人体分泌物检验（examination of human secretion）　法医物证检验的主要项目。对人体各种分泌物、排泄物及其附着在物体上干燥后所形成的斑迹进行的检测。为常见的重要物证之一。内容包括对精液、阴道液、唾液、汗液、乳汁、尿液、粪便以及月经血等物质的检验。通过对人体分泌物的检验，为查清案件事实、揭露犯罪提供科学根据。检验中以精斑、阴道液和唾液最为多见。

人体工效学（human engineering）　其他名称：人体工程学。一门涉及在设计各种生产设备、器械、工具和工作任务时，要与人体解剖学结构、生理学功能、生物力学原理和知觉与行为的特点等相一致的应用学科。其目的在于提高人的工作效率，创造舒适和安全的劳动环境条件，以保障劳动者的身心健康。

人体化学组成（chemical compositions of body）　氢、氧、碳和氮是形成人体各种物质的最多的化学元素。组成人体的化合物有水、无机盐、蛋白质、脂肪、糖、核酸及多种具有生物活性的小分子物质如维生素、激素等。经测定人体含水55%～67%，蛋白质 15%～18%，脂类物质 10%～15%，糖类 1%～2%，无机盐 3%～4%。其中蛋白质、脂类、糖和核酸为生物大分子，这些物质和生命活动紧密相关。

人体黄金点（golden point in body）　在人体的某一线段上，短段与长段之比为 0.618 或近似值的分割点。如健美人体脐为头顶至脚底之分割点，喉结为头顶至脐分割点等。

人体黄金矩形（body golden ratio rectangle）　人体的某一矩形，宽与长之比为 0.618 或近似值的长方形。如健美人体躯干之长宽比、两侧颧弓突端点间距与颅顶至颏点间距之比、手掌各部位的长与宽之比等。

人体黄金律（body golden ratio）　黄金律原理在医学人体美学中的运用。这已在人体结构上得到充分证实。例如，脸部的长宽比、躯干的长宽比、乳房所在位置之上下身段比、肚脐上下身段比等等比例关系，都近乎黄金律。当代中国医学美学家发现，人体黄金律表现为黄金点、黄金矩形、黄金指数、黄金三角等。

人体黄金指数（body golden index）　人体的某两条线段，短段与长段之比为 0.618 或近似值的比例关系。如健美人体两眼外眦间距与眼水平线的面宽之比、鼻翼宽度与口裂长度之比、口裂长度与两眼外眦间距之比等。

人体解剖学（human anatomy）　研究正常人体形态结构的一门学科。属于生物科学中形态学范畴，其任务是揭示人体各器官、系统的形态和结构特征，各器官、结构间的毗邻关系及其变异与功能的学科。根据研究的重点和方法可分为：系统解剖学、局部解剖学、应用解剖学、X 线解剖学、表面解剖学、断面解剖学、运动解剖学、功能解剖学、生长解剖学等。

人体力学（human mechanics）　运用力学原理研究和掌握身体平衡，以及人体从一种姿势变成另一种姿势时身体如何有效协调的一门科学。护士在工作时，如果正确运用人体力学的原理，将会预防不必要的肌肉、韧带的损伤，提高工作效率，同时也使病人感到舒适。

人体毛发检验（human trichoscopy, human hair examination）　法医重要物证检验之一。对人体毛发进行个人识别的科学检测。内容包括对头发、胡须、阴毛、腋毛、汗毛、眉毛以及鼻毛等的检验。检验步骤依次为：是否毛发，是人毛还是动物毛，生长部位、毛发所含血型及性别物质等。检验方法分：肉眼比对、显微镜检查、理化性质的仪器分析等。毛发的血型检查同血痕检查。

人体胚胎学（human embryology）　研究人体的发生过程及其规律的科学。这门学科揭示了人的生命是怎样开始的，人体是怎样发生的以及出生以前的正常发育过程和异常发生的原因等。同时还为优生优育和提高人口质量及临床医学等提供了必要的基础知识。

人体形质审美顺序（characteristic aesthetic order of body）　人们不自觉地按"先三维轮廓、后形质"的顺序以审美的习惯。即按照全身轮廓、局部轮廓、皮肤、肌肉、脂肪、骨骼、毛发等顺序加以审视人体之美。

人体组织结构（tissue construction of body）　人体是由各种不同功能的器官、系统组成，通过机体调节功能实现相互联系，保证人体的统一、协调，以适应环境条件的变化。细胞是人体结构和功能的基本单位，细胞及细胞外基质构成组织，几种不同的组织结合在一起组成具有一定形态和功能的器官，人体的诸多器官按功能差异，分类组成 9 大系统，共同执行特定功能。

人为分类法（artificial classification）　无视亲缘关系，仅以形态或习性作为动植物分类依据的方法。如我国古代把动物分为虫、鳞、介、禽、兽。林耐（C. Linné）把植物分成 24 纲等。本法应用简便，但不符合生物进化实际情况，因而不能反映类群在自然界的地位。

人为甲状腺功能亢进（artificial hyperthyroidism）　其他名称：药源性甲状腺功能亢进。由于摄入过多甲状腺激素引起，但甲状腺功能正常或受抑制。甲状腺吸 ^{131} 碘率低，故又称伪甲状腺功能亢进。

人为联系（artifactual association）　一种偶然的、非本质的联系。是由于机会碰巧发生的，或研究方法中的某些偏倚引起的，研究组及对照组选择方法不正确，或者调查方法不正确均可引起偏倚，产生人为联系。

人心杆菌感染（Cardiobacterium hominis infection）　人心杆菌又称人类心杆菌，是无鞭毛、无荚膜、无芽孢的革兰氏阴性杆菌，亦是兼性厌氧菌。为人咽喉部和鼻腔的正常菌群。主要引起细菌性心内膜炎。大部分菌株可从血液中分离出来，亦曾从脑脊液或阴道分泌物中分离出。培养分离出细菌进行鉴定后可确诊。

人型支原体（Mycoplasma hominis）　病源性支原体的一种。有 7 个血清型。可引起人类泌尿生殖系统感染，如尿道炎、肾盂肾炎、盆腔炎、输卵管炎等。常用红霉素、林可霉素治疗。

人血白蛋白（human blood albumin）　健康人血浆或血清分离而得的蛋白质提取的浓缩白蛋白液。静脉注射或静脉滴注，也可稀释后再行滴注。可提高血浆胶体渗透压，增加血容量，用于预防或抢救失血性休克、创伤性休克、严重烧伤、烫伤等。还通过补充机体白蛋白，提高血浆白蛋白浓度，用于治疗低蛋白血症、肝硬化和肾疾病所致的水肿腹水、脑水肿，或大脑损伤所致颅内压升高，以及流产或早产妇的白蛋白缺乏症。严重贫血、心力衰竭病人不宜大量使用。出现不良反应时应立即停止使用。

人血丙种球蛋白（human gammaglobulin，HGG）　健康人血中提得的免疫球蛋白制剂。内含正常人血中存在的多种抗体，为一种被动免疫制剂，具有增强体液免疫的作用。肌内注射。适用于病毒性疾病的预防，也用于治疗低免疫球蛋白血症等免疫缺陷病、内源性过敏性疾病（如支气管哮喘、过敏性鼻炎、湿疹）、非特异性结肠炎、儿童癫痫等。偶致过敏反应，严重者发生过敏性休克。

人迎（renying；renying, ST 9）　①其他名称：人迎脉。中医切脉部位名。喉结两旁颈动脉搏动处。②左手寸口脉的别称。③其他名称：天五会、五会。中医经穴名。属足阳明胃经。足阳明、少阳之会。位于颈部，喉结旁开 1.5 寸处，胸锁乳突肌的前缘。治咽喉肿痛、气喘、甲状腺肿大以及高血压等。避开颈总动脉，直刺或斜刺 0.3～0.5 寸。禁灸。

人蚤（Pulex irritans）　其他名称：致痒蚤。寄生于人体的一种蚤类，眼大，色深，颊栉退化，前胸栉阙如，中胸侧板没有垂直的侧板杆。雄蚤抱器第一突宽阔，雌蚤的受精囊头部小而圆。分布于世界各地。

人造瓣膜感染性心内膜炎（infective endocarditis of prosthetic valve）　人造瓣膜置换术后发生的感染性心内膜炎。临床表现为发热、白细胞增高、贫血、肝大、周围动脉栓塞、心力衰竭以及瓣膜杂音等。血培养、X 线及超声心动检查有助于诊断。治疗：大剂量敏感抗生素；人造瓣膜再手术等。

人造对比（artificial contrast）　引入密度较高（钡）或较低（气体）的物质以显利出体内密度相异的组织和器官的一种 X 线检查方法。如胃肠钡餐检查、气脑造影等。

人造骨（artificial bone）　其他名称：人工骨。用不锈钢、塑料或硅橡胶，仿人体某部位形状制成的代用品。用以填补骨肿瘤或坏死骨被切除后所遗的缺损，代替原骨起支撑和固定作用。常用的有股骨头、脊柱椎体、桡骨头等代用品。

人造关节（artificial joint）　见人工关节。

人造血管（artificial blood vessel）　人体血管代用品。一般选择减少凝血及血栓形成和有利于组织愈合的材料。应用较多是涤纶和塔夫绸。现可生产胸主动脉、腹主动脉、髂总动脉等大中型人造血管。

人中疗（pustule at philtrum）　其他名称：黄疗、龙泉疗、闭口疗。中医病名。颜面部疗疮的一种。因生于人中穴（鼻唇沟）的部位，故名。人中为阳明络脉所经行之地，易发生走黄而成险证。除具有疗疮的一般症状外，疼痛甚甚，易发"走黄"，尤忌挤压。

人种（race）　其他名称：种族。根据体质形态上具有某些共同遗传特征（如肤色、发色、眼色、血型等）而划分的人群。按遗传特征不同，人类可分为三大人种，即蒙古人种、欧罗巴人种和尼格罗人种。

仁青芒觉（renqing mangjue）　藏药名。清热解毒、滋补强身剂。组成：毛诃子、蒲桃、西红花、牛黄、麝香、朱砂等。用于自然毒、配制毒等各种中毒症；"培根""木布"等疾病；急慢性胃溃疡、腹水、麻风病等。黎明时间开水泡服，服药前一夜服少量花椒水。

忍冬藤（Caulis Lonicerae, honey-suckle stem）　其他名称：银花藤、忍寒草、鹭鸶藤、金银花藤。中医药名。清热解毒药。忍冬科植物忍冬的带叶茎枝。甘，寒。归心、肺经。功能清热、解毒、通络。用于温病发热、解毒血痢、痈肿疮毒、筋骨疼痛。可治疗传染性肝炎、毒蕈中毒、肠炎等。

刃厚皮片（razor-thin graft, split-thickness graft, epidermal skin graft）　厚度为 0.15～0.20mm，除含表皮外，还含有极薄一层真皮的皮片。成活率高。Ⅲ度烧伤脱痂后形成的肉芽创面、大张异体皮开窗嵌入的自体小皮片、自体微粒皮移植的所需皮片均切取刃厚皮片。其缺点是不耐磨、收缩性大，皮肤色暗，弹性差，外观和功能较差，不适于面部及关节功能部位。

认识环境受损综合征（impaired environmental interpretation syndrome）　个体缺乏对人物、地点、时间或自身环境的定向力，持续时间超过 3～6 个月，以致需要一个保护性环境。

认识论（epistemology）　其他名称：知识论。研究人类认识的本质、结构，认识与客观实在的关系，认识的前提和基础，认识发生、发展的过程及其规律，认识的真理标准等问题的哲学学说。

认知（cognition）　广义上指认识，即人脑对客观事物的意义、本质特征、作用、联系及规律性等的反映。狭义上指记忆过程中的再认或再现。再认和再现是回忆的不同形式。再认，指过去识记过的事物再度出现时能够将其识别；如果过去识记过的事物并未出现而能够在头脑中重现则是再现。

认知疗法（cognitive therapy）　一种心理治疗方法。运用解释的方法来说明行为、情感、心理活动发生发展原因，强调认知过程在决定行为中的重要作用，以解决病人的认识问题为主要治疗思想。现代认知疗法有认知的重建、适应技能和问

题解决三个主要范围，常用的方法有与不合理信念辩论、合理的情绪想象、认知家庭作业等。

认知领悟心理疗法（cognitive psychotherapy）　中国式的心理分析疗法。此疗法适应证为强迫症、恐惧症和某些类型的性变态。可采用多次会谈的方法，了解病人，让病人了解自己，认识领悟自己疾病的实质，从而改变行为方式。治疗时，要用符合病人生活经验的解释，使病人理解、认识并相信他的症状和病态行为的幼稚性、荒谬性和不符合成年人逻辑的特点，这样可使病人达到真正的领悟，从而使症状消失。

认知心理学（cognitive psychology）　心理学的一个分支。以信息加工的观点研究人的认知，也侧偏重研究人的认识过程的心理学学派。包括人接受、编码、操作、提取和利用知识的过程，探讨感知觉、记忆、表象、思维、言语等心理活动，特别强调人已有认知结构对当前认知活动的决定作用，并比较分析计算机和人脑之间的特点，以揭示人脑高级心理活动的规律。

认知障碍（cognitive disorder）　认知是大脑接收外界信息，经加工处理，转换成内在的心理活动，从而获取知识或应用知识的过程。认知包括记忆、语言、视空间、执行、计算和理解判断等方面。上述认知功能的一项或多项受损即为认知障碍。认知障碍分为轻度认知损害和痴呆。

任德林斯基征（Jendrinski sign）　鉴别阑尾炎与急性输卵管卵巢炎的征象。病人卧位，按压腹壁坎梅耳点（肚脐右下 2cm），不松开手让病人起立，疼痛加剧证明是阑尾炎，疼痛减轻证明是输卵管卵巢炎。

任脉（conception channel, conception vessel, RN）　中医奇经八脉之一。起于小腹内，下出会阴部，向前上入阴毛部位，沿腹里，经过关元，沿腹正中线直上，至咽喉，到下颌，环绕口唇，经面部至目下进眼眶内。本经病候主要表现为男子疝气、女子带下、月经不调、腹中结块等。经穴有会阴、中极、关元、气海、神阙、膻中、廉泉、承浆等，共 24 穴。

妊娠（pregnancy, graviditas）　人和哺乳动物新个体产生的过程，即母体承受胎儿在其体内发育成长的过程。包括受精与着床、妊娠的维持、胎儿的生长以及分娩。一般为 266 天左右。为了便于计算，妊娠通常是从末次月经第一天算起，足月妊娠约为 280 天（40 周）。早期妊娠的诊断，有下列一些症状及体征，应考虑妊娠的可能：①月经停止来潮；②闭经 6 周左右开始出现恶心，或同时伴有呕吐；③尿频；④乏力；⑤检查时，子宫相应增大，宫颈、阴道着色（由于静脉淤血而呈发绀色）。中期和晚期妊娠的诊断，阳性体征愈来愈明显，子宫随妊娠月份而增大，胎体各大部日日趋明显，自觉和他觉胎动清楚，胎心音清晰；孕妇可感觉到不规则宫缩，乳房增大，乳晕着色并有初乳分泌，皮肤色素增加，腹纹出现。超声或 X 线检查更可确诊。

妊娠并发症（complication of pregnancy）　在妊娠时期同时患有内、外科等其他科系疾病。妊娠可以影响并发症发展恶化，而并发症也可影响妊娠经过发生异常，其结果都会导致影响母儿的健康与生命安全，也是引起孕产妇死亡的重要因素。如妊娠期合并心脏病、急性病毒性肝炎、糖尿病、慢性肾炎、甲状腺功能亢进、肺结核、贫血、急性阑尾炎、寄生虫病等。

妊娠病理（maternal pathology of pregnancy）　妊娠过程中发生了病理变化，引起妊娠经过的异常和胎儿及胎儿附属物与母体的异常改变。如流产、早产、异位妊娠、妊娠剧吐、妊娠期高血压疾病、前置胎盘、胎盘早剥、羊水过多、羊水过少、过期妊娠、死胎以及母儿血型不合等。

妊娠大肠埃希菌菌血症综合征（colibacillosis in pregnancy syndrome）　妊娠期乃至产褥期，由于便秘，使大肠埃希菌入血而产生菌血症，同时常可诱发胆囊、输尿管、阑尾的炎症。表现为发热、乏力、头痛、胆囊炎、输尿管炎或阑尾炎的局部症状。血培养大肠埃希菌阳性。治疗：抗生素，对症处理。

妊娠胆汁淤积综合征（cholestasis syndrome of pregnancy）　妊娠期出现以瘙痒和黄疸为特征的综合征。多在妊娠中晚期出

现，瘙痒以躯干、手脚掌和下肢为重，分娩后 1～2 周自然停止。胆红素不超过 85.5μmol/L (5mg/dl)。治疗：注意休息和营养，口服考来烯胺。

妊娠毒血症性视网膜病变（retinopathy in toxemia of pregnancy） 妊娠并发症。多发生于妊娠末 3 个月内，双眼突然发病。全身症状为高血压、蛋白尿、水肿，甚至惊厥、昏迷。眼底改变主要为视网膜动脉痉挛和视网膜水肿、出血及大量渗出，常致视网膜扁平性脱离。临床上可分为 3 期：痉挛期、血管硬化期及网膜病变期。荧光素眼底血管造影可见渗漏现象。眼底病变较轻者，如得到适当治疗，可以继续妊娠。当出现严重的视网膜病变时，应考虑终止妊娠。

妊娠恶阻（hyperemesis gravidarum） 中医病名。因冲气上逆、胃失和降所致，症见妊娠早期出现严重恶心呕吐、头晕厌食，甚则食入即吐等。有胃弱恶阻、胃热恶阻、胃寒恶阻、痰滞恶阻、肝热恶阻等。治疗以调气和中、降逆止呕为主。胃虚脘胀者，治宜健脾和中、降逆止呕，可用香砂六君子汤；肝热烦躁者，宜清肝和胃、降逆止呕，可用加味温胆汤；痰滞苔腻者，治宜化痰除湿、降逆止呕，可用青竹茹汤等。

妊娠高血压综合征（pregnancy induced hypertension syndrome, PIH） 其他名称：免疫性妊娠病。简称妊高征。现多称为妊娠期高血压疾病。多发于妊娠 20 周以后。发病机制主要有：免疫机制；子宫胎盘缺血，血管内皮细胞受损；弥散性血管内凝血；营养缺乏；胰岛素抵抗。临床表现有高血压、蛋白尿、水肿。严重时出现头痛、胸闷、视力障碍，甚至抽搐或昏迷。其基本病理改变为全身小动脉痉挛。分轻度妊高征：血压升高≥17.3/12kPa (130/90mmHg)，或轻度基础血压升高 4.0/2.0kPa (30/15mmHg)，可伴有轻微蛋白尿或水肿；中度妊高征：血压进一步升高，但低于 21.3/14.7kPa (160/110mmHg)，尿蛋白（＋），水肿可有可无。重度妊高征：血压≥21.3/14.7kPa (160/110mmHg)，尿蛋白（＋＋）以上。其中又分为先兆子痫和子痫。其治疗原则是镇静、解痉，适当降压、利尿，根据指征扩容，适时终止妊娠。

妊娠合并贫血（pregnancy with anemia） 妊娠期并发症。妊娠期血容量增加，血液被稀释，当血红蛋白在 100g/L 以下，可诊断为贫血。常见的有缺铁性贫血、巨幼细胞贫血，少见的有再生障碍性贫血等。轻度贫血对妊娠分娩的影响不大，中、重度贫血易并发妊娠期高血压疾病。重度贫血在分娩期可因子宫收缩乏力而致滞产和产后出血，发生出血性休克、感染，还可发生胎儿宫内生长迟缓、流产和早产。治疗：补充铁、输血等。

妊娠黄体（corpus luteum of pregnancy） 当卵巢表面的卵泡完全成熟，其中的卵母细胞及其周围的颗粒卵丘被排出后，卵泡壁塌陷而形成的黄体，发育增大，当成熟时，其直径可达 1～2cm。此时，孕激素分泌旺盛，至排卵后 7～8 天达高峰。如排出的卵子未受精或着床，则在排卵后 9～10 天黄体萎缩，性激素的分泌量也下降。排出的卵如受精，黄体继续发育直径可达 3～4cm，称妊娠黄体，它可维持 6 个月，以后也退化成白体。

妊娠黄体瘤（luteoma of pregnancy） 妊娠期间，卵巢内含有的单个或多个黄素化结节状病变。大多发生在妊娠后期。结节直径平均 5～6mm，于产后消失。多无症状。由于黄素细胞产生过多雄激素，产妇及胎儿可有轻度男性化症状。不需特殊治疗。

妊娠激素（pregnancy hormone） 妊娠中、后期，胎盘分泌的性激素成为维持妊娠的主要激素。胎盘分泌的激素有甾体激素（雌、孕激素）和肽类激素（人绒毛膜促性腺激素、人绒毛膜生长素和人绒毛膜促甲状腺激素）。

妊娠急性脂肪肝（acute fatty liver of pregnancy） 由妊娠引起的急性肝脏脂肪变性。是一病因未明、病情凶险、病死率高的疾病。多见于初产妇。发病急骤，常先有先兆子痫。表现为剧烈头痛、腹痛、呕吐或呕血、黑便及其他出血现象，急性肝衰竭、高血压、肾衰竭、腹膜炎和休克，转氨酶和血清胆红素中度升高等。病人多在 1～2 周内死亡。肝活体组织

检查可确诊。早期诊断极为重要。一旦确诊，及早终止妊娠，可降低其病死率。其他治疗同暴发性肝衰竭。

妊娠剧吐（hyperemesis gravidarum） 妊娠 6 周左右开始反复持续呕吐，甚至不能进食、进水，进而由于失水和饥饿而产生的一系列证候群。孕妇明显消瘦，脉弱而频，皮肤干燥，尿少，尿酮阳性，血电解质紊乱。治疗：采取补水、护肝、纠正酸中毒、镇静止吐和精神疗法等措施。必要时行人工流产。

妊娠-卵巢肿瘤-副激素综合征（pregnancy-ovarian tumor-parahormone syndrome） 妊娠时合并卵巢肿瘤，产生异位激素而引起的内分泌紊乱。异位激素以促肾上腺皮质激素最为常见。主要表现为肾上腺皮质功能亢进，下腹部可触及卵巢肿物。治疗：终止妊娠，切除卵巢肿瘤。

妊娠疱疹（gestational herpes） 大疱性皮肤病。通常发生在妊娠第 3～6 个月。皮疹好发于躯干、头皮、面部、脐周，呈多形性，似疱疹样皮炎或多形红斑，自觉奇痒。治疗：用皮质激素和维生素 B_2。

妊娠疱疹性皮炎（dermatitis herpetiformis of gestation） 与妊娠关系密切的皮肤病，首次妊娠出现，分娩后自然消失，再次妊娠又复发，且出现更早、更重。表现为多形性皮损、周身不适、瘙痒，偶有水肿、蛋白尿。常伴胎儿畸形。治疗：避免刺激性食物，应用皮质激素，对症处理。

妊娠期黄疸（jaundice of pregnancy, gravidic jaundice） 妊娠期由各种病因引起的黄疸。常见病因有重症妊娠剧吐、妊娠高血压综合征、复发性妊娠黄疸、病毒性肝炎、药物性黄疸、胆石症等。引起黄疸的各种疾病大都影响妊娠，可导致早产、死胎等，并增加肝脏的负担，可诱发肝性脑病或腹水、出血等。妊娠期黄疸既要注意对原发病的治疗，更要注意妇产科情况，决定是否中止妊娠。

妊娠期急性阑尾炎（acute appendicitis during pregnancy） 发生于妊娠时期的急性阑尾炎。在妊娠初期，临床表现与一般急性阑尾炎相同。妊娠中期和后期，由于阑尾受增大的子宫推移而向上、向后、向外移位，腹部触痛部位改变，腹前壁触痛可不明显，与一般腹部常有触痛。治疗见一般急性阑尾炎。

妊娠期甲状腺功能亢进症（hyperthyroidism and thyrotoxicosis in pregnancy） 因妊娠或大量产生人绒毛膜促性腺激素或人绒毛膜促性腺激素类似物的妇科肿瘤（如绒毛膜癌、水泡状胎块等）时伴发的甲亢。系由于人绒毛膜促性腺激素与促甲状腺激素的 α 亚基相同，两者的受体分子结构类似，人绒毛膜促性腺激素与促甲状腺激素受体存在交叉反应，刺激促甲状腺激素受体而出现甲亢。一般随中止妊娠、分娩或肿瘤治疗后消失。

妊娠期巨幼细胞贫血（megaloblastic anemia of pregnancy） 在妊娠后期，由于叶酸缺乏，细胞 DNA 合成障碍及分裂受阻所致的巨幼细胞贫血。在妊娠过程中，体内叶酸需要量可超过平时的 5～10 倍，而同时因营养不良，从食物中摄取叶酸量不足，如进一步发展可出现贫血，对这种病例，叶酸治疗效果很好。在妊娠时可每日口服叶酸 0.5～1mg，作为预防性治疗。

妊娠期肾脏病（renopathy in gestational period） 由于妊娠而诱发的肾脏病变，如肾盂肾炎、妊娠期急性肾衰竭、产后特发性急性肾衰竭以及妊娠高血压综合征所致的肾脏改变。此外，妊娠期的生理变化也可导致肾功能的改变。妊娠可使肾功能恶化。因此，原肾炎伴高血压和氮质血症者不宜妊娠；如已妊娠，应考虑终止。

妊娠［期］糖尿病（gestational diabetes, gestational diabetes mellitus, GDM） 妊娠时才出现或发现的糖尿病。已有糖尿病女病人妊娠不包括在内。按世界卫生组织（WHO）糖尿病专家委员会制定的糖尿病分类标准，妊娠期糖尿病属于其中的一个临床类型。有人统计在所有孕妇中约占 20%，一般都发生于妊娠中、后期。分娩后大部分恢复正常，其中 30% 以下病人在 5～10 年内可发展成糖尿病。

妊娠期吸烟（maternal smoking） 母亲在怀孕期间的主动吸烟或被动吸烟。可使胎盘功能下降，发生早产儿、低体重儿和新生儿猝死综合征的危险性增加。

R

妊娠期心肌病（cardiomyopathy of pregnancy, gravidic cardiomyopathy）　见围生期心脏病。

妊娠期龈瘤（tumor-like gingival enlargement）　由局部刺激引起的炎性赘生物。非真性肿瘤。表现为一种扁圆形的包块，突出于牙龈边缘，在牙间乳突更为常见，并可向侧面扩大，基底有蒂或无蒂，与牙龈附着，颜色深暗，平坦而发亮。一般在妊娠2～3个月时出现，分娩后可缩小或消失。治疗：经内科疗法无效时可行手术切除。

妊娠期龈炎（pregnancy gingivitis）　口腔牙龈病之一。妊娠期间牙龈炎症或炎性肥大。与妊娠期内分泌失调、口腔卫生情况恶化有关。牙龈呈红色或蓝色，边缘和牙间乳头水肿，易出血，不痛，于妊娠开始3个月和后3个月症状加剧，分娩后症状减轻或消退。治疗：注意口腔卫生，用抗炎药物。

妊娠期子宫颈内口缝合术（suture of internal orifice of cervix in pregnancy）　适用于因宫颈内口松弛发生习惯性流产及早产的孕妇。手术时间宜在妊娠14～18周施行，可用麻醉，也可用局麻。用窥器暴露宫颈后，用宫颈钳夹持宫颈壁左侧，向左侧牵拉，以大弯三角针2号尼龙线或10号丝线，套以长2～2.5cm橡皮管，自宫颈前唇中点稍偏右进针，由相应部位后唇出针；将宫颈牵拉往右侧，同时缝合左侧。右侧缝线绕过对侧，左侧亦绕过宫颈对侧打结，不可过紧。术后给镇静剂，38～39周拆除。

妊娠瘙痒症（pruritus gravidarum）　妊娠晚期出现的一种皮肤瘙痒症。妊娠期发生的肝内胆汁淤积和毛细胆管膜及胆小管上皮通透性增强，可引起皮肤瘙痒和黄疸。多在妊娠后期出现，产后即消失，再度妊娠可再度出现。有时只发生瘙痒而不出现黄疸。

妊娠试验（pregnancy test, Frank-Goldberger test）　测定妇女体内有无人绒毛膜促性腺激素（HCG），协助诊断早期妊娠或滋养细胞疾病的检查方法。生物测定法现已少用，临床常用免疫测定法。最简单的定性试验是乳胶凝集抑制试验，准确率约达94％。定量试验更为准确，常用的方法有放射免疫测定法、酶免疫测定法，特别是β-绒毛膜促性腺激素放射免疫测定法以及单克隆酶免疫分析法更为灵敏。用敏感的方法，HCG约在受精后的10日即可从血或尿中测得，至妊娠60～90日时为强阳性。临床上除借以检测有否妊娠以外，对滋养细胞疾病的诊断、治疗监护及随访，也有极其重要的价值。

妊娠特发性黄疸（idiopathic jaundice of pregnancy）　见复发性妊娠黄疸。

妊娠图（pregnancy chart）　妊娠期间，通过定期测定不同时期（孕周）的宫底高度、腹围的长度画成的坐标图。与标准均值的坐标图比较，了解宫内胎儿的发育有无异常。是简单、易行的监测胎儿的方法，可及早发现胎儿宫内发育迟缓或巨大儿等。

妊娠纹（striae of pregnancy）　妊娠妇女腹壁上的粉红色或淡蓝色的与身体长轴平行的条纹。妇女妊娠后期，由于膨大的子宫，使腹壁真皮层的结缔组织，在较大的张力下断裂或萎缩所致。分娩后条纹皱缩，真皮层可有轻度纤维组织增生而呈银白色。

妊娠舞蹈症（chorea gravidarum）　一种妊娠并发症。少见。病因不清，可能是一种由妊娠激发的晚发型小舞蹈症，也可能与妊娠高血压综合征有关。多见于17～23岁间的初产妇，再次妊娠可能复发。病人往往发生流产。早期应用镇静剂可减轻症状和防止进展。

妊娠细胞（pregnancy cell）　妊娠时，由垂体嫌色细胞增生、分化成的分泌泌乳激素的细胞。是一种变异的嗜酸性细胞。分娩后，妊娠细胞就转为嫌色细胞。这种变化可能是人绒毛膜促性腺激素所致。

妊娠相关的肾脏疾病损害（pregnancy associated renal disease）　妇女妊娠期主要相关的肾脏疾病有：①尿路感染，菌尿是主要表现；②妊娠期肾病综合征，有三种类型：A.妊娠中毒症，妊娠后期肾病综合征的最常见原因；B.周期性妊娠肾病综合征；C.妊娠期合并膜性肾病；③妊娠高血压综合征，简称妊高征，妊娠期特有的疾病；④妊娠期急性肾衰竭，妊娠妇女严重的并发症。

妊娠诊断（diagnosis of pregnancy）　妇女怀孕的诊断。已婚生育年龄妇女，有停经、食欲减退、偏食、恶心等早孕反应，以及尿频等病史与症状。妇科检查，阴道、宫颈着色，子宫变大变软，出现宫颈与宫体间似不相连的黑加征。尿妊娠试验阳性即可诊断为妊娠。如经B超检查发现增大的子宫腔内有妊娠环和胎芽之胎心搏动即可确诊为妊娠。临床将妊娠12周末以前称为早期妊娠，第13～27周末为中期妊娠；第28周及其后为晚期妊娠。

妊娠滋养细胞疾病（gestational trophoblastic disease）　继发于妊娠而发生的一组滋养细胞疾患，包括水泡状胎块、侵蚀性水泡状胎块和绒毛膜癌等。

韧带（ligament）　连接相邻两骨之间的致密纤维结缔组织束。位于关节腔周围的称为囊外韧带，位于关节腔内的称为囊内韧带，位于关节囊上即关节囊纤维层增厚部分的称为关节囊韧带。其主要功能是增强关节的稳固性或限制关节的过度运动；并且为肌腱或肌腱提供附着点，如膝关节的髌韧带就是由肌腱延续而成的。位于内脏的韧带具有固定肝、肾、子宫等脏器的功能。

韧带样瘤（desmoid tumor）　其他名称：侵袭性纤维瘤、硬纤维瘤。生长于肌肉、腱膜、筋膜且富于结缔组织成分的纤维组织肿瘤。临床表现为缓慢生长的无痛性肿块，直径从数厘米至十几厘米不等，常位于深部，无包膜，边界不规则，质坚韧。治疗：广泛手术切除。

日本斑点热立克次体（Rickettsia japonica）　一种可致急性热疹性疾病的病原体。传播媒介为长角血蜱。

日本棘隙吸虫（Echinochasmus japonicus）　虫体（1.16～1.76）mm×（0.33～0.5）mm，头冠有头棘24枚，体表有棘，口吸盘小于腹吸盘，雌雄同体。虫卵稍大，椭圆形、淡黄色，壳薄有盖含未成熟毛蚴。第一、二中间宿主各为沼螺及淡水鱼。终宿主因吃不熟的含囊蚴鱼肉而感染。有较多人体病例报道，成虫寄生于小肠，可致腹部不适、食欲差、腹泻、血便、消瘦。以粪便沉淀法查卵而诊断。

日本裂体吸虫（Schistosoma japonicum）　其他名称：日本血吸虫。裂体吸虫属寄生虫。成虫雌雄异体，寄生于人和多种哺乳动物（牛、鼠类等）的肠系膜静脉内。雌虫在静脉末梢产卵，沉积于肝及肠壁组织中，卵因肠壁组织坏死随粪便排出体外，入水后孵出毛蚴，侵入钉螺体内进行无性繁殖，发育为尾蚴逸出螺体，遇与水的人，尾蚴经皮肤侵入人体而感染，引起肝和结肠等处病变。

日本血吸虫病（schistosomiasis japonica）　日本血吸虫寄生于门静脉系统所引起的疾病。一种人畜共患寄生虫病，皮肤与黏膜接触含尾蚴的疫水所感染，主要病变是虫卵沉积于结肠和肝脏等，引起虫卵肉芽肿，流行于我国长江流域以南的地区。临床表现可分为急性、慢性和晚期3类。其表现为急性期发热、肝大和压痛、腹痛、腹泻和痢疾样便等，血中嗜酸性粒细胞明显增多；慢性期以肝、脾大或慢性腹泻为主要表现；晚期可出现肝硬化、巨脾和腹水，甚至癌变等。儿童重症感染可引起侏儒症。粪便中查到虫卵可确诊。免疫学检查对诊断和疗效考核有一定价值。治疗用吡喹酮有良好疗效。

日光放射征（daylight emission sign）　骨肉瘤重要X线征象之一。X线片表现为针状的瘤骨骨小梁非常密集地排列在骨皮质旁，垂直于骨皮质，但彼此互相平行。可呈放射状、毛刷状或胡须状，类似太阳光。

日光过敏（sunlight hypersensitivity, heliohypersensitivity）　病人暴露于阳光或紫外线中，可见面部红蝶形红斑加重，或出现新的皮肤损害，甚至可使全身症状加重的情况。其他射线、人工光源也有同样的作用。紫外线照射既可增加向体内释放的抗原量，又能使皮肤细胞遭受免疫损伤。

日光疗法（heliotherapy）　利用太阳光照射防治疾病、促进机体康复的方法。日光浴时间夏季以上午9～11时和下午3～4时，春秋季以上午11～12时较为适宜。可采取顺序的全身或局部照射。

日光消毒法（solar sterilization）　利用太阳光线中的热线、紫外线及其他射线消毒。是物理消毒法中效果最差的，但简便

R

易行，合理运用可有一定效果。

日光性唇炎（solar cheilitis） 唇部受强烈与过度日光照射（包括紫外线、X线、强光源等）所引起的急性炎症反应。急性日光性唇炎表现为充血水肿并发生水疱、糜烂与脓血痂皮形成；慢性则表现为唇黏膜增厚，白色鳞屑脱落，有干燥不适感。防治：防日晒及涂搽遮光剂；急性期用湿敷及氟轻松软膏；慢性期涂氟尿嘧啶软膏。

日光性黑子（solar lentigo） 表现为不规则形状的色素沉着斑，表皮增生，色素细胞及色素颗粒增多。与日光照射有关，常见于中老年人。

日光性角化病（solar keratosis） 见光线性角化病。

日光性皮炎（solar dermatitis） 其他名称：光化性皮炎、光毒性皮炎。日光照射所致的皮肤炎症反应性疾病的统称。皮肤出现红斑，重者有水疱，伴有瘙痒和烧灼感。红斑消退后遗留暂时性的色素沉着。治疗：肾上腺皮质激素软膏。

日光性苔藓（lichen solaris） 日晒后发生于暴露部位的成片扁平丘疹。主要发生于夏季，多见于青、中年男性。皮损为针尖到小米大小的扁平丘疹，呈皮肤色或淡红色，多聚集分布。主觉瘙痒。防治：避免日晒和涂搽遮光剂；病处外用皮质激素软膏；口服氯喹等。

日光性弹力组织变性综合征（solar elastosis syndrome） 由长期日晒引起的皮肤变性。常见于老年人，长期在户外活动者易发病。病变仅限于身体暴露部位，表现为皮肤发黄，有皱纹，弹性差，增厚、粗糙，并可有不规则的色素沉着。组织病理改变为胶原弹力组织变性。预防在于避免长期暴露于日光，必要时采取防光措施，如涂用遮光剂等。一般无特殊治疗。

日光性荨麻疹（solar urticaria, urticaria solaris） 日晒后发生的荨麻疹样皮肤病。病因未明，某些病例与先天性原卟啉代谢紊乱或变态反应有关。日晒几分钟后，局部先出现瘙痒，继之红斑、风团，1～4h内消退。治疗：服抗组胺药，外用皮质激素霜。

日光性视网膜炎（solar retinitis） 见雪盲。

日均住院医疗费（daily average medical expenses of hospitalization） 反映某医院一定时期内住院病人平均每日住院费用情况。日均住院医疗费＝某时期住院医疗费总额/同期内出院者占用总床日数。

日落综合征（sundowner syndrome） 老年痴呆的行为症状。其特征为夜间运动活动增多、白天倦睡、睡眠觉醒周期紊乱、精神错乱、共济失调或意外摔倒。

日平均容许浓度（daily average allowable concentration） 在居民区内任何一日（24h）或多次间歇采样所测定的大气中，有害物质的平均浓度不得超过的限量值。它是针对污染物慢性和潜在性危害而确定的。即经过长时间（数月、数年）的持续作用也不至于引起最敏感对象发生慢性中毒或蓄积现象及远期效应。

日射病（sunstroke, heliosis, insolation） 夏季强烈日光直射头部使颅内温度增高所致的神经系统功能急性障碍。主要症状为剧烈头痛、头晕、兴奋不安，但体温不一定升高。调整工作时间和采用遮阴设备等可预防本病。治疗：移置病人于阴凉处，注射强心剂和大量生理盐水，头部冷敷，用冷水擦浴。

日蚀性视网膜病变（solar retinopathy） 日光引起的黄斑灼伤。主要表现为眼前暗点或闪光感、色视、视物模糊或变形等。眼底检查可协助诊断。防治：无特效疗法；预防为主，不直接注视太阳，避免长时间注视水面、雪地等，必要时戴防护眼镜。

日月（riyue, GB 24） 其他名称：神光。中医经穴名。属足少阳胆经。胆之募穴。足太阴、少阳之会。位于乳头之下，第7肋间隙，距前正中线3.5寸处。主治胁肋痛、呕吐、呃逆、黄疸等。斜刺0.3～0.5寸，勿深刺。艾炷灸3～5壮；或艾条灸5～10min。

日周期波动（circadian fluctuation, diurnal fluctuation） 其他名称：中频周期。机体功能在生物钟控制下发生的以每24h为一个周期的波动。人体内几乎每种生理功能都有日周期，是最重要的生物节律。例如体温、血中促肾上腺皮质激素水平及血细胞数等都具有明显的日周期波动。

绒促性素（chorionic gonadotrophin, chorionic gonadotropin） 见人绒毛膜促性腺激素。

绒促性素综合征（chorionic gonadotrophin syndrome, chorionic gonadotropin syndrome） 见人绒毛膜促性腺激素综合征。

绒毛（villi） 消化管黏膜表面的小突起。每根绒毛由上皮和固有膜凸向管腔而成。十二指肠绒毛为叶状，空肠绒毛为圆锥状，回肠绒毛为手指状。相邻绒毛之间的根部为肠腺的开口。绒毛扩大了小肠消化和吸收的面积。

绒毛间隙（intervillous space） 胎盘的一部分结构。是母体底蜕膜与胎儿绒毛膜之间不规则的腔隙。母体子宫动脉开口于此，使绒毛浸入母血之中，进行胎儿与母体的气体及物质交换。因此母体和胎儿的血液是不混合的，绒毛间隙中的血流缓慢，有利于物质的充分交换。

绒毛膜（chorion） 由绒毛膜板和绒毛构成的胚胎与母体进行物质交换的结构。并有内分泌功能。后演变为丛密绒毛膜和平滑绒毛膜。

绒毛膜癌（choriocarcinoma） 其他名称：绒毛膜上皮癌。简称绒癌。一种高度恶性的滋养细胞肿瘤。绝大多数继发于妊娠之后。滋养细胞呈癌变并大片侵入子宫壁内，伴有出血和坏死；如失去绒毛形态者称绒毛膜癌，仍能见到绒毛者称为恶性水泡状胎块。临床特点是发病快，转移早而广泛。症状为阴道流血，或突然大量出血，转移到肺时有咳嗽、咯血等。实验室检查尿、血HCG（人绒毛膜促性腺激素）阳性。子宫镜、B超、CT对绒癌及转移癌的诊断都有一定帮助。治疗：以抗代谢药物（如甲氨蝶呤、巯嘌呤等）为主，结合手术和放射治疗等。近年来疗效有明显提高，早期多可治愈。

绒毛膜板（chorionic plate） 胎盘羊膜下的一层较厚的板状结缔组织。其内含有脐血管的分支。由该板发出约40～60个绒毛干，每1～4个绒毛干组成一个胎盘小叶。

绒毛膜上皮癌肺转移（choriocarcinoma of lung） 绒毛膜上皮癌转移到肺。为绒癌最常见的转移癌。病人有咯血、胸痛、胸闷、呼吸困难等症状。癌细胞侵入肺静脉后，经左心向大循环播散尚可转移至脑、肝、肾及消化道。肺部X线检查可确诊。治疗：化疗、放疗。

绒毛膜血管瘤（chorioangioma） 其他名称：胎盘血管瘤。胎盘的良性毛细血管瘤。呈圆形、椭圆形或半球形。紫红到灰白色不定，呈分叶或结节状。可发生于胎盘的任何部位。一般不引起临床症状，如果肿瘤较大（直径＞5cm）或生长位置靠近脐带，可压迫脐静脉而伴发羊水过多。胎儿可发生贫血及血小板减少症。此瘤可随胎盘或于其后自然娩出，极少需手术治疗。

绒毛膜血管纤维瘤（chorioangiofibroma） 发生在胎盘任何部位，直径为0.5～2.4cm，表面光滑，外表被一层羊膜样假膜包裹，其切面是肝或脾样的良性血管瘤。可出现羊水过多、早产、胎膜早破、死胎或胎儿畸形、难产等。治疗：对症处理。

绒毛心（cor villosum） 心包膜纤维素性炎症的一种形态表现。由于心脏的搏动，使渗出在心外膜上的纤维素形成绒毛状而得名。

容积导体（volume conductor） 具有长、宽、高三维空间的导体。人体内的体液具有导电性，可以看作球形的容积导体。心脏位于这一导体内部。由心脏兴奋产生的电位变化可在容积导体球形表面的任何一点测量出来，但各点所得电位数值不同。可用下列公式表示：$F' \propto F \cdot \cos\theta$，其中F'是球形表面某探查点所测得电位的相对强度；F是心肌组织自身产生的电向量强度；θ则是该探查点至球心连线和电偶的正负电荷连线的夹角。

容量负荷（capacity load） 其他名称：前负荷、舒张期负荷。心脏舒张期所承受的容量负荷。

容量感受器（volume receptor） 感受血容量变化的感受器。当血容量增多时，存在于心房的容量感受器兴奋，发放的神经冲动沿迷走神经传入延髓心血管中枢，使心交感神经紧张性降低，迷走神经紧张性增强，心脏活动减弱，最终导致血压下降。此外，迷走神经传入中枢的冲动间接地抑制了下丘脑-神经垂体释放抗利尿激素，从而引起利尿，排出水分，使增多的血容量恢复正常。

容量血管（capacity vessel, capacitance vessel） 血管系统中容量较大和可扩张性较大的血管。一般指静脉血管而言。其数量多于动脉，口径较粗，管壁较薄，可容纳循环血量的70%左右。可扩张性为动脉的6~10倍。

容受性舒张（receptive relaxation） 进食引起的胃平滑肌舒张的现象。当咀嚼和吞咽食物时，刺激了咽和食管等处的感受器，反射性地通过迷走神经（迷走神经传出支中的肽能纤维）引起胃的头区肌肉舒张，使胃腔容量增大，而胃内压力增加很少。这与胃进一步受纳更多的食物做好准备。

溶出速率（dissolution rate） 其他名称：溶解速率。片剂、胶囊等固体剂型质量指标之一。固体药物只有溶解后方能被吸收而显效，因此溶解速率能直接影响药效出现的时间、强度及持续时间。固体剂型服后，虽迅速崩解，但其有效成分不一定很快溶解。故目前对固体剂型除测定崩解时限外，还需测定其溶出速率，以评定其质量。

溶度积（solubility product） 饱和电解质溶液中难溶电解质离子浓度的乘积。超过此溶度积即有电解质沉淀出来。医学中主要用于钙和磷酸盐的关系中，并以血钙和血磷的浓度乘积为35~40来表示，超过此值，便发生磷酸钙的沉积。

溶骨性反应（osteolysis） 其他名称：骨质溶解。已形成的骨质的溶蚀和吸收。是破骨细胞和组成骨的细胞膜系统的骨细胞发挥作用的结果。破骨细胞能释放蛋白水解酶以及枸橼酸等酸性物质，蛋白水解酶使骨的有机质分解，枸橼酸等使骨盐溶解。膜系统的骨细胞膜上的钙泵可将骨液中的钙转运至细胞外液中，骨液中钙浓度下降，促进骨盐的溶解。

溶骨性高钙尿症（bone resorptive hypercalciuria） 限钙饮食后尿钙浓度仍高于正常的尿液，其中有空腹高尿钙者，血甲状旁腺素（PTH）水平不高，而尿中前列腺素 E_2（PGE_2）和骨桥蛋白均高于正常。见于骨破坏性疾患和急慢性骨溶病。临床表现为溶骨性改变和反复发生的尿路结石。

溶胶（sol） 固体粒子分散在液体中形成的一种胶态体系。是热力学不稳定体系。为使溶胶稳定，一般需加稳定剂。例如在硫粉中加少许葡萄糖（稳定剂）放在乳钵中充分研磨后，加水搅拌即成硫磺胶。很细的硫易透过皮肤孔，增强疗效。药剂上常用明胶及阿拉伯胶作稳定剂。

溶解度（solubility） 某温度下定量溶剂所能溶解溶质的最大量。可用多种方法表示，常见的是每100g溶剂中溶解溶质的最大克数或用该溶质在某溶剂的饱和溶液浓度表示。

溶解性总固体（soluble total solid） 其他名称：蒸发残渣。水中溶解物质的总量。一定体积的水样经过滤后，在一定温度下烘干，所得固体残留物的量。它包括可溶性矿物盐类和某些可溶性有机物。其量的大小可反映水的矿化程度，低于1 000mg/L为淡水，高于1 000mg/L为矿化水。

溶解氧（dissolved oxygen, DO） 水中溶解的分子状态的氧。其量受水温、气压及质质影响。水质越清洁，所含溶解氧就越多；污染越严重，由于消耗溶解氧较多，溶解氧就越少。水中溶解氧对鱼类等水生生物极为重要，对农作物生长也有一定的影响。灌溉水中溶解氧的浓度要求在5ppm以上。

溶菌酶（lysozyme） 其他名称：胞壁酸酶。存在于卵清、唾液等生物分泌液中，催化细菌细胞壁肽聚糖 N-乙酰氨基葡萄糖与 N-乙酰胞壁酸之间的1, 4-β-糖苷键水解的酶，可使细胞裂解。大量存在于5叶核粒细胞中，淋巴细胞中也含一定量，还能存在于唾液、泪液、汗液、乳汁等体液中。革兰氏阴性菌细胞壁结构不同，不易受影响。

溶菌酶口含片（Trochischi Lysozymi） 酶类药。组成：溶菌酶的白色或淡红色的药片。参与黏多糖代谢。用于急慢性咽喉炎、口腔溃疡、咳痰困难等疾患。

溶菌素（bacteriolysin） 免疫血清中对特异细胞有亲和力，并能在补体参与下，引起细菌溶解的一种抗体。

溶菌作用（bacteriolysis） 由于某种原因导致菌体破坏，内含物流出的现象。如溶菌酶及特异性抗体均有此种作用。溶菌酶可独立起作用，在补体参与下特异性抗体也可发挥溶菌作用。

溶酶体（lysosome） 真核细胞中一种膜包围的异质的消化性细胞器。是细胞内大分子降解的主要场所。外有一层膜与胞质分隔，以含有酸性水解酶为特征，具有消化作用。从高尔基体芽生出来的初级溶酶体与来自细胞内外的物质结合，就形成了次级溶酶体。可与吞噬体相结合形成吞噬溶酶体，与吞饮体相结合形成多囊体，与自噬体相结合形成自噬溶酶体。在细胞内分解异物，消除病原菌和排除细胞内破损的细胞器，有保护细胞生存的作用。

溶酶体酶（lysosomal enzyme） 位于溶酶体内的一类降解性酶。其中多数适合在酸性条件下发挥作用。溶酶体内含有60多种酸性水解酶，包括水解聚糖类、脂类、蛋白质及肽类、核酸等的酶，最适 pH 值为5左右。细胞类型不同，含有的溶酶体酶的种类和数量各不相同，但它们的化学本质都是糖蛋白。这些酶用于分解进入溶酶体的异物，故溶酶体有细胞内消化器官之称。

溶酶体贮积症（lysosomal storage disease） 一组由于溶酶体功能缺陷而导致的疾病。主要是由溶酶体水解酶缺乏所致，少数与蛋白通路上辅助因子缺陷或受体受损有关。溶酶体贮积症共有40余种，最常见的脂质贮积病，包括法布里病、戈谢病和尼曼-皮克病，这些疾病都是编码脂质降解酶的基因突变所致。

溶脲脲原体（ureaplasma urealyticum） 性传播疾病的病原体之一。耐酸，最适 pH 值为6.0，固体培养形成的菌落微小，直径为 $15\sim60\mu m$，称其为微小菌株，简称"T"株，呈油煎蛋或颗粒状，需放大 200 倍以上方能观察到菌落。分解尿素产氨。主要引起人类泌尿生殖道的感染，可通过两性传播，在非淋球菌性尿道炎中，溶脲脲原体的感染占第二位，与自然流产、先天缺陷、死胎和不孕症有关。对醋酸铊、5-碘-2-脱氧尿苷和强力霉素等抗生素敏感，对 β-内酰胺类抗生素有抵抗力。

溶栓疗法（thrombolytic therapy） 其他名称：血栓溶解疗法。通过药物使血栓溶解，实现血管再通、使受阻的血管灌流区域的组织重新获得血液供应的治疗技术。既可静脉给药，也可通过动脉导管插入血栓局部给药，发病 3 日内用药效果最理想。常用药物有链激酶、尿激酶、重组组织纤溶酶原激活物等。促纤溶药蛇毒抗栓酶、蚯蚓激酶等也有抗血栓作用。注意凝血酶原时间及纤维蛋白原的测定，以防出血。

溶血（haemolysis, hemolysis） 血红细胞在低渗溶液作用下，细胞肿胀、破裂释放出血红蛋白的过程。引起溶血的因素有：物理化学因素（渗透压的变化）、化学因素（药物）、生物学因素（细菌毒素、蛇毒）和某种疾病（阵发性冷性血红蛋白尿、阵发性睡眠性血红蛋白尿症）等。

溶血毒素（staphylolysin, streptolysin） 其他名称：葡萄球菌溶素。多数致病性葡萄球菌和溶血性链球菌所产生的一种能溶解红细胞的外毒素。金黄色葡萄球菌产生的溶血毒素分为 4 种。其中以 α 溶血毒素为主，可使小血管收缩，导致局部缺血、坏死。制成的类毒素可用于预防和治疗葡萄球菌感染。溶血性链球菌产生的溶血毒素分"O"与"S"两种，90% 病人于感染后 2~3 周血中可出现抗溶血毒素 O 抗体，风湿热病人抗 O 抗体滴度较高，抗 O 效价1：400以上，可结合临床症状作诊断。

溶血反应（hemolysis reaction） 输入的红细胞或受血者的红细胞发生异常破坏，而引起的一系列临床症状，为输血最严重的反应。其原因为输入异型血、变质血，或由于 Rh 因子不合引起溶血。溶血反应的症状一般在输血 10~20ml 后出现，头部胀痛、面色潮红、恶心、呕吐、心前区压迫感、四肢麻木、腰背剧痛；继而出现黄疸和血红蛋白尿，伴高热、寒战、呼吸困难，急性肾衰竭等。治疗：停止输血，剩余血送检；观察生命体征，防止休克发生；保护肾脏，记录每小时尿量，双侧腰部封闭或肾区热敷；给予碳酸氢钠碱化尿液；肾衰竭者按肾衰竭处理，必要时透析。

溶血空斑试验（haemolytic plaque assay） 其他名称：空斑形成细胞测定法。利用补体介导的抗原抗体反应检测抗体形成细胞的方法。此法常用以检测动物模型体液免疫功能。

溶血磷脂（lysophosphatide）　一类具有较强表面活性的物质，能使红细胞及其他细胞膜分裂，引起溶血、红细胞和细胞坏死。

溶血磷脂酶（lysophospholipase）　其他名称：磷脂酶 B。胰腺或其他组织中催化水解溶血磷脂酰胆碱生成甘油磷酸胆碱和羧酸盐的酶。此酶作用需有 Ca^{2+} 参与。

溶血卵磷脂（lysolecithin）　其他名称：溶血磷脂酰胆碱（lysophosphatidylcholine）。体内卵磷脂代谢的中间产物，如果浓度增高，可使红细胞膜溶解。体内高密度脂蛋白，在卵磷脂胆固醇酰基转移酶催化下，可将其卵磷脂中不饱和脂肪酸转移给胆固醇，生成溶血卵磷脂。蛇毒中磷脂酶 A 可将红细胞膜上卵磷脂中的亚油酸除去而导致溶血。

溶血尿毒综合征（Gasser syndrome, hemolytic uremic syndrome, HUS）　临床特征为微血管病性溶血性贫血、血小板减少和急性肾衰竭三联症的综合征。特征性损伤为微血栓形成。肾脏病理改变主要有三种：肾小球、动脉、小球和动脉病变共存。发病多在 2 岁以下，偶见于青少年。临床特点是外周血中出现红细胞碎片，如帽盔形、三角形、微小球形、新月形等；血小板减少，多部位出血；急性肾功能不全；中枢神经系统症状，如抽搐、木僵或昏迷。常伴有发热。治疗常应用抗凝药、抗血小板聚集药物和透析疗法。

溶血试验（homolytic test）　检查注射剂溶血反应的一项试验。因人体血液中注入溶血物质后，即可引起溶血反应，甚至危及生命，故在试制注射剂（特别是试制中草药），使用表面活性剂作增溶剂、乳化剂，或制备低浓度药物的注射剂时，均需进行此试验。

溶血栓药（thrombolytic）　可使血管中血栓纤维蛋白凝块溶解、恢复血供的药物。常用的有阿替普酶、尿激酶、链激酶、瑞替普酶、拉诺替普酶等。

溶血危象（hemolytic crisis）　溶血性贫血病人因受惊、过劳、感染等因素诱发的一组严重症状。贫血和黄疸突然加重，并伴有发热、寒战、呕吐、肝脾疼痛等症状。若不积极治疗，有生命危险。

溶血性黄疸（hemolytic jaundice）　其他名称：肝前性黄疸。红细胞大量破坏（即溶血现象）所产生的黄疸。常伴有溶血性贫血。可由红细胞先天性缺陷、溶血性细菌感染、恶性疟疾、配错血型的输血、某些化学药品或毒素的中毒、各种免疫反应（包括自体免疫）等引起。

溶血性链球菌性坏疽（gangrene of hemolytic streptococcus）溶血性链球菌引起的严重化脓性疾病。多发生于外伤之后不久，突然发生境界清楚的红色肿胀，伴疼痛，皮损在 1～3 日内迅速扩大，患部呈暗红色，其上发生多数水疱或大疱，下部发生不规则的出血性坏死。水疱破后，呈现境界清楚的皮肤坏疽，且不断扩大，有坏死性黑色焦痂。全身症状有高热、衰竭等。应用大剂量抗生素及对症治疗，局部及早切开与清创。

溶血性贫血（hemolytic anemia）　红细胞在体内破坏加速，骨髓代偿性增生能力不足的一类贫血。由红细胞内缺陷和细胞膜外因素包括免疫性、机械性、化学、物理、生理因素及脾功能亢进等所致。红细胞生存时间常缩短至 15～20 天以下（正常生存时间平均为 120 天）。临床常伴有黄疸、肝脾大、末梢血网织红细胞增高以及骨髓红细胞系统增生等。血管内溶血时可出现血红蛋白尿。

溶液（solution）　一（或几种）物质分散到另一种物质里所形成的均匀而又稳定的流体。机体的组织中含有非常复杂的溶液、组织、细胞即被溶液所浸渍或混悬于溶液中。

溶液剂（Liquor, solution）　非挥发性药物以分子或离子状态分散于水中而成的供内服或外用的真溶液型液体制剂。

溶原性噬菌体（lysogenic phage）　见温和噬菌体。

溶原性细菌（lysogenic bacterium）　带有噬菌体基因组的细菌。它能正常繁殖，不产生噬菌体，但能将产生噬菌体的能力传给子代菌。有些细菌带噬菌体基因后，可发生变异，出现新的生物学性状。这种细菌对特异性噬菌体有免疫性。类似高等生物的有菌免疫现象。

溶原性转换（lysogenic conversion）　由原噬菌体引起的溶原菌表型改变，包括溶原菌的毒力增强以及表面抗原的改变。某些温和噬菌体整合到宿主菌染色体内，使原本无毒力的宿主菌获得了致病性。如 β 棒状杆菌噬菌体感染白喉棒状杆菌后，由于噬菌体携带编码白喉毒素的结构基因 *tox*，使无毒的白喉棒状杆菌获得产生白喉毒素的能力。

溶原状态（lysogenized state）　有些噬菌体感染细菌后并不增殖，而是将核酸整合到细菌染色体上，并随细菌 DNA 一起复制后传到子代，细菌的这种状态称溶原状态。染色体上带有噬菌体基因组的细菌称为溶原性细菌。整合在细菌基因组上的噬菌体为前噬菌体。能建立溶原状态，也能在细菌体内增殖引起细菌裂解的噬菌体称温和噬菌体。溶原状态可以由理化因子诱导（如紫外线照射等）或自发终止，是由于前噬菌体脱离菌细胞基因组引起。

溶胀（swell）　线型高分子物质或干燥弹性凝胶同溶剂接触后自动吸取比本身重量大几倍甚至几十倍的溶剂，同时体积显著胀大的现象。例如种子经溶胀后才能发芽。老年人出现的皱纹和血管硬化与机体和皮肤或血管壁的溶胀能力减低有关。

溶组织内阿米巴（*Entamoeba histolytica*）　其他名称：痢疾阿米巴。阿米巴病的病原体。生活史中分为滋养体及包囊期，前者分大滋养体及小滋养体。在大滋养体内，内外质分明，在大肠及肝等组织中繁殖，为致病型，可致阿米巴痢疾、阿米巴性肝脓肿等。小滋养体生活于肠腔，形成包囊成为感染型，可随粪便排出体外，使人群感染。

溶组织梭状芽孢杆菌（*Clostridium histolyticum*）　为革兰氏阳性大杆菌，是引起气性坏疽的病原菌之一。在培养基上易形成芽孢。芽孢膨大，位于末端。周有鞭毛，无荚膜。在微氧下亦能生长、繁殖。在其培养滤液上至少有 5 种抗原。

熔接术（fusing technique）　口腔科修复技术之一。将两块相同的合金直接接触，加热至局部熔合而成液体状熔池，待金属固化后，即可得到牢固、致密而光洁的焊接口。

融合波（fusion wave）　融合搏动。来自不同方向的冲动几乎同时兴奋心房或心室一部分，而产生的一种复合波。是由干扰所致的不完全性夺获。根据干扰发生部位可分为心房融合波和心室融合波两类。

融合搏动（fusion beat）　参见融合波。

融合肾（fused kidney）　左右两肾部分或完全融合为一体。两肾下极融合称马蹄肾，两肾上极融合称为倒马蹄肾，两肾上下两极均融合称为盘状肾。一肾上极与另一肾下极融合称乙状肾。融合部分称峡部。

融合天花（confluent smallpox）　一种重型天花。特点是疹疹多且分布广泛，发展快，脓疱相互融合成大疱，进而继发细菌感染。中毒症状十分严重，表现为高热、烦躁不安、谵妄和中毒性衰竭。治疗：对症治疗，及时使用抗生素。

融合牙（fused teeth）　由两个正常牙胚融合而成，分为完全融合或不完全融合。应注意融合处的龋病、边缘性龈炎及根管变异。

融化（thawing）　冰、雪等变成水。在外科学上指冻结肢体入冰点上的环境中或加温解冻。在较低温中融化，进程慢，称缓慢融化。在较高温度中则进程较快，称快速融化。在 40～42℃ 温水浸泡，能显著减少组织坏死。

融像运动（fusion movement）　两眼视轴交点跟随目标使物体始终在视网膜相应点上成像的眼球运动形式。目标由远及近时的运动称为辐辏，由远及近时称为散开。

柔红霉素（daunorubicin）　其他名称：柔毛霉素、正定霉素。抗生素类抗肿瘤药。主要用于急性粒细胞白血病及急性淋巴细胞白血病，也用于横纹肌肉瘤、网状细胞肉瘤等。制剂：盐酸柔红霉素注射剂。肝肾功能障碍者慎用。有心肌损害、骨髓抑制者、孕妇、机体免疫力下降者禁用。出现口腔溃疡时应立即停药。

柔痉（wind-damp convulsion）　中医病名。痉病之一种。"太阳病，发热无汗，反恶寒者，名曰刚痉。太阳病，发热汗出，而不恶寒，名曰柔痉。"由外感风湿之邪间发病。症见项背强直、发热恶风、汗出、苔薄白、脉沉迟等。治宜祛风解肌、和营养津。

揉法（light-kneading manipulation） 中医推拿手法。用手指指腹或手掌掌面轻按于治疗部位上，带动该处皮下组织，作轻柔缓和的回旋转动。手法宜轻宜缓。本法有祛瘀活血、消肿散结、缓痛解痉及松解粘连等作用。伤科用于四肢、头颈躯干的扭挫伤、胸腹部瘀血凝滞和胸部岔气等症的治疗。

揉面感（dough kneading sensation） 慢性腹膜炎的诊断体征之一。由于病人全腹紧张度增加，腹膜增厚、肠管、肠系膜粘连，腹壁柔韧且具抵抗力，不易压陷，触之犹如揉面团之感，如结核性腹膜炎时。此征亦可见于癌性腹膜炎。

鞣酸蛋白（tannalbin） 鞣酸与蛋白质的结合物。口服后在小肠分解出鞣酸，使肠黏膜表层蛋白质凝固，又能收缩肠黏膜血管而使分泌减少，有收敛止泻作用。适用于急性肠炎性腹泻。治疗菌痢时应先控制感染。不宜与胰酶、胃蛋白酶、乳酶生等同服。

鞣酸加压素（vasopressin tannic acid） 其他名称：长效尿崩停。垂体后叶激素的有效成分之一。用于治疗尿崩症。制剂：鞣酸加压素的油制注射液；气雾剂。冠状动脉疾病、动脉硬化、心力衰竭病人及孕妇禁用。

鞣酸软膏（Unguentum Acidi Tannici） 外科用药。组成：鞣酸，与凡士林或亲水性基质制成的黄色至浅棕色半固体制剂。遇破溃表皮形成鞣酸蛋白而且有收敛、止血保护作用。用于轻度烫伤、痔疮、压疮等。不宜在大面积创面上应用。

鞣质（tannin, tannic acid） 其他名称：鞣酸、单宁。广泛存在于植物界的一类结构复杂的多元酚类。能与蛋白质结合，故有收敛性，还有抑菌作用。分为可水解鞣质和缩合鞣质两大类。含缩合鞣质的中草药如虎杖、四季青等，治疗烧伤效果较好。内服可治疗胃肠道溃疡。对蛋白的消化及 Ca、Fe 和 Zn 等元素的吸收产生不利影响。

肉刺（clavus, corn） 其他名称：鸡眼。中医病名。脚趾间生肉如刺，谓之肉刺。因鞋紧窄，或足骨畸形，局部长期受压、摩擦，使皮肤局限性增厚而成。多生于足底前端或足趾部。数目不一，似豌豆大，状如鸡眼，根部深陷，顶端硬凸，表面淡黄，受压则痛，影响行走。治宜外敷鸡眼膏或千金散，或采用修脚术治疗。

肉苁蓉（Herba Cistanchis） 其他名称：地精、大芸、金笋、寸芸。中医药名。列当科植物肉苁蓉的肉质茎。甘、咸、温。归肾、大肠经。功能补肾阳、益精血、润肠通便。用于肾虚阳痿、遗精早泄、女子不孕、遗尿，以及肝肾不足的筋骨痿弱、腰膝冷痛。亦用于年老虚弱及病后、产后血虚或津液不足的肠燥便秘。

肉豆蔻（Semen Myristicae） 其他名称：肉果、玉果。中医药名。肉豆蔻科植物肉豆蔻的种仁。辛、温、有小毒。归脾、胃、肾经。功能温中、行气、消宿食、固大肠。用于久泻不止、正气渐衰，尤宜于脾肾虚寒的五更泻；亦可用于脾胃虚寒、气滞作胀的脘腹胀痛、食少呕吐。

肉毒毒素（botulinus toxin） 肉毒杆菌产生的一种作用很强的嗜神经性外毒素，系蛋白质，毒性比氰化钾强一万倍。该毒素有抵抗胃酸的作用。经肠道吸收后作用于脑神经和神经-肌肉接头处以及自主神经末梢，阻碍乙酰胆碱释放，导致肌肉麻痹。在食物加工不完善（如腌内）时则可发生。

肉毒杆菌（Bacillus botulinus, Clostridium botulinum） 其他名称：肉毒梭菌。能产生强烈的肉毒毒素专性厌氧的革兰氏阳性粗大杆菌。卵圆形芽孢位于菌体次极端，使菌体呈网球拍状。产生的毒素是已知毒物中毒性最强的一种，比氰化钾强一万倍，可引起特殊的神经中毒症状，死亡率极高。

肉毒杆菌食物中毒（Bacillus botulinus food poisoning, Clostridium botulinum food poisoning） 是由于进食含肉毒杆菌毒素的食物引起的中毒性疾病。肉毒杆菌为厌氧菌，如火腿、腊肠罐头、腌肉及食物被该菌污染，在缺氧的条件下制作或存放，细菌繁殖产生毒素，若人进食此类食物即引起中毒。其突出的临床表现为视力模糊、复视、眼睑下垂、瞳孔散大、眼肌瘫痪。严重病人出现延髓麻痹、发音障碍、声音嘶哑、咀嚼和吞咽困难等。对可疑食物作厌氧培养和动物毒力试验可明确诊断。及早应用多价抗毒血清治疗有效。近年

报道由于喂食被该菌芽孢污染的蜂蜜可引起婴幼儿的慢性肉毒中毒。预防应加强食品管理和监督，食前加热可破坏毒素。病人应尽早注射 A、B、E3 型多价抗毒素进行治疗。

肉毒碱（carnitine） 见肉碱。

肉毒［食物］中毒（botulism） 进食含肉毒毒素食物所致的急性中毒性疾病。通过被肉毒杆菌污染食物传播，如罐头食品、发酵馒头、臭豆腐和豆瓣酱等，动物是主要传染源。主要有 3 种临床类型：食物型肉毒中毒、伤口型肉毒中毒和婴儿肉毒中毒。主要表现以神经系统症状为主。通过对可疑食物和粪便作厌氧菌培养出毒素而确诊。及早给予抗毒血清治疗，以及支持和对症治疗。

肉毒梭菌（Clostridium botulinum） 见肉毒杆菌。

肉桂（Cortex Cinnamomi, cassia bark） 其他名称：牡桂、玉桂、官桂。中医药名。樟科植物肉桂的树皮，除去桂皮者名桂心。辛、甘、大热。归肾、脾、肝经。功能补肾阳、暖脾胃、除积冷、通脉、止痛。主治：①治肾阳不足、阳痿、尿频、腰膝冷痛、低血压。②治脾阳不振、胃腹冷痛、食少溏泄。③治妇女冲任虚寒、痛经、闭经、癥瘕。④治阴疽色白、漫肿不溃或久溃不敛。宜后下或焗服；研末口服。

肉桂氨茴酸（tranilast） 见曲尼司特。

肉碱（carnitine） 其他名称：肉毒碱。转运脂肪酸通过线粒体膜的一种物质。在胞质内脂肪酸先被激活（需 ATP 及辅酶 A 存在）转变成脂酰辅酶 A。在线粒体外的肉碱脂酰辅酶 A 转移酶 I 的作用下，产生脂酰肉碱，转移入线粒体膜内。在膜内经肉碱脂酰辅酶 A 转移酶 II 作用，又产生脂酰辅酶 A，释出肉碱，后者可透过线粒体再起作用。

肉碱脂酰转移酶 I（carnitine acyl transferase-I） 酰基转移酶之一，促进脂酰辅酶 A 与肉碱结合生成脂酰肉碱的反应。该酶位于线粒体外膜，为肉碱脂酰转移酶 II 的同工酶。它是脂酰辅酶 A 转移的主要限速酶。

肉碱脂酰转移酶 II（carnitine acyl transferase-II） 酰基转移酶之一，催化线粒体内膜内侧的脂酰肉碱分解释放出肉碱和脂酰辅酶 A 的反应。该酶位于线粒体内膜内侧，为肉碱脂酰转移酶 I 的同工酶。

肉蔻五味丸（roukou wuwei wan） 蒙药名。镇静安神剂。组成：肉豆蔻、土木香、木香、广枣、荜茇。用于心悸失眠、心神不安，对"赫依"病尤为有效。

肉类联合加工厂废水（waste water from meat processing factory） 畜、禽加工厂排出的污水。含有血、脂肪、肠胃内容物及大量细菌，包括肠道致病菌、寄生虫卵及炭疽杆菌等，污水的生化需氧量、氮化物、色度都很高。在排入地面前水必须经净化和消毒处理。

肉类因子（meat factor, meat-fish-poultry factors） 其他名称：肉鱼禽因子（MFP 因子）。可促进离子型铁吸收利用的动物细胞蛋白质（如牛肉、猪肉、羊肉、肝脏、鱼、禽肉）。但究竟是什么物质在起作用尚不清楚，所以称为肉类因子。

肉瘤（sarcoma） 其他名称：恶性间叶肿瘤。起源于间叶组织（如纤维、脂肪、平滑肌、横纹肌、脉管、间皮、滑膜、骨、软骨等）的恶性肿瘤。多发生于青少年。肉眼观呈结节状或分叶状，因其生长较快，体积常较大。质软，切面多呈灰红色，均质性，湿润，外观如鱼肉状，故名。镜下肉瘤细胞呈弥漫排列，不形成细胞巢，与间质分界不清，网状染色可见肉瘤细胞间存在网状纤维。肿瘤间质的纤维结缔组织少，但血管较丰富，故肉瘤多先经血道转移。常见者有：纤维肉瘤、脂肪肉瘤、骨肉瘤和肌肉瘤等。术后常复发。

肉瘤样病（sarcomatoid disease, sarcoidosis） 其他名称：结节病。一种原因未明，侵犯皮肤及全身多系统的肉芽肿性疾病。多见于 30～40 岁的女性，皮损可有丘疹、结节、斑块及肿瘤等多种形态。好发于面、颈、肩、臀等处，其他器官还可有黏膜病变、淋巴结肿大、骨骼病变及内脏、神经受累。组织病理检查可确诊，多数病人能自行缓解，无特殊疗法。

肉痿（muscular flaccidity-syndrome） 其他名称：脾痿。中医病证名。以肌肉麻痹不仁、痿弱无力为主的证候。由于脾气热而致肌肉失养，或湿邪困脾，伤及肌肉所致。症见肌肉麻

R

痹不仁、口渴，甚则四肢不能举动等。治宜清热化湿、健脾和胃。

肉芽性血管瘤（granulomatous hemangioma, pyogenic granuloma）　其他名称：肉芽肿性毛细血管瘤、化脓性肉芽肿。位于皮肤的良性肉芽状血管瘤。多见于手指、面部及新生儿脐部。皮损为红色、棕红色肿物，高出皮面，直径 5～10mm，中央为毛细血管，周围为炎性肉芽肿，易出血，表面常常糜烂，无自觉症状。治疗：可用手术或电灼治疗，但有复发；切除后加放疗可根治。

肉芽肿（granuloma, granulation tumor）　由单核巨噬细胞及其转化的细胞（类上皮细胞或多核巨细胞）局限性增生构成的境界清楚的结节状病灶。根据其发生机制的不同，可分为异物性肉芽肿和免疫性肉芽肿。后者中由生物病原体引起的又称感染性肉芽肿。

肉芽肿性唇炎（cheilitis granulomatosa）　其他名称：肥大性唇炎、巨唇。唇病之一。常见于青壮年，多发于上唇，呈弥漫性肿胀，肥厚结实有弹性，压之无痛感及凹陷。伴有沟纹舌与末梢型面神经麻痹者称梅-罗综合征。治疗：试用皮质类固醇激素，手术，放疗。

肉芽肿性睾丸炎（granulomatous orchitis）　以炎性肉芽肿性病理改变为特征的睾丸炎症性疾病。病因可能为生殖细胞损伤后产生或释放某种物质引起炎性肉芽肿形成。病人常有睾丸损伤史。临床上可呈急性经过，睾丸呈明显的炎性肿痛，亦可进展缓慢，似睾丸肿瘤。肉眼观，睾丸体积增大，鞘膜呈局灶性或弥漫性增厚，鞘膜腔积液。镜下，细精管损害伴明显的组织细胞、淋巴细胞等浸润，形成肉芽肿样变化，多核巨细胞不多见，但一般不发生坏死。

肉芽肿性毛细血管瘤（granulomatous capillary angioma, granuloma pyogenium）　见肉芽性血管瘤。

肉芽肿性食管炎（granulomatous esophagitis）　一组食管慢性炎症性疾病。主要包括食管克罗恩（Crohn）病与结节病、肉样瘤，结核、真菌和梅毒感染等。

肉芽组织（granulation tissue）　由增生的毛细血管和成纤维细胞等构成幼稚阶段的结缔组织。因其柔嫩鲜红，状似肉芽而得名。肉芽组织老化后毛细血管减少，纤维组织增多，纤维化后形成瘢痕，这在机体损伤修复及其他方面起着非常重要的作用。临床上将肉眼呈红色颗粒、湿润、柔软、触之易出血的肉芽组织，称为健康肉芽。将肉芽平滑或颗粒大小不等、水肿、苍白、松弛无弹性、不易出血、覆有脓苔的称不良肉芽。不良肉芽抗感染能力差，生长弛缓，妨碍伤口愈合，必须清除，使创口重新长出健康肉芽才能迅速愈合。有时肉芽组织生长过多，高出皮肤表面，妨碍愈合，亦需将过多的肉芽切除，以利表皮的再生与覆盖。

肉眼血尿（macroscopic hematuria, gross hematuria）　每升尿内含血量超过 1ml 时，肉眼可见呈现淡红色。见于肾结核、肾肿瘤、肾或泌尿道结石、急慢性肾小球肾炎、肾盂肾炎、膀胱炎，亦可见于出血性疾病，如血小板减少性紫癜、血友病等。

肉瘿（muscle-like goiter）　瘿瘤的一种。见瘿瘤。

肉足虫纲（Sarcodina）　其他名称：根足虫纲。原生动物门的一纲。细胞膜极薄，胞质流动形成伪足，有运动及取食的功能。纲内的阿米巴目，内有人体寄生虫，如溶组织内阿米巴。

如意金黄散（ruyi jinhuang san）　其他名称：金黄散。中医成药名。清热利湿剂。组成：姜黄、黄柏、苍术、厚朴、陈皮、甘草、生天南星、白芷、天花粉。为细末，随症调敷。功能活血散瘀、消肿止痛。治痈疽发背、诸般疔肿、跌仆损伤、湿痰流毒、大头时肿、漆疮、火丹、风热天泡、肌肤赤肿、干湿脚气、妇女乳痈、小儿丹毒等症。用法：外用，症见红肿、烦热、疼痛，用清茶调敷；漫肿无头，用醋或葱酒调敷，亦可用植物油或蜂蜜调敷。外用药，不可内服。

如意珍宝丸（ruyi zhenbao wan）　藏药名。清热、醒脑、通络剂。组成：珍珠母、沉香、石灰华、金礞石、红花、螃蟹、丁香、毛诃子、肉豆蔻、豆蔻、余甘子、草果、香旱芹、檀香、黑种草子、降香、荜茇、诃子、高良姜、甘草膏、肉

桂、乳香、木香、决明子、水牛角、黄葵子、短穗兔耳草、藏木香、麝香、牛黄。用于瘟热、陈旧热症、白脉病、四肢麻木、瘫痪、口眼歪斜、神志不清、痹证、痛风、肢体强直、关节不利。对白脉病有良效。禁忌酸、冷、酒。

濡脉（soft floating pulse）　中医脉象之一。濡，软的意思。脉象浮小而无力，轻按可触知，重按反不明显。见于亡血伤阴或湿邪滞留之证。

蠕虫（helminth, vermis）　其他名称：蠕虫类。无脊椎动物中的一大类，包括环节动物门、扁形动物门、棘头动物门和线形动物门所属的各种营自生生活和寄生生活的动物。一般体延长，左右对称、肌肉大多发达，柔软，无骨骼，多数无附肢，借身体蠕动而行，故名。寄生于人体的蠕虫称医学蠕虫，主要包括吸虫、绦虫和线虫三大类。棘头虫多数是动物的寄生虫，仅少数虫种偶然寄生于人体。

蠕虫病（helminthiasis）　寄生于人体的蠕虫所引起的疾病。主要包括线虫病、吸虫病与绦虫病三大类。是我国农村常见的疾病。危害性很大。尤以血吸虫病、钩虫病与丝虫病的感染率与发病率最高。需一定的中间宿主，具有地区性，通过土壤、废水、食物、昆虫媒介或直接接触等途径感染。线虫类蠕虫病包括蛔虫病、钩虫病、丝虫病等；绦虫类蠕虫病包括牛带绦虫、猪带绦虫等；吸虫类蠕虫病包括血吸虫病、肺吸虫病等。

蠕虫类（Vermes）　见蠕虫。

蠕动（peristalsis, vermiculation）　由纵行肌和环形肌按一定顺序交替收缩和舒张引起的一种胃肠道运动。当胃肠蠕动时能将胃内容物排入十二指肠，使肠内容物沿肠管方向推向大肠和直肠。

蠕动波（peristaltic wave, rush）　消化道为促使管道内物质移动的蠕虫样收缩运动。正常人，一般在其腹部看不到胃肠蠕动波，只有在腹壁松弛、菲薄的多产妇和极度消瘦者可看到。胃肠道发生梗阻时，梗阻上端的胃肠道为了克服阻力而加强蠕动，此时在腹部常可以看到蠕动波。如幽门梗阻时，可见到胃型；肠梗阻时，在腹壁上可以看到肠蠕动波和肠型。当发生肠麻痹时，蠕动波消失。

蠕泄（damp type of diarrhea）　其他名称：濡泄、洞泄、脾虚泄、濡泻、湿泻。中医病证名。指湿盛伤脾的泄泻。

蠕形螨（vermiform mite）　其他名称：毛囊虫。一种永久性的寄生螨。寄生于人和哺乳动物的毛囊和皮脂腺内。在人体寄生的有毛囊蠕形螨和皮脂蠕形螨。螨体细长呈蠕虫状，乳白色，成虫长约 0.1～0.4mm，全体分为颚体（宽短、梯形）、足体和末体 3 部分。足体不到躯体 1/3 长，有足 4 对，雌雄异体，体表具环状横纹。毛囊蠕形螨较长，皮脂蠕形螨略短。

蠕形螨病（demodicidosis）　其他名称：毛囊虫病。寄生于人体的毛囊蠕形螨和皮脂蠕形螨所致的皮肤病。两种蠕形螨的生活史基本相似，包括卵、幼虫、前若虫、若虫和成虫 5 期。常寄生于皮脂腺发达部位，以颜面最多见。临床表现为鼻尖、鼻翼两侧、颊、颏、眉间等处的血管扩张，面部患处轻度潮红，继而出现弥漫性潮红、充血，继发红斑、湿疹或散在针尖大小至粟粒大小红色痤疮状丘疹、脓疱，最后可结痂及脱屑。皮肤有痒感及烧灼感。患酒渣鼻、痤疮、脂溢性皮炎和睑缘炎等皮肤病者，蠕形螨寄生感染及感染度显著高于一般皮肤病人和健康人，故认为蠕形螨是条件致病螨。

蠕形住肠线虫（Enterobius vermicularis）　见蛲虫。

乳癌（mammary cancer, mastocarcinoma, cancer of breast）　见乳腺癌。

乳癌改良根治术（modified radical mastectomy）　其他名称：乳癌仿根治术。是切除患侧全部乳腺组织包括胸大肌筋膜，但保存胸大肌；同时廓清同侧腋窝。适用于第一期乳癌。

乳癌根治术（radical operation of mastocarcinoma）　其他名称：霍尔斯特德（Halsted）手术、Halsted-Meyer 手术、乳腺癌根治切除术。1894 年由 Halsted 首先提出。至今仍是乳癌治疗的标准术式。是将病侧乳房连同癌肿周围至少 5cm 的皮肤、乳房周围组织、胸肌及其筋膜，连同腋窝和锁骨下所有脂肪组织和淋巴结，作整块切除。本术式适用于临床第一、

第二期乳癌。

乳蛾（nippled moth，tonsillitis） 其他名称：蛾子、乳鹅、单双肉蛾、喉蛾。主要是由于肺胃蕴热，复感风邪，风热相搏，循经上乘于咽喉所致。发于咽喉两侧之喉核，或左或右，或两侧均见，有红肿疼痛。发于一侧者名单蛾，发于两侧者名双蛾，以其形如蛾腹而得名。其症喉核一侧或两侧红肿疼痛，其表面可见黄白色脓性分泌物，口臭便秘，舌苔厚腻，汤水难咽，身发寒热，发病急骤者曰急乳蛾，相当于急性扁桃体炎。若蛾如乳头，不甚疼痛，感寒易发，病难速愈者，曰石蛾，相当于慢性扁桃体炎。风热引起者，治宜疏风清热、消肿利咽，用银翘散加减；虚火引起者，治宜养阴清肺、利咽消肿，可用养阴清肺汤加减。

乳房（breast，mamma） 女性的授乳器官。男性乳房不发育。成年未生育过的女性乳房呈半球形，紧张而有弹性，位于第3肋至第6肋之间、胸大肌的表面。乳房的中央中央乳头，乳头顶端有输乳管的开口。乳头周围有颜色较深的环形区，叫乳晕，表面有许多小隆起，为乳晕腺。乳头和乳晕的皮肤较薄弱，容易损伤而造成感染。乳房主要由乳腺和脂肪组织构成。脂肪组织向深部发出许多小隔，将乳腺分成15～20个乳腺小叶，以乳头为中心呈放射状排列。

乳房单纯切除术（simple mastectomy） 即全乳房切除术。适用于巨大的或多发性良性肿瘤及累及乳头的肿瘤；乳腺结核累及皮肤，形成多发瘘道；晚期乳癌，作为姑息治疗者。常采用由乳房外上向内下的梭形切口，上、下极达乳房边缘，切线距离变3cm，沿皮下脂肪组织深面潜行锐性剥离皮瓣，于胸大肌筋膜前切除整个乳房。

乳房发育不良（hypoplasia of breast） 其他名称：小乳症。中国成年女性的正常乳房重量约为250～350g；按容积计算，正常的美乳容积是250～300ml。如果成年女性的乳房容积小于200ml者，即为乳房发育不良。先天性乳腺发育不良、分娩后乳腺萎缩、青春期乳腺病变、乳房手术后，均可出现乳房发育不良。

乳房肥大（mastauxe，hypermastia） 指超出乳房的正常容积者。按肥大程度分为3类：轻度肥大400～600ml；中度肥大600～800ml；重度肥大800ml以上。分为乳腺过度增生型、全身肥胖型和青春期型乳房肥大。

乳房固定术（mastopexy） 单纯乳房下垂（其容积小于350ml）的整形手术。方法：根据乳头乳晕下垂的程度，选择乳晕上缘新月形切口，或环乳晕椭圆形切口。沿切口上缘在皮下脂肪层中向上分离至乳房上缘，将扁平的腺体缝合成半球状，并将其上提缝合固定在胸肌筋膜，使乳头乳晕恢复到正常位。

乳房结核（tuberculosis of breast） 指乳房由结核分枝杆菌感染所致的病理改变。较少见，常见于20～40岁妇女。病程缓慢，早期为界限不清的肿块，逐渐增大，并与皮肤粘连，病变液化后形成寒性脓肿，破溃后可形成经久不愈的瘘道或溃疡。有时肿块发生纤维组织增生，致病变部分硬化，可使乳房严重变形或乳头内陷。局限性乳房结核，可行乳房部分切除，病变范围较大者可行全乳房切除。术前、术后均行全身抗结核药物治疗。

乳房橘皮征（mammary orange-peel sign） 其他名称：乳房皮肤橘皮样变。乳腺癌的特征性表现之一。患侧乳房呈皮肤水肿，毛囊处有点状凹陷，视之如橘皮样或猪皮样外观。此征主要用于乳癌的诊断。

乳房美容外科（mammary aesthetic surgery） 是将外科技巧与医学美学相结合进行乳房的整形与美容。研究女性乳房的形态美，以乳房形态异常为美容手术的对象，主要包括隆乳术、乳房肥大缩小成形术、乳房下垂矫正术、乳房再造术、乳头肥大或内陷矫正术、乳头及乳晕重建术等。

乳房囊性增生病（cystic disease of breast） 其他名称：慢性囊性乳腺病。简称乳腺病。30～50岁妇女多见。主要表现是有不同程度的乳房胀痛和乳房内肿块。肿块可发生在一侧或两侧乳房或乳房的某一部分。肿块特点是表面呈大小不等的结节状，质韧，与周围界限不清，与皮肤或深部组织无粘连。本病目前尚无有效的治疗方法，多数可自行缓解，但少数可发生恶变，故应定期检查，必要时做活组织病理检查。

乳房脓肿（mammary abscess） 乳房内局限性脓液积聚。急性乳房炎进一步发展，组织坏死、液化的结果。脓肿可为单个或多个，可位于皮下、乳房内或乳房后。治疗：及时切开引流。

乳房脓肿切开引流术（mammotomy with drainage of abscess，incision and drainage of breast abscess） 急性乳房炎已形成脓肿者，均应切开引流。在波动明显处切开，一般采取以乳头为中心的放射状切口，长度应与脓腔基本一致，乳晕部或乳房周边及乳房后脓肿可作弧形切口。脓肿大或有分隔时有时需作对口切开引流。切开脓肿放出脓汁，腺叶脓肿多有分隔，可用止血钳或手指划开，排脓后腔内需置生理盐水纱条或凡士林纱条等引流。

乳房肉瘤（sarcoma of breast） 源自乳房间叶组织的恶性肿瘤。有纤维肉瘤、脂肪肉瘤、恶性淋巴瘤、血管或淋巴管恶性内皮瘤等。病人多为25～40及妇女。肿瘤生长迅速，可很快侵入胸肌且与之固定。乳房皮肤变薄，并有明显的静脉曲张。多有发热，但很少疼痛。多经血行转移到肺、肝、脑等器官。应早期行根治性切除，术前、术后均应辅以放射治疗。

乳房缩小成形术（reductive mammoplasty） 对肥大的乳房进行缩小的美容成形手术。包括乳房体积的缩小、乳头乳晕移位和乳房形态重塑等基本步骤。是切除部分乳房皮肤、乳腺组织，缩小乳房体积，改善乳房形态与位置，同时进行乳头、乳晕的移位等一系列整形技术。其手术方法繁多，按其皮肤组织瓣蒂所在的部位可分类为：上方蒂、下方蒂、斜行单蒂、水平双蒂、垂直双蒂等法。此外，以人名命名的技术方法多达20余种。

乳房外伤性脂肪坏死（traumatic fat necrosis of breast） 见乳房脂肪坏死。

乳房下垂（mastoptosis，ptotic breast） 乳头位于乳房下皱襞水平以下，而乳房最低缘位于乳房下皱襞以下者。乳房肥大者几乎均伴有乳房下垂。按下垂程度分为：Ⅰ度，乳头位于乳房下皱襞水平，又称中度下垂；Ⅱ度，乳头位于乳房下皱襞与乳房最低缘之间，亦称中度下垂；Ⅲ度，乳头位于乳房下皱襞以下或乳房最低点，又称重度下垂。

乳房纤维腺瘤（adenofibroma of breast） 乳房的良性肿瘤。好发于18～25岁，病人常无自觉症状，主要表现是乳房内肿物。肿物生长缓慢，多单发，呈圆形或椭圆形，质坚韧，边界清楚，表面光滑，移动性良好。因少数有恶变可能，故应早期手术切除。

乳房象皮肿（elephantiasis of breast，myelolymphangioma of breast） 晚期丝虫病人象皮肿之一。

乳房悬韧带（suspensory ligaments of breast） 其他名称：库珀韧带（Cooper ligament）。乳腺周围的纤维组织发出许多小的纤维束。浅面连于皮肤和乳头，深面连于胸筋膜，对乳房起支持和固定作用。当有癌细胞浸润时，此韧带缩短，牵引皮肤形成许多小凹陷，呈橘皮样，这是乳腺癌早期的一个征象。

乳房叶状囊肉瘤（cystosarcoma phyllodes of breast） 一种能恶变的乳房肉瘤。多发生在50岁以后妇女。多为良性。生长较快，常达拳大，易被推动。但瘤常形成指状突起伸入周围乳腺组织内，切除后容易复发。恶性变高达10%。治疗：行乳房单纯切除术。

乳房再造（breast reconstruction） 用于乳房肿瘤切除术后或外伤后乳房缺失及先天性无乳房的修复与重建。主要方法：背阔肌肌皮瓣移植乳房再造；腹直肌肌皮瓣移植乳房再造；臀大肌游离移植乳房再造；皮管法乳房再造；健侧乳房转位移植。

乳房脂肪坏死（fat necrosis of breast） 其他名称：乳房外伤性脂肪坏死。指乳房受伤后脂肪组织的一种病理改变。常发生于乳房肥大的妇女。受伤数月后，瘢痕组织形成质硬、边界不清的无痛性肿块，并常与皮肤发生粘连，不易与乳癌鉴别。治疗为手术切除肿块并送病理检查。

乳房肿块（lump of breast） 乳房疾病。肿块有良性和恶性。

R

良性有乳房囊性增生病、脂肪坏死、纤维腺瘤、乳管内乳头状瘤、急性或慢性乳房炎、乳房结核、浆细胞性乳房炎、乳汁淤积症等。恶性有乳癌及极少数肉瘤。对乳房肿块，首先必须排除乳癌的可能性。纤维腺瘤、乳管内乳头状瘤属良性，但有恶变的可能，应早期手术切除。

乳膏剂（cream） 半固体药剂剂型。为黏稠的用于皮肤或黏膜的乳膏。分水/油型（油状乳膏）和油/水型（水性乳膏）两种。前者如锌乳膏，后者如氢化可的松乳膏，常用锡管或密封容器储藏以防水分蒸发。

乳根（rugen, ST 18） 中医经穴名。属足阳明胃经。位于胸部，第5肋间隙，距胸正中线4寸处。主治产后乳少、乳痈、咳嗽、胸痛、肋痛等。斜刺0.3～0.5寸，勿深刺。艾条灸5～10min。

乳管内乳头状瘤（papilloma in mammary duct） 见乳腺管内乳头状瘤。

乳果糖（lactulose） 肝胆病辅助剂。用于治疗血氨增高的肝性脑病和慢性功能性便秘。制剂：糖浆剂。糖尿病病人慎用；胃肠道梗阻及乳酸不耐受者禁用。不宜与抗酸剂同服。

乳核（tuberculosis of breast） 其他名称：乳结核、乳痰、乳痨。中医病证名。主要指乳房结核。为乳痨、乳癖、乳痨、乳岩等仅以乳房结块为早期特征的多种乳病总称。多发于育龄而体虚者，乳中生核块如梅李，硬而不痛，数月后渐增大，变软成脓，溃后脓水稀薄，疮口腐肉不脱，常形成瘘管，患侧腋窝常有肿核。治宜疏肝解郁、化痰散结，成脓后兼托里透脓，溃后宜调补气血。

乳化法（emulsifying process） 制备软膏方法之一。将油溶性物质（如油脂性基质与硬脂酸、高级脂肪醇、单硬脂酸甘油等）加热熔化，另将水溶性成分（如氢氧化钠等）溶于水并加热至油相，约与水相同温时逐渐混合，边加边搅拌，使乳化完全，冷凝而得。

乳剂（emulsion） 剂型之一。指选用含挥发油或油脂的中药材经提"油"后，加乳化剂制成的液体制剂。它是既克服了中药汤剂、合剂、水剂溶解油量少的缺点，又能达到临床用药要求的一种新剂型。如莪术油、荆条油乳剂。

乳剂基质（emulsifying base） 乳剂结构组成有乳膏基质。有水/油型及油/水型两类。前者较易涂布、油腻性强，所含水分在皮肤蒸发时有冷却作用。后者与日用的雪花膏相似，可用水洗除。此基质对油、水均有一定的亲和力，可与皮肤分泌液或渗出物混合，对皮肤功能影响较小。

乳-碱综合征（milk-alkali syndrome） 长期大量摄食牛奶或钙盐及可吸收的碱性药物而引起高钙血症、碱中毒和肾功能损伤的一组病征。表现为食欲减退、无力、多尿、恶心呕吐、肾绞痛、尿毒症症状等。治疗：低钙饮食，停用牛奶和碱性药，对症处理。

乳痨（tuberculosis of breast） 见乳核。

乳疬（breast nodule） 古名：奶疬。中医病证名。①为乳中结核之一种。症见月经初潮前后，乳晕部出现疼痛性结块。多因冲任失调、肾气不充所致。治宜调理冲任、滋养肝肾、活血化瘀。用逍遥调经汤。②即童子痨。

乳链菌肽（nisin） 是乳酸链球菌属乳酸亚种的某些菌株产生的、对范围广泛的革兰氏阳性菌有极强抑杀作用的一种抗菌肽。经人工改造后乳链菌肽可作为食品防腐剂和抗生素等。

乳酶生（lactasin） 其他名称：表飞鸣。助消化药。用于消化不良、肠发酵、小儿饮食不当引起的腹泻等。制剂：片剂。不宜与抗菌药物或吸附剂合用。

乳糜（chyle） 从肠壁淋巴管中来的淋巴。因含有丰富的微小脂肪粒而呈乳白色，故名。

乳糜池（chylocyst, chyle bladder） 胸导管起始部呈膨大的部分。该池由左、右腰干和肠干汇合而成。

乳糜反流（chyle regurgitation） 淋巴管增生的临床表现。肢体扩张、扭曲、增生，无功能的淋巴管向上延伸，可与小肠乳糜管交通，一旦小肠乳糜反流，可引起大腿、会阴、臀部或阴囊皮肤乳状的小疱。

乳糜腹泻（diarrhea chylosa） 晚期丝虫病人的症状之一。主动脉前淋巴结和肠干淋巴管阻塞，自小肠来的乳糜进入胸导

管下端的乳糜池的通路受阻，与其下端相通的乳糜管破裂，产生乳糜泻，便如米汤样。此症状多见于班氏丝虫病人晚期。

乳糜管（chyliferous vessel） 小肠壁内淋巴管的总称。其起始部为微细盲端，位于肠绒毛的中央部，吸收肠内已经消化的脂肪等（乳糜），并将脂肪汇集到小肠系膜的淋巴管中。

乳糜尿（chyluria, chylous urine） 混合了含有脂肪、蛋白质、红细胞和白细胞等的乳糜液或淋巴液的尿液。呈乳白色、米汤样或凝结成胶冻块。混有血液的称为乳糜血尿。见于丝虫病、结核、肿瘤、先天性淋巴管瓣膜功能异常、创伤引起的淋巴管内外纤维化等。表现为尿路刺激症状，偶有肾绞痛，尿呈乳白色。采用中西药物治疗，如无效，亦可选择手术治疗。

乳糜外溢（chylooutside） 淋巴系统先天性结构异常，或创伤、肿瘤、寄生虫病及炎症等继发性损伤引起的淋巴液外漏现象。淋巴显像在乳糜外溢的定位诊断上具有其他影像学无法比拟的优点。

乳糜微粒（chylomicron） 存在于淋巴液及血液中的胶体脂肪球。是小肠吸收脂肪的主要运输形式，是一种密度非常低的脂蛋白，其中含蛋白4%，磷脂8%，中性脂88%。乳糜微粒的密度小于1.006g/L，分子量处于10^9～10^{10}，沉降系数约400S。

乳糜心包（chylopericardium） 心包内含有乳糜渗液。常由外伤性胸导管破裂、胸导管阻塞或淋巴管扩张等引起。起病隐匿，偶被发现，积液多者可引起心脏压塞。心包渗液呈乳白色，不透明，比重在1.014～1.025，含有脂肪，蛋白含量约32～54g/L。治疗：心包穿刺或心包切开，或作胸导管结扎术。

乳糜泻（celiac sprue） 见麦胶性肠病。

乳糜性腹水（chylous ascites） 可由丝虫病肉芽肿、淋巴结核、肿瘤、外伤或术后瘢痕等阻塞或压迫胸导管与乳糜池引起的腹水。临床少见。可分为急性和慢性。腹水呈乳白色、晚期症状为消瘦、低蛋白血症、营养不良及全身衰竭等。治疗：去除病因。

乳糜性渗出液（chylous exudate） 呈乳汁样混浊，由极为细小的脂肪球组成的浆膜腔积液。主要是由于胸导管或大的乳糜管遭受破坏或滞留所引起。见于外伤、恶性肿瘤、丝虫病等情况。当积液中含大量脂肪性变的细胞时也呈乳糜状，称假乳糜液，镜检时除有脂肪滴之外还有许多脂肪性的细胞，因而应该和纯乳糜液相鉴别。

乳糜性血尿（hematochyluria） 乳糜尿中混有血液。见于寄生虫感染、结核、肿瘤等。

乳糜胸（chylothorax） 不同原因导致胸导管破裂或阻塞，使乳糜液溢入胸腔的病理现象。大多数系外伤、肿瘤侵蚀胸导管引起，部分可因胸导管畸形扩张或囊肿样变而致，丝虫病亦为较少见的原因之一。病人可出现因大量乳糜液漏至胸腔所产生的压迫症状及大量脂肪、蛋白质、电解质损失产生的脱水、电解质紊乱、低蛋白血症等消耗性症状。对代谢、营养、免疫带来严重影响，可导致病人死亡。一经确诊应积极治疗，一般应行手术结扎胸导管。

乳糜症（chylous disorder） 体内不该出现的部位出现乳糜性淋巴液的异常状态。包括由淋巴瘘或淋巴渗出引起的原发性乳糜症，以及由寄生虫感染、手术、外伤、肿瘤原因引起胸导管或局部淋巴管破裂造成的继发性乳糜症。

乳癖（nodules of breast） 中医病名。①其他名称：乳栗、奶栗。乳中结核之一种。因肝气不舒、郁结而成。此核可随喜怒而消长，大小不等，形如鸡卵或呈结节状。质硬，多无痛感，无寒热，推之可移，不破溃，皮色不变。治宜疏肝解郁、化痰消结。②其他名称：奶癖。癖疾之一。指哺乳期婴儿，因伤乳食所致的癖疾。病机主要在于肝脾。因乳积损伤脾胃、肝气横逆、气血凝阻，遂成癖疾。临床表现为身瘦肌热、面黄腹大、腹壁青筋怒张、肋下痞块结硬。用调理肝脾、消乳化积之剂，如消癖丸。

乳癖消片（rupixiao pian） 中医成药名。活血化瘀剂。组成：鹿角、蒲公英、昆布、天花粉、鸡血藤、三七、赤芍、海

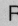

藻、木香、玄参、漏芦、牡丹皮、夏枯草、连翘、红花等。功能活血行气、散积消癖。用于乳癖结块、乳痈初起、乳腺囊性增生病、乳腺炎前期。孕妇慎用。

乳泣 (galactorrhea)　其他名称：乳胎、儿泣、鬼泣。中医病名。妊娠中乳汁自行流出的病症。因孕妇气血虚弱不能统摄，乳汁自出，出多则血不足以养胎，以致影响胎儿发育。治宜补气养血。方用八珍汤。如兼有面色淡白、气短神疲者属气虚，治以补气为主。如兼有乳房胀痛、面色潮红、烦躁者，属肝热，治以清肝热为主。

乳清酸 (orotic acid)　其他名称：4-羟基尿嘧啶。为嘧啶核苷酸生物合成的前体，近似嘧啶。

5′-乳清酸核苷酸 (5′-orotidylic acid)　由乳清酸和磷酸戊糖组成的核苷酸衍生物。是嘧啶核苷酸从头合成的中间产物，是尿嘧啶核苷酸合成的直接前提。

乳清酸尿症 (orotic aciduria)　由于遗传性乳清酸磷酸核糖基转移酶与乳清酸核苷酸脱羧酶缺陷引起的嘧啶代谢障碍病。常染色体隐性遗传病。患儿生后 2~6 个月开始逐渐出现体格及智力发育落后，伴面色苍白、蓝色巩膜、斜视、肌张力低及脾大，巨幼细胞贫血、白细胞低下。尿中乳清酸明显增高，混浊、有针状结晶。治疗：每天服大剂量尿嘧啶。

乳酸钙 (calcium lactate)　用于防治钙缺乏症如手足搐搦症、骨发育不全、佝偻病，以及结核病、妊娠和哺乳期妇女的钙盐补充。白色颗粒或粉末，溶于水。用以补充体内钙质缺乏，多与维生素 D 合用，以防治佝偻病和骨软化症。

乳[酸]杆菌 (*Lactobacillus*)　乳杆菌属。为革兰氏阳性菌。大小悬殊。呈细长杆形、球形等多形态性。厌氧或兼性厌氧。发酵糖类能产生大量乳酸或其他酸类。本菌存在于无脊椎动物、鱼类及哺乳动物体中，并可在奶制品、水或其他食品中发现。在人体主要存在于口腔、肠道及阴道等处，为正常菌群之一。食用牛奶或碳水化合物的食物，可使肠道中的嗜酸乳杆菌量增多，对有害微生物的繁殖有抑制作用。该菌与龋病的形成有密切关系，有时也引起呼吸道感染。

乳酸链球菌素 (lactic streptostacin)　一种比较安全的防腐剂。由氨基酸组成的类似蛋白质物质，属乳酸链球菌属的代谢产物，可被人体消化道中蛋白质水解酶降解。它对肉毒梭状芽孢杆菌和其他厌氧芽孢菌作用很强，对酪酸杆菌也有抑制作用，但对真菌和酵母抑菌效果很弱。如与山梨酸联合使用，可发挥广谱作用。

乳酸钠 (sodium lactate)　酸碱平衡调节药。用于纠正代谢酸血症。制剂：注射剂。肝功能不全、休克缺氧、心功能不全或水肿者慎用。

乳酸钠注射液 (Injectio Natrii Lactatis)　纠正酸中毒药。组成：乳酸钠的 pH 值 6.0~8.0、高渗、无色澄明的灭菌水溶液。等渗为 1.9%。用于因腹泻失水、糖尿病、肾炎等引起的酸中毒。肝功能不全或水肿者慎用。乳酸潴留所致酸中毒者忌用。

乳酸脱氢酶 (lactate dehydrogenase, LDH)　广泛存在的催化乳酸和丙酮酸相互转换的酶。L-乳酸脱氢酶作用于 L-乳酸；D-乳酸脱氢酶作用于 D-乳酸，两者均以 NAD^+ 为氢受体。在厌氧酵解时，催化丙酮酸接受由 3-磷酸甘油醛脱氢酶形成的 NADH 的氢，形成乳酸。

乳酸性酸中毒 (lactic acidosis)　血中乳酸浓度增高而引起的酸中毒。临床上有两类：多种休克伴缺 O_2 状态；多种非休克状态，包括急性心力衰竭、尿毒症、呼吸衰竭、肝衰竭等。视病因不同，临床表现各异。缺氧引起者有发绀、休克等及原发病表现；药物引起者有用药史及各种中毒表现；由系统性疾病引起者除原发病症状外，以酸中毒为主，如深大呼吸、神志模糊、昏迷等。实验室检查血、尿酸度增高，血乳酸 >2mmol/L。治疗：治疗原发病，停用引起乳酸中毒的药物；逐渐纠正酸中毒（不能用乳酸钠）和水电解质紊乱。

乳酸循环 (glucose-lactate cycle, Cori cycle)　其他名称：科里循环。剧烈运动时，肌糖原酵解生成大量乳酸；乳酸大部分经血液运至肝脏，通过糖异生作用合成肝糖原或葡萄糖；肝糖原分解释放葡萄糖补充血糖，血糖又可被肌肉利用合成肌糖原。这一循环称乳酸循环。此途径对乳酸的再利用、肝糖

原更新、肌糖原的补充及防止乳酸酸中毒等有重要意义。

乳酸亚铁 (ferrous lactate)　淡绿色结晶。有特殊臭味，溶于水。用于红细胞遇到破坏（如疟疾、某些药物中毒）、长期失血（如子宫出血、钩虫病等）、肠胃吸收障碍及由于缺铁等因素所引起的贫血。

乳痰 (tuberculosis of breast)　见乳核。

乳糖 (lactose, milk sugar)　一种二糖。由葡萄糖和半乳糖缩合而成。白色晶体，存在于哺乳动物乳汁中，牛乳中含 4.6%~4.7%，人乳中含 6%~8%。味微甜，甜度是蔗糖的 20%。是奶酪生产的副产物，可用于制婴儿食品、糖果、人造奶油等，也可作赋形剂。

乳糖不耐受症 (lactose intolerance)　其他名称：乳糖吸收不良症。摄食含乳糖的食物后，出现腹泻、呕吐、腹胀、胃肠道不适等症状。食物内去除乳糖后，症状便很快消失。治疗：禁食奶类和其他含有乳糖的食物。婴儿可用不含乳糖的奶制品或其他配方的食物喂养。治疗：有脱水、酸中毒和电解质紊乱时，应予对症处理。

乳糖操纵子 (lac operon)　大肠埃希菌的操纵子。含有 3 个基因，可编码几种酶。这些基因可编码 β-半乳糖苷酶、β-半乳糖通透酶及 β-半乳糖苷乙酰基转移酶。这些酶的功能是水解并转运 β-半乳糖苷，特别是乳糖。

乳糖尿 (lactosuria)　尿中出现乳糖。常见于正常妊娠末期及哺乳期的妇女，临床无症状。一般用于检验葡萄糖尿的班氏试验，乳糖尿也呈阳性（因葡萄糖和乳糖均有还原作用），应予鉴别。治疗：无须治疗。

乳糖酸红霉素 (erythromycini lactobionate)　其他名称：红霉素乳糖酸盐。抗生素类药。白色或类白色结晶或粉末，无臭，味苦，易溶于水、乙醇，微溶于丙酮、氯仿，不溶于乙醚。作用、用途与红霉素相似。用于口服红霉素不能耐受的病人。静脉给药时，较易引起血栓性静脉炎。

乳糖吸收不良 (lactose malabsorption)　乳糖酶缺乏所致的疾病。由于乳糖的消化吸收障碍以致在肠道内起高渗作用。表现为腹泻，大便为水样、泡沫样，pH 值在 5.5 以下，其中还原糖占 1/2 以上。病情严重者可有脱水及酸中毒。停食乳类饮食是主要治疗方法。乳糖酶缺乏可分为先天性及继发性两种，后者因早产、严重营养不良、迁延性腹泻可引起暂时性酶缺乏或酶活力减低，数周至数月可自行恢复。

乳铁蛋白 (lactoferrin)　其他名称：乳运铁蛋白 (lactotransferrin)。乳汁中与铁结合，并运载铁的蛋白质。与血清运铁蛋白是同系物。其血浆中的水平可作为评估胰腺炎的指标。

乳铁多肽 (lactoferricin)　由约 700 个氨基酸构成的，具有广谱杀菌、抑真菌、抑病毒、抑杀肿瘤细胞等作用的活性多肽。是乳铁蛋白经蛋白酶水解产生的，广泛存在于哺乳动物的各种外分泌物中。可运载一些特殊的蛋白酶抑制剂或反义核酸进入细胞，发挥更多的生物学功能。

乳头层 (papillary layer)　位于真皮浅层，凸向表皮底部的乳头状隆起部分。真皮的乳头层由疏松结缔组织构成，此层向表皮突出形成乳头状隆起，称真皮乳头，以增加连接面积和连接的牢固性。乳头层内富含丰富的毛细血管、毛细淋巴管、游离神经末梢和囊状神经小体。

乳头管 (papillary ducts, mammillary ducts)　肾脏的集合小管 3 段中最末一段。集合小管呈弓状走行于皮质内，进入髓放线汇合为直集合小管，经髓质下行至锥乳头，改称为乳头管。集合小管管径由细逐渐变粗，管壁上皮由单层立方变态为单层柱状上皮，至乳头管则变为高柱状上皮。

乳头肌 (papillary muscles)　心室壁内面纵横交错的锥体形肌隆起，叫肉柱，其中有三四处肌隆起特别高起，称为乳头肌。每个乳头肌尖端有数条结缔组织的腱索，分别附于两个尖瓣的对应缘上。左心室壁特别肥厚，室壁上的肉柱发达，乳头肌和腱索也较强大，大的乳头肌一般只有两个。

乳头肌断裂 (rupture of papillary muscle)　乳头肌严重缺血发生断裂造成二尖瓣关闭不全。严重者可呈顽固的心力衰竭。表现：在心尖部突然出现响亮的全收缩期杂音。须与室间穿孔相鉴别。超声心动图检查确诊。治疗：行相应手术（人工瓣膜替换，或主动脉-冠状动脉旁路手术）。

R

乳头肌梗死（papillary muscle infarction） 仅局限于乳头肌的梗死，一旦发生可导致急性二尖瓣关闭不全。与一般心梗相似也分为3期。其心电图定位是：①左心室前上组乳头肌梗死：J点在Ⅰ、aVL、V_5、V_6导联明显下移，并伴内膜下梗死的ST-T等特征性改变；②右心室内侧乳头肌梗死，则在Ⅱ、Ⅲ、aVF及V_1～V_4导联出现上述改变。

乳头肌功能不全（papillary muscle insufficiency） 房室瓣腱索附着的乳头肌由于缺血、坏死或纤维化，而引起的收缩功能障碍。可导致房室瓣关闭不全，以左心室乳头肌功能失调致二尖瓣关闭不全为常见。多见于冠心病。心尖区可听到响亮的全收缩期杂音。永久性乳头肌功能失调，预后差，可考虑手术治疗。

乳头肌功能失调（disfunction of papillary muscle） 因缺血坏死等原因，二尖瓣乳头肌的收缩功能发生障碍的现象。临床表现为不同程度的二尖瓣脱垂并关闭不全，心尖区出现收缩中晚期咔嚓音和吹风样收缩期杂音等，可引起心力衰竭，但第一心音可不减弱。

乳头肌综合征（papillary muscle syndrome） 心脏乳头肌的病变或功能失常引起左房室瓣关闭不全的一组病征。常见的由心肌缺血所致。

乳头皲裂（cracked nipple, fissure of nipple） 产妇产褥期的常见病。由于乳头保健护理不够，乳头皮肤抗力弱，婴儿吃奶后发生皮肤裂口。轻者可继续哺乳，哺乳后涂上10%复方安息香酊或10%鱼肝油铋剂或香油保护乳头皮肤。下次哺乳前洗净。严重者应停止哺乳，以防引起感染，除涂上述药物外，应用吸乳器将乳汁吸出。

乳头内陷（nipple inversion） 乳头凹陷于乳晕之中，轻者乳头失去凸起，部分乳房凹陷；重者完全陷于乳晕平面之下，呈火山口样畸形。其发生率约为2%，大多数为先天性畸形，但外伤、炎症、手术等也可引发。轻者影响乳房整体美；重者导致哺乳困难，且可积存污垢、油脂，引起瘙痒、湿疹或炎症，带来痛苦和心理压抑。治疗：手术。

乳头样增殖（papilliform hyperplasia） 表皮角质层及棘细胞层过度增殖所致的皮肤损害。皮肤表面干燥粗糙，呈多数聚积的肉刺状，或有少量渗血。可见于疣状皮肤结核、寻常疣等。

乳头溢液（nipple discharge） 乳头溢出异常液体。可见于乳房囊性增生病、乳管炎、乳管内乳头状瘤或癌等。观察溢液的颜色和性质及细胞学检查有助于诊断。但涂片找不到癌细胞时不能完全排除癌的可能性。

乳头再造（nipple reconstruction） 一种对术后或其他原因造成乳头缺损及乳头的先天性发育不全所采用的手术。方法有：健侧乳房移植；小阴唇组织瓣移植；耳垂复合组织瓣移植；局部皮瓣移植。要求再造乳头的位置、大小、形态、色质与健侧对称。乳头再造术后要行良好包扎固定，预防感染，否则常致组织坏死。再造的乳头只是形似而无哺乳功能。

乳头征（papilla sign） 在囊性肿物内见到的乳头状突起所形成的光点或光团的征象。见于囊性畸胎瘤、甲状腺乳头状瘤等。

乳头状汗管囊腺瘤（syringocystadenoma papilliferum） 大多向大汗腺有些向小汗腺方向分化的肿瘤。婴幼儿期发病，发育期增大。好发于头皮或面部，也见于成人躯干或股部。肿瘤为单个结节或斑块，直径一般不超过4cm，表面大多呈乳头状疣样增生，常与皮脂腺痣或毛发上皮瘤并存。病理检查确诊。治疗：必要时手术切除。

乳头状汗腺瘤（hidradenoma papilliferum） 其他名称：女阴汗腺瘤。一种向大汗腺方向分化的良性瘤。多发于中老年妇女的大阴唇、肛周或阴部。肿瘤为单个球形结节，略高出皮面，直径1～10mm，可推动，坚实、柔软或呈囊状，可有压痛或易出血。皮肤破溃外翻，呈淡红褐色乳头状增生。病理检查确诊。治疗：手术切除。

乳头状瘤（papillary tumor, papilloma） 覆盖上皮发生的良性肿瘤。呈外生性生长，由许多乳头状突起构成，表面呈菜花状或绒毛状，根部狭窄，常形成蒂与基底部正常组织相连。

常见于皮肤、阴茎、声带等处，可为单个或多个。在外耳道、阴茎及膀胱等处易发生恶变而形成乳头状癌。

乳突（mastoid, mastoid process） 颞骨乳突部下面向下的乳状突起。位于外耳门后方。乳突内的许多含气小腔称乳突小房，与鼓室相通。

乳突钝缘蜱（Ornithodorus papillipes） 一种常见的蜱种。体表颗粒状，生活于半荒漠和荒漠地带，栖息于中小型兽类的洞穴或岩窟内。寄生于狐狸、野鼠、刺猬等中，也常侵袭人。可传播回归热和Q热。

乳突手术（mastoidectomy） 凿开乳突治疗病变的手术。分单纯性和根治性两种。前者仅凿开乳突，适用于乳突蓄脓或隐蔽性乳突炎；后者是将中耳所有病灶彻底清除，适用于胆脂瘤型中耳乳突炎。

乳突损伤（injury of mastoid process） 常为颅脑损伤的复合伤。治疗：扩大创口去除异物、污物和碎骨等后建立创口引流，同时全身使用抗生素以控制感染。

乳突小房（mastoid cells） 颞骨乳突内的许多含气小腔。是鼓室向后的延伸部。乳突小房互相连通，小房的大小随年龄发育而发展。乳突小房和乳突窦相连通，其内部衬以黏膜，且与鼓室的黏膜相连接，因此，在中耳炎蔓延时易引起感染，临床称乳突炎。

乳突囟（mastoid fontanelle） 顶骨、颞骨及枕骨会合处的颅骨未骨化区。

乳突炎（mastoiditis） 乳突小房黏膜及其骨质的化脓性炎症。多由化脓性中耳炎发展而来，儿童多见。有急性化脓性中耳炎病史。表现为体温升高，耳深部痛，常伴同侧头痛，乳突尖及鼓窦区有压痛，传音性聋，耳流黏液脓，量多，鼓膜充血、穿孔。治疗：大剂量抗生素或磺胺类药物，改善局部引流，严重者行乳突凿开术。

乳线（mammary line） 胚7周，在每侧腋窝与腹股沟之间各出现一条由表皮向下增生而形成的线状嵴——乳腺嵴，以后乳腺嵴只在左右胸部各留一点，继续发育成乳腺，其余部分都退化消失。

乳腺（mammary gland） 属外分泌腺。女性乳腺到青春期在催乳素和雌激素等激素作用下开始发育形成复管泡状腺，由放射状走行的结缔组织分隔成15～20个腺叶，每个腺叶又分若干小叶，小叶间结缔组织中含有大量脂肪细胞。腺泡由单层立方或柱状上皮构成，腺细胞与基膜间有肌上皮细胞。导管有小叶导管、小叶间导管和输乳管，开口于乳头。乳腺小叶常发生增生，乳腺也是肿瘤好发部位。女性乳腺的结构，因年龄和生理状态不同而异。受女性激素调控可分为静止期、妊娠期和哺乳期。绝经后，体内的女性激素水平下降，腺组织萎缩退化，脂肪组织也随年龄而减少。

乳腺癌（breast cancer, lump in breast） ①其他名称：乳癌、乳房癌。是从乳腺导管上皮及末梢导管上皮发生的恶性肿瘤，占全身恶性肿瘤的7%～10%。早期无任何症状，常偶然被发现，为无痛性肿块，质地较硬，晚期肿块位置固定，肿块处皮肤出现凹陷，呈橘皮样改变，乳头可凹陷，合并腋窝淋巴结肿大及远处器官转移症状。超声检查和X线钼靶检查是早期诊断的主要手段。对不典型肿块应及早切除做活组织检查，如冷冻切片检查为恶性，应立即施行乳癌根治术。术后配合应用抗癌药物。如已有转移，术后应行放疗和激素治疗。早期手术仍是目前疗效最满意、最可靠的方法。②其他名称：乳岩。中医病名。症见乳房部结块，质地坚硬，高低不平，病久肿块溃烂，脓血污秽恶臭，疼痛日增等。好发于40～60岁妇女，绝经期妇女发病率相对较高。肝郁气滞证，治宜疏肝解郁、化痰散结，方用神效瓜蒌散加减；冲任失调证，治宜调摄冲任、理气散结，方用二仙汤合开郁散加减；毒蕴溃烂证，治宜解毒扶正，方用化岩汤加减；气血虚弱证，治宜调补气血，方用归脾汤加减。本病一旦确诊，而又未发现远处广泛转移者，均宜首选乳癌根治术，术后应配合化学疗法、放射治疗及综合治疗。

乳腺癌根治切除术（radical mastectomy） 见乳癌根治术。

乳腺癌基因（mastocarcinoma gene） 乳腺癌基因由乳腺癌基因1与乳腺癌基因2组成，对乳腺癌诊断具有特异性。该基因的检测对乳腺癌普查和诊断具有重要意义。

乳腺癌扩大根治切除术（extended radical mastectomy）　切除包括胸骨旁淋巴结的乳癌根治术。用于治疗位于乳房中央部尤其内侧的乳腺癌。

乳腺癌-卵巢癌综合征（mammary cancer-oophoroma syndrome）　有遗传性乳癌倾向的家族中，乳腺癌病人或其一、二级血亲中有两个或两个以上的卵巢癌病人；乳腺癌及卵巢癌呈早发表现；家族中可有其他类型肿瘤病人。治疗：密切监测，预防性手术，口服避孕药。

乳腺部分切除术（partial mastectomy, segmental mastectomy）　其他名称：乳腺区段切除术、象限切除术。主要适用于乳腺良性肿瘤、局限性乳腺增生症、局限性乳腺慢性炎症如炎性瘘管、乳瘘、反复发作的乳腺结核等。手术主要步骤是将肿物为中心做放射状切口，游离皮瓣，显露出乳腺组织，将包绕病变的乳腺组织呈楔形切除。再作贯穿切口底部的结节缝合。

乳腺管内乳头状瘤（intracanalicular papilloma）　其他名称：乳管内乳头状瘤。一种能恶变的乳腺瘤。40～50 个妇女多见。常发生在近乳头的扩张乳管中，瘤体较小，血管丰富，很易出血，无疼痛，肿块不易扪到。轻压从乳头溢出血性液体可确诊。本病属良性，但有恶变可能。应早期手术切除。年龄较大的病人可行单纯乳房切除。切除标本应做病理检查。

乳腺管造影（galactography）　经输乳管的开口插管注入对比剂显示乳腺管系统的 X 线检查方法。主要用于诊断乳腺管疾病，如癌等。

乳腺嵴（mammary ridge）　见乳线。

乳腺间质肉瘤（mesenchymal sarcoma of breast）　较少见的乳腺间叶组织恶性肿瘤。以纤维肉瘤较多见，其他有横纹肌肉瘤、神经纤维肉瘤、血管肉瘤等。表现为无痛性乳腺肿块，呈圆形、椭圆形、结节分叶状。质较硬，少数有弹性感，边界清楚，无粘连，偶见乳头回缩。一般经血行转移。病理检查可确诊。治疗：手术彻底切除，辅以放疗或化疗。

乳腺检查 X 线机（X-ray machine for breast examination）　专用于检查妇女乳腺的一种 X 线机。采用钼钯阳极球管和铂窗，发出 12～30keV 光子能量的软 X 线。乳腺系软组织，对 X 线吸收较其他组织不同，乳腺 X 线机利用在低电压时 X 线穿透力较弱的特点，拍片时可使软组织面的反差增加，利于观察到乳腺的解剖学细节。临床上主要用于乳腺肿物的筛查。仪器由控制器、高压发生器、投照架等组成。投照范围由照射筒限制。照射筒有不同形状、大小，并有乳房压迫装置使乳房厚度趋均匀。摄影可行放大。X 线片夹为单面荧光屏，表面采取单溅射膜处理可获得很好的图像增益。

乳腺结构不良（mammary dysplasia）　乳腺组织增生性疾病。是最常见的乳腺疾病。多发生于 40 岁以上妇女。一般认为其发病与卵巢内分泌失调有关，即由于黄体素减少而雌激素分泌过多，刺激乳腺组织过度增生所致。依其增生变化的形式可分为乳腺组织增生、腺病、囊肿 3 种类型。本病属良性疾病，一般预后良好。常在腺病基础上形成纤维瘤。部分病例可发生恶变。

乳腺囊性增生病（cystic hyperplasia of breast）　其他名称：慢性囊性乳腺病。发生在乳房的慢性囊性增生性病变。是妇女的常见病之一，多见于 30～50 岁。其发生与卵巢功能失调有关。表现：乳房胀痛，乳房肿块大小的变化及乳头溢液等常与月经周期有密切关系。少数可发生恶变（约 2%～3%），注意与乳腺癌鉴别。治疗：尚无确切有效的方法。逍遥散、激素缓解胀痛，与乳腺癌难以鉴别时可手术切除。

乳腺摄影（mammography）　女性乳房的平片摄影。一般采用硒静电、软线摄影技术摄制。X 线管电压 25～30kV，能显示乳房内解剖形态。通常作为乳腺管造影的补充检查。

乳腺纤维腺瘤（fibroadenoma of breast）　乳腺良性肿瘤。临床上常见。多见于青年妇女，一般认为其发生与雌激素作用活跃有密切关系。多为单个，间或有多个在一侧或两侧乳房内出现。肿块增长速度慢，质坚韧，边界清楚，表面光滑，

易推动。治疗：手术切除。

乳腺炎（mastitis, mastadenitis, mammitis）　一般指妇女在哺乳期的急性乳腺炎。为细菌（通常是葡萄球菌）经乳头破裂处或乳管口侵入乳腺组织所引起。局部有红、热、肿、痛等现象，间有发冷、发热等全身症状。哺乳期保持乳头清洁和避免乳头损伤为预防乳腺炎发生的主要措施。治疗：热敷和消炎药物，如不及时处理而形成乳腺脓肿时，则需切开排脓。

乳腺叶（lobes of mammary gland）　乳房的脂肪组织向深部发出许多小隔，将乳腺分成 15～20 个腺叶。以乳头为中心呈放射状排列。每个乳腺叶内有一条输乳管，开口于乳头顶端。每个输乳管在近乳头处，管腔扩大形成输乳管窦。由于输乳管呈放射状排列，当乳腺炎化脓切开引流时，切口方向应采用放射状，以减少或避免对输乳管的损伤。

乳腺叶状囊肉瘤（cystosarcoma phyllodes）　是乳腺纤维上皮型恶性肿瘤。病程较长，有时突然增大。临床表现为体积较大，边界清楚，表面呈结节分叶状，质地韧如象皮，部分区域为囊性。腋淋巴结转移率低。病理检查可确诊。治疗：手术切除。

乳香（Olibanum, frankincense）　中医药名。橄榄科植物卡氏乳香树及其同属植物皮部渗出的油胶树脂。辛、苦，温。归心、肝、脾经。功能活血止痛、消肿生肌。主治：①血郁气滞的脘腹疼痛、痛经、闭经、以及跌打损伤和痈疽疼痛等症。②疮疡肿毒；外用可治疮疡溃后久不收口者。

乳牙（deciduous teeth, baby teeth, milk teeth）　指出生后 6～8 个月开始萌出的牙齿。乳牙由上下 4 个切牙、2 个尖牙、4 个磨牙组成，从中间起向两旁，分别为乳中切牙、乳侧切牙、乳尖牙、第 1 乳磨牙、第 2 乳磨牙。总共 20 个。20 个乳牙全部出齐不迟于两岁半。2 岁以内小儿乳牙总数大约等于月龄减 4～6。例如 14 个月小儿出牙 8～10 个，出牙顺序多先出下边后出上边，出牙时间和顺序有很大个体差异。出牙时个别小儿可有流涎、睡眠不安、低热等现象。

乳牙替换（successional replacement of the deciduous teeth）　幼儿成长发育的一个时期。乳牙行使咀嚼功能到一定时期后，牙根逐渐脱落，由继承的恒牙所代替的过程。乳牙替换和恒牙萌出的时间，为 6～12 岁，拔牙时，应特别注意区分乳牙和恒牙。

乳牙滞留（deciduous tooth retention）　乳牙替换异常。恒牙已萌出而相应乳牙尚未脱落。应拔除滞留的乳牙。

乳岩（breast carcinoma）　其他名称：石榴翻花发。中医病名。中医外科岩证的一种。主要指乳腺癌。多见于中年妇女。初发现乳房核块时，宜疏肝解郁、通络化痰；确诊后应及早手术切除，辅以补益气血、调和冲任。

乳溢（galactorrhea）　非产褥期妇女分泌乳汁的现象。不包括乳癌、乳腺管扩张排出的异常液体。很多原因可引起乳溢，如下丘脑病变、甲状腺功能减退病、多囊卵巢、乳房区刺激、异源泌乳素分泌综合征、药物等；但最常见为泌乳素瘤。临床上除乳溢外，常伴闭经、不育、男性阳痿、性欲减退等症；血清泌乳素水平多升高（但与乳溢并非密切相关），称高泌乳素血症。治疗主要为病因治疗，可试用溴隐亭。

乳痈（mammary abscess）　其他名称：妒乳、乳毒、吹乳、乳根痈、乳疯。中医病名。产妇哺乳期间乳房的痈疮。主要指急性乳腺炎。多因肝气郁结、胃热壅滞，或乳汁瘀积而成。初起乳房出现硬结、肿痛、乳汁流出不畅，全身可有恶寒发热，继则肿块增大、焮红剧痛、寒热不退而内蕴成脓。早期治宜疏肝理气、清胃热、通乳散结。若脓成宜服托里透脓汤，并于脓肿处切开排脓，余按一般溃疡处理。

乳晕再造（areolar reconstruction）　常与乳头再造同时进行。方法：采用游离植皮，供皮区为阴部外侧、小阴唇或腹股沟等皮肤色泽较深的部位。

乳汁囊肿（milk cyst, cyst due to galactostasis）　见乳汁潴留囊肿。

乳汁潴留囊肿（mammary stagnation cyst）　其他名称：乳汁囊肿、积乳囊肿。输乳管狭窄或堵塞，乳汁淤积在所属腺泡及末端乳管内形成的囊肿。妊娠、哺乳期，尤其断奶后易发

此病。主要表现为乳房内肿块，呈球形或椭圆形，大小不一，表面平整，境界清楚，有移动性，囊内含黏稠的乳酪样或较稀薄乳汁。穿刺抽液可确诊。治疗：以手术为主。对不再生育的妇女可行穿刺抽液，不做手术切除。

入胞作用（endocytosis） 其他名称：内吞过程、胞吞作用。细胞对于某些大分子物质或物质团块的内吞过程。细胞吞噬作用和吞饮作用的合称。入胞时，首先细胞膜"辨认"环境中的某些物质（如侵入体内的细菌、固态或液态的异物等），引起膜的形态和功能改变，此时与异物接触处的膜内陷，形成凸出的伪足包围异物。最后伪足互相接触并发生膜的融合和断裂，异物和包围它的那部分细胞膜一起进入细胞内。

入地金牛（Radix Zanthoxyli） 中药两面针的别名。见两面针。

入射角（incident angle, angle of incidence） 室内工作点与采光口上缘的连线与水平面之间的夹角。是评价建筑物采光状况的指标，其大小表明光线以多大角度通过窗户投射到工作面上。入射角越大，工作面的照度越好，入射角不应小于27°。

入睡前幻觉（hypnagogic hallucination） 病人在入睡过程中出现的极其鲜明的梦幻体验。这种梦幻体验与清醒时的体验十分相似。这种现象与觉醒水平降低有关。有明显的遗传倾向。睡眠脑电图检查有助于确立诊断。可用中枢兴奋剂。严重者应予心理治疗。

入院病历排列顺序（arrangement order of admission medical history） 医院管理制度之一。顺序为：①体温单（表）；②医嘱单（治疗记录单）；③入院通知单；④病志及病程记录；⑤会诊记录；⑥术前讨论记录；⑦麻醉记录；⑧手术记录；⑨术后记录；⑩各种检查报告（如放射、内镜、心电图、脑电图、听力、超声、各种化验报告等）；⑪医学摄影照片；⑫中医处方；⑬住院卡；⑭出院卡；⑮各种证明；⑯病历首页；⑰门诊病历；⑱重病护理记录单。

蓐劳（general debility in puerperium） 其他名称：产后痨。中医病证名。产后虚损的一种病证。因产后气血耗损，调理失宜，感受风寒，或忧劳思虑所致。症见虚羸喘乏，寒热如疟，头痛自汗，肢体倦怠，咳嗽气逆，胸中痞，腹部绞痛或刺痛等。治以健脾养血、扶持正气为主，待饮食渐增，正气恢复，其病自愈。

褥疮（decubital ulcer, bedsore） ①见压疮。②其他名称：席疮、印疮。中医病名。指久着席褥，受压部位出现的溃疡。由久病气血亏损，气不能运血以营养肌肤，加之局部受压摩擦染毒而成。初起患处呈现紫癜，继而皮肤破损，逐渐坏死溃烂，腐肉脱落，形成溃疡，较难愈合。内治宜滋补气血。外治，重在预防，包括清洁受压部位，勤换体位，保持局部干燥或用酒精按摩之；患部衬以软垫等。若溃烂后应去腐生肌，外敷五五丹，继用生肌玉红膏等。

褥汗（puerperal perspiration） 为正常产褥期出汗。产褥早期，由于皮肤排泄功能旺盛，出汗较多，尤以睡眠和初醒时明显，于产后1周左右自行好转。此期应预防感冒，保持皮肤清洁干爽。

朊病毒（prion, proteinatious infectious particle, PrP） 其他名称：蛋白感染粒、普里昂、朊粒、朊毒体。一类亚病毒，不含核酸分子而只有蛋白质分子构成的病原体，可以引起同种或异种蛋白质构象改变，从而具有致病性和感染性。能引起牛海绵状脑病（疯牛病）等哺乳动物中枢神经系统疾病。

朊蛋白（prion protein, PrP） 其他名称：蛋白感染粒蛋白质。一般指引起传染性海绵样脑病，包括牛海绵状脑病、瘙痒病和人类的库鲁病、克-雅病及其变种（与疯猫病相应的人类疾病）的蛋白质。亦称为CD230。人的PrP由208个氨基酸残基组成，羧基端被糖基磷脂酰肌醇修饰，并含有2条N-糖链。其正常的生理功能目前还不清楚，可能与长程记忆有关。在肽链的羧基端半分子中，有很多氨基酸残基可以发生突变，进而引发各种疾病。

朊毒体（prion） 见朊病毒。

朊病毒病（prion disease） 其他名称：蛋白感染粒病。一般人指传染性海绵样脑病，包括牛海绵状脑病、瘙痒病和人类的

库鲁病、克-雅病及其变种（与疯猫病相应的人类疾病）。这类疾病的起因是一种正常生理功能还不清楚的蛋白质PrP（亦称CD230）。人的PrP由208个氨基酸残基组成，羧基端被糖基磷脂酰肌醇修饰。正常的PrP在其羧基端的半分子中含4段α螺旋。这类疾病可呈传染性、散发性或遗传性发生。

软斑病（malacoplakia） 以侵犯泌尿系统、胃肠道、皮肤、骨骼、肺及肠系膜淋巴结并以巨噬细胞内层状钙化小体米-古小体（Michaelis-Gutmann bodies）为病理特点的黄褐色斑块样炎性病变。其发病可能与由大肠埃希菌感染引起的巨噬细胞功能异常有关。肾软斑病常表现为发热、腰痛和腰部肿块，膀胱软斑病有膀胱刺激症状和血尿，膀胱镜检可见散在或群集的浅黄色或褐色柔软天鹅绒样或轻度隆起的斑块，表面被黏膜所覆盖，也可有浅表溃疡，严重时形成广基肿块。输尿管可受累致狭窄。

软产道性难产（soft tissue dystocia） 软产道异常或疾病（包括盆腔病变压迫）所致的分娩障碍。致病因素主要有宫颈水肿坚韧、瘢痕或肿瘤，阴道隔瘢痕或肿瘤，子宫畸形；偶有子宫下段肌瘤或嵌顿于子宫直肠窝处的卵巢肿瘤。治疗：产前检查时明确诊断，以剖宫产术为宜。

软产道异常（soft birth canal abnormity） 子宫下段、子宫颈、阴道及外阴的异常。如以上各部位有瘢痕、畸形、肿瘤等则有可能造成难产。常见的异常有：外阴水肿、阴道横隔或纵隔、阴道瘢痕性狭窄、宫颈坚韧、宫颈水肿以及生殖道肿瘤阻塞产道。

软腭麻痹（uranoplegia） 因神经麻痹所致的软腭运动或感觉功能障碍。一侧末梢神经麻痹所致者，常无症状；双侧者，则有开放性鼻音，吞咽时食物逆流入鼻腔。中枢性病因（动脉硬化、肿瘤、炎症）所致麻痹者，除软腭麻痹外，尚伴有同侧唇、舌、喉肌的麻痹。治疗：对症处理。

软膏剂（ointment, unguentum） 其他名称：药膏。剂型之一。系药物与适宜的基质均匀混合制成的一种易于涂布在皮肤或黏膜上的半固体外用制剂。通常含有一种药物。如氯化氨基汞软膏、颠茄软膏、炉甘石软膏。

软垢（soft mucinous deposits） 牙面黏着物之一。附着于牙面上的一种软而无定形的沉积物。包括牙斑（牙面斑）、白垢、食物碎屑和牙色素斑等。

软骨（cartilage） 由软骨组织及其外周膜为主要成分构成的器官。在体内起支持和保护作用。按细胞间质的不同分为透明软骨、弹性软骨和纤维软骨。在胎儿和幼年时期，软骨分布较广；年龄日增则许多部分为骨组织所代替。成年人仅见于骨的关节面、肋软骨、气管、耳郭、椎间盘等处。

软骨岛（cartilage islands） 位于松质骨内的软骨团。X线检查呈圆形低密度影。边缘清楚，无骨纹结构。如果软骨团内钙盐沉积，则软骨岛可变成致密均匀、边缘清楚的高密度影，但无骨纹结构。软骨岛属于骨骼发育上的变异。

软骨发育不全（achondroplasia, chondrodysplasia） 其他名称：胎儿型软骨营养障碍、软骨营养障碍性侏儒。小儿最常见的一种先天畸形，其软骨性骨化缺陷，而膜性骨化正常，故其扁骨发育正常，长骨发育异常。表现为侏儒；头大、脑积水、鼻梁下陷；胸椎后凸、腰椎前凸；肢短、下肢弓形、手指短粗。X线有相应改变。治疗：无有效疗法。脑积水、脊髓压迫、弓形畸形等可手术矫治。

软骨-关节-眼-耳聋综合征（cartilage-joint-oculi-deafness syndrome） 反复发作的多处软骨变性及软骨膜炎所产生的一组病征。表现为风湿性关节炎、耳聋、耳壳畸形、多发性关节脱臼及甲状软骨、耳郭软骨和鼻软骨萎缩，视力下降甚至失明。无特殊疗法。

软骨连接（cartilaginous joint, chondral junction） 两骨相对的面或缘借软骨相连的骨连接。

软骨瘤（chondroma） 起源于软骨组织的良性骨肿瘤。发生在髓腔内的内生（髓腔性）软骨瘤最为常见。常为多发，少数单发。分布广泛的软骨瘤引起骨骼发育障碍及四肢畸形者称奥利尔（Ollier）病。多发软骨瘤合并多发血管瘤并有静脉扩张和静脉石者称马富奇（Maffucci）综合征。治疗：手

术切除。

软骨内成骨（endochondral ossification）　其他名称：间接骨化。在预先形成的透明软骨的基础上，将软骨逐步替换为骨的过程。四肢骨、躯干骨等以此方式发生。其过程首先由间充质形成软骨雏形，外在覆以软骨膜。在此基础上进行软骨内成骨。以软骨周层骨化形成骨干的密质骨并使骨加粗，以软骨内骨化形成干骺端，使骨不断加长。骨生长和骨折愈合的一种形式。

软骨肉瘤（chondrosarcoma）　源于软骨细胞的恶性肿瘤。好发部位为髂骨、长骨近端。大多数原发即为恶性。好发于20岁以下，发展迅速，疼痛剧烈，预后不良。由长管状骨的内生软骨瘤和骨软骨瘤恶变而来者为继发性软骨肉瘤，多发于30岁以上，发展慢，症状轻。治疗：原发者截肢治疗，继发者可行瘤段切除大块植骨。

软骨移植术（cartilage grafting）　以切取的一块肋软骨充填骨缺损或作为软组织整形的支撑物的手术。用于耳郭、鼻、阴茎等的再造。

软骨黏蛋白（chondromucoid, chondromucin）　软骨内的细胞间质。由蛋白质和硫酸软骨素共价结合而成。其氨基糖的含量大于4%。

软骨黏液样纤维瘤（chondromyxoid fibroma）　源于形成软骨的结缔组织的良性肿瘤。多发于近膝关节的长管状骨。发病多在30岁以下。症状轻微，以肿痛为主，可发生病理性骨折。治疗以刮除及植骨为主。多次复发有恶变者需截肢。

软骨样汗管瘤（chondroid syringoma）　其他名称：汗腺混合瘤。一种向顶泌汗腺或小汗腺分化的良性肿瘤。临床多见于20~40岁男性头颈部，尤其是鼻部。呈皮内或皮下单发结节，坚实，呈分叶状，境界清楚。

软化试验（softening test, liquefaction time test）　其他名称：液化时间试验。测定药物栓剂液化时间的试验。如用模拟直肠周围条件的仪器来测定肛门栓剂的液化时间。仪器为一玻璃圆筒，内用循环水以调节温度（保持在37℃），内装玻璃纸透析管，管外有37℃的恒温水流循环，当玻璃纸下半部闭合而上半部裂缝开始闭合，且温度恒定在37℃时，引入一枚栓剂，即可测定液化时间。

软脊膜（spinal pia mater）　紧贴脊髓表面，于脊髓下端延续为终丝的软膜。软脊膜在脊髓两侧的脊神经前、后根之间形成齿状韧带，齿状韧带和神经根有固定脊髓作用，并使脊髓悬于脑脊液中，免受震荡。齿状韧带可作为椎管内手术的一个标志。

软甲（hapalonychia）　指甲变薄变软。多由长期接触水、肥皂及碱性物质引起，亦可见于慢性关节炎、麻风和黏液性水肿。治疗：病因治疗；注意营养，可给予维生素 B 及多吃含明胶食物。

软坚散结（softening and dissipating hard lump）　中医术语。治疗浊液瘀血等结聚而形成结块诸证的方法。如浊液凝聚的瘰疬、瘿气，宜消痰软坚散结，常用浙贝母、海藻、昆布、牡蛎等；久疟而脾大，宜软坚破结，用醋泡制的鳖甲、三棱、莪术等。

软件（software）　其他名称：程序系统。为了方便使用并充分发挥计算机效能的各种程序的总称。包括操纵系统、各种程序设计语言、编译程序以及检查和诊断程序等。

软胶囊剂（soft gelatin capsule）　其他名称：胶丸。囊状药剂之一。将药物密封在以明胶、甘油为主要原料的囊中制成。球形或椭圆形，具一定弹性。油类药物、混悬液或粉状药物均可制成此剂型。

软脑膜（cerebral pia mater）　紧贴于脑实质表面并陷入沟内的一层薄膜。进入脑内的血管在此层走行并分支。它薄而透明，含有丰富的血管。在脑室的一定部位，软脑膜及其所含的血管与室管膜共同构成脉络组织。脉络组织中某些部位，血管反复分支成丛，夹带其表面的软脑膜和室管膜上皮，突入脑室形成脉络丛，产生脑脊液。

软蜱（soft tick, soft-bodied tick）　医学节肢动物。属寄螨目的软蜱科。我国有钝缘蜱和锐缘蜱两类，共十多种。其颚体小，须肢较长，活动自如，躯体背面无盾板，两性的外形相似，不易区别。生活史分为卵、幼虫、若虫和成虫等期。主要蜱种为乳突钝缘蜱、特突钝缘蜱、拉合尔钝缘蜱、波斯锐缘蜱等。能传播蜱媒回归热及其他疾病。

软蜱科（Argasidae）　蜱螨目的一个科。躯体无盾板，假头位于躯体腹面前部，气门板位于第4对足基节的前外侧。我国软蜱可传播回归热。

软石蜡（soft paraffin）　药剂的附加剂。液体烃与固体烃形成的半固体混合物。色淡黄或白，无臭、无味，有油腻感。溶于苯、乙醚等有机溶剂及多数脂肪油或挥发油中。不溶于水，几不溶于乙醇。熔点 38~60℃。性质稳定，常用作软膏基质。可防止皲裂，润滑皮肤。

软瘫（soft paralysis）　见下运动神经元瘫痪。

软藤征（soft rattan sign）　胆管造影时显示的肝胆管广泛性扩张，分支增粗迂曲，似软藤状的征象。CT 检查时可直接显示该征象，并常可找到引起扩张的病变。该征多见于胆管及其附近的恶性肿瘤，如胆管癌及肝门部其他恶性肿瘤。

软体动物门（Mollusca）　动物界的一个门。数量仅次于节肢动物。身体柔软，不分节，左右对称，某些种类由于扭转、曲折而不对称。身体分为头、足、内脏囊、外套膜和贝壳 5 部分，但随种类不同变化较大。广泛分布于陆地、淡水和海洋。有的种类是人体寄生虫的中间宿主，如钉螺是日本血吸虫的中间宿主等。

软下疳（chancroid, soft chance）　由杜克雷嗜血杆菌所致的性传播疾病。临床表现为阴茎或外阴、阴道区域出现痛性非硬结性溃疡。生殖器部位由炎性丘疹迅速发展为脓疱、溃疡，自觉有剧痛。可伴有腹股沟痛性横痃，即腹股沟淋巴结肿大、化脓及破溃。大多发生于不洁性交1~5 天后，在男性病变位于包皮、龟头、冠状沟、尿道口；女性位于阴道口、阴蒂、大小阴唇、会阴。治疗：选用四环素或复方磺胺甲噁唑口服。

软纤维瘤（soft fibroma）　其他名称：软疣皮赘。多见中年和老年人。常见于颈、面、躯干和四肢，呈针头大或更大的软性、带蒂黑痣样突出物。无自觉症状。不用治疗，也可电灼、冷冻或手术切除。

软线（soft ray）　穿透力较弱的 X 线。通常指管电压 20~50kV 者。临床上用于吸收 X 线系统较小的组织，如乳腺、四肢等部位的透视和摄影。

软性乳头状瘤（soft papilloma）　柱状上皮或移行上皮覆盖的黏膜发生的肿瘤。如在胃、肠、膀胱等处。发生在膀胱的乳头状瘤，乳头细长，形成密集的绒毛状突起。乳头的轴心只由很少的结缔组织和毛细血管构成，质地脆弱，易折断而引起血尿；常呈浸润性生长，术后易复发；形态上虽属良性，但具有恶性的生物学特征。

软性阴影（soft shadow）　X 线检查时所呈现的密度较低、边缘模糊的阴影。呈片状或云雾状。多见于肺部急性炎症，如支气管肺炎等。

软药（soft drug）　一类能根据预见的代谢途径和可控制的速度进行代谢分布，在发挥它的治疗作用后代谢为无毒物质的药物。其结构可能与已知的药物相似，亦可能是新型的。软药设计可避免原来药物的多种毒性。

软皂（soft soap, sapo mollis）　半固体状的钾皂。呈黄绿色、黄白色或黄棕色的透明均匀黏滑软块。微具特殊臭味，易溶于水及乙醇。可作清洁剂、灌肠剂（用其 5%溶液）等。

软脂酰肉碱（palmitylcarnitine）　可通过线粒体外膜的一种高能化合物。软脂酰辅酶 A（CoA）或长链脂酰 CoA 经酶（软脂酰 CoA 肉碱软脂酰转移酶）催化转变为软脂酰肉碱或长链脂酰肉碱后，即可转运入线粒体内。

软质饮食（soft diet）　总热能为每日 9 211~10 048kJ，食物加工成细软的、碎的、烂的、易于咀嚼消化的饮食。含植物纤维及动物肌纤维的食物可切碎煮烂。适用于低热、老人、幼儿、胃肠功能障碍、肠道术后恢复期的病人。

软组织感染（soft tissue infection）　皮肤、皮下组织及肌肉的细菌感染。

软组织巨细胞瘤（giant cell tumor of soft tissue）　其他名称：腱鞘细胞瘤。发生于软组织以形成多核巨细胞为特征的肿

R

瘤。根据肿瘤内成纤维细胞和多核巨细胞的量以及有无类脂质及含铁血黄素等，其组织结构可分为多种。常发生于手和脚。通常侵犯关节囊与腱鞘，形成一局限性肿物。有时可以广泛蔓延而似肉芽组织。治疗：手术。

软组织肉瘤（soft tissue sarcoma）　起源于脂肪、筋膜、肌肉、纤维、淋巴及血管等软组织结构的恶性肿瘤。好发于肢体。包括恶性纤维组织细胞瘤、脂肪肉瘤、平滑肌肉瘤及未分化肉瘤、滑膜肉瘤及恶性周围神经鞘膜瘤，常转移到肺、肝等处。

蚋（gnat）　双翅目蚋科蚋属昆虫。体粗短，足短，翅宽，多滋生于山溪急流中。雌蚋白昼刺吸人、畜血液，发生痛痒。在非洲和美洲能传播盘尾丝虫病，即河盲症。

锐器伤（sharp instrument injury）　具有锋利刃口或尖端物体在人体形成的损伤。常见锐器有刀、斧、匕首、剪刀、玻璃碎片等。形成方式可分为切创、砍创、刺创、剪创等，有时可出现联合动作。砍创多发生在头及面部；刺创多发生在胸及腹部；切创多发生在颈部、腕部及腹股沟等处。锐器伤常为自伤或他伤，亦有意外或灾害所致。

瑞格列奈（repaglinide）　其他名称：诺和龙。新型的非磺酰脲类速效口服促胰岛素分泌降血糖药。用于饮食控制、降低体重及运动锻炼不能有效控制血糖的 2 型糖尿病病人。制剂：片剂。过敏者、1 型糖尿病、C 肽阴性糖尿病病人、妊娠或哺乳期妇女、12 岁以下儿童、严重肝肾功能不全的病人禁用。

瑞士型无丙种球蛋白血症（Swiss type of agammaglobuline-mia）　常染色体隐性遗传。可能是骨髓中多能干细胞缺乏导致细胞与体液免疫功能缺陷。男女发病之比为 3：1，生后 1～2 个月内发生各种严重细菌、病毒、真菌感染，各种预防接种亦可引起严重感染。X 线检查不见胸腺与鼻咽部腺样本阴影。患儿血清免疫球蛋白含量低，淋巴母细胞转化率低，周围血淋巴细胞减少，预后差。治疗：同型异体骨髓移植。

瑞氏染色（Wright staining）　为观察血细胞或其他组织细胞的内部结构，识别细胞种类和鉴定各种异常细胞，需将血涂片染色，最常用瑞氏（Wright）染色法。瑞氏染料是由酸性染料伊红和碱性染料亚甲蓝所组成的复合染料，根据细胞的染色既有物理的吸附作用，又有化学的亲和作用，因各种细胞成分的化学性质不同，对染料的亲和力也不一样，故可呈不同的着色特点。瑞氏染色之后，可呈现红色、深蓝色、深紫红色、淡紫红色等不同染色。

瑞氏综合征（Reye syndrome）　其他名称：脑病合并内脏脂肪变性综合征、雷亥综合征、雷耶综合征。儿童期少见的急危综合征，常出现在病毒感染后，以肝、脑损害为主。起病急骤。病儿多有上呼吸道感染的前驱症状，数日后突然开始反复呕吐，数小时后出现脑病症状，抽搐、嗜睡、定向力缺失、谵妄、昏迷等。终期出现脑干受累体征。病程中突出的有肝大、血糖过低、血氨过高、血清短链脂肪酸增加，以及氮质血症等。病儿在1～4日死亡。

瑞香素（daphnetin）　其他名称：祖师麻甲素。从瑞香科植物祖师麻中分离出的 7，8-二羟基香豆素。可化学合成。无色针状晶体，难溶于水，可溶于碱液，易被氧化。有止痛、镇静、抗炎及增加冠状动脉血流量等作用。用作外科手术期的止痛药和抗炎药。

闰盘（intercalated disk）　相邻心肌纤维末端形成的阶梯状凹凸嵌合和细胞连接。同时在细胞间横的接触面上有桥粒和中间连接，在细胞间纵的接触面上有缝隙连接。其功能除增强细胞间机械性连接外，主要发挥细胞间直接通信功能，便于心肌纤维同步收缩。经苏木精曙红染色呈深染带状，与心肌细胞长轴垂直。

润滑冻胶（gelatum lubricants）　器械润滑剂。组成：硼酸、淀粉、甘油、苯甲酸，加蒸馏水制成的灭菌冻胶。适用于肛门镜、阴道扩张器、膀胱镜等。

润滑剂（lubricant）　压制片剂时使用的一种辅料。具有助流性、抗黏附性。作用：减低颗粒间以及药片与模孔间的摩擦，减少冲模的磨损，使片剂光洁美观。

润湿剂（wetting agent，moistening agents）　能使固体物料更容易被水浸湿的物质。多为表面活性剂。主要是为了降低表面张力或界面张力，使水能展开在固体物料的表面上或透入其表面而将它润滑。作为润湿剂的表面活性剂分子中的亲水基与亲油基具有一定的平衡，其嗜水亲脂平衡（HLB）值一般在 7～11 之间，具有适宜的溶解度。

润下（purgation with drugs of lubricant nature）　其他名称：缓下。中医治法。下法之一。用于不宜峻下的肠燥津枯的病证。分为两种：①使用有润滑作用的药物，治疗阴虚血燥的便秘，或老年肠燥便秘或习惯性便秘，以及孕妇或产后便秘。常用药有火麻仁、郁李仁、蜂蜜等。近有用生油、葱汁混合内服。②使用滋润津液的药物，治疗热病伤津的便秘。如大肠热结而津液枯燥的大便秘结，用增液汤（玄参、麦冬、生地）。

润燥（moisturizing dryness）　中医治法。用养阴、生津、润燥药治疗燥证的方法。燥证分内燥、外燥。外燥是外感燥气致病，内燥是内脏津液亏损之证。外感燥热伤肺，用桑杏汤以轻宣润燥。燥热伤肺胃津液，用沙参麦冬饮以养阴润燥。肺肾阴亏、虚火上炎，用天冬、麦冬、地黄、百合、石斛、玄参、甘草等，以甘寒滋润；大便燥结，用麻仁丸以清肠润燥。润燥分为轻宣润燥、甘寒滋润、清肠润燥、养阴润燥等。

润燥剂（moistening agent）　中医名词。凡以润肺化痰药物为主组成，主要治疗燥痰证的方剂。用于咽喉干痒、干咳或呛咳、痰稠难出或泡沫样痰、声音嘶哑。代表方如养阴清肺膏、贝母二冬膏等。

若夫鲁瓦征（Joffroy sign）　为甲状腺功能亢进病人的一种特殊眼征。表现为眼睛向上看时前额皮肤不能皱起。

弱蛋白银（argyrol，mild silver protein）　银的有机化合物。常用于滴眼，治疗结膜炎、睑缘炎，预防新生儿脓漏眼。也可滴鼻，治疗慢性鼻炎等。

弱蛋白银滴眼液（Guttae Argentoproteini Mitis）　眼科、鼻科药剂。组成：弱蛋白银无菌操作制成的棕黑色、pH 值 7.2 的胶体溶液。有收敛、杀菌作用。用于急性结膜炎、眼睑炎、脓漏眼等；预防新生儿淋菌性结膜炎等。也可用于滴鼻，治疗鼻炎、鼻窦炎。

弱化子（attenuator）　其他名称：衰减子。在阻遏型操纵子中第一个结构基因之前的能减弱转录作用的顺序。

弱精子症（asthenospermia）　精液中呈前向运动精子数低于正常具有生育能力男性精子数的疾病。目前国际卫生组织规定（第四版）的标准为：前向运动的精子（a 和 b 级）＜50％或 a 级运动的精子＜25％。临床可表现为不育。

弱脉（weak pulse）　中医脉象之一。脉来细软而沉、柔弱无力。见于气血不足的虚证。

弱视（amblyopia）　①指眼球没有器质改变，而矫正视力不能达到正常者。临床表现为视力减退、眼位偏斜、异常固视、眼球震颤等。治疗：除矫正屈光不正外，中心注视者应遮盖健眼，应用视觉刺激疗法；旁中心注视者应用后像疗法、红色滤光片疗法、压抑疗法、视觉刺激疗法，使其变为中心注视。②中医病名。视力用眼镜矫正不能达到 0.8 以上，而经多种有关检查又未发现异常的眼病。

弱支（weak limb）　在折返环路中两个支传导速度不同，当双支中任一支传导速度在心动过速的频率范围内者，即为弱支，而超过者为强支。弱支是抗心律失常药物作用的主要目标。

S

萨巴提征（Sabathie sign） 坐位时一侧或两侧颈静脉扩张及淤血，深吸气时更为显著即为此征阳性。提示主动脉疾病。常见于高血压、主动脉硬化、主动脉炎及主动脉瘤。

腮腺（parotid gland） 三大唾液腺中最大的一个。位于耳前下方的一对大唾液腺。为浆液腺，分泌物含唾液淀粉酶。质软，色淡黄、重 15～30g，似三角形，在咬肌后缘和下颌后窝内，分泌稀的唾液。腮腺被颈部深筋膜形成的腮腺囊所包裹。因腮腺囊的伸展性很小，患腮腺炎时常引起胀痛。

腮腺导管瘘（fistula of parotid duct） 腮腺导管由于外伤或炎症形成瘘道，涎液从面部皮肤处的瘘口经常外流者。临床分为完全性涎瘘与不完全性涎瘘 2 种。前者内口无涎液排出，面部外流的涎液量多，进食时量更多；后者内口仍有部分涎液排入口腔。瘘出的涎液淀粉酶定性试验可确诊。治疗：手术疗法。

腮腺管（parotid duct） 腮腺的排泄导管。管壁厚而坚韧，管行程弯曲。自腮腺浅部前缘发出，于颧弓下一横指横过咬肌表面至其前缘，斜穿颊肌，开口于上颌第 2 磨牙牙冠相对颊黏膜上的腮腺管乳头。

腮腺混合瘤（parotid mixed tumor） 一种常见的腮腺良性肿瘤。因瘤组织是由腺上皮及黏液、软骨样组织所组成，故名。发病年龄多在 20～40 岁。肿瘤出现于耳周和下颌角之间，为半球形或结节状无痛肿块，质硬，可以推动。肿瘤生长极为缓慢，可十数年无改变。当肿瘤突然迅速增大、不能推动或有破溃时，即有癌变可能。X 线碘油造影术有助于诊断。不宜作活检，以免局部扩散。治疗：将肿瘤连同整个腮腺作彻底切除，术中应避免损伤面神经。

腮腺囊肿（parotid cyst） 口腔良性肿瘤。因腮腺管阻塞分泌物滞留，使其膨胀形成的囊肿。腮腺区可扪及质软无痛性肿块，有波动，穿刺可抽出无色透明液体。治疗：手术切除。

腮腺炎（parotitis） 一侧或两侧腮腺发炎的疾病。多由逆行感染引起腮腺炎症。常见致病菌是金黄色葡萄球菌、绿色链球菌，偶见肺炎球菌，也有可能是病毒感染或其他因素。主要表现为一侧或两侧耳垂下肿大，有局部疼痛、口干、口臭、高热、脉搏加速、呼吸增快、白细胞增多等症状。治疗应去除病因，使用抗生素和切开引流、理疗等方法。流行性腮腺炎为病毒性感染所致的传染病，有季节流行的特点，多发于儿童，有传染接触史，故应注意预防工作。

腮腺炎病毒（mumps virus） 流行性腮腺炎的病原体，在分类上属于副黏病毒科副黏病毒属。病毒呈球形，直径为100～200nm，核酸为单负链 RNA，腮腺炎病毒仅感染人，传染源是病人和病毒携带者。病毒主要通过飞沫传播，引起以腮腺肿胀、疼痛为主要症状的流行性腮腺炎。感染后免疫力持久。疫苗接种有预防效果。

腮腺炎脑膜脑炎（mumps meningoencephalitis） 一种良性的脑膜脑炎。病程中脑脊液细胞数增多。病人中儿童多于成人，男多于女。可发生于腮腺炎的各期。约 25%～50% 的病例，无脑膜脑炎症状、有症状者仅占 10%。以出现发热、头痛、呕吐、嗜睡和脑膜刺激征。治疗：无特效疗法，多恢复良好。

腮腺肿大（enlargement of parotid gland） 涎腺病变中最常见的表现，也可是全身疾病的局部表现。按病因分为炎症性腮腺肿大、肿瘤性腮腺肿大、腮腺增生、腮腺淀粉样变性等多种。部位可为单侧性或双侧性。检查时可见耳垂附近区域向外隆起。治疗：针对病因。

鳃弓（branchial arch，pharyngeal arch） 原始咽两侧的间充质增生，由头端至尾端先后出现的 6 对背腹走向且左右对称的弓状隆起。参与颜面和颈部的形成。鳃弓之间的凹陷为鳃沟，鳃弓外表被覆有外胚层，内表面被覆有内胚层，二者之间为间充质。

塞丹征（Sedan sign） 闭合性颅脑损伤的征象。表现为视聚合时引起散开性斜视。

塞-厄综合征（Senear-Usher syndrome） 一种自身免疫性红斑性天疱疮。病人颜面部出现红斑狼疮样损害，头部为脂溢性皮炎样改变，上胸部及四肢伴发松弛性水疱、糜烂。对症治疗。

塞尔海姆征（Selcheim sign） 右侧输卵管炎的征象。直肠指检可觉察到右侧骶子宫韧带部位增厚、紧张和疼痛。表示有右侧输卵管炎。

塞尔让征（Sergent sign） 其他名称：塞尔让肾上腺性白线。急性肾上腺功能不全的体征。检查者用手指或较尖锐物体在病人腹壁皮肤上划痕，出现线条状白线。该征是急性肾上腺功能不全合并休克或虚脱的表现。

塞格谢尔征（Sagesser sign） 脾破裂的征象。表现为病人左侧膈神经点的疼痛。

塞克尔综合征（Seckel syndrome） 常染色体隐性遗传病。宫内发育迟缓，出生后表现为四肢及躯干比例匀称的侏儒症，特异面容（颜面细小、大鼻子、大眼睛、小下颌），头小如鸟头，智力发育迟缓。对症处理。

塞来昔布（celecoxib） 其他名称：塞来考昔、西乐葆。非甾体抗炎药（环氧化酶-2 抑制药）。用于急、慢性骨关节和类风湿性关节炎。制剂：胶囊剂。塞来昔布及磺胺类、阿司匹林过敏者，妊娠前 3 个月禁用。有溃疡病史、消化道出血史、症状性肝脏病、高血压、水肿、心力衰竭、哮喘、老年或体弱者、哺乳期妇女慎用。

塞-舍综合征（Cestan-Chenais syndrome） 以交叉性麻痹、同侧霍纳（Horner）征和小脑共济失调为主要特征的一组病征。锥体、小脑下脚、疑核、瞳孔中枢的病变。表现为吞咽发音障碍，面部痛觉、温觉障碍，辨距不良，轮替动作不能，霍纳征，对侧偏瘫和感觉障碍等。针对病因进行治疗。

塞替派（thiotepa，thiophosphoramide） 乙烯亚胺类烷化剂。合成的抗肿瘤药。主要用于治疗卵巢癌、乳腺癌。采用膀胱内灌注的方法治疗膀胱癌，对癌性胸腹水可尽量抽出积液后注入塞替派，能使积液消失；对食管癌、胃癌、结肠癌、恶性淋巴瘤、宫颈癌、黑色素瘤、肺癌、甲状腺癌有一定疗效。有骨髓抑制和胃肠道反应。用药期间应严格检查血象。稀释后如发现混浊，即不得使用。

塞替派滴眼液（Guttae Thio-Tepa） 眼科用药。组成：塞替派溶于等渗氯化钠溶液而成的无色澄明、无菌、等渗的水溶液。具有抑制创面血管及新生上皮细胞和结缔组织纤维增生作用。用于防止翼状胬肉术后复发，也可用于防止角膜移植术后新生血管伸入角膜移植片中。

塞扎里综合征（Sézary syndrome） 一种皮肤 T 细胞淋巴瘤。恶性网状细胞白血病性红皮病。主要表现有重度瘙痒的全身性剥脱性红皮病，伴有浅表淋巴结和肝、脾大，以及白细胞增多并有异型 T 淋巴巴细胞。

噻苯唑（thiabendazolum） 其他名称：噻苯咪唑、噻苯达唑。广谱驱肠虫药。对蛲虫病疗效好，钩虫、蛔虫病次之。因口服后能被吸收，对组织中幼虫也有作用。用于驱蛲虫、钩虫、蛔虫混合感染，以及圆线虫、鞭虫感染。有胃肠反应。

噻氯匹定（ticlopidine） 其他名称：抵克立得、得可乐、力抗栓。抗血小板药。用于预防脑血管、心血管及周围动脉硬化伴发的血栓栓塞性疾病。还用于心脏经皮冠状动脉成形术前准备及术后抗凝。制剂：片剂。外科手术病人禁用。

噻吗洛尔（timolol） 其他名称：噻吗心安。β肾上腺受体阻滞药。抗高血压药、心肌梗死的辅助药及抗青光眼药。用于高血压病、心绞痛、心动过速及青光眼。制剂：片剂；滴眼

S

剂。心力衰竭、支气管哮喘病人慎用，孕妇和儿童避免应用。过敏和心动过缓者禁用。

噻吗心安（timolol maleate） 见噻吗洛尔。

噻嘧啶（pyrantel） 其他名称：抗虫灵。去极化神经肌肉阻滞药。驱肠虫药。用于驱蛔虫、蛲虫、十二指肠钩虫等。制剂：双羟萘酸噻嘧啶片剂；软膏剂。急性肝炎或肾炎、严重心脏病、发热病人应暂缓给药。孕妇、冠心病病人及有严重溃疡病史者慎用。

噻嗪类药物（thiazine drug） 由苯骈噻二嗪与磺酰胺基结合而成的一类利尿药。主要有氯噻嗪、氢氯噻嗪、环戊噻嗪和苄氟噻嗪等。能够作用于髓袢升支粗段段皮质部，抑制该部位对氯离子的主动重吸收，从而使氯离子、钠离子及水排出增加，呈现利尿作用，为常用的中效利尿剂。能轻度降低血压，常与其他抗高血压药物联合应用。又可明显减少尿崩症病人的尿量，具有抗利尿作用。长期应用能不同程度地引起水、电解质紊乱，尤其是低钾血症，升高血糖，引起高尿酸血症及尿素氮增高等。

噻唑青胺（dithiazanini iodidum） 其他名称：碘二苯噻宁。广谱驱虫药。暗绿色结晶性粉末。可抑制肠虫的需氧代谢和糖酵解。用于驱鞭虫、蛔虫、蛲虫、绦虫、钩虫及圆线虫。有恶心、呕吐、腹痛、腹泻等反应。

赛德尔暗点（Seidel scotoma） 其他名称：赛德尔征。青光眼早期体征。弓形盲点的进一步发展，弓形缺损向一端或两端延长。用平面视野计检查时在生理盲点的上、下或上下方均有与盲点相连的翼状或火焰状暗点伸出。见于开角型青光眼早期。

赛庚啶（cyproheptadine） 其他名称：二苯环庚定。抗变态反应药（H_1受体阻滞药）。用于荨麻疹、湿疹、过敏性皮炎、接触性皮炎、皮肤瘙痒、鼻炎、偏头痛、支气管哮喘等。制剂：盐酸赛庚啶片剂。驾驶员、机器操纵者、高空作业者、年老者慎用。孕妇、哺乳期妇女、青光眼病人及过敏者禁用。

赛克力嗪（cyclizine） 其他名称：苯甲嗪。具有抗组胺、止吐、防晕作用。用于晕动症引起的恶心、呕吐。

赛蒙征（Semon sign） 喉头癌引起的声带运动障碍。表现为声音嘶哑、音调改变等。

三凹征（three-concave sign, three depressions sign） 气道受阻时，气体吸入困难，致使吸气时可见胸骨上下、两侧锁骨上以及肋间隙均显凹陷的现象。

三倍体综合征（triploidy syndrome） 双雄受精或是一个正常卵子与一个二倍体精子受精的结果。表现为早产、宫内生长迟缓、全身水肿。躯体不对称、心、脑、肾畸形，低耳郭，小眼畸形。治疗：无特殊疗法。

三痹汤（sanbi tang, decoction for wind-cold-damp arthralgia） 中医方剂。出自《校注妇人良方》。组成：熟地黄、白芍、当归、川芎、人参、黄芪、茯苓、炙甘草、防风、独活、杜仲、牛膝、续断、肉桂、细辛、秦艽、生姜。功能祛风湿、止痹痛、益肝肾、补气血。治肝肾气血不足所致的风寒湿痹、手足拘挛等证。

三部九候（three regions and nine subdivisions for pulse feeling） 古代脉诊方法之一。①全身遍诊法。将人体头部、上肢、下肢分成三部，每部又分为上、中、下三候。头部：上，两额动脉（太阳），候头部病变；中，两侧耳前动脉（耳门），候耳目病变；下，两颊动脉（巨髎），候口齿病变。上肢：上，手太阴肺经动脉（寸口），候肺；中，手少阴心经动脉（神门），候心；下，手阳明大肠经动脉（合谷），候胸中。下肢：上，足厥阴肝经动脉（五里或太冲），候肝；中，足太阴脾经动脉（箕门），候脾，候胃气配足阳明胃经动脉（冲阳）；下，足少阴肾经动脉（太溪），候肾。②寸口诊法。寸口脉分寸、关、尺三部，每部以轻、中、重指力按，分浮、中、沉。

三层征（three-layer sign） 弥漫型脂肪肝的声像图征象。全肝都有脂肪浸润，光点分布从前向后逐渐递减，从高回声移向低回声。即在肝扫描切面前部（浅部）光点密集，中部次之，后部（深部）稀疏，甚至无回声的征象。是诊断弥散型脂肪肝的特征。

三叉神经（trigeminal nerve） 第Ⅴ对脑神经。为最粗大的一对混合性脑神经，大部分为感觉纤维，小部分为运动纤维。感觉根由三叉神经节细胞的中枢突组成，其周围突组成三叉神经的三大分支，即眼神经、上颌神经和下颌神经。分别传导眼裂以上、口裂以上和口裂以下面部皮肤的感觉，以及口腔和鼻腔黏膜、牙和结膜等的感觉。细小的运动根紧贴三叉神经节下面进入下颌神经，支配咬肌等。

三叉神经感觉核（sensory nuclei of trigeminal nerve） 是三叉神经感觉根的起始核。三叉神经为混合性神经，有感觉根和运动根，两根连于脑桥腹侧面外侧部。三叉神经中的一般躯体感觉纤维主要起自三叉神经节细胞的中枢突，此中枢突组成三叉神经感觉根，入脑后升支止于脑桥的三叉神经脑桥核，降支合成三叉神经脊束，向下达第3颈节，止于三叉神经脊束核。此核是三叉神经脑桥核的延续，狭义的三叉神经感觉核即指三叉神经脑桥核而言。

三叉神经脊束核（spinal nucleus of trigeminal nerve） 属三叉神经核团之一，该核是三叉神经脑桥核的延续，向下止于脊髓的胶状质。接受来自三叉神经节中枢突入脑后的降支组成的三叉神经脊束纤维。此外，迷走神经和舌咽神经的一般躯体感觉纤维入脑后也进入此核。与痛觉和温度觉有关（上行通路见三叉神经脑桥核）。

三叉神经节（trigeminal ganglion） 其他名称：半月神经节（semilunar ganglion）。位于颅中窝颞骨岩部尖端前面的三叉神经压迹处，为最大的脑神经节。由假单极神经元的胞体组成。该节发出眼神经、上颌神经和下颌神经。它们中的感觉纤维分布于面部的皮肤、口腔、鼻腔、鼻旁窦的黏膜和牙齿、脑膜等处。节细胞的中枢突分别止于三叉神经脑桥核并组成三叉神经脊束止于三叉神经脊束核。

三叉神经瘤（tumor of trigeminal nerve） 脑神经肿瘤之一。多为良性，少数为恶性。肿瘤可发生在三叉神经半月节或神经根部位。早期症状为一侧面部持续性疼痛和麻木，逐渐出现咀嚼肌无力和萎缩。随肿瘤生长，因累及部位不同，可出现颅中窝或颅后窝其他脑神经受累症状以及颅内压升高和小脑症状等。CT、MRI检查可以显示肿瘤。治疗：以手术治疗为主；肿瘤直径未超过3cm者，可作γ刀治疗。

三叉神经脑桥核（pontine nucleus of trigeminal nerve） 位于脑桥中部网状结构内的神经核。属于一般躯体感觉核，主要接受三叉神经内传递头面部触、压觉的初级感觉纤维，传出纤维参与形成三叉丘系。接受三叉神经节中枢突入脑后的升支，该核向下延续为三叉神经脊束核。两核发出二级纤维组成三叉丘系上行至背侧丘脑，再发出纤维达大脑皮质。

三叉神经旁综合征（paratrigeminal syndrome） 其他名称：雷德（Raeder）综合征。三叉神经旁区病变引起眼交感神经麻痹和脑神经损害所致的一组综合征。40岁以上男性多见，左侧常见。表现为发作性三叉神经痛，同侧眼睑下垂，瞳孔缩小。可有动眼、滑车神经损害的表现。治疗：抗癫痫药、维生素B、激素等；肿瘤病人可行手术。

三叉神经损伤（injury of trigeminal nerve） 三叉神经周围支中，眶上支最易损伤，常因额部头皮裂伤或眶上缘骨折所致，表现为患侧额部头皮感觉丧失。眶下支损伤多在上颌骨骨折时发生，出现面颊和上唇麻木。通过颅中窝圆孔的骨折可损伤上颌支，通过卵圆孔的骨折可损伤下颌支。三叉神经的再生力极强，多能自行恢复。不完全的恢复可致三叉神经感觉过敏或疼痛，需作三叉神经根切断术。

三叉神经痛（trigeminal neuralgia） 以三叉神经分布区域内的发作性剧烈疼痛为特征的综合征。女性多于男性，多见于单侧面部。发作时，患区有短时的电击、烧灼样剧痛，病人常以手揉搓面部或作咀嚼、咂嘴动作，以期缓解疼痛。间歇期，则一切正常。在疼痛区内有一触发点，稍加触动便可引起发作。治疗：用卡马西平，封闭，手术。

三叉神经运动核（motor nucleus of trigeminal nerve） 位于脑桥中部的网状结构中，三叉神经脑桥核内侧的神经核。属于特殊内脏运动核，接受双侧皮质核束纤维，发出纤维经三叉神经下颌支支配的咀嚼肌、二腹肌前腹、下颌舌骨肌、腭帆张肌和鼓膜张肌。三叉神经运动核接受双侧皮质核束的支配，完成此核所支配肌的随意运动。

三叉神经中脑核（mesencephalic nucleus of trigeminal nerve）位于中脑导水管周围灰质和菱形窝上部室底灰质外侧缘的神经核。是滞留在脑内的唯一假单极神经元群，属于一般躯体感觉核，接受来自头面部的本体感觉和压觉信息。细胞轴突进入下颌神经，止于咀嚼肌的肌梭，侧支至三叉神经运动核完成咀嚼反射。此核还与眼球外肌的本体感觉有关。

三查七对（three check-ups and seven verifications）护理规章制度之一。三查：操作前、中、后查。七对：对床号、姓名、药名、浓度、剂量、时间、用法。护理人员必须严格遵守，目的是严防差错和事故发生。

三性酸碱中毒（triplex poisoning of acid-alkali）机体同时存在 3 种酸、碱中毒。均属酸碱混合型。包括呼酸型（即呼吸性酸中毒、代谢性酸中毒和代谢性碱中毒同时存在）和呼碱型（即呼吸性碱中毒、代谢性酸中毒和代谢性碱中毒同时存在）两种类型。前者是由心脏停搏时大量输入 $NaHCO_3$，或者严重肺部疾患应用利尿剂所致；后者常由于肝肾综合征病人有反复呕吐，或创伤感染性休克伴随反复呕吐而造成。

三醋酚汀（trisatin, triacetyldiphenolisatin）刺激性泻药。口服后在肠内遇碱性肠液逐渐分解为酚汀及醋酸，酚汀能刺激肠壁蠕动而导泻，作用缓和，适用于各种便秘、腹部 X 线检查、内镜检查前及手术前的肠道准备。导泻时偶有腹痛，长期应用可引起黄疸，肝病病人慎用。

三带喙库蚊（Culex tritaeniorhynchus）流行性乙型脑炎的重要媒介。小型蚊种，深褐色，喙中段有一白环，各足跗节 1～4 节的基端部有不甚明显的淡色环。幼虫滋生于清水或半清水中，如稻田、池塘、灌溉沟、沼泽等处。雌蚊嗜吸猪、牛血，兼吸人血。

三氮（three nitrogens）水中氨氮、亚硝酸盐氮和硝酸盐氮的简称，是评价水质污染和自净程度的指标。水受有机物污染时，在微生物作用下含氮有机物分解成氨。无氧时，氨即为终产物；有氧时，可进一步氧化为亚硝酸盐和硝酸盐。氨氮含量高，而亚硝酸盐氮和硝酸盐氮低，表示新近污染；亚硝酸盐氮含量高，而氨氮、硝酸盐氮低，表示污染不久；只硝酸盐氮含量高，则表示污染已久。因此，在实际工作中可根据三氮含量的变化规律，结合其他监测指标进行综合分析，判断水体自净过程和水质的安全程度。

三点加压法（fixation by pressure on three points）中医伤科的一种骨折固定方法。适用于肱骨及股骨干骨折出现成角畸形者。用 3 个压垫，安放于有成角移位骨折的相对 3 点，外面放夹板，再扎绑 3 道，使其起到加压作用，以逐渐矫正成角畸形，使其复位。

三碘季铵酚（gallamine triethiodium）见戈拉碘铵。

三碘甲腺原氨酸（liothyronine, triiodothyronine, T_3）甲状腺分泌的一种激素。由 L-3-单碘酪氨酸与 L-3, 5-二碘酪氨酸缩合而成。在甲状腺组织及血液中的含量都比甲状腺素少得多，但其生物活性比之强得多（5～10 倍）。有促进生长发育、促进物质代谢，以及能量释放的作用。用于黏液性水肿及其他严重甲状腺功能减退状态，还可用作甲状腺功能诊断药。

三碘甲腺原氨酸结合试验（T_3 binding test）一种间接评定血清中甲状腺素（T_4）水平的方法。血中的 T_4 与三碘甲腺原氨酸（T_3）主要以与甲状腺素结合蛋白（TBP）结合方式存在，T_3 的结合强度弱于 T_4，结合的多少取决于 T_4 的多少，T_4 多则 T_3 被结合的就少。在病人血清中加一定量的 ^{125}I-T_3，一部分与 TBP 结合基结合，另一部分在血清中游离，用吸收剂将结合的与游离的分开，测其中任一种的放射性即可求出被结合的百分数。

三碘甲腺原氨酸钠（sodium triiodothyronine）其他名称：甲碘安。为酪氨酸在甲状腺中碘化而形成的氨基酸。其作用基本同甲状腺素，但效力比后者强 3～5 倍，又能较快穿过细胞壁，进入血液后与血浆蛋白结合量较小，因此起效较快、持续时间较短。适用于严重甲状腺功能不足、黏液性水肿及其他严重甲状腺功能减退状态的

病人和作为甲状腺功能诊断用药。大量应用时可致机体基础代谢率升高。高血压、冠心病、糖尿病病人禁用。

三碘甲腺原氨酸摄取率（T_3 resin-uptake ratio, T_3RUR）三碘甲腺原氨酸摄取率间接反映总甲状腺素（TT_4）和甲状腺结合球蛋白（TBG）的浓度。参考值：25%～35%。T_3RUR 增高，见于甲亢以及非甲状腺疾病引起的 TBG 减低等；T_3RUR 减低，见于甲减以及 TBG 增高引起的 T_3、T_4 增高等。

三碘甲腺原氨酸型甲状腺功能亢进症（triiodothyronine-thyrotoxicosis）其他名称：T_3 型甲亢。甲状腺功能亢进症类型之一。以血清甲状腺素（T_4）与甲状腺结合球蛋白（TBG）含量正常，三碘甲腺原氨酸（T_3）增高为其特点。本病多见于弥漫性甲状腺功能亢进，也见于自主性高功能性甲状腺腺瘤或多结节性甲状腺肿。治疗：选用抗甲状腺药物，甲状腺手术或放射碘治疗，控制亢进症状。

三度房室传导阻滞（third degree A-V block）其他名称：完全性房室传导阻滞。房室间的传导完全被阻断，全部心房冲动不能进入心室。可有头昏、乏力、胸闷，严重者发作心源性晕厥或发生心力衰竭。心律完全规则，心率仅 25～40 次/min，第一心音有时特别响亮（开炮声），脉压较大，有水冲脉，日久心脏增大。治疗：药物可用麻黄碱、阿托品、异丙肾上腺素；安置人工心脏起搏器。

三度烧伤（third degree burn, full thickness burn）见Ⅲ度烧伤。

三发性甲状旁腺功能亢进症（tertiary hyperparathyroidism）指在继发性甲状旁腺功能亢进症基础上，由于腺体受到持久的刺激不断增生变大，一个或几个增生组织转变为腺瘤，并引起明显的纤维骨炎，自主性分泌过多甲状旁腺激素（PTH）。临床上较为少见。治疗：甲状旁腺探查和次全切除。

三房心（cor triatriatum, triatrial heart）先天性心脏病的一种。左房内存在纤维肌内膜，将其分隔为背腹两个心腔。因其妨碍肺静脉回流，可引起肺静脉淤血、肺水肿、肺动脉高压和右心衰竭。一旦确诊，即应手术治疗。

三房心综合征（cor triatriatum syndrome）其他名称：肺总静脉狭窄综合征。因胚胎发育障碍，左心房被纤维肌性隔膜分成两个心房，这样，左侧两心房与右心房构成三房心，由此引起一系列临床表现。表现为不同程度肺静脉淤血征象，甚至右心衰竭。治疗：尽早手术。

三废（"three wastes"-waste gas, waste water, waste residue）工业生产过程中所排出的废气、废水和废渣的合称。是自古以来环境污染的主要来源。废气包括一氧化碳、二氧化碳、硫化物、氮化物、卤化物、有机化合物和固体尘粒等。废水中含有重金属、有机毒物、放射性物质等以及含热废水。废渣主要有矿业、冶炼和煤炭废渣等。

"三废"排放标准（industrial wastes elimination standard）卫生学术语。对工业"三废"（废水、废气、废渣）规定的容许排放量或排放浓度。目的是保护环境，保障人民健康，因此应根据各项卫生要求，结合当地的气象、水文、工业分布、"三废"污染状况及其处理技术水平来制订此项标准。排放标准可分为全国性和地方性标准两种。我国的《工业"三废"排放试行标准》于 1974 年颁布。

"三废"综合利用（use of industrial wastes）卫生学术语。用物理学、化学或生物学方法提取"三废"（废水、废气、废渣）有用成分并使其无害化。

三氟拉嗪（trifluoperazine）其他名称：甲哌氟丙嗪。抗精神病药。用于急、慢性精神分裂症，用于镇吐。制剂：盐酸三氟拉嗪片剂。肝功能不良、冠心病、青光眼、前列腺增生病人慎用。有惊厥史者禁用。

三氟哌多（trifluperidolum）其他名称：三氟哌丁苯。抗精神失常药。其盐酸盐为白色或微黄色无定型结晶性粉末，无臭，味苦，遇光色变暗，微溶于水，溶解于乙醇。作用强而快，毒性较低，剂量较小。用于急慢性精神分裂症、兴奋躁动、行为紊乱、幻觉妄想、呆滞及狂躁症等。有锥体外系反应等不良反应。

三氟噻吨（flupenthixol）见氟哌噻吨吨。

S

三氟胸苷（trifluorothymidine） 抗病毒药。对单纯疱疹病毒、痘苗、腺病毒有抑制作用，常用于治疗疱疹病毒和腺病毒所致的浅表眼部感染，如角膜溃疡、流行性角膜结膜炎等，比碘苷治疗效果好。常用其水溶液或油膏点眼。疗程不得超过21天。

三股螺旋（triple helix） 生物化学术语。3条相互缠绕的螺旋链所形成的化学结构。如原胶原蛋白和一些合成的多核苷酸链。

三硅酸镁（magnesium trisilicate） 其他名称：三矽酸镁。抗酸药，不溶于水，中和胃酸的作用弱而慢，但持久。中和胃酸时产生的胶态二氧化硅覆盖于溃疡表面，有机械保护作用和吸附游离酸的能力。适用于胃及十二指肠溃疡及胃酸过多症。大剂量可致腹泻，宜与氢氧化铝、碳酸钙合用。部分镁和硅可被吸收，肾功能不良者慎用。

三合激素注射液（Injectio Tristeroni） 激素类药。组成：丙酸睾酮、黄体酮和苯甲酸雌二醇，溶于注射用油制成的淡黄色、澄明的灭菌油溶液。用于月经不调、绝经综合征及激素分泌减少等。

三合素（sanhesu） 从桑科植物啤酒花中提取出的具有抗结核分枝杆菌效用的混合物。组成：酒花酮、蛇麻酮和异酒花酮。用于治疗肺结核。

三合素软膏（Unguentum Oleoresinae Lupuli） 抗结核药。啤酒花浸膏与吸水性基质制成的含啤酒花软树脂的黑绿色半固体制剂。具有消炎、抗菌、促进伤口愈合的作用。主要用于结核性破溃，其次也可用于麻风溃疡、皮肤溃疡、痈疖等。

三合维生素片（Tabellae Vitamini Triplicis） 维生素类药。组成：维生素 B_1、维生素 B_2 和维生素 C 的黄色片剂。用于营养不良、厌食、脚气病、维生素 C 缺乏症及维生素 B 和 C 缺乏引起的疾病。

三合诊（vagino-recto-abdominal examination） 妇产科检查法。一手示指放入阴道，中指放入直肠，另一手在腹部配合检查，具体检查步骤与双合诊相同，并可查清双合诊检查不易查清的部位，如两侧盆壁、子宫直肠窝、子宫骶骨韧带以及子宫主韧带的病变，尤其是估计后倾屈子宫的大小、子宫颈癌浸润盆腔的范围更有意义。

三踝骨折（trimalleolar fracture） 踝部骨折Ⅱ型中的内翻外旋型。当暴力作用于踝部引起双踝骨折时，踝关节处于内收跖屈位，暴力同时向后，引起距骨向后移位，撞击后踝，引起后踝骨折。

三环征（tricyclic sign） 食管裂孔疝的主要 X 线诊断依据。膈上胃囊的横径宽于食管，呈漏斗状或圆形，其上缘以食管下括约肌形成的 A 环为界。囊中可见粗大迂曲的胃黏膜，有时可见食管胃环（所谓 B 环）。下缘为胃通过食管裂孔时形成的压迹。称 A 环、B 环和裂孔处压迹为三环征。

三黄片（sanhuang tablets, sanhuang pian） 中医成药名。泻下药。组成：大黄、盐酸小檗碱、黄芩浸膏。功能清热解毒、泻火通便。用于三焦热盛所致的目赤肿痛、口鼻生疮、咽喉肿痛、牙龈出血、尿黄便秘、急性胃肠炎、痢疾等。孕妇慎用。

三级结构（tertiary structure） 生物化学术语。生物大分子在二级、超二级结构的基础上进一步盘绕形成的高级结构。如多肽链或多核苷酸链所形成的不规则三维折叠。三级结构产生于肽链上氨基酸侧链之间或多核苷酸链上碱基与碱基（或核糖）之间的相互作用。

三级起搏点（tertiary pacemaker） 其他名称：第三级起搏点、室性起搏点。当窦房结和房室连接区均不能控制心脏时，心室内潜在起搏点（浦肯野纤维）将自动发生兴奋，整个心脏按其节律搏动。其频率慢，仅在 30～40 次/min。

三级医疗事故（level three medical negligence） 造成病人轻度伤残、器官组织损伤，导致一般功能障碍的医疗事故。

三级预防（three stages of prevention, tertiary prevention） 其他名称：综合预防。"预防为主"方针的具体体现。一级预防也称病因预防，指采取各种措施增进机体健康，防止和消除一切有害因素和病因，如改善生活与生产环境，开展健康教育等；二级预防也称临床前预防，指对疾病的临床前期做到早期发现、早期治疗，防止疾病发展；三级预防即临床预防，指对疾病做到及时、有效的治疗，防止恶化，预防并发症，防止病残，加速康复，延长寿命。

三甲卡因（trimecaine, mesidicaine） 其他名称：美索卡因。局部麻醉药。常用其盐酸盐。局麻效能比利多卡因强、快、持久，毒性低。加入微量肾上腺素可增强局麻作用和延长持续时间。适用于浸润麻醉和阻滞麻醉、硬膜外麻醉。

三甲双酮（trimethadione） 其他名称：解痉酮、三甲氧唑双酮。噁唑烷二酮衍生物。能降低大脑皮质和间脑的兴奋性，缩短其后放电活动，改变小发作病人的脑电活动，从而使癫痫发作完全停止或显著减少。该药起效慢，疗效明显，毒性较大。适用于癫痫小发作，尤其对儿童更效果显著。常用片剂或胶囊剂。肝、肾、造血功能严重减退及视神经疾病人禁用。治疗期间应经常检查血象及尿常规。

三甲氧啉（trimetozine, sedoxazin） 见曲美托嗪。

三尖瓣（tricuspid valve） 右心房与右心室之间三片瓣膜的名称。像一个活门。右心室舒张时，三尖瓣开放，血液流入右心室；当右心室收缩时，三尖瓣关闭，阻止血液返回右心房。三尖瓣狭窄或闭锁不全，可引起循环障碍。

三尖瓣闭锁（tricuspid atresia） 一种少见的发绀型先天性心脏病。心脏无三尖瓣组织亦无三尖瓣口，右房血不能流入右心室，右心室发育不全，因同时伴有卵圆孔未闭或房间隔缺损，所有体静脉血通过房间隔缺损回流到左心室，致使左心室扩大。出生后即可有青紫、呼吸困难、右心衰竭表现，哺乳期后有杵状指，胸骨左缘下部可闻及粗糙收缩期杂音。预后极差，大多于 1 岁内死亡，目前无根治手术方法。

三尖瓣关闭不全（tricuspid insufficiency） 心脏瓣膜病之一。功能性常见，继发于右心室及三尖瓣环的扩大，右心衰竭致功能性关闭不全，多见于伴心室收缩压增高或肺动脉高压的心脏病。如风湿性二尖瓣病、右室梗死及先天性肺动脉狭窄等。在三尖瓣区可听到吹风样收缩期杂音，吸气时增强。表现以右心功能不全为主。心电图表现为右心房和右心室肥厚，多数有心房颤动，Ⅱ、Ⅲ、aVF、V_3、V_1、V_2 导联出现高耸 P 波，伴 P 波电轴右偏。治疗可行瓣膜置换或瓣环成形术。

三尖瓣区（tricuspid valve area） 在胸骨体下端近剑突处，稍偏左或略偏右的部位。相当于靠近胸壁的右心室部分。

三尖瓣替换术（tricuspid valve replacement） 治疗三尖瓣畸形的一种手术方法。用于畸形严重，如隔瓣、后瓣和室间隔融合，腱索和乳头肌附着异常，以及前瓣细小，或有多发性穿孔，交界融合，形成狭窄等。

三尖瓣狭窄（tricuspid stenosis） 极少单独存在，常伴关闭不全、二尖瓣和主动脉瓣损害的心脏瓣膜病。常见病因为风湿性心脏病，亦可因类癌、黏液瘤等引起。由于右心房血流不能顺利流入右心室，使右心房和大循环呈淤血状态，在三尖瓣区可听到低调的舒张期杂音，心电图表现为Ⅱ、Ⅲ、aVF 导联 P 波增高而尖锐，V_1 甚至超过 QRS 波群振幅。临床表现，早期出现头晕、乏力及颈部搏动，晚期出现右心衰竭的症状。治疗：瓣膜置换、肿瘤切除。

三尖瓣下移畸形（Ebstein anomaly） 见埃布斯坦综合征。

三尖杉碱（cephalotaxine） 从粗榧科植物三尖杉及其同属植物中分离出的一种生物碱。无抗肿瘤活性，作为半合成三尖杉酯类生物碱的原料。三尖杉酯类生物碱是主要抗癌有效成分，对多种动物肿瘤有抑制作用。临床用于治疗白血病、淋巴肉瘤、绒毛膜上皮癌。

三尖杉酯碱注射液（Injectio Harringtonini） 抗肿瘤药。组成：三尖杉酯碱、pH 值 3.5～4.5 的无色澄明的灭菌水溶液。用于急性粒细胞性、急性单核细胞白血病及恶性淋巴瘤，也可用于真性红细胞增多症、慢性粒细胞白血病及早幼粒细胞白血病等。

三焦（sanjiao, triple energy） ①中医脏腑名。六腑之一。在形态上是指胸腹腔各脏腑的外围组织。分上焦、中焦、下焦三部。中医认为其主要功能是主持诸气，总司人体气化（脏腑生理性升降出入的气机运动变化）功能，协助脏腑输布饮食精微、排泄废物、疏通水道，是体内水液运行的道路。从部位上分，咽喉至胃上口为上焦，胃上口至胃下口为中焦，胃下口至二阴为下焦；从功能上分，上焦包括心肺的功能，中焦包括脾胃的功能，下焦包括肝、肾、大小肠、膀胱等的功能。②温病学借上中下三焦作为辨证纲领。见"三焦辨证"。

三焦辨证（syndrome differentiation of sanjiao theory）中医温病辨证方法之一。按温热病传变情况，自上而下划分为上焦、中焦、下焦三个阶段，并作为辨证施治的提纲。初期属上焦肺、心包病变。手太阴肺病有发热恶寒、头痛、汗出而咳等。手厥阴心包病有神昏谵语，或舌謇肢厥、舌质红绛。高热极期属中焦脾、胃病变。足阳明胃经有发热不恶寒、汗出口渴、脉大。足太阴脾病有发热不扬、体痛且重、胸闷呕恶、苔腻脉缓等。末期属下焦肝、肾病变。足少阴肾病有身热面赤、手足心热、心烦不寐、唇裂舌燥。足厥阴肝病有热深厥深、心中憺憺大动、手足蠕动、抽搐等。

三角肌（deltoid）位于肩部的三角形多羽状肌。属肩带肌。起自锁骨外侧段、肩峰和肩胛冈，肌束逐渐向外下方集中，止于肱骨体外侧的三角肌粗隆的肌肉。作用为外展肩关节，前部肌束可以使肩关节屈和旋内，后部肌束能使肩关节伸和旋外。受腋神经支配。

三角肌下滑囊炎（subdeltoid bursitis）见肩峰下滑囊炎。

三脚架征（tripod sign）颈背强直的一种表现。坐起时双上肢向后伸直支撑身体。

"三结合"沼气池（"three in one" methane-generating tank）厕所、猪栏与沼气池三者建立在一起。猪栏修在沼气池顶上或旁边，猪栏、厕所的粪槽与沼气池的进料管相连，人畜粪便自动流入池内发酵产气。易于管理。优点：①人粪发酵原料的氮素营养较多，猪粪的碳素营养较多，两者混合发酵有利于沼气细菌的繁殖，以提高沼气产量。②每天有新料下池，旧料可随时取出，产气稳定。③发酵后肥效高。④粪便中病原微生物、虫卵被沉淀、杀灭。

三金片（sanjin pian）中医成药名。祛湿剂（清热利湿通淋）。另有制剂：胶囊。组成：金樱根、菝葜、金沙藤、金刚刺、羊开口、积雪草。功能清热解毒、利湿通淋、益肾。用于下焦湿热，热淋，小便短赤、淋沥涩痛，以及急慢性肾盂肾炎、膀胱炎、尿路感染属湿热下注证者。

三九胃泰胶囊（sanjiu weitai jiaonang）中医成药名。疏肝和胃理气剂。另有制剂：颗粒。组成：三叉苦、黄芩、九里香、两面针、木香、茯苓、白芍、地黄。用于上腹隐痛、饱胀、反酸、恶心、呕吐、纳减、胃脘嘈杂等以及浅表性胃炎、糜烂性胃炎、萎缩性胃炎等见上述证候者。开水冲服。胃寒病人慎服。

三类停搏（three kind of arrest）多类停搏的一种。包括：①窦性、房性与连接性停搏；②房性、连接性与室性停搏。

三类性混乱心律（three categories of mixup rhythm）其他名称：房-连接-室混乱心律。多类性混乱心律的一种。异位兴奋来自心房、房室连接区或心室多个异位起搏点的心律。其心电图具有房性、连接性和室性混乱心律的特征。

三棱（common burred rhizome，Rhizoma Sparganii）其他名称：黑三棱。中医药名。活血药。黑三棱科植物黑三棱的块茎。苦，辛，平。归肝、脾经。功能破血行气、消积通经。用于癥瘕积聚、气血凝滞、胸腹胀痛、血滞闭经、产后瘀血腹痛。虚证忌用，畏牙硝。

三棱针（three-edged needle）①其他名称：锋针。中医眼科手术器械，长约4寸。治胞睑生疮、椒疮、粟疮等。用以刺刮前睑洗。②一端呈三角形三面有刃的针具。与古代九针的锋针同。现代用不锈钢制成。用于点刺放血，具有活血消肿、开窍泄热作用。用于治疗丹毒、痈疮、瘀血疼痛、高热、昏迷、抽搐等。

三联管（thribble）肌细胞中肌小节Z线处的横管与其两侧终末池互相靠近形成的复合结构。横管膜与终末池的膜不接触，其间有12nm的间隙。是肌肉兴奋-收缩耦联的结构基础。

三联律（trigeminy）某些心脏病症状之一。每隔两个正常心脏搏动出现一次室（或房）性期前收缩。即心室或心房的异

位冲动与正常窦性节律有节奏地交替出现。见于心肌炎、心肌病等。

三联脉（trigeminal pulse）指每3次搏动后有一较长停顿的脉搏。由于心脏过早搏动呈三联律或成对出现时所致。

三联密码子（triplet codon）存在于信使RNA中的3个相邻的核苷酸顺序。是蛋白质合成中某一特定氨基酸的密码单位。密码子确定多肽链上氨基酸的排列顺序。共有64个密码子，其中61个是氨基酸的密码子，3个是终止密码子。

三磷酸胞苷二钠（cytidine triphosphate disodium）其他名称：维力定。脑血管病用药。用于脑血管意外及其后遗症、脑震荡、外伤性昏迷及其后遗症、颅脑手术后功能障碍、外周神经损伤、神经官能症、心脑血管硬化性疾病、阿尔茨海默病、病毒性肝炎。制剂：注射剂。严重肝功能不全者、癫痫病人慎用。静滴速度不可过快。禁止静脉注射。

三磷酸胞苷-磷酸乙醇胺胞苷转移酶（triphosphocytidine phosphoethanolamine transferase）催化三磷酸胞苷分子上的一磷酸胞苷转移给磷酸乙醇胺，生成二磷酸乙醇胺反应的酶。参与磷脂酰乙醇胺的合成。

三磷酸腺苷（adenosine triphosphate，ATP）见腺苷三磷酸。

三磷脂酰肌醇（triphosphatidyl inositol，IP_3）由3分子磷酸、1分子甘油二酯和1分子肌醇组成的物质。磷脂酰肌醇-4，5-二磷酸可被细胞膜上磷脂酶水解生成1，4，5三磷酸肌醇及甘油二酯。可作为第二信使发挥作用。

三氯叔丁醇（chlorobutanol）止吐药、消毒防腐药。内服有镇吐、局麻及镇静作用，适用于恶心、呕吐、晕车、晕船及失眠等。外用有杀细菌和杀真菌作用，常加入注射剂或滴眼剂中作防腐剂，也可直接用于治疗皮肤瘙痒及其他皮肤刺激性疾患。

三氯乙烯（trichloroethylene）吸入性麻醉药。无色澄明的液体。作用快，苏醒快，镇痛效果好，无刺激性。但比乙醚作用弱，对横纹肌的松弛不佳。多用于牙科、产科等手术的麻醉，以及三叉神经痛的镇痛。严重心血管疾病、肝病、糖尿病及妊娠贫血者忌用。禁与肾上腺素合用。

三名法（trinomial nomenclature）生物学术语。用3个拉丁字来表示生物亚种或变种的命名法。如胡萝卜的学名为Daucus carola L. var. sativa DC.。Daucus是属名，carota是种名，sativa是变种名。种名与变种名之间的L.是林耐的缩略语，变种名之后的DC.是德堪多（de Candolle）的缩略语，var.是变种（varietas）的缩略语；如为亚种，则var.改用subsp.（亚种subspecies的缩略语）。人名和var.或subsp.亦可省略，如琉麻雀是麻雀的一个亚种，可写作Passer montanus saturatus。

三七（Radix et Rhizoma Notoginseng，sanqi）其他名称：山漆、参三七、田七。中医药名。组成：五加科植物三七的块根。甘，微苦，温。归肝、胃经。功能散瘀止血、消肿定痛。治：①咯血、吐血、衄血、便血、尿血、崩漏、产后血瘀腹痛、胃痛、肋痛、冠心病心绞痛。研末服。②跌打瘀肿疼痛、外伤出血。研末内服并外敷。孕妇忌服。

三七片（sanqi pian）中医成药名。止血剂。另有制剂：胶囊。组成：三七粉。用于咯血、吐血、衄血、便血、崩漏、外伤出血、胸腹刺痛、跌打肿痛。孕妇忌服。

三七伤药片（sanqi shangyao pian）中医成药名。活血化瘀剂。组成：三七、草乌、雪上一枝蒿、冰片、接骨木、骨碎补、红花、赤芍。用于跌打损伤、风湿痹阻、关节痹痛、急慢性扭挫伤、神经痛见上述证候者。药性强烈，应按规定剂量服用。孕妇忌用；有心血管疾病的病人慎用。

三七血伤宁胶囊（sanqi xueshangning jiaonang）中医成药名。止血剂。组成：生草乌、三七、山药、重楼、大叶紫珠及提取物、黑紫藜芦、冰片、朱砂。用于瘀血阻滞、血不归经之各种血证及瘀血肿痛，如胃、十二指肠溃疡出血，支气管扩张出血，肺结核咯血，功能失调性子宫出血，外伤及痔疮出血，妇女月经不调、经痛、经闭及月经血量过多，产后瘀血，胃痛，肋间神经痛等。

三期皮肤黏膜梅毒（tertiary mucocutaneous syphilis）晚期梅毒。病程在2年以上，损害皮肤黏膜，呈结节型梅毒疹、梅

毒瘤或近关节结节，硬如树胶，生长缓慢，突出皮面。治疗：青霉素或红霉素可减轻症状，控制其进展，并使血清反应转阴。

三期愈合（tertiary healing, healing by third intention） 开放性伤口经过一定时期的愈合后再行创面缝合或植皮将创面覆盖。以缩短愈合期，避免瘢痕挛缩所致的功能障碍。

三腔管法（Sengstaken-Blakemore tube baloon tamponade） 用三腔双囊管对食管-胃底静脉曲张破裂的压迫止血法。在胃气囊入胃后，充气使其膨胀，并向外牵引，以压迫胃底曲张静脉。如未止血，再充气使食管胶囊膨胀，压迫食管的曲张静脉，即食管填压，常可获得止血效果。

三腔双囊管（Sengstaken-Blakemore tube） 利用充气的气囊分别压迫胃底及食管下段的曲张静脉从而对门静脉高压症所致的胃底、食管静脉破裂出血起压迫止血作用。该管有三腔：一通圆形气囊，充气后压迫胃底；一通椭圆形气囊，充气压迫食管下段；一通胃腔，经此腔可行吸引冲洗和注入止血药。用法是：检查气囊无漏气后，经鼻孔插入胃内，至60cm标记处，向胃气囊内注气200ml，夹管。向外提拉胃气囊，至不能拉动为止。再向食管气囊注气100ml。用0.5kg重物通过滑车装置作牵引，以达压迫止血的目的。

三染色体综合征（trisomy syndrome） 其他名称：三体综合征。常染色体数目异常所致的主要染色体病。某一号同源染色体的数目有3个。即细胞染色体总数为47条的染色体病。较常见的三染色体综合征有21三体、13三体、18三体等。

三仁汤（sanren tang, three-seed decoction） 中医方剂。①出自《温病条辨》。组成：杏仁、飞滑石、白通草、白蔻仁、竹叶、厚朴、生苡仁、半夏。功能疏利气机，宣畅三焦、上下分消湿热，治湿温初起，或暑温夹湿，邪在气分，头痛身重，面色淡黄，胸闷不饥，午后身热，舌白不渴，脉弦细而濡者；近代也用于肠伤寒、胃肠炎、肾盂肾炎属热轻湿重者。②出自《医学入门》。组成：薏苡仁、桃仁、牡丹皮、冬瓜仁。水煎服。治胃痈、肠痈、腹痛烦闷不安，或胀满不宁。

三日疟原虫（plasmodium malariae） 疟原虫的一种。三日疟的病原体。红细胞内期裂体增殖需72h，故每3日发作1次。显而易辨的是红细胞内期各期原虫所寄生的红细胞均不胀大，色亦不淡，这是与间日疟原虫区别的主要依据。

三束支传导阻滞（trifascicular block） 心肌弥漫性病变侵犯右束支、左前分支及左后分支，使三者出现传导障碍。分为完全性和不完全性三束支传导阻滞，前者心电图与完全性房室传导阻滞相似；后者心电图表现为左前分支阻滞或左后分支阻滞伴有P-R间期延长或部分漏搏。可发展为完全性房室传导阻滞，其预后不良。可安装人工心脏起搏器。

三酸甘油酯（triacylglycerol, TAG） 见甘油三酯。

三羧酸循环（tricarboxylic acid cycle） 其他名称：柠檬酸循环、克雷布斯循环。体内物质糖类、脂肪或氨基酸有氧氧化的主要过程。通过生成的乙酰辅酶A与草酰乙酸缩合生成柠檬酸（三羧酸）开始，再通过一系列氧化步骤产生CO_2、NADH及$FADH_2$，最后仍生成草酰乙酸，进行再循环，从而为细胞提供了降解乙酰基而提供产生能量的基础。此循环是三大营养素代谢的共同途径，也是三大营养系互变的枢纽，是物质氧化供能的主要途径。由克雷布斯（Krebs）最先提出。

三体型（trisomy） 体细胞的某对同源染色体多出一条。用2n+1表示。在人类，这样个体的染色体总数是47条，即其中某一号染色体多出1条，为3条。如21三体、13三体、18三体等。

8 三体综合征（8-trisomy syndrome） 其他名称：8三体嵌合体综合征。由于多1条第8号染色体而引起临床畸形的症候群。有生长发育迟缓、智力语言障碍及多种严重畸形。本病确诊全凭染色体检查。

9 三体综合征（9-trisomy syndrome） 多1条第9号染色体引起的先天畸形症候群。可有孕妇阴道流血、宫内胎儿或产后新生儿生长迟缓多种严重畸形。本病确诊有赖于染色体检查。

13 三体综合征（13-trisomy syndrome） 第13号染色体增多1条而引起的多发畸形综合征。有严重的多发畸形，应怀疑本病，确诊需进行染色体检查。

14 三体综合征（14-trisomy syndrome） 由多1条第14号染色体而致的畸形症候群。病人生长迟缓，智力发育障碍，常伴有小头、宽鼻、大嘴、腭高拱、腭裂、小颌和先天性心脏病等畸形。确诊需进行染色体检查。

18 三体综合征（18-trisomy syndrome） 其他名称：E-三体综合征。由多1个18号染色体而发生的畸形表型。是一种全身所有系统和组织均受影响的严重的先天性畸形综合征，临床表现多种多样。病儿多于出生后6个月内死亡。

22 三体综合征（22-trisomy syndrome） 多增1条第22号染色体而引起的畸形综合征。主要临床表现有虹膜缺损（如猫眼）和肛门闭锁等，故又称猫眼肛门闭锁综合征。确诊有赖于染色体检查。

三同时制度（system of the three at the same time） 指建设项目的防治污染和其他公害的设施，必须与主体工程同时设计、同时施工、同时投产使用的法律规定。

三头腓肠肌综合征（triceps sural syndrome） 小腿腓肠肌与比目鱼肌互相牵连形成三头腓肠肌所致。多见于脑瘫、手足徐动症病人。表现为腓肠肌、比目鱼肌缩短以致步行困难，该肌不自主痉挛。治疗：对症治疗，必要时手术。

三维超声心动图（three-dimensional echocardiogram） 在二维超声心动图成像的基础上，利用计算机图形学原理，绘出的空间三维投影图。在屏幕上再现左室立体图形。动态三维图像既可显示旋转左室各角度轴侧图，又可使左室显现，如同真实的搏动一样，还可以任意固定某一角度的图像。细致观察室壁节段性运动有无异常及室壁瘤的存在。三维超声心动图对左室整体功能及局部功能进行研究，结果证明该图像与左室造影有良好的相关性。该项检查主要用于冠心病病人缺血区室壁运动异常的定性、定量研究。

三物备急丸（sanwu beiji wan, three-drug pill for emergency） 其他名称：备急丸。中医方剂。《金匮要略》方。组成：大黄、干姜、巴豆。功能攻逐寒积。治寒实冷积、阻结肠胃，症见心腹猝然绞痛、痛如锥刺、口噤暴厥、证候急危者。

三酰甘油（triacylglycerol, TAG） 见甘油三酯。

三陷证（three deteriorated syndromes in skin infections） 中医外科疮疡邪毒内攻出现的火陷、干陷和虚陷3种逆证。火陷在化脓期疮顶不高，根盘散漫，疮色紫暗，疮口无脓但灼热剧痛，伴有高热、神昏、舌绛等症。干陷见于成脓至穿溃期，毒不外透，故疮色灰暗，疮顶平塌，伴有发热、神倦、自汗脉虚数等症。虚陷见于收口期，疮口经久难敛，新肉不生，脓水稀薄，伴有寒热不退、神疲、腹痛、泄泻、肢冷汗出等症。

三相等现象（three equivalency phenomenon） 心房扑动时心电图上产生的F波，具有波形、振幅及时距相等的现象。

三相气雾剂（triple-phase aerosol） 由三相组分组成的气雾剂。主药溶解于水或水性基质中与抛射剂互不混溶成为一相。抛射剂由于比重大，沉在容器底部成为第二相；部分抛射剂气化，充满水相上的空间成为第三相。三相气雾剂由于水分较多，难以与抛射剂混溶。

三硝基甲苯白内障（trinitrotoluene cataract） 慢性三硝基甲苯中毒引起的白内障。早期在晶状体周边出现散在的淡棕色点状混浊，逐渐形成淡棕色环，并由周边向轴心方向出现毛刷状或楔状突起，最后晶状体全部混浊。治疗：晶状体摘除为主。

三硝基甲苯中毒（trinitrotoluene poisoning） 接触三硝基甲苯而致的职业性中毒。三硝基甲苯为淡黄色单斜结晶。不溶于水，易溶于有机溶剂。主要用于制造炸药。在粉碎、过筛、配料、包装等生产过程中均可接触。在生产条件下主要经皮肤和呼吸道吸收。急性中毒时可见头晕、头痛、恶心、呕吐、上腹痛，口唇可出现发绀，重者可神志不清、大小便失禁。多见慢性中毒，主要发生于消化系统，可出现各种胃肠道症状，严重者可发生中毒性肝炎、黄疸、贫血甚至再生障碍性贫血；对晶状体损伤主要是周边型白内障。预防：生产过程密闭化，加强个人防护和个人卫生，防止皮肤污染，可用 10％亚硫酸钾肥皂洗浴、洗手，并可作为洗消的指示剂。治疗：对症和支持疗法。

三阳合病（disease involving all three yang channels）　中医病证名。《伤寒论》中太阳、少阳、阳明三经同时受累的病证。既有恶寒发热等太阳证，又有口苦、咽干、耳鸣、目眩等少阳证，还有口渴、心烦、脉洪等阳明证。治宜汗、和、清三法并用。

三氧化二砷（arsenic trioxide）　俗称砒霜。无机化合物。化学式 As_2O_3。白色，无定形玻璃状团块或晶状粉末。有立方晶形、单斜晶形和无定形三种变体。无臭，剧毒。极缓慢地溶于冷水中成亚砷酸，水溶液略带甜味，呈两性，但以酸性为主。是制备砷衍生物的主要原料，可作杀虫剂、除草剂，也用于医药等领域。

三叶因子 3（trefoil factor 3，TFF3）　是由 60 个氨基酸组成的一种胃肠道黏膜修复因子。TFF3 参加细胞的迁移，促进黏膜的修复，还能引起细胞凋亡等。

三因（three categories of pathogenic factors）　古代中医对 3 类致病因素的合称。即内因、外因、不内外因。六淫自经络流入，内合于脏腑，为外所因；七情自脏腑郁发，外形于肢体，为内所因；饮食饥饱，叫呼伤气，尽神度量，疲极筋力，阴阳违逆，乃至虫毒、金疮等所致，为不内外因。

三因学说（theory of three types of disease causes）　中医病因理论之一。即宋代陈言关于病因分类的学说。主要内容是六淫（风、寒、暑、湿、燥、火）为外因，七情（喜、怒、忧、思、悲、恐、惊）为内因，饮食所伤、劳倦、房事过度、外伤、虫兽伤、溺水等为不内外因。阐述各种致病原因的途径和转变规律的理论。

三阴交（sanyinjiao，SP 6）　中医经穴名。属足太阴脾经。足太阴、厥阴、少阴之会。位于内踝上 3 寸，胫骨内侧面后缘。主治腹胀肠鸣、泄泻、痢疾、癃闭、尿频、阳痿、遗精、遗尿、月经不调、带下、滞产、失眠、下肢瘫痪等。直刺 $1\sim1.5$ 寸。艾炷灸 $3\sim7$ 壮，或艾条灸 $10\sim15$min。

三阴疟（quartan malaria）　其他名称：三日疟。中医病证名。或指专攻于夜间的疟疾。

三元双重并行心律（tertiary dual parasystole）　见双重性并行心律。

三原色学说（trichromat theory，Young-Helmholtz theory）　关于色觉产生机制的一种学说。此学说认为在视网膜中存在 3 种视锥细胞或相应的感觉色素，它们分别对波长 450nm（蓝）、540nm（绿）和 700nm（红）的光线特别敏感，波长介于这三者之间的光线作用于视锥细胞时，它们可能对与此波长相近的两种视锥细胞或感光色素产生不同程度的刺激作用，于是在中枢引起介于此二原色之间的其他颜色的感觉。实验证实，在视网膜中单个视锥细胞的光谱曲线确实有 3 种类型，其吸收峰值分别在 460nm、540nm 和 640nm 处，基本相当于蓝、绿和红三原色光的波长。该学说较好地说明了色盲和色弱的发病机制。

三脂酰甘油（triacylglycerin）　见甘油三酯。

三致试验（three cause test-teratogenic，mutagenic and carcinogenic test）　致畸胎、致突变和致癌试验的总称。是某些新药上市前必做试验之一。大体方法是：致畸胎试验是在动物妊娠早期给药，临产前剖腹取胎检查有无畸胎；致突变试验，主要采用单细胞生物或用组织培养法，以哺乳动物或人细胞作为对象观察药物有无引起染色体突变的作用；致癌试验，一般用给实验动物待测药，经一定时期观察动物体内各组织器官肿瘤发生情况，由于致癌试验至今未有获得解决的办法，故对所试验结果应慎重对待，不要盲目下结论。

三子养亲汤（three-seed decoction for aged）　中医方剂。①《韩氏医通》方。组成：白芥子、苏子、莱菔子。气喘咳嗽以苏子为主，痰多以白芥子为主，食痞兼痰以莱菔子为主。各洗净，微炒，每剂不过三钱，绢裹，水微煎，代茶饮。功能降气消食、温化痰饮。治咳嗽喘逆、痰多胸满、食少难消、舌苔白腻、脉滑者。近代常用于慢性支气管炎、支气管哮喘、肺气肿等属寒湿者。②《症因脉治》方。山楂

核、莱菔子、白芥子。水煎服。功能消食化痰、利气宣导。治食痰积滞。

散弹创（shotgun wound）　猎用散弹在人体形成的创伤。机制 散弹弹丸由铅、锑等金属制成，呈圆球形，规格一致；土枪散弹弹丸由铁砂、铁块、钉头、玻片等制成，形状不规则，因此两种弹创有明显差异。近距离射击时散弹形成一团；距离渐远，扩散范围渐大，弹创散在，有的弹丸留在组织内。

散发（sporadic）　病例以散在的形式发生且各病例在发病时间与发病地点上没有明显的联系。在流行病学上用"散发"或"散发发病率"表示流行过程的强度，借以表明某病在一定地区或国家的某历史时期的一般发病率。

散发性甲状腺肿（sporadic goiter）　散发于个别人或家族中的甲状腺肿。由各种不同原因所致。呈轻度或中度肿大，弥漫性，质地软，早期无结节，几年后可有大小不等、质地不一的结节。甲状腺功能正常或减退。治疗：常用干甲状腺片，也可应用甲状腺素或三碘甲腺原氨酸。

散发性脑炎（sporadic encephalitis）　一年四季均可发病的急性炎症性脑病，包括感染后急性播散性脑脊髓炎、寄生性单纯疱疹病毒性脑炎和自身免疫性边缘叶脑炎等。病前常有呼吸道或胃肠道感染，急性或亚急性起病，多在 $2\sim4$ 周达高峰。症状复杂多样，癫痫、意识障碍、双侧肢体不同程度瘫痪，巴宾斯基征双侧阳性，或有延髓麻痹、复视及眼球运动障碍等脑干受累体征。脑脊液除少数病人细胞数增高外，多数接近正常或正常，脑电图描记为广泛中度以上不正常，CT 扫描可见多个边界不清的低密度灶。对症治疗，预后良好。

散光（astigmatism）　由于角膜或晶状体的折光面各经纬线曲率半径不一致而使射入的光线经折射后不能聚焦于一点的屈光异常。分为：规则散光和不规则散光。主要表现为视力减退，易发生眼疲劳，规则散光用圆柱透镜矫正；不规则散光配戴角膜接触镜矫正。

散剂（powder）　中医药剂型之一。固体药剂。由一种或几种药粉均匀混合而成。如逍遥散、银翘散、参苓白术散等。供内服或外用。中草药中煮后服用的散剂称为煮散剂。

散乱折返（scattered reentry）　无固定折返回路的折返。典型例子是心室颤动，长 Q-T 间期者出现的扭转型室性心动过速。

散脉（scattered pulse）　①中医脉象。无根的脉象之一。脉浮散不聚，轻按有分散零乱之感，中按渐空，重按则无。主元气离散，见于病情垂危阶段。②足太阴之别络。以散行而上，故称。

散射灰雾（scattered unsharpness）　由散射线引起的 X 线影像灰雾。散射线使照相乳胶感光，但因前进方向不一致，可使物体投像模糊不清而影响诊断。可采用滤线器拦阻，以保证影像清晰。

散热（thermolysis）　机体产生的热量向体外放散的过程。主要的散热器官是皮肤。散热方式有辐射、传导、对流和蒸发。蒸发又可分为不感蒸发和发汗两种。

散热中枢（nervous centre of thermolysis）　在下丘脑前部，其生理作用是促进皮肤血管扩张，使热量以辐射形式散失；增加出汗和加速呼吸，通过水分的蒸发散热；降低细胞代谢，减少产热；减少肌肉活动，防止产热过多。

桑白皮（white mulberry root-bark，Cortex Mori）　其他名称：桑根白皮、桑根皮、桑皮。中医药名。桑科植物桑的根皮。甘，寒。归肺、脾经。功能泻肺平喘、利水、降压。①治肺热咳喘、水肿、脚气、小便不利、高血压、糖尿病。煎服。②治小儿鹅口疮。鲜根皮捣汁涂敷。桑树皮中的白色液汁名桑皮汁，又名桑汁、桑木汁、桑白汁，涂敷小儿口疮，外伤出血。

桑蚕征（mulberry silkworm sign）　急性出血性胰腺炎的声像图征象。胰腺弥漫性肿大，边缘模糊不清，伴少许不规则暗区。肿大的胰腺前缘呈弧形向前腹壁隆起，胰腺深面与脾静脉分界不明显，脾静脉、肠系膜上动脉中空像减弱或消失，胰内回声减低不均匀，肿大的胰腺外形似一条肥大的桑蚕，是诊断的重要依据。

桑迪弗综合征（Sandifer syndrome）　其他名称：食管裂孔疝

S

伴痉挛性斜颈、肌张力障碍性躯体运动综合征。儿童反流性食管炎或裂孔疝时，引起患儿间歇性斜颈的一组病征。男性多见。表现为餐后向肩部歪脖并转头，呈现类似于非典型癫痫样发作的怪异姿势。可有呕吐、贫血。治疗：手术修补。

桑顿征（Thornton sign）　肾结石绞痛发作的征象。发作时出现阵发性侧腹部剧痛，辗转反侧，表情痛苦。此征对肾结石绞痛有诊断意义。

桑菲利波综合征（Sanfilippo syndrome）　见黏多糖贮积症Ⅲ型。

桑寄生（chinese taxillus leaf and twig, Herba Taxilli）　其他名称：桑上寄生。中医药名。桑寄生科植物桑寄生的枝叶。苦，甘，平。归肝、肾经。功能补肝肾、强筋骨、祛风湿、降血压、养血安胎。治腰膝酸痛、筋骨痿弱、风寒湿痹、冠心病心绞痛、高血压、妊娠胎动不安、胎漏下血。煎服。

桑菊感冒颗粒（sangju ganmao keli）　中医成药名。辛凉解表药。另有制剂：合剂、片剂。组成：桑叶、菊花、薄荷油、苦杏仁、桔梗、连翘、芦根、甘草。功能疏风清热、宣肺止咳。用于风热感冒初起，头痛、咳嗽、口干、咽痛。适用于感冒初起发热不甚者。而壮热口渴者、风寒感冒者不宜服用。孕妇慎服。服药期间忌食黏腻荤腥。密闭储藏。

桑菊饮（sangju yin, decoction of Folium Mori and Flos Chrysanthemi）　中医方剂。《温病条辨》方。组成：杏仁、连翘、薄荷、桑叶、菊花、桔梗、甘草、苇根。功能疏散风热、宣肺止咳。治风温初起，邪在肺卫，症见咳嗽、身热、微渴、苔薄白、脉浮数者。

桑毛虫（Euproctis similis）　其他名称：刺毛虫。是桑黄毒蛾（Euproctis similis）的幼虫。该幼虫长25～40mm，体有彩纹和长毛，生毒毛120万～220万根，含毒液，随蜕皮而成簇脱落，可粘在茧丝上，并被包裹在茧内，成蛾后可随飞行而脱落。人触及毒毛后，可致桑毛虫皮炎，出现剧痒、水肿、红斑疹或风疹块，若吸入大量毒毛可致死。主要流行于蚕桑区或果林区。

桑毛虫皮炎（euproctis similis dermatitis）　由桑毛虫的毒毛刺入皮肤后发生的皮炎。主要是在夏秋季刮大风后发生。颈、颈间、上胸、上背及上肢屈侧出现斑丘疹和丘疱疹，腘窝间亦累及，重者为全身有针刺样和烧灼感。病人常成批出现。治疗：用胶布及时粘贴拔除皮疹上毒毛。服抗组胺类药物，外搽消炎、止痒药物。

桑拿浴（sauna bath, Finnish bath）　其他名称：蒸气浴、芬兰浴。一种芬兰式的蒸气浴。先在一个有特殊设备的浴室内接受热蒸气浴5～12min，然后行冷水浴，使全身受到热冷交替的刺激。每周一次。用于保健、减肥、消除运动后疲劳。禁忌证：年老、体弱、严重心血管疾病、孕妇、月经期、活动性肺结核、高热病人禁用。

桑螵蛸（mantis egg-case, Oötheca Mantidis）　其他名称：螳螂子、赖尿郎。中医药名。组成：螳螂科昆虫大刀螂或小刀螂、巨斧螳的干燥卵鞘。甘、咸、平。归肝、肾经。功能益肾、固精、缩小便、止带。用于肾气不固所致的尿频、遗尿，或遗精、早泄。尤多用于小儿遗尿。

桑螵蛸散（sangpiaoxiao san, Oötheca Mantidis powder）　中医方剂。《本草衍义》方。组成：桑螵蛸、远志、菖蒲、龙骨、人参、茯神、当归、龟甲（醋炙）。功能调补心肾、固精止遗。治心肾两虚，症见小便频数，或遗尿滑精、心神恍惚、失眠健忘、舌淡苔白、脉细弱者。

桑椹（Fructus Mori, mulberry fruit）　中医药名。桑科植物桑的干燥果穗。甘、酸、寒。归心、肝、肾经。功能补血滋阴，生津润燥。用于眩晕耳鸣、心悸失眠，须发早白、津伤口渴，内热消渴，血虚便秘。

桑椹胚（morula）　人受精卵卵裂形成桑椹形的实心球。其外有透明带包绕。

桑杏汤（sangxing tang, decoction of Folium Mori and Semen Ameniacae Perillae）　中医方剂。《温病条辨》方。组成：桑叶、杏仁、沙参、象贝、香豉、栀皮、梨皮。功能宣肺润燥、清热肺、清热促津。治外感温燥，症见头痛身热、口渴、干咳无痰，或痰少而黏，舌红、苔白而燥、脉浮数者。

桑叶（mulberry leaf, Folium Mori）　中医药名。桑科植物桑的干燥叶。苦、甘、寒。归肺、肝经。功能疏风散热、清肺润燥、清肝明目。主治：①外感风热的发热头痛、咽痒咳嗽。②燥热伤肺的咳嗽少痰、鼻咽干燥。③肝经风热或实火所致的目赤涩痛。

桑枝（Ramulus Mori, mulberry twig）　中医药名。桑科植物桑的干燥嫩枝。苦、平。归肝经。功能祛风湿、利关节。用于肩臂、关节酸痛麻木。

搔弹音（scratch sound）　搔弹腹壁发出的声响。因实质性脏器或腹水对声音的传导优于空腔脏器，故可通过腹部听诊搔弹音的改变协助测定肝、脾下缘和微量腹水，还可用来确定扩张的胃界。

扫描（scanning）　超声学术语。换能器（或声束）按某种方法连续移动，取得声束切面图像的过程。通过手动或用机械、电子的方法而实现。

扫描电镜（scanning electron microscope）　是研究器官和细胞表面立体微细结构的继透射电镜之后发展的电子仪器。其性能是观察试样表面形貌，图像清晰富立体感，如微绒毛、纤毛和细胞吞噬活动等。其放大范围大，从10倍开始直至十万多倍。扫描电镜所观察的组织块除一般处理外，在标本表面喷镀一层嵌膜和合金膜，以提高样品的导电性和图像反差。

瘙痒（itching）　多种皮肤病共有的一种自觉症状，也有仅有瘙痒而无原发性损害者，后者称为瘙痒症。

瘙痒症（pruritus）　神经精神性皮肤病之一。只有皮肤瘙痒而无原发性损害。分全身性和局限性两种，前者与皮肤本身变化如干燥、萎缩等及与全身性疾病如糖尿病、肝胆病、肾病等有关。后者常与局部摩擦刺激或神经官能症等有关。开始仅瘙痒，因搔抓出现抓痕、血痂，久之出现色素沉着和苔藓样或湿疹样改变。治疗：去除病因，避免搔抓，忌酒类等刺激性饮食。

色氨酸（tryptophan, Trp）　20种蛋白质氨基酸之一。为必需氨基酸。白色片状晶体，无味。它生成大脑中神经传递物质5-羟色胺、烟酸、黑素紧张素、松果体激素和黄尿酸等多种生理活性物质。5-羟色胺可控制行为和改善睡眠，收缩血管、止血。人体缺乏色氨酸会引起一般低蛋白血症，还会产生皮肤疾患、白内障、玻璃体退化及心肌纤维化等特殊病症。色氨酸在体内代谢后以黄尿酸、犬尿酸、吲哚乙酸等形式从尿中排出。

色氨酸-5′-单加氧酶（tryptophan-5′-monooxygenase）　将色氨酸转为5-羟色氨酸的酶。需四氢蝶啶为辅因子。

5色白癜风（pentachromic vitiligo）　在未经治疗的病人的皮肤上能观察到5种深浅不同颜色的白癜风。诊断根据是：①色素脱失和色素增加同时存在；②未经治疗的皮肤上出现5种颜色改变；③组织病理学检查显示色素脱失区表皮黑素量和黑素细胞减少或缺失，而色素增加区表皮黑素细胞增加。

色甘酸钠（sodium cromoglicate）　其他名称：色甘酸二钠、咽泰。平喘药（过敏介质阻释药）。用于支气管哮喘、过敏性鼻炎和季节性花粉症、春季角膜炎及结膜炎、过敏性湿疹及皮肤瘙痒症等。灌肠可改善溃疡性结肠炎和直肠炎的症状。制剂：气雾剂、干粉吸入剂。用药期间突然停药可引起哮喘复发。孕妇慎用。

色汗症（chromhidrosis）　分泌有色的汗液。少数正常人的大汗腺液可为淡黄、蓝或绿色，不引起任何症状。极为罕见的异位大汗腺，多发生在颜面，可排出一种脂褐质，呈黑、紫、蓝、棕、绿等色。此种色汗可间断或持续出现，用激光或手术治疗。

色觉（color vision）　其他名称：辨色力。不同波长的可见光线作用于眼的视网膜的不同视锥细胞所产生的辨别不同颜色的感觉。人眼在光谱上可区分的颜色约有150种。但主要为赤、橙、黄、绿、青、蓝、紫7种。

色觉障碍（dyschromatopsia）　辨色力的完全或部分丧失。包括色弱和色盲，前者指对颜色的识别能力减低，后者指对某些颜色识别能力丧失。分为先天性和后天性两种：先天性者

数者。

S

为隐性遗传性疾病；后天性者见于视路疾患、精神失常和老年晶状体色变等。

色料（pigment） 药剂学术语。药物附加剂。在片、丸剂包衣时，使成品呈色而加的颜料。

色盲（color blindness） 视觉器官对颜色识别能力的丧失。可分为第一色盲，即红色盲；第二色盲，即绿色盲；第三色盲，即蓝色盲；第四色盲，即蓝黄色盲。色盲分先天性与后天性两种。先天性色盲是遗传性疾病，遗传基因由女性携带，显于男性。后天性者多由视神经萎缩和球后视神经炎引起。

色盲表（color blindness book，color blindness card） 其他名称：色盲检查表。是检查及判断色觉是否异常的工具图表。将许多具有同样明暗程度的颜色画集中在一起，同时掺入红绿因素，使之形成各种字母或数字或简单的图样，使色盲者无法辨别，然后根据识别、辨别情况诊断是否为色盲。此种检查方法亦称为"假同色版测验法"。

色弱（color amblyopia） 辨色力不足，较色盲轻。见色觉障碍。

色视症（chromatopsia） 色幻觉或色觉障碍的症状。物体的颜色被感觉为其他颜色者。如中心视网膜脉络膜炎产生的黄视，摘除晶状体后产生暂时性蓝色视，洋地黄、奎宁等药物中毒时的黄视，癔症可出现红色或黄色的色幻觉。

色素（pigment） ①无论是机体自生的，或是从体外进入的有色物质都称色素。内生色素有黑色素、假黑色素、脂褐素以及来自血红蛋白的各种色素、寄生虫色素等。属于外生色素的有炭末、铁末等。②某些细菌在一定条件下，例如营养丰富、氧气充足、温度适宜能产生各种颜色故名。如铜绿假单胞菌色素为绿色细菌色素，不能进行光合作用，其功能尚不清楚。不同细菌可有不同色素，色素在细菌鉴别上有一定意义。

色素播散综合征（pigment dispersion syndrome） 色素颗粒沉着在眼前部的许多组织结构上所引起的一系列临床表现。常见于年轻人，特别是近视眼病人。病变为双侧性。典型的色素沉着见于角膜内壁及小梁组织上，还可沉着在虹膜表面、晶状体前囊或晶状体韧带上。

色素沉着（pigmentation） 组织内有色物质沉积。

色素沉着绒毛结节性滑膜炎（pigmented villonodular synovitis） 其他名称：腱鞘巨细胞瘤、腱鞘黄色瘤。关节滑膜增厚及绒毛状增殖且伴有结节样肿物的炎性病变。多为成年病人，好发于膝关节滑膜、滑囊或腱鞘。特点是关节持续肿胀，休息后好转，但不能消退。损伤后可加重，疲劳后有胀痛感，可引起关节功能障碍。治疗：可行滑膜切除或关节融合术。

色素沉着息肉综合征（Peutz-Jeghers syndrome） 见波伊茨-耶格综合征。

色素失调症（incontinentia pigmenti） 其他名称：色素失禁症。一种以水疱、疣状丘疹和色素沉着为主要表现的遗传性皮肤病。多见于女婴。皮损分3期：第一期，在婴儿出生1周左右于躯干、四肢发生红斑、水疱、风团样皮损；第二期，表现为线状的疣状丘疹；第三期，涡轮状或水泼状色素性斑疹，数年后消退。治疗：早期控制继发感染，严重者可用皮质激素；色素沉着不需治疗。

色素脱失（depigmentation） 皮肤病症状之一。可为原发性和继发性两种。因色素减少所致。皮肤呈淡黄色，如白癜风。

色素细胞（pigment cell，chromocyte，chromatophore） 二羟苯丙氨酸反应阳性的细胞。位于基底细胞间，呈树枝状。在分泌色素时它与表皮细胞间可形成暂时性连接。黄种人的色素细胞产生的色素呈深黄色。正常情况下色素沉着在基底细胞中。异体皮肤移植后，色素细胞增生，在棘细胞层中也可见到色素细胞及色素颗粒。异体表皮被排斥时基底膜破裂，色素细胞可进入真皮质。

色素性青光眼（pigmentary glaucoma） 以色素颗粒沉积于房角为特征的青光眼。发病机制不明。特点：在角膜中央区内皮质上有纺锤状的色素沉着；房角有颗粒色素沉着；周边部和虹膜震颤；常伴有近视散光和其他眼部先天畸形。治疗：可用缩瞳剂与降压药，行瞳孔外引流术。

色素性紫癜性皮疹（pigmentary purpuric eruptions） 一组下肢出现紫癜、铁血黄素沉着、毛细血管扩张、丘疹、苔藓化皮损的疾病。包括进行性色素沉着病、毛细血管扩张性环状紫癜、色素性紫癜性苔藓样皮炎和湿疹样紫癜等。病理特点为毛细血管炎性改变。治疗：服用抗组胺药、维生素K等；局部用硝苯海拉明霜；服用补气、活血化瘀中药。

色素痣（nevus pigmentosus） 其他名称：痣细胞痣、良性黑色素瘤、寻常痣。黑素细胞的良性过度增生。来源于表皮基底层的黑素细胞。损害为棕色至黑色、有毛或无毛、直径1cm以内、形状不一的斑或突起。依其病理特点分为皮内痣、交界痣和混合痣。交界痣易恶变，应手术切除；皮内痣为美容考虑可手术，不宜冷冻治疗。

色诊（observation of complexion） 中医术语。中医望诊内容之一。观察颜面肤色的变化以了解病情的方法。诊察时须注意颜色的浮沉、散抟（音：团，意：结聚）、润泽和上下扩散的方向等。如色明显为浮，主表病；色隐晦为沉，主里病；色淡而疏落为散，多为新病或邪浅；色深而壅滞为抟，多为久病或邪盛。润泽为有胃气；枯槁为胃气衰败。病色上下扩展的方向，一般也认为与病变方向有关。色诊以五色主病为纲，但需结合症状、脉象等全面分析，才能作出诊断。

涩（astringent） 中药学名词。指功能药味的一种。具有收敛、固涩、收托等功能的药味。常酸涩并见。例如，龙骨、牡蛎能敛汗涩精，石榴皮能涩肠止泻，均为涩味药。

涩脉（uneven pulse） 中医脉象之一。脉虚细而迟，往来艰涩，如轻刀刮竹。主血少伤精、津液亏损，或气滞血瘀。可见于贫血、心功能不全等病症。

131铯（131cesium，131Cs） 一种放射性核素。半衰期为9.6天。衰变方式为电子俘获。衰变后变为131Xe，能放出X射线，能量是29.8keV。组织的半价层约2.5cm。适于作为浅部恶性肿瘤的辅助诊断，如甲状腺癌。一般131I扫描为冷结节时再用131Cs填充扫描，如冷结节处被131Cs填充，则恶性的可能性较大。

森林革蜱（Dermacentor sylvarum） 是蜱类虫种之一。生活于森林或草原，一年一代。以饥饿成虫越冬，春季活动，幼虫和若虫则生活于夏、秋季。宿主广泛，也侵袭人。中国分布于东北、内蒙古、华北、西北等地区。可可刺人体，大量吸血，也可传播森林脑炎等疾病。

森林脑炎（forest encephalitis） 其他名称：蜱传性脑炎。由虫媒病毒中的蜱传病毒所引起的中枢神经系统的急性传染病。流行于我国东北和西北林区及俄罗斯亚洲森林区。病毒寄生在啮齿动物血液内，蜱为媒介。春夏季流行，多见于青壮年，潜伏期10～15日。常急起发热、头痛、呕吐、意识障碍、抽搐和瘫痪。存活者可留后遗症。治疗：无特效疗法。鼠脑疫苗接种有降低发病和减轻病情的效果。

森林脑炎病毒（forest encephalitis virus） 森林脑炎的病原体。森林脑炎首先于1934年在苏联东部森林区发现，蜱既是森林脑炎病毒的传播媒介又是储存宿主。主要由蜱叮咬传播，以春、夏季发病为主，故又名春夏季脑炎。我国东北林区亦有发生。森林脑炎病毒呈球形，直径为30～40nm，衣壳二十面体对称，外有包膜，含血凝素糖蛋白，核酸为单正链RNA。抗原结构与中欧蜱传性脑炎病毒相似，可能为同一病毒的两个亚型。

森田疗法（Morita therapy） 由日本森田正马（Morita Shoma）1920年创立的适用于森田神经质的特殊疗法。倡导顺其自然、为所当为的治疗原则。森田根据受检者症状把神经质分为三类：普通神经质（精神衰弱）、强迫性神经症（恐惧症）、焦虑性神经症（焦虑症）。

僧帽瓣（left atrioventricular valve，mitral valve） 见左房室瓣。

杀白细胞素（leucocidin） 由某些致病性葡萄球菌和乙型溶血性链球菌产生的一种能破坏人和家兔粒细胞的外毒素。有抗原性。不耐热。其抗体能防止葡萄球菌感染的复发。

杀虫（disinfection） 杀灭传播疾病的节肢动物。可分为物理、化学及生物杀虫法。物理杀虫法包括拍打、捕捉、火烧、煮沸或水烫等。化学杀虫法是使用化学杀虫剂如肠道杀虫剂、

S

接触杀虫剂及内吸杀虫剂等杀虫。生物杀虫法是利用昆虫的天敌或细菌及雄虫绝育技术等方法杀虫。

杀虫剂（insecticide）　农林、卫生上防治昆虫、螨类的药剂。有人把杀昆虫的称为杀虫剂，杀螨类的称为杀螨剂。有把杀线虫的药剂也归入杀虫剂。按作用方式杀虫剂可分为：胃毒剂、触杀剂、内吸杀虫剂、熏蒸杀虫剂、烟熏剂、化学不育剂、诱引剂、忌避剂。绝大多数杀虫剂对人、畜均有较高毒性，有机氯杀虫剂还有较高的残留性，可污染环境。

杀虫脒中毒（chlordimeform poisoning）　在生产和使用中因大量皮肤污染和呼吸道吸入或意外口服所致。意识障碍、发绀、出血性膀胱炎为主的症状。皮肤可有红肿、粟粒样皮疹、灼痛和瘙痒。治疗：皮肤污染用肥皂清洗；用2%碳酸氢钠洗胃；发绀用亚甲蓝（美蓝）；加强输液和利尿。

杀菌（sterilization）　采用物理、化学措施杀灭某些特定微生物。与消毒及灭菌有不同的含义，但这3个名词易混。

杀菌剂（bactericidal agent, germicide, fungicide）　化学药剂的一种。对真菌、细菌有杀灭和抑制生长或对孢子有抑制作用的药剂。其中主要包括用作治疗剂的杀菌药物、农业用的杀菌药剂和食品、日用品与环境卫生用的杀菌、消毒剂。

杀伤细胞（killer lymphocyte）　其他名称：K细胞、杀伤性淋巴细胞。由骨髓中淋巴干细胞发生，占外周淋巴细胞总数的5%～7%。其表面具有IgG-Fc受体，能通过该受体与结合IgG抗体的靶细胞相接触，杀伤靶细胞。凡与IgG抗体结合的靶细胞，均可被K细胞杀伤。K细胞在机体抗肿瘤免疫、抗病毒免疫、移植排斥反应以及某些自身免疫病中可能具有重要作用。

杀细胞效应（cytocidal effect）　病毒在宿主细胞内复制完毕，可在很短时间内一次释放大量子代病毒，细胞被裂解死亡，此种情况称杀细胞性感染，即具备杀细胞效应。主要见于无包膜、杀伤性强的病毒，如脊髓灰质炎病毒、腺病毒等。

沙甲胺醇（salmefamol）　其他名称：甲氧苯舒喘宁。平喘药。为一种扩张支气管作用强、平喘效果好、维持时间较长的选择性β_2受体兴奋剂。口服或气雾吸入给药。适用于治疗支气管哮喘、痉挛性支气管炎等。偶可引起心动过速、肌肉震颤等。

沙丁胺醇（salbutamol）　其他名称：舒喘灵、万托林。平喘药（β_2肾上腺素受体激动剂）。用于支气管哮喘、喘息性支气管炎和肺气肿的支气管痉挛的防治。制剂：硫酸沙丁胺醇片剂、胶囊剂；注射剂；喷雾剂。不能长期应用；心功能不全、高血压、甲亢病人慎用。

沙尔科关节（Charcot joint）　其他名称：神经性关节病。一种继发于神经感觉和营养障碍的破坏性关节疾病。多由脊髓结核、脊髓空洞症等神经系统疾患引起。主要症状是关节肿胀、乏力，但始终无痛。治疗原发病外，少走路、少负重，或以支架稳定关节。

沙尔科间歇性胆道热综合征（Charcot intermittent biliary fever syndrome）　其他名称：沙尔科热。急性胆管完全梗阻和化脓性感染所致的一组症候群。表现为右上腹或剑突下突发性疼痛、发热、黄疸，严重者可出现休克、神经精神症状、腹膜炎体征。对症及手术治疗。

沙尔科-马里-图思病（Charcot-Marie-Tooth disease）　见遗传性运动感觉神经病。

沙尔科三联征（Charcot triad）　其他名称：查科三联征。①胆绞痛、黄疸、寒战，为胆管炎的典型表现。②眼球震颤、意向震颤、断音言语，是多发性硬化的征象。

沙尔科综合征（Charcot syndrome）　间歇性跛行-肌萎缩性（脊髓）侧索硬化综合征。动脉粥样硬化（包括血管痉挛、血栓性动脉炎等）引起下肢供血不足，诱发下肢肌肉痉挛、疼痛，被迫中止步行，休息片刻后即能继续行走。足趾可发绀、苍白或呈大理石样，动脉搏动减弱以致消失，甚至可有肢端坏疽。

沙尔科综合征Ⅲ型（Charcot Ⅲ syndrome）　其他名称：神经病性关节病综合征。脊髓和周围神经损害，造成骨关节病变所出现的一系列临床表现。男性多见。出现关节肿胀、疼痛压痛，有积液，活动受限。后期关节变形、活动失稳，有辗

轧音，X线可见骨改变。病因及对症治疗。

沙棘（Fructus Hippophae, seabuckthorn fruit）　中医药名。胡颓子科植物沙棘的干燥成熟果实。酸、涩、温。归肺、胃、肝经。功能止咳祛痰、消食化滞、活血散瘀。用于咳嗽痰多、消化不良、食积腹痛、瘀血经闭、跌仆瘀肿。

沙雷菌属（Serratia）　主要存在于土壤、水、人和动物肠道。长期以来认为对人体无害，近年来发现是一种重要机会致病菌，如黏质沙雷菌引起肺炎、泌尿道与外科手术后感染以及败血症；本菌常对头孢菌素类、广谱青霉素、红霉素及多黏菌素等抗生素耐药。

沙利度胺（thalidomide）　其他名称：反应停。镇静药。用于麻风病（与抗麻风药同用），减少麻风反应。制剂：片剂。有强烈致畸作用，妊娠妇女绝对禁忌，非麻风病人也不可使用。

沙林（sarin）　神经性毒剂，属有机磷或有机磷酸酯类化合物。纯品为无色透明液体，无味或有微弱水果味，可溶于水。毒性极高，吸入致死量毒剂数分钟之内即可引起中毒死亡。用碱可使此类毒剂完全破坏。治疗：全身洗消，维持呼吸循环，抗毒治疗用抗胆碱药和胆碱酯酶重活化剂。

沙螨皮炎（scrub itch）　沙螨（恙螨）叮咬皮肤后引起的瘙痒性炎性皮肤病。沙螨幼虫附于腹股沟、股、腕的平滑皮肤或毛囊开口处，叮咬后形成风团、弥漫性红斑、瘀点和水疱，伴局部淋巴结肿大，间有乏力、低热等。治疗：口服抗组胺制剂，外用炉甘石洗剂或5%硫磺霜。

沙门菌病（salmonella disease）　由沙门菌引起的疾病统称沙门菌病，包括伤寒、副伤寒、胃肠炎和败血症。沙门菌的致病物质是内毒素，可引起发热、白细胞变化、感染性休克、激活补体系统，产生多种生物学效应。临床表现有3种类型，即肠热症、肠炎和败血症。

沙门菌感染（salmonellosis）　各种沙门菌引起的急性传染病。沙门菌在人体可引起伤寒、副伤寒、食物中毒和败血症等疾病（这里的沙门菌感染不含伤寒和副伤寒）。沙门菌污染的肉类食物等致病。引起食物中毒的沙门菌以鼠伤寒沙门菌、肠炎沙门菌和猪霍乱沙门菌为最常见。临床上分为胃肠炎型、伤寒型、败血症型、局部化脓感染型和无症状感染。加强饮食卫生可防止发病。

沙门菌属（Salmonella）　一群寄生在人类和动物肠道中，生化反应与抗原结构相关的革兰氏阴性杆菌。沙门菌属细菌的血清型现已达2 463种，广泛分布于自然界。如引起肠热症的伤寒沙门菌、甲型副伤寒沙门菌；引起人类食物中毒或败血症，常见的有鼠伤寒沙门菌、猪霍乱沙门菌、肠炎沙门菌、鸭沙门菌等十余种。

沙门菌属食物中毒（Salmonella food poisoning）　食入被沙门菌属污染的食物而引起的中毒现象。该菌属的A、B、C、D和E组均可致病。鼠伤寒、猪霍乱和肠炎沙门菌为最常见的致病菌。夏秋季流行。急起寒热，可出现恶心、呕吐、腹痛和腹泻等症状。腹泻以稀水便为主，日数次或数十次不等，严重者脱水、抽搐或昏迷。食物或粪便检出致病菌即可确诊。治疗：氯霉素等。

沙漠化（sandy desertification）　全称土地沙质荒漠化。在干旱、半干旱及部分半湿润地区，由于人类活动与自然环境不协调，使原来非沙质荒漠地区出现以风沙活动为显著特征的土地退化过程。沙漠化导致土地生产力衰退或丧失，是荒漠化的主要表现形式。

沙申曼综合征（Schachenmann syndrome）　其他名称：肛门闭锁-虹膜缺损综合征。额外染色体所致的一组病征。表现为垂直性虹膜缺损，类似猫眼；肛门闭锁；耳前瘘管和脐疝。根据畸形进行相应手术。

沙参麦冬汤（shashen maidong tang, decoction of Radix Adenophorae Strictae and Radix Ophiopogonis）　其他名称：沙参麦冬饮。中医方剂。《温病条辨》方。组成：沙参、玉竹、麦冬、生甘草、桑叶、花粉、生扁豆。功能清养肺胃、生津润燥。治燥伤肺胃，津液亏损，症见咽干口渴、干咳少痰、舌红少苔者。

沙虱毒（tsutsugamushi disease）　中医病名。因沙虱（沙螨）

咬所致。初被刺皮肤无痛，摩之如芒刺状，3 日后寒热、痧疹，原发灶上发疮，可致死。

沙眼（trachoma） ①沙眼衣原体感染所致的一种特殊类型的慢性结膜、角膜炎。病人常有异物感、畏光、流泪等症状。检查可见结膜滤泡形成，乳头增生，粗糙不平并有瘢痕组织形成。角膜有血管翳及浅层溃疡。严重者有视力障碍。治疗：局部涂红霉素、四环素眼膏；滤泡重者，行滤泡压榨术。②中医眼病之一。多因眼部受风热毒邪侵染，加之脾胃素有积热，引起眼睑脉络壅滞、气血失和所致，症见眼内生细小红而坚的颗粒，状似花椒皮，有沙涩微痒等。治宜祛风、清热、除湿、散瘀等。可选服清脾凉血汤或归芍红花散；外点黄连西瓜霜滴眼液。睑内颗粒累累成片者，可用黄连制灯心草或海螵蛸棒摩擦。

沙眼衣原体（*Chlamydozoa trachomatis*） 人类沙眼的病原体。其原体有较致密而坚韧的细胞壁，吉姆萨染色呈红色，可存活于细胞外，有高度传染性。其始体也称网状体，体积较大，吉姆萨染色呈深蓝色或暗紫色。沙眼衣原体可在鸡胚卵黄囊接种培养。猴对其敏感，小白鼠则不敏感。感染后可在血清和泪液中检出特异性抗体。病后免疫力不强。

沙伊综合征（Scheie syndrome） 见黏多糖贮积症ⅠS型。

沙苑子（flatstem milkvetch seed，Semen Astragali Complanati） 其他名称：潼蒺藜、沙苑蒺藜、潼沙苑。中医药名。豆科植物扁茎黄芪的种子。甘，温。归肝、肾经。功能补益肝肾、固精明目。用于肾虚阳痿、遗精早泄、腰痛耳鸣、夜间尿多、妇女带下，以及肝肾不足所致的两目昏花、翳障视矇。

砂滤井（well of sand filtration） 农村分散式给水净化水质的一种方式。即在河岸边修建砂滤井和清水井。砂滤井底部铺有 15cm 厚的卵石层（粒径为 15～25mm），其上铺 70cm 厚的砂层（粒径为 0.3～0.5mm）。河水经此过滤后流入清水井，清水井的水经漂白粉消毒后便可饮用。

砂仁（amomum fruit，Fructus Amomi） 其他名称：春砂仁、缩砂仁、缩砂蜜。中医药名。姜科植物阳春砂或海南砂仁、绿壳砂的果实。用时取种子。辛，温。归脾、胃经。功能行气宽中、健脾化湿、行气安胎。治：①脾胃湿阻或气滞的胸脘痞闷、腹胀食少、恶心呕吐。②脾胃虚寒的腹痛泄泻。③妊娠恶阻及胎动不安属气滞者。

砂仁叶油（woolly amomum oil） 组成：姜科植物阳春砂鲜叶中提取的挥发油。功能行气、健胃、消胀、止呕。用于脾胃虚寒、腹胀痛、恶心呕吐和消化不良等。

痧胀（sha syndrome） 其他名称：痧秽、痧气。即痧证。中医病名。夏秋间感受痧毒外邪而致的病症。症见身体胸腹胀痛，或上吐下泻，或手足硬直麻木，或指甲青黑，或腰如束带，或喉痛，或神昏。因痧毒胀塞经络、脏腑，故名。治宜刮痧、放血，攻下。

鲨肝醇（batyl alcohol） 白色无定形粉末。在造血系统中含量较高，可能是体内的一种造血因子。能防治白细胞减少。用于肿瘤化疗及放疗所致的白细胞减少症和预防长期从事放射工作者白细胞减少，亦用于小儿粒细胞缺乏症。

鲨烯（squalene） 生物化学术语。固醇合成中的直接前体。为类萜化合物。它可环化为羊毛固醇，然后变成胆固醇。

筛窦（ethmoidal sinus） 其他名称：筛小房（ethmoidal cellules)。鼻腔外侧壁上部与两眶之间筛骨迷路内的海绵状小气房。分为前、中后筛窦。前、中筛窦开口于中鼻道，后筛窦开口于上鼻道。

筛窦骨折（fracture of ethmoid sinus） 鼻窦外伤的一种。常并发额骨骨折或颅底骨折，易伴发脑膜撕裂和脑脊液鼻漏，有并发脑膜炎的危险。多有嗅觉丧失和视力障碍，宜手术治疗。

筛骨（os ethmoid bone） 由薄骨板构成，近立方体形，冠状切面呈"巾"字形，内含许多不规则小腔。于颅底的前部及左、右两眶之间构成眶的内侧壁、鼻中隔、鼻腔上壁及外侧壁的一部分。筛骨迷路内含有许多小腔即筛窦。

晒斑（aestates，sunburn） 因日光过度照射，在被晒部位发生的皮肤炎症反应。易发生在初夏，暴露于一定量的日光数小时，受晒皮肤出现境界清楚的红肿性红斑，在数小时内症状可进行性加重，严重者发生水疱甚至大疱，患处有明显的烧灼感或刺痛，红斑及水肿消退后，出现糠秕样或大片脱屑，有轻度色素沉着。治疗：外用炉甘石洗剂或皮质激素软膏。

山伯格病（Schamberg disease） 见进行性色素性皮肤病。

山慈菇（pleione rhizome，Rhizoma Pleionis） 其他名称：朱姑、毛姑、毛慈姑。中医药名。兰科植物独蒜兰或杜鹃兰等的假球茎。甘，微辛，寒，有小毒。归肝、脾经。功能化痰解毒、消肿散结。治痈肿、疔疮、瘰疬结核、毒蛇咬伤等证。近用治食管癌、淋巴瘤及白血病。外用捣敷或醋磨涂。

山大茴食物中毒（Illicium lanceolatum poisoning） 误食有剧毒的山大茴引起的中毒。山大茴与八角茴香（俗称大料）很相似，含有致延髓兴奋及引起惊厥的多种毒素。食后 30～60min 发病，表现为恶心、上腹部不适或疼痛、眩晕、昏迷、角弓反张、四肢强直、呼吸困难、呼吸停止、瞳孔散大，严重者因呼吸衰竭死亡。急救可用 1∶5 000 高锰酸钾或 0.5%活性炭混悬液洗胃，然后灌入 5%碳酸氢钠 50～100ml，静脉补液，同时应给镇静剂，可口服苯巴比妥钠 0.03～0.06g/次，注射或口服水合氯醛 0.5～1g。预防应不食用山大茴。

山豆根（Radix et Rhizoma Sophorae Tonkinensis，vietnamese sophora root） 其他名称：广豆根。中医药名。组成有两种：广豆根，豆科植物柔枝槐的根；北豆根，防己科植物蝙蝠葛的根茎。苦，寒，有毒。归肺、胃经。功能清热解毒、消肿利咽。为治咽喉肿痛的主药。用于火毒蕴结、咽喉肿痛、齿龈肿痛。

山梗菜碱（lobeline） 见洛贝林。

山梗菜碱中毒（lobeline poisoning） 食用半边莲、山梗菜及其种子引起的中毒。亦可由山梗菜碱剂量过大或连续多次用药引起。临床表现有恶心、呕吐、腹泻、头痛、出汗、呼吸深快、心动过速、瞳孔缩小、精神错乱、惊厥等。严重者昏迷、呼吸循环衰竭。治疗：口服者催吐、洗胃、导泻；吸氧；输液；镇静剂。严重者采取复苏措施。

山谷热（mountain valley fever） 指球孢子菌侵入人体，引起病人发热、胸痛、盗汗、干咳。X 线显示支气管肺炎或大叶性肺炎、肺门淋巴结肿大及胸腔积液。同时机体产生对球孢子菌过敏反应，在面、颈、胸、背及上肢伸侧出现多形红斑或前胫发生结节性红斑。这些过敏反应与肺炎组成典型的山谷热。

山海丹胶囊（shanhaidan jiaonang） 中医成药名。益气活血祛瘀剂。组成：人参、三七、山羊血粉、海藻、灵芝、葛根、连翘、苏合香、草决明、何首乌、川芎、黄花、红花、丹参。用于冠心病，对气阴两虚型和心脉瘀阻型冠心病疗效最好。对脑血栓、脑出血、糖尿病、肺源性心脏病等亦有疗效。服用后有部分病人出现口干，只需增加饮水量即可消除。

山莨菪碱（anisodamine） 其他名称：654-2。胃肠解痉药（M 胆碱受体阻滞药）。用于平滑肌痉挛、感染性休克、血管性疾病、有机磷中毒、各种神经痛、眩晕病、突发性耳聋及眼底疾患（如中心性浆液性脉络膜视网膜病变等）。制剂：氢溴酸山莨菪碱片剂；注射剂。脑出血急性期及青光眼病人忌用。

山梨醇（sorbitol） 脱水药。白色结晶性粉末。其作用与甘露醇相似，能降低颅内压，防治水肿。用于脑水肿、青光眼等，也用于心、肾功能正常的水肿少尿。可作缓泻剂或糖尿病病人的蔗糖代用品。

山梨醇铁（iron sorbitex，iron sorbitol） 抗贫血药。为铁-山梨醇-枸橼酸的复合物。水溶液呈深棕色。用于缺铁性贫血。特点是吸收较快，局部反应较少，适于肌内注射。

山梨酸（sorbic acid） 其他名称：花楸酸、己二烯酸。抗真菌药。白色或乳白色结晶性粉末。微有特异臭，微溶于水、甘油，溶解于乙醇、甲醇、氯仿、乙醚，在空气中易氧化变色。对真菌、酵母菌和需氧菌均有抑制作用。常用作制剂和食品防腐剂。

山药（common yam rhizome, Rhizoma Dioscoreae） 其他名称：薯蓣。中医药名。薯蓣科植物薯蓣的干燥块根。甘，平。归脾、肺、肾经。功能补养脾胃、生津益肺、补肾涩精。治：①脾虚纳呆、便溏久泻及脾虚白带。②肺虚久咳、虚劳痰嗽。③肾气不足的滑精遗尿。此外，尚可用于气阴两亏的消渴证。常用于食疗。

山楂（hawthorn fruit, Fructus Crataegi） 中医药名。蔷薇科植物野山楂或山里红的干燥成熟果实。酸、甘，微温。归肺、脾、肝经。功能消食健胃、行气散瘀。治：①饮食积滞的腹胀腹痛、嗳腐泄泻。尤宜于内积不消者。②血滞瘀阻的多种证候，如产后瘀滞的恶露不尽、少腹疼痛；瘀血阻滞的真心痛以及血瘀经闭等。

山茱萸（asiatic cornelian cherry fruit, Fructus Corni） 其他名称：山萸肉、肉枣、药枣。中医药名。山茱萸科植物山茱萸的干燥成熟果肉。甘、酸，微温。归肝、肾经。功能补益肝肾、涩精敛汗。治：①肝肾两虚的腰膝酸软、阳痿尿频、头昏耳鸣。②阳气虚衰的滑精、尿频、自汗、盗汗及崩漏带下等。尤宜于虚汗不止者。大汗虚脱者，可用 30g。

杉篱（China fir splint） 古代中医正骨器械。用杉木按伤处长短阔狭、曲直凹凸之形，制成数根长条形的小板，两头各钻一孔，以绳连贯，待骨折整复，以竹帘围裹后，加用此板繁缚。取其坚韧挺直，使骨缝无离定脱走之患。今仍沿用，但多在伤处用布缠后，即直接用杉篱固定（为用竹帘）。适用于四肢骨折的固定。现多用小夹板代替。

闪挫（sprain and contusion） 中医病名。闪伤和挫伤的合称。躯干因突然旋转或屈伸，使筋膜、韧带或肌腱等受急骤的牵拉而引起的损伤。多发生于腰部，属于扭伤范围；钝器直接撞击体表而致肌肉等软组织损伤，称为挫伤。均宜活血散瘀、行气止痛，并配合理筋手法治疗。

闪挫腰痛（lumbago due to sprain） 中医病证名。一种外伤性的腰痛，多因偶然扭闪，或动作不慎挫闪所致。治宜活血舒筋，配合按摩、针灸或外敷跌打药膏。相当于腰部组织损伤及腰椎间盘突出症。

闪光盲（flash blindness） 核爆炸时闪光和火球表面发出的强光可传播到很远的距离。视网膜受强光作用后，感光的化学物质迅速漂白分解，而造成暂时性视力障碍，这就是闪光盲。待这些感光物质重新合成后，视力逐渐恢复。闪光盲不属于烧伤范畴，只是暂时性、可恢复性视力障碍，一般持续数秒至数分钟。

闪光烧伤（flash burn） 皮肤在一瞬间受高热闪光作用所致的损伤。平时见于矿井内可燃气体或尘粒的爆炸；战时见于燃烧弹、原子弹的爆炸。白色或浅色衣物有防止浅闪光或中度闪光烧伤的作用。治疗：与平时烧伤基本相同，但伤员常为复合伤，伤情复杂，诊治困难加大。

闪烁计数器及计数率计（scintillation counter and rate-meter） 用以测量放射性同位素标记物的放射强度的核子仪器。广泛应用于医学、生化、工业、农业。可作血液样品和液体同位素样品测量，如配上甲状腺功能探测装置，可测定甲状腺功能。

闪烁探测器（scintillation detector） 核医学术语。由发荧光的闪烁体、光电倍增管及有关的线路组成的装置。光子或带电粒子进入闪烁体后，激发或电离闪烁体的原子发出荧光光子，荧光光子打到光电倍增管的光电阴极上，产生光电子，再经光电倍增管的加速及放大，最终光电阳极上收到大量电子，形成一个电压脉冲信号。

闪烁显像（scintigraphy） 人体注入放射性同位素，后用闪烁扫描或闪烁照相测定其分布，以了解脏器的形状、大小、位置，测定其中有无病灶以及病灶的大小和范围。

闪烁照相机（scintillation camera） 一种一次即可显示出放射性同位素在人体内分布的仪器。它的优点是拍摄时间短、灵敏度高、可以连续摄影等。

闪腰岔气（severe lumbar sprain） 中医病证名。为腰部急性筋肉扭、挫伤，包括腰椎间盘突出症。多因跌闪、扭挫或搬重物用力不当，伤及腰部或胸椎下段，使经络气血郁闭所致。症见腰部疼痛难忍，不能俯仰、转侧，局部无红肿，但

有窜痛感。治宜行气通络。内服复元活血汤、复元通气散。并配合针灸、按摩。

疝（hernia, visceral herniation, inflammation of external genitals, abdominal colic） 其他名称：疝气、横痃、膀胱小肠气、贼风入腹、小肠气、膀胱气、奔豚气、蟠肠气、肾系阴肿。中医病名。疝大抵可分为二：一指体腔内容物向外突出，兼有气痛的症状；或腹部剧烈疼痛而兼二便不通的证候。二指生殖器、睾丸、阴囊部位的病症，如男女外生殖器肿溃流脓，溺窍流出败精浊物，睾丸或阴囊的肿大疼痛等症；或可兼有腹部症状。根据疝病的临床表现，大致可归纳为：①腹股沟疝。②男女外生殖器、睾丸、附睾，或精索的疾病。③指阴囊疾病，包括阴囊象皮肿、睾丸鞘膜积液等。④泌尿生殖系统的某些疾病，包括膀胱炎、前列腺炎等。⑤某些腹内肿瘤或子宫脱垂等疾患。⑥肠道功能紊乱所致的肠痉挛及某些不全性肠梗阻。

疝环（hernia ring） 为疝囊突出腹壁的缺口处，经此疝囊突出于腹壁外。疝根据疝环所在部位命名，如腹股沟疝、股疝、闭孔疝、脐疝和腹白线疝等。

疝囊（hernial sac） 是腹膜壁层经疝环突出和延伸的囊袋，又分为颈、体和底 3 个部分。

疝囊高位结扎术（high ligation of hernia sac） 显露斜疝囊颈予以高位缝扎并同时切去或切断疝囊。不修补腹股沟管壁。用于治疗婴幼儿的先天性腹股沟斜疝及部分绞窄性疝因肠坏死而局部感染者。

膳食结构（dietary pattern） 其他名称：食物结构。膳食中的食物种类及其数量的相对构成。表示膳食中各种食物间的组成关系。膳食中的营养素种类齐全、数量充足、比例适当有利于营养素的吸收和利用。可分为营养平衡型、营养过剩型和营养缺乏型。

膳食纤维（dietary fiber） 其他名称：食物纤维。不能被人体小肠消化吸收，而在大肠能部分或全部发酵的可食用的植物性成分、糖类及其类似物质的总称。包括多糖、寡糖、木质素以及相关的植物物质，可分为可溶性膳食纤维和不可溶性膳食纤维两类。前者能降低血液胆固醇，调节血糖，降低心血管病的危险；后者可调节肠的运动，防止便秘。

膳食治疗（dietary therapy） 简称食疗。通过控制营养及饮食以治疗疾病或促进健康的一种治疗方法。

伤产（difficult labour） 中医病名。伤胎及难产等症。与正产相对。包括怀胎未足月，有所伤动；或妄用药物导致早产；或产妇用力太过，引致产程不顺；或过月而产等。

伤寒（typhoid fever; exogenous febrile disease） ①由伤寒沙门菌引起的急性肠道传染病。夏秋季流行，青壮年多见，常缓慢起病。持续菌血症、单核巨噬细胞系统受累、回肠远端微小脓肿和小溃疡形成为基本病理特征。典型表现为持续高热、腹部不适、肝脾大和白细胞低下，部分病人可有玫瑰疹和相对缓脉。可并发肠出血和肠穿孔等。分离出伤寒沙门菌可确诊。治疗：首选氯霉素，伤寒菌苗接种可减少发病。②中医病证名。广义的伤寒，为多种外感热病的概称。汉·张仲景《伤寒论》将之分为太阳病、阳明病、少阳病、太阴病、少阴病、厥阴病 6 种，故又称六经病。狭义的伤寒，指上述太阳病中的太阳伤寒，即表实证。

伤寒肠出血（intestinal hemorrhage of typhoid fever） 伤寒病人所出现的肠道出血现象。发生率约 10%。成人多于儿童。多在病程第 2~3 周出现，可见柏油样便，转至暗红色血便。小量出血时；大量出血时，可表现为烦躁、四肢冰冷、血压下降等休克症状。治疗：及时输血抢救。

伤寒肠穿孔（intestinal perforation of typhoid fever） 伤寒病人所出现的肠穿孔现象。发生率约为 2%~5%，成人多于儿童。约在病程第 3 周出现，部位多在回肠末端。常先有腹胀、大便隐血或肠出血。表现为突然右下腹剧痛，伴恶心、呕吐、冷汗、体温下降、脉搏增快等，经若干小时平静期后体温升高，腹部压痛明显并有反跳痛。X 线检查可见膈下有游离气体。治疗：及时手术。

伤寒复发（typhoid fever relapse） 伤寒症状消失，体温正常约 10 天后，胆囊、骨髓和肠系膜等处淋巴结或巨噬细胞内

S

细菌再度繁殖引起发病。复发率 5%～17%，应用氯霉素后成人增至 20%，小儿降为 4%，复发症状轻，一般只复发一次，多次者极少，血中培养出细菌可确诊。治疗：用氨苄西林等。

伤寒肝炎（typhoid fever hepatitis）　伤寒病程中所出现的肝的中毒性炎性改变。多为肝大和轻度肝功能异常，10% 以内的病人可有黄疸和显著肝功能异常，可随伤寒的好转而恢复。肝活检有炎性浸润和局灶性肝细胞坏死。治疗：主要是保肝。高热量、高蛋白、高维生素饮食，滴注高渗葡萄糖加胰岛素支持治疗，肌苷、葡醛内酯、益肝灵、谷胱甘肽等药物治疗。

《伤寒论》（Shanghan Lun, *Treatise on Cold Pathogenic Disease*）　中医临床名著。《伤寒杂病论》的一部分。张仲景撰。约成书于东汉建安年间（196—220）。经晋代王叔和整理，北宋校正医书局校订而成。全书 10 卷，22 篇，397 法，113 方。创立六经辨证，并以之为纲，对伤寒各阶段的辨脉审证大法和立方用药规律，以条文形式做出系统论述。奠定了辨证论治的基础，对中医学的发展有承先启后的作用。

伤寒玫瑰疹（rose spot of typhoid fever）　伤寒杆菌入血后释放的内毒素致局部毛细血管扩张和充血而形成的疹。玫瑰疹可分批出现，以胸腹部较多，数目在 10 个以下，有时可达数十个，淡红色，稍隆起，直径 2～4mm，压之褪色。一般持续 2～5 天后消失。玫瑰疹的多少与病情轻重不一定成比例，其出现率为 10%～90%。

伤寒溶血性尿毒综合征（hemolytic uremia syndrome of typhoid fever）　伤寒病人的局限性肾血管内凝血。发生率约 10%，与伤寒病轻重无关，多发生于病程的 1～3 周，尤其是第 1 周。表现为尿色暗红或深棕，贫血和轻度黄疸。继而少尿或无尿。血中红细胞碎裂、纤维蛋白降解产物增加、血小板减少和血红蛋白尿等可协助诊断。治疗：小量肝素抗凝；必要时行腹膜或血液透析，清除氮质血症；氨苄西林或阿莫西林控制原发感染；输血、补液；地塞米松、泼尼松龙缓解病情。

伤寒如疟（exogenous febrile disease with malaria-like attack）　中医术语。外感热病，类似疟疾，如发热恶寒、日二三度发者。《伤寒论》称之为"如疟""似疟"。治疗用桂枝麻黄各半汤。

伤寒沙门菌（*Salmonella typhi*）　沙门菌属的一种。伤寒病的病原菌。为革兰氏阴性杆菌，长 1～3μm，宽 0.4～0.9μm，有鞭毛，无芽孢。营养要求不高，兼性厌氧菌。有 H、O 和 Vi 3 种抗原。据其生化反应和 O 与 H 抗原结构，可与其他沙门菌鉴别。仅对人有致病性。伤寒沙门菌感染后可获得较为牢固的免疫力，以细胞免疫为主。少数人可长期带菌，成为重要传染源。预防菌苗有一定效果。

伤寒细胞（typhoid cell）　病理学术语。伤寒小结中吞噬红细胞、受损的淋巴细胞、细胞碎片或伤寒沙门菌的巨噬细胞。

伤寒小结（typhoid nodule）　其他名称：伤寒肉芽肿。伤寒病的组织学特征性病变。增生的巨噬细胞（伤寒细胞）聚集成团，形成的圆形小结。见于肝、脾、肠系膜淋巴结和骨髓等处。

伤寒蓄水证（fluid-retention syndrome of exogenous febrile disease）　中医病证名。太阳腑证之一。膀胱为太阳经之腑，太阳病不解，邪热随经入腑，膀胱气化不行，与水相结，气化受阻而致蓄水证。症见脉浮发热、渴而小便不利、少腹满或水入即吐。治宜通阳化气、利水解表，用五苓散。

伤寒蓄血证（blood-retention syndrome of exogenous febrile disease）　中医病证名。太阳腑证之一。①指太阳蓄血证。由邪热随经入腑，瘀结下焦而致病。症见发热、少腹急结或硬满、如狂或发狂、大便下血、小便自利。少腹急结、其人如狂者稍轻；少腹硬满发狂者为较重，治宜清泻瘀热，可用抵当汤。②指阳明蓄血证。多由素有瘀血、热传阳明所致。

《伤寒杂病论》（Shanghan Zabing Lun, *Treatise on Cold Pathogenic and Miscellaneous Disease*）　其他名称：《伤寒卒病论》。中医临床名著。张仲景撰。约成书于东汉建安年间

（196—220），原书已佚，后经晋代王叔和整理修订。北宋时校正医书局根据不同传本校订成《伤寒论》10 卷、《金匮要略方论》3 卷、《金匮玉函经》8 卷等三种传本。后世主要流传的是伤寒部分的《伤寒论》和杂病部分的《金匮要略》两部医书。所载方剂 269 首，配合严谨，体现因证立法、依法组方、随证加减的辨证论治思想和组方原则，被尊为"众方之祖"。其方剂应用广泛并衍生出许多新方。

伤津（consumption of body fluid）　中医病机。指津液受伤的病证。一般指热性病过程中，由于高热、出汗过多，或感受燥邪，肺胃津液耗伤所致的证候。如肺津受伤，则见干咳无痰，或痰少带血丝、鼻干咽燥、喉干痛。胃津受伤，则见烦躁、渴饮不止、咽干口燥等。

伤筋（injury of soft tissues）　中医病名。即肌腱、肌肉等软组织损伤。多因跌打、扭挫所致。症见局部疼痛、青紫、肿胀，甚至关节屈伸不利。一般可分为扭伤和挫伤，也包括后世文献中的筋断、筋走、筋翻、筋转、筋强等症。治宜活血化瘀、舒筋通络为主。用舒筋散，并可针灸、按摩、拔火罐、外用海桐皮汤洗之。适当配合功能锻炼。

伤科接骨片（shangke jiegu pian）　中医成药名。活血化瘀剂。组成：红花、土鳖虫、朱砂、马钱子粉、没药、三七、海星、鸡骨、冰片、自然铜、乳香、甜瓜子。用于跌打损伤、闪腰岔气、伤筋动骨、瘀血肿痛、损伤红肿等症。对骨折病人需经复位后配合使用。不可随意增加服用量，增加时需遵医嘱；孕妇忌服。

伤口收缩（wound contraction）　创伤愈合的基本过程之一。创伤发生数日后，创伤边缘的整层皮肤及皮下组织向中心移动，伤口逐渐缩小的过程。其意义在于缩小创面。伤口收缩目前认为是伤口边缘新生肌成纤维细胞的牵拉作用所致，与胶原形成无关。因为创口收缩正好发生于肌成纤维细胞增生之时，而抑制胶原形成对伤口收缩的影响很小，切除伤口中心部肉芽组织对此也无影响。可的松类药物及伤口包扎可抑制伤口收缩，而植皮则可使伤口收缩停止。

伤口愈合（wound healing）　正常组织的连接性中断后的恢复。是通过结缔组织的修复、创口收缩和上皮再生来完成的。

伤气（damage of vital energy after trauma）　中医病证。①指外伤后由于气闭、气滞引起的病。多因跌仆、挤压、坠堕、打击，致使体内气机闭阻或凝滞不行所致。气闭者，可见人事不省；气滞者，可见胸胁胀闷窜痛，痛无定处，甚则呼吸牵掣作痛，心烦、气急、咳嗽，但胸腹触诊无异常，脉多沉。治宜行气开闭、疏通气机为主，内服复元通气散。局部施治舒筋通络手法。可针刺印堂、人中、合谷、内关等。气滞者治以理气、活血、止痛。②五劳所伤之一，指中气受损，久卧伤气。

伤湿止痛膏（shangshi zhitong plaster, shangshi zhitong gao）　中医成药名。外用贴膏剂。组成：伤湿止痛流浸膏、水杨酸甲酯、薄荷脑、冰片、樟脑、芸香浸膏、颠茄流浸膏。功能祛风除湿、活血止痛。用于风湿痹痛、腰腿痛、筋骨关节痛及跌打损伤等。孕妇禁用。

伤食（indigestion）　中医病证。指饮食损伤脾胃，食物不能消化所致的病证。症见胸脘痞闷、嗳气腐臭、厌食、恶心呕吐、泄泻、苔腻、脉滑。治疗应根据病情的虚实缓急，因势利导，或吐或下或消或补，其中以健脾消导之法最为常用。伤食有伤谷、伤面、伤肉、伤鱼鳖、伤蟹、伤蛋、伤生冷果菜、伤酒、伤茶、宿食、食滞、五味过食等。

伤暑（mild summer-heat stroke）　①中医病名。A. 指中暑热而致的病证。伤暑者，由暑热劳伤元气所致也。B. 指暑病之轻者。伤暑者，感之轻者也，其症烦热口渴，益元散主之。②中医病机。何谓五邪？然：有中风，有伤暑，有饮食劳倦，有伤寒，有中湿，此之谓五邪。

伤血（disorder of blood after trauma）　中医病证。外伤所致血和失血。前者多见血肿、皮下瘀斑、大便色黑，其胀痛固定不移。治宜行气活血、散瘀止痛。失血者或因身体内某部出血，包括咯血、吐血、尿血、便血等症候，可有面色苍白、头晕、心悸等，应散瘀止血，严重者补气固脱、补液输血。

伤阳 (impairment of yang) 中医病机。即阳气受伤。多由病程中用苦寒药太过，或因发汗、泻下太甚，或寒邪直中三阴，都会损伤阳气。症见畏寒肢冷、疲乏无力、面色㿠白、少气懒言等。另外，情志刺激过度，也会耗伤阳气，出现心悸、怔忡、精神恍惚等症。

伤阴 (impairment of yin) 中医病机。指真阴耗损的病证。因阳气偏亢、内灼阴液所致；亦可由伤津进一步发展而致。症见低热、手足心灼热、神倦、消瘦、口干舌燥，或见咽痛、耳聋、颧红、舌干绛。另外，暴怒伤阴，阴血易于消泄。

伤脏腑 (damage of viscera by trauma) 中医病证。为外伤引起内脏损伤的总称。因跌仆、碰撞、挤压所致。临床多见胸胁及腹部内脏受伤。前者证见胸胁刺痛或窜痛、胀满、呼吸、咳嗽均牵掣疼痛，甚或咯血、吐血，喘促不能平卧，烦躁不安，口唇发绀，肤色苍白等危重症；后者可见腹痛、腹胀、发热、便血及尿血，严重者出现恶心、呕吐、烦躁不安、口干、心悸、面色苍白等症，神疲气短、四肢厥冷和晕厥。治宜行气活血止痛为主，须及时诊断与救治。

商陆 (pokeberry root, Radix Phytolaccae) 其他名称：肿消、章柳根、失大黄。中医药名。商陆科植物商陆或垂序商陆的根。苦，寒，有毒。归肺、大肠、脾经。功能泻下利水、消散肿痛，用于水肿胀满、大便秘结，小便不利之症。外用可治疮疡肿毒初起未溃者。外用适量。

商丘 (shangqiu, SP 5) 中医经穴名。属足太阴脾经。经(金)穴。位于足内踝前下方凹陷处，当舟骨结节与内踝尖连线之中点。治胃痛、呕吐、泄泻、便秘、踝痛等。直刺0.3～0.5寸。艾炷灸5～10min。

商阳 (shangyang, LI 1) 中医经穴名。属手阳明大肠经。井(金)穴。位于示指末端桡侧，距手指甲根角0.1寸处。治热病、咽喉肿痛、中风昏迷、鼻衄、手指麻木等。斜刺0.1～0.2寸处，或三棱针点刺出血。艾炷灸1～3壮，或艾条灸3～5min。

上腭痈 (abscess of upper palate) 中医病名。①系指痈生于口内上腭处。因其悬于上腭，故又名悬痈、上腭部喉痈。多由少阴、三焦积热而成。症见口中上腭肿起，状若紫葡萄，悬于上腭，或寒热大作，舌不能伸缩，口不能开阖，鼻中时出红涎，语言、吞咽均感困难，病人欲仰面而卧。治宜解毒、泻热、消肿。初起结合散瘀消肿，成脓后须托毒排脓。②指生于悬雍垂局部的痈肿。

上房间束 (superior interauricular bundle) 其他名称：巴克曼束。是房间束中的将激动从右心房传至左心房的重要房间传导通路。

上腹部负性搏动 (negative beat of epigastrium) 其他名称：上腹部凹陷性搏动。心脏和心包病变的征象。病人仰卧位，上腹部搏动时局部腹壁回缩凹陷。见于粘连性心包炎、右心室明显肥大病人。

上寒下热 (cold syndrome in upper part and heat syndrome in lower) 中医证候名。①寒热错杂表现之一。病人同时上部表现为寒性，下部表现为热性的证候。由于寒热错杂而致。如热邪发于下，而见腹胀、便秘、小便赤涩等症；寒邪感于上，而见恶寒、恶心呕吐、舌苔白等症。②也可由于上、下各有不同的疾病所致，如上有痰饮喘咳的寒证，下有小便淋漓疼痛的热证。

上颌动脉 (maxillary artery) 颈外动脉的两终支之一。于下颌颈高度发自颈外动脉，弯曲前行进入翼腭窝，被翼外肌分为三段。第1段自起点至翼外肌下缘，第2段位于翼外肌的浅面或深面，第3段位于翼腭窝内。上颌动脉沿途分支分布于外耳道、鼓室、咀嚼肌、硬脑膜、牙、牙龈、腭以及鼻腔和鼻旁窦的黏膜等。

上颌窦 (maxillary sinus) 最大的鼻旁窦。位于上颌骨体内。开口于中鼻道半月裂孔的后部，为锥形空腔。窦壁为骨质，大部分为薄的密质骨板，内稍有松质骨，最薄的地方只有密质骨。窦口引流不畅时易发生炎症。

上颌窦癌 (carcinoma of maxillary sinus) 发生于上颌窦的恶性上皮性肿瘤。以鳞状细胞癌最为多见。腺癌、乳头状腺癌与圆柱细胞癌等少见。多属原发性。早期症状少，常伴慢性窦炎，易被忽视。向眼眶、颅底发展者预后差。向鼻腔、牙床发展者可早期手术，预后较好。应与上颌骨纤维性骨炎或上颌骨囊肿等鉴别。治疗：放疗、手术综合治疗为主，晚期化疗。

上颌窦穿刺 (sinus maxillaris puncture) 用上颌窦穿刺针由鼻腔穿入上颌窦以抽取脓液和冲洗上颌窦的手术。用于诊断和治疗上颌窦炎症。

上颌窦炎 (maxillary sinusitis) 鼻窦炎症之一。一种常见的鼻部疾病。上颌窦黏膜的炎症，慢性者较多见。检查可见黏膜充血水肿。急性以疼痛、头痛和鼻阻塞流涕为主要症状，慢性鼻漏为常见的主要症状。治疗以全身和手术治疗并举，并着重针对病因进行治疗。

上颌骨 (maxilla) 成对的含气骨，与下颌骨共同构成颜面的大部。体内的空腔为上颌窦，有颧突、额突、腭突和牙槽突四个突。颧突和额突形成眶和鼻腔的边缘部分；腭突形成硬腭，分隔骨性鼻腔和口腔。双侧牙槽突合成牙槽弓，上有牙槽，为牙根嵌入处。

上颌骨骨折 (fracture of maxilla) 见颌骨骨折。

上颌前突 (prognathia) 口腔科一种常见的畸形，多出现在替牙期及恒牙期。上牙弓前突、前牙超𬌗在3mm以上，自然状态时，下唇位于上下前牙之间。常伴有深覆𬌗、深超𬌗、牙弓狭窄、腭盖高拱、远中错𬌗、开唇露齿、下唇短缩及下唇卷曲等症状。应改正引起上颌前突的不良习惯，戴矫治器等矫治，对成年严重上颌前突者可行手术。

上颌神经 (maxillary nerve) 三叉神经的第二个分支。由感觉纤维组成。自半月神经节发出后，经圆孔出颅入翼腭窝，穿眶下裂入眶，续为眶下神经。上颌神经是感觉神经，分布于颅中窝的硬脑膜、上颌牙齿和齿龈、蝶窦、上颌窦和鼻黏膜以及口眼之间的面部皮肤上。

上颌牙 (maxillary teeth) 牙按部位分类之一。生长在上颌骨牙槽窝内的牙。乳牙10个，恒牙16个。与下颌牙相对应。但一些牙的形态与相对应的下颌牙有差异，上颌第1双尖牙为双根牙。下颌第1双尖牙为单根牙，上颌第1、2磨牙为三根牙而下颌第1、2磨牙为双根牙。中切牙、侧切牙、上下颌牙亦不同，上颌的大，下颌的小。个别上下恒牙萌出时间亦有差异。

上呼吸道 (upper respiratory tract) 指鼻、咽和喉，即从鼻腔开始到喉的环状软骨下端。这段呼吸道的黏膜中血管极为丰富，血流量较多，可对吸入气加温和加湿；鼻毛和黏膜上皮的纤毛运动可阻挡和排出吸入空气中的尘埃，使肺泡获得较为清洁的空气。

上呼吸道感染 (upper respiratory infection) 由各种致病性微生物所致的上呼吸道炎性疾病。病原包括病毒和细菌。前者常见的有鼻病毒、流感病毒、呼吸道合胞病毒、冠状病毒、腺病毒、柯萨奇病毒和埃柯病毒等；后者常见的有肺炎球菌、流感杆菌、链球菌和葡萄球菌等。表现为鼻塞、流涕、咳嗽、头痛、畏寒和不同程度发热或无热，数日自愈，病原种类和型别不同，临床表现也各有所异。治疗：抗炎、对症处理。

上睑下垂 (blepharoptosis) 上睑提肌功能不全或丧失，致使上睑下垂遮挡部分或全部瞳孔。下垂严重时由于影响视力，病人常紧缩额肌，眉毛高耸，以克服视物障碍。双上睑下垂者常需仰首视物。分为先天性和后天性上睑下垂。前者有遗传性，多为上睑提肌阙如或动眼神经核发育不全所致；后者多为眼睑本身病变，亦可为神经系统或其他全身性疾病所致。分为3度：轻度，上睑缘位于瞳孔上缘；中度，上睑缘遮盖瞳孔上1/3；重度，上睑缘落到瞳孔中央水平线上。治疗：先天性者手术矫正，后天性者去除病因。

上睑下垂矫正术 (correction of ptosis of upper eyelid) 根据下垂的程度及上睑提肌、上直肌、额肌的肌力测定结果，选择合适的手术方法。方法主要有上睑提肌缩短术、额肌瓣悬吊术、上睑提肌腱膜、额肌吻合悬吊术等。

上焦 (upper jiao) ①中医脏腑名。三焦之一。三焦的上部，从咽喉至胸膈部分。主要功能是敷布水谷精气至全身，以温养肌肤、骨节，通达腠理。②温病三焦辨证之一。指外感初期，邪在肺。

上焦温病（seasonal febrile disease involving upper jiao） 中医病证名。温病初起，邪在肺经及头面、上焦部位者。治疗用药宜轻清。即所谓"治上焦如羽，非轻不举"。

上巨虚（shangjuxu, ST 37） 其他名称：巨虚上廉。中医经穴名。属足阳明胃经。大肠之下合穴。位于足三里穴下 3 寸处。主治腹痛、肠鸣、泄泻、便秘、肠痈、脚气、下肢瘫痪等。直刺 1～1.5 寸。艾炷灸 3～7 壮，或艾条灸 5～15min。

上泌涎核（superior salivatory superior） 面神经核团之一，属一般内脏运动核，散在脑桥下部网状结构的外侧部，调控下颌下腺、舌下腺、泪腺和腭、鼻腔、黏膜腺的分泌活动。

上尿路感染（upper urinary tract infection） 病原微生物侵入上尿路（输尿管、肾盂、肾盏和肾实质）内繁殖而引起的一组炎症。感染途径包括上行感染、血行感染、淋巴道感染和直接感染，常见致病菌为大肠埃希菌等。临床表现为发热、腰痛、肾区压痛及叩击痛，以及尿频、尿急、尿痛等。包括：①急性肾盂肾炎，为肾实质和肾盂的急性细菌性炎症，多见于女性；②肾积脓，多在肾结核、肾盂肾炎、肾积水基础上并发化脓性感染而形成；③肾皮质多发性脓肿，由皮肤疖、痈等经血行感染引起；④肾周围炎，多由肾皮质脓肿直接感染所致。治疗：抗感染，肾积脓及肾周脓肿需手术。

上皮（epithelium） 全称上皮组织（epithelial tissue）。由大量形态相似、功能相近、排列紧密的细胞和少量细胞间质构成的一种基本组织。主要分布在体表、腔囊器官内表面和部分器官外表面，具有吸收、分泌和保护等功能。按结构可分为：单层柱状上皮、复层扁平上皮等。按功能可分为：被覆上皮、腺上皮和感觉上皮。但分布于不同部位或器官的上皮组织其功能各异。如位于身体表面的上皮的功能为保护；消化管腔面的上皮除有保护作用外，还有吸收和分泌等功能。腺上皮的功能主要为分泌。另有某些部位的少数上皮细胞特殊分化，具有收缩能力，称肌上皮细胞。还有一些上皮细胞具有感受某种物理或化学性刺激的作用。

上皮样血管瘤（epithelioid hemangioma） 一种以内皮细胞呈上皮样增生并伴有大量嗜酸性粒细胞浸润为特征的血管组织良性肿瘤。中年妇女多发，常见于头颈，尤以耳周多见。病变皮肤呈暗红色斑块，皮肤有血痂、脱屑、流血等继发改变。手术切除为宜。

上皮样血管内皮瘤（epithelioid hemangioendothelioma） 一种由内皮细胞组成的低度恶性血管肿瘤。肿瘤多与中等或大的静脉有关。临床表现为局限性白色肿块，很少有出血。可有淋巴结、肺、肝转移。以手术治疗为主。

上皮珠（epithelial pearl） 俗称马牙。为新生儿牙槽嵴黏膜上的米粒大白色小突起的硬粒。由上皮岛角化形成，可自行消退，无需治疗。

上皮组织（epithelial tissue） 简称上皮。见上皮。

上皮组织的化生（metaplasia of epithelial tissue） 化生是指已分化的上皮组织由于某种原因转变成另一类型的上皮组织。如慢性气管炎病人，其气管和支气管的假复层纤毛柱状上皮可能由于炎性刺激转化成复层扁平上皮，因该上皮无纤毛，防御功能减弱，很易感染。上皮组织的化生通常是可逆的。

上皮组织的再生（regeneration of epithelial tissue） 正常情况下，上皮组织细胞不断衰老、死亡、脱落，由新生细胞持续不断补充，称为生理性再生。更新周期受多种因素影响，由数日到数十日不等。在病理状态下，上皮组织受损也可再生，覆盖上皮较腺上皮再生能力强，肝细胞再生能力更强。

上皮组织肿瘤（tumor of epithelial origin） 上皮组织发生的肿瘤。最为同常，分为良性和恶性 2 种。后者亦称癌，危害极大，其特点是：上皮实质部分与结缔组织之间有较明显的分界，借此可与间叶组织来源的肿瘤相区别。

上气（adverse rising of lung-energy; upper-jiao energy） ①中医古病证名。指气逆壅上的证候。多由外感六淫、痰火凝结、肺道壅塞所致。即今之喘证。治以宣肺祛邪、降气化痰为主。②中医脏象名。指人体上部之气，包括心、肺之气。

上腔静脉（superior vena cava） 在右侧第 1 胸肋结合处后方由左、右头臂静脉汇合而成的粗短静脉干。沿升主动脉右侧

下行，至第 3 胸肋关节下缘处注入右心房的上部。入心前有奇静脉注入。

上腔静脉压迫综合征（superior vena caval obstruction syndrome） 见上腔静脉阻塞综合征。

上腔静脉阻塞综合征（superior vena caval obstruction syndrome） 其他名称：上腔静脉压迫综合征。各种原因引起的上腔静脉完全或不完全阻塞的症候群。绝大多数由恶性肿瘤压迫引起，产生头、面、颈、上肢和胸部的静脉淤血、水肿和侧支循环形成的病症。病人有胸部压迫感、胸痛、呼吸困难，以及头痛、视力障碍、眩晕和晕厥等症状。针对病因进行治疗，有指征者可手术。

上清丸（shangqing wan） 中医成药名。清热泻火药。组成：大黄、黄芩、黄柏、栀子、连翘、防风、菊花、薄荷、川芎、白芷、荆芥、桔梗。功能清热散风、消肿止痛。用于头晕耳鸣、目赤、口舌生疮、牙龈肿痛、大便秘结、小便黄赤。忌食辛辣刺激食物。孕妇忌服。

上丘脑（epithalamus） 在背侧丘脑的后上方，间脑背侧部与中脑顶盖前区相移行的部分。包括松果体、缰连合、缰三角、丘脑髓纹和后连合。其内部结构有缰核，由此发出缰脚间束，止于中脑的脚间核。有实验报告缰核与痛觉有关。松果体是一个内分泌腺，分泌褪黑素和多种肽类激素。

上热下寒（heat syndrome in upper part and cold syndrome in lower） 中医证候名。①病人同时表现出上部为热性、下部为寒性的证候。由于寒热错杂，阴阳之气不能协调，使阳盛于上、阴盛于下而致。例如外感病用攻下，引起大泻不止、津液耗伤，致使热邪上升而咽喉痛、咳黄痰，甚则血痰；寒邪盛于下则大便溏泄、四肢冷、脉沉迟等。②指下元虚寒，导致阳气上越之证。

上三角征（upper triangular sign） 右下叶肺不张时，常出现右上前纵隔的同侧移位。在胸部正位片上表现为右上肺野纵隔旁呈尖端指向肺门的三角形致密阴影，与纵隔影相连，其上界在锁骨平面变得模糊不清的现象。此征象对间接诊断右下叶肺不张有实用价值。

上神经元（upper neuron） 在锥体系中，大脑皮质运动区的锥体细胞。它是形成锥体系的一级神经元，它的轴突构成皮质核束和皮质脊髓束。

上升性脊髓炎（ascending myelitis） 脊髓炎性病变范围迅速向上扩张，症状和体征也相应地迅速上升，甚至到达颈端和延髓而危及生命。治疗：以激素为主。

上矢状窦（superior sagittal sinus） 矢状沟内大脑镰上缘的硬脑膜窦。不成对，前方起于盲孔，在上矢状窦沟内向后进入窦汇，再分流为左、右横窦。

上矢状窦血栓形成综合征（superior longitudinal sinus thrombosis syndrome） 继发于多种疾病的上矢状窦血栓形成所致的一组病征。起病急，表现为头痛、喷射样呕吐、视乳头水肿、抽搐、波动性偏瘫或截瘫。婴儿囟门隆起，头静脉怒张。治疗：对症处理，手术。

上限频率（upper rate limit） 心脏内最高的起搏频率。

上消（diabetes involving upper-jiao） 其他名称：隔消、肺消、消心。中医病名。以口渴引饮为主症的消渴。多属肺胃热感、上焦燥热。治宜清热润肺生津，可用人参白虎汤。

上消化道（upper gastrointestinal tract） 十二指肠悬韧带以上的消化道。包括口腔、咽、食管、胃和十二指肠。

上消化道出血（upper gastrointestinal bleeding） 十二指肠悬韧带（Treitz 韧带）以上的消化道病变所引起的出血。在数小时内失血量超过 1 000ml 或循环血容量的 20%，称上消化道大量出血。是胃十二指肠溃疡常见的并发症，门静脉高压所致的食管或胃底静脉曲张破裂、胃癌、胃炎及急性胃黏膜病变等亦可引起。临床表现主要为呕血和柏油样便。大量出血可引起休克。治疗：绝对卧床休息；积极补充血容量，静脉输入电解质溶液、葡萄糖或血浆代用品；止血：药物止血、三腔二囊管压迫止血、经内镜止血。上述方法无效时可行外科手术。

上星（shangxing, DU 23） 其他名称：神堂。中医经穴名。属督脉。位于头正中线入前发际 1 寸处。主治头痛、眩晕、

S

目赤痛、鼻塞、鼻衄、癫狂、疟疾等。沿皮刺 0.5～0.8 寸。艾条灸 5～10min。

上行激活系统（ascending activating system） 非特异性投射系统中由脑干网状结构到达丘脑髓板内核群的部分。各种特异性传入冲动在脑干网状结构内经过多次更换神经元的传递过程失去了特异性。由丘脑的髓板内核群再弥散投射至大脑皮质的广泛区域。生理功能是提高大脑皮质的兴奋性和维持大脑皮质的觉醒状态。

上行纤维束（ascending fibrous tract） 起于感受器经传入神经进入中枢，几次中继后传到大脑皮质或其他高级中枢的纤维束。主要有后索和腹外侧系统，有的产生知觉；部分通过脊髓顶盖束完成视、听反射；通过脊髓网状丘脑束参加网状结构上行激活系统，维持大脑意识和清醒；部分通过脊髓小脑束、脊髓橄榄束、脊髓前庭束、脊髓脑桥束中继后投射到小脑，实现姿势反射，维持身体平衡。

上行抑制系统（ascending inhibitory system） 由存在于脑干尾端的能引起睡眠和脑波同步化的中枢向大脑皮质的投射系统。该投射系统与上行激活系统的作用相对抗。两者共同调节着睡眠与觉醒的相互转化。

上游纤维（upstream fibers） 其他名称：兴奋纤维、动力纤维。兴奋在心脏传导过程中，近端纤维产生动作电位成为兴奋区，又称上游纤维，远端纤维待去极化为静止区，又称下游纤维、静止纤维或阻力纤维。

上运动神经元损害综合征（syndrome of upper motor neuron lesion） 大脑半球中央前回皮质内的运动神经元及其轴突受损出现的综合征。运动瘫痪，常为单瘫、偏瘫、双侧瘫；肌张力增高，腱反射亢进，肌萎缩不明显，巴宾斯基征、查多克（Chaddock）征等阳性。

上肢骨（bone of upper limb） 上肢带骨及自由上肢骨的总称。前者由锁骨与肩胛骨组成，后者包括肱、尺、桡骨及手骨。人类由于直立行走，上肢骨明显较下肢骨小。

上肢肌（muscle of upper limb） 肩带肌、臂肌、前臂肌和手肌的总称。肩带肌有 6 块，皆起于肩胛骨，止于肱骨，运动肩关节；臂肌有 4 块，运动肘关节；前臂肌有 20 块，运动腕关节和手关节。此外，尚有手的固有肌。

上肢心血管综合征（upper limb cardiovascular syndrome） 常染色体显性遗传。以先天性心血管畸形与上肢骨骼系统发育不全合并发生为特征的一组病征。以房间隔缺损、拇指发育不全为最常见。表现为心悸、气短、乏力、发绀、水肿、心力衰竭等。治疗：对症处理，手术。

烧瓶型心脏（flask-shaped heart） 心包积液时，心脏呈三角烧瓶样，相对浊音区与绝对浊音区几乎相同。由于心包腔内积液随体位移动，所以心浊音界的外形随体位改变而发生变化，特别是心底部浊音界平卧位时较坐位时明显增宽。

烧山火（heat-producing needling） 中医针刺手法之一。属复式补泻手法。其法是将预定针刺深度分为浅、中、深 3 层（称天、人、地三部），操作时由浅入深，针刺入上 1/3 层（天部）得气后行捻转补法，再将针刺入中 1/3 层（人部）得气后行捻转补法，然后将针刺入下 1/3 层（地部）得气后行捻转补法，其后慢慢地将针提到上 1/3 层，如此反复操作 3 次，再将针按至地部留针，病人可自觉局部或全身有温热感，即可出针或揉闭针孔。此手法有引经通气、温阳补虚的作用，治疗冷痹顽麻、虚寒性疾病。

烧伤（burn, thermal injury） ①通常指热力或间接热力（化学物质、电、放射线等）作用于人体引起的组织损害。主要指皮肤和/或黏膜损害，严重的也可伤及皮肤和/或黏膜下组织结构，如肌肉、骨、关节甚至内脏。预后与烧伤的深度和广度有关。治疗：消除烧伤原因，及时予以适当治疗；镇静止痛；保持呼吸道通畅；检查有无合并外伤和中毒，立即给予有关处理；防治低血容量性休克，快速输入平衡盐溶液，同时输入全血或血浆；留置导尿管；清创；预防性注射；预防局部和全身性感染；烧伤创面处理；烧伤植皮；防治器官并发症。②中医病名。因火焰、热水、电灼、化学物品及放射性物质侵害皮肤所致，轻则伤及皮毛，甚则伤及肌肉筋骨，严重者内攻脏腑，变生他证。烧伤面积小而浅者，只需

外治；严重者必须内外治并重。

烧伤半暴露疗法（semi-exposure therapy of burn） 用单层药液纱布或薄油纱布敷于创面上，暴露使其干燥的方法。用于保护肉芽面、已去痂的Ⅱ度创面、供皮区、固定植皮片及控制创面感染等。创面要求干净；对肉芽面实施不能太久，应及早植皮；经常检查有无纱布下积脓，及时引流。

烧伤包扎疗法（treatment by bandage of burn） 四肢、躯干的小面积创面所用的包扎法。先铺一层油纱布或药液纱布，外加纱布、棉垫，用绷带以均匀压力包扎。敷料要超过创面边缘 5cm，厚度 3～5cm。指、趾端外露，指间应分开包扎。如无感染浅Ⅱ度烧伤可待 1～2 周后首次更换敷料；如出现感染，则需充分引流。

烧伤暴露疗法（exposure therapy of burn） 创面清创后，将病人安置在无菌床单上，直接暴露在温暖、干燥、清洁的空气中的治疗方法。适用于大面积创面，特别是头、颈、会阴部创面。为促进创面干燥结痂可采用热风治疗或外用有收敛、消炎作用的中草药。

烧伤补液上海公式（Shanghai formula of burn fluid infusion） 我国习惯应用的烧伤早期补液公式。烧伤后第一个 24h，成人每千克体重，每 1% 烧伤面积补给晶体和胶体溶液 1.5ml，幼儿 2ml，儿童 1.8ml。其中半量在伤后 6～8h 内输入，晶体和胶体的比例为中、重度 2:1，特重 1:1。5% 葡萄糖液成人 2 000～3 000ml。第二个 24h 补给第一个 24h 实际输入的胶体和晶体溶液之半量，水分量同第一个 24h。晶体液选平衡盐液或等渗盐水。胶体液首选血浆。

烧伤肠源性感染（enterogenous infection of burn） 肠道内细菌通过肠系膜淋巴结进入肝、脾和血液循环而导致的全身性感染。近年来国内外在这方面均有研究，以无菌小鼠为实验动物，在烧伤的应激下，给肠道内接种一种稳定的内源居留细菌，通过肠系膜淋巴结进入肝、脾和血液循环。说明在免疫功能低下的情况下，可以产生肠源性感染。

烧伤创面脓毒症（burn wound sepsis） 烧伤创面广泛感染，具有全身性感染中毒临床表现，血培养阳性，而每克焦痂下坏死组织中细菌数量超过 10^5 的疾病。

烧伤后瘢痕挛缩（burn scar contracture） 深度烧伤愈合后往往形成瘢痕并导致瘢痕挛缩，出现外貌畸形和功能障碍。预防措施：控制创面感染，力争early痂植皮，做好功能包扎，坚持早期功能锻炼以及弹力压迫等。对已出现的瘢痕挛缩，要根据功能障碍程度、外貌畸形轻重，参考病人年龄、职业、要求，考虑整复手术，确定具体手术方案。

烧伤面积手掌估计法（burn area estimated by palm） 即无论成人还是小孩五指并拢，一掌面积等于体表面积的 1%。此法用于小片烧伤的估计或补充烧伤面积九分法的不足。

烧伤面积中国九分法（burn area estimated by Chinese 9% rule） 我国创用的烧伤面积估计方法。将全身体表面积分为若干 9%，适用于成人。头颈部占体表面积 9%；双上肢各占 9%；躯干前后（各占 13%）及会阴部（占 1%）占 3×9%（27%）；臀部及双下肢占 5×9%＋1%（46%）。小儿头大下肢小，并随年龄增长，其比例也不同。估计烧伤面积按下列简易公式计算：头颈部面积（%）＝9%＋（12－年龄）%，双下肢面积（%）＝46%－（12－年龄）%。

烧伤休克（burn shock） 一种急重症。严重烧伤后若不及时治疗，病人可发生休克，必须立即进行抢救。烧伤休克绝大多数为继发性休克。病人在受伤时因剧痛、惊恐、精神紧张而发生的原发性休克，颇为罕见。继发性休克是由于受伤局部大量血浆样液体自毛细血管渗出到组织间隙和创面，导致有效循环血量减少，而出现低血容量容量性休克。渗出量的多少、休克的轻重与烧伤面积成正比。

烧伤植皮术（skin grafting for burn） 烧伤创面的处理。常用的有：大张中厚（或薄）自体皮片，小片或邮票状自体皮、网状自体皮、自、异体皮相间混植，以及大张异体皮开洞嵌植小片自体皮法等。这些方法，都是力求将创面全覆盖，以减少渗出和感染机会。此外，尚有微粒植皮法、真皮耕耘法、自体表皮、异体真皮微粒混植法等。

烧伤中期败血症（septicemia in middle stage of burn） 其他名

称：焦痂分离期败血症。烧伤过程中发生的一种疾病。伤后3～4周焦痂分离，坏死组织自溶，感染加剧。此时肉芽防御屏障尚未形成，创面又无法覆盖，则易发生侵袭性感染。早期有计划地切除大部焦痂，采取自体皮和同种异体皮覆盖创面，避免焦痂在同一时期大量分离是减少中期败血症的有效措施。

烧死（death from burning）　因火焰、高温固体、强辐射热等的烧伤而造成的死亡。多见于自然灾害和工伤事故，自焚或放火谋害者少见。但亦有杀人焚尸灭迹者。

烧渣（sulfuric acid residue）　全称黄铁矿烧渣，又称硫酸渣。用黄铁矿物制取硫酸或亚硫酸过程中排出的废渣。主要成分是铁、硅、铝、钙、镁等的氧化物。可用作炼铁、制造水泥等的原料。堆存不用则侵占土地，污染土壤；排入江河则污染水体。

烧灼（cauterization, cautery）　干热灭菌法之一。用火焰烧灼方法灭菌。微生物学实验室使用的接种环、接种针和培养细菌用的试管口等常使用本法灭菌。

芍药汤（shaoyao tang, Radix Paeoniae Decoction）　中医方剂。刘河间《医学六书》方。组成：芍药、当归、黄连、槟榔、木香、炙甘草、大黄、黄芩、肉桂。功能清热解毒、调气和血。治湿热痢，症见腹痛、便脓血、里急后重、肛门灼热、苔腻微黄者。

杓状软骨（arytenoid cartilage）　组成喉的软骨之一。呈三角锥体形，在环状软骨上，底朝下与环状软骨上缘构成环杓关节。由底向前方的突起有声韧带附着，称声带突；向外侧软钝的突起有喉肌附着，称肌突。

少碘饮食（low-iodine diet）　一种试验饮食。适用于要做甲状腺吸^{131}I试验的病人。检查前1个月内禁食海带、紫菜等。2周内不吃海蜇、海虾、海鱼等。检查前不吃含碘和抑制甲状腺素分泌功能的药物。检测前日晚10时后禁食。

少精子症（oligospermia）　男性不育症的一种原因。精子密度低于20×10^9/L，通常也有精子活力差以及异常形态精子数目增多的混合型。

少尿（oliguria）　成人每日尿量少于400ml。原因：①肾前性：如脱水、休克造成的血容量降低。②肾源性：如肾衰竭、肾小球肾炎。③肾后性：多由于尿路梗阻如双侧输尿管结石等。

少突胶质细胞（oligodendrocyte）　神经组织中的支持细胞。突起少，分支也较少，细胞核卵圆形，有较多异染色质，细胞体内各种细胞器较星形胶质细胞多。细胞突起的顶端呈宽叶状，包卷在神经元轴突的表面，其中有的构成髓鞘。因此，少突胶质细胞是中枢神经系统中形成髓鞘的神经胶质细胞。

少突胶质细胞瘤（oligodendroglioma）　其他名称：少支胶质瘤。一种神经胶质瘤。常发生于大脑半球，多见于成人。病程较长，首发症状常为癫痫，逐渐发展为偏瘫及偏侧感觉障碍，智力减退，最后出现颅内压升高。本病特点是出现钙化，CT扫描可以显示。病理检查色灰红、界限不清、质地软。镜下瘤细胞核与淋巴细胞核相似，大小形态比较一致，核圆而深染，核周有空晕，形如鱼眼。治疗：手术切除，术后存活时间较长，加用放、化疗效果更好。

少盐无盐少钠饮食（low-salt, salt-free, low-sodium diet）　适于肾炎、心力衰竭伴水肿、高血压和妊娠高血压综合征病人，各种水肿或伴有腹水者。禁食腌制食品，如咸肉、咸蛋、香肠、酱菜等。限制食盐用量，少盐饮食为1日食盐量<2～3g。无盐饮食为食物中不再加盐。少钠饮食为不再加盐外，还需计算含钠量。为调口味，可用糖醋烹饪。

少渣饮食（low residue diet）　适用于口腔疾病和咀嚼不便的病人，消化性溃疡、慢性肠胃道疾病和胃肠道术后病人等。不用多渣多纤维的蔬菜，多用豆腐、粉丝、土豆泥、山药泥等。均应做成菜泥、肉糜，并加食菜汤、果汁以补充维生素C。

少支胶质瘤（oligodendroglioma）　见少突胶质细胞瘤。

少冲（shaochong, HT 9）　其他名称：经始。中医经穴名。属手少阴心经。井（木）穴。位于小指末节桡侧，距指甲角0.1寸处。主治昏迷、晕厥、中暑、心悸、心痛、癫狂、

手挛臂痛等。斜刺0.1～0.2寸，或点刺出血。艾炷灸1～3壮，或艾条灸5～10min。

少府（shaofu, HT 8）　中医经穴名。属手少阴心经。荥（火）穴。位于手掌尺侧，第4、5掌骨间隙中点，握拳时当小指尖到达处。主治心悸、心痛、心烦、小便不利、小指拘挛等。直刺0.3～0.5寸。艾炷灸1～3壮，或艾条灸3～5min。

少腹逐瘀胶囊（shaofu zhuyu jiaonang）　中医成药名。活血化瘀剂。组成：当归、蒲黄、五灵脂、赤芍、川芎等。功能活血祛瘀、温经止痛。用于血瘀有寒引起的月经不调、小腹胀痛、腰痛、白带等。温开水冲服。孕妇禁服。

少腹逐瘀汤（shaofu zhuyu tang, decoction for removing blood stasis in lower abdomen）　中医方剂。《医林改错》方。组成：小茴香、干姜、延胡索、没药、当归、川芎、肉桂、赤芍、蒲黄、五灵脂。功能活血祛瘀、温经止痛。治少腹瘀血积块、疼痛或不痛，或痛而无积块，或月经不调，其色或紫或黑，或有瘀块，或崩漏兼少腹疼痛等。

少海（shaohai, HT 3）　其他名称：曲节。中医经穴名。属手太阴心经。合（水）穴。位于肘前横纹内尺侧端与肱骨内上髁之间凹陷处。屈肘取穴。主治心痛，头痛，目眩，癫狂，瘰疬，手臂疼痛、麻木、震颤等。直刺0.3～0.5寸。艾炷灸3～5壮，或艾条灸5～10min。

少火（vigorous fire）　中医术语。正常的具有生气的火，是维持人体生命活动的阳气。由阳气所化，是人体生命功能的动力。

少年（juvenile, adolescent）　其他名称：青春发育中期。人生中从十二三岁到十五六岁的阶段。性发育为此期特点，第二性征日见明显，如女性乳房开始增大，男性声音开始变粗以及长出阴毛、腋毛等。一般女性的性发育较男性约早2年。女性多在13～14岁开始有月经，男性则在14～16岁开始出现泄精现象。此期生长发育和新陈代谢加快，有广泛的兴趣，独立性和运动功能增强，对外界反应的敏感性增高。此期应重视德、智、体、美诸方面教育，注意卫生教育，特别是青春期的卫生指导。

少年型脊髓性肌萎缩（juvenile spinal muscular atrophy）　其他名称：脊髓性肌萎缩Ⅲ型、库格尔贝格-韦兰德病。少年期发病的脊髓性肌萎缩的亚型。多在出生后18个月发病，表现为以下肢近端为主的肌肉无力，逐渐累及上肢，一般不累及脑神经，可出现全身束颤、肌萎缩，部分患者可有肌酸激酶轻中度升高，一般无呼吸肌受累。多数能行走，寿命正常或接近正常。

少年型家族性黑矇性痴呆（Batten-Mayou syndrome）　一种隐性遗传病。家族性黑矇性痴呆的少年型。4～15岁起发病。表现为精神错乱，惊厥、搐搦，面部表情淡漠，运动失调，以致完全麻痹与痴呆。视力下降，甚至全盲。眼底检查可见视网膜、脉络膜色素紊乱，有进行性原发性视神经萎缩。病人多死于青春期。

少商（shaoshang, LU11）　①其他名称：鬼信。中医经穴名。属手太阴肺经。井（木）穴。位于拇指桡侧、指甲角旁约0.1寸处。主治咽喉肿痛、咳嗽、鼻衄、发热、昏迷、癫狂等。斜刺0.1～0.2寸，或点刺出血。艾炷灸3～5壮，或艾条灸5～10min。②运气学术语。按五音建运理论，商代表金运，故不及之金称称为少商。

少阳病（shaoyang disease）　中医病名。《伤寒论》六经病之一。外感热病的一种传变类型，由邪热在半表半里所致。症见口苦、咽干、目眩、往来寒热、胸胁苦满、心烦喜呕、嘿嘿不欲饮食、脉弦等。治宜和解少阳、扶正祛邪。用小柴胡汤。

少阴病（shaoyin disease）　中医病名。《伤寒论》六经病之一。多因邪传少阴、心肾阳气衰微、阴寒内盛所致。症见脉微细、但欲寐、蜷卧、下利清谷、四肢逆冷，甚至大汗亡阳等。治宜温阳回阳。可用四逆汤。

少阴热化（heat type of changes of shaoyin）　①是《伤寒论》六经病理术语。伤寒少阴病的病理变化。心肾属少阴，因肾阴受伤，水不制火。以致心火偏盛，出现了一派阴虚火旺的

S

证候。主要表现为夜热、心中烦不得卧、口燥、舌红绛、脉细数。故称少阴热化证，应与少阴寒化相对而言。②运气术语。为六气施化之一。少阴的热气加于受少阴（火）所克的阳明（金）而为热化。

少阴三急下证（three conditions of shaoyin disease indicating immediate purgation） 中医病证。指急性热病少阴阴液耗伤，又见阳明燥实内结的三种急下证。少阴病，六七日，腹胀不大便者，急下之，宜大承气汤。少阴病，自利清水，色纯清，心下必痛，口干燥者，可下之，宜大承气汤。少阴病，得之二三日，口燥咽干者，急下之，宜大承气汤。

少泽（shaoze，SI1） 其他名称：小吉。中医经穴名。属手太阳小肠经。井（金）穴。位于小指尺侧指甲根角旁0.1寸处。主治昏迷、少乳、头痛、咽喉肿痛、鼻衄等。斜刺0.1～0.2寸，或点刺出血。艾炷灸1～3壮，或艾条灸3～5min。

绍伊尔曼病（Scheuermann disease） 其他名称：绍伊尔曼脊柱后凸、脊柱骨软骨病、骨骺性骨软骨炎、椎体骨软骨病。以腰椎椎体环状骨骺为主的慢性损伤所引起的病症。表现为腰部酸痛、僵硬感，脊柱活动一般正常，过度伸腰时疼痛。腹部触诊病变椎体有压痛，晚期上腰椎后凸。X线可确诊。治疗：以预防为主，对症处理。

舌（lingua） 位于口腔底的肌性器官。表面覆盖黏膜，具有协助咀嚼和吞咽食物、感受味觉和辅助发音的功能。上面有人字形的界沟，将其分为舌根和舌体。前端细小称舌尖。界沟的尖端有一小凹称舌盲孔，舌下面的正中线上有舌系带，连于口腔底前部。

舌癌（carcinoma of tongue） 舌的恶性肿瘤。在欧美口腔癌中，其发病率占首位，我国居第二位，男多于女，多发生于舌缘，为溃疡或浸润型。生长快，言语、进食及吞咽发生困难。治疗：应尽量保存舌功能，以综合疗法为主；行放射治疗，必要时手术切除。

舌部感染（lingual infection） 口腔科疾病之一。因牙齿的锐缘、不良义齿、鱼骨刺等损伤舌黏膜，或舌根部扁桃体的化脓感染、溃疡性口炎、咽峡炎等所继发。常局限于舌的一侧，舌活动度受限，咀嚼困难，言语不清，舌黏膜覆盖有灰白色假膜，唾液黏稠，口臭，体温可达38℃以上。治疗应切开引流，用抗生素，重者可考虑补液等增强机体抵抗力的措施。

舌颤（trembling tongue） 其他名称：战舌。中医舌象。舌头颤动之症。多因内风或酒毒所致。舌淡红或淡白而蠕蠕微动，多属心脾两虚、血虚生风；舌紫红而颤动，多属肝风内动、热极生风；舌紫红，挺而颤动，可见于酒精中毒。

舌动脉（lingual artery） 颈外动脉的分支。在甲状腺上动脉的稍上方，平舌骨大角处发自颈外动脉，分布到舌、舌下腺和腭扁桃体的动脉。

舌根部肿块（radix linguae tumor） 位于舌盲孔处的舌甲状腺或其他舌根部病变的临床征象。舌根部与会厌之间发现的肿块。注意大小、形状、颜色、硬度和活动度、有无波动感。临床常见于舌甲状腺，亦可为舌根部血管瘤、舌根黏液囊肿、甲状舌骨囊肿和舌根纤维瘤等。

舌骨（hyoid bone） 位于颈前部呈蹄铁形的骨。以韧带与颞骨的茎突相连，可分为体、大角及小角。中央部为体，两端向后上突出的为大角，体与大角交界处的短小突起为小角。

舌骨上肌（musculi suprahyoidei） 颈部舌骨上方的4对肌肉，包括二腹肌、茎突舌骨肌、下颌舌骨肌和颏舌骨肌。作用为向下拉下颌骨而张口，吞咽时可上提舌骨、推挤食团、关闭咽峡。

舌骨下肌（musculi infrahyoidei） 颈部舌骨下方的4对肌肉。包括胸骨舌骨肌、胸骨甲状肌、甲状舌骨肌和肩胛舌骨肌。共同作用为下拉舌骨协助张口。吞咽时甲状舌骨肌可提喉。

舌红（red tongue） 中医舌象。舌质红，主热证。深红而有黄苔为实热，鲜嫩红色为虚热，舌嫩红无苔为阴虚火旺。舌鲜红而起芒刺，是营分有热；红而干是胃津已伤。舌尖红，可见于心火上炎；舌边红，多属肝胆有热。

舌后坠（glossocoma） 全身麻醉后咬肌松弛，或麻醉终了尚未清醒，或肌肉松弛药的作用尚未消失时，下颌关节松弛，使舌根后坠阻塞咽喉通道，造成呼吸道部分或完全梗阻的状态。呼吸道部分梗阻者出现鼾声，可引起通气不足而致低氧血症；呼吸道完全梗阻可造成严重缺氧甚至死亡。处理方法极为简单，托起下颌或置入口咽或鼻咽导气管即可解决。

舌肌（musculi linguae） 舌部的肌肉。属横纹肌，分舌内肌和舌外肌，各肌束在舌内以不同方向走行，互相交织，使舌可作各种方向的灵活运动。舌内肌可分为舌纵肌、舌横肌和舌垂直肌。舌外肌包括颏舌肌、舌骨舌肌、茎突舌肌。一侧颏舌肌收缩时，使舌尖伸向对侧；两侧共同收缩时，使舌伸向前下方。倘若一侧颏舌肌瘫痪，病人伸舌时舌尖歪向瘫痪侧。

舌肌萎缩征（muscles of tongue atrophy sign） 病人舌体变薄、舌面有皱纹及沟纹、舌苔增厚及伸舌受限的征象。该征常见于延髓空洞症、颅底肿瘤、脑膜炎、肌萎缩侧索硬化及霍纳综合征等。

舌甲状腺（lingual struma） 位于舌盲孔处的异位甲状腺。系甲状腺在发生过程中的异常所致。可经同位素^{131}I扫描确诊。治疗：手术切除。

舌謇（sluggish tongue） 其他名称：舌涩。中医舌诊内容之一。多因脾胃积热、津液灼伤所致。症见舌体卷缩、转动不灵、言语不清。亦有因中风、暑痉之痰阻心窍，以及其后遗症而致者。治宜清热生津；若因中风、暑痉之痰阻心窍者，宜豁痰开窍。

舌绛（crimson tongue） 中医舌诊内容之一。舌质深红色。多见于温病邪热传入营分的舌象。舌初起绛色尚有黄白苔，邪在气分，未尽入营；全舌鲜绛，是心包络受邪；舌绛而中心干，属胃火伤津；绛而光亮，是胃阴已亡；绛而有大红点，是热毒乘心；舌尖独绛，是心火盛；若绛而干枯不鲜者，是肾阴已涸；若舌绛，望之似干，用棉签拭之而有津液的，是津液亏而湿热上蒸或有痰浊；舌绛而有黏腻似苔的，是中焦有秽浊；绛而舌体瘦小，干有裂纹，光剥无苔，多属重证。

舌卷（curled tongue） 中医舌象。中医舌诊内容之一。指舌体卷曲，不能伸直。少阴之脉系舌本、连舌下，厥阴肝经之脉绕阴器。若见舌卷曲不伸而阴囊上缩者，乃心肝肾三经之病。此外，心火上炎、厥阴伤寒、肝经热甚、温邪内陷心包等皆可导致舌卷。为足厥阴肝经气绝的证候。可见于热性病的危重阶段。

舌菌（carcinoma of tongue） 见舌岩。

舌菌状乳头炎（lingual fungiform papillitis） 舌的炎症之一。舌乳头呈鲜红色，肿大，灼痛感。局部刺激是发病的主要原因。治疗：消除局部因素，用局麻药可得到暂时缓解，用镇定药物对某些病人有效，可以得到缓解。

舌裂（fissured tongue） 中医舌诊内容之一。即舌有裂纹。为伤阴的证候。若舌绛光亮而显裂纹，多属热盛伤阴，治宜清心泻火，用黄连泻心汤，外敷黄连末。若舌色淡，质软而有裂纹，多为久病阴阳俱虚、气血两伤，治宜养阴清热，用清咽润燥汤加牛膝。

舌轮廓乳头炎（lingual circumvallate papillitis） 舌炎之一。舌轮廓乳头充血、水肿，体积肿大，味觉减退。治疗应消除局部引起发炎的因素，用温和的漱口剂漱口。

舌衄（lingual hemorrhage） 其他名称：舌上出血。中医病证。指血液从舌体流出。舌乃心苗，舌本又为肝脉所络，故多因心肝火盛，致热迫血外出。因心火上炎者，可伴见舌红舌胀、心烦不寐等，治宜清泄心火，方用泻心汤。因肝火上扰者，多伴见头痛目赤、胁痛舌干，治宜清肝泻火，如文蛤散。外治可用炒蒲黄末、炒槐花末等抹敷。

舌起芒刺（tongue with rough fur） 中医舌象。中医舌诊内容之一。舌苔隆起如刺状，是热极的征象。色多焦黄或黑。热邪越盛，芒刺越多，一般多为胃实热；有时也可根据芒刺所生部位区分邪热所在，如舌尖芒刺为心热，舌中芒刺为脾热，舌边芒刺为肝胆热。

舌强（stiff tongue） 其他名称：舌本强。中医舌象。中医舌诊内容之一。指舌体伸缩不利的征象。外感热病常见于热入心包，内伤杂病多见于中风。亦可由热盛伤津或痰浊壅阻所致。舌体坚硬，运动不灵。多兼见语言謇涩不清。若兼有肢体瘫痪，口眼㖞斜等症，多属中风。若舌强硬，舌质红绛，神昏谵语者，多属温热病热入心包，或高热伤津、燥火炽盛、筋脉失养所致。

舌乳头（papillae linguales） 舌背黏膜形成许多小的突起。分为轮廓乳头、丝状乳头、菌状乳头和叶状乳头。

舌乳头炎（lingual papillitis） 各种原因引起的舌乳头发炎。分为菌状乳头炎、叶状乳头炎和轮廓乳头炎3种。表现为舌乳头体积肿大、充血、有疼痛感，可影响语言和吞咽功能，轮廓乳头炎伴有味觉减退。治疗：去除局部刺激因素；消炎止痛；激光、冷冻或手术切除。

舌色（tongue color） 中医舌象。舌质的颜色。正常的舌色是淡红色，活泼光润。临床常见有淡白、红、绛、紫等色。一般来说，白主血虚、阳虚；红主热证，热在卫、气分；绛色主热在营、血分。如非热性的疾病出现红绛舌而无苔或少苔，则表示阴虚火亢，多见于慢性消耗性疾病。紫色在温病中表示热入营分、血分，在杂病中则表示有瘀血郁滞，常见于心脏病、血液病、死胎或中毒等。

舌缩（shortened tongue） 其他名称：舌短、阴强舌。中医舌象。中医舌诊内容之一。寒凝胸腹者，症见舌缩而四肢厥冷，脉象沉伏，治宜温中祛寒。心脾积热者，症见舌缩难言，蒸蒸发热，脉沉而数，治宜清心开窍。

舌苔（tongue fur） 其他名称：舌垢。中医舌诊内容之一。指舌面上的一层苔状物。观察舌苔的变化，可了解病邪的性质和浅深、津液的存亡。正常舌上均有白色薄苔，是由胃气所生。病理的舌苔，则为病邪外侵或内有停痰积食所致。诊察舌苔，主要从颜色、津液、厚薄、形状和分布等方面的变化，并须结合舌质分析，看其润燥腐腻，以知津液邪气情况，但要注意由食物或药物染色造成的假象。

舌体增大（enlargement of lingual body） 舌体形态变化的一种体征。暂时性肿大见于舌炎、口腔炎、舌的蜂窝织炎、脓肿、血肿、血管神经性水肿等。长时间的增大见于克汀病、黏液性水肿和先天愚型、舌肿瘤等。

舌痿（flaccid tongue） 中医舌象。中医舌诊内容之一。指舌体痿废，不能自由转动。舌短缩而痿之症。脾主肌肉，舌以肌肉为本，脾衰则舌痿。或因阴液耗损、筋脉失养所致。新病舌干红而痿，是热灼阴伤；久病舌绛而痿，是阴亏已极；久病舌淡白而痿，是气血俱虚。症见舌短缩而痿、肌肉软。治宜滋阴养血或补中养血。

舌系带（frenulum linguae） 上起舌下面的正中线下至口腔底前部的黏膜皱襞。可制约舌的活动。

舌系带短缩（tongue tie） 舌系带先天畸形，系带短缩，甚至舌下面与口底完全或部分连着。舌前伸上举障碍。吸乳及摄食常无困难，但常有发音障碍。治疗：手术。

舌系带矫正术（surgical correction of lingual frenum） 口腔科矫正舌系带短缩的手术。宜在幼儿或学龄前后进行，麻醉后用缝线牵引舌尖向上，常于系带中部横行切开，再将切口做纵行缝合。

舌下间隙感染（sublingual space infection，infection of sublingual space） 舌体及口底黏膜下方与下颌舌骨肌之间的间隙感染。该感染可发展成口底蜂窝织炎。牙源性感染、口底黏膜的损伤、溃疡以及舌下腺、颌下腺导管的继发性感染，均可导致舌下间隙感染。常发生于口底一侧，口底黏膜充血、水肿，将舌推向健侧而使其运动受限，自觉有舌体疼痛、进食困难与语言障碍。化脓期可有头痛、失眠、全身不适、体温升高。治疗宜切开引流，抗感染药物。

舌下片剂（sublingual tablet） 置于舌下或颊腔使用的一种小片剂。特点是在舌下黏膜中缓慢溶解而吸收产生速效，常用的有的硝酸甘油片等。

舌下神经（hypoglossal nerve） 第Ⅻ对脑神经。为运动性脑神经，由一般躯体运动纤维组成，支配全部舌内肌和大部分舌外肌。舌下神经受损时，患侧舌肌瘫痪，伸舌时舌尖偏向患侧。

舌下神经核（hypoglossal nucleus） 由大型神经细胞组成的脑内神经核。与前角运动细胞相似，属躯体运动柱。它位于延髓中线两侧，舌下神经三角的深方。此核细胞发出的轴突沿内侧丘系外侧前行，于橄榄和锥体之间出脑，支配舌肌的运动。舌下神经核主要接受对侧皮质核束的纤维，完成舌的随意运动。

舌下腺（sublingual gland） 位于口腔底深部的1对大唾液腺。为混合腺，分泌物主要为黏液。它的大管可单独开口于舌下肉阜或与下颌下腺管共同开口于舌下肉阜。小管有数条，分别开口于舌下襞。

舌下腺囊肿（sublingual gland cyst） 俗称"蛤蟆肿""痰包"。口腔腺体疾病之一。舌下腺导管阻塞，唾液潴留、充盈膨胀形成囊肿。口底呈现浅紫蓝色，肿物凸出表面，扪诊软而有波动感。能引起吞咽、语言及呼吸困难。治疗：切除舌下腺及囊肿。

舌下肿块（sublingual tumor） 其他名称：口底肿块。嘱病人张口，将舌上翘，若发现颌舌沟处有局限性肿物或弥漫性肿胀、颌舌沟变浅或消失即为此征。见于颌下腺导管结石、颌下腺混合瘤、口底癌、舌下腺囊肿、黏液囊肿、海绵状血管瘤、表皮样囊肿及炎症引起的口底蜂窝织炎、舌下腺炎和复发性口腔溃疡所致黏膜水肿等。

舌象（tongue manifestation） 中医舌象。舌诊所观察到的舌的各种征象。主要分为舌质和舌苔两部分。舌质包括舌神、舌色、舌形、舌态等方面，多反映脏腑虚实；舌苔则主要观察其颜色及形状，多反映病邪深浅与胃气存亡。

舌咽神经（glossopharyngeal nerve） 发自延髓的舌咽神经核，传导舌后和咽部感觉的混合神经。是第Ⅸ对脑神经，含一般躯体传入神经纤维、内脏传入神经纤维、内脏传出神经纤维、特殊内脏传入神经纤维、内脏传出纤维。经颈静脉孔出颅，发出咽支、茎突咽肌支、颈动脉窦支、舌支、扁桃体支、鼓室神经。舌咽神经受损时病变侧舌后1/3味觉缺失，咽肌轻度瘫痪收缩力弱，病侧软腭反射消失，咽部感觉丧失。

舌咽神经痛（glossopharyngeal neuralgia） 一种少见的以舌咽神经分布区域内的发作性剧烈疼痛为特征的综合征。疼痛发生于舌、咽喉、耳和扁桃体，可以自发，也可以因说话、咀嚼、咳嗽、吞咽和打哈欠诱发。病因尚不清楚。根据疼痛部位的不同，分为咽型和耳型。前者的疼痛始于舌根和扁桃体附近，并可放射到耳咽管，常因吞咽或舌肌运动而诱发。后者的疼痛始于耳内或耳周围，也可放射到咽部、下颌角及颞部。治疗：严重者可行舌咽神经切断术。

舌岩（carcinoma of tongue） 其他名称：舌菌。中医病名。中医外科岩证的一种。即舌癌。生于舌边或舌尖下缘，色紫赤而痛，渐大如菌。初宜泻心脾火毒、养阴清热，晚期体虚或手术后宜养血健肾。

舌炎（glossitis） 口腔科疾病之一。舌乳头萎缩，舌缘前部舌面光滑发红，有灼热感和口干。可因维生素 B_2 缺乏所致。治疗：去除病因，肌内注射或口服大量维生素 B_2。

舌叶状乳头炎（lingual foliate papillitis） 舌的炎症之一。舌叶状乳头体积显著肿大，颜色鲜红，有疼痛，可影响说话和吞咽。局部因素是发病的基本原因。此外，也可由附近的慢性咽炎和鼻后排出物的污染而引起。治疗用温和的漱口剂漱口，局部涂搽消炎药物。药物不能使其消退时采取手术切除。

舌蝇（Glossina） 其他名称：采采蝇属。蝇科的一属。较家蝇大，分布在非洲及阿拉伯半岛。刺入动物或人的血液，能生物性传播非洲锥虫病（睡眠病）。

舌诊（tongue inspection） 中医望诊重要内容之一。舌为心之苗，脾之外候；苔为胃气的反映。因此，脏腑有病可以影响舌的变化。舌诊主要察看舌质和舌苔的形态、色泽、润燥等变化，借以辨别：①疾病的性质：如黄苔主热邪，白苔主寒邪，黄厚苔为湿邪，舌有瘀点为有瘀血；②病邪的深浅：舌质绛则为热入营分，病位深，病情重；③气血的盛衰：如舌质红润为气血旺盛，舌质淡白为气血亏虚，舌光无苔为胃气已衰。正如《辨舌指南》说："辨舌质，可辨五脏之虚实；视舌苔，可察六淫之深浅。"即医生通过观察病人的舌质和舌苔的形态、色泽、润燥等，以辨别病邪性质、病势深浅、

S

气血盛衰、津液盈亏、脏腑虚实，以及判断预后等。

舌震颤（lingual tremor）　病人将舌伸出口外时舌体出现的细小蠕动样颤动。是由于舌肌纤维收缩所致。见于舌下神经麻痹、甲状腺功能亢进症、帕金森病、营养性大细胞性贫血。亦见于老年人、神经质者及各种原因引起的帕金森综合征。

舌质（tongue quality）　中医舌诊内容之一。舌质指舌体的性质。舌诊中，按舌的不同部位以候脏腑。一般以舌尖候心肺，舌边候肝胆，舌中候脾胃，舌根候肾。舌质的望诊主要辨别荣枯老嫩，包括形态、色泽、动态和湿润度等。一般来说，察脏腑的虚实，重点在于舌质；察病邪的深浅与胃气的存亡，重点在于舌苔。

舌肿（swollen tongue）　其他名称：舌胀、舌胀大。中医舌诊内容之一。由七情郁结、心火暴盛，以致痰浊瘀血滞于舌间所致。症见舌渐肿大满口、坚硬疼痛、影响呼吸及语言。若暴肿者，又名婴舌。首先以皂矾煅透为末，再撬开牙关，用三棱针刺去恶血，将皂矾末擦上；亦可擦黄连末、蒲黄末；或用牛黄、白矾、西瓜霜等分为末擦之。内服宜清心泻火，如黄连解毒汤。

舌灼痛（glossopyrosis）　舌的部分或全部的自发烧灼痛，伴有口腔干燥或咽反射消失。多发于 40 岁以上绝经的妇女。肝病、糖尿病、慢性酒精中毒也可引起舌灼痛。治疗：处理病因。

蛇串疮（snake-like sores, herpes zoster）　其他名称：缠腰龙、缠腰火丹、缠腰蛇丹。中医病证。皮肤病之一。因湿热火毒蕴蓄经络所致，症见集簇性水疱沿身体单侧连续排列成带，宛如蛇形，四畔焮红，伴疼痛等。相当于带状疱疹。治宜清热解毒、泻火祛湿，内服龙胆泻肝汤加减，外用黄连膏涂抹，并可配合针刺治疗。

蛇胆陈皮胶囊（shedan chenpi jiaonang）　中医成药名。化痰止咳平喘剂（清热化痰剂）。另有制剂：片剂、口服液剂。组成：蛇胆汁、陈皮。用于风热咳嗽、痰多呕逆。

蛇胆川贝胶囊（shedan chuanbei jiaonang）　中医成药名。化痰止咳平喘剂（清热化痰剂）。另有制剂：口服液。组成：蛇胆汁、川贝母。功能清肺化热、祛痰止咳。治ział热咳嗽、痰多色黄。用于风热咳嗽、痰多气喘、胸闷、咳痰不爽或久咳不止。

蛇胆川贝枇杷膏（shedan chuanbei pipa gao）　中医成药名。化痰止咳平喘剂（清热化痰剂）。组成：枇杷叶、蛇胆汁、川贝母、桔梗、半夏、薄荷脑等。用于外感风热引起的咳嗽痰多、胸闷、气喘等症。痰清稀者慎用；孕妇忌服。

蛇毒血凝酶（hemocoagulase）　其他名称：蛇凝血素酶、立止血、血凝酶。止血药。防治多种原因引起的出血。用于结扎困难的小血管、毛细血管以及实质性脏器出血，也用于外伤、手术、妇产科、消化道等部位出血。制剂：注射剂。紧急出血、妊娠妇女慎用。有血栓或栓塞史者禁用。弥散性血管内凝血导致的出血禁用。

蛇毒因子溶血试验（echidnotoxin hemolysis test）　蛇毒因子是从眼镜蛇毒中提取的一种分子量为 144 000 的蛋白质。它能直接激活血清中的补体 C3，通过旁路途径激活补体系统，进攻阵发性睡眠性血红蛋白尿症病人的红细胞，造成溶血。本试验为阵发性睡眠性血红蛋白尿症的特异性试验。

蛇皮癣（ichthyosis）　其他名称：蛇体、蛇胎、蛇身。中医病证。一种先天性皮肤病，即鱼鳞病。本病为胎传，婴儿出生后不久，皮肤即为灰色、干燥、粗糙，上有鳞屑，紧附皮肤，边缘翘起，状如蛇皮，触之有刺手感，如皮肤皲裂则疼痛。病变多在四肢，重则遍及全身。冬季加重，缠绵难愈。因本病为血燥风燥，治宜养血祛风、健脾润燥。内服鱼鳞汤，外用杏仁泥猪脂涂涂。

蛇蜕（snake slough, Periostracum Serpentis）　其他名称：蛇皮、蛇壳、龙衣、蛇退。中医药名。息风药。组成：游蛇科动物黑眉锦蛇、锦蛇、乌梢蛇等多种蛇类蜕下的干燥皮膜。甘、咸、平，有毒。归肝经。功能祛风定惊、退翳消肿、解毒杀虫。治惊风、抽搐、癫痫、喉痹肿痛、小便不通、疮疥、乳糜尿、风疹、角膜翳翳。煎汤或研末服。治脑囊虫

病，研末服；治疗肿，煎服并烧存性以鸡子清调敷患部；带状疱疹，炒微黄，研细末，麻油调敷患部；蛲虫病，焙黄研末，加冰片少许，每晚睡前抹肛门部；疥癣，煎水熏洗。孕妇忌服。

蛇咬伤（snake bite）　毒蛇或无毒蛇咬伤人体所致的损伤。无毒蛇咬伤后无大危害。毒蛇咬伤后，伤处有明显的红、肿、热、痛，皮肤青紫并起水疱，伤口内有血性液体渗出。全身症状包括头晕、胸闷、视力模糊，严重者可有昏迷、抽搐、休克、尿闭、呼吸肌麻痹，甚至因心力衰竭而死亡。怀疑或确定为毒蛇咬伤，治疗：阻止蛇毒吸收和尽快排出毒液；及时注射足量抗蛇毒血清；使用依地酸钙钠、中医蛇药等。

舍费尔反射（Schäffer reflex）　锥体束受累时的体征。器质性偏瘫时，压迫跟腱则足及趾屈曲。检查者用力紧握病人的跟腱，如踝趾呈现背屈，为阳性。

舍格伦综合征（Sjögren syndrome）　见干燥综合征。

舍-拉综合征（Sjögren-Larsson syndrome）　其他名称：鱼鳞病样红皮症-痉挛性两侧瘫痪-智力发育不全综合征。常染色体隐性遗传性疾病。临床表现为：出生后不久即见皮肤发红，随年龄增长逐渐明显，颜面和头部角化明显。表现为痉挛性四肢瘫痪或痉挛性截瘫，语言障碍，吞咽困难，癫痫，痴愚、低能，视力减退，黄斑部色素变性。

舍马克线（Schoemaker line）　供骨外科诊断用的解剖标志。大转子尖至髂前上棘的延长线，在正常的情况下它于脐部或脐上部与前正中线相交。如大转子上升，此延长线则于脐以下与前正中线相交。

舍脉从证（following symptoms and ignoring pulse）　其他名称：舍脉从症。中医名词。辨证过程中，当脉与证表现不一致时，经过分析，认为症状足以作为审定病机、确立治疗方案的依据，而脉象不能反映病机，当舍脉从证。多见于一些病情较复杂的急性病症。

舍曲林（sertraline）　其他名称：左洛复、左乐复。抗抑郁药。用于抑郁、强迫症、惊恐症、心境恶劣、性欲倒错。预防抑郁症复发。制剂：盐酸舍曲林片剂。不稳型癫痫病人、肝肾功能不全者、孕妇及哺乳期妇女慎用。不宜驾驶车辆或操作机器。

舍瓦休征（Chevassu sign）　输尿管乳头状肿瘤的征象。输尿管插管时，当导管从肿瘤旁边通过时从导管排出血液，但在进一步向前推动导管（超过肿瘤界限）时又排出清亮的尿液即为此征。提示输尿管乳头状肿瘤。

社会隔离（social isolation）　其他名称：社交孤立。人的社会联系被剥夺或减少到最低水平。脱离人际交往，得不到社会舆论和经济援助、医疗保健、社会团体照顾、邻居同事帮助等，处于一种缺乏社会支持的极端状态，导致孤僻退缩、精神衰退，往往可诱发潜伏性精神病症。

社会化（socialization）　个体对社会的认识与适应，个体的观念及行为纳入到社会规范的过程。通过个体与社会环境相互作用实现，是一个逐步内化和角色知识学习的过程。个体逐渐形成独特的人格，从生物人转变为社会人。

社会环境（social environment）　在自然环境基础上，人类通过长期有意识的社会劳动，加工和改造了的自然物质、创造的物质生产体系和积累的物质文化等形成的环境体系。也有人认为是人类生存活动的范围内的社会物质及精神条件的总和；还有人认为是人类在长期生存发展的社会劳动中所形成的人与人之间各种社会关系及联系方式的总体，如文化环境、经济环境、心理环境等。

社会经济指标（social and economic indicators）　用以标志社会卫生指标中的一组指标。包括国内生产总值、人均国内生产总值、人均收入、职工平均工资；就业率及失业率（待业率）、在业人口的行业结构；15 岁以上成人识字率及文盲率，学龄儿童入学率，每万人口中大、中、小学在校学生数；人均住房面积（平方米），主要食物（粮、肉、蛋、鱼、乳及乳制品等）的供应量，人均热量供应等。

社会适应（social adaptation）　个体为适应社会环境而改变自己行为习惯或态度的过程。在社会生活中，每一个体都有自己一定的物质需要与精神需要，都有争取交往、安全、友

S

情、自尊、权利、名誉及成就等的愿望，所有这些需要或愿望的满足，都依赖于个体的社会适应。实际上，个体的社会化过程，就是在一系列社会学习基础上不断进行社会适应的过程。社会适应的顺利与否，很大程度上取决于个体社会学习与社会知觉的效率。

社会卫生条件指标（standard of social health condition）　用以标志社会卫生指标中的一组指标。包括人均住房面积，住房类型，具有上、下水道及卫生设备的住宅比例，饮用水的类型百分比（按户、人），环境污染指标等。

社会卫生指标（social health standard）　研究社会条件和环境因素影响居民健康的一系列标志。有助于确定卫生工作的策略和重点，激发人们行动，检查工作进度，达到预期目标。通常用以标志社会卫生指标的有：社会经济指标、人口学指标、社会卫生条件指标、卫生服务指标、居民健康指标等。

社会卫生资源（social health resource）　卫生的人力、费用、设施、装备、药品、信息、科学知识和技术的总称。任何一个社会拥有的卫生资源的总量总是有限的，这就造成供需的矛盾。为发挥卫生资源的潜力，应研究其分配与利用，使机构合理设置与布局；卫生人员素质及技能培训，合理分配与使用；卫生经费的分配、使用与效益分析，提供适宜的医疗预防服务。

社会心理效应（social psychological effect）　某种人物或事物的行为或作用，引起其他人物或事物产生相应变化的因果反应或连锁反应。

社会心理学（social psychology）　心理学的一个分支。系统研究在社会相互作用背景下，人的社会心理与社会行为及其规律。既研究个体的社会心理现象，也研究群体的社会心理现象。

社会学习理论（social learning theory）　研究人是怎样在社会环境中学习的理论。强调行为和环境的交互作用；强调认知过程的重要性；强调观察学习的作用以及观察他人并以之为原型的行为基础；强调自我调节作用。

社会医学（social medicine）　一门医学与社会学相结合的边缘学科。主要研究社会因素对个体和群体健康的相互作用及其规律；社会卫生状况、卫生资源及卫生服务。为保护和增进人群的身心健康和社会活动能力，保证人们积极、全面地发展，提高人们的生活质量，制定社会卫生对策与社会保健措施。

社会因素（social factors）　经济、人口、文化教育、卫生保健、行为等因素的总称。它与人群健康有着密切的联系。如经济发展，人群健康得到保障，平均寿命延长。受教育可增加居民卫生知识，改变不良习惯与行为，有助于健康。人口增长过快或被赡养人口比值增大都会增加社会负担而影响人民健康。其他如卫生保健、行为因素与人群健康关系更为密切。所以人群健康状态是各种社会因素与其他因素的综合反映，研究社会因素对人群健康状况的影响，是社会医学的基本任务之一。

社交孤立（social isolation）　其他名称：社会隔离。个体由于社会交际出现障碍，与周围的环境及人产生心理隔阂，体验到孤独，并感觉到自身处于一种被强加的消极的或自觉受到威胁的状态。

社交焦虑障碍（social anxiety disorder，SAD）　见社交恐惧症。

社交恐惧症（social phobia）　其他名称：社交焦虑障碍。表现为对社交或表现性活动明显而持久的恐惧。恐惧症临床类型之一。核心特征是显著和持久地害怕在社交活动或与人交往时被人关注或得到不良评价，害怕在公众面前出丑或遇到尴尬，伴有回避或带着强烈的焦虑，同时可以出现躯体症状。治疗：最好是行为治疗暴露法。

社交障碍（impaired social interaction）　由于受个人缺乏社交机会、缺少亲朋好友、躯体活动受限、治疗需要、所受文化与周围环境不协调等因素作用，个人参与的社会交际处于量的不足或质的无效状态。

社区护理（communal nursing）　以临床护理理论和技能为基础，以整体观为指导，结合社区特点，通过健康促进、健康教育、管理协调和连续性照顾，直接对社区内个体、家庭和群体进行护理，帮助人们实现健康的生活方式。

社区获得性肺炎（community acquired pneumonia，CAP）　其他名称：医院外肺炎。在社区环境中（医院外）机体受微生物感染而发生的肺实质（含肺泡型即广义的肺间质）炎症。包括具有明显潜伏期的病原体感染或在入院后平均潜伏期内的病原体肺炎。致病菌为肺炎球菌、金黄色葡萄球菌、流感嗜血杆菌（3%～12%）、嗜肺军团菌、衣原体、支原体和病毒。诊断依据：①新出现的咳嗽、咳痰或原有呼吸道疾病症状加重，并出现脓性痰，伴或不伴胸痛；②发热；③肺实变体征和/或湿啰音；④白细胞$>10×10^9$/L，或$<4×10^9$/L，伴或不伴核左移；⑤肺部 X 线显示片状、斑片状浸润阴影或间质性改变，伴或不伴胸腔积液。以上①～④中任何一项加⑤，并除外肺结核、肺部肿瘤、非感染性肺间质病、肺水肿、肺不张、肺栓塞、肺嗜酸性粒细胞浸润症、肺血管炎等，可确诊。治疗：抗生素治疗，对症与支持治疗。

社区精神病学（community psychiatry）　以自然居住区为单位，建立精神卫生中心，或在地区的综合性医院建立精神卫生机构，以解决本地区精神疾病的预防、治疗、康复和社会就业的学科。这是精神病管理和防治工作的一个突破，使原来的封闭式管理变为开放式管理。我国在各省、市、县均建立了精神病的防治网，有的地区在城市、农村建立了劳动文娱治疗站和家庭病床等精神病防治机构。这样，有利于病人巩固治疗效果，减少复发。

社区免疫（community immunity）　其他名称：群体免疫。社区免疫水平决定人群或动物群体的易感性，与传染病的流行有密切关系。社区群体中大部分个体已对特定病原体具有免疫力，以致已患病个体在此群体中传染他人的可能变小。

社区试验（community trial）　其他名称：群体试验。是以人群为实验对象，用于检验预防措施效果的试验。也可用于检验病因假设。

社区卫生服务（community health service）　是我国城市卫生工作的重要组成部分，是实现人人享有基本卫生保健目标的基础环节。大力发展社区卫生服务，构建以社区卫生服务为基础、社区卫生服务机构与医院预防保健机构分工合理、协作密切的新型城市卫生服务体系，对坚持预防为主、防治结合的方针，优化城市卫生服务结构，方便群众就医，减轻费用负担，建立和谐医患关系，具有重要意义。

社区医生（community doctor）　关注特定社区人群健康状况，为社区人群提供基本卫生服务的医生。

舍蝇（*Musca domestica vicina*）　不吸血蝇类的一种。成蝇灰黑色，体长 5～8mm，胸背有 4 条黑色纵纹，幼虫主要滋生于禽畜粪和垃圾堆中。秋季为高峰季节。该蝇与多种疾病的传播有关，特别是消化道传染病的传播，如痢疾、伤寒、霍乱等。

射干（blackberrylily rhizome，Rhizoma Belamcandae）　其他名称：乌扇、扁竹根、开喉箭、铁扁担、山蒲扇等。中医药名。清热解毒药。鸢尾科植物射干的根茎。苦、寒，有小毒。归肺、肝经。功能泻火解毒、利咽消痰、祛瘀散结。治咽喉肿痛、痰咳气喘、肝脾大、瘰疬结核、闭经、痈肿疮毒。煎服。治水田皮炎，煎水洗；跌打损伤，捣敷。孕妇忌服；虚证者慎服。有消炎、止痛、利尿、祛痰、抗微生物作用。

射干麻黄汤（shegan mahuang tang，decoction of Rhizoma Belamcandae and Herba Ephedrae）　中医方剂。《金匮要略》方。组成：射干、麻黄、生姜、细辛、紫菀、款冬花、大枣、半夏、五味子。功能温肺化痰、止咳平喘。治寒饮郁肺、咳而上气，喉中如水鸡声。症见咳嗽喘急、喉中有哮鸣音者。

射击运动员尺神经麻痹（ulnar nerve paralysis of shooting player）　射击运动员最常见的损伤。损伤部位：一是由豌豆骨与钩骨及韧带构成的尺神经管；二是肘部尺神经管。由于托枪姿势不正确压迫尺神经引起。

射精（ejaculation）　男性性行为时，将精液由阴茎射出的反射性动作。

S

射精管（ductus ejaculatorius） 输精管与精囊腺排泄管二者末端汇合而成的一对细管。穿经前列腺，开口于尿道前列腺部。

射频导管消融术（radiofrequency catheter ablation） 治疗各种顽固性快速性心律失常的新技术。目前主要用于治疗室上性心动过速、室性心动过速和预激旁道传导。

γ射线（gamma ray） 一种电磁辐射。天然辐射线之一。γ射线是光子流，光子本身不带电，必须与物质的原子核相互作用才能引起电离或激发。γ射线与物质相互作用主要有三种方式：光电效应、康普顿散射和生成电子对。具有一定的质量和能量，在真空中的传播速度为每秒30万千米，穿透力极强。

射线角化病（irradiation keratosis） 经反复小剂量放射治疗或X线透视检查后发生于照射处皮肤上的角化病。常在照射后10～30年发病。主要表现为毛细血管扩张，皮肤微红、干燥，覆以灰黄色或棕色黏着性鳞屑，边缘清晰，伴以黑色素变化。晚期局部呈疣状或皮角样。防治：无特效疗法，重在预防。

射线皮炎（radiodermatitis） 皮肤物理性疾病之一。由X线或其他放射线应用不当引起的皮炎。由于射线性质、剂量不同，皮肤损害不同，分急性和慢性两种。前者于接触射线后潜伏期一周到数月发病，轻者有红斑、脱屑、色素沉着；稍重者可有水疱、糜烂、结痂；严重的可出现溃疡，经久不愈，可持续数月至数年，有瘙痒或灼痛。慢性者皮肤干燥、萎缩变薄，毛细血管扩张；重者可发生光线性角化病或溃疡，久之有癌变的可能。治疗：对症处理，有癌变倾向时及早切除。

X射线衍射（X-ray diffraction） X射线在物质（尤其是晶体）作用下发生的散射。与此同时，由于干涉效应，散射的X射线呈现强度变化的衍射图形。衍射点的位置和强度取决于分子中原子的排列和相互关系，因而衍射图形提供有关内部结构的许多信息，尤其是有关精细结构的信息。在医学中常用X射线衍射技术来研究生物大分子的构型，与其他方法配合对找出蛋白质分子的二、三级结构有其独到之处。

X射线荧光谱法（X-ray fluorescence spectroscopy） 用一次发射X射线轰击物质表面又可发射出波长更长的二次发射X射线谱线，测量二次发射X射线谱线波长和强度以分析各种元素的方法。主要适用于有色金属、岩石、工业产品中多种（特别是重金属）元素的分析。

射线增敏药（radio sensitivity promotive） 可使肿瘤细胞对放射治疗增加敏感性的药物。如甘氨双唑钠。马蔺子素也作为放射治疗的辅助用药。

射线治疗（radiotherapy） 见放射治疗。

射血分数（ejection fraction） 其他名称：心搏出率。每次心血输出量占心室舒张末期容积的百分比。正常成年人，左心室舒张末期容积估计约145ml，搏出量为70ml，射血分数约为50%～65%。

射血期（ejection period, ejection phase） 心室收缩期中从动脉瓣开放至关闭的时相。当心室收缩时，两室内压增高，首先高于两房内压，使两房室瓣关闭，室内压继续增高，当高于动脉内压时，主动脉瓣和肺动脉瓣被冲开，左心室将血射入主动脉，右心室将血射入肺动脉。心室舒张时，心室内压降低，两动脉瓣关闭。此期大约持续0.3s。

射血前期（pre-ejection period, PET） 电机械收缩总时间（QS_2）和左室射血时间（LVET）之差。代表射血开始之前的电变化和机械变化所需的时间。可通过同时记录心电图、心音图、颈动脉脉搏图的方法测得。

摄领疮（nape sores） 见牛皮癣。

摄食中枢（feeding center） 发动摄食活动的神经结构。位于下丘脑外侧区。饥饿时该中枢活动增强。兴奋时发动摄食活动，破坏时拒食。该中枢与饱食中枢间有交互抑制作用。

麝香（musk, Moschus） 其他名称：寸香、元寸、当门子、臭子、香脐子。中医药名。鹿科动物原麝、林麝、马麝等的雄性香囊（腺囊）中的干燥分泌物。辛，温。归心、脾、肝经。开窍、醒神、活血、散结、止痛、催产下胎，为醒脑回

苏要药。主治：①温热病，邪入心包的神昏痉厥，痰浊蒙蔽清窍的中风痰厥、惊痫等内闭证。②疮疡肿毒。③经闭、癥瘕、痹痛、厥心痛、跌打损伤等属瘀血壅遏者。④胎死腹中或胞衣不下。入丸、散剂，不宜煎煮。孕妇忌用。

麝香保心丸（shexiang baoxin wan） 中医成药名。益气活血祛瘀剂。组成：麝香、苏合香、冰片、肉桂、牛黄、蟾酥、人参。功能芳香开窍、活血行气。用于心肌缺血引起的心绞痛、胸闷及心肌梗死等。孕妇禁服。

麝香酮（muscone） 麝香的主要成分之一。有人工合成品。微黄色油状液体，有特殊香味。能扩张冠状动脉，增加冠状动脉血流量，对心绞痛有一定疗效。常用于舌下给药及气雾吸入。

申顿线（Shenton line） 其他名称：颈闭孔线。X线诊断术语。股骨颈内下缘与耻骨上支下缘的连线。正常呈一连续的弧线，髋关节脱臼时，此弧线中断。

申克孢子丝菌（Sporotrichum schenckii） 广泛存在于土壤、各种植物及木材上，多因外伤接触带菌的花草和荆刺等引起感染，即孢子丝菌病。此病多发生于从事农业劳动的人群、森林警察和园艺师。

申脉（shenmai, BL 62） 其他名称：阳跷。中医经穴名。属足太阳膀胱经。八脉交会穴之一。位于足外踝下缘凹陷处。主治头痛、眩晕、痫证、癫狂、偏瘫、腰腿痛。直刺0.3～0.5寸。艾炷灸3～5壮，或艾条灸5～10min。

伸筋草（club-moss, Herba Lycopodii） 其他名称：筋骨草、舒筋草。中医药名。祛风湿药。石松科多年生草本植物石松的带根全草。辛、苦，平。归肝、脾、肾经。功能祛风通络、舒筋活血、除湿消肿、解毒。用于风湿痛、肌肉麻木、肢体屈伸不利、跌打损伤。研末麻油调涂，治带状疱疹。孕妇及出血过多者忌服。对痢疾杆菌抑制较强。

伸舌（protruded tongue） 其他名称：舌纵。中医舌象。中医舌诊内容之一。舌伸出口外，不能回缩口内的症状。伸舌而舌觉灼热，神志不清，是痰热之邪扰乱心神，影响苗窍功能所致，治宜清心化痰。舌伸出痿软无力、麻木不仁者，多属气虚。

伸舌困难（tongue extension difficulty） 病人伸舌时舌尖仅达牙列或以内。该症见于舌系带过短、舌体肿瘤、舌溃疡、脑血管意外、舌肌萎缩、延髓麻痹、吉兰-巴雷综合征等。

伸缩舌偏斜（stretching tongue deviation） 其他名称：伸舌试验。检查者与病人正面相对，令病人张口并用力伸舌，观察舌两侧缘与口角的距离及舌体中线与上下颌正中线的位置，如偏向一侧即为此征。临床上见于舌下神经核下性麻痹、舌癌、利-西综合征等。

伸膝装置粘连（extra-articular adhesion of knee in extension） 股骨干骨折后固定时间较长，股四头肌损伤，内固定手术后引起的股中间肌粘连和膝关节僵硬。分为股中间肌的瘢痕粘连、膝关节内粘连和股骨干骨折、手术部位肌肉变硬与基底固着3种类型。治疗：理疗、体疗和功能锻炼；无效或屈膝<70°者手术治疗。

身长（高）（body height） 是头、脊柱、下肢长的总和。由先天遗传与后天获得决定，受神经、遗传、疾病、环境的影响较为明显，与长期营养状况有关。生后第1年长得最快，出生时平均为50cm，1周岁时达75cm，第2年长10cm，2周岁之后平均每年增长5cm，到青春期增长又加快，有早长或晚长的个体差异。身长是反映骨骼发育的主要指标。影响身长的因素很多，最终身高常与父母的平均身高相关。一般低于正常30%以上为异常，如软骨营养障碍、克汀病、垂体性侏儒等。

身体健康（physical health） 人体各器官系统发育良好，没有缺陷和疾病，生理功能正常，精力充沛，与自然及社会环境适应良好。身体健康状况通常可用人体测量、体格检查和各种体力、心理和智力指标的测定来评价。

身体指数评价法（estimative method of physical index） 根据人体各部分的比例关系，借助数学公式编成指数以衡量儿童少年发育状况和体型的一种评价方法。在分析营养和体育锻炼对生长的影响、运动员选材和体格质研究方面都有实用

价值。常用的身体指数有：①身高体重指数（又称克托莱指数）=体重(g)/身高(cm)×100%，可说明人体的充实程度。一般情况下，随年龄的增长而加大。②身高胸围指数=胸围/身高×100%。可借以说明人体的体格和体型，并反映胸廓发育状况。自婴幼儿起随年龄增长而下降，至青春期降到最低水平，以后随年龄增长而逐渐增长，成年时方趋稳定。③身高坐高指数=坐高/身高×100%，可反映躯干与下肢的关系，借以说明体型特点，可根据此指数的大小将体型分为长躯型、中躯型和短躯型。出生后至青春期前该指数一般随年龄增长而下降，以后则随年龄增长而上升，至成人后趋于稳定。

身痛逐瘀汤（shentong zhuyu tang, decoction for removing blood stasis to relieve general aching）　中医方剂。《医林改错》方。组成：秦艽、川芎、桃仁、红花、羌活、没药、五灵脂、香附、牛膝、地龙、当归。功能疏风活血、通络止痛。治气血痹阻经络所致之肩痛、腰痛、腿痛或周身疼痛，经久不愈者。

身柱（shenzhu, DU 12）　中医经穴名。属督脉。位于第 3、4 胸椎棘突间。主治身热、咳嗽、气喘、癫痫、脊背强痛、疔疮；以及百日咳、支气管炎、肺炎、肺结核、癔症等。向上斜刺 0.5～1 寸。艾炷灸 3～7 壮，或艾条灸 5～15min。

参附汤（shenfu tang, decoction of Radix Ginseng and Radix Aconiti）　中医方剂。出自《伤寒论》。组成：人参、附子。功能回阳、益气、固脱。治元气大亏、阳气暴脱，症见手足厥冷、冷汗淋漓、呼吸微弱、脉沉微细者。

参附注射液（shenfu zhusheye）　中药注射剂。温里剂。为回阳救逆、益气复脉剂。组成：红参、附片。用于阳气暴脱的厥脱证（感染性、失血性、失液性休克等）；也可用于阳虚（气虚）所致的惊悸、怔忡、喘咳、胃痛、泄泻、痹证等。

参苓白术散（shenling baizhu powder, shenling baizhu san）　中医方剂。出自《太平惠民和剂局方》。组成：人参、白茯苓、白术、莲子肉、桔梗、白扁豆、山药、薏苡仁、砂仁、甘草。水煎服；或研末吞服，大枣汤调下。益气健脾、渗湿和胃，兼可益肺。治疗脾虚夹湿证，饮食不化、胸脘痞闷、肠鸣泄泻、四肢乏力、形体消瘦、面色萎黄等。

参苓白术丸（shenling baizhu wan）　中药成药名。扶正剂（补气剂）。另有制剂：散。组成：人参、茯苓、白术、山药、白扁豆、莲子肉、薏苡仁、砂仁、桔梗、甘草。功能补气健脾、渗湿和胃。治疗由脾胃虚弱引起的食欲不振、脘腹胀满、大便溏泻、气短咳嗽、身体消瘦、四肢无力、精神疲倦等症。

参麦注射液（shenmai zhusheye）　中药注射剂。温里剂。为回阳救逆、益气复脉剂。组成：红参、麦冬。治疗气阴两虚型休克、冠心病、病毒性心肌炎、慢性肺源性心脏病、粒细胞减少症。

参芪片（shenqi pian）　中医成药名。肿瘤放疗、化疗辅助用药。另有制剂：颗粒。组成：人参、黄芪、鹿角等。功能补益元气。用于各种原因尤其是放疗、化疗引起的白细胞、红细胞及血小板减少症以及体质虚弱、倦怠无力、食欲不振、抗病能力低下等症。同时能抑制癌细胞生长，克服放疗、化疗引起的毒副作用，保护骨髓，促进造血功能。

参芪五味子片（shenqi wuweizi pian）　中医成药名。安神剂。组成：五味子、党参、黄芪、酸枣仁等。用于心悸气短、动则气喘易汗、少寐多梦、倦怠乏力、健忘。

砷（arsenic, As）　俗称砒，无机元素。单质砷的蒸气呈黄色，有大蒜味，性极毒。砷的化合物有三氧化二砷（砒霜），性极毒。还有三硫化二砷（雌黄）、二硫化二砷（雄黄）等。微量亚砷酸盐能促进机体新陈代谢，曾用作强壮剂。

砷化氢中毒（arsine poisoning）　砷化氢为溶血性毒物。经由呼吸道侵入人体，吸收入血引起急性大量溶血，导致肾小管坏死性急性肾衰竭。早期有乏力，继而畏寒、恶心、呕吐、腰背酸痛，不久出现发热、全身黄染、尿呈酱油色。抢救时应针对溶血，使用大剂量糖皮质激素，服碱性药物。溶血严重需换血。急性肾衰竭，用透析疗法。

砷剂角化病（arsenical keratosis）　由无机砷引起的角化过度

性损害。主要见于接触砷量大的职业和饮用含砷量高的水。角化部位以掌跖大小鱼际及趾部受压部位为主，早期为直径1～2mm大、边界清楚、类似嵌在皮内的淡黄色半透明鸡眼，角化过度继续发展，表面可呈疣状，数目可为一个或数个，可伴色素沉着，一般无自觉症状，偶发或并发皮肤癌和内脏癌。治疗：一般无需治疗，应随访观察，如疑有恶变，应做病理检查以明确诊断。

砷盐检查法（test for arsenic）　其他名称：古蔡试砷法。测定药物中的砷的限量的方法。利用金属锌与酸作用产生新生态的氢，与药物中的砷化合成其挥发性的砷化氢，不同量的砷化氢遇溴化汞（或氯化汞）试纸，产生黄色、棕色至棕黑色的砷斑，与定量的标准砷溶液所生成的砷斑相比较，以测定药物中砷盐限量。

砷中毒（arsenic poisoning）　机体可经皮肤和创面吸收砷化物而中毒的现象。砷俗称砒，三氧化二砷俗称砒霜，毒性较大。中毒多因接触砷化氢而引起。损害器官较广泛，如皮肤、指甲、心、肝、肾。急性中毒可有腹泻、呕吐，甚者发生呼吸中枢麻痹，或大量溶血、急性肾衰竭等。慢性中毒表现为体重减轻、食欲减退、腹泻、肝大、末梢神经炎、痴呆。治疗：急性中毒用二巯丙磺钠、二巯丙醇、青霉胺。重症病人及早血液透析并使用解毒药。

深部感染真菌（deep infective fungus）　是能侵袭深部组织和内脏以及全身的真菌。致病性较强，能引起慢性肉芽肿样炎症、溃疡和坏死等。新型隐球菌病较常见。其他如组织胞浆菌、球孢子菌、芽生菌等出现在南、北美洲等地。在我国极为少见。

深部滑行触诊法（deep slipping palpation）　深部触诊法的一种。病人张口平静呼吸，尽量使腹肌松弛。医生用右手并拢的 2、3、4 指平行放在腹壁上，以手指末端逐渐触向腹腔的脏器或包块，在被触及的包块上作上下左右滑动触摸。这种触诊法常用于腹腔深部包块和胃肠病变的检查。

深部静脉血栓形成（deep phlebothrombosis）　在深部静脉内形成血栓。可累及任何部位的深静脉，多见于下肢静脉。常因大手术后长期卧床、心力衰竭、腹内压增高、下肢静脉曲张或血栓性浅静脉炎的延伸所致。特点为患肢肿胀、疼痛及浅静脉曲张等。偶有因血栓脱落而造成肺栓塞者。治疗：早期病人可行溶栓疗法或静脉取栓术。晚期闭塞段较短者做旁路转流。

深部真菌病（deep mycosis）　致病性真菌侵及皮肤表层以下组织的急、慢性炎症。常因手术、导管检查、烧伤，或应用免疫抑制剂和抗肿瘤治疗所致的免疫功能低下，以及应用广谱抗生素使菌群失调等所引起。真菌培养阳性即可确诊。治疗：选用相应的抗真菌药。

深层地下水（deep ground water, deep well water）　其他名称：深井水、间层水。埋藏于第一不透水层以下的含水层中的水。深层地下水由降水或地面水补给，水质和水量比较稳定，透明无色，细菌含量少，矿物质浓度较高，硬度大。常被作为城镇集中式给水的水源。

深层角膜炎（deep keratitis）　可能由病毒或某种过敏因素而引起的角膜深层炎症。临床表现为视物模糊，角膜基质深层有不规则的浸润，表面呈暗灰色，充血。预后良好，但可复发。治疗：局部同时应用可的松和碘苷滴眼液效果较好。

深低温心停搏法（heart arrest method under deep hypothermia）　体外循环情况下，采用综合措施使心肌全层均匀降温至 15～20℃以下，使心脏停搏，是一种心肌保护的方法。心肌降温10℃（即在体温 28℃时）可减少耗氧量 50%。心肌温度下降至 10℃时可减少耗氧量 90%。

深Ⅱ度烧伤（deep second degree burn, deep partial thickness burn）　损伤达真皮乳头层以下，有部分真皮及皮肤附件残留，有时可见小水疱的烧伤。如将分离的表皮撕去，可见基底微湿，质地较韧，感觉迟钝，颜色红白相间。伤后 1～2 天创面逐渐干燥，皮内有网状血管栓塞。深Ⅱ度创面的愈合，一般需要待局部坏死组织脱落，依靠残留的皮肤附件的上皮增殖、修复。愈合时间需要 3～4 周，愈合后多留有瘢痕。

S

深感觉传导路（deep sensory pathway） 肌肉和肌腱等的感觉，即深感觉，也叫本体感觉，它包括位置觉、运动觉和振动觉。躯干与四肢从感受器到大脑皮质的传导路径。经过三级神经元。第一级神经元位于脊神经节，其周围突构成脊神经，分布于肌肉、肌腱和韧带等；中枢突进入脊髓后索，上行形成楔束和薄束，止于延髓的楔束核和薄束核。第二级神经元在此两核处。由此再向上至丘脑，为第三级神经元。由三级神经元发出的纤维经内囊后肢到达大脑皮质的中央后回和中央旁小叶后部。

深昏迷（deep coma） 意识完全丧失，对各种刺激甚至强刺激均无反应。全身肌肉松弛，深、浅反射均消失，偶有病理性反射和深反射亢进。呼吸不规则，血压下降，机体仅能维持呼吸和循环的最基本功能。

深静脉（vena profunda） 走在深筋膜深面或体腔内的静脉。多与动脉伴行，其收集血液的范围与它所伴行的动脉供血区域大体一致，名称也基本相同，但在某些部位，伴行静脉的数目多于动脉，如上肢的桡、尺静脉，下肢的胫前、后静脉。

深静脉高营养疗法（deep venous hyperalimentation therapy） 将导管经锁骨下静脉或大隐静脉插入上腔或下腔静脉，以补充高渗葡萄糖、水解蛋白、电解质及维生素等。用于胃肠瘘、大面积烧伤和长期不能进食的病人。优点：①可输入高浓度液体，不引起静脉炎。②可按比例同时补足热量和氨基酸。③静脉导管能长期保存，有的可达数月。

深静脉通畅试验（unobstructed test of deep vein, Perthes test） 其他名称：Perthes 试验。用于检测下肢深静脉是否通畅的一种方法。让病人站立，使浅静脉充盈，在大腿根部扎止血带，以阻断浅静脉回流，嘱病人伸屈膝关节 15～20 次，如曲张的静脉消失，说明深静脉通畅。如充盈未见减轻，说明深静脉有阻塞。

深脓疱疮（ecthyma） 其他名称：溃疡性脓疱疮。炎症侵犯皮肤较深、恢复较慢的脓疱疮。多发生于儿童的小腿、大腿或臀部。在红色小结节的表面出现水疱或脓疱，逐渐变大，结痂脱落后形成脓性蝶形溃疡，愈后留有瘢痕，周围有色素沉着。一般可持续数周，有的病人可继发急性肾炎。宜用抗生素治疗。

深吸气量（inspiratory capacity） 平静吸气后能吸入的最大气量。深吸气量与吸气肌力量的大小、肺弹性和气道是否通畅有关。

神（spirit, vitality, mental activity） 中医术语。广义指人体生命活动的总称；狭义指思维意识活动。"两精相搏谓之神""故神者，水谷之精气也"。说明先后天的精气是神的物质基础，所以望神在诊断方面有重要的参考价值。凡神气旺盛，一般反映脏精充足而功能协调；若神气涣散，说明脏精将竭而气机衰败。即"得神者昌，失神者亡"。

神经（nerve） 周围神经系统中功能相关的神经纤维集合在一起，外包致密结缔组织所形成的条索状结构。与脑相连的称脑神经，共 12 对；与脊髓相连的称脊神经，共 31 对。一根神经内可有不同种类的神经纤维，既有传入的又有传出的，不同的神经所含的神经纤维种类也不同。传入神经，其周围突末端构成感受器，包括游离末梢、触觉小体、环层小体、肌梭、神经腱梭，当它受到内外环境中物理或化学因素作用时，这里的细胞膜出现电位变化，引起神经冲动的传播，当神经冲动自周围突末端传到中枢突末端时，在此释放神经递质（P 物质、血管紧张素Ⅱ、生长抑制素等）。传出神经分两类：躯体性传出神经，其末端与骨骼肌构成神经肌突触，借其释放的乙酰胆碱，引起肌肉收缩；内脏传出神经，包括交感和副交感两部分，均分布于内脏的肌细胞和腺细胞，并与之构成突触，借其释放的去甲肾上腺素、乙酰胆碱、血管活性肠肽（VIP）和肽类等物质，分别影响心肌、平滑肌细胞和腺细胞的活动。

神经安定麻醉（neuroleptanesthesia） 使用神经安定镇痛剂配合其他麻醉的麻醉方法。优点是对机体的生理干扰较小，易于控制。神经安定镇痛剂常用氟哌利多和芬太尼合剂。

神经氨酸（neuraminic acid） 一种 3-脱氧-5-氨基壬酮糖酸，是丙酮酸和 N-乙酰氨基甘露糖的醇醛缩合产物。在自然界中没有游离形式的神经氨酸，而且多数是其衍生物。主要存在于糖蛋白和神经节苷脂的糖链中。是血型物质和许多糖蛋白的成分。N-乙酰神经氨酸及其羟基衍生物统称唾液酸。

神经病靶标酯酶（neuropathy target esterase, NTE） 是一种存在于神经元内质网上的、具有磷脂酶 B 催化功能的、在细胞内调节磷脂酰胆碱代谢的跨膜蛋白质。NTE 是哺乳动物胚胎发育所必需的蛋白质，其缺失会导致神经退行性症状出现，并与有机磷中毒引起的迟发性神经病有关。

神经冲动（impulse） 一个个沿着神经纤维传导的动作电位。其传导是双向性的，而且幅度和频率不因距离的增加而衰减。

神经传导速度测定（measurement of nerve conduction velocity） 一种临床电生理检查方法。通过电刺激运动或感觉神经，在肌肉或神经干（或其末端）记录所激发出的电位，将刺激至记录点间的距离除以刺激开始至记录到反应所需的潜伏时，即可测得运动或感觉冲动在该神经上的传导速度。神经功能状态不同，传导速度亦异，从而可作出判断。

神经垂体（neurohypophysis） 脑垂体的重要组成部分，由第四脑室底衍化而来。包括正中隆起、漏斗柄和神经部，其神经部的结构与神经组织相似，无分泌作用，与之有关的抗利尿激素（ADH）和催产素分别由下丘脑的视上核、室旁核分泌，储存于神经部，需要时由后叶（神经垂体的神经部与腺垂体的中间部合称后叶）释放入血液循环。

神经丛（nerve plexus） 神经纤维互相交织成的立体网状结构。如颈神经丛、臂神经丛、腰神经丛、骶神经丛和阴部神经丛等。

神经递质（neurotransmitter） 其他名称：化学递质。由神经细胞合成、神经末梢释放的特殊信使物质。能作用于特异性受体，介导信息传递。分为外周递质和中枢递质，前者包括乙酰胆碱、去甲肾上腺素和嘌呤类或肽类；后者包括乙酰胆碱、单胺类、氨基酸类和肽类。递质与受体发生特异性结合，发挥生理效应。按其对下一个神经细胞的作用不同，又可分为兴奋性递质和抑制性递质。

神经电图学（electroneurography） 对周围神经的电生理特性进行记录和研究的医学分支学科。主要包括运动神经传导测定、感觉神经传导测定和 F 波等。

神经反射性低血压（neuroreflex hypotension, nerve reflex hypotension） 手术刺激自主神经丰富的部位，反射性引起低血压，同时可有心率减慢、心律不齐、呼吸变浅或暂停、心或心脏骤搏。如腹腔神经丛反射、主动脉弓壁内或颈动脉窦压力感受器反射，眼-心反射、隆突反射、心包反射，胸膜反射、肺门反射，颈、胸部迷走神经干反射，盆腔反射，直肠反射等。一旦发生应停止手术刺激，充分供氧，血压不能回升者用麻黄碱提升血压，后再用 0.5%～1.0%普鲁卡因封闭反射区，如麻醉过浅可加深麻醉。麻醉前用阿托品，可预防或减轻这种神经反射。

神经根型颈椎病（cervical spondylotic radiculopathy） 椎间关节退变累及颈神经根，有神经根支配区感觉和运动障碍。颈椎病中此型发病率最高。表现：颈肩臂痛，向前臂或手指放射，手麻，手或臂无力，持物不稳或失落；颈部僵直，活动受限，颈部肌肉痉挛。治疗：首选保守疗法，如颈枕带牵拉；保守疗法等无效，可考虑手术。

神经官能症（neurosis） 见神经症。

神经管（neural tube） 神经系统的主要原基。胚 3 周末，在脊索的诱导下，胚盘背侧外环层细胞迅速增厚、增宽，称神经板。不久，神经板两侧隆起形成神经褶。两褶中央液陷成神经沟。神经沟在枕节平面开始闭合，闭合向头尾两端伸展，第 4 周末神经沟完全封闭形成一条神经上皮管，其头段将分化为脑，尾段将分化为脊髓。

神经核（nucleus） 在中枢神经系统皮质以外，形态和功能相似的神经元胞体集聚成团和柱，称为神经核。皮质下的基底核包括纹状体（尾状核和豆状核）、屏状核和杏仁核，纹状体与锥体外系功能有关。脑干内的神经核分为脑神经核（分别与 12 对脑神经相连）和非脑神经核（如红核、黑质等），各自功能不同。脊髓的神经核位于脊髓灰质，参与脊髓的上、下行传导。

神经红蛋白（neuroglobin）　见神经珠蛋白。

神经-肌肉电检查法（electroneuromyography）　肌电图与神经电图的联合检查方法。在实际工作中二者经常结合进行，方能得出较正确而全面的诊断。

神经肌肉接头（neuromuscular junction）　其他名称：运动终板。运动神经元轴突末梢与肌纤维间的一种化学突触结构。在电镜下由接头前膜、接头间隙和接头后膜构成。接头前膜是封闭轴突末端的轴突膜，膜内有大量线粒体和内含乙酰胆碱的囊泡。接头后膜是折叠的肌细胞膜，折叠后使其面积增大4～5倍，膜上有乙酰胆碱受体和胆碱酯酶。两者之间是接头间隙，与一般的细胞外液相交通，其中含有成分不明的基质。神经纤维的兴奋性在此通过化学传递方式向肌细胞传递。

神经激素（neurohormone）　在神经末梢释放到血液循环中去的一类激素。如下丘脑调节激素和垂体后叶激素，自释放处对一段距离内的细胞起作用。这类神经细胞主要位于下丘脑促垂体区和视上核、旁室核中。分泌物的化学性质是多肽，这些神经细胞又称为肽神经元。促垂体区分泌的激素随垂体门脉系统到达腺垂体，调节腺垂体的活动；视上核、旁室核的分泌物以轴浆运输方式运至神经垂体，储存并释放入血，调节肾和子宫等器官的活动。

神经嵴（neural crest）　脊椎动物在神经管形成过程中，原来位于神经板两侧分离出的细胞群。可分化成成体多种不同的细胞谱系，如将来的脑、脊神经节、交感神经节、肾上腺髓质和嗜铬细胞、表皮的黑色素细胞、颈动脉体Ⅰ型细胞、甲状腺滤泡旁细胞；头部的骨细胞、软骨细胞、肌细胞、眼角膜的固有层与后上皮、成牙质细胞等。

神经降压素（neurotensin，NT）　其他名称：神经降压肽、神经紧张肽。因存在于神经系统内有明显的降压作用而得名。现已证明，NT还存在于哺乳动物的胃肠道内，也是脑-肠肽之一。其结构为单链13肽，C端5肽具有活性。广泛存在于中枢神经系统中，脑内给NT引起降压、镇痛、体温下降等作用。能促进腺垂体分泌生长素与催乳素等。在胃肠有抑制促胃液素的泌酸作用，抑制胃肠运动及促进胰液的分泌。

神经胶质瘤（neuroglioma）　来源于神经上皮的肿瘤。是颅内最常见的恶性肿瘤，约占全部颅内肿瘤的40%～45%，可分为髓母细胞瘤、多形性胶质母细胞瘤、星形细胞瘤、少突胶质瘤、室管膜瘤等。其中星形细胞瘤为最常见，约占胶质瘤总数的一半；成人多见于大脑半球，儿童多见于小脑。多形性胶质母细胞瘤为胶质瘤中恶性程度最高的，生存时间仅10个月左右。治疗：手术切除；易复发，辅以放疗及化疗。

神经胶质细胞（neuroglia cell）　构成中枢神经系统支持组织（胶质）的细胞。分布在神经元之间，数量比神经元多10～15倍。它虽有突起，但不具有传导神经冲动、释放和接受神经递质等功能。在神经组织中对神经元起着支持、绝缘、营养和防御等重要作用。神经胶质细胞按其形态、起源和功能可分为：星形胶质细胞、少突胶质细胞、小胶质细胞和室管膜细胞。

神经节（ganglion）　神经细胞集合而成的结节状构造。表面有结缔组织包被，由其内部胞体发出神经纤维至身体各器官。脊椎动物有脑、脊神经节、交感神经节和副交感神经节。它们又借神经纤维与脑和脊髓相联系。

神经节段（neural segment）　人和脊椎动物在胚胎发育的早期，躯体部分的胚胎性组织，沿着背脊中线的两侧，呈现明显的节段性分化。这时连于脊髓而分布于躯体的脊神经，在人，计有31对，从上而下，排列整齐，也呈现着分节的现象，故称为神经节段。躯体各段的皮肤感觉和肌肉运动的调节，均各接受一定的神经节段分支的分布。例如第1肋间的皮肤和肌肉就是接受第1胸神经的支配，称为第1胸神经节段。神经节段性分布可以利用来作为生理、病理检查和临床应用的依据，如麻醉等，具有很重要的意义。

神经节苷脂（ganglioside）　一类含唾液酸的酸性鞘糖脂。不同的神经节苷脂所含的6碳糖以及唾液酸的数目及位置各不相同。含1分子的唾液酸称单唾液酸神经节苷脂；含2、3、4分子的唾液酸则分别称为二、三、四唾液酸神经节苷脂。它是神经组织的组成成分。

神经节阻滞（nervous ganglion block）　将局麻药注射在神经节附近使神经节以及通过神经节的神经及其分布区域产生阻滞效应的方法。常用的有三叉神经节阻滞、蝶腭神经节阻滞和各种交感神经节阻滞。

神经节阻滞药（ganglioplegic）　阻断交感神经节对冲动的传递而引起血压下降的药物。常用的有樟磺咪芬、美卡拉明、六甲溴铵等。

神经类型（nervous type）　巴甫洛夫根据神经活动基本过程的特点（强度、灵活性、平衡性）的稳定组合，将人的神经活动划分成活泼型、不可遏制型、安静型、弱型4种。

神经膜细胞（lemmocyte）　见施万细胞。

神经梅毒（neurosyphilis）　因梅毒螺旋体侵及脑膜、脑或脊髓所致的神经病变。病理上，任何类型的神经梅毒，脑膜均有一定的炎症性改变。表现为脑膜充血、血管周围有淋巴细胞及浆细胞浸润，并有纤维素渗出。临床表现：①梅毒性脑膜炎：低热或中度发热、头痛、呕吐、脑膜刺激征；重度谵妄、癫痫发作和意识障碍，并伴有视神经、面神经、展神经及听神经等多数脑神经麻痹。②脑膜血管梅毒：较少见，主要临床表现为头痛。③脑实质型梅毒：有两种临床表现：A.脊髓痨型：进行性步态不稳、伴剧烈闪电样疼痛，夜间加重。两足似踩在棉花上；B.麻痹性痴呆：晚期出现，主要表现为认知减退、进行性记忆力减退、人格改变、夸大妄想、虚构，最后进入痴呆状态。应用大剂量青霉素或口服红霉素治疗。麻痹性痴呆型可用发热疗法。

神经末梢（nerve ending）　神经纤维的终末部分。分布于全身各部的组织和器官，形成多种多样的末梢装置。按形态结构和生理功能的不同，可分为感觉神经末梢和运动神经末梢。①感觉神经末梢，分布于身体某些部位的上皮组织、结缔组织和肌组织内，分别感受痛、温、触、压觉及肌纤维的伸展、收缩变化等。②运动神经末梢，分布在肌肉和腺体等器官的效应细胞，与之构成突触，支配肌肉的收缩与舒张、腺体的分泌等。

神经末梢膨体（varicosity of nerve ending）　其他名称：曲张体。神经末梢分支上呈结节状的膨大部分。是神经末梢和效应器发生联系的结构，内含分泌神经递质的小泡。当神经冲动到达时，含有神经递质的小泡呈量子式释放递质。膨体存在于外周肾上腺素能神经元轴突末梢、外周胆碱能神经元末梢和中枢神经元末梢上。

神经母细胞瘤（neuroblastoma）　未成熟的神经母细胞构成的恶性肿瘤。多发生于4岁以前的小儿。原发部位常在肾上腺或其邻近的交感神经系统。恶性度高，转移早，预后差。肉眼观，多为单侧性，大小差异很大，质软而脆。切面灰红色，可见出血及坏死。镜下，瘤细胞为密集深染的小圆形细胞，胞质少，胞核深染，似小淋巴细胞，有的瘤细胞形成菊形团。治疗：早期手术，并行放疗。

神经内分泌（neuroendocrine）　神经细胞合成和释放激素的生理现象。其所产生的激素称神经激素。神经激素的化学结构为小分子多肽，又称为神经肽。神经肽包括神经垂体的激素、腺垂体激素的各种释放激素和释放抑制激素、神经降压素和P物质等。有内分泌功能的神经细胞集中于下丘脑。此外，中枢神经系统的其他部位也存在。

神经皮肤综合征（neurocutaneous syndrome）　见斑痣性错构瘤病。

神经鞘瘤（neurilemmoma）　一种神经纤维瘤。来自神经鞘细胞的良性肿瘤。在颅内多见于听神经，称听神经瘤，以小脑脑桥角为最多。在颅外，好发于较大的周围神经干，特别是四肢的屈侧。肿瘤多为单发性，生长较慢，为圆形或椭圆形，常有完整的包膜，与其发源神经粘连。切面灰白或灰黄色，可有黏液变性及囊性变。镜下有束状型及网状型2种：束状型较常见，由密集的梭形细胞构成，核长椭圆形，呈栅栏状或旋涡状排列；网状型则易发生黏液变性。治疗：手术

S

切除。

神经生长因子（nerve growth factor，NGF）　NGF 是最早被发现的神经营养因子。此因子是由 α、β、γ 3 个亚单位的 2 个分子构成的二聚体。β 亚单位结构与胰岛素相似，具有促进神经生长的活性。NGF 分布广泛，对中枢和外周神经系统的生物效应是维持和促进发育中的交感神经细胞和感觉细胞的存活、分化及成熟，以及执行其功能。在脑内，对一些脑区的神经元的生长和支持也起作用。

神经衰弱（neurasthenia）　神经症的一种。在持久的精神因素影响下所引起的神经活动过度紧张和大脑功能的轻度失调。主要表现为注意力障碍、联想、回忆增多和感觉过敏的心理易兴奋症状，精神易疲劳症状，烦恼、易激惹、心情紧张的症状和记忆减退、头痛、失眠。病程迁延。检查无器质性病变存在。治疗：以精神治疗为主，药物、理疗等为辅。

神经衰弱综合征（neurasthenic syndrome）　主要表现为与精神易紧张相联系的精神易疲劳、心情紧张、烦恼以及易激惹等症状、肌肉紧张性疼痛和睡眠障碍等心理功能紊乱的神经症性综合征。以心理治疗为主。配合药物。

神经酸（nervonic acid）　鞘磷脂中的脂肪酸。为顺-15-廿四烯酸。

神经肽（neuropeptide）　具有神经内分泌活性的肽类。是主要分布于生物体内神经组织的、按分布不同而起递质、调质或激素作用的一类多肽。神经肽是体内传递信息的多肽，是一种重要的突触化学信使。神经肽分为阿片肽、神经激素类肽、脑-肠肽类及其他神经肽类等。

神经调节（neuroregulation）　是指通过神经系统的活动，对机体各器官系统功能的调节。神经系统活动的基本方式是反射，实现反射的结构基础是反射弧。反射弧包括感受器、传入神经、中枢、传出神经和效应器。反应速度快、准确、持续时间短为其特点。

神经调节肽 U（neuromedin U）　是由一个含 174 个氨基酸的前体经 C 末端区的酶切产生的一种酰胺化多肽，参与许多重要的中枢调节过程，如能量代谢、食欲调节、应激反应和疼痛感受等。

神经调质（neuromodulator）　在神经系统中，神经元释放并与受体结合后，不直接起神经元间传递信息的作用，而是调节信息传递的效率，增强或抑制递质的效应的一类化学物质称神经调质。调质所发挥的作用称调制作用。实际上调质和递质没有明显的界限。

神经痛（neuralgia）　感觉神经受病变刺激所引起的剧烈疼痛。疼痛呈刀割、撕裂、钻刺样，难以忍受。常见的有三叉神经痛（面部的阵发剧痛）、臂丛神经痛（肩部或上肢的疼痛）、肋间神经痛（胸壁局部剧痛）、坐骨神经痛（疼痛自腰部向臀、大腿后侧、小腿外侧放射）、残肢神经痛（在截肢后肢体残端发生的疼痛）和灼性神经痛（神经损伤后，手部或足部有灼样剧痛）等。治疗宜针对病因进行封闭、针灸、理疗、手术或给予止痛剂。

神经系统（nervous system）　调节多细胞动物生理活动的体内互相联系和适应外界环境变化的全部神经装置。主要由神经细胞组成。在低等动物，如海蜇，神经系统是一个简单的网络。随着动物的进化，神经系统不断发展，向头部集中的倾向越来越显著，到人类达到最高程度。高等动物的神经系统包括中枢神经系统的脑和脊髓以及周围神经系统的神经和神经节。

神经系统梅毒（syphilis of nervous system）　一种晚期梅毒。特点是病变甚为广泛，脑脊髓膜、中枢神经系统的血管及脑与脊髓的实质均可受累。因主要侵犯的部位及病变的不同，可分为梅毒性脑脊髓膜炎、神经血管梅毒、树胶样肿、麻痹性痴呆及脊髓痨 5 型。

神经细胞（nerve cell，neuron）　其他名称：神经元。高度特化、具有特殊突起、能感受刺激和传导电冲动的细胞。是神经系统的结构和功能单位。包括胞体和突起两部分。胞体存在于脑和脊髓的灰质以及神经节内，形态多样，有球形、星形、锥体形、梨形和梭形等，直径为 $5\sim150\mu m$，核大而圆，位于胞体中央，异染色质少，着色浅，核仁 1～2 个，大而

明显；突起是胞体的延伸部分，分为轴突和树突两类，轴突细而长，分支少，树突短而分支多，呈树枝状。突起构成脑和脊髓的白质及周围神经。神经细胞种类繁多，功能各异，一般说来具有感受刺激、传导冲动和对刺激进行综合分析产生反应的功能。

神经纤维（nerve fiber）　由神经元的长轴突及包绕在其外面的神经胶质细胞构成的传导神经冲动的结构。按其结构的不同可分为有髓神经纤维和无髓神经纤维。前者以轴突为中轴，外包有施万细胞和髓磷脂构成的髓鞘及神经膜。髓鞘具有防止冲动扩散到相邻纤维的绝缘作用。神经膜对纤维有营养和修复作用；后者较细，无髓鞘。支配骨骼肌的运动神经纤维、粗感觉神经纤维、自主神经节前纤维属有髓神经纤维。自主神经节后纤维及感觉神经中最细的纤维为无髓纤维。神经纤维的主要功能为传导神经冲动。

神经纤维的溃变（degeneration of nerve fiber）　神经纤维受损或切断后，远端的神经纤维全长发生溃变，轴突和髓鞘肿胀、破裂、溶解。与胞体相连的近端神经纤维发生逆行性溃变，轴突和髓鞘先从断端发生破裂、溶解，向胞体方向进行，一般切割伤的神经变性只累及 1～2 个结间或邻近损伤处第一侧支。严重者将使胞体肿胀、核偏位、胞质内尼氏小体溶解消失、胞质着色变浅。

神经纤维的再生（regeneration of nerve fiber）　损伤后第 4 日神经膜细胞大量繁殖，一面吞噬解体的轴突和髓鞘，一面在神经膜管内形成一条细胞索，并形成细胞桥将两端连接起来。同时，再生纤维胞体尼氏小体增多，核移位中央，细胞器也逐渐恢复，胞体合成功能恢复并将产物运向轴突，使残留断端长出新的轴突侧芽。小支芽以每日 2～4mm 速度向前生长，最后与原有的组织、器官重新建立联系，恢复感觉与运动功能。神经膜能产生多种神经营养因子，对轴突再生起重要作用。有关中枢神经纤维的再生较复杂、不易恢复功能。近年研究表明，神经营养因子、胚胎脑组织或周围神经移植能促进中枢神经再生。

神经纤维瘤（neurofibroma）　起源于神经膜细胞和神经束膜细胞的良性肿瘤。多见于青年及中年，可为单发和多发性。后者称神经纤维瘤病。有遗传倾向。常见于皮肤及皮下、颈、纵隔、腹膜后等处。肉眼观，肿瘤呈圆形或椭圆形，常与神经干有密切关系，使受累神经呈梭形膨大。镜下，瘤细胞呈梭形，常有扭曲变形，胞质位于核的两端，呈细丝状伸展，相互连接成片，形成小波浪状或细网状结构。纤维基质的黏液变多见。治疗：手术切除。

神经纤维瘤病（neurofibromatosis）　起源于神经嵴细胞异常导致的多系统损害的常染色体显性遗传病。多发性神经纤维瘤。分两种类型：神经纤维瘤病Ⅰ型（NF-Ⅰ），亦称冯•雷克林豪森（von Recklinghausen）病、周围神经瘤病；神经纤维瘤病Ⅱ型（NF-Ⅱ），亦称中枢性神经纤维瘤病、双侧听神经瘤综合征。主要表现为皮肤着色过度斑（咖啡牛奶斑）和多发的神经纤维瘤，亦可累及骨骼、中枢神经系统（CNS）、周围神经系统和其他器官。多发生于皮下，肿瘤可多到数百个，有时亦见于内脏的交感神经与椎管的脊髓神经或神经节，可导致神经受压现象。有时覆盖瘤体的皮肤发生局限性象皮病。个别病例可发生恶变。治疗：单发性肿瘤可手术切除，广泛的皮肤及皮下肿瘤如无不适可不必处理，对发生局部疼痛、瘤体迅速增大、出血、感染或影响其他组织、器官功能者可作局部手术切除；对有恶变者，应早期行根治手术。

神经酰胺（ceramide，Cer）　其他名称：脑酰胺、N-脂酰鞘氨醇。一类鞘脂。其鞘氨醇的 N-脂酰基衍生物是由一分子脂肪酸的羧基与鞘氨醇的氨基通过酰胺键缩合而成。广泛分布于动植物组织中，但分量甚微。法伯（Farber）病病人体内有大量神经酰胺堆积。

神经心理学（neuropsychology）　是心理学的重要分支学科之一。神经学与心理学的交叉学科，它所研究的是神经过程与行为之间的关系问题。如感觉、知觉、注意、记忆、情绪、语言和思维活动的大脑机制等。

神经型食物中毒（neuro-type of food poisoning）　由于摄入肉

毒杆菌污染的食物所引起的神经系统的中毒现象。肉毒杆菌常在肉类罐头中繁殖并产生外毒素，可引起中枢神经病变。表现为周身无力、眩晕、视力障碍、眼肌瘫痪、吞咽及咀嚼肌麻痹，但神志清楚，感觉尚存。重症常并发吸入性肺炎、心力衰竭，甚至因呼吸中枢麻痹而死亡。食品中检出细菌可确诊。治疗：抗毒血清有效。

神经性嗳气（nervous belching） 由于精神因素造成的嗳气。病人自己反复嗳气，借以排除胃部不适。是胃神经官能症的局部表现，以精神治疗为主。

神经性窦性心律不齐（neural sinus arrhythmia） 一种继发性窦性心律不齐。当某些疾病导致神经反射而产生的窦性心律不齐。例如压迫眼球后，心动过速突然中止，转为窦性心律，其心动过速即属此种类型。

神经性毒剂（nerve agent） 其他名称：含磷毒剂。破坏神经系统正常传导功能的毒剂。是高效、连杀性或致死剂，无刺激性，仅有微弱臭味。经呼吸道、皮肤等途径使人员中毒，抑制体内生物活性物质胆碱酯酶，破坏乙酰胆碱对神经冲动的传导。沙林、梭曼和维埃克斯是最具代表性的神经性毒剂。

神经性肺水肿（neural pulmonary edema） 肺水肿的一种临床类型。多并发于头部外伤、癫痫大发作及蛛网膜下腔出血等病。由于交感神经过度兴奋引起大量儿茶酚胺释放，使大量血液突然从体循环转移到肺循环，造成左房高压及肺毛细血管高压。表现与治疗同肺水肿。

神经性聋（nerve deafness） 其他名称：感音性聋。内耳感音系统或听觉神经传导通路损害引起的听力下降。空气传导高音部分有明显损害。韦伯（Weber）试验健侧声音较强，林纳（Rinne）试验阳性。

神经性呕吐（psychogenic vomiting，neurogenic vomiting） 以反复发作的不自主呕吐为特征，通常在紧张或不愉快的情绪下发生，是由精神因素造成的呕吐。表现在进食后或进食时即发生呕吐，但多无恶心，亦不影响食欲或进食，一般无营养不良。治疗以精神疗法为主。

神经性膀胱功能障碍（neurogenic dysfunction of bladder） 调节膀胱的中枢神经或周围神经受到损害所引起的膀胱排尿功能紊乱。根据病变部位可分为：上运动神经元病变、下运动神经元病变、混合病变、原发性感觉神经元病变、原发性运动神经元病变。治疗：方法的选择有赖于尿流动力学的客观检查结果。多数病人采用间歇性自身导尿术是解决其膀胱排空较好的方法。

神经性皮炎（neurodermatitis） 皮肤神经功能失调所致的一种慢性皮炎。以皮肤呈苔藓样变伴有剧烈瘙痒为特征。多见于青壮年。一般夏季加重。发病初期先感到瘙痒，其后在搔抓的皮肤上出现圆形或多角形扁平丘疹，密集成群，可互相融合形成大小不等的苔藓样损害。根据皮损范围分为局限型和泛发型，局限型多只发生在1～2处，好发于颈部及其两侧，以及眼睑、肘窝、骶及阴囊、阴唇等处；泛发者分布较广，好发于头、四肢、肩、腰等处。治疗：避免搔抓或其他刺激，服镇静剂和抗过敏药，外用止痒剂或皮质激素软膏。

神经性贪食[症]（bulimia nervosa） 其他名称：神经性食欲亢进。指反复发作的、不可抗拒的摄食欲望和行为，冲动性地暴食，食后即采用自我诱吐、导泻、利尿、禁食或剧烈运动的方法避免体重增加为主要特征的一组进食障碍。病人多为女性。对病人的进食给予控制，并抑制抑郁情绪。

神经性头痛（nervous headache） 是神经衰弱或神经官能症病人的头痛。头痛为持续性，但远不如偏头痛严重，无眼症状，无恶心、呕吐。主要症状是失眠、心悸、无力、记忆力减退、心烦等神经官能症状。

神经性萎缩（neurotic atrophy） 神经性因素所致的器官或组织的萎缩。如脊髓灰质炎的病人，前角运动神经细胞变性、坏死，它所支配的肌肉麻痹，以后逐渐萎缩。同时该肢体的骨组织也渐渐萎缩，钙盐减少，骨质疏松。因神经功能障碍引起的萎缩包括神经营养性萎缩和失用性萎缩，也属于神经性萎缩。

神经性休克（nervous shock，neurogenic shock） 动脉阻力调节功能严重障碍，血管张力丧失，导致周围血管阻力骤降而有效容量锐减引起的休克。可由外伤、剧痛、麻醉意外、脑脊髓损伤等引起。主要存在相对性血容量不足。特点是休克发生迅速。及时扩充血容量和应用血管活性药物可收到较好效果。

神经性厌食[症]（anorexia nervosa，AN） 以厌食、严重的体重减轻和妇女闭经为主要表现而无器质性基础的病症。对肥胖有病态恐惧。病因不清。主要表现为不愿在人前或与人共同进餐，担心发胖而有意识地严格控制进食量；部分病人神经性厌食与神经性呕吐并存，或与发作性贪食并存，总的倾向为摄入量不足而日渐消瘦；有的病人体重已经很轻，仍然剧烈运动以减肥，常伴焦虑、抑郁情绪；因长期摄入热量不足，常嫌发营养不良症状。约10%病人死于极度营养不良。予饮食、药物、支持、心理治疗。

神经炎（neuritis） 周围神经受累的一种疾病。病因有营养缺乏、感染、外伤、中毒等。表现为在受损的神经分布区有刺痛、麻木或有感觉减退、缺失等，病变神经可有压痛。治疗：去除病因，早期给予维生素 B_1、维生素 B_{12} 等。理疗也有一定效果。

神经移植（nerve grafting） 整复外科修复治疗的常用方法。游离的神经移植适用于周围神经断裂后缺损的修复。在严重的周围神经损伤情况下，也可作带蒂神经断端吻合转移术，使该神经分布区的感觉和皮肤营养得到较好恢复。

神经营养性角膜炎（neurotrophic keratitis） 三叉神经第一支麻痹所造成的角膜病变。特点为无疼痛、无任何刺激症状的角膜病变。早期结膜充血，角膜上皮水肿和点状混浊。继而上皮脱落，向周围发展造成半透明环形病灶。如有继发感染，可引起前房积脓及穿孔。治疗：抗生素眼膏保护角膜；严重时可行睑裂缝合术；处理并发症。

神经元（neuron） 见神经细胞。

神经元学说（neuron doctrine） 神经元学说是对神经元结构与功能的认识及归纳。该学说认为每个神经元是一个独立的单位。神经元之间以及同胶质细胞之间有细胞膜和15～20nm的间隙所隔。每个神经元各自都存在营养保护。神经元有一定极性，一般认为树突接受信息，而轴突是传出信息至其他神经元或其效应器。神经元间兴奋传递必须通过突触且单方向进行。上述传统概念由于局部回路神经元研究的进展宜加以修正。

神经原纤维（neurofibril） 神经细胞体中呈网状、具支持作用，并可能与胞质内蛋白质、化学递质及离子运输有关的细微纤维。其分布于其他胞质成分之间，并经细胞体的胞质延伸入轴突及树突内。电镜下观察，系由粗的12nm的微丝或直径约25nm的微管集合而成。

神经源性T波（neurogenic T wave） 在急性脑卒中，尤其是蛛网膜下腔出血及颅内出血病人中，心电图可有Q-T间期延长，U波和T波改变等类似低钾血症的改变，但血钾正常。此时的T波称为神经源性T波。

神经源性膀胱（neurogenic bladder） 控制排尿功能的中枢神经系统或周围神经受到损害而引起的膀胱尿道障碍。如排尿困难、尿潴留、尿频、尿急、尿失禁、尿意丧失，伴有大便功能紊乱。治疗：采取各种非手术或手术方法减少残余尿量。

神经源性膀胱综合征（neurogenic bladder syndrome） 脊髓病变而引起的膀胱痉挛或弛缓性扩张的一组综合征。表现视脊髓病变部位而异。可为尿频、尿失禁、导尿管周围漏尿；也可为无尿意、排尿困难、充溢性尿失禁等。治疗：解除脊髓病变。

神经源性休克（neurogenic shock） 休克的一种类型。可由外伤、剧痛、脑脊髓损伤、麻醉意外等引起。由于神经作用使周围血管扩张、有效血容量相对减少所致。治疗：止痛，应用血管收缩药，补充血容量等。

神经源性异位性心律失常（neurogenic ectopic arrhythmia） 与自主神经系统活动密切相关的心律失常。例如交感神经兴奋引起窦性心动过速、期前收缩及阵发性室上性心动过速等。迷走神经兴奋可诱发窦性心动过缓、Q-T间期延长等。

神经褶（neural fold） 于受精后的第18～19日，神经沟的两侧部分的细胞迅速增殖，出现两条纵行的向上隆起。此隆起的两缘为神经褶。神经褶逐渐从中段开始相互愈合形成神经管。

神经症（neurosis） 其他名称：神经官能症。一组大脑功能活动失调的疾病总称。一组精神障碍。除癔症外，没有精神症状。各种心理因素在发病中起直接的、主要的作用，个体神经系统功能状态的削弱常是发病的先导，而人格上的缺陷往往构成发病的基础。临床表现比较复杂，其特点有：①一般不具有精神病常见的幻觉、妄想及离奇的行为，病人全部或部分保持对社会生活的适应能力和劳动能力；②不存在与躯体不适应的器质性损害；③病人对疾病保持相当的自知力，能主动求医。

神经中枢（nerve center） 脑和脊髓中控制身体某一种功能的一些特定的神经细胞群，统称该功能的中枢。如呼吸中枢、吞咽中枢、血管运动中枢、体温调节中枢等；或感受某一种刺激的一些神经细胞群，如视觉中枢、听觉中枢、嗅觉中枢等。神经中枢亦泛指反射路径（反射弧）的中间环节，即位于中枢神经系统内的环节。

神经珠蛋白（neuroglobin, Ngb） 其他名称：神经红蛋白、脑红蛋白。一种由 151 个氨基酸构成的珠蛋白类型。Ngb 具有高氧亲和性和可逆结合氧的功能，能协助氧气通过血脑屏障，增加神经细胞的氧的运输、储存和供应。

神经阻滞麻醉（nerve block anesthesia） 其他名称：区域阻滞。注射麻醉药于神经干周围或神经干内，使该神经分布区发生麻醉。这种阻滞麻醉作用只限于该神经的分布区。腰麻、硬脊膜外麻醉均属之。

神经组织（nervous tissue） 主要由神经细胞（神经元）和神经胶质细胞组成的组织。是构成神经系统的主要成分。神经元是神经系统的功能单位，能感受机体内外刺激，传导冲动；神经胶质细胞分布在神经元之间，具有支持、保护、营养和修复功能。

神门（shenmen, HT 7） 其他名称：兑冲、中都、锐中。中医经穴名。属手少阴心经。输（土）、原穴。位于腕横纹尺侧端，尺侧腕屈肌腱的桡侧凹陷中。主治心悸、心烦、失眠、健忘、癔症、癫狂等。直刺 0.3～0.5 寸。艾条灸 5～10min。

神奈川现象（Kanagawa phenomenon, KP） 副溶血弧菌能引起红细胞溶血的现象。表现为在含食盐的血琼脂培养基上出现 β 溶血带。应用这一现象可将副溶血弧菌分为神奈川现象阳性菌株和神奈川现象阴性菌株。致食物中毒的菌株，90% 以上是神奈川现象阳性，故根据该现象可鉴定副溶血弧菌的致病性。

神农（Shennong） 其他名称：炎帝。相传为中国农业与医药的创始人。传说他使用一种神奇的"赭鞭"抽打百草，使之各自呈现本性，然后根据其不同性味给人治病，始有医药。见于《淮南子·修务训》："神农尝百草之滋味，水泉之甘苦，令民知所避就。当此之时，一日而遇七十毒。"《神农本草经》托名神农所撰。

《神农本草经》（Shennong Classic of Materia Medica, Shennong Bencao Jing） 简称《本草经》《本经》。现存最早的中药学著作。未著撰人。约成书于汉代或汉代以前。原书已佚，现存为后代辑佚本。该书总结了成书年代前的药物学成就，提出君臣佐使，阴阳配合，七情合和，五味、四气等药物学理论，介绍了药物的名称、性味、生长环境及主治功用等。收载药物 365 种，分为上、中、下三品（类），大多常用有效，有 200 余种药沿用至今，具有较高的历史、学术和临床价值。

神曲（medicated leaven, Massa Medicata Fermentata） 其他名称：六曲。中医药名。消导药。组成：全麦粉和青蒿、苍耳、辣蓼、杏仁、赤小豆芽混合后经发酵而成的曲剂。药材一般以陈久者佳。甘、辛，温。归脾、胃经。功能消食和胃。用于饮食积滞、伤食腹泻、腹胀。

神阙（shenque, RN 8） ①中医经穴名。属任脉。位于脐正中。主治腹胀、腹痛、肠鸣、虚脱等。禁针。隔盐艾炷灸 5～15 壮，或悬艾条灸 10～20min。②脐的别名。

神庭（shenting, DU 24） 其他名称：发际。中医经穴名。属

督脉。督脉、足太阳、足阳明之会。位于头正中线入前发际 0.5 寸处。主治头痛、眩晕、癫痫、鼻塞、鼻衄、惊悸、失眠等。沿皮刺 0.5～0.8 寸。艾条灸 5～10min。

神犀丹（shenxi dan, cornu rhinoceri pill for resuscitation） 中医方剂。叶天士方（录自《温热经纬》）。组成：犀角、石菖蒲、黄芩、生地黄、银花、金汁、连翘、板蓝根、淡豆豉、玄参、花粉、紫草。功能清热解毒、凉血开窍。治温热、暑疫等邪入营血、热毒深重、耗液伤阴，症见高热昏谵、斑疹色紫、口糜咽烂、目赤烦躁、舌质绛者。

神游症（fugue） 一种暂时性的不正常行为。突然发生和终止。表现为无目的地漫游。当时外表上似乎是清醒的，能自理生活，作简单的对话，甚至能旅行到外地，但当神游症突然终止后，对这一阶段的经过全部遗忘或只存部分记忆。心因性神游症发生在境遇不堪忍受时，可持续数小时至数日。癫痫和脑部器质性损害时也会发生神游症，持续时间短，有比较明显的意识模糊，可出现激越情绪和攻击行为。夜间发生的神游症应与睡行症（梦游症）鉴别。

审美平面（esthetic plane） 从鼻尖点到颏前点的连线，又称审美线，用来审定侧面轮廓美。一般所谓侧貌美者，其上下唇应位于该线后 2mm 左右；若位于该线前方，则表明颏发育不良、颏退缩或上颌前突。其中颏的位置与形态在侧貌美中具有重要作用。

审苗窍（inspection of signal orifices） 中医诊法。中医望诊内容之一。审察舌、鼻、目、口唇、耳等苗窍的变化，作为识别内脏病变的参考。苗窍，即表露迹象的孔窍。心的苗窍为舌，肺的苗窍为鼻，肝的苗窍为目，脾的苗窍为口唇，肾的苗窍为耳。审察这些苗窍的异常变化可为了解脏腑病变提供参考。

肾（kidney） ①泌尿器官。位于腹膜后方，脊柱两侧，形似蚕豆，红褐色的器官。右侧肾一般比左侧低 1～2cm。可分为上下两端、前后两面和内外两缘，内缘凹陷，中部有肾门，为肾血管和输尿管的出入处。主要功能是排出机体内的代谢产物和多余的水，调节体液中若干物质的浓度。肾疾病时，在脊柱两侧第 12 肋下方的腰部常有压痛点。②中医脏腑名。五脏之一。与膀胱相表里。主藏精，包括生殖之精和五脏六腑之精，由于生殖之精是人类生育繁殖最基本的物质，故称肾为先天之本。又主水，合三焦、膀胱二腑主津液，与肺、脾二脏同司体内水液代谢和调节，是人体水液代谢的重要脏器。又主骨、生髓，有充养骨骼、滋生脑髓的作用。故骨、脑的生长发育和功能活动，取决于肾气的盛衰。齿更发长，亦与肾气盛衰有关。肾寄命门之火，为元阴、元阳之所藏，有"水火之脏""阴阳之宅"之称。肾上连于肺，其脉上贯膈，入肺中，故亦主纳气。上开窍于耳，"肾气通于耳，肾和则能闻五音矣"；下开窍于二阴，司二便。③中医推拿穴位名。

肾癌（carcinoma of kidney） 见肾细胞癌。

肾被膜（kidney capsule） 覆盖在肾表面的膜性结构。分为 3 层，由内向外依次为纤维囊、脂肪囊和肾筋膜。它对肾正常位置的维持有意义。纤维囊贴在肾实质的表面，薄而坚韧，由致密结缔组织和弹性纤维构成，与肾实质结合较疏松，容易剥离。临床上肾破裂或肾部分切除时，要缝合此膜。脂肪囊是包在纤维囊外面的脂肪层。肾筋膜位于脂肪囊的外面，分为前后两层。

肾病（nephrosis） 指以单纯肾小管变性损害为特征的肾疾患。

C1q 肾病（C1q nephropathy） 主要特征是系膜区有广泛的 C1q 沉积，一种罕见的原发性肾小球疾病。好发于青少年。临床表现为大量蛋白尿及肾病综合征。部分伴有血尿，但自身抗体阴性，无低补体血症。免疫病理检查肾小球系膜区有显著的 C1q 沉积可诊断，但需排除狼疮性肾炎、乙肝病毒相关性肾炎等。绝大部分对激素治疗不敏感。

IgA 肾病（IgA nephropathy, IgAN） 其他名称：贝格尔病、免疫球蛋白 A 肾病。免疫球蛋白 A 在肾小球系膜区异常沉积所致的慢性肾小球肾炎。病理表现为系膜增生，系膜区以 IgA 为主的免疫复合物沉积。我国最常见的是原发性肾小球肾病。临床表现以血尿最常见，但有多种类型。

S

肾病性水肿（nephrotic edema） 由于肾小球基底膜通透性增加，大量蛋白从尿中丢失，出现低蛋白血症，尤其是白蛋白降低，而引起血浆胶体渗透压降低，使水分在组织间隙潴留。常见于肾病综合征。

肾病用复方氨基酸（compound amino acid for kidney disease） 其他名称：肾必氨。肠外营养用药。用于非终末期慢性肾衰竭病人、各种透析病人营养状况不良者，也用于急性肾衰竭非高分解状态者。制剂：注射剂。静滴速度要缓慢。高钙血症病人禁用，肝衰竭、高氨血症、严重脱水、血容量不足等不宜使用或慎用。

肾病综合征（nephrotic syndrome，NS） 肾小球疾病中表现为大量蛋白尿和低白蛋白血症，常有水肿及高脂血症的临床表现症候群。分为原发性和继发性两类。原发性常见病因：儿童的微小病变型肾病，青少年的系膜增生性肾小球肾炎、局灶性节段性肾小球硬化、系膜毛细血管性肾小球肾炎，中老年人的膜性肾病；继发性常见病因：儿童和青少年的过敏性紫癜肾炎、乙型肝炎病毒相关肾炎、系统性红斑狼疮肾炎、中老年的糖尿病肾病、肾淀粉样变性、骨髓瘤性肾病、淋巴瘤或实体肿瘤性肾病。临床以水肿、大量蛋白尿、血浆蛋白过低、血脂过高和尿中常有脂肪小体为特征。治疗：去除病因，部分病例对肾上腺皮质激素及免疫抑制药物可能有良效。宜注意合并感染等的处理。

肾部分切除术（partial nephrectomy） 切除部分肾组织，除去局限性病灶，保留大部分健康的肾脏。适用于肾内的局限病灶，尤其位于上极或下极者。常用于局限性多发性肾结石、肾外伤、局限性肾结核、肾良性肿瘤、孤立性肾囊肿等。

肾藏精（kidney storing essence） 中医术语。肾的主要功能之一。精，是生命的基本物质。肾藏精有两个含义：①藏五脏六腑之精，主管人体生长发育。为生命之根，生身之本。②藏生殖之精，主管人的生育繁殖。

肾穿刺活检（renal aspiration biopsy） 经皮肤肾穿刺取得肾活体组织进行检查，是诊断弥漫性肾脏病的一个重要检查方法。在临床随着免疫病理和电镜检查的广泛应用，对肾脏疾病的病因、病理、分型、诊断、治疗及预后的估计均有重要作用。

肾穿刺造影术（percutaneous nephrography） 肾的放射摄影技术。用长针头于腰背部及肾区穿刺入肾盂，抽出尿液后注入静脉对比剂以显示肾及输尿管病变。多用于静脉肾盂摄影不显影或输尿管插管失败者，尤其是巨大肾积水病人。

肾挫裂伤（laceration of kidney） 暴力引起的肾脏结构的完整性破坏。根据肾损伤程度分为：肾挫伤、肾部分裂伤、肾全层裂伤、肾破裂、肾蒂断裂伤。表现有休克、出血、血尿、腰腹部疼痛与肿块等。应积极进行抗休克、止血或手术治疗。

肾错构瘤（renal hamartoma） 见肾血管平滑肌脂肪瘤。

肾单位（nephron） 肾的结构和功能单位。每个肾约有 100 万个单位。由肾小体和一条肾小管组成。可分为表浅肾单位和近髓肾单位，表浅肾单位的肾小体位于皮质外周，髓袢短；近髓肾单位的肾小体靠近髓质，髓袢长。

肾蒂（renal pedicle，pedicle of kidney） 出入肾门的肾血管、肾盂、神经及淋巴管等结构的总称。其主要结构的排列关系，由前向后依次为肾静脉、肾动脉及肾盂，从上向下依次为肾动脉、肾静脉及肾盂。右侧肾蒂较左侧为短，故临床上右肾手术较困难。

肾淀粉样变性（renal amyloidosis） 其他名称：淀粉样变性肾病。淀粉样蛋白在肾脏沉积致病。淀粉样变性是一组蛋白质分子病态、折叠后产生异常的空间结构沉积于组织中，引起器官功能障碍的疾病。临床表现为蛋白尿、血尿、肾病综合征等。严重者亦可发生肾衰竭。无有效治疗方法。

肾动静脉瘘（renal arteriovenous fistula） 肾血管疾病。多数由损伤所引起，亦可继发于肾肿瘤。常有血压升高、腹痛、血尿，双侧病变时可出现尿少，甚至尿毒症。体检时在肾区前后可听到血管杂音，扪及震颤。腹主动脉、肾动脉造影诊断。治疗：切除瘘管，分开缝合动静脉，修补失败时作肾切除术。

肾动脉（renal artery） 腹主动脉供应肾脏的成对分支。在第 1 腰椎平面发自腹主动脉，沿腹后壁行向两侧，在肾门处分为前、后两支，经肾门入肾。供给肾、肾上腺、肾脂肪囊及输尿管口等处血液。

肾动脉扩张术（renal artery dilatation） 经皮血管腔内诊断和治疗技术。适用于局限性非闭塞性肾动脉狭窄病变。利用选择性肾动脉造影导管将导丝插入患肾动脉，再沿导丝把气囊导管插入肾动脉，气囊须位于狭窄段。以高压将气囊充盈，即可将狭窄段扩宽。

肾动脉瘤（renal aneurysm，aneurysm of renal artery） 一种肾血管疾病。较少见。多因肾动脉壁中层弹性组织先天性缺陷或损伤、动脉炎、动脉硬化等因素引起。可无症状，但有时可出现上腹痛、腰痛及血尿。彩色 B 超或肾动脉造影检查可协助诊断。可手术治疗。

肾动脉狭窄（renal artery stenosis） 各种原因引起的肾动脉口、主干或主要分支的狭窄。肾动脉狭窄引起肾缺血导致高肾素性高血压。舒张压明显升高，常高于 13.3kPa（100mmHg）为其特点。在上腹部或背部肋脊角处可闻及血管杂音。高血压发病突然、病程短或发展迅速，一般降压药无效。肾静脉导管分别收集左右肾静脉血测定肾素或行肾动脉造影，对确诊本病具有重要意义。治疗：肾血管重建术、肾动脉扩张术（介入治疗）、自体肾移植术或病肾切除术。

肾动脉粥样硬化（renal atherosclerosis） 肾动脉壁增厚和弹性降低。为全身动脉粥样硬化的一部分。病变主要发生在肾动脉开口、主干及大分支。如病变轻，未造成肾动脉狭窄，无高血压，则可无临床症状，肾功能可正常。如病变引起肾动脉狭窄，高血压随之发生，若斑块脱落还可发生肾梗死。治疗以预防为主，一旦发生严重病变，应对症处理。

肾动态显像（nephro-dynamic imaging） 采用快速通过型肾显像剂，静脉注入后迅速被肾脏吸收、浓集、排泄，通过单光子发射计算机体层摄影（SPECT）进行定时连续摄影，可看到示踪剂由肾实质到肾盂及输尿管的动态过程，可在同一时间得到肾脏形态与功能两方面资料的一种技术。肾动态显像剂有 DTPA（二乙三胺五乙酸）、CHA（葡庚糖酸）和 ^{131}I-OIH（邻碘马尿酸钠）等。

肾窦（renal sinus） 肾门向肾内延续的一个较大腔隙。窦内含有肾动脉的主要分支、肾静脉的主要属支，以及肾小盏、肾大盏。其间还填充有脂肪和疏松结缔组织。

肾段（renal segment） 根据肾动脉的主要分支所分布的范围，将肾实质分为若干区段。每个肾一般分为五段：上段、上前段、下前段、下段、后段。对肾的局限性病变，可施行肾段切除。

肾恶性肿瘤（malignant tumor of kidney） 源自肾的上皮组织和间叶组织的恶性肿瘤。多发生在肾实质，如肾癌、肾母细胞瘤及来自肾盂的乳头状癌。成人恶性肿瘤常以血尿为主。而肾母细胞瘤则见于小儿，主要表现为腹部包块。来自间叶组织的恶性肿瘤如纤维肉瘤、脂肪肉瘤、肌肉瘤等很少见。治疗：以手术为主。

肾发育不良（renal dysplasia） 肾脏未能进行正常生长发育的先天性疾病。大多呈散发性，少数有家族性倾向。发病机制不清。患肾比正常小一半，肾盂、肾盏均小，可伴高血压、腰痛并发感染、结石。双侧肾发育不全者，常伴有肾功能损害、生长发育迟缓，出现肾性侏儒症或肾性佝偻病。治疗：对症处理，如针对肾结石和肾衰竭的处理等。

肾发育不良综合征（renal hypoplasia syndorme，Potter syndrome） 见双侧肾不发育综合征。

肾疳（infantile malnutrition involving the kidney） 中医病证。①其他名称：骨疳、急疳。五疳之一，由先天性肾气不足，后天饮食失调，兼以伏热内阻所致。症见形体羸瘦、牙龈出血或溃烂、寒热时作、多汗、四肢无力，或与原有的解颅、鹤膝等病并见，或兼以湿痒生疮、脱肛、肛门溃烂，或致脊骨溃塌等。治宜滋养肾阴，兼以消积除疳，极虚者须大补气血。②聤耳的别名。

肾梗死（infarction of kidney） 肾动脉被栓子阻塞所致的疾病。病因多为感染性心内膜炎，少数为静脉闭塞或外伤引起。病理改变多呈典型的楔形病灶，常多发，灰白色，贫血性梗死。肾梗死可无症状，或表现为肾绞痛、局部触痛或血压暂时增高及发热等。尿常规检查所见多以红细胞为主。放射性肾图对诊断有帮助。治疗：去除病因，有时可选择性地应用抗凝疗法和早期栓子切除术等。

肾功能不全（renal insufficiency） 各种原因所致的肾泌尿功能障碍。可使肾不能充分排出代谢终产物和其他毒性物质，并有水、电解质和酸碱平衡紊乱以及肾脏某些内分泌功能障碍等病理生理变化。病人总有尿的质和量的异常变化；有些病人可有水肿、贫血、出血倾向和高血压等临床表现。治疗：阻止肾功能进一步恶化，去除诱因，调整饮食，防治感染，纠正水、电解质紊乱和酸碱失衡，解除或减轻症状，防治并发症，行透析或肾移植治疗。

肾功能试验（renal function test） 测定肾功能的方法。临床上常用的有以下几类：①测定血液中某些代谢产物如非蛋白氮、尿素、尿素氮、尿酸、肌酐、磷酸盐等，以了解这些物质由于肾排泄功能障碍而蓄积于血中的浓度，从而推测肾排泄功能障碍的程度。②测定肾对某些物质的清除率，如尿素清除试验、内生肌酐清除试验等。③测定肾小管再吸收和排泄功能，如尿比重测定、稀释、浓缩试验、酚磺酞试验等。④同位素肾图，用邻^{131}碘马尿酸来显示肾血液循环、尿的分泌和排泄情况。

肾骨胶囊（Shengu Jiaonang） 补益肝肾剂。组成：牡蛎等。用于儿童、成人和老年人缺钙、骨质疏松、小儿佝偻症。

肾合膀胱（kidney being connected with bladder） 中医术语。脏腑相合之一。肾与膀胱相表里，足少阴肾经与足太阳膀胱经相互络属，以及生理功能的相互配合，构成肾与膀胱的阴阳表里相合关系。膀胱是水液归注之腑，主排小便，属阳；肾为水脏，主津液，开窍于二阴，属阴。膀胱的排尿，要靠肾气的气化开合作用。肾阳虚，气化无权，即影响膀胱气化，出现小便不利、癃闭、尿频尿多、小便失禁等症状，体现两者相合的关系。

肾后性急性肾衰竭（acute postrenal failure） 指各种原因引起的属于肾后的尿路（从肾盏到尿道外口）急性梗阻所导致的急性肾衰竭。常见于双侧尿路结石、前列腺肥大、前列腺癌、双侧全输尿管误扎等。治疗：去除阻塞原因后，病情可迅速减轻。

肾活检（renal biopsy） 即肾穿刺活体组织检查。通常采用B超穿刺探头实时定位，自动穿刺针，从右肾下极获取肾脏活体组织。切片后送光镜、免疫荧光、电镜进行检查。是诊断原发性肾病综合征、肾小球疾病、全身免疫性疾病和鉴别肾移植排斥反应等的必不可少的重要方法，对指导治疗及评估预后也有重要意义。

肾积脓（pyonephrosis） 肾实质广泛破坏，使肾全部或一部分成为脓性包囊。多见于肾结石、肾结核及感染性肾积水。临床表现为发热，腰部可触及肿块及压痛。静脉肾盂造影常显示肾功能丧失。治疗：早期应行肾引流，以保存肾功能。如肾功能不能恢复，应行肾切除术。

肾积水（hydronephrosis） 其他名称：肾盂积水。指尿液在肾脏形成后排出受阻，造成肾内压力升高、肾盂扩张、肾实质萎缩。引起肾盂积水的原因可以是输尿管交界处狭窄和结石、肿瘤，也可以是输尿管周围血管或纤维束带压迫。临床表现有局部胀痛，积水严重时可在腹部扣及肿块，如为肿瘤或结石引起的积水则会产生绞痛、血尿等相应的症状。尿路造影在诊断中有重要的价值，可经静脉肾盂造影或逆行造影。另外，需进行肾功能检查，以了解肾功能损害的程度。治疗应针对病因解除梗阻、畅通尿液、控制感染和改善肾功能。

肾间动气（energy stored between two kidneys） 中医术语。两肾间所藏的真气（原气）。是命门火的体现。人体脏腑经络的正常功能、三焦的气化以及抗御外邪等，均赖于肾间动气的作用，所以说它是生气之源。

肾绞痛（renal colic） 持续性或阵发性的腰腹部绞痛。运动或震动可使疼痛加剧。疼痛可放射到同侧下腹部和外生殖器部位并可伴有恶心、呕吐和血尿。常见原因为输尿管结石刺激输尿管引起输尿管痉挛，导致疼痛。

肾结核（renal tuberculosis, nephrotuberculosis） 全身结核病的一部分，结核分枝杆菌由肺部等原发病灶经血液循环侵入肾脏而引起的继发性感染。多见于成年人，儿童少见。开始在肾皮质病变呈炎症反应，继而形成微结核病灶，进而向肾乳头扩展，发展为髓质结核，即临床肾结核。早期多无明显症状。出现尿频、尿急及尿痛时表明病变已扩散到膀胱。血尿亦常见，多为无痛性血尿。严重者，可发生结核性肾盂积水、肾积脓，有腰痛、腰酸部胀或出现腰部肿物。尿中有较多白细胞和红细胞。B超、膀胱镜及泌尿系统造影有助于诊断。尿结核分枝杆菌培养和动物接种阳性可确诊。抗结核药对早期病变有卓效。手术治疗应慎重。

肾结核继发对侧肾积水（renal tuberculosis complicated with contralateral hydronephrosis） 一侧肾结核发展成膀胱结核引起的对侧肾积水。由于膀胱壁的病变可使对侧输尿管口狭窄，影响对侧肾的正常引流，形成肾和输尿管积水。

肾结石（nephrolithiasis, renal calculus） 其他名称：肾石病。在肾小管或肾集合系统形成的晶体物质。部分可随尿液排入输尿管或膀胱，成为输尿管或膀胱结石。常见的肾结石成分是草酸钙，其次为磷酸钙、尿酸、磷酸铵镁和胱氨酸。不同的结石成分，决定了临床表现、治疗和预后的不同。肾的结石常为混合性结石，其增长速度与结石性质及酸碱度有关，可引起泌尿系感染、梗阻及肾积水等并发症。诊断依据典型的临床表现或从尿中排出结石、X线片和B超有结石影。治疗：解除痛苦，去除结石，保护肾功能，预防复发。

肾筋膜（renal fascia） 肾被膜最外面的一层。位于脂肪囊的外面。分为前、后两层。此两层在肾的外侧及上方互相融合，在肾的内侧，前层与对侧的肾筋膜前层相续，后层与腰大肌筋膜相融合。在肾的下方，前、后两层分离，其间有输尿管通过。自肾筋膜深面还发出许多结缔组织小束，穿过脂肪囊连至纤维囊，对肾起固定作用。

肾精亏虚证（syndrome of deficiency of kidney essence） 中医证候之一。肾精亏虚所致，以小儿生长发育迟缓、成人生殖功能减退、早衰、健忘、耳鸣、发脱、牙齿松动、舌淡、脉细弱等为常见症状。

肾静脉（renal vein） 下腔静脉脏支的一个属支。左、右各一条。在肾门附近由肾内2～3个属支汇合而成的静脉。于肾动脉前方行向内侧，以直角注入下腔静脉。左肾静脉跨越腹主动脉前面注入下腔静脉，较右肾静脉长，并接受左肾上腺静脉与睾丸或卵巢静脉。因左肾静脉较长，肾切除时较为方便。

肾静脉受压综合征（renal vein entrapment syndrome） 其他名称：胡桃夹综合征。指走行于主动脉和肠系膜上动脉夹角间的左肾静脉受压的现象。临床表现为反复出现的肾小球性血尿和腹痛。

肾静脉栓塞（renal venous thrombosis） 肾静脉血栓形成。诱发因素有下腔静脉血栓形成、肿瘤、外来压迫、中心静脉压增高、高血凝状态、血管病变、腹泻、脱水、败血症、分娩损伤、妊娠中毒或糖尿病等。如无原因可寻则为原发性。急性血栓形成的病例常突感腰痛，有时可扪及肿块，出现肾病综合征，肾功能急剧下降。一般病人常出现明显的肾病综合征、水肿。多有镜下血尿，亦可见肉眼血尿，尿中可出现蛋白及白细胞。静脉肾盂造影及同位素肾扫描有助于诊断。治疗：本病预后严重，如不能及时诊断治疗，死亡率高，单侧性者可作肾切除。

肾静态显像（nephro-static imaging） 静脉注入能被肾脏选择性吸收、浓集和排泄，并能对在肾实质中保持恒定浓度的放射性药物，通过单光子发射计算机体层摄影（SPECT）一次性显影所得的肾实质中核素分布图像的技术。主要用于观察肾脏形态学的改变。

肾镜（renoscope） 泌尿外科常用工具之一。多是经皮打一个通路，直接进入肾内，常用于碎石治疗，也可用以治疗肿瘤及肾盂与输尿管交界处狭窄等疾病。

肾开窍于耳（ears as the window of the kidney） 中医基础理论术语。肾的经脉上络于耳，耳的听觉功能依赖于肾的精气充养。肾的生理病理状况，可由耳反映出来。肾的精气充足，听觉才能灵敏，如肾精不足，则会出现耳鸣、听力减退等症。

肾叩诊（renal percussion） 体格检查方法。主要用于检查肾脏有无叩击痛。检查时，病人采取坐位或侧卧位，医生将左手掌放在病人肾区，右手握拳用由轻到中等强度的力量向左手背进行叩击。正常时，肾区无叩击痛。在肾炎、肾盂肾炎、肾结石、肾结核及肾周围炎时，肾区有不同程度的叩击痛。

肾亏（asthenia of kidney） 其他名称：肾虚。中医证候。因劳累过度、房事不节或久病失损所致。临床上主要分为肾阴虚、肾阳虚和肾气虚。

肾亏眩晕（dizziness due to kidney hypofunction） 中医病证名。由肾精不足所致的眩晕。症见眩晕而神疲健忘、腰膝酸软、遗精耳鸣，或闭经。偏阴虚者，舌红少苔、脉沉细数，治宜补肾滋阴，用左归丸；偏阳虚者，肢冷、舌淡、脉沉细弱，治宜补肾助阳，用右归丸。

肾良性肿瘤（benign tumor of kidney） 发生于肾脏的良性肿瘤的总称。来源于肾上皮组织和间叶组织。常见肾良性肿瘤有肾错构瘤、肾素瘤、肾腺瘤、肾脂肪瘤和肾纤维瘤。大多无症状，或仅有肾区肿块及压迫症状。少数有血尿、腰痛、高血压等。X 线、B 超检查有助于诊断。治疗：手术切除。

肾门（hilum renalis） 肾内侧缘中部凹陷。是肾动脉、肾静脉、输尿管，以及神经和淋巴管和肾盂出入之处。前三者的排列关系（由前向后）为肾静脉、肾动脉、输尿管。出入肾门所有的结构组成肾蒂。右肾蒂较左肾短，故右侧手术较难。肾门向肾实质内扩大成腔隙，称为肾窦，有肾血管、肾小盏、肾大盏、肾盂和脂肪等占据。

肾母细胞瘤（nephroblastoma, Wilms tumor） 其他名称：维尔姆斯瘤、肾混合瘤、肾胚胎瘤。来源于肾胚基细胞的恶性胚胎性肿瘤。为最常见的小儿腹部恶性肿瘤。多表现为单个实性肿物，体积较大，边界清楚，可形成假包膜。少数病例为双侧和多灶性，肿瘤质软，切面鱼肉状，灰白或棕褐色，可有灶状出血、坏死或囊性变，有的可见少量骨或软骨。临床表现主要为腹部肿块、腰痛、血尿、高血压、偶见贫血、红细胞增多症等。X 线有助于诊断。治疗：手术、放疗、化疗。

肾囊风（dermatopathy of scrotum） 其他名称：绣球风。中医病名。泛指阴囊发痒的皮肤病。为生于阴囊部的疮疹。包括阴囊湿疹、神经性皮炎、核黄素缺乏等病。治宜清热祛风除湿，久病宜养血祛风。内服龙胆泻肝汤。外用蛇床子煎汤熏洗。

肾囊泡（renal cysts） 泌尿系统常见的先天性畸形。根据囊泡的多少可分为：①多囊肾：在肾内有多个囊泡，可压迫周围肾组织，使其萎缩。故多囊肾胎儿生出后不久因尿毒症而死亡；②寡囊肾和肾单囊泡症：肾内有一个或少数几个囊泡，大部分肾组织仍正常，可维持排泄功能，病人可长期生存。但肾体积增大。因肾组织受压迫可导致腰部钝痛，并可引起血尿。

肾囊肿（renal cyst） 见单纯性肾囊肿。

肾内分泌功能障碍（disturbance of renal endocrine function） 是肾功能不全中的一个组成部分。包括肾素、前列腺素、促红细胞生成素和形成活性维生素 D_3 等内分泌的功能障碍。由于休克、脱水等肾素-血管紧张素-醛固酮系统功能增强，可引起高血压等；前列腺素分泌不足，是肾性高血压原因之一；促红细胞生成素分泌减少可造成贫血；活性维生素 D_3 形成障碍，可发生低钙血症及骨质营养不良。

肾皮质（cortex renalis） 肾小球和肾小管构成的肾实质的表层。色深，呈红褐色，肉眼观察呈颗粒状。它包围髓质，并伸入锥体间形成肾柱。

肾气（kidney energy） 中医术语。①肾精化生之气。指肾脏的功能活动，如生长、发育及性功能等。②经穴别名，即大横穴，属足阳明胃经。

肾气丸（shenqi pills, shenqi wan） 中医方剂。《金匮要略》方。组成：干地黄、薯蓣（山药）、山茱萸、泽泻、茯苓、丹皮、桂枝、附子。功能温补肾阳。治肾阳不足，症见腰痛脚软、下半身常有冷感、少腹拘急、烦热不得卧、小便不利或小便反多、舌淡而胖、尺脉沉微者，以及痰饮、消渴、脚气等。

肾气虚（deficiency of kidney qi） 中医病机。多由肾阳素亏，劳累过度、房事不节或久病失养所致。①肾的阴阳之气俱虚。症见滑精早泄，尿后余沥，小便频数而清，甚则不禁，腰膝酸软，听力减退，短气，四肢不温，面色少华，舌淡苔白，脉细弱。治宜补肾益精。②指肾阳虚。因气为阳，即肾之阳气虚。

肾前性急性肾衰竭（acute prerenal failure） 由于肾血液灌流量不足而引起的急性肾衰竭。常见于休克、失血、脱水、创伤、感染以及急性心功能不全等时。治疗：去除病因，纠正休克时多用血管扩张药物以保持微循环灌流量，少尿期低蛋白饮食并严格控制入液量，多尿期注意调整水、电解质平衡。

肾前性少尿（prerenal oliguria） 全身有效血液循环不足导致肾血流量减少，肾小球滤过率降低而出现的少尿。暂时的肾前性少尿可以是生理性的，是机体对缺水的一种代偿反应。除见于机体缺水外，还可见于电解质紊乱、心力衰竭、休克、低血压、进行性水肿、肾动脉栓塞或肿瘤压迫等。治疗应积极采取措施恢复全身有效循环血量。

肾切除术（nephrectomy） 切除一侧肾及部分或全部输尿管的手术。用于治疗肾结核、肾恶性肿瘤或肾脓肿，但对侧的肾功能必须正常。

肾轻链沉积症（light chain deposition disease of the kidney） 其他名称：轻链肾病。由于轻链沉积引起的蛋白尿和肾功能异常，而不伴有明显的骨髓瘤或淀粉样病变的典型组织学特征的疾病。男性多见。临床表现为程度不一的蛋白尿和轻链尿，可呈肾病综合征和肾功能不全。诊断依据临床表现、实验室检查，确诊需肾活检病理。治疗：细胞毒性药物有时可改善蛋白尿和肾功能。

肾清除率（renal clearance rate） 其他名称：肾血浆清除率。单位时间内肾脏排出某物质的总量与血液中该物质浓度之比。血液中某些物质是从肾小球滤过排出，某些则由肾小管分泌排出或综合性排出，故测定不同物质的清除率可了解肾脏不同部位的功能。

肾球旁细胞瘤（renal juxtaglomerular cell tumor） 其他名称：肾素瘤、血管外皮细胞瘤。起源于肾小球旁复合器中毛细血管外膜细胞，分泌肾素的良性肿瘤。罕见，多见于年轻人，尤好发于女性。肿瘤体积一般较小。临床表现为高血压、高肾素血症、高醛固酮血症和低钾血症。手术治疗。

肾区压痛（tenderness of renal region） 其他名称：脊肋角压痛、帕氏征。肾脏及其周围组织患恙的表现。病人侧卧位、俯卧位或面向椅背骑坐，检查者以拇指腹用由轻到中等强度的力量按压其背部肾区，触及压痛即为此征。常见的压痛点为：①肋脊点，位于背部脊柱与第 12 肋交界处（脊肋角）；②肋腰点，位于背部骶棘肌外缘与第 12 肋交界处（肋腰角）。此征常见于肾盂肾炎、肾结核、肾脓肿、肾结石、肾积水继发感染、肾梗死、肾周围炎、肾周围脓肿、肾区软组织病变等。

肾区肿块（mass of renal region） 肾脏肿大或其周围组织疾病的征象。病人仰卧位或侧卧位，微屈膝，检查者做腹部双手触诊检查，可于左右上腹部肾区触及肿块，可随呼吸上下移动。改俯卧位检查，肿块位于腹后壁。肝脾大及腹腔包块不可视为肾区肿块。肾区肿块见于下列情况：①肾脏肿大（肾积水、肿瘤或囊肿）；②肾周围组织疾病（肾周围炎、肾脓肿、肾周血肿）；③肾先天性异常（异位肾、蹄铁形肾）。

肾阙如（renal agenesis, absence of kidney, anephrogenesis） 缺少肾脏。先天性畸形的一种。通常为单侧阙如，亦称为孤立肾。

肾乳头（renal papilla） 2～3 个肾锥体尖端合并而成的结构。突入肾小盏，顶端有许多乳头孔。将肾按冠状位纵切开，边缘部为皮质，中心部为髓质。髓质部通常形成 15～20 个呈扇形的肾锥体，底面近皮质，尖端突入肾小盏内，即肾乳头。每侧肾约有 7～12 个肾乳头。在邻近的两个肾锥体之间的肾皮质为肾柱，由肾锥体底部呈放射状伸入皮质的条纹，称皮质髓纹。

肾乳头坏死（renal papillary necrosis） 见肾髓质坏死。

肾扫描（renal scanning） 一种肾的检查方法。将示踪剂（^{203}汞-新醇等）静脉注入后，以闪烁扫描机在肾区作静态扫描，显示肾实质形态。可用于鉴别肿瘤，判断肾的位置、大小以及内部结构有无异常等。

肾闪烁显影（renal scintillation imaging） 应用闪烁照相机进行肾扫描连续摄影，以观察早期肾血管显影和动态变化的一种检查方法。用于移植肾监护、肾动脉狭窄诊断、尿路梗阻判断、肾占位性病变诊断等。

肾上皮细胞管型（renal epithelial cell cast） 管型蛋白基质中嵌入了肾小管上皮细胞而形成的一种管型。管型内的上皮细胞大小不一，呈瓦状排列。正常尿中为零。尿中出现或增多表明肾小管病变，是肾小管上皮细胞脱落的可靠证据。多见于急性肾小球肾炎、间质性肾炎、肾病综合征、高热、子痫、金属中毒及慢性肾炎的晚期等。

肾上腺（adrenal gland, suprarenal gland） 位于肾脏的上方，左、右各一的腺体。共同被肾筋膜和脂肪组织所包裹。左肾上腺呈半月形，右肾上腺为三角形。切面观察，腺体分为肾上腺皮质和肾上腺髓质两部分，周围部分是皮质，内部是髓质。皮质的组织结构可分为 3 层，即球状带、束状带和网状带，参与调节水盐代谢、糖代谢和性功能。髓质分泌肾上腺素和去甲肾上腺素，对心血管系统、内脏平滑肌及代谢起一定调节作用。

肾上腺偶发瘤（adrenal incidentaloma） 意外发现的肾上腺部位的肿瘤，一种无症状瘤，或是单侧肾上腺肿大，或是不常见的双侧肾上腺肿大。大多单侧病灶为良性无功能肾上腺皮质腺瘤或憩室，有功能性腺瘤少见，肾上腺皮质或髓质癌罕见。肾上腺偶发瘤有：错构瘤、脂肪瘤、囊肿、肾上腺皮质腺瘤和结节性增生、神经母细胞瘤、神经节细胞瘤、嗜铬细胞瘤、平滑肌瘤、髓脂瘤、肾上腺原发癌和转移癌等。

肾上腺静脉导管术（venous catheter operation of adrenal gland） 原发性醛固酮增多症病因的一种鉴别诊断方法。肾上腺静脉插入导管采集血标本测定醛固酮，对鉴别增生还是肿瘤，准确性几乎达 100%。但导管插入有一定失败率，且属创伤性检查，需慎重。

肾上腺囊肿综合征（adrenal cyst syndrome） 肾上腺囊性病变引起的一组病征。表现为腹部不适、腰部酸痛、恶心呕吐、腹胀，可伴有内分泌异常或高血压，有时可触及包块。B超、CT、MRI 诊断。治疗：手术。

肾上腺脑白质营养不良（adrenoleukodystrophy） 一种脂质代谢障碍性遗传病。4～8 岁男孩多发。中枢神经损害症状或肾上腺皮质功能不全症状均为首发症状。前者表现为行为异常、呕吐、步态不稳、皮质盲、偏瘫等；后者表现为肤色变黑、色素沉着等。治疗：肾上腺皮质激素替代治疗有一定效果；食用富含不饱和脂肪酸饮食。本病预后差。

肾上腺皮质（adrenal cortex） 肾上腺中位于周边的实质。来自中胚层，由浅至深分为球状带、束状带和网状带，其腺细胞具有分泌类固醇激素细胞的特点。球状带细胞小，呈球团状，细胞间有窦状毛细血管，可分泌盐皮质激素。束状带细胞多边形，富于脂滴，排列成索，索间有窦样毛细血管，可分泌糖皮质激素。网状带靠近髓质，细胞排列成索，交织成网，可分泌雄激素和少量雌激素。

肾上腺皮质癌（adrenocortical carcinoma） 一种发生于肾上腺皮质的恶性肿瘤。肉眼观，肿瘤有包膜，切面呈分叶状、色棕黄。镜下可见肿瘤的结构很不一致，有的分化较高，与腺瘤相仿，在良恶性判定上比较困难；有的分化较差，瘤细胞大小不等，核分裂象多见。常在腹主动脉周围淋巴结、肺、肝等处形成转移，且多具有内分泌功能而出现有库欣综合征和肾上腺性变态综合征，但很少出现醛固酮增多症。以手术治疗为主。

肾上腺皮质功能减退症（hypoadrenocorticism） 是由于肾上腺皮质被毁或垂体分泌促肾上腺皮质激素（ACTH）不足，导致肾上腺皮质激素（以皮质醇及醛固酮为主）缺乏而引起的病症。一组内分泌疾病。按病因可分为原发性和继发性，按病程可分为急性和慢性。原发性肾上腺皮质功能减退症中最常见的是艾迪生（Addison）病，常见病因为肾上腺结核或自身免疫性肾上腺炎；继发性肾上腺皮质功能减退症，最常见于长期应用超生理剂量的糖皮质激素，也可继发于丘脑-垂体疾病等。临床表现为皮肤、黏膜色素沉着，食欲减退，体重减轻，喜咸食，记忆力减退，淡漠，嗜睡，性功能障碍等，慢性肾上腺皮质功能减退症均有贫血。ACTH 兴奋试验最具诊断价值。治疗：可的松替代疗法，原发病处理如抗结核治疗等。

肾上腺皮质功能亢进症（adrenocortical hyperfunction） 肾上腺皮质激素分泌过多所致的一组疾病。包括：①皮质醇增多症（库欣综合征）。②原发性醛固酮增多症，简称原醛症。③肾上腺男性化综合征。④性早熟（肾上腺皮质分泌雄激素过多）。⑤肾上腺女性化综合征（肾上腺皮质分泌雌激素过多）。以皮质醇增多症为常见。

肾上腺皮质[激]素（adrenal cortical hormone, corticoid） 简称皮质素（cortin）。由肾上腺皮质分泌的一组类固醇激素。主要包括糖皮质激素和盐皮质激素，以及少量的性激素。肾上腺皮质的束状带、球状带和网状带分别合成和分泌糖皮质激素、盐皮质激素和性激素。合成原料为胆固醇，体内代谢产物经尿排出。肾上腺皮质激素分泌过多或过少对机体都有影响。测定尿中含量可反映肾上腺皮质的功能。

肾上腺皮质激素类（adrenocortical hormones） 肾上腺皮质分泌的天然甾体激素及人工合成类似物的总称。按结构和作用不同，可分为糖皮质激素和盐皮质激素两类。

肾上腺皮质增生症（adrenocortical hyperplasia, adrenal cortical hyperplasia） 肾上腺皮质组织增生肥大引起的病症。有先天性和后天性两种。先天性十分少见，主要由先天性酶异常引起。如 21-羟化酶缺乏和异常，可妨碍皮质醇的合成，从而诱发促肾上腺皮质激素（ACTH）的过量分泌，致肾上腺皮质增生；后天性主要原因为 ACTH 分泌过多（如垂体ACTH腺瘤），ACTH 的长期慢性刺激可引起肾上腺皮质增生和肥大。临床表现为肾上腺皮质功能亢进，若皮质醇分泌增多引起库欣综合征；醛固酮分泌增多则可导致原发性醛固酮增多症；肾上腺皮质分泌男性激素的细胞增生，可导致性变态综合征。

肾上腺色腙（carbazochrome, adrenobazone） 其他名称：安络血、卡巴克络、阿度那、安特诺新。止血药。能降低毛细血管通透性，提高毛细血管对损伤的抵抗力。用于特发性紫斑、视网膜出血、慢性肺出血、肠胃出血、鼻出血、咯血、血尿、痔出血、产后出血、子宫出血、齿出血、脑出血、手术出血的预防与治疗。反复使用偶出现水杨酸样过敏反应。有癫痫病史和精神病史者慎用。

肾上腺生殖综合征（adrenogenital syndrome） 见先天性肾上腺皮质增生症。

肾上腺素（adrenaline, epinephrine） 其他名称：副肾素。由肾上腺髓质分泌的一种儿茶酚胺激素。在应激状态、内脏神经刺激和低血糖等情况下，释放入血液循环，促进糖原分解并升高血糖，促进脂肪分解，引起心跳加快。但对全身各部分血管的作用不同，对皮肤、黏膜和内脏的血管呈现收缩作用，对冠状动脉和骨骼肌血管呈现扩张作用。还可松弛支气管平滑肌及解除支气管平滑肌痉挛，缓解心跳微弱、血压下降、呼吸困难等症状。临床用于抢救心脏停搏及过敏性休克，治疗支气管哮喘，制止鼻黏膜出血和齿龈出血、荨麻疹、花粉症、血清反应及与局麻药合用等。制剂：盐酸肾上腺素或重酒石酸肾上腺素注射剂；溶液剂。器质性心脏病、高血压、冠状动脉病变、糖尿病、甲亢、洋地黄中毒、外伤及出血性休克、心源性哮喘等禁用。

肾上腺素能神经（adrenergic nerve） 末梢释放去甲肾上腺素作为神经递质的神经纤维。大多数交感神经节后纤维属于此类。

肾上腺素能受体（adrenergic receptor） 能与儿茶酚胺发生特

异性结合产生生理效应的受体为肾上腺素能受体。分为 α 受体和 β 受体，前者又分 α_1 和 α_2 受体亚型，后者又分 β_1、β_2 和 β_3 受体亚型。该受体分布极广，多数交感神经节后纤维到达的效应细胞膜上均存在。多数器官两种受体并存，少数仅有一种受体。α 受体激活对平滑肌效应主要是兴奋，阻滞药是酚妥拉明；β 受体激活对平滑肌效应主要是抑制，阻滞药普萘洛尔。去甲肾上腺素与 α 受体结合力较强，肾上腺素与 α、β 受体结合都强，异丙肾上腺素与 β 受体结合最强，故作用不完全相同。

肾上腺素能依赖性长 Q-T 间期综合征（adrenergic dependent LQTS）　一种 Q-T 间期延长伴发尖端扭转型室性心动过速。多见于遗传性长 Q-T 间期综合征。此征发作与交感神经紧张度升高有关，可自行停止，也可转为室颤。

肾上腺素升压作用翻转（reverse of adrenaline pressor effect）　能使肾上腺素的升压作用变为降压的现象。肾上腺素具有激动 α 受体和 β 受体的作用，当用 α 受体阻滞药去消除收缩血管的 α 受体效应后，扩血管的 β 受体效应占优势，表现出外周阻力降低，血压下降，肾上腺素原升高血压的作用变成了降低血压的作用。故由氯丙嗪等引起的低血压不能用肾上腺素纠正，可选用去甲肾上腺素。

肾上腺素受体（adrenoceptor）　能与肾上腺素或去甲肾上腺素结合的受体。根据其生理功能的不同分为 α 肾上腺素受体和 β 肾上腺素受体两种。

肾上腺素受体阻滞药（adrenoreceptor blocker）　其他名称：肾上腺素受体拮抗药。阻抑肾上腺素递质引起的激动症状的药物。分为 α、β 两种。α 受体阻滞可引起外周血管舒张，用于血管痉挛性疾病；β 受体阻滞可减慢心率，抑制心肌收缩力和房室传导，减少循环血流，降低心肌氧耗量，抑制肾素释放降低血压，用于多种心律失常、心绞痛、高血压等。

肾上腺髓质（adrenal medulla）　位于肾上腺中央的实质。主要由排列成索或团的髓质细胞组成，另有少量交感神经节细胞，能合成和分泌肾上腺素及去甲肾上腺素。在胚胎发生时和交感神经节一样起源于外胚层，直接受交感神经节前纤维的支配。肾上腺素和去甲肾上腺素的主要作用是促进肝糖原分解、心率加快和升高血压，并能使呼吸道和胃肠道的平滑肌松弛。

肾上腺髓质激素（adrenal medulla hormone）　肾上腺髓质分泌肾上腺素（占总量的 80% 以上）和少量的去甲肾上腺素，均属儿茶酚胺类激素。在肾上腺嗜铬细胞中以酪氨酸为原料合成。对心、血管功能及代谢等均有调节作用，尤其是与交感神经关系密切，构成交感-肾上腺髓质系统，实现机体应急反应。

肾上腺危象（adrenal crisis）　见急性肾上腺皮质功能减退症。

肾上腺性征综合征（adrenogenital syndrome）　见先天性肾上腺皮质增生症。

肾石病（nephrolithiasis）　见肾结石。

肾石通颗粒（shenshitong keli）　中医成药名。祛湿剂（清热利湿通淋）。组成：金钱草、王不留行、萹蓄、鸡内金等。用于肾结石、肾盂结石、输尿管结石、膀胱结石等。

肾实质性高血压（parenchymatous hypertension）　多为急、慢性肾小球肾炎、慢性肾盂肾炎或多囊肾等肾实质性疾病引起的高血压。其 80% 以上为容量依赖型高血压，仅 10% 为肾素依赖型高血压，多数病例可同时兼有之。

肾嗜酸细胞腺瘤（renal oncocytoma）　其他名称：瘤细胞瘤。来源于肾上管上皮细胞，少见的一种良性肿瘤。肿瘤切面多数呈棕色，少数呈褐色或淡黄色，有中心致密纤维伴纤维小梁，组织学特征为高度分化的嗜酸性大细胞，边界清楚，无包膜。临床上多为单发，少数为双侧病变，有家族性发病倾向。临床多无症状。B 超、CT 有助于诊断，病理学检查可确诊。多采用手术治疗。

肾俞（shenshu，BL23）　中医经穴名。属足太阳膀胱经。肾之背俞穴。位于腰部，第 2 腰椎棘突下旁开 1.5 寸。主治腰痛、肾绞痛、遗精、遗尿、阳痿、耳鸣、水肿、月经不调、白带过多等，直刺 1～1.5 寸，艾炷灸 5～10 壮，或艾条灸 10～20min。

肾衰竭（renal failure）　多种原因引起的代谢产物不能排泄和电解质失衡等而发生的临床症候群。分为急性和慢性两类。急性者较少见。慢性者较多见，为各种慢性肾疾病如慢性肾炎、慢性肾盂肾炎，肾小动脉硬化症等引起肾严重损害的结果。早期表现有夜尿、多尿、尿比重减低等；晚期尿量逐渐减少，发生高血压，有贫血、尿毒症、酸中毒等表现，肾功能试验不正常。治疗：应采取调节水、盐代谢，酸碱平衡，抑制蛋白质分解等措施。严重时可用腹膜透析或人工肾等疗法。

肾衰竭管型（cast of renal failure）　标志肾功能的一项检查指标。基质中带有大量颗粒，外形宽大而长，不甚规则，易折断，有时呈扭曲状。肾衰竭管型是由于损坏的肾小管上皮细胞碎裂后，在明显扩大的集合管内凝聚而成。见于急性肾功能不全病人，在多尿的早期此管型可大量出现，随着肾功能的改善，肾衰竭管型可逐渐减少或消失。在慢性肾功能不全时，此管型出现提示预后不良。

肾司二便（kidney regulates urination and defecation）　中医术语。肾对大、小便的正常排泄起重要作用。肾合膀胱、三焦，开窍于前后二阴。膀胱得肾阳的温煦，则气化，排尿正常；脾胃得肾阳的温煦，则能消化吸收，正常排便。

肾素（renin）　由肾产生的类似激素性质的一种蛋白水解酶。它催化血管紧张素原转变成血管紧张素 I。

肾素瘤（reninoma）　见肾球旁细胞瘤。

肾素-血管紧张素-醛固酮系统（renin-angiotensin-aldosterone system）　心血管活动的体液调节系统之一。其感受器是肾入球小动脉与远曲肾小管相接触部位的特殊分化细胞——球旁器。当入球小动脉内血压降低时，球旁器释放肾素；肾素将血管紧张素原水解为血管紧张素 I，然后转化为血管紧张素 II、III。血管紧张素 II 有较强的缩血管作用，并可刺激肾上腺皮质球状带分泌醛固酮，起到"保钠排钾"作用。血管紧张素转换酶抑制药（卡托普利等）阻滞血管紧张素 I 变为紧张素 II，从而临床上用于扩血管及降压。

肾素依赖性高血压（renin-dependent hypertension）　在慢性肾疾患引起肾衰竭的病例，由于反馈性抑制肾素产生的作用发生障碍引起的高血压。血浆肾素-血管紧张素系统的活动增强，以致血浆内血管紧张素 II 持续增高，血管紧张素 II 不仅能直接收缩小动脉，而且能促进醛固酮分泌，导致钠、水潴留和通过兴奋交感-肾上腺髓质系统引起高血压。治疗：手术，肾切除术、肾血管重建术、自体肾移植术；药物，血管紧张素 I 转换酶抑制剂、血管紧张素 III 竞争性拮抗制。出现高血压危象时可用二氮嗪、硝普钠和三甲噻吩等。

肾髓质（medulla renalis）　由 10～18 个肾锥体构成的肾深层的实质。肾锥体的底向皮质，端圆钝，称肾乳头。肾乳头伸入肾小盏，其表面有许多乳头孔，尿经此排出。肾髓质是实现尿浓缩和稀释的主要部位。

肾髓质坏死（medullary necrosis of kidney）　其他名称：坏死性肾乳头炎、肾乳头坏死。肾内髓区缺血和/或严重感染所致的肾实质毁损性并发症。本质上属慢性间质性肾炎，常局限于肾乳头部。病因包括糖尿病、肾血管病变、尿路梗阻、肾盂肾炎、镇痛剂肾病、移植肾排斥反应、镰状红血蛋白病、慢性酒精中毒等。尤以糖尿病伴发者多见，有时并无炎症也可发生。病人表现有血尿、腰痛、腹痛、寒战、发热乃至肾衰竭。尿中查到肾组织块，影像学检查可诊断。治疗：去除病因，控制感染。

肾髓质囊性病（medullary cystic disease，MCD）　其他名称：家族性青少年肾单位痨病、囊性髓质复合体、肾视网膜发育异常、青少年肾单位肾痨-髓质囊性病（JN-MCD）。罕见的遗传性疾病。主要特征是肾髓质囊肿形成和隐匿性慢性肾衰竭，青少年出现尿毒症。主要分为两种临床和遗传学类型：肾单位痨病和髓质囊性病。双肾相对较小，外表呈颗粒状。皮质、髓质变薄。囊肿大小不等，位于皮髓交界处、髓质深部及乳头部。临床表现：浓缩功能障碍，表现为多饮多尿。多数病人可有失盐性肾炎，高钾血症、低钾血症，近、远端肾小管酸中毒表现。儿童生长发育迟缓，贫血明显。静脉及逆行性肾盂造影可正常，动脉造影显示囊肿。治疗主要是纠

S

正肾功能不全，保护肾功能，晚期进行肾透析。

肾损伤（injury of kidney）　外部暴力作用造成的肾挫伤、肾裂伤及肾蒂损伤。可引起致命性出血及尿外渗，表现为休克、血尿、腰部疼痛和压痛，以及腹膜刺激征。治疗：严重者手术。

肾糖阈（renal glucose threshold）　近曲小管对葡萄糖吸收有一定限度。当血糖浓度达 180mg/100ml 时，有一部分肾小管对葡萄糖吸收已达极限，尿中开始出现葡萄糖，此时的血浆葡萄糖浓度称为肾糖阈。

肾图（nephrogram）　静脉注射^{131}I-邻碘马尿酸，用肾图仪的放射性探测器在两肾区分别探测放射性在肾内的聚集和排出情况，以时间-放射性曲线显示，称为肾图。曲线的上升高度和速度主要反映肾功能，曲线下降速度主要反映尿液引流情况。对诊断分肾功能、单侧肾性高血压和上尿路梗阻有相当价值。

肾细胞癌（renal cell carcinoma，RCC）　其他名称：肾腺癌。简称肾癌。一种仅次于膀胱癌，位列泌尿生殖系第二位的恶性肿瘤。多见于 50～70 岁，男性多于女性。病因未明，其发病与吸烟、肥胖、高血压、利尿药，以及遗传有关。肾细胞癌多起源于近曲小管上皮细胞。可发生于肾的任何部位，多见于肾的两极，尤以上极更为多见。一般为单个圆形，大小差别很大。具有侵袭性，可侵入肾盂、肾盏，引起尿路阻塞，导致肾盂积水。还常侵入肾静脉，经血道扩散。常见转移部位有肺、纵隔、骨、肝、肾上腺、皮肤、中枢神经系统等。常见临床症状为血尿、腰痛和腹部肿块"肾癌三联征"。确诊需要影像学检查。如无远处转移，早期应手术彻底切除，包括肾门、主动脉淋巴结。预后较好，若癌细胞侵入肾静脉或已浸润肾周围组织，则预后较差。

肾下垂（nephroptosis）　在直立位时，肾向下移动的幅度超过 1～4cm 者。易被触及。多因肾周脂肪减少及腹壁松弛所致。一般无症状。亦可有腰痛、胃肠症状、神经衰弱或高血压等表现。轻度者无需处理，严重者行肾固定术。

肾纤维瘤（renal fibroma）　可发生于肾实质、肾周围组织及肾盂腔。良性肿瘤，少见。多数纤维瘤无症状，但其中髓质纤维瘤多见于女性，可有血尿。多数无须特殊处理，但若肿瘤体积大且有较重症状时可手术治疗。

肾腺瘤（renal adenoma）　发生于肾皮质的良性肿瘤，现在认为属于癌前病变，可能将发展为乳头状肾细胞癌。直径一般较小，边界清楚，组织学上由统一的嗜酸或嗜碱细胞组成。发病年龄为中年以上，一般为单发，多发生于一侧肾。大部分无自觉症状，肿瘤侵及肾盏时发生血尿，呈间歇性镜下血尿，腰痛一般为间歇性隐痛，并可伴恶心、腹胀等。手术探查，术中病理检查可确诊。同时达到治疗的目的。

肾小管（rena tubule）　肾单位中与肾小体相连的单层上皮性小管。是肾实质结构的一部分。肾小管与肾小体共同组成肾单位。它的管壁与肾小囊的壁层相连续。按其结构和功能可分为近端小管、细段和远端小管。近端小管是肾小管中最长最粗的一段，分曲部和直部，有较强的重吸收作用；细段的管壁很薄，有利于水和离子通过。远端小管是肾单位最末一段，直部和曲部结构基本相似，管腔大。此远端小管能吸收水和无机盐，对维持体液的酸碱平衡有重要意义。近端小管直部、曲部和远端小管直部共同形成一个袢状结构，称为髓袢，又叫肾单位袢。在泌尿过程中起重要作用。

[肾] 小管定比重吸收（constant fraction tubular reabsorption）　肾脏近球小管对钠离子（Na^+）重吸收的特点之一。近球小管对钠离子的重吸收量经常是滤过量的 65%～70%，从而决定了滤液的重吸收率也总是占肾小球滤过率的 65%～70%。这种现象使终尿量不致因肾小球滤过率的增减而出现大幅度的变动。

肾小管坏死（renal tubular necrosis）　以肾小管细胞坏死和间质病变为主要表现的一种急性肾衰竭。病情较重，但若治疗得当，大部分病人可康复。

肾小管性蛋白尿（tubular proteinuria）　炎症或中毒等因素引起近曲小管对低分子量蛋白质的重吸收减弱所致。常见于肾盂肾炎、间质性肾炎、肾小管酸中毒、重金属（汞、镉、

铋）中毒、药物（庆大霉素、多黏菌素 B）中毒及肾移植后。

肾小管性酸中毒（renal tubular acidosis，RTA，Butler syndrome）　各种病因导致肾脏酸化功能障碍而产生的一种临床综合征。主要表现：慢性高氯性酸中毒、正常阴离子间隙性代谢性酸中毒；电解质紊乱；肾性骨病；尿路症状和泌尿系结石。肾小球功能多正常。多为常染色体显性遗传病，亦可继发于慢性间质性肾炎、慢性活动性肝炎、药物损害等疾病。根据发病机制和临床表现，本病分为 4 型。Ⅰ 型又称远端肾小管性酸中毒；Ⅱ 型为近端肾小管性酸中毒；Ⅲ 型为混合性肾小管性酸中毒；Ⅳ 型除酸中毒外，兼有较严重的高钾血症。多采取对症治疗。

肾小管脂肪变性（fatty degeneration of kidney）　在近曲小管上皮细胞内出现脂滴。严重时，远曲小管甚至集合管也可受累。肉眼观察肾增大，颜色淡黄，切面皮质增厚，边缘稍外翻。

肾小囊（renal capsule）　其他名称：鲍曼囊。包绕在血管球外的双层杯状囊。由肾小管起始部膨大凹陷而成，其外层称肾小囊壁层，上皮为单层扁平状；内层称肾小囊脏层，由足细胞构成。脏壁两层之间的狭窄腔隙称肾小囊腔，又名鲍曼腔。由血管球滤出的原尿流入此腔内。

肾小球（renal glomerulus）　其他名称：肾血管球。肾小体内的一团蟠曲状毛细血管。由入球微动脉从血管极进入肾小囊后反复分支形成。

肾小球基膜（glomerular basilar membrane）　位于内皮细胞与上皮细胞之间的非细胞性结构，其主要成分为胶原蛋白、黏着性糖蛋白和带负电的蛋白多糖。电镜观察可分为 3 层，有直径不等的孔隙，小孔直径为 2～8nm 居多，基膜能有效地阻止带负电荷的血浆蛋白，是最主要的滤过屏障。基膜增厚、大孔增多、负电荷减少，导致通透性增加，是临床肾病综合征的病理基础。

肾小球疾病（renal glomerular disease，glomerulonephropathy）　一组以血尿和/或蛋白尿为特征的肾脏疾病。常伴有水肿、高血压等临床表现，严重者出现肾功能减退。根据病因分为原发性、继发性和遗传性三大类。按病理改变中肾小球炎性改变是否明显，分原发性I性肾小球炎或原发性肾小球肾病。临床上以蛋白尿、血尿、管型尿、高血压、水肿和伴或不伴肾功能减退为主要特征。治疗：本组疾病为免疫性疾病，应先清除抗原；对症治疗也有重要意义；严重肾功能损害行血液净化治疗。

肾小球滤过率（glomerular filtration rate，GFR）　单位时间内（每分钟）两肾生成的超滤液量。成年男子为 125ml/min，女子约少 10%。是测量肾功能的一项重要指标。肾小球肾炎时滤过率显著降低。

肾小球内皮细胞（glomerular endothelium）　呈扁平状，近核处胞质丰富，远离核处的胞质稀薄，不连续，形成直径 50～100nm 的窗孔，其面积占内皮细胞总面积的 30%～40%。表面覆有一层富含唾液酸的糖蛋白，带负电荷，可阻止部分血细胞和大分子物质通过，为滤过的第一道屏障。如内皮细胞肿胀、增生，将引起肾血流量及肾小球滤过率的改变从而影响尿的质和量。

肾小球肾炎（glomerulonephritis，GN）　双侧肾脏弥漫性或局灶性肾小球炎性病变。一种变态反应性疾病。常弥漫性地累及两侧肾小球。临床主要表现为血尿、蛋白尿、高血压、低蛋白血症、肾水肿等，可伴有肾功能障碍。本病的发生与某些细菌及病毒特别是 A 族溶血性链球菌的感染引起的变态反应有关。病人在发病前数周往往有链球菌的感染史，如患猩红热、咽炎等。发病后病人血液中常能查出抗链球菌抗体，抗溶血素 O 的滴度增高。分为急性、慢性和急骤进展性肾小球肾炎 3 种。急性者大多可在数周或数月内痊愈；慢性者病程较长，可延续数年至数十年，中间时有稳定，时有发作；急骤进展性者，由于病变破坏严重，发展迅速，预后较差，病人往往于数周至数月内死于尿毒症。主要治疗为休息、改善饮食、抗感染和对症处理。

肾小球性蛋白尿（glomerular proteinuria）　最常见的一种蛋白

尿。各种原因导致肾小球滤过膜通透性及电荷屏障受损，血浆蛋白大量滤入原尿，超过肾小管重吸收所致。常见于肾小球肾炎、肾病综合征、糖尿病、高血压、系统性红斑狼疮、妊娠期高血压疾病等。

肾小球血浆流量（glomerular plasma flow） 单位时间内流经肾小球毛细血管的血浆量。成年男子为 650ml/min，女子为 600ml/min。是影响肾小球滤过率的主要因素。肾小球血浆流量大，滤过率增加；反之，降低。

肾小球有效滤过压（glomerular effective filtration pressure） 肾小球滤过的动力是有效滤过压。原尿胶体渗透压极小，可忽略不计，因此肾小球有效滤过压＝肾小球毛细血管压－（血浆胶体渗透压＋肾小囊内压）。根据实验数据计算入球端的有效滤过压为 2kPa，而出球端为 0kPa。可见肾小球毛细血管全段并非均有滤过，越接近出球端滤过越少直至为 0。

肾小体（renal corpuscle） 肾单位中的球形结构。分布于肾皮质迷路内、由血管球和肾小囊两部分组成的小体。有血管出入的一端称血管极，相对应的一端称尿极。血管球是一团盘曲成球的毛细血管，被肾小囊包围。肾小囊（鲍曼囊）是上皮性的双层囊。外层称壁层，内层称脏层，两层间为肾小囊腔。

肾小体旁器（juxtaglomerular apparatus） 见球旁器。

肾哮（asthma due to kidney asthenia） 中医病证。指肾水凌肺所致的哮证。哮证日久，显现肾虚证候。症见消瘦潮热、腰酸耳鸣、呼多吸少、面足浮肿、舌胖淡、脉沉无力等。治宜补益肾气、化痰平喘。

肾性氨基酸尿（renal aminoaciduria） 一组以肾小管对氨基酸转运障碍为主的肾小管病。是近端肾小管对氨基酸重吸收障碍导致大量氨基酸从尿中排出的遗传性膜转运缺陷的疾病，包括胱氨酸尿（cystinuria）、二碱基氨基酸尿（dibasic aminoaciduria）、中性氨基酸尿（Hartnup 病）、二羟基氨基酸尿、亚氨基甘氨酸尿、赖氨酸尿、甲硫氨酸吸收不良综合征和组氨酸尿。

肾性高血压（renal hypertension） 肾实质病变或肾血管病变所引起的高血压。是症状性高血压中最常见的一种。见于各种肾脏病包括急慢性肾小球肾炎、慢性肾盂肾炎、先天性多囊肾、肾结核、肾结石、肾细小动脉硬化等及各种原因引起的肾动脉狭窄。此外，急性可逆性肾功能不全或慢性进展性肾功能不全时，亦常伴发肾性高血压。发病机制与水钠潴留、肾素分泌增多、降压物质分泌减少及外周血管阻力增加有关。治疗：可按病因和病理生理分型选择。

肾性佝偻病（renal rickets） 由于先天或后天原因所致的慢性肾功能障碍，导致钙磷代谢紊乱，血钙低，血磷增高，骨质普遍脱钙，引起骨骼发生佝偻病改变。多于幼儿后期症状逐渐明显，形成侏儒状态。

肾性骨营养不良（renal osteodystrophy） 其他名称：肾性骨病。因各种慢性肾疾病或长期透析治疗引起的骨营养不良。表现为钙镁代谢障碍（高磷低钙）、酸碱平衡失调（酸中毒）、维生素 D 代谢改变、继发性甲状腺功能亢进及相应的症状。治疗：以病因治疗为主，用钙剂、维生素 D 等对症治疗。

肾性急性肾衰竭（acute renal failure） 由肾本身的实质性病变所引起的急性肾衰竭。见于急性肾小球坏死、少数急性肾小球肾炎以及系统性红斑狼疮。由急性肾小管坏死引起者较多见。治疗：去除病因，纠正休克，初期用甘露醇、呋塞米，血管扩张剂，少尿期严格限制水钠入量，早期透析，多尿期注意调整水、电解质平衡。

肾性尿崩症（renal diabetes insipidus） 广义的是指血浆抗利尿激素（ADH）正常存在甚至增高的情况下，肾脏不能浓缩尿液而持续排出稀释尿的病理状态。肾脏排水包括肾小球滤过与肾小管重吸收两步骤，所谓尿崩症是指肾脏水分重吸收减少出现了尿浓缩功能障碍、排出大量稀释性尿，出现多饮、多尿、烦渴的一组临床综合征。肾性尿崩症是由于抗利尿激素（ADH）作用障碍引起，有先天性与后天性两大类。先天性可称为遗传性或原发性抗神经垂体加压素尿崩症，亦可称为家族性肾性尿崩症；后天性亦可称为继发性或不完全性抗利尿激素（ADH）性尿崩症。实验室检查尿相对密度

低、尿渗透压低、血钠升高、血浆加压素水平高于正常，进行高渗盐水试验和加压素试验无反应。早期诊断预后较好。对症治疗，应用氢氯噻嗪、吲哚美辛等。

肾性少尿（renal oliguria） 由于肾实质损害而引起的少尿（24h 尿量在 500ml 以下）。多见于急性肾小球肾炎、急性间质性肾炎、急性肾小管坏死、急性肾衰竭、慢性肾功能不全等。血生化检查可协助诊断。应采用改善肾血流量和透析方法治疗。

肾性水肿（nephrogenic edema） 肾原发功能障碍引起的全身性水肿。肾病的重要体征之一。初起时，机体低垂部的水肿不及眼睑和面部显著是其特点。可分为以蛋白尿导致低蛋白血症为主的肾病性水肿和以肾小球滤过率明显下降为主的肾炎性水肿两类。限制钠盐摄入、利尿、控制蛋白尿、补充血浆蛋白等是本病的治疗原则。

肾性糖尿（renal glycosuria） 其他名称：血糖正常性糖尿。先天性肾小管缺陷或后天性肾病造成肾小管对葡萄糖重吸收障碍致使葡萄糖随尿排出，肾糖阈降低。病人血糖正常，葡萄糖耐量正常，无糖尿病的症状。见于家族性糖尿、慢性肾炎或肾病综合征伴肾小管受损、妊娠。治疗：不必用降血糖药，对症处理。

肾性侏儒综合征（renal dwarfism syndrome） 系先天性或后天获得性肾脏病变所引起的一组内分泌代谢紊乱症候群，伴有生长发育的停滞、佝偻病、酸中毒，最终导致侏儒。

肾虚水泛（asthenia of kidney leading to edema） 中医病机。指肾阳亏虚，不能温化水湿引起水肿的病机。肾主水，与膀胱相表里，若肾阳虚不能主水，则膀胱气化不利，小便量少，致水湿泛滥，同时影响脾的运化，致水湿泛滥，形成水肿。症见全身浮肿、下肢尤甚、按之凹陷、腰痛酸重、畏寒肢冷、舌淡胖、苔白润、脉沉细等。常见于慢性肾炎、肾变性、肾病综合征等。治宜温肾利水。

肾血管平滑肌脂肪瘤（renal angiomyolipoma） 其他名称：肾错构瘤。简称肾血管肌脂瘤。少见的良性肾肿瘤。可为单独疾病，也可为结节性硬化的一种表现。起源于肾间质细胞，由脂肪、平滑肌和异常血管组成。伴发结节性硬化者，年龄轻，肿瘤多为双肾、多发，瘤体较小。不合并结节性硬化者，年龄较大，多为女性。肿瘤多为单侧、单个病变，体积较大。临床表现：早期常无症状；肿瘤增大后可出现压迫症状（腰痛和消化道症状）；肿瘤破裂出血（可致腹内大出血休克）；双侧肿瘤症状（腹部肿块，胀痛不适，高血压、贫血甚至肾衰竭）；结节性硬化的症状等。B 超、CT 或磁共振等可确诊。肿瘤体积较小者无需治疗；体积较大者手术局部切除或进行介入性动脉栓塞治疗。

肾血管球（renal glomerulus） 其他名称：肾小球。位于肾小囊内，共同构成肾小体，起自肾动脉的终末支即入球微动脉，入球后分为 4～5 支。整个毛细血管网被系膜所支持，被肾小囊脏层所覆盖。毛细血管网又汇聚成出球微动脉离开肾小体。

肾血管性高血压（renal vascular hypertension） 肾动脉口、主干或其主要分支狭窄而产生的高血压。是肾性高血压的一种。病因有大动脉炎、动脉粥样硬化、肾动脉纤维肌层增生、先天性肾动脉发育不全、肾动脉瘤、肿瘤等。表现为高血压及其伴随症状。高血压以舒张压升高明显为特点。根据病史、上腹部血管杂音、放射性核素检查、连续肾静脉造影、肾动脉造影等可作出诊断。可手术治疗。

肾血浆清除率（renal plasma clearance） 见肾清除率。

肾岩（carcinoma of penis） 其他名称：肾岩翻花。中医病名。中医外科岩证的一种。指好发于阴茎冠状沟及外尿道口边缘，以阴茎头部表面有丘疹、结节、疣状坚硬物等，溃后如翻花为主要表现的恶性肿瘤。即阴茎癌。内治宜滋阴降火，补益肝肾，手术切除后应补气养血。

肾炎（nephritis） 双侧肾脏非化脓性的炎性病变。临床主要表现为水肿、血尿、蛋白尿、管型尿、高血压等。按发病原因不同，可分为原发性肾炎和继发性肾炎。急性肾炎、慢性肾炎、肾病综合征、IgA 肾炎等属于原发性肾炎；紫癜性肾炎、狼疮性肾炎、糖尿病肾病、高血压肾病等属于继发性

肾炎。

肾炎片（shenyan pian）　中医成药名。祛湿剂（消肿利水）。组成：一枝黄花、车前草、马鞭草、葫芦壳、白茅根、白前。用于急、慢性肾炎和泌尿道感染。

肾炎四味片（shenyan siwei pian）　中医成药名。祛湿剂（消肿利水）。组成：细梗胡枝子、黄芩、北京石韦、黄芪。用于慢性肾炎。

肾炎消肿片（shenyan xiaozhong pian）　中医成药名。祛湿剂（消肿利水）。组成：桂枝、泽泻、陈皮、香加皮、苍术、茯苓、姜皮、大腹皮、黄柏、椒目、冬瓜皮、益母草等。用于急、慢性肾炎。临床表现为肢体浮肿。晨面肿甚，午后腿肿较重，按之凹陷，身体重困，尿少，脘胀食少。

肾炎性肾病（nephritic nephrosis）　原发性肾病综合征的一种类型。与机体免疫功能紊乱有关。病理变化以膜性增殖性为主，临床上除水肿、蛋白尿外，低蛋白血症和高胆固醇血症外，常伴有血尿、高血压。年龄多在7岁以上，有时水肿不易察觉，肾功能障碍及氮质血症较重不等，预后不如单纯性肾病。治疗：肾上腺皮质激素和免疫抑制剂，可取得较好疗效。

肾炎性视网膜病变（nephritic retinopathy）　多见于慢性或亚急性弥漫性肾小球肾炎合并高血压的病人。常伴有高血压、蛋白尿及全身水肿等。病人的视力可逐渐或忽然减退，可有视物变形。眼底可见视乳头色淡、水肿，动脉呈"铜丝状"或"银丝状"，有显著的动静脉交叉压迫现象。视网膜呈圆形或火焰状及有大小不等的出血，灰白色棉絮状渗出物，在黄斑部呈星芒状。主要采取降低血压和改善肾功能等综合治疗方法。

肾炎性心脏病（nephritic heart disease, heart disease due to glomerulonephritis）　肾炎过程中引起的心血管损害。包括高血压、心肌增大、心肌损害、充血性心力衰竭和心包损害。常发生于儿童急性肾小球肾炎，成人慢性肾炎亦可并发。治疗以病因治疗为主，加以对症处理。

肾阳（kidney yang）　其他名称：元阳、真阳、真火、命门火等。中医术语。与肾阴相对，两者互相依附为用。肾阳是肾脏生理功能的动力，也是人体生命活动力的源泉。肾所藏的精，需肾阳的温养，才能发挥其滋养身体和繁殖后代的作用。脾胃也需赖肾阳的温煦才能完成营养代谢的过程。

肾阳虚（deficiency of kidney yang）　中医病机。因先天不足或久病不愈、亏损过度，年老体弱所致肾中阳气不足的病机。症见形寒肢冷、精神不振、气短而喘、腰膝酸软、阳痿、滑精、夜多小便、舌淡胖、苔白厚、脉沉迟、两尺脉弱。治宜补肾阳。

肾阳虚证（syndrome of deficiency of kidney yang）　中医证候名之一。肾阳亏虚，机体失却温煦所致，症见畏寒肢冷、腰以下为甚、面色㿠白或黧黑、神疲乏力、小便清长、夜尿多、舌淡苔白、脉弱等。

肾叶（lobi renales）　一个肾锥体及其周围皮质。成人的肾叶在肾表面的分界不明显；胎儿和婴儿分界明显。1岁半后，分叶现象开始消失，有人直到成年仍保留分叶现象，称为分叶肾。

肾移植（renal transplantation）　将某一个体的正常肾脏移植到另一个体体内的手术。按供肾来源不同，可分为自体肾移植、同种肾移植和异种肾移植。移植于慢性不可逆性肾衰竭病人。其要求必须组织配型相合，否则可出现排斥反应，使移植肾受到破坏。

肾移植的排斥反应（rejection of renal transplantation）　机体免疫机制对同种异体肾移植产生的排斥反应。分为超急性排斥（移植后立即发生）、急性排斥（术后3个月发生）和慢性排斥（术后数月乃至数年内发生）。表现为发热、移植组织局部肿胀、尿量减少、蛋白尿和高血压，血清补体下降，甚至移植肾完全丧失功能。故在同种异体移植术后，应用免疫抑制疗法，如大剂量氢化可的松、泼尼松及环孢素、抗淋巴细胞球蛋白等。

肾阴（kidney yin）　其他名称：元阴、真阴、肾水、真水等。中医术语。与肾阳相对。指本脏的阴液（包括肾脏所藏之

精），与肾阳依附为用，是肾阳功能活动的物质基础。肾阴不足，肾阳就会亢奋，甚则相火妄动；相火妄动反过来也灼耗肾阴。

肾阴虚（deficiency of kidney yin）　中医病机。多由伤精、耗液，或急性热病耗伤肾阴所致。症见腰膝酸乏、头晕耳鸣、遗精早泄、口干咽痛、两颧潮红、五心烦热或午后潮热、舌红少苔或无苔、脉细数。治宜滋肾育阴。若阴虚阳亢、相火妄动者，宜滋阴降火。

肾阴虚证（syndrome of deficiency of kidney yin）　中医证候名之一。肾阴亏虚、虚热内生所致，症见腰膝酸软而痛、眩晕耳鸣、齿松发脱、五心烦热、潮热颧红、男子遗精、女子经少或闭经、舌红少苔、脉细数（shuò）等。

肾盂（renal pelvis）　由肾大盏汇合形成的大腔。离开肾门向下弯行，约在第2腰椎上缘水平逐渐变细与输尿管相移行。肾盂的一级分支为肾大盏，有2～3个。再分支成漏斗形膜管，称肾小盏，约有7～13条，包绕肾乳头。

肾盂癌（renal pelvic carcinoma）　少见，多发生于50～70岁，以男性为主。病理上以移行细胞癌为主（占90%以上），其次为鳞状细胞癌等。因肾盂壁薄，周围淋巴丰富，常有早期转移。临床表现以无痛性血尿为最常见，造影时可见肾盂有充盈缺损。治疗：手术切除，范围包括同侧肾、输尿管全长及输尿管附近的部分膀胱。

肾盂成形术（pyeloplasty）　治疗肾盂积水的手术方法。通过手术处理肾盂输尿管连接部狭窄，使引流通畅；同时切除部分扩大的肾盂组织，以减少尿在肾盂内淤积，从而恢复肾盂内尿流动力。

肾盂穿刺造影（puncture pyelography）　在超声引导下，将穿刺针经腰背部刺入肾脏的集合系统后抽出定量的尿液，再注入与抽出的尿液等量显影剂摄X线片。

肾盂积水（hydronephrosis）　见肾积水。

肾盂积液征象（hydronephrosis sign）　尿路梗阻或狭窄时，因肾盂肾盏中尿液潴留，压力升高，并逐渐引起近侧肾盂肾盏扩张的X线表现。肾盂造影时，轻度积水改变使肾小盏杯口状轮廓变平或突出呈杵状，峡部变宽、变短以及肾盏下缘膨隆，扩大的肾盂肾盏边缘整齐；如阻塞时间较长，可伴排泄性肾盂造影的显影时间延长甚至不显影。常见于结石、血块、肿块、炎症及腔外的占位性病变等。

肾盂切开取石术（pyelolithotomy）　切开肾盂取出肾脏各部位的结石。术前必须进行定位拍片，如为多发性结石，常需术中再拍片，以确定结石是否取尽。

肾盂肾炎（pyelonephritis）　细菌侵入泌尿道引起肾盂及肾实质均受感染的疾病。病菌以大肠埃希菌占多数，其次为副大肠埃希菌、变形杆菌等革兰氏阴性杆菌。常为下尿路感染向上蔓延所致。可发生于任何年龄，女性多见。分急性和慢性两种。急性者以育龄妇女多见，起病大多急骤，表现为发热、腰痛、尿频、尿急、尿痛等，腰部肾区有叩击痛，尿检查可见大量脓尿、白细胞管型、菌尿。培养可发现致病菌。慢性症状一般较轻，大多数因肾盂肾炎反复发作所致，是慢性肾功能不全的重要原因。根据临床表现、尿常规和培养检查可诊断。治疗宜早而彻底，及早应用抗生素，用药至症状消失并尿液检查正常后7～10日停药。停药后还需定期验尿，如有反复，则再治疗。

肾盂造瘘术（pyelostomy, pelviostomy）　切开肾盂，把导尿管直接插入肾盂，以解除输尿管梗阻的导尿方法。适用于上部尿路急性梗阻，又不能很快解除者，紧急造瘘引流，作为一时性尿流改道，待肾功能或全身状态好转，再矫治原发病。为配合肾盂、输尿管成形等尿路手术，作为尿路再通前的暂时措施，也行肾盂造瘘术。

肾盂造影术（pyelography）　一种诊断肾疾病的X线检查方法。用碘化物作为显影剂，充满肾盂后摄取X线片。经静脉内注入显影剂的称排泄性肾盂造影术；通过膀胱镜检查，由插入输尿管的导管注入显影剂至肾盂的造影，称逆行性肾盂造影术。借肾盂造影术，可以看出肾的位置，肾盂的大小、形态，有无病变。

肾盂肿瘤（tumor of renal pelvis）　肾盂发生的乳头状瘤和乳

头状癌。良性与恶性之间无明显界限。以血尿为主。早先表现为间歇性无痛肉眼血尿，偶因血块堵塞输尿管而出现肾绞痛。尿脱落细胞检查可发现癌细胞。尿路造影肾盂内充盈缺损或变形。B超、输尿管肾镜及CT检查也有助于诊断。治疗：手术切除肾、全输尿管和管口周围膀胱壁。

肾源性氮质血症（nephrogenic azotemia）　肾衰竭时，由于肾小球滤过率下降，体内尿素、尿酸和肌酐等含氮的代谢终产物蓄积，致使血中非蛋白氮（NPN）含量高于28.56mmol/L（40mg%）者。正常成人清晨空腹血液中NPN含量为14.28～24.97mmol/L（20～35mg%），尿素氮为3.57～7.14mmol/L（10～20mg%）。但当NPN＞42.8mmol/L（60mg%）时，尿素氮可占75%；NPN＞71.4mmol/L（100mg%）时，尿素氮可占NPN含量的80%～90%。可见在肾源性氮质血症时，尿素氮的增高，占有重要位置。治疗可进行腹膜透析或血液透析，有条件者做肾移植。

肾源性肝功能异常综合征（nephrogenic hepatic dysfunction syndrome）　肾癌引起的非癌肿肝转移性的肝功能异常。表现为肾癌伴肝大；肝功能异常，以碱性磷酸酶和同工酶增高为主。还可出现发热、消瘦、贫血，肾癌切除后肝功能即可恢复。治疗：手术切除肾癌。

肾源性尿崩症（nephrogenic diabetes insipidus）　由于先天性缺陷（遗传）或后天性肾脏病变（肾炎、肾盂肾炎等累及肾小管），致肾脏对内源性或外源性抗利尿激素缺乏反应所引起的，以多尿、烦渴多饮、低比重尿、低渗尿为特征的病症。与中枢性尿崩症的区别是抗利尿激素的产生和释放均正常，禁水-加压素试验对外源性抗利尿激素也无反应。除治疗原发病外，可试用噻嗪类利尿剂。

肾脏滤过分数（renal filtration fraction，FF）　反映肾小球滤过功能和肾血流量的一个指标。滤过分数是肾小球滤过率（GFR）和肾血浆流量（RPF）的比值：FF＝GFR/RPF，正常值为0.18～0.22。由于肾循环障碍，肾血浆流量减少可致FF增加，如心力衰竭。急、慢性肾小球肾炎常使肾小球滤过功能障碍引起FF减少。

肾脏囊肿性疾病（cystic kidney disease）　在肾脏内出现单个或多个内含液体或半固体碎片的良性囊肿的疾病。囊肿可发生在同一侧或双侧肾脏，呈单个或多个，在皮、髓质部位都可发生；多为遗传性，也可为获得性；可发生在婴儿期，也可见于老年人；表现复杂多样，可没有症状，也可有典型症状甚至发生肾衰竭。囊肿一般内覆上皮细胞，类似于近端或远端肾小管。发病机制和发展过程不清，但至少包括三个因素：覆盖于囊肿壁内层的上皮细胞增殖；持续或间断性向囊内分泌液体；包绕囊肿的细胞外基质改变。分为六大类：多囊肾病、获得性肾囊肿病、肾脏髓质囊肿病、单纯性肾囊肿、囊性肾发育不良和其他。发病年龄不等，临床表现不一，可无症状或出现肿块、腰痛、血尿、感染，甚至肾功能不全。

肾盏癌（carcinoma of renal calyces）　来源于肾盏上皮细胞的恶性肿瘤。90%来源于肾脏集合系统移行上皮细胞，余为鳞癌和腺癌。可多中心发生，常出现于膀胱癌之后。临床表现为无痛性肉眼血尿，输尿管梗阻及疼痛少见。静脉肾盂造影、逆行肾盂造影、膀胱镜活检和尿液细胞学检查有助于诊断。治疗：以手术为主及其他疗法。

肾脂肪瘤（renal lipoma）　起源于脂肪细胞，可发生在肾实质和肾包膜。良性肿瘤，罕见，多见于中年女性。多无症状，少数可有血尿。B超、CT检查可确诊。无须处理，若肿瘤体积大且有症状可手术治疗。

肾脂肪囊（capsula adiposa renis）　包裹肾的脂肪组织囊。厚可达2cm，尤以肾的后面和下端更为发达，与肾筋膜一起对肾有保护和固定作用。行肾囊封闭时，药液注入此处。

肾肿瘤（renal tumor）　发生于肾脏的良、恶性肿瘤的总称。原发性肾脏良性肿瘤以腺瘤为主，其他有纤维瘤、结缔组织肿瘤、错构瘤、平滑肌瘤和血管瘤；恶性肿瘤以肾细胞癌最多见，其他为肾盂癌、肾母细胞瘤、肾肉瘤等。良性瘤生长缓慢，症状轻微，可仅有局部压迫症状；恶性瘤早期出现血尿改变，可有腰部钝痛、肿块、发热、贫血、高血压等症

状，病情发展迅速。X线、B超、泌尿系造影及细胞学检查有助于诊断。治疗：以手术为主，配合放疗、化疗及内分泌、免疫等疗法。

肾肿瘤三症状（three symptoms of renal tumor）　肾肿瘤病人的晚期症状：血尿、肿块、疼痛。

肾周围脓肿（perinephric abscess）　肾包膜与肾周围筋膜之间的积脓。多由金黄色葡萄球菌或大肠埃希菌感染引起。病人伴寒战、高热、腰痛、虚脱等。试验穿刺有助于诊断。治疗：及早切开引流、消炎。

肾周围脓肿切开引流术（incision drainage of perirenal abscess）　肾周围脓肿或肾脓肿向肾周围穿破，又无肾切除条件时均应做切开引流。术前应先行穿刺定位或B超下定位。采用腰部切口，找到脓腔后，尽量吸出腔内脓汁和坏死组织，然后放入粗而较软的胶管引流。

肾周围炎（perinephritis，paranephritis）　肾包膜与肾周围筋膜之间脂肪组织的感染性病变。多由葡萄球菌或革兰氏阴性杆菌引起。表现为发热、寒战、肾区痛。治疗应及时使用有效抗生素，一旦形成肾周围脓肿，应切开引流。

肾主骨（kidney controls bones）　中医术语。指肾有充养骨骼的作用。肾主藏精，而精能生髓，骨髓充实，骨则强壮。故有肾生骨髓、肾充则髓实之说。说明骨骼的生长、营养、功能与肾气的强弱有直接关系。如肾精虚少，骨髓的化源不足。不能营养骨骼，便会出现骨骼脆弱无力，甚至发育不良。

肾主纳气（the kidney promotes inspiration）　中医术语。肾的主要功能之一。肾与吸气功能有关。肺主呼吸，而肾有摄纳肺气的作用。呼吸出入之气，其主在肺，其根在肾。故久病咳喘，每有肾虚的兼症，称为肾不纳气，需用补肾纳气的方法治疗。

肾主生殖（kidney dominates reproduction）　中医术语。肾为藏精之脏，对于人体的生长发育，以及繁衍后代起重要作用。男女生殖器官的发育成熟及其生殖能力，均有赖于肾气（肾本脏的精气）的充实，而精气的生成、储藏和排泄均由肾所主。人从幼年开始，肾的精气逐渐充盛，就有齿更发长等变化；发育到青春期，肾的精气充盛，男子就能产生精子，女子开始按期来月经，性功能逐渐成熟，而有生殖能力；待到老年，肾的精气渐衰，性功能和生殖能力随之减退甚至消失，形体也逐渐衰老。

肾主水（the kidney controls fluid metabolism）　中医术语。肾的主要功能之一。泛指藏精和调节水液的功能。肾在调节体内水液平衡方面起极其重要的作用。这些作用取决于肾阴、肾阳的协调。若肾有病，失去主水的功能，就会发生排尿异常及水肿等病症。从广义来说，肾主水还包括肾藏精（真水）的功能在内。

肾主先天（the kidney is essential for prenatal growth）　中医术语。肾藏精，人的生殖发育，须赖肾脏精气的作用。肾气的盛衰，直接与人的生长、发育、衰老和生殖能力有关，故称肾为先天之本。婴儿的先天疾病或出生后发育障碍的五迟、五软等证，病机多属先天不足，治疗均以补肾为主。

肾著（affection of kidney by cold-dampness，kidney disorder with cold painful waist）　其他名称：肾着。中医内科杂病之一。多因劳动汗出之后，衣里冷湿，或居处卑湿较久，寒湿之气侵入腰间所致，症见腰部冷痛重着、转侧不利，遇阴雨则加重，多伴腹重下坠等。治宜温化寒湿，用甘姜苓术汤。

渗出（exudation）　炎性病灶内血管中的液体和细胞成分从血管内逸出的过程。包括液体渗出和细胞渗出。液体渗出到组织间隙可引起组织的炎性水肿，渗出到浆膜腔则成积液（如腹膜炎时的腹腔积液）。炎症时这种渗出的液体称渗出液。各种细胞中的白细胞由血管渗出到组织间隙的现象，称炎症细胞浸润。

渗出性腹泻（exudative diarrhea）　由胃肠道黏膜炎症、溃疡、浸润性病变导致的血浆、黏液、脓血渗出而引起的腹泻。见于各种肠道炎性疾病。

渗出性盘状苔藓样皮炎（exudative discoid and lichenoid dermatitis）　其他名称：苏-加综合征。一种病因不明的炎性皮肤

S

病。情绪紧张可为发病诱因。皮损开始为境界清楚的盘状或椭圆形的红色斑片，首先侵犯阴茎、阴囊、鼻翼两侧，然后波及四肢伸侧及胸前背后。自觉奇痒，在发展过程中出现多形性变化、水疱、痂皮或为孤立散在的苔藓样丘疹或持久性风团样损害，病程缓慢。治疗：口服皮质激素，外用皮质激素、焦馏油类软膏。

渗出性胸膜炎（exudative pleurisy）　胸腔积液为渗出液的胸膜炎。由炎症、肿瘤等引起。胸水多呈草黄色、半透明，比重＞1.018，蛋白含量＞30g/L，浆膜黏蛋白定性试验（Rivalta试验）阳性，白细胞＞0.1×10^9/L。

渗出性炎（exudate inflammation）　以渗出为主的炎性病变。常有变质性变化，但增生轻微。根据渗出物的成分和病变的特点不同，又可分为：浆液性炎、纤维素性炎、化脓性炎、出血性炎和卡他性炎等。

渗出液（exudate）　炎症过程中因血管壁通透性升高等因素，从血管内渗出到间质、体腔或体表的液体。常见于细菌感染，如结核性胸膜炎、腹膜炎；也可由非感染性原因引起，如浆膜的邻近脏器发炎（胰腺炎、膈下脓肿、肺炎等）、浆膜腔异物刺激（血液、胆汁、胰液、胃液等）也形成渗出液。恶性肿瘤、结缔组织病所致的浆膜腔积液也具有渗出液的特点。其主要特点：含有较多的蛋白（包括大分子的纤维蛋白）和细胞成分，肉眼观察混浊，能自凝，比重大于1.018，浆膜黏蛋白定性试验呈阳性；蛋白定量在40g/L以上；细胞计数常高于0.2×10^9/L；细胞分类可根据病情以中性粒细胞或淋巴细胞为主；细菌培养常为阳性。

渗滤法（percolation）　制备浸出制剂的主要方法。将药材粗粉，置渗滤筒中，从上部添加溶剂，使之通过药粉，自下部流出浸出液。

渗透性腹泻（osmotic diarrhea）　由于肠腔内有不易吸收的溶质非电解质大量积存，使肠腔内容物渗透压升高，导致水分及电解质不能正常吸收而发生的腹泻。乳糖缺乏，乳糖不能水解即形成肠内高渗，服用盐类泻剂或甘露醇等引起的腹泻亦属此型。治疗：禁食后腹泻停止。

渗透性利尿（osmotic diuresis）　应用不能被肾小管重吸收的物质使小管液中溶质所呈现的渗透压升高而引起的利尿。常用的渗透性利尿剂有甘露醇和山梨醇等，可用来降低颅内压和消除水肿。

渗透压（osmotic pressure）　阻止纯溶剂通过半透膜扩散所必须外加于溶液的压力。例如37℃时血浆渗透压相当于7个大气压。在大剂量静脉注射时要严格使用血浆的等渗溶液，因血细胞在低渗溶液中，水分渗入血细胞会产生溶血现象；在高渗溶液中，血细胞内水分渗出，细胞皱缩变形。

渗透压感受器（osmotic receptor, osmoreceptor）　位于下丘脑视上核及其附近可感受血浆晶体渗透压变化的感受器。如血浆晶体渗透压增高1%～2%，感受器细胞发生水分子外移，细胞皱缩而兴奋，冲动沿着神经垂体束传至神经垂体引起抗利尿激素释放，肾脏对水的重吸收能力增强，以维持渗透压平衡。

渗透压计（osmometer）　测定各种溶液渗透压值的仪器。可测定血清、血浆、尿、胃液、脑脊液、唾液、汗、代血浆注射液、透析液、婴儿饮料、电镜固定液、组织细胞培养液和保存液等的渗透压。用于研究电解质代谢平衡，评价肾功能，监护糖尿病和透析疗法，观察内分泌，了解创伤、烧伤、休克、术后等危急病人的病情变化，以及中草药分析等。

渗析（dialysis）　通过膜进行的选择性扩散。利用胶粒不能通过半透膜而低分子和离子能透过的性质，将溶胶用半透膜（如火棉胶膜、动物膀胱等）与清水隔开，溶胶内过量的低分子和离子通过半透膜向水中迁徙而使溶胶净化的方法。用以测定蛋白质分子或细菌及病毒的大小。

升汞（mercuric chloride）　其他名称：氯化高汞、二氯化汞。消毒剂。无色或白色结晶性粉末或结晶块，质重，加热溶化，炽灼挥发；能溶于水、甘油或乙醚，易溶于醇，杀菌力极强，对皮肤、黏膜有刺激性，不能用于金属器械和粪便的消毒。

升华硫（sublimated sulfur）　杀虫灭菌药。用于脂溢性皮肤病、痤疮、疥疮及银屑病等。制剂：软膏剂。长期应用可引起皮肤干燥、发红、瘙痒等。密闭保存。

升降浮沉（ascending and descending, floating and sinking）　中医术语。指某些药物的性质和作用。升是上升，降是下降，浮是发散上行，沉是泻利下行。升浮药上行而向外，有升阳、发表、散寒等作用。凡气温热、味辛甘的药物大多有升浮作用，如麻黄、桂枝、黄芪之类。沉降药下行而向内，有潜阳、降逆、收敛、清热、渗湿、泻下等作用。凡气寒凉，味苦酸的药物，大多有沉降作用，如大黄、芒硝、黄柏之类。

升降失常（disturbance in ascending and descending）　中医病机。泛指阳明气血升降顺逆的失调或上下生理平衡的改变。脏腑气化过程各有其升降上下的动势。升与降、上与下又相互调剂，反之则病。肺的宣发与肃降，脾主升清与胃之浊，心肾的阴阳相交、水火既济，都是气机升降出入运动的具体体现。升降失常，可波及五脏六腑、表里内外、四肢九窍，而发生种种病理变化。如肺失宣降的胸闷咳嗽，胃失和降的嗳腐呕恶，脾不升清运化失职的便溏腹泻，阴阳气血逆乱的昏仆不省，以及肾不纳气，孤阳上越，清阳不升，气虚下陷；心肾不交，水气凌心等。

升结肠（colon ascendens）　见结肠。

升麻（largetrifoliolious bugbane rhizome, Rhizoma Cimicifugae）　其他名称：绿升麻、龙眼根。中医药名。毛茛科植物大三叶升麻、兴安升麻或升麻的根茎。辛、苦、甘、微寒。归肺、脾、胃经。发表透疹、清热解毒、升举清阳。主治：①麻疹透发不畅及热毒斑疹，但外感表证则少用。②胃火亢盛所致的牙龈肿痛、口舌生疮、咽喉肿痛。③中气下陷所致的气短、倦怠、脱肛、崩漏。

升麻葛根汤（shengma gegen tang, decoction of Rhizoma Cimicifugae and Radix Puerariae）　中医方剂。《小儿药证直诀》方。组成：干葛、升麻、芍药、炙甘草。功能辛凉解肌、透疹解毒。用于麻疹未发，或发而未透，症见发热恶风、喷嚏咳嗽、目赤流泪、舌红苔干、脉浮数者。

升提中气（lifting up the middle-jiao energy）　中医术语。补法之一。治疗中气下陷的方法。中气指脾气。脾气上升，将水谷精微之气上输于肺，以荣养其他脏腑，若脾虚中气下陷，可出现久泻、脱肛、子宫脱垂等症，或不能制水而小便不畅。均可用补中益气汤，以升提中气。脾气旺则诸症自除，升清降浊的功能恢复，则小便通畅。

升陷汤（shengxian tang, decoction for activating vital energy）　中医方剂。《医学衷中参西录》方。组成：生黄芪、知母、柴胡、桔梗、升麻。功能益气升陷、宁心安神。治胸中大气下陷，症见气短不足以息，或呼吸似喘，或气息将停，脉沉而弱者。

升压药（hypertensor）　用以纠正血压过低的治疗药物。包括具有α受体激动作用的肾上腺素类和直接收缩血管的增压素。

升主动脉（ascending aorta）　为主动脉行程中的一段。起自左心室，向右前上方上升斜行，至第2胸肋关节后方，与主动脉弓相续。升主动脉起始处略膨大，叫主动脉球，其内腔叫主动脉窦，左右冠状动脉即起始于此。

升主动脉瘤压迫肺动脉综合征（aneurysm of ascending aorta pressing on pulmonary artery syndrome）　梅毒性主动脉瘤压迫肺动脉所致的一系列临床表现。主要为主动脉功能不全，右心肥大，单调的第二音。X线见心脏扩大，肺野清晰，肺动脉显著增大，主动脉瘤钙化。治疗：青霉素，手术。

生产基因（producer gene）　某些学者为表达真核细胞基因的调控模式而使用的名称。生产基因指基因组中能转录出RNA的区域（但不包括产生识别特异DNA序列的RNA的区域，即此种RNA不参与基因调节作用）。生产基因与细菌中的结构基因类似。

生产性粉尘（industrial dust）　在生产中形成的，能较长时间悬浮在生产场所空气中的固体微粒。在工农业劳动过程中，长期吸入可引起尘肺。不仅是危害职工健康的主要职业有害因素，而且还可污染大气环境，危害周围居民的健康。

生产性外伤（industrial trauma）　人在生产过程中所发生的创伤。按劳动种类可分工业外伤、农业外伤等。思想上重视、遵守操作规程，具备完善的防护设备、熟练的技术操作、良好的劳动条件和制度等可以避免其发生。

生产性有害因素（industrial hazard factors）　在生产过程中产生的可对劳动者的健康和劳动能力起有害作用的因素。按其性质可分3类：①化学性因素：包括生产性毒物及生产性粉尘；②物理性因素：包括异常气象条件、异常气压、电离辐射及非电离辐射、噪声与振动；③生物性因素：某些微生物如炭疽杆菌、布鲁氏菌和森林脑炎病毒等。

生产性噪声（industrial noise）　其他名称：工业噪声。在生产过程中产生的一切声音。按其来源可分为3类：①空气动力性噪声，如通风机、鼓风机、空气压缩机和喷气飞机等因空气搅动所产生的噪声；②机械性噪声，如纺织机、各种机床和粉碎机器等由于机械的撞击、摩擦、转动而产生的噪声；③电磁性噪声：如发电机、变压器等因电磁力作用所产生的噪声。噪声对人体危害的大小决定于噪声的频率、强度和持续时间。

生存率（survival rate）　其他名称：生存概率、存活率。接受某种治疗或患某种疾病的人，在一定随访时间（通常为1、3、5年）尚存活人数在上述所有病人中所占的比例。反映疾病对生命的危害程度，也用于评价某些病程较长疾病的远期疗效。常用百分率（%）表示。常用的有5年生存率，也有3年和10年生存率。生存率的计算方法有直接法和寿命表法两种。

生地黄（dried rehmannia root, Radix Rehmanniae）　其他名称：生地、干地黄。中医药名。清热凉血药。玄参科多年生草本植物地黄的干燥根茎。甘、微苦，凉。归心、肝、肾经。功能滋阴清热、生血凉血。用于热病、口渴、烦热、神昏、玫瑰疹、阴虚发热、骨蒸劳热、干咳、咽喉疼痛等症。有寒湿热及阳虚者忌用。有止血、强心、降血糖的作用。

生电性钠泵（electrogenic sodium pump）　由于细胞膜内 Na^+ 蓄积过多而活动增强的钠泵。因其活动增强，使泵出的 Na^+ 的数量大大超过同时泵入的 K^+ 的数量，导致膜呈现暂时的超极化状态。

生后肾组织（metanephrogenic tissue）　胚胎发育过程中，生肾索尾端经输尿管芽诱导形成的组织。分为2层：内层形成肾单位，与输尿管芽分支形成的集合管接通；外层形成肾被膜和肾内结缔组织。

生化毒理学（biochemical toxicology）　研究化学物与机体互相作用时，机体发生的生物化学变化的科学。它为阐明化学物的毒作用机制，全面进行安全评价以及有效的预防和治疗中毒提供理论依据。研究内容主要包括：机体对化学物的作用，如吸收、分布、代谢转化和排泄；化学物对机体的作用，如干扰三大营养素及核酸、维生素以及能量代谢的方式，对酶活性和激素形成、分泌、降解的影响等。研究方法除一般常规生化检验外，还有同位素标记、光谱、色谱、电化学及组织化学等分析技术。

生化汤（shenghua tang, decoction for puerperal blood stasis）　中医方剂。《傅青主女科》方。组成：全当归、川芎、桃仁、炮姜、炙甘草、黄酒。功能生新化瘀、温经止痛。治疗后恶露不行、小腹冷痛。本方用于产后，可加速子宫复原，减少宫缩腹痛。

生化丸（shenghua wan）　中医成药名。活血化瘀剂。组成：当归、川芎、桃仁、干姜、甘草。用于产后受寒恶露不下或行而不畅，夹有血块，少腹冷痛。

生化需氧量（biochemical oxygen demand, BOD）　全称生物化学需气量。其他名称：生物需氧量。微生物分解水体中有机物所消耗溶解氧的量。以每升水中消耗溶解氧的毫克数表示，记为 BOD。BOD 测定通常采用在20℃条件下，以培养5天后测定溶解氧消耗量为标准方法，称为五日生化需氧量，记为 BOD_5。是反映水体有机物污染程度的综合指标。

生活变化单位（life change unit）　表示生活事件对人的影响程度的单位。人对生活事件的反应有明显的个体差异，同一应激源，不同的人则反应各异。为了表示这种差异，社会病因学中采用了一种调查量表——社会再适应评价量表，表中列出43项生活事件，规定的生活变化单位范围为0～100，如一年内生活变化单位大于300则80%的人会生病，小于150时只有30%的人会生病。

生活方式癌（life style cancer）　由于不合理的膳食结构和不当的生活习惯所构成的多种生活方式癌。如肺癌的发病率和吸烟关系密切，多年每日吸烟40支以上者，肺鳞癌发病率比不吸烟者高4～10倍。有学者认为高脂饮食是乳癌发病重要原因之一等。

生活史（life cycle）　生物个体发育的全过程。如蚊（昆虫）的卵、幼虫、蛹、成虫的发育过程，蛔虫（蠕虫）在人体内外的历经卵、幼虫、成虫的发育过程。

生活事件（life events）　社会生活中能对人的心理状态和健康产生一定影响的重大变动。如家庭破裂、经济困难、政治冲击等。其所刺激的心理反应累积到一定程度，超过自我调节系统的功能，就会引起疾病，但不是所有的生活事件所引起的心理紧张都会导致疾病。

生活污染源（domestic pollution source）　人类消费活动中造成环境污染的发生源。主要是取暖、做饭等的锅炉和炉灶，排放生活污水和生活垃圾的设施及场所等。

生活污水（domestic sewage）　家庭、机关、商业、学校以及各种公用设施所产生的污水。如粪便水、厨房废水、淋浴水及洗涤水等。具有特殊臭味，含有漂浮和悬浮物质，多呈碱性（pH值7.2～7.5），内含许多有机物和大量微生物以腐物寄生菌为主，亦有致病菌、病毒和寄生虫卵等），故有传播疾病的危险。排放前应经污水处理。

生活饮用水卫生标准（hygienic standard for domestic drinking water）　由卫生部提出的旨在保证水质安全、适用于居民饮用的饮水标准，即《生活饮用水卫生标准》（GB5749—2006）。该标准规定了生活饮用水水质卫生要求、生活饮用水水源质卫生要求、集中式供水单位卫生要求、二次供水卫生要求、涉及生活饮用水卫生安全产品卫生要求、水质监测和水质检验方法。它适用于城乡各类集中式供水的生活饮用水，以及分散式供水的生活饮用水。

生活制度（daily regimen）　根据地区、职业、民族、风俗、性别、年龄、健康、学习、工作、生产等情况所规定的作息制度。目的在于使人们养成良好习惯，保证身体健康，提高劳动和学习效率。

生机牙（vital teeth）　其他名称：活髓牙，牙髓健康之牙。对冷热刺激有感觉。

生肌玉红膏（shengji yuhong gao）　中医方剂。出自《外科正宗》。清热解毒剂。组成：甘草、白芷、当归、紫草、虫白蜡、血竭、轻粉。功能活血祛腐、解毒镇痛、润肤生肌。用于疮疡肿痛、乳痈发背、溃烂流脓、浸淫黄水；水火烫伤及其他疮疡。清洗疮面涂抹本药膏于患处。外用药，切勿入口。

生姜（fresh ginger, Rhizoma Zingiberis Recens）　中医药名。姜科植物姜的鲜根茎。辛，微温。归肺、胃、脾经。功能发汗解表、温肺止咳、暖胃止呕。主治：①风寒表证；②肺寒咳嗽；③胃寒呕吐或腹痛泄泻；④半夏、南星或鱼蟹中毒；⑤晕厥的急救。

生津（promoting production of body fluid）　其他名称：养津液。中医治法。清法之一。用滋养津液的药物，治疗高热耗伤津液的方法。如症见发热、口干渴、唇燥、舌红、苔黄或白而干等。用增液汤或益胃汤之类。

生精细胞（spermatogenic cell）　男性生殖细胞。为睾丸精曲小管生精上皮的主要组成部分。发育分化过程包括不同阶段：精原细胞、初级精母细胞、次级精母细胞、精子细胞和精子。各生精细胞镶嵌于支持细胞之间。

生精小管（seminiferous tubule）　见精曲小管。

生境（habitat）　生物的个体、种群或群落所在的具体环境。生境内包含生物所必需的生存条件以及其他的生态因素。见生态因素。

生理反射（physiological reflex）　正常生命过程中出现的各种反射活动。一般将其分为深、浅两种反射。叩击肌腱或骨膜引出的反射为深反射，常用的有肱二头肌反射、肱三头肌反射、膝腱及踝反射、桡骨膜反射等。刺激皮肤、黏膜及角膜等引起的反射为浅反射，如角膜反射、咽反射、腹壁反射、提睾反射及跖反射等。生理反射在神经系统疾病时可增强（亢进）、减弱或消失。

生理记纹鼓（kymograph）　生理、药理实验中常用的一种描记装置。可描记狗、兔、鼠、蛙等小动物的血压、呼吸、心跳以及骨骼肌和平滑肌收缩舒张等机械活动的曲线。

生理盲点（physiologic scotoma）　见盲点。

生理缩复环（physiological retracted ring）　子宫收缩与缩复时因子宫上下段肌壁厚薄不同，在两者之间的子宫内面出现环状隆起。正常分娩时不易自腹部见到。宫缩时子宫上段硬而紧而下段较弱。如胎先露下降受阻，则生理缩复环可演变为病理缩复环。

生理无效腔（physiological dead space）　不能与血液进行气体交换的呼吸道容积。每次吸气时留在从鼻腔至呼吸性细支气管末端内的气体不能参与与血液间气体交换。这个容积叫解剖无效腔，约150ml。肺泡中气体与血液不能进行气体交换的空间，叫肺泡无效腔。解剖无效腔与肺泡无效腔合称生理无效腔。健康人平卧时的生理无效腔等于或接近于解剖无效腔。

生理心理学（physiological psychology）　心理学的一个分支。主要研究心理现象的生理机制，内容涉及生物遗传学、生理学、解剖学、医学、数学、物理学、化学等，被称为"心理生物学"。理解行为和经验的生物基础的学科，也可称为"心理生物学"。

生理性超速起搏（physiological overdrive pacing）　用略高于病人自身心率的频率（80～140 次/min）起搏，以防心动过速的发生。适用于 Q-T 间期延长综合征及某些用药无效的心律失常。

生理性传导阻滞（physiological conduction block）　因兴奋出现过早而致的传导障碍，是机体保护机制之一。常发生在房室连接区或束支系统。心电图表现为：①过早兴奋（P 或 P'波）出现在生理不应期内；②有传导中断（P 波后无 QRS波群）或传导延缓（P-R 间期长）；③QRS 波群形态改变。

生理性蛋白尿（physiological albuminuria，physiological proteinuria）　见功能性蛋白尿。

生理性飞蚊症（physiological muscae volitantes）　是指一些正常人当注视白色墙壁或万里晴空时，发现眼前有飘动的小点状或细丝状浮游物。但客观检查却查不出任何玻璃体病变，这是一种生理现象。这些点状细丝状透明的浮游物是玻璃体内残留的胚胎细胞在视网膜上的投影。不需任何治疗。

生理性肥大（physiological hypertrophy）　由于正常生理功能的增强而引起器官或组织的肥大。如运动员的骨骼肌和心脏，由于运动量增加可以肥大。又如妊娠时，子宫肌纤维可比妊娠前长度增加 10 倍、宽度增加 5 倍，重量由正常的 60g增至 900g，产后可复原。为功能性适应。

生理性黄疸（physiologic icterus）　新生儿在生后第 2～3 出现的黄疸。于第 4～6 日最甚，足月儿生后 10～14 日消退，早产儿可持续至第 3 周。此期间小儿一般情况良好，无其他临床症状，血清胆红素值低于 $204\mu mol/L$（12mg/dl）。引起的主要原因是胆红素产生过多和肝脏酶系统发育不完善，一般不需治疗。

生理性贫血（physiologic anemia）　小儿生后 2～3 个月时出现的一种轻度贫血。此时红细胞数和血红蛋白量下降（红细胞 $3.0×10^{12}/L$，血红蛋白 110g/L）。主要由于婴儿生长发育迅速，血容量增加较快，继生理性溶血后，骨髓出现暂时性生血功能降低以及红细胞生成素（主要来自肾）不足等所致。

生理性体重下降（physiological descent of body weight）　新生儿出生 1 周内所出现的体重下降。其原因是摄入不足，再加上胎粪及水分的丧失。大约减少原来体重的 3%～9%，一般于生后 7～10 日内恢复到出生时的体重。若下降过多，或

生后 10 日后仍不恢复到出生时的水平，则应查找原因，特别要注意有否喂养不足。

生理性萎缩（physiological atrophy）　由于正常生理功能减弱所引起的组织器官的萎缩。此种萎缩与年龄、内分泌功能等有密切的关系，如青春期胸腺组织开始萎缩；妇女绝经后卵巢、子宫及乳腺萎缩等。

生理性 3 相传导阻滞（physiological phase 3 block）　发生在动作电位第 3 相，因兴奋过早下传下去而致的传导阻滞。特点是 3 相时间不延长，其 80% 呈右束支传导阻滞图形。房性期前收缩、房颤时心动周期缩短等引起的室内差异性传导，即属此相。

生理性心音分裂（physiologic splitting of cardiac sounds）　第二心音分裂的一种。由于深吸气时胸腔负压增加，右心回心血流增加，使肺动脉瓣关闭延迟。如果肺动脉瓣关闭明显迟于主动脉瓣关闭，则可在深吸气时出现生理性第二心音分裂，尤其在青少年更常见。

生理性再生（physiologic regeneration）　正常状态下，许多组织、细胞不断消耗损失又不断由同种细胞分裂增生加以补充的过程。如皮肤表层角化细胞经常脱落，表皮基底层细胞不断增生分化予以补充。

生理性左室肥大（physiological left ventricular hypertrophy）　由于生理性原因所致的左心室肥大，多见于运动员等。

生理学（physiology）　是生物科学（biological science）的一个分支，是研究生物机体的各种生命现象，特别是机体各组成部分的功能及实现其功能内在机制的一门科学。生理学也可依其研究的具体对象而分为细胞生理学、动物生理学、植物生理学等分支；动物和人体生理学又可分为循环生理学、呼吸生理学、神经生理学等分支。人体生理学的任务是研究人体各个系统的器官和细胞的正常活动过程、它们的功能表现及其内部机制；还要研究人体内不同细胞、器官、系统之间的相互联系和相互作用，从而认识人体作为一个完整的机体，其各组成部分的功能活动是如何相互协调、相互制约，因而能在复杂的环境中维持正常的生命活动的。

生理盐水（physiological saline，normal saline）　0.9% 的氯化钠溶液。因其渗透压同哺乳动物血浆相等，与组织相接触时能符合基本的生理条件，故称生理盐水。临床上用于失水、失钠等情况，亦用于生理实验。

生理依赖（physiological dependence）　身体变得对物质适应和需要，一旦停用身体就会出现痛苦的戒断症状。

生脉散（shengmai powder，shengmai san）　中医方剂。出自《医学启源》。组成：人参、麦冬、五味子。水煎服。功能益气生津、敛阴止汗。用于暑热汗多、耗气伤液、体倦气短、咽干口渴，或久咳伤肺、气阴两伤、咳嗽少痰、气短自汗、口干舌燥等。其他气阴两虚之证，均可酌情加减应用。

生脉注射液（shengmai zhusheye）　中医成药名。温里剂（为回阳救逆、益气复脉剂）。另有制剂：胶囊、颗粒、饮。组成：人参、麦冬、五味子。用于气阴两亏、脉虚欲脱的心悸、气短、四肢厥冷、汗出、脉微欲绝及心肌梗死、心源性休克、感染性休克等有上述证候者。

生命（life）　生物体所具有的活动能力。是由核酸和蛋白质等物质组成的生物体呈现的生理过程，最基本的生命现象是新陈代谢和自我复制。随着生物进化，生命现象越加复杂，主要包括应激性、生长、发育、遗传、变异、运动、调节等。

生命起源（origin of life）　从无生命的物质形成最初的生物体的过程。生物只能通过物质运动变化，由简单到复杂，逐步发展形成。可分为 4 个阶段：①从简单的无机化合物形成原始的有机物质。②蛋白质、核酸等高分子聚合物的产生。③核蛋白团聚体的产生。④随着自然条件的演变，最后产生出具有新陈代谢特征，能生长、繁殖、遗传、变异的原始的有生命物质。

生命体征（vital signs）　体温、脉搏、呼吸和血压的总称；是生命活动存在与否及其状况的一种客观反映，是衡量机体身心健康状况的基本指标；与病情或病程紧密相关，具有极大的临床价值。

生命现象（life phenomena）　由核酸和蛋白质为主要物质组成

的生物体呈现的物质运动形式。生命基本的特征是新陈代谢，在这一基础上，生物呈现应激性、适应性、生长、发育、生殖、遗传、变异等。某些生物还有运动、体液调节、神经活动、本能和大脑思维等现象。

生命质量（vital quality） 慢性病人和癌症病人在疾病及治疗方面影响下的生存质量。是一种新的医学评价技术和一个包括生理及心理特征及其受限程度的广泛概念。主要用以评价疾病及其治疗对病人造成的生理、心理和社会生活等方面的影响，不但关心病人能生存多久，而且更关心病人活得是否愉快，既考虑客观的生理指标，又强调病人的主观感受和功能状态。可用来指导临床治疗和病人的康复活动及卫生决策。

生漆皮炎（lacquer dermatitis） 接触生漆后发生的急性皮肤炎症。漆树为落叶乔木，树干割取的汁液为生漆，主要含漆酚，是一种致敏物质，还有一定的原发性刺激作用，皮肤接触后可发生接触性皮炎或过敏性皮炎。皮损在身体暴露部位多见，少数亦有同时发生于外生殖器和股内侧者。首先出现潮红、水肿，迅速发生丘疹和水疱，可融合成大疱，破溃后渗出、糜烂，伴剧烈瘙痒。治疗：服抗组胺药，局部对症治疗。

生前感染（antemortem infection） 引起某些细菌性食物中毒的食品中的细菌，其来源是在宰杀前已患有的原发性或继发性致病菌感染。此时肉尸和内脏中往往带有大量致病菌，加工烹调中如果未经彻底加热杀灭病原菌可引起细菌性食物中毒。

生前伤（antemortem injury） 法医学术语。死者生前受到的损伤。法医依靠生活反应可区别生前伤与死后伤。生前伤具有生活反应：①出血。②流出的血液在各器官内移动。③异物在体内移动。④创口哆开。⑤炎症反应（炎性水肿或白细胞渗出）、修复过程、局部组织内酶活性的改变及含量的改变。据此可以推断损伤时间。受伤至死亡的时间愈久、受伤部位的血管愈多，则生活反应愈明显。

生热系数（thermogenic coefficient） 每克蛋白质、脂肪和碳水化合物三大生热营养素可供给机体的净热能。这3种营养素每克经完全氧化产热量分别为18.18kJ、39.5kJ和17.14kJ（4.35kcal、9.45kcal和4.1kcal），但由于食物在消化道内不能被完全消化吸收，蛋白质在体内氧化不完全，习惯上常按三者的消化率92%、95%和98%计，分别为16.74kJ、37.66kJ和16.74kJ（4kcal、9kcal和4kcal）。

生乳素（prolactin，lactation hormone） 见催乳素。

生肾节（nephrotome） 胚胎发育第3周末第7～14对体节外侧的中胚层形成的节段性排列的细胞团。是泌尿生殖系发生的原基。

生肾索（nephrogenic cord） 胚胎发育第4周第14～28对体节外侧的中胚层与体节分开形成的细胞索。是肾及男性生殖管道发生的原基。

生态毒理学（ecotoxicology） 是研究毒物对某一地区动植物区系、生态系统的影响以及研究有害物质在生物圈（特别在食物链）中运转的一门学科，也是毒理学的一门重要分支学科。生态毒理学也研究环境污染物对天敌、野生动物等各种生物体以及彼此平衡的影响。是生态与毒理学相互结合的边缘学科。主要研究污染物对生物的影响，在环境中的迁移、转化和归宿以及环境对污染物的影响，即研究污染物-环境-生物三者之间的相互关系。常采用毒理学、生态学等多学科的方法进行观察和定量研究污染物对生态系统的有害作用，为制订环境质量标准和安全性评价法规提供科学依据，以保护人类的生态环境。

生态工业（ecological industry） 模拟生态系统的功能，建立类似生态系统"生产者、消费者、还原者"的物质循环链，以低消耗、低污染（或无污染）、工业发展与生态环境相协调为目标的工业生产体系。基本内容是在工业生产从原料、中间产物、产品、废物的全过程中，达到资源、能源和投资的最优化利用，是一种循环经济的发展模式。

生态工业园区（ecological industrial park） 工业园区的一种。通过物流或能流传递等方式把不同工厂或企业科学地组合起来，形成共享资源和互换副产品的产业共生体系，寻求物质闭路循环、能量多级利用和废物产生最小化，获取尽可能多的产出，实现生态环境与经济效益双重优化和协调发展。

生态环境（eco-environment） 生物有机体生存空间的各种自然因素、条件的总称。也有人认为生态环境与环境是同义词。

生态恢复（ecological restoration） 重建已损害或退化的生态系统，恢复其良性循环和功能的过程。包括修复或部分恢复原生态系统的多样性及其动态过程，使其恢复合理的结构、高效的功能和协调的关系，并维持生态系统健康和可持续发展。

生态价（ecological value） 其他名称：生态值、生态可塑性。生物对环境条件（如温度、光、氧、湿度、盐分、压力、食物等）可以适应的幅度。适应幅度较大的生态价高，称为广生性生物。适应幅度较小的生态价低，称为狭生性生物。各种生物的生态价不是一成不变的。

生态农业（eco-agriculture） 根据生态学原理，以资源持续利用和生态环境保护为前提，运用系统工程方法建立和发展起来的综合农业生产体系。内容包括：调整和合理安排农业生产布局及产品结构；提高生物能利用率和废弃物循环转化率；保护并合理利用与增殖自然资源；防治农业生态环境污染；保持生态系统的相对平衡，实现农业生产的可持续发展。

生态平衡（ecological balance） 生物与生物之间、生物与环境之间经常保持的物质循环和能量交换的各个环节的协调。是以生物体内部的调节、活动以及对环境的影响来保持的，使大自然的生物相在一定时期表现稳定。一旦某一环节遭受破坏，则可促进或削弱生物的生长发育，甚至威胁到生物的生存。流行病学的许多问题均与之有关。

生态设计（ecological design） 其他名称：绿色设计、生命周期设计。一种设计方式。在产品设计阶段就将环境因素和预防污染的措施纳入总体设计之中，将环境性能作为产品整个生命周期的设计目标和出发点，力求减少产品对环境的影响。包括产品设计能够充分利用资源、能源，提高产品的性能并有利于回收利用，以取得经济效益和环境效益。

生态失调（ecological disturbance，ecological imbalance） 其他名称：生态平衡失调。外来干扰超出生态系统自动调节能力和代偿功能，致使生态系统结构和功能受到较大影响及破坏，在短期内难以恢复的现象。人类毁坏植被，引进或消灭某一生物种群，以及建造大型工程和施用大量化学毒物等，是造成生态失调的主要原因。

生态示范区（ecological demonstration region） 对一个行政区域内的自然、经济、社会复合系统通过资源的合理利用与生态环境的保护建立起来的一个良性循环的区域生态经济系统。

生态塘（ecosystem pond） 以太阳能为能源，在水塘中种植水生植物，进行水产和水禽养殖而形成的人工生态系统。用于处理污水中的有机污染物，有利于实现污水处理资源化。

生态退化（ecological degeneration） 生态系统在自然和人类活动影响下，其结构、组成和功能发生变化，致使系统稳定性减弱、生产能力降低、服务功能弱化，逐渐变得不利于人类和生物生存的现象。

生态危机（ecological crisis） 主要由于人类活动导致自然环境和生态系统结构与功能发生严重破坏，从而威胁人类的生存和发展的现象。人类环境出现的气候异常、生态平衡失调和沙漠化等，都潜伏着人与环境关系存在的危机，危机一旦形成，难以在短时期内恢复。

生态系统（ecosystem） 其他名称：生态系。生物群落及其地理环境相互作用的自然系统。如森林、草原、湖泊、河流、海洋、农田。包括4个基本环节：无机环境、生产者（自养生物）、消费者（异养生物）、分解者（腐生微生物）。生态系统以生物为核心通过物质循环和能量转换，构成具有复杂内在关系的整体，并达到动态平衡。如其中一个或几个环节出现自然的或人为的变化，则可引起生物群落的变化，或地理环境的变化。

S

生态效应（ecological effect）　环境污染和破坏引起生态系统结构及功能的变化，造成生物资源损失的现象。可分为大气污染生态效应、水污染生态效应和土壤污染生态效应。还包括不合理的垦牧和开发造成的环境破坏引起的生态效应。

生态心理学（ecological psychology）　研究环境因素和人类行为之间相互作用的一门学科。即研究人们正常的或异常的心理与行为的发展变化中，作为构成生命空间的自然和社会环境变量与个体敏感性之间相互作用的学科。

生态学（ecology）　是研究生物与环境相互关系的科学。生态学按层次不同，分为宏观生态学和微生态学，微生态学是指细胞水平或分子水平的生态学，即研究微生物在细胞或分子水平上与其宿主（环境）相互关系的科学。

生态移民（ecological migration）　居民从生态脆弱区或重要生态功能区迁出的行为。分为自发型和政府主导型两类。其目的是保护和恢复迁出地的生态环境，改善移民生存条件，提高移民生活质量。生态移民对迁入地的生态环境也不应带来威胁。

生态因素（ecological factors）　其他名称：生态因子。影响生物的性态和分布的环境条件。可分为：①气候条件，光、热、降水和大气等因子。②土壤条件，地质、酸碱度、水和营养元素等。③生物条件，地面和土壤中的动植物和微生物。④地理条件，地理位置、地势高低、地形起伏、地质历史条件等。⑤人为条件，开垦、采伐、引种、栽培等。

生态住宅（ecological housing）　合理利用自然环境条件，创造舒适、健康的生活环境，多层次利用自然资源和控制废弃物，寻求向自然索取与回报之间趋于平衡的住宅。

生态足迹（ecological footprint）　其他名称：生态空间占用、生态基区。在现有技术水平上，维持一定区域经济和人口的资源消费及吸纳由此产生的废弃物等所需要的生物生产面积。是一种衡量人类对自然资源利用程度，以及自然界为人类提供生命支持服务功能的方法。

生糖氨基酸（glycogenic amino acid, glucogenic aminoacid）　在代谢中可以作为丙酮酸、葡萄糖和糖原前体的氨基酸。丙氨酸、缬氨酸、谷氨酸、天冬氨酸、丝氨酸、甲硫氨酸、甘氨酸和半胱氨酸等均属于此类。

生酮氨基酸（ketogenic amino acid）　经过代谢能产生酮体的氨基酸。亮氨酸是生酮氨基酸，而色氨酸、异亮氨酸、酪氨酸、苯丙氨酸和苏氨酸则是生酮生糖氨基酸。

生酮生糖氨基酸（ketogenic and glucogenic amino acid）　在体内代谢中，既可转变成糖又可转变成酮体的氨基酸，如异亮氨酸、苯丙氨酸、酪氨酸、苏氨酸和色氨酸。例如：苯丙氨酸与酪氨酸，经代谢转变既可生成延胡索酸，又可生成乙酰乙酸，是生糖兼生酮的氨基酸。

生酮作用（ketogenesis）　脂肪酸在肝细胞线粒体中经 HMG CoA 合成酶和 HMG CoA 裂解酶的作用形成酰乙酸、β-羟丁酸和丙酮的分解代谢过程。所形成的这 3 种化合物统称酮体，由血液运输到肝外组织利用。正常情况下，其生成和利用处于平衡，但在脂解作用增强（如糖尿病）时，可导致酮血症，引起酮中毒。

生物安全（bio-safety）　自然或人类活动，尤其是生物技术及其产品在研究、开发、生产、应用和释放过程中，以及生物入侵和转基因生物体对环境和生物多样性、对人类健康和生活所构成的风险及采取的防范措施。

生物胺（biogenic amine）　生物体内产生的胺类。在生理上特别重要的有肾上腺素、去甲肾上腺素、组胺和 5-羟色胺等。

生物半衰期（biological half-life）　①在生物体内的放射性素，由于代谢的影响从体内排出其原有的 1/2 所需要的时间。②药物在体内分布达到平衡状态后，血浆药物浓度降低至一半所需的时间。

生物瓣膜（biovalve）　心脏人工瓣膜的一种。分猪主动脉瓣和牛心包瓣。具有中央射血流，符合生理要求，且不需终身抗凝，但耐磨性较差，易钙化。

生物病原性脑膜炎（biological pathogen meningitis）　见脑膜炎。

生物材料（biomaterial）　①生物医学工程术语。适于植入人体的材料。其化学性能呈惰性，无凝血、溶血作用，无毒性，不致癌。物理性能上耐磨、耐弯、易加工。②取自人或动物，供化学、生化、微生物、病理等检验及研究用的标本。包括器官、组织、血液及其他体液、毛发及排泄物等。

生物测定（bioassay）　其他名称：生物检定。利用某些生物对某些物质（如维生素、氨基酸）的特殊需要，或对某些物质（如激素、抗生素、药物等）的特殊反应来定性、定量测定这些物质的方法。如用小白鼠的惊厥反应测定胰岛素，用微生物测定维生素 B_{12} 等。生物测定有时比其他测定方法灵敏度更高，更具特异性。

生物处理（biological treatment）　利用微生物分解污水中的有机物质使其无害。常用的有需氧处理和厌氧处理。常用的方法有：过滤和灌溉场、生物过滤池、滴滤池、生物转盘法和氧化塘等。

生物传感器（biosensor）　利用生物识别技能来检测物质成分的传感器。其原理是利用被测物质和检测物质间的特异亲和性来识别被测物质成分。现已制有酶、免疫、激素和微生物等传感器。由有固定识别性能的物质膜和化学电极组成。

生物大分子（biomacromolecule）　生物机体内存在的大而复杂的分子。例如核酸、蛋白质、糖原、淀粉、黏多糖等分子。

生物导弹（biological missile）　肿瘤的生物治疗手段。它利用单克隆抗体作为载体，携带作为弹头的抗癌药物，定向到达肿瘤病灶并发挥杀瘤效应。除单克隆抗体外，也可用激素、抗原、细胞因子等作为生物导弹的载体。

生物等效（bioequivalent）　同一个人按同一给药方案，服用化学等值的制剂后将有相同的生物利用度。

生物电（bioelectricity）　生物体呈现的电现象。主要基础为细胞膜内外有电位差，即膜电位。安静时膜电位之值通常为数十毫伏（mV），内负外正，称静息电位。当细胞膜被毁坏时，膜电位减少或消失。当兴奋的细胞（如神经细胞或肌肉细胞）受刺激而传导冲动时，其膜电位发生急剧变化，暂时可变为内正外负，称动作电位。脑和心脏等器官所表现的复杂电变化，是其许多组成细胞的电变化的总和。脑电图和心电图等可以反映这些器官的功能状态，在临床诊断上被广泛应用。

生物蝶呤（biopterin）　蝶呤类色素。可由墨蝶呤先还原，再氧化而生成。广泛分布于自然界。其还原形式为四氢生物蝶呤，可作为某些羟化酶的辅酶。

生物毒性肾病（biotoxic nephropathies）　动物毒素如蛇毒、蜂毒、鱼胆毒、蜘蛛毒、蜈蚣毒、蝎子毒，或植物毒素蕈毒和棉籽毒等引起的中毒性肾病。部分是由毒素的直接肾毒作用引起急性肾小管坏死或肾皮质坏死，部分因过敏性休克、血管内溶血或肌肉坏死等因素引起继发性肾损害。可用抗蛇毒血清及蛇药、抗过敏、保护肝肾功能、防治弥散性血管内凝血等疗法。

生物多样性（biodiversity）　基因、物种和生态系统多样性的统称。包括物种多样性、遗传变异多样性和生态系统多样性，是生物之间以及生物与其生存环境之间既相辅相成，又相互制约的复杂关系的体现。地球上多种多样的生物维持了地球的持续发展，也是人类赖以生存发展的基本条件。

生物多样性减少（loss of biodiversity）　其他名称：生物多样性丧失。基因、物种和生态系统多样性减少的统称。由于人口增加和不合理的资源开发活动，环境污染和生态破坏以及不适当地引进外来物种等，造成生物多样性损失严重和珍稀物种濒危甚至灭绝的现象。

生物反馈（biofeedback）　①根据控制论原理认识到的一种生物现象。在生物体内各种功能调节活动中由受控部分（靶器官或靶细胞）向控制部分（反射中枢、腺体）输送的反映输出变量变化情况的过程。这种反馈十分重要，因为控制部分只有在不断收到受控部分情况变化的信息的情况下，才能不断纠正和调节自己发出的信息量，以达到精确的调节。②运用生物控制论的原理达到机体平衡调节的作用。训练病人使用专门的电子仪器，控制和调整某些生理活动使之平衡。例如降低血压、升高肢体温度等。

生物反馈疗法（biofeedback therapy）　一种心理训练法。训练

S

人们按照体内某些生物学信息，调整与这些信息有关的某些器官或系统的病理性活动，达到治疗疾病的目的。生物反馈技术是借助仪器将人体内各器官、各系统心理生理过程的许多不能察觉的信息如肌电、皮肤电、皮肤温度、血管容积、心率、血压、胃肠 pH 值和脑电等加以记录、放大并转换成人们能理解的信息，用听觉或视觉的信号在仪表盘上不断地显示出来（即信息反馈），训练人们通过对这些信号活动变化的认识和体验，学会有意识地控制自身的心理生理活动，调整机体功能。

生物反馈仪（biofeedback apparatus） 将记录的某些生理学信息用声光方式提示给受试者，使受试者可学习和调控这些生理活动，达到纠正和改善机体功能目的的仪器。例如当脑电的调控，尤其对 α 节律，有助于放松精神，即当脑电 α 节律以声或光信号显示出来时，病人可试着增加或减小信号的强度。该仪器由电极/换能器、放大器、信号处理器和显示装置等构成。监测信号包括心电、脑电、肌电、脉搏、容积图和体温等，可调控的状态有高血压、意识、癫痫、心率、失眠、肌痉挛和情绪压抑等。

生物放大（biomagnification） 在生态系统的同一食物链上，由于高营养级生物以低营养级生物为食物，某种元素或难分解的化合物，在机体中的浓度随营养级的提高而逐步增大的现象。

生物防治（biological control） 利用某些种类的生物来杀死病媒动物的措施。包括：①利用天敌。如保护和繁殖益鸟、益兽、益虫，养鱼捕食孑孓。②应用病毒、细菌、真菌、原虫、线虫等使病媒节肢动物致病而死亡。③培育不育品种破坏病媒动物自然种群繁殖。

生物分类（biological classification） 研究生物的一种基本方法。根据生物的相近程度，将其划分为不同的类群。以种为基本单位，相近的种集合为属，相近的属集合为科，科隶于目，目隶于纲，纲隶于门，门隶于界。各等级间可随需要加设亚门、亚纲、亚目、亚科、亚属等。种以下又可有亚种、变种、品种等。例如：

［动物界］
门　脊索动物门（Chordata）
　亚门　脊椎动物亚门（Vertebrata）
　　纲　哺乳纲（Mammalia）
　　　亚纲　真兽亚纲（Eutheria）
　　　　目　食肉目（Carnivora）
　　　　　科　犬科（Canidae）
　　　　　　属　犬属（*Canis*）
　　　　　　　种　家犬（*Canis familiaris*）

［植物界］
门　种子植物门（Spermatophyta）
　亚门　被子植物亚门（Angiosperma）
　　纲　双子叶植物纲（Dicotyledoneae）
　　　亚纲　原始花被亚纲（Archichlamydeae）
　　　　目　蔷薇目（Rosales）
　　　　　科　蔷薇科（Rosaceae）
　　　　　　属　苹果属（*Malus*）
　　　　　　　种　苹果（*Malus pumila*）

生物分子（biomolecule） 生物体内（生命体系内）存在的一类分子，如蛋白质、脂质、核酸等。

生物富集（condensation） 其他名称：生物浓缩。生物机体或处于同一营养级上的许多生物种群，从周围环境中蓄积某种元素或难分解的化合物，使生物体内该物质浓度超过环境中的浓度的现象。如污染环境的重金属及有机氯农药等。居于食物链末端的生物体内的毒物浓度，可增大到原来的几万至几十万倍。例如进入河流中的汞经硅藻等浮游生物、石斑鱼、鳝鱼、鲶鱼几次浓缩，鱼体内的汞浓度比原来水中的浓度提高一万甚至十万倍。毒物对食物链的污染，威胁着人类的健康，也影响某些生物的生存。

生物工程（biological engineering） 其他名称：生物技术。利用基因重组、细胞融合、固定化酶和固定化细胞等生物学方法以获得某种经济效益的技术。内容主要有基因工程、细胞工程、酶工程和发酵工程 4 个方面。它被广泛地应用于医疗诊断、食品加工、制药工业、化学工业、环保等领域。

生物合成（biosynthesis） 生物体通过一系列酶的活动，将摄入的物质合成自身组成物质和分泌物的过程。工业上可利用生物（尤其是微生物）的这种代谢活动合成各种化学药品，如抗生素、维生素、激素中间体等。

生物化学（biochemistry） 简称生化。化学与生物学的交叉学科。用化学的原理和方法，研究生命现象的学科。通过研究生物体的化学组成、代谢、营养、酶功能、遗传信息传递、生物膜、细胞结构及分子病等阐明生命现象。

生物环境（biotic environment） 其他名称：有机环境。生物学中指生物群落中不同生物种群生存的环境。环境科学中指围绕着人群空间的生命有机体所形成的环境。是按自然环境组成要素划分而产生的概念。

生物积累（bioaccumulation） 生物在整个代谢活动期内，通过呼吸、吸附、吞食等，从周围环境中蓄积某些元素或难分解的化合物，以致随着其生长发育，体内该物质浓度不断增加的现象。

生物监测（biological monitoring） 环境监测的一种。利用生物个体、种群或群落对环境质量及其变化所产生的反应和影响，阐明环境污染的性质、程度和范围，以及变化趋势和规律的过程。包括定期采集人体生物材料样品，检测有害物质及其代谢产物或在体内的结合物的含量，以及所导致的生理性的生物效应，以了解生产和生活环境中有害因素对人体影响的程度。生物监测能连续反映各种污染因素对环境作用的综合效应和变化。

生物检定（bioassay） 见生物测定。

生物碱（alkaloid） 生物体（一般指植物体）内一类碱性含氮有机物的总称。多具特殊而显著的生理活性，是一类较重要的中药及植物药有效成分。如治疗细菌性痢疾的小檗碱、解痉止痛药阿托品、抗肿瘤药喜树碱和长春碱、降压药利血平等。

生物降解（biodegradation） 其他名称：生物降解作用。有机物质通过生物代谢作用而被分解的现象。通常指土壤、水体和废水处理系统中的微生物对有机物的破坏或矿化作用。较复杂的化合物可在有氧或无氧的条件下变为较简单的物质：有氧降解的最后产物为二氧化碳、水、硝酸盐、硫酸盐、磷酸盐；无氧降解的产物则为氨、硫化氢、有机酸。易发生生物降解的化合物不会造成蓄积，有机氯农药等则极难降解，以致长期存在于生物体内。

生物拮抗（antagonism） 其他名称：拮抗作用。正常菌群通过其配体与相应上皮细胞表面受体结合而黏附，并能形成细菌生物膜，发挥屏障和占位性保护作用，使外来致病菌不能定植而通过侵入门户侵袭机体。

生物净化（biological purification） 其他名称：生物净化作用。指生物类群通过代谢作用使环境中污物的数量减少、浓度降低、毒性减轻，直至消失的过程。是自然环境的基本属性，进入环境的污染物只要不超过生态系统的负载能力，生物净化就可使生态系统恢复原有状态或达到新的动态平衡。

生物控制论（biocybernetics） 有关生物的控制和信息的理论。它探讨有机体中的控制和信息的一般原理，并试图建立有机中心控制和通信过程的一般语言，其主要目的是用控制理论中一般关系的术语来了解和再现活的控制机构的特征及机体的功能模型。

生物矿化作用（biomineralization） 生物通过其代谢作用将有机物转化为无机物或简单的有机物的过程。在生态系统中，微生物分解动植物残体，将其中的有机物质矿化，形成二氧化碳、水和简单的化学物质，是生物矿化作用的主要表现形式。

生物力学（biomechanics） 力学和生物学、医学相结合的一门新兴学科。包括：人体运动学，骨骼的力学性质，各种软组织及血液等的流变性质，血液在血管和毛细血管中的流动规律，脉搏的传输规律等。

生物利用度（bioavailability） 其他名称：生物有效性。药剂

S

服用后主药到达大循环的相对数量与在大循环中出现的相对速率。表示两项参数：①生物利用程度。指与标准制剂相比，试验制剂中药物被吸收总量的相对百分比值。②生物利用速率。与标准制剂比较，药物被吸收速率的相对比值。

生物流变学（biorheology）　用流变学原理研究生物的物理现象的科学。流变学是研究物质的变形和流动的科学。主要研究物体的形变-应力关系和物质结构间的联系。最初用以研究高分子、化学工业材料、食品等，近年来在生物学和医学领域中广泛应用，研究对象还包括与血液循环有关的血液流动性、红细胞变形、血管变形等。

生物滤池（biologic filter）　利用生物法处理废水的一种装置。其形式有普通生物滤池、塔式生物滤池和生物转盘。处理机制为污水中的有机物在有氧条件下可促使好氧微生物大量繁殖，并可吸附悬浮胶体和溶解性物质形成生物膜，它具有很强的氧化有机物能力，是处理有机工业废水和生活污水的有效方法。

生物膜（biological membrane；biological film）　①生物学术语。细胞及细胞器外膜的总称。真核生物的细胞除了外缘的细胞膜以外，细胞内还有一整套庞大而复杂的膜性结构，如内质网、高尔基复合体、溶酶体、线粒体、过氧化氢体、核膜等，这些膜性结构（包括细胞膜）的膜均称为生物膜。②卫生学术语。环境科学中指污水生物滤池支撑物或厌氧塘表面形成的一层薄膜，主要成分是菌胶团以及一些藻类、滴虫等。在过滤过程中，由于流速缓慢，使水中微小的悬浮物如细菌、胶体微粒以及混凝沉淀过程中剩下的絮状物，沉淀在滤料表面上，逐渐形成生物膜。它能吸附悬浮物及细菌，同时在膜上的有机物进行着无机化和硝化过程，病原微生物可因拮抗作用而死亡。滤池在生物膜形成后才能达到较好的过滤效果。

生物膜法（biomembrane method）　一种与活性污泥法并列的需氧处理污水的方法。生物膜的构成与活性污泥大致相同。生物膜法依靠附着在固定表面上的一层膜，上面有细菌、真菌、原生动物和藻类等，污水通过生物膜，经微生物作用，在空气充足情况下进行氧化。近年来，由于生物膜法相较于活性污泥法具有生物密度大、耐污力强、动力消耗较少、剩余污泥产量少、不存在污泥回流与污泥膨胀因而有运输管理较方便等特点，用生物膜法逐渐增多，是一种富有生命力的生物净化手段。

生物浓缩（bioconcentration）　见生物富集。

生物培养箱（biological incubator）　能够维持生物器官、组织和细胞生长与繁殖，以及提供体外生化反应过程中所需要的人工气候环境的箱式仪器。有两种基本类型：①电热恒温培养箱，由箱体、加热元件、控温3部分组成，适用于生化、化学反应、样品烘干和一般性组织培养，有的箱体采用双层水套式，更益于保持恒温。控温范围在20～90℃，由于采用的控温器件不同，各式箱体的控温精度有所差异。②二氧化碳培养箱，箱体常采用水套式，向箱内断续充入二氧化碳气体并控制其在箱内的浓度恒定在设置的百分比（常为5%），造成近于组织细胞生长的人工环境。用于细胞和病毒等的培养。更进一步的是多气体培养箱，除二氧化碳外，还控制充入箱内的氧气和氮气的浓度。另外，可在箱内安装紫外线灯，振荡、旋转培养等辅助装置，还可控制在低温下进行培养。

生物评价（biological assessment）　其他名称：生物评估。用生物学方法对环境质量现状和变化趋势进行的评定。常用的生物学方法有指示生物、生物指数、生物种类多样性指数、生物群落代谢及毒性毒理学指标等。生物评价能反映环境中各种污染物综合作用的结果，但难以确定环境污染物的性质和含量；评价环境质量状况时，是物理化学方法的补充和说明。

生物圈（biosphere）　地表有机体（包括微生物）及其生存环境的总称。是地球特有的圈层。其活动与影响范围包括地壳上层（主要为风化壳）、水圈和大气对流圈，但主要集中在它们的接触带中，构成一个复杂而巨大的生态系统，并参与了岩石圈、大气圈和水圈的变化和发展。

生物入侵（biological invasion）　某种生物原不见于本地，从外地或外国自然传入或人为引种后而成野生状态，并对本地生态系统造成一定危害的现象。如凤眼莲（也称水葫芦、水浮莲）原产于南美巴西等地，引入中国后，繁殖迅速，成为危害南方许多河流、湖泊生态系统的恶性植物。

生物群落（biocenosis）　在特定地区共同生活，有一定的相互联系、相互影响的动物和植物的群体。这种相互联系和相互影响是在长期共同生存以及长期的变化中形成的。由于生态环境的影响，生物群落处于经常不稳定的动态变化中。

生物素（biotin）　维生素B族的一部分，是体内多种羧化酶的辅酶。在脂肪酸代谢、脱氨基等方面起作用。人体缺乏时引起厌食、恶心、皮肤苍白、皮炎与抑郁等。

生物陶瓷（bioceramic）　用于生物材料的陶瓷。主要包括生物惰性陶瓷、生物活性陶瓷、生物可吸收陶瓷等。

生物统计学（biometrics，biostatistics）　将数理统计的原理和方法应用于生物学的一门学科。它运用实验设计和数据分析的科学办法，对生物现象中许多偶然性因素加以充分研究，找出规律，然后设法发展对人有益的方面，控制对人有害的方面。应用领域包括农业生物学和医学等。

生物污染（biological pollution）　有害微生物、寄生虫、细菌和病毒等对环境和人体健康造成不良影响及危害的现象。通常指有害生物、病原体等造成的大气生物污染、水体生物污染、土壤生物污染和食品生物污染。

生物无机化学（bioinorganic chemistry）　将无机化学原理应用在解决生物化学问题上的一门学科。主要阐明含金属元素的生化化合物（如铁色素、卟啉、维生素B_{12}、叶绿素、金属蛋白质、金属酶等）的结构及结构与功能的相互关系。由于这些化合物一般是配位化合物，故生物无机化学还可认为是配位化学在生物学中的应用。

生物物理学（biophysics）　运用物理学的理论、观点和方法研究生命现象的学科。它从微观角度研究生物大分子的结构、运动以及分子聚集体（细胞、组织等）的结构、运动和功能，从宏观角度研究生物系统的物质、能量和信息的转换关系。从物理学的体系来看，它包括生物力学、生物流体力学、生物热力学、生物电学、生物光学、生物磁学、辐射生物物理学等。

生物-心理-社会医学模式（biopsychosocial medical model of）　现代医学模式。认为疾病和健康问题不仅应从生物学变量方面来测定，而且必须结合心理、社会因素来说明，并且必须从生物的、心理的、社会的水平采取综合措施防治疾病，增进健康。它以系统论作为其概念框架，即在一个多层次的等级系统中来研究人体和人。它反映了当代社会保健的实际需要，反映了医学科学正在向纵深发展和横向多学科渗透的特点。这必将引起医学教育、科学研究、卫生保健思维方式的变革，导致现代医学进入一个新时期。

生物芯片（biochip）　广义的生物芯片指一切采用生物技术制备或应用于生物技术的微处理器。包括用于研制生物计算机的生物芯片，将健康细胞与电子集成电路结合起来的仿生芯片，缩微化的实验室即芯片实验室以及利用生物分子相互的特异识别作用进行生物信号处理的基因芯片、蛋白质芯片、细胞芯片和组织芯片等。狭义的生物芯片就是微阵列，包括基因芯片、蛋白质芯片、细胞芯片和组织芯片等。

生物芯片技术（biological chip technique）　一项新的规模化生物信息分析技术。是由多门学科，包括分子生物学、生物信息学、物理学、化学、计算机技术等交叉形成的一种高新技术，目前已被应用于生命科学的众多领域。

生物信息处理（bioinformation processing）　将检测出的生物信息进行数据处理以期从不明显的原始数据中得出有用的新信息的方法。现常用电子计算机进行处理。

生物信息检测（bioinformation detection）　利用仪器从人体、动物以及各种生物样品中测出所需的生物参数。如呼吸速率、体温、血中含氧量和细菌生长率等。包括信息传感器、信息放大和信息显示等技术。

生物性传播（biological transmission）　节肢动物传播疾病的一种方式。节肢动物将病原体吸进体内后，经过繁殖（如疟内的鼠疫耶尔森菌）或发育（如蚊体内的丝蚴虫），或发育之后还需经过繁殖（如体内的疟原虫）才能传播疾病。传播疾病须有一定种类的节肢动物，因此，消灭媒介是阻断疾病流行的重要一环。

生物性胖听（biological expansion）　指罐头内微生物繁殖产气而引起的鼓盖现象。主要是由于在生产过程中未达到应有的真空状态或杀菌效果，致使残存微生物的芽孢发育生长，使食品分解产生气体所造成。生物性胖听出现时首先要考虑到肉毒杆菌繁殖产毒的可能，在卫生学上是危险的，应当废弃。

生物性污染（biotic pollutant）　食品污染的一类。由有害微生物及其毒素、寄生虫及其虫卵、昆虫及其排泄物引起。

生物修复（bioremediation）　利用天然的或接种的生物，在受污染环境中将有毒有害污染物去除或降解的工程技术。广义上各种以生物为主体进行环境污染的治理技术，包括利用植物、动物和微生物以吸收、降解、转化土壤和水体中的污染物，也包括将污染物稳定化，以减少其向周边环境扩散的技术。

生物蓄积（bioaccumulation）　生物体内化学物质的蓄积随接触时间而增加的过程。蓄积部位与能否立即引起中毒有密切关系。达一定的量则影响生理功能，出现病态甚至死亡。

生物学（biology）　自然科学的一个门类。研究生命现象的本质并探讨生物发生发展规律的一门科学。19 世纪以前生物学的研究局限于观察和描述。19 世纪的细胞学说、进化论、遗传定律的出现使生物学逐渐演变成一门实验性的自然科学。20 世纪 50 年代以来，生命现象的研究从个体水平深入到细胞水平、亚细胞水平和分子水平。特别是生物遗传物质 DNA 双螺旋结构的阐明，遗传密码的发现，中心法则的确立，揭示了生物代谢、生长、发育、遗传、进化的内在联系，使之能从分子水平上探讨生命的本质。生物学在国民经济中的应用日益广泛。核酸重组技术和基因工程，为抗体、疫苗、激素、干扰素等药物的大规模生产，为人类恶性肿瘤、遗传病等的防治，提供了可能性。生物学已向数学、物理学、化学、工程技术等学科领域渗透，显示了广阔的前景。

生物学死亡（biological death）　其他名称：全体死亡、细胞死亡、分子性死亡。临床死亡发展到一定程度，细胞供血、供氧停止的结果。生物学死亡后，相应的组织脏器不再能恢复。全身各组织细胞的新陈代谢全部停止，陷入不可逆的状态。随着生物学死亡过程的进展，相继出现越来越明显的血液坠积、尸斑、尸冷、尸僵等尸体现象。此时其器官已不能用作器官移植。

生物学死亡期（biological death period）　其他名称：细胞死亡期。是指机体自身各器官、组织细胞不可逆性死亡。细胞表现为糖原消失，线粒体肿胀、破碎，核浓缩、碎裂、溶解，最后发生自溶和结构消失。脑细胞死亡最早，其次为内脏器官的细胞，随着死亡过程进展，相继出现尸斑、尸僵等现象。

生物学梯阶（biological gradient）　流行病学研究中，根据病因量的变化与人群发病率的变化绘制成的梯阶样的曲线图。

生物氧化（biological oxidation）　细胞内由一系列氧化还原酶所催化的氧化作用的总称。是生物体取得能量的主要方式。主要过程为代谢物经脱氢酶的作用将细胞色素等中间物还原，并产生能量，还原的细胞色素再经细胞色素氧化酶的作用被空气中的氧所氧化。

生物药剂学（biopharmaceutics, biopharmacy）　药剂学的一门分支。研究药物及其剂型在体内的吸收、分布、代谢与排泄的过程，以帮助设计合理的剂型、处方和给药方法，使口服后能充分发挥预期的疗效。特点是自始至终站在物质角度上，致力于研究药物的消长、转化（代谢），从药物的体内动向观察其对机体的效应，确保药物及其制剂的有效性与安全性。

生物应答调节剂（biological response modifier, BRM）　一类具有广泛免疫生物学活性的制剂。包括细胞因子、活化的免疫细胞、单克隆抗体及其偶联物、分子疫苗等，主要用于肿瘤的生物治疗。

生物有效性（bioavailability）　见生物利用度。

生物源性蠕虫（biohelminth）　发育过程中需要更换中间宿主的蠕虫。只更换一次的有血吸虫、猪带绦虫、丝虫等；需更换两次的有华支睾吸虫、肺吸虫等。处理中间宿主，是重要防治手段，如灭钉螺、灭蚊、肉类处理等。

生物战（biological warfare）　以生物为武器进行的战争。生物武器是装填有生物战剂的施放装置。生物战剂是用来伤害人、家畜和毁坏农作物的致病微生物及毒素的总称。被使用的生物战剂有鼠疫耶尔森菌、炭疽杆菌和脑炎病毒以及利用基因工程使之增毒的微生物等。

生物指标（biological indicator）　环境质量监视与评价中的生物学特性和参数，如指示生物、生物多样性指数、生物指数等。可以综合反映环境质量变化的状况。

生物指数（biotic index）　用数学方法求得的，能反映生物种群或群落结构变化的数值。根据某一类或几类有代表性生物的形态特点或个体数量及其比例，用简单数字形式表示出来。可用于评价环境质量。

生物制品（biologicals, biological product）　一类用于疾病诊断或防治的制剂。即应用自然的或借助基因工程、细胞工程等技术，获得各种微生物、细胞、动物和人体组织、液体等生物材料而制备。如：含抗原的（如疫苗、类毒素）或含抗体的（如抗毒素）制品。供预防、诊断或治疗之用。

生物致癌因素（biologic carcinogens）　能诱发机体组织形成恶性肿瘤的生物性原因。主要是病毒和寄生虫。到目前为止已证明有 30 余种动物的自发性恶性肿瘤是由病毒引起的。已知的动物肿瘤病毒达 150 种以上，例如 EB 病毒与鼻咽癌、疱疹病毒与子宫颈癌等。华支睾吸虫在肝小导管内寄生，可能与肝胆管细胞癌的发生有关，而埃及血吸虫病，虫卵在膀胱壁内可引起膀胱癌。

生物钟（biological clock）　其他名称：生理钟。生物生命活动的内在节奏性定时系统。生物通过它感受到的外界环境的周期性变化（如昼夜光暗变化等）调节本身生理活动的节律，使其在一定的时期开始、进行或结束。如植物在一定季节开花，某些水生动物随潮汐周期产卵等。高等动物的生物钟可能位于下丘脑。

生物转化（biotransformation）　外源性物质在体内转变为另一种代谢产物的过程。肝、肠、肾是生物转化的重要部位，而以肝为主。通过生物转化将外来化学物质变成更有极性和易溶于水的代谢产物，并且迅速从体内排出。一般来说，外来物质通过生物转化而形成毒性较小或无毒的物质，属于解毒作用。但是有些毒物的代谢物比原始物毒性更强。大多数有机毒物在体内的代谢转化是通过氧化、还原、水解及结合反应过程来完成的。金属在体内的生物转化过程和机制尚不清楚。

生物转移（biological transport）　见生物转运。

生物转运（biological transport）　其他名称：生物转移。化学物在体内吸收、分布和排泄的全过程。吸收是化学物从接触部位进入血液的过程，分布是吸收入血的化学物在体内循环分布到全身组织器官的过程；排泄是化学物及其代谢产物通过排泄或分泌器官排出体外的过程。这些过程的共性是跨膜转运，包括跨过包绕细胞和细胞器的质膜。转运方式有被动转运和特殊转运两大类。大多数外来化合物经由被动方式进行转运。

生育酚（tocopherol）　见维生素 E。

生育功能障碍（agenesis）　性交不能与生育不能。由此引起法律问题者需要进行法医学鉴定。性交不能的鉴定多见于配偶在结婚前隐瞒了性功能障碍，婚后不能进行正常性生活，而向法院提出离婚诉讼的民事案件。生殖不能又称不孕或不育症。生殖不能原因复杂，可由男方或女方所引起。

生育率（fertility-rate）　反映生育年龄妇女生育频度的指标。指一年内活产婴儿数与生育年龄妇女平均人数之比，通常用千分率表示。一般以 5 岁为一组，分组计算，例如：25～29 岁妇女生育率＝一年内 25～29 岁妇女生育活产婴儿数/25～29 岁妇女的年平均人数×1 000‰。

S

生长（growth）　生物体或细胞由小到大的过程。当同化作用超过异化作用时，机体的体积和体重逐渐增加，这是由于细胞经分裂而数目增多，同时由于细胞合成大量原生质而容量加大。生长通常伴随着发育过程的细胞分化和形态建成。有机体或器官的生长速度开始缓慢，继而加快直达高峰，以后生长停滞。到衰老期，分解超过合成，机体和器官甚至萎缩。

生长发育（growth and development）　生长指身体各器官、系统的长大，发育指细胞、组织、器官的分化和功能成熟，包括智力和体力的发展。生长是发育的物质基础，生长的量变在一定程度上反映身体器官、系统的成熟状况。二者之间关系极为密切，不易断然分清。一般以小儿的体重、身长、坐高、头围、胸围、动作、语言、思维等为衡量标准。母亲的健康状况、遗传等先天因素以及营养、环境、教育、锻炼、疾病等后天因素，均可影响生长发育。改善这些条件，可使小儿的生长发育。

生长发育调查（survey of growth and development）　用科学方法对个体或群体儿童的生长发育状况进行的观察和测量。目的是了解儿童青少年发育现状、研究其生长发育的规律和特点，以及内外环境因素对其发育的影响，根据所获得的资料，制定当地儿童少年生长发育的"标准"，以便进行评价与比较。调查的内容应根据调查的目的来决定。调查的指标包括形态、功能、身体素质、运动能力和心理学方面等。

生长发育监测图（surveillance graph of growth and development）　世界卫生组织推荐给家长和基层单位儿保工作者监测儿童生长发育的工作曲线。用途是早期发现生长发育迟缓现象，及时分析原因，早期采取措施。生长发育监测图可分为城乡男童、女童4种，图中各有体重、身高的参考工作曲线，被测者定期、连续、准确地测量后在图上描记出曲线，然后与工作曲线对照，就可知道被测小儿是否发育正常。

生长发育生理功能指标（physiological functional indicator of growth and development）　可测出的能反映身体各器官系统生理功能状态的各种量度。儿童在发育过程中形态发育的同时，各器官的生理功能（呼吸、消化、代谢、造血、免疫和运动等）也在迅速发育，从而使机体日趋成熟。常用指标有：①心肺功能：脉搏、血压、呼吸频率、肺活量和最大耗氧量；②造血功能：血红蛋白和红细胞总数等；③运动功能：以肌力（包括握力、背肌力和肌耐力）等为代表。

生长发育形态指标（morphological indicator of growth and development）　利用人体外在表现的变化情况判断生长发育的标准。常用的形态标准有：人体长度（身高、坐高、上下肢长、手长、足长）、宽度（肩宽、骨盆宽）、围度（头围、胸围、上臂围、大腿围）、重量和营养状况（体重和皮下脂肪厚度）等。以上指标可用测量数据表示。可作为学生体质、健康调查研究的重要组成部分。

生长激素（somatotropin, growth hormone, GH）　其他名称：促生长素、躯体刺激素。由垂体前叶分泌的蛋白质类激素。刺激肝脏产生生长调节素，进而促进肌肉与骨骼的生长，脂肪细胞、肌肉及软骨细胞的分化。它能促进生长，此作用以生长素介质为中介，促进蛋白质合成呈正氮平衡，促进脂肪分解，抑制外周利用葡萄糖，即有升糖作用。在儿童时期如生长素分泌不足可引起侏儒症，分泌过多则引起巨人症。成人生长素分泌过多引起肢端肥大症。

生长激素单独缺乏综合征（isolated growth hormone deficiency syndrome）　因生长素单独缺乏而引起的侏儒症。表现为出生时体重正常，小儿期成长速度缓慢，面圆，头围正常，身长发育较差，骨龄延缓，血糖偏低，空腹血中生长素偏低。治疗：在骨骺线闭合之前，妥善使用生长素。

生长激素类（growth hormones）　天然生长激素和合成生长激素药物的统称。临床主要应用合成生长激素，用于治疗垂体分泌不足所致的侏儒症、生长障碍等。

生长激素释放激素（growth hormone releasing hormone, GH-RH）　下丘脑分泌的44肽激素，极小量就可促进生长素的分泌，该作用可被生长抑素所对抗。大剂量能促进催乳素的分泌。可用于治疗侏儒症及创伤愈合等。

生长激素释放抑制激素（growth hormone release-inhibiting hormone, GHRIH）　其他名称：生长抑素。下丘脑分泌的14肽激素，能较强地抑制生长素的分泌，同时还抑制促甲状腺激素。生长抑素广泛存在于中枢神经系统、胰岛，胃肠道D细胞也能分泌生长抑素。

生长激素缺乏性侏儒症（growth hormone deficiency dwarfism）　其他名称：垂体性侏儒症。先天性（遗传性）基因缺陷和突变，先天器质性脑、垂体发育畸形，颅内肿瘤、感染、肉芽肿、放疗（获得性）或原因不明（特发性）等引起垂体生长激素不足或缺乏，导致生长、发育障碍、身材矮小等的疾病。临床表现：躯体生长迟缓；骨骼发育不全，身高大多不到130cm；性器官不发育及第二性征缺乏；智力和年龄相称等。生长激素释放激素兴奋试验和胰岛素低血糖兴奋试验，可进行诊断。及时、适量补充生长激素，是治疗的关键和根本措施。

生长激素腺瘤（growth hormone adenoma）　发生于分泌生长激素细胞的腺瘤。为垂体腺瘤中的一种，发生率仅次于无功能腺瘤及泌乳素腺瘤，约占有功能性腺瘤中的20%～30%。表现为肢端肥大症或巨人症以及蝶鞍区压迫征。血浆生长激素水平升高，且不被高糖抑制。血清促甲状腺激素释放激素（TRH）兴奋试验阳性；蝶鞍X线片、CT、磁共振检查见垂体增大可确诊。目前各种疗法均不满意，常首选放射治疗。近年来对微腺瘤主张早期手术切除，药物以生长抑素衍生物奥曲肽（SMS-201995）为最理想，而溴隐亭效果不佳。

生长卵泡（growing follicle）　从青春期开始，在脑垂体分泌激素的作用下，原始卵泡的生长发育。此时，初级卵母细胞增大，表面出现一层均质的嗜酸性膜，称透明带。与此同时，周围的卵泡细胞迅速增多，由一层变为多层。紧靠透明带的一层卵泡细胞变成高柱状，呈放射排列，称放射冠。卵泡细胞开始分泌卵泡液，其中含有雌激素。

生长调节肽（somatomedin）　一组低分子量多肽，在促生长素作用下，由肝脏和/或肾脏释放。参与促生长素对骨骼组织的作用，可引起软骨摄取硫酸盐，在靶组织中产生类胰岛素的效应。其中数种生长调节肽也是胰岛素样生长因子。

生长突增（growth spurt）　生长发育期间出现的一过性发育加快的现象。在生长发育速度曲线不是随年龄呈直线上升，而是呈波浪式进行，一般有两次突增高峰。第一次在胎生期，第二次在青春发育初期，第二次突增高峰，女性比男性约早出现2年。

生长性颅骨骨折（growing fracture of skull）　其他名称：外伤性脑膨出。为颅骨骨折后的继发性改变。发生于3岁以下婴幼儿。外伤后头部肿胀不退，触之柔软，有搏动及波动，随病儿长大骨折线不断扩大，常有癫痫发作。X线检查有助于诊断。治疗：尽早手术修补硬脑膜及颅骨缺损；癫痫用药控制。

生长抑素（somatostatin）　其他名称：益达生、施他宁。人工合成的环状氨基酸14肽，存在于胃黏膜、胰岛、胃肠道神经、垂体后叶和中枢神经系统中的肽激素。抑制胃分泌和蠕动，以及在下丘脑/垂体中抑制促生长素的释放。用于急性食管-胃底静脉曲张出血；严重的胃及十二指肠溃疡出血，糜烂、出血性胃炎出血；胰、胆和肠瘘的辅助治疗。胰腺手术后并发症的预防和治疗，糖尿病酮症酸中毒的辅助治疗。制剂：注射剂。胃酸缺乏者禁用；孕妇、哺乳期妇女慎用。另外，参见生长激素释放抑制激素。

生长抑素瘤（somatostatinoma, SS）　即生长激素释放抑制素瘤。可分泌生长激素释放抑制激素的胰岛δ细胞瘤。多属恶性，但恶性程度不高。肿瘤可发生在胰腺，也可发生在十二指肠。临床表现为轻度糖尿病、胃酸减少、消化不良、胆石症、脂痢、贫血、阵发性头痛、心动过速、腹部肿块、腹痛等。血中生长抑素显著升高。治疗：手术切除肿瘤。予药物治疗及对症处理。

生长因子（growth factor, GF）　刺激细胞生长和增殖的细胞外多肽信号分子。是细胞分泌的一种能调控其靶细胞生长、发育、增殖、分化等多种生命活动的多肽类物质的总称。迄今已发现百多种细胞的生长因子，功能复杂多样。如上皮生长因子、血小板衍生生长因子、成纤维细胞生长因子等。特点是促进或抑制细胞生长、分化。生长因子间具有协同或拮抗作用，它们以远距分泌、旁分泌和自分泌方式发挥作用。

生殖（reproduction） 其他名称：繁殖。生物的亲代个体产生子代个体，以维持种族延续的过程。为生命的基本特征之一。可分为无性生殖和有性生殖。

生殖道畸形综合征（Rokitansky-Küster-Hauser syndrome, R-K-H syndrome） 其他名称：罗-屈-豪综合征。简称 R-K-H 综合征。即副中肾管发育异常，系指表型和基因型为女性，有先天性完全或部分输卵管、子宫和/或阴道发育过程障碍的一组症候群。病人常同时伴有泌尿系统的异常，包括盆腔肾或一侧肾阙如以及脊柱和其他骨骼异常。可根据具体情况选用恰当的术式进行手术治疗。

生殖道异物（foreign body in genital tract） 异物残留在阴道、子宫、盆腔内。以阴道异物多见。表现为白带增多，呈脓性或血性。如为纱布或棉球残留，分泌物常有恶臭。如节育环异位时，用 B 超检查或子宫造影。盆腔遗留纱布常引起术后长期高热、腹痛、腹部出现包块，伤口感染甚至形成瘘道。阴道异物应立即取出。如节育环嵌顿子宫浅肌层，可在 X 线透视下或 B 超监视下或宫腔镜直视下取环。盆腔异物需剖腹探查取出。

生殖健康（reproductive health） 生殖系统及其功能所涉及的身体、精神和社会等方面的健康状态。

生殖结节（genital tubercle） 胚胎发育第 4 周初在泄殖腔膜周围形成一对生殖褶（尿道褶）与泄殖腔膜颅侧联合形成的小突起。此结节长大成初阴体。男性生殖结节迅速延长成为阴茎。在女性，生殖节稍为延长而形成阴蒂。

生殖隆起（genital swelling） 其他名称：阴唇阴囊隆起。胚胎发育过程中，在生殖褶的外侧发生的一对隆起。胚胎若为男性，生殖隆起分化为阴囊，若为女性则阴唇阴囊隆突不愈合，构成大阴唇。

生殖器（organa genitalia） 生物繁殖后代、延续种族的器官。性别差异表现最为明显。在人类，男性包括睾丸、附睾、输精管和阴茎。女性包括卵巢、子宫、阴道和女阴。

生殖器-肛门-直肠综合征（anogenitorectal syndrome） 其他名称：于-杰综合征。原因不明。以直肠周围及其淋巴结急慢性炎症、外阴和肛门部炎性象皮病为主要特征的一组症候群。表现为便秘、排便痛、里急后重、腹胀、直肠周围脓肿、瘘道。外阴和肛门部发生炎性象皮病。治疗：对症处理，试用皮质激素。

生殖器疱疹（genital herpes） 由 II 型单纯疱疹病毒所致的一种性病。多见于成年人，好发于皮肤与黏膜交界处，男性位于龟头、冠状沟和阴囊，尿道口或阴茎体；女性位于外阴、肛周、大腿或臀部，约有 90%同时侵犯宫颈，易引起早产、流产和新生儿感染。表现为患部先有烧灼感，随之出现一个或数个小而瘙痒的红丘疹，迅速变成小疱，擦破后糜烂或溃疡，结痂，有疼痛，可继发细菌感染。病程一般 1～2 周可自愈，但易于复发。治疗：保持局部干燥，预防感染，可用 1%阿糖胞苷霜剂，0.25%碘甘软膏外涂。

生殖系统（reproductive system） 人和动物与生殖有关的各器官的总称。包括生殖腺和一系列附属器官。生殖腺是产生生殖细胞与性激素的器官，在人体，男性有一对睾丸，女性有一对卵巢。附属器官有输送生殖细胞的管道及附属腺等，在男性包括附睾、输精管、射精管、前列腺、尿道球腺、阴茎和阴囊；在女性包括输卵管、子宫、阴道和外阴。其中男性的阴茎、阴囊及女性的外阴位于体外，亦称外生殖器官。

生殖细胞（germ cell） 其他名称：性细胞。生物借以繁殖下一代的细胞。通常指卵和精子，以及一切产生卵和精子的细胞。

生殖腺（gonad） 见性腺。

声襞（vocal fold） 喉腔结构之一。在喉腔中部的两侧壁上有上、下两对平行的皱襞，上方的一对称前庭襞，下方的一对称声襞。两声襞之间的裂隙为声门（裂）。当空气通过声门时能使声带振动，发出声音。

声带（vocal cord） 位于喉腔两侧壁上的发音装置。由喉黏膜覆盖声韧带和声带肌而成的皱襞。色白，表面光滑，边缘菲薄。

声带结节状突起（vocal fold nodular projection） 是声带小结（结节性喉炎）的主要体征。用间接喉镜可见双侧声带游离缘前、中 1/3 交界区有小丘样结节状对称性突起。常见于以声音为职业的工作者，如歌唱者、演员、广播员、教师等。

声带麻痹（vocal cord paralysis） 其他名称：喉麻痹。由于喉返神经麻痹而使一侧或双侧声带丧失活动能力，不能作外展和内收运动。常由于肿瘤的浸润和压迫或外伤等原因损伤喉返神经而引起，亦可因中枢神经疾患所致，一侧声带麻痹的主要症状为声音嘶哑。双侧时则出现喉阻塞。治疗：进行气管切开术。

声带突溃疡（vocal process ulcer） 喉接触性溃疡的主要体征。用间接喉镜见声带突一侧或两侧有浅表溃疡，呈灰白色，有时中心部有细小黄点，边缘隆起发红。该征多因过度发音、滥用"嗓子"所引起。还见于声带血管瘤样肉芽肿、喉结核、浸润型声带癌等。

声带息肉（polyp of vocal cord） 突出于声带黏膜表面炎性的增生的组织团块。表现：声带边缘出现局限性水肿、充血，逐渐变成半透明息肉，可为单发或多发，或有窄蒂。多见于声带前 1/3 处。治疗：发声训练，手术。

声带小结（vocal nodules） 其他名称：歌唱者小结、教师小结、结节性声带炎。多见于女高音歌唱者，为过度发音或发音不当所致。声带上有结节状组织增生。表现为声音沙哑，轻者不能发高音，重者发中低音亦受影响。治疗：宜绝对禁声，早期小结能消失。激素、抗生素雾化吸入，理疗有辅助效果。较大小结可手术切除。

声环境（sound environment） 各种声波形成的环境。是环境中固体振动、液体或气体的不稳定流动及其与固体相互作用等所形成的环境声学特性。环境中声音过强，会影响人的正常活动和危害人体健康，环境中长久没有任何声音，也会影响人的身心健康。

声级计（sound-level meter） 测量和分析环境、机器、车辆和电动机等噪声的仪器。分普通和精密两种。主要部件为电容传声器、衰减器、放大器、计权网络及指示器等。电容传声器由后极板与金属膜片组成，膜片与后极板间距发生周期变化，引起电容量变化，将声信号变成电信号。衰减器和放大器是根据信号强弱加以衰减或放大。计数网络是用以分别测量线性频率或 A、B、C 声级，指示器以分贝指示。精密声级计则配有倍频程、滤波器，中心频率自 31.5Hz 倍至 16 000Hz，可进行频谱分析。在环境保护和劳动卫生中应用广泛。

声疗法（sound therapy） 利用声能作用于人体达到防治疾病和康复目的的一种治疗方法。理疗常用的有超声疗法、超声药物透入疗法、超声针疗法、超声-电疗法、超声雾化疗法、音乐电疗法。

声门裂（rima glottidis） 位于两侧声襞及杓状软骨基底部之间的窄隙，是喉腔最狭窄的部位。国人成年男性长约 23mm，女性长约 17mm。它的前 3/5 位于两侧声襞游离缘之间，为膜间部，该处与发育有关。

声门下腔（infraglottic cavity） 其他名称：喉下腔。自声襞游离缘平面至环状软骨下缘平面之间的部分。呈上窄下宽的圆锥状。此区黏膜下组织比较疏松，故炎症时易引起水肿。在幼儿，因声门下腔较窄小，水肿时容易引起阻塞，造成呼吸困难。

声门运动障碍（disorder of glottic movement） 各种原因引起的声门部运动障碍。可分为神经性、肌性、关节性和功能性 4 种。主要临床表现可有发声无力、声嘶、失音、吞咽困难、进食误呛等。喉镜检查可协助诊断。针对病因进行治疗。

声衰减（attenuation of sound） 其他名称：声吸收。声波在介质内传播过程中由于介质的黏滞性、热传导性、散射和分子吸收等所导致的声能减少的现象。

声图仪（phonography） 能将声音信号作频率、响度和强度的声学分析。用于分析各种病理噪音的特征，研究噪音的音质，客观记录语言缺陷、言语矫治及语音重建。

声像图（ultrasonogram）　以脉冲反射式 B 型超声诊断仪探测人体组织和器官所得到的解剖结构切面图像。多用于实质器官的检查，如肝的声像图等。

声学造影（acoustic visualization）　利用声学造影剂在血中产生微小气泡，超声波遇此气泡即产生回声反射，在超声心动图上出现密集的雨状影像。这种超声检查法被称之为声学造影。该法常用于观察先天性心脏病的畸形分流状况。

声学造影剂（acoustical contrast medium）　其他名称：血内发泡剂。是在超声检查心脏时为使界面产生鲜明对比度，使无回声反射的血流以微小气泡形式动态地显示在荧光屏上所应用的物质。如靛蓝绿，过氧化氢溶液，5%～10% 葡萄糖、生理盐水、维生素 C 与碳酸氢钠等。它们都是液态的注射剂形式。这种注射液体在血液中形成密集的雾雨状回声反射，在超声波的作用下回声较强，以微小气泡形式显现在荧光屏上。

[声音的]掩蔽（masking）　听觉器官在接受某一频率声音的刺激时对其他频率声音的听觉阈值升高的现象。

声音嘶哑（hoarseness）　其他名称：发声障碍、声嘶、声哑、嘶哑。病人说话时音质发生改变，音调粗或发音沙哑。凡是声带本身的病变或支配声带运动的喉肌瘫痪及全身因素影响发声时声带的振动，均可导致声音嘶哑。见于喉先天性发育不良或畸形、喉部炎症、喉部肿瘤、喉水肿、喉神经麻痹、传染病（白喉、麻疹、百日咳、猩红热及伤寒）、全身性疾病（贫血、恶病质）及精神病等。治疗原发病，对症。

声影（acoustic shadowing）　超声诊断术语。当病灶界面有较强的反射及有较强衰减特性时后方回声减弱乃至消失的现象。如胆囊结石的声像图，其后方常形成明显的声影。

声晕（acoustic halo）　超声诊断学术语。见靶环征。

声增强效应（acoustic enhancement effects）　实时灰阶显像中当病灶或组织为液性，超声脉冲衰减不明显时，其后方回声强于周围组织的现象。观察声增强效应对鉴别囊性和实质性病灶有重要参考价值。

声阻抗（acoustic impedance）　超声在介质内传播时，有好多现象受到介质声阻抗所影响，声阻抗（Z）与介质的密度（P）有关，又与超声在该介质内的声速（C）有关。公式为：$Z=P \cdot C$，物质的密度一般是固体＞液体＞气体，而超声在介质中的传播速度也是：固体＞液体＞气体。故声阻抗数值一般是固体＞液体＞气体。

绳索悬吊法（rope-hanging manipulation）　其他名称：双踝悬吊法。中医伤科整复手法之一。病人俯卧，两踝缠以棉块后用绳缚扎，将两足徐徐吊起，使身体与床面约成 45°，约经15min，医者用手掌在患处以稳定的力量推按，使之复位。可用于胸、腰椎压缩性骨折与髋关节脱位。

圣赫勒拿综合征（St. Helenia syndrome）　以腿部蜂窝组织炎为特征的一组症候群。男女之比为 1∶3。表现为腿部强烈的烧灼痛，伴头痛、寒战，可有肺水肿；24h 后单侧腿发红，形成疱疹，溃破、糜烂。治疗：对症处理。

圣路易斯脑炎（St. Louis encephalitis）　一种病毒性脑炎。流行于美国等美洲国家。好发于夏季，儿童患病最多，由库蚊传播。大脑皮质下为主要受累部位。起病缓急不一，发热、头昏、头痛和呕吐，重症病人可有抽搐、昏迷或痉挛性瘫痪，20% 病例有脑神经损害。病死率高，存活者可留后遗症。目前尚无特效疗法，主要为对症及支持疗法。

剩余碱（base excess）　其他名称：碱剩余。在 38℃，二氧化碳分压 53.4kPa（400mmHg）和血红蛋白完全氧合的状态下，将全血标本滴定至 pH 值 7.4 时所需的酸或碱量。前者称为剩余碱，用正值表示；后者称为碱缺失，用负值表示。正常情况下 pH 值在正常范围，剩余碱等于 ±3mmol/L。

尸胺（cadaverine）　其他名称：戊二胺。赖氨酸的脱羧产物，含两个氨基。为蛋白质食物消化后，经肠道细菌的作用所生成。近来在核糖体中亦发现有尸胺。

尸斑（cadaveric lividity）　法医学术语之一。早期尸体现象之一。人死后在尸体低下部位出现有色斑痕。人死后血液循环停止，血液由于重力作用坠积于尸体的低下部位，毛细血管

S

及小静脉充满血液，透过皮肤呈现色斑。大约在人死后 2～4h 出现。一般呈暗紫红色；在一氧化碳中毒的死者呈樱红色；苯胺中毒的死者为灰蓝色。皮肤色素深浅对尸斑的颜色也有一定的影响，可借尸斑程度推定死后经过时间，根据其部位可以推定尸体是否曾被移动。

尸僵（cadaveric rigidity, postmortem rigidity）　死后在全身肌肉松弛的状态下又出现逐渐变硬强直的现象。其发生机制虽无定论，但多数学者倾向于是因死后肌肉中 ATP（腺苷三磷酸）的分解耗竭所致。一般死后 1～3h 即可发生，4～6h 扩展，12～16h 达高峰，24h 后尸僵开始减弱。特点为全身肌肉及各关节呈下行性僵直，即从面部肌群开始，然后向下延伸至颈、躯干和四肢。尸僵的法医学意义重大，若只有小部分肌肉出现，即可确定死亡无疑。根据其进展程度可估计死亡时间。

尸厥（deep coma）　中医古病名。厥证之一。指突然昏倒不省人事，状如昏死的恶候。或兼见手足逆冷，肌肤起栗，头面青黑，精神恍惚不宁；或错言妄语，牙紧口噤，头旋晕倒，呼吸低微而不连续，脉微弱如绝。治宜以针灸外治，内服苏合香丸开窍，或中西医结合抢救。

尸蜡（adipocere）　法医学术语。异常尸体现象之一。尸体长期浸在水中或埋在湿土里因缺乏空气致使腐败过程停止或变缓，其中脂肪组织等变成蜡样的现象。尸蜡呈白色或黄褐色，形成后即不再腐败，尸体可长期保存。其形成原因是综合性的：脂肪分解皂化，蛋白质脂肪化，不饱和脂肪酸加氢饱和化，羟基硬脂酸形成等。

尸冷（algor mortis）　人死后，由于产热停止而散热继续，所出现的规律性体温下降所致变冷的现象。其出现速度的快慢与死者情况（死因、胖瘦、衣着）和环境因素（温、湿度）密切相关。一般认为，普通成人死后体温约 37℃（直肠温），室温 16～18℃时，10h 内平均每小时下降 1℃。因此法医学常以尸冷估计死亡时间。

尸体发掘（cadaver exhumation）　进一步鉴定尸体的法医学手段。一般在尸体未经检查即行埋葬，或原检查不完全，或对原鉴定有所怀疑时采用。发掘尸体不得贸然从事，事先既要估计其难度，又要考虑是否有可能获得补充检验资料，在有充分准备的基础上，并应在见证人、死亡者亲属或相关机关负责人等参加下，由司法机关同意并在其主持下进行。

尸体腐败（postmortem putrefaction）　法医学术语。晚期尸体现象之一。人死后组织蛋白质因细菌的作用而分解的过程。是早期尸体现象的继续。在死后第一昼夜或 2～3 昼夜才明显出现，持续时间长的可达 1 年。能破坏生前病变和损伤，故腐败本身易被误认为损伤或病变。根据腐败的发生、发展，可估计死亡时间。

尸体化学（postmortem chemistry）　人死亡后尸体内继续进行的分解代谢作用，其中有些是生前没有的化学变化。对其的研究可以阐明死亡时间、原因、生前健康状态等。可以通过血液、脑脊液、眼玻璃体液、尿液、关节液、心包液、胆汁、羊水等进行研究。

尸体检验（postmortem examination）　其他名称：验尸。法医学术语。根据司法机关要求，对与案件有关的尸体，应用医学及有关的自然科学知识进行检查，以判定死因和死亡性质，为侦察审判案件提供证据。分为尸体外表检验和尸体解剖，前者一般在发现尸体的现场进行；后者一般在外表检验之后进行。尸体剖检应严格遵循原卫生部颁发的《解剖尸体规则》。剖检地点可根据客观实际情况和可能确定（如尸体解剖室、验尸所或现场等）。尸体检验应注重全面系统，必要时可进行组织学、毒物学、细菌学等辅助检查。

尸体解剖（autopsy）　简称尸检。检查尸体体表及内脏病理改变，判断死亡原因。着重于病理尸检和法医尸检。病理尸检的目的是获得确切的病理诊断，总结经验，提高医疗水平。法医尸检是以死因不明，涉嫌刑事犯罪或法律纠纷者为对象，帮助查明死因，维护社会法制。

尸体痉挛（cadaveric spasm）　死亡瞬间肌肉强烈收缩，将整个身体或局部保持固定在生前一定姿势的状态。属特殊尸僵现象。多发生在死前精神极度激动、惊恐或颅脑损伤时。其

表现各异，如溺死者手握泥沙、自杀或他杀死者死前挣扎的某种姿态或死后不倒等。

尸体料理（care of corpse）　对尸体进行处理的方法。目的使尸体清洁无渗液、姿态良好和易于鉴别。待医生诊断为死亡后，护士即应迅速进行尸体料理，并记录死亡的确切时间。先填写尸体鉴别卡。如在大病室有条件的，应即用围屏遮挡，尽量避免其他病人知道该病人死亡的消息。料理时将死者放平、仰卧，去枕。将死者眼睑合上，脱去其衣服，擦净其身体，除去胶布与药物痕迹，有伤口者需更换敷料。用棉花填塞口、鼻、肛门，注意棉花不可外露，如阴道有溢液者也应堵塞。为死者梳发、更衣，并在胸前别上尸体鉴别卡。然后以尸单包裹，盖住头和脚，用布带或绷带扎住。在尸单上再别一个尸体鉴别卡。送至太平间。

尸体肾（cadaveric kidney）　死亡机体的完整肾脏。适宜做肾移植的尸体肾条件是：无其他全身疾病；年龄 18～55 岁，临床死亡时间不超过 60min。

尸体现象（postmortem phenomena）　法医学术语。人死后发生的各种变化称为死后变化，由此出现的征象称为尸体现象。其划分常以腐败为基准，即尸体在腐败前出现的变化称早期尸体现象，主要表现有：肌肉松弛、尸冷、尸斑、尸僵、局部干燥、角膜混浊和尸体痉挛等；尸体腐败并在其后所出现的变化现象称为晚期尸体现象。还有由于某种条件或因素造成能够保存数百年以上而不破坏的保存型尸体，如江陵凤凰山西汉古尸、马王堆汉墓古尸，以及由自然环境因素影响造成的干尸、尸蜡和泥炭鞣尸等又统称为异常尸体现象。

失代偿性代谢性酸中毒（uncompensated metabolic acidosis）　代谢性酸中毒的进一步发展。代谢性酸中毒时，由于血液缓冲系统及肾、肺的代偿功能是有限的，如果代谢紊乱过于严重或超过肾、肺的调节（代偿）功能，则不能保持血液中 HCO_3^- 与 H_2CO_3 的正常比值（20∶1），导致 pH 值下降，这就形成失代偿性代谢性酸中毒。治疗：严密观察病情，分别处理，积极治疗病因。

失读〔症〕（alexia）　大脑损伤后失去阅读能力的症状。大脑的角回损伤造成病人看不懂文字的含义，但视觉良好，其他的语言功能良好，如能听懂、能说也能写。

失衡综合征（disequilibrium syndrome）　其他名称：透析失衡综合征。发生于透析疗法时或透析结束后不久出现的、以神经症状为主的症候群。行透析疗法时，若血液生化异常纠正过快，可造成各种体腔间较大的溶质浓度梯度，出现脑水肿引起的头痛、呕吐，偶可发生惊厥。甚至有意识障碍、癫痫大发作、昏迷或死亡。若缩短透析时间及反复多次透析则可避免。

失钾性肾病（potassium-losing nephropathy）　肾病的一种类型。除低钾血症外，尚表现为多尿、烦渴、夜尿，甚至出现肾性尿崩症。一般在纠正缺钾数月后肾功能可恢复；长期或反复缺钾，造成肾间质纤维化瘢痕形成和萎缩，病变将不能恢复。

失钾性肾炎（potassium-losing nephritis）　尿中持续失钾的肾炎。见于慢性肾盂肾炎后期肾衰竭者，以及代谢性碱中毒、肾小管性酸中毒、肾上腺皮质激素大量分泌时，可造成低钾血症。治疗：定期口服钾盐。

失碱性酸中毒（unalkaline acidosis）　碱质经消化道丢失过多所引起的代谢性酸中毒。各种原因引起的碱性消化液（胆汁、胰液、小肠液等）大量丢失，如严重腹泻、肠道瘘管或肠道引流均可导致。治疗：病因治疗，纠正酸中毒。

失眠（insomnia, asomnia）　睡眠失常的状态。表现为入睡难、睡眠表浅、易醒、多梦及早醒。睡眠不足而导致全身乏力倦息。主要原因是精神过度紧张和兴奋，也可由于疼痛、环境不安静或服用兴奋性饮料及药物等原因引起。治疗：去除失眠原因为主，失眠严重时服用适量安眠剂或安定剂。

失能性毒剂（incapacitating agents）　简称失能剂。一种化学战剂。使人暂时丧失战斗能力，从而失去战斗力的毒剂。中毒后引起精神活动异常和躯体功能障碍，症状为口干、瞳孔散大、眩晕、蹒跚步态、丧失定向能力和产生幻觉等，可持

续数小时甚至数天，通常不会造成永久性伤害或死亡。按其毒理效应不同，可分为精神失能毒剂和躯体失能毒剂。前者主要是引起精神活动紊乱，产生幻觉；后者主要是引起运动功能障碍、瘫痪、血压和体温失调、视觉和听觉障碍、持续呕吐腹泻，代表物为四氢大麻醇。

失荣（carcinoma at neck）　其他名称：失营。中医古病名。中医外科岩证的一种。主要指生于颈部至耳前后的原发或转移性癌。因情志所伤、肝郁络阻、痰火凝结而成。病生于颈项，初起微肿，皮色不变，日久渐大，坚硬如石，固定难移；后期破烂紫斑，渗流血水，气血渐衰，形容瘦削，状如树木失去荣华，故名。初期宜益气养营。溃后宜健脾益气。

失神（spiritlessness）　中医病证。病人神气涣散。神是生命活动的总称，这里是五脏精气的体现。当生命功能严重障碍，五脏精气衰败时，出现目睛昏暗、形羸色败、暴泻不止、喘息异常，或周身大肉已脱，或两手循衣摸床，或猝倒而眼闭口开、手撒尿遗等，都是失神之候。失神反映疾病的危重，故有"失神者亡"的说法。

失水（dehydration）　见脱水。

失算（acalculia）　病人的意识清楚、智力正常，但不能做任何计算的症状。病变在大脑主侧半球角回，失算以及失读、失写及左右识别障碍，这 4 种症状称为角回综合征（格斯特曼综合征）。

失效期（expiration date）　国家药政管理部门为保证药品的安全有效制定的药品储存期限。是根据药品的稳定性，通过留样观察和稳定性试验或加速试验预测而制定的。药品有效期，是从药品出厂日或按出厂批号的下一个月 1 日算起。药品标准所列的有效期为有效年月。到此年月则为失效期。到期药品一般不宜使用。延长使用者须经药检部门确定。

失笑散（shixiao san）　中医成药名。活血祛瘀剂。出自《太平惠民和剂局方》。组成：五灵脂、蒲黄。功能活血祛瘀、散结止痛。用于血瘀气滞、产后血晕、血瘀作痛、恶露不行、脘腹作痛。散剂。黄酒或以白芍、炙艾叶煎汤送服。孕妇忌服。病人服失笑散后，常于不觉之中诸症悉除，不禁欣然失笑，喻其效验，故名。失笑散能够提高机体对减压缺氧的耐受力，对垂体后叶素引起的急性心肌缺血具有对抗作用，并有镇静、降压作用。

失笑丸（shixiao pill）　见枳实消痞丸。

失写〔症〕（agraphia, anorthography）　大脑损伤后失去书写能力。在大脑额中回后部（接近中央前回手的运动区）受损伤后不会书写，但手的其他运动功能不受影响。此时听、读能力不受影响。

失心风（depressive psychosis）　见癫。

失嗅（anosmia）　嗅觉减退或丧失。因感冒、鼻炎等病变造成鼻腔阻塞而引起的失嗅常是暂时的，病因去除后多可自愈。因脑膜炎、脑瘤、萎缩性鼻炎、鼻窦炎等破坏嗅神经而引起的失嗅是持久的，很难恢复。

失血性休克（hemorrhagic shock）　一种低血容量性休克。失血性休克多见于大血管破裂、外伤性肝、脾破裂、胃十二指肠出血、门静脉高压症所致的食管、胃底静脉破裂及宫外孕等。迅速出血超过全身总血量的 20% 时即出现休克。治疗：尽快补充血容量，积极处理原发病。

失盐性肾炎（salt-losing nephritis）　其他名称：索恩（Thorn）综合征。一组以严重肾性失盐为特征的某些肾脏病的特殊类型。最多见于慢性肾盂肾炎等间质病变较为明显的肾疾病。发病机制可能是各种疾病损害肾小管，使上皮细胞对醛固酮失敏，故而肾小管对 NaCl 的再吸收发生障碍，尿中大量排钠而产生临床症状。主要表现为低钠血症、低血压、失水、肌无力、尿钠增加、血尿素氮正常或升高，常有代谢性酸中毒，治疗宜针对肾炎和对症处理。

失液性休克（fluid-losing shock）　大量体液丢失而导致有效循环血量降低的休克。常见于呕吐、腹泻、肠梗阻、胃肠道瘘、大面积烧伤等。治疗：处理原发病，补充血容量。

失音（aphonia）　声带因病变而失去振动能力。或是声门闭合不全而开放过大致气流冲力过弱，或是声门闭合过紧致气流不能正常通过，都将妨碍声带的振动，甚至使声带不能振

动，发不出声音，形成失音。喉的局部病变、中枢病变及癔症均可导致失音。应针对病因进行治疗，并进行语言训练。

失用（apraxia）　在排除肌力下降、肌张力异常、运动协调性障碍、感觉缺失、视空间障碍、语言理解障碍、注意力差或不合作等情况下，不能正确地运用后天习得的运动技能进行目的性运动的运用障碍。可表现为双侧或一侧的失用。多见于左侧脑损伤的病人，且常合并失语。

失用性失认综合征（apractognosia syndrome）　非主侧大脑半球缘上回、角回和颞上回后部损伤所致。表现为身体失认，穿衣失用，立体结构失用，单向空间失认，不辨方向，计算力障碍，眩晕，看直线、水平线都是歪斜的。治疗：病因处理。

失用性萎缩（disuse atrophy）　肢体、器官、组织长期不活动，功能减退所致的萎缩。因局部组织的血液供应和物质代谢降低所致。而血液供应和物质代谢降低又与不活动致使神经、感受器受到的刺激减少和神经的离心性冲动减少有关。

失语症（aphasia）　由于神经中枢损导致抽象信号思维障碍而丧失对口语、文字的表达和领悟能力的临床综合征。病因多为脑血管意外、脑瘤、颅脑损伤、脑炎等。分为运动性失语和感知性失语。前者表现为不能说话或说话有错句、错音，但能听懂别人的语言；后者表现为对别人的话完全或部分不能理解，虽具有说话能力，但答非所问、词句杂乱。治疗：去除病因，进行语言训练。

失张力发作（atonic seizure）　一种癫痫症状。突然全身发软跌倒，或颈部无力下垂，数秒后即恢复，发作时间短者多不伴有明显的意识障碍。

失重（weightlessness，zero gravity）　物体的视重小于本身重力大小或为零的状态。因物体所在的参考系相对于地面做减速运动而造成。人和动物同任何其他物体一样，由于地心吸力而有重量，当同时受其他惯性力如离心力的作用时，若此力恰好抵消地心吸力，就产生失重现象。这种情况在进入轨道后的人造地球卫星中发生；在飞机作特定的抛物线飞行时，亦出现短暂的失重现象。在失重条件下，人和动物有暂时动作失调的表现，但能够适应过来。在人造卫星和载人宇宙飞船中的试验证明，人和动物都能忍受相当长时期的失重。

虱（louse，Pediculus）　昆虫纲虱目的小型昆虫。腹背扁，无翅，永久性体外寄生虫。寄生于人体者有人体虱、人头虱及耻阴虱，分别寄生于体部、头发及阴毛中。人体虱能传播回归热、流行性斑疹伤寒及战壕热。

虱传回归热（louse-borne relapsing fever）　其他名称：流行性回归热。系回归热螺旋体引起的急性传染病。人是唯一的传染源。体虱和头虱为传播媒介。多在冬春季发病。临床起病急，骤起高热，体温迅速达40℃。伴严重全身肌肉痛、剧烈头痛、关节疼痛、肝脾大、皮疹等，严重者有谵妄、昏迷、黄疸及出血倾向，发热数日后体温骤降，即进入间歇期。发热期与间歇期交替出现。在发热期从血液或脑脊液涂片中发现螺旋体，或动物接种发现螺旋体可以确诊。治疗应采用对症处理及有效抗生素治疗，如四环素、青霉素、氯霉素、红霉素或头孢曲松等。

虱目（Siphunculata，Anoplura）　属昆虫纲。与医学关系密切。为哺乳动物体外寄生虫。虫体无翅，体扁平，眼退化或消失，无单眼，触角分为3～5节，口器为刺吸式，不用时缩入头内，胸部融合，胸器居背侧。腿的跗节系单节，爪单一。生活史为半变态。可引起皮炎及传播流行性斑疹伤寒和虱传回归热。

施-巴综合征（Schwartz-Bartter syndrome）　其他名称：脑性抗利尿激素过多性低钠血症、脑性失盐综合征。抗利尿激素分泌过多而引起稀释性低钠血症的一组病征。除原发病症状以外，可出现乏力、倦怠、口渴、恶心、呕吐、淡漠、肌肉痛、深反射减弱，严重者甚至会出现全身抽搐、昏迷。检验示低钠血症。治疗：治疗原发病，补充钠盐，限制入液量。

施蒂默尔综合征（Stühmer syndrome）　其他名称：阴茎干皱综合征、干燥性龟头炎。是继发于某些疾病的一种慢性阴茎表皮炎症。临床表现为阴茎勃起疼痛，瘙痒，象牙样白斑，尿道口周围有出血性大疱，包皮裂开，偶见恶变。治疗：局部对症用药，包皮环切，尿道扩张等。

施工噪声（construction noise）　施工机械或施工作业过程中所产生的人们不需要的声音。主要是建筑施工及道路、管线、抢修工程等施工噪声。施工机械多是露天作业，又经常移动，易造成严重的噪声污染。

施米茨征（Schmitz sign）　髋关节结核的临床征象。髋关节结核时，行直肠指检时髋臼部位水肿和触痛即为此征。

施密特（A）综合征（Adolf Schmidt syndrome）　其他名称：迷走副神经综合征。疑核及副神经核损伤引起的一侧麻痹。临床表现为声带、转头不能，讲话和吞咽障碍。病变同侧软腭、声带、胸锁乳突肌、斜方肌部分或完全性瘫痪。

施密特（BJ）综合征［Schmidt（BJ）syndrome］　脊柱骨骺发育不良。可能为染色体变异的结果。婴儿时发病。胸骨和肋骨发育异常，进行性步态异常，短颈，颌凸出，脊柱背侧凸及膝外翻。

施密特（MB）综合征（Martin Benno Schmidt syndrome）　其他名称：甲状腺-肾上腺皮质功能不全综合征。多个内分泌腺功能低下。可能是一种具有抗甲状腺、肾上腺和胰腺的共同抗体的自身免疫性疾病。女性多见。表现为低血压、色素沉着、消瘦无力、白斑、脱发。同时还有怕冷、反应迟钝、黏液性水肿等甲状腺功能减退的表现。可与糖尿病伴存。治疗：行相应激素替代疗法。

施莫尔结节（Schmorl node）　X线诊断术语。椎体上缘或下缘呈局限性、半圆形的凹陷，其边缘致密、清楚。是由于脊椎退行性改变，椎间盘纤维环破裂，髓核向椎体嵌入、压迫所致。

施莫尔突出（Schmorl projection）　髓核突出症。椎间盘的髓核突出并压迫神经根。前突出时往往无症状，后突出时则引起脊神经根炎的表现。

施尼茨勒转移（Schnitzler metastasis）　Ⅳ期消化管肿瘤的膀胱-直肠间隙的转移。

施虐症（sadism）　其他名称：施虐癖。一种性变态行为。施虐症的特征是通过在异性或配偶身上造成痛楚或屈辱以获得性欲满足。施虐程度不一，从轻微疼痛至严重伤害。具体方式有鞭打、捆绑、脚踢、手拧、针刺、刀割等。有时与性的暴力犯罪难以区别。只有施虐为情欲所必需的，才称为施虐症。有时施虐症与受虐症联系在一起，有些性变态者交替充当这两种角色。

施泰纳瘤（Steiner tumors）　其他名称：关节旁结节。三期梅毒或非性病密螺旋体感染所致。在四肢皮肤处，触及黄豆至葡萄粒大小的结节，由数个至十数个不等，不对称分布。对梅毒的诊断有一定参考价值。

施特恩伯格征（Sternberg sign）　膈胸膜炎的一种体征。在膈胸膜炎时，可因反射性地引起肩胛带的肌群处于敏感状态，当轻度触压时出现痉挛紧张或病人有疼痛即为此征。

施特尔瓦格征（Stellwag sign）　甲状腺功能亢进时的一种眼征，病人除突眼外，还可见眼睑裂增大，瞬目运动稀少。

施特腊斯堡格征（现象）［Strassburger sign（phenomenon）］　极严重脑积水的征象。表现为颅骨透照试验阳性。

施提尔林征（Stierlin sign）　其他名称：跳跃征。X线诊断术语。溃疡型肠结核X线钡影跳跃征。回盲部结核的激惹现象。对比剂到达该处立即跃入升结肠远端，致使病变区无对比剂充盈或仅残留少量对比剂。

施图梅征（Stuehmer sign）　阴茎、龟头和包皮的萎缩性变化。见于阴茎包皮手术后。

施万细胞（Schwann cell）　其他名称：神经膜细胞。脊椎动物外周神经系统中包绕轴突形成髓鞘的胶质细胞。起绝缘、支持、营养等作用。

湿（dampness）　中医术语。①其他名称：湿气。中医病因。六淫之一。气候潮湿，久居湿地，感受雾露，涉及淋雨、水中作业等引起发病，湿属阴邪，性质重浊而黏腻，它能阻滞气的活动，影响脾的运化。外感湿邪，常见体重腰痛、四肢困倦、关节肌肉疼痛、痛常限于一处不移；湿浊内阻肠胃，常见胃纳不佳、胸闷不舒、小便不利、大便溏泄等症。②脾肾阳虚，运化功能障碍，水气停滞的病症。

湿痹（damp type of arthralgia）　①其他名称：肌痹、着痹。中医病名。指湿气盛而成痹者。以湿邪为主的风、寒、湿邪侵犯肢体关节而发病。症见关节疼痛而沉重、酸软麻木、肿胀、苔腻、脉濡缓。治宜除湿通络为主，佐以祛风散寒。②脚气病的一种。

湿病（disease caused by damp evil）　中医病证。湿邪引起的病证。分为内湿、外湿。内湿为脾失健运所致。症见困倦胸闷、脘痞腹胀、大便溏、舌苔白厚、脉缓，治宜健脾燥湿。外湿为外感湿邪所致，症见身重肢倦、头重如裹、恶寒低热、舌苔白、脉濡等，治宜芳香化湿或祛风胜湿。

湿沉降（wet deposition）　大气沉降的一种。大气中的颗粒物和微量元素经过云和降水作用被清除而沉降的过程。包括在云的形成过程中发生的云内清除（旧称雨洗，rainout），以及在降水时发生的云下清除（旧称洗脱，washout）。是大气的自净过程，也是沉降物进而影响土壤、水体和生态系统的过程。

湿疮（eczema）　中医病名。皮肤病之一。因禀赋不耐，风湿热邪客于肌肤所致，症见多形性损害，对称分布，剧烈瘙痒，渗出倾向，反复发作，易成慢性等。相当于湿疹。

湿法制粒（wet method of preparing tablet granulation）　制备药物片剂颗粒的常用方法。药物粉碎并与黏合剂混匀成软材后，再经过筛、干燥而成。

湿敷疗法（wet packing treatment）　处理烧伤感染创面的一种方法。多层湿纱布能吸收稠厚的脓性分泌物，具有一定的引流作用。常用于脓汁较多的创面和肉芽创面植皮前的准备，也可用于毒蛇咬伤伤口，铜绿假单胞菌感染创面禁用湿敷。湿敷的方法是用吸水性能良好的纱布3～6层浸入生理盐水或抗菌溶液，稍挤干，平铺于创面上，可用绷带包扎固定，每日更换2～4次。

湿化呼吸道（humidification of respiratory tract）　痰液黏稠不易咳出者使用超声雾化吸入器、蒸汽吸入等方法，把药液变成细微的气雾，随病人吸气动作使药到终末支气管及肺泡。临床上常用蒸馏水、生理盐水、糜蛋白酶等做雾化吸入。

湿化疗法（humidity therapy, humidification therapy）　呼吸系统疾病的治疗方法之一。利用雾化器将某些稀化痰液的药物喷成雾状，并冲至小气管、终末支气管及肺泡，使药物直接接触病变处，从而提高局部药物浓度，起扩张支气管和消炎等作用，并可保持气道湿润，稀化痰液以利于排痰。此法可用于治疗脱水、气管插管或气管切开的病人。

湿脚气（wet beriberi）　中医病证。脚气病的一种较多见的证型。指脚气病见脚膝浮肿者。多因水湿之邪，从下感受，经络不得宣通所致。症见下肢麻木酸痛、软弱无力、浮肿、舌苔白腻、脉濡缓。见于维生素 B_1 缺乏症。治宜宣壅逐湿，用鸡鸣散。

湿咳（wet cough）　中医病证。由湿邪壅肺引起的咳嗽。症见咳嗽痰多、胸闷身重、便溏、痰白稀、苔白厚、脉濡。治宜化湿、祛痰止咳。

湿啰音（moist rale）　其他名称：水泡音。是由于气管或支气管内有较稀薄的液体，如渗出液、痰液、黏液等，在呼吸时，气体通过液体，形成水泡后，并立即破裂所产生的声音。依据支气管径的大小所发生的水泡音不同，分为大、中、小水泡音。听诊特点是：多出现于吸气时，吸气终末时更清楚；部位较恒定，易变性小；有的与小水泡音同时存在；咳嗽后出现或消失。局限湿啰音提示肺炎、肺结核或支气管扩张等。两侧肺底多见于心功能不全所致肺淤血，如布满两肺野多见于急性肺水肿。

湿秘（damp type of constipation）　中医病证。指肠胃有湿而致的大便秘结。由湿浊羁滞肠胃、传导无力所致。症见大便排出困难或排便时间延长，而排出的粪便稀烂，伴有身重腹胀、舌苔白厚、脉缓等。治宜理气、化湿、降浊。

湿疟（damp type of malaria）　中医病证。疟疾之一。①因外着雨露、内停水湿所致者。病者寒热、身重、骨节烦疼、胀满、濈濈自汗、善呕。因汗出复裕，湿舍皮肤，以及冒雨湿所致。②即暑疟。湿疟即暑疟，湿热疟之症，身体重痛、肢

节烦疼、呕逆胀满、胸膈不舒，此湿热疟之症也。治宜解表除湿。

湿热（dampness-heat）　中医术语。①湿和热相结合的一种病邪。可引起脾胃、肝胆，或下焦大肠、膀胱等脏腑，或皮肤、筋脉的病症，既有湿的特点，又有热的表现。②湿病的一种。症见发热、头痛、身重而痛、腹满食少、小便短赤、舌苔黄腻、脉濡数等。③湿热合邪的其他病证。如湿热发黄、湿热下痢、湿热带下等。

湿热痹颗粒（shirebi keli）　中医成药名。祛湿剂（清热除湿通痹）。另有制剂：片。组成：苍术、忍冬藤、地龙、连翘、黄柏、薏苡仁、防风、川牛膝、粉萆薢、桑枝、防己、威灵仙。用于湿热痹证，其症状为肌肉或关节红肿热痛，有沉重感，步履艰难，发热，口渴不欲饮，小便黄赤。用于风湿性关节炎、类风湿性关节炎、痛风性关节炎急性期。风寒湿痹者不能服用，孕妇慎用。服药期间忌食辛辣油腻。

湿热病（damp-heat disease）　中医病证。症见发热头痛、身重痛、腹满食少、小便短黄、苔黄腻、脉濡数。治宜清热化湿。

湿热痢（damp-heat dysentery）　中医病名。指痢疾之由湿热积滞所致者。由外感湿热、内伤食滞所致的痢疾。症见腹痛、里急后重、下痢赤白、肛门灼热、舌红、苔黄腻、脉滑数。治宜清热化湿解毒，辅以调气行血导滞，可用芍药汤。

湿热灭菌法（moist heat sterilization）　热力灭菌法之一。为最常用的灭菌方法，其效果好于干热灭菌法。例如煮沸法、流通蒸气灭菌法、间歇灭菌法、高压蒸汽灭菌法、巴斯德消毒法均属于湿热灭菌法。

湿热内蕴（retention of damp-heat in the interior）　中医病机。指湿热蕴结于中焦脾胃及肝胆。湿为重浊黏滞之邪，阻碍气机，与热邪相合，湿热交困。热因湿阻而难解，湿受热蒸而使阳气更伤，临床表现为热势缠绵、午后热高、身重疲乏、神志昏沉、胸脘痞闷、恶心、纳呆、大便黏腻不爽、小便不利或黄赤，或黄疸等症。多见于肠伤寒、黄疸性肝炎、钩端螺旋体病等。

湿热痿证（flaccidity syndrome due to dampness-heat）　中医病证。痿证之一。因湿邪壅阻于经络所致。病见肢体（常见于下肢）困重、痿软无力或兼微肿麻木，或有发热、胸脘痞闷、小便赤涩热痛、苔黄腻、脉濡数。治宜清热利湿通络，可用二妙散加味。

湿热下注（downward flow of damp-heat）　中医病机。指湿热蕴结于下焦所表现的证候，临床可见于多种疾病，如湿热痢疾、湿热泄泻、淋浊、癃闭、白带、阴痒、湿脚气感染等。主要症状为小便短赤、身重疲乏、胃纳不佳、腹痛泄泻、肛门灼热、舌苔黄腻、脉滑数等。

湿热泄泻（damp-heat diarrhea）　中医病证。由湿热之邪伤及肠胃，传化失常所致的泄泻。症见泄泻腹痛、泻下急迫、粪色黄褐而臭、肛门灼热、烦热口渴、小便短黄、苔黄腻、脉濡数。治宜清化湿热，可用葛根芩连汤。

湿式作业（wet operation）　在发生粉尘的生产过程中，利用水或表面活性剂抑制粉尘飞扬的作业方式。是一种经济易行的防止粉尘飞扬的有效措施。如石英磨粉或耐火材料碾磨、玻璃、搪瓷行业的配料和拌料过程采用湿式作业，矿山凿岩采用水心风钻，车间场地和井下巷道用喷雾洒水降尘，另外，如铸件清砂用水力清砂或水爆清砂效果都很好。

湿痰（damp phlegm）　中医病证。痰证之一。①"生于脾，多四肢倦怠，或腹痛、肿胀、泄泻，名曰湿痰。"多由外感而生。治宜山精丸、三仙丸等。②指痰湿聚于肺的病证。《杂病源流犀烛·痰饮源流》："在脾曰湿痰，其色黄，滑而易出，多倦怠，软弱喜卧，腹胀食滞，脉必缓，宜白术丸"。

湿温（damp-heat syndrome）　中医病名。①多发于夏秋季节的一种外感热病。因感受时行湿热毒邪致病。症见发热缠绵、头重身重、胸胁脘腹痞闷、苔白腻、脉濡数等。亦可按卫气营血传变。治宜清热化湿，可选用三仁汤、黄芩滑石汤、甘露消毒丹等。②指见头痛、胸腹满、妄言、多汗、两胫逆冷等症的一种疾患，治宜白虎加苍术汤等方。③指疫疠轻症。盛夏湿温之症，即藏疫疠于内，一人受之为湿温，一

S

方传遍即为疫疠，以春夏间湿热暑三气交蒸故也。

湿泻（damp type of diarrhea） 其他名称：濡泄、洞泄。中医病证。指湿伤脾胃所致的泄泻。因湿而致，故称湿泻。因湿热中阻、脾为湿困、脾阳不振、运化失常所致。症见大便稀薄、腹胀胸闷、尿少、肢体倦怠。治疗以健脾燥湿为主，用胃苓汤加减。

湿性坏疽（moist gangrene） 坏疽类型之一。常发生于动脉与静脉同时阻塞的四肢或与外界相通的器官。由于坏死组织中液体积聚过多，适于腐败菌生长，故感染较严重。局部组织明显肿胀，脆而湿润，呈深蓝色或紫黑带绿色。病变进展快，炎症较弥漫，与正常组织无明显分界。腐败菌分解蛋白质时产生吲哚、粪臭素等，造成恶臭。一些毒性分解产物和细菌毒素被吸收后，可引起机体严重中毒，故湿性坏疽较干性者严重。常见的有坏疽性阑尾炎、肠坏疽等。

湿邪（dampness pathogen） 中医六淫之一。湿为阴邪，其性重浊黏滞，易阻遏气机，趋下。致病常见头重如裹、身重体倦、关节酸痛、胸闷脘痞、纳呆腹胀、舌苔厚腻，或水肿腹泻、小便不利等。

湿疹（eczema） 由多种内外因素引起的表皮及真皮浅层的炎症性皮肤病。通常认为与超敏反应有一定关系。在急性期皮疹主要为红斑、丘疹、水疱、糜烂，渗液较多，有阵发性瘙痒，继之出现鳞屑、抓痕及血痂，常可反复发作。慢性期时皮肤增厚、色素沉着、呈苔藓样变。湿疹常局限在肘、腘窝、阴囊、女阴部，分布对称，呈多形性。治疗：除去可能的病因，不食辛辣食物，内服抗组胺类药物。局部外用炉甘石洗剂、硼酸溶液等，慢性期使用复方蛇床子油、雷琐辛膏等。

湿疹痘（eczema vaccinatum） 见牛痘性湿疹。

湿疹样癌（eczematoid cancer） 原发于上皮的癌肿，表现类似湿疹。按发生部位，临床分为乳房湿疹样癌及乳房外湿疹样癌，前者多见于40岁以上女性，主要发生在女性乳房及其周围。后者多见于老年男性，多发生于外生殖器及肛门周围。分布多为单侧，皮损为大小不等的暗红色斑块，表面糜烂、湿润、结痂及鳞屑。日久出现不同程度浸润，基底坚硬，边界清楚，少数皮损有乳头状增殖。久治不愈，活组织检查可帮助确诊。治疗：手术切除，必要时结合放疗及化疗。

湿疹样乳腺癌（eczematous carcinoma of breast） 乳腺癌的一种类型。早期一侧乳头、乳晕瘙痒、变红，继而皮肤粗糙、糜烂，局部有痂皮或渗出物，乳头、乳晕可被侵蚀而形成溃疡，乳头可有血性或浆液性渗出。而后在乳晕或乳房内可扪到肿块，并出现腋窝淋巴结肿大。乳头糜烂部做涂片或活检可确诊。治疗：病变限于乳头可行单纯乳房切除；如乳房内扪及肿块按乳癌处理。

湿阻（retention of dampness） 中医病名。湿邪阻滞于脾胃的病证。症见全身困重乏力、胸闷腹胀、口淡纳呆、苔腻、脉濡。治宜运脾化湿，视其湿邪之寒化或热化，使用散寒或清热之法。

湿阻中焦（retention of dampness in the middle-jiao） 中医病机。中焦指脾胃。湿邪阻滞脾胃，影响脾的运化功能。脾主运化水湿，为胃行其津液，脾虚则运化功能低下，引起水湿停滞，导致水湿困阻。症见头重、怠倦、纳呆、脘闷腹胀、恶心欲吐、口腻不渴或渴喜热饮、小便短赤、舌苔厚白或腻，脉缓等。多见于急慢性胃肠炎、慢性痢疾等。

十八反（eighteen clashes） 中药配伍禁忌之一。十八种中药相反配伍的合称。两种药物同用，发生毒性反应或副作用，称相反。据文献记载有十八种药物相反：甘草反大戟、芫花、甘遂、海藻；乌头反贝母、瓜蒌、半夏、白蔹、白及；藜芦反人参、丹参、沙参、苦参、玄参、细辛、芍药。反玄参为《本草纲目》增入，所以实有十九种药。

十大功劳（chinese mahonia, Caulis Mahoniae） 其他名称：木黄连、刺黄芩、土黄柏。中医药名。清热解毒药。小檗科植物阔叶十大功劳或狭叶十大功劳的全草。苦、寒。归肺经。功能清热、燥湿、泻火、解毒。叶，滋阴清热，用于虚劳咳嗽；根、茎，清热解毒，用于痢疾、黄疸、喉痹、咳嗽

气喘及急性胃肠炎、肝炎。外用治目赤肿痛、痈疖肿毒、烧烫伤。外用适量。茎叶煎剂对金黄色葡萄球菌、伤寒沙门菌中度敏感。细叶十大功劳对弗氏痢疾杆菌、金黄色葡萄球菌、甲型链球菌、枯草杆菌均有抑制作用。

十滴水（shi di shui） 其他名称：救急十滴水。清热祛暑剂。另有制剂：胶囊。组成：樟脑、桉叶油、大黄、干姜、肉桂、辣椒、小茴香。用于中暑霍乱、呕吐、恶心、绞肠痧等。孕妇忌用。过敏体质者慎用。

十二经别（internal branches of twelve channels） 中医术语。指从十二经脉分出，走向体腔、头面的重要支脉。十二经别的分布特点可以用离、合、出、入四字概括，即从四肢部的本经别离（离），进入体腔（入），浅出体表（出）而上头项，然后阴经的经别归向于相为表里的阳经（合），而阳经的经别仍然归入本经。十二经别按经脉的表里关系分成六组，称为六合。经别虽是从经脉分出，但与络脉不同，前者是加强体内表里两经之间的联系，而后者多在浅表。

十二经筋（twelve tendinous channels） 中医术语。是经络系统在人体体表的连属部分。由于它的分布部位及其病候着重在"筋肉"方面，故称"经筋"。十二经筋的分布特点与十二经脉基本一致，阳之筋分布在肢体外侧，阴之筋分布在肢体内侧，但都从四肢末端起始走向躯干，结聚于关节和骨骼附近，阳之筋上走头面，阴之筋进入腹腔，但都不入内脏。经筋发生病变，临床上多表现为筋脉的牵引、拘挛、弛缓、转筋、强直和抽搐等。

十二经脉（twelve channels） 其他名称：十二正经。中医针灸学术语。人体手、足三阴三阳十二条主要经脉的合称。包括手太阴肺经、手阳明大肠经、足阳明胃经、足太阴脾经、手少阴心经、手太阳小肠经、足太阳膀胱经、足少阴肾经、手厥阴心包经、手少阳三焦经、足少阳胆经、足厥阴肝经。每一经脉都和体内一定的脏腑直接联系，各条经脉相互之间又有表里配合关系。

十二皮部（skin areas of twelve channels） 其他名称：皮部。中医针灸学术语。①十二经脉及其络脉循行在体表的相应区域。十二皮部按手足同名经相合，则称六经皮部。六经皮部各有专名：太阳皮部称关枢，阳明皮部称害蜚，少阳皮部称枢持，太阴皮部称关蛰，少阴皮部称枢儒，厥阴皮部称害肩。病邪由表及里入侵，可累及一定的经脉和脏腑。病变由内而外反映，如疼痛的部位及其放射方向、皮肤的异常色泽、疹点或敏感点等都与皮部有关。②中医经穴别名。即承扶。

十二指肠（duodenum） 位于胃幽门与十二指肠空肠曲之间的部分小肠。全长约25cm，因相当于十二个手指横向并列的长度而得名。呈蹄铁形，包围胰头，分为上部（也称球部）、降部、水平部和升部。降部左后壁的黏膜隆起形成十二指肠纵襞，纵襞下端有胆总管和胰管共同开口的十二指肠乳头。

十二指肠残端漏综合征（leaking duodenal stump syndrome） 胃十二指肠术后（多见于Billroth Ⅱ式吻合），由于十二指肠残端漏所致的一组病征。表现为术后3～7日出现右上腹疼痛，腹膜炎体征，发热，中毒症状。治疗：充分引流，支持治疗，必要时手术治疗。

十二指肠窗（duodenal window） 其他名称：十二指肠环。十二指肠由上部、降部、水平部和升部各段组成。大体形态呈C形。十二指肠窗为胰头所在部位，胰头的肿瘤或囊肿等病变可引起十二指肠窗开大。

十二指肠低张造影（hypotonic duodenography） 先用药物降低十二指肠张力然后进行X线造影检查的方法。钡剂充填时十二指肠呈松弛状态，管腔扩大、无蠕动、管壁与邻近器官紧密接触，有利于诊断十二指肠本身和邻近器官（如胰腺头部）的疾病。

十二指肠梗阻征（duodenal obstruction sign） 十二指肠及周围组织器官病变引起的临床征象。如发现小儿有频繁呕吐，量多，有力，有时为喷射性，呕吐物带有胆汁即为此征。上腹部多饱满膨胀，叩击时有时振荡声。病儿多有脱水、代谢性碱中毒征象和消瘦。此征可见于先天性十二指肠闭锁与狭窄、环状胰腺、肠旋转不良、肠系膜上动脉综合

征、胰腺头部和肠系膜根部肿瘤及十二指肠壁血肿等。

十二指肠钩口线虫（Ancylostoma duodenale）　其他名称：十二指肠钩虫。寄生于人体最常见的钩虫之一。成虫细小，呈线状，活虫呈肉红色，头和尾向背部仰曲，前端有口囊，腹侧缘有两对钩齿。雌雄异体，雌虫长为10～13mm，雄虫长为8～11mm，尾部膨大，具有膜状的交合伞，并有交合刺一对由泄殖孔伸出。虫卵呈圆形，无色透明，卵壳薄，卵内含4～8个卵细胞，卵壳与细胞之间有透明空隙。卵在外界经一段时间可发育成感染期幼虫，经皮肤感染人体。

十二指肠-结肠综合征（duodenum-colon syndrome）　十二指肠和横结肠融合或粘连而引起的症候群。表现为上腹绞痛、呕吐胆汁样物、便秘。X线可见盲肠上部和十二指肠接近，并形成气泡。治疗：轻者内科治疗，重者手术。

十二指肠空肠曲（flexura duodenojejunalis）　十二指肠和空肠之间的弯曲。位于第2腰椎的左侧。借十二指肠悬韧带（亦称Treitz韧带），固定于腹后壁。此韧带为寻找十二指肠空肠曲的标志。

十二指肠溃疡（duodenal ulcer）　发生于十二指肠部位的非特异性消化性溃疡。造成局限性黏膜损伤，累及黏膜肌层和黏膜下层。其发病主要是与幽门螺杆菌感染、迷走神经功能亢进、壁细胞分泌盐酸的量增多有关。临床上本病较胃溃疡多见，发病年龄也较轻。好发于十二指肠球部。临床表现为节律性和周期性疼痛，多发生在进食后3～4h或在夜间（饥饿痛），进食或服抗酸剂后可缓解。并发症以出血、穿孔为多见。治疗：根治幽门螺杆菌三联疗法；制酸药物西咪替丁等。经内科治疗无效，有并发症者应手术。

十二指肠憩室（duodenal diverticulum）　十二指肠壁向外呈袋状突出。多由于先天性发育异常或肠壁外粘连牵引所致。多发生在十二指肠降部。无典型临床症状。X线钡餐和内镜检查有助于诊断。治疗：无症状者无须特殊治疗。有憩室炎及并发症者应予相应治疗。

十二指肠球部（duodenal bulb）　见十二指肠。

十二指肠曲扩大（duodenal flexure enlargement）　十二指肠曲的上、下部分扩大，降部向外侧受压。伴有内侧缘的压迹、充盈缺损及边缘不规则等局部变化。常为较大的胰头部肿瘤所致。

十二指肠乳头（duodenal papilla）　见十二指肠。

十二指肠乳头测量（duodenal papilla measurement）　十二指肠低张力钡双对比造影时，仰卧后前位或左右斜位X线片上，十二指肠乳头呈圆形或椭圆形轮廓光滑的透光阴影，测量其直径一般不超过1.5cm。若乳头阴影增大，形态、边缘不规则，周围有黏膜皱襞破坏时，多为壶腹周围癌所致。

十二指肠损伤（duodenal trauma）　钝性、穿入性或手术创伤使十二指肠的完整性受到破坏。多发生在十二指肠腹膜后部分，常合并腹腔内其他内脏损伤，术前不易确诊，剖腹探查亦可遗漏。如术中发现十二指肠附近腹膜后血肿、积气或胆汁黄染，应切开后腹膜细查。

十二指肠腺（duodenal glands）　其他名称：布伦纳腺。分布在十二指肠黏膜下层中的腺体。分泌内含黏蛋白而黏稠度很高的碱性分泌物。分泌物的主要生理作用是保护十二指肠的上皮免受胃酸侵蚀。

十二指肠血管压迫综合征（vascular compression of duodenum syndrome）　见肠系膜上动脉综合征。

十二指肠压迹（duodenal impression）　十二指肠造影检查时所显示的邻近器官对十二指肠壁压迫所致的X线征象。主要有：①胆囊压迹：在十二指肠球部的右上前方，呈光滑的弧形压迹；②胆总管压迹：横跨十二指肠球部或球后部的带状压迹，宽约0.5cm；③肠系膜上动脉压迹：呈横跨十二指肠水平部宽带状斜行压迹，光滑整齐，于俯卧位较仰卧位明显，正常压迹较浅，变更体位即消失。

十二指肠炎（duodenitis）　十二指肠黏膜的炎症。可分为原发性和继发性两类，后者多见。其病因为感染如结核、真菌及寄生虫（钩虫、蓝氏贾第鞭毛虫），阻塞充血如门静脉高压、充血性心力衰竭，以及从邻近器官的病变蔓延而来等。临床表现与慢性胃炎、十二指肠溃疡相似。诊断靠内镜检

查。治疗：去除病因，对症处理。

十二指肠液（duodenal juice）　其他名称：D液。用十二指肠管行引流术所获得的第一段体液。其量约10～20ml；外观呈无色或淡黄色，透明或微浊较黏稠；pH值约为7.6，无团絮状物。根据所收集的D液的颜色、性状、有无团絮状物、血液、胆砂、虫卵及坏死组织块等协助诊断十二指肠部位有否炎症、结石、肿瘤、寄生虫等。

十二指肠液引流术（duodenal drainage）　用十二指肠引流管将十二指肠液及胆汁引流出体外的检查方法。该法可协助胆囊和胆管的炎症、梗阻、结石及功能异常的诊断，也可协助肝胆寄生虫病的诊断。此外，还能测定十二指肠液的胰酶，以了解胰腺功能。

十二指肠引流液检查（duodenal drain examination）　十二指肠液由十二指肠分泌液、胰液、胆汁及胃内食糜状排出物组成。检查十二指肠液可帮助了解肝、胆的分泌功能，胆道通畅情况及胰腺外分泌功能；对肠寄生虫等检查也有一定价值。方法是将引流管送入十二指肠降部，抽取十二指肠液，再经引流管注入25％硫酸镁，使奥迪（Oddi）括约肌松弛。10min后收集来自胆管的胆液（称甲管），再继续收集来自胆囊的胆液（称乙管），最后收集来自肝胆管的胆液（丙管）。

十二指肠壅积症（duodenal stasis）　由各种原因引起的十二指肠阻塞，以致近端十二指肠食糜滞留及肠管代偿性扩张而产生的临床综合征。病因以肠系膜上动脉压迫十二指肠形成壅积（肠系膜上动脉综合征）居多。急性梗阻表现为急性胃扩张；慢性梗阻表现为餐后上腹胀痛或绞痛，卧位或胸膝位可以减轻疼痛。其他症状有呃逆、恶心及呕吐，多在饭后出现，呕吐物含胆汁。X线钡餐透视、胃镜检查及选择性肠系膜上动脉造影可以确诊。治疗：急性发作需禁食、胃肠减压和解痉挛药物；慢性梗阻需少量多餐，餐后胸膝位半小时，加强腹肌锻炼；手术。

十二指肠肿瘤（duodenal tumor）　发生于十二指肠黏膜上皮和间叶组织的良性及恶性肿瘤。良性肿瘤包括腺瘤、肌瘤、纤维瘤、脂肪瘤、血管瘤等，恶性肿瘤包括腺癌、肉瘤及类癌等。治疗：以手术治疗为主。恶性肿瘤，手术切除仍是最有效的治疗方法，放疗、化疗，局部与全身相结合的综合治疗可进一步提高疗效。

十灰散（shihui san）　中医方剂。止血剂。出自《十药神书》。另有制剂：丸。组成：大蓟、小蓟、茜草、栀子、牡丹皮、棕榈、侧柏叶、白茅根、大黄、荷叶。功能凉血止血。用于吐血、衄血、血崩及一切血出不止诸症。温开水冲服；外用散剂吹入鼻中止鼻血或刀伤止血。如出血属于虚寒者忌用。

十剂（ten kinds of prescription）　中医方剂学名词。方剂按功用分类法之一。即指：宣剂、通剂、补剂、泄剂、轻剂、重剂、涩剂、滑剂、燥剂、湿剂。十剂之说，首见于北齐徐之才的药物分类，"宣可去壅，通可去滞，补可去弱，泄可去闭，轻可去实，重可去怯，涩可去脱，滑可去着，燥可去湿，湿可去枯"。

十九畏（nineteen incompatibilities）　中药配伍禁忌之一。十九种中药相反配伍的合称。原记载于古代文献，后世广为传诵。十九畏歌诀是：硫黄原是火中精，朴硝一见便相争，水银莫与砒霜见，狼毒最怕密陀僧，巴豆性烈最为上，偏与牵牛不顺情，丁香莫与郁金见，牙硝难合京三棱，川乌草乌不顺犀，人参最怕五灵脂，官桂善能调冷气，若逢石脂便相欺。

十七椎[穴]（shiqizhui, EX-B8）　经外奇穴。位于第5腰椎棘突下凹陷处。主治腰腿痛、下肢瘫痪、崩漏、月经不调等。直刺0.5～1寸。艾炷灸5～7壮，或艾条灸10～15min。

十全大补汤（shiquan dabu tang）　其他名称：十全饮、十补汤。中医方剂。补气养血剂。出自《太平惠民和剂局方》。组成：人参、肉桂、白术、茯苓、黄芪、炙甘草、当归、白芍、川芎、地黄。功能温补气血。用于五劳七伤、诸虚不足、潮热骨疼、不思饮食、面色萎黄、夜梦遗精、脚膝无力、脾肾气弱、五心烦闷、精神倦怠，以及病后未复等症。水煎服。有成药丸剂和膏剂。十全大补汤由八珍汤加肉桂、

S

黄芪而组成。

十全大补丸（shiquan dabu pills, shiquan dabu wan）中医成药名。主要成分：党参、白术、茯苓、炙甘草、当归、川芎、白芍、熟地黄、炙黄芪、肉桂。口服。温补气血。用于气血两虚、面色苍白、气短心悸、头晕自汗、体倦乏力、四肢不温、月经量多。

十四经（the fourteen channels）中医术语。指十二经脉和任脉、督脉的合称。十二经脉与任脉、督脉有密切关系。任脉总督一身之阴脉，督脉总督一身之阳脉。

十味蒂达胶囊（shiwei dida jiaonang）藏药名。疏肝、清热、利胆剂。组成：印度獐牙菜、金腰草、熊胆等。用于热源性赤巴及慢性胆囊炎、胆石症。

十味龙胆花颗粒（shiwei longdanhua keli）藏药名。清热化痰、止咳平喘剂。组成：龙胆花、烈香杜鹃、小檗皮等。用于痰热壅肺所致的咳嗽、喘鸣、痰黄或兼发热、流涕、咽痛、口渴、尿黄、便干等症，以及急性支气管炎、慢性支气管炎急性发作见以上证候者。

十问（interrogation about ten aspects）中医术语。问诊的十项重点内容。①《景岳全书·传忠录》："一问寒热二问汗，三问头身四问便，五问饮食六胸腹，七聋八渴俱当辨，九因脉色察阴阳，十从气味章神见……"。②陈修园《医学实在易》："一问寒热二问汗，三问头身四问便，五问饮食六问胸，七聋八渴俱当辨，九问旧病十问因，再兼服药参机变……"。

十五络脉（fifteen large collaterals）其他名称：十五络、十五另络。中医术语。十二经脉各有的一支别络，加上任脉络、督脉络和脾之大络的合称。有网络全身、沟通表里内外的作用。

十香返生丸（shixiang fansheng wan）中医成药名。芳香、化痰开窍剂。组成：麝香、苏合香、安息香、沉香、檀香、降香、丁香、青木香、广藿香、香附、牛黄、琥珀、冰片、朱砂、郁金、天麻、僵蚕、莲子心、金礞石、瓜蒌子、诃子肉、甘草。用于中风痰迷心窍引起的言语不清、神志昏迷、痰涎壅盛、牙关紧闭。孕妇忌服。

十宣（shixuan, extra）中医经穴名。经外奇穴。位于手十指尖端，距指甲0.1寸。主治昏迷、晕厥、高热、中暑、小儿惊厥、扁桃体炎、癫狂、痛证等。点刺出血。艾炷灸1～3壮，或艾条灸5～10min。

十一酸睾酮（testosterone undecanoate）其他名称：安雄。天然存在的作用微弱的雄激素。用于男子性功能减退与不育症、再生障碍性贫血。制剂：胶囊剂；注射剂。可有粉刺、男子乳房发育、水肿、精子发生减少等。肝功能不全、有水肿倾向的肾脏或心脏病人、孕妇、哺乳期妇女、前列腺癌病人禁用。

十一烯酸（undecylenic acid）抗真菌药。用于皮肤真菌感染，还有止痒和抗过敏作用。制剂：溶液剂、软膏剂，常用与十一烯酸锌配伍的复方制剂复方十一烯酸，外用。可出现局部刺激和过敏反应。局部严重溃烂时不可使用。

十枣汤（ten jujube decoction）中医方剂。泻下剂。出自《伤寒论》。组成：大枣、甘遂、大戟、芫花。因本方用10枚大枣而得名。功能攻逐水饮。用于悬饮，胁下有水气。症见咳唾、胸胁引痛、心下痞硬、干呕短气、头痛目眩或胸背掣痛不得息，舌苔滑，脉沉弦。水肿腹胀，属于实证者。大枣煎汤。后三味研末，每次以枣汤调服药粉，清晨空腹服；成药丸剂。服药如泄泻不止，可饮糜粥。不可久服。孕妇及体虚者禁服。也可用于渗出性胸膜炎、肝硬化腹水等。有人治疗小儿肺炎取得疗效。

石菖蒲（grassleaf sweetflag rhizome, Rhizoma Acori Tatarinowii）其他名称：昌阳、尧韭、水剑草、菖蒲。中医药名。天南星科植物石菖蒲的根茎。辛、温。归心、肝、脾经。功能芳香化湿、开窍宁神、解毒。主治：①湿浊阻滞中焦的胸脘闷胀、不思饮食。②湿浊蒙蔽清窍的神志昏乱、舌苔厚腻。亦可用于耳鸣、耳聋、健忘以及癫狂、痴呆等属湿浊或痰湿的病人。

石菖蒲注射液（injection of grassleaf sweetflag rhizome）来源

于石菖蒲根茎挥发油的灭菌溶液。组成：α-细辛醚、β-细辛醚、石菖蒲醚等。具有镇静、兴奋呼吸、舒张支气管、改善肺通气及纠正低氧血症和高碳酸血症的作用。适用于肺性脑病昏迷等症的治疗，能较迅速地消除肺性脑病病人的意识障碍及神经精神症状，并有一定的苏醒、祛痰、平喘的疗效。大量使用会出现轻度不良反应。

石胆酸（lithocholic acid）其他名称：3α-羟基-5β-胆烷酸。一种次级胆汁酸。鹅脱氧胆酸在小肠下段受细菌作用在7位脱去羟基所形成。大部分不再被吸收而随粪便排出。在胎儿发育和胆汁淤积时，胆固醇可在肝细胞线粒体中先分解侧链，再经3β-羟基-5-胆烯酸而形成石胆酸。

石吊兰素（lysionotin）其他名称：岩豆素。抗结核药。由石吊兰的茎叶分离所得的一种黄酮。黄色针状结晶或淡黄色粉末，无臭，无味，不溶于水，略溶于氯仿，微溶于乙醇、甲醇。有抑制结核分枝杆菌及祛痰、止咳、软坚作用。用于淋巴结核、肺、骨结核以及气管炎等。

石蛾（chronic tonsillitis）中医病名。乳蛾之一种。即慢性扁桃体炎。多发于小儿。因胎生本原不足所致。症见喉核一侧或两侧肿大，触之石硬，微疼或不疼。喉核红肿疼痛，身发寒热。治宜清闻解毒、养阴清肺，并注意饮食的寒温护理。

石膏（gypsum fibrosum）其他名称：白虎、冰石。中医药名。清热泻火药。组成：天然的硫酸钙矿石。辛、甘，大寒。归胃、肺经。功能清热泻火、生津止渴、生肌敛疮。用于高热口渴、烦躁出汗、发斑、肺热咳嗽、口舌生疮、创伤、溃疡、烫伤等。脾胃虚寒、血虚、阴虚发热者忌用。成分含水硫酸钙等。本品有解热镇痉和抗过敏作用。内用生石膏，外用煅石膏。

石膏绷带（plaster of paris bandage）一种特制的附有石膏粉的纱布绷带。用时先以温水湿透，敷缠于躯干或肢体上。干燥后即硬化，可固定肢体或关节于一定位置，常用于固定骨折、骨关节结核和矫正肢体畸形等。

石膏绷带固定术（plaster bandage cast, plaster immobilization）利用熟石膏吸水后硬固的性能将石膏绷带包扎于经过手法（术）复位的骨折肢体外部，起固定作用。可分为有衬垫和无垫石膏绷带两种。

石斛（dendrobium herb, Herba Dendrobii）其他名称：草石斛、石石斛、细石斛、黄草。中医药名。补阴药。兰科多年生草本植物金钗石斛、黄草石斛、铁皮石斛的茎。甘、淡、微寒。归肺、胃、肾经。功能滋阴清热、生津止渴。用于胃热烦渴、肺虚干咳、阴虚发热、阴伤目暗。对金黄色葡萄球菌有抑制作用。用于胆囊炎高热并有助消化作用。

石斛明目丸（shihu mingmu wan）中医成药名。扶正剂。组成：石斛、青葙子、决明子、白蒺藜、地黄、熟地黄、枸杞子、菟丝子等。用于肝肾两亏、虚火上升引起的瞳孔散大、夜盲夜花、视物不清、头目眩晕、精神疲倦。服药期间忌食辛辣食物，忌气恼。

石斛夜光丸（shihu yeguang wan）其他名称：夜光丸。中医成药名。补阴剂。组成：人参、天冬、茯苓、麦冬、熟地黄、地黄、山药、枸杞子、决明子、牛膝、菟丝子、菊花、石斛、苦杏仁、五味子、肉苁蓉、甘草、枳壳、青葙子、白蒺藜、黄连、川芎、防风、犀角、羚羊角。功能滋补肝肾、清热明目。用于肝肾不足、阴虚火旺所致内障目疾、视物昏花、瞳仁散大或变色、羞明怕光。丸剂。用于白内障、青光眼、视网膜炎、脉络膜炎、视神经炎。

石灰搽剂（Linimentum Calcariae）外科用药。组成：氢氧化钙溶液（石灰水）与植物油，借反应生成的钙肥皂的乳化作用而制成的白色W/O型乳浊液。具有收敛、润滑、保护创面的作用。用于轻度烧伤、烫伤。

石瘕（indurated mass of lower abdomen）其他名称：血瘕。中医病名。妇女下腹部的病理性包块。多因经期、产后胞宫空虚，寒气乘虚侵入，血为寒气凝结；或七情郁结，气机凝滞，胞脉不行，日久结聚成块。症见下腹日益增大、状若怀子，经闭等。治宜温经行气、活血逐瘀。

石疽（indurated mass）①中医病名。生于颈项、髂窝、腹股沟等部位的肿核，由小而大，坚硬如石，难消难溃，既溃难敛。生于颈项者名上石疽，宜疏肝解郁、活血化瘀。生于腰胯者名中石疽，腰以下者名下石疽，宜温阳、活血化瘀。溃后及体虚者均须温补气血。②蠹疳无脓者。

石决明（abalone shell, Concha Haliotidis）　其他名称：鲍鱼壳、九孔螺、千里光。中医药名。鲍科动物杂色鲍或皱纹盘鲍的贝壳。咸，平。归肝、肾经。功能平肝潜阳、清热明目。治高血压引起的头痛、眩晕、抽搐，以及目赤肿痛、视物模糊、青光眼、白内障、肺结核发热、咯血、吐血等；另可治溃疡、创伤出血。

石蜡（hard paraffin）　药剂附加剂。各种固体饱和烃的混合物。为无色或白色半透明的块状物，无臭，无味，触之有滑腻感，不溶于水或乙醇，易溶于多数有机溶剂、脂肪油或挥发油等，熔点为50～60℃，性质稳定。用于调节软膏剂的稠度。

石蜡疗法（wax therapy）　一种传导热疗法。以加热石蜡为介质，将热能直接传至人体以达治疗目的。操作时先将蜡块用接电加热熔化，使温度达60～70℃，再根据需要采用盘法、浸刷法和袋法敷于患部并保温。用于各种闭合性损伤、粘连、风湿和类风湿性关节炎等。禁忌证：化脓性炎症、肿瘤。

石淋（stranguria due to urinary stone）　其他名称：砂淋、沙石淋。中医病名。淋证之一。指淋证见有小便涩痛，尿出砂石者。症见小便艰涩、尿中有时夹有砂石，或排尿突然中断、尿道刺痛、腰腹绞痛难忍、尿中带血、舌偏红、脉数。治宜清热利湿、通淋排石。病久舌淡、脉弱者，宜兼扶正补气。

石淋通片（shilintong pian）　中医成药名。利水通淋剂。出自《中华人民共和国药典》，组成：广金钱草。功能清湿热、利尿排石。用于石淋、泌尿系统结石、肾盂肾炎、胆囊炎。临床亦可用于胆结石、黄疸性肝炎、肝硬化腹水、小儿疳积。

石榴健胃散（shiliu jianwei san）　藏药名。温胃剂。组成：石榴子、肉桂、荜茇、红花、豆蔻。用于消化不良、食欲不振、寒性腹泻等。

石榴皮（pomegranate rind, Pericarpium Granati）　其他名称：安石榴、石榴壳、酸榴皮。中医药名。涩肠止泻药。石榴科灌木石榴的果皮。酸、涩、温，有小毒。归大肠、胃经。功能涩肠止血、杀虫止痛。用于久痢便血、脱肛、白带多、月经过多、蛔虫、绦虫、蛲虫等症。驱肠道寄生虫，治疗细菌性痢疾效果较好。

石榴皮中毒（poisoning of pomegranate rind）　服用石榴皮引起的中毒。石榴皮主要含石榴皮碱，具有神经毒性，中毒表现为呕吐、腹泻、反射亢进、惊厥、肌无力、瞳孔散大、视力障碍，重者呼吸肌麻痹。予洗胃、导泻及对症治疗。

石棉板滤器（asbestos disk filter）　用天然石棉为主要原料压缩而成的滤板过滤器。常用于药剂工业生产。有抗酸、碱及抗热等性能。

石棉肺（asbestosis, pulmonary asbestosis）　长期吸入大量较高浓度的石棉粉尘而引起的，以弥散性间质纤维化为主要特征的肺部疾病。是硅酸盐所致尘肺中发现最早、危害最重的一种。一般病程进展缓慢，但自觉症状出现较早，主要有咳嗽、呼吸困难、胸痛。痰液中可找到石棉小体，为石棉的接触指标。病人肺功能改变出现较早，往往在X线胸片未显示石棉肺之前，肺活量就开始降低，所以对石棉工人每年定期测定肺活量，有助于早期发现。其病理改变主要是肺组织弥散性间质纤维化增生，X线胸片示不规则小阴影和网状阴影，此外，尚有肺气肿和胸膜增厚及胸膜斑。石棉肺病人易并发肺癌、胸膜和腹膜间皮瘤。无特殊药物治疗。

石棉小体（asbestosis bodies, asbestos bodies）　在接触石棉粉尘工人的痰中和石棉肺病人的肺组织切片中所检出的一种特殊小体。它是由成纤维细胞所分泌的胶蛋白和黏多糖形成的一层薄膜将石棉纤维包裹而成，为长10～150μm、粗1～5μm的小体，因被红细胞破坏所释放的铁盐浸染而呈金黄色或黄褐色，形如哑铃、火柴，有的分节呈串珠状或油滴状。石棉纤维形成石棉小体后，对组织暂时失去异物刺激作用，一般吸入石棉尘3～6个月后便可从痰中检出，可作为

诊断石棉肺的参考指标。

石棉业皮肤病（asbestos industry dermatosis）　石棉生产过程中发生的职业性皮肤病。石棉是具有纤维结构的矿物性物质，在工业上被用作隔热绝缘材料，生产操作的工人，由于在工作中长期与石棉粉尘接触，以及劳动时局部受到摩擦、压迫而引起。局部皮肤角化过度与皲裂，冬季加重，伴疼痛，好发于手掌及手指掌面和两侧。对症治疗。

石棉状糠疹（pityriasis amiantacea）　其他名称：石棉状癣。一种发生于头皮的类似石棉状的损害。病因未明。一般局限于头皮部，发生厚积黏着性鳞屑，堆集如板状，呈银白色或灰白色，带有光泽，搔抓或继发感染可表现为潮红、湿润，散发臭味。毛发本身不受侵犯，间有形成暂时性脱发者，病程经过缓慢。治疗：用肥皂水或脱痂剂轻轻除去鳞屑，涂以1%硫化硒或1%硫磺软膏等。

石女（woman with infertility）　其他名称：实女。中医术语。没有生育能力的妇女。①阴道狭窄，子宫发育不全者。②终生无月经者。

石蒜碱（lycorine）　从石蒜科植物石蒜中分离出的一种生物碱。白色结晶性粉末，味苦，能溶于水。有抗阿米巴原虫的作用。用于阿米巴痢疾、阿米巴性肝脓肿。亦有祛痰作用。

石韦（pyrrosia leaf, Folium Pyrrosiae）　其他名称：石皮、飞刀剑、金汤匙、单叶草、石兰。中医药名。清热利湿药。水龙骨科植物石韦或庐山石韦等的叶片。甘、苦，微寒。归肺、膀胱经。功能利水通淋、清肺平喘、泻热凉血。用于肺热咳喘、热淋、石淋、小便不通、崩漏。阴虚及无湿热者忌服。有镇咳祛痰及抗癌和促进白细胞生成的作用。

石心综合征（stone heart syndrome）　心肌持续性、缺血性挛缩所致的一系列临床表现。表现为突然心力衰竭，手法按摩可使心腔扩大，但痉挛状态仍不可逆。治疗：保证心脏手术时心肌供氧，给予钙离子、ATP等。

石瘿（stony goiter）　中医病名。瘿瘤的一种。多由气郁、湿痰及瘀血凝滞而成。症见颈部肿块，凹凸不平，坚硬不移，可伴有易怒、多汗、心悸等。相当于甲状腺肿。治宜化痰开郁、行瘀软坚。用海藻玉壶汤，必要时也可用手术治疗。

石油醚（petroleum ether）　一类低级烷烃的混合物。为无色透明易挥发的液体。用作有机溶剂。因其极易燃烧，使用及储存时应注意防火措施。沸点范围70～120℃，主要含庚烷、辛烷等。

石油污染（oil pollution）　在石油的开采、炼制、贮运和使用过程中，原油和各种石油炼制品进入环境，并对环境造成有害影响的现象。主要是海上油船漏油和事故、海底油田开发溢油和井喷、河流向海洋注入各种含油废水等造成的海洋石油污染。其主要污染物是各种烃类化合物。

时标（time marking）　心向量环在其运行过程中定时进行时间标记。一般采用泪点方式表示，以表明向量环的运行方向。

时标间隔（dash interval）　心电向量图上两个相继出现的时标具有固定的时间间距。可通过电子技术进行分级（如2ms、5ms或10ms）选择。

时病（seasonal disease）　其他名称：时令病。指一些季节性较强的感染性疾病。《时病论》："时病者，乃感四时之气为病之证也。非时疫之作也。"如春天的春温、风温、温毒、伤风等；夏天的中暑、暑温、泄泻、痢疾、痒夏等；秋天的秋燥、疟疾、湿温等；冬天的冬温、咳嗽、伤寒等。

时辰药理学（chronopharmacology）　研究药物与生物周期性相互关系的一门科学或依据生物学的时间特性探索药物的作用规律，并将其作为一种生物时间的函数来研究的时间生物学分支。机体在不同的时间对药物的代谢速度并不一样，根据其变化规律定时用药，不仅能提高疗效还可减少不良反应。如口服糖皮质激素对肾上腺皮质分泌的抑制，上午8时相较于午夜服，抑制作用可减少约50%。因此，临床采用每天8时左右一次服药代替一天3次服药的习惯。

时点数列（time point series, time series of point）　动态数列之一。反映一定时点上某种现象随时间变动而变动的一组相对数（或平均数、绝对数）。如历年年末人口数、病床数等。

S

一定时点是根据研究目的与要求而定的。如年末、季末或月末等。由于它的每一个指标值只是说明某一时点的状态，各个指标的时间间隔最好相等。

时间常数（time constant） 心电图机的技术指标之一。标准灵敏度方波从最高（100%）幅值下降至37%幅值时所需的时间（s）。此常数与心电图波下降速度相关，时间越长幅值下降越慢。

时间防护（time protection） 通过控制受照射时间来限制个人所接受的剂量的防护方法。累积剂量与受照射时间有关，受照射时间越长接受的累积剂量越大。因此，在某些情况下往往可以通过减少时间来达到防护的目的。在一切接触致电离辐射的操作中，要求工作人员必须做到熟练、准确、迅速、周密。应尽量减少在照射场所的停留时间，必要时可多人轮流操作。

时间肺活量（timed vital capacity） 在最大吸气后再作尽力和尽快的呼气时，在一定时间内所能呼出的气量。正常值是第1秒末应呼出全部肺活量的83%，第2秒末呼出96%，第3秒末呼出99%。测时间肺活量可以检测受试者是否有气道狭窄或肺弹性降低。因为有以上两种情况者，在限定的时间内将不能达到上述呼出气量的百分比。

时间加权平均浓度（time-weighted average concentration） 一个工作班中工人不同活动点多次采样测定的平均浓度。即根据每个活动点的平均浓度（c）及工人在该点逗留的时间（t）总和平均计算时间加权平均浓度（TWA）。公式为：$TWA = \sum ct / \sum t$（mg/m^3）。可作为工人在生产环境空气中接触有害物质水平的粗略估计，但不能反映经其他途径的接受量。

时间心电向量图（timed vector cardiogram） 其他名称：计时心电向量图。以75mm/s或100mm/s速度移动记录下的心电向量图。特点是使P、QRS、T 3个环互相分开，可较清楚地显示出P-P、P-Q、E-O（相当于心电图的P-R）、R-R、Q-T间期、ST向量和T环变化等，从而诊断心律失常。

时间性总和（temporal summation） 总和的一种。在第1个阈下刺激引起的局部电位（局部兴奋）尚未消失之前，紧接着给予第2个阈下刺激，在原有的局部电位基础上再加上一个局部电位，使膜电位降低至阈电位水平而引起动作电位的现象。

时间依赖不应性（refractoriness of time dependence） 心肌细胞不应性取决于心动周期的时程。心动周期长则兴奋性恢复慢，不应期长；反之则短。

时量关系（time-dose relationship） 药物在血浆中的浓度随时间变化的过程。也常用曲线表示，纵坐标为血药浓度，横坐标为时间，所描记出的曲线由潜伏期、持续期、残留期三部分组成。与时效关系曲线相同。

时期数列（time series） 动态数列之一。反映一段时期内某种现象随时间变动而变动的一组相对数（或平均数、绝对数）。如历年出生数和出生率、发病数和发病率等。时期的间距是根据研究目的与要求而决定的，可以是1年、1季度或1个月等。时期数列中每个指标数值的大小与它所包括的时期长短有着直接关系。在对比时期数列时，时期长短应当相等。

时相性传导阻滞（phasic block） 由于动作电位时相而引起的传导阻滞。包括3相传导阻滞、4相传导阻滞，以前者常见。

时效关系（time-effect relationship） 药物效应随时间改变，表现出药效的显现和消逝过程。常用曲线表示（纵坐标为药物效应，横坐标为时间），曲线中有明显的3个时期：第1相药物效应开始出现时间；第2相药物效应达高峰时间；第3相药物效应持续时间。时效关系的规律指出，欲维持药物效应必须重复给药，若重复给药不恰当易引起蓄积中毒。

时邪（seasonal evil factors） 中医术语。泛指与四时气候相关的病邪（六淫、疫疠），是季节流行病致病因素的统称。

时序分析（time series analysis） 对测得值的时序性质的分析过程。生物、社会、自然界等的状态时刻在发生变化。如人体体温的测得值将随着时间而变化，测得值和时间的关系叫时序，即对时序进行分析，找出其规律。

时值（chronaxie） 以两倍基强度电流刺激神经肌肉组织引起兴奋反应所需的脉冲最短时间。时值是可兴奋组织的兴奋性指标之一。

时值测定（determination of chronaxie） 应用时值测定仪器或强度-时间曲线检查仪，确定运动或感觉神经或肌肉组织的基强度与时值的方法。可用以反映周围神经、感觉神经或皮质功能。目前多由更为精确的强度-时间曲线所代替。但有些国家仍在应用。

时滞（lag time） 其他名称：延迟时间。药剂学术语。非静脉投药后由于药物在进入血液循环之前所受溶释、扩散等过程的影响而造成的时间延迟现象。

识别 P 波（recognition P wave） 心律失常诊断及鉴别诊断的重要措施之一。不仅从 P 波形态、速率及节律确定 P 波起源，还要采用下列方法获得：①增加心电图敏感度；②记录 S_5 导联；③采用食管导联；④兴奋迷走神经等。

识记（memorization） 人对客观事物识别并记住的过程。是记忆的开始环节，也是保持和回忆的前提。识记的形式按目的性划分，可分为无意识记和有意识记；按理解性划分，可分为机械识记和意义识记。

识旧如新（jamais vu） 其他名称：生疏感、旧事如新症。记忆障碍的一种表现。与似曾相识感相反，表现为对于已熟悉的周围事物、人、文字、环境等感到陌生。多见于癫痫病人。

实（excess） 中医术语。指邪气亢盛，以邪气盛为矛盾主要方面的病理反应。表现为正气与邪气均较强盛，正邪相搏，斗争剧烈，反应明显。可见各种亢盛有余的证候。

实喘（sthenia type of dyspnea） 中医病证。指气喘由于邪气盛实者。多因六淫外袭、痰火郁热、水饮凌肺，使肺气壅阻、肃降无权、气道不利而致。一般起病较急，病程较短，呼吸气粗等。按病因病理和证型有实喘和虚喘之分。实喘多起病急骤，病程较短，呼吸深长有余，以呼出为快，气粗声高，身体壮实，不发时如常人。实喘因邪气壅盛于肺，证候多以痰为主，常由外感风寒或燥邪所诱发。外感风寒型多见于支气管喘息症；燥热型多见于大叶性肺炎。

实火（fire of excess type） 中医证候。指阳热之邪侵袭人体，火邪炽盛引起的实证、热证。以肝、胆、胃、肠实火为常见。症见高热、口渴喜冷饮、面红目赤、烦躁或神昏谵语、腹痛拒按、大便秘结、小便短赤、舌红苔黄而干、脉洪滑数。多见于感染性热病的高热期。治宜清热泻火为主。

实际安全量（actual safety dose） 由长期动物诱癌试验结果而推导出来的对人类实际安全的剂量。在该剂量下，某化学物引发肿瘤的危险性在可接受的危险性以下。所谓可接受的危险性指 100 万人中增加 1 例癌症死亡者。若某化学物在该剂量下诱发肿瘤的发生率为百万分之一或以下，则该剂量为该化学物致癌的实际安全量。此剂量是通过统计方法计算得出的。

实际病床使用率（rate of occupied hospital beds） 评价医院病床利用程度的指标。计算公式：实际病床使用率=一定时期内病人实际占用病床日数/同期内开放病床总日数×100%。本使用率受病床设置、分布情况和医院组织工作等因素影响。使用率高，说明病床利用情况良好。

实际上的 Q 波（virtual Q wave） 当右束支传导阻滞合并前壁心肌梗死时，若仅有室间隔左侧面内膜下心肌受累，则在小 r 波之后的 S 波，是前壁梗死形成的，相当于一般的梗死性 Q 波，故名。在左胸导联出现。

实际碳酸氢盐（actual bicarbonate, AB） 隔绝空气的血液标本，在实际二氧化碳分压和血氧饱和度条件下，测得的血浆碳酸氢盐含量。受呼吸和代谢两方面因素的影响。在正常人其值应与标准碳酸氢盐值相等，两者若有差值，其差值可反映呼吸因素对酸碱平衡的影响。例如，实际碳酸氢盐的值增加，差值增大，表明有二氧化碳滞留，可见于急性呼吸性中毒；反之，则表明二氧化碳排出过多，见于急性呼吸性中毒。两者的值均降低表明代谢性酸中毒或代偿后的呼吸碱中毒；两者值均升高表明有代谢性碱中毒或代偿后的呼吸性酸中毒。

S

实脉（forceful pulse） 中医脉象之一。三部脉举按皆有力。脉来去俱盛，轻按重按均应指有力。主实证。多见于实热内结、痰停食积等。

实脾散（shipi san, powder for invigorating spleen-energy） 其他名称：实脾饮。中医方剂。出自《济生方》。组成：厚朴、白术、木瓜、木香、草果仁、大腹子、附子、白茯苓、炮干姜、炙甘草、生姜、大枣。功能温阳健脾、行气利水。治阳虚水肿，症见腰以下肿甚、胸腹胀满、身重食少、手足不温、口中不渴、小便短少、大便溏薄、舌淡厚腻、脉沉迟或沉细；近代也用于慢性肾炎、心脏功能不全的水肿，证属阳虚者。

实热（sthenic heat） 中医证候。外感病邪，化热入里，邪气盛而正气足，邪正相争所表现出的证候。表现为高热、烦渴、大便秘结、腹痛拒按、尿黄赤、舌苔黄干、脉洪数或滑数等。多见于感染性疾病的高热期。治宜清泻实热为大法。

实时显像（real-time imaging） 快速显示脏器的现时活动状态的超声显像法。每秒至少成像 24 次以上。它能显示人体某一切面上各结构的空间位置和毗邻关系，对分析人体某些活动器官如心脏、血管及胎心活动尤为适用。

实体显微镜（stereomicroscope） 见立体显微镜。

实心小泡（dense core vesicles） 其他名称：突触小泡、致密中心小泡。化学突触的突触前膜中呈球形、中心致密的含有递质的囊泡。分大小两种，小者含有儿茶酚胺和 5-羟色胺，大者含有肽类。

实性癌（solid carcinoma） 由柱状上皮或腺上皮发生的未分化腺癌。恶性程度较大。最多见于乳腺，少数可发生于胃或甲状腺。癌巢为实体性，无腺体结构，癌细胞异型性高，核分裂象多见。如果癌巢小而少，而间质结缔组织多者，其质地硬，称为硬癌。如癌巢较大较多，而间质结缔组织少者，则质软如脑髓，称软癌或髓样癌。

实性子宫（solidary uterus） 子宫发育不全之一。包括无腔子宫和有部分宫腔的子宫。前者无子宫内膜生长，除小于正常外，形状与正常子宫相似，后者可出现经血潴留及周期性下腹痛。

实验法（experimental method） 心理学研究的一种方法。有目的、有计划地严密控制或创设某种条件，以主动引起或改变某些客观对象（包括人和现象）的出现，从而对心理现象进行分析研究，主动揭示其间因果关系。

实验流行病学（experimental epidemiology） 流行病学的一个分支。指在人群中消除某因素或施加一些干预手段以观察其对疾病发生的影响，能对病因假设作出可靠的验证，因此常作为病因研究的重要步骤。这种实验也可用于考核某项预防措施的效果。

实验人群（experimental population） 其他名称：研究人群。从参考人群中选出的一个被施以实验研究因素影响的亚群。实验人群除被施加的研究因素外，所有其他因素，包括已知及未知的、可测量及不可测量的，都必须是与参考人数相等和可比的。

实验室检查（laboratory examination） 医学诊断中最为常用的项目。通过对病人的血液、体液、分泌物或脱落细胞等标本的检查，可获得病原、病理变化及器官功能状态等资料，结合临床其他有关检查，可明确诊断。也可为观察病情转归及制定防治措施提供依据。

实验室数值（laboratory values） 对血、尿、粪便、骨髓、胃液、十二指肠液、脑脊液、浆膜腔液及其他分泌物、排泄物等标本进行各项实验室检查所得的数据。分析此数值对诊断、治疗、判断病情转归和预后，采取防治措施及科研工作有很大的帮助。

实验心理学（experimental psychology） 心理学的一个分支。用实验的方法研究心理现象，即采用自然科学的研究方法，通过实验设计、数据采集和处理、结果分析等步骤，提高研究结果的客观性与准确性。是许多心理学分支的基础和研究手段。

实验性局部过敏反应（experimental local anaphylaxis） 见阿蒂斯反应。

实验性糖尿病（experimental diabetes） 给动物注射四氧嘧啶或根皮苷或 17-生酮类固醇以后所引起的人工糖尿病。分别称为四氧嘧啶糖尿病、根皮苷糖尿病、类固醇糖尿病。制作这种实验性糖尿病，主要用于研究糖尿病的发病机制和观察降血糖药物疗效等。

实验研究（experimental studies） 流行病学术语。为了验证疾病的原因（或流行因素）和评价各项预防效果所进行的现场实验研究。观察在消除或增加某项因素后，疾病是否减少或增加。首先按随机分配原则将试验对象分为暴露与未暴露于某因素的两组，随机地给一组施以某种措施，另一组不施以这种措施，尔后观察两组的发病情况。实验研究的因素必须对受试者个人无害。

实验诊断（laboratory diagnosis） 医生的医嘱通过临床实验室分析所得到的信息，为预防、诊断、治疗和预后评价所用的医学临床活动。包括实验室前、实验室和实验室后 3 部分。

实验诊断学（laboratory diagnostics） 涉及多学科的一门边缘学科。也是运用基础医学、医用电子学等理论技术为临床医学服务的学科。它的基本任务是通过细胞学、生物化学、微生物免疫学和寄生虫学等检查技术，对病人的血液、体液和分泌物等进行实验室检查以获得病原体、病理变化及脏器功能状态等资料，以此与临床其他检查相配合，对确定诊断，观察病情或制订预防措施均有重要作用。

实音（flat note） 其他名称：重浊音。叩诊实质器官和心、肝所产生的音响。音调较浊音更高，音响更弱，振动持续时间更短。病理情况下见于大量胸腔积液或肺实变等。

实则泻其子（treating the excess syndrome of the mother-organ by reducing the son-organ） 中医术语。运用五行相生和母子关系的理论，来治疗五脏实证。例如肝木生心火，肝是母，心是子，出现肝实证时，不仅要泻肝，还必须泻心火。如肝有实火，症见头痛、眩晕、耳鸣、急躁易怒、面红耳赤、胁肋灼痛、小便黄赤、口苦、大便秘结、苔黄、脉弦数，采用泻心火有助于平泻肝之实火。针灸疗法，凡是实证，可泻其所属的子经或子穴。如肝实证可取心经火穴少府，或本经火穴行间治疗。这就是"实者泻其子"之意。语出《难经》。

实则泻之（excess syndromes should be treated with the method of purgation and reduction） 中医治则。病属实证而出现实象，用攻泻法祛邪。如食滞证，出现脘腹胀满、嗳气厌食、呕吐酸腐等症，用消食化滞法；又如水饮停聚用逐水法。包括针刺治疗的泻法。是逆其证候性质而治的一种常用治疗方法。语出《素问·三部九候论》。

实证（sthenia syndrome） 中医证候名。因邪气盛而正气尚未虚衰而致的证候。热性病的实证，表现为高热、面赤、口渴、烦躁、谵语，或胸满痛而拒按、便秘、尿短赤、舌质苍老、苔黄干糙、脉实有力等。实证所结聚的邪气以气血郁结、热邪、水饮、停痰、食积、虫积、癥瘕积聚等较为常见。

实质性炎症（parenchymatous inflammation） 炎症的主要类型之一。病变组织中以组织、细胞发生严重的变性、坏死为主，而渗出和增生比较轻微的炎症。多为急性炎症，病变以实质细胞的变性及坏死最为明显，多由病毒、毒素及化学因素所引起。

实中挟虚（sthenia syndrome accompanied with asthenia syndrome） 中医病机。实邪结聚的病夹有虚证。邪盛正虚。例如，久患臌胀病，症见腹胀大而实、腹壁静脉怒张、面色苍黄而晦暗、形瘦肢肿、饮食即胀、二便不利、舌质暗红起刺、苔黄干燥、气短乏力、脉缓弱或沉细弦数等。这是在气血郁结的实证中，又出现脾肾不足的虚象。

拾物试验（taking object test） 骨科检查法之一。让病儿拾拣地上玩具以观察其腰部运动情况。如不弯腰而是屈髋、屈膝、直背，一手支撑在膝上或蹲下去拾拣者，为阳性，示骶棘肌痉挛。

食复（relapse due to improper diet） 中医术语。病愈后，因饮食不节而复发。

食管（esophagus） 消化管各部中最狭窄的部分，为前、后扁平的肌性管状器官。上端于第 6 颈椎体下缘平面与咽相接，下端约平第 11 胸椎高度与胃贲门相续，全长约 25cm。分为颈、胸、腹 3 段。有 3 处生理狭窄部：第一狭窄在食管起始处，第二狭窄在与左支气管交叉处，第三狭窄在膈食管裂孔处。在吞咽过程中，食管肌有顺序地收缩，推送食团下行入胃。

食管癌（esophageal carcinoma，carcinoma of esophagus） 原发于食管上皮组织的恶性肿瘤。以鳞状细胞癌多见，是常见的消化道肿瘤之一。病因与生活条件、饮食习惯、食物中的致癌物及遗传易感性等有关。大多发生于 40 岁以上的男性。临床以进行性吞咽困难为其典型症状。早期无吞咽困难，有的可有咽下食物梗阻感，胸骨后针刺样疼痛或烧灼感和食管内异物感。随着病情发展，症状逐渐加重。典型症状为进行性吞咽困难，先是难咽干的食物，继则无法咽下半流食，最后水和唾液也不能咽下。病人逐渐消瘦及脱水。持续胸痛或背痛多表示癌已侵犯食管外组织。癌细胞可循淋巴管或血行转移到锁骨上淋巴结和肺、肝等重要脏器内。应用吞钡 X 线检查食管，用食管球拉网检查脱落的癌细胞诊断。早期手术治疗。

食管瘢痕性狭窄（cicatricial stricture of esophagus，esophageal cicatricial stenosis） 食管多种疾病组织修复的后遗症，特点为食管管腔狭小。常因误服腐蚀剂、食管异物或因取异物而造成食管损伤所致。产生瘢痕狭窄必然伤及或炎症侵及肌层。主要症状为咽下困难，并逐渐加重，最后仅能进流食。治疗有扩张法及手术法。

食管-贲门黏膜撕裂综合征（esophageal/cardiac mucosa laceration syndrome，Mallory-Weiss syndrome） 其他名称：马洛里-魏斯综合征。由于食管内压力骤增致食管下端和胃连接处及周围黏膜纵行撕裂而引起出血的症候群。并发上消化道出血，一般出血有自限性，如累及小动脉可引起严重出血。常见病因有剧烈呕吐、胸外心脏按压、剧烈咳嗽、分娩、哮喘持续状态、胃镜检查等。临床症状轻重不一，出血少者仅见呕吐物中有血迹，多者可达 3 000ml。治疗依病情轻重而异，轻者可插胃管抽空胃内容物；出血多者可口服去甲肾上腺素溶液；出血不止应立即进行手术治疗。

食管-贲门黏膜撕裂综合征内镜诊断（endoscopic diagnosis of Mallory-Weiss syndrome） 大多数为纵行线状单纯撕裂，但亦有两处甚至多处撕裂者。大多数位于食管胃连接部的小弯侧。如病变较轻镜下仅见一条出血性裂痕，周围黏膜炎症反应不明显；较重者可见黏膜裂痕处有血凝块覆盖，或活动性出血，裂痕周围黏膜水肿、充血，以后可形成浅表性溃疡。

食管闭锁（esophageal atresia） 食管形态异常的一种。婴儿出生后即有大量唾液，同时伴有过多鼻涕。试喂少量糖水，即可出现反呕、咳嗽和发绀。将软胶皮导管插入食管可遇梗阻；经导管注入少量碘油，经 X 线证实。一旦确诊需手术治疗。

食管重复畸形（esophageal duplication） 附着于食管的一侧壁具有和食管相同特性的球形或管形空腔肿物。表现因重复畸形的情况不同而各异，如：压迫食管产生梗阻症状；压迫呼吸道引起呼吸窘迫；腔内衬有胃黏膜时因受胃酸及消化酶的腐蚀而使邻近的食管及肺组织发生炎症，甚至穿孔、出血、出现呕血、便血或脓胸。X 线、钡餐透视、食管镜检查可确诊。治疗：手术。

食管重建术（esophagus recomposition） 为食管切除病人或食管广泛化学灼伤病人恢复进食通道的一种外科手术。常分为胃管代食管、结肠代食管、空肠代食管、皮管代食管等。

食管穿孔（esophageal perforation，perforation of esophagus） 由于器械、异物或直接外伤，以及各种食管疾患所造成的食管壁全层性贯穿破损。常因唾液或胃内容物自裂口外溢，迅速引起食管周围的纵隔或胸膜腔的急性化脓性感染，而出现全身中毒症状，病情危重。一旦确诊，常需手术治疗。

食管卒中综合征（esophageal apoplexy syndrome） 食管下段黏膜撕裂所引起的一组症征。女性多见，表现为胸骨后疼痛、面色苍白、休克、贫血。X 线、食管镜有助于诊断。治疗：对症处理，鼻饲。

食管导联（intraesophageal lead） 将食管电极经口（或鼻）送入食管内，从心脏后面记录左心房电图并给心房或心室电刺激的方法。常用导联有 7 个，即 E_{50}、E_{45}、E_{40}、E_{35}、E_{30}、E_{25} 及 E_{20}（E 代表食管导联，右下方数字代表电极距门齿的厘米数）。

食管导联心电图（esophageal lead electrocardiogram） 食管导联电极从口腔送入食管，到达心脏水平时所记录到的心电图。相当于在心房和心室表面记录。对 P 波显示得尤其清楚，从而能较好地识别 P 波，有助于鉴别复杂的心律失常，如室性及室上性心律失常，对正后壁心肌梗死能明确诊断，对食管心房调搏术起搏电极做定位指标。

食管动力性疾病（esophageal motility disorders） 食管肌肉抑制性和兴奋性失衡即食管动力紊乱所致的疾病。分为原发性或继发性运动紊乱。原发性食管动力障碍包括贲门失弛缓症、胡桃夹食管、弥漫性食管痉挛、下食管括约肌高压症和非特异性食管动力障碍（NEMD）等。继发性食管动力障碍可源于胃食管反流病、肿瘤、炎症感染、结缔组织疾病、神经肌肉病变、代谢紊乱等。食管动力障碍可表现为动力过强、动力减弱或紊乱。临床表现常有咽下困难、食物通过困难、心绞痛样胸骨后疼痛，还可伴有食管综合征及食管外综合征。结合临床表现和进行常规食管钡剂造影、内镜检查作出明确的病因诊断。对于继发性食管动力疾病，首先治疗原发病。

食管恶性肿瘤（esophageal malignant tumor） 食管发生的有浸润、转移能力并能致死的恶性新生物。常见的有食管癌、纤维肉瘤、平滑肌肉瘤等。早期可无症状或症状轻微，吞咽时有异物感。典型症状为进行性吞咽困难，晚期出现恶病质等。食管 X 线钡餐检查，食管细胞学检查可帮助诊断。以手术切除为主，辅以放疗和化疗。

食管失弛缓症（esophageal achalasia） 其他名称：贲门痉挛。以食管下端括约肌松弛异常及食管体部缺乏推进性蠕动为特征的食管运动功能障碍性疾病。临床表现为进食时胸骨后及上腹不适、梗噎；由于食物堆积在食管内对周围组织有不同程度的压迫症状，并有反流、呕吐食物等表现；不同程度的胸骨后疼痛，含服硝酸甘油后可缓解。X 线检查、食管镜检及药物试验可以确诊。治疗：调节情绪，保持舒畅；不吃刺激性食物；应用硝酸甘油、钙离子拮抗剂；食管狭窄扩张；开胸或经内腔镜手术。

食管腐蚀伤（corrosive lesion of esophagus） 误吞或吞服强酸、强碱等腐蚀剂后引起的食管损伤。食管腐蚀伤的程度与腐蚀剂的性质、浓度、剂量及接触时间有关。有疼痛、吞咽困难、声嘶及喉阻塞等症状。治疗：药物中和洗胃，抗生素早及早应用，并应防止食管狭窄。没有条件时设法使病人吐出食入的酸或碱，并饮入大量清水均有益处。

食管感染（esophageal infections） 在免疫缺陷的病人中，多种病原体同时感染的食管炎症疾病。常见的病原体有真菌（真菌性食管炎）、病毒（病毒性食管炎）、细菌（细菌性食管炎）、梅毒（梅毒性食管炎）和寄生虫等。多无明显症状，但部分病人有吞咽困难、吞咽疼痛，严重者体重明显下降。不及时有效治疗，可引发并发症，如食管运动功能障碍、贲门失弛缓症、食管狭窄、食管憩室等。根据病史、体格检查及咽拭子检查等可基本诊断疾病。积极治疗原发病，及时合理使用抗生素，一般预后良好。

食管环（esophageal ring，Schatzki ring） 食管-胃黏膜交界处的同心环或隔膜样狭窄。多由食管发育不良所致。多见于 40 岁以上男性。典型表现为间歇发作的吞咽困难。常在急食或进食硬质食物时发生，伴有胸骨后和剑突下食物滞留感。食管 X 线钡餐检查有助于诊断。治疗：症状明显时，可用探条或气囊扩张疗法；无效者手术。

食管肌性运动障碍（esophageal motor disorders due to muscular disturbances） 食管有关肌组织发生病变，不能进行正常的吞咽动作。引起的基本疾病有萎缩性肌强直、重症肌无力、硬皮病、皮肌炎、眼咽肌病和甲状腺功能障碍等。治疗：针对病因。

食管绞痛（esophageal colic） 位于胸骨后的绞榨样疼痛，可向肩胛区、颈、颌、臂部放射。由食管肌运动障碍所致。临床表现类似心绞痛。多见于 20～40 岁的病人。治疗：舌下含服亚硝酸甘油有时可控制症状，缓解速度慢。

食管结核（esophageal tuberculosis）　由结核分枝杆菌侵及食管所致的一种结核病。临床表现与病变的病理分型密切相关。溃疡型病人的主要表现是持续性咽下或胸骨后疼痛；增殖型者则为进行性吞咽困难。食管 X 线钡餐检查可发现食管溃疡和食管狭窄。可用异烟肼和链霉素治疗。有食管狭窄者需进行食管扩张术或手术治疗。

食管镜（esophagoscope）　早期为金属硬管状，后被可弯曲的软质光导纤维食管镜所取代。带有超声探头的食管胃镜，不仅可窥查食管胃腔内的病变，还可通过超声探查食管胃壁结构改变及周围情况。

食管镜检查（esophagoscopy）　在局部或全身麻醉下用食管镜经口腔插入食管腔内进行窥视和采取活体组织进行病理检查和治疗的方法。常用于诊断食管癌和食管狭窄等疾患，亦用于取除食管内异物和摘除某些带蒂的食管肿瘤等治疗。

食管拉网术（esophageal abrasive balloon）　其他名称：食管黏膜气囊网刮术。是用充气的气囊双腔管摩擦食管黏膜以采取黏膜上皮组织的一种对食管癌很有价值的诊断方法。

食管类癌（carcinoid of esophagus）　其他名称：食管嗜银细胞癌。起源于内胚叶上皮嗜银细胞的食管肿瘤。较罕见，临床症状同一般食管肿瘤。需手术治疗。

食管良性溃疡（benign ulcer of the esophagus）　可由多种原因引起，如反流性食管炎、严重创伤或烧伤、食管感染、食管放射治疗后、食管异物损伤、腐蚀剂损伤等。主要表现为咽下困难，进食时胸骨后或心窝部疼痛，摄入过热、过冷、酸性、粗糙食物或饮酒时加剧。严重者可有消化道出血和食管穿孔。食管镜检查确诊。治疗：主要针对原发病。

食管良性狭窄（benign stricture of esophagus, benign esophageal stenosis）　恶性肿瘤以外因素所致的食管管腔狭小。于误服强酸或强碱后引起食管黏膜灼伤，导致瘢痕形成，出现吞咽困难。好发于食管生理狭窄处，轻者可采取食管扩张法进行治疗，重者需行狭窄食管部分切除、食管重建术。

食管良性肿瘤（esophageal benign tumor）　细胞分化成熟、生长缓慢、不转移的食管肿瘤。较少见。根据组织来源分为三类：①上皮性肿瘤：乳头状瘤、囊肿、腺瘤、息肉；②非上皮性肿瘤：平滑肌瘤、纤维肌瘤、脂肪肌瘤、纤维瘤、毛细血管瘤、淋巴管瘤、脂肪瘤、黏液纤维瘤、网织内皮瘤、巨细胞瘤、神经纤维瘤、骨-软骨瘤；③异位组织：胃黏膜、胰腺、甲状腺结节、皮脂腺、色素母细胞、颗粒母细胞瘤。各种食管良性肿瘤临床表现差异不大。瘤体大者可压迫邻近器官。胃肠 X 线钡餐、食管镜可帮助诊断。一旦确诊需手术切除。

食管裂孔疝（esophageal hiatus hernia）　腹腔内脏器（主要是胃）通过膈食管裂孔进入胸腔所致的疾病。食管裂孔疝是膈疝中最常见的。按解剖学特征分 4 类：①滑动型裂孔疝；②食管旁疝，又称滚动型裂孔疝；③混合型裂孔疝；④先天生短食管性裂孔疝。原因主要有膈先天性缺陷、支持组织松弛、损伤性裂口或腹内压增高等。最常见的症状为胸骨后或剑突下烧灼感和反胃，卧位及饭后加重。确诊靠 X 线吞钡检查。治疗：对症处理，必要时手术。

食管囊肿（esophageal cyst）　较少见的食管良性肿瘤。一般起源于食管黏膜基底膜或黏膜下层。由于食管慢性炎症，致腺体导管狭窄，分泌物潴留而形成向管腔内凸起的囊肿。囊肿多数有正常的食管黏膜，多发于男性，发病年龄较大，多无症状，单发或多发，可发生于食管的任何部位。X 线检查表现为多个圆形充盈缺损，表面光滑，局部食管黏膜皱襞消失展平，而食管蠕动多良好。需手术治疗。

食管内扫查（intraesophagus scanning）　超声心动图检查方法之一。将一小型探头由病人自己吞入食管，以主动脉根部的回声确定探头位置，由此再向前进，稍向右转，可见二尖瓣前叶的反射。此法可在慢性梗阻性肺部疾患、桶状胸及肥胖病人获取心前区及剑突下不易探及的图像。

食管念珠菌病（esophageal moniliasis）　多为白念珠菌所致。

最常见的症状为咽下疼痛，可为持续性胸骨后疼痛。咽下困难、食物反流及呕吐亦较常见。病儿绝大多数伴有鹅口疮。血清念珠菌凝集试验结合食管镜与细胞刷涂片发现念珠菌及菌丝体可确诊。治疗：制霉菌素、氟胞嘧啶、克霉唑、咪康唑等。

食管平滑肌瘤（leiomyoma of esophagus）　发生于食管平滑肌细胞的良性肿瘤。多有完整的包膜。病人可依据瘤体压迫食管腔的情况出现相应的吞咽困难症状。X 线钡餐检查可见食管腔呈外压性狭窄，瘤体切迹光滑。纤维食管镜检查可进一步取得病理诊断。较大的平滑肌瘤或疑有恶变者应手术切除。

食管起搏（esophageal pacing）　见经食管心脏起搏。

食管憩室（diverticulum of esophagus）　食管黏膜在相对薄弱处向外膨出形成的囊袋。根据解剖部位分为 3 类：咽食管憩室、食管中段憩室、膈上憩室。按发病机制可分为内压型和外牵型。X 线钡餐检查或纤维食管镜检查可确诊。症状严重者应进行手术治疗。

食管憩室炎（esophageal diverticulitis）　食管憩室受挤压或潴留食物引起其黏膜及肌层的炎性改变。严重者可形成溃疡，并发出血或穿孔，少数可继发肿瘤。X 线和食管镜检查确诊后，应考虑手术切除。

食管切除术（esophagectomy）　切除一部分或大部分食管以治疗某些食管疾病（如食管癌）的外科手术。食管切除后须将其上段与胃或空肠行吻合术，或施行食管重建术，以恢复进食通道。

食管乳头状瘤（esophageal papilloma）　一种无蒂的食管良性肿瘤。表现：瘤体小者可无症状，肿瘤较大时则出现咽下困难、疼痛及对周围器官的压迫症状。食管镜检查瘤体可呈疣状、结节状、菜花状及弥漫浸润状。病理检查可确诊。治疗：尽早手术切除。

食管神经官能症（esophageal neurosis, esophageal psychoneurosis）　由于精神因素造成的食管功能紊乱，临床上以食管性暖气和癔球较常见，多于神经质的女性病人。癔球多见于绝经期妇女。表现为自感有一球状物阻塞咽部，咽下困难，但吞咽食物此症状反而消失。食管 X 线钡餐检查排除器质性病变即可确诊。治疗：以精神治疗为主，可辅以安定剂。

食管神经性运动障碍（esophageal motor disorders due to nerve disorders）　是由中枢神经系统或周围神经的损害所致。主要临床表现为咽下困难。中枢神经系统损害有：脑积水、脊髓脊膜突出、脑干迷走神经核损害、延髓炎、肌萎缩侧索硬化、帕金森病等。周围神经损害有：糖尿病性周围神经病、乙醇性周围神经病等。治疗：处理病因。

食管损伤（injury of esophagus）　由于穿透性、医源性损伤或自发性引起的食管损伤。颈部食管损伤，主要表现为疼痛、吞咽困难及颈根部皮下气肿。胸段食管损伤，破口可穿破纵隔胸膜而与胸膜腔相通，造成极难控制的纵隔感染及脓气胸。食管自发性破裂多曾有剧烈呕吐史（如醉酒），病人有剧烈疼痛，吞咽困难。治疗：绝对禁食；在食管破口上方置胃管负压吸引；抗生素控制感染；修补缝合手术。

食管填压法（esophageal tamponade）　用三腔气囊管对食管-胃底静脉曲张破裂病人的压迫止血法。在胃气囊入胃后，充气使其膨胀，并向外牵引，以压迫胃底曲张静脉。如未止血，再充气使食管胶囊膨胀，压迫食管的曲张静脉，即食管填压，常可获得止血效果。

食管吞钡 X 线检查（barium radiography of esophagus）　食管检查的常用方法。利用钡原子序数高、不易被 X 线穿透的原理，在 X 线检查时，嘱病人吞下黏稠的钡剂，由于钡剂与周围组织形成鲜明对比，借此可以从不同角度观察食管在不同充盈状态下所显示的轮廓和黏膜像以及食管的蠕动、柔软度和通畅度等。利用产气药物造成气钡双重对比，更有助于显示食管的细微病变。

食管外受压（extra-esophageal compression）　由于先天或后天性原因造成食管的受压变形或移位。颈部的食管受压可由甲状腺瘤、颈椎前脓肿、血肿所致；在胸部可由胸腺癌、胸腺

S

瘤、畸胎瘤等压迫所致。肺不张可牵拉食管使之移位，重者可致咽下困难。针对病因进行治疗。

食管-胃底静脉曲张（esophago-gastric fundal varices） 门静脉高压症最常见的并发症。常因肝硬化肝内门静脉通路受阻，压力增高，门静脉血流经胃冠状静脉，通过食管-胃底静脉与奇静脉、半奇静脉的分支相互沟通扩大，进而形成食管-胃底静脉曲张。曲张的食管-胃底静脉最易破裂，是上消化道大出血的常见原因之一。治疗：对曲张静脉未破没有出血的病人，重点是内科护理；对曲张静脉破裂发生大出血的病人，重点是输血、注射垂体加压素、用三腔管压迫止血，以及用纤维内镜将硬化剂直接注射到曲张静脉内。而对没有黄疸没有明显腹水的病人应积极采取手术止血。

食管-胃括约肌（esophagogastric sphincter） 指食管与胃贲门连接处之上长 4～6cm 的一段高压区。其内部压力比胃内高出 0.67～1.33kPa（5～10mmHg）。在正常情况下可阻止胃内容物向食管逆流。在食管和胃之间虽然在解剖上并不存在括约肌，但高压区起到了类似生理性括约肌的作用。

食管胃吻合术（esophagogastrostomy） 食管癌和贲门癌病人，在切除足够癌变部分后，胸内或颈部将残留上位食管与从腹腔游离并做成管形的胃进行吻合的手术方法。

食管胃转流术（esophagogastric shunt） 由于食管下段癌或贲门癌侵及重要脏器而不能被切除时，为解决病人进食梗阻而采用的术式。即将胃底或体部提至食管肿瘤上段并与其健康的食管做侧侧吻合，以使食物通过此吻合口进入胃内。此种手术后由于可以进食再辅以其他方法治疗，可延长病人生存时间。

食管温度（esophageal temperature） 食管中段的温度与右心的温度几乎相等，其值较直肠温度约低 0.3℃，而食管温度变化的过程与体温调节反应的时程及变动过程相当一致。因此，在实验研究中，食管温度可作为体核温度的指标之一。

食管息肉（esophageal polyp） 较常见的食管良性疾病。息肉起源于食管黏膜下层，向食管腔内生长，由于食管不断向下蠕动，多可形成一带蒂的息肉状肿物，蒂长短不一。同胃肠道其他息肉一样，可以恶变。病人随息肉生长可产生吞咽困难和胸骨后疼痛等症状。X线及食管镜检可确诊。一般手术切除，预后良好。

食管细胞学检查（esophageal cytological examination） 利用食管拉网或纤维食管镜刷取食管脱落黏膜细胞，进行特定的染色，可有助于食管疾病的细胞学病理诊断。

食管狭窄（esophagostenosis） 各种原因所致的食管管腔狭小。有先天性及后天性两种。前者罕见；后者可在以下 3 种病理情况下发生：食管黏膜上皮因炎症破坏或化学药品腐蚀，修复后形成瘢痕性狭窄；食管肿瘤，多为食管癌，不同程度阻塞管腔；食管周围组织的病变从外部压迫食管形成狭窄，如肺及纵隔的肿瘤、动脉瘤等。

食管性嗳气（esophageal eructation） 咽下的空气从食管中排出发生的响声。常见于焦虑或情绪不稳定者。有时可伴有其他症状，如晕厥、心悸、流涎等。主要采用精神治疗。

食管血管瘤（esophageal angioma） 主要由血管内皮细胞组成的食管良性肿瘤。常见于食管中段。临床表现有呕血及黑粪，也可有咽下困难。食管镜检查见食管黏膜蕈状隆起或为分叶状，呈鲜红或紫红色。治疗：手术切除。

食管压迹（esophageal impression） 正常生理状态下，食管可受邻近器官的压迫而产生压迹。能在食管充钡造影时清楚显示。自上而下有主动脉压迹、左主支气管压迹和左房压迹。这些生理性压迹均呈浅弧形，不会产生食管移位。要与病理性食管压迹相区别。

食管炎（esophagitis） 食管黏膜的炎症。多为非特异性。急性者多因外伤和继发感染所致。主要症状为胸骨后痛和吞咽困难，在进食时加剧，并可放射到左肩。治疗：内服碳酸钙、氢氧化铝、甲氧氯普胺、次碳酸铋等。慢性者除原有症状外，尚可形成瘢痕狭窄，对症处理。

食管异物（foreign bodies in esophagus） 非食物性物体进入并滞留于食管内。常因饮食不慎和儿童玩耍嬉戏时误咽玩具造成。有吞咽困难、疼痛等症状。治疗：及早行食管镜检查，取出异物。

食管造影（esophagography） 可观察食管黏膜、食管壁运动功能和顺柔性，管腔有无充盈缺损、狭窄、梗阻、扩张、受压移位，以及对比剂是否进入憩室囊袋或外溢入邻近器官组织。

食管转移癌（metastatic carcinoma of esophagus） 由邻近器官的癌直接蔓延或经淋巴转移至食管形成的恶性新生物。表现及治疗同食管癌。

食管自发性破裂（spontaneous rupture of esophagus） 其他名称：自发性食管破裂。由各种原因所致食管内压力突然增加而引起的食管全层纵行破裂。常见病因有食管炎、反流性食管炎、腹内压骤增、剧烈呕吐等。表现为胸骨后剧烈疼痛，可放射至右肩背部，出现休克、呼吸困难、气胸、液气胸。治疗：应尽早开胸缝合裂口和胸腔引流，以及给予广谱抗生素、输液、吸氧等治疗。

食后昏困（lethargy after meal） 俗名饭醉。中医病证名。饭后困倦欲睡之病证。多由脾气虚弱，不胜食气所致。治宜健脾益气，佐以消导，用六君子汤加山楂、神曲、麦芽之类。

食厥（syncope due to crapulence） 中医病证。厥证之一。因暴饮暴食、郁怒气逆而引起昏厥的病证。症见卒仆昏迷、气息粗壅、脘腹胀满、苔腻脉滑实。治宜消导顺气。

食咳（cough due to indigestion） 其他名称：食积咳嗽。中医病证。因食积生痰、痰气上逆犯肺所致的咳嗽。症见咳嗽痰多、胸闷腹胀、恶心嗳气、苔腻、脉滑，常于饮食不节时加重。治宜化痰消食积。

食疗（dietary therapy, dietetic therapy） ①膳食治疗的简称。②其他名称：食治。中医治法之一。用具有药理作用的食物来治疗疾病，也包括用少食、禁食等方法有利于身体健康或病情恢复。

食糜（chyme, chymus） 进入胃内的食物与胃液充分混合后所形成的半流质的混合物。

食疟（malaria induced by indigestion） 其他名称：胃疟。中医病证。疟疾之一。以食滞为诱因引发的疟疾。

食品（food, foodstuff） 供人食用或饮用的各种成品、原料及半成品。成品可直接食用，如熟食品、糕点等。原料在食前必须加工，如粮食、油料、肉类等。半成品指食品原料已初步加工，但食前还需再加工，如米、面等。

食品安全（food safety） 食物供给能够保证人类生存和健康的各种措施的总称。主要包括食物量的安全和食物质的安全。前者指防范食物短缺，后者指确保食物生产和消费对人体健康没有不良影响。实现可持续农业发展，防止食物污染和现代生物技术生产的食品可能产生的风险及危害，加强食品卫生管理，改变不可持续的生活和消费方式，是保证食品安全的主要途径。

食品保藏（food storage） 使食品存放较长时间而不变质，不产生对人体有害的物质并最大限度地保存营养素的方法。食品保藏的主要方法有：低温冷藏，冷冻保藏，高温处理，食品脱水保藏，食品辐照，提高食品渗透压，提高食品氢离子浓度，气体保藏，用植物杀菌素、超声波杀菌及加入防腐剂和抗氧化剂保藏等。

食品毒理学（food toxicology） 是食品卫生学的组成部分，是毒理学的一个分支。其研究对象是与食品关系密切，可以随同食品进入人体并具有一定毒性的外来化学物质。其研究内容主要有食品中外来化学物质的化学结构、理化性质、在食品与环境中的存在形式以及降解过程和产物；外来化学物质的体内分布、代谢转化和排泄过程；外来化学物质及其代谢产物在体内的生物转化、造成的生物损害及机制。其研究方法有实验研究与人群调查两种；其任务是对外来化学物质和新食品资源、食品加工保藏方法进行安全性与毒理学鉴定；为确定人体安全性及毒性、对人体无害的最大限量、早期中毒诊断指标、预防措施提供依据。

食品发色剂（food couplers） 其他名称：呈色剂。在食品加工过程中，能与食品中的某些成分发生作用而使食品呈现良好颜色的一类化学物质。如硝酸钠及亚硝酸钠，加入肉制品后，与肌肉的乳酸作用产生亚硝酸及一氧化氮，后者使肌红蛋白变为亚硝基肌红蛋白。亚硝基肌红蛋白遇热后放出巯基，形成具有鲜红色的亚硝基血色原，使肉呈鲜红色。

食品防腐剂（food antiseptic）　加在食品中以防腐败的添加剂。对此种防腐剂的要求是既能抑制微生物生长繁殖，感官性能良好，又对人体健康无害。我国目前允许使用并制定有国家标准的食品化学防腐剂有苯甲酸及其盐类、乳酸链球菌素和二氧化硫等。对化学防腐剂要有限制，如苯甲酸钠在酱菜、面酱类、蜜饯类、果味露等中的最高容许量为 0.5g/kg，在汽酒、汽水中的最高容许量为 0.2g/kg，在酱油、醋、果汁类、葡萄酒等中的最高容许量为 1g/kg。

食品放射性污染（radioactive contamination of food）　原子能工业、核武器生产及运用、农业用放射性物质等，其废弃物和飘尘可污染空气、土壤及水，从而污染食品，使食品中放射性物质的含量超过其本底。如浮游生物可从海水中富集放射性物质，使其含量为海水中含量的数千倍。当前食品放射性污染以锶-90（^{90}Sr）及铯-137（^{137}Cs）较为重要，其次为碘-131（^{131}I）。

食品辐照（food irradiation）　用辐照源钴-60（^{60}Co）或铯-137（^{137}Cs）的 γ 射线辐照食品以达到杀菌、杀虫、抑芽、改性等目的的处理过程。优点是经辐照的食品温度基本不上升，减少营养损失并有利于保管食品质量，且工艺方便。辐照食品所用射线剂量用戈瑞（Gy）表示。食品经 10～20kGy 以上剂量辐照，可发生感官性质改变如不快气味和呈砖红色。

食品腐败（spoilage, food putrefaction）　食品中所含的蛋白质、多肽或氨基酸，在微生物分泌的酶的作用下，发生厌气性分解而产生臭气的现象。生成物有硫化氢和硫醇类含硫物质、氨、胺类化合物、甲烷（沼气）、吲哚、粪臭质（β-甲基吲哚）以及脂肪酸等。通常由厌气菌所引起，如梭状芽孢杆菌属的细菌，兼性厌氧菌和需氧菌也常常参与。如果食入过量腐败食品，会对健康产生不良影响。

食品感官性状（organoleptic character of food）　食品的色、香、味和形 4 个方面的特征。每种食品都有其特有的感官性状。食品感官性状可因食品种类、新鲜程度、工艺处理的不同而不同。当食品腐败变质时，会出现人们难于接受的感官性状改变，可以借此变化来判定食品的可食程度。

食品工艺（food technic）　绝大部分人类食品所经过的各种形式的工艺处理过程。包括冷藏、冷冻、加热处理、脱水复水、盐渍、发酵、辐照保藏等。对食品工艺的要求主要有增强食品色香味形、便于运输、有利于保藏、保证食用安全、最大限度保持原有营养价值、不使营养素过多损失和谋求一定的经济效益等。

食品褐变（food browning）　指由非酶反应与酶反应引起的使食品中糖、氨基酸和蛋白质变成褐色。其中非酶反应引起的褐变又称美拉德反应；而酶性反应褐变是指在多酚氧化酶作用下使食品中酚类物质氧化变成红棕色的现象。有许多因素可影响食品褐变，如食品水分活性等于 0.6 左右时最易发生褐色，铜和铁离子能促进褐变，食盐、氯化钙、硫脲、巯基化合物以及亚硫酸盐等均可阻止褐变。褐变既可能增强食品香气，又可使食品颜色恶化。利用与否依据加工的食品及目的而定。

食品化学性污染（chemical contamination of food）　指在食品的生产、加工、运输、储藏、销售、烹调等过程中，各种化学物质对食品的污染。这些化学物质种类复杂，如残留在动植物食品中的各种农药；工业"三废"中的金属、多环芳烃、N-亚硝基化合物；由工具、容器、包装材料与涂料等溶入食品的原料材质、单体与助剂等物质；以及在食品加工储存中产生的物质如酒中的醇类、醛类，食品腐败产生的胺类，脂肪酸败产生的醛、酮和过氧化物等。

食品交叉污染（crossed contamination of food）　病畜、病禽或带菌的生食所严重污染容器、炊具或食品加工人员的手对已加热灭菌的熟食的污染。

食品焦糖化（food caramelization）　食品中的碳水化合物加热时所发生的一系列复杂反应。其化学反应可分为两个阶段：①当温度不太高（150℃）时，糖类开始熔融，碳链不断发生一系列的异构化，如 α、β 糖的异构化和醛糖酮糖的异构化；②随温度增高分子间和分子内脱水及伴随断碳链反应而产生上百种的气体及其他挥发性物质。构成焦糖化特有气味的物质是麦芽醇和 4-羟-2, 5 二甲基-3（2H）-呋喃酮。

食品抗氧化剂（food antioxidant）　阻止或延缓食品氧化，以提高食品稳定性和延长储存期的食品添加剂。食品抗氧化剂可分水溶性和脂溶性两类。我国允许使用并制定有国家标准的合成抗氧化剂有 4 种：脂溶性的丁基羟基茴香醚、二丁基羟基甲苯和棓丙酯；水溶性的有异抗坏血酸钠。此外，一些天然的抗氧化物质如丁香、花椒、茴香、姜和桂皮以及维生素抗氧化剂如维生素 E 也可使用。

食品老化（food aging）　食品中碳水化合物的已膨润（糊化）部分发生收缩的过程。实质是淀粉的结晶化或 β 化。它是一种结构变化而非化学变化。直链淀粉变化后组织硬固，加热后不易糊化，而支链淀粉老化后再加热则易于糊化。温度在 60℃ 以上时，不发生老化，随温度下降老化加快，0℃ 时最易老化。食品 pH 值为弱酸时最易发生老化，偏碱时则相反；糊化程度不充分的食物易于老化，还有一些阴离子和一般盐类可有一定的推迟或抑制老化的作用。

食品冷藏（cold storage of food）　利用制冷剂冻结或机械式冷冻的方法来冷冻储藏食品的办法。−1～−5℃，食品中水结冻率为 85%，为冰晶生成带；−8～−12℃ 为冻结带；−18℃ 为冷冻带；−30℃ 为冷冻保存带；−40℃ 可防止含脂肪食品氧化；−50～−60℃ 可达食品成分共晶点。冷藏食品应遵循"急速冻结，缓慢融化"的原则。冷藏的食品要求新鲜，冷冻过程中要减少污染，保证卫生质量。

食品凝固剂（food hardening agent, food hardener）　可凝固食品蛋白质或保持新鲜果蔬脆性的一类添加剂。常用的有：①氯化钙：用作组织凝结剂，浸渍苹果、番茄、什锦蔬菜等，可保持其脆性；②硫酸钙：为人体正常成分，用作豆制品凝固剂。

食品膨松剂（food expander）　使食品膨松酥脆，提高食品质量的添加剂。可分两类：①碱性化合物，如碳酸氢钠、碳酸氢铵等。受热后产生气体，使食品膨松。分解产物或易挥发，在食品中残留很少；或为正常食品成分，在正常使用量范围内对人无毒。但若用量过大，食品中可残留碳酸钠及氨，使产品呈碱性或有氨的气味，并破坏维生素。②复合膨松剂，如发酵粉。一般由碱剂、酸剂与填充剂组成。烘烤过程中酸碱中和并放出二氧化碳气体。

食品漂白剂（food bleaching agent）　破坏及抑制食品的发色因素，使色素褪色或不褐变的添加剂。可分为还原性及氧化性漂白剂两类，我国多用前者，常用的有：①二氧化硫（SO_2）：易溶于水生成亚硫酸使着色物质还原和漂白或抑制植物性食品的氧化酶，防止褐变。②亚硫酸钠：在食品加工及加热过程中，大部可变成 SO_2 逸出、残留极少。若随食品进入人体，将氧化为硫酸盐，通过机体解毒排出体外。③低亚硫酸钠：是还原力和漂白力最强者。④焦亚硫酸钠：与亚硫酸氢钠呈可逆反应。

食品强化（food fortification）　根据营养需要向食品中添加营养素，或以添加某些营养素为目的而添加天然食品，以增强食品营养价值的工艺处理。被强化的对象食品称为载体，所强化的营养素为强化剂。其基本要求为要有明确的针对性，要符合营养学原理，要达到预期营养效应，要保证强化食品的食用安全性，要提高强化食品的保存率，必须不损害食品风味及感官性状，不过高增加食品的价格。

食品强化剂（food fortifier）　根据营养需要向食品中添加的营养素或天然食品。强化剂的种类根据营养需要而定，主要有必需氨基酸类、维生素类、矿物质与微量元素类和天然食品及其制品四大类。其中我国最优先考虑的强化剂有赖氨酸、甲硫氨酸、色氨酸和苯丙氨酸；维生素 A、D、B_2、C 和叶酸；钙、铁、锌、硒、大豆粉、鱼粉、骨粉、酵母、谷胚、大豆蛋白制品、刺梨和猕猴桃等。强化剂本身必须无害和产生预期的营养效应。

食品容器包装材料（food container and packaging material）　指食品在生产、加工、储存和运输等过程中，所接触的从最

S

简单的包装纸到大型槽车储罐等各种容器、工具和包装材料。在与食品接触过程中，容器包装材料中的某些成分可能移行到食品中造成污染。例如表面不光洁材料可增加微生物污染机会，金属和含有金属盐或金属氧化物的搪瓷与陶瓷中有害金属可溶出，高分子化合物包装材料中的游离单体，聚合不充分的低聚合度化合物，添加剂与低分子降解产物可向食品移行，从而威胁消费者的健康。

食品生物污染（biological contamination of food）　生物污染的一种。在食品的生产、加工、储运、销售、烹调等过程中，细菌与细菌毒素、真菌与真菌毒素、肠道病毒、借食品传播的寄生虫与卵及毁损食品的仓虫和螨虫类等昆虫对食品的污染，使其食用后引起人体中毒和致病的现象。

食品酸败（spoilage，food rancidification）　食品中脂肪或糖类在微生物分泌的酶的作用下发生分解并产生酸性物质的现象。发生酸败的食品，失去原有的正常气味和滋味，如牛乳可因其一些细菌的分解发生酸败；罐藏食品可因嗜热脂肪芽孢杆菌和凝结芽孢杆菌的作用发生变质；果汁饮料、含糖酸性饮料可因酵母菌分解蔗糖引起变质等。

食品酸味剂（food acids）　使食品呈酸味的添加剂。可刺激食欲，能溶解纤维素及钙、磷等物质，促进消化吸收又具有一定防腐作用。我国允许使用并制定有国家标准的有柠檬酸、酒石酸、苹果酸、偏磷酸、乳酸、醋酸及磷酸等。因为这些食用酸能参加体内正常代谢，在一般使用量下，对人无害，一般不限制使用量，但其中砷量不超过 1.4mg/kg。

食品添加剂（food additives）　指在食品生产、加工、保藏等过程中所加入和使用的化学合成物或天然物质。这些物质必须本身无害和不影响食品营养价值，并具有防止食品腐败变质、增强食品感官性状或提高食品质量的作用，或满足食品加工工艺过程中的特殊需要。有些添加剂本身具有毒性或在生产过程中混入有害物质，长期少量摄入可能危及人体健康，因此使用时必须遵守我国《食品添加剂卫生管理办法》的相关规定。严格控制使用的范围和使用量。严禁利用食品添加剂掩盖食品的缺陷或作为伪造的手段。

食品卫生（food hygiene，food sanitation）　根据食品卫生标准、条例，为保证食品合乎卫生要求，用以防止食品被微生物或有害物质污染、变质所采取的措施。如对食堂、饮食行业和食品企业的地址选择、建筑设备和工序的布置提出卫生要求；对食品的原料、加工、运输、保存、包装、供应等环节所进行的防护、消毒、冷藏等经常性卫生管理措施；通过爱国卫生运动、卫生宣传教育等方式提高食品卫生质量。同时使食品尽可能地保持原有的营养成分及其自然风味，从而有益于人体健康。

食品卫生标准（food hygienic standard）　从保护人民健康和发展生产出发，根据食品卫生学研究和实践的成果，由国务院卫生行政部门制定并颁发的各种食品都必须达到的统一卫生质量要求。它是国家食品卫生监督机构和食品生产经营者必须执行和遵守的法制性规范。它反映食品卫生科学技术成就，符合我国当前食品卫生实际情况，并随着科技进步和工作需要而不断完善和陆续增加。

食品卫生法（food hygiene law）　一般指《中华人民共和国食品卫生法》。根据《中华人民共和国食品安全法》第 104 条，《中华人民共和国食品卫生法》自 2009 年 6 月 1 日起废止。取而代之的是《中华人民共和国食品安全法》。

食品卫生合格率（qualification rate of food hygiene）　在监测辖区内食品生产和经营单位的食品符合国家卫生标准样品的百分率。要求检验件数在 500 份以上，品种按原卫生部统一要求的 16 类食品覆盖率达 100%，检验样品中抽检样品应占 60% 以上。食品卫生合格率＝符合食品卫生标准样品数/年检验样品总数×100%

食品卫生学（food hygiene）　是研究食品中可能存在的、威胁人体健康的有害因素及其预防措施，提高食品卫生质量、保护食用者安全的一门学科。内容有关于食品中可能存在的主要有害因素的种类来源、性质作用、含量水平、监督管理以及预防措施的论述；各类食品的主要卫生学问题；食物中毒及其预防以及食品卫生监督管理等内容。食品卫生学的方法

主要有食品化学方法、生物化学方法、食品毒理学方法、食品微生物学方法、其他生物学与医学方法、调查统计方法与法制监督管理方法等。

食品污染（food pollution）　其他名称：食物污染。食品在生产（种植、养殖）、加工、运输、贮存、销售、烹调等各个环节中，混入、残留或产生的各种不利于人体健康、影响其食用价值和商品价值的现象。

食品细菌菌相（bacteria phase of food）　指共存于食品中的细菌种类及其相对数量构成。其中相对数量较大的细菌为优势菌种（属、株）。食品在细菌作用下所发生的变化程度和特征主要取决于菌相，特别是优势菌种。菌相可因细菌污染来源、食品理化性质、所处环境条件和细菌间共生与抗生等因素的影响而不同。所以通过食品性质及其所处条件的调查常可预测食品细菌菌相，而检测食品细菌菌相又可对食品变化的程度和特征作出估计。

食品增稠剂（food thickening agent）　改善或稳定食品物理性质或组织状态的添加剂。加入食品中可增加食品黏度，使食品具有黏滑适口的口感，还可作为辅助和稳定食品乳化之用。常用于冷饮、果酱、罐头、糖果等。其种类甚多，多从含多糖及蛋白质等黏稠物质的植物及海藻类制取，如淀粉、琼脂、果胶、海藻酸钠及羧甲基纤维素等。亦可从含蛋白质的动物原料如明胶和酪蛋白中制取，有的本身即为食品成分，可按生产需要使用。海藻酸钠的每日允许摄入量为 0～25mg/kg，最大使用量为 0.5g/kg。羧甲基纤维素钠的最大使用量为 5g/kg。

食谱制订（menu planning，diet planning）　是指对每日食物种类、数量和性质，以及由这些食物供给的热能与营养素量的制订。其目的是保证用膳者得到平衡膳食。方法是按照用膳者的工作类别、体格情况，参考我国每日膳食中营养供给量标准，按照当地供应情况，用膳者经济状况，配备多样化的主食、副食。由于我国膳食中易缺少钙、胡萝卜素、核黄素、维生素 C 等，应多安排一些富含这几种营养素的食品。可订出一周食谱，写明每日三餐主食、副食名称、数量，以便做到饭菜合理搭配并多样化。

食物不耐受（food intolerance）　部分人体对某些食物（如乳糖、蚕豆等）缺乏相应的消化或代谢的酶类，以致在进食此类食物时会引起不适或疾病的情况。

食物成分表（composition table of foods）　为各种食物所含营养成分的记录表格。可为评价膳食的营养质量、计划膳食及有关科研工作提供一些必要的资料。中国预防医学科学院营养与食品卫生研究所 1991 年编制的食物成分表包括 28 大类、1 358 种食物的 26 种营养素含量，456 种食品的氨基酸含量，356 种食品的脂肪含量和 400 种食品的胆固醇含量。

食物传播（food-borne transmission）　其他名称：经食物传播、饮食传播。病原体传播途径之一。食物本身含有病原体或被病原体污染，而使食用者受感染的一种传播方式。食物可通过手、水、苍蝇、鼠及昆虫、肥料、加工食品的工具等而被污染。动物性食物如肉、奶、蛋等，可因动物本身存在着感染而使产品带有病原体，如患炭疽的牛、羊的肉，患结核或布鲁氏菌病的乳牛的乳汁。其流行特点是病人有进食含病原体的食物史。一次大量污染，在用餐者中可呈爆发流行，停供该食物后流行即可平息。

食物过敏（food allergy）　指免疫介导的机体针对食物过敏原成分产生的超敏反应，是过敏性疾病按过敏原种类进行分类中的一类。任何食物都可能含有过敏原，如奶、蛋、玉米和小麦是最常引起婴儿过敏的食物，食后会出现呕吐、腹泻、皮肤红斑，或过敏性鼻炎等症状。治疗主要是要回避过敏食物，予药物和其他抗过敏治疗。

食物过敏反应（allergic reaction of food）　摄取某种食物后由于免疫学原因而发生的变态反应性疾病。突出特点为摄取同样食物的大多数人并不发病，仅为一定条件下的个别人发病。食物过敏的表现主要有腹痛、腹泻、呕吐、血管神经性水肿、皮疹、荨麻疹、鼻炎与哮喘、隐匿性出血、吸收不良等。如因胃肠道病变未能及时排除过敏原因者可转为慢性。皮肤试验（穿刺、划痕、皮内试验），以及食物负荷试验与

放射性变应原试验有助于诊断。防治主要有抗组胺疗法，用肾上腺皮质激素调理变态反应的防御本能及查明致敏原。

食物链（food chain，food link）　卫生学术语。自然界中各种生物为维持生命而以其他生物为食物所形成的链锁式的相互制约形式。如：水-植物性浮游生物-草食性鱼类-肉食性鱼类-肉食性鸟类；土壤-作物-家畜-人。链的环节通常是4～5个，超过6个的很少。生物界是由这样的链复杂地交织在一起，形成了食物环或食物网。

食物嵌塞（food impaction）　由咬合力量将食物塞入而压迫在牙周组织上。是牙周炎症最常见的局部刺激因素之一。分为水平和垂直食物嵌塞两种。治疗需视食物嵌塞的程度和具体原因而定。

食物特殊动力作用（效应）（specific dynamic effect of food）人体由于摄食所引起的一种额外热能消耗。如摄入蛋白质时蛋白质所产的热能有30%，摄入碳水化合物的热能中有5%～6%，摄入脂肪的热能中有4%～5%用于食物特殊动力作用。成人摄入一般的混合膳食时，由于食物特殊动力作用而额外增加的热能消耗每日约627.6kJ（150kcal）。通常以基础代谢的10%作为食物特殊动力作用的热能消耗。

食物网（food web）　其他名称：食物链网、食物循环。一个生物群落中许多食物链彼此相互交错连接成复杂的营养关系。一个生态系的链网越复杂，则其生物群落就越为稳定。

食物污染（food pollution）　见食品污染。

食物中毒（bromatoxism，food poisoning）　由于食用含有某种细菌（如沙门菌属、嗜盐菌）、细菌毒素（如葡萄球菌毒素、肉毒杆菌毒素）或混有重金属、农药或其他毒物的食物，以及食用有毒的动植物（如河鲀、毒蕈、赤霉病麦）之后所引起的中毒性疾病。细菌中毒传染型一般症状为腹痛、呕吐、腹泻、发热等，严重的能引起昏迷和虚脱，甚至死亡。非细菌性中毒的症状，则视毒素的性质而异。发生食物中毒时应立即诊治并报告当地卫生防疫机关进行调查，防止再发生。治疗：催吐、洗胃、清除毒物，予特殊解毒药，尽快补液，对症治疗，控制感染，防治并发症。

食物中毒病死率（case-fatality rate of food poisoning）　某一起（时期）食物中毒死亡人数与该起（时期）食物中毒总人数之比。食物中毒病死率＝某起（时期）中毒死亡人数/该起（时期）食物中毒总人数×100%。

食㑊（polyphasia-emaciation syndrome）　中医古病名。多食而形体消瘦的一种疾病。由胃肠及胆有燥热所致。治疗以清胃健脾为主，宜参芩丸等方。

食用香料（food spices）　增加食品香味的添加剂。有天然香料和人造香料两类。我国使用天然香料的种类很多，如胡椒、薄荷、八角茴香、花椒、姜、陈皮、丁香、桂花、玫瑰、香草、柠檬、葱、蒜等。一般对人体安全无毒，但从黄樟树和桉叶油中提出的黄樟素可致动物肝癌。有些天然香料如茴香、桂皮、肉豆蔻中也含有少量黄樟素，但考虑其使用量很小，香料的使用量也不大，世界卫生组织（WHO）认为可不加限制。人造香料由香精单体配制而成。

食欲反常（perverted appetite）　喜食不正常的食物（包括质和量）或不能消化的物质的欲望。包括狂食症和异食癖，前者又称不饱症，是一种大量进食而不饱食感的病理状态；后者表现为喜吃非食用性食品的异常行为。

食欲减退（loss of appetite）　一种不思饮食的状态。神经精神因素（抑郁、发怒、沮丧）、疾病先兆（肿瘤，尤其是早期胃癌）、药物的不良反应（如抗癌制剂、细菌抑制剂、磺胺等）以及某些疾病（尿毒症、肝硬化等）等均可引起食欲减退。

食欲亢进（excessive appetite）　食欲较正常人增加。通常因机体热量消耗过多、代谢旺盛或胰岛素分泌亢进所引起。如运动员、妇女妊娠或哺乳期、甲状腺功能亢进等。因食欲增加超过机体代谢的需要，摄食过多，则可引起肥胖。

食源性疾病（food-borne disease）　随饮食摄入有毒有害物质而引起的疾病。如食物中毒、寄生虫病等。

食滞（indigestion）　见伤食。

食滞泄泻（diarrhea due to indigestion）　中医病证。由饮食不节、食滞阻于肠胃、传化失常所致的泄泻。食泻、飧泄即属本症。症见腹痛肠鸣、泻下稀便、臭如败卵、有不消化之宿食、脘腹痞满、嗳腐酸臭、不思饮食、苔厚腻、脉滑。治宜消食导滞，可用保和丸加减。

史达夫综合征（Stauffer syndrome）　肾源性肝功能异常症候群。特征为肾细胞癌伴肝大、肝功能异常、白细胞减少、贫血、发热、消瘦等。肿瘤切除后肝功能可恢复正常。治疗：手术。

史-莱-奥综合征（Smith-Lemli-Opitz syndrome）　其他名称：肝-肾-脑综合征、小头-小颌-并趾综合征。常染色体稳性遗传。表现为宫内期起病，男性多见。出生后生长迟缓、精神退缩和婴儿性呕吐等。可伴多种先天发育异常，如身材矮小、小头、睑下垂、斜视、大鼻子、鼻孔朝天、小颌骨、腭裂、耳位低、外耳道小、尿道下裂、隐睾、指趾短等。治疗：对症处理，外表畸形者予整形。

史密斯骨折（Smith fracture）　其他名称：反科雷斯骨折。桡骨下端靠近关节面的骨折，伴有下部碎片向前移位。骨折平面与科雷斯骨折相同，但移位方向相反。骨折后手外观呈锤状畸形。可采用手法复位小夹板固定治疗。

史密斯综合征（Smith syndrome）　其他名称：史密斯病。一种不规则腹痛和排便异常的病征。中年女性多见。临床表现为左下腹绞痛和便秘、腹泻交替，手足底出汗，皮肤划痕症，眩晕、头痛、震颤、心悸等。治疗：精神治疗，调节自主神经系统。

史培亭征（Spauding sign）　死胎的X线征象之一。在6～8个月的胎儿死后颅骨失去衔接线，进而引起结构紊乱及颅骨的不对称重叠，颅骨片上有交叉和错位的表现。

史-约综合征（Stevens-Johnson syndrome）　见重症多形［性］红斑。

矢向酶（vectorial enzyme）　定向作用的酶。如固定在膜中的酶，可使底物由细胞外进入细胞内，而将产物由细胞内运输到细胞外。如肾小管上皮细胞对氨基酸的回吸收，即通过矢向酶的作用。

矢状缝（sagittal suture）　位于两侧顶骨内侧缘之间的缝。呈矢状位，前接冠状缝，后接人字缝。在胎儿矢状缝前连大囟门，后连小囟门及人字缝。临产检查时，以此缝走向、大小囟门位置及其在盆内的高低，来确定胎先露、方位及胎头俯屈程度。此外，此缝如偏离骨盆中线，示头盆倾势不均。

矢状面（sagittal plane）　按解剖学标准姿势，沿身体或器官的前后方向，将人体或器官分成左右两部的纵切面。该切面与水平面和冠状面互相垂直。其中将人体分为左、右相等两部分的切面称正中矢状切面。

矢状轴（sagittal axis）　其他名称：腹背轴。按解剖学标准姿势，从前至后或从腹侧面至背侧面，同时与垂直轴呈直角交叉的轴。

使君子（rangooncreeper fruit，Fructus Quisqualis）　其他名称：留求子、五棱子、索子果、冬均子。中医药名。使君子科植物使君子的果实。甘，温，有小毒。归脾、胃经。功能杀虫、消积、健脾。为驱蛔要药。治虫积腹痛、小儿疳积、乳食停滞、腹胀、泻痢。尤宜于小儿。炒香嚼服。

使君子中毒（quisqualis indica poisoning）　内服过量使君子引起的中毒。表现为呕吐、腹痛、头痛、眩晕、出冷汗，甚至抽搐、呼吸困难、血压下降等。主要治疗是洗胃、补液及对症处理。

使药（envoy drug）　中医方剂学术语。指方剂中具有能引方中诸药直达病处的药物，或具有调和方中诸药作用的药物。分为调和药、引经药等。

始动调节（starting regulation）　工作和学习开始后工作能力逐渐提高的现象。这是由于神经细胞同样需要时间去克服惰性，始动调节在学日、学周、学年开始时都能见到。故在教育过程中，必须逐渐增加工作或学习的难度和强度。

始基（rudiment，anlage）　见原基。胚胎发生过程中，胚体的各器官结构的原始雏形。

始基角子宫（primordial uterus cornis）　其他名称：残角子宫。妇科常见畸形之一。由于副中肾管一侧发育正常，另一侧发育不全形成始基角子宫，可伴有该侧泌尿道发育异常。妇科检查时易误诊为卵巢肿瘤。大多数始基角子宫与对侧正常子宫腔不通，内膜亦无功能。如内膜有功能，可发生经血潴留，出现痛经。如妊娠发生于始基角子宫内，人工流产时无法吸出胚胎组织；除极个别病例可达妊娠足月外，多在妊娠中期发生破裂，出现典型的异位妊娠破裂症状。确诊后应及早手术，避免破裂后出血危及病人生命。

始基子宫（primordial uterus）　其他名称：痕迹子宫。一种子宫发育不全。两侧肾中肾管会合后不久停止发育，形成很小的子宫，其长仅 $1\sim3\mathrm{cm}$，大多无内膜。病人无月经，多数伴有无阴道。

始体（initial body）　其他名称：网状体。衣原体特殊生活周期中的繁殖型。椭圆形，体积较大，直径约 $0.5\sim1\mu\mathrm{m}$，胞壁较薄，核质分散，中央充有致密的类核结构，外绕一层致密的颗粒样物质，并有两层膜包裹。无感染性。它在空泡中以二分裂的方式繁殖，直到成熟阶段形成大量衣原体。

士的宁（strychnine）　中枢神经兴奋剂。从马钱科植物马钱子的种子中提出的一种生物碱。用于治疗偏瘫、巴比妥类药物中毒。还可用于弱视症和注射链霉素所引起的毒性反应。有剧毒和积蓄作用，不宜久用。高血压、动脉硬化、肝肾功能不全、癫痫等病人忌用。

士的宁中毒（strychnine poisoning, strychnism）　医疗用药过量或误服马钱子及含士的宁的毒鼠药引起的中毒。临床表现初起为烦躁不安、急剧动作、面肌僵硬、瞳孔缩小、感觉过敏。以后出现瞳孔散大、心动过速、全身震颤、抽搐、惊厥等。严重者呼吸麻痹、循环衰竭。治疗：口服或洗胃，禁催吐；避免刺激；镇静止惊药物；输液排毒；重者抢救呼吸循环衰竭。

示范疗法（demonstration therapy）　适用于治疗恐惧症的一种行为疗法。使病人通过真实生活或影片来模仿适当的行为。例如，先让病人看着治疗者进入病人认为可怕的情境，然后让病人也进去，逐渐消除其恐惧。又如，把害怕动物的儿童放在喜爱动物的儿童中间，或给他看电影，让他观察其他儿童如何喂养和抚爱动物，逐渐消除或减轻他对动物的恐惧情绪。

示剂稀释法（indicator dilution method）　推算血液流量的方法。以已知量的某物质作为指示剂，注入心脏或血管。根据示剂被血流稀释的浓度变化来推算血流量。用以研究心输出量。

示中指末节感觉障碍（sensory disturbance of the fore and middle fingertips）　正中神经麻痹体征之一。检查者用大头针、温水、冷水检查其示、中指末节痛、温觉。若减退或消失或过敏均为异常。本征阳性提示正中神经麻痹。

世代交替（alternation of generation）　在多数植物的生活史中无性和有性两种繁殖方式相互交替。无性世代又称孢子体世代，指具有二倍数染色体的植物体的时期。有性世代又称配子体世代，指具有单倍数染色体的植物体的时期。如蕨类植物的生活史中，从合子形成到孢子母细胞的产生为无性世代。从孢子形成到配子的产生为有性世代。少数动物亦为世代交替，如疟原虫在人体内行无性繁殖，在按蚊体内行有性繁殖，依次交替。

世界卫生组织（World Health Organization, WHO）　联合国系统内的一个关于人类卫生健康的组织。成立于 1948 年，主要责任是指导全球的卫生工作，提出卫生研究计划，设立监测标准和阐述基于调查证据的政策取向，并对其成员国提供技术援助，监测和评估卫生发展趋势。

世界遗产地（world heritage site）　世界闻名的，有特殊价值并已被所在国的国家机构予以法律保护的地域。是根据联合国《保护世界文化和自然历史遗产公约》设立的。列入世界遗产地至少符合下列条件之一：①反映地球进化历史主要阶段的突出范例；②重要的地质过程、生物进化和人与自然环境关系的突出代表；③独特、稀有或绝妙的自然现象或风景区；④珍稀动植物的定居地。

事后探亲片（anordrin, anorethidrane dipropionate）　其他名称：53 号避孕药。是带弱雌激素活性的失碳化合物。性交

后立即服 1 片，服药的时间不受月经周期的限制，也无须连续服药。其中孕激素为双炔失碳酯，含量为 7.5mg。

试产（trial delivery）　对轻度头盆不称的产妇，临产后在一定时间内严密监护下，观察其胎先露能否入盆。如宫缩每 $3\sim5\min 1$ 次，持续 $40\sim50\mathrm{s}$，或宫缩强度 $5.33\sim6.67\mathrm{kPa}$（$40\sim50\mathrm{mmHg}$），经过 $2\sim4\mathrm{h}$，胎头能入盆下降，子宫颈口扩张，产程有一定进展，可经阴道分娩，为试产成功。反之，胎头未入盆为试产失败，需剖宫产。如胎膜已破，则应适当缩短试产时间。

试管婴儿（test tube baby）　应用辅助生殖技术使卵子和精子在体外受精，并短期培养，再将早期胚胎移植到母体子宫内使其发育成熟而诞生的婴儿。

试验穿刺检查（testable puncture examination）　常用于闭合性创伤的一种检查法。观察体腔内改变，如血胸、气胸、血腹、腹膜炎等，判断内脏器官有无损伤。

试验的灵敏性（sensitivity of test）　试验所检出有病的人占总病人数的百分比。即：试验的灵敏性＝真阳性者/（真阳性者＋假阴性者）×100％。

试验的特异性（specificity of test）　试验所检出无病的人占总无病人数的百分比。即：试验的特异性＝真阴性者/（真阴性者＋假阳性者）×100％。

试验的准确性（validity of test）　一种试验所能建立的误差最小的正常值上限。可用灵敏性与特异性两个指数来衡量。

试验饮食（test diet）　其他名称：诊断饮食。在特定的时间内，通过对饮食内容的特殊调整，协助诊断疾病。是配合临床检查病因、明确诊断的一种辅助手段。

试月（false labour）　中医病名。①妊娠末期出现较强烈的胎动及腹痛而并非分娩者。本症腹痛而腰不痛，脉象亦无分娩之候，可与临产鉴别。②即试水。妊娠末期或临产，胎水早破者，或胎水破而未生者。③即类胎痛。孕妇未及分娩期（怀孕八九个月时），忽感腹痛，如欲产之状；约三四日后，腹痛止，安静如常。④伤产。胎未足月，有伤而动。或指过月而产。

视杯（optic cup）　其他名称：眼杯。胚胎学名词。眼泡在接触体表外胚层后，其顶端向内凹陷形成的双层杯状结构。

视蛋白（opsin）　①一类存在于脊椎动物视色素中的糖蛋白（$35\sim40\mathrm{kDa}$）。等摩尔地与视黄醛结合，包括视青质、视紫红质等。②一种嗜盐菌紫膜中与视黄醛结合的蛋白质。

视杆细胞（rod cell）　眼的视网膜上感受暗光和弱光的细长形感光细胞。胞体内有染色较深的椭圆形核。胞体向外侧伸出的细长杆状突起，称视杆，视杆分为内、外两节。外节内有许多平行排列的膜盘。内节稍粗，是合成蛋白质的部位，蛋白质等由内节运到外节基部作为膜盘形成的原料。膜盘上的感光物质称视紫红质，它是由 11-顺视黄醛和视蛋白结合而成，其形成需要维生素 A 的参与。因此，当人体缺乏维生素 A 时，视紫红质生成少，导致弱光视力减退，即为夜盲症。中央凹处无视杆细胞，外周视网膜视杆细胞逐渐增多。

视黄醇当量（retinol equivalent）　计算膳食中维生素 A 的供应量时，同时考虑类胡萝卜素在内的维生素 A 总量的表示方法。人类膳食中维生素 A（视黄醇）的来源有二，一是主要存在于动物与鱼类肝脏中的维生素 A；二是由植物性食物中的类胡萝卜素转变而来，其中一分子 β 胡萝卜素在理论上可转变成两分子维生素 A，而一分子的 α 胡萝卜素、γ 胡萝卜素和玉米黄质则只可转变成一分子的维生素 A，但由于胡萝卜的吸收率远远低于维生素 A，经实验证明 $6\mu\mathrm{g}$ β-胡萝卜素或 $12\mu\mathrm{g}$ 其他胡萝卜素才相当于 $1\mu\mathrm{g}$ 维生素 A，所以在表示膳食中维生素 A 的供给量时，采用视黄醇当量来表示。

视黄醇结合蛋白质（retinol-binding protein, RBP）　其他名称：维甲醇结合蛋白质。结合并转运维生素 A 的一种血浆蛋白。维生素 A 以反式视黄醇形式与之结合后成为水溶性物质，从肝脏转运到肝外组织并保护它不被氧化。一分子视黄醇结合蛋白质与一分子维生素 A 结合。维生素 A 要首先在肝脏与视黄醇结合蛋白质结合，然后再与前白蛋白结合，三者共同形成复合体才能离开肝脏经血流到靶器官。正常血浆视黄醇结合蛋白质水平为 $40\sim50\mu\mathrm{g}/\mathrm{ml}$。

S

视交叉 (optic chiasm) 视神经通过视神经孔进入颅中窝，在垂体上方移行而成的结构。来自视网膜鼻侧的神经纤维交叉至对侧，而颞侧来的神经纤维不交叉。此处损伤或有肿瘤压迫（如垂体瘤时），交叉的纤维受损害，不交叉的纤维仍健全，在眼科视野检查时出现双眼颞侧视野偏盲。

视交叉病变 (optichiasmatic lesion, opticochiasmatic pathologic change) 由两眼鼻侧视网膜、视神经集合而成的视交叉神经纤维在此处交叉至对侧。侵犯视交叉的病有颅内肿瘤、血管疾患、炎症及外伤。视交叉病变的眼部典型表现为双眼颞侧视野缺损即双颞侧偏盲和原发性视神经萎缩。应去除病因，予营养视神经的综合治疗。

视交叉损伤 (injury of optic chiasm) 大多为额部损伤的并发症，可伴有蝶骨、岩骨和颅前窝骨折。表现为双颞侧偏盲，双眼对光反射消失或减弱。较重的出现一侧全盲和另一侧偏盲。治疗：若视力障碍逐渐加重，出现视交叉蛛网膜炎，应手术；单纯的视交叉损伤无手术指征。

视交叉综合征 (chiasma syndrome) 由于蝶鞍上方或蝶鞍内肿瘤等所引起的眼部症状，表现为进行性的双颞侧偏盲、原发性视神经萎缩以及伴有相应的全身症状。

视角 (visual angle) 指外界物体两个点通过节点在眼前所形成的夹角。此角与物体大小成正比，与距离成反比。正常眼的分辨力是1分视角，1分视角在视网膜上相当于 $4.96\mu m$，相当于1个圆锥细胞。视力是视角（以分为单位）的倒数，视力 =1/视角，视角为1分时则视力 $=1/1'=1.0$，视角为10分时则视力 $=1/10'=0.1$。视力表上的视标，每条线的宽度与线条间距离都是根据视角设计而制成的。

视觉 (vision) 光线作用于视网膜的光感受器后，在大脑皮质所产生的感觉。光线入眼后，首先经过折光系统的折射，在视网膜上成像，视网膜光感受器把光能转变为神经冲动，再通过视神经将神经冲动传入皮质视中枢，从而产生视觉。

视觉传导路 (visual pathway) 视觉冲动的传导路径。由三级神经元组成。其第一级神经元为视网膜双极细胞，它的周围突到视觉感受细胞，中枢突与节细胞形成突触。节细胞为第二级神经元，所发出的轴突与视网膜表面平行，最后在视神经乳头处集合成视神经。在视交叉处作不完全的交叉，来自视网膜鼻侧的纤维交叉而颞侧的不交叉。因此左视束含来自视网膜左半侧的纤维，右视束含来自右半侧的纤维。视束止于外侧膝状体，此处为第三级神经元，由此发出的纤维经内囊后脚到枕叶距状裂两侧的皮质。

视觉的二元学说 (duplicity theory of vision) 其他名称：二元视觉学说。认为在脊椎动物的视网膜中存在着视锥、视杆系统这两种相对独立的感光换能系统的理论。前者由视锥细胞和有关的传递细胞构成，对光的敏感性较差，在类似白昼强光条件下发挥作用，可辨别颜色，对物体的分辨能力强，又称昼光觉系统。后者由视杆细胞及有关的传递细胞构成，对光的敏感性高，在昏暗的环境中能引起视觉，只能辨别物体的粗略轮廓，精确性差，又称夜光觉系统。

视觉反应时测定 (visual reaction time test) 测定学习疲劳的一种生理学方法。以光为信号刺激，使人体产生反应，反应速度的快慢取决于大脑皮质的兴奋性，兴奋性越高，反应的潜伏时间越短；反之则越长。常用来判定中枢神经系统的功能状态。

视觉近点 (near point of vision) 在眼的最大调节力的情况下所能看清物体的最近距离。近点的远近取决于晶状体的弹性。当晶状体弹性大时，在悬韧带放松时所能凸出的程度大，能使更近的物体在视网膜上成像，近点较近；相反则近点较远。随着年龄增长，晶状体弹性下降，近点逐渐远移。

视觉眼电图 (visual electro-oculogram) 从眼的皮肤面去测定眼球前后面两端静息电位的方法。该电位起源于视网膜色素上皮质。临床应用于原发性视网膜色素变性、结晶样视网膜变性、白点状视网膜变性、继发性视网膜色素变性、黄斑变性、先天性夜盲症、中毒性视网膜炎、近视性视网膜脉络膜变性、视网膜脱离后葡萄膜炎等眼病的检查。

视觉诱发电位 (visual evoked potential) 指由大脑皮质枕区对视觉刺激发生的一簇电信号通过枕区头部皮肤的电极记录到的电变化。视力丧失而眼电图和视网膜电图检查均正常者，除视野检查之外，视觉诱发电位是检查神经节细胞以上到大脑皮质之间病变唯一有效的检查方法。临床用于黄斑病变、视神经疾患、青光眼及客观视力等视功能测定。

视觉障碍 (visual disorder) 其他名称：视功能低下。视觉的一种或多种基本功能受损。包括视敏度、暗适应、色觉或视野异常。可由眼部疾病、视神经、视觉传导通路、枕叶视中枢及眼球活动障碍所致。

视力 (visual acuity, vision) 其他名称：视敏度、视锐度。视觉对物体形态的精细分辨能力。以能识别两点之间的最小距离为测量标准。分为中心视力和周边视力。中心视力又分为远视力和近视力。在我国远视力检查通用的视力表为国际标准视力表，对数视力表多用于低视力检查。检查时视力表与被检者的距离为5m。正常远视力标准为1.0，使用对数视力表为5.0。按视力损害程度，视力检查分为视力表视力、数指/距离、手动/距离及光感/距离。近视力检查常用标准近视力表，检查距离为30cm。正常标准为1.0。

视力保护 (vision protection) 为使儿童少年的视力得到正常发育，防止视力减退而采取的健康教育和卫生保健措施。包括进行教学改革，减轻学习负担；改善学习条件，保证教室有充足的采光、照明和合适的课桌与坐椅；培养良好坐姿和读写卫生习惯；坚持做好眼保健操；改善营养、提高学生体质；定期检查、及时矫治。

视力减退 (visual defects) 多种眼病或某些全身疾病引起的视物能力的减退。病因有近视、远视、老视、散光、角膜炎、白内障、房水混浊、玻璃体混浊、视网膜脉络膜病变、视神经及视路病变、尿毒症、高血压脑病、妊娠中毒症及癔症等。

视力检查 (optometry) 用视力表测定视力的方法。被检者在规定的距离内（远视力表放在5m处，近视力表放在眼前30cm处），两眼分别阅读图表，自上而下，由大及小，直到不能辨认的行列为止。正常眼的视力应在1.0以上。

视力模糊 (dimness of vision) 视力不清。原因很多，如角膜混浊、白内障、玻璃体混浊、视网膜和视神经的病变等。

视力障碍 (disturbance of vision) 由于眼部病变或身体其他病变引起的视力异常。如视物变形、复视、虹视、色视症、夜盲症等。

视敏度 (visual acuity) 见视力。

视盘水肿 (edema of optic disc) 其他名称：视神经盘水肿、视［神经］乳头水肿。多因颅腔内压力升高，脑脊液向前充满视神经周围的蛛网膜下腔，压迫视神经纤维及中央血管，造成静脉回流障碍，产生非炎性被动性视盘淤血。病因：颅内压增高，主要是颅内占位性病变；眶内病变如肿瘤及蜂窝织炎直接压迫视神经；眼内炎症及压力突然减低所致。早期视力基本正常或轻度下降，生理盲点扩大。常伴头痛、恶心、呕吐等。一般为双眼患病。眼底可见视盘充血、扩大、边缘模糊、隆起，超过了屈光度，呈典型的蘑菇状，视盘表面及附近视网膜可见出血及渗出。治疗应去除病因。

视疲劳 (asthenopia) 由多种眼病、全身疾病或精神因素影响下出现的一种症状。表现为用眼后出现眼球和眼眶周围的不适或疼痛酸胀感，以及怕光、流泪、视物双像等局部症状；严重者出现恶心、呕吐、眩晕、心动徐缓等全身症状；并常有精神萎靡、思睡、失眠等精神症状。治疗：处理病因；消除疑虑并给予镇静、缓解视疲劳药物等。

视器 (organon visus) 接受光的刺激产生视觉的媒介器官。人的视器由眼球和辅助装置组成，后者包括眼睑、泪器和眼肌等。

视前区-下丘脑前部 (preoptic area-anterior hypothalamus) 下丘脑前部终板之后、视交叉之前并向背侧延伸到前连合的区域。是体温调节中枢的主要部位。此处有温度敏感神经元、热敏神经元和冷敏神经元。两种神经元共同发挥作用调节体内的散热和产热过程，以维持体温的稳态。

视乳头凹陷 (excavation of optic disc) 慢性单纯性青光眼的征象之一。用检眼镜检查可见视乳头生理凹陷扩大、加深、呈杯状，视网膜中心血管在越过视乳头边缘处呈屈膝或爬坡

S

状。见于慢性单纯性青光眼，亦可见于闭角型青光眼晚期、先天性青光眼、低压性青光眼等。

视乳头边缘模糊（peripapill blurring） 视神经病变的重要征象。用检眼镜检查时见视乳头边界模糊不清。见于视乳头炎、视乳头水肿、继发性视神经萎缩及先天性假性视乳头炎等。

视乳头色淡（pallor of optic disc） 视神经萎缩的重要体征。检眼镜检查时可见原来正常时的橘红色乳头褪色、变浅或呈白色。见于各种原发性和继发性视神经萎缩、严重贫血、老年动脉硬化等。

视乳头水肿（papilloedema） 见视盘水肿。

视神经（optic nerve, nervus opticus） 第Ⅱ对脑神经。为感觉性脑神经，由视网膜节细胞的轴突在视神经盘处汇聚后穿经巩膜而成，传导视觉冲动。由视网膜的神经节细胞发出的中枢突，在眼球后极处集中并穿出眼球形成视神经束，经视神经孔入颅，并形成视交叉后入脑。视神经离开眼球时，包被着 3 层膜，它们分别与相应的 3 层脑膜延续。由于颅内的蛛网膜下腔与视神经的相应的间隙相通，所以颅内压增高时常出现视乳头水肿；而且中枢神经的疾病也常累及视神经。

视神经脊髓炎（neuromyelitis optica, NMO） 其他名称：德维克病。眼脑脊髓病综合征。一种独特的中枢神经系统（CNS）炎性脱髓鞘疾病。病变主要累及视神经和脊髓，致严重的视力损害和肢体功能残疾。疾病发生可能与免疫损伤、遗传素质及种族差异有关。少数病人在病前数日至数周可有低热、咽痛、头痛、恶心、全身不适等症状。大多呈急性或亚急性发病，视神经与脊髓可同时起病，亦可先后发病。眼部症状：视物模糊，可伴有眼球胀痛，急性者可在数小时至数日内完全失明。脊髓症状：病变水平以胸段为多见，颈段次之，腰段更少。起病时两下肢麻木，排尿困难，肌力减退，呈完全或不完全截瘫，高位者出现四肢瘫。多数病人可有不同程度缓解，复发时又加重。治疗：缓解病情可给予氢化可的松或地塞米松及硫唑嘌呤等。

视神经胶质瘤（optic nerve glioma） 起源于视神经间质星形胶质细胞的肿瘤。绝大多数为良性，多见于 10 岁以下儿童。临床表现为一眼视力显著下降，视野改变，斜视及眼球突出。眼底检查有视神经萎缩，偶尔也有视乳头水肿。X 线、CT、MRI 有重要诊断价值。治疗：以手术治疗为主；波及视交叉一般进行放射治疗。

视神经结核（optic nerve tuberculosis） 结核分枝杆菌感染所致的神经炎。多为结核性脑膜炎或视网膜静脉周围炎的并发症。前者，炎症沿脑膜向视神经鞘发展，在视神经鞘的软脑膜层内出现结核性结节，由于结节的坏死和干酪样变，引起视神经萎缩。后者，由于视网膜中心静脉受累，可在静脉血栓、继发性青光眼的基础上，造成青光眼视神经萎缩。治疗：抗结核药物。

视神经脑膜瘤（optic nerve meningioma） 起源于视神经鞘蛛网膜绒毛的肿瘤。绝大多数为良性。好发于 45 岁以上女性。临床表现为一眼缓慢但持续视力下降及眼球突出，眼底有视乳头水肿或萎缩，视乳头上的视网膜血管与睫状血管间出现短路血管。CT、MRI 及脑血管造影可以诊断。治疗：定期随访，如肿瘤向颅内发展时可考虑手术。

视 [神经] 盘（optic disc） 其他名称：视 [神经] 乳头。为距球后极内侧约 3mm、境界清楚、略呈椭圆形的盘状结构。是视神经的穿出部位。其边缘隆起，中央凹陷，称视盘凹陷。视神经盘的直径约 1.6mm，位于黄斑鼻侧 3.5mm 处，可借检眼镜看到。此处无感光细胞，故称盲点。

视神经乳头水肿（papilledema） 见视盘水肿。

视神经乳头炎（papillitis） 发生于视神经乳头的炎症。起病急骤，自觉眼球后部疼痛和有压迫感，视力明显下降，严重者失明。瞳孔散大，对光反射减弱或消失。视神经乳头充血、渗出，边缘模糊，轻度隆起，视网膜也可有渗出或出血。治疗：针对病因治疗；全身应用激素可缩短病程。

视神经损伤（injury of optic nerve） 多系颅脑损伤所致，少数由锐器直接刺伤。眶内段最易损伤，伤后立即出现视力减退或失明。视力一般不易恢复。治疗：外伤后头几日内出现进行性视力减退、视野缺损或 X 线发现视神经孔内有碎骨片或有狭窄等，应尽早手术。

视神经萎缩（optic atrophy） 指视神经发生退行性变，致使视神经乳头颜色变为苍白并出现浅凹陷，视功能障碍。临床上根据病因、病变本质及视乳头的表现，分为两大类：原发性（下行性）视神经萎缩与继发性（上行性）视神经萎缩。前者的原发病变在球后，萎缩过程是下行性的，见于脊髓痨性、外伤性及眶内压迫性病变等。后者的原发病在视乳头、视网膜或脉络膜，萎缩过程是上行性的，见于视乳头炎、眼内压升高及视网膜脉络膜病变等。治疗主要是去除病因，其次给予综合治疗。

视神经炎（optic neuritis, ON） 泛指累及视神经（球内段、眶内段、管内段、颅内段）的各种炎性病变。按受累部位分 4 型：球后视神经炎，仅累及视神经眶内段、管内段和颅内段，急性期视盘正常；视乳头炎，累及视盘，急性期视盘水肿；视神经周围炎，主要累及视神经鞘；视神经网膜炎，同时累及视盘及周围视网膜。可见于脑膜炎、脑炎、蛛网膜炎以及脱髓鞘疾病、代谢性疾病、中毒和血管病等。多表现为单侧眼球疼痛、瞳孔散大、直接对光反射消失，视力急骤下降或消失。眼底检查时可见视乳头轻度水肿，晚期可见视神经萎缩。治疗：针对病因。

视束损害（optic tract lesion） 视束是视交叉向后延续的神经纤维束，由来自同侧视网膜颞侧的纤维和对侧视网膜鼻侧的纤维组成。其纤维终止于外侧膝状体。发病原因见于：炎症如大脑炎、视神经脊髓炎等；血管病如血管瘤等；外伤如骨折、血肿等。主要表现为同侧偏盲（一眼的鼻侧视野和另一眼的颞侧视野同时缺损）和下行性视神经萎缩。治疗应去除病因，其他给予综合治疗。

视网膜（retina） 其他名称：眼球内膜（internal tunic of eyeball）。由内层的神经上皮和外层的色素上皮组成的一层神经组织。由前向后分为视网膜虹膜部、视网膜睫状体部和视网膜视部，前两部无感光功能，故称视网膜盲部。在视网膜后部，视神经的起始处有一白色圆形隆起，称视神经盘（视神经乳头），此处无感光作用，称盲点，视网膜血管在此处出入。在视神经盘的颞侧约 3.5mm 处有一黄色的小区，称黄斑，其中央凹陷处叫中央凹，是视觉最敏锐的部位。视网膜的结构复杂，自外向内可分为 10 层。视细胞层主要由视锥细胞和视杆细胞组成。

视网膜出血（retinal hemorrhage） 眼底病常见的一个体征。老年者多由视网膜静脉阻塞引起，青年人多由视网膜静脉周围炎引起。其他如血液病、外伤均可发生。视力减退，累及黄斑区则锐减，出现红视及飞蚊症现象；眼底改变，以出血为主。治疗：处理病因，内服促进出血吸收的药物。

视网膜挫伤（retinal contusion） 挫伤可引起视网膜出血、震荡及脱离。视网膜出血多局限于视网膜内，也可形成视网膜前出血或进入玻璃体内。视网膜震荡多发生于伤后 24h 内，视力下降，视网膜后极部水肿，黄斑部最明显，3～4 日内可完全吸收，视力恢复。重症者对视力有影响。外伤性视网膜脱离多发生在视网膜产生裂孔的基础上。视网膜出血及震荡应卧床休息，局部应用散瞳剂。有视网膜震荡者可服用皮质类固醇。一般外伤性黄斑裂孔有可能引起视网膜脱离者，可用激光治疗或手术治疗。

视网膜电图（electroretinogram, ERG） 视网膜受到光刺激时从角膜电极记录到的视网膜电反应。视网膜电图分为：闪光视网膜电图（flash-ERG）、图形视网膜电图（pattern-ERG）、闪辉视网膜电图（flicker-ERG）和多焦视网膜电图（multifocal ERG, mERG）。它包括 a、b、c 波和振荡电位。各种视网膜疾病，如视网膜色素变性、视网膜循环障碍性疾病、视网膜脱离，以及糖尿病等全身的视网膜病变等均可出现视网膜电图异常。

视网膜电图仪（electroretinograph, ERG） 检查视网膜功能的仪器。在看不清眼底的情况下，通过电流扫描绘曲线，观察光刺激后曲线变化，得出检查结果。双眼能同时检查。适用于眼底疾患、视网膜色素变性、视网膜炎及萎缩、糖尿病视网膜病变、白内障手术前诊断等。

S

视网膜动静脉交叉征（retinal arterio-venous chiasmal sign, Gunn-Salus sign）　其他名称：格恩-赛勒征。一种病理体征。检眼镜检查眼底时可见动静脉交叉压迫现象，视网膜动脉硬化的征象。见于高血压病、动脉硬化、肾炎、妊娠高血压综合征、糖尿病等。

视网膜动脉变细（thinning of retinal artery）　一种病理体征。用检眼镜检查眼底时可见视网膜动脉管径缩窄、粗细不均，动静脉径比由原来的2∶3变为1∶2或1∶3，黄斑部小动脉扭曲成螺旋状。见于动脉硬化、高血压病、肾炎、妊娠期高血压病、甲醇或奎宁中毒等。

视网膜动脉搏动（pulsation of retinal artery）　一种病理体征。用检眼镜检查眼底时可见视网膜上或近视乳头外围的动脉出现搏动。多见于主动脉瘤、主动脉瓣关闭不全、甲状腺功能亢进、严重贫血、休克等全身疾病和视网膜中央动脉下阻塞或球后肿瘤、青光眼等。

视网膜动脉栓塞（embolism of central retinal artery）　栓子或血栓将视网膜动脉阻塞。主要与视网膜动脉痉挛或动脉内血栓形成有关，尤其是与亚急性细菌性心内膜炎有关。表现为突然的视力丧失或视野缺损。眼底检查可见乳头边界模糊、视网膜乳白色混浊、黄斑部呈樱桃红色。治疗：及时应用血管扩张剂，解除血管痉挛；应用纤溶酶，溶解血栓，以及眼球按摩等。

视网膜动脉硬化（arteriosclerosis of retina）　指视网膜小动脉血管壁失去正常弹性和伸缩性而变硬。是一种老年衰退表现。眼底所见动脉弯曲度增加，血管径不规则；管壁增厚呈"钢丝状"及"银丝状"，在动静脉交叉处，可见交叉压迫现象，动脉在静脉之上称Gunn征象，静脉在动脉之上称Salus征；严重者在眼底后极部可见灰白色渗出及出血。视网膜动脉在一定程度上反映了脑动脉硬化情况，但大脑血管的硬化却不一定意味着视网膜血管的同样变化。

视网膜光损伤（retinal light injury）　波长500～950nm的光均可通过眼组织达到视网膜，持续一定时间即可引起视网膜色素上皮和感光细胞的损伤。主要表现为视网膜水肿，以后脱色素和色素增生，甚至发生视网膜前纤维增生，引起不同程度的视力减退。治疗：尽量减少直射眼底照明光线的强度，缩短照射时间或进行适当防护；激光治疗眼底病时应避免视网膜损伤。

视网膜灰白色隆起（greyish projection of retina）　视网膜脱落的重要体征。药物散瞳后用检眼镜检查眼底各部，发现视网膜失去正常的红色反光，呈灰白色或青灰色隆起。见于各种原发性和继发性视网膜脱离。

视网膜静脉扩张（dilatation of retinal vein）　一种病理体征。用检眼镜检查时可见视网膜静脉管径变宽、充盈、怒张、迂曲。见于视网膜中心静脉栓塞、视网膜血管瘤、眶内肿瘤、视乳头炎等使静脉回流障碍、静脉压增高的疾病和重度贫血、白血病、红细胞增多症、心功能不全等全身性疾病。

视网膜静脉周围炎（retinal periphlebitis）　其他名称：青年复发性视网膜出血、伊尔斯（Eales）病。目前多认为本病系结核性过敏反应所致。病人自觉突然视力减退，其程度决定于病变部位及出血量。主要眼底改变为渗出物、血管改变、出血。视网膜和玻璃体内形成结缔组织，称为增殖性视网膜炎，预后不佳，可并发视网膜脱离、继发性青光眼和并发性白内障。无特殊疗法，主要是安静休息，去除病因，加强营养等。

视网膜裂孔（fissure cavity of retina）　俗称视网膜裂洞。原发性视网膜脱离的重要征象。检眼镜对视网膜各个象限逐一检查时，在隆起的青灰色视网膜上，发现鲜红色或暗红色的裂孔。有无裂孔存在是鉴别原发性与继发性视网膜脱离的重要标志。

视网膜脉络膜回旋状萎缩（choroidoretinal gyrate atrophy）家族遗传性疾病。病人常伴有高鸟氨酸血症。主要临床症状为夜盲和进行性视力减退。视野向心性缩小，可伴有色觉异常。眼底改变为视网膜脉络膜全层进行性萎缩。治疗：低蛋白饮食和口服大量维生素B_6可降低血浆中鸟氨酸含量。

视网膜脉络膜炎（retinochoroiditis）　视网膜与脉络膜相邻，视网膜内5层的营养由视网膜中央动脉供给，外5层则由脉络膜毛细血管供给，而脉络膜毛细血管是人体内最大的毛细血管，所以视网膜和脉络膜的炎症能互相影响。该病不是一种独立的疾病，常继发于其他眼病。病人有不同程度的视力减退、视物变形、小视症、大视症。眼底可见视网膜水肿，黄白色渗出病灶。治疗：处理病因，新鲜病变用激光及免疫抑制剂。

视网膜母细胞瘤（retinoblastoma）　由未分化的视网膜细胞发生的恶性肿瘤。多见于3岁以下的小儿。起源于视网膜的后部，特别是下半部。常为多发性病灶，有时可为双侧性，常有家族史。瘤组织可向各方向生长蔓延，侵犯邻近组织。此瘤来自视网膜的内核层或外核层细胞，细胞为小圆形，胞质很少，常在细胞的一侧见微细的突起，核分裂象常见。在分化较好的瘤组织中可有菊形团状形成，瘤的坏死灶中多有不同程度的钙化。菊形团与钙化是本瘤的重要特征。治疗：单个小肿瘤行冷冻、光凝、放射治疗，单纯肿瘤切除，目前大多仍行眼球摘除。

视网膜劈裂症（retinoschisis）　视网膜组织在外丛状层或神经纤维层分开，形成内外两层的少见眼病。表现为不同程度的视力减退；视野检查出现与劈裂大小位置一致的绝对暗点；眼底检查可见半球形、边缘陡直、粉红色半透明、表面光整、无高低起伏的视网膜隆起。治疗：定期观察；当病变危及黄斑区时可行激光治疗；如发生视网膜脱离，则按该病治疗。

视网膜色素变性（pigmentary degeneration of retina）　视网膜色素上皮的原发性变性病。可能与遗传有关。特点为夜盲及视野缩小，直至失明。眼底检查：视网膜动脉和静脉狭窄，视网膜色素沉着，视神经乳头呈蜡黄色或白色。此外，也可伴有耳聋、色盲和智力减退等。治疗：对症治疗。

视网膜色素沉着（pigmentation of retina）　一种病理体征。用检眼镜检查时可见大橘红色的视网膜上散布着数目不等、形态不同的黑色斑点。见于脉络膜炎症、原发性视网膜色素变性、眼外伤、黄斑部退行性变、高度近视退行性变等。

视网膜渗出（retinal exudation）　一种病理体征。用检眼镜检查时可见视网膜上的灰白色或黄白色斑点。常见于视网膜脉络膜炎、渗出性视网膜炎、视盘水肿、视乳头炎及高血压、肾炎、糖尿病、妊娠高血压综合征、红斑狼疮。

视网膜水肿（retinal edema）　一种病理体征。用检眼镜检查时可见视网膜较正常厚且透明度降低。常见于视网膜中央动静脉栓塞、中心性视网膜脉络膜炎、视乳头炎、视乳头水肿、葡萄膜炎、视网膜震荡和白血病、贫血和高血压、动脉硬化、肾炎、妊娠高血压综合征、糖尿病、系统性红斑狼疮等。

视网膜脱离（retinal detachment）　视网膜的神经上皮质与其外面的色素上皮质分离的一种严重眼病。与年龄、遗传、近视、外伤、炎症等因素有关。脱离前常有闪光、黑影飞舞等先兆症状。视力和视野的改变随脱离的范围、部位及病程久暂而不同，如视网膜全部脱离时，视力可降至光感或眼前手动。预后亦决定于上述因素及是否及时治疗。治疗：以手术为主，封闭裂孔，使视网膜复位。

视网膜外伤（retinal injury）　球壁挫伤时所伴发的视网膜损伤。可有视网膜水肿（视网膜震荡）、出血、脱离和黄斑裂孔。视力于伤后有不同程度的减退，严重者仅有光感以致失明。治疗：应用药物促进水肿及出血的吸收，安静休息。

视网膜微血管瘤（retinal micrangium tumor）　糖尿病眼底变化的早期征象之一。检眼镜发现的视网膜上形态固定不变的紫红色球形小点。糖尿病引起者多位于极部视网膜。高血压、动脉硬化、视网膜静脉血栓和静脉周围炎、渗出性视网膜炎也可引起，但多位于视网膜周边部。

视网膜血管瘤病（retinal angiomatosis）　常染色体显性遗传疾病，属母斑病范畴。若累及小脑，称为视网膜脑血管瘤病。表现为头痛、眩晕、视力障碍、失明等。眼底所见血管瘤常位于视网膜周边部，色深红，常有对应明显扩张的动脉和静脉从视神经头伸向瘤体。病变血管有渗出及出血。晚期可有视网膜脱离、继发性青光眼、白内障。荧光造影有助于诊断。

S

治疗：激光、冷冻或电凝封闭瘤体。

视网膜中央动脉（central artery of retina） 眼动脉供应视网膜的分支。经视神经穿入眼球壁进入视网膜。开始走行于视神经的下方，继而穿入视神经并行于视神经中央，从神经盘穿出，分成 4 支小动脉营养视网膜的内层，但黄斑的中央凹无血管分布。临床常用检眼镜观察此动脉，以帮助诊断有无动脉硬化等疾病。

视网膜中央动脉阻塞（obstruction of retinal central artery） 指视网膜中央动脉的主干或其分支阻塞，使其所供应的区域发生急性缺血，致使该区营养切断而引起极度的视功能障碍。该病可发生于下列情况：血管痉挛、动脉内膜炎、动脉栓塞及心内膜炎或心脏瓣膜病的栓子或脱离的血栓引起栓塞。病人自觉视力突然消失，甚至无光感。视网膜呈急性贫血状，黄斑区由于中央凹后面的脉络膜血管无恙而呈"樱桃红点"。发病后必须采取紧急抢救措施，主要用血管扩张剂治疗。

视网膜中央静脉阻塞（obstruction of retinal central vein） 指由于视网膜中央静脉的主干或其分支发生阻塞，致使血液回流受阻、血流淤滞、出血和水肿。阻塞的病因可以是血流动力学因素，如血流速度缓慢等；血液改变，如红细胞增多症等；血管改变，如动脉硬化、静脉周围炎等。发病后病人自觉视力极度减退或扇形视野缺损。眼底所见：如果阻塞在中央静脉主干，可见以视乳头为中心的大片状出血，呈放射状及火焰状。可并发新生血管性青光眼。无特殊疗法，主要应针对病因进行治疗。

视物变形症（metamorphopsia, dysmorphopsia） 感知综合障碍的一种类型。病人感到外界事物的形状、大小、体积等改变了形状。例如看到大象的鼻子变小了。若看到外界事物比原来大称为视物显大症；变小了称为视物显小症。此症状可见于精神分裂症、癫痫。

视物易色（color confusion） 中医病名。表现为不能准确识别某些颜色或全部颜色。治宜滋养阴精、调和气血。

视野（visual field，field of vision） 单眼注视前方时所能看到的空间范围。能反映视网膜的感光能力。分为周边视野及中心视野（中央 30°以内范围的视野）。视野的范围是由眼与注视目标的距离和空间内物体的大小决定的。正常人视野颞侧大于鼻侧，下方大于上方。在同一光照条件下，白色视野最大，其次为黄、蓝色，再次为红色，绿色视野最小。视野检查对眼底病与视传导路病变有重要的诊断价值。

视野计（perimeter） 眼科及神经科常用的检查诊断仪器。光学投射视野检查可诊断眼底病变，发现颅内病变部位和范围。球形投影视野计适于眼底、视路、中枢神经系统疾病的诊断，广泛用于司机和其他人员体检。配备自动记录和电脑装置，能提高使用效率。

视野检查（examination of the visual field） 利用视野计测定视野。

视野缺损（defect of the visual field） 周边或中心视野的缩小或部分缺失。某些视网膜、视神经或视传导路的病变可产生特殊形式的视野缺损，因而有助于对眼底及视路疾病的诊断。

视诊（visus diagnosis） 医生用视觉来观察病人全身或局部表现的诊断方法。视诊能观察到全身一般状态和许多全身或局部的体征，如年龄、发育、营养、体位、步态等。局部视诊可了解病人身体各部分的改变，如皮肤、黏膜、舌苔、头颈、胸廓、腹形、四肢、肌肉等。但对特殊部位（如鼓膜、眼底、胃肠黏膜等）则需用某些仪器（如耳镜、检眼镜、内镜）帮助检查。

视锥细胞（cone cell） 感光细胞的一种。其外侧突的外节呈圆锥状，膜盘与细胞膜不完全分离，上有视紫蓝质，感受强度与色觉。视锥细胞核较大，染色较浅，呈锥状，故称视锥。视锥分为内、外两节。外节的膜盘上嵌有能感受强光和色觉的视色素；内节不断合成和补充视色素。人和大多数哺乳动物有 3 种视锥细胞，分别具有感受蓝、绿、红 3 种颜色的视色素。如缺少感红光（或绿光）的视锥细胞，即不能分辨红色（或绿色），为红（绿）色盲。蝙蝠等夜间活动的动物，

因为无视锥细胞（只有视杆细胞），不适于白昼活动。黄斑处的视锥细胞最多，周围渐少。

视紫红质（rhodopsin, erythropsin） 存在于视杆细胞内的感光色素。是一种结合蛋白质，由一分子视蛋白的蛋白质和一分子视黄醛的生色基团所组成。在光照时视紫红质迅速分解为视蛋白和视黄醛，但是到了暗处又重新合成视紫红质。视紫红质的分解和再合成的过程中，有一部分视黄醛被消耗，需要由食物中的维生素 A 来补充，当维生素 A 不足时，将影响人在暗处的视力，引起夜盲症。

视紫红质循环（rhodopsin cycle） 视杆细胞中视紫红质的光分解及在视网膜和肝脏中重新生成 11-顺视黄醛并与视蛋白结合为视紫红质的循环反应。

视紫蓝质（iodopsin） 由鸡的视网膜视锥细胞中提取出来的感光色素。吸收光谱的位置相当于红光区域。

柿蒂（Calyx Kaki, persimmon calyx） 中医药名。柿树科植物柿的干燥宿萼。苦、涩、平。归胃经。功能降逆下气，用于呃逆。

柿胃石（persimmon stone in stomach） 进食未成熟的柿子后胃内逐渐形成的柿石团。多见于盛产柿子地区的秋季。对无并发症病人可口服碳酸氢钠、甲氧氯普胺，或用纤维胃镜取石，内科治疗无效者可采用手术，将其柿胃石从胃内取出。

适龄生育（optimal child-bearing age） 最合适的生育年龄。女子 25～29 岁为最适生育年龄，男子青壮年期为最适生育年龄。在这期间所生子女，其健康的可能性最大。统计数字表明，20 岁以下的年轻母亲所生的子女中，先天畸形发生率比 25～29 岁者高 50%；35 岁以上的母亲所生的子女中，先天愚型的发生率比 25～29 岁者高 5 倍；40 岁以上者要高 15 倍；45 岁以上者要高 30 倍。男子在 50 岁以后，其精子的突变率与青年男子相比，有显著增高。

适配体（aptamer） 能与蛋白质或代谢物等配体特异和高效结合的 RNA 或 DNA 片段。通常用体外筛选方法制备得到。适配体可与病理学相关的蛋白质特异结合，抑制这些蛋白质的酶活性，而达到治疗的目的，因此有望成为治疗艾滋病、癌症、炎症、病毒性感染及血管系统等疾病的药物。

适宜刺激（adequate stimulus） 指各种感受器官最容易接受的刺激形式。例如光波是视网膜光感受细胞的适宜刺激，可使其兴奋并传至视中枢，产生视觉，而光以外的其他刺激，即使强度很大也不能兴奋光感受细胞。体内各种不同类型的感受器都有各自的适宜刺激。

适应（adaptation） ①生物学术语。生物在生存竞争中，适合环境条件而形成一定性状的现象。如生活在冰雪环境中的北极熊是白色的，不易被发现，有保护作用。生长于沙漠中的仙人掌，叶子是针状的，以减少蒸发。它是自然选择的结果。②心理学术语。同一感受器接受同一刺激的持续作用，使感受性发生变化（提高或降低）的现象。适应现象是感觉中的普遍现象，视觉适应最为明显。适应能力是有机体在长期进化过程中形成的，对感知外界事物、调节自己的行为具有积极意义。

适应酶（adaptive enzyme） 在细胞中合成量受效应物调控的酶。如 β 半乳糖苷酶。在正常情况下细胞内含量很少或没有，但经诱导可以产生。如大肠埃希菌生长在甘油培养基上不含分解乳糖的酶；如使其在乳糖培养基上生长，则能立即合成水解乳糖的酶。

适应水平（adaptation level） 在每个人经验的基础上逐渐确立起来的、作为判断标准的主观水平。一个中等刺激对适应水平低的人来说感到刺激强烈，对适应水平高的人来说则感到刺激很弱。

适应性测定（determination of accomodation） 应用 1 000ms 的三角波和方波脉冲，刺激肌肉动点，引出反应，定出阈值，再根据二者阈值之比说明该肌肉的适应性的测定方法。适应功能正常时，比值为 3～6；适应功能下降时，比值下降，接近于 1。适应性是肌肉组织兴奋性的又一重要指标。当肌肉失去神经支配时，适应性即下降。

适应性肥大（adaptive hypertrophy） 人体器官为适应内、外环境出现变化而发生的体积增大。如空腔器官通道狭窄时，

内容物通过受阻，狭窄上端活动增强，因而发生该处组织肥大。这是功能适应性的表现。

适应性免疫（adaptive immunity, acquired immunity） 见特异性免疫。

适应障碍（adjustment disorder） 一种出现明显的生活改变或应激事件之后，产生以烦恼、抑郁等为主的情绪障碍，以及适应不良的行为障碍或生理功能障碍，同时伴社会功能受损的异常状态。可发生于任何年龄，多见于成年人，女性略高于男性。临床表现以情绪障碍为主，如烦恼、不安、抑郁、不知所措、感到对目前处境不能应付、无从计划、难以继续、胆小害怕、不注意卫生、生活无规律等，以及有适应不良的行为（不愿与人交往、退缩等）和生理功能障碍（睡眠不好、缺乏食欲）。病人可能做出出人意料的举动或突发暴力行为。治疗以心理治疗、适应环境为主，予小剂量抗焦虑、抗抑郁药物治疗。

室壁激动时间（ventricular activation time，VAT） 其他名称：类本位屈折。从 QRS 波起点到 R（R′）波顶点垂线间的时间。一般只测 V_1（V_2）及 V_5（V_6）导联。V_1 和 V_5 导联 VAT 分别代表右和左室壁心肌完全去极化所需时间。若 VAT 时间延长，可考虑心室肥厚、心室内传导阻滞、预激综合征等。

室壁瘤波（ventricular aneurysm wave） 心肌梗死并发室壁瘤时，在心尖搏动图上突出地出现收缩后期高度膨隆，形如又一波形成峰间凹陷。

室壁[膨胀]瘤（aneurysm of ventricle） 心室壁的膨出，并非肿瘤。见于范围较大的心肌梗死者。常发生于发病数周后，梗死部分心肌软化，心室腔内压力使梗死部位的心室壁向外膨出而成。心电图见 ST 段持续升高（6 个月以上），相应导联可见梗死性 Q 波或 QS 波，R 波电压降低，QRS 波群时间延长或电轴偏移等。X 线和超声心动图均有助于诊断，通过左心室造影予以确诊。治疗：可行瘤体切除术。

室颤前奏型室性心动过速（prefibrillation type of ventricular tachycardia） 见尖端扭转型室性心动过速。

室房传导（ventriculo-atrial conduction） 其他名称：逆行性房室传导。连接性或室性异位兴奋逆行传入心房的过程。其心电图特征：①QRS 波群后均继以逆行 P′波；②连接性搏动的正常 R-P′间期≤0.16s，室性搏动的正常 R-P′间期≤0.20s。R-P′间期越长，反映室房传导时间越长。

室房传导阻滞（ventriculo-atrial block） 连接性或室性兴奋经房室连接区逆传心房时，发生的传导延缓或中断。其分度和分型与房室传导阻滞相似。应视其为一种生理现象，阻滞程度愈重愈好。

室管膜瘤（ependymoma） 由脑室壁上的室管膜细胞发生的肿瘤。突出于脑室系统内，多见于侧脑室、第四脑室底部及第三脑室，偶见于脊髓的中央管，呈灌注状生长，但多数能穿过脑室壁侵入脑实质，亦可经第四脑室的正中孔或侧孔长入小脑延髓池及桥池内。瘤与周围脑组织分界清楚，有时尚有假囊形成。本瘤亦有种植性转移倾向。手术切除后仍可复发，术后需加放射治疗及化学治疗。

室管膜细胞（ependymal cell） 脑室和脊髓中央管腔面的神经胶质细胞。系胚胎期神经上皮的遗留物。其游离面可有微绒毛或纤毛；基底部常变细，形成细长的突起伸向深部。有繁殖、支持、运输和分泌等功能。

室间隔动脉瘤综合征（ventricular septal aneurysm syndrome） 室间隔与主动脉之间呈膜状结构，形成主动脉瘤突入右心室或右心房所产生的一组症候群。常常无症状，但也可出现传导紊乱、全身栓塞、右心室流出道受阻等表现。予手术治疗。

室间隔厚度/左室后壁厚度（ventricular septum thickness to left ventricle posterior wall thickness） 超声心动图的心室波群中测量到的室间隔厚度与左室后壁厚度的比值。正常人室间隔厚度平均为（9.7±0.6）mm，左室后壁厚度平均为（9.4±0.9）mm，两者比值为 1.03±0.06。肥厚型梗阻性心肌病者室间隔异常增厚，其厚度平均为（22.2±5.2）mm，左室后壁厚度平均为（13.2±2.0）mm，比值可增加为 1.68

±0.2，较正常人和其他心脏病病人有显著的差异。

室间隔缺损（ventricular septal defect） 小儿先天性心脏病中常见的一种。可分为小型和大型缺损两种。小型仅有胸骨左缘第 3～4 肋间闻及粗糙 3 级全收缩期杂音，伴局限性震颤，心界正常，有 25％可自然关闭。大型生后不久即有气促、体重不增、苍白，易有呼吸道感染，胸骨左缘 4～5 肋间可闻及粗糙 4 级全收缩期杂音，心尖可有 2 级低调隆样舒张期杂音伴震颤，易伴发心衰、亚急性细菌性心内膜炎。治疗：手术。

室间隔缺损修补术（repair of ventricular septal defect） 根治室间隔缺损的手术方法。适用于有自觉症状，心脏形态有改变及室间隔缺损较大者。合并严重肺动脉高压（右向左分流）者禁忌手术。

室间隔向量（interventricular septal vector） 心室室间隔的去极化向量。常态下指向右前下方或右前上方。一般情况下，心室的初始向量主要取决于室间隔的去极化。

室间孔（interventricular foramen） 室间隔肌部不断向心内膜垫方向伸展，其上缘与心内膜垫之间留有的孔。借此孔左右心室相通。胚胎发育第 4 周末，心肌性室间隔与已合并了的心内膜垫间暂时留有的孔。第 8～9 周，室间孔被膜性室间隔完全封闭。

室内差异性传导（intraventricular aberrant conduction） 其他名称：心室内差异传导、差异性室内传导、不完全性室内干扰、生理性心室内传导阻滞。源于心房或连接区的兴奋，由于提早出现或心室周期的明显改变，使其不均匀地传导到心室各部分，使 QRS 波群发生畸形改变，产生具有束支或分支传导阻滞特征的 QRS 波群。

室内干扰（intraventricular interference） 心室处于不应期时，对再来的兴奋在心室内发生的干扰。在绝对不应期刺激，则心室不接受，称完全性室内干扰；在相对不应期，外来兴奋在心室内则不能按正常的速度和程序传导，称不完全性室内干扰。

室内绝对干扰（intraventricular absolute interference） 见心室融合波。

室女经闭（primary amenorrhea） 其他名称：室女月水不通。中医病证。未婚女子经闭。因体质羸弱，肝脾失调，冲任血虚；或情志不遂，心怀抑郁，气血凝结所致。冲任血虚者，宜健脾益气，养血调经；气血凝结者，宜在疏肝解郁方中，虚者酌加补血养阴，实者酌加活血散瘀。

室上速（supraventricular tachycardia） 见室上性心动过速。

室上型期前收缩（supraventricular premature beat） 起源于心房下部的房性期前收缩和连接性期前收缩的统称。二者均可产生逆行性 P′波。一般情况下，前者 P′-R>0.12s，后者 P′-R<0.12s，当伴有下行性传导阻滞时后者 P′-R>0.12s。

室上性心动过速（supraventricular tachycardia） 其他名称：室上速。起源于心房或房室交界处的心动过速的统称。包括窦性、房性、连接性心动过速及房颤、房扑。特点为突然发作，可持续数秒、数小时或数日，心率 160～220 次/min。可有心悸、无力、头昏等症状。心电图检查可确诊。治疗：刺激迷走神经；药物如维拉帕米等有效；无效者可用射频消融或安装心脏起搏器。

室相性窦性心律不齐（ventriculophasic sinus arrhythmia） 多见于二度至三度房室传导阻滞或期前收缩前后的窦性心律不齐。心电图表现为夹有 QRS 波群的窦性 P-P 时间比不夹 QRS 波群的 P-P 时间短 0.02s 以上。提示有器质性房室传导障碍。

室相性房性心律不齐（ventriculophasic atrial arrhythmia） 少数期前收缩性房性心动过速伴二度至三度房室传导阻滞时，发生的心律失常。心电图表现为夹有 QRS 波群的 P′-P′时间短，不夹 QRS 波群的 P′-P′时间长。

室性并行心律（ventricular parasystole） 心室的一个异位起搏点不断发出规则冲动，不受主导节律的影响和抑制。心电图上可见异位激动的节拍规则，它们之间呈一定公约数，而与前一个心动之间的距离不固定。见于老年心脏病、高血压病、冠心病病人。治疗：针对病因进行治疗。

S

室性P′波（ventricular P′ wave）　室性心搏的异位兴奋，偶尔逆传心房并使心房去极化产生一个逆行的P′波。心电图特征：①宽大畸形的QRS波群后出现一个逆行P′波；②R-P′间期约0.20s，若其明显延长可能有逆行性传导阻滞。

室性二联律（ventricular bigeminy）　心电图上QRS波群接踵出现，其后有一较长的间歇，并连续出现3组以上。其形成原因多见交替性室性期前收缩、交替性连接性期前收缩等。

室性反复心律（ventricular reciprocal rhythm）　其他名称：室性反复心搏。兴奋起源于心室的反复心律。常由室性期前收缩、室性心动过速引起。心电图特征：①表现为QRS-P′-QRS序列；②P′波必须是逆行性；③R-R间期＜0.50s，R-P′间期多＞0.20s。

室性节律顺延（ventricular rhythmic postponement）　室性心律伴另一室性期前收缩时，室性期前收缩前后间期之和比两个连续的心室自主心律间期之和要短的现象。是室性期前收缩侵入心室自主性起搏点，使其提早去极化并重组室性周期之故。

室性心搏的定位诊断（level diagnosis of ventricular beat）　根据室性QRS-T波的特征，估计室性起搏点的部位。其准确定位靠电生理检查。

室性起搏点（ventricular pacemaker）　见三级起搏点。

室性心动过缓（ventricular bradycardia）　见过缓的室性逸搏心律。

室性心动过速（ventricular tachycardia）　一种严重的心律失常。连续出现3次或3次以上的室性期前收缩即为室性心动过速。心电图上可见均匀＞0.12s的QRS波群，频率约为150～200次/min，节律可略不规则。根据其发生机制可分为期前收缩型、心室自主节律型、平行收缩型、扭转型、双向性等。多见于严重的心脏病病人。诊断时应注意除外室上性心动过速伴室内差异传导。诊断以心电图为主。必须立即进行特殊治疗，迅速纠正。可静脉注射利多卡因或电转复，同时给予其他对症处理，复律后持续滴注利多卡因。

室性心律不齐（ventricular arrhythmia）　起源于心室异位起搏点的不规则心律。属单源性心律不齐。心电图表现为一系列宽大畸形的QRS波群的R′-R′时间差＞0.12s者。

室性逸搏（ventricular escape beat）　心电图：长间隔后出现宽大畸形的QRS波，QRS时限一般＞0.12s，少数发生于束支近端的室性逸搏，其QRS波畸形不明显。逸搏周期＞1.5s，很少有逆传P′波。

室性期前收缩（ventricular extrasystole）　心室的异位起搏点提前发出冲动激动心室兴奋。心电图上出现宽大畸形QRS波群，时限大于0.12s，T波与主波方向相反。室性期前收缩可呈单源、多源或联律出现。为室性心动过速或心室颤动的先兆。可见于健康人，也可发生于器质性心脏病者。治疗：针对病因及对症治疗。

室性自身心律（idioventricular rhythm）　其他名称：心室自主心律、自搏性心室律。心室断续出现缓慢而微弱且不完整的收缩。心电图上见有宽大、畸形、振幅较低的QRS波群，早有QRS波群的存在，但心脏已丧失有效的非血功能。多为心脏病的临终表现，也可见于原来全身和心脏并无重要病变者，如药物中毒、溺水等。

释放（discharge，release）　病毒的核酸与蛋白质合成分合成后，在细胞内不同部位组装成核衣壳，从被感染细胞内转移到外界的过程。病毒释放的方式有：①破胞释放：病毒装配完成后，宿主细胞破裂，病毒全部释放到周围环境中。②芽生：有包膜的病毒以"出芽"的方式释放到细胞外，宿主细胞不死亡，仍能分裂增殖。有些肿瘤病毒的基因组则以整合方式随细胞分裂而出现在子代病毒中。

嗜多色性红细胞（polychromatic erythrocyte）　在瑞氏染色下，整个红细胞或其一部分呈灰蓝色的细胞。属于尚未完全成熟的红细胞，故胞体较大，其灰蓝色嗜碱性物质为核糖体及核糖核酸，正常人血片中不见。在各种增生性贫血，特别是急性溶血病时易见到。因适应急需，有更多的年轻红细胞甚至中幼红细胞脱核后而被释放入血中所致。

嗜肺军团菌（*Legionella pneumophila*）　1976年美国费城召开退伍军人大会期间，爆发流行一种病因不明的急性呼吸道感染，死亡率高，当时称军团病，其致病菌称为军团菌。该属代表菌种为嗜肺军团菌。该菌存在自然界土壤等处，可污染水源，在水中可存活1年以上，经呼吸道感染人。可引起临床两种类型疾病：肺炎型，病人高热、恶寒、肺炎等，如不及时治疗可出现呼吸衰竭，病死率大于10%；流感样型，发热、头痛、肌肉痛，一般2～5天自愈，无死亡，多为流行性。治疗可用红霉素、利福平等。

嗜铬细胞（chromaffin cell）　来自神经外胚层、接受交感神经节前纤维支配，能合成与分泌儿茶酚胺的细胞。其分泌颗粒与铬盐反应呈棕色。分布于肾上腺髓质、交感神经椎旁节和椎前节等处。根据组织化学反应，可分为肾上腺素细胞和去甲肾上腺素细胞，前者数量多，嗜铬性弱，颗粒电子密度低，含有肾上腺素；后者嗜铬性强，颗粒电子密度高，含有去甲肾上腺素。

嗜铬细胞瘤（pheochromocytoma，chromaffin cell tumor）　起源于肾上腺髓质、交感神经节、旁交感神经节或其他部位嗜铬组织的肿瘤。由于嗜铬细胞瘤或增生，分泌过多儿茶酚胺所致的疾病。大多为良性腺瘤，少数为腺癌或增生。其分泌释放大量儿茶酚胺，引起持续性或阵发性高血压，并引起类甲状腺功能亢进症或糖尿病样的多食、多饮、多汗、消瘦等症状。血、尿儿茶酚胺（CA）及代谢产物香草扁桃酸（VMA）测定增高。影像学检查：CT、超声等可见较大的肾上腺肿物，少数为肾上腺外嗜铬细胞瘤。嗜铬细胞瘤危象发生时，可用酚妥拉明等治疗，根治应手术切除肿瘤。

嗜碱点彩红细胞（basophilic stippled erythrocyte）　在瑞氏染色条件下，胞质中存在着嗜碱性黑蓝色颗粒的红细胞。颗粒可较粗大，也可很小，其胞质每具有嗜多色性色调，此种细胞属于尚未完全成熟的红细胞。正常人血片中极少见到。在铅、铋、锌、汞中毒时增多。此种细胞的出现，表示红细胞再生加速，但有紊乱现象，可能因红细胞的膜被金属损伤后，其胞质中的核糖体发生聚集变性后着色所致。其他原因所致的严重贫血也可见到，如骨髓纤维化及巨幼细胞贫血等。

嗜碱性粒细胞（basophilic granulocyte，basophilic leukocyte）　颗粒白细胞的一种。占白细胞总数的0～1%。呈圆形，直径10～12μm。胞核不规则，着色较浅。胞质内含大小不等紫蓝色的嗜碱性颗粒，常掩盖胞核。颗粒内含肝素、组胺和白三烯等。前者具有抗凝血作用，后两者参与过敏反应。

嗜碱性粒细胞聚集反应（Jones-Mote reaction）　其他名称：琼斯-莫特反应。一种弱的Ⅳ型变态反应。用小量蛋白质抗原或抗原抗体复合物注射于人或豚鼠皮内，3～10日后再用同一抗原皮内注射，12h后注射部位有弱的红肿反应，22h达高峰，48h消退。反应局部炎症细胞中有1/3～1/2是嗜碱性粒细胞，但没有IgE抗体参与。

嗜碱性细胞腺瘤（basophile adenoma）　腺垂体的一种肿瘤。其细胞被碱性染剂染色。由于肾上腺皮质激素分泌增加可引起库欣（Cushing）综合征。也可出现甲亢、垂体周围组织受压及颅内占位性病变症状。CT、MRI有重要诊断价值。治疗：大多首选手术治疗，辅以放射和药物治疗。

嗜碱性中幼粒细胞（basophilic myelocyte）　胞质内含少量嗜天青颗粒和较多嗜碱性颗粒的中幼粒细胞。胞体直径10～15μm。胞核与中性中幼粒细胞相似，但轮廓不清，染色质结构模糊。胞质内含数量不多、大小不一但较粗大、分布散乱的紫黑色特异性嗜碱性颗粒，颗粒也可覆盖在细胞核上。

嗜染质（chromophilic substance）　其他名称：尼氏（Nissl）体。神经细胞核周部的嗜碱性颗粒或小体。不同神经元的嗜染质形态不一，无明显边界，由许多平行排列的粗面内质网及其间游离的核糖体和多核糖体组成，具有活跃的合成蛋白质的能力。神经元代谢和功能发生障碍时嗜染质发生形态变化。

嗜热平酸菌（thermophilic flatting-sour bacterium）　导致罐头平酸酸败的微生物。大都为兼性厌氧菌。平酸酸败的罐头内容物腐败变质，酸度增高，但不产气，故在罐听外表无异常表现。它常由于在生产中不严格遵守操作规程和卫生要求，使食品受到细菌污染或未达到应有效果，残存细菌和芽孢，当罐听储存于较高温度下，微生物得以生长繁殖而造成。平酸菌分布很广，食糖、淀粉等为其常见的污染物，也可来自不常清洗消毒的设备。平酸酸败的罐头应废弃。

嗜人按蚊（Anopheles anthropophagus）　其他名称：雷氏按蚊嗜人亚种。按蚊属的一种。成蚊似中华按蚊，但前缘脉基部呈一致暗色，其可靠的鉴别是卵：船面窄，宽度约占卵宽 $1/7\sim1/15$，而中华按蚊的卵船面宽，约占卵宽的 $1/3$。滋生于稻田、溪沟等地。喜栖人房、嗜吸人血。是传播疟疾、马来丝虫病的重要媒介。

嗜色细胞（chromophil cell）　腺垂体中对酸性或碱性染料具有较强亲和力的内分泌细胞。嗜色细胞分嗜酸和嗜碱两种。嗜酸性细胞数量多，内含嗜酸颗粒，按功能又分为促生长激素细胞、催乳激素细胞。嗜碱性细胞数量少，含嗜碱性颗粒，按功能又分为促性腺激素细胞、促甲状腺激素细胞和促肾上腺皮质激素细胞。

嗜睡（lethargy）　在并非睡眠不足的情况下，发生睡眠过多的现象。有轻度意识障碍。病人持续处于睡眠状态，可被轻度刺激或言语唤醒，醒后能正确、简单、缓慢地回答问题，但反应迟钝，停止刺激后又入睡。常见于颅内压增高病人。

嗜睡性脑炎（encephalitis lethargica）　其他名称：流行性甲型脑炎。公认为病毒所致，但至今病毒未分离出来。传染源推测为病人和病毒携带者，可能经呼吸道传播。以春季发病最多。发病者以 $10\sim40$ 岁为多，男性多于女性。临床上呈急性、亚急性和慢性经过。大流行时起病急骤，有高热、头痛、四肢疼痛、嗜睡以致昏迷，或不自主运动、癫痫样发作、肢体或脑神经麻痹，尤其以眼肌瘫痪多见；慢性期病人以帕金森综合征为主要表现。脑脊液中以淋巴细胞为主，蛋白轻度升高，糖和氯化物正常。血中白细胞总数及中性粒细胞增加。本病主要依据临床特点，结合流行病学和实验室检查综合诊断。无特殊治疗，多采取对症处理。

嗜酸细胞肉芽肿（eosinophilic granuloma）　一种良性、慢性、局限性组织增生性疾病。常侵犯颅骨、肋骨和脊椎，有时也累及脑和内脏。多见于青少年。病人自觉乏力，有低热。短期内在头顶部突然出现疼痛性肿物。X线平片上可见局部骨质破坏，其周围可有一圈硬化带，血象有嗜酸细胞增多。治疗：在刮除病灶后放疗，效果良好。

嗜酸细胞增多综合征（hypereosinophilic syndrome）　其他名称：嗜酸细胞白血病。一种累及多脏器的、原因不明的嗜酸细胞增多症。临床表现不一，常有体重减轻、食欲减退、乏力、腹痛反复发作、发热、盗汗、咳嗽、胸痛、神经精神症状、瘙痒、皮疹及心力衰竭等。

嗜酸［细胞］性筋膜炎（eosinophilic fasciitis，EF）　以肢体皮肤硬化、外周血嗜酸性粒细胞增多、高丙种球蛋白血症、筋膜中炎症细胞浸润为特征的结缔组织疾病。临床上不多见。$20\sim60$ 岁男性为主。病因不明。同时可伴发溶血性贫血、淋巴细胞增殖性疾病、原发性胆汁性肝硬化、桥本甲状腺炎、干燥综合征、心包膜炎、结肠炎、肾小球肾炎等疾病。病理所见，主要病变在筋膜。发病急，发病前常有过度劳累史、剧烈运动、外伤、受寒及上呼吸道感染史。临床上以肢体皮肤肿胀、紧绷、发硬起病，或兼有皮肤红斑及关节活动受限。损害特征为皮下深部组织硬肿，边缘局限或弥漫不清。一般无明显全身症状，内脏累及罕见。治疗：丹参注射液加低分子右旋糖酐静脉滴注有效。酌情可予以体疗、物理治疗、心理治疗。

嗜酸性粒细胞（eosinophil，eosinophilic granulocyte）　细胞核为两叶、胞质内充满嗜酸性颗粒的粒细胞。细胞可做变形运动，具有趋化性。占白细胞总数的 $0.5\%\sim3\%$，直径为 $10\sim15\mu m$。内含多种酶类物质和碱性蛋白质。主要功能是：限制嗜碱性粒细胞在速发型过敏反应中的作用；参与对蠕虫的免疫反应。在有寄生虫感染、过敏反应等情况下，嗜酸性粒细胞增多。

嗜酸性粒细胞白血病（eosinophilic leukemia）　一种少见的白血病类型。分为急性与慢性两种。白细胞可正常或高达 20 万，外周血嗜酸性粒细胞可达 $60\%\sim85\%$，多为成熟型嗜酸性粒细胞，偶可见原粒细胞。骨髓象分为原始细胞型或成熟细胞型，前者原粒细胞显著增多，后者为成熟型嗜酸性粒细胞增多。本病的诊断应慎重，需排除其他病因引起的嗜酸性粒细胞增多症。可采用化疗、药物治疗。

嗜酸性粒细胞计数（eosinophilic granulocyte count）　应用低渗伊红溶液使嗜酸性粒细胞染色，并破坏红细胞和其他白细胞，然后用血细胞计数池直接计数嗜酸性粒细胞。正常值为 $(0.05\sim0.5)\times10^9/L(50\sim500/mm^3)$。增多主要见于寄生虫感染、变态反应性疾病、药物过敏和皮肤病等。严重感染时嗜酸性粒细胞减少。

嗜酸性粒细胞类白血病反应（eosinophilic leukemoid reaction）　见嗜酸性粒细胞增多［症］。

嗜酸性粒细胞性腹膜炎（eosinophilic peritonitis）　是一种罕见的变态反应性疾病。腹水为渗出液，内有大量嗜酸性粒细胞，血中嗜酸性粒细胞亦增多。有自发性缓解和周期性发作的倾向，呈慢性经过。

嗜酸性粒细胞性胃肠病（eosinophilic gastroenteropathies，EG）　一种以胃肠道嗜酸性粒细胞浸润和胃肠道水肿增厚为特点的疾病。较少见。可累及食管、胃、小肠、结肠，以及肝脏和胆道系统。包括嗜酸性粒细胞性食管炎、胃肠炎和结肠炎等。病因未明，可能与变态反应紊乱、超敏反应相关。可因消化道梗阻而急性起病，可有腹痛或不适、恶心、呕吐、焦虑、肠梗阻、腹水、小儿喂养困难等症状，如累及肝胆系统可出现黄疸。根据临床表现、血象、放射学和内镜加活检病理检查可诊断。去除可疑过敏食物、糖皮质激素治疗有效，梗阻和/或穿孔可手术。

嗜酸性粒细胞性胃肠炎（eosinophilic gastroenteritis）　一种特异的变态反应性胃肠病。常于进食某种特异性食物后发生腹痛、腹泻、呕吐等。特别为在胃和/或小肠壁见有嗜酸性粒细胞增加。小肠活检可助诊断。用肾上腺皮质激素有良效。

嗜酸性粒细胞增多［症］（eosinophilia）　指外周血液中嗜酸性粒细胞超过 0.05（5%），绝对值大于 $0.5\times10^9/L$ 者。见于变态反应性疾患（如支气管哮喘、血管神经性水肿、食物过敏、血清病等）；寄生虫病（如钩虫病、蛔虫病、血吸虫病、肺吸虫病等）；某些皮肤病（如银屑病、湿疹、剥脱性皮炎等）；某些血液病（如淋巴瘤、慢性粒细胞白血病等）。以寄生虫感染与变态反应性疾病最常见。外周血中嗜酸性粒细胞绝对值增高即可诊断为嗜酸性粒细胞增多症。关键是明确病因诊断。反应性和继发性嗜酸性粒细胞增多以治疗原发病为主。非克隆性嗜酸性粒细胞增多治疗在于抑制嗜酸性粒细胞的生成。

嗜酸性淋巴肉芽肿（eosinophilic lymphogranuloma）　指以酸性粒细胞增高，伴有淋巴组织增生改变的疾病。病因未明。起病缓，病程长，呈良性经过。病变多累及浅表淋巴结、皮肤、肌肉、腮腺。肿物好发部位为腮腺部、眼部、颈部、颌下、上臂、腹部，有一组或多组淋巴结肿大，皮肤瘙痒，局部色素沉着。白细胞正常或稍增加，嗜酸性粒细胞可达 $10\%\sim77\%$。淋巴结病理切片淋巴组织增生，伴大量嗜酸性粒细胞及单核细胞浸润。本病对放射治疗敏感，糖皮质激素治疗亦有效。

嗜酸性细胞腺瘤（eosinophilic adenoma）　腺垂体的一种肿瘤。可伴发肢端肥大症及巨人症。治疗：首选手术治疗，辅以放射和药物治疗。

嗜酸性中幼粒细胞（eosinophilic myelocyte）　胞质内含少量嗜天青颗粒和较多嗜酸性颗粒的中幼粒细胞。胞体直径 $15\sim20\mu m$。胞核与中性中幼粒细胞相似。胞质内充满粗大、均匀、排列紧密、有折光感的橘红色特异性嗜酸性颗粒。

嗜血杆菌属（Haemophilus）　布鲁氏菌科的一组嗜血菌。一类在人工培养时必须供给新鲜血液才能生长的革兰氏阴性的短小杆菌。多形性，无鞭毛，无芽孢，可形成荚膜。需氧或兼性厌氧。该菌常寄生在人和动物的上呼吸道，种类较多。引起人类感染者主要为流感嗜血杆菌。它可引起急性呼吸道炎症、结膜炎以及化脓性脑膜炎等。该属细菌包括流感嗜血杆菌、副流感嗜血杆菌、郭-魏（Koch-Weeks）杆菌等。

嗜盐杆菌食物中毒（halophilic bacterial food poisoning）　由于

摄入嗜盐杆菌而引起的中毒。沿海多于内地。以小肠炎症为主，急起畏寒、发热，上腹和脐周痛，腹泻每日数次，水样便或糊状便，少数可为血水便或脓血便，呕吐频繁。严重者可引起脱水。食物或大便检出细菌可确诊。治疗：氯霉素等。

嗜盐菌（halophil, halophilic bacteria） 能在 2% 以上食盐溶液中生长的微生物的总称。除大多数海洋细菌以外，还有能引起含糖分高的食品、腌制食品变质的酵母菌和真菌。根据对盐浓度适应程度的不同。可分为极端嗜盐菌（在盐浓度 15%～30% 中生长）、中等嗜盐菌（在盐浓度 5%～20% 中生长）、弱嗜盐菌（在盐浓度 2%～5% 中生长）。

嗜异性凝集试验（heterophile agglutinative test） 其他名称：保-邦（Paul-Bunnell）试验。诊断传染性单核细胞增多症的一种凝集反应。病人血清中可出现一种能凝集异种动物（如绵羊）红细胞抗体的方法。2～3h 凝集价可达高峰，有助于诊断。但约有 10% 患儿始终为阴性。此外，霍奇金病也可出现嗜异性抗体。

嗜异症（allotriophagy, pica） 其他名称：异食癖。指病人喜食非食品性的某些物品。幼儿多发。病人可喜食煤渣、土块、纸张、金属玩具等。此外，病人常有食欲减退、呕吐、营养不良及贫血。治疗：对心理异常或缺铁性贫血引起的可用铁剂治疗；其他方法有驱虫、补锌、中药等。

噬红细胞细胞（erythrophage, hemophagocyte） 其他名称：噬血细胞细胞。为一种具有活跃破坏功能的吞噬细胞，见于肝、脾及骨髓等处。

噬菌体（bacteriophage, phage） 其他名称：细菌病毒。感染细菌的病毒。具有体积小、无细胞结构、严格寄生性（一种噬菌体只对相应的细菌起作用）及分布广泛等特性。在敏感细菌体内增殖，并使细菌裂解的噬菌体称为毒性噬菌体。也有的感染敏感细菌后，不增殖，其核酸与细菌染色体 DNA 发生整合，使细菌性状发生改变，称为温和噬菌体。由于噬菌体裂解细菌有种的特异性，故可用噬菌体做细菌的鉴定和分型。另外，噬菌体在基因工程中，可做外源基因的运载体，把某种基因带到宿主细菌体内，引起细菌变异，故噬菌体已成为分子生物学、病毒学和遗传学重要的研究工具。

噬菌体转换（phage conversion） 其他名称：溶源性转化。某种噬菌体感染某些细菌后，由于噬菌体的基因与细菌染色体重组而导致的遗传型变异。如在分枝杆菌中因噬菌体作用而产生光滑型菌落。又如，不产生外毒素的白喉棒状杆菌若携带 β-棒状杆菌噬菌体，便具有产生白喉外毒素的能力。

噬血细胞综合征（hemophagocytic syndrome） 其他名称：噬血细胞淋巴组织细胞增生症（HLH）。一种因多种致病因素导致活化的淋巴细胞和组织细胞增生，分泌大量炎症性细胞因子所引起的多器官高炎症反应综合征。可能是致病因素激活 T 细胞，引起 T 细胞介导的细胞因子风暴，刺激和激活大量组织细胞增生并吞噬血细胞所致。临床分为原发性（家族性）和继发性（反应性）两型。典型的临床表现：起病急骤，进行性加重，高热、寒战、关节肌肉酸痛，肝、脾、淋巴结肿大，黄疸及中枢神经系统症状。治疗原发病，尽快抑制过度的炎症反应。首选地塞米松，静脉用大剂量免疫球蛋白，依托泊苷（VP-16）宜及早使用。

收肌管（adductor canal） 股前面中部呈三棱形的间隙。前壁是缝匠肌和内收肌腱板，内侧为大收肌，外侧为股内侧肌，上口通股三角尖，下口为收肌腱裂孔。管内有股动脉、股静脉、隐神经等结构通过。

收敛药（astringent） 使发炎黏膜或创口表面的蛋白质变性凝结成保护层的，具有收敛和止泻作用的药物。分为内服和外用两类；供内服药物，如鞣酸蛋白；供外用药物，如鞣酸。

收缩力（contractility） 直接影响肌肉收缩效果的肌肉内部功能状态。可用最大短缩速度（V_{max}）来衡量。

收缩期（systole, period of contraction） 其他名称：心缩期。心动周期中心室收缩所占的时间。心室收缩，心室内压升高

超过心房内压时，房室瓣关闭；心室继续收缩，内压继续升高，超过动脉内压力时，动脉瓣开放，血液由心室流向动脉。

收缩期高血压（systolic hypertension） 收缩压 ≥21.3kPa（160mmHg），舒张压 <12.6kPa（95mmHg）。老年收缩期高血压往往是主动脉硬化的标志；青年收缩期高血压多为高动力循环状态，如甲状腺功能亢进、严重贫血、主动脉瓣反流、动脉导管未闭、动静脉瘘等。适当针对病因进行治疗，血压多能降至正常。

收缩期末容积（end-systolic volume, ESV） 射血期末心室的容积。一个心动周期中心室容积最小者。正常成人安静时收缩末期容积约 75ml，可见每一次心室收缩之后心室内的血液并没有全部被射出。当心肌收缩力增强时，每搏输出量增多，收缩末期容积减小。当每搏输出量增到最大，收缩末期容积减至最小，仅有 20ml。

收缩期前奔马律（presystolic gallop） 其他名称：舒张晚期奔马律、第四心音奔马律、房性奔马律。为病理性第四心音。由心房收缩的声音和第一心音、第二心音所组成，类似马在奔驰时的蹄声，故名。该额外心音出现在第一心音的前面，音调较钝，通常在心尖部或胸骨左缘第 3、4 肋间听到，深吸气时明显。它是由左室壁顺应性降低，左室舒张末压增高时心房收缩增强所致。多见于冠心病、高血压心脏病、主动脉瓣狭窄、心肌炎、心肌病等。

收缩期损伤电流（systolic current of injury） 解释心肌损伤时 ST 段偏移的学说。心肌损伤后，受损心肌在去极化完，尚未恢复极化状态前，可发生去极化不全，电位高于邻近健康心肌，二者存在电位差，电流自损伤部位流向健康部位，称收缩期损伤电流。心电图表现为 ST 段升高。

收缩期杂音（systolic murmur） 发生在第一心音和第二心音之间的杂音。性质以吹风样最多见，部位以二尖瓣、肺动脉瓣区常见，尤其心尖部最多。如二尖瓣关闭不全，房间隔或室间隔缺损时，更常见于功能性杂音，如高热、贫血等。

收缩压（systolic pressure） 心室收缩时动脉血压升高所达到的最高值。安静时比较稳定，变动范围小。我国健康成年人收缩压为 13.3～16.0kPa（100～120mmHg）。可随年龄增加而增高；男性高于女性；劳动或运动时增高，精神紧张或激动时亦可增高。

收缩早期喷射音（early systolic click） 其他名称：收缩早期喀喇音、喷射性喀喇音。在心室收缩射血时，使扩张的主动脉或肺动脉突然振动，或在主动脉、肺动脉内压力增高情况下，瓣膜有力开放而产生的声音。临床上分为两种类型：①肺动脉收缩早期喷射音，由于肺动脉明显扩张及肺动脉压明显增高所引起；②主动脉收缩早期喷射音，由于主动脉明显扩张及主动脉压明显增高所致。

收缩中晚期喀喇音（mid and late systolic click） 其他名称：收缩中晚期喷射音。收缩期额外心音的一种。该心音出现在第一心音之后 0.08s 以内者，称收缩中期喀喇音；在 0.08s 以上者，称收缩晚期喀喇音。在心尖区及其稍内侧可以听到高调、短促、清脆的额外心音。多见于二尖瓣脱垂及二尖瓣关闭不全。

手表定律（watch haw） 其他名称：两只手表定律、矛盾选择定律。一个心理学定律。当只有一只手表时，人们的时间安排都服从它；当有两只手表时，人们却无法判断哪只手表的时间更准确，反而无所适从。这个定律说明，人们不能同时执行两个标准或选择两个不同的价值观，否则就会陷入混乱和矛盾。

手部肌腱损伤（hand tendon injury） 直接暴力或切割所致手指肌腱断裂。指屈肌腱断裂时，手指伸直位角度增大，屈指功能受限，指伸肌腱断裂时，屈指角度增大，不能伸指。经彻底清创后尽可能早期缝合，术后用金属板或石膏托固定 3 周。如创口污染严重，可暂将肌腱原位固定，留待二期修复。

手部间隙感染（infection of hand space） 指手部筋膜、腱鞘、皮肤等组织之间存在的一些潜在的间隙内发生的化脓性感染。如掌中间隙、鱼际间隙、小鱼际间隙等。多因小的刺激

引起，也可继发于腱鞘、滑囊等感染，致病菌多为金黄色葡萄球菌或溶血性链球菌。主要表现为局部红肿、剧痛、明显压痛。掌中间隙感染，手掌正常凹度消失，手背肿胀明显，但压痛最明显处在掌中；鱼际间隙感染，虎口处肿胀明显，拇指处于外展位；小鱼际间隙感染，小鱼际及背部肿胀、压痛。早期应给予大剂量抗生素和手术切开减压、引流。

手部皮肤瘢痕挛缩（cicatricial contracture of hand）　手部外伤创面自然愈合或继发感染形成的瘢痕挛缩。临床表现为瘢痕处明显疼痛，易溃破发炎。反复溃破可引起慢性炎症，日久可发生癌变。瘢痕挛缩引起缺血和静脉及淋巴回流障碍时，可出现肢体远端水肿。影响手的功能或疑有癌变者应手术治疗。

手部皮肤撕脱伤（avulsion injury of hand skin）　是手部皮肤或连同皮下组织等，被旋转的轮轴或轮带撕裂或撕脱的一种损伤。治疗时要求将血运好的皮瓣彻底清创，直接缝合；如皮肤缺损，可用游离皮片或转移皮瓣植皮。

手法通气（manual ventilation）　操作者用手挤压或推拉人工通气装置的储气囊或风箱给病人通气，维持病人呼吸的方法。可行扶助呼吸或控制呼吸。其优点是压力柔和、较能保持病人的生理状态，可了解麻醉深浅与肺-胸顺应性，能及时发现通气装置漏气，保证足够的通气量。

手翻托法（restoration by hand turning）　中医正骨手法。中医用于肘关节错位的整复手法之一。医者一手把定患肘，另一手牵拉其前臂，然后向上翻折以使肘关节复位。本法亦可用于桡骨小头半脱位。

手风琴样效应（concertina effect）　QRS 波群呈进行性加宽和进行性变窄，其形状似手风琴音箱的开关。常见于下列情况：①室内差异性传导程度逐渐加重；②室性起搏点控制心室的成分逐渐增大；③束支传导阻滞的文氏现象；④预激程度逐渐加重。

手风琴征（accordion sign）　脾增大的 X 线征象之一。在腹部 X 线片上见到钙化的脾动脉被压迫和向内移位似手风琴样。如有以前的 X 线片做比较，此征具有特殊价值。若创伤后此征发展，提示有脾包膜下出血或脾破裂存在。

手关节（joint of hand）　连结腕骨、掌骨和指骨的关节。包括桡腕关节、腕骨间关节、腕掌关节、掌骨间关节、掌指关节和指骨间关节。

手汗（polyhidrosis of hands）　中医病证。单纯手掌汗出过多。属自汗。症见两掌红热、汗出淋漓、急躁动怒或劳累后出汗较多。以表虚营卫不调或汗伤阴血者为多见。治宜调和营卫、固表敛汗，兼滋阴养血，可用桂枝汤加黄芪、当归等。

手痉挛症（Trousseau sign）　见特鲁索征。

手厥阴心包经（jueyin pericardium channel hand, jueyin pericardium meridian of hand，PC）　中医术语。本经起于胸中，出属心包络，向下穿过膈肌，络于上、中、下三焦。其分支从胸中分出，出胁部当腋下 3 寸处天池穴，向上至腋窝下，沿上肢内侧中线入肘，过腕部，入掌中，沿中指桡侧至末端中冲穴。另一分支从掌中分出，沿环指尺侧端行，经气于关冲穴与手少阳三焦经相接。本经腧穴主治心、胸、胃、神志病以及经脉循行部位的其他病证如心痛、胸闷、心悸、癫狂、腋肿、肘臂挛急、掌心发热等。

手内在肌挛缩（contracture of intrinsic muscles of hand）　由中枢神经系统病变、局部的炎性刺激，或手内在肌直接损伤等原因所造成的手内在肌痉挛、肌肉纤维化或瘢痕挛缩的病症。因受损的手内在肌不同，表现的畸形也不一样，且在挛缩肌肉处可以触及瘢痕硬结、条索或整个肌肉瘢痕化团块。治疗：轻者用弹性牵引支具牵引以缓解挛缩；重者需手术治疗。

手内在肌瘫痪（paralysis of intrinsic muscles of hand）　支配手部内在肌的神经，从脊髓前角到肌肉内在的终板之间任何部位，因疾病或外伤致传导功能障碍时，其所支配的肌肉即发生麻痹。表现为手内在肌包括鱼际肌、蚓状肌及骨间肌麻痹。治疗：早期治疗神经损伤和疾病；晚期行改善功能的手术。

手热滚筒烧伤（hand burn from hot roller）　一种特殊类型的烧伤。手被卷入灼热的滚筒内，除局部除烧伤外还有挤压伤。创面多为Ⅱ度烧伤，严重者伴有不同程度的皮肤撕裂伤，皮下组织、肌腱、骨及关节暴露，并可能有指骨及掌骨骨折。伤后出现进行性血运障碍，局部肿胀特别明显。肿胀范围可延伸整个前臂。创面渗液多，疼痛剧烈。严重者最后出现手指或手掌坏死。

手三里（shousanli, LI10）　其他名称：三里。中医经穴名。属手阳明大肠经。位于阳溪穴与曲池穴连线上、曲池穴下 2 寸处。主治肘臂酸痛、上肢不遂、齿痛、颊肿、瘰疬、腹痛、吐泻、腰背痛；以及消化性溃疡等。直刺 0.5～1 寸。艾炷灸 3～5 壮，或艾条灸 5～10min。

手少阳三焦经（shaoyang sanjiao channel of hand, shaoyang sanjiao meridian of hand）　中医术语。十二经脉之一。本经起于环指尺侧端关冲穴，向上沿环指尺侧至手腕背面，上行尺骨、桡骨之间，通过肘尖，沿上臂外侧向上至肩部，向前行入缺盆，布于膻中，散络心包，穿过膈肌，属上、中、下焦。其分支从膻中分出，上行出缺盆，至肩部，左右交会并与督脉相会于大椎，上行到项，沿耳后直上出耳上角，然后屈曲向下经面颊部至目眶下。其另一分支从耳后分出，进入耳中，出走耳前，至目外眦，经气于瞳子髎穴与足少阳胆经相接。本经腧穴主治侧头、耳、胸胁、咽喉病和热病以及经脉循行部位的其他病证如腹胀、水肿、遗尿、小便不利、耳聋、耳鸣、咽喉肿痛、目赤肿痛、颊肿和耳后、肩臂、肘部外侧疼痛等。

手少阴心经（shaoyin heart channel of hand, shaoyin heart meridian of hand）　中医术语。十二经脉之一。本经起于心中，出属心系，内行主干向下穿过膈肌，联络小肠；外行主干，从心系上肺，斜出腋下，沿上臂内侧后缘，过肘中，经掌后锐骨端，进入掌中，沿小指桡侧至末端，经气于少冲穴处与手太阳小肠经相接。支脉从心系向上，挟着咽喉两旁，连系于目，即眼球内连于脑的脉络。本经腧穴主治心、胸、神志病和经脉循行部位的其他病证，如心痛、咽干、口渴、目黄、胁痛、上臂内侧痛、手心发热等。

手术产率（operative delivery rate）　每百名产妇中，进行手术产的产妇人数。手术产率＝手术产人数/期内产妇总人数×100%。

手术刀（scalpel, lancet）　外科手术器械之一。用于切割组织。分为刀片和刀柄两部分。刀片有圆头、尖头之分。并分为各种大小规格（圆刀用途较广，用于切开皮肤和皮下组织，尖刃刀刀尖锋利，用于较精细的剥离和脓肿切开或空腔脏器的切开）。使用刀时将刀片安装在刀柄上，取下刀片时，须用持针钳钳夹，不能用手拔取，以免割伤手指。此外，还有高频电刀等。

手术后横结肠功能紊乱（postoperative dysfunction of transverse colon）　腹腔炎症或腹部手术后，大网膜与炎症部位粘连、短缩，牵拉横结肠使之下垂、伸长或成角而引起的一组病征。表现为腹痛、腹胀、便秘、腹泻等。伸直躯干或负重后症状加重。治疗：对症处理，手术。

手术剪（surgical scissors）　外科手术器械之一。分为组织剪和线剪两类。前者用于剪开组织，头圆，柄较长，有直、弯两种；后者用于剪线，为直剪，一侧头尖、一侧头圆，柄较短。使用时两者不可混用。组织剪制作精细，刃薄而锐利，要注意保养，切勿用于剪线。手术时按类型和部位选择，长剪用于胸腔、盆腔等深部手术，多用弯头，以免遮住视线。

手术镊（surgical clamps）　外科手术器械之一。用于夹持组织，以便缝合操作。分为有齿镊、无齿镊，并有大、中、小号之分。有齿镊用于夹持皮肤、肌腱、筋膜等坚韧组织；无齿镊用于夹持肠管、血管等较脆弱的组织。大、中号用于夹持胸腹腔深部组织。

手术前栓塞（preoperative embolization）　经导管动脉栓塞术的一种临床应用。手术前栓塞肿瘤的供血动脉，可使肿瘤缩小及与邻近组织分界清楚，手术时出血少，利于彻底切除；对于回流静脉有瘤栓者，术前栓塞肿瘤动脉可避免肿瘤扩散。另外，肿瘤组织缺血坏死，机体产生免疫反应，有可能改善机体的免疫功能。一般认为适宜术前栓塞者为胃癌、肾癌、脑膜瘤、骨肿瘤等。

S

手术区皮肤消毒法（skin disinfection of operative field） 先用 2.5％碘酒（小儿用 1.5％碘酒）涂搽皮肤，待碘酒干后，用 75％乙醇将碘酒擦净 2 次；亦可仅用 0.1％苯扎溴铵溶液涂搽两遍；对婴儿、面部皮肤、口腔黏膜、肛门及外生殖器一般用 0.1％苯扎溴铵或氯己定（洗必泰）溶液涂搽 2 次。植皮手术的供皮区皮肤消毒可用乙醇涂搽 2 次。皮肤消毒的范围要超过切口周围 15cm，涂搽药液时，应从手术区中心向四周涂搽；如为感染伤口或肛门等处，则应从手术区外周向中心处涂搽；已经接触污染部位的药液纱布，不能再涂搽清洁处。

手术室（operating room） 手术科室医生施行手术的地方。其建筑面积大小视医院床位的多少而定。从基层卫生院的一两间简易的手术室，到现代化医院有数千平方米的大型综合性手术室不等。现代化的手术室不仅有足够的空间和先进设备方便手术，而且也要为病人和工作人员提供安全和舒适的条件，如光线、温度、清洁等。一般设在病房大楼的次顶层或中间层，处于外科各病区的中心或附近，并与某些辅助科室，如血库、病理室，相距较近。

手术室管理（management of operating room） 医院管理的一部分。衡量手术室管理水平的要点是：①当抢救时能迅速组成班子配合工作。②有一套严格合理的规章制度和无菌操作规范；物品齐全、供应及时、抢救随时可取用。③不断采用新技术，能跟上国内外发展的步伐。人员配备：由护士长、护士、卫生员、消毒员等人员组成。按手术台及手术种类决定配台人数，普外、胸外、妇科、骨科为一台 2 人，眼、耳鼻喉科为一台 1 人。规章制度有：手术室制度、岗位责任制、无菌技术和消毒常规、查对制度、防止交叉感染的处理原则、防止差错事故制度、参观制度等。

手术无影灯（operating shadowless light） 手术时的照明设备。由多个不同角度照射的光源组成。采用灯光中的红外线反射灯罩，使可见光最大限度地投射，且能在直径 2.5m 圆周内转动和定位，装有吸热滤光罩，光线与破晓时阳光接近，使手术医师不感到辐射热和眼睛疲劳。灯光焦点集中，亮度可调节。

手术显微镜（operation microscope） 精细手术时扩大医师视野的多科性医用光学仪器。采用有级连续变倍方式放大，可观察到血管粗细、鼓膜穿孔大小、微细血管及神经缝合、子宫颈病变的立体感图像。双人双目镜可供两人同时观察。

手太阳小肠经（taiyang small intestine channel of hand, taiyang small intestine meridian of hand） 中医术语。十二经脉之一。本经起于手小指尺侧端少泽穴，沿手背、上肢外侧后缘，过肘部，到肩关节后面，绕肩胛部，左右交会并与督脉在大椎穴处相会，前行入缺盆，深入体腔，络心，沿食管，穿过膈肌，到达胃部，下行，属小肠。其分支从面颊部分出，向上行于眼下，至目内眦，经气于睛明穴与足太阳膀胱经相接。本经腧穴主治头、项、耳、目、咽喉病和热病、神志病，以及经脉循行部位的其他病证如少腹痛、腰脊痛引睾丸、耳聋、目黄、颊肿、咽喉肿痛、肩臂外侧后缘痛等。

手太阴肺经（taiyin lung channel of hand, taiyin lung meridian of hand） 中医术语。十二经脉之一。本经起于中焦，向下络大肠，回过来沿着胃上口穿过膈肌，入属肺，从肺系横行出于胸壁外上方，出腋下，沿上肢内侧前缘下行，过肘窝，入寸口、上鱼际，直出拇指桡侧端少商穴。其分支从前臂中缺口处分出，沿掌背侧走向示指桡侧端，经气于商阳穴与手阳明大肠经相接。本经腧穴主治头面、喉、胸、肺病和经脉循行部位的其他病证如咳嗽、气喘、少气不足以息、咳血、伤风、胸部胀满、咽喉肿痛、缺盆部和手臂内侧前缘痛、肩背部寒冷疼痛等。

手套征（glove sign） 其他名称："8"字征。在中度肾积水时，当声像图切面经过肾盂和肾盏，见肾窦中有扩大的无回声区所呈现的征象。

手提法（raising manipulation） 中医正骨手法。中医伤科整复手法之一。用于脊椎错位的整复。病人站立，助手从高处勾住病人两腋窝提起，使其足下悬空，医者在患处按压整复。

手天鹅颈畸形（swan-neck deformity of hand） 类风湿性关节炎病人在慢性晚期的一种症状。由于关节软骨丧失，韧带、腱鞘和关节被膜的破坏或减弱，肌力的不平衡，以及病人关节活动时用力的不同，出现关节的不同畸形。近端指间关节过度伸展，可使手呈所谓的天鹅颈畸形。

手性碳原子（chiral carbon atom） 其他名称：不对称碳原子。与 4 个不同基团相连接的碳原子。常用 *C 表示。它是手性分子的手性中心（chiral center），并使该分子具有旋光性。

手癣（tinea manuum, ringworm of the hand） 发生于手部的真菌病。多从足癣传染而来，致病菌主要为红色毛癣菌。临床分两个类型：①鳞屑型：开始在手掌侧出现小水疱，伴有不同程度的痒感，水疱干燥后形成点状白色鳞屑，皮损逐渐扩大，形成多环形，可传染到指甲和另一手掌；②慢性湿疹型，表现为掌心皮肤弥漫性增厚，伴有小片鳞屑，触之粗糙，在夏季可出现水疱，使痒加剧，冬季出现裂隙，引起疼痛。外涂 30％冰醋酸、水杨酸软膏、克霉唑软膏、达克宁霜等治疗。

手阳明大肠经（yangming large intestine channel of hand, yangming large intestine meridian of hand） 中医术语。十二经脉之一。本经起于示指桡侧端（商阳穴），经过手背行于上肢伸侧前缘，上肩，至肩关节前缘，向后与督脉在大椎穴处相会，再向前下行入锁骨上窝（缺盆），进入胸腔络肺，通过膈肌下行，入属大肠。其分支从锁骨上窝上行，经颈部至面颊，入下齿中，回出夹口两旁，左右交叉于人中，至对侧鼻翼旁，经气于迎香穴处与足阳明胃经相接。本经腧穴主治面、五官、咽喉、热病病证和经脉循行部位的其他病证如腹痛、肠鸣、泄泻、便秘、痢疾、咽喉肿痛、齿痛、鼻流清涕或出血，以及本经循行部位疼痛、热肿或寒冷等。

手淫（masturbation, onanism） 用手玩弄生殖器官以达到自我发泄性欲和获得快感的行为。是一种不良的习惯。

手掌法（palm method） 计算烧伤面积常用而且简单的方法。用病人自己的手掌度量其烧伤面积，五指并拢手掌和手指的面积约为本人身体体表面积的 1％，可以快速地估计出烧伤面积，适用于计算小面积和分散的烧伤。

手掌根出臼（carpometacarpal dislocation） 其他名称：手腕失落、手静齐腕骨出、手盘出。中医病名。即桡腕关节脱位。多因跌仆所致。用捏腕骨入髎法复位，内服活血散瘀、消肿定痛药，肿胀消减后，用海桐皮汤外洗，并配合功能锻炼。

手掌间隙感染（palmar space infection） 手掌深部筋膜腔隙的化脓性感染。多由中指和环指的腱鞘炎蔓延而来。表现为掌心正常凹陷消失、压痛明显，中指、环指和小指处于半屈位，手背水肿明显。鱼际间隙感染多由示指腱鞘感染后所致，表现为鱼际和拇指指蹼明显肿胀及压痛，但掌心凹陷仍在，拇指外展稍屈，示指半屈，活动受限。治疗：抗炎治疗，脓肿形成则切开引流。

手支法（restoration by arm supporting） 中医术语。中医伤科用于肩关节脱位的整复手法之一。病人正坐，一助手站于健肩侧，双手环抱患侧腋下，医者外展患臂与助手相对牵引，待有活动时，屈患肘成直角，医者转向病人背后，肘部保持牵引，一手拇指伸至腋窝，向外支肱骨头，同时另一手内收肘部，感到复位滑动，即已复位。

手指重建（finger reconstitution） 见手指再造。

手指腱鞘（finger tendon sheath） 包绕第 2、3、4 指屈指肌腱的鞘膜。由两部分组成，外层腱纤维鞘与指骨构成骨纤维鞘，起约束、支持和滑车作用；内层是腱滑液鞘，呈双层套管状滑液鞘，包绕指浅、指深屈指肌腱，该鞘是密闭的滑液囊，内有少量滑液，腱的背侧与指骨间有腱系膜相连，腱的血管沿此出入。

手指再造（finger reconstitution） 其他名称：手指重建。外伤后缺指尤其拇指的再造手术。过去用的拇指再造法有：皮管移植加植骨；踇趾移植；手指拇指化等。用这几种方法再造的拇指，在功能上都不够理想。1966 年，我国医务人员用足踇游离移植法再造拇指获得成功。这个方法与以往的带蒂踇趾移植再造拇指法根本不同。本法只需一次手术，即能将第 2 趾接到手上。手术包括缝接相应的骨头、血管、神经、肌腱和皮肤。用这种方法再造的拇指血供好，感觉好，屈伸有力，外形亦较美观，有接近正常拇指的功能。其他指如示指、中指缺失也可用本法再造。

手中握球征（hand grasping ball sign）　腮腺碘油造影时腮腺良性肿瘤的特征性征象。X线表现为：肿瘤相邻的主导管移位或被拉长或呈屈曲状，而分支导管或末梢导管被推移而靠拢呈束状或包绕在肿瘤周围，形如手中握球状，其边缘清楚、光整，而无导管本身的破坏。在正位像时显示得最为明显。

手舟骨（navicular bone of hand, os naviculare manus）　近侧列腕骨中拇指侧的三角形短骨。

手拽法（restoration by hand）　中医术语。中医伤科整复手法之一。用于髋关节脱臼的整复。用双手握患侧肢体远端并用力拔伸使之复位的方法。通常需助手固定肢体上端，做对抗拔伸，使复位易于成功。可用于骨折及脱位。

手（脚）镯（bracelet）　在佝偻病小儿的前臂或小腿长骨的远端可打到或看到肥厚的由骨骺形成的环状隆起。多见于6个月以上的小儿。

手镯试验（bracelet test）　类风湿性关节炎的检查方法之一。检查者用手握住病人前臂远侧端，当用力紧捏时，病人感到局部较剧烈的疼痛，即为本试验阳性。是诊断早期类风湿性关节炎的重要依据之一。

手足抽搐（tetany）　以腕、踝关节的强力屈曲、肌肉痉挛等为主要表现的综合征。发作时，上肢表现为腕部屈曲，手指伸展，指掌关节屈曲，拇指内收靠近掌心并与小指相对，形成"助产士手"；下肢则表现为踝关节与趾关节皆屈曲状。见于低钙血症或碱中毒时。

手足搐搦性白内障（tetanic cataract）　见低血钙性白内障。

手足发绀（acrocyanosis）　一种血管痉挛状态。特点是，在常温下四肢末端，特别是手和前臂有持续均匀的青紫色，局部皮肤温度降低，而四肢脉搏正常。病因不明。无缺血性神经营养障碍所致的溃疡或坏疽。对症治疗。

手足皲裂（rhagades of hand and foot）　手足部皮肤干燥、弹性减退而产生的裂隙。多见于成人及老年人，尤其是工人、农民以及从事露天作业的工作者，常在冬季发病，手足部皮肤干燥、粗糙增厚，继之顺皮纹发生深浅、长短不一的裂口，可深达表皮、真皮和皮下组织，轻者无自觉症状，重者活动时疼痛，甚至出血。治疗：经常用温水浸泡手足，外搽润滑油、尿素霜软膏、水杨酸软膏等。

手足口病（hand-foot-mouth disease）　多由柯萨奇病毒 A_5、A_9、A_{10}、A_{16} 和 B_2、B_5 引起的病毒性传染病，肠道病毒71 也可引起。传染性强。5 岁以下儿童多见，成人也可患病，特点是在手、足和口部出现水疱或丘疹性改变，有时可波及躯干。口腔损伤可发生于唇、舌、咽部黏膜，以致疼痛不能进食。一般预后良好，多在 4～6 日自愈。

手足徐动症（athetosis, mobile spasm）　脑纹状体变性所引起的一种手足运动的异常。多见于早产及出生时窒息和患过新生儿黄疸的儿童。通常在生后数月起病，表现为肢体远端无节律、缓慢、无定型、扭曲、拘挛的异常运动，如手指有不规则的蠕虫样运动和佛手样的特殊姿势。一般举止困难，跷趾背屈，或呈现各种怪脸等。治疗宜用镇静剂；必要时可做脑的立体定向手术。

手足癣（tinea of feet and hands）　致病性皮肤丝状真菌在手足部位引起的皮肤病。足癣是真菌病中发病率最高的一种疾病，常由足癣感染到手部而引起手癣。手癣较为少见。主要表现为水疱、丘疱疹、浸渍糜烂、皮肤过度角化增厚、剧痒、恶臭。继发感染时局部化脓、红肿、引起淋巴管炎等。治疗：外用咪唑类溶液或霜剂，亦可用水杨酸制剂等。外用药效果不好者可口服抗真菌药物。

首过消除（first pass elimination）　其他名称：首过效应。药物在经胃肠道吸收入血，经门静脉进入肝脏的过程中，部分药物被肠黏膜及肝脏灭活，进入体循环的药物量减少的现象。如口服硝酸甘油时约有 90% 的药物被首过消除灭活，故临床常用舌下给药含化而不用口服，因为舌下给药、直肠给药可绕过第一关卡避免其破坏。

首乌藤（Caulis Polygoni Multiflori, tuber fleeceflower stem）　其他名称：夜交藤。中医药名。安神药。蓼科植物何首乌的茎藤。甘、微苦，平。归心、肝经。功能养心安神、通经活络。用于：①治神经衰弱、失眠多梦、心悸、汗多、血虚、周身酸痛、肌肤麻木、风湿痹痛。②茎或叶煎水洗治疥癣、皮肤瘙痒、痔疮肿痛。

首因效应（primacy effect）　其他名称：最初效应。对于总体印象的形成，最初获得的信息比后来获得的信息影响更大的现象。

寿命（life span）　生物个体从出生经过发育、成长、成熟、衰老直至死亡所生存的时间。由于个体之间的寿命有较大差别，在比较某个时期、某个地区的人类寿命时，通常采用期望寿命。

寿命表（life table）　其他名称：生命表。根据某一人群（或生物种群）的年龄别死亡率计算出来的统计表。它可以表现出某一代人或生物群组的生命过程，预期每个个体平均可活多少年，活到某一年龄时尚存活多少个体，存活的个体在今后若干年（或月、日）内死亡的机会有多大，已经活到某年龄的个体平均还可活多少时间等。

受精（fertilization）　精子与卵子结合成受精卵的过程。受精通常是在输卵管壶腹部进行的。获能的精子接近卵细胞时发生顶体反应，释放顶体酶，在其作用下精子可穿过卵的放射冠和透明带，并与卵细胞接触。当精子头与卵细胞膜接触时，立即发生透明带反应，并出现精卵质膜融合。精子进入卵内，卵细胞发生皮质反应，以此防止其他精子的侵入。此时卵细胞完成第二次成熟分裂。精子头形成雄原核，卵细胞核形成雌原核，核膜消失，染色体相互混合，最终形成一个二倍体细胞，即受精卵。

受精卵（fertilized ovum）　经过受精过程，精子和卵子结合后产生的合子。具有亲本双方的遗传性状，是新个体形成和发育的开端。在受精过程中，由于精子的入侵卵细胞完成第二次成熟分裂，形成成熟的卵子，此时卵细胞的核称作雌原核，精子的核称雄原核。雄原核和雌原核移到卵的中央并相互接受，核膜消失，染色体相互混合，于是形成一个具有 46 个染色体的二倍体细胞，即受精卵。

受虐症（masochism）　其他名称：受虐癖。一种性变态行为。以乐意接受异性施加的痛楚或屈辱而获得性欲满足为特征。有时施虐症与受虐症联系在一起，有些性变态者交替充当这两种角色。

受体（receptor）　存在于突触后膜、效应器细胞膜上或细胞内的能与神经递质、激素或药物特异性结合从而使细胞的功能发生变化的蛋白质。某些能与受体结合而使细胞产生生物学效应的药物称为受体激动剂。占据受体或改变受体的空间结构形式，使递质不能发挥作用的药物称为受体阻滞药。受体发生异常引起受体病变。

受体病（receptor disease）　一些生物活性物质如激素、神经递质等，必须与受体特异性结合而发挥生理效应，因此受体功能障碍，则导致细胞功能或代谢异常，而引起受体病。如甲亢是受体抗体引起的病变；先天性肾性尿崩症是由于抗利尿激素受体先天性缺陷所致；受体调节异常也可引起疾病。

受压性缺血（pressure ischemia）　血管受压所致的血流减少。包括：①手术结扎动脉。②动脉受肿瘤包围、压迫。③局部微循环直接受压，如病人长期仰卧在较硬的床上，背部发生的压疮就是由于受压性缺血所引起的组织坏死。

受孕（conception, fetation）　指男女生殖细胞（精子、卵子）结合的过程。在性交时精液被射入阴道内，精液中的精子进入子宫腔再移行至输卵管。此时，如输卵管内适有成熟的卵子，即能被精子钻入，结合而受精，成为受精卵。受精卵再从输卵管转移而植入子宫内膜，并在此生长发育。

兽疫流行病学（epizoology）　研究兽类传染病在兽类及家畜中发生、传播的规律，拟订防治对策，并防止某些人畜共患的传染病波及人群引起人类发生和流行的一门学科。

瘦素（leptin）　其他名称：瘦蛋白。由肥胖基因（瘦素基因）编码的 167 个氨基酸组成的、在调节体重和能量代谢等方面有广泛作用的一种多肽类激素。血浆中的瘦素可抑制食欲和进食，从而减少体重的增加，有望用于治疗肥胖。

书写过小症（micrographia） 其他名称：小书写症。锥体外系受损的症状之一。其主要表现是书写困难，即书写时下笔迟疑，字迹抖动不清，且字迹过小，或在书写过程中字迹渐小，稍事休息后可稍好转，但再次书写时将重复出现。这是由于手部小肌肉张力增强所致。重症锰中毒可有此症状。

书写卫生（hygiene of writing） 为养成正确书写习惯而采取的保健措施。要求是：①书写持续时间不宜过长，小学生为5～15min，中学生为20～30min；②使用铅笔应软硬适中，一般用 HB 铅笔；③握笔姿势应正确，笔杆与作业本成60°，握笔的示指距笔尖至少1cm，前臂平放于桌面；④教师在黑板上书写要端正、清晰，一般汉字高度不小于8cm，拼音字母不小于4cm。

枢椎（axis） 其他名称：第2颈椎、第二颈椎。椎体上方有一齿状突起（齿突）的颈椎。与寰椎（第1颈椎）齿突凹形成寰枢关节。

叔丁对羟基茴香醚（butylated hydroxyanisole，BHA） 其他名称：叔丁对甲氧酚。油类及脂肪的抗氧剂之一。白色结晶性粉末。嗅香，味微苦而有烧灼感。熔点62～65℃，不溶于水，能溶于醇、丙二醇、油及油脂中。

叔丁氯喘通（tulobuterol） 见妥洛特罗。

舒巴克坦（sulbactam） 见舒巴坦。

舒巴坦（sulbactam） 其他名称：舒巴克坦、青霉烷砜钠。是不可逆性竞争型β-内酰胺酶抑制剂。抗菌活性较低，但对细菌产生的β-内酰胺酶具有很强的抑制作用。将氨苄西林与舒巴坦制成复方制剂，治疗慢性支气管炎急性发作、尿路感染、皮肤软组织感染，有良好疗效。

舒必利（sulpiride） 其他名称：止呕灵、舒宁。抗精神病药。对淡漠、退缩、木僵、抑郁、幻觉和妄想症状的效果较好。适用于精神分裂症单纯型、偏执型、紧张型及慢性精神分裂症的孤僻、退缩、淡漠症状；对抑郁症状有一定疗效。用于治疗呕吐、酒精中毒性精神病、智力发育不全伴有人格障碍、胃及十二指肠溃疡等。制剂：片剂、胶囊剂；注射剂。孕妇、婴幼儿、嗜铬细胞瘤病人禁用，严重心血管疾病、低血压、肝功能不全者慎用。

舒喘灵（sulbutamol，ventolin） 见沙丁胺醇。

舒胆灵（febuprol） 见非布丙醇。

舒尔茨胎盘娩出法（Schultz mechanism，delivery of placenta） 胎盘以胎儿面娩出。胎盘附着于子宫前、后壁较高处，宫缩较强，很快完成剥离，借重量降至子宫下段，以后压迫腹部使其排出。一般出血量不多。

舒尔曼综合征（Shulman syndrome） 由于输血后产生抗血小板抗体，引起急性血小板减少及出血倾向的一种综合征。一般发生于输血后7～10日，出现紫癜等出血倾向，血小板急剧减少。血小板凝集试验阳性。采取激素、交换输血等疗法。

舒肝片（shugan pian） 中医成药名。疏肝解郁理气剂。另有制剂：丸。组成：川楝子、延胡索、白芍、片姜黄、木香、沉香、豆蔻仁、厚朴、砂仁、陈皮、枳壳、茯苓、朱砂。功能疏肝和胃、理气止痛。治肝郁气滞、胸胁胀满、两肋刺痛、胃脘疼痛、饮食无味、消化不良、嘈杂呕吐、嗳气泛酸。服药期间忌恼怒、忧郁。孕妇遵医嘱服用。

舒筋活络（relieving rigidity of muscles and activating collaterals） 其他名称：舒筋和络。中医术语。用具有舒畅筋脉、疏通经络作用的方药治疗经气不利、筋肌挛急病证的治法。

舒筋活血片（shujin huoxue pian） 中医成药名。活血通络剂。组成：红花、香附、狗脊、香加皮、络石藤、伸筋草、泽兰、槲寄生、鸡血藤、自然铜。用于筋骨疼痛、肢体拘挛、腰背酸痛、跌打损伤。温黄酒或温开水送服。孕妇忌服。

舒筋活血丸（shujin huoxue wan） 中医成药名。活血通络剂。组成：土鳖虫、红花、桃仁、骨碎补、续断、乳香、桂枝、白芷、赤芍、三七等。用于跌打损伤、闪腰岔气、筋断骨折、瘀血作痛等。温开水或黄酒送服。不可过量；孕妇忌服。

舒筋灵（methocarbamol，robaxin） 见美索巴莫。

舒乐安定（estazolam，eurodin） 见艾司唑仑。

舒林酸（sulindac） 其他名称：奇诺力、枢力达。解热镇痛抗炎药。用于骨关节炎、类风湿性关节炎、强直性脊柱炎、急性痛风性关节炎。制剂：片剂、胶囊剂。过敏者禁用。曾有胃肠道出血或胃溃疡病史者，哮喘病人慎用。

舒噻嗪（sultiame） 见舒噻美。

舒噻美（ospolot，sulthiame，sultiame） 其他名称：硫噻嗪、磺斯安、舒噻嗪。抗癫痫药。为强大的碳酸酐酶抑制剂，尤其对脑细胞的碳酸酐酶抑制作用强。适用于抗癫痫。除小发作外，对各型癫痫均有效，对精神运动性发作尤为适用，对局限性发作及运动兴进行疗效更好。一般多与其他抗癫痫药合用。肾病病人慎用。

舒适（comfort） 个体身心处于轻松、满意、自在，没有焦虑、没有疼痛的健康、安宁状态中的一种自我感觉。最高水平的舒适是一种健康状态，包括生理舒适、心理舒适、环境舒适和社会舒适。

舒心口服液（shuxin koufuye） 中医成药名。益气活血祛瘀剂。组成：党参、黄芪、红花、当归、川芎、三棱、蒲黄。用于气虚血瘀所致的胸闷胸痛、气短乏力，冠心病、心绞痛见有上述证候者。孕妇慎用。

舒血管肠肽（vasoactive intestinal peptide，VIP） 见血管活性肠肽。

舒血管神经纤维（vasodilative nerve fiber，vasodilator nerve fiber） 支配血管的副交感舒血管纤维及少部分交感舒血管纤维（例如支配汗腺的纤维）。这些神经纤维末梢释放的递质是乙酰胆碱，与血管平滑肌的 M 型受体结合引起血管舒张。

舒张功能障碍性心力衰竭（diastolic dysfunctional heart failure） 舒张期左室松弛不够和顺应性减低引起的心力衰竭。主要见于冠心病、高血压病、肥厚型心肌病、限制型心肌病、静脉补液过多等。洋地黄疗效较差，治疗宜用利尿剂及减轻前负荷的血管扩张剂。

舒张进针法（inserting needle with fingers stretching skin） 毫针刺法之一。用左手拇、示两指将所刺腧穴部位的皮肤向两侧撑开（两指用力要均衡），使皮肤绷紧，右手持针，使针从左手拇、示两指之间刺入穴位。此法主要适用于皮肤松弛或有皱纹部位的进针。

舒张末期容积（end-diastolic volume） 指心脏舒张末期的心室容积。心室舒张期内，心室腔被回心血液逐渐充盈，至舒张末期充盈量最大。正常成人安静时左心室舒张末期容积约为145ml，当回心血流量增多时，最大可增至160ml。

舒张期（diastole，period of relaxation） 其他名称：心舒期。心动周期中心室舒张所占的时间。由于心肌舒张，心室腔内压下降，低于动脉内压力时，动脉瓣关闭，心室继续舒张，室内压继续下降，当低于心房内压力时，房室瓣开放，血液由心房流入心室。

舒张期融合波（diastolic period fusion wave） 心尖搏动图的舒张波。特征是收缩呈持续型，而充盈期缩短，a 波与急速充盈波相融合。该波常见于充血性心力衰竭、急性左心衰竭。

舒张期损伤电流（diastolic current of injury） 心肌损伤部位因舒张期极化不足而产生的损伤电流。正常心肌能充分极化，与损伤心肌间形成电位差，出现损伤电流。心电图显示 T-P 段下移，S-T 段相对升高。

舒张期杂音（diastolic murmur） 发生在第二心音和下一心动周期的第一心音之间的杂音。由于病变不同，杂音性质亦不一样。可为吹风样、隆隆样、雷鸣样等，多属病理性。发生部位也因病变位置而异。如二尖瓣狭窄杂音在心尖部最明显，呈雷鸣样舒张期杂音。

舒张期振荡波（diastolic oscillatory wave，DOW） 其他名称：舒张波。心电图 T 波终末较高（或较深）的附加波，其形态、振幅、大小多变。是尖端扭转型室性心动过速发作的始动标志。多见于缺血、缺氧、损伤、药物、低钾、低氧、低钙，尤其是 Q-T 延长者。

舒张期震颤波（thrilling wave of diastolic period） 心尖搏动图舒张波，在充盈期有颤抖波，并伴有 O-R 间期缩短，同时可闻及舒张期杂音。主要见于二尖瓣狭窄。

舒张晚期奔马律（late diastolic gallop） 见收缩期前奔马律。

舒张压（diastolic pressure） 心室舒张时，主动脉压下降，并在舒张末期达到最低值，此时的动脉血压称为舒张压。我国健康成年人为 8.0～10.7kPa（60～80mmHg）。

舒张阈（diastolic threshold） 即阈刺激。阈刺激是对处于安静状态或舒张状态的心肌细胞而言。

舒张早期奔马律（protodiastolic gallop） 其他名称：第三心音奔马律、室性奔马律。系一种病理性第三心音。听诊音调低、短促、强度弱。左室奔马律在心尖部或稍内上方听诊时最清楚，呼气末尤著，多见于急性心肌梗死、重症心肌炎、严重心功能不全等。右室奔马律较少见，在胸骨下端左侧易听到，吸气末最清楚，多见于右心室扩张、右心功能不全等。

疏风（expelling wind） 中医治法。用祛风解表药疏散风邪的治法。风为外感病证的先导，故解表必须疏风。如风寒表证用防风、桂枝、藁本等；风热表证用薄荷、牛蒡子等；风湿表证用羌活、白芷等。

疏风再造丸（shufeng zaizao wan） 中医成药名。治闭剂（祛风通络）。组成：红参、蕲蛇、川芎、当归、木瓜、大黄、红花、三七、全蝎、冰片等。用于半身不遂、手足麻木、口眼歪斜、筋脉拘挛、屈伸不便、风寒湿痹。

疏螺旋体（*Borrelia*） 其他名称：包柔螺旋体。体形态特点为有 3～10 个稀疏螺旋，且不规则，呈波状。运动活泼，革兰氏阴性。用吉姆萨染色法呈紫红色。人工培养困难，用动物接种或鸡胚接种进行培养。对人致病的主要有伯氏疏螺旋体、回归热螺旋体，均通过吸血昆虫媒介而致病。

疏水胶体（lyophobic colloid） 胶态分散系中具有排斥分散媒性能的胶体。例如，以水为媒与分散相粒子间不相吸引的胶体系。疏水胶体一般为颗粒，其溶液的黏度较小，与水不能形成水化物。

疏松光团（rarefaction photosphere） 感染性心内膜炎的超声图像。感染性心内膜炎的赘生物在切面超声心动图上的特点是出现圆形的疏松光团反射。主要见于主动脉瓣、二尖瓣及腱索等处。

疏松结缔组织（loose connective tissue） 其他名称：蜂窝组织。细胞种类较多，纤维较少并排列稀疏的结缔组织。广泛分布于器官之间和组织之间。所含纤维有胶原纤维、弹性纤维和网状纤维 3 类。所含细胞数量少，但种类多：诸如成纤维细胞、巨噬细胞、脂肪细胞、浆细胞、肥大细胞及未分化的间充质细胞。细胞和纤维埋藏于无色透明胶状的基质之中。疏松结缔组织在器官、组织及细胞之间起连接、充填、支持、营养、保护和修复创伤等作用。

疏凿饮子（shuzao yinzi，decoction for diuresis） 中医方剂。出自《世医得效方》。组成：羌活、秦艽、商陆、槟榔、大腹皮、茯苓皮、生姜皮、椒目、木通、泽泻、赤小豆。功能疏风透表、通利二便。治遍身水肿、喘息口渴、二便不利者。

输出肠袢综合征（efferent loop syndrome） Billroth Ⅱ式胃肠吻合术后，输出袢发生功能性梗阻而引起的一种并发症。术后开始进餐后数日发生，表现为上腹饱胀，伴恶心呕吐，呕吐物含胆汁，无特殊体征。以支持治疗为主。

输精管（deferent duct） 一条长约 50cm 的肌性管道，是附睾管的远端延续，将精液运送到射精管中。起自附睾尾，沿附睾内侧、睾丸后缘上行，经阴囊精索部穿腹股沟管入腹部，立即弯向内下进入小骨盆腔，在膀胱底的后方؟大形成输精管壶腹，其末端变细，与精囊腺的排泄管合成射精管。输精管长约 50cm，管壁较厚，于活体触摸时，呈圆索状，较坚韧。在阴囊根部、睾丸后上方处，位置较为表浅，是输精管结扎手术的常选部位。

输精管串珠状硬结（beading nodules of spermatic duct） 生殖系统结核的特异性征象。做阴囊触诊检查，扪及输精管增粗，呈非一致性的多个结节，质硬，互相连接，形似串珠，不伴明显触痛即为此征。此征见于结核性附睾炎、前列腺及精囊结核。

输精管结扎术（vasoligation） 将输精管的一部分结扎、切断，以使精子不能通过，从而达到节育目的。它既不影响劳动，又不影响性生活，是安全、可靠的节育方法，适用于要求绝育的已婚男子。

输精管钳穿结扎法（vasoligation with mosquito forceps） 输精管绝育的一种方法。在应用传统输精管结扎时不用刀作切口，而用细尖端的蚊式止血钳经注射麻醉药的针孔，插至阴囊皮下，裂开阴囊皮肤，经这一小裂口用钩子钩出输精管进行结扎。

输卵管（uterine tube） 输送卵细胞的肌性管道。位于盆腔内，长 10～14cm，左、右各一，内侧端连子宫底的两侧，外端达卵巢上方，游离于腹腔内，位于子宫阔韧带的上缘内。分为子宫部、输卵管峡、输卵管壶腹、输卵管漏斗 4 部。管壁富于平滑肌，管腔内面的黏膜有纤毛，纤毛运动和平滑肌收缩促使卵细胞向子宫方向移动。如受精卵停留在输卵管内生长，则形成宫外孕。输卵管结扎是绝育的方法之一。

输卵管癌三联征（tubal carcinoma trilogy） 输卵管癌病人常出现阴道排液、腹痛、盆腔包块三大主要表现。其他表现可有腹水、外溢性输卵管积液、不育等。治疗：以手术为主的综合措施。

输卵管闭塞征象（obstruction sign of fallopian tube） 输卵管完全或不完全性闭塞于子宫输卵管造影时的 X 线表现。由于病变部位不同可有不同表现：①输卵管间质部闭塞，全部输卵管不显影，对比剂止于子宫角部，宫角呈尖角状；②输卵管峡部或壶腹部闭塞，在闭塞的前端略扩大呈棒状；③输卵管伞部完全性闭塞，局限性膨大如花蕾状，与输卵管积水征相似，但远端闭塞呈直端样改变；④输卵管伞部不完全闭塞，周围无粘连部分对比剂可由伞部进入腹腔，24h 后复查腹腔内可少量对比剂。见于慢性输卵管炎。

输卵管部分切除造口术（salpingostomatomy） 妇科手术。适用于输卵管壶腹部妊娠破裂型，管壁破裂较重，或输卵管积水要求保留生育功能的年轻妇女。结扎切断预定切除的输卵管系膜，然后横断切除病变部分的输卵管，使黏膜外露，用 0 号丝线将黏膜外翻缝合在浆膜。

输卵管端端吻合术（tubal end to end anastomosis） 妇科手术。适用于输卵管中间部妊娠破裂型，要求保留生育功能的年轻妇女，或输卵管结扎后要求恢复生育者。首先剪除病变或瘢痕组织；然后从伞端向子宫腔插入马尾丝或尼龙丝，亦可用肠线代替，保留在输卵管腔内作为支架；用 4-0 肠线缝合输卵管肌层 3～4 针，不透过黏膜，再用 0 号丝线间断缝合浆膜及吻合口下方的输卵管系膜。清理腹腔后，向盆腔内注入氢化可的松 100mg（溶于生理盐水）或注入右旋糖酐 200ml，以预防术后粘连。

输卵管恶性肿瘤（malignant tumor of fallopian tube） 指原发于输卵管各胚层组织的恶性肿瘤。少见。包括原发性输卵管癌、绒毛膜癌、肉瘤、恶性中胚叶混合瘤、癌肉瘤、恶性畸胎瘤等。常见症状有阴道排液、流血、腹痛、下腹包块、腹水及恶病质等。实验室检查及病理检查可确诊。治疗：根治性切除，术后加用放、化疗。

输卵管发育异常（developmental anomaly of fallopian tube，oviductal developmental anomaly） 妇科罕见畸形之一。常见的发育异常有：单侧缺失，常合并同侧子宫缺失；双侧缺失，常合并无子宫或痕迹子宫；单侧或双侧副输卵管，为输卵管分支，有伞部，内腔与输卵管相通或不通，输卵管发育不全、闭塞或有部分缺失。

输卵管复通术（tubo-plasty） 用手术或其他方法使已阻断的输卵管再通，可使输卵管内腔粘连堵塞或已绝育的妇女恢复受孕。吻合部位以峡部为主，复通率较高，壶腹部吻合较差。一般认为，吻合部位离伞端愈近，效果愈差。如用显微手术，成功率将会更高。

输卵管积水（hydrosalpinx，salpingian dropsy） 输卵管炎症较轻时，伞端及峡部粘连闭锁，浆液性渗出液积聚形成输卵管积水。有时输卵管积脓变为慢性，脓液渐被吸收，管壁继续渗出浆液性液体，也可形成输卵管积水。粗细不等，形似腊肠，表面光滑，管壁较薄，可游离，也可与周围组织有膜样粘连。妇科检查或超声检查均可发现。治疗需根据具体情况决定，必要时可采用手术治疗。

S

输卵管绝育术后综合征（post tubal sterilization syndrome）输卵管结扎术后出现的月经紊乱、腹痛、性交痛等一系列症状。表现为腰骶酸痛、下腹痛、经期延长、经量过多、腹胀、便秘、腹腔镜检查见盆腔淤血。治疗：对症处理，理疗，抗生素。

输卵管良性肿瘤（benign tumor of fallopian tube）发生于输卵管各胚层组织的良性肿瘤。少见，但种类繁多，如乳头状瘤、腺样瘤、平滑肌瘤、囊性畸胎瘤、脂肪瘤、血管瘤等。肿瘤小者，临床常无症状；肿瘤较大者，可有压迫症状；若发生扭转，可发生急性腹痛。有时可扪及下腹肿块。B超检查有助于诊断，病理检查可确诊。治疗：手术切除。

输卵管卵巢囊肿（tubo-ovarian cyst）输卵管卵巢炎形成炎性肿块，或输卵管伞端与卵巢粘连贯通，液体渗出形成输卵管卵巢囊肿。输卵管卵巢脓肿的脓液被吸收，继续渗出浆液形成输卵管卵巢囊肿。一般不超过拳头大。发生于一侧或两侧。检查时可触到囊性肿物，活动受限，需要与卵巢囊肿鉴别。可采用手术治疗。

输卵管卵巢切除术（salpingo-ovariectomy）其他名称：附件切除术。妇科手术。适应证：卵巢良性肿瘤、输卵管卵巢囊肿、脓肿或附件炎性肿块经药物治疗无效者。开腹后，探查盆、腹腔，了解盆腔、腹腔器官与病变的解剖关系及病变性质、范围，以及所形成肿块的大小，有无粘连或腹水。如有粘连应进行分离，之后用两把长弯止血钳在子宫角处钳夹输卵管峡部及卵巢固有韧带，在两钳中间剪断，切除附件，残端用 7 号丝线缝扎两次，包埋断端。

输卵管卵巢炎（salpingo-oophoritis, tubo-ovaritis）其他名称：附件炎。卵巢很少单独发炎，多与发炎的输卵管伞端粘连并发卵巢周围炎。病原菌可通过卵巢排卵的破孔侵入形成卵巢实质炎或脓肿，如脓肿壁与输卵管积脓粘连穿通，则形成输卵管卵巢脓肿。有时可破入直肠或阴道，破入腹腔则引起腹膜炎。临床表现及防治同输卵管炎。

输卵管切除术（salpingectomy, tubectomy）妇科手术。适用于单纯的输卵管病变。如输卵管妊娠、积水、积血或积脓等，但卵巢正常，有必要保留患侧卵巢的绝经期前的病人。手术要点是用鼠齿钳提起输卵管伞端，逐步游离输卵管，至子宫角部为止，结扎切断后用 1 号丝线作荷包缝合，包埋断端。

输卵管切开术（salpingotomy）输卵管妊娠保留生育功能的手术方法之一。适用于输卵管壶腹部妊娠流产型。在输卵管壶腹部系膜对侧最突起的部分，纵行切开管壁，暴露孕卵，但不切开伞部，用刀柄将孕卵及凝血块挖抻。管壁如有小动脉出血，应结扎止血。然后用 4-0 肠线或 0 号丝线间断缝合输卵管切口。

输卵管妊娠（tubal pregnancy）受精卵在输卵管管腔内种植并发育。一般很少超过 2～3 个月即发生胚囊剥离，或被吸收，或发生输卵管妊娠流产，或破裂。临床表现为停经一段时间后出现阴道不规则流血，一侧性盆腔包块、质软、有压痛，子宫略大；少数排出蜕膜管型；如发生破裂出现下腹突然疼痛、血压下降甚至休克以及贫血等。绒毛膜促性腺激素试验阳性，后穹窿穿刺、B超扫描有助于诊断。治疗：手术；腹腔镜下局部注射药物；支持疗法。

输卵管伞（tubal fimbria, fimbriae of uterine tube）输卵管末端游离缘上的指状突起部分。输卵管外侧端的膨大部分呈漏斗状，漏斗的底有输卵管腹腔口，开口于腹膜腔，口的周围、输卵管末端游离缘上有许多细长指状突起，盖在卵巢的表面。

输卵管通畅试验（tubal patency test）检查妇女输卵管是否通畅的方法。分为通液、通气及碘油摄影 3 种。从通气头经宫颈管徐徐注入一定量液体、二氧化碳或碘油，以了解输卵管是否通畅。碘油摄影除了了解阻塞程度及部位外，还可发现子宫有无畸形。

输卵管通气术（tubal insufflation, uterotubal insufflation, pertubation, Rubin test）测定输卵管是否通畅的方法。且有一定的治疗作用。适用于原发或继发性不孕症疑有输卵管阻塞者以及输卵管再通术后的手术效果评价。方法是在无菌操作下以一定压力将气体注入宫腔，通过腹部听诊或术后腹部 X 线透视，判断输卵管是否通畅。为了避免发生气栓，可采用二氧化碳或氧气。临床上已广泛采用通液术代替通气术，但通液术不如通气术简便和易于判断。

输卵管通液术（hydrotubation）测定输卵管是否通畅的方法。手术适应证和禁忌证以及所需器械同输卵管造影和输卵管通气术，但另需备注射液和 20ml 注射器、简单压力表、Y 形接管、胶皮管。采用的液体为无菌生理盐水或 0.5％普鲁卡因液，使用时最好加温接近体温，以免过冷刺激输卵管发生痉挛，影响准确性。如输卵管通畅，宫腔注入液体 20ml，毫无阻力，病人无酸胀不适。

输卵管炎（salpingitis）输卵管的炎性变化。多由细菌感染所致。分为急性、慢性和结核性等类型。急性者可有高热、腹痛、白带增多等症状，多发生于分娩后、流产后或消毒不彻底的刮宫术后，及时治疗可完全治愈。若病变迁延，可转变为慢性输卵管炎、输卵管积脓或输卵管积水。结核性输卵管炎常继发于身体其他部位的结核，并经常成为女性生殖器结核的原发部位，结核分枝杆菌从输卵管向下蔓延到子宫体和子宫颈，有时还可累及阴道和卵巢。可对症治疗，除结核性者外有包块者可手术治疗。

输卵管肿瘤（tumor of fallopian tube）少见的妇科肿瘤。有良性与恶性、原发性与继发性之分。输卵管良性肿瘤一般无典型的临床症状；恶性肿瘤可有阴道排出浆液或血性液体、阴道不规则流血、腹痛及下腹肿块，晚期有消瘦、贫血、恶病质等表现。阴道细胞学检查、诊断性刮宫、CT 及 B超扫描及内镜检查有助于确诊。治疗：良性肿瘤行患侧输卵管切除术；原发性或继发性恶性肿瘤应行根治性切除辅以放、化疗。

输尿管（ureter, renal duct）泌尿系统结构之一。成对的、位于腹膜外位的肌性管道。约平第 2 腰椎上缘起自肾盂末端，终于膀胱。长 20～30cm，管径平均 0.5～1.0cm，全长分为腹部、盆部和壁内部。腹部在腹膜后方沿腰大肌前面下行，至小骨盆上口越过髂总动脉分叉处，进入盆腔移行于盆部，沿盆壁后下，再转向前内，至膀胱底移行于壁内部，斜穿膀胱壁，开口于膀胱内面的输尿管口。在输尿管的起始处、越过小骨盆入口处及壁内段有 3 个狭窄，这些狭窄常是结石滞留的部位。

输尿管梗阻（ureteral obstruction）各种原因造成的输尿管阻塞，尿液不能通过输尿管进入膀胱。常见原因有输尿管结石、炎症、结核、肿瘤等。可有腰痛并向会阴部放射，出现少尿、无尿、血尿、肾功能不全等症状。多采用手术疗法。

输尿管结核（tuberculosis of ureter）输尿管黏膜感染结核分枝杆菌而引起的病变。病变可侵犯黏膜下层引起纤维组织增生，管壁增厚，管腔呈节段性狭窄，影响尿的引流，可使肾结核病变进一步恶化。治疗：抗结核药物，有梗阻时进行手术治疗。

输尿管结石（calculus of ureter）结石位于输尿管内。多继发于肾结石。可引起绞痛及肾积水，双侧结石可引起无尿及尿毒症。X线、B超检查可协助诊断。治疗：大量饮水，使用解痉、利尿药，促进结石排出。内镜取石或碎石，如结石较大可用超声、液电、激光碎石后取出，同时进行抗感染治疗。结石直径大于 1cm 时需手术。

输尿管开口异常（displacement of ureteral opening）输尿管异位开口于膀胱以外的下尿路、生殖道或直肠。男性输尿管开口异常不致发生尿失禁，但常有输尿管回流引起的上尿路扩张和感染；女性有尿失禁，但尚有正常排尿，可在前庭、阴道等处找到输尿管异位开口。大剂量尿路造影有助于诊断。治疗：手术疗法。

输尿管囊肿（ureter cyst, ureterocele）其他名称：输尿管膨出。输尿管下端呈囊状扩张的一种先天性病变。囊肿可向膀胱或后尿道腔内膨出。泌尿系造影可协助诊断。有尿路感染时，应用抗生素治疗，严重者行手术治疗。

输尿管膀胱反流综合征（vesico-ureteral reflux syndrome）尿液自膀胱向输尿管、肾盂反流，造成上行性感染的一组病征。以反复发作的尿路感染为主要症状，如尿频、尿急、尿痛。肾区叩击痛，尿中有大量脓细胞。膀胱造影有助于诊断。对症及手术治疗。

输尿管膀胱内移植术（ureterocystic transplantation）　输尿管盆段的低位损伤手术。用于不能以输尿管吻合术来完成修复者。剥离输尿管损伤部肾侧端的周围组织，使输尿管游离4～6cm。在接近输尿管游离端的膀胱壁，全层切开长 2～3cm，将输尿管导管一端插入膀胱并经尿道引出，另一端插入输尿管游离端。将游离端输尿管纳入膀胱内，缝合膀胱壁切口，输尿管壁与膀胱壁切口缝合固定，不可过紧或过松，以免发生狭窄或漏尿，缝线不穿透膀胱黏膜。

输尿管切开取石术（ureterolithotomy）　输尿管结石绝大多数由肾脏下降，停留于输尿管的 3 个狭窄处。常能自行排出或用中药、体外冲击波碎石等疗法促进排出，但对结石大（直径大于 1cm）且表面不光滑，引起梗阻、感染，反复发作使肾功能受累者，应行输尿管切开取石术。其要点是根据结石部位选择切口，显露输尿管；触到结石，纵行切开输尿管，取出结石，细肠线缝合输尿管，切口旁置引流管。

输尿管射流征（ureteral jet phenomenon）　X 线诊断术语。用静脉注射法行膀胱造影时，由于输尿管下端强烈蠕动，将对比剂喷射入膀胱（自输尿口至对侧膀胱壁）所呈现的 X 线象征。表现为紧连输尿管口下端有一道密集尿流。

输尿管肾镜（uretero-renoscope）　泌尿系统内镜。可将视野扩展到输尿管、肾盂及肾盏。常用的多是硬式的，可用于诊断和治疗。也有软式的，前端可转动，能较清楚地观察肾盏、肾盂及输尿管各处，但太软不易放进。

输尿管损伤（injury of ureter）　由于手术或外界暴力造成的输尿管开放性或闭合性损伤。以手术损伤为多见。结扎伤可引起伤侧输尿管肾积水及肾萎缩；切断及裂伤可引起尿液流出。治疗：视具体病情与发现时间选用修补、引流、断端吻合、输尿管膀胱吻合，或肾切除手术等。

输尿管损伤缝合术（sutura of ureteral injury）　输尿管损伤的修复手术。新鲜输尿管损伤，若为部分横切伤或纵切伤，其长度不超过 2cm 者，可做缝合术。用小圆针及 4-0 铬制肠线横行间断缝合输尿管壁，不穿透黏膜层。然后用周围组织做包埋缝合，不应使输尿管受压或牵引。

输尿管吻合术（ureterostomy）　输尿管损伤的吻合手术。如输尿管纵切伤长度超过 2cm、完全切断、切除一小段或严重夹伤者，均需做输尿管吻合术或输尿管膀胱吻合术。将损伤两端各剥离 2～3cm，并将损伤部修剪成平行的斜面，插入输尿管导管，一端达肾盂，另一端达膀胱内。用 4-0 铬制肠线缝合吻合口，间断缝合 6 针左右。检查吻合口，若有漏尿需进行补充加固缝合。放置引流，经腹膜外引出。

输尿管息肉（polyp of ureter）　输尿管的良性间质瘤。较多发于输尿管的中、上段，呈条状悬垂于输尿管管腔内，有时可长达 5～6cm。一般无症状，有的可出现血尿及疼痛。经静脉尿路造影和逆行输尿管肾盂造影可作出诊断。治疗：在基底切除息肉。

输尿管压痛（tenderness of ureter）　输尿管疾病的表现。病人仰卧，双腿屈曲，腹肌放松。检查者在输尿管点行深部触诊，扣及压痛即为此征。有以下输尿管点：①上输尿管点，腹直肌外缘平脐处；②中输尿管点，两侧髂前上棘连线的外 1/3 交界点（相当于两髂前上棘连线与通过耻骨结节垂直线的交点，即输尿管入口处）；③下输尿管点，直肠指检，于直肠前壁前列腺的外上方。此征常见于输尿管炎症、输尿管结核、输尿管结石、输尿管肿瘤。

输尿管芽（ureteric bud）　胚胎发育过程中，左右中肾管在近泄殖腔处背外侧壁上长出的一条盲管。该芽向后生长成输尿管，末端膨大演变为肾盂和集合管。

输乳管（canalicular ducts, lactiferous ducts）　乳腺叶内一条开口于乳头顶端的管道。每条输乳管在接近乳头处，管腔扩大而形成输乳管窦。输乳管呈放射状排列。在乳腺炎化脓进行手术引流时，切口方向应为放射状，以避免或减少对输乳管的损伤。

输乳管窦（lactiferous sinuses）　乳腺叶内的输乳管在近乳头处，管腔扩大部分。

输入袢综合征（afferent-loop syndrome）　胃次全切除、结肠前吻合后，空肠输入袢发生慢性梗阻的一种术后并发症，由胃空肠吻合的空肠输入袢处理不当所致。其临床表现为进食后上腹部阵发性疼痛、恶心和上腹部饱胀感。疼痛半小时后常发生呕吐，呕吐物多为胆汁样胃液。呕吐后症状即可缓解。对症治疗，无效可手术。

输血（blood transfusion）　治疗措施之一。将合乎规格的血液或血液的成分，转输给病人。输血目的主要是增加血量，增加血浆蛋白，从而改善循环，改变血液成分，提高血液带氧能力和增强抵抗力。输血途径以静脉输血为最常用；抢救重症低血压时，较小量的动脉输血能迅速使血压升高；骨髓内输血，仅偶用于垂危小儿。输入全血和红细胞前应鉴定血型，并经交叉试验证明无凝集现象。一般均用同型血。

输血后肝炎（post-transfusion hepatitis）　输注血液、血浆及其制品后发生的病毒性肝炎。多因供血者患有病毒性肝炎或为病毒携带者所致。潜伏期较胃肠途径感染者略短。表现与治疗同急性病毒性肝炎。

输血后疟疾（post-transfusion malaria）　输注疟原虫携带者的血液而引起的疟疾。一般经 7～10 日受血者可出现寒战、高热和大汗，且可多次发作。表现与蚊传性疟疾相同，血液可检出原虫。这种原虫不侵袭肝细胞，治疗后不复发。治疗：用抗疟药氯喹、伯氨喹、青蒿素等。

输血后紫癜综合征（post-transfusion purpura syndrome）　输血后 7～10 日左右发生血小板急剧减少，出现紫癜和出血倾向的一组病征。多见于 40 岁以上经产妇，既往有输血史，血小板常 $<10\times10^9$/L。治疗：皮质激素，交换输血，输洗涤红细胞等。

输血溶血反应（hemolytic reaction of blood transfusion）　输入血型不合的血液所致的严重并发症。由于病人体内的抗体与输入的红细胞抗原发生免疫反应，导致红细胞大量破坏而产生溶血。偶尔，输入的血液含有高浓度抗体，作用于受血者的红细胞抗原，也可引起溶血反应。

输血输液心脏切开术后综合征（post-transfusion, post-perfusion, post-cardiotomy syndrome）　一种发生于输血、输液、心脏手术体外循环及血液透析后的单核细胞增多征。表现为发热、肝脾大、血中异常淋巴细胞增多。治疗：轻者对症处理，重者应用皮质激素。

输血用枸橼酸钠注射液（Injectio Natrii Citratis pro Transfusione）　抗凝血药。组成：枸橼酸与氯化钠混合制得的无色澄明的无热原灭菌水溶液。能降低血中钙离子，阻滞血凝。用于间接输血时防止血液凝固。

输液泵（infusion pump）　精确驱动向静脉内输液和给药的装置。有两种类型：①蠕动压力式，程控电机带动滚轮碾压输液管的外侧驱使液体定量灌注，又称为容量式输液泵。②唧筒式，恒速推进一支或两支注射器（筒），又称为自动注射泵，其输液量和注药量可预先设定。近代的输液泵采用较精密的控制和保护设计，辅有气泡和排空等指示报警。常用于静脉内营养支持治疗、微量药物的注入（如强心、血管舒缩剂等）；也有采用特殊设计，适用于随身携带，长时间注入抗癌药和胰岛素的泵。

输液腹水综合征（transfusion ascites syndrome）　连续输液（5～10 日）后出现腹水，停止输液或提高输液中胶体比例后腹水消退的一组病征。多见于慢性肝癌病人。表现为腹胀、食欲减退、移动性浊音阳性。治疗：调节胶体比例，应用利尿剂。

输液架（stand for transfusion）　其他名称：滴液架。输液时用的器具之一。供挂输液瓶用，一般用金属制成，也有木制的，能自动调节高低。现代化医院的输液架安装在病床上方天花板的轨道上，可以随意调节高度和方位。

输液监护器（infusion monitor）　用于病人输血输液的计数监视仪器。当遇有输液管气泡、无液滴、病人压住输液管等不正常现象时，该仪器即发出报警信号，医护人员在值班室即可及时观察处理。主要用于深静脉高营养输液和烧伤病人的抢救监护。

输液器（transfusion system）　用于输液的一种器具。目前临床用的多是一次性的，其结构类似密闭式橡胶管输液器。包括塑料粗径针→短塑料胶管→莫非滴管→长塑料胶管→接管→连接细塑料胶管上的头皮针。此种输液器使用方便，又可防止交叉感染。

蔬菜皮炎（dermatitis due to vegetable） 其他名称：菜农皮炎。种植蔬菜过程中手足受到理化或生物因素作用而发生的皮肤病。长时间赤足挑水、浇粪，皮肤因受浸渍可发生脱皮或糜烂，接触粪便，可在接触部位皮肤出现弥漫性密集丘疹。暂停下水或停止接触后数日内可消退。治疗：下田劳动注意防护，皮肤损伤对症处理。

蔬菜日光性皮炎（vegetable-sunlight dermatitis, vegetable-photoallergic dermatitis） 因进食某种蔬菜，再经日光照射后发生于皮肤暴露部位的一种光感性皮炎。发病以 20～40 岁女性多见，发病前有进食某种蔬菜及日光暴晒史，可能致病的蔬菜有 10 余种，常见的为紫云英、苋菜、灰菜等。病情轻重与进食量有一定关系。潜伏期为 1～2 日，突然发病，皮损为弥漫性水肿，质地坚实发亮，好发于面部及手背，对称分布，严重者在水肿基础上出现水疱或血疱，病程有自限性。治疗：去除病因，对症治疗。可予中药普济消毒饮，严重者应用皮质激素。

熟地（prepared adhesive rehmannia root, Radix Rehmanniae Praeparata） 其他名称：熟地黄。中医药名。玄参科植物地黄的根，经加工蒸晒而成。甘，微温。归肝、肾经。功能补血、滋阴。主治：①血虚诸症如血虚萎黄、眩晕失眠、心忡悸怔及崩漏等。②肝肾阴虚的骨蒸潮热、盗汗遗精、耳鸣目昏及消渴等。

熟练（proficiency） 在掌握已有技能要领的基础上，通过反复练习而巩固的自动化和完善化的复杂动作系统。其动作方式和智力活动方式更准确、更简捷，是技能发展的高级阶段。

暑（summer-heat） 感受暑邪，以热极神昏，小儿猝然痉厥、大人手足瘛疭为常见的暑病。

暑病（summer-heat disease） 中医病证。①指邪伏于内，至夏而发的多种热性病。②指感受暑邪随即发生的热性病证。暑病古称中暍。后世有中暑、伤暑、阳暑、阴暑之分，并有暑风、暑疖、暑厥、暑瘵、疰夏、伏暑等病。

暑风（summer-heat wind syndrome） 其他名称：暑痫。中医病证。①暑温病出现昏迷抽搐症状。治宜清暑泄热、息风开窍，用紫雪丹、清营汤等。②即中暑。《医碥》："中暑，或名暑风，以与中风相似也。"③指暑月身痒赤肿的病。《证治要诀·伤暑》："暑月身痒如针刺，间有赤肿处，亦名暑风。"

暑疖（summer boil） 其他名称：暑疡、暑令疡毒小疖。中医病名。发于暑天的多发性化脓性小疖疮，多生于头面部，小儿多患，每由痱子搔抓后感邪而成。治宜清暑利湿，外扑六一散。

暑厥（syncope caused by summer-heat） 中医病证。常见于重症中暑。①指夏月猝然仆倒，昏不知人。《医学传灯》卷上："夏月猝然僵仆，昏不知人，谓之暑厥。"当分阴阳二证。阳证，脉来洪数无力，身热汗出，谓之阳厥，因暑食伤脾，食多而热亦多，宜用连翘消痞汤。脉来沉细无力，肌肤不热，曾食生冷瓜果，谓之寒厥，宜用厚朴温中汤。②指中暑昏迷而手足厥冷者。症见忽然闷倒，昏不知人，手足逆冷，躯热汗微，气喘不语，牙关微紧，抑或口开，状若中风，脉洪濡或滑数者，治宜苏合香丸。

暑痢（summer-heat dysentery） 中医病证。指痢疾由感受暑邪所致者。症见腹痛里急后重、下黏液脓血便，兼见面垢、心烦、身热、脉虚。治宜解暑化湿、清热导滞。

暑疟（summer-heat malaria） 中医病证。疟疾之一。①指专受暑邪而得疟者。《证治汇补·疟疾》："暑疟者，其症大寒，大烦，大喘，大渴，静则多言，体若燔炭，汗出而散，单热微寒，宜清暑解表。"②即瘅疟。③即湿疟。

暑痧（summer-heat sha-syndrome） 中医病证名。痧证之一。暑天感受秽浊所致的痧证。症见恶心、呕吐、泄泻、腹痛、头晕、汗多、脉洪等。治宜清暑化浊、调和脾胃。

暑嗽（cough due to summer-heat evil） 中医病证。指暑热或暑风袭肺所致的咳嗽。感受暑邪伤肺所致的咳嗽。症见咳嗽痰少、身热面红、心烦、口渴、自汗、脉濡数。治宜解暑清肺、宣通肺气。

暑温（febrile disease caused by summer-heat evil） 中医病名。指发生于夏季的温热病。可见于乙型脑炎等病。暑多夹湿，暑温则指暑热偏盛者。主要症状有壮热口渴、心烦而面赤、汗多少气、脉象洪大等。病程中极易因邪陷心营而致引动肝风，出现神昏、嗜睡、瘛疭、抽搐及角弓反张等症。初起宜用白虎汤。如见神情烦躁、意识不清或神昏谵语、舌苔黄、质红或红绛无苔，甚至抽搐等症者，宜用犀角地黄汤。若元气津液耗伤，则用人参白虎汤。如身热已退，汗出不止，气喘脉散者，用生脉散以补敛津气。如伴有胸胸恶心、小便短赤、大便溏泄等症时，宜兼用芳香化浊利湿法。若见高热、头痛、呕吐、嗜睡、昏迷、抽搐等症者亦称暑痫。

暑痫（convulsive seizure caused by summer-heat evil） 见暑风。

暑邪（summer-heat pathogen） 中医术语。六淫之一。夏至以后，立秋之前，具有炎热、升散等特性的邪气。暑为阳邪，其性升散，易耗气伤津，致病多在夏季，常见身热、多汗、烦渴、乏力等。

暑泄（summer diarrhea） 见暑泻。

暑泻（summer-heat diarrhea） 其他名称：暑泄。中医病证。指暑毒之邪伤于肠胃所致的泄泻。兼有湿热泄泻与暑热的特征。治宜解暑、清热、化湿。

暑瘵（hemoptysis caused by summer-heat evil） 中医病证。指感受暑热而突然咯血咳嗽，状似痨瘵的病证。暑温病邪，灼伤肺络而致病。症见咳嗽气喘、衄血咯血、身热烦躁、口渴、脉浮洪大无力。治宜清热保肺、宁络止血，用清络饮加茅根、旱莲草等。

鼠密度（density of rat） 单位空间（面积、体积等）内鼠的数量。是反映鼠类种群数量的指标之一。

鼠伤寒（breslaviensis, mouse typhus） 由鼠伤寒沙门菌感染所致。发病者主要为婴幼儿。可暴发流行。临床表现多样，轻者为无症状带菌者，重者甚至导致死亡。多数病人有低、中度发热，呕吐，腹泻伴腹痛，以黄色或绿色稀便为主，亦有黏液脓血便。部分病例持续高热，肝脾大。重症者中毒症状严重，呈弛张热型，有感染性肠炎、中毒性心肌炎、肝炎、肺炎、肠麻痹、中毒性脑病及迁移性病灶等。诊断依赖粪便及血液培养获得致病菌。治疗：以对症和支持疗法为主，抗菌药物首选氯霉素或氨苄西林。

鼠咬热（rat-bite fever） 由鼠类咬伤所致的一种急性传染病。病原体有两种，一种为念珠状链杆菌，所致疾病为链杆菌热，另一种为小螺菌，亦称鼠咬热螺旋体，所致疾病为螺菌热。前者感染潜伏期为 1～22 日，多为 3～7 日。有发热、肌骨酸痛、斑丘疹、多发性关节炎等表现，病程 2 周左右。小螺菌感染潜伏期 4～28 日，一般均超过 10 日。已愈合伤口发生紫红色肿胀、坏死，局部淋巴管及淋巴结肿胀，高热寒战、呕血、便血，常见紫红色斑丘疹。可迁延数月或 1 年以上。伤口、血和淋巴结检出细菌可确诊。治疗：青霉素为首选。

鼠疫（plague） 由鼠疫耶尔森菌所致的烈性传染病。《中华人民共和国传染病防治法》中列为甲类传染病。它是流行于鼠类及其他啮齿类动物中的自然疫源性疾病，常借鼠蚤传染给人。临床上以高热、严重毒血症症状、痛性淋巴结肿大、出血性肺炎、血管系统损害为特征。通常分为腺鼠疫、肺鼠疫、败血症鼠疫、其他少见类型，如轻型鼠疫等 4 型。淋巴结穿刺液、脓液、血、痰及骨髓液做涂片或培养，检出鼠疫耶尔森菌与鼠疫噬菌体试验阳性可作为确诊依据。治疗主要应联合使用抗菌药物和对症处理。隔离病人，消灭动物传染源及鼠疫菌苗的接种，是预防的根本措施。

鼠疫耶尔森菌（Bacillus pestis） 鼠疫的病原菌。革兰氏阴性卵圆形粗短杆菌，不形成芽孢，无鞭毛。在普通培养基上即可生长，生化反应较弱。在 37℃ 培养时，可形成 3 种抗原成分。能产生具有外毒素性质的鼠疫毒素，作用于血管和淋巴管内皮细胞，引起炎症、坏死、出血等。

鼠隐孢子虫（Cryptosporidium muris） 是寄生于人体的隐孢

子虫的一种，寄生于肠道引起隐孢子虫病的原虫，通过直接接触或经口传播。隐孢子虫病的严重程度主要取决于宿主的免疫功能，免疫功能健全者，主要为胃肠炎症状，免疫缺陷者最常见的为持续性霍乱样水泻，伴有呕吐和痉挛性腹痛，多数病例预后差，往往死于并发其他机会性感染。主要以浓集法、特殊染色法检查粪便中卵囊而诊断。

薯蓣（common yam, Rhizoma Dioscoreae）　见山药。

薯蓣皂苷（dioscornin）　其他名称：维奥欣。治疗心绞痛药。用于治疗冠心病，如心绞痛、无症状性心肌缺血；治疗高脂血症、高黏血症以及由此引起的心脑动脉硬化性疾病、脑血管意外后遗症等。制剂：片剂。空腹服用偶见轻度胃肠道不适。

术后处理（postoperative care）　术后促使病人早日恢复健康的措施。包括一般护理、卧位、输液、调节饮食、活动以及处理各种并发症等。

术后切除标本检查（postoperative specimen examination）　肿瘤的病理检查方法之一。取手术切除后的组织标本进行病理检查。对进一步明确肿瘤的诊断和术后治疗有重要的意义。切取组织标本时要注意保持标本的完整，正确切开（向器官门的方向切开），及时固定和送检。固定液的量应为被固定组织体积的 5～10 倍，固定容器口径要足够大，以免组织被挤压变形。

术前准备（preoperative preparation）　术前采取的能使病人接近生理状态，以便更好地耐受手术的措施。如帮助病人树立对手术的信心，消除对手术的恐惧心理；通过病史、体检、实验室检查及其他特殊检查了解病人的局部及全身情况，并对异常或病理情况尽可能地加以纠正，提高病人对手术的耐受能力；还要对手术区皮肤做准备及灌肠等。

术中超声检查（intra-operative ultrasonography）　介入超声学技术。即在手术中用超声探头直接在脏器表面探查，或间接地如在心脏手术中采用经食管超声心动法检测。已应用于肝、胆、胰、肾、心脏等手术，有助于判断和确定切除范围。

束臂试验（tourniquet test）　其他名称：毛细血管抵抗力试验、毛细血管脆性试验。毛细血管的完整性与其本身的结构与功能、血小板的量与质以及神经体液因子的作用等有关。当上述因素有缺陷或受到某些理化因子等作用时，毛细血管的完整性遭破坏，其脆性或通透性增加，则于血管壁受到一定压力时即可破裂而发生出血点，出血点的数目可反映毛细血管壁受累的程度。方法是在手臂局部加压，使静脉血流受阻持续 8min，检查一定范围内新出现的出血点数目。参考值：直径 5cm 圆圈内新出血点的数目：男性小于 5 个；女性及儿童小于 10 个。超过正常为阳性，提示遗传性出血性毛细血管扩张症、过敏性紫癜、维生素 C 或 P 缺乏、血小板减少或增多、血小板功能缺陷症、血管性血友病等。

束颤波（fasciculation potential）　肌束颤动所产生的生物电活动。亦属自发电位，其形态与运动单位动作电位相同，可分为良性束颤波或恶性束颤波。后者电位相数增多，波幅增高，具有一定诊断意义。

束支传导阻滞（bundle branch block, BBB）　其他名称：房室束支传导阻滞。在房室束分叉以下部位出现的传导阻滞，比较常见。共同特征是心电图 QRS 波群时限增宽并波形畸形，可有心电轴明显偏移。

束支型期前收缩（bundle branch type of premature beat）　起源于左束支或右束支的室性期前收缩。心电图的 QRS 波群呈右束支或左束支传导阻滞的图形。分为左束支型期前收缩和右束支型期前收缩。

树胶（gum）　高分子酸性多糖类化合物。为植物体遭受伤害时所分泌的一类保护性物质。多为无定形、质脆、透明的固体，如阿拉伯胶、西黄蓍胶、桃胶等。用作乳化剂、混悬剂。

树胶样肿（gumma）　其他名称：梅毒瘤。第三期梅毒的一种病变。多见于睾丸、肝、心肌等处。呈均匀黄色、不规则地图状的干酪样坏死。质坚韧，有弹性，略似树胶，故名。镜下，可见坏死组织周围有淋巴细胞和浆细胞浸润，并有类上皮细胞和朗汉斯巨细胞。

树突（dendrite）　神经元突起的一种。由神经元胞体发出的树枝状突起。每个神经元可有 1 个或多个树突。起始部较粗，逐渐变细，它将神经冲动传向细胞体。树突处的细胞膜有很多受体，因此树突是神经元接受化学信使的部位，其他神经元的轴突末端终于树突的表面，与之构成突触。神经元的树突及其分支愈多，接受化学信使的突触也愈多。

树脂（resin）　一些植物在正常生长时所分泌的一类成分。多与树胶、挥发油共存。是由萜类成分在植物体内经缩聚、氧化而成的无定形固体物。质脆，不溶于水，可溶于有机溶剂。有些中药就属于树脂，如用作安神、驱风药的阿魏，用于消肿生肌的没药，外用治疗皮肤病的安息香，用作泻药的牵牛子脂等。

竖脊肌（erector spinae）　位于脊柱棘突两侧，斜方肌和背阔肌深面，起自骶骨背面、髂嵴和腰椎棘突，肌纤维向外上分为 3 组，分别止于肋骨、腰椎和胸椎横突、颞骨乳突、胸椎和颈椎棘突等处。3 组肌收缩时使脊柱后伸仰头，一侧收缩使脊柱侧屈。此肌接受颈、胸、腰部脊神经后支支配。

竖毛肌（arrector pilli）　收缩时使毛直立的一束平滑肌。在毛根与表皮的钝角侧有皮脂腺，在皮脂腺下方，有一束斜行的平滑肌，即为竖毛肌。竖毛肌起于真皮乳头层，止于毛囊下部。它受交感神经支配，当遇冷或精神紧张时，交感神经兴奋，竖毛肌收缩，使毛竖起。胡须、睫毛、眉毛和腋毛等没有竖毛肌。

腧穴（point acupoint）　中医术语。腧，通输，有输注的含义；穴，有空隙的意思。泛指人体脏腑经络气血输注出入的部位。文献上还有"气穴""孔穴""骨空""穴位""穴道"等不同名称。腧穴通过经络与脏腑密切相关，它能反映各脏腑的生理或病理变化，通过针灸、按摩等刺激，能够调动人体内在的抗病能力，调节机体的虚实状态，以达防治疾病的目的。有的还可用作辅助诊断。腧穴分为经穴和经外穴两大类。此外，还有既无具体名称，又无固定位置，而以压痛点或其他反应点定取的称为阿是穴。

腧穴学（subject of point）　中医针灸学科的一个分支。研究腧穴的位置、特点、主治、应用及其原理。

数据的解释（interpretation of data）　对某一调查或研究所得全部材料的评价。了解这些材料对健康影响的重要性。

数量心电图（scaler ECG）　只反映电压幅度与极性（正和负）随时间变化情况的心电图。即传统的心电图。

数量性状（quantitative character）　以数量表示的某些遗传性状。有些性状的遗传不能区别为质的差异，其性状的变异是连续的，存在一系列过渡类型，无严格界限，只能用数量表示，用统计学的方法研究。如人的身高、体重、血压，以及一些经济性状如奶牛泌乳量、棉花纤维长度等。数量性状一般是多对不完全显性的同效基因的累加作用，又受到环境影响的修饰。

数-模转换器（digital to analog converter）　其他名称：数字模拟转换器。把数字信号转换为模拟信号的装置。其逆转换的装置叫模-数转换器。电子计算机中的数字信号处理装置所处理的结果输送给物理的模拟装置时或用来进行控制时需要这种转换。

数字环境保护（digital environmental protection）　采用数字化手段整体性地解决环境问题，并最大限度利用环境信息资源的过程。是数字地球在环境信息化和环境决策中的具体应用，基本实施过程是将信息、网络、自动控制、通信等科学技术应用于环保，形成多层环境保护监控管理平台集成的系统。

数字减影血管造影（digital subtraction angiography, DSA）　数字减影血管造影是用数字化的造影画面，减去数字化的背景画面而只余下充盈对比剂的血管影像的造影方法。所用对比剂浓度低、剂量少，却能取得清晰的血管影像，而无其他影像重叠干扰。根据对比剂经静脉或动脉注入方式，分为动脉 DSA 即"IADSA"和静脉 DSA 即"IVDSA"。

数字减影血管造影装置（equipment of digital subtraction angiography）　利用计算机技术对普通血管造影图像做二次处理

S

的仪器。该方法不需要 X 线胶片，而是将影像增强器摄取的信号转化为数字信号，经减影和对比处理，再转化为模拟信号显现出来，使血管造影图像的效果大为提高。该技术较传统的血管造影术更为方便、安全，且不需经动脉注射高浓度的显影剂。

数字 X 线成像（digital radiography，DR）　是将普通 X 线摄影装置或透视装置与电子计算机相结合，使 X 线信息由模拟信息转换为数字信息，而得到数字图像的成像技术。图像信息可摄成照片或由磁盘或光盘储存。临床最多用于数字减影血管造影，做快速全身检查，对处理外伤很有帮助。

刷细胞（brush cell）　气管和支气管黏膜上皮中游离面有许多长而直的微绒毛的柱状细胞。Ⅰ型刷细胞与进入上皮内的神经末梢形成突触，有感受器的功能。Ⅱ型刷细胞顶部有基粒前身物质，是未成熟的细胞。

刷牙方法（tooth brushing method）　刷牙的目的是通过去污和按摩作用，以求减少口内的致病因素和增强组织抵抗能力，促进健康，预防龋病和牙周病的发生。正确的刷牙方法是顺刷法，刷上牙时，顺着牙间隙从上往下刷；刷下牙时，顺着牙间隙从下往上刷。不仅是刷外面，内面也要用同样的方法刷。前牙内侧可将牙刷竖起，刷上牙时用拉下的动作刷；刷下牙时用提上的动作刷。殆面则用牙刷毛的尖端在殆面上用前后动作刷。

刷状缘（brush border）　光镜下肾脏近端小管曲部管壁单层立方上皮游离面呈毛刷样的结构。由电镜下的微绒毛构成。每平方微米细胞表面约有 50 根微绒毛，每根直径约 80nm，长约 $1\mu m$。微绒毛扩大了上皮细胞的重吸收面积，其所含的 ATP 酶、蛋白激酶等酶类，有助于上皮细胞的重吸收功能。

衰变（decay）　核医学术语。原子核自发地放出粒子或光子（射线）转变为其子体的过程。如 ^{32}P 放出 β^- 而转变为 ^{32}S。

衰变常数（decay constant）　核医学术语。放射性核素在单位时间内衰变的概率。以 λ 表示。$\lambda = 0.693/T_{1/2}$。$T_{1/2}$ 为该放射性核素的物理半衰期。

衰减子（attenuator）　见弱化子。

衰老（aging，senescence）　其他名称：老化（aging）。生物体（包括植物、动物和人类）在其生命过程中，生长发育到达成熟期以后，随着年龄的增长在形态结构和生理功能上出现的一系列慢性、进行性、退化性的变化，导致机体适应能力、储备能力日趋下降的过程。根据年龄划分：人体的老化是发育成熟期（25～30 岁）以后开始的。25～44 岁为成年期，45～59 岁为渐衰期或称衰老前期，器官系统功能逐渐转向退行性变化，60 岁（或 65 岁）以后为衰老期，衰退变化更为明显。

率谷（shuaigu，GB 8）　中医经穴名。属足少阳胆经。为足太阳与足少阳交会穴。位于头颞部，耳尖上方入发际 1.5 寸。主治偏头痛、眩晕、耳鸣、耳聋、小儿惊风等。沿皮刺 0.3～0.5 寸。艾炷灸 5～10min。

栓剂（suppository）　由药物与基质（可可豆脂或半合成脂肪酸脂等）混合，制成专供塞入人体不同腔道的药剂，其形状与重量因使用腔道不同而异。分为肛门栓、阴道栓两大类。有适宜的硬度和韧性，无刺激性，塞入腔道后能迅速熔融、软化或溶解，易与分泌液混合，释放出药物产生局部或全身作用。此外，尚有尿道栓、鼻用栓、耳用栓等。

栓剂变形测定器（suppository deforming tester）　测定栓剂在体温下软化所需时间或在同一负载下栓剂变形的温度的仪器。借以评价栓剂质量。

栓塞（embolism）　在循环的血液中出现不溶于血液的异常物质，随血液流动到达器官或组织而阻塞相应大小的血管腔的现象、过程。引起血管栓塞的异常物质称为栓子，可以是固体、液体或气体。栓塞在心、脑、肺、肾时多较严重，甚至可造成急死或遗留严重后遗症；栓塞在细小血管分支处影响较小。

栓子（embolus）　引起血管栓塞的异常物质。栓子可以是固体、液体或气体。常见的是血栓栓子，其次为脂肪、空气、细胞、细菌和羊水等栓子。一般顺血流方向运行，少数情况也可逆血流而行，引起栓塞。恶性肿瘤细胞栓子可引起肿瘤

的血行转移，细菌集落及含有细菌的血栓栓子可引起炎症的播散。

腨（calf）　中医名词。小腿腓肠肌部。

双八面体蒙脱石（dioctahedral smectite）　其他名称：思密达、肯特令。止泻药。用于急慢性腹泻、肠易激惹综合征、结肠炎、反流性食管炎、食管炎、食管反流症、食管裂孔疝等。制剂：粉剂。双八面体蒙脱石可能影响其他药物的吸收，若必须合用时应在服用前 1h 服用其他药物。

双柏散（shuangbai san，powder of Cacumen Biotad and Cortex Phellodendri）　中医方剂。经验方。组成：侧柏叶、大黄、黄柏、薄荷、泽兰。功能祛瘀止痛、清热散风。治跌打骨折或扭挫伤之筋肉肿痛，或瘀热郁结之胸胁疼痛、缩脚肠痈等。

双贝特（diclofibrate，simfibrate）　其他名称：安妥明丙二酯。降血脂药。作用与应用同氯贝丁酯，但作用强、持续时间长。对中度及重度高甘油三酯血症疗效较好，特别适用于Ⅳ型高脂蛋白血症。通常口服给药。肝肾功能不全者及孕妇禁用。

双倍二级梯运动试验（double two-step exercise test）　运动负荷试验的一种。对冠心病诊断特异性较高、敏感性低。因方法简单、操作方便、安全性高，仍不失为一种有价值的测试方法。方法为在规定时间内完成马斯特（Master）试验登梯次数的两倍，然后观察心电图变化。

双苯丙胺（prenylamine）　见普尼拉明。

1,4-双-[2'-(5'-苯基噁唑)]苯（1,4-di-[2'-(5'-phenyloxazolyl)] benzene）　核医学常用的第二闪烁剂。发射光谱的峰值为 415nm，在甲苯中的溶解度为 2.2g/L（20℃），一般使用浓度为 0.1～0.6g/L。

双苯克冠胺（diphenamilat）　见美普地尔。

双苯哌醇（zipeprol）　见齐培丙醇。

双苯杀鼠酮中毒（diphacinone poisoning）　其他名称：敌鼠中毒。双苯杀鼠酮有较强的抗凝血作用。人中毒多系误服所致。轻者恶心、呕吐、头昏，继而出现口腔出血、鼻出血、咯血、血尿、内脏出血、皮肤紫癜，重者可内脏出血和休克。治疗：维生素 K_1 有效；严重者输新鲜血或血浆。

双壁征（double wall sign）　急性胆囊炎时，胆囊壁内出现弱回声带的超声征象。壁内弱回声带系浆膜下水肿。

双侧壁内阻滞（bilateral intra-wall block）　位于束支末梢部分的室内传导阻滞。心电图表现为 V_1、V_5 导联的室壁激动时间明显延长，而 P-R 间期正常。

双侧面瘫（facial diplegia）　双侧面肌瘫痪。EB 病毒感染、酒精中毒、双侧中耳炎等均可引起此病。突出症状为木僵面容，角膜反射消失、味觉障碍等。若为病毒感染，同时伴有喉痛、淋巴结与腮腺肿大。

双侧乳腺癌（bilateral breast cancer）　双侧乳腺同时或先后出现原发性乳腺癌。临床表现为无痛性乳腺肿块，质地偏硬，多发生在乳腺外上象限。其他可有乳头溢液、皮肤"橘皮"样改变、腋窝淋巴结肿大等。治疗：行根治性手术。

双侧上腔静脉（bilateral superior vena cava）　见永存左上腔静脉。

双侧肾不发育综合征（bilateral renal agenesis syndrome）　其他名称：波特综合征、肾发育不良综合征。双侧肾胚基不发育的状态。合并有羊水过少、胎儿肾功能丧失、肺发育不全和肢端畸形的一种罕见病症。多见于男婴，表现为特殊波特面容，鼻子扁平宽大、内眦赘皮、耳郭低位、下颌小、羊水少或无；下尿道及生殖器异常，肺发育不全、四肢形态异常等。产前诊断本病应终止妊娠，无特殊治疗。

双翅目（Diptera）　昆虫纲中的一个目。小中型昆虫。前翅发达，后翅退化为平衡棒，中胸发达，前、后胸小，完全变态。如蚊、蝇、白蛉、虻、蚋、蠓等都是重要的医学昆虫，能传播多种疾病。

双重唇（double lip）　见双唇畸形。

双重人格（double personality）　两种不同的人格在同一个人身上先后或交替出现。表现为在同一时间内呈现两种对立的人格（两个自我）或在不同的时间进行两种完全不同的心理

活动，呈现两种完全不同的精神生活。由自我意识障碍引起。见于精神分裂症及癔症。

双重神经支配（double innervation）　指机体大部分内脏器官既接受交感神经支配，同时又接受副交感神经支配的现象。但在某一特定生理条件下总是以某一神经调节为主，例如情绪紧张或兴奋时心交感神经活动增强，而心迷走神经活动减弱，此时心率加快，收缩力增强。

双重识别（dual recognition）　T 细胞对抗原的应答，必须在识别外来抗原的同时，还要识别抗原呈递细胞或靶细胞上的主要组织相容性复合体（MHC）分子。这种现象为双重识别。其产生机制可认为 T 细胞上有两种受体，一个是对外源性抗原；另一个对同源性 MHC 产物。只有两个受体都与相应配体结合，T 细胞才发生活化而产生应答。这一现象称 MHC 限制性。

双重心律（double rhythm）　其他名称：二重节律。同一时间内，由两个起搏点发出兴奋控制心脏不同部位所形成的心律。三度房室传导阻滞、任何形式的房室分离（脱节）和双重性心动过速均属双重心律。

双重性并行心律（double parasystole）　其他名称：三元双重并行心律、双重并行收缩性心律。即一种无保护心律（窦性）与两种被保护心律（异位起搏点）并存时的心律。两种被保护心律的异位起搏点可来自心房、连接区或心室的各种组合。

双重性心动过速（dual tachycardia）　心房和心室分别由不同的快异位起搏点控制，形成的房性和交界性或室性心动过速。多由洋地黄中毒引起，或发生于严重心肌病变者。治疗：洋地黄引起的立即停药，并给予苯妥英钠或氯化钾溶液。

双重造影（double contrast radiography）　一种 X 线诊断方法。多用于胃肠道检查。通常先使胃肠道内壁附着薄层钡剂，再引入气体以构成双重对比。可显示微小病变，如结肠息肉、早期胃癌等。

双唇畸形（double lip deformity, dicheilus）　其他名称：双重唇。由于唇黏膜组织增生形成的如同双唇重叠的畸形。上下唇皆可发生，多见于上唇。无功能障碍。治疗以手术矫正，术后应嘱病人改正吮唇的坏习惯。

双醋酚丁（isaphenin, bisatin）　缓泻药。白色微晶形粉末，无味，几乎不溶于水。常用其片剂内服，服后 8～12h 排出软便，药效可维持 2～3 日。用于习惯性便秘。

双导心电图机（dual-lead electrocardiograph）　一次描记 2 个导联心电图的心电图机。

双碘喹啉（diiodohydroxyquinoline, diiodoquinum）　其他名称：双碘羟喹。抗阿米巴药。用于无症状或慢性阿米巴痢疾。制剂：片剂。碘过敏、甲状腺肿大及肝肾功能不全者慎用。

双丁酰环磷腺苷（dibutyryl cyclic, adenosine phosphate）　为环磷酸腺苷的衍生物。作用及用途与环磷酸腺苷相同，但作用迅速而持久。适用于心绞痛、急性心肌梗死、心肌炎、心源性休克；也可用于银屑病的治疗。常用其钙盐，粉针剂。

双顶径（biparietal diameter）　胎头两顶骨隆突间的距离。是颅骨最大横径，临产时以此径与骨盆衔接。足月新生儿双顶径平均为 9.3cm。超声波测量胎头双顶径在 8.5cm 以上者，表示胎儿基本成熟。双顶径增长速度为胎儿发育的标志之一。

双峰 P 波（bimodal P wave）　心电图 P 波呈双峰型，峰间时距≥0.04s。多见于左心房肥大、房内传导阻滞、心功能不全等。见二尖瓣型 P 波。

双峰 T 波（bimodal T wave）　其他名称：T 波切迹。在 Q-T 间期内，T 波出现切凹，故名。是健康心肌与缺血心肌间复极不均衡所致。可为器质性也可能为功能性。

双氟尼酸（diflunisal）　见二氟尼柳。

双复磷（obidoxime, DMO₄）　有机磷酸酯类中毒解毒药（胆碱酯酶复活药）。用于有机磷酸酯类中毒。制剂：注射剂。避光保存。

双功能超声扫描（duplex Doppler scanning）　多普勒超声血流检查，有助于血管损伤的诊断。它不但可了解患肢是否有血流，还可测量血流压力，判断患肢缺血程度，对手术时间的选择及预后判断有很大的参考价值。

双管征（double tube sign）　胆总管和胰管均有扩张。CT 扫描图像上如出现此征可确认胰腺病变，应多考虑肿瘤和炎症。

双轨征（double track sign）　婴儿先天性幽门狭窄的 X 线征象之一。肥厚的幽门肌肉呈橄榄形，逐渐向幽门的两端延伸，使幽门管变长狭窄。当钡剂充盈时，显示幽门前区至十二指肠球部有两条平行的线状钡影，宛如铁路的双轨。

双合诊检查（bimanual examination）　一指或两指放入阴道，另一手在腹部配合检查。按阴道、子宫颈、子宫体及其附件的顺序进行。首先查清阴道有无畸形、瘢痕及肿物；触诊宫颈，注意大小、形状、硬度以及有无接触出血；继之检查子宫的大小、位置、硬度和活动性；阴道内手指移向侧穹窿与外诊手配合触诊附件的厚薄，有无肿块和压痛。同法检查另一侧。

双颌前凸（bimaxillary protrusion, protrusion of both jaws）　上下颌均向前凸出，不仅上下颌牙齿前凸，而且牙槽骨也前凸。多由遗传所致。矫治视严重程度而定。轻者可不矫治。

双踝骨折（bimalleolar fracture）　双踝骨的连续性或完整性中断。由外翻、内翻或直接暴力引起。有外踝或内踝斜行骨折，内踝或外踝横行骨折。常伴有内、外侧副韧带撕裂。

双环己哌啶（perhexiline, pexid）　见哌克昔林。

双环征（double ring echo）　声像图中宫内胎儿头颅与头皮回声分离所形成的双层光环的征象。提示胎儿头皮水肿，可见于胎儿水肿或胎儿已经死亡。

双黄连口服液（shuanghuanglian mixture, shuanghuanglian koufuye）　中医成药名。主要成分：金银花、黄芩、连翘。口服。功能辛凉解表、清热解毒。治风热感冒发热、咳嗽、咽痛

双黄连片（shuanghuanglian pian）　中医成药名。清脏腑剂（清热宣肺剂）。另有制剂：颗粒、胶囊、口服液、注射液。组成：金银花、黄芩、连翘。用于因病毒或细菌感染引起的肺炎、上呼吸道感染、急性支气管炎、咽炎、扁桃体炎等。脾胃虚寒者慎用或忌用。

双极导联（bipolar leads）　把心电图机的两个测量电极放置在体表选定的两点来描记心电图的引导方法。因电极放置位置不同，有 3 种导联：Ⅰ：右臂→左臂；Ⅱ：右臂→左足；Ⅲ：左臂→左足。要求上面表示中箭头左侧肢体与心电图机负端相连，箭头右侧肢体与正端相连。此导联缺点是定位性差。临床上常用于测定心电轴。

双极倒转术（bipolar version）　其他名称：双合倒转术。在宫口未开全时所实行的内倒转术。由于操作困难，且易危及胎儿生命，现已很少应用。如在偏僻农村又无做剖宫产手术条件，横位难产或前置胎盘大出血，为了抢救产妇，偶尔采用仍有价值。手术操作同内倒转，不同之处是不能全手伸入宫腔，只能用中、示指进宫腔，在腹壁手的配合下，牵出胎足，转成臀位足先露，等待宫口开全后按臀助产术处理。

双极电凝器（bipolar coagulator）　外科手术中的凝血、止血仪器。利用射频输出对出血点进行电凝止血和闭合小血管，不会灼伤周围组织，且可防止手术感染。被广泛应用于脑外科、显微外科、泌尿外科、眼科、口腔科、整形外科等手术。

双极神经元（bipolar neuron, bipolar nerve cell）　其他名称：双极神经细胞。胞体一端发出一个树突，另一端发出一个轴突的神经元。前庭神经节和耳蜗神经节内的感觉神经元为典型的双极神经元。

双极肢体导联（bipolar limb leads）　以爱氏（Einthven）假设为理论基础而设计出来的导联。即假定：①人体是很大的圆形导体，左肩部、右肩部和躯干的下部 3 点之间距离相等，构成等边三角形的 3 个顶点；②体内各组织都具有一致的导电性能；③心脏作为电源可以看作是一个单一的综合电偶，在同一平面上，大致位于三角形的中心。此等边三角形称为爱氏三角。等边三角形 3 个边就构成了 3 个双极肢体导联的导联轴。

双季松龙（pancuronium bromide, pavulon）　见泮库溴铵。

双加氧酶（dioxygenase） 催化与氧分子反应的酶。它使氧分子中的 2 个氧原子分别加到底物中带双键的两个碳原子上。如色氨酸吡咯酶。生物体系中芳香环的几乎所有裂解反应都是由双加氧酶催化的。

双甲苯喘定（bitolterol） 见比托特罗。

双尖牙（bicuspid teeth） 见前磨牙。

双角子宫（bicornate uterus） 子宫底部发育受阻，形成子宫底部会合不全，子宫左右各有一角的先天畸形。可合并双宫颈、双阴道等畸形。临床表现可有痛经、不育、习惯性流产等。妇科检查、输卵管碘油造影、宫腔镜等检查可以确诊。可行矫治手术。

双结病变（double knot pathologic change） 病态窦房结综合征合并房室结病变。心电图表现为严重的窦性心动过缓、窦房传导阻滞或窦性停搏伴有房室连接区起搏功能障碍等。

双径路预激综合征（dual pathway preexcitation syndrome） 同时存在 2 条旁道的预激综合征。

双抗体法（two antibody method） 分离游离示踪剂与结合示踪剂的方法。在放射免疫分析中应用第一抗体的抗体（即第二抗体）与抗原-第一抗体的复合物结合生成抗原-第一抗体-第二抗体的复合物而沉淀，从而达到使游离的示踪剂与结合的示踪剂分离的目的。

双链酶（streptokinase-streptodornase, SK-SD） 内含链激酶和脱氧核糖核酸酶。能促使外伤或炎症后血块及纤维性或化脓性堆积物的清除。常作为辅助药物用于血胸、脓胸、血肿，引流窦的慢性化脓、骨髓炎、感染性创伤和溃疡。亦用于前房积血及玻璃体积血。出现发热、出血时可分别用糖皮质激素和氨甲苯酸对抗。急性非化脓性蜂窝织炎、活动性肺结核、支气管胸膜瘘病及低纤溶原和纤维蛋白原、肝功能异常者禁用。不能作静脉注射。

双氯醇胺（clenbuterol） 见克仑特罗。

双氯非那胺（dichlorphenamide, daranide） 其他名称：二氯磺胺。碳酸酐酶抑制性利尿药，白色结晶，味苦，几乎不溶于水，溶于乙醇或稀碱液。有明显降低眼压作用。用于治疗各种类型青光眼。长期服用可引起代谢性酸中毒和低钾血症。

双氯芬酸（diclofenac） 其他名称：扶他林、双氯灭痛、凯扶兰。非甾体抗炎药。用于骨关节炎、强直性脊柱炎、类风湿性关节炎、疼痛、痛经、癌症及手术后疼痛、发热，眼科用于非感染性炎症。制剂：双氯芬酸钠、双氯芬酸钾片剂、缓释片剂、缓释胶囊剂；乳胶剂；滴眼剂。妊娠前 3 个月禁用。肝肾功能不全或有溃疡病史者慎用。

双氯西林（dicloxacillin） 半合成青霉素。耐酸、耐酶，常用其片剂、胶囊剂。其抗菌作用较氯唑西林强，适用于对青霉素耐药的金黄色葡萄球菌、链球菌引起的混合感染。对青霉素过敏者忌用，新生儿及肝功能不全者慎用。

双卵孪生（dizygotic twins, binovular twins, two-egg twins） 人类的两个卵细胞同时受精形成两个受精卵而产生的双胞胎。双卵孪生儿其实是同时出生的普通兄弟姐妹，其性别和血型可能相同也可能不同。

双卵双胎妊娠（dizygotic twin pregnancy） 两个卵子由两个精子同时受精发育而成的双胎。胎儿可同性或异性，各有自己的胎盘。两胎囊中隔为 4 层（两层绒毛膜及两层羊膜）。两个胎儿形象相似。

双螺旋（double helix） 其他名称：沃森-克里克（Watson-Crick）双螺旋。DNA 分子二级结构特点之一。由两条多核苷酸链以右手螺旋方式围绕一个共同轴心盘旋而成，每股多核苷酸链含有完全特定的另一股多核苷酸链的信息，两条链按碱基配对，通过氢链互相联结。DNA 的遗传信息可借此得以复制。

双嘧达莫（dipyridamole, persantin） 其他名称：潘生丁、双嘧哌胺醇、哌醇定。为冠状血管扩张剂。对冠状血管有较强的扩张作用。可显著增加冠状动脉血流量，增加心肌供氧。此外，还能抑制血小板的聚集，防止血栓形成。但扩张外周血管作用弱，对血压、心率、心肌耗氧量无明显影响。适用于心绞痛及慢性冠状动脉功能不全，但对疗效评价不一，长期应用可能由于促进侧支循环的形成，而逐渐发挥疗效。亦用于预防血栓形成。不宜与咖啡因、氨茶碱、奎尼丁等抗腺苷作用的药物合用。不可与葡萄糖以外其他药物混合注射。与肝素等抗凝血药合用时可增加出血倾向。

双名法（binominal nomenclature） 其他名称：二名法。生物分类命名。即生物的某一物种的名称由两个拉丁词或拉丁化形式的词构成。第一词是属名，第一个字母大写；第二个词为种加词，是种名，所有字母小写。学名后面还附有定名人的姓氏或姓氏缩写。由瑞典生物学家林奈（Carl von Linné）创立。

双目间接检眼镜（binocular indirect ophthalmoscope） 用于检查周边部视网膜脉络膜病变的仪器。由照明系统与观察系统两部分组成。它的优点有：①视野大；②能看到极周边眼底，如配合巩膜压迫器可看到锯齿缘乃至睫状体平坦部；③双眼同时观察，有较好的立体感。缺点有：①倒像；②放大倍率小。

双颞侧偏盲（bitemporal hemianopsia） 两眼视野的外部视力缺失。是由于视交叉中间部矢状位损伤所致，如脑积水、垂体肿瘤等压迫视交叉中间部。

双泡征（double bubble sign） 在立位透视或照片时，可显示上腹有两个较大的液气腔的现象。这是由于十二指肠降段出现梗阻，梗阻近侧的十二指肠球及胃腔明显积气扩张而致。

双歧杆菌属（Bifidobacterium） 厌氧革兰氏阳性无芽孢杆菌。菌落乳白色、光滑、边缘整齐、专性厌氧。菌体呈多形性，有直、弯、分叉、棒状和匙状，无鞭毛。本属有 9 种寄生于人类肠道。它是人类肠道正常菌群中的主要优势菌之一。双歧杆菌对人体健康保护和阻止致病菌侵袭有至关重要的作用。

双腔起搏（dual chamber pacing） 心脏起搏方式。应用心房、心室两根电极导管来协同房室之间的活动。与心室起搏相比，双腔起搏治疗更能改善病人的血流动力学和增加心输出量。常用类型有心房同步起搏、房室顺序起搏和房室通用起搏。

双腔吸虫病（dicrocoeliasis） 双腔吸虫寄生于人体所致的疾病。双腔吸虫可分为枝双腔吸虫及中华双腔吸虫。前者又称矛形双腔吸虫，寄生于哺乳动物及人的胆道；后者偶可寄生于人体。病人常有呕吐、腹泻、便秘及消化不良，以及肝大等。治疗：麝香草酚、氟西泮有效。

双腔心（two chamber heart） 罕见的先天性心脏病。心房间隔和心室间隔均未发育，因而只有一个心房、一个心室、一个共同的房室瓣。常伴其他心血管畸形。表现有发绀、呼吸困难、半数病人有痴呆。心脏增大可呈球形。多在婴幼儿期死亡，无有效治疗办法。

双羟萘酸噻嘧啶（pyrantel pamoate） 其他名称：抗虫灵。广谱高效驱肠虫药。淡黄色结晶性粉末，无臭、无味，不溶于水、微溶于乙醇。能使肠寄生虫虫体麻痹，安全排出体外，避免引起肠或胆道梗阻。用于蛔虫、钩虫及蛲虫感染或混合感染。偶有胃肠反应及畏寒、眩晕等不良反应。孕妇及严重心、肝、肾病或溃疡病病人慎用。

双氢克尿塞（dihydrochlorothiazide, DCT） 见氢氯噻嗪。

双氢链霉素（dihydrostreptomycin） 链霉素的二氢化合物。作用和用途与链霉素同，但其毒性反应略异，眩晕反应较少而听力减退反应较多，且难于恢复。一般不单独使用。

双氢氯噻嗪（dihydrochlorothiazide） 见氢氯噻嗪。

双氢青蒿素（dihydroartemisinin） 抗疟药。用于治疗各类疟疾，如间日疟、恶性疟，特别是对抗药型疟疾有效。对血吸虫也有杀灭作用。制剂：片剂。妊娠早期妇女慎用。

双球菌（diplococcus） 在一个平面上分裂后两个菌体成双排列，如脑膜炎奈瑟菌。

双炔失碳酯（anordrin） 其他名称：53 号抗孕片。避孕药。只在房事后立即服 1～2 次药即可，停药后可恢复生育。少数出现头痛、恶心、呕吐等早孕反应及月经周期、经量的改变。严重肝、肾疾患及腹泻病人忌用。

双室单腔（biventricular chamber） 见心电双腔。

双手触诊法（bimanual palpation） 一种体格检查方法。将左手置于被检查脏器或包块的后部，并将被检查部位推向右手方向，这样可以起到固定作用，同时又可使被检查脏器或包块更接近体表以利于右手触诊。用于肝、脾、肾和腹腔肿物的检查。

双水杨酯（salsalate, salicylsalicylic acid） 其他名称：水杨酰水杨酸。双分子水杨酸组成的化合物。在肠道碱性环境中分解出双分子水杨酸而起作用。作用与阿司匹林相似，优点为对胃肠道刺激性小。用于流行性感冒、风湿热、急慢性关节炎、类风湿性关节炎、头痛、牙痛、神经痛、腰痛、月经痛等中等度疼痛；也可用于痛风。慢性肾功能不全者及消化性溃疡病人慎用。过敏者禁用。

双胎（twins） 其他名称：孪生，指分娩时产出两个胎儿。双胎的发生率占1‰。人类双胎分为双卵双胎和单卵双胎两类。

双胎妊娠（twin pregnancy） 一次妊娠中同时怀有两个胎儿。分为双卵双胎与单卵双胎。常并发妊娠期高血压疾病、羊水过多等。分娩时常有原发性宫缩无力、产程延长、胎位异常、胎膜早破、脐带脱垂、早产、胎盘早剥和产后出血等。个别可因两个胎头相撞或相互交锁而难产。

双胎输血综合征（twin transfusion syndrome） 单卵双胎间输血。同一胎盘上两胎儿间的动静脉有吻合，互相沟通，造成一胎儿输血给另一胎儿的现象。临床表现：供血儿有体重较轻、皮色苍白、体温较低、呼吸浅快、心率快、肌张力差等；贫血严重可有心功能不全、水肿。受血儿生后1天内有面色紫红、呼吸窘迫、心力衰竭、低血糖、高胆红素血症；严重者可有激惹不安、抽搐、呼吸暂停、血流淤滞及栓塞形成。

双胎双头碰撞（collision of heads of twins） 分娩期并发症。有时两胎儿均为头位，由于胎儿较小，产妇骨盆较宽大，两个胎头同时入盆，互相碰撞造成阻塞性难产。治疗：手法上推第二胎头，使第一胎头下降。

双胎胎头交锁（locking of heads of twins） 分娩期并发症。如第一胎儿为臀位，第二胎头位时，当分娩过程中，第一胎儿头部尚未娩出，第二胎儿的头部已降入骨盆腔内，两个胎头的颈部相互交锁，多发生于胎儿较小或产妇骨盆过大者；或单羊膜囊双胎，也可发生于第二胎儿的羊膜囊已早破者。因此造成难产。治疗：以剖宫产为主。

双套管负压引流（negative pressure drainage with double cannulas） 肠外瘘瘘口最基本的处理方法。能及时将溢出的肠液引流到体外，60%～70%的管状瘘经有效引流后可愈合。

双筒枪征（shotgun sign） 其他名称：平行管征。超声诊断术语。胆管扩张后，在声像图上形成的与门静脉平行的直径相近或较粗的管影像。

双凸征（two process sign） 颈椎侧位片上双侧的上或下关节突不能一致相重叠而成为两个错叠凸起的现象。对颈椎病有明确的早期诊断的价值。若同时伴有"切凹"、增生征，则更有明确的诊断价值。

双途或多途传导（dual or multiple pathway conduction） 房室连接区传导特点之一。兴奋在连接区内通过两个或两个以上通道传导的现象。前者称双通道，后者称多通道。

双稳态显像（bistable imaging） 一种早期的超声成像技术。其显示阈值一般为 -36～-40 分贝（dB）的水平，即介于大界面反射及小界面散射之间。所获得的图形主要是器官轮廓的线条。

双相P波（diphasic P wave） P波呈正、负双相的形态。第一相代表右心房，第二相代表左心房。正常时少数 V_1、V_2 导联可呈双相P波，左房肥大时，V_1 导联双相P波异常，其终末电势（Ptf）负值增大。

双相滴定法（diphasic titration） 在水和与水不相混溶的有机溶剂两相中进行的滴定分析法。双相滴定法可分为以下3类：①酸量滴定法：酸性盐类，例如硫酸阿托品在 $CHCl_3^-$ 水中可用标准盐酸溶液滴定，以酚酞或麝香草酚酞作指示剂。②酸性染料滴定法：以指示剂（如溴麝香草酚蓝）的水溶液为标准溶液，在 $CHCl_3^-$ 水系统中，滴定生物碱（例如阿托品）和其他有机碱，水溶液控制适当的pH值，使生物

碱与染料形成的化合物在水中的溶解度最小，滴定至水层出现指示剂的颜色时，即为终点。③阳离子表面活性剂滴定法：是上法的逆反应。季铵化合物和某些叔胺与烷基硫酸盐，如月桂硫酸钠及双辛琥珀酸钠，形成稳定的水溶性化合物。此滴定在稀硫酸溶液和氯仿中进行，以碱性染料（如甲基黄）为指示剂，等电点后，滴定剂进入氯仿层与指示剂反应，变色以指示终点。

双相性室性期前收缩（biphasic ventricular premature beat） 多形性室性期前收缩，表现为 QRS 波群主波正-负交替出现。是由于交替性束支传导阻滞所致。

双香豆素（dicoumarol, bishydroxycoumarin） 抗凝血药物。仅体内有效，奏效缓慢，作用持久。用于预防及处理血管内栓塞、施行手术或受伤后引起的血栓性静脉炎等。过量易引起自发性出血，应严密观察。同肝素、阿司匹林、保泰松、灭酸类、奎宁、奎尼丁、吩噻嗪类、氯贝丁酯、西咪替丁、甲苯磺丁脲、氯霉素、磺胺类等合用可增强双香豆素的抗凝血作用；巴比妥类、利福平等可使本品作用减弱，合用时须调整剂量。活动性溃疡、肝肾功能不全、产后哺乳期、妊娠晚期及出血倾向忌用。

双香豆素乙酯（ethyl biscoumacetate） 其他名称：新双香豆素。抗凝血药。白色细微结晶，味苦，难溶于水，易溶于碱液。能阻碍血中凝血酶原的形成。用于防治血管内栓塞、血栓性静脉炎等症。有出血性疾病人慎用。

双向传导（bidirectional conduction） 房室连接区传导特点之一。兴奋既可以从心房传入心室，又可以从心室逆行传入心房。前者称顺行传导，后者称逆行传导。二者存在着动作电位的大小、兴奋传导方式、速度、径路等的差异。

双向传导阻滞（bidirectional block） 起搏点周围既有传出阻滞又有传入阻滞时，为双向传导阻滞。例如并行心律伴有传入阻滞即属之。

双向法（bidirectional method） 免疫学术语。双方淋巴细胞不经处理所进行的混合淋巴细胞培养。其反应结果反映了彼此相互刺激后的双方增殖反应的总和。增殖程度与组织不相容性程度成正比。此法操作方便，常用于组织器官移植前检测相容性程度。

双向火箭免疫电泳（two-dimension rocket immunoelectrophoresis） 见交叉免疫电泳。

双向免疫扩散试验（double immunodiffusion test） 其他名称：双向琼脂试验。将抗原与抗体在琼脂凝胶介质中扩散，两者相遇形成抗原抗体免疫复合物沉淀线。可做定性或定量分析。方法：将琼脂加热溶解，倒在玻片上，冷却后打孔，将抗原和抗体分别加入孔内，湿盒放置18～24h，抗原与其对应抗体形成一条不透明的白色免疫复合物沉淀线。此方法可用特异性抗体鉴定抗原，或反之用已知抗原鉴定抗体。

双向琼脂试验（double agar test） 见双向免疫扩散试验。

双向性心动过速（bidirectional tachycardia） 心动过速时 QRS 波群呈电轴明显左偏和右偏交替，主波方向上下交替，一次向上，一次向下。心室律规则，室率>70次/min。是洋地黄毒性反应的特征性心律失常之一。亦见于低钾血症。病人大多有严重心脏病，预后不良。处理：停用洋地黄，纠正低钾血症。

双心房阴影（double auricular shadow） X线正位投照时所呈现的左、右心房重叠的现象。是由于左心房向右侧增大所致。

双眼复视（binocular diplopia, double diplopia） 双眼视一为二。由两眼的共同作用肌或支配神经发生障碍所引起。多见于麻痹性斜视、眼球转动受限（粘连所致）、头颅外伤等。

双眼距过宽综合征（ocular hypertelorism syndrome） 因蝶骨发育异常，蝶骨小翼过早骨化致眶间距离增加的一组病征。表现为两眼距过宽，小眼球，小角膜，眼球向外、凹陷，鞍形鼻，听力、智力障碍等。治疗：部分畸形可行手术。

双眼视觉（binocular vision） 双眼同时视物时对双眼视野重叠区域内的物体产生的视觉。此时在双侧视网膜上由同一物体发出的光线所引起的神经冲动，在大脑皮质融合为单像，故又称双眼单视。生理意义是弥补单眼视觉时的生理盲点所造

S

成的视觉缺陷，扩大平面视野和产生立体视觉。

双眼同侧性偏盲（bilateral homonymous hemianopsia） 两眼病灶对侧半视野同时缺失。见于视束、视辐射或视皮质的病损。

双氧异丙嗪（dioxopromethazine） 见二氧丙嗪。

双液面征（double air fluid level） 其他名称：双球征。新生儿立位腹部 X 线平片上于上腹部所呈现的两个大的液平面影像。是由于高位肠梗阻，液、气积聚于十二指肠降部以上部位所致。

双支阻滞（bifascicular block） 右束支传导阻滞伴左前或左后分支传导阻滞。心电图表现为心前区导联显示右束支传导阻滞，肢体导联显示分支传导阻滞。多见于冠心病、心肌炎、束支纤维化等。

双主动脉弓（double aortic arch） 一种少见的先天性血管畸形。升主动脉发出两个主动脉弓，在气管之前一个向左一个向右，各跨越相应的支气管，然后转向食管后，联合成降主动脉。可出现吞咽困难、呼吸窘迫、呼吸道感染等压迫症状。X 线检查、主动脉造影可明确诊断。以手术治疗为本。

双着丝粒桥（dicentric bridge） 其他名称：染色体桥、染色单体桥。射线及某些化学物质引起的染色体结构畸变。双着丝粒染色体在分裂后期，因处于着丝粒间的中间节段在两极间拉长而形成的桥状结构。当两个着丝粒之间的桥被纺锤丝拉断后，该染色体虽然能进入子细胞内，但由于有很大的缺失，所以在减数分裂时往往导致配子的死亡。

双子宫（uterus didelphys） 子宫重复性发育异常之一。由两侧副中肾管未会合所致。病人左右各有一套输卵管、子宫、子宫颈及阴道。两套之间由结缔组织隔开。

水（water） 人体的主要成分。成年男子水的总量约占体重的 60%，女子约占 55%。婴儿的水总量可达 75%，老年人则随年龄增长而逐渐降低。通常把体内水分分成 3 部分：①细胞内液，男性约占体重的 35%，女性为 30%。②细胞外液，男女均占体重的 25%，细胞外液又分为血浆（约占体重 5%）和组织间液（约占体重 20%）。在人体的代谢过程中，血浆占有非常重要的地位，而正常血浆容量是维持正常循环功能的决定因素，所以失水或失血过多，就会引起缺水、休克等严重情况。③间隙液体，如脑脊液、胸腔和腹腔内的渗液，以及胃肠道中的消化液和尿路中的尿液等。在某些外科疾病如肠梗阻、腹膜炎等，大量失水时即能引起水总量的变化。

水变性（water degeneration） 细胞的严重水肿。可因缺氧、缺血、电离辐射，以及冷、热、微生物毒素等的影响所致。在上述因素作用下，细胞的能量供应不足，细胞膜上的钠泵功能发生障碍，细胞内水分增多。

水冲脉（water hammer pulse） 其他名称：科里根（Corrigan）脉、陷落脉。脉搏骤起骤降，急促而有力。由于收缩压增高或偏高、舒张压降低使脉压增大所致。见于主动脉瓣关闭不全、甲状腺功能亢进、动脉导管未闭等。检查时将病人手臂抬高过头并紧握其手腕掌面，可感到急促有力的冲击。

水的浑浊度（turbidity of water） 水中悬浮物、胶体物质（泥土、粉砂、微细有机和无机物、浮游生物和微生物）对光的散射强度。它受这类物质的性状、数量、大小、形状、颜色以及折射率等因素的影响。是评价水质感官性状的指标之一。浑浊度用度或 mg/L 表示。1L 蒸馏水中含有 1mg 白陶土，则为一个浑浊度单位。我国《生活饮用水卫生标准》规定浑浊度不超过 1 度，特殊情况不超过 5 度。

水的色度（chromaticity of water） 水中处于溶液状态物质所呈颜色的深浅程度。清洁水为无色。当水体受工业废水污染，可呈该种废水所特有的颜色。色度除以色觉表述外，其定量测定一般用钴铂比色法，以度表示。《生活饮用水卫生标准》规定不超过 15 度，并不得呈现其他异色。水的色度在评价水质时，具有一定的卫生学意义。

水的物理性状（physical properties of water） 其他名称：水的感官性状。包括水的温度、色度、浑浊度、嗅和味等性状。可据此初步判断水质好坏，是否受污染。

水的硬度（hardness of water） 溶解于水中钙、镁等盐类的总含量。按含盐类的不同，又可分为：①碳酸盐硬度（钙、镁的重碳酸盐和碳酸盐），经水煮沸后可除去，亦称暂时硬度；②非碳酸盐硬度（钙、镁的硫酸盐、氯化物等），水煮沸后不能除去，又称永久硬度。两者之和为总硬度。硬度的表示方法为 mg/L（以碳酸钙计）。天然水的硬度随水源的种类和地质条件的不同而不同，一般地下水硬度比地面水高。《生活饮用水卫生标准》规定饮水硬度不超过 450mg/L。

水底沉积物（aquatic sediment, wader body sediment） 其他名称：水体沉积物。俗称底泥。水中物质沉降到水体底部蓄积形成的泥状物质。主要来自水体夹带的泥沙等颗粒物和悬浮物，水生生物残骸及其代谢、分解产物，还有水体组分发生相互作用产生的沉淀物。

水痘（chickenpox, varicella） ①由水痘-带状疱疹病毒引起的急性传染病。病人是主要传染源，通常经飞沫和接触传播，传播性强。病人绝大部分为儿童，在集体儿童机构易发生流行。以冬春季发病多见。病后可终身免疫。临床特点为全身症状轻，有头痛、低热及上呼吸道感染症状等，而皮肤黏膜上分批出现红色斑疹，迅速发展为丘疹、疱疹，一周内结痂。皮疹参差不齐，呈向心性分布。血清抗体测定与病毒分离阳性可确诊，但应注意与天花病毒鉴别。治疗为对症处理及预防继发感染。②中医病名。中医儿科疾病之一。因感水痘时邪所致，症见发热、咳嗽，全身皮肤分批出现皮疹、斑丘疹、疱疹、结痂同时存在等。其皮疹内含水液，形态椭圆，状如豆粒故名。总治则为清热解毒利湿。轻证痘形小而稀疏，色红润，疱内浆液清亮，或伴有轻度发热、咳嗽、流涕等症状，病在卫气，治宜疏风清热解毒，佐以利湿，可用银翘散加减；重证水痘邪毒较重，痘形大而稠密，色赤紫，疱浆较浑浊，伴有高热、烦躁等症状，病在气营，治宜清热凉营、解毒渗湿，可用清胃解毒汤加减。

水痘-带状疱疹病毒（varicella-zoster virus, VZV） 在儿童初次感染时引起水痘。恢复后病毒潜伏在体内，少数人在青春期或成年后引起带状疱疹，故称为水痘-带状疱疹病毒。人是 VZV 的唯一自然宿主，皮肤是病毒的主要靶细胞。传染源主要是病人，借飞沫经呼吸道或接触传播。带状疱疹仅发生于过去有水痘病史的人，成人和老人多发。儿童期患水痘康复后，体内存在的病毒不能全部被清除，少量病毒可潜伏于脊髓后根神经节或脑神经的感觉神经节中。以后机体免疫力下降时，在冷、热、药物及器官移植等因素的刺激下，潜伏的病毒被激活，病毒沿神经轴突到达所支配的皮肤细胞内增殖，发生疱疹，排列呈带状，故名。

水痘-带状疱疹病毒肺炎（varicella-zoster virus pneumonia） 病原为水痘-带状疱疹病毒。常见于成人水痘病人。症状常出现在皮疹后 1～6 日，轻者可无症状或只有干咳，重症者出现高热、咳嗽、咯血、胸痛、呼吸困难、发绀。肺部仅有呼吸音粗或干、湿啰音。依靠临床及 X 线摄片诊断。治疗：早期应用阿昔洛韦、干扰素或阿糖腺苷等，抗生素控制继发感染。

水飞（levigating, grinding in water） 中药炮制方法的一种。取按规定处理后的药材，加适量水，研细，再加多量水，搅拌，倾出混悬液，下沉部分再按前法反复操作数次，除去杂质，合并混悬液，静置后取沉淀物，干燥后即成细粉末。如朱砂、炉甘石等，即用水飞法炮制。

水飞蓟素（silymarin） 其他名称：西利马灵、利肝隆。用于肝胆疾患的中草药。自菊科植物水飞蓟的果实中分离而得的一种无色或白色结晶。不溶于水，溶解于乙醇、丙酮，微溶于氯仿。具有较强的保肝作用。治疗急性、慢性和迁延性肝炎、中毒性肝炎、脂肪肝、早期肝硬化、胆囊炎、胆结石、酒精中毒、催眠药中毒等。

水分（shuifen, RN 9） ①其他名称：分水、中守。中医经穴名。属任脉经。位于腹正中线上，脐下一寸处。主治腹痛、泄泻、浮肿等。直刺 0.5～1 寸。艾炷灸 5～7 壮，或艾条灸 10～15min。②中医病证。指脾虚不能制水，水气流散于四肢而致的肢肿。指妇人先患水肿而后月经闭止的病证。

水分测定法（aquametry） 测定药物所含水分的方法。液体药物中的水分由于样品不同，可以看作稀释剂或杂质。固体药物表面吸附的水分是以游离状态存在的。固体药物的结晶水是以结合状态存在的。水分测定法常用的有两种：①碘硫溶液法。②甲苯蒸馏法。

水分活性（water activity，A_w，a_w） 见水活度。

水谷痢（dysentery with indigested foods in the stools） 其他名称：水谷利。中医古病名。①指脾胃虚弱、不能消化所致的痢疾。《时病论》卷三："水谷痢者，糟粕脓血杂下，腹中微痛，登圊频频，饮食少餐，四肢困倦，脉来细缓无力，或关部兼弦，此因脾胃虚寒，虚则不能健运，寒则不能消化也。"治宜健脾温中为主。②指水土不服所致的痢疾。又称不服水土痢。③指飧泄。

水臌（ascites） 中医病证名。中医病证。臌胀的一种类型。由于肝失疏泄、脾不运化、水毒结聚所致。主要表现是腹大、皮薄而紧、小便难、面色萎黄，或黄疸。有的可见有蜘蛛痣。治疗以健脾利水为主，五皮饮加减。

水过多（overhydration，water toxicosis） 其他名称：水中毒、稀释性低钠血症。指机体入水总量超过排水量，以致水在体内潴留，引起血浆渗透压下降和循环血量增多。在抗利尿激素分泌过多或肾功能不全时，机体摄入水分过多或静脉输液过多，致水在体内蓄积，造成水中毒。临床表现有急性和慢性水中毒两种，治疗应立即停止水分摄入，利用利尿剂促进水分排出。

水合氯醛（chloral hydrate） 其他名称：水化氯醛、含水氯醛。催眠、抗惊厥药。三氯乙醛的水合物。无色或白色晶体，易溶于水，味微苦而辛。用以催眠，作用迅速，持续约6h，醒后无困倦感。溶液临用时须充分稀释，以免刺激消化道。

水合氯醛合剂（Mistura Chlorali Hydratis） 催眠、镇静药。组成：水合氯醛和溴化钾（钠），加助悬剂等制成的无色或淡黄色澄清的液体。有刺激性特臭，味咸甜。用于各种失眠，也用于惊厥、癫痫、精神病人的镇静等。严重心、肝、肾功能不全及胃炎病人慎用。

水合氯醛中毒（chloral hydrate poisoning） 误服或服用水合氯醛过量引起的中毒。表现为头晕、谵妄、醉酒样表情、感觉消失、腱反射消失、呼吸困难、脉搏加快、血压下降、呕吐、腹泻、肝肾损害等症状，严重者有昏迷、呼吸、循环衰竭。急救处理同巴比妥类药物中毒。

水合物（hydrate） 含有水的化合物。相同物质往往因含化水的量不同而在颜色、溶解度等物理性质上有差别。例如$CuSO_4 \cdot 5H_2O$呈蓝色，而$CuSO_4$呈白色。$CoCl_2 \cdot H_2O$呈蓝紫色，$CoCl_2 \cdot 2H_2O$呈紫色，$CoCl_2 \cdot 6H_2O$呈粉红色，而$CoCl_2$呈蓝色。

水华（water bloom） 其他名称：藻华。淡水水体中一些藻类过度生长繁殖的现象。主要是人类活动造成水体富营养化所致。参见"富营养化"。

水化作用（hydration） 在溶液中溶质离子或分子被水分子包围起来并结合上去的过程。

水环境（water environment） 其他名称：水体环境。指地球上分布的各种水体及其河床、海岸、植被、土壤等所形成的环境。是按自然环境组成要素划分而产生的概念。主要由地表水环境和地下水环境组成，前者包括海洋、河流、池塘、水库、沼泽、冰川等，后者包括泉水、浅层地下水、深层地下水等。

水环境预测（water environmental forecasting） 对人类社会经济活动造成的水环境质量变化和影响所做的预测。包括水资源开发利用预测、水质污染预测、污染治理对策和投资效果预测等。

水环境质量指数（water environmental quality index） 表征水环境质量优劣的数值。是一种单要素环境质量评价的指数。主要方法是选定若干评价参数，将各参数的实际浓度与相应的评价标准浓度相比，求出各参数的相对质量指数，然后求出总和值。数值大表示水质差，数值小表示水质好。

水活度（water activity，A_w，a_w） 其他名称：水分活性。微生物的作用物（食品、溶液或培养基）中水分的蒸气压（P）与同样条件下纯水蒸气压（Po）之比。可用$A_w = P/Po$

表示。A_w的100倍相当于相对湿度值。食品的A_w值越小，越不利于微生物增殖。人们可以利用水活度调整剂（食盐、糖、有机酸、醇类等）降低A_w值。

水结胸（syndrome resulting from accumulation of fluid in chest） 中医病证名。结胸之一。因水饮结于胸胁所致。症见胸胁闷痛等。

水解（hydrolysis） 化合物与水作用而分解。例如淀粉水解生成葡萄糖。水解速度与溶液pH值及温度等因素有关。

水解蛋白注射液（protein hydrolysate injection） 营养药。组成：水解蛋白和适量葡萄糖、色氨酸等，pH值5～7、黄色或琥珀色澄明的无热原灭菌水溶液。用于营养不良、蛋白质缺乏症、严重肠胃炎及战伤、大面积烧伤、烫伤、大出血或手术后不能进食等。肝性脑病、充血性心力衰竭及酸中毒病人忌用。

水解酶（hydrolase，hydrolytic enzyme） 能催化其底物水解的酶。如葡萄球菌产生的β-内酰胺酶，可使青霉素的β-内酰胺环水解、裂开，进而失去其抗菌活性。

水井卫生（sanitation of well） 对水井的卫生要求及卫生管理措施。即井壁、井台、井栏、排水沟应符合相应的卫生要求，并设置井盖和公用水桶，井址不应选择在低洼、积水等处，其周围20～30m为卫生防护带，不应有厕所、渗水坑、粪坑、垃圾、废渣等污染源。应加强卫生管理，防止井水被污染。

水利尿（water diuresis） 大量饮清水后尿量增多的现象。正常人一次饮清水1 000ml后，约半小时尿量开始增多，第1h末达最高值；2～3h后，尿量恢复正常水平。出现此现象是由于饮大量清水，使血浆晶体渗透压降低，引起抗利尿激素分泌减少所致。临床上以水利尿来检测肾的稀释能力。

水疗法（hydrotherapy） 利用水的物理化学性质，以各种方法作用于人体达到治病目的的一种方法。常用的有局部水疗法和全身水疗法。按温度可分为冷水浴、不感温水浴、温水浴及热水浴。按水中含量可分为淡水浴、药物浴、气水浴等。其主要作用：①水温作用：冷水浴起冷疗作用，热水浴起热疗作用；②机械作用：利用水的静压、冲击、浮力作用，并在水中进行体操和按摩，促进肢体功能恢复；③化学作用：在水中可加入各种矿物质、药物和气体，使机体获得特殊反应，以提高疗效。

水陆二仙丹（shuilu erxian dan，pill of two gods from land and sea） 中医方剂。《证治准绳》方。组成：芡实、金樱子。功能补肾涩精。治肾虚，男子遗精、女子带下，纯属肾亏者。

水蜜丸（water-honeyed pill） 用水和蜂蜜作黏合剂与药混合制成的圆形固体制剂，本剂型用蜜量小，经过烘干，质地坚硬，较蜜丸作用缓慢持久。防腐变质的性质优于蜜丸，南方潮湿地区多采用。如苏合香丸。

水母刺伤（medusa stab wound） 接触水母触手引起刺伤导致的中毒。表现为局部刺痛、斑丘疹伴剧痒，严重者可出现局部肿痛、表皮坏死、胸痛、腹痛、呕吐、腹泻、呼吸困难等。治疗宜氨水冷敷患处或弱碱液冷敷，并给予葡萄糖酸钙和抗组胺药物及对症治疗。

水母头征（caput medusae sign） 见海蛇头征。

水囊引产 [术]（induction of labor with water bag） 人工终止妊娠的方法。是经阴道向子宫腔内、羊膜腔外放置水囊诱发子宫收缩，促使胎儿、胎盘排出的引产方法。可分为高位水囊与低位水囊引产两种，前者为中期妊娠时用之，是将水囊置于宫壁与胎膜之间；后者为妊娠晚期引产用之，是将水囊放在宫颈内口上方。子宫有瘢痕和生殖器有炎症或头盆不称、胎位异常者不能使用。

水泥尘肺（cement pneumoconiosis） 长期吸入高浓度水泥成品粉尘而引起的尘肺。由于水泥中结合的和游离的二氧化硅含量不同，各种水泥致尘作用各异。水泥原料粉尘引起的改变属混合尘肺。水泥尘肺发病工龄在10～15年以上，X线表现以网状纹理改变为主，偶可见细圆形结节阴影，多分布于中下肺野。水泥粉尘对呼吸道和潮湿皮肤有刺激作用，常引起慢性支气管炎和支气管哮喘以及皮肤烧灼感及过敏性炎症。

水逆（adverse rising of stomach-energy due to fluid retention）中医病名。渴欲饮水而水入即吐的病证。因内有伏饮所致。《伤寒论》中的"水逆"，即太阳病，膀胱蓄水。治宜通阳利水，用五苓散。

水牛肩（buffalo hump）皮质醇增多症病人呈现的四肢相对细小而肩背部脂肪甚厚的向心性肥胖体征。

水牛角（Cornu Bubali, buffalo horn）中医药名。牛科动物水牛的角。苦，寒。归心、肝经。功能清热解毒、凉血、定惊。用于温病高热、神昏谵语、发斑发疹、吐血衄血、惊风、癫狂。与犀角功效相似，可作替代品。

水泡状胎块（hydatidiform mole）其他名称：葡萄胎。一种异常妊娠。胚胎滋养层细胞增生、绒毛间质水肿、绒毛中血管消失，变成大小不等的成串水泡，胚胎死亡。诊断依据：停经 2～4 个月后反复阴道出血，子宫异常增大，无胎动，尿人绒毛膜促性腺激素（HCG）稀释阳性，超声波显示特有波型，无胎心、胎动反射。治疗：吸刮宫行病理检查并随访，警惕恶变。

水疱（vesicle blister, hydroa, water blister）含有液体高出皮面的局限性、腔隙性突起的一种皮肤损害。内容为澄清的炎性浆液性渗出或含有血液，疱壁厚薄、形态、大小、深浅不一，多呈圆形或不规则形，表面紧张或松弛，针尖至米粒大者称为小水疱，小于 1cm 者称水疱，直径大于 1cm 者称为大疱。水疱可由表皮细胞间质水肿或细胞变性（如湿疹、接触性皮炎）、真皮炎症等引起。

水平传播（horizontal transmission）病原体在更迭其宿主时，第一、二代宿主间无特殊固定的关系，仅借外环境中的传播途径而联系的传播方式。如经空气、水、食物、日常生活用品及土壤的传播等。

水平衡（water balance）机体每日摄水量相当于排出的水量以维持二者动态平衡。成人每日从食物、饮水以及体内代谢水等摄入水量约为 2 200～2 500ml。人体主要通过过肾、胃肠道、肺和皮肤排水。其量相当于摄入量。水动态平衡由下丘脑的饮水中枢和抗利尿激素的分泌共同调节。

水平切面（horizontal section）见横切面。

水平视角（horizontal visual angel）其他名称：观察角。学生视线与黑板之间的水平角度。在室深为 6m 的教室，黑板长度不超过 4m，前排桌与距离黑板在 2m 以上时，前排边侧就座学生的观察角应不小于 30°。

水平型 ST 段下降（horizontal depression of ST segment）ST 段下降 0.05mV 时间≥0.05s 呈水平状，与 R 波顶点垂线夹角 90°，平基线。常见的缺血型 ST 段下降，多见于慢性冠状动脉供血不足。

水气凌心（attack of heart by retained fluid）中医病机。指水气上逆，引起心脏的病变。凌，侵犯的意思。脾布精微、运化水湿的功能有赖于肾阳的温煦，肾之气化水液的功能，须靠脾精的供养。由于脾肾阳虚、气化障碍、水液停留体内，不能正常输布和排泄，产生痰饮、水肿等水气病时，当水气上逆，停聚胸阳阻碍心阳，可使心阳不振，心气不宁，出现心悸、气促不得卧等症状，为水气凌心。治宜温阳益气、宁心涤饮。

水溶性毒物（water soluble poisons）指易溶于水或水溶解性较大的化学毒物。某些化学物质的水溶性与其毒性有密切关系。砒霜（As_2O_3）与雌黄（As_2S_3）相比，前者溶解度大，毒性也剧烈得多。各种有害气体的水溶性不同，可使其在呼吸道的作用部位产生差异。水溶性较大的毒物，如氨和盐酸等易被上呼吸道吸收，除非浓度较高，一般不易到达肺泡；水溶性小的毒物如氮氧化物和光气对上呼吸道刺激性小，易进入呼吸道深部引起病变。

水溶性维生素（water-soluble vitamin）①其他名称：水乐维他、水乐维他 N。内含维生素 B_1、维生素 B_2、维生素 B_6、维生素 B_{12}、烟酰胺、泛酸、叶酸、生物素、维生素 C、甘氨酸、依地酸钠、对羟基苯甲酸甲酯。用于长期肠道外全营养病人补充水溶性维生素。制剂：注射剂（冻干粉针剂）。静滴。不良反应：对其中任何一种成分过敏的病人，均可能发生过敏反应。注意：临用前溶解，溶后须在 24h 内用毕。

混合液应避光。②能溶于水的维生素。包括维生素 B 复合物和维生素 C 等。进入体内多余的水溶性维生素及其代谢产物均自尿中排出。体内饱和后再食入维生素越多，尿中排出量越大，故可用负荷试验测定体内水溶性维生素的水平。

水疝（hydrocele）中医病名。指阴囊水湿并出黄水或肿如水晶的疝。多由寒湿下注所致。症见阴囊肿胀发亮，按之如水囊状。类似睾丸鞘膜积液或阴囊积水。治宜理气逐水或化气利水，可用牵牛子或五苓散利水。

水生生物鉴定法（examination of hydrobiont）卫生学术语。用水生生物在水体中的生态变化检测水体污染状况及污染物毒性。常用的水生生物有藻、水蚤、鱼、贝类等。

水湿浸渍阳水（general yang-type of edema）中医病证名。由三焦决渎失司，水湿大量停滞引起的水肿。症见全身水肿、按之没指、身重困倦、胸闷、纳呆、泛恶、尿少、苔白腻、舌质淡红、脉沉缓。治宜健脾化湿、通阳利水，可用五苓散合五皮饮。

水体（water body）地面和地下的天然水系统的总称。既包括江河、湖海、池沼、水库，又包括地下水及暗河等。它经常遭受自然因素的污染，如雨水挟带地面的泥沙、杂质及细菌等流入水体，更重要的是人为因素的污染，如工业废水和生活污水的不合理排放等，使水体受到严重的污染，破坏了水生态环境，并可直接危害人类的健康。

水体富营养化（water eutrophication）由于过量含磷、氮物质的进入而使湖泊、水库、海湾等封闭或半封闭性水体，或水流迟缓的河流水中磷或氮化合物含量增高的过程。可使藻类异常增殖，藻类的生存和死亡，又促使异养菌繁殖，水体变色、变浊或有腥臭味，并使鱼、贝类的生长受到损害。自然界进行的水体富营养化是一种缓慢过程，由于人为因素的影响使这个过程加快，如工业废水、合成洗涤剂污水和化肥农药污水的排放，都增加了水体中磷、氮物质。水体富营养化能破坏水体生态平衡。

水体颗粒物（water particulate）悬浮在水中的粒径为纳米级到微米级的粒状物质。包括无机颗粒物（黏土矿物、金属氢氧化物等）和有机颗粒物（腐殖质、高分子聚合物等），以及细菌、藻类等生命物质颗粒物。

水体生物污染（biological pollution of water body）生物污染的一种。水体中的致病微生物、寄生虫和某些昆虫，或某些水生生物过量繁殖使水质恶化，危害人体健康和水体生态系统的现象。

水体酸化（water body acidification）水体的酸度增高的现象。主要是酸雨或酸性物质进入水体，致使水体 pH 值低于 5.5。湖泊酸化较常见，可造成湖中水生生物和有机物减少，也造成重金属等迁移率增高，对水生生态系统形成现实和潜在危害。

水体污染物（water pollutant）进入水体后，使水体的物理、化学性状或生物群落组成发生变化，造成水体使用价值和功能降低的物质及能量。按污染物的形态不同，可分为水体颗粒物、浮游生物、溶解物质等；按其危害特征不同，可分为可降解有机物、难降解有机物、植物营养物质、无机物质、放射性物质、病原体以及废热水等污染物。

水体自净（water self-purification, self-purification of water body）其他名称：水体自净作用。污染物进入水体后经物理、化学和生物等自然作用而逐渐被清除的过程。其物理作用有稀释、混合、挥发、沉淀等。化学作用有氧化还原、化合、分解等。生物作用有生物吸收和降解等。影响水体自净的因素有水流、水温、水量和水体溶解氧量、微生物种类及污染物的性质和浓度等。其结果是水体外观恢复污染前状态，分解物稳定，生化需氧量（BOD）大大降低与溶解氧增加，有害物质浓度降低，致病菌死灭，细菌总数减少。水体自净有一定限度，故不能无限制地向水体内排放污物。

水土不服（non-acclimatization）中医术语。由于个体迁移，自然环境和生活习惯改变，暂时不能适应而引起病变。

水丸（water-paste pill）将药物细粉用冷开水或酒、醋，或其中部分药物煎汁等起润湿黏合作用，用人工泛制或水丸罐机械操作，制成的小圆球状固体颗粒制剂。水丸可根据治疗或制剂的要求，外包不同的衣粉。它多制成开胃消食、化痰止咳、活血散瘀、清热泻火等品种。如二陈丸、龙胆泻肝丸。

水温（temperature of water）　各种水体的温度。因水源不同水温可有差异。地面水的温度随日光辐射的强弱和气温的变化而不同。地下水特别是深层地下水的温度比较恒定，若有剧烈变动即表明有污染的可能。水温影响水内微生物和动植物的消长及水的自净过程，对水的净化消毒亦有重要意义，因此水质检验时要记录采样水温。

水污染（water pollution）　其他名称：水体污染。工业废水、生活污水和其他废弃物质进入水体，使其物理、化学性质或生物群落组成发生变化，造成水体的使用价值和功能降低的现象。按水体特性不同，可分为地表水污染和地下水污染；按污染物性质不同，可分为水体无机物污染、有机物污染、放射性污染和生物污染等。加强水体卫生防护，妥善处理和利用工业废水和生活污水，严格执行地面水水质卫生标准和废水排放标准，可防止或减轻水体污染。

水污染防治工程（water pollution control engineering）　环境工程学的一个技术领域。任务是采取工程技术措施防治、减轻直至消除水环境污染，合理利用水资源，以改善和保持水环境质量。包括城市污水、工业废水和农业污水治理，以及流域或区域水污染综合防治。主要是各种污水产生及水量和水质的控制，污水输送集中技术，污水排放、处理和回用技术，水体和环境净化能力的应用，以及合理利用水资源和采取综合防治措施等。此外，对受污染水体进行修复也是一项重要内容。

水污染化学（water pollution chemistry）　污染化学的一个分支。研究水体中污染物质迁移转化及其机制。内容包括水体的溶解平衡和不平衡体系的反应及动态；水体中污染物的物理化学过程和化学污染效应；水体污染自净和污染物生物降解等现象及化学机制等。

水污染指示生物（indicator organism of water pollution）　在一定的水质条件下生存、对水体环境质量变化反应敏感而被用来监测和评价水体污染状况的水生生物。一般可分为：①多污带生物：生存在严重污染的水中。这种水的有机物生化分解过程完全是还原性的。指示性生物群落主要有细菌、无色鞭毛虫、硫菌、纤毛虫、无显花植物。②甲级中污带生物：生活在中等污染的水中，这种水略有氧化作用。指示性生物群落主要是细菌、纤毛虫、轮虫及绿色植物。③乙级中污带生物：生活于较甲级中污带水清洁的水中，这种水中氧化过程显著增长，有机物含量很少。指示性生物群落有蓝藻、矽藻、绿藻、绿色鞭毛虫、纤毛虫、轮虫、甲壳类和鱼类、水生显花植物，细菌较少。④少污带生物：生活在较清洁的水中，这种水进行的是氧化过程。指示性生物群落有浮游植物、底栖生物、鱼类等，细菌含量少。

水污染指数（water pollution index）　用数学模型对水体中各种污染物及其浓度进行归纳和统计，所求得的能够反映水污染程度的数值。用于对不同水域或不同时间的水污染状况进行比较，也用作水污染分类和分级的指标。

水下冲击伤（underwater impact injury）　水下爆炸时冲击波引起的损伤。临床特点是极少发生体表外伤，含气脏器损伤重、含液脏器损伤轻，腹部损伤较为多见而严重。

水循环（water cycle, hydrologic cycle）　地面水体与大气间的水不断交换的过程。水在太阳的照射下，不断从地球表面（水面、地面、植物表面等）蒸发形成水蒸气，随上升气流到高空，冷凝成云。云遇冷形成雨、雪、冰雹落在地面，部分流入江、河、湖、海；部分渗入地下补给地下水，后者又以地下径流的形式泄入河流，汇入海洋。海洋和陆地间水的往复移大循环，局部地区的交换过程称小循环。人类活动可影响水循环，改变区域循环状态。

水杨梅糖浆（Syrupus Adinae Rubellae）　消炎、止泻药。组成：茜草科植物水杨梅花序的提取物，加蔗糖等制成的黏稠液体。对痢疾杆菌等及滴虫均有抑制作用。用于急性、慢性细菌性痢疾，急性和慢性非特异性肠炎，以及肠道滴虫病。

水杨酸（salicylic acid）　其他名称：柳酸。酸类消毒防腐药。常用制剂有：水杨酸软膏、水杨酸搽剂、水杨酸醇渗液。具

有抗菌、止痒、角层剥离等作用，主要用于治疗各种皮肤深部的真菌感染，如各种癣症。

水杨酸苯酯（phenyl salicylate, salol）　其他名称：萨罗。为抗菌消毒药。在肠内生成水杨酸，发挥防腐、解毒作用。适用于肠道及尿道防腐，治疗肾盂肾炎及膀胱炎，也可制成10%～20%软膏用于光敏性皮肤病。

水杨酸醇滴耳液（Auristillae Acidi Salicylici et Alcoholis）　防腐消毒药。组成：水杨酸或乙醇溶液。无色澄明，具醇臭。对细菌和真菌有抑制作用，并能止痒。用于外耳道真菌感染，干燥耳黏膜等。

水杨酸毒扁豆碱滴眼液（physostigmine salicylate ophthalmic solution）　其他名称：依色林滴眼液。眼科用药。组成：水杨酸毒扁豆碱与适宜的附加剂，用无菌操作法制成的 pH 值 4.5～6.0 的等渗无色澄明水溶液。遇光不稳定。具有缩瞳及降低眼内压的作用。用于青光眼，也用作阿托品类对抗剂。有强烈的毒性。

水杨酸反应（salicylic acid reaction）　阿司匹林剂量过大（5g/d）时，出现头痛、眩晕、恶心、呕吐、耳鸣、视力与听力减退等症状群，总称为水杨酸反应。是水杨酸类中毒的表现。严重者可出现过度呼吸、酸碱平衡失调，甚至精神错乱。

水杨酸甲酯（methylis salicylas）　其他名称：冬绿油油。外科用药。无色或淡黄色的澄明液体。有特异香气，味辛而甜，微溶于水，溶解于乙醇、冰醋酸，与脂肪油、挥发油能任意混合。涂于皮肤引起各种反射作用，如毛细血管扩张、皮肤发红、改善局部循环、减轻疼痛等。外用用于肌肉痛、神经痛、急性风湿性关节炎，也用于止痒。

水杨酸钠（sodium salicylate）　其他名称：柳酸钠。解热、镇痛、抗风湿药。白色或微红色鳞片状或针状结晶性粉末及球状颗粒。无臭，味甘而咸，遇光易变质，易溶于水、乙醇、甘油。其抗风湿作用尤强。用于活动性风湿热及风湿性关节炎、类风湿性关节炎等。对胃刺激性大。胃及十二指肠溃疡、孕妇、肝肾功能不全者忌用。

水杨酸钠合剂（Mistura natrii Salicylatis）　解热镇痛药。组成：水杨酸钠，加碳酸氢钠等适宜的稳定剂和矫味剂制成的无色或淡黄色的水溶液。用于急性风湿热及风湿性关节炎等。胃及十二指肠溃疡病人忌用；肝、肾功能不全者及孕妇慎用。

水杨酸偶氮磺胺吡啶（salicylazosulfapyridinum, SASP）　见柳氮磺吡啶。

水杨酸软膏（salicylic acid ointment）　皮肤科用药。组成：水杨酸与凡士林或羊毛脂软膏制成的黄色或淡黄色的半固体制剂。低浓度（3%以下）有止痒和角质促成作用，用于鳞屑性皮肤病；中浓度（5%～15%）有抗真菌、止痒及角质剥脱作用，用于浅部真菌感染；高浓度（20%～40%）有腐蚀作用，用于角化过度的皮肤病。

水杨酸盐类药物中毒（salicylates poisoning）　误服或服用大量水杨酸盐类药物引起的中毒。常见的有水杨酸钠、阿司匹林、水杨酸甲酯中毒。表现为呕吐、头痛、耳鸣、大汗、面色潮红、口渴、皮肤苍白、黏膜出血、肝大、黄疸、脉快、呼吸深速，重者发生抽搐、休克和呼吸衰竭。治疗应立即停药，温水洗胃与导泻，碱化尿液和对症处理。有条件可考虑人工透析治疗。

水杨酸氧化锌糊（Pasta Zinci Oxydi et Acidi Salicylici）　其他名称：氧化锌水杨酸糊、拉萨糊。皮肤科用药。组成：氧化锌、水杨酸、淀粉，以凡士林为基质制成的半固体制剂。有收敛、吸湿、止痒、防腐、保护作用。用于亚急性、慢性湿疹及渗出物不多的皮炎。也可做糊剂的基质。

水杨酰胺（salicylamide）　解热镇痛药的一种。具有解热镇痛、抗炎作用，但疗效不及阿司匹林。适用于发热、头痛、关节痛及风湿性关节炎等；亦可用于高尿酸血症。常与其他药物组成复方口服应用。

水杨酰苯胺（salicylanilide）　常用制剂为 5%的软膏，可抑制真菌的生长繁殖，可治疗手癣、足癣、体癣等，对奥杜昂小芽孢菌更有效。外用涂搽。

水样变性（hydropic degeneration）　其他名称：空泡变性。细

S

胞内水分增多，以致胞体增大、胞质较清亮而呈空泡状，其发生部位与混浊肿胀大致相同，是混浊肿胀进一步发展的结果。治疗：去除病因后可复常，如发展则细胞坏死。

水银（mercury）　中医药名。汞矿或辰砂（硫化汞）矿中制取而得的纯汞。辛，寒。外用攻毒杀虫。适用于疥疮、顽癣、梅毒恶疮。有大毒。外用适量，孕妇忌用。

水银体温计（mercury thermometer）　由一根有刻度的玻璃毛细管组成，内部真空，一端储存水银，当水银遇热膨胀后沿毛细管上升，其高度受受热程度成正比，体温计的毛细管下端和水银槽之间有一凹陷处，使水银柱遇冷不致下降，以便检视温度。

水银血压计（mercury manometer）　其他名称：汞柱式血压计。由输气球及调节空气压力的活门、袖带、水银测压计组成。分为台式和立式两种。水银血压计测得的数值准确，但它体积较大，玻璃管易破裂。

水俣病（Minamata disease）　一种汞污染公害病。首先于日本水俣湾发现的一种公害病。是由含汞工业废水污染水域，汞沉降水底，甲基化后高度富集于鱼、贝类，通过食物链引起人类以中枢神经脑细胞损伤为主的慢性有机汞中毒。症状及体征主要为末梢神经感觉障碍，疲乏、头痛、易怒、震颤、手指和脚趾失去感觉、视野狭小、视力模糊、运动失调及听觉、语言及吞咽障碍，重症者可完全瘫痪。尿汞、血汞、发汞增高。防治措施是合理处理废水和被污染的水底底质，防止河流湖泊被含汞废水污染。搞好食物卫生。脱汞用二巯基丙磺酸钠。

水浴锅（water bath）　蒸发和恒温的加热设备。水槽式结构，有2～8孔各种规格，每孔四圈一盖。由电热管加热，有绝热层，温度可调，附温度计观察温度。供蒸馏干燥、浓缩合成、加热化学药品和培养生物制品用。

水源卫生防护（sanitary protection of water source）　为保护水源免受污染，取水点周围应设置卫生防护带。在地面水水源取水点周围100m半径水域内，严禁从事可能污染水源的一切活动，取水点上游1000m至下游100m范围内，不得排入工业废水和生活污水，防护范围内沿岸不准设置污染源，不得进行污水灌溉和施用持久性或剧毒农药，取水点上游1000m以外应限制排污量，且应符合国家的相应卫生标准和要求。以地下水为水源时，在其影响半径范围内应防止污染土壤和水源的各种活动。

水源选择（selection of water source）　保证居民获得量足、质优的生活饮用水的措施之一。水源分为地面水（江河水、湖水、池塘水、水库水等）、地下水（浅层地下水、深层地下水、泉水等）及降水。选择水源时，应根据当地具体情况选择水量充足，水质符合《生活饮用水卫生标准》要求，又便于卫生防护的环境，而且群众取用方便。

水针疗法（point injection therapy）　见穴位注射疗法。

水值（water number）　衡量脂溶性软膏或栓剂基质吸水能力的指标。即100g基质在20℃时能容纳的最大水量（g）。测得基质的水值，有利于配制含水药物或含药物的水溶液制剂。

水质监测（water quality monitoring）　环境监测的一种。对地表水、地下水、工业废水和生活污水、饮用水等的质量进行测定与评价的过程。包括监视测定水中污染物的种类和性质、含量和浓度以及变化趋势，对水质状况做出分析评价。

水质评价（water quality evaluation）　根据水的物理、化学性质进行的评定。通常根据水的用途，选择相应的评价参数、水质标准和评价方法，对水质、水的利用价值及水处理效果等做出评定。是一种单要素评价，按用水要求不同，可分为饮用水、渔业用水、工业用水、游泳用水等水质评价。有人认为，水质评价应包括对水体、水质进行的综合评价。

水质软化（water softening）　降低水中钙和镁盐类含量，使硬水转变成软水的措施。方法很多，常被采用的有化学法、离子交换法等。化学方法是向硬水中投加石灰、苏打或磷酸盐，将水中可溶性钙、镁盐类变成难溶性的钙、镁盐而除去。离子交换法是用阳离子交换过滤层交换水中钙、镁离子，从而减少水中钙、镁盐类的含量。

水蛭（leech，Hirudo）　其他名称：蚑、马蚑、水麻贴。中医药名。活血药。水蛭科动物日本医蛭或宽体金钱蛭的干燥全体。苦、咸，平，有毒。归肝、膀胱经。功能破血散结、逐瘀通经。用于血瘀经闭、癥瘕、跌打损伤，治急性结膜炎，目赤肿、云翳。治高脂血症。孕妇忌服。具有抗凝血、扩张血管、促进血液循环的作用。

水蛭叮咬（leech bite）　其他名称：蚂蟥叮咬。由水蛭吸附于人体皮肤吸血引起的损伤。水蛭多数种类栖于水中，也有栖于树枝和野草上的。人在野外工作时可被咬伤。水蛭属环节动物门，其口吸盘吸附于皮肤吸血时，唾液腺内分泌水蛭素，具有很强的抗凝血作用，造成伤口流血不止并易感染，有过敏反应者其皮肤可出现风团、大疱，甚至坏死。可用手拍击虫体使其自行脱落。伤口涂碘酒，防感染。伤口流血不止者可用血海绵或浸泡1∶1000肾上腺素的棉球止血。

水肿（edema）　①由于血液和组织间水代谢障碍，以致过多的体液积聚在组织间隙内的状态。体腔内的液体过多积聚称为积液；波及全身，称全身水肿。引起水肿的原因主要有：血浆胶体渗透压降低，如蛋白质吸收不良或营养不良及伴有大量蛋白尿的肾脏疾患等；毛细血管内流体静力压升高，多见于静脉阻塞或静脉回流障碍，如肝硬化、心力衰竭；毛细血管壁通透性增高，如血管神经性水肿和超敏反应引起的水肿；淋巴回流受阻也可引发水肿。②中医病名。中医内科疾病之一。因感受外邪，饮食失调，或劳倦过度等，引起肺失宣降通调，脾失健运，肾失开合，膀胱气化失常，导致体内水液潴留，泛滥肌肤，症见头面、眼睑、四肢、腹背，甚至全身浮肿。多分为阳水、阴水；凡感受风邪、水气、湿毒、湿热诸邪，见表、热、实证者，多按阳水论治；凡饮食劳倦、房劳过度，损伤正气，见里、虚、寒证者，多从阴水论治。阴水与阳水在一定程度上可互相转化。治疗用发汗、利尿、攻逐、健脾、温肾等法。

水肿杆菌（Bacillus oedematiens）　见诺维梭菌。

水中毒（water intoxication）　见水过多。

水渍疮（paddy-field dermatitis）　中医病名。以长期水湿浸渍，趾（指）间皮肤发白起皱、瘙痒，甚至糜烂疼痛为主要表现的皮肤疾病。相当于稻田性皮炎。可用白矾水外洗，糜烂、流水者外用青黛散。

睡眠（sleep）　与觉醒呈近似昼夜周期的节律相交替的生理过程。按脑电图变化可分为慢波睡眠和快波睡眠两种时相。与觉醒状态相比较，生理功能的变化是：嗅、视、听、触等感觉功能暂时减退；骨骼肌反射和肌紧张减弱；发生一系列自主神经功能的变化，如血压下降、心率变慢、瞳孔缩小、尿量减少、体温下降、代谢率降低、呼吸变慢、胃液分泌增多、唾液分泌减少、发汗功能增强、意识逐渐丧失。

睡眠发作（sleep paroxysm，narcolepsy）　病人不计场合地突然入睡，如在行路、骑车、谈话及吃饭时。每次发作持续数秒至数十分钟不等，多易被唤醒，醒后无不适感。该征是发作性睡病的重要征象之一。发作时可同时伴有猝倒、睡眠麻痹或催眠幻觉。常有遗传倾向。

睡眠过度（hypersomnia，oversleep）　病人持续处于嗜睡状态，虽然强烈刺激可以唤醒，但刺激过后很快又进入睡眠状态。睡眠可持续10h甚至数日。见于颅脑损伤、脑膜脑炎和脑出血，亦可见于脑瘤，尤其是第三脑室底部和蝶鞍附近的肿瘤如颅咽管肿瘤及其他部位的肿瘤产生阻塞性脑积水等。

睡眠过多（hypersomnia）　非夜间睡眠不足所致的白天睡眠过多。由多种原因引起。如睡眠时间较往常每天增加数小时，持续较长时间（例如1个月以上），而又查不出器质性病者可诊断为嗜睡症。治疗：处理原发病，对原因未明者应继续检查随访。

睡眠呼吸暂停（sleep apnea）　睡眠期间口鼻呼吸气流均停止10s以上。最常见的原因是上呼吸道阻塞，经常以大声打鼾、身体抽动和手臂甩动结束。常伴有睡眠缺陷、白天困盹、疲劳以及心动过缓和脑电图觉醒状态。

睡眠呼吸暂停低通气指数（apnea-hypopnea index）　平均每小时睡眠中的呼吸暂停加低通气次数。如大于或等于5次/h，可诊断为睡眠呼吸暂停低通气综合征。

S

睡眠呼吸暂停低通气综合征（sleep apnea hypopnea syndrome, SAHS）多种原因导致睡眠状态下反复出现低通气和/或呼吸中断，引起间歇性低氧血症伴高碳酸血症以及睡眠结构紊乱，进而使机体发生一系列病理生理改变的临床综合征。常见的睡眠呼吸紊乱疾病，睡眠过程中口鼻呼吸气流消失或明显减弱。临床有3种类型：①阻塞型睡眠呼吸暂停低通气综合征；②中枢型睡眠呼吸暂停低通气综合征；③混合型睡眠呼吸暂停低通气综合征。表现为白天嗜睡，夜间则不易睡眠，可因呼吸暂停而醒来数十次，睡眠时鼾声大作，常有不规则肢体活动，性格和智力都有不同程度的退行性变。体格检查：病人多半过度肥胖，血压偏高，扁桃体和腺样体增生、肥大，有可见下颌畸形。治疗目的是消除睡眠低氧和睡眠结构紊乱，改善临床症状，防止并发症发生，提高生活质量，改善预后。

睡眠麻痹（sleep paralysis）其他名称：睡眠瘫痪。入睡或醒转过程中出现短暂的肌肉完全无力现象。正常人偶有苏醒时发生睡眠麻痹，但入睡时出现睡眠麻痹仅见于发作性睡病。

睡眠瘫痪（sleep paralysis）见睡眠麻痹。

睡眠型态紊乱（sleep pattern disturbance）睡眠时间的混乱及睡眠质量的下降引起身体的不适并直接导致个体期望的生活状态受到干扰。

睡眠障碍（dyssomnia）由于生物、心理、药物、精神活性物质、躯体疾病、神经系统疾病、精神疾病等因素所导致的睡眠发动与维持、睡眠时间的绝对值增加、睡眠与觉醒节律障碍以及睡眠某些特殊阶段异常情况的总称。一种常见的睡眠紊乱现象，包括失眠、睡眠过多、睡眠型呼吸暂停等，以失眠最多见。

睡行症（sleep walking）其他名称：夜游症、梦游症。病人在熟睡中起立、行走、穿衣、进食，甚至出现更为复杂的行为，持续数分钟或数十分钟后继续上床睡觉，次日起床后不能回忆。由于感知并不清晰，病人可把窗户当成门，越窗而出造成意外。治疗：行为治疗和催眠疗法有时有效，但很多病例对各种治疗都无效。

吮拇癖（thumb-sucking）2～5岁小儿吮拇指的幼稚动作。常在疲劳、厌倦、恐惧或受成人惩罚之后出现。1岁以内小儿在饥饿时常吮拇指，此乃生理反射的结果。长期吸吮可造成局部软组织增生，并影响下颌的发育而致畸形。治疗：发现后要消除诱因，分散注意力，逐步改正，不可用强制办法。

顺铂（cisplatin）其他名称：锡铂。抗肿瘤药。用于多种实体肿瘤如睾丸肿瘤、乳腺癌、肺癌、头颈部癌、卵巢瘤、骨肉瘤及黑色素瘤等。制剂：注射剂。有肾疾患和中耳炎史者禁用。定期检查血象、肝肾功能和听力。

顺产（normal delivery）其他名称：平产。胎儿经母体阴道自然娩出的过程。顺产必须具备3个条件：①规则而有力的子宫收缩。②胎儿的大小与骨盆腔的容积相称。③胎儿位置正常。

顺反子（cistron）由结构基因转录生成的RNA序列。

顺式/反式脂肪酸（cis-/trans-fatty acid）按照空间结构区分，H在/不在不饱和键同一侧的脂肪酸。食物中的不饱和脂肪酸主要是顺式的，动物脂肪中有一小部分是反式的。反式脂肪酸的性质类似于饱和脂肪酸。自然食品中反式脂肪酸的含量较少，但油炸及烘烤食品中含量剧增。

顺式作用元件（cis-acting elements）与结构基因表达调控相关，能够被结构基因调控蛋白特异性识别和结合的DNA序列。包括启动子、上游启动子元件、增强子、加尾信号和一些反应元件等。

顺行性遗忘（anterograde amnesia）其他名称：近事遗忘。回忆不起在事故发生后一段时间内所经历过的事情。例如脑外伤的病人，在意识清醒后对他当时如何受伤，伤后如何治疗的经过均不能回忆。

顺序免疫（sequential immunization）见连续免疫。

顺证（case with favorable prognosis）中医术语。病情按一般规律发展的表现，预后较好。正气未衰，抗病能力尚足，病邪未损害重要器官。或症状由重而轻，有好转的趋势。例如小儿麻疹，疹前期从发病到疹点透布；出疹期从见点到疹点透

齐，由上而下，颗粒分明，色泽红活；疹回期从疹点透布到消失，疹回热退。凡顺利经历这3个阶段，没有变证的，即属顺证。

顺钟向运行（clockwise rotation）心动周期中心电向量环按顺时针方向运动而返回原点者。这种动转方向具有一定的诊断意义。此概念与心电图学上心脏循解剖长轴呈顺钟向转位或逆钟向转位的概念不同。

瞬目过少（nictitation diminution）眨眼次数过少，每分钟少于5次。见于面神经瘫痪、突眼性甲状腺功能亢进、帕金森病等。

瞬时记忆（immediate memory）其他名称：感觉记忆、立即性记忆。感觉刺激停止后头脑中仍能保持瞬间映像的记忆。其信息未经任何加工，按刺激原有的物理特征编码。瞬时记忆的容量较大，如受到注意就转入短时记忆，未加注意的信息很快消失。

瞬时心电向量（instantaneous vector）心动周期中在一瞬时（临床心电向量图学一般采用ms，如第10ms等）存在的心电综合向量。具有一定的方位和振幅，可用作诊断的依据参数。

瞬态噪声（transient noise）其他名称：非稳态噪声。声波强度随时间变化较大的噪声。如道路交通噪声，测量时其幅值（能量）和频谱随时发生变化，这与机动车辆类型、速度、运动状态及交通干线状态等因素变化不定有关。

朔-玛-塞综合征（Scheuthauer-Marie-Sainton syndrome）以颅骨、锁骨骨化为主的先天性骨骼畸形性疾病。多呈常染色体显性遗传，表现为锁骨发育不全或阙如、短头畸形、肩部活动范围异常加大、恒牙出现延迟、智力减退、骨盆畸形等。对症治疗。

数脉（rapid pulse）中医脉象的一种。脉来急速，医生的一次正常呼吸，病人的脉搏5次以上（相当于每分钟脉搏在90次以上）的脉象，主热证。数而有力为实热，数而无力为虚热。由于热邪亢盛，气血运行加速，故见数脉，必数而有力；久病阳衰、虚热内生，必数而无力；阳虚外浮，必数大而无力，三者鉴别，须脉证合参。

司可巴比妥（secobarbital）其他名称：速可眠。为短效巴妥类催眠药。常用其钠盐。催眠作用与异戊巴比妥相同，但显效快、持续时间短，后遗作用较轻。用于入睡困难的失眠病人。长期应用可产生耐受性、依赖性和成瘾性。肝功能严重减退者慎用。

司可林（scoline, succinylcholine）见氯化琥珀胆碱。

司来吉兰（selegiline, jumex）其他名称：司来吉林。为选择性B型单胺氧化酶不可逆性抑制剂。常用其盐酸盐。能抑制纹状体中多巴胺降解，增强其功能，可延长和加强左旋多巴疗效，并减少其用量及不良反应，使"开关"现象消失。临床与左旋多巴并用治疗帕金森病或帕金森综合征。

司莫司汀（semustine, me-CCNU）其他名称：甲环亚硝脲。亚硝脲类抗肿瘤药（烷化剂）。用于急性白血病、霍奇金淋巴瘤、脑瘤、恶性肿瘤的脑和骨髓转移、恶性黑色素瘤、肺癌、淋巴肉瘤、乳腺癌、睾丸肿瘤及前列腺癌等。制剂：胶囊剂。用药期间注意检查血象。

司盘（span）药剂师附加剂。由山梨糖醇酐与高级脂肪酸缩合而成。有数种型号，司盘20（月桂酸酯）HLB 8.6，司盘40（棕榈酸酯）HLB 6.7，司盘60（硬脂酸酯）HLB 4.7，司盘80（单油酸酯）HLB 4.3等，统称司盘类（spans）。不易溶于水，溶于许多有机溶剂。性质稳定。供配制油包水乳剂用。

司氏虫卵计数法（Stoll method of egg-count）以粪内虫卵数推算消化系内的寄生虫数的方法。将0.1mol/L的NaOH溶液倒入司氏虫卵计数瓶内至56ml刻度处，加入粪便使液面上升至60ml刻度处，再放进小玻璃珠10多粒，将瓶口塞紧后充分摇动，使粪便成均匀的悬液。过夜后再摇匀，用滴管吸取0.15ml的混悬液滴于载玻片上，盖上20mm×40mm的盖玻片，对虫卵进行计数。将虫卵数乘以100，即为每克粪便中所含的虫卵数量。雌虫寄生总数=每克粪便含卵数×24h粪便克数/已知雌虫每天排卵总数。取粪便量如为半成

S

形粪则须×1.5，软湿粪×2，稀湿粪×3，水泻粪×4。

司坦唑醇（stanozolol） 其他名称：吡唑甲氢龙、康力龙。同化激素类药物。具有促进蛋白质合成、抑制蛋白质异生、降低胆固醇和甘油三酯，促使钙、磷沉积和减轻骨髓抑制等作用。能使体力增强、食欲增进、体重增加。用于慢性消耗性疾病、重病及手术后体弱消瘦、年老体弱、骨质疏松、小儿发育不良、再生障碍性贫血，白细胞、红细胞、血小板减少，高血脂等。制剂：片剂。严重肝病、心脏病、前列腺肥大、前列腺癌病人及孕妇禁用。

丝氨酸（serine，Ser） 20 种蛋白质氨基酸之一。非必需氨基酸的一种。在体内可由右旋甘油酸作前体合成。苏氨酸、甘氨酸可转化为丝氨酸，丝氨酸也可转化为甘氨酸。在体内参与巯基、羟基的变换及嘌呤、嘧啶和卟啉的生物合成。

丝虫（filaria） 组织内寄生的线虫。人体寄生的丝虫共有 8 种，我国只有班氏丝虫和马来丝虫流行。两种丝虫的外部形态及内部构造相似。虫体细长线状，乳白色，表面光滑。班氏雌虫长为 72～105mm，雄虫长 28.2～42mm；马来雌虫长 50～62mm，雄虫长 20～28mm。两种雌性丝虫皆产微丝蚴，微丝蚴可被蚊虫吸入，发育为感染期幼虫。终宿主是人和脊椎动物。

丝虫病（filariasis） 丝虫寄生于人体淋巴系统、皮下组织、腹腔、胸腔、心血管等部位所致的慢性疾病。一种寄生虫病。对人致病的丝虫有 8 种。我国仅有班氏丝虫和马来丝虫，其中班氏丝虫流行于我国黄河流域，经库蚊传播；马来丝虫流行于我国南方，由按蚊传播。丝虫寄生于人体淋巴系统而引起疾病，又称淋巴丝虫病。本病通过蚊虫传播。农村和矿区发病率高，青壮年患者最多。早期病人表现为淋巴管炎和淋巴结炎，反复发作，慢性期则表现为由于淋巴系统阻塞而引起的鞘膜积液、乳糜尿和象皮肿。熟睡时取血检出微丝蚴可确诊。治疗：乙胺嗪（海群生）、呋喃嘧酮等。

丝虫乳糜尿（filarial chyluria） 丝虫感染所致的尿中含有乳糜的现象。丝虫病晚期常见症状。青壮年最多见。丝虫寄生于腹腔淋巴系统，淋巴管阻塞破裂所致。常于骤然寒热、腰痛后出现乳糜尿。发作呈间歇性，隔数周、数月或数年不等。尿呈乳白色，易凝固，有时引起排尿困难或肾区绞痛，结合临床表现具有丝虫病史者可确诊。治疗：杀虫治疗无效时，手术。

丝虫性象皮肿（filarial elephantiasis） 由于丝虫所致的一种真性象皮肿。丝虫感染后经 10 年左右发生。下肢皮肿最为常见，其次为阴囊、阴茎、阴唇、阴蒂、上肢和乳房。早期表现为淋巴积液、患处粗大、皮肤粗糙，以后组织肥厚，凸凹不平，晚期呈皮革样变及疣状突起，致肢体肿大，行动困难。阴囊象皮肿也可致行动困难。治疗：手术。

丝虫幼虫移行症（filarial larva migrans） 犬丝虫幼虫侵入人体后可表现为皮下结节，也可移行至肺部，破坏组织，发生阵发性咳嗽和哮喘、游走性肺炎和嗜酸性粒细胞显著增多。治疗：乙胺嗪、左旋咪唑有效。

丝瓜络（luffa，vegetable sponge，Retinervus Luffae Fructus） 其他名称：丝瓜网、丝瓜瓤。中医药名。清热凉血药。葫芦科植物丝瓜老熟果实的维管束。甘，平。归肺、胃、肝经。功能理气通络、凉血止血。治风湿痹痛，胸胁痛、关节肿痛、闪腰岔气、风湿骨痛，水气浮肿、小便不利、经闭、乳汁不通。治赤痢、便血、血崩。现代药理有抗菌、解毒作用。

丝光绿蝇（Phaenicia sericata，Lucilia sericata） 属不吸虫蝇。呈棕绿色金属光泽，颊部银白色，中胸背面有发达的髯，腋瓣上无毛，幼虫寄生于动物尸体及腐败的动物质中，成蝇活动于腥臭腐败的动物质与垃圾等处，也常飞入厨房及食品店。

丝裂霉素（mitomycin） 其他名称：丝裂霉素乙、自力霉素。抗生素类抗肿瘤药。用于消化道癌及其他实体瘤。如胃癌、肝癌、肠癌、胰腺癌等，以及肺癌、乳腺癌、卵巢癌、宫颈癌、绒癌、精原细胞瘤等。制剂：注射剂。用药期间应严格检查血象。局部有刺激作用，不可漏于血管外。肝肾功能不全者和孕妇慎用。

丝竹空（sizhukong，SJ 23） 其他名称：巨髎、目髎。中医经穴名。属手少阳三焦经。位于眉毛外侧端凹陷处。主治头痛、眩晕、目赤痛、眼肌痉挛等。沿皮刺 0.5～1 寸。

丝状角膜炎（filamentary keratitis） 以角膜表面出现大小不等的上皮性卷丝状损害为特征的角膜病变。病因不明。可发生于长期包封眼部的病人及单纯疱疹、角膜干燥症者等。病人有畏光流泪、异物感，角膜上缘、下方或鼻侧有 0.5～3mm 左右的透明或半透明的丝状卷曲上皮。治疗：去除病因，亦可在表面麻醉下刮除患眼的丝状物，用抗生素滴眼液或碘液滴眼点眼。

丝状乳头（papillae filiformes） 舌乳头最小又最多的一种。呈白色丝绒状，遍布于舌体上面。其浅层上皮细胞不断角化、脱落，并与食物、细菌混合在一起，形成舌苔。中医舌诊即通过观察舌苔来诊断疾病。

丝状型菌落（filamentous type of colony） 多细胞真菌的菌落形式，由多细胞菌丝体所组成。见于大多数真菌的菌落。由于菌丝一部分向空中生长，并形成孢子，从而使菌落呈絮状、绒毛状或粉末状，菌落正背两面呈不同的颜色。丝状菌落的形态、结构和颜色常作为鉴定真菌的参考。

丝状疣（filiform wart） 一种寻常疣，表现为丝状突起。多见于眼睑、颈部，其高度一般不超过 1cm。治疗：局部冷冻、电灼、激光治疗；手术切除。

思病（anxiety syndrome） 中医病证名。属心脾之病。思虑过度、损伤心神，致头眩目昏、气短、惊悸、失眠、善忘、恍惚，还可出现腹胀纳呆、气血虚弱、消瘦乏力等。治宜补益心脾，避免过思，结合心理治疗。

思维（thinking，thought） 人脑对客观事物的本质特征与内在联系的间接、概括的反映。间接性和概括性是思维的两个最基本的特征，是借助于言语实现的，能揭示事物共同本质特征及内部规律的理性的认识过程。思维是以感知为基础的，但又超越感知的界限。它探索与发现事物的内部本质联系和规律性，是认识过程的高级阶段。有些动物和人都有思维，但人的思维离不开社会、语言和人类积累的知识与思考方法，人的思维具有社会性。人的思维活动是以表象、概念、规律和其他中介单元进行的心理操作。思维可分为以具体形象思维为主的艺术型和以抽象思维为主的思想型及两者比较均衡的中间型 3 种。

思维奔逸（hypermetamorphosis，flight of ideas） 其他名称：意念飘忽、联想迅速、思潮澎湃。一种兴奋性的思维联想障碍。思维活动量增多，转变速度快。病人联想过程迅速，新的概念不断涌现，内容丰富，说话滔滔不绝。可有音联、意联和随境转移。病人自觉脑子特别灵，反应特别快。但由于思维常转换主题，往往一事无成。此症状常见于躁狂症。

思维播散（thought broadcasting） 其他名称：被洞悉感、被泄露感。受检者体验到自己的思想立即被他人共享，或者为公众所知的一种精神病理状态。

思维不连贯（thought incoherence） 在严重的意识障碍情况下出现的思维逻辑结构障碍。病人的言语较破裂性思维更加杂乱，语句片段化，词与词之间无任何联系和连贯性。常见于症状性精神病、颅脑损伤性精神障碍和癫痫性精神障碍。

思维迟缓（retardation of thinking） 一种抑制性思维联想障碍。以思维联想速度缓慢，联想困难，思考问题吃力，反应迟钝为特点。病人言语简短，语量减少，语音低，病人有强烈的"脑子变迟钝了的感觉"。常见于抑郁症。

思维化声（voiced thought） 精神病学术语。一种不完全的幻觉。病人在思维过程中能听到与自己思维内容相同的说话声，呈现有声思维。思维化声包括思维鸣响、心读症。

思维科学（noetic science） 研究人的思维规律、方法和应用的科学。内容有思维的属性、生理机制、历史发展、逻辑思维、形象思维、灵感思维、社会思维的具体规律，思维规律在文学创作、科学研究、技术发明、人工智能、知识工程中的应用等。

思维贫乏（poverty of thought） 联想数量减少，思维内容空虚，概念和词汇贫乏，对一般询问无明确应答性反应的精神病理状态。沉默少语，谈话言语单调。病人常叙述"脑子中没有什么可想的，也没有什么可说的"。可见于精神分裂症和脑器质性精神病。

思维破裂（splitting of thought） 思维内容缺乏内在意义上的连贯性和应有的逻辑性。表现为概念之间的联系严重紊乱，思维联想缺乏内在联系和应有的逻辑性。病人讲话内容多为句子的堆积，互相间无联系，使人无法理解。重者语言支离破碎，为词的杂乱堆积。多见于精神分裂症。

思维散漫（looseness of thinking） 思维的目的性、连贯性和逻辑障碍。表现为联想松弛，内容散漫，思维缺乏主题，一个问题与另一个问题之间缺乏联系。

思维逸失（mental lapse） 其他名称：思维阻隔。思维过程中思维突然中断或消失。心理学者在进行简单而持续的重复算术测验中发现精神活动功能效率减退，这种效率减退是思维逸失的一种表现，此时进行各项劳动都可引起差错。当疲劳时，思维逸失时间延长，差错增加。

思维云集（obsessive thought） 其他名称：强制性思维联想。思维联想的自主性障碍。病人在脑内出现大量无现实意义和漫无边际的、杂乱多变的联想。联想不受其本身意愿支配。常突然出现且迅速消失。多见于精神分裂症。

思维障碍（dyssymbolia, disturbance of thinking） 大脑因病变而发生的思维基本过程（即分析综合、抽象、概括、判断和推理）紊乱。临床表现多种多样，包括思维联想障碍（联想困难或失去控制，思维缺乏目的性，不能导致具体问题的解决，不能指导自己的行动）；思维逻辑结构障碍（逻辑推理过程的紊乱在从概念的形成到逻辑基本规律的运用中都可发生，思想变得荒谬、离奇、脱离实际）；思维内容障碍（属病理信念，即病人对某种不真实的思想内容坚信不疑）。

思维中断（thought blocking, interruption of thought） 病人在无意识中又无明显的外界因素干扰的情况下，思维过程突然短暂地中断，或言语突然停顿，片刻后被新的内容所代替。这种症状不受病人的意愿所支配。常见于精神分裂症。

斯波尔丁征（Spalding sign） 其他名称：嵌合重叠征。X线照片上胎儿颅骨重叠，为胎儿已死亡征象。因脑组织萎缩致颅盖骨沿颅缝嵌合重叠，甚至塌陷变形。可协助判断胎儿是否死亡。在临产时，因子宫收缩压迫胎头，也可出现不同程度的颅盖骨嵌合重叠现象。

斯德奇-韦伯综合征（Sturge-Weber syndrome） 其他名称：脑三叉神经血管瘤病、脑面血管瘤病。一种以面部血管痣、癫痫发作、智力低下为特征的先天性疾病。可伴有青光眼、眼球突出、生殖器官发育不良、轻度偏瘫、同向性偏盲等。颅骨平片可见沿脑血管有双波形钙化影。

斯蒂尔病（Still disease） 系统性幼年型类风湿性关节炎。儿童多发性关节炎伴有脾及淋巴结肿大，不规则发热，贫血，肌肉萎缩以及眼部虹膜和睫状体炎等。

斯蒂尔-理查森-奥尔谢夫斯基综合征（Steele-Richardson-Olszewski syndrome） 见进行性核上性麻痹。

斯-霍征（Stewart-Holmes sign） 回缩现象。小脑功能不全时，上肢回缩现象。外伤性、血管性及肿瘤性小脑病变而引起的一组病变。典型症状为单臂（同侧）痉挛样运动，发作顺序和分布不规则，持续2~3min。有时对侧上肢轻度受累，常伴有眩晕。脑电图、脑血管造影有助于诊断。治疗：如有指征可手术。

斯金纳线（Skinner line） X线诊断术语。股骨大粗隆上缘至股骨头圆韧带附着隐窝之间的连线。正常者此线与股骨干中轴线相垂直。

斯-利综合征（Stein-Leventhal syndrome） 见多囊卵巢综合征。

斯卢德综合征（Sluder syndrome） 其他名称：蝶腭神经痛综合征。蝶腭神经节受刺激所引起。为反复发作的、部位模糊不清的鼻部、眼眶等部位的头面部痛。可伴有鼻、眼部充血和流泪。每次发作持续数分钟、数小时或数日不等。

斯帕林征（Spurling sign） 腰椎间盘突出症的体征之一。病人仰卧、两腿伸直，检查者一手扶持患腿使之维持伸直姿势，另一手从足跖面推动踇趾或足跖部，使足向背侧屈曲，引起疼痛者为阳性。提示腰椎间盘突出症。

斯皮勒综合征（Spiller syndrome） 其他名称：硬膜外上升性

麻痹综合征。由慢性肥厚性粘连性硬脊膜炎所造成的一组病征。早期表现为神经根痛，数周至数月后在相应节段发生肌肉萎缩或麻痹、腱反射减弱或消失、血管运动障碍和营养性改变，最后出现脊髓横断性改变。手术治疗。

斯皮扎尔内征（Spizharnyi sign） 胃十二指肠溃疡穿孔的临床征象。胃十二指肠穿孔时肝浊音界缩小或消失。

斯普伦格综合征（Sprengel syndrome） 其他名称：斯普伦格畸形。先天性翼状肩胛畸形。肩部先天性抬高畸形所引起的一组征象。病变多为单发。表现为患侧肩胛骨竖短横宽，肩胛骨脊柱缘相对靠近中线，活动时一般向后牵引，造成病侧肩胛骨上抬。可伴有脊柱侧凸、斜颈。试行矫形手术。

斯氏狸殖吸虫（*Pagumogonimus skrjabini*） 寄生于哺乳动物如果子狸、猫、犬等动物肺内的吸虫。成虫窄长呈梭形。人是不适宜的宿主，感染后大多停留在童虫期，各处窜扰，主要表现为游走性皮下结节。第一中间宿主为多种淡水螺，主要是泥泞拟钉螺；第二中间宿主为多种淡水蟹类，常见的是锯齿华溪蟹。人因吃含囊蚴的蟹而感染。免疫学诊断或皮下包块和结节活检是本病主要的诊断方法。治疗用硫氯酚和吡喹酮。

斯氏狸殖吸虫病（paragonimiasis） 由寄生于狸、猫的斯氏狸殖吸虫幼虫侵入人体所致的疾病。斯氏狸殖吸虫是中国独有虫种。病人有食生蟹史。临床表现为游走性皮下肿块或结节，胸肺型多侵犯肺部，引起肺部浸润、多房囊样、硬结或钙化、粟粒状阴影，侵犯胸膜则出现胸水，也可侵犯肝脏、中枢神经系统和眼眶。体表、痰、脑脊液、肺结节查出幼虫可确诊。皮下肿块可手术摘除，内脏移行病灶可服用硫氯酚（别丁）、吡喹酮。

斯坦伯格综合征（Steinberg syndrome） 比尔罗特（Billroth）Ⅱ式胃切除、结肠前吻合术后因输入袢阻塞而发生的一组病征。主要表现为上腹部疼痛、嗳气、饱胀、呕吐等。分为急、慢性两种，急性为完全性梗阻，慢性为部分梗阻。治疗：急性应手术，慢性予内科治疗。

斯坦纳特综合征（Steinert syndrome） 以营养不良性肌强直为特征的一种遗传病。特征为肌强直继之肌萎缩，尤其是面部和颈部。好发于20~30岁男性。表现为肌强直或无力、胸锁乳突肌萎缩、睑下垂、白内障、性欲下降、性腺萎缩。对症治疗。

斯坦尼茨征（Steiniz sign） 尿中尿蓝素升高。是大量未经消化的蛋白质进入大肠的结果。见于胃横结肠瘘。

斯特朗综合征（Strachan syndrome） 特发性营养不良性多神经病，见于牙买加和其他国家贫穷地区，可能由于饮食中缺乏维生素B_1或维生素B_2所致。主要表现为四肢、躯干麻木感，耳聋、眩晕、声音嘶哑，口炎、舌炎、生殖器皮炎，眼部角膜变性、弱视、视神经萎缩。尚有痉挛性运动失调及反射消失等。

斯-特综合征（Stewart-Treves syndrome） 淋巴管肉瘤，常见于乳癌根治术，切除淋巴结后手臂严重淋巴水肿的晚期并发症。多为妇女乳癌术后发生，也可见于腹股沟术后、放疗后及先天性淋巴水肿而无恶性病变的病人。水肿的肢体上发生暗黑色的斑块，稍有触痛，皮肤色素沉着。治疗：手术，放疗。

斯梯勒尔征（Stiller sign） 移动性第10肋，提示神经衰弱倾向。肋软骨发育不良的征象。让病人显露出其上腹，检查者沿肋弓触诊。若发现第10肋与软骨部接触松弛，触之可相对移动，或完全分离，有空隙而不连接即为此征。

斯威特综合征（Sweet syndrome） 其他名称：急性发热性嗜中性[粒细胞性]皮肤病。一种在四肢和颈部突然出现暗红色疼痛肿块，伴中性粒细胞增多性皮肤病。好发于中年女性。皮损分批出现，可自愈，反复发作。

斯-威综合征（Sneddon-Wilkinson syndrome） 一种角层下脓疱性皮肤病。40岁以上女性多见，脓疱出现于腹部、腋窝、乳房下、腹股沟及四肢屈侧，口腔黏膜损害罕见。初起脓疱四周有红斑，几日内疱液干涸，留下浅痂。脓疱聚集时可构成匐行性外观。予氨苯砜、皮质激素治疗。

斯-沃综合征（Steiner-Voerner syndrome） 以皮肤、黏膜的粟

S

粒性血管瘤病变为特点的一组病征。出生即可见皮肤、黏膜上有大量弥漫的、暗红色的血管瘤，呈对称性分布，可伴发热、发冷、呕吐、腹泻、呼吸困难、心动过速等症状。无特殊治疗方法。

斯-詹综合征（Swyer-James syndrome） 其他名称：特发性单侧肺气肿综合征、单侧肺透亮度增高综合征。获得性单侧透明肺伴气道阻塞、血流减少和肺疝。儿童和青年期发病。临床表现为反复的肺部感染。病侧肺膨胀度减少，呼吸音减弱，有时可听到细罗音。X线检查：单侧肺过度透明，肺门阴影小，周围血管纹理减少，病肺体积可小于对侧肺。

85锶（strontium-85，[85]Sr） 一种放射性核素。衰变方式为电子俘获（EC），主要的 γ 射线的能量是 514keV，半衰期 64 天。[85]锶是亲骨性核素，尤其代谢和增殖快的部位对[85]锶的摄取更快，可用于骨肿瘤、骨转移瘤等的早期诊断。在骨显像图上为阳性灶，即病灶处放射性较正常骨组织浓集得多。缺点是对病人的照射量较大。

87m锶（strontium-87m，[87m]Sr） 通过放射性核素发生器得到的一种放射性核素。其半衰期为 29h。纯 γ 放射线，不伴有 β 射线，γ 射线的主要能量是 38keV，是亲骨性放射性核素，可用于检查骨肿瘤或骨转移瘤。比[85]Sr 对病人的照射剂量小。

90锶（strontium-90，[90]Sr） 从铀核裂变产物中提取的放射性核素。其衰变形式是 β 衰变，β 衰变后生成[90]钇，其半衰期为 25 年。因其能放射出较强的 β 射线，常用来做成敷贴剂治疗皮肤及眼科某些疾患，如神经性皮炎等。

嘶哑（hoarseness） 声音失去正常的圆润清亮的音调。常见于喉炎、声带麻痹、喉肿瘤等症。中年以上的病人，若嘶哑持续不愈，应考虑喉部肿瘤可能，须及早就医。参见声音嘶哑。

撕脱骨折（avulsion fracture） 由于肌肉突然猛烈收缩导致的肌腱附着处的骨皮质折断。X线检查确诊。治疗：手法或切开复位，固定。

撕脱伤（avulsion） 外力将大片头发、皮肤或肌腱等从深层组织撕脱下来的开放性损伤。裂口大，污染重，但深部组织受影响较小。治疗：清创、缝合、抗感染。

死产（dead-birth，stillbirth） 怀孕 28 周及以上的妇女，在临产前胎儿存活，于临产后至胎儿娩出前胎儿已死亡者。其原因较多，但最常见的原因是胎儿发生宫内缺血、缺氧。因此，产时应加强胎儿监护注意胎心变化，及时诊治胎儿宫内窘迫。

死产率（stillbirth rate，natimortality） 一年中总死产数与该年总出生婴儿人数（包括活产和死产）的百分率。死产率＝一年中死产数/（同年活产总数＋死产总数）×100%。亦可用下列公式计算：死产率＝妊娠 28 周以上死产数/（妊娠 28 周以上死产数＋活产数）×100%。

死骨（sequestrum） 坏死的骨质。其主要原因是血液供应的中断。

死后伤（postmortem injury） 在死后由机械力造成的尸体结构破坏。认定的主要依据是此伤无生活反应。需与生前伤鉴别。按成因可分为违法死后伤和偶然死后伤。前者是暴力致死后又对尸体继续施加暴力所致；后者则常见于动物啃咬、打捞、搬运尸体或抢救时所造成。因此，正确认识死后伤，将有助于全面了解案件性质或区分有无犯罪行为。

死后现象（postmortem phenomenon） 机体死亡之后的表现，包括：①尸冷；②尸僵。死之后机体各部呈僵硬状态，可持续 24h 以上，以后逐渐消失；③尸斑。死后皮肤出现不规则的紫红色斑纹和斑块，一般死后 2～4h 出现，后逐渐加深；④角膜混浊；⑤尸体腐败。

死后血凝块（postmortem clot） 人死后，血液凝固形成的血凝块。主要见于右心和腔静脉及其分支内，呈暗红色，质软、湿润，有弹性，表面光滑，与心血管内膜不粘连。与血栓不同。

死时间（dead time） 核医学术语。放射性探测装置对所接受的射线不能感应的时间。

死胎（fetal death） 20 孕周后胎儿死亡于子宫内。发生于妊娠早期者子宫不再增大，妊娠试验两次阴性；妊娠晚期者胎动、胎心消失。可用超声波、X线片及羊膜囊穿刺证实。应尽早引产。

死胎率（fetal death rate） 某地某时期妊娠 28 周以上产妇娩出胎儿中死胎出现的比率。死胎率＝妊娠 28 周以上死胎数/（妊娠 28 周以上胎儿死亡数＋活产总数）×100%。死胎，指怀孕 28 周及以上的产妇临产前证实胎儿没有胎心音、胎动，已死于宫内，娩出时无任何生命现象。

死胎 X 线征（dead fetus signs） 指胎儿死后的 X 线表现。胎儿死亡 1～2 周后，颅骨互相重叠或塌陷，颅骨周围有一圈厚 3mm 的透亮光环，又称光环征。脊柱过度弯曲呈球丸状，或呈锐角，头颅成角畸形。心脏、动脉、静脉、体腔和腹膜后都可能有气体。

死亡（death） 机体生命活动的终了。标志着新陈代谢的停止，失去生命。人和高等动物的死亡可分为因衰老而发生的生理死亡或自然死亡；因疾病造成的病理死亡；因机体受机械的、化学的或其他因素所造成的意外死亡。死亡的过程分为临床死亡和生物学死亡两个阶段。前者指反射消失，心跳、呼吸停止，但组织、细胞仍进行着微弱的代谢过程。后者指机体的生理功能陷于不能恢复的状态。细胞代谢停止。人的全脑一旦发生死亡，就再没有复苏的可能。

死亡病人处理（patient postmortem handling） 病人经全力抢救无效死亡后负责抢救医生应认真检查心音、呼吸、瞳孔和角膜反射等生命指征，判定病人是否死亡。确认死亡者，由护理人员进行尸体处理后送太平间。随后负责医生应将病人死亡前的主要症状、危重表现、转危因素、抢救措施、死亡时间，以及参加抢救的人员，准确地写入病因中。填写好死亡通知单，送住院处、医务科和家属各一份。每个死亡病例，均需进行死亡讨论，总结经验教训，并将讨论的主要内容摘要记入死亡总结中，填写死亡诊断，进行死因分析。病理解剖者，应在解剖前提出对病理检查的特殊要求，待查出病理报告后，召开临床病理讨论会，讨论记录由主管住院医师整理，经上级医师审查签字后归档保管。

死亡调查（mortality survey） 其他名称：死亡回顾调查。对疾病死亡情况的调查。对病死率高、发病率低的疾病，死亡调查基本上能反映该病的流行情况。如大多数恶性肿瘤目前几乎都以死亡为转归，故死亡调查基本上可代表该病发生水平、分布规律及动态。

死亡概率（mortality probability） 寿命表指标之一。一般记作 $_nq_x$，它表示已满 x 岁的人在今后 n 年内死亡机会的大小。$_nq_x$ 的计算是计算寿命表各指标的关键。其计算公式为：$_nq_x = \dfrac{1_x - 1_{x+n}}{1_x} = \dfrac{_nd x}{1_x}$。式中 1_x 及 1_{x+n} 分别为寿命表中活到刚满 x 岁或 1_{x+n} 岁时尚存的人数；$_nd_x$ 为 x 岁至 $x+n$ 岁期间死亡的人数。

死亡过程（death course） 由生过渡到死的状态。一般情况下（除突发性的死亡），人的死亡是有一个逐步变化而发展的过程。人发生个体死亡后，构成机体的各组织器官并非同时死亡，而是有死亡顺序的不同，被分为 3 个阶段（死亡三阶段）或称 3 个时期，即死前挣扎期（濒死期）、临床死亡期和生物学死亡期（全体死亡期）。因此，死亡过程是法医学的重要内容之一。但脑死亡的提出使"死亡三阶段说"面临挑战。

死亡率（mortality） 一定时期内所有死亡人数在该人群中所占的比例。反映人群在一定时期内死亡频率的指标。指某一地区在一年内平均每千人口中的死亡人数。通常用千分率表示。计算公式为：死亡率＝一年内死亡人数/年平均人口数×1000‰。死亡率可按不同人种、民族、性别、年龄、职业或疾病计算。可反映特定人群的健康水平，也是研究人口变动情况的依据。

死亡心电图（ECG of dying heart） 心电图表现为心房和心室电活动消失长时间的等电位线。病人全心停搏。

死疫苗（killed vaccine） 见灭活疫苗。

死因（cause of death） 造成个体生命永久性停止的原因。在法医学上，按死因的不同将死亡分为自然死亡（非暴力死亡）和非自然死亡（暴力死亡）两大类。前者包括衰老死和病死；非自然死亡（暴力死亡）为作用强大的生物因素、化学因素、物理因素（包括机械力）等因素所致的死亡，并有自杀死亡、灾害事故死亡以及他杀死亡等区别。因此，死因鉴定是法医学首要鉴定事项。

四白（sibai，ST 2）　中医经穴名。属足阳明胃经。位于面部，下眼睑下 1 寸，当眶下孔处。主治口眼歪斜、面肌抽搐、目赤肿痛、头痛、目翳。直刺 0.3～0.5 寸，勿深刺，以防刺伤眼球。

四边孔（quadrilateral foramen）　肩后部的肌间隙。由肱骨、肱三头肌长头和小圆肌、大圆肌围成的一个间隙，内有腋神经、旋肱后动脉、旋肱后静脉通过。

四边孔综合征（quadrilateral space syndrome）　旋肱后动脉和腋神经或腋神经的一个分支在四边孔处受压所引起的一系列临床症候群。肩部或腋后区多有外伤史，表现为三角肌、肱三头肌麻痹，不伴其他肌肉麻痹。治疗：固定、理疗、手术。

四步触诊（external examination，Leopold maneuver）　产科检查方法。检查孕妇子宫大小、胎先露及胎方位、胎产式和胎先露部是否衔接的方法。第一步：检查者站于孕妇右侧，双手置于子宫底部，了解宫底外形和宫底高度，估计胎儿大小与孕周是否符合。第二步：检查者两手分别置于腹部左右侧，交替触摸胎背及四肢的位置。第三步：检查者右手置于耻骨联合上方，拇指与其余 4 指分开，握住胎先露部，辨别胎先露是头或臀。第四步：检查者面对孕妇足端，两手分别置于胎先露部两侧，向骨盆入口方向向下深压，以探知先露部是头或臀及其入盆程度，是否衔接。同时尚可估计胎儿大小、羊水多少、是否多胎、有无头盆不称等。

四碘酚酞试验（phenoltetraiodophthalein test）　肝胆疾病辅助诊断的药物试验方法之一。用于肝硬化、肝炎、胆汁淤积、脂肪肝和肝脏肿瘤的鉴别诊断。通常与胆囊造影术共同施行。静脉注入 1% 四碘酚酞 1ml/kg 后，由肝脏排出胆囊。正常人在注后半小时血中滞留量不应超过 10%～15%。若超过 10% 表示肝脏功能减退，若在 50% 以上则表示肝脏功能严重受损。

四度烧伤（fourth degree burn，devastating full thickness burn）　见Ⅳ度烧伤。

四分位数（quartile）　将一组观察值从小到大排列起来，分为四等分，下四分位数（Q_L）即第 25 百分位数 P_{25}，表示全部观察值中有 25%（四分之一）的观察值比它小；上四分位数（Q_U）即第 75 百分位数 P_{75}，表示有 25%（四分之一）的观察值比它大。四分位数可看成特定的百分位数，计算见百分位数。常用四分位数间距表示观察值的离散程度，数值越大，说明变异度越大；反之，说明变异度越小。四分位数间距即上四分数 Q_U 与下四分位数 Q_L 之差，即 $Q_U - Q_L$。

四缝（sifeng，extra）　中医经穴名。经外奇穴。位于第 2、3、4、5 指掌面，近端指间关节横纹中点，左右共 8 穴。主治小儿疳积、蛔虫症、百日咳。三棱针浅刺 0.1～0.2 寸，挤出少许黄白色黏液。

四氟乙烯中毒（tetrafluoroethylene poisoning）　一种有机氟中毒。急性中毒可有眼、鼻及呼吸道黏膜刺激症状，并有头痛、头晕、乏力、视力模糊、四肢麻木、步态不稳、呼吸急促、昏迷等。误服中毒还出现恶心、呕吐、腹痛等。长期接触可引起皮肤干燥、皲裂。重者静卧、吸氧，应用肾上腺皮质激素。

四环素（tetracycline）　其他名称：盐酸四环素、四环素碱。为广谱抗生素。对革兰氏阳性和阴性菌均有抑制作用，但由于耐药菌株的产生，已被同类半合成品取代。用于立克次体病、衣原体和支原体肺炎，也可用于百日咳杆菌、痢疾杆菌、肺炎杆菌所致的呼吸道、尿道、胆道感染。口服不宜与抗酸药、牛奶同服。局部用药可治疗沙眼。可引起二重感染，并影响骨、牙生长，对肝、肾功能不全者及 8 岁以下儿童禁用。

四环素可的松眼膏（Oculentum Tetracyclini et Cortisoni）　眼科用药。消炎、抗菌，用于外眼感染症。组成：盐酸四环素和醋酸可的松，以疏水性基质制成的淡黄色的半固体制剂。

用于沙眼、结膜炎等眼部感染，对过敏性眼炎及手术后的虹膜炎疗效更显著。

四环素色素牙（tetracycline pigmentation teeth）　牙齿发育期间服用四环素，在牙本质形成过程中，有四环素色素沉积的变色牙齿。这种牙一般呈黄色、淡黄色、黄褐色或棕色。预防：妊娠和授乳的妇女，牙齿发育期间的儿童，不应使用四环素类药物。对已形成的四环素牙轻者过氧化氢脱色后加激光照射；重者可用酸蚀复合树脂修复法治疗。

四级结构（quarternary structure）　由相同或不同的 2 个以上具有 3 级结构的多肽链（亚单位）聚合而成的蛋白质的分子结构。

四级医疗事故（level four medical negligence）　造成病人明显人身损害后果的医疗事故。

四季豆食物中毒（phaseolus food poisoning）　四季豆又名芸豆角。进食储藏过久或未炒熟、煮透的四季豆发生的中毒。菜豆角和刀豆等，一般不引起中毒。可引起中毒的主要是产于青海、广东、甘肃和西安等地的高、矮四季豆。发病率为 36%～38%。潜伏期 1.5～6h，主要为胃肠炎症状，同时伴有头晕、头痛、腹痛和腹胀。体温正常。病程为 6～48h。预后良好。治疗主要是一般急救处理与对症处理。预防最好是在食用前将四季豆用清水浸泡，一定要烧熟、煮透，以破坏毒素。

四季青搽剂（Linimentum Ilicis Chinensis）　收敛、抗菌药。组成：冬青科植物冬青的干燥叶摄取液，与麻油，加吐温-80，以及防腐剂适量制成的棕红色乳状液体。用于深二度至Ⅲ度烧伤、烫伤，以及皮肤溃疡。

四季青片（Tabellae Ilicis Chinensis）　具有抗感染作用。组成：冬青科植物冬青叶提取的浸膏与适宜的辅料压制成的糖衣片。除去糖衣后，片心显棕褐色，味微涩。有收敛抗菌作用。用于上呼吸道感染、急性咽喉炎、细菌性痢疾、扁桃体炎、尿路感染和慢性气管炎的继发性感染。

四君子汤（sijunzi decoction，decoction of four noble drugs）　中医方剂。出自《太平惠民和剂局方》。组成：人参、白术、茯苓、炙甘草。功能益气补中、健脾养胃。治脾胃气虚、运化乏力，症见面色萎白、四肢乏力、语言轻微、不思饮食、肠鸣泄泻、舌淡苔白、脉虚软无力者。

四君子丸（sijunzi wan）　中医成药名。扶正剂（补气剂）。组成：党参、白术、茯苓、甘草。用于脾胃气虚、胃纳不佳、食少便溏。阴虚血热者慎用。

四类停搏（four kinds of arrest）　见全心停搏。

四联脉（quadrigeminal pulse）　每 4 次搏动后停顿 1 次的脉搏。由于心脏过早搏动呈四联律所致。

四联球菌（tetrads）　细菌在 2 个相互垂直的平面上分裂，4 个排列在一起呈正方形者称四联球菌。

四氯化碳中毒（poisoning of carbon tetrachloride）　四氯化碳又名四氯甲烷、过氯甲烷，易挥发。中毒主要由于吸入其蒸气所致，皮肤和消化道也可吸收。急性中毒以中枢神经抑制为主，尚有心、肾损害。慢性中毒肝脏损害明显。重点防治急性肝肾衰竭、中毒性心肌炎、心力衰竭和肺水肿。

四苗覆盖率（immune rate of tetragenous vaccine）　是四种疫苗（卡介苗、脊髓灰质炎疫苗、百白破混合疫苗、麻疹疫苗）按免疫程序要求完成基础免疫的人数与应完成基础免疫人数之比。四苗覆盖率＝四种疫苗均完成基础免疫人数/四种疫苗应完成基础免疫人数×100%。上式分子指调查对象中四种制品均按规定完成接种的人数，缺一项即算未完成，不统计在内；分母指调查的适龄儿童人数（12～24 个月龄、18～30 个月龄、36～48 个月龄的儿童为调查对象），该指标可用来反映预防接种的工作质量。

四妙勇安汤（simiao yong'an decoction，decoction of four wonderful drugs for detoxification）　中医方剂。鲍相璈《验方新编》方。组成：银花、玄参、当归、生甘草。功能清热解毒、活血止痛。治脱疽，症见患处黯红、微热微肿、痛甚，或溃烂、脓水淋沥、舌红脉数者。

四逆散（sini powder，powder for regulating liver and spleen）　中医方剂。《伤寒论》方。组成：炙甘草、枳实、柴胡、芍

药。透解郁热、疏肝理脾。治热厥证，症见手足厥冷或脘腹疼痛、脉弦者。

四逆汤（sini decoction, sini tang） 中医方剂。《伤寒论》方。组成：生附子、干姜、炙甘草。水煎服，附子需先煎 1h。功能回阳救逆，治少阴病，四肢厥逆、恶寒蜷卧、呕吐不渴、腹痛下利、神衰欲寐，以及太阳病误汗亡阳等。

四气（four nature of drugs） 见四性。

四气五味（four properties and five flavours） 中医术语。中药性味的概括。四气指寒、热、温、凉 4 种药性，寒与凉、热与温是程度上的差别。五味指辛、酸、甘、苦、咸 5 种药味，不同的味有不同的作用。如辛能散能行，酸能收能软，甘味能补能缓，苦能燥能泻，咸能软坚润下等。因各味药物的气与味不同。所以各种药物有不同的性能。

四氢帕马丁（tetrahydropalmatine） 其他名称：延胡索乙素、四氢巴马汀。从罂粟科植物延胡索提取的生物碱。具有镇痛、镇静、催眠及弱的解痉、止咳、降温作用。镇痛作用比哌替啶强，但比解热镇痛药强。镇静催眠作用明显，毒性低，安全范围大，无成瘾性。适用于胃肠道、肝胆系统、痛经所引起的钝痛，以及其他中等度疼痛；亦可用于暂时性失眠。常用其硫酸盐。孕妇慎用。

四氢生物蝶呤（tetrahydrobiopterin） 一些单加氧酶的还原型辅基。由二氢生物蝶呤经还原型辅酶Ⅱ（NADPH）还原而来。为分子氧的还原剂，其中一个氧原子掺入底物，另一个氧原子生成水。

四氢叶酸（tetrahydrofolic acid） 由谷氨酸、对氨基苯甲酸和蝶呤喹啶构成的化合物。其还原型作为一碳单位的运载体可以 N^5，N^{10}-次甲基四氢叶酸及 N^{10}-甲酰四氢叶酸和 N^5-亚氨甲基四氢叶酸等形式转运一碳单位。抗肿瘤药物是二氢叶酸还原酶的抑制剂，阻碍四氢叶酸的合成，可影响嘌呤、嘧啶的合成，从而抑制 DNA 的合成及肿瘤的生长。

四日市哮喘（Yokkaichi asthma） 一种大气污染公害病，因最早发现于日本四日市，故名。由石油化工企业排放的硫氧化物、氮氧化物、碳氢化物和颗粒物污染大气而引起，以阻塞性呼吸道疾病为特征，包括支气管哮喘、慢性支气管炎、哮喘性支气管炎和肺气肿等。

四神丸（sishen wan） 中医成药名。扶正剂（温阳剂）。另有制剂：片。组成：肉豆蔻、补骨脂、五味子、吴茱萸、大枣、干姜。功能温肾暖脾、固肠止泻。用于命门火衰、脾肾虚寒、肠鸣肚胀、五更泄泻或便溏腹痛、食物不化、久泻不止、面黄体弱、腰酸肢冷。实热泄泻、腹痛者禁用。服药期间忌食生冷油腻食物。

四生丸（sisheng wan, bolus of four fresh drugs） 中医方剂。《妇人良方》方。组成：生荷叶、生艾叶、生柏叶、生地黄。功能凉血止血。治血热妄行之吐血、衄血，血色鲜红、口干咽燥、舌红或绛、脉弦数有力者。

四弯风（atopic dermatitis） 中医病名。发于肘窝、腘窝的一种湿疮。由于风邪袭人腠理兼挟湿热所致。多见于儿童，好发于对称的肘窝、腘窝、踝侧等处。患处皮肤粗糙肥厚，瘙痒，抓破后流水不多，时轻时重，迁延难愈。即异位性皮肤炎。宜祛风渗湿，外用青黛散。

四物汤（siwu tang, decoction of four drugs） 中医方剂。《太平惠民和剂局方》方。组成：当归、川芎、白芍、熟地。功能补血调血。治营血虚滞，症见惊惕、头晕、目眩耳鸣、唇爪无华、月经量少或经闭不行、脐腹作痛、舌质淡、脉细涩者。

四消丸（sixiao wan） 中医成药名。消痰化积剂。出自《全国中药成药处方集》。组成：香附、五灵脂、猪牙皂、黑白牵牛。功能消积理气、行水止痛。用于食滞停水引起的胸膈饱闷、癥瘕积聚、腹部胀满、胃脘作痛。孕妇忌服。

四性（four characters） 其他名称：四气。中药学术语。中药的寒、热、温、凉 4 种性质。寒、凉药物可用来治疗热性疾病，具有清热泻火的功能；温、热药物可用来治疗寒性疾病，具有温里散寒的功能。

四乙铅中毒（tetraethyl lead poisoning） 接触四乙铅所致的职业性中毒。四乙铅为无色油状液体，易挥发，不溶于水，易

溶于有机溶剂。主要用作动力汽油抗爆剂。制造四乙铅、配制或掺加乙基液、清洗或修理储油罐时，可接触高浓度四乙铅。主要经呼吸道进入人体，也可经皮肤、黏膜及消化道吸收。急性中毒时主要累及肝、肾实质脏器及中枢神经系统，重症中毒时可产生精神失常症状。慢性中毒主要表现为神经衰弱综合征和自主神经功能失调。严重者出现肢体震颤。部分病人出现"三低"征（体温低、脉搏速度低、血压低）。预防：主要加强生产设备的密闭，清洗油罐时加强通风和个人防护。治疗：以对症、解毒为主，解毒药首推巯乙胺。

四音律（quadruple rhythm） 其他名称：火车头奔马律。由于收缩期前奔马律与舒张早期奔马律同时存在形成的犹如火车奔驰时所产生的声音。可见于心肌病、高血压心脏病、冠状动脉粥样硬化性心脏病，尤其是高血压心脏病伴有心功能不全及心肌病失代偿期时。在先天性心脏病埃布斯坦（Ebstein）综合征时也常可闻及。

四诊（four methods of physical examination） 中医术语。中医望诊、闻诊、问诊、切诊 4 种方法的合称。四诊必须结合运用，互相参照，才能全面了解病情，为辨证和治疗提供充分的依据。

四诊合参（comprehensive analysis with four diagnostic methods） 中医术语。辨证过程中，把望、闻、问、切四诊所得的有关病史、症状、形色和脉象等资料，进行全面的分析综合，以排除假象，才能确切地判断疾病的病机所在、寒热虚实、标本缓急，正确地指导治疗。要防止片面夸大某一诊的作用，以一诊代替四诊。

四肢动脉瘤（aneurysm of extremities） 四肢动脉壁呈局限性囊状或梭形扩张。以创伤性居多，大多为假性动脉瘤，常伴有继发感染。其他致病因素有动脉硬化、感染等。主要表现为渐增性肿块，多伴有搏动。难于确诊时，应作诊断性穿刺。宜尽早手术。

似曾相识症（deja vu） 其他名称：熟悉感。病人体验新事物时所产生的一种似曾感知的体验及熟悉感。与记忆障碍有关。多见于癫痫病人。

似囊尾蚴（cysticercoid） 为微小膜壳绦虫的续绦期。寄生于甲壳纲及昆虫纲等节肢动物体内。体型较小，前端有一小囊，囊腔很小，相对有一较大的头节缩在其内，后部则为一实心的尾状结构，末端还附有钩胚期的小钩。

[似蚓]蛔[线]虫（Ascaris lumbricoides） 人体最常见的寄生虫之一。大型线虫，形似蚯蚓，分雌雄。卵随粪便排出后在温湿土壤中发育为感染性卵，被人吞入至小肠中，卵内幼虫孵出，穿入肠壁血管，随血流经心至肺，侵入肺泡后再经气管至会厌，被吞咽至小肠发育为成虫，引起蛔虫病，对人体的严重危害是其并发症，如：胆道蛔虫病、蛔虫性肠梗阻、肠穿孔等。大量幼虫经肺时可致蛔虫性哮喘。

伺服机构（servo mechanism） 一种机械学术语。原意是：一种可借助于极小动力，控制大量动力并能用错误感受反馈从而改善机械运转的装置。窦房结具有以固有节律性发出冲动，受神经控制及血流动力学影响等反馈调节，成为心跳起搏点，应视为伺服机构。

嗣面（white acne） 其他名称：白色痤疮、粟丘疹白色苔藓。面生粟疹，黄白色，形如米渣为特征的皮肤病。多见于女性及婴儿，好发于眼睑、颊及前额。

松弛蛋白（relaxation protein） 其他名称：单链结合蛋白。在 DNA 复制过程中，在 DNA 分叉处与单链 DNA 结合的蛋白质，防止已解链的双链恢复还原、退火，使复制得以进行。即与已被解链酶解开的 DNA 单链和复制新生的 DNA 单链紧密结合的蛋白质。前者的作用是维持单链状态，以发挥其模板作用；后者的作用是保护其免受核酸酶水解。

松弛素（relaxin） 其他名称：弛缓素。妊娠期间黄体产生的一种使耻骨和骨盆及其连接松弛，以及使子宫软化和舒张的多肽类激素。除黄体外，子宫和胎盘亦能产生。化学结构与胰岛素类似，由两个双硫键连接的 A 和 B 两个多肽链组成，A 链由 22 个氨基酸组成，B 链由 30 个氨基酸组成。

松弛型血红蛋白（relaxed hemoglobin） 其他名称：R 型血红蛋白。亚基结构呈松弛状态的血红蛋白。使氧极易与血红素

结合，从而保障在肺部迅速进行氧合。

松果体（pineal body） 其他名称：脑上腺、松果腺。外观呈红褐色，形似松果，位于上丘脑缰连合后上方的椭圆形小体，并借细柄与第三脑室顶相连。是神经内分泌转移器，其内分泌物质为褪黑激素。儿童时发达，7 岁后逐渐萎缩，成年后有钙盐沉着，常可在 X 线片上见到。其功能与机体代谢有一定的关系，具有抑制性成熟的作用。

松果体钙斑（calcification of pineal gland） 颅内非病理性钙斑之一。10 岁之前少见。成人显影率 40%。在侧位片上位于岩骨的后上方，正位片位于中线。位置恒定。

松果体瘤（pinealoma） 其他名称：松果体生殖细胞瘤。发生在松果体及其周围、起源于生殖细胞的肿瘤。较少见。青少年多见，男多于女。常发生在第三脑室后部，亦可发生在第三脑室前部或脑的其他部位。根据组织分化程度分为：①幼稚型（松果体母细胞瘤）；②中间型（胶质母细胞瘤）；③分化型（松果体细胞瘤）。其边界清楚，呈灰粉红色，质软。临床表现有肿瘤压迫所致的神经症状、颅内压增高及内分泌紊乱等症状。治疗：以手术切除肿瘤为主，术后加用放疗。瘤体不大时也可采用 γ 刀治疗。

松果体瘤及异位松果体瘤（pinealoma and ectopic pinealoma） 起源于松果体，位于第三脑室后部的肿瘤。一种胶质瘤。多见于青年和儿童，男多于女。如肿瘤在松果体正常部位外称异位松果体瘤。可在第三脑室附近、脑脊液中可找到瘤细胞。临床表现：性早熟，性功能减退，肥胖，尿崩症，嗜睡，双眼上视困难，瞳孔障碍，对光反射消失，调节反射存在，颅内压增高，脑积水等。X 线、CT、MRI 检查有助于诊断。肿瘤手术切除、侧脑室小脑延髓池分流术，术后放射治疗。

松果体-神经-眼综合征（pineal neurologic ophthalmos syndrome） 松果体瘤所引起的一系列临床表现。临床可见双眼上视不能、阿-罗瞳孔、听觉障碍、小脑症、颅内压增高、性早熟、尿崩症、垂体功能不足等。CT 检查诊断。治疗：手术、放疗。

松节油（Oleum Terebinthinae） 外科用药。从各种松树的油脂中分离而得的一种挥发油。无色或淡黄色的澄明液体。有特异臭，味辛而苦，不溶于水，易溶于乙醇，可与氯仿、乙醚或冰醋酸任意混合。有局部刺激作用，穿透力强，可促进血液循环，减轻疼痛。外用于肌肉痛、风湿痛、神经痛、软组织损伤等，也用于气管炎和手术后的腹部胀气。

松节油搽剂（Linimentum Terebinthinae） 外科用皮肤刺激药。组成：松节油、樟脑，经软肥皂乳化制成的 O/W 型白色乳浊液。能促进局部血液循环。用于挫伤和肌肉痛、神经痛、关节痛。

松龄血脉康胶囊（songling xuemaikang jiaonang） 中医成药名。治风剂（平肝息风）。组成：葛根、珍珠层粉等。用于高血压病肝阳上亢证。证见头痛眩晕、急躁易怒、心悸失眠等。

松毛虫皮炎（dendrolimus punctatus dermatitis） 其他名称：松毛虫病。由马尾松毛虫毒刺刺入皮肤引起的皮炎。在接触毒毛后数分钟至 24h 内，皮肤出现水肿性红斑、丘疹或风团，瘙痒剧烈，重症者在发生皮炎后继发骨关节炎。少数病人在与毒毛接触的软组织和肌腱部位形成囊肿，以下肢多见。治疗：接触毒毛后及时用肥皂水或碱水冲洗，对症治疗，骨关节病变可选用吲哚美辛、布洛芬等治疗。

松皮癣（psoriasis） 中医病证。即银屑病。因皮肤失养所致。患处皮肤损害如松树皮状，浸润肥厚，上有白色皮屑。治宜调和营卫、养血润燥。

松香（rosin） 其他名称：松胶香、黄香、松脂。中医药名。外用药。松科植物马尾松或同属数种植物的松油脂。松节树干中取得的树脂，经蒸馏除去松节油后，遗留的残渣。苦、甘、温。归肝、脾经。功能祛湿杀虫、生肌排脓、止血定痛。用于一切疮疖肿毒溃疡、跌打损伤、刀伤出血。入中成药，不入煎剂。外用适量。为膏药的原料之一。

松牙固定术（splinting） 牙周病矫形治疗方法之一。将松动牙连接并固定在邻近的稳固牙上，形成一个新的咀嚼单位，借以分散殆力，减少松动牙牙周组织的负荷，保护和加固受损的松动牙，促进牙周组织康复，提高咀嚼效率。

苏氨酸（threonine，Thr，T） 20 种蛋白质氨基酸之一。人体必需氨基酸之一。化学名称为氨基羟丁酸。系一种四碳，脂肪族，极性，α 氨基酸。含一个醇式羟基。在体内能促进磷脂合成和脂肪酸氧化，有抗脂肪肝的作用。是非必需氨基酸甘氨酸、丙氨酸、天冬氨酸等的前体。在丝胶蛋白、酪蛋白、丝心蛋白等中广泛存在，其中酪蛋白、蛋类中含量为 4%～5%。人体缺乏苏氨酸会引起食欲减退、体重减轻、脂肪肝、睾丸萎缩、脑垂体前叶细胞染色性变化及影响骨骼发育。

苏波耳-赛勒征（Soupault-Seille sign） 盆位阑尾炎的征象。表现为深吸气引起膀胱疼痛。

苏菲咳糖浆（Syrupus Stemonae Compositus） 祛痰止咳药。组成：百部流浸膏、桑白皮流浸膏、桔梗流浸膏、甘草流浸膏、氯化铵、盐酸麻黄碱与蔗糖、香精等制成的深棕色半透明、有芳香气的黏稠液体。用于咳嗽多痰、支气管炎等。

苏格兰脑炎（Scotland encephalitis） 其他名称：羊跳跃病。一种病毒性传染病。流行于英国，春夏季牧民、农民患病最多，蜱为媒介。急起寒热，表现为头痛、身痛和全身无力等，类似流感的症状，多经数日痊愈。少数病例发热又起，出现脑炎症状和体征。实验室检查脑脊液蛋白和细胞可轻度增高。无特效治疗，多预后良好。

苏合香（storax，Resina Liquidambaris Orientalis） 其他名称：苏合油、苏合香油。中医药名。金缕梅科植物苏合香树树干所分泌的香树脂。辛、微甘、苦、温。归心、脾经。功能开窍辟秽、豁痰、止痛。适用于中风痰厥、猝然昏倒的寒闭症，或心腹紧闷冷痛者。惊风、癫痫属寒邪或痰浊内闭者，亦可用之。入丸、散剂，不宜煎煮。

苏合香丸（suhexiang wan，Resina Liquidambaris Orientalis bolus） 中医方剂。《太平惠民和剂局方》方。组成：白术、青木香、乌犀屑、香附子、朱砂、诃子、白檀香、安息香、沉香、麝香、丁香、荜茇、龙脑、苏合香油、熏陆香。功能温通开窍、解郁化浊。治中风寒闭实证，症见突然昏倒，牙关紧闭、不省人事者；或感秽浊之气，痰壅气闭，胸腹满痛而冷者；或时疫霍乱。现亦用于冠心病心绞痛发作，属气滞寒凝者。孕妇禁用。

苏-加综合征（Sulzberger-Garb syndrome） 见渗出性盘状苔藓样皮炎。

苏木（sappan wood，Lignum Sappan） 其他名称：红柴、赤木、苏枋、苏方木。中医药名。活血药。豆科植物苏木的干燥心材。甘、咸、微辛、平。归心、肝、脾经。功能活血祛痰、消肿止痛。用于跌打损伤、瘀肿疼痛、妇女血滞、经闭腹痛、产后瘀阻。血虚无瘀及孕妇忌服。

苏子降气汤（suzi jiangqi tang，Fructus Perillae decoction for keeping energy downwards） 中医方剂。降气剂或温化寒痰剂。出自《太平惠民和剂局方》。组成：半夏、苏子、炙甘草、肉桂、前胡、厚朴、陈皮、当归。功能降气平喘、温化痰湿。用于痰涎壅盛、咳嗽喘促、胸膈痞寒。舌苔白滑或白腻，脉缓或滑或尺弱。水煎服；有成药丸剂，将上方中去肉桂加沉香、生姜、红枣组成。可用于慢性气管炎、支气管哮喘、轻度肺气肿、肺源性心脏病的咳嗽气喘、呼吸困难、属于痰涎壅盛，肾气不足者。

苏子降气丸（suzi jiangqi wan） 中医成药名。化痰止咳平喘剂（平喘剂）。组成：紫苏子、厚朴、前胡、甘草、姜半夏、陈皮、沉香、当归。功能降气祛痰、止咳平喘。用于气逆痰壅、咳嗽喘息、胸膈痞寒。阴虚、舌红无苔者忌服。

素髎（suliao，DU 25） 其他名称：面王、鼻准、准头。中医经穴名。属督脉。位于鼻尖正中。主治鼻渊、鼻衄、喘息、晕厥等。直刺 0.2～0.3 寸，或点刺出血。不宜灸。

素片（naked tablet） 指不包糖衣的裸片制剂型。

素食（vegetarianism） 主要食用植物类食物。许多人因宗教或健康等理由而吃素。素食者分为非全素者和全素者。前者可以吃蛋类或奶制品，但不吃肉类；后者对所有动物制品都不吃。

《素问》（Plain Questions）　全称《黄帝内经素问》。《黄帝内经》组成部分之一。原书 9 卷，后经唐代王冰订补，改编为 24 卷，计 81 篇，定名《黄帝内经素问》。以黄帝问而岐伯答的形式记载。阐述人体解剖生理（脏象、经络等）、病因、病理、诊断（辨证）、治疗、预防、养生，以及人与自然、阴阳、五行学说在医学中的应用和运气学说等，系统反映了秦汉以前中国医学的成就。"素者，本也；问者，黄帝问于岐伯也"，故名。

速发型超敏反应皮肤试验（skin test of immediate hypersensitivity）　变应原与特异性免疫球蛋白 E 在皮内反应的一种试验。如青霉素过敏试验、血清过敏试验等，用于测试病人对药物是否过敏，也可用于寻找或确定哪些物质对病人是变应原。

速发性溶血性输血反应（immediate hemolytic transfusion reaction）　其他名称：即时型溶血性输血反应。输血后输入的红细胞或受血者红细胞，可因各种原因发生大量破坏，称为溶血性输血反应。典型的溶血反应，可在输入少量血液后，就有寒战、发热、心悸、胸闷、腰背痛、呼吸困难，重者可出现休克、血红蛋白尿和黄疸。肾衰竭是常见并发症。预防办法是严格遵守操作规程（血型检测及交叉配血制度）。治疗：当发现或可疑有溶血性输血反应时，应立即停止输血。并应积极对症处理。出现休克时，治疗与其他原因所致的休克相同。

速发性硅沉着病（acute silicosis）　在缺乏防护措施的情况下，持续吸入含有高浓度、高游离二氧化硅，在 1～2 年而罹患的硅沉着病（矽肺）。临床上有时也把 3 年内晋级的硅沉着病称为速发性硅沉着病。临床表现有胸闷、气急、咳嗽、咯血、胸痛等。治疗：对症、抗感染，用克矽平、柠檬酸铝、抗矽 1 号、粉防己碱等。

速脉（tachycardia）　安静状态下成人脉率每分钟超过 100 次。常见于甲亢、高热、贫血或失血等病人。一般来说，体温升高 1℃，成人脉率增加 10 次/min，儿童增加 15 次/min。

速尿（furosemide）　见呋塞米。

速效救心丸（suxiao jiuxin wan）　中医研制方。益气活血祛瘀剂。组成：川芎碱、冰片。功能活血止痛。用于气滞血瘀型冠心病、心绞痛，可增加冠状动脉血流量，缓解心绞痛。

速效牛黄丸（suxiao niuhuang wan）　中医成药名。清热开窍剂。组成：牛黄、冰片、朱砂、雄黄、水牛角浓缩粉、栀子、珍珠母、石菖蒲、黄连、郁金。功能清热化痰，息风止痉。用于痰火内盛所致烦躁不安，神志昏迷及高血压引起的头目眩晕等症。孕妇慎用。

宿主（host）　其他名称：寄主。指病毒、立克次体、衣原体、支原体、细菌、螺旋体、真菌、原虫、蠕虫、昆虫等寄生物所寄生的植物、动物或人。寄生物寄居在宿主的体内或体表，往往损害宿主，使之生病，甚至死亡。

宿主范围突变株（host-range mutant）　病毒基因组突变而影响了对宿主细胞的感染范围，能感染野生型病毒所不能感染的细胞，利用此特性可制备狂犬病疫苗，也可对分离的流感病毒株等进行基因分析，及时发现是否带有非人来源（禽、猪）流感毒株血凝素的毒株等。

宿主抗移植物反应（host versus graft reaction，HVGR）　宿主抗移植物反应的本质是一种免疫反应。主要发展过程是受者 T 淋巴细胞识别移植抗原，并激活免疫系统，产生细胞和体液免疫应答，攻击和破坏移植物。宿主抗移植物反应的类型有超急性排斥反应、急性排斥反应和慢性排斥反应。

粟疮（eczema papulosum）　中医病证。①皮肤病症。多由素虚，火邪内郁，外受风邪，风火相结，郁阻肌肤而成。症见遍身发疹如粟，色红作痒，搔之成疮。日久耗伤血液，皮肤粗糙，厚如蛇皮。治宜疏风清热。内服防风通圣散；痒甚者服消风散；日久肤如蛇皮者，服皂角苦参丸。外敷二味拔毒散。②其他名称：粟疡、睑生粟。眼科病症。多因脾胃湿热及风毒之邪外乘，壅滞胞睑而成。症见眼睑内面出现色黄而软、形如粟米之颗粒，可有沙涩痒痛、流泪不适等症。治宜清热、除湿、祛风。可内服除风清脾饮加减；或加刺洗法，外点黄连西瓜霜滴眼液。

粟粒性结核（miliary tuberculosis）　结核分枝杆菌经淋巴和血行播散，产生各种组织，特别是肺、脑膜、胸膜、腹膜、眼底、皮肤等粟粒样病变。较多发于虚弱的婴幼儿。有高热、气急或脑膜、皮肤、眼底发炎的症状。用抗结核药治疗有效。

粟丘疹（milium，milia）　其他名称：白色痤疮。是一种无自觉症状的表皮下角蛋白样小囊肿。最常见于面部，损害呈乳白色或黄色针头至米粒大的坚实丘疹，顶尖圆，常见于眼睑周围，疏散分布，无自觉症状。发展缓慢可持续数年。治疗：用乙醇局部消毒后，用针尖挑破丘疹表面皮肤挑出白色颗粒。

粟疹热（miliary fever）　其他名称：粟粒热。由多种原因引起，以发热及皮肤出现粟粒疹为主要临床表现。多由病毒、真菌感染所致。放射、热照射、某些特殊药物或内分泌异常等也可引起。治疗：处理原发病，保持皮肤通气。

酸（sour）　中医名词。①中药五味之一。酸为木味，入通于肝，为肝所主之味。酸味药物多入肝经，有养肝、柔肝、缓急的作用，如芍药等；亦有收敛气血津精的作用，如五味子、山茱萸等。②身体苦楚不适的感觉。如酸困、酸痛等。

酸败作用（rancidity）　在空气中不饱和脂肪酸自发进行的氧化过程。一般认为，是由过氧化物型自由基破坏双键，生成不稳定的过氧羟化物，由它分解为酮或羟酮酸所致。有恶臭及恶味。

酸豆乳（fermented bean milk）　以大豆为原料加入豆乳链球菌经过发酵制成的一种植物蛋白食品。含有丰富的蛋白质、脂肪和 18 种氨基酸（包括人体必需的 8 种氨基酸）。脂肪主要是不饱和脂肪酸，人体易于吸收。大豆还含亚油酸，能降低胆固醇，防止动脉硬化。此外，它和酸牛奶一样，有调整肠道消化功能的作用。因此，是老年人，特别是高血压、心血管病病人比较理想的营养食品。

酸度计（pH meter，acidimeter）　其他名称：pH 计。是专门用于测定 pH 的电位计，通称酸度计。将玻璃电极（指示电极）和饱和甘汞电极（参比电极）放入被测溶液组成原电池。该电池产生的电动势与被测溶液的 pH 值有关，即与氢离子浓度有关，其定量关系符合能斯特方程式。酸度计种类很多，大致分为两类：①指零式酸度计，采取电位补偿线路，测得结果较为精确；②直读式酸度计，采用电阻分压线路，可快速测量或连续自动测量较为方便。

酸反流试验（acid reflux test）　反流性食管炎的辅助诊断方法之一。置 pH 微电极于贲门上方 5cm 处，注 0.1mol 盐酸 300ml 入胃，病人依次取仰卧、左侧卧、右侧卧及 20°头低卧位，在每个卧位做深呼吸、瓦尔萨尔瓦（Valsalva）动作、米勒（Müller）动作及咳嗽 4 种动作。及时记录每种动作时食管下段的 pH 值。食管下段 pH 值＜4 者提示有胃-食管反流，上述 16 次测定中若有 3 次以上 pH 值＜4 为异常。

酸化溶血试验（acid serum hemolysis test）　其他名称：哈姆试验。阵发性睡眠性血红蛋白尿症病人的红细胞对补体敏感性增高，在酸化的血清中（pH 值 6.6～6.8），经 37℃孵育，易溶血。此法较敏感，假阳性较少。正常人为阴性。阳性主要见于阵发性睡眠性血红蛋白尿症。

酸价（acid number，acid value）　指中和 1 克油脂中游离脂肪酸所需的氢氧化钾的毫克数。油脂酸败时酸价明显上升。天然油脂也常含一定量的游离脂肪酸，一般酸价≤3，二级油脂有的允许可＜4，芝麻油＜5。

酸碱滴定法（acid-base titration）　以酸碱中和反应即质子传递反应为基础的一种滴定分析法。用标准酸（或碱）溶液滴定碱（或酸）溶液，滴定终点借助于某种酸碱指示剂的颜色改变来确定，常用指示剂有甲基橙和酚酞，然后根据标准溶液的浓度和用量，按化学计量关系，计算被测物质的含量。滴定方式有直接滴定、间接滴定、剩余滴定和置换滴定。酸碱滴定还可在非水溶液中进行，例如在中性乙醇溶剂中进行苯甲酸含量的测定。

酸碱平衡（acid base balance，acid-base equilibrium）　人体内各种体液的酸碱度适中，可以维持正常生理活动状态。正常人血液的 pH 值为 7.35～7.45。在酸碱平衡情况下，各组织中酶的活动和生化过程正常，以保证各器官的生理功能。参与调节酸碱平衡的有：体液中缓冲系统、呼吸系统和泌尿系统。当酸性或碱性物质进入人体或因代谢过程产生酸性或碱性代谢物影响酸碱平衡时，缓冲系统首先发生化学反应，继而由呼吸系统进行调节将碳酸分解成二氧化碳而排出，肾则调节酸、碱类物质的排出，以恢复酸碱平衡。

酸碱平衡紊乱（acid-base disturbance） 血液的 pH 值偏离 7.35～7.45 的正常范围的状态。低于 7.35 时称为酸中毒，高于 7.45 时称为碱中毒。可分为两大类：①单纯型，只存在一种原发性酸碱平衡紊乱；②混合型，同一病人体内有两种或两种以上酸碱平衡紊乱合并存在。

酸碱指示剂（acid-base indicator） 在溶液中能电离，在不同 pH 值环境中发生互变异构，并呈现不同颜色的一些有机弱酸或弱碱。常用的有麝香草酚蓝、甲基橙、甲基红、溴麝香草酚蓝、酚酞等。

酸奶（sour milk, yogurt） 接种选定的细菌，如常用的嗜酸乳酸杆菌，使之控制的条件下生长繁殖的消毒鲜奶。因经乳酸菌发酵，酸度增高有利于一些维生素的保存，营养价值很高。乳酸菌进入肠道可抑制一些腐败菌的生长，调整肠道菌相、防止腐败胺类对人体的不良作用，从而显著有利于人体健康。

酸葡萄效应（sour grape effect） 一种社会心理效应。西方寓言说，狐狸想尽办法也吃不到葡萄架上的熟葡萄，就说："这葡萄又酸又涩，给我也不吃。"然后高高兴兴地走了。这个效应说明，当人的需求无法得到满足时，会以某种理由来安慰自己，使得以解脱，免除苦恼。

酸烧伤（acid burn） 由强酸所引起的皮肤及其组织的损伤。大多为硫酸、硝酸、盐酸烧伤，此外，尚有氢氟酸、磷酸、铬酸、高氯酸、氯磺酸、亚硝酸、醋酸、草酸等。酸性化学物质与皮肤接触后引起细胞脱水、蛋白凝固，故酸烧伤后创面干燥，边缘分界清楚，肿胀轻。除氢氟酸外，病变常不侵犯深层。

酸蚀症（acid corrosion） 由于无机酸的长期作用使牙齿受到酸雾或酸酐的侵蚀脱钙，致使其硬组织逐渐破坏。多见于制造或使用盐酸和硫酸的工人。不同的酸类，其破坏方式及造成的缺损形态略有不同。制酸工厂应做到在密闭管道中生产，加强通风，对工人要定期检查口腔，下班前用碱性溶液漱口。对轻症病人，用脱敏牙膏刷牙。缺损较重者，采用高分子材料充填，或作套冠修复。

酸痛（aching pain） 疼痛的一型。常发生在生长发育期儿童的下肢，夜间发作多。此外，还见于风湿、肢体位置不正、疲劳或其他精神因素。

酸误吸综合征（acid aspiration syndrome） 由于呕吐或反流，胃液被误吸入下呼吸道引起化学性肺炎，典型症状以支气管痉挛为主，伴有哮喘、咳嗽和发绀。其严重程度与胃液 pH 值密切相关，pH 值越低症状越明显。处理：立即气管内插管高浓度氧辅助或控制呼吸或呼气末正压通气（PEEP）；静注氨茶碱或雾化吸入异丙肾上腺素以缓解支气管痉挛；给抗生素控制感染；静注大量肾上腺皮质激素如地塞米松以抑制小支气管周围渗出反应；经气管导管或支气管镜用生理盐水等冲洗支气管；适当补充血容量。

酸雾（acid fog） pH 值小于 5.6 的雾。是无机酸（硫酸、硝酸、盐酸等）及有机酸（甲酸、乙酸、丙酸等）所形成的酸性雾。主要是由于人类活动排放的酸性气体与雾结合，或雾在形成过程中以酸性气溶胶为凝结核，致使雾滴呈酸性。城市中出现的酸雾主要是硫酸雾和硝酸雾，是燃煤和石油排放的硫氧化物、氮氧化物转化造成的二次污染。

酸性蛋白酶（acid protease） 中性粒细胞溶酶体释放的一种强有力的炎性介质。具有与组织蛋白酶 D、E 相似的性质，主要是消化被吞噬的物质。有人认为，酸性蛋白酶可能与白细胞激肽原（leukokininogen）转变为白细胞肽（leukokinin）有关。

酸性脂酶缺乏症（acid lipase deficiency） 为常染色体隐性遗传病。分两种类型：①沃尔曼病，为急性严重型。婴儿早期发病，有喷射性呕吐、腹泻、肝脾大、生长障碍、神经系统发育异常以及肾上腺钙化等表现。②胆固醇酯沉积病，为慢性良性型，常在成人发病，肝脾大，全身脂质沉积伴高 β 脂蛋白血症。诊断靠酶活性测定。目前无特效疗法。

酸雨控制区（acid rain control region） 为防治酸雨污染，改善大气环境质量，国家划定的酸雨污染严重而须严格控制的地区。其控制措施主要是减少二氧化硫等酸性气体释放。

酸枣仁（spine date seed, Semen Ziziphi Spinosae） 其他名称：枣仁。中药药名。鼠李科植物酸枣的种子。甘、酸、平。归心、肝、胆经。功能养心益肝、安神、敛汗。主治：①心肝血虚引起的失眠惊悸，以及肝虚有热的虚烦失眠。心肾亏虚，阴虚阳亢所致的虚烦失眠、心悸健忘，亦可用之。②体虚自汗或盗汗。

酸枣仁汤（suanzaoren tang, Semen Ziziphi Spinosae decoction） 中医方剂。《金匮要略》方。组成：酸枣仁、甘草、知母、茯苓、川芎。功能养血安神、清热除烦。治肝血不足，症见烦不得眠、心悸盗汗、头目眩晕、咽干口燥、脉弦或细数者。

酸中毒（acidosis） 人体血液和组织内酸性物质积累过多或碱性物质大量丧失所致的酸碱平衡失调。常见的病因有严重腹泻、肾衰竭、高热、厌食、糖尿病酮症、出血、休克、重度肺气肿等。人体对酸中毒有一定的代偿能力，早期一般无症状，严重时可发生疲乏、恶心、呕吐、大呼吸、腹痛等症状，甚至发生昏迷而死亡。治疗：去除病因，并采用静脉输入碳酸氢钠等碱性药物的溶液和生理盐水以纠正代谢性酸中毒。对呼吸性酸中毒则主要使肺功能恢复，消除二氧化碳积聚。

酸中毒大呼吸（acidotic respiration） 见库斯莫尔呼吸。

蒜辣素（allicin） 抗菌药。百合科植物大蒜中的药用成分。挥发性油状液体，性质不稳定，遇热、碱均易分解。对多种细菌、真菌、病毒、原虫等有杀灭作用。用于治疗阿米巴痢疾、百日咳、伤口化脓、滴虫性阴道炎等症。

随访（follow-up） 对观察对象定期或按计划进行的访问。可借以了解及掌握在观察期间内，观察对象所患疾病的具体情况。

随访失落人群（persons missing follow-up） 在进行某疾病的追踪研究时，因各种原因而被失访的研究对象。随访失落人群若是随机的，则对研究的结果影响不大，若侧重某个组则对结果影响较大。

随机抽样（random sampling） 按照随机原则从总体中抽取部分样本进行调查，取得资料并以它分析总体的某些指标的方法。在抽取样本时，每个样本都有同等被抽取的机会，样本的抽取完全是偶然的，而不是有意识的。

随机分组（random classification） 是流行病学实验的一项重要原则。对所有受试者（单位）进行分组时，每个受试者（单位）都有同等的分到甲组或乙组的机会的分组方法。被分到任何一组者（单位）都是偶然的，而不是有意识的。

随机化（randomization） 实验研究中能使对照组与处理组趋于一致或均衡的主要手段。即被研究的样本是由总体中任意抽取的，抽样时使每一观察单位都有同等的机会被分至实验组或对照组，以抵消非实验因素对实验结果的影响。按照随机化原则获取资料是进行统计推断的前提。随机化的方法有多种，拈阄、摸球、抽签、随机数字表等，而随机数字表是常用的。

随时消毒（concomitant disinfection, concurrent disinfection） 疫源地消毒方法之一。传染源还在疫源地或在医院内时，对其排泄物、分泌物及其所污染的物品及时进行的消毒措施。目的是迅速杀灭从机体排出的病原体。其特点是需多次、重复进行消毒。

随体（satellite） 某些染色体顶端的圆球形结构，它通过副缢痕与染色体主体相连。一般随体是位于近端着丝粒染色体短臂末梢，随体大小可变异，因此根据随体大小、荧光的强弱、随体柄的长短等可用作同源染色体中父源或母源染色体的鉴定。

髓（marrow） 中医名词。奇恒之腑之一。即骨髓和脊髓。髓由肾的精气与水谷精微所化生，有充养骨骼、补益脑髓的

S

作用。

髓过氧化物酶（myeloperoxidase，MPO）　在具吞噬功能的白细胞中的一种溶酶体酶，与 H_2O_2 和氯化物等卤族元素共同组成髓过氧化物酶介导的杀伤机制。H_2O_2 本身的杀菌能力可因有氯化物存在，又经 MPO 的作用而大大增强。在吞噬溶酶体中，该系统对细菌、真菌等病原体具有强大杀伤作用。

髓核压迹（pulpiform nucleus impression）　德国物理学家于 1928 年所描述的一种病理现象，指椎间盘的髓核向上下方椎骨内疝入形成的压迹，而不影响椎管内及周围神经组织。可能与外伤、椎体软骨板先天发育缺陷、椎体骺板骨软骨炎以及退行性病变有关。X 线表现，在胸腰段椎体的上面或下面中心部出现半圆形或浅蝶形压迹缺损阴影，常带有硬化边。单发或多发亦可多个椎体发生。椎间隙正常或狭窄，多伴有椎骨的退行改变。

髓核综合征（pulposus syndrome）　髓核脱出或纤维环突向薄弱处而引起的一组临床病征。表现为外伤后腰背部疼痛，向下肢放射。可有感觉和运动障碍。CT 诊断。治疗：休息，镇痛，必要时手术。

髓磷脂（myelin）　其他名称：髓鞘质。由 30% 蛋白质和 70% 脂质组成。后者主要含有鞘氨醇、脑苷脂、脂肪酸和磷酰胆碱（少数为磷酰乙醇胺）等，在高等动物的脑髓鞘和红细胞膜中特别丰富。

髓母细胞瘤（medulloblastoma）　由最幼稚和原始的胚胎性小脑外颗粒层细胞发生的肿瘤。多发生于小脑。发病年龄高峰在 15 岁以前，男孩较多见。瘤组织呈一致性灰红色或灰色，质软如脑髓，一般不见出血及坏死灶。显微镜下，瘤组织由较一致的小而未分化的瘤细胞组成，排列紧密成片，部分瘤细胞可围绕形成菊形团，这对本病的病理诊断有一定意义。呈浸润性生长，可在蛛网膜下腔脑脊液中广泛播散转移，少数病例可发生颅外转移。治疗：采用手术疗法结合放射治疗和化疗，疗效显著，预后较好。

髓内针固定（intramedullary nailing）　常用于股骨干骨折。利用不同类型的钢针，穿入所需固定的骨干髓腔内，以控制该骨干的骨折位置。

髓内肿瘤（intramedullary tumor）　一种脑肿瘤。主要来源于脊髓的神经胶质细胞。多为恶性。其组织学类型有室管膜瘤、星形细胞瘤及胶质母细胞瘤。

髓袢（medullary loop）　其他名称：亨利袢、肾单位袢。由近端小管直部、细段、远端小管直部构成的 U 形袢，在尿浓缩中起重要作用。髓袢在髓放线内并伸入髓质。

髓旁肾单位（juxtamedullary nephron）　靠近髓质的肾单位。根据肾小体在皮质内深浅位置的不同，可分为浅表（皮质）肾单位和近髓或髓旁肾单位两种。髓旁肾单位分布在皮质深部即靠近髓质，数量少，约占肾单位总数的 15%；其肾小体体积较大，细段和髓袢均较长，功能上与肾锥体间质渗透压梯度的形成以及尿浓缩机制有密切关系。

髓鞘发育不良性疾病（myelin dysplastic disease）　见脑白质营养不良。

髓石（pulp stone）　牙髓病之一。牙髓发生循环障碍时，组织营养不良，组织钙变，细胞变性后钙盐沉积所形成的微小或大块的沉积物。有的游离于牙髓组织中，有的附着髓腔壁上，数目不等，有的呈细砂状布满髓腔。治疗：无自觉症状，不需治疗。

髓外造血（extramedullary hematopoiesis）　其他名称：骨髓外造血、髓样化生。系骨髓增殖病变，如骨髓纤维化、真性红细胞增多症、原发性血小板增多症等累及有潜在造血功能的组织，导致骨髓正超微结构破坏，使造血前体细胞提前由破坏的骨髓中释放，经血流进入脾、肝等器官，引起脾、肝等器官肿大，此现象称髓外造血。

髓系肉瘤（myeloid sarcoma）　曾称髓外髓系肿瘤、粒细胞肿瘤、原始粒细胞瘤、绿色瘤等。由髓系原始细胞或未成熟髓系细胞形成的肿块。发生于髓外或骨骼。最常见的髓系肉瘤类型为粒细胞肉瘤。根据细胞成熟程度分 3 型：原始细胞型；未成熟细胞型；成熟细胞型。常见于儿童和青年，男性多于女性。肿块可为单个、多个或播散性。可单独出现或与急性髓系白血病（AML）、骨髓增生性疾病（MPD）及骨髓增生异常综合征伴发。常见发生部位为颅骨、鼻旁窦、胸骨、肋骨、椎骨、盆骨的骨膜下，淋巴结和皮肤较常见。发生于眼眶骨膜下，可引发突眼症；以一侧或双侧不对称突眼最为典型。细胞化学染色和免疫表型检测可确诊。联合化疗、放疗。

髓样癌（medullary carcinoma）　癌细胞多而纤维间质很少，质地软而似髓的癌。肿块一般较大，呈圆球形，分界清楚，直径为 4~6cm，质软，乳腺的髓样癌多位于乳房中央深部，为局限性可移动结节。有的向表面突出，后期可与皮肤粘连、溃破，呈菜花状。肿块呈灰白色，中心部常有出血、坏死及液化。组织学的特点是主质多，间质少，癌细胞体积大，呈圆形、卵圆形或多角形，胞质丰富，呈嗜碱性，核呈泡状，核仁清楚，核分裂象多。在间质中，有丰富的淋巴细胞和浆细胞浸润，常见有生发中心形成。

髓样化生（myeloid metaplasia）　见髓外造血。

碎尸检查（examination of dismembered body）　法医学术语。检查受暴力作用而分解成数段或离碎的尸体。刑事碎尸案是指罪犯杀人作案后，为毁灭罪证而将尸体肢解离断，然后丢弃、藏匿或毁灭。检查的目的主要在于查明死亡原因，作案手段（包括杀人手段、碎尸手段以及所用工具和方法）、时间，碎块是一个人的还是几个人的，以及个人特征等。

孙络（small collaterals）　其他名称：孙脉。中医术语。络脉之细小者。

损伤（lesion，injury，damage）　①机体对致伤因素作用的一种反应。表现为组织结构的破坏和功能障碍，包括生理、心理或精神障碍等。致伤因素分暴力性和非暴力性两种。暴力性致伤因素有生物性、化学性和物理性 3 种，物理性者还包括机械性因素、高低温、电能及放射线等。损伤中以机械性损伤最多见，如钝器伤、锐器伤和火器伤。一般分为开放性和闭合性两大类，且多以局部变化为主。值得注意的是，有时机体局部损伤轻微，但全身反应严重或因局部损伤恶化，甚至造成死亡。导致死亡的损伤称致命伤。未造成死亡的损伤称非致命伤。非致命伤又有重伤、轻伤、轻微伤（皮肉痛）等。②中医术语。中医骨伤科疾病之一。外界各种创伤因素作用于人体，引起皮肉、筋骨、脏腑等组织结构破坏，及其局部和全身反应的疾病的统称。

DNA 损伤（DNA damage）　DNA 分子结构上的任何异常改变。可以是自发的，也可以由物理、化学和生物等因素引起。DNA 是遗传物质，因此 DNA 的损伤可能直接或间接地改变生物遗传性状，从而引起严重后果。

损伤电流（injury current）　其他名称：分界电流。心肌损伤时，损伤部位（电位较低）与心肌正常部位（电位较高）之间存在电位差，产生电荷移动，电流从正常部位流向损伤部位。

损伤性动静脉瘘（traumatic arteriovenous fistula）　由于创伤引起动脉和静脉之间出现异常的通道。多见于同一鞘内动、静脉同时受伤时。动脉部分破裂同时伴有邻近静脉破裂，如果破口很小，损伤血管附近又有软组织压迫，限制了大量出血，则动脉内压力较高的血流经破口（瘘孔）流入静脉，使两者互相沟通，形成动静脉的短路循环。治疗：尽早手术。

损伤性动脉瘤（traumatic aneurysm）　动脉受伤后形成的假性动脉瘤。一般裂口小，血液不能直接外流，而在软组织内形成局限性血肿，4~6 周内，血肿的表层逐渐机化而形成纤维组织包裹，血肿与动脉直接连通，因而与心脏搏动一致，又称搏动性血肿。治疗：尽早手术。

损伤性骨化（traumatic ossification）　见骨化性肌炎。

损伤性颅内血肿（traumatic intracranial hematoma）　血液积聚于颅内造成颅内压增高及脑压迫的颅脑损伤的继发病变。出血可发生于颅内任何部位。出血量在幕上达 20ml、幕下达 10ml 以上，即可称为血肿。分为：硬脑膜外血肿、硬脑膜下血肿、脑内血肿、脑室内血肿。同时有数个血肿称为多发性血肿。按血肿引起脑受压或脑疝症状出现时间，分为特急性（伤后 3h 出现）、急性（伤后 3 日内出现）、亚急性

（伤后 3 日～3 周内出现）和慢性（伤后 3 周以上出现）4 种。治疗：尽早手术清除血肿，解除脑受压。

损伤性气胸（traumatic pneumothorax）　由外伤引起的胸膜腔积气。胸部受损伤时，肺组织、支气管和气管破裂或胸壁伤口与胸膜腔相通，导致空气进入胸膜腔造成。分为闭合性气胸、开放性气胸及张力性气胸 3 类。治疗：急救处理。闭合伤口，胸腔引流，抽气减压，吸氧，输血补液，纠正休克，防治感染。处理胸腔内脏损伤。

损伤性脱位（injurious dislocation）　暴力作用引起的关节脱位。治疗：复位、固定，软组织愈合后功能锻炼。

损伤性血胸（traumatic hemothorax）　胸廓闭合性或开放性损伤伴有胸膜腔积血。血液来源于肺血管、肋间动脉、胸廓内动脉或心脏大血管等。临床表现常与出血量、出血速度和病人体质有关，严重者可出现呼吸困难、休克，甚至死亡。治疗：急救处理，排除积血，控制出血，纠正休克，防治感染。

梭曼（soman）　神经性毒剂之一。又称甲氟磷酸异己酯。胆碱酯酶抑制剂。纯品为无色液状，有弱水果香味，沸点 198℃，比重 1.044，凝固点－42℃。稍溶于水，易溶于多种有机溶剂。中毒症状与沙林相似，但毒性更大。鉴别的方法：可使用特己氧基的鉴定方法。消毒、抗毒治疗同沙林，但梭曼较难解毒。

梭状芽孢杆菌感染（clostridium infection）　由组织毒性梭状芽孢杆菌、破伤风梭菌和腊肠多梭菌所致的感染。梭状芽孢杆菌广泛存在于土壤、动物与人的肠道中，为腐物寄生菌。组织毒性梭状芽孢杆菌感染后表现为多样性：①伤口、皮肤和软组织感染，表现为厌氧性蜂窝织炎、气性坏疽；②子宫感染，多发生于流产后；③肠道感染可引起食物中毒性胃肠炎、坏死性肠炎及假膜性结肠炎；④败血症及内脏感染。本病治疗除了外科清创外，青霉素、氯霉素、克林霉素、甲硝唑（灭滴灵）等治疗有效。

梭状芽孢杆菌属（Clostridium）　简称梭菌。该属为革兰氏阳性大杆菌，能形成比菌体粗的芽孢，使菌体呈梭形。对热、干燥和消毒剂有强大的抵抗力。主要分布于土壤、人和动物肠道。本属中对人致病的主要有破伤风梭菌、产气荚膜梭菌、肉毒杆菌和艰难梭菌等。致病物质为细胞产生的外毒素，其次是一些毒素酶，因此，防治这类细菌感染的主要措施是应用抗毒素或类毒素。

梭状芽孢杆菌性肌坏死（myonecrosis due to clostridia）　见气性坏疽。

羧苯磺胺（probenecid, probalan）　见丙磺舒。

羧苯甲酰磺胺噻唑（phthalylsulfathiazole）　见酞磺胺噻唑。

羧苄西林（carbenicillin, pyopen）　广谱半合成青霉素。其抗菌作用与氨苄西林大致相似，但抗铜绿假单胞菌感染作用最强，对大肠埃希菌、变形杆菌亦有效。对革兰氏阳性菌的作用不如青霉素。适用于烧伤继发感染、化脓性脑膜炎、尿路感染、胆道感染、腹膜炎、骨髓炎、心内膜炎、败血症等。此药肌内注射疼痛显著，宜做静脉注射。在治疗铜绿假单胞菌感染时需要量甚大。对青霉素过敏者禁用，用前须做青霉素皮试。用药期间应限钠补钾。

羧化酶（carboxylase）　向底物分子上引入一个羧基的酶类。如丙酮酸羧化酶。

羧基末端（carboxy terminal，C-terminal）　其他名称：C 末端。生物化学术语。肽或多肽链含有游离 α 羧基的氨基酸残基的末端。在表示氨基酸序列时，总是将此末端放在右边。

羧[基]肽酶（carboxypeptidase）　一种外肽酶。催化多肽链从羧基末端依次水解肽键。羧肽酶 A 催化 C 末端大部分氨基酸水解，但羧肽酶 B 则仅催化 C 末端赖氨酸及精氨酸形成的肽键的水解。

羧甲司坦（carbocisteine）　其他名称：羧甲基半胱氨酸、强力痰灵。祛痰药。用于慢性支气管炎、支气管哮喘等痰液黏稠，咳痰困难或黏痰阻塞气管等。也可用于防治手术后咳痰困难。对小儿非化脓性中耳炎有预防耳聋的效果。制剂：片剂、口服液。消化道溃疡病史者慎用。

缩短移位（shorten displacement）　骨折后断端相互重叠或嵌插而致的骨长度缩短。

缩复作用（retraction action）　宫缩时子宫肌纤维缩短，间歇时子宫肌纤维放松，但不能回归到原来的长度而较前略短。由于缩复作用，随着产程进展，子宫体部肌肉越来越短且厚，宫腔容积减小，逼迫胎儿下降；相反子宫下段却因被动牵拉扩张变薄，容积也渐扩大。

缩宫素（oxytocin）　其他名称：催产素。子宫收缩药。用于引产、产前子宫收缩无力、产后出血或子宫复旧不全。也用于咯血。制剂：注射剂。骨盆过窄、产道受阻、头盆不称及横位产者禁用。有心脏病、剖宫产史、子宫肌瘤剔除史者慎用，臀位产者慎用。

缩宫素注射液（Injectio Oxytocini）　其他名称：催产素注射液。子宫收缩药。组成：缩宫素、pH 值 3.0～4.0、无色澄明或几乎澄明的灭菌水溶液。用于催产、引产及产后出血。有剖宫产史者慎用。横位、骨盆过窄、产道障碍、明显头盆不称者忌用。

缩合葡萄糖（polyglucose）　血容量扩充剂。葡萄糖经缩合而成的高分子多糖。静脉滴注后可提高血浆胶体渗透压，使血容量增加。用于抢救失血性、创伤性、失水性、烧伤性及感染性休克。严重肾病病人慎用。

缩减性碱中毒（contraction alkalosis）　一种代谢性碱中毒。临床上使用呋塞米或依他尼酸等利尿剂后，常见 NaCl 和 H_2O 丢失，造成细胞外液容量不足，此时 HCO_3^- 不易由肾排出，故血浆 HCO_3^- 浓度增高。由于血容量减少，诱发醛固酮分泌增多，致使远曲小管 H^+、K^+ 排出增多加重了代谢性碱中毒。

缩泉丸（suoquan wan）　中医方剂。固涩剂。出自《校注妇人良方》。组成：山药、益智仁、乌药。功能温肾祛寒、涩小便。用于下元虚冷、小便频数及小儿遗尿。

缩醛磷脂（plasmalogen）　包括磷脂酰胆碱、磷脂酰丝氨酸及磷脂酰乙醇胺的磷酸甘油酯类。缩醛磷脂与其他磷脂不同之处是：分子中一个长链脂肪酸与甘油 C_2 以及酯键相连，另一个长碳氢链以醚键与甘油 C_1 相连。存在于细胞膜中，特别是肌肉和神经细胞膜中含量丰富。

缩瞳药（miotic）　局部滴眼应用后能使瞳孔缩小、眼压下降的药。多为拟副交感神经药，包括 M 受体激动药及胆碱酯酶抑制药，如毛果芸香碱、毒扁豆碱等。

缩微阅读器（microfilm reader）　135 胶卷的反射投影放大阅读器。可将因医学科教需要所摄的显微镜、B 超、肌电图所见及图书档案文献资料等缩微胶卷，清晰投射放大在玻屏上以便阅读。亮度随意调节，胶卷移动置换可控。

缩小膜壳绦虫（Hymenolepis diminuta）　其他名称：长膜壳绦虫。一种偶然寄生于人体的寄生虫。形态与微小膜壳绦虫基本相同。但虫体较长，约 200～600mm。头节小，有 4 个吸盘，但无小钩。孕节中充满虫卵的子宫有瓣状的皱褶。卵与微小膜壳绦虫的基本相同。但多为椭圆形，稍大，卵壳稍厚，浅黄色。经大黄粉虫及蚤类传播。

缩小膜壳绦虫病（hymenolepiasis diminuta）　其他名称：长膜壳绦虫病。由缩小膜壳绦虫引起的传染病。是一种少见的传染病。成虫主要寄生于鼠类，偶然寄生于人的小肠。常无明显的临床表现，或仅有一般胃肠道症状。治疗同猪带绦虫。

缩血管神经纤维（vasoconstrictor nerve fiber）　支配血管的全部交感神经纤维。人体内多数血管只接受交感缩血管纤维的单一神经支配。安静状态下，交感缩血管纤维持续发放低频率的神经冲动，使血管平滑肌维持一定程度的收缩。交感缩血管神经的节后神经元是肾上腺素能神经元，释放的递质是去甲肾上腺素，与血管平滑肌 α 受体结合使血管收缩。虽然也能与血管平滑肌 β 受体结合产生舒血管作用，但是去甲肾上腺素与 α 受体结合能力较与 β 受体结合能力强，故缩血管神经纤维兴奋时，引起缩血管效应。

缩血管药（vasoconstrictor drug）　兴奋 α 受体，使全身血管收缩的药物的总称。可使外周阻力及动脉压上升。包括重酒石酸间羟胺、去甲肾上腺素、去氧肾上腺素等。主要在抢救休克时应用。

缩血管中枢（vasoconstrictor center）　中枢神经系统中与心血管反射有关的神经元集中的部位。在延髓腹外侧浅表部位被认为是血管运动中枢，是交感缩血管紧张的起源，发出的轴突在脊髓中下行，支配脊髓灰质中间外侧柱中的交感节前神经元的活动。

缩窄性痛（constrictive pains）　疼痛症状的一型。痛的性质为紧闷，有压榨的性质。见于急性心肌梗死。

缩窄性心包炎（constrictive pericarditis）　急性心包炎症后，心包纤维化、钙化、增厚僵硬，致使心脏静脉回流受阻。影响心脏舒张功能的一系列临床表现。起病隐匿，病人有不同程度的呼吸困难、腹胀、乏力、头晕、食欲减退、咳嗽和肝区疼痛等。常见体征有肝大、颈静脉怒张、腹水和下肢水肿，其肝大及腹水较皮下水肿出现早且更明显。心界不大、心尖搏动明显减弱、心音减弱，半数以上病人可闻及舒张早期心包叩击音。心电图 QRS 波低电压，T 波低平倒置。X 线检查有时可见心包钙化。应注意与限制型心肌病和肝硬化鉴别。一经确诊，及早考虑心包剥离手术。

缩窄性心内膜炎（constrictive endocarditis，Löeffer endocarditis）　成纤维性壁性心内膜炎伴嗜酸性细胞增多症。以心内膜嗜酸性细胞浸润及纤维化、进行性心力衰竭和栓塞为特征。常有左房室瓣关闭不全的杂音、胸腔积液、肺栓塞与大循环栓塞的表现。心电图有 S-T 段、T 波改变，QRS 波电压降低。治疗：激素效果不满意，但仍在应用；防止栓塞性并发症，多采用抗凝治疗。

HIV 所致自杀（HIV-associated suicide）　HIV 感染和艾滋病有高度自杀危险性，特别是在发现 HIV 血清阳性后的一段时间。伴发的精神症状可增加自杀的危险性，特别是抑郁和谵妄。

索尔吉乌斯征（Sorgius sign）　其他名称：索尔吉乌斯腺、索尔吉乌斯结节。乳腺癌的临床征象。乳腺癌时在胸大肌外缘能扪到豌豆粒到榛子大小的淋巴结即为此征。

索沟（ligature mark）　法医学术语。缢死者、勒死者的颈项部皮肤受绳索等带状物压迫所形成的沟状凹陷。可反映出绳索压迫面的花纹。缢死索沟简称缢沟，呈马蹄形，一般有不同程度的倾斜，水平的缢沟极其罕见。勒死索沟呈圆环状，无倾斜，深浅较一致。无绳索提空而引起的索沟呈中断现象。索沟部皮下出血者可为生前压迫的指征。

索米痛（somedon）　其他名称：去痛片、索密痛。氨基比林的复方制剂，解热镇痛抗炎药。用于发热、疼痛（头痛、牙痛、关节痛及痛经等）。制剂：片剂。偶可发生皮疹或剥脱性皮炎。因毒性较大，对少数过敏病人可引起粒细胞缺乏症，故不宜长期使用。肾功能不全者慎用。贫血、造血功能障碍者禁用。

索莫吉反应（Somogyi effect）　其他名称：索莫吉现象。大剂量使用胰岛素治疗糖尿病时所出现的血糖先降后升的反跳现象。胰岛素进入体内后产生的低血糖效应，可刺激机体释放肾上腺素、促肾上腺皮质激素、胰高血糖素和生长激素等，这些激素通过促进脂肪分解和糖原异生过程转而使血糖水平重新升高并造成酮血症。对出现此现象的病人应减少其胰岛素的用量。

索莫吉现象（Somogyi phenomenon）　见索莫吉反应。

锁肛痔（rectal carcinoma causing stenosis of anus）　中医病名。中医外科病。相当于肛管直肠癌。肛门肿胀，两边合紧，内外如竹节锁紧，大便窘急而难解，排出的粪便狭细，肛门外坚而内溃，脓水常流。宜清肠活血解毒，配合手术或放射治疗。

锁骨（clavicle）　略呈"S"形，横跨胸廓前上部，水平位于颈根部，内侧端连接胸骨锁切迹，外侧端与肩胛骨肩峰关节相关节的骨。锁骨能支撑肩胛骨，使肩关节与胸廓之间保持一定的距离，以保证上肢的灵活运动。

锁骨骨折（fracture of clavicle）　锁骨或其骨小梁的连续性或完整性中断。好发于锁骨中 1/3 处，多由间接暴力引起，骨折后因肌肉牵拉，近骨折段向上、向后移位，远骨折段向下、向前、向内侧移位。断端可重叠。治疗：以闭合复位、外固定、早期功能活动为主。开放骨折或合并有血管神经压迫症状及骨折不愈合者，用切开复位内固定。

锁骨上凹软性肿块（supraclavicular fossa soft mass）　颈部肺疝的特异征象。如病人锁骨上凹有肿块膨出，扣之柔软，病人咳嗽或屏气时增大，手压之即缩小，挤压时有捻发感，即为此征。此征是由于胸膜顶部椎胸膜韧带薄弱或缺损，在胸内压增高时，肺尖通过该薄弱点向颈部疝出之故。

锁骨下动脉（subclavian artery）　左、右锁骨下动脉分别为主动脉弓及无名动脉（头臂干）的分支。供应上肢、胸及头颈部分结构的动脉干。右侧发自头臂干，左侧起自主动脉弓，至第 1 肋外侧缘移行为腋动脉。主要分支为椎动脉、胸廓内动脉和甲状颈干，主要分布到脊髓和脑的一部分，以及喉、气管、食管、甲状腺和肩部。上肢和肩部出血时，锁骨上窝中点为止血点。

锁骨下动脉盗血综合征（subclavian steal syndrome）　一侧锁骨下动脉的近心端到椎动脉的起始部发生阻塞，导致血流在椎动脉中逆转。此时血流经由对侧椎动脉供给脑基底动脉。当受累的手臂活动时，血流从脑流向手臂，则可发生晕厥。患侧锁骨下动脉有血管性杂音，受累侧肱动脉血压下降，动脉造影可确诊。治疗：根据具体情况，有的不需特殊治疗，有的用动脉内膜切除术、动脉架桥术、颅内颅外动脉吻合术等治疗。禁用血管扩张剂及降压药物。

锁核酸（locked nucleic acid，LNA）　一种人工合成的反义寡核苷酸，其中核苷酸核糖环的 2′-氧和 4′-碳通过亚甲基连接。与靶核酸分子具有强的杂交能力，不易被酶降解。由于 LNA 具有强大的反义活性，可广泛用于基因研究、基因治疗、基因芯片等领域。

锁𬌗（locked occlusion）　后牙的一种错𬌗畸形。上颌个别后牙或多数后牙被锁结在下后牙的颊侧，或下颌个别后牙或多数后牙被锁结在上后牙的颊侧。矫治原则上要升高咬合，使锁𬌗牙脱离锁结，从而矫正锁𬌗牙而建立正常咬合。

锁喉痈（cellulitis of the neck）　其他名称：锁喉毒。中医证。生于颈部喉结上的痈疽。即颈部蜂窝织炎。小儿多见。症见红肿绕喉，焮热疼痛，甚则堵塞咽喉。治宜疏风清热、泻火解毒。外治法与痈同。

锁口疗（furuncle at mouth angle）　中医病证。中医外科病。有两种：①疗疮生于口角而影响张口者，治法同疗疮。②溃口周围坚硬，疮口不敛的疗疮，宜挑破疮口四周，外敷生肌收敛药。

锁链素（desmosine）　其他名称：锁链赖氨素。纤维状弹性蛋白的水解产物，由 4 个赖氨酸的侧链交联而形成的化合物。锁链素和异锁链素可以使蛋白质分子中 2 条以上的多肽链之间发生共价交联。

锁阳（songaria cynomorium herb，Herba Cynomorii）　其他名称：琐阳、地毛球、锈铁棒、锁阳子。中医药名。补阳药。锁阳科植物锁阳的肉质茎。甘，温。归肝、肾经。功能补肾壮阳、润肠通便、润燥养筋。用于肾虚肢痿、足膝软弱及阳痿不足、阳痿遗精、血枯便秘。泄泻及阳易举而精不固者忌用。

锁阳固精丸（suoyang gujing wan）　中医成药名。涩精止遗剂。由《济生方》固精丸加减。组成：锁阳、巴戟天、肉苁蓉、补骨脂、菟丝子、韭菜子、芡实、莲子、莲须、牡蛎、龙骨、山药、鹿角霜、杜仲、山茱萸、牡丹皮、熟地、大茴香、牛膝、泽泻、大青叶、知母、茯苓、黄柏。功能温肾壮阳、补肾固精。用于梦遗滑精、腰膝酸痛、目眩耳聋、四肢无力。

锁子骨伤（fracture of clavicle）　中医病名。中医伤科病。即锁骨骨折。多因跌、坠、撞、击所致。症见局部肿胀、疼痛，压之加剧，可有骨擦音，头倾斜于患侧，下颌偏向健侧，患侧上肢活动受限。有移位者，宜手法整复并固定；无移位者，仅需固定。内服外敷均宜活血化瘀定痛，后期需配合功能锻炼。

S

T

他莫昔芬 (tamoxifen) 其他名称：三苯氧胺。合成的抗雌激素类药物，具有抗雌激素作用。抗肿瘤药。用于晚期乳腺癌、卵巢癌。制剂：片剂。孕妇、血象和肝肾功能异常者慎用。

他杀死亡 (homicide death) 被他人用机械性、化学性和生物性的暴力手段杀害致死。确认他杀必须调查受害人的各方面关系，应向报案人、发现人、目击者等了解情况，有法医鉴定，结合案情调查、现场勘验等才能做出结论。

铊中毒 (thallium poisoning) 急性中毒多为误服或使用铊化合物的药物引起。口服中毒很像胃肠炎，重症呈腹绞痛、出血性胃肠炎，继之呈中毒性脑病、多发性神经麻痹。慢性中毒早期症状不典型，以脱发或神经系统症状、肢体感觉运动障碍和视神经炎为主。治疗：普鲁士蓝可对抗口服急性铊中毒，危重病人用透析疗法或换血疗法。

塔崩 (tabun) 神经性毒剂，属有机磷或有机磷酸酯类化合物。纯品为无色透明液体，无味或有微弱水果味，可溶于水。水解慢，加碱可加速水解。毒性极高，吸入致死量毒剂数分钟之内即可引起中毒身亡。

塔颅 (tower skull, oxycephaly) 见尖颅。

塔皮亚综合征 (Tapia syndrome) 其他名称：迷走-舌下神经综合征。迷走舌下神经核性麻痹，喉单侧麻痹，腭肌不受侵。临床表现为一侧舌、软腭、声带麻痹和半侧舌肌萎缩。

胎便 (meconium) 新生儿在生后12h内排出的黑绿色黏稠粪便。由脱落的上皮细胞、浓缩的消化液及吞入的羊水所组成。2～3日后即转为正常婴儿粪便。

〔胎〕产式 (presentation) 妇产科术语。胎体纵轴与母体纵轴的关系。分为纵产式及横产式。前者二轴平行，胎体容易通过产道，占足月产的99%。后者二轴垂直、足月胎儿不能自然娩出。有时二轴交叉，呈斜产式，是暂时现象，应力争转为纵产式。

胎赤 (redness of skin in newborn) 中医病证。初生儿全身皮肤赤如涂丹的病症。多因胎中感受热毒所致。治宜清热和血，用清热解毒汤。如小儿出生之初，由于皮肤娇嫩，骤与外界接触，出现鲜红色斑者，数天后可自行消退，不必药治。

胎传梅毒 (congenital syphilis) 见先天性梅毒。

胎疸 (icterus neonatorum) 见胎黄。

胎动 (fetal movement) 胎儿在子宫内冲击子宫壁活动。通常经产妇怀孕18周开始感到胎动，第一次怀孕要20周才有感觉。以后逐渐加强，28～32周达高峰，以后渐减。正常胎动3～5次/h，如小于10次/12h为异常，提示胎儿明显缺氧。

胎动不安 (threatened abortion) 中医病证。指妊娠期不时胎动下坠，腰酸腹痛，或兼见阴道少量流血。多由气虚、血虚、肾虚、血热、外伤等因，致使冲任不固，不能摄血养胎所致。气虚者，兼见精神萎靡、少气懒言，治宜补气安胎，用举元煎加阿胶；血虚者，兼见面色淡黄、神疲乏力，治宜补血安胎，用阿胶汤；肾虚者，兼见头晕耳鸣、两腿酸软、尿频，治宜固肾安胎，用寿胎丸；血热者，兼见口干咽燥、心烦不安，治宜清热凉血安胎，用保阴煎；外伤者，于外伤后突然胎动下坠、腰酸、小腹胀痛，治宜补气养血安胎，用胶艾四物汤加减。

胎动初感 (quickening) 在停经16～20周时，孕妇自觉腹内有轻微的胎动，以后逐渐增强，第一次胎动称为胎动初感或生命的觉察。可作为妊娠诊断的参考。

胎动计数 (daily fetal movement count, DFMC) 依据胎动次数，粗略估计胎儿安危的方法。由孕妇自己每日计算胎动次数，早中晚各1h，取其平均值×12。如12h内少于10次或

每小时少于3次，表示胎儿宫内缺氧，需做无激惹试验。

胎毒 (fetal toxicosis) 中医学说。①认为婴儿出生后发生疮疹诸病的病因为婴儿在妊娠期间受自母体毒火。胎毒的由来，指其父母恣食肥甘，或多郁怒，或纵淫欲，或患恶疾（如梅毒），其毒火蕴藏于精血之中。"凡胎毒之发，如虫疥、流丹、湿疮、痈疖、结核、重舌木舌、鹅口疮，与夫胎热、胎寒、胎搐、胎黄是也。"②指遗毒。即先天性梅毒。

胎儿 (fetus) 受精后第9周开始至出生前，此期间发育中的人体。此阶段称为胎期。该期各器官继续生长和分化，功能逐渐建立与完善。胎期也是非常重要的阶段，第9～20周躯体长度增加很快，第36～38周体重增加最快，胎儿趋于成熟，此时出生能啼哭、吸吮，生活力良好，基本可存活。第40周胎儿已成熟，出生后哭声响亮、吸吮动作强、生活力强。

胎儿苯妥英钠综合征 (fetal hydantoin syndrome) 母亲暴露于乙内酰脲类抗癫痫药所致的胎儿发育异常综合征。表现为广泛畸形，如指甲发育不良，异常面孔，生长与智力缺陷。治疗：早期发现畸形及时终止妊娠；已出生的患儿予对症治疗。

胎儿成熟度检验 (examination of fatal maturity) 以羊水中某些物质的浓度了解胎儿脏器的功能和成熟度，测定胎儿成熟状况的一类试验。估价的检验主要有：①用估计胎龄预测，自末次月经计算。②胎龄不详者用羊水分析，肌酐、卵磷脂/鞘磷脂比值〔L/S〕、类脂阳性细胞。③泡沫试验，测羊水中肺表面活性物质。④超声波测量胎头双顶径。⑤阴道细胞检查等。应综合评价。肺成熟度通常较有价值。

胎儿出血综合征 (fetal bleeding syndrome) 某种原因使胎盘屏障遭受破坏，胎儿的血液通过绒毛间隙进入母体血液循环，导致母胎间的输血，引起胎儿贫血或母体溶血性输血反应的一种综合征。可出现宫内死亡。新生儿可出现休克、黄疸、胆红素脑病、贫血等。母亲则有血红蛋白尿、寒战、发热、腰痛、肾衰竭等。治疗：胎儿输血，母亲注射Rh抗体，补液，碱化尿液。

胎儿发育异常 (malformation of fetus) 先天遗传或妊娠早期受环境因素影响，以及药物作用于胚胎发育阶段，致胎儿发育超越正常范围或畸形。如巨大胎儿、脑积水、无脑儿、联体双胎或胎儿骶尾畸胎瘤等。常引起难产。应于妊娠中期进行产前诊断，经超声波或X线拍片确诊后，根据具体情况行选择性引产术、剖宫产或毁胎术等。

胎儿宫内惊厥综合征 (intrauterine convulsion of fetus syndrome) 胎儿在妊娠5个月后发生抽搐运动，出生后仍有肌阵挛、癫痫发作的症候群。表现为体力、智力发育落后，易感染。治疗：对症处理，预防继发感染。

胎儿宫内窘迫 (intra-uterine asphyxia) 因胎盘气体交换障碍导致胎儿宫内缺氧及二氧化碳蓄积所引起的酸中毒等一系列病理现象。可分为急、慢性两种。急性多见于临产阶段，多继发于产科并发症，可由脐带因素、胎盘因素、难产处理不当和胎儿因素所引起；慢性者多发生于产前阶段，多继发于孕妇的全身性疾病。

胎儿监护 (fetal monitoring) 应用胎儿监护仪描绘宫缩时胎心率变化曲线以了解胎儿安危的方法。有外测及内测两种方法。前者超声探头置于母体腹部，易受外界干扰。后者两个探头分别插入宫腔及胎头头皮，精确度较高，又可显示胎儿心电图，但需宫口开大2cm以上。

胎儿镜检查 (fetoscopy) 产前诊断措施。运用一种微型针状胎儿镜对妊娠中期胎儿进行直视观察，了解胎儿有无大体畸形，并可进行胎儿皮肤活检和胎血取样。用于有关的遗传性疾病产前诊断。

T

胎儿窘迫（fetal distress） 胎儿宫内缺氧引起的症候群。多发生于临产时。临床表现为胎心改变（先快后慢或不规则）、胎动频繁、羊水胎粪污染。胎儿监护仪示胎心率迟发减速型、胎儿头皮血 pH 值低于 7.25。治疗：分析原因，依缺氧程度进行对症处理，或迅速促使胎儿娩出。

胎儿酒精综合征（fetal alcohol syndrome） 妊娠早期严重酗酒引起的胎儿疾病。婴儿智力差、体格小、中枢神经系统及心肾畸形多，有特殊面容，包括长脸小眼、凹鼻梁、上颌发育不全、人中短缺等。

胎儿-母体输血（feto-maternal transfusion） 胎儿血与母体血相隔着绒毛血管壁，至妊娠后半期胎盘表面由于扩张而变薄，或胎盘屏障有小裂隙等形成时，胎儿血细胞可进入母体。一般输入量 30ml 以上时，新生儿有贫血表现，根据输血发生的时间不同，有急性和慢性失血之分。诊断可用酸脱法，在母血中找到胎儿红细胞，并可初步估计胎儿血丢失量。

胎儿脑积水（fetal hydrocephalus） 胎儿发育异常。由于大脑中央导水管狭窄或中隔形成；或第四脑室出口粘连和狭窄引起脑脊液循环阻滞；颅腔内、脑室内外大量脑脊液潴留（500～1 500ml）造成头颅体积增大。胎头颅缝及囟门明显增宽，可引起梗阻性难产。处理：应以母体免受伤害为原则。治疗：及早引产。

胎儿溶血病（hemolytic disease of fetus） 母儿间血型不合而产生同族血型免疫反应的遗传性疾病。ABO 血型不合及 Rh 血型不合引起的溶血病，如不及时治疗，在围生期的死亡率甚高。出生时，轻者患贫血；重者患新生儿重症溶血病、全身性胎儿水肿甚至发展为胆红素脑病。须在胎儿期早作诊断。

胎儿水痘-带状疱疹（fetal varicella-zoster） 孕妇感染水痘-带状疱疹病毒引起的胎儿多器官异常。表现为胎死宫内、生长发育受限、骨骼肌异常、畸形足、手位置异常、肢体伸展受限、皮下瘢痕、白内障、脉络膜视网膜炎、小眼畸形、大脑畸形等。治疗：则应考虑终止妊娠。

胎儿水肿综合征（fetal edema syndrome） 属 α 珠蛋白生成障碍性贫血中最严重的类型。胎儿多在妊娠 30～40 周死亡。有全身水肿、贫血、腹水、肝脾大。血红蛋白约 30～100g/L，外周血靶形红细胞多见，幼红细胞及网织红细胞增多。

胎儿-胎儿输血综合征（feto-fetal transfusion syndrome） 双胎之间发生输血引起的病症。本病仅见于单卵、单绒毛膜双胎，因其胎盘有共同的胎儿血管床，在胎盘循环中几乎都存在着血管吻合，由于动静脉之间存在压力差，双胎之间可发生输血，两者血红蛋白相差 3.3g% 以上。供血儿发生贫血、营养不良、呼吸困难、贫血性心力衰竭、肝脾大等。受血胎儿表现红细胞增多症，常有发绀、呼吸窘迫、惊厥、DIC、胆红素脑病等，预后较差。

胎儿胎盘监测（feto-placental monitoring） 应用仪器及化学检验，早期发现胎儿胎盘功能不全。常用的是尿雌三醇（E_3）测定，超声波胎头测量。其次为 B 超胎盘断层扫描，临产时胎儿头皮血 pH 值测定，持续性胎心率监测。

胎儿头皮血 pH 值测定（fetal scalp blood sampling for pH determination） 临产过程中在羊膜镜下自胎儿头皮取血一滴测定 pH 值，以判定有无缺氧引起的代谢性酸中毒及其程度。正常 pH 值为 7.25～7.35，如为 7.20～7.24 提示胎儿可能轻度窘迫，如低于 7.20 则胎儿有严重窘迫存在的可能，急需剖宫产。

胎［儿］头位置（position of fetal head） 临产后胎头先露部在骨盆内所处的位置。平坐骨棘为 0；在坐骨棘平面以上 1cm 时，以 −1 表达，余类推；在坐骨棘平面以下 1cm 时，以 +1 表达，余类推。先露部在 0 时示胎头双顶径已通过骨盆入口。如有产瘤，应以颅骨骨质为准。

胎儿心律失常（fetal arrhythmia） 胎儿心率 <80 次/min，>200 次/min，或心律不规则。胎儿在临产时心率短暂的加速或减慢，属于正常现象。

胎儿性难产（fetal dystocia） 因胎儿原因所致的难产。如巨大胎儿、胎先露异常、胎位异常、胎儿畸形、多胎妊娠、羊水过多、胎儿宫内窒息等。

胎儿血红蛋白酸洗脱试验（acid elution test of fetal hemoglobin） 胎儿血红蛋白的抗酸能力较成人强，经固定后的血片，置酸性缓冲液中保湿一定时间，只有含胎儿血红蛋白的红细胞不被洗脱，再用伊红染色而呈鲜红色，为阳性。脐带血、新生儿血、婴儿血呈阳性；成人小于 1%；珠蛋白生成障碍性贫血病人轻型者仅少数呈阳性，重型者阳性红细胞明显增加。

胎儿血液循环（fetus blood circulation） 不同于出生后的血液循环，胎儿肺不进行呼吸，胎儿血液循环适应这个特点。其循环途径如下：血液在胎盘内相隔于绒毛上皮和毛细血管壁，在此进行物质交换。富于氧和营养物质的血液，由胎儿经脐静脉入肝，1/2 血入肝血窦，1/2 血经静脉导管进入下腔静脉，该血量可由静脉导管起始处的括约肌调节。下腔静脉还收集肝静脉和来自下肢、盆腔、腹腔的静脉血，血氧饱和度为 67%。下腔静脉入右心房后，大部分血液经卵圆孔进入左心房，少部分与来自上腔静脉与冠状窦的血液混合后进入右心室。进入左心房的血液与来自肺静脉的少量血混合后进入左心室。由左心室输出经主动脉弓的 3 个分支供应头、颈和上肢，其血氧饱和度为 62%。部分血液流入降主动脉。右心室仅 10% 血液入肺。大部分经动脉导管入降主动脉，其血氧饱和度为 58%。少量供应躯干、盆腔、腹腔和下肢，大部分经脐动脉流回胎盘，与母体血液进行物质交换。

胎儿造影（fetography） 羊膜腔内注射脂溶性对比剂，使其黏附在胎儿皮肤上，然后行 X 线拍片的方法。此法可更明显地勾画出胎儿轮廓，便于诊断若干软组织外表异常，如短肢、无肢、胎儿畸形、胎儿皮肤水肿等。注意事项与羊膜腔造影术同。

胎［方］位（position of fetus） 胎儿先露部的指示点与母体骨盆前后左右的关系。枕先露以枕骨、面先露以颏、臀先露以骶骨、肩先露以肩胛骨为指示点。如枕骨位于骨盆入口左前方时为枕左前位，位于右前方时为枕右前位。依此类推。枕前位是正常胎位，最常见。

胎肥（muscular hypertrophy in newborn） 中医病证。婴儿下遍身肥厚、肉色通红之症，满月之后，渐渐消退，白睛粉红色，五心热，大便难，流涎不绝。多由在胎myn时，母食甘肥，湿热太过，深入胞中，以致形质虚肥。治宜清泄湿热。用大连翘饮加减。

胎粪吸入综合征（meconium aspiration syndrome） 胎儿在分娩过程中将胎粪污染的羊水吸入呼吸道而引起的病症。常发生于足月儿或过期产儿。患儿在出生 2～3 日内可发展为进行性呼吸衰竭，甚至死亡。出生后第一次呼吸前应先把气管内胎粪污染的羊水吸出，给氧，改善通气及预防继发感染是防治的关键。

胎粪性便秘（meconium constipation） 新生儿疾病。由于胎粪稠厚，积聚在乙状结肠及直肠内，排出量很少，于出生后 72h 尚未排完的。表现为低位肠梗阻症状，如腹胀、拒奶，有时呕吐；肛门指检可触到秘结的胎粪，并可随手指带出胎粪，有时可使症状缓解。治疗：用等渗温盐水灌肠，也可用开塞露灌肠。

胎粪性肠梗阻（meconium ileus） 新生儿常染色体隐性遗传病。由胰腺囊样纤维性变引起。临床表现：腹胀、胆汁性呕吐，常于出生第 2 日后出现；腹部可见肠型，扪之有球形或香肠形硬块。X 线检查：小肠充气，可见下腹可见颗粒状胎粪阴影。治疗：先内科治疗，灌肠；如梗阻不能解除则在透视下从直肠灌入泛影葡胺，冲洗肠道；无效时手术治疗。

胎粪性腹膜炎（meconium peritonitis） 新生儿常见的急腹症之一。由于胎儿在宫内发生肠穿孔，胎粪从肠道溢至腹腔引起的腹膜炎。有腹胀、胆汁性呕吐、无胎便排出等急性肠梗阻症状，腹部 X 线片显示肠袢扩张，且有液平面，伴钙化斑点。如肠梗阻较轻，腹腔内无游离气体，先以内科治疗；较重患儿可在透视下从直肠灌入泛影葡胺，直达回肠，解除顽固性便秘；重者则需手术。

T

胎风（wind syndrome in newborn） 中医病证。①婴儿出现壮热呕吐、精神不宁、睡易惊醒、手足抽搐等症，治宜息风镇痉。②其他名称：胎赤。小儿初生，身皮如汤泼火伤之，亦为胎风，治宜清泄热毒。母婴内服清胃汤，外敷如意金黄散。

胎患内障（congenital cataract） 其他名称：小儿胎元内障。中医病名。即先天性白内障。古人认为因孕妇患病，热结于内所致。证见小儿"初生观物，转睛不快，至四五岁瞳人洁白，昏蒙不见，延至年高，无药可治。"见圆翳内障条。

胎黄（icterus neonatorum） 其他名称：胎疸。中医病名。即新生儿黄疸。"由妊母感受湿热，传于胞胎，故儿新生，面目通身皆黄如金色，壮热便秘，溺赤。"治宜清热化湿，用茵陈蒿汤加味。亦有少数小儿，先天元气不足，脾气虚弱，寒湿不化，面色暗黄无泽，肢冷便溏。治宜温脾化湿，用理中汤加茵陈蒿。

胎教（fetal education） ①妊娠期间孕妇为胎儿在宫内生长发育创造的良好内外环境。孕妇精神、情绪的剧烈变化（如受到恐吓、忧伤、严重的精神刺激），通过神经内分泌改变引起循环障碍，影响胎儿发育；外界的一些变化（如环境嘈杂、夫妻吵闹）也能妨碍胎儿发育，甚至导致胎儿畸形、死亡。环境安适，孕妇情绪愉快、稳定则有助于胎儿身心健康发育。②中医术语。古人对孕期提出的有关摄养、起居等注意事项。以达到保证孕妇身体健康，预防胎儿发育不良，以及防止坠胎、小产、难产等目的。如胎前节养六条：除烦恼；禁劳务；戒生冷；慎寒温；服药饵；宜静养。有关胎教的学说，古人还认为胎儿在母体中能够受孕妇的情绪和言行所感化，所以孕妇的言动必须谨守礼仪，心情保持恬静舒畅，给胎儿以良好的影响。

胎惊（convulsion in infant） 中医病证。新生儿非因感染而出现阵发性抽搐的病症，发作时表现为"心神怔悸，睡梦多惊，两胁膨胀，连脐急痛，坐卧不安，气急"。治宜补肾培元，辅以化痰定惊。

胎龄评定法（fetal age assessment） 采用新生儿外观的表现和神经系统的体征来判断胎龄的方法。目前世界各国提出了各种判断胎龄的客观指标，以了解胎儿成熟程度，一般胎龄越小，新生儿死亡率较高，故确定胎龄非常重要。

胎漏（vaginal bleeding during pregnancy） 其他名称：漏胎、胞漏、漏肥、漱经、胎满。中医病名。①怀孕后阴道持续有不时下血，量少或按月来血点滴，但尚无腰酸腹痛、小腹下坠等症状者。可由气血虚弱、肾虚、血热等所致。气血虚者，神疲乏力、面色萎黄、少气懒言，宜补气养血以安胎；肾虚者，头晕、耳鸣、尿频，宜固肾安胎；血热者，口干咽燥、心烦不宁，治宜清热凉血安胎。②指激经。《三科辑要·妇科辑要》："激经即胎漏，孕后仍行经也，此血有余，无他症不必治。"

胎毛（lanugo） 其他名称：毳毛。胚胎20周左右胎儿全身表生长的一层柔细的毛。出生前后消失。

胎膜（fetal membrane） 由受精卵形成的胚胎的一种膜性附属结构。包括绒毛膜、羊膜、卵黄囊、尿囊。具有保护、营养胚胎及与母体进行物质交换等功能。胎膜在分娩后即与婴儿脱离。如发育不正常，可不同程度地影响胎儿的发育，引起先天性畸形，甚至死亡。

胎膜早破（premature rupture of membrane，PROM） 在临产前胎膜即破裂的分娩并发症。早产及围产儿死亡的常见原因之一。孕妇突感有液体自阴道内流出，常为持续性且渐减少。肛查时，触不到羊膜囊，如上推胎头，可有一阵羊水流出。治疗：妊娠28周以下者，尽快终止妊娠；妊娠28～32周者，力争治疗维持妊娠到妊娠33周或以上而分娩；妊娠33～34周者，如无感染征象可期待至35周；妊娠36周以上者，多以尽快结束分娩为宜。

胎内胎（fetus in fetu） 先天性畸形。联体双胎在形成体褶时一胎儿被包入另一胎儿体内。

胎盘（placenta） 胎儿与母体交换物质的器官。人在胚胎发育时期由胎儿的叶状绒毛膜（包括一部分羊膜）和母体的子宫内膜（基蜕膜）所组成，呈扁圆形。一面光滑，附有脐带和胎儿相连接；另一面粗糙，和母体的子宫内膜形成许多间隙（绒毛间隙），充满子宫的血液。通过绒毛的渗透作用，以维持胎儿发育时期的营养、呼吸和排泄作用的进行。胎盘还分泌激素，促进子宫和乳腺的生长。

胎盘定位（placental localization） 诊断前置胎盘的方法。主要有：①X线软组织拍片（子宫、胎盘、羊水可与胎儿皮肤、皮下脂肪区别）；②超声显像法：可有95％的准确性，尤其是孕32周后，可重复扫描，对胎儿无害；③同位素定位法：静脉注射X线显像同位素^{51}Cr，胎盘可聚集大量药物。结合临床观察确定诊断。

胎盘附着部复旧不全（subinvolution of placental site） 引起晚期产后出血的原因。胎盘附着部在胎盘排出后很快缩小，子宫胎盘血管的断端即有血栓形成，继而血栓机化，血管管腔变窄、堵塞。如胎盘附着部发生感染，可使血栓脱落，血窦重新开放，引起大量流血。多发生在产后2周左右。产后有少量或中量流血，疑有胎盘附着部复旧不全者，刮宫多能奏效。

胎盘梗死（placental infarcts） 胎盘病变中最常见的一种。多发于原发性高血压、妊娠期高血压疾病、慢性肾炎、播散性红斑狼疮及糖尿病小血管病的孕妇。一般胎盘梗死病变30％并不影响胎儿，因胎盘有很大的代偿能力；如母体患严重高血压、先兆子痫及子痫等，可使胎盘功能减退，也可致胎儿死亡。

胎盘囊肿（cyst of placenta） 胎盘原发性肿瘤之一。多由胎盘绒毛间隙退变与液化而形成。好发于胎盘胎儿面羊膜下。囊肿直径0.5～1cm，偶有8～10cm者。囊壁为不透明白膜，内含无色透明液体，偶呈血性或混浊。囊肿小者无症状，亦不影响胎儿发育及分娩；较大者可并发羊水过多或死胎等。B超有助于诊断。无须特殊治疗。

胎盘屏障（placental barrier） 其他名称：胎盘膜。分隔母体血液和胎儿血液的屏障。在妊娠第5个月胎盘膜由合体滋养层、细胞滋养层和基膜、绒毛的结缔组织、胎儿毛细血管内皮及基膜组成。20周后结缔组织减少以致消失，细胞滋养层逐渐变为不连续，甚至消失，胎盘膜则变薄。胎盘膜有阻止母体血液内大分子物质进入胎儿血液循环的作用，但在妊娠头3个月内，由于这种屏障功能尚未完善，如母体发生风疹病毒等感染，则病毒可通过胎盘侵入胎儿，造成胎儿畸形甚至死亡。

胎盘嵌顿（incarcerated placenta） 胎儿娩出后，剥离的胎盘被阻于子宫口上方不能排出者。多因产力异常、产科手术粗暴，或使用宫缩剂不当，致子宫收缩不协调，有环形狭窄。应于深度麻醉下取出。

胎盘球蛋白（placental globulin） 从健康产妇胎盘中提取的丙种球蛋白制剂。因成人大多发生过麻疹、脊髓灰质炎和甲型肝炎等病毒的显性或隐性感染，血清中含有相应抗体，因而胎盘球蛋白可用于上述病毒病的应急预防。还可用于治疗丙种球蛋白缺乏症。

胎盘性难产（placental dystocia） 由于胎盘原因所致的难产。如前置胎盘、胎盘早期剥离、胎盘功能不良等。治疗：多需手术结束分娩。

胎盘早期剥离（premature separation of placenta，placentae abruption） 其他名称：胎盘早剥。妊娠20周后至分娩期，正常位置的胎盘在胎儿娩出前部分或完全从子宫剥离的现象。剥离轻者，多见于分娩期，以外出血为主，伴轻微腹痛；重者以隐性出血为主，突发持续性剧烈腹痛，甚至发生休克。超声检查可发现胎盘与子宫间有液性暗区。治疗：一旦确诊应及时终止妊娠；根据病情行人工破膜、剖宫产、子宫切除术等。

胎盘粘连（adhesive placenta） 胎儿娩出后胎盘粘连于子宫壁而不能剥离者。全部粘连者，子宫不出血，仅胎盘滞留；部分粘连者胎盘附着处子宫部分血窦开放，流血不止。治疗：胎儿娩出后30min，无胎盘剥离征象者，或虽不到半小时而持续子宫出血者，应人工剥离胎盘。

胎盘滞留（retention of placenta） 胎儿娩出后30min胎盘仍未娩出者。可因胎盘剥离不全、粘连；或虽已剥离，而子宫无

T

力排出；或宫缩不协调，胎盘嵌顿等所致。治疗：胎儿娩出后应注意胎盘剥离征象，协助娩出胎盘。如无效则人工剥离。

胎气上逆（feeling of chest oppression during pregnancy）　中医病名。妊娠出现烦躁不安、胁痛、气喘等症。多因孕妇肾阴亏损，肝气偏盛，胎气上逆，上冲心胸所致。治宜滋养肝肾、理气安胎。

胎热（heat-syndrome in newborn）　中医病证。①小儿在母胎时感热所致的证候。古人认为多由孕母恣食辛热炙煿之物，或患热病失于清解，使儿受之，生后目闭面赤、眼胞浮肿、烦躁不已、溺赤粪稠。治宜清热解毒。用大连翘饮或清胃散。②指临产两目失明。《叶氏女科证治》："妊娠将临月，两目失明，不见灯火，头痛眩晕，腮颔肿不能转侧，此肝经热毒上攻，由过食炙煿、火酒、辛辣等物，名曰胎热。"治宜天冬饮。

胎疝（inguinal hernia in infant）　中医病证。①指先天禀赋不足，使儿生下，即少腹下部结硬疼痛。治宜行气止痛，用五磨饮子、金铃子散之类。②指即睾丸肿大，久而不之愈者。

胎势（fetal attitude, fetal posture）　其他名称：胎姿势。胎儿在宫内的位置和姿势。妊娠23周后，胎势相对恒定。正常胎势为头前屈，颏部贴近胸部，脊柱略前弯，四肢屈曲交叉于胸腹部前。整个身躯呈椭圆形，以适应子宫腔之形状。胎势不正，常造成难产。B超检查有助于胎势异常的诊断。

胎头变形（moulding of fetal head）　分娩时胎头为适应产道而发生的外形变化。由于胎头各颅骨间有缝隙与囟门，骨质软，通过骨盆时受到挤压，各骨板可相对移位，使颅骨边缘相互重叠，外形改变，缩短某些头径。高度变形者常因头盆不称引起，易发生颅内出血。

胎头俯屈（flexion of fetal head）　分娩过程中胎头自半俯屈状态变为颏紧贴胸部，颈部向前曲的动作。胎头沿骨盆轴下降，遇盆底阻力，由于杠杆作用使其入盆的枕额径（平均11.3cm）变为枕下前囟径（9.5cm），以最小径线适应产道，有利于胎头继续下降。

胎头水肿（caput succedaneum）　其他名称：产瘤。分娩时胎头受压而形成的局部水肿，即胎儿头皮水肿。因先露下降遇盆底与宫颈口压迫，局部血液淤滞或阻断，露于宫外的受压最小部位有浆液渗出所致。

胎头吸引术（vacuum extraction of fetal head）　用胎头吸引器在一定负压下吸住胎头向外牵引以协助娩出。多因产妇患心脏病、高血压等不宜用力，或胎儿窘迫，用以缩短第二产程。只能用于顶位，宫口已开全，无头盆不称，胎头双顶径达坐骨棘平面以下，胎膜已破者。适宜负压为26.7～40.0kPa（200～300mmHg）或抽出空气150～180ml。

胎头着冠（crowning of fetal head）　胎儿即将娩出时，会阴极度扩展形如着冠的现象。应注意保护会阴，指导产妇于宫缩间歇时正确运用腹压，以免胎儿娩出过急，致会阴严重裂伤。

胎先露（presenting part of fetus）　最先进入骨盆入口的胎儿部分。最常见的为头先露，包括枕先露、前囟先露、额先露及面先露；其次为臀先露，包括混合臀先露、单臀先露及足先露；很少肩先露，亦称横位，常伴上肢脱出；偶有头与手或足同时入盆，称复合先露。其中枕先露（枕前位）对分娩最有利。

胎先露不稳（unstable presentation）　胎儿长轴与子宫关系经常改变而胎位不稳定者。常见于多产妇。原因：①羊水过多；②子宫下端变形（如胎盘前置、子宫肌瘤、卵巢囊肿，或骨盆入口变形）；③胎儿异常（如无脑儿）。治疗：寻找原因。临产时行人工破膜，固定先露部，辅以缩宫素滴注，或行选择性剖宫产。

胎先露下降（descending of presenting part）　临产后胎先露沿骨盆轴前进的过程。是宫底压力及经羊水传导的压力所致。下降是先露随宫缩间断性前进，贯穿于整个分娩过程中。在盆腔内下降速度是先慢后快，与产道阻力关系密切。为判断产程进展的重要指标。

胎先露异常（malpresentation）　除枕先露以外的先露。如面、

额、肩、臀、复合先露等。先露部常与骨盆入口不相适应；易有早期破水和脐带脱垂、滞产等。常并有骨盆异常，应仔细检查。

胎病（convulsion in newborn）　中医病证。婴儿初生百日内所发生的惊痫病症。因未产前腹中被惊或母七情所伤，致伤胎气所致。症见抽搐频发、身热面青、牙关紧闭、腰直身僵、睛斜目闭、多啼不乳等，治宜温经、开窍、化痰、定惊。

胎心迟发减速（late deceleration of fetal heart rate）　胎儿监护仪显示胎心率减速较宫缩迟，表示胎儿窘迫的征象。特征：胎心率变化曲线形态规则，减速于宫缩顶峰之后开始，且持续时间长，恢复亦缓慢。可能由于缺氧影响胎儿中枢神经系统所致。是胎盘功能减退的重要标志，胎儿常处于酸中毒状态。

胎心可变〔散发性〕减速（variable deceleration of FHR）　胎儿监护仪上所示与宫缩无关的胎心减速图形。可能系脐血管一过性受压。特征：胎心率曲线形态不规则；减速快，恢复也快；振幅大；时有时无；与宫缩在时间上无关联。如重复出现，且胎心率低于70次/min，持续超过30s提示胎儿窘迫。

胎心率（fetal heart rate，FHR）　胎儿心跳的频率。正常为120～160次/min，胎动时可增加10～15次/min，以后恢复正常。分娩时胎心率随宫缩变动：加速者示胎儿应激过程增强；早发减速多为正常现象，迟发减速示胎盘功能减退；散发（变速）型减速且幅度大，示胎儿胎盘功能紊乱，胎儿缺氧。

胎心音（fetal heart sound）　妊娠20周后经孕妇腹部传出的胎儿心搏动音。声如"滴答"。可根据其速率、强度及变速情况，了解胎儿的安危。胎心部位可作为判断胎方位的参考，但需与子宫血管杂音、腹主动脉音相鉴别。可用胎儿听筒、多普勒、A超及B超测得。

胎心早发减速（early deceleration of FHR）　胎儿监护仪上所示的宫缩对称性胎心减速图形。表示胎儿无窘迫。胎心率与宫缩开始同时减速，宫缩又恢复至原基线，胎心率曲线与宫腔压力线一致。第二产程末50％可有胎心早发减速，可能系儿头受压，刺激迷走神经所致。

胎源性肾病（fetal nephropathy）　发生在1岁以内的肾病综合征。可有家族史。出生时有特殊面容及巨大胎盘而体重低。出现水肿、蛋白尿、高胆固醇血症、低蛋白血症、血尿素氮、肌酐值后期升高。治疗：肾透析、肾移植。

胎脂（vernix caseosa）　即出生时新生儿皮肤覆一层由皮脂腺分泌物和脱落的表皮组成的灰白色油脂性物质。具有保护皮肤和防止散热的作用，数小时后开始逐渐吸收，不必洗去。

苔滑（moist and smooth fur of tongue）　中医舌诊内容之一。指舌苔湿润而光滑。薄白而光滑，主内有寒湿。厚白而滑，主湿浊内盛。白滑黏腻，内有痰湿。若苔薄黄而滑，多属湿热；或外邪开始化热入里，而津液未伤。若苔黄厚而滑，属湿热重或痰热盛。

苔色（fur color）　中医术语。舌苔的颜色。常见的有白、黄、灰、黑四种，少见的还有绿色和霉酱色等。

苔藓纤维（mossy fibers）　由脊髓、脑桥、前庭等处到达小脑皮质与颗粒细胞形成突触联系的有髓鞘粗传入纤维。对颗粒细胞起兴奋作用。

苔质（fur character）　中医术语。舌苔的形质。包括厚薄、润燥、滑涩、糙黏、腐腻、瓣晕、偏全、剥落、化退消长、真假等。

抬举性心尖搏动（heaving apex impulse）　其他名称：心尖区抬举性搏动。心尖搏动强而有力，向心前区冲击，呈抬举样，其范围扩大，直径大于2.5cm^2，用手指轻轻接触胸壁时可使指尖抬起片刻。是左室肥大的可靠体征。临床上见于各种原因引起的左室肥大：①二尖瓣关闭不全；②原发性或继发性心肌病及各种原因所引起的心肌炎；③先天性主动脉缩窄、动脉导管未闭、主-肺动脉隔缺损、主动脉窦动脉瘤；④主动脉瓣狭窄、主动脉瓣关闭不全及高血压心脏病等。

太冲（taichong，LR 3）　中医经穴名。属足厥阴肝经。输

（土）、原穴。位于足背第1、2跖骨底之间凹陷处。主治头痛、眩晕、失眠、疝气、小儿抽搐、痫证、胁痛、月经过多、痛经等。直刺0.5~1寸。艾炷灸3~5壮，或艾条灸5~10min。

太极拳（taijiquan）　中国传统拳法之一。根据古代吐纳、导引之术和中医经络理论，宗太极阴阳之旨，并吸收历代各家拳法而成，具有防病治病、健身的作用。特点是动作圆柔连贯，每一式绵绵不断、轻灵沉着。主要分为陈氏、杨氏、吴氏、武氏与孙氏五大流派。现有24式简化太极拳、48式简化太极拳和88式太极拳等。其拳法以掤、采、挤、按、捋、挒、肘、靠八势为八卦之式，架势与步法以进步、退步、左顾、右盼、中定五势为五行之式，计十三式。以绵、软、劲、柔的有刚为行拳要领。

太空医学（space medicine）　见航天医学。

太溪（taixi）　①（KI 3）其他名称：吕细、内昆仑。中医经穴名。属足少阴肾经。输（土）、原穴。位于内踝与足跟腱之间凹陷处。主治咽喉痛、牙痛、耳鸣、耳聋、消渴、失眠、遗精、阳痿、月经不调等。直刺0.3~0.5寸。艾炷灸3~5壮，或艾条灸5~10min。②古代全身遍诊法三部九候部位之一。为足少阴肾经动脉，即下部地，以候肾气。

太阳（taiyang, EX-HN 5）　①其他名称：前关、当阳。中医经外奇穴。位于外眼角与眉梢连线中点后开1寸处。布有耳颞神经、面神经，深层为颞颥神经，并有颞浅膜间静脉丛、颞眶动、静脉，颞深动、静脉通过。主治头痛、偏头痛、感冒、眩晕、牙痛、目赤肿痛，以及三叉神经痛、面神经麻痹、急性结膜炎、睑腺炎等。直刺0.5~0.8寸，或点刺出血。②经穴别名。即瞳子髎。③人体部位名。指颞部。位于眼眶（眉棱骨）的外上方，当颧骨弓上方的部位。④古代全身遍诊法三部九候部位之一。即上部天，两额之动脉，以候头角之气。⑤小儿面部望诊的部位。即文台稍上靠内侧处。"主烦躁啼叫，头肚上温温壮热"。

太阳病（taiyang disease）　中医病名。《伤寒论》六经病之一。太阳病包括经证和腑证。多由外感风寒所致。"凡风寒初感，先入皮毛肌表，外症便有头痛、项强、身痛、腰痛、骨节烦疼，发热，恶寒，此皆太阳经之见症。"

太阳腑证（taiyang hollow-organ syndrome）　其他名称：太阳腑病。中医病证名，属《伤寒论》的太阳病。膀胱为太阳之腑，太阳经邪热不解，内犯膀胱所致。分伤寒蓄水与伤寒蓄血二证。

太阳经证（taiyang channel syndrome）　其他名称：太阳经病。中医病证名，属《伤寒论》的太阳病。分太阳伤寒与太阳中风二证，即麻黄汤证与桂枝汤证。"太阳经病，头痛，发热，项脊强，身体痛，鼻鸣，干呕，恶风，自汗，脉浮缓者，名曰中风。宜解肌，桂枝汤主之。若前证悉具，恶寒，无汗，脉浮紧，或喘嗽者，名曰伤寒。宜发表，麻黄汤主之。"太阳经病，由于邪不入里，大多二便如常，口亦不渴，故均用辛温解表法。

太阳伤寒（cold-stroke syndrome of taiyang channel）　其他名称：太阳表实证。中医病证名。狭义伤寒，是太阳经病的两类型之一。以发热恶寒、头痛身痛、无汗、脉浮紧为主证。病由寒邪束表、腠理闭塞所致。治宜辛温解表、发汗逐邪，可用麻黄汤。

太阳中风（wind-stroke syndrome of Taiyang channel）　其他名称：太阳表虚证。中医病名。是《伤寒论》太阳经证的两类型之一。中风是外感风邪之意。以发热恶风、头痛身痛、汗出、脉缓为主证。治宜调和营卫、祛风解肌。可用桂枝汤。本证与猝然倒地、口眼㖞斜的中风不可混淆。

太医（palace physician）　古代专门为帝王和宫廷官员服务的医生。

太医署（imperial medical academy）　古代医疗和医学教育的机构。

太医院（imperial academy of medicine）　古代专门为上层封建统治阶级服务的医疗保健机构。始设于金代，元、明、清三代均设。

太阴病（taiyin disease）　中医病名。《伤寒论》六经病之一。

可由太阳、阳明、少阳等三阳病传变而来，亦可由寒邪直中致病。以腹满呕吐、食不下、腹痛、泄泻、口不渴为主证。治宜温阳健脾，可用理中丸、理中汤。

太渊（taiyuan, LU 9）　其他名称：大泉、太泉、鬼心。中医经穴名。属手太阴肺经。输（土）、原穴。八会穴之脉会。位于掌后腕横纹桡侧端、桡动脉桡侧凹陷中。主治咳嗽、气喘、咳血、咽喉肿痛、胸痛、腕臂痛、无脉症等。避开桡动脉，直刺0.3~0.5寸。艾条灸3~5min。

太子参（Radix Pseudostellariae）　其他名称：孩儿参。中医药名。石竹科植物异叶假繁缕的块根。甘、平。归脾、肺经。功能补气健脾、养胃生津。用于病后体虚或气阴不足，倦怠乏力、纳呆口干、自汗脉虚，以及阴虚肺燥、咳嗽痰少等。为补气药中清补之品。

肽（peptide）　两个或两个以上氨基酸脱水缩合，并以肽键连接成的线性化合物。肽键是蛋白质中氨基酸连接的基本方式，系酰胺键，为共价键。蛋白质即由较长的肽链组成。即一分子氨基酸的羧基与另一分子氨基酸的氨基结合脱去一分子水而形成CO-NH-链（即肽链）连接起来。有二肽、三肽，4个以上氨基酸形成的肽称多肽。一般以胰岛素51个氨基酸，分子量近6 000作为最小蛋白质，分子量小于此者可为多肽。肽具有较大可塑性，通常肽的一端游离的α-氨基，称氨基端（简称N端）；另一端是游离的α-羧基，称羧基端（简称C端）。两端均可进行修饰。体内有很多具有调节功能的肽，称为生物活性肽，如肽类激素、神经肽等。

C肽测定（C-peptide assay）　判断胰岛β细胞产生的胰岛素原分裂而成的等分子物质。因此血浆C肽浓度可以反映胰岛β细胞的功能。正常成年人血清正常值为（1.0±0.23）ng/ml。C肽测定的优点在于不受胰岛素及胰岛素抗体的影响，和胰岛素亦无交叉免疫反应，尤其对幼年型胰岛素依赖性病人，可以在不停用胰岛素治疗的情况下测定β细胞功能。

肽核酸（peptide nucleic acid，PNA）　人工合成的DNA类似物，以多酰胺链取代核糖（或脱氧核糖）磷酸主链。具有结构稳定、不被核酸酶和蛋白酶降解、能以碱基互补方式与核酸单链结合、细胞毒性低等特点。可作为基因探针，并能以反义序列的形式用于基因功能、基因表达调控等研究。

肽基部位（peptidyl site，P-site）　其他名称：P位。核糖体的部分结构。在核糖体上合成蛋白质的多肽链过程中，当一个氨酰tRNA将结合到核糖体的氨酰基部位（A位）时，肽酰tRNA便结合到核糖体的肽基部位（P位）上。

肽键（peptide bond）　一个氨基酸的羧基与另一氨基酸的氨基发生缩合反应脱水成肽时，羧基和氨基形成的酰胺键。具有类似双键的特性，除了稳定的反式肽键外，还可能出现不太稳定的顺式肽键。

肽聚糖（peptidoglycan）　其他名称：黏肽。存在于革兰氏阳性和阴性细菌细胞壁中的一种复合糖类。为原核生物细胞所特有的物质。革兰氏阳性菌的肽聚糖由聚糖骨架、四肽侧链和五肽交联桥三部分组成，革兰氏阴性菌肽聚糖仅由聚糖骨架和四肽侧链两部分组成。肽聚糖是保持细菌细胞壁机械强度十分坚韧的化学成分，凡能破坏肽聚糖结构或抑制其合成的物质，均能损伤细胞壁而使细菌变形或裂解。例如：溶菌酶破坏肽聚糖骨架，引起细菌裂解，青霉素使细菌不能合成肽聚糖，无法形成完整的细胞壁，导致细菌死亡。人与动物的细胞无细胞壁，也无肽聚糖结构，故溶菌酶和青霉素对人体细胞均无毒性作用。

肽链端解酶（exopeptidase）　催化多肽链从一端顺序水解氨基酸的酶类。氨肽酶从游离氨基端开始，而羧肽酶则从游离羧基端开始，顺序地水解多肽链。

肽酶（peptidase）　催化肽类和蛋白质中肽键水解的一类蛋白酶。按其作用肽键的部位，分为外肽酶（羧肽酶、氨肽酶：主要作用于寡肽、多肽，简称肽酶）和内肽酶（主要作用于蛋白质的长链多肽，又称蛋白酶）。另外，还有作用于二肽的二肽酶。

钛（titanium，Ti）　外观似钢的金属。可能为人体必需微量元素。在人体内能刺激吞噬细胞，增强免疫作用。传染性肝炎病人的血浆中钛含量减少。另外，钛广泛应用于临床，如用于骨折的固定等。

泰尔松综合征（Terson syndrome）　蛛网膜下腔出血、玻璃体积血、视网膜前出血所致的一组病征。表现为头痛、脑膜刺激征、血性脑脊液、视力下降、对光反射迟钝、眼肌瘫痪等。治疗：按颅内出血急救。

泰-萨克斯病（Tay-Sachs disease）　其他名称：GM$_2$ 神经节苷脂贮积症变异型 B、家族性黑矇性痴呆。与神经鞘脂代谢相关的隐性常染色体遗传病。因缺己脂粒酶己糖脱氨酸 A 导致皮质和小脑的神经细胞及神经轴索内 GM$_2$ 神经节苷脂沉积。视网膜神经纤维变性使黄斑区血管脉络暴露，眼底显示特征性桃红色斑点。在出生 6 个月内还可有严重的智力和精神运动发育紊乱，易激惹、失明、强直性痉挛、惊厥，最终出现大脑僵直并在 3 岁左右死亡。

泰山磐石散（taishan rock powder for preventing miscarriage）中医方剂。《景岳全书》方。组成：人参、白术、当归、川芎、白芍、熟地、炙甘草、生姜、大枣、黄芪、川断、黄芩、砂仁、糯米。功能补气健脾、养血、安胎。治妇人气血两虚、倦怠少食，有坠胎先兆者。

酞丁安（phthiobuzin）　其他名称：华太、增光素。抗病毒药。黄色结晶性粉末；无臭，味微苦；遇光颜色渐变深。对沙眼病原体的抑制作用很强。用于各型沙眼、病毒性角膜炎及带状疱疹、单纯疱疹、尖锐湿疣、浅部真菌感染。滴眼无不良反应。性质稳定。

酞磺胺噻唑（phthalylsulfathiazolum, PST）　其他名称：羧苯甲酰磺胺噻唑。肠道用磺胺类药。肠内很少吸收，在肠内缓慢释放出磺胺噻唑而产生抑菌作用。适用于肠道感染，疗效不及磺胺嘧啶（SD）或磺胺甲噁唑（SMZ）。现偶用于胃肠手术之前，以预防术后感染。

酞磺醋胺（phthalylsulfacetamidum, PSA）　其他名称：息拉米、羧苯甲酰磺胺醋酰。肠道用磺胺类药。口服仅少量吸收，在肠内分解出磺胺醋胺而起抑菌作用。用于细菌性痢疾、腹泻、肠炎及肠道手术前后的预防感染。

瘫痪（paralysis）　随意运动功能减弱或丧失。可由大脑至肌肉的神经传导通路中的任一部位受损引起。可分为完全瘫痪和不完全瘫痪。上运动神经元损害出现上运动神经元瘫痪，下运动神经元损害出现下运动神经元瘫痪。类型可分为：①偏瘫，同侧上、下肢瘫痪，见于一侧半球、内囊、脑干等处的病变。②截瘫，表现为两下肢瘫痪，病变位于胸、腰脊髓。③四肢瘫，最常见于颈段脊髓损害。④单瘫，表现为一个肢体瘫痪。⑤癔症性瘫痪，可为偏瘫、截瘫、单瘫、四肢瘫、三肢瘫，与精神因素有关，症状与解剖、生理规律不符，无上、下神经元瘫痪的特征。

弹法（flicking manipulation）　中医伤科理筋手法之一。用拇指指腹压住示指（或中指）指甲，以示指（或中指）迅速弹打治疗部位。多用于关节，有消肿镇痛作用。

弹筋法（tendon-pinching manipulation）　中医伤科理筋手法的一种。以拇、示两指或拇、示、中三指拿起肌肉或肌腱，用力上提，然后使其迅速弹回，如拉放弓弦状。适用于颈项、肩背及四肢等部位。有舒筋活络、疏通气血的作用，常用于软组织劳损及风湿痹痛。

弹力纤维瘤（elastofibroma）　由弹力纤维构成的肿瘤。罕见。弹力纤维多呈粗纤维状或不规则颗粒状。好发于肩胛骨下深处软组织等部位。生长慢慢，切除后不易复发。

弹响肩胛（snapping scapula）　肩胛骨在活动时可出现摩擦音或弹响声。以肩关节为多发。常发生在肩胛骨主动运动时，被动运动时往往不出现。应摄肩胛骨 X 线片以确定有无骨质异常。治疗：适当限制肩胛骨活动，进行物理治疗；有时需用支具固定肩胛；必要时手术治疗。

弹响髋（snap-hip）　骨科症状之一。由于髂胫束的后缘和臀大肌前缘增厚，当髋关节作屈曲、内收、内旋活动时，发生弹响。症状明显者可行髂胫束切断术。

弹响拇（snap-thumb）　狭窄性腱鞘炎发生于拇长屈肌腱鞘而引起拇指伸屈功能障碍发生弹响。

弹响指（snap-finger）　见扳机指。

弹性绷带（elastic bandage, elastoplast）　具有弹性的纱布制成的绷带卷。具有多种用途，如支托受伤的关节或四肢；加压包扎以减轻肿胀；促进静脉血回流等。

弹性蛋白（elastin）　哺乳动物结缔组织尤其是弹性纤维的主要结构蛋白，其中甘氨酸、脯氨酸、丙氨酸和缬氨酸占 80% 以上，多条多肽链交联在一起，形成可延伸的三维网状结构。

弹性蛋白酶（elastase）　人体中一种主要的蛋白酶，主要存在于中性粒细胞。弹性蛋白、蛋白糖原、胶原和纤维素等是白细胞弹性蛋白酶的胞外基质底物，其活性受到 Elafin 和分泌型白细胞蛋白酶抑制因子（SLPI）等胞外蛋白酶抑制的影响。在炎症部位出现时可导致严重的组织损伤，在多种疾病如肺气肿、脓血症、肾炎和某些皮肤病中发挥重要作用。

弹性蛋白原（tropoelastin, proelastin）　其他名称：原弹性蛋白。弹性蛋白的可溶性前体，单体排列经交联后，形成水不溶性的弹性蛋白纤维。无锁链素和异锁链素形成。亚单位的分子量约 174 000。其中有较多赖氨酸。在形成弹性蛋白时，弹性蛋白原之间的共价交联比胶原多，结构也较复杂，是通过赖氨酸氧化后使几条肽链连接形成的。这一结构使弹性蛋白原分子之间的相对位置较为稳定，并成为弹性蛋白具有弹性的结构基础。

弹性动脉（elastic artery）　见大动脉。

弹性火棉胶（elastic collodion）　醇醚药剂。组成：蓖麻油和松香溶于火棉胶中形成。使用后醇、醚挥发，在使用部位留下不易裂开的弹性薄膜。用于封闭小伤口，保护创面。

弹性假黄瘤（pseudoxanthoma elasticum）　与常染色体遗传有关的弹力纤维缺陷的系统性疾病。病变主要发生于皮肤、眼和心血管系统。发病年龄 20～50 岁。典型损害为皮肤黏膜米粒至绿豆大、淡黄色、柔软松弛的丘疹或结节，皮肤松垂；眼底双侧血管样纹，伴中心性视力障碍；心血管系统有高血压、冠状动脉梗死、黏膜出血。X 线及病理检查可确诊。治疗：口服维生素 E，对症处理。

弹性软骨（elastic cartilage）　基质内含有大量弹性纤维的软骨。富于弹性，分布于耳郭、咽喉和会厌等处。结构类似透明软骨。

弹性纤维（elastic fiber）　其他名称：黄纤维（yellow fiber）。由弹性蛋白构成的核心部和周围的原纤维蛋白微原纤维组成的纤维。直径为 0.2～1.0μm，其分支可交织成网。有较大弹性，易被拉长。新鲜时黄色。经 HE 染色呈浅红色。

弹性阻力（elastic resistance）　弹性体在外力作用下所产生的对抗外力使其变形的力。肺和胸廓均为弹性体，在外力作用下发生变形时，产生向其原初容积恢复的趋势，而形成肺气的阻力。弹性阻力与其顺应性呈反变关系，故顺应性可表示弹性阻力的大小。

痰（sputum; phlegm）　①呼吸道咳出的黏液与唾液的混合物。多种疾病有咳痰现象，检查痰中的微生物、细胞及其他物质有助于诊断。②中医名词。某些疾病的病理产物或致病因素。无论因病生痰，还是因痰致病，均与肺、脾二脏有关，有"脾为生痰之源，肺为贮痰之器"的说法。A. 指呼吸道病变的分泌物，如热痰、寒痰、燥痰等。治疗分别以清肺、散寒、润肺为主。B. 亦指因痰而致的病症。如风痰、痰火、痰湿、痰浊、顽痰、宿痰、伏痰、痰饮、痰包、痰核、痰疟等，多属慢性病。

痰包（sublingual cyst）　其他名称：匏舌、舌下痰包。中医病证名。由痰火互结，留阻舌下而成。症见结肿如匏瓜状，光滑柔软，色黄不痛，胀满舌下，妨碍饮食、语言。破之出痰涎如鸡子清，黏稠不断，或如豆渣、粉汁，反复不愈。当以利剪剪破，排尽脓涎，局部吹冰硼散，内服清热化痰之剂。用黄连温胆汤加减。

痰闭（coma due to attack of phlegm）　中医病证名。①闷瘊之一。见于痰饮素盛的病儿，麻毒与痰饮相搏，内迫于肺，致肺气不宣，疹难透发。症见气急发喘，满口痰涎，咳痰不出，喉间有声。治宜宣肺涤痰。②指惊风、癫痫发作，风痰壅盛而致上闭清窍，症见昏迷、手足搐搦、目窜口㖞等证。治宜豁痰开窍，用牛黄丸、紫金锭之类；并重掐或强刺人中、合谷等穴，以开闭醒神。③痰闭惊厥。④小儿昏迷的一种证型。

痰火扰心（phlegm-fire attacking the heart）　中医病机。心在病主惊，小儿受到惊恐刺激，气郁湿生，化为痰火，阻遏心窍。症见哭闹不休、打人骂人、哭笑无常、神志有时清楚或不清楚、舌红、苔白、脉滑数。治宜清火化痰。用黄连温胆肠加味。多见于精神分裂症、癔症等。

痰火证（phlegm-fire）　中医病证名。肺痨病；痰热引起的喘咳证，其痰呈黄稠团块。

痰检查（examination of sputum）　检查痰以诊断肺部疾患的方法。采集标本后，一般先做外观检查。然后根据需要采取不同步骤。①显微镜检查适用于各种肺部疾患。②结核分枝杆菌检查除直接涂片外，尚有沉淀集菌法、漂浮集菌法。③肺吸虫卵检查如用涂片法找不到，可将痰加入等量的10%氢氧化钠溶液用力摇荡使黏液溶化，静置2h后离心沉淀，取沉淀镜检。

痰厥（syncope due to accumulation of phlegm）　中医病证名。因痰盛气闭所致的四肢厥冷，甚至晕厥的病证。症见卒仆昏迷、喉间痰鸣、口吐涎沫、苔腻脉滑。治宜行气豁痰，可用导痰汤。

痰咳净散（tankejing san）　中医化痰止咳平喘剂（清热化痰剂）。另有制剂：片。组成：桔梗、五倍子、远志、咖啡因、苦杏仁、冰片、甘草。用于急慢性支气管炎、咽喉炎、肺气肿等引起的咳嗽、痰多、气促、气喘等。

痰迷心窍（phlegm obstructing heart）　其他名称：痰蒙心包。中医病机。小儿多因乳食不节、停滞中焦，致使气结湿生，化为痰浊，阻遏心窍。症见神志错乱、神呆目滞；严重者可出现昏倒于地、不省人事、喉中痰鸣、漉漉有声、脉沉弦、舌苔白腻。治宜涤痰开窍。多见于乙脑、流脑、中风昏迷或癫痫等。

痰秘（phlegm type of constipation）　中医病证名。因痰饮湿热阻滞肠胃所致的便秘。症见便秘而胸脘痞满、气喘、眩晕心悸、苔腻、脉滑。治宜化痰通腑。

痰疟（phlegm malaria）　中医病证名。疟疾之一。疟疾兼有痰证。症见痰结胸中，以寒热暂停，胸中满闷不减，或头痛，口吐涎沫，甚则昏迷猝倒等为常见症。治宜化痰除疟。

痰培养（sputum culture）　将痰收集于灭菌的浅皿，用消毒盐水洗涤后，搅碎并接种于血平板，37℃温箱培养24h后，观察菌落。如生长不良则继续培养24h，再观察菌落形态，取菌落染色鉴定。若怀疑结核病者，应在结核培养基上培养。

痰培养标本采集（collection of sputum specimen for culture）　能够自行留痰的病人，清晨未进食前先用漱口液漱口，再用清水漱口，咳痰于无菌容器中；用作细菌培养的痰液的采集方法。不能自行咳痰的病人，其方法同常规痰标本采集，放于无菌集痰器中。

痰湿咳嗽（endogenous cough with phlegm-damp syndrome）　中医病证名。由内伤脾虚生痰湿，上犯于肺引起的咳嗽。症见咳嗽多痰、痰白而黏、胸脘作闷、食纳不佳、四肢之力、苔白腻、脉濡滑。治宜健脾燥湿、化痰止咳，可用六君子汤加紫菀、白前。

痰泻（phlegm type of diarrhea）　其他名称：痰泄、痰积泄泻。中医病证名。痰积于肺，邪传于大肠引起的泄泻。症见时泻时止、时轻时重，或下白胶如蛋白、头晕恶心、胸脘闷减、腹中鸣响、脉多弦滑。治宜化祛湿。另指痰饮，饮留胃肠引起的泄泻。

痰液（sputum）　肺泡、支气管和气管所产生的分泌物。正常人痰液很少，只有当呼吸道黏膜和肺泡受刺激时，分泌物增多，可有痰液咳出。在病理情况下，痰中可出现细菌、肿瘤细胞及血细胞等，痰液检测可协助某些呼吸道疾病的诊断。

痰饮（phlegm and fluid retention）　古称澹（亦作淡）饮。中医病名。指体内水湿不化而生饮酿痰。①为多种饮证、痰证之总称。因饮停部位、久暂不同，分为流饮、留饮、癖饮、支饮、溢饮、悬饮、肺饮、伏饮、积饮等。痰饮的形成，多因肺、脾、肾功能失调，水液输化失常所致。治宜温补脾肾固本、利水逐饮治标。②其他名称：流饮。饮证之一。由饮邪留于胃肠所致。症见形体素盛今瘦、肠鸣便溏或腹满、呕

吐涎沫、泄泻清稀。治宜温阳化饮，用苓桂术甘汤。

痰饮眩晕（dizziness due to phlegm attack）　其他名称：醉头风。中医病证名。由痰浊中阻所致的眩晕。有虚痰眩晕、实痰眩晕、湿痰眩晕、停饮眩晕、风痰眩晕、痰火眩晕之分。症见眩晕而头重如蒙、胸闷恶心、少食多寐、舌苔白腻、脉濡滑。治宜燥湿祛痰，健脾化饮，可用半夏白术天麻汤。

痰证（phlegm syndrome）　中医病证名。痰古作澹或淡。脏腑失调，水湿停滞，凝痰成痰而产生的病证。痰浊停留体内的病证。痰分为有形、无形两类。有形之痰常储于肺胃，引起喘、咳、吐、泻等证；无形之痰随气升降，无处不到，引起惊、悸、眩、麻、痛、厥、昏、癫等证及种种顽病、怪病。由于痰浊停留部位、病因及症状表现不同，有风痰、寒痰、湿痰、燥痰、热痰、气痰、虚痰、实痰等病证。

痰浊犯肺（phlegm-dampness obstructing the lung）　中医病机。指痰湿内阻，肺气不得宣降的病机。脾为生痰之源，肺为储痰之器。如脾阳虚，运化失职，不但不能把精气上输于肺，反而聚湿成痰，阻塞肺气。症见咳嗽、痰涎壅盛、痰白而稀、胸膈满闷、稍动则咳嗽加剧。气喘、舌苔白腻或白滑、脉濡缓等。治宜宣肺化痰，或降气平喘。

坦索罗辛（tamsulosin）　其他名称：坦洛新、哈乐。肾上腺素α₁受体拮抗剂。前列腺疾病用药。用于前列腺增生引起的排尿障碍。制剂：盐酸坦索罗辛胶囊剂。过敏者、肾功能不全者禁用。过量可引起血压下降。直立性低血压病人慎用。

叹气式呼吸（sigh respiration）　其他名称：叹息式呼吸。间断一段时间后进行一次大呼吸，伴有叹气（息）声，同时可伴有呼吸节律不整。中枢性呼吸衰竭时的异常呼吸形式。如反复发作的叹气式呼吸是临终前的表现。

叹息式呼吸（sighing respiration）　见叹气式呼吸。

炭疽（anthrax）　由炭疽芽孢杆菌所致的人畜共患急性、热性、败血性传染病。由于接触病畜的皮毛、吸入带病菌（芽孢型）的尘埃，或进食未煮熟的病畜肉类而感染。表现为脾脏显著肿大；皮下及浆膜下结缔组织出血性浸润；血液凝固不良，呈煤焦油样。以皮肤炭疽为最常见，肺、肠和脑膜炭疽则少见。皮肤炭疽有炭疽痫（先出现疱疹，继而出血坏死，形成黑色焦痂，局部不痛、不化脓）和水肿（周围组织显著肿胀）两种类型。治疗：青霉素、庆大霉素或氯霉素。

炭疽杆菌（*Bacillus anthracis*）　革兰氏阳性芽孢杆菌，引起动物和人类炭疽的病原菌。无鞭毛，有时可形成荚膜，易形成芽孢。需氧或兼性厌氧。能分解糖类；产酸不产气。有3种抗原成分。繁殖体抵抗力与一般菌同，芽孢抵抗力甚强。可发生变异。其致病物质为荚膜物质和炭疽毒素。患病后可获持久的免疫力。

炭末沉着病（anthracosis, coal miner's disease）　其他名称：矿工肺、煤肺、煤尘肺。采煤工长期吸入煤尘引起的尘肺为煤肺。接触炭黑、石墨、炭电极和活性炭的工人所发生的炭尘肺，其病变性质与煤肺相同。煤尘在肺泡间质的沉积病灶称煤结节。病变进展很缓慢，发病工龄很长，多并发慢性支气管炎和肺气肿。治疗：及时调离粉尘作业，对症处理。

探条引产（bougie induction of labor）　应用橡皮探条插入宫腔胎膜与蜕膜之间，通过机械性刺激而引起分娩。探条保留24h。术前可先将宫颈边缘的胎膜剥离。因局部刺激产生前列腺素，再通过交感神经使垂体分泌催产素，从而引起子宫收缩，发动分娩。

探针（probe）　①外科手术器械。一种细长、柔软、可曲，能导入伤口、腔、窦等进行探查的仪器。②分子遗传学术语。是指具有特定序列的、经过特殊标记的并能够与待测核酸片段互补结合的核酸片段。可用于检测核酸样品中的特定基因。核酸探针可以是人工合成的寡核苷酸片段、克隆的基因组DNA、cDNA全长或部分片段，也可以是RNA片段。常用放射性核素、生物素或荧光染料标记探针。

cDNA探针（cDNA probe）　通过逆转录获得cDNA后，将其克隆于适当的克隆载体上，通过扩增重组粒而使cDNA得到大量扩增。提取质粒后，用限制酶消化重组质粒，将cDNA片段切割下来，分离纯化，即为cDNA探针。是目前应用广泛的探针。

^{11}碳（^{11}carbon, ^{11}C） 由加速器中产生的一种缺中子放射性核素。主要为 β^+ 衰变（99.8%），部分为电子俘获（EC）。β^+ 放出后立即与 β^- 结合，发出两个能量为 0.511MeV 的反向的 γ 光子。半衰期为 20.5min。可以制成 ^{11}CO 及其各种标记化合物。

碳链裂解酶（desmolase） 其他名称：胆固醇碳链裂解酶。由单加氧酶和细胞色素 P_{450} 组成的酶复合物，催化除去胆固醇侧链的反应，首先在胆固醇侧链 C-20，C-22 羟化，再将两者之间的连接断裂，除去含六个碳的侧链，使胆固醇变成孕烯醇酮，后者是类固醇激素的前体。

碳水化合物（carbohydrate） 见糖类。

碳酸钙（calcium carbonate） 抗酸作用较碳酸氢钠强而持久的制酸剂。溶于稀酸，放出二氧化碳。用于胃酸过多、胃及十二指肠溃疡。与氧化镁合用可防止便秘。为牙膏或其他撒布粉的基质。

碳酸酐酶（carbonic anhydrase） 一种锌酶，催化碳酸分解成二氧化碳和水的可逆反应。它存在于肾小管上皮和胃黏膜等细胞中。对于 CO_2 的运输及排泄，胃内盐酸的分泌及肾调节酸碱平衡功能发挥着极为重要的作用。

碳酸锂（lithium carbonate） 抗躁狂药。用于躁狂症。制剂：片剂。妊娠前 3 个月、心肾疾病病人、癫痫、帕金森病、脑器质性疾病、急性感染、糖尿病、甲状腺功能减退、电解质紊乱者禁用。年老体弱、12 岁以下儿童、孕妇及哺乳期妇女慎用。

碳酸镁（magnesium carbonate） 抗酸作用较碳酸氢钠强而持久且不产生二氧化碳的制酸剂。碳酸镁加热制成轻质及重质氧化镁两种，常用的氧化镁指后者而言。为白色无晶形粉末，不溶于水，易溶于稀薄的酸液。有缓泻作用，适用于伴有便秘的胃及十二指肠溃疡。纠正缓泻可伍用碳酸钙。

碳酸氢钠（sodium bicarbonate） 酸碱平衡调节药。可用于碱化血液，纠正酸血症、酸中毒，补充血容量。用于尿酸性肾结石的辅助治疗。制剂：注射剂。长期大量使用可引起碱血症。

碳酸氢盐缓冲系统（bicarbonate buffer system） 由 $BHCO_3$、H_2CO_3 缓冲对所构成的缓冲系统。是体内主要的缓冲系统，占血液缓冲能力的 53%。$BHCO_3$ 由肾脏调节，H_2CO_3 由呼吸调节。这些调节使血浆中的 $BHCO_3$ 维持在 24～27mmol/L，使 H_2CO_3 维持在 1.2～1.35mmol/L 的浓度，$BHCO_3$／H_2CO_3 二者比值保持在 20：1，以维持体内的酸碱平衡，pH 值保持在正常范围。

碳酸盐结石（carbonate calculus） 发生于碱性尿中的结石。白色，质松脆。

碳氧血红蛋白（carboxy hemoglobin, HbCO） 血红蛋白的衍生物。其铁原子的第 6 个（配位）键位置被一氧化碳占据。一氧化碳与血红蛋白的亲和力较氧大 240 倍；HbCO 的解离又比 HbO_2 慢 3 600 倍。它的存在还影响 HbO_2 的解离，使组织受到双重缺氧作用。

碳足迹（carbon footprint） 人类活动对环境影响的一种量度。以其产生的温室气体量，按二氧化碳的重量计。包括化石燃料燃烧排放出二氧化碳的直接（初级）碳足迹，以及人们所用产品的整个产品生命周期（从其制造到最终分解）排放出二氧化碳的间接（次级）碳足迹。

汤剂（decoction） 其他名称：煎剂。中药剂型之一。将药材饮片或粗粒加水煎煮或浸泡，去渣取汁服用。是最常用的中药剂型。

汤西尼征（Tansini sign） 胃癌腹腔转移的征象。如已经证实为胃癌者发现下腹部局限性膨隆，触诊局部有质硬、凹凸不平的肿块即为此征。肿块或无压痛或轻度压痛，多数活动度小。出现此征提示病人已失去手术机会，预后不良。

羰基镍中毒（nickel carbonyl poisoning） 大量吸入羰基镍蒸气引起的疾病。一种金属化合物中毒，是以呼吸系统和神经系统损害为主的全身性疾病。短时间吸入大量羰基镍引发急性中毒，早发症状有头晕、头痛、干咳、胸闷、恶心、呕吐、步态不稳。脱离接触后，迅速好转。6～36h 后，出现晚发症状：剧咳、粉红色泡沫痰、气急、烦躁不安等肺水肿征象

和 X 线表现。长期吸入低浓度羰基镍引发慢性中毒。症状有：头晕、头痛、乏力、多梦、失眠、记忆力减退和咳嗽、胸闷等非特异性表现。根据职业接触史和尿镍测定可诊断。二乙基二硫代氨基甲酸钠对急性羰基镍络合作用较好。禁用副醛或水合氯醛类药物。

羰基铁中毒（iron carbonyl poisoning） 吸收过量羰基铁所致。主要临床表现为迟发的呼吸困难、发绀和咳嗽，严重者可发生肺水肿。治疗：对症支持疗法，主要是积极防治迟发的化学性肺水肿；促排铁盐首选去铁胺（去铁敏），亦可用喷替酸钙钠（促排灵）和依地酸钙钠。

唐氏综合征（Down syndrome） 其他名称：先天愚型、21-三体综合征。染色体异常疾病。临床表现为患儿发育迟滞、小头、扁面、短鼻、小耳、舌大而厚且经常外伸、肢体短小、第 5 指短且向内弯、智力低下、先天性心脏畸形、肝脂肪变等。

糖胺聚糖（glycosaminoglycan） 其他名称：黏多糖。蛋白聚糖大分子中聚糖部分的总称。由糖胺的二糖重复单位组成，二糖单位中通常有一个是含氨基的糖，另一个常常是糖醛酸，并且糖基的羟基常常被硫酸酯化。糖胺聚糖可分为硫酸软骨素、硫酸皮肤素、硫酸角质素、透明质酸、肝素及硫酸乙酰肝素等类别。

糖代谢（carbohydrate metabolism） 指糖类消化产物吸收入人体内进行储存、转变及分解的过程。糖分解供能方式视供氧情况而不同，在氧供应充足与不足情况下，分别进行有氧氧化和糖酵解。在代谢过程中某些中间产物可转变为脂肪和氨基酸；有些可成为糖脂和糖蛋白及核酸的成分。葡萄糖可合成糖原储存于肝脏与肌组织。肝糖原的储存与分解维持血糖的正常水平。

糖蛋白（glycoprotein, glucoprotein） 一类复合蛋白质。是由寡糖和多肽链共价连接而成的生理活性物质。糖蛋白分布于血浆各种球蛋白成分中，且是人体体液、分泌液、血型物质的主要成分。主要功能有凝血、免疫、分泌、内吞、物质转运、信息传递、神经传导、生长及分化的调节、细胞迁移、细胞归巢、创伤、修复及再生等。

糖酐酯（dextran sulfate sodium, Ds-Na） 其他名称：右旋酐硫酸酯钠。白色粉末，易溶于水。能降低血中胆固醇，活化脂蛋白脂酶，增强纤维蛋白溶解活性，防止纤维蛋白沉积，改善血管壁的通透性，用于高脂血症和动脉粥样硬化症。有出血倾向者慎用。

糖苷（glycoside） 简称苷。糖的衍生物。即糖类通过其还原性基团与其他含有羟基的物质（如醇、糖、酚、甾醇、含氮碱等）缩合而成的化合物，通常味苦或有特殊香气，有些有剧毒，水解时生成糖和醇、糖或配基物质。广泛分布于植物中，如苦杏仁苷、毛地黄毒苷、花色素苷等。

糖果效应（candy effect） 其他名称：延迟满足效应。一种社会心理效应。研究者给一群 4 岁的孩子每人一块糖，并告诉他们：能够坚持 20min 后再吃的，随后可以得到两块糖。一部分孩子在研究者走后立刻把糖吃了，一部分孩子则等到 20min 后才吃，得到两块糖。后经 12 年的追踪研究发现，当初能够坚持 20min 的孩子，后来做事比较有大局观，处理问题能力强；而当初立刻把糖吃掉的孩子则表现不佳。这个效应说明，从小就有自制力的孩子长大后会更加自制，容易成功；也说明要想获得成功，就要眼光长远，不能因暂时的既得利益而影响全局。

糖化酶（glucoamylase） 其他名称：葡萄糖淀粉酶。学名 α-1,4-葡萄糖水解酶。酶的一种。由曲霉优良菌种经深层发酵精炼而成。能使淀粉从非还原性末端水解 α-1,4-葡萄糖苷产生葡萄糖，也能缓慢水解 α-1,6-葡萄糖苷键，转化为葡萄糖。同时能水解糊精、糖原的非还原性末端释放 β-D-葡萄糖。多用于葡萄糖、抗生素、有机酸、氨基酸、维生素等的发酵。

糖化血红蛋白（glycosylated haemoglobin, GHb） 人体血液中红细胞内的血红蛋白与血糖结合的产物。与血糖浓度成正比。红细胞生存期间血红蛋白 A（HbA）与己糖（主要是葡萄糖）缓慢、连续的非酶促反应的产物。测定 HbA_1 及

HbA$_{1c}$ 所占比率可以反映测定前 2~3 个月血糖的平均水平。参考值：HbA$_{1c}$ 5%~8%；HbA$_{1c}$ 4%~6%。临床用于评价糖尿病的控制程度；筛查糖尿病；预测血管并发症和预后；鉴别糖尿病和应激性血糖升高。

糖基神经酰胺（glycosyl ceramide） 含糖的脂酰基鞘氨醇（神经酰胺）的衍生物。每分子含一个糖基的称单糖基神经酰胺，脑苷脂和硫苷脂属之；含 2~10 个糖基的称寡糖基神经酰胺，如红细胞糖苷脂和神经节苷脂；含 10 个以上糖基的称多糖基神经酰胺。

糖浆剂（syrup） 含有药物和芳香物质的浓蔗糖水溶液制剂。

糖酵解（glycolysis） 其他名称：无氧酵解。葡萄糖或糖原经过酶促反应使一个葡萄糖分子分解产生两个分子乳酸的过程。每一个葡萄糖分子分解时净得 2 个 ATP 及相应的能量。

糖酵解途径（glycolytic pathway，Embden-Meyerhof pathway） 其他名称：E-M 途径。为葡萄糖在无氧条件下分解为乳酸的一系列酶反应，结果以腺苷三磷酸（ATP）形式形成能量。即葡萄糖→磷酸己糖→磷酸丙糖×2→丙酮酸×2。糖酵解有重要的生理意义，如肌肉细胞在氧供应不足时，通过糖酵解途径照样可获得能量，维持收缩的功能。又如红细胞在运氧过程中，主要以糖酵解途径获得能量，而不消耗氧，可把更多的氧供给其他组织。

糖类（carbohydrate） 其他名称：碳水化合物。具有多羟基醛或多羟基酮的非芳香类分子特征物质的统称。依分子组成的复杂程度，可分为单糖、寡糖、多糖和糖缀合物。①单糖，不能水解的最简单的碳水化合物。根据其碳原子数为 3、4、5、6 等，分别称为丙、丁、戊、己等糖，如葡萄糖、果糖为己糖，核糖为戊糖。按含有醛基或酮基可分为醛糖或酮糖。单糖一般无色，易溶于水，有甜味。②寡糖，由 2~10 个单糖以糖苷键连接而构成的糖的总称。其中，二糖，亦称双糖，由单糖分子借糖苷键连接而成，如蔗糖、麦芽糖、乳糖等。性质一般与单糖相似，水解后生成两分子单糖。③多糖，由许多单糖分子缩聚而成，如淀粉、糖原、纤维素等。一般无味，大都不溶于水。也可依据其他原则分类，如根据其功能基团分成醛糖或酮糖。

糖脉康颗粒（tangmaikang keli） 中医成药名。扶正剂（滋补心肺的滋阴剂）。组成：黄芪、生地黄、丹参、牛膝、麦冬、黄精等。用于糖尿病气阴两虚兼血瘀所致的倦怠乏力、气短懒言、自汗、盗汗、五心烦热、口渴喜饮、胸中闷痛、肢体麻木或刺痛等症。孕妇慎服或遵医嘱。

糖尿（glucosuria） 尿检测葡萄糖定性试验为阳性者。测定原理是葡萄糖的醛基与班氏试剂的碱性硫酸铜，在加热反应中还原为氧化亚铜而出现棕红色。检查糖尿对诊断各种糖尿病有重要意义。

糖尿病（diabetes mellitus） 以高血糖症为特征的内分泌代谢病。由遗传因素和环境因素交互作用而致胰岛素分泌障碍和/或周围靶组织对胰岛素产生抵抗而造成持续性高血糖症，以及由于长期代谢紊乱引起全身组织器官损害的代谢综合征。分为原发性及继发性（即症状性）两类。主要为前者，可分为胰岛素依赖型和非胰岛素依赖型，按病程可分为糖尿病前期、潜伏期、亚临床期、临床期等 4 期。主要症状为口渴多饮、食量增多、尿量显著增多、消瘦等。眼、肾、心血管及神经病变为糖尿病的慢性并发症，也是致死的主要原因。治疗：磺酰脲类药物，口服格列本脲（优降糖）、格列喹酮（糖适平）、二甲双胍（甲福明）、阿卡波糖（拜糖平），注射胰岛素等。合理饮食，适当锻炼。预防和及时处理并发症。

糖尿病白内障（diabetic cataract） 糖尿病病人并发的代谢性白内障。多为双侧，发展迅速，可有一过性屈光不正。少数病人在血糖控制后晶状体可恢复透明。治疗：长期晶状体混浊不能自行消退者则需手术。术前应控制血糖。

糖尿病非酮症高渗性昏迷（hyperosmolar non-ketotic diabetic coma） 其他名称：糖尿病高渗性昏迷、高血糖脱水综合征。患有糖尿病的病人以严重高血糖而无明显酮症酸中毒、血浆渗透压升高、出现严重脱水和意识障碍为特征的疾病。是糖尿病的严重急性并发症。好发于 2 型糖尿病和老年人，因感染、急性肠炎、胰腺炎、脑血管意外、严重肾疾

患、血液及腹膜透析、水摄入不足、大量摄入含糖饮料和使用糖皮质激素、噻嗪类利尿剂等而诱发。临床上可见严重脱水、神志障碍、局灶性中枢神经病变等。治疗：足量补液，小剂量胰岛素疗法，大多数病人均应在治疗一开始即补充钾盐，及时处理可能发生的脑水肿、心衰等并发症。预后不佳。

糖尿病高渗性昏迷（diabetic hyperosmolar coma） 见糖尿病非酮症高渗性昏迷。

糖尿病母亲所引起的婴儿综合征（infant of diabetic mother syndrome） 糖尿病母亲所生的新生儿，在出生后出现的一系列临床症候群。表现为新生儿早期高血糖或低血糖症状及体征、生长障碍、先天畸形等。治疗：孕期控制血糖，有症状的新生儿对症治疗。

糖尿病-皮炎综合征（diabetes-dermatitis syndrome） 见胰高血糖素瘤。

糖尿病前期（prediabetes） 其他名称：糖尿病倾向、最早期糖尿病。临床完全无症状，血糖正常，尿糖阴性，葡萄糖耐量试验正常，皮质素葡萄糖耐量试验也正常。根据胰岛素释放试验中释放曲线的延迟升高确诊。

糖尿病肾病（diabetes nephropathy，DN） 糖尿病微血管病变引起的结节性或弥漫性肾小球硬化。糖尿病肾病是糖尿病最常见的并发症之一，是导致终末期肾衰竭最主要的原因。糖尿病肾病是遗传、代谢、血流动力学等因素综合作用的结果。临床分为 5 期，Ⅰ~Ⅱ期无明显症状，仅有肾小球滤过率增高和肾小球基底膜增厚；Ⅲ期出现微量蛋白尿；Ⅳ期大量蛋白尿伴水肿、高血压和肾功减退；Ⅴ期肾衰竭伴尿毒症。治疗：调整糖尿病、控制高血压为主。

糖尿病视网膜病变（diabetic retinopathy） 糖尿病引起的眼底并发症，属微血管病变范畴。分为单纯型（背景型）和增殖型。前者主要表现为视网膜散在微血管瘤、点片状出血、硬性渗出、棉絮斑及黄斑水肿等；后者表现为视网膜或视乳头新生血管形成，且向玻璃体生长，易发生玻璃体积血和牵拉视网膜脱离。治疗：以治疗糖尿病为主；视网膜激光光凝；玻璃体切割术。

糖尿病酮症酸中毒（diabetic ketoacidosis） 体内胰岛素水平绝对或相对不足或升糖激素显著增高，引起糖、脂肪和蛋白质代谢严重紊乱，致血糖及血酮体明显增高及水、电解质平衡失调，以及代谢性酸中毒为主要表现的临床综合征。糖尿病常见的急性并发症。常见的病因：急性感染、外源性胰岛素用量不当或突然大幅度减量或停用、饮食不当、胃肠疾病、创伤、手术、妊娠、分娩、精神刺激等，有时可无明显诱因。临床早期有食欲减退、恶心呕吐，呼吸加深加速、有烂苹果味。后期严重脱水、尿量减少、黏膜干燥、血压下降、肌张力下降、神志淡漠、反射迟钝、最终昏迷。实验室检查尿糖、尿酮强阳性，血糖、血酮增高，CO$_2$ 结合力降低，游离脂肪酸明显增高。治疗：积极抢救；补液，应用小剂量胰岛素，纠正电解质紊乱，防治诱因及各种并发症。

糖尿病性眼病（diabetic ophthalmopathy） 糖尿病可侵犯眼肌、结膜、角膜、虹膜、晶状体、玻璃体及视网膜，引起白内障、屈光不正及青光眼，而最多见、最为严重的为视网膜病变。治疗：严格控制高血糖及对症治疗；糖尿病视网膜病变用低脂膳食，药物治疗，亦可用激光治疗。

糖尿病性周围神经病（diabetic peripheral neuropathy） 糖尿病引起的周围神经系统并发症。临床表现有对称性多发性神经病，主要受侵犯下肢远端，出现短袜样痛觉减退或过敏，少数伴有肌力减退，腱反射消失；有的表现为非对称性单神经病变，如展神经、肋间神经、腓总神经的麻木、疼痛或瘫痪；少数出现自主神经病变和糖尿病性肌萎缩。治疗：控制糖尿病；大量 B 族维生素；阿米替林等镇痛药物。

糖皮质［激］素（glucocorticoid，glucocorticosteroid） 由肾上腺皮质分泌的含 21 个碳原子的类固醇激素。包括皮质醇、可的松和皮质酮。促进蛋白质分解，使生成的氨基酸进行糖异生作用，动用脂肪及使酮体增加。还有抗过敏和抗炎症作用。

糖色（caramel） 其他名称：焦糖色。食用色素之一。系由蔗

糖、饴糖或淀粉水解物加热至160～180℃，使之焦化后用碱中和而得。为红褐色或黑褐色液体或固体，无毒，可用于罐头和糖果，可按正常生产需要使用。为加速糖分子的聚合反应，有时在生产酱色时加入硫酸铵等铵盐作为催化剂，此时可生成4-甲基咪唑（惊厥剂），故我国规定用于食品的酱色不能用铵盐生产。

糖异生（glyconeogenesis） 体内从非糖类物质如氨基酸、丙酮酸、甘油等合成葡萄糖的代谢，是维持血糖水平的重要过程。生理情况下，肝是进行糖异生作用的主要器官，饥饿和酸中毒时肾也具有此种作用。肾上腺素、胰高血糖素、肾上腺皮质激素有促进作用；胰岛素有抑制作用。生理意义在于饥饿情况下保持血糖浓度相对恒定。

糖原（glycogen） 其他名称：肝淀粉。一种广泛分布于哺乳类及其他动物肝、肌肉等组织的，多分散性的高度分支的葡聚糖，以葡萄糖为主链，并有多糖，用于能源贮藏。是糖在体内的储存形式，肝内糖原含量最多的器官，因肝不仅能从葡萄糖合成糖原，而且可经糖异生作用生成糖原。因此，肝脏糖原是维持血糖相对稳定水平的重要物质。此外，肌肉储存的糖原也较多，脑糖原含量少故脑对低血糖特别敏感。

糖原代谢（glycogen metabolism） 细胞内糖原的合成与分解总称为糖原代谢。摄入糖的一部分以糖原形式储存，当机体需要葡萄糖时，它可迅速分解供急需。糖原主要储存于肝和肌肉中，肌糖原提供肌肉收缩的能量，而肝糖原则是血糖的重要来源。

糖原分解（glycogenolysis） 从糖原解聚生成葡萄糖的细胞内分解过程，由糖原磷酸化酶等催化完成。首先由1-磷酸化酶催化分解成1-磷酸葡萄糖，再由磷酸葡萄糖变位酶催化成6-磷酸葡萄糖，最后通过不同途径氧化或转变为其他产物。是糖原分解代谢必经的环节。

糖原合成酶（glycogen synthetase） 以尿嘧啶核苷二磷酸葡萄糖（UDPG）为葡萄糖的供体，催化糖原直链部分合成的酶。糖原合成酶有2型：D型（磷酸化型），依赖6-磷酸葡萄糖的水平，后者愈高，其活性愈强；Ⅰ型（脱磷酸化型），其活性不依赖6-磷酸葡萄糖的存在。

糖原合成酶缺陷（glycogen synthetase deficiency） 先天性糖类代谢异常。发病少，家庭中有数个兄弟姐妹受累。出生后不久出现呼吸暂停、抽搐、酮尿症。口服或静脉注射葡萄糖症状消失。婴儿后期由于喂养间隔增长可再度出现低血糖抽搐。治疗：少量多次进食对病程有利。

糖原合酶（glycogen synthase） 一种催化葡萄糖从UDP-葡糖转移到糖原非还原末端C-4的羟基上形成α-1，4-糖苷键，而使糖链顺序延伸的酶。它是糖合成的关键酶，参与糖原的合成代谢。该酶有两种形式：有活性的去磷酸化型（a型）和无活性的磷酸化型（b型）。

糖原磷酸化酶（glycogen phosphorylase） 催化糖原的非还原端不断地进行磷酸解反应，并以1-磷酸葡萄糖的形式从糖原分子上依次除去葡糖残基的酶。是糖原分解的关键酶，参与糖原的分解代谢。该酶有a（有活性）、b（无活性）两种形式。

糖原贮积症（glycogen storage disease，GSD） 因基因变异而致先天性糖代谢障碍缺乏，产生正常或不正常结构的糖原在肝和其他器官、组织中累积造成损害。常染色体隐性遗传病。肝大为本病大多数类型的特征。有向心性肥胖体态，面容丰满，易在清晨空腹时出现低血糖症状；生长发育迟缓，呈侏儒状，肌肉常松弛无力，易疲乏；易患腹泻及感染性疾病，发生酸中毒，重者可危及生命。由于血小板功能障碍，出血时间延长。本病尚无特殊疗法，应采取措施使血糖维持于接近正常的水平，膳食中应少含脂肪以减少酮体的产生。

糖原贮积症Ⅰ型（hepatorenal glycogenosis，Gierke disease） 其他名称：肝肾型糖原贮积症、吉尔克病。肝内葡萄糖-6-磷酸酶缺乏的一组生化遗传疾病。呈常染色体隐性遗传。为糖异生病。以各种组织中糖原积聚为特征。临床表现有：出生后即出现低血糖，患儿啼哭、烦躁不安、多汗、惊厥甚至昏迷；肝大；高脂血症，伴有酮症和乳酸酸中毒；高尿酸血症；肾脏增大，但无脾大等。依据临床症候群和胰高血糖素试验，肝穿刺活检等可诊断。治疗以预防惊厥、防止神经系统永久性后遗症为目的。

糖原贮积症Ⅱ型（generalized glycogenosis，Pome disease） 其他名称：全身性糖尿病、酸性麦芽糖酶缺乏症、蓬佩病。酸性麦芽糖酶缺乏致全身各组织大量糖原沉积的一组症候群。呈常染色体隐性遗传。病因为溶酶体中酸性麦芽糖酶（α-1，4-葡萄糖苷酶）缺乏，致糖原和麦芽糖不能转化为葡萄糖被利用，全身组织糖原沉着，包括脑及视网膜毛细血管等。本病分为婴儿型、青少年型和成年型。临床主要表现为心力衰竭和肌无力，肝大、质硬，舌肥大。不伴有低血糖、酮症、高脂血症或其他中间代谢异常。诊断依据临床表现，肌肉、皮肤或肝脏活检有诊断意义。防治尚缺乏有效措施，应避免剧烈运动。

糖原贮积症Ⅲ型（Forbes disease，Cori disease） 其他名称：福布斯病、科里病。酶局限性糊精沉积病的一组症候群。常染色体隐性遗传性疾病，本型以多组织糖原及糊精为特征，为糖原贮积症较常见的类型之一。病因为脱支酶或淀粉-1，6-葡萄糖苷酶缺陷。临床表现与吉尔克（Von Gierke）病相似，但症状较轻，预后较好。肝大和空腹血糖轻度降低是本型的特征。

糖原贮积症Ⅳ型（brancher deficiency glycogenosis，Andersen disease） 其他名称：安德森病、分支酶缺乏性糖原贮积症、家族性肝硬化伴异常糖原沉积综合征、支链淀粉病。由于分支酶缺乏而致的一组疾病，一种罕见的常染色体疾病。主要因缺乏α-1，4-葡萄糖苷酶和1，4-葡萄糖酐-6-葡酰转化酶致糖原沉积。常见于初生婴儿。临床表现主要为肝大、肝硬化，生长障碍，肌张力低。可用碘试验该淀粉，呈淡紫色为阳性。无特殊方法，预后极差。

糖原贮积症Ⅴ型（myopho-sphorylase deficiency glycogenosis，McArdle disease） 其他名称：麦卡德尔病、肌磷酸化酶缺乏性糖原病、麦卡德尔综合征。肌肉内肌磷酸化酶缺乏的一组症候群，染色体隐性遗传性疾病。肌肉活检可见糖原沉积增加，但不能发现磷酸化酶。一般于青少年时期发病，临床上仅有骨骼肌受累的症状，表现为肌无力、痉挛及功能障碍。骨骼肌在剧烈运动后先是出现疼痛，而后发生强直收缩，休息后症状消失。诊断：根据临床症状外，做运动前后缺血性乳酸试验和肌肉活检查此酶。应避免疲劳及剧烈运动，运动前给葡萄糖或果糖。

糖原贮积症Ⅵ型（hepatophosphorylase deficiency glycogenosis，Hers disease） 其他名称：肝磷酸化酶缺乏性糖原贮积症、赫斯病。肝磷酸化酶缺乏所致的一组症候群。常染色体隐性遗传性疾病。病因未明。临床表现与Ⅲ型相似，但相对较轻，以肝大为特征，低血糖症较轻或可不发生。糖原贮积、磷酸化酶活性缺乏，其他酶活性正常。心和肌肉无糖原积。诊断：空腹及餐后注射胰高糖素不能使血糖上升；肝检糖原含量增多，磷酸化酶活力减低。可不予治疗，预后较好。

糖原贮积症Ⅶ型（glycogen storage disease type Ⅶ，Tarui disease） 其他名称：塔瑞病。因肌肉中磷酸果糖激酶缺陷，致使糖原在骨骼中沉积的一种疾病。常染色体隐性遗传。病人红细胞中磷酸果糖激酶活性明显下降。病因不明。症状同第Ⅴ型，临床上运动后肌肉酸痛，痉挛无力，伴恶心、肌蛋白尿。诊断同第Ⅴ型，做肌肉活检与从红细胞中鉴定缺乏磷酸果糖激酶。无特效方法。

糖原贮积症Ⅹ型（glycogen storage disease type Ⅹ） 因缺乏依赖cAMP激活的激酶所致的疾病。临床罕见。肝、肌肉糖原沉着，肝大，胰高糖素试验阳性，肝或肌肉活检，磷酸化酶活性阙如，但存在不活动的磷酸化酶，缺乏激酶激活。予饮食疗法（经常进食）。

糖脂（glycolipid） 一种携有一个或多个以共价键连接糖基的复合脂质。是细胞膜的重要成分。包括甘油糖脂、鞘糖脂、脂多糖等。

螳螂子（adipose pad of buccal mucosa in newborn） ①其他名称：颊脂垫、妒乳。中医病证名。小儿生后1个月左右，口

腔内两侧近牙龈处，出现肿硬隆起的脂肪垫，形似螳螂子，故名。吮乳困难，甚至啼哭不能出声。可用小汤匙喂养。忌切割，可自愈。②药名。桑螵蛸的别名。

烫伤（scald）　由热液、蒸气等所引起的组织损伤。

绦虫病（taeniasis）　各种绦虫寄生于人体小肠所引起的疾病。一种寄生虫病。在中国寄生人体绦虫有四大类：带绦虫、膜壳绦虫、棘球绦虫和裂头绦虫。牛带绦虫（肥胖带绦虫）病和猪带绦虫（链状带绦虫）病最常见，短膜壳绦虫病亦不少见，而缩小膜壳绦虫病仅有个别报道，西里伯瑞绦虫病极少。症状多不显著，粪便检出虫卵和节片可确诊。吡喹酮、甲苯达唑、氯硝柳胺（灭绦灵）等是有效驱虫剂，也可应用南瓜子与槟榔联合治疗。

绦虫纲（Cestoidea）　扁形动物门的一个纲。分为单节亚纲及多节亚纲，寄生于人体的均属后者。都是肠内寄生虫。虫体呈带状，分节，腹背扁，无体腔，缺消化道，雌雄同体，由头颈部及链体组成，链体分为幼节、成节及孕节3种节片。具有中间宿主。多节亚纲中的假叶目及圆叶目，含寄生人体的绦虫，如阔节裂头绦虫、猪带绦虫、牛带绦虫等。

桃核承气汤（Semen Persicae decoction for purgation）　其他名称：桃仁承气汤。中医方剂。《伤寒论》方。组成：桃仁、大黄、桂枝、甘草（炙）、芒硝。功能破瘀泻热。治太阳病不解，热结膀胱，少腹拘急，其人如狂、大便黑、小便自利、谵语烦渴、至夜发热、脉沉实者；以及血瘀经闭、痛经者。

桃花汤（taohua decoction）　中医方剂。《伤寒论》方。组成：赤石脂、干姜、粳米。涩肠止泻。治久痢不愈，症见下痢脓血、色暗不鲜、腹痛喜按喜温、舌淡苔白、脉迟弱或微细者。

桃仁（Semen Persicae）　其他名称：桃核仁。中医药名。蔷薇科植物桃或山桃的种仁。甘、苦、平。归肝、心、大肠经。功能活血祛瘀、润肠通便。主治：血瘀经闭、痛经、癥瘕、产后瘀阻腹痛及跌打损伤；瘀热肺痈或肠痈；肠燥便秘。

陶-宾综合征（Taussig-Bing syndrome）　其他名称：右心室双出口综合征Ⅲ型。一种罕见的先天性心脏畸形，包括大动脉异位、室间隔缺损、肺动脉骑跨等。临床表现为发绀、心悸、气短、发育不良、心脏扩大。左第3肋收缩期杂音，肺动脉瓣第二音响亮，心导管检查及心脏造影可确诊。对症或手术治疗。

陶-斯-艾综合征（Taussing-Snellen-Albert syndrome）　其他名称：肺静脉异常连接综合征。先天性畸形，右肺静脉连接左心房时堵住卵圆孔缺损的孔口，或一支以上的肺静脉进入右心房或体静脉，常伴有房间隔缺损或卵圆孔未闭。表现为呼吸困难、乏力、呼吸道感染、搏动性肝大、心前区收缩期杂音等。无发绀、手术治疗。

陶-索-哥综合征（Touraine-Solente-Golé syndrome）　见厚皮性骨膜病。

特矮型室性期前收缩（special nanoid ventricular premature beat）　见低电压型室性期前收缩。

特比萘芬（terbinafine）　其他名称：疗霉舒、兰美舒、丁克。烯丙胺类抗真菌药。用于浅表真菌引起的皮肤、指甲感染。如体癣、股癣、花斑癣、皮肤念珠菌病等。制剂：片剂；乳膏剂、溶液剂。严重肝肾功能损害者需减量。孕妇慎用。

特别饮食（specific diet）　适用于各种特殊需要的病人的饮食。有如下几种：高热能饮食，低热能饮食，高蛋白饮食，低蛋白饮食，低胆固醇饮食，少渣饮食，高纤维饮食，少盐、无盐、少钠饮食。

特布他林（terbutaline）　其他名称：间羟叔丁肾上腺素、间羟舒喘灵、喘康速、博利康尼。平喘药（选择性 β_2 受体激动剂）。作用与沙丁胺醇相似，但选择性高、药效持续时间长。用于支气管哮喘、哮喘型支气管炎和慢性阻塞性肺疾病时的支气管痉挛。还可用于预防早产。制剂：硫酸特布他林片剂；注射剂。高血压、冠心病、甲状腺功能亢进者慎用。

特超完全代偿间歇（special ultracomplete compensatory pause）　异位快速心律失常或期前收缩后的代偿间歇，超过两个基本心律的心动周期者。是功能低下的窦房结受到超速抑制所致。见于病态窦房结综合征合并异位快速心律失常。

特迟型室性期前收缩（special delayed ventricular premature beat）　配对时间≥0.80s，最长达1.15s的室性期前收缩。须与室性逸搏及室性并行心律相鉴别。

特定恐惧症（specific phobia）　其他名称：特定恐怖症、单纯恐惧症。恐惧局限于特定物体、特定场景或活动，如怕接近某种特殊动物、怕高、怕雷电、怕黑暗、怕飞行、怕封闭的空间，怕在公厕排便排尿、怕吃某种食物、怕牙科医生、怕见血、怕见到伤害等。通常不是恐惧物体的本身，而是怕产生可怕的后果，可表现为三个部分：预期焦虑、恐惧以及由此产生的回避行为。提倡药物联合心理治疗。

特瓦西埃征（Troisier sign）　某些恶性肿瘤致锁骨上淋巴结转移的征象。主要是腹腔内恶性病变或胸骨后肿瘤发生的锁骨上淋巴结肿大。

特发性产后急性肾衰竭（idiopathic postpartum acute renal failure）　产妇在妊娠晚期或产褥期发生溶血以及肾衰竭的一组病征。表现为贫血、黄疸、肝脾大、腹泻、少尿无尿、水肿、高血压及左心衰竭等。对症处理，及早终止妊娠。

特发性低促性腺激素型睾丸功能减退（idiopathic hypogonadotropic hypotestoidism，IHH）　其他名称：嗅觉缺失-类无睾综合征。先天性遗传性低促性腺激素型性腺功能减退疾病。表现为嗅觉缺乏，第二性征发育不良，声音高尖，胡须少，喉结小，腋毛和阴毛阙如，类似无睾状态。可有男性乳房发育及其他先天畸形。实验室检查血中促性腺激素减少，睾酮亦减少。用促性腺激素治疗。

特发性癫痫（idiopathic epilepsy）　其他名称：原发性癫痫。有癫痫发作但脑部未能查到有结构上的或代谢上的异常者。这类病例常与遗传因素有较密切的关系。临床表现及治疗见癫痫。

特发性房室束支退化症（idiopathic degeneration of peripheral bundle branches）　是后天性结下性房室传导阻滞病因之一。在房室束以下的传导系统的细胞逐渐丧失，代之以纤维化及脂肪浸润。

特发性肥大（idiopathic hypertrophy）　原因不明的肥大，常见于心肌、子宫、乳腺等。

特发性肺含铁血黄素沉着症（idiopathic pulmonary hemosiderosis，IPH）　其他名称：策-格综合征。一类病因未明的，以反复发作的弥漫性肺泡内出血为特征的肺间质性疾病。儿童和青少年多发。特点是广泛的肺毛细血管反复出血，肺中有大量的含铁血黄素沉着，并伴有缺铁性贫血，反复发作后可致肺纤维化、呼吸衰竭。临床表现为贫血、干咳、乏力、苍白、体重减轻乃至杵状指。急性出血期间可出现血痰、咯血、低热、胸痛、肺湿啰音等。后期出现呼吸困难以及心功能不全。胸部X线典型表现为两肺中下野多个边缘不清的斑点状阴影，持续中等出血者双肺粟粒状影。痰液、支气管肺泡灌洗液及肺活检标本中找到含铁血黄素颗粒有助于诊断。治疗：急性期可使用糖皮质激素，同时治疗缺铁性贫血及继发性肺内感染。

特发性肺[间质]纤维化（idiopathic pulmonary fibrosis，IPF）　一种慢性、进行性、纤维性间质性肺炎。原因不明，局限于肺部的以纤维化伴蜂窝肺改变为特征的疾病，是特发性间质性肺炎的常见类型。中年男性多见。起病隐匿。表现为进行性加重的呼吸困难、干咳、发绀、杵状指、双肺中下野爆裂音，急性型可有发热。胸部X线：肺容积变小，肺间质网状纤维化，晚期为蜂窝肺。治疗：吸氧；消炎；激素有一定效果。终末期可采用肺移植。

特发性高钙尿症（idiopathic hypercalciuria）　指血清钙正常，导致高尿钙的原因都排除在外的高钙尿症。即排除肠钙吸收增加、肾小管对钙的重吸收障碍和骨矿物质的丢失。主要表现为血尿，血尿呈非肾小球性，尿液检查除血尿外无异常。血尿患儿，当尿中红细胞形态属非肾小球性时，可一次尿尿钙/尿肌酐（mg/mg）测定，当≥0.2 时提示高尿钙，24h尿钙测定如≥4mg/（kg·d）即可诊断。治疗：饮食治疗，避免高钙饮食、低盐饮食；药物治疗，给予噻嗪类利尿剂等。

T

特发性高嗜酸性粒细胞综合征（idiopathic hypereosinophilic syndrome） 以嗜酸性粒细胞持续、过量生成为特征的一种骨髓增生性疾病。常见的有发热、咳嗽、胸痛、心悸、气短、神经精神等症状。治疗：初用肾上腺皮质激素，无效者可用羟基脲口服。

特发性呼吸窘迫综合征（idiopathic respiratory distress syndrome） 由于缺乏肺表面活性物质引起的一组综合征。主要发生在早产儿。临床上出现进行性呼吸困难，病理改变为出现嗜伊红透明膜和肺不张。治疗：对症处理，表面活性物质替代治疗。

特发性脊柱侧凸（idiopathic scoliosis） 常染色体显性遗传病。表现为背痛和疲劳，后期有神经根痛、肺压迫、呼吸窘迫和肺源性心力衰竭等。检查见脊柱侧凸和肩背部隆起。X线检查可确诊。治疗：体疗、支架保护和矫形；手术式疗法。

特发性 Q-T 间期延长综合征（idiopathic Q-T prolongation syndrome） 心电图 Q-T 间期>0.45s。分为原发性和继发性两型。前者是遗传性，多发于年轻妇女；后者产生原因如下：①心脏或其他病变；②某些药物（尤其是抗心律失常药）；③低钾血症、低钙血症、低镁血症；④心脏的自主神经功能紊乱；⑤病毒感染等。

特发性巨结肠病（idiopathic megacolon disease） 病因不明，多在婴幼儿期发病。有顽固性便秘，直肠扩张，直肠指检可触及壶腹部有粪便充盈。治疗：手术。

特发性溃疡性结肠炎综合征（idiopathic ulcerative colitis syndrome） 一种原因不明的直肠和结肠慢性炎性疾病。多见于青壮年。表现为腹泻、黏液脓血便、腹痛、里急后重，左下腹有轻压痛。肠镜可见典型病变。治疗：对症处理，手术。

特发性淋巴水肿（idiopathic lymphedema） 其他名称：农-米-梅综合征、米尔罗伊（Milroy）病。原发性淋巴水肿。淋巴管阻塞或舒缩性缺陷而致的遗传病。女性多见，起病缓慢。典型表现为双下肢水肿，初起于单侧或双侧踝部，逐渐至股部。早期为凹陷性水肿；晚期为硬性水肿，皮肤粗糙、色素沉着。治疗：早期抬高上肢，穿弹力裤；晚期手术。

特发性慢性嗜酸性粒细胞性肺炎（idiopathic chronic eosinophilic pneumonia，ICEP） 见慢性嗜酸性粒细胞性肺炎。

特发性门静脉高压症（idiopathic portal hypertension） 其他名称：班蒂（Banti）综合征、肝门静脉硬化症、非肝硬化性门静脉纤维化、原发性门静脉高压症。病因不明，以脾大、贫血和门静脉高压为特征，但无肝硬化、肝外门静脉或肝静脉阻塞和血吸虫病等证据。治疗：分流、断流术及脾切除。

特发性面神经麻痹（idiopathic facial palsy） 其他名称：贝尔麻痹、贝尔面瘫。面神经病变阶段的面肌麻痹。健侧向上歪斜，患侧口角下垂，饮水、鼓腮、吹气功能障碍。上眼睑不能完全下垂，呈"口眼歪斜"。前额皱纹消失，不能蹙眉。针刺与按摩疗法有助于麻痹肌的兴奋。可服用维生素 B_1、血管扩张药及拟胆碱药，如呋喃硫胺、烟酸、地巴唑等。

特发性十二指肠炎（idiopathic duodenitis） 其他名称：原发性十二指肠炎。临床表现酷似溃疡的十二指肠炎。可引起出血。纤维内镜检查可见黏膜充血、水肿糜烂、出血、血管显露、皱襞粗糙不平，但无溃疡。X线检查无龛影，黏膜皱襞粗乱，但也可正常。治疗：及早按照球部溃疡处理。

特发性室性心动过速（idiopathic ventricular tachycardia） 其他名称：良性特发性室性心动过速。无明显心脏病或致心律失常因素的一种室速。临床常见特征是：无器质心脏病青壮年；不伴明显血流动力学障碍；可起源于左室，也可起源于右室，多见单形性；可呈反复发作，阵发性持续性；发作间歇的静息心电图正常；少数可因运动诱发室速；服用室性心律失常药无效；预后良好。

特发性双束支纤维化（idiopathic bilateral bundle branch fibrosis） 其他名称：原发性传导系统疾病、原发性心脏阻滞、原发性慢性传导阻滞、原发性房室传导阻滞。其本质是纤维化过程缓慢地、进行性取代了传导组织。该病以房室传导障碍为特征，心肌基本未受损，功能尚好。

特发性水肿（idiopathic edema） 一种原因未明的水盐代谢紊乱综合征。多见于女性，可与月经周期有一定关系。少数也见于男性。常伴有自主神经功能紊乱。有时在直立活动后，体重明显增加。据认为与内分泌失调、毛细血管通透性增加和直立性醛固酮分泌增加有关。对症治疗，适当用利尿剂。

特发性心房颤动（idiopathic atrial fibrillation） 其他名称：良性房颤。那些未能确定病因及诱发因素的房颤。约占房颤的 $5\%\sim6\%$，多为阵发性，预后较好。

特发性心肌炎（idiopathic myocarditis） 其他名称：恶性心肌炎、急性孤立性心肌炎。病变仅限于心肌的炎症。病因未明。心脏明显增大，以扩张为主，少数也可正常。心室内附壁血栓甚多见。病人有进行性心力衰竭、心前隐痛并伴有脑、肺栓塞及心律失常。预后差。个别病例用肾上腺皮质激素治疗有效。

特发性血色病（idiopathic hemochromatosis） 其他名称：青铜色糖尿病。先天性铁代谢障碍导致体内铁存积过多而引起肝硬化、心肌病、糖尿病、性腺功能减退、皮肤色素沉着、关节炎等多系统表现的遗传性疾病。临床上罕见，亦由于长期摄入铁质过多或血红蛋白合成障碍等原因，使大量铁质沉积于肝、胰、心、皮肤等组织内而致病。表现为皮肤呈青铜色或青灰色，见于肝硬化、糖尿病、心脏扩大及心律失常等。血清铁显著升高，达 $180\sim300\mu g\%$。治疗可应用去铁螯合剂排铁，控制铁摄入，放血排铁、抗氧化治疗及对症处理。

特发性血小板减少性紫癜（idiopathic thrombocytopenic purpura，ITP） 自身抗体与血小板结合，血小板受巨噬细胞吞噬而引起的血小板减少性疾病。主要表现为皮肤黏膜紫癜，也可引起内脏出血。为常见的出血性疾病，分为急性和慢性两类。

特发性炎性肌病（idiopathic inflammatory myopathy，IIM） 一组横纹肌慢性非化脓性炎症性疾病。主要包括多发性肌炎（PM）和皮肌炎（DM，又称皮肤异色性皮肌炎）。皮肤和肌肉受累是本病的主要特征。临床特征是对称性四肢近端肌、颈肌、咽部肌肉无力，肌肉压痛，血清肌酶升高。可累及肺、心、关节、血管等其他脏器或组织。可合并系统性红斑狼疮、硬皮病、类风湿性关节炎、干燥综合征等，可伴发肿瘤。女性发病多于男性，40～60 岁为主。发病机制不清。根据临床体征，结合血清肌质增高、24h 尿肌酸排出量增加，肌电图改变和病变肌肉组织病理检查，可确诊本病。治疗：绝对卧床休息，高热量、高蛋白饮食；糖皮质激素是首选药物；定时随访，育龄女性病人不宜妊娠。

特发性震颤（essential tremor） 其他名称：原发性震颤。手、头和躯体的慢性、进行性加重的震颤。多发生于中老年。常有家族史。在写字、穿衣、持筷进食、拿杯饮水时十分明显，伴有头部的摇晃和摆动，感觉正常。睡眠后震颤消失。治疗：若无哮喘等禁忌证时可用肾上腺 β 受体阻滞剂。丘脑电刺激、丘脑切开术等可改善震颤。

特发性直立性低血压（idiopathic orthostatic hypotension） 以自主神经功能障碍为主的多系统变性病。突出表现是直立性低血压，病人平卧时血压正常，但站立时血压下降。轻则站立时头昏眼花、头重脚轻；重则晕厥；最严重者只能长期卧床。以小脑系统受累为主者表现为共济失调，步态不稳、步行易跌倒。病情渐趋进展。治疗：无特效疗法。慎用影响血压的药物。体位改变要慢，切忌突然起坐或站立。

特发性纵隔纤维化综合征（idiopathic mediastinal fibrosis syndrome） 胸腔纵隔内大量纤维组织增生，压迫该区域内相应组织结构而致的一组病征。中年人好发。表现为呼吸困难、头痛、耳鸣、鼻出血、咯血、意识障碍、间歇跛行、面部水肿呈暗红色等。治疗：皮质激素，手术。

特非那定（terfenadine） 其他名称：丁苯哌丁醇、敏迪。哌啶类抗组胺药，可选择性地拮抗组胺 H_1 受体。用于急性和慢性荨麻疹、过敏性鼻炎及花粉症等。制剂：片剂。汽车驾驶员、从事危险机器操作者、孕妇及哺乳期妇女、2 岁以下小儿慎用。过敏者、严重肝功能不全者禁用。低钾血症者不宜应用。不可超量服用并应严格避免任何使特非那定血药浓度升高的因素。

T

特佛南德征（Thevenard sign） 小肠扭转的征象。病人平卧，检查者沿中线压迫病人肚脐下面2横指宽区域时产生剧烈疼痛，其疼痛点与肠系膜根部的投影相符合。见于小肠扭转。

特科特综合征（Turcot syndrome） 其他名称：神经源胶质瘤息肉病综合征。家族性结肠息肉病，合并中枢神经系统恶性肿瘤，神经胶质瘤为特征的常染色体隐性遗传病。表现为腹痛、腹泻、便血、肠梗阻等，另外，还可有颅内高压、脊髓受压征。治疗：手术，放疗。

特宽型室性期前收缩（special broad ventricular premature beat） 室性期前收缩的QRS波群时间≥0.16s时。常反映心脏有严重器质性疾病，其中QRS波群明显增宽者预后不佳。

特拉唑嗪（terazosin） 其他名称：四喃唑嗪、高特灵、降压宁。选择性突触后α_1受体阻滞药。用于高血压，也可用于良性前列腺增生。制剂：盐酸特拉唑嗪片剂。严重肝肾功能不全者，12岁以下儿童、孕妇、哺乳期妇女禁用。首次用药可出现直立性低血压，甚至发生晕厥。

特鲁索征（Trousseau sign） ①其他名称：手痉挛症。肢体神经受压时，其所属肌肉出现痉挛收缩。用血压计袖带绑在上臂，打气使压力维持在收缩压与舒张压之间，使桡动脉搏暂停2～3min，5min内出现腕部稍屈、手指强直、拇指内收即为阳性。见于低血钙所致的手足搐搦。②脑［病］性划痕。

特鲁索综合征（Trousseau syndrome） 其他名称：游走性血栓性静脉炎、癌症性血栓性静脉炎。多伴有癌症，以全身各部反复发生血栓性静脉炎为特征的一组病征。四肢好发，皮下出现条索状及卵圆形结节，伴发红及疼痛。缓解期皮肤病变可完全消失。在治疗原发肿瘤的基础上对症处理。

特伦德伦伯格试验（Trendelenburg test） 见单腿站立试验。

特纳肩胛带综合征（Turner shoulder girdle syndrome） 臂丛神经因外伤或其他原因损伤而产生的肌肉麻痹和感觉障碍。起病急，表现为上臂或肩胛部疼痛无力，肩肘活动时加重。伴有肌萎缩，可有翼状肩、腕下垂及感觉障碍，腱反射减弱或消失。保守治疗。

特纳牙（Turner tooth） 个别牙齿的釉质发育不全。双尖牙居多，患牙牙冠小，形状不规则，常呈灰褐色。注意乳牙的保健与乳牙病的治疗和预防。

特纳综合征（Turner syndrome） 性腺发育障碍症，女性表型，缺乏第二性染色体［XO或45X］。为一组性染色体异常所致的卵巢发育不全，第二性征不全和一些先天畸形，如发育延迟、翼状颈、肘外翻。

特-帕综合征（Turner-Parsonage syndrome） 急性臂丛神经炎引起的一组病征。表现为肩、肩胛带肌麻痹、灼痛、疼痛，沿神经干至脊神经根有压痛，肩部肌肉萎缩，肩胛带肌松弛，方肩等。治疗：对症对因处理。

特殊儿童（exceptional child） 通常指身心发展在正常规律范围之外（或高或低）的儿童。即在生理、心理或品德上有缺陷的儿童，或智力超常或低常的儿童，或表现出高度创造力的儿童。对特殊儿童的教育属于特殊教育的范畴。

特殊恐惧症（special phobia） 恐惧症临床类型之一。如不敢接触尖锐物品，不敢登高、过桥，害怕雷雨、黑暗，害怕各种小动物等。病人常见。治疗：最好是行为治疗暴露法。

特殊转运（specific transport） 药剂学术语。由机体生物膜生理功能控制的转运物质过程。药物通过细胞膜一般分为：受药物理化性质支配和受机体生物膜生理功能决定的两种方式。一般前者称被动转运扩散，后者称特殊转运。特殊转运的机制较复杂，包括载体转运、交换转运、主动转运以及胞饮作用和细胞吞噬作用等。

特异危险度（attributable risk，AR） 其他名称：归因危险性。暴露于某致病因子的人群的某发病率（或死亡率）与未暴露（对照）人群的某病发病率（或死亡率）的差值。该差值表示净由某致病因子所致的危险度，仍用发病率（或死亡率）作为单位。特异危险度＝暴露于致病因子的人群发病率（或死亡率）－未暴露于致病因子人群的发病率（或死亡率）。

特异性ST-T改变（specific ST-T change） 有助于某些疾病诊断的ST-T改变。例如，急性心肌梗死时的单向曲线；慢性冠状动脉功能不全时的冠状T波及缺血型ST段下降；洋地黄中毒时鱼钩状ST-T和高钾血症的帐篷样T波等。

特异性抗原（specific antigen） 某种抗原物质所特有的抗原成分。即具有特异性抗原决定簇，因此可作为鉴定的依据。沙门菌属的鞭毛抗原有2种，称第一相和第二相，其中第一相抗原为特异性抗原。

特异性免疫（specific immunity） 其他名称：获得性免疫、适应性免疫。是个体出生后，在生活过程中与病原体及其产物等抗原分子接触后产生的一系列免疫防御功能。其特点是针对性强，只对引发免疫的相同抗原有作用，对其他种类抗原无效；具有免疫记忆性，并因再次接受相同的抗原刺激而使免疫效应明显增强。特异性免疫包括体液免疫和细胞免疫两大类，分别由B淋巴细胞和T淋巴细胞所介导。

特异性免疫反应（specific immunity reaction） 由后天获得，是机体在生活过程中，反复与抗原物质相互作用或通过预防接种而产生的，具有个体特征，可专一地对某种抗原起反应。如接种麻疹疫苗就专一地对麻疹病毒产生免疫反应。

特异性免疫球蛋白（specific immune globulin） 免疫调节制剂。用单采血浆法收集原料血浆，可制成高效价的特异免疫球蛋白，如乙肝免疫球蛋白（HBIG）；抗破伤风、抗狂犬病、抗天花、抗百日咳、抗水痘、抗风疹的免疫球蛋白制剂等。其中有的可结合疫苗注射取得被动和主动免疫的双重效果，如HBIG结合乙型肝炎疫苗接种预防乙型肝炎母婴感染，抗狂犬病免疫球蛋白结合狂犬病疫苗接种防治狂犬病。

特异性免疫缺陷（specific immunodeficiency） T细胞或B细胞或两者兼有的免疫功能减退或丧失。表现为细胞免疫或体液免疫或两者的功能同时减退或消失。原发性特异性免疫缺陷多数由于免疫器官的先天发育异常，常与遗传因素和某种缺陷有密切联系。

特异性十二指肠炎（specific duodenitis） 一组由各种特异性病因引起的十二指肠炎症，包括钩虫病、贾第虫病、类圆线虫病等肠寄生虫病，以及结核分枝杆菌感染、真菌感染、原发性吸收不良、肠脂肪代谢障碍等。针对病因进行治疗。

特异性投射系统（specific projection system） 人和高等动物的所有感觉各有特异的传入途径，经过丘脑（嗅觉传入不经丘脑）的腹侧后部，在此交换神经元后投射到大脑皮质特定的感觉区，引起相应的感觉。丘脑的这种投射系统称为特异性投射系统。

特异性心肌病（specific heart muscle disease，specific cardiomyopathy） 与特异的心脏病或系统性疾病有关的心肌疾病。主要包括：缺血性心肌病、瓣膜性心肌病、高血压性心肌病、炎症性心肌病、代谢性心肌病、围生期心肌病等。主要针对病因进行治疗。

特异质（idiocrasy，idiosyncrasy） 易对特殊的食物、花粉、药物等发生过敏反应的一种素质。如对阿司匹林有特异质的病人，在使用该药后可发生荨麻疹或哮喘等反应，在常人即用该药的中毒剂量，亦不发生这种过敏反应。

特异质反应（idiosyncratic reaction） 与药物剂量无关，而与个体特质反应相关的药物不良反应。

特应性（atopy） 个体因先天影响而产生的过敏状态。有明显遗传倾向和个体差异，且与反应素（特异IgE抗体）有关。这类病人体内反应素水平极高，因此处于高度致敏状态；常因接触小剂量过敏原导致过敏性休克，甚至死亡。近来有报道，此类病人IgE抗体的Ts细胞（抑制性T细胞）缺乏，而导致IgE抗体产生异常增高是其发病的主要原因。

特早型室性期前收缩（special early ventricular premature beat） 配对时间＜0.40s的室性期前收缩，包括"R落T型室性期前收缩"。室性期前收缩出现在收缩期中的ST段上，还可合并时相性室内差异传导。

特征X射线（characteristic X-ray） 原子核发生K电子俘获后，其子核的K壳层就出现一个空位，这时比K壳层能量高的其他壳层（如L壳层）上的电子可能跃迁到K壳层来填补这个空位，同时将2个壳层的能量差转变为X射线放射出来。

T

特征性病变（pathognomonic lesion）　某些疾病所特有的病理变化。可以此与其他疾病相区别，可作为诊断的依据，从而得出病理学诊断。

特重型不稳定型心绞痛（specific severe unstable angina）　指具有下列特点的不稳定型心绞痛：①超过 3 日的频繁发作，且每日发作 3 次以上；②一次发作 20min 以上的迁延型（濒临梗死）。

疼痛（pain）　一种症状。由于感觉神经末梢受到了刺激而引起局部不适或痛苦感。它能使病人力求摆脱或除去刺激源，从这个意义来说，它可起到保护（防御）机制的作用。

疼痛病（itai-itai disease）　见痛病病。

疼痛性截瘫综合征（painful-paraplegia syndrome）　由恶性肿瘤侵袭或转移造成的脊柱成骨性溶骨性病变而引起的一组病征。症状为截瘫及疼痛，病变局部有压痛。治疗原发肿瘤为主，可以进行手术及放、化疗。

锑（antimony, Sb）　对人体有害的元素。质脆。锑能抑制巯基酶，干扰蛋白质和碳水化合物的代谢，损害心和肝。急性锑中毒表现为剧烈呕吐、腹痛、昏睡等。

锑剂（antimony preparation）　治疗血吸虫和黑热病的药物。对心肌有损伤作用，尤其是用量足时。其引起心电图主要改变是：①T 波电压低，最后倒置；②出现明显 U 波；③Q-T 间期延长；④心律失常。上述改变在停药后 1～3 个月可消失。

锑中毒（antimony poisoning）　吸入锑或锑化物粉尘、烟雾或误用大剂量锑剂、含锑染料等引起的中毒。吸入者有畏寒、发热、头痛、痰中带血、呼吸困难等；误服者有呕吐、烦渴、吞咽困难、腹痛、腹泻等；注射锑剂者除发生上述症状外，有关节痛、黄疸、心肌炎、传导阻滞等。治疗：吸入者应立即脱离有毒环境；口服者催吐、洗胃及导泻；补液、高渗糖等；用二巯基丁二酸钠解毒；对症及抗休克。

提插补泻（reinforcing and reducing by lifting and thrusting needle）　中医针灸学术语。指针刺得气后，以针上下进退的快慢和用力的轻重来分别补泻的方法。插针为补，提针为泻。以反复紧按慢提（重插轻提）为补法；以反复紧提慢按（重提轻插）为泻法。

提法（lifting manipulation）　①中医正骨八法之一。提，指提起、提伸或牵引。用一手或双手，或辅以绳索器械，将受伤后下陷之骨或关节提归原位，以利整复。多用于治疗锁骨、肋骨等骨折及髋关节脱臼等。②中医刺法。指针刺入穴位后，向上抽提的方法。《针灸问对》："欲泻之时，以手捻针，慢慢伸提豆许，无得转动再出，每次提之，令细细吸气五口，……故曰提以抽气。"③中医推拿手法。捏住肌肤后，用力往上牵拉。常用在拿法或捏法的操作过程中，以加强手法的刺激强度。

提睾反射（cremasteric reflex）　以钝物轻划男子大腿内侧面皮肤时所引起的提睾肌反射性收缩。传入神经为闭孔神经，反射中枢位于腰部脊髓第 1 至第 2 节，传出神经是生殖股神经闭孔支。锥体束受损时反射消失。

提利亚克征（Tilijak sign）　肠套叠的临床征象。表现为腹痛、呕吐、里急后重和停止排便、气体滞留。见于肠套叠。

提前指数（prematurity index, PI）　判定室性期前收缩性质及预后的公式。提前指数＝R－R′/Q－T，其值≤1.0 时，有发展为快速室性心律失常的可能，故该室性期前收缩是病理性的。

提-卫综合征（Thibierge-Weissenbach syndrome）　钙质沉着症，系统性硬皮病的一种。皮下组织中有钙沉积，常伴有雷诺现象、手指硬皮改变和毛细血管扩张，也可有食管、肺和心等的损害。有人认为是硬皮病的变型。预后较好。

蹄铁肾综合征（horseshoe kidney syndrome）　病人两侧肾脏的一极（多为下极）在脊柱之前相互融合所引起的一组先天畸形性病征。男孩多见。常合并泌尿系其他畸形，多无症状。也可有脐周或上腹痛、便秘等。易并发肾积水、感染或结石。一般无需治疗，如疼痛可手术。

体表窦房结电图（body surface SNE, SNEb）　体表非叠加法记录的体表窦房结电图。能检出一般心电图不能发现的窦房结疾患，以确诊可疑病窦病人。

体表降温法（surface hypothermia method）　通过体表或体腔降温的方法。有冰水冰块浸浴法、冰袋法、体腔降温法等。浸浴法和冰袋法效果确切，无需特殊设备。浸浴法适用于大血管和心内直视手术的低温麻醉。

体表面积（body surface area）　身体表面的总面积。代谢率的高低与体重并不成比例的关系，但却与身体表面的总面积基本上成正比。生理学家曾把这种代谢率与体表面积成正比的关系称为表面积定律。人体表面积的大小可以从身高和体重两项数据来推算。我国人体表面积可应用下列公式来推算：身体表面积（m²）＝0.006 1×身高（cm）＋0.012 8×体重（kg）－0.152 9。

体表希氏束电图（body surface His bundle electrogram）　采用信号平均技术在体表记录的无创性希氏束电图。目的是记录由希-浦系统去极化引起的位于 P-R 段的体表电活动。但目前尚不能完全代替导管希氏束电图。

体蒂（body stalk）　其他名称：胚柄、连接蒂。胚胎学术语。由胚外中胚层构成的条索。体蒂因羊膜腔逐步扩大，从羊膜附着处移到胚盘的尾侧；随胚体卷折再移到胚盘腹侧。是构成脐带的成分之一。体蒂将胚盘、卵黄囊和羊膜连于绒毛膜上。

体核温度（core temperature）　身体内部（胸腔、腹腔和中枢神经）的温度，其特点是相对稳定且较皮肤温度高。

体节（somite）　①组成环节动物（如蚯蚓）身体的环节。每节有神经节、环血管和排泄管等。②脊索动物的胚胎期，脊索两侧的中胚层有分节的现象。各节将分化为生骨节、生皮节和生肌节。

体内导联（internal lead）　探查电极通过导管插入体内的导联。例如食管导联及心腔内导联。因该导联 P 波常较体表导联的 P 波清楚，故用于观察 P 波以协助心律失常的诊断。

体内电击（internal lightning stroke）　在开胸心脏按压或心脏复跳时，用 2 个消毒的桨状电极板，分别置于已充满生理盐水的左、右心室表面。电击所需能量仅为体外电击的 1/10，室颤只需＜60J，一般是 10～30J。

体内受精（internal fertilization）　雄性生殖细胞（精子）通过交配输入雌性体内与卵结合的过程。如昆虫、鸟类和哺乳类等。在一些低等的雌雄同体的动物（如蚯蚓等），同一个体产生两性生殖细胞，但不能自体受精，必须和异体交配互换雄性生殖细胞参与受精，这类动物也是体内受精。

体内系统（internal system）　其他名称：埋藏式起搏。整个起搏系统（起搏器、电极、导线）均植入体内。是目前长期起搏病人多采用的方式。

体屏障（body barrier）　见皮肤黏膜屏障。

体气（bromhidrosis）　①其他名称：体臭。中医病名。为局部汗液带有特异臭味的一种病证。多由湿热内郁或遗传所致。本病多发于腋下，其他如乳晕、脐窝、外阴、肛周等处亦可发生。患处皮肤分泌带有异臭的汗液，夏季较重。用枯矾粉干扑等。②闻诊中，医生嗅觉分辨的病体之味。

体腔（body cavity, coelome）　动物体内脏器官周围的腔隙。从胚胎学观点看，真正的体腔是中胚层的脏壁与体壁分离后其间所形成的空腔。低等脊椎动物不另分隔为其他腔室，而高等脊椎动物则分隔为胸腔、腹腔与心包腔。在低等动物中多为原体腔（如蛔虫），自环节动物开始才有真正的体腔。

体壳温度（shell temperature）　其他名称：表层温度。身体表层的温度，由于受环境温度和衣着的影响，各部位体壳温度相差显著且低于体核温度。

体虱病（pediculosis corporis）　寄生于躯体上的人虱，隐藏在内衣缝或被褥的皱褶里，叮咬后引起丘疹、红斑及风团，搔抓可出现血痂、抓痕、色素沉着及脓皮病。体虱可传播斑疹伤寒、回归热等。治疗：以灭虱和虱卵为主，用百部酊、苯甲酸苄脂乳剂等。

体视学（stereology）　其他名称：立体学。是指将某物体或形态结构的二维图像上所获的二级结构信息或二维结构参数，采取数学统计方法推导出立体图像所具有的三维结构信息或三维结构参数的科学。它是介于形态学与数学之间一门边缘科学。近年，体视学在医学等领域中广泛应用，特别是计算机在体视学的应用，使体视学发展非常迅速，应用更加广泛。

体外冲击波碎石术（extracorporeal shock wave lithotripsy, ESWL） 粉碎尿路结石方法之一。安全、有效。通过 B 超对结石进行定位，将冲击波聚集后作用于结石。大多数上尿路结石均适用此法。妊娠、出血性疾病、严重心脑血管病、急性尿路感染等，不宜使用。

体外反搏装置（extracorporeal retrograde beat unit） 无创伤性的、由体外对血管施加压力以改变心脏供血状况的冠心病治疗设备。四肢序贯式体外反搏装置由电子及机械两部分组成。对急性心肌梗死、各种心绞痛、心源性休克、左心衰竭、隐性冠心病、急性冠状动脉供血不足病人治疗、抢救和监测有显著效果。

体外留置型人工膀胱（external indwelling artificial bladder） 采用各种造口术，用引流管将尿液引至体外，用集尿袋作为人工膀胱积蓄尿液。此法可使组织刺激反应和感染等并发症明显减少。

体外膜氧合器（extracorporeal membrane oxygenator, ECMO） 其他名称：体外膜肺。用来在体外进行气体交换，以抢救严重急性呼吸衰竭病人用的医疗器械。对慢性进行性肺部病变，呼吸功能障碍属于不可逆转者，则不宜用体外膜肺治疗。

体外受精（in vitro fertilization, external fertilization） 成熟的两性生殖细胞（精子和卵）由亲体排出后，在体外（一般在水中）结合。如多数鱼类、两栖类等。也指现代医学应用特殊方法，将精子与卵细胞的结合引至体外进行受精。

体外心脏（extracorporeal heart） 人工心脏置于体外以代替正常心泵功能。多见于动物实验时，为人工移植心脏做的实验准备。

体外循环（extracorporeal circulation） 将体内的静脉血引至体外进行氧合后再输回体内。血液不通过心和肺，而是凭借体外的人工心肺机进行循环。常用于复杂的心内直视手术或一些大血管手术。

体外转录（transcription in vitro） 在试管内以纯化的 DNA 为模板合成 RNA 的过程。

体外转译（translation in vitro） 在试管内以纯化的 mRNA 为模板合成蛋白质的技术。

体位性低血压（postural hypotension） 见直立性低血压。

体位性高血压（orthostatic hypertension） 病人的血压在卧位时正常而立位时升高（收缩压＞150mmHg；舒张压＞90mmHg），而能排除继发性高血压者。多见于轻型或临界性高血压病人。

体位性心律失常（postural arrhythmia） 那些与体位改变相关的心律失常。心电图表现为多样性心律失常，可有期前收缩、传导阻滞、心动过速等。其发生是迷走神经紧张度改变所致。

体位性右束支传导阻滞（postural right bundle branch block） 变换体位后出现的右束支传导阻滞。右侧卧位、左侧卧位均可诱发，其发生与体位变换刺激迷走神经有关。

体位性预激综合征（postural preexcitation syndrome） 预激综合征的隐现与体位改变有关，在坐、立位时显现，卧位时消失。其原因可能有旁道 4 相传导阻滞，旁道位置与窦房结较远或正道不应期有隐性病理性延长，或体位改变引起自主神经功能改变有关。

体位性皱纹（orthostatic lines） 其他名称：自然性皱纹。如位于婴儿颈部的横向弧形的皱纹，与生理性皮纹一致。体位性皱纹与皮下脂肪堆积有关。

体位性左束支传导阻滞（postural left bundle branch block） 变换体位后出现的左束支传导阻滞。常为一过性，右侧卧位、左侧卧位均能诱发。其出现与变换体位刺激迷走神经有关。

体位引流（postural drainage） 将病人置于特殊的体位，借重力使肺部及深部支气管的痰液引流至较大的支气管而咳出痰液的方法。主要适用于支气管扩张、肺脓肿等有大量脓痰的病人。早饭前及睡前实施，约 10～15min/次。

体温（body temperature） 人体的温度。身体内产热与散热平衡的结果。体温受许多因素影响出现生理性变化，如昼夜变化、年龄、性别、肌肉活动、药物以及情绪激动等。但其变化范围很小，一般不超过 0.5～1.0℃。口测法正常值为 36.3～37.2℃，肛测法正常值为 36.5～37.7℃，腋测法正常值为 36～37℃。

体温测量（measurement of body temperature） 为体格检查时必须检查的项目之一。国内一般按摄氏度法进行记录。测量体温的方法通常有 3 种：①口测法，将消毒后的体温计置于病人舌下，让其紧闭口唇，5min 后读数。正常值为 36.3～37.2℃。结果较准确。②肛测法，取侧卧位，将肛门体温计头端涂布润滑剂，徐徐插入肛门内达体温计长度的一半为止，5min 后读数。正常值为 36.5～37.7℃。测值稳定，多用于婴幼儿及神志不清者。③腋测法，将体温计头端置于病人腋窝深处，嘱病人用上臂将体温计夹紧，10min 后读数。正常值 36～37℃。简便、安全、不易发生交叉感染，为最常用的体温测量方法。

体温过低（hypothermia） 其他名称：低［体］温。体温在 35℃以下。常见于新生儿、休克、低温麻醉、药物中毒等。表现为发抖、血压降低、呼吸频率减慢、皮肤苍白冰冷、躁动不安、嗜睡、意识紊乱，晚期可能昏迷。体温过低分为：轻度，32～35℃；中度 30～32℃；重度＜30℃；致死温度，23～25℃。

体温计（clinical thermometer） 测量机体温度借以诊察病情的量计。有口表、肛表、腋表 3 种。口表、腋表供成人用；肛表供婴幼儿及神志不清病人用，应按测值减半度为结果。我国一般常用摄氏度表示。

体温调节（thermoregulation, temperature regulation） 人和恒温动物机体适应环境温度的变化和保持体温相对稳定的功能。包括生理性和行为性调节。前者是在环境温度变化时机体内部所发生的调节活动（出汗、寒战、血管收缩或扩张等），不受意志支配；后者是机体（包括变温动物）在不同环境中的姿势和行为，特别是人类为了保温和降温所采取的措施。就人而论，行为性调节是有意识的，是对生理性调节的补充，而生理性调节则是行为性调节的基础。

体温调节中枢（thermoregulation center） 中枢神经系统内对体温变化具有调节作用的神经元群。主要位于下丘脑。下丘脑前部包括视前区（POAH），温度敏感神经元密度较大。它们能感受外周和/或局部脑温的变化从而发动体温调节反应，下丘脑后部该类神经元远比 POAH 少，在体温调节中的作用不如 POAH 重要。目前多数认为 POAH 是体温调节中枢之所在。该区损伤将导致体温升高或降低。

体细胞（somatic cell） 高等生物体的二倍体细胞。是组成生物体各部分组织器官的基本单位。

体细胞遗传学（somatic cell genetics） 以高等生物体细胞为材料，研究细胞的基因表达调控、基因定位、基因转移和重组、基因突变、染色体结构与复制、细胞分化、肿瘤细胞形成机制、X 染色体失活等的学科，为遗传学的研究和遗传病的诊断开辟了新的途径。

体细胞杂交（somatic hybridization） 其他名称：细胞融合技术。将两个不同遗传基础的体细胞的原生质体融合在一起，由这种异核原生质体培养成完整个体的方法。分为动物体细胞杂交、植物体细胞杂交、动物和植物体细胞杂交等。

体型（somatotype） 对人体形态结构及各组成成分间比例的描述。肌肉和骨骼的发达程度与脂肪储存程度是判定的主要依据。受遗传因素影响，随年龄、营养、发育和体质状态的不同而变化。

体癣（tinea corporis） 其他名称：环癣、钱癣。发生在身体各部位的真菌性皮肤病之一。损害呈圆形，红色，直径 1～3cm，数目不定，病灶中央常自愈，周缘呈活动性，有炎性丘疹、小疱、痂皮、鳞屑等。青壮年病人较多，常于夏季多发，冬季好转或自愈。治疗：以外用药物为主，如克霉唑霜、联苯苄唑霜、特比萘芬霜等。全身泛发性体癣，除外用药外，可内用抗真菌药，如特比萘芬片、伊曲康唑、氟康

T

唑等。

体循环（systemic circulation）　其他名称：大循环。左心室与右心房之间的血液循环途径。径路是：左心室搏出的血液经主动脉、大动脉、中动脉、小动脉和微动脉到达毛细血管和组织细胞，在此通过组织液与细胞进行营养物质交换及氧交换，然后经微静脉、小静脉、中静脉、大静脉及腔静脉流入右心房。可将细胞代谢需要的营养物质和氧气带给细胞，而将细胞产生的代谢产物和二氧化碳运走。

体循环平均血压（mean systemic pressure）　心脏无活动时由充盈于体循环系统中的血液对血管壁所呈现的侧压力。在各动静脉中均是相等的。约为 7mmHg。其大小是由体循环血管总容量和总血量相互关系决定的。

体液（body fluid）　体内的液体称体液，约占体重的 60%。其中 40%分布在细胞内，称细胞内液；20%分布在细胞外，称细胞外液。高等动物细胞外的体液有血液、淋巴液、脑脊液等。细胞外液是机体内环境，有运送物质、保护组织、参与身体功能调节等作用。体液含有水和电解质、小分子有机物。血浆含蛋白质、较组织液多。体液所含成分、渗透压、酸碱度均维持相对稳定。如这种稳定遭到破坏人体将患病。

体液沸腾（ebullism）　人体周围压力极度降低时体液发生沸腾的现象。在海平面的大气压（760mmHg）下，水在 100℃时沸腾。在高程为 18 600 米（或在压力为 47mmHg）时，水沸腾仅需 36.7℃，即等于人的正常体温。飞行员突然飞入上层大气圈易患此症。症状：口和眼的黏膜出现水疱、皮肤肿胀、血液发生大量气泡、循环或呼吸可能受阻。除非在组织受伤前再施压力以抑制沸腾，否则将造成死亡。预防办法是在低压环境中穿着加压服或在加压舱内生活。

体液间交流（exchange between body fluids）　主要包括血浆和组织液的交流以及细胞内液和细胞外液间的交流。形成前者交流的因素有血压或静水压产生的滤过作用和蛋白质所构成的胶体渗透压的渗透作用。血浆和组织液交流在毛细血管处进行，由于有效滤过压在毛细血管动、静脉端的差异引起血浆在动脉端滤出而再静脉端再吸收，另有部分进入淋巴循环，从而实现血浆和组织液的物质交换。细胞内、外液交流以被动扩散和依靠泵活动主动转运而实现。

体液免疫（humoral immunity）　特异性免疫类型之一。依靠免疫细胞生成和分泌特异性抗体（即各种免疫球蛋白）以对抗某一种抗原物质。

体液免疫反应（humoral immunity reaction）　指抗体（来自 B 淋巴细胞）与其相应抗原作用所产生的特异性免疫反应。

体液免疫缺陷病（humoral immunodeficiency diseases）　原发性免疫缺陷病之一。由于 B 淋巴细胞和免疫球蛋白（Ig）的异常所致。分为：X 连锁无丙种球蛋白血症、婴儿暂时性低丙种球蛋白血症、常见变异型免疫缺陷病、选择性 IgA 缺乏症、伴有高 IgM 的免疫缺陷病和 IgG 亚类缺乏症。治疗：给予丙种球蛋白作为替代疗法。

体液调节（humoral regulation）　生理学术语。内分泌细胞分泌的各种激素经血液对新陈代谢、生长、发育和生殖等重要基本功能进行的调节。特点是作用缓慢、广泛和持久。此外，某些组织细胞也可产生一些化学物质，在局部组织液内扩散，改变邻近组织的功能状态，以配合激素的全身调节。

体液性期前收缩（premature beat of body fluid）　体液中某些物质浓度改变所致的期前收缩，属于病理性、短暂性。例如：药物中毒（如洋地黄、奎尼丁等）、电解质紊乱（低钾、高钾、低钙、高钙等）、酸中毒等，上述因素消除后，期前收缩可消失（顽固性高钾例外）。

体育心理学（exercise and physical psychology）　应用心理学的一个分支。研究人在体育活动过程中的心理现象及其发展规律。广义的体育心理学又称体育运动心理学，包括体育心理学和运动心理学，两者在研究对象和内容上相互交叉又有所不同。前者涉及的是体育教育、教学和参与体育活动中一般人的心理现象，后者侧重于以运动员为主体的竞技运动参与者的心理现象。

体征（sign）　病人自己发现的或医生在检查病人时所发现的在体格上异常变化或具有诊断意义的表现。

体征限量试验（sign-limited test）　心脏负荷试验。以心电图 ST 段上移≥0.1mV 或下移≥0.1mV、出现室性心律失常或收缩压下降等作为运动终点。

体质（constitution）　在遗传性和获得性基础上表现出来的，人体形态结构、生理功能和心理因素等综合特征。主要包括身体形态发育水平、生理功能水平、身体素质和运动能力发展水平、心理发展水平以及适应能力等五个方面。

体质性肥胖症（constitutional obesity）　其他名称：幼年起病型肥胖症。单纯性肥胖的一个类型，无明显内分泌、代谢病因。特点是：有肥胖家族史，自幼肥胖，呈全身性分布；限制饮食及加强运动疗效差；对胰岛素较不敏感。

体质性黄疸（constitutional jaundice）　因肝细胞对胆红素代谢有先天性缺陷，使胆红素的摄取、结合、转运及排泄发生障碍，引起结合性和/或非结合性胆红素在体内滞留所致的黄疸。高非结合性胆红素血症中有吉尔伯特（Gilbert）病、克纳（Crigler-Najjar）综合征等；高结合性胆红素血症中有杜宾-约翰逊（Dubin-Johnson）及罗托（Rotor）综合征。

体质指数（body mass index，BMI）　见体重指数。

体重（body weight）　裸体称重得到的身体质量。是反映人体骨骼、肌肉、皮下脂肪和内脏器官综合变化状况的重要整体指标。体重在一天内随饮食和运动时的排汗量变化而有所变动。

体重指数（body mass index，BMI）　其他名称：体质指数、体质量指数。体重指数＝体重（kg）/身高（m²）。中国成人体重指数正常范围为 18.5～23.9kg/m²，24～27.9kg/m² 为超重，≥28kg/m² 为肥胖，<18.59kg/m² 为低体重。

替加氟（tegafur）　其他名称：喃氟啶、呋喃氟尿嘧啶。抗肿瘤药。用于消化道癌（胃癌、结肠癌、直肠癌、胰腺癌）。对乳腺癌和肝癌也有效。制剂：片剂、胶囊剂、栓剂。不良反应较氟尿嘧啶轻。用药期间严格检查血象。孕妇禁用。肝肾功能不全者慎用。

替卡西林（ticarcillin）　其他名称：羧噻吩青霉素、的卡青霉素、铁卡霉素。半合成抗假单胞菌青霉素。主要用于革兰氏阴性菌感染，包括变形杆菌、大肠埃希菌、肠杆菌属、淋球菌、流感嗜血杆菌等所致全身感染，对尿路感染的效果好。对于铜绿假单胞菌感染，常需与氨基糖苷类抗生素联合应用。制剂：注射剂。有过敏史者禁用。

替卡西林钠/克拉维酸钾（ticarcillin sodium and clavulanate potassium）　其他名称：羧噻吩青霉素钠-棒酸钾、替门汀。替卡西林与 β-内酰胺酶抑制剂配伍的复方制剂。对革兰氏阳性菌和革兰氏阴性需氧与厌氧菌均有广谱杀菌活性。用于敏感菌引起的呼吸道、骨和关节、皮肤组织、尿路等部位感染以及败血症、骨髓炎和各种手术后感染。制剂：注射剂。对青霉素过敏者禁用。肝功能不全者、孕妇慎用。

替培啶（tipepidine，asverin）　其他名称：安嗽灵、双噻哌啶。止咳药。能抑制咳嗽中枢，有较强的镇咳作用，也有祛痰作用。又能促进支气管分泌和气管纤毛运动，促痰稀释，易于咳出。用于急、慢性支气管炎和肺结核所引起的咳嗽。无耐药性和成瘾性。

替硝唑（tinidazole）　其他名称：替尼达唑、希普宁、济得。硝基咪唑类抗厌氧菌药。用于厌氧菌的系统与局部感染、肠道或泌尿生殖道毛滴虫病、贾第虫病以及肠道和肝阿米巴病。制剂：注射剂。血液病史者及器质性神经系统疾病者禁用。妊娠期前 3 个月严禁服药。哺乳期妇女禁用。服用期间应禁酒。

天钓（convulsion in children）　其他名称：天吊惊风、天钩惊风。中医病证名。惊风的一种。临床以高热烦躁、头目仰视为特征。多由外伤风热或乳哺不当，以致邪热痰涎、蕴积上焦、心膈壅滞、不得宣通而成。发作时头向后仰、眼目上翻、壮热惊悸、手足瘛疭，甚则指甲青紫。治宜疏风清热、祛痰息风。

天冬（Radix Asparagi, cochinchinese asparagus root）　其他名称：天门冬。中医药名。百合科植物天冬的干燥块根。甘、苦，寒。归肺、肾经。功能养阴润燥、清肺生津。用于肺燥干咳、顿咳痰黏、咽干口渴、肠燥便秘。

天冬氨酸（aspartic acid，Asp）　20 种蛋白质氨基酸之一。为非必需氨基酸。无色片状或棒状晶体或晶体粉末，无臭。在体内由谷氨酸转氨基作用从草酰乙酸而得。是生物体内赖氨酸、苏氨酸、异亮氨酸、甲硫氨酸等氨基酸及嘌呤、嘧啶碱基的合成前体。可作为钾离子、镁离子的载体向心肌输送电解质，改善心肌收缩功能，降低氧消耗，对心肌有保护作用。参与鸟氨酸循环，促使氨和二氧化碳生成尿素，降低血液中氨和二氧化碳的量，增强肝脏功能，消除疲劳。

天冬酰胺（asparagine，Asn）　20 种蛋白质氨基酸之一。非必需氨基酸，是天冬氨酸的酰胺。存在于百合科植物天冬的块根等部位中，是人类从天然物中提取获得的第一种氨基酸。可用于制作代糖。

天花（variola，smallpox）　由天花病毒引起的烈性传染病。在我国属于法定传染病（甲类）。流行于冬春季，经空气和接触传播，儿童易患。主要表现为严重的病毒血症，皮肤成批出现斑疹、丘疹、疱疹、脓疱，重症者疹可融合和出血，最后结痂，脱痂遗留瘢痕。此病传染性极强，历史上在种痘术普及以前，多次发生过大流行，病情重，病死率高。中华人民共和国成立初期已消灭天花，1980 年世界卫生组织宣布天花已在全球彻底消灭。

天花病毒（variola virus）　天花的病原体。只感染人和猴。其形似砖，双层包膜，双股 DNA，分子量为 160×10^6。在鸡胚绒毛膜上易生长，并产生肉眼可见的疱疹样病变。在多种细胞组织培养中增殖。在易感细胞质内增殖复制时，产生嗜酸性包涵体。对外环境甚为稳定，能耐干燥。具有高度传染性。人是主要传染源。通过飞沫或接触传染。免疫力非常牢固。

天花粉（Radix Trichosanthis）　其他名称：栝楼根、蒌根。中医药名。葫芦科植物栝楼或日本栝楼的块根。微苦、甘、酸、微寒。归肺、胃经。功能清热生津、润肺化痰、排脓消肿。主治：热病伤津或消渴证之口渴舌燥；肺热燥咳；痈肿疮疡、乳痈、痔瘘属热毒炽盛者。

天花疫苗（smallpox vaccine）　其他名称：痘苗。由牛皮肤、鸡胚或细胞培养的痘苗病毒所制成的疫苗。用于预防天花。

天癸（tian gui）　中医术语。①人体自身产生的促进发育、使性功能成熟以及维持生殖能力的基本物质。来源于肾精，受后天水谷精微的滋养而逐渐充盈。随着青春期开始而产生，随着衰老而逐渐枯竭。②元阴的别称。③月经的代名词。

天麻（Rhizoma Gastrodiae）　其他名称：赤箭、明天麻、定风草。中医药名。兰科植物天麻的块茎。甘、辛、平。归肝经。功能息风、定惊。治：肝风内动，惊痫抽搐；肝阳上亢或风痰上扰所致的眩晕头痛。亦可用于中风后肢体麻木、手足不遂者。

天麻钩藤颗粒（tianma gouteng keli）　中医成药名。治风剂（平肝息风）。组成：天麻、钩藤、石决明、栀子、黄芩、牛膝、杜仲、益母草、桑寄生、首乌藤、茯苓。功能平肝息风、清热安神。用于肝阳偏亢、风阳上扰所致头痛、眩晕，或因肝火横窜扰及心神所致失眠等症以及高血压、神经官能症等。饮食宜清淡，忌恼怒，节房事，密闭储藏。

天麻钩藤饮（decoction of Rhizoma Gastrodiae and Ramulus Uncariae）　中医方剂。《中医内科：杂病证治新义》方。组成：天麻、钩藤、石决明、山栀、黄芩、川牛膝、杜仲、益母草、桑寄生、夜交藤、朱茯神。功能平肝息风、清热安神。治肝阳上亢，肝风内动，症见头痛眩晕、耳鸣眼花、震颤失眠、舌红、脉弦数者。

天麻丸（tianma pills，tianma wan）　中医成药名。主要成分：天麻、羌活、独活、杜仲、牛膝、粉萆薢、附子、当归、地黄、玄参。口服。功能祛风除湿、舒筋通络、活血止痛。用于肝肾不足，风湿瘀阻，肢体拘挛，手足麻木，腰腿酸痛等。

天南星（Rhizoma Arisaematis）　其他名称：南星、虎掌、野芋头、蛇包谷。中医药名。天南星科植物天南星、东北天南星或异叶天南星等的块茎。苦、辛、温。有毒。归肺、肝、脾经。功能燥湿化痰、祛风定惊、消肿散结。主治：痰湿壅滞的咳嗽痰多、胸膈胀闷；风痰眩晕、中风痰壅、癫痫及破

伤风；风痰留滞经络的手足顽麻、半身不遂、口眼㖞斜。生天南星外敷能解毒消肿，可治疮痈痰核、跌打损伤、毒蛇咬伤。生天南星多入丸散剂；外用适量。

天疱疮（pemphigus）　①比较严重的慢性大疱性皮肤黏膜病。多见于中老年男性。分 4 类：寻常性者可有口腔黏膜损害；皮肤糜烂面显著且不易愈合；落叶性者则有叶片状表皮剥脱；增殖性者有肥厚肉芽性增殖；红斑性者其损范围多限于头、颈、胸部，类似脂溢性炎症。治疗：由于水疱不断发生和大片糜烂面，使体液和蛋白质丧失较多，应注意水、电解质平衡和给予高蛋白、高维生素饮食；应用皮质类固醇和抗生素等。②中医外科病名。宜清热除湿，外敷青黛散，方见风疮条。

天平征（scale sign）　其他名称：纵隔移动征。呼吸时纵隔向一侧偏移的征象。是由于呼吸时左右两肺容积和胸内压的变化不均衡所引起的。见于一侧大支气管阻塞时。可分为下列 3 种情况：①单纯性狭窄。吸气时纵隔向患侧移位，呼气时回复中位。②活瓣性狭窄。呼气时纵隔和心脏向健侧移位，吸气时复位。③完全性阻塞。无论吸气还是呼气纵隔和心脏均移向病侧，尤以吸气时更为显著。本征对早期支气管异物的诊断有特殊价值。

天然被动免疫（natural passive immunity）　其他名称：自然被动免疫。母体内的抗体经胎盘（IgG）或初乳（IgA）传递给胎儿或新生儿，使新生儿获得的免疫。如婴儿对麻疹、白喉等疾病的免疫。这种免疫力可维持 6 个月左右。

天然抗体（natural antibody）　其他名称：正常抗体。存在人或动物血清或血浆中非经人工接种或没有明确接受某种特殊抗原刺激而产生的抗体。如人血清中存在的抗兔、羊、豚鼠等红细胞的抗体。人的 ABO 血型抗体也是天然抗体，可能是受遗传基因控制形成的。正常人血清中常发现各种抗毒素和抗菌抗体，可能是经胎盘或初乳获得的，或是在病原微生物隐性感染后产生的，但这些抗体并不是真正的天然抗体。

天然抗原（natural antigen）　天然存在的而非人工合成的抗原物质。如动物血清蛋白、植物花粉蛋白、细菌及其外毒素、病毒、真菌等抗原。

天然免疫（natural immunity）　见非特异性免疫。

天然 T 细胞（natural T cell）　根据 T 细胞的表型及表达黏附分子水平的不同将 T 细胞分为天然 T 细胞和记忆 T 细胞。天然 T 细胞表达 CD45 的同构异型 RA（CD45RA）及低水平的黏附因子，免疫功能较记忆 T 细胞低，天然 T 细胞穿过高内皮小静脉进入淋巴结进行再循环。

天然自动免疫（natural active immunity）　其他名称：自然自动免疫。机体在感染的过程中，受病原微生物抗原的刺激而产生的特异性免疫力。通常在各种传染病后或隐性感染后获得。免疫力能持续很久，且可产生再次反应是其特点。因此有的传染病后（如天花、麻疹）可获得牢固的免疫力，甚至可持续终生。

天人相应（correspondence between human body and natural environment）　中医的基本思维方法之一。认为人体组织结构、生理活动以及疾病的发生和变化，同自然界变化有相对应的关系。强调人对自然的依存与适应关系。认为人的生命活动必须与天地自然的阴阳变化相适应，能适应则健康，不适应即为病；人体内部的生理活动和病理变化与天地自然的变化有相类似、可类之处。诊治疾病要因时、因地、因人制宜。

天枢（tianshu，ST 25）　其他名称：长溪、大肠募、谷门。中医经穴名。属足阳明胃经。大肠之募穴。位于脐旁开 2 寸处。主治腹胀、腹痛、肠鸣、泄泻、痢疾、便秘、月经不调等。直刺 1～1.5 寸。艾炷灸 5～7 壮，或艾条灸 10～20min。

天台乌药散（tiantai powder of Radix Linderae）　中医方剂。《医学发明》方。组成：天台乌药、木香、茴香、青皮、高良姜、槟榔、川楝子、巴豆。功能行气疏肝、散寒止痛。治寒凝气滞，症见小肠疝气、少腹痛引睾丸，苔白、脉迟者。

天突（tiantu，RN 22）　其他名称：玉户、天瞿。中医经穴名。属任脉。阴维、任脉之会。位于胸骨上窝正中处。主治咳嗽、哮喘、咽喉肿痛、失音、呕吐、呃逆、甲状腺肿等。

T

先直刺 0.2～0.3 寸，然后将针尖转向下沿胸骨后面刺入 0.5～0.8 寸。艾炷灸 3～5 壮，或艾条灸 5～10min。

天王补心丹（tianwang buxin dan, king of heaven tonic pill for mental disorder）　中医方剂。《摄生秘剖》方。组成：生地黄、五味子、当归身、天冬、麦冬、柏子仁、酸枣仁、人参、玄参、丹参、茯苓、远志、桔梗、朱砂。功能滋阴清热、养血安神。治阴亏血少，症见虚烦心悸、睡眠不安、精神衰疲、梦遗健忘、舌红少苔、脉细而数者。

天王补心丸（tianwang buxin wan）　中医成药名。安神剂。组成：丹参、当归、石菖蒲、党参、茯苓、五味子、麦冬、天冬、地黄、玄参、远志、酸枣仁、柏子仁、桔梗、甘草、朱砂。用于心阴不足、心悸健忘、失眠多梦、大便干燥。阴虚寒盛、湿热内蕴者忌用。

天仙子（Semen Hyoscyami）　其他名称：莨菪子、牙痛子、小颠茄子、熏牙子。中医药名。茄科植物莨菪的种子。根、叶亦可入药。苦，温，有大毒。归心、肝、胃经。功能镇痉、镇痛、定痫、平喘、止泻。治癫狂、风痫、胃痛、腹痛、哮喘、久泻、久痢、脱肛，研末服；治痈肿疮疖，捣烂敷。中毒后出现瞳孔散大、视物模糊、神志狂乱，严重者可因呼吸中枢麻痹而死亡。心脏病、青光眼病人及孕妇忌服。止痛力强，但毒性大，宜慎用。根、叶可用至 1～2g。

天行赤眼（epidemic keratoconjunctivitis, acute contagious conjunctivitis）　其他名称：天行赤热症、天行暴赤、朱赤猛旭。俗称红眼病。中医病名。即急性传染性结膜炎。起病急、眼睑、白睛红肿痛涩，怕羞着明，眵泪黏稠，甚则流淡红血泪及黑睛生翳。治疗：内治宜清热散邪、解毒凉血；外治宜用蒲公英煎水熏洗。

田基黄注射液（Injectio Hyperici Japonici）　中医用于肝胆疾病的中草药。制法：金丝桃科植物地耳草的提取物加附加剂制成的黄色或棕黄色澄明的无热原灭菌水溶液。具有清热利湿、散瘀消肿的功能。治疗病毒性肝炎。

田七（Radix Pseudoginseng）　见峨参。

甜菜碱（betain）　NNN-三甲基甘氨酸。是动、植物组织代谢中甲基的供体。

甜梦胶囊（tianmeng jiaonang）　中医成药名。安神剂。另有制剂：口服液。组成：刺五加、黄精、蚕蛾、桑椹、党参、黄芪、砂仁、枸杞子、山楂、熟地黄、淫羊藿、陈皮、茯苓、马钱子、法半夏、泽泻、山药。用于头晕耳鸣、视减听衰、失眠健忘、食欲不振、腰膝酸软、心慌气短、中风后遗症；对脑功能减退、冠状血管疾患、脑血管栓塞及脱发也有一定作用。

甜味剂（sweetener, sweeting agent）　赋予食品或饲料以甜味的食品添加剂。按其来源不同，可分为天然型和人工合成型；按营养价值不同，可分为营养型和非营养型；按化学结构和性质不同，可分为糖类和非糖类甜味剂。常见的甜味剂有甜菊糖、阿斯巴甜及各种糖醇等。糖醇类的甜度多数比蔗糖低；非糖类甜味剂甜度很高，用量少，热值很小，多不参与人体代谢过程，适合作为高血糖病人的代糖品使用。在中国，葡萄糖、果糖、蔗糖、麦芽糖、淀粉糖和乳糖等天然甜味剂通常被视为食品原料。

填埋场（landfill site）　城市垃圾和固体废物进行填埋处理的场所。按自然条件不同，可分为山谷型填埋场、坑洼型填埋场、滩涂型填埋场等。按填埋废物技术不同，可分为卫生填埋场和安全填埋场。参见土地填埋。

条件刺激（conditioned stimulus）　生理学术语。能引起条件反射的刺激。是由无关刺激与非条件刺激在时间上多次结合演变而形成的。

条件反射（conditioned reflex）　动物个体经过学习和训练而获得的反射形式。是在非条件反射基础上形成的反射，是动物在个体生活过程中为适应环境变化而建立的暂时神经联系。如生活条件、环境发生改变，已形成的条件反射会消退，并可重新形成新的条件反射。反射中枢位于大脑皮质，如不强化，即可消退。其生物学意义是提高人和高等动物活动的预见性，增强机体对环境的适应能力。

条件性致病微生物（opportunistic microorganism）　有些微生物，正常情况下寄生在人体内不致病。但在一定条件下，例如机体抗病能力降低时，可致病，这些微生物称为条件性致病微生物。

条件致病菌（opportunistic pathogen）　其他名称：机会致病菌。存在于人或动物体内一定部位的正常菌群。其侵袭力很低，一般不致病，但当机体抵抗力低下时，机体皮肤黏膜完整性遭到破坏，或这些细菌转移寄居部位时，便可引起疾病。如大肠埃希菌侵入泌尿系统时，便引起泌尿器官的炎症。

条件致病性真菌病（conditional mycosis）　条件致病性真菌引起的疾病。常见的诱发因素有长期应用广谱抗生素、皮质激素、免疫抑制药物，病人有糖尿病、恶性肿瘤、白血病、各种慢性消耗性疾病及艾滋病等。常见的条件致病性真菌病有曲霉病、念珠菌病、隐球菌病、毛霉病、青霉病、球拟酵母病等。

条件致死性突变株（conditional lethal mutant）　只能在某种条件下增殖，而在另一种条件下则不能增殖的病毒株。如温度敏感性突变株。

条纹状苔藓（lichen striatus）　原因未明的自限性线状皮炎。皮损特征为单侧性排列不规则的条纹。发病急骤，开始为孤立针尖至针帽大小的淡红色多角形扁平丘疹，以后变为暗红色，表面附有糠状鳞屑，并迅速融合成条纹状。可有程度不等的瘙痒。治疗：自限性，可不予治疗；或外涂皮质激素软膏。

调变神经元（modulator）　视网膜上只对某一较小光谱范围的光线做出反应的神经节细胞。根据对光谱不同部分的反应特性不同，可分为对 580～600nm 的红光、520～540nm 的绿光和 450～470nm 的蓝光最敏感的 3 种类型。

调和肝脾（regulating the interaction between the liver and the spleen）　中医治法。和法之一。治疗肝气犯脾、肝脾不和的方法，症见胁胀痛、肠鸣、大便稀薄、性情急躁、食欲不振、舌苔薄白、脉弦细等，用逍遥散、柴胡疏肝汤之类。

调和气血（harmonizing qi and blood）　中医治法。和解法的一种。用具有理气和血作用的方药治疗气血不和的病证。

调和营卫（keeping ying and wei in equilibrium）　中医治法。解除风邪并调整营卫失和的治法。治疗因感风邪而致营卫失调。症见头痛、发热、汗出恶风、鼻鸣干呕、脉浮弱等。用桂枝汤，以桂枝解肌祛风而通卫、芍药敛阴而和营，配以姜、枣、甘草，以助正气，达到解表邪、和营卫的目的。

调节（regulation）　机体的功能活动对环境条件变化所做出的适应性调整过程。分为神经调节、体液调节及器官、组织细胞的自身调节。

调节蛋白（regulatory protein）　具有调节功能的蛋白质。如由调节基因产生的蛋白质，阻遏蛋白、激活蛋白，或在细菌磷酸转移酶系统中发挥作用的蛋白质（RPr）。

调节基因（regulatory gene）　生物学术语。控制编码 RNA 基因或蛋白质基因表达的基因。如编码激活蛋白或阻遏蛋白的基因。它不同于结构基因，不产生酶，但能产生一种特殊蛋白质分子（阻遏蛋白），专一地与操纵基因相结合，把操纵基因"关闭"，而使结构基因停止转录，阻止蛋白质或酶的合成。反之，当诱导物与阻遏蛋白结合时，操纵基因"开放"，使结构基因活化而开始转录。在阻遏系统中，当代谢最终产物不足时，调节基因的产物阻遏蛋白不能与操纵基因结合，结构基因能正常转录。当细胞中代谢最终产物合成过多时，过多的代谢终产物就会与阻遏蛋白结合，使后者的构型改变而活化，从而能与操纵基因结合，使结构基因停止转录。

调节力（accommodative force）　眼做最大调节时所能增加的折光力。随年龄增长，调节力逐渐减退。

调节亚单位（regulatory subunit）　生物化学术语。寡聚体调节酶中与调节物结合的亚单位。其本身不具酶活性，但当它与调节物相结合时，可使酶分子发生变构作用而影响其活性。这种酶的动力学曲线往往是 S 形的。如代谢物结合到调节亚单位上使酶活性增强，为正协作效应，反之为负协作效应。

调经（regulating menstruation）　中医治法。指妇科治疗月经病证的法则，包括月经期素乱、痛经、经闭、经量过多、经量过少等证。须按病证的气血变化及寒热虚实，并辨别月经病与其他疾病的关系，分别处理。凡因月经病而引起其他疾病的，一般以调经为主，经调则病自愈。如因其他疾病而引起月经病的，一般以治疗原发病为主，病愈则经自调。

调控基因（controlling gene）　对结构基因的表达起调控作用的基因，包括调节基因和开关基因。原核生物的开关基因又包括操纵基因和启动子等。

调理素（opsonin）　血清中存在的能促进吞噬作用的物质。主要是补体和抗体。抗体与细菌等颗粒状抗原结合后，可减小细菌和吞噬细胞间的排斥力，而且吞噬细胞表面有 IgG-Fc 段受体和补体 C3 受体，因此补体与抗体都能在吞噬细胞和细菌抗原之间"搭桥"，从而提高吞噬细胞对细菌的摄取作用，而且还能强化细胞内的杀菌作用。上述的两种作用，即为调理作用。在抗体之中调理作用最强的是 IgM，它比 IgG 大 500~1 000 倍，在防止菌血症方面起重要作用。由于抗体具有免疫活性，故有时称免疫调理素，以与补体等正常调理素相区别。

调理作用（opsonization）　补体与细菌或颗粒性物质结合而促进吞噬细胞活性的作用。中性粒细胞和单核巨噬细胞上有抗体 IgG 的 Fc 受体和补体 C3b 受体。因而 IgG 抗体可通过其 Fab 段与病原体结合，通过 Fc 段与吞噬细胞结合，这样在病原体与吞噬细胞之间形成桥梁，促使吞噬细胞对病原体的摄取和杀灭。补体活化产物 C3b 等能非特异性覆盖于病原体表面，与吞噬细胞结合起到调理作用。抗体与补体两者联合作用则效应更强。

调胃承气汤（decoction for purgation and regulating stomach energy）　中医方剂。《伤寒论》方。组成：炙甘草、芒硝、大黄。功能通便软坚、和胃泄热。治阳明病，症见恶热便秘、腹满拒按、苔黄、脉滑数者；对肠胃积热引起的发斑、牙龈肿痛及疮疡等症，亦可用之。

调血脂药（lipidemic-modulating drugs）　可以降低血浆甘油三酯或血浆胆固醇的药物。包括羟甲戊二酰辅酶 A 还原酶抑制剂（如辛伐他汀）、胆酸螯合物类（如考来烯胺等）和减少胆固醇吸收的药物（如鱼油不饱和脂肪酸等）。

调制物（modulator）　突触前神经末梢释放的本身不具有信息作用或除有信息作用外还可以某种方式减弱、加强或变更与之并存的邻近或自身递质信息作用的化学物质的总称。又称辅递质。包括肽类、P 物质、脑啡肽等。作用方式是改变突触后膜的非电压依赖性或电压依赖性离子通道的电导，或通过自身反馈作用影响突触前膜对递质的释放。特点是：发挥作用慢、失活慢和作用时间长。

挑治疗法（pricking therapy）　其他名称：挑针疗法、截根疗法。中医治法。用针在体表一定部位挑取皮下白色纤维样物的治疗方法。分为选点挑治、穴位挑治、分区挑治 3 种。用以治疗痔疮、脱肛、结膜炎、睑腺炎、慢性前列腺炎等。

跳高运动员膝综合征（jumper's knee syndrome）　髌骨下极髌韧带附着部的慢性炎症所致的一组病征。多见于跳高运动员。表现为膝部疼痛、肿胀、触痛，运动时加剧。X 线检查无异常。治疗：制动，局部激素封闭。

跳跃基因（jumping gene）　在同种 DNA 或异种 DNA 分子内可以转移的基因。如有人认为人类的癌基因可转移给病毒及其他低等生物。

跳跃式传导（saltatory conduction）　在有髓神经纤维上兴奋由一个郎飞结跳跃至邻近的郎飞结的传导方式。这是因为由类脂组成的有髓神经纤维的髓鞘阻抗较高，局部电流难以穿过（相反，无髓鞘的郎飞结处阻抗较低，局部电流易于穿过）。这样局部电流的回路在两个相邻的郎飞结间形成，而使未兴奋的郎飞结兴奋。这种传导方式，使有髓神经纤维的传导速度大大加快。

跳跃膝（jumping knee）　其他名称：排球膝、篮球膝。系跳跃过多，局部劳损或受撞所致。强力跳跃时疼痛及"脱膝感"，晚期出现半蹲及上下楼梯时痛。髌尖有触痛，可触到腱软骨增长的髌尖。X 线摄影晚期腱止点有骨刺。治疗：

减少跳跃，注射泼尼松龙普鲁卡因混合液；顽固者手术。

跳蚤（flea）　其他名称：虼蚤。昆虫名。蚤目昆虫的统称。身体小，侧扁，深褐色或棕黄色，无翅，足长，善跳跃。成虫寄生在人或哺乳动物、鸟类身体上，吸食血液，有些种类是传染鼠疫、斑疹伤寒等的媒介。

跳蚤效应（flea effect）　一种社会心理效应。生物学家曾做过试验，将跳蚤放在地面上，它可以跳起 1 米多高，如果在 1 米高处加一个盖子，它屡次碰到盖子后，再跳时就会低于 1 米，以后即便不加盖子，它跳起后也不会超过 1 米了。这个效应让我们，生活中积累的负面经验很容易使人丧失创造力，变得平庸。

萜类化合物（terpenoids）　萜烯及其含氧饱和程度不等的化合物的总称。萜烯（terpene）是指通式为（C_5H_8）n 的一类烯烃类化合物。可分为单萜（C_5H_8）$_2$、倍半萜（C_5H_8）$_3$、二萜（C_5H_8）$_4$、三萜（C_5H_8）$_6$ 和复萜。单萜和倍半萜是中草药挥发油的主要成分，如薄荷油中的薄荷脑是单萜，满山红油中的杜鹃酮是倍半萜。许多中草药的有效成分属萜类化合物，如青蒿素、穿心莲内酯等。

铁（iron，Fe）　人体必需元素之一。血红蛋白的重要组成部分，起着运输和交换氧的作用。人体内铁总量约 60%~79% 存在于红细胞的血红蛋白内；20% 以铁蛋白形式储存于肝、脾、骨髓和肠黏膜处；5% 构成肌红蛋白；5% 构成各种细胞色素、过氧化氢酶及过氧化物酶。

铁蛋白（ferritin）　贮铁蛋白质，广泛存在于动植物组织中，由 24 条多肽链（亚基）形成一个中空的球形壳，其中央孔穴可容纳 4 500 个铁原子（正 3 价），铁为可溶、可使用形式，主要与羟基和磷酸基团结合。血浆铁蛋白水平偏低，是铁贮存性疾病的特征。铁蛋白主要在肝、脾、骨髓及小肠黏膜内作为铁的储存物质而存在。

铁粒幼细胞贫血（sideroblastic anemia，SA）　因幼红细胞线粒体有缺陷，导致血红素、原卟啉环合成障碍和铁利用不良，使过多铁（Fe^{3+}）在幼红细胞线粒体中沉积引起的一组异质性贫血综合征。血红素合成障碍所致的一类贫血。其特点为：骨髓中铁粒幼细胞增多，出现环形铁粒幼细胞，并伴无效性红细胞生成。临床表现为小细胞低色素性贫血，亦可呈正常红细胞性贫血和体内铁负荷过度。可为特发性、遗传性或继发于药物、毒物作用或其他疾病。临床上分为遗传性、继发性、原发性铁粒幼细胞贫血三种类型。

铁硫蛋白（iron-sulfur protein，Fe-S protein）　一组铁结合蛋白质，铁通过含硫的配体结合于蛋白质，其分子质量较低，铁原子不结合血红素，硫原子活泼（遇酸时），低氧化还原电位时能够转移电子。单纯型铁硫蛋白仅含有 1 个或多个铁硫原子簇，缀合型则含有黄素、血红素等基团或其他金属。目前已发现 9 种，即（Fe-S）$_1$~（Fe-S）$_8$，其中（Fe-S）$_1$ 又可分为 I a 和 I b。铁硫蛋白主要参加线粒体氧化体系，也参加微粒氧化体系。其在线粒体内膜上往往和其他递氢体结合成复合物而存在。其活性部分含有两个活泼的无机硫和两个铁原子。被还原时，其中的 Fe^{3+} 变为 Fe^{2+}。

铁盐检查法（test for iron salt）　药物检测法。利用三价铁盐在盐酸酸性溶液中与硫氰酸盐生成红色可溶性的硫氰酸铁络合物，与一定量标准铁溶液用同法处理进行比色，以测定药物中铁盐杂质含量。

铁中毒（iron poisoning）　误服、注射大剂量铁剂或大量食用铁锅煮的酸性食物可引起铁中毒。临床表现早期有恶心、呕吐、腹痛、呕血、便血、休克等症状；短期缓解后出现高热、惊厥、昏迷和迟发性休克；晚期出现肝、肾损害及幽门狭窄等。治疗：立即口服牛奶、鲜蛋清，然后洗胃及导泻；补液、纠正酸中毒；用去铁胺、喷替酸钙钠等药物；对症及抗休克治疗等。

铁中毒预防（iron toxicosis prevention）　服用铁剂时应严格遵医嘱；铁剂应放置于儿童不易拿到的地方；酸性食物不宜长时间存储于铁容器中，不宜长期用铁锅煮山楂等酸性食物，以免铁大量溶入食物，食后致铁中毒。

听宫（tinggong，SI 19）　其他名称：多所闻。中医经穴名。属手太阳小肠经。手、足少阳，手太阳之会。位于耳屏前，

T

下颌骨髁状突的后缘，张口呈凹陷处。主治耳鸣、耳聋、眩晕、面瘫、下颌关节炎等。张口直刺0.3～1寸。

听幻觉（auditory hallucination）　见幻听。

听会（tinghui, GB 2）　其他名称：听呵、后关。中医经穴名。属足少阳胆经。位于耳屏间切迹前，下颌骨髁状突的后缘，张口有凹陷处。主治耳鸣、耳聋、腮肿等。张口，直刺0.5～1寸。艾条灸5～10min。

听觉（auditognosis）　人耳接受16～20 000Hz的机械振动波引起的感觉。机械振动波传入耳后首先经过传音系统的传导和放大，再作用于内耳的声音感受器上。声音感受器经过换能作用，把声能转变为神经冲动（电能），再通过听神经将神经冲动传入听中枢，从而产生听觉。

听觉减退（hypoacusis, amblykusis, amblyacousia）　听觉系统的传音或感音部分发生病变或功能损伤，以致听力下降的现象。

听觉皮质（auditory cortex）　听觉传导路在大脑皮质的投射部位。呈双侧性。人类的颞横回和颞上回是主要的听觉皮质，此外，脑岛也接受听觉的投射。听觉的传入信息在此被分析和综合而产生听觉。

听觉训练（hearing training）　为聋哑人重建听力的手段。给聋人有计划的声音刺激，使沉睡的听觉被唤醒，以便接受言语训练的一套科学治疗程序和实施方法。

听力（audibility）　听觉器官感受声音的能力。人听觉器官对不同频率的声音的感受阈值是不同的，常用的听力检查法就是测量不同频率的声音的阈值，单位为分贝（dB）。

听力计（audiometer）　其他名称：测听仪。检测听力丧失程度和诊断耳聋类型的仪器。有以下几种类型：最常用的听力计是把一定频率和幅度的纯音信号（可听到范围常在125Hz～8kHz，每个频率有8个高度）通过耳机传给病人，病人对所听到的音调做出识别（按下键钮）；第二种是不使用耳机，为无屏蔽或骨传导式听力计，音调由单字来代替，病人对此进行确认或重复；第三种为诱发电反应听力计，不需要病人合作，甚至可在全麻下测试，系检测由耳蜗、脑干、皮质接收到的听兴奋信号，或通过后耳郭肌肌电检测听觉反射弧。

听力检测法（audiometry）　对听觉器官的敏感度进行检查和测量的方法的总称。分为主观检测法和客观检测法两种。前者指纯音电测听等方法，测量对不同频率声音的听觉阈值，后者是指用某种频率的声音作为条件刺激，在皮肤电反射的基础上建立条件反射，再以皮肤电反射是否出现作为客观指标来检查听力。

听力检查（acoustic test）　观察人耳对声刺激的反应的方法。据此诊断听觉系统疾病的方法。分为主观测听法和客观测听法两类。前者简便；后者包括非条件反射测听法、条件反射测听法、阻抗测听法和电反应测听法。

听泡（otic vesicle, auditory vesicle）　组织胚胎学术语。胚4周初菱脑两侧外胚层增厚为听板后内陷形成的组织。每侧听泡均分为两部，腹部以后形成球囊和蜗管；背部形成椭圆囊、半规管和内淋巴管，膜迷路的上皮部分也是由听泡形成的。

听神经（acoustic nerve, vestibulocochlear nerve）　见前庭蜗神经。

听神经复合动作电位（compound action potential, CAP）　听神经所有纤维的动作电位的总和。

听神经瘤（acoustic tumor）　起源于听神经鞘的良性肿瘤。其症状为：耳鸣、耳聋、动作不协调、面部麻木、面瘫、头痛、呕吐、听力减退、吞咽困难、饮食呛咳等。借助颅骨X线平片的内听道扩大和CT的所见多可确诊，应手术切除，效果较好。

听神经损伤（acoustic nerve injury）　多为累及中耳或内耳部位的颞底骨折所致。常与面神经损伤相随发生，必要时可做听力测验等。治疗：给予促使神经恢复药、血管扩张剂，物理治疗，很少采用手术疗法。

听声音（sound hearing）　中医闻诊之一。从病人的发声、语言、呼吸、咳嗽、呕吐、呃逆、嗳气等声音变异，判断疾病

的寒热虚实。

听小骨（ossicula auditus, auditoria）　位于中耳鼓室内的3块小骨。即锤骨、砧骨和镫骨。其间以关节和韧带相接，连于鼓膜和前庭窗之间。当声波振动鼓膜时，牵动听小骨，从而将声波经前庭窗传入内耳。又具有增大声强作用。

听性脑干反应（auditory brainstem response, ABR）　在适当的声音刺激下，在1～10ms潜伏期内，从头皮上记录到的由皮质下听觉通路的几个不同水平产生的一系列电位的总称。在神经学上称为脑干听觉诱发电位。它由7个反应波组成，依次用罗马数字Ⅰ、Ⅱ、Ⅲ、Ⅳ、Ⅴ、Ⅵ、Ⅶ来表示。用作客观检查听神经和脑干（从脑桥到中脑）功能障碍的方法。听觉通路任何一水平的病变都可引起ABR的异常。

听诊（auscultation）　体格检查方法之一。用听诊器听取身体内有运动舒缩能力及气体或血流活动的器官所发出的声音，以识别正常与病理状态，从而帮助诊断疾病，常用于心血管、肺及胃肠等检查。

听诊器（stethoscope）　诊疗器械。可以从体表听到心、肺及其他内脏器官活动所发出的声音。常用听诊器由听件、耳件及连接两件的橡皮管组成。产科以木质听筒及多普勒超声听诊器测听胎心。多头听诊器及电子教学听诊器供示教用。

停搏（asystole）　其他名称：起搏点停搏。一种慢性心律失常，不同于心搏骤停。当某一起搏点已解除了频率控制时，还不能形成并发出兴奋。心电图特点是在一定时间内，发源于某一起搏点兴奋的P-QRS-T波消失或阙如。例如，一系列P波消失是窦性停搏。停搏分为单类和多类停搏。

停训综合征（detraining syndrome）　运动员全年进行大运动量集训，如伤后突然卧床、停止训练，常引起全身各系统的功能紊乱，出现失眠、腹泻、遗精、夜尿等，即所谓停训综合征。治疗：对症处理，伤后非伤肢等仍需保持一定的活动量。

葶苈大枣泻肺汤（decoction of Semen Lepidii seu Descurainiae and Fructus Ziziphi Jujubae for expelling phlegm）　其他名称：葶苈大枣汤、葶苈泻肺汤。中医方剂。《金匮要略》方。组成：葶苈子、大枣。功能泻肺行水、下气平喘。治痰涎壅盛、咳喘胸满者。

葶苈子（Semen Lepidii seu Descurainiae）　中医药名。十字花科植物独行菜或播娘蒿的种子。前者习称北葶苈子；后者习称南葶苈子。苦、辛、寒。归肺、膀胱经。功能泻肺行水、祛痰定喘。主治：痰涎壅滞的咳逆痰多，喘息不得卧，一身面目浮肿，胸腹积水、小便不利属实证者。

聤耳（suppurative otitis media）　中医病名。即化脓性中耳炎。《诸病源候论》卷二十九："劳伤血气，热乘虚而入于其经，邪随血气至耳，热气聚，则生脓汁，故谓之聤耳。"①泛指耳窍中流脓者。②仅指耳中出脓带黄色者。此外，脓带白色者名缠耳；脓带青色者名震耳；脓带红色者名风耳；脓带黑色者名耳疳。暴病多属实证，久病多属虚证。实证多由肝、胆、三焦湿热火毒熏蒸所致；虚证多由肾经虚损所致。实证耳底痛，流黄稠脓液，舌黄质暗，脉弦数；治宜宣泄肝胆、祛湿清热。虚证耳中流脓终年不断，脓水清稀，或兼耳鸣、耳聋等；治宜滋阴降火。

通草（Medulla Tetrapanacis, ricepaperplant pith）　中医药名。五加科植物通脱木的干燥茎髓。甘、淡，微寒。归肺、胃经。功能清热利尿、通气下乳。用于湿热尿赤、淋病涩痛、水肿尿少、乳汁不下。孕妇慎用。

通道（channel）　镶嵌在细胞膜中的与离子出入有关的蛋白质。由于其化学结构的易变性，可在膜两侧某些化学基团和电场力的作用下改变分子构型，从而改变膜对离子的通透性，出现某种离子通道开放或关闭的现象。

通经（restoring menstruation）　中医治法。治疗经闭的方法。先排除怀孕期、哺乳期或绝经期的生理性经闭，再分别虚实。常用通经治法为：①气血两虚证。表现为经闭、头晕眼花、耳鸣心悸、气短疲乏、舌淡无苔、脉沉细。治宜益气养血。②气滞血瘀证。表现为经闭、精神抑郁、烦躁易怒、胸闷胁痛、小腹胀痛，舌边紫暗或有紫点、脉弦或涩。治宜行气活血。

通睛（esotropia）　其他名称：斗鸡眼、斗睛。中医病证名。多见于小儿。由惊风后遗，或受猛烈震荡所致。一眼或双眼黑珠相对呆定于眦侧，瞻东反西，顾左反右，若振掉头脑，则睛方转。治宜化痰通络为主；结合针刺睛明、攒竹、丝竹空、合谷等穴。

通量（flux）　生理学术语。扩散通量的简称。两种不同浓度的同种溶液的界面上发生扩散时，某种溶质每秒通过每平方厘米的平面的摩尔浓度（mmol）。脂溶性物质通量的大小与细胞膜两侧的浓度梯度成正比。如果是多种的混合溶液，其中每种物质移动的方向和通量都决定于该物质的浓度梯度，而与其他物质无关。电解质溶液中离子的移动中，还决定于离子所受的电场力。生物膜对各种物质的通透性不同也影响扩散通量。

通气储量百分比（percentage of ventilation reserve）　是指最大通气量与平静每分通气量之差占最大通气量的百分比。用公式表示：通气储量百分比＝（最大通气量－平静每分通气量）/最大通气量×100％。正常值等于或大于93％。它能表示通气功能的储备能力。

通气功能监测（ventilative function survey）　通过肺量计、气体分析仪、感应性呼吸体积描记仪、呼吸电阻抗仪等监测病人的呼吸频率、幅度、节律、呼吸暂停、胸腹呼吸的协调程度及潮气量、每分通气量、肺活量、无效腔量、呼出混合气的 CO_2 浓度，并计算肺泡二氧化碳分压。

通气/血流比值（ratio of alveolar ventilation to pulmonary blood flow）　生理学术语。每分钟肺泡通气量与肺血流量（心输出量）的比值。在正常情况下前者是 4.2L/min，后者是 5L/min，比值为 0.84。比值增大说明有部分肺泡气不能与血液中气体充分交换；比值减少说明有部分血液流经通气不良的肺泡。

通气障碍（disturbance of ventilation）　正常通气功能有赖于肺的正常扩张、回缩以及呼吸道的通畅。正常成人在安静状况下，肺的通气量约为 6～8L/min，呼吸负荷增加时可明显增多。当肺的扩张受限制、回缩不良或呼吸道阻塞时，可发生通气障碍。

通窍活血汤（decoction for activating blood circulation）　中医方剂。《医林改错》方。组成：赤芍、川芎、桃仁、红花、老葱、生姜、红枣、麝香、黄酒。功能活血通窍、行瘀通经。治瘀阻头面所致之头痛、昏晕、耳聋、脱发，以及妇女干血痨等。

通塞脉片（tongsaimai pian）　中医成药名。化瘀通脉祛瘀剂。组成：黄芪、当归、党参、玄参、金银花、石斛、牛膝、甘草。用于血栓闭塞性脉管炎，以及脑血栓形成、脑动脉硬化、动脉硬化性闭塞症、血栓性静脉炎及糖尿病坏疽等症，亦可用于红斑性肢痛以及其他闭塞性血管病。

通天口服液（tongtian koufuye）　中医成药名。治风剂（疏散外风）。组成：川芎、赤芍、天麻、羌活、白芷、细辛、菊花、薄荷。用于瘀血阻滞、风扰清空所致的偏头痛发作期。症见头部胀痛或刺痛，痛有定处，反复发作，头晕目眩或恶心呕吐，恶风或遇风加重。

通透性（permeability）　细胞膜两侧物质浓度恒定时，膜对某种物质的转运效率。分子越小，越容易通过细胞上的膜孔，其通透性越大；反之，分子越大，越不易通过膜孔，其通透性越小。许多物质通过膜都是靠通道蛋白或载体蛋白的帮助。如蛋白质处于不同状态，则某物质的通透性可能发生变化。

通心络胶囊（tongxinluo jiaonang）　中医成药名。益气活血祛瘀剂。组成：人参、水蛭、全蝎、土鳖虫、蜈蚣、蝉蜕、赤芍、冰片等。用于冠心病、心绞痛属心气虚乏、血瘀络阻者。症见胸部憋闷、刺痛、绞痛，固定不移，气短乏力、心悸自汗等症。出血性疾患、孕妇及妇女经期禁用。服药后胃部不适者宜改为饭后服。

通心面征（macaroni sign）　胆道蛔虫的超声征象。蛔虫无声的线形回声可呈条或多条，而其体腔呈暗带，犹如通心面的征象。

通宣理肺丸（tongxuan lifei wan）　中医成药名。化痰止咳平端剂（温化寒痰剂）。另有制剂：胶囊、口服液。组成：紫苏叶、前胡、桔梗、苦杏仁、麻黄、甘草、陈皮、半夏、茯苓、枳壳、黄芩。功能解表宣肺、化痰止咳。用于感冒咳嗽、发热恶寒、鼻塞流涕、头痛无汗、肢体酸痛。风热咳嗽、阴虚久咳者不宜应用。

通用供血者（universal donor）　曾称万能供血者。最初，通用供血者血液是指单纯 O 型全血；Rh 血型发现后，有所谓"新通用供血者"血液，就是 ORhD 阴性血液。目前我国通用供血者仍指单纯 O 型血，未考虑 Rh 和其他血型系统。

通用密码（universal code）　在所有种类的生物中编码相同氨基酸的密码子。

同病率（concordance rate）　双胞胎的一方患某病时，另一方亦患此病的比例。在研究遗传因素时，常以双胞胎为对象，以调查其在不同环境下发病情况是否一致。由于同卵双胞胎遗传物质的共同性比异卵多，故常比较同卵及异卵双胞胎的同病率。

同病异治（treating same disease with different methods）　中医治则。同一病证，可因人、因时、因地的不同，或由于病情的发展，病型的各异，病机的变化，以及用药过程中正邪消长等差异，治疗上应根据不同的情况，采取不同的治法。

同步窦-室传导（synchronous sinoventricular conduction）　正常情况下，窦房结兴奋循一定程序和路径，步调一致地下传至浦氏纤维而兴奋心室。故 P-QRS-T 波图形是一致的，故名。见窦-室传导。

同步化（synchronization）　在等频性房室脱节中，两个起搏点的频率偶然相等所致的同相状态维持较长时间。"同步化"与"趋同"系同一概念，二者区别在于，前者同相状态时间长，后者短暂。

同端内切酶（isocandmer）　识别的位点顺序不一定相同，但作用后产生 DNA 黏性末端相同的限制性内切核酸酶。

同分异构（isomerism）　分子式相同而结构式不同的有机化合物。彼此互称同分异构体（异构体）。如丙醇与异丙醇、乙醇与二甲醚等。

同工 tRNA（isoacceptor tRNA）　能接受和携带相同氨基酸，但分子结构上有差异的转移核糖核酸（tRNA）。对应一种氨基酸的同工 tRNA 数目不等，有的可至 5～6 种。

同工酶（isoenzyme）　来源于同一种系、机体或细胞的同一种酶具有不同的形式。催化同一化学反应而化学组成不同的一组酶。产生同工酶的主要原因是在进化过程中基因发生变异，而其变异程度尚不足以成为一个新酶。其生理意义在于指导代谢方向，以适应不同组织、细胞对代谢的不同需要。同工酶测定已应用于临床诊断，有其特异性强和灵敏度高的特点。

同工凝集素（isolectin）　其他名称：同族凝集素。来自同一种物种材料、但蛋白质成分有所不同的凝集素。存在于正常人血清中的同种异型血细胞抗原的抗体。如抗 A 凝集素可凝集 A 型红血细胞，存在于 B 型人的血清中；抗 B 凝集素可凝集 B 型血红细胞，存在于 A 型人的血清中。

同工异源酶（isoschizomers）　能识别和切割同一位点但来源不同的酶。

同功器官（analogous organ）　形态和功能相似而起源和构造不同的器官。如鸟翼由前肢变态而来，而昆虫翅膀则由胸板与侧板一部分扩张而成，但两者都是飞行器官。

同化激素类（anabolic hormones）　蛋白质合成作用较强而雄激素作用弱的合成雄激素衍生物药物。用于各种慢性消耗性疾病的治疗。常用的有苯丙酸诺龙、司坦唑酮和美雄酮等。

同化作用（assimilation）　在新陈代谢过程中，生物体将从外界吸收的物质，通过体内一系列生物化学变化，转化为本身的组成物质，并储存能量的过程。

同基因骨髓移植（syngeneic bone marrow transplantation, syngeneic BMT）　指同卵孪生同胞间的移植。移植后的并发症少。

同基因移植物（syngenic graft）　其他名称：同系移植物。是指同种之间而基因型相同的两个个体间的移植物，例如同卵孪生者之间的移植或近交系动物之间的移植。

T

同聚核苷酸（homopolynucleotide） 由一种核苷酸组成的多核苷酸。

同类起搏点转移（homo-pacemaker transport） 同一类起搏点的不同部位轮流发出一系列（3次以上）兴奋以控制心电活动。它与游走心律两者均属同类性心律中的多源性心律。

同类性游走心律（analogous wandering pacemaker） 其他名称：多源性逸搏心律。是同一类起搏点的不同部位轮流发出兴奋形成的心律。根据起搏点的类别，分为4类，即窦房结内、心房内、心室内及连接区内游走心律。

同离子效应（common-ion effect） 向溶液中加入含有与溶液相同离子的强电解质，引起溶液性质改变的效应。如醋酸溶液中加入醋酸钠，可使酸度降低；向氰化钠（NaCN）水溶液中加碱，可抑制其水解，用以防止有毒的氰化氢（HCN）气体产生等。

同期复孕（superfecundation） 两个成熟卵子在一次排卵中由卵巢排出后，短期内分别受精，但不一定在一次性交中完成。

同腔性期前收缩（synchrocavity premature beat） 期前收缩和基本心律的起搏点处在同一个心电双腔。例如窦性心律伴窦性期前收缩、房性心律伴房性期前收缩、室性心律伴连接性期前收缩等。期前收缩易引起基本心律产生节律重整，故代偿间歇多不完全。

同身寸（individual cun） 中医针灸学术语。出自《针灸资生经》。是指以病人本人体表的某些部位折定分寸，作为量取穴位的长度单位。同身寸从广义角度理解，应包括骨度法和指寸法两种。现习指后者，如中指同身寸等。此外，还有目寸、口寸等法，今已鲜用。①手指同身寸。以病人中指中节屈曲时桡侧两端纹头之间为一寸，称中指同身寸；以拇指关节屈侧的横纹两端间宽度为一寸，称拇指同身寸。②骨度分寸。将人体各个部位分别规定折算长度，无论男女、老少、高矮、肥瘦均按该标准测量。如前发际至后发际为12寸，两乳头之间为8寸。

同位素（isotope） 原子序数相同而质量数不同的核素。如 ^1_1H、^2_1H 和 ^3_1H 是氢的三种同位素。质量数相同而质子数不同的核素，称为同量异位素；质子数、质量数相同而能量状态不同的核素，称为同核异能素。

同位素发生器（isotopic generator） 可以生产短半衰期同位素的一种装置。内装有一种长半衰期的放射性同位素（即母体同位素），它的衰变产物即为所需要的短半衰期同位素。如果将母体同位素吸附在适当的装有吸附剂的发生器内，那么使用各种淋洗剂就可以将短半衰期同位素自发生器上淋洗下来与母体同位素分离，而加以使用。用这种方法可以生产很多种短半衰期同位素，方法非常简单。目前 ^{99}钼-^{99m}锝和 ^{113}锡-^{113m}铟等发生器已在临床上使用。

同位素丰度（abundance of isotope） 某元素的任一天然存在的同位素含量的百分数。

同位素扫描机（isotope scanner） 核医学诊断设备。由闪烁计数器探头对摄入同位素标记药物的被检器官（如肝、肾、脑、肺、脾、胰、甲状腺、胎盘、骨等）进行扫描。由于正常组织和病变组织的吸收差异，打印出黑白或彩色图形，显示体内同位素的聚积和分布情况，以此诊断肿瘤部位，了解结构形态的变化和病理的异常。

同位素效应（isotope effect） 核医学术语。能检测出来的同位素间的化学或物理性质的差异。

同位素治疗（isotope therapy） 用放射性同位素进行放射治疗。除 ^{60}钴外，口服 ^{131}碘可以治疗甲状腺功能亢进症和具有聚碘功能的甲状腺转移癌；^{32}磷可以治疗真性红细胞增多症和慢性白血病。胶体 ^{198}金或胶体 ^{32}磷直接注射于肿瘤组织内或体腔内，对肿瘤或癌性胸腹水有一定的治疗作用。^{90}锶或 ^{32}磷制成敷贴器可以治疗某些皮肤和眼科疾病。

同系列（homologous series） 在组成上仅相差 CH_2 的含有相同功能基的有机化合物。组成同系列的各个化合物彼此互称同系物。例如在醇同系列中，甲醇、乙醇、丙醇均互称为同系物。

同向转运（symport） 物质穿膜协同运输方法之一。在这种方式的转运中，物质的逆浓度梯度穿膜运输与所依赖的另一物质的顺浓度梯度的穿膜运输两者的运输方向相同。如钠泵主动转运 Na^+ 时，葡萄糖和氨基酸等物质被动的同时同方向的转运过程。转运时共用同一载体，由ATP供能。小肠上皮和肾近曲小管均有此种转运方式。

同心性旋涡（concentric whirlpool） 其他名称：洋葱状排列。病理学术语。肿瘤细胞组织学排列形若旋涡且中心点居中。中心点无其他成分，有时为一两个类似周围的瘤细胞（细胞心性旋涡）。最典型的是脑膜瘤内的旋涡，亦见于神经鞘瘤，偶见于神经纤维瘤中。

同型胱氨酸尿症（homocystinuria） 见高胱氨酸尿症。

同性恋（homosexuality） 在正常生活条件下对同性的人爱恋并持续表现出性爱倾向，包括思想、感情和性爱行为；同时对异性毫无性爱倾向，或虽有但减弱。部分人则既有异性恋又有同性恋。有的人自己内心是同性恋，而在社会上被认为异性恋，因他有妻子和子女；他很可能只有对同性的性幻想，但因社会习惯影响仍与异性结婚并有性行为。产生同性恋的原因不明，转成异性恋比较困难，很多同性恋者并不希望转换。目前同性恋不再纳入疾病诊断分类之中。

同义密码子（synonymous codon） 其他名称：互兼并密码子。编码同一种氨基酸的不同密码子。它们之间互称同义密码子。如UUU和UUC是苯丙氨酸的同义密码子。

同义突变（synonymous mutation） 编码同一氨基酸的密码子突变。由于遗传密码有兼并性，1个氨基酸可有几个密码子，如果密码子第3个碱基发生替换后仍可编码同一氨基酸，那么就使转译过程并不改变多肽链的氨基酸顺序。因而也不产生遗传效应，使这种突变成为多余的突变。

同源流行（common source epidemic） 在某疾病流行中，全部或大多数的病人是由一共同来源的致病因子所引起者。由一个被污染的水井引起的细菌性痢疾的流行即为同源流行，但病人可以分散在不同地点与不同的时间发病。

同源器官（homologous organ） 起源相同、构造和部位相似而形态和功能不同的器官。例如，鸟的翼和蝙蝠的翼适于飞翔，鲸的鳍适于在水中游动，马的前肢适于奔跑，人的上肢适于做各种复杂动作。但它们的起源相同，均属前肢各种形态，只是由于环境条件的变化，发生了相应形态上和功能上的变化。

同源染色体（homologous chromosome） 其他名称：同型染色体。二倍体细胞中染色体以成对的方式存在，一条来自父本，另一条来自母本。且形态、大小相同，并在减数分裂前期相互配对的染色体。含相似的遗传信息。

同质移植（isograft） 其他名称：同基因移植术。人体同卵双生之间的组织或器官移植。由于供体与受体的抗原相同，移植后不发生免疫上的排斥反应，一般都能成功。

同质异能素（isomer） 原子核内中子数和质子数都相同，而所处的能量状态不同的核素。如 $^{99m}_{43}Tc$ 与 $^{99}_{43}Tc$，二者能量不一样，$^{99m}_{43}Tc$ 具有高的能量，是 $^{99}_{43}Tc$ 的亚稳态。

同种细胞凝集反应（allogenic cell agglutination） 其他名称：同种红细胞凝集反应。存在于人血细胞上的同种异型抗原，与其抗体结合后出现的凝集反应。如某人红细胞膜上的A凝集原与B人血清中的抗A凝集素相遇发生的凝集反应。常用于血型鉴定。

同种移植（homograft） 其他名称：同种异体移植。同一种属中不同个体间进行的组织或器官的移植。常用的有骨、血管、皮肤的移植。由于供体与受体抗原各异，植入的组织将为免疫反应所排斥。

同种异体鼓膜移植（homograft of tympanic membrane） 将新鲜尸体的鼓膜及完整的听骨移植于病人身上，用以增进听力。

同种异体抗原（homologous alloantigen） 其他名称：同种异型抗原。能刺激同种而基因型不同的个体体内产生免疫应答的抗原。例如决定输血反应的ABO、Rh血型抗原，决定移植排斥反应的组织相容性抗原（如HLA）等。

同种异体移植物（allograft） 系指同种内不同个体间的移

植物。

同轴针电极（concentric needle electrode）　一种使用较多的肌电检查电极。在类似注射针头的金属管中央装上一根细铂丝，二者同轴，其间充填以绝缘物质而成。在针尖处铂丝末端与金属针管之间，即为拾取生物电的两个极。

同族凝集素（isoagglutinin）　见同工凝集素（isolectin）。

桐子（桐油）**中毒**（tungseed or tung oil poisoning）　桐树全株有大毒，桐子毒性更强，内含桐酸，刺激胃肠，损害肝、肾。误食可急性中毒。出现呕吐、腹泻、头痛、酸中毒，肝大、蛋白尿，重者昏迷、惊厥、呼吸困难、心脏停搏，甚至死亡。治疗：尽快洗胃、洗肠；纠正脱水。

铜（copper, Cu）　质较软，具有特征性红色光泽的金属。人体必需元素。体内多种蛋白质和酶都含有铜。具有独特的催化作用和趋脂作用。缺铜可致主动脉弹性减低、心血管损伤、造血功能障碍以及骨质疏松症等。体内二价铜离子过多沉积在肝、肾、脑能引起神经中毒症状。

铜蓝蛋白（ceruloplasmin）　其他名称：血浆铜蓝蛋白。一种含铜约 0.34%，分子量约 151 000 的糖蛋白质，因呈蓝色故称铜蓝蛋白。每分子铜蓝蛋白具有 8 个与铜离子结合的位点。正人血清中含铜蓝蛋白约 25～43mg/100ml。铜蓝蛋白具有亚铁氧化酶的作用，能将 Fe^{2+} 氧化为 Fe^{3+}，利于铁的运输与动员。

铜绿假单胞菌（*Pseudomonas aeruginosa*, *Bacillus pyocyaneus*）　能产生水溶性绿色色素的革兰氏阴性短小杆菌。一端有一至数根鞭毛，运动活泼，能在普通培养基上生长，可使脓汁及培养基呈绿色。此菌广泛分布于自然界土壤、水、空气及人的皮肤、肠道等处。机体抵抗力低下时，可条件致病，常见于烧伤和大面积浅表创伤后的继发性化脓感染。可感染人体任何组织和部位，侵入血流，导致脑膜炎、败血症等；也可由于污染空气或应用膀胱镜等医疗器械造成医源性感染。该菌对多种抗生素不敏感，治疗时可选用羧苄西林、庆大霉素、环丙沙星等。近年对烧伤病人采用多价铜绿假单胞菌抗血清治疗，有一定效果，菌苗研制也很有希望。

铜绿假单胞菌肺炎（pyocyanic pneumonia）　铜绿假单胞菌引起的坏死性支气管肺炎。发病急骤，发展迅速，病情危重。在原有疾病的基础上有高热、咳嗽、黄绿色脓痰，常具铜绿假单胞菌的绿色和特殊气味。血白细胞稍增加或正常。痰或血中分离出致病菌，即可确诊。治疗：选用对铜绿假单胞菌作用较强的抗菌药物，积极给予支持治疗和处理并发症。

铜绿假单胞菌感染（Pseudomonas aeruginosa）　由铜绿假单胞菌引起的感染。烧伤、肿瘤和应用免疫抑制剂的病人易感，烧伤感染最多见。易发生败血症。铜绿假单胞菌肺炎多为血源性、多灶性，易发生脓胸和支气管胸膜瘘。铜绿假单胞菌性化脓性血栓性静脉炎常在插管后发生；动-静脉坏死性血管炎，因常致皮肤坏死，故称坏死性臁疮。尿路、脑膜、骨和关节亦可受累。治疗：宜首选羧苄西林加庆大霉素或妥布霉素、环丙沙星。

铜绿假单胞菌菌苗（pyocyanobacterin）　主动免疫制剂。我国研制的铜绿假单胞菌菌苗（EP）属于内毒素蛋白抗原，具有良好免疫原性。接种菌苗后病人血中抗体效价增高，内毒素水平降低，中性粒细胞吞噬功能增强。主动免疫一般要经 5～7 日，血中 IgG 抗体才能达到保护水平。注射菌苗局部可出现红肿，全身可有发热。反应严重者可减少菌苗剂量或停止使用。

铜绿假单胞菌食物中毒（pyocyanic bacillus food poisoning）　摄入铜绿假单胞菌污染的食物而引起的中毒。食入铜绿假单胞菌污染肉类食品者，多于 14h 左右急起恶心、呕吐、腹痛和腹泻，多呈水样便，少数为脓血便，畏寒发热，嗜睡或昏迷。食物和大便检出细菌可以确诊。治疗：羧苄西林、庆大霉素、环丙沙星。

铜绿假单胞菌性角膜溃疡（pseudomonas aeruginosa corneal ulcer）　铜绿假单胞菌感染所致的角膜急性化脓性炎症。潜伏期短，眼剧痛，畏光，流泪，眼睑及球结膜充血、水肿，分泌物多。感染后数小时，角膜出现灰白色环形浸润，周围弥漫性水肿，不易穿孔。眼前房有黄白色积脓。局部和全身应

用羧苄西林、庆大霉素、环丙沙星治疗。

铜线（copper line）　其他名称：绿线。铜中毒时牙龈缘的绿线或红线。

铜中毒（copper poisoning）　微量元素中毒。误服含铜外用药、饮用铜污染的水、食用铜制容器储存的酸性食物等可引起急性铜中毒。出现上腹部疼痛、恶心呕吐及腹泻，重症可发生昏迷、少尿、肝肾坏死等而致死。治疗：0.1%亚铁氰化钾或硫代硫酸钠洗胃，用依地酸钙钠、青霉胺促排。

童稚型 T 波（juvenile pattern T wave）　见持续性幼年型 T 波。

酮康唑（ketoconazole）　其他名称：里素劳。抗真菌药。用于敏感菌所致的皮肤、深部及全身感染。制剂：片剂、胶囊剂。用药期间检查肝功。有肝病史者及孕妇禁用。很少渗入脑脊液，不适用于真菌性脑膜炎。

酮尿（ketonuria）　尿中出现酮体。可分为糖尿病性和非糖尿病性两种，后者见于婴幼儿发热、中毒性疾病、腹泻、妊娠剧烈呕吐伴低糖饮食等。新生儿期应考虑遗传代谢性疾病。

酮体（ketone body）　饥饿或糖尿病时肝中脂肪酸大量氧化而产生乙酰辅酶 A 后缩合生成的产物。包括乙酰乙酸、β-羟丁酸及丙酮。酮体生成后，须经血液送至肝脏外组织氧化，是肝脏快速输出脂肪酸能源的一种形式。剧烈运动时，机体生成酮体增多。在饥饿时酮体可占脑能量来源的 25%～75%。

酮替芬（ketotifen）　其他名称：甲哌噻庚酮、噻喘酮。强效抗组胺和过敏介质阻释药。主要通过抑制嗜碱性粒细胞、中性粒细胞释放组胺和慢反应物质，阻止支气管黏膜下肥大细胞释放过敏性介质等发挥治疗内源性或外源性哮喘病。其特点是抗哮喘谱广，起效缓慢，作用持续时间长。适用于长期防治支气管哮喘病；喘息性支气管炎、过敏性咳嗽；对过敏性皮炎、鼻炎、结膜炎等亦有较好的疗效。制剂：富马酸酮替芬片剂。孕妇慎用，驾驶员及机械操纵者慎用。

α-酮戊二酸（α-ketoglutaric acid）　5 碳三酮双羧酸。是柠檬酸循环的中间产物。可借助三羧酸载体逸出线粒体。在柠檬酸循环中 α-酮戊二酸来自异柠檬酸，经氧化脱羧酶体系的作用形成琥珀酰 CoA。

α-酮戊二酸途径（α-ketoglutarate pathway）　精氨酸、脯氨酸、组氨酸、谷氨酸及谷氨酰胺等经由 α-酮戊二酸进入柠檬酸循环的分解代谢途径。

酮症（ketosis）　一种严重的代谢紊乱。由于脂肪分解代谢加速，其代谢产物酮体（包括 β-羟丁酸、乙酰乙酸和丙酮）在体内大量产生，来不及氧化而蓄积所致。见于长期饥饿、高热、厌食或严重的糖尿病等。血中酮体增加时称酮血症，尿中有酮体的称酮尿。治疗应针对病因。

酮症酸中毒（keto-acidosis）　以脂肪氧化为主要供能方式时体内生成过多酮酸（β-羟丁酸、乙酰乙酸、丙酮）。主要见于糖尿病和饥饿。在糖尿病时，由于胰岛素绝对或相对不足，致使葡萄糖利用障碍。能量来源主要依靠脂肪分解，于是脂肪被动员，血中脂质增加，酮体产生过多，超过了外周围组织的氧化能力，发生酮症酸中毒。

酮症型高甘氨酸血症（ketotic hyperglycinemia）　以酮症酸中毒和血甘氨酸浓度升高为特征的遗传性代谢障碍性疾患。表现为发作性酮症酸中毒、生长迟缓、反复感染和骨质疏松。血和尿甘氨酸及酮体增高。有些病例维生素 B_{12} 治疗有效。

β-酮脂酰辅酶 A 硫解酶（β-ketoacyl-coenzyme A thiolase）　催化 β-酮脂酰辅酶 A 在 β 碳原子上断裂，生成乙酰辅酶 A 和一个比原来少 2 个碳原子的脂酰辅酶 A 反应的酶。该酶存在于线粒体中，参与脂肪酸 β 氧化。

β-酮脂酰合成酶（β-ketoacyl synthetase）　其他名称：β-酮脂酰基-酰基载体蛋白合成酶。催化乙酰基及丙二酰基的缩合，生成 β-酮脂酰基反应的酶。该酶蛋白分子中半胱氨酸残基上的巯基作为脂酰基的载体，参与脂肪酸的合成。

β-酮脂酰还原酶（β-ketoacyl reductase）　其他名称：β-酮脂酰基-酰基载体蛋白还原酶。催化 β-酮脂酰还原成 β-羟脂酰基反应的酶。参与脂肪酸的合成。

瞳孔（pupil）　虹膜中央的圆孔。是光线入眼的通道。直径可变动在 1.5～8.0mm。在强光下缩小，在暗光下散大，以调节入眼的光量。虹膜中有环状和辐射状走行的平滑肌。前者

T

受动眼神经中副交感神经纤维支配，收缩时使瞳孔缩小，称瞳孔括约肌。后者受交感神经纤维支配，收缩时使瞳孔开大，称为瞳孔开大肌。两者共同调节瞳孔的直径。

瞳孔白色症（pupil white sign）　其他名称：白瞳症。瞳孔区呈现白色、灰白色反光，且伴视力障碍。常见于视网膜母细胞瘤、原始玻璃体持久增生、晶状体后纤维增生、视网膜脱离、先天性白内障、渗出性视网膜炎。

瞳孔闭锁（seclusion of pupil）　瞳孔缘全部与晶状体前囊粘连。若瞳孔被白色不透明膜状物遮盖，为瞳孔闭锁。属于虹膜睫状体炎的后遗症。

瞳孔变形（pupil distortion）　瞳孔从正常的圆形变为椭圆形、裂隙形、梨形和梅花形等。见于青光眼、眼内肿瘤、虹膜萎缩、虹膜根部断离、虹膜缺损和虹膜后粘连等。

瞳孔残膜（persistent pupillary membrane）　见永存瞳孔膜。

瞳孔大小不等（anisocoria）　双侧瞳孔大小不等，且变化不定。提示有颅内病变（如脑外伤、脑肿瘤、炎症等）。若大小变化不定提示有脑疝的可能，为临床危象之兆。若两侧瞳孔大小不等且伴有对光反射减弱或消失以及神志不清，往往为中脑功能损害表现，预后较差。

瞳孔对光反射（pupillary light reflex）　其他名称：瞳孔光反射。瞳孔的大小随光线的强弱而改变，强光下瞳孔缩小，弱光下瞳孔散大，称瞳孔对光反射。其意义是调节进入眼内的光量，防止视网膜受损。当光照一侧眼时，两眼瞳孔同时缩小，称互感性对光反射。瞳孔对光反射中枢在中脑，因此，临床上常将它作为判断中枢神经系统病变部位、麻醉深度和病危程度的重要指标之一。

瞳孔反射（pupillary reflex）　外来刺激引起瞳孔缩小或扩大的反应。最常遇到的自然刺激是光线的变化：光线增强使瞳孔缩小，光线减弱或到暗处则瞳孔扩大。另外，注视近物时缩小，视远时扩大。此外，刺激颈部皮肤、剧烈痛觉以及突如其来的惊吓声等均可使瞳孔扩大。这些现象是通过神经系统而实现的反射活动。瞳孔反射异常或消失，表示神经系统有关部分的功能发生障碍。医学上常用瞳孔对光反射检查来了解神经系统的功能状态，或借以估计药物麻醉的深度。

瞳孔光反射（pupil light reflex）　见瞳孔对光反射。

瞳孔畸形（deformity of the pupil）　葡萄膜先天异常之一。瞳孔在位置、形状和数量上与正常不同的形象。瞳孔位置偏移者，称为瞳孔变位；瞳孔数量多于一个以上者称为多瞳；瞳孔形态异常亦可由圆形变为杏仁状的裂隙。

瞳孔扩大（dilated pupil, mydriasis）　瞳孔直径大于3～4mm。生理情况下见于精神兴奋或在暗处时；病理情况下见于外伤、颈交感神经受刺激、视神经萎缩等。亦可见于药物的影响（阿托品、可卡因）等。双侧瞳孔散大，伴有对光反射消失，则为濒死状态的表现。

瞳孔缩小（contracted pupil, myosis）　瞳孔直径小于3～4mm。在光亮处瞳孔缩小为生理性反应。病理情况下见于虹膜炎症、中毒（有机磷、毒蕈中毒）、药物反应（毛果芸香碱、吗啡、氯丙嗪）等。

瞳神干缺（pupillary metamorphosis due to posterio synechia）　其他名称：瞳人干缺、瞳神缺陷。中医病证名。常由肝肾亏损、虚火上炎引起。一般由瞳神缩小失治，黄仁与睛珠粘连所致。症见瞳神边缘如锯齿，似梅花状，偏缺参差。治宜滋养肝肾、清热明目。

瞳神缩小（myosis）　其他名称：瞳神紧小、瞳人锁紧、瞳神细小、瞳神焦小、瞳缩。中医症状名。可由肝胆火炽、风湿热邪、肝肾阴亏致瞳火上炎等上犯清窍引起。亦可由外伤、某些白膜、黑睛疾病所致。症见瞳神缩小如针孔，抱轮红，羞明流泪，视力明显下降。多见于虹膜睫状体炎。实者宜清泻肝胆实火，虚者宜滋阴清热降火。

瞳子髎（tongziliao, GB 1）　其他名称：后曲、鱼尾、太阳、前关。中医经穴名。属足少阳胆经。手太阳、手、足少阳之会。位于目外眦外侧0.5寸处。主治偏头痛、目赤痛、近视等。沿皮刺0.5～1寸。艾条灸5～10min。

桶状胃（leather bottle stomach）　其他名称：皮革样胃、皮囊胃。幽门不全梗阻使胃腔明显扩大呈桶状。这种幽门不全

梗阻多由良性病变所引起。X线钡餐检查可见胃张力减小，蠕动微弱或不见蠕动波。

桶状胸（barrel chest）　胸廓呈圆桶状畸形。胸廓的前后径较正常增加，有时可与左右径相等，肋弓的前下斜度上抬。肋间隙加宽，有时饱满。多见于支气管哮喘、慢性支气管炎等所致的肺气肿病人。

筒箭毒碱（tubocurarine）　其他名称：管箭毒碱。从多种防己科植物中提取的一种双苄基异喹啉生物碱。南美洲曾用作箭毒，故名。属非去极化型肌松剂。与麻醉药共用，可减少麻醉药用量，促进肌肉松弛。有麻痹呼吸肌的不良反应，用前应做好急救准备。

痛点注射止痛法（analgesia with pain point injection）　一些疾病如肩周炎、肱骨外上髁炎、紧张性头痛、腰肌劳损等在疼痛处有明显的压痛点，肌筋膜疼痛综合征有激痛点（又称触发点），在痛点注射1%利多卡因或0.25%布比卡因加泼尼松龙混悬液止痛，效果较好。

痛风（gout）　嘌呤代谢障碍，尿酸排泄减少，由遗传性和/或获得性引起的一组异质性疾病。临床主要表现为高尿酸血症及尿酸盐结晶沉积所致急性关节炎、痛风石、间质性肾炎，严重者呈关节畸形及功能障碍。常伴尿酸性尿路结石。高尿酸血症是导致痛风发作的根本原因。血中尿酸增高（高于7mg%）。X线摄片检查：受累关节在骨软骨缘邻近关节的骨质可有圆形或不整齐的穿凿样透亮缺损，系由尿酸盐侵蚀骨质所致，为痛风的X线特征，早期可无异常发现。治疗：急性发作时可用秋水仙素、吲哚美辛、保泰松等；平时多饮水、戒酒、少食果糖、不食高嘌呤食物（心、肝、肾、脑、酵母等）。

痛风宁胶囊（tongfengning jiaonang）　中医成药名。祛湿剂（散寒除湿通痹）。组成：黄柏、秦艽、赤芍、车前子等。用于痹证中的湿热证。症见关节红肿热痛，伴有发热、汗出不解、口渴喜饮、心烦不安等。服后不宜立即饮茶，孕妇慎用。

痛经（dysmenorrhea）　①经期前后或经期发生的难以忍受的下腹部疼痛。分为原发及继发两种。前者生殖器无器质性病变，可有子宫后屈或宫颈狭窄，经血流通不畅致子宫痉挛性收缩，生育后痛经可减轻或消失；后者多因生殖器病变如子宫内膜异位、盆腔炎症及子宫肌瘤等引起。治疗：去除病因。②中医病名。月经病的一种。经期或行经前后，小腹及腰骶部疼痛。可由气滞、血瘀、寒湿凝滞、气血虚弱或肝肾亏损所致。气滞多发于经前或经行时，下腹胀满、胸闷乳胀，治宜行气疏肝；血瘀痛多在经前，小腹刺痛拒按，经少有块，治宜活血散瘀；寒湿凝滞者，下腹冷痛或绞痛，得热痛减轻，经血色黯不畅，治宜温经祛湿、活血止痛；气血虚弱痛以经后为甚，其痛绵绵，喜按喜温，治宜补气养血；肝肾亏损者，痛亦以经后为甚，兼有头晕、耳鸣、腰膝酸软等，治宜调补肝肾。

痛痉平（diphemin）　见苯羟甲胺。

痛觉（pain sense）　机体受到伤害性刺激时产生的复杂的、伴有不愉快的情绪活动和防卫反应的感觉。按产生的部位，可分为皮肤痛觉和内脏痛觉两种。前者按出现的先后顺序和性质，又可分为快痛和慢痛两种。快痛是尖锐而定位清楚的刺痛，受刺激后立即发生，刺激撤离后又迅速消失；慢痛是定位不明确的烧灼痛，潜伏期长，痛觉强烈且难以忍受，刺激撤离后还能持续一定时间，可伴有情绪反应和心血管及呼吸等功能变化。内脏痛觉多是缓慢、持续，定位不精确，对刺激的分辨能力差，切割、烧灼刺激作用于内脏一般不产生疼痛，而机械牵拉、缺血、平滑肌痉挛往往引起疼痛。

痛觉过敏（hyperalgesia）　轻微刺激即可引起疼痛的现象。可分为原发性和继发性两种类型，前者是由于损伤组织释放的化学物质使周围组织痛阈降低所引起的；后者是从组织损伤区域来的神经冲动使中枢神经系统不同部位（脊髓、丘脑或大脑皮质）易化的结果。

痛痛病（itai-itai disease）　一种镉污染公害病。发现于日本富山县。以骨和关节以及四肢疼痛为主要症状。多见于45岁以上生育多的妇女，病人行动困难，表现为鸭步，出现严重的骨软化、萎缩、弯曲和多发性病理性骨折，骨畸形造成人

654654545454

体变矮；氨基酸尿、肾性糖尿、蛋白尿，伴有肾小管再吸收与食物消化吸收等障碍；骨组织和内脏镉、铅、锌含量增加。1968年日本卫生和福利部公布，在怀孕、乳汁分泌失调、衰弱、钙质缺乏等因素存在时，由于长期镉中毒可引起痛痛病。治疗：急性中毒时积极防治肺水肿和感染。用依地酸钙钠驱镉。慢性中毒骨质疏松用维生素D和钙剂。

痛性肥胖病（adiposis dolorosa）　其他名称：德卡姆病、神经性脂肪过多症。为一种少见的自主神经系统疾病。妇女多发，并出现于绝经期之后。临床表现为在肥胖的基础上出现多发的痛性脂肪结节或痛性脂肪块。疼痛性质为针刺样或刀割样剧痛，呈阵发性或持续性，沿神经干可有压痛。治疗：对症处理，疼痛剧烈时可用止痛药。

痛性眼肌麻痹综合征（painful ophthalmopegia syndrome, Tolosa-Hunt syndrome）　其他名称：托洛萨-亨特综合征。由一侧海绵窦或眶上裂附近组织轻度非特异性肉芽肿性炎症引起的三叉神经第1支分布区、眼球后疼痛，以及动眼、滑车和展神经麻痹。多见于青壮年。主要症状为额颞部和眼球后疼痛、眼睑下垂、眼球活动受限或复视。可有不同程度的突眼、轻度视乳头水肿、面部痛觉减退、角膜反射迟钝。治疗：以肾上腺皮质激素为主，同时用抗生素。

痛性脂肪瘤（painful lipoma）　一种多发性脂肪瘤。常见于四肢、胸或腹部皮下，呈多个较小的圆形或卵圆形结节，较一般脂肪瘤略硬，压之有轻度疼痛。治疗：手术。

痛阈（pain threshold）　①引起人体痛觉的最低刺激强度。最常用的痛阈有两种：一种叫痛感觉阈（习惯以此作为痛阈），即开始感觉到痛的最小刺激强度；一种叫耐痛阈，即能耐受痛的最大刺激强度。痛阈有个体差异，且不同部位也有差异。②能引起耳朵痛觉的声音的声强。频率2 000Hz的声波，正常人听觉能忍受的最高声压级为120dB。

痛阈测量仪（pain threshold meter）　采用离子透入原理进行痛阈测定的仪器。以输出直流电或单极性的方波群，对皮肤进行疼痛刺激，根据病人报畅时电流的大小，表示痛阈或耐痛阈的高低。用于测定病人针刺前后痛阈的变化；针刺麻醉原理和疼痛的实验研究。

痛知觉（pain perception）　个体对现实痛刺激和已储存的经验相互作用而产生的主观感受和体验。

头孢氨苄（cefalexin）　其他名称：苯甘孢霉素、先锋霉素Ⅳ、头孢菌素。半合成第一代口服头孢菌素。革兰氏阳性球菌对头孢氨苄敏感。用于敏感菌所致的呼吸道、尿路（包括前列腺）、皮肤和软组织等感染，也用于中耳炎。制剂：片剂、胶囊剂、颗粒剂、缓释胶囊剂、缓释片剂。头孢菌素过敏者禁用，青霉素过敏或过敏体质者慎用；肾功能严重障碍者应酌减用量。

头孢吡肟（cefepime）　其他名称：马斯平。半合成第四代头孢菌素。适用于多重耐药的革兰氏阴性杆菌感染。用于敏感菌引起的下呼吸道感染、泌尿道感染、皮肤及软组织感染、腹腔感染（包括腹膜炎及胆道感染）、妇产科感染、败血症、中性粒细胞减少伴发热病人的经验性治疗。制剂：注射剂。头孢吡肟或L-精氨酸、头孢菌素类药物、青霉素或其他β-内酰胺类抗生素有即刻高敏反应的病人禁用。

头孢丙烯（cefprozil）　其他名称：头孢罗齐、先力腾、施复捷。半合成第二代口服头孢菌素。主要用于敏感菌引起的上呼吸道和下呼吸道感染、泌尿道感染，以及肠炎和胃肠炎、中耳、皮肤和皮肤组织的感染。制剂：片剂。头孢类过敏者禁用，胃肠道疾病病人慎用，孕妇、哺乳期妇女慎用。

头孢呋辛钠（cefuroxime sodium）　其他名称：头孢呋肟、达力新、西力欣。半合成第二代头孢菌素。用于敏感菌所致的下呼吸道、泌尿道、皮肤和软组织、骨和关节、女性生殖器等感染；对败血症、脑膜炎也有效。制剂：片剂、注射剂。青霉素过敏者禁用，对青霉素过敏、哺乳期妇女慎用。肾功能不全者应减少剂量。

头孢菌素Ⅲ（cephaloglycinum）　其他名称：先锋霉素Ⅲ、头孢甘酸。抗生素类药物。白色结晶性粉末，微溶于水，不溶于有机溶液，对热、碱不稳定。抗菌谱和适应证与头孢菌素Ⅰ相似。由肾排泄较多，适用于尿路感染。约有10％发生

严重腹泻，3％有皮疹，与青霉素可能有交叉过敏反应。

头孢菌素Ⅵ（cephradinum）　其他名称：先锋瑞丁。抗生素类药。白色结晶性粉末，易溶于水，略溶于乙醇、丙酮。对耐青霉素的金黄色葡萄球菌有效，对其他广谱抗菌药的杆菌有快而可靠的杀菌作用。用于泌尿系统、呼吸系统、软组织等的感染，对眼、耳、鼻、喉科感染、猩红热、肠炎和痢疾也有效。毒性低，少数人有胃肠道反应、皮疹等。与青霉素类有交叉过敏反应。对头孢菌素过敏者忌用，孕妇慎用。

头孢菌素类（cephalosporins）　其他名称：头孢霉素类。半合成抗生素，属β-内酰胺类。该类抗生素具有抗菌谱广，对多数革兰氏阴性菌及阳性菌均有效，以及杀菌力强、对胃酸及β-内酰胺酶稳定、过敏反应少（与青霉素仅有部分交叉过敏现象）等优点。根据其抗菌作用特点及临床应用不同，分为第一代头孢菌素（如头孢噻吩、头孢唑林）、第二代头孢菌素（如头孢孟多、头孢呋辛）及第三代头孢菌素（如头孢噻肟、头孢曲松、头孢他啶）等。

头孢菌素钠（cephalothinum）　其他名称：先锋霉素Ⅰ。广谱抗生素。白色结晶性粉末，几乎无臭，有引湿性，遇热分解，易溶于水，微溶于乙醇。对革兰氏阳性菌有抗菌作用，对阴性菌作用小。对其他抗生素无交叉耐药性，与青霉素无交叉过敏现象。用于具有耐青霉素酶的细菌引起的各种感染。毒性较低，肝、肾功能严重障碍者慎用。约有5％发生过敏反应。

头孢克洛（cefaclor）　其他名称：头孢氯氨苄、新达罗、希刻劳。半合成头孢菌素，抗菌谱较其他的第一代略广。用于敏感菌所致的上呼吸道、泌尿道、皮肤软组织等感染。制剂：片剂、胶囊剂、颗粒剂。对青霉素和头孢菌素过敏者及孕妇慎用。可使口服抗凝血药的作用增强。丙磺舒能抑制本品的肝脏代谢。

头孢拉定（cefradine）　其他名称：先锋霉素Ⅵ、泛捷复、头孢环己烯。半合成第一代头孢菌素。主要用于泌尿系统、呼吸系统、软组织感染，也用于猩红热、肠炎、痢疾、败血症和心内膜炎等感染以及由脑膜炎球菌引起的脑膜炎等。制剂：片剂、胶囊剂、注射剂。对头孢菌素过敏者禁用，对青霉素过敏或过敏体质者慎用；肾功能不全者慎用。

头孢美唑钠（cefmetazole sodium）　其他名称：先锋美他醇。第二代头孢霉素类半合成抗生素，性能与第二代头孢菌素相近。用于敏感菌所致的肺炎、支气管炎、败血症、腹膜炎及胆道、泌尿系统、子宫、附件等感染。制剂：注射剂。过敏者禁用，过敏体质和严重肝功能损害者慎用。

头孢哌酮钠（cefoperazone sodium）　其他名称：头孢氧哌唑、先锋必、普劳双。半合成第三代头孢菌素。对铜绿假单胞菌的作用较强。用于敏感菌所致的呼吸道、泌尿道、腹膜、胸膜、皮肤软组织、骨和关节、眼、耳鼻喉、口腔等感染以及败血症、脑膜炎等。制剂：注射剂。肝脏功能不全及胆道梗阻者禁用，对青霉素过敏者慎用。

头孢哌酮钠/舒巴坦钠（cefoperazone sodium and sulbactam）　其他名称：利君派舒、舒普深、铃兰欣。头孢哌酮钠与β-内酰胺酶抑制剂舒巴坦钠配比的复方制剂。用于敏感菌所致的上下呼吸道、泌尿道、皮肤软组织、腹腔等感染以及败血症、腹膜炎、脑膜炎、子宫内膜炎等。可预防腹腔、妇科、心血管等手术的术后感染。制剂：注射剂。过敏者禁用，对青霉素和头孢菌素类过敏者禁用，孕妇、哺乳期妇女和肝肾功能不全者慎用。个别病人可出现维生素K缺乏症，必要时加用维生素K。

头孢羟氨苄（cefadroxil）　其他名称：羟氨苄头孢菌素、赛复喜、力欣奇。半合成第一代口服头孢菌素。抗菌活性类似头孢氨苄。用于呼吸系统、泌尿系统、皮肤和软组织感染和中耳炎、伤口并发感染等。制剂：片剂、胶囊剂、颗粒剂。青霉素过敏者禁用。肾功能不全者及孕妇慎用。

头孢曲松钠（ceftriaxone sodium）　其他名称：菌必治、罗氏芬、头孢三嗪。半合成第三代头孢菌素。用于敏感菌所致的肺炎、支气管炎、胸膜炎、腹膜炎以及皮肤软组织、尿路、胆道、骨和关节、五官、创面等感染，也用于败血症、脑膜炎。制剂：注射剂。妊娠前3个月内禁用，对青霉素过敏者

慎用。

头孢噻肟钠（cefotaxime sodium） 其他名称：治菌必妥、凯福隆、阿法朗。半合成法第三代头孢菌素。用于敏感的革兰氏阴性菌所致的呼吸道、泌尿道、骨和关节、生殖系统、皮肤和软组织、腹腔、胆道、消化道等部位的感染，对烧伤、外伤引起的感染以及败血症、中枢神经系统感染也有效。制剂：注射剂。对青霉素过敏或肾功能严重障碍者慎用。

头孢他啶（ceftazidime） 其他名称：头孢羧甲噻肟、复达欣、凯复定。半合成第三代头孢菌素。用于敏感菌或革兰氏阴性菌引起的严重感染。也用于败血症。制剂：注射剂。青霉素过敏和过敏体质者和妊娠早期慎用。

头孢西丁钠（cefoxitin sodium） 其他名称：噻吩甲氧头孢菌素、美福仙。头霉素经半合成法制得的一类新型抗生素（按抗菌活性，习惯列入第二代头孢菌素）。用于敏感的革兰氏阴性菌或厌氧菌所致的下呼吸道、泌尿生殖系统、腹腔、骨和关节、皮肤软组织等感染，也用于败血症。制剂：注射剂。头孢菌素过敏者禁用。对青霉素过敏及肾功能不全者慎用。

头孢唑林（cephazolin） 其他名称：先锋唑啉、头孢菌素Ⅴ。抗生素类药剂。白色或微黄色结晶性粉末，无臭，味苦，易溶于水，微溶于乙醇、甲醇。抗菌作用与头孢菌素Ⅰ、Ⅱ相似，对革兰氏阳性菌，尤其是肺炎克雷伯菌、大肠埃希菌、奇异变形杆菌作用强。用于敏感菌引起的各种感染。毒副作用小，常见有皮疹、药热等。对青霉素过敏者不宜用。

头孢唑林钠（cefazolin sodium） 其他名称：先锋霉素Ⅴ、赛福宁。半合成第一代头孢菌素。用于敏感菌所致的呼吸道、泌尿生殖系统、皮肤软组织、肝胆系统、骨和关节等感染，也用于心内膜炎、败血症、咽和耳部感染。制剂：注射剂。青霉素过敏或肾功能严重障碍者慎用。

头部毛囊周围炎（perifolliculitis capitis） 以头部穿掘性脓肿、瘘孔为特征的慢性化脓性皮肤病。多见于中年男性。初起为毛囊炎性丘疹，逐渐扩展为浸润性结节，继而形成带窦道的脓肿，数周后破溃，形成瘘孔。无痛，久不愈合，常有增生性瘢痕。治疗：切开排脓；应用抗生素或加皮质激素等。

头风（intermittent headache） 中医病证名。头痛经久不愈，时作时止者。因外感六淫，郁伏不散，或肝阳上亢，或痰浊，或瘀血而致。症见其痛作止无常，发作则持续不已，愈后遇触复发等。头风痛在一侧者，称偏头风；两太阳连脑痛者，称夹脑风；头风而头面多汗，恶寒者，称首风。宜随证辨治。

头汗（excessive sweating over the head） 中医病证名。①头部易出汗，为太阳虚汗，常见于小儿体质虚弱者。《小儿药证直诀》："上至头，下至项，不过胸，为太阳虚汗。"②阳明热郁发黄的先兆。《伤寒论·辨阳明病脉证并治》："阳明病，发热汗出，此为热越，不能发黄也。但头汗出，而身无汗，剂颈而还，小便不利，渴引水浆者，此为瘀热在里，身必发黄，茵陈蒿汤主之。"③汗出只在头部，以阳明热证和湿热证多见，胃热郁于内，不利四散，循经上越，内热退则汗自止。肺系亦多头汗，用桑叶、桑枝清之。④小儿睡时惯常头汗，无其他症状，不属病象，俗称蒸笼头。⑤六因虚汗。水结胸、少阳病、老人气喘及重病阳脱之时，均可兼头汗。

头昏（dizziness） 一种主观的感觉上的异常，如头昏眼花、眼前发黑、头重脚轻等。但无周围景物旋转感，借与眩晕相鉴别。见于高血压病、失眠、神经官能症等。

头肌（muscle of head） 头部周围的肌。可分为面肌和咀嚼肌。司表情与咀嚼的肌肉。按上述功能可分为两部分，分别进行咀嚼运动，开闭口、眼等。

头静脉（cephalic vein） 上肢的浅静脉之一。起自手背静脉网桡侧，沿前臂前外侧上升，经肘窝外侧至臂前区，沿肱二头肌外侧沟上升，经三角胸大肌间沟，穿锁胸筋膜注入腋静脉或锁骨下静脉的血管。因走行表浅，显而易见，常选作静脉穿刺。

头颅血肿（cephalohematoma） 不同原因造成的颅内外出血。有头皮血肿（包括钝器伤、产钳或负压吸引）、硬脑膜外血肿、硬脑膜下血肿、脑内血肿等。硬脑膜外、下血肿多与颅骨骨折、脑挫裂伤及大血管出血有关，而脑内血肿除上述原因外，尚与高血压、脑动脉硬化有关。结合临床表现，给予保守、穿刺或手术治疗。

头盆不称（cephalopelvic disproportion，CPD） 妇产科术语。胎头与骨盆入口不相称。临床上以腹部检查胎头有无跨耻征，来估计头盆不称的程度。轻者，可考虑试产；明显者，最好剖宫产。

头皮损伤（scalp injury） 一类常见的创伤。包括：①头皮血肿，钝器伤所致，可分为头皮下血肿、帽状腱膜下血肿和骨膜下血肿。行加压包扎，要警惕颅骨损伤及脑损伤；②头皮裂伤，可由锐器伤所致。压迫止血、清创缝合，应注意伤口深部有无碎骨片、脑脊液外溢。③头皮撕脱伤，多因发辫受机械力牵扯，使大块头皮自帽状腱膜下层被撕脱所致。可导致休克。应压迫止血，防治休克，清创，采用显微外科技术行小血管吻合，头皮原位缝合。

头皮针疗法（scalp acupuncture therapy） 中医针刺头皮上特定刺激区以治疗疾病的方法。

头虱病（pediculosis capitis） 由头虱所致。头虱长约2～4mm，寄生于头皮毛发覆盖部位。直接接触传染，也可由梳子、帽子等传染。多为女性，头发上可见深灰色的虱子及白色虱卵。卵也称虮子，甚小，扁圆形、白而光滑，紧贴发上，不易梳落。被虱叮咬处开始为红色斑丘疹、发痒，常被抓破出血、结痂、化脓。治疗：先剪去头发，然后用氯苯乙烷粉、中药百部等。

头痛（headache，encephalalgia） ①是指额、顶、颞及枕部的疼痛，是颅内外感觉组织受病理刺激引起的主观感觉。为临床上常见症状。主要见于发热、高血压、眼耳鼻疾病、脑部疾病、中毒性疾病、神经衰弱等。临床根据头痛发生的急、慢、部位、持续时间、程度、性质、伴发症状、激发加重及缓解因素，以及脑电图、脑超声波、放射性同位素扫描、气脑造影、脑血管造影、脑室造影、脑CT等检查确诊。②其他名称：头疼。中医病证名。有外感头痛、内伤头痛之分。外感头痛，可由风寒、风热、风湿引起；内伤头痛可由肝阳上亢、肾虚、气血亏虚、痰浊、瘀血等引起。从经络分为三阳头痛、三阴头痛。各宜辨证施治。并按部位选用引经药。如头后枕连项痛属太阳经，选川芎、羌活、蔓荆子；前额眉棱等处痛，属阳明经，选葛根、白芷；两颞部痛属少阳经，选蒺藜、菊花、黄芩；巅顶痛属厥阴经，选吴茱萸、藁本。

头突（head process） 胚胎学术语。胚盘原凹细胞向头端生长时，在内外胚层之间形成一管状突起。其出现标明胚胎头方向，经发育形成脊索。

头围（head circumference） 经眉弓上方和枕后结节绕头一周的长度。

头-尾型去极化（cranio-caudal form depolarization） 阵发性房性心动过速时，自上而下的去极化方式。表现在Ⅰ、Ⅲ、aVF导联心电图的P′波主波向上。

头胸导联（head-chest lead） 其他名称：HC导联、尹氏导联。一种新型的导联系统。其参比电极（－）与地电极并置右前额，相距3～5mm，探查电极（＋）置胸背腰腹各部，一般选心前区导联各点。

头癣（tinea capitis） 其他名称：头皮癣。真菌性皮肤病之一。多见于儿童。分为发癣和黄癣。发癣头皮发红，有脱屑或结黄痂，头发无光泽而脱落、折断，黄癣可引起永久性脱发。治疗：可口服灰黄霉素，患部敷药。

头针疗法（head-acupuncture therapy） 其他名称：头皮针疗法。针刺头皮特定区域的治疗方法。在大脑皮质相应的头皮投射区进行针刺，治疗某些中枢神经系统疾病。一般沿皮下缓慢进针，当达到一定深度后，进行大幅度快速捻转，留针10～20min。本法常用于脑血管意外后遗症、帕金森病、肢体运动障碍、舞蹈症、失语等脑源性疾病。

投射（projection） 心理学名词。把一个人的信念、价值观念或其他主观过程无意识地归于他人的过程。即按照自己的期望、需要、欲望等去觉知事件或环境刺激，尤其对模棱两可的刺激对象或情景。

投射效应（projection effect）　一种社会心理学效应。在人际交往中，认为自己具有某种特性或想法，其他人也一定会有，因而把自己的感情、意志等强加于他人，或认为别人理所当然地知道自己的内心想法。例如，敏感多疑的人往往会认为别人不怀好意。这种认知倾向是一种认知心理偏差。

透壁性心肌梗死（transmural myocardial infarction）　其他名称：穿壁性心肌梗死。坏死灶从心内膜向心室游离壁或室间隔延伸一半以上，常累及一个区域心室壁的整个厚度。在相应导联心电图上表现为：坏死型 Q 波或 QS 波、ST 段抬高、T 波倒置。

透明变性（hyaline degeneration）　其他名称：玻璃样变性。病理学术语。细胞质、血管壁和结缔组织内出现均质性玻璃样物质。此物质对伊红有易染性。在细胞质内和间质结缔组织内出现的透明变性，其性质各不相同。近年来，认为小血管壁的透明变性是血浆浸润。

透明带反应（zona pellucida reaction）　精子和卵子结合成为受精卵后，透明带在酶类作用下结构发生变化，从而阻止其他精子再与卵子结合的过程。该反应保证了人类正常的单精受精。偶尔出现两个精子同时进入卵子，这种三倍体胚胎或者中途流产，或者出生后夭折。

透明管型（hyaline cast）　由蛋白质和 T-H 蛋白在肾远曲小管或集合管内形成的尿管型。为无色半透明、内部结构均匀的圆柱状体，两端钝圆，偶含少量颗粒。需在暗视野下观察。老年人清晨浓缩尿中偶可见，在剧烈运动、重体力劳动、麻醉、发热时可出现一过性增多。在肾病综合征、慢性肾炎、恶性高血压和心力衰竭时可见增多。

透明胶纸检查法（examination of Scotch cellulose adhesive tape）　寄生虫学术语。用透明胶纸检查蛲虫卵。将 6cm×2cm 的透明胶纸粘贴于肛门周围及会阴附近皮肤后，将有胶的一面平贴于载玻片上镜检。

透明区（radiolucent space）　X 线诊断用语。在物质密度低的区域（如肺空洞、胃泡等）由于其 X 线吸收系数小而在荧光屏上呈现的亮区。在拍摄的 X 线片上呈现暗区。

透明软骨（hyaline cartilage）　新鲜时呈透明蓝色的软骨。分布于成人鼻、喉、气管和支气管、长骨关节面等处，质地较脆。除关节面软骨外，其他软骨的表面均覆有一层致密的结缔组织，称软骨膜。

透明细胞汗腺瘤（clear cell hidradenoma）　其他名称：结节状汗腺瘤。小汗腺的良性肿瘤。好发于面部和躯干。肿瘤为单个偶或多个，单叶或多叶透明结节，直径 1～2cm，甚至 10cm，质坚，表面皮肤完整光滑，偶或呈乳头瘤样，肉色、红色或淡灰至青黑色。肿瘤位于真皮内，界限清楚，但无包膜。病理检查可确诊。治疗：必要时手术切除。

透明细胞棘皮瘤（clear cell acanthoma）　由异常储存糖原的表皮角朊细胞所组成的肿瘤。多发生于中年，主要见于小腿腓肠肌处。肿瘤略高于皮面，呈淡红至褐色，半球形，单个或多个，直径 1～2cm，边界清楚，表面光滑，干燥或有渗出物。病理检查可确诊。治疗：手术切除或冷冻、激光去除。

透明血栓（hyaline thrombus）　见纤维蛋白性血栓。

透明质酸（hyaluronic acid, hyaluronan）　糖胺聚糖的一种，由葡糖醛酸和 N-乙酰氨基葡糖形成的多糖，不含硫酸基取代。存在于结缔组织中，具有阻止微生物侵入和毒素扩散作用。含有 D-葡糖醛酸和 N-乙酰-D-葡糖胺。

透明质酸酶（hyaluronidase）　存在于蛇毒以及细菌中，催化水解透明质酸中 N-乙酰-β-D-葡糖胺与 D-葡糖醛酸之间的 1,4-连键的酶，促进入侵的微生物及毒物在组织中扩散。医学上用以增强皮下注射药物的吸收。

透明质酸钠（hyaluronate sodium）　其他名称：爱丽。眼科辅助用药。用于白内障摘除术、青光眼手术、角膜移植手术等辅助用药。制剂：注射剂。可有一过性眼内压升高，并偶有过敏反应发生。无晶状体的糖尿病病人施行后房手术时禁止大剂量使用。

透脓散（powder for letting out pus）　中医方剂。《外科正宗》方。组成：生黄芪、当归、穿山甲、川芎、皂角刺、酒。功能补气益血、托毒溃脓。治痈疡肿毒，内已成脓，因气血不足而不易外溃者。

透皮治疗储库制剂（transdermal therapeutic depot-system）　用膜控释药方法原理将药物制成透皮治疗的储库制剂。组成为：外层覆盖膜；药物储库，以固态者较多；控制释药速度的微孔膜；制剂受压后能黏附皮肤。包装用保护膜，用前撕去。

透射电镜（transmission electron microscope）　它的最基本结构是发射电子束的电子枪。电子束穿过阳极中间的小孔，再经电磁透镜的聚光镜作用，会聚在试样上。最后将试样的结构图像显示在荧光屏上。最大的优点是分辨率高，达 0.2nm（2Å），比光镜高 1 000 倍。透射电镜观察的试样，其厚度不能超过 100nm，一般为 50nm 或更薄。

透声区（sonolucentor transmissive region）　在 B 超诊断仪的超声波显像中，可使超声波透过物体而不反射回来（不产生回声），从而显示出声增强效应的区域。

透视（X-ray fluoroscopy）　通过荧光屏或电视装置观察 X 线显示的人体内部解剖形态或功能活动，用以诊断疾病。

透析疗法（dialysis therapy）　利用透析液通过透析器来治疗某些疾病的方法。适用于各种病因引起的急慢性肾衰竭、急性药物或毒物中毒、非疾病终末期的某些肾外难治性容量负荷、心力衰竭和急性肺水肿等。目前临床常用者有血液透析和腹膜透析。利用透析疗法，可代替肾排出某些代谢的最后产物和过剩的水分，同时补充机体所需的物质。

透析器（dialyzer）　血液透析设备。常用的是空管透析器。在长约 20～25cm、直径 7～8cm 的塑料桶内，装有壁厚 10～20μm、直径 210～230μm 的空心纤维管 8 000～12 000 根。塑料桶两端封闭，但有接血路管的接口，桶侧面（上、下）有连接透析液的接口两个。透析时，血液流经空心纤维管管腔，透析液反向流经纤维管外，二者通过管壁（半透膜）进行透析，使血液达到净化的目的。

透析失衡综合征（dialysis disequilibrium syndrome）　血液透析的并发症。较常见，特别是第一次透析，用高效透析器或大量脱水之后易发生。轻症者头痛、呕吐、倦睡、烦躁不安、肌肉痉挛，有时血压升高，进而肌肉阵挛、嗜睡。重症者可出现精神失常、惊厥、木僵或昏迷。处理：缩短初次透析时间，增加透析液的渗透压（高钠透析，增加糖含量）。一旦发生，可由静脉注射高渗葡萄糖液。

透析型血液净化器（dialysis type of blood purifier）　简称透析器。见透析器。

透析液（dialysate）　透析治疗时用的液体。要求：透析液用水，无离子（相对的）、无有机物、无有害物质、无污染物，经紫外线照射消毒；透析液组成成分，处理过的水与浓缩液定比混合，其中电解质含量基本与血浆成分相同，但可根据治疗需要，调整其中钾、钠、钙离子浓度，其渗透压须相对稳定；在透析液进入透析器前，置一特制的过滤装置，消除透析液内存在的内毒素，并维持一定温度（一般 37～38℃）。透析机用电子计算机控制，透析程序化。

透穴法（point-to-point needling）　其他名称：透针法、透刺法。指透穴而刺，即一针多穴的刺法。其法为刺入某穴后，将针尖刺抵相邻近的穴位但不可穿透皮肤，如地仓透颊车、条口透承山、外关透内关、合谷透劳宫等。本法为窦汉卿所创。适用于病程较久、病情较重，须行较强刺激的病证，如半身瘫痪、面神经麻痹、截瘫等。

透疹（promoting eruption of rash）　中医治法。透泄疹毒，使疹子容易发出的治法。凡出疹的病，在应出而未出，或疹出不畅时，可采用辛凉透表一类的药物，使它顺利出透，不致发生变证，多用于麻疹初期的证治。常用药物薄荷、荆芥、连翘、芫荽、葱白、蝉蜕、牛蒡、柽柳、葛根、桔梗之类。

秃发（alopecia）　其他名称：脱发。毛发疾病。原因较复杂，可分为先天性及后天性。先天性秃发包括全秃、少毛症和局限性脱发。后天性脱发可由某些全身性疾病、头发局部疾病及精神等因素引起，包括早秃、斑秃、精神性脱发、内分泌障碍性脱发、损伤性脱发、瘢痕性脱发及毛囊炎性脱发等。治疗：特效方法不多，试用局部按摩、紫外线照射、氦氖激光照射、生发水等。

T

T

突变（mutation） 生物学术语。由于某一基因发生改变而导致细胞、病毒或细菌的基因型发生稳定的、可遗传的变化过程。若突变不是显性的致死基因，可传递给后代，结果产生突变细胞或突变体。在多细胞生物中，若突变仅产生于体细胞，则会出现突变斑或突变区。若突变发生在生殖细胞，后代可表现出突变性状或遗传病。突变包括染色体畸变和基因突变，一般是有害的。应通过各种不同方法将一个群体的可突变性维持在一个恒定的低水平。

突变基因（mutant gene） 基因突变后，在原有座位上出现的新基因。

突变型（mutant） 其他名称：突变体。携带突变基因的细胞或个体。参考标准为野生型。任何作为突变结果的可遗传变异就是突变型。

突触（synapse） 神经元之间或神经元与效应器之间一种特殊的连接部位。神经冲动可通过这种连接从一个神经元传递到另一个神经元或效应器。突触分为电突触和化学突触两类。电突触就是神经元之间的缝隙连接。在化学突触，释放神经递质一侧的细胞膜称突触前膜，有受体一侧的细胞膜称突触后膜，二者之间的缝隙称突触间隙。突触前膜侧的胞质有含神经递质的突触小泡、微丝和线粒体；突触后膜上有各种特异性的蛋白受体。

突触传递（synaptic transmission） 前一个神经元的信息通过突触向后继神经元传递的过程。全过程可分为 4 个步骤：突触前膜上的动作电位产生和 Ca^{2+} 内流；含有神经递质的小泡破裂和递质释放；递质和突触后膜受体结合；突触后膜上突触后电位产生及总和。特点是单向传递、突触延搁、总和、对内环境变化和药物敏感等。

突触后受体（postsynaptic receptors） 是指存在于突触后膜或效应器细胞膜上能与神经递质特异结合并引起生理效应的膜特殊蛋白质。一般根据所结合的神经递质种类而命名。如能与乙酰胆碱结合的受体，称胆碱能受体等。

突触后抑制（postsynaptic inhibition） 抑制性神经元构成突触前膜释放抑制性递质而使突触后的神经元产生超极化所引起的抑制。分为传入侧支性抑制和回返性抑制两种。前者是指一条感觉传入纤维进入脊髓后，一方面直接兴奋某一中枢的神经元，另一方面发出侧支兴奋另一个抑制性神经元，进而通过抑制性神经元的活动抑制另外一个中枢的神经元；后者是指某一中枢的神经元兴奋时，其传出冲动沿轴突外传，同时经轴突侧支兴奋另一抑制性神经元，该抑制性神经元兴奋后，其活动经轴突返回作用于同一中枢的神经元，使原来发动兴奋的神经元及同一中枢的其他神经元发生抑制。

突触前受体（presynaptic receptor） 存在于突触前膜、能与神经递质特异性结合的特殊蛋白质。功能是调节突触前膜神经递质的合成与释放。在肾上腺素能神经元可有 α_2 和 β 两种类型。突触前膜释放的去甲肾上腺素与突触前 α_2 受体结合，可防止去甲肾上腺素长时间或过量释放；而与突触前 β 受体结合则增加去甲肾上腺素的释放。

突触前抑制（presynaptic inhibition） 在某种机制作用下一个神经元的突触前膜释放兴奋性递质减少而使后继的神经元不容易甚至不能发生兴奋所呈现的抑制性效应。

突触小体（synaptic knob） 其他名称：终末小结、终扣、终足、突触前终末、突触扣结。突触前神经元轴突小分支的末端膨大所形成的圆形或椭圆形的小结节。内含线粒体和突触小泡。前者给递质合成提供能量，后者含有不同性质的神经递质。

突触延搁（synaptic delay） 兴奋通过突触时传导速度较慢，需要消耗较长时间的现象。这是因为神经冲动从突触前神经末梢传至突触后膜要经历神经递质释放、通过突触间隙以及作用于突触后膜等过程的缘故。

突发性耳聋（sudden deafness） 其他名称：特发性耳聋。突然发生的原因不明的感音性耳聋。数十分钟至数小时内发生耳聋，且达高峰。重者伴恶心、呕吐和眼球震颤。推测与迷路病毒感染或供血障碍及圆窗或镫骨底板破裂有关。多见于妇女，半数可自愈。治疗：激素、血管扩张剂，窗膜修补术。

突眼黏液性水肿骨病综合征（exophthalmic myxedematous osteoperiotitis syndrome） 突眼性甲状腺功能亢进伴皮肤局限性黏液水肿、杵状指及骨关节病变为主要特征的综合征。表现为甲亢症状，突眼，胫前黏液性水肿，杵状指及四肢大小关节痛。以抗甲状腺治疗为主。

突眼性甲状腺肿（exophthalmic goiter） 见毒性弥漫性甲状腺肿。

图解法（diagrammatic method） 将实验数据在坐标纸上描点作图，并据此求出变量间的近似关系或近似解法的一种数学方法。

图雷特综合征（Tourette syndrome） 见抽动秽语综合征。

图利奥反应（Tullio reaction） 噪声诱发的前庭性头震颤和眼球震颤，并伴发眩晕的现象。内耳疾病病人及正常人均可发生。

图-索-戈综合征（Touraine-Solente-Golé syndrome） 其他名称：厚皮厚骨膜病。皮肤肥厚骨膜增生症。主要发生于男性，可能为常染色体显性遗传。头、面及额部皮肤肥厚，呈脑回状沟纹。耳郭、眼、口唇肥厚，舌体增大。指（趾）骨及四肢骨粗大，长骨骨膜增生，活动时肌肉疼痛、功能受限。

图像处理（image processing） 应用电子计算机技术将回波模拟信号转换为数字信号并予处理以重建模拟图像显示的过程。可增强图像反差，提高图像清晰度，还能对图像进行某种识别，提高图像的质量和可靠性。

图像冻结功能（frame freeze function） 其他名称：图像停帧功能。从实时图像中取得所需的静态图像使其停留在荧光屏上的方法。可供对静态图像作详细观察、测量及照相之用。此功能一般是通过数字扫描转换器或电子计算机实现的。

图像视野（field of view） 最大探查深度和最大扫描角或扫描长度。图像视野大，能取得较大范围的信息，有利于观察分析。

徒手人工呼吸（artificial respiration under freehand） 复苏时一种无需任何器械的人工呼吸方法。即俯卧压背法和仰卧举臂压胸法。现已被口对口人工呼吸取代，即尽量将气体吹入病人肺内，能见胸壁抬起即可。

涂剂（pigmenta） 液体药剂。用于涂搽口腔、咽喉黏膜。多属消毒、消炎药物的甘油溶液。甘油可使药物滞留于局部有滋润作用。

涂片法（smear） 临床上常用的检验方法之一。将血、粪、尿、痰、脓液、分泌物等标本经稀释或浓缩后或直接均匀地涂在玻片中部，呈薄膜状，再经染色后（或直接）在显微镜下检查血或肿瘤等异常细胞、细菌、寄生虫卵、原虫、真菌等，以帮助诊断疾病。

土地处理系统（land treatment system） 利用土地及土地中的微生物和植物根系对污染物的净化功能，处理污水或废水，同时利用污水或废水中的水分和肥分促进植物生长的工程设施。主要由污水或废水的沉淀预处理、贮水塘、灌溉系统、地下排水系统等组成。

土地填埋（landfill） 利用填埋场处置固体废物及其方法。填埋场建设需选定合适场地，并防止因滤沥、渗漏等使填埋废物、淋溶液体进入地下水或地面水体，或散发有毒有害气体。土地填埋技术分为卫生填埋和安全填埋，前者主要用于处置城市垃圾，后者可用于处置各种工业固体废物。

土茯苓（Rhizoma Smilacis） 其他名称：白余粮、冷饭团、仙遗粮、饭团根。中医药名。百合科植物光叶菝葜块状根茎。甘、淡、平。归肝、胃经。功能解毒、除湿、利关节。治梅毒、筋骨挛痛、肾炎水肿、乙型肝炎、脚气、腹泻、淋浊、带下、钩端螺旋体病；治湿热疮毒、痈肿、丹毒、瘰疬；解轻粉、银硃慢性中毒。煎服。服药后忌饮茶。

土荆芥油（chenopodium oil） 组成：藜科植物土荆芥中提出的挥发油。主要成分为驱蛔素。对蛔虫有先兴奋、后麻痹的作用，对钩虫亦有效。毒性较大，肾、心、肝病及肠溃疡病人慎用，孕妇禁用。

土拉热弗朗西丝菌（*Francisella tularensis*）　简称土拉杆菌。兔热病的病原菌。革兰氏阴性小杆菌，侵袭力强，能穿透没有损伤的口腔、鼻咽腔、呼吸道、胃肠道等的黏膜，也能经过完整的皮肤侵入人体。

土拉菌病（tularemia）　见兔热病。

土霉素（tetramycin, oxytetracycline）　从土霉菌（龟裂状链丝菌）的培养液中提出的一种抗生素。其盐酸盐为黄色结晶性粉末，味略苦，易溶于水。作用、用途和不良反应与四环素大致相同。

土壤传播（soil-borne transmission）　病原体污染了土壤，而感染另一机体的一种传播方式。土壤可由传染源的排泄物、分泌物直接或间接污染；也可因患传染病死亡的人、畜尸体埋葬不当污染。土壤中的各种病原体可经不同方式感染另一机体，主要是手被土壤污染后，再经口感染；少数病例可经皮肤直接感染。

土壤改良剂（soil correction agent）　其他名称：土壤解毒剂。能阻止土壤中某些污染物溶解的物质。例如施用石灰肥料能提高土壤的 pH 值，使镉、铅、锌、汞等的溶解度下降；施入磷肥，能与镉、铅、铜、锌等作用生成难溶的磷酸盐。污染物溶解性下降就难以被作物吸收，从而可减轻对作物的危害和污染，进而保护了人畜的健康。常用的石灰肥料有硅酸钙、碳酸钙等，磷肥有熔成磷肥和重过磷酸钙等。

土壤环境（soil environment）　有肥力并能生长植物的地球陆地的疏松表层所构成的环境。是按自然环境组成要素划分而产生的概念。

土壤环境监测（soil pollution monitoring）　其他名称：土壤污染监测。环境监测的一种。对土壤的污染状况以及污染物的种类、性质、迁移转化途径和规律等进行分析测定的过程。主要对影响人群健康和生态平衡的各种金属、有机污染物、农药和病原体等进行监测。

土壤生物污染（biological pollution of soil）　生物污染的一种。土壤中致病性原虫、蠕虫和病原体等大量繁殖，破坏原有的土壤生态平衡，引起土壤质量下降，对人体健康和生态系统产生不良影响的现象。

土壤酸化（soil acidification）　土壤溶液 pH 值降低和土壤盐基饱和度减小的过程。是土壤退化的表现形式，直接影响植物生长发育，还会破坏土壤结构，造成盐基离子流失。

土壤污染（soil pollution, soil contamination）　污染物质或过量的植物营养元素进入土壤，致使土壤环境质量恶化的现象。工业废水和生活污水排放、固体废物堆存、农药和化肥施用及大气沉降物等可引起土壤污染，使土壤组成、结构、功能发生变化，进而影响植物正常生长发育和土壤生态系统平衡。

土壤污染化学（soil pollution chemistry）　污染化学的一个分支。研究土壤中污染物质迁移转化规律及其机制。内容包括土壤中化学污染物的来源、分布、形态、循环、反应、降解和归宿等化学过程及其规律，以及土壤污染和自净的化学机制及环境效应等。

土壤污染预测（soil pollution prediction）　根据土壤环境质量现状调查和污染物进入土壤的特点、过程及其在土壤中迁移转化规律，应用数学模型对开发活动引起的土壤环境质量变化状况、变化趋势及影响所做的预测。是土壤环境影响评价的重要内容。

土壤污染指数（soil pollution index）　评价土壤污染程度或土壤环境质量等级所采用的一种相对的无量纲的数值。包括单项污染指数（以单一污染物表示土壤污染程度或土壤质量等级）和综合污染指数（由多个单项污染指数相加求得）。其数值越大，表示污染越严重。

土壤盐碱化（soil salinization）　其他名称：土壤盐渍化。在干旱或半干旱地区以及一些海滨地区，土壤中可溶性盐类逐渐在土壤表层和土体中积累的过程。人类不合理的耕作和开采地下水灌溉，以及使用工矿企业排放的含盐废水灌溉，是造成土壤盐碱化的重要原因。

土壤质量评价（soil quality evaluation）　对一定范围内土壤受污染的程度进行的评定。是一种要素评价，主要阐明土壤环境质量的空间差异和污染状况，为土壤质量区划和污染控制及防治提供依据。

土壤自净（soil self-purification）　其他名称：土壤自净作用。污染物进入土壤后经物理、化学和生物等自然作用而逐渐被清除的过程。是土壤自身通过吸附、过滤、渗透、分解、转化，以及生物吸收和降解等所具有的净化功能。通常情况下，增加土壤有机质含量，改善土壤结构和组成等可提高土壤自净能力。

土蜗属（*Galba*）　椎实螺科的一个属。螺壳呈圆锥形，壳高一般约 10mm，有 4～5 个螺层，螺旋部的高度大于或等于壳口的高度。其中小土蜗、截口土蜗是肝片吸虫的中间宿主。

土源性蠕虫（geohelminth）　发育过程中不需更换宿主即直接感染终宿主的寄生蠕虫。如蛔虫、钩虫、鞭虫等。这类蠕虫的防治措施，主要是粪便的无害化处理和防止土地被污染。

吐酸（acid regurgitation）　中医病证名。酸水由胃中上泛至咽之症。上泛之酸水，随即咽下，称为吞酸。吐酸吞酸，同为一证。多因宿食、湿痰、热郁、停饮所致，由七情及饮食因素，致肝气不舒、胃气不和而发病，证有寒热之分，常兼见气闷饱胀、嗳气腐臭等。治宜疏肝和胃，有以温中或清胃。

吐温（tween）　学名：聚氧乙烯山梨糖醇酐脂肪酸酯。药剂附加剂。由司盘（span，即脱水山梨醇脂肪酸酯）分子中残余的羟基与氧化乙烯缩合而成。分为：吐温 20（聚氧乙烯山梨糖醇酐月桂酸酯），HLB16.7；吐温 40（聚氧乙烯山梨醇棕榈酸单酯），HLB15.6；吐温 60（聚氧乙烯山梨醇单硬脂酸酯），HLB14.9；吐温 80（聚氧乙烯山梨酸醇油酸单酯），HLB15.0；吐温 85（山梨醇三油酸酯），HLB11.0 等，统称为吐温类。属于表面活性剂。多为油状液体，可溶于水，用作水包油型的软膏基质。有特臭，与水杨酸、鞣酸、间苯二酚等配伍能使乳剂破坏，常与司盘合用。

吐弄舌（wagging tongue）　中医症状名。舌微伸出口外，长而弛缓为吐舌；舌微伸出口外，旋即收回或伸出舐唇上下和口角左右为弄舌。统称吐弄舌。多见于儿童。见于热性病多属心脾实热；若舌色紫赤而吐舌，是热毒内攻心包的重证。小儿先天不足，大脑发育不全，也可出现吐弄舌，但舌色为淡色，多兼虚象。

吐法（emetic therapy）　①中医八法之一。使用催吐药或其他能引起呕吐的物理刺激（如羽毛探喉引吐），使停痰宿食或毒物随呕吐排出的方法。临床上常用于诸如痰涎阻塞咽喉，妨碍呼吸；或食物停滞胃脘，胀满疼痛；或误食毒物时间不久，尚在胃中等急证。催吐用药物，实证用瓜蒂、藜芦、胆矾等；虚证用参芦饮。吐法一般对孕妇禁用，虚弱人慎用。②专指小儿推拿术的催吐方法。

吐血（hematemesis）　其他名称：呕血。中医病证名。出血自胃而来，从口而出者。血量较多，夹有食物残渣。多由胃中积热或肝火犯胃引起。吐血有外感吐血、内伤吐血、阴虚吐血、劳心吐血、劳伤吐血、气郁吐血、蓄热吐血、伤胃吐血、伤酒吐血等。本证包括上消化道出血之呕血及呼吸系统出血。胃中积热之吐血，多兼有口臭、口渴、腹胀、便秘、苔黄腻、脉滑数。治宜清胃泻火、化瘀止血，可用泻心汤合十灰。肝火犯胃者，多兼见口苦胁痛、烦躁善怒、舌红、脉弦数。治宜泻肝火、清肝热，可用龙胆泻肝汤。

兔耳型 RR′波群（rabbit ear type RR′ wave group）　V_1 导联出现畸形 QRS 波群前无 P 波，呈现双相 RR′型且 R＞R′时，形象地称为兔耳型 RR′波群。该波群多为室性异位搏动。

兔热病（tularemia, rabbit fever）　其他名称：土拉菌病。由土拉热弗朗西丝菌所致的急性传染病。表现为发热、皮肤溃疡、局部淋巴结肿大、呼吸道症状、眼结膜充血及毒血症状。土拉热弗朗西丝菌最初由受感染的野兔等野生动物中获得。

菟丝子（Semen Cuscutae）　其他名称：菟丝实、黄藤子、萝丝子、缠龙子、吐丝子、豆须子。中医药名。旋花科植物菟丝的种子。辛、甘、微温。归肝、肾经。功能补肾益精、养

T

肝明目、安胎。治腰膝酸痛、阳痿、早泄、遗精、遗尿、尿频余沥、耳鸣、头晕眼花、视力减退、先兆流产、胎动不安。煎服。治带状疱疹。文火焙黄，研细加香油调敷。

湍流（turbulent flow） 血液动力学术语。血液在血管中流动时，以轴心处流速最快，环绕轴流的各层离轴心越远流速越小，紧贴管壁的薄层血浆基本不流动。流动血液中，红细胞的浓度也是越靠近轴心越高，此即所谓层流。在层流情况下，若液体中各质点的流动方向不一致时，就出现湍流。人体内血液在血管中流动，正常情况下属于层流形式。在心室快速射血期，主动脉和肺动脉根部的流速极快，可出现湍流，舒张期血流又恢复为层流。一般认为湍流是构成心脏或大血管杂音的原因。

推扳法（pushing-pulling manipulation） 中医推拿手法名。用手指紧紧按住肌肉，进行与肌纤维呈垂直方向的向前推压或向后扳动，使痉挛的肌肉得到牵伸而放松。如扳肩、推腰等。多用于软组织劳损、痉挛、粘连等引起的酸痛症。

推法（pushing manipulation） 中医推拿手法名。出自《灵枢》。用手指或手掌着力于人体一定部位或穴位上，用力向一定方向推动。后代在应用上有发展，常用的有平推法、直推法、旋推法、分推法、一指禅推法等。有疏通经络、行气消瘀等作用。

推膝盖骨归原法（restoration by patella pulling） 中医正骨手法。用于髌骨错位的整复。使患肢呈半屈曲位，用推挤手法使离体髌骨复于原位，后用抱膝固定。

癞疝（swelling of the scrotum） 中医病证名。多由寒湿侵袭引起。症见阴囊肿硬重坠，麻木不知痛痒。治宜散寒利湿、行气消坚。

退化（degeneration） ①生物体的某一或某些器官在进化过程中消失或部分残留成为痕迹器官的现象。例如人的阑尾、马的趾是局部退化的器官。②生物体的形态结构和生理功能发生全面简单化。如绦虫寄生在人或动物肠内，其运动器官、感觉器官、消化器官退化，这种退化有利于种族的繁衍。

退行性关节病（degenerative joint disease） 见骨关节炎。

蜕膜（decidua） 胚泡植入后的子宫内膜。蜕膜的形成和维持是植入和早孕过程所必需的。根据蜕膜与胚泡的位置关系，可将蜕膜分为：①底蜕膜，位于胚泡深面；②包蜕膜，位置胚泡的宫腔侧；③壁蜕膜，为子宫其余部分的蜕膜。分娩时所有的蜕膜脱落和排出。

褪黑[激]素（melatonin，MT） 松果体合成和分泌的一种色氨酸衍生物。MT的分泌呈昼夜节律变化，白天分泌减少，黑夜分泌增加。视交叉上核是控制MT分泌的昼夜节律中枢。MT抑制下丘脑-腺垂体-性腺轴的活动。现认为MT是促睡眠因子，并参与昼夜睡眠节律的调控。

吞钡检查（barium swallowing） X线诊断用语。透视时令病人吞服钡剂的X线检查方法，即钡剂造影检查。主要用于检查食管、胃、小肠、结肠，观察其蠕动、轮廓、张力、柔软度、通畅度等形态、位置及其与邻近器官的关系。此外，气钡双重造影法的发展，对黏膜微细病变的诊断很有价值。

吞气症（air swallowing） 因流涎、胃肠充气或精神紧张而反复吞咽空气。常见于胃肠神经官能症。病人常频繁嗳气以求解除胃肠充气，但反而吞入更多的空气。治疗：找出致病因素，做好解释工作。少食易产气食物。对症治疗。

吞噬泡（phagosome） 见吞噬体。

吞噬溶酶体（phagolysosome） 异物被包入、吞噬后，在细胞内形成吞噬体，与溶酶体融合而成。溶酶体释放出溶酶体酶，该酶进入被吞噬的异物周围的空泡里，对异物进行消化。

吞噬体（phagosome） 其他名称：吞噬泡。有吞噬能力的细胞通过吞噬作用在细胞内形成的囊泡样构造。由质膜内陷形成，其中包裹有被吞噬的固态异物如细菌、原生物等。

吞噬细胞（phagocyte） 具有吞噬和消化裂解异物功能的细胞。包括中性粒细胞和巨噬细胞等。在吞噬细胞的细胞膜上具有IgG-Fc段受体和补体C_3b的受体。因此在抗体与补体存在的条件下，吞噬功能可增强。吞噬细胞内的溶酶体，有

杀菌和消化裂解异体的作用。中性粒细胞主要功能是吞噬和消化细菌等抗原异物，而巨噬细胞除吞噬裂解抗原物外，还参与免疫应答反应。

吞噬[作用]（phagocytosis） 将颗粒物质吞入细胞内的过程。是机体天然抵抗力的重要组成因素之一。具有选择性，物体表面粗糙者易被吞噬；特体表面荷负电不易被吞噬（因吞噬细胞表面荷负电），坏死组织表面荷正电，易被吞噬。调理素能促进吞噬作用。

吞咽（deglutition） 使食团由口腔推进入胃的复杂反射性动作。可分为三期：第1期由口腔到咽，第2期由咽到食管上端，第3期沿食管下行至胃。吞咽是一种复杂的反射动作，以上三期是一连串按顺序发生的环节，以保证食物自口腔进入胃内。吞咽反射的传入神经包括三叉、舌咽、迷走神经，传出神经在三叉、舌咽、舌下神经中，中枢位于延髓。

吞咽困难（dysphagia） 一种症状。吞咽食物时咽部或食管部有梗死不适或疼痛的感觉。常见于咽炎、扁桃体炎、贲门痉挛、食管癌或神经性瘫痪等。诊断借助于详细病史、食管镜活检及X线检查等。治疗：针对病因进行处理。

吞咽性心律失常（swallow arrhythmia） 因吞咽动作诱发的心律失常。可诱发窦性心动过缓、窦性停搏、房性心动过速、心房扑动、心房颤动，不同程度的传导阻滞等。此种病人常无器质性心脏病。可能与吞咽引起迷走神经反射对心脏活动的影响有关。

吞咽障碍（impaired swallowing） 个体处于将口腔中的液体和/或固体食物吞咽下去的主动性能力下降的状态。

吞饮泡（pinosome） 细胞通过吞饮作用在细胞内形成的小泡。见吞饮[作用]。

吞饮[作用]（pinocytosis） 见胞饮[作用]。

豚鼠（guinea pig） 其他名称：天竺鼠、荷兰猪。属啮齿目、豚鼠科。对多种疾病的病原体易感，如鼠疫、钩端螺旋体病、部分斑疹伤寒和Q热等。常用于病原微生物的分离、诊断及药物的筛选和病理研究。

臀大肌（gluteus maximus） 起自髂骨翼外面和骶骨背面，肌束斜向下外，止于髂胫束和股骨的臀肌粗隆的肌。是臀部浅层、大而肥厚的肌肉。可使髋关节后伸和旋外，下肢固定时能伸直躯干，防止躯干前倾。由臀下神经支配。

臀牵引术（breech extraction） 臀位分娩时按其自然机转将胎儿牵引娩出。适用于脐带脱垂，胎儿窘迫，或产妇患病不宜过度用力，以及内倒转术后。其条件：宫口必须开全，无明显头盆不称，软产道充分扩张。后出胎头娩出困难时，可借助产钳牵引。初产妇应常规做会阴侧切。

臀围（hip circumference） 在大转子与髂前上棘连线中点的水平面上绕臀一周的长度。

臀先露（breech presentation） 最先进入骨盆入口的胎儿部位为臀和/或足。阴道检查时应注意胎儿足与手的区别，以鉴别臀位或横位。临产后，后出胎头，较难娩出，脐带易受压。胎儿死亡率较头位为高。产前应尽量矫正为头位。接产时必须依据胎方位，按其分娩机制适应产道条件，娩出肩和头。

托吡卡胺（tropicamide） 其他名称：托品酰胺、美多丽满、卓比安。睫状肌麻痹药、散瞳药（抗胆碱药）。用于眼底检查、验光和诊断时的散瞳。制剂：滴眼剂。青光眼及有眼压上升因素（如前房浅）的病人忌用。

托吡酯（topiramate） 其他名称：妥泰。抗癫痫药。主要作为其他抗癫痫药的辅助治疗。制剂：片剂、胶囊剂。过敏者禁用。肝、肾功能受损者慎用。

托德癫痫后瘫痪综合征（Todd postepileptic paralysis syndrome） 其他名称：托德麻痹综合征。病人在癫痫发作后出现的一过性肢体肌肉无力，甚至瘫痪，少则几小时，多则几天，可自行恢复。治疗以预防和治疗原发病为主。

托伦试剂（Tollen reagent） 氨与氧化银形成的试剂。与醛发生"银镜"反应。

托洛萨-亨特综合征（Tolosa-Hunt syndrome） 见痛性眼肌麻痹综合征。

托马斯征（Thomas sign） 髋关节屈曲挛缩时托马斯试验时，健侧下肢反射性屈曲。检查骨科病人时的一种体征。病人仰卧，屈曲健髋至60°～90°，如果患髋仍能保持180°伸直位，

则为阴性；不能者为阳性。用于测定患髋是否有屈曲性挛缩。

托迈尔征（Thomayer sign）　其他名称：托马（Toma）征。结核性腹膜炎的征象之一。表现在结核性腹膜炎时，由于小肠系膜皱缩，肠襻被拉至右边，显示右侧腹部膨隆即为此征。

托姆森病（Thomsen disease）　见肌强直性营养不良性白内障。

托姆森手征（Thomsen hand sign）　托姆森病的手部表现。病人将紧握的手立即松开时掌指关节伸直较快，而手指的中节和末节则伸直较慢，使手呈鹫爪状，即为此征。此征见于托姆森病。为先天家族遗传性疾病。

托木法则（Thom rule）　妇产科术语。骨盆出口横径与其后矢状径之和大于 15cm，则正常足月胎儿多不致有出口难产。数值越小，难产机会越大。

托哌酮（tolperisone）　其他名称：甲哌酮、甲苯哌丙酮、脑脉宁。具有扩张血管及中枢性肌松作用的药物。可直接扩张血管平滑肌和抑制多突触反射，降低骨骼肌张力，缓解因脑、脊髓受损而出现的肌肉强直、阵挛等。适用于闭塞性血管病、脑性麻痹症、脑卒中后遗症、肌萎缩侧索硬化、小脑脊髓变性硬化症及动脉硬化、血管内膜炎等。通常有片剂、胶囊剂。

托盘天平（counter scale）　其他名称：调剂天平。一种衡器。由秤梁与托盘（塑料或金属制）、指针、标尺、游锤、调节零点的螺母等构成，并有配套砝码，常用在药剂工作中。

托烷司琼（tropisetron）　其他名称：呕必停、托普西龙。抗肿瘤辅助药。高选择性 5-HT$_3$ 受体阻滞药。主要用于治疗癌症化疗引起的恶心呕吐。制剂：注射剂。过敏者及孕妇禁用。哺乳期妇女、儿童不推荐使用。

托伊特谢兰德进行性骨化性纤维发育不良综合征（Teutschlander progressive fibrodysplasia ossificans syndrome）　原因不明的皮下软组织及内脏多发性钙盐沉着。20 岁以前发病，表现为不规则发热，关节僵硬，皮肤溃疡经久不愈。治疗：对症处理，局部可干预。

拖带现象（entrainment phenomenon）　用略高于心动过速的频率进行超速起搏，能够造成对心动过速的夺获，当起搏停止后，原有的心动过速迅速恢复的现象。

脱氨酶（deaminase, desaminase）　一类能切断氨基而产生氨的酶。通常指通过水解而脱氨的酶。在动物组织有腺嘌呤脱氨酶、腺嘌呤核苷脱氨酶、腺嘌呤核苷酸脱氨酶、鸟嘌呤脱氨酶以及胞嘧啶脱氨酶等。

脱发（alopecia）　其他名称：秃发。皮肤附件疾病之一。以斑秃、早秃较常见，斑秃多发于青壮年，无自觉症状，头部局限性斑状脱发，边界明显。少数病人可发展至全秃，可痊愈。早秃为生理脱发，由额颞部开始至头顶部头发逐渐稀少，无自觉症状，不须治疗。

脱泛素酶（deubiquitinase）　见去泛素化酶。

脱辅基酶蛋白（apoenzyme）　生物化学术语。由酶中脱去辅酶或辅基后所余的蛋白质部分。

脱肛（anal prolapse）　其他名称：脱肛痔。中医病证名。肛肠病之一。多因中气不足、气虚下陷或湿热下注于大肠所致，症见大便后或劳累、下蹲时肛管和直肠黏膜或直肠全层或部分乙状结肠脱出肛外等。便后脱出的肛肠，初期可自然还纳，中期须用手托送回，晚期常因咳嗽、用力、步行等而随时脱出。气虚者，宜益气升陷，服补中益气汤；湿热下注者，宜先清利湿热，兼以升提，可用萆薢渗湿汤加减。外治可用香荆散、五倍子、白矾等煎汤熏洗。严重或经药物治疗无效者，应酌情选用注射疗法、手术治疗等。

脱汗（sweating in a critical condition）　其他名称：绝汗。中医病证名。由阳不敛阴、汗液大泄所致。突然大汗不止，或汗出如油、声低息微、四肢厥冷、脉微欲绝、舌卷少津等。亡阳证候。治宜补气回阳固脱，用参附汤。

脱甲病（onychomadesis）　其他名称：甲缺失。皮肤附件的疾病。甲板与甲床分离，无痛性自然脱落，一般可自然再生。常为全身性疾病伴发症状，如全身脱毛病、梅毒、糖尿病、破伤风或脊髓痨等。

脱臼（dislocation）　其他名称：脱位、出臼、骨出、脱髎、脱白、髎失。中医病名。关节骨端连接受损而离开原解剖位置，即关节脱位。多因跌打、坠撞所致。按病因可分为外伤性、习惯性、病理性及先天性脱髎四种。以外伤性为多见。按脱出程度可分为全脱、半脱；按脱出方向又分为前、后、上、下及中心脱髎等。每当脱髎后患部有肿胀、疼痛、明显畸形、弹性固定及功能障碍。治宜手法复位，必要时还可于麻醉下切开复位，适当固定及功能锻炼。初期宜活血化瘀、消肿止痛；中后期宜和营止痛、舒筋活络并结合功能锻炼。习惯性脱髎宜内服补肝肾、壮筋骨之剂；病理性脱髎除手法或手术矫正；若合并有骨折者，应同时给予整复固定。

脱疽（gangrene of toe）　其他名称：脱痈、脱骨疽、脱骨疔、敦痈、蛀节疔、蜣螂蛀。中医病名。足趾末端发生坏死脱落的病症。主要指血栓闭塞性脉管炎。本病多发于足趾，溃久则趾自落。多因过食厚味，以致郁火毒邪蕴于脏腑，加之肾阴亏损，不能制火而发；或因外感寒湿毒邪、营卫不调、气血凝滞而成。本病发病缓慢，初起患趾色白发凉，麻疼，日久患趾如煮熟红枣，痛如火烧，逐渐由红转黯变黑，足趾坏死脱落并向足背小腿蔓延。甚至出现五败症等。治宜滋肾养血、健脾益气、活血解毒为主。

脱磷酸作用（dephosphorylation）　生化反应中，从底物分子上水解下磷酸的作用。如磷酸化酶 a 磷酸酶使具有高活性的磷酸化酶 a 转变成磷酸化酶 b，前者是带磷酸的四聚体，后者则是不带磷酸的二聚体。

脱硫（desulfurization, desulphurization）　去除燃料、原料或其他物料中的游离硫分或含硫化合物的过程。主要是化石燃料（煤、石油、天然气）在燃烧前或燃烧过程中利用化学药剂等方法脱硫，以防治硫氧化物对大气环境的污染。

脱硫作用（desulfuration）　生物化学术语。从分子内移去硫原子的过程。由 3 种酶进行催化：①β-巯基丙酮酸转硫酶，将 β-巯基丙酮酸的硫转给 SO_3^{2-}、CN^-、RSH 等形成 $S_2O_3^{2-}$、SCN^-、R-S-SH。②硫代硫酸转硫酶，将二价硫转化给亚硫酸或氰形成硫代硫酸或硫氰酸。③胱硫醚-γ-裂解酶，将半胱氨酸分裂为 H_2S 和 NH_3。

脱落细胞学（exfoliative cytology）　用形态学方法观察从器官或黏膜表面脱落的或冲洗刮取的细胞，判定其病变，以期对疾病诊断有所帮助或对疾病发展情况有所了解。主要用于对肿瘤的诊断。

脱落细胞学检查（examination of exfoliative cytology）　通过对黏膜或组织表面脱落或刮取下来的细胞进行形态学观察，以诊断疾病或对某种病变进行动态观察的一种方法学，主要应用于肿瘤的诊断。

脱敏（desensitization）　用于治疗特定过敏原所致 I 型超敏反应的方法。即通过注射少量变应原，诱使致敏细胞仅释放微量活性介质，而不引发明显临床症状，短时间内多次注射，可使致敏细胞内活性介质逐渐耗竭，从而消除机体致敏状态。

脱敏疗法（desensitization therapy）　其他名称：减敏疗法。应用变应原治疗变态反应的方法。常用以防治过敏性支气管哮喘、花粉症、尘埃或螨过敏等，有时也用以防治食物、药物过敏或昆虫过敏等。

脱能因子（decapacitation factor）　见去能因子。

脱壳（uncoating）　病毒侵入细胞后，除去围绕在核酸外面的囊膜和衣壳的过程，是病毒核酸和蛋白质复制的一个阶段。脱壳有各种不同方式：有的在吸附和侵入细胞衣壳即行破裂；某些有囊膜的病毒，囊膜与细胞膜融合而被除去；通过胞饮而进入细胞的病毒，其衣壳被吞噬体中的溶酶体降解而除去；比较复杂的病毒，其脱壳须经两个步骤；也有个别病毒，其衣壳不完全脱去而进行复制。

脱氢酶（dehydrogenase）　一类催化底物去氢的酶，利用其他化合物而不是以分子氧作为氢受体。不需氧脱氢酶以 NAD（烟酰胺腺嘌呤二核苷酸）或 NADP（烟酰胺腺嘌呤二核苷酸磷酸）为辅酶，从底物上接受氢，不直接传递给分子氧；需氧脱氢酶以 FAD（黄素腺嘌呤二核苷酸）或 FMN（黄素单核苷酸）为辅酶，接受氢后直接传递给分子氧产生 H_2O_2。

脱水（dehydration）　其他名称：失水。体液总量，尤其是细胞外液量减少的症状。因水丢失过多和/或摄入量不足而引起，同时伴有钠、钾等电解质成分的丢失及酸碱平衡紊乱。水摄入不足常见于咽下困难、昏迷状态以及某些丧失渴觉的大脑疾患；水排出过多见于过度换气，如小儿高热等。电解质，特别是钠、钾、氯有保存水的作用，因电解质的丢失或补充不足可致脱水；电解质与水同时丢失可见于严重的呕吐、腹泻、反复使用利尿剂、持续大汗淋漓等。脱水按细胞外液丢失成分不同分为3种类型，以丢失水分为主者，称为高渗（原发）性脱水；以失钠为主者，称为低渗（继发）性脱水；水、钠按比例丢失者，称为等渗性脱水。

脱水酶（anhydrase, dehydratase）　催化脱水反应的酶，使化合物脱去水并产生双键。如柠檬酸脱水酶、磷酸葡糖酸脱水酶等。它从底物上移去一分子水，留下一个双键，或在此双键上加入一个基团，在体内许多代谢过程中起重要作用。

脱羧作用（decarboxylation）　指有机酸上的羧基以二氧化碳形式被释放出去。如氨基酸在脱羧酶的作用下，脱去羧基，生成 CO_2 和胺，称为氨基酸的脱羧作用。通过脱羧作用，使氨基酸生成胺类物质，具有重要的生理功能。

脱位（dislocation, luxation）　①组成关节的骨骼正常连接受到损害而离开其原有的解剖位置。一般为外伤所引起，多发于肘关节、肩关节、髋关节。亦有因病变（称病理性脱位）或胚胎发育不全（称先天性脱位）而发生者。脱位也可分为闭合性和开放性两种类型（与骨折相同）。主要症状为关节功能障碍和局部疼痛。应及早进行手法复位、适当固定，并早期活动。陈旧性或复发性病例，一般需行手术复位。②中医病名。见脱骱。

脱酰基酶（deacylase）　生化反应中，一种催化脱酰基反应的酶。属水解酶之一。其中重要的有乙酰辅酶A脱酰酶和酰基赖氨酸脱酰酶等。

脱屑性红皮病（erythroderma desquamativum）　婴儿哺乳期的一种慢性全身性疾病。常发生于2个月以内的婴儿。病变开始于肛周、臀部、腹股沟或其他部位，突然出现红斑，逐渐扩大成片或遍及全身。同时可伴有消化不良、腹泻、体温调节障碍、继发感染等。重者可致死。治疗：给多种维生素；控制感染；纠正水、电解质紊乱；必要时用糖皮质激素。局部对症。

脱屑性间质性肺炎（desquamative interstitial pneumonia）　病因未明间质性肺炎的特殊类型。多在40岁左右发病。早期有阵发性干咳和气促，常反复发生自发性气胸或胸水，晚期显示典型限制性通气障碍和低氧血症，多年后可进展至广泛肺纤维化和肺功能严重损害。X线胸片阴影可维持稳定，若干年不变。治疗：肾上腺皮质激素有良好效果。

脱氧胆酸（deoxycholic acid）　次级胆汁酸之一。由胆酸经肠道细菌还原，脱去 7α 羟基而产生。分子式 $C_{20}H_{40}O_4$ ，分子量292.56。分子结构中3、12位上各含2个 α 羟基。属于游离型胆汁酸。它是初级胆汁酸受肠道细菌作用后的产物。可随粪便排出。

脱氧氟尿苷（doxifluridine）　见去氧氟尿苷。

脱氧核糖（deoxyribose）　生物化学术语。戊糖衍生物。核糖某些羟基被氢取代。2-脱氧核糖是脱氧核糖核酸的组成成分之一。为5碳的醛糖，即 $2'$ 脱氧-D-核糖。

脱氧核糖核苷（deoxyribonucleoside）　简称脱氧核苷（deoxynucleoside）。嘌呤碱（腺嘌呤、鸟嘌呤）的N-9或嘧啶碱（胞嘧啶、胸腺嘧啶）的N-1与2-脱氧-D-核糖的C-1通过β糖苷键相连接而成的化合物。体内主要的脱氧核苷有脱氧腺苷、脱氧鸟苷、脱氧胞苷等。

脱氧核糖核苷酸（deoxyribonucleotide）　简称脱氧核苷酸（deoxynucleotide）。脱氧核苷的磷酸酯。核酸的组成成分，存在于DNA分子中。如 $5'$ 脱氧腺苷酸（ $5'$ -dAMP）、 $5'$ 脱氧鸟苷酸（ $5'$ -dGMP）、 $5'$ 脱氧胞苷酸（ $5'$ -dCMP）和 $5'$ 脱氧胸腺苷酸（ $5'$ -dTMP），体内常为 $5'$ 磷酸酯。

脱氧核糖核酸（deoxyribonucleic acid, DNA）　 $2'$ 脱氧-D-核糖的多核苷酸。一类带有遗传信息的生物大分子。由4种主要的脱氧核苷酸（dAMP、dGMP、dCMT和dTMP）通过 $3'$ ， $5'$ 磷酸二酯键连接而成。它们的组成和排列不同，显示不同的生物功能，如编码功能、复制和转录的调控功能等。

排列的变异可能产生一系列疾病。

脱营失精（ying and essence exhaustion）　中医病名。因情志内伤、郁而化火、耗营伤精所致。症见精神憔悴、形体日瘦、善惊健忘、饮食无味、内生癥积、外生恶核或为噎膈等。包括因情志抑郁所诱发的恶性肿瘤。

脱证（collapse-syndrome）　外脱。中医病证名。指疾病过程中，阴、阳、气、血大量耗损而致生命垂危的病理及其证候。主要症状有：神志淡漠，甚则昏迷，气息微弱，面色苍白，四肢厥冷，大汗淋漓，口开手撒，脉微细欲绝等。在严重的脑血管病变时，又常以内闭和外脱为辨证分型的基础。但脱证包括的疾病很多，临床上一般把中风、大汗、大泻、大失血或精液大泄等精气急骤耗损导致阴阳离决者，称为暴脱；若因久病元气虚弱、精气逐渐消亡所引起的则称虚脱。

脱支酶（debranching enzyme）　生化反应中水解淀粉或糖原分支点葡萄糖残基的酶。

脱脂奶（skim milk）　除去脂肪后的奶类。牛羊乳煮沸后待冷，静置6～12h，使乳中脂肪浮起，然后除去上面一层奶油，这种方法能去除80%左右脂肪。适用于腹泻、消化不良、痢疾等患儿短期应用，因能量不足，不能作为婴儿主食。

驼背骨盆（kyphotic pelvis）　脊柱后凸性骨盆。驼背主要由结核病及佝偻病所引起。病变位置越低，骨盆所受影响越大，特别是对女性。如驼背发生在胸、腰部以下时，下部脊柱发生明显前凸，形成一上大下小的典型漏斗状骨盆。分娩时在骨盆中下部将遇到困难。

驼峰鼻（hump nose）　其他名称：鹰鼻、钩鼻。多系先天性鼻骨发育过度造成或外伤后发生。表现为鼻骨下端与侧鼻软骨交界处呈棘状突起，重者伴有鼻背部宽大、长鼻、鼻尖下垂弯曲呈鹰钩嘴样畸形。治疗：进行鼻矫正成形术，即低鼻术。主要手术方法有：截除驼峰，缩窄鼻背，缩短鼻长，整复鼻尖。

妥布霉素（tobramycin）　其他名称：硫酸妥布拉霉素、艾诺、托百士。氨基糖苷类抗生素。对革兰氏阴性杆菌的抗菌作用较强，临床主要用于铜绿假单胞菌感染，如烧伤、败血症等。制剂：注射剂。不宜长期或超量使用。

妥拉唑林（tolazoline）　其他名称：妥拉苏林、苄唑啉。 α_1 、 α_2 受体阻滞药。用于血管痉挛性疾病，如肢端动脉痉挛症、手足发绀、血栓闭塞性脉管炎、眼科用于视网膜中心动脉痉挛或栓塞、视网膜色素变性、黄斑变性、视神经炎、角膜炎、角膜溃疡，也用于青光眼。制剂：盐酸妥拉唑林片剂、注射剂。溃疡病和冠心病病人忌用。

妥洛特罗（tulobuterol）　其他名称：喘舒、叔丁氯喘通。 β_2 受体兴奋剂。对支气管平滑肌有强大而持久的扩张作用，对心血管系统的影响较小。尚有一定的止咳祛痰作用。用于各种类型支气管哮喘的治疗。如发生过敏反应，应立即停药。甲状腺功能亢进、高血压、冠心病、心功能不全、糖尿病及孕妇慎用。

椭圆形红细胞（elliptocyte, oval cell）　红细胞的横径/长径 $<0.78\mu m$ ，呈卵圆形，或两端钝圆的长柱状。见于巨幼细胞贫血和遗传性椭圆形红细胞增多症。

唾液（saliva）　三对大唾液腺（腮腺、颌下腺和舌下腺）及无数散在的小唾液腺向口腔内分泌的混合液。成人每天约1～1.5L。能湿润和溶解食物，便于吞咽和消化，并引起味觉。对口腔有清洁和保护作用，含有的淀粉酶可使淀粉变为麦芽糖。

唾液酸（sialic acid）　其他名称：N-乙酰神经氨酸。在体内由N-乙酰葡糖胺及磷酸烯醇式丙酮酸缩合而成的9个碳羧酸。是神经节苷脂的组成成分。

唾液腺（salivary gland）　口腔周围及口腔壁内的、分泌的唾液经导管排入口腔的消化腺。包括腮腺、下颌下腺、舌下腺各1对，以及口腔内的许多小唾液腺。有润湿口腔黏膜、稀释食物和分解淀粉的作用。成年人每日分泌唾液约1～1.5L。它的活动受大脑皮质和自主神经系统调节。进食时由于食物刺激口腔黏膜的感觉神经，传到脑的唾液中枢，并随即以反射作用方式通过自主神经把冲动送到唾液腺，促使其进行分泌。通过大脑皮质的条件反射作用，也能引起唾液分泌。

W

蛙粪霉病（basidiobolomycosis）　其他名称：蛙粪真菌病、皮下组织型藻菌病。为蛙粪霉侵入皮下组织而引起的皮下组织嗜酸性肉芽肿性疾病。热带和亚热带多见，儿童和青壮年易患病，男多于女。好发于四肢，尤其是下肢近端和臀部。开始为皮下结节，结节逐渐融合成斑块，不断蔓延扩大。肌肉、内脏亦可累及。确诊靠真菌学检查。治疗：碘化钾、克霉唑、两性霉素 B 和氟胞嘧啶有效。

蛙式试验（frog leg position test）　其他名称：双髋外展试验。检查髋关节功能的方法。检查时，患儿平卧，双髋双膝各屈曲 90°，检查者外展外旋双髋，使大腿贴向床面，如不能贴向床面为阳性。先天性髋关节脱位者，患肢髋外展外旋受限，可出现蛙式试验阳性。

瓦尔登斯特伦综合征Ⅲ型（Waldenström Ⅲ syndrome）　见甲状腺危象。

瓦尔综合征（Wahl syndrome）　其他名称：瓦尔征。绞窄性肠梗阻时腹壁上的一组体征。在受累肠管相对应的腹壁上出现圆形、境界分明、不移动、有弹性、压痛而不见蠕动的包块。

瓦楞子（ark shell, Concha Arcae）　其他名称：瓦垄子、蚶子壳。中医药名。清化热痰药。海产软体动物瓣蚶科动物魁蚶、泥蚶或毛蚶的贝壳。甘、咸、平。归胃、肝、脾经。功能制酸止痛、消痰、软坚。治胃痛、嘈杂、吐酸、癥瘕痞块、顽痰积结、稠黏难咯。

瓦伦贝格综合征（Wallenberg syndrome）　其他名称：延髓背外侧综合征、小脑后下动脉综合征。因椎动脉、小脑动脉血栓所致的综合征。临床多见于中老年人，发病突然，病灶同侧面部痛温觉及角膜反射消失或减退，软腭及咽喉肌麻痹，小脑共济失调，病灶对侧躯干及上下肢痛、温觉减退消失。治疗：抗凝及扩血管，手术。

瓦伦达效应（Wallenda effect）　一种社会心理效应。美国著名的高空走钢丝表演者瓦伦达，在一次重要表演中失足身亡。事后，他的妻子说，我知道这次要出事，因为他上场前不停地说，这次太重要了，不能失败；而以前，他只想着走钢丝本身，没有其他杂念。这个效应说明，做任何事情，只有保持平常心，精神专注，才能取得成功，越是担心失败就越可能失败。

瓦氏呼吸器（Warburg apparatus）　测量生物化学反应中气体交换量及细胞与组织代谢的仪器。有的用于光合作用的研究。

瓦氏巨球蛋白血症（Waldenström mcroglobulinemia, WM）　骨髓内浆细胞样淋巴细胞异常增生，产生大量单克隆免疫球蛋白（IgM），即瓦尔登斯特伦（Waldenström）巨球蛋白血症。临床表现为贫血、出血倾向，肝、脾、淋巴结肿大和与免疫球蛋白（IgM）增多、高黏滞综合征有关的症状。免疫球蛋白（IgM）在肾小球毛细血管内沉积为本病的特异性改变。诊断本病的依据是：血免疫电泳显示 IgM 单克隆增高，骨髓有大量淋巴细胞、浆细胞浸润，没有溶骨改变。多采用激素治疗联合血浆置换、免疫吸附和化疗药物治疗。

瓦氏巨球蛋白血症肾病（renal disease in Waldenström macro-globulin）　其他名称：华氏巨球蛋白血症肾病。一种幼稚 β 细胞恶性增殖性疾病。多见于 60 岁以上老人。有淋巴结和肝脾大，骨髓及淋巴结中淋巴细胞、浆细胞、淋巴母浆细胞增生和单株 IgM 增高。可伴高血黏综合征和雷诺现象。临床表现为轻、中度蛋白尿，偶有肾病综合征。尿中 IgM 阳性有助于诊断。治疗：烷化剂和泼尼松（强的松）有一定疗效。

瓦氏综合征（Warburg syndrome）　其他名称：沃-瓦（Walker-Warbury）综合征、HARD 综合征。一种先天性脑积水、无脑回、各种眼畸形综合征。临床表现为视网膜发育不全、角膜混浊或小眼，有时为脑突出等。通常在生后 1 年内死亡。

瓦滕贝格综合征（Wartenberg syndrome）　手臂感觉神经障碍引起的以刺激症状为主要表现的一组病征。中年妇女多见，常为右侧手臂麻木、酸痛、感觉异常。尺神经支配的肌肉最先受累，仅在卧位休息时发病。清晨手僵硬，按摩后松弛。缺乏体征。对症治疗。

瓦-翁综合征（Wagner-Unverricht syndrome）　见皮肌炎。

瓦因加滕综合征（Weingarten syndrome）　见热带性肺嗜酸性粒细胞浸润症。

歪鼻（twisted nose, deflected nose, deviated nose）　正常鼻应位于面部中轴线上，偏离中轴线者即为歪鼻，又称斜鼻。按其偏斜方向可分为："C"型，鼻骨及鼻中 1/3 同向歪斜，而鼻尖位于中线、鼻梁呈"C"形者；"S"型，鼻骨及鼻中 1/3 反向歪斜，而鼻尖位于中线、鼻梁呈"S"形者；侧斜型，全鼻均匀歪斜，鼻梁几乎呈直线偏离中线者。治疗：手术方法可参考驼峰鼻矫正术，但大多数歪鼻需同时做鼻中隔矫正术。

喎僻不遂（paralysis with hemiplegia）　中医病证名。指口眼歪斜，肢体活动不遂。多为风痰阻于经络、痹阻气血而致。与面神经麻痹、中风后遗症类似。口眼歪斜者，治宜祛风化痰为主，用牵正散加味；中风后遗症、肢体活动不遂者，治宜补气活血、通经活络，用补阳还五汤加减。

外鼻（external nose）　由软骨和骨作支架，表面覆以皮肤的面部结构之一。其上端叫鼻根，下端叫鼻尖，中间部分叫鼻背。鼻尖两侧突出的部分叫鼻翼。呼吸困难时可见到鼻翼扇动。外鼻表面由皮肤覆盖，鼻背部皮肤薄而松弛，皮下组织较少，易于活动，鼻尖和鼻翼处皮肤较厚，富有皮脂腺和汗腺，容易发生鼻疖和痤疮，因其与皮下组织、软骨膜连接较紧，故炎症时局部肿胀压迫神经末梢，可引起比较剧烈的疼痛。

外鼻基底细胞癌（basal cell carcinoma of external nose）　皮肤癌的一种。恶性程度低，发展较慢，多为原发性，且易早期发现。发自上皮的基底细胞层，好发于鼻尖和鼻翼。始为结节状，有蜡样光泽，中心部可发生溃疡，边缘质硬，界限分明。终可破坏面容。可用冷冻、放射或手术治疗。

外鼻鳞状细胞癌（squamous cell carcinoma of external nose）　外鼻鳞状上皮的恶性肿瘤。肉眼观察开始多表现为一个稍硬、带痂的病灶，迅速生长后，表面痂皮脱落而成溃疡，基底污秽，边缘隆起。病灶切面呈颗粒状，灰白色，带有黄色斑点。镜下：鳞癌细胞构成不规则、互相接近的癌巢，侵犯真皮的不同深度。在分化好的鳞状细胞癌，其癌巢中央可出现角化珠（癌珠），分化较差的无角化珠形成，甚至也无细胞间桥，癌细胞呈明显的异型性并见较多的核分裂象。

外标法（external standardization）　在层析法中，配制一系列已知浓度的标准液，在同一操作条件下，按相同量注入层析柱，测量其峰面积（或峰高），作出峰面积（或峰高）与浓度的工作曲线。然后在相同的条件下，注入同量样品，测量待测组分的峰面积（或峰高），根据工作曲线计算样品中待测组分的浓度。本法简便，样品中如有未流出组分，不影响待测组分的定量。

外侧膝状体（lateral geniculate body）　丘脑的特异性中继核团的一部分。它与内侧膝状体合称为后丘脑，位于丘脑枕的下外方的外侧，借上丘臂与上丘连接，是视觉通路的丘脑中继核。

外出血（external hemorrhage）　血液经破裂的皮肤和黏膜流至体外。常见为身体各种创口出血。急救措施为及时有效止

W

血，可采取暂时止血法和彻底止血法。

外倒转术（external version, abdominal version）　在腹外操作的倒转术。应具备以下条件：胎儿为发育正常的单胎，胎膜未破，有适量羊水，子宫无畸形或瘢痕，无骨盆狭窄及软产道异常，胎先露部未入盆，无早产或产前阴道流血史，胎心良好。虽足月也可施行，但最好应在妊娠32～36周施行。孕妇排尿后平卧，两下肢屈曲略外展，术者先松动先露部，然后用两手转动胎体，不可用暴力。成功后听取胎心率，当时可能加快或减慢，一般在4～5min内恢复正常，如观察30min胎心率仍不恢复正常者，应转回原来胎位。

外毒素（exotoxin）　细菌分泌到外周介质的毒素。如霍乱毒素、百日咳毒素和白喉毒素，通常有特异性和剧毒。其化学成分是蛋白质，抗原性强；性质不稳定，易被热所破坏；毒性较强，小剂量即可使易感机体死亡；对宿主的组织、细胞或器官的作用有选择性，并引起该部位特殊病变；能制备成类毒素或抗毒素，用于预防和治疗疾病。按外毒素对细胞的亲和性及作用方式不同，可分为细胞毒素、神经毒素和肠毒素三大类。

外耳（external ear）　收集和传导声波的装置。包括耳郭和外耳道。外耳道呈S形弯曲，分为外侧的软骨性和内侧的骨性两部分。有收集声音的作用。

外耳道（external acoustic meatus）　由外耳门到鼓膜的管道。由外侧的软骨部和内侧的骨性部构成。长约2.5cm，直径约6mm，外1/3为软骨部，内2/3为骨部。外耳道软骨部的皮肤富有毛囊、皮脂腺和耵聍腺，是外耳道疖肿的多发部位。外耳道皮下组织少，皮肤和骨膜附着紧密，有丰富的感觉神经末梢，因此外耳道疖肿痛明显。

外耳道胆脂瘤（cholesteatoma of external auditory meatus）　堵塞于外耳道骨段的含有胆固醇结晶的脱落上皮团块。其外有薄层纤维组织包膜，压迫骨质引起破坏。为非真性肿瘤，并有臭脓自耳道流出。治疗：手术清除病变。

外耳道骨疣（exostosis of external auditory meatus）　外耳道常见的肿瘤，为外生性骨疣，自骨表面生长，形成局部突起或结节。多见于冷水中的劳动者和常在含盐质水内的游泳者，亦见于外伤性骨化性骨膜炎，长期的机械性或化学性刺激，梅毒、痛风、风湿病等。重者可影响听力及出现耳胀满感，甚至耳痛。宜手术治疗。

外耳道疖（furunculosis of external auditory meatus）　耳的化脓性炎症。主要发生于外耳道软骨部，致病菌多为葡萄球菌。挖耳、外耳道湿疹、糖尿病常为其诱因。有明显的耳郭牵引痛。治疗：早期可用热敷、抗生素，成熟后切开排脓。

外耳道乳头状瘤（papilloma of external auditory canal）　发生于外耳道外段的良性肿瘤。有的也可恶变。病因有二：慢性化脓性中耳炎的脓液刺激；病毒感染。表现：有耳内阻塞感、痒感、听力减退，挖耳时易出血。治疗：对症处理，手术。

外耳道异物（foreign body in external auditory canal）　因玩耍、挖耳、手术、精神异常使外物进入或小生物钻入外耳道。可致耳聋、耳痛、耳鸣或反射性咳嗽等症，甚至出现眩晕。治疗：如遇昆虫性异物，先滴入90%乙醇，致死后再取出。圆形异物用钩，扁形者用钳取出。细小者用冲洗法清除，过大者需行手术。

外耳湿疹（eczema of external auditory meatus, eczema of auricle）　常发生于小儿，大多与过敏有关。患外耳、中耳炎时，脓液刺激外耳道和耳郭的皮肤，也引起湿疹。急性期耳部很痒，皮肤发红。皮肤上有浆液状水疱，破裂后流出大量浆液，使表皮糜烂，产生小脓疱，亦可形成黄色痂皮。慢性症状为发痒、表皮脱落裂，外耳道可因皮肤增厚而变狭窄。预防以去除病因为主。如得了中耳炎，应每天滴药，清除脓液，保持耳道清洁，以防发生湿疹。可用3%过氧化氢溶液洗净拭干后，以1%甲紫液、氢化可的松药膏或5%氧化锌油膏等局部涂搽。

外耳损伤（injury of external ear）　耳鼻喉科常见外伤之一。可为外耳血肿、耳郭破裂、耳郭缺失、外耳道损伤。根据情况进行手术或保守治疗。

外斐反应（Well-Felix reaction）　立克次体的脂多糖成分与变形杆菌菌体抗原有共同成分（有相同或相似的抗原决定基），可引起交叉反应。根据这一原理，用易于制备的变形杆菌O抗原代替立克次体抗原建立一种非特异性直接凝集试验，用于检测病人体内是否有抗立克次体抗体，以辅助诊断斑疹伤寒、斑点热和恙虫病。

外分泌酶（enzyme from exocrine gland）　存在于血浆中来源于外分泌腺的酶类的总称。如由唾液腺及胰腺分泌的淀粉酶，以及由胰腺分泌的脂肪酶等。它们在血浆中的含量与腺体的功能状态有关。在胰腺发炎时，血浆淀粉酶可升高。

外分泌腺（exocrine gland）　其他名称：有管腺。向外分泌分泌物，有导管通到器官腔面或身体表面的腺体，如汗腺、唾液腺、胃腺等。可分为单细胞腺和多细胞腺，但绝大多数属后者。构造包括分泌部和导管：分泌部一般由单层腺细胞围成管状、泡状或管泡状。导管是由单层或复层上皮构成的，部分亦有吸收或分泌的功能。腺体有被膜包绕，腺周围结缔组织深入腺体，将其分割成许多小叶，称为腺小叶。

外风证（exogenous wind syndrome）　其他名称：风邪外袭证。中医证候名。风证的一种。风邪外袭肌肤所致，以恶风、发热、汗出、头身疼痛，或鼻塞、喷嚏、咳嗽、咽喉痒痛，或皮肤瘙痒、水肿、发疹、舌苔薄白、脉浮缓等为常见症。

外感（exogenous disease）　中医病因分类之一。指感受六淫、疫疬之气等外邪所引起的一类病证。这些病邪或先侵入人体皮毛肌肤，或从口鼻而入，或同时受病，都是自外而入，初起多有寒热或上呼吸道症状，故称。

外感热病（exogenous febrile disease）　中医内科疾病之一。现代中医学对伤寒、温病的统称。感受外邪引起的以发热为主要表现的疾病。

外感受器（exteroceptor）　感受外界环境各种变化的感受器。主要分布于体表，如皮肤，感受外来的刺激（冷、热、痛、触和压等）。还包括光感受器、听觉感受器和味觉感受器等。

外骨半规管开窗术（fenestration operation of external semicircular canal）　其他名称：内耳开窗术。在外骨半规管做一小窗，使声音进入耳蜗，以代替失去功能的前庭窗。

外关（waiguan, SJ 5）　中医经穴名。属手少阳三焦经。手少阳之络穴。八脉交会穴之一，通于阳维脉。位于前臂背侧，腕横纹上2寸，尺桡骨之间。主治感冒、发热、头痛、耳聋、胸胁痛、臂痛、上肢瘫痪等。直刺0.5～1寸。艾炷灸3～5壮，或艾条灸5～10min。

外寒（exopathic cold）　①中医病因。外感寒邪。由于寒邪侵袭肌肤，阳气不得宣通透泄，出现恶寒、发热、无汗、头痛、身痛和脉浮紧等症。②中医证候名。体表阳气不足，出现形寒畏冷或容易感冒的病症。

外呼吸（external respiration）　肺通气与肺换气的总称。肺通气指气体进出肺脏的过程；肺换气指肺泡气与肺毛细血管中血液进行气体交换的过程。

外踝（lateral malleolus）　腓骨下端向外侧的膨大部位。呈锥形，比内踝长而显著。

外环境（external environment）　由自然环境和社会文化环境所组成。自然环境是指阳光、水、空气、食物、动植物等自然因素；社会文化环境则包括经济条件、劳动条件、生活方式、人际关系、风俗习惯等。

外科感染（surgical infection）　由细菌引起的炎性感染。可分为：①化脓性感染，如疖、痈、脓肿、急性阑尾炎及急性蜂窝织炎等。②特异性感染，如结核病、破伤风、气性坏疽等。③手术及创伤后的感染等。多数有明显的局部症状，需手术治疗。

外科冷冻治疗机（surgical cryo-therapy apparatus）　利用超低温（−80～−196℃）使病变组织受冻后坏死脱落达到外科治疗目的的仪器。冷冻物为液氮或一氧化二氮，电子控制加热使液氮气化产生一定的蒸气压力，把液氮送至金属冷冻头。为使冷冻仅局限在冷冻头的尖部，冷冻头的夹层里含有加热丝，以防止冷冻向治疗区域外扩散。仪器由控制器、制冷器和冷冻头构成。用于眼科（白内障、角膜溃疡）、外科、皮肤科及妇科相关疾病的治疗。

外来化合物（extrinsic compound）　其他名称：外源性生物活性物质。非机体内源性产生，而是由外界环境摄入并具有生物活性的物质。它们不是机体的组成成分，不是机体需要的营养素，也不是维持机体正常生理生化功能不可缺少的物质。在一定条件下，可对机体产生一定的损害作用，如农药、化肥、工业原料及制品、医药品、食品添加剂、化妆品、洗涤剂、环境污染物和废水、废气、废渣中的各种化学成分等。是毒理学研究的主要对象。

外来性疾病（exotic disease）　凡本国或本地区没有的或以前有但已告消灭，而从国外或外地区传入的传染病。

外淋巴（perilymph）　内耳的膜迷路和骨迷路之间的间隙内所含的液体。内、外淋巴互不相通。如耳蜗的前庭阶和鼓阶内含外淋巴，蜗管内含内淋巴，两者互不相通。外淋巴液中钠离子浓度高于内淋巴。

[外] 毛根鞘瘤（tricholemmoma）　一种向外毛根鞘细胞分化的良性毛囊瘤。分为孤立性和多发性两种。孤立性外毛根鞘瘤好发于老年人的面及颈部，位于真皮内，呈单个或分叶状，直径 3～8mm，边界清，皮肤略带光泽。多发性见于考登病病人的面部，表现为多个肉色、粉红色或褐色丘疹组成的寻常疣样损害。病理检查可确诊。治疗：激光、电灼或手术切除。

[外] 毛根鞘囊肿（trichilemmal cyst，pilar cyst）　其他名称：毛发囊肿。发生于头皮，含有角蛋白及其破坏产物的多发性囊肿。大多数为常染色体显性遗传。主要发生于中年人，女多于男。损害为球形或分叶状坚硬结节，表面光滑，可推动，常多发，生长缓慢。如伴继发感染有压痛或破溃。病理检查可确诊。治疗：手术彻底切除。

外胚层（ectoderm）　胚胎学术语。上胚层细胞增生迁移而生成内胚层和中胚层后，原位的上胚层细胞形成的结构。外胚层将分化形成中枢和周围神经系统以及表皮等许多器官和组织。

外潜伏期（extra incubation period）　虫媒传播的病原体感染人体之前，必须在媒介节肢动物体内繁殖或完成其生活周期的某一阶段所需要的时间。如疟疾，疟原虫在按蚊体内需从配子体发育为孢子体，此过程约需 2～3 周，才能经蚊虫叮咬而传染给人。

外倾（extraversion）　见外向。

外伤（trauma；external injury）　①外科术语。人体受到外界致伤因素刺激形成组织或器官在解剖结构上的破坏和生理功能的紊乱。可带来全身和局部的损害。致伤的原因有机械性的、物理性的、化学性的和生物性的等。②中医术语。A. 损伤病证分类之一。一般指扑击跌仆、金刃、枪弹等损伤皮肤、肌肉、筋骨的病症。B. 与七情内伤相对而言，指六淫外邪所伤，如伤风、伤寒、伤湿、伤暑等。

外伤后一过性黑矇综合征（transient posttraumatic blindness syndrome）　头部外伤，特别是引起顶枕部血管痉挛和水肿的外伤所致。表现为双侧完全性或部分性视觉缺失，偶有视物模糊、头痛、嗜睡、不安、激动。眼底正常。治疗：对症处理。

外伤性白内障（traumatic cataract）　眼球受到机械伤（挫伤、穿孔伤）、化学伤、电击伤及辐射伤等外伤，引起的晶状体混浊。临床上分为挫伤性白内障、穿孔性外伤性白内障、辐射性白内障及电击性白内障。治疗：晶状体局限性混浊，无严重的视力障碍者，可试用药物治疗。晶状体皮质突入眼前房，应及早手术摘除白内障，以防止继发性青光眼。

外伤性表皮囊肿（traumatic epidermal cyst）　其他名称：表皮包涵囊肿。是由于外伤后，异物刺入等引起的表皮囊肿。囊肿生长缓慢，呈圆形或卵圆形，略隆起，表面光滑或有角质增生，颜色正常。直径约 1～2cm 或更大，质地较硬，与周围组织无粘连，单发，无自觉症状。如继发感染可有粘连和疼痛。治疗：可手术切除。

外伤性低颅压综合征（traumatic intracranial hypotension syndrome）　颅脑损伤后颅内压低于正常所致的一组症候群。原因：脉络丛分泌脑脊液减少；脑脊液漏；脱水和休克等。症状：头部胀痛，坐位时加重，平卧时减轻。也可有眩晕、

嗜睡、恶心、不思饮食、血压偏低等表现。卧位腰穿脑脊液压力低于 490～686Pa（50～70mm H_2O）者即可确诊。治疗：卧床休息，静脉滴注生理盐水等。

外伤性骨营养不良（traumatic osteodystrophy）　其他名称：急性骨萎缩。一种由损伤引起关节附近的痛性骨质疏松症。多于损伤后关节附近出现疼痛，病变关节僵硬，血管舒缩紊乱。最后留下僵硬、寒冷、略带青紫的手或足。X 线检查有助于诊断。治疗：加强患肢锻炼并辅以理疗；用溴化四乙铵抑制交感神经功能。

外伤性殆（traumatic occlusion）　其他名称：创伤性殆、外伤性牙周膜炎。由外伤所引起的牙周膜炎症。症状多为急性疼痛，叩痛显著，轻触患牙也剧烈疼痛。轻损伤者，镇痛消炎治疗，并垫高健康邻牙殆平面，使患牙得到休息恢复；重损伤者，除一般治疗外，可考虑松牙固定术。

外伤性虹膜睫状体炎（traumatic iridocyclitis）　挫伤引起虹膜睫状体小动脉痉挛收缩，造成组织缺氧，随即产生反射性毛细血管扩张，小血管壁渗透性增加，导致组织水肿、房水混浊，形成外伤性虹膜睫状体炎。表现为睫状充血、角膜后沉着物、房水混浊、瞳孔缩小。治疗主要是局部及全身应用皮质类固醇，阿托品散瞳。

外伤性截瘫（traumatic paraplegia）　脊髓损伤引起的瘫痪。表现为损伤平面以下的神经功能障碍，感觉、运动功能可以完全丧失。高位截瘫常危及病人生命。可手术治疗。

外伤性精神病（traumatic psychosis）　脑组织损伤所致的精神异常。病情依脑的损伤程度而异：①轻者，除有头痛、头晕外，还有失眠、兴趣减低、情绪波动、记忆减退、注意力不集中等。②重者，表情淡漠，人格改变，兴奋躁动，或有类似精神分裂症的症状，甚至有持久的智力减退。治疗：急性期卧床休息，对症处理，必要时降低颅内压、减轻脑水肿，或进行手术治疗。

外伤性泪腺萎缩（traumatic lacrimal gland atrophy）　外伤性因素所造成的泪腺继发性萎缩及其分泌功能减退。病人有眼部痒感和异物感，角膜、结膜干燥。治疗：大剂量维生素 A，局部滴用 1% 甲基纤维素溶液或油剂，亦可配戴软性角膜接触镜，以减少干燥和异物感。

外伤性皮下出血（traumatic subcutaneous hemorrhage）　其他名称：皮肤挫伤。因钝器作用于皮肤表面，致使皮下组织发生的出血现象。在致伤物的打击下，皮下组织内毛细血管破裂、出血，聚积在皮下组织间，为外伤性损伤反应之一。皮下出血能客观地反映出各种致伤物体接触面的形状，法医学常作为推断致伤原因的依据。皮下出血的颜色变化有一定的规律，在估计死亡或伤后时间方面同样具有重要意义。

外伤性前房积血（traumatic hyphema）　是由于虹膜睫状体血管破裂所致，出血较少者呈血样房水；出血较多者，因重力关系，血积于眼前房下部呈一水平面。严重出血者，眼前房内充满血液。临床上约 20% 的病人在外伤后 3～5 日内会再次发生更大量的前房积血，称继发性出血。大量出血可产生继发性青光眼，含铁血黄素经损伤的内皮细胞进入角膜基质层形成角膜血染。治疗：轻度的前房积血经双眼绷带包扎、卧床休息，1 周左右多能吸收。严重前房积血，出现继发性青光眼，经药物治疗无效时应行眼前房穿刺放出积血。

外伤性散瞳（traumatic mydriasis，traumatic dilated pupil）　眼部的钝力伤可致瞳孔括约肌断裂或其支配神经麻痹，使瞳孔散大。瞳孔麻痹的程度不一，轻者可恢复或部分恢复，重者完全不能恢复，常伴有调节麻痹。无特殊治疗方法。

外伤性视神经撕脱（evulsion of optic nerve）　外伤造成视神经从眼球撕脱。表现为受伤后立即失明。治疗：激素、抗生素，及时发现和处理受伤后的各种并发症。

外伤性视神经萎缩（traumatic optic atrophy）　外伤所致的视神经萎缩。外伤后立即或逐渐出现视力障碍，甚至失明。眼底检查可见视神经乳头苍白。治疗：维生素 B_1 等药物，针灸治疗。

外伤性突眼（traumatic exophthalmus）　眼眶内出血或颅底骨折等外伤所引起的眼球外突。多为急性。自觉眼部疼痛，视力减退。眼底检查可见视神经乳头水肿或萎缩。常合并严重

W

的颅脑损伤。治疗：病因处理，降低颅内压，使用利尿剂协助脱水。

外伤性休克（traumatic shock） 外伤引起的全身循环障碍。多见于骨折、挤压伤、大手术时引起的剧烈疼痛、血浆或全血的丧失或渗出、组织破坏后分解产物的吸收等。治疗：输液、输血，纠正酸碱失衡，药物治疗，创伤处理。

外伤性牙周膜炎（traumatic pericementitis） 见外伤性殆。

外渗性骨囊肿（extravasation cyst） 其他名称：单纯性骨囊肿、创伤性骨囊肿、出血性骨囊肿。多因下颌骨遭受外力打击后，在骨髓腔内发生出血而形成。常发生于青壮年，好发于下颌联合和前牙区。颌骨有压迫感或钝痛。治疗可手术切除。

外生性生长（exophytic growth） 发生在体表、体腔或管腔器官（如消化道、泌尿生殖道）表面的肿瘤的一种生长方式。常形成突出于体表或突入管腔的乳头状、息肉状或菜花样肿物。有时囊性肿瘤向上皮向黏膜腔内生长也属此类。这种生长方式的肿瘤多属良性上皮性肿瘤，而恶性肿瘤在外生性生长的同时其基底部常呈浸润性生长。

外湿（exopathic dampness） 中医学术语。指感受外界湿邪。如气候潮湿、久居湿地或感受雾露之邪，或涉水淋雨，或长期水中作业等。临床表现为头重如裹、颈项酸痛、胸闷腰酸、四肢困倦、关节疼痛等。

外显记忆（explicit memory） 其他名称：受意识控制的记忆。在意识的控制下，过去经验对当前记忆任务所产生的有意识提取信息的过程。强调的是信息提取过程的有意识性，而无论信息记忆过程是否有意识。

外显率（penetrance） 遗传学术语。某一基因或基因组合能在杂合体表现型上显示出来的程度。用百分比表示。当所有纯合显性基因的个体显示一种表型，纯合隐性基因的个体显示另一种表型，而它们子代的杂合体都表现出同一显性性状时，则外显率为100%，称完全外显。如果基因型的携带者在表现此类性状时不完全，即外显率低于100%时则称为外显不完全或不完全外显。

外显子（exon） 真核生物DNA分子内的编码序列。这种序列可以转录成mRNA，指导翻译蛋白质。

外向（extraversion） 其他名称：外倾。一种人格类型。把一个人的能量指向自身之外，重视外部世界，关心物质的与社会的环境，并从中获得满意的倾向。最早由心理学家荣格提出，他把人格分为外向和内向两种类型。外向指倾向于外界事物、他人和社会交往而不倾向内部感觉或思想的一种人的性格。一般认为，外向的人喜欢社会交往，喜欢在公众场合出头露面；兴趣多指向外部世界，与环境联系密切；情感活动易于冲动；喜欢刺激和冒险，讲究实际，敢作敢为；行动时往往缺乏精密的思考。

外向电流（outward current） 电生理学名词。在细胞膜内、外各放置一个刺激电极，并和直流电源正负两极相连。如果将细胞膜外电极与电源正极相连，细胞膜内电极与电源负极相连，接通电源时电流方向由膜外流向膜内，称内向电流。实验证实，内向电流强度再大也不能使组织细胞兴奋；相反，若是细胞膜内电极与电源正极相连，细胞膜外电极与负极相连，接通电源时产生的是外向电流，当外向电流增加到一定强度时能使组织细胞兴奋，产生可传导的动作电位。

外消旋化（racemization） 光学活性化合物（左旋体或右旋体）受热、光或化学试剂的影响转化为无旋光性的外消旋体的过程。

外消旋体（racemate） 互为镜像的对映异构体等量混合物。无旋光性，常用±或dl表示，例如（±）乳酸或dl-乳酸即代表乳酸外消旋体。合霉素就是氯霉素的外消旋体。

外邪犯胃呕吐（vomiting due to attack of exogenous evil to the stomach） 中医病证名。证见突然呕吐，伴发热恶寒、头身疼痛、胸脘满闷、舌苔白腻、脉浮。治宜疏邪解表、和胃止呕，可用藿香正气散。

外旋转（external rotation） 产科术语。胎头娩出后绕盆轴向一方旋转使其矢状缝与骨盆出口横径一致。是因胎头娩出时，胎肩已进入骨盆腔，胎肩在盆腔内旋转使双肩径转成与

骨盆出口前后径一致以利娩出，胎头从而随之相应旋转。

外抑制（external inhibition） 巴甫洛夫学说术语。在新异刺激的作用下正在进行的条件反射暂时减弱甚至完全消失的现象。特别是新异刺激第一次出现时其作用最为显著。重复给予则其抑制作用渐弱。

外阴（vulva） 见女性外生殖器。

外阴白斑（leukoplakia vulvae） 见外阴白色病变。

外阴白化病（albinism of vulva, vulval albinismus） 一般为全身性的遗传性疾病，也可能仅在外阴部发病。是由于表皮基底层中仅含有大而灰白的不成熟黑素细胞，因而不能制造黑素所致。无自觉症状，也不致癌变，因此不必治疗。

外阴白色病变（white lesion of vulva） 旧称外阴白斑、外阴营养障碍，又称慢性外阴营养不良、女阴白色病变。外阴部、阴道口和肛门附近皮肤和黏膜变白、粗糙或萎缩。伴有外阴瘙痒。分为萎缩型（硬化性萎缩性苔藓）、增生型（各种皮炎）和混合型。后两型又分有、无非典型增生两种。非典型增生者为癌前病变，经治疗可逆转。若不治疗，部分病人在6～8年或更长时间内发生癌变。治疗：维生素A，外用皮质激素软膏，有非典型增生、长期治疗无效者行手术切除。

外阴包涵囊肿（inclusion cyst of vulva） 其他名称：外阴植入性囊肿。发生在会阴裂伤或切开的缝合部位，因缝合时一部分上皮被包埋在内而形成的囊肿。囊内可见皮脂样物和脱屑，表层为鳞状上皮。有一定活动性，无触痛。如无影响不必治疗，如有影响可手术切除。

外阴表皮内癌（intraepidermal carcinoma of vulva） 其他名称：外阴鲍恩病。外阴的恶性肿瘤。发生在外阴皮肤或黏膜上皮，可散在或弥漫性浸润，单个或多个，平坦或隆起，颜色发白、发红或发黑等。治疗为单纯外阴切除。

外阴冲洗术（vulva irrigation） 清洁外阴的处置。用以预防逆行感染，促进外阴伤口愈合。主要用于妇科腹部手术后留置导尿管者；会阴、阴道手术后；产后1周内或会阴有伤口的产妇；妇科外阴及阴道手术的术前准备。

外阴恶性黑色瘤（malignant melanoma of vulva） 外阴部的恶性肿瘤。占外阴恶性肿瘤的2%～3%，中年以上较多。典型症状为外阴瘙痒，色素痣扩大，色素增加，表面出现溃疡，有流血或浆液性渗出。治疗同外阴鳞状上皮细胞癌。由于外阴部黑痣有潜在恶变可能，因此应及早切除。

外阴恶性肿瘤（malignant tumor of vulva） 包括外阴鳞状上皮细胞癌、恶性黑色素瘤、巴氏腺癌、肉瘤和未分化恶性肿瘤等。临床可有外阴肿块、溃疡、白斑、瘙痒和出血。如继发感染或肿瘤侵袭较深则有持续性疼痛；肿瘤转移至腹股沟淋巴结，可因压迫致下肢肿胀及疼痛；肿瘤侵犯尿道或肛门，可发生尿频、尿痛、排尿困难、大便受阻。细胞学及活组织检查可以确诊。治疗：手术或配合放射治疗。

外阴非典型增生（atypical hyperplasia of vulva） 一种外阴癌前病变。经治疗后可以逆转。部分病人若长时间不治疗，可进展为原位癌或早期浸润癌。肉眼不能辨认，应在局部硬结、隆起、擦伤或溃疡处取活检。治疗：Ⅰ级病变可按炎症治疗，Ⅲ级病变应行单纯外阴切除术。

外阴海绵状血管瘤（cavernous angioma of vulva） 发生在大阴唇处的血管病。如距表面皮肤较近，呈青蓝色；瘤体软，触之呈囊性，活动受限，有压缩性。如瘤体内血管形成血栓，则有疼痛症状，如形成结石，可触及坚硬的小结节。采用手术治疗。

外阴汗腺瘤（vulval hidradenoma） 来源于大汗腺的外阴良性肿瘤。多为囊性，也可为实性硬结，有时皮肤坏死后肿瘤呈红色肉芽或乳头状突出于破口。直径1cm左右。可有疼痛、刺痒及灼热感。破溃后有疼痛、溢液、出血、臭、发热等。治疗：手术切除。

外阴混合型营养不良（mixed dystrophy of vulva） 外阴白色病变的一种类型。病损部位具有增生型和硬化苔藓型营养不良的两种改变。治疗可采用1‰氢化可的松软膏和2%丙酸睾酮鱼肝油软膏，交替或混合外用。

外阴基底细胞癌（basal cell carcinoma of vulva） 一种罕见的外阴恶性肿瘤。发生在大阴唇部的小肿块，中心部有溃疡。

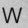

这种癌可能来源于表皮中原始基底细胞或毛囊，其特点是生长缓慢，仅局部浸润，极少经淋巴转移，不全切除时可局部复发。手术治疗范围，不必行广泛性外阴切除术和淋巴结清除术，行局部较广泛切除即可。

外阴及阴道损伤（injury of vulva and vagina）　妇产科急症之一。多由分娩、机械因素和性交引起。常导致阴道撕裂、外阴血肿和裂伤。表现为局部疼痛、出血，重者可致休克。治疗：缝合止血，防治休克和感染。

外阴良性肿瘤（benign tumor of vulva）　比较少见，通常分为两类：①上皮来源的肿瘤，有乳头状瘤、色素痣和汗腺瘤；②中胚叶来源的肿瘤，有纤维瘤、脂肪瘤、平滑肌瘤、血管瘤、粒细胞成肌细胞瘤和淋巴管瘤等。外阴表皮或深部发现形状、大小、硬度、颜色各不相同的生长缓慢的肿物，可有瘙痒、疼痛、出血、性交困难等症状。活组织检查可以确诊。治疗：手术切除。小的血管瘤或淋巴管瘤可采用放射性同位素、深部X线等照射治疗。

外阴淋巴管瘤（vulval lymphangioma）　淋巴管扩张增生而形成的良性肿瘤。一种是海绵状淋巴管瘤，少见，常使整个外阴肿胀，范围广泛者可扩展至会阴及阴道。另一种瘤体较小，单个或多个，灰红色，质软，边界不清晰，破裂后可流出淋巴液。一般无症状。治疗：手术切除，但不易切净。

外阴鳞状上皮细胞癌（carcinoma of vulva）　生长在大小阴唇的上皮细胞癌。表现为皮下结节、肿块、单纯性溃疡或白色病变及菜花状赘生物，久治不愈。早期有瘙痒、刺痛，肿块破溃后分泌物多、出血，腹股沟淋巴结增大或破溃。治疗：外阴癌根治术。晚期放疗或化疗。

外阴囊肿（cysts of vulva）　由各种原因所致的外阴囊肿的总称。包括中肾管和副中肾管囊肿、潴留囊肿、表皮样包涵体囊肿、包囊虫囊肿、前庭大腺囊肿等。治疗：手术切除，前庭大腺囊肿者可行囊肿造口术。

外阴佩吉特病（Paget disease of vulva）　其他名称：外阴湿疹样癌。女性外阴肿瘤，外阴原位癌的一种特殊形态。外观为鲜红色颗粒，糜烂区内面以白色上皮岛，境界清楚，有渗液结痂，长期瘙痒似湿疹。治疗：外阴切除术。

外阴皮脂腺囊肿（vulval sebaceous cyst）　皮脂腺毛囊口过度角化、腺管阻塞而引起的外阴潴留囊肿。多见于阴蒂包皮及大小阴唇。常多发，直径约1cm。表面光滑，与皮肤粘连，其中央有针头大开口，可挤出油状分泌物。易继发感染。治疗：手术切除；有继发感染者消炎及排脓。

外阴平滑肌瘤（leiomyoma of vulva）　外阴罕见的良性肿瘤。由外阴部血管平滑肌、竖毛肌、勃起组织中的平滑肌或来自圆韧带的平滑肌发生。呈圆形、椭圆形或哑铃形，直径1～11cm，质坚硬，有活动性。逐渐长大可有下坠感、行动不便或性交困难。可有疼痛或压痛。治疗：手术切除。

外阴肉瘤（sarcoma of vulva）　外阴部中胚层组织发生的恶性肿瘤。病理类型主要有平滑肌肉瘤、横纹肌肉瘤、纤维肉瘤等。多发于大、小阴唇及阴蒂处。开始时肿瘤边界清楚，呈结节状带蒂或弥漫浸润，生长缓慢，在某些因素及创伤作用后可发展迅速，在短期内长大。经淋巴或血行转移。病理检查可确诊。治疗：外阴广泛切除术，加外阴、腹股沟淋巴结放射治疗。

外阴乳头状瘤（papilloma of vulva）　多发生在大阴唇外侧的肿瘤。为单个肿块，表面有多数小乳头状突起，质地较硬。单发的尖锐湿疣为病毒引起的感染性疾病，不易与乳头状瘤鉴别。治疗：可手术单纯切除肿瘤，送病理检查。

外阴瘙痒（pruritus vulvae）　多种原因引起的外阴部发痒。瘙痒部位在大阴唇、小阴唇、阴唇及肛门周围。病因为阴道炎、尿瘘、粪便等分泌物刺激；外阴白色病变。糖尿病、黄疸、核黄素缺乏、白血病等病人外阴瘙痒为全身性瘙痒表现之一。治疗：去除病因，对症处理。

外阴湿疹样癌（Paget disease of vulva, vulval Paget disease）　见外阴佩吉特病。

外阴视诊（vulval inspection, progenital inspection）　妇科检查的一种。观察外阴发育及阴毛情况，有无畸形或异常改变，分开小阴唇观察前庭和阴道口以及处女膜的状态。未婚

妇女处女膜完整，已婚妇女处女膜破裂，经产妇处女膜仅余残痕。必要时可让病人用力向下屏气，确定有无阴道壁膨出、子宫脱垂或尿失禁。

外阴纤维肌瘤（vulval fibromyoma）　来源于外阴平滑肌组织及纤维组织的良性肿瘤。可发生在大阴唇及阴蒂处，圆形或椭圆形，实质性，较硬，单发，生长缓慢。病理学检查可确诊。治疗：手术切除。

外阴纤维瘤（vulval fibroma）　来源于外阴结缔组织，由成纤维细胞增生而形成的肿瘤。好发于大阴唇。肿瘤呈球形或卵圆形，质硬，常单发、带蒂，极少表现为皮下结节。直径一般为0.6～8cm。有囊性变者质软。大的外阴纤维瘤常有坠胀及痛感，可发生皮肤溃疡。治疗：手术切除。

外阴腺癌（vulval adenocarcinoma）　来源于前庭大腺、尿道旁腺或汗腺的外阴部恶性肿瘤。很少见。临床表现有外阴硬性肿块或结节，可有性交痛，晚期有溃疡形成及转移灶。病理检查可确诊。治疗：根治性手术；手术困难者可考虑放疗治疗。

外阴血管瘤（vulval hemangioma）　外阴血管性肿瘤的总称。包括毛细血管瘤、海绵状血管瘤、血管角质瘤、毛细血管扩张性肉芽肿、外阴鲜红斑痣等。一般肿瘤呈红色，压之褪色。有的出现触痛、溃烂和出血。治疗：多数不需治疗；肿瘤大、症状明显可行冷冻、电灼或手术治疗。

外阴血肿清除术（episiohematoma clearance）　为外阴血肿切开后清除积血，再进行间断缝合。手术适应证为有进行性出血，或虽无进行性出血，但血肿较大难以吸收，甚至发生感染者。局麻或骶管麻醉，必要时全麻。消毒、导尿后切开血肿，清除血块，对活动性出血进行缝扎，如为弥漫性渗血可用1号肠线连续缝合闭锁腔，丝线间断缝合切口。必要时可在创腔放置胶皮膜引流条或并用纱布填塞阴道压迫止血。

外阴炎（vulvitis, episioitis）　常见的妇女病之一。由于阴道分泌物增多、月经血、尿或粪便刺激外阴部皮肤和黏膜，引起局部充血、肿胀，有时形成溃疡或湿疹。自觉痒、痛或灼热，于走路、排尿、性交时加重。严重时尿道口、阴道口粘连，造成排尿困难。防治方法是保持外阴清洁；经常洗换内裤，消除刺激，局部采用药物冲洗或涂抗生素软膏。

外阴阴道成形术（vulvovaginoplasty）　其他名称：外阴皮瓣法人工阴道成形术。一种安全、简便的人工阴道成形术。可在局麻下进行，方法是在外阴部距尿道口两侧各4cm处，沿大阴唇内侧至会阴后联合处，做一左右相连的马蹄形切口，切开皮肤和皮下脂肪。从会阴中点开始，用2-0肠线以向前缝合内侧皮肤边缘，缝合双侧皮下脂肪层，用丝线间断缝合外侧皮肤边缘。病人外阴发育越好，手术效果越理想。

外阴-阴道-牙龈综合征（vulvo-vaginal-gingival syndrome）　一种新型的糜烂性扁平苔藓。表现为外阴炎、阴道炎，局部灼痛，呈红斑、糜烂，有白色网纹；牙龈表面潮红、糜烂、易出血。治疗：应用皮质类固醇，阴道粘连者予外科手术。

外阴疣状癌（verrucous carcinoma of genitalia）　外阴鳞状细胞癌的一种较少见的特殊亚型。人乳头状瘤病毒6和11型感染与发病密切相关。本病好发年龄为54～56岁，绝经后妇女占70%。病理表现为分化良好的鳞状上皮，呈乳头状生长，乳头中心缺少纤维血管轴心，核分裂罕见，乳头表面为角化过度和角化不全。细胞为大多边形。临床表现多为外阴瘙痒及疼痛，晚期可因溃疡出现继发感染，局部有异常分泌物或出血。治疗首选手术。

外阴增生性营养障碍（vulval hyperplastic dystrophy）　各种慢性局部或全身刺激、搔抓过敏等引起的外阴皮炎。主要发生于大阴唇、阴唇沟及肛门附近。急性期皮肤暗红、皮厚、粗糙。慢性炎症可呈增厚或硬韧的白色苔藓样变。无萎缩粘连，无外阴变形。治疗前应取活检排除非典型增生或癌变。治疗：局部可用皮质激素。

外阴脂肪瘤（vulval lipoma）　脂肪细胞增生而形成的良性肿瘤。少见。肿瘤多发生于大阴唇和阴阜的皮下组织中，单个或多个，质软，球形分叶状，表面光滑，活动，大小不等。肿瘤大者可有坠胀感。治疗：手术摘除。

外阴中肾管和副中肾管囊肿（vulval mesonephric and paramesonephric cyst） 来源于中肾管和副中肾管残余的外阴囊肿。囊肿多单发，偶见双侧性；表浅、壁薄，直径一般不超过2cm，偶可长至10cm，较大囊肿常带蒂。少数有尿频、排尿困难、影响性生活等症状。病理检查可确诊。治疗：大而有症状者应手术切除。

外阴子宫内膜异位囊肿（vulval endometrial cyst） 由腹股沟管及子宫圆韧带附着部位的腹膜内皮化生而成，或因分娩时会阴切开或裂伤处有子宫内膜植入所致。囊肿一般较小，局部隆起如结节，月经前肿胀，呈紫蓝色，疼痛，经后有所萎缩。治疗：手术切除。

外痈（carbuncle over the body surface） 中医病名。外科痈疮的一类。指生于体表的痈。如颈痈、乳痈、臀痈等。实热证候。初起无头，局部红肿热痛，界限分明，根盘收束，易肿、易脓、易溃、易敛。重者可有身热、口渴、苔黄、脉数等。未成脓者易消散，已成脓者易溃，脓液黏稠，疮口易敛。治宜清热解毒、活血行瘀为主，脓成宜切开排脓。

外用疮疡散（waiyong kuiyang san） 中医成药名。生肌、收敛剂（民族药）。组成：寒水石、雄黄、朱砂、银朱、决明子、冰片、麝香。用于口舌生疮、溃疡、咽喉红肿、皮肤溃烂、外伤感染等。外用，涂患处，口腔细管吹入，妇科用专用器具放入。

外源性变应性肺泡炎（extrinsic allergic alveolitis, EAA） 其他名称：外因性变应性肺泡炎、过敏性肺炎。吸入外界有机粉尘引起、免疫介导的变应性肺炎症。多在接触抗原数小时后出现发热、干咳、呼吸困难、全身不适等症状；也有的起病缓慢，反复或持续接触抗原一段时间后出现渐进性呼吸困难、咳嗽。急性期影像学表现为双中下肺弥漫散性、细小、边缘模糊的结节状阴影；慢性期为弥散性间质纤维化及蜂窝肺改变。测定血清中沉淀素有助于本病的诊断。治疗须脱离接触抗原，急性期肾上腺皮质激素可使症状迅速改善。

外源性传染（exogenous infection） 正常机体内不存在，由来自体外的病原体所引起的感染。通常感染均指外源性感染；其传染源主要是病人及带菌者，亦有动物。可用消毒、灭菌、隔离等护理措施预防和控制。

外源性凝血途径（extrinsic pathway of coagulation） 由于组织损伤后所释放出的组织因子（凝血因子Ⅲ、组织凝血激酶）启动外源性凝血途径。当组织因子进入血液后，与因子Ⅶ、钙离子直接激活因子Ⅹ为Ⅹa，因子Ⅹa与因子Ⅴ与钙离子结合于磷脂表面上，便形成外源性凝血酶原激活物（组织凝血活酶）。

外源性哮喘（extrinsic asthma） 支气管哮喘的一种。多数认为有特异性体质的病人，吸入过敏原，由Ⅰ型变态反应引起支气管平滑肌痉挛。临床上，常有明显的过敏原接触史，发作时多有鼻、眼睑痒、喷嚏、流涕或干咳等黏膜过敏先兆，继之出现带哮鸣音的呼气性呼吸困难，较少出现哮喘持续状态，血中嗜酸性粒细胞和IgE常增高。可自行缓解或经治疗后好转。

外源性致热原（exogenous pyrogen） 侵入人或动物体内能使机体发热的物质。包括微生物或寄生虫及其代谢产物。如革兰氏阴性杆菌内毒素，其化学本质是脂多糖，具有耐热、不易破坏，能通过某些细菌滤器，以及可用炭末、石棉、离子交换树脂、葡萄糖凝胶或其他理化方法除去或吸收等特点。其引起发热的机制，在于激活吞噬细胞，使之形成和释放内源性致热原。

外燥证（exogenous dryness syndrome） 中医燥证的一种。指六气或六淫中的燥气。燥邪外袭、耗伤津液所致，以皮肤干燥，甚至皲裂、脱屑，口、鼻、咽干燥，或干咳少痰、痰黏难咳、小便短黄、大便燥结、舌苔干燥等为常见症。

外障（external oculopathy） 中医病证名。中医眼科对外眼疾患的总称。包括眼睑、两眦（包括泪器）、白睛（包括球结膜和前部巩膜等）和黑睛（包括角膜和虹膜等）的眼病。多因六淫外侵，或内有郁热、痰火、积滞以及外伤等引起。此外，肝肾阴虚、虚火上炎或脾气虚弱，亦能致病。患眼可见红赤、肿胀、糜烂、流泪、眵多，抑或发生翳、膜、胬肉。自觉眼部痛、痒、羞明、沙涩不适等。宜结合全身情况辨证论治。除药物内治外，外治法和手术亦常应用。

外照射（external irradiation） 来自体外的电离辐射源对人体的照射。在外照射情况下，辐射源处于体外，仅其射线作用于人体。从防护角度看，外照射主要来自密封源，特别是γ密封源的照射。γ密封源应用颇广，是工业、农业和医学上用于辐照的主要辐射源。此外，X线发生装置和各类加速器也被视作密封源。

外照射防护（protection of external irradiation） 防止和控制来自体外的电离辐射源对人体的照射。外照射防护的目的在于既保证达到电离辐射源应用的目的，又使人员受到的照射量保持在最低水平。防护的基本方法有：①时间防护：由于受照剂量与照射时间成正比，故可通过减少照射时间来达到防护目的；②距离防护：由于受照剂量率与距离平方成反比，故可通过增大与源间距离进行防护；③屏蔽防护：根据屏蔽物质可以吸收辐射的原理，可通过设置合适的屏障减少辐射剂量。

外照射急性放射病（acute radiation sickness due to external irradiation） 人体一次或短时间（数日）内，在事故照射、应急照射、医疗照射以及核战争等情况下受到大剂量电离辐射作用而产生的一种全身性综合疾病。根据机体损伤的临床特点和病理改变可将其分为造血型、肠型和脑型3种类型，其中造血型又可分为轻度、中度、重度和极重度4度。对外照射急性放射病应严格按国家标准《外照射急性放射病诊断标准及处理原则》进行诊断和处置。

外照射慢性放射病（chronic radiation sickness due to external irradiation） 机体在较长时间内连续或间断受到超剂量当量限值的外照射，当累积剂量达到一定范围时引起的以造血损伤为主，并伴有其他系统改变的慢性全身性疾病。根据其临床特点和表现，可将外照射慢性放射病分为Ⅰ度和Ⅱ度。在诊断和处置过程中应严格按国家标准《外照射慢性放射病诊断标准及处理原则》进行。

外证（lesions visible on the body surface） 中医术语。指表现于病人体表，主要是通过望、闻诊而得到的病候。痈、疽、疔、疖、癣、瘘、瘤、痔、疥、丹毒、流注、瘰疬、痄腮、灼伤等均有各自的局部表现，如肝病之外证是"善洁、面青、善怒"，肺病之外证是"面白、善嚏、悲愁、不乐、欲哭"，痈局部红、肿、热、痛，疽表现为漫肿无头、皮色不变等。有时亦泛指外科病症状。

外治法（external treatment） 其他名称：外取。简称外治。中医术语。泛指除口服药物以外，施于体表或从体外进行治疗的方法。《素问·至真要大论》："内者内治，外者外治。"东汉时期，张仲景记述了针刺、灸、烙、温熨、药摩、坐药、洗浴、润导、浸足、灌耳、人工呼吸等多种外治法。近世论述外治法，多已排除针灸。

外痔（external hemorrhoids） 中医病名。为生于肛门齿状线以下的痔。一般无痛感，多不出血，局部有肿核突起，日久皮瓣赘生，肛门部有异物感，炎症时疼痛明显。分为血栓性外痔、赘皮外痔、静脉曲张性外痔及炎性外痔四种。以外治为主，可先用熏洗、针灸、结扎、挑痔、手术等。如红肿疼痛，尚可配合内服清热解毒、化瘀止痛之药。

外痔血栓形成（thrombosed external hemorrhoids） 肛缘皮下静脉丛内有血栓形成或发生破裂致血块凝结于皮下。表现为肛门部剧痛，并出现暗紫色的圆形肿物，边界清晰，触痛明显。治疗：小的热水坐浴，较大或疼痛剧烈的手术取出血栓，切口不缝合。

外窒息（external asphyxia） 肺毛细血管血液与外界空气之间的气体交换过程障碍而引起的窒息。如空气中缺氧性窒息、机械性窒息等。主要出现缺氧和二氧化碳潴留的症状，严重者可致死。

外周化学感受器（peripheral chemoreceptor） 其他名称：动脉化学感受器。位于中枢之外的化学感受器。如颈动脉体和主动脉体，它们的适宜刺激为化学物质。在动脉血氧分压降低，二氧化碳分压或氢离子浓度升高时，上述外周化学感受器受到刺激，可反射性地引起呼吸加深、加快和血液循环的变化。

外周静脉压 (peripheral venous pressure)　指全身各器官静脉的血压。临床上常以肘正中静脉的压力值为代表，正常成人平卧时约为 0.49～1.37kPa（5～14cm H_2O）。外周静脉压高于正常时提示体循环淤血、右心射血能力下降或者右心衰竭，需要给予强心利尿药物治疗。

外周免疫器官 (peripheral immune organ)　其他名称：外周淋巴器官、周围免疫器官。对免疫应答的个体发育不起主要作用的免疫器官。包括淋巴结、脾和胃肠道的淋巴组织等，分布广泛。其中的免疫细胞来自中枢免疫器官，要经过抗原的刺激才能增殖，实现免疫应答。由于在免疫应答中处于第二位的作用，又称二级免疫器官或二级淋巴器官。

外周神经递质 (peripheral neurotransmitter)　外周神经末梢释放的递质的总称。包括：①乙酰胆碱：由副交感与交感神经的节前纤维、副交感神经的节后纤维，部分交感神经节后纤维（支配汗腺的交感神经的骨骼肌的交感舒血管纤维）以及躯体运动神经纤维末梢释放；②去甲肾上腺素：大部分交感神经节后纤维释放；③嘌呤类或肽类：存在于胃肠道，其神经元胞体位于壁内神经丛。

外周性软骨瘤 (peripheral chondroma)　其他名称：皮质旁软骨瘤。起源于骨膜或骨膜下结缔组织的良性软骨瘤。临床表现为无痛性硬块。X 线显示软组织阴影，有时有钙化点，附近骨皮质呈局限性弧形凹陷，边缘轻度硬化。病理检查可确诊。治疗：以手术切除为主。

外周血管扩张药 (peripheral vasodilator)　其他名称：外周血管舒张药。能直接作用于外周血管平滑肌而使其舒张，或通过影响肾上腺素受体而松弛外周血管的药物。常用的有烟酸、烟酸铝、血管舒缓素、尼莫地平，以及前列环素和普鲁卡因等。

外周阻力 (peripheral resistance)　血液通过小血管特别是通过微动脉时所受到的阻力。根据 $R∝P/Q$ 公式，可用压力与血流量的比率来推算。上式中 R、P 和 Q 分别代表阻力、压力和血流量。用每秒血流量 1ml 所需的压力作为阻力的衡量单位。

弯曲菌属 (*Campylobacter*)　呈螺旋形或 S 形弯曲的革兰氏阴性杆菌。近年被确认的新菌属，共分为 5 种。对人主要致病的有空肠弯曲菌和胎儿弯曲菌胎儿亚种。空肠弯曲菌为家禽致病菌，在动物肠道、生殖道的细菌可污染肉、蛋、乳及水源，人通过直接接触或经消化道感染，引起发热、呕吐、腹泻等急性肠炎的暴发流行，多为集体食物中毒，是成人、儿童腹泻的重要病原菌。胎儿弯曲菌胎儿亚种很少使人致病，但新生儿或免疫功能低下者，可以发生败血症、脑膜、心内膜炎等。治疗用红霉素、氯霉素、氨基糖苷类抗生素。

弯曲菌病 (campylobacteria disease)　由弯曲菌感染所致的疾病。分布于世界各地。有蹄动物（牛、羊等）、啮齿动物（鼠、兔等）和禽鸟类（鸡等）为弯曲菌储存宿主。经肠道和生殖道排菌而感染人体。全年均有发病，7～9 月最多，小于 1 岁和大于 45 岁者易患。以肠炎和败血症最常见，还可引起心内膜炎、脑膜炎、肺炎、肺脓肿和关节炎等。微需氧培养出细菌可确诊。治疗：红霉素、氨基糖苷类抗生素等。

弯曲菌肠炎 (campylobacteria enteritis)　由弯曲菌所致的肠道炎症。弯曲菌微需氧，在肠道过分繁殖导致肠道菌群失调引起肠黏膜发炎、出血、坏死和溃疡。细菌尚可穿透肠壁进入血流。急起寒热、肌痛，继以腹痛、恶心、呕吐和腹泻。开始时出现水样便，继而出现黏液脓血便，日数次至 20 余次不等，但里急后重多。大便培养出致病细菌可确诊。治疗：红霉素、氨基糖苷类抗生素等。

弯针 (bending of needle)　中医针刺术语。毫针针刺行针时发生的意外情况之一。由于进针时方法不当，或将针刺入腧穴后体位变动，改变了针身的进入方向和角度，针身发生弯曲，针柄倾斜，造成提插、捻转或出针困难。遇此情况，应一手按住针刺部，一手捏住针柄，顺针柄倾斜方向缓慢拔出，必要时可轻轻改变体位，以便毫针顺利退出。

丸剂 (pill)　中药剂型之一。将药物研成细末，以蜜、水或米糊、面糊、酒、醋、药汁等作为赋形剂制成的，圆形、固体剂型。丸剂吸收缓慢，药力持久，且体积小，服用、携带、储存都比较方便。适用于长期虚弱、慢性疾病，宜久服缓治者。丸剂因黏合赋形剂不同，又有水丸、蜜丸、水蜜丸、糊丸、蜡丸之分。

完带汤 (wandai tang, decoction for leukorrhagia)　中医方剂。《傅青主女科》方。组成：白术（土炒）、山药（炒）、人参、白芍（酒炒）、车前子（酒炒）、苍术（制）、甘草、陈皮、黑芥穗、柴胡。功能健脾燥湿、疏肝理气。治白带，症见带下色白或淡黄、清稀无臭、面色㿠白、倦怠便溏、舌淡苔白、脉缓或濡弱者。

完骨 (wangu, GB 12)　①中医经穴名。属足少阳胆经。位于耳后颞骨乳突后下方凹陷中，主治头痛、项强、牙痛、咽痛、口眼歪斜、疟疾、癫痫等。斜刺 0.3～0.5 寸。艾条灸 5～10min。②人体部位名。指颞骨乳突。③中医经穴别名。

[完] 全变态 (complete metamorphosis, holometabola)　昆虫发育经过卵、幼虫、蛹和成虫 4 个时期。4 期形态、构造和生活习性显著不同，而且中间一定要经过一个不食不动的蛹期，最后才羽化为成虫。

完全蛋白质 (complete protein)　所含必需氨基酸种类齐全、数量充足、比例适当，能够维持生命、促进生长发育的蛋白质。如奶、蛋、鱼、肉中的蛋白质。

完全的补偿间歇 (complete compensatory pause)　见完全性代偿间歇。

完全骨折 (complete fracture)　骨的完整性或连续性全部中断。管状骨骨折后形成远近两个或两个以上的骨折段，在 X 线片上可见骨折线。

完全康复 (complete recovery)　其他名称：痊愈。致病因素及由它所引起的损害完全消除。受损伤的器官和组织的结构得到修复，功能、代谢也恢复正常，临床症状和体征完全消失，机体内部各系统之间以及机体与外界环境之间的协调恢复正常。有的疾病（如伤寒病）在痊愈后，机体还可以获得对该疾病的特异性免疫。

完全抗体 (complete antibody)　①Wiener 对 Rh 抗体的命名。此类抗体具有一个以上的反应基团，呈多价性，可在生理盐水中直接与 Rh 阳性红细胞发生凝集反应。②泛指具有凝集性质但不一定具有型特异性的球蛋白。如凝集素、沉淀素、补体结合抗体等都属于完全抗体。

完全抗原 (complete antigen)　既具有免疫原性又具有反应原性的抗原物质。多为蛋白质或蛋白质与多糖、类脂等的复合物。如病毒、细菌、细菌外毒素、动物免疫血清等。它们可刺激机体产生免疫应答反应，又能与抗体或致敏淋巴细胞发生特异性结合。

完全流产 (complete abortion)　妊娠在 28 周以前终止，胚胎或胎儿、胎盘已完全排出者。此时阴道流血逐渐减少，腹痛消失，检查子宫颈口多已关闭而子宫缩小。一般不需特殊处理。

完全起搏夺获 (complete pacing capture)　当起搏频率足以控制心脏异位节律时，常采用比快速异位兴奋频率低的起搏频率，就可以在几秒至几分钟内，使脉冲刺激全部夺获心律。

完全强直收缩 (complete tetanic contraction)　高频电刺激所致的骨骼肌收缩形式。对肌肉刺激的频率达到一定程度时，使肌肉各次收缩的张力或长度变化融合而叠加起来，即每一次新的收缩都发生在前一次收缩的顶点，就可产生较大的收缩效果。全身骨骼肌收缩属于完全强直收缩。

完全体外系统 (complete external system)　心脏起搏器、导线及电极均安置在体外。例如胸外起搏和食管起搏。因此种刺激对心脏是间接而播散的，故需能量较大。

完全吞噬 (complete phagocytosis)　吞噬细胞吞噬并杀死病原微生物的吞噬结局。大多数化脓性细菌被吞噬细胞吞噬后，在其胞质内形成吞噬体，受溶酶体酶的作用一般在 5～10min 内死亡，30～60min 内被消化裂解。

完全臀位 (complete breech presentation)　其他名称：混合臀先露。臀先露中较常见的一种，胎儿双膝髋关节及膝关节均屈曲而臀与双足为先露。胎头在子宫底部，恰似正常头位胎儿的倒置。

W

完全脱位（complete dislocation） 关节脱位后两关节面完全失去对合关系。

完全性重复输尿管（complete ureteral duplication） 其他名称：完全性双输尿管。来自重复肾盂的两支输尿管在进入膀胱前未合并为一支，而是在膀胱内各自开口的先天性畸形。通常是下肾部的输尿管开口于膀胱内正常位置，而上肾部的输尿管开口于其下方。如果发生输尿管反流，通常发生在来自下部肾的输尿管，如果发生梗阻性病变，几乎都发生在来自上肾部的输尿管。

完全性传入阻滞（complete entrance block） 异位起搏点周围全部由完全传入阻滞构成保护圈时，窦房结等较高频率起搏点的兴奋无法进入保护圈，故名。异位起搏点无论其频率高低，仍能按固有的频率发放兴奋，从而形成了不行心律性期前收缩或并行心律性心动过速。

完全性大动脉错位（complete transposition of the great arteries） 其他名称：右型大动脉错位。一种先天性心血管畸形。特点是主动脉自右心室发出，而肺动脉自左心室发出，主动脉位于肺动脉的前方和右方。同时伴有其他心血管畸形。病儿生后发绀、喂食困难、气急、咳嗽，且易患呼吸道感染，早期出现心力衰竭。心脏增大，听诊有心脏杂音。X线片示肺部充血。选择性右心室造影可以确诊。预后差。治疗：分期手术。

完全性代偿间歇（complete compensatory pause） 其他名称：完全的补偿间歇。配对时间与代偿间歇之和等于基本心律的两个心动周期者。即此代偿间歇，恰好完全补偿了已经缩短的配对时间。

完全性窦性静止（complete sinus standstill） 三度窦房传导阻滞和因窦性兴奋形成障碍所致的完全性窦性停搏，在心电图上均无窦性P波，前者常被房性逸搏心律所代偿。本词为二者的统称。

完全性夺获（complete capture） 其他名称：夺获搏动。房室脱节中，窦房结夺获得兴奋心室（心室夺获）以及连接区，或者心室的异位起搏点夺获得兴奋心房（心房夺获）的现象。

完全性反复搏动（complete reciprocal pulsation） 伴有双向传导的反复搏动。心电图特征是：起搏点所在的双腔单位（心房或心室）由同一兴奋引起两次去极化，其间夹有另一个双腔单位（心室或心房）的去极化波。

完全性房室传导阻滞（complete atrioventricular block） 见三度房室传导阻滞。

完全性房室脱节（complete atrioventricular dissociation） 其他名称：完全性房室分离。在一定时间内，心房和心室由两个起搏点控制，形成的冲动完全无关。包括完全性干扰性房室脱节和由三度房室传导阻滞所致的房室分离。前者属生理性干扰，后者为病理现象。

完全性房性反复搏动（complete atrial reciprocal beat） 一种完全性反复搏动，心电图表现是房性P波-房性QRS波群-逆行P'波序列，P'-R或/和R'-P延长。

完全性干扰性脱节（complete interference dissociation） 心脏两个独立起搏点并行发生的兴奋完全脱离关系。即在干扰性房室脱节中，每次兴奋均发生干扰性传导中断。

完全性肺静脉畸形引流（total anomalous pulmonary venous drainage） 肺静脉分别或总汇成一支后，引流到左无名静脉、上腔静脉、右心房、左侧上腔静脉、冠状静脉窦、奇静脉或门静脉等处，而不流入左心房。此类病人均有心房间隔缺损或卵圆孔开放，使混合于右心房的氧合和未氧合血液流入左心房，进入体循环动脉，供应身体各部。完全性肺静脉畸形引流到膈以下的静脉，常易发生阻塞，导致肺静脉淤血，引起肺动脉高压。临床上病人有轻度发绀、进行性呼吸困难、乏力、发育不良和右心衰竭。预后差，多予手术治疗。

完全性连接性反复搏动（complete junctional reciprocal beat） 一种完全性反复搏动。心电图表现为连接性QRS-逆行P'波-室上性QRS波群序列，R'-P'或/和P'-R延长。

完全性尿崩症（complete diabetes insipidus） 中枢性尿崩症按抗利尿激素缺乏程度，可分为完全性（或重型）和部分性（或轻型、不完全性）尿崩症。完全性者，病情重，24h尿量多达5 000～10 000ml或更多，血浆渗透压大于300mmol/L，尿渗透压低于血渗透压，注射加压素后尿渗透压明显上升达50%以上。

完全性室内干扰（complete intra-ventricular interference） 见心室融合波。

完全性室性反复搏动（complete ventricular reciprocal beat） 一种完全性反复搏动。心电图显示：室性QRS波群-逆行P'波-室上性QRS波群序列，R'-P'或/和P'-R延长。

完全性四肢瘫痪综合征（complete tetraplegia syndrome） 第4颈椎以上椎骨骨折和脱位造成的脊髓损伤。多见于寰椎前脱位、枢椎齿突骨折、寰椎后脱位，以及第3、4颈椎的压缩性骨折及脱位等。主要表现为四肢瘫、膈肌和肋间肌瘫痪、严重的呼吸困难，死亡率很高。

完全性雄激素不敏感综合征（complete androgen insensitivity syndrome，CAIS） 病人血浆雄激素浓度正常，但靶组织对雄激素缺乏反应或反应不全，结果导致病人男性特征的完全或部分丧失。性腺为睾丸，核型为46，XY。病人呈现女性外观。是一种性连锁性遗传病，由雄激素受体质和量的改变造成。是引起男性假两性畸形的病因之一。

完全性预激综合征（complete preexcitation syndrome） 一种变异型预激综合征。心电图表现为QRS波群全部由δ波组成，QRS间期>0.14s，P-R间期<0.12s，P-J间期亦延长，同时伴有继发性ST-T改变。是兴奋完全经旁道下传心室所致。

完全再生（holomorphosis，complete regeneration） 病理性再生类型之一。再生的组织在结构和功能上与原来的组织完全相同。例如病毒性肝炎时，肝细胞的点、灶状坏死均可由邻近健康的肝细胞分裂增生予以修补，修补后的肝组织与原来肝组织的结构和功能相同。

顽固性高血压（refractory hypertension） 见难治性高血压。

顽固性心绞痛（intractable angina pectoris） 经过内科治疗3～6个月仍然无效的心绞痛。实际上是由于冠状动脉和心肌的广泛病变和/或不能进行冠状动脉搭桥手术等一类持续性心绞痛的总称。

顽固性心力衰竭（refractory heart failure） 见难治性心力衰竭。

顽固性休克（refractory shock） 见难治性休克。

顽痰（stubborn phlegm，pertinacious phlegm syndrome） 中医病证名。痰证之一。①其他名称：老痰、结痰、郁痰。指坚结胶固之痰。痰在咽喉，咯不出，咽不下。治宜节斋化痰丸。②指痰阻心窍而发癫狂者。《证治汇补》卷五："若抚掌大笑，言出不伦，左顾右盼，如见神鬼，片时正性复明，深为赧悔，少顷形状如故者，此膈上顽痰泛滥洋溢，塞其道路，心为之碍，痰少降则正性复明，痰复升则又举发，名之曰癫。治当利肺、安心、安神，滚痰丸主之。"指经久难愈的痰证。如哮喘反复发作，或痰饮迁延难愈等症，一般认为是顽痰留于胸膈所致。

烷化剂（alkylating agent） 其他名称：烃化剂。一类化学性质很活泼的化合物。包括氮芥、卡氮芥、洛莫斯汀（环己亚硝脲）、司莫司汀（甲环亚硝脲）、环磷酰胺、塞替派、白消安（马利兰）及硝卡芥等。用于治疗淋巴瘤、白血病及某些肺癌等恶性肿瘤。

烷基化（alkylation） 其他名称：甲基化。重金属在一定环境条件下与环境中的烷基，特别是甲基结合，从无机物转变为有机物的过程。如无机汞在厌氧微生物作用下或在有氧条件下催化成甲基汞，其理化特性发生改变、毒性增大。水俣病是甲基汞引起的。铅等重金属也可发生烷基化。烷基化是环境污染物在环境中转化，发挥毒害作用的重要环节之一。

晚电位（late potential） 其他名称：体表心电信号叠加电子计算机分析。即QRS波后的碎裂波，在ST段与舒张期内，是心室某局部小块心肌内延迟发生去极化所产生的电活动。将体表心电导联线接通叠加仪，使噪声信号降至最小，将心电信号叠加200次左右心动周期，叠加完毕将信号输入电子计算机储存并进行自动分析。心室晚电位阳性者表明存在小块心

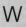

肌延迟去极化，局部传导缓慢，容易造成激动折返，产生室性心动过速、室颤、猝死。本检查法适用于冠心病心肌梗死、心肌病、室性心律失常等疾病的检查。

晚发（epidemic disease with long incubation period）　中医病名。伏气温病的别称。①指冬令受寒，邪伏至"清明"后始发的温热病。②指夏受暑湿，留伏至秋冬而发的温热病。亦称伏暑晚发。《重订广温热论·湿火之证治》："发于处暑以后者，名曰伏暑，病尚易治；发于霜降后冬至前者，名曰伏暑晚发，病最重而难治。"

晚发性硅沉着病（delayed silicosis）　脱离硅尘作业若干年后发病的硅沉着病（矽肺）。这是由于吸入硅尘期间沉积在肺组织内的游离二氧化硅粉尘，在体液中溶解度很小，可长期停留在肺内致使病变继续发展，逐渐引起结缔组织增生而发病。因此对离开硅尘作业的工人，还应继续定期体检。

晚发性心源性猝死（late sudden cardiac death）　在急性心肌梗死 2 周后，病人已度过危险期，离开监护病房，进入康复阶段，此时发生的心源性猝死称为晚发性心源性猝死。

晚感受器电位（late receptor potential）　在早期感受器电位之后在感光细胞记录到的较强而持久的电位变化。表现为感光细胞原有静息电位负值的，加大呈超极化型的缓慢电变化。不发展为动作电位但可以电紧张形式传向终足。产生机制可能是感光细胞外段的细胞膜对 Na^+ 通透性减小的结果。

晚间护理（evening care）　晚上进行的护理。多在晚餐后、入睡前进行。内容与晨间护理大致相同，晚上要以热水给病人洗脚、冲洗外阴部，使病人能舒适入睡。

晚期败血症（late stage of septicemia）　烧伤一个月后发生的败血症。主要由于创面长期未愈，热量及蛋白质大量消耗，机体免疫功能低下引起。烧伤 45 日后暴露的肉芽创面超过 10%，且伴有感染、全身衰弱的病人，容易并发晚期败血症。应积极修复创面，加强支持疗法，提高机体免疫功能，加强预防。

晚期产后出血（late postpartum hemorrhage）　分娩 24h 以后，在产褥期内发生的大量子宫出血。因出血原因不同，出血时间及出血量有所不同，严重者可突然大量阴道流血而休克。治疗：出血量不太多可先给予子宫收缩剂，控制感染；出血多，疑有胎盘蜕膜组织残留，以刮宫治疗为主；如为剖宫产后子宫伤口裂开，需手术治疗。

晚期梅毒（late syphilis）　感染梅毒后病期在 2 年以上的病例。其损害不仅限于皮肤黏膜，并可侵犯任何内脏器官或组织，破坏性大，传染性小，螺旋体不易找到，血清反应大多阳性，有的可危及生命。治疗仅是减轻症状，控制其进展。可采用青霉素，对青霉素过敏者也可采用红霉素。皮质激素作为预备治疗药物。

晚期倾倒综合征（late dumping syndrome）　见餐后血糖过低症。

晚期尸体现象（delayed postmortem phenomena）　腐败以后发生的尸体变化。为早期尸体现象的发展继续。最常见的是尸体腐败、变形，最终导致白骨化。造成晚期尸体现象的主要因素是细菌加温度。细菌以腐生菌为首，有厌氧菌（产气荚膜梭菌、腐败杆菌等）、需氧菌（铜绿假单胞菌、变形杆菌、枯草杆菌等），还有其他细菌。温度越高，其发展也越快；低温不发展。晚期尸体现象能破坏原有的损伤和生前的病变，因此，法医学要求尸体解剖要早，或低温（4℃ 以下）保存尸体。

晚期新生儿（late newborn）　出生后 2～4 周的新生儿。

晚期血吸虫病（advanced schistosomiasis）　血吸虫病临床类型之一。主要指血吸虫病性肝硬化。临床症状以门静脉高压表现为主。根据临床表现与肝功能代偿程度，可分为 3 种：①巨脾型，门静脉高压致脾淤血肿大，晚期多伴有食管静脉曲张及脾功能亢进。治疗：改善全身情况，必要时行脾切除术。②腹水型，因门静脉高压、血浆蛋白减少，水盐潴留而发生腹水、尿量减少和肝衰竭。治疗：控制钠盐和水分摄入，使用利尿剂等。③侏儒型，幼年感染发展，使腺垂体功能减退，而出现发育障碍和晚期肝病表现。对症处理。

晚熟型（late maturation type）　儿童生长发育晚于一般型的一种类型。其形态发育特点是：开始时身材矮小，但突增时间较长，最后比早熟者身材高，具有高度男性特征，骨盆窄、肩部略宽大的瘦高型。骨龄落后于时间年龄 1 岁以上。

晚幼红细胞（normoblast, orthochromatic normoblast）　其他名称：正成红血球、正染性幼红细胞。有核、未成熟红细胞的最后阶段。细胞呈圆形，直径 $7\sim12\mu m$。胞核圆形，居中，占细胞的 1/2 以下。核染色质凝聚成大块状或固缩成团，紫褐色或紫黑色。胞质量多，呈均匀的淡红色或极淡的灰紫色。

晚幼粒细胞（metamyelocyte）　粒细胞系的前体，为介于早幼粒细胞与成熟的（多形核）粒细胞之间的发育中间类型细胞。细胞呈圆形或椭圆形，直径 $10\sim16\mu m$。胞核凹陷呈肾形。核染色质粗糙呈粗块状。胞质量多，呈淡红色。内含不同的特异性颗粒。

万古霉素（vancomycin）　其他名称：盐酸万古霉素、稳可信。糖肽类抗生素。用于严重的革兰氏阳性菌感染，特别是多重耐药的金黄色葡萄球菌、表皮葡萄球菌及肠球菌属引起的严重感染，血液透析病人发生葡萄球菌属所致的动静脉分流感染。制剂：盐酸万古霉素注射剂。快速给药可能引起血压剧降，个别可能出现心脏停搏。新生儿禁用，不可肌内注射，肾功能不全禁用。

万拉法新（venlafaxine）　见文拉法辛。

万能供血者（universal donor）　现称通用供血者。见通用供血者。

万年青苷（rhodexin）　从百合科植物万年青中提出的含有万年青苷甲、乙、丙等多种强心苷的混合物。苦、甘、寒，有小毒。功能强心利尿、清热解毒、凉血止血。用于治疗心力衰竭和心房颤动等心律失常等。

万年青中毒（Rhodea japonica poisoning）　服用过量万年青引起的中毒。万年青含有强心苷，毒理作用与洋地黄相似，表现为呕吐、腹痛、口舌麻木、出汗、心率减慢、心律失常等。治疗同洋地黄中毒。

万氏牛黄清心丸（wanshi niuhuang qingxin wan）　中医成药名。清热开窍剂。组成：牛黄（人工）、朱砂、黄连、栀子、郁金、黄芩。功能清热解毒、镇惊安神。用于邪热内闭、烦躁不安、神昏谵语、小儿高热惊厥。孕妇慎用。

万应锭（wanying troches, wanying ding）　中医成药名。成分：胡黄连、黄连、儿茶、冰片、香墨、熊胆、麝香、人工牛黄、牛胆汁。口服。功能清热、镇惊、解毒。用于小儿邪毒内蕴，高热烦躁，易惊，口生口疮，牙龈、咽喉肿痛。

腕背隆突综合征（carpal bossing syndrome）　主要表现为第 2、3 掌骨基底部背侧有局限性骨性隆起，局部有压痛，但腕关节活动不受限制或背伸轻度受限。

腕部正中神经卡压综合征（carpal median nerve entrapment syndrome）　见腕管综合征。

腕尺管综合征（carpal ulnar tunnel syndrome）　位于腕部尺神经受压的一组症状。重复性劳动，局部反复压迫摩擦，腕尺神经附近的腱鞘囊肿、脂肪瘤、掌长肌腱变异、骨膜增生等，都会压迫尺神经。尺神经分布区麻痛，皮肤感觉减退。压迫该管近侧时症状加重，局部叩击尺神经有过敏感觉。

腕骨（carpal bone, carpale）　手部小型群集短骨。共 8 块，在手腕部排成近、远 2 列，近侧列由桡侧向尺侧为：手舟骨、月骨、三角骨和豌豆骨；远侧列为：大多角骨、小多角骨、头状骨和钩骨。近、远侧列分别参与构成桡腕关节和腕掌关节。

腕骨骨折（fracture of carpal bone）　腕部诸骨骨折的总称。以舟骨骨折最多见，多发生于青壮年。在前仆跌倒时，手掌着地，手桡偏背侧伸，易发生此类骨折。新鲜手舟骨骨折，鼻烟窝处多肿胀，明显压痛。桡偏腕关节或叩击 2、3 掌骨头部，腕部可剧痛。X 线片可确诊。但裂纹骨折早期 X 线片可能为阴性，临床诊断可疑，应按此骨折处理，2 周后拍片复查，可能显示出骨折线。腕部其他骨折多为脱臼或碎片骨折。如钩状骨钩突骨折，可切除骨块。豌豆骨、大多角骨撕脱骨折，如移位不大，可以掌屈位石膏托固定 4 周。三角骨背侧撕脱骨折，以腕背伸石膏固定 4 周。

W

腕关节（wrist joint） 见桡腕关节。

腕关节变形（wrist joint deformity） 腕关节病变之一。常见于以下疾病：①圆形软质包块，发生于腕关节背面，见于腱鞘纤维脂肪瘤；②结节状隆起，发生于腕关节背面或掌面，见于滑膜炎，多由类风湿性关节炎或结核性病变引起；③囊状突起，多产生于腕部的背侧或桡侧，见于腱鞘囊肿。此外，软组织炎症、扭伤、骨折皆可使关节外形改变。

腕关节融合术（fusion of wrist-joint） 骨科手术之一。分为全腕关节和桡腕关节融合术两种。前者融合范围包括桡腕、掌腕及各腕骨间关节面，适于腕关节结核、痉挛性或弛缓性麻痹及缺血性挛缩畸形。后者只融合桡腕关节面，适于桡腕关节创伤性关节炎。

腕管（carpal canal） 由屈肌支持带和腕骨沟共同围成的结构。有指浅、深屈肌腱及其滑膜鞘，拇长屈肌腱及其滑膜鞘和正中神经行经入掌。8块腕骨连成一体，背侧面隆起而掌侧面凹陷，形成腕骨沟。其桡侧舟骨结节和大多角骨结节形成桡侧隆起，其尺侧由豌豆骨和尺骨钩形成尺侧隆起，腕横韧带横架其上，腕骨沟则成为腕管。

腕管综合征（carpal tunnel syndrome） 其他名称：腕部正中神经卡压综合征。腕管内压力增高，压迫正中神经产生的神经功能障碍。多数原因不明，常发生于停经期、妊娠期或哺乳期妇女。类风湿性关节炎、肌腱滑膜炎、腕管内腱鞘囊肿等也可使腕管内压增高而致病。主要表现为桡侧3～4个手指疼痛、麻木，夜间或清晨较明显。正中神经分布区皮肤感觉迟钝。早期可采用局部制动、理疗、封闭等方法。无效及症状严重者应手术治疗。

腕下垂（wristdrop, carpoptosis） 其他名称：垂腕征。铅中毒典型症状之一。多见于重症铅中毒。铅对外周神经的损害，有感觉型、运动型或两者兼有的混合型，并以运动功能受累较明显。开始表现为握力减退，进一步出现伸肌无力或伸肌瘫痪，严重者桡神经支配的手指和手腕屈肌受累，手呈直角下垂，半前旋，手指弯曲，拇指指向掌面，即呈"腕下垂"。现已极少见。

腕掌关节（carpometacarpal joint） 由远侧列腕骨的远侧面与5个掌骨底构成的关节。可分为拇指腕掌关节和第2至第5腕掌关节两种。拇指腕掌关节由大多角骨和第1掌骨底构成，有两个运动轴，绕额状轴可做屈伸运动，绕矢状轴可做内收外展运动，还可做环转运动。拇指向掌心，拇指尖与其余四指的掌侧面指尖相接触的运动为对掌运动。

腕舟骨骨折（fracture of carpal scaphoid） 腕舟骨的连续性及完整性中断。在腕骨中舟骨最易骨折。多因传达暴力所致，如拳击或跌倒手掌触地。骨折后因血液供应不佳易引起迟缓愈合或不愈合。治疗：整复、固定。陈旧性不愈合的需手术治疗。

尪痹颗粒（wangbi keli） 中药成药名。祛湿剂（补肝益肾、祛风除湿通痹）。另有制剂：片。组成：续断、补骨脂、附子、熟地黄、淫羊藿、骨碎补、独活、桂枝、赤芍、白芍、牛膝、苍术、威灵仙、知母、防风、伸筋草、麻黄、红花等。功能补肝肾、强筋骨、祛风湿、通经络。用于久痹体虚、关节疼痛、局部肿大、僵硬畸形、屈伸不利及类风湿性关节炎、肥大性关节炎、骨质增生等。孕妇慎用。

亡血家（patient with frequent bleeding） 中医名词。语出《伤寒论》。指素有出血病史或出血倾向的人。因此种病人气血大亏，若发其汗，使气血衰亡更甚，往往容易产生怕冷寒战的病象。所以不可发汗。

亡阳（yang-depletion, yang-exhaustion） 中医病机。①指阳气亡失，可引起亡阳证。以汗出不止为主症。由于大汗不止，或吐泻过剧，或其他原因耗伤阳气，以致阳气突然衰竭的危重证候。主要症状有大汗淋漓、汗出如珠、畏冷蜷卧、四肢厥冷、精神萎靡、面色苍白、呼吸微弱、渴喜热饮、脉微欲绝或浮数而空等。治宜急用大剂量参、附类回阳救逆。亡阳大多是亡阴的进一步发展，阴液如耗损过度，阳气可随之亡脱，在这一疾病的两个阶段中，一定特别注意辨证，辨证一差或救治稍迟，死立见。②作无阴解。

亡阴（yin-depletion, yin-exhaustion） 中医病机。指阴血、阴液的耗损。可引起亡阴证。多由高热、汗吐泻、出血或其他慢性消耗发展所致。症见身体干瘪，皮肤皱褶或眼眶深陷，精神烦躁或昏迷谵语。本症与亡阳的区别在于：身畏热，汗出亦热而汗味咸，手足温，口渴而喜冷饮，呼吸气粗，唇舌干红，脉虚数或脉洪实而按之无力。总的来说，亡阴者，因阴虚则阳亢，表现为一系列热象，但终属虚证。治宜滋阴增液或养津固气。

王不留行（vaccaria seed, Semen Vaccariae） 其他名称：大麦牛、王母牛、留行子、王不留。中医药名。活血药。石竹科植物麦蓝菜的种子。苦，平。归肝、胃经。功能行血通络、下乳消肿。用于内治经闭、乳汁不通、难产。外治痈疡肿毒、外伤。孕妇禁服。水浸膏制成片剂内服，对通乳及子宫复旧有明显效果。外用治带状疱疹有效。

网膜囊（bursa omentalis） 其他名称：小腹膜腔。位于小网膜和胃后方的一个扁窄间隙，属腹膜腔的一部分。此囊借网膜孔与腹膜腔相通。

网膜囊肿（cyst of the omentum） 发生在大网膜的囊肿。小的囊肿无症状，大的囊肿可出现腹部肿块或腹部膨大，腹部沉重、饱胀不适或腹痛等。可并发扭转、感染、破裂或引起肠梗阻。超声检查诊断，确诊有赖于手术探查。治疗：手术切除。

网膜扭转（torsion of the omentum） 大网膜沿纵轴扭转，并引起其血液循环障碍。多见于中年男性。持续性急腹痛，开始时较轻，位于全腹或脐周围；后渐加剧，转移至右下腹，伴恶心、呕吐。有时腹部可打得一种块，表面平滑，有压痛，体温稍上升，血白细胞数轻度增多。应与其他常见急腹症，特别是急性阑尾炎相鉴别。治疗：手术。

网球拇综合征（tennis thumb syndrome） 由运动损伤引起的拇长屈肌腱至拇指远侧端指骨附着部的一种急性钙化性关节炎。表现为拇指关节急性肿胀、疼痛、活动受限和压痛。X线呈钙化征象。治疗：对症处理，封闭。

网球腿（tennis leg） 小腿跖肌腱撕裂伤。受伤时小腿后有受击感及响音。局部压痛，但捏小腿试验阴性。治疗：伤后卧床时，踝关节背伸位使断腱的断端分开，然后早期活动防止粘连。切忌以石膏托将踝跖屈位固定。

网球肘（tennis elbow） 见肱骨外上髁炎。

网球肘试验（test of tennis elbow） 肱骨外上髁炎的征象。①病人前臂置于旋前位，将腕关节屈曲后伸直，若肱骨外上髁处发生剧烈疼痛即为此征；②病人肘关节伸直，腕关节屈曲，然后使前臂旋前，若引起肱骨外上髁处剧痛亦为此征。本征是肱骨外上髁点的特异性征象。

网织红细胞（reticulocyte） 未完全成熟的红细胞。由晚幼红细胞脱去细胞核而形成，其胞质内有蓝色的细网或颗粒，为残留的核糖体，仍可合成血红蛋白。其数量多少可反映骨髓的造血功能，溶血性贫血时明显增高，再生障碍性贫血时显著降低。

网织红细胞计数（reticulocyte count） 血液活体染色后，在显微镜下或流式细胞仪中，测量一定数量红细胞中的网织红细胞，以求得网织红细胞百分率。参考值：成人0.5%～1.5%，绝对数（24～84）×10^9/L；新生儿2%～6%。网织红细胞增多，表示骨髓红细胞系增生旺盛，见于溶血性贫血、急性失血等；网织红细胞减少，表示骨髓造血功能减退，见于再生障碍性贫血、骨髓病性贫血等。

网织红细胞减少（reticulocytopenia） 血液中网织红细胞数少于正常。表示骨髓造血功能减退，常见于再生障碍性贫血、急性白血病等。

网织红细胞增多（reticulocytosis） 血液中网织红细胞数多于正常。表示骨髓红细胞系增生旺盛，常见于溶血性贫血、急性失血、缺铁性贫血及巨幼细胞贫血、某些贫血病人治疗后。

网状结构（reticular formation） 在脑干内，在边界明显的灰质和白质以外的区域，神经元胞体和纤维相互混杂交错而成的网络状结构。具有明确的细胞构筑和纤维联系及内在组合，可分为外侧区（效应区）和内侧区（感觉联络区）。其中的细胞轴突皆有上行支和下行支，并发出侧支与脑神经运动核和感觉核形成突触联系。其功能是：调节脊髓的牵张反射与肌紧张，影响大脑皮质的兴奋性，调节内脏和内分泌的活动等。

网状结构上行激活系统（ascending activating system of reticular formation） 非特异性投射中由脑干网状结构到达丘脑髓板内核群的部分。各种感觉的特异性传入纤维经过脑干时，发出侧支与脑干网状结构的神经元发生突触联系，通过其短突触多次换元后失去了感觉的特异性，最后弥散地投射到大脑皮质的广泛区域。其生理功能是提高大脑皮质的兴奋性和维持大脑皮质的觉醒状态。

网状内皮系统（reticulo-endothelial system） 见单核巨噬细胞系统。

网状皮肤移植（mesh skin grafting） 其他名称：网状植皮术。修复Ⅲ度烧伤创面的方法之一。用鼓式取皮机切取的皮片放置在网状切皮刀上，切扎成网状皮片。然后移植于受皮区创面，网状皮片四周缝合固定在受皮区创缘上，张力适宜将网眼拉开。1∶3拉网后的间隙可在7日内融合成片，使创面完全封闭愈合。网状皮肤移植创面引流通畅，成活率高。瘢痕挛缩程度也比邮票式植皮轻。

网状青斑（livedo reticularis） 一种功能性皮肤血管痉挛性疾病。少见。20～30岁青年多见。呈周围青紫而中央苍白的网状青斑形态，双侧对称性分布，好发于小腿和足部，或大腿、臀部甚至下段躯干。上肢也可发病，但较轻。寒冷时加重，保暖、加温或肢体上举均可减轻症状。有皮肤发冷、麻木、感觉异常。可反复发生小腿皮肤溃疡。治疗：交感神经切除术；中药治疗。

网状细胞（reticular cell，reticulum cell） 网状结缔组织中唯一的一种细胞。可产生网状纤维。细胞呈星形多突起状，突起彼此连接成网。胞质丰富，弱嗜碱性，核较大，椭圆形，染色浅，核仁明显。细胞和网状纤维共同构成造血组织的支架，成为血细胞发育的微环境。

网状细胞增生症（reticulosis） 一类具有单核巨噬细胞系统（网状内皮系统）细胞过度增生的疾病。可由感染、寄生虫病、代谢疾病、肿瘤等各种不同原因引起。恶性网状细胞增生症指肝、脾、淋巴结、骨髓等网状细胞的恶性肿瘤。

网状纤维（reticular fiber） 其他名称：嗜银纤维（argyrophil fiber）。主要由Ⅲ型胶原蛋白构成的纤维。可被银盐染成黑色，主要分布于网状组织和基膜的网板。

网状组织（reticular tissue） 由网状细胞和网状纤维构成的组织。参与构成淋巴组织和造血组织。网状细胞多突起，突起彼此交织成网；网状纤维由网状细胞产生，沿网状细胞的突起和胞体分布，其分支连接成网，网孔内充满基质。体内无单独存在的网状组织，它是淋巴器官和造血器官的基本组成成分，分布于淋巴结、脾、扁桃体及红骨髓中。网状细胞和网状纤维共同构成造血组织的支架，成为血细胞发育的微环境。

网状组织发育不全（reticular dysgenesis） 一种伴白细胞低下的严重联合免疫缺陷病。极罕见。可能与常染色体遗传有关。特征为骨髓与淋巴系统均未发育，以致患儿贫血，中性粒细胞显著减少，血清中各类免疫球蛋白都非常低，淋巴细胞对丝裂原的刺激无反应，胸腺重量低于1g。无有效疗法。

网状组织细胞瘤（reticulohistiocytoma） 一种由嗜银性组织细胞结节组成的病变。局限型为皮肤单个结节，偶尔为多个结节，直径数毫米至数厘米，红色、棕色或黄色，偶可出现溃疡。全身型除有相同的皮肤病灶外，尚有关节炎、发热以及累及滑膜、骨骼、淋巴结、心内膜的病变。治疗：常自然消退，必要时手术切除。

网状组织细胞肉芽肿（reticulohistiocytic granuloma） 其他名称：皮肤巨细胞网状组织细胞瘤。是病变局限于皮肤的巨细胞网状组织细胞瘤。少见，结节好发于头皮和颈部，单发或多发，直径约0.5～2cm，球形隆起，质坚硬，生长缓慢，约半数结节可自行消退。组织病理见有很多畸形巨细胞。治疗：必要时手术切除。

往返机制（shuttle mechanism） 其他名称：穿梭作用。生物氧化过程中，还原型烟酰胺腺嘌呤二核苷酸（NADH）借助运载代谢物进出线粒体的过程。线粒体内膜对NADH不通透，故胞质中形成的NADH必须借助运载代谢物绕道进入线粒体内才能与呼吸链接触。常见的往返机制包括磷酸甘油往返机制和苹果酸往返机制。

妄想（delusion） 病理条件下大脑产生的歪曲信念和推理、判断上的障碍。特征是病人对这种不符合客观现实的观念坚信不疑，不能被说服，也不能以自己亲身经历和经验来加以纠正，并影响病人的情感和行为。临床分为原发性妄想（起源于某种突然发生的病理性体验）和继发性妄想（起源于幻觉、荒谬的联想或逻辑障碍）。

妄想痴呆（paraphrenia） 见精神偏执症。

妄想性障碍（delusional disorder） 其他名称：偏执性精神障碍、单纯性偏执状态。以一个妄想或一组相关的妄想为主要表现的精神病性障碍。妄想内容多样化，一般持久存在，有时终生不变。通常不存在清晰而持久的幻听、被控制妄想或情感迟钝，也不存在脑器质疾病的确凿证据。偶尔或短暂地存在幻听，特别是在老年人中。

妄想阵发（delusional paroxysm，bouffée délirante） 一种急性妄想症发作，多见于年轻人。特点：在没有明显精神刺激下突然发病，精神症状明显，形式多样，包括迫害、夸大、色情等。意识无明显障碍。有情绪紊乱症状，如欣快、焦虑、易激惹、幻觉等。治疗：发作时用抗精神病药。

旺泽蒂征（Vanzetti sign） 坐骨神经痛的体征之一。观察病人站立的姿势，若见脊柱向一侧偏斜，但其骨盆仍保持在水平位即为此征。脊柱偏右者，称右侧倾；脊柱偏左者，称左侧倾。本征阳性主要见于坐骨神经痛。

望色（inspection of color） 中医望诊之一。是通过观察人体全身皮肤、黏膜、爪甲、毛发的色泽，重点在于面部皮肤的色泽变化，以此来诊察疾病的诊断方法。

望神（inspection of spirit） 中医望诊之一。即用视觉观察人体生命活动的整体外在表现和精神状态的诊断方法。神是生命活动总的表现，从精神、意识、表情、动态以及目光神采等反映出来。面部的色泽，是脏腑气血的外荣，亦是神的表现。因此，望神与察色必须结合，气血旺盛，则色有神采，明润光泽；反之，神失色亦败，枯萎不荣。望神可以了解脏腑功能以及气血盛衰的情况，是望诊的重要内容。

望形态（inspection of body statue and movements） 中医望诊之一。形，指形体，包括肌肉、骨骼、皮肤等；态，指动态，包括体位、姿态及活动能力等。望形态可知病者的体质、发育及营养状况，并有助于了解气血的盛衰、邪正的消长和伤痛的部位等。

望远镜试验（telescope test） 其他名称：套叠试验。检查时病人仰卧，助手固定其骨盆，检查者两手握住其患肢小腿，令其伸直髋关节与膝关节，反复地向前下拉和向后上推股骨头，如该侧髋关节为先天性髋关节脱位，则感觉到大转子向上下移动，即为阳性。是诊断先天性髋关节脱位的重要指征。

望诊（inspection） 中医四诊之一。运用视觉观察病人的神色、动态、体表各部、舌体与舌苔、大小便和其他分泌物，小儿包括诊指纹，从而获取与疾病有关的辨证资料。一般以望神色和舌诊为重点。望诊分为望神、望色、望形态等。

危机干预（crisis intervention） 其他名称：心理学术语。对处在危机下的个人、家庭或事件采取明确有效的措施，提供各种有益的帮助，使之消除危险，重归正常。

危险废物（hazardous waste） 全称危险固体废物。具有急性毒性、爆炸性、易燃性、腐蚀性、反应性、浸出毒性等危害特性的废物。具有放射性的废物通常不被列入危险废物进行管理。

危险三角区（risky triangular area，dangerous triangle of face） 指双眼内眦向同侧嘴角连线围成的包括鼻部及上唇周围的三角形区域。在此处生疖如挤压或挑刺，感染易沿内眦静脉和眼静脉进入颅内的海绵状静脉窦，引起化脓性海绵状静脉窦炎，出现眼部及周围进行性红肿和硬结，伴疼痛和压痛，并有头痛、寒战、高热，甚至昏迷等，病情严重，死亡率高，故称危险三角区。

W

危险性生产因素（hazardous production factor） 在某些条件下，引起工人外伤或其他损害健康的生产因素。

危重监护生化综合指标（severe combined biochemical monitor index） 以较短的时间在病人床旁就能得到关键的生化检验结果，并即时运用其指导有效的复苏和心血管病的稳定。其检查项目有：血液中的 pH 值，PCO_2，PO_2，血细胞比容（Hct），钾、钠、镁、钙等离子，葡萄糖，乳酸等。

危重症（critical illness） 病（伤）情严重，在短时间内有可能发生生命危险的病症。如心跳与呼吸骤停、危险性心律失常、休克、急性呼吸衰竭、急性肺水肿、肝性脑病、急性肾衰竭、脑病、急性中毒、急性药物中毒、急性感染性高热、严重大出血等。需要认真组织抢救，分秒必争。

危重症医学（critical care medicine） 研究危及生命的疾病状态的发生、发展规律及其诊治方法的临床医学学科。是一门新兴的跨专业、多专业结合的边缘学科，是急救医疗服务体系中最后的加强监护治疗阶段。

威贝格征（Wiberg sign） 髋关节病的 X 线征象之一。X 线检查发现股骨颈内侧缘的线状骨性沉积即为此征阳性。本征阳性可提示髋关节病。

威尔逊病（Wilson disease） 见肝豆状核变性。

威灵仙（clematis root, Radix Clematidis） 其他名称：铁脚威灵仙、灵仙、铁扫帚。中医药名。祛风湿药。毛茛科植物威灵仙或棉团铁线莲、东北铁线莲的根。辛，温。归膀胱经。功能祛风除湿、通络止痛、消骨鲠、散结消痰。用于全身性风湿痛、鱼骨梗喉。气虚血弱，无风湿邪者忌服。可用治痛风、关节肿胀。

威斯科特-奥尔德里奇综合征（Wiskott-Aldrich syndrome, WAS） 其他名称：奥尔德里奇综合征、湿疹-血小板减少-免疫缺陷综合征、先天性血小板减少性紫癜合并湿疹。因 X 染色体短臂编码 WAS 蛋白基因缺陷，细胞骨架移动受阻，免疫细胞间相互作用受阻，导致 T 细胞数目减少及功能障碍，对多糖抗原的抗体应答能力降低。X 连锁免疫缺陷病。临床表现为湿疹、血小板减少和容易感染。治疗主要是控制出血和感染，输血小板，必要时可同胞骨髓移植。

葳蕤（fragrant solomonseal rhizome, Rhizoma Polygonati Odorati） 中医药名。玉竹的别名。见玉竹。

微 RNA（micro RNA, miRNA） 是一类具有调控功能的非编码 RNA。微 RNA 与基因表达、细胞周期、个体发育过程密切相关，可能对基因功能研究、人类疾病防治及生物进化探索有重要意义。

微波（microwave） 频率在 300MHz～300GHz 的电磁波。微波能透入人体，使通过的地方温度升高，有治疗作用，这种疗法称为透热疗法。

微波烘疗法（toasting treatment by microwave） 肢体淋巴水肿的温热疗法。患肢伸入微波烘疗机，组织吸收微波即高频辐射后迅速产生热效应而使温度升高，促进淋巴回流与淋巴管的再生。疗效好，恢复快。

微波热效应（microwave thermal effect） 微波对人体的主要致伤作用。功率密度在 $10mW/cm^2$ 以上时会产生热效应，$1～10mW/cm^2$ 产生微热效应。轻微的热效应仅有局部温度的暂时升高；严重的热效应可出现体温失调，甚至致死。

微波损伤（microwave injury） 机体受一定强度的微波辐射所致的损伤。微波是一种频率在 300MHz～300GHz 的电磁波。微波辐射对机体的损害程度主要取决于它穿透组织的能力与机体吸收量。其生物效应有热效应和非热效应。微波对机体的损伤常表现为神经系统、心血管系统、生殖系统和眼损伤症状。因此，在应用微波仪器时要注意防护措施。

微 P′波型持久性房性心动过速（micro-P′ sustained atrial tachycardia） 心电图特征为 P′波微小，多数导联难以辨认；房速变化小，室速不快；多有房室传导阻滞；多发生在有器质性心脏病的高龄病人的持久性房速。

微波治疗仪（microwave therapy apparatus） 应用波长为 1m～1mm，频率为 300MHz～300GHz 的高频电磁波进行疾病治疗的仪器。

微尘学（koniology） 研究空气中尘埃的组成及其对动植物影响的科学。如大量尘埃附着于叶面可影响植物的呼吸；花粉和生物碎屑可致人体过敏。

微动脉（arterioles） 靠近毛细血管侧的管径在 $300\mu m$ 以下的小动脉，为微循环的起始端。内膜无内弹性膜，中膜常由 $1～2$ 层平滑肌细胞组成，外膜也很薄。收缩时微循环血流量减少，是控制微循环的总闸门。

微管（microtubule） 真核细胞质内的中空管状结构。微管由球蛋白亚单位螺旋排列，同时纵向排列成行。微管作为细胞的骨架，维持细胞形状，并由微管形成纺锤体、纤毛、鞭毛、基粒、中心粒和神经轴索等结构。与细胞的运动和胞质成分的移动有关。秋水仙碱可使微管破裂，不能形成纺锤体，使细胞停止于分裂中期。

微管蛋白（tubulin） 球形糖蛋白分子。含 α、β 两个亚单位，分子量为 $50\ 000～60\ 000$。细胞质内的微管即由微管蛋白颗粒聚合成的原丝 $12～13$ 条螺旋排列而成。参与保持细胞的形状、细胞分裂时染色体的运动，以及吞噬和细胞内物质流动等作用。

微核试验（micronucleus test） 一种染色体畸变分析法。在诱变剂作用下，细胞染色体中无着丝粒片段或环在细胞分裂时未能排除而遗留在细胞质中的颗粒，称微核。测试微核率是对化学物进行遗传毒性鉴定的方法之一。与染色体畸变试验意义相同。常用的是小鼠骨髓嗜多染红细胞。这是因为该细胞是红细胞成熟过程中的一阶段。此时红细胞主核已排除，如存在微核则易于辨认；又因该细胞质内含核糖体，染色易与红细胞相区别。测试细胞也可用人类外周血淋巴细胞、胎鼠肝细胞及体外培养的哺乳动物细胞等。

微结晶法（microcrystallization） 药物溶液在一定条件（温度、搅拌速度、加入的速度等）下，通过溶剂转换，析出微细结晶的方法。常用此法制备可的松等类药物的微细结晶。

微晶纤维素（microcrystalline cellulose） 药剂学术语。一种容易加压成形的物料。由纯净木质纤维素加酸部分水解而得的针状微晶品。为白色或类白色结晶性粉末，微晶的大小约 $1～10\mu m$。无臭，无味，不溶于水、稀酸及有机溶剂，在稀碱溶液中部分溶解膨胀，具有较强的干燥黏合性。崩解性能好，不易引湿，用作片剂填充剂、崩解剂、干压片结合剂。

微静脉（venule） 收集毛细血管血液的小血管，常与微动脉伴行。管壁内皮外的平滑肌或有或无，外膜很薄。收缩时毛细血管内的血液不易流出，淤积在微循环内，是微循环的后闸门。

微孔滤膜（microporous filtering film） 其他名称：超滤膜。用混合纤维素酯制成的多孔性微孔薄膜滤材。质地薄，厚约 $100～180\mu m$，孔率高，流速快，吸附少。可用于滤除砂棒、滤纸等滤材不能截留的微粒和细菌。化学性能稳定，适用范围为 pH 值 $2～10$，有一定的耐热性，可经受高压灭菌。但在过滤前须先将药液预滤。

微粒栓塞术（particle embolization technique） 介入放射学的一项技术。将微导管超选择插到病变的供血动脉，用注射器抽吸固体栓塞微粒，经微导管注入，利用自然血流把微粒带到病灶内，进行病灶内栓塞。用于脑膜瘤的术前栓塞、头面部、内脏动静脉畸形等的治疗。

微粒体（microsome） 超速离心分离细胞的结构时获得的比线粒体更小的颗粒。电子显微镜下呈均质的囊泡状结构。是粗面内质网在超速离心过程中被打碎后所形成的碎片，包括核糖体和部分内质网膜。它不是细胞内的结构单位。

微梁系统（microtrabecular system） 真核细胞基质中一种比微丝更细的纤维所交织成的网格状结构。是细胞基质中一种支持体系。

微量分析（micro-analysis） 试样用量在 $0.1～10mg$ 或试液体积在 $0.01～1.00ml$ 的分析方法。

微量淋巴细胞毒性试验（microlymphocytotoxicity test） 用微量方法测定病人周围血淋巴细胞攻击靶细胞的功能。淋巴细胞产生的淋巴毒素等因子能破坏靶细胞表面膜的渗透性，最终杀死靶细胞。将淋巴细胞与靶细胞共孵育后，检测存活的靶细胞与正常对照数相除，计算存活的百分率来判定细胞毒性的阳性与阴性结果。

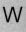

微量营养素（micronutrient）　需要量相对较少的营养素。主要指微量元素，如铁、钴、铬、铜、碘、锰、硒、锌和维生素等。

微量元素（trace elements，micro-elements）　人体内含量很少的元素。一般占人体总重量的万分之一以下。其中一部分是维持人体生长、生育、生命活动不可缺少的，称为必需微量元素，如铁、锌、锰、碘、氟、钴、铬、镍、硒、硅、钒和钼等。当它们的含量不在人体需要量范围之内时，可对人体产生相应的危害。必需微量元素有的是酶、激素或维生素的活性成分，有些与蛋白质核酸代谢有关。另一部分是非必需微量元素，如镉、铅、汞等，它们多来自环境污染。当其在体内蓄积到一定水平时可引起危害。

微量元素代谢病（metabolic disorder of trace elements）　过多（中毒）或过少（缺乏症）摄入微量元素影响代谢所致的疾病。如缺铁性贫血，缺碘性甲状腺肿，缺锌疮口愈合延缓及儿童发育障碍，缺氟与龋齿有关，缺铬与糖尿病、动脉硬化有关等。

微脉（indistinct pulse）　中医脉象的一种。脉来细小而软，应指似有若无，欲绝非绝。由阴阳气血虚衰所致。多见于休克、虚脱、慢性虚弱病证等。

微囊（microcapsule）　药物固体制剂的一种。用天然或合成的高分子材料（囊材），将药物（固体、液体、气体）包裹成直径为 $1\sim1\,000\mu m$ 的微型胶囊制品。微囊化的药物可具延效、增加稳定性、掩盖不良臭味、降低不良反应等特点。

微气候（microclimate）　其他名称：小气候。局部地区或小范围的与外界环境不同的特定气候。具有温度、湿度、风速和辐射四要素。改变其任何一个要素都可改变微气候。综合评价微气候的指标有：有效温度、当量温度、不适指数等。

微绒毛（microvillus）　细胞膜和细胞质共同延伸形成的细小指状突起。直径为 $0.1\sim0.3\mu m$，长约 $0.5\sim1.5\mu m$，内含有微丝。小肠上皮细胞、肾近端小管上皮细胞微绒毛密集，此外，间皮细胞、膀胱、子宫和卵黄囊上皮细胞以及肝细胞亦有少量微绒毛。微绒毛增加了细胞游离面、吸收面积扩大，与细胞吸收功能有关。

微乳（microemulsion）　其他名称：透明乳剂。分散相粒子小于 $1/4$ 光波长（约小于 120nm）的乳剂。这样小的粒子不折光，平行的入射光通过它之后，出射光还是平行的，肉眼观察是透明的，如糖浆、香脂。

微弱呼吸（feeble respiration）　一种病症。外周性呼吸衰竭的征象。反映通气量严重不足。病人表现为呼吸无力，呼吸次数减少，有时出现下颌呼吸。

微生态平衡（microeubiosis）　正常微生物群与其宿主生态环境在长期进化过程中形成生理性组合的动态平衡。

微生态失调（microdysbiosis）　正常微生物群与其宿主之间的平衡在外界环境因素的影响下被破坏，由生理性组合转变为病理性组合状态，呈现平衡失调状态，对人体有害。

微生态调节（microecological modulation）　其他名称：生物拮抗疗法。包括生物措施在内的一切促进微生态系由病理性组合转化为生理性组合状态即恢复微生态平衡，从而达到预防和治疗许多微生态失调引起的疾病的措施。狭义地说，通过以菌治菌的手段促进微生态平衡的措施，称为生态防治。微生态调节包括环境、宿主和正常微生物群 3 个方面的调节。

微生物（microorganism，microbe）　自然界中人类肉眼看不见的，必须用显微镜放大几百倍甚至几万倍才能观察到的微小生物。分为细菌、病毒、真菌、支原体、衣原体等。按其组成和结构，可分为 3 种类型：①非细胞型微生物，无细胞结构，体积非常小，只能在活细胞内才能生长增殖，如病毒等。②原粒细胞型微生物，仅有原始的细胞核，无核膜与核仁，缺乏完整的细胞器，如细菌、衣原体、立克次体、支原体、螺旋体和放线菌等。③真核细胞型微生物，细胞核有核膜与核仁，胞质内有完整细胞器，如真菌。微生物广泛分布在土壤、水和空气中，同时也存在于动物和人类的体表，以及与外界相通的呼吸道、消化道等腔道的黏膜表面，其中绝大多数对人是有利的，可以说人类的生存离不开微生物。也有少数微生物能引起人或禽兽疾病，具有致病作用，称之为

病原微生物。

微生物气溶胶（aerosol of microorganism）　病原微生物及其毒素喷洒于空气中所形成的无色无味的气雾团。微生物气溶胶进入呼吸道后，根据气溶胶粒子大小的不同，到达呼吸道一定部位，引起呼吸道传染病。目前气溶胶在医学上应用甚广，如应用微生物气溶胶进行免疫预防等。

微生物群体（microbial population）　其他名称：菌群、菌丛。某种微生物的许多个体或多种微生物在一起生活并与一定生存条件相适应的群落。人类在研究微生物的生长、繁殖、遗传变异等规律时，常常不是研究某一个体而是研究一个群体的发生、发展规律。

微生物学（microbiology）　研究微生物形态结构、生理生化、遗传变异、生态分布和分类进化等生命活动规律，以及与其他生物和环境相互关系的学科。

微生物因素（microbial factor）　①微生物的致病因素，它包括微生物的致病性、毒力和数量等。②防止感染的保护性因素，它包括正常菌群产生的对机体有益的代谢产物以及引起有利于机体的免疫应答的微生物因素。

微丝（microfilament）　其他名称：肌动蛋白丝。真核细胞胞质中一种比微管小得多的实心纤维状构造。在细胞内呈均匀分布，也可紧密排列成堆、成束或交织成网状。主要成分为非肌性肌动蛋白。肌动蛋白有纤维型与球型两种，微丝由两列球型肌动蛋白单体联合并相互缠绕成螺旋。在细胞内起支持和运动作用。

微丝蚴（microfilaria）　丝虫的幼虫。虫体细长，头端钝圆，尾端尖细，外被鞘膜，角质层光滑，具有纤细环纹。体内有圆形的体核，头部无核部位为头间隙。虫体前部 1/5 处有神经环，其后为排泄孔，后有一个排泄细胞。尾可有尾核。以上各结构的大小、长短比例因虫种而异。借此可进行鉴别。蚊叮人吸血时可将微丝蚴吸入并发育为感染阶段。

微弹簧圈栓塞术（microcoil technique）　介入放射学的一项技术。把特制的钨或铂金微弹簧圈经超选择插管到位的微导管送入病变内，达到栓塞治疗目的。常用于脑动脉瘤、颈内动脉海绵窦瘘、硬脑膜动静脉瘘的血管内治疗。

微体（microbody）　散在细胞质内的一种圆形或卵圆形小体，外包一层单位膜。普遍存在于动、植物细胞中，以肝、肾最多。微体基质致密，常形成结晶小体。结晶小体含有尿酸氧化酶。微体基质内含过氧化氢酶和 D-氨基酸氧化酶，有水解过氧化氢等代谢产物的作用，可保护细胞免受损害。

微团（micelle）　其他名称：微（胶）粒。极性脂质在水溶液中达临界浓度时所形成的极性基向外、厌水基向内的球形聚合体。其大小与极性脂质的性质有关。由胆盐聚合并与脂肪分解产物共同构成的混合微团对脂质在小肠的吸收具有重要意义。

微细结构（fine structure）　见显微结构。

微小按蚊（*Anopheles minimus*）　按蚊的一种，成蚊棕褐色，雌蚊触须有 3 个白环，末端两个白环等长并夹有一约等长的黑环，翅前缘具 4 个白斑，分布于我国北纬 33°以南的山地和丘陵地区，是我国南方地区疟疾的主要传播媒介。

微小病变型肾病（minimal change disease，MCD）　其他名称：类脂性肾病、单纯性肾病。临床表现为肾病综合征、光镜下无明显病理改变，电镜下以足细胞足突融合为特点的一类肾小球疾病。光学显微镜下，肾小球基本正常；电子显微镜下，可见肾小球基膜外侧的上皮细胞足突肿胀融合，这种现象一般认为是基膜滤孔增大，蛋白滤出过多的后果。免疫荧光检查，未见有 IgG 及 C_3 沉着。

微小膜壳绦虫（*Hymenolepis nana*，*Taenia nana*）　见短膜壳绦虫。

微小膜壳绦虫病（hymenolepiasis nana）　见短膜壳绦虫病。

微小内蜒阿米巴（*Endolimax nana*）　寄生于结肠上部的小阿米巴。滋养体形似哈氏内阿米巴，但核仁粗大而形状不规则，核膜内缘无染色粒，二者之间有核丝相连。包囊椭圆形或类圆形，有 4 个核。通常不致病，重感染可致腹泻。治疗：甲硝唑。

微小胃癌（microgastric cancer）　癌的直径小于 1cm 的胃癌。

为原发性，无其他部位转移。癌浸润限于黏膜及黏膜下层。肉眼观察及分类与早期胃癌相同。治疗：确诊后应立即手术。预后较好。

微小血池（micro-pool） 微血管瘤处血流缓慢、淤滞，并在病变局部形成病理性的血池。这里最容易产生血小板、白细胞或红细胞的聚集，加重微血流的"淤泥化"，促成局部或全身发生血管内凝血。

微效基因（minor gene） 参与多基因遗传的基因。这些基因之间无显性与隐性的区别，而是共显性的，且其中每个单独的基因对表现型的影响都很小，是通过累加而起作用的。它们也符合基本的遗传规律，但比单基因遗传要复杂得多。

微型渗透泵（osmotic minipump） 埋藏于动物体内，长期持续释放药物的一种特殊剂型。利用进入该泵夹层的水分溶解夹层内的盐产生的渗透压作动力，将药物从泵体小孔恒速释放。该泵有 3 层，最内层为弹性不透性材料制成的药物储库，可储存各种药液；中间的夹层装有能产生渗透压物质的密封层；最外层为半透膜，可使水透入。用于生理、药理、毒理、内分泌及免疫学等需要给实验动物长期连续释药的研究。

微需氧菌（microaerophilic bacterium） 在低压氧（5%～6%）状态下生长最好，而氧浓度大于 10% 时生长反受抑制的细菌。如空肠弯曲菌和幽门螺杆菌等即属于此类细菌。

微血管病（microangiopathy） 毛细血管的功能性或器质性病变。也有人按照微血管内出现微血栓的病理生理特点称为血栓性微血管病。

微血管病性溶血性贫血（microangiopathic hemolytic anemia，MHA） 其他名称：红细胞破碎综合征。由于红细胞在血管内受机械性损伤破坏所致的病症。是一组继发性贫血综合征。见于下列疾病：①血栓性血小板减少性紫癜、溶血尿毒综合征、弥散性血管内凝血等；②心脏和大血管病变，特别是心脏人工瓣膜置换术后；③恶性肿瘤广泛播散，以胃癌为最多见；④化疗相关，与化疗药物损伤内皮细胞有关；⑤妊娠相关的微血管病性溶血性贫血等。外周血涂片可见小的红细胞，以及各种形态的红细胞碎片，如盔甲形、小球形、新月形等，其脆性高，易发生溶血。由于纤维蛋白血栓形成，造成微血流通道障碍，红细胞从纤维蛋白和血小板组成的网眼中通过时，扭曲、变形、大量破坏，结果引起溶血性贫血。治疗应针对原发病或弥散性血管内凝血。贫血严重者，可予以输血。

微血管瘤（micro-aneurysm） 微血管壁在各种因素损害下发生延长、弯曲、局部扩张所形成的瘤。

微血管运动（microvascular movement） 系指微血管自发地产生节律性口径缩小和扩张交替现象，常伴有血流节律性加速或减慢以及压力波动。此种现象可受神经和体液因素影响。可作为反映体内微血管功能状态的指标之一。

微血流紊乱（microflow disturbance） 微循环障碍常表现微血管内血流缓慢，淤滞甚而停滞或微小血栓形成等异常现象。这种现象发生除与病因、全身情况和毛细血管前括约肌痉挛有关外，尤其是与血细胞黏附于微血管内皮和血细胞聚集有重要关系。

微血栓（microthrombus） 见纤维蛋白性血栓。

微循环（microcirculation） 由微动脉到微静脉之间的微细血管的血液循环。是血液循环的基本功能单位。由微动脉、后微动脉、毛细血管前括约肌、真毛细血管、通血毛细血管、动-静脉吻合支及微静脉等 7 部分组成。它是血液循环系统与组织细胞直接接触的部分，是物质交换的场所。

微循环障碍（microcirculatory disturbance） 由于各种不同病原，如细菌、病毒等感染，引起微循环灌注不足。此时组织细胞缺血缺氧，晚期可造成组织淤血。临床主要表现有血压下降、脉细速、皮肤发绀并有花纹、毛细血管再充盈时间延长等。在重症肺炎、休克及弥散性血管内凝血时可见到微循环障碍的表现。这种症状说明病情危重，应积极抢救。

微音器电位（microphonic potential） 耳蜗接受声音刺激时在耳蜗及其附连结构中所记录到的电位变化。特点是交流性质的电变化，在一定刺激强度的范围内，它们的波形和频率与刺激声波相符合，振幅随刺激的强度而变化。潜伏期极短，没有不应期，对缺氧和深麻醉相对不敏感，在听神经变性后仍然存在。其产生与毛细胞的活动有关。

微终板电位（miniature end-plate potential） 处于安静状态的神经-肌肉接头前膜的个别突触小泡释放的乙酰胆碱，使接头后膜产生的约 0.5～1.0mV 的电位差。

韦伯-克里斯琴脂膜炎（Weber-Christian panniculitis） 见结节性非化脓性脂膜炎。

韦伯综合征（Weber syndrome） 其他名称：大脑脚综合征、动眼神经交叉性偏瘫。一侧中脑的大脑脚底/脑桥上边缘病变，并侵犯大脑脚与动眼神经而引起的一组病征。表现为同侧动眼神经麻痹，该侧眼球歪斜，上睑下垂，眼球向内、上、下方向运动不能，瞳孔扩大，对光反射消失，对侧中枢性偏瘫。针对病因治疗，可行手术和放射治疗。

韦尔德尼希-霍夫曼病（Werdnig-Hoffman disease） 见婴儿型脊髓性肌萎缩。

韦尔曼征（Welman sign） 膈顶的天平杆样运动，吸气和呼气时左右侧膈顶向相反方向运动。见于膈肌伤缓症。

韦尔纳伊征（Verneuil sign） 骨盆骨折的体征之一。在髂嵴平面用双手横向挤压骨盆时，骨折部位出现疼痛即为此征阳性。提示骨盆骨折。

韦尔综合征（Vail syndrome） 韦尔翼管神经痛。翼管神经炎症或受到刺激而产生的一组病征。成年女性多见，单侧头、眼、耳、鼻、面及颈肩部发作性疼痛（夜间好发），与外界刺激无关，浅感觉无障碍。治疗：抗生素和激素，亦可应用镇痛药和行翼腭神经节封闭。

韦格纳肉芽肿［病］（Wegener granulomatosis） 其他名称：坏死性肉芽肿性血管炎。以血管壁的炎症为特征，主要侵犯上、下呼吸道和肾脏的自身免疫疾病。病变累及小动脉、静脉及毛细血管，偶尔累及大动脉。通常以鼻黏膜和肺组织的局灶性肉芽肿性炎症开始，继而进展为血管的弥漫性、坏死性肉芽肿性炎症。还可累及关节、眼、皮肤，也可侵及心脏、神经系统及耳等。此外，有全身发热、体重减轻、关节肌肉疼痛等表现。X 线、实验室和病理学检查可以确诊。治疗：环磷酰胺联用或不联用皮质类固醇为首选。

韦金斯基现象（Wedensky phenomenon） 对一神经使用一系列反复快速刺激，肌肉对首次刺激迅速收缩，然后再也不起反应；但如果对神经的刺激速度减慢，则肌肉对所有刺激皆有肌收缩反应。

韦-科综合征（Weber-Cockayne syndrome） 局限性单纯性大疱性皮肤松解症。以手足表皮下出现大疱为特点的一组病征。多见于青少年，炎热季节易发病，表现为手脚受轻微创伤后发生大疱，伴手足多汗，大疱破溃后局部疼痛。治疗：预防外伤，对症处理。

韦克斯勒成人智力量表（Wechsler adult intelligence scale，WAIS） 成人智力量表。测量人认识客观事物并运用知识解决实际问题的能力的量表。包括 11 分测验，由文字（常识、理解、心算、相似性、词汇、背数）的言语量表（6 分）和非文字（译码、填图、积木图案、图式排列、图像组合）的操作量表（5 分）组成。每项测量通过之后，根据规定予以记分。言语量表和操作量表的总和构成全量表。用于智力缺陷或颅脑损伤等引起智力减退的检查。

韦内综合征（Vernet syndrome） 见颈静脉孔综合征。

韦尼克-科尔萨科夫综合征（Wernicke-Korsakoff syndrome） 韦尼克脑病和科尔萨科夫遗忘症的统称。长期大量饮酒是本病最常见的原因。酒精影响硫胺素（维生素 B_1）在肠道内的吸收，同时也影响肝脏对硫胺素的焦磷酸化和硫胺素在肝脏的储存。硫胺素缺乏导致髓鞘生成障碍和神经递质生成紊乱。病理改变最显著的是乳头体的萎缩。临床特征为意识障碍、共济失调和眼震三联征，常伴有器质性遗忘症和其他营养性多神经病。诊断主要依据病史和临床表现，长期大量饮酒结合典型临床表现可诊断。治疗本病最关键的是及时补充维生素 B_1。

韦尼克脑病（Wernicke encephalopathy） 一种神经疾病，多由于维生素 B_1 缺乏所致。表现为急性谵妄、恶心、呕吐、

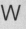

眼肌瘫痪、抽搐发作和嗜睡，严重者由昏迷致死。

韦斯特法尔-伯恩哈特征（Westphal-Bernhard sign）　法特壶腹狭窄时的征象。特点是具有胆绞痛、间歇性黄疸和反复发热的三联征。

违拗症（negativism）　紧张型精神分裂症的特征性症状之一。病人对检查者所提出的一切要求均持对抗态度或无反应。多在木僵的基础上出现。包括主动违拗和被动违拗。前者指病人的动作与检查者提出的要求相反，如要求他张嘴，他反而紧闭嘴；后者指病人拒绝做要求他做的事，如不起床、不穿衣、不吃饭等。

围巾征（scarf sign）　判断胎龄的神经系统体征。婴儿仰卧位，取一侧手将其尽可能经颈前部放在对侧肩部后方，操作时可将肘部举起，横过躯干，观察肘部超过躯干中心的位置，如肘部不能达到躯干中线，表示新生儿已成熟；如肘部超过中线，甚至到达对侧锁骨中线或腋间线，表示未成熟。

围生儿（perineonate）　从妊娠 28 周（胎儿体重≥1 000g）至生后 1 周内的婴儿。其死亡率最高，需加强监护。

围生期（perinatal period）　其他名称：围产期。妇产科、儿科术语。产前、产时和产后的一段时期。国际对围生期有 4 种规定：①从妊娠期满 28 周（即胎儿达到或超过体重 1 000g 或身长 35cm）至产后 1 周。②从妊娠满 20 周（即胎儿达到或超过体重 500g 或身长 25cm）至产后 4 周。③妊娠满 28 周（即胎儿达到或超过体重 1 000g 或身长 35cm）至产后 4 周。④从胚胎形成至产后 1 周。从目前条件出发，我国采用第①种规定。做好围生期的保健不仅是提高妇幼保健工作的重要措施，也是我国开展计划生育工作的重要内容。

围生期保健（perinatal care）　从妊娠满 28 周（胎儿体重 1 000g 以上）至新生儿出生后 1 周，对母儿进行预测、监护及管理。在此期间，重点是筛选识别高危妊娠，如胎位异常，妊娠并发症、产程异常等。对母儿双方进行重点医疗和监护，加强孕期营养指导、产前检查、卫生宣传工作和产时产后的保健工作。

围生期监护（perinatal monitoring）　自妊娠满 28 周起对胎儿进行的各种检查。以了解胎儿安危并及时处理。监护内容：①胎儿成熟度。②胎盘功能。③胎儿、胎盘功能。④胎儿宫内情况判断等。妊娠不同阶段各有侧重，分娩期通过产程图了解胎儿情况，新生儿期由医护人员直接观察。

围生期心肌病（perinatal cardiopathy）　其他名称：妊娠期心肌病。既往无心脏病的女性，妊娠末期或产后（通常 2~20 周）出现心力衰竭，而又无其他心脏病病因可查者。分娩中发生率约为 1∶1 300~1∶4 000，多在 30 岁左右的经产妇，有认为与肺梗死有关，因其体循环或肺循环栓塞的出现频率较高。如能早期诊断、及时治疗一般预后良好。治疗：休息、增加营养、维生素类制剂、强心、利尿、抗凝等方法。

围生期药理学（perinatal pharmacology）　研究妊娠 28 周到产后 1 周期间内药物与孕妇、胎儿或新生儿之间关系的一门科学。研究范围：①药物对孕妇的影响，由于孕妇对药物的代谢能力降低，用药时应适当减少剂量，以免出现母子药物中毒等；②药物对胎儿的影响，绝大多数药物可通过胎盘屏障进入胎儿体内且胎儿对药物代谢能力非常低，在此期间尽可能不使用药物，尤其在妊娠 3 周至 3 个月内，以防药物影响胎儿的生长发育导致畸形。③药物对新生儿的影响，新生儿因肝肾功能、屏障作用等发育不完善，表现对药物特别敏感，用药时应十分谨慎。④药物对泌乳的影响，凡抑制泌乳的药物应禁用，如雌激素。⑤药物经乳汁排泄，在乳汁含量较高且不良反应较大的药物，在哺乳期应避免使用，否则药物进入乳儿体内直接影响其生长、发育甚至导致药物中毒。

维丙胺（diisopropylamine ascorbate）　其他名称：维丙肝。维生素 C 的二异丙胺盐。水溶液不稳定，遇光易变质。对肝细胞有解毒和保护作用，能降低谷丙转氨酶的活性，促进肝细胞功能的恢复，又具有降血脂作用。可用于急、慢性和迁延性肝炎，对传染性肝炎合并慢性血吸虫病有效，对胆固醇、甘油三酯增高的高脂血症也有一定效果。偶见头晕、恶心及血压下降的不良反应。

维布里凯综合征（Verbrycke syndrome）　其他名称：胆囊-结

肠肝曲粘连综合征。胆囊底与结肠肝曲粘连而引起的一组症候群。表现为右上腹钝痛、食欲减退、恶心，总在白天出现症状，长久站立可加重，可伴有右上腹压痛。钡灌肠、胆囊造影有助于诊断。对症处理及手术治疗。

维持［剂］量（maintenance dose）　一种用药剂量。先给予较大剂量后，改为小剂量以维持一定程度的药效。

维尔科征（Verco sign）　舌下黏膜及甲床有线状或点状出血性紫斑。同时可伴发热、皮肤结节性红斑等。见于红斑性狼疮、结节性红斑、风湿热等。

维尔默综合征（Werner syndrome）　见多发性内分泌腺瘤病Ⅰ型。

维尔姆斯瘤（Wilms tumor）　见肾母细胞瘤。

维尔纳综合征（Werner syndrome）　见沃纳综合征。

维-范综合征（Wissler-Fanconi syndrome）　其他名称：变态性亚败血症。是变态反应性疾病。儿童多见。起病急骤，主要表现为长期发热、皮疹、关节痛、淋巴结肿大。

维吉措征（Viguazo sign）　十二指肠溃疡穿孔的临床征象。十二指肠后壁溃疡穿孔时，气体沿肝圆韧带扩散，出现位于脐区域的皮下气肿即为此征。提示十二指肠后壁溃疡穿孔。

维静宁（carbetapentan, pentoxyverine）　见喷托维林。

维克尔征（Vikker sign）　急性腹腔内出血的征象。病人周期性眼睛闭合和眼球滚动即为此征。

维库溴铵（vecuronium bromide）　其他名称：维库罗宁、诺科隆。骨骼肌松弛药。用于气管插管、手术及人工呼吸时骨骼肌松弛。制剂：注射剂。对维库溴铵或溴离子过敏者禁用，重症肌无力及肾功能不全者亦禁用。老年病人、心血管疾病致循环障碍、水肿状态、肝脏疾患、过于肥胖、支气管癌、电解质紊乱、神经肌肉疾患等慎用。

维拉雷综合征（Villaret syndrome）　为颅外腮腺后间隙病变，累及一侧的第Ⅸ、Ⅹ、Ⅺ、Ⅻ对脑神经及颈交感神经而引起的一组征症。表现为同侧舌后 1/3 味觉缺失、咽喉感觉及咽反射减弱，出现偏侧舌、咽、喉、肩胛的麻痹，同时伴有同侧霍纳（Horner）综合征，声带、胸锁乳突肌、斜方肌麻痹。针对病因进行治疗。

维拉帕米（verapamil）　其他名称：异搏定、异搏停、凡拉帕米。钙拮抗药。用于各种类型心绞痛、室上性过速型心律失常，预防反复发作阵发性室上性心动过速、室性心动过速、房性期前收缩、高血压。制剂：盐酸维拉帕米片剂、注射剂。心源性休克、充血性心力衰竭、严重房室传导阻滞、心房颤动和扑动、重度低血压、病态窦房结综合征等病人禁用。支气管哮喘病人慎用。

维磷补汁（Syrupus Vitamini B et Glycerophosphatis）　其他名称：艾罗补汁。营养药。组成：盐酸硫胺、烟酸、液状甘油磷酸钠、咖啡因、马钱子酊、加蔗糖、香精等制成的糖浆剂。用于因神经衰弱引起的头晕、目眩、精神疲倦等症。

维脑路通（venoruton, trioxyethylrutin, troxerutin）　见曲克芦丁。

维诺格拉多夫征（Vinogradow sign）　与颈静脉剧烈搏动同步的头部向后伸。见于三尖瓣闭锁不全。

维生素（vitamin）　生物的生长和代谢所必需的微量有机物。现知维生素有 20 多种。分为脂溶性维生素和水溶性维生素两类。前者包括维生素 A、维生素 D、维生素 E、维生素 K 等，后者有 B 族维生素和维生素 C。大多是机体内酶系统中辅酶的组成成分。除少数维生素可在体内合成或由肠道细菌合成外，绝大多数需从食物中获得。它们既不提供能量，也不能构成组织。人和动物缺乏维生素时不能正常生长，并发生特异性病变，即所谓维生素缺乏症。一般情况下，注意调配普通膳食即可满足人体的需要。

维生素 A（vitamin A）　其他名称：视黄醇。所有 β 紫萝酮衍生物的总称。一种在结构上与胡萝卜素相关的脂溶性维生素。有维生素 A_1 及维生素 A_2 两种。与类胡萝卜素不同，具有很好的多种全反式视黄醇的生物学活性。有促进生长、维持上皮组织如皮肤、结膜、角膜等正常功能的作用，主要用于防治角膜软化症及并发干燥性眼炎、夜盲症及皮肤粗糙，也用于甲状腺功能亢进的控制，预防肾结石形成，对贫血、神经退行性变可进行辅助治疗，对维生素 A 缺乏所致的生长发育障碍、生殖功能衰竭，也应及时补充纠正。局部外用软膏可治疗烫伤感染、鱼鳞病类皮肤病、寻常痤疮、老年性角化病、银屑病等。

维生素 B₁（vitamin B₁）　其他名称：硫胺素、抗神经炎素。B 族维生素之一。为白色结晶，溶于水，在空气与酸性媒质中极其稳定，但在碱性环境中遇热极易破坏，氧化剂与还原剂均可使其失去活性。辅酶形式是焦磷酸硫胺素（TPP），在 α-酮酸代谢中起重要作用。α-酮酸脱羧形成乙酰辅酶 A 与琥珀酰辅酶 A，是碳水化合物、脂肪和蛋白质进行代谢的起始点，同时也是它们合成代谢的联结点。因此，维生素 B₁ 不足不仅造成机体能量代谢的障碍，而且还会影响三大营养素在体内的合成与转化。谷类的胚芽与外皮含量十分丰富，我国膳食供给量标准成人为 0.5mg/1 000kcal。缺乏它会引起脚气病，也可能涉及神经组织中阴离子通道的调节，与抗神经炎有关。作为药物，还可用于全身感染、高热、糖尿病、甲状腺功能亢进和妊娠期的辅助治疗。

维生素 B₂（vitamin B₂）　其他名称：核黄素。在自然界分布广泛的一种维生素。是哺乳动物必需的营养物，其辅酶形式是黄素单核苷酸和黄素腺嘌呤二核苷酸。主要存在于酵母、糙米、绿叶蔬菜、瘦肉和肝中。为体内黄酶类辅基的组成部分。参与体内糖、蛋白质、脂肪的代谢，能维持眼正常视觉功能。临床用于角膜炎、结膜炎、口角炎、唇炎、舌炎、阴囊炎及脂溢性皮炎等。也可治疗难治性血红蛋白性贫血。

维生素 B₄（vitamin B₄，adenine phosphate）　其他名称：6-氨基嘌呤磷酸盐。B 族维生素的一种。是腺嘌呤的磷酸盐，针状晶体，有核酸的活性部分，参与生物体内代谢过程，具有刺激白细胞增生作用。用于防治各种原因，特别是由于肿瘤化疗、放疗以及苯类中毒造成的白细胞减少症。

维生素 B₅（vitamin B₅，pantothenic acid）　其他名称：泛酸。B 族维生素的一种。存在于动植物组织中，肝、肾、酵母、麦胚中含量丰富。黄色黏性油状物，不稳定，易分解，只有右旋异构体才有维生素活性。为多种转氨酶、脱羧酶及消旋酶的辅酶，参与许多代谢过程。

维生素 B₆（vitamin B₆，pyridoxine）　维生素 B 族中的一种。包括吡哆醇、吡哆醛和吡哆胺。易溶于水和乙醇，对光和空气均敏感，在高温下被迅速破坏。在体内经磷酸化后转变为磷酸吡哆醛及磷酸吡哆胺，为转氨酶、脱羧酶和半胱氨酸脱硫酶等辅酶，参与蛋白质和脂肪代谢。缺乏时可引起肝脏脂肪浸润、小红细胞性贫血、神经性皮炎和神经系统紊乱。在一般食物中含量丰富，肠道微生物亦可合成，故不易缺乏。需要量随着蛋白质摄入量增加而增高。用于维生素 B₆ 缺乏症及防治周围神经炎。

维生素 B₉（vitamin B₉，folic acid）　其他名称：叶酸。B 族维生素的一种。广泛存在于绿色蔬菜中。有促进骨髓中幼细胞成熟的作用，缺少时可导致红细胞异常、未成熟细胞增加、贫血以及白细胞减少。

维生素 B₁₂（vitamin B₁₂）　其他名称：钴胺素、氰钴胺素。所有呈现氰钴胺素生物活性的类咕啉的总称。是含钴的维生素，胃肠道对其吸收不良将引起恶性贫血。维生素 B₁₂ 的辅酶形式是钴胺酰胺。其水溶液在弱酸下相当稳定，但对日光敏感。与胃黏膜分泌的内因子结合时，才能被肠壁吸收。因此，当内因子不足时常致维生素 B₁₂ 缺乏。它在甲基传递上起重要作用，与胆碱及肌酸的形成有关。可增加叶酸的利用率，影响核酸和蛋白质的生物合成，从而促进红细胞发育和成熟。缺乏时表现有巨红细胞性贫血。发酵食品中含量很高，肝、肌组织中亦较高，蛋、奶和谷物中含量很少。主要用于治疗恶性贫血，亦可与叶酸合用治疗各种巨幼红细胞贫血、抗叶酸药引起的贫血和脂肪泻。

维生素 B₁₃（vitamin B₁₃）　其他名称：乳清酸。B 族维生素的一种。是尿嘧啶羧酸，结晶性粉末。参与有关辅酶生物合成，影响蛋白质生物合成和造血功能。

维生素 C（vitamin C）　其他名称：抗坏血酸。显示抗坏血酸生物活性的化合物的通称，是一种水溶性维生素，水果和蔬菜中含量丰富。在氧化还原代谢反应中起调节作用，缺乏它可引起维生素 C 缺乏症。其主要生理功能是参与糖的代谢及氧化还原过程，可减低毛细血管脆性，增加抵抗力，增加铁从肠道的吸收，且有抗组胺作用。临床上主治维生素 C 缺乏症、克山病、心源性休克、心肌炎、慢性肝炎、创伤、愈合不良等。尚有防治感冒、高脂血症、癌症等作用。

维生素 D（vitamin D，calciferol）　能呈现维生素 D₃ 生物活性的所有类固醇的总称，是脂溶性维生素类。影响钙、磷的吸收和贮存。包括维生素 D₂ 和维生素 D₃。维生素 D₂ 是由植物和酵母中的麦角固醇经紫外线照射后转变而成。维生素 D₃ 是人体和许多动物皮肤内的 7-脱氢胆固醇经紫外线照射后的产物。一般成年人经常接触日光不致发生缺乏病，仅在婴幼儿、孕妇、哺乳期女性等特殊情况下才考虑增加维生素 D 供给。其来源以动物性食品为主，如肝脏、鱼肝油、禽蛋等。维生素 D 缺乏可引起婴儿佝偻病、成人骨软化症。

维生素 D₂（vitamin D₂）　其他名称：骨化醇。用于防治佝偻病、骨软化症和婴儿手足抽搐症等。也可用于防治佝偻病人的龋齿。制剂：胶囊剂、注射剂。注意：见维生素 D₃。

维生素 D₃（vitamin D₃）　其他名称：胆骨化醇、胆钙化醇。用于佝偻病、软骨病、婴儿手足搐搦症、骨质疏松、骨骼变形或骨软化等，也用于甲状旁腺功能减退症或用于预防维生素 D 缺乏症。制剂：胶囊剂、注射剂。长期大量用药可引起高钙血症、食欲减退、呕吐、腹泻，甚至软组织异位骨化、肾功能受损等。使用时应同时给予钙剂；治疗佝偻病时应选用纯维生素 D 制剂，不要用鱼肝油，以免维生素 A 中毒。

维生素 E（vitamin E，tocopherol）　其他名称：生育酚。一组脂溶性维生素，包括生育酚类、三烯生育酚类。都有抗氧化功能，为动物正常生长和生育所必需。为黄色油状物，溶于脂肪和脂溶剂中。在无氧条件下不为热、酸和碱所破坏，对氧敏感，故是极有效的抗氧化剂。维生素 E 与动物生殖功能有关，缺乏时生殖器官受损而不育。雄鼠缺乏时，睾丸萎缩，不产生精子。雌鼠缺乏时胚胎及胎盘萎缩而被吸收引起流产。临床上用以治疗先兆流产和习惯性流产及婴儿营养性巨红细胞性贫血。在植物的胚芽中含量最多，豆类及蔬菜中含量也颇丰富。

维生素 K（vitamin K）　显示抗出血活性的一组化合物，是 2-甲基-1,4-萘醌及其衍生物的总称。包括维生素 K₁、维生素 K₂、维生素 K₃，为形成活性凝血因子 Ⅱ、凝血因子 Ⅶ、凝血因子 Ⅺ 和凝血因子 Ⅹ 所必需。缺乏维生素 K 时会使凝血时间延长和引起出血症。广泛存在于绿色植物中。

维生素 K₁（vitamin K₁，phytomenadione）　天然脂溶性维生素 K 类药物。参与肝内多种凝血因子的合成而具有促凝血作用。适用于维生素 K 缺乏症及凝血酶原缺乏症如梗阻性黄疸、胆瘘、慢性腹泻、早产儿与新生儿出血等的防治，以及长期或大量服用香豆素类、水杨酸类或杀鼠药敌鼠钠中毒的治疗。作用发生快、维持时间长。常作肌内注射，紧急情况下也可静脉注射，但注射速度不宜过快。新生儿应用后可能出现高胆红素血症。

维生素 K₂（vitamin K₂，menaquinone）　天然脂溶性维生素 K 类药物。在肠道由细菌产生后被吸收进入循环，发挥类似维生素 K₁ 样的作用。临床少用。

维生素 K₃（vitamin K₃，menadione sodium bisulfite）　人工合成水溶性维生素 K 类药物。作用与用途同维生素 K₁，但奏效较慢、维持时间短。肌内注射给药。用于口服维生素 K₄ 疗效不佳的一般病例。大剂量对新生儿、早产儿可引起溶血性贫血、高胆红素血症及胆红素脑病。红细胞缺乏葡萄糖-6-磷酸脱氢酶的成人应用本品可诱发溶血性贫血。

维生素 K₄（vitamin K₄，menadiol）　人工合成水溶性维生素 K 类药物。作用与用途同维生素 K₁，但奏效较慢、维持时间短。口服给药，用于需给予维生素 K 的一般病例。常导致胃肠道反应；红细胞缺乏葡萄糖-6-磷酸脱氢酶者应用本品可引起溶血性贫血。

维生素 D 大剂量突击疗法（assault therapy with massive vitamin D）　适用于重度佝偻病，有并发症或不能口服的病人，一般同时口服钙剂。活动早期用维生素 D 30 万～40 万单位

維 wéi

W

肌内注射，一般注射 1 次即可。活动期用维生素 D 360 万单位肌内注射，每 1～2 周 1 次，连用 2～3 次即可，总量 120 万～180 万单位，不要用量太大，以免发生维生素 D 中毒。突击疗法后 2～3 个月再开始给预防量口服。

维生素 C 负荷试验（vitamin C load test） 诊断维生素 C 缺乏症的一种方法。方法是：按 10mg/kg 口服维生素 C 后，收集 24h 尿，测定抗坏血酸的排出量，若尿内少于 20mg（正常含量为 20～40mg/24h），则有维生素 C 缺乏症的可能。

维生素 D 过多症（hypervitaminosis D） 见维生素 D 中毒。

维生素 A 过量症（hypervitaminosis A） 见维生素 A 中毒。

维生素 AD 胶丸（vitamin A and D soft capsules） 其他名称：鱼肝油胶丸。维生素类药。合成的维生素 A 和 D，加鱼肝油或精炼食用植物油（在 0℃左右脱去固体脂肪）溶解和调整浓度后制成的黄棕色透明胶丸。每丸含维生素有 2 种：①维生素 A 3 000 单位加维生素 D 300 单位。②维生素 A 10 000 单位加维生素 D 1000 单位。用于维生素 A 和 D 缺乏症，防治夜盲症、骨软化症、佝偻病等。

维生素 C 葡萄糖注射液（vitamin C and glucose injection） 组成：维生素 C、葡萄糖的无色或微黄色澄明的灭菌溶液。对多种细菌毒素和其他毒素有对抗或解毒作用。用于维生素 C 缺乏症、贫血、高热、血糖过低、严重传染病及手术后的辅助治疗。

维生素 D 普通疗法（general therapy of vitamin D） 是口服维生素 D 治疗佝偻病的方法。活动早期用维生素 D 5 000～10 000 单位/d 口服，持续 1 个月后改为预防量（400 单位/d）。活动期用维生素 D 1万～2 万单位/d 口服，1 个月后改为预防量，恢复期改为预防量维持。如婴儿拒食或有腹泻，以及合并肺炎、急性传染病时，可改用肌内注射法。

维生素缺乏病（hypovitaminosis, avitaminosis, vitamin deficiency） 因维生素摄入不足、吸收障碍、机体需要量增加或消耗增加等引起的一系列病症。如缺乏维生素 A 发生夜盲症和眼干燥症，缺乏维生素 C 发生维生素 C 缺乏症，缺乏维生素 D 发生佝偻病或骨软化症等。

维生素 B$_{12}$ 缺乏的巨幼细胞贫血（megaloblastic anemia of vitamin B$_{12}$ deficiency） 一组因维生素 B$_{12}$ 缺乏，导致 DNA 合成障碍引起的巨幼细胞贫血。临床除巨幼细胞贫血外，常伴有舌炎和末梢神经病变及脊髓亚急性联合变性。引起维生素 B$_{12}$ 缺乏的原因可有摄入量不足、需要量增加、吸收不良、转运障碍。治疗：补充足够维生素 B$_{12}$。

维生素 C 缺乏性贫血（anemia of vitamin C deficiency） 维生素 C 缺乏引起的一种营养性贫血。临床上主要出现出血和骨骼病变，严重缺乏时出现贫血。治疗：补充维生素 C、铁剂和叶酸。

维生素 C 缺乏性紫癜（vitamin C deficiency purpura） 维生素 C 缺乏影响胶原合成，使血管壁及周围的结缔组织的韧性降低，毛细血管脆性增加而引起出血的疾病。表现为毛囊周围皮肤出血，肌肉出血，牙龈肿胀和皮肤角化过度。治疗：口服维生素 C 200mg/d。

维生素 D 缺乏性佝偻病（vitamin D deficiency rachitis） 见维生素 D 缺乏症。

维生素 D 缺乏性手足搐搦症（vitamin D deficiency tetany） 其他名称：婴儿手足搐搦症、佝偻病性低钙惊厥。本病是因维生素 D 缺乏，以致血清钙降低而发病。一种小儿营养缺乏病。表现为全身惊厥，手足痉挛及喉痉挛。多见于 4 个月～3 岁小儿。春季发病较多。此种病人检查体征可有面神经征，发作后精神状态良好，有惊厥及喉痉挛者应急速处理，给镇静剂及针刺人中、合谷等穴位，然后用钙剂及维生素 D 治疗。

维生素 A 缺乏症（病）（hypovitaminosis A, vitamin A deficiency） 其他名称：蟾皮病。由于缺乏维生素 A 或胡萝卜素而引起的营养缺乏症（病）。可由摄入不足或吸收、储存和利用障碍造成。临床表现为皮肤干燥、四肢伸面有非炎性的棘刺状角化性毛囊丘疹，密集似蟾蜍皮；暗适应能力降低及夜盲症、眼干燥症、角膜软化或穿孔、比托斑（Bitot spot）和支气管感染等。治疗主要是调整饮食，补充维生素

A。富含维生素 A 的食物有蛋黄和牛奶等。

维生素 B$_1$ 缺乏症（vitamin B$_1$ deficiency, beriberi） 其他名称：脚气病、硫胺素缺乏病。由于摄入不足、吸收障碍或消耗增加而致的维生素 B$_1$ 缺乏的全身性疾病。维生素 B$_1$ 是重要辅酶，参与糖代谢并催化丙酮酸脱羟及乙酰胆碱的合成，缺乏时丙酮酸堆积于体内，为组织氧化功能障碍。临床主要累及消化、神经和循环系统。消化道症状：呕吐、厌食、腹泻或便秘。神经系统症状：①脑型、惊厥、脑神经麻痹；②神经炎型，声音嘶哑、腱反射消失等。循环系统症状：①冲心型，心功能不全；②水肿型，全身水肿及浆液渗出。治疗：可口服、肌内注射或静注维生素 B$_1$，脑型及冲心型还需对症治疗。

维生素 B$_2$ 缺乏症（vitamin B$_2$ deficiency） 维生素 B$_2$ 不足所引起的疾病。由维生素 B$_2$ 摄入不足、需要量增加或吸收利用障碍等原因造成。维生素 B$_2$ 是 40 多种酶的辅基，临床症状主要有口腔及阴囊皮肤黏膜病变，常见的有口角炎、唇炎、舌炎、阴囊炎、脂溢性皮炎、睑缘炎、角膜血管增生、畏光、出血以及巩膜出血等。其诊断可根据临床表现、实验室检查如红细胞中维生素 B$_2$ 含量、负荷试验、谷胱甘肽还原酶活性等。用维生素 B$_2$ 25mg，每日 3 次口服，或用复合维生素 B 治疗。

维生素 B$_6$ 缺乏症（vitamin B$_6$ deficiency, pyridoxine deficiency） 维生素 B$_6$ 包括 3 种化合物：吡哆醇、吡哆醛和吡哆胺。它们是氨基酸转氨酶的辅酶，也是氨基酸脱羧酶的辅酶，催化氨基酸脱羧。缺乏症较少见。维生素 B$_6$ 缺乏症包括狭义的维生素 B$_6$ 缺乏症和维生素 B$_6$ 依赖症。狭义的维生素 B$_6$ 缺乏症是指从食物中摄取的维生素 B$_6$ 不足，或因服用某种药物使维生素 B$_6$ 失去活性或排泄增多引起的综合征。临床上所见到的维生素 B$_6$ 缺乏症，多由于服用维生素 B$_6$ 拮抗剂所引起，少数由于恶性肿瘤、严重肝肾病变、慢性乙醇中毒所引起。临床主要表现为皮肤和黏膜炎症，其次是精神和神经系统症状。狭义的维生素 B$_6$ 缺乏症的诊断主要根据病史、症状、体征和必要的实验室检查。治疗：大量补充维生素 B$_6$。

维生素 B$_{12}$ 缺乏症（vitamin B$_{12}$ deficiency） 由于人体缺乏维生素 B$_{12}$ 引起的疾病。它是由内因子缺乏或胃肠道功能紊乱，影响吸收所致。病人有舌炎、周围神经炎及亚急性脊髓侧索、后索联合变性。骨髓象呈巨幼细胞贫血改变。应针对病因进行治疗及补充维生素 B$_{12}$ 等。

维生素 C 缺乏症（vitamin C deficiency, scurvy） 其他名称：坏血病、抗坏血酸缺乏症。长期饮食中摄取维生素 C 量不足所引起的一种周身性疾病。以骨膜病变和毛细血管通透性增加而出血为特征。多见于 6 个月到 2 岁婴幼儿。主要表现是：牙龈、皮肤、肌肉、皮下，以及下肢骨膜下的出血，并伴有肿痛，或呈假性瘫痪。肋骨和肋软骨交界处有串珠样凸起。应用大量维生素 C 有效。

维生素 D 缺乏症（vitamin D deficiency） 其他名称：佝偻病、维生素 D 缺乏性佝偻病。维生素 D 缺乏引起钙、磷代谢紊乱，骨样组织钙化不良，致骨骼生长障碍。小儿主要累及骨骺软骨生长发育而致佝偻病，成人则骨钙化障碍致骨软化症。主要表现为神经、骨骼、肌肉和造血等系统的异常。早期表现为多汗、睡眠不安，骨的症状最突出，如颅骨软化、肋骨串珠、赫氏沟、鸡胸、"O" 型或 "X" 型腿、出牙晚、前囟晚闭等。治疗：在补充钙剂的同时，口服或肌内注射维生素 D。

维生素 E 缺乏症（vitamin E deficiency） 由于饮食中含量减少、需要量增多或吸收功能差造成血浆中维生素 E 水平低于正常。测定血浆中维生素 E 水平低于 12μmol/L。当产儿缺乏维生素 E 可发生溶血性贫血，供给维生素 E 溶血即可停止。维生素 E 缺乏尚可见于肠吸收不良、胰腺囊性纤维病、胆道梗阻等。维生素 E 普遍存在于各种食物中，摄入不足引起缺乏症状罕见。应适量补充维生素 E。

维生素 K 缺乏症（vitamin K deficiency） 维生素 K 即血凝维生素。由各种原因引起体内维生素 K 减少，导致维生素 K 依赖的凝血因子 Ⅱ、Ⅶ、Ⅸ、Ⅹ 缺乏而发生的凝血过程异

常的疾病。轻度维生素 K 缺乏可无出血倾向，若维生素 K 明显下降可有自发性出血，如皮下出现大块瘀斑等。实验室检查可见凝血酶原时间延长。治疗应去除病因，应用维生素 K。出血或贫血严重时可输新鲜血。

维生素 PP 缺乏症（vitamin PP deficiency） 见糙皮病。

维生素 E 烟酸酯（vitamine E nicotinate） 其他名称：烟酸生育酚酯。微循环活化剂。白色或微黄色蜡状结晶，不溶于水，易溶于乙醇。能直接作用于血管壁而舒张血管，促进血液循环。用于高血压、脑动脉硬化、脑卒中、脑外伤后遗症、脂质代谢异常、冠状动脉功能不全和循环障碍引起的各种疾病。制剂：胶囊剂。

维生素 D 依赖性佝偻病（vitamin D dependent rachitis） 其他名称：家族性低血磷性遗传性低血磷性佝偻病。一种较多见的维生素缺乏症，发生于生长发育中的婴幼儿及儿童。为肾 1-羟化酶缺陷，使 25 羟维生素 D_3［25（OH）D_3］转变为 1,25-二羟维生素 D_3［1,25（OH）$_2D_3$］发生障碍。本病出现严重佝偻病症状，生长发育迟缓，牙釉质发育不良，除血钙、磷低及碱性磷酸酶增高外，还有高氨基酸血症。治疗：大剂量维生素 D 或生理剂量的 1,25-二羟维生素 D_3。

维生素 B$_6$ 依赖症（pyridoxine dependency） 病人摄入健康人所需维生素 B$_6$ 的量，但仍出现维生素 B$_6$ 不足的病症。维生素 B$_6$ 缺乏症的一种，是一种遗传性疾病。犬尿氨酸酶缺陷所致。临床可出现体格发育迟缓、慢性进行性智力低下、癫痫发作、晶状体脱位、骨质疏松、血小板聚集及闭塞性血管栓塞等。诊断：根据病史、症状、体征和必要的实验室检查。治疗：肌内注射或静注维生素 B$_6$，酶缺陷者需长期服用。

维生素原（provitamin） 天然维生素前体。可在动物体内转变为维生素。如 β-胡萝卜素为维生素 A 原，7-脱氢胆固醇为维生素 D_3 原。

维生素 A 原（provitamin A） 在体内可转变为维生素 A 的类胡萝卜素的总称，包括 α-胡萝卜素、β-胡萝卜素、γ-胡萝卜素和玉米黄素等。在小肠黏膜和肝内经 β-胡萝卜素-15, 15′-加氧酶的作用，一分子 β-胡萝卜素可生成两分子视黄醇，而一分子 α-胡萝卜素、γ-胡萝卜素和玉米黄素只能转变成一分子视黄醇。由于吸收和转化不全，实际上 6μg β-胡萝卜素和 12μg 其他类胡萝卜素才相当于 1μg 维生素 A。

维生素 D 原（provitamin D） 经紫外线照射后具有抗佝偻病效能的某些固醇类物质。包括植物中的麦角固醇（维生素 D_2 原）和动物中 7-脱氢胆固醇（维生素 D_3 原）。麦角固醇广泛地存在于植物中，经活化为维生素 D_2 在小肠被吸收。7-脱氢胆固醇是在肠黏膜内由胆固醇形成后转运到皮肤，经日光中紫外线照射活化成维生素 D_3。

维生素 A 中毒（vitamin A poisoning） 其他名称：维生素 A 过量症。是由于摄入过量的维生素 A 而引起的中毒。常用于小儿长期大量应用浓缩鱼肝油治疗或预防佝偻病所致。引起中毒的量因人而异。急性中毒主要表现为颅内压增高，如头痛、呕吐、前囟隆起、视神经乳头水肿等症状。慢性中毒表现多样，可出现易激惹、不活泼、皮肤粗而脱屑、口角皲裂及颅内压增高等症状，发现后立即停用维生素 A 制剂及富含维生素 A 食物，给予大量维生素 B、C 口服和静脉补液。

维生素 C 中毒（vitamin C poisoning） 应用过量维生素 C 引起的中毒。表现为头昏、恶心、心悸、大汗、面色苍白、呼吸急促，甚至昏迷、心脏停搏。主要给予对症治疗。

维生素 D 中毒（vitamin D poisoning） 其他名称：维生素 D 过多症。由于不合理地大量长期应用维生素 D 而造成的一系列中毒症状。一般认为正常小儿每日用 2 万～5 万国际单位或每日每千克体重 2 000 国际单位连用数周或数月即可发生中毒。主要表现是高钙血症、异位性钙化和纤维性骨炎。早期症状有厌食，随后出现体重减轻、精神萎靡、低热、恶心呕吐、便秘、表情淡漠，年长儿诉头痛。最后可有多饮多尿，尿中有蛋白，甚至造成肾衰竭。X线骨密度增加，骨皮质增厚。一旦发现立即停用维生素 D，限制钙的摄取，严重者可用类固醇激素脱钙。

维生素 K$_3$ 注射液（Injectio Vitamini K$_3$） 其他名称：亚硫酸氢钠甲萘醌注射液。止血药。组成：亚硫酸氢钠甲萘醌与适量稳定剂。无色澄明的灭菌水溶液。用于凝血酶原过低症、维生素 K 缺乏症、新生儿自然出血、阻塞性黄疸、胆绞痛等。

维 A 酸（tretinoin） 其他名称：维甲酸。维生素 A 代谢的中间产物。用于银屑病、鱼鳞病、寻常痤疮、白斑、扁平苔藓、毛发红糠疹、面部单纯糠疹，也用于多发性寻常疣及角化异常性皮肤病。制剂：片剂；乳膏剂；凝胶剂。急性皮炎和湿疹类疾病不宜使用。肝肾功能不良者慎用。服药后需监测肝功能、血脂。

维他钙片（Tabellae Vitamini D$_2$ et Calcii） 钙类营养药。组成：磷酸氢钙（或葡萄糖酸钙）、维生素 B$_2$、维生素 D$_2$、乳酸钙与蔗糖、香精等压制成的片剂。能促进骨质的形成和维持神经与肌肉的正常兴奋性。用于佝偻病等缺钙症，亦用于儿童、哺乳期妇女妊娠妇女、肺结核病人的钙质补充。

维他肌醇片（Tabellae Vita-Inositoli） 维生素类药。组成：肌醇、盐酸硫胺、核黄素、抗坏血酸及适量的蔗糖等制成的淡黄色片剂。用于肝炎、肝硬化、营养不良等症的辅助治疗。

维医学（Uygur medicine） 全称维吾尔族传统医学。中国传统医学之一。维吾尔族在长期的医疗实践中，主要受阿拉伯医学及波斯医学影响，又吸收中医学、古印度医学及藏医学的精华而逐渐形成的具有本民族特点的医学。理论系统是主要源于阿拉伯医学的四元素（土、火、水、气）学说和四体液（血液、胆质、黏液、黑胆质）学说，用以解释人体的生理病理现象；诊断用切脉、望诊和问诊；治疗以内服为主，多用汤剂、丸剂等复方合剂，一般不用单味药，也用熏法、坐药、放血、浴疗、烙法、冷热敷等外治法。

伪超常传导（pseudo-supernormal conduction） 见空隙现象。

伪二联（pseudo bigeminy） 当窦性心律伴 3∶2 窦房传导阻滞时，两个形态一致的窦性 P 波接连出现，其后有一长的间歇，长 P-P 期间是两个短 P-P 期间之和。

伪聋（simulated deafness, malingering hearing loss） 即装聋。常因未满足个人的利益或工作的心愿而发生。

伪麻黄碱（pseudoephedrine） 从麻黄科植物草麻黄中分离出的一种生物碱。对平滑肌的解痉作用与麻黄碱相似，升压和扩瞳作用较弱。常用于支气管哮喘。对心脏有兴奋作用，故冠心病病人忌用。对骨骼肌有兴奋作用，用于治疗重症肌无力。

伪室性融合波（pseudo-ventricular fusion wave） 用心室（按需）抑制型起搏器治疗时，若病人有自身心律存在，便产生室性融合搏动。当心电图上有一个刺激信号重叠在一个自身 QRS 波上，这是伪室性融合，这个刺激信号没有兴奋心室，只发生在心电图记录纸上。

伪文氏现象（pseudo-Wenckebach phenomenon） 当隐匿性接性期前收缩交替性连续出现两次时，可使 P-R 期间延长和 P 波受阻未下传连续出现。此种情况与文氏型房室传导阻滞类似，故名。

伪像（picture artifact） 超声波诊断术语。成像过程中混杂在界面回声信号中的干扰信号。并不表示任何的解剖结构关系。可由外部噪声、多次反射、声束的折射、旁瓣反射及仪器调节不当等因素形成。

伪性改善（pseudo-amelioration） 指原有心电图 ST-T 段明显异常，出现与症状不符的改善。例如变异型心绞痛或某些左束支传导阻带中，发生已降低的 ST 段回至等电位线或原有 T 波倒置改为直立。此种变化常提示病变既广泛又较严重。

伪影（artifact） 指被检查的组织器官中并不存在却在 CT 扫描图像中出现的外加影像。与病人有关的因素如扫描时间内身体移动、呼吸动、肠蠕动等可使所扫描的层面出现伪影。身边带有的金属异物、金属义齿、银夹、肠管内钡剂残留、颅底骨突等，如果出现在扫描层面内亦可造成伪影。另外，扫描机本身的因素造成的伪影有：条纹状伪影、环状伪影、骨与脑质交界处出现的白雾状伪影又称假皮质灰质伪影等。

伪装性束支传导阻滞（masqueraded bundle branch block, masqueraded bifascicular block） 其他名称：伪装性阻滞、

伪装性双分支传导阻滞、矛盾性束支传导阻滞。是束支传导阻滞的一种。实际是一种右束支传导阻滞合并左前分支传导阻滞。心电图特征：心前区导联呈典型的右束支传导阻滞；肢体导联呈左前分支传导阻滞，心电轴明显左偏，Ⅰ导联以R波为主，Ⅱ、Ⅲ、aVF导联以S波为主。

苇茎汤（weijing tang, Rhizoma Phragmitis decoction）　其他名称：千金苇茎汤。中医方剂。《备急千金要方》方。组成：苇茎、薏苡仁、冬瓜仁、桃仁。功能清肺化痰、逐瘀排脓。治肺痈，症见咳吐腥臭黄绿痰脓血、胸中隐痛、舌红苔黄腻、脉滑数者。

尾丛（coccygeal plexus）　由第4骶神经前支的分支、第5骶神经和尾神经前支组成的神经纤维丛。第5骶神经前支穿出骶管裂孔与第4骶神经前支分合并，下降与穿出骶管裂孔的尾神经合并组成尾丛。由尾丛发支分布于骶尾关节、尾骨及尾骨附近皮肤。

尾骨（os coccygis, coccyx）　由4～5节退化的尾椎融合而成。呈三角形的小骨块，上宽下窄朝向前下方。上接骶骨，下端游离为尾骨尖。

尾骨骨折（fracture of coccyx）　尾骨的连续性遭到破坏。多见于女性。常因滑倒或由高处坠下，臀部坐地引起。局部肿痛，肛诊局部有明显压痛，有时能触及骨片异常活动。骶尾部侧位X线片可确诊。无移位者可对症治疗，有移位者可试行肛指复位。

尾矿（tailings）　矿物经选矿和洗矿作业后留下的残余脉石及矿砂的统称。通常以浆状从选矿厂排出，堆存在尾矿坝内或尾矿池中。其中含有大量固体颗粒和选矿、洗矿时所用的药剂，堆存的尾矿发生溃坝，会造成突发性环境灾害。

尾神经（coccygeal nerve）　31对脊神经中最下的一对，出骶管裂孔，与第4、5骶神经有交通。

尾-头型去极化（caudo-cranial form of depolarization）　心房扑动大多数病例的F波在Ⅱ、Ⅲ、aVF导联中主波向下。表示心房去极化是自下（尾部）而上（头部）的。而阵发性房速时，头-尾型去极化是表现心房波在Ⅱ、Ⅲ、aVF导联向上。

尾叶悬浮征（floating caudate sign）　网膜囊内腹水包绕肝尾叶的声像图征象。当网膜囊内有液体积聚时，可清晰见到肝左叶间裂内的小网膜强光带、网膜囊内的腹水无回声区及其间的肝尾叶。

尾蚴（cercaria）　扁形动物吸虫类幼虫发育中一个阶段。在螺体内变成。分体、尾两部。体部具有吸盘，并有两种分泌腺。一种具有溶解组织的功能，开口于口的附近；另一种为制囊壁之用，多散布于表皮下层。尾蚴成熟后，从螺体内逸出，或遇水生植物结囊于其表面，如姜片虫；或遇水生动物，侵入其体内成囊蚴，如华支睾吸虫的尾蚴在淡水鱼体内；或直接侵入脊椎动物发育为成虫，如血吸虫。

尾蚴膜反应（cercarien hull reaction, CHR）　诊断血吸虫病的一种免疫血清学试验。滴受验者血清2滴于凹玻片上，用解剖针挑取血吸虫新鲜尾蚴或冷冻干燥尾蚴5～20条于血清中。将玻片置于保持潮湿的培养皿中，置20～25℃的温度下观察3～4h。如未出现反应，可在24h后再观察一次。尾蚴体部形成一层稍厚而皱起的透明胶状膜为阳性。整个尾蚴的周围形成一层厚的皱起的透明胶状膜，有时在尾蚴萎缩时可见到尾蚴与胶状膜间形成明显的空隙。

尾蚴性皮炎（cercarial dermatitis）　尾蚴侵入皮肤后引起的局部炎症反应。主要为禽类血吸虫尾蚴所致。尾蚴钻入皮肤的过程与日本血吸虫相似，尾蚴分泌多种酶类引起轻微刺痛，几小时内出现红色丘疹，周围有红晕及水肿，有时可连成风疹团，抓破后可感染。轻者几天可自愈，但病人有难以忍受的奇痒妨碍休息和工作。一般对症治疗。参见稻田性皮炎。

委内瑞拉马脑炎（Venezuelan equine encephalitis）　一种病毒性脑炎。马、骡为传染源，库蚊为传播媒介。流行于美洲，春夏发病，小儿易患。感染后发病率高达80%，急起寒热、头痛、身痛和全身无力，经数日恢复；少数病例发热迅速升高，抽搐、意识障碍至昏迷，脑脊液细胞计数可轻度增高。无特效疗法。

委阳（weiyang, BL 39）　中医经穴名。属足太阳膀胱经。三焦经之下合穴。位于膝关节后面，腘横纹中点外开1寸处，当股二头肌腱之内侧缘。主治腰背痛、腹满、小便不利、水肿、下肢瘫痪等。直刺1～1.5寸。

委中（weizhong, BL 40）　其他名称：郄中、血郄、中郄。中医经穴名。属足太阳膀胱经。合（土）穴。位于膝关节后面，腘窝横纹中央。主治腰痛、腰腿痛、腘窝挛急、下肢麻木或瘫痪及中暑、丹毒等。直刺1～1.5寸，或用三棱针点刺出血。禁灸。

萎缩（atrophy）　器官、组织或细胞发生体积缩小、功能减退的过程。可伴发细胞数量减少。是长期代谢功能减退引起的形态变化。分为生理性萎缩和病理性萎缩。前者如老年人某些腺体及器官萎缩，青春后期的胸腺萎缩，停经后卵巢、子宫、乳腺的萎缩。后者可由压迫、局部缺血、营养、内分泌功能失调、代谢障碍等引起，如神经性萎缩、失用性萎缩。

萎缩性鼻炎（atrophic rhinitis）　一种发展缓慢的鼻腔萎缩性炎症。其特征为鼻腔黏膜、骨膜和骨质发生萎缩。表现为鼻内干燥、发痒、鼻塞、鼻腔宽大、头痛、嗅觉减退、鼻黏膜干燥萎缩，甚则鼻中有腥臭味。严重而伴有典型恶臭者，称"臭鼻症（ozena）"。多始于青春期，女性较男性多见。

萎缩性喉炎（atrophic laryngitis）　其他名称：臭喉症。喉部软组织萎缩，黏膜表面干燥结痂的一种慢性病变。多继发于萎缩性鼻炎和萎缩性咽炎，原发者极少见。病人感到喉干不适、灼痛、嘶哑与痉挛性咳嗽，常咳出痂皮或稠痰块后才止咳。咳出的痂皮可带有血丝，并有臭气。主要是对症治疗，保持喉部湿润和防止痂皮形成，同时治疗鼻及咽部萎缩性病变。

萎缩性毛发角化病（keratosis pilaris atrophicans）　毛发角化病最后所形成的萎缩性改变。可能与遗传缺陷有关。分为3型：①面部萎缩性毛发角化病，又称眉部瘢痕性红斑；②虫蚀样皮萎缩，又称蜂窝状萎缩；③脱毛性毛发角化病，又称毛囊性鱼鳞病。治疗：尚无满意治疗方法。局部可用维A酸或水杨酸软膏；口服维生素A。

萎缩性舌炎（atrophic glossitis）　因慢性贫血、烟酸缺乏等引起的舌黏膜的萎缩性病变。临床表现先为丝状乳头短缩，继之菌状乳头萎缩，最终舌乳头全部消失，称为秃舌或光滑舌，舌上皮变薄、光滑，或暗涩多褶皱。治疗：去除病因，局部应用消炎、防腐、止痛药物。

萎缩性咽炎（atrophic pharyngitis）　咽部黏膜发干、萎缩的一种非特异性慢性炎症。病因不明，临床少见。主要病理变化为咽部腺体和黏膜萎缩。病人自觉咽部发干，有时可咳出带臭味的痂皮。检查可见咽黏膜变薄发亮，重者咽后壁上黏附痂皮。以病因治疗和预防为主，局部涂用2%碘甘油，常服用维生素A、B₂、C和E。

萎缩硬化性苔藓（lichen sclerosus et atrophicus）　见硬化萎缩性苔藓。

痿病（flaccidity disease）　中医内科疾病之一。以四肢筋脉弛缓，软弱无力，日久不用，渐至肌肉萎缩，不能随意运动为主要表现的疾病。凡起病急，发展较快，肢体力弱，或拘急麻木，肌肉萎缩尚不明显者，属肺热津伤或湿热浸淫之实证，治宜清热润肺、濡养筋脉，用清燥救肺汤，或清热燥湿、通利筋脉，用加味二妙散。发病缓，病程长，肢体弛缓，肌肉萎缩明显不用者，多属虚证，治宜健脾益气，用参苓白术散，或补益肝肾、滋阴清热，用虎潜丸。

痿证（flaccidity syndrome）　其他名称：痿躄。中医病名。指肢体的筋脉弛缓，软弱无力，或日久不能运动、肌肉萎缩的病证。临床上以下肢痿弱较为多见。主要由于肺热津伤、湿热浸淫、脾胃虚弱、肝肾不足使筋脉失养，导致手足痿弱不用。治疗一般采用清内热、滋肾阴、补脾胃、祛湿热、活血舒筋等法。

猥亵行为（indecency）　除性交以外能够刺激、兴奋、满足自己或他人性欲的淫欲行为。其行为者中有的是双方自愿或个人行为所为（属变态性行为），有的则是违背对方意志所强行施加（属犯罪行为）。其表现有多种多样，一般是同性或异性之间的抚弄、抠摸、舔阴、吮阳、手淫、鸡奸、阴部暴露、窥阴，以物体触弄生殖器或性敏感区等。另外，面对异性故意说一些不堪入耳的下流话或做下流动作亦属猥亵行为。

卫分证（weifen syndrome）　中医证候名。是温热病邪侵犯肌表、卫气功能失常所表现的证候，常见于外感温热病的初期。因肺合皮毛，主人身之表，且"肺位最高，邪必先伤"。故卫气证候常伴有肺经病变的见证。临床表现有发热、恶风寒或微恶风寒、头痛、口干微渴、咳嗽、咽喉肿痛、舌红、苔薄白、脉浮数。卫有卫外的意思。卫分有温养肌肤、调节体温、防御外邪的功能，若卫气侵入体表，使卫气功能失去正常，故出现卫气证候。

卫矛醇（dulcitol）　其他名称：半乳糖醇。半乳糖的还原产物。眼球的晶状体有醛糖还原酶可将半乳糖还原为卫矛醇，但它不能自晶状体中扩散出来，导致白内障。

卫气（defensive qi）　中医名词。①人体阳气的一种，生于水谷，源于脾胃，出于上焦，行于脉外。其性刚悍，气行迅速而滑利。它的运行，内则脏腑，外则肌表腠理，既能温煦脏腑，又有温润肌肤、滋养腠理、启闭汗孔等重要功能，是人体适应环境、抗御外邪的力量。②《灵枢》篇名。本篇所论强调卫气保卫肌表、防御外邪、调节内外的作用。内容主要辨析卫气营血的生理功能，说明治病必须掌握经络系统，明确十二经脉本部和标部穴位。以及六腑的气街部位，以便测候上、下、虚、实的病变，施行补泻的针刺手法。

卫气同病（syndrome involving both wei and qi）　中医证名。表邪入里化热，气分的热势已盛而卫分证仍未消除的病证。症见壮热、口渴、心烦、汗出，伴有恶寒、身痛、舌苔薄白微黄或黄白相兼。治宜解表清热、表里双解。

卫气营血辨证（differential diagnosis by the analysis of wei, qi, ying and xue）　是外感温热病的一种辨证方法。是把外感温热病在其发生发展过程中所表现的证候进行分析，归纳概括为卫分证、气分证、营分证、血分证四个阶段，各有其相应的证候特点。卫分为表证阶段，应鉴别不同的病因；气分为热盛阶段，应区别热势是否结聚，如属湿热，则应区分热和湿的轻重；病邪深陷营分、血分为伤阴引致内闭或出血的阶段，并须明辨心、肝、肾等脏的病变。由此从病因、阶段、部位、传变及病变程度确立温病辨证的内容。一般是按顺序传变，但有的疾病不一定按此顺序出现，如温热之邪不传气分直接传营分，这是病情变化较快、较重的表现。

卫生标准（hygienic standards, health standards）　是依据保健要求对生产、生活环境中各种有害健康的因素规定的卫生学允许限度。我国卫生标准分3级，即国家标准、部标准（专业标准）和地方标准。卫生标准一经颁布，即为技术法规，各级生产、建设、设计、文教部门和企事业单位都必须贯彻执行，并接受卫生监督机构的预防性和经常性的监督。我国现行主要卫生标准是：《工业企业设计卫生标准》《生活饮用水卫生标准》《中华人民共和国食品卫生法》《放射卫生防护基本标准》及《职业病诊断通则》。

卫生厕所普及率（popularization rate of sanitary toilet）　某地卫生厕所占厕所总数的比例。卫生厕所指厕所有墙、有顶、有厕坑及储粪池无渗漏，厕内清洁，无蝇蛆，粪便定期清除并进行无害化处理。卫生厕所普及率＝某地卫生厕所数/该地厕所总数×100%。

卫生毒理学（health toxicology）　从预防医学角度出发，研究人们生产和生活中接触的化学物对机体的损伤作用及其机制的科学。是毒理学的重要分支，也是预防医学的基础学科。它为劳动卫生、环境卫生、食品卫生等学科提供毒理学理论和方法。它的主要任务是对化学物的安全性评价，确定化学物如何安全使用，研究化学物和生物体相互作用的规律（即化学物在体内吸收、分布、代谢和排泄），并为制定化学物的卫生标准提供毒理学依据。

卫生法规（health legislation, sanitary regulation）　是为了适应社会发展的需要，保障人民的健康，发展卫生事业而制定的有关卫生工作的法律、法令、条例、规则、章程、办法以及一部分行政通知等具有法律规范性的文件。其对相应的机关团体、企事业单位、社会人群及医疗卫生机构，医药卫生人员分别具有强制性和约束力。它通过医疗卫生工作维护健康，消除生物、化学和物理等诸因素的危害。

卫生防护带（sanitary protection zone）　保护居民不受有害气体、粉尘、煤烟、噪声等有害因素的影响而在污染源与居民区间设置一定间距的地带，或为保护水源不受污染，对取水点周围提出卫生防护要求的地带。

卫生防疫站（health and epidemic prevention station, sanitary and anti-epidemic station）　卫生事业单位。是应用预防医学的理论和技术进行卫生防疫监测、监督、科研与培训的事业机构，当地卫生防疫业务技术的指导中心。其任务为：进行流行病学、环境卫生、食品卫生、劳动卫生、学校卫生监测研究和放射卫生监测研究；卫生防疫宣传教育，有的还专有寄生虫病、地方病防治和消毒杀虫等相关内容。根据国家行政区划和产业系统，建立省（自治区、直辖市）、地区（省辖市、自治州、盟）、县（市、旗、市辖区）卫生防疫站和铁路、交通、厂矿企业卫生防疫站。我国实行疾病控制与卫生监督体制改革后，由于职能的变化，各级卫生防疫站自2002年开始，陆续分离出卫生监督所（局）后，改称为疾病预防控制中心（CDC）。至2004年，全国各地各级卫生防疫站基本完成更名，除少数行业系统仍保留该名外，已不再使用。

卫生服务指标（index of health services）　用以标志社会卫生指标中的一组指标。包括国内生产总值中用于卫生服务费用的比例，政府预算中卫生经费及比例，基建费用中卫生部门所占比例，按人口平均的卫生经费，卫生经费中用于基层卫生的比例；卫生机构、卫生人员的数量及分布，卫生人员的结构，每千人人均病床数，卫生人员及医师数，平均每一卫生人员及医师服务的人口数；人均门诊次数，每百人口住院次（天）数；预防接种率；安全给水率；产前检查率及平均产前检查次数，住院接产率，一岁内儿童健康检查率及平均检查次数；已婚育龄妇女节育率。

卫生化学（sanitary chemistry）　卫生学与化学之间的一门新兴边缘学科，是预防医学与公共卫生学组成部分。它主要介绍分析化学方法在卫生学各领域中的应用，特别着重于仪器分析方法。无论是卫生管理的策划，卫生状况的调查，卫生标准的制定和卫生措施的评价都离不开卫生化学。卫生化学的内容及方法主要包括数据处理、质量控制、样品处理、样品采集。可用紫外分光光度法、原子吸收分光光度法、荧光分析法、电化学分析法和色谱分析法等。

卫生技术人员（health technical personnel）　医院的主体，完成医疗卫生工作的基本力量。按照业务性质，我国卫生技术人员分为4类：医疗防疫人员、药剂人员、护理人员、其他技术人员。医疗防疫人员（包括中医、西医、卫生防疫、寄生虫防治、地方病防治、工业卫生、妇幼保健等）的技术职称为：主任医师、副主任医师、主治医师、医师（住院医师）、医士（助产士）、卫生防疫员（妇幼保健员）。药剂人员（包括中药、西药）技术职称为：主任药师、副主任药师、主管药师、药师、药剂士、药剂员。护理人员的技术职称为：主任护师、副主任护师、主管护师、护师、护士、护理员。其他技术人员（包括检验、理疗、病理、口腔、放射、营养、生物制品生产等）的技术职称为：主任技师、副主任技师、主管技师、技师、技士、见习员。行政职称有科主任、护理部主任、护士长。教学医院的卫生技术人员，除授予医疗技术职称外，还授予教授、副教授等教学职称。

卫生监督（sanitary supervision）　卫生机关根据国家颁布的卫生法令和卫生标准对单位或个人的遵守情况所进行的检查。对城市规划和基本建设的设计施工等是否符合卫生要求所进行的监督称"预防性卫生监督"。对现有工矿企业、公共福利设施、学校和饮食等行业及个人等是否遵守卫生法规和要求而实施的检查称"经常性卫生监督"。

卫生理化检验（sanitary physicochemical examination）　运用化学、物理学及物理化学的理论和方法为研究人体健康与外界环境因素以及为进行卫生行政管理，制定卫生标准和采取卫生措施提供科学依据的手段。检验结果也是评价卫生管理和措施及判定与卫生标准符合程度的依据。卫生理化检验对象主要是空气、水、食品和生物材料（血、尿及其他）等。

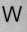

常用理化检验方法包括感官检查法、物理检查法、化学分析和仪器分析法等。

卫生流行病学侦察（sanitary epidemiological inspection）　为了弄清某地区以往发生或正在流行的疾病情况等而进行的调查活动。例如当新开发一个地区、新建设一个大工程，有人群大量移动时，或当大批军队集结或调防时，为了保障人民身体健康，做好预防工作，卫生部门事先对即将通过或到达的地区进行侦察。

卫生人力资源（health manpower resources）　指社会人力在卫生部门中的总投资、总分配，以及投资和分配的模式。卫生人力资源的利用与人力投资的数量、质量、成本、比例密切相关。卫生人力发展与社会政治、经济、科学技术及文化等因素密切相关。社会政治制度规定了卫生人力发展的方向和途径；社会经济为卫生人力发展提供了条件。我国人民经济、文化水平的不断提高，卫生需求的不断增长，为卫生人力资源的开发和利用开辟了广阔的前景。卫生人力资源的研究是社会医学研究的重要方面，大致有卫生人力的来源、卫生人力的层次结构及比例、卫生人力资源的综合评价、卫生人力资源预测等方面。这对各级卫生部门制定方针政策，进行改革调整，开展卫生事业预测具有重要意义。

卫生事业（health care undertaking）　在国民经济和社会发展计划指导下，从事防病治病、计划生育技术指导、医学科学教育和研究等卫生工作的组织机构系统。包括卫生行政、预防保健、计划生育、妇幼保健、医院医疗、康复、医学科学研究、医学教育、医药生产、公费医疗、劳保医疗、爱国卫生运动、农村合作医疗等若干部分，属于非物资生产部门，我国将其划分为第三产业。

卫生填埋（sanitary landfill）　其他名称：卫生土地填埋。垃圾无害化的一种处理方法。对生物垃圾进行土地填埋的最终处置方法。通常在建成的填埋场每铺一层垃圾，即采取压实覆土处理，如此继续下去，当达到填埋场设计标高后，在填埋层上覆盖一定厚度的土壤，压实后封场。填埋场地应选择在远离市区、远离水源、地下水位低的地方。场地底土要夯实使之不透水，表面用净土覆盖，实行绿化。

卫生统计学（health statistics）　将统计理论、方法应用于居民健康状况研究、医疗卫生实践和医学科研的一门应用学科。主要内容包括 3 个方面：①卫生统计的基本理论和方法，如统计调查设计和实验设计，科学地、准确地搜集、整理、分析资料的方法等。②居民健康统计。如研究人口数量，人口构成、出生、死亡的人口统计；研究发病情况的疾病统计；研究人群身体发育水平的发育统计。③卫生资源分布与卫生业务统计。如反映卫生机构、人员、床位的卫生事业基本情况统计；反映医院工作质量的医院统计；反映防疫措施和疫情消长的防疫统计等。

卫生微生物学（sanitary microbiology）　是从卫生学的观点出发，研究人类生存环境中微生物与人类之间相互关系的一门学科。它着眼于研究空气、土壤、水及特殊环境（食品、医药化妆品、医院）中的微生物，包括病原微生物和非病原微生物的种类、分布、消长和传播规律，以及它们对人类生活和健康的影响。研究自然环境中检测微生物的技术和方法，制定卫生标准，分析评价环境卫生状况，提出改善环境卫生条件和净化环境的方法等。是一门综合性较强的边缘学科。

卫生习惯（healthy habit）　指"习以为常"的卫生行为。培养良好的卫生习惯是婴幼儿时期预防保健工作的内容之一。包括饭前便后要洗手，每天洗脸、洗脚、洗臀部，饭后漱口、早晚刷牙，不吃不洁的食物，不随地吐痰，不乱扔纸屑等。良好的卫生习惯要从小培养，并要持之以恒，良好的卫生习惯是发展小儿智力，培养良好行为及独立生活能力的有力措施。

卫生行政（health administration）　从国家一级直到最基层一级的政权机构所属主管卫生工作的职能部门所从事的国家管理活动。行政管理具有权威性、强制性的特征。行政通过命令、指示、规定、条例、计划、规章制度等手段来实施管理活动。我国卫生行政主要是根据党和国家的路线、方针、政策，按照卫生工作的特点，制定卫生工作的方针、政策，运

用现代管理和行政的理论、方法、手段，对卫生医疗行政部门进行宏观控制，充分发挥各级卫生部门的自主能力，充分发挥卫生资源（人、财、物、机构、信息等）的效能；对外部进行有效的协调，获得满意的社会效益和经济效益，以不断提高全国人民的身心健康水平为卫生行政的终极目标。

卫生学（hygiology, hygienics）　预防医学的一门学科。研究外界环境因素与人体健康关系，探索环境因素对人体健康的影响规律，提出改善和利用外界环境因素的卫生要求的理论依据和预防措施的原则，以达到预防疾病、增进健康的目的。它包含环境卫生学、营养卫生学、劳动卫生学、儿童少年卫生学和放射卫生学等。

卫氏并殖吸虫（Paragonimus westermani）　主要寄生于人及其他哺乳动物如猫、狗、狮、虎等的肺、脑部位的吸虫。成虫体肥厚，背面隆起，红褐色，因伸缩活动体型常变。第一中间宿主是川蜷螺，第二中间宿主为蟹或蝲蛄。人因食含囊蚴的蟹或蝲蛄而感染。

卫星细胞（satellite cells）　其他名称：被囊细胞。包绕在神经节细胞周围的一层扁平小型细胞。核圆形，染色较深。具有营养和保护神经节细胞的功能。

卫星现象（satellite phenomenon）　病理学术语。病变的神经细胞周围有许多少突胶质细胞围绕的现象。是对神经系统炎症或变性的反应。

未成熟儿（premature infant）　见早产儿。

未分化癌（undifferentiated cancer）　具有原始上皮细胞形态特征的癌。分化程度差，恶性程度高。可发生于人体各个器官的上皮组织，但以鼻咽和肺等较多见。

未分化细胞（undifferentiated cell）　停留在幼稚或低级阶段的没有发育成熟的细胞。多指恶性肿瘤细胞。这类细胞的胞核胞质比例失常，胞核较大，染色质较多，核深染，核仁明显，胞质较正常为少，嗜碱性。

未分化型精神分裂症（undifferentiated schizophrenia）　符合精神分裂症一般诊断标准，但不符合精神分裂症任何特定亚型，或显示出不止一个亚型特征的精神分裂症。

未分化肿瘤（undifferentiated tumor）　病理诊断学术语。瘤细胞分化程度极低或极不完全，失去原有组织来源特征的肿瘤。瘤细胞弥散分布、无聚集倾向，细胞大小、形态比较一致，胞质很少，胞核呈圆形或不整形、结构一致，染色体致密，核膜、核仁不清。根据组织来源可分为未分化癌和未分化肉瘤，后者少见。恶性程度高，生长快，转移早，预后差。

未结合胆红素（unconjugated bilirubin, UCB）　未经肝细胞转化，即其侧链丙酸基为自由羧基的胆红素。因不能直接与偶氮试剂起反应，必须先加某些试剂破坏其氢键后才能与偶氮试剂起反应，产生紫红色的偶氮化合物，称为范登伯格反应阳性，所以未结合胆红素也称为间接胆红素。

未就诊率（non-seeing a doctor rate）　某地某时点被调查病人总数中实际未就诊病人人数的百分率。未就诊率＝病人未就诊人数/调查病人人数×100%。此指标是一个描述卫生服务利用的负指标，对于研究门诊服务利用不能满足的程度提供依据，以便改进。

未老经断（premature menopause）　中医病名。未过更年期而月经断绝。即病理性绝经。多因素体虚弱，产育过多，精血耗伤，肾气虚衰所致；或因忧思过度，劳伤心脾，阴血暗耗所致。肾虚者，面色晦暗、头晕耳鸣，腰膝酸软，治宜补肾益精、养阴调经。血亏者，面色萎黄、皮肤不润、饮食日少、精神疲惫，治宜补益心脾、养血调经。

未破卵泡黄素化综合征（luteinized unruptured follicle syndrome, LUFS）　其他名称：黄素化未破裂卵泡综合征。一种特殊种类的排卵功能障碍，卵巢表面平坦，卵泡无破口，其中有黄体形成。病因不明，多在不孕症或子宫内膜异位症病人中发现。病人的基础体温显示双相性，子宫内膜也有正常的分泌期改变，但不排卵。血、尿中孕酮及孕二酮均增高。治疗可用氯米芬（克罗米芬）或氯米芬加人绒毛膜促性腺激素促排卵。

未下传性房性期前收缩（nonconducted atrial premature beat）

W

提前出现的房性 P′ 波后不继以 QRS 波群。分为生理性和病理性两种。前者又称为房性期前收缩伴干扰性房室传导中断，或因干扰而未下传的房性期前收缩，心电图是未下传的房性 P′ 波在 T 波之前。后者又称为阻滞的房性期前收缩，未下传的房性 P′ 波出现在 T 波后面。

未住院率（non-hospitalization rate） 病人有病经医生诊断需要住院，而实际上因各种原因未能住院者与全部应住院者之比。未住院率是一个评价医疗需要量未满足程度的负指标。结合住院率和未住院率指标可以对人群住院需要量作出比较全面的评价。未住院率＝未住院人数/应住院人数×100％。

位觉斑（acoustic spots, macula acoustica） 椭圆囊壁与球囊壁局部黏膜呈圆锥状隆起而成的位觉感受器。分别叫椭圆囊斑和球囊斑，两者统称为位觉斑。能接受直线加速或减速运动的刺激，感受运动状态和头部的空间位置。

位听神经（vestibulocochlear nerve） 见前庭蜗神经。

位置觉（position sense, topesthesia, topognosis） 一种本体（深）感觉，由本体感觉传导通路来传导。躯干和下肢由薄束传导，上肢由楔束传导。检查方法是将肢体放在一定位置（事先令病人闭目），嘱病人说出所放位置。

位置效益（position effect） 基因随染色体畸变而改变了与邻近基因的位置关系，从而改变其表型效应。分两大类：①稳定型。两个相邻接的突变型基因处在同一染色体上和这两个基因处在不同染色体上有不同的表现型。这些不同的表现型是稳定的。②花斑型。当一个野生型基因通过染色体畸变而处于异染色质区旁边时，其表现受到抑制，使有关的表型呈现花斑状。

位置性 Q 波（positional Q wave） 由于心脏连同其室间隔位置改变所引起改变的 Q 波。除正常变异外，左侧气胸、右位心、鸡胸、左侧心包阙如及纠正性先天性大血管转位，引起的 Q 波均属此范畴。

味幻觉（gustatory hallucination） 见幻味。

味觉（taste） 味觉感受器受到化学物质的刺激后在味觉中枢引起的感觉。味觉细胞感受刺激后，产生的神经冲动经传入神经投射至中央后回头面部感觉投射区的下方。味觉由酸、甜、苦、咸 4 种基本感觉组成，但因有舌及口腔内触觉和温度觉感受器的参与，在中枢神经系统中产生各种复杂的味觉。

味觉性出汗综合征（gustatory sweating syndrome） 其他名称：耳颞神经综合征。面颊部手术后，特别是在进食或咀嚼时可能出现手术区皮肤有充血、发红与出汗的表现。用药物及手术治疗。

味觉障碍（dysgeusia） 味觉包括甜、咸、酸、苦 4 种味觉和混合味觉，系味蕾感受器受化学性刺激而产生。味觉障碍表现为味觉减退或味觉丧失。可见于面神经麻痹、上呼吸道炎症或手术后，一侧丘脑或顶叶破坏性病变引起病变对侧味觉障碍。

味蕾（taste bud） 主要分布于舌黏膜上皮内的球形小体。主要由味细胞构成，是味觉感受器。为椭圆形小体，底部位于基膜上，顶部有味孔开口于口腔。味蕾由味细胞、支持细胞和基底细胞组成。味细胞呈梭形，顶部伸出味毛，基部与味神经形成突触，具有味觉功能。

畏风现象（anemophobia phenomenon） 狂犬病的特异性表现之一。病人对微弱的风或光的刺激，即可产生全身性痉挛和抽搐，致使病人畏惧风和光的刺激。其发生机制与恐水症相同。

畏光（photophobia） 其他名称：羞明。由于眼部各种炎症或异物产生的一种畏惧光线刺激的感觉。常见于角膜炎症、虹膜睫状体炎、结膜或角膜异物、急性闭角型青光眼、白化病、瞳孔散大之后等。

胃（stomach, stomachus, ventriculus） ①解剖学术语。食管末端与十二指肠间的消化管中最膨大的部分。有容纳食物和初步消化蛋白质和吸收部分无机盐、水和醇类等作用。胃有两壁、两缘和两口。两壁即前壁和后壁。上缘为凹缘，较短，朝向右上方，称为胃小弯，其最低点有较明显的转角，称角切迹；下缘为凸缘，较长，朝向左下方，称胃大弯。胃

与食管连接处的入口，为贲门。胃下端连接十二指肠处的出口称幽门。胃分为 4 部，靠近贲门的部分为贲门部；向左上方膨出的部分为胃底；角切迹右侧至幽门的部分为幽门部（胃窦）；胃底与幽门部之间的部分为胃体。胃固有层中有贲门腺和幽门腺、胃底腺。前两种腺体主要分泌黏液与溶菌酶，形成黏膜表面的黏液层；后一种腺体由壁细胞、主细胞及内分泌细胞等组成。壁细胞分泌盐酸和内因子，它们分别对激活胃蛋白酶原和使小肠吸收维生素 B_{12} 起重要作用。主细胞分泌胃蛋白酶原，经胃酸激活转变成有活性的胃蛋白酶，促进蛋白质分解。内分泌细胞属于摄取胺前体脱羧细胞系（APUD 系），分泌各种激素，如胃泌素、生长抑素等。②中医脏腑名。六腑之一。位于中焦，其上口为贲门，下口为幽门。主受纳与腐熟饮食，有"水谷之海"之称。与脾互为表里，共同完成饮食的消化吸收过程，故脾胃常合称为后天之本。

胃癌（carcinoma of stomach, gastric carcinoma） 起源于胃黏膜上皮细胞的恶性肿瘤。主要是胃腺癌。是我国最常见的恶性肿瘤之一。病因不明，胃息肉、慢性胃溃疡，特别是萎缩性胃炎病人发生胃癌的可能性大。早期症状为食欲减退、嗳气或上腹不适等；晚期病人有消瘦、贫血、腹部包块等，部分病人左锁骨上窝可见淋巴结肿大。X 线钡餐及胃镜检查，结合黏膜活检有助于诊断。早期发现、早期诊断、早期治疗是治疗原则。确诊后应及时手术。

胃癌的超声波诊断（ultrasonic diagnosis of gastric carcinoma） 随着水充盈胃腔法及胃超声显像液的普及应用，超声可实时显示胃壁蠕动状况，不仅可显示肿瘤的大小、形态、内部结构、生长方式、癌变范围，而且可显示肿瘤在壁内浸润的深度及向壁外浸润、转移状况，弥补了 X 线及内镜的不足。

胃癌的临床病理分期（the clinical pathologic staging of stomach cancer） 胃癌的病理划分标准。分为：①原位癌：癌限于黏膜上皮层或固有膜的膜内。②一期：早期限于黏膜层内，晚期则达到黏膜下层。③二期：早期侵犯浅肌层，晚期累及深肌层。④三期：早期达浆膜层，晚期侵犯周围组织或转移至局部淋巴结。⑤四期：伴有远处转移。

胃癌根治性切除术（radical gastrectomy for cancer） 是根据癌部位、类型、进展程度及胃周脏器受累情况采取大部胃切除、全胃切除或联合脏器切除，并系统地清除胃周淋巴结。胃切断线根据胃癌病期与类型决定：早期癌应在癌近侧缘上 2cm 以上；进行期癌，局限型应在癌近侧缘上 3～4cm 以上；浸润型 5～6cm 以上。

胃癌姑息性手术（palliative operation of gastric carcinoma） 为延长生存期而切除部分胃组织的手术。包括两类：一为不切除原发病灶，可解除梗阻缓解部分症状；另一为切除原发病灶的姑息性切除术。胃癌病人只要全身情况许可，而又无广泛远处转移，应力争将其原发病灶切除。姑息性胃大部切除术，可消除肿瘤出血、穿孔等，有的可获较长的生存期。

胃癌基因（gene of carcinoma of stomach） 从胃癌 cDNA 文库中筛出的高表达基因。通过对此基因表达程度的检测，可判断有无胃癌发生。K-ras、H-ras、c-myc mRNA 的表达可作为胃癌早期诊断参考指标。

胃癌淋巴转移（lymphatic metastasis of gastric carcinoma） 癌细胞常侵犯胃的黏膜和黏膜下淋巴丛，由此转移至胃周淋巴结、腹腔动脉旁淋巴结及主动脉旁淋巴结。癌细胞还可通过胸导管转移至左锁骨上淋巴结，成为临床上首先出现的体征。淋巴结转移规律，一般是由近及远，或跳跃式转移，形成远处淋巴结转移。

胃安（aminopentamide sulfate） 见硫酸地美戊胺。

胃部手术后的远期并发症（long-term complications post gastric operation） 胃无论因为良性还是恶性疾病，行大部或全切除术，术后都有发生并发症的可能。可分为近期并发病（2 周内发生），以及术后远期并发症，即胃部手术后远期并发症。主要包括：倾倒综合征、盲袢综合征、残窦综合征、溃疡复发、碱性反流性胃炎、残胃癌，以及胃切除后的营养不良等。

胃仓（weicang, BL 50） 中医经穴名。属足太阳膀胱经。位

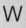

于第 12 胸椎棘突下旁开 3 寸处。主治胃痛、腹胀、水肿、小儿食积、背痛等。斜刺 0.3～0.5 寸。艾炷灸 5～10 壮，或艾条灸 10～20min。

胃长宁（glycopyrronii bromidum）　见格隆溴铵。

胃肠钡餐造影（barium meal examination of gastro-intestinal tract）　胃肠造影检查方法之一。检查前禁食禁水 12h，使胃内无残留食物。常于上午进行检查，使用中等稠度钡剂，钡水比例 1∶1～1∶1.5，一次量为 200～250ml。先在站立位吞钡 1～2 口，观察食管情况及胃各部的黏膜皱襞，然后吞服全量钡剂，并进行不同体位摄 X 线片。胃十二指肠检查完成后，可顺序观察各段小肠，如临床怀疑肠道病变，应每间隔 1～2h 检查一次，直到钡剂到达回盲部及升结肠。用于诊断胃肠道病变如溃疡病、胃肠道肿瘤等。胃双重造影法是使钡剂均匀涂布在胃黏膜表面上成一薄层，同时用气体将胃适当膨胀，可清晰显示胃黏膜表面的微细结构，对早期胃癌和微细病变的诊断很有价值。

胃肠穿孔（gastrointestinal perforation）　由于溃疡（如胃十二指肠溃疡）、血液供应障碍（如绞窄性肠梗阻）、外伤或感染（如伤寒）等引起的胃或肠壁穿孔。胃肠内容物漏入腹腔内，引起腹膜炎。穿孔后病人突然有剧烈腹痛，继而出现弥漫性腹膜炎症状。治疗：诊断确定后，应及时采取有效措施，包括胃肠减压、抗菌药物和手术等。

胃肠道充盈缺损（filling defect of gastrointestinal tract）　胃肠钡餐造影时，起自肠道壁的增生性病变向管腔内突出，排斥了同空间的钡剂，而在 X 线投影中显示的钡剂充填的残缺，不因蠕动而改变和消失。可同时合并局部黏膜皱襞的破坏或紊乱。主要见于胃肠道肿瘤，也可见于炎症、溃疡和某些寄生虫病等。

胃肠道淀粉样变（gastrointestinal amyloidosis）　淀粉样蛋白沉积于胃肠道所致的疾病。胃肠道全部和各层均可发生淀粉样变，引起舌肥大或变硬，食管、胃、肠蠕动减慢、梗阻、溃疡、出血、吸收不良和腹泻等。治疗：尚无有效的防治方法；早期可试用青霉胺、秋水仙碱、肾上腺皮质激素等；局部梗阻可予手术治疗。

胃肠道间质瘤（gastrointestinal stromal tumor，GIST）　起源于胃肠道间叶组织，原发于胃肠道、网膜及肠系膜的肿瘤。好发于 40～69 岁。病因未完全阐明，目前认为与病人特征性的基因改变相关。好发部位依次为胃、小肠、结直肠和食管。组织学主要分 3 型：梭形细胞为主型、上皮样细胞为主型和混合细胞型。临床表现无明显特异性，早期症状是出血，腹腔内出血表现为严重贫血或急腹痛，消化道出血表现为呕血及黑便等；如肿瘤导致消化道梗阻。诊断主要依赖影像学检查和病理检查结果。手术是首选的治疗方法，甲磺酸伊马替尼是标准一线治疗药物。

胃肠道类癌（gastrointestinal carcinoid）　一种起源于胺与胺前体摄取和脱羧（APUD）细胞系统中的肠嗜铬细胞（Kultschitzky 细胞）的肿瘤。一种胃肠道弥漫性神经内分泌肿瘤。是一类类似恶性肿瘤而生长速度缓慢、恶性程度低的肿瘤。类癌细胞具有内分泌和化学受体功能，能分泌多种具有生物活性的物质，临床表现为"类癌综合征"。初起良性，后期变为恶性并可转移，好发于胃肠道，包括阑尾、小肠、直肠、十二指肠、胃、结肠和食管。治疗：手术切除，对放疗和化疗不敏感。

胃肠道神经症（gastrointestinal neurosis）　见胃肠神经官能症。

胃肠过敏（gastrointestinal allergy）　胃肠对于摄入某些特异性食物出现的过敏反应。可致呕吐、腹痛、腹泻等症状，有时可伴有哮喘、鼻炎或荨麻疹等胃肠外过敏性表现。治疗：从食物中排除诱因，应用抗过敏药物。

胃肠激素（gastrointestinal hormone）　其他名称：消化道激素。存在于胃肠道黏膜的内分泌细胞合成和释放的具有生物活性的化学物质，统称为胃肠激素。化学结构为多肽。胃肠激素以远距分泌、旁分泌、自分泌及神经内分泌形式作用于相应靶细胞发挥生理作用。主要有胃泌素、胰泌素、胆囊收缩素和抑胃肽等。它们的作用是调节消化腺分泌和消化管运动；调节其他激素释放和对靶器官的营养。

胃肠减压术（gastrointestinal decompression）　用胃管或双腔胃肠减压管（M-A 管）经鼻插入胃或肠腔内吸出滞留在胃肠腔内的液体和气体，以减轻其对胃肠壁的压力。是减轻腹胀的有效措施。用于机械性或麻痹性肠梗阻、急性腹膜炎、幽门梗阻，以及消化道手术后。

胃肠减压吸引器（suction apparatus of gastrointestinal decompression）　胃肠减压引流设备。有单瓶式、多瓶翻转式、气箱式及电动式多种。利用玻璃瓶翻转倒置、气箱吸引及电动吸力原理产生负压，用于胃肠手术前后与肠梗阻减压抽液及结肠、胸膜腔、肾、胆囊等手术后长期引流。

胃肠免疫（immunity of the gastrointestinal tract）　胃肠免疫系统的独特作用。胃肠的淋巴网状组织具有免疫活性。现已证明，胃肠淋巴细胞大多数发育成为合成免疫球蛋白的浆细胞。因此，胃肠免疫系统能防止微生物和其他有害物质侵入机体，避免疾病的发生。

胃肠内营养（gastrointestinal alimentation）　经鼻胃/鼻肠管或经胃肠造瘘管滴入要素饮食，也可分次经口摄入，可提供各种必需的营养素。此法较符合生理状态，节省费用，较安全，易监护，所以只要胃肠功能允许，应优先考虑胃肠内营养。

胃肠神经官能症（gastrointestinal neurosis）　其他名称：胃肠道神经症。胃肠的一种功能性疾病，主要表现为胃肠分泌与运动功能失调。可分为：①胃神经官能症，以胃部症状为主，常有嗳气、反酸、上腹部不适或疼痛、呕吐、吞气症等。②肠神经官能症，有气胀、腹痛、腹泻、排气、痉挛性便秘等症状。两者可单独出现或同时存在，亦可伴有神经官能症的其他表现，如头昏、头痛、心悸、胸闷、失眠、健忘等。胃肠神经官能症的确诊必须首先排除胃肠器质性病变。治疗：镇静药，对症处理。

胃肠外营养支持（parenteral nutrition support）　完全由静脉滴注能量物质及营养素以满足代谢需要的营养支持。包括热能、氨基酸、脂肪、各种维生素、电解质和微量元素。适于不能经口或管喂者，如肠梗阻、坏死性胰腺炎、胃肠消化吸收障碍者以及严重烧伤、创伤等代谢超高的病人。

胃肠吻合术（gastroenterostomy，gastroenteroanastomosis）　临床上常用的姑息性手术之一。主要用于病变不能切除，又合并幽门梗阻的病人。将空肠与胃前壁进行吻合。由于与结肠的关系不同又分为结肠前胃空肠吻合术和结肠后胃空肠吻合术。如幽门尚未完全梗阻，结肠前胃空肠吻合完成后，尚需做空肠输入、输出段之间的侧侧吻合。

胃肠型和蠕动波（gastral or intestinal pattern and peristaltic wave）　腹部视诊体征。胃肠道发生梗阻时，梗阻近端的胃或肠段饱满而隆起，可显出各自的轮廓，称为胃型或肠型。胃蠕动波自左肋下向右推进，到达右腹直肌旁消失。小肠蠕动波多见于脐部，方向不定。用手轻拍腹壁可诱发胃、肠蠕动波。肠麻痹时蠕动波消失。

胃肠型食物中毒（gastroenteric type of food poisoning）　食物中毒以胃肠表现为主的现象。许多细菌均可引起，如沙门菌、嗜盐菌、变形杆菌和致病性大肠埃希菌等。潜伏期短，急性起病，吐泻，多经 1～3 日恢复，引起脱水和休克者很少。从食物或大便中检出细菌可确诊。

胃肠蝇蛆病（gastrointestinal myiasis）　蝇蛆病的一种类型。多因蝇卵或幼虫随污染的食物或饮料进入胃肠而引起。致病的蝇种主要有家蝇、厕蝇、金蝇等。表现为消化功能紊乱、食欲减退、恶心、呕吐、腹痛、腹泻等痢疾和胃炎症状。粪便排出蝇蛆可确诊。如发现蝇蛆应及时进行驱虫治疗。

胃肠造口术（gastroenteric fistulization，gastroenterofistulation）　用手术方法将胃或肠开口于腹壁上，使其与体外直接相通，以便输出营养或排出粪便。如食管有梗阻而做胃造口术，十二指肠有梗阻而做空肠造口术。为排泄粪便而做的肠造口，一般称为人工肛门。

胃穿孔（gastric perforation）　胃壁穿通，胃内容物进入腹腔的病变。多见于胃溃疡，是溃疡病最严重的并发症。多位于幽门附近小弯侧。多发于消化性溃疡、胃癌或外伤等引起胃

W

壁穿孔者。病人常有剧烈腹痛。由于胃内容物漏入腹腔而引起腹膜炎。X线检查时发现膈下游离气体。治疗：确诊后及早手术。

胃大部切除术（greater part of gastrectomy） 是将胃的远侧2/3～3/4切除，包括胃体大部、整个胃窦部、幽门和部分十二指肠，然后行胃肠吻合。由于胃肠道重建方式不同，分为两类：胃残端直接与十二指肠吻合者称为 Billroth Ⅰ 式；胃残端与空肠吻合者称为 Billroth Ⅱ 式。后者又因吻合口的全口或半口，位于结肠前或结肠后分成 Hofmeister 法、Polya 法、Moynihan 法、Von Eiselsberg 法等。本术式常用于胃、十二指肠溃疡，胃的良、恶性肿瘤等。

胃大弯（greater curvature of stomach） 胃前、后壁相接的下缘处所形成的凸向左下方的弓状缘。

胃蛋白酶（pepsin，pepsase） 存在于胃中的、胃黏膜主细胞分泌的一种蛋白水解酶。胃腺主细胞能合成胃蛋白酶原，刚分泌出来时不具有活性，在胃酸或已被激活的胃蛋白酶的作用下，胃蛋白酶原分离出一个较小分子的多肽，成为有活性的胃蛋白酶，在酸性条件下能分解蛋白质，使之成为蛋白际、蛋白胨及少量多肽和氨基酸。最适 pH 值为 1.5～2.5，pH 值逐步升高时，其活性降低甚至消失。

胃蛋白酶合剂（Mistura Pepsini） 助消化药。组成：胃蛋白酶和稀盐酸，加矫味剂等制成的蛋白质类胶体溶液，有特臭，味酸甜。在酸性条件下能分解蛋白质为际或胨。用于胃蛋白酶或胃酸缺乏引起的消化不良等。

胃蛋白酶原（pepsinogen） 无活性的胃蛋白酶前体。由泌酸腺主细胞合成和释放。无活性的胃蛋白酶原在胃酸作用下，转变为有活性的胃蛋白酶。已激活的胃蛋白酶对胃蛋白酶原有激活作用。胃蛋白酶可分解蛋白质，大部分为际和胨，产生的多肽和氨基酸少。其作用的最适 pH 值为 2～3.5，当 pH 值>5 时便失活。

胃底（fundus of stomach） 见胃。

胃底腺（fundic glands，fundus glands） 见胃。

胃窦炎（antrum gastritis） 胃窦部的炎症。是 X 线及胃镜所见，不是临床诊断。其很少单独存在，常与消化性溃疡或胃癌并存，或为慢性胃炎的一部分。临床表现为厌食、腹痛、消瘦及贫血等。X 线检查示胃窦部变形、狭窄。胃镜下见胃窦黏膜水肿、充血，活检见腺体萎缩与肠上皮化生。

胃短动脉（short gastric artery） 脾动脉供应胃底的分支。通常为 3～4 支，自脾动脉入脾前的上位脾支发出，经胃脾韧带，分布于胃底。

胃恶性淋巴瘤（malignant lymphoma of stomach） 原发于胃壁内淋巴滤泡的恶性肿瘤。不包括全身性淋巴系统恶性肿瘤或白血病在胃局部的病变。临床上不易与胃癌鉴别。治疗：以手术切除为主，术后可辅以化疗、放疗。

胃恶性肿瘤（malignant tumor of stomach） 肿瘤的一类。包括来自黏膜上皮细胞的胃癌与源自胃壁间叶组织的恶性淋巴瘤、平滑肌肉瘤和平滑肌母细胞瘤等。以胃癌最常见。

胃复春片（weifuchun pian） 中医成药名。扶正剂（补气剂）。组成：人参、香茶菜、枳壳。用于治疗胃癌前期病变及胃癌手术后辅助治疗。

胃复康（suavitil benactyzine） 见贝那替嗪。

胃灌洗术（gastric lavage） 其他名称：洗胃法、洗胃术。一种清洗胃腔的方法。用特制的橡皮导管自口腔或鼻腔插入胃内，灌入温生理盐水或其他灌洗液（如 1∶5 000 高锰酸钾溶液）。待灌入适当液量后，通过虹吸作用，将灌洗液等引出，以清洗胃内积存的物质。用于胃幽门梗阻、服毒病人等。

胃横结肠分离征（gastrocolic separating sign） 其他名称：小喇叭征。即在胃与充气的横结肠之间出现一右宽左窄的软组织致密影，呈楔形或尖削状，形似小喇叭。如是胰体尾增大明显，胃与横结肠的间隙全在左腹，则形成左宽右窄的小喇叭征。为 X 线平片上诊断急性胰腺炎的征象。

胃化学感受器瘤（gastric chemodectoma） 其他名称：胃非嗜铬性副节瘤。系发生在胃壁中迷走神经体化学感受器的一种良性肿瘤。较罕见。其生长速度缓慢。临床多无功能表现。必要时可手术切除。

胃化学性腐蚀（chemical erosion of stomach） 误饮强酸、强碱或其他腐蚀性化学药物所致的胃腐蚀。主要表现为胃黏膜损伤，也可并发穿孔和幽门狭窄。急救时应立即饮用能中和腐蚀物的解毒剂和保护胃黏膜的液体或药物，禁用胃管洗胃或用催吐剂。治疗：并发穿孔或幽门狭窄时，应予手术。

胃欢（diponium bromide） 见地泊溴铵。

胃火（stomach fire） 中医病证名。指胃火炽盛而出现的证候。热邪犯胃，或过食煎炒炙煿，胃中燥热所致。症见口渴、口臭、易饥嘈杂、小便短赤、大便秘结、口腔糜烂、牙龈肿痛等。治宜清胃泄热。

胃火炽盛（excessiveness of the stomach heat） 其他名称：胃热壅盛。指胃中实热之邪炽盛，胃气失和、功能亢进、胃火上炎、热盛伤津的病理变化。多因平素嗜食辛辣肥腻，化热生火，或情志不遂，气郁化火，或热邪内犯等所致。主要症状有烦热喜冷饮、消食善饥、口臭、牙龈肿痛、吞酸嘈杂、食入即吐、大便秘结、小便短赤、舌红苔黄、脉滑数。如阳明实热，可出现神昏谵语、狂躁等症。治宜清热泻火。

胃火上逆呃逆（hiccup due to upward attack of stomach fire） 中医病证名。指胃失和降、胃气上逆所致的呃逆。症见呃声洪亮、口臭烦渴、大便秘结、舌苔黄、脉滑数。治宜泄热通腑止呃，可用小承气汤加柿蒂。

胃家实（excessive heat in stomach and intestine） ①中医病证名。热邪结于胃肠，津液受伤，肠胃燥热的阳明病证。胃家，包括胃与大肠。实，指邪气盛，说明阳明病是由胃家实所形成的。以胃肠燥热亢盛为特点。②指瘀血阻胃。

胃假性淋巴瘤（pseudolymphoma） 其他名称：反应性淋巴滤泡性胃炎。胃黏膜局限性或弥漫性淋巴细胞明显增生的良性疾病。本病可能与免疫反应有关。组织学见黏膜层和黏膜下层淋巴细胞增生，形成淋巴滤泡，常见生发中心，可累及胃壁全层，胃固有腺体减少，常形成糜烂。病理改变为消化性溃疡。胃内肿块或胃黏膜皱襞增粗增厚。临床上表现为中上腹部疼痛、恶心、呕血、黑便、贫血和体重减轻。确诊需手术标本病理检查。胃部分切除是治疗的主要方法，又可消除其恶变的可能。

胃结核（tuberculosis of stomach） 由结核分枝杆菌直接侵入胃黏膜或血液、淋巴播散引起的一种少见的结核病。原发性胃结核罕见。多呈慢性经过，表现为上腹痛、呕吐，严重者可有幽门梗阻，午后低热、乏力、盗汗，上腹部可扪及包块。胃部 X 线钡餐可见龛影伴有瘘管形成。胃镜活组织检查有结核病理改变。应用抗结核药物二联或三联疗法在 1.5～2 年以上。

胃近端迷走神经切断术（proximal gastric vagotomy） 其他名称：高选择性胃迷走神经切断术、壁细胞迷走神经切断术。仅切断胃近端支配胃底、胃体部壁细胞的迷走神经，而保留支配胃窦部的神经支和迷走神经的肝支、腹腔支。用于十二指肠溃疡的治疗。特点是保留了胃的正常容积、胃窦的蠕动和幽门括约肌的功能，又能消除神经性胃酸分泌。但仍有一定的复发率。对胃溃疡的疗效，不如胃大部切除术。

胃痉挛（gastrospasm） 由胃器质性疾患或其他有病的器官反射性引起的胃痉挛性疼痛。可因情绪因素而诱发。病情缓解后应做胃肠道有关的 X 线钡餐及胃镜检查。治疗：解痉止痛药，去除病因。

胃镜检查（gastroscopy） 使用纤维胃镜对食管、胃、十二指肠球部进行检查。通过此检查可直接观察胃及十二指肠溃疡或肿瘤等大小、部位及范围，并可行组织学或细胞学的病理检查。适于各种消化系统疾病及上消化道出血者。

胃康胶囊（weikang jiaonang） 中医成药名。温里剂（温中散寒剂）。组成：白及、海螵蛸、黄芪、三七、白芍、香附、乳香、没药、鸡内金、百草霜、鸡蛋壳（炒焦）。用于胃及十二指肠溃疡、慢性胃炎、上消化道出血。

胃空肠结肠瘘（gastrojejunocolic fistula） 胃与空肠和横结肠之间发生异常通道。多发生在十二指肠溃疡行单纯的结肠后胃空肠吻合术后溃疡复发的病例。此种内瘘一旦形成，病人就出现严重的腹泻、明显脱水、消瘦，且伴嗳臭气、吐水、脂肪性粪便等。X 线钡餐与钡剂灌肠检查有助于诊断。

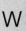

治疗：再次手术。

胃空肠吻合口排空障碍（evacuation disorder of gastro-jejunostomy） 胃部分切除胃空肠吻合后发生的一种消化障碍。多在术后数日由流食改为半流食时出现，也可在开始进食时即发生。主要症状为上腹膨胀感和溢出性呕吐。如置入胃减压管则可吸出大量液体，症状随之缓解；但停止减压再进食，症状又出现。治疗：禁食，胃管减压，还可试用减轻吻合口水肿的局部治疗或再次手术探查。

胃空肠吻合术（gastrojejunostomy） 直接沟通胃与空肠的一种手术方法。多用于胃的远端、幽门或十二指肠球部梗阻，而不宜做胃大部切除术的病例。借以解除梗阻和解决营养问题。

胃空速率（gastric emptying rate） 药物离胃进入十二指肠的速率。口服药物一般在肠中吸收，疗效的出现取决于药物的胃空速率。受胃酸或胃酶影响而不稳定的药物，在胃排空缓慢时药的有效性下降。可受胃内容物、饮食的温度、黏度、渗透压等影响。

胃溃疡（gastric ulcer） 消化系统常见疾病。主要表现为饥饿不适、饱胀嗳气、反酸或餐后定时的慢性中上腹疼痛，严重时可有黑便与呕血。疼痛具有周期性，每次发作可持续几日、几周或更长，并反复发作可持续数年。较明显的病因为幽门螺杆菌感染、服用非甾体抗炎药以及胃酸分泌过多，还可由遗传因素和情绪波动、过度劳累、饮食失调、吸烟酗酒等引起。检查中上腹部有局限性压痛。X线钡餐多见胃龛影。胃镜检查可确定溃疡的部位、大小、形态、数目。结合活检可判定溃疡有无恶变。幽门螺杆菌检查对指导治疗十分重要。治疗：一般疗法（生活规律、乐观、饮食疗法、镇静等）；减少胃酸；保护胃黏膜；治疗幽门螺杆菌感染；防治并发症。

胃溃疡恶变（malignant change of gastric ulcer） 胃溃疡并发症。长期不愈的胃溃疡可以发生恶变。许多原发性胃癌也呈溃疡状，因此及时确定胃内溃疡性病变为良性还是恶性非常重要。胃镜检查及组织活检，可确定其病理性质。治疗：有癌变的慢性胃溃疡应按胃癌行根治性胃切除术。

胃类癌（gastric carcinoid tumors） 少见，分Ⅲ型。Ⅰ型主要表现为慢性萎缩性胃炎、恶性贫血；预后较好；Ⅱ型与佐林格-埃利森（Zollinger-Ellison）综合征相关；Ⅲ型散发、少见，恶性程度高。内镜常见小息肉样、圆形黏膜下肿块，常呈黄色。治疗：内镜下切除肿瘤，对大而无蒂病变和恶性病变手术切除，定期随访。

胃良性肿瘤（benign tumor of stomach） 发生在胃黏膜或黏膜下组织的良性肿物。常见的有腺瘤性息肉、纤维瘤、平滑肌瘤、脂肪瘤、血管瘤、腺肌瘤等。部分病人无明显临床症状，有的表现为上腹不适或疼痛、消化不良、肿块、恶心、呕吐，并发溃疡出血可出现黑便、呕血等。不能除外有恶变者，应予以手术根治，可行胃次全切除术。

胃淋巴结（gastric lymph node） 沿胃大弯和胃小弯排列的淋巴结。包括贲门淋巴结，胃左、右淋巴结，胃网膜左、右淋巴结和幽门淋巴结等。可分为4组：①胃小弯上部淋巴液引流到胃左动脉旁淋巴结（腹腔淋巴结组）；②胃小弯下部淋巴液引流到胃右动脉旁淋巴结（幽门上组）；③胃大弯右侧淋巴液引流到胃网膜右动脉旁淋巴结（幽门下组）；④胃大弯上部淋巴液引流到脾淋巴结（脾门组）。各组淋巴结的淋巴液沿淋巴管上行，最后汇集到腹腔淋巴结。

胃淋巴瘤（lymphoma of stomach） 发生于胃内淋巴组织的恶性肿瘤。青年人发病率高。最常见的症状为腹痛、腹胀、消化不良、恶心呕吐、体重减轻及贫血等。腹部可扪及包块及其周围的淋巴结肿大等。与胃癌的鉴别需做细胞学检查。治疗：确诊后及早手术。

胃淋巴样增生（gastric lymphoid hyperplasia） 是一种由炎性病变所致的胃淋巴组织的良性增生。发病年龄多在40岁以上，男多于女，有消化性溃疡病史者多见，表现为中上腹疼痛、恶心、间歇性呕吐、呕血、黑粪、贫血和体重减轻。常须手术标本病理检查，排除淋巴瘤后方能确诊。手术治疗。

胃苓汤（weiling tang, stomach decoction with poria） 其他名称：对金饮子。中医方剂。《丹溪心法》方。组成：苍术、厚朴、陈皮、炙甘草、桂枝、白术、泽泻、茯苓、猪苓、生姜、大枣。功能健脾和中、行气利湿。治湿阻脾胃，症见伤湿停食、脘腹胀满、泄泻、小便短少者。

胃迷走神经干切断加胃窦切除术（truncal vagotomy with antrectomy） 切断胃迷走神经后干（右）和前干（左），同时切除胃窦部，将胃与十二指肠或空肠吻合的手术。用于十二指肠溃疡的治疗。

胃糜烂（stomach erosion） 胃黏膜的浅溃疡。其深度不超过黏膜肌层。上消化道出血是主要临床表现。一般称这种上消化道出血为急性糜烂性胃炎，亦称出血性胃炎或急性胃黏膜病变。诊断主要靠胃镜检查。治疗：抗酸剂、止血剂及保护黏膜药物。

胃泌素（gastrin） 见促胃液素。

胃泌素瘤（gastrinoma） 其他名称：胰源性溃疡、促胃液素瘤。一种具有分泌胃泌素功能的肿瘤。常位于胰和十二指肠。临床表现主要是由高胃泌素血症所致的胃液、胃酸分泌过多而引起的多发、难治、非典型部位的消化性溃疡和/或腹泻等症候群。治疗：视病情选用肿瘤摘除术、部分胰腺切除术或全胃切除术。

胃膜素（gastric mucin, gastron） 见胃黏蛋白。

胃内毛粪石（bezoars in stomach） 其他名称：胃内结块、胃石症。摄入不能消化的物质在胃内聚结而形成的异物团块。它可由毛发、植物纤维和某种矿物等组成。食生柿子或服大量不溶性碱性药物或饮剂亦可在胃内形成团块。常见的并发症为梗阻、出血、黏膜糜烂与溃疡。治疗：胃镜确诊后用活检钳将胃石捣碎。胃石过大可手术探查取出。

胃内异物（foreign bodies in stomach） 胃腔内有异物存留。分两类：一类是咽下的如纽扣、别针、硬币、钥匙、铁钉等；另一类是咽下过多的植物纤维团块或大量毛发在胃内形成毛粪石。多数吞咽异物不发生症状，且能经肛门自行排出。有的则可造成胃出血、梗阻和穿孔。治疗：确认不能自行排出者，应及早内镜或剖腹取出。

胃黏蛋白（gastric mucin） 其他名称：胃膜素。由上皮细胞分泌的多糖基化的多肽组成的大分子糖蛋白。它能保护胃壁免受化学、微生物、酶及机械性的损伤。有人认为该蛋白参与了幽门螺杆菌诱发胃溃疡、慢性胃炎及胃癌的机制。适用于胃及十二指肠溃疡、胃酸过多症等。与氢氧化铝合用可增强疗效。

胃黏膜肠上皮化生（intestinal metaplasia of gastric mucosa） 胃黏膜表面和腺管上皮在形态和功能上转变为与小肠黏膜相似的上皮。它所分泌的黏液也不同于正常胃黏膜所分泌的黏液。常见于各种慢性胃病，尤其是慢性萎缩性胃炎。胃癌往往出现于肠上皮化生较严重的胃黏膜处。

胃黏膜屏障（gastric mucosal barrier） 胃黏膜具有的防止 H^+ 迅速由胃腔侵入黏膜以及防止 Na^+ 从黏膜内迅速向胃腔弥散的特性。结构基础是由胃上皮细胞顶部的细胞壁和相邻细胞之间的"紧密连接"所构成的脂蛋白层。生理作用是维持黏膜和胃腔之间的离子浓度梯度。可被乙醇、乙酸、胆酸和阿司匹林等破坏。

胃黏膜脱垂症（prolapse of gastric mucosa） 胃窦黏膜异常松弛，或向前通过幽门管脱入十二指肠球部所致的病变。与胃窦部炎症有关，胃黏膜恶性细胞浸润也可发病。轻者仅有腹胀、嗳气等非特异症状；重者可有上腹绞痛、恶心、呕吐，甚至出现幽门梗阻及上消化道出血症状。X线钡餐及胃镜检查可确诊。治疗：少量多餐、戒烟酒；给予镇静剂及抗胆碱能类药物等；有幽门梗阻及严重消化道出血者考虑手术。

胃黏膜下肿瘤（gastric submucosal tumor） 来自胃壁间叶组织（异位胰腺除外）的胃良性肿瘤。较少见。主要有间质瘤、神经组织肿瘤、纤维瘤、脂肪瘤、血管瘤等。间质瘤最常见。表现有正常黏膜覆盖，大多为非上皮源性的。内镜特征有：呈丘状、半球形或球形隆起；基底多宽大、境界不太明显；表现为黏膜紧张光滑，色泽与周围黏膜相同，顶部可出现坏死溃疡；可见到桥形皱襞。详见胃肠道间质瘤。

W

胃扭转（gastric volvulus）　胃以从小弯中点至大弯的连线为轴心（横轴）或以从贲门至幽门的连线为轴心（纵轴）发生旋转。扭转角度一般在180°以下。急性胃扭转表现为上腹突然剧烈疼痛，常牵涉至背部或下胸部，呕吐频繁，呕吐物不含胆汁。慢性胃扭转可出现类似溃疡病或慢性胆囊炎的症状，钡餐检查有助于诊断。治疗：慢性者应处理病因，急性者应手术。

胃排空（gastric emptying）　胃内容物进入到十二指肠的过程。胃排空是在中枢神经系统调控下自主神经系统、平滑肌细胞和肠神经元协调完成的。任何一方面的调控异常都会导致胃排空障碍。胃排空障碍包括胃排空延迟和胃排空加速。排空的速度与食物的物理性状和化学成分有关。稀的流体食物快于稠的或固体食物；3种主要营养物质中糖的排空最快，蛋白质次之，脂肪最慢。一般混合性食物排空时间约为4～6h。排空的动力是胃的运动。

胃排空时间（emptying time of stomach）　食糜或钡餐由胃排入十二指肠的时间。一般食物排空时间约4～6h，钡剂排空时间为2～4h。排空时间延长提示胃蠕动力差，幽门痉挛或梗阻。

胃泡鼓音区（tympanitic area over gastric bubble）　其他名称：特劳贝（Traube）鼓音区。即胃内含气部分。位于左前胸下部，叩诊呈鼓音，外形呈半圆形，上界为膈及肺下缘，下界为肋弓，左界为脾脏，右界为肝左缘。此区明显扩大见于胃扩张、幽门梗阻；明显缩小见于心包积液、左侧胸腔积液、肝左叶肿大、脾大等。胃泡鼓音区消失并转为浊音，多由于胃内充满液体或食物所致，见于进食过多所致急性胃扩张或溺水病人。

胃泡症候群（gastric bubble syndrome）　因胃内气体过多，致使胃泡增大所产生的一组症候群。常由进餐吞咽大量气体所致。主要有上腹胀满、腹痛等症状，严重者可致急性胃扩张。

胃平滑肌瘤（gastric leiomyoma）　胃良性非上皮（间质性）肿瘤。较常见。主要位于胃体，易出血而引起头昏及贫血。肿瘤向胃腔内生长，可引起上腹部压迫感、饱胀及牵引性疼痛。胃镜检查可确诊。治疗：及早手术，术后应定期复查。

胃平滑肌肉瘤（leiomyosarcoma of stomach）　多数原发于胃壁平滑肌组织，少数由良性平滑肌瘤恶变而来的胃恶性肿瘤。早期常无症状，生长较大或出现并发症时可有上腹痛、呕吐、上消化道出血及贫血等。上消化道出血常为其首发症状，常为急性大出血。也可于腹部扪及肿块。X线钡餐及胃镜检查诊断。治疗：手术切除为唯一有效疗法，放疗及化疗无效。

胃气（stomach energy）　①指胃的生理功能为主的消化功能。脾气主升，胃气主降，在消化功能上主要和脾气相配合。人以胃气为本，意即消化功能的强弱在一定程度上代表着病人的一般抗病能力，说明胃气对于人体的特殊重要性。故在治病时，历代医家都重视保护"胃气"，所谓"有胃气则生，无胃气则死"。强调对肠胃功能衰弱的人在处方时要尽量避免用苦寒泻下、损伤胃气的药物。②中医术语。脾胃的功能在脉象的反映，即带和缓流利的脉象。脉以胃气为本，正常人脉象不浮不沉，不急不ּ徐，从容和缓，节律一致，称之为"有胃气"。③中医术语。泛指人体的精气。胃气者，谷气也，荣气也，运气也，生气也，清气也，卫气也，阳气也。

胃气钡双对比造影（gastric double contrast radiography）　其他名称：胃气钡双对比相。充以适量钡剂及空气后使胃腔扩张，黏膜皱襞展平，钡剂均匀地涂布于黏膜表面，可清楚地显示细微的黏膜结构及发现微小的病变。此法可明显提高早期病变的诊断率，对胃癌早期诊断有一定价值。

胃气虚证（syndrome of deficiency of stomach qi）　中医证候之一。胃气虚弱、纳运失常所致，以胃脘痞胀、隐痛、喜按、不思饮食，或得食痛缓、神疲乏力、舌淡嫩、苔薄白、脉弱等为常见症。

胃憩室（gastric diverticulum）　胃壁局限性袋状扩张或囊状凸出。胃憩室的钡餐X线征象为孤立囊状影向外突出。半数病例有钡剂潴留。胃镜可明确诊断。无症状者可予内科治疗，怀疑合并恶变或溃疡者可考虑手术治疗。

胃切除后餐后低血糖症（postgastrectomy postprandial hypoglycemia）　其他名称：餐后迟发型倾倒综合征。发生在进食后2～4h，表现为心慌、无力、眩晕、出汗、手颤、嗜睡，甚至虚脱。多在胃切除术后半年左右发生。治疗：少量多餐，低血糖症状发生时立即进食糖果以减轻症状。多数病人在6～12个月内症状自行缓解。

胃切除后胆汁反流性胃炎（postgastrectomy bile reflux gastritis）　其他名称：胃切除后碱性反流性胃炎。指胃切除后，由于幽门功能不全以致胆汁反流而引起的胃炎。临床表现有中、上腹持续性烧灼痛，餐后加重。胆汁性呕吐，常半夜发生，吐后疼痛并不能缓解。胃黏膜呈萎缩性胃炎改变，胃酸缺乏。治疗：促进胃肠蠕动及解痉药；静脉高营养疗法；手术治疗。

胃切除后碱性反流性胃炎（postgastrectomy alkaline reflux gastritis）　见胃切除后胆汁反流性胃炎。

胃切除后吻合口炎（postgastrectomy anastomotic inflammation）　胃切除术后，吻合口及周围组织充血、水肿，急性炎症的改变持续3周以上者。临床表现为上腹痛、嗳气、胆汁性呕吐等。主要是对症治疗。病情严重者可行手术以防胆汁反流。

胃切除后营养不良（postgastrectomy malnutrition）　其他名称：胃手术后代谢障碍。胃切除术后可引起胃肠的解剖生理改变和营养吸收障碍，而产生腹泻、消瘦、贫血和维生素乏等一系列的临床表现。主要症状为吸收不良综合征、贫血和代谢骨病。治疗：应给予高热量、易消化营养食品，注意补充B族维生素。对症处理。

胃切除术（gastrectomy）　胃疾患的外科手术之一。适用于胃肿瘤、顽固性胃或十二指肠溃疡及其并发症（如出血、穿孔、幽门梗阻）等。可分为全胃切除术、胃大部切除术和胃部分切除术3种，需根据病变的性质、部位和范围在一定条件下选择使用。胃切除后，需将十二指肠或用一段空肠与剩余部分的胃或食管下端吻合，使消化道得以重新连接通畅。

胃切除术后麻痹综合征（postgastrectomy paralysis syndrome）　胃切除术后以胃排空障碍为主要征象的胃动力紊乱综合征。主要表现为进食后饱胀、恶心呕吐、胃食管反流、胃肠道出血等。核素标记食物检查胃排空明显延长。诊断上应注意排除机械性肠梗阻。保守治疗。

胃切除术后吸收不良综合征（postgastrectomy malabsorption syndrome）　胃切除术后营养物质消化吸收障碍而造成的一组症候群。表现为脂肪泻、进行性消瘦、营养不良、低蛋白质血症、贫血、骨痛等。

胃轻瘫（gastroparesis）　在没有机械性出口梗阻的餐后胃排空延迟。一种胃动力性疾病，也是一种胃排空障碍。主要病因有特发性、糖尿病、腹部手术后，还包括一些自身免疫性疾病、肿瘤、神经系统疾病等。可发生于任何年龄，女性多见。症状没有特异性，通常有恶心、呕吐、腹胀、早饱、饭后持续性上腹饱满和上腹痛等。诊断本病，需要除外其他引起恶心、呕吐、腹痛等症状的疾病。治疗原则包括：维持水电解质平衡，发现和治疗基础疾病，去除病因以及缓解症状。

胃区（gastric area）　胃黏膜表面被许多浅沟交织成网状，将胃黏膜分隔成的直径1～6mm的小丘。胃表面的黏膜下陷，形成胃小凹。胃腺开口于此。

胃肉芽肿病（gastric granulomatosis）　胃壁炎性浸润伴有肉芽肿形成。表现为餐后上腹疼痛、呕吐及幽门梗阻等，亦可有出血和贫血。胃液中胃酸减少或缺乏。诊断根据胃镜检查及胃活检、病原体分离、血清学检查。治疗：处理原发病。

胃蠕动跳越征（gastric preristalsis skipping sign）　见弗雷姆凯尔征。

胃神经官能症（gastroneurosis，gastric neurosis）　由自主神经功能紊乱而引起的胃分泌和运动功能障碍症候群。一般无器质性病变。由于病人对刺激的反应不同，其临床症状也不同。常见的有神经性呕吐、嗳气、厌食、胃运动障碍等。除局部表现外，大多伴有头痛、失眠、健忘、心悸等症状。治

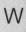

疗以精神治疗为主，并去除诱因，给予镇静剂等。

胃失和降（stomach energy unable to descend） 其他名称：胃气不降。中医病证名。指胃的通降功能受阻的病变。多由饮食所伤、胃火冲逆或痰湿中阻、运化失健等因素引起。胃主通降，以降为顺，胃的通降是降浊，浊气不降，无法受纳、腐熟，则见不思饮食；若胃失和降，胃气郁滞，则胃脘胀满，甚则疼痛；胃失和降而上逆，胃中腐败谷物挟浊气上泛，故见嗳气、呃逆、呕吐等病症。治宜宽中、消导、和胃理气。

胃十二指肠穿孔修补术（repair of gastroduodenal perforation） 见胃十二指肠溃疡穿孔缝合术。

胃十二指肠动脉（gastroduodenal artery） 肝总动脉供应胃及十二指肠的分支。在胃的幽门部上方发出，经十二指肠上部的后方下行，随即分为胰十二指肠上动脉和胃网膜右动脉两个终支。①胃网膜右动脉，在大网膜内，沿胃大弯向左行，与胃网膜左动脉吻合成动脉弓，分支分布于大网膜和胃。②胰十二指肠上动脉分支分布于胰头和十二指肠。

胃十二指肠溃疡瘢痕性幽门梗阻（cicatricial pyloric obstruction due to gastroduodenal ulcer） 幽门附近的胃或十二指肠溃疡愈合后形成的瘢痕收缩造成幽门通过受阻，使胃内容物不能通过幽门。临床主要为呕吐。呕吐量大，呕吐物带有酸臭味，不含胆汁；吐后自觉上腹胀感减轻。局部可见胃蠕动波，闻到振水声。有脱水、消瘦、营养不良和水、电解质紊乱。治疗：手术。

胃十二指肠溃疡病（gastroduodenal ulcer） 胃十二指肠黏膜的溃疡性疾病。主要由于胃酸分泌过多、幽门螺杆菌感染以及胃十二指肠局部黏膜保护功能减退而引起。神经体液调节功能紊乱与饮食不调等因素在发病中均起一定作用。溃疡多为单个，大多位于十二指肠球部和胃。临床特点为慢性、周期性和节律性的上腹疼痛。胃溃疡的痛多发生在进食后30min～1h，胃酸增多或正常；十二指肠溃疡的痛则多出现于食后3～4h，胃酸一般显著增多。痛可由摄食、服药或呕吐而获缓解。治疗：包括适当休息、注意饮食（采取少吃多餐、易消化而营养较丰富的饮食）、采用抗酸解痉、抗幽门螺杆菌感染等。如有溃疡急性穿孔、幽门梗阻或严重出血等并发症或内科治疗无效者，可考虑手术治疗。

胃十二指肠溃疡出血（gastric and duodenal ulcer hemorrhage） 胃十二指肠溃疡常见的并发症。小量出血并不引起临床症状，仅粪便隐血试验阳性。大出血是因溃疡基底血管被侵蚀破裂所致，大量呕血或便血（柏油样便），血红蛋白降低。出血量超过400ml时，可出现头晕、面色苍白、口渴和脉快、血压正常或稍高。出血量超过800ml时即可出现明显休克症状，病人出冷汗、呼吸急促、脉细弱、血压下降甚至晕厥。需与食管-胃底静脉曲张破裂出血、胆道出血鉴别。多数溃疡大出血病人经内科治疗可以止血，如仍出血不止者，应及时手术治疗。

胃十二指肠溃疡穿孔缝合术（gastroduodenal ulcer perforation suture） 其他名称：胃十二指肠穿孔修补术。胃、十二指肠溃疡穿孔，如病人重危，不能耐受胃切除手术或穿孔时间超过12h，且腹腔内感染严重或病人年轻，穿孔及其周围瘢痕较小，溃疡有治愈可能者，应行穿孔单纯缝合术，即在穿孔两侧沿胃纵轴用7号或4号丝线作全层结节缝合。同时彻底清除腹内积液及食物残渣等，用温生理盐水冲洗腹腔，并放置引流。

胃十二指肠溃疡急性穿孔（acute perforation of gastric and duodenal ulcer） 胃十二指肠溃疡的并发症之一。穿孔后立即感到上腹剧烈疼痛，如刀割样，很快扩散到全腹，不敢移动体位，同时常伴有恶心呕吐、面色苍白、出冷汗、四肢发凉、脉搏细数，后期可出现感染性休克。腹部"板状硬"，全腹有明显压痛和反跳痛，肠鸣音减弱或消失。白细胞增高。立位透视或摄片，有70%～80%的病人可见膈下有游离气体。诊断需与急性阑尾炎、急性胰腺炎鉴别。治疗：轻者对症处理，重者手术。

胃十二指肠溃疡-慢性肺病综合征（syndrome of gastroduodenal ulceration-chronic pulmonary disease） 慢性肺病与胃十二指肠溃疡合并存在的一种综合征。表现既有慢性肺病的症候群，又有胃十二指肠溃疡的特征。针对病因和症状治疗。

胃十二指肠纤维内镜检查（fibergastroduodenoscopy） 利用纤维内镜检查胃、十二指肠的方法。对胃、十二指肠病及胰腺病的诊断起重要作用，特别在诊断慢性胃炎、早期胃癌、消化性溃疡及胆道胰腺疾患时，具有重要价值。对原因不明的上消化道出血，可找出出血部位。这种检查明显优于X线检查。近年来已发展到用胃镜进行治疗，如局部止血、取出异物及摘除息肉等。

胃十二指肠异物（foreign body of stomach and duodenum） 吞咽异物多见于儿童。在成人为误咽或故意咽入。细长端尖的异物穿破胃肠壁的危险性较大，应早期手术取出。长形钝头物品，一般不易通过十二指肠弯或十二指肠空肠曲，为手术取出的适应证。如咽下的食物（一次吃生柿、黑枣过多）与毛发，在胃内聚成团块，称为胃石症。治疗：试用胃镜将团块捣碎散开，或手术取出。

胃石症（gastrolithiasis） 胃内聚结成的团状异物。根据结石的内容物成分有植物石、毛石、植物毛石和虫胶石等；有些药物如钡剂、碳酸镁、钙、铋剂也可形成相应胃石。临床表现为不同程度的上腹痛、厌食、恶心、呕吐、口臭等，有时可摸到胃部质硬、光滑而移动的包块。应与其他肿瘤相鉴别。首先进行保守治疗，可口服碳酸氢钠或稀盐酸以溶解胃石，也可在纤维内镜直视下将胃石捣碎及钳出，无效者可手术治疗。

胃食管反流病（gastroesophageal reflux disease，GERD） 胃十二指肠内容物反流入食管，引起不适症状和/或并发症的疾病。胃食管反流病分为非糜烂性反流病（NERD）、糜烂性食管炎（EE）和巴雷特（Barrett）食管（BE）三种类型。糜烂性食管炎可合并食管狭窄、溃疡和消化道出血，巴雷特食管可能发展为食管腺癌。非糜烂性反流病约占70%。抗反流防御机制减弱和反流物对食管黏膜的损伤是主要发病机制。直接损伤因素是胃酸、胃蛋白酶及胆汁（非结合胆盐和胰酶）等反流物。典型症状是胃灼热、反流；非典型症状是胸痛、上腹疼痛和嗳气、反胃等；消化外症状为口腔、咽喉部、肺、心等部位的症状。治疗目的：使食管炎症愈合，消除症状；防治并发症；提高生活质量，预防复发。包括调整生活方式和内、外科和内镜治疗。

胃手术后代谢障碍（dysbolism after gastric operation） 见胃切除后营养不良。

胃俞（weishu，BL 21） 中医经穴名。属足太阳膀胱经。胃之背俞穴。位于第12胸椎棘突下旁开1.5寸处。主治胃脘痛、腹胀、泄泻、痢疾、食物不化等。斜刺0.3～0.5寸。

胃苏颗粒（weisu keli） 中医成药名。疏肝和胃理气剂。组成：紫苏梗、枳壳、陈皮、香附、香橼、佛手。用于脘腹胀痛、窜及两胁，呕恶食少，排便不畅，情志不舒等。服药期间偶有口干、嘈杂；糖尿病人不宜服用。

胃酸（gastric acid） 胃液中的盐酸。是胃液最重要的成分之一。胃液借以维持其pH值为0.9～1.5的强酸性。重要的生理作用有：①激活胃蛋白酶原并为胃蛋白酶提供适宜的pH值；②使蛋白质变性，易于消化并能杀灭细菌；③进入小肠后能促进胰液、胆汁和小肠液的分泌；④酸化小肠上段环境，促进铁和钙的吸收。

胃酸分泌功能检查（gastric acid secretory function test） 收集病人空腹及用刺激剂后的胃液标本，测定胃液量、胃液酸度及pH值，用以评价胃黏膜的分泌功能。检查项目包括基础胃酸排泌量、最大胃酸排泌量和高峰胃酸排泌量。

胃酸过多（hyperchlorhydria） 胃酸度超过正常值。常见于十二指肠溃疡及胃泌素瘤，尤以后者为甚，其空腹基础酸排出量（BAO）往往超过15mmol/h（正常值：1～5mmol/h）。胃酸过多时，常伴有反酸、嗳气及食欲亢进等症状。

胃酸过少（hypochlorhydria） 胃酸度低于正常值。先计算空腹的基础酸排出量（BAO）。然后以五肽胃泌素刺激后，每15min抽取胃液1次，共4次，计算出高峰酸排出量（PAO）。正常人PAO为21mmol/h。低于正常值者为胃酸过少。多见于萎缩性胃炎、部分胃切除及胃癌病人。治疗：

对症处理。

胃酸最大排出量（maximal output of gastric acid） 单位时间内胃可能排出胃酸的最大量。胃酸指胃内的盐酸，其排出量通常以单位时间内分泌的盐酸毫摩尔数表示。正常人空腹时盐酸排出量约为 1～5mmol/h。盐酸最大排出量可达 20～25mmol/h。食物或某些药物可刺激胃酸排出量增加。

胃损伤（injury of stomach） 外伤所致的胃挫伤、出血、穿孔或破裂。原因有：武器伤、挤压、洗胃时灌入的液量过大、胃内锐利异物或插入胃镜等。凡有受伤史、呕吐物内含血液、伴腹膜刺激征、X线透视膈下有游离气体者，应考虑有胃穿孔或破裂。治疗：及早手术探明处理。

胃体（body of stomach） 胃底与角切迹之间的大部分。见胃。

胃痛（stomachache, stomachalgia, gastralgia） ①发生于上腹部剑突下（有时偏左或偏右）的疼痛。疼痛的性质有灼痛、刺痛、钝痛、绞痛、持续痛、间歇痛、饭后痛、节律性痛。不一定有病灶，如痉挛。引起胃痛的常见病有消化性溃疡、胃穿孔、胃炎、胃癌及胃痉挛等。②其他名称：胃脘痛。中医病证名。以胃脘部近心窝处经常发生疼痛为主证。古代文献所称“心痛”，有的就是指胃痛而言，本病发病原因多为长期饮食不节，损伤脾胃；或寒邪内客于胃，致胃气不和；或忧思恼怒，气郁伤肝，肝气失调，横逆犯胃，致气机阻滞不通；或久病劳倦过度，脾胃受损，引起中焦虚寒、脾不运化、胃失和降等。本病的主要表现是胃脘部疼痛，若疼痛遇寒痛甚，得暖痛减者属寒邪客胃，治当散寒止痛，以良附丸加味。若胃痛连胁，嗳气，每因情志因素而加重者，属肝气犯胃，治当疏肝理气，以柴胡疏肝散加减。若胃痛隐隐，空腹痛甚，得食痛减，喜温喜按者，属脾胃虚寒，治当温中健脾，以黄芪建中汤为主方。

胃脘痛（stomachache） 见胃痛。

胃网膜右动脉（right gastroepiploic artery） 胃十二指肠动脉供应胃大弯胃前壁及大网膜的分支。在十二指肠上部或幽门的后方发自胃十二指肠动脉，沿胃大弯行向左，分布至大网膜和胃大弯两侧的胃壁。

胃网膜左动脉（left gastroepiploic artery） 脾动脉的 3 个主要分支之一。脾动脉供应胃大弯和大网膜的分支。发自脾动脉入脾前的下位脾支，沿胃大弯行向右，分布于胃大弯和大网膜。末梢与胃网膜右动脉吻合。从吻合弓处发出许多分支，分布于胃壁。这些分支在胃壁内又广泛吻合，保证胃有丰富的血液供应，以适应胃的消化功能。

胃萎缩（gastratrophia） 整个胃体黏膜萎缩变薄者。一般胃窦正常，胃底部出现幽门腺化生和肠上皮化生，壁细胞和主细胞消失。治疗：对症处理，维生素 C、维生素 B_{12}、叶酸、新霉素、幽门螺杆菌阳性者服枸橼酸铋钾、阿莫西林、甲硝唑。壁细胞抗体阳性的肾上腺皮质激素有效。

胃息肉（gastric polyp, polyp of stomach） 胃黏膜局部向胃腔内隆起的结节状病变。良性病变。组织学分类：肿瘤性即腺瘤性息肉；非肿瘤性包括增生性息肉、炎性息肉、错构瘤性息肉等。病理学分为管状、绒毛状腺瘤。胃息肉多为单发，偶尔多发。如胃的部分或全部黏膜上散布着大量大小不等的息肉，称为胃息肉病。胃息肉好发于胃窦部，早期症状不明显。如有并发症则症状与慢性胃炎相似。多见于慢性萎缩性胃炎，伴低酸或无酸症。胃镜检查可确诊，内镜下息肉切除术为首选，不能经内镜切除的予手术切除。

胃息肉样腺瘤（polypoid adenoma of stomach） 胃良性肿瘤。单发或多发，有蒂或无蒂，直径大于 2cm 及广蒂发生癌变的较多见。内镜检查可判断腺瘤是否恶性。胃良性肿瘤在临床上不能完全排除恶性的可能，即使为良性以后也可能恶变。治疗：手术切除。

胃下垂（gastroptosis） 立位时，胃的下缘达盆腔，胃小弯弧线最低点降到髂嵴连线以下者。常是内脏下垂的一部分，常见于瘦长体型及经产妇。下垂明显者，常伴有上腹不适、饱胀、嗳气及便秘等。治疗：加强腹肌锻炼，增强腹肌张力，对症处理。

胃纤维内镜检查（gastrofiberscopy） 见胃十二指肠纤维内镜检查。

胃腺（gastric gland） 位于胃黏膜内，分泌消化液的管状腺。单管状或有分支，开口于胃小凹底部。分为贲门腺、幽门腺和胃底腺。胃底腺分为颈、体和底，由胃主细胞、壁细胞、颈黏液细胞和内分泌细胞、未分化细胞组成。胃底腺分泌胃酸、胃蛋白酶、黏液及内因子。幽门腺和贲门腺位于幽门部和贲门区域的固有膜内，分泌黏液和溶菌酶。

胃腺瘤（adenoma of stomach） 其他名称：胃腺瘤样息肉。胃良性上皮性肿瘤，呈息肉状。多见于 40 岁以上男性，在萎缩性胃炎、胃酸缺乏及恶性贫血病人中发生率较高。多发生在胃窦部，常有蒂，可单个或多个。早期无症状，当有并发症时，可有上腹不适、隐痛、恶心、呕吐及出血。可有贫血及粪便隐血试验阳性。X线钡餐检查和胃镜检查可诊断。治疗原则是摘除肿瘤。

胃小弯（lesser curvature of stomach） 胃前、后壁相接的上缘处所形成的凹向右上方的弓状缘，与小网膜相连。

胃-心综合征（gastrocardiac syndrome） 一种由胃部疾患而引起的心血管系统的功能紊乱。可见于胃十二指肠溃疡、胃炎、黏膜脱垂及膈高位等。40 岁以下常见。表现为左侧胸痛，可向左肩放射，ECG 示心肌供血不足，血管扩张药无效。针对病因进行治疗。

胃血吸虫病（schistosomiasis of stomach） 主要累及胃的血吸虫病。病变常在幽门胃窦部，虫卵沉积在胃黏膜层和黏膜下层，引起纤维组织增生、虫卵结节、肉芽肿及假性息肉，常有糜烂、溃疡或出血。后期可有癌变。胃镜下活检可确诊。治疗：早期诊治；并发幽门梗阻、出血、穿孔或有癌变者应及早手术。

胃亚蛋白酶（gastricsin） 其他名称：胃蛋白酶 C。胃黏膜合成的蛋白水解酶。为肽链内切酶，最适 pH 值为 3，分解血红蛋白较快。

胃炎（gastritis） 各种原因引起的胃黏膜炎症。是胃黏膜对各种损伤的反应过程，包括上皮损伤、黏膜炎症反应和上皮再生。是一种常见病，可分为急性和慢性两种。急性者可由物理因素（如进食过冷或过热的食物）、化学因素（服用水杨酸、激素类药物等）和微生物感染（进食细菌毒素污染的食物）等引起；慢性者则多由急性胃炎反复发作迁延而来，也可由幽门螺杆菌感染或胆汁反流至胃内及其他全身性因素引起，一般可分为浅表性、萎缩性两种。萎缩性胃炎好发于胃窦部，临床上常有胃窦炎之称。萎缩性胃炎可能恶变，故应密切注意其发展。对症及针对病因进行治疗。

胃阳（stomach yang） 中医术语。指胃的阳气。与胃阴相对，两者相互为用，共同维持正常的纳食化谷功能。胃阳虚则寒，降纳失职，可见饮食不化、胃脘胀痛、呕吐清涎等症。

胃液（gastric juice） 由胃黏膜内的胃腺、贲门腺和幽门腺所分泌的无色、酸性的消化液。成人每日的分泌量约为 1.5～2.5L，pH 值为 0.9～1.5。主要成分有盐酸、胃蛋白酶、黏液、内因子及钠、钾的氯化物等。

胃液分析（gastric juice analysis） 用胃管抽取胃液进行检查分析的一种方法。一般抽取空腹胃液，在进试验餐后或用刺激胃液分泌的药物后抽取胃液，分别检查其质和量、酸度、食物残渣等，以了解胃的分泌、运动和消化功能以及胃内的病理变化，借以辅助诊断各种胃病。

胃液铁蛋白（gastroferrin） 由胃黏膜形成的高分子糖蛋白。分子量 263 000，可促进铁的吸收。慢性胃炎等疾病可影响胃液铁蛋白的生成，因而造成贫血。

胃阴（stomach yin） 中医术语。胃的阴液，与胃阳相对而言，指胃柔和、滋润的一面，与胃阳相互协调，以维持胃的正常通降及纳食化谷功能。温病热盛，易致胃阴亏耗，出现烦渴、咽干、便秘、舌红少苔、脉细数等症。胃阴伤的病人，常见知饥不食。

胃阴虚（deficiency of stomach yin） 胃中阴液不足，失于濡润，胃气不降，并虚热内扰的病理变化。多由胃病久延不愈，或胃火炽盛、脾胃湿热，或热性病后期阴液未复，或情志不遂、气郁化火导致胃阴耗伤，出现阴虚内热的症状。胃阴虚以胃病的常见症状和阴虚证共见为要点。主要表现有胃脘隐痛、饥不欲食、口燥咽干、大便干结、小便短少，或脘

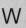

痞不舒，或干呕呃逆、舌红少津、脉细数等症。多见于慢性胃炎、糖尿病及热性病恢复期等。《温热论》：“舌绛而光亮，胃阴亡也，急用甘凉濡润之品。”

胃阴虚证（syndrome of deficiency of stomach yin）　中医证候之一。阴液亏虚、胃失濡润所致，以口燥咽干、饥不欲食、胃脘隐隐灼痛，或胃脘嘈杂、痞胀，或干呕呃逆、大便干结、舌红少津、脉细数等为常见症。

胃蝇（Gasterophilus）　体型中等，体表密布黄褐色或带白色长绒毛。幼虫红褐色，圆柱形，常寄生于马、骡、驴等奇蹄类动物的消化道内壁，尤以胃壁为主。其一龄幼虫偶尔寄生于人体皮肤内，或引起蝇蛆病。

胃右动脉（right gastric artery）　肝固有动脉沿胃小弯分布的分支。自肝固有动脉的起始部发出，沿胃小弯行向左，与胃左动脉吻合。

胃原位癌（gastric cancer in situ）　癌灶仅局限于腺管内，未突破腺管基底膜者。内镜诊断。

胃运动异常（abnormality of gastric motility）　包括胃运动过强、胃运动减弱和呕吐。胃液酸度增高和胃排空障碍能引起胃运动增强。胃液酸度降低和外科手术或外伤造成的内脏神经损伤等情况引起胃运动减慢，也见于伤寒、结核等全身传染性中毒。呕吐是具有保护意义的反射活动。

胃造瘘术（gastrostomy, gastrostomosis）　对食管或贲门癌引起梗阻，又不能切除病变的病人，可行胃造瘘术，以维持营养；对急性胃扩张病人，如胃壁明显水肿，为减轻胃内张力，防止胃壁切口裂开，可行胃造瘘术。在胃体部前壁大、小弯间戳口，插入直径约 1.5cm 剪有侧孔的胶皮管，深入胃内 5cm，胃壁切口双烟包缝合，经腹壁切口引出胶皮管，2～3 日后蠕动恢复，即可经胶皮管灌注流质食物。

胃潴留（gastric retention）　其他名称：胃排空延迟。胃内容物储积而未及时排空的疾病。多由胃张力缺乏所致。本病分为器质性与功能性两种。呕吐为本病的主要表现，每日一至数次，吐物为宿食，一般不含胆汁。上腹饱胀和疼痛亦多见。体检有脱水、上腹膨隆、压痛、振水音等表现。胃肠钡餐检查 4h 后仍残留 50% 或 6h 仍未排空，为本病的重要佐证。治疗：去除病因，应用胃动力药；器质性者手术。

胃主腐熟（stomach functions to digest food）　中医术语。胃的主要功能之一。指胃能把食物消化为食糜的功能。

胃主降浊（stomach sends digested food downward）　中医术语。胃的功能之一。浊，指饮食水谷。胃气以降为顺，降则饮食能化，这种生理特性称为降浊。胃中初步消化的食糜，依靠胃气的作用，而下降到肠道，与脾主升清的功能有相反相成的作用。

胃主受纳（stomach administers reception）　中医术语。受纳，指接受和容纳水谷。在整个消化道中，胃腔容量较大，又有“水谷之海”之称。受纳饮食是胃的主要功能之一。这种功能，主要靠胃气的作用。胃气虚则饥不受谷食，胃气逆则呕吐，食入反出。

胃转移性癌（metastatic carcinoma）　少见。X 线下表现为“牛眼征”；内镜下为单发或多发黏膜下病灶。多发于胃体上部，可突出于胃腔，伴坏死出血。治疗以放疗为主，与原发性肿瘤相似。

胃灼热（heartburn）　胸骨后区的一种灼热感，也常于心窝部或剑突后感到，可向颈部放射。多由于胃酸逆入食管而引起。常见于反流性食管炎、食管溃疡、消化性溃疡、胃炎、胃酸过多、贲门癌、饮食失节、药物或烟酒所致的胃刺激、胆囊疾病、妊娠，以及神经官能症等。

胃左动脉（left gastric artery）　腹腔干供应胃的分支。是腹腔干三个分支中较小的一支，自腹腔干发出后，行向左至胃贲门，再沿胃小弯行向右，分布至食管下端、胃小弯两侧的胃壁。

胃左静脉（left gastric vein）　门静脉的一个属支。与胃左动脉伴行，收集胃及食管下段的静脉血，直接注入门静脉。它在贲门处与食管静脉吻合，后者注入奇静脉和半奇静脉，借此，门静脉可与上腔静脉系交通。

魏尔病（Weil disease）　见钩端螺旋体病。

魏尔啸结（Virchow node）　其他名称：信号结、特鲁瓦西埃结、魏尔啸腺。左锁骨上转移癌淋巴结。腹部脏器癌转移至该淋巴结。因易触及，故成为癌转移信号。检查方法为用手指在左侧胸锁乳突肌与锁骨的夹角内仔细触扪。此征常见于胃癌、肝癌、食管癌、胰头癌、结肠癌、乳腺癌和肺癌。

魏尔啸腺（Virchow gland, signal node）　见魏尔啸结。

魏斯诊断标准系统（Weiss system）　目前常用的肾上腺皮质癌的病理诊断标准，包括以下特点：高级别核分裂象；高倍视野下每 50 个细胞核中核分裂象＞5 个；非典型的核分裂；肿瘤中透明细胞成分少于 25%；肿瘤弥漫生长、坏死；侵袭静脉系统；有血管窦状系统的浸润和侵袭包膜。符合 3 种情况以上，可诊断为肾上腺皮质癌。

温（warm）　中药四气之一。具有发散表寒、温胃和中、温通气血等作用，能治疗较轻的寒证。例如，桂枝性温，有发汗解表、温经通阳的作用。“温”与“热”性质相近，均为温热趋向，但程度偏低。

温病（warm disease）　简称：温。中医病名。①多种外感急性热病的总称。后世泛称“温热病”。温病一般起病较急，发热较甚，传变较快，容易化燥伤津，后期尤多阴枯液涸等。有一定传染性。温病的治疗，一般按卫、气、营、血或三焦辨证理论，选用解表、清气、和解、化温、通下、清营凉血、开窍、息风、滋阴、回阳固脱等法。因发病季节、四时之气、流行特点的不同，有风温、温热、温疫、温毒、冬温、暑温、秋温、春温、温疟、秋燥、伏气温病、晚发等区别。②伤寒病五种疾患之一。《难经·五十八难》：“伤寒有五，有中风，有伤寒，有湿温，有热病，有温病。”③指春季发生的热性病。

《温病条辨》（Detailed Analysis of Epidemic Warm Disease）　中医温病著作。吴鞠通撰。成书于清嘉庆三年（1798 年），刊于嘉庆十八年（1813 年）。6 卷，卷首 1 卷。作者阐发叶天士学说，采辑历代名贤著述，间附己意编成。引述《黄帝内经》有关温热病原文以阐述温病理论原始；依上、中、下三焦为纲，分论风温、温热、温疫、温毒、冬温、暑温等病证治，列 265 法、208 方；论及救逆、病后产后调治及产后惊风诸证、小儿急慢惊风及痘疹、疳疾等。归纳出三焦辨证纲领，提出清络、清营、育阴治温三法，创制银翘散、桑菊饮等。在温热病病机、辨证、论治、方药等方面论述精深，内容丰富，系统实用，反映了当时的最高水平。

温病学派（school of warm diseases）　中医医学流派之一。对外感温热病的病因、病机、证治规律进行系统阐发。以清代叶桂（叶天士）、薛雪、吴鞠通、王士雄等为代表。叶桂撰《温热论》，明确指出温病病因是温热，由口鼻而入，其传变途径由卫而气、而营、而血（顺传），由肺直陷心包为逆传，并提出相应的辛凉、清气、透热转气、凉血散血等一系列治疗法则，以及察舌、验齿、辨斑疹疹法和有效方药。其所创立的卫气营血辨证体系，是温病学说成熟的标志。吴鞠通撰《温病条辨》，提出用三焦辨证统领风温、温热、温疫、温毒、冬温、暑温、伏暑、湿温、寒湿、温疟、秋燥等 11 种温病，确立清热养阴、顾存津液的治则，从叶桂医案中总结出桑菊饮、银翘散等名方，在危重阶段应用安宫牛黄丸、至宝丹、紫雪丹。薛雪撰《湿热病篇》，指出湿热病变中心在脾胃，辨明湿与热孰重或湿热并重，组方重视淡渗利湿、芳香化湿、苦温燥湿药的选择，选择轻清扬散而不助热伤阴的清热药，善用犀角、羚羊角、鲜菖蒲、至宝丹抢救危重病症。王士雄撰《温热经纬》，集诸家学说，录本人经验，对温病学说的总结及普及起到很大作用。

温波格征（Wimberger sign）　①先天性早发型梅毒性干骺炎患儿，长管状骨干骺端的骨质溶解破坏的现象。常见于双侧胫骨近侧干骺端的内侧，左右对称性骨破坏。②维生素 C 缺乏症患儿，由于维生素 C 的缺乏，成骨作用出现障碍，使骨骺中的化骨核中心部无骨小梁结构，密度减低呈磨玻璃样，而周边硬化形成环状高密度影，此征象也称为温波格征。

温伯格征（Weinberg sign）　肺包虫病的 X 线征象。表现为肺部 X 线片上有圆形、界限清楚的阴影。诊断为包虫病。

温补命门（warming and invigorating gate of life）　中医术语。

治法之一。即温补肾阳，用壮阳补火的药物，恢复脾肾阳气的方法。是温补命门之火，以恢复脾的运化功能的治法。命门火不足，症见清晨腹泻、泻前腹痛肠鸣、泻出物如鸭粪样、泻后痛减、腹部怕冷、四肢发凉、舌质淡苔白、脉沉迟。可用四神丸治疗。

温差电偶（thermojunction, thermocouple） 见热电偶。

温胆汤（wendan tang, decoction for clearing away gallbladder-heat） 中医方剂。燥湿化痰剂。出自《备急千金要方》。组成：半夏、陈皮、茯苓、炙甘草、枳实、竹茹。功能清胆和胃、除痰止呕。用于虚烦失眠、多梦、心悸、口苦、呕涎。水煎服。

温毒（virulent heat pathogen） 中医病名。①指春温发癍的病证。《医学入门》卷三："伤寒阳症发癍，谓之阳毒，春温发癍，谓之温毒。"②指感受温热毒邪所引起的一类温热时毒疾患的总称。如大头瘟、烂喉痧、痄腮等，皆属温毒范围。一般发生于冬春两季。主要表现为突然寒战高热、头痛、恶心、骨节酸痛、烦躁口渴、舌苔黄、脉洪数。继而出现头面红肿，或颐肿，或咽喉肿痛白腐，或身发瘾疹等。治以清热解毒为主，方如加减普济消毒饮等。如热入营血，则宜凉营解毒，如用清瘟败毒散加减。本病可见于麻疹、流行性腮腺炎、头面丹毒、猩红热、斑疹伤寒等疾患。

温毒发癍（warm-toxin disease with ecchymoses） 其他名称：时疫发癍、瘟疫发癍、时气发癍。中医病证名。感受温热毒邪，以皮肤发癍，形大如豆，色紫黑，胸背腰腹尤闷，壮热烦躁，头面红肿，目赤唇焦，大渴引饮，咽喉肿痛，甚则起腐，口秽喷人，或吐血衄血，便秘溲赤，神昏谵语，舌紫，苔黄，甚则焦紫起瓣，脉浮洪俱盛等为常见症的温毒证候。

温度（temperature） 反映某物质的组成粒子动能大小的一种量度。记录温度的标度有摄氏温标（℃）、华氏温标（℉）、绝对温标（K）。其相互关系是：℉=℃×1.8+32，K=℃+273。如人的正常体温是37℃，相当于98.6℉或310K。

温度感受器（temperature receptor） 以温度变化作为适宜刺激的感受器。按其存在部位可分为中枢性和周围性两种。前者是存在于中枢神经系统的各级部位，如脊髓、脑干网状结构和下丘脑-视前区等区域的对温度敏感的神经元；后者在于皮肤。按其性质可分为冷感受器和温感受器两种。前者在温度低于30℃时开始发放冲动；后者在超过30℃时开始发放冲动。皮肤内的温度感受器呈点状分布，冷点多于热点。

温度觉（temperature sensation） 温度的变化作用于温度感受器产生的神经冲动经过感觉神经传入大脑皮质产生的感觉。分为温觉和冷觉两种。前者由热感受器受刺激所引起；后者由冷感受器受刺激引起。

温度敏感神经元（temperature-sensitive neuron） 存在于中枢神经系统中，对温度变化敏感的神经元的总称。分为热敏神经元和冷敏神经元两类。前者在血温上升时发放冲动频率增多，后者在血温下降时发放冲动频率增大。两者存在于下丘脑、脑干网状结构、延髓和脊髓等部位。由它们构成中枢温度感受器并参与对体温的调节。

温度敏感性突变株（temperature-sensitive mutant） 在28～35℃条件下可增殖（称容许性温度），而在37～40℃条件下不能增殖（称非容许性温度），常具有减低毒力而保持其免疫原性的特点，是生产减毒活疫苗的理想株。

温法（warming therapy） 其他名称：祛寒法。中医治法。八法之一。用温热药以回阳救逆、温中散寒的治法。本法通常是针对里寒证而用。具体方法有温中祛寒、回阳救逆、温经祛寒等。

温和噬菌体（temperate phage） 其他名称：溶原性噬菌体、隐性原噬菌体。当其感染细菌之后并不增殖，且其基因组整合于菌体基因组中，随细菌基因组复制而复制的噬菌体。当菌细胞分裂时，噬菌体基因组亦随之分布于两个子菌基因组中，并不引起细菌的裂解。

温经祛寒（warming the channel to dispel cold） 中医治法。温法之一。温通经络、祛散寒邪的治法。①寒邪凝滞经络，肢体关节疼痛，痛有定处，日轻夜重，行走不便，常用麻黄、

桂枝、苍术、制川乌、附子、细辛、千年健等药。②伤寒寒中少阴之经，外连太阳之证，用麻黄附子细辛汤，温少阴之经而祛散寒邪。③妇女因冲、任二脉虚寒而月经不调，或月经后期，可用吴茱萸、桂枝、附子、生姜、当归、川芎、白芍、党参、炙甘草、阿胶等药。

温经汤（wenjing tang, decoction for warming channel） 中医方剂。《金匮要略》方。组成：吴茱萸、当归、芍药、川芎、人参、桂枝、阿胶、牡丹皮、生姜、炙甘草、半夏、麦冬。功能温经散寒、养血祛瘀。治冲任虚寒、瘀血阻滞，致经水淋漓不止，暮即发热，少腹里急，腹满，手掌烦热，唇口干燥，或妇人少腹寒，久不受胎，或月水来过多，以及至期不来。

温经丸（wenjing wan） 中医成药名。有两方：①温经祛瘀剂。出自《金匮要略》。组成：吴茱萸、当归、芍药、川芎、人参、桂枝、阿胶、牡丹皮、生姜、甘草、半夏、麦冬。功能温经散寒、养血祛瘀。用于月经不调、手心烦热、唇口干燥、小腹冷痛、久不受孕。孕妇忌服。临床用于功能失调性子宫出血、慢性盆腔炎、白带属冲任虚寒或兼瘀血阻滞者；②出自《中药成药学》。组成：党参、白术、茯苓、黄芪、肉桂、附子、干姜、吴茱萸、沉香、郁金、厚朴。功能温经散寒、健脾理气。用于脾胃虚寒的痛经、经血不调、寒湿带下、食少乏力、腰膝酸软、手足不温。亦可以汤剂服之。

温灸器灸（moxibustion with mild-moxibustioner） 中医灸法的一种。是使用一种特制的灸具筒或盒，内套有多孔的金属小筒或金属网，施灸时将艾绒（或艾条）放入内部的小筒内点燃，待其燃旺时，将筒盖扣好，放于施灸部位或穴位上腹灸，直到局部现红晕为度。此法对适于施灸的病症都可使用。

温抗体自身免疫性溶血性贫血（warm antibody autoimmune hemolytic anemia） 导致溶血的抗红细胞自身抗体为温抗体的一组溶血性贫血。温抗体型是自身免疫性溶血性贫血中最常见的类型。急性型多见于小儿，有寒战、高热、头痛、呕吐、腹痛和腰酸背痛；严重者有少尿、无尿，甚至肾衰竭或休克而威胁生命。多数则缓慢起病。贫血程度不一，可伴有黄疸及脾大。抗球蛋白试验是重要的诊断方法。治疗：肾上腺皮质激素是首选药物；激素无效宜脾切除。

温冷抗体混合型自身免疫性溶血性贫血（mixed warm and cold antibody autoimmune hemolytic anemia） 血清中既有温抗体又有冷凝集素的自身免疫性溶血性贫血（AIHA）。50岁以上居多，女性多于男性。有原发和继发两类。临床表现复杂，主要有严重贫血、黄疸，多数有肝脾大，可有雷诺（Raynaud）现象、肢端发绀或血红蛋白尿，也可表现为伊文思（Evans）综合征（获得性溶血性贫血和血小板减少）。血清学检查直接抗球蛋白试验（DAT）、IgG、C3多阳性，冷凝集素试验阳性，有宽温幅特征，D-L抗体阴性，红细胞自凝集现象多阳性。糖皮质激素加免疫抑制剂治疗。血浆置换仅用于急救辅助治疗。

温里剂（drugs for warming interior） 其他名称：祛寒剂。中医治法。凡以温热性药物为主组成，用以治疗里寒病证的方剂。它是根据《黄帝内经》"寒者热之""清者温之"的原则立法组方的。属八法中的温法。本剂具有振奋阳气、祛除寒邪的作用。用于里寒证。分两类：即温中祛寒，适用于脾胃虚寒证，代表方如理中丸；回阳救逆，适用于阳气衰微、阴寒内盛的急证，代表方如四逆汤。因本剂大多辛温燥热，能耗伤阴血，助热动火，对阴血虚、血热妄行均忌用。

温溜（wenliu, LI 7） 其他名称：蛇头、逆注。中医经穴名。属手阳明大肠经。手阳明郄穴。位于前臂背面桡侧，阳溪穴与曲池穴连线上，距阳溪穴上5寸处。主治头痛、面肿、咽喉肿痛、鼻衄、肩背痛、癫狂等。直刺0.5～1寸。艾炷灸3～5壮，或艾条灸5～10min。

温疟（pyrexial malaria） 中医病证名。疟疾的一种，以先热后寒、热多寒少、定时发作为特征。"此先伤于风而后伤于寒，故先热而后寒也，亦以时作，名曰温疟。"温疟者，其脉如平，身无寒但热，骨节疼烦，时呕。治疗以清热解表、和解祛邪为原则，用白虎加桂枝汤加减。

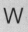

温脾汤（wenpi tang, decoction for warming spleen）　中医方剂。泻下剂。出自《备急千金要方》。组成：大黄、熟附子、干姜、党参、甘草。功能温补脾阳、攻逐寒积。用于脾阳虚弱所致寒积便秘或久痢赤白不爽，腹部冷痛，喜温喜按，手足不温，舌苔白滑、根部厚，脉沉弦。

温热（warm-heat）　①中医病因，即温邪或热邪。以邪轻的为温，邪重的为热；逐渐感受的为温；急速侵袭的为热；冬春为温，夏暑为热。实际差别不大。②中医病名。即温病。如《温热经纬》以此作为外感热病的总称。③中医术语。温病分类名称。病因由于热而不挟湿的，称为"温热"，如风温、温燥等；湿热合邪的，称为湿热，如暑湿、湿温等。

温热病（seasonal febrile disease）　中医病名。①温病的别称。泛指各种温病、热病。也有以感受热邪的轻重与季节的不同，分称为"温病"与"热病"者。②温病的一种。指温病之偏热盛而不兼风、寒、暑、湿等他邪者。《温病条辨·上焦篇》："温病者，有风温、有温热、有温疫、有温毒、有暑温、有湿温、有秋燥、有冬温、有温疟。"

温室气体（greenhouse gas）　大气中具有透过太阳短波辐射（可见光）、吸收地球长波辐射（红外线）特性的气体。主要包括二氧化碳、甲烷、氧化亚氮、氯氟烃等。它们在大气中含量增加，导致地球温室效应增强和全球变暖。

温室效应（greenhouse effect）　大气中某些痕量气体引起地球表面和大气下层年平均温度升高的现象。这些气体主要有二氧化碳、甲烷、臭氧、一氧化二氮等。太阳辐射透过大气层，除很少一部分被吸收外，大部分到达地表。地表温度提高，又以长波（热量）向外辐射，被大气中的温室气体和水蒸气吸收，阻留了地球热量向空间散发，使地表和大气下层温度增高。

温水擦浴（tepid-water sponge bath）　备温水 32～34℃，与正常人皮温 33.9℃相近，按照临床上擦浴的方法擦拭病人的全身。因为无刺激、不过敏，对新生儿、婴幼儿非常适宜。常用于高热病人降温。

温特博特姆征（Winterbottom sign）　非洲锥虫病病人颈部枕下三角区淋巴结肿大。

温特征（Wynter sign）　腹膜炎的临床征象之一。病人平卧时，观察病人腹部可见腹式呼吸运动减弱或消失，触诊腹部有压痛、反跳动和腹壁紧张度增高等腹膜刺激征，此即温特征。临床上见于各种急性腹膜炎、腹腔脏器穿孔、破裂、损伤和炎症等。

温胃舒胶囊（wenweishu jiaonang）　中医成药名。温里剂（温中散寒剂）。另有制剂：颗粒。组成：党参、附子、黄芪、肉桂、山药、肉苁蓉、白术、山楂、乌梅、砂仁、陈皮、补骨脂。用于慢性萎缩性胃炎、慢性胃炎所引起的胃脘冷痛、腹胀、嗳气、纳差、畏寒、无力等症。胃大出血时忌用。

温下（purgation with drug of warm nature）　中医治法。下法之一。用于寒性积滞里实证的治法。如大便不通属于寒结的，症见腹满而实、手足凉、苔白腻、脉沉弦或沉迟等。选用温性泻下药，如巴豆霜；或以温热药与寒下药配用，如附子、细辛配大黄。代表方剂有三物备急丸、大黄附子汤等。

温邪（warm evil）　中医术语。各种温热病致病邪气的通称。包括温病中的春温、风温、暑温、伏暑、湿温、秋燥、冬温、温疫、温毒和温疟等的病因。

温邪犯肺（warm-evil attacking lung）　中医病机。外感性热病初期的病机。外感温热邪气从口鼻侵入，因肺主皮毛，主人身之表，具肺位最高，邪必先伤，故初起即见肺的症状。如咳嗽、发热、口渴、头痛，或咽喉娇红肿痛、舌边尖红、脉浮数等。由于温为阳邪，邪郁肌表，卫受其侵，肺失宣降，则见咳嗽；热伤阴液，咽喉为肺之门户，温热上灼，则见咽喉红肿疼痛；邪伤阳络，清窍被扰，则见头痛；温为阳邪，常多发热重恶寒轻；温邪在表，则见舌边尖红，脉浮数。多见于感冒、上呼吸道感染、急性支气管炎等疾患。

温邪上受（attack of pathogenic warm on upper-energizer）　中医病机。指外感温热病的感受病邪由口鼻而入。肺居上焦而开窍于鼻，温邪的发病规律多从肺开始，出现发热、头痛、恶风寒、汗出、口渴、咳嗽、脉浮数等症。《温热论》："温邪上受，首先犯肺。"

温阳利湿（warming yang to promote diuresis）　中医治法。祛湿法之一。即化气利水。治疗寒水阻遏阳气而小便不利的方法。如病人内停水湿，外有表寒，故阳气受阻遏，症见小便不利、头痛、微发热、心烦口渴、水入则吐、苔白腻、脉浮。用五苓散，取桂枝以温阳化气，四苓以行湿利水。

温疫（pestilence）　中医病名。①与瘟疫同义。多种急性传染病的统称。特点是发病急，具强烈的传染性、流行性，病情大多险恶。②指伤寒之邪未已，更感时行之气。其症身热头疼，烦渴呕逆，或有汗，或无汗，皆由温热相合而成。治宜寒凉清热为主。

《温疫论》（On Plague Diseases）　中医温病著作。吴有性（吴又可）撰。成书于明崇祯十五年（1642 年）。2 卷。详细论述了温疫病因、初起、传变诸症及治法等内容。提出戾气病因说，有别于传统的"六淫致病说"，指出温疫之邪由口鼻而入，在半表半里，主张治证不可发汗。参考古今医案，创造了一些有实用价值的方药，如达原饮等。对温疫病因和传染途径的认识，突破中医传统之说。在显微镜还未应用的当时，其对病因戾气及其致病与后来西方对病原菌及其致病的描述非常接近。

温燥（heat-dryness syndrome）　中医病名。属秋燥之一。因秋季感受燥热邪毒而偏热者。症见发热恶风、头痛、肤干及鼻、唇、咽喉干燥，口渴，舌边红，脉细数。治宜疏风清热、宣肺润燥，可用桑杏汤、清燥救肺汤等。

温针（acupuncture with heated needle）　其他名称：温针灸、针柄灸。中医术语。是针刺与艾灸结合应用的一种方法。用于既需留针又需艾灸的病证，如寒湿痹痛等。方法是：毫针刺入穴位留针时，将艾绒捏裹于针柄尾端，如小枣大，或用 1.5cm 长的一段细艾条插于针柄上，点燃施灸。燃尽后再去灰换新炷。一般可用 1～3 炷。此法可使热力通过针身到达腧穴内，起到针刺与艾灸的双重作用。

温中祛寒（warming the middle-jiao to dispel cold）　中医治法。温法之一。治疗脾胃阳虚阴盛的方法。如脾胃阳虚，症见食不消化、呕吐清水、大便水泻、舌淡苔白、脉象沉细，用理中汤。若里寒较重，胃部胀满冷痛、受凉饮冷则加剧、呕吐清水，或食后久而吐出，可用熟附子、干姜、吴茱萸、高良姜、沉香等。

瘟黄（epidemic jaundice）　其他名称：急黄。中医病证名。指触感疫疠之气所致的黄疸。感受湿热瘟毒，毒盛化火，郁蒸肝胆，邪迫营血而引起的黄疸。临床表现为身目俱黄，色泽鲜黄或红黄，伴高热、烦躁，甚者衄血便血、神昏，脉弦洪数。治宜清热化湿、凉营解毒、芳香开窍等法，以茵陈蒿汤合清瘟败毒散加减。

瘟疫（pestilence）　见温疫。

文拉法辛（venlafaxine）　其他名称：万拉法新、凡拉克辛、怡诺思、博乐欣。抗抑郁药。用于治疗各种类型抑郁症及广泛性焦虑症。制剂：胶囊剂、片剂。禁止与单胺氧化酶抑制剂合用。中度肝病病人、肾病病人应减量。

文尼瓦特征（Winiwarter sign）　若手术时发现十二指肠旁的后壁腹膜上有黄色斑即为此征阳性。表明十二指肠的腹膜外部分穿孔。

文氏现象（Wenckebach phenomenon）　心脏病病人的心电图征象之一。二度Ⅰ型房室传导阻滞时，心电图表现在一系列 P 波中，P-R 间期依次呈进行性延长，直到 P 波不能传入心室，发生心室漏搏，在漏搏后的第一个搏动中 P-R 间期又形缩短，以后又重复上述表现，如此周而复始。

文氏征（Wenckebach sign）　粘连性心包炎的特异征象。若吸气时病人的胸骨向内牵缩即为此征阳性。此征对粘连性心包炎有诊断意义。

文氏阻滞点（rate of Wenckebach block）　房室传导时间随心房起搏频率递增而延长，当递增到一定数值时，出现房室传导文氏现象，该起搏频率即为文氏阻滞点。其范围在 100～200 次/min，有 85%大于 130 次/min。

文证（documentation）　其他名称：书证。能够直接反映和证明案件事实的文字资料和记有符号、图画的物品。为法定证

W

据之一。记载形式多样而复杂。法医学实践中常见的文证有遗书、诊疗病志、手术记录和各种笔录等。

文证审查（appraisal of document，document examination） 对司法机关交付的能直接反映和证明案件事实的文字资料和记有符号、图画的物品依法进行的审核认定。法医学上文证审查一般由经验丰富的高级法医学专家进行，或由司法机关聘请的各有关专家包括法医学专家组成的鉴定委员会来进行。

纹状体（striate body，striatum corpora） 基底神经节中的尾状核和豆状核合称。豆状核又分为苍白球（内侧）和壳（外侧）。在种系发生上，苍白球较古老，为旧纹状体。尾状核和壳合称新纹状体。它们的功能主要是调节肌肉的张力、协调各种精细复杂的运动等。苍白球病变时，出现肌张力增高、震颤、运动迟缓而困难；尾状核和壳病变时，肌张力减低、运动过多，称舞蹈症。

纹状缘（striated border） 破骨细胞、小肠柱状细胞、肾近曲小管上皮细胞与物质吸收有关的结构。例如小肠柱状细胞（吸收细胞）在电镜下可见纹状缘是由许多排列整齐而紧密的微绒毛组成，每个细胞约有 3 000 根微绒毛。微绒毛表面附有一层由糖蛋白组成的糖衣，它具有保护作用和分子筛作用。小肠的环形皱襞和绒毛、微绒毛可使小肠吸收面积达 $200\sim400m^2$。

闻诊（listening and smelling） 中医四诊内容之一。包括听声音和嗅气味两个方面。声音的产生，与气之盛衰有密切关系。气味的产生则与排泄物有关。听声音主要是根据音的大小、高低、清浊来区别寒热虚实。闻气味可根据病体和病室气味两个方面来分析。病体气味主要由邪毒使人体脏腑、气血、津液产生败气，以致从体窍和排泄物发出臭气，据此可辨脏腑气血的寒热虚实以及邪气之所在。病室气味则是病体气味和排泄物气味散发所致，说明病情严重或卫生护理极差。

蚊（mosquito） 借吸血扰人或传播疾病的重要昆虫。特点是：喙比头长得多；特殊的翅脉序；翅脉及翅缘有鳞片。其中按蚊、库蚊、伊蚊是传播疾病的重要媒介，我国已知蚊媒疾病有乙型脑炎、登革热、疟疾、丝虫病等。

蚊幼密度（density of mosquito larva） 用以表示蚊幼多少的指标。①按勺计算法：即用标准水勺于蚊幼滋生的水面定时点捞取一定勺数，计算每勺的蚊幼平均数。蚊幼密度＝（各期幼虫总数＋蛹总数）/勺数。②容量计算法：适用于小型积水处如瓦罐、树洞、石穴等滋生地调查。常计数 100ml 水内蚊幼数。蚊幼密度＝蚊幼数/水（100ml）。

吻合管（vas anastomoticum） 在动脉与动脉、静脉与静脉、动脉与静脉之间起连通作用的血管。它使上述血管之间不经过毛细血管而直接连通。缩短循环途径，调节局部血流量。

吻合口溃疡（stoma ulcer，stomal ulcer） 其他名称：边缘性溃疡。在胃、十二指肠溃疡行胃切除术或单纯胃空肠吻合术后，发生在吻合口边缘及其附近的胃、十二指肠或空肠黏膜上的溃疡。原因与手术选择不当，迷走神经切除不完全，胃切除范围不够或胃窦黏膜残留等有关。主要表现为腹痛、消化不良、间歇性小量出血，亦可引起穿孔。多采取内科疗法，必要时再行手术。

吻合术（anastomosis） 一种接通空腔器官的手术方法。主要用于消化道和血管疾病。其目的在于使断裂管腔的两端连接起来，重新建立管腔通道，如血管因伤断裂后的吻合；又如肠管因病变而切除一段后，作上下端的吻合。亦可因管腔梗阻，施行手术以造成侧向通道，如幽门梗阻时作胃空肠吻合术。有时，也用于接通两个不同系统的空腔器官，如输尿管与肠道。

稳定剂（stabilizer） 能增进药物和制剂的稳定性使其成分或效力经久不变的物质。如抗坏血酸溶液中加入焦亚硫酸钠以延缓主药氧化，甲醛溶液中加入乙醇以防止聚合等。

稳定区（stabilization area） 免疫球蛋白分子结构的一部分，是其多肽链氨基酸的组成和序列的变化不多，仅由于多肽链的类型不同而有些差别。稳定区的结构与抗体分子发挥生物学功能有直接关系。

稳定型心绞痛（stable angina pectoris） 其他名称：稳定型劳力性心绞痛、典型心绞痛、普通型心绞痛。指劳力性心绞痛发作的性质和特点在 1～3 个月内无改变，即每日或每周疼痛发作的次数大致相等，诱发疼痛的劳累和情绪激动等因素的程度相同，每次发作疼痛的性质和部位无改变，疼痛持续的时间相仿（3～5min）；用硝酸甘油后也在相同时间内发生疗效。发作时心电图显示 ST 段压低和 T 波倒置。本型心绞痛病人对抗心绞痛药物的反应良好、预后较好。

稳定性感染（steady state of infection） 不具有杀细胞效应的病毒所引起的感染。某些病毒进入细胞后能够复制，以出芽方式释放子代，不引起细胞裂解、死亡。常见于有包膜病毒，如流感病毒、疱疹病毒等。

[稳定性]加速试验法（accelerated test process） 一种快速的测定药剂的物理稳定性或化学稳定性的试验法。将药剂储存于特定的实验环境中加速破坏，定时测定其破坏程度，然后用动力学理论分析和估计药剂的物理或化学稳定性。实验条件包括升温、控湿、光照、离心等。恒温法是经典的、比较准确的方法，广泛用于原料药物选择、制剂处方设计、工艺改革以及药品储存期预测等方面。

稳态（homeostasis，steady state） 其他名称：机体自稳态。机体各项生理功能、内环境理化特性等，在不断变化着的环境中，在神经和体液因素的调节下，保持相对恒定或动态平衡的状态。

稳态噪声（steady noises，stationary noises） 在时间上呈连续性的强度较恒定的噪声。通常指测量时，其幅值和频谱的变化小到可以忽略而不计的噪声。可用声级计测量总声压级或 A、B、C 声级。稳态噪声对人体的危害大小主要取决于噪声的强度和接触时间，也与噪声的频谱特性有关，一般低频噪声危害较小，频率在 4 000Hz 左右的噪声危害最大。

稳心颗粒（wenxin keli） 中医成药名。温里剂（为回阳救逆、益气复脉剂）。组成：党参、黄精等。用于气阴两虚兼心脉瘀阻所引起的心悸不宁、气短乏力、头晕、胸闷胸痛，心律失常、室性期前收缩、房性期前收缩病人有上述指征者可服用。孕妇慎用。

问题儿童（problem child） 品行上严重不符合以致违反社会公共生活准则与有关行为规范，或不能良好地适应社会生活，给社会、他人和自身造成不良影响甚至危害，但未构成犯罪的儿童。不能正常地与人交往、处理事情和参加活动；不能正常地学习，表现为课堂上经常做小动作或嬉笑言谈，恶作剧，做事不负责，残忍地对待他人和小动物，说谎话、偷窃，不服从教海，反抗，易激怒，破坏公私物品等。另有的表现为，对游戏无兴趣，对事物缺乏好奇心，不与人合作，孤僻而常做白日梦；依赖大人生活，做事畏首畏尾，十分拘束，生活上拒食、挑食、夸大小疾病，哭闹要挟大人，长期下去可发展为精神问题儿童。

问题饮酒（problem drinking） 有可能导致健康和社会问题的饮酒。问题饮酒者是指饮酒已经导致健康损害和社会问题的人。

问诊（inquisition，interrogation；inquiry） ①医生通过与病人交谈，详细地了解疾病的发生、发展情况，经过分析、综合、全面思考而提出临床判断的一种诊法。在临床工作中有相当一部分疾病的诊断仅是通过问诊就可以基本确定。对病情复杂而又缺乏典型症状表现的病人，深入细致的问诊就更为重要。问诊包括一般项目（姓名、性别、年龄等）、主诉、现病史、既往史、系统回顾、个人史、婚姻史、月经史、生育史、家族史。②中医四诊之一。医生向病人或陪诊者询问疾病的发生、发展、治疗经过、现在症状和其他与疾病有关的情况，以了解病情、诊察疾病。

翁纳综合征（Unna syndrome） 以皮肤脂溢性渗出性皮炎性损害为特点的一组病征。青壮年好发。常自头部开始向下蔓延，伴瘙痒；皮脂增多，皮肤发红，有黄痂，湿疹化；头屑增加，易脱发。治疗：少食脂肪、甜食，外用药物，口服维生素 B。

翁纳痣综合征（Unna nevus syndrome） 以表浅或较深部血管扩张，伴结缔组织增生为特点的一组病征。可出现粉黄色或粉红色斑、葡萄酒色痣、焰色痣等皮肤病变。治疗：外科处理。

涡流（turbulent flow, vortex flow, eddy current）　血流通道严重狭窄时，血流经过狭窄处进入大的空腔，流线将发生显著异常，形成许多小的旋涡，部分流线向前，部分流线向后，速度剖面上有快有慢、有正有负，方向非常复杂的流动方式。多普勒频谱曲线上离散度极大，频窗消失，且在基线下方有实填的光点，呈双向对称分布，幅度较高。血流声嘈杂、刺耳，呈噪声。彩色多普勒上出现正、负交错的双向血流，故该区呈五彩镶嵌的特异图像。临床上多见于分流性、反流性及严重狭窄性疾患。

窝状角质松解症（pitted keratolysis）　一种跖部角质层剥蚀的皮肤病。病原体可能是棒状杆菌属。多见于热带和亚热带，特别是长期密切接触泥土和水的人。皮损为多数散在浅表的黄豆大圆形角层剥蚀。相邻皮损互相融合成不规则状，呈肤色、棕色或黑色，局部常伴多汗，间有浸渍和恶臭，多发生在足底。治疗：口服红霉素或局部用庆大霉素软膏等。

蜗牛胃（cochleate stomach）　胃溃疡瘢痕收缩可引起胃形状发生蜗牛状改变的情形。胃小弯侧多发性溃疡或线状溃疡所致瘢痕收缩，可使胃小弯侧明显短缩，贲门与幽门端相互靠近而大弯侧长度不变，致使胃的外形呈蜗牛状。

蜗神经核（cochlear nucleus）　其他名称：耳蜗神经核。位于脑桥与延髓交界平面，第四脑室外侧隐窝室底灰质内的神经核。属特殊躯体感觉核，包括蜗背侧核和蜗腹侧核。此核接受来自内耳蜗神经传入的初级听觉纤维，发出纤维参与形成斜方体，终止于上橄榄核、斜方体核、下丘核等。

沃恩综合征（Vaughan syndrome）　一种骨髓纤维变性疾病。多见于40岁以上，表现为贫血，血液中出现幼稚红细胞和幼稚粒细胞，巨脾，肝大。骨髓穿刺常抽不到骨髓组织，活检切片中可见纤维组织大量增生。治疗：使用雄激素、白消安、中药等，脾症状极重者行脾切除术。

沃尔夫-柴可夫效应（Wolff-Chaikoff effect）　见碘阻滞效应。

沃尔夫-赫希霍恩综合征（Wolf-Hirschhorn syndrome）　见4p部分单体综合征。

沃-弗综合征（Waterhouse-Friderichsen syndrome）　见暴发型脑膜炎球菌败血症。

沃纳综合征（Werner syndrome）　其他名称：维尔纳综合征、成人早老综合征。一种罕见的常染色体隐性遗传性疾病。病人成年后即开始衰老并进行性加重，以短身材、老人外貌、白内障、关节挛缩、提前停经及各种皮肤改变为特征，易患肌肉、结缔组织病，常于50岁前死于动脉粥样硬化。

沃-帕-怀综合征（Wolf-Parkinson-White syndrome, W-P-W syndrome）　有时用作预激综合征的同义词。指房室之间存在异常的传导组织，使心房冲动提早到达心室的某一部分，并使之提早激动。心室预激本身不产生血流动力障碍，故无症状，但能由心电图、心向量图检查作出诊断，有引起阵发性心动过速的倾向。

沃斯特克征（Chvostek sign）　见面神经征。

卧位型心绞痛（angina decubitus）　发生在休息时或熟睡时的心绞痛。发作时间长，症状重。发作与体力活动或情绪激动无明显关系。对硝酸甘油疗效差。心电图上可有缺血改变。可发展为心肌梗死。治疗：同心绞痛。

卧位性 P-R 间期延长（clinostatic P-R interval prolongation）　立位时无明显 P-R 延长，卧位时 P-R 间期延长，并随时间延长而逐渐延长直至延长时间固定。与卧位时迷走神经紧张度增高、房室结不应期延长有关，多无器质性心脏病。

握持反射（grasp reflex）　儿科判断胎龄的神经反射。将手指或笔杆触及小儿手心时，立即被小儿握住不放。此反射在胎龄34周时已形成较好，39周后可用此反射将小儿从床上提起，生后3个月消失。此反射不能正常出现或消失，提示神经系统疾患。

握克丁（octin, isometheptene）　见异美汀。

握力计（squeeze dynamometer）　测定人体握力及拉力大小的器械。测握力时，将其置于掌心，用力紧握即可。测量拉力时，一端牵于手中，另一端用专门器械钩住，两脚踏在地上，用力拉即可测出准确的背肌力大小。最大握力为80kg，最大拉力为240kg。

乌尔巴赫综合征（Urbach syndrome）　以细胞外胆固醇沉着为组织学特点的一组综合征。临床特点为手足背和四肢出现紫红色、中央棕黄色的斑块与红色结节。治疗：试用氨苯砜治疗，局部注射醋酸曲安奈德。

乌尔里克综合征（Ullrich syndrome）　先天性发育畸形。以下颌-眼-面部-颅骨为主。表现为短头或尖头、小鼻、小下颌、多指（趾）、脊柱裂、内脏囊性变、小眼球、小睑裂等。无特殊治疗方法。

乌鸡白凤丸（wuji baifeng wang）　其他名称：乌鸡丸。中医成药名。理血通络剂。由《寿世保元》乌鸡丸加减而来。组成：乌鸡、鹿角胶、鳖甲、牡蛎、桑螵蛸、人参、黄芪、当归、白芍、香附、天冬、甘草、生地黄、熟地黄、川芎、银柴胡、丹参、山药、芡实、鹿角霜。功能补气养血、调经止带。用于气血两亏引起的身体瘦弱、腰膝酸软、阴虚盗汗、月经不调、子宫虚寒、行经腹痛、崩漏带下、产后失血过多、头晕。孕妇忌服。临床亦可用于肝炎及血小板减少性紫癜。

乌柏油（sapium oil）　其他名称：皮油。大戟科植物乌桕树种子含有的油。白色或黄白色固体，有特臭，无刺激性。主要成分为棕榈酸、油酸与少量硬脂酸、豆蔻酸。熔点38～42℃，软化点31.5～34℃。释放药物较可可豆油缓慢。

乌拉地尔（urapidil）　其他名称：利喜定、优匹敌、压宁定。抗高血压药（α受体阻滞药）。用于各期高血压；也用于高血压危象及手术前、中、后对血压升高的控制。制剂：盐酸乌拉地尔注射剂。孕妇、哺乳期妇女禁用。主动脉峡部狭窄、动静脉分流的病人禁用静脉注射。

乌灵胶囊（wuling jiaonang）　中医成药名，安神剂。组成：乌灵菌粉。适用于神经衰弱的心肾不交证，症见失眠、健忘、神疲乏力、腰膝酸软等。

乌洛托品（methenamine）　其他名称：尿炎清。合成的抗菌药。用于轻度尿路感染。制剂：片剂。严重肾功能不全者禁用。应同服氯化铵，使尿呈酸性。

乌梅（black plum, Fructus Mume）　其他名称：熏梅、梅实。中医药名。涩肠止泻药。蔷薇科落叶乔木乌梅树的未成熟果实加工而成。酸、涩、温。归肝、脾、肺、大肠经。功能敛肺、涩肠、生津、安蛔、止血。用于久咳、久泻、久痢、便血、尿血、血崩、虫蛔厥、呕吐、烦渴等症。有实邪者忌用。乌梅对金黄色葡萄球菌、铜绿假单胞菌、结核分枝杆菌等有抗菌作用。可治疗蛔虫病、钩虫病、肠炎痢疾。外用治疗疮疡胬肉、鸡眼、胼胝。亦治银屑病。

乌梅丸（wumei wan, black plum pill）　中医成药名。驱虫剂。语出《伤寒论》。组成：乌梅、蜀椒、细辛、黄连、黄柏、干姜、附子、桂枝、人参、当归。功能安蛔止痛、补虚温脏。用于蛔厥。症见胃热肠寒，腹痛时作，烦闷呕吐，甚则吐蛔，脾虚久泻，手足厥逆。用于蛔虫病、胆道蛔虫病、慢性肠胃炎、过敏性结肠炎、菌痢、阿米巴痢疾、阑尾炎。

乌梢蛇（garter snake, Zaocys）　其他名称：乌蛇、黑风蛇。中医药名。游蛇科动物乌梢蛇除去内脏的干燥全体。甘、平。归肝、肺经。功能祛风湿、通经络、解毒。主治：①风湿顽痹，肌肤麻木，筋脉拘急以及中风的口眼㖞斜，半身不遂。②痉挛抽搐，惊厥之症。如破伤风的角弓反张。③疥癣、皮肤顽癣、瘰疬、恶疮等。

乌蛇止痒丸（wushe zhiyang wan）　中医成药名。养血祛风、除湿止痒剂。组成：乌梢蛇、防风、蛇床子、黄柏、苍术、人参须、牡丹皮、蛇胆汁、苦参、当归、人工牛黄。用于皮肤瘙痒、荨麻疹等属于血虚郁热、风湿相搏者。过敏体质者慎用。

乌司他丁（ulinastatin）　其他名称：天普洛安。消化系统药。用于急性胰腺炎、慢性复发性胰腺炎的急性恶化期、急性循环衰竭。制剂：注射剂。有过敏史者、孕妇及哺乳期妇女慎用。高龄病人应减量。

乌体林斯（Mycobacterium Phlei F.U.36 Injection）　其他名称：草分枝杆菌制剂 F.U.36。免疫增强剂。用于增加机体抵抗力，以达到防治疾病的目的。制剂：注射剂。使用时充分摇匀。高热病人禁用。如出现红肿、硬结时，暂停注射，待消失后再注射，以免注射部位出现无菌性坏死。

乌头碱中毒（aconitine poisoning） 见乌头类中毒。

乌头类中毒（aconite poisoning） 其他名称：乌头碱中毒。植物乌头主根和支根附子、附片加工和药用不当引起的中毒。同科野生品种有草乌头、一枝蒿、落地金钱、搜山虎等，其毒性较乌头和附子更大。2～4mg乌头碱结晶即可致命。中毒症状主要涉及神经系统和心血管系统。中枢及周围神经先兴奋后麻痹，并最及迷走神经。表现为多汗、心动过缓、心律失常、血压下降；四肢肌肉强直和牙关紧闭。治疗：阿托品可缓解部分症状；纠正心律失常。

乌托夫征（Uhthoff sign） 患者活动眼球后出现的水平性、旋转性或垂直性震颤，或直视时出现轻度摆动性眼震样动作的体征。见于多发性硬化。由德国人乌托夫（Uhthoff）于1890年首次描述。

乌药（combined spicebush root, Radix Linderae） 其他名称：台乌药。中医药名。樟科植物乌药的块根。辛，温。归脾、肾、肺、膀胱经。功能行气、散寒温肾、止痛。主治：①脘腹胀痛、反胃吐食、宿食不消、气厥头痛、疝痛。②妇女肝郁气滞的痛经。③尿频、遗尿属下焦虚寒者。

污泥（sludge） 环境工程中指废水处理过程中产生的沉淀物质。包括从废水中分离出来的固体杂质、悬浮物质、胶体物质。污泥中含有多种有毒有害物质，如有机物、重金属和病原体等。

污泥处理（sludge treatment） 对废水处理中产生的沉淀物质进行减量化、无害化和资源化的过程。主要是降低污泥的含水率、去除有机杂质和杀灭病原体，处理方法有污泥浓缩、脱水、干燥、调理、热解、焚烧、填埋等。污泥可堆肥利用。

污泥浓缩（sludge thickening） 降低污泥的含水率，缩小污泥体积，使污泥初步脱水的处理过程。方法有在竖流式或辐流式浓缩池中靠重力作用分离的沉降浓缩法，以及上浮浓缩、离心机或振动筛等浓缩法。

污泥调理（sludge conditioning） 破坏污泥的胶态结构，减少泥水间的亲和力，改善污泥脱水性能的过程。有化学调理法、热处理法、冷冻溶解法及淘洗法等。

污泥消化（sludge digestion） 利用微生物的代谢作用使污泥中的有机物稳定化的过程。分为需氧微生物消化和厌氧微生物消化。多运用后者，即有机物在厌氧条件下被厌氧微生物分解，所产生的沼气可用作燃料，消化后的污泥可用作肥料。

污染（pollution, contamination） ①任何直接或间接改变外界环境的物理、化学和生物学性状，以致影响人类健康和生物生存的状况。主要是由于工业"三废"或生活污物的不合理排放所致。②有传播或传染力的病原或非病原微生物附着或存在于某处的状态。③化学物质或放射性物质的玷污。

污染防治（pollution prevention and control） 为保护和改善人类环境，对污染源及其排放的污染物质和能量采取的各项措施。包括合理利用自然资源，最大限度地减少污染物的产生量和排放量，预防和治理环境污染及其危害。

污染化学（pollution chemistry） 其他名称：环境污染化学。环境化学的一个分支。研究化学污染物在环境中发生的化学现象及其产生的环境影响和生态效应。内容包括化学污染物在环境中的来源、形态、迁移、转化和归宿的变化规律和反应机制，以及阐明其对人类和生物产生的影响和进行化学防治的理论及方法。

污染控制化学（pollution control chemistry） 环境化学的一个分支。研究环境中化学污染物质控制、治理的化学机制和工艺技术。内容包括污染源控制、环境修复技术、污染预防和清洁生产中的化学现象，揭示污染控制过程中化学反应机制和规律，为污染控制提供新材料和新技术等。

污染伤口（contaminated wound） 伤口已有微生物污染但尚未化脓或侵入深层组织。经彻底清创处理，可一期愈合。如伤后6～8h的新鲜伤口、口腔内和肛门旁的手术伤口、胃肠手术的腹壁切口等。

污染生态化学（pollution eco-chemistry） 污染化学的一个分支。研究污染物质在生态系统中迁移转化规律及其机制。内容包括生态系统中化学污染物的来源、分布、循环、积累、降解和氧化等化学过程以及在生物体内的酶化学反应；揭示污染物引起的生物效应和机制，以及化学污染物在食物链传递中的生物化学过程和影响；探讨生物体对污染环境的调控等。

污染生态学（pollution ecology） 环境生态学的一个分支。研究生物与受污染环境间相互作用及其调控机制。主要包括：研究环境污染的生态效应和生物净化作用；探讨环境质量的生物监测、评价的原理和方法，以及环境污染物对人和生物产生的不良影响的防治途径等。

污染物（pollutant） 进入环境后使环境的正常组成和性质发生变化，对人类和生态系统造成不良影响或危害的物质。有自然界释放的，也有人类活动产生的。按其性质不同，可分为化学污染物、物理污染物和生物污染物；按其形态不同，可分为气体污染物、液体污染物和固体污染物；按其影响的环境要素不同，可分为大气污染物、水体污染物、土壤污染物；按其在环境中物理、化学性状的变化不同，可分为一次污染物、二次污染物等。

污染物浓度监测（pollutant concentration monitoring） 其他名称：污染物浓度控制监测。对污染源排放的污染物浓度进行测定的过程。是为环境管理实行污染物浓度控制服务的监测活动。

污染源（pollution source） 造成环境污染的污染物质和能量的发生源，即向环境排放有害物质或对环境产生有害影响的设备、装置和场所。有多种分类，如按污染物的来源不同，可分为天然污染源和人为污染源。环境污染防治主要是控制人为污染源。

污染源监测（pollution source monitoring） 对污染物发生的场所和设备等进行分析、测定的过程。包括污染物排放口监测，固体废物的产生、贮存、处置、利用的监测，防治污染设施运行效果监测、建设项目的环保设施和污染源治理项目竣工验收监测、排放许可证执行情况监测和污染事故应急监测等。

污染指数（pollution index） 综合表示环境污染程度或环境质量等级的数值。用数字方法归纳各种环境质量参数求得，并以简明数值反映环境质量状况，在环境质量评价中广泛应用。

污水（foul water） 浑浊不洁的水。通常指生活污水和工业废水。污水经处理后可以回用。污水多指生活污水，废水多指工业废水，尤其是含有有毒有害物的水。

污水处理（sewage-disposal, sewage treatment） 生活污水或以生活污水为主要成分的城市废水的处理。污水中含有各种各样的污染物质，如病原微生物、寄生虫卵、有毒物质和有机杂质等，因此需用物理学、化学、生物学等方法结合污水利用、污水灌溉等措施，改善污水水质。

污水处理厂（wastewater treatment plant, sewage treatment plant） 其他名称：废水处理厂。对城市或工业区废水和污水集中处理的场所。通常由进水提升泵站、污水处理设施、污泥处理设施和出水排放管道组成。按污水处理深度不同，可分为一级处理、二级处理、三级处理（又称深度处理）。一级处理主要去除水中漂浮物和部分悬浮状态的污染物；二级处理是进一步去除污水中的大量有机污染物；三级处理是进一步去除污水中磷、氮和难以生物降解的有机物、矿物质、病原体等。

污水处理率（sewage treatment rate） 反映某城镇污水（生活污水和工厂污水）处理的情况，即污水处理量与排放总污水量之比。污水处理率＝某地处理的污水量(t)/该地排放污水总量(t)×100%。

污水灌溉（sewage irrigation, wastewater irrigation） 利用处理过的城市生活污水、工业废水或二者的混合污水灌溉农作物、森林、牧草和休闲地等。经土壤吸附、土壤微生物降解作用可除去污水中大部分悬浮物和污染物，但其中还有氮、磷等植物营养元素。合理应用污水灌溉不仅对农业生产有促

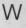

进作用，还可减轻污水对地面水体的污染。污水中往往含有一些对作物和人、畜健康有害且不易分解的有毒物质，因此要加强监测，以防止污染农产品、土壤、地下水等。

污水生物学（biology of polluted water）　环境生物学的一个分支。研究受污染水体中的生物的结构及其相互作用。主要包括污染水体中生物的种类、数量和群落结构特性及功能，污水生物系统监测、评价原理和方法，以及污水生物的毒性和毒理及污水生物处理等。

屋尘螨（*Dermatophagoides pteronyssinus*，house dust mite）　其他名称：欧洲尘螨。与人类疾病有关的主要尘螨之一。雌虫大小为$(290\sim380)\mu m\times(220\sim260)\mu m$，体型较扁，第4对足短小，第3对足粗长。雄虫略小于雌虫，后盾板长大于宽，第1对与第2对足等粗，无胸骨。广泛滋生于家庭中，可致尘螨性哮喘。

无保护起搏点（free of protection pacemaker）　在双重心律（如并行心律）中，基本心律的起搏点。以高频优势控制心脏搏动。无保护起搏点是不存在传入和传出阻滞的单向传导的起搏点。

无保护心律（free of protection rhythm）　无保护起搏点（窦性或异位单一起搏点）发出兴奋引起连续3次以上的心脏搏动。其一定是单一心律。

无Q波心肌梗死（non-Q-wave myocardial infarction）　心电图无病理性Q波出现的急性心肌梗死。约占急性心肌梗死的20%。临床表现同急性心肌梗死。诊断标准为：①缺血性胸痛持续30min以上；②心电图有缺血或损伤型ST-T段变化持续48h以上，且有动态演变过程，无病理性Q波和排除左束支传导阻滞和预激综合征；③血清心肌酶值出现有意义的增高。梗死后心绞痛和再梗死发生率高是其特征。治疗基本同Q波心肌梗死。

无创性心室起搏（noninvasive ventricular pacing）　把起搏电极放置于靠近心脏的胸壁或食管内并连接体外起搏器而进行的心室起搏。

无刺激试验（non-stimulating test）　其他名称：无激惹试验、胎心率加速试验。是以胎动时伴有一时性胎心率加快现象为基础，通过胎动引起胎心率变化了解胎儿的储备功能。一般认为30min内正常至少3次以上胎动伴有胎心率加速超过15次/min（每分钟动次数）；作为催产素激惹试验前的筛选试验。此法简单、安全，对监测宫内胎儿安危有实际价值。本法可在妊娠28～30周进行。胎动时出现胎心率加速称为有反应型，提示胎盘功能良好；否则为无反应型，提示胎盘功能减退，可进一步做催产素激惹试验。

无代偿间歇（non-compensatory pause）　在窦性心律伴插入性期前收缩时，其窦性P-P时间与不伴插入性期前收缩的窦性P-P时间相等。见于各种类型的插入性期前收缩，以室性最多，房性罕见。

无顶冠状静脉窦综合征（unroofed coronary sinus syndrome）胚胎期冠状窦间隔不同程度缺损，使冠状窦与左房交通，而产生的一系列临床表现。表现为发绀、心悸、乏力、心力衰竭等。治疗：手术。

无动性缄默症（akinetic mutism）　其他名称：运动不能性缄默症、睁眼昏迷。病人对外界刺激无意识反应，四肢不能活动，也可呈不典型去大脑强直状态，有无目的睁眼或眼球运动，注视检查者和周围的人，貌似觉醒，睡眠觉醒周期可保留或有改变。

无发绀型先天性心血管病（acyanotic congenital cardiovascular disease）　先天性心血管病的一大类型。本型包括左至右分流和无分流两类先天性心血管畸形。前者包括左向右分流、动脉导管未闭、心室间隔缺损、房室共道等；后者如单纯肺动脉口狭窄、主动脉缩窄、原发性肺动静脉扩张等。左至右分流的先天性心血管病可随肺动脉、右心房、右心室压力升高而使分流逆转为右至左分流，出现发绀。

无反射型（areflexia type）　其他名称：无回声型。尿、胆汁、血液、胸腹水及心包积液等液性物质，内部无声阻抗差，即无声学界面。超声波通过时，无界面反射，表现为液性平段（A型）或无回声暗区（B型）。因此，该类组织属于无反射型。此外，在某些结构极其均匀的实质性组织中，由于缺乏能引起反射的界面，其声学特征也可表现为无反射型。

无反应性（anergy）　机体对外来抗原刺激无反应。有两种情况：①原发性或继发性的免疫反应缺乏，虽在抗原的作用下仍缺乏应有的反应，常为非特异性。②机体存在抗体，对特定抗原不起反应，具有特异性。

无放射影像异常的脊髓损伤（spinal cord injury without radiographic abnormality，SCIWORA）　多见于颈、胸脊髓损伤，X线片上未见异常，但MRI检查可发现有椎间盘突出压迫脊髓。大多为全瘫，特别是胸椎损伤者。此种病例常见脑脊液中出血，晚期见脊髓长段缺血坏死萎缩变细。

无复吸系统及部分复吸系统（nonrebreathing system and partial rebreathing system）　麻醉学术语。呼出的混合气体都被排出的呼吸系统，称为无复吸系统。有部分呼出的混合气体残留的呼吸系统称部分复吸系统（过去称半开放系统及半封闭系统）。

无干电极（indifferent electrode）　双极肢体导联只是反映身体某两点的电位差，而不能测得某一点的电位变化，威尔逊提出单极导联的概念。通过动物试验，把一个电极板直接放在心肌表面，把另一个电极放在距心脏尽可能远的体表上，使它的电位等于或接近零电位的这一电极。

无睾症（anorchidism，eunuchism）　先天性睾丸阙如。较少见。单侧无睾症常发生在右侧，多伴有同侧肾、输尿管阙如。双侧无睾症常导致性别异常。青春期病人应采用雄激素替代治疗，以促进外生殖器的发育。

无功能性垂体瘤（non-functioning pituitary tumor）　目前垂体瘤的分类，主要指功能分类。原采用的光镜下分类方法（如嫌色、嗜酸、嗜碱细胞瘤等）存在一些弊端，自免疫组织化学染色技术及电子显微镜应用以来，对细胞的超微结构，尤其是细胞质分泌性颗粒的鉴别已达到比较精细的程度，可以直接看到相应激素的阳性结晶，从而按其产生的激素，进行功能分类。分泌激素者为有功能性垂体瘤，如泌乳素瘤、生长激素瘤等；目前还未见到能够分泌激素的，称为无功能性垂体瘤。一般无须处理，有压迫症状者，需手术治疗。

无功能性肾上腺皮质癌（non-functional adrenocortical carcinoma）　肾上腺皮质癌分类的一种，此类肿瘤分泌大量激素或者激素前体，或者分泌不足量的活性激素，而不能导致一系列的临床症状，但是这些肿瘤实验室检查仍可检测到分泌大量类固醇，其中男性雄激素分泌型肿瘤和女性雌激素分泌型肿瘤均不引起临床症状的亦属此类。

无功能性肾上腺皮质肿瘤（non-functional adrenocortical adenoma）　不产生大量糖皮质激素、盐皮质激素和性激素的肾上腺皮质肿瘤。临床上无皮质功能亢进的症状和体征，常因肿瘤本身引起的症状而就诊。恶性多见。

无功能性肾上腺肿瘤（non-functional adrenal tumor）　其他名称：肾上腺非功能性肿瘤。不产生或少产生肾上腺皮质激素，不分泌或少分泌儿茶酚胺，临床上不表现出肾上腺皮质功能亢进的症状和体征，或不存在以高血压为主的儿茶酚胺血症等一系列临床表现的肾上腺肿瘤。

无关刺激（indifferent stimulus）　不能引起条件反射的刺激。例如，给犬食物能引起分泌唾液，给犬铃声则不会引起唾液分泌，这时铃声即称为无关刺激。如果将铃声与食物多次结合应用，铃声就具有了引起唾液分泌的作用，此时，铃声已经成为引起条件反射的信号刺激或条件刺激。

无关节炎类风湿综合征（non-arthritic rheumatism syndrome）其他名称：非关节性类风湿综合征。关节肌肉疼痛伴肌无力，主动运动受限为主伴动脉炎的一组病症。多见于更年期后的女性，起病急，不累及关节，实验室检查无类风湿阳性表现。治疗：精神治疗，激素治疗，一般疗法如止痛、镇静、理疗、抗风湿药物。

无规噪声（random noise）　噪声振幅的瞬时值随时间变化的规律不能预先确定，只遵从某种统计分布规律（噪声幅值的时间特性满足正态分布）的声振荡。如交通噪声、多个声源产生的背景噪声等。

无过氧化氢酶血症（acatalasemia）　其他名称：黑血病。为常

W

染色体隐性遗传。组织中代谢产生的过氧化氢在过氧化氢酶的作用下迅速分解，释放出游离氧。本病病人红细胞中因缺乏过氧化氢酶，不能分解过氧化氢，致使血红蛋白变性成高铁血红蛋白，故创面变成棕黑色。病人在不用过氧化氢时情况正常。但半数病人易患齿槽溃疡、齿龈萎缩和牙齿脱落。

无害化（harmlessness） 环境科学中指对难以综合利用的废物进行安全处理和处置，以消除和降低其环境危害和保护人群健康的过程。

无汗性外胚层发育不良（anhidrotic ectodermal dysplasia, Christ-Siemens syndrome） 其他名称：克-西综合征。一种先天性外胚层缺损。90%见于男性。表现为皮肤少汗或无汗，毛发稀疏，耐热性差及原因不明的发热，牙齿全缺或部分阙如，锥状齿等。其他可有前额突出、颧骨高耸、马鞍形鼻、黏膜干燥、无泪、角膜混浊等表现。皮肤活检有助于诊断，对症治疗。

无汗性外胚层发育不良伴免疫缺陷（anhidrotic ectodermal dysplasia with immunodeficiency, EDA-ID） 一种类型为 X 连锁隐性遗传病。NF-κB 信号途径缺陷。临床表现为外胚层发育不良，特异性抗体缺陷（细菌脂多糖抗体），多种感染，包括分枝杆菌、化脓性细菌等。另一种类型为常染色体显性遗传。IKBA 突变导致 NF-κB 活化障碍。T 细胞受损。

无虹膜性青光眼（aniridic glaucoma） 虹膜残根堵塞前房残角或同时伴有房角先天发育异常的继发性青光眼。临床表现为虹膜组织先天缺损，角膜往往较小，晶状体可有混浊，怕光、视力差，可伴眼球震颤。眼压升高多为渐进性，所以常不引起头痛、眼痛、结膜充血等急性高眼压症状。治疗：抗青光眼药物滴剂；无效时采用小梁或房角切开术。

无黄疸性肝炎（anicteric hepatitis） 由肝炎病毒感染的轻型肝炎的一种。病理改变与黄疸性肝炎基本相同，特点是无黄疸发生。占全部病毒性肝炎病例的 70%～90%。可有肝大、血清转氨酶升高等，多数病人 3 个月内恢复，少数迁延不愈变成慢性肝炎，且均属于乙型肝炎。治疗：见乙型肝炎，预后较好。

无回答（non-response） 在流行病学调查中，未获得被调查者的答复的情况。"无回答"最常见于通信调查时。访问调查时也不能完全避免。"无回答"的原因可能是调查项目不适当，调查者工作方法或态度不当，或被调查者外出不在等。"无回答率"高时，不能将这种调查结果外推到总体上去。遇到"无回答"时应分析原因，考虑补救的对策。

无机分析（inorganic analysis） 以无机物为对象的化学分析方法。无机分析通常要求鉴定试样是由哪些元素、离子、原子团或化合物组成的，各成分的百分含量是多少，有时也要求测定它们的存在形式。

无机粉尘（inorganic dust） 各种无机化合物形成的粉尘。主要有矿物性粉尘，如铁、锡、铝、铜、铅、锰、铍、锌等金属及其化合物；人工无机粉尘，如金刚砂、水泥、玻璃等。

无机碱皮肤损伤（inorganic alkaline cutaneous trauma） 在生产或使用无机碱过程中发生的皮肤损伤。工业上广泛应用的钠、钾、铵、钡的氢氧化物，这些化学物质对皮肤黏膜都有腐蚀破坏作用。接触低浓度可致接触性皮炎，接触高浓度可造成皮肤严重灼伤，在接触处发生坏死性溃疡。治疗：立即应用大量清水彻底冲洗，用 2%醋酸溶液洗涤中和或用 3%硼酸水作湿敷。

无机磷（inorganic phosphorus） 成人体内磷含量约 700g，占体重 1%左右。无机磷占大部分，主要以羟磷灰石形式沉着于骨。细胞外液仅含 550mg。血清中磷 1/3 为无机磷。血清磷是指血中无机磷酸盐中的磷含量，成人正常值为 1～1.3mmol/L（3～4mg/dl）。无机磷有重要生理功能，细胞内无机磷刺激己糖激酶和磷酸果糖激酶及谷氨酰胺酶活性；血浆中磷酸盐，参与体内酸碱平衡的调节。

无机酸皮肤损伤（inorganic acid cutaneous trauma） 在生产和使用无机酸过程中发生的皮肤损伤。无机酸中最常用者为强酸类，如硫酸、盐酸、硝酸。无机酸为强烈的原发性刺激物，具有吸收水分的作用，使组织蛋白凝固，形成凝固性坏死。皮肤接触强酸蒸气或低浓度液体后，可在暴露部位发

生接触性皮炎，眼部可发生结膜炎，亦可见鼻炎、咽炎、支气管炎等。灼伤见于接触高浓度强酸。治疗：需采取紧急处理，首先用大量清水冲洗，然后用 2%小苏打水作洗涤中和，局部应用皮质激素软膏，严重者内服皮质激素。

无机污染物（inorganic pollutant） 进入环境后使环境正常组成和性质发生变化，并对人类和生态系统产生不良影响或危害的无机物。如各种元素的氧化物、硫化物、酸、碱、盐类等。

无机盐（inorganic salts） 生物体内除碳、氢、氧、氮以外的各种元素。人体中已发现的有近 70 种，其中含量较多的有钙（39%）、磷（22%）、钾（5%）、硫（4%）、氯（3%）、钠（2%）、镁（0.7%）7 种元素，它们约占人体中无机盐总量的 80%。此外，人体中含有铁、铜、锌、碘、钼、硒、铬、钴、锰、氟、锡、镍、硅和钒等微量元素。无机盐是构成机体组织的原料，维持正常渗透压，维持神经肌肉的兴奋性，作为多种酶系统的激活剂，构成酶的辅基、激素、维生素、核酸成分，以及调节机体酸碱平衡等功能。人体每天都有一定量无机盐从体内排出，因此需经常通过膳食摄入来补充。目前我国膳食中易于缺乏的无机盐是钙、铁、碘和锌等。

无激惹试验（nonstress test, NST） 见无刺激试验。

无脊椎动物（invertebrates） 脊椎动物以外所有动物的总称。其特点是：无脊索或脊椎、中枢神经系统位于消化道腹面、心脏位于消化道背面。包括原生动物、海绵动物、腔肠动物、扁形动物、线形动物、环节动物、软体动物、节肢动物、棘皮动物。占动物界种类的绝大部分。

无甲症（anonychia） 皮肤附件疾病。出生时指（趾）甲板全缺，为先天性缺甲；由于病变所致的缺甲，为后天性缺甲。

无甲状腺甲状腺功能减退综合征（athyrotic hypothyroidism syndrome） 由于甲状腺阙如、发育不良或异位，导致甲状腺激素缺乏所致的一组病征。表现为生后喂养困难、活动减少、发育减慢、智力障碍、皮肤干燥且冷、色素斑等。治疗：补充甲状腺素。

无解释的经期延迟综合征（syndrome of unexplainable delayed menstrual period） 发生在月经初潮、性生活初期或性生活方式改变时的月经期推迟，行经时发生出血量的症候群。表现为在外界刺激下出现恐惧、焦虑或痛苦的精神改变，导致经期改变、不规则出血，甚至假孕现象。予心理治疗。

无精子症（azoospermia） 男性不育症的一种原因。精液中无精子。

无菌（asepsis） ①机体组织、物体上或环境中不存在潜在有害微生物的状态；②不存在任何活菌、病毒等微生物的状态，多是灭菌的结果。

无菌包打开法（method to untie aseptic pack） 首先解开系绑在无菌包外的布带或拔出别在外面的大头针，手指捏包皮外面，从外角打开，依次打开左右角，最后打开内角，手不能触碰包皮的内面。如打开双层布包裹的无菌包时，需用无菌持物钳打开内层。取出所用物品后如有剩余物品尚需包好，用持物钳包好内层，用手包好最外层包布，系好布带，且注明打开时间。

无菌动物（germ-free animal） 出生后生活在无菌环境中的动物。通常采用剖腹术由母体取出，然后放置在专用的无菌箱内（供给无菌空气、食物和饮水）饲养。无菌动物不受空气中的腐生菌或致病菌微生物影响，因此对环境因素反应显著。

无菌技术操作（aseptic technique and manipulation） 保持无菌物品在无菌区域不被污染的操作和管理方法。应包括：无菌持物钳及无菌容器的使用方法、取用无菌溶液法及无菌包的包扎和打开法、无菌单的铺法、戴无菌手套法等。

无菌伤口（aseptic wound） 其他名称：清洁伤口。未经细菌侵入的伤口。在无菌条件下所做的手术切口，缝合后均能一期愈合。

无菌术（aseptic technique） 采用特殊的措施消灭或尽可能减少人体及环境中的微生物，以防止病原微生物侵入人体而引起伤口及其他部位感染。无菌术由灭菌法、抗菌法和一定的

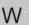

操作规则及管理 3 部分组成。灭菌法是利用物理或化学的方法杀灭一切微生物包括细菌及其芽孢、病毒。抗菌法又称消毒法，是利用化学方法杀灭人体体表的微生物，以及空气和器械中的微生物。戴口罩、戴帽子、穿隔离衣、隔离等规定应贯彻在整个无菌术中。

无菌物品（sterile articles）　经过物理或化学方法灭菌后未被污染的物品。如高压蒸汽灭菌后的手术器械、敷料、注射器、针头等。

无菌性骨坏死（aseptic necrosis of bone）　因缺血引起的骨坏死。骨骺坏死已知为血供阻塞所致，但阻塞原因不明，可能与损伤有关。常见部位为股骨头骨骺、胫骨结节、第 2 跖骨头、足舟骨、月骨等。治疗：困难。早期卧床休息，减少负重，辅以活血化瘀的中药及局部理疗；症状严重者行手术治疗。

无菌性脑膜炎（aseptic meningitis）　主要是由柯萨奇病毒和埃可病毒某些型引起的脑膜炎。临床上起病急骤，有发热、头痛、恶心、呕吐、厌食、腹痛和脑膜刺激征阳性等表现。脑脊液压力增高，白细胞一般在$(1\sim2)\times10^9/L$ 左右，少数可更高，初期以中性粒细胞为主，而后期以单核细胞为主，蛋白轻微增多，糖和氯化物正常。整个病程为 5～10 日。从脑脊液中分离出病毒或中和试验阳性有诊断价值。治疗针对各症候群进行对症处理。

无孔处女膜（imperforate hymen）　见处女膜无孔。

无孔处女膜切开术（excision of imperforate hymen）　将无孔处女膜切开的手术。取膀胱截石位，外阴消毒，局麻，在闭锁处女膜突出部穿刺，如能抽出暗褐色经血，则证明诊断确切，以穿刺针头为中心，做一"×"形切口，达处女膜基底部，经血流出后剪去处女膜瓣，对出血点进行缝扎。术中不做双合诊，术后保持外阴清洁，口服消炎药物。

无力型心室颤动（powerless ventricular fibrillation）　其他名称：细波型室颤。f 波振幅≤0.1mV 的房颤。由于 f 波过于纤细使所有导联 f 波均不清楚，易漏诊。应提高标准电压，加作 S_5 或食管导联，或压迫颈动脉窦或眼球，以显示 f 波。多见于冠心病等持续较长时间的房颤。

无力性便秘（atonic constipation）　指结肠蠕动功能减弱或丧失所致的便秘。如长期应用抗胆碱能药物所致药物性便秘；滥用吗啡类药物所致的中毒性便秘；腹肌与骨盆底肌软弱的经产妇女；或经常服泻剂治疗便秘的病人。此外，也可见于肥胖症、罹患重degree腹水或巨大腹腔肿瘤致腹肌软弱的病人。重度肺气肿或膈麻痹、中枢神经系统疾病（如脑血管意外、截瘫、脊髓痨等），以及重度内脏下垂或巨结肠的病人均可引起便秘。

无粒白细胞（agranulocyte）　血细胞中胞质内不含特殊颗粒的白细胞。分为淋巴细胞和单核细胞两种。

无绿藻病（protothecosis）　其他名称：原藻病。失去叶绿素的一种藻类侵入皮肤或其他组织引起的一种肉芽肿病变。开始为一丘疹或小结节，逐渐向外围扩大，可破溃、结痂，或形成溃疡，愈后留下萎缩性瘢痕，无自愈倾向。早期小块损害可手术切除。治疗：内服碘化钾、克霉唑等，结合外用抗真菌制剂。

无脉症（病）（pulseless disease）　见多发性大动脉炎。

无名静脉（innominate vein）　其他名称：头臂静脉。左右各一，分别由同侧的颈内静脉和锁骨下静脉在胸锁关节后方汇合而成。汇合处所成的夹角称静脉角。它除收纳颈内静脉和锁骨下静脉的血液外，还接受椎静脉、胸廓内静脉、甲状腺下静脉等。

无名尸体检查（examination of unknown corpse）　法医学术语。对无姓名又无主认领的尸体进行的检查。无名尸体多见于人口稠密、交通繁忙的城镇、车站以及江河湖泊，偶亦见于山乡僻壤。除进行常规检验以辨明死因、死亡性质和死亡时间外，力争解决死者性别、年龄、体格发育情况、职业、居住地区、个体特征等问题，以供家属认领和刑侦部门参考。

无脑回畸形（agyria, lissencephaly）　罕见脑先天畸形。大脑皮质纹理简单，脑沟减少、变浅，脑回增宽、变厚。表现为严重智力减退及躯体发育不良，全身癫痫发作，去大脑强直，持续角弓反张。亦可有低张力性脑瘫或痉挛性双侧瘫痪。无特殊治疗方法。

无脑畸形（anencephaly）　大脑完全阙如，伴有脑颅和头皮缺失的先天畸形。脑的底部或基底核组织暴露于外，仅由一层纤维组织覆盖。系胚胎发育过程中神经管头端闭合失败所致。这类新生儿可并发其他畸形，多于分娩后短期内死亡，无特殊疗法。

无尿（anuria）　指 24h 尿量少于 100ml，或 12h 内完全无尿。根据病因可分为：①肾前性：常见于失水、心功能不全等，因肾血流量减少、肾小球滤过率降低所致。②肾性：见于肾炎、急性肾小管坏死等，因肾小球病变致滤过率降低所致。③肾后性：由于任何原因的尿路梗阻，如结石、凝血块、水肿、肿瘤压迫等。

无排卵性功能失调性子宫出血（anovulatory dysfunctional uterine bleeding）　卵泡能发育但不能成熟，没有排卵，无黄体形成，以致月经紊乱。多见于青春期和更年期妇女。其特点是月经周期紊乱，经期长短不一，出血量时多时少，甚至大量出血。出血多或长时间出血可出现贫血。妇科检查子宫大小在正常范围。基础体温呈单相型，阴道脱落细胞涂片无排卵的周期性变化，子宫颈黏液结晶呈羊齿状或不典型。治疗应加强营养、纠正贫血、改善全身情况，注意休息。青春期女性应以止血和调经为主，促使卵巢功能恢复和排卵；更年期妇女止血后以调整周期、减少经量为原则。

无皮疹性风疹（non-erythra rubella）　在风疹流行期间，具有发热、上呼吸道炎症、淋巴结肿大而无皮疹的一类风疹。亦见于隐性感染或亚临床型病人，做风疹病毒分离或风疹血清免疫球蛋白 M（IgM）抗体测定为阳性。

无 Q 区（non Q area）　心电图学上将额面六轴系统上自＋30°～＋90°的区域称无 Q 区。当正常 QRS 初始 0.04s 向量在＋30°～＋90°的狭窄范围时，额面各导联均无 Q 波。

无乳房（amastia, amazia）　其他名称：少乳房、缺乳房。只有一侧发育正常的乳房，另一侧无乳房；或皮下只有隐藏的乳腺组织，没有乳头；或只有局部皮肤肥厚隆起；或仅有表示乳晕的小块色斑。治疗：乳房假体隆胸术加乳头乳晕再造术；乳房再造术加乳头乳晕再造术。

无生机牙（non-vital teeth）　其他名称：死牙。物理、化学刺激或疾病等原因使牙髓失去活性的牙。对冷热等刺激无感觉。易变色。

无生源说（abiogenesis）　见自然发生说。

无鼠单位率（rate of not-a-rat unit）　某地某时期内无鼠单位数与总单位数之比。无鼠单位率＝某地某时期无鼠单位数/该地总单位数×100%。该指标能较客观地反映爱国卫生工作的实际效果和质量，利于检查督促。

无水乙醇瘤内注射（knub injection of absolute alcohol）　在超声引导下经皮穿刺刺入肿瘤内注入无水乙醇，促使肿瘤细胞坏死。是不能手术、直径小于 3cm 的小肝癌的首选治疗方法。

无丝分裂（amitosis）　其他名称：直接分裂。细胞分裂方式之一。分裂时细胞核拉长，缢裂成两部分，同时细胞质也随之分开，形成两个细胞。单细胞生物和动物的某些组织细胞（如肌腱、再生组织等的细胞）均以此方式进行细胞分裂。

无髓神经纤维（nonmyelinated nerve fiber）　没有髓鞘包被的神经纤维。周围神经系统的无髓神经纤维有神经膜包绕，而中枢神经系统的无髓神经纤维外无神经膜。

无糖食品（sugar free food）　含糖量极少或不含蔗糖、葡萄糖、麦芽糖、果糖等的甜味食品。通常以糖醇或低聚糖等作为糖的替代物。由于甜味剂用量很少，且不被人体吸收，不会引起血糖值升高，适合糖尿病或高血压病人食用。

无痛性心肌梗死（painless myocardial infarction）　在发病过程中不伴有疼痛症状的心肌梗死。其发病率占心肌梗死的 25% 左右，多见于老年人、糖尿病及神志不清的病人。可有突然呼吸困难、恶心、呕吐、血压下降等，诊断主要靠心电图和心肌酶学。由于没有疼痛又多发生于老年人，容易误诊及漏诊，故应提高警惕。

W

无头疽（deep carbuncle） 中医病名。外科痈疽的一类。发于筋骨之间或肌肉深部的阴性疮疡。多因毒邪深陷、寒凝气滞而酿成。患处漫肿无头，皮色晦暗，病程缠绵，甚者伤筋烂骨，难溃难敛。常见的无头疽有附骨疽、流痰、肩疽等多种病证。治宜温经散寒、活血化瘀。

无味红霉素（erythromycini estolas） 抗生素类药。为红霉素丙酸酯的十二烷基硫酸盐。口服吸收良好，不易被胃酸破坏，血药浓度较高，且持续时间较长。适应证与红霉素相同。有胃肠反应，可能对肝有损害，出现黄疸及转氨酶升高，肝功能不全者忌用。

无味黄连素（berberine tannate） 小檗碱的鞣酸盐。为收敛抗菌药，对痢疾杆菌、葡萄球菌等均有抑制作用。主要用于腐败发酵性痢疾、急慢性肠炎、细菌性痢疾、大肠炎和其他伴随痢疾的肠道疾患。

无味奎宁（euquininum） 其他名称：优奎宁、碳酸乙酯奎宁。抗疟药。白色针状结晶，无臭，几乎无味，不溶于水，易溶于乙醇或稀醚，遇光色变暗。为奎宁的衍生物。作用、用途均与奎宁相同。适用于小儿口服。

无胃管胃酸测定（tubeless gastric acidity determination） 一种简便的测定胃酸的方法。适用于不能插胃管者及普查筛选。因不需插管，被测者易于接受。奎宁树脂或天青蓝甲树脂试验法：病人口服阳离子交换树脂和咖啡因刺激剂后测定尿中阳离子树脂排出量，可推测胃酸分泌情况，有助于胃黏膜萎缩性病变的诊断。

无线电遥测监护导联（radiotelemetry care leads） 一种采用无线电遥测技术的心电监护导联。其正、负极分别置于胸骨体的下、上两端，并与无线电发射机相连，电极要固定牢固。

无线电遥测心电图（radiotelemetry ECG） 一种用无线电遥测技术记录的心电图。用微型发射机连续发射病人的心电脉冲，通过接收机、心电图机和示波器加以显像和记录心电图。优点是可远程传递心电图记录信号。

无线电遥测心电图负荷试验（radiotelemetry ECG stress test） 病人做各种运动试验时，用无线电遥测心电图监测其心电图变化的方法。此法安全，并可提高运动试验阳性率。

无效脉冲（ineffective pulse） 不引起心室兴奋的起搏脉冲。常见于病人自主心律恢复时，由于起搏器发出的脉冲落到QRS波群的有效不应期所致。

无效起搏点（ineffective pacemaker） 未发出有效兴奋以控制心电活动，心电图上无所表现的起搏点。

无效腔（dead space） 指呼吸系统中不能参与气体交换的空间。包括解剖无效腔和肺泡无效腔两种。前者指上呼吸道至呼吸性细支气管以前的呼吸道容积，后者则为不能与血液进行气体交换的肺泡的容积。前者的容积是固定的，约为150ml，而后者则是可变的。解剖无效腔与肺泡无效腔合称生理无效腔。

无效腔气量（dead space volume） 每次吸入的气体，从鼻腔到呼吸性支气管前的呼吸道内气体，不能与血液进行气体交换，该气量容积称解剖无效腔，在肺泡内气体不能与血液进行气体交换的气量容积称肺泡无效腔，二者之和为生理无效腔。无效腔内气量称无效腔气量，大约150ml。健康人平卧时，解剖无效腔等于或接近于生理无效腔。

无效腔样通气（dead-space-like ventilation） 一部分肺泡虽通气良好但血流减少，则气体进入这些肺泡后很少能参与气体交换，其气体组成成分与气道内的气体基本一样，即增加了肺泡无效腔量，故称为无效腔样通气。见于肺动脉分支栓塞、肺动脉低压及肺毛细血管床减少等。此时，机体可通过增大总通气量来进行部分代偿，结果病人的血气变化为动脉血氧分压降低而二氧化碳分压正常，甚至降低。

无效性粒细胞生成（myelokathexis） 一种遗传性中性粒细胞减少症。罕见。婴幼儿期反复感染为主要表现。实验室检查中性粒细胞减少伴形态异常；骨髓中粒细胞系退行性变；放射性核素检查骨髓释放粒细胞功能下降，粒细胞早期死亡，移动和吞噬功能均较弱。治疗：可用粒细胞集落刺激因子。

无性生殖（asexual reproduction） 不经过生殖细胞的结合，而由母体直接产生子代的生殖方式。常见的有：①分裂生殖，母体纵裂或横裂形成大小和形状相似的2个子体（如细菌）。②孢子生殖，母体产生一种细胞，称孢子，不经结合，直接形成新个体（如间日疟原虫）。③出芽生殖，母体在一定的部位上长出芽体，逐渐长大，脱离而成为独立的个体（如酵母菌）。④营养生殖，由植物的一部分营养器官发育成新个体，如插枝、压条等。

无牙颌（edentulous jaw） 全部牙缺失以后，牙槽突边缘吸收而成牙嵴时的颌。

无芽孢厌氧菌（non-sporing anaerobe） 机体正常菌群之一。大量寄生于人和动物的腔道中。正常情况下保持菌群相对平衡，对人无害，甚至有益。一般该菌占绝对优势。长期应用广谱抗生素或激素等，可发生菌群失调，并导致内源性厌氧菌感染。这类细菌一般分为四大类，即革兰氏阴性无芽孢厌氧杆菌、革兰氏阳性无芽孢厌氧杆菌、革兰氏阴性厌氧性球菌和革兰氏阳性厌氧性球菌等。临床上常见的无芽孢厌氧菌以革兰氏阴性杆菌最为多见，主要包括类杆菌属和梭形杆菌属。

无盐低钠饮食（salt-free and low natrium diet） 不放食盐烹饪，食物中含钠<700mg/d；低钠：除无盐以外控制食物含钠<500mg/d；禁食腌制食物、含钠食物，如汽水、油条等。适于心血管疾病、肾脏病、水肿、腹水，且水肿加重的病人。

无眼球（anopia） 先天性眼球组织阙如，但眼睑、结膜、泪器无缺损。眼眶发育较小而浅，外观眼球塌陷。本病多为一侧。可行整形手术改善仪容。

无羊膜动物（anamniote） 胚胎发育过程中不形成羊膜的脊椎动物。包括圆口类、鱼类和两栖类等。该类动物在整个生命进程或幼体阶段均用鳃呼吸。

无氧运动（anaerobic exercise） 短时间内（1～2min）有力的运动，主要用于竞技性的运动训练，如赛跑、保龄球、拳击等。

无液血压计（aneroid manometer） 其他名称：弹簧表式血压计。由输气球及调节空气压力的活门、袖带、压力计组成。袖带与带有刻度（20～300mmHg）的压力计相连，指针示血压的数值。这种血压计携带方便，但欠准确。

无义密码子（nonsense codon） 见终止密码子。

无义突变（nonsense mutation） 基因突变的一种。编码某一个氨基酸的密码子突变成3种终止密码子（UAA、UAG、UGA）之一。这种突变将使转译的多肽链中途终止。

无意识（unconsciousness） 其他名称：潜意识。深藏在人类头脑中的一种不由自主的精神活动。

无意识记（unintentional memorization） 其他名称：不随意记。事先没有预定的目的，也没有经过意志努力的认识和记忆。特点是有较大的被动性、偶然性和片段性，不易引起疲劳。人类的大量知识均通过无意识记得来。

无意添加剂（unconscious food additives） 来自生产生活环境中的各种食品化学污染物。如残留在动、植物性食品中的各种农药；随同工业废水或废物污染食品的金属、多环芳烃、N-亚硝基化合物；由工具、容器、包装材料与涂料等溶入食品中的原料材质，单体与助剂等物质。

无意注意（involuntary attention） 其他名称：不随意注意。事先没有预定目的，并且不需要做出意志努力的注意。是一种消极被动的注意。是注意的初级形式。

无影手术灯（shadowless operating lamp） 一种手术用的照明设备。用多个光源装入直径较大的盘形罩内，使光线从各方向透过隔热滤光玻璃集中于手术区，避免手术操作时在手术区内产生阴影。

无载体（carrier-free） 核医学术语。不伴有、不加入任何稳定核素又能独立存在的一种放射性核素状态。常用来作为放射性制剂的指标或规格，表示该制剂不含有放射性核素的稳定同位素。

无症状冠心病（silent coronary heart disease） 平静时或运动后心电图有心肌缺血表现而无临床症状的冠心病。常有冠心病易患因素，如高脂血症、高血压、糖尿病等。心电图改变不能用其他原因解释。应及早采取针对性的防治措施，如适

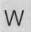

当调整脑力与体力活动、合理饮食、戒烟、治疗高脂血症、高血压和糖尿病等。

无症状细菌尿（asymptomatic bacterial urine）　尿中细菌超过正常范围，但无临床症状者。约半数病人最终发展为肾盂肾炎，应积极治疗，可减少肾盂肾炎的发生。

无症状携带者（non-symptom carrier）　隐性感染过程结束以后，大多数人获得不同程度的特异性主动免疫，病原体被清除。少数人转变为病原携带状态，病人无症状，但病原体持续存在于体内，如伤寒、菌痢、乙型肝炎等。

无症状性蛋白尿（asymptomatic proteinuria）　指轻、中度蛋白尿，不伴明显症状。可见于多种肾小球和肾小管-间质疾病，以及溢出性、功能性和体位性蛋白尿。

无症状性蛋白尿和/或血尿（asymptomatic proteinuria with or without hematuria）　多见于肾小球疾病。病人可有严重的肾小球损伤、高血压、进展性肾功能减退等。

无症状性胆囊（silent gallbladder）　胆囊有病变（如炎症和结石）而终身无症状者。有时只在手术或尸检时才被发现。这些病例亦可通过X线及B超检查而被发现。

无症状性低血糖症（asymptomatic hypoglycemia）　血糖降至2.8mmol/L左右而未察觉自主神经症状，或在亚急性神经性低血糖症状出现前没有自主神经症状者。糖尿病和非糖尿病者均有发生。中枢神经系统未能识别血糖降低，是本病发病的主要因素。妊娠妇女有时亦可发生无症状的低血糖症。低血糖症在临床中是常见的，这是一种值得注意的临床现象，诊治不及时会造成严重后果。

无症状性心肌缺血（asymptomatic myocardial ischemia）　具有客观证据，但并无心绞痛或其他有关症状的心肌缺血。十分常见，筛选方法：①心电图运动试验；②动态心电图记录，提高确诊率。

无症状性血尿（asymptomatic hematuria）　指离心尿镜检，每高倍视野红细胞数>2个，或红细胞>10×10^6/L。由于肾小球基底膜出现微小破裂，红细胞受机械挤压漏出至尿囊腔中所致。可见于泌尿系结石及肿瘤、感染以及多种肾小球或肾小管-间质疾病等。无任何临床表现，往往在常规体检中发现。

无β脂蛋白血症（abetalipoproteinemia）　其他名称：巴-科综合征。常染色体隐性遗传病，以完全缺乏β脂蛋白为其特征。1岁前起病，有腹胀、腹泻、脂肪下痢、生长迟缓、营养不良。至5岁神经系统症状出现，有共济失调、意向性震颤、肌力减弱、手足徐动、眼球震颤、腱反射消失及骨骼畸形等。治疗：中链甘油三酯最为有效。

吴氏白蛉（*Phlebotomus wui Xiong*）　属双翅目蛉科，是白蛉的一种。主要分布于我国新疆、内蒙古西部及甘肃西部。是西北荒漠地区的野栖蛉种，在野外活动及吸血，对人有趋向性，是自然疫源型黑热病的传播媒介，也是沙鼠利什曼原虫的传播媒介。

吴茱萸（medicinal evodia fruit, Fructus Evodiae）　其他名称：茶辣、吴萸、吴芋。中医药名。温里药。芸香科植物吴茱萸、石虎及疏毛吴茱萸之近成熟果实。辛、苦，热，有小毒。归肝、胃经。功能温中止痛、降逆止呕、燥湿、杀虫。治肝胃不和、脘腹冷痛、呕逆吞酸、食积泻利、胁痛、厥阴头痛、疝痛、风湿痹痛、脚气肿痛、痛经、蛲虫病。研末醋调敷两足心（涌泉穴）治高血压及口腔溃疡；调成软膏涂治湿疹、黄水疮、神经性皮炎。热证忌用。

吴茱萸汤（wuzhuyu tang, decoction of evodia）　中医方剂。温中祛寒剂。有两方：①其他名称：萸萸汤。出自《伤寒论》。组成：吴茱萸、人参、生姜、大枣。功能温暖肝胃、降逆止呕。用于胃中虚寒，食后欲吐，或胃脘作痛，吞酸嘈杂；少阴吐利，手足厥冷，烦躁欲死；厥阴头痛，干呕吐涎。②出自《圣济总录》。组成：吴茱萸、姜厚朴、肉桂、炮姜、白术、陈皮、人参、蜀椒。用于阴寒内盛、腹满胀大如鼓。散剂加生姜，水煎服。上方可用于急慢性胃炎、妊娠呕吐、神经性头痛、梅尼埃病。

蜈蚣（centipede, Scolopendra）　其他名称：百足、川足、天龙。中医药名。息风药。组成：节肢动物蜈蚣科少棘巨蜈蚣

的干燥全体。辛，温，有毒。归肝经。功能镇痉息风、消肿止痛。用于各种抽搐、惊风、惊厥、口眼㖞斜、风湿痛、瘰疬、秃疮、毒蛇咬伤、烫伤等。孕妇忌用。有抗惊厥作用。可用于治疗肝癌、胃癌、食管癌。

蜈蚣咬伤（centipede bite）　蜈蚣咬人时，毒液注入皮下所致的损伤。小蜈蚣咬伤仅产生局部剧痛与红肿；热带型大蜈蚣咬伤后，可局部坏死，并发淋巴管炎和淋巴结炎，以及头痛、发热、眩晕、谵语、抽搐、昏迷等全身症状。应及时救治。局部用碱性溶液冲洗，全身用抗组胺药或皮质激素。

五倍子（chinese gall, Galla Chinensis）　其他名称：百虫仓、倍子。中医药名。固涩药。倍蚜科昆虫五倍子蚜和倍蛋蚜寄生在漆树科植物盐肤木或青麸杨等叶上形成的虫瘿。酸、涩，寒。归肺、胃、大肠经。功能止汗止血、固脱止泻、敛肺降火、解毒。用于盗汗、子宫出血、便血、咯血、衄血；久泻脱肛、肺虚久咳、外伤出血、疮疡肿毒、皮肤湿疹等症。外感风寒、肺有实热、积滞未清之泻痢者忌服。

五不男（five types of masculine sterility）　中医病证名。男子生殖器官先天畸形，或其他病变影响生育者。有天、漏、犍、怯、变5种不能生育的病证。"天"指阴茎短小若无；"漏"指经常遗精；"犍"指阴茎被割；"怯"指阳痿；"变"指两性畸形。

五不女（sterility due to five congenital malformations in female）　中医病证名。女子先天性生理缺陷而无生育能力的五种病证。有螺、纹、鼓、角、脉五种病证。即阴道畸形、阴道狭小、处女膜闭锁、两性畸形、终生月经不调等。

五迟（five kinds of maldevelopment）　中医术语。小儿发育迟缓的各种病证的总称。指小儿立迟、行迟、发迟、齿迟、语迟。迟，有迟缓之意，即以小儿发育迟缓为特征。究其原因，多为先天胎元不足，后天失养，气血虚弱。治疗当以补肝肾、益气血为主，六味地黄丸、人参养荣丸皆可参考应用。

五夺（five kinds of exhaustion）　中医术语。夺，耗损之意，指气血津液严重耗损，元气不支，禁用泻法的5种证候。①过度消瘦，身体极度虚弱；②大出血后；③大汗出后；④大泄泻后；⑤新产妇大出血后等。

五风内障（multicolored glaucoma）　中医病证名。中医眼科依青光眼瞳仁散大的程度及颜色，分为青风、绿风、黑风、乌风和黄风5种内障的统称。"瞳变黄色者名曰黄风，变绿白色者名曰绿风，变黑色者名曰黑风，变乌红色者名曰乌风，变青色者名曰青风。"风表示这类眼病人势急多变之意。五风之中，青、绿、黄三者多见，黄风属晚期重证，易致失明。乌风、黑风则少见。

五氟利多（penfluridol）　抗精神病药。二苯丁基哌啶类的衍生物。用于精神分裂症各型。制剂：片剂。孕妇慎用。肝肾功能严重损害者禁用。

五福化毒丸（wufu huadu wan）　中医成药名。清热解毒剂。组成：水牛角浓缩粉、连翘、青黛、黄连、牛蒡子、玄参、地黄、桔梗、芒硝、赤芍、甘草。用于血热毒盛、小儿疮疖、痱毒、咽喉肿痛、口舌生疮、牙龈出血、痄腮。

五疳（five types of infantile malnutrition）　中医术语。五种疳证的合称。①同五脏疳证。儿科按五脏分类命名的疳证。即心疳、肝疳、脾疳、肺疳、肾疳。各详该条。②《诸病源候论》卷十八："五疳，一是白疳，令人皮肤枯燥，面失颜色；二是赤疳，内食人五脏，令人头发焦枯；三是蛲疳，食人脊膂，游行五脏，体重浮肿；四是疳蜃，食人下部，疼痒腰脊挛急；五是黑疳，食人五脏，多下黑血，数日即死。"详见各条。

五更嗽（morning cough）　中医病证名。黎明前咳嗽，或咳嗽加重，而其他时间不咳之证。痰多者多属脾虚，治宜健脾化痰止咳，可用陈夏六君子汤加炮姜。无痰者，可为痰火所致，治宜化痰清火。

五更泄泻（morning diarrhea）　其他名称：肾泻、晨泻、五更泻。中医病证名。由于肾阳虚衰，不能温养脾胃，运化失常而致。五更阳气较盛，阳气未振，故易在此时作泻。五更泄可由多种原因引起。《症因脉治·泄泻论》论五更泄泻有肾

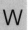

虚五更泄泻、酒积五更泄泻、寒积五更泄泻、食积五更泄泻、肝火五更泄泻之不同。症见黎明之前腹痛肠鸣而泄泻，形寒肢冷、腰膝酸软、舌淡苔白、脉沉细。治宜温肾健脾、固涩止泻，用四神丸。

五更泻（morning diarrhea）　见五更泄泻。

五海瘿瘤丸（wuhai yingliu wan）　中医成药名。清化热痰剂（经验方）。出自《实用中成药手册》。由海藻、蛤壳、海螺、海螵蛸、昆布、夏枯草、川芎、白芷、木香组成。功能化痰、软坚散结。用于瘿瘤瘰疬。

五积（five kinds of masses）　中医病证名。五脏积证之总称。五，指五脏；积，指腹腔有形块的一类病证。古人把胸腹腔有形块的病证用五脏来区分。《难经·五十六难》载五脏之积：肝之积名曰肥气，心之积名曰伏梁，脾之积名曰痞气，肺之积名曰息贲，肾之积名曰贲豚。以现代医学观点看，"五积"属于胸腹腔肿块、脓肿、积液等病症。

五加皮（acanthopanax bark, Cortex Acanthopanacis Radicis）　其他名称：南五加皮。中医药名。祛风湿药。五加科植物五加树根的皮。辛，温。归肝、肾经。功能祛风湿、强腰肾、活血祛瘀。用于风寒湿痹、腰脚酸痛、阳痿囊湿、女子阴痒、小儿行迟、水肿脚气、疮疽肿毒、跌打劳伤、小便不利。阴虚火旺者忌用。南五加为正品。北五加皮有类似毒毛旋花子苷K的作用，对心脏病水肿有疗效。

五甲哌丙胺（pemerid）　见哌美立特。

五甲哌啶（pempidine）　见潘必啶。

五劳（five kinds of impairment）　中医术语。①指久视、久卧、久坐、久立、久行5种过劳致病因素，见《素问·宣明五气篇》。②指志劳、思劳、心劳、忧劳、瘦劳5种过劳致病因素，见《诸病源候论》。③五脏的劳损，指肺劳、肝劳、心劳、脾劳、肾劳5种虚劳病证。《证治要诀》："五劳者，五脏之劳也。"

五灵脂（trogopterus dung, Faeces Trogopterorum）　其他名称：灵脂、寒雀粪。中医药名。活血药。鼯鼠科动物橙足鼯鼠的干燥粪便。苦、辛、温。归肝经。功能活血止痛、散瘀止血。用于心腹诸痛、月经不调、痛经、崩漏、关节痛、痔疮出血。外用跌打损伤，以及蛇、蝎、蜈蚣咬螫伤。血虚而无瘀者忌用。反人参。动物实验有缓解平滑肌痉挛的作用。

五苓片（wuling pian）　中医成药名。祛湿剂（消肿利水）。另有制剂：散。组成：茯苓、泽泻、猪苓、桂枝、白术。功能利水渗湿、温阳化气。用于膀胱化气不利、水湿内聚引起的小便不利、水肿腹胀、呕逆泄泻、渴不思饮。

五苓散（wuling powder, wuling san）　中医方剂。出自《伤寒论》。组成：猪苓、泽泻、白术、茯苓、桂枝。水煎服；或者按上述比例研末，温水冲服。功能利水渗湿、温阳化气。用于外有表证、内有水湿等证，头痛发热、烦渴欲饮，或水入即吐、小便不利、水肿、泄泻等症状。

五氯酚和五氯酚钠中毒（pentachlorophenol and sodium pentachlorophenol poisoning）　五氯酚为一种除草剂，五氯酚钠用作灭螺剂。中毒多发生于炎热季节，由皮肤接触或误服发生。有高热、头部剧痛、大汗淋漓、恶心呕吐、烦渴、呼吸增快、心动过速、烦躁不安、肌肉僵直性痉挛等。治疗：首先清洗皮肤污染处，误服者用2%碳酸氢钠溶液洗胃；降温，静滴氢化可的松。忌用阿托品和巴比妥类药物。

五轮（five orbiculi）　中医术语。即肉轮、血轮、气轮、风轮、水轮5个部位。是眼科对眼睛由外向中心的一种部位划分学说。肉轮位于上睑和下睑，在脏属脾；血轮位于两眦血络，在脏属心；气轮即白睛部位，在脏属肺；风轮即黑睛部位，在脏属肝；水轮即瞳仁，在脏属肾。五轮说明眼睛各部位与五脏的生理病理关系，为诊断治疗眼病提供依据。

五轮八廓（five wheels and eight regions）　中医术语。五轮是肉轮（上下眼睑）、血轮（内外两眦）、气轮（球结膜与巩膜）、风轮（角膜）和水轮（瞳孔）的合称，为眼睛由外向内划分的五个部位；八廓是天廓、地廓、风廓、雷廓、泽廓、山廓、火廓、水廓的合称，为中医眼科在外眼划分的八个部位。

五年生存率（five years survival rate）　一种衡量恶性肿瘤疗效的指标。指治疗后能够生存满五年的病人数在治疗总人数中所占的百分率而言。治疗越早，效果越好，五年生存率也越高。

五皮散（wupi san, powder of peel of five drugs）　其他名称：五皮饮。中医方剂。利水渗湿剂。出自《古今图书集成·医部全录》。组成：桑白皮、陈皮、大腹皮、茯苓皮、干姜皮。功能健脾利湿、理气消肿。用于水肿。症见头面肢体悉肿、肢体沉重、心腹胀满、上气促急、小便不利及妊娠水肿。临床可用于急慢性肾炎、心脏病水肿。

五禽戏（wuqinxi, five mimic-animal exercise）　中医导引术之一。相传为东汉华佗所创。通过模仿虎、熊、鹿、猿、鸟（鹤）五种动物的动作，配合呼吸吐纳，达到防治疾病、延年益寿的目的。具有外动内静、动中求静、刚柔并济、内外兼备的特点。分为虎戏（模仿虎扑捉的姿态）、熊戏（模仿熊侧卧的姿态）、鹿戏（模仿鹿伸扬头颈的姿态）、猿戏（模仿猿纵跳的姿态）、鸟戏（模仿鸟展翅飞翔的姿态）五种。

五仁醇（five seeds alcohol）　其他名称：降酶灵、健肝灵。北五味子成熟果实按常法制备成五味子浸膏后的生药残渣，再用醇提取而得的浸膏。常见胶囊和干糖浆两种制剂。可用于慢性、迁延性肝炎谷丙转氨酶升高病人。近期疗效明显。远期疗效较差。部分病人有轻度胃肠道反应。

五日热（five-day fever）　见战壕热。

五软（five types of flaccidity in infants）　中医病证名。小儿发育迟缓、智力不全，并出现头软、项软、手软、脚软、肌软五症的合称。多属先天不足、气血不充。治宜先调养脾胃，以滋化源，兼以补肾培元。

五色痢（dysentery with multicoloured stools）　中医病证名。指痢下脓血呈现多种颜色者。有虚证和实证之分。实证多因止涩太早、湿热之末净，热毒留滞肠中所致，虚证多因痢证久延，脏气受损，脾肾两伤所致。亦有正虚邪恋、虚实夹杂者。指急慢性细菌性痢疾、阿米巴痢疾、非特异性溃疡性结肠炎等。

五色主病（significance of the five colours for diagnosis）　中医色诊内容之一。青、赤、黄、白、黑五种病色所呈现的病证。①五脏配五色。青色主肝病，赤色主心病，黄色主脾病，白色主肺病，黑色主肾病，一般均属病色。临床必须结合病理实际。②后世在临床实践中发展了五色主病的理论：青色主气滞、瘀血、寒证、痛证、惊风等；赤色主热证；黄色主湿证、黄疸或虚证；白色主虚证、寒证、脱血、夺气；黑色主寒证、肾虚、水饮、瘀血等。

五输穴（five shu points）　其他名称：五腧穴、五俞穴。指十二经脉分布在肘、膝关节以下的井、荥、输、经、合5个特定穴位的合称。五输穴在主治疾病上各有特点，可简要归为：井穴主治在肝，荥穴主治在心，输穴主治在脾，经穴主治在肺，合穴主治在肾。参见各条。

五水（five types of edema）　中医病证名。指风水、皮水、里水、正水、石水等5种水肿。风水、皮水：水气在皮肤中，症见四肢肿、腹胀、脉浮、不恶风、皮肉眴动。里水：水气在里，浮肿而肌肤沉。正水：脾肾阳虚，水停于里，上迫于肺所致。症见全身水肿、腹满喘急、脉沉。石水：肝肾阴寒、水气凝聚下焦所致。症见少腹肿大、坚如石、胁下胀、腹满不喘、脉沉。

五肽胃泌素（pentagastrin, AY 6608）　胃功能检查用药。用于测定胃酸分泌功能，其作用比组胺、倍他唑强，全身反应小。

五肽胃泌素刺激试验（pentagastrin stimulation test）　一种估计胃壁细胞量及分泌能力的方法。试验前2日停用制酸剂及抗胆碱药物，禁食12h，晨起抽空胃液，弃去。再抽取1h胃液测基础胃酸分泌量（BAO）。然后按每千克体重皮下注射五肽胃泌素 $6\mu g$。注射后每15min抽胃液1次，共6次，测各次胃酸，取连续4次最大胃酸分泌量之和，即为最大胃酸排出量（MAO）。在此4次胃液中，取最大2次胃酸之和乘以2，称为高峰胃酸分泌量（PAO）。正常人每 50×10^6 胃壁细胞1h可分泌1mmol盐酸，利用PAO估计胃壁细胞量。正常人：BAO $1\sim2$mmol/h；PAO 平均（9.8 ± 9.4）

mmol/h。十二指肠溃疡时 BAO>2～5mmol/h，MAO>12mmol/h，PAO > 15mmol/h。胃泌素瘤时 BAO > 15mmol/h，MAO 或 PAO>15mmol/h。慢性胃炎、胃癌时一般均减少。

五味（five kinds of flavor-acrid, sweet, sour, bitter and salty）中医术语。①药物的辛、甘、酸、苦、咸 5 种不同的味道。辛能散，能行，具有发散表邪、理气活血的作用；甘能补，能和，具有补益气血、调和诸药的作用；酸能收，能涩，具有收敛固涩的作用；苦能燥，能泻，能坚，具有燥湿、泻火、坚阴的作用；咸能软，能润，具有软坚润下的作用。②《灵枢》篇名，主要论述食入五味，得各其所喜的五脏，如酸味入肝、苦味入心、辛味入肺、甘味入脾、咸味入肾。日常所食的五谷、五果、五畜、五菜中都各具五味所属。该篇以五行生克规律，说明了五味与五脏疾病的关系。

五味麝香丸（wuwei shexiang wan）藏药名。消炎、止痛、祛风剂（民族药）。组成：麝香、诃子、黑草乌、木香、藏菖蒲。用于扁桃体炎、咽峡炎、流行性感冒、炭疽病、风湿性关节炎、神经痛、胃痛、牙痛。用法：睡前服或含化。有毒，慎用；孕妇忌服。

五味所入（attribution of five flavors）简称五入。中医术语。《素问·宣明五气篇》："五味所入：酸入肝、苦入心、甘入脾、辛入肺、咸入肾。"对临床用药有一定的参考意义。如酸入肝，肝经的病变，可选用酸味的药物治疗或作引经药。

五味消毒饮（wuwei xiaodu yin, antiphlogistic decoction of five ingredients）中医方剂。《医宗金鉴》方。组成：银花、野菊花、蒲公英、紫花地丁、紫背天葵。功能清热解毒、消散疔疮。治各种疔疮痈疮疖肿，症见局部红肿热痛、疮形如粟、坚硬根深、舌红脉数者。

五味子（schisandra fruit, Fructus Schisandrae）中医药名。敛汗药。木兰科植物五味子的果实。酸、温。归肺、肾经。功能敛肺滋肾、涩精止泻、生津敛汗、养心安神。用于肺气不足、气喘咳嗽、遗精遗尿、自汗盗汗、泄泻口渴、心气不足、心悸失眠等症。外有表邪，内有实热，痧疹初发者忌服。本品有杀菌、强心、降压、降转氨酶、提高大脑皮质工作能力的作用。

五味子酊（Tinctura Schisandrae）中草药制剂。木兰科植物五味子的成熟果实的乙醇提取液。红棕色液体，有香气，味酸。具有兴奋呼吸中枢及血管运动中枢的作用。用于疲劳过度、神经衰弱等。

五行（five elements, five evolutive phases-wood, fire, earth, metal, water）中医术语。指木、火、土、金、水五类自然事物及其运动。与五脏肝、心、脾、肺、肾相对应。古人用这五种物质为代表，阐明事物的属性及其相互关系。应用于：①生理方面：其一是把人体五脏、六腑、五体、五官等配属五行，并与自然界某些事物或现象相联系，从而说明它们之间的联属关系。如人体的肝、胆、筋、目等与五行中的"木"相配合，而与自然中的春天、风、青色、酸味等相联属。其二是用生克制化的规律来解释人体的内脏生理活动，如肝脏可以资生心脏，制约脾脏。②病理方面：一般用五行乘侮规律来解释，如肝脏有病可以传脾（称木乘土），传肺（称木侮金），传心（称母病及子），传肾（称子病及母）。③诊断方面：用五行综合望、闻、问、切四诊所得的材料，并根据五行归属和生克乘侮规律来诊断疾病。如病人目赤肿痛、烦躁易怒，便可考虑肝木为病。④治疗方面：必须根据五行的生克乘侮规律，适当调整脏腑组织的太过或不及，控制其传变，使其恢复正常的功能活动。如肝脏疾病，即可通过乘侮规律影响心、脾、肺、肾，又可由心、脾、肺、肾传变至肝而病。

五行学说（five elements theory）中医术语。我国古代哲学思想运用于中医学方面形成了中医学的一种学说。以五行配五脏为中心，即：肝木、心火、脾土、肺金、肾水。再把自然界季节气候与人体的脏腑器官联系起来，皆按五行归类，根据五行的相生、相克、相乘、相侮的理论来认识自然界及脏腑器官的生克制化关系，说明人身的整体性、系统性及人与自然的统一性，进而在临床实践上解释生理现象和病理变

化，从而指导辨证论治。如肝属木、脾属土；在生理上肝能制约脾，为木克土，病理上肝病犯脾，为木乘土，治疗应采取抑木扶土法。这种朴素的辨证观点对古代中医学的发展起了一定作用。

五硬（five kinds of flaccidity, five kinds of stiffness）中医病名。儿科疾病之一。小儿因元阳不振，或寒凝血涩所致，症见手、足、头项、肌肤、腰冰冷僵硬，身体不温。

五脏（five viscera）中医术语。即心、肝、脾、肺、肾 5 个脏器的合称。脏是指胸腹腔内那些能够储存、分泌或制造精气的脏器。《素问·五脏别论》："所谓五脏者，藏精气而不泻也。"《灵枢·本神》："五脏者，所以藏精神气血魂魄者也。"根据脏象学说，五脏是人体生命活动的中心，精神意识活动也分属于五脏，加上六腑的配合、经络的分布，把人体表里的组织器官联系起来，构成一个统一的整体。

五脏六腑咳（cough of five zang-organs and six fu-organs）中医术语。语出《素问·咳论》："五脏六腑皆令人咳，非独肺也。"咳嗽虽然是肺脏证候，但其他脏腑有病影响到肺时，也会引起咳嗽。而且，咳嗽日久也可影响到其他脏腑的功能。因此，古人有以五脏六腑分类辨证咳嗽的。

五脏所藏（what the five viscera store）中医术语。心藏神，肺藏魄，肝藏魂，脾藏意，肾藏志，是指五脏包藏的精神活动的内容。五脏藏精气而不泄。人的精神活动是以五脏精气为物质基础的，因而认为精神意识为五脏所藏。而精神状态的异常与脏腑功能失调有关。

五脏所恶（factors intolerable to five zang-organs）简称恶。中医术语。指五脏各易为某一淫邪所伤，故各有所恶。恶，有厌恶的意思。所谓"五恶"即心恶热、肺恶寒、肝恶风、脾恶湿、肾恶燥。

五志（five moods）中医术语。指喜、怒、思、忧、恐五种情志的变动，它们与五脏的功能有关，心志为喜，肝志为怒，脾志为思，肺志为忧，肾志为恐。所以五志过极，会损伤五脏，五脏的病变也会出现异常的情志变化。

五志过极（overacting of five emotions）中医术语。五志，指喜、怒、忧、思、恐五种情志，亦泛指各种精神活动，是以五脏精气为其物质基础的。这些活动过度，就会损及五脏精气，或影响脏腑气机失调，产生疾病。

五志化火（syndromes caused by five-emotion disorders）中医术语。指喜、怒、忧、思、恐等各种情志活动失调而引起的病理性功能亢进。情志和气的活动密切相关，长期精神活动过度兴奋或抑郁，会使气机紊乱，脏腑真阴亏损，出现烦躁、易怒、头晕、失眠、口苦、胁痛，或咳喘、吐血等症，都属火的表现。

午时茶颗粒（wushicha granules, wushicha keli）中医成药名。主要成分：苍术、柴胡、羌活、防风、白芷、川芎、广藿香、前胡、连翘、陈皮、山楂、枳实、麦芽、甘草、六神曲、桔梗、紫苏叶、厚朴、红茶。开水冲服。功能解表和中。用于感受风寒、内伤食积、寒热吐泻。

捂死（smothering）用柔软物质压迫鼻孔、口腔而引起外窒息性死亡。死亡原因为气体交换受阻，肺泡气氧气减少。因单一因素、需时较长，窒息改变较明显，受害者面部常不留痕迹。如暴力强压时，则鼻口周围有擦伤、出血、指甲抓痕。尸检时，尸体内外均有明显外窒息变化。

舞蹈症（病）（chorea）大脑基底神经核病变所引起的疾病。舞蹈样动作是一种累及面、躯体、肢体肌的运动过度而不受意识控制的异常运动，表现为一种极快的不规则的跳动式和无意义的不自主动作。舞蹈症是许多疾病的一个症状，从病因角度分类：以舞蹈样动作作为表现的脑部疾病；以舞蹈样动作为伴发症状的全身疾病。最常见的病因为风湿病。多见于女孩。主要表现有不自主的手足舞动、呶嘴、瞬眼、皱眉、伸舌等。在运动、情绪激动时加重，睡眠时消失。治疗应卧床休息、保持安静，用抗风湿药和安定剂（如氯丙嗪）等。

舞蹈手足徐动症（choreoathetosis）同时出现舞蹈样运动和手足徐动症。本症是由于连接大脑皮质、纹状体、脑干、小脑和下运动神经元的运动回路被病理过程阻断所致。

戊胺庚烷（neo-octin, octin D, octamylamine）　见辛戊胺。

戊巴比妥钠（pentobarbital sodium）　作用时间中等的催眠药。白色结晶性粉末。服后迅速入睡，持续 4～6h，用于催眠、麻醉前给药。

戊沙溴铵（valethamate bromide）　其他名称：优托品、溴化戊乙酸酯。抗胆碱药。白色结晶，有特异臭，味苦，极易吸潮。能解除平滑肌痉挛。用于胃肠绞痛、子宫痉挛、痛经等症。青光眼及前列腺肥大病人忌用。

戊四氮（pentetrazole, cardiazol）　其他名称：戊四唑、卡地阿唑。中枢兴奋药。白色结晶性粉末，无臭，味微辛、苦，易溶于水、乙醇、氯仿。能直接兴奋呼吸中枢及血管运动中枢，使呼吸增加，血压微升，起苏醒作用。用于急性传染病、麻醉药及巴妥类药物中毒引起的呼吸抑制、急性循环衰竭。但安全范围小，现已少用。急性心内膜炎及主动脉瘤病人忌用；有癫痫病和其他惊厥病史者慎用。

戊四硝酯（pentaerithrityl tetranitrate）　其他名称：硝酸戊四醇酯、四硝基季戊醇。血管扩张药。用于预防心绞痛的发作，作用较缓慢而持久。

戊酸雌二醇（estradiol valerate）　其他名称：协坤、补佳乐。长效雌二醇衍生物。用于缓解绝经后更年期症状、卵巢切除后及非器质性疾病放疗性去势的雌激素缺乏引起的症状。外用于治疗扁平疣。制剂：片剂。肝肾功能不全者慎用，乳腺癌及卵巢癌病人禁用。

戊糖尿（pentosuria）　尿中出现戊糖。为一种罕见的隐性遗传缺乏辅酶Ⅰ-木酮糖-脱氢酶所致的糖代谢病。几乎仅见于犹太族，不引起症状，不必治疗。与大量进食浆果（樱桃、葡萄、李子）后，在尿中出现的短暂食物性戊糖尿不同。

戊烯保泰松（feprazone）　见非普拉宗。

戊型病毒性肝炎（viral hepatitis type E）　其他名称：戊型肝炎。简称戊肝。由戊型肝炎病毒（HEV）引起的肝炎。HEV为单链线性RNA病毒，组织培养尚未成功。感染后可从粪便中排出病毒，故粪-口途径传播是主要方式，水源污染后常引起流行。本病青壮年发病多，儿童少见。其传染性较甲型肝炎低。临床表现酷似甲型肝炎，有发热、黄疸、肝功能异常、谷丙转氨酶（GPT）升高等。但预后良好，能自限，不易转变为慢性肝炎和肝硬化。男性病例较女性多，而女性病死率高于男性，多为肝衰竭而死亡。检测病人血清抗戊型肝炎病毒免疫球蛋白M（抗HEV-IgM）其阳性率为90%左右，粪便中用免疫电泳技术可检出HEV。

戊型肝炎病毒（hepatitis E virus, HEV）　单链线性RNA病毒。为非甲非乙型肝炎（戊肝）的病原体。常通过污染的食物和水引起爆发流行。

物理半衰期（physical half life, $T_{1/2}$）　放射性强度减弱一半所需的时间。通常用以表示放射性核素衰变速率。每种放射性核素都能有其固定的半衰期。

物理防制（mechanical control）　利用机械力、热、光、声、电、放射线等物理学的方法来防制病媒动物的措施。如用热水和蒸气杀死臭虫及体虱，利用灯光诱杀害虫等。

物理降温（physical reduction of fever）　当病人体温高达40℃，且持续不退时，可采取物理降温。具体措施包括局部冷疗，如冰袋、冷毛巾等冷敷；全身冷疗，如温水擦浴、乙醇擦浴等。

物理灭菌法（physical sterilization）　见物理消毒灭菌法。

物理消毒灭菌法（physical disinfection and sterilization）　其他名称：物理灭菌法。利用物理作用杀灭细菌的方法。利用热力或光照等物理作用，使微生物的蛋白质变性、凝固，以达到灭菌的目的。常用的物理消毒、灭菌方法有干热灭菌、湿热灭菌和光照消毒3种。

物理性污染（physical pollution）　通常指环境中的声音或光、热、电磁场等物理因素对人或生物产生不良影响和危害的现象。环境中的物理因素都是人类所需要的，如果它们的量异常（过高或过低）才会造成污染。这些污染多是局部性的，区域或全球性污染少见。这类污染在环境中没有残留物质存在，污染源停止运转后，污染也随之消失。

物理性荨麻疹（physical urticarias）　荨麻疹的一种，由物理性刺激引起。分为冷性荨麻疹、压力性荨麻疹、水接触性荨麻疹、日光性荨麻疹等。皮肤可有微痒感，风团在几分钟到几十分钟消失。治疗：去除诱因，内服抗组胺药。

物理治疗（physical therapy, physiotherapy, PT）　简称理疗。应用机械、电、光、声、热、水、运动、手法等方法对疾病进行预防、治疗和康复的方法。广义上包括物理因子治疗和运动疗法，狭义上仅指物理因子治疗。

物理致癌因素（physical carcinogenic factor）　能诱发哺乳类动物组织形成恶性肿瘤的物理性因素。种类很多，主要包括：射线，如γ射线、X射线等；慢性机械性或炎性刺激。

物证（material evidence）　能够证明案件事实的痕迹和物品。为法定证据之一。物证的表现形式很多，如致伤物包括各种致死、致伤工具和毒物等，物质痕迹（血痕、精斑、指纹），物品（毛发、烟蒂、服装）以及遗留在现场的各种饮料、食物等。发现判断物证时应考虑有否伪造。收集、采取物证时一定要注意不应有人为的损坏和污染。

物证检验（examination of material evidence）　法医学术语。对凡能证明案件真实情况的一切物体或物质痕迹进行的检验。物证大体分为6类：①人体组织器官的一部分或其分泌物、排泄物。②凶器、工具、被损害的物品。③毛巾、鞋袜、书包、拐杖、雨伞、尘埃、轮胎印痕、沙土、炭粉、染料、纸片等。④药品、毒物、生药。⑤指纹、掌纹、足纹、足迹、鞋印。⑥印鉴、票证、笔迹、信件、遗书。物证是客观证据，在侦查、审判方面有重要意义。

P物质（substance P, SP）　是最早发现的一种神经肽，其结构为11肽，C端6肽为活性部位。在脑内广泛分布，以下丘脑、松果体、黑质及脊髓灰质较丰富。在中脑黑质，SP促进多巴胺能神经元释放多巴胺，参与调节躯体运动。帕金森病病人的纹状体和黑质中SP减少。感觉神经初级传入纤维和C纤维末梢释放SP与痛觉和局部炎症反应有关。SP也是消化道内分泌细胞的一种肽类激素，故属脑-肠肽，能促进肠平滑肌收缩。

物质循环（material cycle）　环境科学中指包括环境污染物在内的各种物质，在生态系统中沿着特定的途径，从环境到生物体，再从生物体到环境的周而复始的变化过程。其中主要是构成生物体的碳、氮、氢、氧、磷、硫等元素的循环。

物质蓄积（material accumulation）　物质（毒物、药物或其他化合物）在机体内的含量逐渐累积的过程。根据物质的生物半衰期，可以定量地估计出该种物质的蓄积程度。

[物]种（species）　生物学术语。形态和生理特征相似，有一定自然分布区的生物种群。生物分类学的基本单元。同一种的生物，存在相对稳定的遗传体系，能够进行杂交繁殖。不同种的生物具有不同的遗传基因，而造成生殖屏障（或生殖隔离）。由于遗传基础存在差异，导致不同种生物的不杂交性和杂交不育性。如雌马和雄驴所生的后代骡不能生育。

误差（error）　统计学中调查或实验的原始数据与真实值之差、统计量与相应参数之差通称误差。严格地说，观察值X与真值μ之差称误差，而观察值与样本均数X之差称偏差。但实际工作中μ常常是未知的，而用X来估计，因此偏差亦称误差。误差按其产生的原因和性质可分为3类：过失误差、系统误差和随机误差。不同的误差应采取不同的方法进行处理。

误义突变（missense mutation）　其他名称：错义突变。结构基因突变的后果之一。由于碱基突变使某一氨基酸的密码子变成另一个氨基酸的密码子。

误诊率（misdiagnosis rate）　医院工作质量指标之一。一般病误诊率即临床诊断为某病的病人中出现误诊（经病理解剖等确诊为另一种病）的百分率。某病误诊率＝误诊人数/某病临床诊断总人数×100%。

恶寒（aversion to cold）　中医症状名。即怕冷。厌恶寒冷之意。在外感表证中一般均有恶寒感。因邪束肌表、卫阳被郁、阳不达表所致。恶寒一般不因为得衣被而缓解。在外感病邪中，以感受寒邪，恶寒最重，因寒为阴邪，易伤阳气之故。本证有外感恶寒、内伤恶寒两类。外感者，可见于感冒、伤寒、温病、疟疾等病症。内伤者，有阳虚恶寒、痰饮

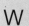

恶寒、郁火恶寒等。

恶寒战栗（shaking chill） 简称寒战。高热开始时，全身发冷且有颤抖者。发生寒战者，绝大多数为急性发热性疾病，如疟疾发作早期、大叶性肺炎、化脓性胆管炎、急性泌尿道感染、亚急性细菌性心内膜炎等。

恶热（aversion to heat） 中医症状名。即怕热。厌恶热之意。为表邪入里化热，正邪剧烈抗争，里热炽盛，故病人有恶热之感。凡恶热者，因热伤津液，故病人多伴口渴喜饮，或喜冷饮之证。①外感热病反映于外的一种证候。如：伤寒阳明病的外证为"身热，汗自出，不恶寒，反恶热"。②见于内伤疾患。阴虚证，如："阴气耗散，阳无所附，遂致浮散于肌表之间而恶热也，实非有热，当作阴虚治之。"（《格致余论》）。实热证，胃中有实火者，亦有恶热之证。如：多饮酒、多吃厚味之人，饮食喜冷，厚衣则烦，此由热邪内积于胃所致（据《杂病广要》引《医学统旨》）。

雾（fog, mist） 悬浮在空气中，粒径在 $0.001\sim10\mu m$ 的细小液滴。是由于蒸气或气体冷凝而成，如各种酸雾；也可由云、烟等颗粒作为凝集核，吸收空气中的水蒸气而成。雾是造成严重大气污染的因素之一。

雾化疗法（mist therapy） 见雾化吸入疗法。

雾化吸入疗法（therapy of aerosol inhalation） 其他名称：雾化疗法。利用气体射流原理将水滴撞击成微小雾滴悬浮于气体中，形成气雾剂而输入呼吸道，以进行呼吸道湿化或药物吸入的治疗方法。由于它的湿化量较大，且可经雾化输入各种非挥发性药物，所以可起到湿化祛痰、平喘止咳、抗菌消炎的目的。可用于支气管哮喘、急慢性支气管炎、支气管扩张症等的治疗。

雾视法（fogging method） 一种屈光检查方法。病人配戴高度数的凸透镜，放松调节造成人工近视，病人视物不清，呈云雾中视物状态，故称雾视法。10min 后病人视力好转，加凹透镜从低度凹透镜开始直到获得最佳视力，所得镜片度数的代数和即为该眼的眼镜度数。

X

西-班二氏综合征（Seabright-Bantam syndrome）　见假性甲状旁腺功能减退症。

西部马脑炎（Western equine encephalitis）　马脑炎的一个类型。流行区域、传播途径及临床表现均与委内瑞拉马脑炎相似。

西地碘（cydiodine）　其他名称：华素。含碘制剂。用于慢性咽喉炎、白念珠菌感染口炎、口腔溃疡、慢性牙龈炎、牙周炎、糜烂型扁平苔藓等。制剂：片剂。因含碘，可加重甲亢。甲亢、对碘过敏者禁用。

西尔弗舍尔德综合征（Silfverskiold syndrome）　遗传性离心性骨软骨发育不良。一种遗传病。由肢体骨、软骨营养障碍所致。骨骺累及，儿童期起病。表现为乏力、摇摆步态、矮小、颈短、驼背、膝关节肿胀、足膝外翻、腹前凸，可伴有神经系统表现。主要采取对症治疗。

西-格综合征（Ceelen-Gellerstedt syndrome）　一种与免疫反应有关的肺出血所引起的病征。常在婴幼儿期起病。男性多见。表现为反复轻度咯血和贫血，胸片有弥漫性斑点网状影，急性期痰中查到含铁血红素巨噬细胞时即可确诊。慢性期须做肺活检确诊。治疗：肾上腺皮质激素、去铁胺等。

西黄蓍胶（tragacanth）　植物来源的乳化剂。含西黄蓍胶素与巴索林，加水后形成胶溶液。本品乳化力差，通常与阿拉伯胶合用以增加乳化黏度而避免分层。一般西黄蓍胶与阿拉伯胶的混合比例为1∶9～1∶14，混合胶1分可乳化鱼肝油71分。

西黄丸（xihuang wan）　中医成药名。清热解毒药。组成：牛黄、麝香、没药、乳香。功能清热解毒、化痰散结、活血祛瘀。用于痈疽疮、多发性脓肿、淋巴结炎、寒性脓肿等。忌食辛辣食物。

西-科综合征（Silvestrini-Corda syndrome）　肝硬化的男性病人，由于肝脏不能灭活雌激素而使雄激素活性过高所致的类无睾征体型等病征。病人的乳房发育，乳晕色素沉着，可有乳汁分泌。同时睾丸萎缩，阳痿，阴毛、胡须、腋毛脱落稀疏，声音尖细。以治疗肝硬化为主，并对症给予雄激素。

西拉普利（cilazapril）　其他名称：一平苏、抑平舒。抗高血压药（血管紧张素转换酶抑制药）。用于原发性和肾性高血压。制剂：片剂。腹水病人、孕妇及哺乳期妇女、儿童、对其他血管紧张素转换酶抑制药过敏者禁用。肝硬化、严重肾功能损害、低钠血容量不足者、充血性心力衰竭病人慎用。肾功能低下病人宜减量。

西勒克斯征（Silex sign）　先天性梅毒时，在口周见有放射状沟纹或放射状瘢痕，即为该征。可作为诊断先天性梅毒的参考。

西里阿克斯综合征（Cyriax syndrome）　第8、9、10肋软骨间滑膜受损，造成肋骨滑动，肋间神经和交感神经受压而产生的一组症候群。主要表现为胸痛，可伴有休克。症状反复发作，深吸气、手臂活动、打喷嚏、压迫或累肋骨均可诱发。疼痛发作前，局部可有移动感。治疗：固定，封闭，手术。

西洛他唑（cilostazol）　其他名称：培达。抗血小板药。用于慢性动脉闭塞性溃疡、疼痛及冷感和间歇性跛行等缺血性症状。制剂：片剂。有出血倾向、肝功能严重障碍者禁用。

西马嗪（simazine）　其他名称：镇痛安。非麻醉性镇痛药。镇痛作用比对乙酰氨基酚强。适用于手术后、外伤性疼痛及其他中等度的疼痛。

西蒙德综合征（Symond syndrome）　颅内压增高而无颅内占位性病变，脑室扩大而脑脊液除压力外其余均正常的一组病征。以青少年居多，女性常见。通常有头痛、呕吐、视乳头水肿等。影像学检查除外颅内器质性疾病。治疗：以消除病因和降颅压为主。

西蒙-席汉综合征（Simmonds-Sheehan syndrome）　见成年人腺垂体功能减退症。因1914年由西蒙（Simmonds）首先提出，故称西蒙病，1937年席汉（Sheehan）首先报道由产后大出血或休克引起，也称席汉病，后统称为西蒙-席汉综合征。

西蒙征（Simon sign）　脑膜炎初期，膈运动与胸廓运动的正常关系消失。

西咪替丁（cimetidine）　其他名称：甲氰咪胍、泰胃美。抗溃疡病药（H_2受体阻滞药）。用于胃及十二指肠溃疡、反流性食管炎及上部胃肠道出血等症。制剂：片剂、注射剂。有器质性脑病、严重心脏及呼吸道疾病、系统性红斑狼疮和肾功能损害者慎用。

西米脾（Sago spleen）　脾脏的继发性淀粉样变性。肉眼观，脾切面许多脾小体呈玻璃样透明小结，似煮熟的西米，故称。显微镜下见许多脾小体中央动脉壁基底膜下有淀粉样物质沉着。仅限于脾小体内网状纤维中布满淀粉样物，HE染色呈红色索状物。

西尼罗河脑炎（发热）［West Nile encephalitis（fever）］　由西尼罗河病毒所致的轻度发热性散发性疾病。一种轻型的病毒性脑炎。流行于俄罗斯、中东和南亚。夏季，儿童患病最多，库蚊传播。感染后发病率高，急起寒热，头昏、淋巴结肿大并有皮肤红色斑丘疹，少数病人出现脑炎症状和体征。治疗：多数预后良好，不需治疗。

西帕依固龈液（Xipayi guyinye）　维药名。健齿固龈、清血止痛剂。组成：没食子等维吾尔药提取物。用于牙周疾病引起的牙齿酸软、咀嚼无力、松动移位、牙龈出血及口舌生疮、咽喉肿痛、口臭、咽臭。用法：漱口。

西普勒综合征（Sipple syndrome）　见多发性内分泌腺瘤病Ⅱa型。

西沙比利（cisapride）　其他名称：普瑞博思。一种5-HT_4受体激动剂。胃动力药及止吐药。用于胃轻瘫、慢性胃炎、胃食管反流和食管炎。制剂：片剂。过敏者、胃肠出血、穿孔或机械性梗死者以及孕妇禁用。老年人、肝肾功能不全病人开始剂量可减半。不应长期盲目给药。

西索米星（sisomicin）　其他名称：西梭霉素、西索霉素。氨基糖苷类抗生素。抗铜绿假单胞菌作用比庆大霉素强。临床常用于大肠埃希菌、痢疾杆菌、克雷伯菌、变形杆菌等革兰氏阴性菌所致的泌尿系统感染、肺部感染、败血症、腹腔感染、创伤等。肾功能不全者慎用。

西洋参（american gingseng root, Radix Panacis Quinquefolii）　其他名称：洋参、西参、花旗参。中医药名。补气药。五加科植物西洋参的根。主产于美国、加拿大、法国。药材以条匀、色白起粉，表面的细横纹密集并呈环状，质硬、体轻，含口中能生津者为佳。苦、微甘，凉。归心、肺、肾经。功能补肺阴、清虚火、养阴生津。用于肺虚久嗽、失血、咽干口渴、虚热烦倦。中阳衰微、胃有寒湿者忌服。忌与藜芦、五灵脂配伍。

吸虫纲（Trematoda）　扁形动物门的一纲。体不分节，具吸盘，消化道多为盲端，大多种类雌雄同体。分为单殖目和复殖目。前者在发育过程中不更换宿主，后者需更换宿主。生活史有卵、幼虫和成虫阶段，幼虫又分为毛蚴、胞蚴、雷蚴、尾蚴、囊蚴等期。寄生于人体的吸虫属于复殖目，如姜片虫、华支睾吸虫、肺吸虫、血吸虫等。

吸附（adsorption）　病毒复制周期的一个阶段。病毒必须首先吸附在敏感细胞上，然后才能进入细胞增殖。吸附可分为两个阶段：①病毒体与细胞接触进行静电结合，这种结合是非特异性的，可逆的。②真正的吸附，病毒位点与细胞膜上相应受体结合，是特异性的，不可逆的。这种特异性决定了病毒的嗜组织性的特征，如人及灵长类动物的肠上皮细胞及中枢神经细胞表面有脊髓灰质炎病毒受体，可吸附该病毒，为易感细胞。吸附是决定病毒感染的真正开始。

吸附霍乱菌苗（adsorbed cholera vaccine） 预防接种药。接种对象主要为国际水陆交通区域的船员、部队及居民。用于霍乱、副霍乱的预防。本品对霍乱的保护率为 50%～80%，有效期 6 个月～1 年。在上臂三角肌处皮下注射。有疫情时，应立即进行接种。重症高血压、心肾疾病、结核、发热、有过敏史者、孕妇及哺乳期妇女禁用。

吸附精制白喉类毒素（adsorbed purified diphtheria toxoid） 预防接种药。由含白喉毒素的白喉棒状杆菌培养液精制脱毒而成。接种对象为 6 个月～12 岁儿童，用于白喉的主动免疫。在三角肌附着处做深部皮下或肌内注射。7 岁以上儿童注射前做锡克试验，阳性者表示体内无白喉抗体，可注射。发热、急性传染病、心、肝、肾疾病、结核、血液病、皮肤病、神经系统疾病、过敏体质者禁用。接种过卡介苗者，4 周内不要在同一臂上接种。

吸附精制破伤风类毒素（adsorbed purified tetanus toxoid） 预防接种药。用含破伤风毒素的破伤风梭菌培养液，脱毒精制而成。对破伤风毒素有主动免疫作用。用于创伤机会较多的人员，如军人、建筑、铁路、垃圾处理、机械、水利、厂矿工人、农民，预防破伤风感染，其有效免疫期限 5 年以上。在三角肌附着处深部皮下或肌内注射。发热、急性传染病、肝、心、肾疾病、过敏性疾病等病人禁用。

吸附型血液净化器（adsorbed blood purifier） 简称灌流器。人工肾的核心部分。当血液流经不同孔径和不同孔径分布的固体吸附剂表面，由于理化作用而使代谢废物和毒物被吸附剂吸附，达到清除目的。对逾量药物中毒治疗效果好。

吸宫不全（uterine aspiration incompleteness） 人工流产的手术并发症。指部分胚胎或绒毛组织残留宫腔内。可引起持续性阴道流血或大出血，继发感染。防止吸宫不全的关键是吸宫时应查清子宫大小和位置，吸出全部胚胎组织，术后应即刻认真检查吸出物，注意判定是否完全吸净。

吸宫术（uterine aspiration） 利用吸引器造成的负压，通过吸管将胚胎组织吸出。一种对子宫刺激小，损伤小，较为简单安全的人工流产方法。适用于避孕失败而妊娠在 10 周以内，要求终止妊娠以及因各种疾病不宜继续妊娠者。有各种急性病、严重的全身性疾病、生殖器官的急性炎症或手术当日两次体温在 37.5℃以上时禁忌手术。

吸空（empty suction） 妇产科术语。对非妊娠子宫误作为妊娠子宫进行负压吸引。原因是将子宫肌瘤、子宫肥大症、月经失调等误诊为妊娠。此外，如吸出物为少量蜕膜组织而未见绒毛组织时，则应考虑宫外孕的可能。

吸气（inspiration） 外界气体进入肺脏的过程。当吸气肌（膈肌和肋间外肌）收缩时，胸腔上下径、前后径左右径均增大，肺被动扩张，肺内压下降。当肺内压低于大气压时，外界空气进入肺。

吸气性呼吸困难（inspiratory dyspnea） 由于大支气管以上呼吸道阻塞或狭窄，以吸气困难为明显的一种呼吸困难。病人吸气极为费力，且吸气时间明显延长。在吸气时出现胸骨上窝、锁骨上窝、肋间隙和腹上角处明显凹陷。呼吸频率变慢、幅度加深，并伴有蝉鸣音，呼吸肌紧张。多见于喉、气管、大支气管的炎症、水肿、肿瘤、气管异物或喉上神经、迷走神经和喉返神经麻痹。

吸气中枢（inspiratory center） 延髓呼吸中枢内吸气神经元相对集中的部位。位于靠近闩的腹侧部位，左右各一，对称分布。但大部分吸气神经元与呼气神经元交错存在。由吸气神经元发出下行纤维与脊髓前角支配吸肌的运动神经元形成突触联系。

吸入麻醉（inhalational anesthesia） 通过呼吸道和肺吸收药物入血而产生麻醉作用的技术。包括挥发性液体和气体吸入麻醉药两类。目前多用麻醉性能较强、较安全易控的液体类吸入麻醉药如氟烷。

吸入麻醉开放点滴法（open drip method of inhalational anesthesia） 以多层纱布面罩盖在病人口鼻上并将挥发性麻醉药

滴在纱布上使病人吸入引起麻醉。此法简便易行，但深度不易调节，耗药量大，麻醉药物挥发可污染手术室环境，并有损于工作人员健康。目前已不再使用。

吸入麻醉药（inhalation anesthetics） 一类挥发性液体或气体，经气道吸入后由肺泡毛细血管膜弥散入血而到达脑组织，阻滞其突触传递功能，引起全身麻醉作用的药物。常用药物有：氟烷、恩氟烷、异氟烷、氧化亚氮等。

吸入性肺脓肿（aspiration pulmonary abscess） 其他名称：原发吸入性肺脓肿。病原体经口腔、鼻咽部吸入下呼吸道是肺脓肿发病最常见的原因。如龋齿、扁桃体、鼻窦炎分泌物，齿槽溢脓，口腔、鼻咽部手术后血块，或熟睡、酒醉后呕吐物倒流气管，吸入肺内，阻塞细支气管，病原菌即可繁殖致病。吸入性肺脓肿常为单发性，发病部位与体位及解剖位置有关，多见于下叶背段及上叶后段。致病菌除一般化脓菌外，50%～90% 为厌氧菌感染。

吸入性肺炎（aspiration pneumonitis, inhalational pneumonitis） 吸入酸性物质、动物脂肪，如食物、胃内容物或其他有刺激性液体和挥发性的碳酸化合物后引起的化学性肺炎。多为小叶性肺炎，常见于下叶。临床上由于胃酸引起的肺炎较吸入酸性化合物液体多见，且重要。多见于婴幼儿、老年人及体弱久病者。其表现与诱因有关。如由于气管-食管瘘引起吸入性肺炎，则每于进食后有痉挛性咳嗽、气急，严重者可发生呼吸衰竭或呼吸窘迫。防止食物或胃内容物吸入是主要的预防措施。抗生素治疗。

吸入中毒（inhalational poisoning） 毒物以粉尘、蒸气、气溶胶状态存在于作业环境、生活空间，由呼吸道侵入机体而导致的中毒。如吸入汽油、一氧化碳、二氧化碳、刺激性气体等。

吸声（absorption of sound） 用多孔材料贴敷在墙壁及屋顶表面或制成尖劈形式悬挂于屋顶或装在墙壁上，以吸收声能达到降低噪声强度的目的。吸声材料大都是一些多孔、透气的材料，如玻璃棉、矿渣棉、泡沫塑料、毛毡、吸声砖、木丝板和甘蔗板等。吸声材料对吸收高频声有效，对低频声需用穿孔板共振吸声结构，即在金属板或薄木板上穿一些小孔，在它后面设置空腔。近年来研制出一种微穿孔吸声结构，效果较好。

吸声降噪（noise reduction by adsorption） 利用吸声材料或吸声结构和装置吸收室内声能量的措施。噪声控制工程中，常用多孔性和柔顺性等材料，或采用薄板共振、穿孔板吸声结构和各类空间吸声体等来降低噪声。

吸湿干燥（hygroscopic desiccation） 利用石灰等吸湿性物料吸湿进行干燥或保存物料的方法。须在密闭容器中进行。

吸湿性（hygroscopicity） 药剂学术语。药物能从周围环境空气中吸收水分的能力。药物的吸湿性决定其在恒温下的吸湿平衡。水溶性固体药物的吸湿性与其本身的临界相对湿度有关，不溶性药物的吸湿性可用吸附等温曲线来解释。

吸收（absorption） ①食物经消化为小分子以及水分和盐类等物质，透过消化道黏膜上皮细胞进入血液及淋巴的过程。主要部位是小肠，胃和大肠也有一定的吸收功能。②物质通过皮肤、黏膜（如口腔、直肠、肾小管等上皮组织）摄入体内的过程。

吸收不良性腹泻（malabsorptive diarrhea） 由肠黏膜的吸收面积减少或吸收障碍所引起的腹泻，如小肠大部分切除、吸收不良综合征等。

吸收不良综合征（malabsorption syndrome） 其他名称：脂肪泄。一种因小肠对营养物质消化、吸收功能障碍，造成营养物质不能正常吸收，而从粪便中排泄，引起营养物质缺乏的临床综合征。临床表现为腹泻、粪便稀薄而量多、油腻多等。分为原发性及继发性两类。前者又称为原发性腹泻，病人消瘦，营养不良，呈脂肪便。可能与遗传有关。继发性者较多见，多见于胃肠道手术后、肠道炎症以及肿瘤疾患、肝胆胰腺疾病等时。病人呈全身症状，出现消瘦、贫血等营养不良，脂肪吸收障碍明显，腹泻，便中含脂肪及蛋白质。

吸收带（absorption band） 在波谱分析中，跃迁类型相同的吸收峰。各种化合物的结构不同，跃迁类型也不同，因而有不同的吸收带。①R 带：为 n-π 跃迁引起的吸收带。②K 带：为 π-π 跃迁所引起。③B 带：是由苯的 π-π 跃迁引起的。④E 带：也属 π-π 跃迁。

吸收光谱法（absorption spectrometry）　利用吸收光谱的峰强和峰位进行定性、定量及结构分析的方法。可见光、紫外线和红外线照射某些物质时，引起物质内部分子、原子、电子或原子核受激发和能级跃迁，吸收一部分能量后又释放出来，再通过棱镜和光栅，所得到的一组不连续光谱或吸收曲线。

吸收剂（absorbent）　药剂附加剂。用于散剂、片剂等制备工艺中。在固体制剂中指可吸收处方中液体成分的辅料；在软膏剂中指可吸收患处分泌物的成分。

吸收热（absorbed heat）　因血液或无菌性坏死物质（烧伤、恶性肿瘤）的吸收而发热者。前者是由于红细胞溶解时所释放的抗原抗体复合物产生内热原的作用，见于上消化道大出血、腹腔出血及血液病等。后者是因损伤组织的周围有炎症反应，可产生和释放内热原。

吸收系数（absorptivity）　药物分析术语。单位浓度、单位厚度的吸收度。a＝A/CL，a 为吸收系数，A 为吸收度，C 为溶液浓度，L 为液层厚度。当浓度为摩尔浓度时，吸收系数称为摩尔吸收系数（ε）。当浓度为百分浓度时，吸收系数为百分吸收系数。

吸收性明胶海绵（absorbable gelation sponge）　其他名称：吸水性明胶海绵。一种吸水性能很强的固体剂型。由明胶 60g，37% 的甲醛溶液 6ml，蒸馏水 550ml，经发泡、硬化、冷冻干燥等处理而得。可呈块状或为粉剂。根据需要可加入不同的药物制成含药明胶海绵。如明胶止血海绵剂，具有止血效果好、作用时间长、易被组织吸收和刺激性小等优点。

吸收性止血棉（absorbable hemostatic cotton[gauze]）　其他名称：吸收性止血纱布。脱脂棉（纱布）经碱化、氯乙酸醚化以及酸化而成的羟甲基纤维素棉花（纱布）。不溶于水，故止血时间比较长，在体内可逐渐吸收，止血效果较好。用作体内外的辅助止血剂。

吸水性明胶海绵（Spongia Gelatini Absorbens）　见吸收性明胶海绵。

吸吮反射（sucking reflex）　将奶头或其他物体放入小儿口中即引起吸吮动作的反射。约于出生后 4 个月消失。睡眠中或自发的吸吮活动可持续较久。若生后有颅内出血或神经系统损伤，这些反射减弱甚至消失。

吸吮线虫病（thelaziasis）　结膜吸吮线虫的成虫寄生于人眼结膜囊内引起。家蝇传播。表现为眼内异物感、眼痒、眼痛、流泪、分泌物增多、结膜充血、结膜下出血、结膜微溃疡形成及继发性感染等。虫体若侵入眼前房，病人感到眼内有丝状物上下移动。治疗：从结膜囊或眼前房内取出虫体。

吸痰（aspiration of sputum）　利用机械吸引的方法，经口、鼻或人工气道将呼吸道分泌物吸除，以保持呼吸道通畅的治疗手段。每次吸引时间少于 15s，两次抽吸间隔大于 3min。适用于无力咳嗽、排痰的病人，如昏迷、气管切开、会厌功能不好、新生儿等。

吸血蝇（blood-sucking flies）　蝇的一大类。雄、雌蝇都刺吸动物血液。以吸家畜的血为主，有的种类也吸人血。这类蝇的形态特征是具有刺吸式口器，中喙细长坚直，唇瓣小，有发达的喙齿，适于刺破皮肤吸血，如厩螫蝇。有些蝇种能生物性传播疾病，如非洲的舌蝇能传播锥虫病。

吸血蝇咬伤（bite wound of blood-sucking fly）　因吸血蝇叮咬引起的皮肤及全身性反应。吸血蝇唾液内含抗凝血素、致敏物质等多种毒素，主要引起局部反应，偶有全身症状。局部皮肤表现为剧痒、红肿，甚至水疱，过敏体质者可引起全身荨麻疹、过敏性水肿、紫癜等。治疗：一般情况外用风油精、清凉油，重者可用激素软膏、炉甘石洗剂等。全身过敏反应者应用抗组胺药、钙剂及肾上腺皮质激素等。

吸氧（oxygen inhalation）　通过导管或面罩等多种方式增加病人吸入气体的氧浓度，以增加供氧的过程。

吸引器（suction apparatus, aspirator）　通过吸引排除体腔内液态物质的仪器。工作原理是造成负压而达到吸引目的。有机械和电动两种形式。机械式，由脚踏泵和吸引液瓶组成，结构简单，最大负压可达 86.45kPa（650mmHg）。电动式由真泵、储液瓶组成，可制成较小形体，便于携带至现场。吸引器广泛用于手术室、急救室、术后病房和人工流产室。

吸振（vibration absorption）　采用弹性元件和质量元件减轻系统振动的措施。是控制振动系统有临界频率的振动的有效方法。常用的吸振器有无源吸振器、有源吸振器及阻尼吸振器等。

希恩综合征（Sheehan syndrome）　见成年人腺垂体功能减退症。

希尔丁综合征（Hilding syndrome）　原因不明的色素膜、关节及软骨同时受累的综合征。表现为虹膜睫状体炎、白内障、关节多发性脱臼、鼻软骨消失、耳软骨肥大畸形、肋软骨很软等。关节脱臼可复位固定治疗。

希尔施普龙病（Hirschsprung disease）　见先天性巨结肠。

希尔征（Hill sign）　主动脉瓣反流等心搏出量增加时，股动脉收缩压过度升高的征象。正常时股动脉较肱动脉收缩压高 1.3～2.7kPa（10～20mmHg），主动脉瓣反流病人两动脉压差值增大可达 13.3kPa（100mmHg）以上。

希夫试剂（Schiff reagent）　检醛类试剂。药物分析试剂。经 SO_2 褪色的品红称为希夫试剂。醛遇本试剂，产生紫红色。

希格尔综合征（Hilger syndrome）　颈总动脉或颈外动脉分支处的血管扩张，刺激血管外感觉神经末梢而致剧烈疼痛的一组病征。女性多见，表现为突发性咽痛、舌咽痛、颈痛，疼痛常与脉搏的搏动一致，且沿颈动脉有压痛。治疗：皮质激素。

希克斯征（Hicks sign）　其他名称：布拉克斯顿·希克斯（Braxton Hicks）征。妊娠期不规则子宫收缩。妊娠第 3 个月后内诊时可察觉。妊娠晚期强度和频率增加，可自腹部触知。宫缩为间歇性、无痛性、无规律，而且不使宫颈短缩和扩大，应与早产宫缩区别。

希莱迪蒂综合征（Chilaiditi syndrome）　其他名称：游走肝综合征。X 线上见结肠位于肝与横膈之间而引起的一组病征。儿童病人出现上腹痛、呕吐、腹胀及便秘；成人常无症状。体检肝界下移，X 线、B 超诊断。治疗：无需特殊治疗，随年龄增长可改善。

希林试验（Schilling test）　其他名称：维生素 B_{12} 吸收试验。检测胃肠对维生素 B_{12} 吸收能力的试验。令病人口服 ^{58}Co 标记的维生素 B_{12}，2h 后再肌内注射大量无标记的维生素 B_{12}。测定 24h 尿中所排出的放射性维生素 B_{12} 的百分比。此试验有助于诊断恶性贫血。

希佩尔-林道综合征（von Hippel-Lindau syndrome）　其他名称：von Hippel-Lindau 综合征、家族性视网膜及中枢神经系统血管瘤病、脑视网膜血管瘤病。罕见的常染色体显性遗传病。临床特征为全身多脏器发生肿瘤或囊肿，如视网膜血管瘤、小脑或血管细胞瘤、肾肿瘤、脊柱成血管细胞瘤、嗜铬细胞瘤，以及肾、胰腺、附睾等的囊肿。其肾累及包括单个肾囊肿、血管瘤、腺瘤、恶性肾上腺样瘤等。肾脏囊肿覆盖扁平或立方状上皮细胞，呈局灶性结节样增生。临床主要表现：头痛、眼球震颤、共济失调、颅内高压、眼底变化等。76% 病人有肾囊肿，常多发，大多无症状或临床表现轻微。治疗：对症处理，肿瘤应尽早手术切除。

希-浦系统传导阻滞（His-Purkinje system conduction block, HPSB）　心脏传导系统，包括希氏束分叉部、左右束支及其分支、浦肯野纤维网等的传导阻滞，即除心室肌外，任何室内的传导阻滞。

希-浦系统大折返（bundle of His and Purkinje system great re-entry）　当希氏束存在单向阻滞及逆向传导延缓时，兴奋以希氏束为转折点而发生的折返，亦即心室内大折返。

希-浦系统内伪超常传导（intra-His-Purkinje pseudo supernormal conduction）　见空隙现象。

希氏束电击（His bundle electrical shock）　其他名称：希氏束导管电灼法。经心导管破坏希氏束，离断连接区。本法经电极分次瞬间释放高压电能 200～400J，造成希氏束变性，坏死传导阻滞。用于治疗药物难治性室上性心动过速。

希氏束电图（His bundle electrogram）　见房室束电图。

希氏束电图检查（His bundle electrograph，HBE）　从右股静脉插入 4 根电极导管到右心室再缓慢后撤，使导管前端紧贴三尖瓣环上缘，当电极探查到希氏束时，示波器显示的心内心电图心房波之后或心室波之前，显示出的一振幅不太高的双相或三相 H 波。HBE 能确定房室传导阻滞的部位和程度，揭示潜在性房室传导阻滞、观察病态窦房结综合征房室传导功能。判断期前收缩或心动过速的起源。用于预激综合征电生理分型，研究抗心律失常药物的作用部位及机制。

希氏束内双径路（His bundle dual pathways）　希氏束内存在两条径路——快径路和慢径路，不应期前者长、后者短，希氏束传导曲线有一次中断。心电图表现为：P-R 间期突然延长，一次递增＞60ms，室性期前收缩引起 QRS≤95ms 的心室回波，呈 QRS-QRS 序列，中间无 P' 波；一个 P 波后有两个 QRS 波群。

希氏束上传导阻滞（supra-His block）　发生在希氏束以上的传导阻滞。包括房内传导阻滞和房室结传导阻滞。

希氏束下传导阻滞（infra-His block）　发生在希氏束以下的传导阻滞。包括双侧房室束支、分支及其细支乃至浦肯野纤维病变引起的传导阻滞。

希氏束期前收缩（His bundle premature beat）　从希氏束部位发出的期前收缩。心电图表现为 P-R 间期延长和 P 波受阻，但并非希氏束期前收缩的直接表现，只有用希氏束电图方可确诊。

希〔沃特〕（Sievert，Sv）　核医学术语。吸收剂量当量的国际单位（SI）。1 希〔沃特〕是 1 千克被辐照物质吸收 1 焦耳辐射能量的单位（J/kg）。1Sv=100rem。

矽尘（silicious dust）　见硅尘。

矽肺（silicosis）　见硅沉着病。

矽肺结核病（silicotuberculosis）　见硅肺结核病。

矽结节（silicotic nodule）　见硅结节。

矽炭银片（Tabellae Agysicali）　见硅炭银片。

息胞（retention of placenta）　其他名称：胞衣不下、息胎、儿衣不出。中医病名。胎儿娩出后胎盘迟迟不下。多因分娩后元气大虚，无力排出；或因产时感受外邪、气血凝滞所致。气虚者宜大补气血；血气凝滞者，需养血逐瘀。可结合针灸合谷、三阴交等穴，或手术处理。

息贲（mass of right hypochondrium）　中医古病名。属肺之积。症见气急上奔，右胁下有肿块、状如覆杯，寒热喘咳，肺气壅塞。治宜先用息贲丸等。

息风（calming wind）　中医治法之一。平息内风的方法。内风扰动，症见眩晕、震颤、高热、抽搐、小儿惊风和癫痫等，分滋阴息风、平肝息风、泻火息风和凉血息风等。可用羚羊角、全蝎、蜈蚣、僵蚕、地龙等息风药。但须按病因病机，配滋阴、平肝、泻火、养血等药同用。

息疟定（pyrimethamine，daraprim）　见乙胺嘧啶。

息肉（polyp）　上皮或黏膜表面向外突出的小肿物。直径多在 2cm 以下，常有蒂。其腺体分化良好，表面常有慢性炎症及溃疡。通常按出现的部位命名，如声带息肉、胃息肉、鼻息肉等。某一部位有两个或两个以上息肉，称为多发性息肉。

息肉痔（rectal polyp）　中医外科病名。即直肠息肉。治疗：粪便出血者，宜清肠凉血，并可结扎或手术切除。

硒（selenium，Se）　灰色三角形类金属晶体。有良好的光导性。是人体必需的多功能微量元素。亚硒酸钠对克山病有治疗和预防作用。放射性[75]硒用于诊断脑瘤与骨瘤。

硒〔干〕板（selenic board）　硒静电 X 线摄影底片。通过加温（约 230℃）、蒸发使无定形硒均匀涂布于铅板上（约 20～30μm）而成。在暗室充电后，有感光能力。可代替普通感光胶片，不需显影、定影液处理，使用方便。

硒干板摄影（xerography）　其他名称：硒静电摄影。用充电后静电荷的硒板代替感光胶片进行 X 线摄影的检查方法。由于人体组织对 X 线吸收程度不同而形成静电潜影，然后此潜影与粉末状的树脂（或碳粉）接触即可显示出被检部位的 X 线影像。操作过程中不需要显影、定影液和清水冲洗过程，较普通 X 线摄影简便。

[75]硒-甲硫氨酸（[75]Se-methionine）　肝及胰腺的扫描剂。原发性肝癌阳性扫描剂，可区别转移性肝癌、肝脓肿、肝硬化等。

硒酵母（selenious yeast）　其他名称：西维尔。可用以补硒，防治克山病、大骨节病等。还可用于减轻化疗副作用（如减轻大剂量顺铂引起的肾脏毒性反应）。制剂：片剂。口服。无不良反应。注意：避光、密封、放干燥处。

硒缺乏（selenium deficiency）　硒是人体必需的微量元素。硒缺乏与克山病、大骨节病有密切关系。前者表现为心律失常、心脏扩大、心力衰竭；后者主要表现为骨端软骨细胞变性坏死、肌肉萎缩、发育障碍等。治疗：富硒饮食或口服含硒药物。过量易中毒。

烯丙吗啡（nalorphine）　阿片受体激动-拮抗剂。可对抗吗啡类药物的镇痛、镇静、催眠、呼吸抑制、催吐、缩瞳、欣快感及胃肠道平滑肌的兴奋作用；其本身也有镇痛和抑制呼吸作用。无成瘾性，但能迅速促发成瘾者的戒断症状。适用于麻醉性镇痛药急性中毒的解救。常用其盐酸盐，供皮下、肌内或静脉用药。

烯醇化酶（enolase）　在糖酵解过程中催化 2-磷酸甘油酸转变为磷酸烯醇式丙酮酸的酶。其间形成一高能键，由 ADP 接收产生 ATP。

Δ²-烯脂酰辅酶 A 水化酶（Δ²-enoyl-coenzyme A hydrase）　催化反 Δ²-烯脂酰辅酶 A 加水生成 L（＋）-β 羟脂酰辅酶 A 反应的酶。该酶存在于线粒体中，参与脂肪酸 β 氧化。它具有相对特异性，还可催化 Δ²-顺烯脂酰辅酶 A 水化，其产物为 D（－）-β 羟脂酰辅酶 A。分子量 663。

烯脂酰还原酶（enoyl reductase）　其他名称：烯脂酰基-酰基载脂蛋白还原酶。催化烯脂酰基加氢还原成饱和的脂酰基反应的酶。参与脂肪酸的合成。

稀糊状便（dilute paste-like stool）　常因肠蠕动亢进或分泌增多所致。见于各种感染性或非感染性腹泻，尤其是急性胃肠炎时。大量黄绿色稀糊样便（3 000ml 或更多）并含有膜状物时应考虑到假膜性结肠炎。艾滋病人伴发肠道隐孢子虫感染时也可排大量稀水样粪便。

稀配法（dilution method）　注射剂的配制方法之一。将药物加入溶剂中一次配成所需浓度的方法。如注射用青霉素粉剂的稀释。

稀释性低钠血症（dilutional hyponatremia）　见水过多。

稀盐酸（dilute hydrochloric acid）　助消化药。内服能增加胃中酸度，有利于胃黏膜细胞分泌的胃蛋白酶原转变为有活性的胃蛋白酶，并维持其活性。适用于各种原因引起的胃酸缺乏症，如胃炎、胃癌及恶性贫血等引起的胃酸缺乏及发酵性消化不良。常与胃蛋白酶制成合剂使用。服用时宜将药液以水稀释，服后以水漱口。不宜与碱性药物同时服用。

稀盐酸合剂（Mistura Acidi Hydrochlorici Diluti）　健胃药。组成：稀盐酸和番木鳖酊或橙皮酊，加适宜矫味剂等制成的液体。用于胃酸缺乏性消化不良。

犀黄（Calculus Bovis）　见牛黄。

犀黄丸（xihuang wan，cornu rhinoceri pill）　中医方剂。《外科证治全生集》方。组成：犀黄、麝香、乳香、没药、黄米饭。功能清热解毒、化痰散结、活血祛瘀。治痰火壅滞，气血凝涩之乳癌、横痃、瘰疬、痰核、流注等证。

犀角（rhinoceros horn，Cornu Rhinocerotis）　中医药名。清热凉血药。犀科动物犀牛的角。主产于印度、缅甸、泰国。药材以个大角尖粗、乌黑光润显顺纹，中部裂隙少，沟及岗明显，底盘长圆形，内部布满黑色晕眼，纵剖面丝粗、顺直者为佳（犀牛在我国为国家一级保护动物，犀角目前多使用代用品）。苦、咸、寒。归心、脾、胃经。功能清热凉血、解毒定惊。治热病惊狂谵妄，高热神昏，血热妄行所致吐血、衄血、斑疹、下血。临床多用于肺、胃及子宫出血，血小板减少性紫癜。

犀角地黄汤（xijiao dihuang tang，decoction of rhinoceros horn and rehmannia）　中医方剂。清热凉血剂。出自《备急千金要方》。组成：犀角、生地黄、芍药、牡丹皮。功能清热解毒、凉血散瘀。治伤寒及温病，用于热入血分证。见热动血血，出现吐血、衄血、便血、尿血；热扰心营，出现烦扰不寐、神昏谵语、斑色紫黑、舌绛起刺、脉细数。水煎服。丸剂再加侧柏炭、荷叶炭、栀子炭、大黄炭、白茅根制成。孕妇忌服。临床可用于原发性血小板减少性紫癜、败血症。

锡克反应（Schick reaction） 见锡克试验。

锡克试验（Schick test） 其他名称：锡克反应。调查人群对白喉是否有免疫力的试验。其原理是皮内毒素和抗毒素中和反应。皮内注射毒素后24～48h反应阴性时，说明体内有抗毒素，能中和毒素作用，故对白喉有免疫力。皮肤出现红肿等阳性反应时表明体内无抗毒素，无免疫力。锡克试验尚可用于检查白喉预防接种后的免疫效果。

锡类散（xilei san） 原名烂喉痧方。中医药名。清热解毒剂。组成：象牙、青黛、壁钱炭、人指甲、珍珠、冰片、牛黄。功能清热解毒，祛腐生肌。用于咽喉糜烂、唇舌肿痛等。吹敷患处。

蜥蜴咬伤（lizard bite） 由有毒蜥蜴咬伤或脚抓引起的皮肤损伤及全身性中毒反应。毒蜥蜴前齿与毒腺相通，咬人时可释放出毒液，引起中毒。局部皮肤表现为红肿、疼痛，并可引起淋巴管炎和局部淋巴结炎，多数病人有头晕、全身软弱无力、恶心、呕吐，重者四肢瘫痪、呼吸困难、发绀等。治疗可见蝎毒中毒的处理。

豨莶草（Herba Siegesbeckiae） 其他名称：猪膏莓、黏糊草、风湿草、牛人参。中医药名。菊科植物豨莶或腺梗豨莶的地上部分。辛、苦，微寒。归肝、肾经。功能祛风湿、通经络、利关节、降血压。用于风湿麻痹、筋骨疼痛，或中风喎癖、语言謇涩、半身不遂等症。此外，用于高血压病，有镇静、降压作用。还可治疗疮肿毒、风疹湿疮。

膝（knee） 从髌骨上缘二横指的水平面到胫骨粗隆水平面。包括膝前区、膝后区、胫膝上关节和膝关节等。内有股骨（大腿骨）与胫骨（小腿骨之一）连结而成的膝关节，主要做伸直和弯曲运动。在人，膝部的骨骼直接位于皮下，容易摸到。前方有一块可以移动的膝盖骨，即髌骨。后方有一菱形凹窝，即腘窝，窝内有分布于小腿和足的重要神经及血管通过。

膝部冲击综合征（beat knee syndrome） 髌前滑囊的急性损伤或慢性劳损而引起的一系列临床表现。可见髌前区疼痛，屈膝时加重，时轻时重。髌骨前区隆起、压痛。治疗：休息、理疗，封闭；如无效可手术。

膝反屈（genu recurvatum） 膝关节伸直角度超过10°。多为脊髓灰质炎后遗症，下肢伸屈肌完全瘫痪所致。

膝反射（knee reflex, knee jerk） 其他名称：膝腱反射。神经科的检查方法。病人取坐位，令其小腿稍前伸脚落地、肌肉放松，叩击膝盖下股四头肌肌腱，可见小腿伸展。卧位病人，可将下肢摆成130°，再叩击。反射中枢位于脊髓腰$_2$～腰$_4$节段。

膝盖离位（dislocation of patella） 中医伤科病名。即髌骨脱臼。由外伤跌撞所致。治疗：宜伸直小腿，用推膝盖骨归原法复位，抱膝固定。内服药宜活血化瘀、消肿止痛。

膝盖损断（fracture of patella） 中医伤科病名。即髌骨骨折。因跌仆所伤。局部肿痛，皮下瘀血，膝关节活动障碍，断损处压痛，并可触到凹陷。治疗：宜手法整复，若关节内积血较多者，可穿刺吸去积血，后用抱膝固定。

膝关节（knee joint） 由股骨下端和胫骨上端及髌骨构成的关节。是人体最大、最复杂的关节。关节囊宽阔，其前壁有股四头肌腱和髌韧带加强，外侧有腓侧副韧带，内侧有胫侧副韧带加强。囊内有前后交叉韧带限制胫骨前后移动，内外侧半月板加深关节窝，使关节更稳固。膝关节可做伸屈运动。

膝关节半月板（semilunar plate of knee joint, meniscus of knee joint） 位于股骨远端和胫骨近端关节面之间的半月形纤维软骨板。其内侧缘薄，外侧缘厚并连于关节囊。

膝关节半月板损伤（meniscus injury of knee joint） 多发生于青壮年的一种损伤性疾病。多有典型的外伤史，表现为膝关节经常疼痛，关节交锁现象及关节间隙压痛，半月板弹响试验可出现阳性，研磨试验阳性。膝关节镜检查可确诊。经非手术治疗无效者，应行半月板切除术。

膝关节侧副韧带修补术（repair of collateral ligament of knee） 修补膝关节侧副韧带的手术。新鲜侧副韧带损伤，如在中部断裂，可用对端或重叠缝合。如在附着处断裂，可凿一浅骨槽，在槽的两缘钻孔两个，用粗丝线固定。如断端附有骨片，可用螺丝钉或钢钉固定骨片。

膝关节滑膜切除术（synovectomy of knee joint） 大部或全部切除膝关节滑膜的方法。经髌骨内侧缘的前内侧切口切除滑膜，保留髌上囊深处的脂肪组织和髌下脂肪垫，以免发生粘连，影响关节活动。

膝关节加压固定术（compression arthrodesis of knee） 骨科手术之一。特点是切除膝关节上下关节面，将创面对合后，用加压固定器加压固定，加速膝关节融合成一个固定关节。用于膝关节全关节结核、慢性化脓性关节炎或严重创伤性关节炎等。

膝关节交叉韧带损伤（injury of cruciate ligament of knee joint） 膝关节交叉韧带呈部分撕裂或完全断裂。暴力由后方撞击胫骨上端常致前交叉韧带损伤；如膝关节处于半屈体位，暴力撞击胫骨上端的前方，则常致后交叉韧带损伤。此损伤多合并侧副韧带或半月板损伤。伤后关节肿痛，松弛不稳，功能障碍。治疗：宜早期手术修复。陈旧者可行韧带重建术。

膝关节交锁征（locked sign of knee joint） 骨外科体征之一。令病人主动屈伸膝关节，若膝关节在活动中突然被卡住，不能伸直，也不能站稳并有疼痛即为此征阳性。常见于半月板损伤或关节内游离体。

膝关节结核（tuberculosis of knee joint） 多见于儿童和青少年，常为单发。单纯滑膜结核呈弥漫性肿胀，穿刺可抽出黄色混浊的液体。单纯骨结核为局部肿胀和压痛。全关节结核疼痛，跛行严重，晚期发生屈曲挛缩畸形、脱位或强直。治疗：滑膜切除术、病灶清除术。晚期全关节结核可作关节切除，加压融合于功能位。

膝关节内侧副韧带损伤（injury of medial collateral ligament of knee joint） 受外力作用后膝关节内侧副韧带呈部分撕裂或完全断裂。当膝关节屈曲角度在150°～160°时，小腿外展、外旋或固定，而大腿急骤内收内旋时，易造成此损伤。伤后关节不能伸直，膝内侧肿痛，皮下淤血。部分裂伤用石膏固定，完全裂伤需作韧带修补。

膝关节腔穿刺术（knee joint cavity paracentesis） 用穿刺针刺入膝关节囊，抽取关节腔内的液体，用于确定积液的性质；或抽液后向关节腔内注药，达到治疗的目的。一般选择7～9号针头，于髌骨上方，股四头肌腱外侧由内下刺入关节囊，或于髌骨下方、髌韧带旁向后穿刺达关节囊。

膝关节脱位（dislocation of knee joint） 关节脱位之一。多为强大的直接暴力作用所致。病人膝部肿痛，活动严重障碍，出现明显畸形。X线正侧位片可明确诊断。必须急诊复位，加用长腿石膏托将膝关节固定于屈曲15°～20°位6～8周。

膝关节外侧副韧带损伤（injury of lateral collateral ligament of knee joint） 膝关节外侧副韧带呈部分撕裂或完全断裂。常由于膝关节内侧的暴力引起。治疗：保守疗法。

膝关节移植术（transplantation of knee joint） 切除膝关节病骨并植入骨库储存的相应骨段，以保留膝关节功能的手术。用于治疗股骨下端或胫骨上端的巨大良性骨肿瘤。

膝腱反射（knee jerk reflex） 见膝反射。

膝交叉韧带（cruciate ligament of knee） 位于膝关节囊内，连结股骨和胫骨之间的坚强韧带。可分为前、后交叉韧带。前交叉韧带下端附着于胫骨髁间隆起的前方，斜向后外上附于股骨外侧髁的内面，后交叉韧带下端附着于胫骨髁间隆起的后方，斜向前内上附着于股骨内侧髁的外面。膝交叉韧带防止伸膝或屈膝时，胫骨前移或后移。

膝内侧韧带损伤（medial ligamentous injury of knee joint） 多为屈膝时小腿受到外展外旋的暴力引起的损伤。表现为患膝内侧肿胀，皮下淤血，局部有压痛，侧副韧带紧张试验阳性。休息治疗无效者可行手术治疗。

膝内翻（genu varum, bowleg, gonyectyposis） 当下肢伸直时，由胫骨单独构成或与股骨共同构成的一种凹侧向内的畸形。双侧膝内翻又名"O"形腿或弓形腿。如畸形仅发生于

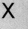

胫骨，称为胫骨内翻。多由佝偻病引起，亦可由外伤等原因导致。膝内翻的特征是双下肢伸直并拢时，两踝相碰，两髌分开的间距表示膝内翻的程度。据病史、特征及X线片诊断多无困难。成人膝内翻严重者应手术矫形。

膝内紊乱综合征（internal derangement knee joint syndrome） 由多种原因造成的膝关节结构和功能改变所致的综合征。表现为膝关节疼痛，运动后加重，膝呈固定、弯曲位，有弹响，局部触痛、肿胀，肌肉萎缩。对因治疗及对症治疗。

膝上截肢（above-knee amputation） 下肢截肢平面的选择。为最常用的方法，理想的残肢是保留股骨2/3长度，使有足够的残肢来安装坚固灵活的假肢。

膝外翻（genu valgum） 其他名称：X形腿。双髋双膝伸直靠拢时两侧内踝不能接触而两膝内髁能接触。多见于佝偻病或膝部骨骺损伤后。

膝无力综合征（weak knee syndrome） 由于肌肉损伤、萎缩及关节病变造成的以膝无力为主要症状的一组病征。表现为站立性膝部不适，偶有膝闭锁；膝关节松弛，股四头肌萎缩。X线可见膝关节诸骨骨质疏松。对症及手术治疗。

膝下截肢（below-knee amputation） 下肢截肢平面的选择。以腓肠肌的肌与腱交界处截骨为最佳，可保持小腿一定长度，周围组织的血液供应及衬垫作用好，有利于手术的成功及其后的假肢安装和应用。

膝胸卧位（knee-chest position） 病人跪卧，两小腿平放于床上，稍分开，大腿和床面垂直，胸及膝部紧贴床面，头转向一侧，两臂屈曲放于头的两侧。常用于肛门检查及镜检、矫正胎位不正或子宫后倾、促进产后子宫复原等。

膝眼（xiyan，extra） 其他名称：膝目。中医经外奇穴。位于膝部髌尖两侧的凹陷中。内侧为内膝眼，外侧为外膝眼（即犊鼻穴）。主治膝关节疾患。向膝中斜刺0.5～1寸。

鰷螺科（Hydrobiidae） 腹足纲的一个科。小型螺类。成螺壳高不超过10mm。螺壳呈圆锥形，壳面光滑或有纵肋。具角质厣，较壳口小。雌雄异体，雄螺颈部背面有交接器。卵生。其中多种可作为吸虫的中间宿主，如钉螺是日本血吸虫的中间宿主，泥泞拟钉螺、中国小豆螺、建瓯拟小豆螺是斯氏狸殖吸虫的第一中间宿主。

习服（acclimation） ①环境条件变化时，机体会产生一系列代偿反应以适应机体的生存。如长期居住在较冷或较热环境中或登上高原，均会分别对此环境温度、气压等逐渐产生一系列的代偿反应以适应环境而习服。②人对缺氧的适应。在高山缺氧时，人体的细胞、组织和器官首先发生功能的适应性变化，逐渐过渡到稳定的适应，约需1～3个月。一般在3 000m以内能很快适应，5 330m为人的适应临界高度，易于发生缺氧反应。在高空缺氧时，6 700m为一个特殊临界水平，未经高空锻炼的健康青年迅速发生意识丧失。

习惯性便秘（habitual constipation） 由于排便反射神经调节功能紊乱而引起的排便次数减少、粪块坚硬、粪便排出困难。病人除有排粪便量少、粪便质地干硬等情况外，还可有排便不净、肛门直肠压迫感，以及会阴髋关节附近区域的钝痛等异常感觉。不少病人还伴有痔、肛裂等。除对症治疗外，还应鼓励病人多进食富含纤维素的食物，进行适当的活动，并养成定时排便的习惯。

习惯性肩脱位（habitual dislocation of shoulder） 有经常发生肩脱位的历史。当上臂做外展、外旋和后伸动作时，可发生脱位。患处疼痛、肿胀，不敢活动。有方肩畸形，手扪肩部原关节盂处有空虚感。治疗：手法复位，也可手术。

习惯性痉挛（habitual spasm，habit tic） 见抽动症。

习惯性流产（habitual abortion） 连续发生3次或3次以上的自然流产。可因母体生殖器或内分泌功能异常，或胎儿先天性染色体异常及发育异常所致。治疗：病因治疗，已孕者，及早进行产前咨询。

习惯性脱位（habitual dislocation） 损伤性关节脱位复位后屡次复发者。肩关节多见。

习惯性阴部摩擦（habitual pudendal friction，masturbation） 儿童的一种不良习惯。表现为自己摩擦外生殖器，引起面红及眼神凝视或不自然的现象。这种情况大都在入睡或刚醒时进行，持续数分钟。治疗：说服教育和诱导解释；加强体育活动，养成良好生活习惯；顽固者可试用苯巴比妥。

习惯性肘关节脱位（habitual dislocation of elbow） 为复发性肘关节脱位。先天性关节囊松弛、第一次肘关节脱位后关节囊修复不全以及鹰嘴、冠状突、外上髁等骨折愈合不良，均为习惯性肘关节脱位的原因。重者需手术治疗。

席汉综合征（Sheehan syndrome） 见成年人腺垂体功能减退症。

洗必泰（hibitane，chlorhexidine） 见氯己定。

洗必泰碘栓（Suppositoria Iodochorhexidini） 见氯己定碘栓。

洗必泰栓（Suppositoria Chlorhexidini） 见氯己定栓。

洗（涂）剂（lotion） 涂敷于皮肤表面的外用液体药剂。包括溶液型、混悬型、乳浊型等。具有清洁、止痒、消毒、杀寄生虫、收敛及保护作用。可用于糜烂型湿疹（混悬型忌用）、渗出性溃疡及化脓性创面等。

洗脱（elution） 应用试剂将子体放射性核素从发生器内冲洗下来。所用试剂称洗脱剂；所得子体核素溶液称洗脱液。

洗胃法（gastric lavage） 其他名称：胃灌洗术、洗胃术。将胃管插入病人胃内，反复注入和吸出一定量的溶液，以冲洗并排除胃内容物，减轻或避免吸收中毒的胃灌洗方法。用于非腐蚀性毒物中毒，如有机磷、安眠药等。目的适用于解毒，如急性食物或药物中毒，服毒后6h内洗胃最有效；洗出胃内潴留物，减轻胃黏膜水肿；手术或某些检查前的准备，如胃、十二指肠术前准备。洗胃的禁忌证为：强腐蚀性毒物（强酸、强碱）中毒，肝硬化伴食管静脉曲张，近期内上消化道出血及胃穿孔、胃癌等。

洗胃机（gastrointestinal washer） 其他名称：胃肠冲吸器。采用无油空压泵或离心叶片式气泵产生正负压向胃注液或抽液的诊断和急救设备。适用于胃脱落细胞检查，与X线配合诊断胃癌早期病变；将服毒或食物中毒病人胃内容物吸出，注入冲洗药液，清除毒物，抢救生命；也用于术前洗胃。

洗胃术（gastric lavage，gastrolavage） 其他名称：胃灌洗术、洗胃法。将洗胃液通过口服或用胃管灌入胃内，清洗胃内容物的一种方法。临床主要用于清洗胃内毒物，或进行钡餐以及手术前的准备。若以清洗毒物为目的，则经口腔将胃管轻轻插入胃内，深度约为45～50cm，如能抽出胃内容物，用胶布固定胃管，将胃管末端的漏斗提高50cm，注入洗胃液（500～1 000ml）后将漏斗放低，利用虹吸原理将胃中液体吸出，如流出不畅时，可将球上胃管反折，用橡皮球加压吸引，以增快流速，当流出液量基本等于灌入量时，再抬高漏斗，重新注入，如此反复灌洗直至洗出胃液透明或无药味为止。常用洗胃液有1∶5 000高锰酸钾、生理盐水、清水及2%碳酸氢钠等，应根据毒物的种类选择不同的洗胃液。

喜树碱（camptothecine） 抗肿瘤药。从乔木喜树根皮、果实中提出的生物碱。主要用于胃癌的治疗，近期疗效显著，对晚期病人可提高手术切除率。对于结肠癌、直肠癌、膀胱癌和头颈部癌疗效较好；对肺癌、卵巢癌、急慢性粒细胞白血病也有一定作用。常注射给药。头颈部癌可通过动脉插管给药，对癌性积水可作腹腔注射。肾功能不全者禁用。

喜则气缓（excessive joy leading to qi loose） 中医病机。气缓，即心气舒缓或和达之意。《素问·举痛论》："喜则气和志达，荣卫通利，故气缓矣"。喜能使人精神兴奋、心情舒畅、气机通利；但过喜则使人精神涣散，心气弛缓，出现心悸、失眠，甚至精神失常之证。

喜证（overjoy-syndrome） 其他名称：喜病。中医病证名。多由心火偏亢，痰热壅盛所致。症见终日喜形于色、多笑不休。治疗：宜涤痰或清心泻火。

系膜毛细血管性肾小球肾炎（mesangiocapillary glomerulonephritis） 见膜增生性肾小球肾炎。

系膜增殖性肾炎（mesangial proliferative nephritis） 肾炎类型之一。主要见于急性链球菌感染后肾炎的恢复期，偶见于肾病综合征，病理改变的特点是，仅有肾小球系膜细胞增生及系膜基质的增厚。

系谱（pedigree） 其他名称：家谱。生物学术语。表示祖先与后代血亲之间的遗传关系的系列图解。在分析孟德尔式的人类遗传上有重要价值。

系统（system） 机体内共同完成一种或几种生理功能而组成整套器官的总称。如消化系统由口腔、咽、食管、胃、肠、肝、胰等组成，共同完成消化、吸收食物的功能。其命名根据生理功能的有呼吸系统、泌尿系统等，根据形态结构有神经系统、单核巨噬细胞系统等。所有系统在神经和体液调节下互相联系、互相制约，保证机体代谢作用的进行和生命的延续。

系统抽样（systematic sampling） 其他名称：间隔抽样、机械抽样。随机抽样的一种方法，即先将总体的观察单位按某一顺序号分成 n 个部分，再从第一部分随机抽第 k 号观察单位，依次用相等间隔机械地从每一部分各抽一个观察单位组成样本。其优点是：①易于理解，简便易行；②容易得到一个按比例分配的样本。

系统发生（phylogenesis） 其他名称：系统发育、种系发生。生物种族的发展史。即生命在地球上起源以后演变至今的整个进化过程，或一个类群（如各个科、属、种）的产生和发展的历史。

系统发育树（phylogenetic tree） 其他名称：系统树、进化系统树、谱树、进化树。生物学术语。生物分类学家和进化论者根据各类生物间亲缘关系的远近，把各类生物安置在有分支的树状图上。可以简明地表示生物的进化历程和亲缘关系。

系统分析（systematic analysis） 分析化学术语。按一定程序除去干扰离子后再鉴定被检离子的方法。

系统回顾（systematic review） 规范病历内容部分。对身体各系统进行详细询问，以了解是否发生过某些疾病。系统回顾可以帮助医生在短时间内扼要了解病人的某个系统是否发生过疾病，以及这些已发生的疾病与本次主诉之间是否存在着因果关系。其内容包括：呼吸系统、循环系统、消化系统、泌尿系统、造血系统、代谢与内分泌系统、神经系统、肌肉骨骼系统等。

系统脱敏法（systematic desensitization） 心理学术语。针对引起病人不安的强烈刺激，系统地、缓慢地由弱至强增加刺激的强度，使病人重复接触他认为有害的刺激，直至病人对这种刺激不再敏感，不再有病理反应出现。如病人对动物有恐怖感，可在医生陪同下，由远而近逐渐接触动物，当出现恐惧时则退回原处，以后再重新开始直至恐惧消失为止。

系统误差（systematic error） 在收集资料过程中，由于仪器不准，标准试剂未经校正，医生掌握疗效标准偏高或偏低等原因，可使观察结果呈倾向性的偏大或偏小，叫系统误差。系统误差影响原始资料的准确性，应力求避免。如已发生，要尽力查明其原因，予以校正。

系统性红斑狼疮（systematic lupus erythematosus, SLE） 其他名称：全身性红斑狼疮。一种有多系统损害的慢性自身免疫性疾病。主要病理改变为炎症反应和血管异常，可出现在身体任何器官。临床表现为发热、皮疹、关节疼痛、肾脏、心脏及神经系统等多器官损害症状。伴有多种免疫试验阳性如抗核抗体、抗 SM 抗体阳性，以及血中可找到狼疮细胞等。用免疫抑制剂治疗。

系统性红斑狼疮肾损害（renal damage of systematic lupus erythematosus, lupus nephritis） 其他名称：狼疮性肾炎。系统性红斑狼疮的肾脏损害。临床上除系统性红斑狼疮表现外，肾脏损害可以从轻度尿常规异常到肾病综合征、慢性肾炎、急性肾炎、急性间质性肾炎及急、慢性肾衰竭。实验室检查尿蛋白阳性，尿沉渣镜检可查到红细胞、颗粒管型及细胞管型。肾活组织检查有助确诊。治疗：常用免疫抑制剂及细胞毒性药物；抗高血压药及抗高血脂药；终末期狼疮肾炎需进行透析治疗；病情活动完全静止后可行肾移植。

系统性血管炎（systemic vasculitis, SV） 一组以血管壁的炎症和纤维样坏死为病理特征，以多器官系统受累为主要临床表现的疾病。因肾脏血管分布丰富，所以肾脏是常见的受累器官。临床上按病因分为：①原发性（70%），病因不明；

②继发性（30%），是指继发于其他疾病如感染、系统性红斑狼疮、类风湿性关节炎、过敏性紫癜和混合性冷球蛋白血症等。

系统性硬化（systemic sclerosis, SS） 系统性硬化为过量的结缔组织在组织、器官的血管壁积聚。是一种自身免疫性疾病。常见累及部位有：皮肤、肾脏、胃肠道、肺、心脏及血管。病理学的主要标志为胶原纤维不可控制地集聚于血管、广泛血管受损、血管壁增厚、血管变窄。发病机制复杂且不十分清楚，免疫激活、血管损伤、细胞外基质合成过度致过量胶原纤维沉积在疾病发展中起重要作用。女性发病为男性 3~4 倍。典型临床表现为急进性恶性高血压。肾脏病变是系统性硬化的一个主要组成部分，也是主要死亡原因之一。皮肤损害累及范围和病变程度为诊断本病及判断预后的重要标志。可用糖皮质激素、免疫抑制剂、血管扩张药及血小板聚集抑制药等治疗本病。

系统性硬化肾损害（renal lesion due to systematic sclerosis） 系统性硬化累及肾脏。十分常见。蛋白尿是肾损害的唯一表现，但大多数病人同时伴有高血压和/或肾功能不全。好发于 40 岁以上，女性多见。早期肾功能正常，缓慢进展至肾衰竭。伴有感染、心力衰竭、失水或创伤时，可促使病情恶化，血压明显升高，肾功能急剧恶化。治疗：避免受冷、脱水，维持肾脏有效血流量。发生急进性高血压时应及时积极处理。

细胞（cell） 能进行独立繁殖的有膜包围的生物体的基本结构和功能单位。是生命活动的基本单位。有原核细胞和真核细胞之分。前者缺乏核膜，无真正的核；后者一般由细胞膜、细胞质和细胞核构成，且细胞质中有许多细胞器，如线粒体、高尔基体等。人体内细胞种类繁多，如血细胞、肌细胞、腺细胞、神经细胞等，各具有不同的形态和生理功能，如肌细胞呈细长圆柱形或纺锤形，具收缩功能；神经细胞呈星形并有树枝状突起，可传导兴奋。有的细胞外部还常具附属物，如鞭毛、纤毛等。细胞一般以分裂法繁殖。

APUD 细胞（amine precursor uptake and decarboxylation cell） 见胺前体摄取及脱羧细胞。

细胞癌基因（cellular oncogene, c-oncogene） 简称 c 癌基因。其他名称：原癌基因（protooncogene）。编码调节细胞生长或分化有关蛋白质而在突变或过表达时可转变为癌基因并引起细胞癌变的正常细胞基因。在正常情况下细胞癌基因是不表达或只是低度表达的，只是在受致癌因子激活或发生突变之后，才引起过度表达或表达异常产物，并因而导致细胞癌变。目前认为，这可能是细胞癌变的根本原因。

细胞表面（cell surface） 细胞的质膜、外侧的外被、内侧的胞质溶胶三者的合称。外被，具有黏着、支持、保护等功能，也是 ABO、MN 血型决定簇所在的部位。胞质溶胶对于维持细胞的极性、形态和运动起重要作用。

细胞病变（cytopathy） 见致细胞病变［效应］。

细胞电位记录（cell potential recording） 借助于电生理仪器，将细胞，尤其是可兴奋细胞的静息电位和动作电位等，通过引导电极显示或记录的过程。仪器包括生物放大器、阴极射线示波器（或多导仪）及刺激器等，可通过照相机、微型电子计算机等记录下来。常用方法有细胞外记录和细胞内记录。

细胞凋亡（apoptosis） 其他名称：程序性细胞死亡。细胞在一定的生理或病理条件下，遵循自身的程序，自己结束自己生命的过程。它是一个主动的、高度有序的、基因控制的、一系列酶参与的过程。是机体清除多余、变异或恶化细胞的主动程序化过程。在生物体进化、发育、内环境稳定中起着重要的作用。一般认为恶性肿瘤细胞是由于生长失控、过度增殖而导致的，从细胞凋亡的角度看是肿瘤细胞的凋亡机制受阻不能进行细胞死亡清除的结果。因此，从细胞凋亡的角度和机制来设计对肿瘤的治疗就是重建肿瘤细胞凋亡的信号传递系统，即抑制肿瘤细胞生存基因的表达，激活死亡基因的表达。

细胞动力学（cytokinetics, cytodynamics） 从时间和空间分布方面定量研究细胞增殖动态变化规律的学科。广义的细胞动

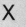

力学包括研究细胞的他种运动及其原理，如植物细胞的胞质环流、阿米巴的细胞质流动、肌肉的收缩、白细胞的变形运动等。

细胞毒型变态反应（cytotoxic hypersensitivity）　其他名称：细胞溶解型变态反应。抗体与靶细胞表面抗原，或与靶细胞表面吸附的半抗原（或抗原）结合，或抗原抗体复合物吸附于靶细胞表面后，引起的细胞损伤。其抗体称细胞毒抗体，主要是 IgG，少数为 IgM。其发生原因是：①补体激活引起细胞溶解；②单核巨噬细胞吞噬裂解；③K 细胞活化后破坏靶细胞。主要的疾病有输血反应、新生儿溶血症、药物过敏性血细胞减少症（如粒细胞减少症）等。

细胞毒性 T〔淋巴〕细胞（cytotoxic T lymphocyte，CTL）　能识别和杀伤外来组织或感染病毒的 T 细胞。T 细胞按功能分的亚群之一。细胞免疫应答反应中产生的主要效应细胞。主要功能是特异性直接杀伤靶细胞。此过程受组织相容性抗原（MHC）限制，即 CTL 只识别和杀伤有相同 MHC-I 类分子的靶细胞。

细胞毒性 T 细胞（cytotoxic T cell）　其他名称：杀伤性 T 细胞。是 T 细胞按功能区分的一种亚群。多数属 Lyt-2$^+$ 细胞（鼠）或 CD8$^+$ 细胞（人），具有杀伤靶细胞的功能，并具有抗原特异性。在抗病毒、抗胞内寄生菌和抗肿瘤免疫中有重要作用。

细胞分化（cell differentiation）　胚胎发育过程中未特化细胞向具有特定结构和专一功能的特化细胞转变的过程。分化细胞的基本特点是能合成某类细胞所特有的蛋白质。如分化着的肌肉细胞开始合成肌球蛋白，分化着的红细胞开始合成血红蛋白，分化着的结缔组织细胞合成胶原等。机体内亿万个分化的细胞，全都是从受精卵经无数次减数分裂而来的。它们都含有与受精卵相同的遗传信息，即机体每一个细胞都含有建成一个完整机体的全部基因。已分化的细胞仍具有发育的全能性。

细胞分裂（cell division）　细胞以分裂法增生新细胞的过程。一般先是核分裂，形成两个子核；接着细胞质分裂，分为两个子细胞。可分为：①有丝分裂，亦称间接分裂。分裂过程中细胞核内的染色质呈现具有一定形态和数目的染色体，作均等分裂，平均分配于两个子细胞核内。整个分裂过程可分前期、中期、后期和末期 4 个阶段。两次分裂期间称为分裂间期。这时期细胞核积极进行脱氧核糖核酸（DNA）的合成，一般又可分为合成前期，是 DNA 合成的物质准备阶段；合成期，DNA 合成，增加一倍；合成后期，成倍的 DNA 将形成双倍双染色体，开始细胞分裂。目前医学上根据细胞间期 DNA 合成的不同时期选择用药，治疗一些疾病。②无丝分裂，亦称直接分裂。细胞核内不存在像有丝分裂过程中所看到的复杂变化，只不过是细胞核延长，分裂成两部；细胞质随之分裂，成为两个子细胞。有时，细胞核分裂而细胞质不分裂，成为多核体。也有染色体分裂，而细胞核不分裂的，称为核内有丝分裂。

细胞分裂素（kinetin）　其他名称：细胞激动素。一类嘌呤类衍生物。能够促进细胞有丝分裂和细胞分化，通常用于细胞、组织培养。

细胞工程（cell engineering）　生物工程 4 个主要内容之一。应用细胞生物学和分子生物学的方法，通过类似于工程学的步骤，在细胞整体水平或细胞器水平上，遵循细胞的遗传和生理活动规律，按照人的意愿来改变细胞内的遗传物质以获得新型细胞或特种细胞产品的一门综合性科学技术。细胞工程的关键技术之一是细胞融合，细胞融合技术是将不同遗传特性的细胞融合成一个具有两个亲本细胞遗传特性的新的杂种细胞。细胞与组织培养可分为三个层次上的培养：细胞培养、组织培养和器官培养。

细胞骨架（cytoskeleton）　真核细胞中与保持细胞形态结构和细胞运动有关的纤维网络。包括微管、微丝和中间丝。因其在细胞内起着"骨骼"和"肌肉"的作用，故名。

细胞管型（cellular cast）　为含有细胞成分的尿管型。细胞含量超过管型体积的 1/3。按其所含细胞分为：红细胞、白细胞、上皮细胞、混合细胞和血小板管型等。可见于急性肾小球肾炎、肾盂肾炎、急性弥散性血管内凝血病人尿中。

〔细〕胞核（nucleus）　简称核。真核细胞中最大的由膜包围的最重要的细胞器。是遗传物质贮存、复制和转录的场所。主要包括核被膜、核基质、染色质和核仁四部分。一般呈圆球形或椭圆形，也有形状不规则者。借双层多孔的核膜与细胞质分隔。一般动植物细胞的细胞核均有上述构造，称为真核细胞；细菌、蓝绿藻等的细胞核核膜阙如，称原核细胞。

细胞呼吸（cellular respiration）　细胞新陈代谢中的氧化反应。特别是指末端氧化的环节。通过一系列的反应各种营养素最终得以彻底氧化。细胞呼吸消耗氧、产生二氧化碳及水并释放出机体可以利用的能量，故也称为生物氧化。其代谢途径包括营养素分解为乙酰辅酶 A、三羧酸循环及呼吸链等一系列环节。

细胞基因组（cellular genome）　一个细胞内所有不同染色体上全部基因和基因间 DNA 的总和。

细胞间质（intercellular substance）　其他名称：细胞外基质。细胞与细胞之间的物质。由各种纤维和无定形均质的基质构成。纤维有 3 种：胶原纤维、弹性纤维和网状纤维。基质可呈液态、胶态或固态，含有黏多糖、组织液、硫酸软骨素等。不同组织的细胞间质成分不同，如密集的上皮细胞的细胞间质富含糖蛋白；软骨细胞间质含有硫酸软骨素；疏松结缔组织细胞间质富含纤维。细胞间质对细胞起连接和支持作用，并在细胞间的物质交换中起重要作用。

细胞决定（cell determination）　胚胎细胞在发生分化之前已确定向特定方向分化的变化过程。如骨髓的造血干细胞，先发展为定向干细胞，然后再向粒细胞、红细胞等方向发展。至于细胞决定的时间，因动物及组织不同而异，一般是渐进过程。

细胞克隆（cell cloning）　其他名称：单细胞分离培养。把单个细胞从群体内分离出来单独培养，使之重新繁衍成一个新细胞群体的培养技术。因为原代培养细胞或未经克隆化的细胞系都具有异质性，即细胞在遗传性状上是多种多样的。经过克隆化后的细胞，其后代细胞群均来源于一个共同的祖细胞，即形成纯系的细胞系。它们的遗传性状极少差异，生物性状相似，这样的细胞系称细胞克隆。

细胞连接病（cell junction disease）　即细胞连接发生结构与功能障碍。有桥粒障碍，包括桥粒增多、丧失、胞质内移位等；紧密连接障碍，如炎症时血管内皮细胞间闭锁小带松散，导致渗出；缝隙连接障碍，如细胞损伤时，连接中微孔收缩，细胞结合中断，发生细胞离解。

细胞酶（cell enzyme）　指正常时存在于细胞内的酶类。正常时血浆中含量甚少或没有。如血浆中此酶活性升高可说明有关脏器细胞的破坏或细胞膜通透性的改变。血浆中这类酶活性的测定有助于对疾病的诊断。如肝功能障碍时肝细胞内的谷丙转氨酶可逸出细胞，进入血浆，引起此酶活性升高，已用于临床诊断。

细胞免疫（cellular immunity）　广义指经特异性细胞（如细胞毒性 T 淋巴细胞）和非特异性细胞（如巨噬细胞、自然杀伤细胞）活性增强的免疫反应；狭义指 T 细胞介导的免疫。是构成特异性免疫的重要组成部分。细胞免疫主要由两类 T 细胞亚群参与，其一是迟发型变态反应 T 淋巴细胞（TDTH）细胞，识别抗原后分泌淋巴因子，可吸引活化巨噬细胞，吞噬裂解抗原。另一类是杀伤性 T 细胞（TK），可特异识别靶细胞表面抗原，引起靶细胞溶解。细胞免疫的临床类型主要有：抗细胞内寄生菌（如结核分枝杆菌）感染、抗病毒免疫、抗肿瘤免疫等，以及引起移植排斥反应、迟发型变态反应等。

细胞免疫反应（cellular immunity reaction）　致敏淋巴细胞（来自 T 淋巴细胞）与其相应抗原作用所产生的特异性免疫反应。

细胞膜（cell membrane）　其他名称：质膜、原生质膜。泛指包括细胞质和细胞器的界膜。由磷脂双层和相关蛋白质以及胆固醇和糖脂组成。它把细胞内容物和细胞周围环境分隔开来，使细胞能独立于环境而存在，对细胞具有保护作用。细胞内外的物质交换、信息和能量的传递，以及细胞的识别功能等都是通过细胞膜而实现的。主要由脂类和蛋白质组成，哺乳动物的细胞膜尚含有少量的糖类。

细胞膜病变（lesions of cell membrane） 许多疾病的发生多由于细胞膜受损或分子变异而引起的膜结构与功能异常所致。如红细胞膜先天异常而致的球状红细胞症；蛇毒中磷脂酶 A_2 可破坏膜磷脂而产生中毒症状；有些内分泌病是由于靶细胞膜激素受体异常而致等。

细胞膜抗原（cell membrane antigen） 分布在细胞膜表面，起着“标志”作用，供免疫系统或免疫物质“辨认”的蛋白质。例如人细胞表面的组织相容性抗原，人类 ABO 血型抗原等。

细胞膜受体（cell membrane receptor） 分布在细胞膜表面，与“辨认”和“接受”细胞环境中特异的化学刺激或信号有关的蛋白质。能选择性地和细胞外环境中一定的活性物质（如激素、药物）相结合，引起细胞内的种种效应。如肝细胞膜上的肾上腺素 β 受体，可与肾上腺素结合通过一系列变化从而导致肝细胞内储存的糖原分解为葡萄糖。

细胞内寄生菌（intracellular bacteria） 少数致病菌主要寄生于细胞内，如结核分枝杆菌、伤寒沙门菌和李斯特菌等。常导致慢性感染。病变主要由病理性免疫损伤引起，常有肉芽肿形成并多伴有迟发型超敏反应。特异性细胞免疫是主要的防御机制。

细胞内受体（intracellular receptor） 位于细胞质或细胞核内能够与特异性配体结合的受体。其配体包括亲脂素和活化的蛋白激酶 C（PKC）等信号分子。实际上它们都是配体依赖性的转录因子。

细胞内铁（intracellular ferrum） 存在于合成血红蛋白阶段的幼红细胞，蓝色颗粒定位于其胞质中。细胞内铁反映骨髓中可以利用的铁量，它受铁的储存量、幼红细胞摄取铁和利用铁的能力等因素的影响，对鉴别缺铁性与非缺铁性贫血有重要价值。

细胞内消化（intracellular digestion） 细胞体内进行的消化。如阿米巴没有消化道（腔），而是通过吞噬对食物进行细胞内消化。原生动物只有此种消化。海绵动物、腔肠动物、扁形动物也都保留着这种消化方式。多细胞动物的某些细胞也有此种消化现象。随着动物的进化，此现象逐渐为细胞外消化所取代。

细胞内信息物质（intracellular information substance） 在细胞内传递细胞调控信号的化学物质。其组成多样化，包括无机离子，如 Ca^{2+}；脂类衍生物，如甘油二酯、花生四烯酸、神经酰胺；糖类衍生物，如三磷酸肌醇；核苷酸，如 cAMP、cGMP；信号蛋白分子，如 Ras 和底物酶。

细胞内液（intracellular fluid，ICF） 细胞内液存于细胞内，占体液总量的 35%～45%。细胞内、外液中电解质分布不均，细胞内液主要阳离子为 K^+ 和 Mg^{2+}，Na^+ 只占少量。主要阴离子为 $HPO_4{}^{2-}$ 和蛋白质离子，$HCO_3{}^-$ 只占少量。细胞外液阳离子以 Na^+ 为主，阴离子以 Cl^- 为主，细胞内外 K^+ 浓度差是形成静息膜电位的基础，Na^+ 浓度差是细胞产生动作电位的离子基础。这种离子浓度差的维持依赖于 Na^+-K^+ 泵的活动。

细胞黏附（cell adhesion） 在细胞识别的基础上，同类细胞发生聚集形成细胞团或组织的过程。如生殖细胞的结合、癌细胞转移等。多种细胞膜上存在受体糖蛋白，即细胞黏着因子，细胞之间和细胞与基质之间通过此种膜糖蛋白识别和黏着。有的是 Ca^{2+} 依赖的，如成纤维细胞在结缔组织中黏着于纤连蛋白、上皮细胞黏着于基底膜中层粘连蛋白等。细胞黏着对细胞生长与分化、参与免疫应答、炎症反应等都有着重要作用。

细胞培养（cell culture） 人工体外培养活细胞的方法。在无菌条件下，把动植物的活细胞与有机体分离，移植在含有营养成分的培养基内，并放在适宜温度的温箱中，以观察细胞的生长、繁殖和分化等。广泛应用于肿瘤细胞学、细胞生物化学、细胞免疫学。

细胞器（organelle） 真核细胞内具有一定形态、执行特定功能的结构。如线粒体、叶绿体、内质网和高尔基体等。对活细胞完成各种生命活动有重要作用。

细胞器分离技术（cell organelle fractionation technique） 组织或细胞经破碎后制成匀浆，在一定介质中通过离心机离心，而将各种亚细胞结构进行分离制备的技术。该技术对研究各种亚细胞结构和功能，特别是酶的分布或代谢特征都是必要的。细胞器分离技术分为匀浆和离心分离两大步骤。根据不同的研究目的选择分离材料，最后分离的细胞器应进行鉴定、确认。

细胞全能性（cell totipotency） 生物学术语。已分化的细胞仍然具有全部发育潜能。例如爪蟾蝌蚪肠上皮细胞移植到成熟的去核卵中，部分胚胎可正常发育，少数可成长为能游泳的蝌蚪，说明已分化细胞核可代替卵核使卵发育。另外，细胞分化状态可以改变，如小鼠畸胎癌可分化成各种正常的体细胞。

细胞溶解（cytolysis） 其他名称：细胞裂解。细胞处于低渗环境中，渗透失衡，吸水膨胀发生破裂的现象。可有两种方式：①补体依赖的细胞溶解，即 IgM 和一些 IgG 与抗原结合后，使补体活化，致细胞裂解；②抗体依赖的细胞毒作用，抗体包被在带有抗原的靶细胞上，再与带有 IgG FC 受体的 K 细胞结合，导致细胞裂解。

细胞融合（cell fusion） 生物学术语。人工的或自然发生的细胞合并形成多核细胞的现象。应用经紫外线灭活的病毒（如仙台病毒），或以聚乙二醇和溶血卵磷脂处理体外培养细胞，使基质膜发生改变，导致细胞互相合并而成多核细胞。同种细胞的融合称“同核体”，不同种细胞的融合称“异核体”。

细胞色素（cytochrome，cytopigment） 以铁-卟啉复合体为辅基的血红素蛋白。在氧化还原过程中，血红素基团的铁原子可以传递单个的电子而不必成对传递，其中的铁通过 Fe^{3+} 和 Fe^{2+} 两种状态的变化传递电子。主要有细胞色素 a、细胞色素 b、细胞色素 c 和细胞色素 d 四类。

细胞色素 c（cytochrome c） 以铁卟啉为辅基的蛋白质。对组织中的氧化还原过程有迅速酶促作用，增强细胞氧化，提高氧的利用率。对纠正缺氧时细胞呼吸及物质代谢有一定作用。适用于一氧化碳中毒、催眠药中毒、新生儿窒息、严重休克缺氧、肺部疾病引起的呼吸困难、脑缺氧等。通常静脉给药，也可进行肌内注射。用前须做过敏试验。

细胞色素 P_{450}（cytochrome P_{450}） 为细胞色素 b 的一种。主要存在于肝细胞微粒体中，作为混合功能氧化酶（单加氧酶）的辅基，参与电子传递。这种色素因其与一氧化碳结合后在波长 450nm 处出现特异吸收峰而得名。混合功能氧化酶也称羟化酶，使底物分子加一氧原子，生成羟化物，参与类固醇激素、胆汁酸与胆红素的生成以及药物、毒物的生物转化等过程。

细胞色素 c 氧化酶复合物（cytochrome c oxidase complex） 其他名称：细胞色素氧化酶、复合物Ⅳ。呼吸链 4 种酶复合物之一。由 13 条多肽链其中一条含有 Cu-Cu，另一条含有铁卟啉辅基组成的蛋白复合体。它作为递氢体，将电子从细胞色素 c 传递给 O_2。

细胞色素 c 注射液（Injectio Cytochromic c） 细胞呼吸激活剂。组成：细胞色素 c 和双甘氨肽等制成的水溶液。适用于因组织缺氧引起的各种疾病的急救和辅助治疗；可改善抗肿瘤药物引起的白细胞减少和四肢循环障碍。治疗前及治疗中止再用药时，须做过敏试验。

细胞渗出（cellular exudation） 炎症反应过程中，细胞成分从血管内逸出。在炎症早期，渗出的细胞主要是中性粒细胞；晚期，则主要是单核细胞。各种白细胞由血管渗出到组织间隙的现象称为炎症细胞浸润。

细胞生长因子（cell growth factor） 由某些细胞分泌出来，并通过作用于靶细胞的受体，而维持靶细胞的存活、生长或促进其增殖和分化的一类因子的统称。几乎各类细胞都有其相应的生长因子。例如表皮生长因子、血小板源性生长因子（能促进多种细胞进入 S 期）、生长素介质、T 细胞生长因子等。

细胞生物学（cell biology） 从细胞整体、显微、亚显微和分子等各级水平上研究细胞结构、功能及生命活动规律的学科。应用这些学科的技术，在分子水平上测试细胞显微和超显微结构的化学组成，分析生物高分子物质在细胞内的存在和作用，探讨细胞器的生理功能活动及相互协调，研究细胞遗传信息的传递和变异，检查发育和分化中基因表现的调节和控制，最终阐明整个细胞生命活动的基本规律。

细胞识别（cell recognition）　生物学术语。①指细胞对同种或异种细胞、同源或异源细胞以及对自己和异己分子的认识。多细胞个体有 3 种识别系统，抗原与抗体的识别、酶与底物的识别、细胞间的识别。无论是哪一种识别系统，都有一个共同的基本特性，就是具有选择性，即是具有特异性。②指细胞通过其表面的受体与细胞外信号物质分子（配体）选择性地相互作用，从而导致细胞内一系列生理生化变化，最终表现为细胞整体的生物学效应的过程。

T 细胞受体（T cell receptor, TCR）　其他名称：T 细胞抗原受体、T 细胞抗原识别受体。T 细胞表面可被抗原识别的受体，能特异地识别组织相容性复合体分子。TCR 均属糖蛋白。目前已知 TCR 有两类，多数是由 α 和 β 肽链通过二硫键连接而成的异二聚体，少数是由 γ 链和 δ 链组成的异二聚体。各肽链均包含可变区（V 区）、恒定区（C 区）、结合区（J 区）等，属于 Ig 基因超家族。TCR 识别抗原并与其结合形成复合物参与活化 T 细胞、传导信息等免疫功能。

细胞栓塞（cellular embolism）　进入血液循环中的细胞群（如骨髓巨细胞、肿瘤细胞等）可阻塞某器官或组织的血管腔。一般的细胞栓塞可被溶解、吸收；而肿瘤细胞所形成的细胞栓塞，有可能在该处继续生长，成为转移瘤。

细胞损伤（cell injury）　损伤因子（或致病因子）作用于细胞，引起细胞代谢、功能和结构变化等反应，当损伤因子作用超过细胞的适应能力，便引起细胞损伤，包括可复性损伤和不可复性损伤（细胞死亡）。损伤的程度与损伤因子的性质、强度及持续时间有关，还与细胞自身的特性和功能状态有关。损伤的原因有非生物因子、生物因子、遗传和免疫反应等。

细胞通信（cell communication）　在多细胞生物的细胞社会中，细胞间或细胞内高度精确和高效地发送与接收信息的通信机制，并通过放大机制引起快速的细胞生理反应。包括直接通信和间接通信。

细胞外基质（extracellular matrix）　见细胞间质。

细胞外铁（extracellular ferrum）　骨髓小粒中的含铁血黄素。其中的三价铁与分子中的蛋白结合不牢，经稀盐酸处理后而游离，并能在酸性亚铁氰化钾溶液中产生普鲁士蓝反应。细胞外铁反映骨髓中储铁量。

细胞外消化（extra cellular digestion）　食物在消化道（腔）内进行消化的一种方式。在消化道内，由消化腺分泌的各种酶，将复杂的食物大分子物质分解为简单的、可吸收的小分子物质，然后被消化道壁周围细胞吸收。由于这种消化发生在细胞外，故名。除海绵动物外，多细胞动物主要以此种方式消化食物，从而获得更多的营养物质。

细胞外液（extracellular fluid, ECF）　细胞外液体的总称。包括组织液、血浆、淋巴液和脑脊液等。直接浸浴着细胞，是细胞生存之所在，也称为机体内环境。细胞通过细胞外液与外环境进行物质交换。

细胞系（cell line）　生物学术语。可长期连续传代的培养细胞。在离体条件（合适的温度、湿度、营养、pH 值、气体等）下，经原代培养分离出来后，继续传代培养的细胞群体。一般用于体外培养。传代一次以上的癌瘤细胞或由病毒或化学致癌诱发的转化细胞，能在体外长期生长繁殖，称为恒系。单个细胞通过无性繁殖而获得的细胞群体称为纯系。

细胞信号传送（cell signaling）　其他名称：细胞信号传导。信号分子从合成的细胞中释放出来，然后进行传递的过程。强调信号的产生、分泌与传送。细胞内各种信号传导途径相互作用，形成复杂的信号传送网络，精密调节各种生理活动。

细胞学（cytology）　研究细胞生命现象的学科。其范围包括细胞的结构和功能、生长和分化、受精和分裂、遗传和变异、病变和衰老等。

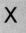

细胞学检查（cytological examination）　根据人体表面和脏器或体腔所脱落的细胞形态进行诊断的简单而有效的方法。主要用于诊断恶性肿瘤，如采用阴道脱落细胞诊断女性生殖器官的癌瘤，痰液脱落细胞诊断肺癌，食管脱落细胞诊断食管癌等。此外，阴道脱落细胞检查也可用于测定女性的激素水平及其他有关激素的影响。一部分人体恶性肿瘤可用脱落细胞检查的方法作诊断，有的已用于群众性的防癌普查，以发现早期病人和癌前期病变，提高治愈率，称为脱落细胞学。

细胞学说（cell theory）　一切生物都以细胞构成，细胞是生命的结构单位，细胞只能由细胞分裂而来。该学说由德国植物学家施莱登（M. Schleiden）和德国动物学家施旺（T. Schwann）于 1838~1839 年首先创立。后来许多科学家通过实验验证了这一理论。恩格斯把细胞学说、能量守恒定律及达尔文的生物进化论一起誉为 19 世纪自然科学三大发现。

细胞亚群（cell subset）　对单一细胞类型中不同功能或不同结构的细胞群体分类的术语。较多用于 T 淋巴细胞。T 淋巴细胞按功能可分为：辅助性 T 细胞（T_H）、抑制性 T 细胞（T_S）、杀伤性 T 细胞（T_K）、迟发型变态反应 T 细胞（T_D）等亚群。如按细胞表面抗原结构区分，系应用抗人 T 细胞的单克隆抗体 OKT 和 Leu 系区分的。带 OKT_4、Leu_3 抗原的 T 细胞为 T_H 细胞，带 OKT_5、OKT_6 或 Leu_2 抗原的 T 细胞为 T_S/T_K 细胞。

细胞抑制药（cytostatics）　能抑制增殖期细胞的药物。按作用细胞周期不同时相，可分为周期非特异性药物和周期特异性药物。前者包括烃化剂和大部分抗瘤抗生素类，后者又可分为主要作用于 S 期和 M 期的药物。

细胞因子（cytokine, cell factor）　一类由机体免疫细胞（淋巴细胞、单核巨噬细胞）与非免疫细胞（成纤维细胞、内皮细胞）合成和分泌的具有重要生物学活性的低分子量多肽类因子，主要作为免疫细胞的调节剂、免疫效应分子、造血细胞刺激剂、炎症反应的促进剂，在免疫应答、调控造血、组织修复、肿瘤免疫中发挥作用。其中淋巴细胞产生的细胞因子叫淋巴因子；单核巨噬细胞产生的细胞因子叫单核因子。这种因子种类很多，与免疫有关的主要有 4 大类：白细胞介素、干扰素、集落刺激因子和肿瘤坏死因子。

细胞杂交（cell hybridization）　在体外条件下，通过人工培养和诱导将不同种生物或同种生物不同类型的两个或多个细胞合并成一个双核或多核细胞的过程。由不同种的体细胞经过细胞融合后形成双核细胞，染色体在分裂过程中互混后产生的杂交的单核子细胞是杂交细胞，又称合核体。

细胞增殖调控（cell proliferation control）　一些因素对细胞增殖的调控是通过开启、延长和中断细胞周期而实现的。对单细胞生物主要是营养、温度等生长条件对其的影响。而对多细胞生物，则受信号分子调控，如激素、生长因子和增殖抑制因子等。

细胞增殖周期（cell generation cycle）　细胞从一次分裂结束到下一次分裂终末所经历的全过程。包括细胞生长的间期和由一个细胞变成两个细胞的有丝分裂期。

细胞质（cytoplasm）　细胞中包含在细胞膜内的内容物。在真核细胞中指细胞膜以内核以外的部分。包括透明的胶状基质和各种细胞器。前者含有大分子胶体、小分子真溶液、离子及多种可溶性酶，具有储存和输送代谢物质功能，亦有某种代谢作用（如糖酵解等）。后者包括内质网、线粒体、高尔基复合体、溶酶体等，具有合成代谢、分解代谢、防御等功能。另外，细胞质还有糖原、脂滴、蛋白质及分泌颗粒等内含物。

细胞质基因（cytoplasmic gene）　生物学术语。细胞质中的遗传因子。和核中的基因一样，能控制一定遗传性状，能自行复制，能发生突变，是细胞质遗传或非孟德尔式遗传的物质基础。其化学本质也是脱氧核糖核酸（DNA），例如质粒线粒体、低等动物基粒和植物细胞的叶绿体等都是含有 DNA 的染色体外的遗传结构。

细胞质遗传（cytoplasmic inheritance）　其他名称：核外遗传、

X

染色体外遗传。生物学术语。以细胞质基因为物质基础而遗传的现象。即子代的某些性状是由细胞质基因的遗传物质所控制，有些是以细胞器遗传的，如线粒体、叶绿体、中心体、动体等。这些细胞器都含脱氧核糖核酸成分，在细胞中能独立复制。高等生物中由于细胞质多来自母体的卵细胞，所以由细胞质遗传产生的性状一般随母系传递下去，表现为正反交的不同结果，不符合孟德尔遗传定律。例如植物某些叶绿素缺陷，只要母本有，则所有子代都能表现出来。

细胞周期（cell cycle）　连续分裂的细胞从上一次有丝分裂结束到下一次有丝分裂完成所经历的整个过程。包含 G_1 期、S 期、G_2 期、M 期四个阶段。①G_1 期，为脱氧核糖核酸合成前期，有核糖核酸和蛋白质合成。②S 期，为脱氧核糖核酸合成期，核内染色质复制加倍。③G_2 期，为脱氧核糖核酸合成后期，亦有核糖核酸和蛋白质合成，但合成量减少。④M 期，即细胞分裂期，包括前期、中期、后期、末期。各种细胞周期不同，通常至少要 10h 左右。不再分裂的细胞从最后一次 M 期逸出细胞周期，直到死亡。暂时休止的细胞从 M 期逸出细胞周期后停留于 G_0 期（休止期）；当受到适当刺激后，可再进入 G_1 期，重新分裂。

细胞株（cell strain）　生物学术语。具有有限分裂潜能，适合于进行培养，并在培养过程中保持其特性和标志的细胞群。其分裂次数通常为 25～50 次，最后死亡。这些特异的性状或标志必须在连续培养过程中保持不变。如正常的二倍体细胞株及通过遗传选择得到的突变种细胞株等。

细胞转化基因（cell transform gene）　除癌基因家族外，人们又从实体瘤或瘤细胞（克隆株）中分离出能转化小鼠成纤维细胞或其他适宜细胞的基因，称细胞转化基因。应用分子生物学技术对非病毒诱发的肿瘤细胞转化基因分析表明，它们的 DNA 序列与某些病毒癌基因有同源性。目前认为，转化基因是细胞癌基因的活动形式，迄今已发现 30 余个，如 N-ras、B1ym 和 met 等。

细胞滋养层（cytotrophoblast）　胚泡植入后，滋养层细胞迅速增生分为内外两层的内层。细胞呈扁立方形，细胞界限清楚，呈单层排列，有很强的分裂增殖能力。细胞滋养层有较强的分裂增殖能力，不断产生新的细胞加入合体滋养层。

细波型房颤（fine wave type of atrial fibrillation）　见无力型心室颤动。

细动作（fine action）　婴幼儿的生长发育过程中手指的精细运动。婴儿要在 3 个月握持反射消失之后才能随意地用手握物；5 个月时能伸手抓面前的东西，6～7 个月能弯腰伸手抓较远的东西，左右两手可以互相传递东西或玩具；9～10 个月时用拇指和示指夹取物体；15 个月能用匙取物；2 岁能用杯喝水；3 岁能解纽扣；5 岁学写字，但有时发生上下、左右颠倒，6 岁时就不发生颠倒。

细菌（bacterium, bacteria）　以细胞壁含胞壁酸、膜脂为酯键脂、RNA 聚合酶无 II 型启动子等为主要特征的原核生物的总称。①属于原核细胞型微生物，有广义和狭义之分。广义的细菌是指真细菌，包括细菌、衣原体、支原体、立克次体、螺旋体和放线菌等，其特点是有细胞壁、原始的核质，以二分裂方式繁殖和对抗生素等药物敏感等。狭义的细菌专指真细菌中数量最大、种类最多、引起疾病的种类亦多、生物学特性具有代表性的原生物种。具有细胞结构的单细胞生物。属于原生生物中的原核细胞型。菌体很小，$1\mu m$ 至数微米。有多种形态。根据其外形可将其分为球菌、杆菌、弧菌和螺旋菌等。其中杆菌为最常见。一般为分裂繁殖。除部分自养菌外，多营腐生或寄生生活。遍布于自然界中，且对自然界的物质循环有重要作用，有的对人有利，有的则能使人、畜致病。

细菌毒力（bacterial virulence）　病原菌致病力的强弱程度，即致病性的程度，是量的概念。各种致病菌毒力常不一致，可随宿主及环境条件而异；同种细菌也常因型或株的不一而毒力有差异。毒力常用半数致死量或半数感染量来表示。即在一定时间内，通过一定途径，能使一定体重的某种动物半数死亡或感染需要的最少细菌数或毒素量。但因研究时采用的是实验动物，感染途径也是人为的，故这类指标只能作为

细菌毒力强弱的参考。

细菌毒素（bacterial toxin）　由细菌产生的具有致病作用的生物活性物质。包括外毒素、内毒素和有毒的酶。各种毒素常根据其不同作用而给予不同的名称。如溶血毒素、坏死毒素等。

细菌分离和鉴定（bacterial isolation and identification）　根据不同疾病采取不同标本，如血、尿、粪便、咽拭子以及脑脊液等，进行细菌的分离和鉴定，是确诊细菌性感染最可靠的方法。

细菌管型（bacterial cast）　当肾实质有严重的细菌性炎症时，含有细菌的管型。细菌管型的确认常需做细菌学培养和染色。正常人尿中为零。见于肾实质细菌感染性炎症。

细菌回复突变（backword mutation of bacterium）　细菌由野生型变为突变型是正向突变，有时突变株经过又一次突变可恢复为野生型的性状，这种第二次突变称为回复突变。但真正的原位回复到野生型的 DNA 序列的突变概率很少。

细菌基因重组（gene recombination of bacterium）　供体菌基因 DNA 和受体菌基因 DNA 整合在一起。可使受体菌获得供体菌的某些特性。

细菌基因转移（gene transfer of bacterium）　外源性的遗传物质由供体菌转入受体菌细胞内的过程称为细菌的基因转移或基因交换。转移的基因或在胞质中能自行复制与表达，或与受体菌 DNA 整合在一起，使受体菌获得供体菌的某些特性。

细菌接合（conjugation of bacterium）　细菌通过性菌毛相互连接沟通，将遗传物质（主要是质粒 DNA）从供体菌转移给受体菌的方式称为细菌接合。能通过接合方式转移的质粒称为接合性质粒，主要包括 F 质粒、R 质粒等。

细菌酶（bacterial enzyme）　由细菌合成的一种蛋白质。是一种生物催化剂，在适当条件下，即使细菌已死，仍可保持其酶的活性。大多数为胞内酶，有些酶透过细胞膜成为胞外酶，也称侵袭性酶。本酶种类很多，对传染病诊断、致病和治疗均有重要意义。有些酶是 DNA 重组技术中最关键的工具。

细菌敏感度测定（bacterial sensitivity test）　测定细菌对抗素敏感性的方法。常用的是纸片法，将带有一定量的各种抗生素的纸片贴在已涂满病原菌的培养基表面上，37℃ 孵育 24h 后，测量抗生素纸片周围的抑菌环，根据其大小定为抗药或敏感，以选择有效抗生素用于治疗。

细菌耐药性（bacterial drug resistance）　因细菌由脱氧核糖核酸（DNA）改变而产生耐受药物的性能。DNA 的变化方式有两种：①染色体 DNA 的改变，称为突变产生的耐药性，或染色体介导的耐药性。②质粒，即染色体外 DNA 片段介导的耐药性。几乎所有致病菌均可带有耐药质粒。由质粒介导的耐药性在细菌耐药性中占有重要地位，也最多见。

细菌尿（bacteriuria）　其他名称：菌尿。存在大量细菌的尿液。通常提示泌尿系统存在菌落或感染，或是收集尿液过程中尿液发生了细菌污染。

细菌培养箱（bacteriological incubator）　细菌培养保温设备。经加热（电热或油电两用）隔水传导至恒温室，箱顶有温度计以显示箱内温度值。用于细菌培养、生物化验、育种试验、病理诊断及恒温实验等。真菌培养箱系供制药工业作真菌、细菌和昆虫培养用。

细菌染色体（bacterial chromosome）　一条环状双螺旋 DNA 长链，按一定构型反复回旋形成松散的网状结构，附着在横隔中介体或细胞膜上。携带绝大部分的遗传信息，决定了细菌的基因型。与真核细胞的染色体比较，细菌染色体是裸露的核酸分子或与少量特殊蛋白质结合，缺乏组蛋白，无核膜包裹。细菌基因组中的基因结构是连续的，排列紧密。几乎无内含子，仅有的内含子序列，也不编码蛋白。

细菌人工培养法（artificial culture of bacterium）　一般细菌都可用人工培养方法，使之生长、繁殖。主要应用于细菌引起的疾病的病原学诊断和流行病学调查，药物敏感试验，制造疫苗、类毒素和诊断菌液等。也用于传染病的预防与诊断。常用的方法有分离培养法、厌氧培养法和二氧化碳培养法。

细菌栓塞（bacterial embolism）　栓塞的一种类型。细菌集落侵入血管内，阻塞血管腔。不仅可使阻塞部位发生缺血改变，同时病原体扩散，在栓塞部位引起新的感染病灶。如脓毒血症时，化脓菌团栓塞肺、肾、肝和皮肤等处的毛细血管，引起该器官的多发性小脓肿。

细菌素（bacteriocin）　某些细菌产生的可特异性抑制或杀灭亲缘关系较近的敏感菌的蛋白质或多肽类物质。其作用范围较窄，有一定的特异性或只对有近缘关系的细菌起作用。吸附在敏感菌体的受体上，将敏感菌株杀死，但不能溶解菌体细胞。按其产生的菌种命名为：大肠埃希菌素、弧菌素、葡萄球菌素、铜绿假单胞菌素。产生细菌素的菌株称为细菌素原性菌。

细菌突变（mutation of bacterium）　细菌遗传物质的结构发生突然而稳定的改变，是 DNA 序列的永久性变化，导致其性状的遗传性变异。

细菌性肠炎（bacterial enteritis）　由各种致病菌引起的一组常见的肠道传染病。致病菌分为侵入性与产肠毒性两种。前者有志贺菌属、沙门菌属、空肠弯曲菌、侵入性大肠埃希菌等；后者有产毒素大肠埃希菌、A 型产气荚膜梭菌、变形杆菌、金黄色葡萄球菌等。病原菌以食物或水为媒介经口侵入。临床表现视不同致病菌而异，由产肠毒素细菌所致者，以呕吐及中上腹痛为主，伴水样便；由侵入性细菌所致者，表现为发热、腹痛、腹泻，重者有血性黏液便。诊断依赖病原学检查与培养。治疗以纠正水及电解质失调为主。侵入性肠炎应用抗生素。

细菌性肺炎（bacterial pneumonia）　由细菌引起的肺泡腔和间质组织的急性肺实质炎症。主要病原体有需氧革兰氏阳性球菌、需氧革兰氏阴性球菌和厌氧菌，常见的有肺炎链球菌、流感嗜血杆菌、金黄色葡萄球菌及大肠埃希菌等。主要表现为发热、咳嗽、咳痰和气促，肺部可听到中细水泡音。白细胞数增高，中性粒细胞增加。X 线检查可见两肺中下野有大小不等的点片状阴影。治疗主要用有效的抗生素及对症治疗。

细菌性腹膜炎（bacterial peritonitis）　病原菌从腹腔内脏器官或腹外远处病灶经血行或淋巴播散至腹膜所形成的感染。在营养不良、抵抗力低下，肾病综合征和肝硬化伴腹水的病人中发病率较高。病程的发展与病原菌的毒力和种类有很大关系。而病人身体的抗病能力是影响腹膜炎病理转归的重要因素。临床表现多为急性发病、腹痛、腹肌紧张、发热、恶心、呕吐、白细胞增高等。发病前多有原发病灶的症状，严重者可伴有休克。治疗应选用广谱抗生素，剂量要充分，并静脉给药；纠正水、电解质及酸碱平衡失调和对症治疗。

细菌性肝脓肿（bacterial liver abscess）　由于菌血症、邻近脏器炎症直接蔓延或上行性胆管炎等引起的肝脏局部细菌感染及脓液积聚。脓肿的大小不一，常呈多发性。表现为高热（稽留热或弛张热）、寒战，右上腹疼痛，并放射至右肩背部，肝大，并有压痛，可有黄疸。白细胞数升高，多有核左移。X 线可见横膈抬高活动受限。超声波检查可见肝内有液平反射。肝穿刺抽液做细菌培养可确诊。治疗先选用有效抗生素进行脓腔内注射，必要时可手术切开引流。

细菌性痢疾（bacillary dysentery）　志贺菌引起的常见急性肠道传染病。细菌污染食物、饮水和手等，经口感染引起结肠黏膜化脓性溃疡性炎症为主要病变。夏秋季发病率最高，多见于儿童和青壮年。常急起寒热，全身不适，阵发性腹痛，黏液脓血便，里急后重，可伴发热及全身毒血症症状。部分易变成慢性。粪便培养出细菌可确诊。治疗：首选喹诺酮类药物，亦可用磺胺药、小檗碱、头孢菌素、氨基糖苷类、广谱半合成青霉素综合于重症或中毒性痢疾；慢性菌痢选用 2～3 种药敏有效抗生素联合或交替应用。

细菌性脑膜炎（bacterial meningitis）　由脑膜炎球菌、结核分枝杆菌、肺炎球菌、流感嗜血杆菌、葡萄球菌、链球菌引起的中枢神经系统感染。大肠埃希菌、变形杆菌、铜绿假单胞菌、伤寒沙门菌等亦能引起，但不常见。除结核分枝杆菌外，其他细菌均引起脑膜化脓性改变。本病以儿童多见。细菌通过血液循环或直接扩散等方式进入颅内。临床以发热、头痛、呕吐、抽搐及脑膜刺激征等为特征。血中白细胞总数或中性粒细胞升高。脑脊液呈化脓性改变，进行涂片或培养可找到致病菌。治疗除对症处理外，应选择易通过血脑屏障的有效抗生素。

细菌性食物中毒（bacterial food poisoning）　进食细菌及其毒素或真菌污染的食物引起的急性感染中毒性疾病。以副溶血弧菌、葡萄球菌、蜡样芽孢杆菌、肉毒杆菌和变形杆菌等最常见。潜伏期 1 日左右。起病急，易群体发病，呕吐，腹痛和腹泻，重者脱水、酸中毒或休克。食物或粪便检出细菌可确诊。预防此类中毒的办法，主要是防止食品原料的污染、掌握正确的烹调方法、生熟分开等。

细菌性心肌炎（bacterial myocarditis）　见感染性心肌炎。

细菌性心内膜炎（bacterial endocarditis）　由细菌直接侵袭心内膜而引起的炎症性疾病。分为急性和亚急性两种。急性较少见，为败血症表现之一；亚急性较多见，致病菌多为草绿色链球菌和肠球菌等，多发生于患有风湿性和先天性心血管病基础的心内膜上，以长期发热、进行性贫血、皮肤和黏膜出现瘀点、杵状指、脾大等为主要表现。应及早用足量适当抗生素治疗。

细菌学（bacteriology）　研究细菌的形态、构造、分类、生理、生态、遗传和进化，以及同人类和动植物疾病的关系的学科。

细菌学诊断（bacteriological diagnosis）　以检测病原菌及其抗原、产物或核酸为目的的病原学诊断方法。

细菌血型物质（bacterial blood group substance）　细菌的脂多糖中与血型抗原决定簇相同或相似的物质。如大肠埃希菌 O_{86} 含有血型 B 物质，肺炎球菌 14 型含有血型 A 物质等。

细菌血症（bacteriemia）　见菌血症。

细菌抑制试验（bacterial inhibition assays，Guthrie test）　测定苯丙氨酸的一种方法。枯草杆菌突变菌株（ATCC 6633）的生长，需要苯丙氨酸，如细菌的培养液中掺入苯丙氨酸的拮抗剂（β-2-噻恩丙氨酸），可抑制细菌生长。苯丙酮尿症病人血中苯丙氨酸浓度超过 2～4mg％时可胜过拮抗物质的抑菌作用而促使细菌发育。可用此原理测定检查材料中的苯丙氨酸含量。目前世界各国多用本法进行新生儿苯丙酮尿症的筛选。

细菌转化（transformation of bacterium）　供体菌裂解游离的 DNA 片段被受体菌直接摄取，使受体菌获得新的性状。

细菌总数（total number of bacteria，total bacterial count）　1ml 水样在普通琼脂培养基上，经 37℃ 24h 培养后所生长的细菌菌落总数。它常被作为评价水质清洁程度和净化消毒效果的指标，亦可反映水体受生物性污染的程度。当水受人畜粪便及其他有机物污染时，细菌总数可明显增加，但它仅说明在人工培养基条件下适宜生长的细菌数，不能表示水中所有的细菌总数，更不能确定有无病原菌的存在。《生活饮用水卫生标准》规定 1ml 水中不得超过 100 个细菌。

细颗粒管型（fine granular cast）　管型基质中嵌有崩解的细胞残渣而成。由于在肾脏中停滞的时间较长，颗粒变得细小而稀疏。正常人尿中为零，尿中出现或增多表明肾脏有实质性损害，多见于慢性肾炎、急性肾炎后期。

细颗粒物（fine particulate，PM2.5）　飘浮于大气中的空气动力学等效直径（粒径）小于等于 2.5μm 的颗粒物。在大气中滞留时间长，可远距离输运。易被人体吸入，沉积于呼吸道、支气管甚至肺泡内，对人体有严重危害。

细粒棘球绦虫（Echinococcus granulosus Batsch）　其他名称：包生绦虫。寄生于狗、狼等食肉动物小肠内的一种绦虫。成虫长 3～6mm，头节有 4 个吸盘，并其顶突及小钩，链体 3～4 节。幼虫称棘球蚴，寄生于人及牛、羊、骆驼等动物肝或肺。人由于误食虫卵而感染棘球蚴病。在十二指肠孵出六钩蚴，穿入肠壁，随血流进入肝脏。大多数发育成棘球蚴，引起肝包虫囊肿病。多见于畜牧地区。

细脉（small pulse）　①其他名称：丝脉。当心输出量减少，周围动脉阻力较大，动脉充盈度降低时，弱而小的脉搏。常见于大出血、心功能不全、休克的病人。②中医脉象之一。脉细直而软，状如丝线，稍显于微脉。主气血两虚、诸虚劳损。见于血虚、阴津亏损或阴损及阳、血少气衰的病证。

细条状便（ribbon stool）　排出的粪便呈细条状或扁条状。如经常排这样的便说明有直肠狭窄，多见于直肠癌。

细小病毒 B₁₉（parvovirus B$_{19}$）　直径 23nm，线状单链 DNA 病毒，有 VP1 和 VP2 两种衣壳蛋白和一个非结构蛋白。靶细胞为幼稚细胞。可致儿童传染性红斑、多发性结节性动脉炎、慢性溶血性贫血、急性一过性再生障碍性贫血危象、血管性紫癜、川崎病和心肌炎等。

细辛（asarum herb, Herba Asari）　其他名称：小辛、独叶草、辽细辛、北细辛。中医药名。辛温解表药。马兜铃科植物辽细辛或华细辛、汉城细辛的全草。辛，温，有毒。归肺、肾经。功能散寒解表、温经止痛、温肺化痰。用于风寒外感、头身疼痛、寒邪所致的牙痛、腹痛、痰湿壅肺、痰饮喘咳。虚证慎用。反藜芦。有发汗、镇痛、麻醉作用。大量可使呼吸停止，故不宜过量使用。

细辛中毒（asarum herb poisoning）　内服细辛过量引起的中毒。毒性主要作用于中枢神经系统，先兴奋后抑制。表现为头痛、呕吐、出汗、躁动、体温升高、心率加速、血压升高，继之可出现牙关紧闭、角弓反张、意识不清、四肢抽搐、狂躁等。急救主要为对症治疗。

细支气管（bronchiole）　支气管在肺内逐级分支形成的直径约 1mm 的分支。其黏膜上皮由起始段的假复层纤毛柱状上皮逐渐变为单层柱状纤毛上皮，杯状细胞较少或消失，管壁内软骨片和腺体减少或消失，平滑肌相对增多。其管壁上平滑肌的舒缩可调节空气出入量，这些平滑肌痉挛性收缩可导致支气管哮喘。

细支气管肺泡癌（bronchioloalveolar carcinoma, BAC）　发生在细支气管或肺泡壁的一种腺源癌类型。显微镜下通常为单一的、分化好、带基底核的柱状细胞覆盖着细支气管和肺泡，可相互压迫形成乳头皱褶充满肺泡。可发生于肺外周，保持在原位很长时间；或呈弥漫型，侵犯肺叶的大部分，甚至波及一侧或两侧肺。一般认为它是分化较好的腺癌。

细支气管炎（bronchiolitis, capillary bronchitis）　由多种原因引起的内径小于 2mm 的细支气管弥散性炎症。临床表现为呼吸急促、呼吸困难，严重时可出现发绀，易发生气道阻塞和呼吸衰竭。急性发病多见于婴幼儿，部分病例可发展为慢性细支气管炎。胸部 X 线表现为两肺野散布细小的 2~5mm 大小结节状边界不清的阴影。治疗主要为保湿、解痉、抗炎、祛痰等，如发生呼吸衰竭，给予吸氧或用呼吸器辅助呼吸。

郄门（ximen, PC 4）　中医经穴名。属手厥阴心包经。郄穴。位于前臂掌侧，当曲泽与大陵的连线上，腕横纹上 5 寸处，掌长肌腱与桡侧腕屈肌腱之间取穴。治心痛、心悸、心烦、心律不齐、胸肋痛、吐血、衄血、前臂痛等。直刺 0.5~1 寸。艾炷灸 5~7 壮，或艾条灸 5~15min。

郄穴（xi points, xi-cleft points）　中医经穴的一类。喻经脉气血深聚之处的特定穴。郄，空隙之意。指经气集聚会合的空隙。十二经脉各有一个郄穴，加上阴跷、阳跷、阴维、阳维四经的 4 个郄穴，共 16 个。即孔最（肺）、温溜（大肠）、梁丘（胃）、地机（脾）、阴郄（心）、养老（小肠）、金门（膀胱）、水泉（肾）、郄门（心包）、会宗（三焦）、外丘（胆）、中都（肝）、交信（阴跷）、跗阳（阳跷）、筑宾（阴维）、阳交（阳维）。临床常用腧穴治疗本经循行部位及所属脏腑的急性病症。阴经郄穴多治血证，阳经郄穴多治急性疼痛。

侠溪（xiaxi, GB 43）　中医经穴名。属足少阳胆经。荥（水）穴。位于足背部，当第 4、5 趾缝间、趾蹼缘上 0.5 寸处。主治头痛、眩晕、耳鸣耳聋、胁肋痛、惊悸、颊肿、足跗肿等。斜刺 0.3~0.5 寸。艾炷灸 3 壮，或艾条灸 5~10min。

狭颅变形序列征（craniostenosis deformation sequence）　其他名称：先天变形序列征。胎儿期某一颅缝的正常发展受限，受限诸点之间的颅缝变窄而过早闭合，形成狭颅，并继发脑组织的生长缺陷。表现为脑部生长受限、颅内压增高及相应的临床症状。治疗：中、重度者需手术。

狭颅症（craniosynostosis）　见颅缝早闭。

狭生性生物（stenotropic organism）　其他名称：狭适性生物。对环境条件（如温度、光、湿度、盐分、食物等）适应幅度较小（即生态价低）的生物。如狭温性生物（热带的橡胶树、鳄、喜冷的鳟鱼）、狭光性生物（喜阴的小酸模、夜出的和地下的动物）、狭湿性生物（两栖类不能在含有盐分的水中生活，珊瑚虫不能在淡水中生活）和狭食性生物（穿山甲、大熊猫、家蚕等）。

狭窄性法特乳头炎（stenotic papillitis of Vater）　其他名称：奥迪括约肌纤维性狭窄。奥迪括约肌和法特乳头黏膜的一种炎性病变。与胆总管或胆囊结石并存。可导致胆道部分性梗阻和慢性复发性胰腺炎。

狭窄性腱鞘炎（stenosing tenosynovitis）　指屈肌腱在屈肌腱鞘起始处，或拇长展肌腱及拇短伸肌腱在桡骨茎突处的反复磨损所致。发生于指屈肌腱鞘者称为扳机指，手指屈伸时有弹响声，重者发生交锁；发生在桡骨茎突部者，称为德·奎尔万病，局部疼痛，有压痛，大幅度伸指时疼痛明显。治疗：局部封闭疗法；久治无效或先天性狭窄需手术治疗。

下壁梗死周围阻滞（peri-infarction block of inferior wall, divisional peri-infarction block of inferior wall）　其他名称：下壁分支性梗死周围阻滞。心室下壁梗死的并发症之一。心电图特征为：Ⅱ、Ⅲ、aVF 导联出现病理性 Q 波，其后出现增宽的迟晚 R 波；QRS 电轴右偏，+90°~+100°；少数 QRS ＞0.12s。是下壁梗死损伤大量左右分支纤维所致。

下壁心肌梗死（inferior myocardial infarction）　其他名称：膈面心肌梗死。右冠状动脉闭塞所致的左心室膈面梗死。心电图特征为：①Q 波：$Q_{Ⅲ}＞Q_{aVF}＞Q_{Ⅱ}$，$Q_{Ⅲ}≥0.05s$ 或呈 $QS_{Ⅲ}$，$Q_{aVF}≥0.1mV$，或 $Q_{aVF}≥0.05s$，Q/S＞40%；$Q_{Ⅱ}$ 呈 QR 或 qR 型（更有意义）；②Ⅲ、Ⅱ、aVF 导联有早期 ST 段升高与直立尖 T；③Ⅲ、Ⅱ、aVF 导联 T 波幅度下降呈双相或倒置。

下壁心内膜下缺血（subendocardial ischemia of inferior wall）　左心室下壁内膜下的心肌缺血。此时，T 波向量指向下方。心电图表现为Ⅱ、Ⅲ、aVF 导联出现高尖和对称的 T 波。

下壁心内膜下损伤（subendocardial injury of inferior wall）　左心室下壁内膜下的心肌损伤。特点是 ST 向量指向上方。心电图在Ⅱ、Ⅲ、aVF 导联 ST 段下降。

下壁心外膜下缺血（subepicardial ischaemia of inferior wall）　左心室下壁外膜下的心肌缺血。其特点是 T 波向量指向上方。心电图表现为Ⅱ、Ⅲ、aVF 导联出现深的、箭头样倒置 T 波。

下壁心外膜下损伤（subepicardial injury of inferior wall）　左心室下壁外膜下的心肌损伤。其特点是 ST 向量指向下方。心电图表现为Ⅱ、Ⅲ、aVF 导联 ST 段抬高。

下病上取（treating the disease in lower portion by managing the upper portion）　中医治法。一种与病气上下相反的治法。语出《素问·五常政大论》："气反者，病在上，取之下；病在下，取之上。"指病证的表现、部位偏于下，从临床主证所在部位以上的脏腑或体表，根据经络、脏腑的密切关系，而选用上部的穴位治疗，或通过辨证，用药物从上部脏器治疗。例如：小便不利甚则癃闭由于中气不足者，用补中益气法治疗；又如脱肛及久泻，可以针灸头部的百会穴。

下侧壁心肌梗死（inferolateral myocardial infarction）　左心室下壁及附近侧壁同时发生梗死。心电图特征为：Ⅰ、Ⅱ、Ⅲ、aVF 及 V_4~V_6 导联出现梗死性 Q 波；aVR 导联呈 RS 型；Ⅰ导联及左侧心前区导联 R 波振幅均降低。

下垂型 ST 段下降（ptosis type ST segment depression）　其他名称：下凹型 ST 段下降、凹面向上型 ST 段下降。ST 段向下压低或与 T 波融合构成凹陷下移的 ST-T 波形。心电图特征：ST 段与 R 波顶点垂线交角＞90°；ST 段下降＞0.05mV，以中央部分明显，多在 J 点以后。该型 ST 段下降，多见于心肌梗死、急慢性冠状动脉供血不足等。

下法（purgative therapy）　①其他名称：泻下、攻下、通里、通下。中医八法之一。运用泻下攻逐或润下的药物，以通导粪便、消除积滞、荡涤实热、攻逐水饮的一类治法。凡是胃肠实热积滞、燥屎内结，以及体内蓄水、冷积等邪实之证，而正气未虚者，均可使用。分为寒下、温下、润下等，除润下药较和缓外，其余多较峻烈，年老体弱者慎用，孕妇和月经期勿用。无实结者不要轻易采用。②推拿方法名。对颈项强硬不能低头或腰部板滞不能俯伏者，施以被动动作或对抗性动作，使头部或腰部逐渐前屈的一类方法。③专用于小儿的一种推拿方法。

下疳（chancre）　见硬下疳。

下橄榄核（nucleus olivaris inferior）　位于延髓上半部、锥体的背侧囊形灰质团。接受来自大脑皮质、脊髓、中脑网状结构和红核等处的纤维，发出橄榄小脑束，走向对侧止于小脑。是大脑皮质、红核等处与小脑之间联系的中继站。

下关（xiaguan, ST 7）　中医经穴名。属足阳明胃经。足阳明、少阳之会。位于颧弓与下颌切迹之间凹陷处。治牙痛、牙关紧闭、耳鸣、耳聋、面瘫、三叉神经痛、下颌关节炎等。直刺 0.5～1 寸。艾条灸 3～5min。

下合穴（lower he points）　中医术语。六腑在下肢的合穴。《灵枢·邪气脏腑病形》："胃合入于三里（足三里），大肠合入于巨虚上廉（上巨虚），小肠合入于巨虚下廉（下巨虚），三焦合入于委阳，膀胱合入于委中央（委中），胆合入于阳陵泉。"根据"合治内腑"的原则，按照疾病所属的内腑不同，而取用其相应的下合穴治疗，如胃病取三里、大肠病取上巨虚等。

下颌第 3 磨牙冠周炎（pericoronitis of the third molar of the mandible）　牙冠周围组织的炎症。未完全萌出的牙齿均有发生此病的可能。常见于下颌第 3 磨牙，称为智齿冠周炎。因它萌出时间较晚，位置常不正常，容易嵌塞食物渣滓，有利于细菌繁殖。局部除红、肿、疼痛等症状外，可有张口困难和咀嚼不便。严重时可发生全身症状。对位置不正的牙齿，在炎症消退后需予拔除。

下颌骨（mandible）　居面部下方的一块呈马蹄形的骨。为面颅骨中最大者。与左、右颞骨构成颞下颌关节，分为一体及左、右两支。下颌体上缘又称牙槽弓，容纳下牙。下颌支上缘有两个突，前方的称冠突；后方的称髁突。髁突上端形成下颌头，与颞骨的下颌窝和关节结节组成颞下颌关节。

下颌骨癌（cancer of mandible）　下颌骨的癌瘤。多继发于牙龈、舌、口底、唇、颊等部位的癌瘤，原发少见。主要发生于残余牙源性上皮细胞。组织类型上可以是鳞癌或腺性上皮癌。早期无自觉症状，以后可出现牙痛、局部疼痛，并相继出现下唇麻木。应手术切除。

下颌骨发育不全（hypoplasia of mandible）　常见的下颌畸形。在胚胎发育过程中受各种因素的影响使下颌骨发育不全，髁突、下颌体及其升支过短过小。有先天的或后天的，可发生在单侧，也可在双侧。矫治可视下颌畸形的程度，采取不同的正畸方法。严重者应采用手术治疗。

下颌骨骨折（fracture of mandible）　口腔颌面常见损伤。因外伤、肿瘤、颌骨骨髓炎等所致，骨折线可单发或多发。症状有肿胀、疼痛、出血、骨折片移位，可导致咬合关系紊乱和咀嚼障碍。治疗应使移位的骨折段复位。

下颌后移（mandibular retrognathia）　一种下颌畸形。上颌的大小和位置基本正常，前牙呈深超𬌗或深覆𬌗，后牙为远中𬌗关系，面下 1/3 高度侧面观明显变短。治疗：幼年病人可进行翼外肌及口轮匝肌锻炼；年龄较大的病人可戴矫正器；18 岁以后可行手术治疗。

下颌角肥大（prominent mandibular angles hypertrophy）　正常下颌角的角度约为 125°，下颌角肥大者可小于 120°，使面下 1/3 变得短小。肥厚的下颌角向后、向下突出，形成明显的切迹。同时向外突出，并常常伴有咬肌肥大，更增加了两角间的宽度，使面下 1/3 呈方形。下颌角肥大者其面型可为方形、长方形或倒梯形。男性有此面型，显得刚毅、威武；而女性有此面型，则失去了温柔、妩媚、清秀的面容。

下颌角截骨术（mandibular angles ostectomy）　手术切除肥大的下颌角，使方形脸变成卵圆形或"瓜粒形"脸，使女性面容变得清秀、柔美，是改善面型最常用、最简单的手术。分为：口内切口，需要特殊截骨设备，操作较困难，但面部无切口瘢痕，符合审美要求；下颌角下缘切口，操作方便，但皮肤留有切口瘢痕。

下颌髁突肥大症（hypertrophy of mandibular condyle）　下颌髁突的良性骨质增生。病变进展缓慢，多发生在一侧髁突，可逐渐引起颞下颌关节功能障碍，咬合关系紊乱，疼痛，影响咀嚼功能，造成面部畸形和不对称。X 线检查可确诊。治疗：必要时行增生髁突切除及下颌骨矫形术。

下颌孔（mandibular foramen）　下颌支内侧面中部稍上方的一处小孔。有下牙槽神经和血管通过。进行下牙槽神经阻滞麻醉在此处进行。

下颌隆凸（torus mandibularis）　人胚两侧第一鳃弓的腹侧份出现上下两个突起，其中下面较大的隆起为下颌隆凸。参与颜面颊与下颌的形成。

下颌前突（mandibular prognathism, mandibular protrusion）　常见的下颌畸形。下颌突出于上颌的唇侧。由遗传、不良习惯和疾病等因素所致。矫治应首先破除不良习惯，治疗疾病，然后进行矫治。采用外科手术和正畸相结合的治疗方法，可取得更好的效果。

下颌神经（mandibular nerve）　三叉神经的第三个分支，也是最大的分支。由粗大的感觉根和细小的运动根组成。自卵圆孔出颅后，在翼外肌的深面分为前、后两干支。前干支支配咀嚼肌、鼓膜张肌和腭帆张肌。后干支是感觉神经，除分布于硬脑膜、下颌牙及齿龈、舌前 2/3 及口腔底黏膜、耳颞区及口裂以下的皮肤外，尚有一支支配下颌舌骨肌和二腹肌前腹。

下颌下淋巴结（submandibular lymph node）　位于下颌下腺实质及附近的淋巴结。引流面部和口腔内各个器官的淋巴。其输出管入颈外侧深淋巴结。

下颌下神经节（submandibular ganglion）　位于下颌下腺和舌神经之间的椭圆形副交感神经节。与面神经联系的副交感神经节，有 3 个根：副交感根、交感根和感觉根。由该节发出分支，分布于下颌下腺和舌下腺，支配腺体分泌及传导一般感觉。

下颌下腺（submandibular gland）　其他名称：颌下腺。位于下颌体下缘与二腹肌前、后腹所围成的下颌下三角内的腺体，呈扁椭圆形。其内面发出下颌下腺管，前行并开口于舌下阜。

下颌牙（mandibular teeth）　见上颌牙。

下呼吸道（lower respiratory tract）　临床上通常指喉环状软骨以下的气管-支气管部分。可分为 3 个部分：①软骨气道，包括气管和各级支气管。②膜气管，主要是细支气管。以上两部分主要作为气体的通道。③最后一部分是气体交换的气道，包括呼吸性细支气管、肺泡管和肺泡。

下呼吸道呼吸困难（dyspnea of lower respiratory tract）　指喉以下气管、支气管病变所造成的呼吸困难。特点为呼出性或兼有吸入性的呼吸困难。由于下呼吸道阻塞而引起呼吸性酸中毒可危及生命。治疗包括支气管镜检、气管切开以及吸除下呼吸道分泌物等。

下焦（lower-jiao）　①中医脏腑名。三焦的下部，即体腔的下部，自胃下口至二阴的区间。功能是分别清浊、渗入膀胱、排泄废料，其气主下行。②中医温病三焦辨证的一个阶段。指温病的后期或恢复期，邪已伤及肝肾。

下焦如渎（lower warmer is analogized to a sluice）　中医术语。渎，小沟渠。下焦的功能是将体内消化后的残余物质加以分别清浊，使糟粕入于大肠，水液经由肾的气化渗入膀胱。这个作用有如渠道需要疏通一样。

下焦温病（seasonal febrile disease involving lower-jiao）　中医病证名。温病的后期，温邪伤及肝肾者。以热邪久羁、肝肾阴伤为特征。治宜清热滋阴为主。

下胫腓联合分离（dissociation of inferior tibiofibular association）　下胫腓韧带损伤后发生的下胫腓骨分离。分为下胫腓不完全分离和完全分离两类。表现为踝部肿胀、压痛、功能障碍和不同程度的畸形。X 线检查可以确诊。治疗：不完全分离行手法复位，石膏固定；完全分离严重者需手术治疗。

X

下巨虚（xiajuxu, ST 39）　其他名称：巨虚下廉。中医经穴名。属足阳明胃经。小肠经的下合穴。位于小腿前外侧，足三里穴下6寸处，足背屈，胫前肌尾端是穴。主治少腹痛、泄泻、痢疾、乳痛、下肢麻痹等。直刺0.5～1.5寸。艾粒灸3～7壮，或艾条灸5～15min。

下利（diarrhea）　中医古代医书对泄泻病证的统称，包括痢疾。

下利清谷（watery diarrhea with indigested food in the stool）　中医病证名。泻下粪便清稀，有未消化的食物，粪便无臭味，伴有形寒肢冷等证。属脾肾虚寒所致。治宜温中散寒，用四逆汤等。

下髎（xialiao, BL 34）　中医经穴名。属足太阳膀胱经。位于骶部，当第4骶后孔处。主治少腹疼痛、肠鸣、泄痢、大便下血、月经不调、赤白带下、疝痛、阴痒、腰骶痛、下肢瘫痪；以及坐骨神经痛等。直刺1～1.5寸。艾粒灸3～7壮，或艾条灸5～15min。

下泌涎核（inferior salivatory nucleus）　位于延髓上部的神经核。散在于迷走神经背核颅侧和疑核背侧的网状结构内，属一般内脏运动核，发出纤维至耳节，管理腮腺的分泌。

下尿路感染（lower urinary tract infection）　病原微生物侵入下尿路，在膀胱和尿道内繁殖而引起的一组炎症。常见的致病菌为大肠埃希菌和葡萄球菌等，女性多见。包括：①急性细菌性膀胱炎——女性发病率显著高于男性。发病急，有尿频、尿急、尿痛，或血尿、脓尿、排尿时尿道烧灼样痛等；②慢性细菌性膀胱炎——常是上尿路慢性感染的继发症，反复发作或持续存在膀胱刺激状，尿混浊；③急性尿道炎——分为淋菌性与非淋菌性。均通过性接触传播。有尿痛、尿急、尿道脓性分泌物。治疗：保持排尿通畅，处理病因。

下尿路症状（lower urinary tract symptom, LUTS）　以尿频、尿急、排尿困难等为特征，与下尿路疾病相关的一组症状的统称。可分为储尿期症状、排尿期症状及排尿后症状。储尿期症状包括尿频、尿急及夜尿等；排尿期症状包括尿流变细、尿流分叉、尿流中断及排尿费力；排尿后症状包括尿后滴沥及尿排不尽等。提示下尿路功能障碍或泌尿系统感染和神经源性膀胱等。

下腔静脉（inferior vena cava）　在第5腰椎体前面，由左、右髂总静脉汇合成的大血管。沿腹主动脉的右侧上行，经肝的腔静脉沟向上，穿过膈的腔静脉孔，进入胸腔。最后穿经纤维心包注入右心房。收集下肢、盆腔脏器、腹腔脏器、腹壁、盆壁的静脉血回心。

下腔静脉阻塞综合征（inferior vena cava obstruction syndrome）　下腔静脉阻塞引起的一组血液回流障碍征象。主要因血栓、炎症及肿瘤压迫等引起。临床表现依阻塞部位而不同：上部阻塞时，肝大、肝硬化；中部阻塞时，有肾受累表现；下部阻塞时，下肢静脉曲张、水肿，下腔静脉造影可确诊。应治疗原发病，并采用抗凝药物或手术治疗。

下丘脑（hypothalamus）　位于丘脑腹侧的脑组织。被第三脑室分成左、右两半。其内侧面借下丘脑沟和丘脑分界，底面外露，自前向后为视交叉、灰结节、正中隆起、漏斗和乳头体，是调控内脏活动、内分泌功能和情绪行为等活动的中枢。对体温、摄食、水平衡等的调节，也起重要作用。

下丘脑垂体束（hypothalamohypophyseal tract）　下丘脑的视上核和室旁核发出的纤维束。经漏斗柄终于神经垂体。下丘脑神经细胞的分泌物，沿轴突下行，终止在毛细血管周围，形成赫林体（Herring body）。

下丘脑-垂体性闭经（hypothalamic-pituitary amenorrhea）　任何因素直接或间接影响下丘脑-垂体功能，导致下丘脑分泌促性腺激素释放激素，以及腺垂体分泌促性腺激素的功能低下或紊乱，从而影响卵巢功能引起6个月以上的停经时，称之为下丘脑-垂体性闭经。下丘脑性闭经是由于下丘脑功能低下或失调，影响了垂体-卵巢轴的分泌与调节而引起的闭经。垂体性闭经是垂体病变所致的闭经，即由于垂体不能分泌足够的促性腺激素刺激卵泡发育，雌激素水平低下以致无排卵甚而闭经。治疗：一般处理；激素及溴隐亭治疗；手术及放射治疗等。

下丘脑功能障碍（hypothalamic dysfunction）　表现多样，主要症状为低体温、嗜睡、Kleine-Levin综合征、肥胖性生殖器综合征、尿崩症、自主神经性癫痫和木僵。

下丘脑激素（hypothalamic hormone）　其他名称：下丘脑因子、下丘脑调节肽。由第三脑室下部两侧神经组织分泌的肽类激素。属神经内分泌激素。促垂体区分泌的释放激素刺激促肾上腺皮质激素、促甲状腺激素、黄体生成素、促卵泡素和生长素的释放；释放抑制激素抑制催乳素、促黑素细胞激素和生长素的释放。尚包括视上核、室旁核神经细胞合成的血管升压素与催产素。

下丘脑损伤（injury of hypothalamus）　多由于颅底骨折及脑大块移动所致。主要为挫裂伤及出血。表现为昏迷、高热、循环呼吸功能障碍、瞳孔异常、泌汗障碍、膀胱及直肠功能障碍、水盐代谢紊乱等。治疗：应用冬眠低温及降低颅内压药物，对症处理。

下丘脑调节性多肽（hypothalamic regulatory peptides）　下丘脑"促垂体区"肽能神经元分泌的调节垂体活动的神经肽的总称。目前已确定的有促甲状腺激素释放激素（TRH）、促性腺激素释放激素（GnRH）、生长激素释放抑制激素（GHRIH）、促生长素释放素（SSRH）、促肾上腺皮质激素释放素（CRF）、催乳素释放因子（PRF）、催乳素释放抑制因子（PIF）、促黑素释放素（MRH）及促黑素抑释素（MIH）。这些神经肽经垂体门脉系统运至腺垂体。

下丘脑-腺垂体-甲状腺轴（hypothalamus-adenohypophysis-thyroid gland axis）　该轴是调节甲状腺功能的主要方式。下丘脑分泌的促甲状腺激素释放激素（TRH）刺激腺垂体分泌促甲状腺激素（TSH）。TSH促进甲状腺激素的合成与分泌，同时促进甲状腺细胞的增生。另外，甲状腺激素对TRH和TSH的分泌均具负反馈作用，而维持甲状腺激素在血中的浓度相对稳定。

下丘脑-腺垂体-间质细胞轴（hypothalamus-adenohypophysis-interstial cell axis）　睾丸间质细胞合成和分泌雄激素（以睾酮为主）。腺垂体分泌的黄体生成素（LH）促进间质细胞合成和分泌睾酮，促卵泡激素（FSH）可增强LH刺激睾酮的分泌，LH和FSH又受下丘脑分泌的促性腺激素释放激素（GnRH）调控。血中的睾酮通过负反馈抑制LH及GnRH的分泌。三者相互作用可维持睾酮在血中的浓度相对稳定。

下丘脑-腺垂体-卵巢轴（hypothalamus-adenohypophysis-ovaries axis）　系指卵巢的活动受下丘脑-腺垂体调控，下丘脑分泌的促性腺激素释放激素调节促卵泡激素（FSH）和黄体生成素（LH）的分泌。FSH和LH调节卵泡的生长发育和卵巢激素的分泌。而卵巢分泌的激素又对下丘脑-腺垂体进行反馈调节。三者的相互作用使卵巢周期性分泌，而形成女性月经周期。

下丘脑-腺垂体-肾上腺皮质轴（hypothalamus-adenohypophysis-adrenocortical axis）　糖皮质激素的合成与分泌受腺垂体分泌的促肾上腺皮质激素（ACTH）控制。ACTH的分泌又受下丘脑分泌的促肾上腺皮质激素释放激素（CRH）调节。而血中糖皮质激素的浓度对ACTH和CRH分泌具有负反馈作用，ACTH对CRH也有负反馈调节，三者相互作用构成的轴维持血中糖皮质激素的相对稳定和适应性变化。

下丘脑性甲状腺功能减退症（hypothalamic hypothyroidism）　其他名称：三发性甲减。指原发病变在下丘脑，致促甲状腺激素释放激素（TRH）分泌不足，引起促甲状腺激素（TSH）、三碘甲腺原氨酸（T_3）、甲状腺素（T_4）继发性不足。极少见。其特点：血清TSH、T_3、T_4均降低，但连续注射TRH后，血清TSH可升高。见下丘脑综合征。甲状腺激素治疗。

下丘脑综合征（hypothalamus syndrome）　由基因缺陷、肿瘤、肉芽肿、结核及药物等使下丘脑的结构及功能受损，引起神经、内分泌、体温调节等方面出现功能障碍的一组症候群。由于内分泌代谢功能障碍，造成下丘脑激素一种或数种分泌异常，引起内分泌功能亢进或减退；内脏神经功能紊乱，表现为嗜睡和失眠、多食肥胖或顽固性厌食消瘦；发热或体温过低；性腺功能障碍；精神障碍，过度兴奋、哭笑无常、定向力障碍、出现幻觉和易怒；常见头痛等。诊断较困难，需综合分析。可通过各激素测定及下丘脑-垂体功能试验判定内分泌功能；X线平片、气脑、CT、脑血管造影、磁共振成像等可显示病变部位及性质。治疗：主要是病因治疗，调整内分泌功能，对症治疗等。

下损及上（lower disease affecting the upper）　中医术语。指虚损由下部脏腑发展到上部脏腑的病变。自肾损开始，损及肝、脾、心、肺等脏腑。

下胎毒法（therapy for clearing fetal toxin）　中医术语。古代对新生儿的一种调护方法。以棉巾缠指蘸甘草水、黄连水或蜜糖等，拭净新生儿口中恶血，而吸入上述药小量，以助胎粪排出，由此而解胎中热毒。分甘草法、黄连法、韭汁法、朱蜜法、牛黄法、汞粉法、猪乳法、脐带法、豆豉法。

下消（diabetes involving the lower warmer）　其他名称：消肾、肾消。消渴病的一种类型。中医病名。临床表现为尿频量多、尿如脂膏，或尿甜，口干舌红。此属肾虚，肾之摄纳不固，约束无权。治宜滋阴固肾，六味地黄丸为基本方。如小便频数，饮一溲一，面色暗黑，腰膝酸软，形寒畏冷，此为肾失固藏，下元虚惫，肾阴亏耗，肾阳虚衰之阴阳俱虚之象。治宜温阳滋肾，以金匮肾气丸为基本方加减。

下消化道出血（hemorrhage of lower digestive tract）　肛门、直肠、结肠、回肠及空肠等器官病变引起的出血。常见病因为痔、肛裂、结、直肠癌和息肉，肠道炎症性疾病，结肠憩室病变。主要症状为粪便带血或血便。便血颜色取决于出血部位、速度、出血量及血液在肠道内停留的时间。小肠出血时，如血液在肠内停留时间较长，可呈柏油样黑便；当出血量多，排出较快时则呈暗红色，甚至鲜红色稀便或紫红色血块。结肠和直肠出血时，往往排出较新鲜血液。上位结肠出血时，血与粪便常混杂；乙状结肠和直肠出血时，常有新鲜血液附着于成形粪便的表面。血在粪便后滴下，与粪便不相混杂者多见于内痔、肛裂，也可见于直肠息肉与直肠癌。血与粪便相混杂，伴有黏液者，应注意结肠癌、结肠息肉病、慢性结肠炎等。出血严重可致休克。针对病因及病变部位选择治疗措施。有休克者首先补充血容量纠正休克。

下行传导束（descending conductive bundle）　系运动传导束。起自脑的垂直水平下行至脑干，直接或间接通过中间神经元终止于脊髓前角或侧角。分为两类，一类是皮质脊髓束和皮质核束组成锥体系，另一类由大脑皮质通过皮质下中枢间接与脊髓前角联系为锥体外系。

下行性传导阻滞（anterograde block）　窦房结与心室肌之间向前传导所发生的延迟或阻断。心脏传导阻滞多指此种传导阻滞。

下虚上实（hyposthenia and hypersthenia）　中医术语。指正气虚于下，邪气实于上的证候。通常指肝肾不足，阴虚于下，阳亢于上。一方面，出现腰膝酸软无力、遗精等下虚证，另一方面，又出现头晕、目眩、烦躁易怒等肝阳上亢的证候。

下运动神经元（lower motor neuron）　脑干的脑神经运动核和脊髓前角的运动神经元。是构成锥体路的第2级神经元。其轴突形成脑神经和脊神经，分布于全身的骨骼肌上。

下运动神经元损害综合征（syndrome of lower motor neuron lesion）　脊髓前角内的运动神经元及其轴束受损出现的综合征。瘫痪肌限于少数肌肉，以某一动作的瘫痪为主要表现；肌张力明显降低，呈松弛性瘫痪；腱反射消失；有明显的肌萎缩。巴宾斯基征阴性。

下运动神经元瘫痪（lower motor neuron paralysis）　见弛缓性瘫痪。

下肢骨（ossa membri inferioris）　下肢带骨（髋骨）及自由下肢骨的总称。成人约为62块。自由下肢骨由股骨、胫骨、腓骨和足骨构成。

下肢肌（musculi membri inferioris）　髋肌、大腿肌、小腿肌和足肌的总称。

下肢静脉曲张（varicose vein of lower extremity）　常见的周围血管疾病。下肢浅表静脉扩张、伸长、弯曲成团状的状态。多见于从事久立或长途跋涉、负荷过重者，是原发性下肢深

静脉瓣膜功能不全的并发病，或是下肢深静脉血栓形成的继发病。临床表现：常有酸胀沉重和疼痛感觉，早期大、小隐静脉及其属支出现扩张、延长、迂曲成团，以离心平面最远的足靴区最严重。继而产生肢体的红、热、肿、痛等血栓性浅静脉炎症反应；交通静脉瓣膜功能不全以致破坏，造成静脉内高压和淤血，引致皮肤萎缩、脱屑、瘙痒和色素沉着，皮肤和皮下组织硬结以及湿疹和溃疡的形成。一旦形成溃疡经久不愈即俗称"臁疮腿"。治疗：穿小腿锦纶弹力袜或打弹性绷带；硬化剂注射加压迫疗法；中医中药治疗；手术治疗。

下肢淋巴水肿（lymphoedema of lower limb，lymphatic edema of lower limb）　其他名称：象皮腿。是淋巴液回流障碍所致的征象。常为丝虫感染或复发性丹毒所引起。病变多从足部开始，向上延至小腿以致整个下肢；初为凹陷性水肿，后因纤维组织增生，致皮肤及皮下组织增厚、变硬，皮肤干燥、粗糙、色素沉着，甚至角化，出现疣或棘状物。轻者可抬高患肢和进行烘绑疗法，严重者需进行切除、植皮等手术疗法。

下肢轴线（axial line of lower limb）　了解下肢功能状态的标志之一。正常情况下，由髂前上棘，经髌骨内缘到大踇趾连成直线，为下肢正常轴线。在膝内翻、膝外翻或下肢骨折有旋转移位时，此轴线就可发生变位。

夏厕蝇（Fannia canicularis）　不吸吮成蝇的一种。体形较长，约5～7mm，灰色，触角芒上无毛，翅第4纵脉挺直。幼虫滋生于烂粪堆，以及人、畜、禽的粪便及尿池中。成蝇喜飞入室内，可机械性携带病原体。

夏-德综合征（Shy-Drager syndrome）　其他名称：特发性自主神经功能不全、原发性直立性低血压。由于中枢与周围的自主神经细胞发生变性坏死，导致自主神经功能障碍，使之不能正常地调控血管舒缩功能而造成的疾病。是以自主神经系统为主的变性疾病，临床表现为直立性晕厥、阳痿和膀胱功能障碍等。

夏季皮炎（summer dermatitis）　发生于夏季以瘙痒为特征的轻型炎症性皮肤病。由于夏季炎热、湿度大和多汗所致。多见于成年人，皮损好发于四肢伸侧、腰部、腹部，尤以下肢多见，呈对称分布。在红斑基础上出现密集、细小的丘疹，自觉剧痒，常因搔抓而遍布抓痕及血痂。病情与气温有明显关系，一旦发病每年夏季常复发。治疗：服抗组胺药，局部用炉甘石洗剂等。

夏枯草（prunella spike，Spica Prunellae）　其他名称：大头花、铁色草、棒槌草。中医药名。清热泻火药。唇形科植物夏枯草的花穗或果穗。辛、苦、寒。归肝、胆经。功能清肝明目、清热散结。用于头痛、眩晕、目赤肿痛、瘰疬、瘿瘤、疰腮、乳痈。虚证者忌用。

夏枯草胶囊（xiakucao jiaonang）　中医成药名。清脏腑剂（清热宣肺剂）。另有制剂：膏。组成：夏枯草。用于头痛眩晕、瘰疬、瘿瘤、乳痈肿痛，以及甲状腺肿大、淋巴结结核、乳腺增生症、高血压。

夏-拉摄影法（Chassard-Lapine view）　X线检查方法之一。病人坐位、前倾，使骨盆出口平面及乙状结肠与片匣平行，中心X线通过腰椎棘突，垂直对准片匣中央。用于测量骨盆出口直径径线，无重叠显示乙状结肠，诊断髋关节疾病等。

夏令水疱病（hydroa aestivale）　以水疱为主的光敏性与遗传有关的疾患。男孩多见。临床表现为暴露部位日晒后发生对称性红斑，渐成疱疹或大疱，继而结痂，严重者坏死。愈后形成凹陷性瘢痕。夏季加重，冬季常缓解。防治：避免日晒；外用遮光剂；早期用炉甘石洗剂；重者用皮质激素类软膏；口服氯喹、维生素B_6、烟酰胺等有效。

夏-威综合征（Charcot-Wilbrand syndrome）　大脑优势半球或两侧半球的枕叶皮质视觉中枢病变时所出现的一组病征。典型的临床表现为视觉性失认，可伴有失读、失写、计算不能、左右定向力障碍。针对病因进行治疗。

仙方活命饮（xianfang huoming yin，fairy decoction for treating cutaneous infections）　其他名称：真人活命饮、神仙活命饮、活命饮。中医方剂。出自《妇人良方》。组成：穿山

甲、白芷、天花粉、皂角刺、当归尾、甘草、赤芍、乳香、没药、防风、贝母、陈皮、金银花。功能清热解毒、消肿止痛、活血溃坚。用于疮疡肿毒初起，局部红肿热痛，身热微恶寒，舌苔薄白或微黄，脉数有力。酒煎服。疮疡已溃及阴疽病人忌用。临床可用于脓疱疮、疖肿、蜂窝织炎、深部脓肿、乳腺炎、化脓性扁桃体炎。

仙鹤草（hairy vein agrimony, Herba Agrimoniae）　其他名称：脱力草、黄龙尾、狼牙草。中医药名。止血药。蔷薇科植物龙芽草的地上部分。苦，涩，平。归肺、肝、脾经。功能止血、强壮、消肿。治咳血、吐血、衄血、齿龈出血、尿血、便血、月经不调、崩漏、带下、胃肠炎、赤白痢疾、贫血衰弱、脱力劳伤、眩晕；治疟疾；治痈肿疮疖、炎性外痔，熬膏涂；治滴虫性阴道炎，浓煎液涂抹；治蛇咬伤，捣敷。

仙灵脾（Herba Epimedii）　见淫羊藿。

仙茅（Rhizoma Curculiginis）　其他名称：独芽根、仙茅参、蟠龙草。中医药名。仙茅科植物仙茅的根茎。辛，温。有小毒。归肾经。功能温肾壮阳、散寒除湿。治：①肾阳不足的阳痿精冷、小便频数或遗尿。②脾肾阳虚的脘腹冷痛、纳呆泄泻。③肾阳不足，筋骨不健的腰膝冷痛、四肢无力或寒湿痹痛等。

仙人球毒碱（mescaline）　一种致幻物质。见于美国西南部和墨西哥北部的仙人球及内源性类似物。

先锋必（cefobid, cefoperazone sodium）　见头孢哌酮钠。

先锋霉素Ⅳ（cefalexin）　见头孢氨苄。

先天畸形（hereditary malformation）　人体先天的器官或组织的体积、形态、部位或结构的异常或缺陷。有单发畸形如唇裂、多指和多发畸形等之分。许多种多发畸形是在某一原因作用下特异地组合而发生的，称为畸形综合征，目前已经识别诊断的畸形综合征已达250余种。已发现多种多样的致畸因子。在致畸因子作用下，是否发生畸形，结果如何，还取决于下列一些因素：孕妇对致畸因子的感受性，胎儿在发育的不同阶段对致畸因子的感受性，致畸因子的剂量等。

先天性白内障（congenital cataract）　出生后即呈现不同程度的晶状体混浊。在胎儿期内，由于各种因素致使晶状体的发育受到影响。有时先天性白内障可作为某些综合征中眼部异常的表现之一。按晶状体混浊的形态、发生的部位及病因进行分类，常见有：前极性白内障、后极性白内障、绕核性白内障、缝性白内障、前轴胚胎性白内障、点状白内障、普通性白内障、花冠状白内障、珊瑚状白内障、风疹性白内障、肌强直性营养不良性白内障等。治疗：影响视力显著者尽早手术。

先天性杯状耳（congenital cup ear）　其他名称：垂耳。先天性发育畸形的一种。表现为耳郭上部耳轮和耳舟向前下方倾倒、垂落或卷曲，致耳纵向长度缩短，耳郭上极高度降低，对耳轮和对耳轮脚平坦。

先天性苯丙酮尿症（congenital phenylketonuria）　苯丙氨酸代谢障碍所致的疾病。由于肝脏缺少苯丙氨酸羟化酶，在肝内有大量苯丙氨酸，此物通过转氨作用，生成苯丙酮酸，随尿排出，患儿小头畸形，并由于大量苯丙酮酸进入脑中引起严重智力低下，为一种先天痴呆。限制苯丙氨酸食物的摄入可缓解症状。

先天性鼻畸形（congenital abnormalities of nose）　指胚胎鼻组织发育障碍所形成的畸形。主要包括外鼻畸形、皮样囊肿及瘘管、鼻孔闭锁畸形、鼻窦畸形、鼻脑膜膨出和鼻神经胶质细胞瘤等。一般可手术治疗。

先天性并指（congenital syndactyly, congenital syndactilism）　较多见的手部畸形。单纯性并指，手指间仅以皮肤蹼状相连，中指和环指相连较常见。也可能同时有指骨、肌腱相连的并指。尖头并指，是一种罕见的先天性畸形，典型表现为头顶尖长，头颅前后径增大，眼可突出，斜视，两眼间距宽，视力减退，智力减退。手指、掌骨、跖骨和趾骨可有不同程度的合并等。可手术治疗。

先天性P波（congenital P wave）　某些先天性心脏病所致的高耸P波。心电图特征：P波高耸，形尖时限正常；常见于Ⅰ、Ⅱ、aVF导联，V_1、V_2导联P波双相。是因右心房肥厚和扩张所致。

先天性肠闭锁和狭窄（congenital intestinal atresia and stenosis）　肠道先天性畸形。由于肠道发育上的缺陷造成肠腔完全堵塞（称肠闭锁）或部分堵塞（称肠狭窄）。多见于回肠或十二指肠。

先天性肠旋转不良（congenital malrotation of intestine）　一种先天性发育不良。系胚胎时期肠道旋转不完全，致盲肠停留在上腹部或左腹；同时肠系膜附着不良，可引起小肠扭转。故患儿生后有正常胎粪排出，但3天后出现间歇性呕吐。肠坏死后可有便血、休克。X线钡剂灌肠可见位置异常。一般均采用手术治疗。

先天性成骨不全（osteogenesis imperfecta congenita）　遗传因素所致的骨的脆弱易折。除骨易折外，还可有蓝色巩膜、韧带松弛、脱发和耳聋等。分为两型：①先天型：出生时即有多发性骨折，颅骨薄如膜片，常伴有颅内出血；②迟发型：为显性遗传，骨折出现较晚。两者骨折后均可致畸，长期活动引起骨萎缩而易反复骨折。X线显示长骨皮质菲薄，骨干细小，骺端膨大，常可见新、旧同存的骨折愈合后痕迹及畸形。治疗：无特殊方法。

先天性尺桡骨骨性连接（congenital radio-ulnar synosteosis）　出生时就有的一种尺桡骨上端呈现骨性连接或骨桥的罕见畸形。肘关节正常。前臂旋转功能受限。治疗：手术。

先天性纯红细胞再生障碍性贫血（congenital dyserythropoietic anemia）　其他名称：先天性红细胞生成异常性贫血、布-戴综合征。一种先天性血液病，90%病人于1岁内或出生时发病，部分病例有家族性。呈进行性严重贫血，网织红细胞显著减少，骨髓幼红细胞系列缺乏，个别病例可见幼红细胞成熟停滞于早期阶段，形成原红细胞小簇，伴巨幼样变。治疗：用肾上腺皮质激素。

先天性大角膜（congenital macrocornea）　角膜直径超过13mm的遗传性角膜先天异常。双眼受累。其角膜直径可达14～16mm，透明，曲率半径正常，角膜缘变宽，前房深，瞳孔略大，眼压正常。多有近视或散光，眼压正常。应与先天性青光眼鉴别。

先天性代谢缺陷（inborn metabolic error）　由于异常遗传物质（基因）的存在，造成某一种酶（蛋白质）的先天缺陷而致正常代谢的某一点上出现的障碍。临床上常见苯丙酮尿症、半乳糖血症、糖原贮积症和黏多糖贮积症等。

先天性胆管闭锁（congenital atresia of bile duct）　先天性胆管闭塞或发育不良。胚胎发育时，原始导管被增殖的上皮细胞所填塞而停止在实心期，管腔不能再通形成闭塞的纤维索条。患儿于出生后数日或1～2周时出现进行性加重的阻塞性黄疸，粪便呈白陶土样。B型、^{131}I玫瑰红同位素肝扫描、经皮穿刺肝胆道成像等可明确诊断。治疗：手术探查宜在出生后2～3周时进行，若闭锁仅限于肝外导管，可手术。

先天性胆管异常（congenital anomalies of bile duct）　一组先天性胆管发育异常。包括副肝管、肝胆囊管、肝管畸形、胆囊管畸形、胆总管畸形、胆道闭锁、先天性胆总管囊状扩张症和肝内胆管囊性扩张症等。症状严重者采取手术疗法。

先天性胆囊畸形（congenital anomalies of gall bladder）　一组先天性胆囊发育异常。包括胆囊数目异常，含胆囊阙如和双胆囊；胆囊位置异常，含肝内胆囊、肝左叶下胆囊等；胆囊形态异常，含双房性胆囊、双叶性胆囊和胆囊憩室等；胆囊附着异常，含胆囊的先天性粘连和飘浮胆囊；胆囊组织结构异常，含胆囊壁内胰腺、胃黏膜异位等。多数无需治疗。出现胆汁潴留、胆绞痛、结石、溃疡、出血等情况，应手术。

先天性胆总管囊状扩张症（congenital cystic dilatation of common bile duct）　其他名称：先天性胆总管囊肿。胆总管部分或全部呈囊状扩张。临床多见于幼儿，偶见于成人。病人表现为右上腹痛、囊性包块和黄疸。B超及X线检查有助于诊断。可手术切除囊肿重建胆道，也可施行囊肿十二指肠吻合等。

先天性低丙种球蛋白血症（congenital hypogammaglobulinemia）　体液免疫缺陷病。通常于6个月后起病，突出的症状为反复性较严重的细菌感染，常并发自身免疫病及恶性肿瘤。实验室检查可显示体液免疫功能低下、细胞免疫功能正常。可用丙种球蛋白制剂治疗。

先天性动静脉瘘（congenital arteriovenous fistula）　胚胎原基在演变过程中动静脉间发生异常交通。通道常小而多，不易确定瘘孔的位置。好发于下肢。表现为肢体增长、变粗、皮肤温度增高，静脉曲张，沿患肢的血管行经处常有散在多发的震颤和血管杂音。

先天性短颈（congenital short neck）　两个以上颈椎椎体相互融合而引起的颈部畸形。临床特征是颈短，活动受限。颈两侧有蹼状宽阔皮肤下垂至两肩。可伴有其他畸形。严重颈蹼可做整形手术。

先天性短指（congenital short finger）　手部较少见的先天性畸形。多数有家族史。手及指短小，有的掌骨和指骨短小，但关节尚存。有的指节减少或缺少关节。一般无特殊治疗方法。

先天性多发性关节挛缩症（congenital multiple arthrogryposis）　其他名称：先天性多关节挛缩。多处关节僵硬的先天性畸形。特征是肌肉消瘦；关节固定于屈曲位或伸直位，活动受限；正常皮纹消失，皮肤绷紧、发亮；无感觉减退，但腱反射消失；呈马蹄内翻足畸形、多关节脱位等；严重神经病型者可有智力减退。X线检查可协助诊断。治疗：石膏矫正；功能练习；手术疗法等。

先天性多发性羊膜束带畸形（congenital multiple amniotic band malformation）　羊膜形成的纤维带缠绕或粘连，陷入胎儿不同组织导致的一组胎儿畸形。可出现从单个指（趾）小的缩窄环到全身的一系列畸形，呈多发性、不对称性，如脑膨出、无脑儿等。治疗：无特殊疗法，对症处理，矫形。

先天性多关节挛缩（congenital multiple amphogryposis）　见先天性多发性关节挛缩症。

先天性多囊综合征（congenital polycystic syndrome）　以肾囊肿或肝囊肿为主的综合征。①以肾囊肿为主的分为婴儿型和成人型。前者表现为恶心、呕吐、失水、腹胀。尿内有蛋白、血细胞和上皮细胞等。对症治疗。后者多年无症状，也可有腰痛、高血压、排尿症状、血尿、腹胀。对症治疗。②以肝囊肿为主的分为婴儿青年型及成年型。可表现为食管静脉曲张破裂出血、脾大、肝功能受损，可行门体分流术。后者表现为消化不良、腹痛、上消化道出血及肝脾大。行对症或手术治疗。

先天性多指（congenital polydactyly）　手部的先天性畸形。多余的手指大小不一。可手术治疗。

先天性腭裂（congenital cleft palate）　口腔畸形之一。先天性腭畸形，多伴有唇裂。可为单侧性或双侧性，又有全裂（硬腭裂）和不完全裂（软腭裂）之分。妨碍婴儿吮乳，影响发育，易诱发上呼吸道感染。治疗宜及早手术修补。

先天性耳胆脂瘤（congenital cholesteatoma of ears）　为错位胚胎上皮细胞形成的真性肿瘤。原发于中耳或岩部。临床少见。如侵犯中耳，可出现传导性聋；如压迫内耳道，可出现面瘫及感音性聋等。

先天性耳畸形（congenital malformation of the ear）　先天性外耳、中耳和内耳畸形。大致可分为耳郭畸形、耳前瘘管、外耳道闭锁、听骨链畸形、伴有颅骨畸形的耳畸形和内耳畸形等。外耳畸形易于诊断，中耳、内耳畸形需进行颞骨放射学和听力学检查。治疗：手术整形或重建；配戴骨导助听器。

先天性耳郭畸形（congenital malformation of auricle）　胚胎发育障碍所致的耳郭畸形。表现为无耳症、小耳症、副耳、耳郭移位和耳前瘘管等。可同时合并外耳道狭窄或闭锁。治疗：耳郭成形术。

先天性耳前瘘管（congenital preauricular fistula）　临床上常见的先天性耳科疾病。多为单侧。是由于胚胎期形成耳郭的第1、2鳃弓的小丘样结节融合不良或第1鳃沟封闭不全所致。瘘管管道狭窄，有分支、弯曲的盲管，开口很小，多位于耳轮脚前。平时无症状，感染后形成脓肿。治疗：反复感染者，手术彻底切除瘘管。

先天性发绀（congenital cyanosis）　由先天性心血管畸形引起的发绀。常见于法洛四联症、肺动脉瓣闭锁、永存动脉干

等，偶见于先天性高铁血红蛋白血症。

先天性发绀四联症（congenital cyanotic tetralogy, Fallot tetrad）　见法洛四联症。

先天性非溶血性黄疸（congenital nonhemolytic jaundice）　由肝细胞存在某种先天性缺陷致胆红素代谢障碍造成的黄疸。可分为直接胆红素增高Ⅰ型、直接胆红素增高Ⅱ型、间接胆红素增高型等。临床表现除黄疸外，无其他阳性体征，肝功能亦正常。预后良好，不需特殊治疗。

先天性肥大（congenital hypertrophy）　出生前就已存在的身体某部分生长所引起的畸形。肥大的范围包括各种组织系统，可为全身性、半身性、交叉性或节段性。最常见的是偏身肥大、肢体肥大和指（趾）肥大。可手术治疗。

先天性肥大性幽门狭窄（congenital hypertrophic pyloric stenosis）　由于胃幽门括约肌，尤其是环形肌肥大、增生并突入管腔引起的异常。此异常较常见，可能与遗传有关，发生率为1‰～3‰，男胎4倍于女胎，出生后2～6周即出现严重的呕吐现象。

先天性肺动静脉畸形（congenital pulmonary arteriovenous malformation）　一种先天性的肺内血管畸形。由于肺动静脉瘘造成肺动脉血未经毛细血管氧合直接进入肺静脉，从而导致动脉血氧饱和度降低，引起一系列临床表现，如心慌、气短、无力、发绀、杵状指（趾）、血红蛋白升高，以致心、肺、脑功能受损等。

先天性肺动静脉瘘（congenital pulmonary arteriovenous fistula）　胚胎时期形成的肺动脉和肺静脉间的异常直接沟通，血管曲张或形成海绵状血管瘤。可单发或多发。分流量大者有发绀、杵状指（趾）、心悸、气急、胸痛、咯血、晕厥、抽搐等症状。心界扩大，相当于肺动静脉瘘所在部位可听到连续性血管杂音。选择性肺动脉造影可确诊。治疗：以手术为主。

先天性肺动脉瓣关闭不全（congenital pulmonary insufficiency）　先天性心血管畸形。表现为易疲乏、气急、咳嗽、咯血等，重者可有发绀和右心衰竭。体检示肺动脉瓣区有吹风样舒张期杂音，第二心音分裂并减轻或消失。右心导管检查和选择性肺动脉造影确诊。治疗：症状明显者手术。

先天性肺动脉瘤（congenital pulmonary aneurysm）　先天性肺动脉发育缺陷性疾病。多发生在肺动脉总干。分为肺内动脉瘤、肺外动脉瘤和夹层瘤3种。表现为咳嗽、咯血、呼吸困难、胸痛等症状。肺内动脉瘤可以反复发生全身性血栓性静脉炎和发热。胸部X线片和肺动脉造影确诊。予外科治疗。

先天性肺发育不良（congenital pulmonary hypoplasia）　指肺已发育但未达到肺正常发育程度者的统称。在怀孕最后2个月内，胎儿肺泡系统正处于发育阶段，此时，若胚胎发育障碍，可出现支气管、肺实质及肺血管系统发育不良，在一侧或一叶肺的支气管末端呈现肉样组织、血管组织或囊样组织。肺发育不良常伴有膈疝、先天性心脏病如间隔缺损和法洛四联症等。一般无特殊治疗方法。

先天性肺发育不全（congenital pulmonary aplasia）　原因不明的胚胎期肺发育障碍。可分为：肺阙如，可缺少一叶肺、一侧肺，甚至双侧肺，没有支气管、血管供应或肺实质迹象；肺发育不全，只残留盲端支气管而没有血管和肺实质；肺发育不良，肺的形态变化不大，但气道、血管和肺泡的大小及数量均减少。一般情况下可无明显临床症状，依其发育与其他部位的畸形程度，以及有无呼吸道感染而异。体检可发现两肺呼吸不对称、呼吸运动减弱、累肌肺呼吸音减弱。根据纤维支气管镜检查、支气管碘油造影和肺血管造影诊断。合并感染者可予抗生素治疗，必要者可手术切除。

先天性肺淋巴管扩张症（congenital pulmonary lymphangiectasis）　属先天性肺囊性病，为淋巴系统的先天性发育畸形。表现为出生后很快出现呼吸窘迫和发绀，血气分析显示肺泡通气过低，多数在新生儿期死亡。胸片示两肺呈肥皂泡样影。肺活检可以确诊。治疗：对症处理。

先天性肺囊肿（congenital lung cyst）　在肺的胚胎发育期，气管、支气管或其分支发育异常而形成的囊肿。呈多房或单房性。可无症状。一旦囊肿张力增加，压迫肺组织，可有气

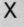

急、发绀、呼吸窘迫等。囊肿继发感染，有发热、咳嗽、咳脓痰、咯血等表现。听诊患侧呼吸音减弱。胸部 X 线片有助于诊断。治疗：对症及手术疗法。

先天性肺叶气肿（congenital lobar emphysema）　其他名称：新生儿肺叶气肿。出生后不久至婴儿期出现的一肺的肺叶过度充气。左上叶常见，其次为右中叶和右上叶。表现为快速加重的呼吸困难和发绀，偶有喘鸣、咳嗽，很快出现呼吸窘迫。胸部 X 线摄片可帮助诊断。治疗：气肿肺叶切除术。

先天性风疹综合征（congenital rubella syndrome, CRS）　妇女在妊娠期感染风疹造成的各种畸形。早期常有流产、死产。新生儿有心血管畸形、白内障、小眼球、耳聋、智力低下、肝脾大等。提高青春期妇女对风疹的免疫水平是预防本病的根本措施。

先天性副肌肉（congenital accessory muscles）　多余的肌肉，极似软组织肿瘤。在颈部可有小斜角肌；在下肢可见副比目鱼肌、副腓肌；在手部可见副小鱼际肌、副掌长肌等。可压迫周围神经和血管而引起相应症状。一般不需治疗。

先天性肝内胆管发育不良征（Alagille syndrome）　其他名称：阿拉日耶综合征。常染色体显性遗传疾病。主要表现为新生儿黄疸、胆汁淤积伴周围肺动脉狭窄合并肝内胆管闭锁症。

先天性肝内胆管扩张（congenital intrahepatic biliary dilatation）其他名称：卡罗利病、交通性肝内胆管囊状扩张症、先天性肝内胆管囊状扩张症。先天性肝脏囊性纤维病变，常染色体隐性遗传疾病。男性多见。特点为肝内胆管呈节段性囊状扩张，并形成囊肿。典型表现有腹痛、黄疸和腹部肿块三联征，以及发热、血白细胞增高等胆管炎、胆管结石的症状。反复发作可致胆汁性肝硬化、门静脉高压等。CT、B 超和 MRCP 等影像学检查是主要诊断手段。治疗：对症处理及手术。

先天性肝纤维化（congenital hepatic fibrosis）　遗传性肝脏疾病。胚胎发育不良。多见于儿童期或青少年。约半数病例和多囊肝、多囊肾同时存在。表现为肝脾大、腹壁食管静脉曲张、上消化道大量出血、发热、黄疸。治疗：上消化道出血病人，可行门静脉分流术。

先天性肛门直肠畸形（congenital anorectal anomaly）　胚胎时期肛门直肠发育异常所形成的闭锁、狭窄、瘘管及异位肛门等。肛门直肠闭锁多伴有直肠会阴瘘。异位肛门常见的有阴道肛门、尿道肛门、膀胱肛门等。宜手术治疗。

先天性高胱氨酸尿症（congenital homocystinuria）　甲硫氨酸在转甲基过程中生成高半胱氨酸，在胱硫醚合成酶作用下，与丝氨酸缩合为胱硫醚，此物在酶催化下可分裂为半胱氨酸、丝氨酸和 α 酮丁酸。当胱硫醚合成酶先天缺陷时，高半胱氨酸增多，经自发氧化为高胱氨酸，随尿排出，超过正常值，产生高胱氨酸尿症。

先天性高铁血红蛋白血症（congenital methemoglobinemia）遗传性细胞色素 b_5 还原酶（b_5R）缺乏，使高铁血红蛋白（Met Hb）还原能力减低，主动脉瓣关闭不全，纯合子酶活力极低，高铁血红蛋白（Met Hb）可达 $50\% \sim 60\%$，患儿生后即有发绀，但寿命正常。分为单纯红细胞型和全身型两型。单纯红细胞型静脉血呈巧克力色；全身型除高铁血红蛋白血症外，伴智力低下和中枢神经症状，多夭折。治疗：维生素 C 口服，亚甲蓝静脉注射。

先天性高位肩胛骨（congenital high scapula）　出生时即有的以肩胛骨高位为突出特征的畸形。为胚胎发育中肩胛骨下降受阻所致。表现：肩胛不对称，患侧肩胛骨小而高。多见于左侧。治疗：一般在 3～7 岁手术。

先天性睾丸发育不全（congenital testicular hypoplasia, congenital seminiferous tubule dysgenesis）　见精曲小管发育不全。

先天性膈膨升（congenital eventration of diaphragm）　其他名称：先天性膈肌膨出。胚胎发育过程中，由于膈肌发育不完全，呈膜状缺损，使膈顶薄弱处向胸腔膨升。可出现呼吸困难、咳嗽、发绀及肺内反复感染，也可有呕吐等消化道症状。诊断靠 X 线透视或摄片证实。治疗：症状明显者可行

膈肌折叠术。

先天性膈疝（congenital diaphragmatic hernia）　由于胚胎时期膈肌闭合不全导致单侧或双侧膈肌缺陷，部分腹内脏器由此处进入胸腔，造成解剖关系异常的一种疾病。分为胸腹裂孔疝、食管裂孔疝和先天性胸骨后疝。主要表现为阵发性呼吸急促和发绀。腹部凹陷，患侧胸部呼吸音减弱或消失，但可闻及肠鸣音。X 线胸片可见患侧胸部有充气的肠曲、胃泡及肺不张，纵隔向对侧移位。以手术治疗为主。

先天性弓形虫病（congenital toxoplasmosis）　弓形虫经胎盘感染胎儿，可引起死产、早产或严重损害。多数婴儿出生时呈隐性感染，数月或数年后发生视网膜脉络膜炎、斜视、失明、癫痫及智力发育迟缓等。出生时即有症状者可表现为视网膜脉络膜炎、脑积水或小脑畸形、抽搐、淋巴结肿大、肝脾大、发热、黄疸、皮疹等。治疗：急性期可同时口服磺胺嘧啶及乙胺嘧啶。

先天性佝偻病（congenital rickets, congenital rachitis）　因母亲患严重软骨病或孕妇食物中维生素 D 明显不足，出生后的婴儿在新生儿期就可见到典型佝偻病症状者。表现为前囟甚大，骨缝增宽与后囟相连，常伴低钙惊厥。血钙及血磷降低，碱性磷酸酶升高。X 线检查有典型佝偻病表现。治疗：补充生理需要量的维生素 D，给予浓鱼肝油滴剂。

先天性关节脱位（congenital dislocation of joints）　骨从原来关节处移位而产生的一系列临床表现。髋关节脱位最多见，其次为膝关节和桡骨头。视具体病变行保守或手术治疗。

先天性红细胞生成异常性贫血（congenital dyserythropoietic anemia, CDA）　其他名称：先天性纯红细胞再生障碍性贫血、布-戴综合征。一组以骨髓幼红细胞形态有病态（如多核、核破裂和巨幼样变）表现、无效造血和继发性铁负荷过多为特点的贫血。是一组罕见的难治性遗传性贫血。临床表现有间歇性黄疸、贫血、暗红色尿等。根据细胞形态和血清学的改变分为Ⅰ、Ⅱ、Ⅲ型和变异型。以Ⅱ型最常见，约占 2/3，为常染色体隐性遗传，最大特点是酸溶血试验阳性，但用自身血清做此试验为阴性，而且糖水试验为阴性（可与阵发性睡眠性血红蛋白尿症鉴别），故此型又称之为遗传性多核幼红细胞伴阳性酸溶血试验。临床上贫血为正细胞性，有黄疸和肝脾大。Ⅲ型继发性血色病甚为重要，输血依赖者可脾切除。异基因骨髓移植获治愈有报道。

先天性喉闭锁（congenital atresia of larynx）　在胚胎期因喉发育过程受阻，喉腔未形成，出生时喉腔闭锁不能通气。有膜性和软骨性闭锁两种。患儿虽有呼吸动作，但无空气吸入，亦无哭声。其皮肤颜色正常，但结扎脐带后不久即出现发绀。患儿若未能立即诊断和治疗，生后不久即死亡。在发现新生儿无哭声，试作呼吸活动无空气吸入，应立即进行直接喉镜检查，若见喉腔闭锁，应穿破膜性闭锁，插入气管镜，同时给氧，做人工呼吸。软骨性闭锁，应做气管切开术。

先天性喉裂（congenital cleft of larynx）　喉发育不良，有一裂隙存在。裂隙多发生于喉后部。重者常有喉鸣、吞咽困难，哺乳时乳汁易吸入气管内，引起呛咳、呼吸困难和发绀。轻者不需特殊治疗，但饮食不可过急，预防感染。重者，用鼻饲喂养，尽早手术缝合，并作一暂时性气管切开术。

先天性喉囊肿（congenital laryngeal cyst）　胚胎时因发育障碍，喉部形成囊状肿块。出生时或出生后不久，出现呼吸困难或喘鸣，咽下困难或食物逆流。治疗：在直接喉镜下见声门上区外侧壁有发亮、光滑的肿块，穿刺抽吸后有囊液，随之症状消失。对儿童或成人，可经颈外进路行手术摘除。呼吸困难者可行气管切开术。

先天性喉蹼（congenital laryngeal web）　其他名称：喉隔。在喉的发育过程中，如发生障碍，声门间可遗有膜样物，占喉腔一部分者为喉蹼，占喉腔大部分者为喉隔。喉蹼或喉隔分为声门上、声门间和声门下 3 型。喉蹼较大或成隔时，喉通气腔甚小，可使新生儿窒息。喉蹼小者，可无明显症状。一般喉蹼的症状是声音嘶哑，哭闹时有喉鸣和呼吸困难。治疗：做喉裂开手术，切除喉蹼。

先天性后鼻孔闭锁（congenital atresia of posterior nares）　见鼻后孔闭锁。

先天性厚甲症（congenital pachyonychia）　其他名称：先天性厚甲综合征。常染色体显性遗传病。患儿出生时或生后不久即发病。表现为指（趾）甲过度增厚；掌跖角化，主要发生在受压部位；伴多汗症、毛囊角化。病理学检查确诊。治疗：鞋宜松软；应用角质溶解剂。

先天性黄疸（congenital icterus, congenital jaundice）　肝细胞对胆红素的摄取、结合及排泄有先天性缺陷所致的黄疸。临床上很少见，常于幼年或青少年起病，有家族史。病人在临床上应依靠症状、家族遗传史及肝功能检查与病毒性肝炎、溶血性疾患鉴别。临床上无需治疗，关键在于弄清诊断，避免因误诊而进行不必要的治疗。

先天性肌强直（myotonia congenita）　先天遗传性疾病。可分为显性遗传和常染色体隐性遗传两种。前者常在出生后即有症状，除呼吸肌外，可累及全身骨骼肌，肌肉外形十分丰满，但肌力如常，病情并不进展。后者男性较多，自幼起病，可由下肢缓慢向上肢、面部扩展，所累及肌肉也呈肥大变化。两者的共同表现是肌强直，动作不灵，转身和起步困难，握物和咀嚼不易放松，在反复活动后，此种现象可减轻或消失，寒冷或情绪激动时加剧。在叩击受累肌肉时可出现强直性收缩肌沟。治疗：用普鲁卡因胺等。

先天性畸形（congenital deformity）　身体某部因在胎儿期发育不全而发生的畸形。如唇裂、腭裂、多指（趾）、无肛、心血管畸形等。产生的原因未明，可能与妊娠早期母亲患某些病毒感染（如风疹等）或应用某些药物有关。预防在于注意母亲妊娠期的保健。治疗：多数畸形可手术。

先天性脊柱侧凸（congenital scoliosis）　先天性脊柱的发育不全或异常而引起的脊柱侧向畸形。常从婴儿期开始出现脊柱侧凸，胸廓、肋骨也随之变形，随年龄增加畸形加重，严重者影响心肺功能。治疗：对新生儿和婴儿，可用牵伸性操练、侧凸夹板和定位矫正石膏来纠正畸形；无效者手术治疗。

先天性脊柱后凸（congenital kyphosis）　由脊柱的发育不全或异常而引起的脊柱后凸畸形。女孩多见。脊柱后凸可在婴儿期出现，随脊柱生长，后凸逐渐增加，可出现腰痛和肌痉挛，少数病人有脊髓或马尾神经受压症状。治疗：支架保护；重症或有神经压迫症状需手术治疗。

先天性脊柱畸形（congenital deformities of spine）　胎儿发育过程中，由于生长发育的加速或抑制所致的脊柱、肋骨和脊髓等畸形。包括椎体发育不全、半椎体、上下椎体融合、椎体发育不全伴有骨桥、肋骨联合、脊髓纵裂畸形等。治疗：主要在于预防畸形加重或出现神经受压现象。

先天性脊椎发育不全（congenital vertebral dysplasia）　脊椎在妊娠早期因某些原因而引起的发育或分节障碍所造成的畸形。主要包括先天性椎体阙如、半椎体、枕寰部畸形、椎弓根裂和脊椎滑脱等。X线检查确诊。治疗：功能锻炼；支架保护；部分病例可手术治疗。

先天性家族性非溶血性黄疸（congenital familial nonhemolytic jaundice, Crigler-Najjar syndrome）　见克纳综合征。

先天性甲状舌管瘘管及囊肿（congenital thyroglossal fistula and cyst）　其他名称：颈前正中瘘管及囊肿。甲状腺发生过程中甲状舌管未退化消失或未完全退化所致。颈部经常有分泌物从瘘口流出，如感染化脓，则颈部肿块有红肿胀痛。治疗。

先天性甲状腺功能减退症（congenital hypothyroidism）　小儿时期因甲状腺功能减退引起的疾病。主要表现为体格和智力发育障碍。包括：①散发性：由甲状腺的先天性缺陷所致，见于甲状腺发育异常、酶系统缺陷以致甲状腺素合成障碍或母亲在妊娠期应用抗甲状腺药物抑制胎儿甲状腺素合成等3种情况。②地方性：发生于甲状腺肿流行区，因母亲孕期饮食缺碘，供应胎儿碘不足以致甲状腺素合成不足，影响胎儿大脑发育。防治：散发性，需及早开始并终身维持甲状腺素治疗。地方性，孕期防治缺碘是最重要而有效的措施，出生后补碘无效。

先天性肩关节脱位（congenital dislocation of shoulder joint）　因先天性肩周肌肉瘫痪、肩胛盂或肱骨头发育不良所致的关

节脱位。常合并其他畸形。临床表现有肱骨头小而萎缩，关节盂发育不良，致肩关节前方平塌、下垂，活动一般不受影响。治疗：手法整复固定；手术疗法。

先天性睑裂狭小综合征（congenital blepharophimosis syndrome）　其他名称：先天性小睑裂。为常染色体显性遗传。表现为上睑下垂、内眦赘皮、内眦距离过远、睑裂缩小、鼻梁低平等一系列眼睑和面部发育异常，呈十分特殊的面容。可分期做整形手术矫治。

先天性睑内翻（congenital entropion）　睑内翻之一。先天因素造成的睑缘内卷。多由内眦赘皮引起，或眼球或小眼球及睑缘部眼轮匝肌过度发育及睑板发育不全等都可造成。病人多为婴幼儿，主要发生在下睑内侧。可引起角膜刺激症状，如异物感、流泪、疼痛等。治疗：轻度内翻可随年龄增长而趋于自愈，若倒睫严重磨损角膜时予手术治疗。

先天性睑外翻（congenital ectropion）　发生在新生儿的睑缘外翻。常伴有眼部其他先天异常。多发生在上睑。睑结膜高度水肿。治疗：少数病例可在3～4周内自行消失，不消失应手术矫正。

先天性角化不良（dyskeratosis congenita）　一种少见的先天性综合征。男性多见。表现为甲基营养不良，不能形成甲板；黏膜白斑；皮肤广泛网状色素沉着及脱色区，同时可见皮肤萎缩和毛细血管扩张。还可并发再生障碍性贫血、骨骼异常、智力差及脾大等。对症治疗。有黏膜白斑者应注意癌变。

先天性角膜白斑（congenital leucoma）　多为角膜发育异常或在胎儿期角膜炎症的结果。发育异常者，常伴小眼球、虹膜缺损、虹膜前粘连和虹膜后粘连。治疗：角膜白斑对视力影响较大者可行角膜移植。

先天性角膜混浊（congenital corneal opacity）　先天性角膜异常。可单眼或双眼发生。表现为角膜周围形成环形灰色混浊，称为青年环；重者全角膜如同巩膜样混浊，称为完全硬化性角膜（巩膜化角膜）；同时前房变浅，瞳孔不能看到，视力障碍。治疗：严重影响视力者可行角膜移植。

先天性结肠闭锁与狭窄（congenital atresia and stricture of colon）　结肠畸形。一般认为由于胚胎6～7周时肠管再腔化过程障碍所致。肠腔完全堵塞者称结肠闭锁；肠腔部分阻塞者称结肠狭窄。结肠闭锁病人出生后无胎便排出，可伴有呕吐、腹胀、脱水等；狭窄者则可有腹痛（哭闹）、腹胀、呕吐、腹泻等症状。X线钡餐灌肠可确诊。可行胃肠减压、补液及支持疗法。一旦明确诊断应及早施行手术治疗，多采用闭塞灶切除、肠端端吻合或侧侧吻合术。

先天性颈部瘘管（congenital cervical fistula）　其他名称：鳃源性瘘管。是胎儿在发育过程中，第1和第2鳃裂未闭形成的颈部瘘管。第1鳃裂未闭形成的瘘管外口多在下颌角下方和外耳道，表现为瘘孔溢出黏性分泌物，触之呈条索状；第2鳃裂瘘管的外口多在胸锁乳突肌前缘下1/3处，除有黏液溢出外，可有呛咳、声嘶症状，压迫瘘管有出汗、心率变慢、晕厥等表现。治疗：瘘管剔出术。

先天性颈侧瘘管及囊肿（congenital fistula and cyst of lateral neck）　先天畸形之一。源于各咽囊或鳃沟的不正常通道及囊状肿块。恶化者称"鳃源癌"，罕见。治疗：如内瘘口位于扁桃体窝者宜同时将扁桃体一并切除。

先天性胫骨假关节（congenital pseudoarthrosis of tibia）　婴儿出生时即有胫骨短并向前突出、成角畸形或已有假关节形成。原因不明，全身常有咖啡斑、神经纤维瘤等。治疗：采用植骨术及腓骨带血管移植术。

先天性巨结肠（congenital megacolon）　其他名称：希尔施普龙病、肠无神经节细胞症。因结肠末端肠壁先天缺乏肌间神经节细胞所致的部分肠段发生显著扩张与肥厚的一种家族性疾病。病变处肠管因运动功能障碍而狭窄，致使邻近正常结肠因长期排空障碍而肠管极端扩张和肥厚。多见于1～3岁的男性婴幼儿，主要表现为出生后胎粪排出较迟，继而腹胀、呕吐、便秘及出现肠型等。X线检查有助于诊断。可行手术治疗。

先天性巨膀胱症（congenital megacystis）　膀胱容量大，膀胱

壁薄，膀胱三角区变大和发育差的先天性畸形。表现为双侧输尿管口间距增加，排尿时伴有膀胱输尿管反流，但膀胱收缩力正常，无神经源性病变。可表现为下腹部囊性肿块、排尿不畅、尿路感染等。

先天性巨输尿管（congenital megalo-ureter） 原发性输尿管末端神经肌肉结构不良引起的功能性梗阻，导致输尿管扩张。临床有尿路感染、结石和血尿、脓尿等症状。双侧严重者可致肾衰竭。输尿管造影有助于诊断。治疗：对症；症状明显者予手术疗法。

先天性髋关节脱位（congenital dislocation of hip joint） 一种常见的先天性畸形。单侧脱位者患肢较短，臀皱襞升高；双侧脱位者会阴增宽，臀皱襞加深。髋外展活动受限，活动可有股骨头滑动感或声响。能行走后，单侧脱位者出现跛行，双侧脱位者呈鸭步态，立位骨盆前倾、臀后耸、腰过度前凸。X线检查能明确诊断。治疗选择：1岁内，保持髋外展位；1～3岁，在全麻下手法复位加蛙式石膏固定；4岁以上者，多需手术治疗。

先天性髋内翻（congenital coxa vara） 股骨颈干角小于120°的先天畸形。原因不明。出生时并不存在，4岁左右才出现。多数单侧，少数双侧。临床表现多为无痛性跛行，双侧者出现"鸭步"，身材矮小，腰椎前凸。X线片可见颈干角在80°～100°。治疗：4～8岁的患儿可手术。

先天性两分髌骨（congenital bipartite patellae） 其他名称：双髌。在发育过程中髌骨骨化中心没有融合而互相分离，形成两分髌骨或多分髌骨。一般无症状。有的出现疼痛及摩擦感等。前后位X线检查可以确诊。治疗：有症状者可切除小髌骨块。

先天性淋巴水肿（congenital lymphedema） 其他名称：遗传性营养水肿。下肢坚实水肿的先天性疾病。起病缓慢，多在青春期才发现。表现为水肿自踝开始，逐渐蔓延至小腿及足；压之软实，很久才会出现凹逃；晚期皮肤变性、粗糙。治疗：抬高患肢，穿弹力袜保护；较重者可手术治疗。

先天性卵巢发育不全症（congenital ovarian agenesis, congenital ovarian hypoplasia） 其他名称：性腺发育不全症。以卵巢发育不全为特征的伴有其他先天性畸变的疾病。性染色体畸变遗传性疾病。核型为45，X。特征为女性表型，性发育不良，原发闭经，身材矮小，短颈，肘外翻。50%有蹼颈。病人有条索状性腺（主要为结缔组织），无卵巢滤泡，无生育能力。约占女性的1/3 500。在青春期使用雌激素，可促使第二性征发育，改善症状。

先天性马蹄内翻足（congenital talipes equinovarus） 足部常见的先天性畸形。由足下垂、内翻、内收3个主要畸形综合而成。新生儿期即有单足或双足畸形，轻重不一，不易扳正，或有阻力。开始行走时，跨步困难。治疗：新生儿以手法矫正为主；1个月后可行石膏固定；4岁以后可手术。

先天性梅毒（congenital syphilis） 其他名称：胎传梅毒。梅毒螺旋体经过母体胎盘进入胎儿血液循环中所致的梅毒。感染时间均在妊娠4个月以后，孕妇感染时间越短，则胎儿被感染的机会越大，可导致流产、早产和死胎或出生活的梅毒儿。晚期梅毒孕妇传染给胎儿的机会较小。治疗：普鲁卡因青霉素。

先天性免疫功能缺陷综合征（congenital immunodeficiency syndrome, repeated infection syndrome） 其他名称：反复感染综合征。一大组遗传性疾病。病因皆系先天性缺陷。主要表现是由于免疫力低下，从幼年开始反复出现各种感染，特别是反复多个脏器的同时感染。

先天性免疫缺陷（congenital immune defect, congenital immunodeficiency） 其他名称：原发性免疫缺陷。由于遗传因素或先天因素使免疫系统在个体发育过程中的不同环节、不同部位受损而致的免疫缺陷。可由于免疫球蛋白、免疫细胞等缺陷引起。怀疑为此病时，除进行免疫功能检查外，应试用抗菌疗法，同时针对病因治疗，越早越好，最后才考虑骨髓移植。

先天性内耳畸形（congenital malformation of inner ear） 先天性内耳发育障碍。内耳未发育。可分4个类型：①畸形局限于蜗管及球囊。②内耳全部未发育，罕见。③内耳除耳蜗底周已发育，其他部分发育不全，可单侧。④骨迷路发育良好，膜迷路未发育或畸形，罕见。病人都有先天性聋哑。

先天性内耳梅毒（congenital syphilis of inner ear） 颞骨多发性梅毒病导致的迷路炎。分早、晚二期。早期者常于出生后1～2年发病。晚期者可延至青春期发病。可致聋。治疗：青霉素驱梅，试用肾上腺皮质激素。

先天性囊肿（congenital cyst） 病理学术语。先天形成的囊肿。最常见的有多囊肾、多囊肝等。少见的有鳃裂囊肿、支气管囊肿和肺囊性腺瘤样畸形等。

先天性脑积水（congenital hydrocephalus） 绝大多数是由脑脊液循环受阻塞引起的。如大脑导水管狭窄、分叉，或第四脑室正中孔或侧孔闭塞等。出生后脑膜炎症或出血等所致的脑膜粘连也可引起脑脊液循环梗阻。主要症状是在出生后数周、数月头颅快速增大，叩之有"破壶"音，两眼下视露出上方白色巩膜，称"落日"症，并逐渐出现肢体运动障碍、智力发育障碍等神经症状。能做脑室分流术者可能缓解症状，也可服用利尿药，以缓解脑压。

先天性尿道口狭窄（congenital stenosis of meatus urinarius） 先天性尿道膜部贯通不全所致。尿道口细如针尖，常伴尿道下裂。表现为排尿困难、尿频、尿道口溃疡和近端尿道扩张。新生儿可出现呕吐、倦睡和水肿。尿道造影可确诊。治疗：尿道口切开术。

先天性尿道狭窄（congenital stricture of urethra） 发育不良尿道异常。因黏膜横隔形成或尿道瓣膜所致。症状为排尿延缓、排尿困难、射程短、尿线细，以及尿流中断等。可手术治疗。

先天性凝血机制障碍（congenital disorder of blood coagulation） 与遗传有关的凝血机制异常。包括各种凝血因子合成不足以及合成功能异常的凝血因子等，一般多为单独一种凝血因子缺乏，多数在婴幼儿期即有出血症状。

先天性疟疾（congenital malaria） 新生儿期发生的疟疾。疟原虫自母体经胎盘感染新生儿。多在出生后4～12周发病。症状初起不典型，常有烦躁不安、易激怒、厌食、发热时热型不规则、肝脾大、贫血、黄疸等。如不及时治疗，易致死亡。

先天性膀胱颈挛缩（congenital bladder neck contracture） 由于膀胱发育时中胚层组织退化不良，膀胱颈部肌肉、纤维组织增生引起膀胱颈部狭窄的先天性下尿路梗阻。临床上可引起尿潴留、膀胱输尿管反流，进而上尿路积水，终致肾功能减退。同时可伴有泌尿系统继发感染。膀胱尿道镜检查可以确诊。治疗：控制尿路感染；内镜电切或开放性膀胱颈部成形术。

先天性膀胱憩室（congenital diverticulum of bladder） 先天性发育异常引起的膀胱一部分呈袋形向外突出，经一小圆口与膀胱相通。多为单发，常位于膀胱底部及两侧，男性多见。可有排尿梗阻或两段排尿症状。常并发结石及炎症，因而有尿路刺激症状。尿路造影和膀胱镜检可确诊。治疗：手术。

先天性葡萄糖-半乳糖肠-肾小管吸收不良综合征（congenital glucose galactose malabsorption） 空肠与肾小管上皮对半乳糖与葡萄糖转运先天缺陷。临床表现：肠道吸收功能障碍，初生儿水样腹泻，脱水与营养不良，大便中可检出大量半乳糖。肾脏病变较轻。改食果糖可治愈。

先天性鞘膜积液（congenital hydrocele） 其他名称：交通性鞘膜积液。指精索鞘状突在婴儿出生后未闭合，与腹腔和睾丸鞘膜相交通，其内充满液体。一般无自觉症状。当积液量大，张力增高时可有牵扯痛及下坠感，甚至影响行动及排尿。肿物透光试验阳性。平卧位时挤压积液可使之缩小或消失。治疗：婴幼儿可自行吸收；2～3岁后可穿刺排液或手术。

先天性青光眼（congenital glaucoma） 前房角原发性发育异常使房水排出受阻所致的疾病。属于遗传性疾病。分为婴幼儿性青光眼和青少年性青光眼。前者如发生于胎儿期，初生时即可有眼球扩大及角膜混浊，通称"牛眼"或"水眼"；如发生于初生后，则有畏光、角膜混浊及角膜扩张和角膜后弹力层破裂。后者发病隐蔽，进行缓慢，眼压多变，病情比较严重。治疗：前者手术；后者可用药物治疗，无效时再做手术。

先天性曲细精管发育不全综合征（congenital seminiferous tubule dysgenesis syndorme）　见精曲小管发育不全。

先天性缺指（congenital adactylia, congenital adactylism）　手部先天性畸形。一个或几个手指阙如，也可伴有掌骨缺损，形成裂手。有功能障碍者可手术治疗。

先天性桡骨缺损（congenital absence of radius）　出生时即有桡骨缺损。由于胚胎形成时，肢芽桡侧部分缺损所致。患肢的桡骨可全部或远侧段缺失。可发生在一侧或双侧。常伴腕骨不全或其他畸形，罕见。以手向桡侧倾斜为特征。治疗：骨成熟后可做腕关节固定。

先天性桡骨头脱位（congenital dislocation of radial head）　先天畸形。具家族性。表现为桡骨头可向前、后或侧方脱位；产生关节僵硬，伸直与旋均受限；肱骨小头发育不良；尺骨弯曲。患儿出生时常无明显畸形，成长后才发现肘部活动障碍。X线检查可确诊。患儿生长停止后予手术治疗。

先天性乳房畸形（congenital abnormalities of breast）　乳房和乳头的数目、位置、发育的异常。包括先天性乳房不发育、乳房阙如、无乳头、乳头凹陷、多乳房和多乳头等。男女皆可发生，但女性多于男性。且常有遗传性。多余乳头和乳房多位于正常乳房的下内侧，即在正常乳房与脐之间，亦可在正常乳房上方近腋窝处。

先天性上睑缺损（congenital defect of upper eyelid）　出生时即有的上睑缺损。常单独发生于上睑，也可见于双上睑。睑缘处呈三角形缺损，缺损处睑缘及睫毛均阙如。缺损严重者角膜可因得不到保护而发生干燥或混浊。如下睑有缺损则常伴同侧颧骨发育不良及泪器异常。有时也可伴有虹膜缺损。治疗：应及时行眼睑成形术。

先天性上睑下垂（congenital ptosis of upper eyelid）　常染色体显性或隐性遗传病。主要是上睑提肌本身或动眼神经上支发育不良。临床表现是上睑不能提起，上睑缘遮盖角膜上缘超过 2mm，引起不同程度的视力障碍。为了看清物体，病人常使头部后仰，并努力使用额肌的力量企图抬高上睑，使额部皮肤形成许多皱纹。可手术矫治。单侧患病宜及早手术，以防止形成弱视。上睑提肌尚存在一定功能者，可行上睑提肌缩短术。上睑提肌功能已完全丧失者，宜采用借助额肌、眶骨膜的术式。

先天性舌根囊肿（congenital thyroglossal cyst）　胚胎时期甲状舌管上端发育异常，并出现囊肿样变。表现为哺乳及阻塞性吸气困难。在舌根正中线上出现半圆形半透明隆起，有波动。穿刺得液即可确诊。治疗：手术。

先天性肾病（congenital nephrosis）　隐性遗传性疾病。见于新生儿及幼婴。临床表现与单纯性肾病相似，但病情严重，多数患儿死亡。

先天性肾病综合征（congenital nephrotic syndrome, CNS）　出生后 3 个月内发病的肾病综合征。芬兰型先天性肾病是常见的先天性肾病综合征，为常染色体隐性遗传性疾病。大多发生在芬兰。患儿出生及出生 3 个月内出现大量蛋白尿、全身水肿、低蛋白血症、腹水、反复发生感染及红细胞增多。患儿多于 4 岁前死于感染或肾衰竭。肾脏病理早期肾光镜特征性变化为近端小管呈囊性扩张。电镜下小球是突融合，晚期肾小球硬化。诊断依据临床表现、病理改变及家族史，基因检测结果可诊断。取羊水基因测序有助于产前诊断。无特效治疗方法。尿毒症时维持透析，可考虑肾移植。血浆置换有疗效。

先天性肾发育异常（congenital renal developmental anomaly）　胎儿出生时已存在的肾发育异常。表现为数目、形态、大小及位置等异常。有孤立肾、重复肾；肾发育不全、肾囊肿性疾病；蹄铁形肾、盘状肾、乙状肾、块状肾和异位肾等。大多无症状，有的可出现肾性高血压、尿路梗阻、结石、继发感染等。B超、静脉尿路造影和膀胱镜检查可诊。症状明显者可手术治疗。

先天性肾上腺皮质增生症（congenital adrenal hyperplasia,

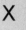

CAH）　其他名称：肾上腺生殖综合征、肾上腺性征综合征、肾上腺性征异常症。一组因肾上腺皮质激素合成途径中酶缺陷引起的疾病，属常染色体隐性遗传病。多数病例肾上腺分泌糖皮质激素、盐皮质激素不足而雄激素过多，故临床上出现不同程度的肾上腺皮质功能减退，伴有女孩男性化，而男孩则表现为性早熟。此外，尚可有低钠血症或高血压等多种征候群。应注意女孩的阴蒂肥大，常误诊为尿道下裂或隐睾症。应早期诊断和治疗。

先天性生精不能综合征（congenital seminiferous inability syndrome）　其他名称：小睾丸症。先天性腺发育不良。特点为睾丸小，伴输精管透明性变；男性特征发育不全，精子缺乏与不育；病人身高腿长，半数有女性型乳房；智力低下；尿中促性腺激素增加；17-酮类固醇减少。

先天性声带发育不良（congenital dysplasia of vocal cord）　先天性喉畸形的一种。新生儿声带发育不良或阙如，患儿出生后初时哭无声，以后哭声哑而粗，再后出现双重音，大多有喉鸣，容易发生呼吸困难。治疗：嘱患儿勿哭、勿大声喊叫、尽量少说话，尽早矫正发音习惯。

先天性食管闭锁（congenital atresia of esophagus）　先天性发育畸形致食管腔完全闭锁。常伴有气管食管瘘。临床表现为新生儿在哺乳时有呛咳、呕吐及发绀。经鼻腔至食管插入导管，摄取 X 线平片，观察导管插入受阻情况，可以确诊。也可用导管注入碘油 1～2ml，做 X 线造影检查，因有引起吸入性肺炎的危险，一般不作为常规检查。治疗：早期手术。

先天性食管过短（congenital short esophagus）　胚胎发育过程中，胃原基下降受阻，使部分胃停留于胸腔内而致食管过短。有时有家族性，可同时存在其他消化道畸形。婴儿进食后反复呕吐。钡餐及食管镜检查确诊。治疗：食后取坐位或用解痉药；手术疗法。

先天性食管受压（congenital esophageal compression）　由于畸形的血管或支气管肿块压迫食管而致受压性咽下困难。常见的血管压迫有右锁骨下动脉畸形、双主动脉弓、右位主动脉弓压迫，以及支气管囊肿等所致。可发生于儿童或成人，有吞咽困难及呼吸道症状。X线摄片可明确诊断。轻者可不作处理，重者需手术治疗。

先天性束带与截肢（congenital constricting band and congenital amputation）　下肢有束带形成的先天性罕见畸形。浅的可达皮下，深的可直接影响血管、神经、肌腱与骨骼，严重时束带以下仅存一个球形组织，称先天性截肢。常同时存在指（趾）畸形。治疗：切除束带，松解血管、神经。

先天性听骨链畸形（congenital abnormalities of ossicular chain）　胚胎发育障碍所造成的锤骨、砧骨和镫骨的形态畸变或缺失，造成传音性耳聋。表现为传音性耳聋，多为单侧。耳聋症状生后即有，但病人主诉耳聋常在成年前后。治疗：听骨链重建术。

先天性脱位（congenital dislocation）　胚胎发育异常或胎儿在母体内受某些因素影响所造成的关节脱位。多见于髋关节。治疗：复位、固定，功能锻炼。

先天性外耳道闭锁（congenital atresia of external auditory meatus）　第 1 鳃沟的条索状上皮细胞索的分裂障碍，形成狭窄，膜性或骨性，部分或全闭锁。治疗：施成形术，以增进听力。

先天性无肛（congenital anus imperforate）　胚胎发育异常所引起的肠道畸形。为新生儿肠梗阻常见原因之一。无肛可为无肛管、无肛门或两者俱无。无肛新生儿如不予以紧急治疗则不能生存；但有时直肠和阴道、直肠和尿道、或直肠和会阴之间有细小瘘管形成，则液体类便尚可借以排出，一时不致发生生命危险。治疗：紧急或择期手术。

先天性无脾症（congenital absence of spleen）　罕见的先天畸形。常伴严重的发绀型先天性心脏病。常合并严重的全身性感染。周围血象中可见靶细胞、球形红细胞。红细胞中很易见到豪-周小体、海因茨小体和含铁血黄素颗粒。脾脏^{99m}Tc 扫描可确诊。治疗：对症。

先天性无阴道（congenital absence of vagina）　其他名称：先

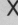

天性阴道阙如。俗称石女。由于双侧副中肾管会合后未能向尾端伸展形成管道所致。常合并无子宫或仅有痕迹子宫，卵巢发育均正常。多因青春期后无月经或婚后性交困难就诊。检查时可见外阴和第二性征发育正常，但无阴道口。病人精神压力较大，迫切要求治疗。如无正常子宫，可在青春期后采用人工阴道成形术，满足性生活要求，但无生育能力；如有正常子宫发现时已有经血潴留，应行人工阴道成形术，引流经血，保留子宫，无法保留时可予切除。

先天性无子宫（congenital absence of uterus）　先天性子宫发育异常。双侧副中肾管中段及尾段未发育而未能会合成子宫者。常合并无阴道，但卵巢发育正常，第二性征存在。表现为青春期后无月经来潮。妇科检查无阴道或阴道顶端呈盲端，扪不到子宫。治疗：伴无阴道者行阴道成形术。

先天性膝关节脱位（congenital dislocation of knee joint）　出生后即见膝关节各骨的关节面失去正常的对合关系。约45%～50%伴有髋脱位、马蹄内翻或唇裂、腭裂等。表现为膝过伸10°～30°，不能屈曲，股骨髁向后，胫骨向前移位。治疗：用石膏逐步矫正或股四头肌肌腱松解延长术。

先天性小颌（congenital micrognathia）　先天性畸形之一。第一鳃弓发育不良。可合并其他先天性畸形，因舌被推向后下方，故常有吸气性呼吸困难与喘鸣，尤以仰卧时为甚。又因上下颌错位及舌运动不济，致使吸吮、吞咽困难，造成营养不良。治疗：对症处理。

先天性小角膜（congenital microcornea）　角膜直径小于10mm的先天异常。多伴有小眼球。角膜曲率半径加强，前房较浅。眼轴短，常有远视性屈光不正或弱视。无特殊治疗，警惕闭角型青光眼的发生。

先天性斜颈（congenital torticollis）　其他名称：先天性肌性斜颈。胸锁乳突肌挛缩导致的颈部畸形。表现为头向一侧倾斜，下颌歪向健侧。有的可有头面部畸形，患侧面部窄平。局部按摩，并于吃奶、睡觉时将头置于畸形相反位置。如无效，1岁后可做患侧胸锁乳突肌切断术，或部分切除。

先天性心包缺损（congenital pericardial defect）　一种罕见的先天性心脏病。以左侧心包的全部或部分缺损为多见。男性多于女性。约1/3的病人伴其他先天性异常。可无症状或有胸痛、晕厥等。体检见心尖搏动左移、胸骨左端第2肋间和心尖区可闻及收缩期杂音。左侧心包全部阙如，不需治疗；部分阙如需手术修补。

先天性心脏病（congenital heart disease）　胚胎期心脏血管发育异常所致的畸形疾病。为小儿最常见的心脏病。病因可能和遗传、宫内感染，特别是孕妇孕早期3个月内患病毒感染（风疹、流行性感冒、腮腺炎和柯萨奇病毒感染等）有关。也与接触放射线、抗癌药物、代谢紊乱性疾病有关。根据是否有持续性青紫，将先天性心脏病粗分为无青紫型和青紫型两大类。临床常见的有室间隔缺损、房间隔缺损、动脉导管未闭、法洛四联症、艾森门格（Eisenmenger）综合征、完全性大动脉错位、肺动脉狭窄、右位心等。除病史及体检外，可做心导管、心血管造影，以及超声心动图等以助诊断。治疗：根据病情进行手术。

先天性心血管病（congenital cardiovascular disease）　胎儿心脏在母体内发育有缺陷或部分停顿，病儿出生后即有的心脏血管病变。最为常见且病种繁多的先天心血管病。种类很多，严重的常在婴儿期死亡；较重的往往从小易疲乏，活动时气喘、心悸，发育不良；有些病人自幼即有发绀；轻者可无症状，经检查后才发现。治疗：大多数病人都能手术。孕妇注意卫生，避免病毒感染和防止营养不良，可减小子女得此类疾病的概率。

先天性胸腺发育不全症（congenital thymic hypoplasia，DiGeorge syndrome）　见迪格奥尔格综合征。

先天性血小板减少性紫癜合并湿疹（Wiskott-Aldrich syndrome）　见威斯科特-奥尔德里奇综合征。

先天性咽鼓管畸形（congenital malformation of Eustachian tube）　胚胎时期腭帆张肌过度发育的结果。包括咽鼓管异常宽大、咽鼓管鼓口闭锁，并可并发先天性外耳道闭锁。治疗：手术。

先天性眼睑异常（congenital abnormalities of eyelids）　眼睑先天性发育异常，往往有遗传倾向。常见的有睑裂狭小、内眦赘皮、睑缺损及先天性上睑下垂等。可手术矫治。

先天性眼球异常（congenital anomalies of the eyeball）　胚胎裂完全闭合、视杯完全形成之前所发生的发育异常。包括无眼球、小眼球、隐眼球等。目前无治疗办法。

先天性阴道阙如（congenital absence of vagina）　见先天性无阴道。

先天性阴隔（congenital septum of vagina）　阴道畸形，分为纵隔和横隔。纵隔常伴有双子宫和双宫颈畸形，很少影响分娩。如发现先露部下降为纵隔所阻，可予剪断。横隔多位于阴道上、中段。完全性横隔不可能受孕。横隔可阻碍胎先露下降，如隔膜薄可行X形切开，如隔高且厚，则需行剖宫产。

先天性阴茎发育异常（congenital malformation of penis）　由于胚胎发育期间，生殖结节及形成外阴的泌尿生殖窦发育异常所致。包括先天性阴茎阙如、隐匿阴茎、蹼状阴茎、阴茎扭转、重复阴茎、先天性阴茎下弯、巨阴茎、小阴茎、包茎等。治疗原发病；手术疗法。

先天性阴茎阙如（congenital absence of penis）　先天性阴茎发育异常。临床表现为阴茎阙如，尿道外口开口于会阴或肛门附近。治疗：行阴茎再造术；若有必要可行睾丸切除、尿道及阴道成形术。

先天性阴茎下弯（congenital clubbed penis）　有先天性阴茎下弯，但无尿道下裂，尿道口位于正常位置。表现为排尿和性交障碍。查体可见自阴茎下弯起点至阴茎头部缺乏尿道海绵体，尿道本身呈薄纸样管。治疗：矫正下弯；做尿道成形术。

先天性阴囊发育异常（congenital malformation of scrotum）　由于遗传、激素合成缺陷等引起的先天性阴囊发育异常。主要包括阴囊裂、阴囊异位、圆饼形阴囊、阴囊发育不全、无阴囊等。治疗：处理原发病；手术。

先天性幽门闭锁（congenital atresia of pylorus）　与胚胎期消化道再腔化障碍有关的少见病。临床上分为盲端型和隔膜型。患儿出生后短时间内发生呕吐，并出现上腹胀，有时可见胃蠕动波。X线可见巨大胃泡。多采用胃十二指肠端侧或侧侧吻合手术治疗。

先天性右房室瓣关闭不全（congenital tricuspid insufficiency）　先天性心脏瓣膜畸形。临床表现为颈静脉怒张，右房室瓣区有全收缩期吹风样反流型杂音。右心衰竭较明显，有肝大可伴有扩张性搏动、下肢水肿及腹水。右心导管检查及右心室造影确诊。手术治疗。

先天性右房室瓣狭窄（congenital tricuspid stenosis）　先天性心脏瓣膜畸形。多伴有房间隔缺损和肺动脉瓣闭锁。病儿易疲乏，重者可有肝区痛、恶心、呕吐、胃肠道出血、发绀、水肿、胸腹水等。查体颈静脉充盈并搏动，右房室瓣区舒张期隆隆样杂音。X线、右心导管和心血管造影检查确诊。手术治疗。

先天性再生不良性贫血（congenital hypoplastic anemia）　其他名称：先天性纯红细胞性贫血。可能与自身免疫、遗传或骨髓中造红细胞的干细胞缺陷有关，大多数在生后2周～6个月发生贫血，部分无贫血，1/3患儿有先天性畸形，病重者可因贫血导致心力衰竭而死亡。骨髓检查有核红细胞显著减少或缺乏，停滞在中幼红阶段，网织红细胞显著减少。治疗：早期用肾上腺皮质激素有一定疗效，严重者可输血。

先天性支气管扩张（congenital bronchiectasis）　支气管先天性发育障碍，局部管壁薄弱和弹性不良，出生后因受呼吸活动的影响，胸内负压增大，形成支气管扩张。临床常无症状，继发感染可引起发热、咳嗽、咳痰和咯血。X线胸片及支气管碘油造影作出诊断。对症治疗；局限性病变手术切除。

先天性支气管囊肿（congenital bronchogenic cyst）　胚胎发育时期气管支气管树分支异常的罕见畸形。分为：纵隔囊肿、食管壁内囊肿和支气管囊肿。可单发或多发，多见于下叶，两肺分布均匀。X线典型表现为孤立的、边界清楚的圆形或卵圆形阴影，密度均匀。除非感染，否则不与支气管相通为其特征。婴幼儿时期的纵隔囊肿可压迫大气道引起呼吸困难、哮鸣或持续性咳嗽，运动时明显加重，成人该囊肿可长得很大而无症状。囊肿小、无症状可不治疗，张力性囊肿且反复感染可手术。位于纵隔内的囊肿可纵隔镜切除。

先天性肢体环状狭窄（congenital annular constriction of limbs）由皮下中胚层发育不足引起的肢体索状横行凹陷，犹如扎带压痕，有时可深达筋膜和骨膜。深的环状狭窄或束带将影响静脉和淋巴回流，引起远端肢体水肿和肥大。若血液循环严重阻塞，可在母胎内出现自身截肢。浅的不需治疗；深的手术处理。

先天性中耳畸形（congenital malformation of middle ear）第1咽囊和第1、2鳃弓发育障碍。由于锤骨柄、砧骨长脚和镫骨脚来自第2鳃弓，其余听骨链部分来自第1鳃弓，以及镫骨底来自耳囊，故中耳畸形多样化，并包括面神经、肌肉及咽鼓管畸形等。特点为耳聋。治疗：手术。

先天性重症肌无力（congenital myasthenia gravis）新生儿期重症肌无力的一种类型。患儿母亲无重症肌无力病史，但家族中有患重症肌无力者。病儿血中无抗乙酰胆碱受体抗体，发病机制与遗传有关。多于出生时或其后不久出现症状，眼外肌受累最明显，常累及面部肌肉而影响摄食，全身性肌无力不常见，症状为持续性，无完全缓解。治疗：抗胆碱酯酶药仅对面肌及躯干肌有效，对眼外肌麻痹无效。

先天性肘关节骨性连接（congenital synostosis of elbow）先天性肘关节畸形。临床表现为肘关节发生骨性强直于屈位或伸位，局部肌肉发育不良或挛缩，肱骨可与桡骨或尺骨甚至三者融合在一起。有遗传因素，可伴其他畸形。治疗：严重影响功能可做截骨矫形术。

[先天性] 主动脉口狭窄（congenital aortic stenosis）心脏病的一种。分为3型：主动脉瓣性；瓣上性；瓣下性。表现为左心室排血受阻，左心室压力增高，而主动脉压力降低，可有显著的收缩压差，左室压力负荷增大，导致心力衰竭和晕厥。主动脉区有响亮粗糙的收缩期杂音，向上下传导。有时可触及震颤。治疗：手术。

先天性左房室瓣关闭不全（congenital mitral insufficiency）先天性心脏瓣膜畸形。表现为患儿易疲乏，发育迟滞，反复发生呼吸道感染，最后出现左心衰竭，引起肺淤血、肺水肿。查体脉细弱，心尖区有明显的粗糙收缩期杂音。X线、心电图、多普勒超声心动图有助于诊断。治疗：手术。

先天性左房室瓣狭窄（congenital mitral stenosis）先天性心脏瓣膜畸形。可伴其他先天性畸形。临床表现为病儿发育差、苍白，重者气急，反复发生肺部感染、晕厥、肺水肿，最后出现右心衰竭。查体发现心尖区舒张期隆隆样杂音。X线、放射性核素和超声心动图检查确诊。手术治疗。

先天愚型（Down syndrome）见唐氏综合征。

先天愚型面容（Down syndrome facies）先天愚型的特殊面容。眼距宽，两眼外侧上斜，鼻梁低，口半张，舌伸出口外，流涎，耳郭小或畸形，多伴体格和智力发育障碍。

先兆流产（threatened abortion）流产的早期征兆。阴道少量流血或伴轻微下腹痛但宫口未开、胎囊未破。治疗：如无胚胎异常，经安胎处理，妊娠常可继续。

先兆性房性期前收缩（premonitory atrial premature beat）器质性期前收缩。频发性多源性房性期前收缩。常为房速和房颤的先兆，是二尖瓣病变导致左房扩大所致。

先兆性室性期前收缩（premonitory ventricular premature beat）器质性期前收缩。频发性、多源性室性期前收缩、成对出现的室性期前收缩及 T 上室性期前收缩。是期前收缩性心动过速和/或室颤的先兆。

先兆性心律失常（premonitory arrhythmia）室颤发生前出现的某些心律失常。例如先兆性室性期前收缩等。

先兆子宫破裂（threatened rupture of uterus）分娩期并发症之一。在分娩过程中，发生分娩阻塞，引起子宫下段被动拉长变薄，宫体强烈收缩增厚缩短，出现病理缩复环，子宫即将发生破裂者。产妇感到腹痛难忍，烦躁不安，下腹拒按，压痛明显，可见血尿，脉搏、呼吸加快，由于子宫收缩过频，胎儿供血受阻，可影响胎心改变或听不清。此时，应立即行剖宫产术结束分娩。

先兆子痫（preeclampsia）妊娠高血压综合征的严重阶段。除高血压、水肿、蛋白尿三大症状较重外，尚有自觉头痛、眩晕、视力障碍、上腹部不适等抽搐前兆。易发展为子痫。孕妇易出现胎盘早剥、心力衰竭、肾衰竭、脑出血、凝血机制障碍等；胎儿常因胎盘功能低下而缺氧。治疗：卧床休息、解痉、扩容、降压、镇静，必要时加用利尿剂，其中硫酸镁解痉为首要。适时终止妊娠。

先证者（proband，index case，propositus）其他名称：先证病例。在一个家族中首先发现的某种病例。可以根据此例提供的线索追踪家族中其他成员，以证明此种情况下遗传因素的作用。

纤颤（fibrillation）其他名称：颤动。频率快速且极不规则的异位心律。可发生在心房或心室。心电图显示快速不规则的连续颤动波，两个颤动波之间无电位静止期。多发生于器质性心脏病病人。

纤颤电位（fibrillation potential）失去神经支配的肌纤维自发活动电位。由单根或数根肌纤维活动所形成，波宽小于 2ms，常为双相（先正后负），波幅（峰-峰值）在 $200\mu V$ 以下，具有较大的诊断价值。

纤毛（pilus，cilium）见菌毛。

纤毛不动综合征（immotile ciliary syndrome）见原发性纤毛运动不良症。

纤毛虫纲（Ciliata）原生动物门的一个纲，周身密被纤细短毛，核仅一种或有大小两种，以二分裂法进行无性繁殖，或二分裂繁殖加接合生殖。人体可受到结肠小袋纤毛虫的感染，猪为传染源。临床表现为腹泻等。

纤溶酶（plasmin，PL）其他名称：血浆素。全称纤维蛋白溶解酶。是哺乳动物血浆中所含的溶解血栓的主要成分，是血浆中活性最强的蛋白酶。它在纤溶过程中起催化作用，使纤维蛋白原或纤维蛋白肽链分子中的精氨酸与赖氨酸键裂解成许多可溶性的小肽，而促成纤溶作用。

纤溶酶原（plasminogen）其他名称：血纤蛋白溶解酶原。全称纤维蛋白溶解酶原。是纤维蛋白溶解酶的无活性的前体。血浆中纤溶酶原被激活为纤溶酶后，极易被抗纤溶酶所破坏，故常通过测定纤溶酶原的含量来间接了解测定纤溶酶活性。当 DIC 时纤溶酶活性增强，故其纤溶酶原含量降低。

纤溶酶原激活药（plasminogen activator）一组蛋白酶。能使纤溶酶原激活生成有活性的纤溶酶。包括组织纤溶酶激动剂、尿激酶、链激酶。其分布广、种类多。主要有 3 类：第一类为血管激活物，在小血管的内皮细胞中合成后释放于血中。第二类为组织激活物，存在于很多组织中。第三类为依赖凝血因子Ⅻ的激活物。

纤维（fiber，fibra）构成机体内各组织的细而长、呈线状的结构。如肌纤维、神经纤维、胶原纤维、弹性纤维、网状纤维等。

纤维胆道镜（fibercholedochoscope）用于胆道疾病检查与治疗的纤维内镜。特点是柔软，末端部弯曲，自由调节焦点和成像清晰，在胆道疾病的诊断和治疗方面有重要价值。能直接窥视胆道内结石、炎性狭窄、异物、虫体、肿瘤、息肉及出血等病变，可采取活组织标本或进行相应的治疗，尤其是胆结石治疗上有重要作用。

纤维蛋白（fibrin）一类主要不溶于水的蛋白质。通常含有呈现相同二级结构的多肽链。许多纤维蛋白结合紧密，并为单个细胞或整个生物体提供机械强度，起着保护或结构上的作用。

纤维蛋白降解产物（fibrin degradation product，FDP）纤维蛋白原或纤维蛋白在血浆素作用下水解产生的分子量较小的碎片。其本身具有抗凝作用。正常血清中的 FDP 为 $1\sim4\mu g$/ml，增多见于弥散性血管内凝血（DIC）、肾脏病、血栓形成等。

纤维蛋白黏合剂（fibrinous binding agent）修复软组织伤口的修补材料。可用以敷贴血管缝合处、肝脾创面、胸膜缺损面等。

纤维蛋白溶解（fibrinolysis） 简称纤溶。纤维蛋白原受纤溶酶作用后的降解过程。是人体的正常生理功能，能保持腺体管道的通畅并防止血栓形成。正常时血浆素原在活化素的作用下转化为血浆素，后者使纤维蛋白溶解。纤溶过程正常时在体内与凝血过程中保持动态平衡。病理情况下，纤溶系统被过度激活形成纤溶亢进而引起出血。

纤维蛋白溶解酶（fibrinolysin, plasmin） 见纤溶酶。

纤维蛋白性胸膜炎（fibrinous pleurisy, fibrinous pleuritis） 其他名称：干性胸膜炎。胸膜局部渗出少量纤维蛋白而无胸腔积液的胸膜炎类型。多由肺部炎症蔓延至胸膜所致，可无症状，或有局限性针刺样胸痛。

纤维蛋白性血栓（fibrinous thrombus） 其他名称：微血栓、透明血栓。弥散性血管内凝血时，微循环中的纤维蛋白和血小板凝集形成的团块。是由于致病因子激活了凝血因子或血小板而引起的凝血功能障碍。可见于全身各器官，微血管内有纤维蛋白（纤维素）性血栓。

纤维蛋白性炎（fibrinous inflammation） 其他名称：纤维素性炎。是指炎性渗出物中有大量纤维蛋白原，并形成以纤维蛋白为特征的炎症。常见于白喉、杆菌性痢疾、大叶性肺炎，有时也见于尿毒症、汞中毒等疾病。其渗出物形成灰白色的膜状物者，称为假膜，可称为假膜炎。急性风湿性心包炎渗出纤维素而致绒毛心。渗出纤维素不能完全液体吸收时，能造成胸膜、心包粘连或肺的肉质化。

纤维蛋白样坏死（fibrinoid necrosis） 曾称纤维素样变性。其他名称：纤维素样坏死。发生于纤维结缔组织和血管壁的一种坏死。多伴有免疫复合物和血管渗漏的纤维素一起形成沉淀。病变局部结构消失，形成边界不清的小条或小块状染色深红的、有折光性的无结构物质。

纤维蛋白性支气管炎（fibrinous bronchitis） 其他名称：纤维素性支气管炎。由于支气管内酸碱度的改变，加以黏液分泌过多，黏液溶酶使蛋白沉淀，在支气管腔内形成树枝状的管型。临床表现为经常咯血、胸闷、气急、胸骨后阻塞感，但痰量不多。特征性的表现为咳出伴有树枝样的管型，长达8～15cm，咳出管型后，胸闷症状常有好转。X线表现为肺纹理增多、紊乱。肺功能检查呈阻塞性通气障碍，最大通气量显著降低，时间肺活量延长。

纤维蛋白原（fibrinogen） 见凝血因子Ⅰ。

纤维导光检眼镜（ophthalmofiberscope） 检眼光学仪器。采用冷光源经纤维光束传导照明，镜身不发热，能长时间连续使用。附有蓝色滤光片，供医生对玻璃体混浊病人进行荧光眼底检查。能为神经科、内科有关疾病的诊断提供依据。

纤维腹腔镜检查（fiberperitoneoscopic examination） 以纤维内镜检查诊断腹腔内脏器官病变的方法。特别是肝脏疾病，还可在直视下取材，明确诊断。近年来腹腔镜已由诊断阶段发展到治疗阶段，可进行手术、电凝止血，分离粘连等。

纤维光学（fiber optics） 研究利用透明光学纤维传递光束和图像的科学。由于具有可弯曲地传递光束和图像、光能损失小、数值孔径大、分辨率高、结构简单和使用方便等特点，纤维光学元件已广泛应用于医学，如各种纤维内镜等。

纤维化（fibrosis） 病理学术语。器官组织的实质细胞萎缩或坏死，由增生的纤维组织取代或组织的间质纤维组织增生的过程。此种改变最常见于长期刺激引起的慢性炎症。如硅沉着病，可引起肺广泛的纤维化。

纤维黄色瘤（fibroxanthoma） 见黄色纤维瘤。

纤维胶凝蛋白（ficolin） 一组存在于人、猪、小鼠和海鞘等动物体内，含有胶原样结构域和纤维蛋白样结构域的糖蛋白。该蛋白可结合血清中病原体表面的糖类配体后，通过调理吞噬作用及凝集素途径激活补体，是天然免疫中的效应分子。

纤维结肠镜（fibrocolonoscope） 用于结、直肠腔内检查与治疗的纤维内镜。其主要功能是能直接窥视各段结肠及直肠腔内的病变，并可进行活组织检查以进一步提高诊断的准确性，对于出血性病灶、息肉等尚能进行即时内镜下治疗。

纤维结肠镜检查（fibro-colonoscopy） 使用纤维结肠镜对结肠进行检查。用于诊断溃疡性结肠炎、肿瘤、出血、息肉等，并可行切除息肉、钳取异物等治疗。适于原因不明的慢性腹泻、便血及下腹疼痛；原因不明的粪便隐血持续阳性的下消化道出血等。

纤维连结（fibrous joint） 骨连结的一型。两骨相对面之间借纤维结缔组织相连，其间无腔隙，不能运动，或仅有少许活动。有两种形式：韧带连结和缝。前者如椎骨棘突间借棘韧带的连结，后者如颅骨的矢状缝和冠状缝等。

纤维瘤（fibroma, fibroid tumor） 起源于纤维组织的良性肿瘤。可发生于任何部位，但以四肢皮肤、皮下组织、筋膜和肌腱等处常见。肿瘤呈结节状，椭圆形，有包膜，边界清楚。常见的有皮肤软纤维瘤（皮赘）和瘤样纤维组织增生。前者为真皮内疏松结缔组织增生，无包膜，但形成乳头状或息肉状向周围皮肤突出，质软，有蒂，易于手术切除，呈良性经过；后者可起源自筋膜、腱膜和纤维脂肪组织，增生的纤维组织成熟，细胞丰富，无包膜，呈浸润性生长，如切除不彻底，可多次复发，但不发生转移。

纤维囊性乳腺病（fibrocystic breast disease） 女性体内激素周期性变化引起的乳腺组织不同程度的纤维囊性变。多见于40岁左右的妇女，由内分泌失调引起。包括纤维化、囊肿形成和腺体组织增殖。伴有导管内乳头状增生者较易发生癌变。

纤维内镜（fiberendoscope） 其他名称：内视镜、内诊镜、内窥镜、内腔镜、内镜。一种能深入空腔器官内，用于诊断、治疗疾病的医疗器械。主要包括纤维支气管镜、纤维食管镜、纤维胃镜、纤维小肠镜、纤维结肠镜、纤维乙状结肠镜、纤维胆管镜、纤维腹腔镜等。特点是采用光学纤维传像、弯曲性能好、视野大、图像清晰、操作方便、病人痛苦小。检查过程中既能观察内部情况，又能进行活组织检查，进行X线摄像以及必要时的治疗。

纤维肉瘤（fibrosarcoma） 纤维组织发生的恶性肿瘤。为恶性间叶性肿瘤中最常见的一种。其发生部位与纤维瘤相似，以四肢皮下组织或深部组织为多见。肿瘤呈结节状或不规则形，与周围组织分界尚清楚，有时可压迫组织形成假包膜，切面呈粉红色或灰白色，均质如鱼肉状。镜下，瘤细胞大小不一，为梭形或圆形，可见核分裂，其分化程度差异很大。

纤维软骨（fibrocartilage） 间质内有大量的成束的平行或交叉排列的胶原纤维的软骨。镜下为大量胶原纤维，仅在软骨陷窝周围可见基质，软骨细胞少，成行或分散在胶原纤维之间。软骨膜与软骨组织间无明显分界。分布在椎间盘、耻骨联合、关节盘以及腱与骨相连处。

纤维食管镜检查（fiberesophagoscopy） 食管镜是用于检查和治疗食管疾患的一种内镜。纤维光导技术的引进使纤维食管镜检查成为临床上主要的诊断和治疗技术，用于食管疾病的活检、细胞刷取、冲洗及摄影，以利于进一步诊断和治疗。

纤维素（cellulose） 葡萄糖分子通过 β-1,4-糖苷链连接而形成的葡聚糖。通常含数千个葡萄糖单位，是植物细胞壁的主要成分。无色透明固体，不溶于水、醇等，但溶于 Schwetger 试剂（以氢氧化铜溶于氨水中所成的溶液），其衍生物氧化纤维素等可用于医药。

纤维素酶（cellulase） 由多种水解酶组成的一个复杂酶系，自然界中很多真菌都能分泌纤维素酶。习惯上，将纤维素酶分成三类：C1 酶、Cx 酶和 β 葡糖苷酶。C1 酶是对纤维素最初起作用的酶，破坏纤维素链的结晶结构。Cx 酶是作用于经 C1 酶活化的纤维素、分解 β-1,4-糖苷键的纤维素酶。β 葡糖苷酶则可以将纤维二糖、纤维三糖及其他低分子纤维糊精分解为葡萄糖。纤维素酶已被广泛用于纺织工业、饲料工业、畜牧业及医药工业。

纤维素性炎（fibrinous inflammation） 见纤维蛋白性炎。

纤维素性支气管炎（fibrinous bronchitis） 见纤维蛋白性支气管炎。

纤维素样变性（fibrinoid degeneration） 见纤维蛋白样坏死。

纤维素样坏死（fibrinoid necrosis） 见纤维蛋白样坏死。

纤维胃镜（gastrofiberscope） 用以检查和治疗胃、食管疾病的内镜。由病人口腔置入。其工作原理是从冷光源内发出的强光，经纤维导光束照明消化道内腔，再将所观察到的图像由物镜、传像束传至目镜或屏幕。

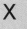

纤维胃镜检查（fibergastroscopy）　用导光玻璃纤维束制成的胃镜，通过食管插入胃腔进行检查。可用于胃部各种病变的检查。胃镜的接物镜经口插入食管上口，即可观察食管。在进入45cm时，镜端经贲门入胃，再向远端推进，同时要观察胃内各部情况及蠕动，观察胃内各部黏膜及病变。对可疑点可进行录像、活体组织检查或对脱落细胞做细胞学检查。

纤维细胞（fibrocyte）　功能处于静止状态的成纤维细胞。疏松结缔组织的主要成分。功能活跃时称成纤维细胞，较大；而相对静止时称纤维细胞，较小。在创伤修复过程中，纤维细胞有可能转化为成纤维细胞。成纤维细胞能合成和分泌蛋白质，形成3种纤维和基质。

纤维性病变（fibrous pathologic change）　放射诊断术语。肺内病灶的纤维化。局限性纤维化，多为肺内急性炎症的结果以及结核病灶愈合的表现。肺组织坏死后被纤维组织代替，呈密度较高的斑块以及僵直的索条状影、周围肺组织有明显牵拉纠集移位表现。弥漫性纤维化，广泛累及肺间质，呈紊乱的索条状或网状网织结节状改变，多见于肺尘埃沉着病、慢性间质性肺炎、放射性肺炎等。

纤维性骨营养不良综合征（McCune-Albright syndrome）　其他名称：麦-奥综合征。由于*GNAS1*基因合子后激活突变导致细胞内cAMP堆积，依赖cAMP作用的受体（如ACTH、TSH、LH、FSH受体）被激活，导致肾上腺或多个内分泌腺体功能亢进而引发的一系列临床症状。常于出生后几周发病。罕见，女性多于男性。多在儿童时期发病而至青年时期有明显表现，主要表现为内分泌异常：性早熟、甲状腺肿大和甲状腺功能亢进、巨人症或肢端肥大症、库欣综合征、低磷血症性佝偻病、多骨性骨纤维异常增生、皮肤色素沉着等。

纤维性囊状骨炎（fibrous cystic ostitis）　其他名称：棕色瘤。由于甲状旁腺功能亢进，甲状旁腺激素分泌过多，促使磷从尿中大量排出丢失，刺激骨细胞活动性增加，骨质吸收，骨质中的钙盐进入血液，血及尿钙盐增加，出现全身性骨质疏松并为纤维组织所代替，严重时形成囊状骨破坏区的现象。同时可出现指骨及齿槽骨的骨膜下骨皮质吸收征象，在颅骨可出现多发颗粒状或圆形骨破坏区。

纤维性脂肪瘤（fibrolipoma）　其他名称：硬性脂肪瘤。由纤维和脂肪组织构成的肿瘤。脂肪瘤通常柔软，如纤维组织多时则较硬。

纤维样肾小球炎（fibrillary glomerulonephritis，FGN）　其特点是肾小球内弥漫的、长的、非分支的、随机排列的纤维丝状物质沉积。电镜下可见肾小球系膜区、基底膜内随机排列混乱的无分支类似淀粉样物质的丝状纤维沉积。临床表现为大量蛋白尿或肾病综合征样蛋白尿，伴肉眼或镜下血尿、高血压及肾功能不全。电镜超微结构特点是确诊依据。激素及免疫抑制剂疗效有限，病人进入终末期肾病（ESRD）时肾移植是可行的治疗方法。

纤维支气管镜检查（bronchofibroscopy）　运用纤维支气管镜经鼻、喉入气管，直接观察气管、支气管的状况，观察是有炎症、肿瘤或异物，并可进行病理取材或毛刷取材，达到诊断目的。亦可采用纤维支气管镜检查进行某些肺内疾病的治疗。

纤维织炎（fibrositis，muscular rheumatism）　其他名称：肌筋膜炎。肌纤维组织非特异性炎性病变。多因慢性长期损伤、姿势不良引起。好发部位有冈上肌、斜方肌、骶棘肌、腓肠肌等。酸痛及局部压痛是主要临床表现。冈上肌筋膜炎疼痛可反射至肩部；斜方肌筋膜炎可反射至颈部；骶棘肌筋膜炎可造成腰部僵硬，颈、肩、腰部活动受限。服用水杨酸制剂，局部理疗、按摩、热敷，适当休息多可收效，必要时可进行局部封闭。

酰胺吡酮（piracetam）　见吡拉西坦。

酰胺酶（amidase）　催化远端的酰胺基水解释出氨的酶。如α-酮戊二酰胺被催化水解转变成α-酮戊二酸及NH_3。

酰胺咪嗪（tegretol，carbamazepine）　见卡马西平。

酰基载脂蛋白（acyl carrier protein，ACP）　为脂酰基载体的蛋白质。在大肠埃希菌中，酰基载脂蛋白的分子量为8.9kD，其辅基为4'-磷酸泛酰氨基乙硫醇。4'-硫酸酸端与酰基载脂蛋白中丝氨酸残基借磷酸酯键相连。参与脂肪酸的合成。

鲜黄花菜中毒（hemerocallis poisoning）　食入鲜黄花菜引起的中毒。其有毒成分为秋水仙碱。临床表现为头昏、头痛、咽与上腹部烧灼感、恶心并剧烈呕吐、口渴、腹痛、腹泻、水样血便、血尿、谵妄、抽搐与呼吸抑制。治疗：应及时采取一般解毒处理，口服蛋清或牛奶和大量维生素C及对症治疗。预防：鲜黄花菜在食用前应先经浸泡或烫煮并去除汁液，烹调过程中应彻底加热。

鲜血便（bloody stool）　其他名称：血便。因痔疮或肛裂的出血呈鲜红色，前者滴落于排便之后，肛裂时则鲜血附着于秘结粪便的表面。

鲜竹沥（xianzhuli）　中医成药名。化痰止咳平喘剂（清热化痰剂）。组成：鲜竹沥。用于肺热咳嗽痰多、气喘胸闷、中风舌强、痰涎壅盛、小儿痰热惊风。

弦脉（taut pulse）　中医脉象之一。脉端直而长，指下挺然，如按在拉紧的琴弦上。多见于高血压、肝胆病，以及痛证、风证、痰饮、疟疾。由于邪气滞肝，疏泄失常，气机不利，脉气紧张，出现弦脉。张仲景云："疟脉自弦。"另外，春季健康人常见脉弦而柔和者，不属病脉。

咸（salty）　中药五味之一。能软、能下。大部分咸味药口尝有咸味。咸为水味，入通于肾，故为肾所主之味。咸味药物多入肾经，有补肾填精或滋阴潜阳作用。例如，牡蛎、昆布能软坚散结，芒硝能泻下软坚，均为咸味药。另外，咸味药还有软坚润燥通下作用。

涎瘘（salivary fistula，sialosyrinx）　是涎腺或导管通向面部皮肤的瘘道。由于外伤、感染或手术造成的较为多见。腺体或导管受损伤后，唾液由伤口外流，影响伤口愈合，上皮细胞沿唾液流出的通道生长，最后覆盖整个通道形成瘘道。根据涎瘘发生的部位可分为腺体瘘和导管瘘。治疗：腺体瘘因分泌的唾液量少，可用电凝固器或硝酸银烧灼瘘道及瘘口。导管瘘因唾液量分泌较多，应手术切除瘘口、周围瘢痕及一段瘘道。

涎石（salivary calculus）　涎腺导管内（偶尔发生于腺实质内）的结石。下颌下腺发生涎石最多占2/3，腮腺次之，舌下腺最少。下颌下腺发生涎石较多是与其分泌的唾液中钙和磷酸盐浓度较高、导管较长且开口比腺体位置高，使分泌物易停滞以及导管较大并开口于舌底、异物容易进入等因素有关。涎石主要由碳酸钙和磷酸钙组成。导管内涎石呈管型，往往较小；腺实质内结石呈不规则型，多半较大。

涎石病（症）（sialolithiasis）　口腔腺体疾病之一，唾液腺或其导管内涎石形成所致病症。下颌下腺多见。腺体增大，变硬，轻压痛，导管口红肿，可排出混有脓血的唾液。阻塞是本病的主要症状，尤其是进食酸性食物时，由于唾液分泌增加，排出受阻而使腺体肿大疼痛加剧。治疗：消炎后手术取出涎石。

涎腺恶性混合瘤（malignant mixed tumor of the salivary gland）　指在组织学中除具有良性混合瘤成分外，还含有恶性肿瘤成分的涎腺瘤。此瘤的组织发生来源于腺上皮，以腮腺混合瘤常见。临床上恶性混合瘤一般生长较快、病程较短，呈浸润性生长，边界不清，肿块包块固定，与深层组织粘连，表面多出现溃疡，常伴有疼痛、神经麻痹等症状。有时可扪及局部淋巴结肿大。治疗以联合根治手术切除，特别是对低分化癌，术后还须配合放疗、化疗及免疫疗法。

涎腺混合瘤（mixed tumors of the salivary gland）　源于腮腺、下颌下腺、舌下腺等的病理肿块。以腮腺混合瘤常见。浅表者可在面部扪及，瘤体位于深叶或尾部者，可侵入咽旁隙，将扁桃体向内、下推压，咽侧壁出现膨隆。治疗：手术根治。

涎腺结核（tuberculosis of the salivary gland）　口腔的结核病之一。结核分枝杆菌感染涎腺的病变。较少见，患处可有持续性微痛、不适、唾液分泌减少。治疗：抗结核药物，必要时行手术治疗。

涎腺良性肥大（benign hypertrophy of the salivary gland）　一

X

种未见炎性改变的涎腺肥大症。病因不明。常见于腮腺，亦见于下颌下腺，也可同时累及，多为双侧。表现为慢性、无痛、弥漫柔软的腺体肿大，其中无肿块，皮肤色泽正常，局部无压痛，导管口无红肿，唾液清亮，但有的分泌量减少，肿大的涎腺局部可有胀感。主要治疗有关全身病，局部可不作处理。

涎腺淋巴上皮病（lymphoepithelial disease of the salivary gland）　其他名称：良性淋巴上皮病。为涎腺内淋巴组织增生性病变。表现为单侧或双侧腮腺或下颌下腺肿大，或几个涎腺同时肿大，边界弥漫不清，也可在腺体内形成肿瘤样结节；全身轻度不适，偶有口干及疼痛。病理检查可确诊。治疗：对症处理；使用免疫抑制剂；肿瘤结节手术切除。

涎腺黏液表皮样癌（mucoepidermoid carcinoma of the salivary gland）　多系由涎腺导管发生的涎腺恶性肿瘤。由黏液细胞、表皮样细胞及基底细胞构成。20～40 岁最多见，男多于女，多发生于腮腺。恶性度低的生长缓慢，无痛，生长在口腔内距表面较近的有囊肿形成。恶性度高的生长较快，肿瘤固定，与深层组织粘连，早期即有疼痛或溃疡发生。治疗宜广泛切除，术后还应配合化疗、放疗或免疫疗法。

涎腺乳头状囊腺癌（papillary cystadenocarcinoma of the salivary gland）　可产生黏液的涎腺腺癌。由涎腺导管上皮发生，有囊性变及伴有乳头状生长。好发于腮腺，其次为腭部。生长快，常侵入邻近组织，基底固定，可伴有疼痛、面神经麻痹等。治疗宜局部广泛切除及颈部淋巴清扫。

涎腺腺癌（adenocarcinoma of the salivary gland）　少见的恶性肿瘤。由涎腺导管上皮所发生。典型的腺癌，分化较好，癌细胞排列成单层或多层，呈腺体或腺管样结构。多发生于 30～60 岁，男多于女，大小涎腺管均可发生。腺癌一般生长快，边界不清、固定，表面可出现溃疡，常伴有疼痛、面神经麻痹等。治疗：采取联合根治手术，术后再配合化疗。

涎腺腺淋巴瘤（adenolymphoma of the salivary gland）　其他名称：涎腺淋巴乳头状囊腺瘤。为较多见的涎腺良性肿瘤。发病年龄平均 55 岁。肿瘤常位于腮腺尾部，接近下颌角处。呈球形或卵圆形，生长缓慢，体积一般不大，直径 3～4cm，表面光滑，周界清楚，质柔软，可有波动感。病理检查可确诊。治疗：手术切除。

涎腺腺泡细胞癌（acinar cell carcinoma of the salivary gland）　其他名称：涎腺浆液性细胞腺癌。一种低度恶性涎腺肿瘤。由浆液细胞或多功能导管细胞发生。任何年龄均可发生，男多于女，多见于腮腺。生长慢，表面光滑，呈分叶状，周界清楚，可有局部浸润。宜广泛切除。

涎腺腺样囊性癌（adenoid cystic carcinoma of the salivary gland）　为涎腺中较常见而生长缓慢的恶性肿瘤。由涎腺导管上皮和口腔黏膜上皮基底细胞发生。30～60 岁为最多见，男多于女，多见于腭部，生长缓慢，有疼痛，面瘫，包块固定，质较坚硬，周界不清，与深层组织粘连，常侵入邻近组织，出现坏死、溃烂出血等现象。治疗宜联合性外科手术。

涎腺炎（sialoadenitis）　口腔腺体炎症。有化脓性、特异性、病毒性 3 类。化脓性感染有急性或慢性化脓性腮腺炎以及急性或慢性下颌下腺炎等。特异性感染，如涎腺结核。病毒性感染，如急性流行性腮腺炎。临床症状一般有疼痛、不适、肿胀、口涎减少或口干、口臭等。急性炎症多伴有全身症状，如体温升高，呼吸、脉搏增快等。治疗：先去除病因，药物治疗，无效时再行手术或综合治疗。

衔接（engagement）　正常分娩机制。指胎头双顶径进入骨盆入口平面，胎头颅骨最低点接近或达到坐骨棘水平。胎头以枕额径衔接。经产妇多在分娩开始后胎头衔接，部分初产妇在预产期前 1～2 周内胎头衔接。

痫证（epilepsy）　其他名称：癫痫。俗称羊痫风。中医病名。一种发作时常有意识障碍，肌肉痉挛，感觉和行动异常的病证。多因小儿形气未充，神志未定，如被惊恐，或风邪外感，或痰热、食积所伤引起；亦有由于妊母受惊，得之于先天者。《诸病源候论》卷四十五："痫者小儿病也，十岁以上为癫，十岁以下为痫。"症见突然昏倒，不省人事，抽搐牵引面目，口吐白沫，喉头痰鸣，惊掣啼叫，发作后在短时

间内苏醒如常。有一日一发，或数十日、数月发作一次者。本病按其病因病理及症状分型的不同，分为五痫、阴阳二痫、风惊食三痫、暴痫、肠痫、胎痫、饮痫、痰痫、寒痫、热痫、虫痫等。治疗当以急则开窍醒神豁痰以治其标，控制其发作，缓则祛邪补虚以治其本，多以调气豁痰、平肝息风、通络解痉、清泻肝火、补益心脾肝肾等法治之。

嫌色细胞（chromophobe cell）　腺垂体中对酸性和碱性染料均无明显亲和力而着色浅的内分泌细胞。数量多，占垂体前叶细胞总数的 5%。细胞体积小，胞质少，着色浅，常聚集成群，轮廓不清。电镜下，多数细胞含颗粒，属于已定向的（向某种嗜色细胞分化的）储备细胞。

嫌色性腺瘤（chromophobe adenoma）　参见垂体腺瘤。

显露（exposure）　外科术语。手术中充分暴露手术野。要求：选择好切口，适当的体位，良好的照明，满意的麻醉。

显色反应（color reaction）　样品与试剂在溶液中相互作用产生有色产物。常用于鉴定反应和比色测定。

显微结构（microscopic structure, microscopical structure）　其他名称：微细结构。应用光学显微镜所观察到的细胞和组织的内部结构。普通光学显微镜分辨率约为 $0.2\mu m$，可将物体放大数百乃至一两千倍，能识别细胞或组织内的一般微细结构，满足一般科研及临床病理检查的需要。

显微结晶法（microscopic crystal method）　以显微结晶学作基础的微量定性化学分析法。其内容主要是利用能生成微小晶状沉淀的反应。结果是在放大的情况下借观察沉淀的结晶性质及其光学特点来确定的。

显微镜（microscope）　应用放大成像原理观察物体微细结构的光学仪器。由一短焦距的物镜和一焦距较长的目镜组合成的放大系统。其放大倍数高，分辨率亦高。根据需要，有电子、荧光、偏光、倒置、摄影、投影、位相差等各种显微镜。

显微镜下结肠炎（microscopic colitis, MC）　一组以慢性腹泻为主要表现，而肠镜及钡剂灌肠检查正常或无特异性改变，只有结肠组织活检在显微镜下才能诊断的疾病。一般包括 2 种疾病：胶原性结肠炎（CC）和淋巴细胞性结肠炎（LC）。中老年女性多见。以慢性或间断性水样腹泻为特点，可有夜间腹泻，伴腹痛、腹胀和轻度体重减轻。大便常规检查可见白细胞，红细胞沉降率加快，抗核抗体阳性。激光共聚焦显微镜和内镜结合活检可诊断。治疗首先停止使用非甾体抗炎药、咖啡、酒、奶制品等可以加重腹泻的药物或食物，洛哌丁胺、地芬诺酯为一线药物。

显微外科解剖学（microsurgical anatomy）　研究显微外科手术中小血管、小神经、小淋巴管、小管道、小器官等显微解剖参数及其解剖学规律，用来指导显微外科手术设计与实施的解剖学分支学科。

显微外科学（microsurgery）　借助光学放大工具，使用显微外科器械，进行精细外科手术的一门学科。以创伤再植、功能重建、修复再造等为主要领域，解决该领域内以显微外科理论为指导、以显微外科技术为核心治疗手段的临床问题及其相关的基础研究，并不断吸纳现代科学技术的最新研究成果，从而丰富、发展和促进现代显微外科技术在其他领域内应用。适用于细微组织需作轻巧剥离和准确对合的手术，如直径 2mm 以下的小血管、神经的缝接，在缝接较粗的周围神经时作神经断端中细小神经束的对合等。

显微外科乳房再造（microsurgical breast reconstruction）　当多种手术方法都不能达到乳房再造目的时，最后只能选择用显微外科进行组织移植再造乳房，也可以说是"最后的选择"。如受区无广泛的放射性损伤或感染性瘢痕，术者技术精良，其成功率可达 95%～98%。已被选用的供区有：背阔肌肌皮瓣、横行腹直肌肌皮瓣、臀大肌肌皮瓣、髂腹股沟皮瓣、大网膜等。

显微血管外科〔学〕（microvascular surgery）　应用显微外科原理与技术，研究与治疗以吻合直径小于 3mm 的小血管外科手术为主要手段，以恢复其血液循环，从而达到维持组织或器官存活、形态与功能为治疗目的的外科分支学科，是显微外科学最基本的领域。

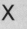

显像粉（developer）　用于硒静电摄影的带有异性电荷的有碳粉末。喷雾于 X 线照射后的硒板，可使其潜像转化为可见像。

显性感染（overt infection）　其他名称：临床感染。病原体侵入人体后，不但引起机体发生免疫应答，而且通过病原体本身作用或机体变态反应，导致组织损伤，引起病理改变和临床表现。显性感染结束后，病原体可被清除，感染者获得巩固免疫，小部分则转变为病原携带者。

显性脊柱裂（spina bifida manifesta）　椎弓板先天性缺损或发育不全，在中线残留缺口，椎管内容自裂口疝出。可分为脊膜膨出、脊髓中央管膨出、脊髓脊膜膨出、脊髓膨出 4 型。脊柱中可有圆形包囊，波动，啼哭时胀大，并可有下肢瘫痪等症状。X 线片和 CT 扫描能明确诊断。可手术治疗。

显性起搏点（manifest pacemaker）　心脏自律细胞中起主导作用的起搏点。正常为窦房结。

显性水肿（apparent edema）　见凹陷性水肿。

显性心房颤动（manifest atrial fibrillation）　能被体表心电图反映出来的房颤。但因体表心电图无法显示心房个别区域的电活动，因此不能排除心房局部区域存在隐性房扑的可能。

显性性状（dominant character）　生物学术语。两个各具相对性状的纯合品系（纯种）杂交，子一代杂交体中显示出来的某一亲本的性状。如将红花豌豆与白花豌豆杂交，子一代杂合体都开红花，而无开白色的。故红花性状为显性性状。再将子一代自交，子二代中有 1/4 开白花，此白花性状为隐性性状。这是由于基因的相互作用以及环境条件影响基因型发生某种程度的改变。可以有完全显性、不完全显性、共显性、延迟显性、条件显性等。在基因命名法中，显性基因用大写字母代表，隐性基因用小写字母代表。

显性遗传（dominant inheritance）　生物体载有遗传性状的某些基因，在繁殖过程中亲代与子代之间代代表现出该基因性状的现象。例如人的肤色、发色、植物的叶型、花型均属于显性遗传。

苋菜红（amaranth）　属单偶氮类色素。为紫红色粉末。21℃时在水中溶解度为 17.2%。不溶于油脂。多年来公认其安全性较高。近年亦有相反报道。食品中用量应严格按照《食品安全国家标准 食品添加剂使用标准》（GB 2760—2014）使用。

现病史（history of present illness）　病史中的主体部分。记述病人患病后的全过程，即疾病的发生、发展及演变。医生应尽可能让病人充分地述说和强调他认为重要的情况和感受。应包括：起病的情况与患病的时间；主要症状的特点，出现的部位、性质、持续时间和程度；发病原因与诱因；病情的发展与演变；伴随症状；治疗经过及病程中的一般情况，如精神、体力状态、食欲和食量的改变、睡眠与大小便的情况等。

现场勘验（crime scene investigation）　在发现尸体场所或遗留犯罪痕迹的出事地点，为证实和揭发犯罪，查明和侦缉罪犯而进行的一种重要侦察措施。包括对现场进行实地调查、检验尸体、发现并取得犯罪证据。命案现场勘验一般由侦查员和法医共同研究进行。法医的任务是：向当地群众了解情况、勘验现场、检查尸体和搜集物证。

现况研究（prevalence survey）　其他名称：现况调查、横断面研究。在特定时间与特定范围人群中进行的有关变量或特征与疾病或健康状况关系的一种流行病学调查方法。如年龄、性别、职业、吸烟习惯等与疾病或健康状况的关系等。

限期手术（operation within a definite time）　手术时间的选择。如肿瘤病例虽非紧急情况，但经过营养支持、术前化疗等准备后，应在一定时期内抓紧时间进行手术治疗，以免延误手术时机，造成肿瘤扩散，影响预后。

限速酶（rate-limiting enzyme）　在一条代谢通路的多酶体系中，各酶的活性不尽相同，其中某一反应速度最慢，就成为限制该通路速度的反应，催化此步反应的酶，称为该多酶体系的限速酶，如糖原分解的磷酸化酶、糖原合成的糖原合酶和脂肪酸合成的乙酰辅酶 A 羧化酶等。这些酶活性变化会影响代谢通路反应速度，甚而代谢方向。

限性遗传（sex-limited inheritance）　生物体的某些性状或疾病其基因的表达只限于某一性别中表现的遗传现象。无论是受常染色体上的基因还是受性染色体的基因控制，情况都是如此。如子宫阴道积水是一种常染色体隐性遗传病，但只有在女性中才能表现。限性遗传基因可传递给后代。

限制氨基酸（limiting amino acid）　将受试蛋白质的必需氨基酸量与参考蛋白质的必需氨基酸量相比，比值小于 1 者即为限制氨基酸。依其数值大小依次排列，最小的称第一限制氨基酸，其次称第二限制氨基酸。如玉米的第一限制氨基酸为色氨酸。大多数粮谷类如米、面等食品的第一限制氨基酸是赖氨酸。

限制型心肌病（restrictive cardiomyopathy）　其他名称：闭塞型原因不明心肌病。以一侧或双侧心室充盈受限和舒张期容量降低为特征，收缩功能和室壁厚度正常或接近正常，以间质纤维化的一型心肌病。心肌纤维缩短，心肌僵直而无肥厚，心室充盈受限，心输出量显著减少。临床表现类似缩窄性心包炎。心电图上可显示异常 Q 波、束支传导阻滞和心房心室肥大的图形，以此可与缩窄性心包炎相鉴别。对症治疗，预后较差。

限制性内切核酸酶（restriction endonuclease）　简称限制性酶或限制酶。原核生物中催化降解外源 DNA 的内切酶，通过识别 DNA 中特异碱基序列（一般为回文结构或反向重复序列）将 DNA 双链切断，形成黏末端或平末端的片段。包括Ⅰ型（EC 3.1.21.3）、Ⅱ型（EC 3.1.21.4）和Ⅲ型（EC 3.1.21.5）三种。

限制性室间隔缺损（restrictive ventricular septal defect）　小于主动脉瓣口面积的一类室间隔缺损。其缺损大小对左向右分流起限制作用。

限制性通气不足（restrictive hypoventilation）　由于胸廓或肺的活动减弱，致使肺扩张受限而发生的肺泡通气不足。此时，肺总容量、肺活量、功能残气量均可明显减少。

X 线（X-ray, roentgen ray）　其他名称：伦琴线。X 线管产生的沿直线行进的一种电磁波。具有穿透物质、人体，使某些化合物发生荧光、照相乳胶感光、生物机体电离等特性。医学上用于透视或摄影诊断，以及某些疾病（如癌）的治疗等。

X 线表现（X-ray appearance）　X 线检查所显示的解剖结构、病理改变及功能活动等情况。

X 线不透性（radio-opacity）　X 线对密度高的物质（如钡、铅、骨组织、钙化灶等）和厚度大的器官等不易穿透或不能穿透的特性。

线虫纲（Nematoda）　线形动物门的一纲。虫体线形或圆柱形，不分节，两侧对称，由三胚层组成，有原体腔，消化道直管形，有肛门，雌雄异体。寄生于人体常见的有钩虫、蛔虫、鞭虫、蛲虫、丝虫等。

X 线电视录像（telerecording of X-ray）　通过电视透视，将被检查部位的 X 线影像录存于磁带中以供反复放映的一种检查方法。可配录说明，用于会诊和教学。

X 线电影照相术（cineradiography）　利用电影原理和摄影技术，将 X 线检查部位在荧光屏上的影像摄成连续影片。用于对人体内部解剖结构、生理功能、病理改变等的研究。适用于心血管等快速造影检查。

X 线断层摄影（tomography）　其他名称：X 线体层摄影。利用特定的摄影装置将人体内某一层面的结构形态摄制成像的 X 线检查方法。曝光时，X 线管与 X 线胶片之间作反向移动。

X 线防护规定（radioprotection decree）　国家为保护放射线工作者健康而规定的 X 线最大容许量及有关保护措施。按照《电离辐射防护与辐射源安全基本标准》的相关规定，任何工作人员所接受的年平均有效剂量不应超过 20mSv，任何单一年份不应超过 50mSv。

X 线防护屏（X-ray protective screen）　其他名称：铅屏风。放射线工作室的防护装置。有金属与木质面两种，装有铅板与铅玻璃，厚度和尺寸大小由需要决定。可阻挡散射的射线直接侵射操作人员。

X

X 线骨盆测量（X-ray pelvimetry） 拍摄骨盆片并通过照片测量有关产科径线的 X 线检查方法。通常拍摄骨盆侧位、半坐位或耻骨 3 张 X 线照片。分别测量骨盆入口、中段、出口 3 个方面的径线及胎头的大小，以协助产科判断有无自然分娩的可能性；也可用以研究骨盆的解剖结构和形态等。为防止 X 线对胎儿的影响，宜在近足月妊娠，甚至在临产中进行。但有观点认为，没有证据可证明该项技术准确性优于临床骨盆测量，其临床作用并没有得到证实。随着影像学技术的不断发展与完善，临床上已不再提倡使用该技术。

X 线管（X-ray tube） 其他名称：球管。X 线产生器。为热阴极高真空玻璃管，以钨丝作阴极，钨块或钼块作阳极；以低压电流加热阴极产生自由电子，电子在高压电（数千伏）的作用下向阳极高速运动，撞击阳极而产生 X 线。

X 线剂量计（X-ray dosemeter） X、γ 射线防护监测仪器。肿瘤病人在进行深部 X 线治疗过程中，需精密测量准确的累积剂量，才能达到应有的治疗效果。放射线工作人员，需要精确的防护测量，身体才不致受到伤害。本装置适于医院、X 线机制造或修理厂、工业探伤场所、核医学实验室，用于测量 X 线剂量。

X 线减弱（X-ray attenuation） X 线通过人体时，部分被吸收、部分散射后减弱的现象。测量人体各层面的 X 线减弱值是计算体层摄影的依据。

X 线检查（X-ray examination） 利用 X 线的特性（如穿透性、致荧光性等）对人体进行检查。包括透视、摄影、造影、计算机体层扫描等。

X 线解剖学（radiologic anatomy） 利用 X 线研究人体内部器官、组织、结构及解剖形态等的科学。

X 线可透性（radiolucency） X 线能穿透包括人体在内的某些物质的能力或特性。其大小与物质的密度和厚度以及 X 线管电压有关，物质密度越小、越薄或管电压越高，X 线可透性越大。

线粒体（mitochondrion） 真核细胞中由双层高度特化的单位膜围成的细胞器。有两层膜，内膜向内折叠成嵴，称为线粒体嵴。外膜与内膜之间的空隙称为外腔。嵴为内腔，其中充满着线粒体基质，内含三羧酸循环的酶系。通常一个细胞中有许多个线粒体，代谢越旺盛，线粒体越多，是细胞内氧化磷酸化与合成腺苷三磷酸（ATP）的场所。为细胞物质代谢尤其是能量代谢的中心。

线粒体 DNA（mitochondrial DNA, mtDNA） 真核生物线粒体中含有的、在线粒体中复制和表达的 DNA，为双链环状分子，每个细胞的拷贝数可达数千，属于母系遗传。线粒体 DNA 含有的基因，能编码部分线粒体蛋白质（如膜蛋白）、组成线粒体自身翻译体系的转移核糖核酸（tRNA）和核糖体核糖核酸（rRNA）。线粒体 DNA 的某些密码子与核 DNA 和现今存在的原核生物的密码子有所不同。

线粒体 RNA（mitochondrial RNA） 存在于真核细胞线粒体基质中的 RNA。由环状双链 DNA，作为模板转录生成，包括 rRNA、tRNA 和 mRNA 等（16S 和 12S）。所翻译的核蛋白比胞质中的核蛋白要小些。

线粒体肌病（mitochondrial myopathy） 由线粒体呼吸链氧化代谢障碍所引起的一组累及肌肉和脑的遗传性疾病。以骨骼肌受损为主称为线粒体肌病；若同时侵犯中枢神经系统，则称为线粒体脑肌病。肌肉的共同病理特征为破碎红纤维。根据线粒体基因变异方式和临床表现分为以下两种类型：①线粒体肌病，主要累及骨骼肌，主要表现为骨骼肌易疲劳；②线粒体脑肌病，主要累及脑和肌肉，常见类型有：A. 线粒体脑肌病伴高乳酸血症和卒中样发作（MELAS）；B. 肌阵挛癫痫伴破碎红纤维综合征；C. 卡恩斯-塞尔（Kearns-Sayre）综合征（KSS）。急性期应用糖皮质激素，补充缺乏酶和 CoQ$_{10}$、细胞色素 c、ATP、CoA、B 族维生素等。

线粒体异常（abnormity of mitochondria） 线粒体是细胞受损时最为敏感的指标之一。它的异常变化包括线粒体数目的改变、因渗透压改变引起线粒体肿胀、巨线粒体的形成，在线粒体基质及嵴内间隙形成病理包涵物和线粒体病。后者为一些原始病变发生在线粒体的疾病，如线粒体肌病、低氧症和

抗线粒体抗体的自身免疫性疾病。

线粒体脂肪酸碳链延长酶系（fatty acid chain elongation enzyme system in mitochondrial） 在线粒体中，以乙酰辅酶 A 为 2 碳单位的供给体，还原型烟酰胺腺嘌呤二核苷酸磷酸为供氢体，酰基载体蛋白为脂酰基载体，催化缩合、加氢、脱水及再加氢等反应的一系列酶。每一轮可增加 2 个碳原子。一般将脂肪酸碳链延长到 24 个或 26 个碳原子，而以 18 个碳原子的硬脂酸为最多。

X 线滤线栅（X-ray grid） X 线摄影及透视时滤去散射线的配件。有活动及静止两种，均属于会聚直线栅结构。与点片摄影装置、快速换片器、暗盒及各种投照装置配套使用。能有效吸收散射线，消除 X 线照片及透射影像的灰雾现象，提高对比度与清晰度，为诊断提供优质影像。

X 线皮肤（X-ray skin） X 线损伤的晚期征象。主要表现为血管扩张，皮肤萎缩、硬化、色素沉着、脱毛、角化、溃疡、甚至恶变。

X 线乳腺摄影机（X-ray mammographic unit） 采用钼靶软 X 射线投照摄影供早期诊断乳房病变用的设备。该机可显示乳头、乳晕、皮肤、皮下脂肪、导管、腺体、结缔组织和血管等组织，从而无损伤地测出肿瘤部位或隐性乳腺癌。对甲状腺肿瘤、硅沉着病及其他软组织疾患也有较高诊断率。

X 线摄影（X-ray photography） 将人体内部形态记录于 X 线片上的方法。是利用人体内自然对比或人造对比、X 线的穿透性、感光材料等综合设计而成。

X 线手（X-ray hand） X 线所致的手部慢性放射性皮炎。表现为手部皮肤干燥、增厚，指甲变形等。X 线工作者的职业病。加强防护以及改善工作条件可以避免。

线索调查（trace survey） 依靠经常性的疾病登记或临床记录作为普查线索进行疾病的调查。优点是节省人力、物力，进度较快，缺点是偏倚较大。

线图（line chart, linear chart） 常用的统计图之一。用线段的上升和下降来表示某事物在时间上的发展变化，或某现象随另一现象变迁的情况，适用于连续性资料。普通线图纵横轴数值是算术尺度。一般以横轴表示时间、年龄、药物浓度等数据，纵轴尺度表示观察指标的水平。确定坐标尺度后，把每一对数据按坐标尺描点，每两点之间连以直线，即成线图。同一图内不宜绘制太多的曲线。

线形动物［门］（Nemathelminthes） 动物界的一门。身体细长，呈线状或筒状，体表有一层弹性的角质膜，肌肉不发达。有原体腔（或称假体腔）。消化道不弯曲，前端有口，后端有肛门。雌雄异体。营自生生活（醋线虫）或寄生生活（钩虫、蛔虫等）。

线形骨折（filiform fracture, linear fracture） 一种颅骨骨折。多为单发线状，宽度一般为数毫米，也可为多发，形状多呈线条状或呈放射状的多发线形骨折。局部头皮有挫伤或血肿、肿胀和压痛，提示有线形骨折的可能性。但只靠触诊不能识别，需摄颅骨 X 线平片，看到了骨折线才能确诊。单纯的线形骨折，不需手术治疗，骨折线在几周内被结缔组织充填，成人 1～3 年可骨性愈合。对通过血管压迹或静脉窦等部位的线形骨折要警惕发生硬膜外血肿的可能性。一旦现脑受压体征应立即钻孔探查，消除血肿并咬除错位的骨折片。

线样征（string sign） 其他名称：线征。X 线影像。结肠病变所致管腔明显狭窄，当钡剂造影时出现线条样充盈影像。多见于肠结核及各种类型的肠炎。肠功能性狭窄所致的线样征表现为纤细而光滑的线条状影，复查时可有变化。器质性病变所致线样征，呈边缘不整齐的绳索状，边缘毛糙的线条样阴影固定不变。局部常能触及包块。

X 线阴性（roentgenonegative） 无对比作用物质经 X 线照射后在荧光屏或 X 线片上无投像的现象。如气体或 X 线可以穿透的支气管异物等。

X 线影像（X-ray picture） 通过自然对比或人工对比（如服用钡餐），用 X 线显示的人体内部解剖形态或功能活动的图像。在荧光屏上呈现明暗不同的影像；在 X 线片上构成潜像，经显影后呈黑白分明的可见像。前者多用于即时的动态观

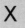

察，后者则用于静态观察及资料的长期保留。

X线影像增强器（X-ray image intensifier）　可使 X 线影像亮度增强 100～1 000 倍的电子图像增强器。用于 X 线透视、荧光缩影、X 线电视等，可以减少 X 线照射量和缩短暗适应时间。

X线诊断机（X-ray diagnostic unit）　对人体各部的组织器官作 X 线显像摄影检查及诊断的装置。目前有 1 250mA X 线诊断机，附有遥控床、C 形臂、快速换片器、电动高压注射器、录像电视装置等配件，为改善防护，开展心血管造影及教学、科研工作开创了有利条件。

线阵式扫描器（linear-array scanner）　装有电子多晶片探头，采用直线扫描方式进行扫描的超声显像仪。属实时 B 型系统。每秒成像 24～30 帧，可观察活动的脏器结构，但显示范围受探头长度所限。

线征（string sing）　见线样征。

X线治疗机（X-ray therapeutic unit）　肿瘤病人的放射治疗设备。其 X 线电压输出剂量大而稳定。可从多种位置对病灶进行固定单野照射和多野交叉照射，能破坏或抑制癌细胞生长。用于头颅、宫颈、鼻咽部等人体深部肿瘤的放射线治疗。

线状表皮痣（linear epidermal nevus, verrucous nevus）　其他名称：疣状痣。是表皮的一种局限性、先天性发育异常。多在婴幼儿时发病，表现为赘疣样隆起，临床分为 3 种类型：局限性，一般只发生于身体的一侧，连续地或断续地排列成条状或片状隆起性损害；炎症性，由红色脱屑、稍显疣状的丘疹组成，排成一行或数行；系统性，由疣赘样或乳头瘤样过度角化性丘疹组成的多条线状分布，可局限于身体一侧，也可双侧对称发生。治疗：无特殊疗法，小的损害可试用冷冻或激光疗法。

陷谷（xiangu, ST 43）　其他名称：陷骨。中医经穴名。属足阳明胃经。输（木）穴。位于足背，第 2、3 跖趾关节后方，第 2、3 跖骨结合部之前凹陷中。主治腹胀、腹痛、水肿、目赤痛、泄泻、足背痛等。直刺 0.5～1 寸。艾炷灸 3～5 壮，或艾条灸 5～10min。

腺（gland）　具有分泌功能的上皮细胞集合体。可分散存在于器官中，如甲腺、肠腺等；亦可以腺上皮为主独立构成器官，如甲状腺等。根据腺是否有排出管，分为外分泌腺和内分泌腺。前者细胞排列成管状或泡状，有分泌物排出管道，又称有管腺，如唾液腺、腮腺、肠腺等；后者腺细胞密集成群，无排出管，又称无管腺，其分泌物称为激素，直接由腺细胞分泌释放入血，如肾上腺、垂体等。

腺癌（adenocarcinoma）　肺癌的一种病理类型。其特点是呈腺管或乳头状结构，细胞大小比较一致，圆形或椭圆形，胞质丰富，常含有黏液，核大，染色深，常有核仁，核膜比较清楚。包括腺泡状腺癌、乳头状腺癌、细支气管肺泡细胞癌、实体性腺癌。倾向于管外生长，但也可循肺泡壁蔓延，常在肺边缘部形成孤立的结节或肿块。较多见于胃肠道、胆囊、子宫体、前列腺等处。

腺病毒（adenovirus）　一种具双链 DNA 的动物病毒。呈球形，直径为 80～120μm。衣壳呈二十面体。从人体分离的腺病毒已有 33 个血清型。此外，还从动物体中分离出的 40 多个血清型。所有血清型均有 3 种抗原。人类腺病毒对动物无致病性，只在人的组织细胞中生长。对理化因素抵抗力较强。感染人体的几个型，可引起咽炎、病毒性肺炎等。还可引起胃肠炎。感染后产生的中和抗体，可中和病毒，使其失去传染性。

腺病毒感染（adenoviruses infection）　由腺病毒所致的传染病。流行于冬春季，主要经空气传播，儿童易患。常引起咽炎、喉炎、气管炎和结膜炎等，在小儿则易引起肺炎和支气管炎。表现为呼吸困难、发绀、心力衰竭、抽搐和昏迷。病死率高。治疗：抗生素无效，可用核苷类药物利巴韦林等。减毒活疫苗是预防腺病毒感染的重要措施。

腺病毒胃肠炎（adenovirus gastroenteritis）　由腺病毒感染所致的胃肠道感染。正常小儿或成人的粪便中可存在腺病毒而无症状。当腺病毒在小肠细胞中繁殖较多时，可导致肠炎。

多发生于夏秋季。经密切接触，通过粪-口途径在儿童或家庭成员中传播。临床特征为较重的腹泻，量少或多，呈水样便或稀便，少有黏液。伴有呕吐及厌食。病人面色苍白，有不同程度的脱水。病程为 4～9 天。新生儿发生此病使肠蠕动过速，易导致肠套叠。新鲜粪便电镜下见大量腺病毒颗粒或粪便接种细胞培养分离出病毒可确诊。治疗与预防同病毒性胃肠炎。

腺病毒性肺炎（adenoviral pneumonia）　腺病毒引起的一种特殊类型肺炎。以 3、7 型腺病毒为主要病原体，多发生在 6 个月～2 岁的小儿，本病呈流行性。起病急，高热，频咳，呼吸困难，青紫，喘憋，起病三四天后方有湿啰音。常有心功能不全、惊厥、昏迷，可有结膜炎及皮疹。白细胞大多数减少，X 线有大小不等片状或融合病灶阴影。治疗：抗生素治疗无效，一般采用中医疗法、支持疗法及对症处理。

腺垂体（adenohypophysis）　垂体中由胚胎口凹的外胚层上皮发育而成的部分。重要的神经内分泌器。是组成脑垂体的两大部分之一。腺垂体由远侧部、结节部和中间部组成。其远侧部和结节部（较小）构成垂体前叶。垂体前叶是分泌垂体激素的主要部分。目前已知腺垂体分泌的激素大致可分为 4 类：①生长激素，主要是促进骨和软组织的生长，对蛋白质合成等代谢过程有调节作用；②催乳素，对产妇的乳腺分泌乳汁有促进和维持作用；③黑素细胞刺激素，促使皮肤黑色素细胞合成黑色素；④促激素，促进其他内分泌腺进行活动的激素，包括促肾上腺皮质激素、促甲状腺激素、黄体生成素和促卵泡激素等。

腺苷（adenosine）　全称腺嘌呤核苷。核苷的一种。由核糖或脱氧核糖连接腺嘌呤形成的核苷。白色或类白色结晶状粉末。可用作食品添加剂、调味剂及制药原料。

腺苷蛋氨酸（ademetionine）　其他名称：思美泰。肝胆病辅助剂。用于治疗肝硬化前和肝硬化所致肝内胆汁淤积和妊娠期肝内胆汁淤积。制剂：注射剂。过敏者禁用。有血氨增高的肝硬化前及肝硬化病人慎用，并注意血氨水平。

腺苷激酶（adenosine kinase）　催化 ATPγ 位磷酸转移到腺嘌呤核苷上，生成腺嘌呤核苷酸反应的酶。参与腺嘌呤核苷酸的补救合成。人体内唯一能利用游离的嘌呤核苷重新合成嘌呤核苷酸的酶。

S-腺苷甲硫氨酸（S-adenosylmethionine）　ATP 和甲硫氨酸形成的高能化合物。为生物甲基化试剂。

腺苷三磷酸（adenosine triphosphate, ATP）　①又称三磷酸腺苷。简称腺三磷。生物体内有直接为各种代谢反应和生理功能提供能量的高能化合物之一。当它被水解成为腺苷二磷酸时，释放较多的自由能，可被机体利用。每克分子 ATP 水解时可释放出 50kJ 的能量。它主要由腺苷二磷酸磷酸化生成，有两种方式：底物磷酸化及氧化磷酸化，后者是主要来源。腺苷三磷酸可转变为机械能、渗透能、化学能、电能和热能等形式，参与体内各项生理过程。②抗心律失常药。用于阵发性室上性心动过速的复律。也用于心肌炎、进行性肌萎缩等。制剂：注射剂；片剂。脑出血初期、过敏者禁用。窦房结功能不全及老年人慎用和不用。治疗宜从小剂量开始。

腺苷三磷酸二钠注射液（Injectio Dinatrii Adenosinii Triphosphatis）　又称 ATP 注射液。辅酶类药。组成：腺苷三磷酸二钠的无色或微黄色澄明的无热原灭菌水溶液。能改善机体代谢，供给能量。用于进行性肌萎缩、心功能不全、心肌炎、脑出血后遗症、肝炎及耳鸣等。

腺苷三磷酸酶（adenosine triphosphatase, ATPase）　简称 ATP 酶。催化 ATP 水解为 ADP 及无机磷酸或水解为 AMP 及焦磷酸的一种酶或一组酶。广泛分布于生物膜，与钠、钾离子的主动转运有关。

腺苷酸代琥珀酸（adenylosuccinic acid）　由腺苷酸和天冬氨酸组成的物质。是腺嘌呤核苷酸合成过程的中间产物，参与腺嘌呤核苷酸的合成。

腺苷酸代琥珀酸合成酶（adenylosuccinate synthetase）　催化次黄嘌呤核苷酸和 L-天冬氨酸生成腺苷酸代琥珀酸反应的酶。参与腺嘌呤核苷酸的合成。

X

腺苷酸代琥珀酸裂解酶（adenylosuccinate lyase）　催化腺苷酸代琥珀酸裂解为延胡索酸和腺苷酸，又可催化 5-氨基咪唑-4（N-琥珀酸）-甲酰胺核苷酸生成延胡索酸和 5-氨基咪唑-4 甲酰胺核苷酸反应的酶。参与嘌呤核苷酸循环和嘌呤核苷酸从头合成等的反应。

腺苷酸环化酶（adenylate cyclase）　一种细胞内酶。催化 ATP 裂解去除焦磷酸形成环腺苷酸（cAMP）的酶。是信号传递途径的重要组分。Ⅰ 和 Ⅲ 型腺苷酸环化酶受钙离子与钙调蛋白的调控，而 Ⅱ、Ⅳ、Ⅴ 和 Ⅵ 型酶则否。

腺苷酸基琥珀酸（adenylosuccinate）　嘌呤核苷酸循环的中间产物，由肌苷酸与天冬氨酸缩合而成。降解时释出延胡索酸而产生腺苷酸。

S-腺苷同型半胱氨酸（S-adenosyl homocysteine）　由腺苷和同型半胱氨酸组成的物质。它是甲硫氨酸循环的中间产物，参与甲硫氨酸循环。由 S-腺苷甲硫氨酸在甲基转移酶的作用下，提供甲基后而转变成的。

腺苷酰激酶（adenylyl kinase）　催化腺苷酰硫酸与 ATP 反应形成 3′-磷酸腺苷-5′-磷酸硫酸的酶。

腺苷酰转移酶（adenylyl transferase）　催化 ATP 的 AMP 部分转移到受体分子上去的酶。即利用 ATP 的焦磷酸化酶，用以合成 NAD、FAD、CoA、腺苷酸硫酸等。

腺肌瘤（adenomyoma）　子宫内膜腺体及平滑肌组成的瘤。性质与子宫内膜异位症相似，可因内分泌失调而引起周期性变化及出血。也有由黏液腺组成的，腺体明显增生时，亦称黏液腺肌瘤。

腺鳞癌（adenosquamous carcinoma）　肺癌的一种少见病理类型。由鳞癌和腺癌组成的混合性肺癌。镜下特点是肿瘤由腺癌和鳞癌混合组成，两种癌的成分多数互相交错，也可被纤维间质分隔，每一种成分占癌组织总量不少于 10%。男性多见，好发于年长的吸烟者，多位于肺外周。

腺瘤（adenoma）　由腺体上皮发生的良性肿瘤。多呈圆形或结节状，常有完整的包膜，与周围组织分界清楚。身体各部腺体均可发生，但多见于乳腺、甲状腺、胃肠道、涎腺等处。发生在胃肠道的常呈息肉状，有蒂与底部黏膜相连，多见于直肠，可为多发性，也可发生癌变。

腺瘤癌变（adenoma canceration）　腺癌来自腺瘤。腺瘤与癌密切相关。腺瘤 < 1.0cm 的未见有发生浸润性癌者，>1.0cm 者癌变机会增大，1～2cm 在 10% 左右，>2cm 可高达 50%。绒毛状腺瘤的癌变率明显高于管状腺瘤。癌变所需时间约在 10 年以上。广基腺瘤的癌变率比有蒂腺瘤为高。早期癌变大多系局灶性，有蒂腺瘤癌变侵及其蒂部者极少。治疗：已浸润至肌层的病例，行根治性切除。

腺泡（acinus）　腺体中由腺细胞所围成的泡状或管泡状结构。根据腺细胞的种类及其分泌物的性质分为：由浆液性细胞组成的浆液性腺泡；由黏液性细胞组成的黏液性腺泡及前两种细胞共同组成的混合性腺泡。

腺泡状横纹肌肉瘤（alveolar rhabdomyosarcoma）　其他名称：幼年型横纹肌肉瘤。横纹肌肉瘤的一型。发生于表层肌肉，侵犯邻近组织。切面灰白色，质坚韧似软骨。镜下见瘤细胞小，排列呈堆状、乳头状或腺泡样等，有时位于血管周围，状如假菊形团。有时在带状多核巨细胞的胞质内可见到横纹。

腺嘌呤（adenine）　一种碱基，核酸的主要组分之一，也是某些辅酶（如 NAD 和 FAD）的主要组成成分，可与胸腺嘧啶和尿嘧啶互补配对，相互形成两个氢键，可以稳定双螺旋结构。腺嘌呤的磷酸盐即为维生素 B_4。

腺嘌呤磷酸核糖转移酶（adenine phosphoribosyl transferase, APRT）　催化腺嘌呤和 5′-磷酸核糖焦磷酸反应，生成腺嘌呤核苷酸的酶。参与嘌呤核苷酸补救途径的合成。该酶缺乏可导致腺嘌呤磷酸核糖转移酶缺乏症，为常染色体隐性遗传。

腺上皮（glandular epithelium）　有分泌功能，由腺细胞组成的上皮。源于胚胎时期的原始上皮。以腺上皮为主要成分构成独立的腺。腺细胞的分泌物可排至体表、某些器官的腔面，亦可直接释放入血液或淋巴液。其结构因种类、分泌物性质、功能而异。

腺鼠疫（bubonic plague）　鼠疫类型之一。流行早期多见。急起寒热、头痛、四肢痛、呕吐和意识模糊、淋巴结肿大，尤其是腹股沟处，红肿、剧痛，可迅速化脓和溃破，伴严重毒血症。治疗：应用氨基糖苷类如庆大霉素、链霉素和四环素或氯霉素，早期足量。肿大的淋巴结用新霉素外敷，在其周围组织内注入链霉素，已软化者切开排脓，但宜在应用足量抗菌药物 24h 以上后方可进行。未及时治疗者，可在 3～5 日内死亡。

腺性唇炎（cheilitis glandularis）　唇腺的炎性改变。多见于下唇，好发于中年以上男性。唇红部色泽大多无明显改变，有时出现鳞屑，或者增厚。时有过角化环形成，也可能有脓性分泌物。治疗：肾上腺皮质类固醇局部注射。

腺性化生（glandular metaplasia）　由非腺性被覆上皮转变为分泌性腺上皮或由一种腺上皮转变为另一种腺上皮的过程。

腺样体肥大（adenoid hypertrophy）　其他名称：腺样体增殖、咽扁桃体肥大、增殖体肥大。腺样体因炎症的反复刺激而发生的病理性增生。多见于儿童，常与慢性扁桃体炎合并存在。临床表现为听力减退和耳鸣，鼻塞及流鼻涕，说话时带闭塞性鼻音，睡时发出鼾声，阵咳，易并发气管炎，上颌骨变长、腭骨高拱、牙列不齐、上切牙突出、唇厚、缺乏表情，全身发育和营养状态较差，并有夜惊、磨牙、遗尿、反应迟钝、注意力不集中。治疗宜手术切除。

腺样体面容（adenoid face）　其他名称：增殖体面容。腺样肥大的体征之一。有其特殊面容：上颌骨狭窄、下颌骨下垂、硬腭高拱、切牙突出、牙列不齐、鼻中隔偏曲、上唇短厚外翻、下唇悬挂、外眦下垂、鼻唇沟展平、目呆口张、精神萎靡、表情迟钝。小儿因腺样肥大，长期用口呼吸，引起颜面骨骼发育障碍而形成此面容。该面容见于病理性腺样体肥大。

腺样体炎（adenoiditis）　其他名称：咽扁桃体炎、增殖体炎。腺样体的非特异性炎症。急性腺样体炎表现为鼻塞、流涕、张口呼吸、吃奶困难。如反复炎症而产生鼻、耳症状时可诊断为腺样体炎。症状有鼻塞、张口呼吸、睡眠酣声、中耳积液、听力减退，甚至出现腺样体面容。X 线鼻咽侧位片有诊断价值。治疗：急性炎症对症及控制感染。形成腺样体肥大可用 1% 麻黄碱滴鼻；咽鼓管吹张；中耳积液引流；手术摘除等。

腺样体增殖（adenoid vegetation）　见腺样体肥大。

霰粒肿（chalazion, chalaza, meliceris）　见睑板腺囊肿。

相乘（mutual subjugation）　中医五行学说术语。乘，有乘虚侵袭之意，相乘即相克得太过，超过正常制约的程度。是事物间的关系失去了正常协调的一种表现，属病理变化的范围。例如：肝气过亢，肺金又不能对肝木加以正常克制时，太过的木便去乘土，使土更虚而发生肝气犯胃之类的病。

相乘作用（synergistic action, action by mutual multiplying）　数种毒物同时作用于机体时，其毒性超过每个毒物各自毒性的总和。在生产条件下，如一氧化碳与氰化氢或氮氧化物共同存在时，表现为增毒作用。乙醇对铅、汞、四氯化碳均有增毒作用。

相对比（relative ratio）　两个有关同类指标之比，说明两者的对比水平。计算公式为：相对比＝甲指标/乙指标（或×100%）。所比较的指标可以是绝对数、相对数或平均数。习惯上当甲指标大于乙指标时，以倍数表示；与此相反，则用百分数表示。

相对不疲劳性（relative indefatigability）　神经纤维的生理特性之一。指神经纤维具有持续较长时间传导兴奋的能力。实验表明，以每秒 50～100 次的电刺激连续刺激神经纤维 9～12h，仍可始终在神经纤维上观察到传导着的动作电位。因此可以认为神经纤维具有相对不疲劳性。

相对不应期（relative refractory period, relative refractory phase）　绝对不应期之后组织或细胞的兴奋性开始恢复的短暂时期。在此时期内组织或细胞兴奋低于正常，接受刺激的能力较弱，需要用阈上刺激才能引起其兴奋。

相对蛋白质值（relative protein value）　评价蛋白质利用率的

一项生物学指标。将被测的几种蛋白质与一种参考蛋白质（乳清蛋白），分别以不同的摄食水平分组饲养正在生长的动物（大鼠）。不同蛋白质饲养组的回归线之间的差异，表现在直线回归的斜率上。以参考蛋白质为标准求出各受试蛋白质的相对生长指数或相对效值。该方法对蛋白质质量的鉴别能力大。如乳清蛋白相对效值为 100，则酪蛋白为 69.2，大豆蛋白为 43.3，而麸蛋白为 16.5。

相对生物效应（relative biological effectiveness，RBE）　参考辐射引起特定生物体或组织的特定生物效应所需的吸收剂量与所研究的辐射在相同条件下引起同样生物效应所需吸收剂量的比值。

相对湿度（relative humidity）　湿度的一种表示方式。指空气中实际含有的水蒸气密度和同温度下饱和水蒸气密度的百分比值。生产环境的气湿常以相对湿度百分数表示，相对湿度超过 75％～80％时称为高气湿，低于 30％为低气湿。测量湿度的仪器有普通干湿球湿度计和通风温湿度计。

相对数（relative number）　两个相互有联系的指标之比。它表示两个指标间相互的关系。常用的有频率指标、构成指标和相对比。上述 3 种相对数各有不同的含义和适用范围，不可误用。

相对危险度（relative risk，RR）　指暴露组的发病率（或死亡率）与未暴露对照人群的发病率（或死亡率）的比值。多用于研究病因。如相对危险度大于 1，则说明暴露于某因素者较非暴露者患某病的危险性为大。

相关变异（correlational variations）　生物体生长发育过程中一个器官发生变异可以引起另一些器官也发生相应的变异。如蓝眼睛白色雄猫，耳总是聋的。

SARS 相关冠状病毒（SARS-associated coronavirus，SARS-Cov）　严重急性呼吸综合征相关冠状病毒。属冠状病毒科。是一种单股正链 RNA 病毒。在干燥塑料表面最长可活 4 日，尿液中至少 1 日，腹泻病人粪便中至少 4 日以上。在 4℃培养存活 21 日。当暴露于常用的消毒剂或固定剂后即失去感染性。

相关系数（correlation coefficient）　其他名称：积差相关系数。以符号 r 表示。它是说明具有直线关系的两个变量间相关关系的密切程度与相关方向的指标。相关系数没有单位，其值为 $-1 \leqslant r \leqslant 1$。r 值为正表示正相关，r 值为负表示负相关，r 值等于零为零相关。r 值的绝对值等于 1 为完全相关。

相加作用（additive effect）　见累加作用。

相克（mutual inhibition）　中医五行学说术语。即相互制约、排斥或克服。借木、火、土、金、水 5 种物质之间互相制约和排斥的关系，来说明脏腑之间相互制约的生理现象。其次序是木克土、土克水、水克火、火克金、金克木。相克本属正常范围内的制约，但近代人已习惯把它与反常的"相乘"混同，例如：病理上的木乘土，已通称为"木克土"。

相生（mutual generation）　中医五行学说术语。即相互资生、促进、助长。借木、火、土、金、水 5 种物质之间互相滋生和促进的关系，来说明脏腑相互协调的生理现象。其次序是：木生火、火生土、土生金、金生水、水生木。

相思豆中毒（abrinism，jequirity poisoning）　误食相思豆引起的中毒。表现为食后呕吐、肠绞痛、剧烈腹泻，呈血水样便，严重吐泻可致酸中毒、休克，数日后出现溶血现象。重症者可有昏迷，呼吸、循环衰竭及肾衰竭。急救应立即催吐、洗胃、导泻及清洁灌肠，然后口服牛乳、蛋清，静脉补液和对症处理。

相思子（coralhead plant）　其他名称：土甘草豆、相思豆、红豆。中医药名。豆科植物相思子的种子。辛、苦、平，有大毒。功能杀虫、消肿。治疥癣、痈疮、湿疹。研粉油调涂。一般不宜内服。中毒可引起呕吐、腹痛、腹泻、呼吸困难、皮肤青紫、尿闭、幻视、溶血、虚脱等症状，严重者可致死亡。

相随变异法（method of concomitant variation）　病因流行病学研究中，形成假设的方法之一。疾病的频率随某因素的频率或强度的变化而相应地改变，则该因素是疾病的原因。例如不同地区儿童的龋齿平均数随着饮水含氟量的增高而减少；

冠心病死亡率随着当地水质硬度的下降而增高。据此饮水含氟量与水质硬度可分别被考虑为龋齿与冠心病的相关因素。

相侮（mutual reverse-restriction）　其他名称：反侮。中医五行学说术语。侮，有恃强凌弱之意。相侮是相克的反向，即反克，是事物间关系失却正常协调的另一种表现，属病理变化的范围。例如：正常的相克关系是金克木；若金气不足，或木气偏亢，木就会反过来侮金，出现肺金虚损而肝木亢盛的病证。

相应点（corresponding point）　双眼视物时如果在意识上融合为一个物体时物像在双侧视网膜上的所在点。双侧视网膜的中央凹互为相应点。以双侧中央凹中心点为标准，两眼整个中央凹及视网膜上同侧等距离的点也互为相应点。

香草二乙胺（ethamivan）　新型的呼吸中枢兴奋药。作用与多沙普仑相似。尤其适用于婴儿。适用于疾病或药物中毒所致的呼吸衰竭。

香草醛（vanillin）　其他名称：香荚兰醛。广谱的抗癫痫药。尚有明显的镇静作用。停药后有效持续时间较长。适用于各型癫痫，尤适用于癫痫小发作；也可用于多动症、眩晕等。常用片剂。严重肝、肾功能不良者慎用。

香丹注射液（xiangdan zhusheye）　中医成药名。养血活血祛瘀剂。组成：丹参、降香。用于冠状动脉供血不足、心肌缺氧引起的心绞痛、心肌梗死等。亦可用于脑栓塞、神经衰弱等症。血热者禁用。

香豆素（coumarin）　其他名称：氧杂萘邻酮。由香黑豆中提炼的一种香料。白色结晶或粉末，曾用于饮料、食品、香烟等。毒性试验发现其可致动物消瘦、黄疸、肝细胞肿大、脂肪变性、中心小叶及门服区纤维化及胆管增生。现禁用。

香附（Rhizoma Cyperi）　其他名称：香附子、莎草根、雷公头。中医药名。莎草科植物莎草的块茎。辛、微苦、甘、平。归肝经。功能疏肝理气、调经止痛。主治：①情志抑郁所致的胸闷胁痛，或心腹胀满、不思饮食、呕吐吞酸。②肝郁气滞的月经不调、经痛、疝气、乳房胀痛等。③寒凝气滞的胃痛。

香附丸（xiangfu wan，Rhizoma Cyperi pill）　中医成药名。理气剂。由《景岳全书》方加减而成。组成：香附、当归、川芎、白芍、陈皮、白术、砂仁、熟大黄、黄芩。功能舒郁和肝、调经养血。用于血虚气滞所致的胸闷胁痛，痛经。水丸。

香果脂（Oleum Linderae）　组成：樟科植物香果树成熟种子中提出的脂肪油精制而成。白色结晶状粉末或淡黄色固体块状物，嗅似香果，在低温时质脆，熔点 30～34℃，碘价 1～5，酸价 3，皂化价 260～280，可用以代替可可豆油作栓剂基质。

香荚兰醛（vanillin）　见香草醛。

香精单体（perfume ingredient）　使食品具有香味的一类化学物质添加剂。约 500 种。根据需要用数种香精单体配制成乙醇溶液或油溶液，可得到不同香味的人造香精。化学成分有酯类、醛类、酮类、脂肪酸类、酚类、酚醛类、内酯类、萜烯类和某些含氮化合物及含硫化合物，其中不少具有毒性。在实用上分 3 类：第一类允许使用，可按正常生产需要配制各种食用香精；第二类暂时允许使用；第三类禁用，如黄樟油及香豆素等。

香连丸（xianglian wan）　中医成药名。清脏腑剂（清利肠胃湿热剂）。另有制剂：片剂。组成：黄连（吴茱萸制）、木香。功能清热燥湿、行气导滞。用于湿热痢疾、里急后重、腹痛泄泻、菌痢、肠炎。

香薷（Herba Moslae）　其他名称：香茹、香茸、蜜蜂草。中医药名。唇形科植物石香薷等的带花全草。辛、微温。归肺、胃经。功能发汗解表、和中、化湿、利尿消肿。主治：①夏季感冒风寒所致的恶寒发热、头痛无汗。②伤于暑湿所致的呕吐腹泻。③水肿、小便不利属风水相搏者。

香薷散（xiangru san，powder of Herba Moslae）　中医方剂。《太平惠民和剂局方》方。后世通称为三物香薷饮。组成：香薷、白扁豆、厚朴。功能解表散寒、化湿和中。治暑月乘凉饮冷、外感于寒、内伤于湿，症见恶寒发热、头重头痛、无汗胸闷，或腹痛吐泻、四肢倦怠、苔白腻、脉浮缓者。

香砂理中丸（xiangsha lizhong wan） 中医成药名。温里剂（温中散寒剂）。组成：党参、干姜、木香、白术、砂仁、甘草。用于脾胃虚寒、气滞腹痛、反胃泄泻。

香砂六君子丸（xiangsha liujunzi wan, pill of cyperus and amomum with six noble ingredients） 中医成药名。理气剂。出自《时方歌括》。组成：党参、白术、茯苓、制半夏、陈皮、木香、砂仁、甘草。功能益气健脾、行气和胃。用于胃肠虚弱、痰湿气滞所致胸腹胀满、消化不良、嗳气呕吐、腹泻。水丸。临床可用于消化性溃疡、慢性胃炎、胃肠功能紊乱、慢性腹泻。

香砂平胃丸（xiangsha pingwei wan） 中医成药名。扶正剂（补气剂）。组成：苍术、厚朴、木香、砂仁、陈皮、甘草。功能和胃止呕、顺气健脾。用于湿阻气滞、脾胃不和、脘腹胀满、嗳气嘈杂、恶心呕吐、消化不良。饮食宜清淡，忌食生冷、油腻荤腥及油炸等不易消化的食物。脾虚不足、孕妇及老弱之人均不宜服用。

香砂养胃丸（xiangsha yangwei wan） 中医成药名。温里剂（温中散寒剂）。另有制剂：颗粒。组成：木香、砂仁、白术、陈皮、茯苓、半夏、香附、枳实、豆蔻、厚朴、广藿香、甘草。功能和胃止呕。用于不思饮食、呕吐酸水、胃脘满闷、四肢倦怠。

香砂枳术丸（xiangsha zhizhu wan） 中医成药名。疏肝和胃剂。组成：白术、枳实、木香、砂仁。功能健脾行气和胃。用于脾虚气滞、脘腹痞闷、食欲不振、便溏等。服药期间忌食生冷、油腻食物。

香苏散（xiangsu san, powder of Rhizoma Cyperi） 中医方剂。《太平惠民和剂局方》方。组成：香附子、紫苏叶、陈皮、炙甘草。功能疏散风寒、理气和中。治四时瘟疫伤寒，外感风寒，内有气滞，症见恶寒身热、头痛无汗、胸脘痞闷、不思饮食、苔白、脉浮者。

香橼（Fructus Citri, citron fruit） 中医药名。芸香科植物香橼或香圆的干燥成熟果实。辛、苦、酸，温。归肝、脾、肺经。功能疏肝理气、降逆、宽中、化痰。用于肝胃气滞、胸胁胀痛、脘腹痞满、呕吐噫气、痰多咳嗽。

想象（imagination） 在头脑中对已有表象进行加工改造，重新组合形成新形象的心理过程。人能想象出从未感知过的或实际上不存在的事物的形象，但构成新形象的材料则永远来自客观现实。是思维活动的一种特殊形式。根据想象时有无目的意图，可把想象分为有意想象和无意想象。有意想象又可分为再造想象和创造想象。幻想是创造想象的特殊形式。

向后传导阻滞（backward conduction block） 见逆行性传导阻滞。

向量（vector） 用以表达力或电动力等具有数量（幅度）及方向（角度）特性的物理量。一般用"→"表示：长度表示幅度，箭头表示方向。

ST 向量（ST vector） 在心电向量图上自 QRS 环的终点（J 点）至 T 环起始点之间的一个节段的心电向量。与心脏电生理学中心肌复极时的平台期相当。

Ta 向量（Ta (auricular T) vector） 心房复极所产生的向量。一般幅度小，难于测定。可根据 P 环起始点（E 点）与 QRS 环起始点（O 点）之间的间距来测定（高度放大后）。

向量幅度（vector amplitude） 自原点至某一具体向量顶端的距离。可根据电子放大器对图形的增益倍数，折算成心电向量的电位差毫伏数。

向量心电图仪（vectorcardiograph） 其他名称：心电向量图机。记录和测量心电向量图的仪器。心脏所产生的电信号、电压对时间可以一个图形来表示。依次选择导联可记录下不同心脏轴线产生的电压，由此产生出可表示整个心脏周期三维定向图和心电矢量幅度的心向量心电图。实际过程中，每个正交平面显示的是一个二维像。电极采集心电图的 X、Y 和 Z 成分，通过放大器将任意两导送给示波器的 X 和 Y 轴偏转板，这样，心电周期将在屏幕上显示出一个环（P 环、QRS 环和 T 环），表示电矢量的路径。3 个向量环可依次显示，并由 X-Y 记录仪记录下来。通过鉴别异常和正常的心向

量环，来诊断心肌疾患。

向量综合（vector combination） 同时存在的几个向量叠加起来，综合成一个有方向和数值的向量。以表示几个向量共同作用的总效果。其方法包括数学运算和图解法两种。

向前传导阻滞（anterior conduction block） 见正向传导阻滞。

向心力（centripetal force） 物体作匀速圆周运动时所受到的一切外力的合力，它的方向在任何时刻总是和速度垂直，且沿着半径指向圆心。

向心性肥厚（concentric hypertrophy） 由于心室收缩期（压力）负荷过重所致的心肌纤维增粗。心电图显示心室肥厚伴劳损。多见于主动脉瓣狭窄及高血压引起的左室肥厚或肺动脉瓣狭窄引起的右室肥厚。

向心性肥胖（central obesity） 其他名称：中心性肥胖。身体脂肪分布以躯干，尤其以腹部为主的肥胖。男性腰臀比超过 0.9 或女性腰臀比超过 0.8 的肥胖者。

向心性视野缩小（concentric visual field contraction） 病人周边视网膜的视敏度降低，各方向所看到的范围均小于正常人的病理征象。视野呈向心性缩小，或周边某一部位收缩明显，形成不规则缺损。见于视网膜周边部功能受损、癔症和神经衰弱等。

向心支（afferent limb） 心电向量用语。心电向量环自原点至主体部的支段。为 QRS 环的一部分。

项部硬结性毛囊炎（folliculitis nuchae scleroticans） 继发结缔组织增生的项部慢性化脓性毛囊炎及毛囊周围炎。致病菌多为金黄色葡萄球菌。好发于枕骨下部，早期与化脓性毛囊炎症状相同。后期浸润硬结，结缔组织增生，互相融合成条块状隆起，表面光滑，淡红色，毛发部分脱落，有小凹陷，有时合并黑头粉刺。病程缓慢。早期治疗同一般毛囊炎，硬结期可局部注射醋酸曲安奈德或予冷冻、放射、手术治疗。

项圈征（necklace sign, necklet sign） X 线影像。胃溃疡口部黏膜水肿的投影。是良性溃疡的特征之一。造影时在龛影和胃壁的连接处，见一数毫米宽、光滑整齐的透亮带影。

相比率（phase ratio） 其他名称：相体积比。药剂学术语。乳状液中水相和油相对体积的比例。在乳浊液中，水油两相的比例影响乳浊液的浓度、黏度及其物理稳定性。因在粒径相等情况下，分散相的体积超过 74%，能产生乳浊液的"转相"，而破坏乳浊液的稳定性。

相差显微镜（phase contrast microscope） 其他名称：相衬显微镜。相差显微镜主要特点是附有环境光阑、相位板和中心望远镜等装置，使直射光与衍射光相位相一致，两者形成合成波，借助光波干涉现象使不染色标本各种微细结构明暗差显著，适用于观察不染色标本和活细胞的微细结构。近年来又应用光学和电子系统相结合的新技术新设计的相差显微镜，使图像反差更明显，增强了相差效果。

相衬显微镜（phase microscope, phase contrast microscope） 见相差显微镜。

相分离（phase separation） 乳浊液相分离的速率和程度。可用肉眼观察或用测量相体积的方法检出。

相火（ministerial fire） 中医术语。与君火相对而言，寄藏于下焦肝肾，有温养脏腑、主司生殖的功能，与君火相配，共同维持机体的正常生理活动。相火过亢则有害。

相火妄动（hyperactivity of ministerial fire） 中医术语。指肝、肾阴虚，虚火妄动而引起的病变。由于肝肾阴液互相滋生，肝阴充足，则下藏于肾，肾阴旺盛，则上滋肝木，故有"肝肾同源"之说，如果肾阴虚不能下及肾阴，或肾阴虚不能上滋肝木，均可出现火性冲逆的病理。症见眩晕头痛、视物不清、耳鸣耳聋、烦躁易怒、五心烦热、性功能亢奋、遗精早泄等症。若偏于肝阳亢者，治宜育阴潜阳；偏于肾火旺者，须滋阴降火。

相控阵扇形扫描（phased array sector scanning） 其他名称：电子扇形扫查。多元探头采用延迟组合触发，通过改变相位差异（延迟时间）使声束偏转作扇形扫查的方式。

象皮肿（elephantiasis） 由于丝虫病或复发性丹毒使皮肤淋巴管阻塞，淋巴液潴留引起的组织过度增生。患处皮肤变得非常粗厚，形似象皮，故名。多见于下肢。及早治疗丝虫病和

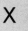

防止丹毒的复发是预防本病的重要措施。治疗：首选乙胺嗪。下肢象皮肿可用以绑扎为主的综合疗法，如桑叶注射液绑扎疗法、热烘绑扎疗法、音频绑扎疗法等。

象限视野缺损（tetartanopia）　只限于某一象限的视野缺损。见于视放射损害、垂体肿瘤、丘脑肿瘤、青光眼等疾病。

象征性思维（symbolic thought）　形象概念与抽象概念之间的联想障碍。表现为把事物的具体概念与抽象概念相混淆，并予以理解。病人常把某些概念、词句或动作赋以象形或象征性意义，除病人外别人无法理解。

像素（pixel, picture element）　CT 图像是由具有一定数目的由黑到白不同灰阶度的小方块组成并按矩阵排列，其中每个小方块就是一个像素。像素反映了相应体素的 X 线吸收系数，像素越小数目越多，则所构成的图像越细致。像素的大小和数目因 CT 机装置不同而有差别。像素的大小有 1mm×1mm、0.5mm×0.5mm 等。像素的数目有 240×240、256×256、336×336、512×512 等。

橡胶树种子中毒（rubber tree seed poisoning）　误食橡胶树种子引起的中毒。表现为恶心、呕吐、腹痛、头晕、乏力。重者抽搐、昏迷和休克。宜催吐、洗胃和防治抽搐，以及纠正休克等对症治疗。

橡皮膏（adhesive plaster）　卫生材料之一。用橡胶、树脂与脂肪性物质及其他填充材料混合涂在裱褙材料上而成的硬膏剂。能较长时间保持其黏性。用于外科包扎。

橡皮膏剂（adhesive plaster agent, rubber plaster agent）　其他名称：橡胶膏剂。剂型之一。指以生橡胶、松香、植物油、凡士林、氧化锌等混合成的基质中加入适量的中药浸膏粉及其他药物制成的制剂。其优点为成分稳定，黏着力强，使用方便，不经预热可直接贴敷。适用于风湿痹痛、跌打伤痛。如伤湿止痛膏、麝香虎骨膏。

削痂疗法（tangential excision of eschar, eschar shaving therapy）　对深度烧伤的创面尽早去除痂壳、植皮覆盖创面的方法。用于深Ⅱ度和浅Ⅲ度创面。操作方法是用滚轴式切皮刀或电动切皮刀削除烧伤坏死组织而保留其健康组织。削痂的优点是最大限度地保存了尚有活力的受损上皮组织，使受伤皮肤的功能和感觉都能得到很好的恢复，外形饱满，植皮区有弹性。削痂后的创面要用自体皮覆盖。

消虫痢（vioform, clioquinol）　见氯碘羟喹。

消除速率常数（elimination rate constant）　单室模型药物的消除速率，与体内药物量或浓度成比例系数。单室模型药物进入体内后的消除（代谢、排泄）速率，一般与该时间体内存在的药量成正比，即 $dx/dt = -kx$，其中 x 为药物量，t 为时间，k 为比例常数。比例常数 k 在动力学中常称作速率常数，单位为 1/（时间）。

消胆胺（cholestyramine resin, colestyramine）　见考来烯胺。

消导剂（promoting digestion agent）　中医治法。凡以消食导滞、和中化积的药物为主组成的方剂。属于八法中的"消"法。消法范围较广，包括消痰化饮、消散疮疡、消癥化积等。这里消导剂主要指的是消食导滞法。它适用于食积、疳积、脾运不健、痢疾初起及感冒夹食积等症。代表方如保和丸、枳实导滞丸。

消毒（disinfection）　运用物理、化学、生物方法，杀灭或清除可能引起人和动物致病的微生物。是切断感染途径的措施。消毒通常只对细菌的繁殖体有效，而对芽孢无杀灭作用。能够达到消毒目的的药品叫消毒剂。消毒在医疗中极为常用。可用物理方法，如煮沸消毒、干热消毒等；亦可用化学药物，如 70%乙醇、苯酚溶液、苯扎溴铵溶液等。消毒的物品种类繁多，如餐具消毒、皮肤消毒、污染物及医疗器械消毒等。

消毒防腐药（antiseptic, disinfectant and antiseptic drug）　消毒剂和防腐剂的合称。能杀灭病原微生物的药物为消毒剂，通过杀灭或抑制生物增殖而防止腐败的药物为防腐剂。常用的有醇类、酚类、重金属盐类消毒药和表面活性剂等，能使病原微生物细胞原生质中的蛋白质变性，或抑制其代谢过程中某些酶系的活性等，导致微生物的生长繁殖被抑制或死亡。

消毒剂（disinfectant）　具有消毒作用的化学药物。此类药物在常用浓度下对细菌的繁殖体有杀灭作用，而杀死芽孢则需提高浓度和延长时间。但对人体细胞也有害作用，不可口服，常用于皮肤、手术器械、周围环境及传染病病人排泄物的消毒。

消毒巾（sterilized cotton cloth）　经过灭菌处理的医用棉布巾。供临床进行无菌技术操作（如手术、换药、穿刺和接生）时用。一般常用的规格：长为 0.83m（2.5 尺），宽为 0.41m（1.25 尺）。

消毒净（myristylpicoline bromide）　阳离子表面活性广谱杀菌剂。广谱杀菌作用较苯扎溴铵强，0.1%溶液可用于术前泡手、黏膜消毒。其醇溶液可用于手术野皮肤消毒。也可与亚硝酸钠按 1：3 混合用于器械消毒，至少需浸泡 30min。溶液勿与肥皂、洗涤剂接触，以免失效。

消毒器（disinfector, sterilizer）　其他名称：灭菌器。用各种能源作煮沸消毒或高压蒸汽灭菌的设备。用于对医疗器械、敷料、培养基、药液、器皿中的微生物和细菌进行消毒灭菌。立式和卧式消毒器（柜）又称高压蒸锅，一般用热源加压至 $1.4kg/cm^2$（约 125℃），时间不超过 40min。

消发地亚净（sulfadiazine）　见磺胺嘧啶。

消法（promoting［removing］digestion method, resolving method）　其他名称：消导法。中医治法。八法之一。包括消散和消导两种意义。使用消散导滞破积的药物，以消除食滞及因气血瘀滞而产生瘀积的治法。有消食化滞、消瘀化积等法。如用保和丸消导食滞；又如瘀血证，症见两胁下有肿块、食欲减退、腹胀、唇舌发紫、脉细，可用桃仁、红花、当归、赤芍、丹参、三棱、莪术、香附、枳壳、鳖甲等消瘀化积。

消风散（xiaofeng powder, powder for dispersing pathogenic wind）　中医方剂。《医宗金鉴》方。组成：荆芥、防风、当归、生地、苦参、苍术、蝉蜕、胡麻仁、牛蒡子、知母、石膏、生甘草、木通。功能疏风清热、除湿止痒。治风疹、湿疹，症见疹出色红、瘙痒、抓破后渗出液体、苔白或黄、脉浮数有力者。

消化（digestion）　食物在消化道内经消化液的作用和胃肠道的运动分解为结构简单的小分子物质的过程。分为机械性消化和化学性消化。前者通过消化道肌肉的收缩将食物磨碎，与消化液混合，并将食物不断地向消化道下方推进的过程。后者是食物在消化液中所含酶类作用下分解为小分子物质的过程。如将蛋白质分解为氨基酸，脂肪分解为脂肪酸和甘油，多糖分解为葡萄糖，供机体吸收利用。

消化病学（digestive disease course）　涉及消化系统的一门临床学科。其任务是研究消化系统器官（口腔及唾液腺、食管、胃、小肠、结肠、肝、胆道系、胰腺，以及腹膜、大网膜和肠系膜等）疾病的病因、流行病学、发病原理、病理、临床表现、实验室及特殊检查、诊断与鉴别诊断、预防、治疗和预后，以及联系基础学科有关的问题。

消化不良（indigestion, dyspepsia）　由于胃液、胆汁、胰液或肠液的分泌减少或缺乏，胃肠道运动功能失常等而产生的消化功能障碍。有食欲减退、腹胀、腹泻、体重减轻等症状。治疗：消除病因治疗原发病；给予易消化吸收的食物，适当的各类消化酶与稀盐酸、多种维生素；健脾胃的中药。

消化道出血（digestive tract bleeding）　指从食管到肛门之间的消化道的出血。多数是消化道疾病本身所致，少数可能是全身性疾病的局部出血现象。根据出血部位分为上消化道出血和下消化道出血。上消化道出血是屈氏（Treitz）韧带以上的食管、胃、十二指肠、上段空肠及胆胰管出血流入胃肠道者，而屈氏（Treitz）韧带以下的小肠、结肠、直肠和肛管的出血则称为下消化道出血。临床根据出血量和速度分为慢性隐性出血、慢性显性出血和急性出血。呕血、黑便和便血是消化道出血特征性临床表现。内镜检查是消化道出血定位、定性诊断的首选。抗休克、迅速补充血容量是一切医疗措施的首位。

消化道传染（alimentary infection）　因食入被病原体污染的饮食而发生的传染病。如伤寒、痢疾、霍乱、食物中毒等。

消化道隔离（digestive tract isolation） 其他名称：床边隔离。防止病原体进入肠道的措施。凡由病人的排泄物直接或间接污染了食物或水源而引起的疾病（如伤寒、痢疾、传染性肝炎等），均须执行隔离，以防交叉感染。方法：①不同病种病人最好分室居住，防止交叉感染；②每个病人要有专用的餐具和便器（消毒后方可给他人用）；③护理人员接触病人要戴帽子、口罩，需按病种分别穿隔离衣，并消毒双手；④病室应保持无蝇、无蟑螂。

消化道激素（gastrointestinal hormone） 其他名称：胃肠激素。消化道内分泌细胞分泌的激素。已知消化道激素有 40 余种（如胃泌素、胰泌素及胆囊收缩素等），都属肽类，由消化道内容物、血液成分和神经等刺激后分泌，以调节消化液的分泌，消化道运动、吸收及黏膜的营养等。

消化道黏膜破坏征象（destruction sign of mucosal of digestive tract） 消化道黏膜皱襞完整性的缺失于 X 线上的表现。消化道钡餐造影表现为黏膜皱襞影像消失，代之以杂乱不规则的钡影。大都由恶性肿瘤侵蚀所致，黏膜破坏与正常皱襞常有明确的分界，周围有黏膜皱襞中断的表现。

消化道憩室病（diverticulosis of gastrointestinal tract） 消化道的局部囊样膨出称为憩室，绝大多数憩室是向消化道腔外膨出，向腔内膨出极少，称腔内憩室。憩室有真性（全层膨出）和假性（仅黏膜和黏膜下层膨出）两种。多个憩室同时存在称憩室病。消化道憩室病见于全消化道，结肠最为常见，十二指肠次之，胃最少见。一般无症状。在食物残渣或粪便潴留后引起炎症时，可有局部疼痛、压痛和发热等表现，称为憩室炎。诊断主要依靠 X 线钡餐检查。治疗：对症治疗。

消化功能障碍（disturbance of digestive function） 指消化系统的分泌、运动、吸收和排泄等功能发生紊乱。消化功能障碍导致机体营养紊乱和防御功能减退。常见的消化功能障碍主要是由于消化器官器质性、功能性病变和先天畸形所致，也可因其他系统疾病而引起消化功能紊乱。

消化酶（digestive enzyme） 参与消化的酶的总称。主要作用是促进食物中糖、脂肪、蛋白质的水解，将食物分解为人体能够吸收的小分子物质。按消化对象不同，可分为蛋白酶、淀粉酶、脂肪酶和纤维素酶等。

消化酶类药（digestive enzyme） 消化和分解食物中的蛋白质、脂肪和淀粉等，并使胃肠道易于吸收的药物。常用的有胃蛋白酶、胰酶、淀粉酶等。

消化器（apparatus digestorius） 由消化管和消化腺组成的人体内脏重要部分之一。前者分为口腔、咽、食管、胃、小肠和大肠。后者包括口腔腺、肝、胰及消化管壁内许多小腺体。功能主要为把摄取的食物进行物理性和化学性消化，吸收其营养物质，并将食物残渣排出体外。

消化球菌（Peptococcus） 菌体直径 $0.5 \sim 1 \mu m$，排列成单、双、四联或小堆。无鞭毛、无芽孢、无荚膜。革兰氏阴性，专性厌氧，$37 ℃$ 孵育 $48 \sim 72h$，长成 $1 \sim 2mm$ 灰白色菌落。不分解糖类或蛋白质。是人体正常菌群之一，寄生在口腔、皮肤、上呼吸道、肠道和泌尿生殖道。未发现内、外毒素，致病机制不清，是一种条件致病菌。往往与需氧菌、兼性厌氧菌和其他厌氧菌同时出现在病灶中。

消化系统（alimentary system, digestive apparatus） 将摄取的食物进行物理性和化学性消化，吸收营养物质，并将食物残渣排出体外的系统。该系统由消化管和消化腺组成，消化管分为口腔、咽、食管、胃、小肠和大肠，消化腺包括口腔腺、肝、胰和消化管壁内的许多小腺体。食物在消化管内受到物理和化学的消化作用，使营养物质便于被吸收，而食物的残渣则形成粪便，排出体外。

消化腺（digestive gland） 可分泌消化液，对食物行使消化功能的腺体。包括大消化腺和分布于消化管壁内的许多小消化腺。大消化腺是实质性器官，包括肝、胰腺、大涎腺等；小消化腺有食管腺、胃腺、肠腺、口腔内的小涎腺等。

消化性溃疡（peptic ulcer，PU） 胃肠道黏膜被胃酸和胃蛋白酶等自身消化而发生的溃疡。可发生于食管、胃、十二指肠、胃-空肠吻合附近以及含有胃黏膜的梅克尔（Meckel）憩室。胃、十二指肠球部最常见。这类溃疡的形成均与幽门螺杆菌感染以及胃酸和胃蛋白酶的消化作用有关，发病以青壮年为多。有慢性反复发作史和典型节律性疼痛等临床特征。可并发出血、幽门梗阻、穿孔及胃溃疡恶变等。上腹隐痛和不适为主要症状。治疗：采用缓解症状、促进溃疡愈合、防止复发和避免并发症的综合性治疗方法。选用枸橼酸铋钾、阿莫西林、甲硝唑等抗幽门螺杆菌药物。

消咳喘（xiaokechuan） 中医成药名。平喘剂。研制方。出自《中华人民共和国药典》。组成：满山红、糖。功能止咳祛痰、平喘。用于急慢性支气管炎、感冒、支气管哮喘所致咳嗽、咳痰、喘鸣。糖浆剂。

消咳喘片（xiaokechuan pian） 中医成药名。化痰止咳平喘剂（平喘剂）。组成：满山红油、满山红浸膏粉。用于慢性支气管炎及感冒咳嗽等。

消咳喘糖浆（xiaokechuan tangjiang） 中医成药名。化痰止咳平喘剂（平喘剂）。组成：满山红。用于寒痰咳嗽、慢性支气管炎。

消渴（consumptive thirst） 其他名称：瘅渴、消瘅、消渴病。中医内科疾病之一。因禀赋不足、饮食失节、情志失调或劳欲过度等所致，症见多尿、多饮、多食、形体消瘦，或尿有甜味等。本病阴虚为本，燥热为标，故清热润燥、养阴生津是治疗大法。以肺燥为主，多饮症状较突出者，为"上消"，治宜清热润肺、生津止渴，可选用消渴方加味；以胃热为主，多食症状突出者，为"中消"，治宜清胃泻火、养阴增液，可用玉女煎；以肾虚为主，多尿症状突出者，为"下消"，治宜滋阴补肾、润燥止渴，方用六味地黄丸，阴阳两虚者，宜温阳滋阴、补肾固摄，方用金匮肾气丸。

消渴丸（xiaoke wan） 中医成药名。扶正剂（滋补心肺的滋阴剂）。组成：黄芪、葛根、地黄、天花粉、玉米须、五味子、山药，格列本脲。用于多饮、多尿、多食、消瘦、体倦乏力、眠差腰痛、尿糖及血糖升高之气阴两虚型的消渴。严重肾功能不全、少年糖尿病、酮体糖尿病、妊娠期糖尿病、糖尿病昏迷等病人不宜服用；肝炎病人慎服；个别病人偶见格列本脲所致不良反应，需在医生指导下用药。

消瘰丸（xiaoluo wan，scrofula-eliminating pill） 中医方剂。《医学心悟》方。组成：玄参、牡蛎、贝母。功能清热化痰、软坚散结。治痰火郁结所致瘰疬、痰核、瘿瘤，见舌红、脉弦滑者。

消泡剂（antifoaming agents） 表面活性剂。多属短碳链的有机物质如 $C_{5 \sim 6}$ 的醇类、醚类硅酮等。可吸附在泡沫表面取代引起起泡的物质，且因其本身碳链短而不能形成坚固的液膜而使泡沫破裂。

消散期（discussive period） 大叶性肺炎的病理转归过程之一。见于发病后第 $6 \sim 7$ 天。渗出物中的细菌大都被消灭，中性粒细胞崩解，释放出蛋白溶解酶，将纤维素溶解。其溶解物部分被咳出，部分被吸收，致使炎症逐渐消退，肺泡腔重新充气，肺组织结构与功能恢复正常。临床症状逐渐消失，体温降至正常。由于痰量增多，病变部位可闻及啰音。X 线可见患叶阴影密度减低，呈不规则片状影。

消声（sound deadening） 防止动力性噪声的措施。用于风道和排气管，即把消声器安装在空气动力设备的气流通道上，阻止或减弱噪声的传播，而气流照样通过。

消声器（muffler，silencer） 安装在具有吸声材料衬里或特殊形状的气流管道的降噪装置。通常安装在汽车排气、空气压缩机进气、枪炮出口、高压蒸汽和高压气体的排放系统。主要有阻性消声器、抗性消声器、阻抗复合式消声器、微穿孔板消声器、耗散型消声器等。

消失性骨病（disappearing bone disease） 其他名称：戈勒姆病、巨大溶骨综合征。以骨组织溶解破坏为主要病变的一组症候群。发病在 25 岁以前，多为单侧局灶性血管瘤，可侵及一块或多块相邻骨质，出现大片溶骨，邻近软组织受累，肌肉广泛萎缩，皮肤不一定有血管瘤。对放射线照射敏感。

消瘦（emaciation） 当人体因疾病、饥饿等因素所致能量摄入不足或消耗过多，导致体内脂肪与蛋白质减少，体重下降超过正常标准的 20% 以上者为消瘦。病人皮肤粗糙、缺乏弹

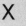

性，肌肉萎缩，皮下脂肪减少，骨骼显露。

消栓通颗粒（xiaoshuantong keli）　中医成药名。化瘀通脉祛瘀剂。组成：黄芪、当归、生地黄、桃仁、三七、丹参、川芎、冰片。用于中风瘫痪、半身不遂、口眼歪斜、语言不清，以及瘀血性头痛、胸痛、胁痛。对中风先兆有预防作用。

消栓通络胶囊（xiaoshuan tongluo jiaonang）　中医成药名。化瘀通脉祛瘀剂。另有制剂：片。组成：川芎、丹参、黄芪、泽泻、三七、槐花、桂枝、郁金、木香、冰片、山楂。功能活血化瘀、消除血栓。用于血脂增高，脑血栓引起的精神呆滞、言语迟涩、发音不清、手足发凉、活动疼痛。禁食生冷、辛辣、动物油脂食物。

消栓再造丸（xiaoshuanzaizao wan）　中医成药名。化瘀通脉祛瘀剂。组成：血竭、赤芍、没药、当归、牛膝、丹参、川芎、桂枝、三七、豆蔻、郁金、枳壳、白术、人参、沉香、金钱白花蛇、僵蚕、白附子、天麻、防己、木瓜、全蝎等。功能活血化瘀、温阳补气、息风开窍、消除血栓。用于气虚血滞、风痰阻络引起的中风后遗症、肢体偏瘫、半身不遂、口眼歪斜、言语障碍、胸中郁闷等症。

消痰（dispersing phlegm accumulation）　中医治法。祛痰法之一。消除顽固的痰浊留滞的治法。如痰饮伏于肺脏、胸膈不利、喘咳痰多，用三子养亲汤消痰平喘；痰浊积聚、瘰疬等病证，用消瘰丸消痰软坚。消痰药多属攻伐之品，多用损伤元气，体虚者慎用。

消痛贴膏（xiaotong tiegao）　藏药名。活血化瘀剂。组成：独一味、棘豆、姜黄、花椒、水牛角、水柏枝。用于急慢性扭挫伤、跌打瘀痛、骨质增生、风湿及类风湿疼痛；亦用于落枕、肩周炎、腰肌劳损和陈旧性伤痛等。直接贴于患处或穴位。

消旋酶（racemase）　催化有一个以上不对称中心的两个光学异构体间相互转变旋转光性消失的酶。

消炎利胆片（xiaoyan lidan pian）　中医成药名。清利肝胆剂。另有制剂：胶囊。组成：穿心莲、溪黄草、苦木。用于胆道感染、急性胆囊炎。

消炎痛（indomethacin, indometacin）　见吲哚美辛。

消炎眼药水（Ocustillae Anti-Inflammationis）　其他名称：疾得宁、滴眼灵。磺胺类药。组成：磺胺嘧啶钠、磺胺噻唑钠，与适量依地酸钠等，用无菌操作法制成的无色或微黄色澄明的等渗水溶液。用于沙眼、结膜炎、角膜溃疡等眼部感染。该药目前已不再使用。

消痔灵（xiaozhiling）　其他名称：消痔灵注射液。中医成药名。主要成分：五味子提取物、明矾等。注射给药。收敛、止血。用于内痔出血，各期内痔，静脉曲张性混合痔。

逍遥散（xiaoyao san, ease powder）　中医方剂。调和肝脾剂。出自《太平惠民和剂局方》。组成：柴胡、当归、白芍、白术、茯苓、炙甘草、生姜、薄荷。功能疏肝解郁、养血健脾。用于肝郁脾弱血虚证。见两胁作痛，胸闷嗳气，头痛目眩，口燥咽干，疲乏食少；或寒热往来；或月经不调，乳房作胀，舌淡红，脉弦细者。散剂或丸剂。亦可汤剂服之。临床可用于慢性肝炎、神经官能症、慢性乳房结块、月经不调。

逍遥丸（xiaoyao wan）　中医方剂。疏肝解郁理气剂。逍遥散作蜜丸或水丸。见逍遥散。

硝苯地平（nifedipine）　其他名称：心痛定、利心平、硝苯吡啶。抗心绞痛药（钙拮抗剂）。用于冠心病心绞痛、变异型及慢性稳定型心绞痛、高血压、顽固性充血性心力衰竭。制剂：片剂、缓释片剂、胶囊剂。老年病人、心力衰竭、低血压病人、严重主动脉狭窄、肝肾功能不全者慎用。孕妇禁用。长期用药不宜骤停本品。

硝基蓝四氮唑试验（nitroblue tetrazolium test）　多形核白细胞在杀菌过程中，能量消耗骤增，糖代谢中所脱的氢原子被外加的硝基蓝四氮唑（NBT）接受，呈点状或块状的蓝黑色颗粒，沉积于多形核白细胞的胞质中，利用此试验测定多形核白细胞的杀菌功能。

硝甲酚汞（nitromersol, metaphen）　其他名称：米他芬。消毒药。作用强而刺激性小。常用其0.5%溶液进行手术野皮肤消毒，0.02%～0.1%溶液作器械消毒。也可用于眼科消毒及尿道冲洗。适用于无化脓性感染的创口消毒。对汞过敏者禁用。

硝卡芥（nitrocaphane）　其他名称：消瘤芥。抗肿瘤药（烷化剂）。用于癌性胸水、肺癌、鼻咽癌、喉癌、淋巴瘤、脑瘤、食管癌、原发性肝癌等。制剂：注射剂。用药期间定期检查血象。肝肾功能不全或恶病质者禁用。

硝普钠（sodium nitroprusside）　抗高血压药（血管扩张药）。用于其他降压药无效的高血压危象、急性心力衰竭。制剂：注射剂。溶液须临用前配制，并于12h内用完。滴注瓶应用黑纸遮光，避光使用。除用5%葡萄糖溶液稀释外，不可加其他药物。孕妇禁用。肾功能不全及甲状腺功能减退者慎用。

硝酸甘油（nitroglycerin）　抗心绞痛药。用于防治心绞痛。制剂：片剂、注射剂。心肌梗死早期、严重贫血、颅内压增高、闭角型青光眼、心脏压塞、限制型心肌病、缩窄性心包炎病人禁用。低血压、血容量减少病人慎用。长期连续应用可产生耐受性。

硝酸甘油药膜（Pellicula Nitroglycerini）　血管扩张药。每格（片）含硝酸甘油0.3mg或0.6mg，均匀分散于聚乙烯醇基质中制成的白色薄片状膜剂。有松弛平滑肌和舒张血管作用。主治心绞痛和胆绞痛。

硝酸甘油注射液（Injectio Nitroglycerini）　防治心绞痛药。血管松弛剂。组成：硝酸甘油的无色或淡黄色澄明的灭菌水溶液。能使小静脉及冠状动脉扩张，降低血压，改善左心室功能及缩小心肌缺血范围。用于心绞痛、心肌梗死及心力衰竭等。可有头胀、头内跳痛及心率加快。青光眼病人忌用。

[硝酸]毛果芸香碱滴眼液（Guttae Pilocarpini Nitratis）　其他名称：匹罗卡品滴眼液。眼科缩瞳药。组成：硝酸毛果芸香碱，无菌操作制成的无色澄明的等渗水溶液。遇光易分解。可降低眼内压。用于各型青光眼；也用作阿托品类对抗剂。有强烈毒性。

[硝酸]毛果芸香碱药膜（Pellicula Pilocarpini）　拟胆碱药。组成：硝酸毛果芸香碱，以聚乙烯醇加甘油作增塑剂，封闭于聚乙烯塑料中制成的白色无菌薄膜。具有缩瞳、降低眼内压、兴奋汗腺和使唾液腺分泌的作用。主治青光眼。

硝酸戊四醇酯（pentaerithrityl tetranitrate）　见戊四硝酯。

硝酸盐类药物中毒（nitrates drug poisoning）　误服或应用硝酸盐类药物过量引起的中毒。此类药物包括硝酸甘油、硝酸异山梨酯（消心痛）、戊四硝酯等。表现为头痛、眩晕、呕吐、腹痛、血压降低、呼吸加快、精神错乱、发绀，严重者呼吸麻痹、窒息等。治疗：口服中毒者可催吐、服用活性炭；皮肤吸收中毒者用肥皂洗涤皮肤；有高铁血红蛋白血症者，立即用亚甲蓝治疗，并对症处理。

硝酸一叶萩碱注射液（Injectio Securinini Natratis）　中枢兴奋药。组成：一叶萩碱加硝酸等制成的pH值4.0～6.0等渗、无色或微黄色或微橙红色、澄明的灭菌水溶液。作用于脊髓，促进已麻痹的神经恢复功能。用于脊髓灰质炎后遗症、面部神经麻痹。对神经衰弱、直立性低血压、眩晕、耳聋、耳鸣等也有效。

硝酸异山梨酯（isosorbide dinitrate）　其他名称：硝异梨醇、消心痛、异舒吉。抗心绞痛药。用于心绞痛发作的防治，治疗慢性缺血性心脏病（因前负荷降低所致）、心力衰竭的辅助治疗，不伴有胃食管反流的弥漫性食管痉挛。制剂：片剂；缓释片剂；注射剂；喷雾剂；乳膏剂。严重低血压、休克、急性心肌梗死伴有左心室充盈压低、青光眼病人禁用。长期应用可产生耐受性。

硝酸银（silver nitrate）　医疗上用为消毒药。随浓度不同可起收敛、杀菌或腐蚀作用。用于烧灼黏膜溃疡和出血点、裂口等。用硝酸银棒或其浓溶液可以腐蚀过度增生的肉芽组织，其稀溶液可用于结膜炎和预防新生儿淋菌性结膜炎。

硝酸银滴眼液（Guttae Argent Nitratis）　眼科用药。组成：硝酸银，用硝酸盐调为等渗无色澄明的水溶液。遇光易变质。低浓度有杀菌与收敛作用，高浓度有腐蚀作用。用于急性结膜炎、眼睑炎，以及预防新生儿淋菌性结膜炎。

硝西泮（nitrazepam） 其他名称：硝基安定。抗焦虑药。用于失眠、癫痫。制剂：盐酸硝西泮片剂。重症肌无力者、驾驶员禁用。小儿忌用。服药同时避免饮酒。

小半夏汤（xiaobanxia tang, decoction of smaller amount of Rhizoma Pinelliae） 中医方剂。《金匮要略》方。组成：半夏、生姜。功能和胃降逆、消痰蠲饮。治水饮停胃，症见呕吐、口反不渴者。

小孢子菌属（*Microsporum*） 皮肤癣菌的一个属。该属各菌种只侵犯皮肤和毛发。对人有致病性的有石膏样小孢子菌、奥杜盎小孢子菌及犬小孢子菌3种。菌落呈灰色、橘红色或棕黄色等不同颜色，为绒毛状乃至粉末状。镜下可见厚壁梭形大分子孢子、卵形或棒状小分生孢子，后者都单独生长在侧支末端，不排列成葡萄状。初次培养时出现较少，陈旧培养物还可见有厚膜孢子以及节状、梳状和球拍状菌丝。

小檗碱（berberine） 其他名称：黄连素。用于敏感菌所致的肠道感染（如菌痢）、眼结膜炎、化脓性中耳炎等。也用于抗心律失常。制剂：盐酸小檗碱片剂。

小柴胡颗粒（xiaochaihu keli） 中医成药名。表里双解、扶正解表药。另有制剂：片。组成：柴胡、姜半夏、黄芩、党参、甘草、生姜、大枣。用于寒热往来、胸胁苦满、心烦喜呕、口苦、咽干。

小柴胡汤（xiaochaihu tang, minor decoction of Radix Bupleuri） 中医方剂。《伤寒论》方。组成：柴胡、黄芩、人参、炙甘草、生姜、大枣、半夏。功能和解少阳。治少阳病，症见寒热往来、口苦咽干、胸胁苦满、苔薄白、脉弦者。

小产（late abortion, miscarriage） 中医产科疾病之一。妊娠12～28周内，胎儿已成形而自然殒堕。

小肠（small intestine, intestinum tenue） ①上接幽门下续盲肠的消化管中最长的部分。盘曲于腹腔的中下部，分为十二指肠、空肠和回肠3部分。肠壁由黏膜、黏膜下层、肌层和外膜构成。黏膜形成许多环形皱襞、绒毛和微绒毛突向肠腔，使表面积大为扩大。小肠液中又含有多种消化酶，还有胰液和胆汁的输入，加之小肠平滑肌的运动，因此，小肠是消化和吸收的主要场所。②A. 中医脏腑名。六腑之一。上接幽门，与胃相通，下连大肠。包括十二指肠、空肠、回肠。其功能主化物而分清别浊。承接经胃腐熟的饮食再行消化，精华部分营养全身，糟粕归入大肠，水液归于膀胱，故称小肠为"受盛之腑"。B. 中医推拿穴位名。常用推法以治腹泻。

小肠癌（carcinoma of small intestine） 发生于十二指肠、空肠与回肠黏膜上皮的恶性肿瘤。发病率低。多见于中年以上的病人。表现为腹痛、消瘦、食欲减退、呕吐、消化道出血、腹内肿块等。X线钡餐检查有助于诊断。治疗：手术。

小肠部分切除术（partial resection of small intestine） 切除一段有病变或坏死的小肠及其系膜的手术。常用于治疗绞窄性疝、肠扭转、肠粘连等引起的肠坏死；或用于治疗小肠瘘、小肠广泛损伤或某段肠管的多发穿孔以及某些局限性炎症、狭窄、肿瘤所致的肠梗阻。

小肠恶性肿瘤（intestinal malignant tumor） 发生在小肠黏膜上皮及间叶组织的恶性肿瘤。如恶性淋巴瘤、癌、类癌、平滑肌肉瘤等。临床表现为进行性消瘦、贫血、乏力、腹部包块、恶心、腹痛、肠梗阻、肠套叠、肠出血或穿孔等。一旦确诊应及时手术切除。

小肠灌肠检查（small bowel enema） 经十二指肠导管在透视下注入稀薄钡剂，逐段充填小肠的X线检查方法。用于诊断小肠内外疾病（如肿瘤）以及确定小肠梗阻的位置和性质等。

小肠灌肠双重对比造影（double contrast radiography of small intestine enema） 检查小肠病变最敏感的方法。采用一种柔软不透X线的塑料导管（Bilbao-Dotter 导管）经鼻腔或口腔插入，在X线透视及导丝的导引下，直达十二指肠空肠曲（Treitz 韧带）。经导管注入钡剂，充盈整个小肠。再由导管缓慢注入气体，使肠腔充分扩张。检查过程中细致观察及摄片。

小肠过敏性紫癜（intestinal allergic purpura） 由致敏原引起的变态反应性内脏小血管炎。多伴有腹痛，临床发病急缓不一，腹痛轻重不等。重者腹绞痛，并伴有血便或咖啡色呕吐物，甚至可发生出血性休克。常伴有皮肤瘀点、瘀斑；大关节红、肿、热、痛，运动受限，以及肾脏损害等表现，严重者发生尿少、急性肾衰竭等。治疗以抗敏及对症处理为主。

小肠类癌（carcinoid of small intestine） 其他名称：小肠嗜银细胞癌。来自小肠黏膜腺体中嗜银细胞的肿瘤。低度恶性。80%发生在回肠，30%可发生转移，多见于中年以上病人。表现为反复肠梗阻，少有肠道出血、穿孔。治疗：首先手术，切除原发灶、患部小肠系膜及局部淋巴结。已有远处转移，亦可争取进行原发病灶及肠祥姑息切除术。

小肠良性肿瘤（benign tumor of small intestine） 小肠的平滑肌瘤、脂肪瘤、腺瘤及血管瘤的统称。神经纤维瘤、纤维瘤及纤维肌瘤则罕见。可见于小肠各段，一般以回肠多见，空肠次之。可呈息肉样、斑块状生长；瘤体大小不等，向腔内生长，可有消化道出血及肠梗阻症状。多无症状，在术中意外发现。诊断有赖于血管造影及小肠镜检。治疗：手术。

小肠淋巴管扩张症（primary enteric lymphangiectasis） 小肠淋巴管扩张症可有原发性和继发性。原发性小肠淋巴管扩张症是由淋巴管发育畸形所引起的，常同时累及身体其他部位的淋巴管。继发性小肠淋巴管扩张症的原因包括广泛的腹部肿瘤或腹膜后淋巴瘤、腹膜后纤维化、慢性胰腺炎、肠系结核或结节病、克罗恩病等。临床表现：水肿、腹泻、腹腔或胸腔乳糜样液。本病确诊有赖于小肠黏膜活检。主要是低脂饮食和补充中链脂肪，利尿药和抗生素治疗，如病变仅限于一小段小肠可手术切除。

小肠淋巴瘤（lymphoma of small intestine） 发生于小肠的淋巴瘤。分为原发性和继发性，以后者多见。临床表现有发热、腹痛、肠出血、腹泻、小肠吸收不良、消瘦、全身乏力及肝脾大等。也可发生肠梗阻及肠穿孔。半数病人可在脐周或右下腹部能触及包块。治疗：手术、放疗及化疗等。

小肠扭转（volvulus of small intestine） 一段小肠祥沿其系膜长轴发生旋转而造成的肠梗阻。属急性机械性肠梗阻。发病急，除腹痛、呕吐外，腹部可触及有压痛的肿块。治疗：及早手术。

小肠平滑肌肉瘤（leiomyosarcoma of small intestine） 发生于小肠黏膜肌层的肉瘤。常位于回肠及空肠壁内，在十二指肠者极少。肿瘤多突入肠腔，可向肠壁外发展。黏膜面有糜烂及溃疡，常见消化道出血，可出现腹内肿块或肠梗阻。可转移到邻近淋巴结或肝脏。治疗：手术。

小肠实热（excessive heat of small intestine） 其他名称：心移热于小肠。中医病机。由心移热于小肠或脾胃积热，下移小肠，导致小肠里热炽盛，影响到小肠分清泌浊和下焦气化功能的病机。常存在于口疮、尿血、淋证等病中。

小肠损伤（injury of small intestine） 腹部小肠损伤性疾病。小肠在腹部穿透伤或闭合伤时都容易受损。开放伤常为多发性。对肠粘连的病人施行腹腔手术和腹腔镜手术过程中，都有可能伤及小肠。手术中误伤小肠，应及时修补。肠壁缺损较大，一小段肠管上有多处破裂，肠管严重碾挫、血运障碍时，应做肠切除术。

小肠系膜（mesentery of small intestine） 连系空回肠并将其固定于腹后壁的双层腹膜结构。其内有肠系膜上血管及其分支、淋巴结、神经丛等。腹膜除形成小肠系膜外，尚有阑尾系膜、横结肠系膜、乙状结肠系膜，以及卵巢系膜、输卵管系膜等。

小肠系膜淋巴结（lymph node of intestinal mesentery） 沿肠系膜上动脉及其分支排列的淋巴结。位于小肠系膜两层之间，汇集空、回肠的淋巴管。

小肠炎（enteritis） 小肠黏膜的炎症。分为急、慢性两种。急性肠炎起病急，腹泻频繁，腹痛剧烈，常伴有发热、脱水等症状。病因为细菌感染、药物或化学品中毒及受风寒等。慢性肠炎有长期腹泻、腹痛、营养不良及贫血等症状。治疗：根据病因采用相应疗法。

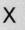

小肠原发性恶性淋巴瘤（primary malignant lymphoma of small intestine）　发生于小肠黏膜下淋巴滤泡的恶性肿瘤。好发于回肠。包括淋巴细胞肉瘤、网状细胞肉瘤、霍奇金病等。表现为腹痛、消瘦、乏力、食欲减退、黑便、腹内肿块等。部分病例可发生肠梗阻、肠套叠和肠穿孔。治疗：尽早手术，术后辅以放疗和化疗。

小肠造口（jejunostomy, ileostomy）　在小肠壁上建立肠腔与体外相通的瘘管。常采用橡皮管小肠造口术、单口或双口小肠造口术。高位空肠造口术可灌注流质饮食；回肠造口术有时用于暂时性解除肠梗阻，切除大部结肠之前常做回肠末端造口术。

小肠折叠术（plication of small intestine, Noble operation）　其他名称：诺布尔手术。防治肠粘连复发的手术。将部分或全部小肠合理地依次折叠排列，并用丝线将系膜作固定缝合。用于广泛粘连及屡发粘连性肠梗阻的治疗。

小肠肿瘤（small intestinal tumors）　发生于小肠黏膜上皮和间叶组织的肿瘤。约 1/4 为良性，3/4 为恶性。小肠良性肿瘤好发于回肠，空肠次之，十二指肠最少见，有平滑肌瘤、脂肪瘤、血管瘤、神经纤维瘤、纤维瘤和淋巴管瘤等。恶性肿瘤中以恶性淋巴瘤、癌、肉瘤、类癌等多见，黑色素肉瘤、浆细胞瘤等少见。可引起肠梗阻、肠套叠、肠出血或穿孔。治疗：确诊后及早手术。

小承气汤（xiaochengqi tang, mild purgative decoction）　中医方剂。《伤寒论》方。组成：大黄、枳实、厚朴。功能泄热通便、除满消痞。治伤寒阳明腑实证，症见潮热谵语、便硬腹满、苔老黄、脉滑疾者；或痢疾初起，腹痛而里急后重者。

小袋纤毛虫病（balantidiasis）　由寄生于人体大肠内的结肠小袋纤毛虫侵入肠壁所引起。结肠小袋纤毛虫的生活史包括滋养体期和包囊期。人因吃了被包囊污染的食物而感染。急性者起病突然，常有恶心、呕吐、腹痛、腹泻、里急后重等症状；慢性者可出现周期性腹泻。新鲜粪便涂片查出本虫的滋养体和包囊可确诊。治疗：首选甲硝唑。

小 G 蛋白（small molecule G protein）　在多种细胞反应中具有开关作用，位于促分裂原活化的蛋白激酶（MAPK）系统上游，是一类重要的信号转导分子。其共同特点是：当结合了 GTP 时，即成为活化形式，这时可作用于下游分子使之活化，而当 GTP 被水解成为 GDP 时，则恢复到非活化状态。

小儿按摩（massage for children）　其他名称：小儿推拿。中医术语。专用于防治小儿疾病的特定推拿方法。按小儿的生理和病变特点，有专用于小儿的穴位，如三关、六腑、五经等；也有特殊的施术法，如分阴阳、开璇玑等手法。常用于治疗发热、呕吐、腹泻、食滞、疳积、遗尿、脱肛、惊厥。

小儿喘急（dyspnea in children）　中医病证名。泛指小儿轻重、虚实各种呼吸困难。凡喘急声息粗大、气急促者为实证，多因风寒外束、肺失宣降所致，宜发表散邪、宣肺定喘。凡喘急呼吸浅弱、面色㿠白、精神萎靡者，多属脾肺气弱或肺肾阴亏的虚证，治宜补脾益肺或滋养肺肾，辅以纳气平喘。

小儿卒利（acute diarrhea in children）　其他名称：暴泻、暴注。中医病证名。小儿急性腹泻。由胃肠虚，骤为冷热之气所伤而致。热则下利色黄赤，冷则色清白。若冷热相交，则变为赤白之利。治疗：热利宜清热化湿，行气导滞；冷利宜温中散寒；冷热相交者，可用两法并兼。

小儿发热（fever in children）　中医病名。小儿脏腑娇嫩，阳常有余、阴常不足，无论外感六淫还是内伤脏腑，都能引起发热。按发病原因分类有：伤风、伤寒、伤暑、伤食、痘疹、惊风、疳积、变蒸等；按证型分类有：表热、里热、虚热、实热、潮热、夜热等。治疗：结合病因与证型而定。

小儿发痧（eruptive diseases in children）　中医病证名。小儿皮肤出现红点如粟、抚之稍碍的疹点。症见似寒非寒、似热非热、四肢懒怠、饮食不思、容颜痛楚。如腹痛而手足冷者为阴痧；腹痛而手足温者为阳痧。治疗：以开通腠理、宣畅气血、攻泄病邪为主。

小儿肥胖症（obesity in children）　体重高于同身高、同年龄小儿正常标准的 20% 为肥胖，其中 >20%～30% 为轻度肥胖，>30%～50% 为中度肥胖，>50% 为重度肥胖。

小儿肺炎（infantile pneumonia）　由不同病原体引起的小儿肺部炎症。临床主要表现有发热、咳嗽、气促、呼吸困难及肺部湿啰音等。

小儿浮肿（edema in children）　其他名称：小儿肿病。中医病证名。指体内水液潴留，泛溢皮肤，引起头面目窠、四肢腹部及全身浮肿的病证。可由外感、内伤多种原因所致，其标在肺，其本在肾，其制在脾。新病浮肿，多因外邪束表、肺失肃降、三焦水道不通调所致。治宜祛邪解表、降肺行水。饮食内伤、脾不健运、失于制约而水湿泛滥者，宜健脾利水法。治疗：久病肾虚而不能化气行水者，应温肾行水或滋肾利水。

小儿疳眼（xerophthalmia in children）　见疳积上目。

小儿感冒（infantile common cold）　中医病名。小儿外感风寒暑热时邪所致的急性上呼吸道疾患。因小儿不知冷暖、肌肤嫩弱、腠理疏薄、卫气未固，故易发病。受病以后，每易挟食、挟痰、挟惊等。治以疏风散寒或疏风清热为主，唯于小儿祛寒不宜过于温散，清热不宜过多苦寒。挟痰宜宣肺化痰，挟食兼用消导，挟惊佐以安神宁惊。

小儿喉痉挛（infantile laryngospasm）　喉部运动神经（中枢、神经干或末梢）受刺激所致的喉部肌肉的痉缩。多见于 2 岁前婴儿，亦可发生于成人。血钙过低、异物刺激喉运动神经、脑炎、癫痫等均可引起。症状可有吸气困难并发出喉鸣（哭闹时加重），重者可突然发生窒息，甚至死亡。紧急处理包括静脉滴注钙剂、人工呼吸及给氧，必要时做气管切开。

小儿急性喉炎（acute laryngitis in infants）　发生于小儿的喉黏膜急性炎症。喉腔狭窄或阻塞，出现呼吸困难。治疗：可用类固醇激素和抗生素联合治疗，如病情加重，应作气管切开术。

小儿急性阑尾炎（acute appendicitis in infants and young children）　发生于 14 岁以下儿童的一种特殊类型阑尾炎。小儿阑尾壁薄，穿孔率高；大网膜短，穿孔后炎症不易局限。发热反应出现比成人早而概率高。可误诊为肺炎、急性胃肠炎等。早期诊断常有困难，应慎重对待。治疗：手术。

小儿惊厥（infantile convulsion, infantile eclampsia）　小儿时期常见的急症。表现为突然发作的全身或局部肌群强直性和阵挛性抽搐，多数伴有意识障碍。其病因可分为两类：①按感染的有无分为：感染性（热性惊厥）及非感染性（无热惊厥）；②按病变累及的部位分为：颅内或颅外。对惊厥的处理包括用针刺人中及使用止惊药物的方法控制惊厥，清理呼吸道，防止窒息。严重者吸氧。针对不同的病因给予相应治疗。

小儿惊吐（vomiting induced by frightening in children）　中医病名。小儿受惊吓导致肝气不和而呕吐。吐出清水稀涎，面青发热，烦躁不宁，不思乳食，甚者可握拳抽搐。治宜平肝息风、和胃降逆。

小儿羸瘦（emaciation in children）　中医病证名。小儿形体消瘦，体质羸弱。小儿胃肠柔弱，喂养不当易损脾胃，或患泻痢等症，损伤脾胃功能，以致食欲不振，气血生化无源，肌肤失养而渐至羸瘦。治疗：宜补益脾胃，并细心调理饮食。

小儿麻痹症（infantile paralysis, poliomyelitis）　脊髓灰质炎的俗称。见脊髓灰质炎。

小儿麻醉（pediatric anesthesia）　15 岁以下病儿的麻醉。6 岁以上为小儿，一般麻醉用药或麻醉方法基本与成人相似。6 岁以下小儿则与成人不同，1 岁以内婴儿更为突出。不能合作的小儿应选全身麻醉，多需基础麻醉或"诱骗"吸入挥发性麻醉药入睡后进手术室。常在气管内插管后，以 T 形管或其改良装置供氧或行吸入麻醉。麻醉前应注意，小儿术前易合并上呼吸道感染及脱水；麻醉前用药阿托品量宜大，禁用吗啡等抑制呼吸的药物，18 个月以下小儿不用镇静药。小儿代谢旺盛，耗氧量大，对缺氧极为敏感，因此尽量缩短禁食水时间，并充分供氧。麻醉中易发生呼吸道梗阻、喉水肿、气管导管过深或过浅；麻醉易加深；易出现心率慢和呼吸停止；输液不足或过量易出现休克或心力衰竭、肺水肿；室温过高或过低可致体温升高或下降，新生儿可致硬肿病，常在前胸固定听诊器听诊心音、心率及呼吸音，经皮血氧及体温、室温监测也属必需。另外，麻醉用药应按体重计算，避免用药过量。

小儿慢性良性中性粒细胞减少症（chronic benign neutropenia of childhood）　其他名称：儿童慢性良性粒细胞减少症。一种遗传性中性粒细胞减少症。部分病人有家族史。末梢血中中性粒细胞减少，单核细胞可代偿性增多，骨髓粒细胞数正常或伴轻度粒细胞成熟障碍。感染症状不明显。肾上腺皮质激素对有些病人有效。多数 1 年内恢复，4 岁后自愈。

小儿泌尿外科学（pediatric urology）　以男、女儿童从出生至成年早期的泌尿及生殖系统疾病为主要研究和治疗对象的泌尿外科学分支。主要诊治疾病包括尿路畸形、包茎、隐睾、尿道下裂、肾盂输尿管连接部梗阻、神经源性膀胱和小儿泌尿外科肿瘤等。

小儿年龄分期（age staging of childhood）　将小儿时期按年龄特点划分为不同阶段。小儿经常处在生长发育的动态变化过程之中，各系统组织器官逐渐长大、发育完善，功能也逐渐成熟。各系统器官的生长发育有时快、有时慢，所以不同年龄阶段的小儿其解剖、生理、病理等都各有不同特点。但生长发育是一个连续过程，为了更好地进行评价小儿的生长发育，将小儿划分为各年龄阶段，以便根据各期特点来进行保健和疾病的防治。

小儿烧伤面积计算公式（counting formula of burn surface area of child）　计算烧伤面积的一种方法。小儿头面部与下肢面积比例和成人不同，年龄越小头部的比例越大，而下肢的比例越小。随着年龄增大，头部和下肢的比例接近成人。可根据下列公式计算小儿烧伤面积：小儿头颈部面积（%）为 9＋（12－年龄）；小儿双下肢面积（%）为 41－（12－年龄）。

小儿暑热证（summer-heat syndrome in children）　中医病名。小儿夏季热。因婴幼儿阴气未充，阳气未盛，故不耐暑热，以致损及肺胃，伤津耗气。治宜清暑益气、养阴生津。

小儿痰鸣（wheezing cough in children）　中医病证名。小儿咳嗽或喘息时伴有喉中痰鸣声响。与患儿素质病易动痰有关。风盛者，咳嗽必紧，痰不易出；热盛者，痰黄而稠；脾虚者，痰稀而白，或睡中有痰响。治疗：宜利气化痰，合于祛风、清热、健脾诸法。

小儿吐泻（vomiting and diarrhea in children）　中医病名。由饮食或乳哺失节、寒温失调、脾胃虚冷所致的吐泻。多病于春夏秋三时。治疗俱以消食导滞为主。挟寒者，不热不渴、手足不温、舌苔白润，须辅以健脾散寒；挟热者，面赤唇燥、烦渴溺赤、粪便臭秽，须辅以清热利湿；长夏夹暑吐泻者，宜解暑化湿、行气消导。

小儿外科学（pediatric surgery）　外科学中的一门分科。专门研究小儿的外科疾病：先天性畸形、创伤、炎症、肿瘤等。小儿因在不断生长发育，所以与成人不同，各年龄时期都有其解剖、生理和病理的特征，有其特有的疾病（如肠套叠、肥厚性幽门狭窄等），医疗上必须结合小儿的特点进行处理。

小儿心电图（infantile electrocardiogram）　小儿不同年龄阶段心电图各有其特点，不能用成人标准去解释。与成人比较小儿心电图的特征是：心率较快；各间期及波的间期较短；心前区导联波幅较高，以右心室占优势，心电轴右偏；T 波有一定改变；V₁ 导联可见 Rsr′型 QRS 波群，心律失常以窦性心律失常最常见。

小儿剳目（frequent winking in children）　中医症状名。小儿两眼不时眨动。多见于风热攻目或疳积初起。治疗：宜疏风清热或清肝明目。

小儿止咳糖浆（Syrupus Anti-Tussis pro Infantibus）　祛痰镇咳药。组成：甘草流浸膏、氯化铵、橙皮酊、桔梗流浸膏，加蔗糖等制成的棕红色或棕褐色的黏稠液体。有芳香气、味甜带咸。用于小儿伤风引起的咳嗽多痰及支气管炎等。

小分子右旋糖酐（dextran 10）　其他名称：右旋糖酐 10。平均分子量约为 1 万的葡萄糖聚合物。能维持有效循环血量和恢复血压，作用比低分子糖酐更快，维持时间更短。用于急性失血性休克、创伤性休克、急性心肌梗死、心绞痛、脑血栓、脑供血不足等。对术前有低血容量，以及硬膜外麻醉后所产生的血压下降的病人，均可用小分子糖酐升压。

小肝癌（small hepatocarcinoma, small hepatic carcinoma）　早期肝癌。根据我国的研究标准此种肝癌是指单个癌结节最大直径于小 3cm 者。病人无明显症状、体征。主要依靠甲胎蛋白持续阳性而诊断。分为有纤维包裹型及浸润型两种，前者瘤组织呈结节状，与周围境界清楚，有薄厚不一的纤维组织包绕；后者癌组织与周围分界不清，无纤维性包膜。镜下，其癌细胞大多呈中等分化程度。

小骨盆（lesser pelvis）　位于界线的下方，由骶骨、尾骨、髂骨、坐骨及耻骨构成的结构。可分为骨盆上口、骨盆腔及骨盆下口。其前壁为耻骨及耻骨联合，后壁是骶骨和尾骨，上口即骨盆界限，下口由尾骨、骶结节韧带、坐骨结节、耻骨弓和耻骨联合下缘围成。

小管-间质性肾炎（tubular-interstitial nephritis）　见间质性肾炎。

小海（xiaohai, SI 8）　中医经穴名。属手太阳小肠经。合（土）穴。位于尺骨鹰嘴与肱骨内上髁之间，正当尺神经沟中。主治头痛、目眩、耳鸣耳聋、颈项肩臂痛、颊肿、尺神经麻痹等。直刺 0.3～0.5 寸。艾条灸 5～10min。

小汗腺（eccrine gland）　俗称。见局泌汗腺。

小汗腺囊瘤（eccrine hidrocystoma）　其他名称：汗管扩张症。可能由于小汗腺导管畸形，致暂时性或永久性汗液潴留，引起导管扩张；常有多汗症。较罕见，多发于中年妇女，面部特别是眼眶周围和颊部多见。一般单发，偶或数个甚至为很多囊样透明丘疹，直径 1～3mm，常呈浅蓝色。注射阿托品后消失。必要时手术切除。

小汗腺腺瘤（eccrine spiradenoma）　其他名称：小汗腺螺旋腺瘤。一种向小汗腺真皮内导管和腺体细胞低度分化的良性肿瘤。罕见，多发于青年人。肿瘤一般为单个，或数个球形或卵圆形结节，平均直径为 1.5cm，肤色正常或淡蓝色，质软如海绵，可有放射性疼痛及压痛。病理检查可确诊。必要时手术治疗。

小颌综合征（Pierre Robin syndrome）　见罗班序列征。

小红细胞（micro-erythrocyte, microcyte）　直径小于 6μm 的红细胞（正常红细胞直径 7.5μm 左右）。最常见于严重的缺铁性贫血。因血红蛋白合成不足，每见其中心的淡染区扩大（中心染色过浅），甚至成为环形红细胞，称小细胞低色素性贫血；在遗传性球形红细胞增多症时的小型红细胞，血红蛋白充盈良好，生理性淡染区多消失。

小红细胞性贫血（microcytic anemia）　以红细胞体积小于正常为特点的贫血。见于慢性感染引起的贫血。如平均红细胞血红蛋白浓度（MCHC）＜300g/L 为小细胞低色素性贫血，见于缺铁性贫血、珠蛋白生成障碍性贫血、铁粒幼细胞贫血。针对病因进行治疗，如缺铁性贫血补充足够的铁，铁粒幼红细胞性贫血予维生素 B₆ 治疗有效。

小茴香（fennel, Fructus Foeniculi）　中医药名。伞形科植物茴香的干燥成熟果实。辛，温。归肝、肾、脾、胃经。功能散寒止痛、理气和胃。用于寒疝腹痛、睾丸偏坠、痛经、少腹冷痛、脘腹胀痛、食少吐泻。

小活络丸（xiaohuoluo wan）　其他名称：活络丹、小活络丹。中医成药名。治风剂（祛风通络）。组成：胆南星、制川乌、制草乌、地龙、乳香、没药。功能温经活络、搜风除湿、祛痰逐瘀。用于风寒湿痹、肢体疼痛、麻木拘挛。孕妇禁服。

小棘苔藓（lichen spinulosus）　其他名称：毛囊棘状角化病。以毛囊棘状角化为特征的皮肤病。病因未明，多自儿童时期发病，好发于颈、臀、腹、股部等处，损害为表浅性毛囊丘疹，顶端有棘刺，以手触摸有钉板样感觉，初起为红色，簇集成片。治疗：可给予维生素 A，局部应用角质剥脱剂。

小蓟（Herba Cephalanoploris）　其他名称：猫蓟、刺蓟菜、刺儿菜。中医药名。菊科植物小蓟的全草。甘、微苦，凉。归肝、脾经。功能凉血止血、消散痈肿、利尿。治出血热证，如咯血、尿血、鼻衄、崩漏等，但更长于治尿血，亦可用于浸淫疮以及湿热黄疸、肾炎等。亦治创伤出血、痈疖肿毒。不宜久煎。

小蓟饮子（xiaoji yinzi, Herba Cephalanoploris decoction）　中

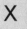

医方剂。《济生方》方。组成：生地黄、小蓟、滑石、木通、蒲黄、淡竹叶、藕节、当归、山栀子、炙甘草。功能凉血止血、利尿通淋。治下焦热结，症见血淋尿血、小便频数、赤涩热痛、舌红苔薄白、脉数者。

小夹板（small splint）　中医伤科固定器材之一。原名夹板，区别于石膏夹板。四肢骨折时作固定用。以柳木、杉木或胶合板等作为材料，按肢体长短制成的长方形薄板。有相当的硬度和轻度的弹性。若铺以毯垫，并用棉织物包后再用，可增加舒适感。

小夹板固定术（small splint immobilization）　治疗骨折的方法。多用于四肢骨折，可利用具有弹性的杉木、柳木、竹板、纸板或塑料板，加上固定垫，绑在骨折部肢体外面，使其保持在一定的状态。固定范围一般不包括骨折的上、下关节，便于及时进行功能锻炼，防止关节僵硬等并发症。适用于四肢闭合性管状骨骨折和创面小经处理创口后的四肢开放性骨折。

小家鼠（Mus musculus）　其他名称：鼷鼠。鼠科动物。体长约 8cm，为主要害鼠之一，不仅盗吃食物和粮食，而且危害农作物、传播疾病。实验用的小白鼠和玩赏用的车鼠是它的变种。

小建中颗粒（xiaojianzhong keli）　中医成药名。温里剂（温中散寒剂）。另有制剂：口服液。组成：桂枝、白芍、甘草、生姜、大枣。用于脾胃虚寒、脘腹疼痛、喜温喜按、嘈杂吞酸、食少、心悸、胃及十二指肠溃疡。

小建中汤（xiaojianzhong tang, decoction for mildly warming middle-jiao）　其他名称：虚劳小建中汤。中医方剂。《伤寒论》方。组成：桂枝、炙甘草、大枣、芍药、生姜、饴糖。功能温中补虚、和里缓急。治虚劳里急，症见腹中时痛、喜得温按、按之痛减者；或虚劳心悸；或虚劳发热。

小胶质细胞（microglia）　神经胶质细胞类型之一。中枢神经系统中最小的一种神经胶质细胞。其胞体细长或椭圆，突起细长有许多小棘突。表面有许多小棘突。一般认为来自单核细胞，具有吞噬能力。有人认为在正常情况下所见的小胶质细胞是神经胶质干细胞，它能分化为星形胶质细胞或少突胶质细胞。而在神经组织受损伤时，血管破裂时见到的所谓小胶质细胞是来自血液的单核细胞。

小角膜（microcornea）　指角膜横径小于 10mm，视力无影响，双眼患病。为常染色体显性遗传。常伴有其他先天缺陷（瞳孔膜残留、小晶状体、先天性白内障、小睑裂等）。小角膜曲率增加，多表现为高度远视，有发生青光眼倾向。

小结胸（mild syndrome resulting from accumulation of evil of chest）　中医病名。结胸之一。指痰热互结心下，按之则痛者。痰热互结所致。症见胃脘胀痛，按之痛加剧、脉浮滑。治宜清热化痰、宽胸散结，用小陷胸汤。

小金丸（xiao jin wan）　中医成药名。温经理气活血剂。组成：麝香、木鳖子、草乌、枫香脂、香墨、乳香、没药、五灵脂、当归、地龙。用于阴疽初起，皮色不变、肿硬作痛；多发性脓肿、瘰疬、痰核、乳岩、乳癖、无名肿毒。孕妇禁服。

小颗粒细胞（small granule cell）　散在分布于喉、气管、支气管及其各级分支等呼吸道黏膜上皮内的神经内分泌细胞。呈锥体或卵圆形，基部位于基膜上，顶端狭窄突向管腔，电镜下可见其胞质内有许多膜包被的致密核心颗粒。有两种类型：神经分泌细胞，常成群存在，细胞基部有神经末梢，此细胞分泌 5-羟色胺；内分泌细胞，可能属于胺前体摄取及脱羧细胞（APUD）系，能分泌多肽激素。

小梁切除术（trabeculectomy）　眼科滤过性手术的一种。适用于各种类型的青光眼。该手术在上方角膜缘做一个以角膜缘为基底的巩膜瓣，做虹膜周边切除，在角膜缘部切除一条 1.5mm×4mm 的角巩膜，包括施莱姆（Schlemm）管（巩膜静脉窦）及小梁组织，此手术可并发巩膜穿破及玻璃体脱出。

小梁网（trabecular meshwork）　巩膜静脉窦内侧由小梁相互吻合形成的筛网状结构。小梁轴心为胶原纤维，表面覆以内皮细胞。小梁网胞质中有肌动蛋白微丝。细胞收缩则影响

小梁间隙，改变房水排出速度。

小淋巴细胞（small lymphocyte）　成熟的淋巴细胞。在血液中数量最多。多数小淋巴细胞并非终末细胞，受抗原刺激后，可增殖分化。呈圆形或椭圆形，直径 6～10μm。胞核圆形，核着边，染色质粗糙致密呈大块状，染深紫红色。胞质量极少，仅在核的一侧见到少量淡蓝色胞质，有时几乎不见而似裸核，一般无颗粒。

小颅（microcephalia）　见小头畸形。

小螺菌（Spirillum minus）　一种菌体甚小的革兰氏阴性螺旋菌。形态粗短，两端尖，有 2～6 个规则的螺旋，有鞭毛，无芽孢，无荚膜。需氧。如鼠咬热螺菌。对青霉素、链霉素敏感。

小螺菌鼠咬热（rat bite fever owing to Spirillum minor）　由小螺菌感染所致的传染病。主要传染源为鼠类及啮齿类动物。小螺菌存在于鼠的血液中，经咬伤处污染伤口而侵入人体。潜伏期为 4～28 天。临床表现为原已愈合的咬伤处发生疼痛、坏死、结痂，成为硬结下疳样溃疡。全身症状有发热、头痛、肌痛等。重症者恶心、呕吐、腹泻、便血和神志不清。发热时出现紫色斑丘疹。病程迁延数月至一年。半数病人血清华氏反应阳性，确诊依据血、淋巴穿刺液、伤口渗出液等涂片或动物接种找到小螺菌。治疗与鼠咬热相同。

小摩托车把碰伤综合征（motor-scooter handlebar syndrome）　髋外血管受压或血管内膜受损出现反应性增生，致使血管闭塞所引起的一组病征。常见于年轻人从小摩托车上跌下后发病。表现为一侧下肢跛行，患肢远端血管搏动扪不到。治疗：手术或保守处理。

小脑（cerebellum）　位于颅后窝，延髓和脑桥的后上方，大脑枕叶的下方，借大脑横裂及小脑幕与大脑分隔。小脑后上方被大脑半球遮盖。其两侧膨隆的部分，叫小脑半球，是发展较新的部分，中间缩窄的部分叫小脑蚓部，是小脑发展较古老的部分。小脑半球下面的前内侧有一突出部称小脑扁桃体，它的位置靠近枕大孔。当颅脑外伤或脑肿瘤体积增大引起颅内压增高时，小脑扁桃体可被挤入枕大孔，产生小脑扁桃体疝，易危及生命。小脑表面由小脑灰质覆盖，深面是白质。小脑主要功能是维持身体平衡，控制姿势，协调骨骼肌随意运动。

小脑白质（cerebellar white matter）　是由各种进出小脑的神经纤维组成的。传入纤维有攀缘纤维和苔藓纤维两类，前者主要来自下橄榄核进入小脑与浦肯野细胞联系。苔藓纤维是由脊髓、脑桥及前庭核投射至小脑终止于颗粒细胞。浦肯野细胞发出传出纤维至小脑核，少量直达前庭核。

小脑扁桃体疝（cerebellar tonsillar herniation）　其他名称：枕骨大孔疝。由于颅内压升高，小脑扁桃体经枕骨大孔向椎管内膨出的现象。病因多为颅内发生占位性病变，尤其是颅后窝的肿瘤、脓肿、血肿等。因膨出的脑组织可压迫延髓及脑神经，阻塞脑脊液的循环通路，病人出现一系列严重症状，如头颈部剧烈疼痛、频繁呕吐，进而呼吸骤停、血压下降、心跳停止。治疗：一经确诊，需立即行脑室穿刺，采取人工辅助呼吸和放液等抢救措施。

小脑病步态（cerebellar gait）　小脑病变时显示的蹒跚步态。

小脑成形不全综合征（cerebellar aplasia syndrome）　以小脑不发育或发育不全为病理特征。新生儿期起病。表现为生长发育、说话、走路均延迟，多伴精神发育迟缓、智力障碍。治疗：对症处理。教育及心理治疗。

小脑齿状核（cerebellar dentate nucleus）　埋藏于小脑白质中的 4 对小脑核中最大的一对。齿状核接受新小脑皮质的纤维传来的冲动，经小脑上脚、小脑上脚交叉和背侧丘脑（腹外侧核），最后传至大脑皮质的躯体运动区，参与躯体运动的调节。

小脑出血（cerebellar hemorrhage）　重症者，迅速昏迷，短时间内因小脑扁桃体疝死亡；轻型者，常以突然眩晕、呕吐、后头痛等症状发病，可查出眼震、一侧肢体共济失调，也可有该侧面神经周围性瘫痪。诊断必须由 CT 证实。

小脑共济失调（cerebellar ataxia）　新小脑损伤后所产生的动作协调障碍。表现为随意动作的力量、方向及限度发生紊

乱，肌肉张力减退，四肢无力，不能做精巧动作，在完成动作时抖动，把握不住动作的方向，也称意向性震颤，行走呈酩酊蹒跚步态，不能进行拮抗肌轮替快复动作等。

小脑共济失调-性腺功能减退综合征（cerebellar ataxia-hypogonadism syndrome）　由于遗传、偶然因素或垂体功能不足，导致促性腺激素分泌不足而引起的一组症候群。表现为小脑综合征和原发性性腺功能减退症合并出现。尿中促性腺激素减少。治疗：激素替代治疗。

小脑回畸形（microgyria）　发育过程中小脑皮质过度折叠所致的畸形。脑回呈疣状，常与小头畸形或脑积水同时发生。易致癫痫，智力发育差。治疗：无特效疗法。

小脑幕（tentorium of cerebellum）　硬脑膜的内层深入大脑半球和小脑之间折叠成的隔膜。小脑幕呈半月形，前缘呈凹形游离，称小脑幕切迹。小脑幕将颅腔不完全地分隔成上、下两部。当小脑幕上发生颅脑病变引起颅内压增高时，位于小脑幕切迹上方的海马旁回和沟，可能被挤入小脑幕切迹，形成小脑幕切迹疝而压迫动眼神经和大脑脚。

小脑幕裂孔疝（cerebellar tentorial hernia）　其他名称：小脑幕切迹疝、颞叶钩回疝。由于颅内压增高，脑组织经小脑幕切迹向上或向下膨出。多见于幕上尤其是颞叶的占位性病变。初期病人多有意识不清，血压升高，脉搏和呼吸变慢，病侧瞳孔缩小，随之瞳孔散大，对光反射消失，对侧肢体瘫痪；晚期病人表现为双侧瞳孔散大，对光反射消失，呈去脑强直状，进而心跳、呼吸停止。治疗：一经确诊须立即静脉注射20%甘露醇溶液，手术急救。

小脑脑桥角脑膜瘤（meningioma of cerebellopontine angle）　其他名称：桥脑小脑角脑膜瘤。指起源于岩骨后面区域，其主要体积位于桥脑小脑角的一类脑膜瘤。根据肿瘤和内听道的位置关系，桥脑小脑角脑膜瘤又可分为内听道前组和内听道后组。两组临床表现、手术方法和预后都有所不同。

小脑脑桥角综合征（cerebellopontine angle syndrome）　其他名称：桥小脑角综合征。小脑脑桥角病变所致的一组临床症候群。患侧耳鸣，听力减退呈感觉神经性耳聋；同侧三叉神经分布区内感觉减退、角膜反射减退或消失；同侧周围性面瘫伴舌部麻木，味觉有时减退；晚期有吞咽困难、饮食呛咳；颅内压增高。治疗：针对病因进行处理。

小脑皮质（cerebellar cortex）　小脑表面被覆的一层灰质，主要由神经元胞体及其树突构成。皮质表面有许多大致平行的浅沟，将小脑分成许多叶片。

小脑皮质变性（cerebellar cortical degeneration）　为一种伴有韦尼克-科尔萨科夫（Wernicke-Korsakoff）综合征的乙醇中毒性营养缺乏症。主要累及小脑蚓部前上部和小脑半球前叶。常见于长期饮酒或严重营养不良的50岁以上男性。躯干坐立不稳，步态蹒跚。下肢共济失调明显，而上肢较轻。CT扫描提示小脑萎缩。治疗：戒酒，补充大量维生素B$_1$可能停止或改善症状。

小脑延髓池（cerebellomedullary cistern）　最大的蛛网膜下池。位于小脑下面与延髓背面之间，向下续为脊髓的蛛网膜下腔。第四脑室内的脑脊液借正中孔和2个外侧孔流入小脑延髓池，临床上可在此处作穿刺，抽取脑脊液进行检验。

小脑延髓池穿刺（cisternal puncture, intracisternal puncture）　用于诊断和治疗脑脊髓疾病的穿刺方法。用小脑延髓池穿刺针刺入小脑延髓池以测定压力，抽取脑脊液，进行检查，还可注入对比剂或药物。

小脑蚓（cerebellar vermis）　位于两小脑半球之间的狭窄部，蟠曲如环，故名。它是小脑发展较古老的部分。分为蚓结节、蚓锥体、蚓垂和小结等部。

小脑蚓部发育不全综合征（vermis cerebelli hypoplasia syndrome）　由小脑蚓部发育不全所致，多见于儿童。表现为身体平衡障碍，早期可有头痛、呕吐、颈强直，头颅增大。很少有眼球震颤、视盘水肿。治疗：对症处理。

小脑中央核（cerebellar nucleus centralis）　主要有4对，包括顶核、球状核、栓状核和齿状核。顶核发出纤维到达脑干网状结构和前庭核，通过脊髓前角调节肌紧张。球状核、栓状核和齿状核的传出纤维一部分投射至对侧红核，一部分终于

对侧丘脑腹外侧核，转而投射到大脑皮质形成大小脑反馈环路，调节随意运动。

小脑综合征（cerebellar syndrome）　表现：平衡障碍，步态不稳，鸭步蹒跚或坐行不能；肢体运动出现共济失调现象，指鼻试验明显不准，跟膝胫试验摇晃不稳，肢体活动失去控制；眼球震颤；讲话语音不良；病侧肌张力明显降低，腱反射减退；闭目直立有倒向患侧趋势。

小牛血去蛋白（deproteinised calf blood）　其他名称：奥德金、帅奇。脑血管病用药。用于改善脑部血液循环和营养障碍性疾病引起的神经功能缺损，末梢动脉、静脉循环障碍及其引起的动脉血管病病、腿部溃疡、皮肤移植术。制剂：注射剂。不宜与其他药物混合输注。肌内注射时应缓慢，注射量不超过5ml。孕妇慎用。对同类药物过敏者禁用。

小诺霉素（sagamicin, micronomicin）　其他名称：小诺米星、沙加霉素。氨基糖苷类抗生素。有广谱抗菌作用，特别是对铜绿假单胞菌、大肠埃希菌、变形杆菌、沙雷菌有强大抗菌活性。作用机制为抑制细菌蛋白质合成，同时有破坏细菌细胞膜的作用。适用于大肠埃希菌、葡萄球菌、克雷伯菌属等引起的呼吸道、泌尿道、腹腔及外伤感染，也用于败血症。肌内注射给药，也可滴眼，治疗敏感菌所致的眼睑炎、泪囊炎、结膜炎、角膜炎。肝、肾功能不全者慎用。

小青龙合剂（xiaoqinglong heji）　中医成药名。化痰止咳平喘剂（温化寒痰剂）。小青龙汤制成的合剂。另有制剂：颗粒。组成：麻黄、桂枝、白芍、干姜、细辛、法半夏、五味子、甘草。用于风寒水饮、恶寒发热、无汗、喘咳痰稀。

小青龙汤（xiaoqinglong tang, small blue dragon decoction）　中医方剂。《伤寒论》方。组成：芍药、细辛、干姜、炙甘草、桂枝、五味子、半夏。功能解表散寒、温肺化饮。治风寒外感，水饮内停，症见恶寒发热、无汗咳喘、痰白清稀、身重浮肿、苔白而滑、脉浮或缓者。

24小时痰标本采集（24 hours collection of sputum specimen）　采集从早7时至次日早7时痰液的方法。病人早晨醒来7点钟，未进食前漱口后开始留取第一口痰，次晨7点钟，以未进食前漱口后第一口痰作为结束，将此期间24小时所有的痰液吐于容器内，不可混入唾液、漱口水、鼻涕。

小书症（micrography）　帕金森病病人写字，越写越小的症状。

小鼠疫（ambulatory plague, larval plague）　其他名称：轻型鼠疫。鼠疫的一种临床类型。多见于流行初期或末期，或发生于曾接受预防接种者。表现为不规则低热，全身症状轻。病菌侵入局部淋巴结肿大、轻度触痛，偶见化脓性溃疡，其内含鼠疫耶尔森菌。防治同鼠疫。

小鼠游泳实验（mouse swimming test）　观察毒物对机体活动影响的一种方法。常用来研究毒物的阈浓度。在小鼠染毒前后，分别将动物放入一定体积的水中，观察动物自入水到鼻沉入水中的时间，以比较动物染毒前、后的游泳时间变化。

小水泡音（small bubbles）　其他名称：细湿啰音。是因炎性分泌物存在于小支气管和肺泡内，吸气时被气流冲击而形成的音响。多见于支气管肺炎、细支气管炎、肺结核早期、肺淤血、肺水肿或肺梗死等。

小胎盘（small placenta）　胎盘重量小于400g。常见于早产或未成熟产；亦见于胎盘本身病变，如胎盘钙化、胎盘退行性变等。常合并胎盘功能不全，以致胎儿宫内发育迟缓及新生儿体重低。

小头畸形（microcephaly）　其他名称：小颅。头小和脑发育不全的病症。脑的体积和重量都低于正常，颅囟及颅缝过早闭合。表现为头小，而且额部和枕部还显得狭小、平坦，头顶呈尖形，颜面却相对大。无颅内压增高症状，患儿可以成长，但智力低下，常伴癫痫发作，四肢瘫痪及行为障碍。如脑发育不全限于一侧半球，则可有偏瘫。治疗：无特殊疗法；限于一侧半球者可做患侧半球切除术，对癫痫及行为障碍可有一定疗效。

小腿肌（muscles of leg）　在胫、腓骨周围的肌群。分为前群、外侧群和后群。前群有胫骨前肌、蹞长伸肌和趾长伸肌，作

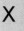

用是使足背屈及内翻。外侧群有腓骨长肌和腓骨短肌，作用是使足跖屈和外翻。后群有腓肠肌、比目鱼肌、踇长屈肌、胫骨后肌、趾长屈肌，作用是使足跖屈和内翻。

小腿筋膜间隔区综合征（crural fascia compartmental syndrome）　小腿间隔区内压力增高，区内神经肌肉组织缺血而引起的一系列临床表现。表现为局部疼痛、感觉异常或缺失、肿胀、压痛等。治疗：早期手术，充分减压。

小腿静脉血栓形成（phlebothrombosis of leg）　血流缓慢、静脉壁损伤和高凝状态而引起的小腿肌肉静脉丛血栓的形成。多发生在制动状态及术后。临床症状不明显，只有小腿疼痛，血栓可向近侧顺行扩展至髂股静脉受累才出现典型症状，患肢严重肿胀和疼痛。治疗：溶栓、抗凝和祛聚疗法。病程不超过72h的病人可给尿激酶溶栓。

小腿溃疡（ulcus cruris）　发生在小腿下部的一种慢性溃疡。常由于下肢静脉曲张或深静脉血栓形成引起。溃疡周围皮肤有色素沉着、水肿或因纤维瘢痕组织增生而变硬，有时还伴有湿疹性皮炎。治疗：必要时切除曲张的静脉，或溃疡切除后植皮。

小腿三头肌（triceps surae）　由腓肠肌和比目鱼肌组成，两肌腱合成粗大的跟腱止于跟骨。腓肠肌以内、外二头起自股骨内、外上髁的后面。比目鱼肌起自腓骨和胫骨的比目鱼肌线。三头合成的肌腹即所谓"小腿肚"。向下续为粗壮的跟腱，止于跟骨结节。作用为屈踝关节和屈膝关节，站立时固定踝关节和膝关节，防止身体前倾。由胫神经支配。

小腿围（circumference of leg）　腓肠肌最粗处所量得的水平围度。以厘米表示。测量时卷尺与小腿中轴垂直。反映小腿脂肪及肌肉充实度和儿童营养状况。

小网膜（omentum）　连于膈、肝静脉韧带裂和肝门与胃小弯、十二指肠上部之间的双层腹膜结构。连于肝和胃小弯之间的部分称肝胃韧带，两层间含有胃左、右血管。连于肝和十二指肠上部之间的部分称肝十二指肠韧带，其中含有胆总管、肝固有动脉和门静脉。

小胃癌（small gastric cancer）　癌组织浸润深度仅限于黏膜层或黏膜下层，无论有无淋巴结转移，而癌灶面积为 5.1～10mm^2 者。可无或只有轻微的症状，如食欲减退、嗳气、上腹不适、疲倦等。经脱落细胞、纤维胃镜检查可以被发现。以手术治疗为主。

小窝蛋白（caveolin）　其他名称：窖蛋白、陷窝蛋白。细胞质膜陷窝部位的一类多次穿膜整合蛋白。分子量为 17～24kD。该蛋白参与胞膜窝形成、细胞内吞、信号转导、血管生成等过程，并与病原体感染、肌肉退行性病变、阿尔茨海默病、糖尿病、肿瘤等疾病有关。

小舞蹈症（病）（chorea minor）　其他名称：风湿性舞蹈症、感染性舞蹈症、西登哈姆舞蹈症。风湿热的一种表现。临床特征为不自主的舞蹈样动作，肌张力降低，肌力减弱，自主运动障碍和情绪改变。病变累及基底核、大脑皮质、脑干等部位。多见于儿童和青年。临床表现是缓慢起病，先是懒散、注意力不集中，进而手脚笨，逐渐出现手、脚不自主的小动作。病情达高峰时，头颈、口舌、面部、眼有不自主的异常动作，如努嘴、伸舌、挤眉弄眼等。四肢及手足不住地大幅度、无规律、方向不定地舞动。上述异常动作仅在睡眠中停止。重则躁动昏迷合并感染致死。治疗方法除给予镇静剂外，主要靠泼尼松疗法。

小细胞低色素性贫血（microcytic hypochromic anemia）　指平均红细胞体积、平均红细胞血红蛋白含量、平均红细胞血红蛋白浓度均低于正常情况下的贫血。此种贫血主要见于缺铁性贫血。

小细胞肺癌（small cell lung carcinoma, SCLC）　肺癌的一种病理类型。其特点是细胞体积小，多为类圆形或菱形，胞质少，类似淋巴细胞。包括燕麦细胞型、中间细胞型、复合燕麦细胞型。前两者可能起源于神经外胚层的嗜银细胞，胞质内含有神经内分泌颗粒，具有内分泌和化学受体功能，可引起副肿瘤综合征。可早期转移到肺门和纵隔淋巴结，并易侵犯血管，发生肺外转移。

小陷胸汤（xiaoxianxiong tang, decoction for mild phlegm-heat

syndrome in chest）　中医方剂。《伤寒论》方。组成：黄连、半夏、瓜蒌实。功能清热化痰、宽胸散结。治小结胸病，痰热互结，症见胸脘痞闷，按之则痛，吐痰黄稠、苔黄腻、脉滑数者。

小心脏综合征（small heart syndrome）　一组与神经性循环衰竭有关的先天性疾病。表现有心脏阴影缩小，轻度运动时出现头昏、耳鸣、眼前发黑、心悸、气短、出汗、乏力、心绞痛样发作及心律不齐等心输出量相对不足的情况，而无心脏器质性改变或无心肌功能异常。小儿发病率高，常有智力发育减低。

小样儿（small for gestational full term infant）　见小于胎龄儿。

小叶性肺炎（lobular pneumonia, bronchopneumonia）　其他名称：支气管肺炎。末梢支气管及其周围肺泡的急性化脓性炎症。每个病灶的范围相当于一个或几个肺小叶，故名。病变常从支气管开始，经细支气管蔓延。一般为继发性，尤其多继发于麻疹、流感、百日咳、猩红热等传染病。小儿及老人最易发病。在长期消耗性疾病及传染病末期，因体力衰弱，常因继发性小叶性肺炎而死亡。病原菌以肺炎球菌最常见，葡萄球菌、链球菌、流感嗜血杆菌等均可致病。病变常累及双肺，以散在性病灶为特征。病灶与肺小叶形状大致一致，呈灰黄色、充实，或孤立或互相融合成片。并发症多为呼吸衰竭、心力衰竭以及肺气肿等，有寒战、发热、咳嗽、气急、发绀等症状。治疗：抗菌药治疗有效。

小叶中央型肺气肿（centrilobular emphysema）　阻塞性肺气肿病理分型的一种。是由于终末细支气管或一级呼吸性细支气管因炎症而致管腔狭窄，其远端的二级呼吸性细支气管呈囊状扩张。其特点是囊状扩张的呼吸性细支气管位于二级小叶的中央区。该种肺气肿在临床上常表现为紫肿型。

小阴唇（lesser lip of pudendum）　女性外生殖器结构之一。位于大阴唇内侧的两个片状皮肤皱襞。无脂肪，从阴蒂斜向后外下方，长约4cm。两侧小阴唇后端彼此会合，形成阴唇系带。前端分叉，外侧者包绕阴蒂，形成阴蒂包皮；内侧者连于阴蒂下面，形成阴蒂系带。

小隐静脉（small saphenous vein）　下肢浅静脉属支。始于足背静脉弓外侧缘，在小腿后面浅筋膜中上行至腘窝，注入腘静脉的浅静脉。沿途收集小腿的浅静脉。

小于胎龄儿（small for gestational age, SGA）　其他名称：小样儿。出生体重相当于同胎龄平均体重第10百分位值以下的新生儿。出生时常有窒息史或宫内窘迫。生后体重低，皮肤苍白干燥，皮下脂肪少，皮肤皱褶多。易发生吸入性肺炎、红细胞增多症、低血糖、低血钙等并发症。防治：做好孕妇保健；分娩时孕妇吸氧；做好婴儿急救及并发症治疗；加强喂养。

小鱼际（hypothenar, hypothenar eminence）　手掌内侧群肌在手掌小指侧形成的肌性隆起。主要有3块肌，分浅深两层排列。浅层有小指展肌、小指短屈肌，深层有小指对掌肌，能使小指做屈、外展和对掌动作。由尺神经支配。

小灶心肌梗死（small foci myocardial infarction）　在心电向量图上，QRS 环的某一局限地区有小的蚀缺，深度达 0.08mV，时间长达 4ms 以上，反映心室某部位有小灶性坏死。在心电图上，对此比较难辨认。

小中（fainting）　中医病名。指中风轻型。症见突然语言不利、半身不遂、口角㖞斜、短时自愈。重者可有昏倒，但短时即苏醒，不留后遗症。隔数月或一两年或数年再发，发必加重，甚至丧命。治疗：随证施治。见中风。

哮病（wheezing, asthma）　中医病名。内科杂病之一。痰邪伏肺，复由外邪侵袭、饮食不当、情志失调、劳累过度等诱因引发，常见发作性喉中哮鸣有声，呼吸困难，甚则喘息不得平卧等主症。反复发作，可致脏气虚衰，真元耗损。治宜培补脾肾。发作时宜祛邪，宜降肺气、涤痰平喘。虚实夹杂，扶正与祛邪并用。

哮喘（asthma）　①其他名称：支气管哮喘。属Ⅰ型超敏反应性疾病。特应性个体接触过敏原后诱导肥大细胞、嗜碱性粒细胞脱颗粒，使之释放前列腺素、组胺和白三烯等活性介

X

质，引发支气管痉挛和肺通气障碍。这种炎症使易感者对各种激发因子产生气道高反应性，并可引起气道缩窄，表现为反复发作的喘息、呼吸困难、胸闷、咳嗽等症状，常在夜间或清晨发作、加剧。治疗：多数病人可自行缓解或经药物治疗等缓解。②其他名称：哮病。中医病证名。哮证与喘证的合称。见哮病。

哮喘持续状态（status asthmaticus）　哮喘发作持续 24h 以上者。表现为张口呼吸、大量出汗、明显发绀、端坐呼吸，甚至出现呼吸、循环衰竭。治疗应积极解除支气管痉挛、纠正缺氧、改善通气、控制感染和并发症。

哮喘菌苗（asthmatic vaccine）　其他名称：气管炎菌苗。系呼吸道常见的甲型溶血性链球菌、葡萄球菌和奈瑟双球菌杀死后制成。上臂外侧三角肌附着处皮下注射或臀部肌内注射。用于由感冒、上呼吸道感染引起的支气管哮喘、喘息性支气管炎、慢性支气管炎等疾病的预防。发热 38℃ 以上、活动性结核、活动性肝炎、湿疹、高血压病、心脏病者禁用。过敏性哮喘、严重肺气肿及长期使用激素疗效不好者不宜使用。

哮喘性肺嗜酸性粒细胞浸润症（asthmatic pulmonary eosinophilia）　其他名称：哮喘性肺嗜酸性粒细胞增多症、变态反应性支气管肺曲霉病。以反复哮喘发作为主要特征的慢性迁延性肺嗜酸性粒细胞浸润性疾病。常由曲霉属引起。花粉、药物和镍烟雾也可致病。表现为反复发作的顽固性哮喘，伴发热、多汗、消瘦、阵发性咳嗽、咳黏液痰，有时咳出 1～2cm 细支气管管型的痰栓。反复肺炎或肺不张，近端支气管扩张。肺部 X 线表现为中、下野大小不一，密度均匀的斑片状浸润影，可呈游走性。血及痰液中嗜酸性粒细胞增加。病程可数月或数年。治疗：对症及使用皮质激素。

哮喘性支气管炎（asthmatic bronchitis）　其他名称：喘息性支气管炎。伴有哮喘的支气管炎。症状有发热、咳嗽、气急和哮喘，易反复发作。但本症与支气管哮喘不同，以感染为主，多发生在婴幼儿。治疗：控制感染，同时可用解痉、祛痰药。

哮鸣音（wheezing sound）　干啰音的一种。呼气时伴有口哨样声响。广泛哮鸣音由于支气管痉挛引起，常见于支气管哮喘发作；局限哮鸣音见于支气管狭窄，如支气管结核或肿瘤。

哮证（asthma with wheezing）　简称：哮。中医病名。发作性痰鸣气喘疾患。以呼吸急促困难、喉间有哮鸣音为主证。主要因内伏之痰，遇诱因而发。发作时痰随气升，气因痰阻，相互搏结，阻塞气道，肺气升降不利，则呼吸困难、气息喘促。哮证发作时若伴有形寒怕冷、口不渴、舌苔薄白者属寒哮，治宜温肺散寒、化痰平喘，用射干麻黄汤加减；若伴有黏稠黄痰、面赤、口渴喜饮、舌苔黄腻者属热哮，治宜清热宣肺、化痰定喘，用定喘汤加减。哮证缓解期以正虚为主，当扶正治本，采用补肺、健脾、益肾等法。

效应蛋白（effective protein）　系细胞内的功能蛋白、调节蛋白及核内具有基因表达调控功能的非组蛋白和组蛋白。通过化学修饰，使结构与功能方式改变，进而调节代谢、分泌、基因表达等生物效应。

效应阶段（effector step）　免疫反应排斥抗原的阶段。机体借助于致敏淋巴细胞形成的细胞免疫功能对抗病毒、细胞内寄生菌和肿瘤的侵袭，但也可引起迟发型变态反应、移植排斥反应等。机体借助抗体形成的体液免疫功能，中和病毒，以及在补体、巨噬细胞协助下，溶菌和杀菌，但也可出现免疫病理反应，如过敏反应、输血反应等。

效应器（effector）　机体内特殊分化的专门对刺激发生反应的组织结构。接受传出神经的控制，表现出本身特有的功能，如肌肉的收缩和腺体的分泌等。

楔形肺切除术（pulmonary wedge resection）　一种比较原始而简便的肺切除术。方法是用两把血管钳呈楔形夹住病灶周围的肺组织，在两钳之间切除病灶，再沿钳边缝合肺组织。用于治疗肺内小的、表浅的或边缘的良性病变。

蝎毒中毒（scorpion venom poisoning）　见蝎螫伤。

蝎螫伤（scorpion sting）　其他名称：蝎毒中毒。蝎尾部毒刺螫入人体后引起的局部与全身反应。其毒素可作用于神经和心脏。轻者被螫伤局部疼痛红肿，数日后消退。重者除局部炎症外，出现寒战、发热、恶心、呕吐、流涎、头痛、昏睡、呼吸增快、脉搏加速等。儿童被螫伤后可因呼吸循环衰竭而死亡。治疗：拔除毒刺，局部封闭，扎止血带，切开伤口吸出毒液。中药南通蛇药外敷。全身治疗，同蛇咬伤处理，用抗蝎毒血清。

协调性保健（concordant health care）　全科医疗的一个特征。当全科医生靠自己的力量无法解决病人及其家庭的问题时，通过采取转诊、会诊、会晤等协调性措施，求助于其他医疗机构、社会团体和个人。

协热下利（diarrhea due to interior cold and exterior heat）　中医病证名。属表邪未除而屡用攻下，损伤脾阳，以致里寒挟表热而下痢。主要表现为形寒身热，腹泻不止。治宜温中解表，用桂枝人参汤加减。

协同凝集试验（coagglutination test）　以金黄色葡萄球菌作为免疫球蛋白 G 抗体的载体进行的凝集反应。此反应可用于流行性脑膜炎、伤寒、布鲁氏菌病等的早期诊断。

协同致癌因素（co-carcinogenic factors）　在发生癌症过程中其相互作用可以彼此增加致癌效应的诸因素。采取预防癌症的措施时，应考虑这种协同的致癌作用。

协同作用（synergism）　数种药物或毒物同时作用于机体时，其效应超过各种物质效应的总和。

邪留三焦（evils retaining in triple-jiao）　中医术语。①指温病中温邪夹痰湿，或湿热之邪滞留三焦气分。邪留三焦，则气机受阻，水湿不得正常通调而滞留。症见寒热低伏、胸胁满闷、脘痞腹胀、苔腻等症。治宜分消走泄，用温胆汤、三仁汤等。②中医内科杂病中泛指病邪困阻三焦，使三焦气化功能失调，出现以水液代谢障碍为主的病变。症见胸胁胀闷、下腹窘急、小便不利等症。治宜宣通气机、化气行水，用五苓散、宣清导浊汤之类。

邪气（pathogenic qi）　其他名称：邪、外邪。中医术语。与人体正气相对而言。泛指各种致病因素及其病理损害。《素问·评热病论》："邪之所凑，其气必虚。"包括风、寒、暑、湿、燥、火六淫和疫疠之气等致病因素。因从外侵入人体，故又称外邪。

邪气盛则实（domination of evils is considered as sthenia-syndrome）　中医病机。指疾病过程中，邪气盛，正气激烈对抗，出现实证的病机。邪气，指致病因素。当病邪有余而人体正气充足，功能代谢活动增强以抵抗病邪，故表现为亢盛的实证。如痰滞、食积、瘀血、水湿等，都是邪气有余；壮热、烦躁、狂乱、声高气粗、腹痛拒按、便秘尿赤、脉滑数有力等，都是功能亢盛的表现，均属实证。

邪实正虚（hyperactivity of evil and deficiency of healthy energy）　中医术语。邪气过盛，正气抗病功能低下。见于热性病者，如阳明腑实证，因日久失下，除见潮热、谵语、腹痛拒按、粪便秘结等邪气盛的症状外，又见神志昏迷、循衣摸床、惊惕不安、微喘、两眼直视等正气不能支持的危象。见于内伤杂病者，如臌胀病久、身体消瘦、心悸气短、粪便溏泄、食欲减退等，都是邪实正虚的表现。

胁痛（hypochondriac pain）　中医症状名。多属肝胆二经之病。指一侧或两侧胁肋部疼痛。《赤水玄珠》卷四："胁痛有风寒，有食积，有痰饮，有死血，有虚，有气郁，有火。"《济生方·胁痛》："多因怒极嗔怒，悲哀烦恼，谋虑惊忧，致伤肝脏。既伤，积气攻注，攻于左，则左胁痛，攻于右，则右胁痛，移逆两胁，则两胁俱痛。"另外，暑热、湿热、肝阴虚、肝血虚及肝肾不足，均可导致胁痛。

斜扳法（slant-pulling manipulation）　其他名称：斜搬法。中医伤科推拿手法的一种。病人侧卧，上腿屈曲，下腿伸直。医者用一手扶住其肩前部，另一手扶住臀部，两手同时用力作相反方向推动，使其腰椎扭转，当听到"咔嗒"响声时即可。常用于治疗腰椎间盘脱出症。

斜板试验（oblique plate test）　检查骶髂关节功能的一种方法。检查时，病人仰卧，充分屈曲病侧髋、膝。检查者一手按住病侧肩部，另一手按住病侧膝的外侧，向健侧推去。骶髂关节有疼痛者为试验阳性，表示骶髂关节病变。

斜刺（oblique insertion, oblique needling）　中医针刺方法之一。指进针时，针体与穴位皮肤呈 60°左右刺入的刺法。主要用于骨骼边缘和肌肉浅薄处的穴位。在运用某些针刺手法进行催气时亦常使用。斜刺时，采取或上，或下，或左，或右的方向，则根据具体穴位或补泻要求而定。

斜方肌（musculus trapezius）　背部浅层的三角形阔肌。起自上项线和全部胸椎棘突。肌纤维向外集中止于肩峰及肩胛冈。收缩时可使肩胛骨向内、向上，或向下运动。肩胛骨固定时两侧共同收缩，则使头颈后仰。由副神经支配。瘫痪时出现"塌肩"。

斜骨折（oblique fracture）　骨折线与骨的纵轴线呈斜交叉的骨折。

斜肩现象（oblique shoulder phenomenon）　心肌梗死内阻滞的一个表现。前间壁心肌梗死时，$V_1 \sim V_3$ 导联的 r 波有挫折的现象。

斜角肌间隙（space of scalene muscle）　由前斜角肌、中斜角肌和第 1 肋上面围成的间隙。内有臂丛和锁骨下动脉通过。

斜角肌压迫试验（Adson test）　一种颈臂肩臂痛诱发试验。检查时令病人一侧上肢平直抬举，医生触摸该侧上肢桡动脉搏动，同时令病人分别向两侧转动其头部，如在出现桡动脉搏动减弱的同时出现颈、肩、臂的疼痛，即为阳性。

斜颈（torticollis, wryneck）　一种颈部畸形。由颈部一侧的肌肉（以胸锁乳突肌为最常见）挛缩，或由颈部脊柱的畸形或疾病，使头颈经常向该侧倾斜，而颜面转向对侧。有先天性和后天性之分；以先天性、肌性为多见，常在婴儿出生一两周后被发现。严重者可影响面部和脊柱的发育，应及早进行手法按摩或手术治疗。

斜视（strabismus, squint）　眼外肌病。分为两类：①共同性斜视，一眼注视眼前物体，另一眼偏斜。向内偏斜者称共同性内偏斜，向外偏斜者称共同性外偏斜。斜视眼视力多不佳。两眼球运动基本正常，无复视。儿童共同性斜视应及早治疗；在屈光不正者，配合分矫正屈光不正的眼镜，戴镜半年不能矫正眼位者应手术矫正，以保护双眼视功能。②非共同性斜视：主要为麻痹性斜视，由神经或眼外肌器质性病变所引起，眼球运动有障碍、复视、眼位偏斜。治疗原发病，对原因不明者可用皮质类固醇及抗生素。

斜头畸形（plagiocephaly）　见颅缝早闭。

斜头斜颈变形联合征（plagiocephaly and torticollis association）　小儿出生时颅面部不对称，称为先天性斜头。产前发生的颈部倾斜，头倾向病侧，颏部转向对侧，称为先天性斜颈。斜颈常伴发斜头。生后斜颈持续时间过久，也可造成斜头，使二者同时存在。治疗：多可自然纠正，部分需手术。

携带者（carrier）　①生物学术语。带有一个异常性状或致病的隐性基因的杂合型个体。本身表现正常，却能将此异常或致病基因传给后代，两个同样的携带者结婚，子代可患此遗传病。例如苯丙酮尿症是常染色体隐性遗传，病人基因型为 pp，父母的基因型为 Pp，其父母的表型虽都正常，但却都是隐性基因 p 的携带者。②流行病学对带菌、带毒、带虫者等之统称。又可分为潜伏期携带者、病后携带者及健康携带者 3 类。

携物角（carrying angle）　其他名称：携带角。为肘关节伸直时呈现的状态。检查时令病人将两侧肘关节伸直，掌侧向前，左右对比。正常时前臂轻度外翻携物角应该存在，男 5°左右，女 8°左右。当肱骨内外髁骨折、髁上骨折或骨骺发育障碍时，此角度数可增大或减少，有的可形成肘内外翻畸形。

缬氨酸（valine, Val）　学名：2-氨基-3-甲基丁酸。为必需氨基酸。一种含有五个碳原子的支链非极性 α 氨基酸。L-缬氨酸是组成蛋白质的 20 种氨基酸中的一种，是哺乳动物的必需氨基酸和生糖氨基酸。在一些放线菌素（如缬霉素）中存在 D-缬氨酸。卵黄、发芽种子、牛乳乳酪中含量较多，成人最低需要量为 10mg/（kg•d）。血红蛋白 β-链中第 6 位谷氨酸为缬氨酸取代时，患镰状细胞贫血。高缬氨酸血症由缬氨酸转氨酶缺陷引起。

缬沙坦（valsartan）　其他名称：代文。抗高血压药（血管紧张素Ⅱ受体阻滞药）。用于高血压。制剂：胶囊剂。钠和血容量不足、肾动脉狭窄、肝肾功能不全的病人慎用；孕妇及哺乳期妇女禁用。

泄泻（diarrhea）　简称：泄或泻。中医病名。粪便稀薄、水样、次数多。但一般无脓血和里急后重。也有将泄泻分开者，大便质薄而势缓者为泄；大便如水而势急者为泻。外感六淫，饮食不节，劳倦过度，情志失调，以致脾胃运化失常，或元气不足，脾肾虚衰，皆可引起泄泻。由于病因、证候不同，有风泄、寒泄、暑泻、湿泻、热泻、伤食泻、溢饮滑泄、酒泄、七情泻、积瘀泄、虚泻、五更泄、滑泄、溏泄、飧泄、直肠泄、大肠泄等。寒湿泄泻，宜芳香化湿、解表散寒，可用藿香正气散；湿热泄泻，宜清肠利湿，可用葛根黄芩黄连汤；伤食泄泻，宜消食导滞，可用保和丸；脾虚泄泻，宜健脾益气、和胃渗湿，可用参苓白术散；肾虚泄泻，宜温补脾肾、固涩止泻，可用四神丸；肝郁泄泻，抑肝扶脾、调中止泻，可用痛泻要方。

泄殖腔（cloaca）　①动物学上大多数低等脊椎动物排出粪、尿及生殖的共同通道。②胚胎后肠末端膨大部分。前上方通连尿囊，两侧有中肾管通入。泄殖腔与腹侧内、外胚层直接相贴部分为泄殖腔膜。

泄殖腔膜（cloacal membrane）　胚发育第 3 周末，原条的尾端有一圆形区域，内、外胚层相贴成的一层薄膜。泄殖腔膜于第 8 周时破裂，后肠的末端腹侧与肛凹相通，否则将出现直肠和肛门的畸形。

泻白散（xiebai san, lung-heat expelling powder）　其他名称：泻肺散。中医方剂。清热剂。出自《小儿药证直诀》。组成：桑白皮、地骨皮、生甘草、粳米。原方为散剂，现多用汤剂服用。功能清泻肺热、止咳平喘。用于肺热咳嗽、气喘、口干唇燥、皮肤蒸热、午后为甚、舌红苔黄、脉细数。由外感风寒所致喘咳及虚寒性咳嗽，均忌服。本方可用于肺炎、支气管炎。

泻黄散（xiehuang san, powder for expelling spleen-heat）　其他名称：泻脾散。中医方剂。《小儿药证直诀》方。组成：藿香叶、栀子仁、石膏、炙甘草、防风。功能泻脾胃伏火。治脾热口疮、口臭、弄舌、舌红脉数者。

泻青丸（xieqing wan, bolus for expelling liver-fire）　其他名称：泻肝丸。中医方剂。《小儿药证直诀》方。组成：当归、龙胆草、川芎、山栀子仁、川大黄、羌活、防风、竹叶、蜂蜜、砂糖。功能清泻肝火。治肝火郁结，症见目赤肿痛、烦躁易怒、尿赤便秘、脉洪实者。

泻下剂（formula for purgation）　中医治法。以泻下药为主配伍组成，具有通便、泻热、攻积、逐水等作用，治疗里实证方剂的统称。分为寒下剂、温下剂、润下剂、逐水剂等。属八法中的"下"法。是根据"泄可去闭"的原则立法组方的。泻下剂具有通导粪便、攻下积滞、荡实热、攻逐水饮的作用。适于胃肠积滞、实热内结、粪便不通、水饮停聚等证。分 4 类：①寒下适于热实积滞证。代表方大承气汤。②温下适于寒积内停的里寒实证。代表方温脾汤。③润下适于津液不足、阴血亏耗所致便秘或习惯性便秘。代表方麻子仁丸。④逐水适于水饮停聚，如胸水、腹水等证。代表方十枣汤。泻下剂对老弱、孕妇、产妇、经期、表证未解、里实未成均慎用、禁用。

泻心（purging the sthenic heart-fire）　中医治法。属泻火通降法。用泻火解毒的药物治疗心胃火炽的方法。如胃火盛而牙龈肿痛、口臭、嘈杂、粪便秘结、舌红苔黄厚、脉数，使用泻心汤（大黄、黄芩、黄连）。但心火盛而迫血向上妄行，出现鼻衄、粪便秘结、小便赤涩、目赤肿痛、口舌生疮、苔黄、脉数，也可用本法。

谢菲尔综合征（Schäfer syndrome）　先天性甲皮厚伴体格及智力发育低下。常染色体显性遗传病。表现为播散性毛囊角化、掌跖角化过度、厚甲、黏膜白斑、先天性白内障、角膜上皮出现树枝状病变、智力低下、生殖功能不全、侏儒症。治疗：对症处理。

谢氏山蚤（Oropsylla silantiewi）　其他名称：长须山蚤、旱

獺山蚤　蚤的一种。下唇须发达。雌蚤受精囊头部略短于尾部。尾部末端有发达的乳突。主要寄生于旱獭。可叮人。是旱獭鼠疫自然疫源地的重要传播媒介。

薤白（macrostem onion, Bulbus Allii Macrostemi）　其他名称：薤白头、野蒜、小蒜、小根蒜。中医药名。百合科植物小根蒜的地下鳞茎。辛、苦、温。归肺、胃、大肠经。功能温中通阳、散结、理气宽胸。用于胸痹刺痛、泻痢后重。还用于疮疖、蛇咬伤等。气虚者慎服。有抑菌作用。

蟹（crab）　甲壳纲，十足目、短尾亚目的大型节肢动物。多栖于海中，少数生活于淡水中。①与寄生虫学有关的是淡水蟹类，如溪蟹、石蟹、华溪蟹、绒螯蟹等，是肺吸虫的第 2 中间宿主。②蟹肉为高蛋白美味食品，腐烂变质者是沙门菌属食物中毒的一个来源，未经充分煮熟又可引起嗜盐菌食物中毒。

蟹睛（crab eye）　其他名称：蟹睛疼痛外障、蟹目、蟹珠、蟹睛翳、黑珠翳。中医病证名。多由肝炎上攻、黑睛翳溃或外伤所致。证见黑睛破损，黄仁从破口突出如黑珠，形似蟹眼，周围绕以白翳，眼痛剧烈，羞明泪出，愈后黑睛遗留瘢痕，不同程度地影响视力。若黄仁全部突出，将导致失明。治法：初宜清肝泻火，用龙胆泻肝汤或石决明散加减；日久赤痛减退者，宜滋阴清火，用知柏地黄丸或镇肾决明丸加减。本症相当于虹膜脱出。

蟹足样浸润（crab's feet-like infiltration）　乳癌肿块的边缘可见有多个线条样回声伸入其周围组织内，犹如蟹足的征象。多见于浸润型乳腺癌。

心（heart）　①中空的纤维肌性器官，既是心血管系统的动力装置，又具有重要的内分泌功能。心脏位于胸腔内，膈肌的上方，两肺之间，约 2/3 在中线左侧。心脏借房间隔和室间隔分为互不相通的左、右两半，每半又分为心房和心室，故心有四个腔，即右心房、右心室、左心房和左心室。②中医脏象名。五脏之一。主要功能：主神明，是精神意识活动的主宰，对其他脏腑起领导作用；主血脉，血液的运行有赖于心的推动。《素问·六节藏象论》："心者生之本，神之变也。其华在面，其充在血脉。"心与小肠相表里，开窍于舌。心的病变可在精神、面色、脉象、舌象及汗出异常等方面反映出来。

心瓣膜（cardiac valve）　控制心脏血液流出及流入量的瓣膜。位于心脏的房室口和动脉口处的心内膜突向心腔的薄片状结构。与心骨骼的纤维环连接，包括房室瓣、主动脉瓣和肺动脉瓣。瓣膜表面被覆以内皮，内部为致密结缔组织，瓣膜的基部可见少量平滑肌。房室瓣基部与心纤维性支架相连处可有小动、静脉，而半月瓣则无血管。心瓣膜是维持血液在心脏内定向流动的重要装置。

心瓣膜病（valvulopathy, valvular disease of heart, VDH）　心瓣膜在受到各种致病因素的损伤后或由先天性发育异常而导致的器质性病变。表现为瓣膜口狭窄和/或关闭不全，最终常导致心功能不全，引起全身血液循环障碍。多为风湿性心内膜炎、细菌性心内膜炎所致。主动脉粥样硬化和梅毒性主动脉炎亦可累及主动脉瓣，引起主动脉瓣膜病。少数是由于瓣膜钙化或先天性发育异常所致。瓣膜关闭不全和瓣膜口狭窄可单独发生，但通常为两者合并存在。最常见于二尖瓣，次为主动脉瓣。病变可累及一个瓣膜，或两个以上瓣膜。

心瓣膜炎（cardiovalvulitis）　炎症侵犯心瓣膜。如风湿性、感染性心内膜炎等。若反复受累或损害严重则形成心瓣膜病。治疗：去除病因。

心包（pericardium）　包裹心和出入心的大血管根部的圆锥形纤维浆膜囊。分为内、外两层，外层为纤维心包，内层为浆膜心包。①纤维心包，在最外层，较厚，致密而坚韧，无伸缩性。它的上部与大血管的外膜相续，向下附着于膈肌的中心腱上。②浆膜心包，薄而光滑，可分为壁层和脏层。壁层紧贴于纤维心包内面。脏层紧贴心肌外面，形成心外膜。壁层与脏层在血管根部相移行，两层之间围成的腔隙是心包腔，内含少量浆液，称心包液，有润滑作用，能减少心搏时的摩擦。

心包穿刺（pericardiopuncture, pericardiocentesis）　诊治心包疾病的操作技术。用于明确心包积液性质和解除心脏压塞症状。常见穿刺部位有：①左侧第 5 肋间心浊音界内侧 1～2cm，或在心尖搏动外 1～2cm；②剑突与左肋缘交界处。穿刺前宜注射阿托品以防发生血管迷走反射。为避免心包穿刺时针尖误入心肌，穿刺针的末端以绝缘线与胸导联相连，进针时进行心电监护。

心包积气（pneumopericardium）　心包中有产气细菌感染，或周围含气器官如肺、食管等穿破所致。也可同时合并有积液或积脓。常无症状，偶可有心脏受压症状。X 线检查可确诊。除非出现心脏压塞症状，一般不需穿刺处理。

心包积血（hemopericardium）　其他名称：血心包。血液积聚于心包腔内。常见病有急性心肌梗死并心脏破裂、升主动脉在心包内部分破裂、冠状动脉破裂、心脏和心包创伤、各种出血性疾病等。表现为心脏压塞症状。心包穿刺抽出血液以解除心脏压塞为治疗的首要措施，同时针对病因进行处理，对破裂的脏器要进行紧急外科缝合手术。

心包积液（hydropericardium, pericardial effusion）　心包腔内液体量异常增多。根据积液性质分为积水、心包渗液、乳糜心包和心包积血等。病因颇多。临床表现取决于积液的数量和积聚的速度，少量积液可无症状，积液量超过 200～300ml 或积聚迅速时，可致心输出量减少、静脉压升高，甚至引起心脏压塞。治疗应针对病因，必要时可心包穿刺抽液、心包积液引流等。

心包积液征（hydropericardium sign）　心包腔内液体潴留的征象。心尖搏动减弱或消失，心脏浊音界扩大，以右心界和左上缘扩大为显著，心音减弱，心音遥远，收缩压降低，脉压下降，静脉压增加，有时出现奇脉，即为此征。可见于化脓性感染、心包结核、心包恶性肿瘤、心脏损伤、充血性心力衰竭、慢性肾脏疾患、低蛋白血症等。

心包间皮细胞瘤（mesothelioma of pericardium）　心包最常见的恶性肿瘤。为心包膜弥漫性病变。主要症状为胸骨后或上腹痛、呼吸困难、干咳。最常见的体征为心包积液和顽固性心力衰竭。多数病人具有大量心包积液且穿刺抽液后较快增长的特点。病程多不超过 1 年。环磷酰胺治疗有效。

心包叩击音（pericardial knock）　因心室舒张受限制、血流振荡心室壁所产生的杂音。距第 2 心音平均为 0.1s，响度变化较大，响亮时可具有拍击性质，见于缩窄性心包炎时。在整个心前区均可听到，但以心尖部、胸骨下段左缘最清晰。

心包［络］（pericardium）　中医脏腑名。心外围的组织器官。心包是心的外膜，附有络脉，是通行气血的道路，合称心包络，一般简称心包。它是心的外卫，有保护心脏的作用。热性病高热出现神昏谵妄时，称为邪入心包。手厥阴心包经与手少阳三焦经互相络属，相为表里。

心包摩擦感（pericardial friction rub）　当心包膜发生炎症时，心包膜表面粗糙，在心脏跳动时两层粗糙的心包膜互相摩擦产生振动，传至胸壁，可在心前区触知一种连续性振动感。在胸骨左缘第 4 肋间处较易触及，因心脏在此处不被肺所覆盖，且接近胸壁。心包摩擦感于心脏收缩期及舒张期均能触及，但以收缩期较明显，坐位时或在深呼气的末期更易触及。如心包膜腔内有较多渗出液时，则摩擦感消失。

心包摩擦音（pericardial friction rub, pericardial friction sound）　心包炎时，心包壁层与脏层变得粗糙，在心包舒缩过程中两层发炎的心包互相摩擦而产生的声音。音质粗糙，似用指腹摩擦耳郭声，有时较柔和，近在耳旁，其发生与心脏活动一致，而与呼吸运动无关，收缩期与舒张期均可听到。心包摩擦音可发生于风湿性、结核性及化脓性心包炎时，也可见于心肌梗死、重症尿毒症和结缔组织病等。当胸膜发炎累及心包时，可产生心包胸膜摩擦音。

心包囊肿（pericardiac cyst, pericardial cyst）　一种先天性病变。位于心包内，与心包腔不相通的薄壁囊肿。内含浆液或透明水样液体。2/3 病人的病变位于心包右侧心膈角。多数无症状。囊肿增大时可有咳嗽、气急或心悸。X 线检查心影右下部呈现境界清晰、密度低而圆形或椭圆形阴影。诊断明确后可做心包囊肿切除术。

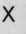

心包切除术后综合征（postpericardiotomy syndrome）　在需切开心包的各种心脏手术后约数周至数月，病人出现发热、胸痛、胸腔或心包积液的一组病征。本病属自身免疫性疾病，常在术后3周出现，发生率约20%。可选用激素治疗，一般1~2周后症状可消失，同时使用抗生素预防感染，必要时可行心包穿刺抽液。

心包心肌炎（perimyocarditis, pericardio-myocarditis）　心包和心肌同时发生炎症。多属急性。主要病因为感染、风湿热、结缔组织病、过敏性疾病等。表现为急性心包炎和心肌炎的症状。心电图和超声检查有助于诊断。主要采取病因治疗和对症治疗。

心包压塞（cardiac tamponade）　见心脏压塞。

心包炎（pericarditis）　心包的脏层和壁层因各种疾病所致的炎症。最常见的心包病变。常是全身疾病的一部分，或由邻近组织病变蔓延所致。按病因可分为：①感染性心包炎（急性非典型性、结核性、化脓性等）；②非感染性心包炎（尿毒症性、肿瘤性、创伤性、心肌梗死后综合征等）。急性心包炎又可按病理分为纤维蛋白性（干性）和渗出性（湿性）两种。心包炎愈合后，可遗留下不同程度的粘连。不引起血流动力学改变者称为粘连性心包炎。如在愈合时纤维组织增生显著，形成坚厚的瘢痕，压迫心脏及大血管根部，影响心脏舒张，则称为慢性缩窄性心包炎。治疗：及时进行心包切除术。

心包粘连（pericardiac adhesion）　其他名称：粘连性心包炎。心包壁层与脏层或心包壁层与胸腔内各种组织之间的纤维素粘连，心包腔可完全或部分地被瘢痕组织所闭塞。多由各种急性心包炎及心脏外科手术引起。单纯的心包粘连，无需特殊处理。粘连严重时，在需要再次行心脏手术时，将增加手术危险性。

心包肿瘤（pericardial tumor, tumor of pericardium）　生长于心包的新生物。包括良性心包肿瘤（畸胎瘤多见，尚有纤维瘤、血管瘤、脂肪瘤、平滑肌纤维瘤）、原发恶性心包肿瘤（间皮细胞瘤和肉瘤）和转移瘤。

心包转移瘤（transferring tumor of pericardium）　心包的继发性肿瘤。较原发瘤多见。男性主要来自肺癌，女性主要来自乳腺癌。除原发病表现外，主要表现为心包积液。有穿刺抽液后积液迅速增生的特点。不适宜手术治疗，只能保守治疗，以改善症状及防止病人死于心脏压塞。

心宝丸（xinbao wan）　中医成药名。益气活血祛瘀剂。组成：洋金花、人参、肉桂、附子、鹿茸、冰片、麝香、三七、蟾酥。用于治疗心肾阳虚、心脉瘀阻引起的慢性心功能不全，窦房结功能不全引起的心动过缓、病态窦房结综合征以及缺血性心脏病引起的心绞痛及心电图缺血性改变。阴虚内热、肝阳上亢、痰火内盛者以及孕妇、青光眼病人忌服。

心痹（cardiac bi）　其他名称：脉痹。中医病证名。风寒湿热诸邪致痹，久病伤及心脏。症见心悸怔忡、胸闷短气、心脏严重杂音、颧颊紫红、气喘咳嗽、咽干、脉结代等为主要表现的痹病。治宜祛邪活血、补益心气。

心壁（heart wall）　从内向外依次由心内膜、心肌层和心外膜组成的心脏结构。心内膜是覆盖于心腔内面的一层光滑薄膜，与血管的内膜相连续。心瓣膜是心内膜向心腔内突出而成，两层内膜之间为致密的结缔组织。心肌层是心壁的主要组成部分，由心肌纤维构成。心房肌较薄弱，心室肌较肥厚，左室肌更发达。心房肌与心室肌不相连续，两者分别附着在房室口周围的纤维环上，故心房和心室不同时收缩。心外膜被覆于心肌层的表面，是心包的脏层。

心搏出率（stroke volume rate）　见射血分数。

心搏频率（heart rate）　简称心率。心电图上每分钟R波或P波出现的次数，分别称心室率或心房率。心电图是计算心率最准确的工具。

心搏脱落（cardiac drop）　见心室脱漏。

心搏骤停（cardiac arrest）　见心脏停搏。

心传导系（conduction system of heart）　心脏的传导系统。位于心壁内，由心肌细胞特化而成。其主要功能是产生和传导兴奋，调控心的节律性活动。包括窦房结、房室结、房室

束、右束支、左束支、浦肯野纤维等。窦房结位于右心房的心外膜下，是正常心脏搏动的起搏点；房室结位于房中隔下部右房侧心内膜下；房室束（希氏束）于室间隔内下行并分为左、右束支，左、右束支再反复分支为浦肯野纤维，分布于左、右心室肌纤维间。近年证明窦房结与房室结之间有3个纤维束直接联系，称为结间束。

心喘齐灵（xinchuan qiling）　由抗心绞痛药曲美他嗪、β受体阻滞药somebody洛尔、平喘药克仑特罗3种药物按分子并合原理合成。具有扩张血管、增加冠状动脉血流量、降低心肌耗氧量、抑制血小板聚集及平喘作用。适用于各类冠心病心绞痛。每2个月为一个疗程。

心磁图（magnetocardiogram）　用仪器所描记的心电流所产生的磁场随时间变化的关系曲线。分为P、QRS、T波等。由于心电流的磁场比地磁场要低几个数量级，所以心磁图的描记技术较心电图困难得多。

心导管（cardiac catheter）　诊断研究心血管疾病的器材。采用聚乙烯、醋酸乙烯等不透射线材料制成。头部弧形弯曲、有良好的复原性能，便于推送时选择改变插管方向。尾端金属接头可与注射器和压力计连接。用于心脏插管检查。

心导管检查术（cardiac catheterization）　心血管病介入性诊断方法的一种。包括右心导管检查与选择性右心造影；左心导管检查与选择性左心造影。明确诊断心脏和大血管病变的部位与性质、病变是否引起了血流动力学改变及其程度，为介入治疗或外科手术提供依据。

心导管实验室系统（laboratory system of cardiac catheterization）　指在做心导管检查时，记录、分析心血管生理学参数的仪器。实际上是一个专用的带数据处理功能的生理记录仪。由电极、换能器、放大器、显示仪、记录仪和数据分析仪等部分组成，有时附加大屏幕显示，便于操作者观察。功能包括3个主要部分：①血流动力学监测，测定各种压力、心输出量。②生物电监测，主要为多导心电和希氏束电图记录，以评价心脏传导系统状况。③心音、脉搏、容积等相关参数的记录。计算机将这些数据进一步处理分析，打印出结果。该系统也是配合开展冠状动脉造影和气囊血管扩张的重要工具。

心导纳图（admittance cardiogram）　在颈腹间通以恒定电流时描记出的伴随心脏搏出而发生的电阻抗变化或电导纳变化的曲线。电阻抗（z）的倒数叫电导纳（Y），$Y = 1/z$，在阻抗容积图描记器中加一除法器即可得到导纳图。

心得安（inderal, propranolol）　见普萘洛尔。

心得静（barbloc, visken, pindolol）　见吲哚洛尔。

心底部室性期前收缩（basis cordis ventricular premature beat）　起源于心底部的室性期前收缩。其QRS平均电轴多自上而下，因此Ⅱ、Ⅲ、aVF导联室性期前收缩的QRS主波向上。此种期前收缩比起自心尖部的期前收缩对心功能影响严重。

心电不稳（cardioelectric unstability）　由于缺血、缺氧、电解质紊乱及药物等因素所致的心肌电活动紊乱。会改变窦房结和异位起搏点的自律性，从而引起严重心律失常。常见原因有：心梗急性期、低钾血症、洋地黄、奎尼丁及锑剂中毒等。

心电发生层（electrocardiac generating layer）　心室肌的外1/3是心电发生层。因为实验证明，当坏死灶直径大于15mm，即仅在穿壁性或心外膜下心梗时才能见到坏死性Q波。

心电监测仪（cardioelectric monitor）　以连续监测心电为主要参数的仪器。通过电极采集信号经放大器放大处理后在荧光屏上显示出心电图波形，并可用记录仪记录下来。监测仪可自动计算出心率以数字显示，并按预设的心率上下限值提供声光报警。近代的心电监测仪还可做心率趋势图显示，自动检测危及生命的心律失常信号，增设体温、呼吸频率等监测指标。配电池可做病人转运途中及抢救现场监测。

心电监护（ECG monitoring）　用心电监护仪对被监护者进行持续不间断的心电功能监测，即可通过心电监护仪反映心肌细胞电活动的变化，监测病人的心脏功能。

心电监护导联（leads for monitoring）　其他名称：心电监测导联。一种双极胸部导联。电极位置避开左前胸和四肢，置于

X

躯干部。常用的有 MCL$_1$、MCL$_5$、MCL$_6$、S$_5$ 导联、四角导联、起搏监测导联、食管双极监护导联及无线电遥测监护导联。多用于重危病人的心电监测、心脏起搏及运动试验等。

心电监护仪（electro-cardiac monitor） 对危重及术后冠心病病人的心脏功能进行床边长时间连续监护的仪器。捕捉心电异兆，将心电图、脉搏波及心率数显示报警，并自动记录心电图，便于及时抢救治疗，降低临床死亡率。也可与运动负荷测试系统配合使用，早期诊断冠心病。

心电阶梯现象（electrical staircase phenomenon） 一种心脏电交替的表现形式。心电图某波幅呈渐大或渐小并反复周期性出现。临床上以 QRS 波群的阶梯现象多见。如果同时有两种或两种以上波出现上述改变则称为双重性或多重性阶梯现象。心电图诊断标准：心搏来源恒一，多为窦性；波形与振幅渐变呈周期性交替，时间不变；常为一过性；与心外因素无关。

心电静止（electrocardiac silence） 心肌因急性缺血损伤时暂时失去电激动能力的状态，称为心电静止。该心电静止的区域称为"局限性电静止区"。

心电连续监测（cardioelectric continuous monitoring） 用监测设备观察病人一定时间内心电变化的方法。多用以诊断冠心病及心律失常。也可用于心肌梗死、术后、危重病人等监护和生理学研究等。

心电频谱图（cardioelectric frequency spectrogram） 其他名称：心电频域检测。是利用生物控制论及信息处理方法来分析心电信息。其特点是信息量大、敏感度高、多参量、多指标和相关的动态分析。用数字信号处理技术，对心电仪进行时间域和频率域分析及处理，并作出自动诊断。该检测常用于冠心病辅助诊断、器质性和功能性期前收缩的评价、心肌病和心肌梗死的鉴别诊断。判断随年龄增大心脏生理性老化程度及心功能的改变。

心电双腔（electrocardiac bichamber） 心脏的左右心房和左右心室各自构成不可分割的心电活动单元，称心电双腔。前者称双房单腔，后者称双室单腔。

心电图（electrocardiogram，ECG） 用仪器从体表记录到的心脏激动时心肌去极化、复极和激动传导等电活动的图形。由 P 波、P-R 间期、P-R 段、QRS 综合波群及 T 波 Q-T 间期和 U 组成。反映心脏兴奋的产生、传导和恢复过程中的生物电变化。用于诊断某些心脏疾患，其中 P 波表示左右心房兴奋去极化时所产生的电变化；P-R（P-Q）间期表示兴奋从心房传到心室所需要的时间；QRS 波群表示左右心室先后兴奋去极化所产生的电变化；S-T 段表示心室已完全兴奋去极化，各部位之间无电位差；T 波表示心室复极过程中的电变化。

心电图报告（electrocardiographic report） 参考临床资料，对心电图所作出的分析和结论。其主要内容包括：①一般项目；②心电图特征；③心电图诊断等。

心电图导联（electrocardiogram lead） 描记心电图时，放置电极板的方法和电极板与心电图机的连接方式。心电场在不同体表部位有着不同的电位，如果在人体表面任何两点放置电极板，并与心电图机的电位计连接，便可描记出这两点的电位差，即心电图。

心电图负荷试验（electrocardiogram stress test） 病人在一定负荷下的心电图检查。能提高心电图对冠心病和其他心肌病变的诊断率。常用的方法为心电图运动试验、心房调搏负荷试验、饱餐试验和葡萄糖负荷试验等。

心电图过度换气试验（electrocardiogram over ventilation test） 以每分钟 30 次的频率做深呼吸 5min，以 Ⅰ、Ⅱ、Ⅲ、V$_2$、V$_4$、V$_6$ 导联动态心电图监测。至少 2 个导联出现 ST 段抬高或压低≥1mm，或 T 波转为倒置，则判为阳性。是提示变异型心绞痛的一种心电图试验。

心电图急症（electrocardiographic emergency） 随时都可发生猝死的心电图表现。包括：①阵发性室速；②心室扑动；③急性心梗；④阵发性高度房室传导阻滞；⑤先兆性心律失常；⑥预激综合征伴快速房颤；⑦任何心律失常伴阿-斯综合征发作；⑧混乱性室律；⑨频发室性期前收缩合并 Q-T 间期延长等。

心电图麦角新碱试验（electrocardiogram ergotocine test） 每隔 5min 静脉注射麦角新碱 0.25mg、0.05mg、0.1mg、0.2mg、0.4mg，作 Ⅰ、Ⅱ、Ⅲ、V$_2$、V$_4$、V$_6$ 导联的动态心电图监测。当至少 2 个导联 ST 段出现抬高或压低≥1mm，或 T 波由直立转为倒置，判断为阳性。是诊断血管痉挛性心肌缺血的首选试验。因有一定危险，应在监护下谨慎进行。

心电图仪（机）（electrocardiograph） 用于记录心脏电位活动波形的仪器。在每个心动周期过程中，心脏兴奋的部位带负电荷，尚未兴奋部位带正电荷；在兴奋部位和尚未兴奋部位之间就产生了电位差，这种电位差随心肌兴奋及其传导发生变化。把心脏电位变化经体表引导并放大描记出来即为心电图。心电图仪基本由电极、放大器和记录器 3 部分组成。据同步可描记曲线的多少有单导、三导、六导等心电仪。近代生产的心电图仪也可带自动分析注释功能。临床上常用于心脏病及相关疾病的诊断。

心电图运动试验（electrocardiogram exercise test） 其他名称：运动心电图试验。用心电图为指标衡量运动时心血管的供氧能力及所诱发的缺氧征象。是发现早期冠心病的一种方法，也可用于判断心脏功能和预后。目前最常用的方法是平板运动试验，其次为踏车或二级梯运动试验。

心电图诊断（electrocardiographic diagnosis） 对心电图进行综合分析的结果。包括：心律的类别；心电图正常否；与某些临床诊断相符合的综合心电图改变；是否定期复查。

心电向量（electrocardial vector） 心肌去极化和复极的每一瞬间产生的大小和方向均不同的电动力。它是个空间向量，每一瞬间会产生无数个，综合为一个向量称瞬间综合向量。瞬间综合向量尖端在空间的轨迹，构成心电向量环。

心电向量图（vectorcardiogram） 其他名称：空间心电向量环。一种反映心脏电活动的图形。用心电向量图机将每一个心动周期中循序出现的瞬时综合心电向量的顶端连接线所描绘成的环形轨迹。心房去极化、心室去极化和心室复极分别形成 P、QRS 与 T 环，把空间心电向量环向冠状面、矢状面和水平面投影，即得到该环在各个面的平面心电向量图。心电向量图对了解心脏电激动的顺序及各瞬间的电位变化比心电图优越。它能判断瞬间向量的空间位置和量，能判断向量运行的方向，它是解释心电图图形的基础和补充。对心室肥厚、心室内传导迟滞、心肌梗死、心肌劳损、预激综合征等敏感性优于心电图，对早期肺源性心脏病及早期冠心病的诊断，亦有帮助。

心电向量图机（vectorcardiograph） 其他名称：向量心电图仪。早期诊断心脏病的电子仪器。可显示心脏三维空间的心电向量，并有冻结图像及储存记忆的功能。对诊断心房、心室肥大、传导阻滞及心肌梗死等病变有一定价值。

心电向量图描记术（vectorcardiography） 对心电向量图进行描记的技术。

心电向量图象限（quadrant of vectorcardiogram） 心电向量图的各个平面上两条相互垂直的直线把平面分开的 4 部分中的任何一部分。

心电学（electrocardiology） 研究心脏生物电现象的一门科学。包括心脏电生理与电原理、心电图、心电向量图、心音图及心电仪器和无创性心功能检测等。

心电周期（cardioelectric cycle） 心脏去极化和复极化的心电活动周期和全过程。

心电轴（electrical axis of heart） 其他名称：平均心电轴。整个心室去极化过程中各瞬间额面 QRS 综合向量的总和。正常值约为-30°～+110°，一般为 0°～+90°。+90°～+180°为电轴右偏，+30°～-90°为电轴左偏，+30°～+90°为电轴不偏。

心动冲击图（ballistocardiogram） 描记因心脏跳动而引起的人体的位移曲线。心室向动脉系统搏血时，心室受到一反冲力；驱入主动脉的血液在主动脉弯曲处流动时，主动脉弓又受到一反冲力。这些反冲力作用于全身。如静卧在沿长轴方

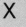

向移动的台上时，则可描记台的移动曲线，即人体的移动曲线。台移动和心脏每搏搏出血量有关，所以由心动冲击图可推算心搏出量。这种图形因正常变异较大，且缺乏特异性，临床实际应用价值受到限制。

心动过缓（bradycardia）　成人心脏跳动每分钟少于 60 次者。原因有多种，常见的是由于迷走神经兴奋等使窦房结发出心跳冲动减慢所致的窦性心动过缓。常见于体力劳动和运动多的正常人。必要时可用阿托品等药治疗。

心动过速（tachycardia，heart hurry）　生理性、病理性原因导致成人心率超过 100 次/min 的状态。因跑步、饮酒、重体力劳动及情绪激动而心率加快为生理性心动过速；因高热、贫血、甲亢、出血、疼痛、缺氧、心衰和患心肌病等而心率加快为病理性心动过速。常见的是窦性心动过速，除见于心脏病病人外，也发生于情绪激动、剧烈运动、发热、贫血等情况，心率多在每分钟 100～150 次。治疗主要是去除病因，必要时用普拉洛尔等药。另一类为阵发性心动过速，又分为室上性和室性两种，心率多在每分钟 160～220 次，有突然发作和突然停止的特性；每次发作时间一般为数秒或数分钟，长者可持续数日。治疗：用抗心律失常药。

心动过速带（tachycardia zone）　能诱发心动过速的期前刺激的配对时间范围。应避免在心动过速带受刺激。

心动过速后超速抑制（post-tachycardia overdrive suppression）　见期前收缩后节律抑制。

心动过速后综合征（post-tachycardia syndrome）　阵发性室上性或室性心动过速停止发作后，出现的 ST 段下降、T 波改变和 Q-T 间期延长。可持续数小时至数日，是心肌复极不均匀或延迟所致，是心肌代谢异常的一种表现。

心动过速性心肌缺血（tachycardiac myocardial ischemia）　心动过速时伴有的 ST 段下降和 T 波倒置。是心动过速时心输出量锐减所致，过后可恢复正常。多见于室上性心动过速。

心动周期（cardiac cycle）　心房或心室一次收缩和舒张所构成的机械活动周期。包括心房收缩、心房舒张、心室收缩和心室舒张 4 个生理过程。在每个心动周期心腔内压力和容积、瓣膜的开闭、血流方向、心音和心电等都发生周期性变化，每个心动周期所占时间的长短与心率有关。以心率每分钟 75 次计算占 0.8s。

心耳（auricle of heart）　心房向前方突出的耳状小囊。是心房一部分。当心功能障碍时，血流缓慢，在心耳处易形成血栓。分为右心耳和左心耳。右心房前部稍向左侧的三角形突出叫右心耳；左心房向左前方突出的部分，叫左心耳。在右心房的内面，有许多平行的肌隆起，称梳状肌，故右心房壁的内面不平滑。梳状肌延至右心耳内面则交错排列呈蜂窝状。左心耳与二尖瓣距离很近，是二尖瓣闭式分离术常用的径路。

心房（cardiac atrium）　心脏内部上面的两个腔室。分为右心房和左心房。①右心房是最靠右侧的心腔，构成心右缘，右心房与上、下腔静脉相连。前部稍向左侧突出，叫右心耳，右心房后上壁有上腔静脉口，下壁有下腔静脉口。在房间隔下部有卵圆窝，是胚胎时卵圆孔的遗迹。右房室口位于右心房的前下部，它与下腔静脉之间，有一较小开口，叫冠状窦口。②左心房位于右心房的左后方，是心腔中最靠后的部分。左心房与肺静脉相连。两侧有左、右肺静脉的开口。前部向左前方突出的部分称左心耳。心房与心室之间有房室口相通，心房收缩时血液流入心室。

心房波（atrial wave）　各种兴奋源引起心房的去极化波。包括窦性 P 波、异位 P′波、F 波和 f 波等。为了便于分析，常作 Ⅱ、V_1 及 MCL_1 导联，此波更清楚。如还不清楚还可以增加心电图敏感度，描记 S_5 导联或采用食管电极等。

心房颤动（atrial fibrillation）　其他名称：心房纤颤。简称房颤。是房性异位性快心律失常的一种。心房异位兴奋点产生每分钟超过 350 次的不规则冲动所引起的快而不协调的心房收缩。见于冠心病、风湿性心脏病二尖瓣狭窄和甲状腺功能亢进等。分为阵发性和持续性两型。心电图表现为 P 波消失代之以大小、形态不一的颤动波（f 波），频率在 400～600 次/min。心室律不规则，120～160 次/min，房室交界

处易形成隐匿传导。心跳与脉搏不一致。快速房颤可引起晕厥。治疗：去除病因，对症处理。

心房传导延缓（atrial conduction delayed）　见不完全性心内传导阻滞。

心房导联（atrial lead）　其他名称：心房导联点。反映心房的电活动较清楚的导联。其连接方法是：探查电极置于胸骨右缘第 3 肋间（V_1 导联上一肋间），无关电极连于中心电站。

心房电活动消失（atrial electric activation disappearance）　心电图除外隐没的 P′波或 P 波时，见不到心房波（P、P′、F 或 f 波）。常见于窦性停搏、一度窦房传导阻滞、晚期房颤、高钾血症时的窦-室传导。

心房电机械延迟时间（atrial electrical mechanical delayed time）　从心电图 P 波开始至心尖搏动图 a 波开始的时间。正常值为 80～100ms。

心房电图（intra-atrial electrogram）　将电极导管放在心房内记录的心电图。是心腔内心电图的一种。心房去极化波在心房电图是 A 波，相当于体表心电图的 P 波。

心房肥大（atrial hypertrophy）　包括心房肥厚和扩张，是多种器质性心脏病的常见改变。心电图上则是 P 波电压增高并时间延长。心房去极化向量增大并房内传导时间延长。

心房肌电麻痹（atrial muscle electric paralysis）　心房肌因丧失兴奋性对窦性或房性兴奋不能产生反应。心电图动态观察发现：P 波在消失前只有波幅的逐渐降低，无频率或宽度的改变。

心房间隔缺损（atrial septal defect）　其他名称：房间隔缺损。成人常见的先天性心脏病，女性多见。左、右心房间隔的肌肉组织在胎儿期发育不全或卵圆孔未闭，留下缺损，出生后左右心房仍直接沟通，导致血液从左心房流入右心房，加重心脏负担。有多种解剖类型：卵圆孔未闭；第一孔（原发孔）未闭；第二孔（继发孔）未闭；高位缺损（静脉窦缺损）；冠状静脉窦部缺损；心房间隔完全缺失等。症状轻重取决于病理生理变化程度。轻者无症状，重者可有心功能不全、反复上呼吸道感染。主要体征为胸骨左缘第 2 肋间吹风样喷射性收缩期杂音。治疗主要是手术修补。

心房静止（atrial standstill）　其他名称：寂静的心房、房性静止。心房由于失去兴奋性，既无心电活动也无机械收缩的一种少见的心律失常。各种心电图及所有导联均无 P 波，QRS 波群为室上性，节律规则，极易误诊为连接性心律。

心房钠尿肽（atrial natriuretic peptide）　其他名称：心钠素、心房肽。近年来证实的一种排钠利尿激素。由心房产生的一类生物活性肽。其作用是在肾小管抑制 Na^+ 的重吸收，排钠、利尿并有扩张血管降低血压、促进心肌营养血流量的作用。

心房内[传导]阻滞（intra-atrial block）　指冲动传导在心房内延迟或中断。心电图表现以 P 波增宽为主。一为不全性心房内传导阻滞，常见于冠心病、左房室瓣病，表示左心房肥大。治疗原发病。另一为完全性心房内传导阻滞，心房同时受两个起搏点激动，一个仅能激动心房，另一个还可下传到心室。预后差。

心房内文氏现象（intra-atrial Wenckebach phenomenon）　在希氏束电图上表现为 P-A 间期（经心房的传导时间）逐渐延长，但 A-H 及 H-V 间期均正常。用体表心电图无法诊断。

心房黏液瘤（atrial myxoma）　一种原发性心脏肿瘤。肿瘤来自卵圆窝的原始内皮细胞，胶冻状，形如息肉样或呈梨状，向下伸展可形成活瓣阻塞二尖瓣孔。多发于左心房。治疗：在低温体外循环下切开心房摘除肿瘤。

心房黏液瘤综合征（atrial myxoma syndrome）　心房黏液瘤所导致的心脏病征。表现为心脏阻塞、全身症状（如发热、血沉快、贫血、体重减轻等）、体肺循环栓塞的症状和体征。治疗：手术。

心房扑动（atrial flutter）　心房内连续地有一部分心肌在进行去极化及复极化活动而形成的规则周期运动。心房异位兴奋点产生每分钟 300 次左右的规则冲动，引起快而协调的心房收缩。常发生于心房颤动之前，一般呈阵发性。常分为两型：Ⅰ型扑动频率在 240～340 次/min，主波有向下的锐角，

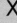

可用程控调搏法转为窦律；Ⅱ型扑动频率多在 340～430 次/min，主波图凸向上，不能用调搏转变扑动。心电图在Ⅱ、Ⅲ、aVF 导联出现 240～340 次/min 整齐锯齿样的 F 波。多发生在器质性心脏病基础上，因与心房颤动相同。治疗：去除病因，对症处理。

心房肽（atriopeptin） 见心房钠尿肽。

心房双弧征（atrial double arc shadow sign） 左心房增大向右膨凸，使心脏的右缘出现双重边缘。正常胸部后前位片，心脏右缘有两个弓弧影即主动脉及右心房。当左房轻度增大时可在右房缘内侧出现双弧影。当左房中等度或重度增大时，心右缘的上部仍为主动脉弧而下部右房弧的上方又增加一弧形影，超出右心房边缘成双心房影，此时心脏右缘为 3 个弓弧影。常见于二尖瓣狭窄心脏病。

心房脱节（atrial dissociation） 其他名称：心房分离、完全性心房内传导阻滞、完全性房间阻滞、房内脱节、房间脱节、局限性完全性房内传导阻滞。一种罕见的房性心律失常，必须依靠心电图来诊断。是由于心房某部分与其余部分分别被两个独立的、互不干扰的起搏点所兴奋。心电图表现为两个独立的 P 波，P 波与快速房颤波同时存在等。

心房紊乱心律（chaotic atrial rhythm） 其他名称：多源性房速、紊乱性房速、多灶性房速、房颤前期。是房内存在多个异位起搏点并交替地发放冲动所致。心电图特征为 P 波形态不同；P-R、P-P、R-R 间期不等；心房率在 100～250 次/min；QRS 波群多属正常；心房兴奋基本可以下传至心室，也可伴有房室传导阻滞等。常见于老年严重的慢性肺部疾病或冠心病病人，多伴有心力衰竭，偶见于缺钾、肺栓塞和高血压心脏病等。治疗：改善肺功能，控制继发感染、心力衰竭等。

心房下部期前收缩（lower atrial premature beat） 其他名称：冠状窦性期前收缩、连接性期前收缩。见冠状窦心律。是提前出现的室上性 QRS-T 波前有逆行 P′波，但 P′-R 间期＞0.12s。

心房心肌梗死（atrial myocardial infarction） 累及心房壁的心肌梗死。引起的组织缺血、损伤和坏死，影响心房去极化和复极化过程。诊断主要依据心电图的改变及其临床表现和酶学改变。治疗：与心室心肌梗死相同。注意预防发生心房破裂、附壁血栓、肺或体动脉栓塞等并发症。

心房性 Q 波（atrial Q wave） 心房梗死时出现的 P 波改变。以直立为主的 P 波起始部分负相。反映了心房去极化过程的异常，并非心房肌全层坏死所致。

心房易损期（atrial vulnerable period） 其他名称：心房易激期。心房肌在其相对不应期之前一段很短的心电不稳定期。此期约在心电图 R 波下降支和 S 波中，此期易发生房性心律失常。

心放射图（radiocardiogram，RCG） 将放射性物质引入心脏后，所记录到的心脏各部位放射性物质浓度的分布图。通常有 2 个峰。第 1 峰表示示踪剂在右心，名为 R 波。第 2 峰表示示踪剂已经过肺回到左心，名为 L 波。两峰间的谷，相当于肺循环。可用作心脏疾病的辅助诊断。

心肺复苏（cardio-pulmonary resuscitation，CPR） 心跳、呼吸骤停时所进行的一系列旨在尽快恢复自主呼吸和循环功能的抢救措施。步骤包括：①通畅气道，立即进行人工呼吸及心脏按压，目的是迅速给脑组织富含氧的血流。②恢复自动的心搏（用药物和电除颤或起搏）。③治疗原发疾患和并发症。

心肺感受器（cardiopulmonary receptor） 其他名称：低压感受器。存在于心房、心室和肺循环大血管壁。其适宜刺激分

两类，一类是血管壁的机械牵张，另一类是化学物质的刺激，如前列腺素、缓激肽等。大多数心肺感受器兴奋经迷走神经传入，引起的反射效应为交感紧张降低，心迷走紧张增强，使心率减慢、心输出量减少、血压下降。心肺感受器兴奋可抑制肾素及 ADH 的释放，通过排钠、利尿使血容量减少。该感受器对调节血容量和体液成分具有重要意义。

心肺运动试验（heart-lung exercise test） 见运动心肺功能测试。

心疳（infantile malnutrition involving the heart） 其他名称：惊疳。中医病证名。五疳之一。因恣食肥甘、积滞生热、热传心经所致。症见患儿面红、眼白中有红丝、高热、有汗、时时惊烦、咬牙弄舌、口燥渴饮、口舌生疮、胸膈烦闷、睡喜伏卧、食欲不振、肌肉消瘦。热重者宜清心泻火，用泻心导赤散；病久心气不足者，宜理脾补心，用四君子汤加当归、茯神。

心功能不全（cardiac insufficiency） 因心脏结构或功能性疾病损伤心室充盈和/或射血能力引起的临床综合征。心脏舒缩功能异常，导致心脏泵出的血液达不到组织的需求。早期可通过代偿机制维持循环平衡，如心肌增生，提高前负荷等，反射性兴奋交感神经，激活肾素-血管紧张素-醛固酮系统及精氨酸加压素系统，使心功能处于代偿阶段。如病情继续发展，心输出量进一步减少，将进入心力衰竭阶段。临床上可分为左心功能不全及右心功能不全。前者主要表现是肺淤血（呼吸困难、端坐呼吸、咳嗽、肺底湿啰音等），后者表现是体循环及门脉循环淤血（颈静脉怒张、水肿、肝大等）。治疗：控制病因，用强心、利尿及扩张血管药物。

心功能测力计（heart function ergometer） 早期诊断心脏病的仪器。采用模拟踏车或活动平板动作，作极量或亚极量运动负荷试验，增加心肌耗氧量和冠状动脉血流量。通过示波器瞬间出现的心电活动波形，可客观测得心肌功能参数。如增加呼吸测定装置，可作心肺功能参数的多项测定。

心功能代偿失调（cardiac decompensation） 心功能不全时，虽有机体的代偿功能，但仍不能维持心脏有效的排出量。其后果是出现心功能不全的临床表现。

心功能分级（cardiac functional grade） 判断心功能状态的标准。对劳动力鉴定及治疗均有一定的指导意义。可分为：①心功能 1 级（心功能代偿期）：无症状，体力活动不受限；②心功能 2 级（Ⅰ度心功能不全）：较重体力活动则有症状，体力活动稍受限；③心功能 3 级（Ⅱ度心功能不全）：轻微体力活动即有明显症状，休息后稍减轻，体力活动明显受限；④心功能 4 级（Ⅲ度心功能不全）：在安静休息状态下亦有明显症状，体力活动完全受限。

心骨骼（cardiac skeleton） 其他名称：心纤维骨骼、心纤维性支架。在心房肌和心室肌之间由致密结缔组织组成的支持性结构。构成心脏的支架，也是心肌和心瓣膜的附着处。心房和心室的心肌分别附着于心骨骼，两部分的心肌并不相连。

心汗（sweating over the precordia） 中医病名。心窝（剑突下）局部多汗。多因忧思惊恐，伤及心脾所致。治宜补养心脾、安神敛汗，可用归脾汤。

心合小肠（heart being connected with small intestine） 中医术语。心与小肠相表里，手少阴心经与手太阳小肠经相互络属，构成心和小肠的阴阳表里相合关系。二者生理上相互配合，心主血，小肠主分清泌浊，奉心生血。病理上二者也互相影响。治疗心或小肠的病症，有时可以通过这种"相合""相表里"的关系而互为影响。如心移热于小肠，可出现小便赤涩或尿血，小肠实热，每见心烦、口舌糜烂，处方中就要用清心火的药物。

心后间隙（retrocardiac space） 于心脏右前斜位、左前斜位或左侧位上所显示的心脏后缘与脊柱之间的透亮区域。该间隙缩小对诊断左室增大有一定价值。

心火上炎（flaming up of heart fire） 中医证候名。指心经火热上升的证候。可由心火亢盛或心阴亏虚而致，症见舌生疮，口腔糜烂，心烦失眠，舌尖红绛等。由于心开窍于舌，故称为"舌为心之苗"，是指舌为心之外候。如果心的阴血

不足，虚火上炎则舌发红，甚则舌疮碎痛、糜腐等症；心主神明，如果心的阴血不足，虚火上炎扰乱神明，神不守舍，因此出现失眠、多梦、心烦、神志不宁等症状。治宜导赤清心。

心火盛（hyperactivity of heartfire）　中医病证名。可因情志之火内发，或因六淫内郁化火，或过食辛热、过服温补而致。症见心中烦热、焦躁失眠、口舌糜烂疼痛、口渴、舌红、脉数，甚则灼伤肺阴而见咯血、衄血等，或见狂躁谵语、善笑不休等。治宜清心泻火，或兼凉血。

心机械图（mechanocardiogram，MCG）　其他名称：心功能图。心脏机械活动时记录的图形，即心脏和大血管机械活动的曲线图。包括心尖搏动图、颈动脉搏动图、颈静脉搏动图、心阻抗血流图等。常与心电图、心音图同步记录。用于心脏病变的辅助诊断。

心肌（myocardium）　心壁的主要组成部分。位于心内膜与心外膜之间，由心肌纤维组成，包括心房肌和心室肌两部分。肌细胞（即肌纤维）呈短圆柱状，直径为 $10\sim20\mu m$，有明暗相间的横纹，属横纹肌。心肌纤维具有分支，互相连接成网。两条心肌纤维相连处称为"闰盘"。细胞核多为一个，偶为两个，位于肌纤维中央。肌质丰富，但其中肌原纤维较骨骼肌少，且分布在肌纤维的周边。心肌能进行自动而有节律的收缩，不受意志支配，属不随意肌。

心肌保护（myocardial protection）　心脏手术时，保护心肌少受缺氧损害的综合措施。体外循环下进行心脏手术时，由于阻断心脏血流，心肌发生缺血性损伤，可造成术后复苏困难或术后低排等严重并发症。为防止上述并发症的发生而采取综合性保护措施，包括：①冠状动脉氧合血灌注法；②局部低温及冷停跳液灌注法。

心肌病（cardiomyopathy）　合并有心脏功能障碍的心肌疾病。是指除心脏瓣膜病、冠状动脉粥样硬化性心脏病、高血压心脏病、肺源性心脏病和先天性心血管病以外的以心肌病变为主要表现的一组疾病。其类型包括扩张型心肌病、肥厚型心肌病、限制型心肌病、致心律失常性右室心肌病、未分类的心肌病、特异性心肌病。临床上心肌病有两大类：原发性心肌病，病因未明，较少见；继发性心肌病，包括病毒感染、细菌、结缔组织疾病、药物中毒、内分泌代谢紊乱、肿瘤等所致的心肌病变，较多见。有乏力、心悸、气喘、胸闷、心律失常、心脏增大、心力衰竭等表现。治疗：以去除病因和对症为主。

心肌传导性（myocardial conductivity）　心肌细胞膜某一部位产生兴奋，可沿细胞膜传播，并可通过闰盘在细胞间传播，从而引起整块心肌的兴奋和收缩，称此特性为心肌传导性。传导途径为窦房结发出兴奋经心房传导组织传至房室交界，经房室束、左右束支传支到浦肯野纤维，引起心室肌兴奋。房室交界处传导速度慢，此处易产生传导阻滞。

心肌代谢（myocardial metabolism）　心肌的活动是靠心肌代谢所产生的 ATP 供能，心肌代谢是以有氧代谢为主，耗 O_2 量很大，正常人安静时心脏耗 O_2 量为 $7\sim9ml/$（min·100g），在剧烈运动时，心肌本身代谢明显增强，耗 O_2 量也随之增加。心肌代谢能源物质，与血浆内各物质含量有关，在休息和禁食情况下葡萄糖氧化占耗 O_2 量30%，乳酸占10%，血浆脂肪酸氧化占60%。当脂肪低时，以葡萄糖氧化为主。运动时以乳酸为主。心肌内能量物质储存很少，因此，心肌缺血、缺 O_2 可导致心肌代谢紊乱导致心力衰竭。

心肌电收缩时（myocardial electrical systolic time）　见电机械分离综合征。

心肌顿抑（myocardial stunning）　心肌短时间缺血但未发生坏死，出现的心功能暂时抑制。既不是梗死也不能收缩的心肌细胞称顿抑心肌。顿抑心肌伴有心电活动丧失并使其变为电惰性，出现病理性 Q 波，称心肌顿抑。

心肌乏氧显像（myocardial hypoxia imaging）　能迅速区分存活、缺血和坏死心肌的一种核医学检查方法。其原理是乏氧组织显像剂进入乏氧的细胞后与细胞内的聚合分子呈不可逆性共价结合而滞留于细胞内而显像。用于心肌梗死的早期诊断。

心肌肥大（myocardial hypertrophy）　心肌细胞体积的增大。由于心脏长期负荷过度所致。分为向心性肥大及离心性肥大两种。前者主要是在过度的压力负荷的长期作用下，引起心肌纤维中肌节的并联性增大，致心肌纤维增粗，室壁增厚而心腔无明显扩大；后者则由于长期容量负荷过度，舒张期室壁应力增加而使心肌纤维中肌节的串联性增生，心室腔明显扩大。

心肌梗死（myocardial infarction）　冠状动脉闭塞，血流中断，使部分心肌因严重的持久性缺血而发生局部坏死。大多是由冠状动脉粥样硬化合并血栓形成或粥样硬化灶内出血所致。临床表现有持久的胸骨后剧痛、发热、白细胞增多、红细胞沉降率加快和血清肌钙蛋白、心肌酶活力增高以及心电图进行性改变；可发生心律失常、休克或心力衰竭，属冠心病的严重类型。治疗：及时发现、及早治疗，并加强住院前的就地处理，保护和维持心脏功能，防止梗死面积扩大，及时处理严重心律失常和各种并发症。

心肌梗死超急性期（overstepped acute stage of myocardial infarction）　心肌梗死后的 10min 至数小时内。此期死亡率极高。

心肌梗死后综合征（postmyocardial infarction syndrome）　心肌梗死后数天到 8 周内机体对坏死组织产生的过敏反应。表现为心包炎、胸膜炎或肺炎，可有发热、胸痛气急、咳嗽等，白细胞及嗜酸性粒细胞增高，血沉增快。一般持续几天到 1 周。预后良好，但可复发。治疗：肾上腺皮质激素疗效佳。

心肌工作细胞（cardiac muscle work cell）　指心脏的心房肌和心室肌细胞。首先，它们具有兴奋性，能接受窦房结传来的冲动而兴奋并产生动作电位；其次，它们具有传导性，将窦房结传来的兴奋扩布至整个心房肌和心室肌；最后，它们还具有收缩性，通过兴奋-收缩耦联，继动作电位产生之后引起肌肉收缩。

心肌灌注显像（myocardial perfusion imaging）　将放射性与钾相似的物质注入血液循环，经冠状动脉灌注，浓聚于正常心肌中使之显影，而坏死心肌或严重缺血的部分呈现放射性缺损区或稀疏区，称为心肌"阴性"或"冷区"显像。心肌内显像的浓度与局部心肌血流量有线性关系。正常心肌细胞可选择性摄取钾、铊及类似阳离子、游离脂肪酸等。坏死或严重缺血的心肌细胞丧失了此功能。

心肌坏死（myocardial necrosis）　其他名称：心肌坏死型改变。因长期严重缺血导致心肌组织学上的坏死。心电图表现为 QS 波或病理性 Q 波。

心肌黄酶（diaphorase）　其他名称：黄递酶、硫辛酰胺脱氢酶。一组能催化人工电子受体（如染料、铁氰化物或醌）还原的酶。其作用是通过还原烟酰胺腺嘌呤二核苷酸磷酸（NADP）或烟酰胺腺嘌呤二核苷酸（NAD）而进行的。

心肌肌钙蛋白 T 测定（assay of cardiac troponin T）　心肌细胞损伤时，心肌肌钙蛋白 T（cTnT）便释放入血，因此检测血清中 cTnT 浓度变化，对诊断心肌损伤的严重程度有重要价值。参考值：$0.02\sim0.13\mu g/L$；$>0.2\mu g/L$ 为临界值；$>0.5\mu g/L$ 可以诊断为急性心肌梗死。此检验主要用于诊断急性心肌梗死和判定其治疗效果；判定各种心肌损伤等。

心肌梅毒性瘤（syphilitic gumma of myocardium）　心肌梅毒性树胶样肿。局限性者常无症状。位于左心室间隔部者，心电图示左束支传导阻滞，如肿瘤增大，可引起假性左房室瓣狭窄。弥散性者常引起心脏明显扩大和顽固性心力衰竭。治疗：驱梅，对症处理。

心肌膜（myocardium）　心壁的中间层。主要由心肌构成，心房的心肌较薄，心室的心肌很厚，左心室的心肌最厚。心房肌膜薄，心室肌膜厚，心肌纤维呈螺旋状排列，大致可分为内纵、中环和外斜 3 层，心房肌与心室肌均附着于心骨骼，彼此互不连续，心肌纤维之间结缔组织少，有较大的间隙，小动静脉、淋巴管、神经穿行其内，浦肯野纤维亦伸入达心肌纤维之间，毛细血管极为丰富。

心肌缺血（myocardial ischaemia）　因冠状动脉不全阻塞所致

的心肌供血不足。其主要特点是 T 波向量背离缺血区，心电图表现为 T 波多倒置振幅常增加，两支对称，变尖。急性心肌缺血出现高尖直立对称 T 波，称缺血型 T 波改变。

心肌扫描（myocardioscanning） 一项心肌疾患诊断技术。利用适当的放射性核素或其标记物直接显示心肌的形态，观察心肌梗死部位和受累范围的检查方法。由于应用的示踪剂不同，可分为 2 类：一类是能使正常心肌显影，如应用 ^{43}K、^{131}Cs、^{81}Rb 以及 ^{201}Tl 等；另一类是直接显示梗死区病灶的，如 ^{99m}Tc-四环素、^{99m}Tc-焦磷酸盐等。

心肌收缩性（myocardiac contractility） 是指心肌能够在兴奋时产生的动作电位的触发下引起收缩的特性。由心肌结构与电生理学特性决定心肌收缩性有以下特点：①不产生强直收缩；②全或无式收缩（同步收缩）；③对细胞外液中 Ca^{2+} 浓度有明显的依赖性。

心肌衰竭（myocardial failure） 其他名称：心肌功能不全。心肌肌原纤维收缩功能的原发障碍所引起的心力衰竭或心功能不全。其根源是心肌收缩蛋白障碍或能量利用障碍。心肌衰竭多为不可逆性心力衰竭。

心肌细胞（cardiac muscle cell） 其他名称：心肌纤维。呈短柱状有分支，有横纹，有一个位于中央的细胞核的肌细胞。细胞间连接处为闰盘。根据其组织学特点、电生理学特性和功能不同，心肌细胞分为两大类，一类是执行收缩功能的心房肌和心室肌细胞，称工作细胞；另一类为心脏的特殊传导系统，如 P 细胞和浦肯野细胞具有自律性，称自律细胞。

心肌兴奋性（cardiac muscle excitability） 心肌细胞受到刺激时能产生兴奋（动作电位）的能力。心肌细胞的兴奋性高低可用阈值来衡量。心肌细胞在每兴奋一次后会产生兴奋性周期性变化，即有效不应期、相对不应期和超常期。决定和影响兴奋性的因素包括静息电位、阈电位水平和 Na^+ 通道的性状。

心肌性室性心搏（myocardial ventricular beat） 起源于浦肯野纤维或心室肌的室性心搏。简称肌性室搏，即室性心搏。心电图特征：QRS 波群宽大畸形，切迹明显；QRS 时间≥0.12s；继发性 ST-T 异常；QRS-T 波与各种窦性 P 波或室上性 P′波脱离关系；室性融合波。

心肌炎（myocarditis） 心肌的局限性或弥漫性炎症。致病因素很多，按其病因常分为：病毒性、细菌性、免疫反应性、寄生虫性和原因不明性心肌炎等。临床表现可有胸闷、心前区隐痛、心悸、气急、头痛、头晕等症状。轻者可仅出现心电的 ST-T 改变，无症状，重者可在短期内出现心力衰竭。针对病因治疗，保护心肌，预防并发症。

心肌抑制因子（myocardial depressant factor，MDF） 从各型休克机体血浆中分离出的一种对心肌有抑制作用的因子。是一种分子量为 500～1 000 的低分子多肽。主要为内脏，特别是胰腺缺血、缺氧，胰腺细胞溶酶体破坏释出酸性蛋白水解酶，分解血浆蛋白质而形成的。其作用是：抑制心肌收缩力，收缩腹腔内脏小血管以及抑制单核巨噬细胞系统的吞噬功能。因此，有加重休克过程中心血管功能障碍的作用。

心肌硬化（myocardial sclerosis） 心肌细胞的萎缩或纤维化。因心肌供血长期不足或反复发作的灶状心肌梗死等引起的心肌营养障碍所致。本病尚可累及心肌传导系统，可伴或不伴有冠状动脉闭塞性病变。表现为心脏逐渐扩大、心力衰竭和/或心律失常。治疗：同冠心病；若有心动过缓并发阿-斯综合征者，宜安装永久性人工起搏器。

心肌再灌注（myocardial reperfusion） 应用药物或手术使闭塞的冠状动脉再通，心肌再次得到血液供应。一般应首选药物溶解血栓，可用药物为尿激酶、链激酶、组织型纤溶酶原激活剂等。经溶栓治疗冠状动脉再通后又堵塞或仍有重度冠状动脉狭窄者，可用经皮腔内冠状动脉成形术。

心肌闸门（myocardial gate） 窦房结的结周纤维、连续区的结区与浦肯野纤维与心肌连接处，上述 3 个部位兴奋性的有效不应期比邻近心肌细胞长，易引起兴奋传导的延迟或中断。此作用既可保护心肌，又容易导致传导阻滞。

心肌震颤综合征（myocardial tremor syndrome） 心肌出现一过性严重缺血时，电静止区由暂时不能激动至电位完全恢复或部分恢复的现象。在心电图上出现一过性 Q 波时，Q 波消失，R 波再度出现的特征。

心肌自动节律性（cardiac muscle autorhythmicity） 简称心肌自律性，系指心肌细胞在没有外来刺激条件下，能自动发生节律性兴奋的特性。自律性的基础是 4 期自动去极化。自律性高低可用单位时间内自动产生兴奋的频率来衡量。心脏内特殊传导系统（房室结区除外）中的细胞为自律细胞。其中窦房结的自律性最高，是心脏正常起搏点，其余部位为潜在起搏点。

心肌阻抗（myocardial impedance） 起搏脉冲信号通过心脏时遇到的阻力（或抵抗作用）。

心悸（palpitation，cardiopalmus） ①常见症状。病人自觉心跳或心慌，伴有心前区不适，当心率缓慢时常感到心脏搏动强烈，心率加快时可感到心脏跳动，甚至可感到心前区振动。体格检查可发现心率加快、减慢，或心律不齐。心悸可分为生理性和病理性。生理性者可见于健康人在强烈体力活动或精神过度紧张之时；也可见于吸烟、饮酒、饮浓茶、咖啡或某些药物如麻黄碱、氨茶碱、肾上腺素类、阿托品、甲状腺素片等。病理性心悸可见于各种心脏病所引起的心功能不全，心悸常明显而强烈。病理性心悸首先要进行临床各项检查，包括病史、体格检查、实验室检查、心电图、心脏多普勒、超声心动图等，以作出病因诊断。然后进行对症治疗和病因治疗。②俗称心跳，简称悸。中医病证名。指不因惊吓而自心跳不宁的疾患。由气血虚弱、痰饮内停、气郁血瘀等原因所致。因阳虚气弱而心悸者，症见心下空虚，状若惊悸，或先烦而后悸，脉大无力。治宜温阳益气，用小建中汤、真武汤等方。因阴血不足，血不养心而心悸者，兼见面色无华、舌淡脉细，若兼虚火，则五心烦热。治宜养血补心，用四物汤、朱砂安神丸等方。因水饮内停，水气凌心而心悸者，兼见胸脘痞满、头晕、恶心、小便短少、苔白、脉弦。治宜通阳化饮，用苓桂术甘汤合小半夏汤加减。因痰郁而心悸者，兼见惊惕不宁、突然而作、时作时止，甚则心跳欲厥、脉滑大。治宜涤痰定悸，用温胆汤、茯苓饮子、简要济众方等方。因气滞血瘀而心悸者，兼见短气喘息、胸闷、胸膺疼痛、舌色紫黯、脉结代。治宜活血理气，用血府逐瘀汤、失笑散等方。

心悸怔忡（palpitation to severe palpitation） 中医病证名。心悸为自觉心跳惊悸动不安，多是阵发性，有虚有实；怔忡以心悸为重，跳动较剧烈，有持续性，多偏于虚。但有些怔忡往往是心悸的进一步发展，不能截然分开，故常并称。虚证多由阴血亏损，心失所养，或心阳虚衰，或肾阴不足所致；治宜养血安神、补益心肾等法。实证多由水饮上逆、瘀血内结、痰火升动，或突受惊恐等所致，治宜涤痰蠲饮、化痰镇惊等法。

心尖搏动（apical impulse） 心脏收缩时冲击心前区（左前下方胸壁）引起局部向外的搏动。正常人心尖搏动位于左侧第 5 肋间隙，锁骨中线内侧 0.5～1cm 处，搏动范围直径 2～2.5cm。严重心脏病时可见心尖搏动范围广泛，心包积液、肺气肿时搏动消失或减弱，对诊断有一定帮助。

心尖搏动减弱（apical pulsation decrease） 心尖搏动微弱无力，范围小，甚至不能看到或触及。该征可见于正常人，也可发生于某些疾病时。①生理情况：肥胖、胸壁厚、肋间隙狭窄及乳房较大的女性。②心包积液、肺气肿、左胸腔积液、积气及严重休克时。③心肌炎及心肌病等。

心尖搏动图（apexcardiogram） 将心尖搏动采用换能器转变为电能，经放大记录而成的低频位移曲线。常同时记录心电图、心音图和颈动脉搏动。它是无创伤性心功能检测技术的一种，与左心室压力曲线之间有良好的相关性，它可反映心脏时相数据，包含心脏心泵功能信息，用于估计心脏功能和帮助判断某些心脏疾病。

心尖搏动移位（removal apical beat） 心尖搏动的位置偏离正常而向上、下、左和右移位。除正常生理因素（体型、体位、妊娠等）外，病理情况有：①心脏疾病，左心室增大时，心尖搏动向左下移位，右心室增大时向左上移位；②胸部疾病，胸腔积液或气胸时，向健侧移位，肺气肿时向剑突

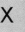

下移位；③腹部疾患，大量腹水或腹腔巨大肿瘤向上移位；④其他，如脊柱畸形、漏斗胸、右位心等。

心尖搏动异常（abnormal apex beat）　心尖搏动的部位、范围、强弱、速度和节律发生异常。表现为心尖搏动移位、心尖搏动增强、心尖搏动减弱、双重心尖搏动、抬举性心尖搏动和胸骨旁抬举性心尖搏动等。

心尖搏动增强（apical pulsation increase）　心尖搏动强而有力，其范围超过正常。可见于正常人生理情况下，亦可见于病理情况下。①生理情况：剧烈运动和精神紧张等。②病理情况：各种原因所致的左心室肥大（高血压心脏病、贫血性心脏病、二尖瓣关闭不全、主动脉瓣狭窄和关闭不全等）、甲状腺功能亢进等。

心尖部室性心搏（cardiac apex ventricular beat）　其他名称：心室下部室性心搏。因去极化方向自左下指向右上，QRS环主要向量指向右上，在Ⅱ、Ⅲ、aVF 导联形成 QS 波或以 S 波为主的 QRS 波群；在 aVR 导联形成以 R 波为主的 QRS 波群。

心尖部心肌梗死（cardiac apex myocardial infarction）　其他名称：心尖周围部心肌梗死。因左冠状动脉的前降支闭塞导致的心尖部缺血、损伤及坏死。心电图特征：V_5、V_6 导联出现病理性 Q 波，且 R_{V_5} 及 R_{V_6} 的电压减压。如能排除肥厚型心肌病，即可确诊此病。

心尖区收缩期杂音（heart apex systole murmur）　其他名称：二尖瓣区收缩期杂音。在心尖区或在心尖搏动最强点所闻及的吹风样或喷射样杂音。可分为：①功能性杂音，响度为Ⅰ～Ⅱ级，出现于收缩早期不掩盖第一心音，短促、柔和。多见于青少年和儿童，也见于发热、贫血、运动等血流速度加快时。②器质性杂音，响度在Ⅲ级或Ⅲ级以上，音调高而粗糙，开始于收缩早期，持续时间较长，掩盖第一心音。由于二尖瓣关闭不全所致，可能为瓣膜本身病变，亦可由于左心室乳头肌功能不全或断裂所致。常见于风湿性心内膜炎或二尖瓣炎、高血压心脏病、心肌病、心肌梗死引起的乳头肌功能不全综合征以及松弛瓣膜综合征等。

心尖区舒张期杂音（heart apex diastolic murmur）　其他名称：二尖瓣区舒张期杂音。在心尖区或在心尖搏动最强点听到的低音调、隆隆样的舒张中晚期或收缩前期杂音。是二尖瓣狭窄的重要体征。

心尖纤维化（apical fibrosis）　心电图特点类似心肌梗死的变化，在左外侧Ⅰ、Ⅱ、Ⅲ导联出现病理性 Q 波，R 波振幅减低，而无心梗的演变过程称心尖纤维化。

心尖现象（apex cordis phenomenon）　其他名称：孤立负 T 综合征。一种 T 波变异。心电图表现为 V_4、V_5 导联 T 波倒置，右侧卧位时倒置的 T 波直立。是心尖与胸壁接触太紧，干扰心肌复极程序所致。偶见于无力型健康青年。

心尖周围部心肌梗死（peri-apex cordis myocardial infarction）见心尖部心肌梗死。

心绞痛（angina pectoris）　冠状动脉供血不足，心肌急剧的、暂时的缺血和缺氧引起的临床综合征。常见病因为冠心病，少数为功能性。典型表现为胸骨后或其附近发生阵发性闷痛、绞痛，伴压榨窒息感。可反射至颈部、左肩，或左臂的内侧。有时是心肌梗死的前驱症状。可分为：①劳力型，由体力劳动或其他增加心肌需氧量的因素诱发。②自发型，发生于休息安静状态中。③变异型，常发生于下半夜或清晨固定时间，发作时间长，发作时心电图 ST 段抬高，常伴有心律失常。治疗：多数病人经休息、口含硝酸甘油或吸氧后迅即缓解。

心境（mood）　其他名称：心情。持续时间较长的、具有弥散性的情绪状态。是一种缓和而微弱的情绪体验，并不指向特定对象，而在相当长的一段时间内，使人的整个心理活动都染上某种情绪色彩，并扩散到其他体验和活动上，影响到人的整个行为表现。

心境恶劣（dysthymia）　其他名称：恶劣心境。慢性心境抑郁，持续至少 2 年。

心境障碍（mood disorders）　其他名称：情感障碍。一组疾病的总称。是以明显而持久的心境高涨或低落为主，伴有相应的思维和行为改变的一组症状群。心境障碍分为四种：抑郁障碍（MMD）、双相障碍（BP）、心境恶劣和环性障碍。病因未明。临床表现为抑郁发作、躁狂发作和抑郁躁狂混合发作三种形式（三联征表现）。诊断根据症状标准、病程标准、严重程度标准、排除标准作出。

心可定（segontin, prenylamine）　见普尼拉明。

心可宁胶囊（xinkening jiaonang）　中医成药名。化瘀宽胸祛瘀剂。组成：丹参、三七、冰片、水牛角浓缩粉、蟾酥、红花、牛黄、人参须。用于冠心病、心绞痛、胸闷、心悸、眩晕。

心可舒胶囊（xinkeshu jiaonang）　中医成药名。养血活血祛瘀剂。另有制剂：片。组成：山楂、丹参、葛根、三七、木香。用于气滞血瘀型冠心病引起的胸闷、心绞痛、高血压、头晕、头痛、颈项疼痛及心律失常、高血脂症。

心理（psychology, mind）　实践活动中人脑对客观现实的主观反映。感觉、知觉、记忆、思维、情感、性格、能力等的总称。是人体长期演变、进化的结果，是脑的功能。客观现实是心理活动内容的源泉，心理活动受到客观现实的制约，又具有积极的主观能动性，在实践中不断地发生和发展。

心理测量学（psychometrics）　其他名称：测量心理学。心理学的一个分支。以心理学和统计学为基础，论述各类心理测量的一般编制原理及实施、计分、解释的标准化方法。内容包括实验室运用心理物理法进行测量；使用各种量表、问卷，对人的心理活动进行测量；编制、研究、解释有关标准化测量工具；测验理论的探讨；运用计算机技术和软件对心理测量的结果进行数据处理、分析和预测等。

心理测验（mental test, psychological test）　根据客观的标准化程序测量个体的某种行为，以判定个别差异的测试和检验。用于考查人的各种心理特征（包括心理过程、个性、能力等）。正规的心理测验包括四个要素：信度和效度、行为样组、标准化、难度。测验类型：按目的分为智力测验、个性测验、特殊能力测验和诊断测验；按内容分有文字测验、非文字测验和诊断测验；按方法分有问卷法、操作法、投射法；按方式分有个别测验和团体测验。

心理定势（mental set）　由先前活动所形成并影响后继活动趋势的心理准备状态。在思维活动中表现为易采用习惯方式来解决问题的倾向。其作用在问题解决中有积极与消极之分。积极的定势会促进问题的有效解决，消极的定势则对问题的解决产生障碍。

心理断乳期（psychological weaning stage）　青春期初少男少女表现出力求摆脱幼年时代和具有成人感与独立性的独特心理状态的时期。即从心理上断除对父母的依赖关系。心理断乳是孩子的主动行动，比生理断乳更为复杂，往往引起许多矛盾，如处理不妥会导致心身障碍。因此，需给予适当的、正确的心理疏导使之顺利度过这短暂的关键年龄阶段。

心理分析疗法（psychoanalysis therapy）　其他名称：精神分析疗法。心理治疗方法之一。是通过会谈，了解病人的心理障碍，然后有针对性地进行治疗。经典的心理分析疗法为弗洛伊德所创立。应用此疗法使病人从无拘束的会谈中领悟到心理障碍的症结所在，并逐渐改变其行为模式，从而达到治疗心理障碍的目的。治疗采用会谈的方式，治疗过程约需半年至 2 年之久。通过长期会谈获得病人足够的资料，加深病人对自我的认识，为改变自己的行为找到努力的方向。治疗过程中所采用的技术有：自由联想、梦的分析、移情、解释等。

心理辅导（psychological guidance）　指运用以心理学为主的多种学科的理论与技术，通过诱发辅导对象（有心理问题或无心理问题）自我教育的力量，协助其克服各种已存在的或预防可能发生的心理问题，充分发掘内在潜能，促进心理健康的过程。

心理护理（mental nursing）　一种精神疗法。护理人员要善于运用和蔼、真诚的语言和态度与病人进行信息沟通的技巧。以取得病人的信任和好感，掌握病人的心理需要和情绪变化，以便有的放矢地进行医疗活动。

心理活动（mental activity）　有机体在内部条件下直接释放的

内隐性活动，是从事外显活动的准备与能力。

心理疾病（mental illness） 多种心理障碍的集中或综合表现。多种心理障碍是作为心理疾病的症状群，集中或综合表现在某心理疾病之中。如单一的心理障碍比较突出，具有明显的稳固性和病态性，也可构成心理疾病。

心理健康（mental health） 其他名称：心理卫生、精神卫生、精神健康。一种持续的积极发展的心理状况。基本心理活动协调一致，即认知、情感、意志、行为和人格完整协调，个体在这种状况下能具有良好的适应，充分发挥身心潜能，而不仅仅是没有心理疾病。其基本标志是智力正常、情感积极、意志良好、人际和谐、自我悦纳、符合年龄。

心理量表（mental scale） 按照某种维度来确定个人心理功能水平的评定设计或测验。

心理疗法（psychotherapy） 见心理治疗。

心理逆反（psychological reactance） 其他名称：逆反心理。当客观环境与自身需要不相符时，为维护自尊而做出与通常相反的态度和言行的心理状态。常带有强烈的偏执的抵触情绪色彩。具有明显的年龄特征，是青少年期普遍存在的心理现象。

心理年龄（mental age, MA） 其他名称：智力年龄。由某种智力测验测得的智力发展水平。正常人的心理年龄应与实际年龄相当。

心理社会应激（psychosocial stress） 人在受到现实社会环境中的躯体、生理、心理、社会等各种外来刺激时心理适应的状态和能力。动机、紧张度、兴奋度等是心理社会应激的外部表现。

心理卫生（mental health） 见心理健康。

心理现象（mental phenomenon） 人脑对客观世界反映的过程。通常分为心理过程和个性心理特征两类。前者研究心理活动的共性，后者研究心理活动的差异性。在心理过程和个性心理特征之间还有一种过渡状态，即心理状态。故也可分为心理过程、个性心理特征和心理状态三种表现形式。

心理相容（mutually containing in mind） 群体特性和群体成员特性相互间协调一致的结合。也就是说，一个人或一个群体的行为会引起另一个人或群体的肯定反应。它产生于正式或非正式的群体成员中，产生的最重要的原因，是人们观点和信念的一致或分歧，是个体个性特征的异同，是人们所处的小团体与现实社会生活条件接触多少以及小团体成员间相互了解的程度如何。心理相容是完成和实现社会工作、群体任务以及人际关系的一个重要因素，在很大程度上决定着它们的成败。

心理学（psychology） 研究人的心理现象的发生、发展及其规律的科学。即研究人的心理过程、个性倾向、个性心理特征等。心理是个人在现实生活活动中对客观事物的主观反映活动，是脑的一种特殊反映功能。因此，它不是独立的实体，而是过程或活动。心理学以个人为对象，通过对个人心理活动的研究，掌握人类心理活动的普遍规律。心理学联系广泛，分支繁多，如普通心理学、社会心理学、医学心理学、护理心理学、健康心理学、青年心理学、个性心理学和犯罪心理学等。

心理依赖（psychological dependence） 个体渴望不断使用某种药物以满足自身情绪上的需要。如欣快、迷幻等。

心理障碍（mental disorder） 广义上指心理异常。狭义上指心理异常表现中的一种类型，即心理失常。通常是一般心理问题的累积、迁延、演变的表现和结果，特点是：与特定情景无必然联系；持久性与特异性；有心理状态的病理性变化。

心理治疗（psychotherapy） 其他名称：心理疗法、精神治疗、精神疗法。通过医生有目的地运用心理学的理论、措施和技术，以影响、治疗患有心理疾病的对象，促使其认知、行为、情绪或人格等发生改变，从而使病人去除症状、适应环境、健全人格的过程。心理治疗能促进和帮助病人改变自身病态，达到心身健康的目的。在治疗中要调整病人与周围环境的关系，帮助病人与周围环境建立或保持良好的气氛，调动病人摆脱自己心理病态的愿望，积极参加心身治疗。根据治疗目的心理治疗分为：减轻痛苦和维持功能、重新适应、

恢复功能三大类。

心理咨询（psychological counseling） 医生通过人际关系，应用心理学原理和方法，给来访者以帮助、启发和教育，改变其认知、情感和态度等，促进来访者人格发展和改善社会适应能力、增进心理健康的过程。人们在日常生活过程中，经常会发生心理矛盾、情绪紧张、忧愁苦闷等心理创伤和情绪变化，如果个体对这些刺激的应付能力很弱时，这些刺激就会成为恶性刺激而损伤健康导致疾病。通过说理以尽量减少冲突、挫折等心理强度，通过谈话来帮助病人增加对紧张的应付能力。心理咨询的另一目的是发现精神病的早期症状，有助于早期诊断和治疗。

心理状态（mental state） 介于不断变化的暂时性的心理过程与稳定的个性心理特征之间的心理活动。是心理过程与个性心理特征的统一，是人在特定环境、特定时刻的心理活动的表现。如思维的敏锐性、注意的分配、情绪的应激状态、意志的自控力等。

心力衰竭（heart failure, cardiac failure） 简称心衰。多种病因引起的心脏收缩功能障碍，形成具有血流动力学异常和多种神经体液因子参与的、以心脏排出的血液不能满足组织的需求为特征的临床综合征。可分为左心衰竭和右心衰竭。左心衰竭时有肺部充血，引起心悸、气喘、不能平卧、痰中带血等症状。右心衰竭时有大循环充血，引起颈部静脉充盈、肝大、腹水、下肢水肿等症状。治疗：可用洋地黄类强心药、利尿剂和适当休息。

心力衰竭细胞（heart failure cell） 肺泡内吞噬含铁血黄素的巨噬细胞。常见于左心衰竭有肺淤血时，红细胞不断从淤血的毛细血管漏出到肺泡内，继而破坏分解，大量血红蛋白析出，被吞噬细胞吞噬后形成含铁血黄素。

心力储备（cardiac reserve） 其他名称：心泵功能储备。心输出量随机体代谢需要而增加的潜在能力。健康成人心输出量在剧烈运动时，可为安静状态下的5～6倍。心力储备由心率储备和搏出量储备构成，而搏出量储备又分为收缩期储备和舒张期储备。经计算心力储备是以心率储备和收缩期储备为主。体育锻炼可提高心力储备。

心料（core material） 其他名称：囊心物。药剂微囊制品中包裹在囊膜中的物料。由药物、稳定剂、稀释剂、控制释放速度的阻滞剂或加速剂等组成。

心磷脂（cuorin） 磷脂的半抗原，其结构是二磷脂酰甘油。在诊断梅毒的华氏反应中，心磷脂作为抗原，与华氏抗体发生反应。

心律（cardiac rhythm） 心脏跳动的节律。正常心脏的收缩有力、有序，节律均匀。一般是规则的，正常儿童和青年呼吸时心律可不规则，吸气时略快，呼气时减慢，称窦性心律不齐。患心脏病或心脏神经调节功能不正常时，出现心跳不规律、无序状态，称为心律失常或心律不齐。

心律平（fenopraine, propafenone） 见普罗帕酮。

心律失常（cardiac arrhythmia, arrhythmia cordis） 其他名称：心律不齐、心律紊乱。指心律起源部位、心搏频率与节律以及激动传导等任一环节发生异常。正常的规则的心跳动从窦房结发出，传导到心房和心室，引起心脏跳动。若从窦房结发出的心跳冲动过快、过慢或不规则，或心跳冲动不从窦房结发出，或心跳冲动的传导有障碍，都可造成心律失常。常见的有窦性心律不齐、心动过速、心动过缓、过早搏动、心房颤动、心脏传导阻滞等。治疗：治疗原发病，控制诱因，选用合适的抗心律失常药物。还可行电转复治疗，介入性治疗。

心律失常前反应（proarrhythmic response, proarrhythmic event） 其他名称：心律失常前现象、前心律失常。是抗心律失常药物使原有的心律失常加重或发生新的心律失常的不良反应。如室上性心动过速、室速恶化为室颤，过缓性心律失常变为窦性停搏等。

心律失常性猝死（sudden arrhythmia death） 在4个月内病人在未罹患可能引起死亡的渐进性的严重疾病的条件下，猝然发生的呼吸和心搏停止并伴有知觉丧失。

心率（heart rate） 心脏跳动的频率。通常用每分钟的心跳次

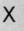

数表示。正常成人安静时心率为 60～100 次/min，新生儿的心率可超过 140 次/min。可因年龄、性别及其生理状态的不同而有生理变动。女性略快于男性，运动、情绪激动及妇女怀孕时心率加快。随年龄增长而逐渐减慢。安静、睡眠时减慢。长期从事体育活动的运动员和迷走神经紧张型的人，心率较慢。

心率变异性（heart rate variability，HRV） 心率随昼夜时间及机体状态呈规律性变化称心率变异性（HRV）。HRV 与心交感神经、迷走神经的紧张性和均衡性有关。HRV 降低与急性心肌梗死后的猝死明显相关。另外，冠心病、充血性心力衰竭、高血压、糖尿病等 HRV 也明显低于正常。

心率恢复曲线（heart rate recovery curve） 记录劳动停止后到恢复劳动前的脉搏，以心率为纵坐标，时间为横坐标画出的曲线。通常在 30s～1min、1.5～2.0min、2.5～3.0min 分别计算 3 次，直至心率恢复劳动前水平。正常应当为 3 次脉搏数均 <90 次/min，第 3 次至少较第 1 次少 10 次以上。若第 3 次脉搏 >90 次/min，甚至多于第 1 次，则为心率反常恢复曲线。

心率限量试验（heart rate limited test） 评估慢性充血性心力衰竭的新方法。运动终点心率限制在 130～140 次/min，或达到年龄预计最大心率的 60%～70%。一般 40 岁以上者限制在 130 次/min，40 岁以下者 140 次/min。

心率依赖性传导阻滞（cardiac rate dependent conduction block） 仅在心动过速或心动过缓时出现的传导阻滞。因发生在心肌细胞动作电位的 3 期和 4 期，又称时相性传导阻滞，可发生在房室之间或束支传导阻滞。

心率依赖性房室传导阻滞（cardiac rate dependent atrioventricular block） 见频率依赖性房室传导阻滞。

心率依赖性期前收缩（heart-rate dependent premature beat） 依赖心率变化而出现的一类期前收缩。多为室性期前收缩。

心率依赖性左束支传导阻滞（cardiac rate dependent left bundle branch block） 仅在心率增快或减慢时出现的左束支传导阻滞。多见于器质性心脏病。若保持心率在正常范围，传导阻滞即消失。

心脉乐（xinmaile） 心血管病用药。组成：亚油酸、卵磷脂、肌醇、维生素 C、维生素 B₆、维生素 E、芦丁。适用于动脉粥样硬化、心肌梗死、心力衰竭、心绞痛、脂肪肝、肝硬化、高胆固醇血症。

心脉通片（xinmaitong pian） 中医成药名。化瘀宽胸祛瘀剂。组成：当归、决明子、钩藤、牛膝、丹参、葛根、槐花、毛冬青、夏枯草、三七。用于高血压、高脂血症等。孕妇及月经过多者慎用。

心钠素（atrial natriuretic polypeptide，ANP） 见心房钠尿肽。

心脑康（xinnaokang，healthy heart and brain） 由红花果实中提取的红花油和维生素 E 及芳香开窍剂等组成的中西药复方制剂。有降低总胆固醇、总脂、甘油三酯的作用，尚有恢复神经系统功能和调节老年人内分泌系统功能作用。适用于动脉粥样硬化、高脂血症、高血压、冠心病、心绞痛、脑动脉硬化症、脑出血和脑血栓形成的偏瘫。

心脑康胶囊（xinnaokang jiaonang） 中医成药名。化瘀通脉祛瘀剂。组成：丹参、赤芍、何首乌、枸杞子、葛根、川芎、红花、泽泻、牛膝、地龙、郁金、远志、九节菖蒲、酸枣仁、甘草。用于冠心病、心绞痛及脑动脉硬化症。

心脑舒通胶囊（xinnaoshutong jiaonang） 中医成药名。化瘀宽胸祛瘀剂。组成：蒺藜。用于胸痹心痛、中风恢复期的半身不遂、语言障碍和动脉硬化等脑血管缺血性疾患以及各种高黏血症。颅内出血后尚未完全止血者忌用，有出血史或低黏血症病人慎用。

心内膜（endocardium） 心壁的最内层。由内皮及内皮下层的薄层结缔组织构成，后者可含有少量平滑肌，深面是内膜下层，与前者无明显分界，其中含有小动静脉、淋巴管及心传导系的分支浦肯野纤维。心内膜与连于心脏的大血管壁的内膜相连续，在动脉口及房室口，心内膜向心腔内突出，折叠分别形成半月瓣和房室瓣。

心内膜垫（endocardial cushion） 胚胎发育第 4 周在房室管腹、背侧壁心内膜组织增生形成的一对隆起。约在第 5 周背腹心内膜垫彼此相对生长并互相融合，将房室管分隔成左、右两份。

心内膜垫缺损（endocardial cushion defect） 其他名称：共同房室通道。由于心内膜垫发育不完善而导致的中隔缺损。心内膜垫是胚胎的结缔组织，参与形成心房间隔、心室间隔的膜部，以及二尖瓣、三瓣的瓣叶和腱索。分为 2 型：①心内膜垫缺损完全型，包括房间隔的原发孔缺损、高位室间隔缺损、二尖瓣前叶与三尖瓣隔叶有共同裂隙等。特点是症状出现早、气急、喂养困难、有心力衰竭病征等。预后严重。②心内膜垫缺损部分型。除房间隔原发孔缺损外，二尖瓣前叶常有裂隙。特点是症状轻，预后较好。临床表现为乏力、发育不良、易发生呼吸道感染、心力衰竭等。治疗：心力衰竭型手术治疗效果差。

心内膜弹力纤维增生症（endocardial fibroelastosis） 原发性心肌病的一种。以心内膜弹力纤维增生变厚、心脏正常的收缩和舒张出现障碍为特征。主要见于婴幼儿。病因未明。可伴有或不伴有先天性心脏病。临床特点：起病急，常先有上呼吸道感染，后出现气急、心悸、胸痛、发绀等表现，逐渐发生充血性心力衰竭。X 线可见心脏增大呈球形。治疗以合理应用强心药物为主。预后一般较差。

心内膜下心肌梗死（subendocardial myocardial infarction） 其他名称：非穿壁性心肌梗死、非透壁性心肌梗死。梗死范围常不超过心室壁厚度的 1/2 或 1/3，限于心室内膜下。心电图是诊断的重要依据，表现为相应的导联 ST 段普遍压低、T 波双向或倒置，R 波降低而 Q 波不明显。诊断需结合临床症状及酶学变化。治疗与急性心肌梗死同。

心内膜下心肌坏死综合征（subendocardial myocardial necrosis syndrome） 心内膜下心肌梗死所致的心肌组织坏死。心电图呈 Qr 或 QR 型波，Q 是病理性 Q 波，其后继的 r 或 R 波是外覆的健康或相对健康心肌兴奋的反映。

心内膜心肌活检［术］（endocardial biopsy，endocardial myocardial biopsy，EMB） 经皮穿刺静脉检查心内膜心肌的一种诊断技术。大多数用来观察心脏移植后的排斥反应及用于心肌炎、心肌病和心脏肿瘤的诊断。技术熟练者，每次只需 15～20min，夹取心内膜心肌组织数块进行光学显微镜、电子显微镜和有关免疫学检查。术中除有时出现室性期前收缩外，余无严重的并发症。

心内膜心肌纤维化（endomyocardial fibrosis，Davie disease） 主要发生于热带地区的原发性心肌病。病因未明。好发于青少年。起病缓慢，表现为气急、心悸、咳嗽、水肿、胸痛、心包积液、肝大、下肢水肿、栓塞等现象。临床上都归之于原发性限制型心肌病的范畴，治疗同限制型心肌病。

心内膜炎（endocarditis） 各种原因引起的心脏内膜炎性病变。临床上分感染性和非感染性两种。感染性又分为急性和亚急性，主要由细菌引起，其次为真菌、立克次体、病毒等；非感染性包括风湿性和非风湿性。它多发于心脏瓣膜病基础上。主要表现为发热、心脏杂音、栓塞现象、肝脾大、贫血、心力衰竭等。治疗需视病因而定，如抗感染、对症处理及处理原发病等。

心内十字交叉（intracardiac cross） 正常人在胸骨旁四腔图切面上，可见完整的房室间隔回声带及房室瓣反射。此种结构将心腔分为 4 个腔室，其中连接点称心内十字交叉。

心内血栓形成（intracardiac thrombosis） 心腔内的血栓形成。见于二尖瓣狭窄或感染性心内膜炎。前者因左心房内血流淤滞而引起，后者以细菌的集聚为基础而形成血栓。

心排血量（cardiac output） 见心输出量。

心脾两虚（asthenia of both heart and spleen） 中医证候名。心脾两脏气血虚弱的病变。症见心悸怔忡、失眠多梦、健忘、食少、便溏、倦怠乏力，或见崩漏、便血、皮下出血、舌淡、脉细弱。可见于贫血、紫癜、功能失调性子宫出血等。治宜补心摄血。

心气（heart energy） 中医术语。泛指心的功能活动，包括心藏的精气及推动血液循环的功能。《灵枢·脉度》："心气通于舌，心和则舌能知五味矣。"

心气虚（deficiency of heart energy） 中医证候名。由老年脏气日衰，或汗下太过，或劳心过度，心气耗损所致。症见心悸、气短、自汗、胸闷不舒或痛、面色㿠白、体倦乏力、情绪悲忧消沉、舌质淡、舌体胖嫩、苔白、脉虚等。治宜益气养血、安神。

心气虚证（syndrome of deficiency of heart qi） 中医证候之一。心气亏虚，无力鼓动所致，以心悸气短、神疲乏力、动则加重、自汗、面白舌淡、脉虚等为常见症。

心前区导联（precordial lead） 其他名称：胸前导联、单极心前区导联、半直接导联。连接方法是中心电端连接心电图机的负极，与其正极连接的探查电极安放在病人心前区的不同位置。V_1 导联：胸骨右缘第 4 肋间；V_2 导联：胸骨左缘第 4 肋间；V_3 导联：V_2 与 V_4 连线中点；V_4 导联：锁骨中线第 5 肋间隙处；V_5 导联：左腋前线平 V_4；V_6 导联：左腋中线平 V_4、V_5；V_7 导联：左腋后线平 V_4、V_5、V_6；V_8 导联：左肩胛线平 V_4；V_9 导联：左脊柱旁线平 V_4 水平。

心前区导联 R 波递增不良（poor R wave progression in precordial leads） 心电图上 R 波未能在 V_1～V_5（V_6）导联逐导增高。根据 Zema 的诊断标准，$R_{V3}<3mm$，$R_{V2} \leqslant R_{V3}$ 为 R 波递增不良。可见于病理情况，如 C 型右室肥大、左室肥厚和前壁心肌梗死等，也可见于正常变异。

心前区导联一致负向（concordant precordial negative） 心电图中异常增宽的 QRS 波群在全部 6 个心前区导联主波均为负向。

心前区导联一致正向（concordant precordial positive） 心电图中异常增宽的 QRS 波群在全部 6 个心前区导联主波均为正向。

心前区心电图标测（precordial electrocardiographic mapping） 其他名称：等电位体表标测。心脏标测心电图的一种。数十个电极置于胸前记录、分析总的 QRS、ST 和 T 波变化，或描绘成等电位线图进行分析。临床上主要用于心肌梗死的位置、范围，预激综合征的定位和心室心律失常起源的定位。

心前区隆起（precordial prominence） 心脏病体征。在儿童时期患心脏病心脏显著增大时，由于胸壁骨骼尚软，可使心前区隆起。主要见于某些先天性心脏病或风湿性心脏病伴右心室增大的病人。成人有大量心包积液时，心前区可饱满。

心腔内心电图（intracardiac electrocardiogram） 带电极的心导管通过静脉或动脉插入心腔内所记录的心电图。电极在不同的心腔和心脏内的不同部位可记录到特征性的心电图波形。有助于鉴别复杂的心律失常。主要用于安装人工心脏起搏器时判断导管电极的位置。

心球（bulbus cordis） 其他名称：动脉球。胚胎发育过程中原始心室头端的一个膨大结构。心球头侧与动脉干相连，尾侧与原始心室相连。

心身疾病（psychosomatic disease） 由于认识和情绪等心理原因引起的躯体疾病。比心身障碍更为严重，且会因心理异常导致生理异常。

心身医学（psychosomatic medicine） 研究人与所处的环境发生关系时，多种心理和生理活动是如何相互作用而影响人的疾病和健康的科学。即以心理学的观点、方法研究临床医学的科学。某些疾病（例如支气管哮喘、溃疡病、高血压等）的发生、好转与心理与情绪因素有密切关系，因而把这类疾病称心身疾病，或心理生理疾病。

心身障碍（psychosomatic disorder） 泛指任何由于认识和情绪等心理原因引起的躯体功能障碍。在一定程度上是心理障碍。

心肾相交（coordination of heart and kidney function） 中医术语。脏腑相关理论之一。心属火，藏神；肾属水，藏精。两脏互相作用、互相制约，以维持正常的生理活动。肾中真阳上升，能温养心火，心火能助真阳而制阴水泛滥；肾水又能益心阴而制心火，使不致过亢。这种关系，也称水火相济。

心室（cardiac ventricle） 心脏内部下面的两个腔。左侧称"左心室"，右侧称"右心室"。壁厚，肌肉发达。左心室与主动脉相连，右心室与肺动脉相连。血液由心房流入心室后，由心室射入动脉，分别输送到肺部与全身的其他部分。

①左心室呈锥体形。底朝向右上，尖朝向左下。底部有两个开口，右前方为主动脉口，左后方为左房室口，口的周缘有两片瓣膜，称为二尖瓣或左房室瓣。②右心室也形似锥体，尖端向下，基底相当于右房室口，口的边缘附有 3 片瓣膜，称为三尖瓣或右房室瓣。瓣膜呈三角形，游离缘突向室腔，并由细丝状腱索连于乳头肌上。当左、右心室收缩时，二尖瓣和三尖瓣受血液压迫而闭锁房室口，阻止血液逆流至心房。

心室壁瘤（ventricular aneurysm） 其他名称：室壁膨胀瘤。心脏的一种膨出物。见于范围较大的心肌梗死者。常发生于发病数周后，梗死部位心肌软化，心室腔内压力使梗死部位的心室壁向外膨出而成。心电图见 ST 段持续升高（6 个月以上），X 线和超声心动图均有助于诊断，通过左心室造影得以确诊。有条件者可行瘤体切除术。

心室波群（ventricular complex） 见典型心电图。心电图的 Q、R、S、T 波。

心室颤动（ventricular fibrillation） 其他名称：心室纤颤。简称室颤。不规则的、紊乱的心室非同步电活动状态和冲动经过心室肌的混乱传播。最严重的一种心律失常。心室出现极快而微弱的收缩（200～500 次/min）。表现：心室排血功能停止，心音及脉搏消失，出现阿-斯综合征，如不进行抢救，病人多迅速死亡。心电图表现为 QRS 波群、T 波消失，代之以振幅不等、毫无规律的颤动波。见于冠心病、心肌炎及电解质紊乱者。治疗：抢救按心肺复苏步骤进行。电击除颤是复苏成败的关键；预防复发可植入除颤复律起搏器；长期口服胺碘酮。

心室电收缩时间（ventricular electric contract time） 指心电图上的 Q-T 间期。

心室肥大（ventricular hypertrophy） 心室肌的肥厚和扩张的统称。是心肌负荷过重所致。心电图改变是：①QRS 波群电压增高；②心电轴偏移；③QRS 波群时间稍延长；④ST-T 段改变。

心室肥厚（ventricular hypertrophy） 心室收缩期负荷过重引起的一种心脏病理改变。常见于高血压、主动脉瓣和肺动脉瓣狭窄等。可分为左心室肥厚和右心室肥厚。心电图以 QRS 波群电压增高为主。

心室分离（ventricular dissociation） 见心室脱节。

心室后心房不应期（post ventricular atrial refractory period） 心室起搏或感知事件之后心房通道对心房电信号作出反应的时间间期，由心室后心房空白期和噪声采样期（相对不应期）组成。

心室回波（ventricular echo） 指激动起源于心室的反复心律，即起源于心室的异位激动激发心室后又逆行传入心房，引起逆行性 P'波。激动在逆向传导过程中，在房室连接区内发生折返，从而使逆行性 P'波再次下传激动心室，形成一次反复心动。这次心室激动又称为心室回波。

心室间隔穿孔（perforation of ventricular septum） 心肌急性坏死或损伤后，室间隔发生穿透性破裂。多发生于急性心肌梗死后 2 周内。常伴有大片心肌梗死。穿孔多发生于近心尖处。特征为心肌梗死急性期期突发心前区剧痛后，出现心力衰竭及胸骨左缘明显收缩期杂音。内科治疗多无效。手术治疗是唯一有效的抢救方法。

心室间隔动脉瘤（ventricular septal aneurysm） 罕见的先天性心脏病，单独存在或伴有心室间隔缺损、主动脉瓣下狭窄等畸形。病人可有室性心律失常、房室传导阻滞和主动脉瓣关闭不全等表现。瘤体可破入右心产生胸痛或胸部不适、心悸、气喘、咳嗽、左胸震颤、右心衰竭等表现。诊断依靠选择性左心室造影。可手术治疗。

心室间隔肥厚（ventricular septal hypertrophy） 其他名称：室间隔肥厚、隔肌大。如果室间隔和左心室游离壁厚度之比≥1.3 则称为不对称性心室间隔肥厚。常见于肥厚型心肌病。心电图特征是：① I、aVF 及 V_5、V_6 导联 Q 波>3mm，V_1、V_2 导联 R 波较高；②Ⅱ、Ⅲ及 V_5 导联可呈现较深 Q 波，甚至在Ⅱ、Ⅲ、aVF 导联出现 QS 型或 Qr 型，T 波向上，易误诊为下壁心肌梗死。

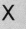

心室间隔缺损（ventricular septal defect） 指单纯的心室间隔缺损。常见的先天性心脏病。男性多见。左、右心室间隔的肌肉组织在胎儿期发育不全，留下缺损，出生后左、右心室仍直接沟通，导致血液从左心室流入右心室，加重心脏负担。临床表现取决于缺损的大小及分流量。轻者可无症状，重者活动后心慌、气促。易出现心功能不全或发绀。典型体征是在胸骨左缘第 3、4 肋间可听到响亮而粗糙的收缩期吹风样杂音伴震颤。心脏 X 线摄片及 B 超检查多能明确诊断。可手术治疗。

心室阶差（ventricular gradient） 其他名称：心室梯度、心室坡级。表示心室肌肉、外膜面复极完成时间差别的一种方法。外膜面温度高且承受压力较小，较内膜面完全复极快。由内膜至外膜兴奋及恢复过程的技术时间由长变短，呈阶梯状。

心室竞争心律（ventricular competitive rhythm） 起搏器与自身心律相互影响所致的一种心律失常。当有自身心律存在时，起搏器刺激与自身起搏点将竞争对心室的控制，出现室速和室颤。

心室劳损（ventricular strain） 其他名称：心肌劳损、心肌劳累。可分为左心室劳损和右心室劳损。是心室肌纤维因负荷过重而过度疲劳所引起的 ST-T 段改变，是可逆性的。心电图表现为 ST 段压低并伴有 T 波 "−+" 双相型或不对称性倒置。不应和急慢性冠状动脉供血不足、心肌损伤、洋地黄影响及低钾血症等心电图相混淆。

心室立体除极向量环（spatial vector loop of ventricular depolarization） 即 QRS 向量环。见心电向量图。

心室内差异传导（intraventricular aberrant conduction） 见室内差异性传导。

心室内［传导］阻滞（intraventricular block） 房室束分支以下的传导障碍。根据心电图分为：右束传导阻滞，左束支传导阻滞，左束支分支传导阻滞（又分左前和左后分支阻滞），双侧束支传导阻滞，二支传导阻滞，三支传导阻滞，不定型室内传导阻滞。共同特征是 QRS 时限延长。可以是功能性或器质性。器质性包括冠心病、风湿性心脏病、心肌病、束支系统纤维性变、急性心肌炎、急性和慢性肺源性心脏病和先天性心脏病等。主要针对病因进行治疗。伴晕厥或近乎晕厥者，或 H-V 间期延长超 100ms 者用起搏器治疗。

心室内激动直接扩散（direct diffusion of intraventricular impulse） 起源于浦肯野纤维和心室肌的异位搏动，通过本侧心室直接传向对侧或传至别处的过程。因传导途径异常，致使 QRS 波群宽大畸形。

心室内游走心律（intraventricular wandering rhythm） 其他名称：多源性室性逸搏心律。是 2 个或 2 个以上不同部位的室性起搏点轮流发出有效兴奋而控制心脏活动的现象。心电图表现为一系列（3 次以上）宽大畸形的 QRS-T 波，有 2 种和 2 种以上不同类型的 QRS 波群。R-R 间隔多呈长短不一，渐长渐短。

心室内折返（intra-ventricular reentry） 发生在心室内的折返。正常心室可发生，缺血有病变的心室更容易发生室内折返。单个折返兴奋为室性期前收缩，连续的折返兴奋形成室速，二者折返环路是单一的，配对时间固定。而多源性室性期前收缩或室速则室内折返径路为多条，故配对时间不等，可形成室速。

心室内折返的文氏现象（Wenckebach phenomenon of intraventricular reentry） 窦性心律中出现频发性期前收缩时，心电图表现为室性期前收缩的配对时间逐渐延长，以致室性期前收缩暂时消失的文氏现象。

心室扑动（ventricular flutter） 其他名称：心室震颤。一种介于阵发性室性心动过速与心室颤动之间的心律失常。极严重心律失常的一种。常是室颤的先兆，或与之交替发作。心室丧失有效收缩，几乎等于心室停搏，致使心音、脉搏消失乃至引起阿-斯综合征。心电图表现为 QRS 波群与 T 波不能分辨，代之以快速而规则、振幅较大的心室扑动波，150～250 次/min。见于冠心病、心肌炎及电解质素乱者。治疗：去除病因，电转复。

心室扑动并颤动（ventricular flutter with fibrillation） 重危病人，心电图表现为快的室性自搏，短阵规则的扑动波及不规则的颤动波混合出现，并可由粗大变为细小而慢的颤动波，最后心电活动完全停止。

心室融合波（ventricular fusion wave） 其他名称：室性融合波、完全性室内干扰、室内绝对干扰。当心室由起源于不同的起搏点同时兴奋时，这两个兴奋在心室肌内会形成一条边界，称为融合边界。整个心室的去极化波就由两部分去极化波融合而成，称心室融合波。

心室射血（ventricular ejection） 心室收缩期内动脉瓣开放后血液由心室流向动脉的过程。开始时由于心室肌强烈收缩，射人动脉的血量大、流速快。随后流量逐渐减少，速度逐渐减慢。

心室顺应性（ventricular compliance） 一般所指顺应性是在外力作用下弹性组织的可扩张性。心室顺应性是指在跨壁压作用下，心室容积可扩张的程度，故又称心室可扩张性。计算公式为：顺应性（C）＝容积变化值 ΔV（ml）/压力变化值 ΔP（kPa），该式表示心室顺应大，在单位压力变化下，心室容纳血量多，搏出量多。相反，顺应性小，心室容血量减少，搏出量随之减少。临床上，心室顺应性可作为评定心脏功能的指标。

心室停顿（ventricular standstill） 心室活动短暂或较长时间停顿，而心房活动依然存在。为完全性房室传导阻滞的一种表现，多由三束支阻滞引起，阻滞部位以下的起搏点自律功能暂停，以致长时期既无兴奋下传，又无逸脱心搏激动心室。临床表现为心脏停搏，短暂心室停顿可无症状，停顿时间较长可诱发心源性晕厥。治疗：促进心脏传导药物；心源性晕厥者应行心肺复苏或安装心脏起搏器。

心室同频型起搏器（ventricular synchronous pacemaker） 一种既有感知 QRS 波又能发放电脉冲刺激心室双重功能的起搏器。当心脏发生自身心搏时，起搏器能自动安排脉冲发生程序，以免刺激脉冲与自身心律竞争。此类起搏器又分为 R 波触发和 R 波抑制两种。

心室脱节（ventricular dissociation） 其他名称：心室分离。心室被 2 个起搏点控制，二者之间存在完全性传入和传出阻滞圈，心电图表现为同时存在两种独立的心室节律。

心室脱漏（ventricular drop） 其他名称：心室脱落、心室漏搏、心搏脱落。当心电图 P 波之后未继以 QRS-T 波时，即一系列室上性兴奋的一部分出现阻滞性传导中断，如能排除生理性干扰时，可称心室脱漏。是二度房室传导阻滞的主要心电图表现。

心室晚电位（ventricular late potential，VLP） 心室舒张期内局部心肌的延迟去极化电位。心电图表现为 QRS 波群终了之前即出现并延伸入 ST 段内的高频、低振幅的破裂波，其中常有几个较明显的尖波。因其是微伏级电位，需用提高信噪比的方法显示和记录。此电位是形成折返的基础。

心室紊乱心律（chaotic ventricular rhythm） 其他名称：多源性室性心动过速、室性混乱心律。一种临终前心律失常。心室由多个异位起搏点控制，出现极不稳定、多源性、多类性自律性异常。心电图可出现室性心动过速、室性期前收缩、心室颤动、心室扑动等。

心室纤颤（ventricular fibrillation，VF，VFib） 见心室颤动。

心室易损期（ventricular vulnerable period） 在心室收缩期中期末，相当于心电图上 T 波顶峰前 30ms 至 T 波顶峰这段约 10～60ms 时间内，给予心肌微弱刺激电流会引起期前收缩，若给予强刺激常易发生持续的快速室颤，此期称为心室易损期。

心室游离壁破裂（rupture of free ventricular wall） 在左心室前壁近心尖处发生的穿壁性破裂。多发生在急性心肌梗死后第 1 周内。心电图主要表现为窦性心动过缓、完全性房室传导阻滞、房室交界区性心律、心室自主心律、无脉性电活动等。

心室预激（ventricular preexcitation） 其他名称：心室预激现象。简称预激。是室上性兴奋比预计的传导时间提前传导到心室使其兴奋。常由于房室间解剖上存在其他传导途径或通道所致。心电图显示 P-R 间期缩短或无，QRS 波群变宽并畸形。

心室自主心律（idioventricular rhythm） 其他名称：室性自身心律、自搏性心室律、心室逸搏心律。逸搏心律起源于希氏束分支以下潜在起搏点者。心脏窦房结与房室结均处于抑制状态时，由心室内的起搏点发出冲动，引起心室的搏动。主要表现为心律极慢，常低于 40 次/min。出现低血压、休克或阿-斯综合征。心电图无 P 波，QRS 波群增宽而畸形，时限>0.16s。治疗：推注乳酸钠、滴注异丙肾上腺素；安装心脏起搏器。

心输出量（cardiac output, CO） 其他名称：心排血量。心脏射出的血量。包括每搏输出量和每分输出量两种。前者指一次心跳一侧心室所搏出的血量，约为 70～80ml，平均 75ml。后者指每分钟射出的血量，简称心输出量，以心率 75 次/min 计算，大约为 5L/min。同年龄组的女性心输出量要低于男性约 10%。

心输出量分析仪（cardiac output analyzer） 用电热稀释法或染料稀释法无损伤地精确测定心输出量的仪器。用于检测心功能，监视病人心功能变化，为采取治疗措施提供可靠依据。也为研究心血管疾病提供重要观测手段。

心俞（xinshu, BL 15） 中医经穴名。属足太阳膀胱经。心之背部穴。位于背部，第 5 胸椎棘突下 1.5 寸处。主治心痛、心悸、心烦、健忘、失眠等。斜刺 0.3～0.5 寸。艾炷灸 3～7 壮，或艾条灸 5～15min。

心跳呼吸骤停（cardiopulmonary arrest） 见心脏停搏。

心通口服液（xintong koufuye） 中医成药名。益气活血祛瘀剂。组成：黄芪、党参、麦冬、何首乌、淫羊藿、野葛、当归、丹参、皂角刺、海藻、昆布、牡蛎、枳实。用于胸痹气虚痰瘀交阻证，心痛、心悸、胸闷气短、心烦乏力，冠心病心绞痛见上述证候者。孕妇禁用；服后泛酸者，可饭后服。

心痛（heart pain） 其他名称：胸痹、真心痛、厥心痛。中医病证名。胸膺部疼痛的统称。气滞、血瘀、痰阻、寒凝等导致心脉挛急或闭塞，以膻中部位及左胸膺部疼痛，轻者仅感胸闷如窒，呼吸欠畅；重者突然疼痛，如刺、如灼、如绞，面色苍白，大汗淋漓，四肢不温等为主要表现的疾病。

心痛定（adalat, nifedipine） 见硝苯地平。

心外膜（epicardium） 心壁的最外层。即心包膜的脏层，表层是间皮，间皮下面是薄层结缔组织，其中含有较大的血管、淋巴管和神经。

心外膜超声心动图（epicardial echocardiography） 在心外手术中，将普通超声探头套上两层消毒塑料袋，直接置于心外膜上进行二维和彩色血流显像的方法。

心下悸（epigastric throb） 中医症状名。①自觉近膻中处悸动不适。多因阳气虚，水饮内停上凌于心所致。治宜温阳利水。可用苓桂术甘汤。②指心悸。

心下痞（epigastric oppression） 中医病证名。自觉心下胃脘部满闷堵塞，按之柔软不痛的症状。多因伤寒表邪未解，误用下法，或内伤元气不足，痰湿、郁热蕴结所致。

心性恶病质综合征（cardiac cachexia syndrome） 由于心脏疾病引起的机体慢性消耗性消瘦性症状群。多见于风湿性心瓣膜病人，心功能Ⅲ～Ⅳ级者。表现为体重减轻，血清总蛋白、白蛋白、转铁蛋白均减低，淋巴细胞总数减少和原有心脏病表现。治疗为增加热量和蛋白质摄入（以肠道为主要途径），补充维生素和矿物质。

心胸比率（cardiothoracic ratio） 心脏横径与胸廓横径之比。正常约为 0.5，不超过 0.52。用于粗略估计心脏的大小。

心虚胆怯（timidness due to heart-asthenia） 中医证候名。指心中空虚，容易恐惧的一种证候。多因心血不足、心气衰弱所致。正常的心跳，是由心脏的阴阳平和、气血和调来保证的。当心血不足、心气衰弱时，心脏失其濡养，血脉运行无力，出现一种心慌不宁、不能自主的感觉。与精神因素也有一定的关系。可见于某些虚弱症、贫血、神经官能症等。治宜养心安神或温胆安神。

心血（heart-blood） 中医术语。即心脏所主的血。心血不仅能营养周身各组织，同时也能滋养心脏本身，也是神志活动的物质基础之一。心血旺则血脉充盈、面色红润、精气饱满；心血虚则心悸健忘、惊恐不安、失眠多梦、面色无华。

心血管病介入治疗（interventional therapy for cardiovascular diseases） 采用心导管技术，把医疗器械装置送入心脏或血管内进行疾病诊断及治疗的方法。包括介入性诊断技术和介入性治疗技术。心血管病介入性诊断包括心导管检查术、冠状动脉造影、外周动脉或静脉造影、心内电生理检查等。经静脉心内膜人工心脏起搏术是最早和最广泛应用的心血管病介入治疗，其他常用的还有经皮冠状动脉成形术、经皮心脏瓣膜成形术、冠状动脉内支架术、定向粥样斑块切除术、腔内粥样斑块抽吸切除术、粥样斑块机械旋磨切除术、心导管消融治疗、激光冠状动脉成形术以及周围血管病和先天性心血管病的介入治疗等。

心血管梅毒（cardiovascular syphilis） 梅毒螺旋体进入主动脉外层与中层，导致主动脉炎，产生主动脉瘤、冠状动脉口狭窄和主动脉瓣关闭不全等病变，引起相应的临床表现。属梅毒晚期。螺旋体亦可侵入心脏。治疗：药物或手术。

心血管神经[官能]症（cardiovascular neurosis） 见心脏神经症。

心血管神经元（cardiovascular neuron） 存在于中枢神经系统内，具有调节心血管活动功能的神经元。分布于脊髓、延髓、下丘脑、大脑和小脑等部位。

心血管调节（cardiovascular regulation） 是指当内、外环境发生变化时，心血管活动也随之发生适应性变化，使心输出量和各器官的血流量能满足当时代谢的需要，并维持动脉血压相对稳定。调节方式有神经调节和体液调节。心血管活动也有自身调节，但调节范围是有限的。

心血管调节中枢（cardiovascular centers） 见心血管中枢。

心血管系统（cardiovascular system） 由心和血管（动脉、毛细血管和静脉）组成的一个完全封闭的血液循环管道。它以心脏为动力中心，通过血管将血液运抵全身各器官、组织。心被中隔分为左、右两半，即右心房、右心室和左心房、左心室，共 4 个腔。同侧房、室借房室口相通，心房接受静脉，心室发出动脉。心室与动脉借动脉口相通。在房室口和动脉口处有瓣膜，它们像阀门一样，血液顺流时开放，逆流时关闭，保证血液朝一个方向流动。心脏终生不停有节律地收缩与舒张，像水泵一样将血液从静脉吸回来，由动脉射出去，使血液在血管内流动不息。

心血管造影（angiocardiography） 将对比剂引入心腔及大血管内显示其内腔形态结构的 X 线检查方法。

心血管中枢（cardiovascular center） 其他名称：心血管调节中枢。是指在中枢神经系统中与调控心血管活动有关的神经元集中的部位。分布于中枢神经系统从脊髓至大脑皮质各个水平。最基本的心血管中枢在延髓，现认为包括 4 个区的神经元，即缩血管区、舒血管区、传入神经接替站和心抑制区。延髓以上的心血管中枢起着心血管活动与其他功能间的整合作用，使机体更完善地适应环境条件的变化。

心血宁片（xinxuening pian） 中医成药名。化瘀宽胸祛瘀剂。组成：葛根提取物、山楂提取物。用于瘀阻血络引起的胸痹、眩晕以及冠心病、高血压、心绞痛、高脂血症见上述证候者。

心血虚（deficiency of heart blood） 中医证候名。多由失血、过度劳神，或血的生化之源不足所致。症见心悸、心烦、易惊、失眠、健忘、眩晕、面色苍白、唇舌色淡、脉细弱等。治宜养血安神。

心血虚证（syndrome of deficiency of heart blood） 中医证候之一。心血亏虚，心脏、心神失养所致，症见心悸、头晕、多梦、健忘、面色淡白或萎黄、唇舌色淡、脉细等。

心血瘀阻（stagnant blockade of heart blood） 中医病证名。症见心悸、心前区刺痛或闷痛。多由心气虚或心阳不足、血运不畅、心血凝滞、脉道瘀塞所致。亦可因情绪激动，或劳累受寒、痰浊凝聚等而诱发。一般痛势较轻者，时作时止，重者并有面、唇、指甲青紫，四肢厥冷，舌质暗红，或见紫色斑点，苔少，脉微细或涩。治疗：急则救阳，通脉，缓则活血化瘀，兼以补气、通阳等。

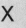

心阳（heart yang）　中医术语。心的阳气，与心阴相对而言。心阴、心阳互相依附为用。心阳是心气的体现，有温通血脉、促进血行的功用。心气虚则气短、脉弱、心悸、自汗、精神萎靡。心气大虚则伤及心阳，出现寒象，甚则大汗淋漓、四肢厥冷、脉微欲绝等证候。

心阳虚（deficiency of heart yang）　中医病证名。心气虚之偏于阳虚者。除具有心气虚的证候外，还有面色苍白、形寒肢冷、心区憋闷、舌尖凉感。治宜益气温阳，用养心汤加减。严重者出现心阳虚脱时，可兼见大汗淋漓、四肢厥冷、口唇青紫、呼吸微弱，甚则神昏、脉微细欲绝。治宜回阳救急，用大剂参附汤或人参四逆汤灌服。

心阳虚证（syndrome of deficiency of heart yang）　中医证候之一。心阳虚衰，温运失职所致，症见心悸怔忡、心胸憋闷而喘、畏冷肢凉、面色㿠白，或见下肢浮肿、唇舌色暗、苔白滑、脉弱或结或代等。

心因性精神病（psychogenic psychosis）　见反应性精神病。

心阴（heart yin）　中医术语。心的阴液，与心阳相对而言。它的生理、病理和心血密切相关，心阴充沛则心阳和煦，心血亦充足；心阴亏虚则心阳独亢，心血亦衰少不荣。心阴亦与肺阴、肾阴等的消长盈亏有关，如阴虚内热的病证，往往同时表现为心、肺、肾等三脏阴液的亏乏证候。

心阴虚（deficiency of heart yin）　中医病证名。由劳神过度，或久病、热病耗伤心阴所致。症见心悸、心烦、失眠易惊、健忘，甚则可见盗汗、低热、五心烦热、口干、舌红少津、脉细或促等。治宜安神养心。

心阴虚证（syndrome of deficiency of heart yin）　中医证候之一。心阴亏损，心脏、心神失养所致，症见心悸心烦、失眠多梦、头晕健忘、潮热、盗汗、舌红少苔、脉细数等。

心音（heart sounds）　心脏跳动时由于心肌收缩、瓣膜关闭和血流冲击心室壁、瓣膜或大血管壁振动产生的声音。可用听诊器在胸壁的适当部位听到。心室开始收缩时听到的是第一心音，主要由房室瓣关闭和心室肌收缩造成；心室开始舒张时听到的是第二心音，主要由主动脉瓣和肺动脉瓣关闭造成。当循环系统特别是心脏瓣膜有病变时，心音可发生变化，亦可掺有杂音，故听取心音是诊断心血管疾病的重要方法之一。

心音分裂（splitting of heart sound）　正常情况下，心室舒缩时左右房室瓣和半月瓣的关闭并不是完全同步的，三尖瓣略迟于二尖瓣，肺动脉瓣略迟于主动脉瓣。但由于两者非常接近，在听诊上不易分辨，各呈单一的心音。若左右两侧心室活动时距明显增大，则第一心音或第二心音分成两部分，称第一心音或第二心音分裂。病理性第一心音分裂常见于右束支传导阻滞，第二心音分裂常见于二尖瓣狭窄或房间隔缺损。

心音减弱（diminished heart sound）　心音低于正常的响度。如二尖瓣关闭不全时，心尖部第一心音减弱。

心音亢进（loud heart sound）　心音增强，超过正常心音的响度。如二尖瓣狭窄时心尖部第一心音亢进。

心音图（phonocardiogram）　用特殊的电子仪器将心音的机械变化转变为电变化，经放大后所记录出的图形。能准确记录心音或心杂音发生的时间、强度（振幅）和音调（频率）。心音图不仅能提高听诊的准确性，且可见到4个心音和第一心音的4个成分，便于分析研究。

心音图仪（cardiophonograph, phonocardiograph）　用于记录心音振动曲线的仪器。心脏收缩和舒张活动过程中，心脏和大血管产生振动的声音转变为线条图形，它可真实地记录正常心音、额外心音及心脏杂音。心音振动和瓣膜开闭时的振动相对应。心音图仪由微音器、滤波器、放大器和记录器4部分组成。描记心音图应在安静环境中进行，微音器分别依次置于主动脉、肺动脉、三尖瓣和二尖瓣听诊区，并作低频、中频、高频和可听频率波段的记录，同步描记心电图作为分析心音的时间标志。

心音遥远（distant cardiac sounds）　心音低沉而遥远。见于各种渗出性心包炎，如结核或化脓性心包炎及肿瘤性心包积液等。

心源性猝死（sudden cardiac death，SCD）　其他名称：心脏性猝死。突然死亡因心脏原因所致。心源性猝死绝大多数有心脏结构异常，主要有冠心病、肥厚型心肌病、心脏瓣膜病、心肌炎、非粥样硬化性冠状动脉异常、浸润性病变和心内异常通道等。大多心源性猝死是室性快速心律失常所致。临床过程可分为：前驱期、发病期、心脏停搏期和死亡期。对心源性猝死的处理主要是立即进行心肺复苏。

心源性发绀（cardiogenic cyanosis）　因心脏疾患而出现的全身皮肤和黏膜发绀。是心脏病的常见体征之一。

心源性肺水肿（cardiogenic pulmonary edema）　心脏短时间内发生心肌收缩力明显减低，或心脏病变所致负荷加重，使血浆从毛细血管逸入肺泡和小气管内而产生的严重症状。表现及诊治见急性肺水肿。

心源性肝硬化（cardiocirrhosis）　心功能不全引起的肝硬化。慢性心功能不全时，由于肝脏长期淤血和缺氧，引起肝细胞纤维化，乃至肝叶中心静脉瘢痕形成，使胆小管胆汁淤积，肝细胞损害。病人可有不同程度的血清胆红素增高、低蛋白血症、肝功能障碍，多见于风湿性二尖瓣狭窄或缩窄性心包炎。治疗：二尖瓣分离术、心包剥离术。

心源性呼吸困难（cardiac dyspnea）　各种原因的左心疾病本身及其引起的肺淤血、肺水肿等导致的呼吸困难。典型表现为急性左心衰竭时突发呼吸困难，重者表现为高度气喘、颜面青紫，大汗。听诊两肺底有较多湿啰音及哮鸣音，心律增快，可有奔马律，多夜间熟睡后发作。

心源性脑梗死（cardiac cerebral infarction）　风湿性心脏病二尖瓣狭窄合并心房颤动，或冠心病心房颤动形成的附壁血栓脱落，或心肌梗死附壁血栓脱落，或细菌性心内膜炎时瓣膜上炎性赘生物脱落等均可引起的脑梗死。心源性脑梗死有两个主要类型，一是小块栓子时常脱落造成的多发性腔隙性脑梗死，二是大块血栓脱落造成的大块脑梗死。发病急，病情重，死亡率高。除治疗心脏原发病外，脑梗死的诊断、治疗同脑血栓形成。

心源性水肿（cardiogenic edema）　心功能不全引起的水肿。多见于右心功能不全。特点为先发生于身体下垂部位，重者可致全身水肿，可合并有胸、腹腔积液和心包积液。机制为有效循环血量减少，肾血流量减少，继发性醛固酮增多，引起钠和水分潴留。治疗：治疗原发病，控制诱因，应用强心剂和利尿剂。

心源性哮喘（cardiac asthma）　急性左心功能不全时，病人出现的呼吸困难。为急性左心衰竭的特征性症状。主要表现为夜间突然出现气急、端坐呼吸、发绀、烦躁不安、大汗淋漓、刺激性咳嗽、咳粉红色泡沫痰。两肺有哮喘样干啰音。坐起后呼吸困难可缓解。应注意与支气管哮喘鉴别。治疗：及时给氧，应用强心、利尿或血管扩张剂。

心源性胸腔积液（cardiac pleural effusion，cardiac hydrothorax）　由于心功能不全导致的胸膜腔中存有过量积液。多见于右侧，可在右心衰竭时发生，但全心衰竭时多见。发生原因与心力衰竭时体、肺静脉压明显升高和胸膜毛细血管通透性增加有关。改善心功能为主要治疗措施。

心源性胸痛（cardiac thoracalgia）　心血管疾病引起的胸痛。其特点是：疼痛多位于胸骨后或心前区，并可向左肩放射，常与体力活动有关，休息后好转或消失。

心源性休克（cardiogenic shock）　心脏排血功能障碍所致的休克。属心功能不全的极重型。见于严重的中毒性心肌炎、大面积心肌梗死、严重心律失常。病人出现面色苍白、发绀、极度不安、出冷汗、四肢厥冷等休克症状群。治疗：去除病因，并使用小剂量多巴胺或去甲肾上腺素。

心源性晕厥（cardiogenic syncope）　心输出量减少引起脑部缺血而发生的暂时性意识丧失。发作时心音消失，或极其微弱和不整，发作后意识常可立即恢复。见于急性心脏排血受阻或严重心律失常时。治疗：病因处理，心肺复苏，立即恢复循环和呼吸的抢救。

心　[脏]（heart，cor）　人体生命的重要器官。位于胸腔中纵隔内、两肺之间，偏于正中线左侧的肌性器官。其前面及两侧几乎全被肺和胸膜所包绕，其后方与食管相邻。心呈前后

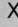

略扁的锥体形。心底朝向右后上方，连接出入心脏的大血管。心尖朝向左前下方，略呈钝圆形。近心底处，心表面有一环形的冠状沟，将心分为上下两部，上部较小为心房，下部较大为心室。在心的胸肋面有一条纵行沟，为前室间沟。心的膈面上也有一条纵行沟，为后室间沟。冠状沟和室间沟内都有血管通过。心脏分为右心房、右心室、左心房和左心室4个腔。

心脏按压术（cardiac massage）　血液循环骤停时所采用的一种急救法。借心脏按压以维持心脏排血功能，使大脑和心脏本身不致因暂时缺氧而遭受不可复原的功能丧失。心脏按压法有：①胸外心脏按压术，用手按压病人胸骨下段相当于心前区部位，每分钟100～120次，按压深度至少5cm，每次按压后胸廓充分回弹，按压有效时可摸到周围动脉（如颈或股动脉）随每次按压出现搏动，并同时给氧、进行人工呼吸等。②胸内心脏按压术，切开胸腔，用手直接挤压心脏，主要用于外科手术操作过程中心搏骤停时。③膈下心脏按压术，仅用于小儿上腹腔手术过程中，从膈下伸手指到心脏后缘，向胸骨方向挤压心脏。

心脏瓣膜病（valvular heart disease）　各种原因引起的心脏瓣膜损害，导致功能失常、血流动力学变化等，继而引起一系列临床症状的心脏病。

心脏瓣膜成形术（valvuloplasty）　恢复心脏瓣膜功能的手术。在直视下通过切开瓣膜、瓣环缝缩、瓣膜折叠及腱索缩短等步骤，以恢复瓣膜功能。适用于各种原因造成的心瓣膜狭窄或关闭不全。

心脏标测（cardiac mapping）　用特制探查电极在心脏的不同部位同时记录其电活动的方法。分为心内膜、心外膜和起搏标测等方法。此法可观察心肌最先兴奋部位、心律失常起始部位、传导的产生及障碍等。

心脏病（cardiopathy，heart disease）　心脏各层组织结构（心包、心肌和心内膜）的病变及调节心脏的神经功能发生障碍。临床上习惯于将与心脏相连接的大血管如主动脉、肺动脉、腔静脉和肺静脉的病变，也包括在心脏病的范围而称为心血管病。根据致病因素又分为先天性和后天性两大类。

心脏病学（cardiology）　研究心脏和大血管疾病的病因、流行病学、发病机制、解剖、病理生理、临床表现、并发症、诊断和鉴别诊断、预后、治疗和预防等知识的科学。原是内科学的一部分，20世纪20年代逐渐形成一门独立的学科。

心脏超声造影（contrast echocardiography）　其他名称：心脏声学超影。利用血内发泡剂即声学造影剂，来观察心内结构特点，特别是在界面发泡剂可造成鲜明的对比度，使之能够发现一般声学检查所不能显示的特征。尤其在观察心脏畸形及分流水平方面更为有效。同时依据发泡剂的流速和流量计测量循环时间和心输出量。人们将这种应用声学造影剂进行心脏超声诊断的方法命名为心脏超声造影亦称造影超声心动图。

心脏除颤器（defibrillator）　其他名称：心律转换器。能除去心室颤动或扑动并矫正心房颤动及阵发性室性或房性心动过速的电子仪器。有同步和非同步之分，前者用于矫正心房颤动等心律失常，后者用于心室颤动和扑动的抢救。

心脏除颤调搏器（cardiac defibrillator and pacemaker）　对各种病因引起的严重心律失常进行治疗的电子仪器。由心电示波器、起搏器、除颤器及电源组成。具有体内除颤、体外除颤、同步除颤、体内起搏、体外起搏的功能。

心脏传导系统（cardiac conduction system）　其他名称：心脏自律传导系统。心脏中兴奋传导速度远比普通心肌纤维为快的特殊细胞组织。包括窦房结、结间束、房室结区、房室束（希氏束）和Purkinje纤维网。特点是房室结区的纤维在该系统中传导速度最慢，是临床传导阻滞易发区域。

心脏传导阻滞（heart block）　心脏传导组织的传导能力降低，使心跳冲动不能按正常的时间和顺序到达各部。常因心肌病和受某些药物（如洋地黄）的作用所引起。常见的是心房和心室间的传导阻滞，称为房室传导阻滞。可表现为心律不齐或心动过缓。心电图检查有助于诊断。治疗：去除病因，用肾上腺皮质激素、阿托品、异丙肾上腺素等药物，必要时用

心脏电起搏器。

心脏创伤（cardiac trauma）　由外伤引起的心脏损伤。分为穿透伤和闭合伤。前者需立即手术治疗，后者多引起心肌挫伤，表现为胸部不适、心前区疼痛和心律失常。立即进行对症处理。

心脏刺激术（cardiac stimulation）　在心动周期的特定时刻，给心脏额外刺激，以观察心脏各部位腔内电图及各项电生理参数的变化等。此法对确定心脏传导系统疾病的性质及心律失常的机制均有重要意义。

心脏导管检查术（intracardiac catheter examination）　其他名称：心脏插管术。是诊断心脏病的一种方法。用心导管在X线透视下沿静脉或动脉通向心脏和大血管，测量各心腔和大血管的压力以及各处血液的含氧量，以协助诊断心血管病，特别是先天性心血管病。

心脏纤维支架（fibrous brace of the heat）　心脏纤维支架由纤维结缔组织构成，其组成是以主动脉瓣环为中心，在其左前方与肺动脉瓣环相连，后方以左、右纤维三角与左、右房室环相连。还有以纤维组织与室间隔膜部相连接，这样互相成心脏的纤维支架。其作用主要是保证心脏正常的驱血功能。

心脏电复律（electric cardioversion）　其他名称：心脏电除颤、心脏电休克。高能电脉冲直接或经胸壁作用于心脏，治疗多种快速心律失常，使之转复为窦性心律。所用仪器为电复律器和电除颤器。具有作用快、疗效高、比较安全和简便的特点。快速异位性心律失常药物治疗无效者，均属电复律治疗的指征，常用于心室颤动、阵发性室速、心房颤动、心房扑动、阵发性室上速、预激综合征并发异位快速心律失常。

心脏电复律器（cardioverter）　施行心脏电复律时所用的医疗仪器。有同步和非同步之分，前者用于矫正心房颤动等心律失常，后者用于心室颤动和扑动的抢救。

心脏电机械分离（cardiac electromechanical dissociation）　心搏骤停的原因之一。心电图上虽有完整、缓慢、宽而畸形的QRS波群，但无有效的心肌收缩。是起搏点由窦房结逐渐向下移位所致。

心脏电起搏器（heart electropacemaker）　其他名称：心脏电调搏器。用于治疗严重房室传导阻滞和窦房结功能不全的电脉冲发生器。能按一定的频率发出电脉冲，刺激心肌，使心房和/或心室有节奏地兴奋和收缩。

心脏电休克（electric countershock）　见心脏电复律。

心脏淀粉样变（cardiac amyloid degeneration，cardiac amyloidosis）　一种原因未明的限制型心肌病。主要特点为心肌有局灶或弥漫性淀粉样纤维沉积。表现为劳力性呼吸困难、胸痛、无力和水肿。超声心动图和X线检查有心脏增大。确诊靠心内膜心肌活检。对症处理，洋地黄效果不佳。

心脏动态功能图（cardiac dynamic function graph）　记录出的心室壁绝对运动的图像。由心脏机械活动所产生的低频30～40Hz振动波，该图对室壁运动的异常有极高的检出率。特别是对缺血性心脏病的诊断具有较大的意义。

心脏-耳聋综合征（cardio-auditory syndrome）　其他名称：先天性长Q-T间期综合征。心电图上显示Q-T间期延长、心律失常、晕厥和猝死的一组综合征。为遗传性疾病。可伴有先天性耳聋。常因情绪激动而诱发。

心脏肥厚（cardiomegaly，cardiomegalia）　心脏负荷过重的早期病理改变，心室肌增粗、增长。伴有心脏扩张者，称为心脏肥大。

心脏复律术（cardioversion）　应用电学治疗心律失常的一种方法，利用除颤器发出高能量短时限脉冲电流通过心肌，使所有心肌纤维瞬间同时去极化，因而消除折返激动，抑制异位心律，恢复窦性心律。是心肺复苏的关键技术，是治疗快速心律失常的方法。

心脏复苏三联针（triple injectio for cardiac resuscitation）　复苏时临时配制的急救药物。取肾上腺素、异丙肾上腺素、去甲肾上腺素各1mg混合后同时一次心内注射，可重复应用。目前多倾向于用阿托品代替去甲肾上腺素组成三联针，或者再加利多卡因组成四联针，后者对室颤型心脏停搏效果

较佳。

心脏复苏术（resuscitation of heart） 血液循环骤停时进行的一系列抢救措施。心脏因不能正常排血，造成全身组织的血液循环暂时停顿，使病人陷于濒死状态。尽快使心脏恢复正常搏动的复苏术包括心前区叩击术、心脏按压术、心腔穿刺注药、药物升压以及应用电子仪器（电击除颤器、心脏电起搏器）刺激心脏等措施，其中最常用的是心脏按压术。在进行心脏复苏的同时，进行有效的人工呼吸。在心脏恢复搏动后，根据病情需要，还应选用输血、输液、给氧、降温、脱水、降低颅内压、辅助循环等治疗。

心脏复苏装置（cardio-resuscitation system） 对触电、溺水、中毒、心肌梗死、心跳呼吸骤停、休克假死、严重心律失常等危重病人进行紧急抢救和监视的仪器。由心电示波器、记录器、除颤器或按需起搏器组成。装置各部分可单机使用。为医院急诊室、手术室、重症护理病室的必需设备。

心脏横纹肌瘤（rhabdomyoma of heart） 原发于心肌的良性肿瘤。多见于婴幼儿，常与结节性硬化症、皮脂腺及肾血管瘤伴发。临床表现可有心律失常、心内血流梗阻和充血性心力衰竭。超声及核素检查有助于诊断。治疗：手术切除，但不易切除干净。

心脏畸胎瘤（teratoma of heart） 心包的原发性良性肿瘤。可转为恶性。多见于婴幼儿。症状取决于肿瘤大小和它侵犯邻近器官的程度，常见咳嗽、呼吸困难和轻度易消失的发绀。也可有发热和心脏压塞表现。手术治疗。

"心脏记忆"现象（cardiac memory phenomenon） 其他名称：T波记忆。在一段时间心脏兴奋顺序改变后，恢复窦性节律时出现的持续性T波改变。有学者认为与特殊的钾离子通道有关。据此，在预激综合征、间歇性左束支传导阻滞、心室起搏、单形性室性期前收缩连发及室速病人中，正常QRS波群后的T波倒置很可能是一种心肌的生理调节，而并非病理现象。

心脏内直视手术（directly perceived intracardiac operation） 切开心脏在直接观察下矫正心脏内部病变的外科手术。施行该术时，常需采用降低体温的措施，以暂时降低基础代谢率和延长阻断血液循环的安全时间；或用人工心肺机暂时代替心肺功能，使心脏内无血时间较为延长；此外，还可采用上述两种措施相结合的方法。这样在切开心脏后既可不发生大量出血又便于进行手术操作，并使大脑等重要器官免于因缺血、缺氧导致不可逆性病变。心脏内直视手术是现代外科重大成就之一，广泛应用于治疗某些先天性和后天性心脏疾病。

心脏内注射（intracardiac injection） 复苏时直接向心室腔内注射药物的急救方法。目前多不提倡使用该法，只有在不能通过静脉内或气管内给药时方可选用。

心脏能量-动力衰竭（energetic-dynamic heart failure） 见电机械分离综合征。

心脏黏液瘤（cardiac myxoma） 心脏肿瘤之一。发生于左房者较发生于右房者约多4～5倍。也可发生于心室。黏液瘤多起自房间隔，常有蒂柄，发生于左房者多呈二尖瓣狭窄症状和体征。发生于右房者则类似缩窄性心包炎症候群。伴有发热、贫血，乃至体循环栓塞。超声心动图或心血管造影可确诊。治疗：手术。

心脏漂浮导管（cardiac floating catheter） 心脏导管的一种。导管自身的重量较轻及柔软，其顶端附有可以充气的双腔气囊，亦可附有各种微型换能器或装有起搏电极。多用于抢救休克及急性左心衰竭。

心脏破裂（cardiac rupture，cardiorrhexis） 心肌急性坏死或损伤后，心壁发生穿透性破裂。常见病因为急性心肌梗死、外伤、外科手术、心导管检查等。按破裂部位不同，可分为心室游离壁破裂、室间隔穿孔和乳头肌或腱索断裂。表现为血压急剧下降、休克和心脏压塞。重在预防，少数可行外科修补术。

心脏起搏（cardiac pacing） 心脏传导系统发生严重传导障碍时，用人工起搏器起搏。可按一定频率发出电脉冲，刺激心肌，使心房和/或心室有节律地兴奋和收缩。

心脏起搏点（cardiac pacemaker） 心脏兴奋和搏动的起源部位。窦房结自动节律性最高，每分钟能产生兴奋100次左右。沿传导系统扩布引起整个心脏兴奋，称为正常起搏点。心脏传导系统的其他部位自动节律性较低，通常在窦房结传出兴奋的控制下不发挥作用，称为潜在起搏点。在异常情况下，潜在起搏点自动发生兴奋，引起部分或全心的活动，又称为异位起搏点。

心脏起搏电极（cardiac pacing electrode） 人工心脏起搏器的组成部分。起搏器发生的脉冲通过导管传递到起搏电极，刺激心肌可引起心肌兴奋收缩。分为单极、双极、心外膜电极及经静脉心内膜电极等不同种类。

心脏起搏器（cardiac pacemaker） 一般泛指植入式（埋藏式）心脏起搏器。为一种人工控制心脏冲动传导功能的仪器。心肌的收缩须按规则、定时的顺序进行，以维持心脏的泵血功能。在某些疾病状态（主要表现为心脏传导阻滞）下心脏的起搏和定时机制中断，就需要辅以人工心脏起搏器。起搏器实际上是一个可发生周期性脉冲的电刺激器，通过电极直接给心脏施加电脉冲刺激。脉冲可以是固定频率的，称为非同步起搏；也可是仅在心脏自身节律暂停时才发出脉冲，称为同步起搏或按需起搏。在临床应用中，要根据不同病情选用相适合的起搏器。

心脏牵缩征（pericardiac recession sign） 见布罗德本征。粘连性心包炎的征象之一。

心脏神经症（cardiac neurosis，heart neurosis） 其他名称：心血管神经[官能]症、奋力综合征、神经性[血]循环衰弱症。主观症状以心血管系统功能失常为主，通常合并焦虑等心理方面障碍，是神经官能症的一种特殊类型。表现为呼吸不畅（呈叹息样呼吸）、心悸、疲倦、心前区隐痛、眩晕等。常因劳力或精神紧张而症状加重，常伴有其他方面的神经官能症状群。检查多无阳性发现，以暗示疗法治疗。

心脏声学造影（contrast echocardiography） 其他名称：心脏超声造影。将声学造影剂（如过氧化氢溶液、靛氰蓝绿、生理盐水、5%葡萄糖等）经周围静脉或心导管注入，使之在心腔内产生浓密的云雾状回声。可用以观察血液有无分流以及分流的方向和水平，从而了解心脏有无先天性畸形（如房间隔、室间隔缺损等）。

心脏示波器（cardio-oscilloscope） 诊断、观察、治疗、监视心脏疾病的电子仪器。它把人体因心脏跳动所产生的电信号放大显示于荧光屏上，借以观察心电波形。多用于冠心病监护、重危病人及术中监护。

心脏手术后双相综合征（diphasic postcardiotomy syndrome） 心脏灌注后综合征和心包手术后综合征的表现。表现为心脏术后数天出现发热，口内发生小而痛的硬结，两周内消失。3～6周后，出现肝肿大、心包摩擦音等。治疗：对症处理。

心脏死（heart death） 法医学术语。心跳先于呼吸停止所引起的死亡。主要由心脏原发性病变、功能障碍或心脏损伤等引起，包括心内膜（心瓣膜）、心外膜（心包）、心肌、心脏冠状动脉系统、心脏传导系统病变或心律失常以及心脏损伤等所致。在法医学上，为查明心脏死，除详细检查心脏本身的病变外，也要考虑到神经、内分泌腺和其他体液因素的影响，尤其要注意中毒和各种暴力性损伤。

心脏死亡（cardiac death） 心搏骤停后，对心脏持续按压1h，仍无心电活动的征象。

心脏四支系统（tetrafascicular system of heart） 其他名称：四分支系统。指右束支、左前分支、左后分支及左束支间隔支。是近年提出的新概念，有利于对束支传导阻滞的诊断。

心脏损伤（heart injuries） 平时多为闭合性损伤，战时多为穿透伤。闭合性心脏损伤，是指暴力突然作用于伤员躯体后直接传导至心脏，造成心脏不同部位和不同程度损伤，包括心包伤、心肌挫伤、瓣膜损伤、间隔穿孔，直至心脏破裂。穿透性心脏损伤，多为前胸或背部枪弹尖刀等锐器损伤，医源性损伤主要也是穿透性损伤，右心室最常见。心脏异物存留，多见于非贯通伤。治疗：手术。

心脏损伤后综合征（cardiac trauma syndrome） 多种损伤引起的以急性心包炎为主要征象的一组疾病。如心脏手术后，又称心包切开后综合征，如二尖瓣分离术后；心肌梗死后，又称德雷斯勒（Dressler）综合征，或心脏创伤后（包括戳伤、胸部非穿透性捶击）。严重者出现心脏压塞症状。有人认为是以损伤的心肌组织为抗原的一种自身免疫性疾病。治疗：如心肌梗死后，对肾上腺皮质激素或吲哚美辛（消炎痛）反应良好。

心脏听诊（cardiac auscultation）　听取心脏正常的及病理的音响。在心脏病的诊断中占有重要的地位。听诊心脏时，病人可取坐位或仰卧位，必要时可嘱病人变换体位。听诊内容包括心率、心律、心音、杂音及心包摩擦音等。

心脏停搏（cardiac arrest）　其他名称：心搏骤停。心脏突然丧失排血功能，而使血液循环处于完全停止状态。偶有自发恢复，通常会导致死亡。临床上依次出现下列征象：①心音消失；②脉搏扪不到、血压测不到；③意识突然丧失，或伴抽搐；④呼吸断续，呈叹息样，随后停止；⑤昏迷；瞳孔散大。心电图表现为心室颤动、心室停搏、极端缓慢的心室自身节律，或兼有之。临床上常以急性意识丧失或大动脉搏动消失为确诊依据。应立即进行有效的心肺复苏术。

心脏停搏后综合征（post-arrest syndrome）　心脏停搏虽只数分钟，复苏后病人却有数小时甚至数日的多器官功能障碍或衰竭的现象。临床表现为严重的酸中毒、心输出量降低、肝肾功能障碍、吸入性肺炎、肺水肿和成人呼吸窘迫综合征等。

心脏停搏时间（cardiac arrest time）　从心脏停搏到建立有效人工循环所需的时间。

心脏停搏时限（time limit to cardiac arrest）　在脑血流供应完全停止的情况下，脑组织细胞能够耐受缺氧而不发生永久性损伤的时间。现今认为 4～6min。超过 4～6min，脑细胞便可发生永久性缺氧性损伤。所以心脏停搏后必须在 4min 内进行心肺复苏。

心脏停搏液（cardiac arrest solution）　心脏手术前后以及手术中维持心肌功能，诱使心脏迅速停搏的药液。其主要成分有钾、镁、普鲁卡因等，选用其中的一种或多种。

心脏性猝死（sudden cardiac death）　见心源性猝死。

心脏压迫感（oppression of heart）　心前区压榨样紧迫感。见于冠心病等。

心脏压塞（cardiac tamponade）　其他名称：心包压塞、心包填塞。心包因积液或积血而导致心输出量降低。表现为呼吸困难、心率增快、血压下降和静脉压增高等。超声波和心电图检查有助于诊断。治疗：诊断明确后应及时行心包穿刺术。

心脏移动性消失（absent of cardiac mobility）　见奥波耳泽征。

心脏移植后心律（post cardiac transplantation rhythm）　心脏移植后，心电图主要表现为心房脱节的形式。给心者心律为基本心律，受心者心律为单侧房性异位心律。

心脏异位（ectopic heart，malposition of heart）　心脏及其内部结构在胸腔内的位置异常。可伴或不伴有胸膜腔其他内脏的位置异常。

心脏影像（cardiac image）　X线检查时，心脏的平面投影。可根据影像的边缘、轮廓分辨出心脏的房室和大血管。由于心脏密度高，X线不易穿透，因而在荧光屏上呈暗区，在X线片上呈亮区。

心脏杂音（cardiac murmur，heart murmur）　心脏或大血管内的血流流动受阻或有逆流，产生旋涡，震动心壁或血管所发生的声音。可用听诊器听到。引起心脏杂音的主要原因有心脏和血管病变（心瓣膜病、中隔缺损、大动脉狭窄）和血流过急过速。发生于心脏跳动的舒张期的杂音为舒张期杂音，大多表示心脏有病；发生在心脏跳动的收缩期的杂音称为收缩期杂音，有些表示心脏有病，有些见于正常人或其他疾病。

心脏肿瘤（cardiac tumor）　发生于心脏和心包的肿瘤。临床少见。作为临床心脏病的一种病因尤为罕见。分为原发性和继发性。前者80%为良性，黏液瘤和脂肪瘤多见。原发性心脏恶性肿瘤以肉瘤为多见。继发性心脏肿瘤多由恶性肿瘤转移而来，如支气管肺癌、乳腺癌或淋巴肉瘤转移至心包或心脏，常有血样心包积液，可引起心脏压塞。超声、X线摄片、心血管造影术、放射性核素等有助于诊断。治疗：良性者手术。

心脏浊音界（border of cardiac dullness）　确定心脏的大小、形状及其在胸壁内位置的检查方法。当沿肋间隙由外向内进行叩诊，首先发现叩诊音由清音变为相对浊音时，表示已达心脏边界，此界称为心脏的相对浊音界。它相当于心脏在前胸壁的投影，反映心脏的实际大小和形状。当越过相对浊音界，继续向内侧叩诊，叩诊音变为实音时，表示已达心脏不被肺遮盖区域的边界，此界称心脏的绝对浊音界。

心脏自律传导系统（cardiac autorhythmic conductive system）　见心脏传导系统。

心指数（cardiac index）　空腹和静息状态时每一平方米体表面积的每分钟输出量。计算方法为心指数＝每分输出量 $[L/(min \cdot m^2)]$/体表面积 (m^2)。一般身材的成年人心指数为 3.0～3.5L/（min・m²）。女性的心指数比男性低 7%～10%。

心主神明（heart controls mental and emotional activities）　中医术语。心的重要功能之一。神明，指精神、意识、思维等高级中枢神经活动，是由心所主持的，因而对其他脏腑的功能活动，也起着主导作用。心主神明的功能正常，则精神健旺、神志清楚；反之，则可致精神神志异常，出现惊悸、健忘、失眠、癫狂等证候，其他脏腑的生理功能也会受到影响。

辛（pungent）　中药五味之一。能散、能行。大部分辛味药口尝有辛味。例如，麻黄、薄荷能散表邪，半夏、天南星能散结化痰，木香、香附能行气，川芎、乳香能活血化瘀，均属辛味药。

辛伐他汀（simvastatin）　其他名称：舒降之、利之舒、舒降脂。降血脂药。用于原发性高胆固醇血症（Ⅱa、Ⅱb型）。制剂：片剂。孕妇、哺乳期妇女及儿童禁用。

辛可卡因（cinchocaine，sovcaine，diducaine）　其他名称：沙夫卡因、地布卡因。酰胺类局部麻醉药。常用其盐酸盐。特点：作用慢、持久，黏膜穿透力强，局部刺激性小，毒性大。适用于阻滞麻醉及硬膜外麻醉，还可用于表面麻醉及浸润麻醉；尚可用于各种原因引起的室性心律失常。

辛凉解表（expelling evils from the body surface with acrid-cool drugs）　中医汗法之一。指用性味辛凉，具有疏风解热作用的药物，治疗风热表证或温病初起的治法。适用于恶寒轻而发热较重，或有汗的风热表证、麻疹初期疹未透出等。常用药物有薄荷、荆芥、淡豆豉、桑叶、金银花、连翘、升麻、葛根等。代表方有桑菊饮、银翘散、升麻葛根汤等。

辛温解表（relieving superficies syndrome with pungent and warm natured drugs）　中医汗法之一。指用辛温发散药物治疗风寒表证的治法。适用于恶寒重而发热较轻、全身酸痛、无汗的风寒表证。上半身浮肿较重的早期水肿证，兼有发热恶风的风湿骨痛及外感风寒诱发的哮喘证等均可酌情应用。常用药物有麻黄、桂枝、苏叶、藿香、防风、荆芥等。代表方有麻黄汤、桂枝汤、香苏散等。

辛戊胺（octamylamine）　其他名称：2-异戊氨基-6-甲庚烷、新握克丁、戊胺庚烷。解痉药。白色结晶性粉末，难溶于水，其氨基磺酸盐溶于水。有强而迅速解除平滑肌痉挛的作用和增强心肌收缩力的作用。还有短暂的升压、微弱的扩张支气管、扩瞳等作用。用于消化道、泌尿道痉挛，还可用于偏头痛、呃逆以及由于溃疡、胆囊炎、胆石症等所引起的腹痛。心功能不全者及高血压、动脉硬化者忌用。

辛夷（Flos Magnoliae，biond magnolia flower-bud）　其他名称：迎春、木笔花、姜朴花。中医药名。木兰科植物玉兰望春花或武当玉兰等的花蕾。辛，温。归肺、胃经。功能散寒、通鼻窍。治鼻渊头痛、鼻塞不通、不闻香臭、常流浊涕等证的要药，偏寒偏热，均可用之。

锌（zinc，Zn）　银白色金属。人体必需微量元素。有激活酶、诱导金属硫蛋白的合成、愈合伤口、促进儿童发育、防止先天性畸形等作用。人体缺锌可导致贫血、肝脾大、性腺功能不全和矮小症。摄入过量可引起发热、恶心、呕吐及腹泻。生活饮用水质标准规定锌含量不得超过 1.0mg/L。

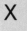

⁶⁹ᵐ锌（⁶⁹ᵐzinc，⁶⁹ᵐZn）　⁶⁹Zn 的同质异能素。若放出 0.439MeV 的 γ 射线即转变为⁶⁹Zn，半衰期为 13.8h。可用于研究视网膜色素层的代谢。

锌缺乏症（zinc deficiency）　一种微量元素缺乏病。缺锌时可引起厌食、生长停滞、脂肪吸收障碍、免疫功能低下、脱发、精子生成不良等。治疗：适当服用锌剂。

锌食物中毒（zine food poisoning）　锌遇酸形成锌盐移行于酸性食品中引起中毒。我国有将酸梅汤、食用醋长期盛放在镀锌白铁桶内引起中毒者，多为急性中毒，小儿尤为敏感。潜伏期短，主要为胃肠道刺激症状。预防：禁止在锌制或镀锌容器内制造、盛放酸性食品。治疗：急性中毒应尽早催吐、洗胃，注入蛋清、牛奶或米汤，给予足够液体。其他可用对症治疗。

锌指（zinc finger）　一种在蛋白质中的结构域，由多肽链围绕锌原子折叠而成。锌以 4 个配价键和 4 个半胱氨酸残基，或半胱氨酸、组氨酸残基各 2 个相结合。每个指含 12～13 个其他氨基酸。以其指部伸入 DNA 双螺旋的深沟，接触 5 个核苷酸。

锌中毒（zinc poisoning）　吸入含锌烟尘、食入用镀锌器皿制备或储存的酸性食品以及误服硫酸锌等均可引起锌中毒。吸入含锌粉尘可引起口内发甜、寒战、高热、头痛、肌肉关节酸痛等；食入者主要表现为恶心、呕吐、腹痛、腹泻，严重者可有血压升高、气促、瞳孔散大、抽搐、休克等症状。治疗：吸入者脱离中毒环境；误食者洗胃及导泻；用二巯丁二钠解毒；对症治疗。

新变异型克-雅病（new variant Creutzfeldt-Jakob disease）　可能是牛海绵状脑病传播于人的表现。发病年龄轻，多在 30 岁以下；病程较长；以感觉异常和精神症状为主；肌电图及脑电图大多正常；神经病理表现为围绕以海绵状病变的、中心嗜酸性而周边苍白的广泛淀粉样斑块形成。

新陈代谢（metabolism）　简称代谢。生命的基本特征之一。生物体从外界取得生活必需物质，通过物理、化学作用变成生物体有机组成部分，供给生长、发育，同时产生能量维持生命活动，并把废物排出体外的新物质代替旧物质的过程。新陈代谢一旦停止，生命也随之停止。在代谢过程中，物质的变化与能量的转移总是紧密联系着的。通常把新陈代谢过程中物质的变化，称为物质代谢；而把伴随着的能量释放、转移和利用，称为能量代谢。这些代谢都需要在酶的参与下才能进行。

新法接生（new method of midwifery）　遵循分娩的规律，用科学的方法进行消毒的接生。中华人民共和国成立后最早期的妇幼保健措施之一。对接生人员进行培训和考核，由接生员、助产士和医务人员采用新法接生。实行新法接生后，大大降低了孕产妇的产褥感染率和新生儿的感染性疾病发生率。

新法接生率（rate of new midwifery method）　某地一定时期内接生总人数中，用新法接生的人数所占的比例。新法接生率＝新法接生人数／期内接生总人数×100%。新法接生率是评价新法接生普及程度的一个指标。

新复方大青叶片（xinfufang daqingye pian）　清脏腑剂（清热宣肺剂）。组成：大青叶、羌活、拳参、金银花、大黄、对乙酰氨基酚、咖啡因、异戊巴比妥、维生素 C。用于伤风感冒、发热头痛、鼻流清涕、骨节酸疼。

新杆膏（Unguentum Bacitracini et Neomycini）　外用消炎药。组成：硫酸新霉素、杆菌肽，用脂肪性基质制成的半固体制剂。对葡萄球菌、链球菌等有抑制作用。外用于敏感菌引起的化脓性皮肤病，如感染性皮炎、脓疱疮、痈疔、烧伤及外伤的化脓等，也用于防治睑结膜炎、睑腺炎、眼睑炎、外耳道炎等。

新感（disease newly affected）　中医病证名。温病学上与伏气相对而言的病证。指感受病邪后，很快发病者。若内有伏邪，由新感触动而发病，称为新感引动伏邪。新感温病，随感随发，初起有风寒表证；伏气初起即有内热证候。

新感温病（epidemic febrile disease occurring immediately after the attack of exopathogen）　其他名称：外感温病。指感受温热之邪即时而发的温病。新感温病初起病多在表，以发热、恶寒、无汗或少汗、头痛、咳嗽、脉浮为主要表现，转变趋向由表入里，入里后发热更甚。一般病情较轻，病程较短。初起以解表透邪为治法，但因其病邪类型有热、暑、湿、燥的不同，因此解表之中又当注意泄热、清暑、化湿、润燥等法。

新癀片（xinhuang pian）　清热泻火药。组成：肿节风、三七、人工牛黄、猪胆汁膏、肖梵天花、珍珠层粉、水牛角浓缩粉、红曲、吲哚美辛。用于热毒瘀血所致的咽喉肿痛、牙痛、痹痛、胁痛、黄疸、无名肿毒等。胃十二指肠溃疡者、肾功能不全者及孕妇慎用；有消化道出血者忌用。

新疆出血热（Xinjiang hemorrhagic fever，XHF）　见克里米亚-刚果出血热。

新疆出血热病毒（Xinjiang hemorrhagic fever virus）　从我国新疆塔里木盆地出血热病人的血液、尸体的脏器及硬蜱中分离到的病毒。是一种存在于荒漠牧场的自然疫源性疾病。有严格的地区性和明显季节性。每年 4～6 月份是发病高峰。羊是主要储存宿主，硬蜱是病毒的传播媒介，也是长期储存宿主。人被带毒蜱叮咬后，经 5～7 天潜伏期发病。临床以发热和出血为主。病后可获持久免疫力。目前已将该病毒归属于布尼亚病毒科的内罗病毒属（Nairovirus）。

新洁尔灭（benzalkonium bromide，neo-geramine）　见苯扎溴铵。

新九分法（modified rule of nine）　计算烧伤面积的常用方法。头、面、颈面积为 9%，双上肢面积共为 18%（9%×2），躯干包括会阴面积为 27%（9%×3），双下肢包括臀部为 46%（9%×5＋1%）。此方法适于计算大面积和创面集中的烧伤。可与手掌法结合应用。

新卡霉素（kanamycinum B）　见卡那霉素 B。

新抗凝（acenocoumarin，sintrom）　见醋硝香豆素。

新可滴耳液（Auristillae Neomycini et Hydrocortisoni）　全名新霉素氢化可的松滴耳液。耳科消炎药。组成：硫酸新霉素、氢化可的松，加甘油或乙醇与水制成的无色澄明液体。有抗菌、抗炎作用，能减少炎性渗出。用于急性或慢性化脓性中耳炎。另有氯霉素代替硫酸新霉素的滴耳液，作用和用途相同。

新麻滴鼻液（Naristillae Neomycini et Ephedrini）　耳鼻喉科用药。组成：硫酸新霉素、盐酸麻黄碱与适宜抑菌剂等制成的无色澄明的等渗水溶液。对革兰氏阳性和阴性菌均有抑制作用，并具有使黏膜收缩的作用。用于慢性鼻炎、慢性中耳炎等。

新霉素（neomycin）　氨基糖苷类抗生素。用于治疗局部感染。制剂：硫酸新霉素软膏剂。

新凝灵（ethylenediamine diacetoimino-acetic acid salt）　化学名双乙酰氨乙酸乙二胺。止血药。对多种出血，如消化道、呼吸道、妇科、眼鼻出血等均有较好的疗效。对肝功能严重损伤、血小板数极低和肺出血者疗效较差。

新诺明（sinomin，sulfamethoxazole，SMZ）　见磺胺甲噁唑。

新青霉素Ⅱ（oxacillin sodium）　见苯唑西林钠。

新清宁片（xinqingning pian）　中医成药名。清热解毒药。组成：熟大黄。用于内结实热、咽喉肿痛、牙痛、目赤、便秘、下痢等症。

新肿凡纳明（novarsenobenzol，neoarsphenamine，neosalvarsan）　已被青霉素所取代，但仍与青霉素合用治疗早期梅毒，用于后期的巩固治疗，对雅司病、回归热、炭疽病、鼠咬热、嗜酸性细菌增多症有效。常注射给药，局部使用可治疗樊尚咽峡炎。毒性大，有肝、肾及造血系统、神经系统疾病，心肌炎病人禁用。

新生电位（nascent potential）　失神经支配肌，在获得神经再支配之初，做随意运动时，可检测到的波宽较窄（小于 10ms）、位相较多（大于 5）、幅度低矮（小于 200μV）的动作电位。多在临床征象恢复前两个月出现，对预后判定有一定价值。目前多舍弃这一名词，代之以直接描述。

新生儿（newborn）　出生以后不满 28 天的小儿。是小儿从宫内环境转移到外界环境的适应时期。生后最初几日常有生理性体重下降现象，7~10 日后又恢复到出生时的体重，然后体重迅速增加。新生儿的中枢神经系统发育尚不完善，对体温、呼吸、代谢等的调节功能较差，大部分时间处于睡眠当中。应注意护理、喂养、保暖、防病等工作。

新生儿败血症（septicemia of newborn） 指在新生儿期，细菌进入血液循环，并在其中生长繁殖及产生毒素而造成的全身感染。本病常并发化脓性脑膜炎。一般宫内或产时感染多为大肠埃希菌，常在生后 1~2 日发病；而生后感染多在 3 日以后发病，病原菌多为金黄色葡萄球菌。生后从脐部感染为主要途径，也有因挑 "马牙" 损伤黏膜，使细菌侵入的。应早期发现，尽早用抗生素治疗。

新生儿保温箱（neonatal incubator） 为维持早产新生儿生命体征所提供的箱式人工气候环境仪器。其具备恒定控制温度、湿度、充人氧气浓度和与外界保持隔离等功能。由透明有机玻璃箱罩（上有 2~3 个 "照顾孔"，便于伸进手操作和外连某些设施）、基座（上置床垫，内部有控制装置及气体入口）、护栏（起保护和扶手作用）和底柜（可储放器具，下有移动轮）构成。箱内的温度控制十分重要，除对精度的要求外，还具有控制过热、报警、自动断电等功能，有些保温箱还通过测量新生儿的实际体温来控制箱温，以氧浓度仪监测箱内氧浓度。危重情况下，保温箱常与人工呼吸机、新生儿生理监测仪配合使用。

新生儿病理性黄疸（neonatal pathological jaundice） 指由于某种疾病引起的黄疸，表现为黄疸在生后 24h 之内出现，程度重。血清胆红素足月儿超过 205.2μmol/L（12mg/dl）；早产儿超过 256.5μmol/L（15mg/dl）；或每日上升超过 85.5μmol/L（5mg/dl）；黄疸持续时间长，足月儿超过 2 周，早产儿超过 3~4 周；结合胆红素大于 8.55μmol/L（1.5mg/dl）；或黄疸退后又重新出现，以及黄疸进行性加重。凡有这些情况之一者均为病理性黄疸，应查找原因，及时治疗。

新生儿剥脱性皮炎（exfoliative dermatitis of newborn，dermatitis exfoliativa neonatorum） 见葡萄球菌烫伤样皮肤综合征。

新生儿产瘤（birth tumor of newborn） 其他名称：先锋头。发生在头位产的婴儿。由于产程过长，头先露部位软组织发生水肿所致。水肿块可超过中线和骨缝（这可与血肿鉴别），局部皮肤颜色正常或稍红，数天内水肿消失，不需治疗。

新生儿产伤（neonate birth injury） 新生儿在出生过程中发生的各种损伤，如颅内出血、骨折或神经损伤等。主要由于胎位不正、母亲骨盆狭窄、使用产钳以及分娩过速或分娩时间过长等引起的。做好产前检查和改进接生技术可减少新生儿产伤的发生。

新生儿出血症（hemorrhage disease of newborn） 其他名称：新生儿低凝血酶原血症。由于新生儿早期肠道无菌，影响维生素 K 的合成；新生儿肝功能不够成熟，影响凝血酶原的合成，以致维生素 K 依赖因子如凝血酶原，以及第Ⅶ、Ⅸ、Ⅹ因子减低。发病多在生后 2~4 日，以脐部、消化道出血较多，亦可见其他部位出血。治疗：用维生素 K 可迅速好转，出血量多者需输全血治疗。预后较好。

新生儿胆道闭锁（neonatal biliary atresia） 新生儿胆总管、肝管或肝内胆管因先天发育障碍或炎症而致的管腔闭锁。在生理性黄疸后，黄疸常持续加深，生后粪便即呈灰白色，直接胆红素动态观察持续增高，甲胎蛋白阴性，[131]I 玫瑰红排泄试验显示，3 日粪便内[131]I 量>5%。常于第 3~4 个月后发展成胆汁性肝硬化。治疗：手术须在肝硬化以前进行。

新生儿低钙血症（neonatal hypocalcemia） 新生儿惊厥常见的原因。为暂时性生理性甲状旁腺功能减退所致。常发生在生后牛乳喂养者，或注射碱性药物过量、输入用枸橼酸钠作抗凝剂的血液过时者。多发生于生后 5~10 日，表现为烦躁不安，肌肉小抽动及震颤，可有惊厥，不发作时一般情况良好，血钙低（<7mg/dl），游离钙低（<2.5~3.5mg/dl），血磷高（>8mg/dl），碱性磷酸酶正常。治疗：可缓慢静脉注射 10%葡萄糖酸钙 2ml/（kg·次）。

新生儿低镁血症（neonatal hypomagnesemia） 新生儿惊厥常见原因之一。新生儿有暂时性甲状旁腺功能减退、慢性腹泻和呕吐、长期静脉补液未加镁、肾小管疾病、高醛固酮或镁代谢先天缺陷者易患本病。临床表现与低钙血症同。如对低钙血症使用钙剂后仍不能控制惊厥，应考虑同时有本病的存在。血镁常低于 1.5mEq/L。治疗：可静脉注射 50%硫酸镁 0.1~0.2ml/（kg·次）。

新生儿低凝血酶原血症（neonatal hypoprothrombinemia） 见新生儿出血症。

新生儿低血糖（hypoglycemia of newborn） 指新生儿血糖于同日龄新生儿血糖最低值的现象。即足月儿最初 3 日低于 1.68mmol/L（30mg/dl），3 日后低于 2.24mmol/L（40mg/dl），小样儿和早产儿在生后最初 3 日血糖低于 1.12mmol/L（20mg/dl），出生 1 周以后血糖低于 2.24mmol/L（40mg/dl）都称为低血糖症。主要表现为反应迟钝、阵发性青紫和呼吸暂停、哭声低及惊厥等。由于这些症状在其他疾病时也可出现，而且有时低血糖症又与其他疾病同时存在，应特别注意。一经诊断为低血糖，应立即静脉注射葡萄糖治疗。

新生儿低血糖伴巨内脏巨舌小头综合征（Beckwith-Wiedemann syndrome） 见贝-维综合征。

新生儿多血症（plethora of the newborn） 一般指生后 1 周内的新生儿其静脉血细胞比容及血红蛋白大于正常值，更确切的是指其血液主要成分增多。多于生后 1 日内出现面色紫红、呼吸窘迫、心力衰竭、低血糖、高胆红素血症等。严重者出现不安、抽搐、呼吸暂停及栓塞症状。实验室检查血蛋白>210g/L、血细胞比容>65%可确诊。治疗：降低血细胞比容；血容量过高者可行放血疗法；处理低血糖、高胆红素血症。

新生儿肺不张（neonatal atelectasis，atelectasis of newborn） 其他名称：新生儿肺膨胀不全。整个肺或部分肺的不完全膨胀。临床表现与病因和不张程度有关。轻者症状、体征均不明显；重者生后 24h 内有呼吸不规则、间歇性发绀、呼吸暂停等表现。啼哭时或给氧后发绀好转或消失有助于诊断，胸部 X 线片可确诊。治疗：适当用刺激疗法改善呼吸；加强护理；控制感染。

新生儿肺出血（pulmonary hemorrhage in newborn） 新生儿期发生的肺部大面积（两叶以上）出血。发病原理未明，目前认为它是一种可继发于许多新生儿疾病的临床现象。各种原因引起的急性左心衰竭，导致肺循环淤血，压力增高，肺毛细血管滤过压增高，促使肺出血发生。多发生在生后 2 周以内低体重儿，常有体温不升、尿少、水肿、心脏杂音、半数小儿有鼻出血。治疗：综合治疗，可应用辅助呼吸器。

新生儿肺大量吸入综合征（neonatal pulmonary massive aspiration syndrome） 在宫内或产时吸入了大量羊水，娩出的新生儿出现窒息或出生后因肺部气体交换障碍而出现一系列症状。如羊水内含较多胎粪，可发生胎粪性肺炎。如伴细菌感染，则引起羊水吸入性肺炎。表现为新生儿青紫、气急、肺部湿啰音等。治疗：支持疗法，给予抗生素。

新生儿肺膨胀不全（atelectasis neonatorum） 见新生儿肺不张。

新生儿肺透明膜病（neonatal pulmonary hyaline membrane disease） 见新生儿呼吸窘迫综合征。

新生儿肺炎（neonatal pneumonia） 新生儿时期肺部炎症性疾病。宫内肺炎症状常于生后 12~48h 内显现，多为吸入性；出生后肺炎多发生于生后数日或数周，多为感染性。临床共同表现是发绀、气促、口吐白沫、反应不佳、体温不稳定等。实验室检查及胸部 X 线片可以确诊。治疗：加强护理；合理使用抗生素；对症处理。

新生儿复苏［术］（resuscitation of newborn） 对新生儿窒息的抢救治疗，使其恢复正常呼吸循环状态。在 ABCD 复苏原则下，新生儿复苏可分为 4 个步骤：①快速评估（或有无活力评估）和初步复苏；②正压通气和脉搏血氧饱和度监测；③气管插管正压通气和胸外按压；④药物和/或扩容。复苏后的新生儿可能有多器官损伤的危险，应继续监护，包括：①体温管理；②生命体征监测；③早期发现并发症。

新生儿肝炎（neonatal hepatitis） 新生儿期由各种病毒（如乙

型肝炎病毒、巨细胞病毒、风疹及肠道C病毒等）所引起的肝炎。还有一种原因不明的特发性新生儿肝炎。起病于新生儿期，以阻塞性黄疸、肝脾大及肝功能损害为主要表现，但就诊时往往已过新生儿期。实验室检查血胆红素升高，谷丙转氨酶升高程度不一，少数病例可在正常范围。要注意与其他新生儿黄疸鉴别。

新生儿肝炎综合征（neonatal hepatitis syndrome） 发生于新生儿期的一组延迟出现的阻塞性黄疸综合征。以结合胆红素增高性黄疸、粪便白陶土色等胆道阻塞症状，伴肝脾大及肝功能损害为主要表现。

新生儿弓形虫综合征（neonatal toxoplasmosis syndrome） 新生儿先天性弓形虫感染所致的一种病征。其主要表现为贫血、黄疸、肝脾大、中枢神经系统及眼部病变等。治疗：乙胺嘧啶合并磺胺嘧啶；孕妇用螺旋霉素或阿奇霉素。

新生儿寒冷损伤综合征（neonatal cold damage syndrome） 单纯由于寒冷引起的新生儿皮肤硬化、表情淡漠、血糖降低、体温降低、出血、弥散性血管内凝血等的一组症候群。治疗：保温复温，改善微循环，活血化瘀，控制感染。

新生儿红细胞增多症（polycythemia of newborn） 继发性红细胞增多症。婴儿出生后红细胞数逐渐下降，2周后可达正常。如血红蛋白＞210g/L，血细胞比容＞65％，即可诊断。表现为面色紫红、呼吸窘迫、心力衰竭、低血糖、高胆红素血症。严重缺氧可有抽搐及呼吸停顿。治疗：降低血细胞比容，用血浆或4％白蛋白作交换输入。

新生儿喉喘鸣（laryngeal stridor in the newborn） 出生后数周内出现的喘鸣音。高音调鸡鸣样，低音调震颤样，或声嘶样，吸气、呼气皆可出现。有时伴有呼吸困难。见于先天性喉软化症、喉气管发育异常、大血管异位、喉囊肿或肿瘤、外伤性或神经性喉喘鸣等。

新生儿呼吸窘迫综合征（respiratory distress syndrome of newborn） 其他名称：新生儿肺透明膜病。由于肺泡Ⅱ型上皮细胞尚未成熟，表面活性物质生成不足，肺泡表面张力增高而发生的肺不张和肺水肿。本病在新生儿，特别是早产儿出生后不久发生，主要表现为进行性呼吸困难、低氧血症、发绀和呼吸衰竭等。治疗：综合治疗包括给氧、人工呼吸、纠正水盐代谢紊乱等。

新生儿呼吸暂停（neonatal apnea） 新生儿呼吸暂停20s以上伴心率减慢＜100次/min者。原因可为生理性，也可为病理性，如感染、代谢紊乱、中枢神经病变等。治疗：应用刺激疗法，改善呼吸；低氧血症出现前及时给予比平时空气中增加1％～2％氧吸入；给予呼吸兴奋剂；针对病因治疗原发病。

新生儿坏死性小肠结肠炎（neonatal necrotizing enterocolitis） 一种新生儿期的原因不明的消化道疾病。多发生在体重小于2500g、人工喂养的早产儿。生后3～10日为发病高峰。患儿嗜睡、苍白、腹胀、便血、呕吐物混有胆汁，高热或体温不升，病死率极高。可能为围生期的疾病如窒息、换血疗法等先引起肠道缺氧和缺血坏死，然后继发细菌感染所致。治疗：禁食、静脉补液和补充营养，抗感染。如有肠梗阻及穿孔者手术。

新生儿黄疸（neonatal jaundice） 其他名称：利乌维尔黄疸。新生儿皮肤、黏膜、巩膜的黄染，呈淡黄、金黄色，甚至黄绿色。分为生理性和病理性两种。生理性者多于生后2～3日出现，足月婴儿10～14日消退，早产儿延至生后3～4周消退。病理性者出生后24h出现，持续时间过长。见于新生儿溶血症、红细胞6-磷酸葡萄糖脱氢酶缺陷、新生儿感染性疾病、新生儿肝炎、先天性胆道闭锁、新生儿窒息、头颅血肿和代谢性疾病等。

新生儿黄疸治疗仪（therapeutic equipments for neonatal jaundice） 其他名称：蓝光灯。治疗新生儿黄疸的一种光学理疗仪器。系采用一组（8或10支）20～40W、波长范围420～500nm的蓝光灯，以30～40cm的距离照射新生儿体表，使体内的胆红素氧化成易于排出体外的化合物。该灯常安装在新生儿培养箱透明有机玻璃罩上方外侧，有机玻璃罩起到屏蔽作用，可吸收紫外线。治疗期间应注意防护好新生

儿的眼睛。

新生儿肌无力（neonatal myasthenia） 患重症肌无力的母亲所生的婴儿，生后出现短时间的肌无力症状。患儿吸吮无力、哭声低微、全身软弱，重者有呼吸困难。经治疗数日、数周可痊愈。

新生儿急性鼻炎（acute rhinitis of newborn） 新生儿急性鼻腔黏膜炎症。室内空气干燥或在感冒流行期易患此病。前鼻孔有黏液性或脓性分泌物，体温上升或正常。张口呼吸。可并发肺炎。治疗：保持室内适宜的温度和湿度，改善营养，改善鼻腔通气，引流。

新生儿甲亢（neonatal hyperthyroidism，neonatal hyperthyroidosis） 甲状腺功能亢进中的一种。起病于新生儿期的甲亢。可分为两型：①其母患格雷夫斯（Graves）病，免疫抗体经胎盘入胎儿引起的甲亢，病情轻、病程短（2～3个月）、有自限性；②即Graves病，只是起病于新生儿期而已，无自限性。少见。

新生儿假月经（pseudomenstruation of newborn） 见新生儿阴道出血。

新生儿监测仪（neonate monitor） 连续测定和显示新生儿重要生命指征的仪器。常监测的指标有：心电图、呼吸频率、心率、血压（有创或无创性）、体温、脉搏、血氧饱和度、经皮氧和二氧化碳分压等。除具备普通监测仪应有的处理特征外，新生儿监测仪还应有适于新生儿监测的特有分析功能（如呼吸暂停监测）。近年发展起来的心氧呼吸趋势图技术，系将新生儿的呼吸和血氧饱和度绘制出趋势图，对检测心率变异，预测呼吸暂停和婴儿猝死综合征有重要意义。

新生儿惊厥（convulsion of newborn） 新生儿疾病中一种严重的临床症候群。颅脑损伤、代谢紊乱、感染、先天性脑发育异常、药物等均可引起。一般表现多不典型，有上肢钟摆样动作、下肢踩踏动作、斜视、眼球震颤、咀嚼及吸吮动作，伴流涎、瞳孔散大。典型表现类型有阵挛性发作、强直性发作、肌阵挛性抽搐、阵发性呼吸暂停、全身肌张力丧失性发作等。治疗：先用药物控制抽搐；针对病因治疗原发病。

新生儿静脉营养治疗（intravenous nutrition for neonate） 常用于吞咽和胃肠功能极不成熟的早产儿，需长期禁食的坏死性小肠结肠炎、短肠综合征等病儿，也可作为口服营养不足的补充。营养物质包括水、蛋白质、碳水化合物、脂肪、维生素、矿物质和微量元素。

新生儿局灶性肺充气过度综合征（Wilson-Mikity syndrome） 新生儿因肺发育不成熟而致的病症。多发生在极低体重儿，胎龄小于30周者。一般在出生1周后发病，呼吸困难在生后1周内尚好，2周后逐渐加重。生后胸片正常，2～3周后出现小囊样影，2～12个月肺野恢复正常，个别病例2岁才完全消失。治疗：病情一般较轻，预后较好。

新生儿泪囊炎（neonatal dacryocystitis） 由于鼻泪管下端的胚胎性残膜没有退化，鼻泪管下端阻塞，致使泪液和细菌潴留在泪囊内，引起继发性感染所致。发生率2％～4％，多数残膜在生后4～6周内自行萎缩，恢复通畅。婴儿出生后1～2周，可见泪囊区有弹性肿块，无炎症表现。治疗：用手指按摩泪囊肿块，如肿块突然消失，表示残膜已被挤破。6个月以上无效者，可行探针探通。

新生儿流行性腹泻（epidemic diarrhea of newborn） 在医院婴儿室或儿科新生儿病室中流行的一种感染性腹泻。表现为厌食、呕吐、腹泻，粪便呈水样，很快出现脱水及酸中毒，甚至发生休克。防治：强调母乳喂养，注意饮食调整，加强护理；由细菌引起者口服抗生素；纠正水、电解质紊乱。

新生儿颅内出血（neonatal intracranial hemorrhage） 分娩时因缺氧、产伤所致的新生儿颅内血管破裂。早产儿多见。临床表现因出血部位与出血量不同而各异。一般小脑幕上出血的早期，以烦躁不安、脑性尖叫、局部或全身痉挛等神经兴奋症状为主。小脑幕下出血的晚期则出现全身肌肉松弛、呼吸慢、心音弱，甚至昏迷而死亡。做好孕妇保健，提高产科技术质量是预防本病的关键。治疗：对症和支持疗法。

新生儿脓疱疮（neonatal impetigo） 由金黄色葡萄球菌所致的化脓性皮肤病。多见于生后4～10日体质较差的新生儿，起

病急，可有发热或体温不升、精神萎靡、呕吐、腹泻、黄疸等。皮损为突然发生的水疱和大疱，好发于面部、躯干和四肢，继之变为脓疱，迅速增大，疱壁薄，破后露出红色湿润糜烂面，干后形成黄色结痂。病情发展迅速，病死率高。治疗：大剂量敏感抗生素，必要时补液输血，加强支持治疗。

新生儿皮下坏疽（subcutaneous gangrene of newborn）　新生儿期的一种急性蜂窝织炎。新生儿局部皮肤变硬，发红略肿，迅速蔓延，病变中央先硬结后软化，暗红色，逐渐坏死形成溃疡，可融合成大片的坏疽。边界不清，多发生在身体受压部位（如背或臀部），常有难产或产钳产史。应采取综合治疗，包括早期切开引流、抗生素、输血及维生素等。

新生儿评分（neonatal assessment scale）　此评分用以判断有无新生儿窒息。共 5 项指标，每项满分为 2 分，合计为 10 分。0～3 分为严重缺氧即重度窒息，4～7 分为中度窒息，8～10 分为正常。评定时间分为生后 1min 与 5min；当新生儿皮肤颜色苍白或完全青紫为 0 分，躯干红、四肢紫为 1 分，全身红为 2 分；心率少于 100 次/min 为 1 分，大于 100 次/min 为 2 分；呼吸浅慢不规则为 1 分，呼吸正常为 2 分；肌张力松弛为 0 分，四肢稍屈为 1 分，四肢活动为 2 分；喉反射无为 0 分，有些反射动作为 1 分，有明显咳嗽、恶心等反射为 2 分。

新生儿破伤风（neonatal tetanus）　接生时因消毒不严，破伤风梭菌从脐部侵入新生儿体内引起的疾病。多在生后 4～7 日发病。特征是：牙关紧闭，吮乳困难，面肌痉挛，呈苦笑面容，全身肌肉呈强直性痉挛。病死率高。预防在于积极推广无菌接生法。治疗：注射破伤风抗毒素、控制痉挛、预防感染及维持营养等。

新生儿期（neonatal period）　自出生后脐带结扎时起至生长足 28 日的时期。胎儿娩出后满 28 周到生后满 7 日又称为围生期。胎儿娩出后脱离了母体开始独立生活，内外环境发生巨大变化，而新生儿的身体各器官功能不完善，抗病能力很低，易患各种疾病，如体温不升、窒息、感染、出血、先天畸形、新生儿硬肿病等，不仅发病率高，死亡率也高（尤其在生后 7 天之内）。做好新生儿的保健非常重要，且需从产前、产时做起。新生儿护理应注意保温、皮肤清洁等。

新生儿起病多系统炎症性疾病（neonatal onset multisystem inflammatory disease, NOMID）　其他名称：慢性婴儿神经皮肤关节综合征。常染色体显性遗传病。CIAS1 基因突变。中性粒细胞和软骨细胞受累。临床表现为新生儿期发病的皮疹，慢性脑膜炎和关节病变伴发热和炎症。IL-1 受体拮抗剂治疗。

新生儿溶血症（neonatal hemolytic disease, hemolytic disease of newborn）　见母婴血型不合溶血病。

新生儿乳房肿胀（hypertrophy of mammary gland of newborn）　新生儿一种较特殊的生理现象。男女婴皆可出现。临床表现为生后 2～3 日乳房肿胀，或见乳晕区呈深黑色及泌乳现象。多于生后 1～2 周自然消退，偶可延至 3 个月。不必处理，切忌挤压。

新生儿筛选试验（neonatal screening test）　在新生儿期筛查先天性代谢障碍病的方法。已有 20 多种先天性代谢障碍病可在新生儿期筛查检出。这对早期治疗、预防和改善严重的智力低下、提高人类的健康水平有重要意义。目前认为新生儿筛选试验至少包括以下 5 种疾病：苯丙酮尿症、先天性甲状腺功能减退症、半乳糖血症、枫糖尿症和同型胱氨酸尿症。

新生儿肾上腺出血综合征（neonatal adrenal hemorrhage syndrome）　由于窒息、难产、凝血机制障碍等因素导致的新生儿肾上腺出血而出现的一组病征。表现为黄疸、腹部膨隆、面色苍白、低血压、贫血、肾上腺功能不全等。治疗：支持疗法、手术。

新生儿生理性黄疸（neonate physiologic icterus）　新生儿出生 2～3 日后常出现皮肤和球结膜轻度黄染。持续 10 日左右即自行消退。未成熟儿往往黄疸较深，持续时间亦较长。主要是由于此时肝脏酶系统发育未成熟，肝细胞转化胆红素的功能较差所致，加上此时红细胞破坏较多，体内过多的胆红素不能排出，因而出现黄疸。这是一种生理现象，应与疾病引起的黄疸相区别。

新生儿湿肺（neonatal wet lung）　其他名称：新生儿暂时性呼吸困难。指足月新生儿在生后 2～5h 出现呼吸急促。症状轻者仅表现为唇周青紫，呼吸次数在 80 次/min 左右，小儿反应正常，哭声响亮；症状重者呼吸次数可达 100 次/min，青紫明确，伴呻吟，反应差，肺部体征不明显，X 线表现较明显，可见肺野中广泛斑点状阴影，一般 3～4 天后复查大都恢复正常。以支持疗法为主。是由于肺内淋巴管和静脉转运液体功能暂时不完善，而使液体滞留在肺内，或由于吸入了羊水，肺内液体过多所致。

新生儿水肿（edema neonatorum）　指新生儿期发生的不同原因的水肿。分为全身性及局限性两种。全身性水肿原因较多，常见的有先天性心脏病、先天营养不良（低蛋白血症）、新生儿溶血症等。局限性水肿常见于女婴阴唇，或早产儿手背、足背、眼睑和头皮水肿。大多数不用治疗可消退。

新生儿头颅血肿（neonatal cephalohematoma, cephalohematoma neonatorum）　由于分娩时胎头与骨盆摩擦或负压吸引等使颅骨骨膜下血管破裂，血液积留在骨膜下所致的血肿。以一侧多见，偶发生于双侧。血肿一般不超过骨缝线，皮肤正常，约需 1～4 个月可吸收，不需治疗。

新生儿脱水热（dehydration fever of newborn）　新生儿出生后因水代谢失衡而引起的一时性发热。多于生后 2～4 日出现。表现为新生儿体重明显减轻，体温突然升高至 38～40℃，伴哭闹不安、皮肤弹力差、尿量少、前囟凹陷等脱水现象，同时心率和呼吸增快。防治：避免室温过高；口服或静脉补液。

新生儿胃食管反流（gastroesophageal reflux of newborn, GER）　全身或局部原因引起的食管下端括约肌功能不全的疾病。表现为乳溢和呕吐，重者发生呕血及黑便。长期呕吐可造成婴儿营养不良。食管 X 线钡餐检查可确诊。治疗：喂乳量减少，次数增加，食后保持头高 30°～50°的倾斜体位；如为食管裂孔疝引起，应在适当时机手术治疗。

新生儿无尿（anuria of the newborn）　生后 48h 不排尿者。需检查原因。如因肾血循环量不足或新生儿生后进食量不足引起，可口服或静脉滴注 5% 葡萄糖；如因泌尿道发育异常或泌尿道梗阻引起，需对症及手术治疗。

新生儿吸入综合征（aspiration syndrome of newborn）　新生儿出生前后吸入羊水、胎粪、血液、阴道分泌物、乳汁及胃内容物等。临床症状因吸入内容的不同和量的多少而异。

新生儿咽下综合征（newborn swallowing syndrome）　分娩时胎儿吞入被污染或含较多母血的羊水，或吞入羊水过多而导致以呕吐为主要表现的一组病征。表现为生后尚未进食即呕吐，呕吐物为绿色黏液或带血液。多不需治疗。

新生儿咽血综合征（swallowed blood syndrome of newborn）　指新生儿生后 1～3 日内，呕出咖啡色液体或少量便血。但无其他不良反应。血液来自母亲，可在产程中咽下，或在生后从母亲破裂的乳头吸入，内含成人血红蛋白，遇碱变性，而新生儿本身的血含胎儿血红蛋白，具有抗碱性，可鉴别。

新生儿药瘾症（drug addiction of the newborn）　其他名称：新生儿药品撤回综合征。由于孕母长期使用镇痛药或麻醉药，婴儿出生断脐后因药物中断而产生药瘾症状。主要表现为自主神经系统症状，如哈欠、喷嚏、出汗、流泪、高热等，也可有震颤、兴奋、抽搐等表现。治疗：置婴儿于安静处，保证水分、能量及电解质的供应；对症处理；阿片类药瘾可用代替疗法。

新生儿一过性重症肌无力（neonatal transient myasthenia gravis）　其他名称：新生儿暂时性重症肌无力。新生儿期重症肌无力的一种类型。母亲患重症肌无力的新生儿，有 78% 在生后第一日内出现症状，有吮乳困难、全身肌张力低下、呼吸困难、哭声弱、面部无表情。由于母体通过胎盘进入的抗乙酰胆碱受体抗体逐渐降解破坏，症状多于 3 周内消失。治疗：保证其呼吸功能和营养，胆碱酯酶抑制药治疗效果好。

新生儿意外猝死（sudden unexpected death in infant）　婴儿至幼儿期发生未预料死亡的一种综合征。生前健康情况及既往

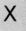

病史完全无死亡征象。多在冬春季半夜至清晨发病。在睡眠中死去。治疗：无抢救机会。

新生儿阴道出血（neonatal vaginal bleeding）　其他名称：新生儿假月经。新生儿出生5～7日后出现的阴道少量出血。血色稍红，无其他表现。是新生儿的一种生理现象，与出生后母体雌激素供应中断有关。数日内自愈，无须治疗。

新生儿硬肿病（scleredema neonatorum）　因受寒、早产、感染、窒息、饥饿等原因，引起皮肤和皮下脂肪硬化与水肿的一种疾病。发病与新生儿体温调节中枢发育未臻完善，体表面积相对较大，易散热，而致体温偏低有关；新生儿皮下脂肪中饱和脂肪酸含量较多，热量不足时易发生凝固。局部皮肤呈暗红色，似硬橡皮样，亦可有水肿。常伴发肺炎和败血症。治疗：复温、支持疗法。

新生儿窒息（neonatal asphyxia，asphyxia neonatorum）　胎儿娩出后，仅有心跳而无呼吸或未建立规律呼吸的缺氧状态。出生后1min无呼吸即可认为窒息，是新生儿死亡的主要原因之一。常见原因有胎儿窘迫，呼吸中枢抑制或损害（颅内出血和药物作用），呼吸道被羊水、黏液阻塞，其他（如宫内肺炎、肺发育不良、心脏畸形）。可分为轻度（青紫）与重度（苍白）窒息。前者Apgar评分为4～7分，后者为0～3分。处理原则：保暖，清理呼吸道，建立呼吸给氧吸入或气管插管，建立正常循环，给予药物对症治疗等。

新生儿自然出血症（neonate natural hemorrhage）　新生儿因凝血功能低下，在出生后2～7日内发生的出血。以呕血、便血最为常见，亦可表现为脐带残端、皮肤及黏膜出血，甚至发生颅内或胸膜腔内出血。治疗：及早给维生素K，重症者可输新鲜血。对早产、难产的小儿应给予维生素K预防。

新生物（neoplasm）　在正常组织中出现的与正常组织生长形式及代谢功能不同的肿瘤。

新双香豆素（ethyl biscoumacetate）　见双香豆素乙酯。

新斯的明（neostigmine）　其他名称：普洛色林、普洛斯的明。肌肉兴奋药（胆碱酯酶抑制药）。用于重症肌无力及腹部手术的肠麻痹。制剂：甲硫酸新斯的明注射剂。心绞痛、癫痫、室性心动过速、机械性肠梗阻、尿路梗死及哮喘病人禁用。

新纹状体（neostriatum）　基底神经核中，在种系发生上，尾状核和壳属后发生的较新结构，合称为新纹状体。它的传入纤维来自大脑皮质，主要出自额、顶叶，有的是锥体束旁支，有的来自黑质。传出纤维中，一部分返回黑质，大部至苍白球，使苍白球受到大脑皮质和新纹状体的控制。新纹状体病变时，出现肌张力减低和运动过多，临床称舞蹈症。

新纹状体综合征（neostriatal syndrome）　运动过多肌张力减低综合征。常因脑炎、血管病变、变性、肿瘤、代谢障碍、外伤等引起。主要表现为运动过多，面部及肢体远端间歇、缓慢的蚯蚓样运动。

新握克丁（octamylamine）　见辛戊胺。

新鲜骨折（fresh fracture）　X线影像指受外力作用近期内发生的骨折。骨折断端锐利清楚，无骨痂形成，常伴有局部软组织肿胀。实际上骨折2～3日后，以血肿为基础逐渐出现毛细血管进入及成骨细胞活动，形成纤维性骨痂，但这种骨痂X线上是不显影的，所以1～2周以内的骨折仍表现为新鲜骨折征象。

新鲜冷冻血浆（fresh frozen plasma）　临床用血浆。采血后6h内制成的冷冻血浆，包括分离后在1～2h内冷冻成块，在－30℃或以下可保存1年，融化后等于新鲜血浆，是目前使用最多的一种血浆。

新鲜脱位（fresh dislocation）　关节脱位时间未超过3周者。

新鲜液体血浆（fresh liquid plasma）　临床用血浆。现制现用，适合无冷冻设备的医院，可在4℃暂存，必须于24h内输用。

新小脑综合征（neocerebellar syndrome）　小脑后叶或外侧部分病变所致的一组病征。表现为肌张力低、摆动反射、震颤、随意运动时姿势失调、步态紊乱、辨距不良、轮替动作不能、语言表达及书写障碍。CT、脑血管造影有助于诊断。治疗：对症处理、手术。

新型肠道病毒感染（new type enterovirus infection）　近年发现4个新型肠道病毒，定名为肠道病毒68、69、70与71型。68型肠道病毒可引起毛细支气管炎和肺炎；69型尚未发现引起疾病；70型可引起急性出血性结膜炎，传染性很强，并有个别发生脊髓炎；71型可发生出疹性发热，有手足口病、斑丘疹、疱疹或脓疱疹，也可引起脑炎和脊髓炎。诊断依赖病毒分离和血清学检查，治疗及预防与柯萨奇病毒感染相同。

新型淋巴瘤综合征（new lymphoma syndrome）　一种良性淋巴窦组织细胞增生症。表现为不规则发热，全身淋巴结肿大，以颈部各组淋巴结肿大最为突出。病程呈良性经过。X线示肺门及纵隔淋巴结肿大。淋巴结活检可确诊。治疗：无特效疗法，约2/3病人可自愈。

新型农村合作医疗制度（new rural cooperative medical system）　由政府组织、引导、支持，个人、集体和政府多方筹资，以大病统筹为主的农民互助共济的医疗保障制度。

新型隐球菌（Cryptococcus neoformans，Torula histolytica）　引起隐球菌疾病的真菌。广泛分布于自然界，鸽粪中含量尤多。人类多由呼吸道吸入孢子而感染，也有因接触鸽粪引起感染。主要侵犯肺、中枢神经系统或其他器官。侵犯中枢神经系统可引起急性或亚急性脑膜炎，死亡率高。微生物学诊断可直接检查痰或脑脊液沉渣，做墨汁染色，如见有圆形厚壁孢子、出芽或不出芽、孢内有较大颗粒、外围有透光的肥厚荚膜，即有诊断意义。治疗用两性霉素B、氟胞嘧啶等，联合应用效果较好。

新型隐球菌性脑膜炎（meningitis due to Cryptococcus neoformans）　属真菌性脑膜炎。隐袭起病，呈亚急性进展，有的数月达高峰。发热常不明显，头痛呕吐，全身衰弱。可有意识障碍、癫痫发作及肢体瘫痪、颅内压增高、视神经乳头水肿，后期可失明。脑脊液压力增高，实验室各项指标检查多像结核性脑膜炎改变，主要诊断依据是用墨汁染色涂片检菌，查出有荚膜的隐球菌。病情严重，病程迁延，疑似脑膜炎的病人，腰穿后必查脑脊液有无隐球菌。

新穴（new acupuncture point）　中医近年来新发现的某些经外穴。如阑尾穴、胆囊穴等。

新雪颗粒（xinxue keli）　中医成药名。清脏腑剂（清热宣肺剂）。另有制剂：片。组成：磁石、石膏、滑石、寒水石、硝石、芒硝、山栀子、竹叶卷心、升麻、穿心莲、珍珠层粉、沉香、牛黄、龙脑。用于各种热性病的发热，如扁桃体炎、上呼吸道感染、气管炎等。

新药临床评价（clinical evaluation of new drugs）　保证临床用药安全有效的措施。新药临床评价的研究对象应包括正常健康志愿者和病人，研究的内容应包括药物的药效、药物在人体内的吸收、分布、代谢、消除规律、临床疗效、药物不良反应等。

新月刀征（semilunar knife sign）　X线影像。在胸部X线片上靠近心缘的右侧，常见一弧形光滑条状，如土耳其人使用的新月刀形阴影走向膈肌。是由于部分肺静脉回流异常，肺静脉向下腔静脉回流所致。肺静脉下腔静脉回流异常可单独存在，亦可合并右肺发育不全。新月刀征是右下肺畸形静脉引流至下腔静脉的特征表现。

新月体性肾小球肾炎（crescentic glomerulonephritis）　其他名称：快速进展性肾小球肾炎、急进性肾小球肾炎、毛细血管外增生性肾炎。是以急性肾炎综合征（表现为血尿、蛋白尿）、肾功能急剧恶化、多在早期出现少尿性急性肾衰竭为临床特征，病理类型为新月体性肾小球肾炎的一组疾病。根据免疫病理分为3型：Ⅰ型（抗肾小球基底膜性肾小球肾炎型）；Ⅱ型（免疫复合物型）；Ⅲ型（少免疫复合物型）。多见于青壮年男性。临床上急性起病，前驱期可有链球菌感染症状、疲乏、无力、体重下降，可伴发热、腹痛，病情进展急骤，出现严重的少尿、无尿、高血压、贫血。根据起病类似急性肾小球肾炎，病程进展快，短期内发展至尿毒症，血清抗肾小球基底膜抗体阳性或中性粒细胞质抗体（AN-CA）阳性，肾活检一半以上肾小球有新月体形成，诊断成立。治疗：强化血浆置换疗法、糖皮质激素冲击疗法、四联

X

疗法（糖皮质激素、细胞毒药物、抗凝药、抗血小板聚集药）以及肾移植。

欣曼综合征（Hinman syndrome） 以逼尿肌收缩时尿道括约肌也同时收缩为主要特征的疾病。类似神经源性膀胱的表现，实为精神因素所致，被认为是一种获得性异常。患儿主要表现为尿频、尿急，或表现为压力性尿失禁、排尿次数少、腹压作用下间断排尿等。

囟会（xinhui，DU 22） 中医经穴名。属督脉。位于头正中线入前发际 2 寸处。主治头痛、眩晕、鼻塞、鼻衄、癫痫、小儿惊风等。沿皮刺 0.5～0.8 寸。艾条灸 5～10min。小儿前囟门未闭者禁针。

囟〔门〕（fontanelle） 其他名称：颅囟。两个以上颅扁骨之间填充着结缔组织的宽大缝隙。囟共有 6 个，即 1 个前囟、1 个后囟、2 个前外侧囟和 2 个后外侧囟。胎儿出生后先后封闭，形成骨缝。囟门对判断胎位也很重要，位于胎头前方由矢状缝、冠状缝会合而成的菱形的囟门为前囟（又称大囟门），生后 1～2 岁时愈合；位于胎头后方由矢状缝和人字缝会合而成呈三角形的囟门为后囟门（又称小囟门），生后 6～8 周愈合。在分娩过程中颅骨重叠使胎头周径缩小，有利于胎头娩出。

囟门晚闭（delaying closure of the fontanelle） 前囟在 2 岁后仍未闭合或后囟在生后 10 周仍未闭合。见于佝偻病、脑积水、地方性克汀病、先天性梅毒、颅内肿瘤和生长过速等。

囟门早闭（early closure of the fontanelle） 出生后 10 个月前即闭合。见于头小畸形、维生素 D 中毒等。

囟填（hydrocephalus） 中医病证名。小儿囟门高肿。多见于发热惊疾，亦有因寒凝气滞所致。乃由平素乳食不时、饥饱不节、感寒受热、乘于脾胃，致脏腑不调、逆气上冲所致。属热上冲者，宜疏风清热解毒；属寒凝者，应温中散寒。

囟陷（sunken fontanel in infants） 中医病证名。指囟门下陷的病证。小儿在 6 个月内，前囟门微陷，不作病理状态。如在慢惊、久泻之后，囟门显著下陷，甚至坑的，则为囟陷。若同时兼有枕部凹陷、面色萎黄、神疲气短、不思食、粪便溏、四肢冷等，尤为严重。因禀赋不足，元气亏损，或泻利伤津，或疳积久病而中气下陷所致。属先天不足者，治宜填元补肾；属中气下陷者，治宜补中益气。

信号分子（signaling molecule） 存在于生物体内、外，具有调节细胞生命活动功能的化学物质。可以携带各种生物信息，通过细胞之间的交流调节细胞的生长、发育、分化、代谢及学习记忆等生命过程。

信号平均心电图（signal-averaged electrocardiogram） 其他名称：高分辨心电图。采用信号平均技术将微伏级（μV）的心电信息，包括窦房结、房室结，希-浦系统的电活动及心室晚电位，通过放大、叠加和滤波记录下来的心电图。

信号肽捕获系统（signal sequence trap，SST） 根据信号肽说建立起来的、基于蛋白质在细胞内的表达定位而设计的功能性基因克隆系统。该方法可以专一性地克隆编码分泌型蛋白质及 I 型、II 型跨膜蛋白质分子的编码基因，是一种非常有效的新基因克隆方法。

信号肽识别颗粒（signal recognition particle，SRP） 能与新生信号肽特异反应的 RNA-蛋白质复合物。由 7sRNA 和 6 种不同的蛋白质紧密结合组成。SRP 的作用是能与核糖体结合并停止翻译。

IL-12/ IFN-γ 信号通路分子缺陷（defects of the IL-12/IFN-γ signaling pathway） IFN-γ 受体-1 缺陷和 STAT-1 缺陷为常染色体隐性或显性遗传，其他缺陷均为常染色体隐性遗传。突变主要影响 IFN-γ 合成、分泌或受体结合。临床主要表现为对分枝杆菌和沙门菌易感。在我国此病的重要表现是卡介苗感染。

信纳水（thinner） 其他名称：香蕉水。喷漆的有机溶剂。组成：甲苯、二甲苯并混合醋酸乙酯、醋酸丁酯、醋酸戊酯等酯类。蒸气有脂溶性，吸入后侵犯中枢神经系统，表现抑制作用。急性中毒时可引起意识模糊、感觉障碍，多数病例有幻觉或癫痫样发作。亦有引起分裂型中毒性精神者。也可损害肝、肾和造血系统。

信念（belief） 人对自己和外界的主观认识和所遵循的原则和理想的信仰。通常是人自认为可以确信的一种看法。信念以理想为中心，来自直接经验、间接经验和推论，但是否可靠则取决于许多复杂的条件。

信宁咳糖浆（Syrupus Platycodi Compositus） 镇咳祛痰药。组成：远志流浸膏、盐酸麻黄碱、紫菀流浸膏、桔梗流浸膏、氯化铵，加蔗糖等制成的红棕色黏稠液体。气香、味甜、有清凉感。用于支气管炎及咳嗽多痰。

信石（arsenicum） 见砒石。

信使（messenger） 在细胞外及细胞内专司传递信息的信号分子。分为第一信使（胞间信使）和第二信使（胞内信使）。前者指激素本身。后者在含氮类激素（如肾上腺素）指细胞内环腺苷酸（cAMP）；在类固醇激素指激素进入细胞内与受体结合而成的激素-受体复合物。激素对靶细胞的作用是通过第二信使实现的。

信使 RNA（messenger RNA，mRNA） 见信使核糖核酸。

信使核糖核酸（messenger RNA，mRNA） 其他名称：信使RNA。带有遗传信息的 RNA，分子中连续排列着遗传密码，可将结构基因的遗传信息传递至蛋白质合成部位，并作为模板合成多肽链。不同种类的 mRNA 分子大小不一。成熟 mRNA 的产生需经转录和转录后加工等许多步骤，转录后加工主要包括切除转录原初产物（hnRNA）中相应于内含子的序列，在 3′-端加 polyA 尾巴和 5′-端加帽结构等步骤。

信天翁综合征（albatross syndrome） 其他名称：胃切除后人格缺陷的神经反常综合征。原有精神异常者胃切除术后，由于精神因素的作用，出现胃肠道症状。本征病人既往有：①反社会行为史；②止痛剂成瘾；③精神病或行为紊乱。然后在胃切除术后出现无器质性原因的腹痛、恶心呕吐、严重营养不良。予心理治疗及对症治疗。

兴奋（excitation） 高级神经活动的基本过程之一。细胞或组织接受刺激后由原来的静止状态变为运动状态或者由原来的较弱运动变为较强的运动。其本质是受刺激的细胞或组织产生了动作电位。只有具有兴奋性的细胞受刺激后才能兴奋（产生动作电位），所以兴奋性是产生兴奋的基础。

兴奋剂（stimulant；excitant；agonist，dope） ①能激活或增强中枢神经系统活性的制剂。包括苯丙胺、可卡因、咖啡因和其他黄嘌呤类、烟碱及合成的食欲抑制剂（如芬美曲秦或哌甲酯）。可引起中毒症状。长期应用导致人格改变。长期大量使用后停用可产生戒断综合征。②在体育竞赛中为提高成绩而服用的一类违禁药品。国际奥林匹克委员会名为"滥用药物"，中国统称为兴奋剂。咖啡因、可卡因、麻黄碱等刺激剂通过神经系统作用增强精神和体力；吗啡、哌替啶等麻醉剂服后可产生快感和心理亢奋；类固醇类为雄激素衍生物，具有增强肌肉的作用；β 受体阻滞药具有镇静、稳定情绪作用；利尿剂有利于减轻体重，也使尿中禁用药物浓度降低，不易被查出；二十碳五烯酸（EPA）等肽类激素是内源性激素，服后可起到雄激素的作用，增强体力。上述兴奋剂同时大多具有明显的危害健康的作用。

兴奋-收缩耦联（excitation-contraction coupling） 将以肌细胞膜上电变化为特征的兴奋过程和以肌丝滑行为基础的收缩过程联系起来的中介过程。包括 3 个步骤：动作电位沿着横管膜传入肌细胞内部；三联管结构的信息传递；肌质网对 Ca^{2+} 储存、释放和再聚积。

兴奋性（excitability，irritability） 指可兴奋的细胞或组织接受刺激产生兴奋的能力。即受刺激后细胞或组织产生动作电位的能力。兴奋性的高低可用阈强度来表示，细胞或组织兴奋时需要的阈强度大，其兴奋性低；阈强度小，其兴奋性高。

兴奋性氨基酸（excitatory amino acid） 包括谷氨酸和门冬氨酸。谷氨酸在脑和脊髓分布极广，尤以大脑皮质和脊髓背侧较高，它也是传入粗纤维的递质。其受体有两种类型，即促代谢型受体和促离子受体。前者为 G-蛋白耦联受体；后者属配体化学门控通道。门冬氨酸分布于中枢各部。有实验证明，与学习、记忆有关的长时程增强作用是谷氨酸受体介导

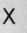

的。另有报道谷氨酸受体与神经元的生长、发育有关。

兴奋性神经元（excitatory neuron）　释放兴奋性递质而引起后继神经元兴奋的神经元。

兴奋性突触后电位（excitatory postsynaptic potential）　生理学术语。突触前膜释放的兴奋性递质与突触后膜上的受体结合后，使突触后膜对 Na^+、K^+、Cl^-，特别是对 Na^+ 的通透性增强而引起的膜内电位增高。这是由于内流的 Na^+ 中和了一部分静息膜电位而使膜电位负值减少的结果。

兴奋与抑制（excitation and inhibition）　机体组织对刺激反应的两种形式。机体的许多活动都是兴奋与抑制对立统一的结果。动物体内某些组织（如神经、肌肉和腺体）感受外界刺激后，由相对静止变为显著活动，或由活动弱而变为活动增强的状态称为兴奋，如肌肉的收缩、腺体分泌等。这种组织称为可兴奋的组织。与兴奋对立的状态称为抑制。组织受刺激后，活动减弱，或由活动转变为相对静止状态，如肌肉收缩减弱或停止等。神经系统一部分的兴奋可对其他部分，或其所支配的器官产生抑制作用。如迷走神经兴奋可使心跳变慢或停止，脑的某些部位受刺激时可延迟或阻止脊髓反射等。中枢神经系统的复杂活动，包括高级神经活动，也都是兴奋和抑制两个基本神经过程相互作用的表现。

兴奋状态（excitatory state）　精神活动普遍增加的状态。如情绪高涨、语言与动作增多等。

星病毒胃肠炎（gastroenteritis due to stelliform virus）　由星芒病毒所致的肠道感染。正常健康人肠道存在此病毒，当病毒在肠道大量繁殖时，可引起胃肠炎。一般为散发，亦可引起胃肠炎暴发，特别是幼儿园的幼儿易暴发胃肠炎。临床表现与轮状病毒胃肠炎相似，但症状较轻。诊断主要依据粪便接种细胞培养后，免疫电镜或免疫荧光检出细胞质内的病毒颗粒。治疗及预防与病毒性胃肠炎相同，以对症为主，吐泻严重时宜短期禁食，可用止吐剂或镇静剂止吐，收敛剂止泻，有脱水时应及时补液。

星形胶质细胞（astrocyte）　起源于外胚层的、中枢神经系统中数量最多、体积最大的一种神经胶质细胞。其胞体向四周发出许多突起。分为原浆性和纤维性两种，目前认为实际上是一种细胞的两种不同表现。具有许多长胞突。神经元从血液中获得养分及其代谢产物的排出都要通过星形胶质细胞；还有些星形胶质细胞突起末端伸至脊髓及脑的软膜下形成胶质界膜。

星形细胞瘤（astrocytoma）　由纤维性星形细胞或原浆性星形细胞发生的肿瘤。多见于成人，可发生于中枢神经系统的任何部位，但在大脑半球的白质最多见，小儿则多见于小脑。按瘤细胞分化程度分为 4 级。Ⅰ级星形细胞瘤是良性；Ⅱ级以上是恶性；Ⅲ、Ⅳ级是多形性胶质母细胞瘤，占成人胶质细胞瘤的 90% 以上，是恶性度最高的胶质瘤。因其不能彻底切除，术后仍要复发，需加用放射治疗及化学治疗。5 年生存率可达 30%。

猩红热（scarlet fever）　由乙型 A 群溶血性链球菌引起的急性发疹性传染病。2～10 岁发病率最高，临床表现是突然高热、头痛、咽痛、咽部充血及有脓性渗出物，舌有白苔，舌乳头呈杨梅状，口唇苍白。全身有弥漫性猩红色小丘疹，压之褪色。疹退后有鳞片状脱屑，手掌、足底大片脱皮。白细胞总数及中性粒细胞增高。常在病后 2～4 周并发急性肾炎或风湿热。治疗：抗生素首选青霉素，对青霉素过敏者可选用红霉素、林可霉素或头孢菌素等，中毒型可加用激素。

猩红热毒素（scarlet fever toxin）　见发热外毒素。

行间（xingjian，LR 2）　中医经穴名。属足厥阴肝经。荥（火）穴。位于足第 1、2 跖趾关节前，趾间缝纹端。主治崩漏、痛经、经闭、白带、阴中痛、疝气、淋浊、遗尿、咳嗽、呃逆、头痛、眩晕、失眠、近视、目赤、癫痫、中风、面瘫、足肿等。直刺 0.3～0.5 寸，艾炷灸 3～5 壮，或艾条灸 5～10min。

行军性血红蛋白尿症（march hemoglobinuria）　于走路、行军或赛跑后发生的一种暂时性血管内溶血及血红蛋白尿。少见。病人多为健康男性成年人，不少是士兵或运动员。发生溶血与鞋底硬、脚步重、行程长、路面硬等因素有关，由于足底表面毛细血管内的红细胞在行走时受到长时间强烈冲撞及挤压而破碎所致。表现为病人于上述体力活动后突然解出暗红色尿，一般持续数小时，第 2 次尿色变浅，6～12h 尿色恢复正常。不需特殊治疗，为防止本病的发生可在鞋内填放有弹性的海绵软底，改变走路步态。

行气（promoting vital energy circulation）　①其他名称：利气、通气。中医术语。理气法之一。即行散气滞。治疗由气滞所致的胸腹胀闷疼痛等症的方法。疏郁理气、和胃等治法均属于行气。详见各条。②气功术语。

行为（behavior）　有机体对所处情境的所有反应的总和。包括所有内在的和外在的、生理性的和心理性的反应。心理学研究的主要是人或其他动物可观察到的外在反应。

行为矫正（behavior modification）　一种心理治疗技术。根据条件反射学说和社会学习理论来改正人的不良行为或心理障碍。通常采用正、负强化的方式进行行为训练，常用的方法有系统脱敏法、操作性治疗、奖励、示范、团体心理治疗等。

行为疗法（behavior therapy）　见行为治疗。

行为性体温调节（behavioral thermoregulation）　机体通过行为对体温的调节。机体趋向于到有利于生存的温度的环境中去，或采取改变环境温度、增加衣着等活动，使体温不致变动的体温调节方式。

行为遗传学（behavioral genetics）　研究生物个体或群体行为遗传学基础的遗传学分支学科。

行为障碍（behavior disorder）　行为的调节障碍。行为的模式、行为的意向及行为的表达发生障碍。包括精神运动性兴奋及抑制、刻板症、模仿言语、作态、强迫动作、冲动行为、本能行为异常。如偷窃狂、同性恋等。也可以是其他疾病的伴发症状，如意志减退、木僵、自杀等。

行为治疗（behavior therapy）　其他名称：行为疗法。根据心理学的理论，对个体进行反复训练，以达到纠正适应不良行为的一种心理治疗。行为治疗除了用于各种神经症性障碍（如恐惧症、焦虑症、强迫症等），也用于治疗药物依赖、心身疾病、精神病人的获得性适应不良行为和精神发育迟缓的行为训练。

行为主义（behaviorism）　心理学流派之一。20 世纪初由美国心理学家沃森（J. B. Watson）创立。认为心理学的对象不应该是意识，而应该是可以观察的事件，即行为。否认意识，主张心理学应该研究行为；反对内省，主张用实验方法。其对心理学应进行客观研究的主张有积极作用，但过于极端，有失偏颇。

行针（needle transmission，needle conveying）　①其他名称：运针。中医针刺术语。主要论述针刺治病由于人的体质不同，血气阴阳有盛衰，所以针感也不一致。但针后产生不良反应或病情更趋严重者，是医者乱行针刺的过失。②中医针刺运针手法，目的是积累刺激时间，提高疗效。如针刺得气后，连续提插、捻转，维持一定时间；或针留于穴位内，每隔数分钟提插、捻转一次，反复多次。

行针催气［manipulating the needle to promote qi（needling sensation）］　中医针刺术语。毫针刺入穴位后，施用一定的运针（行针）手法以加大刺激量，激发经气，促使气至，达到"得气"的目的。如提插法、捻转法、刮针法、弹针法等。

Ｖ形节育器（V-shaped contraceptive device）　根据子宫形态和位置而设计的一种运用铜离子释放来达到避孕效果的节育器具。其最大横径安置在子宫底部，两边与子宫侧壁间留有一定距离，以适应子宫静止及收缩时的宫腔变化。具有脱落率低的优点。

形态发育（morphological growth）　人体外表形态和重量的发育状况。常用指标有：人体长度（身高、坐高、下肢长）、宽度（肩宽、骨盆宽）、围度（头围、胸围、上臂围、大腿围、小腿围）、重量和营养状况等。在研究儿童少年生长发育方面应用十分广泛。

形态结构代偿（compensation of shape and structure）　患病机体改变器官的形态结构以适应内外环境对其功能的要求。如

X

器官组织结构上损害较大，或受损组织的再生能力不足时，可以通过结缔组织的增生来进行修复，其结构是受损部位形成瘢痕。又如高血压和心瓣膜病时，相应心房或心室的心肌肥大，从而使心肌收缩力增强。

形态综合不能综合征（amorphosynthesis syndrome）　脑肿瘤或脑血管疾病引起的以空间定向障碍为主要特征的一组病征。表现为忽视身体以外或自身的空间，特别是左侧；对同侧空间无法定位；清醒时对受累侧知觉不能综合。有可能会出现视物变形。针对病因进行治疗。

D 形瞳孔（D shape pupil）　虹膜根部断离时，相应的瞳孔缘无固定牵引的能力，该处突向瞳孔中央呈垂直状，形如字母"D"。此时呈双瞳孔，可伴发单眼复视。

形象记忆（imaginal memory）　以过去感知过的事物形象为内容的记忆。即以表象的形式在头脑中储存过去的经验，所保留的是事物的具体形象，具有鲜明的直观性。

形象思维（imagery thinking）　其他名称：直观形象思维。运用直观形象和表象进行思维、解决问题的思维。具有具体形象性的特点。有不同的发展水平，学龄前儿童的思维通常以具体形象思维为主导，幼儿的这种具体形象思维是形象思维的初级阶段，与成人的形象思维有着本质区别。

V 型变态反应（type V allergy）　其他名称：A-V 型综合征、刺激型变态反应。在长效甲状腺刺激素（LATS）作用下所致的甲状腺功能亢进。LATS 为 IgG 型自身抗体，特点是对其靶细胞具有兴奋作用而使甲状腺产生过量的 T_4 激素（L-甲状腺素），引起甲亢的一系列症状和体征。目前将 V 型变态反应视为 II 型变态反应的特殊类型。

VI 型变态反应（type VI allergy）　其他名称：依赖抗体的细胞毒性反应。II 型变态反应的一种特殊类型。依赖抗体的杀伤细胞，主要是 K 淋巴细胞、巨噬细胞等，因其细胞表面有 IgG-Fc 受体，可以 IgG 型抗体为桥而将 K 淋巴细胞等与靶细胞连接起来，从而破坏靶细胞。受损的靶细胞可能是肿瘤细胞、病毒感染细胞等。其特点是，细胞毒反应非常敏感，比依赖补体的抗体介导的细胞毒作用或调理吞噬作用所需的抗体少得多。

C 型超声显示（C-mode ultrasonic display）　用辉度调制型超声诊断仪器，显示与声束的扫查方向相垂直（与 X 线断层相一致）的平面影像。目前快速 C 型成像是利用机械扫描与电扫描相结合，组成 X-Y 方向二维扫描，然后由深度时间门控制扫查深度以获得某一深度的二维平面图。

F 型超声显示（F-mode ultrasonic display）　C 型超声显示的一种曲面形式。其深度控制时间不是一个常数，而是某一曲线函数。显示的不是一个平面，而是一个柔顺的曲面图。

M 型超声心动图（M-mode echocardiography）　用单声束探测从心脏和大血管反射的回声，分析心脏和大血管在心动周期中的活动规律，以诊断心血管病的方法。M 型超声不能全面显示心内结构的空间和毗邻关系，在心血管病诊断中的价值有限，但能对各心瓣膜、房室腔及血管壁的活动曲线进行距离和时相分析。

A 型超声诊断法（A-mode ultrasonic diagnosis）　用幅度调制型仪器进行的脉冲反射诊断方法。属一维图像诊断法。显示器 Y 轴方向的脉冲幅度表示界面回声的大小，X 轴方向的量值表示回声的深度。

B 型超声诊断法（B-mode ultrasonic diagnosis）　采用辉度调制型仪器（即光点亮度的强弱）来表示界面回声信号大小的超声诊断方法。此种方法可与各种扫查方式结合，构成声束方向的断面二维图像，常用的 B 型超声诊断仪有手动复合式、线阵式和相控阵式等。

I 型肺泡细胞（type I alveolar cell）　占肺上皮细胞总数的 25.3%，但覆盖了肺泡 97% 表面积的细胞类型。细胞为扁平型，胞质薄而宽，厚约 $0.2\mu m$，适合进行气体交换。细胞间的连接为紧密连接，有助于防止间质中的液体渗入肺泡内和肺泡腔内气体进入间质。I 型细胞分化程度高，无增殖能力，受损后主要由 II 型肺泡上皮细胞增殖、分化、修复。

II 型肺泡细胞（type II alveolar cell）　位于 I 型肺泡细胞之间，占细胞总数的绝大部分，但表面积非常小，仅覆盖肺泡

腔 3% 的细胞类型。细胞呈立方形或圆形，顶端突入肺泡腔。能分泌肺表面活性物质，具有降低肺表面张力、维持肺泡开放和小气道通畅的功能；还具有分裂、增殖并分化为 I 型肺泡细胞的潜能，起修复作用。

III 型肺泡细胞（type III alveolar cell）　呈立方形的肺泡结构细胞。其表面有短小的微绒毛，含多种细胞器。数量少，功能不清，推测属于感受器细胞。

II 型呼吸窘迫综合征（type II respiratory distress syndrome）　由肺内液体吸收延缓引起的暂时性呼吸困难。多见于足月剖宫产儿。表现为生后 2~5h 后出现青紫、呼吸困难，少数重症可出现肺部呼吸音低或粗湿啰音。治疗：属自限征，加强护理和对症处理。

I 型呼吸衰竭（type I respiratory failure）　见低氧血症型呼吸衰竭。

II 型呼吸衰竭（type II respiratory failure）　见高碳酸血症型呼吸衰竭。

L 型细菌（L-form bacteria）　细菌细胞壁的肽聚糖结构受到理化或生物因素的直接破坏或合成被抑制，这种细胞壁受损在高渗环境下仍可存活的细菌称为 L 型细菌。如遇溶菌酶或青霉素作用，细胞壁中肽聚糖的结构遭破坏或其合成受到抑制，细胞壁部分缺失或全部缺失。某些 L 型细菌仍有致病能力，在临床上可引起慢性感染，如尿路感染、骨髓炎、心内膜炎等疾病，并常发生在使用作用于细胞壁的抗菌药物治疗过程中，常规细菌学检查结果阴性。

R 型血红蛋白（relaxed hemoglobin）　见松弛型血红蛋白。

T_3 型甲状腺毒症综合征（T_3 thyrotoxicosis syndrome）　血清 T_3 浓度增高而 T_4 浓度正常的毒性甲状腺肿。较一般甲亢症状轻，可为结节性或弥漫性甲状腺肿，血清 T_3 增高，T_4 正常，TSH（促甲状腺激素）降低。治疗：同一般甲亢。

T_3 型甲状腺功能亢进症（T_3 hyperthyroidism）　血中 T_3（三碘甲腺原氨酸）增高而 T_4（甲状腺素）正常的甲亢。与两种激素（T_3、T_4）均增高的甲亢不同。为轻型甲亢。治疗同一般甲亢。

T_4 型甲状腺功能亢进症（T_4 hyperthyroidism）　甲亢病人血中的 T_4（甲状腺素）水平增高而 T_3 水平正常。治疗与甲亢同。

T 型血红蛋白（tense hemoglobin）　见紧张型血红蛋白。

醒脑静注射液（xingnaojing zhusheye）　中医成药名。清热开窍剂。组成：茴香、郁金、冰片、栀子。用于流行性乙型脑炎、肝性脑病、热入营血、内陷心包、高热烦躁、神昏谵语、舌绛脉数。

兴趣（interest）　力求认识、探究某种事物的心理倾向。是人对客观事物的一种内在趋向性和内在选择性。其在社会生活实践中形成，随着社会生活实践的变化而改变。兴趣以需要为基础，是对客观事物需要的一种情绪色彩的表现。

杏仁（Semen Armeniacae Amarum, bitter apricot seed）　其他名称：苦杏仁。中医药名。蔷薇科植物山杏、东北杏、西伯利亚杏或杏等味苦的种子。苦，微温，有小毒。归肺、大肠经。功能降气化痰、止咳平喘、润肠通便。治：①随配伍的不同，可用于多种咳嗽证。如风寒咳喘、风热咳喘、燥热咳喘等。②肠燥便秘。婴儿慎用。苦杏仁生食过多，可引起眩晕、心悸、恶心呕吐等中毒反应；严重者会使呼吸麻痹而死亡。

杏苏散（xingsu san, powder of Semen Armeniacae and Folium Perillae）　中医方剂。《温病条辨》方。组成：苏叶、杏仁、生姜、苦桔梗、茯苓、半夏、甘草、前胡、橘皮、枳壳、大枣。功能轻宣凉燥、宣肺化痰。治凉燥外袭、痰湿内阻，症见鼻塞头痛、恶寒无汗、咳嗽痰稀、苔白脉弦者。

杏苏止咳颗粒（xingsu zhike keli）　中医成药名。化痰止咳平喘剂（温化寒痰剂）。另有制剂：糖浆。组成：苦杏仁、桔梗、紫苏叶、甘草、前胡、陈皮。用于感冒风寒、咳嗽气逆。

性变态（sexual perversion）　见性偏好障碍。

性别决定（sex determination）　雌雄异体生物决定性别的方式。性别是遗传、环境和生理因素互相作用形成的。在正常

条件下，性别由性染色体决定，并按照性染色体的倾向分化和发育。如人的性染色体，男性是 XY，能产生含有 X 或 Y 的 2 种精子；女性有一对 X，仅产生 1 种含 X 的卵子。当含 Y 的精子和含 X 的卵子受精时，则产生 XY 男性；当含 X 的精子和含 X 的卵子受精时，则产生 XX 女性，故生男生女比率大致相等。如果性染色体异常，性激素分泌失调，可使个体性别分化反常或产生两性畸形。

性别认定（sex identity）　法医学术语。从身体外部特征、内部特征、毛发性状和组织学检查等识别尸体性别。根据为服饰、面容、喉结、乳房、头发、胡须、腋毛、阴毛及外生殖器等。尸体腐败或碎尸则以内生殖器（性腺）和骨骼形态差异（骨盆、颅骨及胸骨）来鉴别。血液、唾液、毛发、皮肤、黏膜等细胞核染色体（Y 染色体、X 染色体）的检查也是确定性别的主要方法。

性别认同障碍（gender identity disorder）　其他名称：性身份障碍。病人坚信其实际性别与外生殖器所表示的相反，因而强烈希望能作为那种相反的性别生活在社会上。男性病人往往自幼喜欢与女孩一起生活，穿着女装，画眉卷发，设法去除胡须与体毛，模仿女性嗓音与姿态；要求医生为他们施行手术，切除阴茎，制作人造乳房、人造阴道。女性病人则努力在衣着、声音、姿态和社交行为上，装得像男性一样，有的甚至要求切除乳房和子宫，制作人造阴茎。治疗：没有确实有效的方法。

性病（sexually transmitted disease，STD）　见性传播疾病。

性病性淋巴肉芽肿（lymphogranuloma venereum，LGV）　其他名称：腹股沟淋巴肉芽肿、第四性病。由 L_1、L_2、L_3 血清型沙眼衣原体引起的急性或慢性性传播疾病。通过异性或同性性交感染。初发于龟头、包皮、冠状沟、尿道口或女阴、阴道后壁、宫颈。皮损为丘疹水疱，有时为小的糜烂，无自觉症状，数天后可自愈。1～6 周后腹股沟淋巴结可肿大，常为单侧，表面皮肤呈紫红色，继之软化破溃，形成瘘管，溢出脓液，愈后遗留瘢痕。治疗：磺胺类、四环素、氯霉素、氨苄西林均有效，常规用量 2～4 周。

性成熟（sexual maturity）　性生理功能已经达到成人的生理水平者。性成熟标志尚无明显年龄界限。主要的判定依据是：生殖器发育适合于性交；具有受胎能力；第二性征（副性征）出现。女子月经初潮待稳定后，即可受胎，这是判定女子性成熟的首要依据之一。此外，女性骨盆大小，将决定分娩能力；男子可有性冲动和遗精现象等。

性成熟期（complete puberty，sexual maturation period）　其他名称：生育期。妇产科术语。自性功能完全成熟及有生育能力起至生殖功能逐渐退去的更年期。一般约自 18 岁始，延续 30 余年。在此期间，卵巢功能已成熟，生育功能最旺盛。此期卵巢有性激素分泌和周期性排卵。乳房及生殖器官也有周期性变化。最明显的表现是子宫内膜周期性脱落而伴有出血，即月经。

性传播疾病（sexually transmitted disease，STD）　其他名称：性病。以性接触为主要传播方式，具有明显生殖器官损害症状的一组传染性疾病。传播途径：直接传播、间接传播或母婴传播。包括梅毒、淋病、软下疳、性病性淋巴肉芽肿病毒、生殖器疱疹、生殖器巨细胞病毒感染、乙型肝炎、甲型肝炎、人乳头状瘤病毒尖锐湿疣、生殖器传染性软疣、获得性免疫缺陷综合征（AIDS）、非淋菌性尿道（宫颈）炎、加特纳菌性阴道病、痢疾志贺菌感染、弯曲菌病、B 群链球菌性阴部感染及阴道病、厌氧菌阴道病、白念珠菌性阴道炎、念珠菌性阴茎头包皮炎、外阴阴道真菌感染、股癣、滴虫性阴道阴道炎、阿米巴病、蓝氏贾第鞭毛虫感染、阴虱病和阴部疥等。

性传播疾病微生物（microorganism of sexually transmitted disease）　是性传播疾病的病原体。这类微生物很娇嫩，在体外不能长期存活。一般病变部位是生殖器，有的也引起全身性病变，严重者可造成死亡。性传播疾病也可在同性恋者中进行传播，不仅通过性生活传播，孕妇也可传给胎儿和新生儿。常见性传播主要微生物有人类获得性免疫缺陷病毒、单纯疱疹病毒、人类巨细胞病毒、人乳头状瘤病毒、乙型肝炎

病毒、淋球菌、杜克雷嗜血杆菌、梅毒螺旋体、沙眼衣原体和解脲支原体等。

性倒错综合征（XX male syndrome）　见 XX 男子综合征。

性发育不全（sexual hypoplasia）　下丘脑-垂体疾病及性腺病变引起的性征、性器官和性功能发育障碍的一组疾病。临床表现是正值发育期的男性阴茎、阴囊及睾丸仍不发育，有时睾丸不下降；女性无月经来潮，阴道及子宫不发育，阴毛及腋毛均不生长。除病因治疗外，可加用甲状腺制剂和性激素治疗。

性反应周期（sexual response cycle）　人类性反应分为 4 个阶段，即性欲期、兴奋期、性高潮期和消退期。在性反应周期中，全身都将参与此活动过程，但以生殖器官的变化最为显著和突出。

性犯罪（sexual offence，sexual crime）　与性有关的犯罪。其内容在我国刑法分则第四章和第六章中均有所规定。有关性行为问题，不同国家亦存在很大差别，这与各国的传统文化、道德观念及风俗习惯等密切相关，各国法律对性犯罪的规定也不相同，如卖淫、通奸或同性恋等，有的国家毫不干涉，有的国家却视为犯罪。我国刑法虽未规定有卖淫罪或通奸罪，但视其情节和后果，仍将追究法律责任。性犯罪由于具有腐朽、残暴及兽性化等表现，对社会危害极大，必须坚决予以打击。因此，性犯罪的法医学鉴定更具重要意义。

性高潮抑制（inhibited orgasm，anorgasamia）　女性性功能失调。分为原发性和继发性。前者是指妇女虽有性兴奋，但无论采取何种性刺激，在其一生中未曾有过性高潮出现。后者是指以往曾有过性高潮，而现在不复出现。

性格（character）　人对现实的稳定的态度和习惯化的行为方式中所表现出的个性心理特征。是一个人心理面貌、本质属性的独特、稳定的结合，是人与人相互区别的重要方面，在个性心理特征中具有核心作用。如勤劳、勇敢、坚强、怯懦都是一个人性格特征的反映。性格是在一个人生理素质基础上，在后天环境的影响下，在社会实践活动和受教育过程中逐渐形成和发展起来的稳固的、习惯化了的行为方式。

性激素（sex hormone，gonadal hormone）　主要由性腺分泌、负责第二性征的发育和副生殖器官发育的一类激素。如雄激素、雌激素及孕激素。睾丸主要分泌雄激素，称睾丸素；卵巢主要分泌雌激素和孕激素。性激素的主要功能是刺激性器官和第二性征的发育，并保持性欲和生殖功能。

性激素结合球蛋白（sex hormone-binding globulin，SHBG）　其他名称：睾酮雌二醇结合球蛋白。血液中专一运载睾酮、雌二醇等性激素的糖蛋白。血中睾酮 40%、雌二醇 37% 与其结合。

性激素类（sex hormones）　调节性腺分泌或对性功能进行干扰类药物的统称。如雌激素、雄激素、孕激素等。

性激素受体缺陷症（sex hormone-receptor deficiency disease）　产生假两性体的病因。因受体缺陷，性激素不能和受体结合，使性激素对靶组织不能产生作用。这种缺陷表现为受体数目减少或受体的物理性质改变。

性交（coitus）　其他名称：交媾。通常指男女双方发生性行为。

性交后试验（postcoital test，Huhner test）　不孕症的特殊检查方法之一。目的在于了解精子对子宫颈黏液的穿透能力。同时还了解宫颈黏液性状、精液质量及性交是否成功。试验时间应在排卵期，试验前 3 天避免性交，在性交后 2～8h 内检查。先取阴道后穹窿液体检查有无活动精子。如有精子，证明性交成功。再查宫颈黏液，如每高倍视野有 20 个活动精子，则为正常。如果宫颈有炎症，不适于做这种检查。假如精子穿过黏液能力差或精子不活动，应怀疑有免疫问题。

性交疼痛（dyspareunia）　男女在性交时自觉生殖器疼痛。主要见于女性。可由性交时动作粗暴、阴道分泌物不足、阴道痉挛等原因引起，也可由阴道局部炎症等病变引发。治疗：加强互相关心；使用润滑剂；改进性交技巧；治疗阴道局部疾病等。

性菌毛（sex fimbriae）　只存在于某些菌种的雄株的菌毛。比

同菌的普通菌毛长而粗，一般长度为1~2μm，直径8.5nm。一个菌只有1~4根。其功能为两菌接合时传递遗传物质。

性连锁遗传（sex linked inheritance）　真核生物中，位于性染色体上的基因所决定的性状与性别相联系的遗传现象。在人类由于男女性染色体不同，女性为XX，男性为XY，Y染色体短小，没有X染色体的等位基因，故性连锁遗传又称X连锁遗传。根据基因显隐不同，分为X连锁显性遗传和X连锁隐性遗传。后者基因传递有"父传女""母传子"的"交叉遗传"规律。

性逆转（sex reversal）　是指男性外生殖器在缺乏雄激素或受体阙如等时向女性转化。XY型胚胎发育为睾丸，并能合成睾酮，但缺乏特异睾酮受体，生殖管道和外生殖器则女性化，称XY型女性畸变。此外，5α-还原酶能将睾酮转变为5α-双氢睾酮才能诱导分化，缺乏此酶，外生殖器发育为女性型，结果也类似于XY型女性畸变。

性偏好障碍（sexual preference disorder）　其他名称：性欲变异、性变态、性偏离、性欲倒错、变态性行为。多种异常形式的性偏好和性行为。包括恋物癖、异装癖、露阴癖、窥阴症、恋童症等。

性染色体（idiochromosome, sex chromosomes）　在形态上可以识别并可以部分地决定个体性别的染色体。女性是XX，男性是XY。见常染色体。

性染色体病（sex chromosomes disease）　由X或Y染色体数目畸变或结构畸变所引起的疾病。其共同表现为性发育不全或两性畸形。有的病人只表现为生殖能力下降、原发闭经、智力较差等。

性染色质（sex chromatin）　其他名称：X小体。在间期细胞中，于核膜内侧出现染色极深的呈三角形的染色质小块。系不活跃的X染色体。在正常女性中可见有一小块，而正常男性中却无。

性生活形态改变（altered sexual life patterns）　个体处于或有危险处于性健康改变的一种状态。性健康是指性生活中躯体、情感、智力以及社会各方面的综合协调，它能充实、提高一个人的人格、沟通和情爱。

性生活障碍（sexual disorders）　男女双方性生活不能达到性高潮，无性快感。男性性功能障碍，除先天性畸形所致的障碍外，常见有阳痿、早泄、迟泄。女性性功能障碍，常见有性高潮抑制、性欲丧失、阴道痉挛、性交疼痛。治疗：绝大多数病人系缺乏正确的性知识及某种心理因素引起，应进行性知识教育。因器质性病变引起的则针对病因进行治疗。

性生理功能障碍（sexual physiologic dysfunction）　性器官没有解剖学的损害而出现生理功能障碍。主要表现形式有性欲缺乏、阳痿、性交疼痛、性交恐怖、阴道痉挛、早泄、射精障碍等。治疗：针对病因；心理治疗等。

性施虐癖（症）与受虐癖（症）（sexual sadism and sexual masochism）　性施虐癖（症）是指通过对性对象施加心理或躯体伤害行为以取得性兴奋和性满足；而性受虐癖（症）则是以承受此类伤害或痛苦以获得性兴奋或性满足。施虐或受虐均指在精神或肉体上产生较严重伤害，而非此不能引起性的兴奋和满足。性施虐症与性受虐症，可见于男女两性，两者可单独存在，也可并存于同一个体。罕见，不易治疗。

性味（nature and flavour）　其他名称：气味。中药四气五味的统称。指药物寒、热、温、凉四气和辛、甘、酸、苦、咸五味的基本属性，它们直接影响药物的作用与效能。

性腺（gonad）　其他名称：生殖腺。主要的生殖器官。男性为睾丸，生成精子和产生雄激素（主要为睾酮）；女性为卵巢，产生卵子和性激素（包括雌激素和孕激素）。睾丸和卵巢的活动均受下丘脑-腺垂体-性腺轴调节。

性心理障碍（psychosexual disorder）　性心理和行为明显偏离正常，并以这类性偏离作为性兴奋、性满足的主要或唯一方式的一种心理障碍。包括性别认同障碍、性偏好障碍等。

性欲变异（change of sexuality, sexual perversion）　见性偏好障碍。

性欲亢进（hypersexuality）　因心理性或器质性病因导致的性欲不正常地上升到足够高被认为有问题及需要诊治水平的

状态。

性早熟（sexual precocity）　青春期发育过早发生。在青春期以前，与年龄不相应地过早出现第二性征及体格发育（身长、体重、骨龄）。可能由下丘脑或脑垂体病变所引起。性早熟分真性（又称中枢性、完全性）和假性（又称周围性、不完全性）两类。一般认为男孩9岁以前、女孩8岁以前出现青春期发育，女孩10岁前月经来潮，称"性早熟"。由于下丘脑-垂体-性腺轴发动，垂体促性腺激素被发动过早，致男孩精子生成，女孩有正常排卵的月经周期为真性性早熟。男孩多因颅内疾病所致。由于下丘脑-垂体以外的病变造成促性腺激素或性激素分泌过早、过多引起的性早熟为假性性早熟。病人有第二性征发育，但性腺尚未成熟，无精子生成或排卵。一旦发现性早熟应进一步查找原因。予药物治疗，肿瘤确诊后尽早手术。应加强心理教育和保护。

性征（sexual character）　区别男女性别的特征。有第一性征和第二性征两种。前者是两性的主要生殖器官，如男子的睾丸、阴茎、精囊和前列腺；女子的卵巢、阴蒂、阴唇、阴道、子宫和输卵管。后者指青春期出现的特征，如两性的阴毛、腋毛，男性的胡须、嗓音变粗、肌肉发达，女性的乳房饱满、皮下脂肪丰富等。第二性征亦称副性征。

性窒息（sexual asphyxia）　独自采用窒息方法在增强性感觉时因意外所造成的死亡。为变态性行为之一。死者以男性多见，并有异装癖和恋物癖表现。窒息方式多用复杂的捆绑以压迫颈部引起"性"缢死；或用塑料袋等物罩住头部导致缺氧而死亡。环境常选在隐蔽处。现场可发现多次在此活动的痕迹及与性活动有关的物品。性窒息是一种既不是自杀也不是他杀，而是自己在进行性兴奋中的措施突然失灵所致的意外窒息死亡。

性周期（sexual cycle）　雌性哺乳动物和人类女性性成熟后在性激素调控下，其性行为及生殖系统的结构和功能发生规律性重复变化。男性周期不明显，而女性自青春期开始，这种性周期非常明显，主要表现为每月一次子宫内膜脱落流血成月经，称为月经周期。子宫内膜周期性变化是受卵巢激素周期性分泌的作用所致，而卵巢活动受下丘脑-腺垂体-卵巢轴调控。

性转化（sex reversal）　雌雄异体生物从一个性别转变成另一个性别的现象。转变可以自然发生，也可在人工试验条件下出现。但它仅是表现型的改变，并不改变染色体的遗传构成。例如某些产卵母鸡，可由于卵巢受损，不分泌雌激素，结果使原来退化的精巢发育并分泌雄激素，从而使母鸡长出公鸡羽毛，发出公鸡的鸣叫，母鸡转变成公鸡。

凶险型疟疾（pernicious malaria, malignant malaria）　有凶险症状或表现的疟疾。常出现在疟疾暴发流行时期或在疟区无免疫力的人群中。其特点是来势凶猛，病情险恶，死亡率高。常见的有脑型（昏迷型）、超高热型、厥冷型及胃肠型，其中脑型比较常见。绝大多数由恶性疟原虫引起，间日疟偶尔也可出现脑型症状。

胸痹（chest bi, chest painful impediment）　中医病名。胸阳不振，以胸闷或发作性心胸疼痛为主要表现的疾病。其病因与寒邪内侵、饮食不当、情志失调有关。其病机属本虚标实，本虚为阴阳气血的亏虚。标实为阴寒、痰浊、血瘀。治疗多先从治标入手，治标以活血化瘀、辛温通阳、泄浊豁痰为主，如血府逐瘀汤、瓜蒌薤白半夏汤，均为常用方。治标同时亦应顾其本，顾本则应以温阳补气、益气养阴为主，如生脉饮、人参荣汤，可选用。

胸壁成形术（plastic operation of chest wall）　胸壁大块切除后，胸壁的完整性受到破坏，然后采用自体的或人工的材料重建胸壁的手术。一般自体的常用带血管肌皮瓣、膈肌、阔筋膜、大网膜。人工材料常用带孔有机玻璃、铝网、涤纶布、不锈钢针、马革网等。

胸壁电极（electrode of chest wall）　用于胸壁临时起搏的电极。通常是直径2~3cm的圆形金属片，置于胸壁皮肤上。也可用一般注射针刺入皮下组织作为电极。

胸壁结核（tuberculosis of chest wall）　胸壁软组织、肋骨、肋软骨或胸骨受结核分枝杆菌侵扰，出现的结核性病变。多继

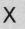

发于肺或胸膜结核。结核分枝杆菌侵入胸壁主要经下列途径：①淋巴途径；②直接侵入邻近组织；③经血行播散。治疗：手术彻底清除病灶，抗结核治疗。

胸壁静脉曲张（varicose vein of chest wall）　胸壁静脉回流受阻的征象之一。胸前壁、胸侧壁部位有扩张、迂曲的静脉突出并显露，即为此征。胸壁静脉曲张的部位和血流方向不同，其临床表现亦各不相同。①胸前壁上部伴有颈静脉曲张、血流方向向下者为各种原因引起的上腔静脉回流受阻；②一侧胸前壁静脉曲张者，见于无名静脉回流受阻；③胸前壁下部伴有上腹部静脉曲张、血流方向向上者为各种原因引起的下腔静脉回流受阻。

胸壁震颤法（chest tremble）　双手掌重叠并将手掌放置在欲引流的部位，吸气时手掌随胸廓扩张慢慢抬起，呼气时手掌紧贴胸壁，并施加一定压力轻柔地做上下抖动。震颤病人胸壁5～7次，每个部位重复6～7个呼吸周期。适用于长期卧床、久病体弱、排痰无力的病人。

胸部（thorax）　颈部以下和腹部以上的区域。其上界为颈部下界，下界为骨性胸廓下口，外界为三角肌前后缘。由肋骨、胸骨、脊椎和肩带骨骼所支撑，包括胸廓、胸腔和胸腔器官三个部分。

胸部肠鸣音（thoracic bowel sound）　膈疝的特异征象之一。听诊时闻及发自胸腔内的肠鸣音即为此征。见于先天性膈疝、创伤性膈疝及膈肌膨出。

胸部超声检查（chest ultrasound）　胸部组织各微小界面反射的超声波强弱不同，检测时可形成亮度不等的光点，显示在荧光屏幕上构成胸部的体层切面图像，从而达到诊断和治疗目的的一种技术。主要用于胸腔积液、胸膜增厚、胸膜肿瘤、纵隔肿瘤（含囊肿）的诊断和贴近胸壁的肺表面病灶的定位。超声心动图检查特别是三维、实时、断层显像提供的资料，可诊断先天性和后天性心脏病。但对肺部疾病，超声诊断的价值甚小。

胸部滴水音（drop water sound of thoracic part）　胸腔积液的征象之一。病人由仰卧位改坐位或于胸部震荡音检查后作胸部听诊，若闻及滴水样声音即为此征。该征见于结核性渗出性胸膜炎、胸膜结核、急慢性脓胸、胸腔肿瘤和胸腔外伤等。

胸部叩击法（chest percussion）　病人取侧卧位，术者两手手指并拢，手背隆起，指关节微屈，从肺底由下向上、由外向内叩拍胸壁，震动气道。边叩边鼓励病人咳嗽，以促进痰液排出，每侧胸部反复叩击1～3min。适用于长期卧床、久病体弱、排痰无力的病人。

胸部损伤（thoracic trauma）　外力作用于胸部表面或外来物通过胸壁进入胸腔内所引起的胸壁表面和内脏损伤。常为机械性暴力深入胸腔，损伤脏器，威胁生命。由于人体的逃避和肢体的保护，胸部损伤常伴有头部、腹部和肢体损伤，即多发伤。按致伤原因分为穿入伤、钝性伤和冲击伤。按伤道分为开放伤和闭合伤。以肋骨骨折最常见，其次为气胸、血胸等。表现为休克、急性呼吸道梗阻、气胸、心脏压塞以及严重的合并伤。胸部X线检查能协助诊断。处理原则：抢救休克，增加呼吸面积，纠正呼吸功能不全，处理合并伤，使用止痛和抗感染药物。

胸长神经损害（injury of long thoracic nerve）　常见于肩部过度荷重，锁骨上区或腋部损伤，亦可见于臂丛神经损伤及全身疾病时，主要表现为上肢前平举时出现翼状肩胛，上臂向前不能上举超过头部。治疗：针对病因进行治疗或手术。

胸大肌（pectoralis major）　起自锁骨内侧2/3段、胸骨前面和第1至第6肋软骨的肌。各部肌束聚合向外，以扁腱止于肱骨大结节嵴。作用是使肱骨内收和旋内，当上肢固定可牵引躯体向上，也可提肋助吸气。由胸前神经支配。

胸导管（thoracic duct）　全身最大的淋巴导管。在第1腰椎前方，由左、右腰干和肠干汇合而成的较大的淋巴输送管道。起自乳糜池，经主动脉裂孔入胸腔，上行至第5胸椎高度，向左侧斜行，经胸廓上口至颈根部，注入左静脉角。收集除右半胸、头颈右半、右上肢以外的全身淋巴液。

胸腹壁静脉炎（thoraco-epigastric phlebitis）　一种多发生于肥胖而平时缺乏劳动锻炼的妇女胸腹部疾病。常于上肢骤然用力而致牵拉后发病。临床表现主要是突发性疼痛，当上臂高举、呼吸或压迫病变部位时疼痛加剧。检查病变浅静脉形如索状物或为串珠状，有压痛。治疗：对症处理，局部湿热敷，应用镇痛药。

胸腹联合伤（thoraco-abdominal injury）　闭合性或开放性胸外伤，无论膈肌是否破裂，又同时伤及腹部脏器者。

胸腹综合征（thoraco-abdominal syndrome）　胸部疾病有腹部症状或腹部疾病有胸部症状表现的一组综合征，可能是胸、腹腔脏器之间通过神经反射而互相关联。应仔细进行临床分析，做出正确诊断。治疗原发病。

胸骨（sternum）　长方形扁骨，上宽下窄，前凸后凹，位于胸前壁正中，可分为柄、体和剑突3部分。胸骨柄上缘微凹处称颈静脉切迹。柄、体相连处向前突出的角称为胸骨角，两侧接第2肋，并与第4胸椎下缘平齐。剑突、胸骨体接处则约平第9胸椎。胸骨两侧与锁骨和肋软骨相接。

胸骨柄综合征（sternal manubrium syndrome）　以胸骨柄疼痛为主要表现的一组病征。在运动、咳嗽、打喷嚏等情况下均可诱发疼痛加重。可见局部略肿胀、触痛，持续多年。X线检查及心电图无异常。可行止痛、封闭治疗。

胸骨穿刺（sternoparacentesis, sternal puncture）　骨髓穿刺的一个部位。穿刺部位在胸骨柄或胸骨体，相当于第1、2肋间隙的位置。因胸骨厚度仅1cm左右，其后为心房及大血管，操作勿用力过猛，针尖刺入深度不应超过1cm。

胸骨后甲状腺肿（retrosternal goiter, substernal goiter）　甲状腺肿大并延伸到胸骨后者。多为结节性甲状腺肿，可出现气管、食管及上腔静脉受压症状。若合并甲亢，则还出现相应症状。B超、X线及同位素扫描多可确诊。具手术指征者一般需开胸摘除。

胸骨角（sternal angle）　胸骨柄与胸骨体连接处微向前突的部分。两侧与第2肋软骨相关节，是计数肋的标志。

胸骨旁淋巴结（parasternal lymphnode）　沿胸廓内动、静脉排列，收纳脐以上腹前壁、乳房内侧部、膈和肝上面的淋巴，输出管汇入支气管纵隔干或直接汇入胸导管的淋巴结群。

胸骨伤（fracture of rib and sternum）　中医伤科病名。包括胸骨和肋骨的伤折。多因跌扑、压撞所致。局部疼痛，甚至不能直立挺胸，呼吸短促，尤其在深呼吸或咳嗽时疼痛加剧，骨折处可有凹陷、突起及骨声；严重者可出现气胸、血胸及内损脏器，伴见咯血、呼吸困难、昏厥等宜手法复位固定，内服活血散瘀、行气止痛药物。合并内脏损伤者须手术急救。

胸骨上窝搏动性肿块（pulsation mass of suprasternal space）　主动脉瘤的临床征象之一。病人取坐位、头后仰，在深吸气或做吞咽动作时，可在胸骨上窝见到或触到搏动性肿块即为此征。提示主动脉瘤，尤其是梅毒性主动脉瘤及主动脉夹层动脉瘤。

胸肌（muscle of thorax）　分布于胸部的肌。分为两群：一群为胸上肢肌，位于胸壁前面及侧面浅层，为阔肌，止于上肢带骨或肱骨；另一群为胸固有肌，参与构成胸壁　胸上肢肌包括胸大肌、胸小肌和前锯肌，它们均起于胸廓外面，止于上肢带骨或肱骨，多数参与肩关节运动。胸固有肌位于肋间隙，包括肋间外肌、肋间内肌、胸横肌，参与呼吸运动。

胸肩峰动脉（thoracoacromial artery, arteria thoracoacromialis）　腋动脉的主要分支。为一短干，平胸小肌上缘起自腋动脉，穿出锁胸筋膜，立即分为数支，分布于三角肌、胸大小肌和肩关节等处。

胸廓（thorax）　由12块胸椎、12对肋、1块胸骨及其之间的连结共同构成。胸廓有前、后及两侧4壁及上、下2口。内有心、肺及大血管等重要脏器。外形可因年龄、性别及健康状况而有个体差异。有弹性与活动性，参与呼吸运动，支持、保护胸腔器官。

胸廓成形术（thoracoplasty）　其他名称：胸廓改形术。为消灭慢性脓胸的脓腔常选用的术式。典型的胸廓成形术系将与脓胸相应的肋骨及增厚的胸壁组织切除，使胸壁肌层及皮肤下陷，此即薛德手术。对组织损伤甚重，造成严重的胸廓塌陷畸形和脊柱侧凸，还可产生永久性胸壁软化及胸腹壁麻木感觉。改良式胸廓成形术只切除脓胸表面相应的肋骨及增厚的壁胸膜，保留肋骨骨膜、肋间肌、肌间血管及神经，日后可有新肋骨产生，克服了薛德手术的缺陷。

胸廓出口综合征（thoracic outlet syndrome）　其他名称：颈肩综合征。胸廓出口处由前斜角肌、颈肋及正常或先天畸形的第1肋骨压迫臂丛而产生的上肢感觉运动症状。如锁骨下动脉亦受压则伴上肢循环障碍的表现。主要表现有局部痛和压痛，患肢放射性麻痛可达手指。阿德森（Adson）试验可阳性。X线检查有时可见颈肋等骨畸形。针对病因进行治疗。

胸廓改形术（thoracoplasty）　见胸廓成形术。

胸廓扩张度（thoracic expansion）　平静呼吸或深呼吸时两侧胸廓的运动范围。常在胸下部及背部检查时测定，正常人平静呼吸或深呼吸时两侧胸廓呈对称性的扩张和回缩。一侧肺扩张受限可见对侧胸廓扩张度增强；腹式呼吸减弱可致两侧胸廓扩张度均增强；中枢神经系统病变或周围神经病变，呼吸肌无力或广泛肺部病变等可致两侧胸廓扩张度均减弱。

胸廓内动脉（internal thoracic artery）　锁骨下动脉的分支。起自锁骨下动脉第一段的下壁，沿胸前壁后面下行并分布，末端分为肌膈动脉和腹壁上动脉两个终支。它沿途分支分布于胸膜、腹直肌、膈和心包等处。

胸廓上口（superior aperture of thorax, inlet of thorax）　其他名称：胸廓入口。由胸骨柄上缘、第1肋及其软骨和第1胸椎椎体围成，呈肾形，斜向前下方，横径大于矢状径，是胸腔与颈部的通道。有血管、神经、气管和食管通过。

胸廓顺应性（compliance of thoracic cavity）　胸廓的弹性阻力可用胸廓顺应性表示。胸廓弹性阻力方向，视胸廓位置而改变。当胸廓处于自然状态时，其弹性阻力为零；当胸廓超过自然状态时，其弹性阻力向内，相反则弹性阻力向外。胸廓的顺应性等于单位跨壁压引起胸腔容积的变化，正常人胸廓顺应性约为2.0L/kPa。胸廓顺应性可因肥胖、胸廓畸形等降低，但对肺通气影响不大，故临床意义较小。

胸廓下口（inferior aperture of thorax, outlet of thorax）　其他名称：胸廓出口。由第12胸椎、第11及第12对肋前端与肋弓和剑突围成，宽而不整，斜向后下，横径大于矢状径。该口上有膈肌附着。

胸膜（pleura）　一薄层浆膜，可分为脏胸膜与壁胸膜两部分。脏胸膜被覆于肺的表面，与肺紧密结合而不能分离，并伸入肺叶间裂内。壁胸膜贴附于胸壁内面、膈上面和纵隔表面。脏胸膜与壁胸膜在肺根处相互移行，脏胸膜与壁胸膜之间是一个封闭胸膜腔。

胸膜斑（pleural plaques）　胸膜增厚的一种形式。是长期接触石棉的工人和石棉肺病人肺部的特征性表现。在X线胸片上的表现主要是肺底胸膜和双下后外侧胸壁的胸膜有不规则局限性增厚影，取45°前斜位摄片更易显示。胸膜斑还可以呈现点状、线状或不规则形的钙化，厚度达3mm的胸膜斑，可作为早期石棉肺的佐证。

胸膜顶（cupula of pleura）　肋胸膜和纵隔胸膜向上的延续。突至胸廓上口平面以上，与肺尖表面的脏胸膜相对。在胸锁关节与锁骨中、内1/3交界处之间，胸膜顶高出锁骨上方2.5cm。

胸膜肥厚（pleural thickening）　见胸膜增厚。

胸膜活体组织检查术（pleura biopsy）　简称胸膜活检。对原因不明的胸膜疾患，取胸膜活体组织进行病理学检查的一种诊断手段。方法有经皮胸膜活检、经胸腔镜胸膜活检和开胸胸膜活检3种。其中经皮胸膜活检最常用。胸膜活检的并发症，最常见的为气胸，也有咯血发生。

胸膜间皮瘤（pleural mesothelioma）　一种与石棉相关的胸膜原发性恶性肿瘤，可分为局限型和弥漫型两类。前者可为良性或恶性，后者则为恶性。临床表现：呼吸困难、消瘦、无力、贫血和胸腔积液。治疗：局限型者手术切除的效果佳，弥漫型者预后差。

胸膜帽（pleura cap）　肺尖部的胸膜反折处。

胸膜摩擦音（audible pleural friction）　呼吸时胸膜两层之间的摩擦音。正常胸膜表面光滑，且胸膜腔内有起润滑作用的微量液体，因此呼吸时胸膜的两层并无音响，若胸膜发生炎症时，胸膜表面粗糙，呼吸时可听到如两手背在耳旁互相摩擦的声音，见于结核性胸膜炎、胸膜肿瘤、尿毒症等。

胸膜腔（pleural cavity）　胸膜的脏、壁两层在肺根处相互转折移行所形成的一个密闭的潜在的腔隙。左、右各一，互不相通，腔内有少量浆液，可减少呼吸时的摩擦，腔内为负压，有利于肺扩张。当胸膜发炎时，胸膜腔内可有大量液体渗出，或脏、壁两层粘连在一起，临床上称胸膜粘连，都可影响呼吸。

胸膜腔穿刺术（tube thoracostomy, thoracentesis）　为胸科常用诊疗技术。当怀疑或已确定胸膜腔内有积气或积液时，可于相应部位穿刺抽气或抽液，进行进一步诊断和治疗。常于局麻及无菌操作下，在锁骨中线第2肋间进行穿刺抽气，或在腋中线6～8肋间积液最低部位穿刺抽液。

胸[膜]腔内压（intrapleural pressure）　曾称胸内压。胸膜腔内的压力。一般情况下为负值，其大小等于肺内压与肺回缩力之差，正常功能残气位时平均约为−5mmHg。胸膜腔内压增大使其负值缩小，甚至转为正压。用Ppl表示。胸内负压对于维持肺泡的扩张以及腔内静脉血和淋巴液的回流有重要意义。

胸膜外病变征（extrapleural sign）　X线诊断术语。胸膜外占位性病变尚未侵袭胸膜向胸腔内生长时，X线片上可见一椭圆形阴影由胸壁向肺内突出，外缘光滑锐利，与胸壁呈钝角相交的影像。在呼吸时该阴影随肋骨移动，用以区别肺内病变。横膈或纵隔肿瘤位于胸膜外，上述征象也适用。

胸膜外乳癌扩大根治术（extrapleural extended radical operation of mastocarcinoma）　乳房内侧及乳头部癌肿，除向腋窝和锁骨下转移外，还直接转移到胸骨旁淋巴结。本术式即在乳癌根治术的基础上，再清除胸骨旁淋巴结，适用于乳房内侧和乳头部的第1、2期乳癌。

胸膜纤维板（pleural fibrous plate）　指严重的胸膜炎症可引起脏层胸膜肥厚、粘连，并进一步纤维性变，形成坚硬而厚的板状物覆于肺组织表面，严重限制肺膨胀并影响呼吸功能。多见于脓胸病人。治疗上应行胸膜纤维板剥脱术。

胸膜纤维板剥脱术（decortication of a fibrous pleura）　其他名称：胸膜剥脱术。治疗慢性脓胸的一种手术方法。剥除增厚的壁层及脏层胸膜的纤维层，使肺脏复张，由内向外地消灭脓腔。此术能恢复大部分肺功能，且无胸廓塌陷畸形的缺点。主要适用于：①机化性血胸致肺萎陷；②肺结核经人工气胸治愈后，因胸膜增厚使肺不能复张者；③慢性脓胸，肺内无活动结核灶、空洞及支气管狭窄或扩张，且肺组织尚无广泛纤维化而能膨胀者。

胸膜炎（pleurisy, pleuritis）　致病因素刺激胸膜所致的胸膜炎症。胸腔内可有液体积聚（浆液纤维蛋白性胸膜炎）或无液体积聚（纤维蛋白性胸膜炎）。按病因可分为：感染性（细菌、病毒、真菌、寄生虫等）、变态反应性（系统性红斑狼疮、类风湿性关节炎等）、肿瘤性（肺癌胸膜转移、淋巴瘤、胸膜间皮瘤等）、化学性（血液的血红蛋白刺激、尿毒症等）及物理性（创伤等）。上述病因中以结核性胸膜炎最常见，占胸膜炎总数的80%左右。

胸膜隐窝（pleural recess）　不同部分的壁胸膜反折并相互移行处的胸膜腔。即使在深吸气时，肺缘也达不到其内。主要包括肋膈隐窝、肋纵隔隐窝和膈纵隔隐窝等。其中较大的是肋胸膜和膈胸膜反折处形成的肋膈隐窝，是胸膜腔的最低部位。当胸膜腔积液时，液体首先积聚于此，为临床胸穿抽液的部位。

胸膜增厚（pleural thickening）　其他名称：胸膜肥厚。在有病变的胸膜上，纤维蛋白沉着和肉芽组织增生而致纤维化，使胸膜厚度增加的现象。正常X线胸片上，在肺尖沿第2肋内转折下缘可看到宽约2mm的条状阴影，或在肺肋角上方的侧胸壁内缘有密度略高的线条影。胸腔积液、脓胸、硅沉着病和石棉肺均可引起胸膜增厚，例如硅沉着病病人，胸膜增厚表现为膈肋角变钝，叶间胸膜呈条状阴影，肺面胸膜增厚。晚期硅沉着病病人，可由于上肺中融合团块收缩，下肺叶向上牵引、增厚的膈面胸膜呈局限性升高，或表面呈天幕状突起。石棉肺病人的胸膜增厚更为明显，多在肺尖有胸膜帽及两侧膈肋角处轻度增厚。也可出现叶间胸膜和纵隔胸膜增厚。

胸膜粘连术（pleurodesis）　其他名称：胸膜固定术。将单纯理化剂、免疫赋活剂、纤维蛋白补充剂、医用黏合剂及生物刺激剂等注入胸膜腔，使脏层和壁层两层胸膜粘连，从而消灭胸膜腔间隙的技术。是治疗反复性或持续性气胸、顽固性胸腔积液的一种有效疗法。

胸内心脏按压术（intrathoracic cardiac compression）　手术开胸直接挤压心脏的方法。在无菌条件下于第 4 肋间开胸，切口起于距胸骨左缘 2～2.5cm 处，止于左腋前线。切断切口上下方各一条肋软骨后术者将手伸入胸腔，先在心包外挤压心脏后迅速切开心包，注意勿损伤膈神经。拇指放在心脏前方，其余 4 指放在心脏后方，手指伸直挤捏心脏 60 次/min 左右，严禁用指端挤捏。也可将拇指放在心壁外，其余 4 指放在心脏后方向胸骨方向挤压心脏。适用于胸外心脏按压无效或禁忌的病人。

胸内压（intrathoracic pressure）　见胸［膜］腔内压。

胸前导联（precordial lead）　其他名称：心前区导联。将探查电极放置在心前区一定的部位，连接于电位计的正极端，电位计的负极端与中心电端相连的导联方式。

胸前导联型伪装性束支传导阻滞（precordial masquerading bundle branch block）　一种伪装性束支传导阻滞的心电图分型。在右胸前导联呈完全性右束支传导阻滞，而左胸前导联呈完全性左束支传导阻滞，肢体导联心电轴明显左偏。

胸腔（thoracic cavity）　胸壁与膈围成的空腔。内有心、肺等重要器官。

胸腔闭式引流术（closed thoracic drainage）　将特殊硅胶管、塑料管或外科胸腔引流管等插入胸腔，并保持胸腔封闭，从而将胸腔内的气体、脓液或血液等持续排出的引流方法。方法为将引流管插入胸膜腔后与无菌水密封瓶连接，并立即缝合切口，妥善固定引流管，防止空气进入胸膜腔。适用于气胸、血胸、脓胸及各种开胸手术的引流。

胸腔穿刺［术］（thoracentesis）　利用套管针或外科手术进行胸腔穿刺的一种技术。可达到取出组织、排出胸腔内液体或者气体的目的。穿刺前应根据临床和超声检查以及 X 线透视或摄片，确定进针部位。一般病人取坐位，反坐或侧坐在靠背椅上，两手放在头顶上以使胸廓扩张增宽。重危病人也可取卧位。在穿刺过程中，病人避免咳嗽及深呼吸，因可引起穿刺针头刺破肺叶。如病人有剧烈咳嗽或头晕、出汗、面色苍白等，应立即停止穿刺。胸腔穿刺用于采集胸水，做常规检查、细菌培养及癌细胞检查，诊断胸水的病因；用于治疗气胸和胸水（即抽气和抽水），以减轻病人的呼吸困难；也用于胸腔内注射药物。注意：每次抽水或抽气不能过快，否则会造成纵隔移位而发生意外。

胸腔积液（pleural effusion）　简称胸水。胸膜腔中存有过量积液。任何因素使胸膜腔内液体形成过快或吸收过缓，均可发生胸腔积液。胸膜疾病在临床上最多见的一类。一般分为渗出性和漏出性两种。前者由感染性疾病如结核、细菌、病毒、真菌、寄生虫等引起；也可由肿瘤性结缔组织性疾病、胃肠道疾病和其他如接触石棉、尿毒症、心肌梗死后综合征等引起。后者由充血性心力衰竭、肝硬化、肾病综合征、急性肾小球肾炎、黏液性水肿、低蛋白血症等所引起。治疗：鉴别其性质，明确病因，对症治疗。

胸腔镜（thoracoscope）　用于检查胸腔的一种器械。对原因不明的胸膜疾病、膈肌、纵隔、心包和肺浅表病变诊断很有帮助。亦可辅以胸膜粘连术和粘连带切断术，治疗恶性胸腔积液和顽固性气胸。器械方面除硬质胸腔镜外，有纤维光束胸腔镜。近年来尚有治疗手术用胸腔镜，可行肺叶切除等手术，大大减少剖胸创伤。

胸腔镜检查（thoracoscopy）　通过胸腔镜进行肺表面和胸膜检查及治疗的一种方法。主要适用于：经常规检查仍未明确病因的胸腔积液病人；弥漫性肺部疾病；肺外周部位的局限性病变；胸膜病变。原因不明胸腔积液的病因诊断和慢性持续性胸腔积液的治疗是胸腔镜检查的主要适征。可以窥视胸膜

病变，在直视下多处活检，并可切除小病灶或封闭支气管胸膜瘘，或做胸膜固定术，以治疗慢性胸腔积液。治疗性应用还包括胸膜腔用药、包裹性脓胸冲洗治疗等。

胸腔开放引流术（open drainage of pleural cavity）　胸腔引流术之一。胸腔引流管与外界直接相通。用于排出稠脓，促使脓腔早日闭合。适用于急性脓胸后期闭式引流失败或估计闭式引流难以达到预期效果者。应选择在脓腔周围已有较致密的粘连，纵隔已固定时施行手术。

胸腔漏出液（pleural transudate）　胸腔的非炎性积液。外观清澈透明，无色或浅黄色，不凝固，比重多小于 1.018，黏蛋白试验为阴性，细胞数量少。常见于下列情况：血浆渗透压降低，如肝硬化、肾病综合征、重度营养不良性贫血；血管内压力增高，如慢性心功能不全；淋巴管梗阻，如丝虫病、肿瘤压迫等。

胸腔内脊膜膨出（intrathoracic meningocele）　指发生在椎体腹侧的脊膜膨出并向胸腔膨出者，属罕见的先天性畸形。临床上小儿时期常有咳嗽和呼吸道感染，成年后才出现吞咽困难、呛咳、呼吸困难或发绀等。胸部 X 线片、CT 检查诊断，椎管空气造影可进一步确诊。治疗：手术切除和修补。

胸腔渗出液（pleural exudate）　结核分枝杆菌感染、细菌感染、恶性肿瘤、结缔组织病、肺栓塞、寄生虫感染等引起的炎性胸腔积液。外观颜色深，呈透明或混浊的草黄色或棕黄色，或血性、脓性，可自行凝固，比重常大于 1.020，黏蛋白试验为阳性，细胞数量多。

胸腔引流术（drainage of pleural cavity）　手术置管于胸膜腔内进行引流。适用于胸部损伤、感染和胸部手术后等造成的气胸、血胸、脓胸等。分为胸腔闭式引流术和开放引流术两种。

胸神经（thoracic nerves，nervi thoracici）　由胸椎的椎间孔穿出的脊神经。在 31 对脊神经中有 12 对胸神经，是脊神经中最大的一群。12 对胸神经都是通过同序数胸椎骨下方的椎间孔穿出。胸神经根在椎管内的行程是斜行向下。

胸式呼吸（thoracic respiration）　以肋间肌的运动为主，膈肌活动较弱，呼吸时胸廓扩张较明显的一种呼吸运动。见于部分女性健康成人，也常见于重症慢性气道疾病和腹部疾病病人。病理情况下，肺部、胸膜或胸壁疾病时，胸式呼吸减弱；腹部疾病及妊娠晚期则主要为胸式呼吸。

胸水检验（examination of pleural fluid）　胸腔穿刺取胸水进行物理学、化学、细胞学、细菌学等检验以助诊断的方法。区别胸水的性质对某些疾病的诊治有重要意义。如为渗出液则由炎症引起，如为漏出液则是非炎症性积液。

胸水瘤细胞检查（oncocytic examination of hydrothorax）　收集一定量胸水，通过理化方法采集细胞成分，进行特定的染色，判明细胞的良恶性，乃至进一步分型。

胸水染色体检查（chromosome examination of hydrothorax）　抽出一定量的胸水，通过特定的染色方法，观察细胞中染色体数目、形态等特征的改变以协助临床诊治的实验方法。肿瘤引起的胸水染色体常有多倍体改变，可达到确诊目的。

胸髓横断损伤综合征（thoracic cord transection syndrome）　胸髓横断损伤脊髓休克期后的临床综合征。表现为两下肢痉挛性瘫痪，躯干不同水平的感觉障碍。膀胱、直肠括约肌功能丧失，胸6 水平以下损伤可有阴茎的自行勃起。

胸锁关节（sternoclavicular articulation，articulatio sternoclavicularis）　由胸骨的锁切迹和锁骨的胸骨端构成的关节。该关节可使锁骨做上、下、前、后运动和微小的旋转运动。

胸锁关节脱位（luxation of sternoclavicular joint）　是由间接暴力作用于肩部或直接暴力冲击锁骨内端所致，分为前脱位和后脱位两种。伤后关节局部肿痛、压痛、畸形。多采用手法复位和固定治疗。

胸锁乳突肌（musculus sternocleidomastoideus）　颈阔肌深面起自胸骨柄前面及锁骨内侧端止于乳突的肌肉。一侧收缩，屈颈、脸转向对侧并不上仰。两侧同时收缩时则头后仰和屈颈。用力吸气时可协助上提肋骨。由副神经支配。

胸锁乳突肌血肿（hematoma of sternocleidomastoid muscle）　出生后数日至 2～3 周的新生儿于胸锁乳突肌中部扪及的球

形或梭形肿块。海棠或鸡蛋大小，质地韧硬似软骨，可随肌肉活动。是一种产伤性疾病。多数自然缩小，3～9个月完全消失。少数持续存在引起斜颈。

胸痛（chest pain）　颈部与胸廓下缘之间的疼痛。主要由胸部疾病引起，少数由其他部位的病变所致。如冠心病心绞痛、心包炎以胸骨体区疼痛多见，肺炎、胸膜炎以受累部位疼痛为主。此外，也可见于胸部外伤、肋间神经痛、肺梗死、肺癌及心脏神经官能症等。

胸外侧动脉（lateral thoracic artery, arteria thoracica lateralis）　腋动脉的主要分支。起自腋动脉中段，沿胸外侧壁下行，主要分布于胸侧壁大小肌和乳房。在女性分布于乳房的分支较粗大，施行乳房切除术时应妥善结扎。

胸外电击除颤（closed electric defibrillation）　利用电除颤器经胸壁放电终止室颤，使之转复为窦性心律的一种急救方法。应在心电监测仪器监护下进行。

胸外心脏按压并发症（complication of closed cardiac compression）　心肺复苏时胸壁按压不当造成的组织或脏器损伤。主要有肋骨骨折、心包积血和心脏压塞、血胸、气胸、肝撕裂、脂肪栓塞、脾破裂和后期潜隐性出血。严重者需紧急手术。

胸外心脏按压术（closed cardiac compression）　通过顺序的、手控的节奏性胸壁按压，维持重要器官灌注的复苏方法。病人仰卧在硬板床或地上，头低足略高。术者立或跪在病人右侧，用右手示、中指触及剑突，左手掌根置于胸骨中下部、剑突界上两横指，掌根长轴与胸骨长轴一致，右掌压于左手背上，双手相互平行，手指不接触胸壁，双肘关节伸直，手臂与病人胸骨垂直，借术者自身体重，按压深度至少5cm（小儿用一手掌，新生儿仅用2～3手指按压即可，按压深度约为小儿胸腔深度的1/3～1/2，速度在100～120下/min），每次按压后胸廓充分回弹，速率约100～120次/min。按压时应能触知大动脉搏动。按压同时维持有效通气，按压通气比为30：2。

胸围（circumference of chest, chest circumference）　用左手拇指将软尺零点固定于被测者右侧乳头下缘，右手拉软尺使其绕经右侧向后，以两肩胛骨下角下缘为准，经左侧绕回到零点，取平静呼吸时的中间数为胸围。胸围与肺及胸廓的发育有关，小儿出生时胸围平均为32～33cm，比头围小1～2cm，першого一年增长最快，1岁时胸围几乎与头围相等。以后胸围超过头围的厘米数约等于周岁数。

胸膝卧位（knee-chest position）　产前用于矫正胎儿臀位的一种方法。术前孕妇自解小便，松解裤带，胸部和双膝同时贴于床面，大腿和小腿在腘窝处呈直角的俯卧姿势。用于妊娠28～32周仍为臀位者。可使胎臀退出盆腔，借胎儿重心改变，以增加胎儿转为头位的机会。一般每日做2～3次，每次10～15min，1周后复查。此外，常用于肛门检查及镜检。

胸膜（thymus）　培育T淋巴细胞的中枢淋巴器官。胚胎期由第Ⅲ、Ⅳ对咽囊内胚层分化而来。位于胸腔纵隔上部、胸骨后方，分为左右两叶。青春期最重，以后缓慢退化，是T细胞分化成熟的场所。能分泌胸腺激素及激素类物质，参与免疫反应。

胸腺癌（thymic carcinoma）　具有恶性肿瘤特征的胸腺上皮瘤。最常见的组织类型是鳞状细胞癌和未分化癌，绝大多数病人有不同症状。

胸腺发育不全（thymic dysplasia）　见迪格奥尔格综合征。

胸腺激素（thymus hormone）　将动物胸腺制成匀浆后，用不同方法提取的胸腺多肽混合物，用以补充细胞免疫所需的胸腺物质。胸腺激素包括胸腺素、胸腺生成素、胸腺体液因子等多肽类激素。用于细胞免疫缺陷及胸腺功能低下病人；某些免疫缺陷性疾病，如类风湿性关节炎、系统性红斑狼疮及某些传染病如重型乙型肝炎；以及癌的辅助治疗。

胸腺瘤（thymoma）　起源于胸腺，组织学上由淋巴细胞和上皮细胞构成，大多数呈良性的肿瘤。是前纵隔中最常见的肿瘤。2/3病人就诊时无症状，部分合并多种全身综合征，最常见的是重症肌无力。女性多于男性，多为成年人。组织学可分为淋巴细胞型、上皮细胞型和混合型。以淋巴细胞型居

多。根据术中情况和病理切片可分为侵蚀型和非侵蚀型。侵蚀型多无完整包膜，向周围纵隔组织和器官浸润生长，认为是恶性肿瘤。病人可有胸痛、咳嗽、静脉综合征及重症肌无力。应手术切除，恶性胸腺瘤应联合使用放疗、化疗。

胸腺嘧啶（thymine）　是组成DNA的一种基本碱基成分。为DNA分子的特异前体，用于研究和观察DNA合成或者核苷酸合成和分解代谢。胸腺嘧啶与脱氧核糖组成胸苷，胸苷经磷酸化作用后可形成胸苷一磷酸（TMP）、胸苷二磷酸（TDP）或胸苷三磷酸（TTP）。

胸腺嘧啶二聚体（thymine dimmer）　紫外线照射可以使DNA分子中同一条链相邻的胸腺嘧啶碱基形成以共价键连接成环丁烷结构的二聚体。影响DNA的双螺旋结构，使复制和转录功能受阻。体内存在多种修复嘧啶二聚体的机制。

胸腺嘧啶核苷酸合酶（thymidylate synthase）　其他名称：TMP合酶。以N^5，N^{10}-甲烯四氢叶酸为甲基供体催化脱氧尿嘧啶核苷酸5位碳甲基化生成TMP反应的酶。参与胸腺嘧啶核苷酸的合成。该酶在细胞增殖旺盛的组织中活性较高。

胸腺生成素（thymopoietin）　为胸腺激素的一种。由胸腺内皮状上皮细胞分泌的，它与胸腺素共同诱导胸腺细胞成熟成为T细胞。

胸腺素（thymosin, thymin）　由胸腺分泌的一类不均一的促细胞分裂的含28个氨基酸残基的多肽激素。可诱导造血干细胞发育为T淋巴细胞，是免疫调节剂。能促进T细胞的成熟和分化，用于治疗细胞免疫缺陷或细胞免疫功能低下的疾病。胸腺素没有种属特异性，故临床使用的胸腺素多从小牛或羊、猪等的胸腺中提取。

胸腺肽（thymosin）　其他名称：康필艾、日达仙、赛迪。免疫功能调节药。用于免疫缺乏性疾病、全身性红斑狼疮、类风湿性关节炎、慢性肾炎、复发性口腔溃疡等。制剂：片剂、胶囊剂；注射剂。用前皮试，过敏者禁用。

胸腺细胞（thymocyte）　胸腺内分化发育的各期T细胞。近皮质外周部的淋巴细胞较大而幼稚，分裂快；髓质的淋巴细胞较小而成熟。胸腺细胞在胸腺内大部分被巨噬细胞吞噬而消除，小部分近于成熟的T淋巴细胞穿越毛细血管后微静脉，通过血液循环播散到全身各处的淋巴器官和淋巴组织。

胸腺小体（thymic corpuscle, Hassall corpuscle）　其他名称：哈索尔小体。分布于胸腺髓质的嗜酸性小体。由胸腺上皮细胞呈同心圆状包绕而成。含有大量免疫球蛋白（Ig）。功能未明，但有胸腺小体的存在是胸腺发育正常的标志。

胸腺咽管囊肿（pharyngothymic cyst）　胎儿发育过程中因胸腺咽管退化不全而形成的先天性囊肿。婴儿时期，此囊肿位于颈侧部，胸锁乳突肌的前方或深部。青春期囊肿常自行溃破而形成瘘管。瘘管外口位于胸锁乳突肌的前缘。治疗：将囊肿或瘘管全部切除。

胸腺依赖性抗原（thymus dependent antigen, TD-Ag）　简称TD抗原。其他名称：T细胞依赖性抗原（T-dependent antigen, TD-Ag）。一类有赖于Th细胞辅助才可诱导机体产生特异性抗体的抗原，主要为蛋白质。如细菌外毒素、细菌鞭毛抗原、牛血清白蛋白、卵白蛋白等。TD抗原引起的抗体多为IgG，也能引起细胞免疫且有免疫记忆。

胸腺依赖性淋巴细胞（thymus dependent lymphocyte, Tc）　简称T淋巴细胞。由胸腺分化发育而来的行使免疫功能（如识别和排斥异体移植物）的细胞。占血液中淋巴细胞的70%～80%。大多数寿命较长，可存活数月、数年或更长时间。在抗原刺激下，T淋巴细胞可转变为淋巴母细胞，经多次分裂，产生大量效应T细胞。

胸小肌（pectoralis minor）　位于胸大肌深面、呈三角形的肌。起自第3至第5肋，肌束向上外方，止于肩胛骨喙突。作用为拉肩胛骨向前下方，肩胛骨固定时可提肋助吸气。由胸前内侧神经支配。

胸主动脉（thoracic aorta）　降主动脉位于胸后壁的一段。分支分布至胸壁及胸腔脏器。位于后纵隔，由第4胸椎左侧延续于主动脉弓在脊柱前方下降，穿过膈主动脉裂孔移行为腹主动脉。分支主要有9对肋间动脉、支气管动脉和食管动

脉，分别营养第 3～11 肋间背部及胸壁肌和皮肤、支气管和肺以及食管胸段。

胸主动脉瘤（aneurysms of thoracic aorta）　胸主动脉壁局部或普遍性的异常扩张。从升主动脉开始，直到降主动脉均可发生。常为梭形或囊形。表现为胸闷、胸痛及压迫症状。动脉粥样硬化为常见病因。压迫症状明显者，应手术治疗。

胸椎（thoracic vertebra）　上承颈椎，下接腰椎，共 12 块。从上向下椎体逐渐增大，横截面近似心形。关节突的关节面几乎呈冠状位，棘突较长，向后下方倾斜，呈叠瓦状排列。有支持肋骨的作用，参与胸廓的构成。

胸椎间盘突出症（protrusion of thoracic intervertebral disc）　胸椎间盘因外伤或椎间盘变性向后膨出，压迫脊神经根、脊髓或脊髓前动脉而发生的病理状态。临床表现有背痛，呈放射性，有时呈束带状分布于胸部和腰部。屈颈、咳嗽或排便用力时可使疼痛加剧，卧床休息可缓解。胸椎 X 线片、CT、MRI 检查确诊。治疗：以手术疗法为主。

雄黄（realgar）　其他名称：黄金石、雄精、腰黄。中医药名。清热燥湿药。为含硫化砷矿石。辛、温。有毒。归肝、肾经。功能解毒燥湿、杀虫。用于：①治痈疽疔毒、蛇虫咬伤、疥癣、神经性皮炎、带状疱疹、黄水疮。②治惊痫、疟疾、虫积腹痛。③炼丹家用为丹药。阴亏血虚及孕妇忌服。有抑制皮肤真菌作用，并可配伍其他药物治疗胃癌、食管癌。

雄激素（androgen）　其他名称：男性激素、男性荷尔蒙。十九碳类固醇激素，是脊椎动物的雄性性激素的通称。天然存在的主要雄激素是二氢睾酮、睾酮和雄酮。在哺乳动物中主要由睾丸产生，能促进雄性器官的生长、精子发生和决定雄性第二性征的发育。卵巢可产生少量雄激素，过多时可引起一些男性化的现象，如皮肤增厚变粗、声音低沉、发生痤疮、阴蒂肥大等。

雄激素不敏感综合征（testicular insensitivity syndrome）　其他名称：睾丸女性化综合征、赖弗斯坦综合征、雄激素抵抗综合征。由 Xq11～12 的雄激素受体基因缺乏所致。是主要与雄激素受体基因突变密切相关的 X 连锁隐性遗传病。染色体核型为 46，XY，而雄激素靶器官受体缺陷，导致靶组织对雄激素不敏感，使雄激素的正常生物学效应全部或部分丧失。临床表现从完全女性化睾丸到正常表型的不育男性。病人都有明显的生殖器畸形，如尿道下裂。腹腔内睾丸因有恶变可能宜手术摘除，并以雄激素替代治疗，修复外生殖器畸形。

雄激素抵抗综合征（androgen insensitivity syndrome）　见雄激素不敏感综合征。

熊胆（bear gall）　其他名称：黑瞎子胆。中医药名。清热燥湿药。熊科动物黑熊或棕熊的胆囊。苦、寒。归脾、肝、胆、胃经。功能清热胜湿、明目祛翳、镇痉杀虫。治小儿惊痫、疳疾羸瘦、黄疸、泄泻、蛔虫病。点眼治目赤障翳；吹喉治咽喉肿痛；调敷治痔疮。非实热者忌用。有增加维生素 B_1、B_2 吸收的作用。

熊胆胶囊（xiongdan jiaonang）　中医成药名。清脏腑剂（清利肝胆湿热剂）。另有制剂：丸。组成：龙胆、大黄、栀子、黄芩、黄连、熊胆、柴胡、决明子、菊花、木贼、防风、当归、地黄、车前子、泽泻、冰片、薄荷脑。用于风热或肝经湿热引起的目赤肿痛、羞明多泪。孕妇及便溏者忌用。

熊胆滴眼液（xiongdan diyanye）　中医成药名。清热剂。组成：熊胆。用于各种急慢性结膜炎（病毒性、过敏性）、急慢性角膜炎等病以及具有调节视力、解除视力疲劳的作用。

熊去氧胆酸（ursodeoxycholic acid）　利胆剂。用于不宜手术治疗的胆固醇结石，对中毒性肝功能障碍、胆囊炎、胆道炎和胆汁性消化不良等也有一定疗效。制剂：片剂。胆道完全阻塞、重症肝炎、孕妇等禁用。

休克（shock）　因有效循环血量锐减、全身微循环障碍引起重要生命器官严重缺血、缺氧的综合征。机体在各种强烈刺激作用下，组织器官微循环流量急剧减少，血流灌注不良，以致组织缺血缺氧，微循环淤滞，代谢障碍，脏器功能障碍。主要的临床表现为血压降低、面色苍白、脉搏细数、四肢湿

冷、尿量减少等。重度休克可出现昏迷。休克晚期可发生弥散性血管内凝血和广泛的内脏器质性损害，而致出血、心力衰竭、脑功能障碍等。按其病因和病理生理特点可分为：低血容量性、感染性、心源性、过敏性、神经源性等休克。宜紧急处理，并根据不同类型休克采取不同的措施。

休克肺（shock lung）　休克经抢救，血流动力学恢复正常后病人突然出现的急性呼吸衰竭，甚至死亡。尸检发现肺明显充血水肿，湿度显著增加；镜下可见肺间质水肿，透明膜和微血栓形成及灶性肺萎陷。休克肺是休克死亡的三大原因之一。

休克临床监测（clinical monitoring for shock）　休克过程中借助设备判断病情和指导治疗的方法。主要监测项目有：①血压，最好用动脉内直接测压，维持收缩压在 12kPa（90mmHg），平均压在 10.7kPa（80mmHg）左右为宜；②尿量，留置尿管观察，＜30ml/h 表明血容量不足；③中心静脉压，降低至＜0.49kPa（5cmH$_2$O）时以补充血容量为主，接近 1.47kPa（15cmH$_2$O）时输液宜慎重，并应密切观察心功能；④血气分析和电解质测定；⑤血细胞比容和血红蛋白，输液时血细胞比容最好保持在 35%～45%；⑥血清乳酸盐，水平越高预后越差。

休克肾（shock kidney）　休克时肾脏缺血以致发生急性肾功能不全。是休克晚期病人死亡的主要原因之一。休克时，尿量改变是临床观察的一个重要指标，它代表内脏微循环的血流状态。如尿每小时少于 20ml，即表示肾及腹腔脏器组织血液灌流量不足。

休克卧位（shock position）　其他名称：中凹卧位。头胸抬高 10°～20°，下肢抬高 20°～30°。主要用于病人呈休克状态时，抬高头胸促进通气，抬高下肢增加回心血量。

休克型肺炎（pneumonia with shock）　见中毒性肺炎。

休克征（shock sign）　休克病人的临床征象。主要有：烦躁或表情淡漠，皮肤湿冷、苍白或发绀，脉搏快而弱，收缩压多低于 12kPa（90mmHg），脉压小于 4kPa（30mmHg），尿量减少（每小时少于 30ml）甚至无尿，呼吸深快，甚至昏迷等。根据程度分为轻、中、重 3 种。可出现于多种疾病，如严重出血、大量失液、严重创伤、感染、心肌梗死、药物过敏反应等。

休克指数（shock index）　判定休克程度的指标。综合血压与脉搏数作为休克时血液循环状态的指标。休克指数＝脉搏数/收缩期血压，0.5 为正常，1.0 为中度休克，1.5 为重度休克。

休眠（dormancy）　其他名称：蛰伏。某些生物为适应环境变化，使生命活动极度降低，几乎停止的状态。恒温动物通常表现为摄食停止，代谢率很低，心跳和呼吸频率减慢，体温下降，进入昏睡状态等。在变温动物则表现为生命活动延缓，以至几乎停止。休眠现象是动物对不利的外界环境条件（如严寒、酷热、干旱、食物不足等）的适应。分为夏眠和冬眠，分别发生于夏季和冬季。

休-斯综合征（Hughes-Stovin syndrome）　其他名称：肺动脉栓塞综合征、肺动脉瘤-周围静脉血栓形成综合征。肺动脉及周围静脉的血栓形成。多见于男性，15～40 岁发病。早期反复出现浅、深静脉血栓形成，伴发热。发生颈静脉栓塞，可使颅内压增高，出现头痛、发热、咳嗽、呕吐、视乳头水肿、脑脊液压力增高、血沉增快等。后期以咯血为突出，最终因肺动脉瘤破裂大咯血而死亡。

休息（rest）　在一定时间内相对减少活动，使人在生理和心理上得到松弛，消除或减轻疲劳，恢复精力的过程。它代表了一种宁静、安详、无焦虑、无拘无束的状态，即在没有任何情绪压力之下的松弛状态。

休息痢（intermittent dysentery）　中医病名。指痢疾时止时发，久久不愈者。《症因脉治》有外感休息痢、内伤休息痢之别。多因治疗失宜，或气血虚弱、脾肾不足，以致正虚邪恋、湿热积滞伏于肠胃而成。症见下痢日久不愈、时发时止、便下脓血、里急后重、腹部疼痛、饮食减少、舌淡苔腻、脉细。发作时，治宜清热化湿为主。或兼补气血，或兼补脾肾，可选用香连丸等。缓解期，可见神疲乏力、食欲不

振、形体消瘦、四肢不温等症，治宜健运脾胃、补益气血为主，可选用补中益气汤、八珍汤等方；属肾亏者，用四神丸。

修复（repair）　组织细胞损伤后，由周围健康组织再生或外科手术加以修补的过程。

DNA 修复（DNA repair）　对受损伤的 DNA 进行纠正结构和功能的过程。从狭义上讲，指 DNA 损伤后细胞使 DNA 的化学组成和核苷酸序列重新恢复的一种反应。广义上指细胞对 DNA 损伤所作出的一切补救方式。

SOS 修复（SOS repair）　当 DNA 分子受到较大范围的损伤，修复难以进行时，而引发的一种应急修复方式。损伤的 DNA 片段可以诱导合成 RecA 蛋白，RecA 蛋白能分解 LexA 蛋白，从而解除 LexA 蛋白对 SOS 反应相关基因的抑制作用。进而诱导产生新的 DNA 聚合酶，对 DNA 缺损进行修复。该聚合酶碱基识别能力较差，因此复制产生的 DNA 出错率较高，常能产生新的基因突变。

修复复制（repair replication）　以未损伤的 DNA 链为模板，在修复酶催化下，合成单链 DNA 片段来取代损伤的并从双链 DNA 切除下来的 DNA 片段的过程。

修复酶（repair enzyme）　一种依赖于 DNA 的 DNA 聚合酶。它可以催化双链 DNA 中被损坏并被切除的部分的置换。此酶以未损坏的链为模板，催化把一个新合成的部分连接到该链上。

修复酶系统（repair enzyme system）　正常细胞中所存在的一套可将遗传物质脱氧核糖核酸受损部位修复的由酶构成的系统。细胞中的遗传物质脱氧核糖核酸经常遭受化学诱发剂、致癌剂、光辐射等的攻击。正常细胞的内切酶、外切酶、脱氧核糖核酸聚合酶、连接酶等能对损伤部位及时修复。

修饰基因（modifier gene）　通过相互作用而影响到其他基因表型效应的基因。许多修饰基因只能在影响其他非等位基因的表达时发现，但是一些修饰基因对它们本身也有表型效应。根据修饰作用的类型，修饰基因可分为强化因子和弱化因子。

修饰酶（modification enzyme）　能催化稀有碱基参入 RNA 或 DNA，或对原有碱基进行修饰的酶。以防止限制性内切酶的破坏。

修特三角失常（abnormality of Huter triangle）　见肘后三角失常。

羞明（photophobia）　其他名称：畏光。系指眼睛受光线刺激后表现出流泪和眼睑痉挛。

袖口征（sleeve sign, Codman triangle）　其他名称：柯特曼三角、帽檐征。指病骨骨膜增生被肿瘤组织穿破中断后残余的骨膜征象。位于肿瘤两端呈三角形密度增加影。此征对诊断恶性骨肿瘤有价值。

嗅沟脑膜瘤（olfactory groove meningioma）　见脑膜瘤。

嗅幻觉（olfactory hallucination）　见幻嗅。

嗅觉（smell）　嗅觉感受器受到悬浮于空气中或溶于水和脂质中的物质刺激时产生的神经冲动传向嗅觉中枢而引起的感觉。嗅觉感受器是嗅上皮，其中的嗅细胞专司嗅觉。嗅觉中枢位于大脑边缘叶底部区域（梨状区皮质的前部及杏仁核的一部分等）。

嗅觉器官（olfactory organ）　鼻既是呼吸道直接与外界相通的器官，又是嗅觉器官。在上鼻甲与鼻中隔的上方黏膜内有司嗅觉的细胞，即嗅觉感受器。该细胞底部是由无髓神经纤维组成嗅丝，穿过筛窦进入嗅球。它的适宜刺激是有机化学物质。

嗅觉缺失-无睾综合征（anosmia-eunuchoidism syndrome）　见特发性低促性腺激素型睾丸功能减退。

嗅觉障碍（dysosmia, dysosphresia）　嗅觉减退或消失、嗅觉过敏和嗅觉倒错的总称。按其原因可分为 3 种类型：呼吸性、感受性和嗅觉官能症型。宜针对病因进行治疗。

嗅气味（odor smelling）　中医闻诊内容之一。嗅闻病人身体、口腔和各种排泄物的气味。如瘟疫或肝病危重时，常有特殊臭气。肺胃有热，则口气臭秽。胃有宿食，则口气酸臭。肺痈咳脓血痰，则味腥臭。鼻渊则鼻出臭气。牙疳、口疮溃

烂，则口出腐臭。湿热病则粪便恶臭。大肠虚寒腹泻则粪便腥臭。

嗅上皮（olfactory epithelium）　鼻腔感受嗅觉的组织。为假复层柱状纤毛上皮，由嗅细胞、支持细胞及基细胞组成。嗅细胞是双极神经元，梭形，核圆，位于支持细胞间。其树突呈柱状，末端有嗅泡，嗅泡向表面发出嗅毛。轴突穿基膜后，形成嗅神经。

嗅神经（olfactory nerve）　第 I 对脑神经。为感觉性脑神经，由上鼻甲和鼻中隔上部黏膜内的嗅细胞中枢突（嗅丝）组成，穿经筛孔入颅，终于嗅球。传导嗅觉。

嗅神经母细胞瘤（olfactory neuroblastoma）　其他名称：成嗅神经细胞瘤、嗅神经母细胞瘤。发生于嗅神经上皮的恶性肿瘤。临床表现有无痛性鼻塞和鼻出血，嗅觉丧失。如肿瘤侵犯副鼻窦和眼眶，可出现相应症状。鼻部检查可见肉红色或红灰色息肉，质地柔软，易出血。CT、MRI 检查有助于诊断。病理检查可确诊。治疗：彻底切除加放射治疗为主。

嗅神经损伤（injury of olfactory nerve）　因颅脑损伤而引起的嗅觉失常。额部或枕部着力的损伤，均易损伤嗅神经。嗅神经损伤多为双侧性的，嗅觉缺失，味觉亦常受累。治疗：伤后及早应用肾上腺皮质激素有助于恢复。

嗅神经-性发育不全综合征（olfactory-genital dysplasia）　见卡尔曼综合征。

嗅诊（olfactory examination）　以嗅觉判断发自病人的异常气味与疾病关系的方法。这些异常气味多半来自皮肤、黏膜、呼吸道、胃肠道、呕吐物、排泄物、脓液或血液等。嗅诊方法为医生用手将病人散发的气味扇向自己的鼻部，然后仔细判断气味的性质。在临床工作中通过嗅诊往往能够迅速提供具有重要意义的诊断线索。如刺激蒜味见于有机磷中毒；烂苹果味见于糖尿病酮症酸中毒；氨味见于尿毒症；肝腥味见于肝性脑病。

溴氨乙异硫脲（amino ethylisothiourea, antiradon）　见克脑迷。

溴本辛（methantheline bromidum, banthine bromide）　见溴甲胺太林。

溴吡斯的明（pyridostigmine bromide）　其他名称：吡啶斯的明、溴化吡啶斯的明。肌肉兴奋药（胆碱酯酶抑制药）。用于：①重症肌无力；②术后腹气胀或尿潴留；③对抗非去极化型肌松药的肌松作用。制剂：片剂。肠道及尿路阻塞者禁用，支气管哮喘者慎用。

溴苄铵（bretylium）　其他名称：甲苯磺酸溴苄乙铵、特兰新。III 类抗心律失常药。无色结晶性粉末，溶于水、乙醇。能加强心肌收缩力，改善房室传导，适用于各种病因所致的室性心律失常。对于器质性心脏病、电解质紊乱、酸碱平衡失调以及某些药物中毒引起的心律失常亦有效。心瓣膜病及严重心力衰竭者慎用。

溴苄环己铵（bromhexine, bisolvon）　见溴己新。

溴丙胺太林（propantheline bromide, probanthine）　其他名称：普鲁本辛。抗胆碱药。白色或黄白色结晶性粉末，易溶于水和醇。抗胆碱作用较溴甲胺太林强约 3 倍。用于胃及十二指肠溃疡、胃炎、胆汁分泌障碍、胰腺炎、多汗症、妊娠呕吐等。手术前忌用，青光眼及心脏病病人慎用。

溴化铵（ammonium bromide）　镇静药。无色结晶或白色结晶性粉末，味咸，有引湿性。易溶于水和沸乙醇。能增强大脑皮质的抑制过程。用于神经衰弱、癔症、精神兴奋状态及神经性失眠等。

溴化吡啶斯的明（pyridostigmine bromidum）　见溴吡斯的明。

溴化钙注射液（Injectio Calcii Bromidi）　中枢抑制药。组成：溴化钙的无色澄明灭菌水溶液。能加强大脑皮质抑制过程，有镇静作用。用于气喘、过敏性休克、癫痫、舞蹈症、荨麻疹及神经衰弱等。

溴 [化] 甲 [基] 阿托品（atropin methobromide）　其他名称：胃疡平。胃肠解痉药。无色结晶或白色结晶性粉末，味苦，易溶于水。为阿托品代用品。有解除胃肠痉挛、制止胃液分泌的作用。用于胃及十二指肠溃疡、胃酸过多、胃炎、慢性下痢及胃肠道痉挛性疼痛等。青光眼及泌尿道疾病病人

忌用。

溴化甲基东莨菪碱（methscopopamine bromide）　抗胆碱药。白色结晶性粉末，无臭，味苦，易溶于水，微溶于乙醚。对周围作用与阿托品相似，但较持久，且无东莨菪碱样中枢作用。用于胃及十二指肠溃疡、缓解胃肠道痉挛，也用于多汗症及流涎等。

溴化钾（potassium bromide）　镇静药。无色或白色结晶或白色颗粒状粉末。无臭，味咸、微苦。易溶于水，微溶于醇。能加强大脑皮质抑制过程，产生镇静，使皮层兴奋与抑制过程恢复平衡状态。长期服用能引起蓄积中毒。

溴化六烃季铵（hexamethonium bromide）　见六甲溴铵。

溴化钠（sodium bromide）　镇静药。无色或白色细小结晶或白色颗粒状粉末。无臭，味咸、微苦。有引湿性。易溶于水和醇。能加强大脑皮质抑制过程，用于神经衰弱症。不宜用于水肿少尿病人。

溴化羟苯乙铵（oxyphenonium bromide，antrenyl）　见奥芬溴铵。

溴化异丙东莨菪碱（isopropyl scopolamine bromide）　见异丙东碱。

溴化异丙托品/硫酸沙丁胺醇（ipratropium bromide and sulbutamol sulphate）　平喘药。用于伴有中、重度慢性阻塞性肺疾病的支气管痉挛病人。制剂：气雾剂。过敏者忌用，孕妇和儿童慎用。

溴己新（bromhexine）　其他名称：必嗽平、必消痰、溴苄环己铵。祛痰药。用于慢性支气管炎、支气管扩张、哮喘等有白色黏痰不易咳出者。制剂：盐酸溴己新片剂；注射剂。胃溃疡病人慎用。

溴甲胺太林（methantheline bromidum，banthine bromide）　抗胆碱解痉药。白色粉末，易溶于水及乙醇。有解痉及抑制腺体分泌的作用。用于胃及十二指肠溃疡、胃炎、胃肠痉挛、胃酸过多等症。心脏病、青光眼、心率过速病人及手术前忌用。

溴甲烷（bromomethane，methyl bromide）　其他名称：甲基溴。熏蒸消毒剂和化学工业的甲基化剂。常温常压下为无色、无臭的气体，可经呼吸道、消化道和皮肤进入人体，为强烈的神经毒物。急性中毒有头痛、眩晕、无力、恶心、视力模糊及黏膜刺激症状，重者发生肺水肿和脑水肿而出现呼吸困难、抽搐、昏迷。慢性中毒可出现神经衰弱症状，或引起多发性神经炎、共济失调，严重者有精神障碍。其液体可引起皮肤灼伤。车间空气中最高容许浓度 $1mg/m^3$。

溴甲烷中毒（bromomethane poisoning）　急性溴甲烷中毒往往是由于意外事故吸入其高浓度气体所引起，并可因呼吸抑制而猝死。急性吸入一定量溴甲烷后，可有眼及上呼吸道的轻度刺激症状，重度中毒时以神经系统症状为主，更严重者可能出现脑水肿。轻度中毒者对症治疗；重度中毒应积极防治脑水肿和肺水肿。

溴甲乙胺痉平（benactyzine methobromide，ficilin，spatomac）　见甲溴贝那替秦。

溴米因（bromisoval and procaine）　其他名称：爱茂尔。止吐药。用于妊娠呕吐、神经性呕吐及晕车、晕船、胃肠功能障碍等引起的呕吐、呃逆等。制剂：注射剂。普鲁卡因过敏者禁用。有中枢抑制作用，与中枢抑制药合用必须特别注意。密闭保存。

溴酸盐化妆品中毒（bromate cosmetic poisoning）　误服溴酸盐类化妆品引起的中毒。溴酸盐主要损害中枢神经系统和肾脏组织。表现为呕吐、腹痛、腹泻、尿少、嗜睡、耳聋、脉细数、血压下降、惊厥及昏迷等。晚期出现溶血、血红蛋白尿。治疗措施为：催吐及洗胃，给予解毒剂（硫代硫酸钠）和对症治疗。

溴新斯的明（neostigmine bromide）　肌肉兴奋药（胆碱酯酶抑制药）。用于重症肌无力及腹部手术后的肠麻痹、重症肌无力的诊断。制剂：片剂。腹膜炎或肠道、泌尿道机械性梗阻病人禁用。支气管哮喘、心动过缓、甲亢、心律失常及消化性溃疡病人慎用。

溴隐亭（bromocriptine）　其他名称：溴麦角隐亭、溴麦亭。抗震颤麻痹药、催乳素释放抑制药、生长激素释放抑制药（多巴胺受体激动药）。用于帕金森病、高催乳素血症所致闭经、乳溢、经前期综合征、肢端肥大症、女性不孕症、催乳素引起的雄激素低下症（阳痿、精子减少）、库欣综合征、肝性脑病。制剂：片剂。对麦角制剂过敏者、严重冠心病、孕妇、哺乳期妇女禁用。肝功能损害者、精神病病人慎用。长期应用应定期检查肝功能及血象。

溴中毒（bromine poisoning）　吸入溴蒸气后发生的中毒。吸入低浓度溴时会引起上呼吸道黏液大量分泌，有咳嗽、胸闷、呼吸困难、头痛、头昏。吸入高浓度后鼻咽部和口腔黏膜可染成褐色，有流泪、畏光、剧咳、声门水肿或痉挛，严重时可产生致命的肺化学灼伤。治疗：给予肾上腺皮质激素和对症处理；皮肤接触溴液可用碳酸氢钠液洗涤和清水冲洗。

须疮（sycosis）　其他名称：寻常须疮。胡须部位的慢性毛囊炎。先呈红斑，自觉灼热瘙痒，出现针头大的脓疱，每个脓疱中央有一根须毛。小结节和脓疱并存，病程易迁延。治疗：内服抗生素，外用消炎止痒剂。

须癣（tinea barbae，tinea sycosis）　发生于胡须区的真菌感染。致病菌为各种毛癣菌和小孢子菌。浅部感染表现为有脱屑的中心区，外绕以活动性的水疱或脓疱，患部胡须松动或折断，没有光泽，并在其中心部位产生秃毛区。深部感染表现为深部毛囊性脓疱，并形成脓肿和结节状脓性秃发癣样病灶。病灶一般局限于一处，上唇很少侵及。拔掉病须，外用5%硫磺软膏、5%氯化氨基汞软膏或1%克霉唑霜，损害较多较大，可内服灰黄霉素结合局部用药治疗。

虚（deficiency）　中医术语。指正气不足，以正气虚损为矛盾主要方面的病理反应。表现为机体的精、气、血、津液亏少和功能衰竭，脏腑经络的功能低下，抗病能力减退。可见各种虚弱不足的证候。

虚喘（deficient dyspnea）　中医病证名。指因正气虚衰所致的气喘。多由年老体弱、喘病久延，或大病后真元耗损，肺脾气虚、肾气不纳，或久服攻伐之药，损伤真气而成。临床表现：一般起病较缓，病程较长，呼吸气短难续，以深吸气为快等。虚喘中由于病因和见症的不同，又分为气虚喘、阴虚喘、真元耗损喘、脏腑虚喘等。治宜补益肺肾、纳气平喘。

虚风内动（asthenia-wind stirring inside）　中医证候名。在病变过程中，由于津液亏损，液少血枯，失血，血不养筋，或肝肾不足，阴不制阳致肝阳上亢，引起肝风，出现眩晕、手足震颤、关节拘急、屈伸不利等症，称作“虚风内动”。包括阴虚风动、肝阳化风、血虚生风、热极生风等。多见于大汗、大吐、大下、大出血或久病伤阴、肝肾亏损者。其中因于阴虚、津液亏损引起的叫“液燥生风”；因于贫血、失血引起的叫“血虚生风”。治宜潜阳息风、养阴生津。

虚构〔症〕（confabulation）　一种记忆缺陷。病人以一段虚构的事实来填补某时期的记忆缺损。常见于外伤性、中毒性精神病及麻痹性痴呆。

虚寒（asthenia-cold）　中医证候名。指正气虚兼寒（多以内寒为主）的证候。主要表现为面黄少华、食欲不振、口泛清涎、形寒怕冷、脘腹胀痛、得热则舒、妇女带下清稀、腰背酸重、小便清长、大便稀薄、舌淡苔白、脉沉迟缓弱。治当以温阳补虚为主。

虚寒痢（asthenia-cold dysentery）　中医病证名。由久痢不愈，脾胃虚寒，寒湿滞留肠中所致痢疾。症见下痢稀薄、带有白冻、腹部隐痛、口淡不渴、神疲食少、畏寒肢冷、舌淡、苔薄白、脉细弱。治宜温中散寒、健脾化湿，用理中汤加味。

虚寒胃痛（asthenia-cold stomach ache）　中医病证名。因脾胃虚寒所致的胃痛。症见胃痛隐隐、喜按喜暖、食少便溏、泛吐清水、神疲乏力、手足不温、舌淡、脉弱。治宜温中健脾，可用黄芪建中汤。

虚寒胃痛胶囊（xuhan weitong jiaonang）　中医成药名。温里剂（温中散寒剂）。另有制剂：颗粒。组成：黄芪、甘草、桂枝、党参、白芍、高良姜、大枣、干姜。用于脾虚胃弱、胃脘隐痛、喜温喜按、遇冷或空腹痛重，以及十二指肠球部溃疡、慢性萎缩性胃炎等。

虚黄 (deficient jaundice)　中医病证名。指因七情不舒，劳倦太过，气血两虚所致的发黄。以面目肌肤发黄、黄色较淡、气短乏力、头晕心悸、脘腹不舒、纳呆便溏，或见胁肋疼痛、腹中结块，或夜间小便如浓茶为主要表现的疾病。治宜益气健脾、养血固本。方用人参养荣汤、十全大补汤等。①面色萎黄而目不黄的证候。即黄胖。②虚证黄疸。症见肌肤面色萎黄而目亦黄、肢软乏力、食欲不振、心悸气短、粪便溏薄、舌淡苔薄、脉濡细。治宜健脾温中、补养气血。

虚火 (asthenic fire)　中医术语。①指真阴亏损引起的热性病状。伤阴症状较明显，如两颧潮红、低热、五心烦热或骨蒸劳热、心烦失眠、盗汗、尿短赤、口燥咽干、舌红苔少或光红无苔、脉细数无力，多见于热病伤阴的后期，或阴虚劳损等。由于阴液耗损，阴虚不能制阳、虚火内扰或虚火上升所致的上述证候。②阴盛格阳引起的假热证候。

虚火上炎 (flaming up of asthenic fire)　中医证候名。肾阴亏虚，水不制火，出现阴火上升的证候。肾主水、心主火，由于肾阴亏损，水亏于下，心火偏亢，火炽于上，水不归元，水火失济，以致虚火上升的病理。表现为咽干、咽痛、心烦不寐、心悸不安、头晕耳鸣、健忘、潮热盗汗、五心烦热、口舌生疮，或目赤、舌质红嫩、脉细数等。治宜滋阴降火、补虚清热。

虚劳 (consumptive disease)　其他名称：虚损。中医病名。包括气血、脏腑等正气损伤所致的虚弱症和某些具传染性、表现为虚弱证的疾病。宜以阴阳气血为纲、五脏虚证为目进行辨证。选用补气、补血、滋阴、温阳、活血、祛瘀等法治疗。

虚脉 (feeble pulse)　①中医脉象之一。"脉合四形，浮、大、迟、软。"脉来浮大，软而无力，失于充盈，有空虚之感。主虚证，如气虚、血虚、失血、脱水等。②实热证用刺络泻血，以泄其热。③指虚陷之经脉。

虚秘 (asthenia type of constipation)　中医病证名。指因精血津液亏耗所致的便秘。多因体气素亏，或因发汗、利小便耗伤津液，或病后元气未复，精亏血枯所致。气虚所致者，粪便并不干硬，气虚乏力、排出困难、肢体倦怠、脉弱，治宜补气健脾。阴血虚所致者，粪便干结、面色无华、眩晕心悸、舌淡、脉细，治宜滋养阴血、润肠通便。

虚疟 (deficient malaria)　中医病证名。体虚病疟，以六脉微弱、神气倦怠等为常见症的疟疾。症见寒热不甚、四肢乏力、纳呆自汗、脉虚软。治宜扶正祛邪。

虚热 (asthenic fever)　中医病证名。①由于阴阳气血虚而引起的发热，并分别有阴虚、阳虚、气虚和血虚的证候。多属久热、低热。"《入门》曰：气虚热，升阳以散之，宜补中益气汤、益胃升阳汤；血虚热，滋阴以降之，宜滋阴降火汤、坎离丸；气血俱虚热，升阳滋阴兼用之，宜十全大补汤、人参养荣汤加知母、黄柏。"②指热病见昏迷者。

虚人感冒 (common cold of debilitated patient)　中医病证名。体质虚弱者的感冒。病情较重，难愈。体虚有阴、阳、气、血虚之分。治宜扶正祛邪。

虚实 (deficiency and excess)　中医术语。八纲中辨别邪正盛衰的两个纲领。邪气盛为实证，正气衰为虚证。虚，指人体的正气不足，抵抗力减弱；实，指邪气盛实和邪正斗争激烈。正如《素问·通评虚实论》所说："邪气盛则实，精气夺则虚。"临床上凡病者体质强、病理变化表现有余的是实，在治疗上宜攻；病者体质弱、病理变化表现为不足的是虚，治疗上宜补。《医学心悟》："一病之虚实，全在有汗与无汗，胸腹胀痛与否，胀之减与不减，痛之拒按与喜按，症之新久，禀之厚薄，脉之虚实以分之。"证情或由虚转实，或由实转虚，虚实并见，在临床上常与阴阳、表里、寒热等六纲错杂出现。

虚脱 (collapse)　突发的时间短暂的末梢循环衰竭。病人衰弱无力、面色苍白、冷汗、体温及血压下降、脉搏细数。

虚泄 (diarrhea of asthenia-type)　中医病证名。①指大便溏泄之属于虚证者。多因脾胃虚弱、肾阳衰微所致。症见面色萎黄、倦怠乏力、食少嗳气、大便稀薄而无酸臭味、舌淡嫩苔白、脉虚等。治宜补中温肾。②指脉虚而又下泄，为阴血损耗之候。

虚阳上浮 (floating up of asthenia yang)　其他名称：孤阳上越、虚阳不敛。中医病机。①与"格阳""戴阳"的病理、证候基本相同。都是由于肾阳衰微、阴盛于下，微弱阳气浮越于上。②指精血亏损，阳失所附，浮越于上，症见潮热、面色嫩红、口燥不渴、脉虚数等。治宜补精血、敛浮阳。

虚者补之 (asthenia-syndrome should be treated with tonic therapy)　中医正治法之一。语出《素问·三部九候论》，指虚性病变出现虚象，用补益法治疗。如阳气虚证，出现四肢不温、腹胀纳少、倦怠乏力、腹痛喜热喜按等症，用温阳益气法，阴血虚证用滋阴养血法。是逆其证候性质而治的一种常见治疗法则。此原则亦可用于针灸治疗。

虚证 (asthenia-syndrome, illness of deficiency type)　中医证候名。八纲之一。指人体精气不足而出现的虚弱证候。与实证相对而言。虚证主要有阳虚、阴虚、气虚、血虚之分。虚证有先天不足和后天失养两个方面，但以后天失养为主。如饮食不调，后天之本不固；久病失治误治，损伤正气；七情劳倦，伤及脏腑气血等，均可为虚证。其表现为面色苍白、精神不足、心悸气短、自汗盗汗、疲乏无力、五心烦热、潮热盗汗、咽干口燥、舌或淡或红、苔白或少、脉或沉迟或细数。治宜补益滋养为主。

虚中夹实 (asthenia syndrome accompanied with sthenia syndrome)　中医证候名。虚弱的疾病中又夹有实证，但以虚为主。例如妇女干血痨病，一方面有消瘦、肌肤干枯粗糙、手足心烦热、不思饮食等虚症；另一方面又夹有闭经、舌质紫暗而边缘有瘀点、脉沉弦等血瘀实证。

需氯量 (chlorine demand)　以氯化消毒剂（漂白粉）消毒时达到消毒目的所需要的氯量。混浊的水、被有机物污染的水、含有还原性物质多的水，需氯量大。另外，水的 pH 值、温度、消毒接触时间也影响需氯量。有时先测定水的需氯量，再确定加氯化消毒剂的定量。

需氧菌 (aerobe, aerobic bacteria, oxybiontic bacteria)　一类细菌，其能量来源于营养物质被氧气氧化，所以只能在有氧气的环境中生长繁殖，如结核分枝杆菌等。

需氧生物 (aerobe)　必须在氧充足的环境中才能生长繁殖的生物。需氧生物在异化过程中，需从大气中获得充分的游离氧才能分解机体中的有机物质而获得能量。例如，生物体内糖酵解所产生的丙酮酸需在酶和氧的作用下，经过一系列的变化，才能最后变成水和二氧化碳排出体外。这种异化方式称为需氧呼吸或细胞呼吸。大部分动植物都是需氧生物。

需氧脱氢酶 (aerobic dehydrogenases)　以黄素单核苷酸（FMN）或黄素腺嘌呤二核苷酸（FAD）为辅基的酶。它们催化体内一些物质脱氢，氧直接作为受氢体，产物为 H_2O_2，而不是 H_2O。如醛脱氢酶和黄嘌呤氧化酶等。

需要 (need)　人脑对个体和社会的客观需求的反映。是个体内部的某种缺失或不平衡状态在心理上的反映，也是个体活动积极性的内在源泉。人为了个体和社会的生存与发展，必然需求一定的客观事物与对象，这些需求反映到个体头脑中，就形成需要。

徐长卿注射液 (Injectio Pycnostelmae Paniculae)　其他名称：丹皮酚注射液。祛风镇痛药。组成：萝藦科植物徐长卿的提取物与适宜附加剂制成，或直接用丹皮粉制成的灭菌水溶液。无成瘾性。用于风湿性关节炎、腰腿痛、神经痛、腹痛、癌痛，以及荨麻疹、皮肤瘙痒等。

醑剂 (spirit, spiritus)　挥发芳香性有机药物的乙醇溶液剂。挥发性药物多指挥发油，可制成芳香水剂的药物一般亦可制成醑剂，唯其药浓度比芳香水剂大得多。所含乙醇一般为 60%～90%。

序贯透析 (sequential dialysis)　在一次治疗中，先后单独应用单纯超滤和血液透析模式进行治疗的一种血液净化疗法。即将扩散清除溶质与超滤脱水两个过程分开进行，既有效清除氮质，又满足脱水的治疗要求。

S-D 序列 (S-D sequence, ribosomal binding sequence, RBS)

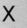

见核糖体结合序列。

续断（Radix Dipsaci）　其他名称：川断、山萝卜。中医药名。川续断科植物川续断的根。苦、辛、甘，微温。归肝、肾经。功能补肝肾、续筋骨、止漏安胎、通利血脉。治肝肾不足、腰膝酸痛、足软乏力、遗精、带下。治风湿骨节疼痛、跌打损伤、骨折。治崩漏、妊娠胎动漏血、血痢、便血、吐衄、痔漏、创伤出血。

续源流行（continuous source epidemic）　某致病因子的来源在较长时间内存在而引起的流行。由于致病因子连续存在，故流行过程可以较长。如一个水井被附近厕所粪液所污染而引起某肠道传染病流行即属续源流行。

絮状沉淀反应（flocculoreaction, flocculation）　试管内的抗原-抗体反应。沉淀反应的一种。将抗原抗体充分混匀则可出现絮状颗粒，故名。诊断梅毒的康氏试验、测定抗毒素絮状沉淀单位均用此法。

蓄积（storage, accumulation）　毒物较长期储存在组织内，其量又可逐渐累积的现象。毒物蓄积部位称储存库。毒物可以原型或代谢产物的形式存在于储存库中。可分为物质蓄积和功能蓄积两种。蓄积在某些情况下对机体具有保护作用，但仍是一种潜在的危害，如蓄积在骨骼中的铅，可以在一些特殊的生理条件下从骨中释放出来而引起铅中毒。性质不同的毒物有各自不同的蓄积规律。

蓄积器官（accumulating organ, storage organ）　某些元素和化合物在机体内不断积累的部位和组织。毒物进入机体后，在蓄积器官的浓度可能高于其他器官，但不一定对蓄积器官显示毒作用。如DDT农药主要蓄积在脂肪组织中，但其靶器官是中枢神经系统和肝脏。蓄积器官与靶器官不是同一概念。

蓄积实验（cumulative test）　确定毒物有无蓄积作用的实验。将一次染毒不引起反应或不死亡的剂量，重复投给则可能导致极为明显的反应，甚至死亡，即表明该毒物有蓄积性。常用毒物的蓄积系数或生物半衰期用来评价蓄积性的大小。

蓄积作用（cumulative action）　见累加作用。

蓄水证（syndrome of water retention）　其他名称：伤寒蓄水证。中医病证名。太阳腑证的一种证候。是由于太阳病发汗后，表邪未尽，太阳之邪随经入腑，影响膀胱气化功能，水道失调，随经入里之邪与水相结，停蓄于下焦而成。表现为小便不利、小腹满、睡眠差、口渴欲饮，伴有头痛微发热。治宜化气行水，兼以解表，以五苓散加减。

蓄血证（syndrome of blood retention）　其他名称：蓄血。中医病证名。①指外感热病，邪热入里，与血相搏，而致瘀热蓄结于内的病证，即伤寒蓄血证，太阳腑证之一。其发病系由于太阳病不解，在表之邪热循经深入下焦，与血相结于小腹，上扰心神所致。临床表现为身热、神志如狂、小腹胀满、拘急不舒、小便自利。治疗以活血化瘀、通下瘀热，可用桃核承气汤加减。②泛指多种瘀血结郁于内的病证。

宣痹汤（decoction for removing meridian obstruction）　中医方剂。《温病条辨》方。组成：防己、杏仁、滑石、连翘、山栀、薏苡仁、半夏、晚蚕砂、赤小豆皮。功能清利湿热、宣通经络。治湿热痹，症见寒战热炽、骨节烦疼、小便短赤、舌苔黄腻者。

宣肺（releasing lung energy）　其他名称：宣白。中医术语。清法之一。宣通肺气的方法。用轻剂宣通肺气、清解气分热邪的治法。肺气不利表现为咳嗽、气喘、痰多，用麻黄、北杏仁、桔梗、紫菀、紫苏之类开通肺气，化痰止咳。如感受秋天温燥之气，有微热、口干而渴、干咳无痰之症者，用桑杏汤之类。

萱草根（Radix Hemerocallis）　其他名称：黄花菜根、漏芦果。中医药名。清热燥湿药。百合科植物萱草、黄花萱草或小萱草等的根。甘，凉，有小毒。归脾、肺经。功能清利温热、凉血解毒。用于水肿、小便不利、淋浊、黄疸、带下、衄血、便血、崩漏和乳痈、蛇咬伤。服用不宜过量，过量可使视力受损。

玄府（sweat pore）　其他名称：汗孔。中医术语。体表出汗的孔窍。因其细微不可见，故名。

玄麦甘桔颗粒（xuanmai ganjie keli）　中医药名。化痰止咳平喘剂（润肺化痰剂）。组成：玄参、麦冬、甘草、桔梗。用于阴虚火旺、虚火上浮、口鼻干燥、咽喉肿痛。

玄明粉（Natrii Sulfas Exsiccatus, sodium sulfate powder）　中医药名。芒硝经风化干燥制得。主要成分是硫酸钠。咸，苦，寒。归胃、大肠经。功能泻热通便、润燥软坚、清火消肿。用于实热便秘，大便燥结、积滞腹痛；外治咽喉肿痛、口舌生疮、牙龈肿痛、目赤、痈肿、丹毒。

玄参（figwort root, Radix Scrophulariae）　其他名称：重台、黑参、元参。中医药名。清热凉血药。玄参科植物浙玄参或北玄参的根。咸、苦、微寒。归肺、肾经。功能滋阴降火、凉血解毒。用于热病伤阴、舌绛烦渴、温毒发斑、津伤便秘、骨蒸劳嗽、目赤、咽痛、瘰疬、白喉、痈肿疮毒。脾虚便溏者忌用。可治疗血栓闭塞性脉管炎、高血压、糖尿病。

疝癖（mass over hypochondriac of umbilical region）　中医病名。积证之一。指脐腹偏侧或胁肋部时有筋脉支撑急痛者。《太平圣惠方》卷四十九："夫疝癖者，本因受冷之气积聚而生也。疝者，在腹内近脐左右，各有一条筋脉急痛，大者如臂，次者如指，因气而成，如弦之状，名曰疝气也；癖者，侧在两胁之间，有时而僻，故曰癖。夫疝之与癖，名号虽殊，针石丸药主疗无别。"

悬垂腹（pendulous abdomen）　腹肌松弛，妊娠子宫前倾而引起的腹部下垂。子宫底部较子宫颈为低，常见于多产妇。可因盆骨倾斜度增高，腰椎代偿性前弯，引起背痛、腹肌牵扯不适等。常有胎先露异常，不易衔接而致难产。预防，孕期应用腹带，临产时捆腹。

悬滴法（hanging drop method）　细菌形态学检查方法之一。将不染色标本或培养液滴于盖玻片中央，反转密封于凹玻片上，可在普通光学显微镜下观察。此法主要用于检查细菌的运动性，间接了解细菌有无鞭毛。

悬浮剂（suspension）　其他名称：混悬液剂。不溶解于液体而能在其中悬浮相当长时间的固体或液体小颗粒（直径>10^{-7}cm）。不溶性的药物常制成悬剂。以供内服、外用、注射等。

悬浮物（suspended solid）　其他名称：悬浮固体。悬浮在水中的不溶解物质，即水样中不能通过滤器的固体颗粒物。包括淤泥、黏土、有机物和微生物等颗粒物。是造成水质浑浊的主要原因。

悬饮（hypochondriac fluid-retention syndrome）　其他名称：癖饮。中医病名。四饮证之一。因饮邪停留于胸胁所致。证见肋下胀满，咳嗽或唾涎时两肋引痛，甚则转身及呼吸均牵引作痛，或兼干呕、短气等。治宜逐饮为主。方用十枣汤、三花神佑丸等。本证类似多种原因所致的胸腔积液。

悬雍垂（uvula）　软腭后缘游离向下垂，中央乳头样的突起。

悬钟（xuanzhong, GB 39）　其他名称：绝骨。中医经穴名。属足少阳胆经。八会穴之髓会。位于外踝上3寸，腓骨后缘处。主治落枕、偏头痛、胁痛、腰腿痛、下肢瘫痪等。直刺0.5～1寸，艾炷灸3～5壮，或艾条灸5～10min。

旋覆代赭汤（decoction of Flos Inulae and Ochra）　中医方剂。《伤寒论》方。组成：旋覆花、人参、生姜、代赭石、炙草、半夏、大枣。功能降逆化痰、益气和胃。治胃气虚弱、痰浊内阻、胃气上逆，症见心下痞硬、噫气不除、反胃呕吐、吐涎沫、脉弦虚者。

旋覆花（inula flower, Flos Inulae）　其他名称：伏花、全福花、黄熟花、金钱花。中医药名。温化寒痰药。菊科植物旋覆花或欧亚旋覆花的头状花序。苦、辛、咸，微温。归肺、肝、胃经。功能化痰止咳、降气止噫、软坚、行水、通血脉。用于咳嗽多痰、噫气、呕吐。粪便泄泻者忌用。可治膈肌痉挛、呕逆证。

旋股内侧动脉（medial femoral circumflex artery）　股深动脉或股动脉分支。向内行经股血管的后方至耻骨肌与髂腰肌之间，分为浅支和深支。分支营养附近肌肉和髋关节。

X

旋股外侧动脉（lateral femoral circumflex artery） 起于股深动脉的外侧壁或从股动脉直接发出的动脉。向外穿过股神经分支，于缝匠肌、股直肌与髂腰肌之间，分为升支、横支和降支。分数支分布于大腿肌前群和膝关节。

旋光法（polarimetry） 以测量偏振光与旋光物质相互作用时偏振光振动方向的变化为基础的分析方法。偏振光透过长 1dm，每 1ml 中含有旋光性物质 1g 的溶液，在一定温度下测得的旋光度称为比旋度。比旋度可以用来作为鉴别和测定物质的含量。溶液的比旋度由下式计算：$[\alpha]_D^t = \alpha/CL$。式中 $[\alpha]_D^t$ 为比旋度，t 为温度，D 为钠光，α 为测得的旋光度，C 为待测物质的溶液浓度，L 为液柱的长度。液体的比旋度可由下式计算：$[\alpha]_D^t = d/L\alpha$。式中 d 为液体的比重，其余符号意义同前。

旋光性（optical activity） 有机化合物能使偏振光的振动面发生改变的性质。这是分子结构不具有对称因素的反映。这种分子称为手性分子（chiral molecule）。

旋后肌综合征（supinator syndrome） 其他名称：桡管综合征。桡神经深支在桡管内被旋后肌浅层腱弓或桡侧腕短伸肌起始腱弓卡压所致的综合征。肘关节处如发生脂肪瘤、血管瘤、腱鞘囊肿、类风湿性关节炎、瘢痕粘连、肘内翻，或重复性劳动摩擦都可引起。起病缓慢，可逐渐发生伸掌指关节、伸拇和外展拇指无力，伸腕偏向桡侧，无感觉异常和疼痛。

旋螺突起（staphyloma of cornea） 其他名称：旋螺外障。中医病名。指黑睛高而绽起如螺之症。类似角膜葡萄肿。一般由角膜溃疡穿破后，虹膜脱出结疤而成。

旋毛虫（*Trichinella spiralis*） 其他名称：旋毛形线虫。消化道内兼组织内寄生的线虫。成虫除寄生于人体外还可寄生在猪、狗、猫等动物的小肠内。虫体细小，前端稍细，咽管总长占体长 1/3～1/2。咽管结构甚特殊，自口至神经环这一段为毛细管形，其后膨大，再后又变细为长毛细管形。雌雄异体，雄虫长 1.4～1.6mm，无交合刺。雌虫较雄虫约大一倍，长 3～4mm，阴门开口于虫体前 1/5 处。成熟幼虫自阴门产出。卷曲于横纹肌形成梭形囊包。囊包具有感染性，在外界有较强的抵抗力。人食入含活幼虫囊包而感染。

旋毛虫病（trichinosis, trichinellosis） 旋毛虫寄生于人体所致的疾病。人畜共患寄生虫病。多因食入生的或半生不熟的含有旋毛虫囊包的肉类（以猪肉为主）而感染。成虫寄生在小肠，可引起上腹痛、恶心和腹泻；幼虫移行时期主要侵犯肌肉组织而引起肌组织损害，表现为不规则发热、全身肌肉酸痛、皮疹和颜面水肿等。旋毛虫囊包形成后可出现风湿样肌痛，严重者心律不齐、心力衰竭、昏迷等。活检检出幼虫可确诊。治疗：噻苯唑有效。

旋前方肌（musculus pronator quadratus） 位于前臂前面远侧 1/4 的四方形扁肌。起自尺骨下 1/4 前缘，止于桡骨下 1/4 的掌侧面及前缘。此肌收缩使前臂旋前。受正中神经支配。

旋前圆肌（musculus pronator teres） 构成肘窝内侧界的圆锥状长肌。起自肱骨内上髁及前臂深筋膜，止于桡骨外侧面中部。此肌收缩使前臂旋前及屈肘。受正中神经支配。

旋前圆肌综合征（pronator syndrome） 正中神经于前臂近端，被旋前圆肌两头之间的腱弓卡压所致的综合征。表现为起病时可向桡侧三指放射的肘前区疼痛、屈指无力和正中神经支配区的感觉功能障碍。

旋支（circumflex branch） 左冠状动脉分支之一。沿冠状沟向左行，绕过心左缘至左心室膈面，至心的左缘和后室间沟之间的中点附近，其亚分支有左缘支、左室后支、窦房结支等。营养左心房、左心室外侧壁和后壁的一部分。在左优势者，旋支向后可达后房间沟。旋支闭塞可引起左心室外侧壁梗死。

旋转后眼震颤（postrotatory nystagmus） 受试者以 2s 一周的速度绕垂直轴旋转 10 次。在突然停止后出现的眼球反射性痉挛运动。由慢动相与快动相 2 个时相组成。前者与旋转方向一致，是反射性发生的；后者与旋转方向相反，是大脑皮质调节的结果。神经传导途径是：从壶腹嵴发出的传入性冲动，经前庭神经传入中枢，首先到前庭核，再经内侧纵束到动眼神经核、展神经核及滑车神经核，引起各核的兴奋或抑制。从而引起眼震颤。正常人持续时间约为 15～40s。可作为判断前庭功能的指标。

旋转性应激［反应］（rotational stress） 身体作为强烈旋转或离心目标如滚动和旋转时发生的生理变化。其耐受程度因旋转中心的部位及应激持续时间而异。当心脏是旋转中心时，分速 169 转，3～10s 可丧失知觉，持续 2min 可致命。分速为 150 转时，血压骤降，心脏输出几乎停顿。较严重者眼、脑组织、窦腔、中耳出血。一般可有头痛、恶心、呕吐、四肢血淤积，定向力消失和视物模糊等。

旋转移位（rotatory displacement） 骨折后远侧骨折端绕近侧骨折端的纵轴旋转。

旋转蒸发器（rotary evaporator） 其他名称：浓缩仪。快速蒸发和浓缩有机溶剂以提取少量样品或作回流反应的装置。采用旋转烧瓶，形成真空薄膜蒸发，在减压下置于水浴中，一边旋转一边加热，溶液在烧瓶内壁扩散蒸发，起到浓缩、干燥、回收的效果。用于化学、制药、分析和科研实验中。

漩流（rotatory blood stream） 血流进入一大的空腔时，其主流方向朝前，到达空腔顶壁后，发生折返，主流旁侧形成一相反方向的血流的现象。此时腔内血流有正有负，各有一定范围，空腔内似有巨大旋涡的血流，故称漩流。彩色多普勒上，空腔内一侧呈红色，另一侧呈蓝色，其界限明确，不渗透。频谱曲线上一侧为正向血流，另一侧为负向血流，方向相反，各自离散度不大，均为典型层流。常见于正常左室舒张期的流入道和流出道，部分动脉导管未闭病人的肺动脉干内及夹层动脉瘤异常扩张的病变处。

选择培养基（selective medium） 培养基中含有某些化学药物，用来抑制被检材料中不需要的细菌，而有利于所需细菌的生长的一类培养基。此类培养基用于从混合有多种细菌的材料中筛选出所需要的细菌。例如培养肠道致病菌的 SS 培养基，含有胆酸盐、枸橼酸钠和煌绿，能抑制粪便中革兰氏阳性球菌和大肠埃希菌，而有利于沙门菌和痢疾杆菌的生长。

选择性蛋白尿（selective proteinuria, selective albuminuria） 肾小球病变较轻时，只有中小分子蛋白自尿中排出（如白蛋白和分子更小的蛋白质）。见于肾病综合征 I 型，其特点为大量蛋白尿、低蛋白血症（血浆白蛋白低于 3g/dl）、明显水肿和高脂血症，但无肾功能不全。

选择性动脉栓塞术（selective arterial embolization） 血管性介入治疗。其基本方法是经选择性动脉插管注入栓塞物，或用特制的尖端带球囊的导管以阻塞血管，达到永久性或暂时性栓塞效果。

选择性腹部动脉造影（selective abdominal arteriography） 根据诊断需要施行的选择性腹腔动脉、肠系膜上动脉、肠系膜下动脉造影。将导管选择性插入腹主动脉的第 2、3 级甚至更细小的分支，如肝动脉、脾动脉、胃左动脉，则称超选择性动脉造影。

选择性冠状动脉造影（selective coronary arteriography） 一种诊断冠状动脉硬化性病变最有价值的 X 线诊断方法。以特制心导管经周围动脉选择性送到左或右冠状动脉开口处，注射对比剂，使冠状动脉及其分支显影。是目前诊断冠状动脉畸形和狭窄性病变的定部位、定程度的主要方法，同时也是指导冠心病介入治疗和冠状动脉旁路移植的主要手段。其并发症主要有心动过缓、心律不齐，偶尔也可发生心肌梗死、心室颤动和心脏停搏等。

选择性黄体生成素综合征（isolated LH deficiency syndrome） 其他名称：生育性宦官综合征。血清睾酮和黄体生成素水平降低，但卵泡刺激素正常的疾病。表现为程度不等的男性化、部分无睾综合征的特征：乳房女性化、睾丸略大或正常，精液量较少，精液内偶见少许精子。

选择性流产（selective abortion） 在优生咨询的基础上，通过诊断发现胎儿有严重的遗传病、先天性缺陷或畸形而及时终止妊娠所进行的流产。

选择性卵泡刺激素缺陷综合征（isolated FSH deficiency syndrome）　血清黄体生成素和睾酮正常，卵泡刺激素水平降低的疾病。可表现为正常男性性征，正常睾丸体积，对 GnRH 的刺激无反应。精子计数从 0（无精子症）至少许（重度少精子症）。

选择性脑血管造影（selective cerebral angiography）　用小型带球囊导管或特制微小血管导管选择性插到大脑前、中、后动脉，椎基底动脉及更小的分支中，进行造影和栓塞治疗。主要用于颅内肿瘤、脓肿、血肿等占位性病变，颅内动脉瘤、动静脉畸形等血管疾病。

选择性醛固酮减少症（selective hypoaldosteronism）　即单发的低醛固酮血症，肾上腺皮质醛固酮分泌减少，而皮质醇分泌正常。主要病因为肾脏肾素分泌缺陷和醛固酮合成障碍。临床表现有：高钾血症、低钠血症；高血氯性代谢性酸中毒；肾脏损害；血、尿醛固酮低，皮质醇正常。治疗：采用盐皮质激素，口服氟氢皮质素或肌内注射醋酸去氧皮质酮。

选择性肾动脉造影（selective renal arteriography）　用动脉导管直接插入肾动脉后注入对比剂照相的检查技术。是诊断肾血管疾病的一种检查方法。

选择性 IgG 亚类缺陷（selective deficiency of IgG subclasses）　血清 IgG 总量正常（或接近正常），而一个或多个 IgG 亚类水平低于正常。IgG3 低是成人最常见的 IgG 亚类缺陷，IgG2 低则多见于儿童。选择性 IgA 缺陷可能是非免疫球蛋白基因区的某个基因异常所致，而并非 IgA 基因缺陷，病人常伴有自身免疫病和超敏反应性疾病。常染色体显性或隐性遗传的体液免疫缺陷。大多无临床症状，有些病人出现间歇发作的呼吸道感染，出现慢性肺疾患。

选择性主动脉造影（selective aorta angiography）　根据需要将猪尾型导管顶端送到升主动脉、主动脉弓、降主动脉或腹主动脉注入对比剂进行造影的技术。有些年龄较大的病人需冠状动脉搭桥术，而肾功能异常者，常于冠状动脉造影后，导管拔至肾动脉水平，注入对比剂，进行肾动脉造影，了解肾供血情况。选择性主动脉造影，常用于主动脉瓣狭窄、主动脉瓣关闭不全、主动脉瘤、主-肺动脉间隔缺损、主动脉窦瘤破裂等疾病的诊断。

选择学说（selective theory）　以遗传学为基础，认为机体免疫细胞在接触抗原前就已具备针对各种抗原的特异性受体，抗原只起选择作用，激发相应的免疫细胞分化增殖而产生相应的抗体的理论。此学说不仅奠定了细胞免疫学理论基础，而且对抗体分子结构、遗传和进化的研究亦有很大推动。

癣（tinea）　①皮肤感染真菌后引起的一种疾病。主要侵犯皮肤、毛发和指（趾）甲。依据发病部位不同分为头癣、手癣、足癣、甲癣、体癣、股癣等。此外，由叠瓦癣菌引起的称叠瓦癣，由花斑癣菌引起的称花斑癣或汗斑，是比较特殊的癣。癣有一定的传染性，通过直接或间接接触（如梳篦、帽子、枕套、衬衣、拖鞋以及理发用具或公共场所如浴室、游泳池等）而传播，也可自体蔓延，如由足癣引起手癣或甲癣。采取适当的防治措施以避免接触和适当用药，可以将其控制和消灭。②中医病名。皮肤病之一。发生在皮表、黏膜、毛发、指（趾）甲，疮见皮损边缘清楚，略高出皮面，边缘属周有丘疹、水疱、脓疱、结痂、鳞屑等，自觉瘙痒等。具有传染性、长期性、广泛性特征。以外治为主，以杀虫为原则。

癣菌疹（trichophytid, dermatophytids）　由真菌及其代谢产物所致的皮肤过敏反应。其发生与原有癣病灶的炎症程度和癣菌的种类有关。临床表现多样化，可呈汗疱疹样、银屑病样、湿疹样、丹毒样、多形红斑样、脂溢性皮炎样、玫瑰疹样以及红皮病样等，但以汗疱疹样最多见。依据病人有活动性炎性癣病灶、癣菌素反应阳性可诊断。炎性病灶治愈后皮疹不医而愈。

癣可宁（siccaninum）　抗真菌药。白色或淡黄色结晶，无味，不溶于水，溶于乙醇，易溶于氯仿、乙醚、丙酮等。对皮肤癣菌类的毛真菌属、表皮癣菌及小孢子菌属均有抑制作用。

用于浅表真菌感染，如脚癣、圆癣等。疗效近似灰黄霉素，有轻微的局部刺激性。

癣湿药水（xuanshi yaoshui）　中医成药名。祛风除湿、杀虫止痒剂。组成：土槿皮、蛇床子、大风子仁、百部、防风、当归、凤仙透骨草、侧柏叶、吴茱萸、花椒、蝉蜕、斑蝥。用于鹅掌风、灰指甲、湿癣、脚癣。用法：外用，患处洗净后再搽。灰指甲应先除去空松部，使药液易渗入到患处。严防触及眼、鼻、口腔等黏膜处，切忌入口。

眩晕（vertigo）　①一种运动性错觉。自身或外界景物发生运动的感觉。分为周围性或耳源性和中枢性。前者病变在迷路，后者在前庭神经系统。耳源性眩晕又称真性眩晕，特点为突发，常伴眼震、身体失衡、恶心、呕吐。中枢性眩晕，自觉眩晕重而眼震不太明显。②其他名称：眩运、头旋眼花。中医病名。眩，视物黑暗不明或感觉昏乱；晕，感觉自身与周围景物旋转。二者常同时并见，统称眩晕。多因外感六淫，内伤七情，或气血衰弱，脏腑阴阳失调等所致。根据病因、症状之不同，可分为风晕、湿晕、痰晕、中暑眩晕、燥火眩晕、气郁眩晕、肝火眩晕、虚晕等。相当于周围性及中枢性眩晕、耳源性眩晕、颅内血管性病变、药物中毒及晕动病等。

眩晕停（diphenidol）　见地芬尼多。

穴位（point, acupoint）　其他名称：腧穴、俞穴、输穴、气穴、孔穴、穴道等。中医术语。人体脏腑经络气血输注出入之处。可反映各脏腑经络生理和病理的变化，也可接受针刺、艾灸、按摩或注入药类等刺激，以调整经络和脏腑的功能而达到治疗目的。穴位分为经穴和经外奇穴两大类。没有固定位置随病痛处和压痛点而取的穴称阿是穴。

穴位注射疗法（point injection therapy）　其他名称：水针疗法。中医治法。将药液小剂量注入穴位的治疗方法。应用麻醉药物者，则称为穴位封闭疗法。它兼有针刺与药物的双重作用。操作时，先选取穴位，将适量药液按肌内注射的要求刺入穴位至预定深度，微加提插手法，得气后，缓慢注入药液。常用的药物有中草药制剂、维生素制剂以及其他可供注射用的药物。注射量要根据注射部位、药物性质及浓度而定。每次选穴不宜过多，一般 1～2 穴，每日或 2～3 日注射一次。

学龄儿童（school age children）　从六七岁到十二三岁的儿童。这一时期，儿童肌肉发育快，循环和呼吸系统功能活动加强，乳牙换成恒牙，语言和思维渐趋完善，生长发育进入平稳阶段。特别是女孩子进入青春发育初期，可出现发育的突增，身高、体重有显著增加。此前应合理安排学习、劳动、文体活动时间，同时对饮食起居、预防疾病等均宜注意，使之能逐渐习惯于紧张、活泼而有规律的校内外生活。

学龄期（school age）　从入学起（满 6 周岁）到青春期（男 13 岁，女 12 岁）。正是入小学年龄，除生殖系统外，其他器官发育到本期末已达成人水平。脑的发育已基本与成人相同，入小学进行正规学习，除学习文化科学知识以外，应重视德、智、体、美全面发展。端正坐、立、行的姿势。学习、生活和体格锻炼等都要有规律。培养健康的心理行为。学龄期小儿肌肉发育速度加快，淋巴组织发育达高峰，超过成人，不能认为是病态而进行不正确的扁桃体摘除。应注意保护视力。

学龄前期（pre-school age）　是 3 周岁到 6 周岁。此期小儿体格发育进入稳步增长阶段。体重每年约增长 2kg，身高每年约增长 5cm，与成人交流范围日渐扩大，智力发育加快，语言和思维能力进一步发展，好奇心强，爱问为什么，家长对其提出的问题应该耐心回答。培养独立生活能力和良好的道德品质，注意牙齿和眼睛的保护。应注意预防肠道寄生虫病和急性肾炎及风湿病。

学生近视率（short-sightedness rate of students）　视力在 0.5 以下，经插片法或列镜法确定为近视的眼数与受检眼数之比。近视率＝某校（地）近视眼数／该校（地）受检眼总数 ×100%。近视指除散光、远视、弱视以外的视力不良。

学生因病缺课率（rate of pupils who have missed some classes

on account of illness) 是评价学生身体健康状况的指标。指某校（班）学生在一学期内因病缺课的频率。学生因病缺课率＝某校（班）学生因病缺课总时数/该校（班）学生平均人数×学期授课总时数×100%。学生平均人数由学期初学生数与学期末学生数之和除以2而得。

学生肘（student elbow） 见矿工肘。

学习（learning） 是指人或动物获得知识、行为以适应环境的神经活动过程。学习的形式有非联合型学习和联合型学习。学习到的信息的储存和再现即为记忆，因此学习和记忆是两个有联系的神经活动过程。学习是记忆的前提，而新的学习又常在获得经验的基础上进行。

学习障碍（learning disorder） 是指儿童阅读、计算等学习困难，不能把印在书上的符号变成有意义的观念，甚至不能唤起视觉的印象，因而学习进展较慢。发生此类症状的原因很多，与儿童的智力发育、遗传因素、大脑器质性缺陷、躯体疾病、精神因素及环境因素有关。

学习作业能力（learning work capacity, abilities of doing school assignments） 学生在受教育过程中反映出来的从事脑力劳动的能力。它主要取决于高级神经中枢的功能活动状态。学习具有脑力劳动的特性，它是以符号（听、看或说的词）起作用的，因此主要是第二信号系统负担；需要视和听觉系统的紧张活动，以及维持坐姿肌肉的静力性紧张和书写时手、臂肌肉的活动。必须根据高级神经活动的特点与规律合理安排学习，以提高学生作业能力。

学校晨间检查（school morning inspection, school health examination early in the morning class） 早课前对学生进行的一种健康检查。其目的是在于早期发现疾病。多由班主任或校医进行。主要了解有无发热、咽部和皮肤状况、精神状态表现、饮食、睡眠及大小便情况，同时检查是否携带不安全物品等。

学校近视（school myopia） 其他名称：学生近视。在学龄时期发生和发展的近视眼。学生由于负担过重、照明不良以及不正确的读写习惯等可促进近视眼的发生和发展。其程度大部分为轻度或中度，一般随年级的增高和身体的生长而发展，随发育的停止而保持在一定水平上。

学校恐惧症（school phobia） 指无躯体疾病的儿童不肯上学或害怕上学的病症。上学前可出现头痛、腹痛和腹泻等以拖延上学时间，在上学时间过去后逐渐恢复至正常。它与逃学不同。本病由多种原因引起，如分离性焦虑、教师态度粗暴和不良的学校环境等。应针对病因给予行为指导。

学校体育锻炼卫生（hygiene of physical training in school） 促进学生生长发育、增强体质、保证学生全面发育的重要措施。它与学生健康和体质关系密切。必须根据儿童少年的生理特点对体育锻炼的内容、运动量、用具和外界环境等提出相应的卫生要求，进行卫生监督，预防运动创伤，以达到促进发育和增强体质的目的。

学校卫生学（school hygiene） 儿童少年卫生学的主要组成部分。研究学龄儿童和少年机体与学习生活条件之间的相互关系，提出保护和增强学生身体健康的卫生要求和措施，以保证学龄儿童德、智、体、美全面发展的科学。

雪胆素（hemsleyadinum） 从葫芦科植物雪胆块根中提取的三萜类苦味素，为雪胆甲素和雪胆乙素的混合物。白色结晶、味苦，难溶于水，易溶于乙醇。具有清热解毒、抗菌消炎、消肿止痛的作用。用于菌痢、肠炎、支气管炎、急性扁桃体炎等症。

雪口（mycotic stomatitis） 其他名称：鹅口疮。中医病名。见于婴儿。症见口中糜烂，舌面布满白屑。口舌疼痛，甚则身热烦躁等。治宜清热泻火，方用润燥养胃，并用青黛、儿茶、冰片等涂拭口腔。

雪盲（snow blindness） 其他名称：日光性视网膜炎。积雪反射强烈阳光所引起的眼病。致病因素为紫外线。发病机制和症状类似电光性眼炎。主要见于野外勘探、运输等在高山和高原雪地上的作业人员，可戴防紫外线眼镜预防。

雪人征（snow man sign） X线诊断术语。上纵隔两侧阴影增

宽，向外侧膨隆，与其下方心脏阴影相连，状似雪人。见于完全性肺静脉畸形。

雪山金罗汉止痛涂膜剂（xueshan jinluohan zhitong tumoji） 藏药名。活血、消肿、止痛剂。组成：铁棒锤、麝香、西红花、雪莲花、冰片、五灵脂等。用于急慢性扭挫伤、风湿性关节炎、类风湿性关节炎、痛风、肩周炎、骨质增生所致的肢体关节疼痛肿胀以及神经性头痛等。

血（blood） ①存于心脏、动脉、毛细血管和静脉中将营养物质、氧带到人体细胞中的红色黏稠液体。②中医术语。由饮食精微所化生而循行于脉管中的血液。由中焦脾胃运化的营养精微经"气化"而成。起营养身体各部组织的作用，目之视物、足之步行、掌指的握摄等，都和血的功能有关。血为心所主，赖气的推动而运行，故气行则血行，气滞则血瘀，气热则血溢。

血氨测定（blood ammonia determination） 估计肝损害程度及其预后的一种方法。正常值：10～60μg%（纳氏试剂显色法）。

血氨过多症（hyperammonemia） 其他名称：高氨血症。血氨浓度超过正常值10～60μg%者。在大部分肝性脑病例中血氨浓度增高，引起氨中毒。血氨增高主要是对中枢神经系统产生毒性作用，影响脑的正常代谢。

血崩（metrorrhagia） 见崩中。

血泵（blood pump） 是整个人工心脏系统的关键组件之一。膜式和囊式血泵由血液流入道、血液流出道、人工心脏瓣膜、血泵外壳和弹性内囊组成。在气动、液动、电磁或机械力的驱动下促使血泵的收缩和舒张，由驱动系统及检测、控制系统调节心律、驱动压、收缩相和舒张相。

血痹（arthralgia due to blood stasis） 中医病证名。①指邪入血分而成的痹证。多由气血虚弱，当风睡卧，或因劳汗出，风邪乘虚侵入，使血气闭阻不通所致。症见身体不仁、肢体疼痛、脉微涩、尺脉小紧等。治宜益气和营、通阳行痹。用黄芪桂枝五物汤、当归汤、防风散等方。②指风痹。

血便（bloody stool） 其他名称：鲜血便。粪便内有血。便血来源于下消化道，包括小肠、结肠等，往往呈暗红色；出血部位越近肛门，便出的血液越新鲜。

血丙酮酸（blood pyruvic acid） 葡萄糖在无氧酵解或有氧氧化过程中的代谢产物。硫胺素焦磷酸酯是脱羧酶的辅酶，与丙酮酸的脱羧氧化有关。当硫胺素缺乏时血丙酮酸含量增高，故可通过测定血丙酮酸含量以评价机体的硫胺素营养状况。正常含量为全血45～140μmol/L。

血卟啉（hemoporphyrin） 各种血液卟啉类物质的统称。原卟啉的乙烯基被水分子饱和的产物。按菲什（Fisher）命名法为1，3，5，8-四甲基-2，4-二羟乙基-6，7-二丙酸基卟啉。

血卟啉病（hematoporphyria, porphyria） 其他名称：血紫质病。由血红素生物合成途径中特异酶缺乏所致的一种卟啉代谢紊乱代谢病。在遗传基础上发生的一种药物反应性疾病。为常染色体显性遗传。本病与一种和血红素合成有关的酶遗传性缺陷相关。病人多于青春期发病。一种类型主要表现为对光敏感而引起皮肤损伤，出现红斑、水疱、溃疡、感染等症状；另一种类型（急性间歇性卟啉病），主要表现为发作性腹绞痛、便秘、呕吐、周围神经运动障碍、肌肉无力、麻痹等，或表现为精神症状，如幻觉、精神错乱、焦虑等。使用巴比妥、甲氨二氮䓬（利眠宁）、甲丙氨酯（眠尔通）、磺胺类药、苯妥英钠、灰黄霉素、雌激素，以及饮酒、日晒等可诱发此病急性发作。尿和粪中卟啉及卟啉前体物质增多。

血不归经（blood fails to circulate within vessels） 其他名称：血不循经。中医病机。血证病机之一。正常的血液能循行脉内而不溢于脉外，而病理情况下，血液不按经脉运行却溢于脉外，即称血不归经。临床上多见于因气虚、气逆、血瘀、火热等原因引起的崩漏、吐血、衄血、便血、尿血及瘀斑等症。

血沉（erythrocyte sedimentation, blood sedimentation） 红细胞沉降率的简称。用于有感染、炎症与组织破坏等疾病的诊断与追踪观察。1h值为1～15mm，20mm以上为异常。在

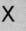

肾脏疾患、结核感染、风湿病以及其他各种结缔组织病的治疗过程中，血沉也作为观察病情变化的指标。

血道转移（metastasis by blood vessel） 瘤细胞侵入血管后，随血流到达远隔器官的瘤的转移方式。瘤细胞多由静脉入血，也可先经淋巴管然后进入血管。其途径与栓子运动途径相似。此类瘤虽然可见于许多器官，但最常见的是肺，其次是肝。转移瘤常为多数结节，散布于整个器官。

血窦（sinusoid） 其他名称：窦状毛细血管、不连续毛细血管。管腔较大，形状不规则，内皮细胞之间常有较大间隙，基膜不完整或阙如的毛细血管。多分布于肝、脾、骨髓和一些内分泌腺中。不同器官中血窦的结构常有差别。在某些分泌腺中，内皮细胞无孔，有连续的基膜；有的器官中，内皮细胞有孔，并有较宽的细胞间隙，基膜不连续或不存在。

血分证（xuefen syndrome） 中医证候名。热病的最深重阶段。多从营分证传来。以动血、耗血、伤阴、动风为特点。症见高热夜甚、神昏谵语、癍疹色紫黑、衄血、吐血、便血，或抽搐、舌色绛紫、脉数等。包括心、肝、肾受病证候。治宜凉血清热解毒，可用犀角地黄汤。

血风疮（itching eruption due to blood-heat or wind-heat） 中医病名。指某些瘙痒性皮肤病。由肝经血热、脾经湿热、肺经风热夹感而成。本病遍体可生，初如粟米，瘙痒，日轻夜重，抓破流滋水，浸淫成片。包括血痒性湿疹、痒疹及皮肤瘙痒症等。宜消风清热，病久宜结合养血润燥，外用雄黄、硫磺各一份，麻油调搽。

血府逐瘀口服液（xuefu zhuyu koufuye） 中医成药名。养血活血理气祛瘀剂。另有制剂：胶囊。组成：桃仁、当归、枳壳、川芎、柴胡、红花、牛膝、赤芍、地黄、桔梗、甘草。用于瘀血内阻、头痛或胸痛、内热瞀闷、失眠多梦、心悸怔忡、急躁易怒。服药期间忌食生冷食物；孕妇禁用。

血府逐瘀汤（xuefu zhuyu decoction, xuefu zhuyu tang） 中医方剂。出自《医林改错》。组成：桃仁、红花、当归、生地黄、川芎、赤芍、牛膝、桔梗、柴胡、枳壳、甘草。水煎服。功能活血化瘀、行气止痛。治疗胸中血瘀，血行不畅，胸痛、头痛日久不愈，痛如针刺而有定处，或见呃逆日久不止、失眠、发热、舌质黯红、舌体有瘀点瘀斑等。

血腹（hemoperitoneum） 血液流入腹腔引起的腹腔内积血。腹膜具有脱纤维作用，积血不凝。主要表现为腹痛、面色苍白、血压下降、腹膜刺激征等。B超、腹腔穿刺或腹腔镜检查有助于诊断。治疗：急诊手术。

血睾屏障（blood-testis barrier） 限制血液内大分子物质进入精曲小管的组织。精曲小管上皮细胞有生精细胞和支持细胞，支持细胞基部间的侧突呈叶片状，紧密连接构成血睾屏障。本屏障不固定，在一定情况下可以变动。

血汞（mercury in blood） 血液中含有的汞。反映体内汞吸收的程度，可作为诊断汞中毒的辅助指标。一般采用原子吸收法及双硫腙法测定。因需静脉取血，故未被普遍采用。血汞值较为稳定，正常值为 $10\mu g\%$。

血臌（tympanites due to blood stasis） 其他名称：单腹胀。中医病名。臌胀之一。以血瘀为特征的臌胀病。症见臌胀、胁下结块剧痛、面色黯黑、身有赤缕红痕、手掌赤痕、舌紫、脉弦涩。治宜活血化瘀、健脾利湿。

血管（blood vessel） 血液流通的管道。分为动脉、毛细血管和静脉。动脉是将血液从心脏输送到毛细血管的管道，管径随着分支由大逐渐变小，因此分为大、中、小 3 类动脉。主动脉、肺动脉、无名动脉及颈总动脉等属于大动脉，其他解剖学上有名称的动脉都属于中动脉，如桡动脉、肱动脉、足背动脉和颞浅动脉等。小动脉也属于肌性动脉，能调节器官内的血流量，并对血压的调节起重要作用。毛细血管是连接小（微）动脉和小（微）静脉的微血管，平均直径为 $7\sim9\mu m$，一般仅能容纳 $1\sim2$ 个红细胞，广泛分布于各组织和细胞间，反复分支连结成网。毛细血管的管壁很薄，血液中的氧气、营养物质和组织液中的二氧化碳、废物，可透过毛细血管壁进行物质交换。静脉是将血液从毛细血管运回心脏的管道。据其部位分为浅静脉和深静脉。头颈部和上肢静脉血汇合到上腔静脉，躯干和下肢静脉血则汇合到下腔静脉，最后都回到心脏。腹腔器官如胃、肠、胰、脾等静脉汇合成门静脉，经过肝脏后，由肝静脉入下腔静脉。

血管壁玻璃样变（hyaline degeneration of blood vessel wall, hyalinosis of blood vascular wall） 一种常见的组织变性。病变主要发生于细小动脉，如高血压时某些器官（肾、脑、视网膜等）的细小动脉因持续痉挛，使动脉内膜通透性升高，血浆蛋白渗入管壁，并在管壁内凝固形成均质结构的玻璃样物质，因而使管壁增厚，质地变硬，管腔变窄甚至闭塞，此即细动脉硬化症，可引起肾及脑等器官的缺血。

血管端侧吻合术（end to side anastomosis of blood vessel） 将管腔较小的远端血管缝合在管腔较大的近端血管侧壁上。分为阻断残端后端吻合法和保持连续性的血管上端端侧吻合法 2 种。适用于两断端口径大小不同的血管损伤。

血管端端吻合术（end to end anastomosis of blood vessel） 将断端血管管作对端或将游离移植的血管段作镶嵌对端吻合。适合于利器切伤或经清创后血管缺损较小者，可直接作二定点或三定点端端吻合。

血管活性肠肽（vasoactive intestinal peptide, VIP） 其他名称：舒血管肠肽。脑-肠肽之一。由小肠分泌细胞和脑内某些神经元产生的多肽。具有舒张血管平滑肌、参与消化液分泌的调节和影响某些激素分泌的作用。

血管活性肠肽瘤（vasoactive intestinal peptide tumor, Verner-Morrison syndrome） 见胰性霍乱综合征。

血管减压性晕厥（vasodepressor syncope） 见血管迷走性晕厥。

血管角化瘤（angiokeratoma） 一种表现为真皮上部毛细血管扩张和表皮角化过度的皮肤病。临床分为指趾双侧型、阴囊型、丘疹型、限界型、泛发系统型 5 型。病变大小不一、深红色至蓝黑色丘疹结节，表面角化并呈疣状增殖。泛发系统型除皮损外，尚有发热、无力、角膜混浊、心肾衰竭、偏瘫、麻痹等全身症状。病理检查可确诊。治疗：除泛发系统型外，可用冷冻、电解、激光及手术。

血管紧张素（angiotensin） 由血管紧张素原衍生而来的多肽类物质的总称。存在两种血管紧张素形式，一种为血管紧张素 I，由肾素（renin）催化血管紧张素原生成，在血管中无活性；另一种为血管紧张素 II，由血管紧张素转换酶将血管紧张素 I 转换而成，能引起血压升高，在高血压病人的血液中能够测得其存在。

血管紧张素 II（angiotensin II, AgII） 血管紧张素 II 的合成与肾素关系密切。是最强的缩血管物质之一，主要作用有：①使全身小动脉和微动脉收缩，外周阻力增大，使静脉收缩，增加回心血量，心输出量增加。②刺激醛固酮的合成与分泌，保钠保水，血容量增多，心输出量增多。③刺激延髓缩血管区和促进交感神经末梢释放去甲肾上腺素。④刺激血管升压素释放。最终效应是促使血压升高。

血管紧张素胺（angiotensinamide） 其他名称：增血压素。抗休克药。一种化学合成的八肽。无色或白色结晶性粉末，可溶于水和乙醇。在干燥空气中稳定，在水溶液中逐渐分解。能兴奋小动脉血管平滑肌，加强其收缩力，使血压升高。作用较去甲肾上腺素强，但时间短，故采用静脉滴注给药以维持药效。用于外伤、手术后休克，全身麻醉或腰椎麻醉所致的低血压。

血管紧张素受体阻滞药（angiotensin receptor antagonist） 可阻断血管紧张素 II 受体作用的降压药物。常用的有氯沙坦、厄贝沙坦、缬沙坦等。

血管紧张素转换酶抑制药（angiotensin converting enzyme inhibitor） 可与血管紧张素转换酶结合，抑制其活性的抗高血压药物。常用的有卡托普利、依那普利、赖诺普利、福辛普利、雷米普利和贝那普利等。

血管痉挛性缺血（vascular spasmodic ischemia） 由于血管收缩神经的持续兴奋，动脉发生痉挛致使血管腔变窄而发生的血液供应减少或停止。例如，寒冷时皮肤苍白，是由于小动脉发生痉挛性收缩致使局部缺血。

血管痉挛性心绞痛 (vascular spasm angina pectoris) 是自发性心绞痛的一个类型。其特点为：心绞痛多在安静状态下发作，与精神紧张和体力劳动无关；发作时间较固定；多在后半夜或清晨；疼痛程度较重、持续时间较长，可达 15～20min；不因卧床休息而缓解，含服硝酸甘油可缓解。多为冠状动脉大支痉挛所引起。病人迟早会发生心肌梗死。

血管扩张药 (vasodilator) 直接作用于血管平滑肌，松弛血管而引起血管舒张的药物。用于治疗高血压。按其作用机制不同，可分为直接舒张血管平滑肌的药物（如肼屈嗪、硝普钠）、钾通道开放药（如米诺地尔、二氮嗪）和其他血管舒张药（如吲达帕胺）。

血管淋巴样增生 (angiolymphoid hyperplasia) 其他名称：巨大淋巴结增生症。发生在纵隔支气管旁、颈部、腋窝、腹腔等处的淋巴结。增生的淋巴结滤泡中心有从外围进来的小血管，滤泡外围也有多数增生的毛细血管。

血管瘤 (hemangioma) 起源于中胚叶血管组织的良性瘤，由扩张、增生的血管内皮组织构成。病人多为小儿，约 3/4 病例在出生时发现，其余 1/4 也大部分见于婴儿，少数见于成人，可发生在身体任何部位。单发或多发，有的呈弥漫性生长，没有包膜，累及范围可大可小、可深可浅。切面有大小不等的管腔，含有血液，质地较软。治疗：肾上腺皮质激素，放疗，激光烧灼，局部硬化剂注射，也可手术切除，经导管介入栓塞。

血管瘤性综合征 (angiomatosis syndrome) 临床上患有一种血管瘤，同时有规律地伴发另一些病理情况，构成几个独立的病理实体。如脑三叉神经血管瘤病、软骨发育不全并发血管瘤等。

血管滤泡性淋巴样增生症 (angiofollicular lymphoid hyperplasia) 淋巴结增生但组织病理学上类似腺瘤。反复发热，消瘦，咳嗽、水肿、胸水或腹水、贫血。儿童则生长迟缓。X 线示纵隔肿瘤。脾、肠系膜和腹膜后淋巴结肿大。骨髓内浆细胞轻度增生。病程较长。治疗：手术切除后可恢复正常。

血管迷走性发作 (vasovagal attack) 短暂的血管、神经性反应。多因惧怕、疼痛等情绪紧张，使周围血管阻力丧失，脑部突然缺血所致。表现为晕厥、苍白、出汗、发绀、心率转慢、血压下降等。对症治疗。

血管迷走性晕厥 (vasovagal syncope) 其他名称：单纯性晕厥、血管减压性晕厥、血管抑制型晕厥。由于迷走神经兴奋，反向性引起短暂性的低血压及心动过缓所致的晕厥。是临床上常见的晕厥，占晕厥病例的 50% 以上。其特点是：①多见于年轻体弱者，尤其是女性；②有较明显的诱因，如情绪紧张、疲劳等；③多发生于立位和坐位；④发作前有短暂的前驱症状，如面色发白、出冷汗等；⑤发作时收缩压下降至 8.0～9.3kPa（60～70mmHg）、心率减慢至 40～50 次/min；⑥苏醒后不留后遗症。

血管免疫母细胞淋巴结病伴异常蛋白血症 (angioimmunoblastic lymphadenopathy with dysproteinemia) 见免疫母细胞性淋巴结病。

血管内皮瘤 (hemangioendothelioma) 由内皮细胞显著增生形成的毛细血管瘤。肿瘤多位于皮肤，直径 1～20cm 不等。如发生于幼儿，肝脏常多发，引起肝大。无包膜，呈实性。切面呈红色及灰褐色。易复发，临床上呈恶性经过。治疗：未转移者做肿瘤广泛切除，已远处转移只能用放射治疗。

血管内皮肉瘤 (malignant hemangioendothelioma) 恶性血管内皮细胞瘤。罕见。发生在皮肤、肌肉或内脏。瘤组织带血性，呈肉瘤外观。镜下组织由互相联系的不典型的毛细血管构成。后者由肿大的卵圆形、分化不良的内皮细胞突入并充满部分或大部分血管腔。嗜银染色可见瘤细胞是在嗜银纤维膜的内方。治疗：以手术切除为主。

血管内皮细胞 (endothelial cell, EC) 为衬贴于心脏、血管内表面的单层扁平细胞。最厚为 1μm。EC 有游离面和基底面。游离面带负电荷，可防止血细胞聚集。基底面有基膜，为 EC 的支持结构，并对血管通透性有一定限制。随着研究的深入，EC 有很多生物学功能，如选择通透性、防止血栓形成、产生血细胞吸附分子、产生一氧化氮和内皮素、调节血管收缩活动等。

血管内球囊栓塞治疗 (intravascular embolic therapy with saccule) 颈动脉-海绵窦瘘治疗的首选方法。将栓塞用球囊通过动脉或静脉送到瘘口内，球囊内注入填充物使球囊膨胀，以堵塞瘘口达到治疗目的。

血管内溶血 (intravascular hemolysis) 系血管内红细胞破坏。主要由于抗体激活补体引起。血管内溶血多较严重，急性者常有全身症状表现，如腰背酸痛、血红蛋白血症、血红蛋白尿症，重症可发生循环与肾衰竭等。慢性者可出现含铁血黄素尿。见于血型不符的输血、输注低渗溶液及阵发性睡眠性血红蛋白尿症等。

血管内支架 (intravascular stent) 血管介入技术。利用支架的支撑力将狭窄的血管撑开。覆药膜支架还可防止血栓形成或血管内皮过度增生。用于颈动脉、冠状动脉、腹主动脉、四肢动脉、腔静脉等血管狭窄、闭塞、动静脉瘘等。目前应用于临床的金属内支架有热记忆式、自扩式和球囊扩张式三类。还有用带支架的人工血管或非支架型球囊扩张的人工血管置放术，以治疗胸腹主动脉瘤等。

血管能抑素 (canstatin) 一种血管生成抑制因子。该因子在体外能抑制血管内皮增殖、迁移和血管生成，并诱导内皮细胞凋亡，在体内可抑制肿瘤生长。血管能抑素有望在抗肿瘤血管生成治疗方面有临床应用价值。

血管旁路移植术 (vessel bypass grafting) 动脉疾病的手术治疗。采用自体大隐静脉或各类人工血管，于阻塞段的近、远侧之间作搭桥转流。如主-髂动脉病变者，可采用腹主-股或髂动脉旁路手术等。

血管屏障 (barrier of blood vessels) 病理学术语。肿瘤周围生长带与正常脑组织之间出现链锁毛细血管，形若围墙。常出现在重度间变的胶质瘤坏死边缘。

血管钳 (hemostatic forceps) 外科手术器械之一。用于钳夹血管或出血点止血和钝性分离组织，占手术器械中数量最多者。按用途不同分为直、弯、大、小、蚊式、全齿、半齿、有钩和无钩等不同规格。直钳用于皮下止血，弯钳用于深部止血和分离组织；蚊式钳构造精巧，用于精细操作；有钩钳用于钳夹较厚且易滑脱的组织，以便固定牢固。

血管腔内手术 (endovascular surgery) 泛指血管介入技术、动脉和静脉的插管造影、血管腔内进行扩张、成形和栓塞等手术。

血管球 (glomerulus) 见肾小球。

血管球瘤 (glomus tumor) 来源于血管神经肌球的良性肿瘤。常见于真皮、皮下和指（趾）甲下。体积较小，常为黄豆大或米粒大，直径很少超过 3cm。周围界限清晰，有的有包膜，质地柔软，红色。肿瘤内血管极为丰富，血管周围为多层排列整齐、形态规则的立方形或多角形细胞所围绕，胞质淡伊红色或透明状。核呈圆形或椭圆形，居于细胞中央，此即球细胞。瘤内含有神经，故轻微触摸，即能引起剧烈疼痛，病人可有阵发性疼痛与热感。治疗：手术切除。小的单发性损害可行激光治疗。

血管肉瘤 (hemangiosarcoma) 泛指由血管壁发生的恶性肿瘤。其中由血管内皮细胞发生者称恶性血管内皮瘤；由血管外皮细胞发生者，称恶性血管外皮瘤；由平滑肌发生者，称血管平滑肌肉瘤。

血管神经性环状红斑 (angioneurotic annular erythema) 其他名称：单纯性回形红斑。一种病因未明的环状红斑。损害初起为淡红色斑疹，离心性扩大形成环形，环的边缘狭细如线，不隆起，环的中心为正常皮色。1～2 日可自行消退，不留痕迹，但反复发作，长达数月至数年。治疗：应用抗组胺类药物和钙剂。

血管神经性水肿 (angioneurotic edema) 为暂时性、无痛性的皮下或黏膜水肿。突然发病，多为单发，常在眼睑、口唇、耳垂、外生殖器等。呈数厘米或更大的局限性水肿，皮肤发亮、红色或正常。自觉局部紧张、灼热感、微痒。持续 2～

3日自行消退，不留痕迹。治疗：肾上腺素、抗组胺等药。中医宜采用清热利湿之法。

血管升压素（vasopressin，VP） 其他名称：抗利尿激素、加压素、升压素。它是下丘脑视上核和室旁核合成的九肽激素，经下丘脑-垂体束运至神经垂体储存，在适宜刺激作用下，释入血中。主要有两方面生理功能，一是促进肾远球小管和集合管对水的重吸收，具有抗利尿作用；另一是使血管平滑肌收缩，升高血压。但平时血中浓度很低，几乎没有升压作用，在脱水或失血情况下，由于血管升压素释放增多，故对维持血压有一定作用。有精氨酸血管升压素和赖氨酸血管升压素两种，在人体内以精氨酸血管升压素为主要形式。血管升压素分泌不足引起尿崩症。

血管生长抑素（angiostatin） 能特异性地抑制血管生成，并特异作用于内皮细胞的蛋白质。血管生长抑素能有效地抑制血管生成和癌症的继续生长，有望成为抑癌新药。

血管舒缓素（kallidinogenase，padutin） 由家畜胰腺、尿中提取的一种糖蛋白。有舒张血管作用，能扩张末梢血管、降低血压。用于脑动脉硬化症、闭塞性脉管炎、肢端动脉痉挛等。口服易被消化酶破坏，多供注射用。肿瘤、颅内压增高、心力衰竭者忌用。

血管外皮肉瘤（malignant hemangiopericytoma） 恶性血管外皮细胞瘤。与良性血管外皮细胞瘤相似，但生长快。瘤组织中见出血与坏死病变，瘤细胞围绕小血管形成细胞团。血管由正常的内皮细胞覆盖，增生的瘤细胞在其周围排列，多数为圆形或短梭形，常呈明显放射状，且均在小血管的嗜银膜之外。治疗：手术切除。

血管外皮细胞瘤（hemangiopericytoma） 由血管外皮细胞发生的血管肿瘤。不常见，瘤边界不清，呈浸润性生长。镜下，见于毛细血管的纤维鞘外边，形成多层圆形或梭形的细胞，瘤细胞在正常内皮细胞外边增生，而且每个外皮细胞都被嗜银纤维所包绕。治疗：手术切除。

血管外溶血（extra vascular hemolysis） 血管外红细胞破坏。即在单核巨噬细胞系统如脾、肝内经吞噬细胞吞噬破坏的溶血反应。此种反应较轻。脾大是其特点，血清胆红素轻度升高，一般无血红蛋白尿。常见于遗传性球形红细胞增多症及温抗体型自身免疫性溶血性贫血等。

血管网状细胞瘤（angioreticuloma，hemangioblastoma） 其他名称：血管母细胞瘤。颅内真性血管性肿瘤。大多发生于小脑半球，偶可见于脑干及脊髓，但很少发生于大脑半球。病人以20～40岁成人为多，男多于女。有明显的家族倾向，且可能与身体他处病变如视网膜血管瘤、多囊肾、胰腺囊肿及肝脏血管瘤等并发。肿瘤多数呈囊性，有一不大而血供丰富的囊壁结节，但有约30%的肿瘤为实质性的。切除囊壁结节或实质性肿块，可望不再复发。

血管性痴呆（vascular dementia，vascular aphrenia） 由各种脑血管病所引起的痴呆。包括高血压脑血管病等。可发生于多次短暂性脑缺血发作、连续的急性脑血管外之后，个别情况下也可出现在一次严重脑卒中之后。梗死灶通常较小，其效应可以累加。多在晚年起病。

血管性水肿（angioedema） 其他名称：巨大荨麻疹。急性过敏性血管性水肿。发生于皮肤深层的局限性水肿性隆起。一种皮下组织较疏松部位皮肤和黏膜的局限性水肿。多发生在唇、眼睑及外阴部，有时发生在口腔黏膜、咽喉部、胃肠道。致病原因与荨麻疹相似。特点是突然发生大片局限性肿胀，皮肤显著隆起，常为单发，不对称，局部有肿胀、灼热或痒感。当侵犯胃肠道或咽喉黏膜可引起呼吸困难、呕吐、腹痛、腹泻、咽下困难，甚至窒息。治疗：同荨麻疹，如有呼吸困难，应吸氧，立即皮下注射1/1 000肾上腺素0.5～1ml，并服抗组胺药。

血管性头痛（vascular headache） 头痛的一种类型。特点是跳动性痛、胀痛、牵涉痛、敲击痛。可为偏头痛、双侧性或全头痛。常伴有恶心、呕吐。常见于偏头痛、感染发热、中毒、药物反应及高血压等。

血管性血友病（vascular hemophilia，von Willebrand disease，vWD） 血管性血友病因子发生量和质的改变而导致止血功能缺陷的疾病。最多见的遗传性出血性疾病。为常染色体遗传性疾病。男女均可罹病，父母均能遗传。临床特点：①自幼即有出血，以皮肤、黏膜最常见，尤以鼻出血、成年妇女月经过多等为主；②出血时间延长；③因子Ⅷ含量减低。治疗可输新鲜血补充因子Ⅷ的缺乏。对大量鼻出血或创伤出血不止者，应及时堵塞、压迫或缝合止血等。禁用阿司匹林、保泰松等药物。

血管性震颤（vascular thrill） 在大血管部位触到的震颤。常见于动脉狭窄、动静脉瘘、动脉瘤等。

血管性紫癜（vascular purpura） 指血管壁及周围组织结构或功能异常所致的出血性疾病。由于毛细血管和小血管壁先天结构异常或由于某些病因使血管壁通透性和脆性增高导致血管内的血浆和红细胞外溢引起皮肤、黏膜和内脏出血为特征的一组综合征。其共同表现是：①易于碰撞擦伤，且自发性瘀点和瘀斑，很少发生血小板减少；②出血时间和毛细血管脆性试验异常；③凝血检查均正常。常见的疾病有过敏性紫癜、遗传性出血性毛细血管扩张症、单纯性紫癜及老年性紫癜等。

血管炎（vasculitis） 一种以血管的炎症和坏死为特征的临床病理过程，而不是一个独立的疾病。临床上因受损血管的种类、管径大小、分布部位和炎症性质不同，而发生不同类型的疾病。①累及小血管的有：变应性血管炎、过敏性紫癜、中毒性红斑、色素性紫癜性皮疹、变应性肉芽肿性血管炎等。②累及大血管的有：结节性动脉炎、浅表性游走性血栓性静脉炎、结节性红斑、红斑狼疮、巨细胞动脉炎、硬红斑等。治疗：依据不同疾病，采取相应措施。

血管移植术（vascular grafting） 用同种异体血管、自体静脉或人造血管修复血管的缺损或解除血管的阻塞，以恢复或重建血液循环通路的手术。常用于动脉瘤、动静脉瘘、血管损伤等的修复，以及冠状动脉搭桥、肠系膜上静脉与下腔静脉搭桥等。

血管抑制型晕厥（vasodepressor syncope） 见血管迷走性晕厥。

血管源性恶性肿瘤（vasogenic malignant tumor） 起源于血管内皮或外皮的恶性肿瘤。起源于血管内皮的称恶性血管内皮瘤，起源于血管外皮的称恶性血管外皮瘤，血管肉瘤一般是指内皮肉瘤。肺部血管源性肿瘤少见，青少年发病少。大体标本切面可见血管丰富，血管内皮或外皮细胞恶性增生。本瘤进展缓慢，肿瘤可坏死形成空腔。临床主要症状：持续性咳嗽、血痰和胸痛。X线为5～10cm大小，密度均匀、边界较清的块影。以手术治疗为主，局部转移可放疗。

血管运动性鼻炎（vasomotor rhinitis） 其他名称：神经反射性鼻炎、假性鼻炎。在病理上不伴有鼻黏膜炎症的鼻炎，是鼻部内脏神经平衡失调所致的一种应激性疾病。表现为突发性喷嚏、大量水样的鼻腔黏膜分泌物，伴有流泪及颊、鼻、硬腭部发痒和头痛。治疗：除去致病因素；服内脏神经稳定剂如谷维素等；用血管收缩剂等对症治疗。

血管运动中枢（vasomotor centers） 中枢神经系统中参与调节血管活动的神经结构的总称。广泛分布于从脊髓至大脑皮质的各级水平。延髓的血管运动中枢一般指缩血管中枢，位于延髓的腹外侧部。通过下行纤维与脊髓胸腰段侧角的低级血管运动中枢相联系，再由此发出交感神经纤维支配全身的血管平滑肌。平时具有一定的紧张性活动，称为交感缩血管紧张。此紧张性升高时则血管收缩、血压升高；此紧张性降低时则血管舒张、血压降低。

血管造影（angiography，vasography） 将有机碘水溶性血管对比剂，经血管快速注入的同时进行X线摄影的检查方法。根据病变处血管大小、形态、位置的改变，以及肿瘤染色等情况进行疾病的诊断和良恶性肿瘤的鉴别诊断。多用于脑血管造影、腹腔动脉造影、肢体动脉造影等。

血管造影X线机（X-ray machine for angiography） 专用于观察动脉血管（如冠状动脉、脑动脉、肾动脉、股动脉和主动脉等）的一种特殊型X线装置。方法是使用高压注射器将增强反差效果的对比剂注入动脉，通过荧光屏（与视频增强

X

系统配合）观测对比剂经过动脉系统的过程，并利用电影拍片或快速换片机，得到静态或动态的血管图像。所用的 X 线机可以是 800mA 以上的通用型 X 线机加血管造影附件或专用血管造影 X 线机。后者也可用于心导管检查和心血管介入治疗。

血管支架（vascular stent） 用于支撑人体内因病变而狭窄、闭塞的血管，恢复血液流通的管状器件。采用金属或高分子材料加工制成，可长期或暂时留于人体血管内。

血管脂肪瘤（angiolipoma） 其他名称：血管性脂肪瘤。为内部有毛细血管增生的脂肪瘤。表现为单个或多个皮下局限性肿瘤，自黄豆至蚕豆大，圆形或分叶等形状，略高出皮肤，质软；肤色正常或略带青紫；局部酸痛或压痛。病理可确诊。治疗：疼痛明显可手术切除。

血管肿瘤（vascular tumor） 各类血管瘤的总称。分为良性、恶性。良性包括血管瘤（毛细血管瘤、海绵状血管瘤、蔓状血管瘤）和血管球瘤；恶性包括血管内皮瘤、血管肉瘤、卡波西出血性肉瘤及血管外皮细胞瘤。

血管周皮细胞瘤（hemangiopericytoma） 起源于血管周皮细胞的肿瘤。有恶变倾向。为大小不等的淡红色结节，质硬，好发于面、躯干和四肢。病理检查确诊。治疗：手术切除。

血灌瞳神（hyphema） 其他名称：血灌瞳人、目血灌瞳人。中医病证名。即玻璃体前部积血。可因肝胆火炽，热入营血，迫血妄行；阴虚火炎，血不循经，溢于络外；外伤、手术等引起。为血液滞于黑睛与黄仁之间，轻者仅瘀积于其下份，甚者一片鲜红，全掩瞳神，视力急降。可见头目疼痛、羞明流泪、抱轮红赤、脉弦数或弦细等候。由肝胆火炽所致者，宜清热凉血，用清营汤加减；由阴虚火炎所致者，宜滋阴降火，用知柏地黄汤的加生蒲黄、侧柏炭、丹皮等；由外伤所致者，宜清热凉血、止血活血，用生蒲黄汤加减。

血海（xuehai，SP 10） 其他名称：百虫窝。中医经穴名。属足太阴脾经。位于大腿内侧、股骨内上髁上 2 寸处。主治月经不调、带下、崩漏、闭经、贫血、湿疹、荨麻疹、股内侧痛等。直刺 1～1.5 寸，艾炷灸 3～5 壮，或艾条灸 5～10min。

血寒（cold in blood） 中医术语。外感寒邪，寒入血分，或阳虚不能温煦血脉，使血行凝涩不畅的病理变化。

血寒证（syndrome of cold in blood） 中医证候之一。寒邪客于血脉，凝滞气机，血行不畅所致，以肢体麻木冷痛、手足清冷、喜暖恶寒、唇舌青紫、妇女月经后期、痛经、经色紫暗夹块、苔白滑、脉沉迟涩等为常见症。

血汗症（hematohidrosis） 为血液或血液色素混在汗液内而由汗腺排出的疾患。可见于鼠疫、血友病及月经异常者。好发于眼睑、额部、胸部及生殖器等处。常伴其他组织出血现象。治疗：处理原发病。

血痕（blood stain） 遗留在物体上的血液或血迹。是法医物证检验中最为常见和最重要的检查对象，约占 80% 以上。对伤害案件中的出事地点、致伤物以及其他物体上所发现的血痕或可疑斑痕，必须进行法医学鉴定。根据血流痕迹状态，可判定现场的有关情况，作为证据，对审理案件、揭露犯罪，具有重要意义。

血痕检验（examination of blood stain） 对采取的可疑斑迹进行是否为人血及其血型的测定。其目的主要是解决：是否是血痕；是人血还是动物血；属何种血型；以及性别。有时要测定是哪种动物血等。其检验顺序是：肉眼观察、预试验、确证试验、种属鉴别试验、主试验（血型、出血部位）及性别试验等。一般主试验常以吸收试验、解离试验、混合凝集反应以及各种电泳方法等进行。

血痕血型测定（blood grouping of blood-stain） 血痕经检查被确定为人血后，所作的血型测定。血型根据孟德尔遗传规律，终生不变（极少数白血病和直肠癌病人，病程中见有血型改变），因而血型可供作个人识别。常用的有吸收试验、解离试验，混合凝集反应以及各种电泳方法等。能测定的血型系统有 ABO、Rh 等 20 余个。

血红蛋白（hemoglobin，Hb） 是红细胞中唯一的非膜蛋白，存在于红细胞中的由珠蛋白和血红素构成的色蛋白。由两条 α 肽链及两条 β 肽链组成，用 $\alpha_2\beta_2$ 表示。α 链由 141 个氨基酸残基组成，β 链由 146 个氨基酸残基组成。辅基是亚铁血红素。每条卷曲的肽链中容纳 1 个亚铁血红素。血红蛋白的功能是运输氧，1 分子血红蛋白能与 4 分子氧结合。成年男子的正常值是 1.86～2.48mmol/L（12～16g/100ml），女子为 1.705～2.325mmol/L（11～15g/100ml）。血红蛋白量减少称为贫血。

血红蛋白病（hemoglobinopathy） 由于血红蛋白一级分子结构异常，或由于一种或一种以上珠蛋白肽链不能合成或合成不足，缺失或不足的珠蛋白肽链一级分子结构正常所引起的一组遗传性溶血性贫血。可分为：①球蛋白肽链合成数量异常，即珠蛋白生成障碍性贫血。②异常血红蛋白病（球蛋白肽链质的异常），例如 HbS、HbC、HbM 等。由于遗传上的缺陷，控制血红蛋白中球蛋白链合成的基因异常，可产生各种分子结构有变异的血红蛋白。

血红蛋白 C 病（hemoglobin C disease，HbC） 常染色体隐性遗传病。血红蛋白分子 β 链的第六位谷氨酸被赖氨酸所取代。纯合体可全无症状或发生轻度贫血。杂合体无临床症状，称血红蛋白 C 特征。多见于非洲黑种人。分三型：血红蛋白 C 病、血红蛋白 C 特征、镰状红细胞血红蛋白 C 病。

血红蛋白 D 病（hemoglobin D disease，HbD） 不是一种单一的异常血红蛋白，其特点是在碱性 pH 值电泳时位置与 HbS 相同，而在 pH 值 6.2 琼脂电泳时与 HbS 分离。无溶解度异常，红细胞镰变试验阴性。纯合子无症状，或轻度贫血，无脾大，血片中有较多靶形红细胞。杂合子多无症状。我国内蒙古、新疆等地有少数病例散发。

血红蛋白 E 病（hemoglobin E disease，HbE） 血红蛋白病的一个临床亚型。是珠蛋白 β 链第 26 位谷氨酸被赖氨酸所替代。呈常染色体不完全显性遗传。是我国最常见的异常血红蛋白病。病人可呈纯合子或杂合子。纯合子仅有轻度溶血性贫血及脾大，呈小细胞低色素性贫血，有靶形红细胞，红细胞脆性降低。杂合子可无临床症状。

血红蛋白 M 病（hemoglobin M disease，HbM） 由于珠蛋白基因突变，血红素邻近的氨基酸被酪氨酸替代，使血红素的铁易于氧化为高铁（Fe^{3+}）状态，引起高铁血红蛋白血症。HbM 病发病率低，可有发绀，溶血多不明显。实验室检查可见高铁血红蛋白增高，但一般不超过 30%，HbM 在 450～750nm 处有特殊吸收光谱。亚甲蓝和维生素 C 治疗无效，本病不需治疗。

血红蛋白 S 病（hemoglobin S disease） 其他名称：镰状细胞病。是 β 珠蛋白链第 6 位谷氨酸被缬氨酸所替代所致的异常血红蛋白（$\alpha_2{}^A\beta_2{}^{6谷\rightarrow缬}$），属常染色体显性遗传，杂合子称镰状细胞特征，纯合子称镰状细胞贫血，即血红蛋白 S 病。本病主要见于非洲和美洲黑种人。分三种主要类型：HbS 纯合子（镰状细胞病）；HbS 杂合子（镰状细胞特征）；HbS 与 β 珠蛋白生成障碍性贫血杂合子。

血红蛋白测定（hemoglobinometry） 测定单位容积血液内血红蛋白的含量。一般用稀盐酸使血红蛋白酸化而呈棕色，同已知浓度的标准色比色，测得其含量。国内正常人浓度每百毫升血液男性为 12～16g，女性为 11～15g。贫血时浓度降低，失水、长期缺氧或真性红细胞增多症时浓度增加。

血红蛋白计（hemoglobin meter） 其他名称：血色素计。检查血液的常规仪器。测定血液中血红蛋白含量时，只需一滴血，不经稀释即可快速测出血红蛋白含量值。与血细胞计数器可配套使用。

血红蛋白尿（hemoglobinuria） 各种原因导致红细胞遭破坏发生溶血，使血浆中游离血红蛋白浓度＞1.5g/L 并且超过血浆中结合球蛋白结合能力及肾近曲小管的重吸收能力时，由于游离血红蛋白因分子量较小而从肾小球滤出，从而形成外观呈红色的透明尿液。可呈均匀的浓茶色、葡萄酒色、棕色及酱油色。见于溶血性贫血、血型不合发生的溶血、冷凝集素综合征、阵发性冷性血红蛋白尿症、行军性血红蛋白尿

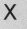

症、毒蛇咬伤所致的血红蛋白尿、药物或化学物品所致的血红蛋白尿、毒蕈中毒或重度烧伤所致的血红蛋白尿等。

血红素代谢（metabolism of heme）　系指体内血红素合成、降解、转化及排出的过程。骨髓和肝合成血红素。成人骨髓生成红细胞，并在此再合成血红蛋白。衰老的红细胞被吞噬细胞吞噬，由血红蛋白分离出的血红素经酶作用通过胆绿素成为胆红素。胆红素与血浆白蛋白结合而经肝细胞作用转化为可溶性较强的葡糖醛酸结合的胆红素，而经毛细胆管随胆汁排入肠腔，在细菌作用下水解脱去葡糖醛酸基，并还原成尿胆素原和粪胆素原，再氧化成尿胆素和粪胆素而随粪便排出，有10%～20%的胆素原经肠肝循环形成胆汁，小部分经肾排出。

血红素蛋白（hemoprotein）　以血红素（铁卟啉）为辅基的结合蛋白。血红蛋白、过氧化物酶、过氧化氢酶、细胞色素等均属此类蛋白。

血红素铁（heme iron）　是与血红蛋白及肌红蛋白中的卟啉相结合的铁。它是以卟啉铁的形式直接被肠黏膜上皮细胞吸收，然后在黏膜细胞内分离出铁并与脱铁转铁蛋白结合成铁蛋白。此种类型的铁既不受草酸盐、磷酸盐和碳酸盐等因素的抑制，也不受抗坏血酸、动物细胞蛋白合等因素的促进，但胃黏膜分泌的内因子与体内铁储存量可影响其吸收。

血痕（abdominal mass due to blood stasis）　见石痕。

血箭（hematohidrosis）　中医病证名。皮肤的一种出血症。因其有如箭之出，故名。多由心肺火盛，逼血外出。治宜清心肺之火。

血浆（blood plasma）　血液中的液体部分。半透明，淡黄色，黏稠状，由水和溶解于水中的溶质组成。细胞外液的一部分，占血液容积的50%～60%。淡黄色，比重1.025～1.030，相对黏滞性1.6～2.4。内含90%～92%的水和8%～10%的溶质。溶质中有蛋白质、非蛋白含氮化合物、糖及各种无机盐等。全血加抗凝剂离心分离可得血浆；若不加抗凝剂，则血液凝固后分离出的淡黄色透明液体为血清。二者的区别在于血清中已不存在纤维蛋白原，血浆内的许多凝血因子也被消耗或转化。血浆可分为新鲜血浆、冷冻血浆、保存血浆3种。

血浆半衰期（half-life of plasma）　血浆药物浓度下降一半所需要的时间。主要反映药物在体内的消除速率。为临床用药非常重要的参考数据，它对制订给药方案和调整给药方案起着重要的作用。绝大多数药物都有自己的半衰期。

血浆代用品（plasma substitute）　具有与血浆等渗而无毒性的胶体溶液。有代替血浆的作用，能维持血压、增加血液循环容量。可分为蛋白质类（如明胶）、多糖类（如右旋糖酐）及高分子化合物类（如甲基纤维素）。供静脉输注用。常用的有右旋糖酐、羟乙基淀粉注射液，以及能携氧的氟碳乳剂等。

血浆胆固醇（plasma cholesterol）　指正常人进食12～14h后血浆中含有的胆固醇及胆固醇酯的总称。正常参考值为2.8～5.7mmol/L。当脂代谢异常、糖尿病、甲状腺功能减退、肾病综合征、胆道阻塞及大量摄入动物脂肪与胆固醇丰富的食物时，血中胆固醇含量增高。甲状腺功能亢进、肝功能严重障碍、慢性消耗性疾病时血中胆固醇含量降低，常低于2.6mmol/L。

血浆蛋白（plasma protein）　血浆中含有的蛋白质的总称。现已分离出50多种，包括前白蛋白，白蛋白；α_1球蛋白、α_2球蛋白、β球蛋白、γ球蛋白以及纤维蛋白原。血浆总蛋白浓度正常参考值为60～80g/L，其中白蛋白35～50g/L，球蛋白为20～30g/L。

血浆蛋白测定（plasma protein measurement）　利用化学定量法测定血浆中的蛋白含量。主要是白蛋白、球蛋白的量。在慢性消耗性疾病、营养不良、肝和肾疾病中血浆白蛋白可减少，慢性肝病、结缔组织疾病以及感染时血浆球蛋白可增加。

血浆非酯化脂肪酸（plasma non-esterified fatty acid, plasma free fatty acid）　其他名称：血浆游离脂肪酸。主要来自脂肪组织中的脂肪分解（脂肪动员），少量来自乳糜微粒及极低密度脂蛋白的水解。血浆中游离脂肪酸浓度增加，说明脂肪动员加强。

血浆峰值浓度（plasmic peak concentration）　给药后能达到的最高血浆浓度。它受药物吸收速度的影响。

血浆功能酶（plasmic functional enzyme）　能在血浆中发挥主要作用的酶类的总称，如血浆中大部分凝血因子和纤维蛋白的溶解酶类。它们一般以酶原形式存在，在一定条件下被激活后发挥作用。此外，还有脂蛋白脂肪酶、铜蓝蛋白、肾素等。

血浆缓冲体系（plasmic buffer system）　血浆中所有缓冲体系的总称。这些缓冲体系可缓冲进入血液的强酸或强碱，对维持体内的酸碱平衡有重要意义。若进入血液的酸或碱太多，超过它们的缓冲能力及肺和肾的协同作用，可导致酸碱平衡紊乱。

血浆卵磷脂-胆固醇酰基转移酶缺乏症（lecithin cholesterol acyltransferase deficiency）　低脂蛋白血症的一种类型。分家族性及获得性两种。家族性：罕见；临床上呈角膜混浊、蛋白尿、正常色素性贫血；血浆中胆固醇、甘油三酯明显增高；血浆混浊，血尿酸及酸性磷酸酶升高。获得性：见于肝病与梗阻性黄疸，尤其是胆汁性肝硬化者，有深度暗绿色黄疸、皮肤瘙痒、肝脾大、门静脉高压症等。治疗：用巯嘌呤可暂时缓解。

血浆酶（plasma enzymes）　其他名称：血清酶。血浆中多种来源的酶，统称血浆酶。根据在血浆中生理功能不同，可分为：①血浆特异酶：是指在血浆中有催化作用并具特有功能的酶，如血凝和纤溶系统有关的酶等。②外分泌酶：由唾液腺、胰腺和前列腺等外分泌腺分泌的淀粉酶、脂酶、酸性磷酸酶等。这类酶在血浆中无实际功能，但在临床诊断某腺体疾病时有重要价值。③细胞酶：是指细胞更新或损伤所致胞内酶进入血浆，虽无生理功能但具有诊断意义。

血浆尿酸测定（serum uric acid determination）　测定血浆中尿酸含量的检查方法。一般用尿酸标准比色法测定。尿酸为核蛋白与核酸中嘌呤分解代谢的最终产物，其中小部分由肝脏分解破坏而大部分自肾脏排出。正常人血浆尿酸浓度男性为149～416μmol/L，女性为89～357μmol/L。肾疾病早期、白血病、肿瘤可见尿酸浓度增高；痛风时由于核蛋白及嘌呤代谢的失调，尿酸明显增高。

血浆凝固酶（plasma-coagulase）　侵袭性酶类之一。由致病性的葡萄球菌产生的胞外酶。其作用是使菌体周围炎性渗出物中的血浆纤维蛋白原变成纤维蛋白，使血浆凝固形成网状结构，细菌得以隐藏其中，阻碍了吞噬细胞的接近和吞噬。

血浆清除率（plasma clearance）　肾脏清除血浆中某物质的功能。一般指每分钟内肾脏能将多少毫升血浆中某物质完全清除出去，这个被完全清除了某物质的血浆毫升数称为该物质的血浆清除率。例如葡萄糖的血浆清除率为0，表明肾脏无清除葡萄糖的功能；而尿素的血浆清除率为70ml，即肾脏每分钟将70ml血浆中的尿素完全清除，表明肾脏对尿素有相当的清除功能。血浆清除率能够反映肾脏对不同物质的清除能力，也可了解肾脏对各种物质的排泄功能。

血浆醛固酮（aldosterone in plasma）　肾上腺皮质球状带分泌入血的激素。可调节钠、钾代谢，促进钠离子在肾小管重吸收，增加钾的排泄。维持机体细胞外液和血液的相对稳定。血浆醛固酮降低，可致钠、水丢失和钾的潴留。醛固酮分泌过多致钠、水潴留。原发性醛固酮增多症时明显增高。

血浆渗透压（plasma osmotic pressure）　人体血浆渗透压约300mOsm/L相当于770kPa。由溶解于血浆的晶体物质构成的渗透压称晶体渗透压，另一部分由血浆蛋白质构成的渗透压称胶体渗透压，仅1.5mOsm/L相当于3.3kPa。晶体渗透压作用是维持细胞内外水的平衡，以保持红细胞的正常形态与功能。胶体渗透压维持血管内外水平衡。如果血浆蛋白尤其是白蛋白减少，将形成水肿。

血浆酸碱度（plasm pH）　正常人血浆pH值约为7.35～7.45，静脉血略低于动脉血。血浆pH值相对稳定取决于血浆和红

X

细胞内存在数对有效的缓冲对，再加上肾、肺排泄功能的调节。

血浆（清）铁消失率（plasma iron disappearance rate, PID）一种检查造血功能的方法。将^{59}Fe 5~10μi 加入被检查者血浆（10ml）中，在室温或 37℃ 条件下混匀并温育30min，^{59}Fe 与血浆 β 球蛋白结合成血清铁后可作为示踪剂。将^{59}Fe-血清铁注入被检查者血液内，血液内^{59}Fe 的放射强度随时间下降，将放射性强度及时间画在半对数纸上将呈一直线。从此直线上找出下降 50% 所需的时间，即半衰期（$T_{1/2}$）。因此，$T_{1/2}$ 为指标可帮助判断造血功能状态。

血浆铜蓝蛋白（ceruloplasmin） 其他名称：铜蓝蛋白。血清中一种含铜的呈现蓝色的糖蛋白。血清中的铜 80% 在铜蓝蛋白中。它具有单胺氧化酶的作用，可促进原胶原聚合成纤维时的交联反应。硅沉着病病人，随胶原纤维增生，氧化反应所需的单胺氧化酶和铜增加，故血清中铜蓝蛋白含量升高。此外，白血病、心肌梗死、肿瘤、类风湿病时也可增高。

血浆无机物（inorganic compound of plasma） 血浆中无机物主要是各种电解质离子，其中正离子有 Na^+、K^+、Ca^{2+}、Mg^{2+} 等，负离子有 HCO_3^-、Cl^-、HPO_4^{2-} 等。这些离子在血浆中含量保持相对稳定，与维持细胞兴奋性、血浆渗透压和酸碱平衡有密切关系。此外，血浆中含有多种微量元素，其正常含量有利于身体健康。

血浆吸附（plasma adsorption） 将血液引出体外后，首先经血浆分离器，分离出血浆，然后血浆与固相的吸附剂接触，以吸附方式清除血浆中的某些内源性致病物质或外源性药物或毒物，净化后的血浆再与循环血液一起回输给病人，从而达到治疗目的的一种血液净化疗法。血浆与吸附剂的吸附主要有物理吸附、化学吸附、生物亲和吸附和物理化学亲和吸附 4 种方式，所用吸附材料有活性炭和吸附树脂、离子交换树脂类、生物亲和吸附剂、物理化学亲和吸附剂。用于神经系统疾病，如重症肌无力、吉兰-巴雷综合征等；血液系统疾病，如特发性血小板减少性紫癜、血友病等；肾脏疾病，如肺出血-肾炎综合征等；结缔组织疾病，如系统性红斑狼疮、类风湿性关节炎、抗中性粒细胞胞质抗体相关性血管炎等；肝病，如高胆红素血症等；肾脏病、代谢性疾病、移植领域疾病治疗。

血浆药物浓度（plasma concentration of drug） 药物在血浆中的浓度。与疗效有极密切的关系。测定血浆药物浓度可消除单纯按剂量和半衰期确定药物疗效或毒性所存在的变异因素。

血浆鱼精蛋白副凝试验（plasma protamine paracoagulation test, 3P test） 其他名称：3P 试验。为诊断弥散性血管内凝血（DIC）常用的一种试验，它反映纤维蛋白降解产物（FDP）早期碎片 X、Y 是否存在，阳性时对 DIC 的诊断有一定意义。但在 DIC 晚期时，血中 FDP 已被降解为低分子量的 D、E 小碎片时，3P 试验可为阴性。

血浆脂蛋白（plasma lipoprotein） 血浆中脂类与蛋白质相结合的存在形式。脂蛋白由载脂蛋白、磷脂、胆固醇酯、胆固醇及甘油三酯组成，以小泡或者微粒形式分散在血浆中。为水溶性。按密度分为乳糜微粒、极低密度脂蛋白、低密度脂蛋白和高密度脂蛋白。这些脂蛋白是脂类的运输形式。

血浆置换疗法（plasma displacing treatment） 其他名称：血浆交换疗法。是利用离心式细胞血浆分离机或膜过滤分离器，将病人体内血浆移除，与此同时输入正常血浆或血浆制品去置换的治疗方法。由于某些致病的蛋白质等成分随病人血浆移除或某些有治疗作用的物质随血浆输入，而起到治疗作用。此种疗法可用于高黏度综合征、冷球蛋白血症、系统性红斑狼疮、急进性肾炎、血栓性血小板减少性紫癜、溶血尿毒综合征、巨球蛋白血症、多发性神经炎、重症肌无力、Rh 血型不合、新生儿溶血症及雷诺病等多种疾病的治疗。

血结胸（chest binding syndrome with static blood） 中医病证名。结胸证之一。①指邪热瘀血互结胸膈者。外感热病中的一种病证。因衄血不尽，蓄在上焦。症见胸腹胀满硬痛、身热、漱水不咽、喜忘，粪便黑、小便利。治宜京凉破瘀，用犀角地黄汤、抵当汤等。②指结胸之因妇人经行，复感外邪所致者。"有血结胸，胸腹痛连腰胁背膂，上下攻刺痛，痛不可忍，手不可按，甚而搐搦者是也。此惟妇人有之。因患伤寒，经血适来凝滞，或经血适去，尚有余血未散之故……宜海蛤散、元胡索散。"

血竭（draconis resin, Sanguis Draconis） 其他名称：麒麟竭、血竭发。中医药名。活血药。棕榈科植物麒麟竭果实中渗出的树脂。药材以外表色黑如铁，研末红如血，燃之其烟呛鼻者为佳。甘、咸，平。归心、肝经。功能行瘀、止血、止痛、敛疮生肌。①内治跌打损伤、心腹卒痛；外治金疮出血、疮痛不敛。②治疮疡溃久不合，研末撒敷；瘰疬已破，脓水不止，痔漏痛不可忍，研末调敷。入丸散剂；外用适量。血病无瘀积者不用。

血厥（blood syncope） 中医病证名。失血过多，神明失养或血随气升，上冲清窍所致的厥证。有虚实之分。实证因肝郁血滞，复因暴怒，致血随气逆，清窍不利而发病。症见卒仆昏迷、面红唇紫、舌红、脉弦。治宜活血顺气。虚证因失血过多，清窍失养引起。症见卒仆昏迷、面白唇淡、舌淡、脉芤。治宜补气摄血，用独参汤。

血库（blood bank） 采集、保存和供应血液的医疗救护场所。离体的全血与适量的抗血液凝固药和葡萄糖液混合，置于 4℃冰箱中备用，保藏期限一般不得超过 28 日。中心血库对整个输血工作全面负责；组织血源，调查血型，供应各种同种凝集标准血清，维护给血员健康，划区供应血液，调配转运，以及解决输血中各项疑难问题；各级血库具体担任采血输血用具的准备、无菌采血、储存血液、鉴定血型，临用前需进行交叉凝集试验，以及防止输血反应尤其是溶血反应。为了发展血液的综合利用，血库还要分离血液的各组成部分，分别储存血浆、血清白蛋白、红细胞、浓缩白细胞或血小板，并和生化制品部门协作，制备干燥血浆，以及长期深低温保存红细胞（-20~-80℃时可保存 4~21 个月）等，以备不同病情的需要。

血块退缩试验（clot retraction test） 血小板功能的诊断筛选试验。血液完全凝固后，血小板释放血块收缩素，使纤维蛋白网发生回缩，血清被析出，凝血块收缩。取 1ml 静脉血，置 37℃试管中，观察血块收缩时间。正常人 0.5~1h 开始退缩，24h 内退缩完全。血小板减少、血小板无力症、纤维蛋白原或凝血酶原降低时可出现血块退缩不良。

血量（blood volume） 人体内血液的总量。占体重的 7%~8%。一个体重 50kg 者其血量约有 4 000ml。足够的血量是维持正常血压的条件。如果一次失血量占总血量的 10%（400ml）以内，经体内一系列调节过程中对正常生理活动无明显影响；若一次失血超过 20%（800ml 以上），即可引起机体活动的障碍；如失血超过 30%，就可能危及生命。要及时抢救，并进行输血。

血淋（stranguria complicated by hematuria） 中医病名。淋证之一。指淋证而见小便夹血者。分虚实两型。实证见小便热涩刺痛、尿色紫红、舌红苔黄、脉滑数，治宜清热利湿、凉血止血，可用小蓟饮子。虚证见尿色淡红、腰膝酸软、脉细数，治宜滋阴清热、补虚止血，用知柏地黄丸。

血流动力学（hemodynamics） 是指在心血管系统流动的血流的流量、阻力和压力之间的关系。由于血管有弹性和可扩张性，而不是硬质的管道系统，血液是含有血细胞和胶体物质等多种成分的液体，而不是理想液体，故血流动力学既有一般流体力学的共性，又有它自身的特性。

血流动力学监测（hemodynamic monitoring） 一种创伤性监测方法。为经皮穿刺，自周围静脉将漂浮导管送入右心室，监测肺动脉压、肺毛细血管楔压、心输出量及有关指标，以判断病情和指导治疗。主要用于复杂的心肌梗死、休克、呼吸衰竭、高危病人术中或术后监测和处理，外伤病人的液体疗法等等。

血流量（blood flow） 其他名称：容积速度。指单位时间内流

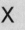

过血管某一截面的血量，其单位为 ml/min 或 L/min，整体血流量相当于心输出量。血流量的大小取决于血管两端的压力差和血管对血流的阻力。按照流体力学 $Q=(P_1-P_2)/R$，即血流量与血管两端压差成正比，与血流阻力成反比。基于此，当血压降低时，器官血流量将减少。

血流平均速度（average velocity of blood flow, average rate of blood flow）　取样容积内，某一段时间所得得的高低不同速度的平均数值。仪器上测量，只需将电子游标由设定的时间开始，沿频谱曲线外缘勾画其轮廓，到达设定的时间终止，即能自动显示平均速度测值（m/s）。

血流速度（velocity of blood flow）　是指单位时间内，血液中某一质点在血管中流动的距离。以 cm/s 或 m/s 表示。血液在血管内流动时，其血流速度与血流量成正比，与血管的截面积成反比。故在各类血管中的血流速度不同，主动脉总截面积最小，血流速度最快；毛细血管总截面积最大，血流速度最慢。

血流图仪（hemodromograph）　其他名称：血流速度描记器、阻抗图仪。对人体脑、肝、心、肺、肾、主动脉、肢体等血流状况和血管功能作无损伤检查、诊断和研究的仪器。配合心电图机可记录人体各部血液供应情况和血管弹性变化。广泛用于内科、外科、神经科、职业病科等临床各科。

血流阻力（resistance of blood flow）　血液在血管内流动时所遇到的阻力。阻力的大小与血管的长度和血液黏度成正比，与血管半径的 4 次方成反比。可用常数配平成下列等式：$R=8\eta L/\pi r^4$，R 代表阻力，η 代表血液黏滞性，L 代表血管长度，r 代表血管半径。

血脉宁（pyricarbates, pyridocarbates, anginin）　见吡卡酯。

血锰（blood manganese）　血液中的锰含量。慢性锰中毒时血锰含量可增高或正常。锰进入体内后可迅速排出。因此，血锰含量不能反映体内锰蓄积情况，仅能作为接触锰的指标供诊断参考。正常人血浆锰浓度参考值为 $0.15\sim0.55\mu mol/L$。

血脑屏障（blood brain barrier, BBB）　存在于血液与脑组织之间的生理性屏障。由连续毛细血管内皮（细胞之间有紧密连接）、完整的基底膜和神经胶质细胞突起形成的胶质界膜组成。对于保持脑组织环境的稳定和防止血液中有害物质侵入脑内具有重要意义。但对脂溶性较高的药物或脑膜发炎时就失去屏障作用。此屏障的存在，是临床选药时需考虑的重要因素之一。如青霉素在血脑屏障完整时不易进入脑组织，而在脑部有炎症时，血脑屏障遭到破坏，青霉素完全可以到达脑组织，脑膜炎病人选用青霉素就是这个道理。另外，婴儿由于血脑屏障发育不完善，用药时也应注意，以防出现严重的不良后果。

血黏度（blood viscosity）　其他名称：全血黏度。衡量血液流动性的指标。由于血液具有非牛顿液体的特性，因而具有依赖切变率变化的黏度。血黏度愈高，血液流动性愈小，反之愈大。

血尿（hematuria）　尿液中混有红细胞的异常状态。根据程度可分为肉眼血尿和镜下血尿。尿液中红细胞 3 个/HP，离心尿红细胞>5 个/HP，或 12h 尿沉渣红细胞计数>50 万个即为血尿。根据病因又可分为内科性血尿和外科性血尿。多数泌尿系统疾病，如肿瘤、结石、外伤、梗阻和感染等均可伴有血尿。

血凝酶（hemocoagulase）　见蛇毒血凝酶。

血凝素（hemagglutinin）　血细胞凝集素。使红细胞发生凝集作用的一类物质。包括抗体、血型抗原、外源凝集素、自身免疫因子、细菌、病毒或寄生虫的血液凝集素等。

血凝抑制抗体（haemagglutination inhibition antibodies, HIAb）　表面含有血凝素的病毒，可刺激机体产生抑制血凝现象的抗体。IgM、IgG 有血凝抑制抗体的活性。乙型脑炎病毒、流感病毒等的血凝抑制抗体也能中和病毒的感染性。

血浓缩（hemoconcentration）　血液内红细胞数相对增多的现象。常见于剧烈呕吐、腹泻、大量出汗、多尿以及大面积烧伤或长期不能进食而未补液，使水分大量丢失者。

血疱（blood vesicle, hemorrhagic vesicle）　含有血液的疱。由真皮浅层的血管被破坏或血液成分的改变导致疱液有血液成分，常呈红色或紫红色，陈旧的带黑色。可因创伤、出血性疾病、变应性炎症以及肿瘤疾患引起。

血珀（Succinum）　即琥珀。

血气分析（blood gas analysis）　酸碱平衡紊乱的诊断指标。血液气体，狭义上主要指与气体交换或呼吸现象有关的血液中的氧和二氧化碳。实际工作中常测定血气体用做调节酸碱平衡的检查，两者统称为血气分析。包括以下指标：酸碱度（pH）、二氧化碳分压（$PaCO_2$）、实际碳酸氢（AB）、标准碳酸氢（SB）、二氧化碳含量（TCO_2）、缓冲碱（BB）、碱剩余（BE）、氧分压（PaO_2）、氧饱和度（SAT）等。

血气分析仪（blood gas analysor）　检测血液 pH 值、氧分压、二氧化碳分压等指标的仪器。经二次计算还可提供二氧化碳总量、重碳酸盐、碱剩余、氧饱和度等指标。这些指标是评估机体酸碱平衡状态的重要依据。血气值异常可不同程度地反映肺通气、氧交换、血液循环、肾脏代谢等功能的改变。该机不仅用于临床常规化验室，也用于急诊室、麻醉科、新生儿病房等重症监测领域。除采取血样来测定外，现可将测定电极引入血液回路，进行连续监测，还可加上选择性离子电极，同时测定钠、钾、钙、氯、糖等指标。

血气胸（hematopneumothorax）　血胸伴发气胸。多见于胸部创伤。

血铅（lead in blood）　每百毫升血液中的含铅量。是衡量铅在体内近期负荷量的指标。能代表体内铅吸收的程度，也表示铅在体内直接起毒性作用的量。现常用测定方法是原子吸收分光光度法和阳极溶出伏安法。采集血铅标本时，应严格防止采样部位、采样过程、采样器材和容器受铅质的污染。

血清（blood serum）　血浆除去纤维蛋白原后的胶状液体。每 100ml 人血清含蛋白质 $6\sim8g$，其中主要为白蛋白和球蛋白。血清不会凝固。有免疫、维持酸碱平衡和渗透压的作用；血清蛋白质也可储备供给机体蛋白不足时应用。各种血清学试验可帮助诊断疾病，含抗体的血清可预防或治疗疾病。

血清白蛋白（serum albumin, ALB）　其他名称：血清清蛋白。血清总蛋白的重要组成部分。由肝脏合成，其分子量为 66 000。主要功能：①维持血浆胶体渗透压；②对于体内产生的酸、碱具有缓冲能力；③内源性营养源；④运输和储存作用。正常参考值：成人 $35\sim50g/L$。降低见于：①蛋白质摄入不足；②合成不足（各种肝脏疾患引起的肝细胞损害）；③蛋白质消耗过多（恶性肿瘤、重症结核等）；④蛋白质丢失过多（肾病综合征、严重烧伤）；⑤各种原因的血液稀释。增高见于：①各种原因的血液浓缩（如严重脱水等）；②艾迪生病。

血清白蛋白/球蛋白比值（serum albumin/globin ratio, A/G ratio）　其他名称：血清蛋白比值。指血清中白蛋白与球蛋白之比。正常值为 $(1.5\sim2.5):1$。低于 1.25 者多见于肝硬化、肾病综合征、低蛋白血症等。由球蛋白升高所致 A/G 小于 1.25 者，多见于多发性骨髓瘤、系统性红斑狼疮等。测 A/G 往往不能准确地反映白蛋白、球蛋白两者之一有任何异常或两者都有异常，所以测血清白蛋白及球蛋白的绝对值则更有价值。

血清丙种球蛋白（serum gammaglobulin）　从正常人血浆中提取的丙种球蛋白制剂。因为大多数成人患过多种疾病、经历过隐性感染及疫苗接种，故血清中含有抗多种微生物的特异性抗体。主要用于对某些疾病的应急预防及烧伤病人预防细菌感染。也可用于丙种球蛋白缺乏症病人，以及经长期化疗或放疗的肿瘤病人。

血清病（serum-sickness）　使用动物血清（如抗白喉血清、抗破伤风梭菌血清等）制剂后所并发的一种免疫复合物性疾病。临床主要表现为发热、多种形态的皮疹、关节肿痛、淋巴结肿大，严重者可发生过敏性休克。少数病例可出现腹痛、腹泻、心肌炎、暂时性偏瘫、多发性神经炎和肾小球肾炎等。故凡应用血清注射前，必须仔细询问有无过敏史，除对症治疗外，重者可用肾上腺皮质激素。

血清单胺氧化酶（serum monoamine oxidase） 存在于线粒体中，能催化单胺类氧化脱氢反应，促进结缔组织形成。其增高程度与肝脏结缔组织增生量密切相关。参考值为 12～40 单位。急性肝炎单胺氧化酶不升高；亚急性和重症肝炎上升，是肝细胞广泛坏死、线粒体内的单胺氧化酶逸出所致。慢性肝炎活动型有半数病例上升。肝硬化时此酶活性升高者超过 80%；肝癌时如有明显增高，可能与病人同时有肝硬化有关。此外，慢性心功能不全、糖尿病、甲状腺功能亢进、进行性全身性硬皮病等也见升高。

血清胆固醇（serum cholesterol） 血清中游离胆固醇和胆固醇酯的总和。正常参考值：2.8～5.7mmol/L。增高见于原发性高胆固醇血症、动脉粥样硬化、肾病综合征、甲状腺功能减退、糖尿病和老年性白内障等。降低见于恶性贫血、甲状腺功能亢进、肝硬化、急性感染和肝坏死等。

血清胆固醇与胆固醇酯测定（serum cholesterol and cholesterol ester assay） 测定血清中胆固醇及胆固醇酯含量。国内正常人血清胆固醇在 5.7mmol/L 以下，其中 60%～75% 为胆固醇酯。血清胆固醇在动脉粥样硬化、梗阻性黄疸、肾病等疾病时增高，甲状腺功能亢进时降低。肝功能减退时，胆固醇总量可无变化，但胆固醇酯所占比例数减少；肝功能极度减退时，则血清胆固醇总量和胆固醇酯所占比例都减少。

血清胆固醇酯（cholesterol esters，CE） 胆固醇与脂肪酸结合的产物。在肝脏生成。胆固醇酯量为总胆固醇减去游离胆固醇。正常参考值：2.3～3.4mmol/L（占胆固醇总量的 60%～75%）。降低见于重症肝实质性病变（严重的肝硬化、肝炎、暴发性肝衰竭），肝细胞损坏愈重，胆固醇降低也愈甚。亦见于家族性卵磷脂胆固醇酰基转移酶缺乏。

血清胆红素（serum bilirubin） 指血清中含有的胆红素。正常时血清胆红素浓度极低，仅为 3.4～17.1μmol/L（0.2～1.0mg/100ml），血清胆红素有结合型和未结合型两种。未结合型含量较多，为 3.4～13.7μmol/L（0.2～0.8mg/100ml），其大部分与血浆清蛋白结合成复合物；结合型主要是与葡糖醛酸结合，含量为 0～3.4μmol/L。许多疾病所引起的血中胆红素浓度异常增高称为高胆红素血症。此时胆红素可进入组织，引起皮肤和巩膜的黄染，称为黄疸。

血清胆红素定量测定（serum bilirubin quantitative assay） 测定血清中胆红素含量。一种肝功能试验。采用光电比色法，可分别测定血清直接胆红素（正常参考值不超过血清 3.4μmol/L）和总胆红素（正常参考值不超过血清 3.4～17.1μmol/L）的浓度。用以测定黄疸及其程度，并根据直接胆红素和总胆红素增加程度的不同，以协助鉴别溶血性、肝细胞性和梗阻性 3 种黄疸。

血清胆碱酯酶（serum cholinesterase） 肝细胞制造的含胆碱的羟酸酯酶水解酶。可分为：存在于神经、肌肉中特异性地将乙酰胆碱分解为胆碱和乙酸的真胆碱酯酶，以及存在于神经系统白质、血浆、肝胰等处分解其他胆碱酯类的假胆碱酯酶两种。血清胆碱酯酶比色法 30 000～80 000U/L；连续监测法（37℃）620～1 370U/L；此酶活力增高见于甲状腺功能亢进、糖尿病、高血压和肥胖症。活力降低见于有机磷中毒、肝脏各种疾病、恶性肿瘤、败血症、发热性疾病及某些药物的影响（雌激素、皮质激素等）。

血清蛋白电泳（serum protein electrophoresis） 分析血清多种蛋白含量的方法。因血清蛋白质的等电点和分子量的差异，电泳后在电场中向阳极泳动的速度不同，可把血清蛋白分为白蛋白、α_1 球蛋白、α_2 球蛋白、β 球蛋白和 γ 球蛋白几个区带。醋酸纤维膜法的参考值为：白蛋白 61%～71%，α_1 球蛋白 3%～4%，α_2 球蛋白 6%～10%，β 球蛋白 7%～11%，γ 球蛋白 9%～18%。

血清蛋白纸上电泳（serum protein paper electrophoresis） 临床上常用的一种血清蛋白分析方法。将样本血清滴于滤纸的一端，将滤纸置于电泳槽中进行电泳，由于血清蛋白各种成分的结构与电荷不同，因此在滤纸上的泳动速度不同而呈现

5 种不同部分，即白蛋白、α_1 球蛋白，α_2 球蛋白，α_2 球蛋白及 γ 球蛋白。通常用百分比表示其相对量。在不同的疾病中，此 5 种蛋白相对量可发生特征性的变化，有助于诊断肝病、结缔组织疾病、肾病综合征、多发性骨髓瘤等。

血清淀粉酶（serum amylase） 血清中淀粉酶的含量。主要来自胰腺。正常参考值：血清 20～160U/L。其测定主要用于诊断急性胰腺炎和慢性胰腺炎急性发作。胆石症、急性胆囊炎和胆管炎时也可升高，但一般不如急性胰腺炎明显。

血清淀粉酶测定（serum amylase assay） 测定血清淀粉酶的含量。淀粉酶是主要由胰腺分泌出来的一种消化酶，在胰腺急性发炎时，血清淀粉酶含量显著升高（正常参考值为血清 20～160U/L），慢性胰腺炎、胰腺癌等血清淀粉酶也可有不同程度的增高。此外，唾液腺中亦分泌淀粉酶，故患腮腺炎时血清淀粉酶亦增高。

血清 C 反应蛋白（serum C reaction protein，CRP） 在某些疾病时出现于血清中的一种糖蛋白。由肝脏产生。可与肺炎球菌菌体的 C 多糖起沉淀反应。采用沉淀试验、乳胶凝集试验测定，正常人血清中为阴性。阳性见于各种急性化脓性炎症、菌血症、风湿热、类风湿性关节炎、红斑狼疮、活动性结核、恶性肿瘤、肝癌、肾病综合征及心肌梗死等。

血清钙测定（serum calcium determination） 测定血清钙离子浓度的方法。常用 EDTA 钙测定法或光电比色法。钙离子在参与肌肉收缩、骨骼成长、血液凝固以及激活腺苷三磷酸等方面均起重要作用。正常值为血清总钙浓度 2.25～2.75mmol/L，离子钙 1.15～1.42mmol/L。本值增高见于甲状旁腺功能亢进、骨肿瘤等；降低见于严重呕吐、腹泻等。

血清甘氨酰脯氨酰二肽氨肽酶（serum glycyl prolyl dipeptide aminopeptidase，GPDA） 可水解甘氨酰脯氨酰-β-萘酰胺的蛋白水解酶。自动分析法正常值为（77.5±17.1）IU/L。此酶活力明显增高见于原发性和继发性肝癌。

血清甘油三酯（serum triglycerides，TG） 血浆中甘油三酯来源于食物中的脂肪（外源性）和肝脏利用糖类合成。甘油三酯是血中前 β 脂蛋白的主要成分。正常参考值：0.56～1.7mmol/L。增高见于特发性高脂血症、冠心病、动脉硬化、糖尿病、肾病综合征、糖原贮积病、甲状腺功能减退、妊娠后期、急性胰腺炎、胆道梗阻；减低见于先天性酶缺陷，如家族性卵磷脂胆固醇酰基转移酶缺乏。

血清甘油三酯测定（serum triglycerides determination） 测定血清中甘油三酯含量的检验方法。一般用乙酰丙酮显色法进行测定。甘油三酯属中性脂肪，由食物摄取后，经胸导管入血，主要存在于前 β 脂蛋白和乳糜微粒中。正常参考值为 0.56～1.70mmol/L。增高见于原发性高脂血症、动脉粥样硬化、肥胖症等。饮酒后可见其假性增高。

血清谷氨酸脱氢酶（serum glutamate dehydrogenase，GDH） 存在于肝细胞内线粒体内催化谷氨酸脱氢反应的酶。诊断肝实质性损害的敏感指标。连续监测法参考值：男性 0～8IU/L，女性 0～7IU/L。该酶活性增高见于急性肝炎、慢性肝炎活动期、肝硬化、酒精中毒伴肝细胞坏死及梗阻性黄疸伴肝细胞坏死。但肝癌时此酶活力正常。

血清 γ-谷氨酰转肽酶（serum γ-glutamic transpeptidase，γ-GT） 血清中 γ-谷氨酰转肽酶含量。γ-谷氨酰转肽酶主要来自肝脏，可催化 γ-谷氨酰基团转移。正常参考值为男 9～50U/L，女 8～40U/L。测定 γ-GT 的临床意义：①筛选有无肝胆疾患。②辅助诊断原发性肝癌。③用于阻塞性黄疸和肝细胞黄疸的鉴别诊断。④判断急性肝炎是否治愈。⑤判断慢性肝炎及肝硬化的预后。

血清谷丙转氨酶（serum glutamic pyruvic transaminase，SGPT） 血清中谷丙转氨酶的含量。主要分布于细胞质水溶性部分。由于肝内 GPT 活性超过其他脏器内的该酶活性，故测定 GPT 比谷草转氨酶（GOT）对反映肝损害更具有特异性。在各种肝胆病时 GPT 轻度或明显升高，尤以急性病毒性肝炎为甚。

血清谷草转氨酶（serum glutamine-oxaloacetic transaminase，

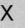

SGOT) 血清中谷草转氨酶的含量。在肝胆病中，如急性病毒性肝炎、慢性肝炎、胆道疾病、肝癌及肝硬化等，SGOT 活力轻度或明显升高。急性心肌梗死时 SGOT 也明显升高。GOT 有两种同工酶：一种是 MGOT，存在于线粒体中；一种是 SGOT，在细胞质内。

血清过敏性休克（serum anaphylactic shock） Ⅰ型变态反应。临床常见疾病之一。以前用过破伤风或白喉抗毒素血清的人，机体已处于致敏状态，当再次注射同种动物制备的免疫血清时，可能发生过敏性休克。

血清肌酸磷酸激酶（serum creatine phosphate kinase） 催化ATP分子中高能磷酸键转化为肌酸磷酸和ADP的转移酶。主要存在于骨骼肌、心肌和脑组织中。连续监测法男性38～174U/L，女性 26～140U/L。此酶活力增高见于心肌梗死、病毒性心肌炎、进行性肌营养不良、皮肌炎、骨骼肌外伤、破伤风、癫痫、一氧化碳中毒、惊厥、甲状腺功能减退等。此酶活力降低见于甲状腺功能亢进。

血清肌酸磷酸激酶测定（serum creatine phosphokinase determination） 测定血清中肌酸磷酸激酶（CPK）含量的方法。通常采用无机磷比色法。磷酸激酶主要分布在心肌和骨骼肌、脑组织、平滑肌等。正常人血清中也含有少量。肌酸磷酸激酶增高见于急性心肌梗死、进行性肌营养不良发作期、多发性肌炎等。

血清钾测定（serum potassium determination） 测定血清中钾离子浓度的方法。常用火焰光度分析法、比色法或四苯硼钠比浊法等。血清钾浓度实为细胞外钾离子的浓度。是维持神经肌肉正常功能必需的阳离子。正常值为血清 3.5～5.1mmol/L。血钾增高见于肾功能不全、代谢性酸中毒等。低钾血症见于严重呕吐、禁食等。

血清碱性磷酸酶测定（serum alkaline phosphatase assay） 测定血清中碱性磷酸酶含量。碱性磷酸酶主要由成骨细胞、肝细胞、胎盘、肠管产生，进入血内，经肝脏由胆汁排出。在胆道排泄不畅（如梗阻性黄疸）、肝脏疾病（如肝癌、肝脓肿等）或骨质疾病（如骨炎、骨瘤等），血清中碱性磷酸酶增高。正常血清中碱性磷酸酶的浓度参考值为成人 32～92U/L，儿童（<10 岁）36～213U/L。测定血清碱性磷酸酶对诊断肝病、骨病等有一定价值。

血清精氨酸酶（serum arginase, ARG） 鸟氨酸循环中水解精氨酸生成鸟氨酸和尿素的水解酶。肝脏含量最多，其次为肾、心、脾、骨骼肌，血清中含量甚微。正常值为（3.54±1.36）U/L。此酶活性增高见于心肌梗死和重症病毒性肝炎。

血清精氨酰琥珀酸裂解酶（serum argininosuccinase） 鸟氨酸循环中的重要酶之一。催化精氨酰琥珀酸═精氨酸＋延胡索酸这一过程。在肝内含量最丰。正常值为 1.3（0～3.8）U/L（Takahara 法）。此酶活力升高见于肝炎、肝硬化、肝癌、胆道疾病。可作为诊断肝病的一项特异指标。

血清抗链球菌激酶（serum antistreptokinase, ASK） 其他名称：血清抗链激酶、血清抗链球菌致活酶。是链球菌激酶的对应抗体。正常值为 0～80U（安德生法）。大于80U见于风湿活动期。

血清抗肾小球基膜抗体测定（assay of serum antiglomerular basement membrane antibody） 诊断抗肾小球基膜肾炎的重要方法。多采取间接免疫荧光法或放射免疫测定，后者较前者灵敏度高。

血清抗透明质酸酶（serum antihyaluronidase） 其他名称：抗黏糖酶。透明质酸抑制剂。正常值为 0～128U。大于 128U 为风湿活动期。

血清抗纤溶酶（serum antifibrinolysin） 纤溶酶抑制物。正常值 0～125U。此酶活力增高见于心肌梗死、冠状动脉粥样硬化。

血清 α_1 抗胰蛋白酶（serum α_1-antitrypsin, α_1-AT） 蛋白酶抑制剂。是由肝脏合成的糖蛋白。正常值为 0.78～2.00g/L。此酶活力升高见于肝细胞癌，降低见于肺气肿。

血清疗法（serotherapy） 注射抗血清或由抗血清提取的抗体使机体产生被动免疫进行预防和治疗传染病的方法。如用破伤风抗毒素血清预防和治疗破伤风。因抗血清大多是动物的免疫血清，在应用时必须先做皮肤试验，如有过敏现象，经脱敏后才能使用。

血清磷酸葡萄糖变位酶（serum phosphoglucomutase） 催化1-磷酸葡萄糖和 6-磷酸葡萄糖之间转变的酶。正常值为（46±17）U（布氏法）。此酶活力升高见于肝炎和转移性肝癌。

血清磷酸葡萄糖异构酶（serum phosphoglucose isomerase） 催化6-磷酸葡萄糖异构为 6-磷酸果糖的酶。正常值（21±7）U（布氏法）。此酶活力升高见于肝炎和转移性肝癌、心肌梗死、脑出血、急性肾炎等。

血清流行病学（seroepidemiology） 流行病学的一个分支。是用血清学方法检查人群血清中的特异抗体、抗原或人体的细胞免疫状态，以了解传染病过去或现在的感染情况。血清流行病学在国内应用于流行性感冒的调查以及乙型脑炎、钩端螺旋体病、麻疹、风疹、病毒性肝炎等的流行规律研究。对上述传染病的诊断和鉴别诊断具有重要作用。

血清氯测定（serum chloride determination） 测定血清中氯离子浓度的方法。常用汞或银滴定法。氯离子为血浆中的主要阴离子，对调节体内酸碱平衡、渗透压及水电解质平衡均有重要作用。正常参考值为血清 96～108mmol/L。增高见于肾功能不全、过度换气所致酸中毒等；降低见于严重呕吐、腹泻、大汗以及长期利尿等。

血清卵磷脂-胆固醇酰基转移酶（serum lecithin cholesterol acyl transferase） 催化卵磷脂和胆固醇之间转酰基反应的酶。在肝脏合成。正常值 72～120nmol/h（自身基质法）。此酶活力降低见于各种肝病，如肝炎、肝硬化和肝癌等。

血清钠测定（serum sodium determination） 测定血清中钠离子浓度的方法。常用火焰光度分析法或醋酸铀镁比色法。钠离子是细胞外液中最多的阳离子，主要功能是维持渗透压和酸碱平衡。正常参考值为血清 135～145mmol/L。增高见于肾上腺皮质功能亢进、原发性醛固酮增多症等；降低见于严重呕吐、腹泻或大量利尿、出汗等。

血清皮质醇和尿液游离皮质醇测定（serum cortisol and urine free cortisol assay） 肾上腺皮质功能的重要检测指标。参考值：血清皮质醇上午 8 时 140～630nmol/L；午后 2 时 55～165nmol/L；昼夜皮质醇浓度比 >2。尿液游离皮质醇：30～276nmol/24h。皮质醇增高，见于肾上腺皮质功能亢进症、双侧肾上腺皮质增生或肿瘤等；减少则见于肾上腺皮质功能减退症、腺垂体功能减退等。

血清 α-羟丁酸脱氢酶（serum α-hydroxybutyrate dehydrogenase, α-HBD） 催化羟丁酸脱氢反应的脱氢酶。正常值为60～150U/L。此酶活力增高见于心肌梗死、急性肝脏疾患、白血病、恶性肿瘤、进行性肌营养不良、肾病综合征和肾胚胎瘤等。

血清球蛋白（serum globulin, GLB） 血清总蛋白中除去白蛋白以外的部分。是多种蛋白质的混合物，包括免疫球蛋白、补体、糖蛋白、脂蛋白、金属结合蛋白和酶类。根据电泳可分为 α_1 球蛋白、α_2 球蛋白、β 球蛋白和 γ 球蛋白。由单核巨噬细胞系统生成。参与机体免疫防御机能，与血浆黏度密切相关。球蛋白增高见于：①慢性肝脏疾病；②M 蛋白血症；③自身免疫性疾病；④慢性炎症和慢性感染。减低主要见于：①3 岁以上的婴幼儿；②免疫功能抑制；③先天性低γ球蛋白血症。

血清乳酸脱氢酶（serum lactic dehydrogenase） 血清中乳酸脱氢酶的含量。乳酸脱氢酶（LDH）广泛存在于人体组织内，以心脏、肾脏、骨骼的含量最丰富，其次在肝、脾、胰腺及肺组织内较多，肿瘤组织和正常人血清内也可测出此酶。正常参考值速率法 LDH-L 法 109～245U/L，LDH-P 法 <450U/L。本值增高见于急性心肌梗死、骨骼肌损伤、恶性肿瘤、白血病等。

血清乳酸脱氢酶同工酶（serum isoenzyme of lactic dehydrogenase） 血清中乳酸脱氢酶同工酶的含量。乳酸脱氢酶（LDH）有许多同工酶，其生物活性相同，但电泳行为方面

X

却不同。借此可将其分离成 5 种，即 LDH_1、LDH_2、LDH_3、LDH_4、LDH_5。急性心肌梗死时血清 LDH_1、LDH_2 均增加，且 $LDH_2/LDH_1<1$；肝炎时 LDH_5 增高；阻塞性黄疸时除 LDH_5 升高外，且伴 LDH_4 的升高。

血清山梨醇脱氢酶（serum sorbitol dehydrogenase, SDH）催化山梨醇脱氢生成果糖的酶，存在于肝、肾、前列腺、肌肉等组织中，以肝为主。利用比色法测得正常值为 $0\sim0.3mIU/ml$。此酶活力升高见于急性肝炎、慢性肝炎活动期、转移性肝癌。此酶比谷丙转氨酶（GPT）、谷草转氨酶（GOT）及乳酸脱氢酶（LDH）特异性为高。

血清铁测定（serum iron determination）测定血清中与 β_1 球蛋白结合的高价铁含量的方法。常用硫氰酸钾比色法或双吡啶反应法。正常参考值为男 $11.6\sim31.3\mu mol/L$，女 $9.0\sim30.4\mu mol/L$。血清铁降低见于缺铁性贫血、感染性贫血、恶性肿瘤等，增高见于溶血性贫血、再生障碍性贫血、肝炎等。

血清同工酶（serum isozyme）其他名称：血清同工异构酶。指催化功能相同而分子结构不同的酶。由于这些同工酶在人体不同的脏器内呈特异性的分布，故临床上应用检测血清中某种酶的同工酶来协助诊断一些脏器的疾病，如乳酸脱氢酶的同工酶与碱性磷酸酶的同工酶，分别对于心肌梗死与肝癌的辅助诊断有一定价值。

血清同工酶测定（serum isozyme assay）血清中同工酶的检测。同工酶在人体不同器官内呈特异性分布，它们的生物学性质及理化性质不同（如电泳行为和免疫特征等）。血清中同工酶的含量、种类与某些脏器的疾病有关，因此临床上可检测血清中某种酶的同工酶来协助诊断。

血清无机磷测定（serum phosphorus determination）测定血清中无机磷含量的方法，一般用比色法进行。血清内无机磷与钙常呈恒定关系。即血磷降则钙升高；相反，血磷升高则钙降低。正常参考值为血清成人 $0.97\sim1.45mmol/L$，儿童 $1.45\sim2.1mmol/L$。甲状旁腺功能亢进，血清无机磷降低；反之，血清无机磷增高。

血清学（serology, orrhology）指研究抗体和抗原在体外的各种免疫反应现象的科学。因为研究抗原抗体反应中所用抗体多取自血清。血清学不仅对临床医学有巨大的推动作用，还形成了免疫化学的分支，为分子免疫学的重要组成部分。

血清学反应（serologic reactions）在体外进行的抗原抗体反应试验。因为抗体存在于血清中，试验时要应用血清。利用抗原、抗体结合具有高度特异性的原理，可用已知抗体检测抗原，或用已知抗原检测抗体水平辅助临床诊断或进行实验研究。由于抗原的物理性状及与参加反应的其他物质不同，血清反应可出现凝集、沉淀、补体结合反应和中和反应等 4 类基本反应。

血清学鉴定（serological identification）细菌学检验的常规方法之一。根据抗原抗体反应特异性原理，用已知的特异性抗体（标准诊断血清）检查未知细菌抗原，以确定细菌的种、型。例如用沙门菌属、志贺菌属等特异性多价或单价诊断血清，与分离出的待检菌做玻片凝集试验，以鉴定菌种或确定菌型。

血清学试验（serologic test）免疫血清中所含的抗体，在体外与相应抗原所发生的特异性结合反应的试验。如凝集反应、沉淀反应、补体结合试验等。这些试验可用于检查传染病、肿瘤病人等血清中有无抗体存在，以助诊断，并可用于检查未知抗原，以鉴定病原体和血型等。

血清学诊断（serological diagnosis）以检测病人血清中特异抗体为目的的病原学诊断方法。

血清阴性脊柱关节病（seronegative spondyloanthropathy, SpA）曾称血清阴性关节炎。一组以关节病为主，多系统受累的免疫、炎症性疾病。包括：强直性脊柱炎（AS）、赖特综合征（RS）、银屑病关节炎（PsA）、反应性关节炎（ReA）、炎性肠病关节炎、幼年发病的脊柱关节炎、一组分类未定的未分化脊柱关节病。病因不明确，目前认为环境因素与遗传特性（易感性）是致病的重要因素。临床的共同特点为侵犯脊柱、外周关节和关节周围结构；常伴有特征性关节外表现，如肌腱、韧带附着点炎、无黏风湿结节、类风湿因子阴性。诊断主要依据炎性脊柱疼痛（45 岁前发病、隐匿起病、伴有晨僵、活动后好转、持续 3 个月以上）；曾有或现在有以非对称性下肢为主的关节炎。病人需注意锻炼和休息，理疗。非甾体抗炎药物（如双氯芬酸类、昔布类等）；柳氮磺吡啶、甲氨蝶呤；肿瘤坏死因子 TNF-α 拮抗剂；雷公藤；外科矫形手术用于治疗本病。

血清游离脂肪酸（free fatty acid, FFA）血浆脂肪酸中未酯化并与白蛋白相结合的部分。脂肪被动员时 FFA 增加，反之在进食时 FFA 下降。正常参考值 $100\sim660\mu mol/L$。增高见于所有的肝病，如肝硬化、急性重型肝炎、肝性脑病、肝衰竭等。亦见于糖尿病酮症、应激反应、饥饿、血色病、妊娠后期及心肌梗死后，特别是并发严重心律失常时。降低见于进食、口服葡萄糖时。

血清载脂蛋白（apolipoprotein, Apo）脂蛋白的蛋白质部分。正常参考值：Apo-A_1：(1.34 ± 0.24) g/L；Apo-A_2：(0.68 ± 0.18) g/L；Apo-B_{100} (0.90 ± 0.20) g/L。已知 Apo 有 18 种。在脂质代谢中起重要作用。Apo 异常的各种疾病都有脂质代谢异常。

血清 β 脂蛋白（β-lipoprotein, β-LP）正常参考值 $5.9\sim9.8mmol/L$。增高见于 II 型高脂蛋白血症、冠心病、糖尿病、脂肪肝和肾病综合征。

血清 β 脂蛋白测定（serum β-lipoprotein determination）测定血清中 β 脂蛋白含量的检验方法。血中的脂质与球蛋白结合成脂蛋白复合物，可用超速离心法，将脂蛋白分成 4 种，其中 β 脂蛋白占 80%。增高见于动脉粥样硬化、冠心病等，高脂饮食亦可使 β 脂蛋白暂时性升高。

血清脂肪酶（serum lipase）血清中脂肪酶的含量。此酶由胰腺分泌。正常参考值为血清 $28\sim280U/L$。急性胰腺炎时常超过 1.5 单位。但常在病后 $48\sim72h$ 开始上升，对诊断无帮助。对晚期病例，当血清淀粉酶恢复正常而脂肪酶升高时有诊断意义。

血清转氨酶（serum transaminase）血清中转氨酶含量。此酶能催化 α-氨基酸上的氨基转移到 α-酮酸的酮基位置上。在体内代谢过程中起着重要作用。通过转氨基作用，将蛋白质代谢和碳水化合物代谢联系起来。转氨酶可分为数十种，其中以谷丙转氨酶（GPT）和谷草转氨酶（GOT）最为主要。测定 GPT 对反映肝损害具有特异性。

血清转氨酶测定（serum transaminase assay）简称转氨酶测定。测定血清中转氨酶的含量。转氨酶存在于心、肝、骨骼肌等细胞内，在各器官发生破坏性病变时，酶即释入血清使浓度增高。临床上测定的转氨酶包括谷草转氨酶和谷丙转氨酶 2 种。正常参考值随不同测定方法而异。测定血清转氨酶的浓度对诊断肝炎、心肌梗死等疾病有一定价值。

血清总胆固醇测定（determination of serum total cholesterol）总胆固醇是胆固醇酯和游离胆固醇的总称。参考值：$2.8\sim5.7mmol/L$。血清总胆固醇增高，常见于动脉粥样硬化所致的心、脑血管病；各种高脂蛋白血症、糖尿病、甲状腺功能减退症等；应用某些药物如环孢素、糖皮质激素等。减低见于严重肝脏疾病；甲状腺功能亢进症；贫血、肿瘤；应用某些药物如雌激素、甲状腺激素等。

血清总胆红素（serum total bilirubin, STB）血清中游离（间接）胆红素与结合（直接）胆红素的总和。2 种胆红素来源于单核巨噬细胞系统衰老破坏的红细胞的血红素，也有少部分来源于骨髓无效造血血红素蛋白等，被称为旁路胆红素。游离胆红素在血液中与蛋白质结合，是未被肝脏处理的非极性胆红素；结合胆红素是经肝脏处理生成的双葡萄醛酸胆红素，它包括色素 I 和色素 II 2 种类型。前者是与 2 个葡萄糖结合，后者是与 1 个葡萄糖醛酸结合。

血清总蛋白（total proteins of serum）指测定血清中的总蛋白。常用双缩脲法。正常参考值 $60\sim80g/L$，白蛋白 $35\sim$

50g/L，球蛋白 20～30g/L，白蛋白/球蛋白（A/G）比值为（1.5～2.5）：1。暴发性肝衰竭时，多数病例血清总蛋白减少；亚急性肝炎时，总蛋白常减少；肝硬化失代偿时总蛋白也倾向于低值，低于 60g/L 者预后不良。

血清总铁结合力（serum iron binding capacity）　血清中能与铁结合的 β_1 球蛋白的总量（包括与铁结合的和未结合的 β_1 球蛋白）。正常参考值为血清 48.3～68.0μmol/L。血清铁降低而总铁结合力增高见于缺铁性贫血；血清铁降低而总铁结合力也降低则见于感染性贫血、恶性肿瘤等；血清铁增高而总铁结合力降低见于溶血性贫血、肝炎等。

血清总脂（total lipid）　血浆中含有的全部脂类。包括甘油三酯、磷脂、胆固醇及胆固醇酯和非酯化脂肪酸（游离脂肪酸或自由脂肪酸）。正常参考值为血清 4.0～7.5g/L。临床常用香草醛磷酸显色法。血清总脂增加见于新陈代谢障碍的一些疾病，如高脂血症、糖尿病、糖原贮积病、肾病综合征、甲状腺功能减退、冠心病、恶性贫血、白血病、营养不良、慢性肾小球肾炎等。减少见于甲状腺功能亢进。

血清组氨酸酶（serum histidase）　使 L-组氨酸脱去氨基变为咪唑丙烯酸或尿素酸的酶。在肝脏中最丰富。分光光度计法正常活力为 0～10U/ml。此酶活力增高见于各种肝疾患。

血球（blood corpuscle）　见血细胞。

血热（heat in blood）　中医术语。外感热邪，热入血分，血受热邪所迫而妄行，导致出血、发斑等的病理变化。

血塞通注射液（xuesaitong zhusheye）　中医成药名。化瘀通脉祛瘀剂。另有制剂：片、胶囊。组成：三七总皂苷。用于中风偏瘫、瘀血阻络及脑血管疾病后遗症、视网膜中央静脉阻塞属瘀血阻滞者。

血色素沉着病（hemochromatosis, iron storage disease）　一种少见的代谢异常病。皮肤病变是因铁代谢障碍及含铁血黄素大量沉积所致。色素沉着通常为全身性，以面部、前臂伸侧及手背等部位最明显，通常呈褐色或古铜色，皮肤出汗减少并有萎缩、干燥和发亮，常伴发糖尿病、肝大，甚至发生肝硬化。治疗：主要对症处理，有肝脏病变、糖尿病者予以适当治疗，反复放血并用铁络合剂对排出体内潴留铁可有帮助。

血色原（hemochromogen, ferrohemochrome）　含有不同蛋白质及其他物质的亚铁血红素的通称。是一种由亚铁血红素与 π 键配基结合，影响 5，6 配位处金属和配基间的 π 键强度所形成的低自旋化合物，如吡啶血色原。

血色指数（color index）　血红蛋白正常百分率与红细胞数目正常百分率的比率。表示红细胞内血红蛋白含量与红细胞数目两者之间的关系。正常值 0.9～1.1，平均为 1.0。其值降低见于缺铁性贫血、长期失血、营养不良。增高见于巨幼红细胞贫血。正色素性贫血时该指数正常。

血疝（hernia due to blood stasis）　中医病证名。阴囊外伤后形成的血肿，皮肤紫暗。亦指血证病人阴囊部位出血所形成的积血。治宜活血止血。

血栓（thrombus）　细胞成分、凝血因子活化共同作用下，在心血管内膜面发生血液成分析出，凝集和凝固所形成的固体状物质。通常含有血液内的各种有形成分，也可主要由血小板或纤维蛋白组成。可发生于心血管的任何部位，以静脉为多。广泛发生于全身微循环的为弥散性血管内凝血。心内膜炎时心瓣膜的赘生物也属血栓。

血栓闭塞性脉管炎（thromboangitis obliterans）　其他名称：伯格病。一种周围动脉慢性炎症-血栓形成和管腔逐渐闭塞性疾病。原因不明的慢性进行性血管病变。主要累及下肢中小型动脉，偶可侵及上肢和内脏血管。伴有腔内血栓形成，引起腔内狭窄和闭塞。特点为患肢缺血麻木、发凉、疼痛和间歇性跛行。受累动脉搏动减弱或消失，严重者可发生溃疡和坏死。彩超动脉造影可确诊。治疗：扩张血管，中药治疗，无效者可行手术。

血栓钙化（calcification of thrombus）　血栓形成后不能溶解或机化时，因钙盐沉着而成为硬块。在静脉内者形成静脉石。血栓完全机化后，在结缔组织玻璃样变的基础上也可发生钙化。

血栓机化（organization of thrombus）　血栓形成后从血管壁向血栓内长入新生肉芽组织，将血栓成分逐渐溶解、吸收、代替的过程。有时血栓发生收缩使血栓和血管壁之间出现空隙，或血栓自溶出现裂隙，并有内皮细胞长入，形成两端与原血管腔沟通的一个或数个小管腔，从而使部分血流重新恢复，是为再通。

血栓前状态（prethrombotic state, PTS）　指血液有形成分和无形成分的生物化学和流变学发生某些变化。这些变化可反映血管内皮细胞受损或受刺激；血小板和白细胞被激活或功能亢进；凝血蛋白含量增高或被激活；抗凝蛋白的含量减少或结构异常；纤溶因子含量减低或活性减弱；血液黏度增高和血流减慢等一系列的病理状态。临床常见于心、脑血管疾病、深静脉血栓形成、糖尿病伴血管病变、器官移植等。

血栓软化（softening of thrombus）　血栓自溶现象。血栓中的纤维蛋白吸附大量纤维蛋白溶解酶以及血栓内的中性粒细胞崩解释放蛋白溶解酶，使纤维蛋白变为可溶性多肽类而溶解。软化的血栓变成小颗粒或胶样物质。小的血栓可完全消失，较大的由于部分发生软化，易被血流冲击而脱落，形成栓子，随血流运行而发生栓塞。

血栓栓塞（thromboembolism）　血栓由形成部位脱落，在随血流移动的过程中部分或全部堵塞某些血管，引起相应组织（或）器官缺血、缺氧、坏死（动脉血栓）及淤血水肿（静脉血栓）的病理过程。是血栓栓子引起的栓塞。最常见的栓子是血栓脱落形成。栓塞后果因脱落部位和栓子大小而异。

血栓栓塞性疾病（thromboembolic disease）　由于先天遗传性或后天获得性原因，导致病人止血和抗血栓机制失衡，引起血凝块阻塞血管的疾病。该组疾病是现今世界上致病、致畸、致死的主要原因。

血栓弹性仪（thrombelastograph）　血液学检测凝血度的仪器。显示并记录凝血弹力图像，提供有关凝血作用的资料，直接测定血液中凝、低凝、纤溶情况，对出血性疾病和高凝度血凝状态的诊断有参考价值。适合于手术中凝血变化的观察及抗凝治疗的监护。

血栓烷（thromboxane, TX）　其他名称：血栓素、凝血噁烷。一种由前列腺酸为基本骨架，分子中五碳环为含氧的噁烷所取代的 20 个碳多不饱和脂肪酸的衍生物。其前身为前列腺素 H_2。可促进血小板聚集、血管收缩，促进凝血及血栓形成。与前列腺素 I_2 的作用相拮抗。

血栓烷 A_2（thromboxane A_2, TXA_2）　其他名称：血栓素 A_2。血小板质膜的磷脂中含有花生四烯酸，血小板细胞内有磷脂酶 A_2。当此酶被激活时，花生四烯酸脱离质膜，在环氧合酶作用下产生前列腺素 G_2 和前列腺素 H_2，二者不稳定，在血小板内血栓烷合成酶催化下形成大量的血栓烷 A_2。血栓烷 A_2 使血小板释放内源性 ADP，因此 TXA_2 具有很强的血小板聚集作用及缩血管作用，故属于致聚剂之一。

血栓心脉宁胶囊（xueshuan xinmaining jiaonang）　中医成药名。化瘀通脉祛瘀剂。组成：川芎、槐米、丹参、水蛭、毛冬青、牛黄、麝香、人参茎叶皂苷、冰片、蟾酥。用于脑血栓、冠心病、心绞痛属气滞血瘀者。孕妇忌服。

血栓形成（thrombosis）　在一定条件下，血液有形成分在血管（多为小血管）或心脏内膜表面形成的凝块或沉积物（栓子），造成血管部分或完全堵塞、相应部位供血障碍的病理过程。所形成的凝块或沉积物，称为血栓。根据血栓成分分为血小板血栓、红细胞血栓、纤维蛋白血栓、混合血栓等。按血管类型分为动脉血栓、静脉血栓、微血管血栓。血栓形成很常见，且可以引起严重后果。血栓形成的主要原因有血管内膜损伤；血流缓慢或不规则；血液性质的改变，主要是血液的凝固性增高。

血栓性静脉炎（thrombophlebitis）　表浅静脉的急性非化脓性炎症。表现为受累静脉的局部疼痛、皮肤红肿，有时可触及索状物并有压痛，有复发倾向，个别者可引起肺梗死。以对症治疗为主，若病情变向深处发展，则可考虑手术治疗。详见静脉血栓形成。

血栓性外痔切除术（thrombosed external hemorrhoidectomy）治疗血栓性外痔的一种方法。局麻后，在外痔表面皮肤上作与肛门呈放射状的切口，于皮肤下沿紫黑色的痔丛周围作剥离，可将痔完整取出。切口不做缝合，术后用 1/5 000 高锰酸钾溶液坐浴，每天 2 次，创口很快自行愈合。

血栓性微血管病（thrombotic microangiopathy）　见微血管病。

血栓性心内膜炎（thrombotic endocarditis）　非感染性心内膜炎。偶发生于慢性消耗性疾病、恶性肿瘤、心力衰竭、脑血管意外等。赘生物多限于瓣膜，左房室瓣最常累及，主动脉瓣及联合瓣膜病变次之。易引起脑、肾、脾或心脏血管栓塞致死。治疗：激素、抗凝。

血栓性血小板减少性紫癜（thrombotic thrombocytopenic purpura，TTP）　以微血管内广泛血小板血栓形成为特征的血栓性微血管病。是一组微血管血栓-出血综合征。血小板减少性紫癜的特殊类型。病因未明。病人以青、中年妇女为多见。临床以血小板减少、微血管病性溶血性贫血、神经精神系统症状、发热和肾损害为主要特征的五联征。实验室检查可见多数破碎红细胞。用肾上腺皮质激素、双嘧达莫及血浆置换疗法治疗有一定疗效。

血栓痔（thrombosed hemorrhoids）　中医病名。指在外痔中有血栓形成者。多因内热血燥，强力负重而致血络损伤血瘀而成。症见肛门部如乳头状突出，色青紫，剧痛，甚者可化脓破溃成瘘。治宜清热凉血。服凉血四物汤，外用五倍子汤熏洗；痛减而坚硬不消者，可手术剥取瘀血块，外用二宝丹去腐，生肌散收口。

血丝痰（blood tinged sputum）　肺部疾患的一种症状。肺内肿瘤或某些炎症侵蚀小血管时，常于咳痰中出现少量血丝。40 岁以上的人无诱因出现血丝痰应首先考虑有患肺癌的可能。

血痰（bloody sputum，sputum cruentum）　可由血或血红蛋白所致。见肺结核、肺癌等。

血糖（blood sugar）　指血中葡萄糖的浓度。为机体能源之一。正常空腹血糖浓度为 3.9～6.1mmol/L（70～110mg/dl），餐后 2h 为 3.9～7.8mmol/L（葡萄糖氧化酶法测定）。超过此数被认为高血糖；低于此数为低血糖。情绪过度激动、剧烈运动或大量食糖后会出现暂时性高血糖，饥饿时则出现暂时性低血糖。持续性的血糖过高或过低则为病态。

血糖测定仪（apparatus of blood sugar assay，blood-glucose meter）　其他名称：血糖计。是测定血液中葡萄糖含量的仪器。临床上血糖测定按化学分析方法区分为两种：①试管法，样品加入试剂中反应后用光度比色测定，这可通过使用比色计或自动生化分析仪来完成。②试纸法，将样品加到已涂制有试药的试纸条上，经反应后，插入血糖计中进行比色测定，显示出数据。所说血糖计应属此种，是一个电池供电袖珍型测定仪器，适于现场巡诊和病人家中使用。人血糖正常值为 3.9～6.1mmol/L（70～110mg/dl），测定血糖对诊断糖尿病等及监测治疗效果有重要意义。

血糖浓度（blood-glucose concentration）　正常空腹血糖浓度在 3.9～6.1mmol/L，相当于 70～110mg/dl 范围内变动。糖是机体主要能源物质，因此血糖浓度相对稳定至关重要。血糖浓度的调节是通过各种糖代谢途径综合变化而实现的。肝通过肝糖原储存与分解及糖异生调节血糖水平。肾通过肾小管重吸收糖以维持血糖。此外，激素如胰岛素、胰高血糖素、肾上腺素、糖皮质激素和生长素等均参与调节糖代谢。

血糖升高性糖尿（high blood sugar glucosuria）　非糖尿病性血糖升高。此时的血糖升高仅是某种疾病的症状之一。见于：①内分泌疾病，如肢端肥大症、皮质醇增多症、甲状腺功能亢进症；②胰腺疾病，如胰腺炎、胰腺癌、胰腺切除术后；③颅脑疾病，如脑出血、脑肿瘤和脑外伤等；④消化系统疾病，如胃、空肠疾病、弥漫性肝病；⑤药物性，如肾上腺皮质激素、女性避孕药、雌激素、氧苯甲噻二嗪、噻嗪类利尿剂。

血糖指数（glycemic index，GI）　服用一定量（通常为 50g）的食物升高血糖的效应与相当量的标准食品（通常为葡萄糖 50g）升高血糖效应之比。

血停滞（stasis）　由于感染、中毒、理化因素刺激，引起局部血管运动神经麻痹和血管张力丧失，致使血液淤滞。表现为血管扩张，其中充满密集的红细胞。

血涂片（blood smear）　检查血液的一种方法。有薄片法及厚片法。将一定量血液均匀地涂抹在玻片上，染色后观察血细胞形态，检查血内寄生虫、红斑狼疮细胞及计数血细胞百分数。

血脱（blood collapse）　见血脱证。

血脱气脱（exhaustion of vital energy due to profuse hemorrhage）　其他名称：气随血脱。中医病机。由于急性大出血，气失依附，致阳气虚脱。症见面色苍白、四肢厥冷、大汗淋漓、脉微欲绝。见于出血性休克。治宜急以补气固脱，用独参汤。

血脱证（syndrome of blood depletion）　其他名称：血脱。中医术语。突然大量失血，或长期反复出血，致血脉空虚，脏腑组织失养，以面色苍白、头晕目眩、心悸怔忡、气微而短、四肢厥冷、渐致神志昏蒙、舌淡白、脉芤或微细欲绝等为常见症的危重证候。

血为气母（blood as the mother of vital energy）　中医理论。阐述气血关系的一种理论。血是气的物质基础或依附的根据。血虚则气少，血竭则气脱，血瘀则气滞。在治疗方面补气常结合养血，行气通经还须散瘀活血，就是这种理论的具体运用。

血吸虫（blood fluke，schistosome）　其他名称：裂体吸虫。寄生于人体的主要虫种有日本血吸虫、埃及血吸虫、曼氏血吸虫、间插血吸虫和湄公血吸虫 5 种。主要分布于亚洲、非洲及拉丁美洲的许多国家。我国仅有日本血吸虫，分布于长江流域以南 12 个省（市、自治区）。成虫多寄生于肠系膜静脉或膀胱静脉。虫卵从粪便或尿排出，因虫种而异，尾蚴的尾部分叉，在水中经皮肤感染人体。可引起血吸虫病。

血吸虫病（schistosomiasis）　血吸虫寄生于人体静脉系统所引起的疾病。一种寄生虫病。日本血吸虫寄生于门静脉而引起腹泻、肝脾大和门静脉高压，流行于东亚各国；埃及血吸虫寄生于膀胱静脉和盆腔静脉而引起血尿和膀胱炎，流行于非洲；曼氏血吸虫寄生部位和病状与日本血吸虫相似，流行于南美和非洲。我国流行的是日本血吸虫病。

血吸虫病性肝硬化（schistosomial cirrhosis）　由血吸虫侵入肝脏而引起肝硬化。血吸虫寄生在人体门静脉系统内生长发育，成熟产卵。大量虫卵持续随血液进入肝内门静脉小支产生栓塞并刺激周围组织，引起一系列的病理变化和大量纤维组织增生而发生肝硬化。表现为肝大、表面不平、有大小不等的结节，脾脏常有不同程度的肿大，伴以食管、胃底及腹壁等处静脉淤血曲张，可并发呕血。晚期有腹水形成。病人消瘦虚弱，腹部膨大，流行地区俗称"水臌胀"。治疗：增加营养，改善全身情况，增强体质，然后根治病因。脾脏明显肿大者可作脾切除，其他治疗同门脉性肝硬化。

血吸虫属（Schistosoma）　其他名称：裂体吸虫属。吸虫纲，裂体吸虫科寄生虫。寄生在人、哺乳动物或鸟类的血管中，故名。雌雄异体，有口吸盘和腹吸盘，两者小而接近。肠管分叉而后复合为一。卵壳薄，无盖。尾蚴尾端分叉，从皮肤钻入宿主体内发育为成虫，在血管内产卵，引起人畜血吸虫病。寄生于人体的主要有：日本血吸虫（S. japonicum）分布于亚洲，包括中国、日本、菲律宾等地；曼氏血吸虫（S. Mansoni）分布于非洲、南美和亚洲西部；埃及血吸虫（S. haematobium）分布于非洲、亚洲西部和欧洲南部。在我国只有日本血吸虫。寄生于人体的血吸虫也可寄生在多种哺乳动物体内，如日本血吸虫可感染家畜和多种野生动物。动物血吸虫种类较多，但不同属中，以危害牛羊的最重要，如土耳其斯坦乌毕吸虫（Ornithobilharzia turkestanicus）。禽畜类血吸虫尾蚴亦偶可侵入人的皮肤，产生尾蚴皮炎，但不能在人体中继续发育。

血吸虫尾蚴皮炎（schistosome cercarial dermatitis）　由血吸虫尾蚴引起的皮炎。血吸虫有几种，有使人既产生皮炎，又产

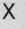

生血吸虫病的日本血吸虫；有鸭（包括野鸭）和牛的血吸虫，对人只产生皮炎。当人下水田劳动时，鸭或牛的血吸虫尾蚴钻进皮肤，产生针头至绿豆大小的丘疹和丘疱疹，以小腿前面最多，手和前臂次之，陷入泥内的足部不发病。有剧痒和刺痛感。1周左右渐渐消退。如反复感染，病情加重，病期可延长。下水前涂抹15％磷苯二甲酸二丁酯或10％氯硝柳胺油膏有预防作用。

血吸虫性肝纤维化（hepatic fibrosis of schistosomiasis） 血吸虫卵从门静脉进入肝脏引起的肝纤维化病变。主要的病理特点是门静脉周围纤维化所致的门静脉阻塞（窦前性阻塞），而肝动脉不受影响，能继续供应肝细胞营养，所以肝功能一般不受严重影响。门静脉阻塞导致的门静脉压力增高还可引起腹水、脾功能亢进和侧支循环形成等症状。治疗：去除病因，对症处理。

血细胞（blood cell） 曾称血球。血液的主要成分。血细胞分为红细胞及白细胞。前者没有细胞核和任何细胞器。细胞中所含血红蛋白和碳酸酐酶是血液中运输氧与二氧化碳的主要工具。后者有细胞核和细胞器。依其细胞内有无特有的颗粒又分为粒细胞与无粒细胞。白细胞参与身体的防御功能。

血细胞比容（hematocrit，Ht） 其他名称：红细胞比容、红细胞压积。是将抗凝血离心沉淀，以测定下沉红细胞与全血体积之比。血细胞比容测定常用来诊断贫血。正常值，男性为40％～50％，女性37％～48％，新生儿49％～60％，儿童为35％～44％。

血细胞比容测定（hematocrit assay） 其他名称：血细胞压积测定。测定单位容积血液中红细胞所占容积百分比的方法。取一定量血液置特制管内，加速离心沉淀，观察红细胞所占容积比值。正常数值男性约为40％～50％，女性约为37％～48％。血细胞比容的减少见于贫血和血液稀释；增多见于血浓缩（如失水）、红细胞增多症或烧伤等。

血细胞比容离心机（hematocrit centrifuge） 利用离心分离方法测定血液中红细胞体积分数的仪器。离心转速通常为10 000r/min，采用的转头为一圆盘，转盘上有辐射状样品槽，可容约20～50个毛细管式样品管。在高速离心数分钟后，血细胞和血浆据其不同的密度而被相互分离开，通过测定毛细管中红细胞（红色部分）和血浆（黄色部分）的相对长度比，而得出血细胞比容。商业上有专用的血细胞比容离心机，也可在某种离心机上选购圆盘式血细胞比容转头。血细胞比容增高常见于各种原因引起的血液浓缩，对观测水、电解质紊乱和血细胞流变学改变有一定临床意义。

血细胞分离器（blood cell separator） 用于成分输血的重要仪器。将经过抗凝的供体全血流经连续血细胞分离器，在不同转速下按血细胞成分的比重不同，利用离心分离原理，将红、白细胞及血小板分离，按病人所需输给，剩余成分输回供体。可节省血源，减少输血反应，且可对某些血液病进行治疗。

血细胞管型（blood cell cast） 是尿中蛋白质在肾远曲小管腔内凝结成形的圆柱状体。其形成与尿蛋白性质、尿酸碱度和尿量都密切相关。在蛋白凝结过程中将红细胞包含在内者为红细胞管型，常见于急性肾炎、慢性肾炎急性发作期和过敏性紫癜肾炎；在蛋白凝结过程中将白细胞包含在内者为白细胞管型，见于肾盂肾炎或肾移植后的早期。

血细胞计数池（blood counting chamber） 计数血细胞的工具。为一块长方形硬质玻璃板，上有刻度平台两个，每个平台有9个大方格，每个大方格的面积为一平方毫米，加特制盖片后的深度为0.1mm。中心大方格以双线划为25个中方格，每中方格又等分为16个小方格。中心大方格供红细胞计数用，四周的大方格为白细胞计数用。

血细胞计数法（hemacytometry） 计数血细胞的方法。有显微镜计数法、光电比浊法、电子计数器法。目前显微镜计数法最为广泛采用。

血细胞计数器（blood cell counter，hemocytometer） ①自动计算人体红、白细胞及血小板等数量的电子仪器。比显微镜计数法快而准确。采血量只需0.02ml。稀释血样后置入仪器中，20s即可以数字显示测定结果。附有示波、声响、堵孔监视系统。适用于临床生化检验及科研。②指手动计数红细胞总数和白细胞总数及其分数的仪器。有机械式和电子数字式两种。机械式最简单的系采用指按数码器，当通过显微镜观测到一个细胞时，按压一下数码器键，最后得到累积总数；专用型分设几个计数区位，用来分类计数，最后在显示分类数的同时，也累积出总数。电子数字式计数方式同机械式，只是将机械转动数码改由电子计数电路处理，以数码管或液晶屏显示出来。

血纤蛋白溶解酶原（plasminogen） 见纤溶酶原。

血象（haemogram） 血液一般检查的实验数据。主要包括白细胞计数分类、红细胞总数及血红蛋白含量等检查结果。

血小板（blood platelet） 血液中由骨髓巨核细胞脱落的无细胞核小体。双凸圆盘状，直径2～4μm。在血涂片多聚集成群，分布于血细胞之间。血小板中含凝血物质，在止血和凝血的过程中起重要作用。平均寿命11天。正常人血小板的数量为（100～300）×10^9/L。

血小板病（thrombocytopathy） 血小板第3因子缺乏或释放障碍所致的先天性血小板功能障碍性疾病。呈常染色体显性遗传。临床常有轻至中度皮肤、黏膜出血，女性可有月经过多。实验室检查：血小板对腺苷二磷酸（ADP）及肾上腺素的聚集反应，第一聚集波正常，第二聚集波减弱，血小板第3因子有效性减低。应避免应用能抑制血小板功能的药物如阿司匹林等。

血小板分布宽度（platelet distribution width，PDW） 反映血小板容积大小的离散度。用所测单个血小板容积大小的变异系数（CV％）表示。参考值为15％～17％。PDW减少表明血小板的均一性高。PDW增高，表明血小板大小悬殊，见于急性髓系白血病、巨幼细胞贫血、慢性粒细胞白血病、脾切除、巨大血小板综合征、血栓性疾病等。

血小板功能缺陷病（functional defect of platelet） 因血小板功能异常引起的一类出血性疾病。分为遗传性（先天性）和获得性（继发性）两大类。有人将遗传性血小板功能缺陷病分为：①黏附功能缺陷，有的黏附于内皮下组织的缺陷，如巨大血小板综合征；有的黏附于胶原的缺陷，如埃勒斯-当洛斯综合征。②凝集功能缺陷，如血小板无力症及血小板病性血小板减少症；③释放功能缺陷，包括致密体减少或缺乏储藏池病、释放反应障碍阿司匹林样缺陷、湿疹-感染-血小板减少综合征等3种。

血小板功能障碍性疾病（functional disorder of platelet） 一组由于血小板结构或代谢异常引起血小板黏附、聚集、释放及凝血活性等功能缺陷所致的出血性疾病。可伴或不伴血小板计数改变。血小板膜的异常可影响黏附、聚集和释放反应。血小板合成生物活性物质发生变化也可引起血小板功能障碍，如前列腺素合成障碍。有些物质如ADP、肾上腺素等能使血小板的cAMP（环腺酸腺苷）减少，促使聚集；反之抑制其聚集或解聚。此外，储存并影响血小板物质的释放。血小板病是一组血小板促凝功能障碍的疾病。血小板功能障碍有先天性和后天获得性之分。临床表现为血管-血小板型皮肤、黏膜出血，严重度依病因而不同。治疗原则首要是处理原发病和停服有关药物，严重者输单采血小板或血小板悬液。

血小板计数（platelet count） 常用方法有直接计数法和电子仪器自动计数法两类。正常参考值为（100～300）×10^9/L（10万～30万/mm³）。原发性血小板减少性紫癜、弥散性血管内凝血、脾功能亢进、骨髓造血功能低下时，血小板减少；慢性粒细胞白血病和原发性血小板增多症，血小板增多。

血小板减少性紫癜（thrombocytopenic purpura） 因血小板减少所致的皮肤、黏膜及脏器出血的疾病。分为原发性及继发性两类。前者病因未明；后者为某些化学物质（苯类化合物）、药物（抗肿瘤药、抗生素等）、感染（病毒、细菌）及肿瘤转移、尿毒症、脾功能亢进等所致。主要为皮肤瘀点，瘀斑，鼻及牙龈出血，内脏亦可出血。实验室检查显示血小板减少。以治疗原发病为主，停用和去除能降低血小板的因素和药物。也可予激素、输血、止血等治疗。

血小板聚集功能（platelet aggregating function）　血小板与血小板之间的黏附功能。血小板聚集需有诱导剂参与，如 ADP、肾上腺素、凝血酶、胶原等。实现血小板聚集的因素有 3 条：①血小板膜糖蛋白Ⅱ、Ⅲ；②纤维蛋白原；③钙离子。

血小板聚集试验（platelet aggregation test，PAgT）　测试血小板对聚集剂产生应答能力的实验方法。因聚集剂种类及浓度不同，参考值有很大变化。PAgT 减低见于血小板无力症、巨大血小板综合征、低纤维蛋白原血症、肝硬化、服用抗血小板药物等；PAgT 增高见于血液高凝状态和血栓性疾病，如急性心肌梗死、糖尿病、脑血管病、人工瓣膜术后等。

血小板聚集仪（blood platelet aggregometer）　用于观测磷酸腺苷、凝血酶、5-羟色胺、胶原、肾上腺素等在实验室条件下诱导血小板聚集过程的仪器。检查血小板凝集功能；有助于探测高凝状态及血小板功能紊乱的机制。用于脉管炎、高脂血症、冠心病、白血病、糖尿病、血小板病、血管性假血友病的检查。

血小板抗体（platelet antibody，thrombocyte antibody）　系血小板的对应抗体。见于原发性血小板减少性紫癜、药物性血小板减少性紫癜病人的血液中。血小板抗体可使循环血中的血小板迅速下降，并可使骨髓中的巨核细胞发生退行性变化，与此同时血小板也暂时停止生成。

血小板黏附功能（platelet adhesion function）　血小板具有的黏附于血管内皮下胶原及带负电荷物质表面的功能。此种功能对初期止血有重要意义。

血小板黏附试验（platelet adhesion test，PAdT）　检测血小板对异物表面黏附性的一种实验方法。参考值：玻璃柱法（62.5±8.61)%（45.34%～79.78%）；玻璃球法（34.9±5.95)%；玻璃滤器法（31.9±10.9)%。PAdT 增高，见于血液高凝状态和血栓性疾病，如心肌梗死、深静脉血栓形成、糖尿病、肾小球病变等；PAdT 减低见于血小板无力症、巨大血小板综合征、肝硬化等。

血小板平均容积（mean platelet volume，MPV）　代表单个血小板的平均容积。参考值 7～11fl（飞升）。增加见于：血小板破坏增加而骨髓代偿功能良好者。减低见于：骨髓造血功能不良，血小板生成减少；约半数白血病病人；MPV 随血小板数而持续下降，是骨髓造血功能衰竭的指标之一。

血小板生成素（thrombopoietin，TPO）　主要由肝、肾产生的，通过增加骨髓中巨核细胞的大小和数量来调节外周血小板水平的活性物质。TPO 在临床上主要用于血小板减少症的治疗及其他可能的相关病症。

血小板收缩蛋白（thrombosthenin）　存在于血小板的溶胶-凝胶区内的，与肌细胞内的收缩蛋白相类似的蛋白质。由血小板收缩蛋白 A 和 M 构成。前者与肌动蛋白相似，后者与肌球蛋白相似，并具有 ATP 酶活性，可使 ATP 分解，释放能量供给血小板收缩。血小板收缩，血凝块回缩，变成坚实的血块堵塞伤口。

血小板危象（platelet crisis）　血小板数量和质量异常的病人，由于血小板数量发生急剧改变（$<30×10^9/L$ 或 $>750×10^9/L$）及功能异常时所引起的严重临床表现。可引起皮肤、黏膜及内脏（颅内、肾上腺）出血，甚至危及生命。

血小板无力症（thrombasthenia）　其他名称：格兰茨曼血小板无力症。先天性血小板聚集功能障碍性疾病。为常染色体隐性遗传。男女均可发病，也都可以遗传，以近亲婚配的子女多见。同一家族中可有几个成员发病的家族史。特征是幼年自发性皮肤黏膜出血及鼻出血，随年龄增长可以减轻。实验室检查：血小板计数正常，但不聚集；出血时间明显延长；血块回缩不佳或不回缩；血小板对诱导剂不发生聚集。本病无特殊治疗，出血严重时可输新鲜血或输注血小板悬液。

血小板相关免疫球蛋白测定（assay of platelet associated immunoglobulin，PAIg assay）　一组存在于血小板表面的免疫球蛋白，以酶联免疫吸附法测定并计算其含量。参考值：PAIgG $0～78.8ng/10^7$ 血小板；PAIgA $0～2.0ng/10^7$ 血小板；PAIgM $0～7.0ng/10^7$ 血小板。临床上常将 PAIgG 及 PAIgA、PAIgM 的升高作为特发性血小板减少性紫癜的诊断、疗效及估计预后的指标。

血小板血栓综合征（blood platelet thrombus syndrome）　其他名称：血栓性微血管病性溶血性贫血。全身各组织的小血管及毛细血管内有血小板及纤维蛋白组成的玻璃样透明血栓形成。临床特征有血小板减少、溶血性贫血、发热及肾脏损害。多发生在 40 岁左右。起病急，病程短。治疗：可先采用抗血小板药、肾上腺皮质激素，也可试用磺吡酮或噻氯匹定。如 24～48h 后无好转，应即连续血浆输注或置换血浆。

血小板血型（blood group of thrombocyte）　血小板血型抗原可以有红细胞及组织共有的抗原和血小板本身特有的抗原。现已被公认的有 Zw（PI^3）、K_O 和 PI^E 3 种。由于这些抗原系统的存在，在输入含这些抗原的血液时，机体可产生相应的抗体，当再次输入此类血液时，就可发生输血后紫癜。这种现象的出现备受临床关注。

血小板因子（platelet factor，PF）　血小板本身所含有的特异性物质。已知 PF 有 10 余种，分别称 $PF_1～PF_{11}$。各有其不同功能。当血管损伤时，PF 与胶原组织接触发生黏附、聚集、血小板破裂，释放出 PF，参与凝血及止血过程。

血小板增多（thrombocytosis）　血小板明显高于正常。临床上可分为：①原发性：血小板高于 $800×10^9/L$（80 万/mm^3）。②继发性：血小板常超过 $400×10^9/L$（40 万/mm^3），但少于 $800×10^9/L$（80 万/mm^3）。常继发于脾切除、出血、溶血、手术等。

血心包（hemopericardium）　其他名称：心包积血。心脏损伤所致的心包腔积血。战时多为心脏的火器伤所致。平时多由前胸严重的挤压造成心脏挫裂伤及冠状血管损伤所致。病人有心脏受压症状及相应体征。应予急救。

血锌（blood-zinc）　血液中锌的含量。一般分为全血锌、血浆锌和血清锌 3 种。后两者对反映机体锌营养水平有参考价值。其中血清锌和血浆锌我国 60 岁以下成人正常值为 $15.3～21.42μmol/L$（100～140μg%），全血锌为 $137.8μmol/L$（900μg%）。

血行播散型肺结核（hematogenous pulmonary tuberculosis）　肺结核的一种临床类型。在儿童，多由原发性肺结核发展而来；在成人，则由继发性肺结核或肺外结核病灶溃破到血管引起。急性粟粒型肺结核是急性全身血行播散型结核病的一部分，其起病急，全身中毒症状重，常伴结核性脑膜炎。X 线显示肺内病灶细小，状如粟粒，均匀播散于两肺。当人体免疫力提高或少量结核分枝杆菌分批经血行进入肺部，则粟粒状结节大小不等，对称分布于两肺上中部，称为亚急性或慢性血行播散型肺结核。此型临床上可无中毒症状，病灶发展缓慢。治疗同肺结核。

血型（blood group）　根据红细胞表面特异性抗原的类型对血液的分型。人类红细胞有 15 种以上血型系统，如 ABO（ABO）、Rh、Lewis、MNSs、P 等。医学上常用的 ABH 型系统，根据抗原（凝集原）不同又可分为 A_1、A_2、A_1B、A_2B、B、O 6 型。血型不同的人的血清中具有不同的抗体（凝集素）。血型由遗传决定。利用血型检查个人异同鉴定是一项重要方法。除用新鲜血液和血痕外，从白骨、毛发、精液、唾液、泪液、组织块及排泄物等，均可判定血型。临床应用的主要有 ABO 血型系统和 Rh 血型系统。

ABO 血型不合溶血病（ABO blood type incompatible hemolytic disease）　新生儿溶血症中较常见但症状较轻的一种。ABO 血型不合溶血病仅限于母亲 O 型和胎儿 A 或 B 型。由于 ABO 抗原因子在自然界广泛存在（如寄生虫感染，注射伤寒疫苗，某些植物亦含有 AB 血型物质），故 ABO 血型不合溶血病常在第一胎发生（40%～50%）。临床表现为贫血、黄疸、肝脾大。一般较 Rh 血型不合者轻。治疗除早期光疗外，一般不需治疗。

Rh 血型不合溶血病（Rh blood type incompatible hemolytic disease）　新生儿溶血症较严重但少见的一种。因胎儿与母亲 Rh 血型不合，胎儿红细胞所具有的抗原通过胎盘进入母体，刺激其产生相应抗体，抗体进入胎儿血液循环与其红细胞发生凝集、破坏溶血。Rh 溶血病在第一胎发病率很低（1%左右），一般在第二胎以后发生，主要见于母 Rh 阴性、胎儿 Rh 阳性者。本症病情严重，小儿出生时已有重度衰竭、全身水肿，甚至死胎。可用胎内治疗、换血或光照疗法。

血型检验（blood group examination）　对人体血液属何型别的测定。法医工作中除对伤害案件中的血痕检验外，对亲子鉴定、无名尸体及有关输血的医疗纠纷等案件中亦均进行血型检验。血型具有遗传特性且终生不变，故是个人识别的重要依据。血型狭义是指红细胞抗原的差异，实际上还包括白细胞、血小板和血清等不同的抗原成分。目前已知人类的血型抗原有许多独立系统，如 ABO、MNSs、Rh 等系统。白细胞抗原除具红细胞抗原外，还有自己的独立系统，如 HLA 抗原等。检验方法主要有玻片法或试管法及电泳法等。

血型抗体（antibody of blood group）　血型抗体主要是 IgG 与 IgM 球蛋白，有些抗 A、抗 B 和 Rh 抗体是 IgA 球蛋白。天然存在的抗体大多数为 IgM 球蛋白，为完全抗体，分子量大，不能通过胎盘，故不引起新生儿溶血症。ABO 血型系统的抗体即为该种抗体。免疫抗体在免疫后期为 IgG 球蛋白，不完全抗体，分子量小，可通过胎盘，能引起新生儿溶血，输血反应也与此有关。

血型抗原（blood-group antigen）　人的红细胞表面的多种抗原物质，它决定了人有不同的血型。众所周知的 ABO 血型是按红细胞表面是否存在 A 或 B 型抗原而定名的，有 A 抗原的为 A 血型，有 B 抗原的为 B 血型，两者都有的为 AB 血型，两者全无的为 O 血型。

ABH 血型物质（ABH blood group substance）　存在于人体内红细胞表面，构成 ABO 血型抗原的物质。由多糖和多肽组成。其他组织细胞上也有，亦存在于体液中。A 型红细胞膜上有 A 抗原，其特异性由 N-乙酸基-D 氨基半乳糖决定；B 型红细胞有 B 抗原，其特异性决定于 D-半乳糖；AB 型红细胞上有 A、B 两种抗原；O 型红细胞上没有 A、B 血型抗原，但有 H 物质，特异性决定于 L-岩藻糖。ABO（H）3 种血型抗原的遗传是受各自基因控制的，其中 A、B 基因为显性基因，而 O（H）基因为隐性基因。

B 血型物质（B blood group substance）　B 型红细胞的凝集原抗原物质，决定了人 B 血型红细胞的特异抗原性。在 ABH 血型物质基因控制下产生的，先在 H 基因作用下，将 L-岩藻糖加到糖蛋白前身上形成 H 物质，又在 B 基因作用下，将 D-半乳糖加在 H 物质上形成 B 血型物质。

Rh 血型系统（Rh blood group system）　以是否与以恒河猴（Rhesus）红细胞制备的免疫血清发生凝集反应而分型的血型系统。认为呈凝集反应的人的红细胞与恒河猴有相同的抗原，称 Rh 阳性，不起凝集反应的人的红细胞称为 Rh 阴性。白种人前者约占 85%，后者约占 15%。

血性腹水（hemorrhagic ascites）　含有较多红细胞或外观呈血色的腹水。癌性腹水，或结核性腹膜炎渗出液内含有较多红细胞时均为血性腹水。

血性渗出液（blood effusion, hemorrhagic effusion）　胸腔血性渗出液，主要见于癌和结核时；腹水则多由恶性肿瘤引起，有时可于出血倾向或门脉压增高的病人。如找到大量印戒细胞应怀疑是肿瘤。陈旧性出血时，标本呈暗褐色。

血性胸水（bloody hydrothorax）　含有较多红细胞的胸水。常见于胸膜恶性肿瘤、肺癌等。

血胸（hemothorax）　胸膜腔内有血性液体的积聚。多因胸部创伤引起。血液可来自肋间及胸廓内血管、肺裂伤或心脏和胸内大血管创伤。一般为两类：①胸内出血，积液为全血，因胸腔、肺或胸腔内血管损伤破裂所引起。如大量积血，病人有胸痛、气急、发绀等症状，甚至引起休克，应作紧急外科处理。②血性胸腔积液，积液含多量红细胞，常因肿瘤、结核病等引起。

血胸腺屏障（blood-thymus barrier）　隔开血液与胸腺的屏障结构。胸腺皮质毛细血管外包裹着一层连续的上皮性网状细胞，电镜下由内向外分为 5 层：①无窗孔的连续性内皮，内皮细胞间有紧密连接。②内皮下完整的基膜。③血管周围间隙。④上皮性网状细胞下完整的基膜。⑤一层连续的上皮性网状细胞突起。共同构成一密闭的微环境，使胸腺与血液间的物质交换受到一定的限制。一些大分子物质不易透过血胸腺屏障进入胸腺皮质与淋巴细胞接触。

血虚（blood deficiency）　中医病机。体内血分亏损常可因失血过多、思虑过度、寄生虫，或脏腑虚损不能化生精微而致。症见面白无华、唇色淡白、头晕眼花、心悸、失眠、手足发麻、脉细无力等。治宜补血为主，或补气益血。

血虚发热（fever due to blood deficiency）　中医病证名。①其他名称：血虚热。见《内外伤辨惑论》。指血虚而致的一种虚热。多由吐衄便血或产后崩漏等失血所致，亦可因饮食劳倦等内伤脾胃，逐渐发展而成。症见肌热面红、燥渴，甚则烦躁、睡卧不安、脉洪大而虚，重按无力等。治宜滋阴养血或养血益气。②专指小儿血虚引起的发热。其症午后热甚、烦躁不安、两颊淡红、面唇淡白、毛发枯黄、形瘦神疲、大便艰涩难出、脉来大而无力。治宜补血以退热。用四物汤，热甚另加生地。

血虚眩晕（dizziness due to blood deficiency）　中医病证名。多因损伤心脾、肝火炽盛、阴血亏耗而致。《症因脉治》："血虚即阴虚也，形体黑瘦，五心常热，夜多盗汗，睡卧不宁，头面火升，则眼花旋转。火气下降，则旋晕亦止，不比外感之常晕不休，不比痰火之暴发暴作，此血虚眩晕之症也。"治宜滋阴补血为主。血虚无火者，可用归脾汤等方；血虚有火者，可用天王补心丹等方。失血过多之眩晕，治宜补肝养血、益气滋阴等法。

血虚证（syndrome of blood deficiency）　中医证候之一。血液亏虚，失于荣养所致，以面色淡白或萎黄，唇、甲淡白，头晕眼花，心悸多梦，手足发麻，妇女经少经闭，舌淡，脉细等为常见症。

血压（blood pressure）　血管内的血液对于单位面积血管壁的侧压力。在循环系统各段血管中血压高低不等，动脉血压较静脉血压高。一般所称血压是指动脉血压，常以上肢肱动脉测得的血压为代表。动脉血压主要由心室收缩和周围动脉的阻力所形成，与动脉壁的弹性、循环血流量和血液的黏稠度也有关。心室收缩是推动血液向前流动的主要力量，周围动脉的阻力是阻碍血液向前流动的主要力量，推动力克服阻力后使血液向前流动，二者共同形成动脉血压。动脉血压在心室收缩时最高，称收缩期血压；在心室舒张时最低，称舒张期血压。收缩期血压和舒张期血压的差称脉压。正常成人的收缩压正常血压<130mmHg，正常高值 130～139mmHg，理想血压<120mmHg。舒张压正常血压<85mmHg，正常高值 85～89mmHg，理想血压<80mmHg。血压一般随年龄增高而增高。在日常生活中，血压可有微小波动。测量血压为临床上常用的检查方法之一。

血压计（sphygmomanometer）　测量人体收缩压及舒张压的诊断仪器。一般用水银柱式，手术麻醉用指针式及立式。需与听诊器配合使用，将气囊缚于臂部充气增压测量。新生儿及小儿须选用适宜宽窄的气囊。电子血压计不需听诊器，系将换能器取样后的信号进行数字处理，显示血压及脉搏的参数。

血压监测仪（blood pressure monitor）　连续或间歇性监测人体血压的仪器。按测量方式可分为两种：①有创血压监测。采用导管或穿刺针导入动脉，经压力换能器将压力转换为电信号，由放大器放大处理后在监视器上显示或记录在记录纸上。可提供收缩压、舒张压和平均压指示及实时波形。此种方法常用于手术过程或重症加强治疗过程的监测。因需要导入动脉，称之为有创血压监测，或直接血压监测。采用漂浮导管导至不同心血管部位可测得不同处的压力，如肺动脉嵌入压、心室内压等。②无创血压监测。是在传统的袖带水银压力计测量技术基础上发展起来的，可按预定的速率对袖带进行充气和放气，再用一个灵敏的控测器测定袖带近侧的脉搏（科氏音），监测仪可将反复测得到的信号再加以处理，显示收缩压和舒张压值。两种测量技术除分别具有单机外，也可作为多参数生理监测仪的两个参数组件。

血压升高（hypertension） 血压明显升高，超过正常范围即收缩压≥18.7kPa（140mmHg），舒张压≥12.0kPa（90mmHg）。

血眼屏障（blood-eye barrier） 血液与房水、晶状体、玻璃体等眼组织间的屏障。在胚胎发生学上，眼球与脑有密切联系，房水循环与脑脊液循环亦相似，因而血眼屏障和血脑屏障两者有许多相似特点。但此屏障的临床参考价值远不如血脑屏障。

血氧饱和度（blood oxygen saturation, oxygen saturation of blood） 指血红蛋白的氧饱和程度。公式为：血氧饱和度＝（血氧含量-溶解的氧量）/氧容量×100%。动脉血氧饱和度通常为95%，静脉血氧饱和度约为70%。血氧饱和度主要取决于氧分压，两者呈氧合血红蛋白解离曲线的关系。当红细胞内2,3-二磷酸甘油酸增多、酸中毒、二氧化碳增多及温度增高时，可使血红蛋白与氧的亲和力降低，向组织释放氧增多。反之，血氧饱和度增高，不利于氧在组织的释放，在病理情况下可加重组织缺氧。

血氧含量（blood oxygen content） 指100ml血液实际的携氧量。主要是血红蛋白实际结合的氧，极小量为溶解在血浆中的氧（仅有0.3ml%）。动脉血氧含量（CaO_2）通常为19ml%，静脉血氧含量（CvO_2）约为14ml%。血氧含量取决于血氧分压和血氧容量。而血氧容量又与血红蛋白的质和量有关。因此，如果血红蛋白的质或量发生异常（如一氧化碳、亚硝酸盐中毒、严重贫血），或者血红蛋白的氧饱和度降低（如缺氧），都可使动脉血氧含量降低而发生组织缺氧。

血氧计（oximeter） 判定心肺功能的仪器。根据光反射原理，在人体中取0.4ml血样，利用光电池所接收的两个不同波长反射光强比值，在20s内测定血液中饱和含氧量的百分率。如有数字显示屏，则可直接读出测定结果。

血液（blood） ①流动于心脏和血管内的不透明红色黏稠液体。由血浆、血细胞和血小板组成。成年人血量约为4 000~5 000ml，占体重的7%~8%。味咸，腥；比重男性为1.054~1.062，女性为1.048~1.059；内含有各种营养成分、氧、无机盐类、激素、酶、抗体及代谢产物等。具有营养组织、调节器官活动、防御有害物质等功能。各器官、系统的生理和病理变化，均可影响血液成分的变化，故血液检验在临床诊断上有重要意义。②中医术语。指血液。由中焦脾胃运化的营养精微经"气化"而成。起营养身体各部组织的作用，目之视物、足之步行、掌指的握摄等，都和血的功能有关。血为心所主，赖气的推动而运行，故气行则血行，气滞则血瘀，气热则血溢。

血液病（hematopathy, hemopathy） 其他名称：血液和造血系统疾病。一类以血液、造血器官异常，以及出血、凝血方面的病理变化为表现的疾病。通常反映血细胞数量和质量的变化及凝血过程障碍。如红细胞增多症、各种再生障碍性贫血、白血病、淋巴瘤、多发性骨髓瘤、骨髓增生异常综合征、血小板减少，以及由于血管壁、血小板及凝血过程异常所致的出血性疾病等。由于疾病的种类不同，可采用不同方法治疗。

血液病学（hematology） 以研究造血组织和血液的生理及病理为中心的，基础与临床、理论与实践紧密结合的综合性学科。

血液常规检测（blood routine test） 血液细胞成分的常规检测的简称。近年来由于血液学分析仪器的广泛应用，检测项目增多，包括血红蛋白测定、红细胞计数、红细胞平均值测定和红细胞形态检测；白细胞计数及其分类计数；血小板计数、血小板平均值测定和血小板形态检测等。

血液成分单采（hemapheresis） 应用血细胞分离机从供者或病人的血液中采出某一种成分，回输其余成分的过程。血液成分单采分为单采成分输血和治疗性血液成分单采两种。前者采集健康供者的某一血液成分，用于成分输血；后者采集病人的某一血液成分，然后废弃或作某种处理后回输自身作为治疗手段，如血浆置换、各种血细胞单采、血小板单采、周围造血干细胞单采等。

血液灌流（hemoperfusion, HP） 血液透析的一种方法。将病人血液引出体外，并经过血液灌流器，通过吸附的方式清除血液中的有害代谢产物或外源性毒物或药物，净化后的血液再回输入病人体内的血液净化疗法。血液灌流吸附剂有活性炭和吸附树脂。临床上用于药物或毒物的中毒、肝性脑病、尿毒症、免疫性疾病、感染性疾病等的辅助治疗。

血液缓冲系统（blood buffer system） 血浆中存在许多由弱酸和相对应的碱性盐组成的缓冲对。最主要的缓冲对是NaHCO_3/H_2CO_3，其比值为20，缓冲量占总量的2/3。血浆中其他缓冲对有Na_2HPO_4/NaH_2PO_4和蛋白质钠盐/蛋白质；在红细胞内有血红蛋白钾盐/血红蛋白、氧合血红蛋白钾盐/氧合血红蛋白、K_2HPO_4/KH_2PO_4、KHCO_3/H_2CO_3等。一般酸性或碱性物质进入血液中，由于缓冲对作用，对血浆pH值影响很小，尤其还有肾、肺的调节，使血浆pH值稳定在7.35~7.45范围内变动。

血液降温法（blood cooling method） 低温麻醉降温时常采用的方法。用人工心肺机和变温器体外循环进行全身性降温，适用于心内直视术和大血管手术。

血液净化（blood purification） 应用物理、化学或免疫等方法清除体内过多水分及血中代谢废物、毒物、自身抗体、免疫复合物等致病物质，同时补充人体所需的电解质和碱基，以维持机体水、电解质和酸碱平衡。临床常用的有血液透析、单纯滤过、序贯超滤透析、血液滤过、血液灌流、血浆置换、腹膜透析、结肠透析、免疫吸附等。腹膜透析、血液透析、血液滤过治疗终末期肾病及急性肾损伤；血液灌流治疗药物、毒物中毒、肝衰竭等；血浆置换治疗自身免疫性疾病、高胆红素血症、高脂血症等；免疫吸附特异性清除自身抗体等致病物质等。

血液粒细胞总池（total blood granulocyte pool, TBGP） 成熟粒细胞进入血液后至进入组织前的粒细胞总量。为循环粒细胞池与边缘粒细胞池之和。两池中的粒细胞可以互相换位，但处于动态平衡。粒细胞在总池中平均约停留10h。

血液流变学（hemorheology） 研究血液流动、变形的学科。研究的范围为血液的流动、黏滞、变形的性质、血液有形成分的黏性、弹性和血液凝固的特点等。临床上常用血细胞比容、全血比黏度、全血还原黏度、血浆比黏度、红细胞电泳时间、纤维蛋白定量、血沉、血沉方程K值等指标来反映血液流变学的变化。

血液滤过（blood filtration, hemofiltration, HF） 利用对流方式清除潴留于血中过多水分和尿毒症毒素。血液透析的一种方法。使用滤过性能良好的透析器，在4~5h内从体内超滤水分约20L，同时用输液装置从静脉返回平衡液18L，达到清除体内过多的水分、含氮物质、中分子物质和纠正酸中毒的目的。主要用于慢性肾衰竭伴体液过多、高血压及心力衰竭者。

血液凝固（blood coagulation） 血液由流动状态转变为胶冻状凝块的全过程。实质是一系列凝血因子参加的链锁式酶促反应。凝血因子共有12个，用罗马数字Ⅰ、Ⅱ、Ⅲ等来表示。可分为3个基本过程：凝血酶原激活物形成、凝血酶形成和纤维蛋白形成。按触发方式不同可分为外源性凝血系统及内源性凝血系统两种。

血液-体液隔离（blood-body fluid precaution） 为预防直接或间接接触传染性血液或体液传播感染而设计的隔离。适用的疾病有乙型肝炎、丙型肝炎、艾滋病、梅毒（第1、2期）、疟疾、钩端螺旋体病、回归热、登革热和黄热病等。

血液透析（hemodialysis, HD） 简称血透。利用半透膜原理，将患者的血液与透析液同时引进透析器（人工肾），在透析

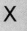

器膜的两侧呈反方向流动，借助膜两侧的溶质梯度、渗透梯度和水压梯度，通过扩散、对流和吸附作用清除毒素；通过超滤和渗透以清除体内潴留过多的水分，同时补充需要的物质、纠正电解质和酸碱平衡紊乱的血液净化技术。主要用于急、慢性肾衰竭的治疗。

血液透析器（hemodialyzer, hemodialyser）　采用半透膜的方法从血液中除去潴留的有害化学物质的仪器。由透析器、透析液驱动装置、动静脉管路、血泵、透析控制（监测）系统等构成。工作方式是分别经动、静脉穿刺插管形成回路，在血泵的作用下，循环血液通过透析器中的螺旋管（由半透膜制成），该管浸浴在往复循环的透析液中，透析液是由右旋糖酐、钙、镁、钾和钠组成的高渗溶液，血液通过螺旋管时，血液中的有害物质如尿素、肌酐和尿酸等则在渗透压的作用下，穿过半透明膜进入透析液中。由于起到类似肾脏的作用，俗称"人工肾"，但它并不能完全代替肾脏的功能。临床上常用于治疗严重肾衰竭而又不适于施行肾移植的病人及药物中毒的抢救等。

血液透析滤过（hemodiafiltration, HDF）　同时通过扩散和对流两种机制清除溶质。在保留血液透析对尿毒症小分子毒素清除能力的同时，增强了对尿毒症中分子毒素的清除作用，对血流动力学的影响也小于单纯血液透析。是血液透析与血液滤过两种疗法的结合。其临床应用更为广泛。

血液性低氧（hemic hypoxia）　由于血红蛋白的质和量发生变化，血液携氧能力降低所致的低氧，称血液性低氧。血红蛋白量减少，见于严重贫血。一氧化碳（CO）中毒时，形成碳氧血红蛋白（HbCO）且不易分离，故血红蛋白失去携氧能力。CO还抑制正常红细胞内2,3二磷酸甘油酸的生成，氧离曲线左移，释氧减少。此外，一些能使血红蛋白二价铁变成三价铁的因素（如亚硝酸盐），也使携氧能力降低。该类型低氧特点是动脉血氧分压正常，因氧含量及氧容量均减少，并有氧解离曲线左移，释氧减少，故动静脉氧含量差缩小。

血液性缺氧（hemic hypoxia）　其他名称：等张性缺氧。由于血红蛋白数量减少或性质改变以致血氧含量降低或血红蛋白结合的氧不易释放出来所引起的组织缺氧。多为动脉血氧含量降低而氧分压正常，故属等张性缺氧。病因有贫血、一氧化碳中毒、高铁血红蛋白血症以及红细胞与氧的亲和力异常增强等。临床表现各异，严重者可出现面色苍白，一般无发绀现象。一氧化碳中毒者的皮肤、黏膜呈樱桃红色，高铁血红蛋白血症呈咖啡色或青石板色。

血液学正常值（normal hematologic values）　根据各地区血液学检查资料拟订的各项正常生理常数。作为判断所测结果是否正常的标准。包括红细胞计数、血红蛋白、血细胞比容、白细胞计数、白细胞分类、血小板计数、血细胞沉降率、出血时间、凝血时间、凝血酶原时间等。

血液循环（blood circulation）　血液在体内由心室射出，经动脉、毛细血管和静脉返回心房的周而复始的循环流动。血液在人体运行一周需时20～25s，可分为：①大循环（体循环），血液从心脏左心室出发，沿主动脉、动脉、小动脉到全身毛细血管进行物质交换，再循静脉、大静脉、腔静脉回到右心房而入右心室。②小循环（肺循环），血液从右心室出发，沿肺动脉到肺毛细血管进行气体交换，再循肺静脉回到左心房而入左心室。组织间隙内的水分和代谢产物等，除由毛细血管回收，沿静脉流入心脏外，还有部分经由淋巴系统回流入心。

血液循环时间（blood circulation time）　其他名称：循环时间。血液从某一部分血管流到另一部分血管所需的时间。正常人从手臂到肺的循环时间为4～8s，手臂到舌的循环时间为9～16s。安静时血液循环整体一周需20～25s，约相当于心搏28次所需的时间。测定血液循环时间有助于诊断循环系统的功能障碍。

血液氧容量（oxygen capacity）　其他名称：氧容量100ml血液中的血红蛋白所能结合氧气的最大量。该值大小与血液中含有的血红蛋白量多少有关，含有的血红蛋白越多，其氧容量也越大，反之则氧容量小。

血液指数（blood index）　其他名称：红细胞指数。是根据红细胞计数、血红蛋白测定和红细胞容积推算出来的几个具有实用价值的指标。用于贫血的形态学分类诊断。包括红细胞平均体积、红细胞平均血红蛋白含量、红细胞平均血红蛋白浓度。

血翳包睛（trachomatous pannus covering cornea）　其他名称：红霞映日症。中医病名。血丝翳膜盖满黑眼而不能视物之证。即沙眼角膜全血管翳。多并发于沙眼，由赤膜下垂症发展而成。治宜清热泻火、凉血散瘀。

血友病（hemophilia）　遗传性凝血因子缺乏所引起的出血性疾病。具有X性连锁隐性遗传的特点。其共同特点为活性凝血活酶生成障碍，凝血时间延长，病人终身有轻微创伤后出血倾向。包括血友病甲（因子Ⅷ缺乏）、血友病乙（Ⅸ因子缺乏）及血友病丙（因子Ⅺ缺乏），我国以血友病甲（血友病A）发病率最高，血友病乙（血友病B）次之，血友病丙（血友病C）最低。血友病甲和血友病乙均通过性染色体隐性遗传，男性发病，女性传递。男女都可患病。临床主要表现为异常出血及出血所致压迫症状或并发症。肌肉关节腔或深部组织出血、创伤后过量出血是本病的特征性表现。防治：禁用阿司匹林等影响血小板功能的药物，避免手术；可输血浆，冷沉淀物，因子Ⅷ、Ⅸ浓缩剂，凝血酶原复合物，用复方炔诺酮、氨基己酸、肾上腺皮质激素等。

血友病关节炎（hemophilic arthritis）　见血友病性关节病。

血友病性关节病（hemophilic arthropathy）　其他名称：血友病关节炎。血友病病人反复关节内出血引起的关节慢性炎症。多发于膝、肘、踝、肩和髋关节。表现为关节肿胀、发热、压痛和活动受限；反复关节血肿导致骨骺肥大、肌肉失用性萎缩；关节屈曲、僵硬及畸形。凝血因子检验及关节X线检查可以确诊。治疗：急性关节肿胀补充凝血因子；关节弹力绷带包扎和支架固定；畸形者可在补偿疗法基础上手术矫正。

血瘀（blood stasis）　中医术语。由于气滞、气虚、血虚、外伤、阴寒内盛等原因，导致血液郁滞于一定部位的病理变化。

血瘀证（syndrome of blood stasis）　中医证候之一。瘀血内阻、血行不畅所致，以局部出现青紫肿块、疼痛拒按；或心、肝、脑等主要脏器瘀血阻络，功能障碍；或腹内肿块、刺痛不移、拒按；或出血紫成块，舌紫暗，脉弦涩等为常见症。

血余炭（carbonized human hair, Crinis Carbonisatus）　其他名称：乱发炭、头发炭、人发炭。中医药名。止血药。组成：人发经炮制方法加工成的煅炭。药材研末入药。苦、温。归肝、肾经。功能止血、消瘀、利尿。用于咯血、吐血、衄血、肌肤出血、血痢、尿血、便血、崩漏、牙龈出血、小便不通。治疗原则为治火、治气、治血。实火宜清热泻火，虚火当滋阴降火；实证宜清气降气，虚证当补气益气；并酌情选用凉血止血、收敛止血或活血止血的方药。内有余热者忌用。血余炭对金黄色葡萄球菌、伤寒沙门菌、甲型副伤寒沙门菌等均有抑制作用。

血源性肺脓肿（hematogenous pulmonary abscess）　身体其他部位的感染灶，如皮肤创伤、骨髓炎等引起脓毒血症，脓毒菌栓经血行播散到肺，导致小血管栓塞，肺组织发炎、坏死而形成的肺脓肿。致病菌以金黄色葡萄球菌为常见。X线表现为两肺外周多发性片状浸润，呈圆形或椭圆形阴影，有时形成含有液平面的脓腔或张力性空洞。治疗：对耐青霉素的金黄色葡萄球菌宜选用新型Ⅱ霉素。

血运性肠梗阻（intestinal obstruction due to blood circulation）　一种肠梗阻类型。由于肠系膜血管急性栓塞或血栓形成，导致肠管缺血，腹部剧烈绞痛、腹胀及肠鸣音消失，并伴有腹膜刺激征。急性缺血肠梗阻的症状表现短暂，如不及时治疗则将出现肠坏死、腹膜炎。慢性缺血则可反复出现肠梗阻症状。治疗：解除肠系膜血管缺血。

血证（blood disease, blood syndrome）　中医病证名。凡血不

循经运行而溢出脉外的病证。如咯血、吐血、衄血、尿血、便血、皮下紫斑，或崩漏下血，统属血证范围。其致病原因，有感受外邪，损伤脉络而出血者；有情志过急化火，迫血妄行而出血者；有久病损伤正气，气虚不摄血而出血者；有过食辛辣厚味，湿热内生，灼伤血络而出血等。对血证的治疗，应辨明病因，审因论治。

血脂（blood-lipid, blood-fat） 血浆中所含脂类的总称。包括甘油三酯、磷脂、胆固醇、胆固醇酯和游离脂肪酸等。磷脂主要是卵磷脂（70%）、神经鞘磷脂（20%）及脑磷脂（10%）。来自食物，经消化吸收后入血者称为外源性血脂。由肝、脂肪细胞及其他组织合成后释放入血者称为内源性血脂。含量波动范围大，受膳食、年龄、性别、职业及代谢的影响。主要与血浆中蛋白质结合形成脂蛋白而运输。

血脂康胶囊（xuezhikang jiaonang） 中医成药名。降脂剂。组成：红曲。用于脾虚痰瘀阻滞症的气短、乏力、头晕、头痛、胸闷、腹胀、食少纳呆等；也可用于由高脂血症及动脉粥样硬化引起的心脑血管疾病的辅助治疗。孕妇及哺乳期妇女慎用。

血肿（hematoma） 器官组织内的局限性出血所形成的肿块。小血肿可逐渐被吸收，不留痕迹，大者吸收较慢，或发生机化，常因压迫其周围组织、血管或神经而引起相应症状和继发病变。

熏蒸（steaming） 中医外治法之一。利用药物燃烧时产生的烟雾或药物煮沸后产生的药蒸气，熏蒸身体一定部位，以治疗皮肤疮癣、骨伤科病或其他疾病。例如神经性皮炎，用祛风燥湿药研末，和入艾绒，外包薄纸，卷成药条，点燃后熏患处。又如风湿痹痛，用桑枝、榆枝、桃枝等熬汤，熏蒸患处。

熏蒸法（fumigation） 加热或加入氧化剂，使消毒剂（如甲醛、乳酸等）呈气体，在规定的时间与浓度内达到消毒灭菌的作用。如室内空气用消毒溶液加热熏蒸密闭消毒，1h后通风。

熏蒸灭鼠（smoke extermination of rat） 利用毒药气化或经化学反应产生蒸气使鼠吸入致死。主要用于船舶、仓库及其他密闭场所灭鼠。常用药有：磷化氢（由磷化铝和磷化钙遇水产生）、氯化苦、氰化氢、溴甲烷、二氧化硫。

寻常狼疮（lupus vulgaris, tuberculosis luposa） 皮肤结核中最常见的一种类型。系结核分枝杆菌由外界侵入皮肤而发病。好发于面部，皮损为粟粒大至豌豆大的狼疮结节，红褐色或棕褐色，有时可融合成片，表面不平，触之柔软。病程中有的损害自愈，形成瘢痕，有的结节形成溃疡，愈后留有条索状瘢痕，已愈的瘢痕上又可再生新的狼疮结节，病情反复进行，常迁延数年不愈。治疗：见皮肤结核。

寻常性银屑病（psoriasis vulgaris） 银屑病最常见的一个临床类型。皮损初起为粟粒至绿豆大红色丘疹或斑丘疹，上覆银白色鳞屑，在损害中央，部分鳞屑附着牢固，刮除鳞屑后，下露红色光亮的薄膜，刮破薄膜可出现散在的露珠状小出血点。皮损边界清楚，分布广泛而对称，好发于头、肘、膝伸面及臀部。部分病例黏膜亦可受累。病程缓慢，间以缓解期。治疗：见银屑病。导型型银屑病不用皮质激素治疗。

寻常疣（verruca vulgaris） 人乳头状瘤病毒引起的良性表皮新生物。中医称为千日疮、瘊子等。初起为针头大，逐渐增大到黄豆或更大的半球形或多角形隆起，灰白色、黄褐色或正常肤色，表面干燥、粗糙，顶端可分裂呈刺状。多发于手足背。治疗：数目少时可用刮匙刮除、冷冻、激光、电灼等方法除去，或应用无水乙醇疣内注射，多发者可应用抗病毒药物或中药治疗。

寻常痤疮（acne vulgaris） 毛囊皮脂腺的慢性炎症。青春期常见病，好发于面部或胸背部。由雄激素增多引起。皮脂腺发育旺盛，皮脂腺毛囊管壁出现角化，皮脂排出受阻而形成脂栓，即粉刺。粉刺常疏散对称分布。重者可密集成片，有黑头和白头之分。有的可演变为炎性丘疹、脓疱、结节、脓肿、瘢痕等。治疗：少吃油脂和刺激性食物，避免挤捏和擦用油脂类化妆品，局部涂以维胺酯霜、阿达帕林凝胶。严重者可口服四环素、多西环素等药物。

寻骨风（hairy birthwort, Herba Aristologchiae Mollissimae） 其他名称：清骨风、马蹄香、猫耳朵草。中医药名。祛风湿药。马兜铃科植物绵毛马兜铃的全草或根茎。辛、苦，平。归肝经。功能散风祛湿、活血止痛。用于风湿关节痛、腹痛、疟疾、痈肿。阴虚内热者忌用。片剂为风湿宁片。

荨麻疹（urticaria） 俗称风疹块。发生于皮肤浅层的速发速消的非凹陷性水肿性隆起（风团），是由于皮肤、黏膜小血管扩张及通透性增加而出现的一种局限性水肿反应。皮肤突然发生成批大小不等的风团，伴剧痒，几小时后风团可突然消失、不留痕迹。发作一日一次到数次。急性者数日自愈，慢性者可持续数月或更久。消化道黏膜受累时，可有恶心、呕吐、腹痛及腹泻。喉头及支气管受累，可致喉头水肿，出现咽喉发堵、胸闷、气喘、呼吸困难，甚至窒息。治疗：内服抗组胺药、外用止痒药。

询问法（interview method） 见访谈法。

询者中心疗法（client-centered therapy） 见当事人中心疗法。

ATP 循环（ATP cycle） 其他名称：细胞能量循环。指来自食物的氧化或光的能量使 ADP 磷酸化形成 ATP，以及 ATP 水解成 ADP 和 Pi 时所释放的能量，用于推动机体的需能反应。这一系列反应的总和，是生物体系中能量转换最基本的方式。

循环激动（circulatory activation） 见环行运动。

循环力学（circulation mechanics） 研究血液循环系统中力学问题的科学。包括心脏力学、血管力学、血流动力学等。

循环粒细胞池（circulating granulocyte pool, CGP） 血粒细胞总池中运行于血液循环中的粒细胞数量。大约占总池粒细胞数量的50%。即白细胞计数时所得的白细胞数量。

循环免疫复合物（circulating immune complex, CIC） 循环于血液中的抗原抗体复合物的清除在很大程度上取决于 CIC 的大小、抗体类别、抗原抗体的相对浓度等。只有少数情况下沉淀下来引起组织损伤，造成疾病。由 CIC 引起的疾病可见于类风湿性关节炎、系统性红斑狼疮、血清病、药物变态反应、肝炎、链球菌感染后肾小球肾炎、疟疾、登革热等。

循环时间（circulation time） 见血液循环时间。

循环时间测定（determination of circulation time） 测定血流速度的方法。通常从前臂静脉注射小量乙醚，测定由臂至肺的循环时间（正常为4～8s）；注射糖精或硫酸镁溶液，测定由臂至舌的循环时间（正常为9～16s）。心力衰竭时循环时间延长。

循环吸收系统（circle absorption system） 气流循环密闭式麻醉机的一个组成部分。该麻醉机与病人密闭面罩或气管导管衔接后，使病人呼出的气体经过二氧化碳吸收罐以后不经原路而是另一条途径重新供病人吸入。多用于成人。

循环系统（circulatory system） 血液循环全身所经过的一系列的管道（包括心脏、动脉、毛细血管、静脉和淋巴管）的总称。通过血液循环，机体得以分配氧和营养物质，排出二氧化碳和其他代谢产物，转运激素和调节体温等，从而维持其正常活动。人血液周流有大小两种循环，即：大循环，血液从左心室涌入主动脉，再经中动脉、小动脉，以达全身各部的毛细血管，最后由小、中、大静脉汇入上下腔静脉回到右心房；小循环，血液从右心室涌入肺动脉，通过肺毛细血管，再经肺静脉回到左心房。此外，有淋巴系统，由小淋巴管集合成大的淋巴管，最后汇合成胸导管和右淋巴导管，将淋巴液输入静脉。中医文献《黄帝内经》对血液循环的概念，以及心是血液循环的主要器官等内容早有记述。如心主身之血脉，诸血皆属于心。对脉象亦早已有研究。隋唐时期，切脉诊病的方法，即已流传至国外。

循环系统平均充盈压（mean circulatory filling pressure） 其他名称：体循环平均充盈压。血容量对血管壁的静压力。可以表示血管系统中血液充盈程度。在通常情况下血管内的血容量大于血管总容积，血管处于被充盈状态，平均充盈压约为0.93kPa（7mmHg）。如果血量减少或血管容积增大，循环系统平均充盈压将降低；反之则升高。它的升高和降低，直接影响动脉血压的升高和降低。

循环性缺氧（circulatory hypoxia）　其他名称：低动力性缺氧。由于组织血流量减少，使组织供氧量减少所引起的组织缺氧。可分为缺血性缺氧和淤血性缺氧两种。前者是由于动脉压降低或动脉阻塞使毛细血管床因血流灌注量减少所致；后者则由于静脉压升高使血液回流受阻，导致毛细血管淤血所致。血流量减少可为全身性，也可为局部性。全身性者见于休克和心力衰竭等；局部者则见于栓塞、脉管炎、动脉粥样硬化等。局部血液循环障碍的后果主要取决于累及的部位，如心肌梗死和脑血管意外是常见的致死原因。

循环性虚脱（circulatory collapse）　非心功能不全所引起的急性周围血管灌注不足。见于感染、中毒、失血、过敏等。临床表现为血压下降、面色苍白、四肢厥冷、大汗等。针对病因进行治疗。辅以循环兴奋剂。

循衣摸床（carphology，floccitation）　中医术语。指病人神志昏聩时，两手不自觉地循衣被床帐反复摸弄的症状。系温热病过程中，邪热入里，高热伤津，心神被伤，邪盛正虚所致。

蕈样肉芽肿（mycosis fungoides）　起源于皮肤的恶性淋巴瘤。病因未明，多发生在青壮年。其特征为慢性渐进性病程，好发于面、头皮、背和四肢近端。初起皮肤瘙痒，经数月或数年后，出现多种形态的红斑和浸润性损害；晚期发展为肿瘤，并扩散和累及内脏。多次皮肤活检有助于早期确诊。治疗：病程局限者可采用放射治疗，或外用 2,4-硝基氯苯或氮芥溶液，肿瘤期采用全身联合化疗。

蕈中毒（mushroom poisoning）　食用毒蕈引起的中毒。表现为恶心、呕吐、流涎、多汗、腹痛、腹泻，重者出现溶血、黄疸、血红蛋白尿等，更重者可有肝坏死。治疗：催吐、洗胃、输液、利尿，给阿托品，对症处理。

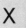

Y

压疮（pressure sore） 旧称褥疮。身体局部长期受压，血液循环障碍，局部持续缺血、缺氧，从而引起局部组织破损和/或坏死。

压颈试验（Queckenstedt test） 见奎肯施泰特试验。

压觉（pressure sense） 较强的机械刺激作用于皮肤，导致深部组织变形而引起的感觉。感受器是特殊分化的环层小体。

压咳定（oxeladin） 见奥昔拉定。

压力（stress） 其他名称：应激、紧张。在生理学上，指人体对任何加注于自身的需求所做出的非特异性反应，是一种无选择性的影响全部或大部分系统的反应，是整个身体对任何作用于它的特殊因素所做出的适应。

压力反应（stress response） 个体对所受压力产生的反应可分为两方面：生理反应，如心率加快、血压升高和免疫力降低等；心理反应，如焦虑、抑郁，或使用否认、压抑等心理防卫机制等。

压力负荷（pressure load） 其他名称：后负荷、收缩期负荷。心脏在收缩期所承受的阻力。

压力感受器（baroreceptor） 分布在血管或空腔脏器壁内一定部位，能感受牵拉刺激而产生传入冲动的末梢装置。最主要的存在部位是颈动脉窦、主动脉弓、肺动脉壁、心房壁以及膀胱壁等处。

压力感受器反射（baroreceptor reflex, pressure receptive reflex） 其他名称：压力感受性反射、降压反射。曾称减压反射。心血管反射的一种。压力感受器位于颈动脉窦和主动脉弓血管壁的外膜，传入神经是窦神经和降压神经（主动脉神经），并分别并入舌咽神经和迷走神经，中枢在延髓（心血管中枢），传出神经为内脏神经系统的交感和副交感神经纤维，效应器为心脏和血管。适宜刺激为动脉血压升高。反射的生理意义是使动脉血压保持相对稳定和保证重要器官的血液供应。是机体的一种重要的负反馈调节机制。

压力平衡规律（law of pressure equilibrium） 某一特定皮肤区域的正常血供量是基本稳定的，其供养血管在口径和间距方面互有代偿性，如果一条血管的口径细小，那么相邻的另一条血管口径则相应地代偿粗大，或间距相应地代偿缩短。

压力性尿失禁（stress incontinence） 咳嗽、打喷嚏、运动等活动导致腹压增加，突然出现尿液不自主流出的现象。常见于生育后或绝经后阴道前壁支持和盆底组织减弱。也可发生在根治性前列腺切除术后。

压力诱发试验（cough stress test） 女性病人取截石位，在咳嗽或用力增加腹压的同时，观察尿液自尿道口漏出的情况，以及停止增加腹压后漏尿的情况。检查时应同时询问病人漏尿时或之前是否有尿急和排尿感，若有则可能为急迫性尿失禁或合并急迫性尿失禁。适用于压力性尿失禁的诊断。

压力源（stressor） 产生压力的来源。压力源存在于生活的各个方面，既可以来自个体的内部，也可以来自外部；既可以是躯体的，也可以是心理社会的。

压迫性萎缩（pressure atrophy） 脏器或组织长期受压迫发生的萎缩。如尿路阻塞时，尿液潴留在肾盂中，形成肾盂积水，这时肾盂扩大、压力增大引起肾实质萎缩。被压迫部分除受压力的直接影响而产生失用性萎缩外，还可因血流受阻所致的营养不足而发生萎缩。

压迫止血（hemostasis by compression） 急救、外伤伤口及手术中常用的止血方法。以一定压力使血管破口缩小或闭合，停止出血。较广泛的渗血可用温热盐水纱布压迫止血。在其他各种止血法不能奏效时，还可用纱布填塞法压迫止血。对有血管损伤的大出血急救时，可在近端血管处压迫止血，以争取抢救时间。

压舌板（tongue depressor, tongue spatula） 检查用具之一。为两端钝圆的薄板，用竹、木或金属制成，大小约 10cm×2.5cm。用于检查咽喉时压住舌部，以利于观察。

压缩性骨折（compression fracture, pressure fracture） 外力作用使松质骨因压缩变形造成的骨折。多由垂直方向的间接外力所致。多发生在松质骨，如椎骨和跟骨。骨小梁紊乱、扭曲重叠，骨皮质断裂但也可不见确切骨折线影。外伤性压缩性骨折需与病理性压缩性骨折以及先天性发育上的变异相鉴别。

压痛（tenderness） 一种临床体征。即触诊时有疼痛。压痛部位常为病变所在之处。多由炎症、损伤、结核、结石、肿瘤等引起。检查时应鉴别压痛是来自腹壁还是腹腔内。压痛局限于一点时，称为压痛点。如胃及十二指肠溃疡病人在上腹部剑突下正中线偏左或偏右处可有明显压痛点；胆囊病变时，位于右侧腹直肌外缘与肋弓交界处有明显压痛；阑尾炎时在麦氏（McBurney）点（右髂前上棘与脐连线的中外 1/3 交界处）常有压痛。但远隔部位的反射也可引起，如心肌梗死时在上腹部或季肋部可出现压痛。

压陷性水肿（pitting edema） 见凹陷性水肿。

压榨机（presser） 挤压浸渍后的药渣所用的机械。多系单螺旋式，人力操作，压力较小。药渣量大时也可采用水压机（压力可达 150kg/cm²）压榨。

压制（suppression） 心理学术语。一种最基本的自我防御方式。个体采用直接的方式，把不能被允许的思想、情感、冲动等排斥于个人意识领域之外，人为地使其去知觉，以解除或减缓自己心理上的紧张和焦虑。

鸦胆子（java brucea fruit, Fructus Bruceae） 其他名称：苦参子、老鸦胆。中医药名。苦木科植物鸦胆子的果实，用时取种子。苦，寒，有毒。归大肠、肝经。功能清热燥湿、杀虫、蚀疣。为治休息痢的要药。①治阿米巴痢疾、早期血吸虫病、疟疾、溃疡性结肠炎、妇女滴虫性阴道炎、阿米巴原虫性阴道炎。②治赘疣、鸡眼，捣烂敷；治灰指甲，用鸦胆子油涂。现将鸦胆子油制成注射剂，用于多种癌症。本植物的根名老鸦子胆根，煎服治疟疾。服用过量可引起恶心、呕吐、腹痛、腹泻、呼吸减慢，甚至四肢麻痹。孕妇忌服。不宜多用久服，易损害肝脏。

鸦胆子苦味素（bruceine） 从黄楝树科植物鸦胆子果实中分离出的一类苦味素。大多具有抗艾氏腹水癌、瓦克-256 肉瘤、P-388 淋巴白血病的作用，还有抗阿米巴原虫的活性。

鸦胆子中毒（Brucea javanica poisoning, kosam poisoning） 内服鸦胆子过量引起的中毒。表现为恶心、呕吐、腹痛、腹泻、头晕、乏力、呼吸困难、四肢麻痹等。治疗主要为催吐、洗胃、补液及对症。

鸦片（opium） 其他名称：阿芙蓉、亚片、阿片。镇痛药。罂粟科植物罂粟的未成熟果实经割破果皮后流出的乳汁干燥而成。组成：主要成分为吗啡。为棕色至黑色的干膏状块，有特殊臭气，药用鸦片为粉末状。酸、涩、温、有毒。入肺、肾、大肠经。功能敛肺、止泻、涩肠、止痛。作用和吗啡基本相同，治久咳、久泻、外痢、脱肛、心腹及筋骨诸痛。易于成瘾，不宜长期应用。常用制剂为鸦片酊、复方樟脑酊中也含少量鸦片。肝功能严重不全、肺源性心脏病、支气管哮喘、婴儿、哺乳期妇女忌服。

鸭步（waddling gait） 肌营养不良病人行走时的步态。是由于骨盆带肌肉萎缩无力，导致行走时髋部摇摆并有脊柱前凸。

牙（teeth） 位于口腔前庭与固有口腔之间，镶嵌于上、下颌骨牙槽内，呈弓形排列的器官。由牙质、釉质、牙骨质和牙髓组成，具有咀嚼食物和辅助发音等作用。分为牙冠、牙颈和牙根 3 部，内部的空隙为牙腔或髓腔，内有牙髓，发炎时常可引起剧烈疼痛。乳牙在上、下颌左右各 5 个，共计 20

个，恒牙在上、下颌左右各 8 个，共计 32 个。根据形态特征，可分为切牙、尖牙、前磨牙和磨牙，除磨牙有 2～3 个牙根外，其余一般有 1 个牙根。

牙拔除术（extraction of tooth）　见拔牙。

牙半切除术（hemisection of tooth）　口腔科治疗方法之一。同时除去多根牙中牙周毁坏最严重的牙根及其牙冠部分，而留下尚可保留的另一半牙冠牙根作为修复体基牙的手术方法。适用于多根牙的某一根牙周袋特别深，围绕该根的牙周组织全被破坏，相应的一部分牙冠也破坏严重，而另一根牙周破坏较轻尚可保留，并能进行根管治疗或牙髓治疗者。

牙本质（dentine of tooth）　其他名称：牙质。牙的主要组成成分。呈淡黄色，为有机物、无机物和水的结合物，属于钙化的结缔组织。位于牙釉质与牙骨质的内侧，72％为无机成分，28％为有机成分与水，呈淡黄色，有光泽，硬度较牙釉质低，有无数牙本质小管，其中有牙本质纤维和感觉神经末梢。

牙本质过敏症（hypersensitiveness of dentin）　其他名称：牙本质敏感症、牙齿敏感症。当牙本质暴露部分遇外界刺激和机械刺激时产生异常酸痛的感觉。不是独立的一种疾病，而是临床上各种牙体病共有的症状。凡是使牙釉质完整性受到破坏，牙本质暴露的各种牙体病，以及牙龈萎缩牙颈暴露等，均可能有此症状。刺激除去后，症状立即消失。但不是所有牙本质暴露都有此症状，一般是与牙本质暴露的时间、继发性牙本质形成的快慢有关。致病原因不清。一般采取用药物脱敏治疗，当药物治疗无效时，可用充填、牙体修复如全冠覆盖整个牙冠的方法。

牙槽骨（alveolar bone）　颌骨的组成部分，即上下颌骨的牙槽突。其上有许多牙槽窝，窝壁为固有牙槽骨，窝内容纳牙根，借牙周膜固定牙齿。它随着牙齿的生长和萌出而新生，也随着年龄的增加和牙齿的缺失而吸收，所以是一种容易发生变化的骨组织。

牙槽骨成形术（alveoloplasty）　其他名称：牙槽骨修整术。口腔科成形术之一。对牙槽骨畸形进行修整的手术。使缺牙部畸形的牙槽骨戴入义齿能均匀承受咬合压力。上颌结节凹，上牙槽骨前突或下垂影响义齿戴入等均适于行此手术。

牙槽骨骨折（fracture of alveolar bone）　其他名称：牙槽突骨折。发生于牙槽骨部位的骨折。临床表现为骨折片移位，从而引起咬合错乱。检查时骨折片有明显的移动度，摇动一个牙，骨折片上的其余牙齿随着骨折片而移动。X 线检查可进一步确诊。治疗：手法或牵引复位，选用金属丝单颌牙弓夹板结扎固定。

牙槽骨修整术（alveoloplasty）　其他名称：牙槽骨成形术。口腔科成形术之一。对牙槽骨畸形进行修整的手术。为配戴义齿对拔牙后牙槽骨可能出现的不规则外形，如锐缘、尖刺、悬突等障碍所做的修整手术。该手术可与拔牙手术同时进行，手术去骨时，应注意保存牙槽突的高度与宽度，以利义齿的固位和承力。

牙槽脓肿（dento-alveolar abscess）　牙根和牙槽周围组织的化脓，多由牙髓或牙周的感染所致。主要症状为牙龈和面颊部红、肿，并有较剧烈的疼痛和发热。治疗：及时控制炎症，需要时作切开引流或拔除病牙，以免发展成为颌骨骨髓炎。

牙槽窝空虚（dental alveoli fossa hole）　拔牙后牙槽窝感染的征象。拔牙后 2～3 日牙槽窝内充满污秽腐败物或牙槽窝内无机化的血块以致骨面暴露，此为其征。

牙齿保健（hygiene of teeth）　为保持口腔卫生和保护牙齿而采取的综合措施。龋齿在少年儿童中非常多见，幼儿患龋齿可妨碍咀嚼和消化，对营养与生长发育有很大影响。还会导致牙髓炎、牙槽脓肿，甚至引起全身疾病影响健康。预防龋齿的发生首先要养成饭后漱口，起床和睡前刷牙的卫生习惯。3 岁后就可以自己刷牙，刷牙时应采用巴斯刷牙法，使牙齿洁白无损。另外，少吃糖，睡前不含奶瓶，还可去口腔科给牙齿涂氟。

牙齿叩击痛（tooth percussion pain）　用牙镊子末端叩击牙冠引起的疼痛。提示牙尖周区或某一侧牙周膜水肿、充血等炎症现象。此征应考虑：龋病、楔状缺损、过度磨损、畸形中

央尖、牙隐裂、牙挫伤、牙脱位、根折、咬合损伤（可出现侧方叩击痛）、牙髓炎和恶性肿瘤等。

牙齿萌出异常（anomaly of tooth eruption）　牙齿早萌、迟萌及不萌等现象。牙齿发育到一定程度，每组牙都在一定年龄萌出。早萌多见于下颌乳切牙，应拔除。迟萌多因系统病或遗传因素所致。不萌者称为埋伏牙，X 线检查才能发现。

牙齿敏感症（tooth sensitivity）　见牙本质过敏症。

牙齿数目异常（abnormality of teeth in number）　包括多生牙和先天缺牙等。正常乳牙 20 个，恒牙 32 个，超出这个数目的为多生牙，低于这个数目的为先天缺牙，两者统称为牙齿数目异常。多生牙影响恒牙的正常萌出，应及时拔除。先天缺牙要视缺牙的不同情况予以矫治。

牙齿松动（tooth mobility, odontoseisis）　牙周疾病常见症状之一。因牙槽骨或牙周膜的丧失，对牙的支持和固定作用减弱。常见于较重的牙周病、严重的龈炎或某些全身性疾病。

牙齿松动度（degree of odontoseisis）　西蒙（Simon）等提出以下分度：0＝无可见动度；1/2＝有可见水平动度；1＝水平动度不超过 1mm；2＝水平动度大于 1mm；3＝有垂直和水平动度。

牙齿酸蚀症（acid erosion of teeth）　长期接触酸雾或酸性气体（如氯、氯化氢、二氧化硫、氮氧化物等）发生的牙齿病变。在接触三酸（硫酸、硝酸、盐酸）的工人中多见，其症状为牙齿对冷、热、酸、甜的食物敏感，咀嚼无力。主要侵蚀外露部分的牙齿，开始时先损害釉质，出现白色或黄褐色斑纹或斑点，进一步脱钙软化，切端发生缺损，侵及牙本质后可引起牙冠不断崩溃，逐渐出现牙龈萎缩，牙齿松动脱落等。预防：牙齿酸蚀症可用 1％小苏打或白陶土溶液漱口，也可使用含氟牙膏。

牙齿形态异常（dental paramorphia）　牙齿在发育过程中，出现的大牙、小牙和不正常形态牙齿。因遗传、先天和后天环境的影响所致。其矫治处理原则视其所形成的畸形而异。

牙触痛（tooth tenderness）　用探针在牙齿或牙洞内轻轻滑动即出现疼痛，而停止探诊则疼痛立即消失。其征乃牙本质暴露或牙髓暴露，受到刺激而引起疼痛。此征常见于：①牙本质过敏症，如龋病、磨损、酸蚀症、牙釉裂纹、牙折等。牙龈萎缩、牙颈部暴露也常伴牙颈部疼痛。②牙髓炎，如增生性溃疡性和闭锁性牙髓炎等。③全身应激性增高，如神经末梢敏感性增强，即使牙本质没有暴露也会使全口牙齿极度敏感而伴有牙触痛，如神经官能症、长期失眠等。

牙挫伤（contusion of teeth）　直接或间接外力造成牙周膜和牙髓的损伤。可有创伤性牙周膜炎、出血、患牙松动，叩痛明显，重者牙髓坏死，牙冠变色，牙髓无活力反应，易引起继发性感染而致根尖周组织的急慢性炎症。治疗：患牙休息，避免承受压力；牙齿松动时，可结扎固定，牙冠变色、牙髓活力不正常时，做根管治疗。

牙疔（pustule of gum）　中医病名。疔疮生于牙龈尽处，疡面不露，肿胀而硬，嫩红疼痛，甚则牙连腮颊，或发寒热，口臭便秘。由阳明火毒或大肠经湿热结聚而成。治宜解毒清热、消肿止痛。脓成宜尽早切开引流，外掺冰硼散（冰片、硼砂、朱砂、玄明粉）。

牙疳（ulcerative gingivitis）　中医病名。牙龈急性红肿，迅速溃烂疼痛，流腐臭脓血的病症。即溃疡性牙龈炎。分为风热牙疳、青腿牙疳、走马牙疳三种。以风热牙疳较多见。风热者，齿龈红肿疼痛，继之腐烂出血，兼见寒热、便秘、呕吐等症。治宜疏风清热、泻火解毒。体虚邪盛者，多见于小儿，病势险恶，发展迅速，初起齿龈边缘或颊部硬结，瞬即腐烂、坏死，并向邻近组织扩散而致腭破腮穿，称为走马牙疳。治宜解毒、清热、祛腐，并酌情扶正托毒。因下肢兼见青色肿块，故名为青腿牙疳。

牙根拔除术（extraction of dental root，root extraction）　用手术方法拔出牙根。凡龋病破坏牙冠而遗留的残根，或外伤和拔牙手术中造成的牙根折断，均应拔除。尤其是根尖部已有炎性病变者必须拔除。常用的手术方法有 3 种：根钳拔除法、牙挺取根法和翻瓣凿骨拔除法。

牙根裂（cracked root）　一种牙根损伤的慢性病，表现为牙根

逐渐形成颊、舌向纵行裂。多见于磨牙，偶见于前磨牙，有时为对称性，不累及牙龈。病因可能与殆创伤有关。早期无自觉症状，严重时可有自发痛、冷热刺激痛、咬合痛等，颇似牙髓炎的症状。牙根裂的患牙一般应拔除，也可用截根术或牙体半切除术，除去裂根保留牙体的一部分。

牙根囊肿（root cyst, dental root cyst）　由根尖周肉芽肿退行性变而形成。多发于年龄较大的病人，常在上牙列侧切牙处发病，并有残缺病牙或残根存在。触之一表面光滑而有弹性的肿块，按之有乒乓球样感。应手术摘除囊肿，同时拔出囊内病牙或残根，处理牙病。

牙弓（dental arch）　固定于牙槽骨内的牙齿排成弓形的齿列。位于上颌的为上牙弓，位于下颌的为下牙弓。

牙垢（dental debris）　牙面沉积物。由食物碎屑、微生物、脱落上皮细胞、白细胞和涎蛋白等组成的混合物，沉积于牙齿表面，为黄色或灰白色软性物。

牙骨质（cement, cementum）　包被在牙根和牙颈部牙质表面的结构。类似于骨组织。呈淡黄色，构造和硬度与骨相似。分为原发性（无细胞）和继发性（有细胞）牙骨质。

牙骨质瘤（cementoma）　其他名称：根尖周牙骨质结构不良。由牙骨质发生，多见于有色人种，常发生于根尖周区。多无自觉症状。治疗宜手术摘除病牙。

牙关紧闭（trismus）　开口时上下齿列不能张至正常范围。分为轻度、中度和重度。其原因有炎症、瘢痕挛缩、关节、神经、肌肉病变、外伤、肿瘤等，癔症、癫痫和破伤风的牙关紧闭，是咀嚼肌强直性痉挛所致，应预防舌咬伤，发病时牙间放置牙垫。治疗：去除病因。

牙菌斑（dental plaque, bacterial plaque）　其他名称：牙斑、菌斑。沉积在牙面或修复体表面的软而未钙化的细菌性生物膜。含有大量细菌，细菌在此生长、繁殖和衰亡，并进行复杂的代谢活动，是龋齿和牙周病的主要病因。牙菌斑分为龈上、龈下、光滑面、沟裂菌斑。目前还没有一种完全可靠的防治方法。用抗生素、氯己定（洗必泰）等药物可收到一定的治疗效果。保持口腔卫生，可以预防。

牙科 X 线机（dental X-ray unit）　拍摄牙齿及牙周结构图像的一种专用 X 线机。按功用可分为两种：①牙科 X 线机，X 线管球装在机架伸展出的侧臂上，可按拟投照的对应部位摆放，一般规格为 60kV、10mA、焦点 0.8mm × 0.8mm；②牙科全景 X 线机，利用曲面断层技术把全牙和颌面部图像拍摄在一张平片上。同时可观察到全部牙齿结构，上、下牙咬合关系等，还可附加用于颌面整形拍片的头颅定位装置。规格常为 90kV、10mA，放大倍数 1.1～1.3 倍。

牙科综合治疗台（integral dental treatment unit）　牙科的综合治疗设备。设有修补用的牙钻，消毒、加热器械用的电热器，手术无影灯，漱口水盂装置，治疗用的低电压器械、喷药器、气枪及空压机等。用于口腔保健、龋齿治疗、镶补、洁齿及口腔手术，也适用于脑外科及五官科手术。

牙瘤（odontoma）　牙胚发育异常所致的颌骨内肿瘤。瘤内有构成牙齿的各种软、硬组织，多为良性。青少年发病，生长缓慢，一般无异常感觉，牙瘤较大时可致颌面畸形，或压迫神经引起疼痛。治疗：手术切除。

牙磨耗（attrition of tooth）　恒牙在长期咀嚼运动中，殆面或下前牙切缘的硬组织逐渐被磨掉。这是牙齿硬组织的自然消耗，是一种生理现象。治疗：消除病因；调整咬合关系；出现牙本质过敏者，可进行脱敏治疗或做套冠；牙髓感染者，按牙髓炎治疗原则处理。

牙磨损（tooth abrasion, dental attrition）　牙齿硬组织受到除咀嚼以外的机械磨损而发生的一种病理现象。多见于个别牙或少数牙，偶见于全口牙齿。由于刷牙方法不当、牙刷毛过硬、牙膏颗粒太粗、咬烟斗或工具，以及夜磨牙症所致。治疗：消除病因；调整咬合关系；出现牙本质过敏症者，可进行脱敏治疗或做套冠；牙髓感染者，按牙髓炎治疗原则处理。

牙石（dental calculus）　牙面上的钙化斑块。由唾液中的矿物盐沉积在菌斑及牙垢中而形成。其成分 80% 为无机物，如磷酸钙、磷酸镁、碳酸钙等。有机物和水近 20%，如蛋白质、脂肪、脱落的上皮细胞及各种微生物等。牙石易存积于不易清洁的牙面上，分为龈上牙石和龈下牙石。前者为浅黄色，易除去；后者多是黑褐色，附着紧不易除去。

牙刷（toothbrush）　保持口腔卫生的工具。牙刷有多种形式，使用适宜的牙刷，才能达到良好的刷牙效果，不致造成对牙齿和牙龈的损伤。保健牙刷应该是柄长而直，刷毛软硬适度，排列平齐，毛束排数不宜过多，各束之间要有一定距离。牙刷使用后要彻底洗涤，甩掉刷毛上的水分，然后将刷头向上放在漱口杯中，置干燥通风处。

牙髓（dental pulp）　牙齿结构成分之一。牙髓腔内的疏松结缔组织。牙髓类似牙体，分为冠髓与根髓。组织学上，表层为造牙本质细胞层，中间为疏松结缔组织，基质为胶样均质性半流动透明物，成纤维细胞等细胞成分充满牙髓，并具有血管、淋巴、神经纤维等成分。造牙本质细胞其突起伸入牙本质小管，为牙本质纤维。具有营养牙本质和牙釉质，并形成继发牙本质的功能。神经对痛觉刺激异常敏感，血液循环障碍时，牙髓易坏死。

牙髓变性（pulp degeneration）　常见的牙髓病。有纤维性变、牙髓钙变等，多无明显症状，不需治疗。引起坏死时可有疼痛，少数牙髓钙变结石者，有类似三叉神经痛的症状，经牙髓治疗，取出牙石，疼痛即可消失。

牙髓病（disease of dental pulp）　牙髓组织疾病。包括牙髓充血、牙髓炎、牙髓变性和牙髓坏死。其中牙髓炎多由感染引起。深龋为主要病因，表现为剧烈的、难以忍受的疼痛。治疗：除去病灶，保留患牙。

牙髓病学（endodontics, endodontology）　其他名称：齿内病学。口腔医学的一部分，研究有关牙髓、牙根尖周组织的异常及其疾病的原因、病理、症状、诊断、疗法以及预防等内容的科学。

牙髓充血（hyperemia of pulp）　各种刺激引起的牙髓腔内血管扩张充血。无自发性疼痛，但受到温度或化学刺激时，立刻引起尖锐的疼痛，去除刺激后，症状很快缓解。应用牙髓安抚疗法，保存活髓。

牙髓除去疗法（treatment of pulp removal）　牙髓由于炎症、坏死等病理改变已失去活力、不能保存时施行手术除去牙髓的治疗方法的总称。分为除去部分牙髓的牙髓切断术与除去全部牙髓的牙髓摘除术。又分为活髓切断法与失活牙髓切断法，以及麻醉牙髓摘除术与失活牙髓摘除术。

牙髓钙化（pulp calcification）　牙髓组织中有钙盐沉积形成髓石。有的髓石附着于髓腔壁，有的游离于牙髓组织内，有的使髓腔和根管阻塞。多无症状，有的发生类似神经痛症状。治疗：疼痛重者行干髓或塑化治疗。

牙髓坏疽（pulp gangrene）　细菌感染造成牙髓组织腐败性坏死。牙呈暗灰色，活力测验无反应，牙髓无痛觉，穿通髓腔时有恶臭。治疗是消除病灶，保留患牙。

牙髓坏死（pulp necrosis）　非细菌感染引起的牙髓组织坏死。牙齿发暗、变色、不透明，温度及电测活力试验无反应。治疗原则是保存活髓或保存患牙。

牙髓切断术（pulpotomy, pulp amputation）　其他名称：活髓切断术。切除有炎症的牙髓后用药物覆盖于牙髓断面上，保存生活的根髓。适用于局部性牙髓炎和青少年牙髓炎的早期。

牙髓塑化治疗（resinifying therapy of dental pulp）　牙病治疗方法之一。将根管内残存的炎症、坏死组织在根管中变为固体塑料，使这些导致根尖周病的物质转化为无害物质，用以治疗牙髓炎和根尖周炎。适用于晚期牙髓炎、牙髓坏死及坏疽、残髓炎、急性根尖周炎消除急性炎症后等牙病。治疗后可引起牙体变色，前牙不宜使用。

牙髓炎（pulpitis）　细菌感染所致的牙髓组织炎症。是最常见的牙病。龋齿、牙周病、外伤、磨耗等使牙髓外露的因素均可引起。主要症状为疼痛和饮食障碍。分为急性和慢性两种。前者如得不到适当治疗，牙髓化脓，最后坏死，也可转为慢性。后者也可引起急性发作。治疗：将牙痛水、牙痛粉置入龋洞内，开髓止痛，口服一般镇痛剂。尽量保存活髓或保存患牙。

牙髓源性根尖周炎（periapical periodontitis originated from dental pulp）　其他名称：牙源性根尖周炎。由牙髓感染通过根尖孔进入牙周膜内引起根尖部牙周组织的炎症。急性根尖周炎表现为接触不适、轻痛、牙咬紧时疼痛减轻。如炎症发展，则患牙有伸长感，持续性疼痛及叩痛，甚至发展为根尖周脓肿。治疗：药物及切开引流；炎症消退后行根管治疗。慢性根尖周炎可形成根尖周肉芽肿、脓肿及瘘管，采用根管治疗、根尖切除或患牙拔除。

牙髓摘除术（pulpectomy）　手术摘除部分或全部病变牙髓的疗法。对根管进行消毒充填，适用于牙髓炎及牙髓坏死。

牙体修复（odontal prosthesis）　口腔科治疗方法之一。对牙釉质、牙本质及牙骨质等牙体硬组织不同程度的破坏、缺损或畸形的修复。病因有龋病、牙外伤、冠裂、磨耗、楔状缺损、酸蚀症以及发育畸形等。适用于牙冠缺损范围大，涉及牙面较多，殆力过大，不能用充填法修复者；前牙切角缺损；需增高殆面高度者；牙冠大部或全部缺失而根管治疗完善者；固定义齿的固位体；前牙牙冠变色或形态异常者；作为治疗牙周病的夹板；恢复接触点，矫治食物嵌塞；牙折的治疗与预防；殆支托的支持。

牙痛（odontalgia，toothache，dentalgia）　口腔科临床上最常见的主诉。牙体、牙周组织的疾病是引起牙痛的主要原因。

牙痛水（Pigmentum Chloralis Compositum）　组成：水合氯醛、樟脑、丁香油的无色或淡黄色、澄清、具樟脑特异臭的乙醇溶液，对牙神经有麻痹、镇痛作用。用于齿神经炎、齿龈肿胀、龋齿等。

牙脱位（dislocation of teeth）　由于外伤等原因牙槽窝内牙的位置发生明显异常。部分脱位的牙，一般有松动、移位和疼痛，咬合障碍。牙向深部嵌入者，牙冠暴露部分变短，位置低于咬合平面，牙全脱位离开牙槽窝者，牙龈可有撕裂与红肿，或牙槽突骨折。治疗：不全脱位者复位固定，全脱位者行再植术。

牙楔状缺损（wedge-shaped defect of tooth）　牙齿颈部硬组织缓慢磨掉所造成的缺损。此种缺损呈两个相交斜面，似楔形。多发生在牙齿的唇面或颊面，近牙颈处。多见于用硬毛牙刷横刷牙的壮年及老年人。左侧牙损常较右侧明显，常伴有牙龈萎缩及牙根暴露。重者有明显的牙本质过敏症，缺损深时可出现牙髓炎的症状。治疗：视情况可进行脱敏治疗、充填等。预防应改正刷牙方法，使用软毛牙刷，用高分子防龋涂料进行牙面涂布。

牙宣（gingival recession）　其他名称：龈宣、牙断宣露。中医病证名。即牙龈萎缩。症见齿龈先肿，继而龈肉日渐萎缩，终致牙根宣露，或齿缝出血或溢脓汁。常见以下几种类型：①阳明胃经积热与风寒之邪相搏，致热欲宣而不得，牙欲行而复止，壅滞牙龈，则龈肉日渐腐颓，久则宣露其根。治宜表散寒邪、清胃泻火。可选清胃散、玉女煎等。②肾气虚衰致齿龈萎缩，齿牙动摇欲落者，老人常见之。治宜培补肾元，方用肾气丸加减。

牙移植（tooth transplantation）　病牙拔除后为了恢复咀嚼功能，选择其他功能较次要、形体相似的牙齿移植于该处的手术方法。如选用本人的牙齿，称为同体牙移植，如选用别人拔出的阻生牙经处理后移植，称为异体牙移植。

牙龈（gum，gingiva）　口腔黏膜组织一部分，覆盖在牙槽突边缘区和包围牙颈部的黏膜组织，由复层扁平上皮及固有层组成，含有致密的结缔组织纤维束，组织坚韧，稍有弹性、感觉迟钝，表面覆盖不上皮层，能适应咀嚼作用所加的压力和摩擦，易患病，如边缘性龈炎等。应经常进行牙龈按摩，保持口腔清洁，以增强牙龈的抵抗力。

牙龈癌（gingival carcinoma，carcinoma of gingiva）　口腔恶性肿瘤之一。牙龈癌瘤。发病居口腔癌的首位，男多于女，下牙龈多于上牙龈，生长慢，以溃疡型最常见，早期有牙松动和疼痛。易转移，预后不良。应行手术治疗。

牙龈按摩法（gingival massage）　口腔病治疗方法之一。用适当压力加于牙龈组织，可增加其血液循环，改善营养及氧的供应，增强上皮角化及防护作用。分为手指按摩和牙具按摩等法。每日早、晚行，可加用消炎抗感染药物。

牙龈病（gingival disease）　牙周病之一。牙龈组织疾病。如边缘性龈炎、肥大性龈炎、妊娠期龈炎、青春期龈炎以及非肿瘤性的牙龈增生等。

牙龈成形术（gingivoplasty）　其他名称：龈成形术。口腔科治疗方法之一。是将肥厚的龈缘成形或在龈切除术后修整牙龈。使获得生理性的外形，不但增进美观，而且有利于保持清洁的一种手术方法。适用于龈缘肥厚，龈乳头圆钝，龈边缘不整齐，失去了正常龈缘的弧形曲线，龈乳头丧失或成为杯状使食物易滞留，虽经洁治、消炎等处理后，炎症有所减轻，但由于牙龈纤维化，而不能恢复其正常解剖外形者。

牙龈出血（gingival bleeding）　牙龈有出血点，或牙龈坏死而组织渗血，或牙龈缘给予刺激后出血即为此征。该征常见于牙龈炎、维生素C缺乏症，各种血液病、肝、肾疾病，创伤，肿瘤和中毒等。

牙龈袋（gingival pocket）　其他名称：假性牙周袋、假龈袋。用探针轻探龈沟，其沟底在牙颈部时深度在2mm以上即为此征。本征见于肥大性牙龈炎、边缘性龈炎、各种原因导致的牙龈增生等。

牙龈瘤（epulis）　来源于牙龈、牙槽骨骨膜、牙周膜的肿瘤，分为肉芽肿型、血管型、纤维型等。多见于牙龈乳头部，常见于前磨牙区。肿瘤局限，呈圆形或椭圆形，大小不一，几毫米至数厘米。有蒂或无蒂，一般生长较慢。治疗：因易被咬破发生溃疡，应手术切除。易复发，应同时切除邻近牙槽骨，并拔出邻近牙齿。

牙龈囊肿（gingival cyst）　发生于牙龈组织中的囊肿。来源于牙龈中增殖的上皮钉突，也可能来自外伤性的上皮植入或异位的上皮残余，多见于成年人。牙龈肿胀，色泽正常，有波动感而无炎症症状。治疗：可手术切除，新生儿一般无需治疗，可自行脱落而愈合。

牙龈切除术（gingivectomy）　消除增生肥大的牙龈组织和牙龈袋的手术。适用于其他方法治疗无效的牙龈肥大增生；经洁治、药物治疗不能消除的牙龈袋和深度在5mm以内的牙周袋；牙槽骨水平型吸收在根长1/2以内者。

牙龈纤维瘤病（gingival fibromatosis）　其他名称：牙龈象皮病。牙龈组织的弥漫性纤维性增生。上颌、下颌或全口牙龈组织增生、肿大，质硬，无炎症，不痛亦不出血。治疗：切除增生的牙龈组织。术后易复发。

牙龈增生（gingival hyperplasia）　牙龈非炎性增生。是细胞增大或组成数量的增加，上皮和下面结缔组织有显著的增生改变，由非局部刺激物所引起。包括药物性牙龈纤维增生、自发性纤维增生和牙龈纤维瘤病。

牙隐裂（cracked tooth，incomplete tooth fracture）　其他名称：牙微裂、裂隙性牙折。牙冠表面有细微的裂纹。因牙齿硬组织发育的缺陷；牙尖解剖形态过分高陡及不均匀磨损；咀嚼过硬食物或食物中异物的意外损伤而致。隐裂表浅无明显症状；较深时冷、热刺激敏感，或咬合时不适；深隐裂多有慢性牙髓炎症状。表浅隐裂，可进行调殆及充填治疗；已有牙髓病变，进行牙髓治疗的同时必须配合套冠修复。

牙拥挤（crowding tooth）　牙排列不整齐，呈重叠状。多发生在替牙期及恒牙期。矫治应根据牙的拥挤程度、颌骨发育、面颌部肌张力情况及年龄而定。

牙釉质（enamel）　其他名称：釉质。被覆在牙冠部牙质表面的高度钙化的结构。为人体内最坚硬的组织。呈乳白色，有光泽，是人体最硬的组织。95%～98%为磷酸钙及碳酸钙，2%～5%为蛋白质与水，牙釉质由自内向外呈放射状走行的釉棱柱集合而成，其间还有柱间质。

牙源性钙化囊肿（calcifying odontogenic cyst）　一种少见的牙源性肿瘤。临床表现为颌骨肿胀，有囊性感，可有牙齿松动。X线检查为单房透光区，其中可见点状钙化灶。治疗：囊肿摘除；如肿物为实质性应在正常骨质内切除肿物。

牙源性钙化上皮瘤（calcifying epithelial odontogenic tumor）　一种少见的牙源性肿瘤，最常见于磨牙及前磨牙区。临床多无自觉症状，仅见颌骨逐渐膨出，瘤质偏硬，瘤区可有缺牙。X线片骨皮质变薄，单囊或多囊透光区，内有斑点或团块状不透光区，常有埋伏牙。治疗：彻底切除。

牙源性根尖周炎（periapical periodontitis originated from dental pulp）　见牙髓源性根尖周炎。

牙源性角化囊肿（odontogenic keratocyst）　单发或多发于颌骨内，囊腔内含有角化物的牙源性发育性囊肿。表现为囊肿向周围骨质膨胀引起面部肿胀畸形，骨质变薄后压迫囊肿有乒乓球样感，甚至出现波动。穿破可形成瘘管，排出皮脂样物。少数有疼痛及下唇麻木。需病理检查确诊。治疗：小囊肿可刮除；大、多发或复发囊肿应手术彻底切除。

牙源性囊肿（odontogenic cysts）　口腔肿瘤之一。颌骨内与成牙组织或牙有关的囊肿，初期无自觉症状，生长缓慢，牙移位、松动或倾斜，可造成殆面畸形，引起病理性骨折。上颌骨囊肿发展可有眶骨变形，产生复视。继发感染可产生胀痛、全身不适。治疗：手术切除。

牙源性上颌窦炎（odontogenic maxillary sinusitis）　由牙周炎或根尖感染所继发，也可因拔牙时将断根或残根推入上颌窦内而引起炎症。早期有牙痛史，患牙龋坏有叩痛、松动，患牙区明显红肿压痛。患侧上颌窦区有周期性疼痛及压痛，有恶臭鼻涕自鼻腔中鼻道排出。急性期可用大量抗生素，拔除患牙或建立引流；慢性期拔除病灶牙，施行上颌窦根治手术，必要时应去除病灶区骨质或死骨。

牙源性腺瘤样瘤（adenomatoid odontogenic tumor）　其他名称：腺样成釉细胞瘤。为一类牙源性肿瘤。组织学上类似牙胚造釉器的肿瘤。肿瘤有明显的包膜，体积不大。切面为囊性或实性，亦可两者共存。颜色为灰白色或深黄色。镜下见肿瘤细胞排列呈腺腔样及近似圆形上皮团块状结构，其间还有梭形及多角形上皮细胞。瘤内常见小钙化灶，多数瘤内含有发育完全的牙。女性多于男性，20 岁以下多见，上颌为好发部位。初期无自觉症状，肿瘤增大后，颌骨膨隆变形，多有乒乓球样感。应手术摘除。

牙再植术（tooth reimplantation）　将已经完全脱位的离体或仅有软组织附着的游离脱位牙，经处理后再植于原来的牙槽窝内的手术。有即期再植与适期再植。扭转牙和损伤脱位牙均采用前者，后者仅用于受植部位有严重污染及易出现感染者。

牙折（dental fracture, odontoclasis）　牙齿因受外力的作用而折断，多见于上颌切牙。按折断的部位分为冠折、根折及冠根联合折断。冠折未穿通牙髓，未暴露牙本质者，将锐缘磨光；已暴露牙本质者，磨光锐缘、去敏防龋、嵌体或罩冠修复。冠折穿通牙髓，牙髓治疗后再进行修复。根折的主要特点是牙松动和有触压痛。根尖 1/3 处折断时，如牙不松动，可做根管治疗及根尖切除术；根中 1/3 处折断时，拔除该牙。根冠联合折断的牙齿应拔除。

牙植入术（tooth implantation）　口腔矫治方法之一。将人工牙植入人体牙槽窝或牙槽骨内。人工牙多用钽、钒、钛、陶瓷、玻璃碳等制成。植入后需固定 6 个月左右，可获得不同程度的咀嚼功能，但因移植物免疫反应终将松动脱落。

牙周变性（periodontosis）　其他名称：青少年特发性牙周炎。是牙齿支持组织的疾病。牙周膜结缔组织纤维有非炎性退行性变性，可能与内分泌失调或营养不良等因素有关，多见于女性青少年。表现：牙槽迅速发生吸收，龈上皮附着增生并向根方迁徙，以致多数牙齿早期出现松动、移位、牙周袋形成，然后引起继发感染。给予大剂量维生素 C 和适量维生素 A、D，并行局部封闭和按摩等治疗。

牙周病（periodontal disease）　牙齿支持组织的病症。如牙龈炎、牙周炎（边缘性牙周炎）、牙周变性（青少年牙周炎）、牙周创伤（咬合创伤）、牙周萎缩等。亦有不包括牙龈病者。牙龈病只发生于牙龈组织，牙周炎是累及牙龈、牙周膜、牙槽骨和牙骨质的感染性疾病。常见症状为牙龈炎症、出血，牙槽骨吸收，牙齿松动，严重时牙齿可自行脱落。是成年人丧失牙齿的首位原因。

牙周袋（periodontal pocket）　牙龈沟的病理性加深。是各类型牙周病的临床症状之一。牙周袋继续发展则可导致牙齿松动或脱落。

牙周膜（periodontal membrane, periodontium）　其他名称：牙周韧带。位于牙根与牙槽骨之间的致密结缔组织膜。主要由胶原纤维束组成，具有固定牙根和缓解咀嚼时所产生压力的作用。厚度在 0.15～0.38mm，功能越大的牙齿，此膜越厚。

牙周囊肿（periodontal cyst）　位于牙根侧方较罕见的小囊肿，多发生于成年人的下颌尖牙或前磨牙的根侧方。起因看法不同。无明显自觉症状，多数病例是偶然在常规 X 线检查中发现。治疗可手术摘除。

牙周脓肿（periodontal abscess）　其他名称：侧壁脓肿。是牙周组织内局限性化脓性炎症。有急慢性之分，慢性者通常无自觉症状。急性者是慢性炎症的加剧，发病急而重，牙龈上形成红白卵圆形肿胀或突起，表面光亮，压迫有脓液自牙周袋溢出。患区剧烈跳痛，肿胀区有触痛和叩痛，常伴有淋巴结肿大。治疗：脓肿切开引流，消炎止痛。

牙周塞治术（periodontal dressing, periodontal pack）　口腔科治疗方法之一。利用一种塞治剂，覆盖于牙龈创面或填塞于间隙内，可以保护创面，并能止血、消炎、镇痛和促进组织早期愈合的一种治疗方法。适用于牙周手术后保护创面，使组织在愈合期间免受损伤，阻止肉芽组织过度生长，防止感染。对外伤或术后松动的牙齿起暂时固定作用等。

牙周萎缩（periodontal atrophy）　其他名称：牙周退缩、牙龈萎缩。缘龈从牙根面上向牙根尖方向退缩。牙龈退缩可局限于一牙或一组牙或全部牙，一般分为老年性、早老性、失用性、机械性 4 种。明显萎缩者可使牙根暴露，牙冠变长，牙齿出现松动，此时牙对食物、温度、机械刺激敏感并易形成牙颈部龋。牙间组织萎缩造成骨的杯状缺损，则易发生菌斑及食物残屑和微生物集聚。治疗：防止食物嵌塞，经常按摩牙龈或叩齿，使用正确的刷牙方法和适宜的洁牙剂等。

牙周纤维（desmodontium）　在嵌入性牙周膜胶原纤维束之间的疏松结缔组织内穿行的纤维。与牙及牙槽骨不相连，但却包绕在结缔组织内血管、神经和淋巴管的周围，咀嚼时减轻嵌入性牙周膜对上述结构的压力。

牙周-牙髓联合损伤（combined periodonto-endodontic injury）　牙周和牙髓两种损伤同时存在又相互影响的疾病。治疗宜采用双管齐下的治疗方法，以消除病因。但治疗的成功往往取决于牙周治疗能否完善与彻底。

牙周炎（periodontitis）　牙周组织牙龈、牙周膜、牙槽骨、骨质的炎性疾病。病变开始于牙周组织边缘部，故称边缘性牙周炎，与根尖性牙周炎不同。慢性牙周炎为最常见的病型。表现为牙龈红肿出血，牙周袋形成，牙槽溢脓，牙槽骨破坏、吸收，牙龈退缩和牙根暴露，牙齿松动等，可致牙齿脱落，是老年牙齿丧失的主要原因。治疗：除去局部病因，如洗牙等消除牙周袋；拔除严重病牙。保持口腔卫生，进行全身治疗，如补充维生素 A、C 以增强机体抗力，有助于牙周组织的愈合。

牙周溢脓（peripyema）　轻压牙龈从牙齿与牙龈间溢出脓液。见于增生性龈炎、颌骨骨髓炎、牙周炎等。

牙周植骨术（periodontal bone grafting）　口腔科治疗方法之一。利用自体骨、异体骨或异种骨，移植于骨缺损区，以刺激新骨形成的一种方法。适用于多壁骨袋，以三壁骨袋成功率最高，二壁骨袋次之，一壁骨袋更次之。

牙钻（dental drill）　修补牙齿及制造牙托时钻孔磨削用的设备。采用变压器调速及激磁电流补偿，使牙钻转速稳定，每分钟 5 000～10 000 转。供口腔科技工室作磨削、钻孔、抛光及临床治疗用。也可用于五官科、脑外科及骨科手术。规格一般有立式、台式、壁式。

芽孢（spore, gemma）　①其他名称：芽胞。细菌在胞内形成的对不良环境条件具有强抗逆性能和有利于传播的无性休眠体。某些革兰氏阳性杆菌如破伤风梭菌及炭疽杆菌，在一定环境条件下菌体内形成的圆形或椭圆形小体。当细菌在机体外，营养物质较缺乏时容易形成芽孢。它的形成不是细菌的繁殖过程，而是细菌的休眠状态，是细菌维持生命的特殊形式。因芽孢的形状、大小及在菌体中的位置，随细菌不同而异，可供鉴别细菌。另外，因芽孢抵抗力比繁殖体强，临床手术器械等的灭菌，必须以杀灭芽孢为标准，应采用高压蒸汽灭菌法。②卵菌中一种厚壁，有时不规则的细胞，与厚垣孢子相似的一种无性繁殖体。

芽孢杆菌（bacillus）　可形成芽孢的一类革兰氏阳性菌，多数好氧。能产生芽孢。本菌包括炭疽杆菌、枯草杆菌、蜡样杆菌、嗜热脂肪杆菌和多黏菌等。其中除炭疽杆菌外，其他均为非致病细菌。通常称其为类炭疽杆菌。广泛存在于自然界，常引起实验室污染。多黏杆菌为革兰氏阴性杆菌，在机体抵抗力下降时，偶尔也能致病。

芽生菌病（blastomycosis）　其他名称：皮炎芽生菌病。系皮炎芽生菌所致深部真菌病。病原体通过呼吸道侵入人体，肺部为原发病灶，可经血播散至皮肤和各脏器，多呈慢性病程，有咳嗽、咳痰、胸痛，偶有咯血和呼吸困难。X线显示肺小片浸润或大叶性实变。皮肤病变表现在面部、颈、手足等处，先为斑疹或丘疹，后逐渐隆起如疣样，有渗液和结痂交替出现现象，亦可形成脓肿、瘘管和溃疡。播散型可引起脑膜炎、脑脓肿、附睾炎、睾丸炎、心内膜炎及胰腺炎等。取痰、脓液、尿及皮肤渗出液等直接涂片获典型厚壁、芽颈粗的单芽生孢子有诊断价值。治疗用抗真菌药物及全身支持疗法等。

哑狂犬病（dumb rabies）　其他名称：麻痹型狂犬病、静止狂犬病。是以瘫痪为主要表现的少见的狂犬病类型。常由吸血蝙蝠啮咬而得病。主要表现有高热、头痛、呕吐、肢体软弱、肌肉瘫痪等。最终因呼吸肌与延髓麻痹而死亡。对症治疗。预后极差。

哑门（yamen，DU 15）　其他名称：瘖门、痉门、舌横、舌厌。中医经穴名。属督脉。督脉、阳维之会。位于后发际和正中直上 0.5 寸处，主治暴瘖、失语、头痛、项强、脊强反折、聋哑、癫痫，以及精神分裂症、癔症、大脑发育不全、脑性瘫痪等。针尖向喉结方向刺 0.5～1 寸，不可向上斜刺，禁深刺。

雅各布森综合征（Jacobson syndrome）　其他名称：赖歇特（Reichert）综合征。鼓室神经丛受刺激引起的以疼痛为主要症状的一组病征。表现为外耳道阵发性刺痛发作，疼痛可波及耳深部、面部和颈部。扳机点在咽鼓管，发作没有明显诱因。肿瘤所致者手术、放化疗，炎症所致者抗炎对症处理。

雅各布斯综合征（Jacobs syndrome）　见眼-口-生殖器综合征。

雅科德综合征（Jacod syndrome）　见岩蝶间隙综合征。

雅克什贫血（von Jaksch anemia）　其他名称：假性白血病性贫血、婴儿营养性感染性贫血。本病主要表现为贫血、肝脾大、末梢白细胞数增多，并出现幼稚粒细胞和有核红细胞，病人多为 6 个月～3 岁的婴幼儿。治疗时应首先控制感染，清除慢性感染灶，在治疗原发病的基础上，加强营养，给予铁剂、维生素 B_{12} 及叶酸治疗。

雅-利综合征（Jaffe-Lichtenstein syndrome）　囊性骨纤维瘤病，多发性骨纤维发育不良的一型。儿童多见。好发于长骨、肋骨、颅骨（面颅、脑颅），仅单处发病。局部肿胀、疼痛、压痛，无全身内分泌或其他骨骼受累表现。X线可诊断。治疗：病灶切除，植骨术。

雅司病（yaws，pian，frambesia）　其他名称：热带莓疹。由梅毒螺旋体的亚种雅司螺旋体引起的人类慢性接触性传染病。少见。见于美洲、非洲和远东地区，尤其是卫生较差地区。主要通过与受感染者或污染物直接接触传播，经由创口或擦伤感染。其特征为皮肤损害，表面呈杨梅状，经过类似梅毒。临床主要需与梅毒相鉴别，雅司病皮损多不在外生殖器上，一期和二期皮疹相似，神经系统和五官及其他内脏病变少见，患病数年后可自愈。可用青霉素治疗。

亚氨基酸（imino acid）　一种带有亚氨基的羧酸的总称。在生物化学中主要是指脯氨酸。在组成蛋白质的 20 多种氨基酸中，脯氨酸和羟脯氨酸即属于亚氨基酸。

亚胺甲基谷氨酸（formiminoglutamic acid）　组氨酸主要分解代谢途径的中间产物。由咪唑酮丙酸水解开环形成。主要是把亚胺甲基（—CH=NH）转给四氢叶酸，以 N^5-亚胺甲基四氢叶酸与一碳单位代谢。缺乏叶酸和维生素 B_{12} 时，排出增多。

N^5-亚氨甲基四氢叶酸（N^5-formimino tetrahydrofolic acid）　简写 N^5—CH=NH—FH$_4$。四氢叶酸携带亚氨甲基的一种形式。它由组氨酸代谢而生成，可与 N^5，N^{10}=CH—FH$_4$

互相转变。

亚胺醌（ethyleniminoquinone）　其他名称：癌抑散。烷化剂类抗肿瘤药。主要用于网状细胞肉瘤、霍奇金病、淋巴肉瘤等的治疗。常用静脉注射或瘤内注射，注射时不要漏于皮下，否则可致坏死。

亚胺培南（imipenem）　其他名称：亚胺硫霉素。新型 β-内酰胺类抗生素。对革兰氏阴性菌具有极强的抗菌活性，对 β-内酰胺酶高度稳定。抗菌谱极广，与脱氢肽酶抑制剂合用。适用于治疗革兰氏阳性或阴性菌、需氧或厌氧菌所致的除中枢神经系统以外的全身各部位感染。

亚胺培南/西司他丁钠（imipenem/cilastatin sodium）　其他名称：泰能。碳青霉烯类抗生素亚胺培南（对肾脱氢肽酶不稳定）与特异性肾脱氢肽酶抑制剂西司他丁钠配伍的复合制剂。用于敏感菌所致的腹膜炎、肝胆感染、腹腔内脓肿、阑尾炎、妇科感染、下呼吸道感染、皮肤和软组织感染、尿路感染、骨和关节感染以及败血症等。制剂：肌内注射剂；静脉注射剂。过敏者禁用，孕妇及哺乳期妇女慎用。肌内注射剂不能静滴。

亚病毒（subvirus）　只具有 RNA 或 DNA，或只具有某些蛋白质组分，与病毒的生物学特征相类似的病原物。亚病毒包括类病毒、拟病毒、朊病毒。类病毒和拟病毒均为单链环状核糖核酸（RNA），无蛋白质结构，两者均可引起植物病害。朊病毒是具有感染性的蛋白质，是否存在核酸目前仍有争议。朊病毒可引起羊瘙痒病，并可引起人的雅克病和库鲁病，这两种病均是亚病毒侵犯中枢神经系统的慢性退化性疾病。

亚伯拉罕征（Abrahams sign）　①尿石病时，压迫肚脐与右侧第 9 肋软骨之间的中点时出现疼痛。②早期肺尖结核时，于肩胛骨上方的斜方肌处听诊，可闻及近浊音乃至浊音。

亚单位疫苗（subunit vaccine）　用化学试剂裂解病毒，提取病毒包膜或衣壳上的成分除去其核酸，以此制成的疫苗。如流感病毒亚单位疫苗，就是用适当浓度的去垢剂使病毒颗粒裂解，将其可溶性的血凝素、神经氨酸酶与核酸分离，提取具有免疫原性的血凝素和神经氨酸酶制成亚单位疫苗。因去除了病毒核酸，故使用安全可靠。目前试用于人体的有流感病毒、腺病毒和乙型肝炎病毒等的亚单位疫苗。

亚东璃眼蜱（*Hyalomma asiaticum*）　是硬蜱的一种。分布于我国的吉林、内蒙古和西北地区。成虫体型大，黄褐色，足粗壮，各关节的淡色环带和背缘纵带明显。以成虫越冬。可传播新疆出血热。

亚基（subunit）　①蛋白质在生物合成时所产生的最小共价单位，它可以由一条多肽链或以共价链连接在一起的几条多肽链（这些肽链多数是来自同一个前体蛋白质）组成。它们是蛋白质四级结构的基本组成单位，故又称为亚单位。1 个蛋白质分子中的几个亚基可以相同，也可以不同，如血红蛋白由 4 个亚基组成，其中有 2 个 α 链和 2 个 β 链。亚基之间借次级键相连，如疏水作用、盐酸、氢键、范德华力等。②大分子的亚结构，例如细菌 70S 核糖体中的 30S 或 50S 亚单位。

亚急型克山病（subacute Keshan disease）　发病较急型稍缓，心脏增重、扩张明显的一种克山病临床类型。我国西南病区 2～6 岁儿童多见。表现类似急型克山病，常在 1 周内发生心力衰竭或病情急剧加重。如发病 3 个月未愈，即转为慢型。临床表现为全身水肿、精神萎靡、食欲减退、面色灰暗。体检有心脏增大、奔马律和淤血性肝大。治疗主要针对充血性心力衰竭。

亚急性包涵体脑炎（subacute inclusive body encephalitis）　见亚急性硬化性全脑炎。

亚急性感染性心内膜炎（subacute infective endocarditis）　感染性心膜炎的一种类型。绝大多数病原体为草绿色链球菌。常发生于心瓣膜病或有先天性异常的心脏。临床表现为缓慢起病、长期发热、栓塞现象、心脏易变杂音。有效抗生素的使用为主要治疗措施。早期（发病 2 周内）明确诊断和正规治疗是治愈的关键。

亚急性坏死型肝炎（subacute necrotic hepatitis）　见亚急性重型肝炎。

亚急性坏死性脑脊髓病（subacute necrotizing encephalomyelopathy）其他名称：利氏病。一种侵犯中枢神经系统的遗传代谢性疾病。由线粒体呼吸链酶复合体Ⅳ即细胞色素氧化酶的功能缺陷所致。病理上可见弥漫性神经元坏死、髓鞘脱失、胶质细胞增生，病变主要集中于中脑导水管附近、脑桥和延髓近第四脑室部位。多在婴儿发病，出生后数月出现呼吸进食困难、哭声低微、四肢张力低下，以后出现视力下降、听力下降、共济失调、四肢力弱、智力减退和抽搐。晚发型患者表现为进行性眼外肌麻痹，肌张力障碍或共济失调。影像学检查可见双侧基底节、丘脑对称性异常信号。

亚急性甲状腺炎（subacute thyroiditis, de Quervain disease）其他名称：巨细胞性甲状腺炎、肉芽肿性甲状腺炎、德奎尔万甲状腺炎。病因未明，可能与病毒感染和自身免疫障碍有关。常继发于上呼吸道病毒感染和流行性腮腺炎等疾病。临床表现包括甲状腺肿胀、较硬、有压痛，疼痛常波及患侧耳、颞枕部。血沉增快，蛋白结合碘或T_4浓度增高，^{131}I摄取率显著降低。活检有助于诊断。治疗：肾上腺皮质类固醇加甲状腺干制剂有效。

亚急性联合变性（subacute combined degeneration）见脊髓亚急性联合变性。

亚急性脑血肿（subacute cerebral hematoma）颅脑损伤后3日至3周出现的血肿。出血来源与急性脑血肿相似，但损伤的血管较小，且多为静脉性出血，原发的脑损伤较轻，普通的CT扫描显示脑表面的月牙形等密度区。手术方法与急性血肿相似，由于脑损伤较轻，故术后恢复较急性血肿为好。

亚急性期（subacute phase）其他名称：近期。心肌梗死的分期之一。此期心电图特征是：坏死型Q波尚存，ST段移位消失，T波倒置渐深，双支对称，波峰变尖，呈冠状T波。此种改变在2～3周达高峰，5～9个月后减退。

亚急性肾炎（subacute nephritis）其他名称：急进性肾小球肾炎、弥漫性新月体肾炎。一组起病急骤，发展迅速，由蛋白尿、血尿等迅速发展为少尿或无尿、肾功能进行性减退的疾病。多于发病后几周、几个月内出现肾衰竭的肾小球疾病。对症及支持治疗，常用的有肾上腺皮质激素治疗、抗凝疗法、换血疗法等，预后甚差。

亚急性细菌性心内膜炎（subacute bacterial endocarditis）好发于有基础病变的瓣膜（如风湿性心瓣膜病、先天性心脏病等）的心内炎性变。大多由毒力较弱的草绿色链球菌引起，少数由肠球菌、肺炎球菌等引起；病菌多从某一感染灶侵入血流，引起败血症，进而侵犯心内膜，在瓣膜上形成由血小板、纤维素、细菌菌落、炎症细胞和少量坏死组织构成的大而松脆的血栓性赘生物。

亚急性心肌梗死（subacute myocardial infarction）其他名称：近期心肌梗死。指心肌梗死发生后的数周至数月，心电图从ST段恢复到等电位线开始至倒置T波恢复正常，或趋于恒定不变，坏死型Q波持续存在。治疗同急性心肌梗死。

亚急性血行播散型肺结核（subacute hematogenous disseminated pulmonary tuberculosis）少量结核分枝杆菌在比较长时间内多次进入血液循环，在肺脏多次反复发生的血行播散型结核病。临床起病相对缓慢，常为间歇性低热、盗汗、乏力、轻度咳嗽等。X线胸片呈现双上、中肺野为主的大小不等、密度不同和分布不均的粟粒状或结节状影。

亚急性炎症（subacute inflammation）病程经过介于急性和慢性炎症之间的炎症。如亚急性细菌性心内膜炎等。

亚急性硬化性全脑炎（subacute sclerotic panencephalitis, SSPE）其他名称：慢性麻疹病毒脑炎、亚急性硬化性白质脑炎、亚急性包涵体脑炎、结节性全脑炎。由麻疹病毒感染所引起，罕见的慢病毒中枢神经系统（CNS）感染性疾病。病理学上可见大脑半球呈弥漫性炎症性改变，散在神经元缺失和反应性神经胶质细胞增生；血管周围较多淋巴细胞浸润；白质中有不同程度的髓鞘脱失，小血管周围有套袖状形成。本病好侵犯儿童。起病隐袭。呈进行性发展，病程大致分4期，第1期主要是人格改变，易激怒，行为异常，记忆力减退，嗜睡；第2期约在病后2个月，智力衰退明显，并有阵挛性抽动或不自主动作；第3期病人陷入昏迷，痉挛加剧，出现阵发性角弓反张，反射亢进；第4期，肌阵挛、肌张力逐渐减

轻和减低，最终肌肉松弛。根据脑脊液γ-球蛋白增加、脑电图显示周期性阵发放电、血的补体结合、中和血凝集素和荧光抗体滴度升高，即可作出诊断。治疗：无特殊疗法，以支持和对症治疗为主。

亚急性中毒（subacute poisoning）较大剂量的毒物在一定时间内进入机体所致的中毒。理论上指接触剂量介于急性和慢性中毒之间，接触时间为3～6个月。依毒物的种类和性质不同，所致亚急性中毒的表现有的和急性中毒相同，更多的则带有慢性中毒的特征。由于在临床上通常难以区分，故不再把它单独分型。但在劳动卫生与职业病现场调查中具有重要意义。评价毒物所致亚急性中毒能力及性质的动物试验方法称为亚急性毒性试验。

亚急性重型肝炎（subacute fatal hepatitis）其他名称：亚急性坏死型肝炎。起病与急性黄疸性肝炎相似。表现为高度乏力，高度食欲减退，或恶心、呕吐，腹胀明显，黄疸迅速加深，继之出现腹水，有出血倾向，经数周或数月，部分病人可发展为坏死后肝硬化。治疗：采取综合性治疗措施，输少量新鲜血、白蛋白等，用促肝细胞再生药物。防治肝性脑病、脑水肿、消化道大出血、急性肾衰竭等并发症。维持水、电解质和酸碱代谢的平衡。

亚急诊手术（subacute emergency operation）手术时机的选择。病人情况紧急，但总体情况差，难以承受复杂但较合理的手术。采取非手术治疗暂时控制病情的发展，再经短暂的积极准备后进行一次合理的手术，以获得最佳疗效。

亚甲蓝（methylthioninium chloride）其他名称：次甲蓝、美蓝。一种碱性染料，用于细菌染色，以及治疗高铁血红蛋白症、氰化物中毒、闭塞性脉管炎等。口服治疗尿路结石，特别是草酸钙结石，用药期间禁食高钙食物，多饮水。

亚甲蓝注射液（Injectio Methyleni Coerulei）其他名称：次甲蓝注射液、美蓝注射液。解毒药及诊断用药。组成：亚甲蓝和葡萄糖的深蓝色澄明灭菌的水溶液。用于磺胺类药物所致的发绀病，氰化物、硝酸盐中毒的解救；也用于肾功能的诊断。不可作皮下、肌内或鞘内注射。

亚健康（subhealth）其他名称：次健康状态、第三状态、慢性疲劳综合征等。人体处于非病非健康、有可能趋向疾病的状态。人在身体、心理和社会环境等方面表现出不适应，介于健康与疾病之间的临界状态。

亚克汀（sub-cretinism）见地方性亚临床克汀病。

亚临床肝癌（subclinical carcinoma of liver）既无明显临床症状，体格检查亦缺乏肿瘤本身体征的肝癌。多在肝病随访中或体检普查中应用甲胎蛋白及实时超声检查偶然发现。CT、MRI及肝血管造影有利于确定诊断。以手术治疗为主。

亚临床疾病（subclinical disease）通过一些特殊检查可以确认其存在，但未表现出有关的临床症状和体征的疾病。

亚临床性糖尿病（subclinical diabetes）见隐性糖尿病。

亚硫酸氢钠穿心莲内酯（Andrographolidi Natrii Bisulfis）其他名称：穿心莲甲素。消炎抗菌药。白色或类白色无定形粉末，微臭，味苦，略有引湿性，易溶于水，溶于甲醇，略溶于乙醇，微溶于氯仿。主治菌性痢疾、钩端螺旋体病、上呼吸道感染及肺炎等。

亚硫酸氢钠穿心莲内酯注射液（injection of Andrographolidi Natrii Bisulfis）其他名称：穿心莲甲素注射液。抗感染药。组成：亚硫酸氢钠穿心莲内酯的pH值4.5～6.5、无色澄明的灭菌水溶液，有清热解毒、抗菌消炎作用。用于细菌性痢疾、肠炎、钩端螺旋体病、肺炎、急性扁桃体炎、咽喉炎等。

亚麻酸（linolenic acid）十八碳三烯酸（$\triangle^{9,12,15}$-$C_{18:3}$）。为高度不饱和脂肪酸。它在人体内不能合成，只能从食物中摄取，称为营养必需脂肪酸。由亚麻酸可形成二十碳五烯酸等多价不饱和脂肪酸。γ-亚麻酸（$\triangle^{6,9,12}$-$C_{18:3}$）可形成花生四烯酸（$\triangle^{5,8,11,14}$-$C_{20:4}$），后者是前列腺素的前体。

亚牛磺酸（hypotaurine）半胱氨酸在硫原子上氧化经亚磺丙氨酸脱羧形成。也可由半胱氨酸脱羧氧化而来，它可进一步氧化为牛磺酸。在亚磺酸氧化酶缺乏病时，亚牛磺酸影响大脑功能，其机制未明。

亚砷酸（arsenious acid）　其他名称：癌灵。抗代谢类抗肿瘤药。用于慢性粒细胞白血病、急性早幼粒细胞白血病、肝癌等。制剂：注射剂。滴注速度不可过快，肝肾功能不全者慎用。

亚速起搏（underdrive pacing）　终止心动过速的一种起搏疗法。将按需起搏器转变为固定频率起搏，使之与快速心律竞争，直至使心动过速终止。

亚铁螯合酶（ferrochelatase）　其他名称：亚铁血红素合成酶，催化 Fe^{2+} 掺入原卟啉区中以形成亚铁血红素的酶。

亚稳态（metastable state）　同质异能素的原子核具有高于基态的能量时的状态。处于亚稳态的核素能，放出多余的能量（以射线的方式）转变为基态，常用"m"附加在质量数后作为标志。

亚硝胺（nitrosamine）　一类环境有害物。亚硝基的氮原子与伯胺基或仲胺基氮原子结合的有机化合物。是一类对人类具有潜在威胁的有毒致癌、致突变和致畸物。化学性质稳定，在酸中可分解。活化后有急性毒性，会对肝脏造成损害。广泛存在于人类生活环境中。

亚硝胺化合物（nitrosamine compound）　一类有致癌作用的化合物。分为亚硝胺和亚硝酰胺两类。主要用于实验室以及橡胶和化工生产中。肉类加工中作为着色剂和防腐剂的亚硝酸盐，以及自然界存在的硝酸盐还原为亚硝酸盐后，在胃肠道内和仲胺作用生成亚硝胺。硝酸盐、亚硝酸盐和能发生亚硝基化的氨基化合物进入人体内，都可在体内成为危害健康的潜在因素。动物实验证明亚硝胺化合物有致癌作用。亚硝胺需经酶的活化才能致癌，而亚硝酰胺可直接致癌。最终致癌物可能为偶氮烷烃和碳鎓离子，它们使细胞的核酸和蛋白质烷化，从而改变了细胞遗传特性而诱发肿瘤。

亚硝酸钠（sodium nitrite）　氰化物中毒解毒药。为无色或白色至微黄色结晶，无臭、味微咸、有引湿性。易溶于水，微溶于醇。能使血红蛋白氧化为高铁血红蛋白而与氰基结合，用于氰化物中毒的治疗，与胺类反应生成的亚硝胺，为致癌物。

亚硝酸盐中毒（nitrite poisoning）　其他名称：肠源性青紫症、肠源性发绀。大量饮用和进食含亚硝酸盐苦井水或食品引起的中毒。中毒的临床表现有皮肤黏膜青紫、头痛、头晕、恶心、呕吐、心慌、气短、烦躁等，严重者昏迷、惊厥、血压下降、呼吸衰竭。静脉血呈黑色。治疗：催吐、洗胃及导泻；亚甲蓝有特效；维生素 C、谷胱甘肽、细胞色素 c 等有效；对症治疗。

亚硝酸异戊酯（amyl nitrite）　氰化物中毒解毒药。用于氰化物中毒、心绞痛的救治。制剂：吸入剂。眼内或颅内压增高者及急性冠状动脉栓塞者、头部外伤、脑出血病人禁用。

亚叶酸钙（calcium folinate，CF）　其他名称：甲叶钙、甲酰四氢叶酸钙。抗贫血药。叶酸在体内转变的有效产物。不需还原等变化过程直接参与叶酸的各种生化过程。适用于巨幼红细胞贫血，尤其是药物（乙胺嘧啶、甲氧苄啶、甲氨蝶呤等）、疾病（肝硬化）因素导致机体二氢叶酸合成酶活性低引起的巨幼红细胞贫血的治疗。也可用于白细胞减少症及作为甲氨蝶呤过量中毒的解毒剂。应避免与甲氨蝶呤、甲氧苄啶、乙胺嘧啶、苯妥英钠等合用。

亚油酸（linoleic acid）　其他名称：十八碳二烯酸。人体必需脂肪酸之一，是细胞的重要构成物质，有明显的降低胆固醇的作用。为预防和治疗高脂血症的主要不饱和脂肪酸，又是合成前列腺素等类激素的前体物质。植物油（椰子油除外）以及鱼、禽类脂肪中含量较多。用于高脂血症的预防和治疗。

亚油酸丸（Capsulae Aeidi Linoleici）　降血脂药。组成：亚油酸和维生素 E 等制成的淡黄色透明胶丸。内容物为淡黄色澄明的油状液体，有豆油臭，无味，具有降低血胆固醇及血甘油三酯的作用。用于防治动脉粥样硬化症。

亚油酸乙酯（ethyl linoleic acid，ethyl linoleate）　亚油酸的乙醇酯。作用与用途同亚油酸。适用于动脉粥样硬化、心绞痛、心肌梗死、高血压、脑出血、脑软化症、老年性痴呆、老年精神病、高胆固醇血症、脂肪肝、肝硬化、肝功能障碍

等。常组成复方制剂。

亚种（subspecies）　生物分类学上种以下的分类单位。是种内的一些群体，但彼此在某些形态特征或生理特性、基因频率、染色体结构等方面存在差异，且有不同的地理分布。

亚洲人体重指数（Asiatic body mass index，ABMI）　2000 年国际肥胖特别工作组提出了亚洲成年人 BMI 正常范围为 $18.5\sim22.9kg/m^2$；$<18.5kg/m^2$ 为体重过低；$\geqslant23kg/m^2$ 为超重；$23\sim24.9kg/m^2$ 为肥胖前期；$25\sim29.9kg/m^2$ 为Ⅰ度肥胖；$\geqslant30kg/m^2$ 为Ⅱ度肥胖。

氩激光视网膜凝结器（argon laser photocoagulator）　将氩离子激光束聚焦于视网膜，进行光凝固治疗的仪器。用于治疗眼科黄斑裂孔、视网膜裂孔及剥离、视网膜血管瘤、糖尿病性眼底改变等疾病。

咽（pharynx）　消化管上端呈漏斗形、较膨大的部分，是消化管和呼吸道的共同通道。上宽下窄的漏斗状，上方连于颅底，下方移行于食管。前方自上而下，经鼻后孔、口咽峡、喉口分别与鼻腔、口腔、喉腔相通。将咽分为鼻部、口部和喉部。

咽白喉（pharyngeal diphtheria）　由白喉棒状杆菌引起的急性传染病。通过飞沫或接触而传染，为白喉的一种最常见的类型，约占发病人数的 80%。因咽部病变的范围大小和程度，可分为扁桃体白喉、咽门白喉播散型和中毒型咽白喉，以后两型最严重。咽峡部有散在的假膜，有时限局于扁桃体，拭之出血。可有组织坏死和水肿、精神萎靡和心肌炎等，假膜细菌培养阳性，病死率高。治疗主要是给予足量的抗毒血清和注射青霉素。

咽瘢痕性狭窄（cicatricial stricture of pharynx）　咽部损伤所致的粘连和狭窄。多因手术损伤所致，其他如贯通伤、烫伤、烧伤亦可并发此症。咽部结核、梅毒、硬结病、麻风等均可导致此病。可发生于一侧或两侧，一般分 3 种：①鼻咽部狭窄；②口咽部狭窄；③喉咽部狭窄。粘连严重者常有鼻塞、鼻音、鼻分泌增多、吞咽困难、咽部拉紧感及耳部症状等。以手术治疗为主。

咽扁桃体（pharyngeal tonsil）　其他名称：增殖腺。鼻咽上壁后部黏膜内的丰富淋巴组织。有 5~6 条纵槽，中央纵槽（隐窝）下端有时可发现胚胎残存的咽囊。过大者则与咽鼓管扁桃体不易分开，且可阻塞咽鼓管咽口或引起咽鼓管炎症。

咽部良性肿瘤（pharyngeal benign tumors）　鼻咽、口咽、喉咽的良性肿瘤。一般无明显症状，有的出现咽部不适、异物感及出血。肿瘤大者可有吞咽困难、鼻塞、打鼾、中耳积液等。治疗：血管瘤可用激光、冷冻、硬化疗法；其他可手术切除。

咽部囊肿（pharyngeal cyst）　咽的各部均可发生的囊肿。鼻咽及喉咽部多发，口咽部较少见。按囊肿的起源可分为：鳃裂囊肿、咽囊囊肿和颅咽管囊肿。喉咽部囊肿多发于会厌舌面或位于会厌谷，多为黏液潴留囊肿。应手术切除。

咽部乳头状瘤（papilloma of pharynx）　耳鼻咽喉部的常见良性瘤。男性多见，半数以上发生于咽喉部。咽部发生部位以悬雍垂最多，扁桃体次之，余发生于软硬腭、舌腭弓、咽腭弓、咽后壁及舌根。咽部乳头状瘤较细小，多为单发，常带小蒂，呈灰白色，表面不平。自觉症状不明显，或有异物感、发干、易恶心、有刺激性咳嗽。治疗宜手术切除。

咽部神经性疾病（pharyngeal nervous disease）　咽部运动和感觉障碍症状混合出现。并可同时发生邻近组织的功能障碍，如喉麻痹同时并发斜方肌和胸锁乳突肌的运动障碍。尽可能查明病因，进行对症治疗，包括镇静剂、维生素、针刺、催眠疗法等。

咽部血管异常（vascular abnormality of pharynx）　偶见咽升动脉异常走行于舌腭弓的侧壁，有时可见到搏动；颈内动脉位置异常或呈棘状，更少见。

咽部异物（foreign body in pharynx）　外物存留于咽部。成人和幼儿均可发生。症状随异物的种类、存留部位而异。鼻咽部异物有软腭以上疼痛，分泌物带血，以后变为有臭味的脓液，口咽部异物有咽痛及异物感；喉咽部异物有吞咽困难、

呛咳和唾液外溢。尽早将异物取出。

咽部灼伤（pharyngeal burn）　误咽沸水或化学腐蚀剂而引起的口腔黏膜和咽部黏膜的损伤。主要症状为疼痛、吞咽痛、咽下困难、流口水，如伴喉水肿将出现呼吸困难，重度灼伤常有发热或中毒症状。检查可见软腭、悬雍垂、咽后壁、会厌舌面黏膜起疱、糜烂或盖有白膜。治疗：根据灼伤的不同原因，施以相应的中和剂，予抗生素控制感染；轻者对症治疗，重者使用类固醇激素和气管切开。

咽侧壁局部隆起（lateral wall of pharynx local eminence）　咽侧壁黏膜下圆形或长圆形隆起，表面光滑，无炎性改变即为此征。该征是颈深间隙咽旁肿瘤的体征之一。常见的有涎腺混合瘤、神经鞘膜瘤、神经纤维瘤及神经节细胞瘤等。较少见的有脂肪瘤、纤维脂肪瘤、副甲状腺瘤、黏液瘤、淋巴瘤、畸胎瘤、血管平滑肌瘤，以及各种原发性或继发性肿瘤。

咽侧炎（lateral pharyngitis）　见咽后壁淋巴滤泡增生。

咽垂体（pharyngeal hypophysis）　胚胎发育过程中，形成腺垂体的拉克特囊的一小部分偶尔在咽壁内残留。

咽反射（pharyngeal reflex）　神经科的一种检查方法。让病人张大口，以压舌板（或筷子等）分别触及咽后壁的两侧，正常者立即恶心欲呕，同时见咽后壁肌肉收缩，软腭、悬雍垂上提。这一系列反应为咽反射。当延髓病变或吞咽、迷走（含副神经延髓部）神经病变时，此反射减弱或完全消失。

咽干（dryness of throat）　咽部干燥感，是临床上常见的咽部症状。因某种情况或疾病导致腺体分泌过少，或分泌液散发过快，都可引起咽干。临床上对诉有咽干而又无明显病变者，必须详询病史，进行全面检查，以明确诊断，给予适当处置。

咽鼓管（auditory tube, eustachian tube）　其他名称：耳咽管、欧氏管。是连通鼓室和咽部的管道。由鼓室端的骨性部和咽端的软骨部组成。从下鼻甲后方开口，斜向后外到鼓室前壁开口，可使空气通入鼓室，有保持中耳与外界气压的平衡、防止鼓膜受损的作用。幼儿咽鼓管短而平直，管腔较大，因此咽部感染易由此管侵入鼓室，引起中耳炎。常患感冒也易引起咽鼓管堵塞。

咽鼓管吹张术（inflation of eustachian tube）　经咽鼓管将空气吹入中耳。是检查咽鼓管是否通畅的重要方法，也是治疗鼓室低压或鼓膜内陷的手段之一。还可预防中耳成形术后鼓膜和鼓室内壁发生粘连。病人可自行捏鼻鼓气吹张，也可由医生用导管吹张。

咽鼓管功能检查法（function test of eustachian tube）　检查咽鼓管是否通畅的方法。常用方法有：咽鼓管吹张术、听诊吞咽试验、气压舱检查法、鼓室滴药法、咽鼓管造影术、血压计咽口测压法和电声阻抗桥测定法等。

咽鼓管损伤（injury of eustachian tube）　颅底骨折、贯穿伤及其他原因所致咽鼓管的损伤，极少单独受损。主要症状为鼓膜呈不同程度的内陷而影响听力。治疗可行咽鼓管吹张术，积液可行鼓膜切开并置入通气管。

咽鼓管咽口（ostium pharyngeum tubae auditivae）　鼻咽腔两侧壁上，下鼻甲后方约 1cm 处的咽鼓管漏斗状开口。经咽鼓管通中耳鼓室。下鼻甲及其后上方的咽鼓管圆枕是寻找此口的标志。

咽鼓管异常开放症（abnormal patency of eustachian tube）　咽鼓管的通畅程度高于正常或处于开放状态而引起耳部症状。病因不明。主要症状为吹风样耳鸣且和呼吸同步，自听过响，耳闷及耳痛。重者可通过耳镜见鼓膜随呼吸扇动。治疗可行手术，使咽鼓管及其咽口变窄；局麻封闭软腭。

咽鼓管圆枕（eustachian cushion, tubal torus）　见咽鼓管咽口。

咽鼓管阻塞（obstruction of eustachian tube）　指吞咽、呵欠、喷嚏或捏鼻鼓气时，不能使咽鼓管管腔开放。多为病毒或细菌感染使管咽黏膜有炎症所致，主要症状为听力减退，鼓膜内陷或鼓室积液。治疗应去除致病原因，定期吹张，经鼓膜置通气管，严重者行咽鼓管成形术。

咽后壁淋巴滤泡增生（retropharyngeal folliculosis）　咽部炎症的重要体征。咽后壁黏膜有散在的突出于黏膜表面、大小不等的圆形或椭圆形隆起。有时融合成大片状；有时分散呈颗粒状突起，似蟾蜍背部皮肤，间或有一两处顶部有小黄点或渗出物。见于慢性咽炎。多数颗粒状滤泡增生，甚至融合成块状者称增生性或肥厚性咽炎，两侧咽腭弓后淋巴滤泡增生呈皱襞状隆起者称为咽侧炎。

咽后壁隆起（retropharynx projection）　咽后壁的一侧或中线处向前膨隆，甚至整个咽后壁隆起，使软腭及咽峡向前推移。黏膜表面可充血、苍白或无变化。触诊可有波动感或实质感。在隆起处穿刺可抽出脓液。该征常见于：①咽后壁脓肿；②咽后壁肿瘤。其他如颈椎畸形、急性咽后壁黏膜炎性肿胀、咽后壁真菌性肉芽肿等亦可有类似改变。

咽后壁幕布样下垂（retropharynx wall tentorium ptosis）　咽缩肌瘫痪的主要体征。检查病人咽部，令其发出"啊"的声音时见咽后壁一侧如幕布样下垂，并向对侧牵拉。该征见于：①末梢神经麻痹；②中枢性麻痹。

咽后间隙（retropharyngeal space）　咽周间隙的一部分。位于椎前筋膜与颊咽筋膜咽部之间的间隙。该间隙向下与后纵隔相续，向两侧延伸至咽旁间隙。

咽后脓肿（retropharyngeal abscess）　咽后隙的化脓性炎症。分为急性和慢性两型：以急性多见，系咽后淋巴结化脓，致病菌常为链球菌或葡萄球菌，80％以上发生于 3 岁以下幼儿。病人表现为发热，咽痛，呼吸及咽下困难。检查可见一侧咽后壁隆起、充血；慢性者少见，系结核性冷脓肿，多见于成人。病程长，有结核全身症状，咽后壁隆起、黏膜色泽较淡。若为颈椎结核所致者，脓肿常居咽后中央。治疗：急性者一经确诊，应切开排脓，应用抗生素；慢性者可穿刺抽脓，向脓腔内注入链霉素，全身抗结核治疗。

咽混合瘤（mixed tumor of pharynx）　多发生于腮腺，颌下腺次之，咽部较少见。中年人多见，男性稍多。肿瘤生长缓慢，开始时症状不显著，以后可有咽部不适、吞咽困难，说话呈鼻音，甚至呼吸困难。应手术切除，如切除不彻底，易复发或恶变。

咽肌痉挛（spasm of pharyngeal muscles）　其他名称：咽痉挛。咽部肌肉不自主地收缩。是咽部运动神经（中枢、神经干或末梢）受刺激所引起的咽部运动肌肉的挛缩。狂犬病、破伤风和脑膜炎也可引起。病人的吞咽困难常因恐惧或精神紧张而发作或加重。治疗：对症治疗；去除紧张因素；处理原发病。

咽角化症（pharyngoceratosis, keratosis pharyngis）　咽淋巴组织上皮增生，过度角化所致的病症。多发于腭扁桃体，临床多无明显症状，病人可有咽部不适、干燥、瘙痒以致疼痛。角化广泛者多有咳嗽、声嘶和口臭。无症状者可不处理，宜服用多种维生素，保持口腔清洁，角化限于扁桃体者可行手术切除。

咽结膜热（pharyngoconjunctival fever）　发热、咽炎与结膜炎并存的急性传染病。腺病毒感染所致。多见于儿童，流行于夏季。特点为高热、头痛、鼻塞、咽痛、眼部刺痛、眼睑红肿、球结膜与咽黏膜充血、咽后壁淋巴滤泡充血肿大。治疗：无特效疗法，对症处理。

咽痉挛（pharyngospasm, pharyngismus）　见咽肌痉挛。

咽淋巴环（lymphatic ring in pharynx）　其他名称：瓦尔代尔环。咽部黏膜固有层中无数淋巴滤泡汇集成腺样淋巴组织，连接成环。分为：①内环，由咽扁桃体、咽鼓管扁桃体、腭扁桃体、舌扁桃体、咽侧索、咽后壁淋巴滤泡及喉扁桃体组成。内环淋巴组织在 12 岁以前增生显著，青春期后开始退化。②外环，由咽后淋巴结、下颌角淋巴结、下颌下淋巴结、颏下淋巴结组成。外环除与内环相连外，还与颈淋巴结以及颈深淋巴结相续。

咽囊（pharyngeal pouch）　胚胎学名词。鳃弓发生时，原始咽侧壁内胚层向外膨出形成的 5 对与鳃沟相对应的囊状突起。将演变成中耳鼓室、咽鼓管、胸腺、甲状旁腺等重要器官。

咽囊炎（pharyngeal bursitis）　其他名称：咽黏液囊炎、鼻咽囊肿等。咽囊有感染时可发生枕部头痛，后鼻孔分泌物多，如形成干痂，可引起鼻塞、耳鸣、耳聋。鼻咽镜可见光滑、

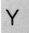

微红的囊性肿物。穿刺时可抽出黏液或黏液脓。治疗：穿刺、电灼或切除。

咽旁间隙感染（infection of parapharyngeal space）　咽腔侧方，呈锥体形，其底向上通颅底，而尖往下达舌骨大角平面间的感染。多系牙源性、腺源性和耳源性感染所继发。病人自觉吞咽疼痛、进食困难、张口受限。患侧咽侧壁肿胀，甚至软腭、舌腭弓、咽腭弓黏膜水肿。感染发展，全身寒战、体温升高、白细胞增多。治疗应切开引流，用抗感染药物。

咽旁脓肿（lateropharyngeal abscess）　咽部、口腔、鼻部及腮腺所属的淋巴结急性感染蔓延到咽旁间隙的脓肿。以牙源性感染为多。特点为患侧下颌下区肿胀、压痛。扁桃体及咽侧壁被推向咽腔近中线处。治疗：下颌下区切开引流，抗感染。

咽憩室（pharyngeal diverticulum）　当吞咽或屏气时，咽内压力急剧增加，咽壁黏膜向咽壁薄弱区膨胀，至呈囊袋状组织。因食管入口部挛缩、狭窄、先天畸形等所致。憩室较大者，食物易进入其中，常出现第二次吞咽现象，并有吞咽障碍、食物反流、口臭及吞咽不净感觉，亦可引起咳嗽和声嘶现象。憩室大者宜手术治疗。

咽神经源性肿瘤（pharyngeal neurogenic tumors）　来自颈交感神经链或周围神经以及舌咽、迷走、舌下、副神经的颅外段或膈神经的肿瘤。有良性和恶性之分。在咽侧壁、颈部和下颌三角区可触到光滑、硬性肿物，多无移动性。治疗：手术切除，放疗。

咽-食管异物（pharyngo-esophageal foreign body）　存留在咽或食管内的外界性异物。常由饮食不慎、儿童嬉戏、自杀、误咽异物等所致。主要表现为吞咽困难、吞咽疼痛和呼吸道症状。可引起食管穿孔、气管食管瘘和肺部感染、主动脉穿孔出血等。确诊后经口用间接喉镜或食管镜取出异物。

咽拭子标本采集（collection of throat swab specimen）　从咽部和扁桃体上取分泌物作细菌培养或病毒分离。在进食 2h 后进行，用培养管内的消毒长棉签擦拭腭弓、咽部、扁桃体上的分泌物，在酒精灯火焰上消毒试管口，将棉签插入塞紧。

咽缩肌麻痹（paralysis of pharyngeal constrictor）　咽缩肌运动功能障碍。分为中枢性和周围性两类，前者见于延髓病变、小脑后下动脉血栓形成等；后者见于白喉性神经炎、颈静脉孔综合征等。表现为软腭瘫痪，说话时呈开放性鼻音。双侧麻痹者完全不能吞咽，起初对流质饮食咽下困难、逆流，而固体食物尚能吞咽。易患吸入性肺炎或窒息。治疗：鼻饲食物，对症治疗。

咽痛（pharyngalgia, pharyngodynia）　口咽部或全身疾病症状之一。咽部感觉神经末梢受到刺激，或通过神经反射，即可引起咽痛。常见刺激因素包括炎症、创伤、化学药物刺激、肿瘤及免疫反应中所产生的抗原抗体复合物等。治疗以针对病因、解除刺激因素为原则。

咽血管瘤（hemangioma of pharynx）　以海绵状血管瘤最常见。多发于咽侧壁、软腭、舌根及会厌等部位。青年人多见，因肿瘤的部位及范围不同，可出现各种不同症状。肿瘤一般基底宽、无蒂、隆起，呈结节状，色青蓝或紫红，具有弹性。治疗：手术切除、冷冻疗法。

咽炎（pharyngitis）　咽部黏膜、黏膜下及淋巴组织的弥漫性炎症。以慢性反复发作者为多见。常见症状为咽部有干燥感、分泌物增多等。常由受凉劳累等所诱发。病毒、链球菌和流感嗜血杆菌等为主要致病源。急性期咽部充血，有发热、咽痛、吞咽困难等症状。若屡次发作可转为慢性，有咽部干燥、隐痛、异物感等症状。采用抗菌消炎药，并去除病因治疗。

咽异感症（pharyngeal paraesthesia）　见癔症球。

咽异物（foreign bodies of the pharynx）　鱼刺、骨片等异物留于咽部。表现为咽部刺痛，吞咽时加重。喉咽部异物可有呼吸不畅，鼻咽部异物常有鼻塞、鼻涕发臭、耳内闭塞感、听力减退等。治疗：及时取出，必要时需借助喉镜或行颈侧切开。

咽隐窝（pharyngeal recess）　鼻咽腔外侧壁的一个凹陷。位于咽鼓管圆枕的后方与咽后壁之间的纵行深窝。为鼻咽癌易发

部位。

咽真菌病（pharyngomycosis）　主要由白念珠菌引起的咽部感染。以婴幼儿与年老体衰者居多，病损处出现散在性或融合成乳白色薄片。症状有咽痛与吞咽困难，婴幼儿则表现为拒食。取乳酪样易脱落的片状物镜检或培养可证实为酵母样真菌。治疗：用咪康唑、酮康唑、两性霉素 B 等，局部可用制霉菌素甘油涂布。

胭脂红（carmine red, coccinellin）　我国允许使用的人工合成色素之一。属于单偶氮色素。为红色均匀粉末，溶于水，不溶于脂肪。动物实验证明没有致畸和致癌性。食品中用量应严格按照《食品安全国家标准 食品添加剂使用标准》（GB 2760—2014）使用。

烟（fume）　浮游于空气中直径小于 $0.1\mu m$ 的固体微粒。是以气体为分散剂，以固体为分散相的气溶胶。固相的固体粒子多由物质的燃烧、固体的升华以及金属的冶炼所产生的蒸气冷凝、氧化而成。例如氯化铵加热时放出的白烟，熔铜时放出的锌蒸气被氧化成氧化锌烟，煤燃烧不完全所产生的煤烟等。

烟胺羟丙茶碱（complamin xanthinol nicotinate, adrogeron）　见烟酸占替诺。

烟斑（smoking patch）　唇黏膜病之一。吸烟引起唇黏膜过度角化。损害区有一圆形或椭圆形、上下对称、界限清楚的灰白色斑。戒烟后，可逐渐消退。

烟草（tobacco）　茄科烟草属的一年生草本植物。有 60 多种。烟草采收后经过调制、分级和加工处理，用于制作卷烟、雪茄烟、斗烟、旱烟、水烟、嚼烟和鼻烟等。主要是由糖类（占 40%～50%）、烟碱、羧酸、色素、萜烯类物质、链烷烃、类脂质物质等组成，也有一些生长过程中必需的营养物以及某些污染物（如农药、重金属元素）。

烟草性口炎（stomatitis nicotina）　吸烟引起的硬腭过度角化。整个硬腭呈灰白色，有针头大小到粟粒大小的粉红色丘疹样隆起，丘疹中心有红点。有粗糙感，无痛及其他不适感。治疗：停止吸烟后，病变可逐渐消退。

烟草依赖（tobacco addiction）　其他名称：尼古丁依赖。病人有吸烟的冲动，并连续地吸烟，以体验其带来的欣快和愉悦感。

烟碱（nicotine）　其他名称：尼古丁。烟草中的主要生物碱。一种难闻、味苦、无色透明的油质液体。挥发性强，在空气中极易氧化成暗灰色，能迅速溶于水及酒精，能通过口、鼻、支气管黏膜吸收，粘在皮肤表面亦可吸收；是烟草的重要成分，能使人产生依赖性；进入人体后，会产生许多作用，如四肢末梢血管收缩、心跳加快、血压上升、呼吸变快、精神改变、血小板凝集等。烟碱对人、畜毒力很强。

烟碱替代疗法（nicotine replacement therapy, NRT）　其他名称：尼古丁替代疗法。以非烟草形式、小剂量、安全性好的烟碱制剂取代烟草中的烟碱，其所提供的烟碱量小于吸烟所得，但足以减少戒断症状，在使用一段时间后，戒烟者烟碱的摄取量逐渐减至最低，进而克服掉吸烟习惯的治疗方法。

烟碱型受体（nicotinergic receptor）　其他名称：N 型受体。存在于交感和副交感神经节神经元的突触后膜和神经肌内接头终板膜上的与乙酰胆碱特异结合产生烟碱样作用的受体。此受体与乙酰胆碱结合后，产生兴奋性突触后电位或终板电位，导致节后神经元或骨骼肌的兴奋。可分为两个亚型：神经节神经元突触后膜上的为 N_1 型受体，可被六烃季胺所阻断；骨骼肌终板膜上的为 N_2 型受体，可被十烃季胺所阻断。两者均可被筒箭毒所阻断。

烟碱样症状（nicotinic symptom）　与烟碱的药理作用相似的症状。可在有机磷农药中毒时产生。表现为有全身紧束感，眼睑、舌、颈部肌肉震颤以至全身肌肉痉挛，严重时呼吸肌麻痹、肌力减退甚至瘫痪。这类症状主要是因有机磷农药的毒作用抑制胆碱酯酶，使乙酰胆碱在体内蓄积，对横纹肌神经肌肉接头和交感神经节前纤维的作用，使骨骼肌持续处于兴奋状态的结果。此外，由于乙酰胆碱对交感神经节前纤维作用而出现脸色苍白、血管收缩、心跳加速、血压升高等症状。

烟碱样作用（nicotinic action）　其他名称：N样作用。副交感和交感神经的节前纤维末梢，以及躯体运动神经纤维末梢释放乙酰胆碱所产生的与烟碱的药理作用相同的作用。属节前纤维释放者，可被神经节阻滞药如六烃季铵所阻断；属躯体神经释放者，可被箭毒所阻断。

烟焦油（cigarette tar）　在缺氧条件下，烟草中有机物质不完全燃烧所产生的多种烃类及烃的氧化物、硫化物和氮化物的复杂混合物。多环芳烃的含量最多，具有强烈的致癌作用，如苯并芘、二苯吡、二苯蒽。烟焦油中99.4%是有害物质，0.2%是致癌的引发剂，0.4%是致癌的协同剂，是烟气中最重要的有害物质。

烟气净化（gas cleaning）　去除烟气中有害有毒气体和颗粒物的过程。主要去除烟气中的硫氧化物、氮氧化物和粉尘。是防治燃烧过程排放的污染物造成大气污染的措施。

烟酸（nicotinic acid, niacin）　其他名称：尼古丁酸、维生素PP。B族维生素之一。用于防治糙皮病、口炎、舌炎等。较大剂量有周围血管扩张作用，用于治疗血管性偏头痛、脑动脉血栓形成、肺栓塞、内耳眩晕症、冻伤、中心性视网膜脉络膜炎等。制剂：片剂、注射剂。溃疡病病人禁用。饭后服用。

烟酸肌醇酯（inositol nicotinate）　见肌醇烟酸酯。

烟酸生育酚酯（tocopheryl nicotinate, vitamine E nicotinate）　见维生素E烟酸酯。

烟雾（smog）　原指煤烟与自然雾相结合的混合体。现泛指以人类活动排放的烟尘为凝结核所生成的雾状物，是具有烟和雾两重性的大气污染物。

烟雾病（Moyamoya disease）　其他名称：脑底异常血管网病、脑血管烟雾病、Moyamoya病。一组以颈内动脉末端及大脑前、中动脉起始部狭窄或闭塞，脑底出现异常的小血管网为特点的脑血管病。因脑血管造影时呈现许多密集成堆的小血管影，似从烟囱吐出的烟雾，故名烟雾病。儿童及青年多见。表现为轻度偏瘫、癫痫发作、智力减退等。治疗：以对症为主，可做脑内-颅外血管吻合术、大网膜颅内移位术及颈交感神经节切除术，部分病人有效。

烟酰胺（nicotinamide）　辅酶Ⅰ和Ⅱ的组成成分。用于防治糙皮病、口炎、舌炎等。此外，尚可用于冠心病、病毒性心肌炎、风湿性心脏病及少数洋地黄中毒等伴发的心律失常。制剂：注射剂。妊娠初期慎用。肌内注射可引起疼痛。异烟肼与烟酰胺两者有拮抗作用，长期服用异烟肼应补充烟酰胺。

烟酰胺腺嘌呤二核苷酸（nicotinamide adenine dinucleotide, NAD）　其他名称：辅酶Ⅰ。分子中含有维生素烟酸的腺嘌呤二核苷酸衍生物。它作为大多数脱氢酶的辅酶，传递氢原子，将氢交给呼吸链。其还原型用NADH表示。用于冠心病，可改善冠心病的胸闷、心绞痛等症状。

烟酰胺腺嘌呤二核苷酸磷酸（nicotinamide adenine dinucleotide phosphate, NADP）　其他名称：辅酶Ⅱ。烟酰胺腺嘌呤二核苷酸的磷酸化形式，分子中含有维生素烟酸的腺嘌呤二核苷酸衍生物。它作为一些脱氢酶的辅酶，传递氢原子，参与体内的生物合成。其还原型用NADPH表示。$NADP^+$与NAD^+的区别在于前者的腺苷部分的2'-羟基为磷酸所酯化。

烟酸缺乏症（pellagra）　见糙皮病。

烟酸占替诺（xantinol nicotinate）　其他名称：脑脉康、脑康、烟胺羟丙茶碱、烟酸羟丙茶碱。羟丙茶碱的烟酸盐。血管扩张药。可直接扩张外周小动脉，并能对抗肾上腺素的缩血管作用。适用于慢性脑供血不足、脑梗死恢复期、脑外伤恢复期及后遗症期、血管性痴呆等。用于外周血管病：血栓闭塞性脉管炎、糖尿病所致外周血管性疾病如间歇性跛行、坏疽、冻疮、雷诺综合征等。用于心绞痛、心肌梗死恢复期等，以及对心肌梗死的预防。用于偏头痛、耳源性眩晕、高脂血症等。通常口服用药，也可肌内注射或静脉给药。发作期心肌梗死、出血性脑血管病的急性期、急性出血、三尖瓣狭窄及失代偿的心力衰竭者禁用。

淹溺（drowning）　人淹没于水中，水和水中污物堵塞呼吸道和肺泡引起的通气障碍而窒息。淡水淹溺常引起低钠、低氯血症和低蛋白血症、血管内溶血、高钾血症、急性肾衰竭、

海水淹溺常引起肺水肿、高镁血症、高钙血症。临床表现为昏迷、皮肤黏膜苍白、发绀、四肢厥冷、呼吸和心跳微弱或停止，口、鼻充满泡沫或污泥、杂草，腹部隆起、胃扩张。复苏时可出现各种心律失常。24～48h后出现脑水肿、成人呼吸窘迫症、急性肾衰竭、弥散性血管内凝血（DIC）症状。治疗应立即清除口、鼻中污物，保持气道通畅，倒水，心肺复苏，防治并发症。

淹溺性肺水肿（pulmonary edema due to drowning）　淡水或海水淹溺所致的肺水肿。淡水是低渗性的，大量吸入后很快通过肺泡-毛细血管膜进入血液循环，使血容量突然增高，若左心室不能负担容量增加所需的负荷时，可诱发肺水肿。海水则是高渗性的，进入肺部后，使大量水分从血液循环进入肺泡引起肺水肿。治疗：高压给氧配合间歇正压呼吸或呼气末期正压呼吸，控制心力衰竭及心律失常，利尿，治疗休克等。

延迟后去极化〔作用〕（delayed after-depolarization, DAD）　在动作电位4期，即复极完成或终止时所触发的去极化。延迟后去极化如低于阈电位，则无任何表现，如达到阈电位，则可触发兴奋，表现为期前收缩或心动过速。是一种短暂的内向离子流所引起的，与细胞内Ca^{2+}超负荷有关。

延迟显性（delayed dominance）　杂合子中显性等位基因的表现延迟的现象。有一些杂合体（Aa）在生命的早期，致病基因的作用并不表达，到达一定年龄以后致病基因的作用才表达出来的现象。如遗传性舞蹈症致病基因位于4号染色体上。Aa多在40岁以后才发病，青春期时无任何临床表现，婚后生育过子女以后才逐渐发病。又如遗传性小脑性运动失调也是延迟显性遗传的，Aa在30岁以前一般无临床症状，35～40岁以后，才逐渐发病且病情有明显进展。在这些情况下，年龄作为修饰因子。

延迟线（delay line）　可延迟电位显示时间的装置。是电生理显示仪器的重要组成部分，通过这一电路，可以将捡拾到的电位显示的时间延迟1～40ms，从而使检查者得以清楚地观察与分析电位波形。

延胡索（yanhusuo, Rhizoma Corydalis）　其他名称：元胡索、元胡、玄胡、延胡。中医药名。活血药。罂粟科植物延胡索等的块茎。苦、微辛，温。归肝、胃经。功能利气、活血、止痛。用于胸胁、脘腹疼痛，月经不调，痛经、疝痛、肢体疼痛、跌打损伤。热证疼痛忌用，孕妇慎用。治疗：胃、十二指肠溃疡及诸痛症。

延胡索酸（fumaric acid）　其他名称：反丁烯二酸。三羧循环中由琥珀酸脱氢而产生的不饱和的二羧酸。

延胡索乙素（tetrahydropalmatine）　见四氢帕马丁。

延缓性预激综合征（delayed preexcitation syndrome）　心房兴奋传至心室的途径和时间均发生变化，心电图表现为P-R间期≥0.12s，P-J间期≥0.26s，且常伴有P波增大。此型常与发育不全型预激综合征并存。

延期代偿（postponed compensation）　隐匿性连接性期前收缩之后的第二个窦性兴奋受阻所致的R-R间期延长。

延期的代偿间歇（postponed compensatory pause）　窦性心律如伴有插入性室性期前收缩时，其期前收缩后第一个延长的窦性周期。

延期的窦性抑制（postponed sinus inhibition）　期前收缩后一种节律抑制。有时期前收缩后代偿间歇未显示有窦性抑制，而在代偿间歇之后的另一个窦性周期方见到明显延长。

延期缝合（delayed suture）　因新鲜伤口污染严重，清创距受伤时间较长，而不能即时缝合伤口。可填以等渗盐水纱布，经2～3日，待伤口分泌物减少、组织色泽新鲜、创缘周围无明显炎症反应后，再将伤口缝合。

延髓（medulla oblongata）　脑的最下部。下端与第一颈神经最上根丝与脊髓为界，上端腹侧以桥延沟与脑桥分界。其主要功能为传导信息，调节呼吸、心律、消化等生命活动和内脏功能。延髓内有后4对脑神经的核团以及其他重要核团，有上、下行的重要传导束通过，还有重要的心血管中枢和呼吸中枢等（所谓生命中枢）。如延髓受损，将招致极为严重的后果，甚至死亡。

延髓背外侧综合征（dorsolateral bulbar syndrome，Wallenberg syndrome） 见瓦伦贝格综合征。

延髓呼吸中枢（medulla respiratory center） 延髓存在呼吸基本中枢。有吸气神经元和呼气神经元，主要集中在两个区域，即背侧呼吸组和腹侧呼吸组。

延髓麻痹（bulbar paralysis） 其他名称：球麻痹、真性球麻痹。为一侧或双侧延髓病变或舌咽神经、迷走神经及舌下神经病变所致的疾病。表现为声音嘶哑、构音不清、吞咽困难、软腭下垂、咽反射消失、伸舌偏斜或不能、舌肌萎缩并有肌纤维震颤。急性者见于吉兰-巴雷综合征、椎基底动脉闭塞等。慢性者多见于肌萎缩侧索硬化、脑干肿瘤、延髓空洞症等。

延髓心血管中枢（medulla cardiovascular center） 最基本的心血管中枢位于延髓。现认为该中枢包括 4 个部位的神经元：①缩血管区，交感缩血管紧张和心交感紧张起源于此区神经元；②舒血管区，兴奋时抑制缩血管区神经元活动；③传入神经接替站，延髓孤束核神经元起着传递心血管反射传入和传出信息的作用；④心抑制区，迷走神经背核和疑核，心迷走紧张起源于此。

延髓锥体（pyramid of medulla oblongata，medullary pyramid） 在延髓的腹侧面，沿中线两侧各有一条纵行隆起。主要由大脑皮质发出的皮质脊髓束所构成。在延髓和脊髓交界处，皮质脊髓束的大部分纤维左右交叉，称为锥体交叉。

延效（prolonged effect） 延长药物的治疗作用及延缓药物在机体的吸收、分布、代谢、消除等过程。药物在人体的作用时间有长有短，大多数药物需日用多次，延效制剂可减少服药次数。

严格隔离（strict isolation） 预防高度传染性或强毒力的、经空气与接触等途径传播的病原体感染而设计的隔离。适用的疾病有鼠疫（肺鼠疫）、天花、艾滋病、严重急性呼吸综合征（SARS）、新型冠状病毒肺炎等。

严重急性呼吸综合征（severe acute respiratory syndrome，SARS） 其他名称：萨斯。曾称传染性非典型肺炎。由 SARS 冠状病毒引起的一种具有明显传染性、可累及多个器官系统的特殊肺炎。其主要临床表现为急性起病，发热、干咳，呼吸困难，白细胞不高或降低，肺部浸润，抗菌药物治疗无效。人群普遍易感，呈家庭、医疗等场所的聚集性发病，多见于青壮年，儿童感染率较低。

严重急性呼吸综合征冠状病毒抗体及 RNA 测定（coronavirus antibody and RNA assay of server acute respiratory syndrome） 严重急性呼吸综合征（SARS）是由 SARS 冠状病毒（SARS-CoV）引起的 21 世纪的新传染病。临床常用酶联免疫吸附测定（ELISA）和免疫荧光试验（IFA）检测抗体，用逆转录聚合酶链反应（RT-PCR）检测 RNA。参考值：抗体检测及 RNA 检测均为阴性。抗体阳性，表明曾感染过 SARS-CoV；PCR 阳性，表示标本中有 SARS-CoV 的遗传物质（RNA）。

严重心律失常（serious cardiac arrhythmia） 心电图急症之一。是发展迅速若不及时处理可危及病人生命的心律失常。按其程度和性质可分为：致死性心律失常、易转为致死性心律失常、警告性心律失常 3 种。

言语性幻听（verbal auditory hallucination） 听幻觉中最常见的一种。病人自认清晰地听到谈话的内容，是男或女，能明确地指出声音的所在地点，如听到斥责、谩骂的内容，病人可直接与其对话，并同时出现愤怒不安、兴奋、激动或自伤、伤人等表现。如听到表示同情、赞扬的话，可表现出洋洋得意或独自微笑。

言语训练（speech training） 训练聋哑儿童或某些失语症病人，使之获得某种程度的说话能力。目的是使他们"听"懂对方语言，并能以自己的言语作出相应的回答。具体方法除进行唇读训练外，还可借用可见语言仪和触觉仿真耳，通过视觉和皮肤感觉来帮助恢复语言。

言语障碍（lalopathy，disturbance of speech） 言是说、讲，语是表达，沟通的文字、符号及其理解。言语障碍是指中枢神经病变的语言形成不能，表达不能，理解不能，由构音器官、周围神经和肌肉病变所引起的言语表达不良或不能。临床表现为失语、失读、失认、失声、失聪、失用、词盲、词聋等。包括失语和发音与构音障碍。失语是指病人说不出原来会说而要说的话，对话时答非所问，理解和运用语言能力缺乏。失音和发音障碍表现为发音过弱或声音嘶哑，有些中、老年病人，一般健康状况良好，但不能正常说话；当要说话时所有言语相关肌肉都紧张收缩，说话吃力，并可有窒息感。构音障碍表现为发音不准，音调、速度、节律异常及鼻音过重等。针对病因进行治疗或训练。

岩（cancer） 中医病名。是以肿块坚硬如石、表面凸凹不平、形如岩石为主要表现的体表恶性肿瘤的统称。与癌通。外症初结如核，后则坚硬而不痛，溃烂很慢，溃后血水不断，疼痛彻心，疮面高低不平，状如翻花或岩穴，表面有少量恶臭脓液。见乳岩、肾岩等条。

岩白菜素（bergenin，cuscutin） 其他名称：矮茶素。从岩白菜中得到的有效成分。具有中枢性镇咳和一定的祛痰、平喘作用。用于治疗慢性支气管炎。

岩部炎（petrositis） 见岩锥炎。

岩蝶间隙综合征（petrosphenoidal space syndrome） 其他名称：雅科德综合征、岩蝶交叉综合征。颅中窝底部的新生物侵犯卵圆孔、圆孔和眶上裂引起神经麻痹而产生的一系列病征。表现为颈淋巴结肿大、三叉神经痛、单眼全眼肌瘫痪、视神经萎缩，可伴耳聋、软腭麻痹。CT 有助于诊断。多采用放疗。

岩骨尖综合征（syndrome of petrous apex） 其他名称：格拉代尼戈综合征。中耳乳突化脓性炎症侵袭到岩尖部的表现。可使三叉神经受激惹及展神经受压麻痹，因而表现为同侧头痛（尤其眼眶后痛）、复视、中耳流脓。为中耳化脓性疾病扩及岩部尖的指征。治疗：抗生素，慢性病例可手术。

岩藻糖（fucose） 甲基戊糖或脱氧己糖的一种。为血型物质，人及动物的免疫球蛋白的多糖成分之一。

岩锥炎（petrositis） 俗称岩部炎。中耳乳突炎引起颞骨岩部气房的化脓性炎症。表现为三叉神经痛、展神经麻痹和耳流脓。可行手术治疗。

炎性肠病（inflammatory bowel disease，IBD） 一种慢性非特异性肠道炎症性疾病。由环境、遗传、感染和免疫多因素相互作用所致。包括溃疡性结肠炎（UC）和克罗恩病（CD）。溃疡性结肠炎是结肠黏膜层和黏膜下层连续性炎症，通常累及直肠，逐渐向全结肠蔓延。克罗恩病是可累及全消化道的肉芽肿性炎症，非连续性，最常累及末端回肠、结肠和肛周。起病缓慢，少数急骤、病情轻重不一，易反复发作。临床表现为腹泻、腹痛、里急后重、腹块和肛内隐痛、肛周脓肿、肛瘘管形成，贫血、发热、营养不良等。

炎性肠病关节炎（enteropathic arthritis） 血清阴性脊柱关节病的一种类型。在炎性肠病中有 15%～25% 可伴发本病。关节病变常为单关节或少关节，非对称性、游走性，下肢多发。一般持续 2 个月，缓解后不遗留关节畸形。少数呈慢性经过者，可见"腊肠指（趾）"、跟腱炎、跖底筋膜炎等改变，也可累及骶髂关节及脊柱。X 线可见受累关节侵蚀、破坏、间隙变窄，脊柱椎旁钙化、骶髂关节融合等。治疗：肠道疾病内、外科治疗后，可使周围关节炎痊愈；关节炎的治疗同血清阴性脊柱关节病。

炎性充血（inflammatory hyperemia） 致炎因子作用于组织后通过神经反射发生的动脉性充血。开始有短暂的小动脉收缩，接着是持续性的小动脉和毛细血管扩张，血流加快。此时，局部物质代谢增强，炎性组织色鲜红，温度高。

炎性肥大（inflammatory hypertrophy） 慢性或反复再发的炎性刺激使组织器官的实质及间质成分增生而致的肥大。如慢性胃炎、慢性鼻炎都可发生肥大，称肥厚性胃炎和肥厚性鼻炎。

炎性肌病（inflammatory muscle disease，IMD） 是免疫系统异常或病原直接感染所引起的一组骨骼肌疾病。常见有多发性肌炎（PM）、皮肌炎（DM）、包涵体肌炎（IBM）三种。

炎性假瘤（inflammatory pseudotumor） 由组织的炎性增生而形成的境界清楚、肉眼可见的瘤样团块。因其形态或 X 线

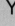

影像与肿瘤相似而本质为炎症而得名，最好发于眼眶、肺和肝脏。眶内者有时较大，甚至可将眼球挤压突出而致眼球运动障碍。肺内者有时形成巨大肿块，不易与肺癌区别。肝质地柔软，肿瘤边界清晰，剖面平滑，韧实不脆，呈黄色，病理为多种细胞组成的炎性肉芽肿，癌变可能性须注意。需经病理检查才能确诊。

炎性囊肿（inflammatory cyst）　炎性组织坏死、液化形成囊腔并被增生的纤维组织包绕形成囊肿。

炎性肉芽肿（inflammatory granuloma）　其他名称：肉芽肿性炎。炎症局部主要由巨噬细胞增生而形成的境界明显的结节状病变。一般由不易被单核巨噬细胞处理的刺激物所诱发。其特点为单核巨噬细胞、淋巴细胞，以及浆细胞的局灶性浸润和上皮细胞、多核巨细胞及成纤维细胞所形成的结节。不同疾病或不同病因所引起的肉芽肿在结构及细胞成分上的差异，常具有诊断特异性。

炎性乳腺癌（inflammatory breast cancer）　急性乳腺癌的一种类型。肿瘤恶性度极高，发展快，病程短，早期出现转移。临床表现为乳房表面皮肤红肿，局部温度增高，皮肤增厚，肿块边界不清楚，腋窝淋巴结常有肿大。病理检查皮下淋巴管及血管常有癌细胞浸润。治疗：主要应用化疗与放疗等综合治疗。

炎性水肿（inflammatory edema）　炎症过程中由于血管壁通透性升高，血液中的液体成分渗出到组织间隙形成的水肿。其发生是由于炎症灶局部产生的某些生物活性胺类（组胺）、蛋白质分解的多肽类物质（缓激肽、胰舒血管肽等）引起毛细血管壁的通透性增加。

炎性突眼（inflammatory exophthalmus）　由眶内占位性炎症或邻近组织炎症（如副鼻窦炎）所引起的眼球突出。症状表现有眼痛、压迫感、眼球运动障碍、眼睑和球结膜红肿、体温上升等。对症处置，给予抗生素。

炎性息肉（inflammatory polyp）　在致病因子的长期刺激下，局部黏膜和腺体以及间质中肉芽组织增生所形成的突出于黏膜表面的根部有蒂的长椭圆形肿块。常发生于鼻黏膜、子宫黏膜、大肠黏膜、喉黏膜等处。息肉的大小不等，直径可为数毫米至2厘米，甚至更大。有时需与肿瘤相鉴别。

炎性增生（inflammatory proliferation）　病理学术语。在致炎因子、组织崩解产物的刺激下，巨噬细胞、内皮细胞和成纤维细胞等的增多。常有上皮、间质和小血管等多种成分的增多，并伴有炎症细胞浸润和充血等炎症现象。增生的组织与原来组织成品虽不相同，但增生的细胞分化较为成熟，如炎症消退，增生即停止。这与肿瘤性生长不同。

炎症（inflammation）　机体组织受损伤时所发生的一系列保护性应答。包括组织的变质、渗出和增生。以局部血管为中心，典型特征为红、肿、热、痛和功能障碍等；可出现白细胞增多和体温升高等现象。

炎症反应（inflammatory reaction）　机体对致炎因子的一种防御反应。局部常有红、肿、热、痛等表现，同时常伴有发热、白细胞增多等全身反应。

炎症介质（inflammatory mediator）　其他名称：促炎介质。是指一些参与炎症反应，并具有致炎作用的生物活性物质。体内中性粒细胞、巨噬细胞、肥大细胞等炎症细胞均可释放炎症介质，多以旁分泌和自分泌方式进行。分类较复杂，根据作用不同可分血管通透介质、血细胞趋化性介质和细胞损伤性介质。根据来源可分细胞源性和血浆性介质。前者包括组胺、5-羟色胺、前列腺素和白三烯等；后者则有纤维蛋白肽、纤维蛋白降解产物、激肽以及补体系统等。这些物质在炎症发生发展中起重要作用。

炎症显像术（inflammation scintigraphy）　用于检查原因不明的热症、可疑炎性病灶及观察炎性病灶经过的一种辅助方法。静注3mCi ^{67}镓-枸橼酸（^{67}Ga-citrate），5h、48h后用γ照相机照全身的前后像或局部像。48h后照相时，应先灌肠。

炎症因子（inflammatory factor）　参与炎症反应的各种细胞因子。主要有肿瘤坏死因子-α（TNF-α）、白介素-1β（IL-1β）、白介素-6（IL-6）、转化生长因子-β（TGF-β）等。这类炎症

因子阻碍肠外肠内营养支持提供的营养素合成人体组织，导致营养不良情况无法明显改善，如晚期癌症患者的营养不良情况。

沿肛痔（lesion around anus）　中医病名。症见肛门四周均有扁平状隆起，痛痒出水，有奇臭，甚则延及会阴部。由湿热下注、气血凝滞而成。治宜解毒为主、清热祛湿、行气活血。外用苦参、蛇床子、地肤子、金银花、黄柏等药煎水熏洗。梅毒引起者治疗见杨梅疮条。

研磨试验（trituration test）　其他名称：阿泼来（Apley）试验。诊断半月板或韧带有无损伤的方法。检查时病人俯卧，屈膝至90°，检查者两手握持患肢足部，在加压情况下，旋转研磨膝关节，如有半月板损伤可引起疼痛。如果双手提拉患处足部，进行旋转时发生疼痛，表示韧带可能有损伤。

盐泥（salt mud）　电解食盐制取氯、氢和氢氧化钠（烧碱）过程中排放的泥浆。主要成分是氢氧化镁、碳酸钙、硫酸钡等。用汞法生产排出盐泥还含有汞化物，排入环境会造成汞污染。

盐酸（hydrochloric acid）　其他名称：氢氯酸。为无色溶液，有氯化氢刺激性气味。一般浓度为37%，密度为1.19g/cm^3。盐酸与碱发生中和反应，其中9.5%～10.5%的稀盐酸可用于胃酸缺乏的各种病人。人胃壁细胞可产生盐酸，正常胃液中浓度为0.5%，可使胃蛋白酶原转变为胃蛋白酶，故可配成稀盐酸、胃蛋白酶糖浆口服液，治疗胃酸与胃蛋白酶缺乏。

盐酸阿米替林（amitriptyline hydrochloride）　抗抑郁药。无色结晶或白色至类白色粉末，无臭或几乎无臭、味苦，有灼热感、继而有麻木感；易溶于水、乙醇、氯仿及甲醇，几不溶于乙醚。具有抗抑郁和镇静作用。用于抑郁症及遗尿症。

盐酸苯海拉明软膏（Unguentum Diphenhydramini Hydrochloridi）　抗组胺类药。组成：盐酸苯海拉明，与亲水性基质制成的白色半固体制剂。对过敏症有效。用于神经性皮炎、过敏性皮炎、瘙痒性皮肤病等。

盐酸川芎嗪注射液（Injectio Ligustrazini Hydrochloridi）　活血化瘀药。组成：盐酸川芎嗪（四甲吡嗪）的无色澄明的灭菌水溶液。具有抗血小板凝集、扩张小动脉、增加冠状动脉血流量的作用，并能通过血脑屏障。用于缺血性脑血管病。脑出血及有出血倾向的病人忌用。

[盐酸] 丁卡因滴眼液（Guttae Tetracaini Hydrochloridi）　黏膜表面麻醉药。组成：盐酸丁卡因（又名盐酸地卡因、盐酸潘托卡因），无菌操作法制成的无色澄明的灭菌水溶液。用于眼科手术的表面麻醉、电光性眼炎等的镇痛。

[盐酸] 呋喃硫胺注射液（Injectio Fursulthiamini Hydrochloridi）　其他名称：长效维生素B$_1$注射液。维生素类药。组成：呋喃硫胺，加适量利多卡因、稀盐酸制成的、无色或淡黄色澄明灭菌水溶液。疗效较好，毒性较低，作用迅速而持久。用于维生素B$_1$缺乏引起的脚气病、各种神经痛、多发性神经炎、遗尿等；也用于解除消化不良及药物引起的神经系统不良反应。

盐酸甲氧明（methoxamine hydrochloride）　肾上腺素α-受体兴奋剂。白色结晶性粉末。味苦，易溶于水和乙醇。具有收缩周围血管的作用，通过升高血压，可反射性地引起心率减慢。用于外科手术，以维持或恢复动脉压，尤其适用于椎管内麻醉导致的血压降低。亦用于大出血、创伤及外科手术所致的低血压和心肌梗死所致的休克。

[盐酸] 金霉素滴眼液（Guttae Aureomycini Hydrochloridi）　抗生素眼剂。组成：盐酸金霉素与适宜附加剂，以近中性的缓冲液为溶剂，用无菌操作法制成的黄色澄明的等渗溶液。用于治疗沙眼、结膜炎、角膜炎等症，以及眼外伤后的预防感染。

盐酸氯苯甲嗪（meclozine，meclizine）　见美克洛嗪。

盐酸麻黄碱注射液（Injectio Ephedrini Hydrochloridi）　拟肾上腺药。组成：盐酸麻黄碱的无色澄明的灭菌水溶液。有松弛支气管平滑肌、收缩血管及兴奋大脑皮质作用。用于支气管哮喘、过敏性疾患、低血压。高血压、冠心病、甲状腺功能亢进者忌用。

盐酸麻黄碱滴鼻液（Naristillae Ephedrini Hydrochloridi）　血管收缩药。组成：盐酸麻黄碱的等渗、无色澄明的水溶液。能消除鼻黏膜肿胀，通畅呼吸、促进鼻引流。用于感冒鼻塞、鼻炎、鼻窦炎、慢性肥大性鼻炎、鼻出血。不宜长期使用。

盐酸吗啉胍滴眼液（Ocustillae Moroxydini Hydrochloridi）　抗病毒药。组成：盐酸吗啉胍，与适宜附加剂制成的无色澄明、等渗、pH值6.0～7.0的水溶液。用于防治腺病毒引起的流行性角膜炎、结膜炎等。

盐酸萘甲唑啉滴鼻液（Naristillae Naphazolini Hydrochloridi）其他名称：滴鼻净、鼻眼净。拟肾上腺素药。组成：盐酸萘甲唑啉与适量依地酸钠、以硼酸盐缓冲液制成的pH值5.8～6.8的无色澄明水溶液。具有收缩血管作用。用于急、慢性鼻炎、过敏性及炎症性鼻充血等。不可用量过大与长期连续使用。萎缩性鼻炎病人忌用。婴儿、高血压、甲状腺功能亢进者慎用。

盐酸农吉利碱注射液（Injectio Monocrotalini Hydrochloridi）抗肿瘤药。组成：盐酸农吉利碱的无色或几乎无色、澄明、pH值5.5～6.5的灭菌水溶液。主治皮肤癌与子宫颈癌。用药期间，需定期检查肝功能。该药不良反应较大，目前已不再使用。

盐酸普鲁卡因溶液（Liquor Procaini Hydrochloridi）　其他名称：奴夫卡因溶液。镇痛药。组成：盐酸普鲁卡因的无色澄明水溶液。遇碱易水解。用于胃痛及胃肠功能紊乱。少数病人有过敏反应。

盐酸普鲁卡因注射液（Injectio Procaini Hydrochloridi）　局部麻醉药。盐酸普鲁卡因的无色澄明、等渗、无热原的灭菌水溶液。有0.25％、0.5％、1％、2％、5％、10％等数种浓度规格。凡低于4％者需加氯化钠调为等渗。用于浸润、传导、椎管、硬膜外等麻醉及封闭疗法等；也可作为硫喷妥钠或乙醚麻醉后的麻醉维持药。毒性很小。用药前须做过敏试验。

盐酸羟嗪（hydroxyzine hydrochloride, atarax）　其他名称：安泰乐。抗焦虑药的一种。具有弱的安定、镇静、镇痛、肌肉松弛和麻醉增强作用，以及抗组胺和抗胆碱作用。适用于轻度的焦虑、紧张、情绪激动状态和神经官能症；亦可用于失眠、麻醉前给药、过敏性皮肤病、晕动病、消化性溃疡和胃肠神经官能症。有癫痫史者及孕妇慎用。

盐酸去氧肾上腺素滴眼液（Guttae Phenylephrini Hydrochloridi）　其他名称：新福林滴眼液。散瞳药。组成：盐酸去氧肾上腺素，与稳定剂、抑素剂混合制成的无色澄明灭菌等渗水溶液。作用迅速而短暂，恢复较快，不麻痹调节功能。用于检查眼底及晶状体，也用于治疗充血性过敏性结膜炎。青光眼及高血压病人忌用。

盐酸去氧肾上腺素注射液（Injectio Phenylephrini Hydrochloridi）　其他名称：新福林注射液。拟肾上腺素药。组成：盐酸去氧肾上腺素的pH值3.0～5.0的无色澄明灭菌水溶液。能收缩血管、升高血压。用于周围循环功能不全低血压，也用于室上性心动过速。严重高血压、动脉硬化、器质性心脏病、甲状腺功能亢进病人忌用。

盐酸赛克力嗪（cyclizine hydrochloride, cyclizine）　具有抗组胺和抗胆碱作用的药物。适用于防治晕动病，尤对晕船、晕飞机有很好的疗效，对其他原因引起的眩晕及呕吐也有效。一般性晕动病以口服为主，对呕吐剧烈者可肌内注射。大量应用时可引起嗜睡、口干等。为预防晕车、晕船、晕飞机时应提前30min服用。

盐酸小檗碱（berberine hydrochloride）　一种广谱抗菌药。常用制剂为盐酸黄连素片及软膏、复方黄连素片。其抗菌谱广，对细菌只有弱的抑菌作用；对痢疾杆菌作用较强，其次对金黄色葡萄球菌、溶血性链球菌、枯草杆菌、百日咳杆菌、白喉棒状杆菌、肺炎球菌、霍乱弧菌及原虫有抗菌作用，但细菌对其也易产生抗药性。主要用于治疗胃肠炎、细菌性痢疾，也可用于治疗百日咳。外用治疗湿疹、疖疮及各种化脓性感染。

盐酸溴己新片（Tabellae Bromhexini Hydrochloridi）　其他名称：必嗽平片。黏液溶解性祛痰药。组成：盐酸溴己新，加适宜辅料制成的片剂。能使痰的黏稠度降低，容易咳出。用于呼吸道慢性疾患，如慢性支气管炎，咳痰困难者。胃溃疡病人慎用。

［盐酸］乙基吗啡滴眼液（Guttae Aethylmorphini Hydrochloridi）　其他名称：狄奥宁滴眼液。眼科用局部刺激药。组成：盐酸乙基吗啡，与附加剂制成的pH值6.0～6.4无色澄明的等渗水溶液。有扩张血管及促进眼部代谢和镇痛作用。用于角膜实质炎、角膜溃疡、前房及玻璃体混浊、虹膜睫状体炎、巩膜炎、结膜炎以及眼内出血等。

［盐酸］异丙肾上腺素气雾剂（Aerosolum Isoprenalini Hydrochloridi）　喘息定气雾剂。拟肾上腺素药。组成：盐酸异丙肾上腺素的无色或淡黄色澄明的乙醇溶液。含稳定剂，并加抛射剂，储藏于有特制阀门系统的密闭容器中。有舒张支气管和兴奋心脏的作用。用于支气管哮喘、过敏性哮喘及心脏传导阻滞等。心绞痛、心肌梗死及甲状腺功能亢进病人忌用。

盐酸注射液（hydrochloric acid injection）　酸碱平衡用药。用于因肝硬化、幽门梗阻、肾衰竭等病人并发的代谢性和低氯性碱中毒以及常规治疗无效的严重碱中毒病人。剂量根据病人缺氯情况决定，不可从血流缓慢的其他静脉输注，否则可引起组织坏死。静滴速度不宜过快，浓度不宜过高。对代谢性和低氯性碱血症的治疗，尽可能选用氯化钠、氯化铵口服或静注，无效时才考虑选用盐酸注射液。

盐析（salting out）　在大量中性盐作用下高分子（如蛋白质）的溶解度降低而析出的过程。盐析的实质是利用离子的强烈水化作用，降低高分子的溶解度（脱溶剂化作用）。例如，临床检验上常用$(NH_4)_2SO_4$来沉淀血清中的蛋白质以判断各种病症。非电解质只要具有强烈脱溶剂化作用，也具有盐析效应。如乙醇可从溶液中沉淀蛋白质，称絮凝作用。

盐效应（salt effect）　在难溶电解质的饱和溶液中加入一种不含相同离子的盐类时，使溶解度稍有增加的效应。

盐腌（salting）　向食品中加入食盐使其成为高渗状态以杀灭食品中存在的微生物的方法。一般食盐浓度达10％即可抑制大多数腐败菌及致病菌的生长，但不能杀灭沙门菌、葡萄球菌和副溶血弧菌等。盐腌仅为一种抑菌手段，必须同时重视其他卫生条件，如食品要新鲜、食盐要洁净、浓度要足够等才能达到保藏食品的目的。

颜面部疖痈（furuncle and carbuncle of face）　其他名称：面部疖痈。发生在面部皮肤单个毛囊及皮脂腺的急性化脓性炎症称为疖，累及多个毛囊及皮脂腺的称为痈。面疖初起为圆形微红小硬结，有疼痛及烧灼感，继而形成白色小脓头，可自行破溃。面痈呈紫红色肿胀，质较硬，中央坏死出现多个脓头，疼痛明显，有全身脓毒血症症状。治疗：选用对葡萄球菌有效的抗生素；全身支持疗法；局部湿敷，脓肿形成可切开引流。不宜广泛切开，切忌挤压。

颜面部血管痣（facial vascular nevus）　病人颜面部见到的外观呈紫红色或葡萄酒色，表面平坦或稍隆起呈结节状增厚的赘生物。多为毛细血管型或海绵状。常位于上睑部和前额部。一侧多见。此痣往往提示同侧脑部病变。是诊断斯德奇-韦伯（Sturge-Weber）综合征的一个特有体征。

颜面肉芽肿（facial granuloma）　一种发生在面部的经过缓慢的良性肉芽肿。主要见于中、老年人，损害位于面部，常累及鼻、前额或颊。为境界清楚的斑块或结节，正常肤色，亦可呈红色或紫色，表面毛孔显著，可有毛细血管扩张和脱屑，触之柔软或有中等弹性硬度，单个或多个，大小不等。逐渐增大，甚至可累及大部分颜面，分布不对称。组织病理为一伴有破碎性白细胞性血管炎的肉芽肿性浸润。治疗：局部注射皮质激素、冷冻疗法或外科手术切除。

眼（eye, ophthalmus, oculus）　人体的视觉器官。由眼球及其附属结构组成，主要感受光波的刺激。眼球壁分为3层：①外层为巩膜和角膜。巩膜乳白色不透明，有保护眼球内容物及维持眼球形状的作用；角膜在眼球前方，无色透明，有丰富的神经末梢，感觉敏锐。②中层为血管膜，它的最前面是虹膜，虹膜中央的圆孔称为瞳孔。虹膜内平滑肌的舒缩能

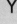

Y

改变瞳孔的大小，当外界光线较强时，则反射性引起瞳孔缩小，称为瞳孔对光反射。虹膜把角膜与晶状体之间的腔隙分割成眼前房和眼后房，房内充满房水。血管膜中间部分是睫状体，它的主要作用是产生房水，改变晶状体的曲度，调节视力。血管膜后方为脉络膜，对眼球有营养和遮光作用。③内层为视网膜，它是神经组织，能感受光线刺激并发出视觉冲动传入大脑。眼球的内容物包括房水、晶状体和玻璃体，可保持眼球的固有形状，还具有屈光作用，也称为眼的屈光系统，能使外界物体的光线通过此系统在视网膜上成像。眼球的辅助装置包括眼睑、结膜、泪器及眼球外肌，有保护、支持和运动眼球的作用。

眼胞菌毒 (vesicle of eyelid) 中医病名。睑缘生出小泡，渐长如菌形的赘生物，头大蒂小，不痛不痒，甚者眼睛翻泪，视物昏蒙，经久不愈。系脾经蕴热所致。治宜清脾泻热为主。类似睑缘疱疹或粟粒疹。菌大而经久不退宜手术摘除。

眼胞痰核 (chalazion) 其他名称：眼泡痰核。中医病名。眼睑内有核状硬结之症，即睑板腺囊肿。《医宗金鉴·外科心法要诀》："此证结于上下眼胞，皮里肉外。其形大者如枣，小者如豆，推之移动，皮色如常，硬肿不疼，由湿痰气郁而成。"治宜化痰散结，外用生南星加醋磨水涂患处。核大者应手术摘除。

眼保健操 (ocular gymnastics) 一种消除眼睛疲劳、保护视力、预防近视的自我眼部穴位按摩方法。主要是在晴明、四白、太阳、风池等穴，以及眶上下有节奏地按摩，每日定时进行。

眼杯 (optic cup) 见视杯。

眼鼻区综合征 (Charlin syndrome) 其他名称：鼻睫区神经综合征、查林综合征。三叉神经鼻支神经炎所致的病症。表现：眼眶及鼻翼部疼痛，鼻分泌物多，可伴有慢性结膜炎、前葡萄膜炎、虹膜炎、角膜溃疡等。经治疗可痊愈。

眼部化学烧伤 (chemical burn of eye) 由于强酸、强碱性物质溅入眼部造成的烧伤。可分为：①碱性烧伤，如石灰、氨水或氢氧化钠等，与组织接触后，既可使结膜及角膜上皮的蛋白凝固，又能使组织中的类脂质溶解，侵入角膜深层及球内组织，远较酸烧伤后果严重；②酸性烧伤，如硫酸、硝酸等，与组织接触后，仅使蛋白凝固，病变比较局限。现场急救必须争分夺秒，就地取材，充分彻底冲洗；球结膜下注射中和剂，点散瞳剂，应用抗生素眼膏。

眼带状疱疹 (herpes zoster ophthalmicus) 由水痘-带状疱疹病毒感染三叉神经的眼分支所致。体弱、50 岁以上多发。主要侵犯上、下睑及额部皮肤。早期有头痛、发热、寒战；后由累及神经所支配的皮肤区域有疼痛和压痛，皮肤红肿，出现水疱。病变局限于颜面一侧，愈合后留有瘢痕。治疗：皮肤涂四环素软膏；结膜囊滴碘苷滴眼液；口服吲哚美辛等。

眼袋 (baggy eyelids) 中年人常出现下睑皮肤松弛多皱，眶隔脂肪堆积脱垂，使下睑臃肿悬垂如袋，俗称"眼袋"。分为：原发性眼袋，多为年轻人，常有家族遗传史；继发性眼袋，多为中老年人，是下睑支持组织薄弱松弛引起的继发改变。眼袋给人以疲倦、老态的感觉。

眼袋整形术 (baggy eyelids plasty) 下睑部最主要的美容手术。按切口部位可分为：①下睑缘皮肤切口入路，能摘除疝出的眶隔脂肪，切除多余的皮肤，提紧眶隔和眼轮匝肌，适用于中老年人；②下穹窿结膜入路，只能摘除眶隔脂肪，而不能处理下睑皮肤与眼轮匝肌，仅适用于因眶隔脂肪增多而形成的原发性眼袋，即年轻病人。

眼丹 (cellulitis of lid) 中医病名。以眼睑红肿高起、质硬拒按，边界清楚，鲜红如涂丹，甚则成脓为主要表现的眼病。相当于眼睑蜂窝组织炎。治宜清心泻火解毒。兼用清凉散毒之药外敷。

眼的调节 (optical accommodation) 视近物时眼发生的反射性调节。正常眼由于后主焦点恰好是在视网膜上，所以看远处（6 米以外）的物体时，无须任何调节，入眼内的平行光线即可在视网膜上结成一个清晰的物像。但是如果把物体逐渐移近时，入眼的光线经过较强的折射，也能在视网膜上成

像。这个调节过程是神经反射性调节。调节反射的过程是：当模糊的视觉形象到达视皮质时，由此引起的下行冲动经锥体束中的皮质中脑束到达中脑的正中核，再到达发出副交感神经节前纤维的动眼神经的有关核团，最后再经睫状肌神经到达眼内睫状肌，使其中环形肌收缩，引起连接于晶状体的睫状小带松弛，晶状体因本身的弹性而增加曲度，使眼的折光能力增强，使较辐散的光线提前聚焦，而清晰地成像在视网膜上。除晶状体变化外，还同时出现瞳孔的缩小和两眼视轴向鼻侧的会聚，前者的意义是减少入眼光量和减少折光系统的球面像差和色像差，后者的意义在于使物像落在两侧视网膜相称点上。

眼底弧形斑 (eyeground arc spot) 一种病理体征。视神经乳头颞侧近旁、下方或周围出现新月状或环状青白色斑，周边常有色素沉积，即为此征。见于先天性近视、远视。

眼底检查 (ophthalmoscopy) 使用检眼镜观察眼球内底部（视网膜、视神经、脉络膜和血管组织）病变的一种检查方法。这种检查也有助于某些全身疾病（如高血压、血管硬化、糖尿病、肾炎、血液病、脑部肿瘤等）的诊断。

眼底镜 (ophthalmoscope) 见检眼镜。

眼底血管样条纹 (angioid streaks of eye fundus) 一种隐性遗传病。眼底表现为环绕视乳头的视网膜下环形棕色条纹，并由此向外伸展放射状、有分支、粗细不等的条纹，走向赤道部，形如血管。同时眼底还可伴有粗颗粒状色素斑点，呈橘皮样。如病变累及黄斑部，可发生视网膜下新生血管膜而造成中心视力严重下降。目前尚无有效疗法。

眼底荧光血管造影 (fluorescent angiography of eye fundus) 一种新的眼科特殊检查方法。该项技术是通过向静脉内注射荧光素在眼内血液循环时所发出的荧光，利用装有特殊滤光片组合的眼底照相机，真实地记录下眼底动态变化的技术。它突破了检眼镜等仪器静态地观察眼底的方法。对研究视网膜血管和黄斑部病变更有独到之处。荧光素大部分由肾脏排出，小部分由胆道排出，故心、肝、肾疾病病人慎用。

眼底照相机 (fundus camera) 用于眼科眼底摄影的临床检查仪器。可自动控制作荧光血管造影。适用于诊断动脉硬化、高血压、肾炎、妊娠性肾病、糖尿病、恶性贫血、白血病、脑肿瘤等疾病。

眼蒂 (optic stalk) 胚胎学名词。眼杯与前脑之间相连较细部分。

眼电图 (electro-oculogram, EOG) 是测量视网膜色素上皮和视细胞间视网膜静电位的一种检查方法。视网膜在正常时光上皮方向为正电位，色素上方方向为负电位，当眼球在水平位 30°内转动时，放在内外眦角的一对电极所检查到的电流随眼球的转动而变化。正常人峰谷电位值比值达 300%，小于 150% 者为异常。此法用于检查视网膜色素上皮病、视细胞疾病、脉络膜疾病和中毒性视网膜病变。

眼电兴奋性测定 (detection of electro-ocular excitability) 测定学习疲劳的一种生理学方法。利用 $100\mu A$ 以下的电流，通过眼睛进入人体产生光觉。将能引起光觉的最小电流强度称为阈强度。阈强度的倒数即为眼电兴奋性。使用眼电兴奋仪在暗适应条件下进行测试，以 3 次的阈强度代入公式：眼电兴奋性=1/阈强度×1 000‰，大脑皮质视觉区兴奋性上升时，眼电兴奋性也上升；反之，则眼电兴奋性也下降。可利用此兴奋性高低，间接了解疲劳程度。

眼动脉 (ophthalmic artery) 颈内动脉供应眼内结构的分支。发自颈内动脉，与视神经一起经视神经管入眶，先在视神经的外侧，以后在上直肌的下方越至眼眶的内侧向前行，终于额动脉。最主要的分支是视网膜中央动脉，并发出其他分支供应眼球、眼球外肌、泪腺和眼睑等。

眼-耳郭发育不全 (dysostosis oculoauricularis) 以眼部畸形或皮样囊肿、副耳郭及先天性耳前瘘管为主要表现的先天性疾病。眼部畸形可有睑裂、虹膜裂及白内障等。尚可伴发颈椎、外耳、中耳和内耳的畸形及巨口等。

眼膏剂 (eye ointment) 药物与适宜基质混合制成的专供眼用的软膏剂。药效较滴眼剂持久，且具有减轻眼睑对眼球摩擦的作用。

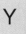

眼弓形虫病（ocular toxoplasmosis） 刚地弓形虫引起的一种眼原虫病。大多为先天性，后天所见者有可能为先天潜在病灶活化所致。可引起视力模糊、盲点、怕光、疼痛、溢泪、中心性视力缺失等。炎症消退后视力改善，但常不能完全恢复。玻璃体可混浊。治疗：乙胺嘧啶与磺胺嘧啶联合应用，螺旋霉素、克林霉素加肾上腺皮质激素短期治疗。

眼睑（eyelids） 其他名称：眼皮。位于眶前部、覆盖于眼球表面的结构。可分为上睑和下睑，上、下睑都有内外两面，外面为皮肤，内面为结膜，中间有睑板，有保护眼球、防止外伤和干燥的功能。内外两面移行部叫睑缘，睑缘有睫毛，睫毛根部有睫毛腺，此腺的急性炎症即为睑腺炎。睑板腺开口于睑缘的后唇，该腺如阻塞，则形成睑板腺囊肿（霰粒肿）。

眼睑闭合不全（hypophasis） 俗称兔眼。由于上下眼睑不能完全闭合，致使部分眼球暴露的现象。各种原因引起的眼睑外翻；各种原因导致眼眶容量与眼球大小比例失调；昏迷及深度麻醉的病人均可引起不同程度的眼睑闭合不全。轻度者，暴露的球结膜充血、干燥及肥厚；重度者，角膜暴露，使之混浊、溃疡，甚至穿孔。应针对病因进行治疗。

眼睑沉重（eyelid heaviness） 眼不能持久地睁开，自觉有下坠感。多见于睡眠不足、屈光不正、睑缘炎、沙眼、结膜炎、眼疲劳、肌无力症等。

眼睑充血（blepharal hyperemia） 在自然光线下眼睑皮肤或睑缘呈鲜红色或紫红色，压之褪色即为此征。原因有：①动脉性充血，睑部皮肤呈鲜红色，由眼睑组织炎症等原因引起；②静脉性充血，眼睑皮肤呈深紫色，见于海绵窦血栓形成、鼻旁窦病变压迫者；③睑缘部充血，多见于睑缘炎、慢性结膜炎、沙眼等。

眼睑出血（haemorrhage of eyelid） 睑部直接外伤发生的出血或眶、鼻、颅底骨折引起的出血渗透到眼睑皮下。治疗：一般可自行吸收，无需治疗。

眼睑传染性软疣（molluscum contagiosum of eyelid） 一种眼睑肿瘤。灰色或白色小的扁平状柔软结节，中央凹陷，呈脐样，有传染性，治疗：手术切除，辅以烧灼。

眼睑丹毒（erysipelas of eyelid） 眼睑皮肤和皮下组织由链球菌感染所致的炎症。上下睑多同时受累。自觉疼痛、睁眼困难，常伴有寒战、体温升高等全身中毒症状。可见病变局部充血、隆起、质硬且表面光滑，病灶边缘与正常皮肤的分界线清楚。治疗：局部可用硼酸水湿敷，全身用大剂量青霉素或磺胺。

眼睑钝伤（contusion of eyelid） 眼睑部软组织的钝挫性外伤。表现为睑部水肿、皮下出血，眼睑不易睁开，呈下垂状态。治疗：出血早期，可冷敷以防继续出血，1～2日后改热敷，以促其吸收。

眼睑恶性黑色素瘤（malignant melanoma of eyelid） 发展迅速、易广泛转移的高度恶性肿瘤。可源于正常皮肤，也可由雀斑或黑痣恶变而来。起初似黑痣或呈结节状，色素深浅不一，质硬而脆，血管充盈，可形成溃疡或菜花状，易反复出血。病理检查可确诊。治疗：及早彻底手术切除。

眼睑黄色瘤（xanthelasma of eyelid） 常见的眼睑肿瘤。圆形或椭圆形扁平隆起的黄褐色块状物，质软，多居上睑内侧，且两眼对称发生，多见于老年妇女，一般无需处理。

眼睑基底细胞瘤（basal cell carcinoma of eyelid） 常见的眼睑恶性肿瘤。多见于老年人。易发生于下睑内侧，初起时为一小丘疹样结节，质硬，表面覆以痂皮，其下可见潜在性小溃疡，其特征为溃疡不平而硬，边缘略隆起，该溃疡类似蚕食，又称侵蚀性溃疡。溃疡表面可有血性脓痂，其下可有硬性肉芽组织。该肿瘤进展极缓慢，发生全身转移者罕见。治疗：确诊后及早施行彻底手术，术后配合放射治疗。

眼睑结核（palpebral tuberculosis） 眼睑皮肤的结核分枝杆菌感染。可分为原发性和转移（血行）性两种。前者为结核分枝杆菌的直接感染；后者为体内结核病灶的直接蔓延或由血行播散而来。可有疼痛、溃疡、瘢痕，以致脱睫、睑外翻等。治疗：局部或全身抗结核治疗。

眼睑裂伤（laceration of eyelid） 眼睑组织受钝器或锐器挫撞切割，造成的撕裂伤或切割伤。治疗：首先是清除伤口污物、止血、按层次缝合伤口。术后注射破伤风抗毒素及抗生素。注意：处理伤口时，要尽量保留睑部组织。

眼睑鳞状细胞癌（squamous cell carcinoma of eyelid） 一种眼睑皮肤恶性肿瘤。好发于睑缘的皮肤与结膜交界处，50岁以上男性较多见。早期肿块呈疣状-乳头状或结节状，很早就可转移；肿瘤发展较快，形成溃疡并向深部浸润，最后破坏眼球。病理检查可确诊。治疗：手术、放疗。

眼睑脓肿（palpebral abscess，abscess of eyelid） 眼睑部位脓液积聚。多由睑腺炎发展而来或外伤感染等所致。眼睑红肿，自觉疼痛，常伴有球结膜水肿、耳前或颌下淋巴结肿大。治疗：切开排脓，给予抗生素。

眼睑皮肤松垂症（blepharochalasis） 眼睑皮肤由于睑组织反复水肿导致睑组织萎缩，皮肤逐渐变薄，失去弹性而松弛下垂的状态。可能与遗传有关。最初表现为潜在性、间歇性上睑皮肤无痛性红肿，由于频繁发作而使睑皮肤逐渐变薄、松弛下垂，眶脂肪亦可脱入松弛的睑皮下，以致影响视力。治疗：可行矫形术。

眼睑皮下出血（blepharal subcutaneous hemorrhage） 在自然光线下，眼睑皮肤呈紫红色或青紫色，呈点状或片状，压之不褪色，出血较多时眼睑高度青紫肿胀。多见于外伤、血液病、营养缺乏及败血症时，偶见于高血压、动脉硬化因剧烈咳嗽、呕吐时引起。

眼睑皮下气肿（blepharal subcutaneous emphysema） 眼睑水肿，触之有气泡窜动、有捻发音即为此征。多见于眼部外伤合并眶内侧壁骨折，因相邻鼻窦内气体进入皮下而形成。

眼睑皮样囊肿（dermoid cyst of eyelid） 为眼睑比较常见的先天发育异常。常见于儿童，多位于内外眦部，表现为皮下柔软肿块，与皮肤无粘连，但常与骨膜紧密结合，囊肿可为单房或多房性。囊壁内衬以复层鳞状上皮，其外包以一层结缔组织，囊内具有软骨、毛发、牙齿、腺体，以及脱落上皮。治疗通常是手术切除。

眼睑缺损（coloboma palpebrae，blepharocoloboma） 眼睑先天发育不全。病人的上睑中部或内侧部呈三角形或方形缺损，有时合并有眼部或身体其他部位缺损或异常，如睑球粘连、小眼球、唇裂等。治疗：一般均可手术矫正。

眼睑色素痣（pigmented nevus of eyelid） 多为出生时即有。婴儿时期生长较快，而后生长较缓慢，至成年期逐渐静止，部分还可自行萎缩。极少数色素痣可演变成恶性黑色素瘤。根据色素痣的色素多少及表面形态可分为：①斑痣，表面平滑，不隆起；②毛痣，高出皮肤表面，有毛发生长；③乳头状痣，在睑缘上呈乳头状；④分裂痣，位于上下睑皮肤，闭睑时合拢为一。一般色素痣为良性肿物，不需治疗，怀疑有恶变者，应尽早手术切除。

眼睑湿疹（eczema of eyelid） 眼睑皮肤的过敏性炎症。病人自觉病变部位有明显痒感，病初可见局部潮红、肿胀，继之出现丘疹、水疱，以致发生糜烂、结痂。有感染者可形成脓疱。治疗：立即停止与致敏原接触。治疗：对症用药，口服抗过敏药物。

眼睑水肿（blepharoedema） 睑部皮下组织液积聚所引起的肿胀。分为炎性与非炎性水肿。前者多伴有热、红、痛等症状；后者常为某些全身疾病如肾炎、心脏病的体征之一，亦可是眼睑局部的疾病如血管神经性水肿，其发生、消退十分迅速。治疗：对原发病进行治疗。

眼睑损伤（injury of eyelid） 眼睑挫伤常引起眼睑水肿及出血，约2～3周完全吸收。挫伤及锐器伤均可造成眼睑裂伤，睑缘断裂，泪小管断裂，如处理不当可致畸形、溢泪。此外，还应注意有无眼球眼眶损伤及眶内或眼内异物。治疗：眼睑水肿及出血可自行吸收。眼睑皮肤裂伤应尽早清创缝合。泪小管断裂应行泪小管吻合术。有伤口的眼睑损伤应注射破伤风抗毒素及抗生素。

眼睑下垂（ptosis） 上眼睑下垂。单侧上眼睑下垂由蛛网膜下腔出血、白喉、脑肿胀、外伤等引起的动眼神经麻痹所致，双侧眼睑下垂见于先天性上睑下垂和重症肌无力等。治疗：先天性上睑下垂以手术治疗为主。获得性的先对因和药物治疗，无效时手术矫正。

眼睑血管瘤（hemangioma of eyelid） 为眼睑的一种良性肿瘤。一般出生后即有，是一种血管组织的先天发育异常。它可分为毛细血管型和海绵窦型两种。前者生长位置较浅，多在真皮内，呈红色或浅紫色；后者病变部位较深，多在真皮下或皮下组织内，呈紫蓝色，稍隆起。血管瘤有自行退缩倾向。一般如5岁以后仍不退缩而继续增大或使上睑不能提起而影响视力时，可给予治疗。根据瘤体的类型、生长部位可采用冷冻、X线照射、手术切除等治疗方法。近年来瘤体内直接注射皮质类固醇取得了较为满意的疗效。

眼睑疣（wart of eyelid） 睑缘处一种带有光泽的皮肤疣。单个或多发，根部较平，可能为病毒感染所致。治疗：手术切除，辅以烧灼。

眼睑肿瘤（eyelid tumor） 有良性和恶性的一组眼睑疾患。良性肿瘤有血管瘤、皮样囊肿、色素痣及黄色瘤。恶性肿瘤有基底细胞癌、鳞状细胞癌、睑板腺癌和眼睑黑色素瘤。治疗：对症处理，手术切除。

眼-口-生殖器综合征（oculo-oral-genital syndrome） ①见白塞综合征。②其他名称：雅各布斯综合征。维生素B缺乏所致的一组综合征。表现为结膜炎、角膜炎、视神经萎缩；口炎、舌炎、咽与软腭充血、颊黏膜小型过敏性溃疡；阴囊剥脱性皮炎。治疗：大量应用B族维生素及适量服用维生素A，可完全恢复正常。

眼眶钝器伤（contusion of orbit） 钝器所致的眶骨或眶软组织外伤。可出现眶内出血、眼睑皮下气肿、上睑下垂、复视及眼球移位等。如视神经受损尚可伴有视神经萎缩、视力减退。治疗：对症处理。

[眼] 眶蜂窝织炎（orbital cellulitis） 眶内软组织的急性炎症。起病急骤，体温升高，眼痛、头痛；眼球突出、眼睑肿胀、球结膜充血、水肿，突出于睑裂之外，眼球运动受限，迅速导致视神经萎缩。感染扩展可造成血栓性海绵窦炎、脑膜炎、脑脓肿或败血症，可致命。治疗：尽早使用大剂量广谱抗生素；炎症局限可切开引流，但忌过早手术。

眼眶假瘤（orbital pseudotumor） 眼眶内由非特异性慢性炎症反应引起的组织肥厚、肉芽肿或瘢痕结缔组织增生性疾病。病因不明。起病时可能有眼睑、球结膜水肿、充血，继而球突出，眼球运动障碍甚至固定，有时可扪到肿块。时轻时重，偶有双侧发病。X线片及CT检查诊断，病理活检可确诊。治疗：皮质激素或放射治疗；视觉功能严重障碍者可考虑手术治疗。

眼眶绿色瘤（chloroma of orbit） 白血病中异常白细胞在眶骨骨膜下及眶内呈肿瘤样的浸润。多见于10岁以下儿童，双眼同时受累。表现：眼球突出，眼睑皮下、结膜或眼底出血；眶缘或眼睑皮下有结节状、质地较硬且无移动性的肿块。上述症状可首先出现。如有白血病眼底改变则可初步诊断。尽早做血液及骨髓象检查，以便确诊。治疗：化疗方案与白血病相同，对放疗敏感。如绿色瘤早于急性白血病出现，则可予以手术切除。

眼眶锐器伤（orbital injury by sharp instrument） 由锐器所致眶内软组织损伤。可同时伴有眼睑及眼球外伤。如伤及眼外肌和视神经可引起眼球位置异常及视力障碍；伤及眶内血管可引起结膜及眼睑下淤血以及深眼窝等；如有异物进入，易发生感染。治疗：清创，预防感染。

眼眶损伤（orbital injury） 暴力可致眶骨壁及其邻近如颅骨、鼻窦骨折。视神经骨管骨折，损伤视神经，致视神经萎缩；筛窦骨折，常致眼睑皮下气肿。锐器伤伤及眼眶同时多伴有眼部软组织损伤，也可损伤眼外肌或其支配神经，出现眼肌瘫痪。处理眼眶损伤时应首先注意全身状态，并及时处理。闭合性单纯眼眶骨缘无骨片移位的骨折，无需特殊处理。严重的软组织损伤，应清创还原缝合，注射破伤风抗毒素及抗生素。眶内较大异物应尽早手术摘除。

眼眶造影（contrast orbitography） 注入对比剂后进行眼眶X线摄影的技术。先行球后麻醉，向眶内注入20%～25%泛影葡胺等3～5ml对比剂后摄眼眶的正、侧位片，以显示眶锥轮廓、眶外压迹等。用于眶内肿瘤的定位和手术途径的选择。

眼眶肿瘤（orbital tumor） 起源于眼眶组织本身或从邻近组织器官侵犯到眼眶的各种肿瘤。有良性与恶性之别。都具眼球凸出的共有特征。良性肿瘤主要对眼球和眼眶组织造成压迫。恶性肿瘤除了破坏眼眶和眼球组织外，还可侵犯邻近组织或向远处转移而危及生命。治疗：手术切除。

眼裂头蚴病（ocular sparganosis） 裂头蚴引起的眼部寄生虫病。表现为眼睑水肿、结膜充血、畏光、流泪、微痛、奇痒，或有虫爬感，可有恶心、呕吐及发热等症状。在红肿的眼睑及结膜下，可有游走性、硬度不等的肿块或条索样物，偶尔溃破，裂头蚴自动逸出而渐自愈。裂头蚴如侵入眼眶内，可并发眼球炎及运动障碍，严重者可有角膜溃疡等。治疗以手术摘除虫体。

眼轮匝肌（orbicularis oculi） 位于眼裂周围的肌。呈椭圆形，分为眶部、睑部、泪囊部。作用为眨眼及闭目，扩大泪囊，促进泪液流通。

眼迷走神经反射（oculovagal reflex） 压迫眼球时引起房室节律。

眼囊尾蚴病（ocular cysticercosis） 猪囊尾蚴寄生于眼底所致。大多寄生于眼球深部、玻璃体及视网膜下。多表现为视力障碍，常可见虫体的蠕动，重者可失明。检眼镜检查见囊尾蚴可确诊。可手术摘除囊尾蚴。

眼-脑-肾综合征（oculo-cerebro-renal syndrome） 性染色体显性遗传病。罕见，仅见于男性。病人表现为：①出生后即有青光眼、角膜混浊及致密白内障，常失明；②智力低下，生长延迟；③肾小管功能障碍，常有蛋白尿、氨基酸和含肌酸尿，以及红、白细胞和管型尿。多死于感染或肾衰竭。

眼内感染（intraocular infection） 眼球穿孔伤或眼内异物滞留所致的眼内细菌性感染。表现为眼部刺激征和疼痛严重，视力急剧下降以致只有光感。检查常见前房有大量脓性渗出物，玻璃体积脓，甚至为全眼球炎，最后可导致眼球萎缩。积极控制感染的同时及早去除异物。

眼内压（intraocular pressure） 其他名称：眼压、眼张力。眼球内容物作用于眼球壁的压力。国人正常眼内压为1.36～2.77kPa（10～21mmHg）。正常眼内压的维持取决于房水生成率、房水排出率和眼内容物的容积。如三者的动态平衡失常，将出现眼内压过高或过低。青光眼时眼压升高；视网膜脱离时眼内压下降。

眼内异物（intraocular foreign body） 其他名称：眼球内异物。俗称球内异物。眼球穿通伤的一种，在眼外伤中比较常见。绝大多数异物是钢铁，铜质异物较少。不同性质的异物在眼球内不同位置所引起的反应也不同。位于眼前房、晶状体及玻璃体内反应轻，嵌于视网膜、血管膜者反应较重。钢铁异物可在眼内形成铁质沉着症，铜可引起铜屑沉着症，异物引起的眼内感染可造成眼球萎缩失明。治疗：眼内异物确诊后，原则上应尽早取出，磁性异物可用磁铁吸出。非磁性异物采取直接取出法。近年来，用玻璃体切割器械取出成功率较高。

眼泡（optic vesicle） 胚胎学名词。胚4周时前脑向左右两侧鼓出的一对小泡。

眼球（eyeball, eye globe） 为视觉器官。位于眼眶前部可接收光线的球形结构。球形结构位于眼眶内，其前面有眼睑保护，后面有视神经直至于脑。眼球由眼球壁和眼球内容物组成。①眼球壁从外向内由外膜（纤维膜）、中膜（血管膜）和内膜（视网膜）构成。外膜可分为角膜和巩膜；中膜由虹膜、睫状体和脉络膜组成；内膜由脉络膜部、睫状体部和虹膜部组成。脉络膜部较大，为视器的感光部分，故又称视部。后两者无感光作用又称盲部。②眼球内容物包括房水、晶状体和玻璃体，这些结构是透明的、无血管，具有屈光作用，称为眼的屈光系统。

眼球穿孔伤（ocular perforating injury） 锐利或高速飞溅的物体穿破眼壁而造成。大多发生在眼球前部，除直接造成眼组织损坏外，还会因眼内容物脱出、感染、眼内异物以及愈合过程中瘢痕收缩而失明。如发生交感性眼炎，还会累及健眼。治疗：伤后做好应急处理，如包扎患眼、防止感染、止血、止痛等；送医院专科处理。

眼球挫伤（contusion of eyeball）　打击、震荡和压迫等冲击力量所造成的眼球损伤。轻度的一般限于眼前段组织，如前房积血及外伤性瞳孔扩大等；较重的可导致虹膜根部断离、外伤性白内障、晶状体脱位、玻璃体积血、视网膜震荡、脉络膜破裂等；严重的则可引起眼球破裂、视神经撕裂。

眼球浮动（eyeball drift）　昏迷病人的一种体征。昏迷病人眼球表现的水平或垂直的自发运动即为此征。见于浅昏迷病人，深昏迷时则消失，如有自发性眼球浮动说明脑干功能尚存在。

眼球固定（eyeball fixation）　眼球自主运动和反射动作消失而固定于正中。多见于深度昏迷、脑干功能丧失、颈内动脉瘤、海绵窦血栓、动静脉瘘、肿瘤、重症肌无力和眶尖炎症等。

眼球后退综合征（Duane syndrome）　其他名称：杜安综合征。可能因外直肌发育异常，呈纤维索条状，致使内直肌收缩时不能主动弛缓，二者一同牵拉引起眼球后退及睑裂缩小的一种病征。近年证明有的病例为内、外直肌间神经错位供应所引起。多见于女性，左眼多见，10％为双侧性。主要表现为，眼外转明显受限，内转时眼球后退，睑裂缩小，且在内转时眼球有上转趋势。治疗：手术仅能改善眼位及头位，一般不能增加眼球运动幅度。

眼球会聚（eyeball convergence）　当双眼同时注视一个向眼前移近的物体时，两眼同时向鼻侧聚合的动作。

眼球筋膜炎（tenonitis）　突然发生的眼球筋膜炎症。分为浆液性与化脓性两种，前者因风湿病或过敏反应引起，多为双侧；后者由面部疖肿、全眼球炎、败血症等疾病或外伤引起。有疼痛、眼球运动受制、结膜和眼睑水肿、突眼等表现。治疗：镇痛、消炎，化脓性者须切开排脓。

眼球内陷（endophthalmos）　其他名称：眼球下陷。眼球在眼眶内位置向眶壁深部退缩。见于重度脱水、严重消瘦、眶骨畸形、眶内肿瘤摘除术后，以及霍纳（Horner）综合征、眼球后退综合征。

眼球烧灼伤（burns of eyeball）　火焰、热物体或化学物质烧烫角膜、结膜和巩膜所致的损伤。表层烧灼伤时自觉畏光、流泪、疼痛、睑痉挛；可见眼睑皮肤发红，眼裂部角膜混浊呈磨玻璃状，球结膜充血水肿。深层烧伤自觉症状严重，多由熔融的铁、铅等溅入眼内所致，伤处组织有凝固性坏死。治疗：局部处置，抗感染。

眼球突出（exophthalmos）　简称突眼。眼球的异常突出。双侧眼球突出见于甲状腺功能亢进时，单侧突眼见于局部炎症或眶内占位性病变。又分为良性突眼和恶性突眼，前者多因交感神经兴奋，眼外肌群和上睑肌张力增高所致；后者又称浸润性突眼，通常见于甲状腺功能亢进时。治疗：查清原因，治疗原发病。内分泌性突眼主要依靠药物治疗。高度突眼，角膜暴露时应进行睑裂缝合，威胁视神经血液供应导致视神经损害时应考虑眼眶减压手术。

眼球突出度（exophthalmic degree）　指向前直视时眼眶壁外缘与角膜顶点的距离。怀疑有眼球突出者必须测量眼球突出度，Hertel三棱镜式突眼计最为常用。测量时眼球突出计的两端卡在病人两侧眶外缘，嘱病人向前平视，从该计的反光镜中，读出两眼角膜顶点投影在标尺上的毫米数。

　　记录法：右眼突出值（mm）＞—＜左眼突出值（mm）

　　我国人眼球突出度正常值为12～14mm，两眼差正常不超过2mm，眶距平均为95～98mm。眼眶内肿瘤、炎症、出血及内分泌疾患均可致眼球突出。

眼球外肌（ocular muscles）　属横纹肌，包括上、下、内、外4条直肌和上、下2条斜肌及1条上睑提肌，前6条肌，受动眼、滑车和展神经支配，牵拉眼球向各方向转动，4条直肌止于眼球中纬线前方的巩膜，2条斜肌止于中纬线后方的巩膜。上睑提肌的作用主要是上提眼睑。

眼球下陷（depression of eyeball）　见眼球内陷。

眼球纤维膜（fibrous tunic of eyeball）　其他名称：外膜。由前部的角膜和后部的巩膜共同构成的致密结缔组织被膜。起保护眼球内容物和维持眼球形态的作用。

眼球血管膜（vascular tunic of eyeball）　其他名称：葡萄膜、色素膜。眼球壁中的中层。是一层富含血管和色素细胞的疏松结缔组织。从前向后可分为巩膜、睫状体和脉络膜3部分。具有输送营养物质和吸收眼内分散的光线以免扰乱视觉的作用。

眼球摘除术（enucleation of the eyeball）　俗称眼球摘出术。摘出整个眼球的手术。适用于严重眼球破裂伤、眼内恶性肿瘤、疼痛不止的绝对期青光眼、反复发作的虹膜睫状体炎和化脓性眼内炎已无光感的眼球。

眼球震颤（nystagmus, talantropia）　简称眼震。指两眼发生不自主的，有节律的往返运动。常是某些视觉的、神经的或小脑和前庭功能失调的表现。震颤有摆动及跳动两种类型，前者似钟摆运动，后者有快慢相之分。震颤的形式有水平性、垂直性、旋转性及斜向性或混合性。根据病因不同，眼球震颤分为：眼源性、耳源性、中枢性、随意性及癔症性。垂直性眼震是脑干被盖部病变的体征之一。治疗主要是针对病因进行治疗。

眼球震颤仪（nystagmograph）　耳科检查诊断仪器。可记录在闭眼条件下眼球震颤所产生的极微弱的生物电信号。眼震图供临床鉴别从内耳至大脑皮质的整个前庭系统的眩晕病变。此外，也是研究平衡生理、航海、航空生理必备的仪器。

眼生素注射液（Injectio Extracti Oculi）　其他名称：眼明注射液。眼科用药。以冷冻牛眼球内容物的提取物制成的无色或微黄色澄明、味微咸、等渗、无热原的灭菌水溶液。能增强眼的新陈代谢、促进角膜上皮再生。用于非化脓性角膜炎、玻璃体混浊、中心性浆液性脉络膜视网膜病变、虹膜睫状体炎、巩膜炎、视力疲劳、老年白内障、视网膜色素变性及青少年近视等。用前须做皮内试验。

眼神经（ophthalmic nerve）　三叉神经的第一个分支。内含感觉纤维，经眶上裂入眶。它长约2.5cm，向前穿入海绵窦外侧壁，在窦壁它于滑车神经的下方，至眶上裂附近分为泪腺神经、额神经和鼻睫神经。它们经眶上裂入眶，分布至额顶部、上眼睑和鼻背的皮肤、眼球、泪腺、结膜以及部分鼻黏膜，也有一小支分布于小脑镰。主要传导上述各部位的痛、温、触等多种感觉以及部分本体感觉。

眼铁质沉着症（ocular siderosis）　铁质异物的化学反应所致的眼组织病变。常出现于铁质异物入眼数月或数年之后。临床表现有视力减退、视野缩小、夜盲和视网膜电流图异常，并可引起白内障、晶状体脱位和继发性青光眼。检眼镜检查可发现眼内各组织棕色沉着物。治疗：尽早取出异物；早期可局部或全身应用依地酸二钠等。

眼铜质沉着症（ocular chalcosis）　铜质异物在眼内引起化学作用而导致眼组织的病变。纯铜异物主要引起无菌性化脓性眼内炎，最后眼球萎缩。铜合金异物进入眼内形成碳酸铜即铜锈，为黄绿色金属反光物质，可沉着于眼内各组织界面上。病人视力逐渐减退。治疗：尽早取出异物；局部或全身应用依地酸二钠；生理盐水离子透入。

眼痛（ophthalmalgia）　急性炎症、视觉疲劳、鼻窦炎、牙龈炎等都可引起眼部疼痛。此外，体温升高、高血压、颞动脉炎、三叉神经痛，以及视网膜脱离行巩膜环扎术后等，也常引起不同程度的眼痛。眼痛可呈刺痛、钝痛、压痛、胀痛、牵拉痛等。

眼外肌病（extraocular muscular disease）　其他名称：斜视。眼外肌司眼球运动不协调。两眼不能同时注视目标，一眼注视目标，另一眼偏离目标。斜视分为共同性斜视和麻痹性斜视两种。治疗：矫正屈光不正，手术矫正眼位。

眼弦赤烂（blepharitis marginalis）　其他名称：风弦赤眼、眼睑赤烂、烂弦风睑。俗称烂眼皮。中医病名，眼睑边缘赤烂痒痛的病征。多由脾胃蕴结湿热，复受风邪，风与湿热相搏，结于睑缘而发。症见胞睑边缘红赤溃烂，痒痛并作，或见睫毛脱落，甚至睑缘变形。相当于今之睑缘炎。内治以祛风、清热、除湿为主。湿偏盛者，宜除湿汤加减；风偏盛者，宜柴胡散加减；热重者，宜三黄汤加减。外治：局部可涂鸡蛋黄油膏。

Y

眼心反射（oculocardiac reflex）　其他名称：阿施内尔现象。压迫眼球时引起脉搏徐缓，迷走神经张力增高征象之一。检查时病人安静仰卧、轻闭眼，先测其 1min 脉搏数，医生以中指和示指压迫一侧眼球两侧 3～4s 后，测量病人 15s 的脉搏数并计算出每分钟的脉搏数。正常时压迫后每分钟脉搏可减少 4～12 次，如超过 12 次则为此现象。压迫眼球以不引起疼痛为适度，不可同时压迫双侧眼球。对老年心率缓慢者、高度近视、青光眼及其他眼病者禁行此项检查。出现此现象者易发生晕厥或手术时心搏骤停，具有参考价值。

眼性斜视（ocular torticollis）　其他名称：麻痹性斜视的代偿性头位。当病人某一目标时头转向一侧或维持倾斜位即为此征。见于非共同性斜视和某眼外肌麻痹。

眼压测量（intraocular tension measurement）　可用手指或眼压计测量眼球内容对球壁所施加的压力（眼内压）。后者又分为压陷眼压计测量法、压平眼压计测量法及非接触式眼压计测量法 3 种。

眼压计（ophthalmotonometer, tonometer）　用于测量眼压的仪器。眼压测量包括指测法及眼压计测量法两种。眼压计包括：①压陷式；②压平式；③非接触式。Schiötz 眼压计属于压陷式，是目前临床上应用最广泛的眼压计。检查眼压时，令被检者仰卧低枕，局麻，检查指针是否在 0 刻度的位置上，眼压计底板消毒，嘱病人向上注视一固定点，左手拇、示指分开眼睑，切勿压迫眼球。右手持眼压计，使底板垂直放在角膜中央，测出读数换算成 kPa，正常眼压为 1.36～2.77kPa（10～21mmHg）。

眼压降低（decrease of intraocular pressure）　眼压低于 1.3kPa（10mmHg）者。见于眼球穿通伤、角膜瘘、视网膜脱离、眼球萎缩、青光眼滤过术后及低血压、脱水、缺钠、糖尿病昏迷等。

眼压描记术（tonography）　测量房水流畅系数（C 值）和房水流量（F 值）的一种方法。眼压描记对研究房水动力学、阐明青光眼的发病机制、指导青光眼的诊断和治疗都有重要意义；但经过一系列实验后发现它的原理存在着一些缺陷，加上 C 值的正常与病理的标准并无明确界限，因此对其评价有所降低。

眼压增高（increase of intraocular pressure）　指用 Schiötz 眼压计测量眼压超过 3.2kPa（24mmHg）或两眼压相差 0.67kPa（5mmHg）以上者。是青光眼的主要特征。见于原发性、继发性、先天性青光眼，斯德奇-韦伯（Sturge-Weber）综合征、马方（Marfan）综合征及药物影响等。

眼咽肌病（oculopharyngeal muscular disease）　眼肌病的一种类型。常发生于成人，有家族性。表现为眼睑下垂、进行性双侧眼肌瘫痪及咽下困难。食管 X 线钡餐检查可见咽部钡剂排空延缓，下段食管非共济性收缩或无收缩。溴新斯的明治疗无效。

眼蝇蛆病（ophthalmomyiasis, ocular myiasis）　蝇蛆病之一。多由羊狂蝇雌蝇产一龄幼虫于眼所致，好发于 7～8 月蝇的繁殖盛期，常见于牧区。表现为眼部异物感、发痒、刺痛、流泪等症状。从眼内取出蝇蛆即愈。丝光绿蝇、舍蝇偶可引起本病。

眼用溶液（ophthalmic solution）　直接用于眼部的外用溶液制剂。分为滴眼剂和洗眼剂，以水溶液为主。其质量要求类似于注射剂。

眼震电图仪（electronystagmograph）　将表面电极（银/氯化银液柱电极）置于眼睑来记录自主或诱发眼震的一种仪器。眼震是前庭功能障碍时产生的一种不自主的眼运动，所记录到的是由眼角膜——视网膜产生的小电位。由带有滤波器（典型 0.1～30Hz）的放大器和记录器组成，记录速度 1cm/s。常用为单导，记录侧向运动。多导眼震电图仪可分别记录每个眼球水平位和垂直位的运动，又称为眼电图。诱发眼震通常使用动态光眼震刺激器，多数测验要在暗室内进行。适用于头昏、眩晕和耳科疾患的诊断。

眼震描记法（nystagmography）　通过眼震描记器（nystagmograph）利用皮肤电极收集眼球运动引起的电位变化，经过放大，由记录系统描绘出眼球运动曲线。该图可显示眼震的快、慢相和强度（如时间、幅度、频率以及慢相速度），因此可以较准确地了解前庭系统的功能状态。

演员油彩皮炎（cosmetic paint dermatitis）　见油彩皮炎。

厌酷球孢子菌（*Coccidioides immitis*）　在病灶组织、痰液和脓液中呈球形，双层厚壁，直径 15～60μm，有许多小的内孢子。引起球孢子菌病，一般是急性自限性的呼吸道疾病，极少数演变为慢性扩散性甚至死亡的全身性感染。病愈后有免疫力。用沉淀试验、乳酸凝集试验和补体结合试验能检出抗体。

厌恶疗法（aversive therapy, aversive control）　采用引起躯体痛苦反应的非条件刺激与形成不良行为的条件刺激结合，使病人发生不良行为的同时感到躯体的痛苦反应，从而对不良行为产生厌恶而使其逐渐消退的治疗方法。此疗法通常采用电击、针刺或药物作为非条件刺激手段，也可采用厌恶想象的方法。此疗法对酒瘾、戒烟、贪食、吸毒及性变态者疗效较好。

厌食（anorexia）　中医病证名。指在较长时间内食欲不振，见食物或闻食味即厌恶者。若见于小儿，每由喂养不当、饮食积滞、损伤脾胃所致。见于成人者，则常因饮食饥饱失宜、劳倦过度，或病后中气受衰、脾胃受纳运化功能失常所致。由于饮食积滞者，常伴见脘腹胀满、嗳吐腐酸、舌苔厚腻，治宜健脾消积、和中化浊，用和胃二陈煎或曲麦枳术丸；由于脾胃虚弱者，则饥不欲食、食入难化、精神倦怠、面色萎黄、舌质淡胖，治宜健脾益气，用参苓白术散；若胃阴亏虚则口干喜饮而不欲食、肌肤枯瘦、舌苔光剥或光红少津，治宜养胃育阴，可用沙参麦冬饮或益胃汤加减。

厌氧菌（anaerobic bacteria, anaerobe）　其他名称：厌氧性细菌。一类在无氧条件下比在有氧环境中生长好的细菌。不能在空气和/或 10% 二氧化碳浓度下的固体培养基表面生长，缺乏完整的代谢酶体系，其能量代谢以无氧发酵的方式进行。能引起人体不同部位的感染。

厌氧菌败血症（anaerobe septicemia）　由厌氧菌所致的败血症。常见病原菌为脆弱拟杆菌、消化球菌、真杆菌、产黑色素杆菌等。病情轻重不一。严重者可发生感染性休克或弥散性血管内凝血、中毒性肝损害等，预后不良。

厌氧菌肺炎（anaerobe pneumonia）　厌氧性致病微生物如厌氧链球菌、杆菌、变形杆菌和螺旋体等所致肺部感染称厌氧菌肺炎。口腔内、患牙或齿龈病者常存在厌氧微生物，在熟睡、麻醉或昏迷时可被吸入呼吸道，引起肺炎，又叫吸入性肺炎。血行感染可来源于扁桃体，或急腹症引起的胃肠穿孔的腹腔感染。表现为寒战、发热、咳嗽、痰脓性有臭味、胸痛、进行性呼吸困难、乏力、贫血、黄疸。X 线表现为沿肺段分布均匀实变阴影，可有单个或多发性厚壁空洞。常伴有胸腔积液或脓气胸。治疗：青霉素、克林霉素和甲硝唑。

厌氧菌感染（anaerobe infection）　厌氧菌感染常为内源性，即自身菌群造成的感染，梭状芽孢杆菌所致组织毒性综合征除外。厌氧菌广泛存在于口腔、肠道、生殖器、尿道等黏膜上，引起感染的有脆弱类杆菌、厌氧链球菌、产气荚膜梭菌以及消化球菌、梭形杆菌、韦荣球菌等。厌氧菌可感染任何部位及脏器，但以胸腔、腹腔和盆腔多见，大部分为混合感染。临床特征为组织坏死或坏疽，病变组织及渗出物中有气体及腐臭味。易并发化脓性静脉炎，亦可引起败血症、心内膜炎、中枢神经感染等。依据特征性临床表现及取粪便、尿、痰、阴道分泌物等作涂片检查和培养发现致病菌可确诊。治疗除应用氯霉素、克林霉素、甲硝唑等抗生素外，应包括脓肿引流、坏死组织切除。

厌氧培养基（anaerobic culture medium）　培养厌氧菌的培养基。常用的有庖肉培养基，即在液体培养基内加入动物组织块（肉渣）或还原剂（巯基乙酸钠、半胱氨酸），消耗基内的氧气再用凡士林或石蜡封闭培养基表面，使空气中的氧气不能进入培养基内，制成此培养基。

厌氧生物（anaerobe）　必须在无氧环境中才能生长繁殖的生物。厌氧生物在异化过程中，不能从大气中吸取游离氧在体内进行氧化，而是利用其体内多糖物质酵解后产生的丙酮酸，通过酶的作用，分解为醇或有机酸（乳酸）而获得能

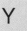

量。这种异化方式称为厌氧呼吸或发酵。如厌氧细菌。

厌氧微生物（anaerobic microbe）　在没有氧气的环境中生活的微生物。呼吸过程不需要氧气，进行无氧呼吸。主要是细菌，如沼气池中的甲烷细菌、引起破伤风的破伤风梭菌等。

厌氧性细菌（anaerobic bacteria）　见厌氧菌。

厌氧芽孢杆菌（anaerobic spore-bearing bacilli）　其他名称：梭状芽孢杆菌属。是一类革兰氏阳性带芽孢的大杆菌，芽孢大于菌体横径，使细菌膨胀呈梭形。该菌广泛分布于自然界，尤以土壤中最多，其中有些常居于人或动物肠道内，为正常菌群。许多梭菌产生外毒素，为致病因素，某些菌种可分解蛋白质或发酵糖类。常见的致病菌有破伤风梭菌、产气荚膜梭菌、肉毒杆菌等。破伤风梭菌可产生痉挛毒素，引起以横纹肌痉挛为特征的特殊感染——破伤风；以产气荚膜梭菌为主，多种梭菌混合感染可引起严重肌肉肿胀坏死——气性坏疽；肉毒杆菌引起人类毒素型食物中毒，出现肌肉松弛性麻痹等特殊神经中毒症状。疾病的治疗应早期用多价抗毒素血清与抗生素。

咽下困难（acataposis, dyscatabrosis）　一种症状。吞咽食物时咽部或食管部有梗死不适或疼痛的感觉。常见于咽炎、扁桃体炎、贲门痉挛、食管癌或神经性瘫痪等。诊断借助于详细病史、食管镜活检及X线检查等。针对病因进行治疗。

验光计（refractometer）　用于检查眼屈光度数及散光等的仪器，如角膜曲率测定角膜散光，视差型屈光计及合像型屈光计测定屈光度数及散光轴位等。

焰色试验（flame color test）　根据火焰的颜色鉴定试样中含有某种元素的方法。物质在无色火焰中受热时，先蒸发成为分子，然后分子分解成原子。各种元素的不同原子，受热发出不同颜色的光，使火焰呈现特殊的焰色。

焰色痣（nevus flammeus）　其他名称：毛细血管扩张痣、鲜红斑痣。毛细血管扩张所致的一种皮肤良性肿瘤。好发于面、颈等处。呈大小不等的紫红色斑，表面平滑，压之暂时褪色，无自觉症状。常随体表面积的增长而扩大，可用激光治疗。

燕麦细胞（oat cell）　小细胞肺癌的一种癌细胞。细胞因呈短梭形、状似燕麦而得名，故此种小细胞肺癌又名燕麦细胞癌。其胞质少，核浓染，呈圆形、椭圆形或梭形，大小不一，染色质颗粒粗大，核分裂象多见。本癌恶性度极高。

扬氏综合征（Young syndrome）　生精功能正常，但由于浓缩物质阻塞附睾而表现为无精子的综合征。临床主要表现为慢性鼻窦炎、支气管扩张和梗阻性无精子症三联征。

羊痘（orf）　由DNA病毒中的羊痘病毒引起，是绵羊的常见流行病。人因直接接触羊污染的物质而被感染，多见于牧羊人、兽医及屠宰人员。初起为红色或紫红色小丘疹，质硬；后顶端扁平水疱，可发展成出血性大疱或脓疱，中央有脐窝。可有微热及疼痛。好发于手指、手、前臂及面部，单个或数个。治疗：控制继发感染。

羊角拗苷（divaside）　从夹竹桃科植物羊角拗种子中提出的二级混合强心苷。作用与毒毛旋花子苷K相似。用于充血性心力衰竭及心肌梗死，尤适用于急性病例。

羊角拗中毒（divaricate strophanthus poisoning）　食入或服用过量羊角拗引起的中毒。毒理、临床表现和治疗同洋地黄中毒。

羊狂蝇（*Oestrus ovis*）　狂蝇科、狂蝇属中一种牧区常见蝇种，危害人畜。产幼虫于羊鼻孔及眼，侵入鼻窦，成熟后落地变蛹。该蝇也产一龄幼虫于人眼，侵入眼结膜引起眼蝇蛆病，但幼虫在人体内不能继续发育。

羊鸣音（egophony）　由语音共振在胸部听到的一种异常呼吸音。嘱被检者用一般声音强度重复发出"yi-yi-yi"音，可听到语音强度增加，且性质改变为带有鼻音的"a-a-a"音，颇似羊叫声，故名。常在有中等量胸腔积液上方肺受压的区域听到，亦可在肺实变伴有少量胸腔积液的部位闻及。

羊膜（amnion, amniotic membrane）　胚胎学名词。指包绕羊膜腔的一层薄膜。它是由单层扁平的羊膜上皮及覆盖其外面的少量中胚层构成。羊膜上皮细胞表面有较多的微绒毛。随

胚体发育羊膜也迅速扩展。第3个月末时羊膜已与绒毛膜相贴，胚外体腔消失。继而，在圆柱状胚的形成过程中，羊膜由胚盘的边缘向胚体的腹侧移动，把卵黄囊、体蒂及尿囊包裹形成一个粗而短的脐带。羊膜能产生羊水。

羊膜动物（amniota）　胚胎发育过程中胎儿体外包有羊膜的脊椎动物。爬行类、鸟类和哺乳类均属于羊膜动物。在整个生命进程中的各阶段都不以鳃呼吸。

羊膜法人工阴道成形术（amniotic membrane for artificial colpoplasty）　采用羊膜形成人工阴道。手术方法与游离皮瓣法人工阴道成形术基本相似，不同之处是采用羊膜代替病人自身的皮肤，减少切皮的痛苦。术后处理及手术效果亦与游离皮瓣法人工阴道成形术相似。羊膜不能代替阴道黏膜，置入后不久便逐渐溶解，形成一层纤维素膜样的支架组织，阴道前庭部的上皮沿此支架组织向内移行生长，加速上皮化的过程。如有感染则上皮生长缓慢，有时达数月或更长。

羊膜镜（amnioscope）　产前或产时监护胎儿的一种光学仪器。用冷光照明光导纤维接触羊膜进行观察，能在妊娠末期或分娩早期观测到羊水的各种变化，如颜色、浑浊度、前羊水量、羊水中漂浮的胎脂片及胎先露情况等，借以诊断有无胎儿窘迫，决定处理方案。

羊膜镜检查（amnioscopy）　应用内镜透过羊膜直接观察妊娠期或分娩期的羊水性状、颜色，判断胎儿安危的检查方法。主要适用于高危妊娠和/或出现胎儿窘迫或胎儿胎盘功能减退者的监测。羊膜镜检查的必备条件是：子宫颈口开大在1cm以上；子宫颈口黏液容易去除；子宫颈口无出血；子宫颈管不过度后屈；无前置胎盘；有前羊水囊。正常羊水为无色透明、清亮，可透见胎儿头发在羊水中呈束状微动及白色光亮的胎脂片。

羊膜腔（amniotic cavity）　胚泡植入第2周时，在外胚层和滋养层之间出现的一个腔隙。羊膜腔的顶部为羊膜，底部为外胚层。羊膜腔内充满羊水。

羊膜腔穿刺（amniocentesis）　经腹壁穿刺羊膜腔，抽吸羊水或注射药物的方法。妊娠16~20周羊膜穿刺，多用于胎儿质量预测和中期妊娠引产。妊娠20周后，羊膜腔穿刺羊水检查可诊断母儿血型不合，并可了解胎儿成熟度等。偶尔可产生如下并发症：母体损伤、损伤脐带、羊水渗漏、流产或早产、宫内感染等。

羊膜腔内注药法（intra-amniotic injection）　将引产药物注入羊膜腔内的引产方法。孕妇排尿后，平卧，消毒皮肤，铺消毒洞巾。在宫底与耻骨联合之间的胎儿肢体侧，局麻后用20~21号腰椎穿刺针垂直刺入，有落空感时抽出针芯，接上注射器，抽取羊水10ml，重新放入针芯。用羊水溶解依沙吖啶100mg，缓慢注入，完毕后快速抽出穿刺针，盖以无菌纱布，并压迫2~3min。

羊膜腔造影术（amniography）　羊膜腔内注入水溶性对比剂进行X线摄片。可显示羊膜囊轮廓及胎儿胃肠道。如同时注入油质对比剂，则可附着于胎儿皮肤表面，显示出胎儿轮廓。用于协助诊断胎盘位置、胎势、胎位、胎儿性别、有无畸形、是否存活等。

羊奶（goat's milk）　供小儿饮用的羊乳。营养价值与牛乳大致相同，乳白蛋白含量较牛乳为高，奶块细而软，脂肪颗粒的大小接近人乳，但叶酸及铁含量较少，应注意补充。

羊瘙痒病（scrapie）　见于绵羊和山羊的一种可传播的海绵状脑病，有独立疾病。可通过动物饲料传染给牛，使牛致病，亦可传给人。临床表现为严重瘙痒、衰弱及肌肉运动失调，病畜都会死亡。

羊水（amniotic fluid）　妊娠后羊膜囊中的半透明液体。胎儿居于其中，能有一定的活动，并受其保护，免受震荡。足月妊娠时羊水量约1 000ml，其比重1.008，pH值约7.2，略混浊，不透明。

羊水过多（polyhydramnios, hydramnion）　足月妊娠羊水量超过2 000ml的现象。正常为800~1 000ml。分为急、慢性两种，前者多发生于妊娠4~6个月，后者多见于妊娠晚期。B超羊水池深度大于7cm提示羊水过多。常见原因为胎儿畸形、多胎妊娠、母儿血型不合、糖尿病及特发性羊水过

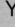

多。处理方法取决于孕妇病情和胎儿有无畸形。

羊水过少（oligohydramnios, hypamnion, oligoamnios）其他名称：胎水过少。羊水量少于 300ml 的现象。多由胎儿畸形和过期妊娠而致。可致胎儿发育畸形和宫内发育迟缓，新生儿患病率及围产儿死亡率增高。一经确诊应即破膜引产或行剖宫产，终止妊娠以防胎死宫内。

羊水栓塞（amniotic embolism, amniotic fluid embolism）羊水进入母体血液循环造成的栓塞。栓子包括羊水中所含的来自胎儿的鳞状上皮、皮脂、毳毛、黏液及胎粪等成分。栓子主要见于肺血管内，其次见于子宫和阔韧带等静脉内，也偶见于心、肾、脑、肝、胰、脾等的血管内。产妇突然烦躁不安、寒战、呼吸困难、发绀、抽搐、迅速进入休克，并可继发血凝障碍，死亡率高。治疗：纠正缺氧，解除肺动脉高压，防止心力衰竭，抗休克及处理 DIC，防止肾衰竭，做好产科处理等。

羊水栓塞综合征（amniotic fluid embolism syndrome）在分娩过程中羊水进入母体循环引起的肺栓塞、休克、弥散性血管内凝血、肾衰竭或猝死等一系列严重病症的综合征。可表现为阴道流血、呼吸困难、昏迷、血压下降、少尿无尿等。

羊水吸入性肺炎（aspiration pneumonia of newborn, amnionic fluid aspiration pneumonia）胎儿在宫内或分娩过程中吸入了羊水所导致的肺部炎症。一般出生时有窒息史，复苏后呼吸不规则，气促和青紫，常无咳嗽。有的婴儿从口腔中流出液体或泡沫。肺部听诊可闻及粗湿啰音。治疗：抽空胃内容、清除呼吸道分泌物，吸氧，补液，纠正酸中毒，应用抗生素等。

羊水细胞培养（culture of amniotic fluid cell）妊娠 16～20 周经羊膜腔穿刺所取得的羊水内细胞（胎儿脱落细胞）用各种培养液进行培养，从而可获得多量生命力旺盛的胎儿细胞，用于染色体和 DNA 的分析、生化检测及产前诊断。

羊蹄中毒（Japanese dock poisoning）羊蹄为一种中药，蓼科多年生草本植物的根，内服过量引起的中毒。主要表现为腹痛、腹胀和腹泻。给予鞣酸蛋白、静脉补液和对症治疗为主要急救措施。

羊跳跃病（louping ill）见苏格兰脑炎。

羊踯躅（Flos seu Fructus Rhododendron）中医药名。杜鹃花科植物羊踯躅的花或果实。花习称闹羊花，果实习称六轴子。辛、苦、温。有大毒。归心、肝经。功能：麻醉、止痛、祛风。适用于风湿痹痛、跌打损伤，近年来用于手术麻醉。羊踯躅根尚能祛痰止咳，用于肺寒咳嗽痰多者。多作散剂。

阳白（yangbai, GB 14）中医经穴名。属足少阳胆经。足少阳、阳维之会。位于眉上 1 寸，当眼直视时直对瞳孔处。主治头额痛、目眩、目痛、面瘫、睑下垂、睑眴动等。沿皮刺 0.3～0.5 寸。艾炷灸 5～10min。

阳病治阴（treating yin for the yang disease）中医病机。阴阳学说在治疗上运用的方法之一。①"阳胜则阴病"，阳热盛的病证，耗损了阴津，治宜甘寒生津，保存津液；又如温病后期，肝肾阴伤，身热面赤，口干舌燥，甚则齿黑唇裂，手足心热，脉虚大，用加减复脉汤计润滋阴。②疾病的症状在阳经，可针刺阴经穴位。如足阳明胃经的呕吐，可针刺内关（手厥阴心包经穴）、太冲（足厥阴肝经穴）。语出《素问·阴阳应象大论》。

阳池（yangchi, SJ 4）①中医经穴名，属手少阳三焦经。原穴。位于腕背横纹中，指总伸肌腱尺侧缘凹陷处。主治腕关节肿痛、肩臂痛、耳聋、疟疾等。直刺 0.3～0.5 寸，艾条灸 5～10min。②推拿穴位。

阳旦证（yangdan syndrome）中医病证名。指桂枝汤证，或桂枝汤证兼见心烦口苦等里热证者。一种多见于产后感受风邪的外感病，症见头微痛、恶寒发热、汗出、心下烦闷、干呕。治宜解表清热，用阳旦汤（即桂枝汤加黄芩）。

阳电子扫描（positron scanning）用两个相对的探头接受湮没辐射，以显示阳电子发射核素在机体内分布情况的扫描技术。阳电子本身极不稳定，产生后即迅速与阴电子结合，同时释放两个方向相反的 0.511MeV 的 γ 射线，此现象称为湮

没辐射，阳电子扫描的优点是两个探头必须同时接受 γ 射线才能触发扫描，故可省去准直器或只需用薄的屏蔽筒。

阳辅（yangfu, GB 38）其他名称：分肉、绝骨。中医经穴名。属足少阳胆经。经（火）穴。位于小腿前外侧，外踝高点上 4 寸，腓骨前缘处。主治偏头痛、目痛、瘰疬、咽喉肿痛、胁肋痛、下肢痿痹等。直刺 0.5～1 寸。艾炷灸 3～5 壮，或艾条灸 5～10min。

阳谷（yanggu, SI 5）中医经穴名。属手太阳小肠经。经（火）穴。位于腕横纹尺侧端，尺骨茎突前凹陷中。主治头痛、目眩、耳鸣耳聋、癫痫、腰痛、颈痛、齿痛、肩痛、腕痛等。直刺 0.3～0.5 寸。艾炷灸 5～10min。

阳和汤（yanghe tang, yang-activating decoction）中医方剂。温经散寒剂。出自《外科证治全生集》。组成：熟地、白芥子、鹿角胶、肉桂、麻黄、姜炭、炙甘草。功能温阳补血、散寒通滞。用于一切阴疽、贴骨疽、流注、鹤膝风证。症见局部漫肿无头，皮色不变，不热，舌淡苔白，口不渴，脉沉细者或迟细。临床可用于骨结核、腹膜结核、慢性骨髓炎、骨膜炎、慢性淋巴结核、类风湿性关节炎、血栓闭塞性脉管炎属血瘀寒凝者。

阳和丸（yanghe wan）中医方剂。温经理气活血剂。即阳和汤作蜜丸。用于阴疽流注，漫肿平塌，皮色如常，久不溃散；附骨阴疽，鹤膝风及骨关节结核，慢性骨髓炎等症。

阳黄（yang jaundice）中医病证名。黄疸两大类型之一。黄疸病人湿热证候明显。由湿热蕴蒸肝胆、胆热液泄、外渗肌肤、下流膀胱而致一身面目及小便尽黄。主要症状为发热、烦渴、身目黄色鲜明如橘子色、小便色深如浓茶，伴食欲减退或恶心呕吐、大便不畅、腹胀胁痛、舌质红、苔黄腻、脉弦数等。分热重于湿、湿重于热、湿热并重、热毒炽盛四型。治法以清化湿热为主。热重于湿者，常用茵陈蒿汤、栀子柏皮汤、大柴胡汤等；湿重于热者，可用茵陈五苓散等。

阳极似阴（extreme yang with yin manifestation）中医术语。内热极盛，阳气被郁，深伏于里，不得外达四肢，因而格阴于外的病理变化。其本质是真热假寒。

阳交（yangjiao, GB 35）其他名称：别阳、足髎。中医经穴名。属足少阳胆经。为阳维脉之郄穴。位于小腿外侧，外踝高点上 7 寸，腓骨后缘处。主治胸胁胀满、下肢痿痹、癫痫等。直刺 1～1.5 寸。艾炷灸 3～5 壮，或艾条灸 5～10min。

阳结（yang type of constipation）①见热秘。②中医脉象名。

阳离子蛋白质（cationic protein）中性粒细胞溶酶体中释放的一种非酶性的强有力的炎性介质。能通过引起肥大细胞脱颗粒而间接地引起血管渗出。对单核细胞有趋化作用。能抑制中性粒细胞运动。

阳陵泉（yanglingquan, GB 34）中医经穴名。属足少阳胆经。合（土）穴。八会穴之筋会。位于小腿外侧，腓骨小头前下方凹陷处。主治胁痛、口苦、呕吐、肝炎、胆囊炎、胆道蛔虫症、腰腿痛、下肢瘫痪、膝关节肿痛等。直刺 1～1.5 寸。艾炷灸 5～7 壮，或艾条灸 10～15min。

阳明病证（yangming disease）中医病名。六经病之一。外感邪气，化热入里，阳热亢盛，以发热、汗出、口渴、烦躁、脉洪大滑数，或日晡潮热、脐腹胀满疼痛、大便秘结、舌红、苔黄、脉沉数等为常见症的伤寒。按其性质来说属于里实热证。本病分为经证和腑证两大类。

阳明腑证（yangming fu-viscus syndrome）其他名称：阳明腑病。中医病证名。阳明病之一。邪热入里化津，与肠中糟粕相搏，燥屎内结，腑气不通，以日晡潮热、手足汗出、脐腹胀满疼痛、拒按、大便秘结、脉沉实有力等为常见症的阳明病证。治宜攻下泄热，选用三承气汤。

阳明经证（yangming channel syndrome）其他名称：阳明经病。中医病证。阳明病之一。邪热亢盛，充斥阳明之经，弥漫全身，以身大热、汗大出、口大渴、脉洪大等为常见症的阳明病证。治宜清热保津，用白虎汤。

阳气（yang energy）中医术语。与阴气相对而言。泛指事物的两个相反相成的对立面之一。如功能与形态则阳气指功能；脏腑功能则指六腑之气；营卫之气则指卫气；关于运动的方向和性质，则行于外表的、向上的、亢盛的、增强的、

轻清的为阳气。

阳跷脉 (yang heel channel, yang heel vessel)　中医奇经八脉之一。起于外踝下申脉穴，经外踝后上行腓骨后缘，经股部外侧，再沿髋、胁、肩、颈的外侧，上夹口角，到达目内眦，与手足太阳经、阴跷脉会合，再上行经额，与足少阳胆经会于风池。本经病变表现为目痛、失眠、足外翻等。

阳盛格阴证 (syndrome of true heat disease with false cold manifestation)　其他名称：真热假寒证、热厥证。中医术语。热极似寒的一种病象。病的本质属热。邪热内盛，阳气郁闭，格阴于外，以四肢厥冷、恶寒，甚至寒战，而兼壮热口渴、胸腹灼热、烦躁不宁、便秘尿黄、舌红苔黄、脉弦数为常见症的证候。

阳盛外热 (exterior heat syndrome caused by yang excessiveness)　中医术语。感受外邪，阳气与之抗争出现的表证、热证、实证。

阳盛则热 (an excess of yang brings about heat syndrome)　指阳气偏胜，功能亢进时，就会产生热性的病变或引起发热的症状。

阳暑 (yang type of febrile disease in summer)　其他名称：动暑、中暍。中医病证名。暑天感受暑热之邪致病。症见头痛、烦躁、身热、口渴、自汗、气短、脉虚。治宜清暑泄热或清暑益气，用白虎汤加味。亦有人指中暑。

阳衰血瘀 (yang deficiency with blood stasis)　中医病证名。阳衰寒盛而血凝不行。症见面色苍黄而黯、唇紫、腹大肢肿、按之如泥、喜暖畏寒、四肢不温、便血、血色黯、舌淡紫而有瘀斑、脉沉迟涩。治宜温阳化瘀，可用急救回阳汤。

阳水 (yang type of edema)　中医病证名。水肿两大类型之一。多属实证。因外感风、寒、湿、热、暑热等所致。症见全身浮肿或面部先肿、恶寒发热、咽痒咳嗽、腹胀便秘、苔白或黄、脉数等热证、实证。治宜疏风、宣肺、清热、利水。

阳损及阴 (deficiency of yang affecting yin)　中医病机。指阳气虚弱而累及阴精化生不足。如水肿、腰酸、膝冷等肾阳虚的证候，久病耗损，缺乏阳气的能动作用，阴精的产生和摄取不足，就会出现烦躁、咽干、喉痛、齿龈出血等肾阴虚的证候。

阳维脉 (yangwei meridian)　中医奇经八脉之一。起于足跟外侧金门穴，经外踝，沿足少阳胆经上行至髋关节，过胁肋，从腋后上肩，至前额，再到项后，会于督脉。本经病变表现为恶寒、发热等。

阳痿 (sexual impotence)　①最常见的男子性功能障碍。阴茎不能勃起进行性交，或阴茎虽然能勃起但不能维持足够的硬度以完成性交。分为：器质性病因，在任何情况下阴茎都不能勃起；精神心理因素，性兴奋时不能勃起而有自发的勃起（如睡梦中或晨间勃起），或性兴奋时能勃起，但试图性交时勃起又消失。治疗：精神心理疗法；睾酮，中药助阳药；海绵体内注射罂粟碱或罂粟碱与酚妥拉明混合剂；假体手术。②其他名称：阴痿。中医病名。痿作萎。男性阴茎痿弱不举，或举而不坚。多由命门火衰，或房劳伤肾所致。可兼见阴冷、精冷、滑精、腰酸肢冷、脉沉细。治宜温肾壮阳。亦可由惊恐、湿热下注所致。各宜随证施治。

阳溪 (yangxi, LI 5)　其他名称：中魁。中医经穴名。属手阳明大肠经。经（火）穴。位于腕背桡侧，拇指背伸时拇长伸肌腱与拇短伸肌腱之间的凹陷处。主治牙痛、头痛、目赤痛、腕关节痛等。直刺 0.3～0.5 寸。艾炷灸 3～5 壮，或艾条灸 5～10min。

阳邪 (yang evil)　中医名词。①六淫病邪中的风、暑（温）、燥、火等 4 种邪气。因它们致病多表现为阳热证候，易伤阴津、动血。②侵犯阳经的邪气。

阳性趋化性 (positive chemotaxis)　白细胞向着化学刺激物（趋化性物质）所在处游走的性质。细菌代谢产物、组织崩解产物和补体的某些片段对中性粒细胞具有阳性趋化作用。

阳虚 (yang deficiency)　中医证候名。阳气不足，功能衰退或浊阴潴留的证候。"阳虚则外寒"。通常多指气虚或命门火衰，因气与命门均属阳。肺主气，气虚多属肺气虚或中气不足，因气不固，故表气虚；阳虚则阴盛，故命门火衰亦多

见功能衰惫、浊阴积潴的病证。此外，心阳虚、脾阳虚等亦属阳虚范畴。一般见症为畏寒、肢冷、面色㿠白、倦怠乏力、大便溏薄、小便清长、脉虚迟弱等。

阳虚发热 (fever due to yang insufficiency)　中医病证名。①指人体生理功能低下，特别是脾胃虚弱，阳气外越，属于内伤发热的一种病理变化。主要症状为身热自汗、恶风、身倦、懒言、纳呆，发热多见于上午，脉细弱或浮大无力等。②指阴寒内盛，虚阳格拒于外所出现的浮热。主要症状为微热恶寒、神倦、肢冷、下利、脉微等。治宜温补肾阳，用金匮肾气丸。

阳虚水泛 (edema caused by yang deficiency)　中医病机。慢性水肿的病理。脾主运化水湿，肾主水液排泄，如脾肾阳虚，尤以肾阳（命门火）虚，运化与排泄水液的功能减弱，则水湿泛滥，溢于脏腑与躯体之间，形成水肿、痰饮等证。症见全身浮肿，尤其腰以下更明显，小便短少、脘腹胀满、大便稀溏、舌淡苔白滑、脉沉细等。常见于慢性肾炎、心力衰竭等。

阳虚外寒 (exterior cold syndrome caused by yang deficiency)　中医术语。阳虚，主要指肾功能衰退，不能运化精微以温养脏腑，因而卫气不固，发生外寒证。临床表现为面色㿠白、畏寒、肢冷、容易感冒。

阳虚阴盛 (excess of yin due to yang insufficiency)　中医证候名。阳虚，指肾虚。阴盛，指阴寒内盛。由于肾阳虚，不能温养脏腑，以致脏腑功能低下，出现阴寒内盛证候。症见怕寒、肢冷、下利、水肿、脉沉微等。

阳虚证 (yang deficiency syndrome)　其他名称：虚寒证。中医证候名之一。阳气不足，失去温煦推动所致，以畏寒肢冷、尿清便溏、舌淡胖、脉沉迟无力等为常见症。

阳证 (yang syndrome)　中医术语。①八纲中的表证、热证、实证，属阳证。②邪气亢盛的典型实热证，如壮热、面赤、头痛、身热喜凉、狂躁不安、口唇燥裂、烦渴引饮、语声粗壮、呼吸气粗、大便秘结或臭秽、腹痛拒按、小便短赤、舌红、苔黄燥、脉浮洪数有力等。③外科疮疡呈红肿热痛者。

阳证似阴 (yang syndrome appearing as yin syndrome)　真热假寒的别称。中医证候名。热性病发展到极期，有时出现一种假象。即疾病的本身是阳证，但表现的症状不很像阳证。是由于阳热内盛，格阴于外，又称"阳盛格阴"，其内热越盛则肢冷越严重，即所谓"热深厥亦深"。多见手足逆冷、脉沉，似属寒证，但肢冷而身热不恶寒、反恶热，脉沉数而有力，烦渴而喜冷饮、谵语、大便燥结、舌红苔黄而干等症。

阳中之阳 (the yang aspect of yang)　中医术语。阴阳学说内容之一。指属于阳性的事物，居于阳位而名。如胃属阳，但胃本身又分胃阴和胃阳，胃阳（胃气）则是阳中之阳。

阳中之阴 (the yin aspect of yang)　中医术语。阴阳学说内容之一。①指阳的事物中又分属于阴的一方面。如胃属阳，胃阴则为阳中之阴。②指某一事物的两种属性中，前一种属阳，后一种属阴。如肺位置在上，属阳，肺气主降，属阴，故称阳中之阴。

杨梅疮 (syphilitic skin disease)　其他名称：霉疮、广疮、时疮、棉花疮。中医病名。感染梅毒螺旋体引起的一种全身性疾病。风疹型、斑疹型、丘疹型及脓疱型等各种梅毒疹的总称。由气化（间接）传染和精化（接触）传染而得。临症先患下疳，或患横痃，然后发杨梅疮。发病前有全身性发热、头痛、骨节酸痛、咽痛，随即出现皮肤病变。外阴局部皮肤先起红晕，后发斑片（名杨梅斑），形如风疹（名杨梅疹），状如赤豆，嵌于肉内（名杨梅痘），疹粒破烂，肉反突出于外（名翻花杨梅）。后期毒侵骨髓、关节或流窜脏腑，统称杨梅结毒。治宜清血解毒。内服杨梅一剂散或土茯苓合剂。外用鹅黄散。即今梅毒。

洋地黄 (digitalis, foxglove)　为玄参科植物洋地黄的干叶或叶粉。治疗量可增强心肌收缩力，减慢心率、抑制心脏传导系统，使输出量增加，改善肺循环及体循环。中毒剂量直接抑制传导系统。临床用于各种原因引起的慢性心功能不全、阵发性室上性心动过速、心房颤动和心房扑动等。给药可分

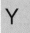

为全效量和维持量，全效量的给予有缓给和速给两种方法。阵发性室性心动过速、传导阻滞、主动脉瘤及小儿急性风湿热所致心力衰竭慎用或禁用。心肌炎及肺源性心脏病人对强心苷敏感，应注意用量。

洋地黄毒苷（digitoxin）　为洋地黄的提纯制品。作用同洋地黄，能加强心肌收缩力，减慢心率，抑制心脏传导系统。适用于各种原因引起的慢性心功能不全、心房颤动、心房扑动、室上性心动过速等。用足全效量后再给维持量。肝功能不全、心动过缓、完全性房室传导阻滞及心绞痛频发者禁用。不可与肾上腺素、麻黄碱、利血平合用。用药期间禁静脉注射钙剂。

洋地黄影响（digitalis influence, digitalis effect）　其他名称：洋地黄效应。应用洋地黄后因心肌复极加速引起的ST-T段改变和Q-T间期缩短。洋地黄影响所致的心电图改变只表明病人应用了洋地黄，不代表洋地黄化，更不代表洋地黄过量或中毒。

洋地黄中毒（digitalis poisoning）　服用过量洋地黄引起的中毒。低钾、低镁、高钙、老年人、小儿、有心肌病史、肾功能不全等情况，对洋地黄较敏感，容易发生。表现为：胃肠道反应、各种心律失常、神经精神症状、视觉障碍，其中心律失常最重要。中毒时可加重或新出现心力衰竭。立即停用洋地黄为首要处理措施，针对心律失常性质选用抗心律失常药或钾盐。有条件者可使用洋地黄特异性抗体。

洋金花（hindu datura dried flower, Flos Daturae）　其他名称：曼陀罗花、风茄火、酒醉花。中医药名。茄科植物白曼陀罗或毛曼陀罗的花。辛，温。有大毒。归肺、肝经。功能平喘、止咳、镇痛、麻醉。①治支气管哮喘。用本品切丝，和入烟丝中燃吸，作临时平喘用。儿童忌用。②治慢性支气管炎、胃痛、小儿慢惊、跌打损伤疼痛。内服；煎汤。③风湿痹痛、寒湿脚气。内服并煎水洗。④用于外科手术麻醉。用本品过量易致中毒。主要表现为颜面干燥潮红、躁动不安、脉快、瞳孔散大、呕吐眩晕，甚则血压下降而死亡。青光眼病人忌用；心脏病、高血压、肝肾功能不正常、体弱及孕妇慎用。

洋金花总碱注射液（Injectio Floris Daturae）　中枢神经抑制药。组成：洋金花总生物碱的无色澄明的灭菌水溶液。用于手术时的全身麻醉。

仰卧屈髋试验（hip-flexion test in supine position）　其他名称：骨盆回旋试验、髋关节屈曲试验。令病人仰卧，极度屈曲双髋与双膝，使臀部离床，腰部被动前屈，引起疼痛者为阳性。常见于腰部软组织劳损、结核及腰骶关节病变，而椎间盘突出症病人常为阴性。

仰卧位（supine position）　其他名称：松弛体位。病人仰卧，两臂自然放于身体两侧，膝下垫一软枕，维持膝部轻度的屈曲向内的状态。全身肌肉呈最佳的放松状态，仰卧位能量消耗最少，全身血液循环状态良好。

仰卧压胸法（supine chest-pressure method）　常用的一种人工呼吸法。病人仰卧，头偏向一侧，术者跨跪在病人大腿两侧，面对病人，两臂伸直双手贴放在病人肋缘下，拇指向内，其余四指向外，借身体重力将病人胸廓向下并稍向前推压，驱出肺内气体，再放松压力，待胸廓恢复原位后，外界空气即进入肺内形成吸气。按此法反复有节律地进行，每分钟16～18次。适用于急救때中毒休克、麻醉意外，导致呼吸肌麻痹而引起呼吸停止的病人。注意推压时不可用力过猛，以免肋骨骨折。胸部外伤者忌用。

仰趾外翻足（calcaneo-valgo-cavus）　胎儿出生后呈处于外翻和过度背屈姿势。足背可触及胫骨前面，踝关节完全松弛。可因先天性胫前肌紧张或胎位不正引起。以绷带包扎固定或手法矫正，效果良好。

养肝（nourishing the liver）　其他名称：柔肝。中医术语。治法之一，治疗肝阴虚或肝血不足的方法。症见视力减退、两眼干涩、夜盲、头晕耳鸣、爪甲色淡、失眠多梦、口干、脉细弱。可用当归、白芍、地黄、首乌、枸杞子、女贞子、旱莲草、桑椹等药。肝为刚脏，赖血以养，所以养肝须用养血之品，使肝得养则气不偏亢。用药不宜刚而宜柔，不宜伐而宜和。故柔肝为补肝的常法。

养老（yanglao, SI 6）　中医经穴名。属手太阳小肠经。手太阳郄穴。位于尺骨茎突上方桡侧缘凹陷处，掌心向胸方向取穴。主治视物不明、肩、臂、肘、背痛、急性腰痛。直刺0.5～0.8寸。艾炷灸3～5壮，或艾条灸5～10min。

养生（health maintenance）　中医术语。研究增强体质，预防疾病，以达到延年益寿目的的理论和方法。养生内容广泛，方法众多，调饮食、慎起居、适寒温、和喜怒是代表性的养生观点。

养胃颗粒（yangwei keli）　中医成药名。扶正剂（补气剂）。组成：黄芪、党参、白芍、甘草、香附、陈皮、乌梅、山药。用于脾虚气滞所致的慢性萎缩性胃炎。服药期间忌食生冷、油腻、辛辣之物。

养胃舒胶囊（yangweishu jiaonang）　中医成药名。扶正剂（补气剂）。另有制剂：颗粒。组成：党参、白术、山药、黄精、北沙参、玄参、乌梅、山楂、陈皮、菟丝子、干姜。功能扶正固本、滋阴养胃。用于慢性萎缩性胃炎、慢性胃炎所引起的胃脘灼痛、手足心热、口干口苦、纳差、消瘦等症。服药期间忌食生冷、油腻之物。糖尿病人禁服含糖颗粒剂。

养心氏片（yangxinshi pian）　中医成药名。益气活血祛瘀剂。组成：黄连、党参、丹参、葛根、淫羊藿、山楂、地黄、当归、黄连、延胡索、灵芝、人参、甘草。用于气虚血瘀型冠心病、心绞痛、心肌梗死及合并高血脂、高血糖等症见有上述证候者。

养血安神片（yangxue anshen pian）　中医成药名。安神剂。另有制剂：糖浆、丸。组成：首乌藤、鸡血藤、熟地黄、地黄、合欢皮、墨旱莲、仙鹤草。功能养血安神。用于阴虚血少、头眩心悸、精神倦怠、失眠健忘、卧寝多梦、肾虚腰酸、头晕乏力。腹胀便溏、食少苔腻者忌用。

养血清脑颗粒（yangxue qingnao keli）　中医成药名。治风剂（平肝息风）。组成：当归、川芎、白芍、细辛等。用于血虚肝亢所致的头痛、眩晕眼花、心烦易怒、失眠多梦等。

养血饮口服液（yangxueyin koufuye）　中医成药名。扶正剂（养血剂）。组成：当归、黄芪、鹿角胶、阿胶、大枣。用于气血两亏、崩漏下血、体虚羸弱、血小板减少及贫血，对放疗和化疗后引起的白细胞减少症有一定的治疗作用。

养阴清肺丸（yangyin qingfei wan）　中医成药名。化痰止咳平喘剂（润肺化痰剂）。另有制剂：膏、口服液、糖浆。组成：地黄、玄参、麦冬、川贝母、牡丹皮、白芍、薄荷、甘草。功能养阴清肺、解毒利咽。治肺肾阴虚型白喉、咽喉肿痛、喉间起白腐、不易剥去、呼吸有声、或咳或喘、舌红脉细数等。近代也用于急性扁桃体炎、慢性咽炎。忌食辛辣油腻。

氧（oxygen, O）　无色、无臭、无味的气体。人体代谢必需的元素。用于各种组织缺氧的急救和治疗，如窒息、肺炎、肺水肿、心力衰竭、呼吸衰竭，以及一氧化碳中毒等。吸氧过多能损害肺的上皮。有消化道溃疡、胃肠出血的病人忌用。

氧的运输（transport of oxygen）　指氧气以物理溶解和化学结合两种形式在血液中运输。物理溶解运输的氧气量虽然少，仅占血液中运输的氧气量的1.5%，但它是氧气运输的必要形式，只有先经过物理溶解才能进行化学结合。化学结合是运输氧的主要方式。在氧分压高（肺）时氧与血红蛋白结合，形成氧合血红蛋白；而在氧分压低（组织细胞）时氧合血红蛋白解离，放出氧，本身变为还原血红蛋白。以此种方式运输的氧占氧气运输量的98.5%。氧化学运输的反应式如下：

$$Hb + O_2 \underset{O_2 \text{ 分压低时（在组织）}}{\overset{O_2 \text{ 分压高时（在肺泡）}}{\rightleftharpoons}} HbO_2$$

氧分压（partial pressure of oxygen）　混合气体或溶解状态的氧分子运动所产生的张力。用PO_2表示。

氧氟沙星（ofloxacin, tarivid）　其他名称：泰利必妥、氟嗪酸。第三代喹诺酮类抗菌药。抗菌谱广，对革兰氏阳性和阴性菌均有强大的抗菌作用。对厌氧菌和肺炎支原体也有良好作用。对金黄色葡萄球菌、溶血性链球菌等的抗菌活性较诺氟沙星强。口服吸收好，可进入各种组织和组织液中，不受体内代谢影响，半衰期较长（3～5h）。适用于革兰氏阴性菌所致的尿路感染、肠道感染、呼吸道感染、耳鼻喉科感染、皮肤软组织感染、胆道感染、妇科感染及前列腺炎、伤寒等。过敏者、孕妇及小儿禁用，肾功能不全者慎用。

氧含量（oxygen content）　100ml 血液中的血红蛋白实际结合的氧气量。因为血红蛋白与氧的结合受氧分压的影响，氧分压越高，血红蛋白与氧气结合的量越多。在氧分压降低时，已经结合生成的氧合血红蛋白发生解离。

氧合血红蛋白（oxyhemoglobin）　氧与血红蛋白以配价键方式结合的化合物。在氧分压高的情况下（肺部）形成，血液呈鲜红色；在氧分压低的情况下（组织细胞处）则迅速解离，放出氧气，成为还原血红蛋白，血液呈暗紫色。当皮肤浅毛细血管床血液中还原血红蛋白含量达 5g/dl 时，出现发绀现象。

氧合血红蛋白解离曲线（oxyhemoglobin dissociation curve）简称氧解离曲线。以氧分压为横坐标、氧饱和度为纵坐标所作的表示血中氧分压与血红蛋白氧饱和度关系的曲线，整条曲线呈 S 形。上段坡度平坦，表示血中氧分压变动较大在 7.98～13.3kPa（60～100mmHg）时，血红蛋白饱和度变化却很小，血红蛋白与氧的亲和力维持在较高水平。中段和下段陡峭，表示氧分压稍有变化，就可促使较多的氧与血红蛋白的结合或解离。这对于血红蛋白在肺部结合氧与在组织细胞处解离氧都有利。二氧化碳分压、pH 值及温度可以影响血红蛋白与氧的亲和力，使曲线右移（解离氧）或左移（结合氧）。

β-氧化（β-oxidation）　线粒体脂肪酸氧化途径的总称。以脂酰基辅酶 A 为底物，经 α-脱氢、水化和 β-位脱氢、硫解，释出乙酰辅酶 A，这一过程周而复始，可使长链脂肪酸以乙酰辅酶 A 的形式进入柠檬酸循环而彻底氧化。

氧化还原滴定法（oxidation reduction titration）　以氧化还原反应即电子传递反应为基础的一种滴定分析法。用氧化剂或还原剂标准溶液进行滴定，滴定终点借助于某种指示剂或自身指示剂确定。由于所使用的氧化剂或还原剂的不同，氧化还原滴定又分为高锰酸钾法、重铬酸钾法、碘量法、溴酸钾法和铈量法等。本法在卫生理化检验中应用很多，如测定化学需氧量、溶解氧、余氯、抗坏血酸、糖类等都可以应用此法。

氧化还原酶（oxidoreductase，redox enzyme）　催化底物进行氧化还原反应的酶类。其中凡能使氢活化而使底物脱氢的称为脱氢酶，如乳酸脱氢酶；而催化底物被分子氧氧化的称为氧化酶，如细胞色素氧化酶。

氧化还原系统（oxidation reduction system）　能够得失电子、质子、氢原子的反应体系。如氧化型烟酰胺腺嘌呤二核苷酸/还原型烟酰胺腺嘌呤二核苷酸＋氢⁺（$NAD^+/NADH+H^+$）、黄素单核苷酸/还原型黄素单核苷酸（$FMN/FMNH_2$）、细胞色素 Fe^{3+}/Fe^{2+}、丙酮酸/乳酸等。

氧化剂（oxidizing agent）　在化学反应中接受电子的物质（即元素的氧化值降低）。常用氧化剂是容易接受电子的物质，有活泼的非金属（如 O_2、Cl_2 等）及高氧化值的化合物，如高锰酸钾（$KMnO_4$）、浓硫酸（H_2SO_4）、过氧化氢（H_2O_2）等。氧化剂的相对强弱可用相应的标准电极电位的数值来比较。

氧化聚明胶（oxypolygelatin）　血浆代用品。有升压和补充、维持血容量的作用。不受血型限制，用于外科及各种原因引起的失血性休克、感染性休克。静脉滴注，紧急情况下也可快速静脉注射以抢救休克。

氧化磷酸化（oxidative phosphorylation）　物质氧化与 ADP 磷酸化生成 ATP 相偶联的过程。该过程发生于线粒体内膜上，作用物脱下的氢首先经内膜上呼吸链的递氢体系传递给氧而化合成水，在递氢过程中释放的能量使 ADP 磷酸化生成 ATP，从而把能量储存于 ATP 末端的高能磷酸键中。

氧化磷酸化抑制剂（inhibitor of oxidative phosphorylation）对电子传递及 ADP 磷酸化均有抑制作用的物质。例如，寡

霉素可阻止质子从 F_0 质子通道回流，抑制 ATP 生成。此时，线粒体内膜两侧质子电化学梯度增高影响呼吸链质子泵的功能，继而抑制电子传递。

氧化酶（oxidase）　以氧为直接受氢体的氧化还原酶类，能激活氧与氢生成水（H_2O）。此酶一般含有铜，有的含铁卟啉。如线粒体内呼吸链中的细胞色素氧化酶，是呼吸链中最末端的一个酶；抗坏血酸氧化酶也属于氧化酶。

氧化镁（magnesium oxide）　镁的氧化物。抗酸药，白色无晶形粉末。有重质和轻质两种，一般指重质而言。无臭、无味，不溶于水和醇，溶于稀酸。空气中能缓慢吸收二氧化碳。能中和胃酸，作用较碳酸氢钠持久，不产生二氧化碳，有缓泻作用，适用于伴有便秘的胃酸过多症、胃及十二指肠溃疡。

氧化塘（oxidation pond）　其他名称：稳定塘、净化塘。一种常用的污水处理系统，塘中处于好氧状态，利用细菌、藻类和水生生物处理污水，依靠藻类放氧促进好氧菌活动去除水中有机污染物。

氧化脱氨作用（oxidative deamination）　氨基酸分解途径之一。氨基酸由黄素蛋白脱氢，其产物亚氨基酸进一步水解脱氨形成相当的酮酸。

氧化脱羧作用（oxidative decarboxylation）　人体内 CO_2 的生成来源于有机酸的脱羧。有些脱羧反应不伴有氧化，称为单纯脱羧；有些则伴有氧化，称为氧化脱羧。如在辅酶Ⅱ存在下，苹果酸酶可催化苹果酸脱羧、氧化形成丙酮酸并释出 1 分子 CO_2。

氧化纤维素（oxidized cellulose）　局部止血剂。直接贴敷于比较大的血管出血处，用于外科不能缝合或结扎的中度出血。可留置于体内，约 1～6 周后被完全吸收。不能用于皮肤创伤。

氧化锌（zinc oxide）　治疗皮肤病的外用药。具有较弱的收敛及抗菌作用，又能保护皮肤、促进组织修复。常配成各种复方制剂如氧化锌软膏、脚气粉、氧化锌橡皮膏、锌化油、皮肤药膏、慢性皮炎膏等。局部涂布，用于各种皮肤病如湿疹、溃疡及肠瘘回周围的皮肤保护等。

氧化锌糊（Pasta Zinci Oxydi）　其他名称：锌糊。皮肤科用药。组成：氧化锌和淀粉，凡士林为基质制成的白色糊剂。具有收敛、干燥、保护作用。用于有少量渗出液的皮炎、湿疹类皮肤病，也用作其他糊剂的基质。

氧化锌软膏（Unguentum Zinci Oxydi）　皮肤科用药。组成：氧化锌，以凡士林软膏等油脂性基质制成的白色或淡黄色的半固体制剂。具有保护、收敛、促进创面愈合和遮光作用。用于亚急性皮炎、湿疹类皮肤病、防治光敏性皮炎等。

氧化锌水杨酸糊（Pasta Zinci Oxydi et Acidi Salicylici）　见水杨酸氧化锌糊。

氧化锌油（Oleum Zinci Oxydi）　皮肤科用药。组成：氧化锌均匀分散于蓖麻油等植物油中制成的乳白色油状混悬液或半固体制剂。具有收敛、止痒、消炎、吸湿与保护皮肤作用，促进伤口愈合。外用于皮炎、烧伤、烫伤、天疱疮、湿疹等，也用于冬天皮肤干裂。

氧化亚氮（nitrous oxide）　其他名称：笑气。为气体麻醉药。无色、稍有甜味、无刺激性气体，不燃烧爆炸，常在 45.59×10^2kPa（45 个大气压）下液化成液体储存于钢筒中。麻醉效能较弱。常作为其他吸入麻醉或静脉麻醉的辅助麻醉措施。麻醉诱导和苏醒快，对呼吸道无刺激性，不增加分泌物和喉部反射。对循环基本无抑制。对肝肾实质脏器无影响。氧化亚氮向体内含气体腔弥散，不用于气胸等病人。麻醉终了停止氧化亚氮吸入时必须以纯氧通气 5～10min，以避免体内溶解的氧化亚氮向肺泡内弥散造成弥散性缺氧。

氧监测器（oxygen monitor）　利用测定点上的热敏充血作用在皮肤表面测定氧分压的仪器。放在皮肤上的探头，在隔绝空气情况下，可将探测结果转变成电信号，透过皮肤对氧分压进行连续、无损伤的监测，并进行记录。适用于新生儿护理，监测氧成分变化。

氧解离曲线（oxygen dissociation curve）　见氧合血红蛋白解离曲线。

氧疗目标（aim of oxygen therapy） 使用氧疗方法达到改善低氧血症所致的病理生理紊乱和代谢障碍的目的。氧疗后使动脉血氧分压（PaO_2）>60mmHg，或动脉血氧饱和度大于90%即可。一般情况下继续增加吸入气氧浓度并不能增加疗效，在某些情况下反而增加副作用。

氧疗指征（indication of oxygen therapy） 选择氧气疗法、改善组织缺氧的指征。理论上低氧血症导致的缺氧是氧疗的指征，而非低氧血症导致的缺氧则大多无效或效果有限，特殊氧疗除外。具体适应证为：①PaO_2（动脉血氧分压）<60mmHg 的急性低氧血症；②PaO_2<55mmHg 的慢性低氧血症，或 PaO_2 在 55～60mmHg 伴有慢性肺动脉高压或继发性红细胞增多症或活动时 PaO_2 明显下降；③睡眠性低氧血症或睡眠呼吸暂停低通气综合征。

氧哌嗪青霉素（piperacillin sodium） 见哌拉西林钠。

氧瓶燃烧法（oxygen flask combustion method） 分析化学中应用的一种简便、快速、适用于微量样品的有机破坏方法。先将样品以滤纸包裹，系在氧瓶（碘量瓶的玻璃塞下端焊接一段铂丝，瓶中充以氧气）的铂丝上，使其燃烧破坏，破坏后的产物吸收于瓶中的吸收液中，然后进行测定。

氧气表（oxygen meter） 测量氧气流量用的表。用氧气时将其与氧气筒的气门相连接。包括 5 个部分：①压力表：从表上指针可测知筒内氧气压力，以 kg/cm^2 表示。压力越大，则说明氧气储量越多。②减压器：是一种弹簧自动减压装置，将来自氧气筒内的压力减低至 2～3kg/cm²，使流量平稳，保证安全，便于使用。③流量表：用以测量每分钟氧气流出量（表下有一开关调节流量）。④湿化瓶：用以湿润氧气，以免干气体刺激呼吸道黏膜，瓶内装入清水 1/3 或 1/2，并有长短管各一根，长管与流量表相连，短管与鼻导管相连。如急性肺水肿病人吸氧，瓶内应改装 20%～30% 乙醇，可降低肺泡内泡沫表面张力，使泡沫破裂，扩大气体和肺泡壁接触面，使气体易于弥散，改善气体交换功能。⑤保险活门：保证流出量安全。

氧气扩散容量（oxygen diffusing capacity） 在 0.133kPa（1mmHg）分压差作用下，氧气每分钟通过呼吸膜扩散的毫升数。正常人安静时平均约为 20ml/（min·0.133kPa）。即每分钟每 0.133kPa 压差作用下约有 20ml 氧气通过呼吸膜扩散。二氧化碳扩散容量是氧气的 20 倍。

氧气疗法（oxygen therapy） 简称氧疗。给予各种原因所致缺氧的病人吸入氧气的治疗方法。其目的在于确保对组织的氧输送，使细胞内线粒体有氧代谢得到充分的氧供应。根据引起缺氧的基础疾病不同，给氧方式和途径也不同，如慢性阻塞性肺病多采用鼻导管控制性氧疗法；而在有弥散功能障碍、通气血流比例失调、分流等疾病导致的严重缺氧不伴二氧化碳潴留者常用高浓度氧疗法；对一氧化碳中毒者还可采用高压氧疗法。

氧气湿化（oxygen humidification） 通过湿化瓶，将干燥的氧气湿化，减轻咽喉部及呼吸道黏膜的刺激和损伤，确保给氧过程的舒适，使气管纤毛在最佳环境中发挥正常功能。

氧气筒（oxygen cylinder, oxygen tank） 储氧用的柱形无缝钢筒。筒内可耐高压达 150 个大气压，容纳氧约 6 000L。包括：①总开关，在筒的顶部，可控制氧气的放出，使用时将总开关向逆时针方向旋转 1/4 周，即可放出足够的氧气，不用时顺时针方向旋紧开关。②气门，在氧气筒颈部的侧面，可与氧气表相连，是氧气自筒中输出的途径。

氧气头罩给氧法（head-cover oxygenic therapy） 将病人的头部置于氧气头罩内，将氧气接于进气孔上，可以保持头罩内一定的氧浓度、温度、湿度。此法适用于小儿。

氧气吸入法（oxygen inhalation） 解除病人暂时缺氧的方法。主要用于气急、发绀等表现的循环或呼吸系统疾病的病人。有导管吸入法、面罩法、氧气帐等。前者常用，操作前应向病人做好解释，以取得合作，用棉签清洁鼻孔，连接鼻导管或鼻塞，调节氧气流量。使用氧气时，周围应禁止吸烟、点火或使用电灼器和接触油类，以防爆炸。

氧气吸入器（oxygen inhalation apparatus） 以氧气压力为动力对缺氧病人输氧用的设备。一般常用浮标式，由氧压表、流量表、潮化器及降压器组成。浮体流量表每分钟流量为 50ml 至 15L，可随意调节。潮化器使吸入的氧气湿润，避免了直接刺激和黏膜干燥。供医院病房、手术室、急症室等急救输氧用。

氧气帐给氧法（oxygen-curtain oxygenic therapy） 用透明塑料膜制成的帐膜，将病人的头部及胸部严密罩在其中，用特制的仪器控制氧流量，保持帐内一定的氧浓度和温湿度。因价格昂贵、耗氧量大，只适用于大面积烧伤病人和新生儿抢救。

氧气枕给氧法（oxygen-pillow oxygenic therapy） 一长方形橡皮枕，枕的一端连橡胶管，其上有调节器调节流量。将湿化的氧气充入氧气枕内，病人可头枕氧气枕、采用鼻导管或鼻塞法吸氧，此法适于家庭氧疗、危重病人抢救、转运等。

氧热价（thermal equivalent of oxygen） 计算能量代谢的专用术语。指各种营养物质在体内氧化分解时，每消耗 1L 氧所释放的热量。如体内完全氧化葡萄糖时，消耗 1L 氧气能释放出 20.9kJ（5kcal）热量，即糖的氧热价为 5.0。同理，蛋白质和脂肪的氧热价分别为 4.5 和 4.7。由此可以看出，同样消耗 1L 氧气，以氧化葡萄糖时释放的热量最多。

氧容量（oxygen capacity） 其他名称：血液氧容量。100ml 血液中的血红蛋白所能结合氧气的最大量。该值大小与血液中含有的血红蛋白量多少有关，含有的血红蛋白越多，其氧容量也越大，反之则氧容量小。

氧上限（maximal oxygen uptake） 血液在 1min 内的最大供氧量。成人一般不超过 3L，有锻炼者可达 4L。

氧输送量（amount of oxygen delivering） 即通过血液供给组织的氧量。正常范围为 640～1 400ml/min。氧输送量主要取决于血红蛋白量和心输出量。贫血和心功能不全可使氧输送量减少。

氧消耗量（oxygen consumption） 其他名称：耗氧量。体内氧被组织细胞消耗的量。可用全身 ml/min、ml/（min·m²）或 ml/（min·kg）等来表示。正常成人基础代谢率耗氧约为 3.5ml/（min·kg），或全身耗氧量 240ml/min。

氧雄龙（oxandrolone） 其他名称：内酯氢龙、氧甲氢龙。合成蛋白质的同化激素。能改善脂质代谢，显著降低血胆固醇和甘油三酯，对高脂血症的疗效优于氯贝丁酯和烟酸，无明显不良反应。

氧需（oxygen demand） 劳动 1min 所需要的氧量。它取决于劳动强度的大小，强度愈大、需氧愈多。氧需能否得到满足取决于循环和呼吸系统的功能。它是衡量劳动强度的指标之一。

氧运输（oxygen transportation） 外界氧借助于气体的弥散作用，通过肺泡-毛细血管膜进入血液后，经血液循环运送到周身组织，以供细胞代谢需要的过程。氧在血液中以两种形式运输：血浆中物理溶解的氧，不起主要作用；与血红蛋白结合的氧为氧的主要运输形式。因此吸气的氧分压大小、血红蛋白的质与量等都能影响氧的运输。

氧债（oxygen debt） 机体需氧量和实际供氧量之差。当剧烈运动开始的 2～3min，呼吸和循环系统的功能尚不能满足氧需，此时机体所需能量是在缺氧条件下产生的。

氧中毒（oxygen intoxication, oxygen poisoning） 机体吸入高浓度氧一定时间后，某些系统或器官的功能与结构发生的病理性变化。其发病机制可能与氧自由基损伤有关。主要表现为高浓度氧导致的急性肺损伤和新生儿（特别是早产儿）的视网膜损害。一般认为常压下吸入 40%，或低于 60% 是安全的。吸纯氧一般不应超过 8～18h。治疗：关键在于及时发现并尽快脱离高压氧环境。脑型氧中毒可用地西泮、苯妥英钠、苯巴比妥等；肺型氧中毒轻者数小时即可恢复，重者用抗生素预防肺部感染。注意：高压吸氧时，应严格控制氧压和使用时限，或间歇性吸氧。

痒疹（prurigo） 是一组剧痒性皮肤病。病因不明，成人慢性痒疹可能与卵巢及消化道功能障碍、病灶感染、精神紧张或伴发肿瘤有关。皮疹为散在风团样丘疹、淡红、粟粒至绿豆大小，形成小结节，好发部位为四肢伸侧，以下肢为主，成人痒疹病程缓慢,可迁延数年,以致可有苔藓样变或湿疹化。自觉瘙痒明显。治疗:尽可能查明有无发病的因素。给抗组胺药,外用皮质激素霜等。

样本(specimen, sample)　总体中有代表性的部分观察单位。如欲了解某地正常成年人的血压水平,可从某地的正常成人中抽取 200 人,分别测定其血压值,组成样本。计算样本均数,用来估计该地正常成人血压的总体均数。为使样本能够充分地反映总体的真实情况,得到有代表性的样本,要求:①抽样必须遵循随机化的原则;②保证足够的样本含量。

样本含量(sample content)　样本中包含的观察单位数。从总体中抽取样本时,应保证样本有足够的数量,样本过小使结果不稳定,不能反映其规律性,但样本过大会使实验条件不易严格控制,并造成人力、物力和时间上的浪费。因此,在实验设计、调查设计中,要对样本的大小作出科学估计,以满足数据处理的要求。估计样本含量可以通过公式计算,也可通过查表。

恙虫病(tsutsugamushi disease)　其他名称:丛林斑疹伤寒。由恙虫病立克次体引起的急性传染病。一种自然疫源性疾病,野生啮齿动物为主要传染源,恙螨虫为传播媒介。表现为高热、毒血症、皮疹、焦痂和淋巴结肿大等。实验室诊断包括变形杆菌交叉凝集试验(外斐反应)。可用四环素、氯霉素或对氨基苯甲酸(PABA)治疗。用药后复发少见。复发以同样药物再治疗仍有效。预防为灭鼠和加强个人防护。

恙虫病立克次体(*Rickettsia tsutsugamushi, Rickettsia orientalis*)　其他名称:东方立克次体。是恙虫病的病原体。恙螨是东方立克次体的寄生宿主、储存宿主和传播媒介。恙虫病主要流行于啮齿动物之间,人若被恙螨叮咬后所致恙虫病,为自然疫源性疾病。

恙螨(chigger, *Mower mite*)　属于真螨目。为恙虫病的媒介。成虫和若虫营自生生活。幼虫寄生在家畜和其他动物体表,呈圆形,红、橙、淡黄或乳白色,大小为 0.2～0.5mm,生活史分为卵、前幼虫、幼虫、若蛹、若虫、成蛹、成虫等时期。多滋生于潮湿、多草或隐蔽的场所。重要种类为德里纤恙螨,是我国恙虫病的重要媒介。主要宿主为野生家鼠属鼠类,可致恙螨皮炎和传播恙虫病。

恙螨皮炎(Trombicula dermatitis, chigger dermatitis)　恙螨幼虫叮刺皮肤出现的炎症反应。被叮刺处发痒并出现丘疹,有时可发生继发感染。

腰部瘀斑(lumbar region ecchymosis)　即特纳征。在充足的光线下观察病人腰部或腰背部皮肤,如发现变色即为此征阳性。有时变色极不明显,色泽浅淡呈棕黄色或微带青色。明显者呈青蓝色、紫蓝色瘀斑,大小不一,为斑点状或斑片状。常见于单侧,亦可为双侧。偶见于臀部、脐周围皮肤。常见于急性胰腺炎,亦可见于异位妊娠破裂出血、绞窄性肠梗阻、肠坏死。出现该征表示病情严重。

腰丛(lumbal plexus)　由第 12 胸神经前支一部分、第 1 至第 3 腰神经前支和部分第 4 腰神经前支纤维在腰大肌深层交织而成的神经丛。腰丛除发出肌支支配髂腰肌和腰方肌外,还发出分支分布于下腹部、腹股沟区及大腿的前部和内侧部。主要分支有股神经和闭孔神经。

腰大肌(psoas major)　起自腰椎体侧面和横突,与髂肌向下会合,经腹股沟韧带深面,止于股骨小转子的肌。作用为屈大腿,下肢固定时使躯干前屈。由第 2、3 腰神经前支支配。

腰大肌试验(psoas test)　阑尾炎体表压痛的检查方法之一。按压病人右下腹,抬高病人伸直的右下肢,如产生右下腹痛或使疼痛加重,称试验阳性,提示发炎阑尾位置挨近腰大肌。

腰骶神经痛(lumbosacral plexus neuralgia)　泛指腰骶神经分布区(盆腔内脏、臀部、下肢)内的疼痛综合征。是由病变刺激了腰骶神经根或神经丛所造成。临床表现除疼痛外,可因病因不同,产生各种腰骶丛的麻痹症状。治疗:以病因治疗为主,辅以止痛、理疗、针灸、普鲁卡因局部封闭等;对顽固而严重的病人可行止痛手术。

腰动脉(lumbar artery)　腹主动脉供应腰后壁的节段性分支。通常为 4 对,与肋间后动脉及肋下动脉同源,行向外侧分布

于腹后壁。自主动脉的后壁发出,分支营养脊髓及其被膜、腰部和腹前外侧部的肌肉及皮肤。

腰方肌(quadratus lumborum)　呈长方形,位于腰大肌外侧,起自髂嵴后份,向上止于第 12 肋内侧半和第 1 至第 4 腰椎横突的肌肉。有下降第 12 肋和侧屈脊柱的作用。由第 12 胸神经和第 1 腰神经支配。

腰干(lumbar trunk)　由腰淋巴结的输出管形成的较大淋巴管。是全身 9 条淋巴干中的 2 条,该 2 条淋巴干与肠干共同汇合成胸导管。腰淋巴结汇集髂总淋巴结的输出管和腹壁、腹腔脏器的淋巴管,其输出管汇合成左、右腰干,注入乳糜池。

腰肌刺激征(lumbar muscle irritation sign)　腰肌痉挛的征象。病人立位或坐位,见其腰肌紧张,脊柱弯向患侧。如让病人弯向健侧或伸屈下肢时,引起患侧腰部剧烈疼痛即为此征阳性。常见于:①肾脏疾患(肾积水、肾积脓、肾肿瘤);②肾周围疾患(肾周围炎、肾周脓肿、肾周血肿);③软组织、骨损伤(腰肌劳损、腰部扭伤、脊椎横突骨折);④脊椎结核。

腰肌劳损(lumbar muscle strain)　中医骨伤科疾病之一。因腰部肌肉及其附着点的积累性损伤,引起局部慢性无菌性炎症所致,症见腰部隐痛,反复发作,劳累后加重等。治宜局部推拿、牵引、针灸等,配合内服补肾强腰、舒筋活络药。

腰脊髓横断损伤综合征(lumbar cord transection syndrome)　腰脊髓损伤脊髓休克期后的一种类型的综合征。表现为两下肢瘫痪,膝腱反射消失或减退,跟腱反射保留或亢进。腰 3～4 节段损伤时两下肢呈外旋位,髋部活动受限,股四头肌及内收肌瘫痪,膝腱反射消失,病理反射阳性。腰 5 节段损伤时膝腱反射和巴宾斯基征均不能引出,但跟腱反射存在,并可出现屈跖性病理反射。

腰交感神经节切除术(lumbar sympathetic ganglionectomy)　治疗脉管炎的一种手术。第 2、3 对腰交感神经节支配小腿及足部血管,切除该神经节可使小腿及足部血管扩张,改善血液循环,提高患足的温度。因此,对下肢血栓闭塞性脉管炎、足趾有部分坏死或有顽固性溃疡面者,此手术可促进坏死分离及溃疡面早期愈合。手术采用腰部斜切口,在脊柱前方显露出纵行的银白色交感神经链,呈扁平状,小豆粒大小,向周围分出细小分支的膨大处即为神经节。2 节、3 节各位于第 2、3 腰椎体旁,剪断干索后即可将其切除。

腰肋(lumbar rib)　肋骨多见的先天性变异。表现为自第 1 腰椎处发出短小较直的肋骨,可发生于一侧或两侧。

腰淋巴结(lumbar lymph node)　位于腹后壁,沿腹主动脉和下腔静脉排列的淋巴结。引流腹后壁深层结构和腹腔成对器官的淋巴,并收纳髂总淋巴结的输出淋巴管,其输出淋巴管汇合成左、右腰干,注入乳糜池。

腰麻(spinal anesthesia)　见蛛网膜下腔阻滞［麻醉]。

腰膨大(lumbar enlargement, lumbosacral enlargement)　其他名称:腰骶膨大。脊髓下方自腰髓第 2 节至骶髓第 3 节的膨大部分。它的形成被认为是该节段内的神经细胞和纤维较多所致,即膨大的成因与肢体的发达有关。腰膨大相当于发出腰骶丛的节段,支配下肢。

腰三角(lumbar triangle)　位于背部,由髂嵴与腹外斜肌后缘、背阔肌下缘所围成的三角形区域,底为腹内斜肌。此处为腹后壁薄弱处。常在此处检查腹部脓肿、腰疝。

腰疝(lumbar hernia)　内脏自腰部的腰三角间隙突出。少见。疝块多大,囊颈也大,很少嵌顿,多无自觉症状,用弹性绷带紧束腰部即可。

腰上三角(superior lumbar triangle)　位于背阔肌深面,第 12 肋下方。其内下界为竖脊肌外侧缘,外下界为腹内斜肌后缘,上内界为下后锯肌和第 12 肋。其深面有 3 条平行神经,从上而下为肋下神经、髂腹下神经、髂腹股沟神经。该三角是腹后壁薄弱区之一。

腰神经(lumbar nerves)　连于脊髓腰段的脊神经,共有 5 对,均为混合性。通过同序数椎骨下方的椎间孔穿出,其神经根较长,在椎管内行程近乎垂直,与骶神经一起形成马尾。

腰俞(yaoshu, DU 2)　其他名称:背鲜、髓空、腰户、腰

Y

柱。中医经穴名。属督脉，位于第 4 骶椎下，骶管裂孔正中。主治腰背痛、月经不调、便血、下肢痿痹、癫痫。向上斜刺 0.5～1 寸。艾炷灸 3～7 壮，或艾条灸 5～15min。

腰痛（lumbago, lumbar pain） ①由腰背部组织劳损、腰椎病变、寒冷刺激、外伤等引起的腰部疼痛感。此外，其他器官的疾病也可引起腰痛，如泌尿系统炎症、结石及某些腹部疾病，妇女妊娠也会出现腰痛。可分为：A. 由脏器疾病引起的，如消化道、肾脏、盆腔脏器等，腰痛往往不是唯一症状，不能靠休息来镇痛，而常靠躯体的翻滚来缓解。B. 由神经疾患引起的，如椎管内肿瘤等。夜间疼痛较剧，离床活动才能使疼痛略感缓解。C. 脊柱及其肌肉、筋膜、韧带、椎间小关节等引起的急慢性腰损所致的疼痛，活动时加重，卧床休息则明显缓解。D. 由血管疾病引起的，如腹主动脉瘤和椎管狭窄等，前者有深部锥刺样痛，与活动无关，而后者为间歇性跛行性疼痛，只能用蹲下来解除。E. 局部软组织受损如创伤、感染等都会发生疼痛。总之，应详细询问病史和检查。②中医病名。内科疾病之一。腰部感受外邪，或因外伤，或由肾虚所致，症见腰部疼痛。治疗分虚实，虚者以补肾壮腰为主，兼调养气血；实者祛邪活络为要，针对病因，施之以活血化瘀、散寒除湿、清泻湿热等法。虚实兼夹者，分清主次，标本兼顾治疗。尚可配合针灸、按摩等法。腰痛，另作症状解。

腰痛宁胶囊（yaotongning jiaonang） 中医成药名。祛湿剂（散寒除湿通痹）。组成：马钱子粉、土鳖虫、牛膝、甘草、麻黄、乳香、没药、全蝎、僵蚕、苍术。用于腰椎间盘突出症、腰椎骨质增生、腰肌纤维炎、坐骨神经痛、腰肌劳损、慢性风湿性关节炎等症。孕妇禁服；有严重心、肝、肾病病人不宜服用。

腰腿痛（lumbocrural pain） 临床上常见的一个症候群。体力劳动者罹患为多。引起腰腿痛的疾病有：脊椎、脊神经及神经根、脊椎旁软组织及内脏等疾病。

腰腿痛丸（yaotuitong wan） 中医成药名。祛湿剂（散寒除湿通痹）。组成：人参、鹿茸、豹骨（制）、马钱子（制）、麻黄、羌活、独活、桂枝、乳香（炒）、没药（炒）、杜仲（炭）、千年健等。用于气血双亏，风寒湿痹，外邪侵袭所致的腰腿酸软、肢体麻木等症。

腰臀比指数（waist hip ratio, WHR） 评价身体脂肪分布的指数。WHR＝腰围/臀围。美国运动医学学会推荐的评价标准：成年男性 WHR≥0.94，成年女性 WHR≥0.82，则患心血管疾病的危险性大大增加；对于 60 岁以上的老年人，判断患病危险性的标准则是男性 WHR≥1.03，女性 WHR≥0.90。

腰下三角（inferior lumbar triangle） 位于腰区下部，腰上三角外下方。由髂嵴、腹外斜肌后缘和背阔肌前下缘围成，底为腹内斜肌，是腰疝的好发部位。为腹后壁又一薄弱区。

腰眼（yaoyan, extra） 其他名称：鬼眼。中医经外奇穴名。位于第 4 腰椎棘突下旁开 3～4 寸凹陷处。主治腰痛、月经不调、带下等。直刺 0.5～1 寸。艾炷灸 5～7 壮，或艾条灸 5～15min。

腰阳关（yaoyangguan, DU 3） 其他名称：阳关、脊阳关、背阳关。中医经穴名。属督脉，位于第 4 腰椎棘突下。主治腰骶痛、阳痿、遗精、月经不调、下肢痿痹等。直刺 0.5～1 寸。艾炷灸 3～7 壮，或艾条灸 5～15min。

腰椎（lumbar vertebra） 上承胸椎，下接骶椎，由 5 块不规则骨组成。椎体粗壮，横断面呈肾形。椎孔呈卵圆形或三角形。上、下关节突粗大，上、下关节突的关节面近矢状位。棘突宽而短，为板状，呈矢状方向平伸向后。临床常在下位腰椎棘突之间进行腰椎穿刺。

腰椎穿刺［术］（lumbar puncture） 简称腰穿。用腰椎穿刺针通过腰椎间隙（通常为腰 3～4 间隙）刺入脊髓蛛网膜下腔（腰池）引出脑脊液或注入药物的一项诊疗技术。主要用于测定脑脊液压力；抽取脑脊液送检或进行脑或脊髓造影，以协助病因诊断；经腰椎穿刺做鞘内药物注射，治疗中枢神经系统感染、恶性肿瘤；放出脑脊液，降低颅内压等。

腰椎骶化（sacralization） 第 5 腰椎与骶椎融合成一体，仅剩下 4 个活动的腰椎。一般没有症状及功能障碍，不需要治疗。如有假关节形成，可引起腰痛。X 线摄片可明确诊断。治疗：①限制腰部活动；②服消炎镇痛药物和理疗；③病情严重，反复发作者，可行腰骶部脊柱融合术。

腰椎间盘突出症（prolapse of lumbar intervertebral disc） 其他名称：腰椎髓核脱出症。髓核的突出部分和破裂的纤维环突入椎管，压迫神经根引起股神经痛或坐骨神经痛的一种病症。常见的原因是在无防卫的情况下搬动或抬举重物、扭腰、长期弯腰后猛然直腰。表现：伤后即刻或几小时内出现严重腰腿痛，或咳嗽时加剧；腰椎活动受限；深按椎间盘突出部位时有明显压痛和放射性疼痛；直腿抬高试验、屈颈试验都可使疼痛加剧；受累神经支配区和分布区可有相应的运动及感觉障碍，以及腱反射减弱。治疗：急性期宜卧床休息，再辅以按摩、理疗，但经保守治疗无效或不能耐受疼痛的可行手术治疗。

腰椎间盘造影（lumbar discography） 腰椎间盘突出症的影像学检查。依据造影形态，椎间盘突出的病理分为 5 类：椎间盘后外侧膨出和小口径破裂；椎间盘后外侧大口径破裂；椎间盘全盘变性；椎间盘向椎体内突出；椎间盘经椎骨突出。

腰椎牵引（lumbar traction） 其他名称：骨盆牵引。常用于腰椎间盘脱出症、腰椎间关节紊乱及滑膜嵌顿等急慢性腰腿痛。常取仰卧位用束胸带固定胸部，用特制腰围接连牵引索作纵向牵引。也可作脉冲牵引，即牵引数十秒放松数十秒。牵引时要注意排除肿瘤、结核等禁忌证。

腰椎椎管狭窄症（spinal canal stenosis of lumbar vertebrae） 其他名称：骨性神经根卡压综合征。可分为发育性椎管狭窄、退行性脊柱滑脱、崩裂性脊柱滑脱、创伤性椎管狭窄等，表现为无力和麻木，休息可缓解。脊髓造影或 CT 扫描可以确诊。采用理疗、休息、热敷等，重者应手术治疗。

摇法（rotating manipulation） 中医术语。①刺法名。指出针时左右摇动针体的方法。其摇而出针，开大针孔，以泄邪气，泻法用之。②推拿手法名。是活动关节的一种方法。用两手握住病人某一关节的两端，并从两端摇动关节，做回旋运动。缓慢地摇动又称运法，大幅度地转摇又称盘法。有调和气血、滑利关节等作用。

摇头（involuntary head shaking） 其他名称：头摇。中医症状名。指头部摇摆、颤动而不能自制的症状。由肝风内动引起，多因水不涵木、虚风内动所致。症见头自动摇、别无疾痛、不自觉知。治宜滋阴潜阳息风，可用镇肝熄风汤。

遥测病人监测仪（telemetering monitor） 采用无线遥测技术监测在一定距离范围内动态或静态病人生理指标的仪器，由发射和接收两部分构成，常使用的遥测方法为调频及调码。经电极或换能器测得的生理信号经发射机放大，调制按一定频率发射，由接收器接收、解调、放大后在屏幕上显示，范围一般为 50m 内。电极或换能器与发射机（一个轻便小巧的盒子）是连为一体的，可由病人携带，也可置于病人头；接收系统常同时可接收 4 路以上信号，即该系统可同时监测 4 个以上病人。最初，监测指标主要为心电图，现今已发展有血压、呼吸、脉搏、血氧饱和度等。由于此类监测仪可在一定范围内监测相对动态的病人情况，适用于冠心病监测室和二级监测病房，也适于运动医学、行为医学的研究。

遥控心电图（remote control electrocardiogram） 冠心病监护病房或重病监护房，对较重的或新入院的冠心病或其他重症病人进行连续遥控心电监测的心电图。病房的示波器或电视屏幕可以及时看到被监测者的心电图情况，随时给予处理，还可把情况记录下来。对远处的病人，可用遥控心电图，只要将电极连在病人身上，通过特制的电话，就可记录其心电图，将其输入电脑，就可自动诊断，核实后可用电话报告诊断结果。较大的医院还用微缩胶卷将每天数百份心电图归档保存。

咬合错乱（occlusal disturbance） 令病人露齿，见牙齿错位而无咬合关系。多见于：①外伤性咬合错乱，见于颌骨骨折；②萌出性咬合错乱，发生于恒乳牙替换混乱、萌出秩序紊乱等；③肿瘤性咬合错乱，因瘤体膨大挤压而使牙齿移位，如骨纤维异常增殖症、牙龈癌等。

咬𬌗器（articulator）　其他名称：咬𬌗架。口腔牙修补术所用的器械之一。模拟牙𬌗关系的一种仪器，用于义齿的制作或咬合运动的观察诊断。

咬肌（masseter）　咀嚼肌之一，是重要的提下颌肌。起自颧弓的下缘和内面，肌纤维斜向后下止于咬肌粗隆。收缩时上提下颌骨，同时向前牵引下颌骨。浅面被腮腺咬肌筋膜所覆盖，腮腺浅部又遮盖咬肌的后上 1/3 部分。前缘有面动脉和面静脉经过。咬肌上部，颧弓下一横指有腮腺导管横过。

咬肌肥大综合征（masseteric hypertrophy syndrome）　错位咬合、经常性磨牙等原因造成的以咬嚼肌肥大为主的一组病征。耳下和耳前单侧或双侧无痛性肿胀是最主要的临床表现，无耳痛及颞关节痛，单侧病变可引起下颌严重脱位。治疗：对症处理。

咬伤（bite）　人或兽的牙齿咬合撕扯所致的损伤。人齿所致者多发生于搏斗过程中，攻击和自卫的双方均可发生，特点是皮肤上出现咬合痕。咬伤部位因案情而异，多见于较突出部位，法医学上有时可根据咬伤部位判断案情性质。如口唇、舌尖、外生殖器等部位多见于奸情案件。治疗：清创；预防注射抗生素、抗破伤风血清。被狗、野兽等咬伤应予免疫血清和狂犬病疫苗接种。

药材（crude medicine, crude drug）　中医药学名词。初步加工处理的中药原料药。是饮片的前身。

药典（pharmacopeia, pharmacopoeia）　一个国家记载药品标准、规格的法典，是国家为保证药品质量、保证人民用药安全有效、质量可控而制定国家药品质量控制的技术标准。

药动学相互作用（pharmacokinetic interaction）　药物的体内过程（吸收、分布、代谢、消除）因其他药物或食物联合应用而发生改变，致使体内有效药量发生变化而效应相应变化，影响疗效或引发毒副作用。

药兜疗法（medicinal bag therapy）　中医治法。用一定处方的药物研末，装入布袋缝好，缚于腹部或病变部位，以治疗某些慢性疾病，如遗精、妇女经带疾患、久泄久痢、小儿疳积等的方法。

药峰浓度（peak concentration）　用药后所能达到的最高血浆药物浓度。通常与药物剂量成正比。

药峰时间（peak time of drug）　用药后到达最高血浆药物浓度所需要的时间。

药膏疗法（ointment therapy）　中医治法。将外用药膏敷贴于肌肤，药膏通过皮肤、黏膜的吸收，起到行气活血、疏通经络、祛邪外出的作用，以治疗损伤、骨折、局部感染等。

药剂等值（效）（pharmaceutical equivalent）　用数量和疗效相同的主药制成相同剂型，其制品符合现行法定标准。

药剂学（pharmaceutics）　研究药物及其组方制剂的制备理论、生产技术和质量控制的综合应用技术学科，其目的在于保证药物有效性、安全性和稳定性，提高药物临床使用的顺应性和生物利用度。

药理学（pharmacology）　研究药物与机体（包括病原体）间相互作用规律的一门学科。主要内容包括研究药物对机体的作用规律和阐明药物作用和作用机制（称为药效学）；研究药物在机体内的吸收、分布、代谢和排泄的过程及血药浓度随时间变化的规律（称为药动学）。药动学和药效学是药物治疗学的理论基础。

药理学去神经效应（pharmacologic denervation reaction, PD-NR）　见固有心率测定。

药疗法（medication）　用药物解除疾病导致的痛苦。在整个医疗方法中占有很大比重。为便于药物应用，发挥疗效，须制成一定剂型。

药敏试验（drug susceptible test）　关于病原菌对某种药物是否敏感或耐药的检测项目。供临床选择药物时参考。

药品质量标准（pharmaceutical quality standard）　判断药品的质量是否符合要求的规定和基准。主要检验项目有：鉴别、检查和含量测定等。①鉴别就是根据药品的理化性质与化学结构进行性状观察、化学反应和物理常数测定，以判断药品的真伪。②检查主要是对生产和储存过程中可能产生或混入

的杂质，按照规定的项目进行检验，以判断药品的纯度是否符合要求。③含量测定用来确定药品所含有效成分的数量是否符合规定标准。我国现行药品质量标准有：国家标准（《药典》）、部（局）颁标准、注册标准。

药品质量控制（drug quality control）　一个新的药品，在通过药理筛选及动物实验证明有一定疗效且毒性较小要推荐临床试用时，须对其品（指剂型）、质、量制定出的标准。凡经卫生行政部门批准试用和使用的药品都应有法定的质量标准，不符合该标准的不准出厂、销售和使用。

药事服务费（pharmacy fee）　医疗机构在给病人提供诊疗服务的同时，就给病人提供的合理、安全用药方案而加收的专业技术服务费用，也包含药品在用于病人前的运输储存等物耗成本。

药事管理学（pharmacy administration）　对药学事业各分系统的活动进行科学管理的分类研究，以及总结药事管理规律和促进各分类系统发展的学科。是运用现代管理科学的基本原理以及社会学、经济学、法学和行为科学等的理论和方法于药学学科中产生的现代科学管理学的一门交叉学科。

药物（drug, medicine, materia medica）　能够改变或查明机体的生理功能及病理状态，可以用来预防、治疗、诊断疾病及控制生育的物质。古代药物都是天然产物，主要是植物，也有动物和矿物。近代药物多为天然药物的有效成分或人工合成品（又称化学药物）。

药物安全范围（safety range of drug）　一般指最小有效量和最小中毒量之间的范围。或用 5% 致死量（LD_5）与 95% 有效量（ED_{95}）之间的距离来表示。

药物避孕（contraception with drugs）　临床上应用人工合成的甾体激素以达到避孕的目的。有口服睾酮类衍生物（炔诺酮、18-甲基炔诺酮、双醋炔诺酮）；黄体酮类衍生物（甲地孕酮、氯地孕酮）；雌激素类衍生物（炔雌醇、炔雌醚）等。此外，也有长效注射避孕药和缓释药物避孕（皮下埋植、缓释药物阴道避孕环）等。其避孕原理：抑制排卵，改变宫颈黏液性状与量，不利于精子通过，使子宫内膜变化不适于孕卵着床。不良反应有类早孕反应、不规则阴道流血、月经失调、白带增多。肝、肾功能不良，哺乳期禁用。

药物不良反应（adverse drug reaction, ADR）　在疾病的预防、诊断、治疗或病人身体功能恢复期，所用药物在正常用量情况下引起的一种有害且非预期的反应。包括不良反应、毒性作用、变态反应、后遗效应、停药反应、过敏反应、继发效应和特异质反应、致癌作用、致畸作用、致突变作用等。

药物残留期（residual period of drug）　药物虽已降到最小有效浓度以下，但尚未自体内完全消除的时期。一般地说，残留期反映了药物在体内形成储库。此期长，说明储库量多，是引起蓄积中毒的重要原因之一。

药物成瘾性（drug addiction）　其他名称：药瘾、药物依赖。病人在连续用药的过程中，突然停止用药而出现戒断症状，此时再继续用药症状很快消失的现象。如麻醉药品用药时产生欣快感，停药后会出现严重的生理功能紊乱。此时认为病人对该药产生了成瘾性。

药物持续期（persistent period of drug）　从药物效应开始出现到药物效应刚一消失的一段时间。该期的长短主要取决于药物的消除速率，亦受吸收过程等的影响。它决定单位时间内给药次数。

药物纯度（drug purity）　药物所含杂质及其最高限量的规定。药物的物理性状如晶态、颜色、气味、熔点、沸点、折光率、比旋度等，以及药物含量和毒性测定等也可以反映出药物的纯度。供药用的产品必须是合乎药用纯度的产品。

药物代谢速度（drug metabolizing rate）　药剂学术语。单位时间内原型药物浓度的下降值。其速度通常用米氏（Michaelis-Menten）方程式来表示：$dc/dt = -(V_{max} \cdot c)/(K_m + c)$。式中 d 为药物，t 为反应时间，c 为反应物的浓度，V_{max}、K_m 为反映药物代谢速度特征的两个常数。多数药物代谢速度符合 $dc/dt = -K'_m c$，即一级速度过程。K'_m 为一级代谢速率常数。

药物胆汁淤积（drug-induced cholestasis）　其他名称：毛细胆

管型药物性肝病。由于服用损害肝细胞药物所致的胆汁淤积。临床表现与肝外胆道阻塞相近似，黄疸及皮肤瘙痒明显，也可有右上腹钝痛。早期伴有血清转氨酶升高，血清碱性磷酸酶显著升高。黄疸以结合性胆红素增多为主。一经发现立即停用损肝药物并采用支持疗法。糖皮质激素、考来烯胺治疗有效，一般预后良好。

药物分析（pharmaceutical analysis） 研究药物的鉴别、检查和含量测定方法的学科。以分析化学的基本理论和实验技术为基础，采用化学、物理、生理、生物、统计、计算机、自动化等方面的知识，研究药物及其制剂的理化性质、辨别药品的真伪，进行纯度检查及其有效成分的含量测定等，研究化学结构已经明确或化学结构虽未十分清楚而疗效肯定的各种药物及制剂的质量问题。是药学科学领域中一个重要的组成部分。其基本任务是：药物成品的化学检验、药物生产过程中的质量控制、药物储存过程中的质量考察以及必要的临床药物分析。

药物高峰时间（peak time of drug） 药物在体内达到最大浓度且显现出最大效应的时间。主要反映药物吸收超过消除使血药浓度逐渐上升到最高浓度的时间。高峰的出现表示药物吸收和消除速率已达平衡；峰的高度与给药剂量成正比。

药物过敏性口炎（stomatitis medicamentosa） 某些药物通过不同途径进入人体内后引起的过敏性炎症反应。以磺胺类、止痛退热药、抗生素、安眠药等引起者较多。一般用药后24h内突然发病。口腔黏膜出现水肿、充血、红斑、起疱，水疱破裂后溃烂、疼痛、易出血。亦可伴有全身对称性分布的药疹。全身有发热、不适等。防治：停药并用抗过敏药；严重者用肾上腺皮质激素；局部止痛及抗炎药含漱；严禁再用致敏药物。

药物过敏性休克（shock caused by drug hyper-sensitiveness） 人体接触或使用某种（或某类）药品后引起的过敏性休克。常见的药物有青霉素、链霉素、头孢氨苄、普鲁卡因、有机碘、维生素 B_1 和 B_{12}、氨基比林、呋喃妥因等。

药物化学（pharmaceutical chemistry，medicinal chemistry） 研究化学药物及天然活性成分的化学结构、理化性质、化学合成、体内代谢、化学结构与药效的相互关系，药物作用的化学机制，以及寻找新药的途径和方法的一门学科。与创制和发展新药有关的化学规律和方法均属药物化学研究的范畴。

药物-机械耦联（pharmaco-mechanical coupling） 某些药物和激素，能影响细胞钙的内流和释放，以调节血管平滑肌的收缩和舒张，此作用称药物-机械耦联。此类药物包括儿茶酚胺、乙酰胆碱、组胺、血管紧张素、腺苷及前列腺素等。

药物急性毒性试验（acute toxic test of drug） 新药进入临床前必须进行的重要动物实验之一。观察一次给药后动物产生的毒性反应并测定其半数致死量（LD_{50}）。要用两种以上给药途径（包括推荐临床研究的给药途径，溶于水的药物应当测量静脉注射的 LD_{50}）。给药后至少观察 7 天，观察到动物有毒性反应时应进行肉眼尸检，记录所有病变。存活 24h 或更长时间的处理动物，当尸检发现有病变组织时，应对该组织进行镜检。

药物经济学（pharmacoeconomics） 以卫生经济学为基础，应用现代经济学手段，结合流行病学、决策学、统计学等学科研究成果，全方位地分析不同药物治疗方案的成本效益或效果及效用评价其经济上差别的一门学科。

药物滥用（drug abuse） 违背公认的医疗用途和社会规范而使用任何一种管制药物。对用药者的健康和社会都会造成一定损害。一般被滥用的药常是麻醉性药品，如阿片类、可卡因等，精神药品如镇静安眠药、中枢兴奋剂等和其他如对乙酰氨基酚等。这些滥用的药物对机体的损伤表现为其依赖性和毒性。因有依赖性致使用药者不能自制地追求药物，加之药物毒性，以及用药途径所致的传染病、性病等，使用药者身心均受到损伤，同时给社会也带来危害。

药物利用指数（drug utilization index） 药物利用研究的分析技术指标，通常是"限定日剂量（DDD）"总数除以病人总用药天数所得的数值。用于测量医师使用某药的日处方量和

评价医师用药的合理性。

药物流行病学（pharmacoepidemiology） 运用流行病学原理和方法研究人群中对药物的利用、效应及行为的一门应用学科。如孕期内服用沙利度胺，娩出的婴儿可发生先天性四肢短缺的畸形；液体石蜡可能有致癌作用；氟奋乃静曾引起神经性疾病流行等。包括药物的安全性、药效的评价、药物经济学评价和药物对生活质量的影响评价等方面。

药物评价（drug evaluation） 研制的新药应从药学、临床前药理、毒理及临床研究三方面进行评价。药学评价一般包括确证结构和组分的组成，理化常数，纯度检验，含量（效价）测定，制剂的处方、工艺及质量等；临床前药理、毒理是在动物身上进行的药效学及药动学评价，毒理学评价包括全身用药的毒性试验（急性毒性试验、长期毒性试验）及局部用药毒性试验。有的药物还需进行特殊毒理（致突变、致畸胎及致癌试验）评价研究；临床研究评价，即临床药理研究（临床试验、临床验证）。临床试验分为 3 期进行，即 Ⅰ 期临床试验，是在人身上进行新药研究的起始期，研究人对新药的耐受程度并通过研究提出新药安全有效的给药方案。Ⅱ 期临床试验，即对照治疗试验期及扩大的对照治疗试验期。Ⅲ 期临床试验，即新药试产后的安全性考察期。临床研究是对新药评价的一个关键环节，是在动物试验基础上，在人体进行的药效学、药动学及安全性研究。应在卫生行政部门指定的医院进行。必须令有经验的临床药理研究人员和有经验的医师，参考临床前药理、毒理研究结果，共同拟订周密细致的治疗试验计划，认真负责地进行临床评价研究，最后对新药作出客观的、科学的全面评价。

药物潜伏期（latent period of drug） 用药后到开始发生疗效的一段时间。主要反映药物的吸收和分布过程。它所持续时间的长短主要取决于给药途径、药物吸收和分布的速度及生物转化的快慢等。静脉注射，一般无此期。

药物热（drug fever） 机体对药物的一种超敏反应，常与特异性体质有关。一般有恒定的潜伏期，于给药后 7～10 日发生。可同时伴有荨麻疹，肌肉、关节酸痛，血中嗜酸性粒细胞增多以及中性粒细胞减少或缺乏。病人发热虽高，但无明显毒血症症状，一般情况好。常在停药 48h 后退热。再次用这种药物，可在数小时内再次引起发热。常见引起发热的药物是磺胺、链霉素、苯妥英钠、巴比妥酸盐等。

药物受体（drug receptor） 细胞膜上或细胞内具有特异性功能的生物大分子物质。如肾上腺素须与肾上腺素受体结合，才能发挥兴奋心脏、舒缩血管等作用。药物通过受体起作用，也是构效关系中的关键问题。

药物损伤（drug injury） 由药物或药物相互作用引起机体组织器官功能性或器质性改变，而致机体损害。药物损伤所致的疾病属医源性疾病。用药不当或滥用药物会引起严重后果。

药物微囊（drug microcapsule，DMC） 将固体或液体化疗药物作为芯料，利用高分子物质或共聚物作为囊材包绕于药物表面，制成的半透性或密封的微型胶囊。外观呈颗粒状或圆球形，直径在 50～400μm，主要用于肿瘤的栓塞。

药物微球（drug microspheres） 将化疗药物和载体如白蛋白、明胶、淀粉、乙基纤维素等混合在一起。其特点是进入血管后既能起到栓塞作用，又能起到化疗作用，且病变部位药物浓度高、全身反应小。根据微球基质材料不同分为可生物降解性和非生物降解性微球两种。

药物吸收（drug absorption，absorption of drug） 药物自用药部位进入血液循环的过程。药物吸收速度决定作用发生的快慢，而作用强弱则取决于吸收药物在血中游离浓度。它们受药物的理化性质、给药途径、机体状态等因素影响。在一般情况下其吸收速度为：吸入＞舌下＞直肠＞肌内注射＞皮下注射＞口服＞皮肤。

药物习惯性（drug habituation） 某些药物长期应用后，一旦停药，部分病人有要求继续用药的欲望。但不产生机体依赖性和成瘾性。

药物相互作用（drug interaction） 同时或相隔一段时间先后使用至少两种药物时，由于药物之间或药物-机体-药物之间

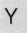

的反应，改变了原来体内对药物的处置过程、组织对药物的感受性或药物的理化性质，而产生单种药物所没有的有益作用或不良作用。可分为：①药效协同作用，可增强疗效。②加强毒性、不良反应，可导致或加重不良反应甚至危及病人生命。③药效相互抵消作用等。还有合用药物直接影响检查结果的现象。研究本作用预见药物配伍后带来的有益和有害的变化，克服用药的盲目性，提高复方用药的水平。

药物心脏停搏法（heart arrest method with drug） 心脏手术前、后、中应用药物使心脏停搏的心肌保护法。经升主动脉等途径灌注心脏停搏液，诱使心脏迅速停搏，以减少心肌能量的消耗，维持心肌能量供应和需要的平衡，使心肌能耐受较长时间血流阻断，避免发生心内膜下坏死损害。

药物性白内障（drug cataract） 并发性白内障的一种。长期局部使用激素眼药，引起晶状体后皮质层的混浊变化，致使视力减退。

药物性肠病（drug-induced enteropathy） 服用某些药物后引起的肠黏膜病变或肠功能紊乱。引起本病的药物常见的有抗肿瘤药物（如氟尿嘧啶、放线菌素 D、甲氨蝶呤等），广谱抗生素（如林可霉素、氨苄西林等），金属制剂（如砷、汞等），还有新霉素、脱氧胆酸、甘露醇、山梨醇、硫酸镁等。临床表现可有腹泻、腹痛等。治疗首先停服原致病药物。除假膜性结肠炎及重金属造成的肠炎外，一般不需特殊治疗。

药物性肝病（drug induced liver disease，DILD） 药物或/及其代谢物引起的肝脏损伤。见药物中毒性肝病。

药物性巨幼红细胞贫血（drug-induced megaloblastic anemia） 因药物因素引起的一种贫血。如甲氨蝶呤会干扰维生素 B_{12} 或叶酸的代谢环节；巯嘌呤（6-巯基嘌呤）、阿糖胞苷等可阻断核蛋白的合成，而使红细胞系出现巨幼样变，停药数日后则会好转。

药物性溃疡（drug-induced ulcer） 由于使用损伤黏膜的药物而引起的胃、十二指肠溃疡。服用致溃疡药物剂量大、疗程长或病人年龄大时引起该病的可能性就大。表现为上腹部不适、疼痛、恶心、呕吐，严重者可引起上消化道出血，甚至穿孔。治疗应以预防为主，一旦发现溃疡形成，应立即停服。若必须继续服用时，应将药量减少到能控制原发病为度，并同时服用西咪替丁等对症治疗。

药物性狼疮（drug-induced lupus） 其他名称：类狼疮综合征。长期服用某些药物如普鲁卡因胺、苯妥英钠、肼屈嗪等所引起。与自发的系统性红斑狼疮（SLE）有相似处，但也有不同点，如血清补体正常，无抗双链 DNA 抗体和抗 Sm 抗体，极少发生肾炎和中枢神经系统损伤，停药后症状和自身抗体均可消失。

药物性弥漫性实质性肺疾病（drug-induced diffuse parenchymal lung disease） 胺碘酮、某些抗肿瘤药物或细胞毒药物、麦角新碱、苯妥英钠、呋喃妥因等药物导致的肺间质损伤。用药到发病的时间不一，可为急性型或慢性型。除博来霉素等致肺纤维化强的药物以外，多表现为慢性型，出现气促、低氧血症和肺间质性改变。早期停服药后大多可恢复，发展到纤维化则吸收困难。糖皮质激素治疗有一定效果。

药物性皮炎（medicamentous dermatitis） 见药疹。

药物性溶血性贫血（drug-induced hemolytic anemia） 药物引起的溶血性贫血。分为药物诱发免疫性和非免疫性溶血性贫血两种。临床表现为服药后出现贫血、黄疸、肝脾大三大特征，严重者可有循环衰竭及肾衰竭。实验室检查除贫血表现外出现血红蛋白血症及高胆红素血症，血红蛋白尿及含铁血黄素尿，尿胆原明显增加等。在用药过程中发生溶血性贫血，停药后溶血很快缓解，即可诊断为药物免疫性溶血性贫血。治疗：停用致病的各种药物；其他应针对溶血的原因试用激素、抗过敏、维生素 B_2、输血、脾切除等疗法。

药物性肾病（drug-induced nephropathy） 肾毒性药物引起的肾脏损害。鉴于肾毒性药物种类繁多，其肾损害临床表现各异。

药物性水肿（drug-induced edema） 应用药物后引起的水肿。停药后水肿逐渐消退。能引起水肿的药物有肾上腺皮质激素、雄激素、雌激素、胰岛素、萝芙木制剂、甘草制剂等。

药物性吸收不良（drug-induced malabsorption） 由于服用某些药物导致腹泻而造成的吸收不良。引起本病的常见药物有脱水剂、泻剂、金属制剂、胆汁酸制剂以及广谱抗生素（可引起结肠炎）、对氨基水杨酸（可引起脂肪吸收不良）、苯妥英钠（可引起叶酸吸收不良）等。根据服药史和腹泻诊断不难。治疗首先停用原使用药物，一般不需特殊治疗。严重者可静脉输入高营养液及对症治疗。

药物性龈纤维增生（medicamentous gingival fibrous hyperplasia，dilantin gingival fibrous hyperplasia） 其他名称：大仑丁性牙龈增生。癫痫病人服用苯妥英钠（大仑丁）后，引起口腔结缔组织增生病变。增生部分质地较坚实，呈淡红色，表面光滑有弹性，一般不易出血，无疼痛感。治疗应消除局部刺激因素、保持口腔清洁卫生，视病情进行洁治术和刮治术。

药物性再生障碍性贫血（drug-induced aplastic anemia） 由药物引起的以造血干细胞数量减少和质的缺陷为主所致的全血细胞减少性疾病。常见药物有抗肿瘤药、氯霉素、有机砷、保泰松等。主要表现为出血、感染、发热和贫血。骨髓涂片和活检可以确诊。治疗：停用骨髓抑制药物；支持疗法；雄激素和免疫抑制剂；骨髓移植等。

药物性脂肪肝（drug-induced fatty liver） 由某些药物导致脂蛋白合成和释出减少所造成的肝内脂肪积聚。常见的药物有四环素、甲硫氧嘧啶、四氯化碳、甲丙氨酯（眠尔通）、维生素 B_{12} 等。治疗包括先停服致病药物，同时服用降脂药物。

药物性周围神经病（drug-induced peripheral neuropathy） 药物引起的周围神经病变。常见药物有呋喃妥因、异烟肼、甲硝唑、长春新碱等。临床表现为肢体远端对称性感觉及运动障碍，以感觉障碍为主，出现手套-袜子型的感觉减退，以及肌无力、肌萎缩、腱反射减弱或消失等。治疗：停药；给予大剂量 B 族维生素。

药物性紫癜（drug purpura） 药物引起血小板数量减少的出血性疾病。可能的机制是免疫复合物引起小血管损伤、削弱血管周围的支撑组织和干扰血小板的功能。治疗：停用相关药物，或给予维生素 C 及糖皮质激素等。

药物蓄积中毒（drug cumulative intoxication） 由各种原因引起的药物在体内逐渐积累而造成的药物中毒。常见原因有长期连续应用残留期较长的药物；肝、肾功能不良者；年老体弱和早产儿、新生儿等。

药物学（materia medica） 利用生理学、病理学、生物化学等基础医学知识和药物化学、药剂学、药理学等药学专业知识研究药物对人体的作用原理、药物性质及临床应用、不良反应和用药注意事项，为临床合理用药提供支持的一门科学。

药物依赖（drug dependence） 其他名称：药物成瘾性、药瘾、药癖。对药物有一种强烈的渴求，并反复地应用，以取得快感或避免断药后产生痛苦为特点的一种精神和躯体性病理状态。药物依赖分为精神依赖（心理依赖）和躯体依赖。能产生依赖的药物主要有：镇静催眠药、镇痛药、麻醉药、兴奋药以及拟精神病性药物等。镇静催眠药依赖主要表现为焦虑、失眠、谵妄、呕吐、震颤、癫痫发作等；镇痛药物依赖主要表现为抑郁、出汗、战栗、肌肉抽动、意识障碍、呼吸循环衰竭等。治疗：戒断药物；处理戒断症状；治疗慢性中毒和躯体并发症。

药物遗传学（pharmacogenetics） 研究不同人群或个体对某些药物代谢、药物效应的差异，以及引起这些差异的酶的作用机制及其遗传机制形成的药学科中的一门分支学科，也是人类遗传学和生物化学遗传学的交叉学科。如对异烟肼的代谢的研究发现，由于乙酰化酶活性的不同而存在着灭活快慢的不同，黄种人中灭活慢者占 5%～20%，药物半衰期在 3h 以上，其中 80%在长期服用异烟肼后，出现多发性神经炎。近来，对乙醇代谢、乳糖代谢遗传的差异也进行了研究。

药物影响（drug influence） 应用某些药物及血清中电解质的浓度异常所致心电图的改变。主要是药物影响了心肌的去极化和复极化过程。其途径有：对心肌细胞动作电位的直接作用；对传导组织的作用；引起心肌发生器质性改变；影响心

Y

肌代谢及血流动力学等。

药物杂质（drug impurity） 药物中存在的无治疗作用或影响疗效，甚至对人体健康有害的物质，其来源可为生产过程中引入，也可由储存过程中受外界条件的影响引起药物理化性质发生变化而产生。

药物载体灌注（drug carrier perfusion） 是经导管动脉内药物灌注术的一种方法。常用的载体有脂质体靶向性前体制剂、抗癌药物脂肪乳制剂等。可携带药物主要集中在肿瘤部位，且停留时间长，减少正常组织药物量，以达到提高疗效和降低不良反应的目的。

药物再分布（drug redistribution） 药物吸收后，随血液循环不均匀地分布于全身各组织器官，而部分药物还可再由分布高的组织转至分布低的组织。如静脉注射脂溶性较高的硫喷妥钠后，首先脑组织分布量很高，病人迅速处于麻醉状态，此时因脂肪组织血流量少，药物分布较低，但由于体内脂肪组织较脑组织多数倍，故硫喷妥钠再由脑组织转移到脂肪中去，病人苏醒过来，此为硫喷妥钠的再分布。

药〔物制〕剂（pharmaceutical preparation） 根据药典或药政管理部门批准的标准，为适应治疗或预防的需要而制备的不同给药形式的具体品种。在药剂学中亦是药物制剂和方剂的总称。

药物治疗学（pharmacotherapeutics） 研究在疾病防治中如何合理地选择药物和用药方法，以及制定药物治疗方案等具体问题的学科。药物治疗学是药理学理论在临床用药的实践。其目的是把药理学理论结合临床实际应用，更进一步提高治疗效果，降低不良反应，促进新理论的开发以改变目前理论与实践研究相脱离的畸形发展趋势。

药物中毒（drug poisoning, drug intoxication） 误服或服用药物剂量过大引起的中毒。治疗中用错药物、用不合格或变质药物亦可引起。中毒表现随药物各异。治疗：根据药物毒理作用，积极进行抢救，大多数病人可以挽救。

药物中毒性白内障（toxic cataract of drug） 指长期接触化学药品或使用某些药物而导致的不同程度的晶状体混浊。常见的有皮质类固醇白内障、氯丙嗪白内障及三硝基甲苯白内障。皮质类固醇者主要可见于双眼晶状体后极部囊下黄白色点状混浊；而三硝基甲苯者常见混浊呈环形、内缘呈锯齿状。治疗：首先去除病因，严重影响视力者手术摘除。

药物中毒性肝病（drug poisoning-induced liver disease, drug hepatitis） 其他名称：药物性肝病。使用一种或多种药物后，由药物或其代谢物引起的肝脏损伤。为医源性疾病之一。发病机制尚不十分清楚，主要与药物代谢异常、线粒体损伤、免疫损伤及遗传因素等有关。损肝药物有两种：毒性损肝药物，如四环素、巯嘌呤、口服避孕药、氯仿、鞣酸、重金属等；特异性体质性损肝药物，如磺胺类、氯霉素、苯妥英钠、异烟肼、甲基多巴等。药物引起急性肝病可分为肝细胞型和淤胆型。前者难以与病毒性肝炎区分，常有恶心、呕吐、绞痛、乏力、肝大、压痛等表现；后者主要表现为严重黄疸及瘙痒。治疗应首先停用损肝药及采用对症和支持疗法。

药物主动转运（drug active transport） 药物依靠载体耗能逆浓度（或单位）差的转运方式。即离子或其他物质从低浓度或低电位处转移到高浓度或高电位处，如，胺泵、钠钾ATP酶（Na^+, K^+-ATPase）均为主动转运的载体系统；青霉素钾或青霉素钠在肾小管分泌排出亦属此种转运。

药效学相互作用（pharmacodynamic interaction） 两种药物对机体内同一系统或同一靶点（受体、通道、酶等）共同作用而发生的药效变化。表现为相加、协同或拮抗等，主要是效应强度的变化，也可能发生严重或奇特的反应。

药学（pharmacy） 研究防治疾病所用药物的学科。包括生药学、制药工艺学、药剂学、药理学、药物化学、药物分析、临床药学、药事管理学等分支。

药学伦理学（pharmacy ethics） 用伦理学的理论和原则探讨、解决药学工作中人类行为的是非、善恶问题的学科。

药学咨询（drug consultation） 其他名称：用药咨询。药师接受病人（消费者）、医疗技术人员、政府等社会各界提出的

与药物有关的问题的询问，并做出科学解释或建议。

药液浸泡灭菌法（soaking sterilization with drug solution） 灭菌方法之一，适用于锐利器械、内镜等不适于热力灭菌的器械或物品。常用的药液有0.1%苯扎溴铵（新洁尔灭）溶液、0.1%氯已定（洗必泰）溶液、70%乙醇（乙醇）、10%甲醛溶液等。

药液蒸气熏蒸法（drug solution vapor used for fumigation） 是用药物蒸气对房间空气和不耐热、不能浸泡的物品如电烙线、塑料管、腹腔镜、缝合线等进行消毒。常用的方法有乳酸蒸气熏蒸法和甲醛蒸气熏蒸法。

药引（medicinal usher） 中药术语。应用成药时，随症加减的药。也指汤剂煎煮前临时加用，由病人自备的药。药引主要有三个作用：一是协同主药，加强治疗效果。例如应用安宫牛黄丸时，脉实者用金银花、薄荷汤冲下，金银花、薄荷作为药引，可增强主药的效力。二是作为引经药，引领方剂中的其他药物直达病所。例如治疗肾虚的金匮肾气丸、六味地黄丸等，以淡盐水为药引送服，有利于药物归入肾经。三是缓和药性、解毒、矫味等作用。例如峻下剂十枣汤，用大枣煎汤送服泻下力量强大的主药，可以起到缓和药性、减轻毒性等作用。

药瘾（drug addiction） 见药物依赖。

药用气体（medicinal gas） 应用于医疗及制药中的气体。如氧、二氧化碳、氨、氧化亚氮等。

药用炭（medicinal charcoal） 其他名称：爱西特。吸附剂。用于腹泻、误服毒物、胃肠气胀等。制剂：片剂。药用炭对蛋白酶、维生素、抗生素、磺胺等也有吸附作用，不宜与上述药物同服。

药用植物学（medicinal botany, pharmaceutical botany） 应用植物学及其他有关学科的知识和方法，研究具有防治疾病功效的植物和作医药生产用的植物原料的学科。研究内容主要包括植物器官的形态、器官和细胞的组织构造及植物分类方法。

药浴疗法（medicinal bath therapy） 中医外治法之一。将身体浸泡在药液中以治疗疾病。

药源性感染（drug-induced infection） 被微生物所污染的医药品所引起的感染。主要发生在非无菌制剂。一般非无菌制剂含菌量不得超过100~1 000个/g（ml）。无菌制剂若灭菌不当或灭菌后失效亦可能发生感染。

药源性疾病（drug-induced disease） 药物治疗疾病过程中由其不良反应而引起的各种症状群。一般是指带有损伤性，不易恢复，危害性较大的药物慢性毒性反应。由于化学药品的广泛应用，药源性疾病有日益增加的趋势。不合理用药是引起此类疾病的重要原因。

药疹（drug eruption） 其他名称：药物性皮炎。药物引起的皮肤、黏膜的过敏反应。是药物不良反应的一种表现。有一定潜伏期，有瘙痒及发热感。类型有：固定型、荨麻疹型、麻疹或猩红热型、多形红斑型、大疱性表皮松解、紫癜型、剥脱性皮炎型等。重者可导致死亡。治疗：停用有关药物及结构近似的药物。服用抗组胺药，重者可用肾上腺皮质激素。外用药应对症选择。

药枕疗法（medicinal pillow therapy） 中医外治法之一。用药物作为枕芯装入枕中，或自制薄型药袋置于普通枕上，睡时枕用，治疗头痛头晕、失眠健忘、高血压、卒中偏瘫、鼻渊等病证。

药政管理（drug administration） 政府卫生行政部门，按照国家的政策法规和防病治病的需要，对生产、供应、使用和进出口的药品进行监督管理，并有权对违反药政法规，销售、使用伪伪药品以及危害人民健康者进行严肃处理，以保证人民用药的质量、安全和有效。药政机构的职责有：①监督、检查药品法规的执行情况；②制定、修改有关药政管理办法和实施细则；③审批药品和质量标准；④提出淘汰药品品种；⑤取缔假药或处理不合格药品；⑥管理麻醉药品、毒性药品、精神药品和剧烈性药品；⑦管理医疗单位的药剂工作；⑧调查、处理药品质量、中毒死亡事故；⑨对违反药政法规的行为追查责任，并进行行政处罚；⑩负责其他有关药

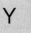

品监督事项。

要素饮食（essential food）　以人体营养素需要量为标准，并参照优质蛋白，如人乳、鸡蛋等氨基酸模式，以及糖、脂肪、维生素、无机盐等营养配制而成的膳食。一种氮和热能充足、营养齐全、无渣而易吸收的小分子物质。不需经消化即能被直接吸收，可鼻饲或经胃肠造瘘管滴入。要素饮食主要由氨基酸、单糖、脂肪酸、多种维生素、无机盐和微量元素等组成。适用于严重烧伤、胃肠道瘘、短肠综合征及脑外伤昏迷病人。

耶尔森菌属（*Yersinia*）　动物源性病原菌之一。一类革兰氏阴性小杆菌，有 7 个种。其中鼠疫耶尔森菌、小肠结肠炎耶尔森菌和假结核耶尔森菌与人类关系密切。这些病菌多在动物中引起疾病，人由接触动物或经媒介昆虫传播患病，引起的疾病称人畜（兽）共患疾病。鼠疫耶尔森菌是由鼠蚤叮咬感染的烈性传染病——鼠疫的病原菌，曾引起多次世界大流行，死亡率极高。小肠结肠炎耶尔森菌是新近发现的，引起人类肠道感染。假结核耶尔森菌主要为啮齿动物致病，偶尔引起人类肠系膜淋巴结炎和严重的败血症。治疗可采用磺胺、氯霉素治。

耶尔森菌病（Yersiniosis）　由小肠结肠炎耶尔森菌引起的传染病。是一种人畜共患的自然疫源性疾病。传染方式可能是人与染病的动物接触，或进食被本菌污染的食物而传播。临床表现分为急性肠炎型与败血症型。前者以发热、腹痛、腹泻为主要症状，腹痛多在右下腹，类似阑尾炎，腹泻为胆汁绿色水便；后者以寒战、高热、肝脾大、迁徙性脓肿等败血症表现为主。从粪便、血、脓肿中分离本菌可以确诊。应用复方磺胺甲基异噁唑（SMZ-Co）及氨基糖苷类等抗生素治疗及对症处理。

耶尔森菌败血症（Yersin bacillus septicemia）　耶尔森菌侵入血液循环引起的全身性感染。冬春多见，小儿和老年人易患。急性者常发生于腹泻病人，起急寒热、头痛、乏力、腹痛不适、肝肿大。亚急性以肝脓肿、脾脓肿、肺脓肿或肾脓肿为主要表现。可并发化脓性脑膜炎。血培养出细菌可确诊，庆大霉素为首选药。

椰馏油（coconut distillate oil）　皮肤病外用药物。主要成分为酚类物质，为抗真菌药。局部涂擦，用于各种皮肤癣症。有局部刺激性。禁止与铁器接触。

噎膈（dysphagia）　其他名称：噎塞、膈噎、噎、膈、膈气。中医病名。指：①食入阻隔，未曾入胃即吐出者；②指饮食不得下，大便秘结者；指反胃者。因内伤饮食、情志不调、年老肾虚、脏腑失调所致，症见吞咽不顺、饮食阻塞难下等。噎即噎塞，吞咽食物时噎塞不顺；膈即格拒，食管阻塞，食物不能下咽到胃，食入即吐。噎属噎膈之轻证，可以单独为病，也可为膈的前驱表现，故统称为噎膈。噎膈之病有虚有实。虚则润养，实则疏瀹。因忧思而气结生痰，交阻胸膈所致者，治宜解郁化痰，可用五膈宽中散、香砂宽中丸、启膈散等方。因酒色过度、肾阴亏损所致者，治宜滋补肾阴，可用六味地黄丸。因阴虚火旺、瘀热交阻所致者，治宜养阴清火、活血化瘀，可用通幽汤、滋血润肠丸。因津液枯槁所致者，宜生津益胃，可用麦门冬汤。因脾气亏损所者，治宜益气健脾，可用补气运脾丸。噎膈证古分五噎、五膈，以及外感噎膈、内伤噎膈。根据病情不同，又有膈食、格气、梅核膈等。

野百合碱（monocrotaline）　其他名称：农吉利碱。从豆科植物野百合中提出的生物碱。广泛分布于野百合属植物中。白色棱状结晶。对多种实验性动物肿瘤有抑制作用。对皮肤鳞状细胞癌、皮肤基底细胞癌疗效较好。对急性白血病、子宫颈癌和阴茎癌亦有效。毒性较大，有骨髓抑制、肝功能损伤、胃肠道反应和泌尿系统刺激等不良反应。

野菊花栓（yejuhua shuan）　中医成药名。祛湿剂（清热利湿通淋）。组成：野菊花浸膏。用于前列腺炎及慢性盆腔炎等疾病。密闭，在 30℃以下保存。

野马追糖浆（Syrups Eupatorii Lindleyani）　中医成药名。祛痰镇咳。组成：菊科植物野马追全草提取物与单糖浆等制成的味甜微苦、深棕褐色黏稠液体。有清热解毒、化痰止咳与平喘作用。用于慢性气管炎、多痰、咳喘。

野木瓜注射液（Injectio Stauntoniae）　中医成药名。祛风止痛、舒筋活络药。组成：木通科植物野木瓜的干燥茎和叶提取物加适宜附加剂制成的 pH 值 5.5～7.0、棕色澄明的灭菌水溶液。用于三叉神经痛、坐骨神经痛。

野芹中毒（Conium maculatum poisoning）　误食植物野芹引起的中毒。中毒症状出现早，先恶心、流涎，后立即呕吐、腹痛、四肢乏力、麻痹，晚期全身紫蓝色、瞳孔散大、呼吸麻痹。急救措施为高锰酸钾洗胃，硫酸镁导泻及对症治疗。

野生型（wild type）　在野生群体内占优势类型的品系、有机体或基因。

叶绿醇（phytol）　其他名称：植醇。含氧的无环双萜衍生物。存在于叶绿素分子中的一种长链醇，具有四个异戊二烯，是叶绿素的主要构件。

叶绿素（chlorophyll）　是卟啉核与镁螯合而成的色素，以 5 种不同形式存在于绿色植物和藻类中，在光合作用中它是电子供体。医学上它有抑制溃疡发生、促进组织再生和抑菌作用。用于治疗皮肤创伤、溃疡、灼伤和慢性骨髓炎等。

叶酸（folic acid，folacin）　①抗贫血药。参与氨基酸及核酸的生物合成过程，并与维生素 B_{12} 共同促进红细胞的生长和成熟。作为补充治疗，适用于营养性、妊娠性和幼儿性巨幼红细胞贫血，恶性贫血、化学物质（苯、铅等）中毒引起的贫血，脂痢及叶酸缺乏引起的其他症状（包括银屑病、皮炎、湿疹、舌炎、胃炎、流产、神经精神障碍）等。营养性巨幼红细胞贫血常伴缺铁，需同时补充铁制剂、B 族维生素。恶性贫血须与维生素 B_{12} 合用，脂痢须与肝制剂合用。②见维生素 B_9。

叶酸缺乏的巨幼红细胞贫血（megaloblastic anemia of folate deficiency）　一组因叶酸缺乏，导致 DNA 合成障碍引起的巨幼红细胞贫血。表现巨幼红细胞贫血和舌炎。引起叶酸缺乏的原因有营养不良、需要量增加、肠道吸收障碍以及影响叶酸吸收或干扰叶酸代谢的药物。治疗：处理病因，给予叶酸。

叶酸缺乏症（folic acid deficiency，pteroyl glutamic acid deficiency）　由于叶酸摄入不足或吸收不良引起的以巨幼红细胞贫血为特征的临床综合征。叶酸又称蝶酰谷氨酸，由谷氨酸、对氨基苯甲酸和蝶呤碱组成。其辅酶形式是四氢叶酸的一些衍生物，在一碳单位的代谢中起作用，是羟甲基、甲酰基、甲基、亚胺甲基等的载体。因摄入不足、吸收障碍、药物干扰和需要量增加等致使叶酸缺乏。叶酸缺乏可引起巨幼红细胞贫血、胎儿神经管畸形、妊娠妇女宫内婴儿生长迟缓和心血管病。主要表现为贫血，少数可出现黄疸，其次为消化道症状。常见食欲减退、食后腹胀，常见腹泻，也可有便秘，逐渐消瘦。预防应多吃富含叶酸的动物性和植物性食物。治疗主要补充叶酸。

叶酸注射液（Injectio Acidi Folici）　抗贫血药。组成：叶酸的淡黄色澄明的 pH 值 7.0～11.0 的灭菌水溶液。见叶酸。

叶状乳头（papillae foliatae）　正常舌黏膜表面 4 种乳头的一种。为黏膜下陷形成的沟和嵴，分布于舌体侧缘的后部，每侧约 4～8 条，沟壁上皮含有味蕾，司味觉，在小儿最为清楚。

夜间进食综合征（night eating syndrome）　肥胖病人呈现的精神性进食改变类型之一，表现为夜间进食过多、清早厌食的一类综合征。仅见于女性，其他表现为睡眠差，睡眠时间不及正常人的 1/2。治疗：精神疗法、行为疗法。

夜间阴茎勃起试验（nocturnal penile tumescence test）　利用夜间阴茎自然勃起的生理现象鉴别心理性和器质性阳痿。

夜间阵发性呼吸困难（paroxysmal nocturnal dyspnea）　其他名称：阵发性呼吸困难。急性左心功能不全肺淤血的病人常在夜间睡眠中发作的呼吸困难，可突然因憋气而惊醒，被迫端坐呼吸。可因夜间迷走神经张力增高、冠状动脉痉挛、心肌供血不足，或因卧位时回心血量增多、心脏负荷增加所致。见于高血压心脏病、冠心病等。治疗：同急性左心衰竭。

夜交藤（fleece-flower stem，Caulis Polygoni Multiflori）　见首乌藤。

夜惊（night terrors） 入睡一段时间后突然惊醒，瞪目坐起，躁动不安，面部表情恐怖，呈凝视状，有时喊叫，同时伴有心跳、流汗、呼吸加速等自主神经症状的一种意识朦胧状态。晨醒后一般无所记忆。儿童多见，可同时伴有睡行症。治疗：注意性格培养，避免过分紧张；用镇静、催眠药；针灸及中药治疗。

夜盲症（night blindness, nyctalopia） 由视网膜视杆细胞功能障碍所致的暗适应障碍。病人表现为在黑暗环境中不能辨别周围事物，可分为先天性（如视网膜色素变性）和后天性（如维生素 A 缺乏症）夜盲。治疗：补充维生素 A 或鱼肝油；治疗眼底病变。

夜尿（nocturia） 夜间排尿次数和量都超过正常。正常人夜间（20 时至次日 8 时）排尿 0～2 次，夜尿总量平均约 500ml（300～800ml），相当于全日尿量的 1/3～1/2。若夜尿量增多，超过（或等于）白天尿量，排尿次数亦多，特别是入睡后半夜仍需起床排尿者，即为夜尿。夜尿可分为生理性、精神性、泌尿系统疾病和全身性疾患等所引起。

夜啼（nocturnal crying） 中医病证名。症见婴儿入夜多啼哭，甚而通宵不眠，但天明又转安静。其因有二：一曰脾寒，一曰心热。如夜啼面色青白、手腹俱冷、不欲吮乳、曲腰不伸者为脾寒；如面赤唇红、身復俱热、小便不利、烦躁多啼者为心热。脾寒宜温，兼以活血行气，用钩藤饮；心热宜清，兼以安神除烦，用导赤散加减。

夜现周期性（nocturnal periodicity） 丝虫的微丝蚴在外周血液中的夜多昼少现象。微丝蚴被产于淋巴液中，但多随淋巴经胸导管入血液循环。它们白天滞留于肺血管中，夜晚则出现于外周血液，一般夜晚 8 时以后开始出现，晚 9～10 时数量已很多。班氏微丝蚴为晚 10 时至次晨 2 时出现，马来丝虫为晚 8 时至次晨 4 时出现。发生机制至今尚未完全阐明。因此进行丝虫病的病原学诊断时应于夜间采血查微丝蚴。

液（turbid fluid） 中医术语。体液的组成部分。浊而稠厚，来源于饮食水谷，内藏于骨节、筋膜、颅腔之间，有滑利关节、濡润孔窍、补益脑髓等作用。

液波震颤（thrill of fluid wave） 腹腔内有大量游离腹水时，嘱病人平卧，医生用一手的掌面轻贴于病人一侧腹壁，另一手的手指并拢屈曲，用指端拍击对侧腹部，则贴于腹壁的手掌有被液体波动冲击的感觉。为防止腹壁本身的震动传至对侧，可让另一个人将一手掌的尺侧缘压在脐部腹正中线上，即可阻止腹壁震动的传导。

液化坏死（colliquative necrosis） 坏死组织发生溶解呈液状。如脓肿中大量中性粒细胞，破坏后释放大量蛋白溶解酶，将坏死组织迅速分解成液体，再与渗出液、细菌等组成脓液。脑组织的坏死常为此类坏死，因脑组织内蛋白含量少，凝固酶少，而水分和磷脂含量多，故坏死后不凝固而呈液状，形成软化灶，也称脑软化。

液化石油气中毒（poisoning of liquefactive petroleum-gas） 短时间内吸入大量液化石油气所致的急性中毒。多由储罐漏气或进入储罐内工作引起。表现为头晕、乏力、呕吐、四肢麻木及手套、袜筒型感觉障碍。接触高浓度可立即晕倒、昏迷。应立即使病人脱离现场，解衣宽带，注意保暖，给予氧气吸入。呼吸停止者给予呼吸兴奋剂及人工呼吸，并给予其他对症处理。

液门（yemen, SJ 2） 中医经穴名。属手少阳三焦经。荥（水）穴。位于手背第 4、5 掌指关节前方凹陷中。主治头痛、目赤、耳鸣耳聋、咽喉肿痛、手臂痛等。直刺 0.3～0.5 寸。艾炷灸 3 壮，或艾条灸 5～10min。

液气胸（hydropneumothorax） 胸腔内液体与气体并存。可因胸腔积液并发支气管胸膜瘘、外伤、手术后及胸腔积液穿刺后漏进气体而引起，也可先有气胸而后出现液体或气与液体同时出现。明显的液气胸立位 X 线检查时可见横贯胸腔的液面，其上方为空气及压缩的肺。气体较少时，可只见液面而不易见到气腔。

液态镶嵌模型（fluid mosaic model） 有关细胞膜结构的假想模型。即组成膜的各种物质分子在膜内的排列方式。认为膜的基本结构是以液态的脂质双分子层为基架，基架中镶嵌着具有不同生理功能的球形蛋白质，糖类以糖链方式与膜外侧面的脂质或蛋白质结合，而裸露于膜的外表面。

液态智力（fluid intelligence） 见流体智力。

液体出入量（liquid intake and output） 指病人在 24h 内所摄入的（包括饮食、输液等）和排出的（包括尿、呕吐物等）液体总量。计算液体出入量，能反映病人体内液体代谢的状况，可在治疗上结合病情的需要，精确地维持其液体平衡。

液体复苏（fluid resuscitation） 临床补液的一种方式。其基本要点是短时间内大量补液，一般指在 6h 内输液、输血量大于常规治疗，以纠正低血容量，保障有效的心输出量和器官的血流灌注，6～72h 的输液、输血量少于常规治疗，维持疗效。在补液无效的情况下，应用以去甲肾上腺素为主的血管活性药物等为治疗手段。

液体闪烁计数器（liquid scintillation counter） 采用软 β 射线测量技术对液体闪烁体中的氚（^{3} 氢）、^{12} 碳、^{125} 碘等低能 β 放射性物质标记样品进行计数的仪器。主要由闪烁体和光电倍增管两个部分组成。入射粒子可使闪烁体发生闪光脉冲，光电倍增管可将闪光脉冲转变成电子流，并在管内经多次倍增放大后输出一个电压脉冲。由于电脉冲的幅度正比于辐射粒子的能量，因此这种探头不仅可计数粒子数目，还可以根据脉冲幅度区别粒子能量。用于药物示踪、考古、生物化学、生物物理、农业、水文、气象、食品检验等方面的探测和定量分析。

液体石蜡（liquid paraffin） 润滑性缓泻药。口服不被吸收且能阻止水分吸收，使大便量增多变软，同时润滑肠壁，使便易于排出。适用于年老体弱、痔疮、高血压、动脉瘤及心力衰竭病人的便秘和预防手术后排便困难。长期使用可妨碍维生素 D、K 等脂溶性维生素、胡萝卜素以及钙、磷的吸收。外用可做滴鼻液等的溶剂或用于调节软膏剂的稠度等。

液体栓塞剂（liquid embolism agent） 栓塞材料。如：丁氧酯，具有快速黏结作用，用于颅内动静脉畸形的栓塞治疗；蓝色组织胶，其性能用法同丁氧酯，不良反应较少，目前已取代丁氧酯；甲基丙烯酸-2-羟基乙酯，随人体温度聚合的物质，用于充填置入动脉瘤内的可脱性球囊，作颅内动脉瘤的永久性栓塞。

液体压强原理（principle of liquid pressure） 见帕斯卡定律。

液相色谱仪（liquid chromatograph） 用于较高分子量物质样品分析的仪器。由溶液储槽、溶剂泵、进样装置、色谱柱和检测器组成。通过固定及梯度两种溶剂淋洗色谱系统，达到分离混合物的目的。用于氨基酸、糖类、药品、脂质、抗生素物质等的分离与分析。

液相芯片（liquid chip） 一种芯片技术与流式细胞术相结合的新技术。即将 DNA、抗体等附着于微球表面作为探针，在液相中与待测物结合，再加入荧光标记的报道分子，借助流式细胞仪检测微球表面荧光标记物。

液性暗区（fluid dark area） B 超扫描液性介质时，在声像图中所呈现的无反射的暗区或无回声区。是由于液性介质质地均匀，无声阻差异界面存在所致。A 型超声则呈现相应的"液性平段"。

腋臭（hircus, bromidrosis, osmidrosis） 腋部大汗腺分泌的有机物被细菌分解产生不饱和脂肪酸而发出的一种特殊臭味。常见于青春期，妇女较多，有家族遗传性。有些种族中多见。更年期后大汗腺逐渐萎缩，本病也渐消失。治疗：宜注意清洁卫生，多扑干燥粉剂（如硼酸滑石粉、氧化锌扑粉），可减少臭味。必要时手术切除腋部大汗腺。

腋臭切除术（tragomaschalia resection） 在局部浸润麻醉下，于腋部腋毛区边缘外 2～5mm 作梭形切口，将生有腋毛和汗腺的皮肤及皮下组织一并切除，对根除腋臭可获满意效果。

腋动脉（axillary artery） 锁骨下动脉的延续。从第 1 肋的外侧缘至大圆肌的下缘，以胸小肌为界分为 3 段。第 1 段自第 1 肋外侧缘至胸小肌上缘，第 2 段位于胸小肌后方，第 3 段自胸小肌下缘至大圆肌和背阔肌的下缘。它的主要分支有：①胸肩峰动脉，分布于三角肌、胸大小肌和肩关节等处；②胸外侧动脉，分支至胸大小肌、前锯肌和乳房；③肩胛下动脉，主要分为胸背动脉和旋肩胛动脉。前者分布于前锯肌和背阔肌，后者分支营养附近诸肌；④旋肱后动脉，分支至肩关节和附近诸肌。

腋静脉（axillary vein）　在大圆肌下缘由肱静脉内侧支延续而成的静脉。至第1肋外缘移行于锁骨下静脉。位于腋动脉的前内侧，收集上肢浅、深静脉的全部静脉（桡静脉、尺静脉、肱静脉等）的血液。

腋淋巴结（axillary lymph nodes）　位于腋窝疏松结缔组织内，沿血管排列的淋巴结。按位置分5群：胸肌淋巴结、外侧淋巴结、肩胛下淋巴结、中央淋巴结和尖淋巴结。收集上肢、胸前壁（包括乳房）、腹壁上部和背部等处的淋巴管。其输出管汇合成锁骨下干，右侧的注入右淋巴导管，左侧的注入胸导管。

腋毛癣（trichomycosis axillaris）　腋部和耻骨部毛发的传染性皮肤病。病原菌为微小棒状杆菌，好发于夏季，表现为腋毛或阴毛上有黄、黑、红色结节，质地坚硬或柔软，毛干失去光泽、变脆、易折断，毛根和皮肤不受累。治疗：剪去受累的毛发，外用水杨酸苯甲酸软膏或1%甲醛溶液等。

腋鞘（axillary sheath）　椎前筋膜延续至腋窝，包裹腋动脉、腋静脉和臂丛的锁骨下部分所形成的筋膜鞘。腋鞘向上通颈根部；远侧通臂前、后区；向后经三边孔、四边孔分别与肩胛区和三角肌区相交通；向前通胸肌间隔。

腋神经（axillary nerve）　臂丛后束的分支。发自臂丛后束，在腋窝处穿四边孔，绕肱骨外科颈的背侧至三角肌深部，分布于三角肌、小圆肌及肩部、臂外侧区上部的皮肤。腋神经损伤时，三角肌瘫痪，因而上肢不能高举和外展。

腋神经麻痹（axillary paralysis）　腋神经损害所致的运动、感觉障碍。常见于肩关节脱位、肱骨颈骨折、臂丛神经炎、血清或疫苗注射后所致的神经病，部分病例原因不明。表现为臂不能向外侧平举、三角肌萎缩、上肢下垂、肩外侧面有一感觉缺失区。

腋痛（axillary pain）　中医病证名，腋窝部疼痛。外感所致者由邪伤肺经引起，治宜祛邪宣肺通络。内伤所致者多由肝郁化火伤肺，阴虚火旺劫伤肺等引起，治宜清泻肝肾之火。

腋温测量法（axillary temperature measurement）　最常用，体温计放于腋窝，紧贴皮肤，屈肘臂过胸夹紧，测10min。极度消瘦者不宜采用，腋下有汗液可影响测温的准确性。

腋窝（axillary fossa）　臂上部内侧和胸外侧壁之间的锥形腔隙。有顶、底和4壁。前壁为胸大、小肌；后壁为肩胛下肌、大圆肌、背阔肌和肩胛骨；内侧壁为上部胸壁和前锯肌；外侧壁为喙肱肌、肱二头肌短头和肱骨。顶即上口，为锁骨、肩胛骨上缘和第1肋围成的三角形间隙。底由腋筋膜和皮肤构成。是颈部和上肢的重要通道，其中有腋血管、臂神经丛和腋淋巴结。

腋窝淋巴结肿大（axillary fossa lymphadenectasis）　多种病因引起的腋窝淋巴结增大性改变。按腋窝淋巴结触诊方法和顺序检查中央群、内侧群、前壁、外侧群及后壁各群淋巴结。如发现肿大的淋巴结，应注意其数目、大小、硬度、活动度、有无压痛、呈散在分布或融合成片、与皮肤有无粘连。该征多见于肿瘤性病变（淋巴网状细胞瘤、淋巴肉瘤、淋巴细胞白血病、霍奇金病及乳癌、胸壁肿瘤淋巴结转移）和炎性病变（上肢淋巴管炎、脓肿、外伤、胸壁或乳房化脓性感染、腋窝化脓性感染和结核等）。

腋下温度（axillary temperature）　体温计放于腋窝测试到的温度。方法是让受试者将腋窝擦干，然后将体温计的水银端放于腋窝深处，上臂内收将体温计夹紧。10min后取出体温计读取读数。正常值36.0～37.0℃，较口腔温度低0.3～0.4℃。

腋痣（axillary nevus）　即克劳征。腋下局限性小雀斑。另外，亦可见于颈部、会阴部皮肤的棕褐色斑。此征常见于神经纤维瘤病。

一把抓（yibazhua）　中医成药名（经验方），清痞化积剂。组成：巴豆、槟榔、干姜、大黄、山楂、陈皮、木香、丁香、党参、香附、红曲、黄芩。功能破寒食积聚。用于过食生冷、饮食积聚、胃肠寒痛、寒湿痢疾。

一般脓肿切开引流术（general excision and drainage of abscess）　急性化脓性感染已形成脓肿者，应切开引流。切口应在皮肤最隆起的部位，长度应与脓肿大小相近似。先切一小口，再用止血钳插入脓腔，撑开止血钳，扩大创口，排出脓汁。如有分隔时，轻轻剥开，以确保引流通畅。深部脓肿可用长针试验穿刺，抽得脓汁后，将针留在原位，按针头指示方向切开，可找到脓腔。排脓后脓腔内可放置生理盐水纱布条或凡士林纱布条引流。纱布条放入脓腔底，并松松折叠充填脓腔，纱布条尾留于切口外。

一般杂质检查法（general impurity test）　在自然界分布较广或者在制造和储存过程中较易引入药物（制剂）的杂质的检查方法。如不溶物、炽灼残渣、水分、氯化物、硫酸盐、铁盐、砷盐、重金属等。其检查方法大都收载在《药典》附录中。

一般增生性炎症（general proliferative inflammation）　其他名称：非特异性增生性炎症。变质和渗出性炎症的慢性发展阶段。以病变部位形成大量肉芽组织及瘢痕组织为特征。此外，被覆上皮、腺上皮也可增生，并有大量浆细胞、淋巴细胞浸润。

一侧性肺不张（unilateral atelectasis）　多种原因所致的一侧肺内气体减少和体积缩小。X线表现为患侧肺野均匀致密，纵隔向患侧移位，肋间隙变窄，健侧肺可有代偿性肺气肿。见于一侧主支气管阻塞。

一侧优势（laterality, unilateral dominance）　通常指人类一侧大脑半球皮质发挥主导作用的现象。大多数右利者其左侧半球语词活动功能占优势。主要是在后天生活实践中形成的。小儿2～3岁之前左右两半球无明显差异，10～12岁时左侧优势逐步建立。但左侧半球损伤后尚可能在右侧再建立语言活动中枢。成年人左侧半球损伤即失去语言功能。右侧半球的非语言性认识功能占优势。例如右侧皮质顶叶、枕叶、颞叶结合处受损伤，病人分不清左右侧，穿衣困难，不能绘制图表等。但是一侧优势的现象是相对的。

一次污染物（primary pollutant）　其他名称：原生污染物。直接或间接从污染源排入环境中的各种有害物质和病原体。它的种类很多，如飘尘、二氧化硫、重金属、碳氢化合物以及细菌、病毒和寄生虫卵等。是造成环境污染的主要污染物，对人、生物及物体产生各种危害。

一次最高容许浓度（momentary maximal allowable concentration）　居民区中任何一次短时间（不超过20min）采集的大气中，有害物质的最高限量值。它是为了预防有害物质，在短期内不至于引起最敏感的对象（人或动植物）出现急性刺激、急性中毒或强制性的生理反射而确立的。测定时要选择生产负荷最大、气象条件最不利、污染最严重的时刻。

一点胃癌（point carcinoma of stomach）　其他名称：一钳癌。内镜活检证实为胃癌无误，但手术切除标本经病理连续切片未发现癌者。

一度传导阻滞（first degree of conduction block）　传导阻滞的分度之一。同源心律中全部心搏由于相对不应期的延长而导致的传导减缓，但无传导中断。其分为Ⅰ、Ⅱ、Ⅲ3型。

一度房室传导阻滞（first degree atrioventricular block）　房室交界区的相对不应期延长引起的房室传导时间延长。但每一次心房激动都能传入心室。心电图表现为P-R间期延长。见于洋地黄中毒、风湿性心肌炎等。以病因治疗为主，皮质激素对部分病例有效。

一度烧伤（first degree burn）　见Ⅰ度烧伤。

一氟三氯甲烷中毒（trichloromonofluoromethane poisoning）　一种有机氟中毒。5%浓度下时出现眼刺激和轻度头晕等症状，脱离后可恢复；高浓度时可诱发心律失常和抑制呼吸中枢。治疗：对症；使用肾上腺皮质激素。

一个半综合征（one-and-a-half syndrome）　其他名称：脑桥麻痹性外斜视。一种较重的两眼侧视障碍。表现为侧视时，一眼左右侧视均不能，另一眼仅能外展。病变位于左右侧视均不能的眼睛那一侧，损害了该侧的内侧纵束和该侧的脑桥旁正中结构（也称展神经副核或皮质下脑桥侧视中枢）。此征可见于多发性硬化和其他性质的病变。

一贯煎（yiguan jian, decoction for nourishing liver and kidney）中药方剂。补阴剂，出自《柳州医话》。组成：沙参、麦冬、当归、生地黄、枸杞子、川楝子。功用滋阴疏肝。用于肝肾阴虚、肝气郁滞，症见头昏腰酸、咽干喉燥、胁肋胀痛、呕吐酸水、舌红少津、脉弦弱或虚弦。水煎服。对兼停痰积饮者忌用。近代常用于溃疡病、神经官能症、高血压、慢性肝炎、慢性胃炎、肋膜炎、肋间神经痛、慢性睾丸炎，属于肝肾阴虚者。

一过性 Q 波（transient Q wave）其他名称：暂时性 Q 波。持续时间短，不久即消失的 Q 波。心电图特征 Q 波持续时间在数分钟至 1 周不等；深度多 $<1/4$ R 波，多见于 $V_1\sim V_3$ 导联。无心梗演变过程。一过性 Q 波与心电静止有关。常见于缺血性心肌病变。

一过性蛋白尿（transient proteinuria）正常人处于剧烈运动、精神紧张、热水浴、受寒及女性月经前期尿内暂时出现蛋白质。此时肾无器质性病变，属于生理性蛋白尿，一般不超过（+）。

一过性房颤（transient atrial fibrillation）其他名称：短暂性房颤。见阵发性房颤。起止突然，只持续数秒或数分钟短时期内发生的房颤。可在某一导联记录到。本质上是阵发性房颤。

一过性双峰 T 波（transient bimodal T wave）一过性出现的 T 波双峰样改变。发生机制可能是自主神经紧张度不平衡，引起左右心室复极不同步，或健康部位与缺血部位心肌间复极不均衡。

一过性糖尿（transient glucosuria）其他名称：应激性糖尿。见于脑外伤、急性脑血管病等昏迷情况下，延髓血糖中枢受到刺激，导致肾上腺素和胰高血糖素大量释放，而出现暂时性高血糖和糖尿。

一过性心律失常（transient cardiac arrhythmia）发作时间极短，用常规体表心电图难以发现的心律失常。用动态心电图方能确诊。

一级高血压（first stage of hypertension）其他名称：1 级高血压。根据《中国高血压防治指南（2018 年修订版）》，收缩压 18.7～21.2kPa（140～159mmHg）和舒张压 12.0～13.2kPa（90～99mmHg）为一级高血压（轻度）。

一级结构（primary structure）高分子聚合物中的基本构件按一定的排列顺序连接起来的结构。在蛋白质中指氨基酸排列顺序，为多肽链和多核苷酸链的基本结构。包括氨基酸 α-碳原子的构型和数量，但不包括各原子的空间排列和二硫键。

一级起搏点（primary pacemaker）其他名称：窦性起搏点、最高起搏点。是心脏的正常起搏点。

一级亲属（first degree of relative）一个人与其双亲、子女以及同胞之间的亲缘关系。亲缘关系的远近与多基因病遗传的发病率高低密切相关。例如唇裂，一级亲属中发病率约为 40%，二级亲属约为 7%，三级亲属中约为 3%。

一级医疗事故（level one medical negligence）造成病人死亡、严重伤残的医疗事故。

一级症状（first rank of symptom）施奈德（Schneider）提出的诊断精神分裂症的一组特征性症状。包括思维化声；争论性幻听；评论性幻听；躯体性被动感；思维被夺；思维插入；思维播散或被广播；被强加的感情；被强加的冲动；被强加的意志行为；妄想知觉。

一见喜（common andrographis herb, Herba Andrographitis）中医药名。见穿心莲。

一期缝合（primary suture）污染轻的新鲜伤口，在伤后 6～8h 内清创、缝合。有利于功能恢复和减少瘢痕挛缩。

一期愈合（healing by first intention）其他名称：直接愈合。创伤组织恢复的方式。组织损伤少，伤口整齐（如手术切口），无感染，伤口边缘可直接连合，不需经过肉芽组织形成而恢复，与二期愈合相对而言。

一清胶囊（yiqing jiaonang）中医成药名。泻下药。另有制剂：颗粒。组成：黄连、大黄、黄芩。功能清热泻火解毒、化瘀凉血止血。用于火毒血热所致的身热烦躁、目赤口疮、咽喉、牙龈肿痛、大便秘结、吐血、咯血、衄血、痔血等，出现腹泻时可酌情减量。

一碳单位（single carbon unit, one carbon unit）其他名称：一碳基团。某些氨基酸在分解代谢中产生的含有 1 个碳原子的有机基团。包括甲基、甲烯基、甲酰基、甲炔基、亚氨甲基等。在体内不能游离存在，常与四氢叶酸结合而被运输及携带。主要来自甘氨酸、丝氨酸、甲硫氨酸和组氨酸等。可在酶催化下参与体内许多重要化合物，如嘌呤、嘧啶、儿茶酚胺类激素和核酸等的合成。

一碳基团代谢（metabolism of monocarbide group）体内某些氨基酸（丝氨酸、甘氨酸、组氨酸、色氨酸等）在分解代谢过程中，可生成含有一个碳原子的基团。体内一碳基团有甲基（$-CH_3$）、甲烯基（$-CH_2^-$）、甲炔基（$-CH=$）、甲酰基（$-CHO$）及亚氨甲基（$-CH=NH$）等。各种一碳基团的生成、转变和利用的特有方式，称一碳基团代谢。一碳基团以四氢叶酸作为运载体而参与代谢。

一氧化氮（nitric oxide, NO）一种非常活跃的自由基。半衰期 3～5s，具有广泛的生物学效应，如调节肺血管张力，调节肺内免疫和炎症反应，维持气道平滑肌张力。吸入一氧化氮，经肺血管进入血液后迅速与血合血红蛋白结合形成高铁血红蛋白等物质而失活。一氧化氮的主要代谢产物均水解成 NO_2^- 和 NO_3^-，最终通过肾脏由尿液排出体外。

一氧化氮吸入疗法（inhaled nitric oxide therapy）一氧化氮吸入选择性扩张肺内通气良好区域的肺血管，显著降低肺动脉压，减少肺内分流，改善通气血流比例失调，减少肺水肿形成的治疗方法。主要用于常规治疗无效的低氧血症。

一氧化碳（carbon monoxide, CO）是细胞信使家族的新成员，一种不稳定的气体小分子信使。CO 作用机制同 NO 相似但又不尽相同，在调节血管紧张度、提高第二信使水平、参与长时程增强、调节颈动脉体化学感受器等方面起重要作用。

一氧化碳血红蛋白（carboxyhemoglobin）其他名称：碳氧血红蛋白（HbCO）。由 CO 与 Hb 结合形成，呈樱桃红色。Hb 与 CO 的亲和力比 O_2 大 250 倍，占据与 O_2 结合的位点，加之 CO 使氧离曲线左移，氧解离减少，造成机体严重缺氧，甚至死亡。

一氧化碳中毒（carbon monoxide poisoning）吸入一定量的一氧化碳而引起的中毒。一氧化碳与血红蛋白的亲和力比氧大，进入人体后与血红蛋白结合成碳氧血红蛋白，使血红蛋白丧失携氧能力，引起组织缺氧。临床表现：头昏、头痛、恶心、呕吐、血压下降、神志不清乃至昏迷。皮肤呈樱桃红色，为本症特征。治疗：首先将病人移至空气流通处，使其吸入氧气，佐以呼吸兴奋剂，注意保暖及预防感染。

一氧化碳中毒迟发性脑病（carbon monoxide toxic delayed encephalopathy）约 10% 一氧化碳中毒病人，从昏迷状态复苏后，经 1 周至 3 个月精神正常的清晰期（假愈期）后，突然出现严重的意识模糊-痴呆综合征。临床表现为痴呆木僵、定向障碍、行为异常、帕金森综合征、偏瘫、癫痫、感觉运动障碍等。治疗：高压氧及中医治疗有一定疗效；对症治疗和加强护理；关键在于急性一氧化碳中毒的彻底治疗。

一叶萩碱（securinine）中枢兴奋药。从大戟科植物一叶萩中分离出的一种生物碱。其硝酸盐能溶于水。主要作用于脊髓，能刺激反射活动，增加肌肉紧张度。用于治疗脊髓灰质炎后遗症、面神经麻痹、再生障碍性贫血等。

伊格尔综合征（Eagle syndrome）见茎突综合征。

伊-格综合征（Imerslund-Grasbeck syndrome）其他名称：先天性维生素 B_{12} 吸收不良综合征。系家族性巨幼红细胞贫血，家族性选择性维生素 B_{12} 吸收不良疾病，属常染色体隐性遗传。常于 2 岁以内起病，表现为皮肤黏膜苍白、乏力、烦躁、食欲减退及胃肠道功能紊乱。骨髓有巨幼红细胞增生。常有蛋白尿、氨基酸尿。

伊-兰综合征（Eaton-Lambert syndrome）其他名称：癌性肌无力综合征。自身免疫肌无力样综合征常伴肺燕麦细胞癌。恶性肿瘤（尤其是肺癌）病人出现与癌肿浸润、转移及营养状况低下均无关的神经功能障碍，主要表现为肌无力。表现为四肢近端（特别是盆带肌）和躯干肌的无力，易疲劳。腱反射减弱或消失，肌电图有特征性改变。对症或针对病因进行治疗。

伊曲康唑（itraconazole）　其他名称：斯皮仁诺。抗真菌药。主要应用于深部真菌所引起的系统感染，如芽生菌病、组织胞浆菌病、类球孢子菌病、着色真菌病、孢子丝菌病、球孢子菌病等。也可用于念珠菌病和曲霉病。制剂：片剂、胶囊剂。可有恶心及其他胃肠道反应；肝损害；还可出现低钾血症和水肿。肝功能变化，有肝病史者及孕妇禁用。

伊萨卡斯综合征（Issaks syndrome）　一种神经性肌强直。表现为静止或睡眠时肌肉呈持续性僵硬，主要在四肢远端，逐渐形成手脚屈肌挛缩，肌肉常有束性颤动。治疗：口服苯妥英钠。

伊斯雷尔综合征（Israel syndrome）　分流性高胆红素血症综合征。主要是由于骨髓内红细胞或前体的破坏过多而产生过量胆红素所致。表现为黄疸和肝脾大、高间接胆红素血症、网织红细胞增加。治疗：有溶血可行脾切除。

伊藤痣（Ito naevus）　其他名称：肩胛三角肌部青褐色痣。真皮内黑色素细胞聚集而引起的一种色素斑。表现为肩、颈侧、锁骨上和上臂皮肤的单侧性、不规则、棕色、灰蓝色或蓝黑色斑片；可伴同侧或对侧太田痣。治疗：可试用皮肤磨削术。

伊通征（Eaton sign）　病人头转向受损害的肢体一侧并同时深吸气，桡动脉血压降低和脉搏减弱。见于前斜角肌综合征。

伊韦马克综合征（Ivemark syndrome）　其他名称：无脾综合征。先天性心脏病合并脾阙如所引起的一组综合征。病人多有青紫、心悸及呼吸困难，发育迟缓。检查提示脾阙如或很小，可合并多种血管畸形，如肺动脉狭窄、房间隔缺损等。采用抗心衰、抗感染、抗血栓等对症治疗，手术效果不佳。

伊维菌素（ivermectin）　其他名称：海正麦克丁。抗丝虫病药，为治疗盘尾丝虫病的首选药物。作用机制是加强神经突触处 γ-氨基丁酸的释放和结合，从而使虫体麻痹，作用时间较长，安全范围大。适用于治疗盘尾丝虫病。

伊文思公式（Evans formula）　烧伤早期复苏输液计算输液量的公式。规定烧伤后第一个 24h，每 1% 烧伤面积、每千克体重输给晶体溶液和胶体溶液各为 1ml，另加每天水分需要量 2 000ml。烧伤面积超过 50% 者，亦以 50% 计算。尿量每小时要求维持 50ml。第二个 24h 晶胶体补给第一个 24h 需要量的 50%，水分仍为 2 000ml。20 世纪 50 年代曾应用该公式进行输液抗休克治疗，使休克死亡率显著减少。

伊文思蓝（azo-blue）　其他名称：偶氮蓝。常用于测定血容量的蓝色染料，也可用于化疗时的动脉插管定位。

伊文思综合征（Evans syndrome）　其他名称：埃文斯综合征。获得性溶血性贫血伴获得性血小板减少为主要特征的一种综合征。病人有不同程度的贫血、黄疸、瘀斑、牙龈出血、鼻出血及脾大。血常规检查有助于诊断。治疗：激素，脾切除。

伊蚊〔属〕（Aedes）　蚊科的一属，能传播流行性乙型脑炎和登革热。成蚊多为黑褐色，多数种类翅外有纹饰或斑点，俗称黑斑蚊。幼虫停留在水面下的虫体与水面成角度。滋生于树洞、竹筒、石穴、瓶罐等积水中。

衣壳（capsid）　其他名称：壳体。病毒粒子的结构单位，为包裹病毒核酸及与核酸相关联的蛋白质外壳。由一定数量的壳粒组成，壳粒是形态学亚单位。不同的病毒种衣壳所含的壳粒数目和排列形式不同。可作为鉴别以及分类病毒的依据。衣壳的功能是保护病毒核酸免受环境中核酸酶或其他破坏性因素的影响，并能介导病毒核酸进入宿主细胞，衣壳具有抗原性，是病毒体的主要抗原成分。

衣壳转移（transcapsidation）　无包膜病毒发生的表型混合称核壳转移，如脊髓灰质炎病毒与柯萨奇病毒感染同一细胞时，常发生衣壳的张冠李戴，甚至有两亲代编码的壳粒相互混合组成的衣壳。

衣氏放线菌（Actinomyces israelii）　其他名称：以色列放线菌。口腔正常寄生菌。当人抵抗力低下时可诱发放线菌病。一般均为内源性感染，可能与机体对该菌变态反应有关。血清中有凝集素和补体结合抗体，但不能抵抗感染。有两个抗

原型，与分枝杆菌、棒状杆菌有交叉抗原。为革兰氏阳性、非抗酸性丝状杆菌。属于原核生物，以裂殖方式繁殖。菌丝呈典型分支，极易断裂，断后形态似类白喉棒状杆菌。无鞭毛、芽孢和荚膜。培养比较困难，厌氧或微需氧，5% CO_2 可促其生长。

衣原体（chlamydiae）　专性寄生在原核细胞内，有细胞结构但无自主产能代谢系统的、对抗生素敏感的一类原核生物。严格营细胞内寄生，能通过滤菌器，光镜下勉强可见，革兰氏阴性，一般呈圆形或椭圆形，具有独特的生活周期。各期形态不一，染色也各异。可用鸡胚卵黄囊培养。某些衣原体可使小白鼠感染。能产生内毒素，可被特异性抗体中和。含耐热的共同抗原。感染后可产生 IV 型变态反应。它含有 RNA 和 DNA 两种核酸。具有黏肽组成的细胞壁。按二分裂方式繁殖。含有核糖体和复杂的酶系统。引起人类感染的有：沙眼-包涵体结膜炎衣原体、性病淋巴肉芽肿衣原体和鹦鹉热衣原体等。

衣原体病（chlamydia diseases）　衣原体所致多种人畜共患病的总称。常见的衣原体有：①沙眼衣原体和肺炎衣原体，主要感染人，引起沙眼、性病淋巴肉芽肿、呼吸道感染等，对动物无致病性；②鹦鹉热衣原体，主要感染动物，在鹦鹉类鸟中引起鹦鹉热，在非鹦鹉类鸟中引起鸟疫，人类的感染多来自患病的鹦鹉类鸟，引起肺炎和毒血症；③牛羊亲衣原体，可引起牛羊流产、多发性关节炎、脑脊髓炎和腹泻。检出衣原体可确诊，四环素和磺胺有效。

衣原体肺炎（chlamydial pneumonia）　鹦鹉热衣原体、肺炎衣原体等引起的传染性非典型肺部炎症。本病潜伏期较长，发病潜隐。临床表现初期可似流感或支气管炎，严重者有发冷、发热、肌肉酸痛、咳嗽、痰中带血等症状。X 线两肺有片状浸润影。细胞培养发现衣原体可确诊。红霉素或其他大环内酯类药物治疗有效。

衣原体性附睾炎（chlamydial epididymitis）　沙眼衣原体感染所致的附睾炎症性疾病。多见于青年男性，性接触感染是主要的传播途径。临床表现为附睾局部不适、坠胀感和阴囊疼痛。尿道分泌物标本涂片染色显微镜检查、衣原体培养、衣原体抗原检测、衣原体 DNA 的聚合酶链反应（PCR）检测等可以帮助确诊。

医疗步行（terraincure）　在平地或适当的坡道上作定距离、定速度的步行，中途作一定的休息。按计划逐渐延长距离（如自 1 500m 至 4 000m），提高步行速度（如以 20min 走 1 000m 至以 16min 走 1 000m）。还可在中间插入一段爬坡或登阶。每日或隔日一次。适用于肥胖、糖尿病、高脂血症、冠心病、慢性心功能不全、慢性气管炎、肺气肿等。

医疗成本（cost of medical treatment）　一般是指医疗机构或单位在医疗服务过程中各种费用的总和。由以下费用要素构成：①劳务费用，包括工资、辅助工资、福利费和各种津贴、奖金等；②业务费用，包括医疗设备、卫生材料、燃料、水电、低值易耗品和一般杂支等；③管理费用，包括办公费、邮电费、差旅费等；④折旧基金，包括固定资产折旧、大修理基金等；⑤其他费用，包括药品降价损失、租赁费、职工培训费等。都是医疗服务过程中必要的消耗。

医疗方舱（medical cabin）　配有医疗设备和药品器材，可实施医疗救治或卫生技术保障的方舱。通常由舱体、医疗设备、保障设备和辅助装置等组成。

医疗机构（organization of medical care）　以保障人民生命健康为目的的社会群体。按其功能可分为：①以诊治疾病为中心工作的医疗机构，如医院、门诊部；②以预防疾病为主体的医疗保健机构，如妇幼保健院、结核病防治所；③以康复疗养为重点的医疗机构，如康复疗养院。

医疗技术事故（medicotechnical malpractice）　凡诊疗、护理工作尽了职责，确因业务技术水平所限，发生诊断、治疗、护理等错误，造成不良后果的。

医疗纠纷（medical dispute）　病人或其家属以及工作单位因对诊疗不满而向有关部门提出控告事件的统称。造成医疗纠纷的原因很多，情况较为复杂，有的确系医疗事故，但更多的则非医疗事故。因此，在正确处理医疗纠纷案中，必须通过

详细调查和医学鉴定，以明确责任，妥善解决。医疗纠纷按其类别分为医疗事故、医疗差错、非医疗事故。

医疗设备（equipment of medical treatment）　应用于诊断、治疗、护理的设备。可分为三大类：①诊断设备类，如 X 线诊断设备、功能检查设备、超声诊断设备、核医学诊断设备、内镜检查设备、实验室诊断设备、五官科检查设备、病理诊断设备；②治疗设备类，如病室护理设备、急救设备、手术设备、放射治疗设备、核医学治疗设备、理疗设备、激光治疗设备、透析治疗设备、低温治疗设备、其他治疗设备；③辅助设备类，如消毒设备、空气调节及净化设备、制冷设备、中心吸引及供氧系统、血库设备、灭菌制剂及制药设备、医用数据处理设备、医学摄影录像设备、缩微设备、电子计算机、传输及通信设备。

医疗事故（medical negligence）　由于医务人员责任或技术上的原因，使病人遭受不应有的严重痛苦，甚至造成病情恶化、组织器官损伤、残废或死亡者。虽对病人有影响，但未造成上述不良后果的一般诊疗错误则称为医疗差错。凡医护人员认真负责为伤病员服务，但因病情危重，抢救无效或限于医学科学水平或客观条件而发生难以预料的意外后果或难免的后遗症，不应算作医疗事故。医疗事故按发生的原因分为责任事故和技术事故两大类，但在实际工作中责任事故与技术事故之间往往难以截然分开。

医疗体操（medical exercise）　是现代运动疗法的主要方法之一，由徒手或使用各种器械的肌肉练习组成。在运动器官受伤、神经瘫痪及很多呼吸道、胃肠道疾病时，为首选的康复医疗方法。

医疗用毒性药品（medical toxic drugs）　毒性剧烈、治疗剂量与中毒剂量接近，使用不当会导致病人中毒或死亡的药品。管理品种由卫生委会同国家医药管理局和中医药管理局确定。使用时每次处方剂量不得超过 2 日极量，处方一次有效。

医疗照射（medical radiation）　为了诊断和治疗的目的而使被检者或病人接受的照射。在人工辐射源的照射中，医疗照射占首要地位。在影像诊断中，X 线所占比重最大。在实施医疗照射时，要进行"正当化"论证，要对照射给被检者带来的效益和可能导致的危害进行代价-效益分析。应当避免一切不必要的照射，同时又要把必须实施的照射限制到可以合理达到的最低水平。

《医林改错》（Correction on Errors in Medical Classics）　中医脏象著作。王清任撰。成书于清道光十年（1830 年）。2 卷。作者查阅历代典籍有关脏腑讨论及图像，发现多有矛盾，感慨"著书不明脏腑，岂非痴人说梦？治病不明脏腑，岂异盲子夜行？"通过对露脏尸体及刑余之人的脏腑器官的直接观察，绘图立说，纠正旧说，撰成此书。上卷以论脏腑为主，其所绘改正脏腑图及对脏腑的见解，纠正了前人的一些错误。倡脑髓说，指出灵性记忆归于脑而不在于心，并从实际解剖，阐述五官的功能也在于脑等；下卷以气血脏腑基础理论为依据，突出血瘀等证的辨证治疗，所载活血化瘀诸方治 50 余种瘀证及半身不遂、瘫痿、痹证及难产等，多可在临床收到殊效，促进了中医学活血化瘀理论的建立。

医学超声学（medical ultrasonics）　研究超声波在人体中产生、传播、接收和效应及其在医学中应用的科学。其研究范围与生物医学超声学基本相同，只是局限于人体和医学范围内。

医学分子生物学（medical molecular biology）　从分子水平研究人体在正常和疾病状态下的生命活动规律，从分子水平开展人类疾病的预防、诊断和治疗研究的一门学科。是分子生物学的一个重要分支。

医学观察（medical observation）　指允许某些传染病的接触者照常从事工作和活动，但每天要由医务人员了解其健康和饮食情况，进行必要的体格检查和实验室检查，注意该病的早期症状和体征，以便从这些人中早期发现病人及时隔离治疗，防止疾病通过这些人进一步传播。

医学科技成果（medical scientific and technological achievements）　医学科学技术课题，经过实验研究，调查考察后，得出的具有一定学术意义和实用价值的结论。如在实践和理论上有创造性的、具有一定科学水平和实用性的新技术、新方法，新器材、新药物、新发现、新认识等。此类成果分为 3 类：①医学基础理论研究成果；②应用和技术研究成果；③重大科学技术项目的阶段性成果。

医学科学管理（medical scientific management）　属管理科学。它既是科学技术管理的组成部分，也是卫生事业管理的组成部分。根据我国的实际情况，其研究范围和主要内容有：医学科技发展规划、计划；医学科技政策；医学科研结构体系、经济管理和成果管理；医学与经济、社会发展的关系；医学科学发展的预测；医学科技人才的培养；医学科技的国际合作与交流；医学科学管理中的法制；医学科学伦理学；医学科学情报、图书和科研条件；医学科学统计、计量标准及方法论等。

医学科学技术情报（medical scientific and technical information）　情报科学是医学科学管理的重要组成部分。这项工作主要分为医学图书工作和医学科技情报的研究及传播工作。情报资料分 3 类：医学科技图书、期刊与特种文献。上述资料分三级：一级为新的技术、知识、发明、创造等原始创作；二级指经过加工、分类、归纳、简化组成为系统的材料（题录、索引等）；三级指利用一、二级文献编写的专题评述、年度的学科总结、综述、进展、手册等。

医学昆虫学（medical entomology）　研究危害人体健康的节肢动物的生物科学。节肢动物对人的危害主要是传播疾病的媒介；或由于寄生（如吸血）、体毛及分泌物的伤害而使人致病。研究有关节肢动物的形态、分类、生活史、生态及其与疾病的关系和防治措施，以达到除害灭病的目的。

医学美容学（medical cosmetology, aesthetic medicine, cosmetic medicine）　见美容医学。

医学模式（medical model）　人们对疾病本质的认识观念。经典的西方医学习惯于将人看成是生物的人，忽视人作为社会成员的重要一面。在实际工作中，躯体因素重视多，而对精神和社会的因素重视少；在科学研究中，较多地着眼于躯体的生物活动过程，很少注意行为和心理过程，忽视社会心理因素对人体的作用。这种认识疾病的观念称为生物医学模式。近年来，人们对疾病的认识已从单纯的生物学角度发展到从心理和社会的角度来考虑疾病的发生及治疗了，这种认识疾病的观念称为生物-心理-社会医学模式。

医学人口统计（medical population statistics）　运用概率论和数理统计的方法，收集、整理人口资料，从医学角度，对人口的生、老、病、死等现象进行描述和分析。研究人口的数量、构成和变动与卫生事业的关系。医学人口统计是人口统计学的重要组成部分，也是研究人民健康状况及评价卫生工作质量的一个重要内容。

医学统计（medical statistics）　数理统计的原理和方法在医学科研与实践中的应用。广义而言，它属于生物统计的范畴。医学统计侧重于医学的生物学方面，生物统计应用于生物学研究，从生物范畴也包括人的角度，它比医学统计范围更广。

医学图像分析装置（medical image analysis system）　自动化的医学图像分析仪器。由计算机、图像处理机、电视摄像机、数字模拟转换器组成。根据对各种图像的计算分析，作出诊断。如根据细胞或组织切片的显微镜图像分析染色体。用于开展子宫颈细胞普查、羊膜腔穿刺样品检测、淋巴细胞的遗传异常现象分析以及对 X 线照片作定量评价诊断疾病。

医学微生物学（medical microbiology）　微生物学中的一个分支。研究人类病原微生物生命活动规律、致病性、诊断及防治的微生物学分支学科。寻找和掌握同疾病斗争的措施，达到消灭和控制由微生物所引起的疾病，确保人类身体健康的目的。内容包括：细菌学、免疫学基础，病毒学以及其他病原微生物（如真菌、立克次体等）的研究。

医学心理学（medical psychology）　心理学与医学相结合的一门新兴学科。它是研究医学领域中的心理学问题，研究心理因素在人体健康和疾病及其相互转化过程中所起作用的规律。它的研究任务是：研究在各类疾病的发生、发展和变化过程中心理因素的作用规律；研究心理因素特别是情绪因素

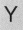

对身体各器官生理、生化功能的影响；研究人的个性心理特征在疾病发生和康复中的作用；研究如何通过人的高级心理功能，认知、支配和调节自身的生理功能，以达到治病、防病和养生保健的目的。

医学研究生（medical postgraduate）　高等学校本科毕业后（或与同等学历考入），按照学制要求继续在高等医科学校或科学研究机构学习研究的学生。医学研究生分两级：①已取得学士学位的大学生继续攻读，已取得硕士学位的为硕士研究生；②取得硕士学位后，继续攻读博士学位者，为博士研究生。研究生分全日制和在职两种。学制一般为2～3年。硕士、博士研究生入学后都必须按培养计划学习规定课程，临床研究生还须进行临床专门技术训练，通过考试，并在导师指导下完成研究课题，写出学位论文，通过论文答辩，才能毕业。符合《中华人民共和国学位条例》规定要求的，分别授予硕士或博士学位。医学研究生培养目标是高等学校师资、科学研究人员等专门人才。

医学遗传学（medical genetics）　应用遗传学的理论与方法研究遗传因素在疾病的发生、流行、诊断、预防、治疗和遗传咨询等中的作用机制及其规律的遗传学分支学科。在其发展过程中已分化建立起人类细胞遗传学、人类生化遗传学、人类分子遗传学、人类群体遗传学、药物遗传学、免疫遗传学、辐射遗传学、遗传毒理学、肿瘤遗传学和行为遗传学等分支学科。

医用冰箱（medical refrigerator）　维持一定的低温人工环境，以储藏生物样品、试剂的仪器。由压缩机、冷凝器、散热器及温控装置等构成。制冷原理是压缩机将蒸发器内的气态制冷剂压缩成为高压气体，高压气体至冷凝器被冷却放出热量成为液体，高压液体流经节流器，借毛细管的节流作用进入蒸发器后迅速蒸发吸收热量，如此不断循环，使箱内形成低温。医学上常用的冰箱有：①血库冷箱，用于储放血液或血制品，温度控制在4℃，内有层架；具备报警和记录功能。②色谱冷室，控温范围在1～14℃，采用玻璃门，箱内有电源插座和可移动层架，将层析色谱仪器（检测器、泵、部分收集器等）放于其内，使整个分析过程在恒冷环境下进行。③低温冰箱，最低为-40℃。④超低温冰箱，有两种类型，-85～-70℃和-100℃以下，一般采用两级制冷；适于保存细胞株、菌株及特种试剂。低温冰箱和超低温冰箱有卧式和立式两种形式。

医用电子学（medical electronics）　将电子学的理论和技术应用于医学的科学。包括各种电子技术在生命现象研究中的应用，电子仪器和设备在医学科学研究、临床诊断和治疗中的应用。

医用电子直线加速器（linear accelerator）　可产生高能量电子射线和X射线，用于头颈及浅、中部肿瘤放疗的专用设备。它疗效高，不良反应小，治疗时间短。因不用放射性元素，故切断电源射线即可中断，对病人和医生均较安全。且配有电视装置及对讲电话，医生可随时掌握病人情况作出处置。

医用高分子（medical macromolecule）　生物材料之一。分为生物高分子材料（如猪、牛心包瓣膜）和人工合成高分子材料（如塑料、硅橡胶和合成纤维）。现已广泛应用于制备医疗用品、人工器官、整形材料和医用黏合剂等。

医用光学内镜（medical optical endoscope）　通过特殊形式的光学镜体或镜筒观察体内某一部位病理变化的仪器。由光源和镜体两部分组成。从导光方式上可分为：①普通光学导光内镜，由透镜或一组透镜构成（如耳镜及一部分硬质内镜）；②纤维内镜，系采用光学纤维制成镜体，镜体可弯曲成一定角度且导光均匀。纤维内镜在医学上应用广泛，还可分为：①硬质内镜，外有硬质镜鞘，常用于可直接插入部位的观察如关节镜、腹腔镜、尿道膀胱镜等；②软质内镜，如支气管镜、胃肠镜。除进行观察外，还可通过镜筒使用钳子取活检标本，介入电外科装置施小病灶摘除、止血、烧灼等治疗。近代发展起来的经内镜外科术，还可进行胆囊摘除等较复杂的手术。

医用换能器（medical transducer）　一种特殊形式的传感器，可把生物体的各种信息（如温度、压力、声音等）变换为符合某种信息收集系统的输入信号。

医用激光治疗机（medical laser therapy apparatus）　利用一定能量的聚焦激光束破坏生物细胞，达到切割、分离、熔接、气化、烧灼、止血和溶解等治疗目的的仪器。可分为两类：①外科激光（常用为二氧化碳激光），适用于普通外科、神经外科、妇科、皮肤科等领域，也可与内镜和特种导管配用，进行腔内治疗。②眼科激光（常用光源为氦、氖、氩和钕等），广泛用于视网膜出血、视网膜脱落、白内障的治疗。另外，利用激光可诱发电磁反应，改变体内的磁场而影响生理代谢功能的原理开展理疗。

医用加速器（medical accelerator）　利用电场或磁场加速带电粒子，使其能量提高的仪器。采用不同类型的加速器，可获得各种能量的电子、质子及其他重离子。被加速的带电粒子撞击到不同材料制成的靶上，能产生各种次级粒子射线（如X线、中子束和介子束等），这些射线可用来治疗各种肿瘤。常见的医用加速器有：①静电加速器；②电子感应加速器；③电子直线加速器，采用微波电磁场加速电子，现代医学中多用此种，能量为3～25MeV；④回旋加速器，产生快中子束，能量为5～100MeV。

医用硫酸钡（medical barium sulfate）　一种X线摄影用的对比剂。无臭、无味、不溶于水或其他溶剂，在人体内不被吸收且无任何化学反应的白色粉末。可制成各种不同浓度的混悬液。用于消化道、支气管等的造影检查。

医用橡胶手套（medical rubber glove）　用薄橡胶制成的手套。经消毒处理后，用于必须绝对保持手的无菌的手术或诊疗操作。一般用煮沸或高压蒸汽消毒灭菌，也可用灭菌药水消毒。

医源性传播（iatrogenic transmission）　在医疗预防工作中违反规章制度或技术操作规程等引起的某些疾病的传播。如妇科检查器械未消毒所传播的滴虫病，输入含有乙型肝炎或艾滋病病毒的血液及其制品所传播的乙型肝炎或艾滋病等。

医源性房室分离（iatrogenic atrioventricular dissociation）　用起搏器仅起搏心室，无P波感知功能，则心房仍由窦房结或房内异位起搏点兴奋，造成的房室分离。

医源性感染（iatrogenic infection）　医院感染的一部分。指在医院内实施手术、治疗、诊断、预防等技术措施（如静脉插管、导尿、注射、输血、吸入疗法、烧伤治疗等）或滥用抗生素及应用免疫制剂等引起的感染。

医源性黄疸（iatrogenic jaundice）　在诊治疾病的过程中，由于某种检查或使用某些药物或手术操作造成血中胆红素超过正常，致使皮肤、黏膜、巩膜的黄染。

医源性疾病（iatrogenic disease）　在疾病的预防、诊断和治疗过程中，由医疗因素（如诊断和治疗措施、药物、语言暗示、错误的医学理论和实践等）所导致的一类疾病。包括医院内感染、药物不良反应所致的药源性疾病等，但不包括故意伤害、意外中毒及非法行医造成的后果。

医源性输尿管损伤（iatrogenic ureteral injury）　因输尿管手术、输尿管镜检查、取（碎）石、扩张、套石、擦刮活检等操作导致的输尿管损伤。如输尿管黏膜损伤、输尿管穿孔、输尿管撕裂和输尿管断裂等。临床可表现为血尿、尿外渗等相关症状。

医源性损伤（medical damnification）　无论是物理性、化学性、生物性还是心理性损伤，如果是由于医护人员言谈及行为上的不慎而造成病人生理或心理上的损伤，均称为医源性损伤。

医院（hospital）　以诊治疾病、护理病人为主要目的的医疗机构。设有病房、门诊、各科诊疗辅助部门和行政管理部门。由医、护、药、检等人员和行政管理人员分别组成各科室，配有必要的设备。担负诊治疾病、护理病人及预防、科研、培养卫生专业人员的任务。分综合性和专科性两类，专科性医院为某类疾病单独设立，综合性医院多数按行政区划分为省、市（区）、县医院等。按部门尚可分为部队、企业医院等。医学院校的附属医院，兼有医疗和教学双重任务，亦称教学医院。

医院标准化管理（standardization management of hospital）　提高医疗工作质量和效率的一种现代管理方法。它是以责任制为核心，以标准化原理为前提，将标准化渗透到医院的一切领域，贯穿于工作的全过程。其主要特征是：一切活动依据标准，一切指标落实到人，一切评价运用事实和数据，一切工作思想领先。应用的基本方法是：目标管理方法、质量控制方法、数量统计方法、综合评价方法、医疗经费定额管理方法。

医院感染（hospital infection）　其他名称：医院内感染、医院内获得性感染。包括医院内各类人群所获得的感染，感染对象为一切在医院内活动的人群，但主要为住院病人。感染必须发生在医院内，感染发生的时间界限指病人在医院期间和出院后不久发生的感染，不包括入院前已发生或已处于潜伏期的感染；但如病人入院时已发生的感染直接与前次住院有关，也称为医院感染。

医院管理自动化（hospital automation）　以计算机或自动化器械处理医院信息。包括对检查、诊断、治疗、入出院、投药、收费等资料的处理。医院管理自动化有利于提高医院管理效率和诊断治疗水平，并可促进医院相互间的情报交流。

医院获得性肺炎（hospital acquired pneumonia, HAP）　简称医院内肺炎。入院时不存在肺炎，也不处于感染潜伏期，而是住院 48h 后在医院发生的肺炎。病变局限于气道内的，为医院获得性气管-支气管炎；出现在肺实质的炎症，为医院内获得性肺炎。致病菌中革兰氏阴性杆菌占 50%～80%，主要有肺炎杆菌、大肠埃希菌、铜绿假单胞菌及其他假单胞菌属、耐甲氧西林金黄色葡萄球菌（MRSA）、卡氏肺孢菌和真菌（0～5%）等。易感人群：老年人，慢性阻塞性肺病者，免疫功能低下、胸腹部手术、人工气道机械通气者，原因不明或持续发热或热型改变，咳嗽咳痰加重或脓性痰，氧疗病人需氧量或浓度增加者等。临床表现：发热、咳嗽、气急、肺湿啰音。X线检查见两肺散在斑点状、小片状和结节状阴影及多处小透亮区。治疗：根据病情、痰培养和药敏试验，选择有效的抗生素。

医院获得性尿路感染（hospital acquired urinary tract infection）发生在住院期间或在医疗机构内的各种病原微生物在尿路中生长并繁殖而引起的一组炎症性疾病。常见致病菌以革兰氏阴性杆菌，特别是大肠埃希菌为主，但革兰氏阳性菌感染比例较社区获得性尿路感染比例高，病原菌耐药情况较社区获得性尿路感染严重。临床主要表现为尿频、尿急、尿痛等尿路刺激症状。

医院污水排放标准（hospital wastewater treatment standard）医院污水排放必须达到国家《污水综合排放标准》（GB 8978—1996）。排入 GB 3838Ⅲ类水域和排入 GB 3097 中Ⅱ类海域的综合医院的污水，处理后达到一级标准：粪大肠菌群低于 500/L，总余氯低于 0.5mg/L。

医嘱（doctor's advice, doctor's orders）　医师根据病情的需要拟定书面嘱咐，为医护人员具体执行的依据。分长期（有效时间 24h 以上）和临时（有效时间 24h 以内或一次性）医嘱。医嘱的项目包括病人的饮食、用药、化验、卧位、护理级别、手术前的准备、手术后的处理等。

《医宗金鉴》（Golden Mirror of Medicine）　中医学丛书。吴谦等奉敕编纂。成书于清乾隆七年（1742 年）。90 卷。内有《订正伤寒论注》《订正金匮要略注》《删补名医方论》《四诊心法要诀》《运气要诀》《伤寒心法要诀》《杂病心法要诀》《妇科心法要诀》《幼科杂病心法要诀》《痘疹心法要诀》《种痘心法要旨》《外科心法要诀》《眼科心法要诀》《刺灸心法要诀》《正骨心法要旨》共 15 种。论述各科疾病病因、诊断、辨证、治法、方剂等内容，简明实用，并附歌诀，便于记诵。是一部临床重要的参考书籍。

依地酸二钠（disodium edetate, EDTA-2Na）　其他名称：乙二胺四乙酸二钠、依地钠。抗心律失常药。无色结晶性粉末，易溶于水。可与钙离子结合成水溶性结合物，以减少血钙浓度。常用于洋地黄中毒所致的心律失常。若尿中出现管型蛋白、红细胞、白细胞应立即停药。大量或多次用药可导致血钙过低。当心律失常被纠正后，可口服钾盐以维持疗效。

依地酸二钠滴眼液（Guttae Dinatrii Edetatis）　其他名称：乙二胺四乙酸二钠滴眼液。眼科用药。组成：依地酸二钠的无色澄明、pH 值 7.0～8.0 的等渗水溶液。能络合钙离子，有抑制胶原酶的作用。用于石灰等碱灼伤、角膜钙质沉着及角膜带状变性。

依地酸钙钠注射液（Injectio Calcii Natrii Edetatis）　其他名称：解铅乐注射液、依地钙注射液。金属中毒解毒药。组成：依地酸钙钠盐的无色澄明灭菌水溶液。能与多种金属结合成为稳定而可溶的络合物，由尿中排泄，故用于一些金属中毒的解救，对无机铅中毒效果尤好；对钴、铜、铬、镉、锰及放射性元素镭、钚、铀、钍等均有解毒作用。用药期间注意验尿。不可与依地酸二钠混同。静脉注射不得过快，肌内注射时须经稀释。

依地酸钴（cobalt edetate）　解毒药。与氰有较大的亲和力，可夺取细胞色素氧化酶的氰，络合生成氰高钴酸盐。主要用于氰化物中毒。

依酚氯铵（edrophonium chloride）　其他名称：滕喜龙、艾宙酚。肌肉兴奋药（胆碱酯酶抑制药）。主要用于筒箭毒碱等非去极化型肌肉松弛药的过量中毒时的解救，也用作重症肌无力的诊断剂。制剂：注射剂。支气管哮喘、心脏病病人慎用。机械性肠道及泌尿道梗阻禁用，不宜用于手术后腹胀或尿潴留。

依赖 DNA 的 DNA 聚合酶（DNA-dependent DNA polymerase, DDDP）　以单链或双链 DNA 为模板催化由脱氧核糖核苷三磷酸合成 DNA 的酶。

依赖 DNA 的 RNA 聚合酶（DNA-dependent RNA polymerase, DDRP）　以 DNA 为模板催化三磷酸聚合成 RNA 的酶。

依赖 RNA 的 RNA 聚合酶（RNA-dependent RNA polymerase）存在于 RNA 病毒中，以 RNA 为模板催化由核苷-5′-三磷酸合成 RNA 的酶。

依赖现象（linking phenomenon）　见蝉联现象。

依米丁（emetine）　其他名称：吐根碱。为茜草科植物吐根的主要生物碱。对溶组织阿米巴滋养体有直接杀灭作用。适用于急性阿米巴痢疾需急控制症状者及阿米巴肝脓肿。尚可用于蝎子蜇伤。常用其盐酸盐。妊娠、心脏病、肾脏病、血压过低、重度贫血、肝功能减退、将施行手术者、老弱者与幼婴禁用。用药期间禁饮酒及食刺激性食物。禁止静脉用药。给药后应卧床休息，监测心脏及血压的变化。

依木兰（azathioprine, imuran）　见硫唑嘌呤。

依那普利（enalapril, inovoril）　其他名称：恩那普利、苯丁酯脯酸。为不含巯基的血管紧张素转换酶抑制药。口服后在体内水解为苯丁羟脯酸而发挥降压作用。降压作用与机制同卡托普利，但作用比卡托普利强，缓慢而持久。具有高效、长效、低毒及可避免急性低血压的优点。适用于高血压和充血性心力衰竭。孕妇、过敏者禁用，哺乳期妇女、肾功能不全者慎用。

依诺沙星（enoxacin）　其他名称：氟啶酸、诺佳。合成的第三代喹诺酮类抗菌药（细菌 DNA 促旋酶抑制剂）。用于敏感菌所致的咽喉、支气管、肺、尿路、前列腺、胆囊、肠道、中耳、鼻旁窦等部位感染，也可用于脓皮病及软组织感染。制剂：注射剂。不得应用于儿童及孕妇、哺乳期妇女。对喹诺酮类药物过敏者、癫痫及葡萄糖-6-磷酸脱氢酶缺乏症病人禁用。

依匹唑（epirizole, mepirizole, mebron）　其他名称：嘧吡唑、甲嘧啶唑。抗炎镇痛药。抗炎作用较强，并有解热作用。用于各种炎症性疼痛，如风湿性和类风湿性关节炎等。

依普拉酮（eprazinone, mucitux）　其他名称：易咳嗪、苯丙哌酮。非麻醉性镇咳药。白色结晶性粉末，味苦，溶于热水。镇咳作用类似可待因。因能破坏痰中酸性黏多糖纤维而有较强的溶解黏痰作用。用于急慢性支气管炎、肺炎、哮喘、肺结核等。

依色林（eserine, physostigmine）　见毒扁豆碱。

依沙吖啶（ethacridine）　其他名称：雷佛奴尔、利凡诺。外用杀菌防腐剂。鲜黄色结晶性粉末，可溶于水，水溶液不稳定，遇光逐渐变色。对球菌，尤其是链球菌有抗菌作用。用

依他尼酸（ethacrynic acid）　其他名称：利尿酸。强利尿药。作用、用途和不良反应均与呋塞米相似，但静脉注射时胃肠出血的发生率较呋塞米为高。因可引起永久性耳聋，现已少用。

依替膦酸二钠（etidronate disodium）　其他名称：羟乙膦酸钠、依膦。钙代谢调节药。用于老年性和绝经后骨质疏松症及恶性高钙血症、变形性骨炎等。制剂：片剂。严重肝肾功能不全者及孕妇禁用，哺乳期妇女慎用。不可与钙剂或高钙食品同服。

依替米星（etimicin）　其他名称：硫酸依替米星、爱大。抗菌谱与庆大霉素近似，临床主要用于革兰氏阴性杆菌、大肠埃希菌、肺炎克雷伯菌、沙雷菌属、奇异变形杆菌、沙门菌属、流感嗜血杆菌等敏感菌株所引起的呼吸道、泌尿生殖系统、腹腔、皮肤和软组织等部位感染以及败血症等。制剂：硫酸依替米星注射剂。依替米星及其他氨基糖苷类抗生素有过敏史者禁用。

依托泊苷（etoposide）　其他名称：足叶乙苷、鬼臼乙叉苷。植物来源成分半合成的抗肿瘤药。主要用于治疗小细胞肺癌、急性粒细胞白血病、淋巴瘤、睾丸肿瘤，对卵巢癌、乳腺癌、神经母细胞瘤亦有效。制剂：胶囊剂、注射剂。过敏者、孕妇慎用。严重骨髓抑制，心、肝、肾功能不全，白细胞及血小板明显低下者禁用。严格定期检查血象。

依托度酸（etodolac）　其他名称：罗丁。非甾体抗炎药。用于骨关节炎、类风湿性关节炎、缓解疼痛。制剂：缓释片剂。依托度酸或阿司匹林过敏者禁用。肝肾功能受损者、有消化性溃疡病史、心脏病、高血压者慎用。

依托咪酯（etomidate）　其他名称：乙醚酯、甲苄唑咪。为非巴比妥类静脉麻醉药。静脉注射很快意识消失，仅有催眠作用，没有镇痛作用。可使脑血流量减少，颅内压降低。常用量很少发生呼吸抑制，但可出现咳嗽及呃逆。血流动力学稳定，且不增加心肌耗氧量。对肝肾无毒性，大剂量时可使肾血流量稍减。可用于全身麻醉诱导，尤其适合于低血容量、低心输出量等心功能较差的病人。静脉注射常引起局部疼痛，注射处血栓发生率偏高。另外，还可出现肌肉强直，尤其与芬太尼并用时发生率增加。

噫气（eructation）　其他名称：嗳气。中医症状名。指气从胃中上逆，冒出有声之症。其声沉长，不似呃逆之声短促。常伴见胃脘饱胀。多因脾胃虚弱、胃气不和，或夹气、食、痰、火，使胃气上逆所致。也有因肺气不降而嗳气者。治宜和胃降逆为主。胃虚者，予旋覆代赭汤；脾肾虚寒者，予理阴煎；胃虚气滞者，予十味保和汤；胃有宿食者，予曲术丸、保和丸；胃寒饮食难化者，予养中煎或理中丸；胃虚夹痰者，予和胃二陈煎；胃有痰火者，予星夏栀子汤；肺气不降而嗳气者，予苏子降气汤。

仪器分析（instrumental analysis）　以物质的物理和物理化学性质为基础的分析方法。仪器分析法主要有光学分析法、电化学分析法、色谱分析法等。

饴糖（maltose, Saccharum Granorum）　其他名称：麦芽糖。中医药名。组成：糯米、大麦、小麦、粟等。磨粉蒸煮并加入麦芽，经发酵糖化而成。甘，温。归脾、胃、肺经。功能补虚健中、缓急止痛、润肺止咳。主治：劳倦伤脾，中气虚乏的里急腹痛，或食少羸瘦；肺虚咳嗽，干咳无痰。

胰（pancreas）　人体的第二大消化腺。由外分泌部和内分泌部组成，分别分泌胰液和胰岛素。其解剖位置约在第 1～2 腰椎体高度，位于网膜囊后方。质软、呈灰红色。分为头、体和尾 3 部分。外分泌含有多种消化酶，对三大营养素均有消化作用；内分泌是胰岛细胞的功能，其所产生的胰岛素、胰高血糖素参与调节糖代谢。

胰蛋白酶（trypsin）　①由胰腺分泌的一种内肽酶，最初分泌物为胰蛋白酶原，经降解而成为具有活性的酶。主要作用于精氨酸或赖氨酸羧基端的肽键。可将蛋白质分解为蛋白胨和蛋白胨。与糜蛋白酶共同作用，可将蛋白质进一步分解为多肽和氨基酸。②酶类药物，仅溶解变性蛋白质，能使脓、痰、

液、血凝块等消化变稀，还具有抗炎作用。肌内注射、患部注射、湿敷及涂搽给药。用于脓胸、血胸、外科炎症、溃疡、创伤性损伤、瘘管等所产生的局部水肿、血肿、脓肿、纤维粘连及毒蛇咬伤，也用于虹膜睫状体炎、视网膜炎、全眼球炎。喷雾吸入用于呼吸道疾病，如肺结核等。不得静脉注射，用前须做划痕试验。常出现发热及过敏反应，可用异丙嗪类和解热镇痛药对抗。急性炎症、肝肾功能损伤、血凝异常及有出血倾向者禁用。

胰蛋白酶局部注射疗法（regional injection therapy of trypsin）　毒蛇咬伤局部处理方法之一。蛇毒是一种蛋白质，用胰蛋白酶将蛋白质破坏分解，可使其失去原有毒性作用。方法是：将胰蛋白酶 2 000 单位加入 0.25%普鲁卡因 5～10ml 中，在咬伤的牙痕周围注射，深达肌肉层，或在绑扎处上方行环形阻滞。

胰岛（pancreas islet）　其他名称：朗格汉斯岛（islet of Langerhans）。胰腺内由内分泌细胞组成的球形细胞团。成人胰腺约有 100 万个胰岛，胰尾部居多。胰岛周围有结缔组织与胰腺的外分泌部分相隔，用马洛里（Mallory）染色，可分 A（α）、B（β）及 D（δ）3 种细胞。用免疫组织学及免疫荧光技术检查确定至少由 5 种细胞组成，即胰岛素细胞（B 细胞）、高血糖素细胞（A 细胞）、生长抑素细胞（D 细胞）、胰多肽（PP）细胞及 D_1 细胞。其功用为分泌上述激素等。

胰岛素（insulin）　①胰岛分泌的蛋白质激素。分子量 5 700。由 A 和 B 两条肽链组成，A 链为 21 个氨基酸残基，B 链有 30 个氨基酸残基，两条链通过二硫键相连。能增强细胞对葡萄糖的摄取利用，对蛋白质及脂质代谢有促进合成的作用。最重要的作用是降低血糖浓度，同时也可促进脂肪和蛋白质及核糖核酸和脱氧核糖核酸的合成代谢。它通过促进全身组织细胞对葡萄糖的摄取、利用及储存来降低血糖浓度，同时也促进糖类转变为脂肪。②其他名称：普通胰岛素、正规胰岛素。降血糖药。用于糖尿病，特别是胰岛素依赖型糖尿病，也用于纠正细胞内缺钾。制剂：注射剂。用药期间注意低血糖反应。低血糖、肝硬化、溶血性黄疸、胰腺炎、肾炎等病人禁用。

胰岛素昏迷（insulin coma）　①胰岛素所致低血糖导致的深度意识障碍；②精神病的一种治疗方法（已不再使用）。见胰岛素休克疗法。

胰岛素抗体（insulin antibody）　任何使用外源胰岛素的糖尿病病人，血清中均可测出一种自体抗体即胰岛素抗体（IAb），其基本结构是免疫球蛋白（Ig），主要是 IgG 型，早期可有 IgM 型抗体。目前认为胰岛素抗体可结合外源或内源胰岛素，使体内胰岛素呈现游离状态和/或抗体结合状态，后者形成胰岛素-抗体复合物，构成外源性胰岛素抵抗的原因，一旦释放又可引起低血糖。新诊断的胰岛素依赖型糖尿病，检出抗体，可作为自体免疫性 B 细胞损害的标记。某些病人未使用过胰岛素，也可存在自体胰岛素抗体，如胰岛素自身免疫综合征。

胰岛素瘤（insulinoma）　其他名称：胰岛 β 细胞瘤。以分泌大量胰岛素而引起发作性低血糖症候群为特征的疾病。胰岛细胞瘤的一种。为器质性低血糖症中较常见的病因。84%为腺瘤，少数为增生或腺癌。其特征为胰岛素不适当地分泌过多，临床主要表现为低血糖症候群，常在饥饿或运动后出现。胰岛素释放指数>0.4。CT、B 超、动脉造影可显示肿瘤。除低血糖发作时应及时纠正低血糖症外，需手术切除肿瘤，以求根治。

胰岛素释放试验（insulin release test）　进行口服葡萄糖耐量试验时，同时测定各次血糖和血浆胰岛素浓度。可见随着血糖的升高，胰岛分泌释放至血浆中的胰岛素相应增加。该试验的释放曲线反映了胰岛 β 细胞的储备功能。本试验可用于诊断糖尿病前期。

胰岛素释放修正指数（corrected index of insulin release）　胰岛素释放修正指数＝血浆胰岛素（μU/ml）×100/血浆葡萄糖（mg/dl）－ 30（mg/dl）。对一些血糖很低而胰岛素不很高的病人更适用，正常时<50μU/mg，肥胖者<80μU/mg，

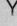

＞80μU/mg 表示胰岛素不适当分泌过多，特别是胰岛素瘤。

胰岛素释放指数（insulin release index）　为证实胰岛素瘤自主地不适当地分泌过多的胰岛素，所选用的诊断方法。其表示法为：胰岛素释放指数＝血浆胰岛素（μU/ml）/血浆葡萄糖（mg/dl）。正常人释放指数小于 0.3；大于 0.4 有诊断胰岛素瘤的意义。

胰岛素受体（insulin receptor）　几乎分布于体内所有细胞膜上。各类细胞上的受体数有显著差异。胰岛素受体具有高度的特异性和对胰岛素的亲和力，其化学结构为跨膜糖蛋白。饱食或肥胖者血中胰岛素水平升高，可导致胰岛素受体数目减少或钝化，从而降低了对胰岛素的敏感性，机体对胰岛素的要求出现增多，终于出现胰岛素相对不足性糖尿病。

胰岛素休克疗法（insulin-shock treatment）　其他名称：低血糖休克疗法、胰岛素昏迷疗法。给病人注射胰岛素，产生低血糖或昏迷，以治疗精神疾患的一种方法。适用于妄想型、紧张型及青春型精神分裂症，以及妄想型更年期精神病和躁狂症。其治疗机制迄今尚未清楚。本疗法确有一定疗效，但因操作复杂，又可发生严重并发症或危及生命，以及近年抗精神病药物的发展，目前已不再使用。

胰岛素样生长因子（insulin-like growth factor）　介导生长激素促进细胞和骨骼生长作用的活性因子。是一组由血清中分离出的蛋白质，主要在肝脏生成。包括生长介素 A 和 C、胰岛素样生长因子Ⅰ和Ⅱ。它的作用特点是：①在血清中的浓度依赖于生长激素；②能促进各类细胞有丝分裂；③有胰岛素样作用。

胰岛素依赖型糖尿病（insulin-dependent diabetes mellitus, ID-DM）　其他名称：1 型糖尿病。主要是由于胰岛 β 细胞的损伤破坏，使胰岛素产生不足或完全不能产生，而造成的糖尿病。由于糖不能利用，机体便分解消耗体内的脂肪及蛋白质，因此可造成多种并发症及生长延迟性症状。临床主要表现为多饮、多尿、多食及消瘦的三多一少症状。常可发生恶心、呕吐、脱水及呼吸深长等酮症酸中毒表现，应及时去医院抢救。本病主要用胰岛素终身治疗。

胰岛细胞瘤（islet cell tumor）　胰岛 α（A）、β（B）、δ（D）细胞生长的肿瘤。多数为良性，少数为恶性。大都有内分泌功能紊乱（功能性胰岛细胞瘤）；少数无内分泌功能紊乱（非功能性胰岛细胞瘤）。治疗：手术。

胰岛细胞瘤切除术（resection of islet cell tumor）　胰岛细胞瘤多位于胰腺体尾部，大多数为良性腺瘤，手术效果较好，少数有恶变倾向，故本病一经确诊，应早期手术治疗。术中应充分暴露胰腺，找到瘤体后，沿胰腺纵轴切开肿瘤表面的胰腺组织，至肿瘤被膜，沿被膜钝性将其剥出。严密缝合切开的胰腺组织及肿瘤残腔，以防发生胰瘘。少数病人为多发性肿瘤，要仔细探查和术中监测血糖，以免遗漏。

胰岛移植（pancreatic islets transplantation）　供者的胰腺组织在体外通过一系列处理后形成胰岛细胞团，经穿刺、注射、介入等方法移植到受者体内。是治疗胰岛素依赖型糖尿病的方法之一。与胰腺移植相比，具有手术简单、安全、并发症少的优点。

胰淀粉酶（pancreatic amylase）　属 α 淀粉酶，是一种糖蛋白，水解淀粉效率高。最适 pH 值为 6.7～7.0，可分解淀粉为糊精、麦芽糖及麦芽寡糖。检查血及尿中淀粉酶对诊断急性胰腺炎有重要意义。

胰肝综合征（pancreaticohepatic syndrome）　胰腺功能不全引起的以肝脂肪浸润为主的一组病征。表现为肝大和胰腺功能不全，实验室检查、B 超、CT 有助于诊断。治疗：以治疗胰腺病为主，同时保肝。

胰高血糖素（glucagon）　其他名称：高血糖素。由胰岛朗格汉斯细胞分泌的一种二十九肽。分子量 3 485。与胰岛素的作用相拮抗，通过刺激糖原分解提高血糖水平。胰高血糖素是促进分解代谢的激素。它有很强的促进糖原分解和糖异生作用，使血糖显著升高。促进脂肪分解，酮体生成增多。药理剂量可使心脏收缩力增强。

胰高血糖素瘤（glucagonoma）　其他名称：高血糖素瘤、糖尿病-皮炎综合征。分泌胰高糖素的胰岛 A 细胞肿瘤。60%～70%为恶性，可转移到淋巴结和肝脏。临床起病缓慢，病程较长。常见臀部、会阴、肢端等部位反复出现对称、游走、坏死溶解性红斑；高血糖；舌炎、口角炎、静脉血栓形成、贫血、精神紊乱等；有些病人腹泻明显。诊断依据典型的皮疹和实验室检查胰高血糖素明显增高，血糖升高。影像学检查有助于肿瘤定位诊断。治疗：手术切除肿瘤本身及其转移灶；使用干扰素 α 及胰岛素等，皮疹可用硫化锌软膏有效。

胰高血糖素瘤综合征（glucagonoma syndrome）　其他名称：高血糖素瘤综合征。胰岛 A 细胞肿瘤分泌大量胰高血糖素所致的一组病征。表现为轻、中度糖尿病，广泛性皮肤移行性坏死性液化性红斑，可伴有贫血、消瘦、腹泻及低钾。

胰管（pancreatic duct）　胰液的主要排泄管。位于胰实质内，从胰尾到胰头，最后与胆总管汇合成肝胰壶腹，开口于十二指肠大乳头。胰头内有时出现副胰管，单独开口于十二指肠小乳头。胰液经胰管注入十二指肠，参与消化过程。

胰激肽原酶（pancreatic kininogenase）　其他名称：怡开。内分泌功能调节剂。用于微循环障碍性疾病，如糖尿病引起的视网膜病、周围神经病；眼底病、脑动脉硬化等心脑血管疾病；也可用于高血压病的辅助治疗。制剂：片剂。脑出血及其他出血性疾病的急性期、颅内压升高和心力衰竭病人禁用。

胰假性囊肿综合征（pancreatic pseudocysts syndrome）　继发于胰腺炎、上腹外伤，在胰周形成纤维组织包裹的囊性物，无内衬上皮。可见上腹部包块、腹胀、恶心呕吐、发热、腹膜炎体征等表现。治疗：手术。

胰阔盘吸虫（*Eurytrema pancreaticum*）　此虫约（6.5～22.0）mm×（4.8～8.0）mm，体表有棘，两个吸盘显著，口吸盘稍大。虫卵约（40～50）μm×（23～34）μm，内含毛蚴。第一中间宿主蜗牛，第二中间宿主草螽，终宿主可因误食草螽而感染。该虫分布广泛，主要寄生在牛、羊、猪、骆驼、猕猴等动物的胰管或胆道内。人体病例也有报道，宿主的胰管可出现炎症，管壁增厚，管腔缩小。引起胰实质坏死，破坏胰腺功能。

胰酶（pancreatin）　助消化药。用于消化不良、食欲减退及肝、胰腺疾病引起的消化障碍。制剂：片剂。偶见腹泻、便秘、胃不适、恶心及皮疹。不宜与酸性药物同服。与等量碳酸氢钠同服可增加疗效。

胰十二指肠切除术（pancreatoduodenectomy）　胰腺癌的根治性手术。将胆总管下端、壶腹部、胰头部、十二指肠、空肠上段和胃幽门区以及这些脏器附近的淋巴结一并切除，然后将胰腺、胆管、胃和空肠之间重建通道。重建消化管的吻合方法有胰、胆、胃和空肠吻合和胆、胰、胃和空肠吻合等。本术式适用于胰腺及壶腹周围癌的早期病人。

胰十二指肠上动脉（superior pancreaticoduodenal artery）　胃十二指肠动脉的两大分支之一。它的分支分布于胰头和十二指肠。

胰体-尾部切除术（resection of pancreatic body and tail）　主要适用于局限胰体、尾部的病变。如胰体、尾部癌，无转移且局部能切除者；胰体、尾部良性肿瘤和囊肿，不能摘除者等。手术在游离胰体、尾部的基础上，在切除线上将胰腺作楔形切断，使胰头侧的胰腺切面呈鱼嘴状，并将胰管多留出 2～3mm，以便于缝合胰腺断面和结扎胰管。患胰体、尾部癌时需将脾脏一并切除。

胰腺（pancreas）　由外分泌部和内分泌部（胰岛）构成的器官。前者分泌胰消化酶，后者分泌胰岛素等激素，调节糖代谢。外分泌的主要成分是胰液，其功能是中和胃酸，消化糖、蛋白质和脂肪；内分泌主要成分是胰岛素、胰高血糖素，其次是生长激素释放抑制激素、血管活性肠肽、促胃液素等。

胰腺癌（pancreatic carcinoma）　发生于胰腺外分泌腺上皮组织的恶性肿瘤。大多来自导管上皮，少数来自腺泡上皮。致胰腺癌的胰腺肿瘤细胞，有 4 种不同亚型（分为 4 种不同的疾病）：鳞状上皮细胞肿瘤、胰腺祖细胞肿瘤、免疫原性肿瘤和异常分化的内分泌外分泌（ADEX）肿瘤。表现为上腹痛、腰背痛、厌食、进行性体重减轻。偶可在上腹部触及包块。胰头部癌可压迫胆总管而出现进行性阻塞性黄疸和胆囊肿大等。胰腺体部癌早期症状常不明显。治疗：以手术切除为主要方法。晚期或手术前后均可予化疗和放疗。做好对症治疗，顽固性疼痛可予镇痛、麻醉等。

胰腺疾病超声检查（ultrasonic examination of pancreas diseases）　B超是诊断急性胰腺炎的首选方法。对急性重症胰腺炎、胰腺脓肿的诊断有重要意义，常可显示胰腺弥漫肿大、周围渗出。对胰腺假性囊肿、胰腺肿瘤的诊断也有很大帮助。

胰腺良性肿瘤（benign pancreatic tumor）　起源于胰腺不同组织良性新生物的总称。有胰腺导管囊腺瘤、腺泡细胞腺瘤、胰岛细胞瘤、胃泌素瘤、血管活性肠肽分泌瘤、脂肪瘤、纤维瘤、血管瘤等。临床症状和体征主要依据肿瘤大小、部位及有无内分泌功能等特点而异。手术治疗。

胰腺囊腺瘤（pancreatic cystadenoma）　起源于胰腺导管细胞的胰腺良性外分泌肿瘤。多发于中年妇女，胰体尾部多见。肿瘤为多房，有完整包膜，直径可达 10～15cm。早期症状不明显，随肿瘤增大可出现上、中腹囊性肿块和隐痛不适。B超、CT、选择性腹腔动脉造影诊断。病理检查可确诊。治疗：手术切除。

胰腺囊性纤维化（cystic fibrosis of pancreas）　一种常染色体隐性遗传病。发病机制为胰外分泌腺体被异常黏蛋白充满，致使分泌液黏稠阻塞胰管，胰腺泡及胰管呈囊性扩大、胰腺萎缩与纤维化。多见于儿童。临床有腹痛、腹泻及胰功能不全表现（汗液中钠、氯含量增高等）。钡灌肠、直肠黏膜活检有助于诊断。宜对症治疗，如应用大量胰酶、抗生素等。

胰腺囊性肿瘤（cystic tumor of pancreas）　胰腺的外分泌肿瘤。分为囊腺瘤及囊腺癌等。早期多无症状，常为偶然发现上腹肿物。可有上腹隐痛，少数可合并黄疸及肝大。超声波及X线钡餐检查有助于诊断。治疗：切除肿瘤或作胰腺部分切除术。

胰腺囊肿（pancreatic cyst）　胰腺的囊性肿物。分真性囊肿、囊性肿瘤和假性囊肿 3 类。前两种较少见。真性囊肿有先天性、滞留性、寄生虫性及皮样囊肿 4 种。囊性肿瘤有囊腺瘤、胰腺癌等。假性囊肿多为急性胰腺炎和胰腺损伤的并发症。表现为上腹膨胀感和上腹触及囊性感肿块。巨大囊肿可出现周围器官压迫症状。超声和钡餐检查有助于诊断。宜手术治疗。

胰腺囊肿空肠 Y 形吻合术（Y-type of cysto-jejunostomy for pancreas-cyst）　无法切除的假性胰腺囊肿的内引流术。在距屈氏（Treitz）韧带 10～15cm 处切断空肠及其部分系膜，将空肠远切端与囊肿壁吻合，空肠近切端与距离上述吻合口 30cm 处的远切端空肠作端侧吻合。

胰腺囊肿内引流术（internal drainage of pancreatic cyst）　将囊肿与空肠或胃、十二指肠吻合，使囊液直接进入消化道的一种手术措施。适用于囊壁较坚厚的囊肿。囊肿胃吻合常用于胃后壁与囊肿紧密粘连者，囊肿十二指肠吻合适用于胰头部囊肿。较常用的为囊肿空肠吻合，又分为囊肿与空肠肠祥吻合（同时在空肠输入与输出段之间作侧侧吻合），以及囊肿空肠 Roux-en-Y 吻合术。

胰腺脓肿（pancreatic abscess）　胰腺的化脓性感染。原发性者很少见，多继发于急性坏死性胰腺炎或囊肿感染，亦可由外伤手术引起。多发生于胰体和胰尾部。表现为上腹膨隆、压痛，有时可触及肿块。应及时手术引流。

胰腺损伤（pancreatic injury）　暴力或手术导致的胰腺外伤、断裂和出血。常合并有腹内其他脏器伤。严重者出现腹膜刺激征和休克，需手术探查。治疗：诊断明确后手术，止血、清创、控制胰腺外分泌及处理合并伤。

胰腺显像（pancreas imaging）　氨基酸是胰腺合成消化酶的重要前体。用放射性核素[75]硒（[75]Se）代替硫制成[75]Se-甲硫氨酸，静脉注射后 10% 被胰腺摄取，胰内浓度比肝内高 4 倍。[75]Se 放射出 γ 射线可从体外观察胰腺的位置、形态、大小和功能状态的改变。

胰腺压痛点（pancreatic tenderness point）　胰腺体部疾病的征象。病人仰卧，检查者触诊其腹部，在病人脐左上 45°方向约 2～3cm 处稍向下方按压，若引起疼痛，即为胰腺压痛点。此征对急性胰腺炎有重要诊断价值，对慢性胰腺炎诊断有参考意义，亦可见于胰腺体部肿瘤。

胰腺炎（pancreatitis）　胰腺因胰蛋白酶的自身消化作用而引起的胰腺组织的炎症。分为急、慢性两种。急性者是由各种原因（如暴饮暴食、胆总管梗阻等）引起的胰液从胰管外溢，胰酶激活后消化胰腺自身组织所致。胰腺呈水肿、出血或坏死 3 种主要病变。症状有上腹和左腰背部剧烈疼痛、发热，严重时发生休克。发作数小时后血清淀粉酶和胰脂肪酶浓度明显上升，有诊断意义。一般应短期禁食以减少胰的分泌，给止痛或抑制胰分泌的药物，防止继发感染，有休克者应积极抢救。多数轻症病人在数日或数周内可恢复。反复发作或持续发炎可形成慢性胰腺炎，此时，出现胰体萎缩、纤维组织增生和钙化等改变，病人出现慢性消化不良、腹痛、脂肪痢等症状。个别可并发糖尿病。应长期补给胰酶，并防止急性发作，控制糖尿病，必要时应手术治疗胆总管梗阻等。

胰腺肿瘤（tumor of pancreas）　源自胰腺上皮和间叶组织的肿瘤。包括来自外分泌腺组织的肿瘤如囊腺瘤、腺瘤和胰腺癌；来自胰岛的肿瘤（良性及恶性）；此外，还有纤维瘤、脂肪瘤、黏液瘤、淋巴管瘤、纤维肉瘤、淋巴肉瘤等。

胰性猝死（pancreatic sudden death, fulminant necrosis of pancreas）　其他名称：猝死型急性胰腺炎、暴发型胰腺坏死。急性胰腺炎的一个少见特殊类型。主要见于急性出血坏死性胰腺炎，病势凶险迅不及防，以猝死为特点，常于尸检时方能明确诊断。猝死原因可能为严重的休克或心律失常。缺乏一般急性胰腺炎的临床表现。诊断主要靠尸检。是青壮年猝死的重要原因之一。

胰性腹水（pancreatic ascites）　腹水内含大量胰液但病人无明显腹痛和腹膜炎表现。多由于假性胰腺囊肿慢性漏出，偶为胰管破裂所致。表现为短期内明显消瘦，腹水为淡黄色或血色，淀粉酶含量显著升高。经内镜逆行胆胰管成像有助于诊断。治疗：手术，进行囊肿引流术。

胰性霍乱综合征（pancreatic cholera syndrome）　其他名称：弗纳-莫里森综合征、血管活性肠肽瘤、腹泻性胰岛细胞瘤。水泻、低钾血症、无胃酸综合征。多在成年后发病。急性作用时，严重水样腹泻，伴腹痛、恶心、呕吐；缓解期，粪仍不成形，伴消瘦、全身乏力，甚至麻痹。病人胃酸缺乏，但胰液分泌过多，血钾低下。切除胰腺肿瘤症状缓解，否则病人将死于脱水和休克。

胰液（pancreatic juice）　由胰腺外分泌部细胞所分泌的消化液。经胰导管在十二指肠的肝胰壶腹（Vater 壶腹）处进入十二指肠。主要成分是碳酸氢盐和多种消化酶，如胰淀粉酶、胰脂肪酶、胰蛋白酶和糜蛋白酶等。是人体最重要的消化液。胰液中的碳酸氢盐能中和食糜中的胃酸，使小肠内的环境碱化，为小肠内各种消化酶发挥作用提供碱性条件。

胰源性溃疡（pancreatogenous ulcer）　见胃泌素瘤。

胰源性脂肪泻（pancreatic steatorrhea）　多见于慢性胰腺炎与胰腺癌晚期的腹泻。常表现为大便量多，色淡，有油光泽，恶臭；显微镜下可见脂肪滴和未消化的肌纤维及较多的淀粉颗粒。胰泌素试验时，胰液量、碳酸氢钠及各种胰酶分泌量减少。治疗：饮食治疗。其余见慢性胰腺炎条。

胰脂酶（pancreatic lipase）　其他名称：胰脂肪酶。水解脂类的酶。由胰腺分泌进入十二指肠，催化甘油三酯的 1，3 位酯键水解，生成 2-甘油单酯及 2 分子脂肪酸的反应。参与食物的脂类物质消化。

胰脂酶抑制药（pancreatic lipase inhibitor）　抑制胰脂酶释放和作用的药物。常用的有抑肽酶、奥曲肽、加贝酯等。

胰致腹泻瘤（pancreatic diarrheogenic tumor）　其他名称：肠肽瘤。胰腺内分泌肿瘤。多发生于胰岛 D_1 细胞和神经节神经母细胞。主要表现为水泻、低钾血症、无胃酸或低胃酸等。原因不明及治疗无效的水性腹泻应怀疑本病，影像诊断和血中血管活性肠多肽（VIP）测定可确诊。治疗：手术切除肿瘤。肿瘤未转移者切除后腹泻即止。

移动盲肠综合征（moveable caecum syndrome）　盲肠移动范

围过大，产生一组局部肠功能紊乱的综合征。表现为右下腹痛，劳累后加重；左右髂窝处可扪及盲肠，推动时至腹腔深处消失，右侧卧位又可出现。钡灌肠可确诊。对症及手术治疗。

移动式 X 线机（mobile X-ray unit, mobile X-ray machine）可移动至病床边或手术台前等处进行 X 线摄影诊断的 X 线机。形态为一推车状，内藏高压发生器的控制装置，有一可伸屈、摆动成一定角度的支持臂，上置 X 线球管。适于急诊室，手术室及巡诊使用。

移动污染源（moving pollution source）　位置不固定的污染源。如机动车辆、飞机、机车和船舶等。

移动性浊音（shifting dullness）　因体位不同而出现的叩诊浊音区移动的现象。是有无腹腔积液的重要体征。游离腹水在 1 000ml 以上时，即可叩出腹水的浊音区。因重力关系。腹水多潴积于低处。若病人仰卧时，腹部两侧叩诊为浊音，而肠管浮于腹上部呈鼓音；病人侧卧时，卧侧叩诊为浊音而上侧腹部呈鼓音。

移动抑制试验（migration inhibition test，MIT）　一种特异性细胞免疫功能的检查方法。检查致敏淋巴细胞在相应抗原刺激下，释放移动抑制因子抑制巨噬细胞和白细胞移动的一种体外试验。可以用此试验代替皮试。目前已用于测定人体对结核分枝杆菌、布鲁氏菌、一些真菌和病毒的感染，此外，还可用于肿瘤、自身免疫性疾病、组织器官移植等方面的研究。

移动指数（migration index, MI）　免疫学术语。移动抑制试验的结果以移动指数来表示。其值在 0.8～1.2 间为正常值，0.8 以下为阳性，表示有抑制作用，而 1.2 以上则为阴性，表示无抑制作用。公式是：移动指数（MI）＝试验组移动面积（4～6 管均值）/对照组移动面积（4～6 管均值）。

移码变异（transhift mutation）　见移码突变。

移码突变（frameshift mutation）　其他名称：移码变异、框移突变。基因编码区内缺失或增加的核苷酸数目不是 3 的倍数而造成读框的移动。脱氧核糖核酸分子的核苷酸序列上插入或丢失一两个核苷酸，使变化点以后的遗传密码发生移位，造成全部遗传信息的改变。因为遗传密码是以相连续的 3 个核苷酸为一组的，所以移位以后的密码都是错误的密码，都将改变转译时正常读码而产生异常的蛋白质，如吖啶类染料的分子能嵌入脱氧核糖核酸分子中，在脱氧核糖核酸复制时导致碱基的丢失或插入。

移民流行病学（immigration epidemiology）　研究移民与本土居民发病情况以及移民移居后各年、各代的发病情况并加以比较的科学。目的是对环境因素与人群自身的因素联合进行研究，以进一步分析本地区某病发病率高，是由于人群本身遗传因素，还是由于环境因素所造成。

移情（transference）　其他名称：感情移入。泛指一个人的情绪或情感态度传递、转移或迁移到另一人或另一个对象上去，同时自己也能体验到相应的情绪或情感。是人们在交往中彼此感情的相互作用。

移行导联（transitional lead）　某一导联心电图波幅正负值相等。代数和为零时，称为移行导联。其产生是某一向量与该导联轴相垂直所致。

移行途径（migratory route）　寄生虫的幼虫侵入宿主体内后或虫卵进入宿主的肠道孵出幼虫抵达寄生部位所经过的路线。幼虫（或童虫）在组织中移行时，常对组织或器官造成损伤。

移行细胞（transitional cell）　形态介于起搏细胞和心肌纤维之间的一类细胞。它比心肌纤维细而短，胞质内肌丝较多，主要分布在窦房结和房室结。

移行细胞癌（transitional cell carcinoma）　来自膀胱或肾盂等处移行上皮的恶性肿瘤。表面呈乳头状。瘤细胞排列多层，细胞细长，呈多角形，无角化倾向，细胞间也没有间桥。常多发。可形成溃疡或向深部广泛浸润。

移行椎（transitional vertebra）　指脊柱节段分化上的异常，最常见于腰骶交界处。脊柱 X 线正位片显示第 5 腰椎的一侧和/或两侧横突及其椎体下端与骶椎形成部分或完全融合，

分别称为部分或完全腰椎骶椎化；反之若第 1 骶椎横突和椎体与其下位的骶椎部分或完全分开，则称之为部分或完全骶椎腰椎化。常见症状为腰肌劳损和疼痛。治疗：对症。

移植痘（transplanted pox）　一种种痘并发症。因自身接种，或被痘苗意外污染，或与新接种者密切接触所致。一般多发生于暴露部位，历时 1～2 周后痊愈。若侵及角膜发生角膜炎，可影响视力，甚至导致失明。治疗：保护局部，防止继发感染；眼内万一溅入痘苗时，切不可用手搓揉，应立即用硼酸水或生理盐水冲洗，随用丙种球蛋白 1：10 稀释液滴眼，连续 1 周。

移植肺综合征（transplant lung syndrome）　肺移植后出现的以肺泡膜增厚为典型病理表现的一组病征。多于排斥危象期或减少皮质激素剂量后发病。病人出现疲倦、发热，有双肺弥漫性浸润的症状与体征。治疗：使用抗生素，调整激素及免疫抑制剂的用量或种类。

移植免疫（transplantation immunity）　移植术后，移植物与受者免疫系统相互作用并产生免疫应答的现象。即移植物被排斥的现象。近年来，由于免疫生物学和免疫遗传的发展，人们对移植排斥反应有了新的认识和防治方法，从而提高了组织或器官移植的成功率。

移植免疫学（transplantation immunology）　研究移植物排斥反应发生的机制及其预防和控制的免疫学分支学科，是研究有关移植基本理论和实践的一门科学。其范围涉及实验生物学、遗传学、整形外科学、免疫学等。

移植排斥反应（graft-rejection）　组织或器官从供者移植给受者后，在受者体内产生以细胞免疫为主的免疫反应，即移植物被排斥的现象。近年来由于免疫生物学和免疫遗传学的发展，人们对移植排斥反应有了新的认识和防治方法，从而提高了组织或器官移植的成功率。

移植［术］（transplantation, grafting, transfer）　将细胞、组织或器官以游离的状态从个体的某一部位转移到另一部位，或从一个个体转移到另一个个体，以修复因组织缺损、难愈合的创伤或替换因病理破坏而难恢复结构和功能的器官。分为自体移植和异体移植、器官移植和组织移植。移植的组织或器官存活与否，在很大程度上取决于机体的免疫排斥反应。

移植物抗宿主病（graft versus-host disease，GVHD）　同种移植物中所含免疫细胞（主要是 T 细胞）识别受者组织抗原并发动免疫攻击所致的疾病。

移植心脏冠状动脉血管病（coronary artery angiopathy of post-transplantation heart）　心脏移植后长期生存病人以冠状动脉远端弥漫性管腔狭窄为主的血管病。心脏移植后第 5 年的发生率高达 50%。血管内超声及心内膜活检可以确诊。再移植是唯一治疗选择。

遗传（heredity；inheritance）　①性状由亲代向子代传递的现象。②性状由亲代向子代传递的过程。各种生物子代与亲代的生物学性状基本相同，性状保持相对稳定，且代代相传。

遗传病（genetic disease, hereditary disease, inherited disease）　其他名称：遗传性疾病。由于生殖细胞中的基因或染色体结构变异突变导致的遗传性疾病。在亲代、子代之间垂直传递。后代中常常表现出一定的发病比例。一般包括单基因病、多基因病、染色体病和体细胞遗传病等。

遗传重组（genetic recombination）　导致基因间或基因内新的连锁关系形成的过程。减数分裂或有丝分裂中由于染色体间独立分配，可导致非等位基因的染色体间重组。减数分裂粗线期同源染色体等位基因发生交换，可造成染色体内基因重组。在原核生物中，则可通过转化、转导、接合等方式导致不同遗传物质的联合，形成重组体。重组可导致新类型的产生。

遗传毒理学（genetic toxicology）　研究环境中导致遗传损伤的因素——诱变剂的作用原理及其检出方法的科学。

遗传度（heritability）　见遗传率。

遗传多样性（genetic diversity）　由于选择、遗传漂变、基因流动或非随机交配等生物进化相关因子的作用而导致物种内不同隔离群体，或半隔离群体之间等位基因频率变化的积累

所造成的群体间遗传结构多样性的现象。

遗传防治（genetic control）　利用生物遗传特性来防治害虫的方法。应用各种方法处理害虫，使其遗传物质发生改变。包括辐射不育、化学不育、胞质不亲和、杂种不育、染色体易位等。目前尚在研究和小规模实验阶段。

遗传负荷（genetic load）　其他名称：遗传代价。具有有害基因的特定群体的平均适合度比最适基因型组成的群体的适合度降低的比例。即有害基因可使基因平均适合度降低或适宜基因的比例减少，从而导致遗传负荷的增加。遗传负荷可用每一个体遗传死亡的潜在平均数表示。影响遗传负荷的因素，例如：群体的混杂、近亲婚配、环境因素以及突变率的改变等。由非有害等位基因的纯合体产生的有害突变，称突变负荷；由杂合体等位基因分离，导致不合适的纯合体的产生，称为分离负荷。

遗传工程（genetic engineering）　广义的遗传工程包括细胞工程、染色体工程和基因工程，即把一种生物的遗传物质转移到另一种生物的细胞中去，并使这些遗传物质所带的遗传信息在受体细胞中表达；狭义的遗传工程专指基因工程或脱氧核糖核酸重组技术。用人工分离或合成目的基因，通过运载体引进受体细胞中，通过运载体的复制而得到该基因的无性繁殖系或大量基因产物。遗传工程为培育生物新品种、控制癌症及治疗人类遗传性疾病等提供了新的可能性。见基因工程。

遗传过敏性皮炎（genetic allergic dermatitis, atopic dermatitis）　其他名称：异位性皮炎。自婴幼儿时期发病的过敏性皮肤病。与遗传因素有关。典型者多自婴幼儿时期发病，皮损好发于面颊部，呈潮红、丘疹、渗出及结痂，重者躯干、四肢均可发生。病情时轻时重，轻者于2岁左右可自愈，重者呈慢性化。治疗：服用抗组胺药，重者短时期应用糖皮质激素。局部有渗出病变可湿敷，干燥病变可外用氧化锌油膏或皮质激素软膏。

遗传流行病学（genetic epidemiology）　研究基因及其变异和环境因子相互作用与疾病发生、流行和控制之间关系的遗传学分支学科。着重辨析某些遗传因素和环境因素在这些疾病中单独或相互的作用。主要研究两个方面：与亲缘有关联的疾病的病因、分布和控制；人类疾病的遗传性因素。

遗传率（heritability）　其他名称：遗传力、遗传度。数量遗传的基本参数之一。是在数量性状由父母到子女的传递过程中，可以遗传并予以固定的部分。分为广义遗传率和狭义遗传率。广义遗传率，又称遗传决定系数（coefficient of genetic determination）。指群体中某数量性状的遗传方差在表型方差（总方差）中所占的比率。狭义遗传率是指群体中某数量性状的加性遗传方差在表型方差所占的比率。在遗传率高的疾病中，遗传率可高达70%～80%，这表明遗传基础在决定易患性变异和发病上有重要作用，环境因素的作用较小。在遗传率低的疾病中，遗传率可仅为30%～40%，这表明在决定易患性和发病上，环境因素有重要作用，而遗传因素的作用不显著。

遗传密码（genetic code）　其他名称：基因密码。核苷酸序列所携带的遗传信息。编码20种氨基酸和多肽链起始及终止的一套64个三联体密码子。它决定蛋白质中氨基酸的排列顺序。遗传密码的基本单位是三联体，即每3个相连续的核苷酸构成三联体，决定一种特定氨基酸。一般由脱氧核糖核酸上的遗传密码转换成信使核糖核酸上的密码子。具以下特性：①不重叠性，任何两个相邻的密码子没有共用的核苷酸。②无逗号，所有三联体都是连续的，其中间没有不编码的核苷酸。③兼并性，多数氨基酸可各由几个密码所代表。④统一性，地球现存生物其遗传密码基本相同。

遗传免疫（inherited immunity）　亲代对病原体和病的抵抗力经过生殖细胞染色体的传递而遗传给子代。遗传是影响免疫的重要因素，但机制尚不清楚。遗传免疫包括种属的天然免疫、种内不同品系的种系免疫、与遗传有关的免疫缺陷病等内容。

遗传漂变（genetic drift）　其他名称：随机遗传漂变。在小群体中由于世代间配子的随机抽样造成的误差所导致的基因频率的随机波动。遗传漂变在所有群体中都能出现，而在一个小的隔离的群体中效应更为明显。如一个由25人组成的小群体中，基因A和基因a的频率各占0.5，按电子计算机计算，只要经过42代，等位基因A就可固定下来，而等位基因a消失。如果在一个250人组成的群体中，基因频率的变化不会这么明显，即使在150代以后，任何一个基因（A或a）都不会固定，也不会消失。

遗传平衡（genetic equilibrium）　在大的随机交配群体中，没有突变、选择和迁移的条件下，基因频率和基因型频率与哈迪-温伯格平衡定律的假定相符合的一种情况，该情况在连续的世代中仍维持不变。保持遗传平衡要求：群体很大，进行随机交配而不是选择性交配，没有自然选择，没有突变发生，没有大规模的个体迁移。

遗传平衡学说（theory of genetic balance）　关于个体细胞内基因相互作用而使生物体得以正常发育的理论。认为正常的发育不仅需要各种基因的存在，同时还需要各种基因在数量和质量上的平衡。因此，带有不同基因的染色体在整倍体变化情况下能正常发育，而在非整倍体变化时则发育不正常，出现畸形或死亡。

遗传物质（genetic material）　亲代与子代之间传递遗传信息的物质。绝大多数生物（除少数RNA病毒外）的遗传物质是脱氧核糖核酸。它组成原核生物的染色体，是真核生物染色体的主要成分，此外，还存在于细胞核外的线粒体、叶绿体、动体等细胞器中，或以单纯的核酸状态独立存在于染色体外，如细菌的质粒等。遗传物质具有两种功能：作为本身复制的模板（自体催化作用）；控制专一性蛋白质的合成（异体催化）。

遗传信息（genetic information）　其他名称：基因资讯。储存在DNA或RNA分子中的指导细胞内所有独特活动的指令的总和。它以三联体密码的形式存在于组成核酸分子的核苷酸排列顺序中。在个体发育中，这些遗传信息通过代谢作用，在不同条件下控制着各种蛋白质的合成，从而发展成各种遗传性状，使亲代的性状得以在子代中重现。

遗传性（heredity）　生物亲子间保持相似的一种基本特性。任何生物亲代与子代以及子代之间比较相似，就是遗传性的表现。

遗传性出血性毛细血管扩张症（hereditary hemorrhagic telangiectasia, HHT）　其他名称：奥斯勒-韦伯-朗迪病。遗传性血管壁结构异常所致的出血性疾病。病人部分毛细血管、小血管壁变薄，仅由一层内皮细胞组成，周围缺乏结缔组织支持，以致局部血管扩张扭曲。临床上以病变部位自发性或轻微损伤后反复出血为特征。本病无根治方法，出血时可采用局部压迫止血及止血药物等对症治疗。肺内动静脉通道、胃肠道反复出血可手术切除。

遗传性对称性色素异常症（hereditary symmetrical dyschromatosis）　常染色体显性遗传性色素异常症。男性多发。皮损多发于手、足背，重者可累及前臂和小腿。损害为针尖至黄豆或更大的黄褐色至黑褐色斑疹，杂有色素减退的斑点，呈网眼状。病理检查有利于诊断。治疗：无有效疗法。夏季避免日光过度照射。

遗传性肥胖发育不全综合征（Laurence-Moon-Biedl syndrome）　见劳-穆-比综合征。

遗传性高铁血红蛋白症（hereditary methemoglobinemia）　一种常染色体隐性遗传病。一般患儿生后或生后不久即出现发绀，并持续终身。重者有头疼、头昏，严重者嗜睡、呼吸困难、循环衰竭。少数伴有智力障碍。实验室检查可确诊。治疗：亚甲蓝能使发绀暂时性减轻或消失；口服维生素C有一定效果；忌用退热药、磺胺药。

遗传性共济失调（hereditary ataxia, HA）　一组进展缓慢、临床上以共济失调为主要表现，可同时伴有构音障碍和眼球震颤的神经系统变性疾病。共同临床特点为共济失调，其他表现可因病变累及范围及损害程度不同而有很大差异。病变主要累及脊髓、小脑、脑干及相关结构，其中小脑萎缩是遗传性共济失调最常见的特征。脊神经、脑神经、交感神经、基底核、丘脑、下丘脑及大脑皮质均可累及，可伴有其他系统如眼、听力、前庭、心脏、内分泌及皮肤等异常。按主要病理改变部位分为脊髓小脑变性（SCA）、小脑皮质变性、橄榄-脑桥-小脑萎缩三类，但该分类很不精确，现按遗传方式主要分为常染色体显性遗传和常染色体隐性遗传两个类型。家族遗传史、磁共振成像是本病诊断的重要依据。治疗：丙戊酸钠、地西泮、丁螺环酮等有助于改善症状；复方氨基酸、头皮针等综合治疗有一定效果。

遗传性共济失调性多发性神经炎（hereditary ataxic polyneuritis，Refsum disease） 见雷夫叙姆综合征。

遗传性果糖不耐受症（hereditary fructose intolerance） 肝内1-磷酸果糖醛缩酶缺乏导致果糖和1-磷酸果糖在肝内积聚，致肝脏炎症及纤维化、肝硬化等。常染色体遗传性疾病。婴儿期即发病，食果糖或蔗糖后恶心、呕吐、腹痛、低血糖，甚至昏迷、抽搐、意识障碍，可有肝大、脾大、黄疸、腹水和低磷血症、高尿酸血症等。肝穿刺组织检测1-磷酸果糖醛缩酶活性可诊断。治疗：饮食中完全去除蔗糖、果糖和山梨糖醇。

遗传性疾病（hereditary disease） 见遗传病。

遗传性痉挛性截瘫（hereditary spastic paraplegia） 遗传性共济失调的一种临床类型。儿童期起病，少数在20～30岁起病。单纯型表现为双下肢无力，僵硬、剪刀步态、弓形足、腱反射亢进等。晚期可有四肢轻度共济失调。复杂型除上述表现外，可合并眼球震颤、癫痫、智力减退等症。无特效疗法。

遗传性口形红细胞增多症（hereditary stomatocytosis） 一组罕见的常染色体显性遗传性慢性溶血性贫血。细胞形态学特点为红细胞中心苍白区像一条长孔，类似一个微张的鱼口形。此形红细胞在正常血片中也可找到，但一般不会超过4%。此形红细胞对钠通透性增加，使细胞内水和钠盐积蓄，脆性增加，易于破坏。临床上有两型：①水肿型口形红细胞增多症；②脱水型口形红细胞增多症。病人通常有贫血、黄疸及脾大。治疗：严重水肿型口形红细胞增多症脾切除有效，脱水型脾切除属于禁忌。

遗传性粒细胞减少症（hereditary neutropenia） 常染色体隐性遗传病。新生儿期即可发病，出生后1周内开始有皮肤感染，以后不断发生各个部位感染，白细胞总数低，常在$(2～4)\times10^9/L$，中性粒细胞数常为0～5%，有急性感染存在时，白细胞总数可高达$10\times10^9/L$以上，但中性粒细胞不超过20%，骨髓中粒细胞减少，停滞在中性粒细胞以前阶段。本病预后差，30%病人在3岁前死于反复感染。治疗：粒细胞集落刺激因子、肾上腺皮质激素、丙种球蛋白，可减少并减轻发作。

遗传性凝血酶原缺乏症（hereditary prothrombin deficiency） 本症罕见。为常染色体不完全隐性遗传，见于儿童及青年人，男女均可发病，常有家族史。当凝血酶原含量降至正常的15%～20%时可有出血症状，常为脐带、鼻、齿龈出血，血尿，肠出血，皮下出血，肌肉出血及拔牙后出血。生物化学检查可见凝血酶原时间延长。出血严重时，输血浆或冻干血浆有效，也可输注凝血酶原复合物治疗。

遗传性球形红细胞增多症（hereditary spherocytosis，HS） 其他名称：德雷斯巴赫综合征。一种红细胞膜缺陷引起的遗传性溶血性贫血。遗传方式有常染色体显性遗传、常染色体隐性遗传和新的突变等。临床主要特征有球形红细胞显著增多，对低渗盐脆性增加，不同程度的黄疸和脾大。典型病例具有脾大、黄疸、贫血、球形红细胞增多与红细胞渗透脆性增加，明确的家族史可诊断。在治疗上，脾切除能使几乎所有病例的贫血发生完全而持久的缓解。贫血严重者或当发生再生障碍危象或溶血危象时，可以输血。

遗传性乳光牙本质（hereditary opalescent dentin） 其他名称：牙本质发育不全。是一种显性遗传性疾病，且无性连锁。可在一家族中连续出现几代，男女均等，乳、恒牙列均可累及。早期釉质缺损时可作冠修复，磨损已近似残根且无根尖病变者，可作覆盖义齿。

遗传性乳头状肾癌（hereditary papillary renal cell carcinoma，HPRCC） 常染色体显性遗传性肿瘤综合征，由位于染色体7q31上的*c-MET*原癌基因突变活化引起的乳头状肾癌。病理类型常为Ⅰ型乳头状肾癌。临床表现为双肾多灶性乳头状肾癌。本病发病年龄较晚，多灶性发生，累及双肾，且进展较慢。

遗传性肾炎（hereditary nephritis） 一组与遗传有关的主要累及肾小球的肾脏疾病。常导致其他器官受累。狭义的遗传性肾炎称为奥尔波特（Alport）综合征。广义的遗传性肾炎包括家族性良性血尿（薄基底膜病）、法布里（Fabry）病、先天性肾病综合征、指甲-髌骨综合征、部分或全身脂肪发育不良等。

遗传性胎儿血红蛋白持续存在综合征（hereditary persistence of fetal hemoglobin syndrome） 一种遗传性疾病。红细胞中高浓度的胎儿血红蛋白持续存在到成年。

遗传性疼痛性胼胝（hereditary painful callosities） 其他名称：货币状掌跖角化症。在跖部受压点有一个或更多大小不一的货币状、厚的角化斑块。属常染色体显性遗传。亦可发生于趾端及侧面，少数在手掌或肘部伸侧有扁豆状角化损害。多发生在3～15岁，随年龄增长而增厚，伴有疼痛，甚者剧痛而不能行走。

遗传性铁粒幼细胞贫血（hereditary sideroblastic anemia） 遗传导致的红细胞铁利用障碍性贫血。有多种遗传方式，大多为X连锁遗传。病人绝大多数为男性，贫血多出现于出生后几个月或几年，也有成年后发病。表现为小细胞性贫血，但血清铁蛋白浓度增高、骨髓小粒含铁血黄素颗粒增多、铁粒幼细胞增多，出现环形铁粒幼细胞。血清铁和铁饱和度增加，总铁结合力不低。维生素B_6治疗可能有效。

遗传性椭圆形红细胞增多症（hereditary elliptocytosis，HE） 一组以外周红细胞呈椭圆形改变为特征的遗传性溶血性贫血。可分为4型：普通型遗传性椭圆形红细胞增多症、遗传性热变性异形红细胞增多症（HPP）、球形细胞性遗传性椭圆形红细胞增多症和口形细胞性遗传性椭圆形红细胞增多症［又称东南亚卵圆形红细胞增多症（SAO）］。其中遗传性热变性异形红细胞增多症为常染色体隐性遗传，其余3型为常染色体显性遗传。病人外周血中椭圆形红细胞一般多于25%，可高达90%，而正常人不超过15%。临床上具有此种遗传缺陷者仅10%～15%发生溶血性贫血。大多数病人无症状、无贫血，亦无溶血现象，在验血时血片上发现25%以上的红细胞呈椭圆形或卵圆形可确诊。无症状者不需治疗。如果溶血及贫血严重可作脾切除。

遗传性舞蹈症（Huntington disease） 见亨廷顿病。

遗传性纤维蛋白原缺乏症（hereditary fibrinogen deficiency，hereditary afibrinogenemia） 系由于肝脏合成纤维蛋白原的功能有先天性缺陷所致的病症。为常染色体隐性遗传。男女均可患病，在其直系家属中常有近亲结婚的历史。杂合子病例无症状，纯合子病人出生后可有大量脐带出血，平时自发性出血轻微，在损伤后则出血不止。本症血沉减慢，几乎为零。病人血液不凝，凝血时间、凝血酶原时间均明显延长，纤维蛋白原显著减少或阙如，当补充纤维蛋白原治疗后，可纠正其异常。

遗传性腺癌综合征（hereditary adenocarcinoma syndrome） 同一家族中腺癌的发病率增加，或多发性原发性恶性肿瘤的发病率增加，癌发生时病人年龄较轻。在癌家族综合征病人中，结肠癌多发生于右半结肠，而不同于一般人群的结肠癌。

遗传性血管神经性水肿（hereditary angioneurotic edema） 一种少见的以发作性水肿为主要表现的遗传性疾病。常于儿童期发病。面部、手、足、外生殖器皮肤以及口腔、消化道、呼吸道黏膜易受波及。本病特点是反复发生大片局限性水肿，坚韧、痛而不痒，常伴恶心、呕吐、呼吸困难，甚至喉头水肿而窒息死亡。治疗：抗组胺药物；止血剂；呼吸困难用肾上腺素或气管切开。

遗传性血管性紫癜（hereditary vascular purpura） 由于结缔组织基质发育异常使血管脆性增加引起的皮肤出血。没有有效治疗方法。

遗传性烟酸缺乏症（Hartnup disease） 见哈特纳普病。

遗传性异常纤维蛋白原血症（hereditary dysfibrinogenemias）一种常染色体显性遗传病。临床 50% 无症状，其余可有轻度出血倾向，有的反复发生血栓和肺栓塞或伤口愈合障碍。实验室检查确诊。治疗：补充正常纤维蛋白原制剂；输全血、新鲜血浆。

遗传性因素（genetic factor）遗传也可成为致病因素，有些遗传病如色盲、血友病等，是上一代生殖细胞通过染色体的基因传给下一代。另外，由于遗传因素影响或某种遗传上的缺陷，使后代对某些疾病容易发生，在一定条件下就可发病，如高血压病、糖尿病等。

遗传性运动感觉神经病（hereditary motor-sensory neuropathy, HMSN）其他名称：沙尔科-马里-图思病。一组遗传性运动及感觉多神经病。多于 20 岁以前发病。常先出现两下肢对称性的腓骨肌与足部小肌肉无力萎缩，呈鹤腿和弓形足。继而手部小肌肉萎缩，伴轻度感觉障碍，但不引起感觉性共济失调。治疗：理疗及功能锻炼。

遗传性状（genetic character）生物世代相传的一切形态特征、心理特性、代谢类型、行为本能及遗传疾病等。是基因与环境相互作用的结果。分为质量性状与数量性状。

遗传学（genetics）研究基因的结构、功能及其变异、传递和表达规律的学科。根据所研究的问题与对象不同，又分为医学遗传学、细胞遗传学、群体遗传学、行为遗传学、分子遗传学、人类遗传学和微生物遗传学等。

遗传药理学（pharmacogenetics, genetic pharmacology）生化药理学和遗传学相结合以研究遗传因素引起机体对药物反应性改变的一门边缘学科。其研究范围包括基因对药物的作用和代谢的影响，药物对基因的影响及遗传病的药物治疗等。遗传药理学为阐明药物反应和代谢的个体差异寻找理论依据，以指导临床合理用药，使其疗效提高，降低或避免不良反应；亦可利用遗传者对某些药物的异常反应为诊断某些遗传病的基因携带者提供有价值的参考，有助于鉴别遗传学上的不同疾病。

遗传因素（genetic factor）是影响生长发育的遗传性内在因素。染色体上的基因是决定遗传的物质基础。决定着每个小儿个体发育的特点。种族、民族、家族的影响很深，如西方人比东方人身材高大，父母亲的体型、皮肤等都制约着小儿的生长。在异常情况下，染色体病、代谢缺陷病、内分泌病及一些先天畸形更与遗传有直接关系。男女性别也影响生长的速度和限度。

遗传咨询（genetic counseling）其他名称：遗传商谈。利用人类遗传学知识解答人类家族及未来家族中的遗传学问题。由从事人类遗传学的专业人员对咨询者提出的问题（如遗传病的发病原因、遗传方式、诊断、治疗和预后等）进行解答。咨询最主要的目的是婚前估计子代中遗传病发生的概率，减少遗传病的发生，提高人口质量。

遗精（gonacratia, spermatorrhea, emission）无性交情况下或无自慰的情况下自发射精。在未婚青年，遗精是生理现象，约 80% 青年存在此种现象。2 周左右或更长时间出现一次遗精应认为是正常频度。一周数次或一夜数次，或在有正常性生活情况下经常遗精，则属病理现象。中医学将遗精分为梦遗和滑精，前者在睡眠状态下发生，后者在清醒时发生，梦遗治宜泻火宁心，或以养阴血宁心为主，滑精治宜补肾固涩。

遗尿（enuresis）①其他名称：遗尿症。尿液的不随意排放。主要是指夜间睡眠时的不随意性排尿。多见于 2～3 岁的幼儿，因大脑发育尚不完全，条件反射未完全建立所致。个别亦见于成年人，宜注意排除膀胱结石、尿道外口狭窄等。治疗：了解原因，采取相应治疗措施。儿童到青春期多可自行停止。②其他名称：遗溺。中医病证名。症见小便不能随意控制而自遗，或睡中小便遗出。前者多见于老弱病人，后者多见于小儿。肾虚所致。虚寒证，遗尿日久，小便清长，量多次频，兼见形寒肢冷、面白神疲、乏力自汗者，治宜温肾固涩、健脾补肺；实热证，遗尿初起，尿黄短涩，量少灼热，形体壮实，睡眠不宁者，治宜泻肝清热利湿。

遗忘（amnesia, forgetting）其他名称：回忆空白。对局限于某一事件或某一时期内的经历完全失去记忆的现象。属于回忆过程障碍。多为意识障碍和脑器质性病变引起。包括：①顺行性遗忘（回忆不起在疾病发生以后一段时间内所经历的事件）。②逆行性遗忘（回忆不起在疾病发生以前某一阶段的事件）。③进行性遗忘（除有遗忘外，同时伴有日益加重的痴呆和淡漠）。④心因性遗忘症（由沉重的情感创伤体验引起，往往与犯某种错误或罪行有关）。

遗忘曲线（forgetting curve）其他名称：保持曲线、艾宾浩斯记忆遗忘曲线。记忆材料在头脑中保持量的减少随时间推移呈先快后慢，保持内容的减少呈先多后少的趋势。以保持量的百分比为纵坐标，以学习后的时间为横坐标所画出的曲线为遗忘曲线。德国心理学家艾宾浩斯（H. Ebbinghaus）最先用实验方法研究了人类记忆中的保持过程。他以自己为被试者，以无意义音节组成的词表为记忆材料（旨在避免已有经验的影响），以再学时的节省率为保持量的指标。保持量=（初学所需时间-再学所需时间）÷初学所需时间×100%。

遗忘综合征（amnestic syndrome）曾称柯萨可夫（Korsakov）综合征。一组以记忆损害为主的局灶性认知功能障碍。病人意识清晰，突出的临床表现为近事记忆障碍、学习困难和虚构，对新近接触过的人名、地名和数字，最易遗忘，为弥补这些记忆缺陷，常产生错构（即确有其事，但时间和地点等不符）和虚构（杜撰）。可见于慢性乙醇中毒、脑外伤、脑缺氧、脑瘤等。针对病因进行治疗为主。

疑病症（hypochondriasis）其他名称：臆想症。自我怀疑患有某种严重疾病或某种异物侵入体内的病态心理表现。病人常有各种躯体或内脏不适感，并伴有焦虑和情绪紧张，迫切要求治疗。临床检查不能发现相应的阳性体征。病因不明。病人病前多具有固执、敏感、多疑等性格特点。解释性心理治疗配合抗焦虑或抗抑郁药有效。

疑核（nucleus ambiguus）位于延髓下橄榄核背外侧网状结构中的神经核。属特殊内脏运动核，接受双侧皮质核束纤维，发出纤维经舌咽神经、迷走神经、副神经支配喉、咽部和食管上段骨骼肌的运动。

乙胺丁醇（ethambutol）二线抗结核药物。对结核分枝杆菌及其他分枝杆菌有抑杀作用。用于经其他抗结核药治疗无效的病例，应与其他抗结核药联合应用。制剂：盐酸乙胺丁醇片剂。用药期间应检查视觉。乙醇中毒者和婴儿、幼儿禁用。糖尿病病人在控制血糖的基础上方能使用。有糖尿病性眼底病变者慎用。肾功能不良者减量慎用。

乙胺硫脲（antiradon）其他名称：克脑迷、抗利痛。中枢兴奋药。白色针状结晶性粉末，无臭，味咸、涩，易溶于水。具有促进脑细胞代谢、迅速恢复大脑功能以及对抗中枢抑制药的作用。用于外伤性等各种昏迷、脑外伤后遗症、脑缺氧、巴比妥、安定类药中毒、放射性损伤等。毒性很低，但孕妇、产妇及严重冠心病病人忌用。

乙胺嘧啶（pyrimethamine）其他名称：息疟定。为人工合成的非喹啉类抗疟药。可抑制二氢叶酸还原酶，影响疟原虫的叶酸代谢。主要杀灭红细胞前期的疟原虫，作用较为持久，是病因性预防的首选药，也可杀灭红细胞内未成熟的裂殖体，可防止良性疟的复发。适用于预防疟疾及休止期抗复发治疗，亦可用于弓形虫病、卡氏肺囊虫肺炎、真性红细胞增多症和细菌性白血病。孕妇、哺乳妇禁用。肾功能不良、6-磷酸葡萄糖脱氢酶缺乏者慎用。久用可致叶酸缺乏，应及时停药。用药期间注意检查血象。

乙胺嗪（diethylcarbamazine）其他名称：海群生、益群生。抗丝虫病药。用于班氏丝虫病和马来丝虫病的治疗。制剂：枸橼酸乙胺嗪片剂。由于消灭大量丝虫后释放出异性蛋白，可引起畏寒、发热、肌肉酸痛、哮喘等过敏反应。用前需先驱蛔虫。

乙胺香豆素（carbocromene）见卡波罗孟。

乙苯妥英（ethotoin）抗癫痫药的一种。抗癫痫作用与苯妥英钠相似，但其作用弱，不良反应也小。适用于癫痫大发作，一般与其他药物联合应用。采用从小量开始，逐渐加至维持量的方法。

Y

乙醇（alcohol，ethyl alcohol，ethanol） 通称酒精。有机化合物。无色澄明易挥发易燃液体。可渗入细菌体内，在有适当水分存在下可使细菌蛋白质凝固而致死，故常以 75%～80%用于皮肤等的消毒；但不能杀死芽孢及病毒。用 20%～30%乙醇给高热病人涂擦皮肤能使体温下降。40%～50%乙醇涂擦长期卧床病人，能改善内部循环并防止压疮。亦为有机合成及制药的重要原料和溶剂。

乙醇胺（ethanolamine） 其他名称：胆胺。一种氨基乙醇。见于脑磷脂和磷脂中，可由丝氨酸经脱羧作用而产生。人工生产的乙醇胺（一种无色的、中等黏度的液体）可用作药物的表面活性剂。乙醇胺与油酸结合生成的乙醇胺油酸酯，可作为硬膜剂用以治疗静脉曲张。

乙醇胺激酶（ethanolamine kinase） 使乙醇胺活化，催化乙醇胺转变为磷酸乙醇胺反应的酶。参与磷脂酰乙醇胺的合成。

乙醇中毒（ethylism，ethanolism） 由于大量饮酒引起的中毒。急性中毒表现因人而异，多与进入体内乙醇量有关。表现为：眼部充血、颜面潮红、眩晕、欣快感、言语增多，进一步可有动作笨拙、步态蹒跚、语无伦次、含糊不清，重者昏睡、皮肤湿冷、心跳加快、瞳孔散大、呼吸缓慢、呕吐、躁动，严重时大小便失禁、抽搐、昏迷。治疗：一般较轻的醉酒者，多不需特殊处理，中毒者迅速催吐、洗胃，并进行对症治疗。

乙菧酚（stilbestrol，diethylstilbestrol，DES） 见己烯雌酚。

乙二醇（glycol） 一种有效的防冻抗凝剂。组成：乙二醇与水，凝固点-49℃。具有甜味的无色黏稠液体。左氧化成草酸，能抑制中枢神经系统，并可导致肾功能失常，故不可内服。

乙二醇中毒（ethylene glycol poisoning） 消化道、呼吸道和皮肤吸收乙二醇所致。急性中毒，初起类似乙醇中毒，头昏、头晕、步态不稳、意识障碍等；继而出现咳嗽、气急、呼吸困难等；最后为肾脏损害，腰痛、蛋白尿、血尿，尿中有草酸钙结晶，严重者少尿、无尿和尿毒症。对症处理，纠正酸中毒和低钙血症。

乙肝宁颗粒（yiganning keli） 中医成药名。清肝腑剂（清利肝胆湿热剂）。组成：黄芪、白花蛇舌草、绵茵陈、金钱草、党参、蒲公英、何首乌、牡丹皮、丹参、茯苓、白芍、白术、川楝子。用于慢性迁延性肝炎、慢性活动性肝炎属湿热内蕴、肝郁脾虚、气虚血瘀证者，对急性肝炎属此证者亦有一定疗效。服药期间忌食油腻、辛辣食物。

乙肝清热解毒颗粒（yigan qingre jiedu keli） 中医成药名。清脏腑剂（清肝解毒剂）。另有制剂：胶囊。组成：虎杖、白花蛇舌草、北豆根、拳参、茵陈等。用于治疗肝胆湿热型及慢性病毒性乙型肝炎初期或活动期，乙型肝炎病毒携带者。证见黄疸（或无黄疸），发热（或低热）、舌质红、舌苔厚腻、脉弦数、口干苦或黏臭、厌油、胃肠不适等症。忌烟、酒及油腻食物。脾虚便溏者慎用或减少用量。

乙肝性肾炎（hepatitis B nephritis） 乙型肝炎病毒相关性肾小球肾炎的简称。乙型肝炎病毒感染后的一种肝外脏器病变。中青年男性多见。主要表现为肾病综合征，或隐匿性肾炎。病程迁延，肾上腺皮质激素疗效不佳。应采取中西医结合治疗。

乙肝养阴活血颗粒（yigan yangyin huoxue keli） 中医成药名。清脏腑剂（清利肝胆湿热剂）。组成：地黄、北沙参、麦冬、女贞子、北五味子、黄芪、当归、白芍等。用于肝肾阴虚型慢性肝炎。症见面色晦暗、头晕耳鸣、五心烦热、腰酸腿软、牙龈出血、鼻衄、胁下痞块、赤缕红斑、舌质红、少苔、脉沉弦细涩等。

乙肝益气解郁颗粒（yigan yiqi jieyu keli） 中医成药名。疏肝解郁理气剂。组成：柴胡、枳壳、白芍、橘叶、丹参、黄芪、党参、黄连等。用于肝郁脾虚型慢性肝炎，症见胁痛腹胀、痞满纳呆、身倦乏力、大便溏薄等。

乙琥胺（ethosuximide） 为琥珀酰亚胺衍生物。具有抗癫痫作用。抗癫痫谱与三甲双酮相似，但不良反应小，不易产生耐受性。适用于失神小发作，为首选药。尤适用于儿童点头状癫痫及肌阵挛性癫痫。长期用药要严格遵循逐渐增量，疗效出现后即改为维持量的原则。应定期检查血象。孕妇、肝肾

功能不良者慎用。

乙类传染病（category B infectious disease） 《中华人民共和国传染病防治法》规定管理的甲类、乙类、丙类三类传染病之一。有 27 种，包括甲型 H1N1 流感、严重急性呼吸综合征、人感染高致病性禽流感、炭疽、艾滋病、病毒性肝炎、脊髓灰质炎、麻疹、流行性出血热、狂犬病、流行性乙型脑炎、登革热、细菌性和阿米巴性痢疾、肺结核、伤寒和副伤寒、流行性脑脊髓膜炎、百日咳、白喉、新生儿破伤风、猩红热、布鲁氏菌病、淋病、梅毒、钩端螺旋体病、血吸虫病、疟疾、新型冠状病毒肺炎。其中甲型 H1N1 流感、严重急性呼吸综合征、人感染高致病性禽流感、炭疽中的肺炭疽采取甲类传染病的预防、控制措施。

乙硫异烟胺（ethionamide，amidazine） 其他名称：硫异烟胺。二线抗结核药。对结核分枝杆菌有抑制作用，但其疗效不如异烟肼，临床仅用于第一线抗结核药治疗无效或不能耐受其他药物的病人，对渗出性及浸润性干酪样变疗效较好，单独应用少，多与其他抗结核药合用。肝功能不全者、孕妇、12 岁以下儿童禁用。

乙吗噻嗪（moracizine，ethmozine） 见莫雷西嗪。

乙迷奋（ethamivan） 见香草二乙胺。

乙醚（ether，ethyl ether） 为挥发性麻醉药，化学名双乙基醚。无色、带刺激性臭味的液体，遇光、热或空气会分解，易燃烧爆炸。乙醚麻醉效能很强，最小麻醉浓度（MAC）为 1.92Vol%，常用浓度为 3.5%～4.5%。呼吸循环变化与麻醉深浅一致，因此麻醉深度容易辨认，安全范围广，镇痛作用强，又能产生良好的肌肉松弛作用。但乙醚有诱导和苏醒慢，对呼吸道有刺激性而使分泌物增多，术后易发生恶心、呕吐等缺点，因其易燃烧爆炸，在现代化手术室中使用受到限制。乙醚可用于各种吸入麻醉。

乙醚燃烧爆炸（combustion or explosive due to ether） 乙醚蒸气或乙醚与氧化亚氮和/或氧混合气体，皆可由明火或静电火花点燃引起燃烧或爆炸。有明火的手术室禁忌使用乙醚。一定要用乙醚，则要采取杜绝明火及电刀等电气设备，防爆电插头放在高处（乙醚蒸气比空气重），禁穿尼龙等摩擦起静电火花的衣服及拖鞋，普通橡胶制储气囊及螺纹管用水冲湿可减少静电，室内要通气，并保持一定湿度等措施，以防乙醚燃烧爆炸，确保安全。

乙醚中毒（ether poisoning） 吸入过量乙醚引起的中毒。可见于工业生产和手术麻醉过程中。表现为头痛、精神错乱、恶心、呕吐、多汗，重者可昏迷、呼吸抑制。急救原则为立即停止乙醚吸入，口对口人工呼吸及对症处理。

乙脑（epidemic encephalitis） 流行性乙型脑炎的简称，又称日本乙型脑炎。由乙脑病毒所致的中枢神经系统急性传染病。由蚊虫叮咬传播。流行于夏秋季，多为 10 岁以下儿童，3～6 岁发病率最高。以高热、意识障碍、抽搐、呼吸衰竭及脑膜刺激征为特征。本病无特效疗法，应积极采取对症和支持治疗。

乙脑后遗症（sequela from encephalitis B） 少数乙脑重症病人在发病半年后，仍留有意识障碍、失语、瘫痪、锥体外系症状、痴呆等神经精神症状。发生率约为 7%～20%。

乙内酰脲（hydantoin） 其他名称：脲基醋酸内酰胺。组氨酸分解代谢的中间产物。

乙哌立松（eperisone） 其他名称：宜宇、妙纳。中枢性肌肉松弛药。用于肩酸、颈部疼痛、头痛、眩晕、腰痛、手腿僵直和僵硬等肌紧张症状。制剂：片剂。过敏者禁用。肝肾功能障碍者、孕妇慎用。

乙醛酸循环（glyoxylate cycle） 在异柠檬酸裂解酶的催化下，异柠檬酸被直接分解为乙醛酸，乙醛酸又在乙酰辅酶 A 参与下，由苹果酸合成酶催化生成苹果酸，苹果酸再氧化脱氢生成草酰乙酸的过程。

乙炔睾酮（ethisterone） 见炔孕酮。

乙双吗啉（bimolane） 抗肿瘤药。临床用于治疗恶性淋巴瘤、肺癌、卵巢癌、乳腺癌、外阴癌。与放疗配合可使疗效增强，尚可用于银屑病、扁平疣及眼科的葡萄膜炎和交感性眼炎的治疗。肝、肾疾病病人，溃疡病病人慎用。孕妇、哺乳

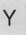

期妇女慎用。

乙水杨胺（ethenzamide）　其他名称：邻乙氧苯甲酰胺。解热镇痛药。白色结晶或结晶性粉末。用于发热、头痛、神经痛、关节痛、活动性风湿症、类风湿性关节炎、牙痛、痛经等。

乙酰胺（acetamide）　其他名称：解氟灵。解毒剂。六方形结晶或白色结晶性粉末，有鼠臭味，易溶于水和乙醇，溶于氯仿、甘油。为有机氟化合物中毒解毒药。主要用于有机氟杀虫剂——氟乙酰胺中毒的解毒。及早给药，能延长中毒潜伏期，减轻发病症状或制止发病。与解痉药及半胱氨酸合用，效果更好。

乙酰半胱氨酸（acetylcysteine）　其他名称：美可舒、痰易静。祛痰药。用于手术后、急性和慢性支气管炎、支气管扩张、肺结核、肺炎、肺气肿等引起的黏稠分泌物过多所致的咳痰困难。可用于对乙酰氨基酚中毒的解毒以及环磷酰胺引起的出血性膀胱炎的治疗。制剂：片剂、颗粒剂；喷雾剂。直接滴入呼吸道可产生大量痰液，需要用吸痰器吸引排痰。支气管哮喘和老年病人、严重呼吸道阻塞者禁用。

乙酰胆碱（acetylcholine）　胆碱能神经末梢释放的重要递质。广泛存在于外周及中枢部位。由乙酰辅酶 A 和胆碱在胆碱乙酰化酶的作用下形成而后很快被胆碱酯酶水解成胆碱和乙酸灭活。内源性乙酰胆碱激活 M 受体和 N 受体，分别产生 M 型效应及 N 型效应。人工合成的乙酰胆碱化学性质不稳定，在体内破坏迅速，作用虽较广泛但选择性低，无临床实用价值，目前主要作为基础理论研究的工具药应用。

乙酰辅酶 A（acetyl-coenzyme A，Ac CoA）　辅酶 A 的乙酰化形式，是糖、脂肪、氨基酸代谢的重要的中间物，参加柠檬酸循环、脂肪酸氧化、脂肪酸和胆固醇合成以及其他代谢反应，提供合成的原料和代谢的能源。

乙酰辅酶 A 羧化酶（acetyl-coenzyme A carboxylase）　催化乙酰辅酶 A 和二氧化碳生成丙二酸单酰辅酶 A 反应的酶。该酶存在于胞液中，辅基为生物素。是脂肪酸合成的限速酶，参与脂肪酸的合成。

乙酰谷酰胺（aceglutamide，acetylglutamine）　其他名称：醋谷胺。谷氨酰胺的乙酰化物。有维持神经应激功能及降低血糖作用，能改善神经细胞代谢。适用于脑外伤昏迷、肝性脑病、偏瘫、高位截瘫、脊髓灰质炎后遗症、神经性头痛、腰痛等。常用其钠盐。

乙酰谷酰胺注射液（Injectio Acetyl-Glutamidum）　组成：N-乙酰谷酰胺的无色澄明的灭菌水溶液。能通过血脑屏障，改善脑功能。用于肝性脑病及脑外伤、脑肿瘤、神经外科手术等引起的昏迷、瘫痪、智力减退、记忆力障碍、神经性头痛、腰痛等。有引起血压降低的可能。

乙酰胡椒乙胺（acetylpiperacetamide）　平喘药。能直接松弛支气管平滑肌，又具有一定的祛痰、中枢抑制及消炎作用。平喘作用强度与氨茶碱相当，但不良反应较后者少。适用于各种类型气管炎，对喘息型疗效更显著。偶见头晕、恶心等反应。

乙酰基转移酶（acetyltransferase）　催化乙酰辅酶 A 上的乙酰基转移至其他接受乙酰基的化合物上去的酶。

乙酰甲胆碱试验（mecholyl test）　贲门失弛缓症的一种辅助检查。由于失去神经支配的平滑肌对此药反应比正常人更为敏感。因此，皮下注射 3～10mg 乙酰甲胆碱 1～2min 后，可出现食管强烈收缩，引起胸骨后疼痛，持续约 30min，并可为阿托品所缓解，即为阳性。但晚期食管异常扩张时，则本试验呈假阴性。

乙酰螺旋霉素（acetylspiramycin）　一种大环内酯类抗生素。抗菌谱与红霉素相似，但抗菌作用较红霉素弱。口服后即脱乙酰基而显示抗菌作用，很多对红霉素耐药的金黄色葡萄球菌对乙酰螺旋霉素敏感。主要用于金黄色葡萄球菌、肺炎球菌、链球菌、淋球菌、脑膜炎球菌所致的肺炎、支气管炎、肺脓肿、猩红热、痈、骨髓炎、乳腺炎、泪囊炎、睑腺炎等。

乙酰葡糖胺（acetylglucosamine）　其他名称：乙酰氨基葡糖。葡萄糖的第二个碳原子上的羟基被乙酰氨基取代而形成的氨

基多糖。是结缔组织中的主要成分。可与葡糖醛酸缩合构成二糖，再重复缩合（聚合）成大分子。透明质酸、硫酸角质及肝素中都含此氨基糖。

O-乙酰肉碱（O-acetyl carnitine）　乙酰辅酶 A 进入线粒体膜内的转运形式。乙酰辅酶 A 在内膜外侧的乙酰辅酶 A 肉碱、乙酰转移酶催化下与肉毒碱形成 O-乙酰肉碱，才能进入线粒体膜内，再在内膜内侧的酶催化下，重新变成乙酰辅酶 A 而进入线粒体基质内进行氧化。

N-乙酰神经氨酸（N-acetylneuraminate，NANA）　其他名称：N-乙酰神经氨糖酸或唾液酸。构成人及动物细胞膜的主要成分。由乙酰、甘露糖胺及丙酮酸缩合而成。

乙酰胂胺（acetarsol）　抗寄生虫病药。为五价胂，对阴道滴虫、阿米巴原虫、丝虫皆有杀灭作用。由于毒性大，且有蓄积作用，很少内服，目前主要供局部外用治疗阴道滴虫病。肝肾功能不全、脑癌及久病体弱者慎用。月经期禁用。用药期间禁止性生活。

乙酰乙酸（aceto acetic acid）　其他名称：草酰乙酸。脂肪酸分解代谢的产物。在肝线粒体中，由乙酰辅酶 A 经缩合及裂解作用而产生。在正常情况下经三羧酸循环，被彻底氧化。但在糖及脂代谢发生紊乱时（如糖尿病）不能完全氧化而在体内蓄积，为酮体的一种成分，能引起酸中毒。

乙酰乙酰辅酶 A 硫激酶（acetoacetyl coenzyme A thiokinase）　催化乙酰乙酸生成乙酰乙酰辅酶 A 反应的酶。参与酮体利用。

乙酰乙酰辅酶 A 硫解酶（acetoacetyl-coenzyme A thiolase）　催化乙酰乙酰辅酶 A 硫解，生成 2 个分子乙酰辅酶 A 反应的酶。参与酮体生成和利用。

乙酰唑胺（acetazolamide，diamox）　其他名称：醋唑磺胺、醋氮酰胺。磺胺的衍生物。碳酸酐酶抑制剂。具有利尿、降低眼压、抗癫痫等作用。适用于治疗各种类型的青光眼、轻度心源性水肿、抗癫痫；亦可用于癫痫大发作或小发作病人。久用可产生耐受性。艾迪生病、不能耐受磺胺药者、钠钾缺乏症病人应慎用或禁用。糖尿病、酸中毒及肝肾功能不全者应慎用。

乙型病毒性肝炎（viral hepatitis B）　由乙型肝炎病毒感染所致的肝炎。无季节性，多呈散发，主要通过注射途径和密切接触而传播，经免疫介导引起肝脏炎症和坏死。无症状携带病毒和无黄疸病人很多，黄疸病人表现与甲型病毒性肝炎相似，突出特点是部分病人迁延不愈或发展为慢性肝炎及肝硬化。乙肝抗原和抗体检查阳性可确诊。乙肝高价免疫球蛋白肌内注射、乙肝疫苗接种均有较好的预防效果。治疗：护肝药物，抗病毒药物，免疫调节剂等。

乙型肝炎（hepatitis B）　简称乙肝。由乙型肝炎病毒引起的以肝脏炎性病变为主的传染性疾病。主要经血液和体液传播，具有长期携带性。因其可能通过性生活传播，国际上将其列入性传播疾病。有一定的慢性化倾向，有的可导致肝硬化、肝癌。

乙型肝炎表面抗原（hepatitis B surface antigen，HBsAg）　乙型肝炎病毒表面的抗原。主要在肝细胞的膜上或胞质内合成。乙型肝炎病毒球形颗粒、管形颗粒含有 HBsAg，均属病毒的脂蛋白外壳。HBsAg 以 adw、adr、ayw、ayr 等 4 种主要亚型。我国大多数地区以 adr 为主，少数民族地区为 ayw 亚型。检测 HBsAg 是诊断乙型肝炎的重要指标之一，但非洲、东南亚和中国人（正常人）血清中检出 HBsAg 者占 8%～20%。筛除 HBsAg 阳性的供血者可使输血后肝炎的发生率大幅度降低。HBsAg 具有免疫原性，其抗体称抗-HBs，为机体免疫力指标。

乙型肝炎病毒（hepatitis B virus）　乙型肝炎的病原体。有 3 种病毒颗粒，即直径 42nm 的 Dane 颗粒、球形颗粒和管形颗粒。其中只有 Dane 颗粒核心有 DNA 和 DNA 多聚酶，为真正的乙型肝炎病毒颗粒。而球形和管形颗粒只含有表面抗原，为病毒装配中过剩的外壳脂蛋白。在其感染过程中可出现 3 种不同抗原（表面、核心及 e 抗原）。对外界抵抗力较强（低温、干燥、紫外线和化学物质）。传染性很强。消毒不完善的输血和注射是重要传染途径，也可经口、昆虫媒介

Y

或母体传给新生儿。

乙型肝炎病毒表面抗体测定（assay of hepatitis B virus surface antibody） 乙型肝炎表面抗体（HBsAb，抗-HBs）是由于乙型肝炎表面抗原刺激机体免疫系统而产生的。参考值：酶联免疫吸附测定（ELISA）和放射免疫测定（RIA）均为阴性。抗-HBs 是保护性抗体，提示机体有一定免疫力，一般在发病后 3～6 个月才出现，可持续多年。注射过乙肝疫苗或抗-HBs 免疫球蛋白者，抗-HBs 可呈阳性反应。

乙型肝炎病毒表面抗原测定（assay of hepatitis B virus surface antigen） 乙型肝炎病毒表面抗原（HBsAg）是乙肝病毒中 Dane 颗粒外层的脂蛋白囊膜。参考值：酶联免疫吸附测定（ELISA）、放射免疫测定（RIA）及反向间接血凝试验均为阴性。阳性见于急性乙型肝炎潜伏期；发病后 3 个月不转阴，则易发展成慢性乙肝或肝硬化；病毒携带者亦阳性。

乙型肝炎病毒核心抗体测定（assay of hepatitis B virus core antibody） 乙型肝炎病毒核心抗体（HBcAb，抗-HBc）是由乙肝病毒核心抗原刺激机体免疫系统而产生的，分为 IgM、IgG、IgA3 型。用酶联免疫吸附测定（ELISA）和放射免疫测定（RIA），参考值均为阴性。①抗-HBc 总抗体阳性，是乙肝病毒感染的敏感指标，也可作为乙肝疫苗和血液制品的安全性鉴定和献血者的筛查；②抗-HBcIgM 阳性，提示乙肝近期感染、肝炎病毒复制；③抗-HBcIgG 阳性，是乙肝既往感染的指标。

乙型肝炎病毒核心抗原测定（assay of hepatitis B virus core antigen） 乙型肝炎病毒核心抗原（HBcAg）位于病毒颗粒的中心部位，故名。参考值：酶联免疫吸附测定（ELISA）和放射免疫测定（RIA）均为阴性。HBcAg 阳性，提示病人血清中有感染的乙型肝炎病毒存在，其含量较多，复制活跃，传染性强，预后较差。

乙型肝炎病毒 e 抗体测定（assay of hepatitis B virus e antibody） 乙型肝炎病毒 e 抗体（HBeAb，抗-HBe）是乙型肝炎 e 抗原（HBeAg）作用于机体免疫系统产生的。参考值：酶联免疫吸附测定（ELISA）和放射免疫测定（RIA）均为阴性。抗-HBe 阳性表示大部分乙肝病毒被消除，复制减少，传染性低，但并非没有传染性；HBeAg 与抗-HBe 均阳性，且谷丙转氨酶升高时，可进展为原发性肝癌。

乙型肝炎病毒 e 抗原测定（assay of hepatitis B virus e antigen） 乙型肝炎病毒 e 抗原（HBeAg）为一种可溶性蛋白质，游离存在于血中。参考值：酶联免疫吸附测定（ELISA）和放射免疫测定（RIA）均为阴性。HBeAg 阳性，表明乙型肝炎处于活动期，提示乙型肝炎病毒在体内复制，传染性较强；HBeAg 持续阳性，表明肝细胞损害较重，且可转为慢性乙型肝炎或肝硬化。如转为阴性，表示病毒停止复制。

乙型肝炎核心抗原（hepatitis B core antigen，HBcAg） 存在于 Dane 颗粒核心结构的表面，为内衣壳成分，其外被 HBsAg 所覆盖，故不易在血液循环中检出。HBcAg 的抗原性强，能刺激机体产生抗-HBc，抗-HBc IgG 在血中持续时间较长，为非保护性抗体。抗-HBc IgM 的存在常提示 HBV 处于复制状态。HBcAg 还具有 T 淋巴细胞表位，其刺激机体产生的免疫应答反应在宿主对 HBV 的清除机制中起重要作用。

乙型肝炎 e 抗原（hepatitis B e antigen，HBeAg） 在 HBsAg 阳性的乙型肝炎病人血清中发现的一种与 HBsAg 和 HBcAg 完全不同的新抗原。分为 e_1、e_2 和 e_3 三个亚型。它是病毒本身的一种抗原，位于 HBsAg 的里边，潜隐或镶嵌于 HBcAg 之上。乙型肝炎病人血清中 e 抗原的出现较 HBsAg 短暂，标志着体内有乙肝病毒大量复制，是传染性的指标。在慢性持续性感染中 e 抗原常为阳性，故可作为乙型肝炎的特异性诊断。HBeAg 的抗体称抗 HBe，为机体免疫力指标。

乙型肝炎相关性肾小球肾炎（hepatitis B associated glomerulonephritis） 乙型肝炎病人在肝细胞内产生的乙型肝炎表面抗原释入循环，与抗体形成免疫复合物所引起的肾小球肾炎。儿童多见。其临床表现与其他病因引起的肾炎基本相同，但以伴有或不伴有细胞增殖的膜性病变较为多见。治疗：干扰素有一定疗效，可用中西医结合疗法。

乙型溶血性链球菌感染（beta hemolytic streptococcal infection） 由乙型溶血性链球菌（简称乙链）引起的一组化脓性疾病和晚期变态反应性疾患。传染源以病人和病后带菌者为主。病菌经直接接触、飞沫传播侵入人体致病。乙链各族均可使人感染，A 族引起呼吸道感染、新生儿及产后败血症；B 族引起新生儿和产后败血症、中耳炎、乳突炎、脑膜炎和肾盂肾炎；C 族可使烧伤感染，亦可引起蜂窝织炎和产褥热；D 族引起泌尿道、腹腔感染及心内膜炎，亦可引起脑脓肿及厌氧菌混合感染；F 族引起扁桃体炎和上呼吸道感染。诊断主要依据病原学与血清学检查（见链球菌感染条）。中枢神经系统感染行脑脊液涂片和培养可确诊。

乙型血友病（hemophilia B，factor Ⅸ deficiency） 其他名称：血友病乙。血友病的一种类型。见血友病。

乙亚胺（ethylenediamine tetraacetylimide，ethylimine） 抗肿瘤药。用于治疗恶性淋巴瘤、急性粒细胞白血病、头颈部肿瘤、肺癌、乳腺癌、肝癌、胃癌、软组织肉瘤。治疗银屑病，口服给药，有较好的近期疗效。肝、肾功能不全者，十二指肠溃疡病人禁用；哺乳期妇女、老年人、体弱者及儿童慎用。

乙氧黄酮（efloxatem，oxyflavil） 其他名称：乙酯黄酮、心脉舒通、立可定。为抗心绞痛药。能选择性扩张冠状动脉，增加冠状动脉血流量，作用较硝酸甘油强，且能增加侧支循环，改善缺血区供血。而对外周血、血压、心率等无影响。并有降低胆固醇的作用。适用于心绞痛、冠状动脉功能不全及心肌梗死后的治疗；还可用作支气管解痉剂。妊娠早期禁用。

乙氧萘青霉素（nafcillin） 见萘夫西林。

乙氧香豆素（carbocromen，chromonar） 见卡波罗孟。

乙种射线（粒子）（beta particle） 从衰变的原子核内放出的高速电子 β^- 或 β^+。两者虽带有不同电荷但其质量相同。通常指前者；如为后者，则需标明 β^+ 辐射。

乙状窦（sigmoid sinus） 位于脑内乙状窦沟内的硬脑膜窦。成对，是横窦的延续，在颈静脉孔处移行为颈内静脉。

乙状窦血栓性静脉炎（thrombophlebitis of sigmoid sinus） 由慢性胆脂瘤型中耳炎或急性化脓性中耳炎、乳突炎所继发感染扩展到乙状窦后，常先引起静脉窦周围炎，乙状窦周围脓肿，继而形成本症。是耳源性颅内并发症中较多见的一种。临床典型症状为脓毒症的弛张型高热。应及早施行乳突手术，清除病灶，加强抗菌药物治疗，并采用抗凝药物和少量多次输血与补液。

乙状结肠（sigmoid colon） 自左髂嵴处起自降结肠，至第 3 骶椎平面续于直肠的一段结肠。

乙状结肠动脉（sigmoid arteries） 肠系膜下动脉的分支。一般为 2～3 支，斜向左下方，进入乙状结肠系膜内，互相吻合成动脉弓，分支分布于乙状结肠。

乙状结肠法人工阴道成形术（Baldwin's operation with sigmoid colon） 采用病人自身的乙状结肠形成人工阴道。是在膀胱和直肠之间形成穴腔，然后纳入保留系膜血供的乙状结肠旷置段，作为人工阴道壁，新阴道腔内堵塞油纱布。术后 7～10 日拆除人工阴道外口的缝合线，取出油纱布。采用这种术式形成的人工阴道有充分的长度和宽度，术后不必配戴阴道模具，有适量的分泌物，性生活满意。缺点是操作较复杂，在基层医院不易推广。

乙状结肠镜检查（sigmoidoscopy，sigmoscopy） 利用乙状结肠镜诊断直肠和乙状结肠疾病的方法。这些疾病包括炎症、溃疡、息肉、肿瘤、寄生虫所致的病变以及原因不明的腹泻，并可于检查时取活组织标本。本法是在病人做了充分准备和直肠指检后进行。直视下将乙状结肠镜顺肠腔向前推进，边观察边缓缓插入，必要时可用气囊充气，见肠腔后再推进。一般可插入 25～30cm，插入过程中随时注意黏膜是否正常，有无红肿、萎缩、肥厚、糜烂、出血、渗出等，注意有无肿瘤、息肉等。对可疑病变黏膜，可用活检钳取小片病变组织做病理检查。

乙状结肠扭转（volvulus of sigmoid） 乙状结肠沿其系膜长轴发生旋转而致的肠梗阻。急性扭转时除有腹绞痛、肠鸣音亢进等急性肠梗阻症状外，突出的是极度的腹胀和肠型。如发生肠坏死穿孔，则出现腹膜刺激征。钡剂灌肠检查有助于诊断。手术治疗。

乙状结肠系膜（sigmoid mesocolon）　固定乙状结肠的腹膜结构。其根部附着于左髂窝和骨盆左后壁。因该系膜较大，加之乙状结肠活动度亦大，易发生系膜扭转导致肠梗阻，尤以儿童多见。乙状结肠系膜内含乙状结肠血管、直肠上血管上段以及淋巴管、淋巴结和神经等。

乙状肾（sigmoid kidney）　其他名称：S形肾。异位肾位于正常肾下方，两肾在相连处融合的状态。由于融合的时间较晚，双肾旋转已完成，所以两肾的肾盂方向相反，正常肾朝向中线，异位肾朝向对侧，两肾边缘呈S形，异位肾-输尿管与正常肾-输尿管交叉后由对侧进入膀胱。多无症状，可因输尿管梗阻引起肾积水或结石形成。

已婚妇女生育率（legitimate fertility rate）　计划生育的指标之一。指某地某年平均每1 000个已婚育龄妇女中出生婴儿数。已婚妇女生育率＝某年已婚育龄妇女生育人数/同年平均已婚育龄妇女人数×1 000‰。这一指标也可按不同年龄组分别计算。

蚁走感（formication）　出现蚂蚁在皮肤内或皮肤上爬行的异常感觉。该征见于脊髓和周围神经病变，亦可见于有幻觉的病人。

蚁走征（sign of formication）　见蒂内尔征。

酏剂（elixir）　一种香甜含稀醇的溶液性制剂。除药物外，含芳香剂（香精等）与甜味剂（糖浆或甘油），乙醇一般在5％～40％。供内服。本身有防腐性。较稳定。

椅背复位法（restoration by chair support）　中医伤科用于肩关节脱位的整复手法之一。嘱病人侧坐并固定于高背椅上，患肢垂于椅背外，腋下垫厚棉垫，医者两手持患肢腕部向下拔伸，然后屈肘内收，使关节复位。

义鼻（artificial nose）　一种对鼻缺损的矫正修复体。鼻缺损有疾病性和外伤性两种。根据鼻及合并邻近组织缺损的不同情况而决定义鼻的制作方法。

义齿（denture）　其他名称：假牙。用金属或塑料等材料制成的人工牙。用以恢复因牙齿缺失而失去的咀嚼功能。分为托牙、挤牙、人造牙冠3类。托牙是一种活动式的义齿，可取下洗刷；挤牙是一种固定式的义齿，用金属嵌体固定在邻近的牙齿上，适用于少数牙齿的缺失；人造牙冠用以修复牙齿冠部的缺损。

义耳（artificial ear）　见人工耳。

义眼（artificial eye）　见人工眼。

异丙喘宁（orciprenaline, metaproterenol）　见奥西那林。

异丙碘胺（isopropamide iodide, priamide）　抗胆碱药，有解痉和抑制分泌作用。用于胃及十二指肠溃疡、胃肠痉挛、胃炎、胃酸过多等症。有口干、视力模糊、排尿不畅、便秘等反应。青光眼及前列腺肥大者忌用。

异丙东碱（isopropylscopolamine）　其他名称：异丙东莨菪碱、溴化异丙东莨菪碱。东莨菪碱的衍生物。常用溴化物。抗胆碱强度与东莨菪碱和异丙托溴铵相当，平喘作用起效快，对心血管的反应小。气雾吸入给药。适用于慢性阻塞性肺疾病，特别是慢性喘息性支气管炎，对慢性内源性支气管哮喘也有良好的平喘效果。少数病人有轻度口干、恶心等反应。

异丙东莨菪碱（isopropylscopolamine）　见异丙东碱。

异丙嗪（promethazine）　其他名称：非那根。抗变态反应药（H_1受体阻滞药）。用于各种过敏症（如哮喘、荨麻疹等）。可用于一些麻醉和手术后的恶心、呕吐，乘车、船等引起的眩晕等。可在外科手术及分娩时与哌替啶合用，缓解病人紧张情绪，或用作麻醉前催眠药。制剂：盐酸异丙嗪注射液。驾驶员、机械操作人员和运动员禁用。禁用于青光眼和眼压升高者。癫痫和肝肾功能不全者慎用。过敏反应者不宜再用。

异丙肾上腺素（isoprenaline, isoproterenol）　其他名称：喘息定。人工合成的强效拟肾上腺素药。主要兴奋β受体，对α受体几乎无作用。心脏兴奋作用比肾上腺素强，且较少引起心律失常，可扩张骨骼肌、肾、肠系膜血管，使血压下降和松弛支气管平滑肌等。适用于支气管哮喘、房室传导阻滞、

心脏停搏、外周阻力较高而血容量并不少的休克，若与利尿药联合还可治疗急性肾衰竭。常规用量下，可见心悸、头晕、恶心、呕吐等；用量过大也能引起心律失常。冠心病、心肌炎、甲状腺功能亢进病人禁用。

异丙托溴铵（ipratropium bromide, atrovent）　其他名称：异丙阿托品、爱全乐。阿托品的季铵衍生物。抗胆碱作用比阿托品强，对支气管平滑肌有较高的选择性。气雾吸入很小剂量就能产生显著地松弛支气管作用，但不影响痰液的黏稠度。适用于支气管哮喘、哮喘持续状态、慢性支气管炎及其他慢性阻塞性呼吸道疾病。与沙丁胺醇、茶碱制剂、色甘酸钠等合用有协同作用。较大剂量口服，可用于窦性心动过缓。少数人吸入后有口苦或口干现象。

异病同治（treating different diseases with the same therapy）　中医术语。不同的疾病，若发病机机相同，可用同一种方法治疗。在一般情况下，异病异证是需要用不同治法的。但也有一些不同的疾病，具有同一性质的证，可用同一种方法治疗。如脱肛、胃下垂、子宫下垂，是不同的病证，但如果均表现为中气下陷，就都可用补中益气、提升中气的方药治疗。

异搏定（verapamil, isoptin）　见维拉帕米。

异搏间距（interval of ectopic beat）　两个相邻异位搏动之间的时距。在并行心律中，其可长可短，各异搏距之间互为简单的倍数关系，或有一最大公约数，后者称为异搏周期。

异搏周期（cycle of ectopic beat）　在并行心律中，两个相邻的无窦性搏动的异搏间距。在心电图上，能直接测量的异搏周期少见，多从长短不一的异搏间距中推算出来。

异常Q波（abnormal Q wave）　当Q波时间≥0.04s，幅度≥1/4R，或Q波有明显的错折或粗钝时。异常Q波是诊断心肌梗死最重要的心电图指标。

异常U波（abnormal U wave）　心电图上出现U波增大或U波倒置时，称为异常U波。

异常蛋白血症性紫癜（dysproteinemia purpura）　发生于异常蛋白血症的出血性疾病。出血原因有血小板减少、血小板质量异常和凝血障碍、血黏度过高、异常蛋白直接损伤血管内皮细胞等。

异常肺泡呼吸音（abnormal vesicular breath sound）　由于病理或生理变化引起肺泡呼吸音强度、性质或时间变化的征象。表现为肺泡呼吸音减弱、消失或增强、呼气音延长、断续性呼吸音或粗糙性呼吸音。

异常角化（dyskeratosis）　其他名称：未成熟角化、不典型角化。鳞状上皮角化过程中发生的变异。其细胞核的分化正常，但胞质过度成熟。这种现象出现于底层细胞的称早熟角化；出现于中层或表层角化前细胞称假角化。经常为癌前病变的伴随征象。

异常免疫反应（abnormal immunoreaction）　系指免疫反应过高或过低的一种病理性免疫反应。免疫反应过高，则表现为变态反应和自身免疫性疾病；反应过低表现为免疫力降低，反复感染和易患肿瘤。

异常尸体现象（abnormal postmortem phenomena）　其他名称：特殊型尸体现象、保存型尸体现象。受特殊环境条件或因素的影响，尸体不发生分解，永久性地保存其完整的形态。保存型尸体至今保留有著名的古埃及木乃伊（又称干尸）、湖北江陵古尸、湖南汉马王堆古尸，以及尸蜡、泥炭鞣尸等。这些尸体之所以历经数百年或数千年不腐败，完全是由于自然环境中的干燥而通风、潮湿而乏氧、酸性土壤或沼泽地等特定的因素所致。

异常无名动脉（anomalous innominate artery）　罕见的先天性血管畸形。无名动脉从主动脉的发源部位左移，故需跨过气管前壁才能向右、上到达其正常分布区域。可压迫气管造成呼吸窘迫。主动脉造影可明确诊断。可手术治疗。

异常支气管肺泡呼吸音（abnormal bronchovesicular breathing）　其他名称：病理性混合性呼吸音。指在正常肺泡呼吸音区域范围内听到，既有支气管呼吸音又有肺泡呼吸音性质的呼吸音。这是由于肺组织部分实变或实变区范围较小且与正常肺组织相掺杂存在，或实变部位较深并被正常肺组织所遮盖所

致。见于肺炎早期、肺结核病人。

异常支气管呼吸音（abnormal bronchial breath sounds）　其他名称：病理性支气管呼吸音。正常肺泡呼吸音部位听到支气管呼吸音。见于肺组织实变、肺内大空腔压迫性肺不张。此种呼吸音必须在实变的肺组织或空腔与支气管相通，而且病变范围较大，距离胸壁较近时才能听到。

异常自律性引起的室性心动过速（ventricular tachycardia due to abnormal automaticity）　少数 40 岁以下，无器质性心脏病的病人，反复出现心率在 100 次/min 以上的持续性室速。是由于对儿茶酚胺的刺激过敏，引起浦肯野纤维或心室肌自律性异常所致。

异常左颈总动脉（anomalous left common carotid artery）　罕见的先天性血管畸形。左颈总动脉从主动脉发源的部位右移，压迫气管前壁可引起呼吸窘迫。侧位 X 线片显示气管受压，主动脉造影可以确诊。如有呼吸窘迫，可手术治疗。

异泛影酸（iotalamic acid）　见碘他拉酸。

异-房联接处（ectopic-atrial joining area）　房性异位起搏点与周围心肌之间的互相衔接处。

异氟烷（isoflurane）　其他名称：异氟醚、活宁。吸入麻醉药。用于各种手术的麻醉。制剂：液体剂。用量过大可致呼吸、循环衰竭。使用异氟烷导致恶性高热者、对含有卤素的吸入麻醉药过敏者禁用。能导致流产，产科应慎用。

异构酶（isomerase）　六大酶类之一。催化一种同分异构体转变为另一种同分异构体的酶类。如磷酸丙糖异构酶和磷酸葡糖异构酶等。

异固缩（heteropycnosis）　某染色体或染色体的某些部分在细胞分裂间期、早前期或末期呈现浓缩深染状态并与其他染色体不同步螺旋化的现象。正异固缩是螺旋化的部分早于其他染色体。负异固缩是螺旋化部分迟于其他染色体。

异化〔作用〕（dissimilation）　在新陈代谢过程中，生物体将自身的组成物质，通过体内一系列生物化学变化，分解成简单的物质，同时放出能量或排出体外的过程。

异环磷酰胺（ifosfamide, holoxan）　其他名称：和乐生。抗肿瘤药。用于小细胞肺癌、子宫颈癌、骨及软组织肉瘤、前列腺癌，也用于非小细胞肺癌、乳腺癌、头颈部癌、食管癌。制剂：注射剂。肾功能不良病人慎用。

异基因骨髓移植（allogeneic bone marrow transplantation）　骨髓移植中最常用的一种方法。指供者与受者间主要组织相容性抗原配合的同种不同个体间的骨髓移植。以同胞兄弟姐妹最好，将同胞兄弟姐妹骨髓组织中的造血干细胞，通过一定途径移植至病人的骨髓，重新建立病人的造血功能及免疫功能。

异基因造血干细胞移植（allogeneic hemopoietic stem cell grafting）　清除受者的造血与免疫系统，然后用异基因供者的造血干细胞予以重建的一种治疗方法。应尽量选择人类白细胞抗原（HLA）完全相合的同胞供者，也可用 HLA 部分相合的同胞供者或 HLA 相合的非血缘供者。受者必须经过预处理。适用于恶性肿瘤、血液病、遗传病、急性放射病等。

异尖线虫病（anisakiasis）　由异尖线虫的幼虫寄生在人体消化道引起的疾病，是人食生或半生的海鱼及软体动物等感染三期幼虫引起的内脏幼虫移行症。病原主要为简单异尖线虫第三期幼虫。临床上，感染初期为急腹症，慢性期常为反复发作性腹绞痛、胃肠或肠外嗜酸性肉芽肿形成。组织病理检查发现异尖线虫幼虫可确诊。本病应以预防为主，不吃生海鱼片。治疗以手术为主，尚少特效药。

异卡波肼（isocarboxazid）　其他名称：异羧肼、异唑肼。单胺氧化酶抑制剂。抗抑郁药。作用与苯乙肼相似，但毒性较小。抗抑郁疗效不如三环类药物，不良反应较后者严重，临床仅用于三环类药物治疗无效的中度及重度病例。长期用药易蓄积中毒。老年人、癫痫、青光眼病人慎用。高血压、嗜铬细胞瘤、肝功能受损者禁用。

异莨菪亭（isoscopoletin）　莨菪亭的异构体。化学名为：6-羟基-7-甲氧基香豆素。有松弛气管平滑肌的作用，较莨菪亭的不良反应小。有平喘和祛痰作用，但起效较慢。用于治疗迁延期慢性气管炎和支气管哮喘。

异亮氨酸（isoleucine）　人体必需氨基酸之一。为亮氨酸的异构体。化学名为氨基甲基戊酸。肉类、乳、卵等动物蛋白质中含量较多，一般不易缺乏。成人最低需要量每日 10mg/kg。

异氯原酸（isochlorogenic acid）　二分子咖啡酸和一分子奎宁酸形成的结构相似的酯类混合物。在植物界存在较广。是中药金银花抑菌和抑制病毒的药用成分。也是中成药银黄片和银黄注射液中的主要有效成分。

异美汀（isometheptene）　其他名称：握克丁。拟肾上腺素药。对内脏平滑肌的松弛作用有较好的选择性，解痉作用强而迅速。又具有中等强度的增强心肌收缩力、收缩血管、升高血压作用，以及轻度的扩张支气管、兴奋呼吸、收缩鼻咽黏膜血管及散瞳作用。用于消化道、泌尿道及其他括约肌痉挛、输尿管痉挛、呃逆，以及泌尿道和胃肠道器械检查给药。注射可引起血压升高，高血压、动脉硬化、青光眼及心功能不全者禁用。

异米尼尔（isoaminile）　其他名称：咳得平、异丙苯戊腈。中枢性镇咳、局部麻醉及轻度镇痛药物。镇咳强度强于可待因，且无成瘾性，对呼吸、血压的影响和肠蠕动抑制作用均较弱。可用于各种原因引起的咳嗽。偶见药疹及胃肠道反应。

异配生殖（anisogamy, heterogamy）　异形配子融合的生殖方式。两个形态、大小不同的性细胞（一般为异形配子或卵与精子）相结合的一种有性生殖。是多细胞生物的生殖方式。单细胞生物中少见。

异腔性期前收缩（ectocavity premature beat）　其他名称：低位异腔性期前收缩。期前收缩和基本心律的起搏点不在同一心电双腔中。例如窦性心律伴连接性期前收缩、伴室性期前收缩、房性心律伴室性期前收缩等。此类期前收缩、代偿性间歇多为完全的。

异染色体（allosome, heterochromosome）　大小、形状或行为上与常染色体不同的一种染色体。

异染色质（heterochromatin）　间期核中染色质纤维折叠压缩程度高，处于凝缩状态，染料着色深的染色质。富含重复 DNA 序列。可分为结构异染色质和功能异染色质两类。凡分化程度较高的细胞，异染色质所占比例较大，核中染色质块状，颗粒粗大，如淋巴细胞、浆细胞。

异染性（metachromasia）　经同一种染色剂染色后不同组织或不同的细胞成分呈现不同颜色的特性。即一般组织呈蓝色而有异染反应的则为紫红色，如肥大细胞质内的颗粒含带阴离子的硫酸黏多糖在染色时其颗粒为紫红色而不是蓝色。

异溶作用（heterophagy）　见异体吞噬。

异色性虹膜睫状体炎（heterochromic iridocyclitis）　伴有虹膜色泽异常的慢性睫状体炎。30～40 岁中年人多见，视力模糊为主要症状。其特点是虹膜基质萎缩，色泽变淡；角膜后白色或半透明沉淀；有时瞳孔缘上可发现半透明的圆形小结节；病程长者有晶状体及玻璃体混浊；后期约 2% 继发开角型青光眼。治疗：眼压高时用药物或手术治疗；白内障可手术摘除。

异食癖（pica, allotriophagy, parorexia）　其他名称：异嗜症。由各种原因造成的锌缺乏等或由其他疾病引起的味觉障碍性疾病。主要表现为嗜食正常人不能吃的食物或非食品，如吃土块、煤渣、灰块等。针对病因进行治疗。

异-室联接处（ectopic-ventricular joining area）　室性异位起搏点与周围心室肌之间的相互衔接处。

异嗜性抗原（heterophile antigen）　在不同种属动物和微生物细胞表面上存在的共同抗原。例如，有些病原微生物与人体某些组织具有共同的抗原成分。这种抗原是引起免疫病理的物质基础。例如，溶血性链球菌的某些抗原成分分别与肾小球基底膜和心肌组织有共同抗原，当机体感染了该菌并产生相应抗体后，这些抗体可与含相应抗原的组织反应引起损伤。临床辅助诊断常借助于这种抗原。

异锁链素（isodesmosine）　弹性蛋白水解产物。由赖氨酸 ε 氨基氧化为醛基后，4 个基缩合形成吡啶环体系而成。在弹性蛋白中起横向成网作用，赋予弹性蛋白以弹性。

异体吞噬（heterophagy）　其他名称：异溶作用。溶酶体、将进入细胞内的有害异物和病菌予以分解和消除的作用。当细胞内的溶酶体与吞噬体或吞饮体相接触时，双方接触处的膜溶解，内容混合，溶酶体中的酶对异物或病菌进行"消化""分解"，成为次生溶酶体。对无法"消化"的残质经出胞作用排出细胞外。

异体牙移植术（allotransplantation of tooth）　将因某种原因而拔除的完整健康牙移植于另一个人的牙槽窝内。有直接法与间接法，前者是将拔出的牙立即移植，后者是建立牙库储牙备用。施行本手术需处理免疫问题。

异位搏动（ectopic beat, heterotopic activation）　其他名称：异序激动。起源于窦房结以外的异位起搏点的兴奋引起的搏动。可分为被动性和自发性两类异位搏动。

异位促甲状腺激素综合征（ectopic thyroid-stimulating hormone syndrome）　其他名称：异源促甲状腺激素综合征。垂体以外的肿瘤分泌促甲状腺激素类物质，继而发生甲状腺功能亢进的一种病征。水泡状胎块、绒癌、睾丸畸胎瘤多见，偶见于肺癌、胃癌、结肠癌及胰腺癌等。表现为消瘦乏力、心悸、神经衰弱、手颤等。切除肿瘤，抗甲状腺治疗。

异位促肾上腺皮质激素（ectopic corticotropic hormone）　常见于肺癌、胰腺肿瘤和胸腺肿瘤，性腺、甲状腺、肾癌以及嗜铬细胞瘤也有产生。大多数为促肾上腺皮质激素（ACTH）前体。该前体因含有正常 ACTH 的全部氨基酸序列，故有相同免疫活性，但生物活性仅为正常的 10%。因 β-促黑素（MSH）与 ACTH 同源，故同一肿瘤常同时分泌异位 MSH。

异位促肾上腺皮质激素综合征（ectopic adrenocorticotropic hormone syndrome, ectopic ACTH syndrome）　垂体外的肿瘤组织分泌大量促肾上腺皮质激素使双侧肾上腺皮质增生和分泌过量皮质醇的病症。能引起促肾上腺皮质激素异位分泌的肿瘤最常见的是小细胞肺癌，其次为胸腺瘤、胰岛细胞肿瘤、支气管癌等。临床表现是库欣综合征中最重要的一种。皮质醇增多症表现常不典型，诊断须依赖实验室检查。须治疗原发病。

异位睾丸（ectopic testis）　睾丸下降过程中，受某些因素干扰，偏离正常途径未进入阴囊，而位于皮下组织或会阴部、大腿内侧、耻骨上或对侧阴囊内的先天性畸形。本病较为罕见。可手术治疗。

异位红细胞生成素综合征（ectopic erythropoietin syndrome）　一组以红细胞增多为主的症候群。主要由某些肿瘤产生促红细胞生成素引起。除原发病临床表现外一般无自觉症状，有的病人有多血质面容，即口唇暗红、肢端发绀等。治疗：无特殊疗法，切除肿瘤后症状消失。

异位激素（ectopic hormone）　有些组织器官在正常情况时，并不产生激素，但在特殊情况（如发生肿瘤时），可分泌激素，此种激素称为异位激素。有些异位激素的结构、免疫学性质及生物学作用与内分泌腺分泌的激素完全相同，也有一些与正常激素略有不同。异位激素主要是多肽和蛋白质类激素，或是其前体物质，如分泌的是激素前体可无激素症状。多种肿瘤产生异位激素，以肺癌为多。现已发现的异位激素有很多种，如异位甲状旁腺素、异位降钙素、异位 ACTH 等。

异位激素综合征（ectopic hormone syndrome）　其他名称：异位激素分泌综合征、异位内分泌综合征。恶性肿瘤分泌某些激素（如 ACTH、TSH、ADH 等）或类似激素物质而引起的相应激素症状群。具有鉴别诊断意义。例如，异位促肾上腺皮质激素（ACTH）综合征可见于肺癌、胸腺癌、胃癌、甲状腺癌等；异位甲状腺激素（TSH）综合征可见于肺癌、胰腺癌、胃癌等；异位促性腺激素（GTH）综合征可见于绒毛膜上皮癌、肺癌、畸胎瘤等；异位抗利尿激素（ADH）综合征可见于肺癌、胸腺癌、淋巴瘤等。目前已知本综合征有十多种。

异位急性阑尾炎（ectopic acute appendicitis）　解剖位置变异的阑尾由病菌、寄生虫或其他异物侵入而发生的急性炎症。阑尾位置变异多为先天发育异常所致。常见的有盆腔内、盲肠后腹膜外、肝下及左下腹等 4 种。一旦发炎，诊断常有困难。注意病人的转移性腹痛病史及局限性疾病和触痛的特点，有助于诊断。治疗：手术。

异位寄生（ectopic parasitism）　寄生虫的非正常部位的寄生。例如，日本血吸虫成虫正常寄生在肝门静脉、肠系膜静脉内，但偶然也寄生于肺小静脉中，后者为异位寄生。

异位甲状旁腺素（ectopic parathyroid hormone）　肺、肾、结肠、卵巢、肝、食管、泌尿道等肿瘤均可产生异位甲状旁腺素，有的是甲状旁腺素样肽，这些异位激素免疫学性质可与正常甲状旁腺素不同。发现在肾细胞癌病人血清中有正常甲状旁腺素及其前体，还有甲状旁腺素的降解产物，可能因为有过多的蛋白酶之故。

异位甲状腺（ectopic thyroid, aberrant thyroid）　在甲状腺发育过程向下移行时，停留在某一部分（如舌下、舌根部、气管旁、胸骨后等）。异位甲状腺多数是发育不全的，不能正常地摄碘及合成甲状腺激素，临床上可表现为不同程度的地方性克汀病症状。

异位降钙素（ectopic calcitonin）　肺癌、乳腺癌和支气管类癌常产生该异位激素。正常降钙素可抑制破骨细胞活动，降低血钙和血磷。而异位降钙素分泌形式是其前体，无生物活性，故不出现低钙血症。

异位抗利尿激素综合征（ectopic antidiuretic hormone syndrome, ectopic ADH-syndrome）　恶性肿瘤和肺部炎症性病变分泌抗利尿激素所引起的症候群。ADH 分泌不当综合征的一种类型，是仅次于异位 ACTH 综合征的第二种肿瘤内分泌综合征。表现为排尿少，体内水分潴留引起稀释性低钠血症、水中毒、嗜睡，甚至精神失常、惊厥、昏迷、死亡。除须针对病因进行治疗外，限制水分摄入，快速利尿，酌给高渗盐水。

异位皮脂腺（ectopic sebaceous glands）　出现在口腔黏膜上的皮脂腺。无病理意义。与雄激素有关，男性多见。常位于邻近磨牙龈区或腮腺导管周围的颊黏膜；也可见于唇红黏膜，以上唇多见。常呈淡黄色，形态不规则，有时为斑点，有时似丘疹，其数量和分布范围不等，密集或散在均可出现。

异位起搏点（ectopic pacemaker）　即窦房结以外的其他起搏点。在异常情况下，潜在起搏点可自动产生兴奋，而使整个心脏按其节律搏动。它们位于心脏传导系统的任何部位，可分为房性、交界性、室性等异位起搏点。在正常情况下，窦房结控制着整个心脏节律，因而潜在起搏点不能发挥作用。

异位妊娠（eccyesis, ectopic pregnancy）　俗称宫外孕。孕卵在子宫腔以外着床发育者。包括输卵管妊娠、腹腔妊娠、卵巢妊娠、宫颈妊娠、子宫残角妊娠等。其中以输卵管妊娠最多见。其影响因素有慢性输卵管炎，输卵管发育异常、功能障碍，以及盆腔子宫内膜异位症等。临床表现因妊娠时间、部位及是否有输卵管破裂等有很大差异。主要表现为停经、腹痛、阴道流血、晕厥和休克。下腹压痛及反跳痛，穹窿触痛，宫颈抬举痛，附件区触压痛有包块。后穹窿穿刺抽出不凝血，妊娠试验阳性，B 超检查可明确诊断。多以手术治疗为主，根据病情亦可中西医结合保守治疗。

异位绒毛膜促性腺激素（ectopic chorionic gonadotropin）　常见于性早熟而有肝癌的儿童，患肾上腺皮质肿瘤并有明显的女性变的男子。肺、食管、胰等肿瘤也可产生。异位绒毛膜促性腺激素与正常的人绒毛膜促性腺激素（HCG）β 亚基结构有所不同，糖链也不同，并有 70% 的异位 HCG 不带糖链，在体内易被迅速清除而无活性。

异位肾（renal ectopia）　发育成熟的肾未能到达正常肾窝位置的异常状态。肾可位于盆腔、髂窝、腹部、胸部以及对侧等位置。大多没有典型的临床症状。可合并膀胱输尿管反流或肾盂输尿管连接部梗阻，易并发肾积水、感染和结石形成，表现为异位肾区胀痛、血尿和脓尿等症状。改变体位亦不能回复到正常位置，且输尿管短。另一侧肾影位置正常。见于先天性肾异位。

异位肾上腺（ectopic adrenal gland）　其他名称：副肾上腺、

Y

迷走肾上腺。在胚胎发育期，有少数肾上腺皮质和髓质细胞可以移行到异常位置并发育成异位肾上腺。可能的位置有腹膜后主动脉旁、脾附近、盆腔，也可以在睾丸或卵巢内。病人一般正常肾上腺仍然存在，偶有一侧阙如。

异位生长激素综合征（ectopic growth hormone syndrome, EGHS）　垂体以外的肿瘤分泌大量生长激素而引起的一系列临床症候群。极少见。主要见于肺癌，也可见于胃癌、结节病。主要表现为肺源性肥大性骨关节病，严重时类似肢端肥大症，关节肿胀、疼痛，血浆生长激素明显增高，X线可见骨膜增生。手术切除原发肿瘤治疗。

异位心律（ectopic rhythm）　是指窦房结以外的心肌自发激动，成为控制一次或多次心房、心室或整个心脏电活动，而由此产生的心律失常。可起源于心房、房室交界处或心室。后果与临床表现取决于其血流动力学的影响。演变为严重心律失常的如心室颤动和心室扑动，可导致心脏中止输出并立即致死。心电图诊断。治疗：症状明显或发生在器质性心脏病基础上的异位心律，可分别应用抗心律失常药、电复律、电除颤和电起搏等。

异位性 P′ 波（ectopic P′ wave）　其他名称：异位房性 P′波。是异位起搏点在心房去极化产生的心房波。用 P′波表示以区别于窦性 P 波。此 P′波包括房性、逆行性和室性 P′波3种。

异位性冲动（ectopic impulse）　由异位起搏点发出的冲动。此冲动可引起扩布性兴奋，并由此产生心房、心室或整个心脏的搏动。

异位性促性腺激素综合征（ectopic gonadotropic hormone syndrome）　垂体以外的异位肿瘤分泌过量的促性腺激素而引起的一种综合征。可见于绒毛膜上皮癌、绒毛膜上皮腺癌、肺癌、畸胎瘤、肝母细胞瘤等疾病。表现为儿童性早熟，男性乳房发育，女性停经或月经过多，实验室检查显示人绒毛膜促性腺激素、促卵泡激素、黄体生成素增高。针对原发肿瘤治疗。

异位性甲状旁腺激素分泌综合征（ectopic parathyroid hormone syndrome）　甲状旁腺以外的肿瘤分泌大量甲状旁腺激素而引起的一组病症。多见于肾癌、肺癌、胃癌等恶性肿瘤。表现为多尿、口渴、厌食、腹胀、疲乏，血钙明显增高，血磷降低。治疗：切除肿瘤，药物。

异位性心动过速（ectopic tachycardia）　由窦房结以外的起搏点控制的频率过快的异常心律。表现为阵发性心动过速、非阵发性心动过速、短阵反复发作性心动过速、心房扑动、心房颤动、心室扑动和心室颤动等。一般均需心电图或向量图才能证实。多示心脏有病变。治疗：去除病因，药物控制。

异位胰腺（aberrant pancreas）　位于其他部位的胰腺组织。常见于十二指肠、胃、空肠、回肠等的肌层或黏膜下层处。为淡黄色或淡灰红色单个圆形或分叶状小结节。少数可引起出血、梗阻等症状。治疗：无症状时无须处理，出现症状手术切除。

异位灶性房速（ectopic focal atrial tachycardia）　见自律性房性心动过速。

异戊巴比妥（amobarbital, amytal）　其他名称：阿米妥。为中效巴比妥类药。常用其钠盐。与苯巴比妥作用相似，有镇静、催眠、抗惊厥作用。作用出现较苯巴比妥快，维持时间短。适用于单纯性失眠、小儿高热、破伤风、子痫、脑膜炎、脑炎和中枢兴奋药中毒引起的惊厥；亦可用于癫痫持续状态及麻醉前给药。久用可产生耐受性、依赖性和成瘾性。严重肝功能不全者应禁用。

异戊二烯（isoprene）　含 5 个碳原子的、有一分甲基的不饱和碳氢化合物。即 2-甲基-1, 3-丁二烯。存在于辅酶 Q、维生素 A、维生素 K 中，为类胡萝卜素和类固醇的共同前体。其活性型为异戊烯焦磷酸。

异戊酸血症（isovaleric acidemia）　一种先天亮氨酸代谢异常疾病。系由异戊酰辅酶 A 脱氢酶先天性缺损所致。血中异戊酸浓度升高、周期性酸中毒性昏迷、精神运动性迟滞以及体臭是本病的特点。

异戊烯焦磷酸（isopentenylpyro-phosphate）　甲羟戊酸-5-焦磷酸脱水脱羧形成的活性 5 碳单位。可综合在一起形成链式化合物（如维生素 A）或环式化合物（如羊毛脂固醇）。

异物入耳（foreign body in ear）　中医耳病之一。因异物误入耳道所致，症见耳内不适，有异物嵌塞感，或伴瘙痒、疼痛、耳鸣等。须由医生取出。

异物性（foreign body）　构成抗原的条件之一，是抗原与所刺激的机体的自身物质的差异。即机体的免疫活性细胞并未接触过，或化学结构与机体自身成分不同。具备此性质的物质有 3 种：①异种物质；②同种异体物质；③自身物质。

异物性肉芽肿（foreign body granuloma）　异物进入体内所引起的组织反应。致病异物有多种，如滑石粉、沙尘、铍、外科缝线、寄生虫等。其病变为异物巨细胞包围吞噬进入体内的异物，并由多种炎症细胞浸润以及程度不同的纤维组织包围形成局限性肿块。治疗：若影响容貌予功能外科切除或整形手术。

异相睡眠（paradoxical sleep）　其他名称：快速眼球运动睡眠、快波睡眠。是睡眠的一个时相。此期的表现是全身的感觉功能进一步减弱、肌肉几乎完全松弛、间断出现眼球快速运动、血压和心率增加、呼吸不规则及部分躯体抽动，但脑电图呈现去同步化快波。实验证明此期脑内蛋白质合成加快，有利于建立新的突触联系。

异形吸虫（Heterophyes）　一类寄生于猫、犬等食肉动物及各种鱼、鸟类动物体内的小型吸虫。可在人体寄生的有异形异形吸虫、横川后殖吸虫、钩棘单睾吸虫、多棘单睾吸虫、台湾棘带吸虫。

异形吸虫病（heterophyiasis, heterophydiasis）　由异形吸虫引起的疾病。这类小型吸虫有些可寄生于人的小肠，并发育产卵。卵随粪排出，在淡水螺和淡水鱼两个中间宿主体内发育，人或动物食含囊蚴的鱼而感染。一般无明显症状，但虫卵可经血流进入各种组织异位寄生，而产生严重后果。粪中查到虫卵可确诊。治疗：用吡喹酮。

异形异形吸虫（Heterophyes heterophyes）　异形吸虫一个种。寄生于人及猫、犬、狐等哺乳动物的小肠黏膜中的小型吸虫。体长梨形，口吸盘较小。虫卵可随血液循环侵入肝、肺、心、脑、脊椎等处，形成局部栓塞。第一中间宿主为淡水螺，第二中间宿主是淡水鱼。人或动物吃带囊蚴的生鱼而感染。

异型淋巴细胞（heteromorphic lymphocyte）　在正常人的血片中偶可见到的一种形态变异的淋巴细胞。按细胞形态学可分为：Ⅰ型（空泡型）；Ⅱ型（不规则型）；Ⅲ型（幼稚型）。有些异型淋巴细胞其形态学所见介于以上各型之间，呈种种过渡形态不易划分，可笼统地称之为异型淋巴细胞。异型淋巴细胞增多主要见于传染性单核细胞增多症、病毒性肝炎、风疹等病毒性疾病。在传染性单核细胞增多症时，异型淋巴细胞可高达 10% 以上，对鉴别诊断有重要意义。

异型麻疹（atypical measles）　接种过麻疹灭活疫苗的儿童，患麻疹时出现严重而不典型的临床表现。其特征为前驱期有高热、咳嗽、头痛、肌痛、腹痛，口腔无麻疹黏膜斑。2～3日后皮疹从四肢开始向躯干发展，可波及面部，皮疹呈多样性，有斑丘疹、水疱或紫癜。常伴水肿、肺炎及胸腔积液。本病可能由于灭活菌所产生的麻疹抗体与野毒抗原发生阿蒂斯反应而引起细支气管炎和皮肤紫癜所致。治疗同麻疹。

异型性（atypia）　病理学术语。肿瘤组织在细胞形态和组织结构上与其发源的正常组织存在的差异。它反映肿瘤组织的成熟程度（即分化程度）。异型性小者，则表明它和正常组织相似，即分化程度高；异型性越大表示分化越不良。区别此种异型性，是诊断良性或恶性肿瘤的主要组织学依据。恶性者异型性明显。

异烟肼（isoniazid, rimifon）　其他名称：雷米封。抗结核病药。主要用于各型肺结核的进展期、溶解消散期、吸收好转期，尚可用于结核性脑膜炎和其他肺外结核等。制剂：片剂；注射剂。用药期间注意检查肝功能。肝功能不全者、有精神病及癫痫病史者、孕妇慎用。维生素 B$_6$ 可防治神经系统反应的发生。

异烟肼/利福平（isoniazid and rifampicin）　抗结核药的复方制

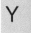

剂。用于各种结核病。制剂：片剂、胶囊剂。

异烟肼/利福平/吡嗪酰胺（isoniazid and rifampicin and pyrazinamide）　抗结核药的复方制剂。用于结核病短程治疗时加强期的使用。制剂：片剂、胶囊剂。

异烟肼中毒（isoniazid poisoning）　过量或大量误服异烟肼引起的中毒。主要表现为呕吐、腹痛、头痛、眩晕、视物模糊、言语不清、出汗、肢体颤动，严重者发生惊厥、昏迷及肝损害。治疗：催吐、洗胃及用盐类泻剂，静脉补液，应用维生素 B_6 和烟酰胺，对症处理，注意保肝治疗。禁用阿托品及麻黄碱。

异烟肼注射液（Injectio Isoniazidi）　其他名称：雷米封注射液。抗结核病药。组成：异烟肼的无色或微黄色澄明的灭菌水溶液。用于急性粟粒性结核和结核性脑膜炎等。肝肾功能不全者及有精神病史、癫痫病史者慎用。

异养菌（heterotrophic bacterium）　以外来的有机碳化物作为碳源的细菌。包括光能异养菌和化能异养菌。其中的化能异养菌又分为：腐生菌（寄居在无生命的有机物中）；寄生菌（寄生在动物、植物、人类的活体内）。寄生菌是人类的病原菌。

异养微生物（heterotrophic microorganism, heterophytic bacteria）　以外来的有机物作为碳源，以无机物或有机物作为氮源，某些种类甚至要求不同的生长因子，通过氧化有机物获得能量的微生物。如枯草杆菌、啤酒酵母菌和结核分枝杆菌等。

异养型生物（heterotroph）　以外来的有机物作碳源，无机物或有机物作氮源，有的甚至要求不同的生长因子，通过氧化有机物获得能量的生物。包括人和动物，以及某些腐生或寄生菌类。

异源促甲状腺激素综合征（heterogenetic and thyrotropic hormone syndrome）　见异位促甲状腺激素综合征。

异源性绝对干扰（heterogenous absolute interference）　见绝对干扰。

异源疫苗（heterogenous vaccine）　用实验室培养物制备的疫苗或菌苗。其特点是培养物不是来自接种对象。

异种抗体（xenogeneic antibody）　针对其他物种体内异源蛋白而产生的抗体。异种抗原的对应抗体。能与不同种属的抗原成分发生反应。

异种抗原（xenoantigen）　来自另一物种的抗原性物质。不同种系的动物血清蛋白，因其末端氨基酸种类与排列不同而具有种属特异性。在生物学分类上，种属关系越远，其血清蛋白的抗原性越强。

异种移植（xenotransplantation）　不同种属个体间进行的细胞、组织或器官移植。对于带血管的异种器官移植，按受者体内是否预存针对异种抗原的天然抗体而分为协调的或非协调的异种器官移植。

异种移植物（xenograft）　来源于不同种属的移植物。因供者和受者抗原、抗体种类、结构、免疫反应性等差异较大，易发生致敏性、激发免疫过程，因此宿主对移植物的排斥反应或移植物抗宿主应答均易发生，故用异种移植物需慎重。

异种疫苗（heterologous vaccine）　其他名称：异型疫苗。用有共同抗原成分的病原微生物制成的疫苗。如接种牛痘苗病毒可预防天花。因牛痘苗病毒和天花病毒之间有共同抗原成分，成，可形成交叉免疫反应，使机体产生免疫力。

异装症（transvestism, transvestic fetishism）　其他名称：恋物性异装症、异装癖。恋物症的一种特殊形式，表现为对异性衣着特别喜爱，反复出现穿戴异性服饰的强烈愿望并付诸行动，由此引起强烈的性兴奋。病人不要求改变自己的身份，对自身性别的认同无问题。

抑癌基因（tumor suppressor gene）　见抑癌基因。

抑菌（bacteriostasis）　抑制人体内部或外部细菌生长繁殖的方法。常用的抑菌剂为各种抗生素，可在体内抑制细菌的繁殖，或在体外用于抑菌试验以检测细菌对抗生素的敏感性。

抑菌剂（bacteriostatic）　制剂中抑制微生物生长的物质。水性药剂在配制与储存过程中容易滋长与繁殖微生物，尤其是中草药液体药剂更容易生霉，故须加抑菌剂。抑菌剂的浓度与

抑菌能力有直接关系，浓度低则抑菌力弱。如红霉素、磺胺药等。

抑菌药（bacteriostatic, bacteriostat）　抑制微生物生长繁殖的药物，如红霉素、磺胺药等。

抑肽酶（aprotinin, trasylol）　其他名称：赫素林、特斯乐、特血乐。多肽类酶的抑制剂。能抑制胰蛋白酶、纤维蛋白溶解酶、激肽释放酶、血管舒张素等的活性。治疗多种与这些蛋白酶活性过高有关的疾病，如急性胰腺炎、纤溶性出血和产后出血、术后肠粘连、各种原因引起的休克等。过敏者、孕妇、哺乳期妇女禁用。

抑胃肽（gastric inhibitory polypeptide, GIP）　由十二指肠及空肠的 K 细胞释放，进食后 1h 达高峰。它能抑制促胃液素及胃酸的分泌，抑制胃运动。此外，还能促进胰岛素的分泌，使进餐后血糖不致升得很高，具有很重要的生理意义。

抑郁（depression）　一种表现强烈而持久的复合负性情绪。通常不会导致极端行为、人格解体以及严重的思维障碍，但多会表现出情绪低落、消沉、沮丧、思维迟钝、对一切丧失兴趣、精神和动作抑制等消极行为，处于无望失助的状态之中，产生极大的负面影响。如进一步发展，轻者属心理障碍，重者则为心理疾病，甚至会出现强烈的自杀倾向。

抑郁性木僵（depressive stupor）　迟钝性抑郁达到十分严重的程度，病人表现为不语、不动、问之不答、呼之不应，整日呆坐或卧床，生活需人照顾。治疗：电休克疗法。

抑郁性神经症（depressive neurosis）　其他名称：官能性抑郁症。一种以抑郁情感为突出症状的神经症。大多以生活中的不幸遭遇、工作中的困难、事业上的挫折等作为发病的起因。表现为悲伤、绝望、孤独感、自我贬低，并有一些自述的身体不适。病情未达到精神病程度，与反应性精神病及躁狂抑郁性精神病的抑郁状态不同。

抑郁症（depression）　情感障碍的一种类型。其核心症状是情绪低落、思维迟钝、言语动作减少三联征。临床表现可有对日常生活丧失兴趣，无愉快感；精力明显减退，无原因的持续疲乏感；动作迟钝或激越；自我评价过低或自责自罪；联想困难或自觉思考能力显著降低；反复出现想死的念头或自杀行为；失眠或早醒；食欲减退或体重下降；性欲明显减退等。上述症状至少出现 4 项且持续 2 周以上者可以作出诊断。治疗：药物疗法；电休克疗法；心理治疗。

抑郁质（melancholic temperament）　人的气质类型之一。按巴甫洛夫高级神经活动类型学说，弱的神经活动类型为抑郁质的生理基础。其外部表现为有较高的感受性，观察精细，敏感，理解深刻，但反应缓慢，动作迟钝，多愁善感，体验深刻，持久，但外表很少流露，内向。谨慎小心，不善与人交往，胆小、孤僻、忸怩，遇困难或挫折易畏缩。

抑制（inhibition；rejection）　①生理学术语。反应的一种形式。与兴奋对立的状态。可兴奋组织（神经、肌肉、腺体）接受刺激后，由活动状态变为相对静止或由活动强变为活动弱的状态。②超声波学术语。去除比限幅电平（阈值）低的弱信号和噪声仅使高于阈值的信号得以显示的一种技术。常同"增益"配合使显示图像清晰。

抑制基因（suppressor gene）　能部分或全部地使另一基因突变效果逆转的基因。

抑制素（inhibin）　睾丸支持细胞和精曲小管细胞产生的对腺垂体促性腺激素的分泌具有调节作用的激素。化学本质是分子量 10 000 以上的蛋白质。生理作用是对卵泡刺激素的分泌有较强的负反馈作用，而对黄体生成素则仅有轻微的抑制作用。除睾丸外卵巢也可产生类似的激素，称为卵泡抑制素。

抑制性呼吸（inhibitory breathing）　胸部发生剧烈疼痛导致的吸气相突然中断。是呼吸运动短暂地、突然地受到抑制的一种呼吸形式。病人表情痛苦，呼吸较浅、快，见于急性胸膜炎、胸膜恶性肿瘤、肋骨骨折及胸部外伤。

抑制性神经元（inhibitory neuron）　释放抑制性神经递质而使后继神经元产生抑制的神经元。在中枢神经系统中广泛存在。通常为中间神经元的一种。

抑制性突触后电位（inhibitory postsynaptic potential）　突触前

膜所释放的抑制性递质与突触后膜上的受体结合后使突触后膜对 K^+ 和 Cl^- 的通透性增高而致的细胞膜内外电位差增大。这是由于 K^+ 和 Cl^- 的通透而使细胞膜处于超极化状态，而引起了膜电位负值增加的结果。

抑制状态（inhibitory state） 精神活动处于低迷的状态。语言动作和行为减少。

易变基因（mutable gene） 任何不稳定的或突变频率高的基因。是嵌合体形成的基因，它所导致的高突变率是基因原有的特性。

易变区（liable region） 免疫球蛋白分子结构的一部分。是其多肽链链氨基酸的组成和序列都不一样的部分。是抗体分子与抗原决定簇构形相对应并与之相结合的部位。

易颤期（vulnerable period） 见易损期。

易发瘀斑综合征（easy bruising syndrome） 其他名称：单纯性紫癜。无其他疾病引起的自发性皮肤瘀点或瘀斑，以下肢为多，女性易发生于月经期。可自行消退。

易感人群（susceptible population） 对某些或某种传染病缺乏特异性免疫力，易受感染的人群。人群易感性高低，决定于人群中每一个个体的免疫状况，也对传染病的发生和传播流行具有很大的影响。

易感者（susceptible person） 对某一特定致病因子缺乏足够的抵抗力或免疫力者。即暴露于某致病因子后，容易发病或感染的个体。

易化扩散（facilitated diffusion） 细胞膜对物质被动转运的方式之一。指非脂溶性物质在细胞膜上蛋白质的帮助下由高浓度一侧经细胞膜向低浓度一侧发生的净移动。易化扩散可分为载体中介式转运和通道中介式转运两种。前者借助于膜载体蛋白质的帮助，而后者则借助于膜通道蛋白质的帮助。

易患性（liability） 在多基因遗传病中由遗传素质和环境共同决定的个体患病机会。易患性的变异在总人群中呈常态分布，大部分个体的易患性接近平均值，很高和很低的人是很少的。

易接近性（approachability） 免疫学术语。即抗原分子的特殊化学基因与淋巴细胞表面对应抗原受体相互接触的难易程度。

易筋经（yijinjing, changing tendon exercise） 中医导引术之一。通过锻炼筋骨，配合呼吸、意念以达加大肌力，增强体质的目的。具有动作简单、刚中有柔、多用静力、意力统一的特点。易筋经的起源，一说为达摩所创，一说为天台紫凝道人假托达摩之名所作。大体上分为两类。第一类多取站立姿势，上肢动作偏多，共22势，分3个阶段练习，每一势做49次。第二类所取姿势多种多样，遍及胸、腹、腰、背以及四肢。现较通行的是易筋经十二势，姿势名称有韦驮献杵势（三势）、摘星换斗势、出爪亮翅势、倒拽九牛尾势、九鬼拔马刀势、三盘落地势、青龙探爪势、卧虎扑食势、打躬势、掉尾势等。

易咳嗪（eprazinone, mucitux） 见依普拉酮。

易蒙停（loperamide, imodium） 见洛哌丁胺。

易栓症（thrombophilia） 易栓症不是单一的疾病，是指由于抗凝血因子、凝血因子、纤溶蛋白等的遗传性或获得性缺陷或存在获得性危险因素而容易发生血栓栓塞的病理状态。遗传性易栓症的特点是有血栓家族史，无明显诱因的多发性、反复的血栓形成，小于45岁发病，对常规抗血栓治疗效果不佳，较常见的是遗传性蛋白C（PC）缺陷症。获得性易栓症可见于肝病、肾病综合征、系统性红斑狼疮及抗磷脂抗体综合征。

易损期（vulnerable phase, VP） 其他名称：易颤期。心房和心室在其相对不应期刚开始时，有一个很短的心电不稳定期称为易损期。产生原因与心肌复极早期，细胞群之间兴奋性恢复快慢不一有关。心房易损期在 QRS 波终末和 ST 段起始处约20ms时间内，心室易损期在 T 波升支至顶峰前30ms时间内。

易损指数（vulnerable index） 判定室性期前收缩性质及预后的指标。计算公式是：易损指数＝基础 Q-T 间期×前一心动周期（R-R）/配对时间（R-R'）。如果易损指数是 1.1～1.4 易促发室速，超过 1.4 则易促发室颤。

易碳化物检查法（test for readily-carbonizable substance） 检查药物夹杂的遇硫酸易碳化或易氧化而呈色的有机杂质的方法。检查时，将定量的供试品加浓硫酸溶解，以碳化所产生的颜色与规定色标比较，借以判断和控制药物中易碳化物的量。

易位（translocation） 染色体结构畸变的一种类型。两条非同源染色体同时发生断裂，断片互相交换位置，分别接合起来，这是染色体间重排的现象。

易性症（transsexualism） 其他名称：易性癖、异性认同癖。一种性变态，性别认同障碍。比较罕见。这种人强烈认同自己为异性，以致企图借助医学手段帮助他们改变性别。男性要求切除阴茎，做人工阴道。女性要求切除乳房，做一个类似阴茎的附属器官。或采用激素来改变自己的性征、体态。尽管他们相信自己解剖上的性别是错的，希望改变性别，但他们并非同性恋，实际上都是异性恋者。

易性综合征（transsexual syndrome） 从心理上认定自身的性别与生理性别相反，迫切要求改变自身的性器官外形，使体型、外貌向异性转化的症候群。男性较女性多见。治疗：采用个体化方案，包括心理治疗，必要时行变性手术。

疫点（focus of infectious disease） 范围较小的疫源地或单个疫源地。在实际工作中经常是人为的以病家或病家附近几户作为疫点。

疫疔（cutaneous anthrax） 其他名称：鱼脐丁、鱼脐疮、脉骨疔。中医病名。因感染病畜疫毒而发的一种疔疮，多在接触后1～3日发病，好发于头、颈、手臂等暴露部位。初起证见皮肤出小疹，如蚊迹蚤斑，迅即发为水疱，继则出血坏死，干燥结黑痂而凹陷，形如脐状，周围肿胀蔓延，身发寒热。可用丝瓜叶、连须葱茎叶捣烂，以酒和服。余治同疔疮。同时隔离病人，深埋死畜。加强屠宰管理，做好预防工作。

疫毒痢（fulminant dysentery） 中医病名。指痢疾之传染性强而病情危重者。由外感湿热疫毒之邪，内伤积滞肠道所致。发病急骤。症见壮热口渴、头痛烦躁、腹痛剧烈、里急后重、痢下鲜紫脓血、舌红绛、苔黄燥、脉滑数。重者昏迷厥冷而死。治宜清热凉血解毒，用白头翁汤，加银花、地榆、水牛角、紫雪丹等。本病类似中毒性痢疾，以及痢疾伴有严重脱水、电解质紊乱的重症。宜中西医结合进行抢救。

疫咳（epidemic cough） 中医病证名，即百日咳。

疫苗（vaccine） 将病原微生物及其代谢产物经人工减毒、灭活或转基因等方法制成的，用于预防传染病的免疫制剂。用于中和病原体和刺激机体产生抗体从而起免疫作用。其中用细菌或螺旋体制作的疫苗亦称为菌苗。疫苗分为活疫苗和死疫苗两种。常用的活疫苗有卡介苗、脊髓灰质炎疫苗、麻疹疫苗、鼠疫菌苗等。常用的死疫苗有百日咳菌苗、伤寒菌苗、流脑菌苗、霍乱菌苗等。

疫苗接种（vaccination） 见预防接种。

疫苗接种反应（vaccinal inoculation response） 其他名称：预防接种反应。免疫接种后少数人出现的局部或全身反应。局部反应一般出现在接种后 24 h 内，表现为注射部位红肿、疼痛，严重时附近淋巴结有增大、压痛。全身反应表现为发热、倦怠、食欲缺乏、呕吐等，1～2 天可以消失。

疫苗接种后脑脊髓炎（postvaccinal encephalomyelitis） 见急性播散性脑脊髓炎。

疫苗接种后脑炎（postimmunization encephalitis） 其他名称：预防接种后脑炎。因接种疫苗后诱发的中枢神经系统炎性脱髓鞘病。表现为多灶性血管周围脱髓鞘和炎性细胞浸润，白质与灰质均可受累。急性或亚急性起病，临床多表现为发热、头痛、癫痫发作、意识障碍、精神障碍、瘫痪等。糖皮质激素治疗有效。

疫苗疗法（vaccinotherapy） 通过多次注射疫苗或菌苗（多用自身菌苗）治疗某些慢性且容易复发的疾病的方法。如治疗葡萄球菌引起的慢性顽固的化脓性感染。近年疫苗疗法的应用有所扩大，如接种卡介苗治疗肿瘤、接种麻疹疫苗治疗肝炎等，均有一定的治疗效果。

疫苗损耗系数（coefficient of vaccinal wastage） 反映疫苗损耗的指标。疫苗损耗系数＝疫苗分配数（或饮用数）/（基础免疫每人份剂量×基础免疫人数＋加强免疫每人份剂量×加强免疫人数）。疫苗损耗系数可参照下列标准或当地的规定。卡介苗：2.0～3.0；脊髓灰质炎疫苗：1.1～1.3；百白破混合剂：1.5～2.0；麻疹疫苗：1.5～2.0。

疫疟（epidemic malaria） 中医病证名。在一个地区流行、病情较重的疟疾。

疫情报告（report of epidemic diseases） 其他名称：传染病报告。根据《中华人民共和国传染病防治法》的规定，任何人发现传染病病人或疑似传染病病人时，都应及时向附近的医疗保健机构或卫生防疫机构报告。执行公务的医疗保健人员、卫生防疫人员当发现防治法所规定的传染病、病原携带者或疑似传染病病人，必须按规定时限向当地卫生防疫机构报告疫情。卫生防疫机构按规定的内容及要求报告当地卫生行政部门，然后按程序直至报国务院卫生行政部门。

疫情预测（incidence prediction of infectious disease） 对传染病发生的速度及规模进行的预测。通过预测以及时采取防治措施。预测的方法有：①运用过去积累的疫情资料分析疫情的消长，即根据疾病以往流行情况，建立不同的统计公式、指标或数学模型，用统计方法研究发病率的流行曲线。②根据流行病学基本理论预测流行过程及影响过程的各因素的变化。③运用血清流行病学资料以及病原体的分型、变异资料，研究有关疾病的流行规律和原因，借以推论疫情未来发展趋势。

疫区卫生检疫（health-guarantine of epidemic area of infectious disease） 其他名称：国内检疫。当国内某地发生检疫传染病时，需要进行的一系列控制传染病的措施。主要内容包括：疫区封锁、疫源检索并隔离、治疗传染源，疫区消毒、杀虫或处理保留病原体的动物、处理接触者，以及提高人群免疫水平。疫区的检疫期限至最后一例感染者的接触者的最长潜伏期结束时为止。

疫源地（infectious focus） 传染源及其排出的病原体向四周传播所能波及的范围，即可能发生新病例或新感染的范围。其范围的大小，依病种而异，即使同一种传染病，在不同条件下，疫源地范围大小也有差别。疫源地消灭应具备3个条件：①传染源已被移走（住院或死亡）或消除了病原携带状态（治愈）。②对传染源所污染的外界环境进行了彻底的消毒处理。③所有易感者度过了该病最长潜伏期而无新发病例或新的感染。

疫源地消毒（disinfection of epidemic focus） 对目前存在或曾经存在传染源的地区进行的消毒。属防疫措施，其目的是杀灭由传染源排到外界环境中的病原体，切断其传播途径。疫源地消毒又可分为终末消毒和随时消毒。

疫源性指数（endemic index） 以每个疫源地（病家）的平均病例数计算。公式为：疫源性指数＝病例数/疫源地（或发病户）数。

疫疹（epidemic eruptive disease） 中医病证名。指疫证发疹的疾患。由于感受疫疠之邪，热毒内盛，外发于肌肤所致。疫疹见紧束有根、色紫或黑者为热盛毒重。轻者一病即发，毒愈重则透发愈迟，有迟至四五日而仍不透者。初起时，伴见恶寒发热，头痛如劈，甚则烦躁谵语，唇焦，舌起红刺，脉数，或兼上吐下泄等证。治宜清热凉血解毒，以清瘟败毒饮为主方。亦可先用败毒散。热盛者可酌用凉膈散（去硝、黄加石膏）。

益多酯（etofylline clofibrate） 一种强效、低毒的降血脂药。能显著降低血清总胆固醇与甘油三酯，还有抗血小板聚集及降低血尿酸的作用。适用于高脂血症，亦可兼用于糖尿病、高血压或其他心血管疾病病人的治疗。溃疡病，肝、肾功能不良者慎用。孕妇，哺乳期妇女，癫痫，胆囊疾病，严重肝、肾功能不全者禁用。用药期间注意检查肝、肾功能及血象。

益肝灵片（yiganling pian） 组成：水飞蓟提取物。用于急、慢性肝炎及迁延性肝炎，早期肝硬化，中毒性肝炎，高脂血症。如果服了3个月仍无效者可停药，有效者可长期服用，

无毒不良反应；密闭储藏。

益火消阴（boosting source of fire for eliminating abundance of yin） 中医补肾法之一。用具有温补阳气作用的方药，使阳气旺而能消散阴寒，治疗因阳虚而阴寒偏盛的证候的治法。例如肾阳不足而见腰痛肢弱、下半身清冷、阳痿精冷等症，用八味地黄丸之类。

益康唑（econazole） 为咪唑类广谱抗真菌药。常用制剂为栓剂、酊剂、霜剂、粉剂，对皮肤癣菌、曲霉、酵母菌、双相型真菌，均有抗菌作用，对一些细菌如葡萄球菌、链球菌、破伤风梭菌也有一定的作用。适用于治疗股癣、体癣、手足癣、花斑癣、念珠菌性皮炎、念珠菌阴道炎等。均外用给药。过敏者禁用。孕妇禁用。

益康唑/曲安奈德（econazole and triamcinolone） 其他名称：派瑞松、益富清、复方达克宁。用于湿疹、过敏性皮炎等过敏性皮肤病；手癣、体癣、足癣、股癣等真菌感染所致的皮肤病；甲沟炎、尿布疹、浅表性脓皮病等。制剂：乳膏剂。过敏者、皮肤结核、梅毒、病毒感染者禁用。避免用于面部。连续应用不得超过3～4周。

益母草（motherwort herb, Herba Leonuri） 其他名称：益母、茺蔚、坤草、红花艾、苦草。中医药名。唇形科植物益母草的全草。辛、微苦，微寒。归肝、心包、肾经。功能活血调经、利水退肿。主治：血滞经闭、经前作痛、产后血瘀腹痛及癥瘕等；肾炎水肿。亦治疮疡肿毒、跌打瘀滞。

益母草颗粒（yimucao keli） 中医成药名。活血化瘀剂。组成：益母草。用于闭经、痛经及产后瘀血腹痛。孕妇禁用。

益母草膏（yimucao paste, yimucao gao） 中医成药名。益母草经加工制成的煎膏。口服。功能活血调经。用于血瘀所致的月经不调，产后恶露不净，月经量少，淋漓不净等。

益母草胶囊（yimucao jiaonang） 中医成药名。活血化瘀剂。组成：益母草碱、水苏碱等。用于调经及产后子宫出血、子宫复原不全等。孕妇禁用。

益母草流浸膏（Extractum Leonuri Liquidum） 中医成药名。唇形科植物益母草提取物制成的棕褐色味略苦的液体。用于月经不调、恶露过多及产后子宫出血、子宫复原不全等。孕妇及产妇胎盘未排出前忌用。

益母草注射液（Injectio Leonuri） 中医成药名。组成：唇形科植物益母草的提取物与适量苯甲醇等。无色澄明、pH 值4.5～6.5的灭菌水溶液。用于月经不调、恶露过多及产后子宫出血、子宫复原不全等。孕妇及产妇胎盘未排出前忌用。

益气（benefiting qi） 其他名称：补气。中医补法的一种。用具有补气作用的方药治疗气虚证。

益寿宁（yishouning） 益寿宁甲（胶丸）组成：亚油酸、维生素 E 醋酸酯。益寿宁乙（片剂）组成：维生素 C、维生素 B_6、芦丁。适用于降低胆固醇和各种类型的动脉粥样硬化。

益心胶囊（yixin jiaonang） 中医成药名。化瘀通脉祛瘀剂。组成：麦冬、当归、五味子、人参等。用于气阴两虚型胸痹病人。症见心悸乏力、胸痛胸闷、心慌失眠、汗多、眩晕、口干、面色少华或面色潮红、舌质淡红，亦用于冠心病、心绞痛见有上述证候者。

益心宁神片（yixin ningshen pian） 中医成药名。安神剂。组成：人参茎叶总皂苷、合欢藤、五味子、灵芝。用于心悸气短、多梦失眠、记忆力减退、神经衰弱。外感发热实证者忌服。无气阴亏虚的失眠者忌服。宜餐后服。

益心丸（yixin wan） 中医成药名。化瘀通脉祛瘀剂。组成：红参、牛角尖粉、蟾酥、冰片、牛黄、附子、麝香、三七、安息香、珍珠。用于心绞痛、胸闷、心悸、气促及冠心病、心功能不全见上述证候者。孕妇忌服，月经期慎用。

益血生胶囊（yixuesheng jiaonang） 中医成药名。肿瘤放疗、化疗辅助用药。组成：阿胶、龟甲胶、鹿角胶、鹿血、牛髓、紫河车、鹿茸、茯苓、黄芪、白芍、当归、党参等。用于脾肾两亏所致的血虚诸症，各类型贫血及血小板减少症。对慢性再生障碍性贫血也有一定疗效。虚热者慎用。

益智仁（sharpleaf galangal fruit, Fructus Apliniae Oxyphyllae） 其他名称：益智子。中医药名。姜科植物益智的果

实。辛，温。归脾、肾经。功能温脾、暖肾、收摄精气。主治：下元虚冷，不能固密所致的遗精、早泄、尿频、遗尿；脾阳不振的泻下清稀、腹部冷痛，以及因脾胃虚寒而廉泉不摄所致的口涎自流。

益智药（nootropics）　其他名称：促认知药。能选择性地作用于大脑皮质，对神经细胞具有激活、保护和恢复功能的药物。如吡拉西坦和长春胺等。

逸搏（escape beat）　一种被动性异位心搏。低位（低频）兴奋摆脱高位（高频）兴奋的频率抑制而逃逸出来形成的搏动。如果仅发生 1～2 次称逸搏，如连续发生 3 次以上则称为逸搏心律。可分类为房性、交界性和室性逸搏 3 类。

逸搏前间歇（pre-escape intermission，escape cycle）　其他名称：逸搏周期。见逸搏。即逸搏距离前面的 QRS 波群的 R-R 时距。

逸搏心律（escape beat rhythm）　基本心搏延迟或阻滞，下级潜在起搏点被动地发出冲动，产生 1～2 次心搏，称为逸搏，连续 3 次或以上的逸搏称为逸搏心律。按发生部位，房室交界性逸搏心律最常见，室性次之，房性少见。临床常见于病态窦房结综合征、药物中毒、冠心病、心肌病、高钾血症、麻醉中及临终前。积极进行对因治疗。心搏过缓或伴心室停搏者宜安装人工心脏起搏器。

意念飘忽（flight of ideas）　见思维奔放。

意识（consciousness）　人对自身状况和周围环境的认知能力与觉察能力。前者称自我意识，后者称环境意识。重要特征是其连续性，即使既往经历与现实体验联系起来。在觉醒时，能将机体内外环境变化呈现的印象与过去类似的经验进行联系、比较，作出判断和确定意义。意识的内容来源于感知觉、注意、记忆和思维等基本心理过程的综合活动。意识清晰才能保证人的精神活动得以正常进行。意识是大脑高级神经中枢功能活动的综合表现。

意识错乱（confusion）　一种见于急、慢性器质性脑病的意识障碍。特点是定向障碍、心理过程迟缓、联想贫乏、情感淡漠、主动性缺乏、疲劳和注意力不集中。程度轻时仍可诱发合理的反应和行为；严重时不能保持与环境的联系。多见于重症感染的高热期。

意识混浊（clouding consciousness）　其他名称：反应迟钝状态。一种以意识清晰度降低为主的意识障碍。病人对外界刺激的阈限明显升高。除强烈刺激外很难引起反应，多半处于半睡状态，表情呆板、反应迟钝、思维缓慢、内容贫乏，注意、记忆、理解都有困难。此时吞咽、角膜对光反射均尚存在，可出现一些原始动作，如伸舌、强握、吸吮等。此种状态可过渡到昏迷或昏睡状态。

意识模糊（mental confusion）　一种不能识别时间、地点和人物的定向障碍状态。意识水平轻度下降，较嗜睡为深的一种意识障碍。患者能保持简单的精神活动，但对时间、地点、人物的定向能力发生障碍。

意识障碍（disturbance of consciousness，consciousness impairment）　意识是人体对自身和外周环境的感知。意识包括意识水平和意识内容。意识水平是指能否对外界进行感知；意识内容是指感知的内容是否正确。当这种感知能力的减退和消失就是程度不同的意识障碍。意识障碍可分为谵妄、嗜睡、昏睡、昏迷。昏迷分为浅昏迷、中度昏迷和深度昏迷。意识障碍分 3 类：①意识水平下降，包括嗜睡、昏睡和昏迷；②意识梦样改变，除有意识水平的某种程度障碍、记忆障碍，以及时间、地点定向障碍外，常伴有幻觉、情绪和行为障碍。③意识缩窄，病人意识活动范围缩小，但由于意识水平降低不多，故对一定范围内的刺激能够感知和认识，也可表现行为的协调。见于多种器质性和官能性疾病。

意外死亡（accidental death）　其他名称：灾害性死亡。这种死亡是出人意料，由于各种因素严重伤害人体所引起的死亡。常见的意外死亡有工伤、交通事故、中毒、爆炸、房屋倒塌、医疗事故等，以及自然灾害如地震、洪涝、泥石流、雪崩等。

意向性震颤（intention tremor）　新小脑受损害时，在精细随意动作的终末出现的震颤。静止时震颤消失。

意义不明的单克隆免疫球蛋白血症（monoclonal gammopathy of undetermined significance，MGUS）　血清中有 M 蛋白成分，而无多发性骨髓瘤、巨球蛋白血症及其他恶性肿瘤的疾病。一种良性的单克隆免疫球蛋白病。本病特点是血中出现与多发性骨髓瘤相似的单克隆免疫球蛋白（M 蛋白），但没有其他骨髓瘤相关的表现。常见于老年人。病因不明。约有 1/4 病人最终发展成为多发性骨髓瘤、淀粉样变、巨球蛋白血症及恶性淋巴细胞增殖性疾病。需长期随访。

意义未明的单克隆免疫球蛋白血症（monoclonal gammopathy of undetermined significance，MGUS）　血清中出现单克隆免疫球蛋白（M 蛋白），但无恶性浆细胞病，也没有引起 M 蛋白增生的其他疾病。发病率随年龄增长而增高。无明显症状，其特征是血清 M 蛋白增高，但 IgG＜30g/L，如为 IgA 或 IgM 则＜10g/L；骨髓内浆细胞比例＜5%，且均为成熟浆细胞，形态正常；尿内没有或仅有微量的 M 蛋白；不存在溶骨性病变、贫血、高钙血症和肾功能不全。本病不是最终诊断，无须特殊治疗，应坚持长期随访，定期评估。

意义识记（meaningful memorization）　其他名称：理解识记。在理解材料意义的基础上，依靠材料本身的内在联系进行的识记。往往与积极的思维活动密切相连，运用已有的知识经验，能提高识记的效率并增强记忆的牢固性，效果明显优于机械识记。

意志（will，volition）　自觉地确定目的，并根据目的支配、调节行动，从而实现预定目的的心理过程。意志是人类所特有的心理现象，是从内部的意识事实向外部动作转化的过程，也是人的意识能动性的突出表现。意志表现在有意识、有目的的行动之中。意志行动是理智的行动，是严格按照客观规律所采取的行动，认识是意志的前提。意志在克服困难中表现，并在克服困难中得到锻炼。意志往往靠情感来维持，情感是意志不可缺少的条件。

意志缺失（abulia）　精神分裂症的基本症状之一。对未来缺乏要求或打算，甚至自己的生活也处在被动状态，处处均要别人督促的思维。不学习，不工作，生活懒散，不讲卫生，行为孤僻，退缩，病人对此毫不在意。

意志增强（hyperbulia）　指意志活动增多。这类症状一般以其他精神活动为基础而产生，一般可有两种表现形式：①在躁狂症情感高涨时，病人整日忙碌不停，对外界任何事物都感兴趣，但指向不断变化，做事有头无尾，一事无成。由于其活动与环境和内心体验相一致，故可被人理解。②在精神分裂症有被害妄想时，病人在毫无客观事实的情况下，到处反复上告，其内容十分矛盾，病人却坚信不疑。上述两种表现应注意区别。

溢出性蛋白尿（overflow proteinuria）　因血浆中出现异常增多的低分子量蛋白质，超过肾小管重吸收能力所致的蛋白尿。血红蛋白尿、肌红蛋白尿即属此类。见于溶血性贫血和挤压综合征等。

溢出性尿失禁（overflow incontinence）　其他名称：假性尿失禁。膀胱出口梗阻或逼尿肌收缩乏力引起尿潴留，膀胱过度膨胀后尿液不断溢出所致。

溢泪（overflow tear）　其他名称：泪溢。结膜囊内或泪湖处有泪水存留，越过睑缘流出。主要分为泪腺病变和泪道病变两大类。多见于泪腺的炎症、囊肿和肿瘤、眼部疾病、异物、三叉神经痛、鼻窦、副鼻窦病变、某些药物作用、精神因素、全身性疾病的症状、泪小点位置改变、泪道狭窄或阻塞、泪道排泄障碍等。

溢饮（diffuse fluid-retention syndrome）　中医病名。四饮之一。饮水流溢四肢肌肤为溢饮。多因大渴暴饮过多，或水溢于肢体肌表所致。症见身体痛重、支节烦疼，或兼见喘咳胸闷等。治宜温肺化饮、发汗去邪。方用大青龙汤、小青龙汤、桂苓神术汤等。

缢痕（hanging mark）　其他名称：缢沟。缢死的尸体除有一般外窒息引起的改变外，缢痕是特征性改变。缢痕系指绳套压迫颈部所遗留的皮肤损伤痕迹。以颈前部重着力部位最大，痕迹深而明显，沿颈部向后逐渐消失呈 U 字形。缢痕暗红色，有擦伤和出血点，有与绳套相对应的皮肤印痕。相

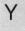

对应的深部组织也有损伤。

缢死（hanging）　见勒缢。

薏苡仁（coix seed, Semen Coicis）　其他名称：苡仁、薏米。中医药名。淡渗利水药。组成：禾本科植物薏苡的种仁。甘、淡、凉。归脾、肾、肺经。功能清热利湿、健脾补肺、排脓。用于脾虚泄泻、湿痹挛急、肺痈痰多、肠痈、淋浊白带、水肿脚气。孕妇忌用。对癌细胞有抑制作用。

翳（nebula）　中医病名。通常指引起黑睛混浊或溃陷的外障眼病以及病变愈后遗留于黑睛的瘢痕。实证多由肝风邪引起，虚证常属肝肾亏损、阴虚火旺等，由外伤引起者，亦不少见。治法：实证多以疏风清热、解毒泻肝为主；虚证又宜滋养肝肾、养阴清热；后期则以明目退翳为主；外伤者宜行血祛瘀为主，可参照上述治法。

翳风（yifeng, SJ 17）　中医经穴名。属手少阳三焦经。手、足少阳之会。位于耳垂根后方，颞骨乳突与下颌支后缘之间的凹陷处。主治耳鸣耳聋、口眼歪斜、牙关紧闭、颊肿、瘰疬病等。直刺1～1.5寸。艾炷灸3壮，或艾条灸5～10min。

翳明（yiming, extra）　中医经外奇穴。位于翳风穴后1寸处。主治夜盲症、近视、远视、白内障，以及内耳性眩晕、视神经萎缩、青光眼、失眠、精神分裂症等。直刺1～1.5寸。

翼点（pterion）　额骨、顶骨、颞骨、蝶骨4骨汇合处。其内侧面有脑膜中动脉前支经过。此处骨折易形成硬膜外血肿。

翼腭窝（pterygopalatine fossa）　由上颌骨体、蝶骨翼突及腭骨垂直部构成的锥形小窝。位于眶后下方。与颅中窝、眶腔、颞下窝、骨性鼻腔、骨性口腔均相通。

翼颌间隙感染（infection of pterygomandibular space）　下颌支内侧骨壁与翼内肌之间的间隙感染。主要由牙源性感染所继发，感染难以发现。早期有牙关紧闭、张口或咀嚼食物时疼痛加剧。感染急剧发展时，疼痛剧烈。向耳颞部放射，也可累及下牙槽神经而出现下唇及颏部感觉异常与麻木。触诊有明显压痛点。治疗宜切开引流，抗感染处理。

翼状肩胛（winged scapula）　骨外科体征之一。病人立位，两臂下垂。如果其一侧或两侧肩胛骨的脊柱缘和下角明显翘起，不能平伏于胸壁上，状似鸟翼，即为此征。本征可见于前锯肌无力或瘫痪、进行性肌营养不良和进行性肌萎缩。

翼状胬肉（pterygium）　是肥厚的结膜及结膜下组织由球结膜向角膜表面侵袭，因其形状酷似昆虫的翅膀而得名。病因不十分清楚，但与户外工作有关，最近认为与紫外辐射有关。在睑裂区肥厚的球结膜及其结膜下组织向角膜呈三角形侵入，以鼻侧进入者为多。整个膜状物分头、颈、体3部分；按病变进展情况又分为进行期与静止期。严重病例可引起散光，甚至失明。治疗：小面积静止者无需治疗，影响视力者应予手术治疗。

翼状胬肉转移术（transposition of pterygium）　翼状胬肉切除的手术。其适应证为：进行性生长；遮盖部分或全部瞳孔；妨碍眼球运动；有碍美观。在施行某些眼科手术之前，为了不妨碍手术的进行，应先将翼状胬肉切除。翼状胬肉的手术方法较多，较为实用有效的是转移术。

臆想治疗（imaginative treatment）　病人舒适坐着，闭眼、深呼吸和放松，全神贯注地想象两肺完全充盈和排空的情景；在放松与深呼吸的同时想象自己健康而有活力；最后回到对呼吸的意识状态，缓慢睁开眼睛。

癔症（hysteria）　其他名称：歇斯底里。一种以遗忘、漫游、假性惊厥、假性瘫痪、假性感觉缺失、神灵附体、木僵和/或出神为标志的综合征。由精神因素或不良暗示所引起的神经精神障碍。多见于青年女性。起病急，症状多样，可出现感觉、运动、自主神经和内脏功能障碍及精神障碍等。症状变化多端，如哭笑无常、肢体瘫痪等。但神经系统无器质性改变。可用暗示使症状消除。以心理治疗为主，配合药物或理疗。

癔症球（globus hystericus）　其他名称：咽异感症、咽部异物感、环咽部运动障碍。中医学称为"梅核气"。主观上有某种说不清的东西或团块，在咽底部杯状软骨水平处引起胀满、受压或阻塞等不适感。一种功能性疾病。临床表现主要为特殊性的咽下困难，经常做吞咽动作以求解除症状，有

咽部异物感等。以X线活动摄影术和食管测压进行诊断。治疗：病因治疗；可试用钙离子通道阻滞剂。

癔症性腹部膨胀综合征（pseudopregnancy syndrome）　其他名称：辛普森综合征、假孕综合征。妇科常见病。婚后多年不孕的妇女极度盼望妊娠或绝经后与绝育后的妇女有妊娠妄想的病人，确信自己已怀孕，在强烈的精神因素影响下产生闭经、食欲减退、全身乏力、恶心、呕吐；乳房增大并有色素沉着，甚至有初乳分泌；腹部膨胀，甚至还自觉胎动。经检查不存在妊娠的任何体征。不需治疗，做好疏导工作即可。

癔症性格（hysterical personality）　病态性格。特点为：情感反应强烈而不稳定，感情用事，易趋向极端；富幻想，易接受暗示，好炫示自己。

癔症性失声（hysterical aphonia）　其他名称：功能性失声，一种以癔症为病因的暂时性发声障碍。以青年女性多见，常与精神受到刺激有关。临床表现为突然的发声障碍，但咳嗽、哭笑的声音仍正常。喉镜检查无器质性病变。治疗：以暗示疗法为主；可用针灸及理疗；情绪激动时用镇静剂。

[169]镱-二乙三胺五醋酸（[169]ytterbium-diethylene triamine pentaacetic acid, [169]Yb-DTPA）　性能稳定的放射性螯合物。[169]镱半衰期为32日。注入血液后能迅速自肾小球滤过，极少从肾外排出。24h后可排出99%以上。可用于肾小球滤过率测定，亦可用作肾扫描示踪剂，也可用来作肾小球肾图。此外，还可作为脑扫描及心脏疾患检查的示踪剂。

因病缺课率（rate of absence due to illness）　评价学生健康指标之一。以全校或一个班级中每月（或学期）学生因病缺课节数的百分率表示。因病缺课率＝某月（或学期）学生因病缺课节数/同期学生应上课总节数×100%。

因病（伤）缺勤率（rate of absence due to injury）　反映因病（伤）影响出勤情况的统计指标。以职工在一定时期内因病（伤）休工日数对同期本单位职工应出勤日数的百分率表示。因病（伤）缺勤率＝某单位一年（季、月）因病（伤）休工日数/同期内本单位职工应出勤总日数×100%。

因地制宜（therapeutic measures should vary with different localities）　中医治疗法则之一。治病要结合地区环境的特点制定适宜的方法。如北方多雨干燥，病多燥证；南方炎热多雨，病多湿热。

因人制宜（therapeutic measures should vary with different individuals）　中医治疗法则之一。治病要注意病人具体情况和体质特点，采用适宜的方法。如根据男女老少生理病理的差异、先天禀赋、后天调养、工作条件、病变过程等灵活运用治法。

因时制宜（therapeutic measures should vary with different seasons）　中医治疗法则之一。治病要结合时令季节的特点制定适宜的方法。如夏季气候炎热，腠理疏松，虽风寒感冒，发表也不宜过于辛温，以免耗散阳气，损伤津液。

因子（agent）　非传染性疾病的致病因素。有：①物理因子，包括：电离辐射和热辐射。②化学因子，包括：化学工业对环境的污染、公害、致癌、致畸胎、致突变等因素，以及环境中微量元素和矿物质在机体内的富集或缺损。③生物性因子，包括：遗传性因素及先天性免疫缺陷等。

ρ因子（rho factor）　由rho基因编码的分子量为55kD的蛋白质，有419个氨基酸残基，其活性状态为六聚体。ρ因子不但能诱发转录终止，而且还能增加非ρ因子依赖型的转录终止的效率。

R因子（resistance factor）　是抗药因子或抗多药因子的简称。它是一种细胞质性的质粒。这种质粒具有使寄生菌对链霉素、氯霉素、四环素等抗生素和磺胺剂产生抗药性的基因群，和F因子一样，通过接合进行转移。获得该因子的细菌同时获得对多种药剂的抗性，因而给治疗带来很大麻烦。R因子的实体为环状双链DNA分子。

因子Ⅷ缺乏症（factor Ⅷ deficiency, hemophilia A）　其他名称：血友病A、血友病甲、甲型血友病、抗血友病球蛋白缺乏症。见血友病。

因子Ⅸ缺乏症（factor Ⅸ deficiency, hemophilia B）　其他名称：血友病B、血友病乙、乙型血友病、血浆凝血活酶成分

缺乏症。见血友病。

因子Ⅺ缺乏症（factor Ⅺ deficiency, hemophilia C） 其他名称：血友病C、血友病丙、丙型血友病、血浆凝血活酶前质缺乏症。是一种常染色体不完全隐性遗传的出血性疾病。男女均可患病，也均可遗传。出血症状较甲型血友病轻，关节及肌肉出血较少见，有时仅在手术、拔牙或损伤后较正常人难以止血。实验室检查同甲型血友病。轻型病人不需治疗。重型病人出血严重时可输新鲜血或新鲜血浆或生物制品。

因子Ⅻ缺乏症（factor Ⅻ deficiency, Hageman factor deficiency） 其他名称：哈格曼因子缺乏症、遗传因子Ⅻ缺乏症、哈格曼综合征、第Ⅻ因子缺乏综合征。凝血障碍性疾病之一。为常染色体隐性遗传，男女均可患病。凝血时间轻度延长和部分凝血活酶时间明显延长，因子Ⅻ定量测定有助于本病确诊。临床出血轻微，多数病例无出血症状。本病多在手术前进行止、凝血机制检查时被发现。一般无需治疗。

因子ⅩⅢ缺乏症（factor ⅩⅢ deficiency, fibrin stabilizing factor deficiency） 其他名称：纤维蛋白稳定因子缺乏症。一种凝血障碍性疾病。分先天性与后天性两种。先天性属常染色体隐性遗传，男女两性均可患病。后天性见于多发性骨髓瘤等。临床类似轻型血友病。确诊依靠病人血浆凝块可溶于30%尿素溶液及1%单氯醋酸或稀醋酸溶液。治疗输入正常人血液或储存血均有效。

阴病治阳（treating yang for yin disease） 语出《素问·阴阳应象大论》，是阴阳学说在治疗上运用的方法之一。①指出了阴寒盛的病，损伤了阳气，治疗应扶阳。例如水肿的阴水，其肿以下身为重，伴手足不温，脉沉迟，用实脾饮温阳健脾、行气利水。②疾病的症状在阴经，可针刺阳经穴位。如手太阴肺经感冒咳嗽，针刺大杼、风门。

阴部暴露症（exhibitionism） 见露阴癖（症）。

阴部内动脉（internal pudendal artery） 髂内动脉的5条脏支之一。髂内动脉供应会阴及外生殖器的动脉主干。由髂内动脉的末端发出，经坐骨大孔出骨盆，下行经骶棘韧带的深面绕过坐骨棘进入坐骨小孔，再经坐骨肛门窝外侧壁的阴部管前行，分布至会阴及外生殖器。

阴吹（flatus vaginalis） 中医病名。阴道中时时排气如矢气。可由胃气下泄或气血虚、中气下陷所致。胃气下泄者，兼见大便秘结不通，排气响亮有声，连续不绝，治宜润燥导下，中气下陷者，兼气短懒言、倦怠乏力，治宜补中益气。

阴道（vagina） 连接子宫和外生殖器的肌性管道。是女性的性交器官，也是排出月经及娩出胎儿的管道，由黏膜、肌层和外膜组成，富伸展性。下部较窄，下端以阴道口开口于阴道前庭。在处女，阴道口周围有处女膜附着，破裂后留有处女膜痕。阴道的上端较宽阔，包绕子宫颈阴道部，二者间形成阴道穹窿。阴道后穹窿较深，并与盆腔的直肠子宫陷凹紧密相邻，二者间只隔阴道后壁和一层腹膜，故可自此穿刺，以检查有无腹腔内出血等。

阴道瘢痕狭窄切开术（incision of vaginal cicatricial stenosis） 如为环形狭窄，可在2、4、6、8点处用手术刀做放射状切开，切口不宜过深，同时用手指剥离扩张，达到能通过两指以上为适度。如有明显出血应缝扎止血。术后坚持放置阴道模型每日冲洗更换，直到创面愈合并开始性生活为止。

阴道包涵囊肿（inclusive cyst of vagina） 位于阴道下段由黏膜上皮包裹而形成的小囊肿。分娩时阴道黏膜受损伤或手术缝合阴道时黏膜被卷入深层，愈合后卷入的黏膜上皮继续脱屑、液化而成囊肿。囊壁为鳞状上皮，一般无症状，无需治疗。

阴道闭锁（colpatresia, ankylocolpos） 因先天性发育异常或因外伤或阴道使用腐蚀性药物所致。先天性发育异常所致的完全性阴道闭锁则伴先天性无阴道；先天性发育异常所致的部分性阴道闭锁，多位于阴道下段，症状与处女膜闭锁相似，但肛诊检查时处女膜除无孔外，色泽正常，且不向外膨隆，向直肠凸出的积血包块位置较高。治疗应尽早手术切开引流，同时采用外阴有蒂皮瓣法人工阴道成形术。因外伤或腐蚀性药物所致的阴道闭锁，治疗比较困难。

阴道壁出血（colporrhagia） 指阴道壁及穹窿部位的出血。炎症、肿瘤、创伤等病灶均可引起阴道壁出血。常见有：阴道炎、阴道溃疡、阴道肿瘤、药物腐蚀、创伤性出血。

阴道壁尿道悬吊术（colposuspension） 其他名称：Burch阴道壁尿道悬吊术。经耻骨后将膀胱底、膀胱颈及近端尿道两侧的阴道壁缝合悬吊于库珀韧带（Cooper ligament）的手术操作。以上提膀胱颈及近端尿道，从而减少膀胱颈的活动度。用于治疗压力性尿失禁。

阴道出血（vaginal bleeding） 见阴道异常出血。

阴道发育异常（malformation of vagina） 胚胎时期双侧副中肾管尾部会合过程中出现发育停滞或异常所造成的畸形。包括先天性无阴道、阴道部分闭锁或狭窄、阴道有横隔或纵隔等。需行阴道成形术或阴道切除术。

阴道分泌物（vaginal discharge） 是女性生殖系统分泌的液体，主要是由宫颈腺体和前庭大腺的分泌物组成，也含有来自子宫内膜和阴道黏膜的分泌物。阴道分泌物中含有细菌、白细胞、宫颈及阴道黏膜的脱落细胞等，其检测可用于诊断女性生殖系统炎症、肿瘤及判断雌激素水平等。

阴道分泌物涂片检查（smear examination of vaginal secretion） 取少许阴道分泌物，均匀涂在清洁干燥玻片上，干燥后采用革兰氏染色，于高倍显微镜下检查致病菌的种类和数量。采用1%甲紫染色可检查真菌。

阴道分泌物悬滴法检查（hanging drop examination of vaginal secretion） 检查阴道滴虫和真菌最常见的简便方法。在玻片上放一小滴温生理盐水，从阴道后穹窿取少许分泌物与盐水混匀，立即在低倍显微镜下寻找滴虫。检查真菌可在玻片上放1滴10%氢氧化钠，取少许分泌物与之混匀，在低倍显微镜下找芽孢和假菌丝。

阴道隔膜（vaginal diaphragm） 其他名称：子宫帽。女性避孕工具。为圆形、周边镶有细金属弹簧圈的帽状乳胶制品，有各种不同型号。可阻止精子通过宫颈管上行，避免精卵相遇。使用者应经妇科医生检查，选择合适型号。性交前置入阴道，经8～12h取出。与外用避孕药合用效果好。

阴道灌洗术（vaginal douche） 妇科最常用的护理技术操作之一。清洁阴道，治疗局部炎症；减轻局部组织的充血，促进阴道的血液循环。常用于慢性子宫颈炎、阴道炎的局部治疗。

阴道横隔（transverse septum of vagina） 阴道发育异常，为两侧副中肾管会合后的尾端与泌尿生殖窦相接处未贯通或部分贯通所致，可位于阴道内任何段。完全性横隔较少见，多数为侧方或中央有小孔，经血自孔排出。一般将横隔切开并切除其多余部分，切缘糙面缝合术后放置模型以防粘连。若产时发现横隔薄者多可于切开后，经阴道分娩；若横隔甚厚者应行剖宫产。

阴道横隔切除术（excision of vaginal transverse septum） 完全性阴道横隔的切开方法，基本与无孔处女膜切开术相同。由于切开部位较深，因此应仔细操作，防止发生副损伤。有孔横隔的切开，可用子宫探针插入孔内，挑起横隔，由孔向两侧暂做横切开，然后用手指探查，并在手指指引下继续扩大切口，需要时可环形切除，使宫颈充分暴露，用0号肠线间断缝合创缘，缝合后应能通过两指，术后放置阴道模具，防止狭窄。

阴道后壁修补术（colporrhaphia posterior, posterior wall colporrhaphy） 妇科手术。适用于治疗陈旧性会阴裂伤、阴道入口松弛、肠疝及直肠膨出。常作为子宫脱垂阴道式修补手术的一个步骤。对一般的陈旧性会阴裂伤或阴道松弛，可做单纯性会阴裂伤修补术；对合并陈旧性Ⅲ度会阴裂伤者，则需修复肛门括约肌。

阴道后穹窿穿刺［术］（puncture of posterior fornix of vagina, posterior fornix puncture） 经阴道后穹窿穿刺，可了解有无积液、积液性质、积液内有无癌细胞等。可协助诊断异位妊娠、卵泡破裂、盆腔脓肿以及盆腔肿块性质，有无恶性肿瘤等。对估计肠袢与子宫后壁有粘连或做过子宫次全切除术者，不宜做后穹窿穿刺术。

阴道后穹窿切开引流术（posterior colpotomy and drainage, incision and drainage of posterior vaginal fornix） 妇科手术。

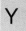

适应证为子宫直肠窝的较大盆腔脓肿、附件脓肿或盆腔血肿。用阴道拉钩扩张阴道，用宫颈钳钳夹宫颈后唇向前提起，于后穹窿中央突出的部位，局麻后穿刺，如为阳性，则将穿刺针头留在原处，用尖刀沿穿刺针向两侧平行切开阴道壁2cm左右，然后扩大切口，充分引流，腔内放置"T"形管引流，术后保持通畅。

阴道环（vaginal ring）　含有孕酮衍生物的硅橡胶避孕环。优点是有效、简便、自放自取，无不适感。每次月经净后置于阴道穹窿部，于月经来潮的前2～3日取出。此环可缓慢释放孕酮衍生物，作用于宫颈腺体，改变宫颈黏液理化性质，阻止精子进入宫腔。

阴道加特纳菌（Gardnerella vaginalis，GV）　其他名称：阴道嗜血杆菌。为小而短的多形性革兰氏阴性杆菌。GV和厌氧菌在阴道内过度生长可引起细菌性阴道炎（BV）。BV的病因主要是阴道内乳酸杆菌的减少，同时伴有GV、类杆菌和支原体等大量繁殖。

阴道镜（colposcope）　检查和诊断宫颈及阴道病变的光学仪器。能发现肉眼无法观察到的病变，配合阴道细胞涂片及病理检查可早期诊断宫颈癌变。同时可应用于计划生育、外伤缝合、妇科检查等。

阴道镜检查（vaginoscopy，colposcopy）　利用放大10～40倍的双目放大镜，直接观察子宫颈表面上皮和血管变化，用以诊断早期子宫颈癌和癌前病变。虽不能确诊，但可在直视下作定位活检，能提高早期诊断率；还可用于随访、观察宫颈疾病的治疗效果。

阴道窥器检查（colposcopy，vaginal speculum examination）　目前使用的阴道窥器多为一次性硬塑制品。根据病人阴道松弛情况，选用适当型号。用左手示指和拇指分开两侧小阴唇，右手斜持备好的阴道窥器，沿阴道侧后壁缓慢放入阴道内，转平后张开，暴露宫颈。观察白带、阴道壁黏膜和宫颈情况。取出时应先使两叶合拢，然后取出。

阴道溃疡（vaginal ulcer）　阴道壁浅层缺损，其表面可被覆渗出物，底部为肉芽组织，触之易出血。见于：急性单纯性溃疡、肿瘤性溃疡、性病性溃疡、特异性感染、阴道结核及阿米巴性溃疡。

阴道良性肿瘤（benign tumor of vagina）　极为少见。包括纤维瘤、纤维肌瘤、脂肪瘤、黏液瘤、乳头状瘤、血管瘤、神经瘤等。多为单发，生长缓慢，可发生坏死、溃烂。小者无症状，大者可有下坠感、性交困难、分泌物增多等。确诊靠病理检查。治疗：手术切除。

阴道流血（vaginal bleeding）　见阴道异常出血。

阴道毛滴虫（Trichomonas vaginalis）　寄生于人体泌尿生殖系统的原虫，属鞭毛纲、动鞭亚纲。主要寄生于女性的阴道及尿道、男性的尿道和前列腺等处并可引起感染。阴道毛滴虫的生活史中只有滋养体期，无包囊。其形态呈梨形或椭圆形，顶端有4根鞭毛，可移动。虫体在外界生活力较强，在普通水温中能活5日，40℃土泡水中（相当于浴池水温度）能活20～60min，因而可较长时间保持感染力。甲硝唑（灭滴灵）等可将其杀灭。

阴道囊肿（vaginal cyst）　一组阴道囊肿性病变，包括中肾管囊肿、副中肾管囊肿、包涵囊肿、尿道上皮囊肿等。一般无临床症状，较大时可有不适及疼痛，甚至影响生活及分娩。囊肿延伸至膀胱，可引起膀胱刺激症状及排尿困难。妇科检查可发现阴道囊性肿物，内含液体或皮脂样物（阴道包涵体）。一般不需治疗，症状明显可行囊肿挖除术。

阴道平滑肌肉瘤（leiomyosarcoma of vagina）　阴道平滑肌发生的恶性肿瘤。开始为小硬结，长大后可形成溃疡。通过淋巴转移，晚期亦可通过血行转移。表现为白带增多，有臭味、不规则阴道流血和性交出血，严重时阴道阻塞，出现下坠感及疼痛。阴道检查可见结节状肿物或浸润性硬块，表面溃疡，阴道壁坚硬、狭窄。活组织检查可确诊。治疗：早期可手术切除配合放、化疗；晚期疗效差，预后不良。

阴道葡萄状肉瘤（grapelike sarcoma of vagina）　其他名称：阴道胚胎横纹肌肉瘤。来源于阴道黏膜下结缔组织内原始间叶细胞的恶性度极高的肿瘤。85%发生于5岁以内的幼女。临床表现有不规则阴道流血，侵犯膀胱和尿道，出现尿频、尿痛、血尿及排尿困难。妇科检查阴道内触及葡萄状肿物，肿物亦可凸出于阴道外，质软脆，易出血。晚期有远隔转移病灶。活组织检查可确诊。治疗：手术补充放疗，也有主张单纯放疗者。

阴道前壁膨出物（bulge of anterior wall of vagina）　膀胱膨出的征象。阴道前壁有一圆形质软块状物。当病人做排尿、屏气等使腹内压增高的动作时块状物增大、凸出，甚至突出于阴道口外，放松后又恢复原状。此征多见于膀胱膨出（阴道前壁脱垂）。

阴道前壁修补术（anterior colporrhaphy，Kelly operation）　其他名称：凯利手术。修补阴道前壁的手术操作。以增强膀胱底和近端尿道的支托组织，使膀胱和尿道复位，并减少其活动的手术操作。用于治疗压力性尿失禁。但此术式常作为治疗重度子宫脱垂合并阴道前壁膨出时的一个手术步骤。手术的要点是切除部分阴道前壁黏膜包括阴道筋膜，重新修补尿生殖膈，使膀胱复位。

阴道前庭（vaginal vestibule）　女性外生殖器结构之一。两小阴唇之间的菱形区。前为阴蒂，后为阴唇系带。阴道前庭的前方有尿道外口，后方有阴道口、处女膜，左、右两侧各有一前庭大腺开口。

阴道上皮周期（vagina epithelium cycle）　女性青春期后，阴道上皮的形态随卵巢周期而变化。周期变化可分为：①增生期，随雌激素的增多，阴道上皮增生变厚，表层角化细胞增多，约占15%～20%；②排卵期，细胞分散，角化上皮约占45%～75%；③分泌期，孕激素作用，脱落细胞明显增多，角化细胞减少约占20%～30%，末期降至10%；④月经期，此期涂片中表现为各种细胞增多。因此，根据阴道细胞涂片中的阴道上皮形态和类别，即可推断雌、孕激素的水平及排卵时间，以及诊断卵巢内分泌功能紊乱的疾病。

阴道嗜血杆菌性阴道炎（vaginitis by Haemophilus vaginalis）　阴道嗜血杆菌（阴道加纳纳菌）引起，通过性交或医用器具传播，常与厌氧菌混合感染。临床特点为顽固性白带增多，久治不愈，伴外阴、阴道轻度瘙痒及灼热感。白带腥臭、稀薄、呈灰白色。阴道液检查确诊。治疗：阴道内用四环素或磺胺嘧唑栓剂，服甲硝唑。

阴道栓（vaginal suppository）　塞入阴道的栓剂。形状有球状、卵形，或鸭嘴形。每枚（加赋形剂）约5g，直径1.5～2.5cm。

阴道透明细胞腺癌（clear cell adenocarcinoma of the vagina）　来源于阴道异位子宫内膜、子宫颈腺体或残存的副中肾管的阴道恶性肿瘤。多发于少女和20岁以前的妇女。临床有不规则阴道流血和排液。病变多呈息肉样，亦可呈结节样或乳头状，质脆，易出血。可侵犯盆腔及邻近器官，常有肺和锁骨上淋巴结转移。阴道细胞学涂片及瘤组织活检可确诊。治疗：手术或放疗。

阴道涂片（vaginal smear）　是了解卵巢或胎盘功能的一种方法。常用的采取标本的方法有：阴道侧壁刮片、后穹窿吸取法、棉签采取法。

阴道细胞涂片癌细胞特征（characteristics of cancer cell in vaginal smear）　阴道脱落癌细胞的形态表现，包括3个方面：①细胞核染色质分布均匀，核深染，但深浅不一，核膜深厚，厚薄不一，轮廓不整齐，核大小、形态不一；②癌细胞大小不一，多数较正常细胞大，为多形性、纤维状、蝌蚪状及其他不规则形态；③细胞间关系改变，细胞排列不整齐，细胞分化不全，细胞间缺乏明显界限，可有癌珠生成。

阴道细胞学检查（vaginal cytology test）　对宫颈及阴道的脱落细胞进行涂片镜检，是子宫颈防癌普查筛选的重要手段之一。刮取以宫口为中心的宫颈脱落细胞，巴氏染色后，在显微镜下，根据细胞大小、形态、核质比例及核的构造，可初步确定宫颈病变程度及早期发现宫颈癌（包括生殖道癌）和癌前病变。由此决定处理措施及是否需进一步检查。另外，根据阴道黏膜上皮细胞的变化，尚可间接推测卵巢功能。

阴道狭窄（stenosis of vagina）　双侧米勒管会合后的尾端仅部分贯通所致。多发生于阴道下段。表现为性交困难。检查发

Y

现阴道狭窄。治疗：一般行阴道扩张术。

阴道腺病（adenosis of vagina） 阴道上段后壁，来源于胚胎期残余的副中肾管上皮的多个小囊肿。囊内含黏液或有红色颗粒状突起区，表面可有溃疡。发病与胚胎早期孕母服用大量合成雌激素有关。治疗：无症状者不需处理；如范围大，有不适，可局部剔除之。

阴道斜隔（oblique septum of vagina） 是先天性阴道发育异常的一种类型。绝大多数合并双子宫或双角子宫或双宫颈畸形。双宫颈之一位于斜隔之后，另一宫颈与阴道相通。特点为有正常月经，又有经血引流不畅的症状，继发感染后脓汁不易排出，在正常的宫颈一侧穹窿及阴道壁触及膨隆的肿块并可见到流脓的小孔。几乎均伴有泌尿系畸形，多为斜隔侧肾阙如。治疗主要为彻底切除斜隔，同时行隔后阴道腔引流。

阴道炎（vaginitis） 阴道黏膜的炎症。病原体可为细菌、真菌、原虫等，也可因正常菌群失调或过敏引起。可分为浆液性阴道炎和化脓性阴道炎。主要症状有白带增多和外阴部刺痒或灼痛感，一般由滴虫或真菌所引起。性交、公共浴盆、便桶或浴巾等都是可能的传染途径。加强个人卫生和公共卫生措施可以预防此病。同时，亦应对配偶作检查和治疗，以排除相互交叉感染。老年妇女的卵巢功能减退，阴道黏膜上皮细胞萎缩，也易发生阴道炎。治疗：去除病因，局部和全身治疗。

阴道异常出血（vaginal abnormal bleeding, abnormal colporrhagia） 其他名称：阴道出血、阴道流血。阴道异常出血可来自外阴、阴道、子宫颈和子宫内膜，以来自子宫为最多。病因可为：①卵巢内分泌功能失调；②异常妊娠；③生殖器肿瘤；④生殖道炎症、损伤或异物；⑤全身性疾病等。年龄对阴道异常出血的诊断有重要参考价值。常见疾病为：子宫肌瘤、子宫腺肌病、宫颈癌、子宫内膜癌、宫外孕、水泡状胎块、流产、功能失调性子宫出血等。

阴道中隔形成术（le Fort operation） 见阴道中央闭锁术。

阴道中肾管囊肿（Gartner cyst of vagina） 胚胎期中肾管残存部分因有分泌物潴留而形成的囊肿。一般位于阴道侧壁或下段前壁，囊壁薄，单房，有时成串，有时可与阔韧带囊肿相通。治疗：一般无症状，不需处理。囊肿较大或继发感染，应手术剔除。

阴道中央闭锁术（vaginal central atretic operation） 其他名称：阴道中隔形成术。妇科手术。适用于治疗年老体弱无性生活需要的子宫脱垂病人。手术方法简单，闭锁后阴道两侧仍各留一孔，可排出宫颈分泌物。但不适用于子宫有恶性肿瘤可能的病人。有的可能引起压力性尿失禁症状。

阴道肿块（vaginal lump） 阴道壁凸出的大小不同的肿物，或阴道指诊触及异常肿物。常见的肿物有：①实质性肿块，呈结节状，见于纤维瘤、乳头状瘤及阴道癌。②阴道息肉。③囊性肿块，如卵巢冠纵管囊肿。阴道前壁囊状肿块可能为膀胱尿道膨出，后壁为直肠、小肠膨出。④紫色肿块，见于静脉曲张、阴道壁血肿、阴道壁子宫内膜异位、恶性水泡状胎块、绒毛膜癌转移结节。

阴道纵隔（longitudinal vaginal septum） 阴道发育异常。为双侧副中肾管会合后，其纵隔未消失或未完全消失所致。有完全与不完全纵隔两种。完全纵隔形成双阴道。绝大多数无症状，多在婚后或分娩过程中被确诊。切断纵隔缝合切缘止血即可。

阴道纵隔切开术（incision of longitudinal vaginal septum） 适用于发生性交障碍或分娩障碍的阴道纵隔。常规消毒、导尿、局麻后，缝合固定小阴唇，用两把长直止血钳距阴道前、后壁各 0.5cm 处与阴道壁平行钳夹纵隔，于两钳中间剪开或切除部分组织，如为完全纵隔应分次钳夹、剪开，用 1 号肠线连续缝合创缘。

阴蒂（clitoris） 位于两侧小阴唇汇合处顶端的结构。分为三部分：前端为阴蒂头，中间为阴蒂体，后部为阴蒂脚。内有两个阴蒂海绵体，相当于男性的阴茎海绵体，阴蒂脚附于耻骨下支和坐骨支，阴蒂体表面盖以阴蒂包皮，阴蒂头露于表面，富有感觉神经末梢，感觉敏锐，受刺激后能勃起。

阴蒂肥大（clitoridauxe） 女性生殖器男性化体征之一。正常阴蒂位于两侧小阴唇之间的顶端，仅露出阴蒂头，如豌豆大小，直径 6～8mm。如阴蒂过长、粗大即为此征。见于两性畸形、肾上腺皮质增生、服用雄激素过多、卵巢睾丸母细胞瘤等。

阴都（yindu, KI 19） 其他名称：食宫。中医经穴名。属足少阴肾经。冲脉、足少阴之会。位于腹正中线脐上 4 寸旁开 0.5 寸处。主治胃痛、腹胀、泄泻、便秘、不孕等。直刺 0.5～1.0 寸。艾炷灸 3～7 壮，或艾条灸 5～10min。

阴阜（mons pubis, mons veneris） 女性外生殖器结构之一。位于耻骨联合前方的皮肤隆起。皮下有较多的脂肪组织。性成熟期以后，皮肤上生有阴毛。

阴谷（yingu, KI 10） 中医经穴名。属足少阴肾经。合（水）穴。位于膝关节后内侧，腘横纹内侧端，半腱肌、半膜肌肌腱之间凹陷处，屈膝取穴。主治小便不利、疝气、崩漏、阴痿、膝痛等。直刺 1～1.5 寸。艾炷灸 3～5 壮，或艾条灸 5～10min。

阴汗（sweating around external genitals） 中医病证名。指前阴、阴囊及其附近处局部多汗。因肝经湿热所致者，症见前阴多汗、湿痒腥臭，小便黄短、舌红苔黄腻、脉弦数。治宜清肝利湿，用龙胆泻肝汤。因肾阳虚弱所致者，症见阴囊湿冷多汗、阳痿、舌淡、脉沉弱。治宜温阳补肾，可用八味地黄丸。

阴黄（yin jaundice） 中医病证名。①黄疸病两大类型之一。因阳黄日久转化，或因脾阳不振、寒湿内蕴、胆液不循常道外溢肌肤所致。症见身目黄色晦暗、胃呆腹胀、神疲乏力、胁肋隐痛、小便短少、大便不实、舌红苔腻、脉沉细迟等。治宜调理脾胃、温化寒湿。方如茵陈五苓散、茵陈术附汤等。阴黄可见于慢性肝炎、肝硬化、慢性胆囊炎等病。②黄疸二十八候之一。《诸病源候论·黄疸诸候》："阳气伏，阴气盛，热毒加之，故但身面色黄，头痛而不发热，名为阴黄。"③三十六黄之一。《圣济总录》卷六十一："病人寒热，并十指疼痛，鼻中煤生，此是阴黄。"

阴极似阳（extreme yin with yang manifestation） 中医证候名。阴寒亢盛于里，格阳于外，逼迫虚阳浮越的病理变化。其本质是真寒假热。

阴结（yin binding） 中医病证名。指脾肾虚寒所致的大便秘结。症见身体虚弱，大便多日未解，有便意，但不能排出，伴四肢不温，脉沉紧。治宜温阳通便，用济川煎加减。

阴竭阳脱（depletion of yin causing yang collapse） 中医证候名。阴液枯涸，阳气衰败，人体功能衰竭，生命垂危的病理变化。

阴茎（penis, tentum） 男性性交和排尿器官。可分为阴茎根、阴茎体和阴茎头 3 部分，阴茎头为前端膨大的部分，其尖端有矢状位的裂口，称尿道外口。阴茎头后方稍细的部分为阴茎颈。阴茎主要由两个阴茎海绵体和一个尿道海绵体构成，外面包被筋膜和皮肤。阴茎的皮肤薄而柔软，富于伸展性，在阴茎的前端形成双层游离的皮肤皱襞，包绕阴茎头，称为阴茎包皮。阴茎有排尿和射精的作用。

阴茎癌（penile cancer） 发生于阴茎上皮组织的细胞异常快速增殖并可发生浸润和转移的新生物。占阴茎肿瘤的 90%～97%。病理学上以鳞状细胞癌多见，基底细胞癌、腺癌罕见。临床表现为阴茎外生型的或扁平的溃疡型肿物，可伴有糜烂及疼痛。包皮环切及保持局部清洁有预防作用。治疗以手术为主。

阴茎白斑（leukoplakia of penis） 一种阴茎癌的癌前病变，表现为界限清楚的白色斑块，由棘细胞增生、角化过度等所致。好发于阴茎头、包皮及尿道口的阴茎良性肿瘤。病理表现为复层鳞状上皮细胞分化异常，引起角化过度。病理检查可确诊。治疗：除去刺激因素，行包皮环切术；必要时手术切除。

阴茎鲍恩病（Bowen disease of penis） 其他名称：阴茎表皮内癌（intraepidermal carcinoma of penis）。一种阴茎原位癌。病理表现为外观呈界限清楚的红褐色，表面略高起，附有不易去掉的痂皮，可发生于原有的皮角、增殖性红斑或湿疣。

临床一般无自觉症状，部分病人有瘙痒或烧灼感。本病病人约 1/4 并发其他内脏癌瘤。治疗：局部涂氟尿嘧啶油膏；若短期不愈，应进行广泛性手术切除。

阴茎部分切除术（partial amputation of penis）　对阴茎癌病人切除病变部阴茎的手术。其步骤是距癌肿上方 2～3cm 处，环行切开皮肤，横断阴茎海绵体，结扎阴茎背动、静脉，距阴茎海绵体断面长 1cm 处切断尿道海绵体，将尿道残端剪成左、右两瓣缝合于皮肤切口上。适用于阴茎头癌或冠状沟癌而阴茎海绵体正常或阴茎的前半已为癌肿浸润而其余部分正常者。

阴茎菜花样肿块（cauliflower-like mass of penis）　阴茎癌的特异征象。病人阴茎包皮过长，翻起后见阴茎头部或远端有部分破坏，并有局限性肿物，呈菜花样、高低不平、间有破溃，表面覆有恶臭脓性渗出物。提示阴茎癌。

阴茎恶性肿瘤（malignant tumor of penis）　发生于阴茎的细胞异常快速增殖并可发生浸润和转移的新生物。病理类型包括阴茎恶性上皮性肿瘤、黑色素瘤、间叶性肿瘤、造血系统肿瘤等。临床表现为阴茎肿物，可伴有糜烂及疼痛。

阴茎蜂窝织炎（cellulitis of penis）　由于化脓性细菌或厌氧性细菌从阴茎表微小的创伤侵入阴茎组织生长繁殖，引起的阴茎皮肤及皮下组织弥漫性化脓性炎症。病原菌多为金黄色葡萄球菌，或为溶血性链球菌，亦可由厌氧菌和腐败性细菌引起。临床表现为阴茎有弥漫性浸润性红肿，边界不清，包皮水肿严重，甚至发生排尿困难，局部疼痛较重，伴有腹股沟淋巴结炎。重者伴发冷、发热等全身症状，数日后形成溃疡。

阴茎海绵体（cavernous body of penis）　平行排列在尿道海绵体背侧的一对由血管性海绵体组织构成的柱状结构。两海绵体前 1/3 相互连接，后端分开形成海绵体脚，分别固定在耻骨和坐骨下支，为坐骨海绵体肌所附着。每一海绵体外面有一层坚厚的海绵体白膜，称阴茎海绵体白膜。海绵体（包括尿道海绵体）由许多海绵体小梁和腔隙组成，当这些腔隙充血时，阴茎变粗、变硬而勃起。

阴茎海绵体恶性肿瘤（malignant tumor of corpus cavernosum）发生于阴茎海绵体的细胞异常快速增殖并可发生浸润和转移的新生物。病理类型主要有血管肉瘤和纤维肉瘤等。临床表现为疼痛，可引起排尿困难。

阴茎海绵体硬结症（induration plastica of penis）　其他名称：佩伦涅病。阴茎海绵体白膜纤维组织增生而形成硬结和斑块的疾病。可引起阴茎勃起外观畸形，伴或不伴有勃起疼痛。阴茎背侧可触及硬条索或斑块。治疗：理疗，中药。

阴茎黑色素瘤（melanoma of penis）　一种恶性度极高的阴茎肿瘤。多发于阴茎头，亦可发生于阴茎包皮及阴茎干。肿瘤生长迅速，呈蓝黑色或黑色，并可溃烂呈黑色外翻的溃疡。一般无痛，常有淋巴结、肺或其他内脏转移。病理检查可确诊。治疗：以手术治疗为主；亦可作放疗或化疗。

阴茎假体（penile prosthesis）　置入阴茎内以辅助达到阴茎勃起的人工辅助装置。分为半屈性起勃器、二件套起勃器、三件套起勃器等。适用于口服药物或海绵体药物注射治疗失败或拒绝上述治疗的病人。

阴茎假体置入术（penile prosthesis implantation）　在阴茎海绵体内置入阴茎假体，辅助阴茎勃起且具备性交能力的手术方式。主要适应证为各种原因引起的器质性阴茎勃起功能障碍。假体可分半硬性棒状阴茎假体、可膨胀式三部件假体、双部件假体、单部件假体。

阴茎绞窄伤（penile strangulation injury）　使用环状物品勒住阴茎，使阴茎血流受阻或完全阻断，继而出现阴茎坏疽和尿道损伤的状态。成年人为增加性快感和延长勃起时间，不当地使用环状物品勒住阴茎可致此状况发生。临床可表现为由于缺血引起的水肿，进而出现阴茎坏疽及尿道损伤。

阴茎疖肿（boil of penis）　致病菌侵入阴茎皮肤毛囊及周围组织引起的，以肌肤浅表部位红、肿、疼痛为主要表现的急性化脓性疾病。致病细菌是金黄色葡萄球菌、链球菌等。

阴茎静脉瘘（phallic venous leakage）　因异常的静脉通道或者静脉闭塞障碍导致阴茎勃起时大量的血液从未关闭的引流海绵体血液小静脉血管漏出阴茎外的疾病。临床表现为阴茎勃起功能障碍。

阴茎溃疡（ulcer of penis）　由于感染或非感染因素导致的阴茎包皮和/或黏膜表面组织的局限性缺损、溃烂。可见阴茎头或阴茎有较深的缺损，伴红肿、黏液性或脓性渗出物。见于阴茎或阴茎头感染、包皮嵌顿、白塞综合征、阴茎癌等。

阴茎扭转（penile torsion）　阴茎头向一侧扭转、偏离中线的表现。多呈逆时针方向，即向左扭转。多无明显自觉症状，部分病人可有阴茎痛性勃起。偶有因扭转造成尿道狭窄或梗阻，有发生两侧肾积水的可能。常合并尿道下裂等其他泌尿生殖系统畸形。

阴茎皮角（cutaneous horn of glans penis）　好发于阴茎头和包皮的阴茎良性肿瘤，是阴茎癌的癌前病变。病理表现为由棘细胞增生导致上皮乳头状突起，特征是角化过度，呈坚硬的角状突起。临床上病程缓慢，也有生长迅速者，一般无自觉症状，也可引起疼痛、刺激症状。

阴茎皮下硬结（subcutaneous scleroma of penis）　阴茎背静脉血栓形成或淋巴管炎的征象。可于阴茎背侧中线外皮下组织内扪及索状硬结，其方向多与阴茎纵轴相平行。此征对阴茎背静脉血栓形成或淋巴管炎有诊断意义。

阴茎阙如（penile agenesis, aphallia）　其他名称：无阴茎。阴茎未发育，但有男性表型。病因可能是男性生殖管未发育。有时外阴部有极小的可勃起组织。发病率低。54% 的患儿合并泌尿生殖系畸形，如隐睾、肾输尿管异常。

阴茎乳头瘤病（penile papilloma disease）　由人类乳头状病毒感染所致的一种男性生殖系统的多发性良性新生物。呈菜花状、外生型生长，不规则地排列在阴茎头及与其接触的包皮上。临床表现：阴茎肿胀、触痛明显，包茎与尿道口粘连，阴茎冠状沟处有菜花状增生，直径多在数毫米以内，增生物呈乳头状，有恶臭分泌物渗出，易与阴茎癌混淆。

阴茎烧伤（penile burn）　阴茎受到物理性热损伤后的状态。全阴茎环形烧伤或部分环形烧伤所致的血痂收紧缩将影响阴茎血运，重者可发生全阴茎坏死。治疗时宜做阴茎背侧切开减张。

阴茎损伤（penile injury）　较少见的泌尿系损伤。由外力造成阴茎的挫伤、折断、脱位、皮肤撕脱伤、切割伤及绞窄伤等。常与尿道外伤同时发生。分为闭合性损伤和开放性损伤。临床表现为阴茎疼痛、肿胀，伴尿道损伤者可出现尿道滴血、血尿。

阴茎弯曲（penile curvature）　勃起时阴茎远端弯向一侧的表现。多由于阴茎海绵体发育异常、尿道上裂或下裂等先天性畸形、阴茎损伤或纤维性海绵体炎、阴茎硬结症、阴茎白膜发育异常等引起。

阴茎套（condom）　即避孕套。男性避孕工具。为优质薄型乳胶制品。开口部有橡胶圈，顶端有储精小囊，分大、中、小 3 种型号。使用方便，效果好，能避免交叉感染，是可推广的男用避孕工具。性交前套在阴茎上，射精时精液排在前端的小囊内，其可阻止精子进入阴道内，达到避孕目的，还可防止性传播疾病的感染。用前应检查有无漏孔，排出空气。用后及时取下。

阴茎体恶性肿瘤（malignant tumor of penile shaft）　发生于阴茎体部的细胞异常快速增殖并可发生浸润和转移的新生物。病理类型主要为血管肉瘤、纤维肉瘤、横纹肌肉瘤、平滑肌肉瘤、卡波西肉瘤等。临床表现为阴茎体肿物，可伴有糜烂及疼痛。

阴茎头（balanus, glans penis）　其他名称：龟头。位于阴茎末端，由尿道海绵体前端膨大而成。头的尖端有尿道外口，头后较细的部分为冠状沟。

阴茎头恶性肿瘤（malignant tumor of glans penis）　发生于阴茎头部位的恶性肿瘤。病因仍不清楚，目前多认为包茎、包皮过长和阴茎头长期受包皮垢及炎症刺激是重要原因。病理类型主要为鳞状细胞癌，基底细胞癌和腺癌罕见。临床表现为阴茎头肿物，可伴有糜烂及疼痛。

阴茎头炎（balanitis）　阴茎头皮肤的炎症性疾病。可因各种病原体感染、局部刺激等因素引起。临床表现为阴茎头红斑、

Y

肿胀、糜烂、渗出，自觉疼痛及瘙痒。

阴茎下弯（phallocampsis） 阴茎向腹侧弯曲。常伴有尿道下裂和阴茎发育不全，表现为排尿和性交障碍。需手术治疗。

阴茎异常勃起（priapism） 与性欲和性刺激无关，持续4h以上的阴茎勃起状态。可分为低流量型（静脉型、缺血型）（low-flow priapism，LFP）和高流量型（动脉型、非缺血型）（high-flow priapism，HFP）。缺血性阴茎异常勃起可引起严重勃起功能障碍、阴茎海绵体坏死、纤维化和阴茎畸形等。

阴茎阴囊融合（webbed penis） 见蹼状阴茎。

阴茎阴囊象皮肿（elephantiasis of penis and scrotum） 慢性丝虫病导致进行性损害的一种表现。临床早期多为反复发作的阴茎阴囊弥漫性淋巴管炎，后期由于结缔组织增生与淋巴液积聚使阴囊呈圆球状。受体积与重量的下垂和牵拉，严重时肿胀的阴囊可下垂到膝关节水平达数千克。

阴茎硬结症（induration of penis） 其他名称：阴茎纤维性海绵体炎。阴茎海绵体白膜与深筋膜间因炎症反应后形成结节性海绵体纤维化。阴茎背侧有一个或几个硬结；勃起时阴茎稍弯向背侧，微痛，可能影响性功能。治疗：手术矫正。

阴茎痈（carbuncle of penis） 阴茎皮肤邻近的多个毛囊及周围皮脂腺和汗腺的急性化脓性感染。病原菌主要为金黄色葡萄球菌，其次为链球菌等。临床表现为阴茎局部暗红、肿胀、灼热、疼痛，继而化脓破溃。

阴茎疣状癌（verrucous carcinoma of penis） 起源于阴茎皮肤的外凸性新生物。表面呈乳头状生长，伴有棘皮症和过度角化，无挖空细胞，肿瘤细胞异形不明显。为阴茎鳞状细胞癌中较少见的特殊亚型，常累及阴茎头及包皮。临床表现为外观类似巨型湿疣的肿物，可伴疼痛等症状。

阴茎原位癌（carcinoma in situ of penis） 其他名称：阴茎增殖性红斑、凯拉增殖性红斑。起源于阴茎皮肤表层的扁平新生物，肿瘤细胞局限于固有膜内并伴恶性生物学潜能。病理表现为有红色斑块和糜烂，基底膜完整。临床上好发于阴茎头和冠状沟，可有疼痛等症状。

阴茎折断（penile fracture） 由外力造成的阴茎白膜和海绵体破裂的阴茎损伤状态。通常发生于暴力性性交过程中，当勃起的阴茎从阴道中滑出撞击到会阴或耻骨时，会引起此类损伤。临床表现为阴茎疼痛、肿胀，若巴克（Buck）筋膜完整则可出现典型的"茄子样"畸形，血肿可向阴囊、会阴及耻骨上区延伸。

阴茎珍珠斑（pearly penile papules） 其他名称：阴茎珍珠状丘疹、毛状阴茎、多毛乳头状阴茎。发生于阴茎龟头上的珍珠状丘疹。表现为冠状沟处丘疹为针尖状或息肉状，系带处丘疹为圆球形。表面突起，有的带蒂。组织病理为角质层轻度增生，棘层部分增厚，真皮乳头部毛细血管有不同程度的增生、扩张，周围有少量炎症细胞浸润。是一种生理变异，终生皆有，无任何症状，不需治疗。在诊断时注意与尖锐湿疣鉴别。注意局部卫生，包茎或阴茎包皮过长者行环切术。

阴茎珍珠状丘疹（pearly penile papules） 见阴茎珍珠斑。

阴茎肿块（penis mass） 多种阴茎疾病的征象。可见阴茎皮肤局限性隆起，扪之有皮下及深部肿物。可有压痛和波动感，呈条索状或结节状。可由多种因素引起，见于阴茎皮脂腺囊肿、乳头状瘤、疣、阴茎皮下硬结、阴茎头及包皮炎、尿道周围脓肿、阴茎结核、淋病、尿道结石、肿瘤、息肉、包皮下积垢、尿道憩室、嵌顿性包茎、阴茎硬结症、尿道口囊肿、阴茎肿瘤等。

阴茎转位征（transposition sign of penis） 阴茎先天性发育异常的表现。病人的阴茎位于阴囊之后，两者位置交换。此征即为阴茎转位畸形。

阴冷（yin cold，pudendal coldness） 其他名称：阴寒。中医病证名。指妇女阴户部有寒冷感。也指男子阴茎、睾丸部冷而不温。多因命门火衰、下元虚寒，或寒气凝滞肝脉所致。治宜温补下元，用金匮肾气丸加减。

阴离子洗涤剂（anionic detergent） 在水中电离释放出活性阴离子的一种合成洗涤剂。有降低表面张力、发生泡沫、乳化油脂等作用。常用的有烷基苯磺酸钠、烷基苯磷酸盐等。当

浓度0.7～1mg/L时即出现持久性泡沫。是地面水的一种常见污染物。

阴离子隙（anion gate，AG） 是评价酸碱平衡的重要指标之一。人血清中主要阳离子为Na^+，占90%，称可测定的阳离子。其余如K^+、Ca^{2+}和Mg^{2+}为未测定的阳离子（UC）；血清中主要阴离子为Cl^-和HCO_3^-，占85%，称可测定的阴离子。余下的为未测定的阴离子（UA），如磷酸根、有机酸根和蛋白质。阴离子隙是指血清中UA减UC的差值。因此得出AG=$[Na^+]$－$[Cl^-+HCO_3^-]$，AG值的正常范围为10～14mmol/L。AG升高表示体内存在代谢性酸中毒。

阴陵泉（yinlingquan，SP 9） 中医经穴名。属足太阴脾经。合（水）穴。位于胫骨内侧髁下缘，胫骨内侧缘的凹陷处。主治腹胀、泄泻、水肿、小便不利、遗精、月经不调、下肢麻木或瘫痪、膝痛等。直刺1～1.5寸。艾炷灸3～5壮，或艾条灸5～15min。

阴囊（scrotum） 阴茎与会阴间的皮肤囊袋。被中隔分为两半，每侧含有睾丸、附睾和精索的阴囊部，下垂于耻骨联合下方，两侧股上部前内侧。表面皮肤薄而柔软，带褐色，常形成皱襞，有少量阴毛。肉膜是阴囊的浅筋膜，含有平滑肌纤维，平滑肌的舒缩可调节阴囊内的温度，以利于精子的发育和生存。

阴囊恶性肿瘤（malignant tumor of scrotum） 发生在阴囊壁的各类恶性肿瘤的总称。病理类型包括佩吉特病、鲍温病、恶性黑色素瘤、恶性血管瘤、鳞状细胞癌及基底细胞癌等，以鳞状细胞癌最常见。根据病理类型不同，临床表现各不相同。包括皮肤的充血、破溃，形成鳞状斑块或斑丘疹等。

阴囊坏疽（scrotal gangrene） 阴囊的感染性、坏死性筋膜炎。致病菌多为厌氧链球菌、溶血性链球菌、大肠埃希菌和葡萄球菌。多病菌混染及炎症致血管内血栓和闭塞性动脉内膜炎形成。分为特发性阴囊坏疽和继发性阴囊坏疽。临床上表现为组织缺血、缺氧、坏死，炎症可扩散至阴茎部、肛周、腹股沟管、腹部。

阴囊疖肿（boil of scrotum） 致病菌侵入阴囊皮肤毛囊及周围组织引起的急性化脓性疾病。临床上以肌肤浅表部位红、肿、疼痛为主要表现。

阴囊空虚（scrotal empty） 隐睾症的特异征象。可见一侧或两侧阴囊过小，皮肤松而无力、皱褶稀少，触诊阴囊内无内容物。此征对隐睾症（睾丸未降）的诊断有重要意义。

阴囊溃疡（ulcer of scrotum） 阴囊皮肤慢性病变的征象。阴囊表面皮肤破溃，边缘多不整齐，有不新鲜肉芽，表面覆有黏液性或脓性渗出物。此征多因阴囊皮肤结核、慢性炎症、阴囊上皮癌引起。

阴囊良性肿瘤（benign tumor of scrotum） 发生在阴囊壁的各类良性肿瘤的总称。病理类型包括阴囊脂肪瘤、阴囊黏液瘤、阴囊纤维瘤、阴囊平滑肌瘤等。临床表现为单发或多发，一般无自觉症状，与皮肤无粘连。治疗宜行局部肿瘤切除，预后良好。

阴囊内肿块（mass in scrotum） 多种阴囊疾病的征象。检查可见阴囊内有异常肿块，即为此征。此征见于：鞘膜积液、精液囊肿，阴囊血肿，睾丸及附睾炎症、结核、囊肿、肿瘤，精索静脉曲张，丝虫性肉芽肿，腹股沟斜疝等。

阴囊脓肿（abscess of scrotum） 阴囊内的局限性化脓性炎症，并因组织坏死、溶解而形成充满脓液腔隙的病理状态。发病原因主要为金黄色葡萄球菌感染，少数为链球菌感染。病变局限于阴囊而不影响睾丸。临床上表现为局部红、肿、热、痛。

阴囊佩吉特病（Paget disease of scrotum） 其他名称：阴囊湿疹样癌。乳腺外佩吉特病最主要的表现形式。临床表现为初期不同程度的阴囊会阴部皮肤瘙痒、红斑，逐渐出现局部糜烂，皮损逐渐扩大，可为皮肤溃疡或菜花样肿块形成。

阴囊皮肤凹陷性水肿（pitting edema of scrotal skin） 其他名称：阴囊皮肤指压下凹征。阴囊皮肤水肿征象。检查者以拇、示二指将阴囊皮肤提起、挤压片刻，或将阴囊皮肤置于耻骨上，以手指挤压，皮肤出现下凹现象。见于各种原因所致的全身性水肿或腹水、下腔静脉梗阻、丝虫病、阴囊局部

炎症、腹股沟淋巴结炎症、肿瘤转移等。

阴囊皮肤指压下凹征（pressure pit sign of scrotal skin）　见阴囊皮肤凹陷性肿胀。

阴囊皮肤肿胀（swelling of scrotal skin）　全身或局部病变在阴囊皮肤的征象。阴囊皮肤色淡发亮、皱褶减少，以手指捏检皮肤可察觉厚度增加。常见于阴囊水肿、阴囊血肿、阴囊象皮肿、尿外渗波及阴囊、阴囊皮肤下气肿、阴囊皮肤局部肿块等。

阴囊烧伤（scrotal burn）　由物理性热烧灼而引起的阴囊受到损伤的状态。表现为阴囊疼痛、水肿及阴囊皮肤缺损，较轻者可出现焦痂、水疱，严重者可出现炭化。

阴囊透光试验（transillumination test of scrotum）　用手电筒紧抵阴囊后侧并向肿大的阴囊照射，通过置于阴囊前壁的纸筒进行观察的检查方法。如有红光透过，提示阴囊内肿物为清亮液体。见于鞘膜积液。如不透光，则提示阴囊内有实性肿块或积血、积脓、乳糜液等。

阴囊象皮肿（elephantiasis of scrotum）　阴囊淋巴回流受阻的征象。阴囊肿大，表面呈高低不平的结节状，皮肤肥厚、粗糙、坚实、变硬等象皮样改变。见于丝虫病感染后期、腹股沟淋巴结广泛切除或病变破坏。

阴囊血肿（hematoma of scrotum）　阴囊内出血的确切征象。病人阴囊肿大，皮下有瘀斑，皮肤增厚、质韧，精索增粗、压痛，透光试验阴性，穿刺可抽出陈旧性出血或血块。常见于出血性疾病，阴囊、阴茎、尿道、会阴部损伤。

阴囊炎（scrotitis）　由于维生素 B_2 缺乏或其他原因引起的阴囊病变。常见类型有红斑型、丘疹型、白色丘疹银屑型。表现为阴囊局部红肿、疼痛。损害向周围蔓延扩大可有活动性皮疹、水疱、痂皮，甚至糜烂。

阴囊异位（ectopia of scrotum）　为先天性阴囊位置异常。如阴茎阴囊转位，阴囊位于阴茎前方，站立时阴囊下垂遮盖阴茎。异位阴囊还可见于前腹壁、大腿侧、肛门旁等部位。本病常合并其他生殖器畸形。治疗：影响功能者手术。

阴平阳秘（relative equilibrium of yinyang）　中医术语。阴气平和，阳气固守，双方协调平衡的正常状态。是进行正常生命活动的基本条件。

阴气（yin energy）　中医术语。与阳气相对而言，泛指事物的两个相反相成的对立面之一。就功能与形态来说，阴气指形质；就脏腑功能而言，则指五脏之气；营卫之气则指营气；就运动的方向和性质来说，则行于内里的、向下的、抑制的、减弱的、重浊的为阴气。

阴跷脉（yinqiao meridian, yin heel channel）　中医奇经八脉之一。起于足舟骨后方的照海穴，经内踝，上循大腿内侧进入阴器，经胸，至缺盆，上经人迎前面，过颧部，到目内眦，与足太阳和阳跷脉会合。本经病变表现为少腹痛、足内翻等。

阴盛（excess of yin, yin predominance）　中医病机。指阴寒偏盛。阴盛则阳衰，往往出现厥逆、痰饮、水气等内寒证。《素问·调经论》："阴盛则内寒。"

阴盛格阳（yang kept externally by yin-excess in the interior）简称格阳。中医病机。指体内阴寒过盛，阳气被拒于外，可出现内真寒而外假热的证候。常见于某些寒证，因阴寒过盛于内，反而外见浮热、口渴、手足躁动不安、脉洪大等假热症状。但病人身虽热，却反而喜盖衣被；口虽渴而饮水不多，喜热饮或漱水而不欲饮，手足躁动，但神志清楚；脉虽洪大，但按之无力。

阴盛内寒（interior cold syndrome caused by yin excessiveness）中医术语。由于阴邪过盛，导致阳气衰微，脏腑气化失常，或使血脉凝滞，发生水肿、痰饮或胀满等寒性病症。

阴盛阳虚（An excess of yin leads to yang deficiency）　中医病机。指阴寒内盛，导致阳气虚衰的病机。症见恶寒、肢冷、泄泻、水肿、舌淡滑等。治以温阳救逆、健脾利水。

阴盛则寒（an excess of yin brings about cold syndrome）　中医术语。由于阴邪过盛，导致脏腑气化失常，血脉凝滞或功能衰退，出现水气、痰饮或肿胀等寒性病症。

阴虱（pubic louse, Phthirus pubis）　人虱的一种。寄生在阴毛部，偶见于腋毛、眉毛、睫毛。皮肤叮咬后出现丘疹、血痂，瘙痒剧烈，常继发湿疹、毛囊炎，并可发生出血性色素沉着。治疗：以灭虱和虱卵为主。用百部酊和温醋酸涂搽。

阴虱病（pediculosis pubis）　感染人类阴虱而引起的一系列病变。发现靠近皮肤表面的毛黏着虫卵或光镜下看到毛囊内着床的成虫具有诊断意义。临床表现为因成虫唾液致使敏感人群产生斑丘疹或荨麻疹样反应，引起受累部位剧烈瘙痒。

阴蚀（ulceration of external genitals）　其他名称：阴中生疮、阴蚀疮。中医病名。妇女外阴溃烂。因情志郁火，损伤肝脾、湿热下注、郁蒸生虫、虫蚀阴中所致。症见外阴溃疡，脓血淋漓，或痛或痒，多伴有赤白带下等。治宜清热利湿杀虫，并用蛇床子、地肤子等煎水熏洗或作阴道纳药。

阴暑（yin summer-heat syndrome）　中医病证名。伤暑之一。指夏季因气候炎热，而吹风纳凉，或饮冷无度，以致暑热与风寒之邪乘虚侵袭所致。是由于静而得之，故名"阴暑"。寒袭肌表者，症见发热头痛、无汗恶寒，治宜温散为主，用益元散等；寒凉伤脏者，症见呕吐、胀痛、泄泻等，治宜温中为主，方用藿香正气散。

阴栓（vaginal plug）　某些鼠类交配后精液在雌鼠阴道中凝固成的米粒状物。动物同笼后可以此作为雌鼠受孕的一个标志。

阴水（yin edema）　中医病证名。《丹溪心法》将水肿分为阴水、阳水两大类。凡脾肾阳虚，不能化水而致的水肿称为"阴水"，多属虚证。因脾肺虚弱或肾气亏损等所致。脾阳虚弱，证见下肢浮肿、按之凹陷不起、脘闷腹胀、纳减便溏、面色萎黄、四肢不温、小便短少、舌淡苔白滑、脉濡缓等，治宜健脾利水，用实脾饮、木香流气饮等方。肾阳虚衰，证见腰以下肿甚、畏寒肢冷、神疲气怯、面色㿠白、腰脊酸重、舌胖色淡苔白、脉沉细弱等，治宜温肾化水，用真武汤、金匮肾气丸等方。

阴损及阳（deficiency of yin affecting yang）　中医病机。由于阴精亏损而累及阳气化生不足。如盗汗、遗精、失血等证候耗损阴精，阳气化生所依靠的物质基础不足，发展到一定阶段就会出现自汗、畏冷、下利谷谷等气虚证候。

阴缩（constriction of external genitalia）　中医病证名。前阴内缩的病症。包括男子阴茎、阴囊、睾丸上缩，以及妇人阴户急，痛引少腹。多由足厥阴经受病而致。寒证居多。也有属热证者。因寒入厥阴所致者，宜温散厥阴寒邪，用吴萸内消散、当归四逆汤等方。常与舌卷并见于危重证候。

阴挺（uterine or vaginal prolapse）　中医病名。以子宫从正常位置沿阴道下移，甚至完全脱出于阴道口外，或阴道前后壁膨出为主要表现的疾病。因气虚下陷、肾气不足或湿热下注所致。气虚者，气短乏力、小腹空坠，宜补气升提。肾虚者，腰膝酸软，治宜补肾益气。湿热下注多因脱出后摩擦损伤感染所致，先宜清热利湿，并用乌梅、蛇床子煎水熏洗。

阴维脉（yinwei meridian）　中医奇经八脉之一。起于小腿内侧筑宾穴，沿大腿内侧上行，进入小腹、胁肋，过胸部，上至咽部天突、廉泉穴。本脉发生病变，表现为心痛、胸痛。

阴郄（yinxi, HT 6）　中医经穴名。属手少阴心经。手少阴之郄穴。位于腕部掌侧面、尺侧腕屈肌腱桡侧缘、腕横纹上 0.5 寸处。主治心痛、惊悸、失音、衄血、盗汗等。直刺 0.3～0.5 寸。艾炷灸 1～3 壮，或艾条灸 5～10min。

阴邪（yin pathogens）　中医术语。①指六淫病邪中的寒、湿等邪气。与风、暑、燥、火等阳邪相对而言，性质属阴，因它们致病易伤阳气，阻滞气化活动。②指侵犯阴经的邪气。

阴性趋化性（negative chemotaxis）　白细胞背着化学刺激物（趋化性物质）所在处游走。霍乱弧菌等具有此特性。

阴虚（yin deficiency）　中医病机。阴分不足、津血亏损的证候。阴虚则生内热，症见每日低热、午后潮热、手足心热、消瘦、盗汗、口燥咽干、尿短赤、舌质红、少苔或无苔、脉细数无力等。治以滋阴为主。若阴虚火旺者，须养阴清热。

阴虚发热（fever due to yin deficiency）　其他名称：阴虚内热。中医病证名。指精血津液亏耗过度引起的虚热。主要表现为潮热、夜热或五心烦热，多兼有盗汗、口干、舌红、脉细微等症。治宜滋阴清热，可用清骨散。

阴虚肺燥（the lung-dryness syndrome due to yin deficiency）中医病机。指热病后肺胃津液受伤，或素体阴亏，虚火上炎的病机。症见咽痛、干咳、咯血、胸痛、潮热、舌尖红、苔干、脉细数等。本证多见于急慢性咽炎、白喉及多种慢性肺和支气管的疾患。治宜养阴清肺，如养阴清肺汤。

阴虚喉痹（chronic pharyngitis due to yin deficiency）　中医病证名。指喉痹之因于阴虚者。若因肾阴亏损者，症见咽干少津、咽喉微痛而渴欲饮水不解，至夜尤甚，或耳鸣盗汗、腰膝酸软、牙龈出血、尺脉无力等。治宜滋养肾阴。用滋阴八味丸加减。若为肺胃阴伤者，咽喉失于濡养。症见咽干不适、渴欲饮水不解、唇燥、干咳无痰。治宜润肺养阴。用养阴清肺汤、清燥救肺汤等加减。类似慢性咽炎。

阴虚火旺（hyperactivity of fire due to yin deficiency）　中医病机。指阴精亏损而致虚火亢盛。症见烦躁易怒、两颧潮红、口干、咯血、性欲亢进等。见阴虚阳亢条。

阴虚火旺证（syndrome of hyperactivity of fire due to yin deficiency）　其他名称：虚火证。中医证候之一。阴精亏损、虚火亢旺所致，以骨蒸潮热、口燥咽干、烦躁失眠、盗汗、颧红、便秘尿短、舌红少津、脉细数，或遗精，或出血，或口舌生疮等为常见症。

阴虚内热（interior heat syndrome caused by yin deficiency）其他名称：阴虚发热。中医病机。津液或阴精亏损，引起阳气相对亢进的里证、虚证、热证。症见潮热、夜热或五心烦热、盗汗、口干、舌红、脉细数等。治养阴清热，或滋阴降火。

阴虚胃痛（stomachache due to yin deficiency）　中医病证名。因胃阴不足，胃络失于濡养而引起的胃痛。症见胃脘隐痛、口燥咽干、大便干燥、舌红少津、苔少、脉细弦。治宜养阴益胃。

阴虚阳亢（yin deficiency leading to hyperactivity of yang）　中医病机。精血或津液亏虚，导致阴阳平衡失调，阳气失去制约而浮动；阳又能使阴液进一步亏损，互为因果。症见潮热、颧红、盗汗、五心烦热、咯血、消瘦，或失眠、烦躁而怒，或遗精、性欲亢进，舌红而干、脉细数等。治宜育阴潜阳。

阴虚证（yin deficiency syndrome）　中医证候名。阴精、阴液不足所致，以形体消瘦，头晕耳鸣，口燥咽干，便秘尿赤，午后潮热，颧红、盗汗，舌红少苔或无苔，脉细数等为常见症。

阴阳（yin-yang）　中国古代哲学思想。含有自发的朴素的辩证观点，是自然界某些事物和现象对立双方的概括，含有对立统一的概念。亦是祖国医学用以解释对立统一关系的一种学说。中医学应用：①结构上：外部、上部、背部属阳，内部、下部、腹部属阴，脏为阴，腑为阳等。②生理上：就功能与物质来说，功能属阳，物质属阴，两者相互为用、互相滋生，又相互制约。③病理上：认为疾病是人体在内外因素的影响下，阴阳平衡相对失调，导致阴或阳偏盛或不足，而出现相应的病理变化，如"阴盛则阳病，阳盛则阴病"。④诊治上：把疾病表现的症状归类及其发展变化综合为阴、阳、表、里、寒、热、虚、实八个辨证的纲领，用阴阳作为总纲。⑤药物上：药性温热的、气味甘辛的、作用升浮的属阳，反之，寒凉的、酸咸苦的、沉降收敛的属阴。⑥辨证论治上：基于上述的认识，治疗的原则就是泻其有余、补其不足，改变人体内阴阳盛衰的偏激。

阴阳毒（yin-yang pestilential syndrome）　中医病证名。因感受疫毒，内蕴咽喉，侵入血分而引起的病证。分阴毒、阳毒二型。阳毒症见面红、发斑红色、咽喉痛、吐脓血。治疗用升麻、当归、雄黄、蜀椒、鳖甲、甘草煎服。阴毒症见面目青色、身痛、咽喉痛。治疗用升麻、当归、鳖甲、甘草煎服。古代医学认为阴阳毒是时疫症，有传染性。

阴阳格拒（expulsion of yin-yang）　中医病机。阴阳失调的病变中，阴阳双方中的一方偏盛至极，而将另一方排斥于外的状态。包括阴盛格阳和阳盛格阴。

阴阳互根（interdependence between yin and yang）　中医术语。阴阳相互依存，互为根本。阴阳两方均以对方的存在为自身存在的前提，所以"孤阴"和"独阳"就不能生化和滋长。同时，阴阳又在一定的条件下互相转化，如脏与腑、气与血、功能和物质之间就是这种互根的关系。

阴阳交（yin-yang intermixing syndrome）　中医病证名。热性病，阳邪不从汗解，反而入于阴分，交结不解。症见出汗后仍发热、狂言、不能食、脉躁盛。多属重症。

阴阳离决（divorce of yin-yang）　中医病机。阴阳的关系分离决裂。由于阴阳失调，此消彼长发展到一方消灭另一方；或一方损耗过度而致另一方失去依存。

阴阳偏盛（excess of either yin or yang）　其他名称：阴阳失调。中医病机。人体内外、表里、上下各部分间，以及物质与功能之间，必须经常保持相对的阴阳协调关系，才能维持正常的生理活动，这是健康的表现。疾病的发生及其病理过程，正是各种原因导致体内阴阳失去协调关系的结果。无论病变部位、病势趋向、病性寒热还是邪正虚实的消长等，无不体现了阴阳相对两方面的偏胜和偏衰。

阴阳偏衰（deficiency of either yin or yang）　中医病机。阴阳失调的病变中，阴阳双方中的某一方低于正常水平而另一方相对亢盛的状态。由于一方不足，不能有效地制约另一方，必然导致另一方的相对亢盛。参见阳虚阴盛、阴虚阳亢。

阴阳失调（yin-yang disharmony）　其他名称：阴阳离决。中医术语。阴阳学说认为，疾病的发生，是阴阳失去相对平衡，出现偏盛或偏衰的结果。病邪有阴邪、阳邪之分。正气包括阴精与阳气两个部分。阳邪致病，可致阳偏盛而阴伤，因而出现热证；阴邪致病，则使阴偏盛而阳伤，因而出现寒证。阳气虚不能制阴，则出现阳虚阴盛的虚寒证，阴液亏损不能制阳，则出现阴虚阳亢的虚热证。

阴阳消长（growth and decline of yin and yang）　中医术语。自然事物的阴阳双方是对立的，总是此盛彼衰、此消彼长地变化。偏盛偏衰即属病理变化，如"热盛伤津""阴虚阳亢""阴盛阳衰""阳盛阴衰"等。

阴阳学说（yin-yang doctrine）　我国古代哲学思想。运用于中医学方面逐渐成为中医学的阴阳学说，其主要内容为一切事物都可用阴阳两方面概括。《素问·阴阳应象大论》："阴阳者，天地之道也，万物之纲纪，变化之父母，生杀之本始，神明之府也。"意即阴阳是自然界变化的根本规律，普遍存在于包括人体在内的一切事物之中，是事物发生、发展、灭亡的根源，是一个变化复杂的领域。阳趋向为明亮、活跃、向前、向上、温热、充实、外露、伸张、扩散、开放、五脏、风、暑、温燥、火等；阴趋向为晦暗、沉静、向后、向下、寒凉、虚空、内藏、压缩、凝聚、闭合、六腑、寒、凉燥、湿等。事物的阴阳属性不是绝对不变的，它通过与自己的对立面相比较而确定。阴阳二者有着相互依存、互为消长、相互转化的关系，它贯穿于整个中医的理论与临床实践的各个环节，如脏腑功能、病因、病机、临床辨证、方法、处方和用药，形成了独特的中医理论体系。

阴阳易（yin-yang transmission）　中医病证名。指伤寒或温疫等病后余热未净，由房事而传之对方者。男子与女人入房后得病为阴易；女子与男人入房后得病为阳易。症见膝胫拘急、体重少气无力、下腹拘急牵引阴部、热气冲胸、头重眼花等。可用栝蒌竹茹汤或当归四逆汤治疗。

阴阳转化（transformation between yin and yang）　阴阳双方在一定条件下，可以相互转化，阴可以转化为阳，阳也可以转化为阴。表现在生理上，阳生于阴、阴生于阳的互根，功能与物质的转换；病理上寒极生热、热极生寒等。

阴痒（pruritus of vulva）　其他名称：阴门痒。中医病名。妇女外阴瘙痒症。多因肝郁化热，脾气聚湿，湿热蕴结，流注于下所致；或因外阴不洁，久坐湿地，病虫乘虚侵袭所致；也有因阴虚血燥而致者。症见外阴部或阴道内痛痒，甚则奇痒难忍，坐立不安。湿热者，多伴有带下量多、色黄等。治宜清热利湿。阴虚血燥者，阴道较干燥，白带甚少，治宜养血祛风。

阴影（shadow） X线较难穿透的物体或部位在透视荧光屏上所呈现的暗区及在普通X线照片（副片）上所呈现的较白区。如肺部块血，心脏等在X线影像中的表现即是如此。

阴证（yin syndrome） 中医术语。①八纲中的里证、寒证、虚证。②正气虚寒或阴寒内盛之证。如面色苍白或晦暗、倦卧肢冷、静而少言、语声低微、呼吸微弱、气短乏力、不烦不渴，或喜热饮、大便溏薄、小便清长、腹痛喜按、舌淡胖嫩、苔润滑、脉象沉迟细无力等。③外科疮疡呈疮根散漫、皮色黯淡、不红不肿、不焮热、不硬不痛者。

阴证似阳（yin syndrome appearing as yang syndrome） 真寒假热证的别称。中医证候名。虚寒性疾病发展到严重阶段，有时出现一种假象。即疾病的本质是阴证，但表现的症状又很像阳证。是由于阴寒内盛、格阳于外，又称"阴盛格阳"，症见身热、面红、口渴、脉大，似属热证，但身热反欲盖衣被、口渴喜热饮、脉大而无力，并见四肢厥冷、下利清谷、小便清长等一派寒象。

阴中之阳（the yang aspect of yin） 中医学名词。阴阳学说内容之一。①指阴的事物中又分属于阳的一方面。如背面为阳，腹面为阴；腹面中，胸在上为阳，腹在下属阴，故胸部属阴中之阳。②指某一事物的两种属性中，前一种属阴，后一种属阳。如肝位于腹内，属阴；肝气主升，性疏泄，属阳。

阴中之阴（the yin aspect of yin） 中医学名词。阴阳学说内容之一。①指阴的事物中又分属于阴的一方面。如背面为阳，腹面为阴；腹面中，胸在上属阳，腹在下属阴，故腹部属阴中之阴。②指某一事物的两种属性均属阴性。如肾位置在下，属阴；肾为水脏，主巨大精，也属阴。

阴肿（vulval swelling） 其他名称：脱囊。中医病证名。以外阴部肿胀或伴有疼痛的病证。概括为：①单纯阴囊肿大。多因感受寒湿而致。宜用桃仁丸。②指入吊。③阴囊肿大，光亮不痛，偶见阴茎全缩。多为肝肾气虚而致。宜橘核煎汤调服匀气散。④阴囊肿大，伴阴股肿胀，二便不通。多因膀胱蕴热、风热乘虚侵袭所致。宜服三白散。⑤妇女阴部肿痛的病证。多由阴部破损、感染邪毒；或肝经湿热下注所致。可伴有小便涩滞，下腹部胀痛，或恶寒发热等。治宜清热利湿，外用蛇床子、地肤子、黄柏、防风、苦参煎水熏洗。

茵陈（oriental wormwood, Herba Artemisiae） 其他名称：茵陈蒿（旧称）、绵茵陈。中医药名。清热利湿药。菊科植物茵陈蒿或猪毛蒿的幼苗。苦、辛、微寒。归脾、肝、胆经。功能清热祛湿、利胆退黄。用于湿热黄疸、湿温、暑温初起、湿疹、小便不利。煎水洗，治风瘙瘾疹、湿疹。蓄血发黄者忌服。有抗病原体、利胆、降压、解热等作用。

茵陈蒿汤（yinchenhao tang, yinchenhao decoction） 中医方剂。《伤寒论》方。组成：茵陈蒿、栀子、大黄。功能清热利湿。治湿热黄疸。症见一身面目俱黄、黄色鲜明如橘，但头汗出、小便不利、苔黄腻、脉数者。

茵陈五苓丸（yinchen wuling wan） 中医成药名。清脏腑剂（清利肝胆湿热剂）。组成：茵陈、泽泻、茯苓、猪苓、白术、肉桂。用于肝胆湿热引起的黄疸、脘腹胀满、小便不利、偏湿重者。

茵栀黄口服液（yinzhihuang koufuye） 中医成药名。清脏腑剂（清利肝胆湿热剂）。组成：茵陈提取物、栀子提取物、金银花提取物、黄芩苷。用于湿热毒邪内蕴所致的急性、迁延型、慢性肝炎和重症肝炎（Ⅰ型）。也可用于其他重症肝炎的综合治疗。

茵栀黄注射液（yinzhihuang zhusheye） 中医成药名。清脏腑剂（清利肝胆湿热剂）。组成：茵陈提取物、栀子提取物、金银花提取物、黄芩苷。用于肝胆湿热、面目悉黄、胸胁乳痛、恶心呕吐、小便赤黄及急性、慢性迁延性肝炎属上述证候者。症状缓解后肌内注射。

音叉检查（tuning fork test） 最常用的主观听力检查法。能辨别传音性聋及感音神经性耳聋。常用音叉为 C_1 256Hz（赫兹）和 C_2 512Hz（赫兹）两种。本法对混合性聋可能出现

矛盾的结果，故应配合其他方法进行综合分析。

音频治疗机（audio-therapy unit） 应用音频振荡器产生正弦波经过放大，对人体进行理疗的仪器。有消炎、消肿、止痒、镇痛和促进循环、恢复神经肌肉血管功能的作用。对扭伤、腰背痛、肠粘连、盆腔炎、瘢痕疙瘩、神经痛、声带麻痹、带状疱疹疗效尤为显著。

音乐疗法（musicotherapy） 一种古老的心理疗法。以音乐给人以美的感受和由此产生的活动及疏泄作用为基础，使个体得以放松，并从内心的压抑中解脱出来。近代研究表明，音乐可以解除人在应激时所引起的心身反应，增进机体的内部稳态。长期的音乐欣赏、演奏和作曲活动，有益于心身健康，可陶冶性情，改变人格特征。

殷门（yinmen, BL 37） 中国经穴名。属足太阳膀胱经。位于股后部，在承扶穴与委中穴的连线上、承扶穴下6寸处。主治腰脊痛、下肢痿痹等。直刺1～2寸。艾炷灸3～5壮，或艾条灸5～10min。

^{113m}铟（^{113m}indium, ^{113m}In） 通过^{113}锡-^{113m}铟发生器得到的一种放射性核素（^{113}锡的半衰期为118日，用稀盐酸洗脱即可得^{113m}铟）。因对病人照射量小，半衰期又短（1.7h），故显影时可用较大量的核素，以取得良好影像。^{113m}InCl$_3$ 显影剂可用于肝或肺血池扫描。

瘖（暗）（aphasia） 中医症状名。指声音嘶哑或不能发声。即失音。见于外感风寒、风热、燥热等证或妊娠后期者，多属实证。见于内伤杂病，肺肾亏损，津液不能上承者，多属虚证。

瘖痱（aphasia and paralysis） 其他名称：喑俳、阴痱。中医病证名。症见舌强不能言，足废不能用。多由肾亏痰逆所致。属中风之中经络，或中风后遗症。治宜滋肾阴，补肾阳，开窍化痰。

淫羊藿（Herba Epimedii, epimedium herb） 其他名称：放杖草、三枝九叶草、牛角花、仙灵脾。中医药名。补阳药。小檗科植物淫羊藿、箭叶淫羊藿、柔毛淫羊藿或朝鲜淫羊藿的干燥叶。辛、甘、温。归肝、肾经。功能温肾助阳、祛风除湿。用于肾虚阳痿、腰膝无力、风寒湿痹、半身不遂、小便淋沥。阴虚者忌用。本品有促进精液分泌、降压、降糖、抑菌等作用。

银柴胡（starwort root, Radix Stellariae） 其他名称：沙参儿、土参。中医药名。组成：石竹科植物银柴胡的根。甘、苦，凉。归肝、胃经。功能清热凉血、退虚热。主治：①虚劳骨蒸、阴虚久疟、小儿疳热羸瘦。②虚热引起的吐血、衄血、崩漏。

银耳（tremella, white jellyfungus） 其他名称：白木耳。中医药名。补阴药。银耳科植物银耳的子实体。甘淡、平。归肺、胃经。功能滋阴润肺、养胃生津。用于虚劳咳嗽、痰中带血、虚热口渴、吐血。风寒咳嗽者忌服。内服使体重增加，有止咳作用。

银黄颗粒（yinhuang keli） 中医药名。清脏腑剂（清热宣肺剂）。另有制剂：片剂、口服液、注射液。组成：金银花提取物、黄芩提取物。用于上呼吸道感染、急慢性扁桃体炎、急慢性咽炎。外感风寒者不宜使用。储藏于阴凉遮光处。

银翘解毒片（yinqiao jiedu pian） 中医成药名。辛凉解表药。另有制剂：颗粒、丸。组成：金银花、连翘、荆芥穗、薄荷、淡豆豉、牛蒡子、桔梗、淡竹叶、甘草。功能辛凉透表、清热解毒。用于风热感冒、发热、头痛、咳嗽、口干、咽喉疼痛等。服药期间忌食辛辣油腻之物。

银翘散（yinqiao san） 中医方剂。辛凉解表剂。出自《温病条辨》。组成：连翘、银花、桔梗、薄荷、竹叶、生甘草、荆芥穗、淡豆豉、牛蒡子。功能疏散风热、清热解毒。用于温病初起。症见发热无汗或微汗、头痛口渴、微恶风寒、咳嗽咽痛、舌尖红、苔薄白或薄黄、脉浮数。以鲜芦根煎汤香气出，勿过煮即取服。亦可汤剂服之。

银屑病（psoriasis） 其他名称：牛皮癣。一种常见、易复发的慢性炎症性皮肤病。病因不明。可能与遗传有关，有的病人在急性发作前先有感染病史。初发损害为红色丘疹，呈散发，或相互融合成各种形态的斑块，边缘清楚，表面覆以银

Y

白色厚鳞屑，刮去鳞屑即出现红色光亮的薄膜，刮破薄膜即出现露珠状点状渗血。皮损呈对称性，以头、躯干、四肢伸侧及骶部多见。尚可侵犯甲、外耳道、龟头等处。根据其临床特征分为寻常型、脓疱型、关节型和红皮病型，按病程进展分为进行期、静止期及退行期。病程长，历久不愈。治疗：免疫抑制剂，一般多用叶酸拮抗药，如甲氨蝶呤、乙亚胺、羟基脲；普鲁卡因静脉封闭；中医辨证施治，给予清热凉血、活血化瘀中药；外用药物，煤焦油软膏或薏林软膏、氯化氨基汞软膏等。

银屑病关节炎（psoriatic arthritis, PsA）　血清阴性脊柱关节病的一种类型。临床分为 5 类，各类型之间可互相转化。其中非对称性关节炎最多见。其他 4 型分别为银屑病脊柱炎、对称性多关节炎、远端指间关节炎和残毁性关节炎。实验室检查类风湿因子阴性，血沉快，血尿酸增高。X 线可见关节端骨质疏松、侵蚀，关节间隙变窄、脱位或强直，指尖呈"铅笔帽"样。脊柱受累时相邻椎体间形成骨桥。治疗：治疗银屑病的同时，按血清阴性脊柱关节病进行治疗。

银屑灵（yinxieling）　中医成药名。祛风燥湿、清热解毒剂。组成：苦参、甘草、白鲜皮、防风、土茯苓、蝉蜕、黄柏、生地黄、金银花、赤芍、连翘、当归。用于银屑病。

银杏（ginkgo seed, Semen Ginkgo）　见白果。

银杏叶片（yinxingye pian）　中医成药名。益气活血祛瘀剂。另有制剂：胶囊。组成：银杏黄酮苷、银杏苦内酯。用于动脉硬化及高血压病所致的冠状动脉供血不足、心绞痛、心肌梗死、脑血管痉挛等以及动脉血管供血不良所引起的疾患。孕妇及心力衰竭者慎服。

银杏叶提取物（extract of ginkgo biloba leaf）　其他名称：天保宁、金钠多、银可络。心脑血管病用药。用于脑供血不足、脑血管痉挛、冠心病心绞痛、记忆力减退等。制剂：片剂、缓释片剂、注射剂。避免与小牛血提取物制剂混合使用。孕妇及心力衰竭病人禁用。

银质沉着病（argyria）　慢性银中毒。长期应用弱蛋白银或硝酸银等治疗的病人，其眼结膜和内脏器官等处都可出现不溶性银蛋白物质沉着。在袒露部位的皮肤，银质会出现持久的蓝灰色。镜下，见黑色银颗粒沉积在汗腺的嗜银性基底膜上，也见于皮脂腺、毛囊附近和表皮下的结缔组织内。

龈癌（carcinoma of gingiva）　口腔恶性肿瘤之一。牙龈癌瘤。发病居口腔癌的首位，男多于女，下牙龈多于上牙龈，生长慢，以溃疡型最常见。早期有牙松动和疼痛。易转移，预后不良。治疗：手术。

龈成形术（gingivoplasty）　其他名称：牙龈成形术。口腔科治疗方法之一。是将肥厚的龈缘成形或在龈切除术后修整牙龈。使获得生理性的外形，不但增进美观，而且有利于保持清洁的一种手术方法。适用于龈边缘肥厚，龈乳头圆钝，龈边缘不整齐，失去了正常龈缘的弧形曲线，龈乳头丧失或成为杯状使食物易滞留，虽经洁治、消炎等处理后，炎症有所减轻，但由于牙龈纤维化，而不能恢复其正常解剖外形者。

龈翻瓣术（gingival flap operation）　口腔科治疗方法之一。将牙龈软组织与下层硬组织剥离，使病损充分暴露，从而除去病原刺激物以达到根治病变组织的目的。手术结束前将龈瓣位置复原，以达到再附着或再贴着的一种牙周手术方法。适用于病变范围较广或涉及多个牙面的牙周袋；骨形态异常或骨缺损需作骨修整或植骨术者；牙周袋深度超越膜龈界者。

龈颊沟隆起（gingival groove projection）　其他名称：口腔前庭沟隆起。龈颊沟底有一局限性隆起使龈颊沟变浅或消失。见于颌骨病变。

龈交（yinjiao, DU 28）　中医经穴名。属督脉。阳明之会。位于上唇系带与齿龈连接处。主治齿龈肿痛、齿衄、鼻渊、癫狂、目痛等。向上斜刺 0.2～0.3 寸，或点刺出血。

龈裂（gingival cleft）　牙龈病之一。牙龈裂隙形成。殆力过大同时伴有炎症刺激时，造成牙槽骨垂直性吸收，形成窄而深的牙周袋，袋壁龈组织因炎性刺激溃烂，致使袋壁穿破形成裂隙。

龈脓肿（gingival abscess）　牙龈的急性化脓性感染。表现为疼痛、缘龈或牙间乳头出现表面光亮红肿的小包块，包块逐渐软化，出现波动，穿孔溢脓，患牙叩诊敏感。常伴颌下淋巴结肿大。治疗：去除病因，保持口腔清洁，应用抗生素，排脓引流。

龈乳头（gingival papilla）　其他名称：牙尖乳头。龈缘在相邻两牙之间的高起处。两牙间隙中的牙龈组织，由锥形颊舌两个凸起和凹下的龈谷组成。显著增生和退缩均为病理改变。

龈乳头炎（gingival papillitis）　牙龈病之一。仅限于牙间乳头的龈炎。牙龈出血、龈乳头红肿和触痛。炎症向深部发展时有叩痛，急性发作可成为龈脓肿。

龈上洁治术（supragingival scaling）　口腔科治疗方法之一。用洁治器除去牙冠上附着的龈上牙石和牙垢，磨光平面消除牙菌斑，使牙龈的炎症消退的治疗方法。广泛用于各型牙周病的预防和治疗。

龈下刮治术（subgingival curettage）　口腔科治疗方法之一。使用器械除去龈下牙面沉积物。可除去牙周袋龈壁衬里的变性和坏死组织，从而消除炎症。适用于龈炎、牙周炎较浅骨上袋并存在龈下牙石者；牙龈轻度炎性肥大、不需切除者；较深牙周袋的初步治疗。

龈再附着刮治术（gingival reattachment curettage）　其他名称：袋内壁刮治术。口腔科治疗方法之一。用手术方法刮治并彻底清除袋壁病变组织，使血充满伤口，血块机化后，达到组织再附着的目的。

引产〔术〕（induction of labor）　妊娠 13 周后，通过药物或手术引起子宫收缩以结束妊娠的行为。可分为中期引产（妊娠 14～28 周）和晚期引产（妊娠 28 以后）。中期妊娠引产多用于病理妊娠（死胎、妊娠合并症、并发症）；晚期妊娠引产，可用于过期妊娠以及妊娠并发症的治疗需要。其方法有：依沙吖啶引产，水囊引产，前列腺素药物引产，人工破膜引产，以及催产素静滴引产等等。对子宫有瘢痕或生殖器有炎症，以及阴道有流血史和头盆不称，胎位异常者不能引产。

CT 引导介入技术（CT guided interventional procedure）　介入放射的范畴之一。一门新兴的学科，应用范围可涉及各系统，成为临床诊断和治疗领域内的重要手段。包括 CT 引导下穿刺活检和介入性治疗两部分。CT 引导较其他导向更具方便准确和应用范围广的特点，可清楚显示病变的大小、外形、位置等，可精确确定进针深度、角度，避免神经血管损伤，提高安全系数、正确率和疗效。该技术准确、安全性高，并发症少，是一种发展潜力巨大的新技术，为疾病的诊断和治疗开辟了新的有效途径。

引火归原（letting fire back to its origin）　中医治法。治疗虚火上升的方法。该证主要责于肾。症见上热下寒、面色浮红、头晕耳鸣、口舌糜烂、腰酸腿软、肢冷。可用肉桂、附子等药，以引浮火下行，归于肾中。

引经（channel affinity, channel ushering）　中医名词。某药可以引导其他药物作用趋向某经或直达病所，提高临床疗效。例如，桔梗入肺经，在补气的方剂中加入桔梗，可以增强补肺气的作用。

引流（drainage）　引流管（薄胶膜、胶皮管等）置于体腔、脓腔或创口内以排除积液、积脓和积血的方法。这有助于防止感染的发生或扩散，以及促进创口愈合或炎症的消退。

引流体位（drainage posture）　根据病人的病灶部位，如湿啰音集中的部位、X 线胸片提示的病灶所在的肺叶或肺段，其原则是使病变处于高处，引流支气管开口向下，病灶处于有效的引流位置。

引流物-分泌物隔离预防（drainage-secretion precaution）　为预防由直接或间接接触脓汁或感染部位引流物传播感染而设计的隔离。凡感染后产生化脓性物质引流物或分泌物而不需较严格的接触隔离者均属此类。

引入率（introducing rate）　在一定时期内，带病人家的第一例在其同等身份成员中所占的比率。家庭内发生感染往往是从外界带进来的。可根据不同身份成员的引入率，研究何种成员最易将传染病带入家庭。

引申（extension）　临床应用某些中成药时，超出原来规定的

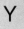

适应范围，将之用于另外一些似乎不相干的病症，不但未产生任何不良反应，反而取得较理想的效果的应用技术。中成药的引申应用，有的是根据中医辨证施治的原则，属于"异病同治"。有的是一些由经验发现的特殊用法，如跌打丸治疗遗精，凉膈散治疗心肌炎、胆囊炎、胆石症等。

引物（primer） DNA聚合酶不能起始多核苷酸链的从头合成，只能将核苷酸加到一个已存在的链末端游离的3′-OH上。因此，在DNA合成的起始，需要一个短的寡核苷酸提供这样的-OH，这一短的寡核苷酸叫做引物。

吲达胺（indapamide，indamol） 见吲达帕胺。

吲达帕胺（indapamide） 其他名称：吲达胺、寿比山、钠催离。抗高血压药（利尿药）。用于轻、中度原发性高血压。制剂：片剂、缓释片剂、胶囊剂。高剂量时利尿作用增强，可见低钾血症，严重肝、肾功能不全者慎用。

吲哚（indole） 色氨酸被肠道细菌分解后的产物。随粪便排出，也可在肠道被吸收，进入肝脏，于此羟化为3-羟吲哚，并与硫酸或葡糖醛酸结合，随尿排出。尿蓝母即3-羟吲哚硫酸钾。

吲哚菁绿滞留试验（indocyanine green retention test） 其他名称：靛氰绿滞留试验。吲哚菁绿为一无毒绿色染料，注入血液后即迅速地和脂蛋白结合，流经肝脏时90%以上的吲哚菁绿被肝细胞所摄取，以原型排至胆汁中。该试验主要是显示肝细胞对染料的摄取功能。按每千克体重静脉注射0.5mg吲哚菁绿，正常人15min血中滞留率为0～10%。在慢性肝炎时，吲哚菁绿滞留率多为15%～20%，肝炎活动性者其平均值更高；急性肝炎为7%～55%；肝硬化的平均值为35%；脂肪肝多为正常结果。

吲哚洛尔（pindolol） 其他名称：吲哚心安、心得静。β受体阻滞药。阻断β受体作用较普萘洛尔强，具有较强的内在活性，主要表现在激动β受体方面；其膜稳定作用比普萘洛尔弱。主要作用为扩张血管、降低血压。用于高血压、心绞痛、心律失常、心肌梗死、甲状腺功能亢进等疾病。

吲哚美辛（indomethacin） 其他名称：消炎痛、意施丁。解热镇痛抗炎药。用于急慢性风湿性关节炎、强直性脊柱炎、痛风性关节炎，以及癌性疼痛、急性肩痛、月经痛、巴特综合征（醛固酮增多及低钾碱中毒）。亦可用于滑囊炎、腱鞘炎及关节囊炎等。制剂：片剂、胶囊剂、控释片剂；栓剂。溃疡病、精神失常、哮喘、癫痫、帕金森病、肾病、孕妇及儿童禁用。

饮剂（potion） 剂型之一。指选用适当药物直接用沸水温浸而不需要煎煮的制剂。如清咽饮、胖大海饮剂，可频频代茶饮服。

饮片（prepared drug in pieces） 中药名词。经加工和炮制后达到质量标准，直接用于配方的中药。如炒白术、煅龙骨、酒大黄等。

饮食传播（food-borne transmission） 其他名称：经食物传播、食物传播。病原体直接从传染源或间接通过粪便、水、蝇或其他物品带到食物上而致感染的方式。常见的有伤寒、痢疾、霍乱、传染性肝炎、脊髓灰质炎等。加强食品管理，提倡个人卫生，做好污水处理、饮水消毒，防蝇、灭蝇等可防止。

饮食反流（regurgitation） 不自觉地将咽部、食管或胃内容物回流到口腔、鼻咽部及鼻腔的一种症状。其发生可由口咽部组织缺损或疾病所引起；食管及胃部疾病所引起；周围性或中枢性神经系统疾病导致软腭瘫痪或咽肌痉挛所致。针对病因进行治疗。

饮食护理（diet nursing） 治疗上一项重要而又有效的工作。病人进餐时应停止一切非急需的治疗，护理人员在进餐前要为不能自理的病人洗手。还要根据疾病的种类和病情的轻重选择合适的饮食。如高热病人需要大量的水分，应给流食或半流食，恢复期的病人吃软食。有的病人还需要特别饮食，如肾脏病和心脏病病人应吃低盐饮食，肝胆疾病病人应吃低脂肪饮食。同时还应照顾到病人的习惯，注意饮食的调配，促进病人的食欲。昏迷病人可用鼻饲供给营养。

饮食性糖尿（alimentary glucosuria） 短时间内摄入大量糖（>200g）而引起的糖尿。检测空腹血糖、检查晨尿的尿糖可避免饮食性糖尿的干扰。

饮食治疗（dietotherapy） 根据病情的需要和要求，将食物的营养成分合理调配和烹制，以达到辅助治疗的目的。蛋白质、脂肪、糖类、矿物质、维生素和水等均由饮食提供，合理的饮食和营养对于保证人体正常的生长发育和生理功能、维护健康和提高工作效率至为重要。临床上常用的治疗饮食有基本饮食、特别饮食、要素饮食和试验饮食。

饮水除氟（removal of fluorine from water） 为预防地方性氟中毒而采用理化方法减少饮水中氟含量的一种措施。它适用于那些找不到低氟水源的地方性氟中毒流行区。方法有用碱式氯化铝进行混凝沉淀和过滤、用活性氧化铝进行吸附过滤以及电凝聚法等。

饮水氟化（fluoridation of water） 自来水中投加氟化物预防龋齿的措施。有氟化钠、氟硅酸钠、氟化钙等。由于过量氟可引起中毒，目前对饮水加氟问题尚有争论。

饮水消毒（disinfection of drinking water） 采用物理或化学的方法杀灭饮水中的病原微生物。前者有煮沸、紫外线照射、超声波等消毒法；后者有氯、碘消毒法等。目前以氯化消毒法最常用。

饮证（fluid retention syndrome） 其他名称：水饮内停证。中医证候之一。水饮停聚体内所致，以眩晕，胸脘痞闷，呕吐清水、涎液，苔滑，脉弦滑等为常见症。又因水饮停聚的部位不同而表现不同。

蚓激酶（lumbrukinase） 其他名称：普恩复、博洛克、百奥蚓激酶。抗血栓药。用于缺血性脑血管病纤维蛋白增高及血小板聚集率增高的病人。制剂：胶囊剂。有出血倾向的病人慎用。

蚓状肌（musculi lumbricales） 位于掌心的4条细束状小肌。起自指深屈肌腱，经掌指关节桡侧到指背，止于指背腱膜。作用为屈掌指关节、伸指间关节。第1、2蚓状肌由正中神经支配，第3、4蚓状肌由尺神经支配。

隐白（yinbai，SP 1） 中医经穴名。属足太阴脾经。井（木）穴。位于足踇趾末节内侧，距趾甲根角0.1寸处。主治腹胀、泄泻、便血、崩漏、癫狂、癔症等。斜刺0.1～0.2寸，或点刺出血。艾炷灸3～5壮，或艾条灸5～10min。

隐孢子虫（*Cryptosporidium parvum*） 人体的重要寄生孢子虫，可引起隐孢子虫病。虫体主要寄生于动物和人的胃、肠黏膜细胞中，卵囊经粪便排出，呈圆形或椭圆形，直径为4～6μm，成熟囊内含4个裸露的子孢子和由颗粒物组成的残留体，子孢子为月牙形。人吞食了含有子孢子的卵囊而感染得病。

隐孢子虫病（cryptosporidiosis） 隐孢子虫寄生在人或其他动物消化道和呼吸道上皮细胞引起的以腹泻为主的疾病。一种人畜共患性疾病、寄生虫病。人和其他易感动物吞食卵囊后，子孢子在小肠逸出，进行无性生殖、有性生殖和孢子生殖3个阶段。临床上分为两种类型：免疫功能正常型；免疫功能低下型，如艾滋病。临床主要表现为急性水样腹泻，日排便2～20余次，严重感染的小儿，可出现喷射性水样腹泻。粪便查到卵囊可确诊。治疗无特效药物。用大蒜素胶囊治疗有一定效果。

隐蔽电流（background current） 在心动周期的各个时相出现，并不随时间而变化的一种外向电流，也称为IK1。有人认为它可能与生电性钠钾泵的活动有关。

隐蔽钠流（background Na current） 其他名称：背景电流。心肌细胞在静息状态下漏入细胞内的Na^+。由于隐蔽钠流的存在使静息电位稍低于钾的平衡电位。

隐蔽性乳突炎（masked mastoiditis） 其他名称：潜伏性乳突炎、非典型乳突炎。急性中耳炎治疗不当所遗留的病变。病人可有头痛、低热、食欲减退，乳突部有轻微压痛。为了避免其急性发作或引起颅内并发症，应及早手术。

隐翅虫皮炎（paederus dermatitis） 皮肤接触隐翅虫毒素引起的炎症反应。隐翅虫是一种黑色蚁形小甲虫，当虫停留在人体皮肤时，如将虫压死，虫体内含的毒素与皮肤接触，引起皮炎反应。多见于夏秋季，以青壮年为主，皮肤损害为红斑、密集丘疹、小脓疱,少数皮损中央有条状黑色坏死痂。伴有痒及灼痛感。治疗:外用炉甘石洗剂或生理盐水湿敷,有继发感染应用抗生素。

隐耳(cryptotia) 其他名称:袋状耳、埋没耳。表现为耳郭上部埋入颞部头皮下,颅耳沟上部消失。轻度者,向外牵拉耳郭上部时,则能显露出耳郭全貌,耳软骨发育基本正常,仅为耳上皮肤短缺,松开牵拉时又恢复原状。重度者,除皮肤明显短缺外,还有明显的软骨发育不良。治疗:婴幼儿时可试用特制矫正装置牵引矫治;手术则可采用局部皮瓣"V-Y"推进或"Z"成形术,或植皮。

隐睾(cryptorchidism, undescended testicle) 睾丸在发育过程中没有下降到正常阴囊位置的先天性畸形。包括腹腔内隐睾、腹股沟管隐睾、阴囊高位隐睾、异位隐睾和滑动睾丸。可为单侧或双侧。单侧隐睾常有局部因素,需手术治疗。双侧隐睾常由于脑垂体缺乏人绒毛膜促性腺激素,可先试用绒促性素治疗,如无效应行手术。手术宜于学龄前施行,以免睾丸萎缩。

隐没的 P 波(occult P wave) 心电图上不见 P 波有两种可能:一是心房电活动完全消失;二是 P 波与 QRS 波群、ST 段或 T 波重叠。后者称隐没的 P 波。

隐匿型冠心病(latent coronary heart disease) 其他名称:隐性冠心病、无症状性冠心病。无临床症状但客观检查有心肌缺血表现的冠心病。病人有冠心病的易患因素;病变轻或不轻但有较好的侧支循环等,它可突然转为心绞痛或心肌梗死,个别病人可能猝死。休息或运动试验后心电图有心肌缺血表现;放射性核素心肌显影或超声心动图示心肌缺血,可以诊断为隐匿型冠心病。防治:警惕动脉粥样硬化,减轻工作,促进冠状动脉侧支循环的建立。

隐匿性(concealed) 心电图学的一个术语,是指在心电图上看不到的现象。心电图只能反映心房、心室的去极化和复极化,而传导系统本身,例如窦房结兴奋的发生及传导过程则看不到,称为隐匿性。

隐匿性并行心律(concealed parasystole) 当按摩颈动脉窦使心率减慢或停止起搏时表现出的并行心律。此心律在窦性心律或心室起搏时并不表现出来。

隐匿性传导(concealed conduction) 解释心律失常的产生机制之一。任何一个兴奋,没到达心房或心室,但部分透过了传导系统,可产生新的不应期。在心电图上其产生的动作电位不能直接表现出来,但会引起下一个兴奋传导障碍或兴奋起源上(自律性)的改变,而获得诊断的间接依据。

隐匿性窦性心律(concealed sinus rhythm) 在体表心电图上看不到心房任何电活动,但经心腔内心电图等方法可证实此时为窦性心律。这是隐匿性心房电活动的一种常见类型。

隐匿性反复心律(concealed reciprocal rhythm) 室性期前收缩的隐匿性逆向性房室传导在连接区又折返回来,使其后的窦性兴奋不能下传。心电图显示室性期前收缩的 QRS 波群之后无逆行 P'波与折返的 QRS 波群,但可见其后很远的窦性 P 波,出现心室漏搏。

隐匿性梗死(concealed infarction) 心脏下壁心肌梗死合并左前分支传导阻滞时,心肌梗死可不影响左前分支传导阻滞在 Ⅱ、Ⅲ、aVF 导联的初始小 r 波,但病理性 Q 波可被左前分支传导阻滞掩盖,失去下壁梗死的特征,故名。

隐匿性连接性期前收缩(concealed junctional premature beat) 连接性期前收缩,有连接区的隐匿性传导,心电图上既无逆行 P'波,也无下行传导产生的 QRS 波群。但因在隐匿性传导中产生了新的不应期,因而影响下一个窦性兴奋的传导,而产生某些传导障碍。

隐匿性旁道(concealed bypass tracts, CBT) 其他名称:隐匿性预激综合征。仅有室房逆行传导功能,而无房室顺向传导功能的旁道。在窦性心律下,心电图是正常的,无预激波。

隐匿性肾小球疾病(latent glomerulopathy) 其他名称:原发性单纯性血尿和/或蛋白尿。以儿童及青壮年多见,起病隐匿,偶然情况下发现肉眼血尿和/或蛋白尿,一般无水肿、高血压及肾功能损害。治疗:一般不需特殊治疗,但要注意

避免加重肾损害的因素。部分病人尤其是蛋白尿和血尿兼有者,可逐渐出现高血压及肾功能损害而进入尿毒症。

隐匿性肾小球肾炎(latent glomerulonephritis) 其他名称:隐匿性肾炎。肾小球肾炎的一型,为一种综合征。临床上无明显症状,表现为持续性轻度蛋白尿(定性:由微量至++,定量<0.2g/24h),间歇性或持续性血尿(肉眼或镜下),肾功能可以一直保持良好。预后较佳,一般不需治疗。

隐匿性室性期前收缩(concealed ventricular premature beats) 被掩盖的未显现的室性期前收缩。当呈联律的室性期前收缩合并传出阻滞时,可使部分室性期前收缩不能显现。当二联律或三联律伴有隐匿性室性期前收缩时,分别称隐匿性室性期前收缩二联律,或隐匿性室性期前收缩三联律。

隐匿性室性期前收缩二联律(concealed ventricular premature beat bigeming) 两个室性期前收缩间的窦性搏动数目为奇数(2n+1)。实质是一种持久的、连续的配对时间固定的室性二联律,并发有间歇性、不定比的传出阻滞。

隐匿性室性期前收缩三联律(concealed ventricular premature beat trigeming) 三联律合并隐匿性室性期前收缩。在两个室性期前收缩之间窦性搏动数目呈 3n+2。

隐匿性拖带(concealed entrainment) 心动过速发生拖带时,常出现心房或心室融合波而使心动过速的形态发生改变。若刺激点靠近或位于折返环时,常不出现融合波,心动过速的形态并无改变。

隐匿性抑郁症(masked depression) 情绪低落的症状不明显,而躯体或自主神经病症状却很明显的一组"抑郁症"。这类病人的主诉是失眠、头痛、乏力、腰酸背痛等。情绪症状"隐匿"在躯体症状后面。以中老年多见,女性多于男性。治疗:抗抑郁药。

隐匿性右束支传导阻滞(concealed block of right bundle branch) 在一般心电图上无右束支传导阻滞,当随意运动或运动试验时方暴露出来的右束支传导阻滞。

隐匿性预激综合征(concealed preexcitation syndrome) 见隐匿性旁道。

隐匿性折返(concealed reentry) 当兴奋在受抑制的环形纤维内做环形运动时,如果既不能使另一冲动传入折返环内,也不能传出兴奋心肌组织,环内运动本身在心电图上并不可见,称隐匿性折返。

隐匿性左束支传导阻滞(concealed block of left bundle branch) 在一般心电图上不显示,仅在人工方法致心率加快后方出现的左束支传导阻滞。

隐球菌病(cryptococcosis) 其他名称:隐球酵母病。由新型隐球菌感染所致的全身性真菌病。致病菌经呼吸系统侵入,呈亚急性或慢性经过。以中枢神经系统病变最常见,有时累及皮肤、前列腺、骨骼系统和血液系统等。起病徐缓,体温逐渐增高。隐球菌性脑膜炎病人可有头痛、呕吐和脑膜刺激征阳性,脑脊液常规检查与结核性脑膜炎相似;肺隐球菌病表现和 X 线所见类似肺结核。墨汁染色镜检或培养检出隐球菌可确诊。两性霉素 B 与氟胞嘧啶联合用药有一定疗效。

隐神经(saphenous nerve) 股神经的主要分支之一,是股神经中最长的感觉支。它自股三角内下降,初位于股动脉的外侧,经股三角尖进入收肌管下行,以后穿出缝匠肌和股薄肌的止腱后,伴大隐静脉下行,分布于髌下小腿内侧面和足内侧缘的皮肤。当该神经损伤时,出现股前及小腿内侧感觉消失等症状。

隐斜(phoria, heterophoria) 若能努力运用融合能力将斜视状态调整眼位,使之在注视物体时保持正位,具有双眼单视功能,称为隐斜。一般检查方法主要是遮盖及用 Maddox 杆置于一眼前,阻碍了一眼的视觉,破坏了融合反射,于是出现偏斜。依据偏斜方向隐斜常分为内隐斜、外隐斜、上隐斜、下隐斜、旋转隐斜、非共转性隐斜。

隐性感染(latent infection, subclinical infection) 其他名称:亚临床型感染、潜伏性感染、潜在性感染。病原体进入机体后不引起临床症状者。如乙型脑炎病毒和脊髓灰质炎病毒感染者,多数呈隐性感染。诊断可根据其特异性抗体升高或检出病毒加以确定。隐性感染的发生与病原体的性质及机体免

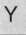

隐性冠心病（latent coronary heart disease）　见隐匿型冠心病。

隐性黄疸（latent jaundice）　血液中胆红素浓度已超过正常，但临床上尚未出现黄疸。正常时血液总胆红素浓度为 1.7～17.1μmol/L（0.1～1.0mg/dl）；隐性黄疸时可在 17.1～34.2μmol/L（1～2.0mg/dl）；超过 34.2μmol/L（2.0mg/dl）时可呈现黄疸。隐性黄疸检查血中胆红素浓度可被发现。此种黄疸可见于肝炎及其他多种肝、胆或全身疾病。

隐性基因（recessive gene）　基因型为 Aa 的杂合体中，基因 a 的作用被基因 A 所掩盖而得不到表现，称隐性基因。

隐性脊柱裂（spina bifida occulta）　是一种神经轴先天发育畸形。椎管闭合不全，无椎管内容物膨出。常见于腰骶部，病变区域皮肤大多正常，少数显示色素沉着、毛细血管扩张、皮肤凹陷、生长异常毛发等等。在婴幼儿多不出现明显症状，如在成长过程中始终经常尿床，在 X 线平片上还有棘突及椎板阙如等改变，则可确诊。一般无需手术治疗。

隐性颅裂（cranio-bifida occulta）　不伴有颅内内容物膨出者。无任何神经系统症状，在 X 线摄片时发现。不需治疗。

隐性旁道（recessive bypass）　其他名称：潜在性旁道。某些心电图正常但有阵发性室上性心动过速的病人，经过心房调搏（S_1 或 S_2）可诱发出经旁道前传的典型预激综合征，此旁道即称隐性旁道。

隐性乳腺癌（occult breast cancer）　临床上乳房内未发现肿块，而以腋淋巴结转移或其他部位远处转移为首发表现的乳腺癌。仔细检查有时可在乳腺外上方或乳腺腋尾部发现很小、临床不易察觉的病灶。腋淋巴结的病理检查及激素受体测定、乳腺摄片等有助于明确原发灶的部位及诊断。治疗：乳腺癌根治术。

隐性水肿（occult edema）　已有组织间液积聚而未出现凹陷的水肿形式。一般认为增加的组织间液含量未达到原体重的 5％时仍可能不出现凹陷性水肿，这与分布在组织间隙中的透明质酸、胶原以及其他黏多糖等凝胶体相互交织构成的网状结构有关。此种网状结构具有强大吸附力和膨胀力，施加压力也难于游离，故少量水肿时不见凹陷。

隐性糖尿病（latent diabetes）　其他名称：亚临床性糖尿病、化学性糖尿病。早期糖尿病。临床上无糖尿病症状，但血糖有时可略高，尿糖有时弱阳性。根据葡萄糖耐量试验阳性可确诊。注意饮食，避免肥胖、感染、多次妊娠等诱发糖尿病的因素。无须特殊治疗。

隐性性状（recessive character）　两个各具相对性状的纯合品系（纯种）杂交，子一代杂合体中没有显示出来的某一亲本的性状。

隐性血管畸形（occult vascular malformation）　不能被血管造影显示的脑微细血管畸形。多见于青年人，突然自发脑内出血或癫痫发作。脑 CT 有助于诊断。治疗：血肿者手术。

隐性遗传（recessive inheritance）　生物体载有遗传性状的某些基因，传给后代时其显性表达有一定的概率，在子一代没有显性表达，亲代与子代之间隔代遗传。例如父亲是色盲，女儿不是色盲，而外孙又是色盲。

隐血试验饮食（diet of occult blood test）　饮食中禁用肉类、绿色蔬菜、动物血、含铁丰富的药品。主食不限，副食为牛奶、豆类、非绿色蔬菜（如土豆、冬瓜）；试验为期 3 日，第 4 日留便。适于胃癌、伤寒、疑有消化道出血及原因不明贫血的病人。

隐源性肝硬化（cryptogenic cirrhosis）　一种病因不明的肝硬化。现已少见。目前多认为大部分系乙型肝炎所致，部分与营养不良有关。另有一种临床隐匿型肝硬化，即缺乏肝硬化症状、体征，仅由肝功能测定或活检发现的一型肝硬化。

隐源性致纤维化肺泡炎（cryptogenic fibrotic pulmonary alveolitis）　弥漫性致纤维化肺泡炎原因不明者称为隐源性致纤维化肺泡炎或特发性致纤维化肺泡炎。发病机制可能与机体自身免疫、有害物质的吸入及病毒、细菌、支原体、药物等因素有关。临床上有进行性呼吸困难、发绀、杵状指和爆裂音。X 线胸片呈弥漫性网状结节影。支气管肺泡灌洗液中巨噬细胞和中性粒细胞增加对本病的诊断及病变活动性的判定均有重要意义。治疗：早期糖皮质激素有一定疗效。有继发感染时应以抗生素治疗。

隐源性机化性肺炎（cryptogenic organizing pneumonia，COP）　其他名称：闭塞性细支气管炎伴机化性肺炎。1985 年由埃普勒（Epler）、科尔比（Colby）等提出的一个新的疾病概念。其特点是双侧分布的浸润阴影，呈复发性和游走性；主要病理变化是呼吸性细支气管及以下的气道和肺泡腔内出现机化性肺炎改变。40％的病人发病时有类似流感的症状，听诊常有吸气末爆裂音；常规实验室检查无特殊；肺功能检查表现为限制性通气障碍，低氧血症；多数对糖皮质激素治疗有较好的反应。

隐疹（urticaria）　其他名称：风瘙瘾疹、风疹块。即荨麻疹。中医病名。因内蕴湿热，受感风寒，郁于皮肤腠理而发；或由于对某些物质过敏所致。如疹色红赤、舌红、脉浮数者，宜疏风清热凉血；丘疹色白、恶风、舌苔薄白、脉浮紧者，宜疏风散寒活血。反复发作者宜养血祛风。

印防己毒素（picrotoxin）　得自防己科植物印度防己种子的一种双分子倍半萜内酯。无色棱柱状结晶，味极苦，可溶于沸水或乙醇。对延髓、中脑有兴奋作用，大剂量可兴奋大脑及脊髓。用作苏醒药用于解救巴比妥类药物中毒，对水合氯醛亦有对抗作用。不宜用于吗啡中毒的解救。

DNA 印迹法（Southern blotting）　其他名称：Southern 印迹法。DNA 分子经限制酶酶切后，在琼脂糖凝胶上电泳使 DNA 片段依据相对分子量大小分离，再将电泳结果从凝胶中转印到硝酸纤维素膜上，经固定和变性后，在膜上与探针进行杂交，确定电泳条带中哪一条是所要的 DNA。DNA 印迹法用于基因组 DNA 的定性和定量分析，以及重组质粒和噬菌体的分析等。

RNA 印迹法（Northern blotting）　其他名称：Northern 印迹法。将 RNA 经电泳分开后转移到硝酸纤维素膜上进行杂交的方法，操作方法和 DNA 印迹法基本相似。RNA 印迹法主要用于检测某一组织或细胞中已知的特异 mRNA 的表达水平。

印戒细胞（signet-ring cell）　腺癌细胞分泌的黏液积聚在癌细胞内将胞核挤压在一侧形似印戒状，故名。常见于胃肠黏膜或乳腺的腺癌（又称黏液腺癌）。

印模胶（impression compound）　口腔科用器材之一。口内取模用，是一种可塑性材料，有热软冷硬的特点。主要由树脂、硬脂酸加热溶化配制而成。

印模石膏（impression plaster）　口腔矫治常用材料。口内取模材料。有适当的流动性与可塑性，凝固后形状较稳定，印模清晰准确。多用于取牙颌印模及固定桥的集合模。

印鼠客蚤（Xenopsylla cheopis）　其他名称：开皇客蚤。蚤的一种。有眼，眼鬃位于眼前方。雌蚤受精囊类似"C"字形。嗜鼠类血也可叮刺人。是鼠疫的主要传播媒介之一，还能传播地方性斑疹伤寒。也是缩小膜壳绦虫的中间宿主。

印堂（yintang, extra, EX-HN 3）　中医经外奇穴。位于两眉内侧连线中点。主治头痛、眩晕、鼻炎、感冒等。沿皮刺 0.5～1 寸，艾条灸 5～10min。

茚丙胺（aprindine, amidonal）　见阿普林定。

茚三酮（ninhydrin）　其他名称：水合苯并戊三酮。可与氨基酸、肽或蛋白质的自由 α-氨基产生蓝紫色化合物和 CO_2 的试剂。用于层析显影、氨基酸与肽的定量测定以及指纹的显现等。

婴儿（infant）　1 周岁以下的小儿。一般以母乳为主要食物。发育快，周岁时的体重较出生时增加 2 倍，身高增加 50％。从第 2 个月起，逐渐能抬头、翻身、坐直、爬、站。6 个月开始出乳牙，周岁时可出 6～8 个。逐渐学会认人和辨别周围环境，并开始说几个简单的词。周岁末开始学走路。从 4 个月起可增加辅助食品。

婴儿保育器（infant incubator）　早产婴儿的保育设备。应用电热加温使暖箱内造成一种适宜于早产儿正常发育的温湿环境。医护人员可在箱内为婴儿输氧输液、抢救治疗，减少死

Y

亡率。如配合蓝光灯可对黄疸病儿进行光疗。顶部及周围采用透明玻璃，能随时监护箱内婴儿情况。

婴儿变性血红蛋白症（infantile methemoglobinemia） 婴儿（特别是 3 个月以内的婴儿）饮用含硝酸盐过高的水而发生的一种疾病。主要临床表现为口唇和肢端青紫，重者全身发绀、心跳过速、呼吸困难，甚至昏迷死亡。我国《生活饮用水卫生标准》中规定：硝酸盐（以氮计）应小于 20mg/L。

婴儿猝死综合征（sudden infant death syndrome, SIDS） 其他名称：婴儿急死综合征、摇篮死亡。指婴儿突然意外发生死亡，死后经尸检而未能确定其死因者。可能是因内分泌功能不全、免疫功能不全、代谢紊乱等原发性的，也可能是感染、缺氧、过敏等继发性的。上述原因诱发心肺功能突然衰竭而致死。早产儿、多胎儿多见。

婴儿断药综合征（infantile weaned drug syndrome） 由于母亲妊娠期服用成瘾性药物，导致婴儿发生药物依赖，出生儿出现一系列戒断症候群。表现为生后 24～48h 内出现打喷嚏、打哈欠、喂养困难、呕吐、腹泻、发热及抽搐等。治疗：应用镇静药或麻醉药行替代疗法。

婴儿腹泻（infantile diarrhea） 其他名称：婴幼儿腹泻。多种不同病因引起的综合征。包括喂养、护理不当及肠道内、外感染，但不包括痢疾及特殊慢性腹泻。主要临床表现为腹泻和呕吐，严重者可引起脱水和电解质紊乱。本症为婴幼儿时期常见病，发病年龄在 2 岁以下，夏秋季发病数最多，对小儿健康威胁甚大，应积极开展防治工作。

婴儿孤独症（infantile autism） 一种幼年时起病的精神障碍性疾病。主要表现为言语困难和社会交往困难。多伴有刻板动作，智力落后者占 75% 以上，可伴有癫痫等神经系统异常。

婴儿急死综合征（sudden infant death syndrome, SIDS） 见婴儿猝死综合征。

婴儿进行性脑灰质营养不良（progressive neuronal degeneration of childhood） 其他名称：阿尔珀斯病、弥漫性进行性大脑皮质变性。一种常染色体隐性遗传，以大脑和小脑皮质萎缩、神经细胞脱失为病理特征的先天性疾病。是线粒体病的一种。多于婴儿期起病，常见广泛的肌阵挛性癫痫发作或抽搐，以后出现肢体痉挛、共济失调、视力减退、生长发育停滞、小头畸形，晚期丧失皮质强直状态，有些晚发类型可伴有肝硬化。确诊需要脑活检。

婴儿痉挛症（infantile spasms, infantile massive spasms） 其他名称：韦斯特综合征。婴儿时期所特有的一种严重的全身性肌阵挛发作。多在 3～8 个月时发病，典型发作为阵发头及躯干急骤前屈，上肢伸直，然后屈曲内收，下肢屈曲，偶尔伸直，每次抽搐持续 1～2s，往往呈一连串发作，抽后喊叫一声，每天发作几次至几十次不等。脑电图表现为高峰节律紊乱。3～4 岁后发作常自动停止，大部分病例伴有明显的智力障碍及发育落后。常用促肾上腺皮质激素及硝西泮治疗。

婴儿颅内压监护仪（intracranial pressure monitor for infant） 监测颅内压变化的仪器。属于闭合性测压装置。借助压力换能器将压力转换成电压，输入显示及记录仪表进行工作。通过电子仪表将压力数据用示波屏或数字仪显示出来，并用记录器描记压力曲线，以便医护人员能及时掌握病情，作出诊断，并采取治疗措施。适用于颅脑损伤、颅内出血、炎症、中毒性脑病、昏迷等病人。

婴儿卵圆形白斑（infantile oval leukoplakia） 婴儿皮肤上卵圆形或树叶形白斑。分布于体表各处，是斑状色素脱失形成的，见于结节性硬化症。若皮肤上有卵圆形白斑并伴有抽搐可认为是结节性硬化症的早期表现。

婴儿期（infancy） 是生后 28 天到满 1 周岁。这个阶段婴儿以乳汁为主要饮食，是生长发育最迅速的时期，各系统器官继续发育完善，1 周岁末体重为出生时的 3 倍，身长增长 50%，神经系统发育也非常快，需要给予足够的热量和营养素，尤其是蛋白质，如不能满足就会发生营养缺乏病。可用生长发育监测图来观察发育情况。应合理喂养，及时添加辅食，按时断奶预防营养不良性贫血；补充维生素 D，多晒太阳预防佝偻病；按时接种疫苗防止发生传染病。

婴儿缺氧缺血性脑病（hypoxia-ischemic encephalopathy of infant） 新生儿疾病。多因足月儿窒息引起。出生前可有宫内窘迫病史，分娩时胎心可能增快或减慢，或第二产程延长，出生时有窒息史。重度患儿神志不清，肌张力松软，拥抱反射和吸吮反射消失，反复发生惊厥，呼吸不规则，多在 1 周内死亡，存活者留有后遗症。治疗：供氧，维持正常血压，纠正代谢紊乱，控制惊厥，控制脑水肿。

婴儿湿疹（lactigo, infantile eczema） 于婴儿期发生的湿疹。出生后 1～2 个月发病，多见于肥胖和营养不良婴儿。颜面、头皮为好发部位。损害为多形性，有红斑、丘疹、水疱、糜烂、渗液及结痂，伴有瘙痒，病程缓慢，反复发作，多在断奶后或 2 岁时减轻或趋愈。治疗：酌情补充维生素 C、B 和钙剂。局部用生理盐水或 3% 硼酸溶液湿敷，渗液少时用氧化锌糊剂包敷，适量应用抗组胺药。

婴儿手足搐搦症（infantile tetany） 见维生素 D 缺乏性手足搐搦症。

婴儿死亡率（infant mortality） 反映未满 1 周岁婴儿死亡频率的指标。每一年内未满 1 周岁婴儿的死亡数（不包括死产）对活产婴儿总数之比，通常用千分率来表示。计算公式如下：婴儿死亡率＝一年未满 1 周岁婴儿死亡数/同年活产婴儿总数×1 000‰。

婴儿喂养困难（ineffective infant-feeding pattern） 婴儿由于吸吮能力受损或吸吮-吞咽反射的协调能力受损，获取母乳的过程出现障碍。

婴儿型多囊肾病（infantile polycystic kidney disease） 常染色体隐性遗传病。发生率为 1：250～1：300，有家族史。病肾比正常大 1～2 倍，表面高低不平，呈结节状。可合并多囊肝、多囊脾或胰腺囊肿。病变严重者，婴儿期腹部有肿块，儿童期营养不良，腰痛、尿频、血尿、脓尿。静脉肾盂造影可见两肾增大，肾盂及肾盏因受压而拉长变形。治疗：应预防及治疗感染，保护肾功能。如为一侧且病情严重可手术切除病肾。

婴儿型脊髓性肌萎缩（infantile spinal muscular atrophy, Werdnig-Hoffman disease） 其他名称：脊髓性肌萎缩 I 型、韦尔德尼希-霍夫曼病。婴儿期发病的脊髓性肌萎缩的亚型。一般于出生后 3～6 个月发病，进展迅速，多因呼吸系统反复感染于 2 岁以内死亡，平均生存期 7～9 个月。临床表现为自主活动减少、四肢近端无力、肌萎缩和束颤，不能抬头、屈颈，腱反射减低或消失，可出现髋关节屈曲外翻，膝关节屈曲呈蛙腿样，吞咽困难。

婴儿型脑黄斑变性症（infantile cerebromacular degeneration, Tay-Sachs disease） 其他名称：家族性黑矇性痴呆、泰-萨克斯病。与氨基己糖酶缺陷有关的疾病。患儿生后数月完全健康，以后视力减弱甚至失明，同时有淡漠、肌无力，相继出现肌强直、腱反射亢进、踝阵挛、巴宾斯基征阳性，常有惊厥。眼底黄斑部有樱桃红色点，其周围是变性细胞构成的灰白圈，此为本病的特征。多早年死亡。对症治疗。

婴儿营养性感染性贫血（von Jaksch syndrome） 营养缺乏及长期慢性或反复感染所致的贫血。多发生在 6 个月至 1 岁婴儿，消瘦，苍黄，不规则发热，肝大、脾大尤为明显。贫血为混合型，网织红细胞轻度增加，白细胞总数增加并出现各期幼稚细胞，但仍以较成熟型占多数。治疗：应积极控制感染，清除感染灶，根据贫血性质给予抗贫血药及支持疗法。

婴儿暂时性低丙种球蛋白血症（transient infantile hypogammaglobulinemia） 婴儿暂时性免疫功能低下性疾病。正常婴儿生后 3 个月开始自身产生免疫球蛋白，保持机体的免疫功能。此种病儿一般延迟至 30～36 个月龄后开始能合成正常量的免疫球蛋白。因此出生 3 个月后易患上呼吸道、皮肤、消化道及泌尿系等各种感染。实验室检查血丙种球蛋白缺乏。治疗：适当注射丙种球蛋白；调节饮食、增强体质；控制感染。

婴儿指（趾）纤维瘤（infantile digital fibroma） 发生于婴幼儿的良性纤维性肿瘤，主要发生在指（趾）端。多发生于出生后至 3 岁期间，单个或多个分布于指（趾）远端的背面或侧面。损害为坚实、红色光滑的结节，约 1cm 大，不发生转移。可手术切除。

婴尸检查（examination of fetus corpse）　法医学术语。判定婴儿死因的检查。婴儿死因有：本身的疾病；母亲的疾病；分娩过程中受到损伤；暴力杀害等。应根据婴儿尸体特点，解决①是否新生儿；②有无生活能力（包括胎生月数、成熟程度等）；③活产或死产（包括生活时间）；④死亡原因。

婴幼儿腹泻（infantile diarrhea）　见婴儿腹泻。

婴幼儿颌骨骨髓炎（infantile osteomyelitis of jaw）　颌骨骨髓炎的一种。由微生物、物理、化学等因素引起的婴幼儿颌骨骨髓的一种非牙源性化脓性感染。较少见。起病急，发展迅速，多发生在上颌骨，下颌骨很少见。最常见的病原菌为溶血性金黄色葡萄球菌。急性期高热、寒战、脉速、烦躁不安，甚至意识不清，面颊部红肿、口开不大等。慢性期有死骨形成，牙龈或面部形成瘘管。治疗应用抗生素，必要时手术引流。

婴幼儿急性上颌窦骨髓炎（osteomyelitis of superior maxilla in infant）　上颌窦骨髓腔急性炎症。在抗生素问世以前，病死率占 25% 以上。90% 以上发生于 3 个月以内的婴儿。上颌骨髓质多，血管丰富，感染易扩展，以血行性感染为主。来自产道感染、脐疖或疖肿等，亦可直接来自口炎、牙龈炎或母亲乳腺炎等。主要为金黄色葡萄球菌感染。局部红肿、脓漏或死骨形成。有鼻涕，一侧多见。脓毒败血症者可引起肺脓肿、脑炎或脑脓肿等而导致死亡。治疗：抗生素，引流，取出死骨。

婴幼儿伤寒（typhoid fever of infant and preschool children）　起病急，中毒症状明显，可有惊厥、呕吐、腹痛、腹泻等症状，并发以支气管肺炎为多。儿童伤寒一般病情较轻，弛张热和胃肠道症状多见，而相对缓脉和白细胞低下少，病程较短。治疗：常用氯霉素，其次可用氨苄西林或复方磺胺甲噁唑；耐药伤寒目前应用较多的是第三代头孢菌素和新一代喹诺酮类。

婴幼儿上颌骨骨髓炎（maxillary osteomyelitis of infant）　发生于婴幼儿上颌骨骨髓腔内的炎症。起病急骤，突然高热、畏寒，继而面颊、鼻唇沟及眶周肿胀，鼻腔脓性分泌物，血白细胞数可高达 $20\times10^9/L$。后期出现脓肿、瘘管及死骨形成。X 线片可显示死骨。治疗：积极应用抗生素；脓肿形成后需引流及死骨取出。

婴幼儿象皮肿（infantile elephantiasis）　先天性淋巴水肿的征象。婴幼儿肢体增粗，呈现无凹陷性水肿，皮肤粗糙，形如象皮即为此征。可以是双侧的，但以单侧为多。大多数是整个肢体，从足趾直到股根部全部受累，甚至阴茎、阴囊（或大阴唇）均有肿大。两侧肢体长度相等，因此病儿可行走如常。此征多见于特发性淋巴水肿（Milroy 病）。继发性淋巴水肿罕见。

婴幼儿阴道炎（vaginitis of infant and preschool children）　常见的致病菌有葡萄球菌、链球菌、大肠埃希菌等。滴虫、念珠菌感染较少见。检查可见外阴红肿或有破溃，前庭、阴道口黏膜充血，有脓性液自阴道流出。治疗：注意外阴清洁；选用抗生素口服、肌内注射或滴入阴道；亦可将己烯雌酚、抗生素混悬于鱼肝油中，在冲洗后滴入阴道。

罂粟碱（papaverine）　其他名称：帕帕非林。脑血管病用药（周围血管扩张药）。用于脑血栓形成、脑栓塞、肢端动脉痉挛及动脉栓塞性疼痛。制剂：盐酸罂粟碱片剂；注射剂。帕金森病、完全性房室传导阻滞病人禁用静脉内给药。青光眼、肝功能不全病人慎用。

樱桃红点（cherry-red spot）　一种红色圆点，周围为灰白色的视网膜。见于幼稚型（有时是迟发幼稚型）家族性黑矇性痴呆的视网膜中央凹。

鹦鹉热（psittacosis, parrot fever）　由鹦鹉热衣原体引起的急性传染病。是人与动物均可感染的自然疫源性疾病。病原携带者和患病的鹦鹉、家禽以及病人均为传染源。经吸入含病原体的尘埃而感染，偶经破损皮肤黏膜及消化道感染。感染后多为亚临床型，呈流感样经过。有的出现高热、头痛、肌痛、咳嗽等症状，肺部 X 线检查为间质性肺炎表现。实验室检查血沉增快，痰涂片染色有紫色的包涵体。细胞培养或

动物接种分离出衣原体，以及血清学检查、补体结合试验或血凝抑制试验有诊断价值。治疗首选四环素，青霉素及红霉素亦有效。

鹦鹉热肺炎（psittacosis pneumonia）　鹦鹉热病原体引起的急性肺部炎症。潜伏期 1～2 周，长者可达 4 周。症状可似流感，产生严重肺炎时有畏寒发热，重者可有实变体征，常伴有消化道症状和精神症状。常有弥漫性支气管肺炎或间质性肺炎表现。X 线检查可见肺斑片状浸润阴影，下叶多见。诊断：病禽接触史、临床体征和血清学检测可确诊。治疗首选四环素，红霉素和青霉素亦有效。

鹦鹉热衣原体（*Chlamydia psittaci*）　引起禽类呼吸道和消化道疾病的病原体。呈圆形或椭圆形，直径 $0.3\mu m$ 左右，在细胞空泡中增殖，形成疏松包涵体，通过鸟类粪便和上呼吸道排出的分泌物传染给人类。传播途径为呼吸道吸入或接触引起感染。临床表现多为急骤发病，寒战发热，咳嗽和胸痛，所致疾病为肺炎，又称鹦鹉热或称鸟疫，为人畜共患病。

膺（chest）　中医体表部位名。指前胸部两侧肌肉隆起处，相当于胸大肌的部位。

迎随补泻（reinforcing and reducing by puncturing along and against the direction of channels respectively）　中医针刺补泻法之一。是以针尖方向与经脉之间的逆（迎）顺（随）关系区分补泻的一种方法。进针时，针尖随（顺）着经脉循去的方向刺入为补法；针尖迎（逆）着经脉循行来的方向刺入为泻法。

迎香（yingxiang, LI 20）　其他名称：冲阳。中医经穴名。属手阳明大肠经。手、足阳明之会。位于鼻唇沟内，横平鼻翼外缘中点。主治急慢性鼻炎、面瘫、面肌痉挛、胆道蛔虫病等。斜刺 0.2～0.3 寸，或沿皮刺 0.5～1 寸。不宜灸。

荥穴（ying point）　中医五输穴之一。十二经各有一荥穴，即鱼际（肺）、二间（大肠）、内庭（胃）、大都（脾）、少府（心）、前谷（小肠）、足通谷（膀胱）、然谷（肾）、劳宫（心包）、液门（三焦）、侠溪（胆）、行间（肝）。临床用于发热等症。

荧光分析法（fluorimetry, fluorescence analysis, fluorimetric analysis）　利用对某些物质被紫外光照射（激发）后，所发出能反映该物质特性荧光的测定对该物质进行定性定量的分析方法。本法分为荧光光度法和荧光分光光度法两种。前者与光电比色法类似，后者与分光光度法类似，但荧光分析法不是测透过光强度，而是测定激发后所产生的荧光强度。在一定条件下，荧光强度与荧光物质浓度成比例。与标准物对比可以定性和定量。在测定时被测物质与标准物质浓度相差不宜过大。与紫外、红外及可见分光光度法相比，荧光法具有灵敏感高、选择性好的优点。

荧光光度计（fluorophotometer）　通过检测样品发射的荧光强度，测得溶液中某种特定化学物质浓度的仪器。某些生物物质（如激素、神经递质）、药物经激发光照射后会发射出荧光（或混入荧光素后再激发照射），所发出荧光光谱的波长特性与物质的化学组成和分子结构相关。临床上常用于检测硫酸奎宁、维生素 B_1、B_2、C 及某些抗生素。仪器由光源（产生激发光，常为紫外）、比色池和光度计组成。测定的灵敏度会受样品的温度和 pH 值影响。进一步精密地测定可采用荧光分光光度计。

荧光光谱法（fluorescent spectroscopy）　其他名称：荧光分光光度法。应用荧光分光光度计记录荧光光谱，从而对物质进行定性、定量分析。分子吸收电磁辐射跃迁到受激电子态后，如能立即放出辐射，回到电子基态，这时放出的辐射就称为荧光。本法专属性强、灵敏度高，常用于体内药物分析。

荧光密螺旋体抗体吸收试验（fluorescent treponemal antibody-absorption test）　为间接免疫荧光法。试验特异性强，敏感性也高，尤其适用于早期梅毒的诊断。但该法操作烦琐，且病人经药物治疗后，仍持续数年甚至终生出现阳性反应，故不宜用于疗效的监测。

荧光屏（fluoroscopic screen）　X 线透视机要件。在硬质底板

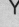

的一面均匀涂布一薄层细颗粒荧光物质而成。经 X 线照射可发出黄绿色荧光，在面向透视医师侧盖有铅玻璃防护板，以减少 X 线对工作人员的损伤。

荧光摄影（fluorescent radiography）　其他名称：荧光缩影、间接摄影。其原理是应用普通照相机，把荧光屏上显示的影像缩影在小型照片上的检查方法。需要用荧光摄影机完成，缩影胶片的大小一般为 35mm 或 70mm。适用于肺部集体普查。

荧光素钠（fluorescein sodium）　一种循环功能检查用药。测血液循环时间，须在紫外线灯下观察唇部黏膜出现黄绿色荧光的时间。也可用 2% 溶液滴眼，用以检查角膜溃疡和异物，还可用于眼底血管造影等。冠心病、脑动脉硬化、肝肾功能不全者慎用。

荧光素钠滴眼液（Guttae Natrii Fluoresceini）　诊断用药。组成：荧光素钠，与稳定剂、抑菌剂等用无菌操作法制成的等渗、澄明、黄绿色带荧光的水溶液。pH 值 8.0～8.5，酸性时荧光猝灭。用于眼角膜损伤疾患的着色诊断。

荧光缩影（fluorography, fluororadiography）　见荧光摄影。

荧光显微镜（fluorescence microscope）　一种观察物体荧光的显微镜。样品经紫外线照射后就能发出荧光称为"自发荧光"，有的样品不能产生自发荧光或只部分发生较微弱的荧光，需事先对样品用选择性荧光素处理，再用紫外线照射才能发出荧光，称为"继发荧光"。据此现象，医学上使用荧光显微镜主要用于测定物质的激发光谱、判定物质的性质、细胞学鉴别和确定抗原抗体反应等。一般荧光显微镜，多采用普通显微镜上加配荧光附件（激发光源、激发滤光片等）构成，为得到满意的荧光观察效果，最好使用专门的荧光物镜和聚光镜，并与相衬法配合。按激光路径可分为：①透射式荧光，激发光经暗场聚光镜照射样品，发出的荧光进入物镜；效果是低倍明亮，高倍较暗，不适于观察非透明样品。②落射式荧光，现多采用，激光过自下经物镜照射到样品，物镜起到聚光镜作用，低倍至高倍均可得到良好的观察效果。

荧光显微镜诊断（fluorescence microscopic diagnosis）　用荧光显微镜观察组织内的荧光物质或荧光标记物以确定诊断。如恶性肿瘤细胞核内的 DNA 和胞质内的 RNA 都比正常细胞多，故荧光染色后发生强烈的荧光，有利于对恶性肿瘤细胞的识别。用荧光染色标记的抗体处理组织切片，以检测该抗体相应的抗原等。

荧光 X 线扫描（fluorescent X-ray scanning）　用半导体探头探测机体器官在体外 ²⁴¹Am 源发出的 γ 射线照射下所发生的特征 X 线，从而描出该元素分布图形的检查方法。如用 ²⁴¹Am 的 γ 线照射甲状腺内的碘，碘的特征 X 线为 28.5keV，利用半导体探测此射线可以得出碘在甲状腺中的分布图。

荧光效率（fluorescence efficiency）　其他名称：荧光量子效率。它表示所发出荧光的量子数和所吸收激发光的量子数的比值。荧光效率（φ）＝发出的量子数/吸收的量子数。

营分证（yingfen syndrome）　中医术语。一般为温热病的第三个阶段，以邪热深入，犯及营分，损伤营阴，扰动心神，以及身热夜甚、心烦不寐、神昏谵语、癍疹隐隐、舌红绛、脉细数等为常见症的证候。营是血中之气，病结营分，显示正气不支，邪气深入，威胁心包，影响神志或病及厥阴肝经。若病邪由营转气，表示病好转，而由营入血，则表示病情加重。治宜清营透热，佐用清营汤。

营气（ying energy）　中医名词。①运行于脉管中的精气。生于水谷，源于脾胃，出于中焦，其性柔顺。有化生血液、营养周身的作用。营气的运行从中焦上注手太阴肺经起，依次在十二经脉内运行不息。②温病辨证中的两个阶段或病位。

营卫不和（disharmony between ying and wei）　中医病机。一般指表证自汗的病理而言。语出《伤寒论》。表证自汗有两种情况：一是"卫弱营强"，因卫外的阳气虚弱，失去固表的能力，汗液自行溢出，临床表现为身不热而时自汗出。二是"卫强营弱"，因阳气郁于肌表，内迫营阴而汗自出，临床表现为发热时自汗，不发热则无汗。虽同用桂枝汤扶正祛邪、调和营卫，但服药时间应有区别，发热自汗者，应

在未发热前服药；无热自汗的，则服药时间不拘。

营养（nutrition）　指机体摄取、消化、吸收和利用食物或养料满足自身生理需要的整个过程。亦用以表示食物中营养素含量的多少和质量的好坏。

营养必需氨基酸（essential amino acid）　其他名称：必需氨基酸。体内参与合成各种蛋白质的氨基酸共有 20 种，其中 8 种是人体内不能合成，必须由食物供应的氨基酸，称营养必需氨基酸。它们是苏氨酸、甲硫氨酸、苯丙氨酸、色氨酸、赖氨酸、缬氨酸、亮氨酸和异亮氨酸。

营养必需脂肪酸（essential fatty acid）　其他名称：必需脂肪酸。亚油酸、亚麻酸及花生四烯酸等不饱和脂肪酸在人体内不能生成，必须由食物供给，故称营养必需脂肪酸。

营养病（dystrophy）　一种或多种营养物质不足、过多或比例不当所引起的疾病。根据病因分为原发性（摄取营养物质不足、过多或比例不当）和继发性（器质性或功能性疾病所致）两大类。

营养不良（malnutrition）　其他名称：蛋白质热能营养不良（protein energy malnutrition，PEM）。人体长期缺乏热能和蛋白质的一种慢性营养缺乏的综合表现。可因营养素供应不足、消化吸收不良、体内消耗增加，或因生理、病理变化需要量增加而未能及时补充所致。根据病因可分为原发性和继发性。原发以婴幼儿多见，继发性则多为疾病所诱发。早期仅体重逐渐减轻，继之出现疲乏无力、消瘦、水肿、皮肤苍白、低血压、脉缓、易感染等。

营养不良相关糖尿病（malnutrition-related diabetes mellitus，MRDM）　1985 年世界卫生组织（WHO）糖尿病专家委员会对原先的糖尿病分类作了某些修改，本型为在临床类型中新增加的类型。此型多见于某些热带地区，又分为两类：①胰腺纤维钙化综合征，多见于以木薯为主食的地区，病人有发作性腹痛史，营养不良，胰腺外分泌及内分泌功能减退，胰腺管有多发性结石；②M 型糖尿病，病人显著消瘦，不易发生酮症，对胰岛素有一定抵抗性。

营养不良性钙化（dystrophic calcification）　发生在变性、坏死组织中的钙盐沉着。如梗死灶、结核的干酪样坏死灶、胰腺坏死及动脉粥样硬化斑块等的变性坏死区中。此型钙化不伴有血钙含量的异常。

营养不良性肌强直（dystrophia myotonica）　一种显性遗传性疾病。除有肌强直外，尚有肌萎缩、秃发、额骨内板增生、性腺萎缩、甲状腺功能减退和智力低下等。肌萎缩以胸锁乳突肌和肱桡肌最为明显，晚期可累及全身肌肉。一般可用维生素 E 和普鲁卡因胺等药物治疗。

营养不良性结石（malnutrition stone）　由于缺乏乳食导致低磷尿，而以糖类为主的喂养方法导致尿 pH 值偏低、尿中草酸和尿酸含量增加，磷酸盐的含量降低和营养不良酸中毒，最终导致盐沉淀而形成的泌尿系结石。多为膀胱结石，且多见于营养状态不良的儿童。

营养不良性水肿（alimentary edema）　见营养性水肿。

营养不良性萎缩（dystrophic atrophy）　因营养缺乏而致的组织、器官萎缩。全身性营养不良萎缩见于因消化道梗阻不能进食，或食物不能消化、吸收，或患有慢性消耗性疾病。脂肪组织首先发生萎缩，其次为肌肉、脾、肝、肾等器官，再次为心肌及脑发生萎缩。

营养不良性消瘦（nutritional marasmus）　其他名称：婴儿萎缩症、重度消瘦型营养不良。长期进食过少所引起的以热量缺乏为主，伴蛋白质不足的营养缺乏症。营养不良性消瘦常见病因：摄入食物量不足、长期不能满足人体生理需要；不良饮食行为习惯，如挑食、偏食、厌食等；先天营养基础差，多见于胎儿营养不良；各种先天性或后天性慢性消化系统疾病、慢性感染性和消耗性疾病引起长期消化吸收障碍，分解加速而影响蛋白质合成。临床特征为显著消瘦，严重时呈恶病质，表情淡漠、对外界反应能力差，劳动能力丧失。检查可有血细胞比容和血红蛋白下降，血浆蛋白正常或稍低、血糖可降低。治疗：增进营养，细心护理和防止并发症，主要是给予营养丰富、易消化吸收的食物。婴幼儿应供给充足的热能和优质蛋白质。

营养调查（nutritional survey） 为了解人群中的营养状况和摄入食物的质与量等而进行的调查。内容：①膳食调查，包括膳食中的热量、营养素的质量和烹调方法等。②体格营养状况检查，包括一般体检项目及营养缺乏病的特征。③实验室检查，检查血、尿中营养素或其他代谢产物的含量，以了解营养素在体内的利用情况；此外，还有许多生理检查方法亦可用以判断机体营养状况。经调查后所获得的数据，可作为判定营养标准、食品生产等的参考。

营养化学（nutrition chemistry） 生物化学中的一门分科，食品工艺学和营养卫生学的基础学科。用化学方法研究食物中营养素的质、量，以及被机体摄取后在体内的同化和异化等代谢过程。

营养价值（nutritive value） 食物中各种营养素含量多少及其被机体消化、吸收和利用程度高低的一种相对的指标。食物富含某一种或几种营养素，且易被机体消化、吸收和利用，这种食物就具有较高的营养价值。

营养监测（nutritional surveillance） 一种不断监测人群的营养，以改善人群营养状况的方法。其内容包括描述某人群的营养特点、程度及其变化；分析发生的原因及有关因素，以便采取预防措施。

营养竞争（nutritional competition） 当两种以上微生物生活在同一环境中，由于它们需要摄取共同的营养，使对方或双方的生长受到限制的现象。生长最好的常是利用营养最快的那种微生物。

营养培养基（nutrient culture medium） 少数营养要求比较高的细菌，如链球菌、流感嗜血杆菌等，培养时需在基础培养基内加入血液、血清、酵母浸液、葡萄糖等营养物质所制成的培养基。

营养缺乏病（nutritional deficiency disease） 某种或某几种营养素不能适应机体需要而引起的疾病。可由于较长期食用选择或处理不当的食物；摄入不足或偏食、忌食等不良饮食习惯；机体消化吸收和利用不良等原因引起。如缺乏蛋白质引起的营养性水肿，缺乏维生素 D 和钙、磷引起的佝偻病或骨骼畸形等。营养缺乏程度未达到出现临床症状而需用实验室方法才能诊断的，称为营养不足症或亚临床营养缺乏病。

营养缺乏性脂肪肝（fatty liver of nutritional deficiency） 由长期厌食、营养不良、吸收不良所致肝内脂肪积累的病理改变。表现为肝大、腹部不适或有消化道症状。治疗：去除诱因，以饮食疗法为主。

营养素（nutrient） 提供机体生长发育、维护健康和劳动所需能量的各种饮食所含的营养成分。包括蛋白质、脂类、碳水化合物、无机盐和微量元素、维生素、粗纤维和水等 7 大类。

营养素生理需要量（physiological requirements of nutrients） 其他名称：营养素适宜需要量、营养需要量。指能保持人体健康状态，达到应有发育水平和能充分发挥效率地完成各项生活和劳动活动的人体所需要的热量和营养素的需要量。制定营养素生理需要量的方法有人群调查验证和实验研究两个方面，属于前者的如健康人群实际摄取量的调查，对明显营养缺乏或不足症的人进行营养素补充来估计需要量；属于后者的有平衡试验、饱和试验和限制试验等。

营养通路（nutritional pathway） 其他名称：迂回通路。微循环中血液流经真毛细血管的通路。真毛细血管的管壁薄、通透性好，在细胞间隙中迂回曲折，相互连通成网，血流缓慢，是血液和组织液之间进行物质交换的主要场所。

营养卫生学（nutriology） 卫生学的一门分科。从人体与环境辩证的观点出发，研究食物的营养价值及其在体内的生理作用，以及在生产加工、运输、保存、供应等过程中防止被微生物或有害物质污染的措施，并制定食品卫生标准、条例。同时，根据地区气候、年龄、性别、劳动性质和生理或病理特征，研究各种不同对象的营养需要量。通过居民营养状况调查以及食品生产各环节的卫生调查，结合实验室检查等方法，对居民的营养状况和食物的卫生情况作出评价，提出改进措施，以保证人体健康所必需的营养和达到食品卫生要求。

营养午餐（nutritional lunch） 参照我国"每日膳食中营养素供给量标准"在城市有条件的学校开展的试行午餐。中、小学生发育是人生的重要阶段。调查发现这一群体的营养状况存在不少问题。通过组织午餐可将全日热量增加 40％ 左右，营养素达全日 1/3～1/2，大大改善了学生的营养状况和促进发育水平的提高。集体用餐有利于培养学生良好的饮食习惯和卫生习惯，增强了学生的集体和劳动观念。同时向社会和家庭普及营养卫生知识，使我国人民的膳食结构向营养型过渡。

营养性巨幼红细胞贫血（nutritional magaloblastic anemia） 其他名称：营养性大细胞性贫血。因缺乏维生素 B_{12} 及叶酸等所致的贫血。表现：面色苍黄、肝脾大、神经精神发育迟缓、腱反射亢进、肢体、头部甚至全身无意识地颤抖等。实验室检查：除有大细胞性贫血血象外，骨髓中幼红细胞均有巨幼变，核幼质老，粒细胞亦有巨幼变。血清维生素 B_{12} 和叶酸含量降低。治疗：维生素 B_{12}、叶酸和维生素 C，在恢复期可加用铁剂等。

营养性水肿（trophedema） 其他名称：营养不良性水肿。营养不足所引起的一种全身性水肿。可分为原发和继发两类。原发者见于食物的长期缺乏，继发者则发生于因病营养摄入不足，消化吸收障碍以及排泄或丢失过多等。由于低蛋白血症使血浆胶体渗透压降低，皮下脂肪少，组织疏松，有利于水钠潴留而产生水肿。若合并维生素 B 缺乏，则水肿更为严重。改善营养，提高血浆蛋白浓度等有助于水肿消退。

营养需要量（requirement of nutrient） 每人每日为维持机体正常生理功能和劳动能力，需要从食物中取得各种营养素的量。这种需要量受年龄、性别、健康状况、怀孕、哺乳等生理状况，劳动强度和工种以及地区气候条件等因素的影响而不同。

营养学（nutriology，nutritional science） 研究食物、营养素及其对健康影响的科学。内容包括：①营养素对人体健康与疾病的作用，以及其在人体内的消化、吸收、利用与排泄。②营养素之间的平衡。③营养素的需要量与供给量。④特殊生理、病理与外界环境条件下的营养需要。⑤营养性疾病的防治。⑥保存与强化食物中营养素含量的方法。⑦改进食物供应科学依据。目的是提高健康水平与劳动能力，增加机体抵抗力，从而增强人民体质，延长寿命。

营养支持疗法（nutrition support therapy） 尽可能经口服或肠外途径补充营养。常规鼻饲高蛋白、高脂肪和低碳水化合物，以及多种维生素和微量元素的饮食，必要时进行静脉高营养治疗，一般每日热量达 61kJ/kg，至少应补够每日消耗的热量。

营养质量指数（index of nutritional quality，INQ） 指某种食品中的某种营养素密度（该食物所含某营养素占供给量的比）与热能密度（该食物所含热能占供给量的比）之比。它是公众选择符合自身营养需要的食品时所用的一种简明指标；如果该指数等于 1，说明该食物中该种营养素含量与热能含量对人的营养需要是均衡的；如果该指数小于 1，说明长期食用会发生营养素不足和热能过剩；反之大于 1 时则说明长期食用这种食物不存在营养素不足和热能过剩的危险。

营养状况评价（nutriture estimation） 以身高标准体重法来评价学生营养状况的方法。它在同等身高儿童中比较其体重大小，从而消除了发育水平、遗传和种族差异等造成的身材发育不同的影响，主要反映现实的营养状况。其计算公式为：营养状况参考值＝体重实测值/同等身高标准体重×100％。身高标准体重是以营养良好的儿童为对象，利用同等身高人群的第 80 百分位数的体重为代表所制定的标准。规定是以此体重标准作为 100％，±10％均属正常范围。体重低于标准的 90％ 为营养不良轻度，低于 80％ 为营养不良中度，低于 70％ 为营养不良重度，低于 60％ 属营养不良极重度。体重超过 10％ 为超重，超过 20％ 为肥胖。

蝇（fly） 昆虫纲，双翅目，环裂亚目。有近百个科，与医学关系密切者为蝇科、丽蝇科、麻蝇科、狂蝇科。触角短，共 3 节，第 3 节有触角芒。复眼显著，有单眼 3 个。翅脉简单，各纵脉均不分支。大多产卵，也有直接产幼虫的。幼虫

（蛆）滋生于腐烂有机物质中，在土中变蛹。能机械性传播痢疾、伤寒、霍乱等疾病，有的幼虫寄生于人体引起蝇蛆病。也能生物性传播疾病，如舌蝇传播睡眠病。

蝇密度（density of flies）　单位时间内捕获蝇的数量。蝇密度调查可作为灭蝇措施效果的考核。常用调查方法：①捕蝇笼捕集法。用捕蝇笼放置（定时、定点、定诱器、定诱饵）24h（或白天12h），将捕获蝇杀死、分类。其密度单位为蝇数/日。②人工小时计数法。即1人1h内捕获的成蝇数。单位为蝇数/人工小时。③捕蝇纸粘集法。以一定面积、一定张数的捕蝇纸悬挂于蝇活动场所，每24h收集一次，将粘在捕蝇纸上的蝇收集、计数分类。密度单位为蝇数/cm² 捕蝇纸或蝇数/捕蝇纸。

蝇蛆病（myiasis）　蝇蛆侵入动物或人的组织引起的疾病。危害人畜的蝇蛆可寄生在皮肤、胃肠道、鼻腔、眼窝、泌尿生殖道、溃烂疮口中，分为3类：①专性寄生蝇蛆，如牛皮蝇蛆、马胃蝇蛆、羊狂蝇蛆等。②腐肉滋生兼性寄生蝇蛆。③偶然寄生蝇蛆，后2类如麻蝇蛆、绿蝇蛆等。人体蝇蛆病多见于热带、亚热带和牧区，一般散发，去除蝇蛆即趋痊愈。家畜蝇蛆病危害性较大，引起消瘦、生长生育不良，革质下降、畜口减少和死亡，可造成巨大经济损失。用敌百虫等治疗。

蝇蛆密度（density of maggots）　反映灭蛆效果的指标之一。计数方法有：①单位面积计数法：即在蝇蛆滋生地，划出30cm×30cm的范围，摊平滋生物，拣出全部蝇蛆计数。蝇蛆密度＝捕获蝇蛆数/滋生地 30cm×30cm 单位面积数；②捞勺计数法：即于水粪坑内，用一定大小的长柄捞勺，以每捞一勺计数1次，共捞5次，求平均数。蝇蛆密度＝蝇蛆总数/勺数。

影响妄想（delusion of influence）　精神分裂症的特征性症状。病人坚信自己的精神活动（思维、情感、意志、行为）均受外界某种力量所支配、控制、操纵，使他不能自主，不能按自己的意愿从事活动。因病人对这种体验常解释为是受某种无线电波、电脑或某种特殊仪器所影响，故也称物理影响妄想。

影像增强器（image intensifier）　一种能将所接收的弱光照图像增强到亮度适于人眼观察的程度的光电成像器件。一般由光电阴极、荧光屏、能量增强器3部分构成。

瘿瘤（goiter）　其他名称：瘿。中医病名。甲状腺肿如囊状或瘤形的各种病证。按其形状与病情可分为气瘿、肉瘿及石瘿等。气瘿包括单纯性甲状腺肿，肉瘿包括甲状腺瘤或甲状腺囊肿，石瘿包括结节性甲状腺肿与甲状腺癌等。治宜选用疏肝理气、解郁化痰、活血软坚和外治等法。其他还有泥瘿、劳瘿、忧瘿、血瘿、筋瘿等。

应激（stress）　在机体受到强烈刺激后发生的以交感神经-肾上腺髓质和垂体-肾上腺皮质功能增强为主要特点的非特异性反应。是机体的代偿性、适应性、防御性反应。一般对机体有利，但如反应过强，持续时间过久，则可给机体带来不良后果，即所谓适应性疾病或应激病，如应激性溃疡病。

应激反应（stress reaction）　其他名称：胁迫反应。个体经过对应激源的认知评价后，出现的一系列心理行为和生理的变化。

应激性高血糖（stress hyperglycemia）　其他名称：应激性糖尿病、损伤性糖尿病。在严重创伤、脑血管意外、急性心肌梗死、感染性休克等强烈刺激因素作用下，因人体处于应激状态，体内胰高血糖素、肾上腺素、去甲肾上腺素等激素分泌增加，拮抗胰岛素而出现的血糖升高现象。当应激因素消除后，血糖可恢复正常。

应激性髋关节综合征（irritable hip syndrome）　一过性、单纯性、浆液性髋关节炎所引起的一组症候群。常见于儿童，临床表现为单侧髋部突然疼痛，向下放散。伴跛行，患髋屈曲内收，偶有发热。血象及X线检查无异常。对症处理。

应激性溃疡（stress ulcer）　在某些严重疾病中胃或十二指肠发生的急性溃疡和糜烂。常见于严重烧伤、创伤、败血症，或皮质激素应用不当等。病因不明，可能与应激反应过强有关，即下丘脑功能障碍，使垂体分泌大量促肾上腺皮质激

素，引起胃液分泌增加，造成胃黏膜糜烂及溃疡。继发于烧伤者称柯林（Curling）溃疡；继发于颅脑损伤者称库欣（Cushing）溃疡。呕血与便血是其主要表现，有时也可发生胃肠穿孔。治疗：去除病因，对症处理。

应激性生活事件（stressful life event）　在生活中需要对其做出适应性改变的任何环境变故。如改变居住地点、入学和毕业、改换工作或失业、家庭成员的离别、出生和亡故等均属于此类事件。

应激性糖尿病（stress diabetes）　见应激性高血糖。

应激性心功能障碍（stress disturbance of cardiac function）　强烈的情绪刺激（如紧张、畏惧等）可引起心律失常，较常见的是心动过速，有时也可发生心动过缓，甚至停搏。

应激原（stressor）　引起应激的刺激或致病因子。如创伤、出血、烧伤、重症感染、过冷、过热、饥饿以及强烈的精神刺激或情绪激动、过度疲劳等。

应激障碍（stress disorder）　个体遭遇应激性生活事件后，应激反应超过一定强度或持续时间超过一定限度，并对个体的社会功能和人际交往造成影响时，即构成应激障碍。应激障碍分为急性应激障碍、创伤后应激障碍和适应障碍。

应激综合征（stress syndrom）　系指机体受到伤害性刺激如创伤、暴冷、剧痛、失血等，体内所产生的非特异性变化的总和。应激综合征可分为警觉反应期、抵抗期和衰竭期3期。

应急监测（emergency monitoring）　利用专门的仪器和装备，以及相应的监测技术和手段，对突发的环境污染事故所进行的监测活动。可及时为环境污染事故处理提供科学依据。

应急接种（emergency vaccination）　指发生疫情紧急情况时，采取预防接种方法以控制流行的措施。如麻疹疫苗及脊髓灰质炎口服活疫苗等接种后，可起到快速控制或终止该病流行的作用，而且对接受疫苗接种者是安全的。

应力性骨折（stress fracture）　其他名称：疲劳骨折。由于多次反复积累性外力的作用所致。症状轻，常缺少明确的外伤史。如长距离急行军后出现的跖骨骨折称行军骨折。慢性支气管炎病人，由于反复咳嗽出现的肋骨骨折。长跑运动后出现的股骨或胫骨的不全骨折等。X线见骨折线常呈裂隙状，多伴有明显的骨痂形成和层板样骨膜增生，使骨折局部增生硬化、增粗变形。

应用心理学（applied psychology）　将心理学的基本原理和方法应用于相关领域的实践中，并加以拓展的学科。分支学科有教育心理学、体育心理学、管理心理学、工业心理学等。

应指（palpable fluctuation）　中医术语。①泛指切脉时指下有脉的搏动感。②疮疡验脓扪诊方法之一。

硬币征（coin sign）　将一枚硬币贴在背部，用另一枚硬币叩击，听诊器胸件置于前胸两侧对称部位，比较听到的叩击音。气胸侧叩击音清晰，健侧较模糊。

硬膏剂（plaster）　药物外用制剂。将药物溶解或混合于固体或半固体的黏性基质中，涂布于纸、布或兽皮等裱褙材料上，供贴敷于皮肤使用。具有保护、封闭及治疗作用。如各种膏药、橡胶硬膏。

硬红斑（erythema induratum）　其他名称：硬结性红斑。血源型中较常见的一种皮肤结核，多见于青年女性。皮损惯发于小腿屈面，对称分布。初起为皮下结节，质硬，逐渐增大，与皮肤粘连呈暗红色或青紫色。可破溃形成溃疡，愈后留有瘢痕。病程缓慢，易复发。结核菌反应强阳性。治疗：抗结核药物。

硬化（sclerosis）　是指组织或器官因弥漫性病变而发生纤维化，引起组织或脏器质地变硬。它常是疾病的晚期改变，也可指某种正常组织结构发生纤维化，如动脉硬化、肾小球硬化等。多种因素可引起硬化，包括广泛而反复的实质细胞损伤，如肝硬化、慢性炎症、长期淤血和代谢障碍所致的硬化。

硬化苔藓型营养不良（lichen sclerosus et atrophicus，white spot disease）　见硬化萎缩性苔藓。

硬化萎缩性苔藓（lichen sclerosus et atrophicus，white spot disease）　其他名称：萎缩硬化性苔藓、白点病、硬化苔藓型营养不良。生于女阴者称女阴干枯，发生于阴茎者称闭塞

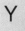

性干燥性龟头炎。一种原因不明的慢性萎缩性皮肤病。初为大小不等圆形扁平丘疹，象牙或瓷白色，质坚实，有光泽。数目增多后常聚合融合成斑块，其上有水疱、毛囊角栓及紫癜。晚期出现羊皮纸样萎缩。有瘙痒。好发于颈、胸、外阴及肛门。治疗：内服维生素 E，外用皮质激素软膏。

硬化性骨髓炎（sclerosing osteomyelitis） 一种非化脓性的骨慢性炎症。病因尚待确定，一般认为是骨组织受低毒性感染所致。起病时可有畏寒发热，但不甚严重。以后肢体肿大，持续疼痛。一般皮肤不发红。局部可有压痛。X 线片可见大量骨皮质增生、硬化，骨髓腔狭窄，如不予治疗，增生逐渐增多。治疗：在骨硬化区内有时可见一小透光区，需手术凿除增生的骨皮质，找到小透光区，其中常有少量肉芽组织或脓液，将其刮除后，疼痛即渐解除，骨增生停止。如无小透光区，可在骨皮质上凿一小窗，以引出髓腔内有张力的液体。抗生素无效。

硬化性甲状腺炎（sclerosing thyroiditis） 见木样甲状腺炎。

硬化性血管瘤（sclerosing hemangioma） 由许多细小的血管裂隙和紧密排列的纤维细胞及胶原纤维构成的肿瘤。血管腔有时扩大成窦，内有大量红细胞。此外，还有许多组织细胞，胞质呈空泡状，含有脂质及含铁血黄素颗粒。治疗：手术切除。

硬化椎（sclerosed vertebrae） X 线诊断学术语。多种疾病引起的椎体硬化密度增加。骨硬化症的椎体硬化以椎体的上下部位较显著，又称夹心面包椎。伴有全身骨骼的密度增加，甚至骨髓腔变窄消失。氟骨症的硬化椎，椎体密度全部增加、骨纹结构粗糙模糊，并伴有全身性骨骼硬化及韧带的骨化。畸形性骨炎的椎体硬化，可单发或多发，常伴有体积的增大，本病颅骨有典型的 X 线表现。造骨性转移的硬化椎，由于肿瘤组织占据使椎体破坏，密度增加，浓淡不均，常累及椎弓根，可伴有病理性压缩性骨折。

硬脊膜（spinal dura mater） 脊髓 3 层被膜的最外层。呈厚而坚韧的管状，上端附着于枕骨大孔周缘，下端与终丝融合，止于尾骨背面的骨膜，在椎间孔处与脊神经外膜相续。硬脊膜与椎管内面的骨膜之间的间隙为硬膜外腔，内含淋巴、脂肪和静脉丛。

硬〔脊〕膜外麻醉（epidural anesthesia） 见硬脊膜外腔阻滞麻醉。

硬脊膜外脓肿（epidural abscess of spinal cord） 常见的椎管内感染。首先表现为全身感染征象，有局限性腰背痛、棘突压痛或叩击痛、脊柱运动受限制。接着出现脊髓压迫症，初为痉挛性瘫痪，后为弛缓性瘫痪。死亡率较高。治疗：早期诊断，及时治疗，在脊髓发生不可逆损伤前即应紧急手术减压和排脓。

硬脊膜外腔穿刺术（epidural puncture） 硬膜外麻醉的穿刺方法。①直入穿刺法：在穿刺间隙脊柱中线上刺入，针体与中线平行进针，穿过棘上、棘间韧带抵达黄韧带时，阻力增大有韧感，此时取下针芯接一装水的玻璃管，继续进针，一旦突破黄韧带即有落空感，玻璃管内水柱向前移动，再用注射器注气试验时无阻力，说明已达到硬膜外腔。为连续注药可将硬膜外导管置入硬膜外腔 3cm 后退出穿刺针使导管留在硬膜外腔。②旁正中穿刺法：在穿刺间隙棘上韧带旁 0.5cm 处刺入，针尖向脊柱正中线，直达黄韧带，操作同上。③侧入穿刺法：在穿刺间隙棘上韧带旁 1.0cm 垂直进针，触及椎板时针稍退再向上向中线进针达黄韧带，操作同上。要点在于一只手的手背必须靠在病人后背上，并提住针体进针或置管后退针。

硬脊膜外腔阻滞麻醉（epidural block anesthesia） 其他名称：硬〔脊〕膜外麻醉。将局麻药注入硬脊膜外腔，使脊神经根产生暂时的麻醉。临床多采用连续导管法。适用于腹部及下肢手术，颈、上肢及胸壁手术也可应用，但管理复杂。禁忌证有休克、凝血机制障碍、穿刺部有感染灶、脊柱外伤及患中枢神经系统疾病等。有呼吸困难的病人不宜用颈胸段硬膜外麻醉。并发症有全脊椎麻醉、血压下降及呼吸抑制、局麻药中毒、神经损伤、硬膜外血肿或脓肿、脊髓前动脉综合征等。

硬脊膜外肿瘤（extradural tumor of spinal cord, extradural tumor） 起源于硬脊膜外脂肪、血管、脊神经根、脊膜等组织的肿瘤。也可是由身体他处转移到硬脊膜外的肿瘤。其组织类型有神经鞘瘤、脊膜瘤、血管瘤、脂肪瘤、皮样及上皮样囊肿、肉瘤及转移瘤等。

硬脊膜下肿瘤（subdural tumor of spinal cord, spinal subdural tumor） 硬脊膜下髓外肿瘤。主要起源于脊神经根及脊膜。其组织类型有神经鞘瘤及脊膜瘤，均属良性肿瘤。

硬胶囊剂（hard gelatin capsule） 药物填充于硬空胶囊而成的一种固体剂型。呈圆筒形，由大小不同的两节紧密套合而成。其大小用号码表示，有 000、00、0、1、2、3、4、5 等 8 种规格。硬胶囊剂可用颜色区别，也可印字，应用广泛。

硬结性红斑（erythema induratum） 见硬红斑。

硬膜（dura mater） 包被脑和脊髓 3 层被膜的最外层。为致密的纤维性结构，厚而坚韧，分为硬脑膜和硬脊膜。包在脊髓外面的叫硬脊膜，包在脑外面的叫硬脑膜。

硬膜窦（sinus of dura mater） 见硬脑膜窦。

硬膜外腔（epidural space, epidural cavity） 硬脊膜与椎管内面的骨膜之间的腔隙。其内有疏松的结缔组织、脂肪、淋巴管和静脉丛。由于硬脊膜在枕大孔边缘与骨膜紧密相贴，因而硬膜外腔不通入颅内。此腔略呈负压，有脊神经通过。临床进行硬膜外麻醉时，就是把药注入此腔，以起到麻醉脊神经根的作用。

硬膜下穿刺（subdural puncture） 主要用于前囟未闭的婴幼儿化脓性脑膜炎并发硬脑膜下积液时的诊治。具体方法是：①剃去前囟及其附近毛发，取仰卧位；②局部皮肤消毒，操作者戴手套，铺无菌孔巾，在前囟外侧角，与头皮成垂直方向慢慢刺入，通过硬脑膜时有阻力消失感觉，刺入深度约 0.2~0.5cm；③正常时可流出几滴澄清液体（不超过 1ml），如无液体流出，可改变方向另行穿刺。有液体流出时，应任其自然滴出，不宜抽吸，每次放液每侧不宜超过 20ml，以免发生脑水肿；④拔针后用棉球压迫穿刺点。如液量多，更应压迫并用火棉胶封闭。

硬膜下积液（subdural hydrops） 为化脓性脑膜炎常见并发症之一。是液体经静脉壁渗入硬膜下腔而形成。主要见于 1 岁以下前囟未闭的婴儿，多见于肺炎球菌及流感杆菌脑膜炎。诊断依据为：①化脓性脑膜炎经有效抗生素治疗 4~6 日后脑脊液已好转，但发热持续不退，或退后又复升高，同时出现颅内高压症；②颅骨透照试验阳性；③硬膜下穿刺液为黄色，超过 2ml，其蛋白定量较同时腰穿所得脑脊液蛋白高 0.4g/L（40mg/dl）以上。通常少量积液可自行吸收。如液体量多，有颅内压增高症状时可穿刺放液，如 4~5 周后仍抽吸不净，应考虑神经外科治疗。

硬膜下水囊瘤综合征（subdural hygroma syndrome） 多种原因造成的硬膜下腔积液所导致的一组病征。表现为头痛头晕、神经过敏、失忆、意识障碍、偏瘫等。脑脊液压力升高，蛋白质含量高。CT 可诊断。对症或手术治疗。

硬脑膜（cerebral dura mater） 贴于颅骨内面、脑组织外面的致密结缔组织膜。由 2 层构成，外层为颅骨的骨膜，内层为脑膜，两层分离的部位形成硬脑膜窦，内层向内折叠形成 4 个硬脑膜隔（大脑镰、小脑幕、小脑镰、鞍膈）。外层与颅盖诸骨连接疏松，故颅顶骨损伤出血时，易形成硬脑膜外血肿。其与颅底则结合紧密，故颅底骨折时，容易将硬脑膜和蛛网膜撕裂，致使脑脊液外漏。

硬脑膜窦（sinus of dura mater） 其他名称：硬脑窦。硬脑膜两层之间形成的引流脑和颅骨静脉血液的通道。包括：上矢状窦、下矢状窦、海绵窦、横窦、窦汇、乙状窦等。由于窦壁不含平滑肌，无收缩性，损伤时出血较多，易形成颅内血肿。硬脑膜窦借导静脉与颅外静脉相交通，故头皮感染有可能蔓延至颅内。

硬脑膜外脓肿（extradural abscess） 由鼻窦炎、中耳炎、乳突炎直接蔓延或继发于外伤、手术引起的局部颅骨骨髓炎。发热、头痛，当脓肿增大可出现颅内压增高症状、意识障碍。炎症还可扩散入硬脑膜下和脑内。头颅 CT、MRI 可诊断。治疗：应用抗生素，开颅清除脓肿。

硬脑膜外血肿（epidural hematoma） 颅脑损伤后在颅骨内板

Y

与分离的硬脑膜之间出现的血肿。多发于幕上大脑半球凸面，出血主要来源于骨折损伤的硬脑膜动脉、静脉、静脉窦或颅骨板障。因颅骨骨折或颅骨局部暂时变形使血管破裂，血液流入并聚集于颅骨内板与硬脑膜外层之间所致。绝大多数属于急性型，亚急性型和慢性型者可机化并与硬脑膜粘连。由于此类血肿可继发于各种类型的颅脑损伤之后，又可出现于许多不同的部位，故临床表现常不相同。治疗：开颅，清除血肿，彻底止血。术后按颅脑损伤治疗。

硬脑膜下积液（subdural effusion）　重型颅脑损伤和化脓性脑膜炎的并发症。大量液体积聚于硬脑膜下腔引起脑局部受压的一种情况。继发于颅脑损伤的在伤后数小时或数日即可有清亮的或血性的液体积聚，多的可达100ml以上，覆盖于脑额顶叶表面。由于硬脑膜下腔无吸收功能，积液增多即可产生颅内压增高和脑局灶症状，临床上与急性、亚急性硬脑膜下血肿鉴别困难。继发于小儿脓性脑膜炎者可有囊壁形成。壁内血管有渗出性，因此囊内液体蛋白含量较高。随液体增加出现颅压增高症状，如恶心、呕吐、视神经乳头水肿等。治疗：手术或穿刺。

硬脑膜下血肿（subdural hematoma）　在硬脑膜与蛛网膜之间的血肿。最常见的颅内血肿。临床上根据血肿出现症状的时间分为急性血肿、亚急性血肿和慢性血肿。出血来源多见于脑皮质的静脉和动脉，少数为脑的回流静脉——桥静脉破裂出血。这类血肿多见于枕部着地的减速伤时外力的对冲部位，即额颞极部及额叶底部的对冲性损伤，有时还合并脑内血肿。若合并脑挫裂伤，病情也较严重。手术必须抓紧时间，减轻脑缺氧和解除脑干受压，才能提高手术治愈率。

硬皮病（scleroderma）　一种原因不明的结缔组织病。临床上以胶原纤维沉积、硬化，导致局限性或弥漫性皮肤增厚和纤维化以及内脏器官（消化道、肺、肾脏和心脏等）结构功能异常为特征。一种自身免疫性疾病。女性多见。分为局灶性硬皮病（LS）和系统性硬化病（SS，系统性硬化）。前者以皮损为主，即皮肤发亮、光滑、肿胀；皮肤以后变硬，或萎缩变薄，并有色素沉着，常无任何感觉。后者常可累及内脏，属于弥漫性结缔组织病，如食管、心血管、呼吸道和泌尿道等。除出现相应症状外，还有间歇性发热、易疲乏和体重下降等。治疗：皮质激素和其他免疫抑制剂。

硬蜱（hard tick, hard-bodied tick）　蜱螨中体型最大的一类。大小为数毫米至1cm。躯体背面有一块硬的盾板，体为卵圆形，黄色、淡灰色或褐色，背腹扁平，由背面可见到颚体在体前端。颚基前方背面正中有一对螯肢，顶端各有两个向外的倒钩，能刺破皮肤。雄虫盾板极大，遮盖整个躯体背部，雌虫盾板极小，只遮盖背面前部。我国主要的种类有全沟蜱、草原革蜱、亚东璃眼蜱等。传播的疾病有森林脑炎、克里米-刚果出血热、Q热等。

硬洗涤剂（hard detergent）　在化学结构上带有许多支链的烷基苯磺酸钠。特点是产泡多、难降解、毒性大、在污水处理中不易去除、易污染水体。

硬下疳（chancre）　其他名称：下疳。感染梅毒螺旋体所导致的生长于生殖器上、无痛无痒、圆形或椭圆形、边界清晰的单发溃疡。高出皮面，疮面较清洁，有继发感染者分泌物多。触之软骨样硬度。持续时间为4～6周，可自愈。为一期梅毒的主要临床表现。男性好发于阴茎冠状沟、包皮内侧、包皮系带、尿道外口；女性好发于大小阴唇内侧面、阴蒂、子宫颈等处。也可见于阴囊、阴卵、肛周等处。

硬纤维瘤（desmoid tumor）　其他名称：韧带样瘤。一种致密纤维组织结构的良性骨肿瘤。以青年病人为主。可发生在长骨、扁骨或短骨，其中以肱骨、胫骨和股骨较多。病人主诉为疼痛或无痛性肿块，少数发生病理性骨折。X线及病理检查可确诊。治疗：切除或截除肿瘤，缺损区植骨。复发多见，但无恶变者。

硬线（hard ray）　穿透力较强的X线。通常指管电压高于100kV以上者。临床上用于密度高、厚度大、吸收X线系数较大的部位，如头颅、胸部、躯干等部位的摄影。

硬性乳头状瘤（scirrhous papilloma）　皮肤和黏膜的鳞状上发生的肿瘤。乳头较短而粗大，质地较硬。治疗：必要时手术切除。

硬性纤维瘤（fibroma durum）　纤维成分多而细胞成分少，较硬的结节状肿瘤。发生在皮肤、筋膜、肌腱、骨膜以及乳腺和卵巢等处。治疗：手术。

硬性阴影（hard shadow）　X线检查时所呈现的密度较高、边缘较清楚的阴影。为结节状或斑片状。多见于肺部增殖性病变，如慢性肺结核、慢性间质性肺炎等。

硬脂酸（stearic acid, octadecanoic acid）　学名：十八烷酸。含18个碳原子的饱和脂肪酸。熔点为69.6℃，是构成动、植物油脂的一种主要成分。为动物体内最常见的饱和脂肪酸，也是储存脂肪的主要成分。可用于药物制剂、油膏、肥皂和栓剂等产品。

拥抱反射（embrace reflex）　其他名称：莫罗拥抱反射。用于判断未成熟儿和新生儿有无颅内出血等的神经反射。让小儿仰卧在检查台的一端，托稳伸在台外的头颈，若此时突然放低头位，使头向后倾下10°～15°，婴儿即出现两臂外展伸直，继而屈曲内收至胸前，呈拥抱状。也可在小儿头部附近以手重拍床垫，引起拥抱反射，未成熟儿无此反射或不完全。新生儿有颅内出血者此反射消失。

痈（carbuncle）　①多个相邻的毛囊及其所属皮脂腺的急性化脓性感染，致病菌为金黄色葡萄球菌。好发在颈、背、腰部，故有"砍头疮"或"横背疮"之称。糖尿病病人易患痈。表现为一片稍隆起的紫红色浸润区，质地坚韧，界限不清，中央部有多个脓栓，破溃后呈蜂窝状，中央部逐渐坏死、溶解、塌陷，如"火山口"。除局部剧痛外，多有畏寒、发热等全身症状。治疗为适当休息，加强营养，用抗生素，局部理疗；对范围大，脓头已穿破但引流不畅的应积极手术引流。②其他名称：外痈。中医外科疾病之一。生长于皮肉之间，症见局部光软无头、红肿疼痛，结块范围多在6～9cm，发病迅速，易肿、易溃、易敛，或有恶寒、发热、口渴等。由于发病部位不同，名称各异：生于颈部的，称颈痈；生于腋下的，称腋痈；生于脐部的，称脐痈；生于胯腹部的，称为胯腹痈。

痈切开术（incision of carbuncle）　将痈切开以利于引流及控制其扩展的手术。用于病变范围大、组织坏死多而且引流不畅，或病灶虽不大，但难以控制其扩展者。唇痈不宜采用。常用十字或双十字或井字形切口，切口长度应达到正常的皮缘，深至筋膜，尽量剪除全部坏死组织。

永存动脉干（persistent truncus arteriosus）　其他名称：永存主动脉干、主动脉干永存、动脉干永存。胚胎期球嵴与球间隔发育缺陷所致的先天性畸形。原始动脉干未能分隔成主动脉和肺动脉，而留下共同主动脉干。永存动脉干只有一组半月瓣，跨入两心之上，从升部发出左、右肺动脉，从远端发出头臂动脉，常同时伴有室间隔缺损。预后差。可考虑手术治疗。

永存骨骺（persistent epiphysis）　在骨骼发育过程中，骨骺最终未能与骨干愈合，而形成独立的骨块影。多见于椎体的前上或前下部、尺骨及腓骨的远端等。永存骨骺与副骨相似，切勿误认为骨折。

永久性尿崩症（permanent diabetes insipidus）　任何病变破坏下丘脑正中隆突以上部分引起的中枢性尿崩症。常表现为永久性。临床以烦渴、多饮、多尿、失水等为主要表现。治疗：抗利尿激素替代疗法和氢氯噻嗪有效。

永久性起搏（permanent pacing）　长期植入心内膜起搏电极进行的人工心脏起搏。适用于所有需长时间起搏的缓慢心律失常病人，如持续存在的慢性高度房室传导阻滞、病态窦房结综合征伴有晕厥者。

永久性听阈位移（permanent hearing threshold shift）　长期接触强度较大的噪声（90dB以上）引起的持久性并不能恢复的听阈上移。产生机制是噪声刺激螺旋器受损、毛细胞脱落而呈不可逆的改变所致。如继续接受噪声刺激，听阈上移向宽、高加深。临床表现有耳鸣、对称性听觉障碍及耳聋。关键在于预防。治疗可用改善内耳微循环和利于细胞代谢的药物。

永存瞳孔膜（persistent pupillary membrane）　其他名称：瞳

孔残膜。胚胎时期供应晶状体营养的玻璃体动脉系统残鞘退化不全所致的先天异常。表现在晶状体表面和虹膜卷缩环处有条索状棕色组织残留，该条索状组织发源于虹膜卷缩环，能随瞳孔运动而活动。残留多时，可影响视力，残留少时，可无影响。

永久性心房静止（perpetual atrial silence）　用高能量脉冲电刺激心房也不能引起心房兴奋。多系两心房有弥漫性病变使心房丧失兴奋性。

永久硬度（permanent hardness）　其他名称：非碳酸盐硬度。水中钙、镁的硫酸盐、硝酸盐和氯化物的含量。水煮沸时，这些盐类化合物都不能生成沉淀而除去，故名。

永存左上腔静脉（persistent left superior vena cava）　其他名称：双侧上腔静脉、左侧上腔静脉永存。胎儿期的左前主静脉与左居维叶（Cuvier）管不闭合所形成的畸形。多引流入冠状静脉窦。单纯畸形不引起明显病理生理变化，也无明显体征和症状。多合并其他先天性心血管畸形。心电图无变化，超声心动图可探测到扩张的冠状静脉窦。右心导管检查可确诊。单纯双侧上腔静脉无需治疗。有发绀者合并其他畸形者，可手术治疗。

涌泉（yongquan, KI 1）　中医经穴名。属足少阴肾经。井（木）穴。位于足心处，第2跖骨间隙的中点凹陷处，主治头痛、眩晕、昏迷、休克、小儿惊风、失音、足心热等。直刺0.5～1寸，艾炷灸3～5壮，或艾条灸5～15min。

涌吐法（emesis method）　其他名称：吐法。中医内治法之一。用具有催吐作用的方药或物理刺激方法引起呕吐，治疗痰涎、宿食或毒物停蓄而病位偏上的病证。

用力呼气量（forced expiratory volume, FEV）　是指在一次最大深吸气之后，尽力以最快速度呼气，计算在第1、2、3秒末呼出的气量占用力肺活量的百分数，正常成人第1、2、3秒的用力呼气量分别为83%、96%和99%。第1秒的用力呼气量更有意义。用力呼气量既反映肺活量，又反映通气速度，是评价肺通气功能较好的指标。

用力呼吸（forced breathing）　其他名称：深呼吸。系指机体活动时，或吸入气二氧化碳增多或氧减少时，呼吸将增强的呼吸运动形式。此时有更多的吸气肌参与收缩，呼气肌也主动收缩，即吸气和呼气动作均是主动的。当二氧化碳增多或缺氧较严重时，可出现呼吸困难。

用眼卫生（ophthalmic health）　培养儿童良好的阅读书写习惯以达到保护视力和预防近视发生的保健措施。要求是：①读书写字姿势要端正、脊柱保持正直、身体不前倾、不耸肩、不歪头、大腿水平两足着地、体位稳定；②阅读时眼与书本距离要保持30cm左右（1尺），连续看书写字1h要休息或望远片刻；③不要在直射的阳光或暗弱的光线下看书、写字，不要躺在床上或走路乘车时看书；④儿童看电视时，每半小时到1h休息5～10min，眼与电视屏的距离为屏面对角线的5～7倍，屏幕高度可略低于眼高。

用药差错（medication error）　在药物治疗过程中，因疏忽导致不恰当用药，对病人身心造成伤害的现象。属于可预防事件，包括处方差错、调剂差错、给药差错及病人依从性差错。

优降宁（pargyline, eutonyl）　见帕吉林。

优降糖（glybenzcyclamide, glyburide glibenclamide）　见格列本脲。

优境学（euthenics）　优生学的重要组成部分。提倡改善人类的环境来发挥人类的智力及生物潜力，使人类的身心健康达到更完美的境地。

优卡托品（eucatropine）　一种人工合成抗胆碱药。散瞳作用短暂，不产生麻痹调节等优点。适用于单纯眼底的检查。

优生（eugenics）　狭义上指通过医学手段，减少胎儿遗传性疾病和出生缺陷率的生产。广义上指从孕前着手，避免孕前、孕期任何对胚胎不利因素的暴露，尽可能保证健康胎儿出生。要做到优生首先禁止近亲结婚，做好婚前检查，要在最佳年龄生育（24～27岁），孕期不能乱用药，避免放射线照射，禁止吸烟、饮酒、预防感染，按期进行孕期检查，做好围生期保健及新生儿期遗传代谢病的筛查工作。

优生学（aristogenics, eugenics）　以医学遗传学为基础，研究并提出有效的社会措施，努力降低人群中有害基因的频率，逐步消除有害基因，保持和增加有利基因频率，并创造条件促进优秀素质的充分发展，从而改进人群遗传素质的学科。目前，可采用的优生预防性措施有：①通过计划生育机构对公民的婚配、生育，以及生育最佳年龄合理控制；②对某些常染色体隐性有害基因的携带者（杂合体）状态进行普查，加以检出，避免结婚而生出隐性纯合病人；③通过羊膜穿刺或取出早期绒毛进行胎儿早期产前诊断，通过人工流产防止遗传疾病患儿产出。

优生优育（good birth and good care, healthy pregnancy）　优生是通过父、母双亲采取遗传与临床医学方面的措施，在一定范围内避免有严重遗传疾病的孩子出生。即通过遗传咨询、产前诊断、选择性人工流产等三结合的医疗措施来提高民族素质。而优育是使优良的遗传素质能够得到充分体现，它包括从开始受精、胚胎发育到分娩后婴儿的保育工作。只有优生与优育工作密切结合起来，才能得到德、智、体全面发展的优秀后代。

优生咨询（eugenic counseling）　通过病史询问、家谱调查、染色体检查、统计学分析等方法，对未婚或已婚男女进行的遗传医学指导。有利于防止可能导致遗传性疾病或先天畸形患儿出生的有害婚配和孕育，从而达到提高人类遗传素质、增强后代健康的目的。

优势神经元（dominator）　视网膜上对可见光线作广谱应答的神经节细胞。

优琐（eusol）　见含氯石灰硼酸溶液。

优托品（eutropine, valethamate bromide）　见戊沙溴铵。

优先传导现象（preferential conduction phenomenon）　其他名称：纵行优先传导。房室连接区内一部分纤维较另一部分纤维优先传入心室。在连接区从周边部位发出的纵行纤维比向相互毗邻纤维间侧向传导的速度要快。

优心学（eupsychics）　优生学的重要组成部分。主张通过教育和心理学各方面的措施，包括家庭、学校、社会的共同教育和影响，优生政策、法律的实施，使人类的生物潜能得到充分发挥，人口素质日益提高。

优形学（euphenics）　优生学的重要组成部分。主张改变环境条件以控制表型的形成，达到补偿或挽救某些遗传缺陷的个体。如对地方性克汀病病人早期应用甲状腺素，使患儿生长发育达到正常人的水平。

优质蛋白（high quality protein）　所含必需氨基酸种类齐全、数量充足、比例恰当，氨基酸模式与人类接近，易于被人体消化、吸收的蛋白质。如鱼、肉、蛋、奶、大豆中的蛋白。

优质膳食蛋白质（good dietary protein）　说明膳食蛋白质质量的术语。指那些必需氨基酸含量高，比例接近于人体蛋白质，且吸收利用率高的膳食蛋白质。如动物蛋白质、禽蛋白质、鱼类蛋白质、奶及奶制品蛋白质以及豆类蛋白质等均是优质膳食蛋白质。

忧病（melancholy syndrome）　中医病证名。病在肺、脾及心，忧则气结。症见终日忧愁不乐，遇事总向坏的方面去想，造成不必要的担心，影响日常生活工作。治宜调理心脾肺，并结合精神治疗。

［忧］散痛片（Tabellae Phenacetini Compositae）　解热镇痛药。组成：安乃近、氨基比林、非那西丁和咖啡因，加适宜辅料制成的白色片剂。用于偏头痛、牙痛、神经痛、痛经等。

幽门（pylorus）　胃移行为十二指肠处的开口，是胃的出口。在此处胃的环形肌增厚，形成幽门括约肌。黏膜增厚，凸向内面形成幽门瓣，有控制食物进入十二指肠和防止十二指肠内容物逆流入胃的作用。胃从角切迹右侧至幽门的部分称为胃的幽门部（临床上称胃窦），该部又被胃大弯侧的中间沟分为左侧的幽门窦和右侧的幽门管。幽门部为溃疡好发部位。

幽门泵（pyloric pump）　蠕动波在胃窦区明显增强并将一小部分食糜排入十二指肠的机制。胃蠕动是从胃的中部开始，蠕动波在初起时比较小，在向幽门方向前进过程中蠕动波的深

Y

度和速度都逐步增加。但并不是每个蠕动波都能到达幽门，有的到达胃窦即自行消失。

幽门梗阻（pyloric obstruction） 幽门区因充血性水肿、痉挛、瘢痕收缩、肿瘤或先天性幽门肌肥厚引起的狭窄或阻塞。胃内容物因此不能顺利和及时地进入十二指肠。主要临床表现有上腹胀痛、呕吐大量宿食，中上腹常可看到胃扩张和蠕动波并常伴有振水音等。胃十二指肠溃疡病及胃癌是形成幽门梗阻最常见的原因。治疗：去除病因，手术治疗。

幽门肌切开术（pyloromyotomy） 纵行切开幽门括约肌部的浆膜和肌层，并保持黏膜完整性的手术。常用于先天性肥大性幽门狭窄的治疗。

幽门括约肌（pyloric sphincter, sphincter muscle of pylorus） 由胃的环层肌在幽门处增厚而成的括约肌。位于幽门瓣的深面。有延缓胃内容物排空和防止肠内容物反流至胃的作用。

幽门螺杆菌（*Helicobacter pylori*） 革兰氏染色阴性，呈微 S 形，但传代培养后易变为杆状或球状，有鞭毛，微需氧，需动物血或血清培养。富含尿素酶，是鉴定和区别其他弯曲菌的主要依据之一。尿毒酶能分解尿素产生氨，对胃黏膜细胞产生损伤，故认为尿素酶是本菌重要致病因子之一。已确认幽门螺杆菌与慢性胃炎、消化性溃疡有高度相关性。

幽门螺杆菌感染（infection of Helicobacter pylori） 幽门螺杆菌呈 S 形或螺旋形，有鞭毛，革兰氏染色阴性。是慢性胃炎、消化性溃疡、胃淋巴瘤和胃癌的生物致病因子。幽门螺杆菌感染与黏膜相关性淋巴组织淋巴瘤密切相关。通过活检组织尿素酶试验、^{13}C 或 ^{14}C 呼吸试验及测定血清抗体等方法确诊。治疗：常采用质子泵抑制剂或胶体铋剂，加上 2 种抗菌药物联合使用。

幽门狭窄（pyloric stenosis） 消化性溃疡的一种并发症。是由于幽门附近的溃疡愈合后的粘连或瘢痕收缩所引起的。临床表现为食后上腹部饱胀感、嗳气、呕吐；呕吐物量多、味酸、带有宿食。胃部有振水音、有时可见胃蠕动波。治疗：内科治疗 2 周后如无好转应行手术。

幽门线样征（pyloric lineal sign） 婴儿先天性幽门狭窄的 X 线征象之一。钡餐检查时，当钡剂通过细长而狭窄的幽门管时，狭窄的幽门管呈一条细线样即为此征。

幽门腺（pyloric glands） 见胃。

尤尔特征（Ewart sign） 其他名称：心包积液征、左肺受压迫征。心包积液时的一组体征。包括左肩胛下角处触诊语颤增强，叩诊为浊音，听诊有支气管呼吸音。

尤氏瓣（Eustachian valve） 胚胎期下腔静脉左心房入口处的一个瓣膜。其作用是引导下腔静脉的血流经卵圆孔进入左心房。该瓣膜在胎儿出生后逐渐退化，仅有少数保留下来，甚至增生，在下腔静脉左心房入口处形成一膜样结构。使下腔静脉血流轻度受阻，造成左心房内的湍流，易误诊为房间隔缺损。

尤因肉瘤（Ewing sarcoma） 源于骨髓未成熟的网织细胞的恶性肿瘤。生长迅速、恶性度高。5～15 岁最多见。好发于股骨、胫骨、肱骨及腓骨骨干。症状似急性化脓性骨髓炎，局部皮肤发热、发红、疼痛，体温及白细胞数增高。X 线片示局部骨髓腔扩大和骨皮质蛀蚀现象，并有洋葱皮样改变。治疗：放疗并用环磷酰胺、氟尿嘧啶、放线菌素 D、长春新碱等。亦可行早期截肢术。

邮票式植皮（stamp-shaped skin graft） 修复肉芽创面常用的一种方法。邮票式植皮有节约皮源、扩大覆盖面积的优点，多用于Ⅲ度烧伤面积较大，而供皮区又不充足的病人。把切取的刃厚皮片剪成 1cm^2 左右的小皮片移植于受皮区，间距不要超过 1cm。皮片成活后扩展增大，互相连接融合成片愈合。但愈合后外观不佳，有瘢痕形成，功能也不令人满意。

油包水乳剂（water in oil emulsion, w/o emulsion） 乳剂的一种类型。以油为分散媒，水为分散相组成的不均匀分散体系。通常写作水/油型乳剂，多供外用。

油彩皮炎（paint dermatitis） 其他名称：演员油彩皮炎。指演员因用油彩化妆而引起的皮肤损害。临床表现有瘙痒型、皮炎型、黑变病型和痤疮样型 4 种类型。防治：停用引起皮炎的油彩；用有效的防护膏打底隔离；对症；口服维生素 C

及抗组胺药；短期服皮质激素等。

油风（alopecia areata） 其他名称：鬼舐头、油风毒、鬼薙刺、梅衣秃。中医病证名。指头发在短时内成片脱落，头皮秃亮之症。即斑秃，包括脂溢性脱发。由血虚生风、风盛血燥、发失濡养所致。起病突然，毛发干燥，成片脱落，皮红光泽，自觉痒如虫行或不痒。严重时可形成全秃，或伴有其他部位的毛脱落。治宜滋补肝肾、养血祛风。内服神应养真丹。外用鲜生姜切片擦患处，或用艾叶煎汤洗之。久不愈者，可用七星针叩击，每日 1 次。

油性皮肤（oily skin） 皮脂产生过多而导致的外观油腻发亮的皮肤。多伴有毛孔粗大，易黏附灰尘。

油浴灭菌法（sterilization by oil bath） 一种灭菌方法。用不挥发性的脂肪油或液体石蜡置油浴器中，浸入待灭菌物品，加热至 115℃以上。适用于外科器械及其他锋利金属器械的灭菌（160℃，60min 以上）。此法可靠，不损伤器械外观和锋刃。

油脂酸败（fatty rancidify） 指食品中的油脂水解和氧化，并产生相应的分解产物过程。受脂肪本身饱和程度、紫外线、氧、水分、天然抗氧化物质及食品中微生物的解脂酶等多种因素影响。油脂酸败的某些具体步骤和产物极为复杂，有些尚待研究。油脂中水分含量及油脂前身的动、植物残渣可促进酸败。油脂酸败后过氧化值升高，各种脂肪酸、醛、酮含量及酸度上升，有特殊的刺激性臭味，能危害人体健康，应注意预防。

油制（processed with oil） 中药炮制方法的一种。将净药材或切制品与一定量的油脂共同加热处理。如淫羊藿，即以油制法（加羊脂）炮制。

油制乙酰氨苯砜注射液（Injectio Diacetyldapsoni Oleosa） 抗麻风病药。组成：乙酰氨苯砜的淡黄色黏稠、灭菌蓖麻油混悬液。放置后分层，振摇后仍能成均匀悬液。作用持久。用于麻风病预防和治疗。

疣（wart, verruca） ①由病毒引起而以细胞增生反应为主的一类皮肤病。常见有者：A. 扁平疣：为圆形或不规则形扁平丘疹，有针头大或绿豆大，数目多，常散在，多无自觉症状。B. 寻常疣（俗称瘊子）：有针头至黄豆大或更大的角质增生性丘疹，灰色，质硬，表面粗糙。C. 跖疣：好发于足底，大小为 4～5mm，局部角质增厚，表面粗糙，中央稍凹陷，外有隆起的黄色角质环，压痛明显。D. 尖锐湿疣：多见于外生殖器和肛周，初起为淡红色丘疹，渐次增大、增多，可融合成乳头状赘疣，如菜花状，表面湿润、柔软、有恶臭，基部常有蒂。少数可并发表皮原位癌。疣的治疗：以局部疗法为主，如抗病毒药物、外科刮除、手术切除、冷冻、激光等。②中医皮肤病之一。发生在皮肤浅表的良性赘生物。按皮损形态及发病部位的不同，可分为疣目、扁瘊、跖疣、鼠乳、丝状疣等。以外治为主，皮损多的疣目与扁瘊可配合内治。

疣-低丙种球蛋白感染-先天性骨髓粒细胞缺乏综合征（warts-hypogammaglobulinemia infections-myelokathexis, WHIM） 常染色体显性遗传。CXCL12 受体 *CXCR4* 基因突变。粒细胞和淋巴细胞受累。表现为低丙种球蛋白血症，B 细胞减少，中性粒细胞显著减少，多发疣。

疣状表皮发育不良（epidermodysplasia verruciformis） 其他名称：泛发性扁平疣。多自幼年发病，单个皮损直径为 2～6mm，圆形或多角形，表面呈疣状或苔藓样扁平丘疹，质坚，淡灰、淡暗色或褐色，分布对称。好发于面、颈、躯干及四肢，亦可泛发于全身，甚至口唇、尿道口亦可发生小的疣状损害。可持续存在多年而无变化，约 20% 病人某些损害可发展成鳞状细胞癌或基底细胞癌。治疗：尚无满意疗法，可以液氮冷冻或全身用干扰素等。

疣状角化不良瘤（warty dyskeratoma） 其他名称：孤立性毛囊角化不良瘤。多见于老年男性。好发于头皮及面颈部。损害为单个略高出皮面的黄色至黑色或肉色的结节或囊肿，直径 3～8mm，顶部中央有脐窝，内含角质样物质，并有恶臭和脓性排出物。病理检查可确诊。治疗：激光或手术去除。

疣状皮肤结核（verrucous skin tuberculosis） 由结核分枝杆菌

经皮肤外伤处侵入皮肤而发病，是结核分枝杆菌感染了有较高免疫力者表现的皮肤损害。常发生在手指、手背等部位。初发为皮肤受感染部位发生暗红色小丘疹，逐渐发展成小结节，可增大如黄豆至蚕豆大，表面角质增厚，有鳞屑或痂皮，形成疣状或乳头状，结节中心可有干酪样坏死和少量脓液，一般不发生溃疡，从脓液中可检出结核分枝杆菌。治疗：抗结核。

铀（uranium，U）　具有放射性的锕系元素。在人体内能产生电离辐射损伤和抑制酶活性的作用。可致癌。

游出（emigration）　炎症时血液中的白细胞由血管内游出到血管外的过程。白细胞附壁后，向内皮细胞之间伸出伪足，穿过变宽的内皮细胞之间的缝隙，整个细胞游出到内层细胞和基底膜之间，最后穿过基底膜到血管外。游出的白细胞最初围绕在血管周围，以后沿组织间隙做阿米巴样运动，集中到炎性刺激物的周围。游出的原因尚不十分清楚。

游离钙（free calcium）　是指存于血浆中的、呈离子状态的钙。正常血清钙浓度为 2.25～2.75mmol/L（9～11mg/dl），约 50% 为游离钙。游离钙与结合钙在血中比例可受血液 pH 值的影响。当 pH 值降低时即酸性条件下，游离钙比例增大，反之血液 pH 值升高，其比例下降。

游离红细胞原卟啉（free erythrocyte protoporphyrin）　与亚铁螯合酶形成血红素的原料。后者参与组成血红蛋白。当缺铁、铁利用障碍如铅中毒、红细胞生成性原卟啉病、骨髓增生异常综合征时，游离红细胞原卟啉浓度上升。游离红细胞原卟啉浓度参考值男性为（360±161）μg/L，女性为（510±171）μg/L。

游离甲状腺素指数（free thyroxine index，FT_4I）　^{125}I-T_3 吸收率与血清中 T_4 总量的乘积。游离甲状腺素指数（FT_4I）与血清游离甲状腺激素（FT_4）水平成正比，可代表 FT_4 的相对值。

游离皮瓣（free skin flap）　移植用的带血管蒂的皮瓣。包括皮肤、皮下组织和深筋膜。其供区必须具备恒定的可供吻合的动静脉，以便与受区血管吻合。目前，已有数十种。其中前臂皮瓣为我国首创，主要应用于颌面部整形和器官再造，临床效果显著。

游离皮瓣法人工阴道成形术（free skin flap for artificial vaginoplasty，Baldwin operation with free flap）　采用游离皮瓣形成人工阴道。是国内外最广泛采用的方法。以手术方法在膀胱和直肠之间形成穴腔。在病人自身大腿内侧或下腹部切皮机取一完整的、厚 0.4～0.8mm、宽 10cm、长 18～20cm 中厚断层皮片。形成管状纳入穴腔覆盖创面，管腔填塞无菌纱布条扩张人工阴道穴腔。术后必须坚持佩戴阴道模型，最少需 6～12 个月，如不结婚，仍需间断使用，否则有失败的可能。

游离皮片移植（free skin grafting）　直接由供皮区切取皮片移植于受皮区。根据皮片厚度分成薄断层、中厚断层和全层皮片移植 3 种。各有特点及不同的适用范围。如全层皮片移植后期收缩小，颜色近似正常，一年后因皮下生长脂肪层，皮肤可拉起、松软、有弹性、耐受摩擦和负担重力。薄断层皮片易于成活，供皮区瘢痕少。

游离绒毛（free villi）　游离在胎盘绒毛间隙或者胎盘血窦中的绒毛。它是固定绒毛周围的分支，浸于母血之中。参与胎儿与母体的物质交换。

游离神经末梢（free nerve ending）　感觉神经周围突终末失去髓鞘后，其裸露细支的分支。游离分布在表皮、角膜、浆膜、肌肉和结缔组织中，能感受疼痛和冷热的刺激。

游离型胆汁酸（free bile acid）　其他名称：未结合型胆汁酸。由肝细胞合成的胆酸、鹅脱氧胆酸，不与甘氨酸和牛磺酸等结合而游离存在。约占总胆汁酸的 1/4，次级胆汁酸-脱氧胆酸、石胆酸在肠腔中也可以游离型存在，属于游离型胆汁酸。

游离性漫游〔症〕（dissociative fugue）　其他名称：分离性漫游〔症〕、解离性漫游〔症〕。突然的记忆丧失及似乎有目的的漫游症状。病人从家中或工作地点外出，自我照料的能力依然存在。所到之处可能是以前熟悉和有重要情感意义的地方。病人对发生于漫游阶段的经历虽有遗忘，但其当时的行为在他人的观察中常表现为"正常"。以心理治疗为主，配合药物及物理治疗。

游离性木僵（dissociative stupor）　其他名称：分离性木僵、解离性木僵。随意运动和对外界刺激的正常反应缺失或明显减低。病人表现为木僵，但检查不出任何器质性证据。发病前常有创伤性生活事件或明显的人际关系问题。可有意识改变，但肌张力、姿势、呼吸、眼睑和眼球协调运动等表现说明病人既非入睡，又非昏迷。亦无证据表明患精神分裂症或抑郁症。以心理治疗为主，也可用针灸、直流电或感应电治疗。

游离移植（free transfer，microsurgical transfer）　其他名称：吻合血管移植（vascularized transplantation）。将被移植组织或器官从供区切取下来时血管已完全离断，移植时需将该组织或器官的血管与受区的血管吻合，建立起有效的血液循环，使该组织或器官即刻恢复血供的一类手术。

游走脾（wandering spleen）　其他名称：异位脾脏。脾脏既可离开其正常解剖位置，又能复位呈活动或游走性，少见。多为脾蒂过长所致。治疗：急性脾蒂扭转时宜行脾切除。

游走肾（floating kidney）　肾被腹膜包裹而肾蒂松弛，能在腹部范围移动者。有时甚至降到下腹部或骨盆内，或跨过中线到对侧腹部。多见于右侧。常并发肾发育不全、肾旋转不良、肾血管畸形及输尿管过长等异常。主要症状为腰痛，因输尿管扭曲可导致肾积水或上尿路感染。X 线表现：①X 线平片立位与仰卧位比较肾脏的活动范围超过一个椎体，并有左右移位；②静脉肾路造影时，肾盂、肾盏有不同程度的积水，肾与输尿管交界处折曲。

游走肾危象（Dietl crisis）　见迪特尔危象。

游走心律（wandering rhythm）　逸搏和/或逸搏心律与窦性心律交替出现，心脏起搏点徘徊于窦房结、心房及房室交界处游走的心律。心电图特征为窦性心动过缓，在缓慢至一定程度时出现房性或房室结处的逸搏。常见于病态窦房结综合征时。也可能与迷走神经张力变化有关。

游走性静脉炎（migrating phlebitis）　血栓性浅静脉炎在身体各处反复发作。好发于男性青壮年，可与患内脏肿瘤如胃、肝、肺、肺或胆囊癌有密切关系，也是血栓闭塞性脉管炎病程中的一个临床表现。游走性静脉炎好发于下肢，有时可在全身几个部位同时发病。治疗：尚无特效疗法；对症处理，如局部湿热敷、应用弹性支持物等。

游走性舌炎（migratory glossitis）　其他名称：剥脱性舌炎。好发于舌尖或舌缘的炎症。为一个或几个圆形或椭圆形红色损害，界限清楚，形态不规则，外围为白色或黄白色略高的弧形边缘，宽约 2～3mm，内为红色丝状乳头剥脱区。无明显症状。病变呈游走性，一昼夜即可改变原来的形态与位置。易复发。一般不需特殊治疗。

游走性痛（wandering pains）　疼痛反复改变部位。如风湿热游走性关节炎的疼痛。

有被囊神经末梢（encapsulated nerve ending）　外面包有结缔组织被囊的感觉神经末梢。被囊形式多样，如分布于皮肤真皮乳头内的触觉小体（感受触觉）；分布于真皮深层、皮下组织等处的环层小体（感受压力、振动和张力）；分布于骨骼肌中的肌梭（感受肌肉长度变化）和分布于肌腱中的腱梭（又称腱器官，感受肌肉张力的变化）等。

有差别发绀（differential cyanosis）　某些先天性心脏病引起的以下半身明显而上半身不明显甚至正常的发绀。主要见于未经手术矫治的动脉导管未闭伴肺动脉高压者。

有蒂可动性卵巢囊肿切除术（pedunculated mobilizable oophorocystectomy）　妇科手术。根据囊肿大小决定切口长度，原则上应完整取出，但对成人头大以上的囊肿，经探查无粘连又无恶性征象时，可用穿刺放液，将囊肿缩小后取出。用两把止血钳夹蒂部，在两把止血钳之间切断，用 10 号丝线缝扎两次；如蒂部较宽可采用"8"字缝扎或分次交叉缝合结扎。用 4 号丝线荷包缝合，包埋断端。

有蒂黏膜下子宫肌瘤经阴道切除术（transvaginal resection of pedunculated submucous hysteromyoma）　经阴道切除肌瘤，

保留子宫的手术。取截石位，消毒外阴、阴道，铺消毒巾后用大号阴道窥器暴露肌瘤，再用乙醇消毒。如蒂粗不超过1cm，可用长直止血钳夹住蒂部再用宫颈钳夹住肌瘤，向一个方向转动，离断后取出，蒂部双重结扎。如瘤蒂部较宽或附着在子宫腔内较高处，可用缝针在蒂部贯穿缝扎两道，在缝扎线远侧切断取出。术后注意瘤蒂处有无出血。

有毒蜂蜜食物中毒（food poisoning of toxic honey） 吃了有毒的蜂蜜而引起的食物中毒。蜂蜜的毒性是由于蜜蜂采集了有毒花粉所致。在我国已报道的有雷公藤花粉蜜和昆明山海棠花粉蜜中毒。雷公藤花粉蜜中毒的临床表现为潜伏期1～3日，多有口干、口苦、唇舌麻木、食欲减退、恶心、呕吐、无力、头昏、心慌、腹痛和肾区叩痛等。昆明山海棠花粉蜜中毒潜伏期半天以上（2h～5日），口干、多饮、食欲减退、恶心、呕吐、腹痛、腹泻，严重者有脓血便与柏油样便。一般夏蜜容易发生中毒，遇上干旱天气更易发生。所以对蜂蜜要加强检验工作。

有害使用（harmful use） 能导致健康损害的一种精神活性物质的使用类型。损害可能是躯体性的（如用药后的肝炎）或精神性的。常会导致不良的社会后果。

有害物质（harmful substance） 人体在生产条件下或日常生活中所接触的、能引起疾病和使健康状况下降的物质。用现代的方法可以测到与该物质的接触，也能探测到该种物质对机体的近期、远期和对下一代的影响。

有害物质的综合卫生学标准（integrated hygienic rating of harmful substances） 食品、水、大气中有害物质含量的综合卫生标准。研制此标准的依据是：动物的最高容许量、人的日容许摄入量（考虑到反映人和动物敏感性不同的安全系数），以及由不同环境进入机体的有害物质之间的比率。

有害性期前收缩（harmful premature beat） 见病理性期前收缩。

有害职业因素（harmful occupational factor） 影响工人身体健康，并导致疾病和劳动力降低的生产性因素。危害性取决于病人所接触的物质、接触时间和接触水平。

有核红细胞（nucleated erythrocyte） 正常成人有核红细胞均存在于骨髓中，外周血涂片除新生儿可见到外，成人如出现有核红细胞，均属病理现象。主要见于各种溶血性贫血、红白血病、髓外造血或骨髓转移癌、严重缺氧等。

有机氮农药中毒（organic nitrogen pesticide poisoning） 误服、皮肤接触或吸入有机氮农药引起的中毒。常用的有杀虫脒、杀螨脒等。中毒表现轻者有恶心、呕吐、多汗、心跳过缓、肢冷及明显嗜睡；重者尿频、尿痛、血尿、蛋白尿及发绀；极重者昏迷、反射消失、呼吸循环衰竭。治疗：接触者脱离中毒环境；口服者催吐、洗胃及导泻；补液及利尿；发绀者用亚甲蓝、维生素C；血尿用肾上腺皮质激素；对症治疗。

有机毒物中毒（poisoning of organic poison） 对机体有毒性作用的一类有机化合物所致的中毒。常引起急性中毒的毒物有：苯、甲苯、酚、汽油、煤油、天然气、戊烷、氯甲烷、氯仿、溴乙烷、氟利昂、氯苯、甲醇、甲醛、乙酸、乙醚、丙酮、萘、松节油、沥青等。上述毒物可经呼吸道、消化道及皮肤进入人体，致使机体受损并发生功能障碍。因进入机体途径不同而表现为呼吸道刺激症状、全身症状及其他特异中毒表现。治疗原则：立即将病人移至空气新鲜处，吸氧，对症治疗及特异解毒药物治疗。

有机废弃物（organic waste） 生产、生活中废弃的有机物品。包括瓜皮果壳、菜根菜叶、动物残体、皮毛、蛋壳、植物枝叶、杂草、粪便、各种塑料废品、废弃橡胶、纤维织品及废纸等。这些废弃物有的可带有病原生物，有的易腐败发臭、滋生病媒昆虫、污染环境，因此必须合理处理或利用。有的可堆肥或焚化。废弃塑料不能用于堆肥，焚化亦可产生有害气体，是废弃物处理中的难题。

有机分析（organic analysis） 以有机物为对象的化学分析方法。有机分析要求鉴定组成元素，测定成分的百分含量，而且要进行官能团分析和结构分析。

有机粉尘（organic dust） 其他名称：有机性粉尘。各种有机化合物形成的粉尘，主要有动物性粉尘，如：毛、丝、骨粉、角质等；植物性粉尘，如：木材、棉、麻、烟草、茶、谷物、甘蔗等；人工有机粉尘，如：有机农药、有机染料、炸药、合成纤维等。

有机氟农药中毒（organofluorine pesticide poisoning） 生产、使用有机氟农药过程中，农药经皮肤或呼吸道、消化道进入人体引起的中毒。因其衍化物可刺激中枢神经系统而产生神经系统症状，如头痛、眩晕、倦怠、兴奋、恶心、呕吐、脉搏不整以及血压、血糖下降。重者昏睡，意识丧失，全身痉挛。治疗：经消化道中毒者应洗胃、导泻、保护胃黏膜；注射解毒剂乙酰胺（解氟灵）以增加体内乙酰与氟乙酸的拮抗；用苯巴比妥拮抗中枢刺激征症状；用肾上腺素提高血压、血糖。预防：应加强防护和安全操作规程的检查与执行。

有机汞农药中毒（organomercury pesticide poisoning） 有机汞农药常用的品种有氯化乙基汞（西力生）、醋酸苯汞（赛力散）、磷酸乙基汞（谷仁乐生）及磺胺汞（富民隆）。中毒常因本品拌种、田间喷粉或误食药粮所致。有机汞可通过呼吸道、消化道及皮肤吸收。烷基汞损害神经系统、肾脏及心脏，芳基汞损害肝及皮肤，烷氧基汞损害肾脏。尿汞检查对诊断有意义。治疗：驱汞，用二巯丙磺钠、二巯丁二钠等。

有机汞中毒（organomercurial poisoning） 误服、大量吸入或接触有机汞引起的中毒。农药使用或保管不当为主要原因，工业废水污染水体亦为原因之一。按毒理可分为两类：①在体内易于分解成无机汞的化合物，如苯基汞和烷氧基汞。②不易分解而稳定的碳汞链化合物，如烷基汞等。进入人体多集中于肝、血、脑（浓度最高）、头发和表皮。中毒表现主要是神经精神症状。口服中毒者，消化道刺激症状明显。治疗：驱汞和对症治疗。预防：严格遵守我国不生产、不进口、不使用有机汞农药的规定。车间空气中最高容许浓度氯化乙基汞及磷酸乙基汞均为$0.005mg/m^3$。

有机化合物（organic compound） 碳化合物或碳化氢及其衍生物。其数目繁多，结构复杂，具有许多不同于无机化合物的化学特性，例如反应速度较慢，进行主要反应时常有不良反应。

有机化学（organic chemistry） 研究碳化合物的学科。主要研究有机化合物的结构特征、合成方法、理化性质、反应规律及其应用等。

有机磷农药（organophosphorus pesticide） 化学结构含有磷酰根的一类农药的总称。按毒性大小分3类：①高毒类，如特普、甲拌磷、硫特普、内吸磷、棉安磷、乙拌磷、甲基对硫磷、久效磷、对硫磷、甲胺磷、三硫磷等；②中等毒类，如碘依可酯、敌敌畏、甲基内吸磷、二甲硫吸磷、茂果、乐果、稻丰散、杀螟松、二溴磷等；③低毒类，如美曲膦酯、马拉硫磷、灭蚜松等。

有机磷农药中毒（organophosphorus intoxication） 其他名称：有机磷中毒。是指有机磷农药及被它污染的食物由消化道、皮肤吸收或呼吸道吸入人体所致的中毒。表现为流涎、出汗、肌肉纤颤、瞳孔缩小和血压上升等。呕吐物或呼出气有特殊的蒜臭味。致死原因主要是呼吸中枢麻痹。实验室检示血清胆碱酯酶活力下降。急救措施包括移离中毒现场，口服中毒者应立即洗胃、导泻。皮肤吸收中毒者应用清水清洗皮肤、毛发。解毒药常用阿托品及胆碱酯酶复活剂，如解磷定、氯解磷定等。含有机磷的药物有农药、某些杀虫剂如敌敌畏、敌百虫、乐果等。

有机磷农药中毒临床分级（clinical gradation of organophosphorus pesticide poisoning） 根据临床表现和血液胆碱酯酶活性进行有机磷农药中毒分级的方法。一般分4级：①潜在性中毒，临床无症状，血胆碱酯酶活力为正常的90%～70%；②轻度中毒，有头晕、腹痛、多汗、流涎等症状，血胆碱酯酶活力为70%～50%；③中度中毒，除前述症状外，尚有意识障碍、呼吸困难、瞳孔中度缩小（1～2mm）、肌肉纤颤等表现，血胆碱酯酶活力为50%～30%；④重度中毒，表现为昏迷、心率加快、瞳孔极度缩小（0.1mm）、肺水肿、抽搐、大小便失禁、呼吸麻痹等，血胆碱酯酶活力＜30%。

有机磷中毒（organic phosphorous poisoning）　见有机磷农药中毒。

有机磷中毒阿托品应用原则（principle of use of atropine during organophosphorus poisoning）　治疗有机磷中毒时阿托品的使用准则。有以下几点：①轻度中毒可单用，中、重度中毒须与胆碱酯酶复活剂并用；②早期足量、反复治疗；③判断"阿托品化"必须全面分析；④严重缺氧者应同时给氧；⑤体温升高者，物理降温后慎用；⑥与胆碱酯酶复活剂合用时，适当减少剂量；⑦减量或停药不可过快；⑧中毒时用毛果芸香碱对抗。

有机硫杀菌剂中毒（organosulfur germicide poisoning）　接触或误服有机硫杀菌剂引起的中毒。主要损害神经系统，饮酒可加重毒性作用。表现为头痛、头晕、恶心、呕吐、腹痛、接触性皮炎及黏膜刺激症状。重者发生血压下降、呼吸抑制。接触中毒时用温水清洗污染部位；误服者立即采用催吐、洗胃、导泻（忌用油类）和其他对症处理方法。

有机氯杀虫剂（organochlorine pesticide）　六六六、滴滴涕、艾氏剂、狄氏剂、异狄氏剂、氯丹、七氯、毒杀芬等含氯的有机农药，它们的化学性质稳定，在自然界和植物体内不易分解。难溶于水，易溶于油脂，进入动物体后很难排出，积存在动物脂肪中而被浓缩，能引起人体慢性中毒。现在许多国家已禁用。我国亦禁用。

有机氯杀虫剂中毒（organochlorine pesticide poisoning）　接触或误服有机氯杀虫剂引起的中毒。表现为头痛、呕吐、腹痛、心悸、心动过速或其他心律失常，皮肤黏膜局部刺激症状，重者可致昏迷、肺水肿及呼吸衰竭。目前尚无特异性解毒剂，以迅速清除病人体内农药和对症治疗为主。

有机农药（pesticides）　为农业增产而使用的合成的有机杀虫剂、灭菌剂、除草剂、灭鼠剂、熏蒸剂等。有 500 余种，大多对人畜有不同程度的毒性。其成分有有机磷、有机氯、有机汞、有机硫、有机氟、有机锡、有机氮以及氨基甲酸酯类等。中毒机会有：①生产中的合成、混配、包装，运送过程中存在的跑、冒、滴、漏等问题都可造成吸入体内或污染皮肤。②在供应、保管、配制、拌种、喷药过程中吸入体内或污染皮肤。③误食带药粮食、水及禽畜肉等。④杀灭害虫时误吸入体内或污染皮肤。

有机农业（organic agriculture）　一种农业生产体系。在生产中不采用基因工程获得的生物及其产物，不使用化学合成的肥料、农药、生长调节剂及饲料添加剂等，而是遵循自然规律和生态学原理，采用可持续发展的农业技术，实现农业生产与自然环境和生态系统良性循环。是依靠生物有机物或依靠生物本身的物质循环和能量转换进行生产的方式，故生产效率较低。

有机破坏法（destructure of organic matter）　测定含杂原子的有机药物（如有机金属、有机卤素化合物等）中的杂原子（金属或卤素）含量的方法。有机破坏分为湿法破坏和干法破坏两种。湿法破坏有：硝酸-硫酸法、硝酸-高氯酸法、硫酸-硫酸钾法。干法破坏是将有机物灼烧灰化或用氧瓶燃烧法。

有机砷杀菌剂中毒（organoarsenic germicide poisoning）　接触或误服有机砷杀菌剂所引起的中毒。有机砷毒性低于砷，其中毒症状亦轻于砷中毒。治疗：清除毒物；用解毒药二巯丙醇或二巯丁二钠；补液及对症治疗。

有机食品（organic food）　无污染天然食品的统称。是来自有机农业生产体系，根据国际有机农业生产要求和相应的标准生产加工，通过独立的有机食品认证机构认证的食品。包括粮食、蔬菜、水果、蜂蜜等农产品及加工产品、乳及乳制品、畜禽产品、水产品、饮料、油料、调料等，在原料生产和产品加工过程中不使用化肥、农药、生长激素、化学添加剂，禁止基因工程技术。

有机污染物（organic pollutant）　进入环境后使环境正常组成和性质发生变化，并对人类和生态系统造成不良影响或危害的碳氢化合物及其衍生物。

有机锡杀菌剂中毒（organotin germicide poisoning）　接触或误服有机锡杀菌剂引起的中毒。该类杀菌剂为剧烈神经毒物。中毒表现为头痛、无力、呕吐、癫痫样抽搐、肢体瘫痪、血压增高、视乳头水肿，重者可出现昏迷，呼吸、循环衰竭，脑疝。皮肤接触者可引起局部急性炎症。抢救重点为处理脑水肿，消除体内毒物及对症治疗。

有机性粉尘（organic dust）　见有机粉尘。

有孔毛细血管（fenestrated capillary）　内皮较薄且有许多小孔（孔径约 80～100nm）的毛细血管。存在于多数内脏器官中，如胃肠黏膜、某些内分泌腺和肾血管球等处。具有一层紧密相连的内皮细胞和连续的基膜。司血液与组织间的物质交换。

有排卵型月经失调（menstrual disorder of ovulatory type）　有排卵，但黄体功能异常的月经紊乱。多见于生育年龄妇女。可分为排卵型月经过多、黄体功能不全、子宫内膜脱落不全、排卵期出血。诊断除根据病史和妇科检查外，可采用诊断性刮宫、基础体温测定、宫颈黏液结晶、阴道脱落细胞涂片检查和激素测定等方法。治疗排卵型月经过多，可用睾丸素和孕激素；黄体功能不全可在经前 8～12 日使用孕激素或人绒毛膜促性腺激素；子宫内膜脱落不全，除可用孕激素或人绒毛膜促性腺激素外，还可用雌孕激素序贯疗法；排卵期出血可予炔雌醇治疗。

有生源说（biogenesis）　其他名称：生生说。一种认为生物来自生物的学说。这一学说只能说明生物是从生物繁殖来的，但未解决生命起源问题。

有丝分裂（mitosis）　其他名称：间接分裂。体细胞或原始生殖细胞的一种分裂方式。细胞分裂一次，染色体复制一次，所形成的两个细胞具有与亲代相同数目的染色体。整个分裂分为 4 期：前期、中期、后期和末期。

有髓神经纤维（myelinated nerve fiber）　有髓鞘包被的神经纤维。周围神经系统的有髓神经纤维，光镜下可见其轴突外包有一层髓鞘，髓鞘外包有一层具有细胞质与细胞核的神经膜。髓鞘和神经膜都具有节段性，节段间的狭缝即称神经纤维结（郎飞结）。电镜揭示，髓鞘和神经膜，原是神经膜细胞的两个部分。髓鞘是神经膜细胞的细胞膜反复缠绕在轴索外表形成的多层膜性结构；神经膜是神经膜细胞含有细胞质与细胞核的部分。一个神经膜细胞构成一个节段的髓鞘和神经膜。中枢神经系统有髓神经的髓鞘由少突胶质细胞的叶状突起反复缠绕在轴突表面而成。

有头疽（carbuncle）　中医病名。发于体表、软组织之间的阳性疮疡。即外科之痈。因初起即有单个或多个白色粟米样疮头而得名。由于形态和发病部位不同而名称各异，如蜂窝发、蜂窝疽、莲蓬发、发背、搭手、背疽、脑疽、脑后发等。因外感风湿火毒、或过食膏粱厚味，湿热火毒内蕴，使内脏积热、营卫不和、邪阻肌肤而成。有虚实之分。初起患部色红发热、根束高肿、疮头如粟米、一个至多个不等。疼痛剧烈、身热口渴、便秘溲赤、脉洪数、舌红苔黄者为实证。治宜清热疏风、解毒活血。可用仙方活命饮、黄连解毒汤等；外用金黄膏贴敷；若疮面大，腐肉难脱，则应手术切除。初起疮形平塌、根形漫肿、色晦暗、不甚疼痛、成脓迟、脓质清稀、神疲少食、面色无华、脉数无力、舌绛或淡者属虚证。若偏于阴虚者，内服竹叶黄芪汤；若气血双虚者，内服托里消毒散；外治法同实证。

有效半衰期（effective half-life，T_{eff}）　核医学术语。放射性核素由于物理的衰变及生物代谢过程共同作用，减少到原来的 50% 所需要的时间。物理半衰期、生物半衰期和有效半衰期三者间关系如下：$1/T_{eff}=1/T_{1/2}+1/T_b$，$T_{eff}=(T_{1/2}T_b)/(T_{1/2}+T_b)$。式中 T_{eff} 指有效半衰期，$T_{1/2}$ 指物理半衰期，T_b 指生物半衰期。

有效不应期（effective refractory period）　心室肌细胞兴奋后从去极化 0 期开始到复极化 3 期（电位恢复到−60mV）的时期。比绝对不应期稍长，相当于绝对不应期与局部反应期之和。在此时期用很强的刺激也只能引起局部反应而不能引起可传播的兴奋。此期间心室肌细胞兴奋性低于正常。

有效的窦性周期（effective sinus cycle）　心电图上 P-P 间隔为窦性周期。能传导至逸搏性起搏点的兴奋称可传导的窦性激动。介于这类可传导的两个窦性激动之间的距离，称有效的窦性周期，又称可传导的窦性周期。这种周期对次要起搏点这一层会产生影响。

有效电极（effective electrode）　对心脏的单极起搏中，连于脉冲器负输出端的电极。

有效滤过压（effective filtration pressure）　使液体通过滤过膜生成滤液的净压力。肾小球滤过的有效滤过压等于肾小球毛细血管血压减去血浆胶体渗透压与肾小球囊内压之和。生成组织液的有效滤过压等于毛细血管压与组织液胶体渗透压之和减去血浆胶体渗透压与组织液静水压之和。有效滤过压升高，滤液生成增多；反之，则减少。

有效氯（available chlorine）　氯化消毒剂中具有氧化作用的成分，即氯化价数大于-1的分子团。漂白粉［Ca（OCl）Cl］和漂白粉精［Ca（OCl）$_2$］中具有消毒能力的有效氯是OCl分子团。新鲜漂白粉的有效氯含量为28%～35%，不应低于25%；漂白粉精的有效氯含量为60%～70%，不应低于50%，否则不能确保消毒效果。

有效期（expiry date）　药物及制剂在一定储存条件下能够保持质量的期限。药品标签所注应为有效期年月。逾期的药品，如延长使用须由当地药品检验部门认可并确定延长使用期限。

有效起搏点（effective pacemaker）　其他名称：正常起搏点、主要起搏点、最高级起搏点。是能发出兴奋并能有效控制心脏电活动的起搏点。常态下即窦房结。

有效数字（significant digit，significant figures）　一个测量值中决定数量大小的数字称为有效数字，用以正确表达测量结果。如0.012 34g中有4个有效数字1234，至于1234前面的0.0是定小数点位置的，决定于采用的单位，如0.012 34g又可写成12.34mg，因此0.0不是有效数字。有效数字与测量仪器的灵敏度有关。

有效温度（effective temperature，ET）　其他名称：实感温度。是机体在不同气温、气湿和气流的综合作用下产生温热感觉的综合指标。以湿度为100%，气流为0m/s时的气温摄氏度数作为有效温度的度数。不同气温、气湿和气流作用后的有效温度可从有效温度图查得。有效温度能大致反映外界小气候因素的综合作用，但未考虑热辐射，缺乏客观生理反应指标。作为标准的湿度100%和气流为0m/s客观上是很难达到的。

有性生殖（sexual reproduction）　其他名称：两性生殖。通过两性细胞（雌配子与雄配子或卵子与精子）的结合形成新个体的生殖方式。有性生殖的后代，具有双亲的遗传特性，有更大的生活力与变异性。是生物界最普遍的生殖方式，在生物进化上起积极作用。可分为同配生殖、异配生殖和卵式生殖。

有性杂交（sexual hybridization）　基因型不同的生物体通过生殖细胞结合而产生后代的杂交方式。是引起生物遗传性变异的途径之一。

有氧糖酵解（aerobic glycolysis）　糖的有氧氧化在细胞液中进行的阶段，即从葡萄糖转变成丙酮酸的过程。因与糖酵解过程相同，故称。如视网膜、睾丸、肾上腺及红细胞等组织细胞在有氧时都进行强烈的糖酵解。有氧氧化的下一阶段是在线粒体中进行三羧酸循环，最终产生CO_2、H_2O和ATP。

有氧运动（aerobic exercise）　增加身体的耗氧能力，增加心肌收缩力，更有效地将含氧高的血液输送到全身，使身体保持体力活动而不感到疲劳。如游泳、慢跑、散步、骑自行车等。

有意后注意（post voluntary attention）　其他名称：随意后注意、继有意注意。在有意注意的基础上产生的、与目的任务联系在一起而又不需要意志努力的注意。来源于有意注意，比有意注意更为高级，是人所独有的注意形态。

有意识记（intentional memorization）　其他名称：随意识记。事先有预定目的，并经过一定意志努力的识记。具有主动性特点，适宜完成系统性和针对性的识记任务，是学习活动中最主要的识记类型。

有意义链（sense strand）　其他名称：模板链。在转录过程中DNA双链分子中充当模板转录生成RNA的那股单链。

有意注意（voluntary attention）　其他名称：随意注意。事先有预定目的，在必要时需要做出意志努力的注意。是一种积极主动地服从于当前目的任务的注意，受人的意识支配、调节和控制，充分体现人的能动作用。是注意的高级发展形式。

有用X线束（useful X-ray beam）　从X线管头组装体出线口射出的供诊断治疗用的原射线束。在对医用X线进行防护时，要求有用X线束既要保证诊疗所需的照射量，又要控制到使被检者接受尽可能低的剂量。我国《医用诊断X线卫生防护标准》中规定：透视用X线机的有用X线束进入被检者皮肤处的空气照射量率不应大于每千克每分钟$1.28×10^{-3}$库仑［$1.28×10^{-3}$C/（kg·min）］，即每分钟5伦琴（5R/min）。

有源降噪（active noise reduction）　其他名称：反声、有源消声。利用电子线路和扩声设备产生与噪声的相位相反的声音，来抵消原有噪声的技术。使用的仪器设备包括传声器、放大器、调相装置、功率放大器和扬声器等。

有组织的自然通风（organized natural ventilation）　设计进、出风口并充分利用空气的温压和风压以使自然通风发挥更大效能。主要措施有：①合理布局侧窗和天窗。②设置风挡或风帽，使气流由门、窗进入，经天窗排出，不受室外风向变化的影响。

右半结肠切除术（right hemicolectomy）　是切除回肠末端、盲肠、升结肠、结肠肝曲及横结肠右侧部分。然后将回肠与横结肠切断端口端端吻合。如右侧结肠癌，为达到根治目的，要切除足够肠段并在肠系膜根部切断，结扎血管，清除所属淋巴结。本术式主要适用于盲肠、升结肠及结肠肝曲部癌肿；回盲部伴梗阻的增殖型结核；升结肠多发息肉、克罗恩病等及不能复位或已坏死的回盲部肠套叠和盲肠、升结肠的严重损伤、修补困难者。

右侧心前区导联（right precordial leads）　指V_1、V_2、V_{3R}、V_{4R}和V_{5R}等导联。

右侧胸导R波递增不良（poor R wave progression in right chest leads）　心前区导联$R_{V1}>R_{V2}>R_{V3}$的现象。可见正常变异、严重右心室肥厚、右位心、前间壁或前壁的心肌梗死等。

右房导联（right atrial lead）　通过右心导管将探查电极插入右房，直接记录心房兴奋过程中电变化的导联。右房导联记录的波形及其振幅清晰而高尖，对心律失常有诊断价值。

右房电图（right atrial electrogram，RAE）　将电极顶端从腔静脉进入右心房记录的心房电图。电极进入右心房，立即出现振幅大而典型的A波。随电极定位的不同A波方向也不同；高位右房A波为负向；右房中部A波为先正后负的双相波；右房下部A波直立。V波形态变异较大。

右房区（right atrial area）　由胸骨右侧第4、5肋向间向外扩展1～2cm的区域。为三尖瓣关闭不全杂音的传导区域。

右房室瓣（right atrioventricular valve）　其他名称：三尖瓣。右房室口周缘纤维环上附着的三片略呈三角形的瓣膜片。按所在部位分为前尖（瓣）、后尖（瓣）、隔侧尖（瓣）。各尖瓣的底附着于房室口处的纤维环上，尖端指向心室腔。瓣有尖端、边缘和室面，通过多条腱索连于乳头肌。共同防止血液从右心室倒流入右心房。三尖瓣狭窄或闭锁不全，可引起循环障碍。

右房室瓣关闭不全（right atrioventricular valve insufficiency）　在风湿性心瓣膜病中少见，几乎均与左房室瓣和主动脉瓣病变同时存在。表现为持续性腹水、皮下水肿、周围性发绀、黄疸和恶病质。心浊音界明显增大，心前区可有舒张期冲动。胸骨左缘第3～5肋间有高调的全收缩期杂音，呼气时减弱。颈静脉显示收缩期搏动。肝常肿大。治疗：针对心力衰竭，可行瓣膜置换术。

右房室瓣狭窄（right atrioventricular valve stenosis）　多同时合并左房室瓣和主动脉瓣病变，且常伴有不同程度的右房室瓣关闭不全。女多于男。表现为疲倦、呼吸困难和腹水。胸骨左缘第3～5肋间有低调的隆隆样舒张中晚期杂音，伴收缩期前增强，深吸气时更明显，可扪到舒张期震颤。颈静脉

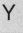

过度充盈，肝大，有腹水及下肢水肿。治疗：心力衰竭者可行右房室瓣分离手术或球囊扩张术，严重者应行人造瓣膜置换术。

右房型房内传导阻滞（right atrial block）　见结间束传导阻滞。

右房-左房（窦-左房）游走心律［wandering rhythm from right（sinus node）to left atrium］　见多类性游走心律。

右肺动脉指数（right pulmonary artery index）　超声心动图反映肺动脉压的一项指标。右肺动脉指数＝右肺动脉内径/体表面积。肺动脉高压区为（14.1±0.4）mm/m^2，对照组为（9.9±0.1）mm/m^2。

右[肺]中叶综合征（right middle lobe syndrome）　由于右肺中叶所属支气管旁淋巴结肿大，压迫或穿入支气管腔，造成中叶肺不张，而产生的阻塞性肺炎。为慢性经过，病变时起时伏，反复发作，常有右前下胸痛、发热、咯血、咳嗽、咳痰等症状。

右腹直肌综合征（right rectus syndrome）　右腹直肌劳损或风湿性肌炎所致的一组症候群。表现为右下腹剧痛、恶心无呕吐、无腹胀、无肠梗阻征、麦氏点压痛但无反跳痛，有风湿热体征。治疗：抗风湿及局部封闭治疗。

右冠状动脉（right coronary artery）　营养心脏的血管之一。起自主动脉右窦的一条冠状动脉。经肺动脉根部及右心耳之间，沿右冠状动脉沟走行，绕过心右缘，继续在膈面的冠状动脉沟内走行，在房室交点处分为两支即后室间支和右旋支。右冠状动脉如发生阻塞，常引起左室后壁心肌梗死和房室传导阻滞。

右冠状动脉内标测（right intracoronary mapping）　新的标测技术。将电极导管经周围动脉逆行插到右冠状动脉内，进行多部位心电图记录，找到室房逆传时的心房或正传时的心室最早兴奋点，则为附加束经过的部位。通过破坏附加束，阻断其传导。

右归丸（yougui wan）　中医方剂。补阳剂。出自《景岳全书》。组成：熟地黄、山茱萸、山药、鹿角胶、菟丝子、枸杞子、当归、杜仲、肉桂、附子。功能温补肾阳、填精补血。用于肾阳不足、命门火衰、气衰神疲致四肢厥冷、阳痿滑精、腹痛腰酸、脾虚便溏、小便不禁、舌淡苔白。亦可汤剂服之。临床亦可用于慢性肾炎、糖尿病。

右归饮（kidney yang reinforcing yougui decoction）　中医方剂。《景岳全书》方。组成：熟地黄、山药、山茱萸、枸杞子、炙甘草、杜仲、肉桂、制附子。功能温补肾阳。治肾阳不足，症见气怯神疲、腰酸肢冷、舌淡苔白、脉沉细者。

右后径路预激（right posterior preexcitation）　心电图特征：①预激波δ，在额面电轴−50°～−30°左右，δ波在Ⅲ和aVF导联有时Ⅱ导联为负向，在Ⅰ和aVL导联总为直立；②QRS主波在V$_1$导联一般是负向并呈rR型，在V$_2$、V$_3$导联为正向，呈R型或Rs型。

右后型右室肥大（right posterior type of right ventricular hypertrophy）　见右心室肥大周氏分型法。

右结肠动脉（right colic artery）　肠系膜上动脉供应升结肠与横结肠的分支。发自肠系膜上动脉中段的左侧壁，经腹后壁行向右，分布至升结肠和结肠右曲。

右利手（dextromanuality）　指惯用右手。所谓"惯用"手，是指在日常生活中和生产劳动中从事某些活动时（如执笔、用筷子、拿劳动工具、执球拍等）通常所用的那只手。在人们从事各项活动时，惯用右手的人数远远超过惯用左手的人。

右淋巴导管（right lymphatic duct）　引流右上肢、右胸部和右头颈部淋巴的管道。由右颈干、右锁骨下干和右支气管纵隔干汇合而成，注入右静脉角，与胸导管之间有交通。有时3条淋巴干可分别注入颈内静脉或锁骨下静脉。

右美沙芬（dextromethorphan）　其他名称：美沙芬、右甲吗喃、普西兰。非成瘾性中枢镇咳药。用于感冒、急性或慢性支气管炎、支气管哮喘、咽喉炎、肺结核以及其他上呼吸道感染引起的咳嗽。制剂：氢溴酸右美沙芬片剂。妊娠3个月内的妇女及有精神病史者禁用。痰多病人慎用。

右前导联（right-anterior leads）　对向心室腔及间隔壁的导联。

包括aVR、V$_1$、V$_2$导联。

右前型右室肥大（right anterior type of right ventricular hypertrophy）　见右心室肥大周氏分型法。

右室壁激动时间（right ventricular activation time）　见室壁激动时间。

右室肥厚伴劳损（right ventricular hypertrophy with strain）　见右心室收缩期负荷过重。

右室劳损（right ventricular tiredness）　见右心室劳损。

右室流出道与左房内径比值（outflow tract of right ventricle to left atrial diameter ratio）　用超声心动图测量此值，正常人<1.4。肺源性心脏病时此值增大，亦是慢性肺源性心脏病诊断指标之一，敏感性高，有一定的特异性。

右室区（right ventricle area）　胸骨下部第4、5肋间自胸骨左缘向右扩展2～4cm，自胸骨右缘向左扩展2～4cm。相当于三尖瓣区，但范围较广，且可变动，右心室增大时，此区可扩展至心尖搏动最强点。正常人由右心室发出的声音在此范围内。三尖瓣杂音、右房、右室奔马律、肺动脉瓣关闭不全和室间隔缺损的杂音在此区较易听到。

右室上部肌性室性期前收缩（upper right ventricular muscular ventricular premature beat）　期前收缩起自右室上部，产生的最大QRS向量指向下，在额面通常向右下方。QRS波群在Ⅰ、aVL、aVR导联以S波为主，在Ⅱ、Ⅲ、aVF导联以R波为主。在心前区导联右室上部肌性室性期前收缩类似完全性左束支传导阻滞的图形。

右室型室性期前收缩（right ventricular type of ventricular premature beat）　室性期前收缩的异位起搏点位于右心室。心电图表现同右室型期前收缩。

右室型期前收缩（right ventricular type of premature beat）　其他名称：A型室性期前收缩。起源于右心室肌的室性期前收缩。此时兴奋传导方向自右向左，因此，QRS波群在V$_5$、Ⅰ导联以R波为主，在V$_1$、V$_2$导联则以QS或S波为主。有时在V$_1$导联可见胖小r波时限≥0.04s，QRS波群在V$_4$（rS或QS）比V$_1$导联更深。

右室源性心动过速（tachycardia of right ventricular source）　参见特发性室性心动过速。

右室占优势（right ventricular preponderance）　心电图V$_1$～V$_3$导联R波电压增高。常伴有电轴右偏及右房增大所致的肺型P波。可见于：右心室肥厚；正常变异；右束支传导阻滞；A型预激综合征；正后壁心梗；原发性心肌病；右位心等。

右束支传导阻滞（right bundle branch block, RBBB）　发生在右束支的传导阻滞。心电图改变：①V$_1$、V$_2$、V$_{3R}$导联QRS终末部分出现宽大粗钝的R′波，QRS呈rsR′型、RSR′型或宽大而有切迹的R波；②V$_5$、Ⅰ、aVL及Ⅱ导联出现宽阔粗钝终末S波，aVR导联出现终末R波；③以R波为主导联ST段下降，T波倒置，有终末S波导联ST段稍抬高，T波直立；④QRS时间≥0.12s；⑤V$_1$、V$_2$、V$_{3R}$导联室壁激动时间>0.06s可分为一度、二度、高度、几乎完全性和三度传导阻滞。较多见，可见于正常人及右心室受累的各种疾病。

右束支型室性心搏（right bundle branch type of ventricular beat）　见右束支型期前收缩。室性异位起搏点位于右束支。心电图图形表现与右束支型期前收缩相同。

右束支型期前收缩（right bundle branch type premature beat）　起源于右束支的室性期前收缩。左室比右室去极化时间延迟。如起源于右束支近端延迟0.01～0.25s，形成不完全性左束支传导阻滞图形。起源于其远端或伴逆向传导延缓，则延迟0.04～0.06s，使QRS≥0.12s形成完全性左束支传导阻滞图形。

右束支阻滞图形正常化（normalization of right bundle branch block）　当右束支传导阻滞出现B型（右室型）预激综合征时，其阻滞图形消失，转为正常图形。因为预激部位在右心室壁，进入心室的兴奋，恰在右束支阻滞的远端，可沿阻滞部位远端的右束支传导下去。

右位心（dextrocardia）　心脏在胸腔的位置移至右侧的总称。

Y

先天性畸形之一。心脏在胸骨右侧兼心尖向右。X 线及心电图有助于诊断。可分为：①镜影心：不仅心脏在右侧，而且左、右心关系全部对换，常伴有内脏易位，而心脏本身无其他畸形，无症状，不需治疗。②心脏右转位：心脏右位，左心房、心室位于左前；右心房、心室位于右后，伴其他心脏先天畸形，预后差。③混合型：心房与心室易位不协调，即心房可能不易位，而心室则呈镜影样。对右位心本身无需特殊处理。

右位主动脉弓（dextroaortic arch） 较常见的先天性血管畸形。主动脉从左心室发出后不跨越主支气管，而跨越右主支气管后向，接于降主动脉，沿脊柱右侧下降，直至接近横膈时才偏向左侧。常伴其他心血管畸形。表现有吞咽困难、呼吸窘迫和其他畸形的症状。出现症状者可手术治疗。

右心导管检查（right cardiac catheterization） 经周围静脉送入心导管至右心房，了解右侧心脏血流动力学改变的检查方法。主要用于先天性心血管病术前明确诊断、风湿性心脏病施行瓣膜置换术前、术前了解肺动脉压和肺动脉阻力、经肺动脉滴注药物等。

右心房（right atrium） 心房的四腔之一。心腔中最靠右的部分。收集来自全身的静脉血。分为前、后两部，前部为固有心房；后部为腔静脉窦。静脉窦内壁光滑，上、下分别有上腔静脉口和下腔静脉口。右心房的前下方有右房室口，通入右心室。固有心房上部有右心耳，是探查心内情况和分离三尖瓣狭窄的手术途径。其内面有许多大体上平行的心肌隆起，称梳状肌，梳状肌延至右心耳内面则交错成网状。壁内面不平滑，当心功能发生障碍，血流缓慢时，易在此形成血栓。在下腔静脉口与右房室口之间有冠状窦。

右心房电极（right atrial electrode） 可置于右心房的导管电极（双极或多极）。分为：①高位右心房电极，置于右心房与上腔静脉交界处；②低位右心房电极，置于右心房与下腔静脉交界处。二者可分别进行窦房结功能测定、心房调搏和记录心房与下腔静脉交界处的电位等。

右心房起搏（right atrial pacing） 将心内膜起搏电极插入右心房与上腔静脉交界处所进行的心房起搏。电极可留置数十分钟至十余天。用于诊断性和治疗性起搏。

右心房心电图（right atrial ECG） 将双极导管电极送入右心房描记的心电图。此种心电图可描记出清晰的 P 波，用于观察 P 波与 QRS 波群之间的关系，以肯定或排除阵发性房速并可以进行右心房起搏。

右心室（right ventricle） 位于右心房左前下方的心腔部分。整体略呈三棱锥体形，底即右房室口，尖朝向左前下方。入口为右房室口，呈卵圆形，口周围有三尖瓣，室内有 3 组乳头肌，借腱索连于三尖瓣。当其收缩时可将血液驱向肺动脉。此时，三尖瓣可防止血液倒流回右心房。其出口为肺动脉口，口周围有 3 个半月形的肺动脉瓣，能防止血液倒流回右心室。

右心室肥大周氏分型法（Chou classification for RVH） 国内周氏提出的右心室肥大心电向量图分型法。此法将心室肥大分为 A、B、C 3 型。横面上 QRS 环的大部位于右前方、左前方和右后方，故分别称右前型右室肥大（A 型），多为重症病例。左前型右室肥大（B 型），病情较 A 型轻。右后型右室肥大（C 型）病情也较 A 型轻。此分型法简明、实用性较强，临床常用。

右心室劳损（right ventricular strain） 其他名称：右室劳损。右心室肥厚并伴有 ST-T 改变。可分急性和慢性劳损。前者主要见于肺梗死。一过性的；后者见于右心室收缩期负荷过重，多为恒久性的。其心电图特征是：$T_{V1} \sim T_{V3}$ 倒置，重度劳损时 $V_1 \sim V_6$ 导联 T 波均倒置，并呈现高度顺钟向转位。

右心室起搏（right ventricular pacing） 将心内膜起搏电极送至右心室心尖部进行的心室起搏。可用于各种诊断或治疗性起搏。是最常用的一种起搏方式。

右心室起搏心电图（electrocardiogram in right ventricular pacing） 将心内膜起搏电极经静脉送至右心室尖部进行起搏的心电图。右心室尖部起搏，无论电极在心内膜、心肌内还是外膜面，体表心电图上均出现左束支传导阻滞的 QRS-T 波群，同时常在额面 QRS 电轴显著左偏，在 $-30° \sim -90°$ 之间。如果电极在右心室流入道（三尖瓣水平）或流出道，则额面心电轴正常或右偏。

右心室容量负荷过重（overload of right ventricular capacitance） 即右心室舒张期负荷过重。

右心室收缩期负荷过重（right ventricular systolic overload） 其他名称：右心室压力负荷过重。指右心室排出阻力增加，引起的收缩期负荷过重。多为向心性心室肥厚。其心电图表现为右室肥厚伴劳损图形，即伴有 ST-T 改变的 A 型右心室肥厚。

右心室舒张期负荷过重（right ventricular diastolic overload） 其他名称：右心室容量负荷过重。右心室回流血量增多，所致舒张期负荷过重。心电图表现为 C 型右心室肥厚即为不完全性右束支传导阻滞。临床上多见于先天性房间隔缺损的病例。

右心室双出口（double outlet of right ventricle） 一种先天性心血管畸形。是大动脉错位不够完全，以致主动脉和肺动脉都从右心室发出。常伴其他心血管畸形。病儿出生后多有发绀、气急、咳嗽，反复发生呼吸道感染，体重增长慢，早期发生心力衰竭。选择性右心室造影可明确诊断。预后差。治疗：可行姑息性手术。

右心室双出口综合征Ⅱ型（double outlet of right ventricle syndrome Ⅱ） 右心室发出两支大动脉，不伴肺动脉狭窄，但有嵴下室间隔缺损的综合征。表现为发绀、杵状指、生长缓慢、心力衰竭、频发呼吸道感染。有室间隔缺损杂音，第二心音有响亮的肺动脉成分。治疗：手术。

右心室双出口综合征Ⅲ型（double outlet of right ventricle syndrome Ⅲ） 见陶-宾综合征。

右心室双出口综合征Ⅳ型（double outlet of right ventricle syndrome Ⅳ） 右心室发出两支大动脉，伴肺动脉狭窄，合并嵴下室间隔缺损的综合征。可出现间歇性发绀，病人常取蹲位，与法洛四联症相似。不同的体征为在胸骨左缘可扪及心室跳动，闻及第四心音和全收缩期杂音。治疗：手术。

右心室心肌梗死（right ventricular myocardial infarction, RVI） 累及右心室壁的心肌梗死。绝大部分右心室心肌梗死合并于左室下壁或后壁心肌梗死。近年发现体表心电图是早期诊断右心室心肌梗死的最佳方法。心电图表现：①CR_{4R} 及 $V_{3R} \sim V_{6R}$ 导联 ST 段抬高＞1mm。②V_{6R}、V_{5R}、V_{4R} 多呈 QR 型或 QS 型。③Ⅲ与Ⅱ导联 ST 抬高比值＞1；④胸前导联单纯下壁梗死 ST 段下移与下壁导联 ST 段抬高是一种镜面现象，且上、下移程度相近等。

右心室压力负荷过重（right ventricular pressure overload） 见右心室收缩期负荷过重。

右心室增大（right ventricular enlargement） 右心室肥厚扩大。见于二尖瓣狭窄、肺源性心脏病、肺动脉瓣狭窄、肺动脉高压、法洛四联症等。

右心室阻塞性衰竭综合征（right ventricular obstruction syndrome） 左心室肥大或室间隔病变时，由于室间隔向右膨出阻塞了右室流出道，进而引起右心衰竭的一组征候。多由引起左室肥大的器质性疾病，但在出现左心衰竭之前出现静脉压升高、肝大、水肿等症状。心电图有左室肥大改变，右超可见室间隔向右膨出，右室流出道狭窄。

右心衰竭（right heart failure） 其他名称：右心功能不全。常见于肺源性心脏病、二尖瓣狭窄、肺动脉瓣狭窄、原发性肺动脉高压等，或继发于左心衰竭。表现为颈静脉怒张、肝大和压痛、下垂性水肿、胸水和腹水、发绀等。治疗应去除病因和诱因，保持安静，应用强心、利尿剂。

右胸导联（right chest leads） 即 $V_{3R} \sim V_{8R}$ 导联。探查电极置于右胸，其位置相当于左胸 $V_3 \sim V_8$ 相对应的位置，无关电极连于中心电站。其主要反映右胸壁外侧电位变化。

右旋糖酐（dextran） 为葡萄糖聚合物。根据分子量大小分为中分子右旋糖酐、低分子右旋糖酐和小分子右旋糖酐。一般是指中分子右旋糖酐，平均分子量约为 7 万～8 万。能提高血浆渗透压，增加血浆容量，维持血压。用于出血及外伤休克时急救。有影响血沉及血型检查等不良反应。肝、肾功能不全者慎用，有出血倾向者忌用。

右旋糖酐 40（dextran 40, low molecular dextran） 其他名称：低分子右旋糖酐。扩充血容量药物。作用维持时间短，但血液稀释作用强，能够抗凝及降低红细胞和血小板在血管内的聚集，具有良好的改善微循环效果。适用于抢救急性失血性及感染性休克，防止手术后的血栓栓塞，治疗血栓性血小板减少性紫癜、血栓性静脉炎及各种新发生的脏器梗死、弥散性血管内凝血早期以及体外循环等。应用注意见右旋糖酐。

右旋糖酐 70（dextran 70, medium molecular dextran） 其他名称：中分子右旋糖酐。扩充血容量药。能提高血浆胶体渗透压，增加血浆容积，维持血压，又能延长出血时间及减少血小板凝集。用以代替人血浆，也供出血及外伤等血容量不足性休克的急救。用量过大易引起出血倾向和低蛋白血症，24h用量不宜超过 1 500ml，且给药速度宜慢并密切观察。用前应做皮试。充血性心力衰竭及其他血容量过多、有出血倾向者禁用；肝、肾功能不全者慎用。

右旋糖酐硫酸酯钠（dextran sulfate sodium） 见糖酐酯。

右旋糖酐（低分子）氯化钠注射液（injection of low molecular dextran and sodium chloride） 血浆及血容量扩充剂。组成：低分子（分子量 2 万～4 万）右旋糖酐及氯化钠的无色澄明、稍带黏稠性的无热原灭菌水溶液。其作用与用法同右旋糖酐（低分子）葡萄糖注射液。

右旋糖酐（中分子）氯化钠注射液（injection of medium molecular dextran and sodium chloride） 其他名称：代血浆、脉通液。血浆及血容量扩充剂。组成：中分子（分子量 4 万～6 万）右旋糖酐及氯化钠的无色澄明、稍带黏稠的无热原灭菌水溶液。能增加血容量和维持血压。用于失血、烧伤和其他外伤引起的休克的急救。肾病者慎用。颅内高压、代偿性心脏病及有出血倾向者忌用。

右旋糖酐（低分子）葡萄糖注射液（injection of low molecular dextran and glucose） 血浆及血容量扩充剂。组成：低分子右旋糖酐（分子量 2 万～4 万）及葡萄糖的无色澄明、稍带黏稠性的无热原灭菌水溶液。具有改善微循环和抗血栓作用；尤其适用于肾功能能降低病人。用于防治红细胞的聚集和血栓形成等。偶有过敏反应。充血性心力衰竭、血容量过多和有出血倾向者忌用。

右旋糖酐（中分子）葡萄糖注射液（injection of medium molecular dextran and glucose） 血浆代用品。组成：中分子（分子量 4 万～6 万）右旋糖酐和葡萄糖的无色澄明、稍带黏稠性、味甜的无热原灭菌水溶液。有增加血容量和维持血压作用。用于烧伤、外伤、失血等引起的休克的急救。偶有过敏反应。充血性心力衰竭、急性心肌梗死、有出血倾向、血容量过多者忌用。心、肝、肾功能不全者慎用。

右旋糖酐铁（iron dextran） 铁制剂。氢氧化铁与右旋糖酐的胶状复合物，为可溶性铁。适用于重症缺铁性贫血且伴有慢性腹泻或消化道手术后的胃肠道吸收不正常者、严重胃肠道疾病需禁忌铁及反应严重不能耐受口服铁制剂者、无法手术切除的胃肠道恶变出血或其他不明原因的胃肠道出血者。部分病人有过敏反应。注射过快或剂量过大发生铁中毒，血液透析或给予去铁胺、依地酸钙钠等药物可解救。肝、肾、胰损害者禁用。

右旋糖酐铁注射液（iron dextran injection） 抗贫血药。组成：含铁的小分子右旋糖酐（分子量 5 000～7 500）与铁形成深褐色络合物的无热原灭菌胶体溶液，pH 值 5.2～7.2。用于严重缺铁性贫血。肝、肾功能不全者忌用。

右旋心（dextroversion of heart） 其他名称：假性右位心。心脏大部分位于右胸腔内，心尖指向右前方，但心腔左右关系基本正常。心电图表现为：①窦性心律 P 波在各标准导联中均直立；②QRS 波群和 T 波在 I 导联均倒置，在 II、III、aVF 导联均正向；③I、aVL、aVF、II、III 导联可见较深 Q 波；④右心前区导联呈 Rs 或 RS 型，T 波多直立，左心前区导联 T 波常倒置，QRS 波群电压较低；⑤$V_{6R}～V_{8R}$ 等导联常出现 rsR′S′波形。

幼虫移行症（larva migrans） 动物类蠕虫的幼虫在人体内移行时所致的一类病。它不含某些人体寄生虫如蛔虫、钩虫等幼虫造成的病变。人是一种特殊的中间宿主，为转运宿主，也是异常的偶然宿主。蠕虫蚴属于动物源性或人畜共患的一类疾病。按幼虫寄生或产生病变部位的不同，本病可分为皮肤幼虫移行症和内脏幼虫移行症两种。病原体以线虫幼虫为主。皮肤幼虫移行症表现为发痒、红色丘疹，继而出现蜿蜒线状红色皮疹，亦可形成包块及皮下结节。内脏幼虫移行症可表现为咳嗽、哮喘、胸痛、胸腔积液、肝大、脑膜脑炎等，症状视病变部位及病理而异。血中嗜酸性粒细胞常增多。治疗：噻苯唑对本病有较好的疗效。

幼单核细胞（promonocyte） 幼稚阶段的单核细胞。胞体呈椭圆形或不规则形，染色质纤细，核仁可有可无，胞质较多，含细小、弥散的嗜天青颗粒。过氧化物酶和非特异性酯酶反应阳性。该细胞增殖力很强，约 38% 的幼单核细胞处于增殖状态。特别是在炎症或免疫功能活跃时增殖更快。幼单核细胞继续发育成为单核细胞。

幼儿（child, infant） 从 1 周岁到 6、7 岁的小儿。可分前、后两期，各约 3 年。前期即托儿所期。生长发育比婴儿期缓慢，饮食由乳类改为以谷类为主食，说话从几个单词到成句，走路从不稳到会走会跑。在两岁半左右 20 个乳牙全部出齐，前囟在一岁半前后闭合。后期即幼儿园期，又称学龄前期。该时期身高体重的增长较以前减慢，但四肢增长较快。肌肉发育逐渐增强，活泼好动，求知欲和模仿性亦加强。

幼儿急疹（exanthema subitum, roseola infantum） 其他名称：婴儿玫瑰疹。为人类疱疹病毒 b 型所致的急性传染病。传染源为典型病人和亚临床感染者。可能经飞沫传播。绝大部分病例是婴幼儿。临床特征是突然高热，持续 2～4 日，全身症状轻微，多数发热自然骤降，少数渐降。退热时或退热后出现浅红色斑疹或斑丘疹，以躯干及腰臀部较多，皮疹数小时后开始消退，1～2 日内完全消失，不留色素。血中白细胞总数减少，淋巴细胞增多。预后良好。治疗以对症为主，卧床休息，高热采用物理及药物降温。

幼儿期（infancy） 此期比婴儿期生长发育缓慢，但由于活动范围渐广，接触周围事物的机会增多，所以神经系统迅速发育，也容易发生意外创伤和中毒。1 周岁断奶，以饭菜为主，饮食应多样化，防止养成偏食和厌食的不良习惯，培养良好的生活习惯和卫生习惯。幼儿期是小儿动作和语言发育的重要时期，具有早期教育的条件，应不失时机地进行品德、智力等多方面的教育。

幼儿营养（infantile nutrition） 满周岁后，乳品可逐渐减少，以辅食补充；至 3 岁时，辅食可基本代替乳品。有些幼儿常营养不足、生长发育差，原因为人乳哺育时间过长，辅食不能充足供应；或断人乳后全靠辅食而缺乏牛乳或代乳品。

幼浆细胞（proplasmacyte） 其他名称：前浆细胞。由 B 细胞受抗原刺激后转化而来。见于次级淋巴小结的生发中心。可分化为浆细胞，产生抗体。多呈椭圆形，直径 $12～16\mu m$。胞核圆形，占细胞的 1/2，偏位。核染色质开始聚集，染深紫红色，可呈车轮状排列，核仁基本消失。胞质量多，呈不透明灰蓝色，近核处有淡染区，有时可见空泡或少数嗜天青颗粒。该细胞仅占骨髓细胞的 0～0.7%。

幼巨核细胞（promegakaryoblast） 由原巨核细胞分化而来的细胞。细胞体积变大，核呈肾形，染色质聚集变粗，核仁可进一步分化成巨核细胞，最终形成血小板。

幼淋巴细胞（prolymphocyte） 为发育中的淋巴细胞。胞体大，圆形或椭圆形，直径 $10～16\mu m$。胞核圆形或椭圆形，有时可有浅的切迹。核染色质较致密粗糙，核仁模糊或消失。胞质较少，淡蓝色，一般无颗粒，或可有数颗深紫红色嗜天青颗粒。在骨髓细胞中仅占 0～2.1%。

幼淋巴细胞白血病（prolymphocytic leukemia, PLL） 是幼淋巴细胞侵犯骨髓、外周血和脾所致的恶性肿瘤。根据细胞类型分为 B 细胞幼淋巴细胞白血病（B-PLL）和 T 细胞幼淋巴细胞白血病（T-PLL）两种类型。临床表现为脾大，而淋巴结肿大不明显或无肿大；白细胞常明显增高，常达 $100×10^9/L$ 以上，白血病细胞几乎为特殊形态的幼淋巴细胞。本病多发生于 70 岁左右的病人，发病率较慢性淋巴细胞白血

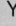

病为低。诊断主要依据为白血病细胞的特殊形态。免疫学检查显示此病75％属 B 淋巴细胞型，25％属 T 淋巴细胞型。治疗为小剂量脾脏照射、白细胞除去术、脾切除或应用联合化疗。

幼年耳郭春季疹（juvenile spring eruption of helix） 其他名称：青年春季疹。日照、寒冷为诱发因素。好发于 5～12 岁儿童。临床表现为耳郭出现红斑，伴瘙痒，继则出现暗红色水肿性丘疹，多数发展为水疱、结痂，有的可呈多形红斑样损害。可在 1 周内消退。可连续数年春季发病。治疗：口服 B 族维生素；局部应用皮质激素或炉甘石洗剂。

幼年甲状腺功能减退症（juvenile hypothyroidism） 始于发育前儿童期，严重时称为幼年黏液性水肿。患儿生长延迟，牙齿萌出缓慢，智力差。在 2 岁以后发病者，往往不引起中枢神经系统严重的永久性损害。较大儿童及青春期发病者，似成人黏液性水肿，有生长阻滞、青年期延迟。治疗：甲状腺激素效果显著。

幼年类天疱疮（juvenile pemphigoid, juvenile dermatitis herpetiformis） 见儿童慢性大疱性皮肤病。

幼年慢性关节炎（juvenile chronic arthritis, JCA） 见幼年特发性关节炎。

幼年［期］黏液性水肿（juvenile myxedema） 少年发育期的甲状腺功能减退症。病因与黏液性水肿相同。表现：发病年龄较小者类似克汀病，较大者类似黏液性水肿。治疗：及早服用甲状腺激素制剂。

幼年特发性关节炎（juvenile idiopathic arthritis, JIA） 曾称幼年慢性关节炎、幼年型类风湿关节炎。是儿童时期以慢性关节炎为主要特点，伴有全身多系统受累的一种常见的结缔组织病。是造成小儿关节残疾和失明的主要原因。幼年特发性关节炎分为七个类型：全身型；少关节型（≤4 个）；多关节型（≥5 个，RF 阴性）；多关节型（≥5 个，RF 阳性）；银屑病关节炎；附着点炎性关节炎；未分化型。幼年特发性关节炎 16 岁以前发病，持续 6 周或 6 周以上的单关节炎或多关节炎，关节肿胀/积液，或（下列体征中的两项或两项以上）活动受损；关节触痛；活动时关节疼痛；关节表面皮肤温度增高（除外其他疾病所致）。诊断依据 16 岁以前起病，不明原因关节肿胀 6 周以上，除外其他疾病的各型表现者。治疗原则为缓解疼痛和炎症；减少或延缓骨、关节破坏；及时评估疗效和治疗副作用。

幼年型 T 波（juvenile pattern T wave） 见持续性幼年型 T 波。

幼年型黄色肉芽肿（juvenile xanthogranuloma） 其他名称：痣状黄色内皮瘤。一种起源于组织细胞的良性病变。临床表现为单个、多个或许多个隆起于皮肤的小结节，黄色，质软。病变偶见于虹膜、角膜，易出血。多数病例可在 1 年至数年内消退。治疗：局部或周身应用皮质激素；可手术或放射治疗。

幼年型腱膜纤维瘤（juvenile aponeurotic fibroma） 见钙化性腱膜纤维瘤。

幼年型类风湿病（juvenile rheumatoid disease） 儿科全身性结缔组织病。表现为不规则发热，关节肿痛，尤以指趾关节为显著，晚期形成关节畸形，常伴有皮疹、肝、脾、淋巴结肿大。幼儿期全身症状较关节症状突出，故名。治疗：萘普生或布洛芬，甲氨蝶呤或柳氮磺吡啶，糖皮质激素。

幼年型类风湿关节炎（juvenile rheumatoid arthritis, JRA） 见幼年特发性关节炎。

幼年型粒-单核细胞白血病（juvenile myelomonocytic leukemia, JMML） 发生于儿童的髓系克隆性疾病。主要以粒细胞和单核细胞增殖为特征，常有红系和巨核系异常。男性发病率约为女性 2 倍。临床表现为全身不适或感染，肝、脾显著肿大。近半数病人淋巴结肿大。扁桃体因白血病细胞浸润而增大，出血较常见。1/4 病人有皮疹。合并神经纤维瘤病Ⅰ型（NF-1）者可见咖啡牛奶斑。实验室检查，外周血可见贫血和血小板减少，白细胞计数增多。主要为中性粒细胞和单核细胞增多，原始细胞<20％。常见核红细胞。骨髓增生极度活跃，以粒系细胞增生为主。大部分病人有多克隆两种球蛋白增高，出现自身抗体。血红蛋白 F（HbF）合成增加是本病重要特征之一。根据血细胞减少和相应症状，以及实验室检查可诊断，缺乏有效的治疗手段。异基因造血干细胞移植可使约半数病人治愈。

幼年型糖尿病（juvenile onset of diabetes mellitus） 其他名称：幼年发病型糖尿病。主要见于青少年，体内胰岛素绝对缺乏，病情较重而不稳定，临床症状显著，如多饮、多尿、多食、消瘦等。多数为胰岛素依赖型糖尿病。治疗：必须用胰岛素。

幼年性骨质疏松（juvenile osteoporosis） 其他名称：特发性骨质疏松。是 8～14 岁青春期儿童的少见病，男性比女性多见。全身骨骼包括手、足都有骨质疏松，轻度外伤即可引起单个或多发性长骨骨折。血钙、磷、碱性磷酸酶正常，尿钙和粪钙增高。也可继发于肝病、小肠吸收不良综合征、皮质醇增多症、白血病等。可自然缓解。继发者治疗原发病。

幼女性外阴阴道炎（infantile vulvovaginitis） 因幼女外阴和阴道上皮抵抗力低，易感染而发生的阴道炎症。主要症状为阴道分泌物呈脓性，刺激外阴；引起痒痛，使患儿哭闹不安。检查时可见外阴红肿，附有脓性分泌物，阴道有脓性分泌物流出。取分泌物作涂片检查可发现有葡萄球菌、链球菌及大肠埃希菌。治疗原则为保持外阴清洁、干燥，向阴道内滴入氯霉素、甲硝唑（灭滴灵）等药液。如有阴道异物，应及时取出。

幼稚子宫（infantile uterus） 见子宫发育不全。

诱变剂（mutagen） 其他名称：突变源。能显著增加生物突变的物理、化学因素。分为物理因素（如紫外线、放射线）；化学因素（亚硝基胍、碱基类似物、吖啶橙、秋水仙素、黄曲霉素）；生物因素（如噬菌体、麻疹病毒）。诱变剂在动植物和微生物育种中被广泛应用，但有些诱变剂本身可致癌。

诱导（induction） 动物胚胎发育过程中，某一部分细胞影响另一部分细胞，使其沿一定方向分化。如蛙胚的脊索中胚层能诱导其上方外胚层细胞分化成为神经组织；视杯诱导邻近的表皮细胞分化成为晶状体。一般说来，每一种结构被诱导出之后，它又可诱导邻近其他结构的产生。

诱导缓解（induced remission） 指白血病经联合化疗治疗的开始阶段。目的是迅速把骨髓内白血病细胞降低到 5％以下，并使正常细胞恢复到正常数量及正常功能。

诱导麻醉（induced anesthesia） 从镇痛期到手术期的全身麻醉诱导期。此期越短，麻醉就越顺利，对病人生理影响越小。全身麻醉时应尽量缩短诱导期。

诱导酶（inducible enzyme） 见适应酶。

诱导契合学说（induced fit theory） 一种阐述酶与底物结合的中间复合物形成情况的理论。由科西兰德（Koshland）提出。该学说认为催化部位是可变的，即底物与酶接触可能引起酶的空间结构改变，使有关残基的空间排列更适宜与底物结合，或进行催化或两者兼备，而使反应易于进行。

诱导学说（instructive theory） 其他名称：模板学说。认为产生抗体的细胞是以抗原为模板而合成与抗原分子结构上互补的蛋白质（抗体）的一种理论。1930 年布瑞尔（Breinl）提出直接模板学说，并认为抗体的抗原结合部位是以抗原决定簇为模板而形成的。1940 年芬纳（Fenner）又提出间接模板学说，认为机体受抗原作用，使细胞适应酶活化，合成相应抗体，而且这种适应酶的变化可在子代细胞中复制下去，从而解释了免疫记忆和抗体的对数增长现象。但模板学说不能阐明机体识别"自己"与"非己"、免疫耐受、回忆反应、终身免疫等现象。

诱发电位（evoked potential） 其他名称：激发电位。在感觉传入冲动的激发下，在中枢神经系统的不同部位产生的局限性的电位变化。可用来研究各种不同性质的感觉传入冲动在中枢神经系统各级水平或不同部位的投射。

诱发电位分析仪（analyzer of evoked potential） 通过某种刺激因素（光、声、电或药物）诱发机体某部位产生电位，记录并分析电位变化的规律，为某些疾病的诊断提供客观生理学依据的仪器。临床上常做的诱发电位分析有：听觉诱发电位、视觉诱发电位、肌电诱发电位等。仪器由各式生物电

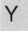

极、刺激器、放大器、显示记录和信号处理装置等构成。由于诱发电位幅值较低（一般在微伏级），且常混杂在噪声之中，为有效记录到信号，常用的技术是信号叠加。对测量信号进行多次叠加放大，而无规律的噪声信号在叠加过程中相互抵消而被删除，从而突出了测量信号。

诱发突变（induced mutation，mutagenesis）　由人们有意识地应用某些物理、化学因素而导致的生物体突变。各种辐射，如α射线、β射线、γ射线、质子以及紫外线等都有诱变作用。某些化学物质如氮芥、亚硝胺等也可引起生物体诱发突变。这些化合物，有的广泛地应用于工业，有的普遍用作杀虫剂、杀菌剂和食物添加剂，它们对人类可造成潜在的遗传损伤，应引起足够重视。

诱发因素（inducing factor）　能够加强某一疾病或病理过程的原因的作用，从而促进疾病或病理过程发生的因素。如肝性脑病发生的重要原因之一是氨中毒，而食管静脉破裂出血是肝性脑病的重要诱因，因为大量血液进入肠道后，血液中的蛋白质分解产物氨基酸经肠道细菌作用后，可产生大量的氨，因而可诱发肝性脑病。

诱因（incentive）　能诱发个体行为的刺激物。是激起行为的外部原因，即环境因素（包括自然性因素和社会性因素）。对人们趋向的、具有吸引力的、能满足个体需要的刺激物称为"正诱因"；对人们所回避的、妨碍其满足个体需要的刺激物称为"负诱因"。

釉质发育不全（enamel hypoplasia）　牙齿发育期间，由于疾病、营养障碍使釉质发育障碍而留下形态结构上的缺陷。轻者牙形态完整，只有色泽和透明度的改变，无自觉症状。重者牙面有实质性缺损，或呈棕褐色蜂窝状甚至无釉质覆盖，表面粗糙。易被磨损及发生龋齿。应注意妊娠妇女保健。对此类牙齿进行防龋处理。

釉珠（enamel pearl）　牙齿上附着物之一。附在牙骨质表面的釉质小块，状如珍珠，粟粒大。能影响牙龈与牙体之间的附着关系，有时形成食物滞留区，引起牙病。治疗：除去。

淤胆型肝炎（cholestatic hepatitis）　其他名称：毛细胆管性肝炎、淤胆型病毒性肝炎。病毒性肝炎的一种特殊临床类型。以长期肝内梗阻性黄疸为特征，主要表现为轻度乏力、皮肤瘙痒、粪便颜色变浅、肝大，但胃肠道症状较轻。血液检查除血清谷丙转氨酶（ALT）轻度或中度升高外，主要为梗阻性黄疸的表现，如血清胆红素、碱性磷酸酶（AKP）、γ-谷氨酰转肽酶（γ-GT）、胆固醇均明显增高。本型黄疸可持续数月至1年以上。大多数病人可恢复。极少数发展为胆汁性肝硬化。治疗：护肝、抗病毒、免疫调节药物治疗基础上，加用泼尼松或地塞米松。

淤血（ecchymoma）　见静脉性充血。

淤血肾（cyanotic kidney）　充血性心力衰竭时，有效肾血流量下降，肾内血流停滞，肾组织淤血、缺氧，使肾小球基膜增厚，肾小管上皮细胞浊肿、变性甚至坏死。临床主要表现有水肿、蛋白尿、血尿和肾功能减退。治疗：控制心力衰竭，给予适量肾上腺皮质激素。

淤滞综合征（stagnatory syndrome）　食管失弛缓症（贲门痉挛）时产生的症状。表现为食物达食管下段，因食管贲门部不松弛而淤滞，食管逐渐扩张，有吞咽困难、食物反流。可出现吸入性肺炎，无器质性病变。X线有助于诊断。治疗：保守疗法，手术。

瘀斑（ecchymosis）　因各种损伤、中毒、感染、过敏或血小板减少等因素，致使血管通透性增高而引起的皮下或黏膜下斑状出血。不高出皮面，压之不褪色，融合成片。

瘀点（petechia）　皮肤、黏膜、浆膜内少量出血。其直径为1~2mm。

瘀点性出血（spotty bleed）　窒息死亡的尸体在体表常出现瘀点性出血，多见于眼结膜穹窿部和颜面部皮肤。出血点呈圆形，针头大，暗红色，孤立或融合。这一变化是因窒息后体内严重缺氧致使毛细血管通透性增大以及血管内压升高等原因所致。

瘀结于腹（blood stasis in the abdomen）　中医病证名。瘀血结于腹部的瘀证。证见腹部或胁下积块，疼痛拒按，固定不

移，或腹大坚满，青筋暴露，皮肤有红缕赤痕，久泻，或大便紫黑，舌紫黯，脉沉涩。治宜清瘀散结，用膈下逐瘀汤。

瘀热（accumulated heat）　中医术语。瘀，郁积停滞之意。瘀热：①指郁积在内的热。如热与湿相结，郁滞日久，发为黄疸。②指瘀留的瘀血，郁而化热的病证。

瘀热发黄（jaundice due to accumulation of heat-evil in the body）　其他名称：瘀血发黄、蓄血发黄。中医病证名。由外感热病，热邪传里，与瘀血相结，郁阻中焦，胆汁外溢而致病。症见肤色暗黄，胸胁刺痛拒按，甚或摸及癥块（肝脾大），舌暗红，脉弦细。治宜攻逐瘀热。

瘀停胸胁（blood stasis in the chest）　中医病证名。瘀血停滞于胸胁部。证见胸胁刺痛、憋闷不舒、心悸懊侬、急躁易怒、舌黯红有瘀斑、脉弦涩。治宜疏肝解郁宽胸、活血化瘀，可用血府逐瘀汤。

瘀血（static blood）　中医术语。血液滞留或凝结于体内，包括血溢出于经脉外而瘀积，也包括血脉运行受阻而滞留于经脉腔内，既是病理产物，又可成为继发性致病因素。可因病致瘀，如跌仆损伤，月经闭止，寒凝气滞，血热妄行等；也可因瘀致病，引起气机阻滞，经脉闭塞，瘀热互结，积瘀成瘕，甚至蓄血发狂等。临床表现较复杂，如面色黧黑，肌肤青紫，皮肤干燥如鳞状，局部固定性疼痛，且多为刺痛、拒按，紫色血肿，小腹硬满，胸胁撑痛，经闭，大便黑色，舌紫暗或有瘀点，脉涩，甚或出现谵妄、惊狂等。

瘀血痹颗粒（yuxuebi keli）　中医成药名。活血通络剂。组成：乳香、威灵仙、红花、丹参、没药、川牛膝、川芎、当归、片姜黄、香附、黄芪。用于瘀血阻络的痹证。症见肌肉、关节疼痛剧烈，多呈刺痛感，部位固定不移，痛处拒按，可有硬结或瘀斑。孕妇忌服。

瘀血乘肺（blood stasis attacking the lung）　中医病证名。瘀血阻于气道，令人咳逆喘促，鼻唇发黑（绀）的一种病证。不急救，可即时致死。

瘀血发热（fever due to blood stasis）　中医病证名。因瘀血内结所引起的内伤发热。症见发热、口干而不多饮、体内常有固定痛处或肿块，或有肌肤甲错、面色黧黑、唇舌青紫或紫斑，脉细涩。治宜活血祛瘀，可用血府逐瘀汤。

瘀血攻心（blood stasis attacking the heart）　中医病证名。瘀血猝然阻于心脑清窍，使人心痛头晕、昏迷不醒的一种病证。易见于产妇及吐衄者。治宜降其气血，活血开窍。

瘀血头痛（headache due to blood stasis）　中医病证名。指头部外伤或由久病入络引起的头痛。症见头痛日久不愈，痛处固定不移，痛如锥刺，或头部有外伤史，舌紫、脉涩。治宜祛瘀通络，可用通窍活血汤。

瘀在少腹（blood stasis in lower abdomen）　中医病证名。瘀血停滞于少腹的瘀证。证见少腹胀满，或疼痛或有积块、癃闭或淋浊，或血尿、尿色紫黑夹血块。舌黯红苔薄、脉沉细。治宜温通下焦、活血化瘀，可用少腹逐瘀汤。

瘀在头面（blood stasis in the head）　中医病证名。瘀血阻滞于头面部。症见头痛、目痛、白睛赤、头发脱落、耳聋失语、不寐、眩晕、健忘，或有癫（狂、痫）证、舌有瘀斑、脉涩。治宜活血化瘀通窍，可用通窍活血汤。

瘀证（blood-stasis syndrome）　中医病证名。血停滞于血脉或积留于体内，使血脉运行不畅。外伤、外感、气滞、正虚、止血不当等皆可导致瘀证。特征是肌肤甲错、面色黧黑、口唇青紫、舌有紫色斑点、腹有积块、刺痛固定不移、脉涩等，治宜祛瘀活血。

瘀阻经络（blood stasis blocking the channel）　中医病证名。症见肢体疼痛、麻木不仁或颤抖，或半身不遂，或截瘫，或肢冷青紫、舌紫黯或有瘀斑、脉细涩。治宜活血通络，可用桃红四物汤或身痛逐瘀汤。

于-杰综合征（Huguier-Jersild syndrome）　见生殖器-肛门-直肠综合征。

余氯（residual chlorine，rest chlorine）　饮用水氯化消毒时，经一定接触时间，满足需氯量后的剩余氯。余氯可分为化合性余氯（NH_2Cl、$NHCl_2$等）和游离性余氯（$HOCl$、OCl^-等）。余氯为评价氯化消毒的指标，它具有抑制水中残存细

菌再度繁殖的能力，发生二次污染时，余氯可消失。

余气量（residual volume）　见残气量。

鱼胆中毒（fish bile intoxication）　吞服鱼胆引起的急性中毒。主要表现为中毒性胃肠炎、肝病、肾病、神经和心肌病症状，重者发生急性肾衰竭、心力衰竭、昏迷等。无特效解毒剂。应立即洗胃，对症治疗和使用可的松类激素。

鱼肝油（cod liver oil）　由鱼类（鲨、鳕、鲅、黄鱼等）和海兽类（海豚、鲸）的肝脏等炼制的脂肪油。色黄，微有鱼腥气，富含维生素 A 和 D。用以防治维生素 A 缺乏症（眼干燥症、夜盲症）和维生素 D 缺乏症（佝偻病、骨软化症）；也用于结核病等辅助剂。常用制剂有清鱼肝油、浓鱼肝油、乳白鱼肝油以及维生素 A 和 D 制剂。

鱼肝油酸钠（sodium morrhuate）　血管硬化剂。为鱼肝油的脂肪酸钠盐。具有使组织坏死、纤维化和止血作用。用于血管瘤、静脉曲张、内痔、腱鞘囊肿、慢性肥厚性鼻炎、鼻出血、颞下颌关节病等。制剂：注射剂，依治疗目的注射或外敷。用前应做过敏试验。

鱼肝中毒（fish liver poisoning）　食用鱼肝引起的中毒。最常见的是鲨鱼、鳕鱼肝中毒。临床表现有头痛、头晕、恶心、呕吐、腹痛、腹泻、发热恶寒、嗜睡、心跳加快、结膜充血、皮肤潮红、水疱、脱发及肝大等。婴儿有烦躁不安及脑膜刺激征。治疗：催吐、洗胃、补液及对症治疗。

鱼际（thenar, thenar eminence; yuji, LU 10）　①手掌的外侧群肌在手掌拇指侧形成的肌性隆起。包括 4 块肌肉，浅层有拇短展肌、拇短屈肌，深层有拇对掌肌、拇收肌。其作用是协助拇指做屈、收、展和对掌动作。拇收肌由尺神经支配，其余 3 块肌受正中神经支配。②中医经穴名。属手太阴肺经。位于第 1 掌骨中点，赤白肉际处。主治发热、咳嗽、咯血、咽喉肿痛、失音等。直刺 0.5～1 寸。

鱼际肌萎缩（greater thenal muscle atrophy）　正中神经麻痹的体征之一。

鱼际间隙（thenar space）　位于中间鞘的桡侧半，掌中间隙、外侧肌间隔与拇收肌筋膜之间的间隙。其近侧端为盲端，远侧经第 1 蚓状肌鞘与示指背侧相通。

鱼精蛋白（protamine）　促凝血药。用于因注射肝素过量引起的出血以及自发性出血如咯血等。制剂：硫酸鱼精蛋白注射剂。注射需缓慢。

鱼口（syphilitic bubo by left）　中医病名。由于硬下疳引起的横痃破溃。见横痃。

鱼类排泄试验（excretion test of fish）　以活鱼进行毒理实验的方法。用于研究化学污染物在水生生物体内的降解速度，测定其半衰期及估算生物最大蓄积量。方法：将鱼染毒或自污染水体中捕捉活鱼，先抽样检测其体内污染物含量，再将含毒鱼放入清水中饲养，每隔 1 日（或 1 周）抽样测定受试鱼体内该污染物的残留量，持续观察 7～8 周或更长的时间，计算污染物在鱼体内的半衰期。

鱼鳞病（ichthyosis）　其他名称：鱼鳞癣、蛇皮病。系一种较常见的先天性皮肤病。病变主要是先天性角化异常，多有家族史。可分先天性鱼鳞病和寻常性鱼鳞病两型。先天性鱼鳞癣为本病最重要的一型，极少见，皮肤病变在胎儿期即发生，皮肤角化增厚如盔甲板样覆盖全身，多数在胎儿期死亡或出生数日内死亡。寻常性鱼鳞病自幼年开始发病，病变主要在四肢伸侧，重者可波及全身，表现为黄褐色或黑色鱼鳞状鳞屑，皮脂腺和汗腺分泌减少。可适当应用保护性软膏。

鱼鳞状皮肤（squamous skin）　覆有褐色多角形鳞屑的皮肤。鳞屑边缘多游离，貌似鱼鳞。鳞屑之间肤色浅，形成白色沟纹。该征多见于鱼鳞病、蛋白缺乏病、恶性肿瘤及麻风病等。

鱼石脂软膏（ichthammol ointment）　其他名称：依克度软膏。消毒防腐药。组成：鱼石脂的黑褐色、有鱼石脂特臭的半固体制剂。能使角质溶解及促进化脓性炎症吸收或防止扩散。用于化脓性皮肤病、淋巴结肿胀、慢性湿疹、银屑病、冻疮等。

鱼腥草（houttuynia, Herba Houttuyniae）　其他名称：臭菜、折耳根、猪姆耳、肺形草、紫蕺。中医药名。清热解毒药。三白草科植物蕺菜的全草。辛，微寒。归肺、肾、膀胱、大肠经。功能清热解毒、排脓消痈、利尿通淋。用于肺痈胸痛、咳吐脓痰、肺炎、肠炎、痢疾、毒蛇咬伤、湿热淋证、水肿。虚寒证及阴性外疡忌服。鱼腥草对金黄色葡萄球菌、溶血性链球菌、肺炎球菌，以及大肠埃希菌、痢疾杆菌、流感嗜血杆菌、沙门菌等有较强抑制作用。

鱼腥草片（yuxingcao pian）　中医成药名。清脏腑剂（清热宣肺剂）。组成：鱼腥草、桔梗。用于痰与热结缠阻肺络所致的发热咳嗽、痰鸣、胸膈满闷、咳痰黄稠、舌红苔黄腻、脉滑数等。

鱼腥草素（decanoyl acetaldehyde）　即癸酰乙醛。从三白草科植物鱼腥草挥发油中分离出的有效成分，现多用合成品。无色鳞片状或针状晶体，能溶于水。对流感嗜血杆菌、耐药金黄色葡萄球菌、结核分枝杆菌、白念珠菌有一定的抑制作用，还可增强白细胞吞噬能力和机体免疫能力。临床用于慢性气管炎、小儿肺炎和慢性宫颈炎等症。

鱼腥草注射液（Injectio Herba Houttuyniae）　抗炎解热药。其作用同鱼腥草素。组成：三白草科植物蕺菜的蒸馏液与适量氯化钠等制成的 pH 值 5.0～7.0 的无色澄明或微显乳光的等渗灭菌水溶液。用于痰热咳嗽、白带增多、尿路感染、痈疖。

鱼腰（yuyao, EX-HN 4）　中医经外奇穴名。位于眉毛中心，直视时瞳孔直上方。主治目赤肿痛、目翳、眉棱骨痛、眼睑下垂、眼睑瞤动等。直刺 0.1～0.2 寸，沿眉中向外斜刺 0.2～0.5 寸。

鱼脂酸（Acidum Olei Jecoris Piscis）　一种不饱和脂肪酸。有降低血脂的作用。适用于高脂血症。常用胶丸剂口服。

髃骨伤（fracture of scapula）　中医病名。肩胛骨骨折。多因跌打、坠撞所致。折端移位者宜手法整复并固定，无移位者只需固定即可。内服活血散瘀、消肿定痛药物；骨折愈合后海桐皮汤（方见扭伤）外洗，并配合功能锻炼。

禹余粮（limonite, Limonitum）　其他名称：禹粮石。中医药名。氧化物类矿物褐铁矿的矿石。组成：三氧化二铁。甘、涩，寒。归胃、大肠、脾经。功能涩肠止泻、收敛止血、止带。适用于久泻不止，尤宜于脾肾阳虚者。妇人体虚的崩漏带下，亦可用之。

语词新作（neologism）　其他名称：创新词。将不同含义的概念或词拼凑在一起，或自己创造文字、图形、符号，并赋予其特殊的意义，不经本人解释，别人无法理解。如用"丛"来表示结婚。常见于精神分裂症。

语言（language）　人类交流的重要工具，由词汇和语法组成。它是中介人们理论活动的显示的最丰富的符号系统。语言是由一系列的符号所组成的系统。它不仅有形、音的物质外衣，还代表着一定的事物和现象，具有确定的意义，提供着所代表事物的信息。掌握带有句子结构的语言是人类所独有的特点。语言是思维的工具，是思想的直接显示。

语言测听（speech audiometry）　超阈测听法的一种。方法：①语言听阈测验。在某一音强级上能听清双音词汇表中 50% 的词数，此分贝数即为语言听阈。我国广东省用双音词测得的正常语言听阈在平均纯音听阈上 15～20dB。②语言辨别率测验。当声强级增加而耳闻词汇的清晰度不再提高时，此时测得的称为最大清晰度。据上海编制的汉语唱片测定，认为正常人用大于语言听阈 40dB 的声强级为宜，最大清晰度可达 95%。正常值暂定为 (82.25±7.259)%，以 15% 作为文化、方言等因素的机动范围。小于 60% 者为耳蜗性感音性聋；显著下降者为蜗后感音性聋。

语言发育（language development, development of speech）　语言是人类特有的一种高级神经活动，是表达思想、观念的心理过程。其发育经过发音、理解和表达三阶段。出生后会哭，2～3 个月能发单音调。8 个月能发重复音节。1 岁后开始理解语言发展阶段。2 周岁后表达语言开始发育。3 岁能唱短歌，但说话有时不流利是正常现象，不要误认为是口吃。语言发育需要听觉、发音器官及大脑功能正常，三者任何一个发育异常，都会影响语言的发育。发育快慢和成人是否经常与他说话有关。

语言沟通障碍（impaired verbal communication）　由身体解剖性缺陷、发音功能障碍、文化差异或心理障碍等因素影响，个体在与他人的交往中所经历的理解或使用语言的能力低下或阙如的状态。

语言训练（speech training，linguistic training）　对聋哑儿童或某些失语症病人，为了使之获得某种程度的说话能力进行的训练。目的是使他们"听"懂对方言语，并能以自己的言语作出相应的回答。具体方法除进行唇读训练外，还可借用可见语言仪和触觉仿真耳，通过视觉和皮肤感觉来帮助恢复语言能力。

语言中枢（speech center）　在人类语言功能方面起主要作用的大脑皮质区域的总称。语言功能为人类所特有，是在全部大脑皮质参与下完成的，但某些区域起主要作用。大多右利手者，语言中枢位于左侧大脑半球。这些语言区包括额下回后部（与说有关）、颞上回后部（与听有关）、额中回后部（与写有关）以及顶下小叶的角回（与读有关）。

语音震颤（vocal fremitus）　其他名称：触觉语颤。被检查者用一定的音量发声引起的振动。经气管、支气管和肺传导至胸壁，检查者可用手掌触及。用于评价其是否对称、增强、减弱或消失，借以判断肺部病变。语音震颤减弱主要见于肺泡内含气量过多、支气管阻塞、大量胸腔积液或气胸、胸膜高度增厚等；反之主要见于肺实变、接近胸膜的肺内巨大空洞或压迫性肺不张。

宇宙环境（cosmic environment）　其他名称：空间环境、星际环境。指地球大气层以外的环境。与人类生存环境密切相关，如太阳辐射及其活动、来自太阳以外的宇宙射线或星际物质、月球与地球相对位置的变动、太阳系在银河系运动的空间位置等，都对人类生存环境产生重大影响。

玉门不闭（atony of cervix）　中医病名。产门不闭，产后阴道外口不能闭合。多因胎前失于调养，产后气血两虚，不能收摄；或因分娩时产门损伤所致。气血虚者，兼见少气懒言、面色苍白、自汗等，宜大补气血。产门损伤者，兼见阴户破溃、焮痛不闭，治宜补血生肌，辅以清热解毒。

玉米朊（zein）　玉米中的蛋白质，制玉米淀粉的副产物。微黄色粉末，不溶于水，能溶于乙醇、丙酮或异丙醇等。有可塑性，脆性较小，如另加塑料物料（如苯二甲酸二乙酯、硅油、吐温等）能加强可塑性。用于防止片剂引湿，增加包衣美观。

玉米油（maize oil）　自玉米胚芽中提取而得的植物油。含有不饱和脂肪酸较多，能防止脂肪在组织内沉积，可作高血压病人的食用油。有预防动脉粥样硬化的作用。

玉女煎（jade maid decoction）　中医方剂。《景岳全书》方。组成：生石膏、熟地黄、麦冬、知母、牛膝。功能清胃滋阴。治阴虚胃热、烦热口渴、头痛牙疼，或吐血衄血、脉浮洪滑大；水煎，温服或冷服。近代也用于急性口腔炎、舌炎而见口舌糜烂属水亏火旺者。

玉屏风散（yupingfeng san）　中医方剂。固表止汗剂，出自《景岳全书》。组成：黄芪、防风、白术。功能益气固表、止汗。用于气虚自汗、表虚易感风寒证。症见自汗恶风、面色苍白、舌淡、脉浮缓。古人谓凡用本药散风邪者当珍之如"玉"，倚之如"屏"，故名。临床可用于慢性鼻炎，配苍耳子服用；支气管炎、荨麻疹属表虚者。

玉泉胶囊（yuquan jiaonang）　中医成药名。扶正剂（滋补心肺的滋阴剂）。另有制剂：丸剂。组成：葛根、天花粉、地黄、麦冬、五味子、甘草。用于治疗糖尿病（亦称消渴）、肺胃肾阴损、热病后阴伤。

玉枢丹（yushu dan）　其他名称：紫金锭、太乙紫金丹、神仙追毒丸。中医成药名。清热祛暑剂。组成：麝香、冰片、雄黄、山慈菇、千金子霜、红大戟、朱砂、五倍子。功能解诸毒、疗诸疮、利关窍。内服用于湿温时邪、头昏胸闷、腹痛吐泻及小儿痰瘰惊闭等症；外敷用于痈疽疔疮等症。孕妇忌用。密闭储藏。

玉真散（yuzhen san）　中医方剂。疏散外风剂。出自《外科正宗》。组成：生白附子、生天南星、羌活、防风、白芷、天麻。功能祛风化痰、定搐止痉，用于破伤风、跌打损伤；症见抽搐、牙关紧闭、项背拘急、角弓反张；脉弦紧。有毒，服量宜慎。破伤风后期津伤气脱者不宜使用。

玉竹（fragrant solomonseal rhizome，Rhizoma Polygonati Odorati）　其他名称：葳蕤、萎蕤、葳参、葳蕤地节、玉参、尾参。中医药名。补阴药。组成：百合科植物玉竹的根茎。甘，平。归肺、胃经。功能养阴润燥、止渴生津。用于热病伤阴、炽热、口干、咽燥、肺热干咳少痰。中寒便溏、痰湿内盛者均忌用。有降血糖和强心作用。

郁病（depression disease，depression）　中医内科疾病之一。因情志不舒、气机郁滞所致，症见心情抑郁、情绪不宁、胸部满闷、胁肋胀痛，或易怒易哭，或咽中如有异物阻塞等。基本治则为理气开郁、调畅气机、怡情移性。

郁火（stagnated fire）　中医病证名。①泛指阳气受郁而出现内热盛的证候。症见头痛、目赤、口苦、腹痛、便秘、小便赤、舌红苔黄、脉数实等症。②指情志抑郁，引起脏腑功能失调，出现内热的病证。可见头痛、胁痛、失眠、易怒、舌尖红边红、脉弦数等。治宜疏肝解郁、清肝泄热。

郁金（curcuma root，Radix Curcumae）　其他名称：马莲、玉金。中医药名。活血药。姜科植物温郁金、广西莪术或姜黄、郁金、莪术的块根。辛、苦，寒。归心、肝、胆经。功能活血止痛、行气解郁、疏肝利胆、清心凉血。用于胸胁腹痛、肝胃气痛、癫痫、经闭癥瘕、行经腹痛、衄血。不宜与丁香同用。

郁李仁（bush-cherry seed，Semen Pruni）　中医药名。润下药。蔷薇科植物欧李或郁李的种子。辛、苦、甘，平。归大肠、小肠、脾经。功能润肠通便、行水消胀。用于大肠气滞肠燥便秘、小便不利、四肢浮肿、脚气。孕妇、阴虚液亏者慎服。

郁冒（oppressive feeling and dizziness）　中医病证名。指昏冒神志不清的病证。症见郁冒眩晕，甚则发生一时性晕厥，但旋即可自行苏醒。可由失血多汗，致气血两亏，复感寒邪，郁闭于内，血虚而不能上荣，邪气逆而上冲引起。

郁证（depressive syndrome）　中医病名。凡滞而不得发越之病，总称郁证。简称郁证。《素问·六元正纪大论》载有木郁、火郁、土郁、金郁、水郁，属五气之郁，后世全称五郁。《丹溪心法》将郁证分为气郁、血郁、湿郁、热郁、痰郁、食郁六种，总称"六郁"。《张氏医通》又有七情郁证，称内郁，如怒郁、思郁、忧郁、悲郁、惊郁、恐郁。脏腑郁证如心郁、肝郁、脾郁、肺郁、肾郁、胆郁、三焦郁等。六气郁证，又称外郁，如风郁、寒郁、湿郁、热郁等。辨证有虚实之分。实证常见有肝气郁结、气郁化火、痰气郁结数种。肝气郁结者，症见精神抑郁，或胸闷胁痛、腹胀嗳气、不思饮食，脉多弦细。治宜疏肝理气为主，可用四逆散。气郁化火上逆者，症见头痛头晕、胸闷胁胀、口苦口干、苔黄舌红、脉多弦数，治宜清肝泻火，可用加味逍遥散。痰气郁结者，症见咽中似有物梗阻，咯之不出，咽之不下，治宜利气化痰，可选用半夏厚朴汤、温胆肠等方。虚证多见久郁伤神和阴虚火旺两类。久郁伤神者，症见精神恍惚、悲忧善哭、疲乏无力，治宜养心安神，可用甘麦大枣汤。阴虚火旺者，症见眩晕心悸、心烦易怒、失眠，治宜滋阴清火、养血柔肝，可用滋水清肝饮等方。

育亨宾（yohimbine，aphrodine）　为 α_2 受体阻滞药的代表。对外周、中枢部位的 α_2 受体均有较强的选择性阻断作用。常作为实验研究工具药应用。在鉴别 α_2 受体上具有特殊的理论价值。

育龄妇女（woman of childbearing age）　处于生育年龄的妇女。其生育年龄的上下限取决于女性的生理状态。人口统计中通常以 15～49 岁为妇女生育年龄。

预测值（predictive value）　其他名称：预见值。是筛选试验或诊断试验的正确性的衡量指标。包括阳性预测值和阴性预测值。一个试验的阳性预测值是指受试者如为阳性结果时，患有该病的可能性多大；而阴性预测值是指受试者如为阴性结果时，不患该病的可能性有多大。预测值受疾病现患率的影响，现患率低，则人群中很多人是无病的，筛选结果会有较多的假阳性者，故收益较小；现患率高，收益大。

预产期（expected date of confinement，EDC） 预计的胎儿产出日期。从最后一次月经的第 1 日后推 9 个月零 7 天，即日数加 7、月份加 9 或减 3。实际上，仅有约 40％产妇于预产期当日分娩，约 60％在预产期前后 5 日之内分娩。月经日期不详者可参照早孕时内诊子宫大小及自觉胎动日期来推测。

预产期计算（expected date of childbirth count） 即内格累规律。从末次月经第 1 日算起，日数加 7，月份加 9 或减 3。这是依据月经周期平均 28 日，排卵在第 14 日计算的。如月经周期较长或缩短应加以调整。

预防对策（preventive countermeasure） 预防控制和消灭疾病的根本策略与具体措施。策略是根据具体情况而制定的指导全面工作的方针。措施是指预防疾病的各种具体方法，策略和措施是不同的，但又是相互联系的。只有在正确策略指导下，采取有效的措施，才能达到预期的预防效果。无策略思想的具体措施，难以解决全局问题，经济和社会效益往往甚小。

预防接种（vaccination, prophylactic immunization） 其他名称：疫苗接种。将生物制品（抗原或抗体）接种到机体，使其获得对某种传染病的特异性免疫力的措施。以保护易感者，预防传染病发生，达到预防、控制、消灭相应传染病的目的。分为：①自动免疫。用免疫原物质的生物制品包括活菌（疫）苗、死菌（疫）苗、类毒素等，接种给易感者，使其机体产生免疫力。②被动免疫。用含有抗体的血清、免疫细胞、干扰素或转移因子等生物制品接种到易感者或暴露者，使之获得现成的免疫物质。因其有效期短，大多用于治疗及接触者的预防。③被动自动免疫。同时采用被动和自动免疫措施，一般用于婴幼儿及体弱易感者。如为了不使暴露于白喉的体弱易感者发病，也可先接种白喉抗毒素（被动免疫）以获得现成的抗体，然后接种白喉类毒素（自动免疫）以获得较持久的免疫力。

预防接种保护率（protection rate of vaccination） 其他名称：保护效价。接种组中受到保护人数的百分比。预防接种保护率＝（对照组发病率－接种组发病率）/对照组发病率×100％。为了确切表示预防接种保护率，有时须计算保护率的 95％置信区间。当观察时限较长，由于人口有流动性，计算发病率时，应当用"人月"或"人年"。

预防接种反应（reaction of vaccination） 见疫苗接种反应。

预防接种后脑炎（postvaccination encephalitis） 见疫苗接种后脑炎。

预防接种禁忌证（contraindication of preventive inoculation） 预防接种前应了解儿童有无过敏史及禁忌证，即有无不能进行接种的疾病。如自身免疫性疾病、恶性肿瘤、免疫缺陷病等为绝对禁忌证，不能进行任何预防注射。一些慢性消耗性疾病，如活动性肺结核、肝炎、溃疡病及急性传染病、发热等为相对禁忌证，待病情恢复后可以注射。不伴有发热的上呼吸道感染及先天性心脏病不禁忌接种。

预防接种事故（accident of prophylactic inoculation, accident of vaccination） 由于预防接种使用的生物制品质量、预防接种差错或污染等造成的不良后果。一旦出现事故，除应积极采取措施处理外，并及时上报有关部门。

预防接种效果指数（effective index of vaccination） 其他名称：保护指数。用以评价预防接种效果的指标。对照组罹患率相当于同时期内实验组罹患率的倍数。先测验接种组对照组发病率差异的显著性，差异显著，可进一步计算效果指数。预防接种效果指数＝对照组发病率/接种组发病率。

预防接种异常反应（abnormal reaction of preventive inoculation） 由预防接种本身所引起的异常反应。如出现晕厥（晕针）、过敏性皮疹、血管神经性水肿、过敏性休克、变态反应性脑脊髓炎、血清病、无菌性脓肿、神经系统异常反应，以及与机体免疫功能缺陷有关的异常反应等。异常反应需经各地预防接种异常反应诊断小组鉴定方可确认。

预防为主（prevention first） 我国卫生与健康工作方针之一。它是卫生工作的基本指导纲领。全面贯彻执行预防为主的方针是消灭疾病，提高人群健康水平的根本措施。继续贯彻执行预防为主方针，目前仍然是我国卫生事业中的重要问题。

预防性门体静脉分流术（prophylactic portal-systemic shunt） 对肝硬化伴有食管下端静脉曲张而无上消化道出血的门静脉高压病人施行门体静脉分流术。

预防性起搏（preventive pacing） 见保护性起搏。

预防性消毒（preventive disinfection） 在未发现明确传染源时，对可能受到病原微生物污染的场所和物品实行的消毒。属于预防性措施，如饮水消毒、乳制品消毒、空气消毒等。

预防医学（preventive medicine） 以预防为主的思想为指导，以人群为主要研究对象，探索自然、社会环境因素对人群健康和疾病的作用规律的科学。是现代医学科学的重要组成部分。为改善和利用环境因素，防止和消灭疾病，增进人群健康水平提供依据。内容包括 3 部分：各门卫生学；流行病学、统计学；社会医学及妇幼保健学。

预激（preexcitation） 部分或全部心室或心肌在正常房室传导系统顺传或逆传的激动抵达心室或心房之前，提早激动的心电异常。一种房室传导异常现象。病因是在正常房室传导系统外尚有先天性附加通道（旁路束）连接心房与心室肌。病人多无器质性心脏病，少数有三尖瓣下移、肥厚型心肌病等，部分有家族性倾向。

预激波（preexcitation wave） 其他名称：delta 波、δ 波或 Δ 波。预激综合征心电图特征之一。是通过旁道预先兴奋心室产生的心室肌去极化波。心电图表现为 QRS 波明显宽大畸形，或 QRS 起始部明显粗钝或切迹，波幅较小。

预激部位（preexcitation site） 兴奋通过旁道传入心室肌的入口。可在不同部位，例如左心室、右心室、室间隔等。故 QRS 环初段向量、预激波及整个 QRS 向量的方位也因之而异，在心电图导联轴上形成不同的 QRS 波形。

预激综合征（preexcitation syndrome, Wolf-Parkinson-White syndrome） 其他名称：WPW 综合征。指在房室传导系统之外存在附加连接组织（房室旁路束），使部分或全部心室或心肌在正常房室传导系统顺传或逆传的激动抵达心室或心房之前，提早出现心电激动，是一种房室间传导异常的现象。是临床上一种常见的心律失常类型。预激综合征的病因是在正常房室传导系统外尚有先天性附加通道（旁路束）连接心房与心室肌。病人大多无器质性心脏病，少数有先天性或后天性心脏病。诊断主要靠心电图。心电图：P-R 间期短、QRS 波群时间长或阵发性心动过速。一般无症状，个别者可发生心功能不全、休克乃至猝死。

阈电位（threshold potential） 引起细胞膜上 Na^+ 通道突然开放的临界膜电位值。细胞受刺激（细胞膜上有外向电流通过）时，细胞膜出现某种程度的去极化使膜电位降低，只有当这个去极化到达此电位值时，才能引起膜上 Na^+ 通道开放，使膜外 Na^+ 大量内流从而产生动作电位。此电位值比正常静息电位绝对值大约少 10～20mV。它是一切可兴奋细胞的一个重要特性参数。

阈剂量（threshold dose, threshold dosage） 其他名称：阈浓度。在毒理学实验中可使一组动物中的大多数开始出现某种效应（如上呼吸道刺激、麻醉、血红蛋白量减少、肝肾功能变化等）的最小剂量或浓度。以（mg/kg）或（mg/m³）表示。一次染毒所得的阈剂量为急性阈剂量，反复多次长时期染毒所得的阈剂量为慢性阈剂量。慢性阈剂量（浓度）为制定毒物容许标准时不可缺少的重要依据。

阈浓度（threshold concentration） 见阈剂量。

阈强度（threshold intensity） 见阈值。

阈上听力检查（suprathreshold audiometry） 利用听阈以上强度级的纯音或噪声来检查听力变化。常用者有双耳交替响度平衡试验、强度辨差阈试验、短增量敏感指数试验和音阈衰减试验等。如果重振试验阳性，则为耳蜗性聋。语言测听乃是以语言作为刺激信号而非纯音，亦属于阈上听力检查。

阈下刺激（subthreshold stimulus, subliminal stimulus） 指低于阈强度的刺激而言。以此种强度施加于组织或细胞时不能引起其兴奋。

阈限值（threshold limit value, TLV） 根据有害物质的性质

和接触时间又可分为下列 3 种：①时间加权平均阈限值；②短时间接触阈限值；③上限值。按其定义是指大多数工人在每天反复接触该浓度下不致引起"有害作用"的浓度。但由于个体敏感性的不同，在该浓度下可引起少数工人不适，或使既往疾患恶化，甚至发生职业病。

阈值（threshold value, liminal value）　其他名称：阈强度。是刚刚能引起组织或细胞发生兴奋（产生动作电位）的最低刺激强度。引起组织或细胞兴奋所需要的阈值越大，说明其兴奋性越低；反之则兴奋性高。故阈值可用来表示组织细胞兴奋性的高低，即兴奋性与阈值成反比。用公式表示为：兴奋性∝1/阈值。

愈喘气雾剂（Aerosol Isoprenalini Compsoitum）　拟肾上腺素类药。组成：盐酸异丙肾上腺素与愈创甘油醚，维生素 C、丙二醇、乙醇、香精等，用二氟二氯甲烷为抛射剂制成。有舒张支气管和兴奋心脏的作用。用于支气管哮喘及心脏传导阻滞。心绞痛、心肌梗死及甲状腺功能亢进者禁用。

愈创甘油醚（guaifenesin, glycerol ether）　其他名称：愈甘醚、愈创木酚甘油醚。止咳祛痰药。白色结晶性粉末，气芳香，味苦，易溶于水及乙醇。能反射性引起支气管分泌增多而产生止咳祛痰作用。用于慢性气管炎的多痰咳嗽、慢性支气管扩张和继发性哮喘。肺出血、急性胃肠炎、胃炎病人忌用。

愈创蓝油烃（guaiazulene）　其他名称：愈创木薁。从桉油、樟油中分离出的一种倍半萜。暗蓝色结晶或黏稠液，不溶于水，易溶于液体石蜡。对光、酸和碱均不稳定。有消炎及促进组织肉芽再生作用，能促进烧伤创面愈合。用于治疗烧伤、冻疮、湿疹及皮炎等症。

愈风宁心片（yufeng ningxin pian）　中医成药名。化瘀宽胸祛瘀剂。组成：葛根提取物。用于高血压的头晕、头痛、颈项疼痛及冠心病、心绞痛、神经性头痛、早期突发性耳聋等症。不可过量服用，以免致头晕、心慌。

愈合（healing）　机体组织受损伤后，经过生物性反应的修复过程使破坏部分得到恢复。其中有的组织是完全再生，有的为不完全再生，而各种组织间又有着密切联系。

愈咳糖浆（Syrupus Glycerylis Guaiacolatis Compositus）　祛痰镇咳剂。组成：愈创甘油醚、喷托维林、马来酸氯苯那敏、加蔗糖等制成的棕色澄明、有香气、味甜微带苦的黏稠液体。用于感冒引起的咳嗽多痰。

元胡（yanhusuo rhizome, Rhizoma Corydalis）　延胡索的处方名。见延胡索。

元胡止痛片（yuanhu zhitong pian）　中医成药名。疏肝和胃理气剂。组成：延胡索、白芷。功能理气、活血、止痛。用于气滞血瘀的胃痛、胁痛、头痛及痛经。

元气（primordial qi）　其他名称：原气。中医术语。禀于先天，藏于肾中，又赖后天精气以充养，维持人体生命活动的基本物质与原动力。主要功能是促进人体的生长发育，温煦和激发脏腑、经络等组织器官的生理功能。

元神之府（brain）　中医术语。李时珍曰："脑者元神之府。"精神意识，记忆思维，视觉器官，皆发于脑。即谓大脑是精神意识的本源。

元素（element）　由具有同一原子序数的原子组成的一种物质。在人体内，氢、氧、碳、氮、磷、硫、钠、钾、镁、钙、氯等元素占人体总重量的 99.95%；锰、铁、铜、钴、锌、钒、硼、铝、钼、碘、硅、锡、镍、氟、硒等元素占人体总重量的 0.05%。后者称为微量元素，多数固定在酶的活性部位，能激活酶和底物，在激素中起调节生理功能的作用。

元素分析（elementary analysis）　鉴定未知物中的各种元素或元素的百分含量。前者称为元素定性分析，后者称为元素定量分析。

芫花（genkwa, Flos Genkwa）　其他名称：药鱼草、头痛花、老鼠花、癫头花、银腰带。中医药名。逐水药。瑞香科植物木芫花的花蕾。辛、苦、温，有毒。归肺、脾、肾经。功能泻水逐饮、祛痰止咳、解毒杀虫。用于水饮、痰癖喘嗽、水肿、心腹胀满、胁痛、瘰疬、精神病等症。亦治头秃头疮。入

丸散剂。虚证及孕妇禁用，反甘草。有利尿、镇咳祛痰作用。

芫花萜（yuanhuacine）　其他名称：芫花酯甲。从瑞香科植物芫花根中分离提取的有效成分。能使蜕膜细胞变性坏死，导致内源性前列腺素合成和释放增加而引起宫缩及流产。羊膜腔或宫腔注射，用于中期妊娠引产、堕死胎，以及与丙酸睾酮、利血平、三烯高诺酮等合用于抗早孕。部分病人出现寒战和发热，可保暖或给予异丙嗪、地塞米松对抗。急慢性肝、肾、心脏疾病，出血倾向，有剖宫产史，哺乳期，生殖道急性炎症及重度宫颈炎者禁用。子宫颈发育欠佳者慎用。

原卟啉（protoporphyrin, pp）　2、7、12、18 位被甲基，3、8 位被乙烯基，13、17 位被丙酸基取代的卟啉衍生物。生物化学上最重要的卟啉。它以原卟啉Ⅸ的形式构成血红素。

原卟啉钠（protoporphyrin sodium, protoporphyrin disodium）　其他名称：保肝能。保肝药。为构成血红蛋白、肌红蛋白、细胞色素、过氧化氢酶的组成部分，易于同金属结合成金属卟啉，提高过氧化氢酶的活性，提高肝细胞的功能，对降低胆红素、谷丙转氨酶疗效显著。适用于急性肝炎、慢性迁延性肝炎、慢性活动性肝炎等各型病毒性肝炎的治疗。常出现皮肤色素沉着，加服核黄素及避免阳光照射可避免。有遗传性卟啉症家族史者禁用。

原肠（primitive gut）　人胚发育第 3 周末，由于三胚层胚盘向腹侧卷折，胚体逐渐由扁盘状变为圆柱状。内胚层被卷入胚体内，形成一条纵行的封闭管道。原肠头端起自口咽膜，尾端止于泄殖腔膜。原肠可分 3 个部分，即前肠、中肠和后肠。原肠是发生整个消化系统和呼吸系统的原基。

原肠形成（gastrulation）　胚胎学术语。原肠形成的过程。是胚胎早期发育的一个重要阶段。在此阶段，胚泡中的内细胞群首先分化出内胚层和原始外胚层。由内外胚层构成的胚即为原肠胚。原肠由内胚层形成，同时有羊膜腔、卵黄囊等附属结构出现，原有囊胚腔则消失。

原虫（protozoa）　是一类单细胞真核动物，在人体寄生的原虫属于原生动物亚界。寄生性原虫约近万种，常见的约有 40 种，对人体可致严重危害的有疟原虫、利什曼原虫、锥虫、溶组织内阿米巴。

原虫学（protozoology）　其他名称：原生动物学。研究单细胞动物的形态、分类、生理、生态、进化、遗传及其与人类关系的科学。近年来，注重对原虫的显微及超显微结构和生理、生化等现象的研究。

原代培养（primary culture）　从供体获取的组织块或分离细胞的首次培养，称原代培养。其特点是原代培养的细胞生物性状与原供体组织较接近，细胞生长、分化和功能或一些实验研究，更能反映体内情况，实验结果可信度较大。

原代细胞培养法（primary cell culture）　以无菌技术将动物、鸡胚或人胚等组织剪碎，经胰蛋白酶消化以获得分散的单个细胞，再用营养液分装在培养瓶中培养，细胞贴于瓶壁，数日后长成单层细胞，称为原代细胞培养。例如人胚肾、猴肾、鸡胚细胞的培养等，一般只能传 2～3 代即退化衰亡。

原单核细胞（monoblast）　原始阶段的单核细胞。单核细胞系定向干细胞，在一定的条件下发育分化成的原始单核细胞。其胞体呈圆形，胞核椭圆形或圆形，染色质呈细网状，核仁较明显；胞质较多，呈蓝灰色，无颗粒。原单核细胞继续分化经过幼单核细胞，最终发育成单核细胞。

原点（null point, isoelectric point, E point）　其他名称：等电位点、E 点。心电向量学术语。在心电活动的休止期，尚未出现电动力时的参考点。

原儿茶酸（protocatechuic acid）　广泛存在于植物界的一种酚酸。现多用合成品。有明显的平喘、祛痰作用和中等强度的抗菌作用。用于喘息性慢性支气管炎。对冠心病有一定的改善作用。

原发闭经（primary amenorrhea）　年过 18 岁的女性或第二性征发育成熟 2 年以上仍无月经来潮者。

原发不孕（primary infertility）　一种不孕症，即婚后从未妊娠过。

原发感染（primary infection）　病原微生物引起机体的首次感

Y

染。与继发感染相对应。

原发免疫性血小板减少症（primary immune thrombocytopenia） 一种获得性免疫介导的，部分病人无明显出血征象的血小板减少疾病。该病的发生是由于病人对自身血小板抗原的免疫失耐受，产生体液免疫和细胞免疫介导的血小板过度破坏和血小板生长受抑，出现血小板减少，伴或不伴皮肤黏膜出血的临床表现。根据临床特征，本病分为急性型和慢性型，儿童多表现为急性型。临床表现，以四肢及躯干皮肤瘀点和瘀斑为主，常有牙龈出血、鼻出血、月经过多。严重者可并发消化道、泌尿道等内脏出血，甚至中枢神经系统出血。诊断是临床排除性诊断。根据病史，家族史，皮肤、黏膜出血症状，其诊断要点如下：①至少2次检查血小板计数减少，血细胞形态正常；②脾一般不大；骨髓中巨核细胞正常和增多，伴有成熟障碍；③排除其他继发性血小板减少症。治疗的目的是控制出血症状，减少血小板的破坏，但不强调将血小板计数提高至正常。

原发射线（primary ray） 发自阳极靶焦点穿过X线管窗口沿直线前进的X线束。

原发性阿米巴脑膜脑炎（primary amebic meningoencephalitis） 耐格里属阿米巴或棘阿米巴引起的一类疾病。病人于嬉水、游泳、潜水后感染。原虫由鼻黏膜经筛板进入中枢神经系统。耐格里属阿米巴引起化脓性出血坏死性脑膜炎，表现凶险，有发热、头痛、昏迷伴局部神经系统体征，脑脊液呈血性或脓性，细菌涂片与培养阴性，涂片中可找到阿米巴滋养体，病人常于24~72h内死亡。棘阿米巴引起的病情发展较慢，脑脊液中发现滋养体可确诊。治疗：早期应用两性霉素B或利福平有一定效果。

原发性氨基酸代谢障碍（primary amino-acid metabolic disorder） 简称氨基酸血（尿）症。一组遗传性酶缺陷或转运失常引起的代谢紊乱疾病。共同症状是喂养困难、反复呕吐、酸中毒、昏迷、惊厥、脱水等。迟发型或良性型患儿常伴智力低下、肝脾大、耳聋、言语困难、发育不良等表现。本病无有效疗法，少数可通过饮食控制防止智力低下及畸形。

原发性包茎（primary phimosis） 新生儿阴茎包皮内板与阴茎头表面有轻度上皮粘连的状况。也可见于正常的男性新生儿，即所谓"生理性包茎"，出生数月后粘连被吸收，包皮内板与阴茎头分离，多表现为自愈性。

原发性T波倒置（primary T wave inversion） 见原发性T波改变。

原发性T波改变（primary T wave changes） 因为心室复极程序反常而直接引起的T波改变。心电图改变主要表现为T波方向和/或形态的变化。以心肌缺血为典型代表，心肌缺血时，面对缺血部位心肌的导联上出现T波倒置。倒置T波的两支对称，顶点居中，又称原发性T波倒置。

原发性侧索硬化症（primary lateral sclerosis） 脊髓侧索锥体束变性所致的疾病。发病年龄平均为30岁左右。起病缓慢，可延续20~30年。表现为进行性、强直性截瘫或四肢瘫，肌张力增强，腱反射亢进，有病理反射。无感觉缺失和膀胱直肠功能障碍。治疗：无有效疗法。

原发性肠系膜肿瘤（primary mesenteric tumor） 其他名称：肠系膜原发性肿瘤。源于肠系膜组织的肿瘤。可分为囊性和实质性两类。前者多为良性，如肠系膜囊肿和淋巴管瘤。后者可为良性，如神经纤维瘤、纤维瘤及脂肪瘤等；或为恶性，如恶性淋巴瘤、纤维肉瘤、神经纤维肉瘤和平滑肌肉瘤等。治疗：手术。不能切除的肿瘤按病理类型放疗或化疗。

原发性传导束退化症（primary conduct degeneration） 其他名称：莱纳格病。心室内传导阻滞主要原因之一。缺乏冠心病的其他证据，且常合并阿-斯综合征。病变常累及左束支或右束支，病因不明病程缓慢，常发生在中、老年人。心电图表现先有右束支或左前分支传导阻滞，继之两支同时阻滞，随之出现高度房室传导阻滞，最后完全性房室传导阻滞伴室性逸搏心律。

原发性传导系统疾病（primary conductive system disease） 见特发性双束支纤维化。

原发性胆道运动共济失调（primary dyssynergia of biliary

movement） 因自主神经功能紊乱而引起的胆道功能障碍。较常见的是奥迪（Oddi）括约肌和胆囊的高张型胆道功能紊乱，产生反复发作的绞痛，常在饭后发生，易在进脂肪餐后诱发。经内镜逆行胆胰管成像（ERCP）插管测压确诊。治疗：调节饮食；解痉利胆药物；无效者于手术疗法。

原发性胆管结石（primary calculus of bile duct） 其他名称：胆管泥沙样结石。原发于肝内、外胆管的以胆色素钙为主的色素性混合结石。按结石所在部位分3型：原发性肝外胆管结石，原发性肝胆管结石，原发性肝内、外胆管结石。治疗：胆总管切开取石T形管引流，胆肠内引流术；结石限于一侧肝内胆管，并有狭窄，适于肝叶或半肝切除。

原发性胆管狭窄（primary stricture of bile duct） 胆管壁炎或溃疡所致的肝内、外胆管纤维瘢痕性狭窄。有别于手术损伤所致的胆管狭窄。原发性胆管狭窄，特别是肝胆管狭窄，在国内是一种常见的胆道疾病，多与结石合并存在。治疗：矫正狭窄，解除梗阻，进行胆肠内引流术。病情反复发作的左肝叶肝胆管狭窄可进行左肝叶切除。

原发性胆汁性肝硬化（primary biliary cirrhosis，PBC） 自身免疫反应介导的慢性进行性胆汁淤积性肝硬化。胆汁性肝硬化的一种较少见类型。一般认为与自身免疫有关。多发于中年女性。起病隐匿，进展缓慢，早期症状轻，主要表现为皮肤明显瘙痒、肝大、眼睑或头部黄瘤，后期可有肝功能失代偿表现。肝功能检查呈胆汁淤积性黄疸改变，血IgM增高，线粒体抗体阳性。肝穿刺活检可确诊。无特效治疗，主要是对症与支持疗法。

原发性低丙种球蛋白血症（primary hypogammaglobulinemia） 免疫缺陷病。机体合成免疫球蛋白的功能低下，使体内IgG、IgM及IgA等有不同程度的缺乏。对疾病高度易感，易患自身免疫性疾病和淋巴网状组织恶性肿瘤。定期注射丙种球蛋白，可能有利于预防感染。

原发性低温综合征（primary hypothermic syndrome） 在体温调节中枢正常情况下，由寒冷环境引起体温自发下降至低于35℃而出现的临床症候群。初期有头痛、肌肉关节僵硬、心跳呼吸加快、血压升高；继之嗜睡、精神错乱；当体温低于32℃，心跳呼吸减慢、心律失常、幻觉、木僵和昏迷。如降至29~24℃，则将因室颤及心脏停搏致死。其他有肝肾损害、消化道出血、肢体坏疽等。治疗：迅速脱离寒冷环境；保温及被动复温；吸氧；预防、治疗多脏器功能衰竭。

原发性癫痫（idiopathic epilepsy） 其他名称：特发性癫痫。原因不明的癫痫。一般与遗传素质有关，多在儿童或青春期发病。

原发性ST段改变（primary changes of ST segment） 由于心肌损伤、电解质紊乱及药物作用等，而直接引起的心电图ST段抬高或降低。一般认为，心内膜下心肌损伤时ST段降低，而心外膜下心肌损伤时ST段则抬高。

原发性房室传导阻滞（primary atrioventricular block） 见特发性双束支纤维化。

原发性非典型肺炎（primary atypical pneumonia） 肺炎支原体肺炎的旧称。1938年赖曼（Reimann）对某些细菌学阴性的肺炎称非典型肺炎，1961年Chanock鉴定为支原体所致，故改名为肺炎支原体肺炎。见肺炎支原体肺炎。

原发性非器官特异的自身免疫性疾病（primary unorgan-specific autoimmune disease） 病变不局限于某一特定部位，往往多数器官同时受累，或病变遍及全身的自身免疫病。如系统性红斑狼疮、类风湿性关节炎等。治疗：糖皮质激素，免疫抑制剂。

原发性非特异性小肠溃疡（primary nonspecific ulcer of small intestine） 空肠或回肠的单纯性溃疡。原因不明，部分病人可能与口服氯化钾肠溶片和利尿剂有关，它们很快在肠内吸收，导致肠壁和肠系膜血管痉挛，使肠腔缺血、坏死而发生溃疡。临床表现为脐周围绞痛、恶心、呕吐、小肠梗阻或出血、穿孔等。治疗：及时手术。

原发性肺动脉高压［症］（primary pulmonary hypertension） 原因未明的肺小动脉原发增生性病变所致的闭塞性肺动脉高压。可能为先天性肺小动脉发育不良，继发肺血管痉挛并缺氧所致的疾病。较少见。早期无症状，晚期有右心室扩大、右心衰竭等，肺动脉瓣第二心音增强，有收缩期喷射音，可伴相对性肺动脉瓣关闭不全的舒张期杂音。右心导管和心血管造影可确诊。可给予血管扩张药物等。

原发性肺动脉扩张（primary pulmonary arterial dilatation）　肺动脉总干扩大而无其他畸形。一种先天性心血管疾病。胚胎发育中，动脉干的分化不均，致肺动脉较大而主动脉较小。临床上无明显症状，体检肺动脉瓣区收缩早期喀喇音和吹风样杂音，第二心音亢进。胸片肺动脉段凸出，心血管造影可确诊。本病不需手术治疗，预后良好。

原发性肺结核（primary pulmonary tuberculosis）　其他名称：初染综合征。原发结核感染所引起的肺结核病。多见于少年儿童，无症状或症状轻微，多有接触史，结核菌素试验多为强阳性，X线胸片表现为哑铃形阴影，即原发病灶、引流淋巴管炎和肿大的肺门淋巴结，形成典型的原发综合征。原发病灶一般吸收较快，可不留任何痕迹。若X线胸片或CT只有肺门淋巴结肿大，则为胸内淋巴结核。应用抗结核药物治疗。

原发性肺泡低通气（primary alveolar hypoventilation，PAH）　一种原因不明的呼吸调节异常。以慢性高碳酸血症为特点，不存在神经肌肉疾病或阻塞性通气功能障碍。呼吸中枢对CO_2刺激的敏感性和反应性降低，致使肺泡通气减少，导致持续存在的高碳酸血症和低氧血症。肺脏正常，多无呼吸系统症状，半数以上病人有脑炎症。临床上可出现通气不足，并有嗜睡、注意力不集中或兴奋过度等神经精神症状及发绀、红细胞增多和右心衰竭。动脉血气分析可见氧分压降低和二氧化碳分压升高。在治疗上禁用安眠药，严重呼吸衰竭可进行气管切开，并加用机械呼吸器治疗。

原发性肺泡低通气综合征（primary alveolar hypoventilation syndrome）　无明显神经肌肉疾病或通气功能障碍而出现的慢性低氧和高碳酸血症。病因未明，睡眠时加重。目前认为其发病机制是呼吸控制系统存在代谢性缺陷，但也有报道少数病人存在神经病理改变。该病主要累及20～50岁的男性，有时男性儿童也发病。

原发性肺总动脉扩张（primary dilatation of main pulmonary artery）　少见的先天性血管畸形。肺动脉总干的血管壁薄弱，在血流长期不断冲击下引起扩张所致。本病多无症状或仅有类似心脏神经症的症状，心脏听诊及X线片有助于诊断，选择性右心室造影可以确诊。无需特殊治疗。

原发性腹膜后肿瘤（primary retroperitoneal tumor）　原发于腹膜后间隙的肿瘤。分为良性和恶性两种。前者有脂肪瘤、纤维瘤、平滑肌瘤、神经节细胞瘤等。后者有淋巴肉瘤、纤维肉瘤、平滑肌肉瘤、脂肪肉瘤等。以恶性肿瘤较为多见。肾、输尿管、肾上腺、胰腺、十二指肠等的原发性肿瘤不属此范围。治疗：手术为主，综合疗法。

原发性腹膜间皮瘤（primary peritoneal mesothelioma）　一种罕见的间皮组织恶性肿瘤。有时与胸膜间皮瘤同时发生，病因与石棉接触有关。多为弥漫性生长，覆盖全部或部分腹膜。主要表现为腹痛、腹水或消化道功能紊乱。腹水量多而顽固，呈浆液纤维素性或血性，或可找到瘤细胞。治疗：目前尚无有效的治疗方法，化疗、放疗效果均不理想。

原发性腹膜炎（primary peritonitis）　其他名称：自发性腹膜炎。系除外由腹腔脏器穿孔、炎症或腹壁贯通伤引起的急性细菌性腹膜感染。多发生于肝硬化及肾病的晚期，以及机体免疫功能低下或腹水时。多隐袭发病。病人有腹痛、腹胀、发热，弥漫性腹膜炎体征。腹水细菌培养可阳性，血白细胞明显增高。治疗应及早使用有效抗生素及支持疗法。

原发性干燥综合征（primary Sjögren syndrome）　其他名称：原发性舍格伦综合征。一种不伴有结缔组织疾病的干燥综合征。与遗传有关的慢性自身免疫性疾病。极易出现神经病变、肌变、雷诺现象、间质性肺炎、胸膜炎、淋巴结炎、关节痛、肾脏病变。好发于绝经期或绝经后的女性。临床特点为干性角膜结膜炎和口腔干燥，不伴有结缔组织病。诊断标准（欧洲）：主诉眼干；主诉口干；涎腺病理活检；希尔默（Schirmer）-Ⅰ试验或玫瑰红染色异常；没有刺激的涎液测

量或涎液图检查异常。以上至少4项，可诊断。予环孢素治疗，颌下腺导管移植术有一定疗效。

原发性肝癌（primary hepatic carcinoma）　简称肝癌。发生于肝细胞或肝内胆管细胞的恶性肿瘤。多数为肝细胞肝癌和胆管细胞肝癌，少数为混合型肝癌。与乙型肝炎、肝硬化、黄曲霉毒素及亚硝胺化合物等因素有关。主要临床诊断依据为肝脏进行性肿大、质地坚硬，甲胎蛋白试验阳性，再通过核素扫描、B超扫描、腹腔镜及CT等检查可确诊。争取早期手术治疗。不宜手术者可采用放疗、抗癌化学药物以及免疫疗法等综合治疗措施。

原发性肝癌的临床分期（clinical staging of primary hepatic carcinoma）　Ⅰ期：无明显肝癌症状和体征或手术发现单个癌结节直径小于5cm。Ⅱ期：症状轻，临床估计或手术发现癌肿局限于一叶（Ⅱ₁），局限于半肝（Ⅱ₂）。Ⅲ期：有明显恶病质、黄疸、腹水或肝外转移之一者或临床估计或手术发现癌肿范围超过半肝者。

原发性肝癌的临床分型（clinical typing of primary hepatic carcinoma）　肝恶性肿瘤的临床分类方法。分3类。①单纯型：无明显肝硬化表现，肝功能基本正常。②硬化型：有明显肝硬化和白、球蛋白倒置等表现。③炎症型：病情发展快，伴癌热或肝功能明显损害，谷丙转氨酶为正常值一倍以上或其他指标明显异常。

原发性肝肉瘤（primary sarcomas of the liver）　见肝肉瘤。

原发性高草酸尿症（primary hyperoxaluria）　遗传性乙醛酸代谢障碍性疾病的统称。临床上以尿草酸排泄增加、反复草酸钙尿石形成、肾钙质沉着和全身不溶性草酸盐沉积为特征。晚期出现尿毒症。治疗：尚无特效疗法。应多饮水，可用饮食疗法及口服大量维生素 B_6 治疗。

原发性高血压（essential hypertension）　见高血压病。

原发性高血压性视网膜病变（primary hypertensive retinopathy）　原发性高血压与动脉硬化密切相关，动脉硬化病人虽未必同时患有高血压，但高血压持续过久必将引起动脉硬化。根据肾脏功能的状况，分为良性（或慢性、缓进型）高血压性视网膜病变与恶性（或急性型）高血压眼底病变。前者分为血管收缩、硬化及渗出3个阶段；后者常伴有肾脏和大脑方面的组织损害。眼底可见动脉缩窄、出血、多数棉絮状白色及星芒状渗出，视盘及附近视网膜高度水肿，严重影响视力。主要是治疗高血压，其他采用对症综合治疗。

原发性睾丸功能减退（primary hypoorchidism）　其他名称：高促性腺激素型睾丸功能减退。睾丸本身病变所致的睾丸功能减退。因睾丸病变使睾酮缺乏导致下丘脑及垂体促性腺激素代偿性增高。

原发性骨髓纤维化（primary myelofibrosis，PMF）　其他名称：骨髓硬化症。骨髓增殖性肿瘤的一种。一种造血干细胞克隆性增殖所致的骨髓增殖性肿瘤。多发于中老年人。主要表现为骨髓中巨核细胞和粒细胞显著增生伴反应性纤维结缔组织沉积，伴髓外造血。临床特点为起病缓慢，脾常明显肿大，外周血中出现幼红细胞和幼粒细胞，骨髓穿刺常干抽和骨髓增生低下。常见贫血症状及由脾大而引起的压迫症状。巨脾常是特征之一，就诊时脾可已达脐水平甚至下达盆腔，质多坚硬，表面光滑并无触痛。骨髓活检可确诊。治疗：主要改善贫血及脾大引起的压迫症状。

原发性坏疽（primary gangrene）　病理学术语。组织的坏死与腐败均由同一种感染因子所致的坏疽。

原发性T环异常（primary T loop abnormality）　单纯由心室复极异常所致的T环改变。心电向量图表现为QRS-T夹角增大，并有T环转向、转速及形态的改变。但QRS环正常。多见于心肌疾病。

原发性甲状旁腺功能亢进症（primary hyperparathyroidism）简称原发甲旁亢。由于甲状旁腺肿瘤分泌过多的甲状旁腺激素所引起的一种疾病。多由甲状旁腺腺瘤所致，少数为腺癌或增生引起。临床特点为高钙血症、低磷血症、碱性磷酸酶升高、骨骼病变和尿路结石。表现为骨痛、骨折、骨畸形、身材变矮，运动受限。X线可见纤维囊性骨炎、脱钙、指骨骨膜下皮质吸收，颅骨斑点状脱钙、牙槽骨吸收等。血甲状

旁腺激素（PTH）水平测定增高。治疗需手术切除腺瘤或增生的腺体。

原发性甲状腺功能减退-乳溢-闭经综合征（syndrome of primary hypothyroidism with galactorrhea amenorrhea）　原发性甲状腺功能减退合并闭经、溢乳为特征的一组病征。其他较常见表现有头痛、头晕、乏力、步态不稳、视力减退等。治疗：给予甲状腺激素类药物。

原发性甲状腺功能亢进症（primary hyperthyroidism, Graves disease）　见毒性弥漫性甲状腺肿。

原发性 Q-T 间期延长综合征（primary Q-T prolongation syndrome）　参见特发性 Q-T 间期延长综合征。

原发性巨球蛋白血症（primary macroglobulinemia, Waldenström macroglobulinemia）　其他名称：瓦尔登斯特伦巨球蛋白血症。由淋巴细胞和浆细胞无限制地增生，并产生大量单克隆 IgM 所引起，以高黏滞血症、肝大、脾大为特征的疾病。病人有软弱、乏力、头痛、视力减退、易出血；视网膜血管渗出、静脉充盈伴血管节段状、腊肠样改变；苍白、肝大、脾大和淋巴结肿大为主要体征。X 线胸片显示肺部弥漫性浸润。实验室检查有贫血、血清中单克隆 IgM 增高，通常＞30g/L。髓内浆样淋巴细胞浸润。治疗可用化学疗法。贫血输注红细胞悬液。高黏滞血症采用血浆置换法治疗。

原发性巨输尿管症（primary megaureter）　输尿管畸形。特点是无机械性梗阻，输尿管远端扩张，无伸长、屈曲。多见于男性，左侧常见。症状多以感染、血尿及疼痛为主，如双侧病变可有尿毒症。治疗：重症可行手术。

原发性淋巴水肿（lymphedema praecox）　其他名称：早发性淋巴水肿。淋巴系统发育不全或不同程度的缺损所致的淋巴回流障碍造成的肢体肿胀。根据开始发生水肿的年龄又分为：先天性，从婴儿出生或出生后不久发生的淋巴水肿；早发性，在 35 岁以前发生的淋巴水肿；迟发性，35 岁以后发生的淋巴水肿。

原发性流感病毒肺炎（primary influenza viral pneumonia）　流行性感冒类型之一。见于流感流行期，原有心、肺慢性病及体弱者易患，2 岁以下儿童居多。常有高热、烦躁、呼吸困难、咳嗽和发绀，肺部呼吸音减弱，X 线可见两肺近肺门部有结节状影。以对症治疗为主。

原发性慢性传导阻滞（primary chronic block）　见特发性双束支纤维化。

原发性慢性肾上腺皮质功能减退症（chronic primary adrenal insufficiency）　其他名称：艾迪生病、阿狄森病、慢性肾上腺皮质功能减退症、慢性肾上腺皮质功能不全。由于双侧肾上腺皮质萎缩、结核等严重感染或肿瘤等引起肾上腺皮质严重破坏，多数是由于结核破坏了肾上腺皮质或双侧肾上腺皮质大部或全部切除所致，引起肾上腺皮质激素分泌不足所致的疾病。也可继发于下丘脑分泌促肾上腺皮质激素释放激素（CRH）及垂体分泌促肾上腺皮质激素不足所致，但由肾上腺本身引起者多见。

原发性门静脉高压症（primary portal hypertension）　见特发性门静脉高压症。

原发性弥漫性食管痉挛（idiopathic diffuse esophageal spasm）　食管在同一时间内有重复的非蠕动性强烈的收缩。临床特点为：①胸骨后疼痛或咽下困难，或两者同时存在。②X 线检查时可见局限不移动的收缩波。用食管内压力测量计可证实。治疗：镇静及解痉剂，气囊扩张术，手术。

原发性免疫缺陷病（primary immunodeficiency disease, PID）　其他名称：先天性免疫缺陷病。因免疫系统遗传缺陷或先天发育不全造成免疫功能障碍所致的免疫缺陷病。分为联合免疫缺陷、抗体缺陷为主的免疫缺陷、其他确认的免疫缺陷综合征、免疫调节异常性疾病、吞噬细胞数量和/或功能缺陷、固有免疫缺陷、自身炎症性疾病、补体缺陷八大类。多见于婴幼儿，除有免疫功能缺损外，还常伴有其他组织器官的发育异常或畸形。治疗：骨髓移植，免疫球蛋白替代疗法。

原发性尿崩症（primary diabetes insipidus）　其他名称：特发性尿崩症。指中枢性尿崩症临床上尚未找到明显病因者。部分病人尸体解剖发现下丘脑视上核与室旁核神经细胞明显减

少或几乎消失，这种退行性病变原因未明，可能与遗传有关。表现、诊治见尿崩症。

原发性皮肤淀粉样变性（primary cutaneous amyloidosis）　由淀粉样蛋白质沉积于皮肤组织所致的疾病。病因未明，部分病人有家族遗传史或。先有剧烈瘙痒，皮损常初发于小腿伸面，早期为针头大褐色或肤色的斑点，逐渐发展成丘疹，顶部有黑色角质栓，早期疏散发生，以后可密集成片，呈黄癣状斑片，常排列呈串珠状，病程缓慢。治疗：局部外用雷琐辛水杨酸油剂，小片皮损时可于损害皮内注射皮质激素。

原发性脾功能亢进性血小板减少综合征（primary hypersplenic thrombocytopenia syndrome）　原因不明的脾功能亢进引起血小板阻留破坏、数量减少的一组综合征。表现为皮肤瘀点瘀斑、紫癜、鼻出血、牙龈出血、脾大。实验室检查显示血小板减少，可伴有贫血及中性粒细胞减少。治疗：脾切除。

原发性脾性全血细胞减少综合征（primary splenic pancytopenia syndrome）　一种原因未明的、以脾大及全血细胞减少为特征的综合征。病人可出现疲乏、心悸、发热、肢体疼痛、脾大、骨髓有核细胞增生活跃等表现。治疗：脾切除。

原发性器官特异性自身免疫性疾病（primary organ-specific autoimmune disease）　在特定器官发生的自身免疫性疾病。病变只限于有特异抗原的器官。如桥本甲状腺炎、自身免疫性萎缩性胃炎和恶性贫血等。

原发性醛固酮缺乏症（primary aldosteronopenia）　某种原因所致的肾上腺皮质受损，主要累及球状带，或由于盐皮质激素合成的有关酶的先天性缺陷，均可引起盐皮质激素（醛固酮）合成和分泌减少，随尿排钠增多而造成低钠血症、低血容量及低血压；由于肾小管分泌 K^+ 和 H^+ 发生障碍，可引起高钾血症及代谢性酸中毒。

原发性醛固酮增多症（primary aldosteronism, primary hyperaldosteronism, Conn syndrome）　其他名称：康恩综合征。简称原醛症。肾上腺皮质肿瘤或增生、分泌过多醛固酮所致的，以高血压、低钾血症、低血浆肾素及高醛固酮为主要特征的疾病。醛固酮增多症的一类。包括醛固酮瘤、特发性醛固酮增多症、醛固酮癌、糖皮质激素可抑制性醛固酮增多症等。临床特点为高血压、低钾血症所致的肌乏力、软瘫、低钾性心脏变累、肾功改变、尿碱改变、尿频等。实验室检查可见血浆醛固酮升高，肾素活性降低，CT、MRI 等可见肾上腺肿大、增生等。肿瘤所致者宜手术切除；增生型虽可行肾上腺大部切除，但效果差，倾向于药物治疗。

原发性绒癌（primary choriocarcinoma）　非妊娠性绒癌。发生于未婚及绝经后妇女，甚至男性，乃是胚胎期部分滋养细胞异常发展的结果。

原发性肾淀粉样变性（primary renal amyloidosis）　无原因可查的肾淀粉样变性。常同时伴有心肌、舌肌、消化道、皮肤和神经系统的淀粉样病变。可表现为肾病综合征，晚期表现为肾衰竭。目前无有效治疗方法。

原发性肾素瘤（primary renin-secreting tumor）　一种少见的良性肾脏肿瘤。位于肾小球旁器单发。表现为严重不易控制的高血压和继发性醛固酮增多症。治疗：予肿瘤摘除术，也可经腹腔镜手术切除。

原发性肾素增多症（primary reninism）　其他名称：罗-基（Robertson-Kihara）综合征、原发性肾素分泌过多症。由于良性的球旁细胞瘤分泌过多的肾素，导致高血压与继发性醛固酮增多，肾性失钾及低钾血症。多见于女性和青年人。临床表现：严重高血压、视网膜病变；低钾血症及代谢性碱中毒；肾上腺皮质增生不进表现；除尿中蛋白外，基本正常；血浆肾素活性明显增高；尿中醛固酮活性明显增加。应用抗肾素活性药有明显降压效果。及时手术治疗。

原发性肾小球疾病（primary glomerular disease）　各种病因引起双侧肾脏弥漫性或局限性肾小球病变。是导致慢性肾衰竭最常见的病因之一。主要发病机制是免疫系统功能异常导致肾小球损伤。常见的临床表现包括肾脏疾病本身的表现及肾功能减退后引起各系统并发症的表现，包括尿色异常、尿泡沫增多、尿量异常、排尿异常、水肿、腰酸腰痛、乏力、贫血、高血压、精神异常等。临床分型有肾炎综合征、肾病综

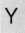

合征和无症状性蛋白尿和/或血尿。治疗合理应用利尿剂、糖皮质激素、免疫抑制剂。

原发性肾性糖尿（primary renal glucosuria）　其他名称：家族性肾性糖尿、良性糖尿。近端肾小管对葡萄糖再吸收功能减退而引起的疾病。本病少见。根据糖滴定曲线分三类：A 型，真性糖尿；B 型，假性肾性糖尿；O 型，任何情况下，都不能重吸收葡萄糖。本病无症状。诊断根据常出现糖尿但血糖不高，糖耐量试验正常。碳水化合物储存和利用正常，无糖尿病史或肾病病史，肾功能正常。不需治疗，可对症治疗。

原发性失眠（primary insomnia）　失眠的一种类型。一种慢性综合征，由未知的生理或心理原因导致。

原发性十二指肠腺癌（primary duodenal adenocarcinoma）　一种少见的十二指肠恶性肿瘤。临床表现有上腹烧灼感、钝痛或隐痛；饱胀、呕吐等梗阻症状；黄疸；呕血、便血以及全身乏力、体重下降、发热、贫血等。X 线及十二指肠镜检查可以确诊。以手术治疗为主。

原发性视网膜色素变性（primary pigmentary degeneration of retina）　是一种具有明显遗传倾向的慢性、进行性视网膜色素上皮和光感受器的变性疾病，为常染色体显性或隐性遗传或性连锁遗传。病人主要症状是夜盲和双眼视野逐渐向心性缩小。眼底可见视神经乳头萎缩呈蜡黄色，视网膜血管显著变细。视网膜上有蜘蛛样或骨细胞样色素。荧光素血管造影可见透见荧光，灌注迟缓及荧光素渗漏。视觉电生理检查有助于诊断。该病可并发白内障、近视、囊样黄斑变性。无特效疗法，主要是采取综合治疗。

原发性室颤（primary ventricular fibrillation）　其他名称：非循环衰竭型室颤。室颤分型之一。室颤发生前病人无呼吸衰竭和心力衰竭，而循环功能良好者。其室颤的形成可能与心肌梗死等疾病导致心室肌自律性高度不稳定有关。积极地进行复苏治疗，成功后用药维持或植入除颤复律起搏器。

原发性输卵管癌（primary carcinoma of fallopian tube）　女性生殖器官中最少见的一种恶性肿瘤。平均发病年龄为 52 岁。多数病人有原发性或继发性不育史。阴道流水是最主要的症状，排液中液体多为淡黄色或血性稀薄液体，量多少不一，一般无臭味。阴道不规则出血亦比较常见。近半数病人有下腹痛。少数病人可触及下腹肿块。妇科检查可触及盆腔肿块，经 B 超或彩超检查以及腹腔镜检查有可能确诊。治疗以手术切除为主，放疗和化疗为辅。

原发性铁粒幼细胞贫血（primary sideroblastic anemia）　骨髓增生异常综合征（MDS）的难治性贫血伴环形铁粒幼细胞（RARS）。环形铁粒幼细胞有两种类型：单纯铁粒幼细胞贫血；伴有多系发育异常的铁粒幼细胞贫血。

原发性铁质沉着病（primary siderosis）　其他名称：血色病。可能为遗传缺陷所致。表现为特殊的皮肤色素沉着（古铜色）、糖尿病及肝硬化三联征。血清铁明显增高。治疗：应用铁络合剂（去铁胺），或反复放血；糖尿病常需胰岛素治疗。

原发性停搏（primary arrest）　与快速心律失常及治疗措施等无关的心脏停搏。是起搏点受病变影响所致，即一般常见的停搏。应按心搏骤停救治。

原发性痛经（primary dysmenorrhea）　指生殖器官无器质性病变的痛经。目前认为原发性痛经的病理机制与子宫内膜的前列腺素含量增高有关。典型的临床表现是在月经血流出前数小时出现痉挛性下腹疼痛，行经第一天疼痛达高峰，持续时间长短不一，由数小时至 2～3 天。疼痛程度也不一致，严重时可出现头晕、低血压、恶心、呕吐、面色苍白、出冷汗等。随着年龄的增长，症状逐渐减轻。治疗原则是对症疗法，使用吲哚美辛等止痛剂，于月经第一天开始服药至月经干净停用。应用雌、孕激素序贯疗法，连用 3 个周期。月经前 7～10 天口服避孕药也能减轻症状。

原发性网膜肿瘤（primary omental tumor）　原发于网膜的肿瘤。表现为钝性牵拉性腹痛及下坠感，可扪及边界清楚、可移动、无触痛的腹部肿物。恶性网膜瘤生长迅速，可出现腹水、消瘦、乏力和贫血。腹部 X 线及 B 超检查有助于诊断，

病理检查可确诊。治疗：良性瘤单纯摘除；恶性瘤扩大切除；不能切除者试行化疗或/和放疗。

原发性妄想（primary delusion）　在无其他心理因素障碍的基础上，突然产生的妄想。如病人突然认为街上的行人对他都有敌意。原发性妄想对于诊断精神分裂症有着特殊重要的意义。

原发性胃淋巴瘤（primary lymphoma of stomach）　原发于胃，起源于黏膜下层淋巴组织的恶性肿瘤。发病率仅次于胃癌的恶性肿瘤。儿童罕见，男性发病率高。病变好发于胃窦部及幽门前区，组织病理学上绝大部分是 B 细胞淋巴瘤，低度恶性，并具局限化趋势。病因与发病机制尚不清楚。临床症状无特异性，中上腹痛常见，可有恶心、食欲减退、腹胀、嗳气。早期症状不明显，后期可有贫血、黑便和体重下降，上腹部有时可扪及包块。X 线钡餐检查、胃镜检查和病理活检、CT 检查可诊断。以手术治疗为主，术后辅以放疗和/或化疗，抗幽门螺杆菌治疗。

原发性吸收不良综合征（primary malabsorption syndrome）　其他名称：麸质诱发性肠病、乳糜泻。摄入含麸质食物所致的吸收不良综合征。有长期腹泻、腹胀，原因不明的消瘦、水肿，骨质疏松或难治性贫血等。起病年龄有两个高峰，即幼儿期和青壮年期。女多于男。小肠黏膜活组织检查对诊断最有帮助。治疗：严格遵守无麸质食谱。凡含有麸质的食物如小麦、大麦、黑麦或燕麦均应禁食。

原发性纤毛不动综合征（primary immotile cilia syndrome）　见原发性纤毛运动不良症。

原发性纤毛运动不良症（primary ciliary dyskinesia，PCD）　其他名称：纤毛不动综合征、原发性纤毛不动综合征。泛指所有的先天性纤毛功能障碍。原发性纤毛运动障碍同时有脏器移位的为卡塔格内综合征（Kartagener syndrome，KS）。纤毛上皮分布于上、下呼吸道，耳咽管，脑及脊髓的室管膜和输卵管等处，位于精子尾部是一种特殊的纤毛。原发性纤毛运动障碍包括纤毛结构缺陷、放射轮辐缺失、微管中央二聚体缺失、外部或内部动力蛋白臂缺失或两者全部缺失、中央鞘缺失等。临床表现为咳嗽、脓痰、咯血、呼吸困难、肺不张、反复发生上呼吸道感染，可伴有鼻息肉、额窦异常或副鼻窦发育不全等。可伴慢性复发性中耳炎、鼓膜穿孔、流脓。精子尾失去摆动能力致不育症。确诊须根据典型临床状和黏膜活检透射电镜检查。治疗主要为抗生素抗感染，祛痰药，物理治疗促痰液排出等。

原发性小肠溃疡（primary ulcer of small intestine）　其他名称：原发性非特异性小肠溃疡。病变位于空肠或回肠，多在小肠系膜对侧缘，溃疡呈单个或多个卵圆形，边缘清楚。有时深达浆膜层，常可引起出血、穿孔。远段空肠或回肠溃疡多伴有腹泻。治疗：切除病变肠袢后可愈。

原发性小肝癌（primary microhepatic carcinoma）　直径小于5cm 的原发性肝癌。病人可无症状和体征。肝扫描及超声检查也可无异常发现。部分病例甲胎蛋白呈阳性反应。经观察一定时间后甲胎蛋白持续阳性者，肝癌的诊断基本成立，CT 可协助诊断。治疗：及早手术切除。

原发性心肌病（primary cardiomyopathy）　以心脏增大为特点，缓慢发展为心力衰竭的心脏病。原因不明。特点：心肌有进行性、坏死性和纤维性的变化，心内膜可有纤维化及附壁血栓。分 3 型：①充血型；②肥厚型；③限制型和闭塞型。治疗：以预防并发症和对症治疗为主，必要时手术。

原发性心脏阻滞（primary heart block）　见特发性双束支纤维化。

原发性血管炎（primary vasculitis）　以血管壁炎症和坏死为基本特征的疾病。一组自身免疫性疾病。不合并另一种已明确的疾病的系统性血管炎。病因多不明，感染、肿瘤、药物、慢性炎症性疾病等可破坏血管，血管内皮细胞受损，也可随不同病原、环境和遗传因素，导致免疫复合物沉积于血管壁，或细胞介导的免疫异常，引起炎症反应。临床表现缺乏特异性，常有重叠，其共同表现有：乏力、发热、体重减轻、各种皮疹、关节及肌肉疼痛等，累及肺、肾脏、胃肠道、神经系统等常出现相应的临床表现。诊断较困难，根据

Y

实验室检查、病理活检及影像学检查综合判断。治疗：糖皮质激素、免疫抑制剂。

原发性血尿 （primary hematuria） 肾盏静脉病变，发生破裂、出血，形成静脉瘘，而导致的血尿。由于病变部位较小而位置隐蔽，临床上检查常不易发现，表现为"原因不明"的血尿。一旦确诊，以应用止血药物治疗为主，严重不易止血者，行手术治疗。

原发性血小板减少性紫癜 （primary thrombocytopenic purpura） 一种病因未明的免疫性血小板减少性疾患。病人血液循环中存在血小板抗体，引起血小板破坏增多。分为急性及慢性两种类型，急性型多见于儿童，慢性型多见于成人。表现为皮肤黏膜出血，严重者内脏也有出血。发生出血时血小板大多低于 50×10^9/L，若低于 20×10^9/L 则自发出血不可避免。急性型骨髓巨核细胞呈明显左移表现，慢性型的巨核细胞则呈成熟障碍表现。肾上腺皮质激素为首选治疗药物，如无效尚可用免疫抑制疗法及脾切除术等治疗。

原发性血小板增多症 （essential thrombocythemia, ET） 其他名称：出血性血小板增多症。起源于多能干细胞的克隆性疾病。其特征为外周血中血小板持续增多，伴功能异常，骨髓中巨核细胞过度增殖。起病缓慢，出血和血栓形成为主要临床表现，可有疲劳、乏力、脾大。治疗目标是预防出血和血栓，降低疾病转化的风险。以白消安（马利兰）为安全有效的首选药物，高三尖杉酯碱、环磷酰胺、苯丁酸氮芥、美法仑等均可应用，或以放射性同位素治疗。

原发性阴道鳞状细胞癌 （primary vaginal squamous cell carcinoma） 原发于阴道鳞状上皮的恶性肿瘤。病变起初为一小而脆的乳头状肿物或小结节，逐渐发展成菜花状肿块或僵硬肿块，或形成溃疡。主要症状为阴道流血或有水样、米汤样、血样排液并有恶臭。病理检查可确诊。治疗：手术或放疗。

原发性硬化性胆管炎 （primary sclerosing cholangitis, PSC） 其他名称：狭窄性胆管炎。一种肝内外胆管进行性闭塞性纤维化导致胆源性肝硬化、慢性胆汁淤积综合征、门静脉高压和最终肝衰竭的慢性胆汁淤积性肝病。临床表现为梗阻性黄疸，伴有溃疡性结肠炎等，多发生在 30～50 岁。男性多于女性。经皮穿刺肝胆道成像（PTC）和经内镜逆行胆胰管成像（ERCP）检查有助于诊断。治疗：尚无特效方法，外科治疗切开狭窄胆管，扩张后放入导尿管或塑料管作支撑引流；应用类固醇激素及广谱抗生素。

原发性支气管肺癌 （primary bronchial carcinoma） 简称肺癌。起源于支气管黏膜或腺体的恶性肿瘤。大量吸烟、空气污染与本病关系密切。按起源部位可分为中央型和周围型肺癌；按组织学分类大致可分为鳞癌、腺癌、大细胞肺癌和小细胞肺癌。临床表现与癌肿的部位、大小、是否压迫或侵犯邻近器官以及有无转移等情况有密切关系，早期可表现为刺激性干咳、胸痛或痰中带血丝。胸 X 线片、纤维支气管镜、CT 及痰细胞学检查确诊。治疗上采取手术、化疗、放疗相结合的综合方法。

原发性支气管肺淀粉样变 （primary bronchopulmonary amyloidosis） 支气管肺细胞外淀粉样蛋白质（从免疫球蛋白的轻链衍化）沉积的一组临床疾病。分 4 型：局限性支气管淀粉样病、弥漫性支气管肺淀粉样变、肺实质内结节状淀粉样变、弥漫性肺实质淀粉样变。病因不明，少见。临床表现为干咳，若淀粉样变引起支气管阻塞，可有哮鸣音、呼吸困难、发热、咳脓痰等。少数病人咯血。X 线显示肺实质孤立性或多发性块状阴影，有时出现钙化灶、空洞。肺门、纵隔淋巴结肿大。支气管镜常可查到结节，活组织检查可确诊。治疗：通过支气管镜或手术切除。多发结节或弥漫型缺乏有效疗法。

原发性直立性低血压 （primary orthostatic hypotension） 一种广泛的自主神经和躯体神经疾病。病因不明。病人直立时，血压显著下降，导致脑供血不足。少数病人于起病后数年，出现躯体神经受损，如眼睑下垂、膝反射亢进、锥体束征阳性等。治疗：可用麻黄碱、二氢麦角胺、吲哚美辛、多巴胺及肾上腺皮质激素、中药等。

原发性子宫收缩乏力 （primary uterine atony） 产程一开始子宫收缩即乏力。系不协调宫缩乏力，子宫颈口不能正常扩张。表现为潜伏期延长，或宫颈扩张活跃早期延缓或停滞。常有头盆不称和/或胎位异常，使胎头无法衔接。需与假临产鉴别。

原发性纵隔肿瘤 （primary mediastinal tumor） 原发于纵隔部的肿瘤。种类繁多。以胸腺瘤、神经源性肿瘤和畸胎瘤多见，其他还有囊肿、胸内甲状腺肿、淋巴瘤等，但少见。多为良性，但可能恶变。局部症状包括呼吸困难、吞咽困难、膈肌麻痹、声音嘶哑、霍纳（Horner）综合征和上腔静脉阻塞综合征等；系统症状典型的是高钙血症。治疗：手术切除。纵隔淋巴瘤以放疗为主，辅以化疗。

原核生物 （procaryote, prokaryon） 指细胞内没有真正细胞核，只有核质，而无核膜的低等生物。细胞内除核质外，还有简单的细胞器。细菌、立克次体、支原体和螺旋体等均为原核生物。

原核细胞 （prokaryotic cell, prokaryocyte） 细胞内遗传物质没有膜包围的一大类细胞。不含膜相细胞器。因其无核膜，故无典型细胞核。胞质内尚未分化出线粒体等细胞器，核糖体小，有胞壁酸。直接分裂繁殖（多为无丝分裂）。包括细菌、放线菌、螺旋体、立克次体、衣原体和支原体以及少数蓝丝藻类。

原核细胞型微生物 （prokaryote microorganism） 细胞的分化程度较低，仅有原始核质，呈环状裸 DNA 团块结构，无核膜和核仁，胞质内细胞器不完善，只有核糖体。属于原核胞型的微生物统称为细菌，包括古细菌、真细菌和蓝细菌。

原红细胞 （proerythroblast） 原始阶段的红细胞。细胞大而圆，核圆，染色质呈细粒状，可见 2～3 个核仁，胞质嗜碱性强，具有分裂增殖能力。约占骨髓细胞的 0～1.9%。

原肌球蛋白 （tropomyosin） 存在于平滑肌、骨骼肌和心肌中的蛋白质。分子细长，可同时结合 7 个肌动蛋白分子的一种肌动蛋白结合蛋白。使肌动蛋白纤维稳定，并在肌肉收缩的调节中起重要作用。

原基 （anlage） 其他名称：始基。个体发生中发育成机体特定器官的胚胎区。它是胚胎发生中将形成各个器官和组织的雏形结构，即各器官和组织的原始基础。

原浆细胞 （plasmablast, protoplasmic cell） 其他名称：成浆细胞。B 淋巴细胞受抗原激活后转化形成的大型细胞。可增殖分化为浆细胞。圆形或椭圆形，直径 15～20μm。胞核圆形，占细胞的 2/3 以上，常偏位。核染色质呈粗颗粒网状，紫红色。核仁 2～5 个。胞质量多，呈灰蓝色，不透明，核的一侧可有半圆形淡染区，不含颗粒。骨髓细胞中仅占 0～0.1%。

原胶原 （tropocollagen） 前胶原在细胞外被特异性蛋白酶水解除去两端的端肽后生成的分子。由原胶原分子自动装配成胶原原纤维。原胶原为三股螺旋分子，含 3 条多肽链，每条多肽链约含 1 000 个氨基酸残基。前胶原是原胶原前体，在其肽链的 N 末端和 C 末端均有多余的肽链构成球部，它们在细胞外由溶胶原肽酶水解除去，从而转变为原胶原蛋白单体，以后这些单体通过分子内和分子间的交联聚合成为不溶性的原纤维，进一步聚合成为排列规则的胶原纤维。

原胶原蛋白 （tropocollagen） 胶原蛋白的分子单位。宽约 1.4nm，长约 280nm，分子量约为 300 000。它由 3 个多肽链相互缠绕而成。呈伸展状的螺旋结构。其分子组成的特点是富含甘氨酸、脯氨酸、羟脯氨酸和羟赖氨酸。原胶原分子彼此交织即形成不同类型的胶原蛋白。

原结 （primitive node, protochordal knot） 胚胎发育第 3 周时，原条头端的结节状膨大。与三胚层的发生和脊索的形成相关。由此相继出现原凹、原沟等，诱导脊索的发生。

原巨核细胞 （megakaryoblast） 由巨核细胞系祖细胞分化而来的细胞。体积较其他原始细胞大，圆形，核大，染色质粗大，核仁 2～3 个，胞质嗜碱性，不含有特殊颗粒。数量不多。原巨核细胞又经过细胞核的数次分裂，但胞质不分裂，形成巨核细胞。

原粒细胞 （myeloblast） 其他名称：成髓细胞。原始阶段的粒细胞。细胞较大而圆，核圆，染色质呈细网状，可见 2~6 个核仁，胞质嗜碱性强，无颗粒，具有分裂增殖能力。可分化为三种粒细胞。在骨髓细胞中占 0~1.8%。

原淋巴细胞（lymphoblast）　其他名称：成淋巴细胞、淋巴母细胞。为原始阶段的淋巴细胞。胞体大，呈圆形，核大，染色质细密，有 1~2 个核仁。胞质量少，呈透明天蓝色，不含颗粒。骨髓细胞中仅占 0~0.4%。

原气（primordial energy，primordial qi）　见元气。

原色（primary color）　其他名称：三原色。按照不同的比例混合起来的能引起光谱中任何一种颜色的光觉和白色光觉的红、绿、蓝 3 种色光。

原生动物门（Protozoa）　其他名称：原虫。动物界最原始的一门。多由单细胞构成，也有由单细胞集成群体的。体形微小，一般需用显微镜观察。分布于淡水、土壤和海洋中，或营寄生生活。部分种类（如痢疾内变形虫、疟原虫、利什曼原虫等）为重要的病原体。通常分为鞭毛虫纲（如锥体虫）、肉足虫纲（如变形虫）、孢子虫纲（如疟原虫）、纤毛虫纲（如草履虫）。

原生环境（primary environment）　其他名称：自然环境。未受人类活动影响或影响较小的自然环境。其物质交换、能量和信息传递，结构形态和物种演化等基本按自然界的规律进行，如人类产生以前就存在着的大气圈、水圈、土壤圈、岩石圈和生物圈。它是人类赖以生存的必需物质条件。

原生生物界（Protista）　近年把细菌、螺旋体、真菌、放线菌、立克次体、支原体等微生物划为原生生物界，与动、植物界并列。按细胞结构和分子生物学的差别，进一步分为真核生物细胞和原核生物细胞两类。

原生污染物（primary pollutant）　见一次污染物。

原生质膜（plasma membrane）　见细胞膜。

原生质体（protoplast）　不带细胞壁成分的菌体。包括细胞膜、核质、中间体和多种内含物。一般呈球形且对渗透压、振荡、离心等都很敏感。在高渗溶液中其体积可增大甚而裂解。

原生质体融合（protoplast fusion）　是将两种不同细菌经溶菌酶或青霉素等处理，失去细胞壁成为原生质体后进行彼此融合的过程，聚乙二醇可促使两种原生质体间的融合。融合后的双倍体细胞可以短期生存，在此期间染色体之间可以发生基因的交换和重组，获得多种不同表型的重组融合体。

原始卵泡（primordial follicle）　处于静止状态的卵泡。其中央有一个大的初级卵母细胞，外周有一层扁平的卵泡细胞。位于卵巢皮质浅层，体积小。在新生儿两个卵巢中共约有 30 万~40 万个原始卵泡。卵泡的中央有一个初级卵母细胞，周围是单层扁平的卵泡细胞。

原始免疫细胞淋巴结病（immunoblastic lymphadenopathy）　其他名称：血管性原始免疫细胞性淋巴结病。病因未完全阐明的淋巴组织增生性疾病。其特征为全身性淋巴结肿大，肝、脾大，发热，皮疹，以及有多株峰性高丙种球蛋白血症。经常合并溶血性贫血。病理检查确诊。可试用中药治疗。

原始情绪（primary emotion）　心理学名词。与机体生理活动相联系的较初级的内心体验。例如喜、怒、哀、乐等均属之。而道德感、审美感、事业心等，即与社会心理活动相联系的较高级的内心感受称为情感。患精神病时，情绪障碍和情感障碍常同时出现，难以细分，因此症状学中多将情绪和情感两词互相兼用。

原始吸收光谱法（primordial absorption spectrum，atomic absorption spectrophotometry，AAS）　其他名称：原子吸收分光光度法、原子吸收法。利用待测元素的基态原子对辐射产生的吸收，来测得试样中待测元素的浓度或含量的方法。本法能测定几乎全部金属元素和一些类金属元素。它具有灵敏度高、干扰少、操作简便、结果可靠、速度快、效率高等优点，常作为元素测定的标准方法。

原噬菌体（prophage）　其他名称：前噬菌体。整合在细菌核酸上的噬菌体。它能在一个特定的位置上嵌入宿主细胞的基因组，从而成为被感染的宿主细胞基因组的一部分。一般不演变为成熟的噬菌体，亦不裂解细菌，而随着细菌的分裂繁殖而传至下一代，是噬菌体的遗传物质。

原噬菌体图（prophage map）　由原噬菌体之间基因重组所表达的噬菌体基因图。

原体（elementary body）　有感染性的衣原体（成熟的感染性颗粒）。亦为衣原体的一个生活阶段。圆形，直径约 0.3μm。中央有致密的核结构。具有高度的传染性。吸附于易感细胞表面，通过细胞吞饮作用而进入细胞内，宿主细胞膜包围原体，形成空泡。在空泡中的原体体积增大，逐渐演化成始体。在感染细胞中可见各种形态的包涵体，即由原体组成。以后宿主细胞破裂，释放出许多原体，再感染新的宿主细胞。

原田综合征（Harada syndrome）　其他名称：眼色素膜脑膜炎综合征。临床表现开始时为双侧急性弥漫性渗出性眼后部葡萄膜炎，后可出现渗出物，视网膜剥离，视力下降。可有头痛、恶心、呕吐。

原条（primitive streak）　胚胎学术语。约在受精后的第 15 天，上胚层细胞增生并向二胚层胚盘尾端中线迁移，在中轴线上聚集而成的一纵行细胞柱。原条的出现标志着三个胚层形成的开始，也决定了胚盘的中轴及其头尾方向。有诱导周围组织分化的作用。若在一个胚盘上形成两个原条，则将形成两个胚胎。

原位癌（carcinoma in situ）　其他名称：上皮内癌。尚未突破上皮基膜浸润生长的恶性肿瘤。镜下可见：上皮细胞增生活跃、密集、排列紊乱、失去层次和极向。细胞核肥大、深染，大小不一，形态不规则，有核仁，多见核分裂且有瘤巨细胞。原位癌为癌瘤的早期阶段，一般无症状。手术可治愈。

原位癌早期侵犯（carcinoma in situ with early invasion）　原位癌有小部分癌细胞突破基底膜向间质浸润。常在多点同时进行。也可为癌细胞形成的舌状突起，伸入间质。

原位合成芯片（synthetic gen chips in situ）　采用显微光蚀刻等技术在芯片的特定部位原位合成核苷酸而制成的芯片。

原位聚合酶链反应（polymerase chain reaction in situ，PCR in situ）　不必从组织细胞中分离模板 DNA 或 RNA，而是以组织固定处理细胞内的 DNA 或 RNA 作为靶序列，进行 PCR 的过程。可检测靶基因序列的细胞定位、组织分布和基因表达，应用于肿瘤发生学、胚胎学、RNA 转运和病毒学检测。

原位溶血（hemolysis in situ）　指骨髓内的幼红细胞，在释放入血液循环之前已在骨髓内破坏的现象。是一种血管外溶血，其症状较轻，可有脾大，血清游离胆红素升高，一般无血红蛋白尿。当巨幼红细胞贫血及铁粒幼细胞贫血时，原位溶血明显增加。

原位游离植皮（free skin grafting in situ）　受伤部位撕脱的皮肤通过手术处理后再植回原创面处。常用于皮肤撕脱伤的创面、体表良性病变切除后较大的创面。

原位杂交（hybridization in situ）　是用核酸探针与细胞和组织切片中的核酸进行杂交并对其进行检测的方法。其为核酸序列在细胞水平的定位和测定提供了可行的方法，如确定含有特定核酸序列的细胞类型和数目，确定基因和基因产物的亚细胞定位等，为染色体病的诊断提供方法。

原窝（primitive pit）　其他名称：原凹。胚胎发育第 3 周时原结背侧的中央部分形成的一个凹窝。与脊索管和脊索的形成有关。

原穴（source points）　中医经穴分类名。原，即本原，原气的意思。脏腑原气经过和留止的穴位称为原穴。原气与三焦有密切关系，三焦是原气的别使，导源于肾间动气，通达全身，与维持人体正常生命活动有着密切关系。十二经各有一个原穴。即：太渊（肺）、神门（心）、大陵（心包）、太白（脾）、太冲（肝）、太溪（肾）、合谷（大肠）、腕骨（小肠）、阳池（三焦）、冲阳（胃）、丘墟（胆）、京骨（膀胱）。脏腑病变，往往反映于十二原穴，刺激原穴对治疗脏腑病变又有着重要意义。还可在原穴上找反应点作为诊断内脏疾病的依据。

原子发射光谱法（atomic emission spectrometry，AES）　基于

Y

试样中的原子和分子通过与燃烧的火焰气体的热碰撞被提升到受激电子态，在它们回复低能态或基电子能态时，受激原子和分子发射出的特征辐射通过单色器分离出所需的特征谱线，由光敏检测器接收产生的输出信号，经放大由电表或记录器显示的分析方法。发射强度与溶液喷雾里测试物质浓度之间的关系构成定量分析的基础。

原子化器（atomizer）　原子吸收分光光度计的关键部件。待测元素在其中转变为原子蒸气并绝大部分是基态原子。原子化器基本类型有两种：①火焰原子化器，一般使用的燃烧气为乙炔，助燃气为空气，利用火焰高温，使试样溶液在通过火焰时待测元素便原子化，成为基态原子。也有使用其他型火焰的。②无焰原子化器，是借助于低电压大电流瞬时通过碳管，使其产生高温，从而使试样溶液中待测元素转变为原子蒸气。

原子吸收分光光度计（atomic absorption spectrophotometer）　根据光和光谱、原子发射光谱和原子吸收光谱、原子发射和原子结构关系的原理进行定量分析的仪器。由光源、原子化器、单色器及检测器组成。能测定砷、硒、锡、铝、锑、铋等70种元素。用于无机分析及超纯分析。

原子吸收光谱法（atomic absorption spectrometry，AAS）　基于从光源辐射出待测元素的特征光波，通过样品的蒸气时，被蒸气中待测元素的基态原子所吸收，由辐射光波强度减弱的程度，求出样品中待测元素含量的方法。本法已广泛应用于体液中各种无机元素分析和药物中微量金属盐类杂质的分析。

原子序数（atomic number）　元素原子核中的质子数。即原子核的正电荷数。决定元素在周期表中的地位及化学性质。原子序数与核外电子数相等，因此整个原子是中性的。

原子质量单位（atomic mass unit，amu）　计量原子质量的单位。相当于碳同位素 $_6^{12}C$ 的原子质量的 1/12。$1amu=1.660\ 35\times10^{-24}g$，$_6^{12}C$ 的原子质量为 $12\ 000\ 000amu$。

源（source）　①事物的发生源。②污染的来源。如污染源、噪声源等。③任何向大气中释放温室气体、气溶胶或产生其前体的过程、活动和机制的总称。

源削减（source reduction）　采用清洁生产工艺，在生产中节约原材料和能源，淘汰有毒原料，减少或消除排入环境的有害污染物数量的过程。

圆顶尖峰型 P'波（dome and dart P' wave）　见左房心律。

圆二色性（circular dichroism）　左右圆偏振光通过光学活性物时，吸收系数有微小差别的现象。可用以确定分子的构型。

圆韧带肿瘤（tumors of round ligament）　来源于子宫圆韧带本身或胚胎残余结缔组织的肿瘤。大多为良性，肿瘤生长缓慢，以压迫和牵拉症状为主。圆韧带恶性瘤极少见，偶可见肉瘤，生长迅速，除压迫、牵拉症状外，尚有腹痛及贫血、发热、消瘦等恶病质征象。治疗：以手术切除为主。恶性瘤还应辅以放疗及化疗。

圆图（pie chart）　统计图的一种。用于表示全体中各部分的比重。以图面积表示该事物的全体，以圆心角所截取的扇形面积表示各构成部分所占全体的比重。每 $3.6°$ 圆心角所截面积占整个圆面积的 1%。在绘制时先将各构成部分的百分比乘以 $3.6°$ 化为圆心角，然后以时钟的 9 点或 12 点处为起点，顺时针方向，按指标的大小顺序，量出各部分应占的面积，以不同线条或颜色标示各个部分，并以图例说明。

圆叶目（Cyclophyllidea）　属绦虫纲的一类寄生虫。包括寄生于人体的重要绦虫，如猪肉、牛带绦虫，细粒棘球绦虫，微小膜壳绦虫等。成虫的固着器官为 4 个吸盘，或其顶突及小钩，卵黄腺聚集成块，位于卵巢之后，孕节与成节形态迥异。卵多呈圆球形，内有一个六钩蚴，外面的卵壳很厚，又分为外膜和内膜，外膜与内膜的表面形成较薄的卵壳，内膜又分化为胚膜。生活史仅一个中间宿主，个别种类甚至可在同一宿主内完成全部生活史。

圆翳内障（round nebular cataract，senile cataract）　其他名称：圆翳。中医病名。瞳内有圆形白色翳障的病证，即黄睛（晶状体）病变混浊（白内障）。如先天所致者，名胎患内障；形如枣花者，名枣花内障；黄而明莹者，名如金内障；

可由肝经风热或阴虚湿热，上攻于目；肝肾阴虚，目失濡养；先天不足而胎患等所致。以晶状体混浊，视力缓降，渐至失明，在瞳神中出现圆形白色翳障为主要表现的慢性眼病。治宜滋养肝肾、明目退翳，或补脾健胃、益气明目。对翳定障老、视物不见而存光感者，可用针刺疗法和手术治疗。

圆柱瘤（cylindroma）　其他名称：头巾状瘤。一种向大汗腺方向分化的良性肿瘤。分多发性和单发性两种，好发于头皮或面部。肿瘤呈结节状，直径数毫米至数厘米，粉红至红色，底部往往有蒂，表面光滑，几乎无毛发，可有疼痛。治疗：以切除，常需植皮。

圆锥角膜（keratoconus，conical cornea）　以中央部角膜缓慢进行性变薄为特征的先天性角膜异常。多双侧发病，好发于 $10\sim20$ 岁。临床表现为高度散光或角膜混浊导致视力模糊。检查角膜外观呈圆锥形，高度散光，发生角膜穿孔者罕见。治疗：以角膜移植为主。

缘龈炎（marginal gingivitis）　见边缘性龈炎。

猿耳（satyr ear）　见尖耳轮耳。

远侧脾肾静脉分流术（distal splenorenal shunt）　一种脾静脉与肾静脉之间的吻合手术。保留脾脏并在脾静脉与肠系膜上静脉汇合处的远侧切断脾静脉，近肝侧缝扎，远侧（近脾侧）与肾静脉作端侧吻合。术后再出血及肝性脑病发生率较低，但手术操作较困难。

远场（far field）　由超声波发生器（传感器）产生的声能是以声束的方式传入邻近介质的。离探头较远时，声束的边缘发散加宽变为圆锥体，这部分声束称为远场；靠近传感器的声束呈直径与盘形传感器的直径大小相似的圆柱形，该形声束部分叫近场。

远东和中欧型脑炎（Far-Eastern and Central European form of encephalitis）　病毒性脑炎类型之一。流行于远东、中欧地区，蜱为传播媒介，春夏发病率最高。病原与我国森林脑炎同属春夏脑炎的两个病毒亚型。临床表现与森林脑炎相同。治疗：目前尚无特效治疗，主要为对症和支持疗法。

远端肾小管性酸中毒（distal renal tubular acidosis）　病人对 HCO_3^- 重吸收正常，但远曲肾小管分泌 H^+ 能力降低，不能将尿液 pH 值降到 5.3 以下（正常尿液 pH 值最低为 $4.5\sim5.0$）者。由于逐日潴留一定量的 H^+，结果造成进行性的酸中毒。治疗：纠正酸中毒，纠正电解质紊乱，治疗原发病。

远曲小管（distal convoluted tubule）　其他名称：远端小管曲部。位于肾皮质内。管道较长，约 $4.5\sim5.2mm$。管壁结构与直部相似，但上皮细胞较直部略大，基部纵纹不如直部明显。此段的功能是继续重吸收水和钠离子，并向管腔分泌钾离子、氢离子和氨，这对维持血液的酸碱平衡有重要作用。肾上腺皮质醛固酮能促进上皮细胞重吸收钠离子，排出钾离子；抗利尿激素能提高细胞对水的重吸收，使尿浓缩，尿量减少。

远视[眼]（hyperopia）　眼在调节静止状态下，远方物体的平行光线结像于视网膜后方的一种屈光不正。系眼球前后径过短或角膜、晶状体的屈光力过弱所致。自觉视力模糊，伴有头痛，眼睛易疲劳。治疗：配戴凸透镜矫正，亦可试用角膜接触镜。

远血（distant and bleeding；proximal bleeding）　中医病证名。先便后出血之便血。出血部位远离肛门，多在胃、十二指肠和胆道。因脾气虚寒，不能统血所致者，症见血色暗黑、唇淡口和、四肢不温、舌淡苔白、脉细无力等。宜用黄土汤温阳健脾、坚阴止血。

远志（polygala root，Radix Polygalae）　其他名称：小草根、苦远志、远志筒。中医药名。安神药，远志科植物细叶远志或卵叶远志的根。苦、辛、温。归心、肾、肺经。功能宁心安神、开窍益智、祛痰止咳、解毒消肿。用于心神不安、惊悸健忘、失眠多梦、咳嗽多痰、痈疽疮肿。有实火者忌用。制剂有远志合剂，用于祛痰止咳。远志的嫩苗名小草，又名细草，煎服治虚损、梦遗，有益精、补阴功能。

远志流浸膏（Extractum Polygalae Liquidum）　组成：远志科

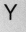

植物远志的根以 60%乙醇提取的含醇量 40%的氨碱性的棕色液体。有祛痰止咳作用。常制成远志酊等制剂，用于咳痰不爽。

院内感染（nosocomial infection）　其他名称：医院获得性感染。病人入院后发生的感染。大致分为：交叉感染和自身感染。前者指从病人到病人、从病人到职工、从职工到病人的直接感染，或通过物品间接感染人体。为此医院卫生管理的重点是防止交叉感染及手术后感染，预防由于注射、输液及医疗器械、餐具等引起的感染。其方法主要是控制感染源、切断传染途径。

院内感染发生率（incidence of nosocomial infection）　某医院在一定时期内每百名住院者中发生院内感染的例数。院内感染发生率＝院内感染例数/期内住院总例数×100%。该指标的大小在一定程度上反映医院医疗质量。院内感染，广义的是指在医院内引起的各种疾病感染。包括住院病人、职工、门诊病人、探视者或陪伴家属在医院内的感染。但在医疗统计时，仅指住院病人的感染。

约利征（Jolly sign）　第 7 颈髓病变所致征象。令病人将一侧前臂屈曲，同时肩向外展，如该侧上臂不能内收或腕不能向内转即为该征阳性。提示第 7 颈髓病变。

乐音（musical tone）　作用于听觉器官，引起愉快感觉的、波形规律且有周期性变化的复合音。

月骨（lunate bone）　半月形，介于手舟骨与三角骨之间的骨。上面光滑而凸隆，与桡骨和桡尺远侧关节盘相接。下面凹陷，由后外方的微嵴分成内、外两部，与钩骨和头状骨相关节。掌侧面呈三角形，宽广而粗糙。

月骨前脱位（anterior dislocation of lunate bone）　跌倒时手掌着地，手腕极度背伸，使月骨向掌侧脱出。临床表现为腕部肿胀、活动受限。如月骨压迫屈肌腱及正中神经，则手指不能完全伸直，并有桡侧 3 个半指感觉障碍。X 线检查可以确诊。治疗：新鲜脱位应予早期手法复位；脱位超过 3 周或月骨完全脱位者可行月骨摘除。

月骨脱位（lunate dislocation）　外力使月骨离开桡腕关节面。月骨侧面观呈半月形，背侧窄，掌侧宽，因而当跌倒手掌着地时，腕部强烈背屈，月骨被挤压于桡骨下端和头状骨之间而向掌侧脱位。腕部肿胀，活动受限。有时手指不能完全伸直及感觉障碍。X 线检查可以明确诊断。可手法整复或手术治疗。

月骨无菌性坏死（avascular necrosis of the lunate bone, Kienböck disease）　其他名称：月骨缺血性坏死。是月骨发生缺血、骨质疏松、囊性变以致塌陷、变形等一系列改变。临床表现为腕部疼痛，腕背部稍肿，腕关节伸屈受限，以背伸受限最为显著，病变部有压痛。X 线片可作出诊断。治疗：早期腕部固定；中晚期手术治疗。

月经（menstruation）　①妇女性功能成熟的标志。性成熟期妇女，在周期性的分泌调节下，子宫内膜发生自增生至分泌的反应。如果不发生受精和孕卵着床，子宫内膜则脱落伴有出血，育龄妇女，一般为一个月左右发生一次，称为月经。②其他名称：月事、月水、月信、月脉。中医名词。是女子周期性子宫出血的生理现象，一般每月来潮一次。

月经病（menopathy）　中医病名。凡妇女月经周期、行经期、月经量、经色、经质异常，或者伴随月经周期出现的其他各种不适症状，统称为月经病。主要有月经先期、月经后期、月经先后无定期、月经量过多、过少、闭经、痛经、倒经、经行泄泻、浮肿、头痛等病症。其发病原因，多由内伤七情、外感六淫，或多产房劳，或肝脾肾功能失调，气血逆乱为主。其治疗当视病症、病因不同，而确立不同治法。

月经不规则（metrorrhagia）　月经周期不规则，一般经量不太多。

月经过多（hypermenorrhea, menorrhagia）　①经量多和/或经期延长的有规律的周期性子宫出血。针对病因进行治疗。②中医病名，经期血量过多或行经时间延长。可由气虚、血热或血瘀所致。气虚者多因身体虚弱，忧思伤脾，中气不足而使冲任失固，行经量多、延长，质稀、色淡、神疲、气短、不思饮食，治宜补气摄血、健脾固冲。血热者，热伤冲

任，迫血妄行，故经量多而色深红稠黏，面赤唇红，或兼午后潮热，治宜清热凉血，或兼滋阴。劳伤者，多因经期劳倦过度，冲任受损，故月经连绵不止，血色黯淡，面色萎黄，体倦乏力，下腹酸坠，治宜固冲止血。

月经过频（polymenorrhea）　周期短于 21 日的子宫出血。

月经过少（scanty menstruation, hypomenorrhea）　①妇科常见病。月经周期正常，但有经量减少或流血时间（经期）少于 2 日者。常是子宫发育不良的结果，或由于子宫内膜结核或宫腔部分粘连引起，也可能是闭经的先驱症状。②中医病名。经期血量过少或行经时间过短，甚至点滴一二日即净。可由血虚、血寒、血瘀或肾虚所致，血虚者，经少、色淡、质稀、面色萎黄、头晕、心悸等；治宜补血益气健脾。血寒者，经血色黯淡，形寒畏冷，小腹冷痛，喜得温热，治宜温经养血。血瘀者，经血色黯有块，小腹凉而痛甚至胀、拒按，治宜温经活血行瘀。肾虚者，兼见头晕、耳鸣、腰膝酸软，治宜补肾养血。

月经黄体（corpus luteum of menstruation, corpus luteum menstruation）　成熟卵泡排出的卵如未受精，黄体不再继续发育，维持 2 周即退化的黄体。直径达 1.5～2cm，2 周后由结缔组织形成的瘢痕所代替，称为白体。

月经期卫生（hygiene of menstrual period, intermenstrual hygiene）　妇女在月经期全身和局部抗病能力均低下，因此应注意月经期卫生。月经期应避免重体力劳动，如扛、捅、挑、抬重物等，也应避免下水田劳动或在阴冷潮湿环境中劳动。饮食方面不宜吃生冷、辛辣食物，更不宜喝烈性酒。注意外阴清洁，使用柔软干净的卫生纸或消毒的内用卫生棉条，应经常更换，每日用温开水擦洗外阴 1～2 次。月经期禁止性交和冲洗阴道。建立月经卡有利于防治妇产科疾病。

月经失调（menstrual disorder）　女性的一种常见疾病。表现为月经周期紊乱，出血期延长或缩短，出血量增多或减少，甚至月经闭止。卵巢功能失调、全身性疾病或其他内分泌腺体疾病影响卵巢功能者都能引起月经失调。此外，生殖器官的局部病变如子宫肌瘤、子宫颈癌、子宫内膜结核等也可表现为不规则阴道流血，容易与月经失调相混淆。治疗：病因治疗兼对症治疗。

月经史（menstrual history）　包括初潮年龄、月经周期、每次经期日数、每次经量多少，有无血块；经期有无不适，有无痛经及部位、性质、程度、起始和消失时间；末次月经时间及其经量和持续时间，如有异常，应询问末次前月经日期。对绝经期妇女，应询问绝经年龄，有无不适，绝经后有无流血。

月经稀发（oligomenorrhea）　周期超过 40 天的不规则子宫出血。

月经疹（menstrual eruption）　与月经生理有关而发生的皮疹的总称。皮疹常在月经周期开始前 2～3 日发生，月经开始或终了消退。皮疹类型有颜面单纯红斑、多形红斑样皮疹、荨麻疹、紫癜等。治疗：口服维生素 C 和抗组胺类药；月经期应用求偶素等。

月经中期出血（intermenstrual bleeding）　见经间期出血。

月经周期（menstrual cycle）　其他名称：子宫内膜周期。性成熟期的女子子宫内膜发生增殖、肥厚、脱落和流血的周期。青春期来临，女子开始成熟，此时下丘脑-垂体-卵巢轴的活动基本成熟。在卵巢出现周期性变化的同时，子宫内膜也同时发生相应的变化，表现为内膜出现周期性剥落和流血。习惯上将月经周期分为卵泡期（排卵前）和黄体期（排卵后期）两大阶段。在这两个阶段，卵泡发育和卵巢的内分泌均处于不同的状态，子宫内膜之出现相应的变化。

月经周期性调节（menstrual cyclic regulation）　月经的内分泌调节轴。女性生殖系统的生理特点之一是它的周期性变化，月经是这个周期性变化的重要标志。月经周期的调节主要是通过下丘脑、脑垂体和卵巢的激素作用，称此为下丘脑-垂体-卵巢轴，此轴又受中枢神经系统的调控。如某一环节发生异常，就可引起月经周期的紊乱或异常。

月事（menstruation）　见月经。

阅读框（reading frame）　mRNA 分子中含有密码子信息的区

域。它的 5′端是一个起始密码子，3′端有一个终止密码子。

阅读卫生（reading hygiene）　用于从社会层面上规范阅读行为的一种卫生保健要求。一般包括用眼卫生、用脑卫生和心理卫生。用眼卫生指因阅读引起眼睛疲劳而提出的卫生要求；用脑卫生指阅读过程中保护大脑的卫生要求，具体包括转换兴奋中心、劳逸结合与大脑交替活动、抓住最佳用脑时间等；心理卫生指阅读时要保持正确的阅读动机和高尚的阅读情趣，以获得健康的阅读心理效果。

越婢汤（yuebi tang, decoction for relieving edema）　中医方剂。《金匮要略》方。组成：麻黄、石膏、生姜、炙甘草、大枣。功能疏散水湿、宣肺清热。治风水证，症见发热恶风，汗出或无汗、一身悉肿、脉浮者。

越鞠保和丸（yueju baohe wan）　中医成药名。消食导滞剂。组成：香附、川芎、苍术、六神曲、栀子、木香、槟榔。功能扶脾开郁、行气消食、清热化痰。治气、血、痰、火、湿、食诸郁。用于气郁停滞、倒饱嘈杂、脘腹胀痛、消化不良。孕妇禁用。

越鞠丸（yueju wan）　其他名称：芎术丸。中医方剂。理气剂。出自《丹溪心法》。组成：苍术、香附、川芎、神曲、栀子。功能行气解郁。用于气、血、痰、火、湿、食所致胸膈痞闷，脘腹胀痛，嘈杂吞酸，饮食不化，嗳气呕吐。本方加减可用于胃神经官能症、胃十二指肠溃疡、慢性胃炎、传染性肝炎、胆囊炎、肋间神经痛。腹胀、痞闷、食减、便溏属虚证者忌用。

云母（mica, Muscovitum）　其他名称：云母石、云英、银精石、云珠。中医药名。止血药。硅酸盐类矿物白云母的片状晶体。甘，温。归肺、脾、心经。功能益肺、平喘、镇惊、止血、敛疮。用于虚损气弱、眩晕、寒证、久痢。外用治疗痈疽疮毒、金疮出血。非实证者禁用。

云南白药（yunnan baiyao）　中医成药名。活血化瘀剂。另有制剂：散、胶囊。组成：三七、麝香、草乌等。功能止血愈伤、活血化瘀、抗炎消肿、排脓去毒。用于跌打损伤、瘀血肿痛、吐血、咯血、便血、痔血、崩漏下血、疮疡肿毒及软组织挫伤、闭合性骨折、支气管扩张及肺结核咯血、溃疡病出血，以及皮肤感染性疾病。用酒调匀敷患处，贴患处（膏），擦揉患处（酊），气雾剂喷患处。

云翳（cloudy nebula）　中医病名。色白而薄，状如蝉翅、浮云的宿翳。以翳薄而浮，色白淡嫩，未掩及瞳神者为轻，翳к色黄深厚，掩被瞳神者为重。

云芝多糖 K（polysaccharide of coriolus versicolor, krestin）　其他名称：云芝孢内多糖、云星。由担子菌纲云芝 CM-101 菌株培养的菌丝体中提取的多糖。常用其片剂。主要用于治疗消化道癌、肺癌、乳腺癌、子宫癌，可改善症状，并可预防术后复发，还可增强环磷酰胺、丝裂霉素、阿糖胞苷、氟尿嘧啶的抗肿瘤作用。

云芝菌胶囊（yunzhijun jiaonang）　中医成药名。清脏腑剂（清肝解毒剂）。组成：云芝菌培养物。用于慢性病毒性肝炎、肝硬化、恶性肿瘤及慢性支气管炎等。

匀化法（homogenization）　药剂学术语。用乳匀机使物质质点的大小和分布均一化的方法。如乳剂的分散相粒子大小不一，可用此法将大者碎裂。

芸香草油气雾剂（Aerosolum Olei Cymbopogonis）　芸香草油的乙醇溶液，平喘药。有松弛支气管平滑肌的作用。气雾吸入，用于慢性支气管炎、支气管哮喘等。

允许作用（permissive action, allowable action）　某一激素使另一激素产生或增强生理效应的作用。是激素间协同作用的一种类型。如糖皮质激素本身无血管收缩作用，但是其存在却使去甲肾上腺素的缩血管效应增强即是此种作用的例证。这就是临床上用去甲肾上腺素滴注提高病人血压时，经常向滴注液中加氢化可的松的道理。

孕产妇死亡率（maternal mortality rate）　每万例次活产或每 10 万例次活产中孕产妇的死亡数。从妊娠开始到产后 42 天内，因各种原因（除意外事故）造成的死亡均应计算在内。

孕产妇系统管理（systematic management for gravida and parturient）　从怀孕开始，至少孕 3 个月起，直到产后 42 天为止，对孕产妇进行系统的检查、观察和保健指导。包括推行孕妇保健卡或保健手册；定期产前检查及监护；普及新法接生，开展科学接生；做好产后访视和新生儿保健工作等。

孕妇用药（drug for gravida use）　由于药物能经过母血、透过胎盘，进入脐静脉到达胎体，而胎儿肝、肾功能不成熟，药物进入胎血后，其代谢与排泄都较缓慢，这样可能引起对胎儿的危害，如致畸、致癌、致发育缺陷和导致中毒等作用。如沙利度胺可引起海豹儿，己烯雌酚可能对女孩造成阴道透明细胞癌，四环素使胎儿牙釉质发育不全，链霉素、庆大霉素可损害听神经，吗啡类可抑制呼吸，利血平可使胎心率减慢，地西泮可使肌张力及反射受抑制。总之孕妇用药必须慎重，应在医生指导下应用。

孕激素（gestagen, progestogen）　维持妊娠所需要的二十一碳类固醇激素。包括天然的和人工合成的化合物，最主要的激素为孕酮。存在于卵巢、睾丸、肾上腺皮质和胎盘内的激素。对子宫和输卵管具有某些与雌激素相反的作用；与雌激素和催乳素协同作用于乳房，使乳腺细胞和乳腺小叶增生发育；对代谢的影响主要有促进蛋白质分解的作用、增进尿素氮的排出、促进肝脏合成某些酶、促进肾脏排出钠和氯离子；对正常妇女有使其体温轻度升高的作用；有抑制雌激素对垂体和下丘脑的正反馈作用，但当雌激素水平较高时，小量孕激素有促进垂体对促黄体素释放激素的敏感性，使合成量增加，有利于垂体分泌激素。

孕激素类（progestogens）　孕酮及人工合成而作用相似的药物。临床用于补充孕激素不足等。合成物有 17α-羟孕酮类，如甲羟孕酮、甲地孕酮、氯地孕酮、环丙孕酮，还有 19-去甲基睾酮类，如炔孕酮、炔诺酮等。

孕节（gravid proglottid）　绦虫链体的组成部分。属链体后部较大节片，其内充满子宫组织，并含有大量虫卵。孕节陆续从链体脱落，新的节片又不断从颈部生成，这样使虫体得以始终保持一定的长度。

孕龄（gestational age）　从卵细胞和精子结合成受精卵到胎儿从母体中分娩出生时间。受精一般发生在末次月经第一天后的 2 周，从卵子受精到胎儿出生约 38 周。

孕娩史（pregnancy and delivery history）　受孕次数，足月产、早产、流产（包括人工流产）次数，初孕和初产年龄，分娩方式；婴儿出生情况，现存子女数及其健康状态；产后或流产后有无出血过多、感染；末次分娩或流产年龄。

孕期保健（antenatal care, gestational period hygiene）　其他名称：产前保健。妊娠期妇女的保健。妊娠期母体发生许多变化，以适应胎儿发育生长的需要；同时也因某些体内外因素的影响，而产生各种异常变化，甚至导致影响母亲、胎儿安危。其内容有：产前诊断、孕期卫生、营养指导、孕期用药及接触放射线等。

孕酮（progesterone）　其他名称：黄体酮。维持妊娠所需的主要雌激素，含 21 个碳原子的类固醇，大部分是由黄体分泌。临床常用合成孕激素。白色或类白色的结晶性粉末，不溶于水，溶于乙醇、氯仿、丙酮、苯。治疗先兆流产和习惯性流产、功能失调性子宫出血、闭经、月经紊乱等。

孕酮试验（progesterone test）　是闭经的辅助诊断方法之一。有两种方法：一是每日肌内注射孕酮 20mg，连用 3～5 日；二是每日口服醋酸甲羟孕酮 10mg，连用 5 日。停药后 3～7 日出现撤药性流血，则为阳性结果，提示子宫内膜有功能，且子宫内膜已受雌激素影响，卵巢能分泌一定量的雌激素，也就是下丘脑-垂体-卵巢轴有一定功能。这类病人亦称第一度闭经，对治疗反映估计较好。

孕晚期（late pregnancy）　其他名称：晚期妊娠。从妊娠 28 周起到 40 周的一段时间。

孕早期（early pregnancy）　其他名称：早期妊娠。从妊娠开始到妊娠 12 周末的一段时间。

孕中期（medium-term pregnancy）　其他名称：中期妊娠。从妊娠 13 周起到 27 周末的一段时间。

运动（locomotion）　其他名称：躯体运动、随意运动。运动是指躯体或躯体某一部分进行位移，以完成一定的动作。人类的运动系统是由骨、骨连结和骨骼肌 3 部分组成。在神经系统调控和全身各系统协调配合下进行各种运动。在人类还会进行劳动和体育活动等。

运动病（motion sickness）　见晕动病。

运动单位（motor unit）　由一个 α 运动神经元及其所支配的全部肌纤维所组成的功能单位。它的大小差异很大。一个支配眼外肌的运动神经元只支配 6～12 根肌纤维，而一个支配四肢肌的运动神经元所支配的肌纤维数可达 2 000 根。这与它们各自不同的功能特点有关。

运动单位动作电位（motor unit action potential）　肌肉做随意运动时电极拾捡到的复合生物电活动。是一个运动单位各肌纤维同时活动的结果。正常时多呈 2～3 相，波宽在 5～10ms，波幅（峰-峰值）1mV 左右。

运动负荷试验（exercise tolerance test）　目前广泛应用的有双倍二级梯、活动平板及蹬车等运动试验。此试验用于疑有冠状动脉功能不全的诊断、检测心律失常及冠心病人劳动力鉴定等。

运动记忆（motor memory）　其他名称：动作记忆。以过去经过的动作形象或经历过的身体运动状态为内容的记忆。以过去的动作或操作所形成的动作表象为基础。运动记忆中的信息保持和提取都较容易，也不易遗忘。

运动技巧发育障碍（developmental disorders of motor skills）　一种原因未明的功能发育障碍。正常幼儿动作常笨拙，随着发育逐渐改善，经过训练而渐灵巧。如仍保持一定程度的笨拙而不改善，又能排除有关的神经系统器质性疾病及精神发育迟缓者，可诊断本病。治疗：无特效方法，可予以特殊训练。

运动觉（kinesthesis，movement sense）　深部感觉的一种，由深部感觉束传导。躯干和下肢由薄束传导，上肢由楔束传导。检查方法是病人闭目，用手指轻轻夹住病人手指或脚趾两侧，上下活动（角度约 5°）后，嘱病人回答活动的方向。

运动疗法（exercise therapy，kinesiotherapy）　其他名称：医疗体育。曾称体育疗法或体疗。是利用运动锻炼来防治疾病、促进康复的方法。主要内容有医疗体操；耐力运动；中国传统医疗运动，如各式太极拳、八段锦、五禽戏、易筋经和各种动功等。

运动神经（motor nerve）　仅含有运动性纤维的神经。由运动（传出）神经纤维构成，可将脑或脊髓产生的冲动传到肌肉或腺体。根据支配部位的不同又分为躯体运动神经和内脏运动神经。前者出脑或脊髓后，支配头、颈、躯干和四肢骨骼肌的运动；后者又称自主神经，其出脑或脊髓后，将神经冲动传至神经节的神经细胞，由此再发出神经纤维支配心肌、平滑肌和腺体的活动。

运动神经传导速度（motor nerve conduction velocity）　利用一定强度和形态的脉冲电刺激神经干，在该神经支配的肌肉上，记录所诱发的动作电位，根据刺激点与记录电极之间的距离，发生肌收缩反应与脉冲刺激后间隔的潜伏时间所计算的比值。

运动神经末梢（motor nerve ending）　运动神经元的轴突分布于肌组织和腺体内的终末部分。与其他组织构成效应器，支配肌纤维的收缩，调节腺细胞的分泌。可分为躯体运动神经末梢和内脏运动神经末梢两类。

运动神经元（motor neuron）　见传出神经元。

运动神经元病（motor neuron disease，MND）　一组原因不明、缓慢进展、选择性侵犯上、下运动神经元而引起大脑运动皮质锥体细胞或锥体束及脊髓前角、下位脑干运动神经核的进行性变性疾病。临床以不同组合的肢体上、下运动神经元瘫痪为特征，不累及感觉系统、自主神经系统和小脑为特征。包括 4 种病型：肌萎缩侧索硬化、进行性脊髓肌萎缩、进行性延髓麻痹、原发性侧索硬化。治疗：可用各类维生素、辅酶 Q_{10}、聚肌胞、干扰素及蛇毒、微量元素等，效果不显著。

运动试验（exercise test）　检验窦房结功能的一种试验。有人称下蹲试验，以区别于运动负荷试验。方法是在半分钟内，下蹲 15 次，心率仍≤90 次/min 者为阳性，应疑诊为病态窦房结综合征。其敏感性和特异性尚待探索。

运动调节（motor regulation）　人体的躯体运动是靠骨骼肌舒缩而使附着的骨骼、关节移动而发生移位性运动。从简单的膝反射到复杂的随意运动都是在神经系统调控下进行的，以维持一定的姿势、机体的平衡和动作的协调。

运动系统（motor system）　人体解剖的一个系统。由骨、骨连结和肌肉（骨骼肌）3 部分组成，构成了人体的基本轮廓，它起着支持、保护和运动的作用，是身体进行各种运动的基础。骨与骨之间大部分形成关节，骨和骨连结构成骨骼，是人体的支架，保护体内的器官、支持体形、负担体重。肌肉越过关节，附着于骨；收缩时，以关节为枢纽，牵动骨改变位置，产生运动。运动系统的生长、发育和活动是在神经系统的调节和控制下，在循环和其他系统的密切配合下实现的。

运动心电测试仪（electrocardiograph for exercise test）　使受试者在运动状态时测定心电图的仪器。运动的目的在于增加心脏负荷，诱发静态时不易出现的潜在症状。传统做法是，受试者在一定时间内按一定节奏上下两个阶梯，之后测定心电图，称为"二级梯"。近代增加运动负荷的方式一般采用脚踏车或往复运动平板车，受试者连接电极在器械上做定时运动，同时测量心电图。程控化的心电图仪（一般为 3 导）可对 ST 段等心电数据作分析处理，用于诊断心肌受累性疾病。在此基础上，增加肺功能和呼出气体分析测试，则形成了运动心肺测试系统。

运动心肺功能测试（cardiopulmonary exercise test，CPET）　其他名称：心肺运动试验。在运动条件下测定呼吸气体，通过计算机计算在不同负荷下的通气量、摄氧量和二氧化碳排出量等通气、代谢指标以及心电图的变化，从而反映呼吸、心脏、运动系统功能综合变化的方法。与一般心脏负荷试验不同，强调运动时心肺功能的相互作用和气体交换作用。

运动心理学（sports psychology）　应用心理学的一个分支。研究人在体育运动中的心理现象及其发展规律。主要内容包括竞技运动中运动员选材、训练、技能、战术、竞赛、意识、心理训练、恢复、运动队管理等。

运动性失语（anandia，aphemia）　见布罗卡失语［症］。

运动性室性心动过速（exercise ventricular tachycardia）　见特发性室性心动过速。

运动性哮喘（exercise-induced asthma）　其他名称：运动诱发性哮喘。达到一定运动量后出现支气管痉挛、水肿而发生的哮喘。其发作是急性、短暂的，大多数能自行缓解。有咳嗽、胸闷、气急、喘鸣，可闻及哮鸣音。多见于青少年。预先给予色甘酸钠、酮替芬、茶碱等可减轻或防止发作。

运动医学（sports medicine）　医学和体育相结合的一门边缘科学。是运用医学技术和知识对运动训练进行监督和指导，防治运动伤病，研究医疗和预防性体育运动，以达到增强人民体质、保障运动员健康和提高运动成绩的目的。其内容包括运动医疗监督、运动营养学、运动创伤学、医疗体育等。

运动员心脏（athletic heart）　耐久运动或劳动所致的心脏生理性肥厚并伴有心动过缓（可低到 40 次/min）。当运动或劳动停止一段时期后，心脏肥厚可逐渐减轻，以至恢复正常。

运动障碍型脑瘫（dyskinetic type of cerebral palsy）　肌张力障碍、躯干四肢位置异常的大脑性瘫痪。表现为动摇，有异常运动，似蠕动样躯干扭曲和不随意运动等。

运动知觉（motor perception）　人脑对客观对象的空间位移、移动速度及人体自身运动状态的反应。是后天习得的一种条件反射。是视觉、听觉、肤觉、平衡觉、机体觉、运动觉等系统协同参与的结果。通常由视觉范围内物体的真正运动所引起，在某些情况下，真正静止的物体，因某种因素影响也能使人产生运动知觉（如似动知觉、诱动知觉等）。

运动终板（motor end plate）　见神经肌肉接头。

运动终点（exercise end）　终止分级运动试验的指标。包括：①心率达到预期心率＝195－年龄（岁）（最大心率的 85％）；②运动中出现心绞痛；③ST 段进行性压低；④血压显著下降或剧烈升高；⑤出现多源性室性期前收缩；⑥体力不能支持时。

运动柱（motor column）　在大脑皮质运动区内，神经细胞呈

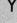

柱状排列所构成的基本功能单位。一个运动柱可控制同一关节的几块肌肉的活动，而一个肌肉也可接受几个运动柱的控制。

运铁蛋白（transferrin, Tf） 其他名称：转铁蛋白。能与金属结合的一类分子质量约 76～81kD 的糖蛋白。广泛地存在于脊椎动物的体液细胞中，负责将肝组织的铁向其他组织细胞运输。它可将铁离子运至骨髓合成血红素，进而合成血红蛋白；也可将铁离子运到肝、脾、骨髓的网状内皮细胞内储存，有调节铁代谢的作用。由肝细胞合成，其分子量为 7.6 万。血中含量为 2.2～3.48g/L。每分子可与两个铁离子结合。正常人的运铁蛋白仅有 1/3 被铁饱和。在妊娠早期、急性肝炎和缺铁等情况下，其含量可升高；而慢性感染、各种恶性肿瘤、肝病时，其含量可降低。

运载蛋白 I（neurophysin I） 由 92 个氨基酸组成的蛋白质。它的合成和作用与运载蛋白 II 相似，不同的是运载蛋白 I 与催产素结合成复合物，它的作用也是将催产素运至神经垂体储存，当释放时，运载蛋白 I 与催产素分离，催产素释放入血或与催产素一并释放入血。

运载蛋白 II（neurophysin II） 由 97 个氨基酸组成的蛋白质。它在下丘脑视上核、室旁核神经元核糖体上合成后，与同时合成的血管升压素结合形成复合物，包装于囊胞中，以轴突运输形式运至神经垂体储存。当下丘脑神经冲动传至神经垂体时，以乙酰胆碱作递质，运载蛋白 II 与血管升压素分离，将血管升压素释入血液或与血管升压素一齐入血。

运载体（vehicle, carrier） 将外源性脱氧核糖核酸（DNA）分子转引入受体细胞的运载"工具"。在基因工程中通常利用的运载体是细菌的质粒和一些病毒。运载体既能与目的基因在体外进行 DNA 分子重组，又把重组的 DNA 引入受体细胞，而且它还能携带外源 DNA 片段进行复制。

晕动病（kinetosis, motion sickness） 其他名称：运动病。晕车病、晕船病、晕机病，以及由摇摆、颠簸、旋转、加速运动等各种因素所致疾病的统称。发病机制尚未完全明了，主要与影响前庭功能有关。常在乘车、航海、飞行和其他运动数分钟至数小时后发生。先感上腹不适，继有恶心、面色苍白、出冷汗；后有眩晕、精神抑郁、呕吐。可有血压下降、眼球震颤。一般在停止运动后几小时内消失或减轻。治疗：闭目仰卧，安静和良好通风，可给抗组胺药（茶苯海明）、抗胆碱药（东莨菪碱）、觉醒药（麻黄碱等）、安定药（地西泮、氯丙嗪）等。

晕厥（syncope） 其他名称：昏厥。是指发作性的短暂意识丧失伴肌张力消失的临床现象。多由于全脑广泛供血不足所致。多在站立时发生，发作前常感眩晕、耳鸣、眼花、恶心和上腹部不适。发作时面色苍白、出冷汗、呼吸浅表。严重者可有全身痉挛性惊厥和尿失禁。平卧后很快恢复正常。主要分为神经源性晕厥、交感神经系统支配衰竭所致晕厥、心源性晕厥、脑源性晕厥。神经源性晕厥，包括血管抑制性晕厥、颈动脉窦综合征、排尿性晕厥、咳嗽性晕厥等；交感神经系统支配衰竭所致晕厥，包括慢性直立性低血压、老年性脑血管病等；心源性晕厥，如阿-斯综合征、阵发性心动过速等。

晕厥后巨大 T 波（postsyncope giant T wave） 完全性房室传导阻滞伴脑缺血综合征后出现的巨大 T 波。

晕针（acupuncture syncope） 中医术语。指在针刺时或留针过程中病人突然发生晕厥现象。发生原因多为病人精神紧张、体质虚弱，或饥饿、疲劳、大汗、大泻、大出血后，或体位不当，或针刺手法过重等。其表现为神疲、眩晕、恶心、呕吐、心慌、胸闷、多汗、肢冷、脉象沉细，甚至神志昏迷、两便失禁、四肢厥冷、脉微欲绝。遇有晕针应做紧急处理：立即停止针刺并将针全部起出，使病人平卧、保暖、饮温开水或糖水，一般片刻后即可恢复。重者可配合针刺人中、内关、足三里、灸百会、关元等。若不省人事、呼吸微弱、血压下降者，可配合其他急救措施。晕针是可以预防的。针刺前应注意病人全身健康状况以及可能存在引起晕针的原因，有针对性地采取预防措施，防止晕针发生。

晕轮效应（halo effect） 见光环效应。

晕征（halo sign, sound halo） 见靶环征。

晕痣（halo nevus, Sutton nevus） 其他名称：离心性后天性白斑。病因未明的局限性皮肤色素减退。常见于青少年，多见于躯干以背部较多，表现为色素痣周围绕以 0.5～2cm 直径的局限性色素减退晕，边缘清楚，单发或多发，大多自行消退，不需治疗。

熨法（hot compress） 中医治法。①内科外治法之一。用药末或药物粗粒炒热布包外熨的方法。适用于风寒湿痹、脘腹冷痛等证。因其用药不同，名称与作用亦异。酒能升阳发散，故暴寒袭人肌肤，采用酒熨。米醋能消坚破结，故疽毒初生，则用醋熨。还有盐熨、葱熨、姜熨、橘叶熨、蚕砂熨、紫苏熨等。都是将药放入布包，置于腹上熨之，使药气入腹，起到散寒祛邪、缓和疼痛的作用。②眼科外治方法。一般常用布包炒热的食盐、葱白、艾叶、吴茱萸等药物，待温度适宜后，贴熨患眼的眼睑或太阳穴等处。用于阴寒内盛的目疾疼痛等证。

Z

杂病（miscellaneous diseases）　中医名词。①《灵枢》篇名。主要论述因经气厥逆引起的病症，各种心痛与其兼症的刺法。此外，还介绍了喉痹、疟疾、膝痛、呃逆、大小便不通等病证。由于论述范围广、病种多，故取名杂病。②东汉张仲景《伤寒杂病论》将伤寒以外的多科病证（以内科病证为主）统称为杂病；后世所说杂病，主要是指伤寒、温病之外的内科病证。

杂合子（heterozygote）　其他名称：杂合体。在二倍体生物中，一对同源染色体上特定的基因座上有两个不同的等位基因的个体或细胞。杂合子比纯合子有更强的适应性。

杂环化合物（heterocyclic compound）　分子的环状结构中含有杂原子（除碳原子外的其他原子）的有机物。常见的杂原子有氧、硫、氮等，其数目可以是一个或几个，环系可以是五环、六环或更大的环，也可是各种稠合的环。简单的代表物有呋喃、吡啶等。有些杂环化合物具有芳香性。

杂交（cross；hybridization）　①医学上指不同基因型的个体之间交配，取得双亲基因重新组合个体的方法。②分子生物学指互补的核苷酸序列通过碱基配对而形成稳定双链体的过程。

杂交测序（sequencing by hybridization，SBH）　一种基因组DNA快速测序的新方法。系将数万条寡核苷酸短序列置于芯片表面制成DNA微阵列，作为杂交用的探针，与待测的DNA靶序列不同位置结合。通过测序反应得出彼此互有重叠的序列数据，由此可将其连成靶DNA完整的序列。

杂色曲霉毒素（toxin of Aspergillus versicolor）　见柄曲霉素。

杂音（murmur）　心脏或大血管内的血液流动受阻或收缩时，产生旋涡，震动心壁或血管所发生的声音。经听诊器听到。引起心杂音的主要原因有心脏和血管病变（心瓣膜病、先天性心血管病）和血流过急速度。发生于心脏跳动舒张期的杂音称为舒张期杂音，大多表示心脏有病；发生在心脏跳动收缩期的杂音称为收缩期杂音，有些表示心脏有病，有些见于正常人或其他疾病。

杂质检查（impurity test）　按照药品质量标准和规定项目检测影响用药安全、影响药品稳定性和纯度的一些杂质。

杂种双螺旋分子（hybrid duplex molecule）　利用核酸分子变性和复性技术人工合成的杂种核酸分子。它含有一条单链DNA和另一条有互补碱基顺序的单链RNA或单链DNA，并仍呈双螺旋结构。

灾害性事故性死亡（calamitous and accidental death）　自然界中的意外因素损伤人体所致的死亡。这种死亡常发生在瞬间，使人猝不及防。主要原因有：人为性的（如酒后驾驶、机器带病作业、违反操作规程、工作马虎等）和大自然中不可避免而发生的（如地震、台风、山洪暴发等）。由于这类死亡与人们的日常生活关系密切，灾害因素所造成的损伤形态又不规则，有的易与自杀、他杀相混淆。

灾害性医疗队（medical team for calamity）　参加自然灾害抢救工作的临时医疗组织。必须能够做到：①及时迅速集合，按上级指定的时间、地点按时出发；②到达灾区后能立即开展救、治、防等工作；③能在困难条件下独立生活（吃、住、行）。

灾害医学（disaster medicine）　研究在各种自然灾害和人为事故所造成的灾害性损伤条件下，实施紧急医学救治、伤病防治和卫生保障的学科。

灾难性反应（catastrophic reaction）　异乎寻常的严重躯体或心理应激反应，特点是应对行为的崩溃、极度焦虑和休克。

甾类化合物（steroid）　见类固醇。

宰后污染（pollution after slaughter of animals）　指发生于屠宰后的某些可引起细菌性食物中毒的病原菌对食品的污染。是由于食品被带菌的粪便、容器或污水等污染造成的。

再次免疫应答（secondary immune response）　其他名称：回忆应答。指第二次接触抗原时发生的加速和增强的免疫应答。见再次应答。

再次应答（secondary response）　抗体产生的一般规律。当机体再次接受同一抗原的刺激后，产生抗体需要的诱导期缩短，产生量增多，与抗原的亲合力强，维持的时间也较长。产生的免疫球蛋白M抗体的动态与初次应答时相仿，而免疫球蛋白G抗体可比初次应答时高出几倍至几十倍，这是因为初次免疫后，体内产生了较多的记忆细胞的缘故。

再发性尿路感染（recurrent urinary tract infection）　在6个月内出现大于2次的尿路感染，或1年内出现3次以上的尿路感染的状态。由于泌尿系统中持续存在的病原体再次出现或感染新的病原体导致尿路感染反复发作的状态。分为复发和再感染。

再发性心肌梗死（recurrent myocardial infarction）　其他名称：复发性心肌梗死。在心肌梗死的基础上，再次发生急性心肌梗死。心电图及血清酶学检查有助于诊断。死亡率较第一次梗死者高出约1倍。治疗同急性心肌梗死。

再感染（reinfection）　同一传染病在彻底痊愈后，经过长短不等的时期再度感染。常见于感冒、细菌性痢疾等疾病。

再燃（recrudescence）　指初发疾病已进入缓解后期，体温尚未降至正常，症状又再度加剧，复现极期表现。但一般持续时间较短，常见于伤风。

再认（recognition）　回忆的形式之一。当识记过的事物再度出现时能够把它识别出来。再认通常比再现容易，因有当前事物作为再现的线索。但原识记的事物与当前感知的事物似是而非的程度较高时，再认就可能难于再现。

再生（regeneration）　组织损伤后，邻近细胞分裂繁殖增生以完成修复的过程。可分为生理性再生和病理性再生。在正常生命活动中的再生，如皮肤表皮细胞和血红细胞等的不断脱落以新旧交替，称为生理性再生；疾病损伤后引起的再生称为病理性再生。因机体组织不同，又有完全性再生和不完全再生之分。按再生能力可分较强、较弱和再生能力缺乏等3类。一般植物都有较强的再生能力；低等动物比高等动物的再生能力为强；哺乳动物的器官不能全部再生，但局部组织损伤后可以再生。

再生材料（breeder material）　废弃物通过技术措施和管理手段，使其具有使用价值或加工后可重新利用的材料。由废旧物资生产的再生材料，通常含有杂质较多，产品性能也低于来自新材料的制成品，因此再生材料应去除材料中的杂质，使之无害化，并改善其产品性能以合理利用。

再生性增生（regenerating proliferation）　具有再生能力的组织和器官发生严重损伤时，可通过残存的正常细胞再生而加以修复，使之在结构与功能上均恢复的过程。例如肝细胞毒性损伤后的再生。

再生障碍危象（aplastic crisis）　急性溶血导致骨髓造血功能的暂时性抑制。以红系为主，出现严重的贫血，可有不同程度的白细胞和血小板减少。持续1~2周自然缓解。具体机制不明。

再生障碍性贫血（aplastic anemia，aregenerative anemia）　简称再障。多种原因引起的骨髓造血功能衰竭症，导致骨髓有核细胞增生少，红骨髓总容量减少，代以脂肪髓，但骨髓中无恶性细胞浸润，无广泛网硬蛋白纤维增生，临床上以全血细胞减少为主要表现的一组综合征。半数以上原因不明，称为原发性再生障碍性贫血。也可由于化学、物理、感染、药物、免疫等因素引起，称为继发性再生障碍性贫血。临床表现有进行性严重贫血、出血倾向及继发感染等。诊断标准：

Z

①全血细胞减少，网织红细胞绝对值减少，淋巴细胞相对增多；②无肝大、脾大；③骨髓检查至少有一个部位增生减低或严重减低；④除外其他引起全血细胞减少的疾病。治疗：针对病因进行治疗、支持疗法和促进骨髓造血功能恢复。慢性再生障碍性贫血常用雄激素、中医中药，急性再生障碍性贫血用免疫抑制剂、骨髓移植等。

再生障碍性贫血-阵发性睡眠性血红蛋白尿症综合征（aplastic anemia-paroxysmal nocturnal haemoglobinuria syndrome, aplastic anemia-PNH syndrome） 简称 AA-PNH 综合征。系一组罹患再生障碍性贫血的病人，同时又伴发阵发性睡眠性血红蛋白尿症的发作。AA-PNH 综合征的确实病因及发病机制不明，两者先后亦无一定规律。临床观察 AA 的病例中，15%～25% 的病例在恢复期出现 PNH 的特征。AA-PNH 综合征的临床表现有如两病共存。病人出现再生障碍性贫血的症状，如贫血、出血、感染等，亦伴阵发性睡眠性血红蛋白尿症的症状，如黄疸、发热，以及夜间溶血、早晨出现血红蛋白尿等。实验室特征亦有如两病共存。治疗主要为对症治疗。肾上腺皮质激素对两者均有一定效果。雄激素或蛋白同化激素亦有效果。输血适用于贫血、出血严重者，但应慎行。

再通（recanalization） 血管被血栓闭塞后，由于血栓收缩，在血管壁和血栓之间形成裂隙，或血栓内部自溶发生空隙，使血流重新通过（并逐渐有增生的血管内皮被覆）的现象。

再现（reproduction） 回忆的形式之一。当识记过的事物不在眼前，在一定条件下能够在头脑中重现出来。

再造思维（reproductive thinking） 其他名称：常规性思维。运用已获得的知识经验，按常规方式和固定模式来解决问题的思维。基本经验和知识经验起主要作用，也包含分析、综合、比较、推理、抽象、概括等思维过程。

再造丸（zaizao wan） 中医成药名。治风剂（祛风通络）。组成：蕲蛇肉、全蝎、地龙、僵蚕、穿山甲、豹骨、麝香、水牛角浓缩粉、牛黄、龟甲等。功能舒筋活血，祛风化痰。用于中风、口眼歪斜、半身不遂、手足麻木、疼痛拘挛、语言謇涩。孕妇禁服。

再造想象（reproductive imagination） 想象的一种。依据词语或符号的描述、示意，在头脑中形成与之相应的新形象的心理过程。是初级的简单的想象。

再植（replantation） 将完全断离的组织或肢体再接续于原处。如开颅术所取下的颅骨片术后覆盖在原位，结果与骨的移植相同。断肢再植在国内已普遍开展。

载体（vector） 可以插入核酸片段、能携带外源核酸进入宿主细胞，并在其中复制的核酸分子。基因工程中广泛应用的载体多来自人工改造的细菌质粒、噬菌体或病毒核酸等。多数载体是 DNA 分子，但某些 RNA 分子也能用作载体。凡能使携带的外源核酸在宿主细胞中增殖的称为克隆载体（cloning vector）；凡能使携带的外源核酸在宿主细胞中表达的称为表达载体（expression vector）。

ATP-ADP 载体（APT-ADP carrier） 其他名称：腺苷酸转运蛋白。由 2 个 3.0kD 亚基组成的二聚体的蛋白质，能使 ADP 与 ATP 反向转运。同时，胞质中的 $H_2PO_4^-$ 经磷酸盐转运蛋白与 H^+ 同向转运到线粒体内。

载体效应（carrier effect） 免疫学术语。只有在第 2 次免疫时所用的半抗原结合在第 1 次同样的载体上，机体才能对第 2 次注入的半抗原有加强的抗体应答的现象。此效应反映了识别半抗原和识别载体的细胞是不同的，作用也不一样，因此免疫学中常以载体效应说明免疫应答中细胞间的协作关系。

载体中介式转运（carrier-mediated transport） 细胞膜内外物质转运方式之一。属易化扩散的一个类型，即以细胞膜上的特殊"载体"蛋白为中介进行物质转运。如红细胞膜对葡萄糖分子的转运。特点：具有高度结构特异性、饱和现象和竞争性抑制现象。

载脂蛋白（apolipoprotein） 一组能与脂类（甘油三酯、胆醇、胆固醇酯、磷脂）结合形成各种脂蛋白的蛋白质。包括载脂蛋白 A、B、C、D、E 以及它们的亚型，同时还参与脂类代谢，存在于血浆和组织中。其主要功能是稳定脂蛋白的

结构，协助脂类运输，有的载脂蛋白还有识别受体和激活酶类的作用。载脂蛋白属球蛋白类，由肝和小肠黏膜细胞合成。

载脂蛋白 A I（apolipoprotein A I） 属于载脂蛋白 A 的一种，分布于高密度脂蛋白中。分子量为 28.3kD，血浆含量为（123.8±4.7）mg/dl。由 243 个氨基酸残基构成。它激活卵磷脂胆固醇酯酰转移酶，识别高密度脂蛋白受体。

载脂蛋白 A II（apolipoprotein A II） 属于载脂蛋白 A 的一种，分布于高密度脂蛋白中。分子量为 17.5kD，血浆中含量为（33.0±5.0）mg/dl。由 154 个氨基酸残基构成。它能稳定高密度脂蛋白的结构，激活肝脂酶。

载脂蛋白 A IV（apolipoprotein A IV） 属于载脂蛋白 A 的一种，分布于高密度脂蛋白和乳糜微粒中，分子量为 46kD，血浆含量为（17.0±2.0）mg/dl。由 371 个氨基酸残基构成。它辅助激活脂蛋白酯酶。

载脂蛋白 B48（apolipoprotein B48） 属于载脂蛋白 B 的一种，分布于乳糜微粒中，分子量为 264kD，由 2 152 个氨基酸残基构成。它能促进乳糜微粒的合成。

载脂蛋白 B100（apolipoprotein B100） 属于载脂蛋白 B 的一种，分布于极低密度脂蛋白和低密度脂蛋白中。分子量为 512.7kD，血浆中含量为（87.3±14.3）mg/dl。由 4 356 个氨基酸残基构成。它能识别低密度脂蛋白受体。

载脂蛋白 C I（apolipoprotein C I） 属于载脂蛋白 C 的一种，分布于乳糜微粒、极低密度脂蛋白和高密度脂蛋白中。分子量为 6.5kD，血浆含量为（7.8±2.4）mg/dl，由 57 个氨基酸残基构成。它可能激活卵磷脂胆固醇酯酰转移酶。

载脂蛋白 C II（apolipoprotein C II） 属于载脂蛋白 C 的一种，分布于乳糜微粒、极低密度脂蛋白和高密度脂蛋白中。分子量为 8.8kD，血浆含量为（5.0±1.8）mg/dl。它能激活脂蛋白脂肪酶。

载脂蛋白 C III（apolipoprotein C III） 属于载脂蛋白 C 的一种，分布于乳糜微粒、极低密度脂蛋白和高密度脂蛋白中。分子量为 8.9kD，血浆含量为（11.8±3.6）mg/dl。由 79 个氨基酸残基构成。能抑制脂蛋白脂肪酶及载脂蛋白 E 受体。

载脂蛋白 D（apolipoprotein D） 分布于高密度脂蛋白中，分子量为 22kD，血浆含量为（10.0±4.0）mg/dl，由 169 个氨基酸残基构成。能转运胆固醇。

载脂蛋白 E（apolipoprotein E） 分为载脂蛋白 E2、E3、E4。分布于乳糜微粒、极低密度脂蛋白和高密度脂蛋白中。分子量 34kD，血浆含量为（3.5±1.2）mg/dl。由 299 个氨基酸残基构成。能识别 LDL 受体。

载脂蛋白 J（apolipoprotein J） 分布于高密度脂蛋白中。分子量为 70kD，血浆含量为 10.0mg/dl，由 427 个氨基酸残基构成。结合转运脂质，补体激活。

暂时联系（temporary connection） 条件反射形成过程中，在条件刺激的皮质代表区和非条件刺激的皮质代表区之间由于多次的同时兴奋而形成的功能上的联系。

暂时性 Q 波（temporary Q wave） 见一过性 Q 波。

暂时性二尖瓣型 P 波（temporary mitral type P wave） 见二尖瓣型 P 波。

暂时性房室传导阻滞（temporary atrioventricular block） 可存在几日至十几日，随病情好转逐渐消失，且不留任何后遗症的房室传导阻滞。其病因可以是洋地黄过量、电解质紊乱、心肌炎、急性下壁心肌梗死等。

暂时性家族性高胆红素血症（Lucey-Driscoll syndrome） 其他名称：卢-德综合征。因母体内存在着抑制胆红素结合的物质而引起的新生儿血胆红素增高。出生后即发病，常发生胆红素脑病，病情严重，易早夭。治疗：尚无特效治疗方法。

暂时性尿崩症（transient diabetes insipidus） 起病方式表现为一过性多饮、多尿，后可完全恢复正常。多见于颅脑外伤或手术，特别是损伤垂体柄至神经垂体部位。为中枢性尿崩症表达的一种起病形式。

暂时性听阈位移（temporary threshold shift, temporary hearing loss） 接触噪声刺激后听力暂时下降的现象。是一种生理性反应。脱离噪声环境一段时间后即可恢复。

暂时性血管舒缩病（temporary vasomotor disorder, harlequin color change）　小儿生后第 3、4 日自前额中间经鼻、下颌及躯干出现皮肤一半色红、一半色白的现象。常因地心引力而加重，将小儿身体由一侧转向另一侧，身体上半部色白，下半部色红。出现及消失较迅速，但可反复出现，持续数分钟，亦可数小时。引起的原因与外周循环的自动调节不稳定有关。非病理性，无需治疗，最迟出生 3 周后消失。

暂时硬度（temporary hardness）　见水的硬度。

赞氏假性肝梗死综合征（Zahn syndrome）　在病理上显示肝血窦充满大量血液并扩张，门静脉小分支闭塞，邻近肝小叶及肝细胞萎缩，形成假性梗死的一组病征。表现为肝增大，无坏死征象，可见于脾切除术后的部分病人。治疗：预防肝衰竭。

脏壁造影（parietography）　向空腔器官内及其外围注射对比剂以显示器官管壁的 X 线检查方法。如用于鉴别胃内外肿瘤的胃双重造影。

脏壁中胚层（splanchnic mesoderm）　胚内体腔的出现，将侧中胚层分隔为内外两层的内层。覆盖在内胚层的表面，并与卵黄囊表面的胚外脏壁中胚层相延续。它是形成浆膜脏层及内脏平滑肌与结缔组织的原基。

脏毒（visceral intoxication）　中医病名。①肛门疮痈肿毒引起的便血。症见肛门肿硬、疼痛、流血。治宜清热解毒、凉血止血。②脏中积毒所致的痢疾。③内伤积久所致的便血，血色黯，多先便后血，属远血。治宜清热解毒为主，选用槐花散、脏连丸等。

脏腑（zang and fu, viscera and bowels）　中医术语。五脏六腑的统称。包括五脏、六腑和奇恒之腑 3 类。心、肝、脾、肺、肾合称五脏。胆、胃、大肠、小肠、膀胱、三焦合称六腑。五脏的生理功能是生化和储藏精、气、血、津液、神；六腑的生理功能是受纳和腐熟水谷，传化和排泄糟粕。奇恒之腑包括脑、髓、骨、脉、胆、女子胞 6 种器官组织。这 6 种器官组织，虽名为腑，但其功能有异于正常的腑，所以叫做奇恒之腑。

脏腑辨证（syndrome differentiation of zang-fu viscera）　中医辨证的基本方法之一。在八纲辨证的基础上，结合脏腑生理、病理的特点，通过四诊八纲，对症状进行分析综合，辨别出五脏六腑的阴阳、气血、虚实、寒热等变化，为治疗提供依据。

脏腑相合（interconnection of zang-fu viscera）　中医术语。脏与腑之间的互相联系和影响。即：肺合大肠，心合小肠，肝合胆，脾合胃，肾合膀胱。脏与腑的配合，体现了阴阳、表里相输相应的关系。脏的经脉连于腑，腑的经脉络于脏，彼此经气相通，互相作用；脏行气于腑，腑输精于脏，病变时又互相影响，互相转变。

脏寒（cold syndrome in newborns）　其他名称：脐风泻。中医病名。婴儿百日内，出现手足逆冷，唇面微青，额上出汗，不思乳食，腹痛啼哭，泄泻清白粪便等症。因断脐失护、风冷自脐部内侵脏腑所致。治宜温散寒邪、调补脾胃，并注意护脐保暖。也可用炒盐温熨腹部。

脏结（syndrome resulting from accumulation of yin-cold evil; hypochondriac mass in the chest）　①中医古病名。状似结胸。自觉心下痞硬，按之痛，但有下利、舌苔白腻、脉沉紧细小。多因太阳病误下，邪气乘虚入里，与阴寒互结所致。治宜温脏散结。②中医古病名。有癥块自胁下连脐旁，痛引少腹入阴筋的一种难治病症。属疝之类。

脏厥（coldness of extremities due to visceral hypofunction）　其他名称：藏厥。中医古病名。内脏阳气衰微引起的四肢厥冷，属寒厥重证。治宜四逆汤、附子理中汤及灸法等急救回阳。

脏器制剂（organotherapeutic medicament）　用动物肝、胃、脾、胰等为原料制成的制剂。近年来由于应用了非动物脏器做原料，且一些药物（如胰岛素等）已可人工合成或通过微生物发酵获得，故脏器制剂一词已逐渐被生化药物制剂所代替。

脏象（visceral manifestations）　其他名称：藏象。中医术语。脏腑生理功能、病理变化表现于外的征象。脏，指藏于体内的内脏；象，为表现于外的生理功能和病理现象。

脏象学说（theory of visceral manifestations）　中医基础理论中研究人体脏腑活动规律及其相互关系的学说。以五脏（心、肝、脾、肺、肾）为中心，与六腑（胆、胃、大肠、小肠、膀胱、三焦）相配，以气、血、精、津液为物质基础，通过经络使脏与脏、脏与腑、腑与腑密切联系，外连五官九窍、四肢百骸。内外通达，构成一个有机的整体，五脏六腑，虽有一定的解剖概念，但主要是阐述其生理功能和病变特点，与解剖学中的同名器官有所不同。

脏躁（hysteria）　中医病名。由忧郁伤神所致的精神病。病见频打呵欠、喜悲欲哭、动作怪异、精神恍惚。治宜解郁、养心安神、和中缓急，可用甘麦大枣汤。

藏象（state of viscera）　见脏象。

藏医学（tibetan medicine）　全称藏族传统医学。中国传统医学之一，藏族在长期的医疗实践中，吸收了中医学、古印度吠陀医学、阿拉伯医学等的精华而逐渐形成具有本民族特点的医学。理论系统主要是"龙、赤巴、培根"三元素学说，用以解释人体生理病理现象；诊断上特别重视尿诊及脉诊；治疗有内服丸剂、散剂、膏剂和外用药物或放血等方法；用药多采用成药。藏医的重要典籍有《四部医典》，公元 8 世纪由宇妥·元丹贡布撰成，记述理论、病症、治疗、药物等。17 世纪后，该书内容绘成 90 幅彩色唐卡，流传至今。

早产（premature delivery）　妊娠 28～37 周中断妊娠。临床经过与足月产相似。出现先兆早产症状时应给镇静剂抑制宫缩（如硫酸镁）。已临产者慎用抑制呼吸中枢药物，给予肾上腺皮质激素，以加强胎儿肺成熟度，减少早产儿呼吸窘迫综合征的发生。大多数早产儿的体重为 1 000～2 500g。

早产儿（premature infant）　其他名称：早生儿、未成熟儿。指胎龄超过 28 周，但未满 37 周（小于 259 日）的活产婴儿。体重多在 2 500g 以下，身长不足 47cm。由于早产儿各器官的生理功能都不成熟，临床表现为头相对大，皮肤红嫩，胎毛多，毛发细软，胎脂多，指甲软，足底纹理少。早产儿易发生缺氧、颅内损伤、支气管肺炎及呼吸窘迫综合征等，体温常偏低或不升，要特别注意保温及加强护理。预防各种疾病的发生。

早产儿脑电图（premature EEG）　为普遍性低平和缺乏节律性的波形，间歇性出现缓慢的、有如基线漂移那样的 0.5～1 次/s 的 δ 活动。

早产儿视网膜病变综合征（retinopathy of prematurity syndrome）　其他名称：晶状体后纤维增生症。与早产儿生后 10～14 日内接受高浓度氧治疗有关。表现为前房变浅，对光反射迟钝，晶状体后可见灰白纤维血管膜，玻璃体混浊，视网膜脱离，眼球逐渐萎缩。防治：早产儿避免吸入高浓度氧；吸氧时口服维生素 E；玻璃体牵拉视网膜脱离可行玻璃体切割术。

早产儿营养性贫血（nutritional anemia of premature infant）　早产儿因缺乏铁剂、叶酸、维生素 E 和蛋白质等营养物质引起的贫血。症状多在生后 4 周左右出现，表现为面色苍白、精神萎靡、食欲减退，有时呼吸暂停。实验室检查血红蛋白值低于 90g/L。治疗：提倡母乳喂养；供给足量的蛋白质；适时补充铁剂、叶酸及维生素 E。

早发性痴呆（dementia praecox）　精神分裂症的曾称。见精神分裂症。

早发性淋巴水肿（lymphedema praecox）　其他名称：原发性淋巴水肿。30 岁以下病人因淋巴液反流受阻而致组织间隙肿胀。女性多见。病因不明。常仅累及一侧下肢，少数为双侧性。初期肿胀局限在足及踝部，长时间站立、劳动及月经期时水肿可加重，休息及患肢抬高后水肿则减轻。后期患肢明显增粗、变硬，即使休息亦不能减轻。治疗常不满意，晚期尤为困难。早期用弹性袜、绷带、肢体抬高、按摩，炎症性者用足量抗生素、理疗、热敷。

早感受器电位（early receptor potential）　视网膜受到光照时在视杆细胞记录到的几乎没有潜伏期的电位变化。特点是：电位呈双向性，在 a 波之前出现，电位幅值较小，仅持续数

Z

毫秒。认为是视紫红质尚未分解时分子内部带电集团的移动而产生的。

早老蛋白（presenilin, PS）　其他名称：早老素。是阿尔茨海默病相关基因早老素基因所编码的跨细胞膜的蛋白质。包括PS1 和 PS2 两种。生理状态下，PS 在胚胎神经系统形成、中轴骨骼发育和体节发生中起重要作用。病理状态下，参与细胞凋亡、老年斑的形成及阿尔茨海默病的淀粉样肽的生成过程。

早老性白发（presenile canities）　遗传性白发，可自青年时开始，逐渐增多，常有家族史。精神创伤的应激反应，有时可较快诱发白发。某些自身免疫性疾病、代谢障碍性疾病可伴白发，心血管疾病中灰发的发生率增高。

早老症（progeria syndrome）　儿童少见的侏儒状态。童年表现为生后第 2 年起体重及身长增长明显缓慢，头发、眉毛逐渐脱落，牙发育迟缓，全身瘦削，皮下脂肪消失，皮肤有色素沉着及皱纹，表层静脉显著，外表如老人，但智力发育正常，5 岁即出现高血压，有心绞痛及偏瘫，多死于心肌梗死或脑血管病变。治疗：无特效疗法，动脉硬化应及早防治。

早期癌（early carcinoma）　病理学术语。指原位癌和早期浸润癌。原位癌是指癌变细胞仅限于上皮内，尚未突破基底膜者。它是非典型增生进一步发展的结果，可见于任何上皮组织。早期浸润癌是原位癌进一步发展，癌细胞突破基底膜，向下方浸润，浸润范围仅限于黏膜下层，不侵犯肌层，一般无区域性淋巴结转移。在子宫颈，此种浸润深度不超过 5mm。早期癌病人一般多无明显症状，相当一部分病例是在健康体检或普查中发现的。给予正确而及时的治疗，能取得很好的治疗效果。

早期复极综合征（early repolarization syndrome）　其他名称：过早复极综合征。心电图 ST-T 正常变异的一种表现。常见于健康青年。发生机制可能与心肌细胞动作电位的 2 位相缩短，3 位相提前有关。在 $V_2 \sim V_6$ 导联和/或 Ⅱ、Ⅲ、aVF 导联中 ST 段呈凹面向上抬高，一般不超过 0.2mV。T 波高尖或倒置。持续时间多较长，但在心率增快时可暂时恢复正常。该征无病理意义，但需注意与病理性 ST 段抬高鉴别。

早期后去极化（early afterdepolarization, EAD）　其他名称：平台期振荡。发生在动作电位平台期（2 期）或 3 期早期的去极化。可表现为一次兴奋，即期前收缩，也可发生连续兴奋，即形成阵发性心动过速或颤动。

早期教育（early education）　其他名称：早教。指对从出生后到学龄前的儿童进行的有目的、有计划的教育训练。可早期开发智力和促进身心健康发展。早教要进行感知（视觉、听觉为主）、动作训练、语言和知识能力的教育（以及行为、习惯等培养教育。婴幼儿脑的发育已具备了早教的生理基础，应不失时机地从小培养探求精神、求知欲望、辨别能力、独立见解、善于思考和创造能力，形成良好的个性和高尚的道德品质。如果孤立地培养智力而忽视非智力因素的培养，则达不到开发智力的目的。

早期切痂（early excision of eschar）　治疗Ⅲ度烧伤创面的有效方法。中小面积Ⅲ度烧伤可一次切痂，大面积Ⅲ度烧伤可行分次切痂，在烧伤后创面未有明显感染以前进行切痂。大面积烧伤切痂，首次最好安排在伤后 4～7 日，小面积Ⅲ度烧伤还可以提前。一般认为每次切痂范围不宜超过 20%。焦痂切除，一般应切到深筋膜层，因沿深筋膜分离层次分明，出血少，基底血供良好，植皮也易成活。如深层有肌肉坏死者，也应将坏死肌肉彻底切除。

早期倾倒综合征（early dumping syndrome）　胃部手术后，由于失去幽门及胃的正常生理功能，胃内食糜突然进入十二指肠或空肠而引起的一系列症状。任何类型的胃手术后都可并发倾倒综合征。可能与下列因素有关：血容量下降、消化道激素的作用和神经精神因素等。临床消化道症状：上腹饱胀不适、恶心、呕吐、嗳气、肠鸣音频现，阵发性脐周绞痛、大量腹泻；循环系统症状：乏力、头昏、眩晕、极度虚弱、颤抖、大汗淋漓、面色潮红或苍白、心动过速、烦躁不安、甚而虚脱、晕厥。根据病史和典型症状可作出诊断。饮食调

理，抗胆碱能药物治疗，内科治疗无效者可手术。

早期溶血综合征（early hemolysis syndrome）　较少见的血液病。骨髓向周围血释出的红细胞有一部分在网织红细胞阶段即行崩溃而发生溶血。临床表现为不同程度贫血，网织红细胞正常或略减少。骨髓可见各阶段的幼红细胞增多，血清间接胆红素轻度升高。

早期尸体现象（early postmortem phenomena）　人死后尸体腐败前所发生的现象。约在 24h 内出现。主要表现有：全身肌肉紧张性消失（肌肉松弛），而后又逐渐变硬（尸僵），尸体温度下降（尸冷），全身低下部位出现色斑（尸斑）等。此外，还有皮肤苍白、角膜混浊、局部干燥呈皮革样化等。早期尸体现象的出现是确定死亡的主要依据。

早期视交叉前压迫综合征（syndrome of incipient prechiasmal optic nerve compression）　视交叉前肿瘤或其他病变逐渐压迫视神经所致的一组病症。表现为单侧受累，视力逐渐减退，单侧视野进行性缺损。马库斯·冈恩（Marcus Gunn）瞳孔征阳性，视神经萎缩。治疗：手术。

早期胃癌（early gastric cancer）　癌浸润未超过胃黏膜下层的黏膜癌。无论有无转移。局限在黏膜固有层，则称黏膜内癌（原位癌），临床表现缺乏特异性，有时有消化不良症状。治疗：早期发现，及时手术，预后良好。

早生儿（premature infant）　见早产儿。

早熟型（precocity, prematurity）　儿童生长发育早于一般型的一种类型。特点是发育开始年龄提前，因而开始显得较高，但最后身高不一定高于晚熟者，可形成女性体态-矮胖型（肩窄、骨盆宽）、骨龄超过时间年龄 1 岁以上；第二性征和月经初潮（男孩为首次遗精）出现较早（一般在均值减 1～2 个标准差之间）。

早泄（prospermia）　中医病名。指性交时泄精过早，甚至未交精液即出。多因肾阴不足、相火亢盛所致。常伴见阴茎易举，或举而不坚，心烦口干，脉细数。治宜滋阴降火。用知柏八味丸等。阴阳两虚者，兼见畏寒肢冷、舌淡脉沉，宜兼温肾阳，加狗脊等之类。又有心肾两虚者，宜补益心肾，用济火延嗣丹等方。

早幼红细胞（basophilic erythroblast）　其他名称：嗜碱性成红血细胞。幼稚阶段早期的红细胞。细胞较大，呈圆形，核圆，染色质呈粗粒状，偶见核仁，胞质嗜碱性强，开始出现血红蛋白（Hb），具有分裂增殖能力。骨髓细胞中占 0.2%～2.9%。

早幼粒细胞（promyelocyte）　幼稚阶段早期的粒细胞。细胞增大，呈圆形，核圆，染色质呈粗网状，偶见核仁，胞质嗜碱性减弱，出现大量嗜天青颗粒和少量特殊颗粒，具有分裂增殖能力。在骨髓细胞中占 0.4%～3.9%。

早孕反应（morning sickness）　停经 6 周左右，出现头晕、乏力、偏食、厌油、流涎、嗜睡、恶心和呕吐等现象。此与体内人绒毛膜促性腺激素（HCG）增多，胃酸分泌减少和胃排空时间延长有关。多于孕 12 周左右，早孕反应自行消失。

早孕绒毛活检（villus biopsy at early pregnancy）　孕早期采取胚胎绒毛进行产前诊断的方法。早期绒毛组织能反映胎儿的遗传特性，而且能在妊娠中期前得出诊断结果，较羊水穿刺诊断提前 8 周，从而决定妊娠继续或终止。

蚤（flea）　俗称跳蚤。属昆虫纲蚤目。是恒温动物的体外寄生虫。身体左右侧扁，无翅，足长、粗壮发达。能刺吸人及动物的血，有的还可寄生于动物及人的皮下，如潜蚤。是鼠疫和地方性斑疹伤寒的传播媒介，又是犬复孔绦虫和缩小膜壳绦虫的中间宿主。我国重要的传病蚤为致痒蚤、印鼠客蚤、方形黄鼠蚤和谢氏山蚤。

蚤密度（density of flea）　反映蚤的数量及变动情况的指标，主要有：①鼠体蚤指数：用捕鼠笼捕获活鼠，检查计数每只鼠体上寄生的蚤数，所得捕蚤总数与捕获鼠数之比即为鼠体蚤指数。鼠体蚤指数＝捕获蚤总数/捕获鼠数，同样也可求某种蚤指数：某种蚤指数＝某种蚤数/总数，一般要求捕获鼠数在 20 只以上。②游离蚤指数：将 16 开大小一定数量的黏蚤纸，分放在地面上，经一昼夜后，平均每张纸所黏得的蚤数即为游离蚤指数。游离蚤指数＝捕获蚤总数/黏蚤纸

总张数。

蚤目（Siphonaptera）　昆虫纲的一目。哺乳类及鸟类的体外寄生虫。刺吸人及动物的血，能传播鼠疫和地方性斑疹伤寒，可作为犬复孔绦虫和缩小膜壳绦虫的中间宿主。潜蚤能寄生于皮肤。传播人间鼠疫的蚤主要是印鼠客蚤。

皂苷（saponin）　能降低水溶液的界面张力，并经振摇后可产生持久性泡沫的一种苷类。是许多中草药的有效成分，如桔梗、人参、三七、甘草等。许多皂苷能促进支气管黏膜的分泌，内服有祛痰止咳作用。还有多种生理活性，如人参皂苷有强壮作用，柴胡皂苷有解热、镇静作用。大多数皂苷有溶血作用，不能静脉注射。

皂化价[值]（saponification value）　1g 脂肪或油脂完全皂化所需氢氧化钾的量（以毫克计算）。表示 1g 油脂中游离的和化合在脂内的脂肪酸的含量，用以估计油脂中化合的脂肪酸的性质和所含游离脂肪酸的数量。

皂化作用（saponification）　油脂在碱性水溶液中共热，水解成甘油与高级脂肪酸盐的反应。现已推广为羧酸酯在碱性溶液中的水解反应。

皂荚（Chinese honeylocust fruit, Fructus Gleditsia Sinensis）其他名称：皂角、大皂角、猪牙皂、牙皂。中医药名。温化寒痰药。豆科植物皂荚的果实。辛、咸，温，有小毒。归肺、肝、胃、大肠经。功能涤痰开窍、通便、消肿、杀虫。用于顽痰阻塞、胸满气逆、喘急、中风口噤、昏迷不省人事、癫痫痰盛、牙关紧闭、大便燥结、痈疽等。孕妇、体虚、咯血者忌用。

皂荚中毒（Chinese honeylocust fruit poisoning）　误食皂荚种子或豆荚引起的中毒。主要表现为头痛、乏力、腹胀、呕吐、腹泻、烦躁、面色苍白、黄疸、血红蛋白尿，严重者可出现休克、呼吸麻痹。治疗宜早期催吐、洗胃、服蛋清、输液、碱化尿液，必要时输血及其他对症治疗。

造血干细胞（hemopoietic stem cell, HSC）　指骨髓中的干细胞，具有自我更新能力并能分化为各种血细胞前体细胞，最终生成各种血细胞成分，包括红细胞、白细胞和血小板。它的特点：①结构比较简单，具有特定功能的原始细胞；②能以自我复制的方式增生；③在一定条件下能向特定方向分化等。

造血干细胞移植（hematopoietic stem cell transplantation, HSCT）　对病人进行全身照射、化疗和免疫抑制预处理后，将正常供体或自体的造血细胞注入病人体内，使之重建正常的造血和免疫功能。是恶性血液病和致死性非恶性血液病的根治性治疗。包括异基因骨髓移植、同基因骨髓移植、自身骨髓移植、周围造血干细胞移植、脐血移植等。注意适应证和禁忌证、移植前准备、移植操作和移植后支持治疗。

造血过程（hemopoietic process）　造血干细胞经过增殖、分化、发育生成各类成熟血细胞的过程。骨髓内的造血过程分3 个阶段，第 1 阶段是造血干细胞通过自我复制，保持其数量，并分化形成各系定向祖细胞；第 2 阶段是各系定向祖细胞继续增殖分化为各种血细胞的母细胞；第 3 阶段是各种母细胞发育成熟为各系血细胞。

造血内因子（intrinsic factor）　其他名称：内因子。由胃底部黏膜的壁细胞分泌的一种糖蛋白，可协助维生素 B_{12} 的吸收。内因子缺乏时可引起维生素 B_{12} 缺乏而导致恶性贫血。治疗以维生素 B_{12} 注射有效，口服则无效。

造血器官（hematopoietic organ）　能生成各种血细胞的器官。人胚胎时期的卵黄囊、肝、脾、胸腺和骨髓先后造血，出生后红骨髓为主要造血器官。骨髓，主要是扁骨和长骨两端的红骨髓，产生红细胞、颗粒白细胞和血小板。淋巴结和脾脏产生无粒白细胞。在成人，一般认为肝是产生血浆蛋白的场所，但在病理情况下，也可能产生细胞。

造血生长因子（hematopoietic growth factors）　一类刺激定向造血干细胞增殖的细胞因子。现已确定的有集落刺激因子，包括巨噬细胞集落刺激因子（M-CSF）、粒-巨噬细胞集落刺激因子（GM-CSF）、粒细胞集落刺激因子（G-CSF）等；红细胞生成素（EPO）和白细胞介素（IL），包括 IL-1、IL-2、IL-3、IL-5 和 IL-6。

造血系统（hematopoietic system）　具有造血功能器官的总称。包括骨髓、肝、脾、淋巴结及分散在各部位的单核巨噬细胞系统（旧称网状内皮系统）。

造血细胞（hemopoietic cell）　造血干细胞和祖细胞的统称。是所有免疫细胞的来源。包括发育不同阶段的各种血细胞和少量造血干细胞、巨噬细胞、脂肪细胞及间充质细胞等。

造血组织（hematopoietic tissue）　由网状组织和造血细胞组成的组织。网状细胞和网状纤维构成造血组织的支架，网孔中充满不同发育阶段的各种血细胞、造血干细胞、巨噬细胞、脂肪细胞和间充质干细胞。各类血细胞分布有一定规律性，红细胞造血岛位于血窦附近，粒细胞造血岛远离血窦，巨噬细胞常紧贴血窦。网状组织与巨噬细胞和微血管等构成造血诱导微环境，调节造血细胞的增殖与分化。

造影超声心动图（contrast echocardiogram, contrast ultrasound cardiogram）　其他名称：心脏超声学造影。当经过导管或外周静脉注入能产生小气泡而改变血液均质性的某些物质，就可在该物质流经部位出现浓密的云雾状回声反射。对这些回声出现的部位、次序及流动方向等进行分析就可对分流性与反流性疾病作出判断的方法。正常心脏与大血管中的血液是均质性液体。对超声波的反应是无回声反射的。

造影剂（contrast medium）　见对比剂。

造影剂肾病（radiographic contrast nephropathy）　见对比剂肾病。

造影检查（contrast examination）　将对比剂引入缺乏天然对比的器官、组织后再行透视或摄影的方法。用于诊断疾病。如钡餐胃肠检查、腹腔充气检查、各种心血管造影检查等。

造釉器（enamel organ）　牙齿发育过程中原始口腔外胚层细胞形成牙板后部的增生隆起。为将来发生牙釉质的器官。造釉器外层细胞称外釉质上皮，内层细胞称内釉质上皮，后者分化为成釉质细胞，产生牙釉质。

造釉细胞瘤（ameloblastoma）　见成釉细胞瘤。

造作伤（artificial injury）　运用各种机械的、化学的、物理的或病原菌等方法自我损害身体或授意别人代作的损伤。一般均有一定企图和目的，如贪污后伪装被抢，在所谓自卫搏斗中造成的损伤；为骗取荣誉、信任而造成的工伤；为逃避工作分配、考试或骗取病假而自残；也有诬告别人强奸、意图勒索、报复等造成的损伤。此伤多自己报案，损伤一般都是在自己手能够形成的部位，损伤的性质和程度往往与自诉情节相矛盾。

噪声（noise）　其他名称：噪音。物理学上，不同频率和不同强度的声波，无规律地杂乱组合，波形无规则变化的声音即噪声。但也与人们的生理和心理状态有关，常指一切人们不需要的，对生活和工作有妨碍的声音。噪声会妨碍人们的休息并影响健康，降低工作效率。强大的噪声还能引起耳聋。

噪声传播（noise propagation）　噪声引起弹性媒质振动的过程。噪声在媒质中传播会发生声衰减，在媒质界面上会发生反射、折射和透射，遇到障碍物还会发生衍射现象。其传播速度与媒质的特性和温度有关，如标准大气压和 0℃ 的空气中，其速度为 331.4m/s，气温升高，其速度增大，气温每增加 1℃，速度约增加 0.607m/s。

噪声辐射（noise radiation）　噪声源在媒质中形成声场的过程。各类噪声源在任何固体、液体、气体的弹性媒质中都能产生不同程度和不同特性的噪声辐射，造成噪声污染。

噪声级（noise level）　表示噪声强弱的物理量。通常指 A 声级，即使用声级计的 A 计权网络测出噪声值，单位为分贝，记作 dB。

噪声控制（noise control）　降低或消除噪声，为人们创造适宜声环境的技术措施。包括控制噪声源的声输出，改变噪声传播的途径和采取接受者防护等措施，防止噪声污染危害。

噪声强度分级（intensity division of noise）　以声强级为标准对噪声所进行的分级。以听阈声强为标准，把声音的可听阈范围按听阈声强的倍数的对数定级，称为声强级。声强单位为贝尔。因贝尔单位太大通常用分贝（即 1/10 贝尔）表示。如果以声压定级，称为声压级。正常人耳的听阈是从 0dB 到 120dB。0dB 刚能听到，1dB 的差别刚能辨别出，120dB 就感觉疼痛。

噪声污染（noise pollution）　噪声超过人们生活和生产活动所容许的声环境状况。通常指人为活动产生的噪声超过国家颁布的噪声控制标准的现象。通常是局部性的，不会残留在环境中，噪声源停止运转，污染也就消失。

噪声污染监测（noise pollution monitoring）　环境监测的一种。对干扰人们学习、工作和生活的声音和声源进行测量的过程。通常用声级计和频率分析仪对固定的流动的噪声源所发出的环境噪声进行测量。测量结果用 A 声级表示，记作 dB（A）。

噪声性耳聋（noise-induced hearing loss）　其他名称：噪声性听力损失。长期处在强噪声环境中，内耳感觉器官所发生的器质性病变。在噪声环境中暴露一定时间后听力下降，离开噪声环境后恢复正常，这种暂时性听力下降称听力疲劳。听力疲劳不能恢复，就造成噪声性耳聋。此外，人突然暴露于极强烈的噪声环境（如爆炸）中而失去听力，称为声外伤或爆震性聋。耳聋多为高频障碍，有头痛、头晕及平衡失调现象。有的病人有失眠、智力低下、精神抑郁的表现。多见于职业性耳聋。主要在于预防，如戴隔音耳塞等。

噪声源（noise source）　产生噪声的振动体。按发声特性不同，可分为机械噪声源、气流噪声源、电磁噪声源；按发声来源不同，可分为工业噪声源、交通噪声源、施工噪声源、社会生活噪声源；按发声机制不同，可分为点源、偶极子源和四极子源等。

噪声源监测（noise source monitoring）　对噪声源的辐射强度和指向性进行的监测活动。主要是对交通噪声源、工业噪声源、施工噪声源、社会生活噪声源等进行监测。

噪声指标（noise index）　产品（主要是机电产品）出厂时，厂方用以表明产品噪声辐射水平的数据。同类产品中，噪声指标小的对环境干扰小。是产品质量的一项指标。

噪声主观评价（subjective assessment of noise）　从噪声对人的心理、生理影响的角度来量度噪声的方法。噪声的影响往往因人而异，环境声学确定了一些统计上能反映其主观感觉的评价量。而把这些主观感觉评价量与客观量度联系起来，以反映人们感受到的声刺激。

噪声病（noise sickness, noise-induced disease）　以听觉器官受损为主，伴有听觉外系统反应的全身性疾病。症状和体征与噪声的强度、频率、接触时间以及个体对噪声的易感性有关。主要表现为神经衰弱综合征，如头痛、眩晕、耳鸣、心悸和睡眠不良等。还可出现听觉损害，包括听觉疲劳、噪声性耳聋及爆震性耳聋。此外，尚有心血管系统的异常，如心电图出现 ST-P 波的改变、窦性心动过速或窦性心动过缓、窦性心律不齐等。预防宜采用消声、隔声措施，改革工艺以降低环境中噪声水平，采用有效的个人防护措施。

燥（dryness）　①中医病因。六淫之一。燥与湿相对。为秋天主气。燥邪易伤津液。致病表现为目赤、口、鼻、唇、舌干燥，干咳，胁痛等。其偏热者为温燥，偏寒者为凉燥。②阴津亏损时出现的内燥证候。

燥热（dryness-heat）　其他名称：燥火。中医病证名。感受燥气，津液耗伤，以致化热化火。症见鼻咽干燥、发热有汗、咽喉作痛、牙龈肿痛、耳鸣或鼻衄、干咳、咯血等。治宜清热生津为主。

燥热咳嗽（cough due to dryness-heat）　中医病证名。由外感风热燥邪，耗伤肺金所引起的咳嗽。症状见干咳无痰或痰少、黏稠难出、鼻燥咽干、身热恶风、舌尖红、苔薄干、脉细略数。治宜宣肺清热润燥，可用桑杏汤。

燥湿（dampness-drying therapy）　中医治法。祛湿法之一。即用苦温药祛除湿邪的方法。适用于中焦湿证，有苦温燥湿、苦寒燥湿等。苦温燥湿用平胃散，苦寒燥湿用黄芩、黄连、黄柏之类。

燥邪（dryness pathogen）　中医六淫之一。燥性干涩，易伤津液，尤其易损伤肺津。致病常见干咳、口干鼻燥、皮肤干裂等。燥分为温燥和凉燥两种。温燥可见偏热症状，凉燥可见偏寒症状。

燥邪伤肺（lung damaged by dryness-evil）　中医术语。指秋令感受燥邪，侵犯肺卫所表现的证候。燥是六淫之一，秋天气候干燥，容易从口鼻入侵于肺，耗伤津液，灼伤肺络，出现干咳无痰，或咳痰带血、咽喉疼痛、胸胁痛等症。临床上分为温燥和凉燥。温燥证和凉燥证皆由燥邪外侵引起。初秋有夏热之余气。燥邪与温热之邪结合而侵犯人体，则发为温燥；深秋又有近冬之寒气，燥邪与寒邪相合而侵入人体，则发为凉燥。多见于上呼吸道感染、支气管炎、白喉、急性咽喉炎等疾患。

燥者濡之（dryness-syndrome should be treated with moisturizing therapy）　中医治法。治疗燥证的方法。指伤津耗液一类干燥病证，用滋润生津等濡润之法治疗。如燥热伤肺胃津液，出现咳嗽无痰、口干咽燥、舌红少苔等症，用养阴润燥法治疗。语出《素问·至真要大论》。

燥证（dryness syndrome）　中医证候之一。外感燥邪或体内津液不足所致，以口鼻、肌肤、毛发、大便干燥等为特点，分为外燥证和内燥证。

躁狂（mania）　中医名词。躁，指手足跳动；狂，指精神狂乱不安。由于温热病，高热，热扰心神；或肝经热盛，肝风内动；或痰火内扰心神，所出现神志失常的证候。

躁狂症（mania）　情感障碍的一种类型。其核心症状是情绪高涨或易激惹，伴有思维敏捷和语言动作增高三联征。临床表现可有语言增多；联想加快或意念飘忽；注意力不集中或随境转移；自我感觉良好或自我评价过高；精力特别充沛；睡眠需要减少且不感疲乏；活动增多；行为轻率不顾后果；性欲明显亢进等。上述症状至少出现 3 项且持续 1 周以上方可确诊。治疗：首选碳酸锂，其他如卡马西平、甲巯咪唑、氯丙嗪等；另有心理治疗及电休克疗法等。

躁狂抑郁性精神病（manic-depressive psychosis）　见情感性精神病。

责任地段（sector of duty area）　是城镇推行划区分级责任地段制度。对一定地段内从出生到学龄前的儿童普遍采取系统观察，实行保健措施。对新生儿、早产儿做家庭访视，了解护理喂养、发育等情况，建立母子保健卡片，满月后定期按国家规定的 4、2、1 体检制，进行体检，婴儿 1~3 个月、幼儿 3~6 个月、学龄前儿童每年体检一次，预防和治疗疾病。定期投给维生素 D 预防佝偻病，指导母亲护理小儿及合理喂养，预防营养不良性贫血，按国家规定进行计划免疫预防接种，预防各种传染病的发生。

责任分散效应（diffusion of responsibility）　一种社会心理效应。当集体内部管理不善时，人们会认为别人工作没有尽力，于是自己也减少努力，或者认为个人努力在集体工作中难以衡量，与绩效缺乏明确关系，因而不愿全力以赴。这个效应说明，如果责任不清，人多也不一定解决问题，反而可能误事。

责任疫情报告人（duty personnel for reporting epidemic diseases）　指执行职务的医疗保健人员和卫生防疫人员。其任务是根据有关法规、法令及条件及时准确地填写疫情登记表并报告给上级主管部门。

择期手术（select time to operate）　手术时间的选择。指一般慢性疾病，在做充分术前准备的同时，可选择一个对病人比较合适的时间进行手术。

泽兰（hirsute shiny bugleweed herb, Herba Lyeopi）　其他名称：红梗草、虎兰、奶孩儿。中医药名。活血药。唇形科植物地瓜儿苗或毛叶地瓜儿苗的茎叶。苦、辛，微温。归肝、脾经。功能活血祛瘀、行水消肿、解毒消痈。用于产后腹痛、闭经、水肿、小便不利、跌打瘀血，亦用于痈毒肿痛、蛇咬伤等。有强心作用。无瘀血者慎服。

泽利多维奇征（Zeldovitch sign）　膀胱穿孔的征象。从膀胱经导尿管排出超过膀胱容量的液体即为此征。提示存在膀胱壁穿孔。

泽泻（Rhizoma Alismatis）　其他名称：水泻、及泻、芒芋、天秃。中医药名。泽泻科植物泽泻块茎。甘、淡，寒。归肾、膀胱经。功能利水渗湿、泄热通淋。主治：①水湿停滞的小便不利或水肿。②湿热下注所致淋浊、带下、泄泻。

增白细胞药（leukopoietic）　用于治疗粒细胞缺乏症的药物。

包括促进白细胞增生和代谢的药物，以及一些细胞因子。

增幅心电图（incremental electrocardiogram） 将心电图的标准电压增幅数倍至十几倍，纸速增快至100mm/s的方法描记的心电图。此种心电图使心房波形明显增大，有利于分析心房电活动。

增感屏（intensifying screen） 用于屏/片X线摄影中，使入射的X线转变为更适合于摄影胶片感光的乳剂屏。以白色硬纸板作基底，一面均匀涂布钨酸钙组成的荧光物质，外面覆盖一层透明保护膜，荧光物质经X线照射可发出荧光，荧光与X线一同使底片感光。

增光素（phthiobuzin） 见酞丁安。

增量式双倍二级梯运动试验（incremental double two-step exercise test） 其他名称：加强双倍二级梯运动试验。运动量比双倍二级梯运动试验增加15%，以提高诊断阳性率的心电图负荷试验。其检查方法、注意事项及诊断标准与双倍二级梯运动试验相同。

增强扫描（enhancement scan） 用人工的方法经静脉血管将对比剂注入体内，在适当时机进行扫描的一种扫描方法。

增强效应（enhancement） 在CT图像上，不同类型的肿瘤及病变组织，由于血流量不同，在静脉内快速注入对比剂后其强化的程度不同。多血管型肿瘤，因血流量增加，增强后血中碘浓度增加，则增强效应明显。根据增强效应的程度和强化的类型不同，有利于病变的定性诊断。如肝血管瘤、脑膜瘤等有明显的增强效应。脑胶质瘤、脑脓肿和肉芽肿等可出现环形增强。肝癌增强效应差而囊肿呈持续性低密度无增强效应。

增强子（enhancer, enhancer element） 增强真核基因转录的一类调节序列。增强子的作用与其所在的位置或方向无关，即在所调控基因的上游或下游均可发挥作用。

增溶剂（solubilizer, solubilizing agent） 能增加药物溶解度的物质。为表面活性剂。分阳离子型、阴离子型和非离子型。医药上所用的增溶剂，内服及注射的药物多用非离子型，外用则以阴离子型为主，阳离子型的很少应用。常用的非离子型表面活性剂有吐温、司盘、卖泽等类。

增溶相图（solubilizing phase diagram） 溶液中被增溶物质、增溶剂及水三者比例关系的三相曲线图。解释溶液是否清晰、出现混浊现象的原因。预测溶液稀释至何种限度才不致出现浑浊，以指导液体药剂配制设计。

增生（hyperplasia, proliferation） 由于实质细胞增多而造成的组织、器官体积的增大。增生细胞的各种功能物质和核糖体等并不或仅轻微增多，增生细胞的形态与原来分化成熟的细胞类似。细胞增生是由于各种原因引起的有丝分裂活动增强的结果，通常为可逆性的，当促使增生的因素消除后又可复原。增生通常分为再生性增生、过再生性增生和内分泌障碍性增生等。

增生型肠结核（hyperplastic tuberculosis of intestine） 肠结核的病理类型。因机体免疫状态好、感染轻，以肉芽组织增生为主而形成。表现为腹痛、便秘、腹部肿块（多位于右下腹）。多无结核毒血症和肠外结核证据。晚期多并发肠梗阻。X线胃肠钡餐或钡灌肠、内镜检查有助于诊断。治疗以长程标准抗结核治疗为主，辅以支持、对症治疗。有并发症者可考虑手术治疗。

增生型营养不良（hyperplastic dystrophy） 外阴白色病变的一种类型。多发生在30～60岁妇女；主要症状为奇痒难以忍受，病变皮肤增厚似皮革样，隆起有皱褶，或有鳞屑，呈湿疹样；颜色暗红或粉红，且有界限清晰的白色斑块。病变部位多在大阴唇、阴唇间沟、阴蒂包皮和后联合，常为对称性。无特殊疗法，使用1%氢化可的松软膏对控制奇痒有较好疗效。如症状明显，药物治疗无效，有重度非典型增生，或局部出现溃疡、结节等改变，可采用手术切除病灶或采用单纯外阴切除术，标本做病理检查。

增生性肌炎（proliferative myositis） 横纹肌细胞间的结缔组织和筋膜的成纤维细胞增生性病变。病变呈灰白色或白色瘢痕样，边界不清，穿插于肌肉之间，作小梁状。在扁平或小型肌肉中病变累及全层；在大型肌肉中病变仅累及肌膜下浅

层。镜下可见多量成纤维细胞增生。特点为大嗜碱性细胞具有泡状核及明显的核仁，极似神经节细胞，易与肉瘤混淆。

增生性炎（proliferous inflammation） 以组织、细胞的增生为特征的炎症。变质及渗出较轻，多呈慢性经过，属慢性炎症。如慢性扁桃体炎时有淋巴组织增生，致扁桃体体积明显增大，也有少数为急性炎症，例如急性增生性肾小球肾炎。

增生性龈炎（hyperplastic gingivitis） 局部刺激引起的炎性牙龈增生性病变。有些以渗出为主，有些则以组织增生为主，一般为慢性过程。临床特点是牙龈增生过长。治疗：除去一切局部刺激物，注意正确的刷牙方法及口腔卫生。

增塑剂（plasticizer） 能使其他物质增加可塑性的物质。如在制造硝酸纤维素塑料（赛璐珞）时，樟脑可使硝酸纤维素的皮膜增加可塑性，樟脑即为增塑剂。在药剂生产中常用增塑剂改善片剂包膜的质量。

增香剂（artificial flavoring） 吡嗪类香料。具有独特香味、透发性及持久性好、香度大等优点。广泛用于多种食物、饮料、烟草、罐头等类的增香以及日用化妆品的调香和定香。

增液承气汤（fluid-increasing decoction for purgation） 中医方剂名。《温病条辨》方。组成：玄参、麦冬、细生地、大黄、芒硝。功能滋阴增液、通便泄热。治温病热结阴亏、津液枯燥、结粪不下、舌绛苔黄者。

增液汤（zengye tang, fluid-increasing decoction） 中医方剂名。滋润内燥剂。出自《温病条辨》。组成：玄参、麦冬、生地黄。功能滋阴清热、润肠通便。用于阳机温病，津液不足。见大便秘结、口渴、舌干红、脉细数或沉而无力。可用于肠结核、痔疮，过敏性结肠炎、慢性胰腺炎之便秘者。

增益（gain） 提高电路中输出信号和输入信号的比值以显示较低回声的方法。用以调节仪器的灵敏度。

增殖体肥大（hypertrophy of adenoids） 见腺样体肥大。

增殖体面容（adenoid face） 见腺样面容。

增殖体炎（adenoiditis） 见腺样体炎。

增殖性病变（proliferative lesion） 放射线诊断术语。肺内慢性炎症及结核发展到一定阶段，在肺内形成肉芽组织的现象。X线表现为单发或多发结节状阴影，密度较高，边缘清楚，无明显融合倾向。结核的渗出性病灶说明病变处在活动期，而增殖性病灶说明病变进入稳定期。

增殖性红斑（erythroplasia） 发生于黏膜上的鳞屑性红斑。主要见于龟头，可转变成鳞状上皮癌。一般自然发生，但常发生于包皮切除后愈合不良有少量渗液者。由于慢性刺激引起炎症，病损多为单个，边缘鲜明，略高于皮面的鲜红或淡红色斑片上黏附带黄白色的成层鳞屑。病程缓慢，无自愈倾向。治疗：氟尿嘧啶霜外搽，如有侵蚀现象，按鳞癌处理。

增殖性毛外根鞘瘤（proliferating trichilemmoma） 源自毛外根鞘细胞的肿瘤，属低度恶性。多见于中老年妇女，主要发生于头皮，初起为一似粉瘤的皮下结节，逐渐增大隆起形成分叶状团块，表面可破溃，切除后易复发，偶可局部淋巴结转移。治疗：手术切除，有复发或转移倾向时，应进行化疗及中医药综合治疗。

增殖性皮炎（dermatitis vegetans, pyoderma vegetans） 其他名称：增殖性脓皮病。一种渗出性、脓疱性、增殖性皮肤病。病因未明，潮湿和摩擦是诱因。好发于黏膜、腹股沟、腋部和大腿上部。皮损由不规则的潮湿斑片组成，绕以暗红晕，以小的脓疱，可向周围扩大至7～8cm或更大，其边缘常散布水疱、脓疱，病程缓慢，易后留下瘢痕。治疗：早期内服皮质激素有效；水疱和脓疱阶段，皮损处培养出致病菌时，适当选用抗生素。

增殖性肾炎（proliferative nephritis） 肾小球疾病病理分型的一种。表现为血尿、高血压或肾病综合征，可采取对症治疗。

增殖性肾炎伴广泛新月形病变（proliferative nephritis with diffused half-moon formation） 见于慢性肾炎、急进性肾炎及肺出血-肾炎综合征。病理改变除肾小球系膜和内皮细胞增生、中性粒细胞浸润、肾小球囊脏层与壁层上皮细胞增生外，同时有大量纤维蛋白沉着，使之互相粘连，呈月形阻塞囊腔，病变广泛，最后使整个肾小球纤维化，肾小管

萎缩。

扎冲十三味丸（zhachong shisanwei wan）　蒙药名。祛风通窍、舒筋活血剂。组成：诃子、制草乌、石菖蒲、木香、麝香、珊瑚、珍珠、丁香、肉豆蔻、沉香、禹粮土、磁石、甘草。用于半身不遂、左瘫右痪、口眼歪斜、四肢麻木、腰腿不利、语言不清、筋骨疼痛、神经麻痹、风湿、关节疼痛。

扎卡综合征（Zhackai syndrome）　先天性疾病。表现为小头畸形，短身材，骨骼畸形，泌尿生殖系统异常。轻度精神发育障碍。治疗：对症处理，必要时手术。

扎普司特（zaprinast）　其他名称：苯氮嘌呤酮、敏喘宁。抗过敏药。白色结晶，微溶于水。作用机制与色甘酸钠相似。用于单纯性支气管哮喘、喘息性慢性支气管炎。对过敏性鼻炎、过敏性皮炎也有一定疗效。少数人服用后有口干、恶心、胸闷等反应。

痄腮（mumps）　其他名称：炸腮、含腮疮、蛤蟆瘟。现代称流行性腮腺炎。以耳下腮部肿痛为主的流行性传染病。多发于儿童。系因肠胃素有积热、肝胆郁火内蕴、复感风温时毒、邪毒壅于少阳经络所致。轻证不发热或发热不甚，腮肿不坚硬，属温毒在表，治宜疏风清热、散结消肿，可用银翘散加减；重证发热高，腮肿坚硬，胀痛拒按，属热毒在里，治宜清热解毒、软坚散结，可用普济消毒饮加减。若出现高热不退、神志昏迷、反复抽风，或睾丸胀痛、少腹疼痛等并发症者，则按息风开窍或清肝泻火等法治之。

诈（装）病者（malinger）　伪装的神经病。表现形式因当事人对医学知识的了解和本人意愿而不同。所谓的症状多具有渲染色彩，妄想和幻觉的内容不固定，而且各"症状"间矛盾百出，常为突然"发作"，并带有间歇性。

窄 QRS 波群室性心动过速（narrow QRS complex ventricular tachycardia）　一种特殊类型的室速。起源于室间隔的室速 QRS 波群时限<0.14s。是由于心动过速的起源距两侧束支等距离。在图形上若有房室分离和/或室性融合波，即可确诊为室速。

窄 QRS 波群心动过速（narrow QRS complex tachycardia）　心动过速的 QRS 波群时间<0.12s。此心动过速是由室上性兴奋（窦性、房性或房室连接性兴奋）经由完好的希-浦系统下传至心室所致，心室去极化是正常的，心率常在 150～250 次/min。

寨卡病毒（Zika virus）　由埃及伊蚊的蚊虫传播的病毒。是登革热和黄热病的传播者。孕妇感染可能导到胎儿小头畸形，腹中胎儿出生时头颅明显比正常婴儿小，大部分大脑发育会受影响。80%感染者在感染后，根本没有任何感觉。典型症状：低热、皮疹、头痛、关节痛、结膜炎（眼睛发红）。避免蚊虫叮咬，发现有发热、皮疹等要充分休息，大量饮水，服止痛药。无疫苗可预防，清理蚊虫滋生的死水，预防蚊虫叮咬。无特效药，对症治疗。

粘连（adhesion）　正常时分开的两层浆膜面由纤维素或纤维组织连接在一起。通常是为炎症所致。例如胸膜、腹膜、心包膜等发生炎症时，浆膜面的纤维素性渗出物质可使浆膜壁层、脏层或脏器之间发生粘连，称为纤维素性粘连。纤维素性渗出物机化后，即形成纤维性粘连。

粘连性肠梗阻（adhesive intestinal obstruction）　腹膜粘连或腹腔内粘连所致的肠腔阻塞。先天性粘连可由发育异常或胎粪性腹膜炎所致；后天性粘连多是腹腔内手术、炎症、创伤、出血、异物等所致。治疗：经积极非手术治疗仍不缓解而病初加重者予以手术，分解粘连，解除梗阻。注意防治感染、毒血症和休克。

粘连性卵巢囊肿切除术（enucleation of adhesive ovarian cyst）　妇科手术。经探查确定卵巢囊肿有粘连时，应从粘连少、剥离较易的部位开始剥离。先用剪刀或手术刀轻轻作锐性剥离，将囊肿粘连的境界分开，再用手指或剥离器作钝性剥离，逐步扩大剥离范围。在剥离过程中要注意防止脏器损伤，尤其要注意防止大血管及输尿管损伤。粘连完全剥离后，按活动性卵巢囊肿切除术的方法处理。

粘连性中耳炎（adhesive tympanitis）　其他名称：慢性非化脓性中耳炎。起病较慢，鼻咽、鼻部疾病多为其诱因。急性非化脓性中耳炎可转为慢性。儿童多见，为致聋原因之一。症状主要是听力减退和耳鸣。治疗：使耳咽管通畅。

詹韦损害（Janeway lesion, Janeway spot）　其他名称：詹韦斑、詹韦皮损。亚急性心内膜炎的一种皮肤损害。手掌和足底出现红斑或出血性皮损。是由于细菌毒素作用于毛细血管，使其脆性增加致破裂出血，或发生微血栓所致。

詹森效应（Jansen effect）　一种社会心理效应。一位名叫詹森的美国速滑运动员，平时训练有素，实力雄厚，在正式比赛中却因压力过大，情绪不安而连连失利。这个效应说明，人要获得成功，除了具备应有的业务技能以外，还要具备良好的心理素质。

谵妄（delirium）　其他名称：急性脑病综合征。是表现为意识、注意力、感知觉、思维、记忆、行为、情绪障碍和睡眠-觉醒周期功能紊乱的一组病因非特异性的综合征。急性起病，主要表现为意识障碍、认知功能障碍和注意力减退。临床表现常见：意识障碍，感知觉障碍（幻觉和错觉），思维障碍，情绪障碍（抑郁、焦虑、易激惹、恐惧，甚至淡漠），认知功能障碍，行为障碍，睡眠觉醒障碍等。见于急性感染高热时（如肠伤寒）、药物中毒（如急性乙醇中毒）和代谢性中毒（如尿毒症、肝性脑病）等。

谵语（delirium）　中医闻诊内容之一。神志不清、胡言乱语。多因阳明实热或温邪入于营血，热邪扰及神明而致。以实证为多，见于伤寒阳明腑证、蓄血证、热入心包等。

展神经（abducent nerve）　第Ⅵ对脑神经。为运动性脑神经，运动纤维自脑桥下部的展神经核发出，从桥延沟中部出脑，向外上方行至颞骨岩部上缘前行，入海绵窦，沿颈内动脉的外壁前行，穿眶上裂入眶，由外直肌的内面穿入该肌，支配外展肌。展神经的颅内段较细长，故当颅内压增高或脑干移位及颅底损伤时，易损伤该神经，出现眼内斜视及面部感觉障碍等。

展神经核（nucleus of abducent nerve, abducens nucleus）　位于脑桥中下部、面神经丘深面的神经核。属一般躯体运动核，接受双侧皮质核束纤维，发出纤维经展神经支配眼外直肌。它由大型躯体运动细胞组成，发出的神经根行向腹侧，在锥体外侧和脑桥下缘之间出脑。展神经受损伤，外直肌瘫痪，伤侧眼球不能外展，由于内直肌失去了拮抗肌，于是内斜视。因此，两眼同向水平协调运动受破坏，出现复视。

展神经麻痹（abducens paralysis）　由于展神经受累所致的眼外直肌麻痹。伴有内斜视和复视。多见于颅内占位性病变、颅脑损伤或糖尿病等。表现为患侧眼球不能外展，呈内斜视，并有复视。治疗：病因治疗，并用维生素 B_1、维生素 B_{12}、糖皮质激素、抗生素。

辗转体位（posture of restlessness）　腹痛症状发作时，病人辗转反侧，坐卧不安。见于胆石症、胆道蛔虫病、肠绞痛等。

占位效应（space-occupying effect）　诊断占位性病变的依据之一。在 CT 图像上，脑肿瘤可以压迫邻近脑组织出现低密度水肿带围绕在病灶周围。肿瘤本身和继发性脑水肿均具有占位作用，使相邻的脑室、脑池、脑沟、脑裂均受压变形移位，甚至使中线结构向对侧移位。

占位性病变（space-occupying lesion）　体腔（颅内、椎管内、胸腔内等）内部局部组织体积增加，引起邻近器官或组织受压或被推移的现象。在扫描图上因放射性分布有明显差别，病理性组织（如肿瘤、脓肿、囊肿等）显示出明显的区域。

战汗（sweating following shiver）　中医病证名。在外感热病中，可突然出现战栗，继而全身出汗。是邪正相争的表现。正气胜，则邪随汗解，热退病愈；正气不支，战汗之后复战汗，阳随汗脱，转为亡阳危证。

战壕热（trench fever）　其他名称：五日热、华伦热。是五日热巴尔通体引起的、由虱传播的急性传染病。以冬春季发病较多，呈地方性流行，战时军队中尤为多见。典型病例有周期性发热（似回归热型）、剧烈头痛、严重肌痛、眼球疼痛、怕光等表现，部分病例有皮疹、脾大。本病有复发倾向。确诊依赖于从病人血液中分离出巴尔通体或血清学检查，亦可用病人血液喂养虱使之感染，从其肠道中找到巴尔通体。治疗：氯霉素、多西环素，对症处理。预防主要措施为灭虱。

战壕足（trench foot）　因长期处于潮湿、低温环境中发生的足部非组织冻结性局部损伤。因过去多发生战壕中，故名。初期觉患肢寒冷、皮肤苍白、轻度肿胀，脉搏消失，继之患肢远端充血，极度肿胀，疼痛明显，受热后疼痛加剧，脉搏强而有力，重者有关节僵硬，皮肤出现大疱，常有继发感染。治疗：充血期卧床休息，局部不可热敷以免组织坏死。大疱与感染时对症治疗，患肢剧痛可作普鲁卡因封闭。

战栗（shivering）　其他名称：振寒、寒战。中医症状名。指身体抖动并有怕冷感觉。多因暴感寒邪，或心火热甚，阳气被遏所致。可见于外感热病、疟疾、暴受寒冷、饮酒、恐惧时。亦见于精神极度激动或阳虚病人。

战争神经症（war neurosis）　一种与战争有关的神经症。主要表现为在战争中士兵突然出现浑身发抖、失音、失明、意识模糊、紧张焦虑、瘫痪等症状。过度的战争恐惧、战斗中的体力消耗、持久的死亡威胁是此症的促发因素。胆小、被动、不能向外发泄愤恨、不能猛烈地攻击敌人以消除自身的紧张不安，是此症的人格特征。

蘸浸包衣法（dip coating）　药剂包衣方法之一。将待包衣的物料置于篮内，浸于盛有包衣溶液的容器中，再将潮湿片剂在包衣锅中振摇或翻滚和干燥而得。

张口受限（limitation of mouth opening）　其他名称：张口困难、张口运动障碍。让病人尽量张口，其张口大小若小于示指、中指和环指3指末节并拢时的宽度，或检查者用两手示指伸入外耳道，指端掌侧压耳屏或以示指掌面紧压耳屏前方，然后叫病人做张闭口运动，若发现下颌小头活动减少或消失均为张口受限。常见于：感染、瘢痕、颞下颌关节疾病、外伤、肿瘤、神经精神性疾病及其他。

张力性气胸（tension pneumothorax, pressure pneumothorax）　其他名称：高压性气胸。多由于较大、较深的肺裂伤或支气管破裂形成活瓣，空气只能经裂口进入胸膜腔而不能排出，使胸膜腔内压力持续增高，致伤侧肺萎陷，并将纵隔推向健侧压迫健侧肺，产生呼吸和循环功能的严重障碍。胸膜腔穿刺时有高压气体向外冲出。一经诊断应立即排气，使肺复张。急救时可用粗针头在伤侧第2肋间锁骨中线处穿刺，正规处理应于此处放置胸膜腔引流管，必要时应剖胸探查，修补裂口。

张力性失禁（stress incontinence）　其他名称：压力性尿失禁、应力性尿失禁。有人统计在子宫脱垂及阴道前壁膨出的病人中，并有张力性尿失禁者占30%～50%。其病因多与分娩处理不当有关。临床上分为4度：Ⅰ度为咳嗽、喷嚏、大笑时偶有尿失禁；Ⅱ度为任何屏气或使劲时均有尿失禁；Ⅲ度为直立时即有尿失禁；Ⅳ度为卧床时亦有尿失禁。Ⅰ～Ⅱ度的病人多不合并外阴皮炎，也不需要手术治疗；Ⅲ～Ⅳ度的病人与尿瘘相似，需要鉴别，治疗可根据情况选用适当手术疗法。

章门（zhangmen, LR 13）　其他名称：长平、胁髎、季胁。中医经穴名。属足厥阴肝经。脾之募穴。位于第11肋骨端稍下处。主治胁肋痛、泄泻、腹胀、肠鸣、肝脾大等。直刺或斜刺0.5～1寸，禁深刺。艾炷灸3～5壮，或艾条灸5～10min。

章鱼胺（octopamine）　对羟苯-β-羟乙胺。为假神经递质。肝性脑病时，酪氨酸生成的正常递质减少，便可脱羧、β-羟化为章鱼胺。

獐芽菜苦苷（swertiamain）　来源于龙胆科植物斜茎獐芽菜的一种有效成分。具有解除平滑肌痉挛及一定的镇痛、镇静作用。适用于胃肠痉挛、胃肠炎、肠蛔虫病、胆道蛔虫病及其他胆道疾患引起的腹痛。偶见口干、面部潮红、头晕等反应。

樟柳碱（anisodine）　从茄科植物山莨菪中提取的生物碱，与山莨菪碱基本相似。其特点：中枢抑制作用较山莨菪碱强，而解痉、抑制腺体分泌、散大瞳孔等外周抗胆碱作用与后者相似或稍强。亦有解除血管痉挛和改善血液循环等作用。用于血管性头痛、视网膜血管痉挛、中心性视网膜病变、缺血性视神经病变、急性瘫痪、帕金森病、支气管哮喘、晕动

病、有机磷农药中毒等。有头晕、乏力、口干、面红，偶见排尿困难、精神症状等。青光眼、出血性疾病禁用。

樟脑（camphor）　①用于各种神经痛、肌肉痛、关节痛、扭伤及未破的冻伤等。制剂：醑剂、酊剂、软膏剂，外用局部涂搽。皮肤有破损处不可使用。避免与眼和其他黏膜接触。②其他名称：潮脑、树脑。中医药名。樟科植物樟的枝、干、叶、根，经蒸馏精制而得到的结晶性酮。辛，热，有毒。归心、脾经。功能开窍、辟秽、消肿止痛、除湿杀虫。用于突然昏倒，神志昏迷属秽浊蒙蔽心窍者。其他如寒湿霍乱、心腹胀痛，或胃寒腹痛，亦可用其水剂或油剂。外用可治疥癣疮疮或跌打损伤、瘀滞肿痛等。外用适量。

樟脑磺酸钠替奥芬（trimethaphan camphorsulfonate）　见咪噻芬。

樟脑软膏（Unguentum Camphorae）　皮肤科用药。组成：樟脑的半固体制剂。具有止痒、止痛及扩张血管作用。外用于未溃破冻疮、神经性皮炎、皮肤瘙痒、皮肤干裂等。

樟脑醑（spiritus camphorae）　局部刺激药。组成：樟脑、乙醇的溶液，具有穿透性特异香气。内服为驱风药；用于瘙痒性皮肤病、局部炎症、挫伤、扭伤、肌肉痛、神经痛及未溃破的冻疮或局部发赤等。

樟油（camphor oil）　从樟科植物樟树中提出的挥发油。组成：樟脑、桉树脑、黄樟脑、龙脑、α-萜醇、萜类等。有平喘及祛痰作用。用于支气管哮喘和喘息性支气管炎。具有起效快、维持时间较长等优点。

蟑螂（cockroach）　其他名称：蜚蠊。属蜚蠊目，蜚蠊科昆虫。蟑螂的生活史分为卵、若虫、成虫3个时期。卵期约1个月，若虫期约需5个月。其活动时间主要在夜间，从傍晚开始，至晚9～11时最多，天明后又隐匿起来。蟑螂感觉灵敏，稍有惊扰迅速逃避。嗜食含糖和淀粉的食品，也食人、畜排泄物及腐败的动物尸体，因而可沾染多种病原体，如痢疾杆菌、伤寒沙门菌、霍乱弧菌及阿米巴包囊等，起机械性传播疾病的作用。有些种类可成为寄生蠕虫的中间宿主。蟑螂尚能分泌恶臭物质，使所接触过的食物与用品留有臭味。住室内常见蟑螂有：德国小蠊、美洲大蠊、凹缘大蠊、澳洲大蠊、东方蠊。

掌长肌腱移植术（transference of tendon palmaris longus）　利用掌长肌腱代替损伤肌腱的手术。从腕横纹掌长肌止点处作分段小切口，剥离掌长肌肌腱至肌腹交界处，然后剪断游离；或采用上、下方小切口，用肌腱剥离器剥离肌腱，然后将剥离的肌腱全长取下。可作为屈肌腱损伤晚期修复材料。

掌骨（metacarpal bone）　介于腕骨与指骨之间的短管状骨。共5块，可分为底、体和头三部分。由拇指向小指侧依次称第1、2、3、4、5掌骨。每块掌骨都有一个近侧的底、一个中间的体和一个远侧的头。第1掌骨底的关节面呈鞍状，与大多角骨的鞍状关节面构成灵活的鞍状关节，其余掌骨底关节面都是平面状。

掌骨骨折（fracture of metacarpal bone）　掌骨的完整性或连续性中断。以第1和第5掌骨骨折多见。多为传达暴力引起。如跌倒时拇指外展并伸着地，外力沿拇指长轴传导至第1掌骨基底部发生的骨折。治疗：手法复位，石膏或小夹板固定；复位失败或开放性骨折可手术切开内固定。用活血化瘀、消肿止痛药类药物治疗。

掌骨伤（fracture of metacarpus）　中医病名。多因跌打、压撞所致。可伤及一骨或数骨，以第1或第5掌骨骨折较多见。治宜手法整复，夹缚固定。内服活血化瘀、消肿止痛药，适当配合功能锻炼。

掌黑癣（tinea manuum nigra, tinea nigra palmaris）　其他名称：掌黑色角质真菌病、黑色糠秕疹。由枝孢霉菌感染所致的浅表真菌病。典型的皮损均在手掌，为淡棕色、褐色或黑色的表浅斑疹。光滑、扁平、无隆起边缘、无鳞屑，有时可有轻度脱屑现象或角化现象，无任何症状，有分散的色素沉着，也可融合成大的斑片。治疗：3%水杨酸酊、2%碘酊及水杨酸苯甲酸酊或软膏等外用。

掌红斑（erythema palmare）　皮肤体征之一。双侧手掌呈现持续性的鲜红色斑。由遗传因素所致者，自幼年开始出现。此

Z

外，还可在妊娠、系统性红斑狼疮、肝硬化和肝癌时出现。无任何自觉症状。

掌腱膜（palmar aponeurosis）　手掌深筋膜浅层在掌心部分形成的致密腱性膜。呈三角形，厚而坚韧，由纵横纤维构成，与掌长肌腱相连。远侧浅层的纵行纤维分为 4 束伸向 2～5 指，在指蹼处，掌浅横韧带与掌腱膜的纵、横纤维束，围成 3 个指蹼间隙。既是手指血管、神经经过处，又是手指的通道。掌腱膜可协助屈指、屈腕。

掌浅弓（superficial palmar arch）　桡动脉的掌浅支与尺动脉的终末支吻合形成的动脉弓。位于手掌腱膜深面。表面除皮肤和浅筋膜外，仅覆以掌腱膜。掌浅弓的最凸部分不超过第 2 条掌横纹，在手掌切开引流时，要避免损伤掌浅弓。自掌浅弓发出 4 个分支，其中 3 支称为指掌侧总动脉，各自再分为 2 条指掌侧固有动脉，分别供应第 2～5 指的相对缘，另 1 支供应小指尺侧缘。

掌深弓（deep palmar arch）　由桡动脉的末端和尺动脉的掌深支吻合组成的动脉弓。平腕掌关节高度，位于屈指肌腱深面，由弓发出 3 条掌心动脉，沿 3 条骨间掌侧肌表面下行，至掌指关节附近，分别注入相应的指掌侧总动脉。当手紧握物体时，掌浅弓常受压，血液可经掌深弓流通，以保证手指的血液供应。

掌跖角化病（palmoplantar keratoderma）　一组表现为手掌、足底皮肤增厚、角化的疾病。分为弥漫性掌跖角化病、点状掌跖角化病、条状皮肤角化病、残疾型掌跖角化病、伴发食管癌的角皮病等多种类型。防治：避免损伤；外用角质剥脱及角质软化剂等。

掌跖脓疱病（pustulosis palmaris et plantaris）　其他名称：掌跖脓疱性银屑病。为发生于手掌或足底的慢性顽固性脓疱疹。40～60 岁多见。初起为脓疱或水疱，对称分布于鱼际或足跟部，以后扩展至手掌和足底，脓疱增大至 2～4mm，数日内干燥、结痂并脱屑。静止期以潮红、角化、脱屑为主，有时干裂疼痛。病程慢，反复发作，较难治愈。治疗：全身用甲砜霉素、氯法齐明及中药雷公藤等；局部用煤焦油、水杨酸、皮质激素软膏及放疗等。

掌跖纤维瘤病（palmar and plantar fibromatosis）　其他名称：掌跖腱膜挛缩症。掌跖腱膜纤维组织增殖所引起的指趾屈曲畸形。与种族有关，有遗传倾向。中年以上男性多见。掌部早期大多在远端掌横纹与环指纵轴相交处皮肤增厚，出现结节。以后皮下组织形成纵行挛缩带，产生以环指和小指掌指关节为主的屈曲挛缩畸形。跖部挛缩以跖趾关节为重。治疗：放疗可使挛缩软化；严重影响功能应手术治疗。

掌指关节（metacarpophalangeal joint）　由 5 块掌骨头和近节指骨底构成的关节。可做屈伸运动。

掌指关节交锁（locking of metacarpophalangeal joint）　掌指关节在伸屈活动过程中受到阻碍形成交锁的现象。原因有掌骨头侧面隆起、关节内骨赘、籽骨、关节内骨折片、关节面不平整及侧副韧带纵行撕裂等。治疗：作出解剖诊断，予手术治疗。

掌指关节脱位（metacarpophalangeal joint dislocation）　以拇指掌指关节脱位较常见。多为背侧脱位，侧方和前脱位少见。外伤后掌指关节肿痛、畸形、功能障碍，手指外形缩短，掌指关节过度背伸，弹性固定，背侧可摸及指骨基底部，掌侧可摸到掌骨头。X 线片可以确诊。早期可试行手法复位，失败者可手术切开复位。

帐篷征（tent sign）　主动脉瓣下狭窄，当流出道阻塞影响了二尖瓣时，在 M 型超声心动图二尖瓣前叶曲线的 CD 段出现的尖向上凸出的征象，形如帐篷。

障眼明片（zhangyanming pian）　中医成药名。扶正剂。组成：石菖蒲、肉苁蓉、葛根、青葙子、党参、蔓荆子、枸杞子等。用于初期及中老年性白内障。

瘴疟（malignant malaria）　中医病证名。发于南方山瘴地区的疟疾。多因感受山岚疠毒之气，湿热郁蒸所致。分为热瘴、寒瘴两型：热瘴主证是热甚寒微或壮热不寒、肢体疼痛、面红目赤、胸闷呕吐、烦躁冷饮、便秘尿赤，甚则神昏谵语、舌红绛、脉洪数，治宜清热除瘴祛邪，用清瘴汤；寒瘴主证

是寒甚热微或无热，甚者神昏、苔白腻、脉弦，治宜除瘴祛邪、散寒化浊。

招风耳（prominent ear，flaring ear）　一种常见的先天性耳郭畸形，主要是因对耳轮及其后脚折叠、卷曲不全，或未发生折叠卷曲所致。特征：耳郭整体平面与颅侧壁间夹角可达 90°（正常值 30°），整耳向前外展；舟甲角超过正常值 90°，而接近 180°，对耳轮消失，耳郭上部失去了正常的凹凸迂回的结构，呈扁平状耳。治疗：非手术疗法与手术疗法。

爪形手（claw hand）　掌指关节过伸，指间关节屈曲形成的手部畸形。形如鸟爪。为尺神经损伤引起。表现为第 4、5 指掌指关节不能屈曲，掌指关节不能伸直，骨间肌、鱼际肌萎缩。伤者的示指、环指和小指不能内收及外展。爪形手还可见于手背瘢痕挛缩、掌骨骨折成角畸形和前臂肌缺血性挛缩。

沼螺属（Parafossarulus）　豆螺科中的一个属。其中纹沼螺和中华沼螺是华支睾吸虫的第一中间宿主。螺壳呈圆锥形，壳面具螺旋纹或螺棱，栖息在池塘、沟渠、湖沼等水域内。

沼气（methane）　池沼污泥中埋藏的植物体发酵腐烂生成的气体。也可用人畜粪便、作物秸秆、落叶、水草和有机垃圾等在适当的温度、湿度、酸碱度和嫌气的条件下，经甲烷细菌使之发酵而制得。沼气含甲烷 60%～70%，二氧化碳 35% 左右，还有少量的氮、硫化氢、一氧化碳和氢等。因含硫化氢，故在燃烧前散发出蒜味或臭鸡蛋味。一立方米沼气燃烧时，可放出 23 010～27 200kJ（5 500～6 500kcal）热量，是一种重要的生物能源。

沼气池（methane tank）　人工修建的沼气发酵装置。分为水压式沼气池和活动气箱式沼气池两种。水压式沼气池由发酵间、储气箱、活动盖、进料管、出料间和导气管等组成。活动气箱式沼气池的储气箱像一个杯子倒扣在发酵间上，顶部装有导气管，随着储气箱内气体的多少，气箱可以上下活动。建池常用的材料为水泥、石灰、沙、煤渣、碎石、砖和石料等。

沼气肥（organic fertilizer of methane-generating tank）　沼气池的有机物经微生物发酵分解为沼气后的残渣。同类的发酵原料在沼气池内经过密闭发酵，比敞口粪坑的肥分高，含氮量可增高 14%，氨态氮可增高 19.3%。沉渣所含肥分较全面，其中有机质为 30%～50%，腐殖酸为 10%～20%，全氮为 0.8%～1.5%，全磷（P_2O_5）为 0.4%～0.6%，全钾（K_2O）为 0.6%～1.2%，是一种缓速兼备又具改良土壤功能的优质肥料。

沼气细菌（methane-generating bacteria）　使有机物发酵分解产生沼气的细菌。发酵的阶段和细菌为：①液化阶段：纤维分解菌、蛋白分解菌。把固体有机物转变成水溶性物质。②产酸阶段：在上述细菌的作用下，把水溶性物质转变为低级脂肪酸和二氧化碳与氢等。③产甲烷阶段：在嫌气的条件下，产甲烷细菌把产酸阶段的产物转变成甲烷。

沼气窒息（methane asphyxiation）　人或动物进入通风不良的沼气池内，吸入二氧化碳、氮和甲烷等含量高的气体而发生昏迷或死亡。

照海（zhaohai，KI 6）　中医经穴名。属足少阴肾经。八脉交会穴之一。位于足跟内侧，内踝下缘凹陷中。主治小便频数、癃闭、月经不调、带下、咽喉痛、痫证等。直刺 0.3～0.5 寸。艾炷灸 3～5 壮，或艾条灸 5～10min。

照射消毒法（sterilization of irradiation）　利用日光或射线照射以杀菌的消毒法。最简便经济的方法是日光消毒，可将病人被褥在日光下曝晒数小时。紫外线照射是医院常用于物体表面及空气消毒的方法。γ射线因穿透力强，常用于对塑料制品、食物及皮毛等的消毒。

γ-照相机（gamma camera）　其他名称：γ-照相仪。电子光学和电子技术相结合的核医学诊断仪器。视野直径 300mm。在病人体内注入放射性核素能快速得到清晰的内脏图像。较扫描机灵敏度高、显像耗时短，并能迅速摄影。用于研究心、脑、肝、肾、脾、胰、甲状腺、膀胱等脏器及骨骼的动态与静态结构。计算机化的γ-照相机有数据处理设备。

遮盖试验（screen test，experimentum obductionis）　一种简单

和确切的斜视定性法。检查者与被检查者相对而坐，距离为0.5m，取一宽5cm、长15cm的硬纸板作为遮盖板，分别检查注视33cm和5m以外的目标时眼位的情况。遮盖法有两种：一是单眼遮盖法（即交替遮盖法或连续遮盖法），在检查时总是有一只眼被遮盖；二是遮与不遮法，在检查时先遮一只眼，然后去掉遮盖板看两眼能否同时向前注视一个目标及眼位复位速度与方向。

折返激动（reentrant movement, reentry, reentry phenomenon）　其他名称：折返、折返运动、折返现象。心脏内一个传布着的兴奋遇到单向传导阻滞后，又从另一途径逆向传回原处再次引起部分心肌的兴奋。

折返径路文氏现象（reentry Wenckebach phenomenon）　在折返性期前收缩中，其配对时间逐次延长，最终折返阻断，期前收缩消失，如此周而复始。房性、连接性及室性期前收缩均可发生折返径路文氏现象。

折返性期前收缩（reentrant premature beat）　由基本激动折返而引起的期前收缩。通常折返激动始终沿同样途径、按同样速度进行折返并到达同一终点。因此，折返期前收缩与其前面一次基本心搏关系密切，期前收缩配对时间固定，其形态也一致。

折返性心动过速（reentrant tachycardia）　由折返机制引起的各类心动过速。可表现为多种室上性心动过速和室性心动过速。依据特征性心电图表现诊断。治疗：选用兴奋迷走神经药物或抗心律失常药物终止和预防发作，也可用人工心脏起搏器快速抑制终止发作；药物无效者，可用电、激光、冷冻等方法破坏折返环。

折针（breaking of needle）　中医名词。针刺时针身在人体内折断。多因针身有锈蚀，或针刺时用力过猛、强力捻转，或病人移动体位而致。折针后，嘱病人保持原位。断端露在体外可用镊子钳出。断端与皮肤相平，易压迫附近肌肉，使断端露出再拔除。针体全部陷入体内须手术取出。

锗（germanium, Ge）　银白色脆金属。有毒元素。一般来自工业污染物，如烧煤污染空气或锗半导体加工厂等。能妨碍人体正常的代谢，影响人体的生理功能。锗中毒可引起水平衡失调。积存在脾中能危及生命。

浙贝母（Bulbus Fritillariae Thunbergii, thunberg fritillary bulb）　其他名称：象贝母、大贝母、元宝贝。中医药名。百合科植物浙贝母的鳞茎。苦，寒。归肺、胃、心经。功能清热化痰、散结解毒。主治：①外感风热咳嗽，或痰火郁结，咳痰黄稠。②肺热咳嗽、痰火瘰疬、乳痈、肺痈、疮疖肿毒。

蔗糖酶（sucrase）　催化蔗糖水解为葡萄糖和果糖的酶。与呋喃果糖苷酶作用方式不同，为α-D葡萄苷酶。肠液中所含的为β-果糖苷酶。因蔗糖溶液为右旋，经此酶作用后变为左旋，故又名转化酶（invertase）。

蔗糖酶缺乏症（sucrase deficiency）　系遗传性双糖酶缺乏症。因小肠黏膜刷状缘蔗糖酶缺乏和异麦芽糖酶缺乏所致。婴儿在母乳喂养期无症状，但当进食含蔗糖、糊精或淀粉的食物后，出现发作性的水样腹泻，粪便呈酸性、量多，日达300～500g。治疗：饮食内去除蔗糖、糊精和淀粉，症状控制后，逐渐增加含蔗糖食品，定出维持量。

蔗糖溶血试验（sucrose lysis test）　为诊断阵发性睡眠性血红蛋白尿症（PNH）简易的筛查试验。参考值阴性。阳性见于PNH，亦可见于部分巨幼红细胞贫血、再生障碍性贫血、自身免疫性溶血性贫血和遗传性球形红细胞增多症等，因此须做进一步试验。阴性则可排除PNH。

贞芪扶正胶囊（zhenqi fuzheng jiaonang）　中医成药名。肿瘤放疗、化疗辅助用药。组成：黄芪、女贞子。用于各种疾病引起的虚损，配合手术、放射线、化学疗法，促进正常功能恢复。

帧频（frame rate）　超声诊断学术语。每秒成像的帧数。图像帧数多、闪烁少；但线数少、质量差。

针刺反应（acupuncture response）　注射（肌肉、静脉）、针灸等刺伤皮肤真皮质，次日即可在针刺部位产生带红色的丘疹，中心有脓疱，以后逐渐结痂的一种反应。一周左右消退。病情活动期多呈阳性，对诊断白塞综合征有意义。

针刺麻醉（acupuncture anesthesia）　简称针麻。通过针刺特定穴位所产生的镇痛作用，使病人在清醒状态下接受手术的麻醉方法。术前按麻醉常规给予辅助用药，进针后经15～30min捻揉诱导，多数即可手术。术间用手法运针或用电针刺激均可，手术完毕即可起针。已应用于头面、颈、胸腹及四肢部等多种手术。术中病人清醒，无麻醉药物的不良反应。因镇痛不完全，出现内脏牵拉反应、肌肉不松弛等，需配合使用一些镇痛镇静药等方能进行手术。

针刺针（acupuncture needle）　其他名称：毫针、金针、长针。中医刺激穴位和针刺麻醉的医疗工具。针体圆滑、均匀、有弹性。针柄分为平柄、环柄、花柄3种。采用不锈钢材料制成。使用时，对准穴位刺入体内，以不同手法捻动针柄，达到治疗效果。

针刺止痛（acupuncture analgesia）　疼痛的一种治疗方法。按针刺部位分为体针和耳针疗法，按措施分为手法和电针疗法。止痛原理可能是：①针刺深部组织提插捻转，刺激很多感受器，抑制痛觉向中枢传导。②针刺后脑内5-羟色胺和吗啡样物质增多，启动了中枢下行性抑制系统，从而起到镇痛作用。

针法（acupuncture manipulation）　中医名词。①针灸疗法的一大类。用金属制的针具刺激穴位治病。②针刺操作方法：包括进针、行针、出针过程的各种方法。

针灸（acupuncture and moxibustion）　其他名称：针灸疗法。中医治法。在人体穴位上施行针刺或艾灸。其作用是疏通经络，调和气血，纠正阴阳衰盛，调整脏腑功能。是中医防治疾病的重要手段和独特的外治法之一。

《针灸大成》（Compendium of Acupuncture and Moxibustion）　中医针灸著作。杨继洲撰。刊于明万历二十九年（公元1601年）。10卷。作者根据家传《卫生针灸玄机秘要》，参考明代以前20余种针灸著作，结合本人临床经验编成。内容有针灸理论、针灸歌赋、针法、子午流注及灵龟飞腾针法、经络及腧穴、诸症针灸法、各家针法、灸法及杨氏医案，收录《小儿按摩经》。全面总结了明代以前有关针灸的学术经验和成就，是学习研究针灸的重要参考著作。

针灸学（science of acupuncture and moxibustion of traditional Chinese medicine）　中医学的一个分支。研究经络、腧穴、操作技能、治疗法则、作用机制及防治疾病的规律。又有经络学、腧穴学、刺法灸法学等分支。

针麻仪（acupuncture anesthesia apparatus）　针刺麻醉及电针治疗仪器。输出脉冲电流经针刺导入人体，刺激适当穴位，产生兴奋或抑制效应，达到麻醉和治疗目的。适用于治疗神经痛、关节痛、扭伤、肌肉劳损、腰腿痛、腱鞘炎等症。

针吸活检（needle biopsy）　用针刺入患病器官或病变部位取材，利用负压抽吸，将组织吸入针内，再取出作组织切片进行检查。常用于肝、肾、乳腺、淋巴结、骨髓、前列腺、肺等及其他较深部组织。

针眼（hordeolum）　其他名称：土疳、土疡、偷针、偷针窝。俗称：包珍珠、挑针。中医病名。多由风热或脾胃热毒所致。生于眼睑边缘的小疖。即睑腺炎。治宜祛风清热、泻火解毒、消肿止痛。

珍宝丸（zhenbao wan）　蒙药名。清热安神、舒筋活络剂。组成：石膏、丁香、诃子、川楝子、栀子、红花、肉豆蔻、白豆蔻、决明子、草果仁、苘麻子、枫香脂、土木香、木香、甘草、檀香、降香、地锦草、白巨胜、黑种草子、方海、海金沙、沉香、荜茇、肉桂、麝香、牛黄、珍珠、水牛角浓缩粉。用于白脉病、半身不遂、风湿、类风湿、肌筋萎缩、神经麻痹、肾损脉伤、瘟疫热病久治不愈等症。

珍珠（pearl, margarite）　其他名称：真珠、真珍、珠子。中医药名。息风药。珍珠贝科动物合浦珠母贝或蚌科动物褶纹冠蚌、三角帆蚌等贝壳动物中受刺激所形成的颗粒状珍珠。甘、咸。归心、肝经。功能镇心定惊、清肝除翳、生肌敛疮。用于癫痫、惊悸、急热惊风、目赤翳障、涩痛疮不收口。只入丸散，不入煎剂。外用适量。无实火郁热者忌用。

珍珠明目滴眼液（zhenzhu mingmu diyanye） 中医成药名。扶正剂。组成：珍珠液、冰片。用于肝虚火旺引起视力疲劳症和慢性结膜炎，长期使用可以保护视力。外用，点在结膜囊内，滴后闭目片刻。

珍珠母（Concha Margaritifera） 其他名称：真珠母。中医药名。蚌科动物褶纹冠蚌、三角帆蚌或珍珠贝科合浦珠母贝等贝壳的珍珠层。甘、咸、寒。归肝、心经。功能平肝潜阳、定惊安神、清肝明目、止血生肌。主治：①肝阳上亢的头痛眩晕、烦躁失眠。②肝虚的目昏、夜盲或肝热的目赤羞明。

真骨盆（true pelvis, small pelvis） 其他名称：小骨盆。胎儿娩出的通道。位于骨盆分界线之下，故又称骨产道或硬产道。真骨盆有上下两口，即骨盆入口与骨盆出口。两口之间为骨盆腔。骨盆腔的后壁是骶骨与尾骨，两侧为坐骨、坐骨棘、坐骨切迹及其韧带，前壁为耻骨联合。骨盆腔呈前浅后深的形态。坐骨棘位于真骨盆的中部。骶骨的前面凹陷形成骶窝，第 1 骶椎向前凸出，形成骶岬，为骨盆内测量的重要据点。耻骨两降支的前部相连构成耻骨弓。真骨盆的大小、形态、径线长短与分娩关系极为密切。

真寒假热（cold syndrome with pseudo-heat symptoms） 中医证候名。阴证似阳的证候。本是寒证，因寒到极点，出现身热、面色浮红、口渴、手足躁扰不宁、脉洪大等假热现象。是阴证似阳的一种证候。假热的辨证要点是：病人身虽热，但喜加衣被覆盖；口虽渴而饮不多；手足虽躁扰，但神志安静；苔虽黑但滑润；脉虽洪大，但按之无力。是虚阳外露的表现。

真核生物（eukaryote, eucaryote） 由真核细胞构成的生物。具有细胞核、核膜和其他细胞器。所有的真核生物都是由一个类似于细胞核的细胞（胚、孢子等）发育出来，既可以是单细胞生物和原生生物细胞，又可以是多细胞生物的细胞，包括除病毒和原核生物之外的所有生物。

真核生物细胞（eucaryotic cell） 包括原虫、真菌和多数藻类在内的比较高级生物的典型细胞。核的分化程度较高（有核膜、核仁和染色体），胞质内有独立的细胞器（线粒体、内质网等），核糖体较大，无胞壁酸，行有丝分裂和减数分裂繁殖。

真核细胞（eukaryotic cell，eukaryocyte） 细胞核具有明显的核被膜所包围的细胞。细胞之中存在膜相细胞器。人体中的细胞皆为真核细胞。见真核生物细胞。

真核细胞型微生物（eukaryotic cell type of microorganism） 真菌属于此类，其特点为细胞核的分化程度较高，有核膜、核仁和染色体。细胞质内有结构完整的细胞器。

真结合径（true conjugate） 其他名称：骨盆入口前后径。骨盆实际入口的前后径（平均约为 11cm）。一般经内诊测得骨盆自耻骨联合下缘中点至骶骨岬上缘中点间的距离即对角径值减去 1.5～2.0cm 即得。

真睛破损（perforation of cornea） 中医术语。指眼外伤所致的眼球破裂或穿孔。视损害可有不同程度的视力障碍，严重者失明，甚至眼球萎陷。宜中西医结合治疗。辨证应用清热、凉血、散瘀等法。

真菌（fungus） 一类多种多样、广泛分布的、单细胞或多细胞的真核微生物。不含叶绿素，大都能形成硬的多糖细胞壁。细胞核高度分化，有核膜和核仁，胞质内有完整的细胞器。少数为单细胞，大部分真菌为多细胞结构。真菌分成两门：真菌门和黏菌门。可引起人类感染性、中毒性及超敏反应性疾病。

真菌毒素（mycotoxin） 由真菌产生的具有生物活性的小分子化合物，主要污染粮食及其制品、水果、蔬菜及饲料等，人畜进食被其污染的食品和饲料后可引起急、慢性中毒。不同的真菌可产生相同的毒素，而同一菌株可产生几种不同的毒素。在不同的基质、温度、湿度条件下，产毒能力差别很大。现已发现约 150 种，大部分已在实验动物中证明有毒，少部分在自然条件下可引起动物及人中毒。毒性最强的有黄曲霉毒素、杂色曲霉毒素、赭曲霉毒素、黄绿青霉素、红色青霉素及青霉酸等。其毒性作用分别表现为肝脏毒、肾脏毒、神经毒、造血组织毒、光过敏性皮炎等。许多真菌毒素的毒性作用呈现为一个系统以上的症状。有十几种毒素可对动物致癌，如黄曲霉毒素、黄天精、环氯素、杂色曲霉毒素和展青霉素等。有的可能是人类的致癌或促癌因子。

真菌感染（mycotic infection, fungal infection） 真菌引起的疾病。按侵犯部位的不同可分为浅部及深部真菌感染。前者引起表皮、毛发及指（趾）甲疾病。如头癣、体癣、手癣、足癣及灰指（趾）甲等。后者侵犯皮肤深层及内脏。个别真菌，如酵母样菌，既可引起浅部感染，也可引起深部感染。深部真菌病又可分为两类：一类往往发生于抵抗力显著降低的人体，如酵母样菌病、隐球菌病（主要侵犯脑膜及脑）、曲菌病（好发于外耳道、呼吸道等）；另一类则往往发生于正常人体，如孢子丝菌病、着色霉菌病、放线菌病（好发于面、颈交界处及胸腹等部位）等。浅部真菌病可用冰醋酸、灰黄霉素等治疗。深部真菌病可用制霉菌素、两性霉素 B、青霉素（用于放线菌病）、克霉唑、氟胞嘧啶等治疗。

真菌管型（fungus cast） 其他名称：霉菌管型。当肾脏有白念珠菌感染时出现管型基质中含有白念珠菌的管型。正常人尿中为 0。尿中出现见于肾脏白念珠菌感染。

真菌过敏症（fungal anaphylaxis） 真菌的孢子和菌丝经各种途径进入人体后，引起机体产生一系列的过敏反应。临床上，过敏反应的主要器官为皮肤和呼吸道。皮肤过敏反应表现有湿疹、遗传过敏性皮炎、荨麻疹、痒疹、瘙痒症、癣菌疹等；呼吸道过敏症表现为哮喘、过敏性鼻炎、变态反应型肺曲霉病、外源性变态反应性肺泡炎等；此外，尚有胃肠道、神经系统过敏反应症状。治疗：去除致病真菌；内服外用抗真菌药；对症处理；肾上腺皮质激素等。

真菌尿（funguria） 存在大量真菌的尿液。提示泌尿系统有真菌感染。念珠菌为最常见导致泌尿系统真菌感染的病原体。

真菌培养法（culture of fungus） 浅部真菌感染标本，如皮屑、毛发、指（趾）甲屑等，被检材料先用 70% 乙醇或 2% 碳酸液浸泡 2～3min。经无菌盐水洗涤后，接种于沙氏培养基上，2～3 周后检查菌落形态和颜色。菌丝或孢子可用镜检。对深部感染真菌，除沙氏培养基外，加用血琼脂或心脑浸液葡萄糖琼脂进行分离培养。数日至 2 周后按菌落特征进行鉴定。

真菌性败血症（mycotic septicemia） 真菌侵入血液循环迅速繁殖所致的严重的全身感染。主要致病菌是白念珠菌。常发生在经广谱抗生素治疗的基础上。表现酷似革兰氏阴性杆菌败血症，起病急、寒战、高热、嗜睡、昏迷、休克。尿和血液的真菌检查或培养，有助于诊断。治疗：停用原来的广谱抗菌药物，改用窄谱，首选两性霉素 B，可选氟胞嘧啶、酮康唑、咪康唑、氟康唑。

真菌性毒物中毒（fungal poison intoxication） 见真菌性食物中毒。

真菌性肺炎（fungal pneumonia） 由真菌感染引起的肺炎。常在许多全身性疾患基础上或长期用广谱抗生素后发生。以白念珠菌最常见。其表现为低热、咳嗽、气促、发绀、精神萎靡或烦躁不安，同时可有口腔鹅口疮，皮肤或消化道等部位的真菌病。胸部体征包括叩诊浊音和听诊呼吸音增强；可有管音及中小水泡音。X 线检查中可有点状阴影，似粟粒性结核，并有大片实化灶，少数有胸腔积液以及心包积液。应用抗真菌药物治疗。

真菌性角膜溃疡（fungal corneal ulcer） 真菌直接侵入角膜所致的角膜溃疡性病变。主要致病菌为曲霉、镰刀菌等。病人有畏光、异物或刺激感，伴有视力模糊、眼睑红肿、流泪、角膜中央表面粗糙不平、光泽差、表层有黄白色隆起。治疗：制霉菌素眼膏或两性霉素 B 滴眼液，对于长期不愈频繁穿破者可行角膜移植术。

真菌性角膜炎（mycotic keratitis） 系由真菌感染所致角膜炎症。常见的致病菌有：镰刀菌、曲霉及青霉。可能与皮质类固醇及广谱抗生素的广泛应用有关。本病常发生于角膜受植物外伤后。临床表现为起病缓慢，病程长，一般仅有轻度的角膜刺激症状。角膜上不规则形炎性浸润，表面粗糙不平，中心病灶周围可见到"伪足"或"卫星灶"。常可见前房积脓。治疗可选用不同抗真菌药物，以及其他对症处理。

真菌性脑膜脑炎（fungal meningoencephalitis） 真菌侵犯脑膜及脑实质引起的炎症。常见致病真菌为放线菌、星形诺卡菌、新型隐球菌、芽生菌、孢子菌、毛霉、曲霉、念珠菌等。临床有发热，轻重不等的脑膜刺激征和脑炎症状，如头痛、呕吐、昏迷、神志混乱、抽搐、瘫痪及颅内压升高表现。通过脑脊液检查及阳性皮肤反应等可以作出诊断。治疗：对症及抗真菌药物。

真菌性肾盂肾炎（fungal pyelonephritis） 真菌感染引起的肾盂肾盏的炎症性疾病。多发病于机体抵抗力低下及长期应用免疫制剂的病人，病原菌多为白念珠菌。主要致病因素有肾盂黏膜损伤、尿路梗阻、逆行插管、身体其他部位真菌感染、长期服用抗生素、糖尿病、肝硬化和应用免疫抑制剂等。临床上，真菌侵入肾实质引起的肾组织破坏，造成血尿，脱离的坏死组织和真菌球还可引起尿路梗阻。

真菌性食物中毒（fungal bromatoxism, fungal food poisoning） 其他名称：真菌性毒物中毒、真菌中毒症。因食人受真菌污染的食物或误食毒蕈而引起的急性中毒性疾病。包括真菌毒素中毒和毒蕈中毒，病死率高。引起真菌毒素中毒的常见食料有发霉的花生、玉米、大米、小麦、大豆、小米、植物秧秸和黑斑白薯等，常见的真菌有曲霉菌、青霉菌、镰刀霉菌、黑斑病菌等。

真菌性外耳道炎（otitis externa mycotica） 最常见的耳鼻喉科真菌感染，黑曲霉是最主要的致病真菌。耳痒，耳痛，流出浆液性或脓性分泌物。检查外耳道常可看到青绿色或灰褐色绒毛状真菌菌落。自耳道取材涂片镜检发现真菌可确诊。治疗：先将耳道内用 3% 过氧化氢清洁，用水杨酸乙醇、麝香草脑甘油滴耳，也可用克霉唑溶剂。

真菌性外阴炎（mycotic vulvitis） 白念珠菌引起的外阴炎症。孕妇、糖尿病病人，长期应用抗生素者易患。外阴灼热、瘙痒、红肿、水疱状丘疹，尿痛，呈湿疹样糜烂。严重时可形成溃疡，病损波及会阴、肛门周围及股生殖皱襞。局部分泌物做悬液检查与培养找到真菌可诊断。治疗：局部涂 0.5%～1% 甲紫（龙胆紫）或制霉菌素软膏。

真菌性心肌炎（fungal myocarditis） 心肌受真菌感染而发生的心肌炎症，可作为全身感染的一部分。多见于严重疾病（如恶性肿瘤），或长期应用皮质激素、免疫抑制剂的病人。可出现心包积液，心功能不全，有心包摩擦音和心电图的 T 波改变。抗真菌及对症治疗。

真菌性阴道炎（colpomycosis） 由白念珠菌感染所致的阴道炎。病人白带呈豆渣样、量多，外阴瘙痒、灼痛，小阴唇内侧及阴道黏膜附有白膜，擦后可发生糜烂及表浅溃疡。多见于孕妇及糖尿病病人，长期应用广谱抗生素易致本病。治疗：弱碱液冲洗或坐浴，用制霉菌素阴道胶囊。

真菌中毒症（mycotic poisoning, fungous poisoning, mycotoxicosis） 见真菌性食物中毒。

真空保藏法（vacuum preservation） 利用真空环境使食品脱水、减少氧化、减少植物性食品的呼吸以保藏食品的方法。常用的有：①真空干燥脱水法。用于水果汁等液体食品的脱水。②真空冷冻（或冷却）脱水法。可使肉类、蛋类、水果、蔬菜等食品在急速冷冻（或冷却）条件下升华脱水。由于蛋白质不变性，食用时可充分复原。③低压储藏法。抽去 90% 的空气使氧分压降低以减少储物的呼吸。用于蔬菜、水果等的保藏。④将食品装入铝袋或塑料膜袋内，高温灭菌后抽真空密封保藏。

真空干燥箱（vacuum drying oven） 用于干燥的抽去空气的密闭容器。作用：降低温度，加速干燥。

真两性畸形（true hermaphroditism） 其他名称：真性两性畸形综合征。同一体内存在男女两种性腺（睾丸和卵巢）。外生殖器可为男性或女性或为混合型。性腺一侧为睾丸，另一侧为卵巢，或睾丸及卵巢在同一性腺内。染色体为 46 个，性染色体多为 XX，而 XY 者较少。偶可见 XX/XY 嵌合体。临床表现：内外生殖器均介于两性之间。治疗：根据第二性征及外生殖器情况并结合病人意见行手术治疗。

真皮（dermis） 位于表皮深面，由富含胶原纤维的致密结缔组织构成的结构。由纤维、基质和细胞组成，含有血管、淋

巴管、神经、肌肉、皮肤附属器等。来源于中胚层。一般厚约 1～2mm，手掌、足底最厚可达 3mm，眼睑、阴茎包皮处最薄仅为 0.6mm。分为乳头层和网状层。乳头层由疏松结缔组织构成，形成真皮乳头凸向表皮内。网状层由致密结缔组织构成，纤维相互交错，使皮肤具有弹性和韧性。

真皮移植术（dermic grafting） 用除去表皮后的皮肤充填面部较小的凹陷畸形和修复复发性疝及肿瘤切除后的腹壁缺损的手术。

真气（genuine qi） 其他名称：正气。中医术语。由先天元气与后天水谷之精气结合而化生，为维持全身组织、器官生理功能的基本物质与原动力。

真热假寒（heat syndrome with pseudo-cold symptoms） 中医证候名。阳证似阴的证候。本是热证，因热到极点，出现手足冰冷、脉细等假寒症状。是阳证似阴的一种证候。假寒的辨证要点是：病人虽畏寒，但不欲盖衣被；手足冰冷，但胸腹灼热，并出现烦渴、咽干、口臭、舌苔黄干、小便黄、大便臭秽或秘结、腹部胀痛、脉细而按之有力等症状。是实热的表现。

真人养脏汤（zhenren yangzang tang, decoction for nourishing viscera） 其他名称：纯阳真人养脏汤、养脏汤。中医方剂名。《太平惠民和剂局方》方。组成：白芍、当归、人参、肉桂、白术、肉豆蔻（煨）、炙甘草、木香、诃子、罂粟壳（蜜炙）。功能涩肠止泻、温补脾肾。治泻痢日久、脾肾虚寒，症见大便滑脱不禁、腹痛喜按喜温、倦怠食少、舌淡苔白、脉来沉迟者。

真实假虚（sthenia syndrome with pseudo-asthenia symptoms） 中医病机。实邪结聚的病，反而出现类似虚弱的假象。如热厥证，热邪郁结愈深，四肢厥冷就愈明显，脉初按似沉伏，但重按却有力，舌质红绛，或有焦黄苔，或见高热神昏谵语等。

真兽亚纲（Eutheria） 其他名称：有胎盘类。哺乳纲的一个亚纲，是最高等的哺乳类。有真正的胎盘。幼仔出生时已发育完全，能自己吮吸乳汁。有发达的大脑皮质，两大脑半球之间有胼胝体相连；体温较恒定；乳齿与恒齿更换明显。包括绝大多数现代生存的哺乳动物。广布世界各地。分为 17 目，我国有 13 目在我国有分布，主要有食虫、翼手目、啮齿目、食肉目、鲸目、偶蹄目、奇蹄目和灵长目等。

真头痛（unendurable headache） 中医病证名。病邪入脑引起的严重头痛。症见头痛剧烈引及深部或巅顶、手足逆冷至肘膝关节、脉微弱。病情危重。治宜先回阳救逆，再随证施治。

真武汤（zhenwu tang, decoction for strengthening the spleen-yang） 其他名称：玄武汤。中医方剂名。祛湿剂。出自《伤寒论》。组成：茯苓、芍药、白术、生姜、附子。功能温阳利水。用于脾肾阳虚，水湿内停所致小便不利、肢体浮肿、四肢沉重、恶寒腹痛、心悸、苔白滑、脉沉迟者。用本方加减可治慢性肾炎、心源性水肿、肠结核、梅尼埃综合征等。

真心痛（angina pectoris） 中医病名。指心痛之极危重者。心痛剧烈、四肢厥冷。近似急性心肌梗死合并循环衰竭。治宜回阳救逆、活血止痛，可用参附汤加田七、苏合香丸。

真性红细胞增多症（polycythemia vera, PV） 简称真红。一种克隆性以红细胞异常增生为主要表现的骨髓增殖性肿瘤。外周血总容量绝对增多，血液黏滞度增高，常伴白细胞和血小板计数增高，脾大，可出现出血、血栓形成及并发症。临床特征为皮肤黏膜红紫、脾大和神经系统症状。50～60 岁多发病高峰，男性多见。根据临床病程进展分为三期：①前期；②显性期；③衰竭期或后骨髓纤维化期。除异基因造血干细胞移植外，对高危病人进行静脉放血加小剂量阿司匹林加羟基脲治疗，对中、低危病人进行静脉放血加小剂量阿司匹林治疗。

真性两性畸形综合征（true hermaphroditism syndrome） 见真两性畸形。

真性尿失禁（true incontinence of urine） 膀胱尿道括约肌受损伤或支配该部的传出神经功能失常所致的膀胱尿道括约肌

Z

丧失控尿能力。尿液不自主地经尿道流出，膀胱内无尿存留。多发生在脊髓损伤后或前列腺手术后。

真性融合波（true fusion beats）　用室性抑制（VVI）起搏器治疗的病人，如有自身心律存在，当心室的一部分被自身冲动控制，而另一部分由起搏器刺激所激动时，便形成室性融合搏动（融合波）。其在心电图上的形态介于自身 QRS 与起搏 QRS 之间。

真性胰腺囊肿（true cyst of pancreas）　囊壁衬有胰腺上皮细胞，囊内常含有胰腺分泌物的囊性肿物。包括先天性、潴留性、寄生虫性和皮样囊肿 4 种。以潴留性囊肿为常见。治疗：手术。

真虚假实（asthenia syndrome with pseudo-sthenia symptoms）中医病机。正气虚弱的疾病发展至严重阶段时，反而出现类似实证的假象。如严重贫血出现高热、脉洪大、类似阳明实热证，但脉虽洪大，重按则中空，舌质淡红或嫩红，而无老黄苔，属真虚假实。

真脏脉（pulse condition symboling the decay of visceral energy）简称：真脉。中医术语。中医脉诊中五脏真气败露的脉象。即无胃、神、根的脉，可见于疾病的危重阶段。五脏的病发展到严重阶段时，由于该脏精气衰竭、胃气将绝，失去从容和缓，显现出本脏特别的脉象，是五脏真气败露之象。如肝的真脏脉弦硬劲急，切按下去像触刀刃般细紧；心的真脏脉坚硬而搏手；肺的真脏脉大而空虚；肾的真脏脉是搏手若转索欲断或如以指弹石般的坚实；脾的真脏脉是软弱无力，快慢不均等。对判断某些慢性病的预后，有一定意义。

真脏色（complexion symboling the decay of visceral energy）中医色诊内容之一。表示五脏精气败露的颜色。色诊上，面部的色泽以明润而含蓄为佳。明润为有胃气，含蓄是脏精充足；反之，枯槁为无胃气，色泽显露为五脏精气衰竭。这种枯槁而显露的色泽，反映五脏的精气已竭，五脏的真气外露，故称之为真脏色。如黄色、枯槁如黄土，或如干枯的枳实，是脾的真脏色，表示脾胃已衰败。其他如枯草样的青黑色，枯骨样的白色，死血样的赤色，灰烬样的黑色，均是相应之脏的真脏色。

真正的等容收缩时间（true isovolumetric contraction time, TICT）　心尖搏动图上的 C-E 间期。表示从左心室内压力上升开始至主动脉瓣打开为止。正常值75ms，大于 90ms 为心功能不正常。心收缩力受损者，TICT 延长，而亢进者则缩短。

真中风（apoplexy due to exogenous wind-evil）　简称：真中。中医病名。外中风邪而突然昏倒或口眼歪斜、半身不遂的中风病证。症见猝然倒仆，昏不知人，或口眼㖞斜，半身不遂，舌强不能言。治疗：外见寒热等六经形证者，治宜疏解风邪为主；内有二便不通，而形气尚盛者，治以通利为主；外无六经形证，内无便溺之阻隔，仅见口眼㖞斜，言语不利，或半身不遂等症者，宜养血祛风；如见痰涎壅盛，昏不知人，属于闭证者，先予开窍；若伴见口开、手撒、眼合、遗尿、鼻鼾、汗多等症，属于脱证者，急用大剂理中汤或参附汤以扶正固脱。

诊尺肤（palpation of forearm skin）　中医切诊之一。肘关节内侧至寸口的皮肤，称尺肤。诊察这部分皮肤的缓急、滑涩、寒热等情况，并结合全身症状、脉象，可以判断疾病的寒热虚实。

诊断（diagnosis）　根据对病情的了解和各种医学检查的结果进行分析，从而判断病人所患为何病或所患疾病的原因、部位、性质和功能损害程度等的步骤与方法。包括询问病史以了解病人自觉症状以及同疾病有关的其他情况，采用视诊、叩诊、扪诊、听诊、切诊等方法检查病人身体结构或功能上表现出来的病理变化（称为物理诊断），以及采用化学、生物化学、微生物学等方法检查病人的血、尿、粪、痰、脑脊液等的异常情况（称为实验诊断）。有时还须采用组织切片的病理检查或动物试验、代谢试验、免疫检测、基因检查、染色体检查，或心电图、放射性核素、功能检查、内镜检查，超声、X 线、CT、MRI 等特殊的物理学和实验室检查等来辅助诊断。

诊断 X 线机（diagnostic X-ray apparatus）　利用所产生的 X 线对人体进行透视和照相以进行诊断的仪器。诊断 X 线机基本上是由 X 线源（球管）、X 线发生器、检测系统（胶片、影像增强器或光电倍增管等）及其他辅助装置构成。据应用目的和使用功能不同，诊断 X 线机大致可分为：①通用 X 线机；②透视 X 线机；③心血管造影 X 线机；④断层 X 线机；⑤牙科 X 线机；⑥牙科全景 X 线机；⑦乳房 X 线机；⑧泌尿造影 X 线机；⑨X 线计算机控制断层扫描机。

诊断性刮宫（diagnostic curettage）　为诊断宫腔内疾病所经常采用的一种妇科小手术。分为一般性诊断性刮宫和分段诊断性刮宫两种。前者主要适用于年轻妇女，目的为采取宫腔内组织做病理检查；后者主要适用于围绝经期妇女，疑有子宫内膜或颈管内膜腺癌时，先刮取子宫颈管内膜，后刮取子宫体内膜，分装在两个标本瓶中，送病理检查。

诊断性气腹（diagnostic pneumoperitoneum）　用人工方法将一定量气体注入腹腔内以进行 X 线诊断的检查方法。可鉴别膈上或肺下病变及帮助定位。

诊断性气胸（diagnostic pneumothorax）　用人工方法将一定量气体注入胸腔内以进行 X 线检查。对某些胸膜、肺及纵隔病变的诊断及鉴别诊断有意义。

诊断学（diagnostics）　是研究并应用诊断疾病的有关理论与知识、原则与规律、技能与方法的一门综合性临床医学专业学科。其基本原则就是研究症状、体征发生的规律和机制，以及建立诊断和思维程序。基本方法包括询问病史、体格检查、实验室检查及其他检查。如心电图、超声、X 线、CT、MRI、内镜检查等。

诊断血清（diagnostic serum）　用于诊断目的的特异性血清。一般采用免疫家兔或其他动物所得的血清或经吸收处理而成。用于微生物的鉴定和分型。如沙门菌属因子血清、伤寒沙门菌诊断血清、肝癌诊断血清等。

诊断用药（diagnostic aid）　有助于医生对疾病做出诊断，或对生理病理情况做出正确判断的药物。主要有 X 线对比剂和器官功能检查用药两种。

诊断质量（diagnosis quality）　诊断的正确与否。主要通过以下指标来体现：①门诊与出院诊断的符合率；②入院与出院诊断符合率；③临床与尸检诊断符合率；④手术前后诊断符合率；⑤某病从入院到确诊的平均天数；⑥误诊与漏诊率。除指标的体现外，还与医务人员的知识水平和技术能力及各有关科室间的配合有关。

诊法（diagnostic method）　中医基础理论有关诊断方法的学说。主要阐述四诊的原理及其运用。即通过望、闻、问、切搜集症状，了解病情，并据此进行辨证，对疾病作出诊断。诊法学说强调整体观念，提倡以常衡变、从外测内、四诊合参，辨病情注重胃气，反映出丰富的临床经验，在望诊和切脉方面尤具特色。

诊疗床（medical bed）　供检查治疗用的带垫的床。供医生检查和治疗病人时用的。一般放在诊查室和处置室内。

诊胸腹（palpation of chest and abdomen）　中医术语。切诊内容之一。切按病者的胸腹部，以了解病痛的部位、范围、冷热、硬度及喜按或拒按。也检查痞满、积液和癥瘕积聚（包块）等。

诊虚里（palpation of apex beat）　中医术语。切诊中按胸腹内容之一。虚里，相当于心尖搏动部位，属胃之大络。人以胃气为本，虚里又是宗气汇聚之处，故虚里的动势，有助于探查胃气和宗气的盛衰。正常虚里之动，按之应手，动而不紧，缓而不急。若按之微弱为不及，是宗气内虚；若动而应衣为太过，是宗气外泄；若搏动过速，多为胸腹积热，邪气亢盛，或正气衰而虚阳外脱；若停止搏动，则宗气已绝。

诊指纹（observation of superficial venule of index finger）　中医术语。小儿诊法之一。指纹，是指示指掌面的表浅小静脉。幼儿皮肤薄嫩，表浅静脉易于暴露，指纹比较明显，3岁以下的儿童指纹的变化常用以辅助切诊。诊指纹主要是观察它的颜色和充盈度。用左手示、拇二指握小儿示指末端，以右手拇指在小儿示指上由指端向指根部轻轻推动几次，使指纹更为显露，然后察看。正常指纹是红黄隐隐而鲜明，一般不超过连掌部的第一指节（风关）。病变时，指纹浮现，多属表证，沉着多属里证，色淡多属虚证、寒证，紫红多属热证，青紫可见于惊风、风寒、痛证、伤食、风痰等，黑色多属血瘀。指纹伸至指中节（气关），表示病情较重；伸至指尖（命关），则示病情凶险。

枕大孔（great occipital foramen）　见颅底骨。

枕额径（occipitofrontal diameter）　胎儿鼻根至枕骨隆突间距离。足月新生儿平均为 11.3cm。胎头一般以枕额径衔接于骨盆入口横径或斜径。临产时胎头俯屈。使枕额径变为枕下前囟径（9.3cm）以利下降。

枕骨（occipital bone）　8 块脑颅骨之一。位于颅的后下部，呈勺状。前下有枕骨大孔，为颅腔与椎管相通部位。枕骨大孔下面外侧有卵圆形关节面为枕骨髁，与寰椎形成寰枕关节。

枕骨大孔（foramen magnum of occipital bone）　枕骨前下部卵圆形或梨形大孔，沟通颅腔与椎管。

枕骨大孔区先天畸形（deformity of area of foramen occipitale magnum）　一种先天发育异常。可分为：扁平颅底；寰椎枕化；寰枢椎脱位；颈椎融合；小脑扁桃体下疝畸形（阿诺德-基亚里畸形）。这几种畸形常同时并存，引起的临床表现也基本相同。多在成年后开始出现神经系统症状。主要表现为疼痛性斜颈、颈短、颈部活动受限，声音嘶哑、吞咽困难、咽反射减弱或消失。四肢痉挛性瘫痪、腱反射亢进。并有眼球震颤、深浅感觉障碍。诊断主要依据 X 线平片所见与各连线（如硬腭-枕大孔线、硬腭-枕骨线等）的测量。治疗：解除畸形骨对神经组织的压迫，手术是唯一疗法。

枕骨大孔区综合征（foramen occipitale magnum syndrome）　枕骨大孔区肿瘤、先天性畸形所致的一组临床症状。病人表现为颈后压痛，强迫头位，进行性四肢无力，感觉障碍，共济失调，眼震，吞咽、发音障碍，斜颈，舌肌萎缩等。CT、空气造影、X 线诊断。手术及对症处理。

枕骨大孔疝（cerebellar tonsillar herniation）　见小脑扁桃体疝。

枕下前囟径（suboccipito-bregmatic diameter）　胎头前囟中央至枕外隆凸下方的距离。为胎头最小径线，平均为 9.5cm。其周径是胎头最小周径，平均 32.6cm。枕前位分娩时以此周径为先导，通过骨盆各平面。

枕叶（occipital lobe）　顶枕线以后的部分。主要与视觉功能有关。位于半球的后部，其前界的内侧面为顶枕沟。在半球的内侧面有距状沟，始于胼胝体后下方，向后呈弓形走向枕叶的后端，此沟的中部与顶枕沟相遇。两沟之间称楔叶。此外，在半球内侧面有胼胝体沟，此沟上方有与之平行的扣带沟，扣带沟与胼胝沟之间为扣带回。

阵发性房颤（paroxysmal atrial fibrillation）　发作不定时，起止突然，持续时间短暂，未经特殊治疗，能在一定时间内自动复律的房颤。此种房颤占房颤总数的 1/4～1/2，多见于 40 岁以上、男性多于女性的冠心病、高血压等疾病病人。

阵发性房室传导阻滞（paroxysmal atrioventricular block）　随心率减慢或增快而出现的阵发性房室传导阻滞。是一种严重的心律失常，多数病例是在一侧束支或分支已有完全性传导阻滞，而另一侧束支或分支发生了 3 期或 4 期传导阻滞的结果。

阵发性房室交界性心动过速（paroxysmal A-V junctional tachycardia）　房室交界处异位激动引起的、起始和终止突然、频率达 160～250 次/min、节律规则的发作性心动过速。可发生在有或无器质性心脏病的人中。心电图诊断。治疗：与阵发性房性心动过速相同。

阵发性房性心动过速（paroxysmal atrial tachycardia）　心房异位激动引起的起始和终止突然、心率 160～250 次/min、节律规则的发作性心动过速。常见于无器质性心脏病者，亦见于有风湿性心脏病左房室瓣病变、冠心病、高血压心脏病、心肌病及预激综合征病人，也可由洋地黄中毒引起。心电图诊断。治疗：在心电监护下可用维拉帕米（异搏定）、普罗帕酮（心律平）、三磷腺苷等抗心律失常药。

阵发性黑矇（amaurosis fugax）　高血压伴发的眼部症状。系视网膜动脉痉挛造成的眼部突然暂时的部分或完全性黑矇。

阵发性呼吸困难（paroxysmal dyspnea）　见夜间阵发性呼吸困难。

阵发性冷性血红蛋白尿症（paroxysmal cold hemoglobinuria, PCH）　其他名称：多-兰综合征。一种受寒后出现血红蛋白尿的自身免疫性溶血性贫血。红细胞表面产生的 Donath-Landsteiner 抗体，在低温下可与红细胞结合，通过激活补体，造成红细胞膜真性穿孔，导致血管内溶血。有寒冷环境暴露史，典型表现为寒战、高热、全身无力、腰背疼痛、腹部不适和血红蛋白尿，荨麻疹。根据典型临床表现，Donath-Landsteiner 试验可诊断。治疗原发病，以保暖及支持治疗为主。

阵发性喷嚏（paroxysmal sneezing）　发作时病人连续打喷嚏。常发生在鼻、咽、眼奇痒之后，是变态反应性鼻炎的诊断依据。

阵发性室性心动过速（paroxysmal ventricular tachycardia）　由心室异位激动引起的发作性心动过速。特点为起始和发作突然，频率每分钟 160～250 次，节律规则，多见于严重心脏病者，尤其是急性心肌梗死，偶见于无心脏病或其他诱因者。发作可持续数分钟至数日，有心悸、头晕、恶心、呕吐、原有心脏病症状加重。无器质性心脏病者症状轻微。听诊心率快速、心律规则或轻度不齐。诊断依靠心电图。应予紧急处理以控制发作。可采用电转复、静脉注射利多卡因或普鲁帕酮（心律平），复律后给药物预防复发，同时对症处理。

阵发性睡眠性血红蛋白尿症（paroxysmal nocturnal hemoglobinuria, PNH）　其他名称：马-米综合征。获得性造血干细胞基因突变引起血细胞膜缺陷所致的慢性血管内溶血，常在睡眠时加重，可伴发作性血红蛋白尿、潜在的骨髓衰竭和血栓形成。一种获得性造血干细胞克隆性疾病。产生的成熟血细胞均具有膜病变，红细胞易被补体破坏，导致慢性血管内溶血。部分病例可出现典型的阵发性与睡眠有关的酱油色尿，有时在短时间内血红蛋白急剧下降。临床表现：逐渐加重，发作频繁的血红蛋白尿；贫血，全血细胞减少；继发性感染；血栓形成；血尿素氮及肾功能减退等。实验室检查酸溶血试验阳性，可诊断为本病。目前尚无特效疗法，激素可使部分病人溶血减轻，严重者输入经盐水洗涤的红细胞可缓解症状，可谨慎考虑骨髓移植。

阵发性心动过速（paroxysmal tachycardia）　其他名称：期前收缩性心动过速、阵发性折返性心动过速。一种阵发性的快而规则的异位心律。按异位起搏部位不同分为阵发性房性、房室交界性、室性心动过速，前两者合称为阵发性室上性心动过速。心率一般为每分钟 160～220 次，最快可达 300 次，但也有慢至每分钟 130 次者。每次发作可持续数分钟或数日，也有短暂仅数秒者。可见于健康，或器质性心脏病者。治疗：室上性首选颈动脉窦按摩、呕吐反射等兴奋迷走神经的办法，无效时用维拉帕米、普罗帕酮、毛花苷丙等药物，再无效可选电复律。室性治疗病因及诱因，用利多卡因、普鲁卡因胺、胺碘酮等，药物无效可电复律。

阵发性心房扑动（paroxysmal atrial flutter）　心房扑动时间在 2 周以内者。此类型房扑较多见。

阵发性折返性心动过速（paroxysmal reentrant tachycardia）　见阵发性心动过速。

振荡器（vibrator）　医用振荡装置。利用电机转动产生共振，形成上下左右前后的振动。常用于生化微量样品、细菌和病毒免疫反应等的分析化验。如血液康氏反应、血凝试验、免疫黏附血凝试验、补体结合试验、乳胶凝集试验、抗原抗体反应等。

振动（vibration, oscillation）　物体在外力作用下沿直线或弧线经某一中心位置来回重复的运动。振动可以在固体、气体和液体中发生。在工农业生产中工人接触的振动源有：风动工具、电动工具、交通运输工具和农业机械等。振动可以局部地或全身地作用于人，在一定条件下能造成振动性损害。

振动病（vibration disease）　其他名称：振动性自主神经炎。人体长期遭受强烈局部振动所致的职业病。多见于使用风动工具、砂轮、磨床等的工人，以手和上肢的病变最为常见。

初期出现手指麻木、酸痛、易疲劳，偶尔有轻度疼痛、指端感觉异常。毛细血管镜检可见甲床毛细血管有痉挛趋势。随后可逐渐出现手指发绀、皮肤温度下降、局部疼痛加重，皮肤干燥皲裂，指甲变白、脆而易碎，手指粗大、水肿，握拳后手掌出现显著而持久的大理石样苍白、发绀交错的斑，并有头痛、震颤及血压的变化等全身症状。重症病例有肌肉萎缩及骨关节改变，部分病人尚可出现现代谢亢进及甲状腺功能亢进现象。治疗：采用解除血管痉挛和改善神经营养的药物，针刺和物理疗法也有一定效果。重症病人须调换工作。改革工艺、减轻机械部件振动、注意保暖，可以预防振动病。

振动控制（vibration control） 防止振动污染及其影响所采取的措施。主要是采取隔振、吸振、阻尼等技术消除或减弱物体振动并阻止其传播。在强振作业环境中，对工人可采取用防护用具（如防振鞋、防振手套）减轻振动的危害和影响等方法。

振动频率（frequency of vibration） 物体在单位时间内完成振动的次数。用 f 表示。频率的单位为“次/s”，又称赫兹（Hz）。振动频率表示物体振动的快慢，频率高则振动快，频率低则振动慢。在振动的致病作用中，频率起重要作用。大振幅，低频率 15Hz 以下的振动，主要作用于前庭器官，并使内脏发生移位；小振幅、高频率的振动，主要作用于神经末梢。

振动筛粉机（oscillatory bolting machine） 利用偏心轮对连杆产生的往复振动进行筛选粉末的机械。适用于无黏性药物，毒、剧、刺激性以及风化或潮解性药物的筛选。

振动损害（vibration injury） 由声波、机械性阻力、加速度力或爆破波所形成的振动导致的人体的生理变化和应激反应。振动效应可见于多种职业，如卡车和拖拉机的驾驶、建筑业、爆破工业等。低频率、大振幅的振动可引起前庭器官长期过度兴奋，致使兴奋性由亢进渐转为降低，常表现为面色苍白、冷汗、唾液分泌增加、眩晕、恶心、呕吐、食欲减退、呼吸表浅而频数、体温降低等。妇女则常有子宫下垂、流产及异常分娩率增加。也可导致血管扩张、血压下降、月经障碍、胃肠道功能障碍、内脏移位、眼底静脉扩张、弯曲或动脉狭窄、眼压改变、视力障碍等。高频率小振幅作用于神经末梢可引起血管收缩和血压上升，甚至发生血管痉挛，振幅大而有冲击力的振动往往造成骨、关节的改变。见振动病。

振动污染（vibration pollution） 机械系统（包括声学系统）的运动参量（位移、速度或加速度）不停地在极大值和极小值之间交替变化，对人的生活或生产环境造成不良影响和危害的现象。表示污染程度的参量主要有两类：①描述振动的幅度的量，有位移、速度和加速度；②描述振动变化率的量，有周期、频率或频谱。

振动性白指（vibration-induced white finger，VWF） 见白指。

振奋作用减弱（weakened activation） 人体疲劳时外界环境对人的振奋作用减弱。表现为心不在焉、不想活动、面带倦容等。需增加刺激强度才能达到正常的振奋作用。

振水音（splashing sound，successive splash） 病人仰卧位，医生将听诊器头放于其上腹部，或用一耳凑近病处，然后用稍弯曲的手指连续迅速地冲击病人上腹部，可听到胃内气体与液体相撞击而发生的声音。有时也可用两手左右摇晃病人上腹部，静听有无振水音。正常人如进入较多量液体后可出现振水音。但若在空腹时或饭后 6～8h 以上仍有振水音，则说明胃内有液体潴留，见于幽门梗阻、胃扩张和胃液分泌过多。

镇肝熄风汤（zhengan xifeng tang，liver wind suppressing decoction） 中医方剂。《医学衷中参西录》方。组成：怀牛膝、生赭石、生龙骨、生牡蛎、生龟甲、生杭芍、玄参、天冬、川楝子、生麦芽、茵陈、甘草。功能镇肝熄风、滋阴潜阳。治肝阳上亢，肝风内动所致之头目眩晕、目胀耳鸣，或脑中热痛、面色如醉，或肢体渐觉不利、口眼渐形歪斜，甚或眩晕颠仆、短时昏厥、脉弦长有力者。

镇静催眠药（sedative hypnotic） 一类对中枢神经系统具有抑制作用，引起镇静和催眠的药物。在改善睡眠的同时，又能减轻焦虑症状，稳定情绪。主要有苯二氮䓬类、巴比妥类、非苯二氮䓬类、褪黑素受体激动剂等。多数镇静药加大剂量可产生催眠作用，催眠药过量可引起全身麻醉，更大剂量可引起呼吸和心血管运动中枢抑制进而导致昏迷，甚至死亡。长期使用还会产生强弱不等的依赖性。

镇静药（sedative） 通过对中枢神经系统的抑制，使人达到平和安静状态的药物。主要用于烦躁、焦虑、紧张和神经衰弱性失眠等。和安定类药不同，对精神分裂症、躁狂症等精神病无疗效。常用药物为溴剂、苯巴比妥、氯氮䓬等。

镇咳宁胶囊（zhenkening jiaonang） 中医成药名。化痰止咳平喘剂（温化寒痰剂）。组成：甘草流浸膏、桔梗酊、盐酸麻黄碱、桑白皮酊。用于伤风咳嗽、支气管炎、哮喘等。冠心病、心绞痛和甲亢病人慎用。

镇咳嗪（mirsol，respilene，zipeprol） 见齐培丙醇。

镇咳药（antitussive） 减轻咳嗽症状而止咳的药物。有中枢性镇咳药和末梢性镇咳药两类。前者有可待因、右美沙芬、喷托维林等；后者有甘草制剂、那可丁等。

镇脑宁胶囊（zhennaoning jiaonang） 中医成药名。治风剂（疏散外风）。组成：川芎、藁本、细辛、白芷、水牛角浓缩粉、丹参、天麻等。用于内伤头痛，伴有恶心、呕吐、视物不清、肢体麻木、头昏、耳鸣等症及高血压、动脉硬化、血管神经性头痛等。外感头痛者忌服。

镇吐药（antiemetic） 影响呕吐反射的不同环节而发挥止吐作用的药物。可分为多巴胺受体阻滞药（如异丙嗪）、抗胆碱药（如东莨菪碱）、抗组胺药（如茶苯海明）和 5-HT_3 受体阻滞药（如昂丹司琼）。

镇痛安（simazine） 见西马嗪。

镇痛剂肾病（analgesic nephropathy，AN） 其他名称：止痛药性肾脏病变。长期过量服用镇痛剂而引起的一种特殊类型的肾脏疾病。病理主要表现为肾乳头坏死和肾小管间质炎症。常引起本病的镇痛剂是非那西丁或对乙酰氨基酚与阿司匹林联合使用。临床表现具备慢性间质性肾炎的特点，如肾脏浓缩功能差，多尿、低比重尿，并可出现蛋白尿、氮质血症、肾小管性酸中毒和电解质紊乱。CT 检查及尿镇痛剂代谢物筛查对诊断有益。治疗：停止使用镇痛剂，无法停用者避免联合使用镇痛剂；增加饮水，使用利尿剂及导泻剂，控制高血压和尿路感染。

镇痛药（analgesics） 通过激动中枢神经系统特定部位的阿片受体而产生镇痛作用，同时缓解疼痛引起的紧张不安的药物。对中枢神经系统的痛觉中枢有选择性的抑制作用，但对其他感觉中枢很少影响。适用于各种尖锐的疼痛，如手术痛、外伤痛等。常用的药物有吗啡、哌替啶等，都有成瘾性，不宜长期连用。

震颤（tremor；thrill） ①一种不自主的、有节律性、交替的抖动。可为全身性或局部性（如手、脚、头、唇、舌、下颌、眼球等）。常见的有：静止性震颤、姿势性震颤（常见的有：生理性震颤、扑翼样震颤、特发性震颤）、意向性震颤。如帕金森病、急性感染、帕金森综合征、小脑疾患、甲状腺功能亢进症等疾病。正常人在精神紧张、激动、寒冷、疲劳时偶可出现震颤。②其他名称：猫喘。在与心脏病变部位相应的体表触知的一种微细的震动感。为器质性心脏病特征性体征之一。可分为收缩期、舒张期、连续性震颤。它是血液经过狭窄的瓣口或异常通道产生涡流，使瓣膜、心壁或血管壁产生震动传到胸壁所致。见于二尖瓣狭窄、间隔缺损等先天性心脏病。

震颤麻痹（paralysis agitans，Parkinson disease） 见帕金森病。

震荡（concussion） 指用手触知的一种短促的拍击感。舒张期震荡位于胸骨右缘第 2 肋间者，提示主动脉瓣区第二心音亢进；位于胸骨左缘第 2 肋间者，则提示肺动脉瓣区第二心音亢进；心尖部收缩期震荡提示第一心音亢进，心尖部或其内侧舒张期震荡提示舒张期奔马律、第二心音亢进或二尖瓣开放拍击音。

震荡伤（concussion injury） 钝力冲撞或打击引起脆弱的组织

发生暂时性功能障碍。无肉眼可见的器质性改变。如脑震荡、脊髓震荡等。治疗：对症治疗。

争光霉素（bleomycin）　见博来霉素。

争光霉素 A₅（bleomycin A_5）　见平阳霉素。

怔忡（severe palpitation）　①其他名称：心忪、松悸。中医病名。指心悸之重症。心跳心慌较严重的心悸。由内伤虚损而成。主症为虽无突然受惊，亦持续悸动不安、心神恍惚、扰扰不宁。治疗宜视其阴阳气血的虚损程度或痰淤阻滞情况，采用相应治法。②中医症状名。指心跳并有恐惧感。

狰眼昏迷（agrypnocoma, vigil coma）　见无动性缄默症。

蒸发（evaporation）　液体表面发生的气化现象。人体散热的途径之一。分为不感蒸发和发汗。温度越高，暴露面越大，液面附近空气的水气密度越小，则蒸发越快。液体蒸发时，要从其周围吸收热量，水每蒸发 1g 可吸收 2.43kJ（0.540kcal）的热量。常温下人体处于休息状态时每小时约蒸发汗液 30g；在高温、低湿的气象条件下体力劳动时，每日排汗量比常温要多 5～10 倍，因此散热显著增加；空气的相对湿度越大，或生理饱和差越小，蒸发散热就越困难。

蒸发牛奶（evaporating milk）　新鲜牛奶蒸发至原容量一半而成，用等量的水稀释即成全脂牛奶。一种制作简便的牛乳制品。方法是利用 60℃ 左右的热度及低气压，使洁净的新鲜牛乳蒸发，水分减至原体积的一半后，装罐密封，再以高热消毒。它的化学成分稳定，易于消化吸收，适用于新生儿和弱婴。加糖加水后，煮沸备用。

蒸发器（evaporator, vaporizer）　①使挥发性麻醉药液体蒸发为气体的装置。常用的有表面型蒸发器（如灯芯型蒸发器）和气泡型蒸发器。根据插入麻醉机环路位置不同，分为环路内蒸发器和环路外蒸发器，前者与病人通气量和蒸发器开关开启时间成正比，因此只能间断开放，且浓度不十分准确；后者不受病人通气量的影响，新鲜气流量在 0.2～15L/min 范围内能够正确调节浓度并维持恒定。蒸发特定麻醉药的为专用蒸发器，如氟烷蒸发器、恩氟烷蒸发器、异氟烷蒸发器、七氟烷蒸发器等。②可使液体蒸发并能供气化作用从溶液中除去溶剂的装置。分为常压蒸发器和减压蒸发器，后者又发展成多效蒸发器或薄膜蒸发器。

蒸发散热（heat loss by evaporation）　通过蒸发面水分气化而散热。蒸发面包括体表和呼吸道。可分为不感蒸发和发汗两种方式。前者是指当气温在 30℃ 以下时，体表组织水分可直接由皮肤表面蒸发而散热。当气温超过 30℃ 或高于体温时，汗腺开始泌汗，泌出的汗液从皮肤蒸发以放散大量热量。

蒸馏（distillation）　利用液体样品中各组分沸点不同来分离液体混合物的一种方法。常压直接蒸馏主要用于沸点为 40～150℃ 的液体。减压蒸馏用于易分解高沸点有机物。水汽蒸馏用于难溶于水的高沸点有机物。

蒸馏酒（distilled wine）　以含糖或淀粉的粮食、糠麸、谷壳、薯类、硬果类、甜菜等为原料，经糖化发酵蒸馏而制成的白酒。如烧酒、曲酒等。它是一种烈性酒。这类酒的酒度（即酒温在 15℃ 时，每 100ml 酒液中含有的乙醇数量）较高，一般为 50%～70%，即含乙醇（乙醇）50～70 度，因此不易变质。但比其他酒类容易燃烧和挥发，渗透能力也很强。

蒸馏器（distillator）　蒸馏用装置。由密闭的容器蒸锅、烧瓶等与冷凝器联合而成。通常在常压下进行。由于液体表面的压力，分子必须获得较高温度才能气化，这会影响某些药剂质量。为克服此缺点，现多改用减压蒸馏器。

蒸馏水器（water still）　制蒸馏水的器械。主要由蒸馏锅、隔沫器及冷凝器 3 部分构成。有单蒸馏水器和重（双）蒸馏水器两种。重蒸馏水器又分为塔式和亭式等数种。近年来出现了气压式蒸馏水器与多效蒸发式蒸馏水器。优点是节约蒸气和冷却水，能自动控制。

蒸气（vapor）　液态物质气化或固态物质升华而成的气态物质。是处于临界温度以下的气体。凡沸点低、蒸气压大的物质都容易蒸发而成蒸气，弥散到空气中被人吸入。生产上经常遇到有害的蒸气有苯蒸气、汽油蒸气等。

蒸气疗法（vapor therapy）　利用蒸气作用于身体来防治疾病。分为局部熏蒸疗法和全身蒸气疗法。为提高疗效，常采用中草药熏蒸疗法。

蒸气灭菌法（steam sterilization）　见蒸气消毒法。

蒸气吸入疗法（steam-inhaling therapy）　根据病情选用适当药物，煎煮时用口或鼻吸入药物蒸气，或用雾化器将药液雾化后吸入口鼻，以治疗口鼻、咽喉、心肺等疾病以及头晕头痛等的方法。

蒸气消毒法（steam sterilization）　其他名称：蒸气灭菌法。使沸腾开水的蒸气（100℃）作用于物品达到消毒的目的。可用各种蒸气消毒器以及其他类似的容器。家庭中可用笼屉、蒸锅等。消毒对象包括金属、纤维、玻璃、陶瓷等制品。方法是：把应消毒的物品放在消毒器中，加盖后点火加热。待容器中空变成 100℃ 的蒸气后持续 1～2h。此法不能杀死细菌的芽孢。

蒸气压（vapor pressure）　当蒸气和产生蒸气的液体处于平衡时的蒸气压力。例如水在 60℃ 时放入一真空容器，当水与水蒸气达成平衡时，容器中的压力将等于 19.92kPa，即水在 60℃ 的蒸气压是 19.92kPa。

蒸气浴（vapor bath）　见桑拿浴。

癥瘕积聚（mass in the abdomen）　中医病证名。癥瘕和积聚泛指腹内积块，或胀或痛的一些病症。癥和积是指有形的积块，痛有定处，固定不移，属血分。瘕和聚是无形的，无定处，时聚时散，触之无物，似真似假，属气分。癥瘕积聚的发生，多因饮食内伤、情志抑郁、肝脾受损、气机阻滞、瘀血内停所致，癥积以血瘀为辨证要点，瘕聚以气滞为辨证要点。

整倍体（euploid）　具有物种特有的一套或几套整倍数染色体组的细胞和个体。通常体细胞含有两组染色体称二倍体。细胞或个体的染色体数目整组地增减称整倍体变化。如二倍体、三倍体、四倍体等。

整倍脱漏（whole times missing leak）　心搏脱漏周期与正常心搏周期呈倍数关系。心电图表现为一系列规律的长 P-P 间期或 R-R 间期，其长度恰等于短 P-P 或 R-R 间期的整倍数。见于二度Ⅱ型传导阻滞。

整合基因（intergration gene）　能控制合成活化 RNA，并以此刺激几种制造基因的协同活性的基因。是高等动物细胞必不可少的调节基因之一。

整群抽样（chester sampling）　随机抽样方法之一。是直接在数个群组成的总体中随机抽取 k 个群，再对被抽取的每个群的全部观察单位加以调查。这里的个群称为初级抽样单位，各群内的观察单位可以相等，可以不等。实际工作中常以地区分群，称为地区抽样。

整体观念（holism）　中医术语。中医诊疗疾病的最根本的指导思想。视人体内脏和体表各部组织、器官为有机的整体。同时认为四时气候、地土方宜、环境等因素的变化，对发病以及人体生理、病理有不同程度的影响。既强调人体内部的协调完整性，也重视人体和外界环境的统一性。这种思维方法贯穿于对人体生理、病理的认识，疾病的诊断和治疗，以及养生保健过程中。

整体护理（holistic nursing care）　将服务对象视为开放性整体的临床护理模式。以满足病人身心需要、恢复健康为目标，运用护理程序的理论和方法，实施系统、计划、全面的护理思想和护理实践活动。强调人与环境的相互影响，变"封闭式"的护理为"开放式"的护理。

正柴胡饮颗粒（zheng chaihuyin keli）　中医成药名。辛温解表药。组成：柴胡、防风、陈皮、生姜、赤芍、甘草等。功能平散风寒。用于外感风寒初起，症见恶寒、无汗、头痛、鼻塞、喷嚏、咽痒咳嗽、四肢酸痛等症。服药期间应避风寒，忌生冷油腻食物。

正常变异心电图（electrocardiogram of normal variation）　心电图图形不同于正常的心电图，但其发生不是由于病理情况，而是一些生理情况的变化所致。如体型、体位、机体状态及自主神经功能变化等。包括 QRS 波群、ST 段及 T 波的正常变异。诊断时必须密切结合临床资料，进行综合分析。

正常的室房传导（normal ventriculoatrial conduction）　其他名

称：正常的逆行性房室传导。每个连接性或室性兴奋均能经连接区而逆传入心房。心电图上室房传导比例为 1∶1。每个连接性或室性 QRS 波群后均有逆行 P′波，而且传导时间正常，连接性搏动 R-P′间期≤0.16s，室性搏动 R-P′间期≤0.20s。

正常的室性期前收缩 (normal ventricular premature beat)　见良性室性期前收缩。

正常分娩 (normal labor)　妊娠 37~42 周的产妇自然且顺利地经阴道正常娩出活胎儿。能否正常分娩取决于产力、产道、胎儿三因素是否正常及其能否相互适应。

正常红细胞性贫血 (normocytic anemia)　其他名称：正常细胞性贫血。每立方毫米血液中红细胞数量、血红蛋白含量和血细胞比容均衡减少，但红细胞形态正常的贫血。常见于再生障碍性贫血、急性失血性贫血、骨髓病性贫血等。

正常呼吸 (normal respiration)　其他名称：平静呼吸。正常成人安静状态下的呼吸。频率 16~20 次/min，节律规则，呼吸运动均匀无声不费力。

正常化期前收缩 (normalized premature beat)　见期前收缩波形正常化。

正常菌群 (normal flora)　其他名称：人体正常微生物丛。定居在宿主体表和与环境相通部位、对宿主有益或无害的微生物。正常菌群不仅与人体间维持平衡，菌群之间也相互制约维持相对平衡。菌群寄生环境改变、机体防御功能降低和菌群失调等，也可成为致病菌而导致疾病。

正常脑压脑积水 (normal-pressure hydrocephalus, NPH)　成人脑室扩大而颅内压正常并有精神神经症状的疾病。依病因可分为自发性（Alzheimer 病、脑萎缩等）及继发性（外伤、蛛网膜下腔出血、开颅术后、脑膜炎等）。引起脑室扩大的机制不清。主要表现：记忆力减退，动作迟缓，痴呆，下肢僵直，步行困难，小便失禁，脑脊液压力正常，气脑造影或 CT 扫描见脑室扩大。治疗：脑脊液分流手术；不能手术的应对症治疗，防止继发感染和压疮。

正常起搏点 (normal pacemaker)　见有效起搏点。

正常体温 (normothermia)　由大脑皮质和下丘脑体温调节中枢管理，通过神经、体液因素调节，保持产热和散热的动态平衡，以维持正常人体相对恒定的体温。国内一般采摄氏度法进行记录。正常情况下体温比平均温度增减 0.3~0.6℃，口温 37℃（36.3~37.2℃）；肛温 37.5℃（36.5~37.7℃）；腋温 36.5℃（36~37℃）。不同个体的正常体温略有差异。一日间，下午较早晨为高，一般不超过 1℃。在剧烈运动、劳动或进餐后体温可暂时升高，妇女在月经前和妊娠期间体温常稍高于正常。

正常瞳孔 (normal pupil)　在自然光线下直径为 2~6mm，平均 3~4mm，圆形，两侧等大，边缘整齐，光亮处瞳孔可缩小，昏暗处略大。瞳孔变化是人体病理状态的一种重要指征。

正常希氏束电图 (normal His bundle electrogram)　在每一心动周期中，希氏束电图可顺序出现一些波形及间期，包括：A 波、H 波、V 波、RB 波、LB 波。间期有 P-A、A-H、BH、H-V（H-Q）、H-RB、RB-V、H-LB、LB-V、LB-RB。其中间期以 P-A、A-H、BH 及 H-V 最常用。

正常细胞性贫血 (normocytic anemia)　见正常红细胞性贫血。

正常心电图 (normal electrocardiogram)　见典型心电图。心电图诊断分类之一。当心电图机各部分性能正常，操作人员正规操作，记录心电图为正常窦性心律，心率、各波形、波段、间期、时限及电压等均正常，并除外伪差，即可提出诊断。

正常心电轴 (normal electrical axis)　见电轴偏向。位于 0°~+90°之间的心电轴。

正常心界 (normal heart border)　即心脏的相对浊音界。相对浊音界代表心脏的真正大小和形状。正常人的心右界几乎与胸骨右缘相合，但第 4 肋间处可在胸骨右缘稍外方，而心左界在第 2 肋间几乎与胸骨左缘相合，其下方则逐渐左移并继续向左下方成向外凸起的弧形。正常成人心脏左右相对浊音界与前正中线的平均距离见表 7。

表 7　正常成人心脏相对浊音界

右界/cm	肋间	左界/cm
2~3	II	2~3
2~3	III	3.5~4.5
3~4	IV	5~6
	V	7~9

正常心音 (normal cardiac sound)　心脏跳动时由于心肌收缩、瓣膜关闭和血流冲击的振动而产生的声音。可用听诊器在胸壁的适当部位听到。有 4 个，按其出现的先后称为第一、第二、第三和第四心音。通常听到的是第一心音和第二心音。即交替出现的 2 个不同性质的声音。有时亦可听到第三心音，尤其在儿童和青少年时期。第四心音一般不易听到，如能听到则为病理性。

正常以下温度 (subnormal temperature)　口腔温度在 36.1℃以下者。可发生于某些休克病人、急性大出血、慢性消耗病、年老体弱者、重度营养不良、使用强烈退热药后、甲状腺功能减退、慢性充血性心力衰竭、肺部疾患、全身水肿以及暴露在气温过低的环境中过久者。如病人出现正常以下温度、全身严重衰弱、心率迟缓或过速、血压低等体征时，表示病情危重，预后不良。

正电位 (positive potential)　在容积导体中，由于零电位而把电偶电场分为 2 个半区。在零电位的一侧各点距正极较近，呈正电位，此区称为电偶电场的正电位区。

正定霉素 (daunomycin, rubidomycin, daunorubicin)　见柔红霉素。

正反馈 (positive feedback)　反馈信息与原控制信息作用一致的反馈。如在排尿反射活动中，膀胱收缩后的反馈信息传入排尿中枢，可加强中枢原有的活动，使控制信息进一步增加，使膀胱进一步收缩，将尿液完全排出。其生理意义是使某种生理过程逐步加强，以迅速达到需要的状态和水平，从而使某种生理功能在短时间内尽快完成。

正锋波 (positive sharp wave)　其他名称：正相波、正尖波。肌电图波形。主锋为正相，带有一个低矮负相的电位。是一种自发电位，其宽度大于 2ms，波幅大于 200μV。多出现于肌肉失去神经支配或受激时，具有一定诊断价值。

正副夹缚法 (fixation by main and accessory splints)　中医治法。古代中医伤科的一种固定骨折方法。适用于四肢肌肉丰厚部位的骨折复位后的外固定。正夹多用杉树皮削制；副夹用竹片制成。均为 2cm 宽、0.2cm 厚，长度视伤处而定。先将正夹疏排患处皮肤上，外敷接骨药一层，续以麻纸。外面再上副夹缚紧。本法可防止骨折断端移位和避免接骨药直接与皮肤接触而起疱。

正骨 (traumatology)　中国古代医学十三科之一。专门治疗骨、关节、软组织及内脏损伤的一门医学分科。

正骨八法 (eight manipulations of bone-setting)　中医治法。治疗骨折、脱臼及软组织损伤的 8 种整复治疗手法，即摸法、接法、端法、提法、按法、摩法、推法、拿法。

正骨水 (zhenggu mixture, zhenggu shui)　中医成药名。活血通络剂。组成：九龙川、木香、海风藤、土鳖虫、豆豉姜、猪牙皂、香加皮、莪术、买麻藤、过江龙、香樟、徐长卿、降香、两面针、碎骨木、羊耳菊、虎杖、五叶藤、千斤拔、朱砂根、横经席、穿壁风、鹰不扑、草乌、薄荷脑、樟脑。功能活血祛瘀、舒筋活络、消肿止痛。用于跌打扭伤、各种骨折、脱臼。用药棉蘸药轻擦患处，重症者用药液湿透药棉敷于患处 1h。忌内服；不能擦入伤口；用药过程如有瘙痒起疹，暂停使用。

正交导联 (orthogonal lead)　"空间"心电图的独特记录方式。正交心电图是反映心电向量环在 X、Y 及 Z 导联轴上投影的心电变化。通常采用 Frank 导联体系，但普通心电图机也可通过双极导联分次模拟描记。将 I 导联的正、负极分别置左、右腋中线第 4 肋间，构成 X 导联；将正极置于左下肢，负极置于胸骨柄，构成 Y 导联；将正、负极分别置于 V_2 及背部对应点，构成 Z 导联。在诊断心肌梗死方面正交导联优于常规导联。

正亮氨酸（norleucine）　学名：2-氨基己酸。一种不存在于蛋白质中的氨基酸，是亮氨酸和异亮氨酸的异构体，不含分支。在蛋白质合成时可掺入蛋白质中。

正疟（typical episode of malaria）　中医病证名。指长期寒热发作的疟疾。主症是寒战壮热、休作有时。发病之初，先有寒战鼓颔，继则全身发热，终则遍身汗出，热退身凉。舌红、苔黄、脉弦。治宜和解达邪。

正气（vital qi, healthy energy）　中医术语。①与"真气"同义，但习惯上正气是对生命功能的总称，与病邪相对而言，包括人体对疾病的防御、抵抗和再生的能力。如《素问·刺法论》所说："正气存内，邪不可干。"②四季正常气候，即春温、夏热、秋凉、冬寒等。

正清风痛宁片（zhengqing fengtongning pian）　中医成药名。祛湿剂（清热除湿通痹）。组成：青风藤。用于风湿热痹证。症见肌肉酸痛、关节肿胀、疼痛、屈伸不利、麻木僵硬等，以及风湿与类风湿性关节炎具有上述候者者。

正色（healthy complexion）　其他名称：常色。中医色诊内容之一。正常人的色泽，明润含蓄，红黄隐隐。容光焕发，表示气血平和，精气内充，为有胃气、有神之象。正色有主色、客色之分；主色是每个人基本的肤色，视个体而异；客色随气候、环境及当时的生理状态而变化，均不属病色。

正视眼（emmetropia）　折光系统正常，无需进行任何调节活动，即可使 5m 以外物体射来的平行光线聚集于视网膜上，且经过调节可使眼前 10cm 的近物成像于视网膜上的正常眼。

正天丸（zhengtian wan）　中医成药名。治风剂（疏散外风）。组成：钩藤、白芍、川芎、当归、地黄、白芷、防风、羌活、桃仁、细辛、独活、麻黄、附片、鸡血藤。用于外感风邪、瘀血阻络、血虚失养、肝阳上亢引起的多种头痛、神经性头痛、颈椎病头痛、经前头痛。孕妇忌用。

正调控（positive regulation）　激活物结合到启动子附近从而增强 RNA 聚合酶的结合与活性，对转录呈正性调节。在正调控模式中，有时信号分子的作用使结合在 DNA 上的激活物脱落，转录停止；有时信号分子的作用使激活物结合到 DNA 上，转录得以进行。

正相分配层析法（normal phase partition chromatography）　一种固定液（相）是极性的，流动液（相）是非极性的分配层析法。在正相分配层析法中，极性大的化合物先流出，极性小的化合物后流出。

正向传导（forward conduction）　其他名称：前向传导、下行传导。兴奋从窦房结向心室肌方向的传导，是正常心脏兴奋的传导方向。

正向传导阻滞（positive block）　房室传导阻滞有的为单向阻滞，例如向前传导阻滞，向后传导正常的现象。但通常为双向阻滞。

正邪相争（fighting between healthy energy and evil）　中医术语。①正气与邪气互相争持。就广义来说，一切疾病都是正邪相争的反映；就狭义来说，专指外感发热病出现寒热往来的病理。恶寒是邪胜正却，发热是正气抗邪外出，因正气与邪气互相争持不下，故寒热交替出现。②指伤寒少阳病出现寒热往来的病机。恶寒是不胜邪；发热是正气抗邪外出；寒热交替出现是正气与邪气互相争持的状态。

正性频率滞后（positive frequency hysteresis）　逸搏间期短于起搏间期的现象。

正性终末向量（positive end vector）　心电图有梗死性 Q 波，后面又出现 R 波的现象。它出现可能是：①灶性梗死周围阻滞，坏死区外围尚存活的心肌细胞；②心肌坏死导致室性传导阻滞，或导致左、右束支或左前分支末梢阻滞。

正虚邪实（deficiency of healthy energy and sthenia of evil）　中医术语。指虚证、实证同时并见。①疾病治疗不当，或邪气过盛，使正气已虚而邪实仍在。②原来体质比较虚弱的人，

感受实邪，出现正虚邪实的证候。通常以正虚为本，邪实为标。治疗需扶正祛邪。

正压呼吸器（positive pressure respiratory apparatus）　将正压呼吸器与不漏气的面罩相连，或与气管内导管相连，然后用呼吸器产生的正压使肺扩张，并使气体入肺（吸气），压力自动使活瓣转向呼气管，胸廓自然回位而产生呼气，停止于功能残气量水平。在使用前可根据需要调节潮气量、呼吸频率、吸气相或呼气相的时间。

正治法（routine treatment）　其他名称：逆治法。中医治疗法则之一。是一般常规的治疗方法，即针对疾病的性质、病机，从正面治疗。如寒证用热药，热证用寒药，实证用攻法，虚证用补法等。因药性与病性相逆，故又称逆治。

正中耠（centric occlusion）　口腔上下颌牙列的最佳接触关系。口腔在静止状态时，上下颌牙齿为尖窝相对的交叉咬合关系，此时上下颌牙列瓣状面的咬合接触最为广泛。这种咬合关系，咀嚼肌发挥的作用大，力量强，咀嚼效率高。

正中菱形舌炎（median rhomboid glossitis）　舌的发育畸形。损害区域位于舌背正中人字沟的前方，也有人认为这是一种炎症过程。多见于年龄较大的男性。舌表面光滑红润，质软无硬结；或状似绿豆或粟粒的暗红色小结节，互相折叠而高出舌背。无功能障碍。一般不需治疗。

正中神经（median nerve）　内、外侧两条神经根伴随腋动脉下行并汇合而成的神经。经臂和前臂达手掌。司手掌、手指运动的神经。发自臂丛（颈$_5$～胸$_1$），伴肱动脉沿肱二头肌内侧沟下行至肘窝。再向下行于指浅屈肌和指深屈肌之间，经腕管至手掌，分成终支，其肌支支配前臂掌面的肌肉、鱼际肌和第 1、2 蚓状肌；皮支分布于掌心和鱼际的皮肤，以及拇指、示指、中指、环指桡侧半的掌面和背面。损伤时腕部不能旋前，屈腕能力减弱，不能对掌。感觉丧失以拇指、示指和中指末节最为显著。

正中神经麻痹（median nerve paralysis）　由于正中神经损伤所导致的运动和感觉障碍。由腕管压迫引起者多为一侧麻痹。特发性者可为双侧。女性多见。表现为屈腕和屈指无力，握拳不能。由于手部拇指展肌和拇指对掌肌萎缩，桡侧鱼际消失，手掌变平呈"猿手"状。桡侧 3 个半手指的掌面和背面末节的皮肤感觉障碍。因腕管压迫所致者，手掌部的感觉正常。治疗：一般可给予维生素 B 族药物或行针刺、理疗等。

正中神经损害（injury of median nerve）　可见于肩关节脱位、肘关节损伤、桡骨和肱骨骨折、腕横韧带或肿瘤压迫等。正中神经受损时，所支配肌肉完全麻痹，前臂不能旋前，腕不能外展及屈曲，拇、示、中指不能屈曲，拇指不能对掌、外展，鱼肌萎缩，呈"猿手"状。在手掌桡侧 3 个半手指感觉障碍。治疗：处理病因。

正中神经阻滞（median nerve block）　将麻醉药注射于正中神经干周围使该神经分布区发生麻痹。此法用于桡侧手掌部手术。

证（syndrome, pattern）　中医术语。对疾病过程中一定阶段的病位、病因、病性（如寒热虚实）、病势（如急缓）及机体抗病能力（强弱）等本质变化的概括。如风寒感冒证、风热感冒证等。

证候（symptoms and signs）　中医术语。辨证名词。即证的外候，指疾病过程中一定阶段的病位、病因、病性、病势及机体抗病能力的强弱等本质有机联系的反应状态，表现为临床可被观察到的症状与体征。因此，从证候的意义上反映出中医学对疾病的认识论和方法论特点。

郑声（involuntary muttering）　中医症状名。闻诊内容之一。指病人语言重复，语声低弱，若断若续的危重征象。多见于疾病晚期，因正气虚衰、精神散乱，以致神志不清、不能自主。属虚证。

症状（symptom）　①病人主观上对疾病或病症的感觉，如发热、咳嗽、头痛、呼吸困难等。这是通过病人的主诉和对病人的问诊得来的；而医生对病人体格检查所得到的客观表现则称为体征。症状和体征是诊断疾病或病症的重要线索或依据。②中医术语。机体因发生疾病而表现出来的异常状态。中医认为症状包括病人自身的各种异常感觉，以及医者的感

觉器官所感知的各种异常表现。

症状明显期（period of apparent manifestation）　其他名称：发病期。某些传染病的临床分期之一。大多数传染病在此期出现特有的症状和体征，病情由轻而重，逐渐或迅速达到高峰，此期最易发生并发症，甚至死亡。随着人体产生特异性免疫，病情逐渐或迅速好转。本期又可分为上升期、极期和缓解期。某些传染病可由前驱期直接进入恢复期，临床上称为顿挫型感染。

症状性高血压（symptomatic hypertension）　见继发性高血压。

症状性精神病（symptomatic psychosis）　由躯体疾患（感染、中毒、内脏疾患、内分泌紊乱及营养障碍等）引起的精神障碍。属躯体疾患的临床症状之一。根据病因不同分为感染性、中毒性和内脏器官器质性疾患引起的精神病。症状昼轻夜重，随躯体疾病好转而消失。治疗：去除病因。

症状性贫血（symptomatic anemia）　其他名称：继发性贫血。由许多种全身性疾病所引起的贫血。原发病有感染（包括传染病和炎症）、肾衰竭、恶性肿瘤、肝病、内分泌病和结缔组织病等。贫血是这些疾病的常见症状之一。此类贫血大多属正常细胞、正常色素型。治疗：处理原发病。

症状性睡眠过度（symptomatic hypersomnia）　睡眠过度的一种临床类型。表现为延长性昏睡及眼肌瘫痪。可见于昏睡性脑炎，其病变在中脑背盖部、下丘脑前部。亦见于侵及第三脑室壁、导水管、中脑和下丘脑的病损，如第三脑室的囊肿性胶质瘤、中脑和下丘脑的梗死灶或肿瘤、松果体瘤等。

支持-间质细胞瘤（Sertoli-Leydig cell tumor）　其他名称：含睾丸细胞瘤。由支持细胞和/或间质细胞组成的男性化卵巢瘤。20～30岁妇女多发。按细胞分化程度分为分化良好、中等分化、分化差3型，后者多为恶性。临床表现为女性征减退，成年妇女出现闭经、乳房及子宫萎缩、皮下脂肪消失及体形改变，然后出现男性化现象。血清雄激素水平升高。以手术治疗为主。

支持细胞（supporting cell Sertoli cell）　其他名称：塞托利细胞。在哺乳类动物睾丸中，与发育中的精母细胞和精子细胞紧密相连的柱状细胞。组成睾丸精曲小管生精上皮的细胞之一。生精上皮由支持细胞和生精细胞组成。支持细胞呈高锥体形，细胞基底部附于基膜上，顶端直达管腔；侧面因有许多生精细胞嵌入，细胞界限不清。可提供适合于精子分化的微环境，并吞噬退化精子。

支沟（zhigou，SJ 6）　中医经穴名。属手少阳三焦经。经（火）穴。位于腕背横纹上3寸，尺桡骨之间。主治耳鸣耳聋、暴瘖、瘰疬、热病、呕吐、便秘、胁肋痛、肘臂痛等。直刺0.5～1寸。艾炷灸3～5壮，或艾条灸5～10min。

支链氨基酸（branched-chain amino acid）　侧链具有分支结构的氨基酸。在蛋白质中常见的有苏氨酸、缬氨酸和异亮氨酸等。均为体内不能合成的必需氨基酸。临床上可用于肝性脑病的治疗。

支链淀粉（amylopectin）　葡萄糖以α-1，4-糖苷键连接为主链，并有α-1，6-糖苷键链接作为分支点而形成的葡聚糖，分子很大，可含数千个葡萄糖残基。其分子量可达数百万。天然淀粉中70%～80%为支链淀粉。

支链酮酸尿（branched-chain ketoaciduria）　其他名称：槭树糖浆尿病、枫树糖浆尿症、亮氨酸代谢病。一种先天性代谢病。由于α-酮酸氧化酶的缺陷致使亮氨酸等3种α-酮酸在血中浓度升高而随尿大量排泄。临床表现：呕吐、淡漠、嗜睡、痉挛，甚至形成去大脑皮质状态而死亡。尿有槭树糖浆气味。

支气管（bronchi）　气管在气管杈处分为左、右主支气管，主支气管在肺门附近分出肺叶支气管，肺叶支气管入肺后再分为肺段支气管，其后在肺内呈树状反复分支。支气管分支总共可达23～25级，最后一级分支称呼吸性细支气管，连于肺泡。黏膜上皮有纤毛，能分泌黏液，可排出痰和异物。

支气管出血（bronchohemorrhagia）　由于病变侵犯或损伤支气管黏膜内血管壁而发生的出血。临床常见的有咳嗽痰中带血或咯血，如支气管扩张、肿瘤、结核等引起的出血。治疗：对症治疗。

支气管动脉（bronchial artery）　起源于胸主动脉，进入肺门后与支气管伴行的动脉。是肺的营养血管，管径较细，为肌性动脉。部分出现与脊髓前角动脉共干的畸形发育，临床介入治疗时需注意。

支气管断裂（fracture of bronchus）　支气管损伤的一种疾病。多系锐器、火器穿透前胸或重物压力及冲击波撞击前胸，直接造成肺叶或肺段或主支气管的折断或撕裂，而致严重的血、气胸。往往伴有纵隔及其他脏器的破裂。多发于主支气管距隆凸1～2cm处。临床症状有发绀、胸痛、咯血、咳嗽、休克等，常伴有颈部及胸部皮下气肿。治疗上胸膜腔引流术多不能达到效果，常需开胸手术，行支气管断裂修补或成形术，乃至肺段、肺叶切除术。

支气管肺段（bronchopulmonary segment）　简称肺段。每一肺段支气管及其分支分布区域的肺组织的统称。呈圆锥形，尖端朝向肺门，底朝向肺的表面。通常左肺8个、右肺10个肺段。是肺形态学和功能学的基本单位。左、右支气管经肺门入肺后，各分为2支和3支肺叶支气管（第二级支气管），在肺内再分为肺段支气管（第三级支气管）。每一肺段的结构和功能都是独立的。临床常以此为单位进行手术切除。

支气管肺发育不良（broncho pulmonary dysplasia）　早产儿或低体重儿生后2～3周发生的一种持续性或进行性呼吸功能不全。常有呼吸窘迫综合征和/或应用呼吸器及高浓度吸氧史。特点是低氧血症，CO_2潴留及对氧的依赖。患儿X线表现早期与新生儿呼吸窘迫综合征不易区别，晚期两肺可有大小不等的囊泡影、弥漫性肺气肿影。预后差，病死率高。存活者多有程度不等的心肺功能不全和反复肺部感染及神经系统症状。治疗：支持疗法。

支气管肺念珠菌病（bronchopulmonary moniliasis）　由白念珠菌引起的急性、亚急性或慢性呼吸道感染。念珠菌广泛存在于自然界中，尤其存在于鸟禽和哺乳动物的排泄物中，亦寄生于人类皮肤、口腔、胃肠道等处，常为机会致病菌。当机体防御功能减退和失调或在支气管、肺原有病变基础上，可引起呼吸系统感染。临床表现为咳嗽、咳白色黏液样、胶冻样痰。X线胸片两肺中下小片状或大片状影。治疗可用氟胞嘧啶、酮康唑等。

支气管肺泡灌洗［术］（bronchoalveolar lavage）　通过纤维支气管镜向肺内注入0.9%生理盐水做肺段或亚肺段灌洗，回收液做细胞成分及液性成分的分析。可用于某些肺疾病的病因、发病机制诊断、鉴别诊断以及判定预后的一项安全无创伤的新技术。

支气管肺泡呼吸音（bronchovesicular breath sound）　其他名称：混合呼吸音。支气管呼吸音和肺泡呼吸音混合形成的呼吸音类型。兼具两者的特点，吸气音和肺泡呼吸音相似，但音调较高且较响亮，呼气音与支气管呼吸音相似，但响度较弱，音调较低，时间较短。正常人在胸骨两侧第1～2肋间、肩胛间区的第3～4胸椎水平及右肺尖可闻及支气管肺泡呼吸音。

支气管肺炎（bronchopneumonia）　见小叶性肺炎。

支气管肺真菌病（bronchopulmonary mycosis）　真菌引起的支气管及肺慢性化脓性、肉芽组织增生性病变。常见真菌病有肺念珠菌病、肺曲霉病、肺隐球菌病、肺毛霉病、肺组织胞浆菌病、肺诺卡菌病、肺放线菌病等。治疗：酌用抗真菌药、手术及对症疗法。

支气管和肺脏良性肿瘤（benign neoplasm of bronchus and lung）　生长在支气管和肺内的真性肿瘤。包括支气管腺瘤、支气管乳头状瘤、平滑肌瘤、脂肪瘤、纤维瘤、血管瘤、淋巴管瘤、神经纤维瘤、软骨瘤、肌胚细胞瘤，还有良性间皮细胞瘤、透明细胞瘤、化学感受器瘤和畸胎瘤。支气管腺瘤和畸胎瘤有恶变可能。

支气管呼吸音（bronchial breath sound）　呼吸气流在声门、气管或主支气管形成湍流的声音。如同将舌抬起经口呼气所发出的"ha"的声音。其特点是音调高、音响强；若吸呼气相比较，则呼气音较吸气音音响强、音调高且时间较长。正常人在喉部、胸骨上窝、背部第6～7颈椎和第1～2胸椎附近可闻及。肺实变时于病变区亦可听到。

支气管激发试验（bronchial provocation test）　检验气道对某种外加刺激因素引起收缩反应的敏感性，并根据其敏感性间接判断是否存在气道高反应性的试验。基本测定要求是吸入刺激物前后，做肺通气功能检查或观察气道阻力的变化，通过计算吸入刺激物后第 1 秒内用力呼气容积、气道阻力的变化或吸入刺激物浓度等判断是否存在气道高反应性。一般将过敏原浸液稀释 10 倍，用压缩空气或氧气以 6L/min 的速率喷入气道，使吸入的颗粒直径为 0.5～0.6μm，用 0.5ml，一般喷雾 5～10min。试验中如出现哮喘发作，立即吸入 1：200 的异丙肾上腺素气雾剂。

支气管及肺脂肪瘤（lipoma of bronchus and lung）　肺部脂肪组织形成的良性肿瘤。极少见。分 2 型。①支气管脂肪瘤：多发于正常脂肪较丰富的大支气管，以左主支气管及肺叶支气管为多。肿瘤呈哑铃状，表面覆盖完整的黏膜组织。病人可有咳嗽、咯血和阻塞性肺炎。阻塞远端支气管受炎症破坏可变形、扩张。②胸膜下脂肪瘤：从肺边缘的细支气管生长，向周围肺组织扩展，接近肺脏层胸膜，一般无症状。治疗：经支气管切除；反复炎性感染，并发肺不张或支气管扩张，作肺切除术。

支气管结石〔症〕（broncholithiasis）　结核、真菌感染及肺尘埃沉着病等原因导致的纵隔、肺门淋巴结钙化。在呼吸运动、吞咽和大血管搏动等外力的长期作用下，小部分支气管周围的钙化淋巴结逐渐侵蚀、穿透支气管壁，进入支气管腔，形成支气管结石，并产生相应的临床表现和影像学异常。临床表现为咳嗽、胸闷、咯血。X 线胸片见到结石影或阻塞性肺不张影。治疗：对症处理；支气管镜取出；有化脓性肺炎、肺不张和大量咯血者做肺叶切除术。

支气管痉挛（bronchospasm）　支气管平滑肌受某些因素的影响引起的痉挛性收缩。如支气管哮喘的发作与支气管痉挛有关。治疗：支气管解痉药、抗过敏药，吸氧、对症治疗。

支气管静脉（bronchial vein）　起自肺内细支气管、肺泡管的毛细血管网和引流肺外支气管、脏层胸膜及肺门淋巴结的静脉。前者称深支（deep branch），与肺静脉吻合，注入肺静脉或左心房；后者称浅支（superficial branch），与肺静脉有吻合，右侧注入奇静脉，左侧注入副半奇静脉或第 1 肋间静脉。

支气管扩张〔症〕（bronchiectasis）　支气管及其周围肺组织的慢性炎症损坏管壁，以致支气管变形和管腔扩张。肺和支气管的慢性化脓性疾病。多见于儿童和青年。由于感染、梗阻或其他因素，使支气管壁的平滑肌、软骨等受到破坏，且为纤维组织所代替，支气管形成柱状或囊状扩张。临床主要表现为慢性咳嗽、大量脓痰、间断咯血及反复发生肺部感染。治疗原则：去除病因，促进痰液排出，控制感染，必要时手术。

支气管类癌（bronchial carcinoid tumor）　其他名称：类癌样支气管腺瘤。属于低度恶性的原发性肺癌。中央型类癌早期即可发生刺激性咳嗽，反复咯血和肺部感染症状；周围型类癌多无症状；广泛转移者可有面部潮红、水肿、腹泻等类癌综合征表现。X 线、支气管镜检有助于诊断，肺活检多可确诊。治疗：手术切除为主。

支气管淋巴结结核（tuberculosis of tracheobronchial lymph nodes）　其他名称：肺门结核。小儿结核病的一种类型。肺部原发病灶较小，吸收较快，X 线检查不能发现，而支气管或纵隔的淋巴结病变仍继续进展。症状轻重不一，可无明显自觉症状，亦可有一般慢性结核中毒症状。当淋巴结肿大明显时，可产生压迫症状，出现类似百日咳的痉挛性咳嗽或喘鸣、肺气肿及肺不张。治疗：早期病变经抗结核药物治疗可吸收，形成硬结或钙化；晚期者疗效较差。

支气管淋巴结炎（bronchadenitis）　支气管淋巴结由于感染引起的炎症，视致病菌的不同可有特异性和非特异性的区别。治疗：抗菌药物。

支气管淋巴结硬化（bronchadenoscirrhus）　支气管淋巴结由于某些病理改变引起纤维组织增生而发生硬化性改变。

支气管瘘（bronchial fistula）　支气管受病损破裂造成的异常通道。如支气管胸膜瘘，即支气管与胸膜腔之间发生通道相连。治疗：胸腔水封瓶引流，排出积脓，同时应用抗生素。针对病因进行手术治疗。

支气管囊肿（bronchogenic cyst）　其他名称：支气管源性囊肿。来自胚胎发育过程中气管支气管树的异常分支而形成的囊肿。可以发生在纵隔内或肺内，前者来自胚胎时不正常的肺芽而且未与气道相连，仍停留在纵隔内，囊肿上皮不断在封闭的腔隙内分泌，使囊肿不断增大；后者来自胚胎时期支气管树的不正常分支，而且与支气管壁相连，随着肺实质的发育而成为封闭状。可为单发性或多发性。囊肿小者，多无症状。继发感染时则有咳嗽、咳痰、咯血、发热等症状。X 线所见：液囊肿呈圆形、边缘整齐、密度均匀的阴影，无分叶。气囊肿呈圆形透明影。治疗：反复继发感染时，宜手术。

支气管内插管术（bronchial intubation）　经声门、气管将双腔或单腔气导管插入左或右支气管的技术。双腔管插管时先将分支导管插入声门，再向左或右旋转使舌状小钩进入声门；单腔导管（右主支气管导管前端右侧需有侧孔）插管时导管前端进入声门即将导管自然弯曲旋向预定的左或右主支气管。无论双腔管还是单腔管必须用听诊器、纤维支气管镜或 X 线证实导管进入预定位置。支气管插管适用于肺隔离或需要单肺通气的手术。但管理复杂，通气不足可造成缺氧和二氧化碳蓄积，需要脉搏-血氧饱和度、呼气末二氧化碳或动脉血气监测。

支气管内镜（bronchoscope）　观察支气管腔内的病变和进行肺组织活检或取出异物时的一种仪器。有纤维支气管镜和金属硬质直管支气管镜两种。前者优点较多，目前广泛应用于临床，后者主要用于去除气管或支气管异物。

支气管内膜结核（endobronchial tuberculosis）　简称支气管结核。发生在气管、支气管黏膜和黏膜下层的结核病。结核分枝杆菌直接植入支气管黏膜而形成的结核病。多系肺结核的并发症。原发性或单纯支气管内膜结核罕见。突出症状可有刺激性咳嗽、咯血。痰检结核分枝杆菌阳性率较高。支气管镜检查常可见支气管黏膜病变：如黏膜浸润、溃疡、肉芽增生、纤维瘢痕。治疗原则同肺结核。

支气管黏液溢（bronchorrhea）　支气管分泌亢进排出大量黏液者。治疗：黏液溶解性祛痰剂，稀释黏液利于咳出。

支气管脓溢（bronchoblennorrhea）　慢性支气管炎病人大量咳出稀薄脓性痰者。治疗：予敏感抗生素。

支气管平滑肌瘤（bronchial leiomyoma）　起源于支气管平滑肌的良性肿瘤。临床少见。好发于女性。多位于肺外周，从支气管黏膜下的肌层组织开始生长，向支气管管腔突出，肿瘤呈圆形结节，有包膜，表面覆盖正常的黏膜上皮，底部有蒂与支气管壁相连。症状有干咳、哮鸣音，继发感染时有低热、咳脓痰，有时痰中带血。肿瘤完全堵塞支气管引起肺不张。支气管镜活检，可明确诊断。治疗：手术切除。

支气管憩室（bronchial diverticulum）　支气管壁局部凸出的小袋状扩大。

支气管乳头状瘤（bronchial papilloma）　可能源于支气管的基底细胞或其储备细胞，由纤细的结缔组织轴心和表面的鳞状上皮组成的乳头状肿瘤。是与人乳头状瘤病毒感染有关的呼吸系统少见肿瘤。多为良性，有一定的恶变倾向。可为单或多发，生长方式可为外生性或内翻性。临床有咳嗽、咯血、哮喘样症状，反复肺炎及肺不张。治疗：生长在较大支气管壁的乳头状瘤可通过支气管镜摘除；细支气管的乳头状瘤或并发肺不张及支气管扩张，应手术切除。

支气管软骨瘤（bronchial chondroma）　来源于气管、支气管和细支气管软骨的良性肿瘤。临床罕见。镜下可见玻璃样软骨和纤维软骨组织，有上皮覆盖，其间有钙化，但无腺体及其他组织。肿瘤生长缓慢，临床症状多不明显。可有咳嗽，或阻塞支气管后引起继发感染或肺不张。支气管镜取组织活检可确诊。治疗：支气管袖状切除为根治疗法。

支气管食管瘘（bronchoesophageal fistula）　支气管与食管间形成的异常通道。通过食管钡餐造影，可以诊断。治疗：气管瘘修补和食管重建术。恶性肿瘤所致的予非手术治疗。

支气管树（bronchial tree） 肺内各级支气管如同树枝状的反复分支。左、右支气管经肺门进入肺内后，分为叶、段、亚段、细支气管、终末细支气管、呼吸性细支气管、肺泡管、肺泡囊，共约23级。最后连于肺泡。

支气管水肿（bronchoedema） 支气管黏膜组织由于某些致病因子作用引起异常量的液体积聚。治疗：祛痰、对症。

支气管危象（bronchial crisis） 脊髓痨病人在病程中发生的内脏危象。于后根内脏感觉神经纤维受到刺激时产生。支气管危象表现为突然发作的咳嗽与呼吸困难，可伴有哮鸣。

支气管狭窄（bronchostenosis） 由于某种因素使支气管的管径变得小。如支气管黏膜的炎性改变、支气管结核产生的肉芽肿或瘢痕性狭窄、支气管内异物、支气管的良性或恶性肿瘤、支气管外的肿大淋巴结或肿瘤的压迫等皆可使支气管狭窄，发生通气性功能障碍。治疗：病因治疗；单纯良性狭窄可行扩张术。

支气管腺癌（bronchial adenocarcinoma） 发生于支气管黏膜上皮和腺体的恶性肿瘤。多属周围型，发病年龄较小，以女性多见。早期一般没有明显的临床症状，往往在胸部X线检查时被发现，表现为圆形或椭圆形肿块，一般生长较慢，但有时在早期发生血行转移，淋巴转移则发生较晚。

支气管腺瘤（bronchial adenoma） 源于支气管黏液腺体、腺管上皮或黏膜下的库尔奇茨基（Kultschitzky）细胞的一组良性肿瘤。主要有支气管圆柱瘤和黏液上皮样瘤两种。临床表现有慢性咳嗽、咯血和反复肺部炎症。纤维支气管镜检有助于诊断。治疗：手术切除。

支气管哮喘（bronchial asthma） 简称哮喘。气道的一种慢性变态反应性炎症性疾病。由肥大细胞、嗜酸细胞、淋巴细胞等多种炎症细胞介导的气道炎症。Ⅰ型变态反应常见病之一。由微生物、物理或化学因素作用于人体，如吸入冷气、花粉、细菌、动物毛屑、尘螨等抗原物质引起支气管平滑肌痉挛、黏膜充血与水肿并分泌物增加等一种常见的、发作性的、呼吸系统过敏性疾病。病人主要有气急、哮鸣、咳嗽、咳痰、呼吸困难、端坐位、出冷汗、发绀、两肺布满哮鸣音等。治疗：查清过敏因素并除去之；发作时用支气管解痉药、抗过敏药物；必要时吸氧、对症、加强护理。

支气管哮喘发作持续状态（continuous state of bronchial asthma） 严重的支气管哮喘发作，用一般支气管扩张剂治疗无效，持续24h以上者。病人呼吸极度困难、发绀、大汗、心动过速、血压下降，严重者可出现昏迷，甚至心力衰竭、肺衰竭。治疗：首先要排除气胸、肺不张等并发症，控制感染、吸氧排痰、补液、纠正酸碱失衡和电解质紊乱，应用肾上腺皮质激素及联合应用支气管扩张剂等。极重者需机械呼吸辅助治疗。

支气管胸膜瘘（bronchopleural fistula） 支气管与胸膜间形成的异常通道。常见由脓胸自发性破溃穿破支气管而形成，其次为肺部感染穿透入胸腔。胸腔内注入1%亚甲蓝2ml，如数小时内咳出亚甲蓝着染的痰，即可诊断。治疗包括使用有效抗生素，反复抽脓，如效果不佳应做闭式引流，必要时手术切除肺部病灶及感染胸膜，修补瘘道。

支气管袖状切除术（sleeve resection of bronchus） 支气管成形术中最常用的一种，同时需做肺叶切除术。即将有病变的一段支气管连同相应肺切除，然后将上位主支气管与下位健康叶支气管吻合，如同裁衣接袖。

支气管炎（bronchitis） 由感染、物理或化学刺激以及变态反应等因素引起的支气管黏膜的炎性改变。多发生在冬季或气候变换季节。临床主要表现为咳嗽、咳痰。急性者起病时有急性上呼吸道感染症状。有时伴有全身症状，症状不多，经休息、消炎和对症治疗一般可痊愈，支气管结构完全恢复正常。慢性者表现为咳嗽、咳痰或伴喘息反复发作，每年患病至少3个月，持续2年以上。本病多发生于中年以上，尤其是嗜烟者，病程缓慢，反复发作可发展为阻塞性肺气肿和肺源性心脏病。治疗：急性发作期可应用抗感染、祛痰、镇咳、解痉、平喘药物；缓解期应以增强体质，提高机体免疫功能，预防复发为主。

支气管异物（foreign body in bronchus） 参见气道异物。

支气管源性结核（bronchogenic tuberculosis） 肺结核病灶的结核分枝杆菌沿支气管途径播散引起的对侧或同侧肺部播散性结核。多发生于结核病人大咯血后。X线显示单侧或两侧肺中下部沿支气管散在的斑片状或斑点状阴影。治疗：抗结核药物治疗，对症处理。

支气管造影（bronchography） 支气管内注入对比剂后进行的X线摄影技术。局麻下，将导管插入支气管内，经导管注入对比剂，涂布于支气管内壁，可显示支气管的解剖状态。用于诊断支气管疾病及判断支气管与其他病变（如肺癌）的关系等。

支气管真菌病（bronchomycosis） 支气管受真菌感染所致的疾病。发病原因一是吸入致病性真菌或其孢子，另一是呼吸道菌群紊乱和人体免疫功能低下导致条件致病真菌繁殖。由于广谱抗生素、细胞毒性药物以及肾上腺皮质激素的广泛应用，呼吸道真菌病更为多见。治疗：抗真菌药物两性霉素B，也可联用氟胞嘧啶。

支气管中心性肉芽肿病（bronchocentric granulomatosis，BG） 主要侵犯支气管和细支气管的肉芽肿性疾病。有时累及肺实质，但不侵犯肺外器官。哮喘型与曲霉或念珠菌等真菌感染有关，发病年龄轻，有哮喘、发热、咳嗽、气急、胸痛等表现。X线两肺小结节或弥漫性浸润，有游走性，有时空洞形成。其肉芽肿的构成细胞中以嗜酸性粒细胞为主。非哮喘型原因不明，发病年龄较晚，平均50岁，有咳嗽、乏力、上呼吸道感染症状。其肉芽肿中以浆细胞浸润为主。X线两肺弥漫性浸润。治疗：激素效果甚佳。

支气管周炎（peribronchitis） 支气管周围组织的炎性病变，多见于慢性支气管炎或细支气管炎。治疗：肾上腺皮质激素、抗生素。

支气管纵隔干（bronchomediastinal trunk） 由左、右气管旁淋巴结和纵隔前淋巴结的输出管分别汇合成左、右支气管纵隔的淋巴干。右侧的注入右淋巴导管，左侧的注入胸导管。

支饮（thoracic fluid retention syndrome） 中医病证名。四饮证之一。因阳虚饮邪停留胸肺，肺失宣肃通调所致。症见胸闷气短，咳嗽气喘不能平卧、面部浮肿，面色暗滞、心下痞坚等。治宜温肺化饮、平喘止咳，方用小青龙汤。

支原体（mycoplasma） 已知能在无生命的培养基中生长繁殖的最小的原核微生物。没有细胞壁，故细胞柔软，形态多变，具有高度多形性；有细胞膜；细胞内有核糖体、RNA和环状DNA。广泛存在于土壤和有机体内。与人类有关的有肺炎支原体、人型支原体、解脲支原体和生殖支原体，前者主要引起肺炎，后三者引起泌尿生殖道感染。

支原体肺炎（mycoplasmal pneumonia） 由肺炎支原体所致的肺部感染。病原体经接触和空气传播，儿童和青年易患。起病缓慢，病情较轻，体征轻微而不持续。初起可有头痛、发热、乏力及食欲减退，剧烈顽固性干咳。偶有咯血。X线胸片示间质性肺炎表现。血冷凝集试验阳性。治疗：四环素和红霉素有效。

支原体感染（mycoplasma infection） 由支原体侵入人体所致的感染性疾病。常见支原体肺炎、脑膜炎、脑膜脑炎、多发性神经根炎和/或脑神经及小脑损害、溶血性贫血、关节炎、皮肤麻疹样、猩红热样或疱疹样改变、尿道炎、自发性流产和不育症等，还可引起心包炎、心肌炎及肝功能损害。各种取材检出支原体可确诊。四环素族抗生素和红霉素治疗有效。

支原体属（*Mycoplasma*） 一类介于细菌和病毒之间，可通过滤菌器，能营独立生活的最小的原核生物。特征是没有细胞壁，呈高度多形性。细胞质内有环状双链DNA和丰富核糖体。无鞭毛。革兰氏染色阴性，但难以着色。吉姆萨染色法呈淡紫色。可在无生命的人工培养基上繁殖，营养要求较高。个别株专性厌氧。繁殖方式以二分裂法为主。据其对糖类酶解作用分成两群（发酵群与不发酵群）。一般不分解蛋白质。抗原结构互不相同。不耐干燥，对热抵抗力小，对化学消毒剂比较敏感。常定居于呼吸道、泌尿生殖道黏膜上。各种支原体中肺炎支原体能引起肺炎支原体肺炎，人型支原体、解脲支原体、生殖支原体可引起泌尿生殖系感染。

支正（zhizheng，SI 7）　中医经穴名。属手太阳小肠经。手太阳之络穴。位于前臂伸侧，阳谷穴与小海穴的连线上，距阳谷穴上方 5 寸处。主治头痛、目眩、项强、、颔肿、癫狂、消渴、肘挛、指痛等。直刺 0.3～0.5 寸。艾炷灸 3～5 壮，或艾条灸 5～10min。

知柏地黄丸（zhibai dihuang wan）　其他名称：滋阴八味丸、知柏八味丸。中医成药名。扶正剂（滋补肾阴的滋阴剂）。组成：知母、熟地黄、黄柏、山茱萸、牡丹皮、山药、茯苓、泽泻。功能滋阴降火。用于阴虚火旺、潮热盗汗、口干咽痛、耳鸣遗精、小便短赤。

知觉（perception）　人脑对当前直接作用于感觉器官的客观事物的整体反映。感觉和知觉通常同时发生，故合称为感知觉。人是以知觉形式来反映客观世界的。通过感觉，可知客观事物的属性；通过知觉，才能对其有完整的印象。对事物的各种属性了解得越丰富，越完善，对事物的知觉也就越完整，越准确。知觉仍属于认识的感性阶段。

知觉综合障碍（perceptive synthetic disturbance）　指对外界事物与自身的形态、大小、空间距离或对时间体验的改变。有视物变形、身体某一部分变大变小、时间飞逝或停顿等体验。可见于颞叶癫痫或精神分裂症。

知母（Rhizoma Anemarrhenae）　其他名称：地参、羊胡子根、穿地龙。中医药名。百合科植物知母的根茎。苦、寒。归肺、胃、肾经。功能清热泻火、滋阴润燥、止渴除烦。主治：①温热病的大热、口渴、烦躁。②阴虚火旺的骨蒸潮热、盗汗。③消渴病的口渴多饮。

织布工咳（weaver cough）　见于织布业及与吸入粉尘有关的职业性疾患。表现为刺激性干咳、胸闷、气喘，可伴有全身不适和头痛。脱离工作后即可痊愈。可能与工作环境中真菌繁殖有关。

织造型人工血管（weaving type of artificial blood vessel）　非生物人工血管。有两种：①机织人工血管，织造紧密，管径恒定，壁面孔隙小；但断端易松散，缝合较困难。适用于胸主动脉和主动脉弓等大血管的置换，亦适用于使用人工心肺机等必须用肝素的手术。②针织人工血管，伸展性较差，壁面孔隙较大，质地柔软，但其断端不易松散，缝合容易。用于不需要使用肝素的末梢血管重建。

肢端动脉痉挛症（Raynaud disease）　其他名称：雷诺病。是因寒冷激发的一种阵发性肢端小动脉痉挛性收缩，导致局部循环障碍的疾病。病因未明。多见于青年女性，寒冷、紧张是常见的诱发因素，常发生于手指末节，其次是足趾。开始时手指发麻、刺痛、发凉，外观苍白，继而静脉被动扩张，局部潮红发绀，以后小动脉重新扩张，循环恢复，一般冬季较重。治疗可应用妥拉唑林等药物。

肢端肥大面容（acromegalic face）　肢端肥大症病人的特征性面容。头颅增大，面部变长，下颌增大且向前凸出，眉弓和两颧突起，唇舌肥厚，耳鼻增大，尤其是耳垂变长。

肢端肥大症（acromegaly）　腺垂体分泌生长激素细胞发生腺瘤或增生，分泌生长激素过多所引起的疾病。即生长激素的分泌过多开始于青春期以后骨骺已经闭合时，则成为肢端肥大症。表现为特殊粗长面貌（眼上眶突出、鼻大、唇厚、巨舌、肥耳、下颌前凸）和特殊粗大的指、趾。后期可出现视力减退和偏盲。颅骨 X 线片可见蝶鞍扩大甚至破坏。治疗：放疗，手术，激素。

肢端红痛症（acrodynic erythema）　见红斑性肢痛症。

肢端溶骨症（acro-osteolysis）　氯乙烯慢性影响所致的职业病。多见于接触密闭而且工龄较长的清釜工。特点为末节指骨骨质发生溶解性变化。最初是雷诺综合征的表现。X 线检查可见指或数指末节指骨粗隆的边缘呈半月形缺损、坏死或溶骨改变，伴有骨皮质硬化，最后使指骨变粗、变短，手指外形似鼓槌（杵状指）。

肢端纤维角化病综合征（acral fibrokeratoma syndrome）　其他名称：获得性指（趾）纤维角化症。男性多见。17 岁以上发病，60 岁以上更常见。手指好发，掌、跖等处也可见到生长性病变，发病突然，增长至一定程度后不再增长。治疗：手术切除。

肢端性皮炎（acral dermatitis）　隐性遗传性疾病。起病于婴儿期，临床表现为腹泻和相继出现的手足、肛周湿疹样或疱疹性皮损和秃发，可有甲沟炎伴有甲萎缩、睑边炎、结膜炎、口炎、唇炎等。未治疗者生长迟缓，情绪障碍，并多因细菌性或真菌性感染而早夭。有人证明肢端性皮炎的临床、生化和代谢变化是由于锌缺乏造成的。

肢骨纹状肥大（melorheostosis）　其他名称：单肢型烛泪样骨质增生症、蜡烛骨。表现为疼痛、患肢关节活动受限、骨畸形、肢体短缩以及患处肿胀、发冷、出汗、硬结等改变。X 线检查骨干的一侧有不规则的骨质增生，似熔烛沿骨干流下。治疗：无特殊疗法；对关节挛缩、骨畸形等可进行矫形手术。

肢体长度测量（measurement of length of extremities）　了解肢体骨的缩短或增长程度的方法。测量时应将肢体放在对称的位置上，肢体挛缩而不能伸直的，可分段测量。测量时应同时测量健侧肢体长度，并予比较。先定出测量的骨性标志，并用笔画上记号，然后用带尺测量标志间的距离。注意在测量时不要使皮肤移动，以免发生误差。上肢长：自肩峰至桡骨茎突尖部（或中指指尖），也可从第 7 颈椎棘突至桡骨茎突尖部（或中指指尖）；上臂长：自肩峰至肱骨外上髁；前臂长：自肱骨外上髁至桡骨茎突，或自尺骨鹰嘴至尺骨茎突；下肢长：自髂前上棘经髌骨中线至内踝下缘（称真实长度），或自脐（或剑突）至内踝下缘（称相似长度）。后者不如前者准确，可用于骨盆骨折或髋部病变；大腿长：自髂前上棘至膝关节内侧间隙中点；小腿长：自膝关节内侧间隙中点至内踝下缘，或自腓骨小头顶点至外踝下缘。

肢体导联（limb leads）　将 2 个电极板放在肢体上所组成的导联。目前使用的包括Ⅰ、Ⅱ、Ⅲ 3 个标准导联和 aVR、aVL 和 aVF 3 个加压单极肢体导联 6 个导联。冠心心电向量环在这 6 个肢体导联轴上的投影即可形成肢体导联心电图。

肢体导联轴（axis of limb lead）　根据 Einthoven 提出的等边三角形学说，假定人体是一个大而均匀的容积导体，右上肢、左上肢、左下肢为等距离的三个点，而且这三个点与心脏的距离也相等，连接这三个点即成为躯干额面上的一个等边三角形，其三条边就代表三个标准导联（Ⅰ、Ⅱ、Ⅲ）的导联轴。

肢体心前区导联（precordial leads of limb）　反映横面心电向量环的双极心前区导联。正极连胸前，负极连肢体，构成 CR、CL、CF 导联。倒如 CR_1 导联正极放 V_1 位置，负极置右上肢，用Ⅰ导联描记。此种导联主要用于查出 P 波。

肢体延长术（limb lengthening）　将肢体骨干截断，牵拉延长后愈合，以达到延长肢体目的的手术。常用来矫正两侧肢体不等长。适用于：①因脊髓灰质炎、损伤等后遗的肢体不等长者。②双侧肢体长度差 5cm 以上。③患侧关节功能良好，肌力足以控制髋、膝关节功能活动，无骨骼畸形。④年龄一般在 12 岁以上。小腿延长不小于 6 岁，大腿延长不小于 8 岁。⑤无局部感染及其他手术禁忌证。

肢体周径测量（measurement of circumference of extremities）　了解肢体肌肉有无萎缩或肥大的方法。测量时，两侧肢体取相对应的同一水平面，用带尺测量。测量肿胀时取最肿部位，测量肌萎缩时，取肌腹部位。通常测量大腿周径时，可在髌上 10cm 处，或髌上一横掌处。也可用双手环抱测量，即以两手中指指尖在肢体后方相对，双手环抱肢体，而在其前侧观察双侧拇指指尖间的距离或相互重叠的长度。双侧对比，记录两者之差。

肢痛（pain in extremities）　由于四肢的皮肤、皮下组织、血管、淋巴管、神经、肌肉、筋膜、骨骼、关节、韧带、腱鞘、滑囊等病变引起，也可由中枢神经系统疾病引发。肢痛可累及一个或多个肢体、肢体的肢端或局部。疼痛又可为放射性、浅表性、深在性。

栀子（Fructus Gardeniae, cape jasmine fruit）　中医药名。茜草科植物栀子的干燥成熟果实。苦、寒。归心、肝、肺、胃、三焦经。功能清热除烦、利湿退黄、凉血止血。主治：①热病心烦、躁扰不宁。②肝热目赤。③湿热黄疸。④血热妄行之吐衄、尿血等。⑤外伤性肿痛（外敷取其消肿止痛之

Z

脂必妥片（zhibituo pian） 中医成药名。降脂剂。另有制剂：胶囊。组成：山楂、白术、红曲等。用于痰瘀互结气血不利所致高脂血症。症见头昏、胸闷腹胀、食欲减退、神疲乏力等。

脂蛋白（lipoprotein） 一种与脂质复合的水溶性蛋白质。通常根据其密度分为：高密度脂蛋白（HDL，主要含胆固醇、磷脂和蛋白质）、低密度脂蛋白（LDL，主要含胆固醇）、极低密度脂蛋白（VLDL，主要含内源性甘油三酯）及乳糜微粒（主要含外源性甘油三酯）等。每一种脂蛋白中均含有相应的载脂蛋白。

脂蛋白脂肪酶（lipoprotein lipase） 催化存在于乳糜微粒及极低密度脂蛋白的甘油二酯、甘油三酯中的 1 或 3 位酯键水解的酶。由肝脏和脂肪组织生成，被脱脂脂蛋白 CⅡ 所激活，以乳糜微粒或极低密度脂蛋白为底物，水解其甘油三酯形成中密度脂蛋白（IDL）。肝素有促进此反应的作用，为肝素廓清试验的基础。这种酶的缺损可引起Ⅰ型高脂蛋白血症。

脂多糖（lipopolysaccharide, LPS） ①以共价键结合的脂肪和多糖的复合体，主要作为细菌细胞膜的成分而存在。结构复杂。存在于革兰氏阴性细菌外膜的脂多糖包括 O 抗原决定簇（四糖或五糖的分支多糖）、六糖、七糖、八糖或其衍生物组成的多糖，以及含有脂肪酸、β-羟脂肪酸、N-乙酰氨基葡萄糖、磷酸等部分。②革兰氏阴性菌细胞壁组成成分，由脂质 A、核心多糖和 O 抗原三部分组成。其中脂类 A 为一种糖磷脂，它是内毒素的主要毒性成分，与细菌的致病性有关。脂类 A 无种属特异性，故不同的革兰氏阴性菌感染时，其内毒素引起的毒性作用大致相同。

脂肪（fat, lipid） 生物体中油性物质的总称。主要成分是脂肪酸的甘油酯，可分为甘油单酯、甘油二酯和甘油三酯。前二者在自然界存在量极小，故脂肪即指甘油三酯。是机体中最主要的储能物质。主要分布于脂肪组织中，占体重 10%～20%，随机体胖瘦程度不同而变化较大。其主要生理功能是氧化供能，体内能大量储存脂肪，又可及时动员并释放给各组织利用。此外，脂肪还有防止散热及保护脏器的作用。根据来源可分为动物性脂肪与植物性脂肪，在动物性脂肪中的水产动物脂肪和植物性脂肪中的脂肪酸主要为不饱和脂肪酸，而陆生动物脂肪与椰子油则主要含饱和脂肪酸。

脂肪变性（fatty degeneration, steatosis） 脂肪以外的细胞中出现脂滴或脂滴明显增多的现象。电镜下可见脂滴形成于内质网中，形成有界膜包绕的圆形均质小体（脂质小体）。初形成的脂滴很小，以后可逐渐融合为较大脂滴。大的脂滴在光学显微镜下可见，此时常无界膜包绕而游离存在于胞质中。其产生原因有缺氧、感染、中毒等。此种变性多见于代谢旺盛耗氧多的器官，如肝、肾、心等，尤以肝最为常见。

脂肪抽吸术（liposuction technique） 利用负压吸引或超声、电子技术等通过抽吸管将浅筋膜层间隔内的脂肪抽出，达到局部减肥和体形塑造的技术。按使用的设备，分为：负压脂肪抽吸系统、超声脂肪抽吸系统、电子脂肪抽吸系统和振动脂肪抽吸系统。

脂肪抽吸与脂肪切除联合术（suction-assisted lipectomy, SAL） 在传统的脂肪抽吸的基础上，同时切除松弛的皮肤、皮下组织和浅筋膜的联合成形术，能获得长期有效的塑形效果。适用于某些特殊部位，如下腹部、脐周部、大腿内侧与会阴部、上臂与腋下部及臀部等。

脂肪动员（lipolytic mobilization） 脂肪细胞中甘油三酯在脂肪酶作用下，逐步水解生成游离脂肪酸和甘油，释放入血，供其他组织利用的过程。机体需要能量时，脂肪组织进行脂肪动员，提供能量。

脂肪动员作用（adipokinetic action） 体内一些激素（肾上腺素、胰高血糖素）通过调节激素敏感脂肪酶而实现的对细胞内储存脂肪分解的促进作用。脂肪动员常发生于机体处于兴奋、饥饿或一些病理情况下（如糖尿病时）。此时，肾上腺素、胰高血糖素等分泌增加，从而激活细胞内的组织脂肪酶，甘油三酯的分解随之增加，于是血中脂肪酸含量升高，以供机体急需之用。

脂肪分解（lipolysis） 其他名称：脂解。甘油三酯在各组织的脂酶作用下，最后水解成甘油和脂肪酸的过程。在机体内，它包括一般组织细胞中甘油三酯的水解，又包括脂肪组织中的脂肪动员。

脂肪肝（fatty liver） 肝脏的脂肪含量超过肝重量（湿重）的 10%，或组织学上超过 50% 的肝实质出现脂肪化的现象。严重者脂肪含量可以高至 40%～50%。主要是脂肪酸和甘油三酯量增加，胆固醇、胆固醇脂及磷脂等增加较少。正常肝内脂肪仅占肝重的 3%～5%，临床上除肝大外无特殊表现，易被误诊。当肝脂肪沉积引起结构和成分改变时，可影响其功能。肝活检或 B 超检查可确诊。预后尚好。治疗：去脂药物，去除病因。

脂肪肝性肝炎（fatty liver hepatitis） 脂肪肝的病理发展阶段。为脂肪肝的第二期，主要特点是在肝脏汇管区伴有炎症。

脂肪管型（fatty cast） 管型基质内含有多量脂肪滴。脂肪滴大小不等，圆形，折光性强，为肾上皮细胞脂肪性变的产物。见于肾病综合征、慢性肾炎急性发作型、中毒性肾病等。

脂肪坏死（fat necrosis） 因外伤和脂酶作用使脂肪坏死分解。前者见于乳腺外伤，后者见于急性胰腺炎。急性胰腺炎时，胰腺的病变使胰液中的酶由胰体中逸出并被激活，这些酶作用于脂肪，使脂肪组织溶解坏死，分解为游离的脂肪酸和甘油，脂肪酸发生皂化而沉积于组织内，甘油则弥散吸收而消失。在胰腺、大网膜及腹腔内其他脂肪组织发生坏死部分，见有大小不等白色不透明结节。

脂肪瘤（lipoma） 良性肿瘤之一。皮下或内脏脂肪组织构成的肿物。单个或多发，多发生于躯干、肢体等处，柔软，常呈分叶状，不与皮肤粘连，无自觉症状，发展缓慢。治疗：较大者可手术切除。

脂肪瘤病（lipomatosis） 多发性脂肪瘤。弥散性脂肪组织增生，不是真性肿瘤。有时在身体各处对称地发生，常合并其他内分泌与神经性障碍。有 4 型，即单纯型、疼痛型、萎缩型（伴有身体极度消瘦的脂肪瘤）和巨大型（脂肪异常大量沉着）。

脂肪瘤切除术（excision of lipoma） 除全身多发性小脂肪瘤外，均可手术切除。常沿其长轴作切口。直达脂肪瘤包膜。沿包膜用示指或止血钳行钝性分离，较易将其剥出。结节缝合残腔，勿留无效腔，较大的脂肪瘤切除后，放置胶皮条引流。

脂肪酶（lipase） 催化脂肪水解为甘油和脂肪酸的酶。主要有 3 种：脂蛋白脂肪酶、激素敏感性脂肪酶和组织脂肪酶。存在于毛细血管内皮细胞表面、脂肪组织及细胞溶酶体等处。

脂肪母细胞瘤（lipoblastoma） 其他名称：成脂细胞瘤、胚胎型脂肪瘤。由未成熟脂肪细胞形成的良性肿瘤。幼年性脂肪瘤的一种，好发于婴儿，有时见于儿童或青年，可发生在有脂肪组织的任何部位。切面呈灰黄色或灰红色，分叶状。镜下，见有泡沫状、星状或梭形的成脂细胞，类似胚胎脂肪组织，并掺有成熟的脂肪细胞和丰富的毛细血管丛。脂瘤呈弥漫状生长或形成有包膜的黄色结节。切除后可复发。

脂肪尿（lipuria, adiposuria） 尿中出现过多的脂肪小滴。当肾病综合征、肾小管变性疾病、脂肪组织创伤、脂肪过多症或长骨骨折性骨髓脂栓塞等疾病时，出现脂肪尿。

脂肪肉瘤（liposarcoma） 脂肪组织的恶性肿瘤。多发生于软组织深部，一开始即具恶性特征。本瘤多见于 40 岁以上成人，极少见于青少年。肉眼观，呈分叶状，质地柔软，切面黄色或淡黄色，常有囊性变与出血、坏死，肿瘤无完整包膜。镜下形态多种多样；分化好的瘤细胞与脂肪细胞相似，仅核大深染；有时出现瘤巨细胞。常见瘤细胞呈星形或小梭形，胞质内有细小的脂肪空泡；分化差者主要由小圆细胞构成。瘤细胞间有大量黏液基质。治疗：肿瘤广泛切除，术后放疗。

脂肪乳（fat emulsion） 肠外营养的组成部分之一。粒径大小和生物特性与天然乳糜微粒相似，为人体提供能量和必需脂肪酸，休克和严重脂质代谢紊乱（如高脂血症）患者禁用。

脂肪栓塞（fat embolism） 脂肪栓子造成的栓塞。常见于长骨骨折、骨震荡、脂肪组织挫伤或骨手术之后。偶见于脂肪肝等。由于脂肪组织挫伤而形成的脂肪滴，由损伤处进入血流，误将含有脂质的药物注入血管，亦可引起脂肪栓塞。小量脂肪栓子可被溶解、吞噬。大量脂肪栓塞可引起病人意识障碍、发热、呼吸心跳加速、皮肤黏膜瘀斑、咯血，甚至猝死。

脂肪栓塞综合征（fat embolism syndrome）　骨折后髓内针固定及人工关节置换术后严重并发症之一。好发于长骨干，由于骨折后骨髓内脂肪滴进入血液所引起的一系列呼吸、循环的病理改变。病变以肺部为主，临床表现为呼吸困难、神志障碍、皮下瘀点和进行性低氧血症等一组症状和体征，以及相应的实验室检查所见。

脂肪酸（fatty acid）　其他名称：脂酸。一类长链的羧酸。按其碳链的饱和程度可分为饱和脂肪酸与不饱和脂肪酸。一般多为直链，有的亦会出现支链。软脂酸（16C）和硬脂酸（18C）等饱和脂肪酸，在机体内以甘油酯形式分布于脂肪组织中。油酸、亚油酸等不饱和脂肪酸是人体的必需脂肪酸。脂肪酸在体内氧化可释放大量能量，是机体的主要能源物质之一。

脂肪酸合成酶（fatty acid synthetase）　一种催化脂肪酸合成的多酶体系，共由 6 种酶和一种酰基载体蛋白（ACP）组成。合成脂肪酸的反应是一套循环的反应。在大肠埃希菌中，它由 7 种不同功能的酶与一种低分子量蛋白质聚集形成。哺乳动物中，这 7 种酶的活性集中在一条多肽链上，形成多功能酶，通常以二聚体的形式参与脂肪酸合成。

脂肪酸结合蛋白质测定（assay of fatty acid binding protein）　脂肪酸结合蛋白质（FABP）存在于多种组织中，所结合的蛋白是清蛋白，以心肌和骨骼肌中含量最丰富。参考值：FABP<5μg/L。临床用于诊断急性心肌梗死（AMI）。因为 AMI 发病后 30min～3h 血浆 FABP 开始增高，12～24h 内恢复正常，故 FABP 是 AMI 的早期诊断指标之一。另外，骨骼肌损伤、肾衰竭病人血浆 FABP 也可增高。

脂肪酸 β-氧化（β-oxidation of fatty acid）　在脂肪酸的 β-碳上进行脱氢，加水和硫解作用，使 α-β 碳之间断裂，产生 1 分子乙酰辅酶 A 和 1 分子比原来少两个碳原子的脂肪酰辅酶 A 的过程。生成的乙酰辅酶 A 在肌肉组织等处可进入三羧酸循环彻底氧化并释放大量能量。此过程在线粒体及过氧化物酶体中进行，是脂肪酸氧化的主要方式。

脂肪细胞（adipocyte, adipose cell, fat cell）　胞质内贮存大量脂肪、参与脂类代谢的一种大型细胞。胞体较大，呈圆球形；胞质内含有大小不等的脂滴，相互融合成大滴状，居细胞中央，致使胞质和核偏位；核呈扁圆形，位于细胞边缘，核周有少量细胞质。在 HE 染色标本上，脂滴被脂溶掉而成空泡状。脂肪细胞可单个或成群分布于小血管周围，亦可大量集聚成脂肪组织。脂肪细胞具有合成和储存脂肪的功能。

脂肪显现（fat phanerosis）　胞质中呈结合态的脂肪析出成为可见的脂质。由于组织细胞受各种病因作用，其微细结构被破坏所致。

脂肪泻（fatty diarrhea, steatorrhea）　一种症状，非独立疾病。见于各种原因所致的肠内胆汁缺乏致脂肪不能乳化，以及多种肠道疾病。主要表现为粪便量及次数增加，呈灰白色，含脂肪，腹部膨隆胀气，营养不良及贫血、水肿等。治疗应给予高热量、高维生素、低脂饮食。

脂肪营养不良（lipodystrophy）　一种脂肪组织少见病。以皮下脂肪消失，致病人体形失常为特征。病因不明，少数有家族史。隐袭发病。一般从面部开始，向颈、胸、背和上肢及下肢发展。出现界限清楚、分布对称的皮下脂肪萎缩。实验室检查血甘油三酯明显增高。治疗：无满意疗法。

脂肪族化合物（aliphatic compound）　链状的有机化合物。根据所含功能基的不同，可分别归纳成烷烃、烯烃、炔烃、醇、醛、酮、羧酸、醚、酯等类。

脂肪组织（adipose tissue）　主要由大量脂肪细胞群构成的一种结缔组织。特点是脂肪细胞密集，疏松结缔组织将成群的脂肪细胞分隔成许多脂肪小叶，间隔中有丰富的血管。主要分布于皮下组织、肠系膜、眼眶、臀部、女性乳房等部位，具有充填固定、缓冲外力、储存脂肪、保持体温等作用。人脂肪组织含量多少，与其年龄、性别、生理、病理状况、饮食生活习惯等情况有关。

脂褐素（lipofuscin）　脂质过氧化物易降解为丙二醛，再与蛋白质氨基结合而使脂质与蛋白质交联，形成黄褐色的色素颗粒。常见于神经细胞、肝细胞、心肌细胞、肾上腺皮质网状带等处。在肝细胞核的四周呈微细的尘埃状，浅褐色。在心肌细胞则聚集在细胞核两端。神经细胞中出现时可导致神经退行性变化。与衰老相关。

脂环化合物（alicyclic compound）　含有环烃的化合物。有饱和脂环化合物和不饱和脂环化合物。例如环丙烷、环己醇等。

脂解激素（lipolytic hormone）　促进脂肪动员和抑制脂肪合成的激素的总称。包括肾上腺素、去甲肾上腺素、胰高血糖素、甲状腺激素、肾上腺皮质激素和生长素等。当机体处于兴奋、饥饿或某种病理状态（如糖尿病等）时，肾上腺素和胰高血糖素等脂解激素分泌增加，使甘油三酯分解加速，释放脂肪酸作为机体的能源物质。

脂类（lipid）　见脂质。

脂连蛋白（adiponectin）　其他名称：脂联素。脂肪细胞特异性分泌的激素。脂连蛋白具有促进血浆游离脂肪酸氧化、增加外周组织对胰岛素的敏感性、抑制肝糖输出和葡萄糖再生、抗动脉粥样硬化等功能。

脂溶性毒物（liposoluble toxicant）　指不溶于水而能溶于脂肪及脂类溶剂的化学毒物。包括苯、甲苯、二甲苯、二硫化碳等。可经呼吸道和皮肤吸收。进入体内后可通过血脑屏障到达脑组织，引起中枢神经系统的损害。

脂溶性维生素（fat-soluble vitamin）　可溶于脂类或有机溶剂而不溶于水的维生素。包括维生素 A、维生素 D、维生素 E 和维生素 K 等。当脂类吸收不良（如胆道梗阻或长期腹泻）和膳食中含量不足时，可引起相应脂溶性维生素缺乏症或不足症。

脂酰辅酶 A 胆固醇脂酰转移酶（acyl coenzyme A cholesterol acyl transferase）　在组织细胞中，一种催化脂酰辅酶 A 的脂酰基转移至胆固醇 3 位羟基生成胆固醇酯反应的酰基转移酶。参与胆固醇的酯化作用。

脂酰辅酶 A 合成酶（acyl-coenzyme A synthetase, acyl-CoA synthetase）　见硫激酶。

脂酰辅酶 A 脱氢酶（acyl-coenzyme A dehydrogenase）　催化脂酰辅酶 A 的脱氢，生成 Δ²-烯脂酰辅酶 A 反应的酶。该酶存在于线粒体中，参与脂肪酸 β 氧化。

N-脂酰鞘氨醇酶（N-acylsphingosine deacylase）　其他名称：神经酰胺酶（ceramidase）。参与鞘糖脂降解的酶。催化脑苷脂分子中 N-脂酰鞘氨醇与半乳糖形成的酯键，生成半乳糖及 N-脂酰鞘氨醇。参与鞘磷脂的代谢。先天缺乏该酶，则反应不能进行，引起脑苷脂在细胞内堆积。

脂酰转移酶（acyl transferase）　使甘油单酯、甘油二酯、溶血磷脂与脂酰辅酶 A 酯化，生成相应的甘油二酯、甘油三酯、磷脂酸反应的酶。参与磷脂的合成。

脂性肺炎（lipoid pneumonia）　吸入油性物质后肺部所产生的一种慢性增生性炎症。多见于衰弱，有腭裂小儿或小儿在哭叫时被强迫服油质药物引起。临床表现为咳嗽，严重者有呼吸困难，常继发支气管肺炎。恢复慢，往往留有肺气肿及纤维性改变。治疗：早期可行体位引流或经气管吸引，控制感染。

脂性肾病（lipid nephrosis, Munk disease）　其他名称：轻微变性肾小球肾炎。本病特点是在光学显微镜下肾小球无明显改变或病变轻微，而在肾小管上皮细胞内常有大量脂肪沉积，故名。多见于小儿，是引起小儿肾病综合征最常见的原因。病变可完全恢复。皮质激素治疗效果很好。

脂氧素（lipoxin, LX）　学名：三羟二十碳四烯酸。具生物活性的、来自白细胞的花生四烯酸代谢物。由脂氧合酶作用于多不饱和脂肪酸而生成。为体内重要的内源性脂质抗炎介质。LX 能抑制促炎因子的表达，增加抑炎因子的表达，抑制中性粒细胞的致炎效应而促进巨噬细胞对凋亡中性粒细胞

Z

的吞噬等。

脂溢性角化病（seborrheic keratosis, verruca senilis） 其他名称：老年疣。老年人常见的良性疣状增生。病因未明，好发于面部、上胸和手背，单个或多个，为圆形、椭圆形，边缘清楚，高出皮面，黄豆或蚕豆大或更大的新生物，呈棕色或带黑色，表面覆以油腻性鳞屑或痂，有轻度的疣状突起，触之比较粗糙。一般不需治疗。

脂溢性皮炎（seborrheic dermatitis） 在皮脂溢出部位发生的慢性皮肤炎症。病因不明，多见于皮脂分泌过多的人，常自头部开始发病，向下蔓延达颜面、躯干及四肢，重者可泛发全身。皮损为红色小丘疹，或黄红色大小形状不等的斑片，境界清楚，表面有灰白色油性鳞屑，亦可形成糜烂、结痂，有剧痒感。头顶部脂溢性皮炎多伴有前额部及头顶部脱发。治疗：少食动物脂肪和甜食，多食蔬菜，内服维生素 B，外用复方硫磺洗剂及维生素 B_6 软膏。

脂质（lipid） 其他名称：脂类。脂肪和类脂及其衍生物的总称。包括脂肪酸、甘油酯、甘油醚、磷脂、鞘脂、醇类与蜡、萜、类固醇，以及脂溶性维生素 A、D、E、K 等。由细胞合成，其共性为难溶于水而溶于非极性溶剂（乙醚、氯仿、苯）。分为简单脂质（脂肪、蜡）、复杂脂质（磷脂、糖脂、硫脂、氨脂、脂蛋白）和脂质衍生物（脂肪酸、甘油、类固醇、脂醛酮体等）。脂质的生理功能，不仅在于氧化时供给能量，而且是构成生物膜的主要成分。

脂质沉积性肌病（lipid storage myopathy, LSM） 一组较复杂的由脂质代谢异常所致的肌病。基因突变造成编码电子转运黄素蛋白 A/B 或电子转运黄素蛋白脱氢酶的缺陷，导致多种脂肪酸和支链氨基酸代谢障碍，从而引起肌肉病变。多见于儿童和青少年。临床特点为逐渐进展的肌肉无力，以四肢肌为主，近端重于远端。病理肌肉检查和基因检测可确诊。治疗主要用核黄素（维生素 B_2），添加左卡尼汀和辅酶 Q_{10} 治疗也有一定帮助。

脂质过氧化（lipid peroxidation） 生物膜中的多不饱和脂肪酸在自由基攻击下发生的酸败变性过程。包括 3 个阶段：①启动阶段，多不饱和脂肪酸中的亚甲基碳脱氢生成有机自由基 L·；②发展阶段，L·激发连锁反应，产生多种自由基如 LO·、LOO·等，任一多不饱和脂肪酸侧链上形成的 LOO·又使相邻侧链的亚甲基碳脱氢，使反应继续下去；③终止阶段，两个自由基结合后，自由基消失。脂质过氧化使生物膜分解破坏，细胞功能丧失，并产生丙二醛等多种有毒产物，是化学致细胞损伤乃至癌变的重要机制之一。

脂质渐进性坏死（necrobiosis lipoidica） 其他名称：类脂质渐进性坏死。一种病因未明，与糖尿病有关的慢性皮肤病。以 30～40 岁者多见，开始在小腿伸侧有稍微隆起，暗红色或青紫边缘，中央微陷，光滑、棕黄色的椭圆形皮损，无自觉症状。由于损害处硬化，受外伤后可破溃，不易愈合。组织病理显示真皮中下部大面积胶原组织呈渐进性坏死。治疗：有糖尿病者治疗糖尿病，局部对症治疗。

脂质转运蛋白（lipid transfer protein） 分布于高密度脂蛋白中，能促进磷脂、胆固醇酯、甘油三酯在高密度脂蛋白与极低密度脂蛋白和低密度脂蛋白之间互相转运及交换的蛋白质。

蜘蛛腿状肾盂（spider leg deformity of calyx） 肾盂逆行造影时显示的肾盏伸长、扩张形似蜘蛛腿的征象。肾盏周围有压迹，肾盂向外侧移位并使肾盏的纵轴与脊柱平行，而与腰大肌影失去了正常的平行关系，上下肾盏间的距离增加，在 9cm 以上；肾实质的厚度大于 3cm。主要见于多囊肾，亦可见于肾脏囊肿。

蜘蛛网征（cobweb sign） 佐林格-埃利森（Zollinger-Ellison）综合征钡餐造影的 X 线征象之一。小肠羽毛状阴影受到破坏，在钡餐造影黏膜相上呈蜘蛛网改变即为此征。此征象可能是由于部分小肠运动功能增加，胃内容物排空加快，而残留一层薄钡剂使环状皱襞显影所致。

蜘蛛咬伤（spider bite） 其他名称：毒蜘蛛蜇伤。蜘蛛螫咬所致的损伤。伤处可发生红肿和疼痛，短时内消失。重者可发生局部组织坏死。全身症状为头痛、头晕、呕吐、四肢无

力、发热、谵妄、呼吸增快、虚脱，甚至死亡，儿童尤甚。治疗：应及时救治，镇痛、镇静，伤口近心侧予绑扎、冷敷、封闭治疗，应用新斯的明或筒箭毒碱解除肌肉痉挛；如已有全身症状，可用抗过敏药物，补充血容量，防止、治疗休克。

蜘蛛指（趾）综合征（Marfan syndrome） 见马方综合征。

蜘蛛痣（spider angioma） 皮肤小动脉末端分支扩张形成的血管痣。门脉性肝硬化的一种特征性的皮肤血管改变。它是动脉性血管由一个中心点及许多放射排列的毛细血管网组成，形如蜘蛛，色鲜红。主要分布在面部、颈、手、上臂、胸部及肩背部。蜘蛛痣的形成可能是血液雌激素浓度增高所致，与肝脏对雌激素灭活能力减低有关。见于急、慢性肝炎或肝硬化等。

直背综合征（straight back syndrome） 由于胸椎的正常生理性后弯曲消失，胸廓前后径变小，使心脏、血管受压，在心底部出现收缩期喷射性杂音的一种综合征。多见于青少年。多无自觉症状。剧烈活动后可有气促。X 线检查有助于诊断。心电图多无异常。预后良好。无需特殊治疗。

直肠（rectum） 上接乙状结肠，下端止于肛门末端的部分。长约 12～15cm。以盆膈为界，上为盆部或壶腹部，下为肛门部或肛管。在矢状面上有两个弯曲：直肠骶曲和直肠会阴曲。其黏膜下层有丰富的血管网，静脉丛常迂曲，而且腔大壁薄，缺少静脉瓣，故直肠下段容易形成局部静脉曲张，即"痔"。

直肠癌（rectal cancer, carcinoma of rectum） 发生于乙状结肠直肠交界处以下至肛门处齿状线的肠癌。目前认为发生本病与直肠息肉、慢性结肠炎、食物中的亚硝胺、高脂少渣饮食等因素有关。临床将其分为息肉型、狭窄型、溃疡型。早期可无症状，随着病情的发展，病人可有腹部不适、乏力、消瘦、便血等表现。直肠指检、直肠镜、CT 检查有助于诊断。治疗以手术为主，并辅以化疗和放疗。

直肠肛管损伤（recto-anal injury） 腹部直肠肛管损伤性疾病。最常见的原因为火器伤。从高处坠落跌坐在直立的木桩、铁棍、锄把上，可引起插入性损伤。精神异常者自行插入酒瓶、棍棒等，也可造成直肠或肛管破裂。按解剖部位可分为：腹腔内损伤、腹膜返折以下、肛提肌以上损伤和肛提肌以下即肛管损伤。治疗：尽早手术。

直肠孤立性溃疡综合征（solitary rectum ulcer syndrome, SRUS） 临床以直肠出血、排便困难、里急后重、黏液便为常见症状的一种慢性、非特异性直肠良性病。病人多有便秘史。除上述症状外，还可表现为肛门疼痛，肛管直肠指检可触及结节或条索状肿物，病灶周围直肠壁稍僵硬，指套多染血。治疗：去除导致梗阻型便秘的因素。

直肠横襞（transverse fold of rectum） 直肠内由黏膜和环形肌构成的三个半月形的横向皱襞。具有阻挡粪便的作用。

直肠后脓肿（retrorectal abscess） 肛管直肠周围脓肿。直肠内常有重坠感，骶尾部有钝痛，并可放射至下肢。在尾骨与肛门之间有明显的深压痛，直肠指检在直肠后壁有压痛、隆起和波动感。治疗：穿刺抽出脓液后，手术切开引流。

直肠壶腹（ampulla of rectum） 直肠下部，肛管上方的膨大部分。其黏膜在上部形成直肠横襞，在下部形成 6～10 条纵皱襞，称直肠柱（肛柱）。各直肠柱下端之间借半月形的肛瓣相连。肛瓣与其相连的两个肛柱下端之间的凹陷为肛窦或直肠窦。肛窦常积存粪屑，易发生感染。肛瓣与肛柱下端共同形成环形的齿状线。

直肠镜检查（proctoscopy） 一种诊断直肠疾病的方法。直肠镜镜管呈圆筒形，附有照明装置，自肛门插入，可达肠腔内离肛门 10cm 处。通过镜管可直接观察直肠黏膜病变，收集粪便标本，并取下黏膜做活体组织检查。对诊断内痔、直肠肿瘤、息肉、直肠炎、血吸虫病、菌痢等很有价值。

直肠良性肿瘤（rectal benign tumor, rectal innocent tumor） 发生于直肠的良性新生物。最常见的是息肉状腺瘤。常有蒂向肠腔凸起。早期可无症状，有时伴有排便习惯改变和血便。应与直肠癌区别。一旦确诊应及早手术切除。

直肠麻醉（rectal anesthesia） 用灌肠方式将麻醉药注入直肠，

待其在乙状结肠及其以上部位被吸收后产生全身麻醉。此法效果不易控制，已废用。

直肠内套叠（intrarectal invagination） 其他名称：直肠内脱垂。主要症状为直肠排空困难、排粪不全及肛门阻塞感，用力越大阻塞感越重。病人常将手指插入肛门协助排粪。排便时下腹部或骶部有局限性压痛，偶有血便及黏液便。临床诊断较困难，只有在排便时易发现，故排便造影有助于诊断。治疗：重者手术。

直肠膀胱陷凹（excavation rectovesicalis） 直肠与膀胱之间的腹膜陷凹。腹膜腔内的积液常因重力作用而积存于此陷凹内。

直肠膨出（rectocele） 其他名称：直肠前突、直肠阴道后壁膨出。妇科疾病。阴道分娩，特别是第2产程延长时，直肠阴道间筋膜及尿生殖膈等盆底组织过度伸展或撕裂，致使直肠前壁似一盲袋自阴道后壁凸出的现象。损伤发生在较高的耻骨尾骨肌纤维，可引起直肠子宫陷凹疝。轻度直肠膨出无明显症状。严重者有下坠或腰酸感，排便困难。治疗：阴道后壁及会阴修补术。轻者不需处理。

直肠前突（rectocele） 见直肠膨出。

直肠上动脉（superior rectal artery） 肠系膜下动脉供应直肠上部的分支。是肠系膜下动脉主干的直接延续。经乙状结肠系膜两层之间下降，至直肠上端后面分为2支，沿直肠两侧下行，分支到直肠，并在直肠表面及壁内与直肠下动脉的分支吻合。

直肠栓剂（rectal suppository） 其他名称：肛门栓剂。药物栓剂之一。可经肛门引入直肠。有鱼雷形、圆锥形等，重量约2g，长3～4cm。鱼雷形较好，因塞入肛门后可由括约肌的收缩而易压入直肠内。可起局部或全身治疗作用。

直肠损伤（injury of rectum） 直肠遭受武器、异物、手术或器械等外因所致的损伤。由武器或插入伤所致的损害一般较广泛而严重，常伴有肛管、膀胱、小肠等其他脏器损伤。腹膜返折以上的直肠穿破，可造成弥漫性化脓性腹膜炎；腹膜返折以下的直肠穿孔，则引起直肠周围感染。治疗：尽早手术。

直肠脱垂（prolapse of rectum） 其他名称：脱肛。肛管、直肠向下外翻而脱出于肛门外。分为部分性脱垂及完全性脱垂。本病与发育缺陷有关，而长期便秘、腹泻、咳嗽、排尿困难等常为其诱因。治疗：去除诱因，保守治疗无效可手术。

直肠温度（rectal temperature） 直肠的封闭性好、热容量大，不易受外界环境温度影响，将体温计插入直肠内6cm以上，所测得的温度较接近于深部温度，其正常值为36.9～37.9℃。直肠温度比腋窝温高0.5～0.7℃。临床上，测量口腔温度和腋窝温度较为方便。

直肠吸收（rectal absorption） 药物经直肠吸收入血的过程。有两条途径：一条是通过直肠上静脉经门静脉进入肝脏，代谢后再至全身；另一条是通过直肠中静脉和直肠下静脉及肛管静脉直接进入体循环。

直肠息肉（polyp of rectum） 发生于直肠黏膜的良性肿物。多数是腺瘤，也可是炎症修复的结果。常为单发且带蒂，多见于儿童。多发性无蒂的广基底息肉，易恶变。主要表现为便后出血，鲜血染于粪便表面。直肠下端的长蒂息肉，可于便后脱出于肛门外。直肠指检和直肠镜检查有助于诊断。治疗：手术，电灼切除。

直肠狭窄（rectal stricture） 直肠部位由于炎症、外伤、手术后瘢痕、肿瘤、先天性发育不全等造成狭窄，致使排便困难。早期主要是炎症感染症状，有腹痛、直肠内坠胀感、大便急频、里急后重、脓血便等，易误诊为痢疾。病情发展后，出现慢性梗阻症状，有便秘、排便困难、粪便变形呈扁条状并混有脓血。直肠镜检查可见狭窄处有瘢痕组织或溃疡。应在狭窄处不同部位做活检，以与恶性肿瘤相鉴别。治疗：手术。如为癌肿，则按肿瘤治疗原则处理。

直肠下动脉（inferior rectal artery） 髂内动脉供应直肠下端的分支。由髂内动脉末端发出，经盆底筋膜行向内侧分布于直肠末端。在男性还发出细支至精囊腺和前列腺，在女性则有小支至阴道。

直肠性便秘（proctogenous constipation） 粪便长期排出不完全，在直肠内逐渐形成坚硬粪块，充塞于肠腔，经久不能排出。多见于卧床较久和年老体弱的病人，以及痛性肛门疾患、直肠肿瘤等。临床症状为腹部不适、腹胀、排便困难。若发生肠梗阻则可出现肠绞痛等。治疗应以预防为主，鼓励慢性便秘者多食蔬菜或服用润肠剂。

直肠乙状结肠镜检查术（rectoromanoscopy, proctosigmoidos-copy） 诊断直肠和乙状结肠下段病变的重要检查方法。对有原因不明的血便、黏液便、慢性腹泻、里急后重、粪便变细等表现者，均应进行直肠或乙状结肠镜或纤维肠镜检查以明确诊断。常用的有硬管型直肠镜和纤维乙状结肠镜。检查前需进行肠道准备，一般硬管型直肠镜可进入10～12cm，纤维乙状结肠镜可进入25～30cm，而纤维肠镜可进入150cm达回盲部。在缓缓退镜时，边退边观察，注意黏膜色泽，有无充血、出血点、溃疡、瘢痕、息肉、结节、肿块等，可疑病变可钳取小块组织做病理检查。

直肠阴道瘘（recto-vaginal fistula） 多因产伤造成的直肠与阴道间的异常通道。通过瘘孔自阴道排出气体及粪便。可做修补术。妇科手术损伤、放射性损伤、腐蚀性药物、膀胱病变可形成本病。

直肠阴道瘘修补术（proctocolpoplasty） 妇科手术。术前必须进行肠道准备。口服庆大霉素、替硝唑，每日3次，连用3日。手术前日晚和当日晨清洁洗肠。手术前2日开始每日冲洗阴道2次。手术原则基本与修补膀胱阴道瘘相同。在瘘孔周围做环形切口，在阴道壁和直肠壁之间进行分离，范围达2cm；用3-0铬制肠线间断缝合直肠壁，用细丝线间断缝合阴道黏膜下结缔组织，最后用0号肠线间断缝合阴道黏膜。对较大瘘孔或多次修补失败的病例，可加用球海绵体肌脂垫填塞术。

直肠指检（digital examination of rectum, rectal touch） 医生戴好手套（或指套），涂上适量润滑油，用探查的示指先在肛门口轻轻按摩，待肛门括约肌放松后，再将探查手指徐徐插入肛门，触摸肛门口及直肠的四壁，有指征时再进行双合诊。检查时有剧烈触痛见于肛裂；触及波动感见于肛门、直肠周围脓肿；触到柔软光滑而有弹性的包块为直肠息肉；触到坚硬凹凸不平的包块则考虑为直肠癌。指检后应检查指套是否带有黏液、脓液或血液。若有说明存在炎症、组织破裂及其他病变，应进行涂片、镜检或细菌培养。

直肠子宫陷凹（rectouterine pouch） 其他名称：道格拉斯腔（Douglas pouch）。腹膜在直肠与子宫之间移行形成的陷凹。较深，是立位和半卧位时女性腹膜腔的最低部位，腹膜腔的积液常积于此，可经阴道后穹穿刺或引流。

直肠子宫陷凹疝（rectouterine pouch hernia） 其他名称：肠膨出。直肠子宫陷凹经阴道后穹窿部膨出，内含肠管。由于子宫直肠间筋膜及围绕直肠的耻尾肌纤维松弛或断裂所致。可单独存在或与直肠膨出并存。有下坠感，如合并直肠膨出，可有排便困难。治疗：经阴道或经腹修补。

直尺试验（ruler test） 其他名称：汉密尔顿（Hamilton）征。检查肱骨头有无向内移位的方法。用一直尺沿上臂纵轴置于上臂外侧，下端先靠近肱骨外上髁部，后靠近上臂皮肤，上端贴于肱骨大结节处。若能贴于大结节处为正常，若上端不能靠近大结节，反而靠近肩峰时，即为阳性。是诊断肩关节脱位的重要体征之一。

直刺（perpendicular needling） 中医术语。毫针刺法之一。针刺时针身与腧穴部位表面的角度呈90°或接近90°刺入。此法多用于肌肉丰富的腧穴，如四肢、腹部的穴位。

直方图（histogram） 常用的统计图之一。用于表示连续变量的频数分布。常以横轴表示被观察现象，纵轴表示频数或频率，以各矩形（宽度为组距）的面积代表各组的频数。

直方图显示（histogram display） 其他名称：灰度级概率密度函数。根据实验数据，用统计学方法得到的概率分布密度图被称为直方图。在B超诊断中，它主要通过直方图可定性分析探测部位或病灶回声反射情况。

直角正交导联体系（orthogonal lead system） 心电向量学术

语。由互相垂直的 3 个（左-右、上-下、前-后）导联轴所构成的导联体系。

直接暴力（direct force） 直接作用于受力部位的外力。致伤因素有冲撞、挤压、火器伤等。如车轮撞击小腿，胫腓骨骨干在被直接撞击的部位发生骨折，其周围软组织也因受暴力的直接打击，而产生创口或挫伤。

直接胆红素（direct bilirubin） 其他名称：结合胆红素。间接胆红素被摄入肝细胞后，在滑面内质网主要经葡萄糖醛酸转换酶的作用，与葡萄糖醛酸结合成结合胆红素，即直接胆红素。然后经一系列转运分泌至胆道，最后到十二指肠。并在回肠末端和结肠内直接胆红素被细菌还原成胆素原，一部分胆素原随粪便排出，小部分（约 10%～20%）则被肠黏膜吸收，经门静脉而抵肝脏且基本上再以原型（即胆素原）排入肠道，称胆素原的"肠-肝"循环。

直接导联（direct lead） 将探查电极直接安置在心肌表面，无关电极放在距心肌尽可能远的人体表面的导联方法。目前，只在手术或心导管检查时应用，能严格反映电极位置下一小部分心肌的电活动。

直接骨连结（direct bony union） 两骨之间借纤维结缔组织、软骨或骨性结构相连的骨连结。

直接固位体（direct retainer） 口腔科修复体组成部分之一。直接卡在主要基牙上的金属部分，使可摘局部义齿固定位置并支持可摘义齿。使病人在说话、咀嚼或其他功能运动时，义齿不致松动、移位或脱落。有冠内固位体、冠外固位体之分。

直接检眼镜（direct ophthalmoscope） 用于眼底检查的仪器。由照明系统与观察系统两部分组成。视神经、视网膜是脑的延续部分，视网膜动、静脉可以用检眼镜直接观察到。中枢神经系统某些疾病，心血管、血液、内分泌疾病等全身病变时也需要进行眼底检查。因此眼底检查是诊断玻璃体、视网膜、脉络膜、视神经疾病的重要方法。在滤光板上附上不同标记，还可进行微细测量、屈光检查和黄斑功能检查等。眼底检查与记录包括：视神经乳头、血管黄斑、视网膜。

直接灸（direct moxibustion） 见着肤灸。

直接抗球蛋白试验（direct antiglobulin test） 是测定吸附在红细胞表面上不完全抗体的方法。检测方法用抗球蛋白血清（Coombs 血清）与洗尽血浆蛋白的红细胞进行反应，如红细胞表面有不完全抗体，则产生凝集反应。本试验用于自身免疫性溶血性贫血、新生儿溶血症及溶血性输血反应等的重要诊断依据。

直接叩诊法（direct percussion, immediate percussion） 用右手中间 3 指的掌面直接拍击被检查的部位，借拍击的反响和指下的振动感来判断病变情况的方法。此法适用于胸部或腹部面积较广泛的病变，如胸膜粘连或肥厚、大量的胸水或腹水等。

直接蔓延（direct metastasis） 恶性肿瘤向周围组织中以连续浸润的方式扩散。随着肿瘤的不断长大，癌细胞常常不断地沿着组织间隙、淋巴管、血管或神经束侵入并破坏邻近正常器官或组织，继续生长。例如晚期宫颈癌可蔓延到膀胱和直肠；晚期乳腺癌可穿过胸肌和胸壁侵入胸腔甚至肺。

直接免疫荧光技术（direct immunofluorescence technic） 利用荧光技术进行特异性免疫学检查的方法。将抗体标记上荧光色素，直接与相应抗原结合后，用荧光显微镜进行观察，以查出未知抗原。

直接起搏（direct pacing） 电脉冲直接发放在心脏而起搏，适用于永久起搏。包括心外膜、心肌和心内膜起搏。

直接试镜片法（direct trial lens） 根据病人裸眼视力及主诉，试戴镜片以求得最佳视力。所需镜片的度数即为该眼屈光不正的度数。当裸眼视力低于 1.0 时，如加凸透镜后视力增加为远视眼，继续增加凸透镜的度数，视力开始减退前一个镜片的度数，即为远视眼的屈光度数。如加凹透镜后视力增加为近视眼，继续增加度数，达 1.0 时的镜片度数即为近视眼的屈光度。

直接涂片镜检（direct smear microscopy） ①对某些细菌性疾病，从病人体内取标本，直接涂片、染色镜检的方法。可根据细菌的形态、排列、染色性以及标本采取的部位做出诊断。如脑脊液沉渣或瘀斑涂片做革兰氏染色、镜下发现典型的革兰氏阴性双球菌，结合临床表现即可初步确定为脑膜炎球菌。如检查及时，阳性率可达 85% 左右。另外，结核病人痰直接或集菌后涂片、抗酸染色，在镜下发现分支状抗酸菌，结合临床表现具有诊断价值。直接涂片、染色镜检简便快速，但只适用于形态和染色性上具有特征的病原菌。如果标本中菌量较少，直接涂片镜检也往往是阴性的，还需做分离培养等其他检查。②粪便检查法之一。用于检查蠕虫卵、原虫的滋养体和包囊。滴 1～2 滴生理盐水于载玻片中央，以竹签挑取小量粪便，直接置水中涂抹均匀，加上盖玻片后镜检。此法简便迅速，但虫卵或原虫少时不易查到。

直接致癌物（direct carcinogen） 不需代谢活化本身，即为亲电子剂的化学致癌物。根据化学致癌的亲电结合理论，化学致癌物存在所谓亲电中心，即电子贫乏区。它与富含电子的细胞大分子如脱氧核糖核酸（DNA）、核糖核酸（RNA）和蛋白的所谓亲核中心发生共价结合，形成加合物，此即发生突变。后者系细胞癌变的开始。大多数有机化合物需要代谢活化后方能成为亲电子剂。烷化剂和氮芥类属直接致癌物。

直立性 T 波改变（orthostatic T wave change） 一种正常的 T 波变异，直立体位时发生一过性 T 波改变，多见 Ⅱ 导。特点是：①卧位时 Ⅱ 导 T 波倒置，站立及深吸气时 T 波倒置加深；②站立位 T 波倒置，卧位及深吸气时 T 波变直立。多见于神经衰弱，无力型青年，女性居多。

直立性低血压（orthostatic hypotension, OH） 其他名称：体位性低血压。是以自主神经功能障碍为主要表现的一类综合征。分为原发性和继发性两类。直立性低血压是自主神经功能障碍的主要临床表现。较常见的一种临床综合征。在立位时血压显著下降，可伴有脑缺血症状；取平卧位后，血压回升，症状消失。偶亦见有平卧位时血压降低的体位性低血压。治疗：针对病因。原因不明或病因一时不能消除的，宜在一段时间内采取卧位，从卧位转为立位时动作尽可能缓慢。孕妇平卧位性低血压病人，尽量避免平卧，而取侧卧位。

直链淀粉（amylose） 葡萄糖只以 α-1, 4-糖苷键连接形成的长链的葡聚糖，通常由 200～300 个葡萄糖残基组成。天然淀粉中直链淀粉占 20%～30%。

直流电离子导入疗法（direct current iontophoresis） 其他名称：离子导入法。在直流电场作用下，使药物离子从皮肤黏膜进入体内以治疗疾病。特点是：具有直流电与药物双重治疗作用；可将药物直接导入治疗部位，并保持较高的局部浓度；在皮肤浅层形成离子堆且排出较慢，药物持续作用时间长；不引起疼痛或肠道反应。不足处：本疗法导入药少，作用浅表，不能完全代替口服和注射用药。

直流电疗法（galvanization） 应用直流电作为治疗疾病的方法，包括全身直流电疗法、局部直流电疗法、直流电反射疗法、水电浴疗法、穴位电疗法等。用于治疗神经炎、神经痛、神经衰弱、关节炎、术后瘢痕粘连、血栓性静脉炎、前列腺炎等疾病。

直流电疗机（direct current diathermy apparatus） 应用直流电将各种药物离子导入人体的理疗设备。适用于周围神经炎、神经痛、自主神经功能紊乱、神经官能症、高血压、关节炎、前列腺炎、宫颈炎、鼻窦炎、中耳炎、角膜斑翳、眼底出血、皮肤化脓性感染、术后瘢痕粘连等。

直流感应电疗机（direct current induction diathermy apparatus） 对人体病变部位产生电兴奋治疗的理疗设备。直流感应输出可进行电解治疗及药物电离子导入，用以治疗神经衰弱、炎症、急性扭伤、腰肌劳损、坐骨神经痛等，具有消炎、止痛、镇静、调经、活血、促进组织吸收和肢体功能恢复等作用。

直流-感应电诊断（galvanofaradic electrodiagnosis） 其他名称：常规电诊断、古典式电诊断。一种电生理诊断方法。应用间断直流与感应电流分别刺激神经与肌肉组织，观察收缩反应情况，记下阈值，从而综合分析、判断神经与肌肉的功能状态，以达到诊断疾病的目的。此法具有一定的临床实用价值。

直腿抬高加强试验（straight leg raising-strengthening test）腰椎间盘突出症的检查法。病人仰卧，伸膝被动抬高患肢，在 60°以内即出现坐骨神经痛，称为直腿抬高试验阳性；再缓慢降低患肢高度，待放射痛消失后再被动背屈患肢踝关节以牵拉坐骨神经，又出现放射痛为直腿抬高加强试验阳性。

直腿抬高试验（straight leg raising test）　其他名称：拉赛格（Lasegue）征。检查坐骨神经紧张程度的基本方法。病人仰卧位，两腿伸直，检查者以一手托病人足跟，另一手保持膝关节伸直，缓慢抬高下肢，正常时双下肢抬高幅度相等且无疼痛。一青壮年可抬高 80°～90°，除腘窝部觉得紧张，无其他不适。当一侧下肢抬高幅度降低，不能继续抬高，出现沿坐骨神经向足、踝部的放射痛，为阳性。表示坐骨神经紧张状态下，加剧了神经根的压迫程度，引起疼痛。临床上多见于腰椎间盘突出症。

直线加速器（linear accelerator）　一种使带电粒子加速以获得高能粒子的装置。此装置内有多个环形电极及缺口，按直线排列，当环形电极的电压按固定频率及幅度变化时，从其中通过的带电粒子就被加速获得高的能量。

直线图（alignment chart）　统计图的一种。用等宽直条的长短来表示相互独立的各指标的数值大小。常用的有单式和复式 2 种。绘制时注意以横轴为基线，表示各个调查项目，纵轴表示各个项目相应的频数即指标的数值。尺度一般应从零开始，中间不要折断。各直线宽度应当相等。直条一般按长短顺序排列，各直条的间隔也应一致。复式直条图将资料分组，每组包括 2 个以上直条，同一组直条间不留空隙。

直中（attacking directly）　见直中三阴。

直中三阴（direct attack of exogenous cold disease on three yin channels）　其他名称：直中。中医病机。指寒邪不经过三阳经，直接侵犯三阴经，出现无热、恶寒及其他阴经证候。按《伤寒论》六经的传变规律，先见三阳经病，后期才见三阴经病，但在邪盛正衰的情况下，有起病即见三阴经病证者，故称。以直中少阴为多见。

pH 值（potential of hydrogen）　[H⁺] 浓度的负对数。血液的 pH 值是表示血液酸碱度的指标。正常人血浆 pH 值的范围是 7.35～7.45，均值为 7.40。该值低于 7.35 为酸性体液，高于 7.45 为碱性体液。注射用水一般规定 pH 值为 5.0～6.8。

职业病（occupation disease）　职业有害因素作用于人体的强度、时间超过机体的代偿功能，造成机体功能性或器质性改变，并出现相应的临床征象，影响劳动和生活能力的疾病。职业病不仅是一个医学概念，而且具有立法的意义。《中华人民共和国职业病防治法》规定，职业病防治工作坚持预防为主、防治结合的方针，建立用人单位负责、行政机关监管、行业自律、职工参与和社会监督的机制；实行分类管理、综合治理。2013 年 12 月 23 日，国家卫生计生委、国家安全生产监督管理总局、人力资源和社会保障部、中华全国总工会 4 部门联合印发《职业病分类和目录》，将职业病分为职业性尘肺病及其他呼吸系统疾病、职业性皮肤病、职业性眼病、职业性耳鼻喉口腔疾病、职业性化学中毒、物理因素所致职业病、职业性放射性疾病、职业性传染病、职业性肿瘤、其他职业病 10 类 132 种。

职业分布（profession distribution）　疾病在职业分布上的特点。某些传染病与职业有着密切的关系。如从事畜牧业者易患布鲁氏菌病；从事农业者易患血吸虫病；伐木工人易患森林脑炎等。非传染病亦有职业特点，如清扫烟囱工人易患阴囊癌等。

职业禁忌证（occupational contraindication）　不适合参加某种作业的疾病或解剖生理状态。这是由于接触某种职业性有害因素而使病情加重，或因对某种职业性有害因素敏感而容易发生职业病。如肺结核是接触硅尘作业的禁忌证，血液疾病是接触苯作业的禁忌证等。

职业特征（occupational characteristic）　强度较轻的职业危害因素长期作用产生的不影响健康和劳动能力的某些特殊表现。如胼胝、皮肤色素增加等。可视为机体的一种代偿或适应性变化。

职业危害因素（occupational hazard factor）　在生产劳动过程中对劳动者的健康和劳动能力会产生有害作用的职业性因素。可分为化学性、物理性和生物性三大类。化学性职业危害因素包括有毒物质如铅、苯、汞（即水银）、一氧化碳、有机磷农药等和生产性粉尘如硅尘、石棉尘、煤尘、有机粉尘等。物理性职业危害因素主要有噪声、振动和高温等。生物性职业危害因素如布鲁氏菌、炭疽杆菌等。通过改善劳动条件，职业危害因素是完全可以控制和消除的。

职业性白内障（occupational cataract）　工业生产中长期接触某些化学物质（二硝基酚、三硝基甲苯等）或辐射线（红外线、放射线等）直接作用于眼部引起的晶状体混浊。应注意与先天性白内障、老年性白内障鉴别。预防措施主要是通过工艺改革降低化学物质浓度，尽量减少接触；对辐射线可佩戴相应的防护镜。

职业性多发病（frequently-encountered disease from occupation）　其他名称：与工作有关疾病。职业性因素促进其发生和发展的疾病。职业性因素是该病发生和发展中的许多因素之一，但不是唯一的直接病因。职业性因素影响了健康，使机体抵抗力下降、潜在的疾病显露或已患的疾病加重，从而表现为接触人群中某些常见病的发病率增高或病情加重。通过控制或改善工作条件，可使所患疾病得到防止或缓解。如矿工中的消化性溃疡、高温作业工人中的感冒及消化道疾病等。

职业性喉炎（occupational laryngitis）　职业用声者，以及在噪声环境中工作与生活、须大声说话者，常患的慢性喉炎。与用声过度或用声方法不当以及与全身健康状态有关。应着重于发音训练和全身病的治疗。

职业性皮肤病（occupational dermatosis）　由于职业性有害因素的作用所引起的皮肤疾患。例如接触沥青引起的光感皮炎；接触铬化物引起的皮肤溃疡；毛纺、皮革工人受炭疽杆菌感染引起的皮肤型炭疽等。预防措施主要是改革生产工艺和安装通风换气装置，使生产者尽量不接触有关职业性有害因素；经常保持皮肤清洁，加强个人防护，涂用皮肤防护剂；有皮肤过敏者不宜参加有关作业。

职业性哮喘（occupational asthma）　支气管哮喘的一种。系接触职业性粉尘和烟雾所引起的哮喘发作，属内源性哮喘。此种哮喘常因接触动、植物或化学性粉尘如棉絮、谷、尘埃、动物皮毛和有机磷农药、油漆、化工原料的化学气体后引起或加重，多在工作时间内发生，也可在离开工作岗位后延缓发生。脱离职业性粉尘和烟雾的接触可使病情明显缓解。

职业性致癌因素（occupational carcinogenic factor）　生产过程中存在的与职业有关的能引起恶性肿瘤的因素。是重要的职业危害因素之一。一般分 3 类：①机械刺激，如反复创伤刺激；②物理因素，如紫外线和电离辐射等；③化学因素，如某些无机与有机化合物。国际癌症研究机构（IARC）近些年公布的致癌物清单中，有多种致癌物与职业有关。

职业性肿瘤（occupational tumor）　在职业上接触某些化学、物理因素而引起的肿瘤性疾病。需经过严密的流行病学调查，根据大量可靠的数据（发病率和/或死亡率），并经严格设计的动物实验的阳性结果才能确立。职业因素引起的肿瘤大都限定在特定的部位或脏器。例如：接触沥青可引起皮肤癌；接触联苯胺或 α-萘胺引起膀胱癌等。职业性肿瘤目前已经被列入《职业病分类和目录》。预防办法：严密控制职业性致癌因素。治疗：药物，放疗，手术。

职业中毒（occupational intoxication）　由生产性毒物所致的中毒。是最常见的一类职业病。如铅中毒、汞中毒、苯中毒等。

职业中毒性肺水肿（pulmonary edema due to occupational poisoning）　职业上接触刺激性有害气体或毒物而发生的肺水肿。易引起肺水肿的工业气体有：二氧化氮、氯、光气、氨、氟化物、臭氧、二氧化硫、氧化镉、羰化镍、硒化氢、硫酸二甲酯、甲醛等。毒物则以有机磷农药最为常见。呼吸道接触刺激性毒物后即发生刺激性反应，出现肺水肿症状、体征和 X 线表现。治疗：脱离现场，清除毒物，用相应的解毒剂，保持呼吸道通畅，吸氧，应用消泡剂、肾上腺皮质激素，有感染时用抗生素。

植醇（phytol） 见叶绿醇。

植骨术（bone grafting） 见骨移植术。

植皮术（skin grafting） 将皮片或皮瓣移植于准备好的创面，并使之在新的环境下存活生长，以达到覆盖创面或整形目的的方法。常用于广泛的深度灼伤、瘢痕挛缩及创伤或手术后皮肤缺损等情况。皮片来源于自体、异体或异种。异体或异种皮肤仅能暂时覆盖创面，不能长久生存。

植入（implantation, embedding） 其他名称：着床。胚泡逐渐埋入子宫内膜的过程。植入时，内细胞群一侧的滋养层首先与子宫内膜接触并分泌蛋白酶，分解内膜上皮及邻近的结缔组织，形成一个缺口，胚泡由此逐渐进入子宫内膜内。植入的时间约始于受精后第6～7日，于第11～12日完成。整个胚泡埋入子宫内膜，并由附近的子宫上皮增生修复缺口。植入的部位大多在子宫体前、后壁或子宫底的内膜处。

植入剂（implant） 其他名称：小丸。将药物与辅料制成小块状或条状，以供植入体内的无菌固体制剂。直径约 3.2mm，长 8mm，以不溶性药物（如激素等）压制而成。埋藏于组织中，吸取缓慢，药效可持续 1～2 年。如醋酸去氧皮质酮植入片。

植入片（implant tablet） 埋植到体内缓慢溶解以供吸收的片剂。纯粹药物制成适当形状的无菌片剂，用手术植入皮下，使药效延续几个月甚至几年。适用于剂量很小但作用强的药物。

植入型心律转复除颤器（implantable cardioverter defibrillator, ICD） 一种埋藏于体内能自动检测室性心动过速和心室颤动并进行电击的装置。该装置通过电击或抗心动过速起搏两种方式进行治疗，是恶性快速室性心律失常一种安全、有效的治疗方法。注意适应证及禁忌证。

植入性放疗（planted radiotherapy） 脑肿瘤的一种疗法。向脑内插入放射源装物。采用的核素有^{125}碘、^{192}铱、^{90}钇、^{32}磷、^{198}金、^{186}铼等。将核素的化合物制成胶状液封藏于小塑料管，用立体导向法植入瘤床，定时取出。

植入性虹膜囊肿（implantation iris cyst） 眼球前段穿孔外伤或手术后，结膜或角膜上皮细胞被带到眼内种植在虹膜上，借助虹膜的丰富血液供应，上皮增殖繁衍，形成囊肿。可有视力下降、怕光、流泪、眼痛等症，也可继发青光眼。治疗：影响视力或眼压升高时手术摘除。

植入性胎盘（placenta accreta） 胎盘绒毛因子宫蜕膜发育不良等原因而植入子宫肌层。根据胎盘植入的面积，可分为完全性与部分性两类。完全性因无剥离可无出血，而部分性者可出血。诊断明确后必须手术治疗，多数需子宫切除，亦有少数部分植入性胎盘，在直视下手取胎盘后以以缝扎剥离创面达到止血目的，保留子宫。

植入义齿（implant denture） 口腔科牙修补术之一。植入人工牙。利用金属、陶瓷、塑料等无机材料制成植入体，通过手术植入颌骨骨内或骨膜下，或嵌入黏膜下，在植入体伸出牙槽嵴黏膜的支柱或基托上制作义齿，或将上述材料制成牙齿或牙根的代用品，直接植入拔牙窝或手术形成的牙窝内，用以修复失牙。适用于因牙槽嵴严重吸收的无牙颌病人，不习惯戴用有较大基托的一般全口义齿；多数牙缺失，采用固定义齿修复时做出中间基牙；个别牙缺失以牙齿或牙根代替后，以修复失牙。对有心脏病、血液病、糖尿病、高血压等全身性疾病病人，以及颌骨有病变病人，严重错𬌺、紧咬合夜磨牙症、牙周变性而致失牙者，则不适于植入义齿。

植酸（phytic acid） 其他名称：肌醇六磷酸。肌醇的 6 个羟基均被磷酸酯化生成的化合物，为植物中贮存磷酸盐的重要形式。在玉米、大麦和糙米中植酸含量为 1.0%～2.0%。人体没有分解植酸的能力。食物中的植酸可抑制钙、铁、锌和镁等必需元素的吸收利用。植酸可以抑制蛋白质的吸收，抑制解肽酶和淀粉酶的活性，干扰矿物质的代谢。所以在植物性食物食用前应预先去除植酸。

植烷酸（phytanic acid） 学名：3,7,11,15-四甲基-十六烷酸，分子式：$C_{19}H_{39}COOH$。一种支链脂肪酸，是动物体代谢的正常中间产物，只能通过 α 氧化而代谢。雷夫叙姆（Refsum）综合征病人因遗传性的 α 氧化酶系缺陷，不能氧化降解植烷酸，而导致植烷酸在血和脑中堆积。

植物化学（phytochemistry） 应用近代化学知识研究植物成分，并进而开发和利用植物资源的学科。内容包括化学成分的提取、分离、鉴定、结构测定和必需的化学结构改造、生物合成途径及外界条件的影响等。

植物监测（plant monitoring） 利用对污染物敏感的植物呈现的急性和慢性症状或按有害物质在植株体内各部分的积累程度来分析、鉴别污染物的种类、污染程度和污染范围。如紫花苜蓿可监测二氧化硫，唐菖蒲可监测氟化氢。而烟草则经常用作臭氧污染的指示植物。

植物净化（air purification by plants） 利用绿色植物消除或减轻环境污染。绿色植物除了在光合作用中吸收二氧化碳，放出氧气外，还能吸收有害气体。如垂柳、悬铃木、臭椿等能吸收二氧化碳；美人蕉、向日葵、泡桐、女贞等对氟有较强的吸收能力。水葱能从污水中吸收酚及其他芳香族碳氢化合物，降低水体的生化需氧量，从而净化水体。有些植物还可通过根部吸收土壤中积累的有毒物质来净化土壤。

植物日光性皮炎（vegetable-solar dermatitis） 其他名称：紫外线过敏性皮炎。食用或接触有些植物后，暴露部皮肤经日光照射引起的皮炎。与发病有关的植物有灰菜、苋菜、槐花、马齿苋等。进食后 1～3 日发病，表现为暴露部位麻木感，皮肤非凹陷性水肿，伴疼痛、痒感，并呈向心性发展。严重者可发生皮肤瘀斑、水疱、血疱及坏死，头面肿胀、眼裂成缝、口唇外翻、口水外流，甚至发生呼吸困难。防治：勿大量食用有关野菜；食用后避免日光照射；用脱敏药、钙剂、维生素 C、中药等；输液及导泻。

植物神经（vegetative nerve, autonomic nerve） 见自主神经。

植物神经系统（vegetative nervous system） 见自主神经系统。

植物纤维滤材（plant fiber filtering medium） 过滤用的植物纤维。最常用的是滤纸，分为定性滤纸、定量滤纸和特制滤纸等。定性滤纸多含 Fe、Ca、Mg、Al、SiO_2 等的灰分；定量滤纸也是一种植物纤维滤材，用时将棉花卷成棉栓，浸润后塞于漏斗颈内进行过滤。

植物性功能（vegetative function, autonomic function） 机体生命活动中生长、发育、生殖、代谢、消化和吸收等功能的总称。调节植物性功能的神经系统称为植物神经系统（自主神经系统），它又分为交感神经系统和副交感神经系统两大部分。与此相对应把感觉和运动等动物所特有的功能称为动物性功能。

植物血凝素（phytohemagglutinin, PHA） 从一些豆类种子中分离出的一类糖蛋白。对红细胞有一定的凝集作用。能激活小淋巴细胞转化为淋巴母细胞，继而分裂增殖。能提高巨噬细胞的吞噬能力。有诱生干扰素的作用。临床适用于免疫功能受损引起的疾病，如急性白血病、乳癌、鼻咽癌、再生障碍性贫血、迁延性肝炎等。

跖骨（metatarsal bone） 介于跗骨与趾骨间的短管状骨。共 5 块。每块跖骨近、远侧端分别与跗骨和趾骨构成跗跖关节和跖趾关节。

跖骨骨折（fracture of metatarsal bone） 常见足部骨折之一。可因直接砸伤或扭伤引起。有时长途跋涉可引起第 2 跖骨颈部骨折，称疲劳骨折。足部急剧内翻时可致第 5 跖骨基底部结节部骨折。表现为局部肿痛，明显压痛，可有畸形或间接压痛。X 线片可以确诊。局部制动或手术治疗。

跖腱膜切断术（aponeurotomy plantaris） 骨科手术之一。用尖刀将附着于跟骨的跖腱膜横行切断。用于治疗高弓足畸形；或作为关节融合术、腱移植术的辅助手术，以治疗足下垂高弓足畸形。

跖痛症（metatarsalgia, Morton foot） 足部骨性结构异常或韧带松弛、骨间肌与蚓状肌失去弹性，在承重时跖骨头挤压趾神经所引起的跖部疼痛。好发于中老年体弱者。病人在承重或行走时趾骨头部有闪电样疼痛，休息减轻或消失。可采用休息、热敷、理疗或手术等方法治疗。

跖疣（verruca plantaris） 发生在足底的寻常疣。为与表皮平行、直径约4～5mm或更大的灰黄色角质增厚，有时在跖疣中心有黑色小点，是由于乳头血管破裂出血所致。常单侧发生，数目多少不定，有压痛，妨碍行走。治疗：以刀削去角质；局部外搽10％甲醛（福尔马林）溶液或30％冰醋酸溶液。

止喘灵注射液（zhichuanling zhusheye）　中医成药名。化痰止咳平喘剂（平喘剂）。组成：麻黄、洋金花、苦杏仁、连翘。功能平喘、止咳、祛痰。用于咳嗽、胸闷痰多、支气管哮喘、喘息性支气管炎。青光眼禁用；严重高血压、冠心病、前列腺肥大、尿潴留者应在医生指导下使用。

止咳酮（antitussone）　镇咳药。从烈香杜鹃挥发油中分离出的有效成分，具有中枢性镇咳与一定的镇静、祛痰作用。适用于治疗上呼吸道感染和急慢性支气管炎所致的咳嗽。个别病例有头晕、胃肠不适等反应。严重肝功能不良者慎用。

止痢片（antidysenteric tablet, sulfaguanidine）　见磺胺脒。

止痛药性肾脏病变（analgesic nephropathy）　见镇痛剂肾病。

止血（hemostasis）　通过药物或压迫、填塞、缠止血带等使出血部位停止出血的方法。术中妥善止血能防止大量失血，确保术野清晰，以利手术进行及创口愈合。术中常用的止血法有：结扎止血法、堵塞压迫止血法、电凝止血法、局部药物止血法等。

止血八味散（zhixue bawei san）　藏药名。清热止血剂。组成：西红柿、熊胆、豌豆花、木鳖子、紫檀香、银朱、地锦草、射干。用于"宝日"病、胃肠出血、外伤流血、鼻衄、月经过多等。

止血带（tourniquet）　制止肢体出血的急救用品。橡皮带、橡皮管或布带都可以做止血带。以衣服或毛巾作为衬垫，将止血带紧扎在出血部位的上段，可以暂时制止动脉性出血。止血带扎好后，应迅速输送伤者到附近医疗机构急诊处理。止血带使用时间不宜过长，一般不应超过1h，如需使用更长时间，应每隔1h松开数秒，以免肢体缺血坏死。但大血管损伤出血例外，不可松开。静脉抽血，为了暴露静脉，以利抽血，也需用止血带，多采用细乳胶管。

止血带麻痹综合征（tourniquet paralysis syndrome）　应用止血带过程中出现神经受压的表现。表现为止血带远端肌张力降低、麻痹、轻压痛，触觉、深感觉丧失，痛温觉和竖毛反射存在，皮肤颜色、温度正常。治疗：对症处理。

止血法（hemostasis, hemostasia）　止住血管出血的方法。创伤后会有出血，而出血的数量和速度能直接危及伤员的健康与生命，特别是大出血，应在现场及时进行急救处理。外伤出血按身体血管的种类分为动脉、静脉和毛细血管出血；又按部位分为皮下出血、外出血和内出血。在失血量较多时，伤员会出现面色苍白、出冷汗、手足发凉、呼吸急促、心慌气短，全身情况迅速恶化。常用的止血法，有一般止血、指压止血、加压包扎和止血带止血法等。手术中常用的止血法有：结扎止血法、堵塞压迫止血法、电凝止血法、局部药物止血法等。

止血芳酸（aminomethylbenzoic acid）　见氨甲苯酸。

止血环酸（transamic acid）　见氨甲环酸。

止血敏（dicynone, etamsylate）　见酚磺乙胺。

止血药（hemostatic）　其他名称：促凝血药。加速血液凝固或降低毛细血管通透性，使出血停止并使止血功能恢复正常的药物。常用的有促凝血因子活性药、阻抗纤维蛋白溶解药、降低毛细血管通透性药，以及收缩血管的止血药等。

止血障碍（hemostasis disturbance）　机体生理性止血功能减弱。原因有：血管壁的结构与功能异常、血小板的质和量以及凝血因子质和量的异常，纤溶功能过强以及血中抗凝物质增多。根据其发病机制不同，予以适当治疗。

止痒药（antipruritic）　能消除或减轻皮肤瘙痒的药物。局部用药有氢化可的松制剂、炉甘石洗剂、氧化锌洗剂、酚软膏等；全身用药有氯苯那敏、苯海拉明、苯海索嗪等。

只读存储器（read only memory）　在工作过程中，只能读出信息而不能по机器指令写入信息的存储器。所存放的信息是事先安排好的。

纸层析（paper chromatography）　层析分离技术中最为简易的

方法。以层析滤纸（纤维素）为固定相的载体（担体），固定液一般是吸附在滤纸上的水分。流动相与水不相混溶的有机溶剂。有时也可使用有机溶剂与水相混合的流动相。操作方法是经过点样、溶剂展开、显色，然后与标准物质比较进行定性定量分析。一般根据比移值定性，根据色斑颜色深浅进行定量。

纸形片（paper shape tablet）　把一定剂量的药物吸附在一定大小的可溶性滤纸上的一种内服剂型。含药纸打成小格，每格为一个剂量。使用时撕下几格口服即可。

枳壳（orange fruit, Fructus Aurantii）　其他名称：只壳。中医药名。理气药。芸香科植物酸橙及其栽培变种近成熟果实。苦，微寒。归脾、肺、肝经。功能行气宽中、化痰、消食。用于胸腹痰滞、心腹结气、两胁胀痛、宿食不消、痰饮内停。脾胃虚弱、孕妇慎服。枳壳与枳实系一物两种，苦降下行之功较枳实性缓。

枳实（fruit of immature citron or trifoliate orange, Fructus Aurantii Immaturus）　其他名称：只实。中医药名。理气药。芸香科植物酸橙等的未成熟幼果。苦，微寒。归脾、胃经。功能破气消积、化痰除痞。用于胸腹胀痛、痰食停滞、大便秘结。脾胃虚弱及孕妇慎服。枳实较枳壳破气力强，临床用于胃扩张、消化不良、脱肛、疝气、子宫脱垂。

枳实导滞丸（zhishi daozhi wan）　中医成药名。消食导滞剂。组成：枳实、大黄、黄连、黄芩、六神曲、白术、茯苓、泽泻。功能消导积滞、清热祛湿。用于脘腹胀满、不思饮食、大便秘结及痢疾里急后重。用药期间忌食生冷油腻之物。

枳实消痞丸（zhishi xiaopi wan, pill of immature bitter orange for relieving stuffiness）　其他名称：失笑丸。中医方剂。消导剂。出自《兰室秘藏》。组成：干姜、白茯苓、白术、麦芽曲、炙甘草、人参、半夏曲、厚朴、枳实、黄连。功能消痞除满、健脾和胃。用于脾虚痞满、恶食倦怠、食不消化、大便不畅、舌苔白厚、脉弦。亦可汤剂煎服。

枳实注射液（Injectio Fructus Citri Aurantii）　中医成药名。抗休克药。组成：枳实的提取物，加适宜稳定剂等制成的无色或淡黄色澄明的无热原灭菌水溶液。具有持久的升压和利尿作用，改善微循环。用于感染性休克、心源性休克、麻醉后低血压等。

枳术丸（zhizhu wan, pill of immature bitter orange and big-head atractylodes）　其他名称：二味枳术丸。中医方剂。消导剂。出自《脾胃论》。组成：枳实、白术。功能健脾、消积化滞。用于脾胃虚弱、脘腹痞满、气滞食积、不思饮食、倒饱嘈杂、腹满泄泻。可用于胃下垂、胃肌无力、慢性胃炎、胃神经官能症属脾虚气滞者。

指鼻试验（finger-nose test）　检查小脑功能的方法之一。嘱病人闭目，先以示指指鼻尖，再换另一只手做，看哪一侧不准。不准的那一侧是小脑半球患病侧。

指端缺损（defect of finger tip）　由于挫伤或切伤等引起的指端皮肤等缺损。可包括指甲、甲床缺损，较大者可包括末节指骨。予手术治疗。

指骨（phalanx）　手部小的短管状骨。属于长骨，有14节。其中除拇指只有2节外，其余各指均为3节。每节指骨可分为底、体、头三部分。由近及远分别称为第1、2、3节指骨，第3节指骨末端掌侧粗糙称远节指骨粗隆。

指骨骨折（phalangeal fracture, fracture of phalanx）　是由直接或间接暴力所致指骨的连续性破坏。骨折后局部肿痛，可有间接叩痛和畸形。X线检查能确诊。近节指骨骨折多向掌侧成角，治疗可在牵引下屈指，复位后小夹板固定；末节及中节指骨骨折一般移位不多，牵引复位后以小夹板或薄金属板固定2～3周。如不稳定（斜行、螺旋形）或进入关节的骨折，可切开复位，钢针内固定。末节指骨背侧撕脱骨片，可有锤状指表现。复位时将伤指近侧指间关节屈曲，同时将远侧指间关节伸直，用金属片固定。如骨折片较大，复位不满意，可切开复位，钢针内固定。

指关节变形（deformation of phalangeal joint of hand）　多见于类风湿性关节炎，关节呈梭状畸形，常为双侧性病变，指关节或掌关节活动受限，活动期局部关节有红肿和疼痛加剧。

此外，指关节变形见于老年性骨关节炎，但多发生于远端指间关节，病变部位有坚硬的结节，可使患指屈向一侧，同时有其他关节病变。手指关节呈鸟爪样者称为爪形手，见于尺神经或正中神经损伤、进行性肌萎缩、脊髓空洞症及麻风病等。

指关节梭形肿胀（fusiform swelling of digitus articulation） 骨外科体征之一。病人手指伸直，可见其指关节肿胀，两端渐细呈梭形。常见于类风湿性关节炎、指关节结核、痛风和指关节外伤。

指甲（nail of finger） 手指末节远端背面的角质板。由甲体和甲根构成。露在外面的部分叫甲体，甲体的深面为甲床，藏在皮肤深面的部分叫甲根。甲根的深部为甲基质，是甲的生长点，拔甲时不可破坏甲基质。指甲有保护指尖的作用。

指甲-髌骨综合征（nail-patella syndrome，NPS） 其他名称：遗传性指甲-髌骨发育不良、特纳-基塞（Turner-Keiser）综合征、方氏（Fong）综合征。罕见的常染色体显性遗传病。肾活检病理组织电镜下见肾小球基底膜增厚伴斑驳状局限性稀疏透亮区，呈"虫咬"样变化（经磷钨酸染色证实为胶原纤维），为本病特征性病理改变。临床表现以指甲发育障碍、髂骨角、膝和肘部发育不良四联症为特征。肾脏表现为蛋白尿伴或不伴血尿，高血压及肾小管功能不全如尿浓缩及酸化功能异常。目前无特殊治疗方法。

指甲床毛细血管镜检查（capillary microscopy of fingernail bed） 用立体显微镜观察指甲床内毛细血管的形态、数量、血液充盈度，以及有无毛细血管周围出血的方法。临床上用于判断机体末梢循环状态及毛细血管功能状态。

指甲检验（examination of fingernail） 法医学物证检验之一。取与凶手格斗时脱落的指甲碎片、无名尸体或碎尸的指甲作血型测定。在扼杀、强奸案件，若有指甲印痕时，应取嫌疑对象的指甲、印痕拍照，作个人特征对比检验。

指甲下脓肿（subungual abscess） 指甲下局限性积脓。可由甲沟炎蔓延所致，也可因甲下刺入异物或外伤性血肿继发感染引起。可透过指甲见到黄白色脓液，该部指甲与甲床分离。予拔甲治疗。

指间关节成形术（arthroplasty of interphalangeal joint of hand） 应用筋膜覆盖或硅橡胶人工关节代替病损指关节以恢复其功能的手术。适用于手指关节强直和陈旧性脱位而动力腱正常者。

指间关节融合术（arthrodesis of interphalangeal joint of hand） 保持指间关节于功能位的骨科手术。切除指间关节的关节面，维持近侧指关节于45°掌屈位，以克氏针交叉固定。用于治疗指关节囊挛缩或关节强直畸形者。

指间关节脱位（dislocation of interphalangeal joint of hand） 手指在外力作用下或受侧方挤压造成的关节脱位。伤后指间关节呈梭形肿胀、疼痛、局部压痛、功能障碍，弹性固定于屈曲位，在背侧可摸到远节指骨滑车，掌侧可摸到近节指骨基底部，可同时合并向侧方移位。X线片可确诊并查明是否合并骨折。治疗：手法整复。

指节垫（knuckle pad） 其他名称：关节胼胝。病因未明，可有家族性。损害主要发生于手指远端指间关节背面，肤色带黄色或淡褐色局限性斑样皮肤增厚，表面角化粗糙，直径1cm左右，可移动。治疗：较重者可用冷冻疗法或皮质激素损害内注射；外用15%尿素脂等。

指目（feeling the pulse with finger tip） 中医术语。切脉时用指尖按脉脊。因指尖感觉敏锐。采用此处较正确，如睛之视物，故名。应注意诊者指尖毛细血管搏动可能造成误差。

指浅屈肌（flexor digitorum superficialis） 起自肱骨内上髁、尺骨和桡骨前面，向下移行为4条腱，经腕管入手掌，分别止于内侧4指中节指骨体两侧的肌。作用为屈内侧4指近侧指间关节和掌指关节，并屈腕和屈肘。由正中神经支配。

指鞘韧带切断术（amputation of fingers sheath ligaments，amputation of vaginal ligaments of fingers） 对狭窄性腱鞘炎，如弹响指、弹响拇、桡骨茎突狭窄性腱鞘炎等，经非手术疗法无效或屡发者，在发炎的腱鞘部位作相应切口，显露指鞘韧带，将其纵行切断，狭窄的腱鞘即得以松解，局部症状随

之消失。

指切进针法（fingernail-pressure needle inserting） 其他名称：指切押手法、爪切押手法。毫针刺法之一。用左手拇指指甲切压在腧穴位置旁边，右手持针，紧靠左拇指甲面将针刺入穴位。此法主要适用于短针的进针。

指伸肌（musculus extensor digitorum） 以伸肌总腱起自肱骨外上髁以及邻近的深筋膜，肌腹向下移行为4条肌腱，经手背以指背腱膜分别止于第2至第5指中和远节指骨底的肌肉。作用为伸指和伸腕。受桡神经支配。

指深屈肌（flexor digitorum profundus） 起自尺骨上端前面及附近的骨间膜，向下移行为4条腱，经腕管入掌，穿经指浅屈肌各相应肌腱的分叉处，分别止于内侧4指远节指骨底掌面的肌。作用为屈内侧4指的远侧、近侧指间关节和掌指关节及腕关节。由正中神经和尺神经支配。

指示病例（indicator case） 指在一个家庭或一组人群中引起研究者或医务人员注意的第一个病例。指示病例不一定是首例病人。

指示剂（indicator） 当滴定分析反应到达等当点时能显示颜色变化、荧光变化、光的散射以及其他变化的试剂。常用的有酸碱指示剂、吸附指示剂、荧光指示剂、氧化还原指示剂等。

指示剂稀释法（indicator dilution method） 推算血液流量的方法。以已知量的某物质作指示剂注入心脏或血管，根据指示剂被血流稀释的浓度变化来推算血流量。用以研究心输出量。

指示菌（indicator bacteria） 其他名称：卫生指示微生物。用来评价水或食品被粪便污染的一类细菌。常用的指示菌有大肠菌群、粪链球菌和产气荚膜梭菌等。目前认为大肠菌群是较好的指示菌。

指示生物（indicator organism，biological indicator） 对环境中某些物质（包括进入环境中的污染物）能产生各种敏感反应而被用来监测和评价环境质量的生物。主要是水污染指示生物、大气污染指示生物。

指示性导联（indicative leads） 反映指示性改变的导联。见指示性改变。

指示性改变（indicative changes） 急性心肌梗死时心电图的特征性改变有指示性改变和对应性改变。指向梗死区的导联出现病理性Q波或异常QRS波群、ST段升高及T波增高，称指示性改变，这些导联称为指示性导联。与梗死区相对应的未发生梗死区域出现的ST段下降及T波倒置为对应性改变，其导联称对应性导联。

指示植物（indicator plant） 在一定地区范围内，能指示环境或其中某一因子特性的植物种、属或群落。如能指示土壤酸性的石松，能指示土壤和气候干旱的仙人掌群落等。

指髓间隙（distal closed spaces） 位于远节指骨远侧4/5的皮肤和骨膜的间隙。远侧指纹的皮肤与指深屈肌腱末端相贴，形成指端密闭的间隙。间隙内有许多纤维隔，垂直连于皮肤与骨膜之间，将皮下组织分为若干小叶，其内有血管和神经穿行。指端感染时，压迫血管和神经末梢，引起剧烈疼痛。

指纹（finger print） 真皮乳头在人手指末节掌侧面的表皮突起形成的凹凸的花纹。它由不同长短、形状、粗细、结构的纹线组成，分弓、箕、斗3种基本类型，具有终生不变、各不相同的特点，是个人识别的重要根据。在实际应用上，分为十指指纹法与单指指纹法。公安机关备有专门指纹档案以供查对。现代电子技术可将指纹信息储存入电脑。

DNA指纹分析（DNA finger-printing assay） 针对重复序列，人工合成寡核苷酸短片作为探针，与经过酶切的人基因组DNA进行Southern印迹法，可以得到大小不等的杂交带，杂交带的数目和分子量的大小具有个体特异性，就像人的指纹一样，因而将这种杂交图谱称为DNA指纹或基因指纹。在法医学中，基因指纹对确定犯罪嫌疑人身份和确定亲子关系等都有重要作用。

指纹图谱法（plasmid fingerprinting，PFP） 将不同来源细菌所携带的质粒DNA、毒力基因或耐药性基因等，经同一种限制性内切酶切割后进行琼脂糖凝胶电泳，比较所产生片段

的数目、大小和位置，比较这些指纹图是否相同或相近，以确定某一感染的流行菌株或相关基因的来源，也可用于调查医院感染的各种细菌的某种耐药质粒的传播扩散情况。

指压止血法（hemostasis by finger pressing）　急救处理手法。紧急时可先在出血的大血管近侧用手指加压止血，然后再更换其他方法止血。如头部出血，可压迫同侧颈总动脉；上肢出血，压迫同侧锁骨下动脉；下肢出血压迫同侧股动脉等。

指针疗法（finger-pressure therapy）　其他名称：指压疗法、点穴疗法。中医治法。是指以手指于选定穴位上进行按压、爪切或掐拿等刺激以治疗疾病的方法。即用医生的手指代针具，在穴位上施用掐、按、揉、压等手法治疗疾病的方法。操作时，医生用拇、示指或中指指尖，在取定穴位上垂直掐、按、揉、压，指力由轻到重，至局部有酸、胀、麻感为度。时间长短视情而定，一般每次施术 1～3min。指针有疏通经络、开窍止痛、镇静宁神等作用，适用于晕厥、中暑、癔症、胃痛、头痛、牙痛等病证。

趾长屈肌（flexor digitorum longus）　位于胫侧，起自胫骨后面的肌肉。其长腱经内踝后方、屈肌支持带深面至足底，然后分为 4 条肌腱止于第 2 至第 5 趾的远节趾骨底。作用为屈踝关节和屈第 2 至第 5 趾。

趾骨（phalange of toe）　足部的短管状骨。共 14 块，属于长骨。跗趾为 2 节，其余 4 趾均为 3 节。

趾骨伤（fracture of toe）　中医病名。因跌仆、压轧所伤。局部肿胀、疼痛，可有畸形及骨声，功能受限。治宜在麻醉下手法复位，夹缚固定。内服七厘散或复元活血汤；肿消痛减后，改服正骨紫金丹或接骨丸；后期服展筋丸、小活络丹及五加皮汤外洗，并配合功能锻炼。

酯（ester）　酸与醇（或酚）作用生成的产物。有机酸的羧基中的 OH 被醇分子的烃氧基取代而成的酯称为有机酸酯（被酚的芳氧基取代者为酚酯）。无机酸亦可与醇或酚生成酯（如硝酸甘油酯、亚硝酸乙酯），称为无机酸酯。

酯酶（esterase）　催化水解酯键的酶。

至宝丹（zhibao mini-pills, zhibao dan）　其他名称：局方至宝丹。中医方剂。《太平惠民和剂局方》方。组成：生乌犀角屑、生玳瑁屑、琥珀、朱砂（飞）、雄黄（飞）、龙脑、麝香、牛黄、安息香、金箔、银箔。功能化浊开窍、清热解毒。治中暑、中恶、中风及温病因于痰浊内闭者。症见神昏不语、痰盛气粗、身热烦躁、舌红、苔黄垢腻、脉滑数者；以及小儿惊厥。现多用于脑血管意外、肝性脑病（肝昏迷）、癫痫等，属痰迷心窍而见昏厥者。

至阳（zhiyang, DU 9）　其他名称：肺底。中医经穴名。属督脉。位于背中线第 7、8 胸椎棘突间。主治咳嗽、气喘、背痛、肋痛、黄疸等。向上斜刺 0.5～1 寸。艾炷灸 3～5 壮，或艾条灸 5～10min。

至阴（zhiyin, BL 67）　中医经穴名。属足太阳膀胱经。井（金）穴。位于足小趾外侧甲根旁约 0.1 寸处。主治胎位不正、滞产、头痛、昏厥等。针刺 0.1～0.2 寸，或点刺出血。艾炷灸 3～7 壮，或艾条灸 10～15min。

志贺菌属（*Shigella*）　通称痢疾杆菌。是人类细菌性痢疾（菌痢）的致病菌。其主要特征为不运动，对各种糖的利用能力较差，在含糖培养基内一般不形成可见气体。靠血清学试验分为 A、B、C、D 4 个群，A 群称痢疾志贺菌，B 群称福氏志贺菌，C 群为鲍氏志贺菌，D 群为宋内志贺菌。4 种志贺菌均可引起菌痢，但疾病的严重性、死亡率及流行情况各不相同，其中以痢疾志贺菌引起的菌痢，症状最重，我国以福氏和宋内志贺菌引起的菌痢最多见。

志贺毒素（Shiga toxin）　其他名称：痢疾杆菌外毒素。系志贺痢疾杆菌 I 型产生的外毒素。

志室（zhishi, BL 52）　其他名称：精宫。中医经穴名。属足太阳膀胱经。位于第 2 腰椎棘突下旁开 3 寸处。主治阳痿、遗精、早泄、水肿、淋证、腰痛等。直刺 0.5～1 寸（不宜深刺）。艾炷灸 5～10 壮，或艾条灸 10～20min。

制化（coordination of inhibition and generation）　中医术语。制即克制，化即化生。五行学说认为，化生和克制是互相为用的，事物生中有克、克中有生，才能维持其相对的平衡协调。这样生克的配合，称为制化。举木为例：木能克土，但土能生金，金又能克木，通过这种调节，使木不能过度克土。其余类推。

制剂（preparation）　根据药典、药品标准，处方配成的制品。具有一定的浓度和规格，制剂可作为方剂的原料，制成适于医疗要求的制品，有的制剂如水剂等可直接供临床使用。

制霉菌素（nystatin, mycostatin）　从诺尔斯链霉菌的菌体中提出的抗真菌抗生素。淡黄色粉末，不溶于水，溶于稀乙醇。对多种真菌有抑制乃至杀灭的作用，对一般细菌无明显作用。主要用于白色珠菌、组织胞浆菌、隐球菌等真菌感染或滴虫感染，有一定疗效。主要用于抑制消化道中的真菌繁殖。也可局部给药治疗口腔、阴道等部感染。制霉菌素的衍化物多聚醛制霉菌素溶于水，毒性较低，可配成水溶液局部给药或吸入给药治疗肺部真菌感染。

制霉菌素栓（suppositorium nystatin）　抗真菌药。组成：制霉菌素，以适宜的基质制成的淡黄色鸭舌型固体凝胶制剂。用于真菌性阴道炎。

制霉素（nysfungin）　抗真菌药。用于口腔、消化道、阴道和体表的真菌感染或滴虫感染。制剂：片剂；阴道泡腾片剂。对深部真菌病无效。

制霜（frost-like powder）　中药炮制方法的一种。将净药材碾碎如泥状，压去部分油脂，制成符合一定要求的松散粉末，或析出细小结晶，或升华、煎熬成粉渣。如巴豆霜、西瓜霜、鹿角霜等，即以制霜法炮制。

制炭（carbonizing）　中药炮制方法的一种。将净药材或切制品通过炒、煅等方法制成炭，但须保存药性，不致灰化。如藕节炭、血余炭，即以制炭法炮制。

质壁分离（plasmolysis）　植物细胞在高渗液环境中，液泡内水分外渗出质膜，原生质体收缩，部分质膜与细胞壁脱离的现象。

质粒（plasmid）　细菌细胞内一种自我复制的环状双链 DNA 分子。能稳定地独立存在于染色体外，并传递给子代，一般不整合到宿主染色体上。包括附加体、质体、线粒体、叶绿体中的基因及潜在性病毒等。它能独立进行复制，使宿主细胞表现出某些性状，但它们的丧失并不影响宿主的正常生存。例如 R 质粒（耐药性质粒）、F 质粒（致育性质粒）、Vi 质粒（毒力质粒）等。一个细菌中不能同时存在 2 个相同或相近的质粒，此现象称质粒的不相容性。某些质粒有感染性，可以从一个细菌转移至另一细菌中繁殖，可在遗传工程中充当基因的运载体。

质粒介导耐药性（plasmid-mediated resistance）　耐药质粒广泛存在于革兰氏阳性和革兰氏阴性细菌中，几乎所有致病菌均可有耐药质粒。它们在细菌细胞之间可以通过接合和转导等方式进行传递。环境中抗生素形成的选择性压力有利于耐药质粒的播散和耐药菌株的存活。R 质粒常见于肠道菌，推测其演变过程可能是耐药传递因子（RTF）与耐药性基因或非接合性耐药质粒结合形成多重耐药的接合性质粒。

质膜（plasma membrane, plasmolemma, plasmalemma）　见细胞膜。

质谱法（mass spectrometry）　把真空中形成的带电分子和亚分子粒子按照质荷比（m/e）进行分离的技术。质谱就是上述粒子相对丰度作为 m/e 函数的记录。质谱法是测定分子量、分子式、有机化合物结构的主要方法之一。

质谱仪（mass spectrograph）　利用电磁学原理，以照相法检测或以电测法记录被分离的多种离子并测定其质量和含量百分比的仪器。由离子源、质量分析器、检测器、记录器、进样系统、真空系统及电子线路系统组成。应用于医药、石油化学、生物化学、食品、肿瘤防治、环境监测和空间探测。

炙甘草合剂（zhigancao heji）　中医成药名。温里剂（为回阳救逆、益气复脉剂）。组成：甘草、生姜、人参、地黄、桂枝、阿胶、麦冬、黑芝麻、大枣。用于气虚血少、心动悸脉结代。

炙甘草汤（decoction of Radix Glycyrrhizae Praeparata）　见复脉汤。

治病求本（treatment should aim at the cause of the disease）

中医术语。指治疗疾病时，要寻找发病的根源（病因），探求疾病的本质（病机），从根本上予以治疗。语出《素问·阴阳应象大论》："治病必求于本。"这是中医学辨证论治的一个根本原则。例如头痛，可由外感及内伤之痰湿、瘀血、气虚、血虚、肝阳上亢等原因引起，治疗时不能简单地采取止痛方法，要进行辨证求因，找出它的根本原因所在，分别采取不同的方法进行治疗，才能收到满意的效果。

治法（method of treatment）　中医术语。以治疗原则为指导，针对不同病证采用的具体治疗方法。其内容包括两方面：①指治疗疾病的手段，如药物、针灸、导引、气功、推拿、外敷、手术、心理治疗等各种治疗疾病的手段。②治疗疾病的具体方法。指在治疗原则指导下，根据辨证论治精神而确立的治病方法，如汗、吐、下、和、温、清、补、泻、活血祛瘀、阳病治阴、阴病治阳、正治、反治等。

治疗等效（therapeutic equivalent）　同一个人按同一给药方案给予化学等值的制剂后将有同样的效应或毒性。

治疗量（therapeutic dose）　比最小有效量大，比极量小的用药量。即临床平常所用处方量。

治疗性门体分流术（therapeutic portal-systemic shunt）　门静脉高压分流术的一种。肝硬化门静脉高压病人曾有胃底、食管下腔曲张静脉出血史而做的分流术。有：门腔静脉分流术，将门静脉与下腔静脉吻合；脾肾静脉分流术，脾切除后，将脾静脉断端和左肾静脉的侧面吻合；脾腔静脉分流术，脾切除后将脾静脉断端和下腔静脉的侧面吻合；肠系膜上静脉、下腔静脉分流术，将髂总静脉分叉上方的下腔静脉断端或右侧髂总静脉断端和肠系膜上静脉的侧面吻合等。

治疗药物监测（therapeutic drug monitoring, TDM）　通过快速、灵敏、特异性强的方法测定病人的治疗用药的血或液体浓度，根据测定结果拟订最佳的个体化治疗方案，包括给药剂量、给药间期及给药途径，以达到提高疗效和减少不良反应的目的。

治疗饮食（therapeutic diet）　在基本饮食的基础上，适当调整总热量和某种营养素，以适应病情需要，从而达到治疗目的的一类饮食。

治疗指数（therapeutic index）　半数致死量与半数有效量的比值。即半数有效量需要增加若干倍才能使群体中半数的动物死亡。在一般情况下，治疗指数越大，药物安全度越大，反之亦然。

治求其属（treating disease according to its nature）　中医治则术语。指治疗要寻找疾病的阴阳属性。属，是指证候与治法的联系。辨别病人的一系列症状属于哪一脏的证候，从而确定治疗方法。例如肾阴之损，水不制火所出现的潮热、面赤、头痛、耳鸣等，表象似乎是阳热实证，若误用苦寒泻火之法，势必火势益炽。辨证是阴虚火旺，治以滋阴降火，其热自平。

治未病（prevention and early treatment）　中医术语。语出《素问·四气调神大论》。有三个含义：①有预防疾病的含义。即采取各种措施以防止疾病的发生。《素问遗篇·刺法论》说："正气存内，邪不可干。"②有早期治疗的意义。"上工救其萌芽。"如见头晕目眩，或口眼和肌肉不自主地跳动，为中风先兆，必须先防治。③掌握疾病发展的趋向。五脏之病可以相互传变，应及早防治。《金匮要略》："夫治未病者，见肝之病，知肝传脾，当先实脾。"余脏仿此。

治愈率（cure rate）　评价医疗质量的指标之一。治愈的病人在所有接受治疗的病人中所占的比例。常用百分率（%）表示。计算公式为：治愈率＝治愈人数/病人总数×100%。按病种计算的治愈率，对衡量疾病严重程度和医疗机构工作质量有重要意义。

治则（principle of treatment）　中医治则术语。指治疗疾病的法则。治则建立在整体观念和辨证的基础上，以四诊收集的客观资料为依据，对疾病进行全面的分析与判断，从而针对不同的病情制订出各种不同的治疗原则，如治病求本、协调阴阳、扶正祛邪，以及因时、因地、因人制宜，治未病等。正如《素问·移精变气论》所说"治之大则"。治则与治法不同，治则是治疗疾病总的法则，而治法是针对病证在治疗

原则指导下而制订的具体的治疗方法，任何一种治法都是由治疗原则所规定的，并从属于一定的治疗原则。所以说，治则是指导治疗方法的总则，而治法是从属于一定治则的具体治疗方法。另外，有治法则还要善于灵活运用。治则与治法，治则指导治法，而治法体现治则。

致癌 RNA 病毒（oncornavirus）　一种能使正常细胞癌变的RNA 病毒。

致癌物（carcinogen）　能在人类或哺乳动物的体内诱发癌症的物质。按性质不同，可分为化学致癌物（如苯并芘、萘胺等）、物理致癌物（如 X 线、放射性核素氡等）和生物致癌物（如某些致癌病毒）。主要是化学致癌物。实验证明，大多数致癌物都能提高生物的突变频率。近年来，采用多种快速、简便的方法，以细菌或离体培养的哺乳动物细胞的突变或染色体畸变作为测试指标，检测致癌物质，对癌症的预防提供了一种有效措施。

致癌作用（carcinogenesis）　致癌物引发人类或动物恶性肿瘤的作用。人类恶性肿瘤的 85%～90% 为化学致癌物所引起。化学致癌物进入机体后不需经代谢转化，直接作用于细胞内的大分子而引起癌变者为直接致癌物。有的在体内需经活化后才具有致癌作用的称为间接致癌物。化学致癌物按其作用原理还可分为始发剂和促进剂。始发剂引发正常细胞恶变；促进剂是促进恶变细胞的生长及增殖。具有始发和促进双重作用的强烈致癌物为完全致癌物。

致病岛（pathogenicity island）　系指致病菌染色体上编码与毒力相关基因的外源 DNA 片段分子量较大（通常 20～100kbp）的基因群。随着致病岛基因结构与功能的研究进展，可深入了解细菌致病机制的本质。

致病菌（pathogenic bacterium）　其他名称：病原菌。能引起人体疾病的细菌。细菌在人体内寄生、增殖，并引起疾病的特性为细菌的致病性，其致病作用、毒力，与侵入机体的数量、侵入途径及机体免疫状态密切相关。细菌的致病性是对宿主而言，有的仅对人类有致病性，有的仅对某些动物有致病性，有的兼而有之。不同的病原菌对宿主机体可引起不同的病理过程。

致病性（pathogenicity）　细菌属性之一。细菌引起人类疾病的性能。每一种病原菌引起哪种疾病与其种别有关，如结核分枝杆菌引起结核，伤寒沙门菌引起伤寒。不同种细菌致病性强弱不等；同一种细菌其致病性也不完全相同，用毒力表示细菌致病性的强弱，据此细菌可分为强毒菌株、弱毒菌株及无毒菌株。

致病性大肠埃希菌肠炎（pathogenic Escherichia coli enteritis）　由致病性大肠埃希菌引起的婴儿腹泻。以 $O_{111}B_4$、$O_{55}B$ 和 $O_{128}B_{12}$ 较多见，5～8 月份发病率最高，腹泻频繁，大便呈蛋花样，有黏液及腥臭味，某些菌株可有脓血便，需送粪便培养以鉴别。治疗可根据药敏试验选择新霉素、复方磺胺甲噁唑、多黏菌素 E、庆大霉素、氨苄西林等。有脱水及电解质紊乱者应予以纠正。

致病性大肠埃希菌食物中毒（food poisoning from pathogenic Escherichia coli）　食入被致病性大肠埃希菌菌株污染的食物所引起的中毒。大肠埃希菌为肠道正常菌群，一般不致病，但有些致病性大肠埃希菌能引起食物中毒。引起腹泻和急性胃肠炎的致病性大肠埃希菌菌株有 O_{26}、O_{55}、O_{114}、O_{119} 和 O_{128} 等。致病性大肠埃希菌中有些菌株能侵袭肠黏膜上皮细胞，称为侵入型大肠埃希菌，可引起与菌痢类似的临床表现。有些菌株能产生肠毒素（分为不耐热和耐热毒素两种），能引起胃肠炎型临床表现。一般预后良好。判断本型中毒的重要依据是病人血清凝集效价进行性增高，在恢复期可达 1:400～1:800。

致病因子（pathogenic factor）　即病因。它是指能引起某一疾病的特定因素，也就是指决定疾病特异性的因素。致病因子可分为：生物性因素，如病原微生物和寄生虫；理化因素，如机体必需物质的缺乏或过多；遗传性因素，如血友病；先天性因素，如先天性心脏病；免疫因素；精神、心理、社会因素等。

致幻剂（hallucinogen）　其他名称：拟精神病药。一组可以造

成包括幻觉在内的感知障碍，而不明显影响意识水平的物质。有天然的和合成的，能够引起意识状态改变，对时间和空间产生错觉、幻觉，直至导致自我歪曲、妄想和思维分裂。主要有：仙人掌毒碱、裸头草碱、麦角酸二乙酰胺以及若干合成的色胺类衍生物。

致幻剂依赖（hallucinogen dependence） 其他名称：致幻剂成瘾。长期应用致幻剂所产生的依赖性。病人只有精神依赖，没有或很少躯体依赖性，不产生或很少产生躯体性的戒断症状。治疗：一般不需特殊处理，重者对症治疗。

致畸带（teratogenic zone） 化学致畸物从无作用剂量到胚胎死亡剂量之间的范围。各种不同化学致畸物的致畸带宽窄不同。致畸带窄的引起胚胎死亡，而致畸带宽的则引起胚胎畸形的危险性大。

致畸敏感期（sensitive period of teratogenesis） 胚胎发育过程中对致畸物质作用最敏感的时期。但发育各阶段的敏感性有所不同，对致畸物最敏感的时期是胚胎细胞分化和器官形成期。不同动物和不同的组织器官致畸敏感期略有差别，例如人胚胎的致畸敏感期是由组织器官形成前开始（即受孕后第18～20日），高峰约在第4～8周。小鼠约在6～15日，兔约在8～18日。在致畸实验中应在该动物的致畸敏感期给受试物。给药过早，可能影响受精卵着床过程；给药过晚，胚胎细胞和器官分化已基本完成，则致畸作用不能显示出来。

致畸因素（teratogenic factor） 一切能引起胚胎早期发育异常，导致畸形的各种因素。如某些药物（沙利度胺、避孕药）、病毒与细菌、支原体感染，接触放射性物质等，可使染色体畸变、断裂、肿胀、疏松、皱褶、粘连、解螺旋化或损伤碎化等损伤，使其结构异常，或抑制细胞有丝分裂，从而影响器官正常分化与发育，导致畸形发生。

致畸因子（teratogen） 其他名称：致畸原、致畸物。可直接或间接地干扰胚胎的正常发育，引起胚胎死亡、发育迟缓或先天畸形的环境因素的统称。可分为：①生物性致畸因子，如风疹病毒、巨细胞病毒、弓形虫等；②物理性致畸因子，如射线、机械损伤等；③致畸性药物，如抗肿瘤药物、抗生素、激素等；④致畸性化学物质，如工业"三废"、农药、食品添加剂和防腐剂等；⑤其他致畸因子，如吸烟、酗酒、缺氧等。

致畸作用（teratogenesis） 直接或间接影响胚胎正常发育和器官形成从而引起胎儿畸形。其因素主要有：①病毒感染。②放射线。③药物和化学物质。④母体健康情况（糖尿病、甲状腺功能减退、营养问题等）。⑤胎儿的其他疾病与异常。如隐睾由于胎儿雄性激素不足，引带未缩短，以致睾丸不能下降而停在腹腔后。宫内胎位异常亦可致畸，如先天性髋脱位、马蹄内翻足等。于受精后第8周最易受影响。

致甲状腺肿物质（goitrogen，goitrogenic substance） 能影响碘的吸收或甲状腺素合成以及甲状腺利用碘的物质。摄入钙过高，可阻碍肠道对碘的吸收；膳食中动物蛋白含量过少，可导致合成甲状腺素所必需的氨基酸缺乏；植物性不饱和酸摄入过多，可与碘结合而影响甲状腺对其利用；食物中含硫氰酸盐（如卷心菜、豌豆、花生等）亦可抑制甲状腺利用碘的能力。

致倦库蚊（Culex pipiens fatigans） 其他名称：狩猎库蚊、乏倦库蚊、致乏库蚊。库蚊属的一种。班氏丝虫病的主要病媒，也能传播流行性乙型脑炎。形态和生活习性似淡色库蚊。

致裂因素（breakage factor） 导致染色体断裂的物质。绝大多数属于外来因素，如电离辐射等。哺乳动物细胞代谢过程中亦能导致致裂因素的形成。例如，当患毛细血管扩张性共济失调症病人的淋巴细胞与正常人的淋巴细胞一起进行培养，结果正常细胞的染色体断裂显著增加。

致密斑（macula densa） 肾单位中的特殊结构。指位于远曲小管的起始段或者髓袢升支粗段的贴近肾小球入球小动脉的上皮细胞。功能是感受小管液中钠离子含量的变化，并将信息传递至近球细胞，调节肾素的释放。

致密结缔组织（dense connective tissue） 结缔组织的一种。组成成分与疏松结缔组织基本相同。特点是纤维成分多，细

胞成分少，纤维以胶原纤维为主，排列紧密而坚韧，有很强的耐牵引和连接作用。不同部位的纤维排列方式不同。在真皮、器官被膜、眼巩膜等处，纤维束粗大交织成致密的网，走行方向与受力方向一致；在肌腱组织中，粗大的纤维束密集平行排列，束间有沿其长轴成行排列的成纤维细胞（又称腱细胞），它伸出薄翼状突起，包裹着胶原纤维束。

致密性髂骨炎（osteitis condensans ilium） 髂骨的耳状面部分的骨质密度增高。多为单侧，也有双侧者。好发于育龄女性。临床表现为持续性下腰痛，并向下肢放散，局部有压痛。X线患侧靠近骶髂关节的髂骨皮质致密。治疗：可行理疗等保守疗法。

致敏阶段（sensitizing step） 过敏反应发病机制的第一阶段。当机体受各种抗原或半抗原（特称过敏原）的刺激，发生体液免疫应答，产生免疫球蛋白E抗体，后者吸附于肥大细胞或嗜碱性粒细胞表面，这样机体就处于致敏状态。

致敏T淋巴细胞（sensitized T lymphocyte） T淋巴细胞增殖分化后所形成的细胞免疫的效应细胞。主要有两类T细胞亚群：①迟发型变态反应性T细胞（TFTH），能同抗原反应后分泌淋巴因子，吸收和活化巨噬细胞，引起局部产生单核巨噬细胞为主的细胞浸润并吞噬裂解抗原异物或杀伤抗原细胞。②细胞毒性T细胞（CTL），能特异识别靶细胞的表面抗原，引起靶细胞溶解。

致敏作用（sensitization，allergization） 化学物质与机体多次接触时使机体产生过敏反应的作用。某些化学物质通过一定途径作用于机体，可使机体产生特异性免疫反应，当多次接触同样物质时，机体所出现的反应性增高的现象，称为过敏反应或变态反应。它可造成一定的组织损害，引起某些症状和体征。具有致敏作用的化学物质称为致敏原。化学物质致敏作用与其毒性效应或药理效应不同，它不完全遵循一般毒理学的剂量-效应规律，而且仅在少数有特异质的接触者中出现。

致命伤（fatal trauma） 直接构成死亡原因或与死亡有因果关系的损伤。分为：①绝对致命伤，对任何人都足以致死的损伤，如脑、心、肺、主动脉、肺动脉受到严重毁坏。②相对致命伤，又称条件致命伤，即在某种特定条件下，促致死亡的损伤，如贫血、虚弱、心脏病等病人，虽受轻微损伤也可致死。

致命性多发性翼状胬肉综合征（lethal multiple pterygium syndrome） 妊娠早期严重水肿伴囊性淋巴管瘤和关节收缩。表现为妊娠前3个月，可见到孕妇后颈组织肥厚，延伸至整个躯体，胎儿水肿，妊娠末期见关节收缩和翼状胬肉。治疗：尽早终止妊娠。

致命性家族性失眠症（fatal familial insomnia，FFI） 家族性常染色体显性遗传性朊病毒病。多在中年起病，病程约15个月。主要临床症状为严重失眠，伴幻觉和遗忘，自主神经功能紊乱明显，表现为多汗、心悸、呼吸节律紊乱，血压升高，体温升高。病理主要可见丘脑部神经元脱失、胶质细胞增生。常因衰竭而亡。目前尚无有效疗法。

致热外毒素（pyrogenic exotoxin） 其他名称：红疹毒素、猩红热毒素、红斑毒素。是人类猩红热的主要毒性物质。由A群链球菌产生。蛋白质性质，有A、B、C 3个血清型。该毒素耐热，在96℃经45min才能完全灭活。链球菌致热外毒素对兔有致热性及致死性，对培养的脾细胞和巨噬细胞有毒性，能改变血脑屏障通透性，可直接作用于下丘脑而引起发热。

致热原（pyrogen） 进入体内或由体内产生的能引起机体发热反应的物质。分为外源性和内生性两类。前者泛指来源于体外的致热物质，如某些致病菌、酵母、多核苷酸等；后者指由体内产生并释放的致热物，主要是外源性致热原与机体白细胞接触后由白细胞产生和释放的。内生性致热原是外源性致热原引起发热反应的必要的中介物质。

致热作用（pyrogenic action，thermogenic action） 内毒素使感染者的白细胞释放内生性致热原，作用于下丘脑体温中枢，引起体温升高的作用。

致伤物（instrument causing trauma） 造成机械性损伤的致伤

物在法医学上分为3大类，即：锐器、钝器与火器。生活中常接触到的致伤物有：刀枪棍棒、砖石瓦块、拳脚、牙齿等，还有人物撞击。致伤物的判定在法医学中意义重大，根据损伤的形状及程度，可提示何种致伤物体，此外，可对其作用力的大小、方向进行判断，还可判断是自杀（伤）还是他杀（伤）。

致死温度（thermal death point）　其他名称：热毙点。在固定时间内杀灭一定数量的细菌所需要的温度。

致死性肝内胆汁淤积综合征（fatal intrahepatic cholestasis syndrome，Byler syndrome）　其他名称：拜勒综合征。常染色体隐性遗传病。由于结合胆盐分泌缺陷致反复肝内胆汁淤积。婴儿早期起病，反复黄疸发作，并常伴有感染发作，鼻出血、瘙痒、恶臭大便、身材矮小、腹部隆起、肝脾大。病理检查有肝硬化表现。可给予考来烯胺及中链甘油三酯治疗，症状虽可改善，但疾病呈进行性，常于17个月～8岁死亡。

致死血浓度（lethal blood concentration）　毒物进入人体内后，引起死亡的血中毒物浓度。血中毒物浓度可作为反映是否为该毒物中毒致死的重要指标。不同毒物，致死血浓度不同，同一毒物，由于各种因素影响，致死血浓度也有一定波动。

致突变作用（mutagenic action，mutagenesis）　使机体的遗传物质发生突然的、根本的变异的作用。具有致突变作用的因素有化学（毒物）、物理（电离辐射、紫外线等）及生物因素（病毒感染等）。突变包括染色体畸变和基因突变。如发生在生殖细胞则可遗传到下一代，如发生在体细胞则不会造成后代的遗传改变，它只影响个体本身，可使体细胞的正常增殖转为异常而导致癌的形成，也可使细胞生化功能发生改变。

致细胞病变〔效应〕（cytopathic effect，CPE）　其他名称：细胞病变。病毒在一定的宿主细胞培养中增殖，能引起一些典型的组织病理学改变。例如，把脊髓灰质炎病毒或腺病毒接种到培养细胞上，孵育1～2天后，可见到细胞变圆坏死、溶解，并从瓶壁脱落等现象。致细胞病变效应可在普通显微镜下观察到，是病毒在细胞培养中增殖的指标，并可借此初步鉴定某些病毒的种类。

致心律失常型右室发育不全（arrhythmogenic right ventricular dysplasia，ARVD）　其他名称：致心律失常型右室心肌病、致心律失常型心肌病、右室心肌病。右室来源的心律失常与右室心肌被纤维脂肪组织进行性替代为特征的一型心肌病。部分病人有家族史。常染色体显性遗传，心律失常和猝死多见，尤其是年轻人。主要症状为右心室进行性扩大、难治性右心衰竭和/或室性心动过速。发生右心衰竭时可出现肝大、颈静脉怒张、下肢水肿、腹水等。心电图左束支传导阻滞伴频发室性期前收缩或室性心动过速，Q-T间期离散度增加。超声心动图表现为右室体积增大和/或运动失常。X线检查及心血管造影也有助于诊断。治疗：控制心律失常，防止猝死；导管消融、手术切除右室病灶；置入胸内除颤器或心脏移植可提高长期存活率。

致心律失常作用（proarrhythmia）　见抗心律失常药物的致心律失常作用。

致痒蚤（Pulex irritans）　其他名称：人蚤。蚤属的一种。人间鼠疫的重要媒介。犬复孔绦虫、缩小膜壳绦虫和短膜壳绦虫的中间宿主。寄生于多种哺乳动物，是人住处及人体的常见蚤。

致诱变物（mutagen）　引起生物发生诱变的物质或因素。有化学的、物理的和生物的3种。体细胞的诱变常导致肿瘤的发生。生殖细胞的诱变常引起畸形和死胎。

致育因子（fertility factor）　其他名称：性因子。供体菌所含有的可传递的质粒。含有传递因子的细菌为雄性菌，不含该因子的菌为雌性菌，前者为供体，后者为受体。

秩边（zhìbiān，BL 54）　中医经穴名。属足太阳膀胱经。位于骶管裂孔旁开3寸处。主治小便不利、便秘、痔疮、腰骶部痛、下肢痿痹等。直刺2～3寸。艾炷灸3～7壮，或艾条灸5～15min。

痔（haemorrhoids，piles）　直肠、肛管交界齿状线附近静脉丛曲张后形成的静脉团。目前多数学者认为痔是"血管性肛管垫"，是正常解剖的一部分，普遍存在于所有年龄、男女性及各种族，不能认为是一种病，只有合并出血、脱垂、疼痛等症状时，才能称病。痔根据其所在部位不同分为3类：内痔、外痔及混合痔。位于齿状线以上，来自痔上静脉丛者称内痔，由直肠黏膜覆盖，以右前、右后和左侧为最常见。位于齿状线以下，来自痔下静脉丛者称外痔，由肛管皮肤覆盖。痔上、下静脉丛间有丰富的交通支，由两者的静脉丛及其交通支所致者称混合痔。痔常见于成年人，男女发病率相似。便血、疼痛为主要症状。治疗：痔无症状不需治疗。内痔治疗宜重在减轻或消除其主要症状，而非根治术。血栓性外痔疼痛剧烈、肿块无缩小趋向，需手术治疗。

痔疮锭（hemorrhoidal pastille）　其他名称：安钠素。痔疮用栓剂。组成：次没食子酸铋、颠茄流浸膏、肾上腺素，加基质适量。经直肠给药，有收敛、止痛、止血之效。

痔疮片（zhichuang pian）　中医成药名。清热利湿剂。组成：大黄、蒺藜、功劳木、白芷、冰片、猪胆汁。用于各种痔疮、肛裂、大便秘结。

痔疮栓（zhichuang shuan）　中医成药名。清热利湿剂。组成：柿蒂、大黄、冰片、芒硝、田螺壳、橄榄核。用于各种内痔、混合痔之内痔部分、轻度脱垂等。用药期间保持大便通畅，忌食辛辣火燥之品。

痔环（anulus hemorrhoidalis）　见肛管。

痔瘘（hemorrhoids and anal fistula）　中医对肛门疾患的总称。主要包括痔疮和肛瘘。肛门中凸出小肉为痔；肛门破溃而出脓血、黄水淋漓日久不止者为瘘。多因过食辛辣，临产用力，便秘或久泻所致。内治以清热凉血、润燥疏风为主；外治酌情用枯痔、结扎、挂线、切除及熏洗、挑痔等疗法。

痔-前列腺-阳痿综合征（hemorrhoidal-prostatic-impotence syndrome）　内痔出血并感染依次引起前列腺炎表现，并继发性功能障碍的一组病征。表现为尿频尿急、下腹会阴部疼痛，可有大便带血、阳痿。治疗内痔。

窒息（asphyxia）　呼吸过程受阻或发生异常，全身各器官组织缺氧，二氧化碳潴留而引起的组织细胞代谢障碍、功能紊乱和形态结构损伤的病理状态。低氧血症与高碳酸血症同时存在。窒息的结果是全身组织细胞发生缺氧，机体主要脏器或组织因严重缺氧，而发生不可逆的功能、结构障碍，并导致死亡。

窒息感（suffocation）　在严重缺氧或呼吸道阻塞时，病人感到的极度呼吸困难感。此外，也可见于冠状动脉急性缺血时。部分病人窒息感经口含硝酸甘油或吸氧后能获缓解。

窒息死亡（asphyxia death）　因窒息而死亡。常见于机械外力引起的窒息死亡。因外力作用的部位和方式不同可分为缢死、勒死、扼死、捂死、捂死和挤压死。窒息死亡的尸体在体表和体内均表现出发生窒息过程的形态学变化。

窒息性气体（suffocating gas，asphyxiating gas）　能使体内氧的输送或组织利用氧的功能发生障碍，造成组织缺氧的有害气体。在生产条件下常见的窒息性气体有一氧化碳、氰化物和硫化氢等。防治见"一氧化碳中毒""硫化氢中毒"条。

痣（nevus）　皮肤上黑色、棕色、青色或红色的局限性新生物。大小不一，多数高出皮面，表面光滑，或有毛，亦可呈疣状。可为先天性，或发生于任何年龄。一般历多年不变，或略为增大。无任何不适。不需医治，但治则必须彻底，尤以黑痣为然。

痣细胞（nevus cell）　构成色素痣的含有黑色素的细胞。典型的痣细胞呈椭圆形或立方形，变异较大，胞质均匀一致，境界清晰，在胞质内有暗褐色的黑色素。胞核较大，圆形或椭圆形，质地疏松。

智力（intelligence，mentality）　其他名称：智能。包括观察力、记忆力、注意力、想象力、思维力等。指人们在获得知识（学习）以及运用知识解决实际问题过程中所具有的心理特性。智力主要指认知反应的特性，如抽象思考能力，也包括有效地处理问题及快速而成功地适应新情况的能力。一个人的智力反映出他的谋略、机智、先见和灵活性等。智力可分为抽象智力、机械智力和社会智力三大类。一个人的智力可通过智力测验来检查，用智商来表示智力的高低。一个人智力的发展，是个体先天素质、教育和环境影响以及个人努力和实践活动等因素相互作用的结果。

智力测验（intelligence test）　用以衡量人的智力水平高低的测验。按照一定的智力结构的理论编制。各种智力测验的维度不尽相同，大都是测验人的各种基本能力，包括观察力、记忆力、注意力、想象力、思维力等。对鉴别人的智力水平，特别是早期诊断智力缺陷和智力超常儿童有相当的临床意义。比奈-西蒙智力量表是世界上第一个正规的标准智力测验量表，韦克斯勒智力量表是当今世界上运用最广的智力测验量表。

智力技能（intellectual skill）　其他名称：心智技能、认知技能。人借助于内部言语在头脑中完成的智力活动方式。其经过练习把各种认知因素，如感知、记忆、想象、思维等加以整合，达到完善化和自动化程度，形成一个认知操作系统。具有动作对象的观念性、动作进行的内隐性、动作结构的简缩性等特点。

智力落后（feeble mindedness, hypophrenia）　其他名称：智力低下，指小儿在生长发育期间（18 岁以下），智力活动能力明显低于同龄水平。同时伴有适应性行为缺陷者，也就是由于各种原因（如器质性疾患或社会环境因素）造成神经、精神发育障碍，导致生活、学习、运动、劳动能力等明显低下者。智商一般在 69 以下诊断为智力落后。由于各国或一国不同地区的社会经济、文化教育的不同，智力落后的患病率也不同。小儿人口中约有 1%～3%轻重不等的智力落后，判断智力落后的重要性在于：早诊断、早查出病因、早治疗。

智力年龄（mental age）　见心理年龄。

智力因素（intellective factor）　人在认识方面的能力。主要包括观察力、记忆力、注意力、想象力、思维力等，即认识能力的总和。是人认识事物过程中所表现出的心理特征，是人的认识活动的操作系统。

智力障碍（intellectual disorder, dysnoesia）　其他名称：智力缺陷。大脑损伤或发育不全，造成认知活动持续障碍及整个心理活动障碍。即理解力、计算力、分析能力、创造力、记忆力方面的障碍。可表现为全面性和部分性的智力减低。程度严重时称为痴呆。分为：先天性痴呆（真性痴呆）、后天性痴呆和假性痴呆。

智商（intelligence quotient，IQ）　全称智力商数。表示个体智力发展水平的指数。依据年龄标准制定测验项目，被试小儿能完成的项目符合哪个年龄，该年龄即为小儿的智龄。以小儿实足年龄除以智龄，再乘 100，即得智商。智商分 7 个等级：130 以上为超常；120～129，优秀；110～119，中上；90～109，中等；80～89，中下；70～79，临界状态；69 以下，智力低下。

智托洁白丸（zhituo jiebai wan）　藏药名。清胃热、制酸、止咳剂。组成：寒水石、矮紫堇、诃子、兔耳草、木香、蜂蜜、渣驯膏。用于慢性胃炎、"培根木布"、胃痛、呕吐酸水、咳嗽、音哑、胃部壅塞、呼吸不畅。

智牙（wisdom tooth）　见第 3 磨牙。

智齿冠周炎（pericoronitis of wisdom tooth）　口腔牙周炎症之一。第 3 磨牙周围的软组织炎症。智齿萌出过程中所引起的牙冠周围软组织的炎症。多发生于 18～25 周岁。急性者，牙区胀痛不适，咀嚼、吞咽、张口时尤甚。局部自发性跳痛，口臭，并伴有畏寒、发热、头痛和全身不适。可并发颌周间隙炎症。治疗：急性期以消炎、镇痛、适当引流，增强全身抵抗力为主。慢性期则根据智齿再生情况，适当处理。

滞产（prolonged labor）　总产程超过 24h 者。多由于宫缩异常或伴有产道或胎儿异常等因素所致。产妇常进食少、疲劳乏力、排尿困难、肠管胀气，甚至酸中毒、脱水。胎儿常窘迫。临产可自产程图及早发现产程延缓，及时找出主要原因，以预防并合理治疗。

滞颐（slobbering）　中医病证名。指小儿口内流涎，浸渍两颐。脾之液为涎，脾开窍于口，小儿脾气虚弱，固摄失职或脾胃蕴郁湿热，上蒸于口而致。脾气虚弱者，口角流涎清

稀，面白唇淡，治宜温补脾气，用益黄散或温脾丹；脾胃湿热者，口角流出稠涎，口渴烦躁，治宜清热利湿，用清脾散之类。

滞针（sticking of needle）　中医术语。针刺术语。指针刺后发生的针下滞涩而捻转提插不便等进针困难的现象。针刺后，由于精神紧张或疼痛，而致肌肉强烈收缩，或因捻转幅度过大，或单向捻转，造成肌纤维缠绕针身，或因体位变动等，造成针下非常紧滞，而致提插、捻转或出针困难的现象。发现滞针，应根据不同原因予以相应处理。如：在穴位边循按切压，或在穴边再刺一针，可缓解肌痉挛，或反向捻转以解脱肌纤维缠绕，或延长留针时间，或改变体位等。

置换价（displacement value）　栓剂中不溶于基质的成分的重量与其同体积基质的重量的比值。此值在热溶法制备栓剂时计算不溶成分所占的容积，如用可可豆油为标准，若不溶于可可豆油的成分的重量为可可豆油的两倍时，则此成分的置换价为 2。

稚阳（premature yang）　中医术语。形容小儿阳气初生，各种生理功能活动旺盛而未臻完善的特点。病变时或治疗不当时，阳气易亢易衰，引起阴阳失调。

稚阴（premature yin）　中医术语。形容小儿身体初长，但精血津液等物质尚未充盈的生理特点。阴未足则不足以充养阳气，故小儿既为稚阴之体，也是稚阳之体。病变时阴液易伤，引起阴阳失调。

中鼻道拥挤狭窄（middle nasal meatus stricture）　鼻窦炎的体征之一。中鼻道因水肿、黏膜肥厚和息肉样变而拥挤狭窄。见于鼻中隔偏曲、鼻腔部发育狭窄、中鼻道筛泡发育过大、中鼻道及鼻窦息肉或肿瘤。

中部心前区（middle precardiac area）　范围在心尖部和胸骨之间的第 3 及第 4 肋间的心前区中心。在此区可较好地听诊第一心音、第二心音、开瓣音、二尖瓣狭窄、三尖瓣狭窄和关闭不全、室间隔缺损、主动脉瓣狭窄和关闭不全以及肺动脉关闭不全的杂音。

中草药化学（chemistry of Chinese herbal drugs）　植物化学的一个分支。研究中草药有效成分的学科。其内容主要是研究中草药有效成分的提取、分离、结构鉴定、主要用途、构效关系和生产工艺等。

中草药学（Chinese herbology）　运用现代科学知识研究中草药的一门科学。研讨内容与生药学基本一致，只是对草药的种类和应用经验以及新药物资源更加重视。

中长链脂肪乳（medium-chain triglyceride/ long-chain triglyceride fat emulsion, MCT/LCT fat emulsion）　同时含有中链脂肪酸（含 8～12 个碳原子）和长链脂肪酸（含 12～24 个碳原子）的脂肪乳剂。有物理混合和结构中长链脂肪乳两类。与长链脂肪酸相比，中链脂肪酸具有体内清除迅速、供能迅速和途径多样化、对肝功能影响小、节氮效应高、免疫抑制少等优势。

中长型纤维结肠镜（mid-long type of fibro-colonoscope）　工作长度为 1 400mm 左右的纤维结肠镜，适用于绝大多数病例，用于全结肠检查，有时甚至可进入回肠末端 10～30cm。其特点是兼有长型和短型的优点，是全结肠检查的首选镜型。

中成药（traditional Chinese patent medicines and simple preparations）　是以中药材为原料，在中医药理论指导下，按规定的处方和方法加工制成的各种剂型，供临床辨证治疗或预防保健使用的一类药物。其使用、携带、贮运方便，有些具有长效、速效或高效的特点，不仅适用于慢性病和轻症，亦可用于危重急症。常用的剂型有散剂、膏剂（膏糍）、丸剂、片剂、注射剂、胶囊、颗粒、口服液、糖浆、酊剂以及外用的栓剂、贴膏、气雾剂等。

中成药学（Chinese patent medicines）　研究中成药的理论、分类、处方组成、加工制作、临床应用、引申应用及储存保管等方面知识的学科。

中冲（zhongchong, PC 9）　中医经穴名。属手厥阴心包经。井（木）穴。位于中指尖端的中央（一说距指甲根 0.1 寸）。主治昏迷、休克、发热、中暑、小儿抽搐、心痛、舌强肿痛、掌中热。直刺 0.1～0.2 寸，或点刺出血。艾炷灸 1～3

壮，或艾条灸 5～10min。

中等流量氧疗（middle-flow oxygen therapy） 吸氧流量在 2～4L/min，吸氧浓度在 40%～60% 以上。适用于有明显通气/灌流比例失调或显著弥散障碍者，如心肌梗死、休克、肺水肿等。

中都（zhongdu，LR 6） ①其他名称：中郄、太阴。中医经穴名。属足厥阴肝经。足厥阴之郄穴。位于小腿前内侧，内踝尖直上 7 寸，胫骨内侧缘处。主治月经不调、小腹痛、崩漏、恶露不尽、疝气、下肢痿痹等。沿皮刺 0.3～0.5 寸。艾炷灸 3～5 壮，或艾条灸 5～10min。②经外奇穴名。八邪穴之一。

中度低氧血症（moderate hypoxemia） 动脉血氧分压 4～6.67kPa（30～50mmHg），动脉血氧饱和度 60%～80%，病人有轻度的意识障碍、发绀、呼吸困难，需氧疗，氧流量为 2～4L/min。

中度颅脑损伤（moderate craniocerebral injury） 格拉斯哥昏迷指数在 9～12 分，伤后意识障碍为 20min 至 6h，其生命功能（呼吸、循环）等可正常，瞳孔大小正常，瞳孔对光反射亦正常。

中度缺钠（moderate sodium deficit） 指血清钠在 120～130mmol/L（120～130mEq/L），相当于每千克体重缺氯化钠 0.5～0.75g。除有轻度缺钠的症状外，尚有恶心、呕吐、血压不稳或下降，直立性低血压性晕厥，尿少，尿内几乎不含钠和氯。治疗为积极去除病因和静脉滴注氯化钠溶液。如 60kg 体重者估计缺钠为 0.5g/kg，则总计补钠为 30g，第 1 日先给 15～20g，第 2 日给剩下的 10g。

中度缺水（moderate water depletion） 高渗性缺水的一种。指缺水量占体重的 4%～6%。表现为极度口渴乏力，唇舌干燥，皮肤弹性差，眼窝凹陷，尿量少，尿液比重高。治疗：尽早去除病因和补水。如不能口服则经静脉滴注 5% 葡萄糖或 0.45% 氯化钠溶液。

中度营养不良（moderate malnutrition） 营养缺乏性疾病。体重低于正常均值的 25%～40%，腹部皮下脂肪厚度为 0.4cm 以下，身长较正常低，肌张力明显减低，精神状态明显抑郁。此时应去除病因，同时调整饮食和改进喂养方法。增加热量的供给，并且适当加用药物治疗，以免影响小儿的生长发育。

中度右室肥厚（middle degree of right ventricular hypertrophy） 其他名称：RS 型右室肥厚、B 型右室肥厚。心电图表现除具有右室肥厚的特征外，V_1 导联呈 RS、Rsr'、Rs 型，且 $R_{V1}<1.5mV$。

中耳（middle ear） 前庭蜗器中位于外耳和内耳之间的部分。包括鼓室、咽鼓管、乳突窦和乳突小房。有传导声波和增大声强的作用。

中耳癌（carcinoma of middle ear） 中耳的恶性肿瘤。可原发于中耳，或继发于外耳道、鼻咽、颅底脑膜或腮腺等处的癌肿。除耳痛、耳聋、流血外，还可引起张口困难、面瘫及三叉神经、展神经、舌咽神经、迷走神经、副神经、舌下神经等脑神经受损症状。治疗：手术，放疗。

中耳成形术（tympanoplasty） 见鼓室成形术。

中耳乳突结核（tuberculosis of middle ear and mastoid） 中耳乳突部的结核分枝杆菌感染。多为肺结核的继发感染。一般分为粟粒型、肉芽型及干酪型。治疗：抗结核疗法。

中耳损伤（injuries of middle ear） 包括鼓膜破裂、听小骨脱位或断裂和面神经损害等。表现为耳痛、耳鸣、出血和听力下降；可有眩晕、眼球震颤等。治疗：刚受伤时用消毒棉球塞在外耳道，严防进水，禁用滴耳药；休息、全身应用抗生素；严重者手术治疗。

中耳炎（otitis media） 各种致病因素导致中耳鼓室、鼓窦、乳突和咽鼓管等部位的炎症。可分为非化脓性和化脓性两类。前者包括分泌性中耳炎和气压损伤性中耳炎；后者可分为急性中耳炎和慢性中耳炎。急性中耳炎常由上呼吸道炎所引起，亦可并发麻疹、猩红热等急性传染病，有发热、耳痛、听力减退等症状。常有鼓膜穿孔和流脓。如不及时治疗，可蔓延形成急性乳突炎或转为慢性化脓性中耳炎。慢性

中耳炎一般分为单纯型和胆脂瘤型 2 类。前者用药物治疗，后者常发生面瘫、耳后脓肿或颅内感染等严重并发症。治疗：手术。

中封（zhongfeng，LR 4） 其他名称：悬泉。中医经穴名。属足厥阴肝经。经（金）穴。位于内踝前下方 1 寸，胫前肌内缘凹陷处。主治胁痛、黄疸、疝气、小便不利、遗精、淋浊、腰痛等。直刺 0.3～0.5 寸。艾条灸 5～10min。

中府（zhongfu，LU 1） 其他名称：膺中俞、膺俞、府中俞。中医经穴名。属手太阴肺经。肺之募穴。位于胸壁外上方，平第 1 肋间隙，距正中线 6 寸处。主治咳嗽、哮喘、胸痛、食不下、呕哕、肩臂痛等。直刺 0.3～0.5 寸，或向外斜刺 0.5～1 寸。艾炷灸 3～5 壮，或艾条灸 5～10min。

中骨盆（midpelvis） 骨盆的最窄平面。呈长椭圆形。其横径为两侧坐骨棘间距离，平均约 10cm；前后径为耻骨联合下缘中点至骶骨下端间距，平均为 11.5cm。中骨盆的形状及容积与分娩有密切关系。

中骨盆狭窄（contracted midpelvis） 坐骨棘间径小于 10cm，后矢状径小于 4.5cm 或二者之和小于 13.5cm。内诊检查如发现坐骨棘突出、坐骨切迹较窄、出口横径窄，应疑有中骨盆狭窄。X 线骨盆测量中骨盆面积在正常值 85% 以下者（正常值为 $120cm^3$），可诊断为中骨盆狭窄。

中国传统医学（traditional Chinese medicine） 中华民族在长期的医疗实践中，不断积累而逐渐形成的医学理论体系和临床经验。是汉族和各少数民族医学的统称。主要包括中医学、藏医学、蒙医学、维医学、朝医学、壮医学、傣医学、彝医学以及苗族、拉祜族、畲族、鄂伦春族等民族的医学。

中国烧伤成年人营养公式（Chinese nutrition formula of burned adult） 解伟光等介绍适合我国烧伤成人日需能量计算公式。日需能量（kcal/d）＝1 000×体表面积（m^2）＋25×烧伤面积（%）。按法定计量单位为焦耳（J）换算：1kcal＝4 184J。

中和反应（neutralization reaction） 血清学反应之一。即抗体使相应抗原（毒素或病毒）的毒性或传染性消失的反应。广义而言，中和激素和酶的活性也可概括在内。临床实验诊断中测风湿病病人体内抗链球菌溶血素 O 的抗体即为中和反应试验。

中和抗体（neutralizing antibody） 能中和细菌外毒素或阻止病毒增殖的特异性抗体。其中以 IgG 与分泌型 IgA 最为重要。能在血液循环内以及黏膜表面发挥中和作用，可使细菌外毒素失去毒性作用，阻止病毒吸附于易感细胞，是构成体液免疫功能的重要组成成分。

中和抗原（neutralizing antigen） 一种与相应抗体结合后，可阻止病毒吸附于易感细胞的病毒表面抗原。属保护性抗原。如流感病毒包膜上的血凝素抗原、狂犬病病毒的 G 抗原等。

中和试验（neutralization；neutralizing test） ①利用抗原抗体的中和反应的一种免疫学诊断方法。可用于测定病人血清的中和抗体水平，以辅助临床诊断（如抗链球菌溶血毒素 O 试验）或鉴定病毒的种或型。②病毒在活体内或细胞培养中被特异性抗体中和而失去感染性的一种试验，可用来检查病人血清中抗体的消长情况，也可用来鉴定未知病毒或研究病毒的抗原结构。

中厚皮片（skin in intermediate thickness） 厚度为 0.3～0.4mm 的皮片。包含表皮和部分真皮，具有刃厚皮片与全厚皮片的优点。适宜于颜面、手和关节功能部位的深度烧伤创面。成活后，质地柔软，耐受摩擦和负重，挛缩轻微，颜色不深，能获得较好的功能和形态。

中厚皮片移植术（grafting of skin in intermediate thickness） 在供皮区（如大腿、腹背部等）切取一块包含表皮质及部分真皮质的皮片移植于皮肤缺损部位。中厚皮片存活后质地柔软，收缩性小，能耐受一定的摩擦，常用于皮肤缺损的新鲜创面，以及需皮片移植的整形手术等。

中华按蚊（Anopheles sinensis） 其他名称：宽卵型中华按蚊。我国常见的一种按蚊。成蚊喜栖牛房，是我国平原地区疟疾及马来丝虫、班氏丝虫的重要传播媒介。灰褐色。翅前缘脉有 2 个大白斑，第 6 纵脉上有 2 个暗斑，触须上有 4 个白

环，以端白环最宽。滋生于面积较大而清洁的静水中。

中华白蛉（*Phlebotomus chinensis*）　白蛉的一种。成蛉体长 3～3.5mm，为淡黄色竖立毛类。雌雄成虫的口甲不发达，无色板。该蛉在我国分布于除新疆以外所有黑热病流行区，是我国黑热病的主要传播媒介。

中华分支睾吸虫病（clonorchiasis）　见华支睾吸虫病。

中极（zhongji, RN 3）　其他名称：玉泉、气原。中医经穴名。属任脉。足三阴、任脉之会。位于脐下 4 寸处。主治遗尿、尿频、尿闭、遗精、阳痿、疝气、崩漏、月经不调、不孕等。直刺 0.5～1 寸。艾炷灸 5～7 壮，或艾条灸 10～15min。

中间代谢（intermediary metabolism）　营养物质经消化吸收后，在体内所经历的全部化学变化过程。能使营养转变为机体自身物质，或以 ATP 的形式释出其化学能，用于维持机体的结构和功能。最后变成终末代谢产物，排出体外。

中间冠状动脉综合征（intermediate coronary syndrome）　其他名称：急性冠状动脉功能不全。心肌缺血引起的绞痛在 24h 内反复发作，重而长，常在休息时或睡眠中发作，无明显诱因，发作时心电图上仅出现 S-T 段改变而无异常 Q 波，放射性核素示血清酶学检查均无心肌坏死的表现，硝酸甘油治疗无效。

中间颈神经综合征（middle cervical radicular syndrome）　第 7 颈神经受压所致的疾病。可见于炎症、肿瘤、骨退行性变等。表现为肱三头肌瘫痪及部分手伸肌瘫痪。治疗：对症处理，手术。

中间连接（intermediate junction）　其他名称：黏着小带。细胞的连接方式之一。该连接多为长短不等的带状，将细胞黏着在一起。相邻细胞膜间有宽约 15～20nm 的间隙，其中有丝状物质连接两侧的细胞膜，而在胞膜的胞质面附着有薄层致密物质和蛋白质组成的粗约 5nm 的微丝。此连接在上皮细胞和心肌细胞间常见。具有黏着、使细胞轻微变形和传递细胞收缩力的作用。中间连接和紧密连接共同形成衣领状的小带，箍着相邻的细胞。

中间葡萄膜炎（intermediate uveitis）　其他名称：周边葡萄膜炎。指原发病灶发生于睫状体平坦部及锯齿缘间的轻症葡萄膜炎。病人常仅自觉雾视及飞蚊症。眼部检查见眼前段无明显异常，而玻璃体明显混浊，弥漫性炎症时前玻璃体絮状混浊或下方周边部可见游动的小雪球状玻璃体混浊，局限性渗出型者可见下方玻璃体内雪堤状渗出物。可视网膜周边血管炎、血管闭塞呈白线状。可并发白内障及黄斑变性。治疗：局部及全身应用皮质类固醇。

中间神经痛（intermediate neuralgia）　一种面部疼痛。以中年或老年男性居多。通常为一侧性的面部疼痛，多在晚上睡后 1h 左右出现，持续半小时到几小时，发作时可伴有痛侧的流泪和鼻黏膜充血。治疗：试用麦角胺咖啡因、卡马西平等；无效时开颅行面神经的中间神经切断术。

中间神经元（interneuron）　其他名称：联络神经元、联合神经元。位于感觉神经元和运动神经元之间、起信息加工和传递作用的神经元。主要为多极神经元。在数量上远远超过传入和传出神经元。对反射的协调起重要作用。

中间丝（intermediate filaments）　其他名称：中间纤维、10nm 丝。是细胞骨架的成分，直径大约 10nm 的细丝，因其直径介于微丝和微管之间而得名。它们不含收缩蛋白和微管蛋白，广泛分布于上皮、神经、肌肉和结缔组织的细胞中，如表皮细胞的张力原纤维、神经细胞的神经原纤维都是由中间丝组成的，但组成它们的蛋白质成分各不相同。主要起支持作用，无收缩能力。

中间宿主（intermediate host）　寄生虫的幼虫或无性生殖阶段寄生的宿主。如钉螺是日本血吸虫的中间宿主。有的寄生虫有 2 个中间宿主，分别称第一中间宿主及第二中间宿主。如华支睾吸虫的第一中间宿主是淡水螺，第二中间宿主是淡水鱼。

中间型冠状动脉综合征（intermediate coronary syndrome）　介于心绞痛与心肌梗死之间的冠心病。心肌缺血引起心绞痛，发作时间较长，可达 30min 至 1h 以上，常在休息时或睡眠中发作，但心电图和血清酶检查无心肌坏死改变，可发展为心肌梗死。治疗同心绞痛。

中间型心律（medial type of rhythm）　其他名称：过渡型心律。在快速房性心律失常中，介于房性心动过速与心房扑动之间，或介于心房扑动与心房颤动之间的心律。其中后者又称不纯性心房扑动或心房扑动-颤动。

中间综合征（intermediate syndrome）　见不稳定型心绞痛。

中焦（middle jiao）　①中医脏腑名。三焦的中部，指腹腔上部，主要指脾胃的功能是主腐熟水谷、泌糟粕、蒸津液、化精微，是气血营养生化的来源。②温病三焦辨证之一。相当于温病的高热期，邪在胃肠或脾。

中焦温病（seasonal febrile disease involving middle-jiao）　其他名称：阳明温病。中医病证名。温病发展阶段，邪在中焦胃肠者。以持续高热、口渴为特征。

中结肠动脉（middle colic artery）　肠系膜上动脉供应横结肠的分支。自胰的下缘附近发出，前行略偏右侧进入横结肠系膜，分支营养横结肠，并与右结肠动脉和左结肠动脉的分支吻合。

中介体（mesosome, mesomeric body）　见间体。

中链脂肪酸（median chain fatty acid）　含 8～12 个碳原子的脂肪酸。此类脂肪在肠内大部分被水解为脂肪酸和甘油，并循门静脉进入肝脏，仅一小部分在肠壁再合成为甘油三酯进入乳糜微粒中。故食用富含中链脂肪酸的脂肪，容易发生高脂蛋白血症。

中髎（zhongliao, BL 33）　中医经穴名。属足太阳膀胱经。位于骶部，相当于第 3 骶后孔中。主治腰骶痛、腿痛、月经不调、带下、滞产、小便不利、泄泻、便秘等。直刺 1～1.5 寸。艾炷灸 3～7 壮，或艾条灸 5～15min。

中满分消丸（zhongman fenxiao wan）　中医方剂。消食导滞剂。出自《东垣十书》。组成：党参、枳实、茯苓、黄连、白术、厚朴、干姜、泽泻、甘草、猪苓、黄芩、姜半夏。功能宽胸消胀、利水。用于湿热壅盛、浊水停聚所致的腹水坚满、脘腹撑急疼痛、烦热口苦、渴不欲饮、小便赤涩、大便秘结或溏垢、舌苔黄腻、脉弦数等症。孕妇慎用。

中密度脂蛋白（inter mediate density lipoprotein）　在血浆中，极低密度脂蛋白在脂蛋白脂酶的作用下，将其中的甘油三酯水解而释放。颗粒逐渐变小，并形成中密度脂蛋白。异常情况下，中密度脂蛋白含量增加可引起血中的甘油三酯和胆固醇增加。

中脑（midbrain）　介于间脑和脑桥之间的脑组织。其上界为视束，下界为脑桥基底部腹侧上缘，由中脑导水管周围灰质、顶盖和大脑脚 3 部分组成。中脑内有动眼、滑车脑神经核和红核、黑质、中央灰质等重要核团，以及重要的上、下行传导束。具有传导信息和参与完成视、听反射等功能。黑质病变可引起帕金森病。

中脑导水管（mesencephalic aqueduct）　其他名称：中脑水管。中脑内部的管形室腔。此管上通第三脑室，下接第四脑室，是连通第三、第四脑室的脑脊液通路。

中脑顶盖部综合征（Parinaud syndrome）　见帕里诺综合征

中脑腹侧部综合征（Weber syndrome）　其他名称：韦伯综合征。大脑脚底中的锥体束和动眼神经受累所致的一组症候群。表现为患侧动眼神经麻痹及对侧肢体中枢性瘫痪。

中脑上-下丘（superior colliculus and inferior colliculus of midbrain）　中脑的背面由两对小丘组成，上方的一对为上丘，下方的一对为下丘。上丘是视觉反射中枢；下丘是听觉反射中枢。自上、下丘的外侧各向前外方发出一条隆起，分别称为上丘臂和下丘臂。下丘臂与间脑的内侧膝状体相连接，上丘臂与间脑的外侧膝状体相连接。

中胚层（mesoderm）　其他名称：胚内中胚层。胚胎发育第 2 周末，增生的上胚层细胞经原条原结迁入上下胚层之间而形成的一层多边形细胞。

中频正弦电疗法（medium frequency sinusoidal electrotherapy）　应用频率为 1 000～100 000Hz 的正弦交流电治疗疾病。功效有：镇痛、镇静作用；促进局部血液循环；对非感染性炎症具有消炎、消肿作用；促进周围神经功能恢复，增强肌肉收缩功能；软化瘢痕，松解粘连等。

中期妊娠引产（induction of labor in midpregnancy） 妊娠13～24周终止妊娠的方法。终止妊娠最好采用吸宫术或钳刮术；由于月份过大已失去吸宫术或钳刮术的时机，不得已时也可应用药物或手术方法。应用的药物种类较多，如依沙吖啶、天花粉、芫花乙醇浸剂、缩宫素、前列腺素、高渗盐水、高浓度葡萄糖液等。给药途径有静脉滴注、肌内注射、阴道放置、宫腔内及羊膜腔内注入等。手术一般用水囊引产或剖宫取胎。

中气（middle qi） 中医术语。①泛指中焦脾胃之气和脾胃等脏腑对饮食的消化运输，升清降浊等生理功能。②脾气。脾气主升，脾虚下陷可发生脱肛、子宫脱垂等病症，用补益中气的方法治疗，补益中气就是补脾和升提下陷的脾气。③运气术语。指中见之气。④病证名。类中风类型之一。即气中。七情气结，或怒动肝气，气逆上行，以突然仆倒昏迷、不省人事、牙关紧急、手足拘挛，但口内无痰涎声等为常见症的类中风。

中气下陷（collapse of middle-warmer energy） 其他名称：脾气下陷。中医证名。多指脾气虚导致组织弛缓不收、脏器脱垂的一类病证。脾居中焦，其气主升，若饮食劳倦伤脾，或久病损脾，皆可致脾阳虚陷，升提失司。多见于脱肛、久泻、子宫脱垂及小儿囟陷等。治宜补中益气、升阳举陷。

中肾管（mesonephric duct, Wolff duct） 其他名称：沃尔夫管。胚胎时期，中肾的排泄管。由生殖索形成的中肾小管通入外侧的前肾管后的部分。男性的中肾管发育演变为副睾管、输精管、精囊腺和射精管。女性的中肾管退化，头端残留部分形成卵巢冠纵管；若尾端残留，则形成加特纳管（Gartner duct）。

中肾旁管（paramesonephric duct） 其他名称：米勒管。发生于中肾管外侧，先由体腔上皮凹陷形成纵沟，后沟缘愈合成的管。如果生殖腺分化为卵巢，中肾旁管的上段演变成输卵管，中段和下段合并后形成子宫和阴道的上部。男性该管退化，残留为睾丸附件，尾端演变为前列腺囊、精阜。

中肾旁管存留综合征（persistent Müllerian duct syndrome, PMDS） 见米勒管永存综合征。

中枢（zhongshu, DU 7） 中医经穴名。属督脉。位于背正中线，第10胸椎棘突下陷中。主治黄疸、腹满、呕吐、腰脊强痛等。向上斜刺0.5～1寸。艾炷灸3～5壮，或艾条灸5～10min。

中枢化学感受器（central chemoreceptor） 位于延髓腹外侧浅表部位，左右对称，分头、中、尾区。头、尾区均有化学感受性，而中间区为头、尾端传入冲动向呼吸中枢投射的中继站，无化学感受性。中枢化学感受器的生理刺激是脑脊液和局部细胞外液中的 H^+，CO_2 对其作用最终刺激物也是 H^+。该感受器是血中 CO_2 和 H^+ 浓度对呼吸调节的有效途径，从而维持血中 CO_2 及 H^+ 浓度相对稳定水平。尤其对脑脊液的 pH 值保持相对稳定起着重要作用。

中枢淋巴器官（central lymphoid organ, primary lymphoid organ） 见中枢免疫器官。

中枢免疫器官（central immune organ） 其他名称：中枢淋巴器官。是对机体实现免疫应答功能起决定性作用的器官，包括胸腺、骨髓。因为在免疫应答中起第一位的作用，故又称第一级免疫器官或一级淋巴器官。

中枢神经（central nervous） 神经系统的主要部分。包括位于颅腔内的脑和椎管内的脊髓。是调节和控制人体各种功能活动的最高中枢。

中枢神经递质（central neurotransmitter） 存在于中枢神经系统内的神经递质的总称。目前认为主要有乙酰胆碱、单胺类（多巴胺、去甲肾上腺素、5-羟色胺）、氨基酸类（谷氨酸、甘氨酸、γ-氨基丁酸）和肽类（神经元分泌的多种肽类化学物质）等。其中乙酰胆碱以兴奋作用为主，为兴奋性递质。单胺类具有兴奋和抑制两种作用，但以抑制作用为主。氨基酸类中的谷氨酸为兴奋性递质，甘氨酸和γ-氨基丁酸为抑制性递质。

中枢神经系统（central nervous system, CNS） 调节和控制人体各种功能活动的最高中枢。位于颅腔和椎管内，包括脑和脊髓。脊髓为长筒状，共分31节，在功能上属于低级中枢。脑分为延髓、脑桥、小脑、中脑、间脑和端脑6个部分。端脑即左、右大脑半球，是最高级中枢。常说的生理反射活动，必须有中枢参与。身体诸种感觉器官（如眼、耳、鼻、舌、皮肤等）接受相应刺激转换成神经冲动，经由周围的传入神经传到各级中枢，在中枢进行分析、处理之后，再经传出神经发出指令，产生效应器活动。

中枢突（central process） 假单极神经细胞伸向脑和脊髓的突起。相当于轴突。

中枢兴奋（central excitation） 中枢神经系统受刺激后，由安静状态变为活动或由弱活动变为强活动，这种过程为中枢兴奋。中枢兴奋的基础是兴奋性突触的传递，突触前膜释放兴奋性递质，突触后膜经过一系列活动后产生兴奋性突触后电位（EPSP），强度足够时，即引起突触后神经元产生动作电位即兴奋。在中枢神经系统中兴奋和抑制协调是实现神经系统整合功能的基础。

中枢兴奋药（central nervous system stimulant） 具有兴奋中枢神经系统，提高脑活动功能的药物。分别有兴奋大脑皮质、延髓呼吸中枢、脊髓的药物及促进脑细胞代谢、改善脑功能的药物。①大脑兴奋药，如咖啡因，主要用以加强大脑皮质的功能。②脊髓兴奋药，如士的宁（番木鳖碱），用于脊髓功能过低。③延髓兴奋药，如尼可刹米，主要兴奋呼吸中枢，用以救治全身麻醉药、催眠药中毒和严重急性传染病的中枢抑制等，所以又称苏醒药。前两类药物也有不同程度的苏醒作用。

中枢兴奋药中毒（nervous stimulant poisoning） 误服或服用中枢兴奋药过量引起的中毒。此类药物包括咖啡因、洛贝林、甲氯芬酯及尼可刹米等。主要表现为中枢神经兴奋及后期抑制症状。误服者可予催吐、洗胃、导泻疗法，以及静脉补液，使用镇静剂和对症处理。

中枢型睡眠呼吸暂停综合征（central sleep apnea syndrome, CSAS） 睡眠中间出现胸腹呼吸运动、上气道无气流通过的时间大于10s的现象。可单独存在或与脑干外伤、肿瘤、梗死及感染等中枢神经系统疾病并存。治疗：病因治疗；用呼吸中枢兴奋药；严重时夜间机械通气或气管切开。

中枢性过度通气（central hyperventilation） 一种快而深的节律性呼吸，其呼吸频率可高达100次/min。这种呼吸见于中脑下部至脑桥中部以上的受损，或第四脑室腹侧旁正中网状结构损害的病人。血气分析动脉血氧分压正常或增高，而二氧化碳分压降低；pH 值超过7.48，呈现呼吸性碱中毒。

中枢性呼吸困难（central dyspneic respiration） 临床常见症状。呼吸困难的一个类型。由于呼吸中枢缺氧、受压力刺激引起。表现为呼吸慢而深。见于重症颅脑疾病，如脑炎、脑出血、颅脑外伤、脑瘤等。此外，重度贫血、一氧化碳中毒、尿毒症、糖尿病昏迷、化学毒物中毒、药物中毒等，也可刺激呼吸中枢引起呼吸困难。

中枢性呼吸衰竭（central respiratory failure） 由于颅内感染或颅脑损伤引起的呼吸衰竭。呼吸困难主要表现在呼吸节律和频率的改变。呼吸节律不齐，表现为快慢深浅不均，可呈各种异常呼吸，如潮式呼吸、叹息样呼吸、双吸气及下颌式呼吸，呼吸减慢乃至呼吸停止。出现此种情况时，表示病情危重，预后险恶。

中枢性面瘫（central facial paralysis） 其他名称：中枢性面神经麻痹、核上瘫。当病变损伤了面神经核以上的大脑皮质运动区和它发出的皮质延髓束（也称皮质脑干束、皮质核束）时，出现病变对侧面下部表情肌瘫痪的一种疾病。表现为鼻唇沟变浅或消失，鼓腮漏气，露齿时口角偏向健侧。而闭眼、皱眉、额纹正常，即面上部表情肌不受累。与周围性面瘫的主要区别是，只出现下部面瘫而病变部位在面瘫的对侧。本征最多见于脑血栓形成和脑出血。

中枢性尿崩症（central diabetes insipidus） 见垂体性尿崩症。

中枢性呕吐（central vomiting） 由中枢神经性病变引起的呕吐。常见于颅内高压、脑血管病、脑肿瘤、脑外伤、药物或化学毒物中毒、代谢障碍（如低钠血症、酮症、尿毒症）、妊娠、甲状腺危象、艾迪生（Addison）病危象等。特点：呕吐呈喷射状，无恶心的先兆，吐后无轻松感。

中枢性舌下神经瘫（central hypoglossal nerve paralysis）　大脑病变时病人舌伸出偏向病灶对侧的病症。此时舌下神经核并未受累，故无舌肌萎缩和舌肌震颤。中枢性舌下神经瘫很少单独存在，常伴中枢性面瘫和半身瘫，舌尖偏向侧正是肢体瘫痪和面瘫侧，病灶在对侧。

中枢性瘫痪（central paralysis）　见痉挛性瘫痪。

中枢性心律失常（central arrhythmia）　一类与中枢神经系统活动有关的心律失常。常见于精神、情绪突然改变或脑外伤、脑出血、颅内压增高等。

中枢性性早熟（central precocious puberty, CPP）　其他名称：完全性性早熟、真性性早熟。由于下丘脑-垂体-性腺功能提前激活而导致的性早熟。与正常青春发育成熟机制完全一致，并可具有一定的生育能力。包括继发于中枢神经系统各种器质性病变和特发性性早熟两大类。

中枢延搁（central delay）　其他名称：突触延搁。兴奋通过神经中枢时比较缓慢的现象。主要是由于兴奋越过突触时，有突触前膜释放递质和递质扩散发挥作用等过程，要耗费比较长的时间。

中枢抑制（central inhibition）　中枢神经系统内神经元活动的减弱或停止。与兴奋一起构成中枢神经系统活动的两种形式。在反射活动的协调上具有重要作用。按其发生的部位，分为突触前抑制和突触后抑制两种。

中水（intermediate water, reclaimed water）　其他名称：再生水、回用水。生活污水、工业废水、雨水经处理后达到规定的水质标准，可在一定范围内回用的非饮用水。通常把自来水称为"上水"，把排出污水称为"下水"，因其水质介于上述二者之间，故称。主要用于工业冷却、园林灌溉、厕所和车辆冲洗、建筑工程和消防等用水。

中脘（zhongwan, RN 12）　其他名称：中管、上纪、太仓、胃脘。中医经穴名。属任脉。任脉、手太阳、少阳、足阳明之会。胃之募穴。八会穴之腑会。位于腹部前正中线上，脐上4寸处。主治胃痛、腹胀、呕吐、呃逆等。直刺1～1.5寸。艾炷灸5～10壮，或艾条灸15～30min。

中位数（median）　一组观察值从小至大排列后，居于中间位置上的观察值。除均数外，中位数也是一种表示集中趋势的指标。在正态分布的计量资料中，中位数与均数十分接近或基本一致，但在偏态分布时，两者就有一定的差距。

中温菌（middle temperature bacteria）　最适生长温度在20～40℃的细菌。其最低生长温度10～20℃，最高生长温度40～45℃。绝大多数微生物属于这一类。病原菌最适生长温度与宿主体温相近，一般在15～40℃都能生长，但最适温度为37℃，与人的体温相同。

中消（diabetes involving middle-jiao）　其他名称：消中、消脾、胃消。中医病证名。以多食善饥为主症的消渴。由过食辛热甘肥、脾胃燥热所致。治宜清胃泻火，滋阴润燥，可用玉女煎加味。

中小学校健康教育普及率（universal health education rate in primary and middle school）　某地区中小学校数中已开展健康教育学校数的百分率。中小学健康教育普及率=某地开展健康教育中小学校数/某地中小学校总数×100％。

中心边缘角（center edge angle）　供诊断用的解剖标记。取股骨头中心髋臼中心为一点，髋臼外缘为另一点作连线，再作髋臼外缘垂直线，两线相交之角为CE角（中心边缘角）。正常约20°，小于15°为异常，示股骨头外移。

中心病人监测仪（central monitor）　中心控制、显示和处理多个床边生理监测仪信息的仪器。实际上是一个生理监测中心数据站。与多个床边生理监测仪联网则形成集中病人监测系统。其目的在于集中显示病人重要生命指征、报警、趋势图，打印结果和处理在床边监测仪上不易进行的信息（如心律失常分析）。可实时同步显示各床信息（波形、数字），显示趋势图，也可在屏幕的一侧显示实时信息，另一侧显示趋势图表。

中心电端（central electric terminals）　无干电极无论放得多么遥远，总是有一定的电位影响，为解决这一问题，根据爱氏三角假设，设计了一个中心电端，即将左上肢、右上肢和左下肢的三个电极用导线连接到中心一点，并在每条导线上加一个5 000欧姆的电阻，以消除电极板下皮肤电阻差别所造成的影响。根据爱氏三角假设及柯氏定律证明此中心电端的电位在整个心脏激动过程中的每一瞬间都等于零。

中心法则（central dogma）　核酸决定其遗传和微生物的性状，但执行功能和性状行为的是蛋白质。DNA具有编码蛋白质的功能，从DNA到表达蛋白质的遗传信息流动方式，即遗传信息通过转录从DNA流向RNA，而RNA又通过翻译决定蛋白质的合成，这种DNA→RNA→蛋白质的信息流动方式称为分子生物学的中心法则。

中心静脉压（central venous pressure, CVP）　胸腔内大静脉或右心房的血压。正常人平卧时约为3.92～11.76kPa（40～120mmH$_2$O）。心脏射血能力降低或静脉回流量增多（回流速度快）时压力增高，反之压力降低。临床上用于心血管功能的判断，并常作为治疗休克时控制输液速度和输液量的主要指标。

中心静脉压测定（measurement of central venous pressure）　经股静脉或大隐静脉将导管插至上腔或下腔静脉内，测定右心房或胸腔段上、下腔静脉的压力。正常值为0.59～0.98kPa（60～100mmH$_2$O）。压力降低表示血容量不足；压力增高而血压降低，表示心输出量减低；压力增高而血压正常，提示容量血管过度收缩，大循环阻力增加。

中心体（centrosome）　主要见于动物细胞中的一种近核的细胞结构，由一对中心粒和中心粒周物质组成，中心粒周物质起微管组织中心作用。中心粒为短筒状小体，筒壁由9群微管组成，每群含有3条微管。中心粒常成对互相垂直存在，称为双心体。细胞分裂时，中心粒与纺锤丝的排列方向和染色体的移动方向有密切关系。

中心X线（central X ray）　发自X线管阳极靶的锥形X线线束的轴线。投照射，需将中心射线垂直对准所摄部位及X线底片的中心，以使所摄影像清晰，不失真。

中心性发绀（central cyanosis）　由于心、肺疾病使动脉血氧饱和度降低而引起的全身皮肤和黏膜的发绀。可分为心源性和肺源性两大类。

中心性浆液性脉络膜视网膜病变（central serous chorioretinopathy）　发生在黄斑部的低度浆液性视网膜与色素上皮分离的病征。多见于中青年男性，多单眼发病。视力有不同程度下降，视物变形，视野中央有一圆形暗区。眼底可见黄斑区水肿，中央凹反射消失，水肿区有黄白色小点状渗出。治疗：避免过度脑力劳动和兴奋；以激光直接光凝渗漏点。

中心性视网膜脉络膜炎（central retinochoroiditis）　属于视网膜中心部位（黄斑区）的眼病。主要由于黄斑部血管功能障碍或脉络膜炎引起。有视力减退，眼正前方有一团暗影，视物变小或变形等症状。

中性蛋白酶（neutral protease）　中性粒细胞溶酶体释放的一类炎性介质。主要作用是降解胶原、弹力蛋白、肾基底膜、软骨和纤维蛋白。可致多种组织受损，它与结节性多动脉炎、系统性红斑狼疮、肾小球肾炎、关节炎和肺气肿等病有关。

中性粒细胞（neutrophilic granulocyte, neutrophil）　其他名称：小吞噬细胞。细胞核呈杆状或分叶状、胞质含许多细小的淡紫色嗜天青颗粒和淡红色中性颗粒的粒细胞。具有活跃的变形运动和吞噬细菌的功能。

中性粒细胞窦氏小体（Dohle corpuscle of neutrophil）　因毒性变而存留于中性粒细胞胞质中的嗜碱性物质。呈梨形、圆形或云雾状，染灰蓝色或天蓝色，直径1～2μm。是细胞内部发育不平衡的表现。可与中毒颗粒相伴出现，也是疾病严重的标志。常见于中毒性肺炎、败血症、急性传染病及妊娠期高血压疾病等。

中性粒细胞功能障碍（disorders of neutrophil function）　原称中性粒细胞功能损害（functional lesion of neutrophilic granulocytes）。中性粒细胞具有黏附、趋化、吞噬、脱粒及杀菌功能，任何一种功能缺陷均可导致中性粒细胞功能障碍，致使机体防御病菌能力减退和对细菌易感性增加，出现反复感染。临床上分为遗传性和获得性两组。获得性多见，好发于成年人，常继发于全身性疾病。临床表现为，反复发生严重的细菌感染，亦常伴中性粒细胞减少、免疫球蛋白或补体的异常。以治疗原发病为主。

中性粒细胞核变性（neutrophil degeneration of nucleus） 其他名称：中性粒细胞核退行性变。表现为核固缩、核溶解、核破碎等。如胞质破裂、颗粒消失则成为裸核或篮状细胞。临床意义与中性粒细胞中毒颗粒、中性粒细胞空泡变性相同。

中性粒细胞核右移（neutrophil shift of right） 一种血象改变。正常人周围血中中性粒细胞以 3 叶核为主，若 5 叶核超过 3%时称为核右移。此时常伴白细胞总数减少，与造血物质缺乏或骨髓造血功能减退有关。常见于营养性巨幼红细胞贫血、恶性贫血等，也可见于应用抗代谢药物如阿糖苷等。在炎症的恢复期可有一过性核右移。若在疾病进行期突然出现核右移变化，多预后不良。

中性粒细胞核左移（neutrophil shift to left） 见于急性化脓性感染的血象改变。周围血中杆状核粒细胞增多并出现早、中、晚幼粒细胞超过 5%时，称为核左移，如仅见杆状核粒细胞>6%时称轻度左移；杆状核粒细胞>10%并伴有少数晚幼粒以至中幼粒细胞称中度左移；杆状核粒细胞>25%并出现早、中、晚甚至原粒细胞者称为重度左移。严重左移又称类白血病反应。急性中毒、急性溶血时亦可见到核左移现象。

中性粒细胞减少[症]（neutropenia） 外周血中性粒细胞绝对值成人低于 $2.0×10^9/L$，儿童≥10 岁低于 $1.8×10^9/L$ 或<10 岁低于 $1.5×10^9/L$。粒细胞减少可出现于接触放射线、苯、其他有机溶剂，使用抗癌药、磺胺药、抗疟药、抗甲状腺药，以及严重的细菌、病毒、立克次体等感染。脾功能亢进及系统性红斑狼疮等也常发生。治疗：去除病因，预防或控制感染。

中性粒细胞减少症伴无丙种球蛋白血症（neutropenia associated with agammaglobulinemia） 一种遗传性中性粒细胞减少症。发病率低。表现为持久性、波动性或周期性粒细胞减少，伴丙种球蛋白缺乏。极易感染。骨髓早期幼稚粒细胞增多，成熟障碍。多于幼年死亡。治疗：可每月肌内注射 1 次丙种球蛋白。

中性粒细胞碱性磷酸酶染色（alkaline phosphatase staining of neutrophilic granulocyte） 用于检测中性粒细胞内碱性磷酸酶活性的细胞化学染色法。原理：碱性磷酸酶在碱性环境（pH 值在 9.0~9.8）中，经镁离子激活后能将磷酸酯（如β-甘油磷酸钠）水解为磷酸钠和甘油，磷酸钠再与氯化钙、硝酸钴、硫化铵发生一系列化学反应，生成棕黑色的硫化钴定位于胞质中，然后用 0.5%伊红水溶液进行复染，干燥后，油浸镜观察。阳性反应主要见于中性杆状及分叶粒细胞，表现为胞质中出现灰色至棕黑色沉淀。用于诊断急慢性白血病、再生障碍性贫血及化脓性感染。

中性粒细胞类白血病反应（neutrophilic leukemoid reaction, NLR） 非白血病引起的周围血中性粒细胞极度升高，白细胞计数 $50×10^9/L$ 以上和/或出现幼粒细胞，为中性粒细胞类白血病反应。成人周围血中性粒细胞>$7.5×10^9/L$，临床上称中性粒细胞增多症。病因：急性感染（化脓性球菌感染，部分杆菌感染，部分真菌，钩端螺旋体，部分病毒，立克次体，华支睾吸虫病，严重的全身感染等）；其他炎症性疾病（急性肾小球肾炎、血清病等）、创伤（手术后、挤压伤等）和组织坏死（心肌梗死、肺梗阻等）；恶性肿瘤；急性出血、急性溶血和中性粒细胞缺乏恢复期；还可见于脾切除、阵发性心动过速、分娩、麻醉等。诊断：有明确病因；中性粒细胞计数明显增高；中性粒细胞碱性磷酸酶（NAP）积分增高；除外慢性粒细胞和中性粒细胞白血病；原发病治愈后，血象恢复正常。不需要治疗，关键在于治疗原发病。疾病进展迅速，预后较差。初次治疗联合化疗有效，但大多在短期内复发并产生耐药。年轻病人应及时行异基因造血干细胞移植。

中性粒细胞增多（neutrophilic granulocytosis） 外周血白细胞

正常值（4~10）×$10^9/L$。中性粒细胞占白细胞总数的50%~70%，其绝对值为（2~7）×$10^9/L$。成年人白细胞总数在 $12×10^9/L$ 以上，称白细胞增多；中性粒细胞绝对数超过 $8×10^9/L$ 称中性粒细胞增多。

中性粒细胞中毒颗粒（neutrophil toxic granulation） 在严重感染等情况下中性粒细胞胞质中出现的粗大的、分布不均的黑蓝色颗粒。被认为是特异性颗粒生成过程受阻或颗粒变化所形成。有时与中性粒细胞核左移并存。此类中毒颗粒多见于严重的化脓性感染以及大面积烧伤等。

中性突变（neutral mutation） 产生的新等位基因与群体中已有的等位基因的适合度相同的突变。此种突变虽然不影响其基因产物的氨基酸顺序，即不改变多肽链的性质，但可能影响转录或翻译的速度。

中性温度（neutral temperature） 机体只需最低的新陈代谢率就能维持正常的体核温度（身体内部温度），同时蒸发散热亦最少时的环境温度。成人中性温度是 25~30℃，而生后第一天的新生儿为 33~35℃。

中性胰岛素（neutral insulin） 高纯度、短效猪或牛胰岛素中性溶液。用于一般的中、轻度糖尿病。制剂：注射剂。注射局部偶有过敏反应。过量引起低血糖。用药期间注意低血糖反应。低血糖、肝硬化、溶血性黄疸、胰腺炎、肾炎等病人禁用。

中性中幼粒细胞（neutrophilic myelocyte） 胞质内含少量嗜天青颗粒和较多中性颗粒的中幼粒细胞。圆形，直径 10~18μm。胞核内侧缘开始变扁平，或稍呈凹陷，占细胞的2/3~1/2。染色质凝聚成粗索状或小块状，核仁消失。胞质量多，内含细小、分布均匀、淡紫红色的特异性中性颗粒。在健康成人骨髓细胞中占 2.2%~12.2%。

中央凹（central fovea） 黄斑中央的椭圆形凹陷。只有色素上皮层与视锥细胞，后者与双极细胞和节细胞形成一对一的连接，是视觉最敏感的部位。当注视外界物体时，进入眼球的光线经过屈光介质，直接落在中央凹的视锥细胞上，通过视神经传至中枢，故中央凹是视觉最敏锐区。

中央后回（postcentral gyrus） 在大脑顶叶上的中央沟与中央后沟之间的脑回。上端转入半球内侧面。从功能上又称皮质感觉中枢，主要管理全身痛、温、触压和位置觉以及运动觉等躯体的感觉，和中央前回皮质运动中枢一样，也是对侧性支配（左侧中央后回支配右侧半身，右侧中央后回支配左侧半身），主管对侧半身（小腿与足部除外）的感觉功能。身体各个部分在中央后回上的投影与中央前回相似。

中央脊髓综合征（central cord syndrome） 其他名称：中央型脊髓损伤综合征。几乎只发生在颈髓损伤，感觉及运动均为不全损害，骶部感觉未受损，运动瘫痪上肢重于下肢，手部最重。多见于后伸损伤，亦可见于爆裂骨折，与病人颈椎管狭窄有关。

中央脑桥髓鞘溶解症（central pontic myelinolysis） 一种原发性对称性以脑桥基部中央非炎性髓鞘脱失为特点的疾病。表现为发展很快的面肌、舌肌、声带、咽喉麻痹和弛缓性瘫痪。主要发生于成人，偶见于儿童及老年人。治疗：颅内高压用脱水剂；静滴苯妥英钠；抢救呼吸麻痹等。

中央前回（precentral gyrus） 中央沟与中央前沟之间的脑回。上端转入半球内侧面，主管对侧半身（小腿和足部除外）的运动功能，也称皮质运动中枢。一侧中央前回管理身体对侧半身（左半球中央前回管理右半身，右半球中央前回管理左半身）的骨骼肌运动，身体各部在中央前回的排列关系是头在下、脚在上的倒置人形。

中央乳糜管（central lacteal） 小肠绒毛内的纵行毛细淋巴管。它以盲端起于绒毛顶尖的固有膜内，另一端穿黏膜肌进入黏膜下层。管壁由内皮细胞组成，细胞间隙大，无基膜。中央乳糜管通透性大，组织液中的乳糜微粒、细菌等可进入管内。

中央型肺癌（central type of carcinoma of lung） 发生于支气管黏膜上皮而起源于主支气管、肺叶支气管的肺癌，位置靠近肺门。

中央轴综合征（central axis syndrome） 以近侧肌张力下下及

婴儿期发育指标明显延迟为临床特征的先天性非进行性肌病。表现为对称性肌张力减低，下肢重于上肢，儿童行走常较晚，智力正常。治疗：对症治疗。

中阳不振（deficiency of middle-warmer yang）　中医病机。指中焦脾胃阳气虚弱，消化功能不振的病机。多见于慢性消化不良、慢性痢疾等疾病。由于脾胃居于中焦，脾胃阳气虚弱，运化失健，则呕吐泄泻，食少不化；脾阳虚，不能外温四末，则见四肢清冷；中阳不振、化源不足，肌肤失去血的濡养和温煦，可致面色萎黄，舌胖嫩、脉虚大，皆是中焦脾胃虚弱的表现。

中药（Chinese materia medica）　在中医理论指导下应用的药物。包括中药材、中药饮片和中成药等。

中药避孕（herbal contraception）　内服或外用中药达到避孕甚至绝育的方法。据《本草纲目》载："马槟榔核仁……欲断产者，常嚼二枚，水下。久则子宫冷，自不孕矣。"据历代文献所载，万年青、酸枣树根皮、鹿衔草、柿蒂、水银、防风、马蔺子等均有避孕或断产作用，对人体有无损害及其效果均待验证。

中药剂量（Chinese materia medica dose）　指中药的用量。有时也指方剂中各药物的相对剂量的比例，或制剂的实际服用量。

中药麻醉（herbal anesthesia）　以具有麻醉镇痛作用的中草药制成麻醉药进行麻醉。可以洋金花为主药，配合其他药物施行复合麻醉。

中药学（Chinese materia medica）　中药学科的统称。研究中药基本理论和各种药材饮片、中成药的来源、采制、性能、功效、临床应用等知识的学科。有中药资源学、药用植物学、中药鉴定学、中药炮制学、中药药剂学、中药制剂分析、中药药理学、中药化学、临床中药学等分支。

中叶综合征（middle lobe syndrome）　其他名称：中叶-舌叶综合征。右肺中叶或左肺舌叶所属支气管狭窄或阻塞所引起的中叶或舌叶不张。可因支气管本身病变或其外围淋巴结肿大压迫浸润所致。病因以一般性炎症为多见，其次为结核、肿瘤。表现有反复出现右前下胸痛、发热、慢性咳嗽、咳痰、咯血等症状。治疗根据不同病因加以治疗，可抗炎、体位引流或手术治疗。

中医（traditional Chinese medicine；traditional Chinese physician）　①起源与形成于中国的具有整体观念、辨证论治等特点的医学；②中医学科专业职业队伍。

中医内科学（internal medicine of traditional Chinese medicine）　研究外感温病、内伤杂病等内科疾病诊治与预防的临床中医学。

中医外科学（surgery of traditional Chinese medicine）　研究疮疡、瘿、岩（癌）、乳房病及外科杂病的诊治与预防的临床中医学。

中医学（traditional Chinese medicine）　以中医药理论与实践经验为主体，研究人类生命活动中健康与疾病转化规律及其预防、诊断、治疗、康复和保健的综合性学科。包括中医史学、中医文献学、中医基础理论、中医诊断学、中药学、方剂学、针灸学、推拿学、中医内科学、中医外科学、中医妇科学、中医儿科学、中医眼科学、中医耳鼻喉科学、中医骨伤科学、中医养生学、中医康复学等分支。

中幼红细胞（polychromatophilic erythroblast）　幼稚阶段中期的红细胞。细胞变小，呈圆形，核圆，染色质呈粗粒状，核仁消失，胞质呈弱嗜碱性，血红蛋白增多，分裂能力减弱。健康成人骨髓细胞中占 $2.6\% \sim 10.7\%$。

中幼粒细胞（myelocyte）　幼稚阶段中期的粒细胞。细胞变小，呈圆形，核半圆，染色质呈网状，核仁消失，胞质呈弱嗜碱性，含少量嗜天青颗粒，特殊颗粒增多，具有分裂能力。分为中性中幼粒细胞、嗜酸性中幼粒细胞和嗜碱性中幼粒细胞 3 种。特点是细胞质中出现了大量特异性颗粒。在健康成人骨髓细胞中，3 种细胞分别占 $2.2\% \sim 12.2\%$、$0 \sim 1.4\%$、$0 \sim 0.2\%$。

中灶心肌梗死（moderate lesion myocardial infarction）　心电向量图上蚀缺时间＞10ms，深度＞0.18mV 者。

中值剂量（middle value dose）　在质反应的量效关系中，找出药物在群体中有 50% 产生某一效应的剂量。之所以常用 50% 作为某一效应的衡量标准，就是因为此量正处在量效曲线斜率最陡的范围中，即它对剂量变化反应最敏感，评价量效关系较准确。如半数致死量、半数抑制量、半数有效量、半数麻醉量等。

中指同身寸（middle finger cun）　中医名词。手指比量取穴法之一。出自《千金要方》。取本人中指第 1、2 指节横纹桡侧端距离为一寸（拇指与中指屈曲、指尖相对如环，取中横纹头间距）。常用于四肢的直寸和背部的横寸取穴。

中渚（zhongzhu，SJ 3）　中医经穴名。属手少阳三焦经。输（木）穴。位于手背第 4、5 掌关节间后方凹陷处。主治头痛、目赤、耳鸣、耳聋、咽喉肿痛、肘臂痛、手指不能屈伸等。直刺 $0.5 \sim 0.8$ 寸。艾炷灸 $3 \sim 5$ 壮，或艾条灸 $5 \sim 10$min。

终板电位（end-plate potential）　神经肌肉接头终板膜上的局部去极化电位。在神经肌肉传递过程中，接头后膜（终板膜）上的乙酰胆碱受体与乙酰胆碱结合后产生的复合物使接头后膜对 Na^+ 和 K^+ 通透性增高，从而产生去极化的电位变化。当其达到一定阈值（$40 \sim 50$mV）时，可使终板膜邻近的肌细胞膜产生动作电位。

终板噪声（endplate noise）　针电极插入运动终板时，扬声器中出现的海啸样嘈杂音。此时，肌电图上出现一系列不规则的电活动。多为单相或双相，以负相为主。波宽 $1 \sim 5$ms，波幅小于 250μV。此时受检者往往主诉疼痛。但此种电位无诊断价值。

终池（terminal cistern）　蛛网膜下腔特别扩大的部分。位于脊髓下端（脊髓圆锥以下）至第 2 骶椎平面之间，内有马尾而无脊髓，为腰椎穿刺的理想部位，临床做气脑造影，向蛛网膜下腔注气，一般也取此处为腰穿途径。

终动脉（arteria terminalis）　体内少数器官内专对一定区域供血的动脉。与邻近动脉分支之间无吻合。终动脉一旦被阻塞，其所供应的区域即缺血，甚至发生坏死，一般认为视网膜中央动脉、脾和肾内的动脉等属终动脉。但近代有些学者否认终动脉的存在。

终端（terminal）　信息可以进入或离开计算机通信网络的地点。通过终端设备，例如电传打字机、带键盘的显示装置等可远距离地使用计算机网络中的计算机，也可用专用电话号码拨通后使用计算机。

终末部向量（terminal vectors）　心电向量用语。又称 S 向量。心电向量图 QRS 环的终末部向量。通常指向后方，可略偏右。

终末传导延缓（terminal conduction delay，TCD）　心电向量学术语。心电向量图上 QRS 环的终末部向量（S 向量）部分运行迟缓和光点密集。大多超过 30ms，指向右后方，为右室流出道肥厚所致，少数病例可发展为右束支传导阻滞。亦见于正常变异。

终末期固缩肾（end-stage-contracted kidney）　肾脏病变后期，大部分肾单位萎缩和纤维化，肾脏体积明显缩小。主要表现为慢性肾衰竭。可对症处理，予透析治疗或行肾移植手术。

终末杀虫（terminal disinsection）　指在传染病病人已经痊愈、死亡、住院或移走的情况下，在疫源地内进行的一次彻底杀虫措施，以清除遗留在疫源地内的传播媒介。

终末宿主（final host）　见终宿主。

终末细支气管（terminal bronchiole）　细支气管的终末部分。左、右支气管入肺门后，反复分支或呈树枝状，称支气管树。小支气管分支到管径 1mm 以下时，称细支气管，细支气管的末端为终末细支气管，管径 0.5mm。

终末消毒（terminal disinfection）　疫源地消毒方法之一。当病人痊愈、死亡或离开以后，对疫源地进行的最后一次彻底的消毒。目的是消除遗留在居室和各种物体上的存活的病原体，使疫源地无害化。用于病原体抵抗力较强的传染病，如霍乱、病毒性肝炎、肺结核、炭疽等。病原体对外界抵抗力很弱的传染病，不需进行此种消毒。

终末血尿（terminal hematuria）　排尿至终末时出现的血尿。

病变多在膀胱三角区、颈部或后尿道。

终期肾（terminal kidney）　高血压病与慢性肾脏疾患晚期的肾脏病变。慢性肾功能不全病人亦常有慢性高血压，因而可见到高血压引起的一系列心血管系统变化。如细动脉硬化或细动脉坏死，与高血压病的血管变化无区别。由于这种继发血管病变重，以致有时在尸检时亦无法确定原发的肾脏疾病的基本性质，故称终期肾。

终宿主（final host）　其他名称：终末宿主。是寄生虫的成虫或其有性生殖阶段所寄生的宿主。如日本血吸虫，成虫寄生于人体内，人为日本血吸虫的终宿主，而湖北钉螺为中间宿主，因在其体内发育为血吸虫的幼虫。

终止密码子（termination codon, stop codon）　其他名称：无义密码子、链终止密码子。不为氨基酸编码的核苷酸三联体。如 UAA、UAG，被认为是"标点"密码子或终止密码子，能间断 mRNA 的解读，从而使已合成的多肽链释放出来。

终止妊娠（termination of pregnancy）　采用人工干预的方法使妊娠结束。适于入院时大出血休克，前置胎盘期待疗法中又发生阴道活动性出血，出现大出血休克或近预产期反复出血，或临产后出血较多，均需采取积极措施终止妊娠，其方式有剖宫产术和阴道分娩。具体选择，应根据病情与产妇的条件而定。

终止子（terminator）　提供信号，使转录终止并使核糖核酸（RNA）聚合酶与脱氧核糖核酸（DNA）模板分离的 DNA 顺序。终止子在基因或操纵子终末，作用有强弱之分。强者含有反向重复顺序，可通过茎状结构使转录终止；弱者则必须由终止蛋白质予以加强。

终致癌物（ultimate carcinogen）　能直接诱发癌变的物理因素和化学物质。

钟摆律（pendulum rhythm, tic-tac rhythm）　当心肌有严重病变，第一心音失去其原有的特征而与第二心音相似，同时心搏加速，且舒张期与收缩期的时间几乎相等时，则极似钟摆声。可见于心肌炎、心肌梗死等。钟摆律如同时伴有心动过速，每分钟在 120 次以上时，酷似胎儿心音者，称为胎心律。

钟情妄想（delusion of being loved, delusion of love, erotomania）　其他名称：克莱朗博综合征。没有事实根据，受检者却坚信别人深爱着自己的一种精神病理状态。受检者与其认为爱恋自己的人并无实际交往，甚至在现实中根本并不存在这个人。

钟向转位（clock rotation）　心脏沿着从心底部至心尖的长轴转动。若转位与时针行走方向相同为顺钟向转位；相反则为逆钟向转位。主要根据心前区导联 QRS 波群的 R/S 比值来确定，对诊断心室肥厚有一定帮助。

肿瘤（tumor, neoplasia）　机体在各种致癌因素作用下，细胞遗传物质改变，基因表达异常，细胞异常增殖而形成的新生物。其大小、形态、颜色、硬度和生长速度各异。局部组织细胞发生突变，核酸合成与蛋白质代谢异常增加。人体各组织、脏器均可发生。分良性、恶性两类。前者瘤组织的细胞形态基本一致，按一定的结构、次序排列，繁殖有一定限度，不转移；后者瘤细胞繁殖较快，排列不规则，细胞核大小和形态不等，染色质增多，核丝分裂显著，易转移。

肿瘤伴随综合征（paraneoplastic syndrome）　见副肿瘤综合征。

肿瘤标志物（tumor marker）　凡能显示肿瘤或肿瘤细胞的物质统称为肿瘤标志物，肿瘤标志的研究与应用不仅有助于肿瘤的诊断与治疗，对于肿瘤的动态变化的监测更是至关重要。在肿瘤发生和增殖过程中，由肿瘤细胞生物合成、释放或宿主对癌类反应性的一类物质。这类可能是循环物质，可在细胞、组织或体液中出现，能利用化学、免疫和分子生物学等技术对血液或分泌物进行定性和定量检测。检测肿瘤标志物除一些血清酶可用测定活力的方法定量外，对于无酶活力的蛋白质或其他肿瘤标志物大多数需用免疫方法测定。

肿瘤标志物分类（classification of tumor marker）　包括两大类：①肿瘤组织产生的肿瘤标志物，如分化抗原、胚胎抗原（AFP、CEA）、酶和同工酶（NSE）、激素（HCG）、组织特异性抗原（PSA，free PSA）、黏蛋白、糖蛋白、糖脂（CA125）、癌基因及其产物、多胺类等；②肿瘤与宿主相互作用产生的肿瘤标志物，如血清铁蛋白、免疫复合物、急性时相蛋白、同工酶、白细胞介素受体、肿瘤坏死因子等。

肿瘤病毒（tumor virus）　指在人和动物体内能诱发肿瘤或在体外使培养细胞转化为癌细胞的病毒。根据其核酸组成可分为 DNA 肿瘤病毒和 RNA 肿瘤病毒两大类。与人类肿瘤有关的病毒有 EB 病毒、C 型病毒、B 型病毒、单纯疱疹病毒和乙型肝炎病毒。

DNA 肿瘤病毒（DNA tumor virus）　该类病毒为横向感染，包括 5 个科的病毒，分别为乳多空病毒科、腺病毒科、疱疹病毒科、痘类病毒科和嗜肝 DNA 病毒科。和人类肿瘤有关的如人乳头状瘤病毒与人宫颈癌关系密切；疱疹病毒科与人类鼻咽癌和宫颈癌有关；痘类病毒科可诱发良性肿瘤；嗜肝DNA 病毒科与肝癌发生有关。

RNA 肿瘤病毒（RNA tumor virus）　属于逆转录病毒科的肿瘤病毒亚科。在形态上可分为 A、B、C、D 4 种类型。通过垂直及横向传播。分布广泛，这些病毒与蛇、鸡、哺乳类动物以及人类的白血病、淋巴瘤、肉瘤和乳腺癌等病的发生有关。RNA 肿瘤病毒诱发肿瘤过程可分为急性转化病毒和慢性转化病毒。前者病毒基因组内有癌基因，且诱发肿瘤潜伏期短，体外培养有转化作用；后者致癌的潜伏期长，对体外的成纤维细胞无转化作用，病毒基因组未发现癌基因，但有启动子，多数白血病病毒属于此类。

肿瘤病人筛检（screening of tumor patients）　肿瘤标志物的应用。方法是将无症状或虽有症状但未求医的人群分成高度患癌危险者和患癌可能性低或事实上无癌者两组，然后对危险人群再作进一步检查以求发现早期病例。

肿瘤促长剂（tumor promoter）　能促进瘤细胞不断增殖生长直至形成肿瘤的化学物。其作用机制可能是解除了抑制肿瘤细胞生长的因素。单独给予时无致癌性，必须在先给予引发剂之后才能发挥作用。促长作用是可逆的，不需代谢活化，并需反复多次给予。佛波酯类化合物、表面活性剂吐温、酚类化合物、糖精、胆汁酸乃至大气污染物二氧化硫等都是肿瘤促长剂。

肿瘤放射敏感性（radiation sensitivity of tumor）　肿瘤对放射治疗的敏感程度。高度敏感：淋巴造血系统肿瘤、性腺肿瘤、多发性骨髓瘤、肾母细胞瘤等低分化肿瘤。中度敏感：鳞状上皮癌及一部分未分化癌，如基底细胞癌、宫颈鳞癌、鼻咽癌（未分化癌、淋巴上皮癌）、乳癌、食管癌、肺癌等。低度敏感：胃肠道腺癌、软组织及骨肉瘤等。

肿瘤分期（staging of tumors）　对恶性肿瘤，为合理制定治疗方案，正确评价疗效，判断预后，国际抗癌联盟提出了TNM 分期法。T 指原发肿瘤，N 指淋巴结，M 为远处转移。再根据肿大程度在字母后标以 0 至 4 的数字，表示肿瘤发展程度。1 代表小，4 代表大，0 为无。TNM 3 项的不同组合，诊断不同的期别。肿瘤分期有临床分期（CTNM）和术后的临床病理分期（PTNM）。各种肿瘤的 TNM 分类具体标准，由各专业会议协定。

肿瘤骨段截除术（segmental removal of bone tumor）　将生长肿瘤的骨段完整切除再作大块骨移植以填充其缺损的手术。用以根治肿瘤，保全肢体长度及功能。适用于肿瘤病变已累及骨的整个周径，或已进行刮除术、切除术而再复发者。

肿瘤化学治疗（chemotherapy of malignant tumors）　恶性肿瘤疗法的一种。选用某些化学药物，经口服或肌内、静脉、动脉注射以及局部灌注等给药，使癌细胞受到破坏或其增生受到抑制而获得一定的疗效。因其中若干药物对某些正常组织可产生毒性作用，故需慎重选用，并密切观察人体的反应（特别是白细胞的减少）。

肿瘤坏死因子（tumor necrosis factor, TNF）　免疫学术语。细胞因子之一。是由单核巨噬细胞产生和 T 细胞产生的两种类型，这两类坏死因子化学结构和作用基本相同，均具有较强的抗肿瘤作用，可引起肿瘤细胞坏死，但不良反应较大。目前试用于治疗某些肿瘤。

肿瘤坏死因子受体相关周期性发热综合征（TNF receptor-associated periodic syndrome，TRaps） 常染色体显性遗传病。*TNFRSF1A* 突变。TNF 受体突变导致细胞内结合 TNF 的可溶性受体减少。中性粒细胞和单核细胞受累。临床表现为反复发热、浆膜炎，皮疹和眼及关节炎症。予抗肿瘤坏死因子治疗。

肿瘤抗原（tumor antigen，T antigen） 人的肿瘤细胞表面出现的特殊抗原物质。这种抗原在动物肿瘤中已证实存在，在人类中尚未确切证实。人的有些肿瘤细胞可以大量产生和分泌胚胎期存在的抗原物质，称为胚胎性抗原，例如原发性肝癌和畸胎瘤病人血清中的胚胎性抗原称为甲胎蛋白。目前临床上采用检测甲胎蛋白的方法以诊断原发性肝癌。

肿瘤免疫（tumor immunity） 机体针对肿瘤细胞表面的肿瘤特异性抗原（TSA）产生的免疫力。其机制十分复杂。目前认为在肿瘤免疫中以 T 细胞为主的细胞免疫起重要作用。此外，杀伤性淋巴细胞（K 细胞）可依赖抗体，将肿瘤细胞杀死，自然杀伤细胞（NK 细胞）也可直接杀伤肿瘤细胞。

肿瘤免疫排斥（immunologic tumor rejection） 按肿瘤对宿主来说是“异物”，可以引起免疫排斥的设想进行的一种治疗方法。如以肿瘤抗原或自身肿瘤作为抗原注入肿瘤病人体内，偶尔可使肿瘤被排斥而治愈肿瘤或延长病人生命。

肿瘤免疫诊断（neoplasm immunodiagnosis） 应用人体的免疫反应诊断肿瘤的方法。如用相应的抗原检测原发性肝癌病人血清中的甲胎蛋白或绒毛膜癌病人尿中的人绒毛膜促性腺激素等，可作出相应的诊断。

肿瘤普查（general check-up of neoplasm） 肿瘤防治的一种措施。在选定地区，对男性 30 岁以上、女性 25 岁以上者，有组织地进行全面体格检查，发现可疑者再做进一步检查，对发现的癌前期病变或癌症病人进行及时治疗。一般常选择一种或几种当地比较突出的癌症进行重点普查，如食管癌、肺癌、肝癌以及子宫颈癌普查等。

肿瘤手术治疗（operative treatment of tumors） 应用外科手术割除肿瘤的方法。根据肿瘤的性质而采取不同的手术方法：对良性者行肿瘤切除术，恶性者行广泛根治术。切除的标本均须进行病理检查。对可疑病例，在有条件的情况下，在手术中，应进行冷冻或快速切片检查，确定肿瘤性质，以便及时进行适当的手术或其他治疗。

肿瘤特异性抗原（tumor-specific antigen，TSA） 从任何已知肿瘤中提取的抗原。常为细胞表面的组织相容性抗原。任何病毒引起的实验性肿瘤，均有相同的肿瘤特异性抗原，可能是病毒核物质掺入宿主细胞的染色体组内而形成的。但由化学致癌物质引起的肿瘤的特异性抗原，则因动物不同而异，即使同一动物不同部位的多发肿瘤，其特异性抗原也各不相同。

肿瘤特异性移植抗原（tumor-specific transplantation antigen，TSTA） 近交系小鼠应用化学致癌剂诱发的实验性肿瘤中存在的肿瘤特异性抗原。属于糖蛋白。

肿瘤相关抗原（tumor-associated antigen，TAA） 与肿瘤有关的全部抗原的总称。目前，没有获得绝对纯化的肿瘤特异性抗原，但已发现具有相对特异性的肿瘤相关抗原，这种抗原在某些正常组织中可少量存在，但在该种肿瘤中大量存在，故有一定意义。如肝细胞癌时产生的甲胎蛋白；结肠癌时产生的癌胚抗原等。

肿瘤性囊肿（tumor cyst） 发生于腺性组织的囊性肿瘤。如卵巢的皮样囊肿、囊性畸胎瘤、黏液性或浆液性囊腺瘤，甲状腺或胰腺的乳头状囊腺瘤等。大多为良性，也可为恶性。

肿瘤性脑膜炎（tumorous meningitis） 见脑膜炎。

肿瘤性心包炎（neoplastic pericarditis） 肿瘤引起的心包炎。可由心包原发性肿瘤或转移性肿瘤引起。前者常为肉瘤、间皮细胞瘤；后者常为肺癌、乳腺转移。病情进展快及心包积液增长迅速为其特征。基本治疗为抗肿瘤，环磷酰胺有效。有心脏压塞者可心包穿刺抽液，予心包切开。

肿瘤性增生（neoplastic hyperplasia） 具有肿瘤特点的细胞增生。如生长较快，持续增生。细胞异型性显著，呈浸润生长等。

肿瘤学（oncology，phymatology） 医学科学中的一门综合性学科。研究人体内所发生的各种肿瘤的发病率、病因、发病原理、形态、新陈代谢、生长和转移规律及其与人体的相互关系，以及诊断和防治等的理论和技术。研究方法有肿瘤普查（包括病因调查）、临床观察、动物实验和有关生物学、生物物理学、生物化学、病理学、免疫学等的实验。任务是做好肿瘤的防治工作，争取早期诊断，提高治疗效果和减低发病率。

肿瘤遗传学（genetics of tumor） 研究肿瘤发生与遗传的关系的学科。现在已经认识到，恶性肿瘤的发生是以突变为基础的。恶变细胞的二次突变学说已被广泛接受。恶变细胞是以克隆的方式形成增殖优势而形成恶性肿瘤的，癌基因和抗癌基因的研究更从分子水平揭露了恶性肿瘤发生的机制。另外，研究也涉及染色体的不稳定性、断裂重排在恶性肿瘤发生上的重要影响。

肿瘤抑素（tumstatin） 是来自胶原蛋白 IV 的 α3 链的非胶原区的、由 244 个氨基酸组成的、能抑制肿瘤生长的多肽。肿瘤抑素可通过特异性抑制血管内皮细胞蛋白的合成，导致内皮细胞凋亡特异性凋亡，使新生血管合成受抑制，从而抑制肿瘤细胞生长、浸润和转移。

肿瘤引发剂（tumor promotor） 能与正常细胞遗传物质脱氧核糖核酸（DNA）共价结合，诱发突变并使细胞转变为癌前细胞的化学物。根据体细胞突变致癌学说，正常细胞转化为癌细胞并形成肿瘤需经历引发和促长等阶段。所谓引发，指正常细胞在致癌物作用下遗传物质发生突变。此阶段细胞发生的变化是迅速和不可逆转的，但细胞还不具备发展成肿瘤的充分条件而处于潜伏状态或休眠状态。将这种细胞称为癌前细胞。在促长阶段癌前细胞发展成癌细胞，癌细胞增殖形成肿瘤。

肿胀麻醉技术（tumescent anesthetic technique） 目前脂肪抽吸术中最常用的麻醉方法。将含有稀释的肾上腺素和利多卡因的生理盐水进行大剂量的皮下注射，作为脂肪抽吸术的局部浸润麻醉方法，称为局部肿胀麻醉技术，简称为肿胀麻醉技术。此法安全、有效、出血量少，组织损伤轻，作用时间长。

种间关系（interspecific relationship） 生物群落中各个种之间所形成的相互关系。主要是食物关系，即一种生物以另一种生物为食的关系（包括寄生在内）。此外，如共栖、共生以及对空间和其他生存条件等的竞争，也都是种间关系的表现。

种内竞争（interspecific competition） 同种生物个体之间的生存竞争。达尔文认为同种生物由于要求相同的生活条件，竞争是最激烈的，因而提出种内竞争是自然选择的重要基础。

种群（population） 其他名称：群体。在一定地域中同种动物所有个体的自然集合。能自由交配、繁殖。种群反映生物个体所不具备的特征：密度；年龄及性别比率；种内和种间的相互关系（如互利、竞争、互利的捕食与寄生）。有些种群还占有领地，有迁徙活动和社会行为等。种群在分类学、遗传学、生态学研究中都是基本单位。

种属鉴别试验（species differentiation test） 对可疑斑痕经确证试验确定为血痕后，尚需进一步鉴别是人血还是动物血的试验。即解决血痕的种属来源。有时甚至还要确定是哪一种动物血。本试验方法是利用免疫血清学原理，经抗原抗体反应而出现的沉淀物来加以判定，因此又称沉淀反应。需使用两种抗血清，即抗人蛋白沉淀素血清和抗人血红蛋白沉淀素血清。试验方法主要有：沉淀反应法、琼脂扩散法以及琼脂对流免疫电泳法等。

中毒（intoxication，poisoning） 由内源性或外源性化学物质引起的病理过程。毒物作用于机体引起功能、代谢及形态损害而呈现的特殊反应。不同的毒物有不同的毒理作用，因此可借不同症状来推测中毒毒物的种类，有的中毒物也可有相似的症状。中毒症状一般是进行性恶化。根据中毒症状发现的早晚，可分为急性、亚急性及慢性。同一毒物可有局部直接接触而发生局部症状，以及吸收入人体内到达某脏器组织继发出现的症状。常见症状有：呕吐、腹痛、腹泻、痉挛、昏睡、谵妄、麻痹、瞳孔散大或缩小、呼吸徐缓或促迫、呼吸困难、发绀等。

中毒案件法医学鉴定（medicolegal expertise on poisoning） 判定中毒死亡性质的法医学根据。本鉴定比较复杂，有投毒谋杀、服毒自杀和误服致死的，也有投毒后用其他手段杀害或伪装自杀，还有服毒后再用其他手段自杀的。鉴定首先要了解案情、生前中毒症状和死亡经过，继之进行现场勘验、尸体解剖、毒物分析等实验室检查。检查要按部就班，全面细致，然后综合各方面的资料，写出结论。

中毒颗粒（toxic granules） 指在中性粒细胞胞质中出现粗大的、分布不均匀的黑蓝色颗粒。此种颗粒在电镜下为菱形或椭圆形的大颗粒，密度较大，碱性磷酸酶活性较高，被认为是在生成特殊颗粒过程中受到阻遏或颗粒发生变性所致。见于较严重的化脓菌感染和大面积烧伤等情况。

中毒死亡（death of intoxication） 外源性化学物质以某种途径接触或进入人体后引起中毒而死亡的。其特点为：①症状缺乏特征性；②病史不详；③急性中毒，病程短；④非自然死亡。死因常涉及法律责任，对此病例必须鉴定。

中毒型流感（toxic influenza） 流行性感冒的一种类型。呼吸系统症状轻微，但有明显的全身毒血症状及脑炎的表现。病人有高热、神志不清、谵妄、抽搐等，甚至可出现休克。确诊有赖于病毒分离及血清学检查。治疗：卧床休息，加强护理和对症治疗，控制继发细菌感染。

中毒型麻疹（toxemic measles） 重型麻疹，病死率高。毒血症症状重，体温可高达 $40.5\sim41℃$，伴谵妄、抽搐、昏迷、发绀，皮疹呈融合性、色暗；或出现循环衰竭，有面色苍白、心率快、血压下降；皮疹迟迟不出，色淡、稀少；或已出的皮疹突然隐退。治疗：采取综合措施减轻症状；防止并发症。

中毒性白内障（toxic cataract） 某些物质，如麦角胺、氯丙嗪、二硝基酚和三硝基甲苯等引起的完全性或不完全性白内障。多为双侧，白内障程度与服用或接触上述物质的时间长短及量的多少有关。一般致病后停用或停止接触上述物质，病情多无好转。治疗：采用药物增进晶状体营养和代谢。合理使用药物，预防职业性中毒是防治本病的关键。

中毒性表皮坏死松解症（toxic epidermal necrolysis） 严重的急性大疱性皮肤病。其病因在儿童多与金黄色葡萄球菌感染、产生表皮溶解毒素有关，在成年人大多与药物所致的变态反应有关，尚有部分病因不明。临床特点是在大片红斑的基础上出现表皮松解坏死，有大面积表皮脱离及真皮裸露，呈烫伤样。治疗：按大面积烧伤护理，加强支持治疗，金黄色葡萄球菌感染所致者应用耐酶新型青霉素，非感染者主要应用皮质激素，局部对症治疗。

中毒性肠麻痹（toxic paralytic ileus, toxic enteroparalysis） 重症肺炎时由于低氧血症和病原体毒素作用，可使胃肠道功能发生紊乱，以致产生中毒性肠麻痹。表现为严重腹胀、肠鸣减弱或消失，由于膈肌升高压迫肺部，加重呼吸困难。重症患儿还可吐咖啡渣样物，粪便隐血阳性，甚至有柏油样便。

中毒性多发性神经炎（toxic polyneuritis） 毒物所引起的周围神经炎。有急、慢性之分。急性多见于砷、铊、一氧化碳、溴甲烷等中毒，慢性多见于铅、二硫化碳、有机溶剂等中毒。临床表现有的以感觉障碍为主，呈现四肢疼痛、肢端麻木、感觉过敏或减退甚至消失，且伴有腱反射减弱或消失等。有的以运动障碍为主，如四肢无力甚至瘫痪等。有时还可由感觉障碍发展到运动障碍。治疗：同多发性神经炎。

中毒性肺水肿（toxic pulmonary edema） 毒物所致的肺水肿。常由于吸入刺激性气体如光气、氮氧化物、氨、氯、羰基镍、硫酸二甲酯等所引起。发病机制尚不十分清楚，可能是损害肺泡壁，使毛细血管通透性增加所致。临床表现有剧烈咳嗽，咳粉红色泡沫样痰，呼吸困难，烦躁，两肺布满湿啰音。治疗：应大量吸氧或加压吸氧，必要时进行气管插管或气管切开。限制液体输入量，给予肾上腺皮质激素或镇静剂。

中毒性肺炎（toxemic pneumonia） 其他名称：休克型肺炎。

肺炎并发严重毒血症和感染性休克者的统称。表现为高热、血白细胞和中性粒细胞增加，如反应性极差时，体温可不升高、白细胞减低。病情进展则有血压下降、发绀、心搏血量减少、静脉压增加、心力衰竭、四肢厥冷、潮汗。治疗：肺炎伴感染性休克，必须及时诊断，及时抢救。

中毒性肝炎（toxic hepatitis, toxipathic hepatitis） 由毒物引起的肝炎。常在接触四氯化碳、氯仿、三硝基甲苯和砷化物等后发生。有的毒物直接作用于肝细胞，损害其正常结构和功能；有的引起循环或肝营养障碍，导致肝细胞变性、坏死和脂肪变性。临床表现与病毒性肝炎类同，诊断上应根据职业史和接触史，结合临床检查，全面分析，作出鉴别。

中毒性肌病（toxic myopathy） 包括酒精中毒和药物中毒性肌病两种，酒精中毒性最常见，慢性酒精中毒性肌病是酒精中毒性肌病中常见的一种类型，临床主要表现为逐渐进展的肌萎缩和肌无力。许多药物可引起中毒性肌病，它们直接作用于局部或广泛的肌细胞。肌内损害可继发于药物引起的电解质紊乱、肾功能不全、能量需求过度或营养和氧供不足等。许多药物可致肌红蛋白尿病，表现为严重的肌痛、肢体呈周期性瘫痪，股四头肌受累明显，肌酸激酶（CK）明显升高伴肌红蛋白尿。

中毒性精神病（toxic psychosis） 某些有害物质进入体内导致脑功能失调而产生的精神障碍。症状有时间、空间或人物定向障碍、近事记忆障碍以及幻觉等，尚有淡漠、焦虑、激动、不安等情绪变化。治疗：以排毒及停止接触毒物为主。

中毒性菌痢（toxic bacillary dysentery） 其他名称：中毒性细菌性痢疾。由痢疾志贺菌感染引起的痢疾。急性细菌性痢疾的暴发型。多见于 $2\sim7$ 岁营养好、平素健壮的小儿。多数起病急骤，突起高热，同时出现烦躁、谵妄、惊厥，继而出现面色苍白、四肢厥冷，迅速发生感染性休克，而肠道炎症反应较轻。按临床表现不同，可分为休克型、脑型和混合型。潜伏期一般为 $1\sim2$ 日。由于起病急、进展快，稍一延误，便容易造成死亡，故在夏秋季时突然发病。病情进展快的小儿应注意有无此症。抢救措施为降温、止惊、脱水、缓解微循环痉挛、抗休克、抗感染等。

中毒性聋（toxic deafness） 滥用药物或接触有毒的化学物质而引起的感音性聋。以奎宁和多种抗生素致聋较多见，其中以链霉素类药物较为严重。治疗：高压氧、扩张血管药（如丹参）、神经营养剂（如维生素 B_1）、生物制品（如ATP）等。试戴助听器。效果均不一定。

中毒性脑病（toxic encephalopathy） 毒物损害中枢神经系统引起的脑部严重器质性病变。可见于无机铅、四乙基铅、有机汞、有机锡、铊、一氧化碳、二硫化碳等急性中毒或严重的慢性中毒。系由于毒物直接损害脑细胞，引起脑组织缺氧所致。病理检查可见脑组织水肿、弥漫性充血、变性及坏死，其中以脑水肿为最常见。临床上可有癫症样发作，或有精神分裂症、狂躁症、抑郁症等表现，亦可出现颅内压增高症状（剧烈头痛、恶心、呕吐、烦躁不安、反复抽搐等），严重者谵妄、昏迷。主要针对脑缺氧、脑水肿进行治疗，应用高渗脱水剂、利尿剂。治疗：糖皮质激素，并予对症和支持治疗。

中毒性细菌性痢疾（toxic bacillary dysentery） 见中毒性菌痢。

中毒性心肌炎（toxic myocarditis） 病原菌毒素直接对心肌的损害。如大叶性肺炎或金黄色葡萄球菌的败血症等均可引起中毒性心肌炎。临床表现常有心脏增大、心功能不全和心律失常等。治疗：去除病因，保护心肌，对症处理。

中毒性心脏病（toxic cardiac disease） 各种毒性理化因素或生物毒素造成的心脏损伤。常由药物吩噻嗪类、镇静类、抗抑郁剂、锑剂、依米丁，以及一氧化碳、低钾血症、蛇毒中毒等引起。多引起中毒性心肌炎，亦可引起心肌病、心肌坏死等。主要为病因治疗和对症处理，并保护心脏功能。

中毒性周围神经病（toxic peripheral neuropathy） 一组由药物、金属或类金属及其化合物、化学品等中毒引起的周围神经病。最常见的有：药物性周围神经病，易引起周围神经病的药物有抗生素和抗肿瘤药物，如异烟肼中毒性周围神经病、呋喃类药物中毒性周围神经病、抗肿瘤药物性周围神经病；金属或类金属中毒性周围神经病，如砷中毒性周围神经病、铅中毒性周围神经病、铊中毒性周围神经病等。

中毒休克综合征（toxic shock syndrome）　是一种较新的特殊类型的休克症状群。与一群 29/52 型金黄色葡萄球菌产生的肠毒素 F 和致热原性外毒素有关。本病有明显地区性分布，白种人妇女月经期患本病多见，大多有阴道塞使用史，还与手术创口或非创口感染灶有关。临床上有众多特征性表现，如急起高热、寒战、严重低血压或直立性低血压性晕厥、全身弥漫性红斑，以及呕吐、腹泻、肌肉疼痛，并可累及肝、肾、心脏及中枢神经系统等。可从阴道、宫颈及感染灶分离出金黄色葡萄球菌。而血培养多为阴性。治疗：及早查明金黄色葡萄球菌感染灶，予以适宜抗菌药物和必要的手术治疗。

中毒休克综合征毒素（toxin of toxic shock syndrome）　其他名称：肠毒素 F。一种肠毒素样物质。因它不引起胃肠炎而引起中毒性休克，后改称中毒休克综合征毒素。所致疾病主要表现是突然高热、头痛、腹泻、皮肤红疹、肾衰竭、低血压继而休克。病人 99％为女性，多在月经期发病，与使用被金黄色葡萄球菌污染的月经塞有关。也可见于其他部位的金黄色葡萄球菌感染。

中恶（noxious pathogen attack）　其他名称：客忤、卒忤。中医古病名。泛指感受秽毒或不正之气，突然厥逆不省人事的病证。因感受秽臭恶毒之气，从口鼻直入脏腑，壅塞正气，致神气不足；猝感秽浊不正之气，以突然头晕呕恶、呼吸困难、不省人事，移时或经治而解为主要表现。

中风（apoplexy）　其他名称：卒风。中医病名。以突然昏仆、半身不遂、语言謇涩或失语、口眼㖞斜、偏身麻木为主要表现，并具有起病急、变化快，如风邪善行数变的特点的疾病。《伤寒论》所论述的"中风"与本病名同而实异。中风之发生多因肾精亏损、暴露伤肝、肝风内动；或恣食肥甘厚味、痰热内壅化风；或气血亏虚、血行不畅、血脉瘀阻等。临床按病情轻重，分为中经络、中脏腑两大类型，中经络一般无神志改变，治宜祛风养血通络；中脏腑常有神志改变，治宜开窍。

中风后遗症（sequela of apoplexy）　中医病名。内科疾病之一。多为中风之后，因风痰内扰、瘀阻经络，或气虚血瘀，或肾虚精亏所致，症见半身不遂、麻木不仁、口眼㖞斜、言语不利等。半身不遂属气虚血滞、脉络瘀阻者，治宜补气活血、通经活络，用补阳还五汤加味；属肝阳上亢、脉络瘀阻者，治宜平肝潜阳、息风通络，用镇肝熄风汤或天麻钩藤饮加减。言语不利属风痰阻络者，治宜祛风除痰、宣窍通络，用解语丹；肾虚精亏者，治宜滋阴补肾利窍，用地黄饮子加减；肝阳上亢、痰邪阻络者，可用天麻钩藤饮或镇肝熄风汤加味治疗；口眼㖞斜，多由风痰阻络所致，治宜祛风、除痰、通络，用牵正散。

中风回春片（zhongfeng huichun pian）　中医成药名。治风剂（祛风通络）。组成：当归、川芎、红花、桃仁、丹参、鸡血藤、忍冬藤、络石藤、地龙、土鳖虫、伸筋草、川牛膝、蜈蚣、苁蔚子、全蝎、威灵仙、僵蚕、木瓜、金钱白花蛇。功能活血化瘀、舒筋通络。用于痰瘀阻络、中风偏瘫、半身不遂、肢体麻木。脑出血急性期忌服。

中脏腑（apoplexy involving fu-organs）　中医病证名。中风证候类型之一。症见猝然昏倒，苏醒后可见半身不遂、口眼㖞斜、言语困难，或伴有大小便不通等症。分闭、脱二型。闭证以昏迷、牙关紧闭、两手握固、大小便闭、肢体强痉为特征。属热证者称阳闭，治宜辛凉开窍豁痰息风，用至宝丹、羚羊角汤。无热象者称阴闭，治宜辛温开窍、豁痰息风，用苏合香丸合涤痰汤。脱证以昏迷而多汗肢冷、目合口开、遗尿、肢软、舌痿、脉微弱为特征。治宜益气、回阳、固脱，用参附汤。中风、中脏腑者，多属急性脑血管病的危险期，应中西医结合抢救。

中经络（apoplexy involving meridians）　中医病证名。中风之

中经、中络的统称。中风类型之一。系中风病情较轻者。临床表现为手足麻木，突然口眼㖞斜，语言不利，甚者半身不遂，此属正气不足、经络空虚、风邪乘虚入中经络、气血痹阻所致。治疗当以祛风、养血、通络为法，予大秦艽汤加减。若兼头目眩晕者，属肝阳上亢、风阳挟痰、上扰清空、走窜经络所致，治疗应以平肝潜阳、化痰通络为主，可用天麻钩藤饮加减。

中洒（water-contagious disease）　其他名称：水毒、水中病、溪瘟、中水、中溪。中医古病名。古代曾流行于三吴以及东南（今江、浙、闽、粤一带）。乃山谷溪水中有虫毒、令人致病。症见寒热头痛、全身骨节痛、嗜睡、手足逆冷、前阴生疮、不痛不痒、脓溃、不时狂语、下血物如烂肝等。

中暑（summer-heat stroke）　①在高气温伴有高潮湿或在强辐射热条件下作业引起的疾病。病人先有头痛、眩晕、心悸、恶心等，随即出汗停止、体温上升，如不及时抢救可致死亡。可分热射病与日射病。热射病是指在高压、高潮湿环境中，机体散热受阻，热量积蓄体内而引起的疾病；日射病则由于夏季阳光直射头部，使颅内温度急剧增高而引起神经系统功能障碍性疾病。此病发病突然，严重的可导致猝死。抢救：立即将病人移至通风阴凉处，物理降温，同时可用氯丙嗪协助降温，补充水或生理盐水。及时处理并发症和预防感染。②其他名称：暑中、暑厥。中医病名。感受暑邪，以高热，汗出或肤燥无汗，烦躁，口渴，神昏抽搐，或呕恶，腹痛为主要表现的危急重病。在烈日下劳作，暑邪中伤而发病。症见突然昏倒、不省人事、身热气喘、多汗面红、脉虚数。治宜将病人及时移至凉爽通风之处，服紫雪丹、清暑益气汤之类以清暑、解热、开窍。醒后多饮清凉饮料。

种痘（smallpox vaccination）　是将痘苗接种于人体而获得对天花免疫力的预防措施。婴儿出生后 6 个月进行初种，年满 6 岁、12 岁、18 岁各复种一次。通常接种于左上臂外侧中部，或大腿外侧中部或小腿内侧中部皮肤。初种者为 2 颗，复种者为 1 颗。接种方法有压种法、划种法和刺种法等。种痘后出现阳反应与加速反应者表示种痘成功，对天花具有免疫力。若出现免疫反应、变态反应或无反应，为种痘失败，应补种。种痘可产生局部感染、脑炎等并发症。皮肤感染、过敏体质、心脏病者，以及发热、妊娠期为种痘的禁忌证。1980 年 5 月，世界卫生组织宣布消灭了天花，从那时起全世界陆续停止接种天花疫苗。

种痘变应疹（post vaccinal allergic eruption）　其他名称：种痘中毒疹。种痘并发症的一种。系痘苗中所含蛋白质引起的变应性发疹。常见于种痘后 7～10 日。表现为多形性红斑、麻疹样红斑、荨麻疹等皮疹，偶为结节性红斑、中毒性表皮松解坏死型皮疹。治疗：对症治疗；必要时注射丙种球蛋白或抗生素。

种植性转移（implantation metastasis）　体腔内器官的肿瘤蔓延至器官表面时，瘤细胞从表面脱落，像播种一样，种植在体腔内各器官的表面，形成多数转移瘤的过程。常见于腹腔器官的癌瘤。如胃癌种植到大网膜、卵巢等处。在手术切除肿瘤过程中，如通过手术器械将瘤细胞带到体内别处，则可引起医源性种植性转移。种植性转移常形成多数结节，并可引起浆膜腔积液，有时积液为血性，其中可查到脱落的癌细胞。

种植义齿（implant supported denture）　口腔牙修补术修复体义齿之一。利用金属、陶瓷、塑料等制成各种类型的种植体，通过外科手术植入牙槽骨，再于其上制作义齿以修复缺失牙。适用于牙槽嵴严重吸收的无牙颌病人；经多次一般全口义齿修复均失败者；游离端缺牙，牙嵴严重吸收，不能承担基托负荷者；多数牙缺失，拟用固定义齿修复，为减轻两端基牙负荷者；个别牙缺失，可做成牙齿或牙根的代替品者；短根牙、松动牙作为基牙者。

重度低氧血症（severe hypoxemia）　$PaO_2 < 4kPa$（30mmHg），$SaO_2 < 60％$，病人嗜睡或昏迷，显著发绀，呼吸极度困难，出现三凹征，是氧疗的绝对适应证，氧流量为 4～6L/min。

重度联合免疫缺陷病（severe combined immunodeficiency disease, SCID）　以各种获得性免疫功能都明显丧失为特征的

先天性疾病。属常染色体隐性遗传。出生时正常，1周后出现多部位反复感染，接着出现消瘦、生长停滞及条件性感染。多于数日至数月内死于感染或营养失调。实验室检查血清免疫球蛋白极低或缺乏，细胞免疫缺陷，淋巴细胞明显减少。治疗：抗感染；胎儿胸腺、胚肝、骨髓移植。若不移植免疫活性组织以重建免疫，或无菌隔离，患儿将均在1岁内夭折。

重度缺钠（severe sodium deficit） 指血清钠在 120mmol/L 以下，相当于每千克体重缺氯化钠约 0.75～1.25g。是最严重的低渗性缺水。病人多处于昏睡或昏迷状态，木僵、肌肉抽搐、腱反射减弱或消失，血压下降或测不出，呈现缺钠性休克。出现休克者先补足血容量，提高血浆渗透压，改善微循环。一般先给 5% 氯化钠溶液 200～300ml 和快速输给胶体溶液和晶体溶液，使血压尽早上升，然后再酌情处理。

重度缺水（severe water depletion） 指缺水量超过体重的 7%，是高渗性缺水中最严重者。表现有极度口渴、唇舌干燥、眼窝凹陷、尿少、尿液比重高并出现狂躁、幻觉、谵妄，甚至昏迷等症状。治疗为尽早去除病因，立即给病人经静脉滴注 5% 葡萄糖或 0.45% 氯化钠溶液。

重度妊娠高血压综合征（severe pregnancy-induced hypertension syndrome） 现称重度妊娠期高血压病。具有严重症状的妊娠高血压综合征。具有下列症状之一或一种以上即可诊断：①静卧情况下每间隔 6h 测量 1 次血压，有两次以上收缩压 > 21.3kPa（160mmHg）或舒张压 > 14.7kPa（110mmHg）；②24h 尿蛋白定量 ≥5g，（+++）或（++++）；③24h 尿量少于 400ml；④出现颅脑症状或视力障碍；⑤肺水肿或发绀。

重度营养不良（severe malnutrition, dystrophy） 儿童的一种营养状态。体重低于正常均值 40% 以上，腹部皮下脂肪几乎消失，身长明显低于正常，精神萎靡或烦躁，肌肉萎缩。此种情况目前较为少见，但要抓紧治疗，去除病因，增加热量，调整饮食及喂养方法，加用药物治疗，重者可少量多次输全血或血浆，否则会引起严重并发症，预后不良。

重度右心室肥厚（severe right ventricular hypertrophy） 其他名称：A 型右心室肥厚、高 R 型右心室肥厚。心电图特征除具有右心室肥厚的特征外，在 V_1 导联呈 R、rsR' 或 qR 型，$R_{V1} \geq 1.5mV$ 但 qR 的 R 波尚未大于 1.5mV，也常是重度右室肥厚。应与前壁心肌梗死相鉴别。

重感灵片（zhongganling pian） 中医成药名。辛凉解表剂。组成：青蒿、羌活、毛冬青、板蓝根、马鞭草、石膏、安乃近、马来酸氯苯那敏。用于重症感冒、恶寒、高热、头痛、四肢酸痛、咽喉肿痛、咳嗽等。偶有粒细胞减少及过敏性皮疹。用药期间不宜驾驶车辆、管理机器及高空作业等。

重金属（heavy metal） 密度大于 5g/ml 的金属。在元素周期表中位于 d 和 ds 区。如铅、锌、镉、汞、铜、银等。

重金属检查法（test for heavy metal） 以硫化氢作为试剂，检查受试溶液中微量重金属杂质的方法。在弱酸性（pH 值约为 3）溶液中，某些金属杂质（如银、铅、汞、铜、镉、铋、砷、锑、锡、锌、钴、镍等）能与硫化氢作用显色。铅易蓄积中毒，常易遇到，检查时，常以铅为重金属的代表。将供试品溶液加稀醋酸及硫化氢试液使与微量的重金属杂质作用生成棕色或黑色沉淀，与一定量经同法处理的标准铅溶液进行比色，以测定供试品中重金属杂质的含量。

重金属污染（heavy metal pollution） 重金属所引起的污染。主要有汞、镉、铅、铬、锰、镍、铜、锌等；砷虽属非金属，但性质与重金属相似，故常一起论述。污染物来源于金属矿山、冶炼、化工、电镀、皮革、机械等企业所排放的"三废"。农业环境还可通过灌溉污水、施用污泥肥料和农药及大气沉降等途径受到污染，进而危害人、畜健康。重金属不像有机物那样能逐渐分解消失，因此较难治理。

重金属中毒性肾病（heavy metal damage of kidney） 重金属及其代谢产物所致的肾脏损害。常引起肾损害的重金属有汞、镉、金、铅、铜、铋、铊、银、砷等。多表现为急性肾衰竭和肾病综合征等。治疗可采用络合剂或透析疗法。

重酒石酸间羟胺（metaraminol bitartrate） 抗休克的血管活性药。白色结晶性粉末，几无臭，味苦，易溶于水。能直接兴奋肾上腺素能 α 受体，升压作用较持久，并能增加心肌收缩力和肾及冠状动脉的血流量。用于各种休克及手术时的低血压。甲状腺功能亢进、高血压、充血性心力衰竭及糖尿病病人慎用。

重力性皱纹（gravitative lines） 在皮肤及其深层组织松弛的基础上，因重力作用而形成的皱襞或皱纹。多分布在眶周、颧弓、颌下和颈部。如：上睑皮肤松弛形成细密皱纹，严重者下垂形成三角眼；颊部皮肤及皮下组织松垂而形成羊腮；颈部皮肤及颈阔肌松弛下垂而出现火鸡颈。

重链（heavy chain, H chain） 免疫球蛋白中分子量较大的肽链，由 440 个氨基酸组成，根据其恒定区抗原性的不同分为 μ、γ、α、δ、ε 五类，相应的免疫球蛋白分别为 IgM、IgC、IgA、IgD 和 IgE。

重链病（heavy chain disease, HCD） 浆细胞或 B 淋巴细胞恶性增生分泌的单克隆重链蛋白或其片段引起的疾病。目前发现有三种重链病 γ、α、μ。在病人血浆及尿中含有呈重链抗原性游离的 Ig 片段。确诊需免疫荧光检查。现代对 γ、α 或 μ 链 3 种重链的治疗均不理想。可选用局部放疗或环磷酰胺和泼尼松治疗。

重量差异试验（weight variation test） 片、丸、胶囊等剂型生产中保证成品质量的一项试验。重量差异大则影响制品的主药含量。故必须将各种剂型的重量差异控制在最小限度内。

重量分析法（gravimetric method, gravimetry） 称取一定重量的样品，将其中欲测成分以单质或化合物的状态分离出来，根据单质或化合物的重量，以计算该成分在样品中的含量的定量分析方法。根据分离方法的不同，本法可分为挥发法、萃取法和沉淀法。

重型肝炎（severe type of hepatitis） 一种少见的病毒性肝炎。特点是病变严重，死亡率高。可分为急性和亚急性两种。前者细胞广泛坏死，体积显著缩小，重量减轻，质地变软，呈黄色或红褐色，有时红黄相间呈斑纹状；后者病变发展稍缓，有新旧不同的严重的大片状肝细胞坏死，同时伴有新生的结缔组织和再生的肝细胞结节。

重型颅脑损伤（severe type of craniocerebral injury） 格拉斯哥昏迷指数在 3～8 分，伤后昏迷或再昏迷在 6h 以上，生命功能（呼吸、循环）可明显紊乱，瞳孔大小不等，光反射减弱、消失以致固定。

重性精神病（major psychosis） 以精神分裂症为代表的，主要表现有幻觉、妄想、严重思维障碍、行为紊乱等精神病性症状，且病人社会生活能力严重受损的一组精神疾病。主要包括精神分裂症、分裂情感障碍、偏执性精神病、双相情感障碍等。

重症多形［性］红斑（Stevens-Johnson syndrome） 其他名称：史-约综合征、渗出性多形红斑综合征。严重的大疱形多形红斑。可有寒战、高热和眼、口、生殖器的损害。肾损害严重时可导致肾衰竭而死亡，眼损害可失明。该征为一种过敏反应，多由药物反应引起，如磺胺、对氨基水杨酸、对乙酰氨基酚等。

重症肺炎（severe pneumonia） 除呼吸系统受累外，其他器官系统亦受累，全身中毒症状明显的肺炎。

重症护理（severe illness nursing） 对危重病人的抢救和护理。危重病人的特点是病情重而复杂、变化快，随时都有发生生命危险的可能，因此对危重病人必须日夜予以缜密的、全面的观察，及时分析疾病的发展和变化情况，护理人员要详细记录，供医生参考并采取护理措施。

重症肌无力（myasthenia gravis, MG） 一种神经肌肉接头传递障碍的自身免疫性疾病。多见于青壮年。主要临床特征：受累骨骼肌极容易疲劳，短期收缩后肌力减退明显，休息和使用抗胆碱酯药物后肌无力可部分和暂时恢复。其中以眼外肌和咽喉肌肉为最显著，表现为眼睑下垂、复视、吞咽困难等症状，早晨较轻，下午或劳动后加重。严重者可因呼吸肌麻痹而死亡。治疗：新斯的明、麻黄碱等药物可缓解症状。胸腺放射治疗或胸腺切除对部分病例有效。

重症肌无力危象（myasthenic crisis） 重症肌无力者的危重征

象。目前多数学者主张采用如下标准：①疲劳感增加，情绪不安，头痛，出汗，心悸，涎液增多；②肌束颤动；③呼吸与吞咽困难；④多因治疗中停药、感染、外伤等产生。

重症急性胰腺炎（severe acute pancreatitis）　急性胰腺炎中的重危者。有的学者建议采用下列计分法判断：①全胰腺水肿；②肠系膜脂肪水肿；③肾周围脂肪水肿；④肠管膨胀；⑤腹腔内有液体；⑥胸膜腔积液。其中每项1分，如积分>4即可诊断为重症急性胰腺炎。

舟车丸（zhouche wan）　其他名称：舟车神佑丸。中医成药名。祛湿剂（消肿利水）。组成：牵牛子、大黄、甘遂、红大戟、芫花、青皮、陈皮、木香、轻粉。功能行气逐水。用于蓄水腹胀、四肢浮肿、胸腹胀满、停饮喘急、大便秘结、小便短少。舟车丸药力峻猛，在剂量上宜由小量开始，逐渐加大，中病即止，不可过量服用。孕妇及久病气虚者忌服。控制食盐量。

舟状腹（scaphoid abdomen）　其他名称：腹部凹陷。仰卧时病人前腹壁明显低于肋缘至耻骨的水平面的现象。严重疾病恶病质时前腹壁凹陷几乎贴近脊柱，肋弓、髂嵴和耻骨联合显露，全腹似舟状。见于严重脱水、恶病质等。

舟状头（scaphocephaly）　由于矢状缝关闭过早所形成的长而窄的楔形头。

周痹（bi disease with general pain）　中医病名。以周身疼痛、上下游行，或沉重麻木、项背拘急、脉濡涩为主要表现的疾病。因气虚而风寒湿侵入经脉所致。治宜益气和营、祛邪通痹。

周边葡萄膜炎（peripheral uveitis）　见中间葡萄膜炎。

周边视野计（perimeter）　周边视野检查包括简单对比法和周边视野计检查。现较常使用的周边视野计有周边弓形视野计和Goldmann周边视野计，后者是定量视野检查，最适于了解视野的全貌。正常周边视野检查用直径3mm的白色视标，半径为330mm的视野计（可计作3/330#白）。其角度范围平均上侧为55°，下侧为70°，鼻侧为60°，颞侧为90°。蓝、红、绿色视野依次递减10°左右。

周皮（periderm, epitrichium）　发育中表皮浅层的不参与角化的一层扁平细胞。表皮开始角化后周皮逐渐脱落。

周期非特异性药（cell cycle nonspecific agent, CCNSA）　主要杀灭增殖细胞群中各期细胞的抗肿瘤药，如烷化剂、抗癌抗生素。

周期热（periodic fever）　反复多次体温逐渐升高，至高峰后又逐渐降至正常的热型。其间有间歇期。见于布鲁氏菌病、恶性淋巴瘤或者由于体内内分泌产物（原胆烷醇酮之类）的代谢障碍引起。隔数日、数周或数月发作一次，因间歇期规则，有时可推测其发作日期。病人发热期可有关节酸痛、皮疹、白细胞增多、血沉增快等表现，间歇期正常。

周期特异性药（cell cycle specific agent, CCSA）　只对增殖周期中的某一期有较强作用的抗肿瘤药，如抑制核酸合成的药对S期作用明显，长春碱类作用于M期。

周期性（periodicity）　某些疾病每隔一个相当长的时间才发生流行的现象。其流行的间隔时间主要取决于：①上次流行后遗留的易感者与免疫者人数的比例。②新易感者累积的速度与数量。③流行后人群免疫水平持续的时间。通过防疫措施后，周期性是可以改变或消失的，如普遍接种麻疹疫苗后，麻疹周期性流行便告消失。

周期性巩膜外层炎（periodic episcleritis）　周期性发作的巩膜表层组织炎症。病因不清，可能与过敏有关，多在妇女月经期发生。病变部位的巩膜表层与球结膜弥漫性充血与水肿，发作时常伴有神经血管性眼睑水肿，偶并发瞳孔缩小及睫状肌痉挛。除去病因，局部滴皮质类固醇制剂，服用吲哚美辛、保泰松等有效。

周期性呼吸（periodic breathing）　呼吸加深加快和减慢减弱交替出现的异常的呼吸形式。如潮式呼吸、比奥呼吸（脑膜炎式呼吸）等。

周期性精神病（periodic psychosis）　呈周期性发作的精神障碍性疾病。女性多见。多于月经初潮年龄发病，其周期与月经有关。发作前常有短时间的头痛、情绪不稳、腰腹痛、发热

及失眠等。发作时有的兴奋多语、躁动不安；有的表现为迷惘、迟钝、拒食、不合作。可试用内分泌疗法，辅以抗精神病药物。

周期性粒细胞减少症（cyclic neutropenia）　具有规律性周期性粒细胞减少的疾病。常有家族史。多于婴儿及儿童期发病，有全身乏力、发热及感染，历时3～10日粒细胞逐渐恢复正常。粒细胞最低值间隔时间为（21±3）日。随着年龄增长，大多数病人发作逐渐减轻，有的可于5～10年恢复正常。治疗：丙酸睾酮及糖皮质激素；粒细胞集落刺激因子；脾切除等。

周期性瘫痪（periodic paralysis）　一组与钾离子代谢有关的肌肉病。临床主要特点为反复发作的弛缓性瘫痪，伴血清钾水平改变。分为遗传性和继发性两类，遗传性周期瘫痪是由编码肌细胞膜离子通道基因变异所致的一组疾病。继发性周期瘫痪可继发于甲状腺功能亢进、醛固酮增多症、肾小管酸中毒等。多见于男性青年，常在饱餐后、于夜间睡眠中发病，发作时四肢不能活动，血钾大多降低，但神志清楚，无感觉障碍。每次发作历时数小时至数日。治疗：补充钾盐，避免过饱、饮酒、过劳，忌高糖饮食等可预防发作。

周围动脉瘤（peripheral arterial aneurysm）　好发在股动脉、腘动脉，而颈动脉瘤、锁骨下动脉瘤、尺动脉瘤、髂动脉瘤和臀动脉瘤均少见。治疗：一旦诊断明确，应尽早进行手术，将动脉瘤切除，动脉对端吻合或自体大隐静脉移植。

周围动脉栓塞（peripheral arterial embolism）　由于血液内的栓子随血液循环停留在直径小于栓子的动脉内引起的栓塞。常见的栓子为血块，空气、脂肪、羊水等栓子少见。绝大多数动脉栓子来源于心脏。临床表现有患肢疼痛、苍白、皮温低、青紫，最后可发生坏疽。动脉造影确诊。治疗：手术取栓，抗凝，溶栓，肢体坏疽需截除。

周围动脉血栓形成（peripheral arterial thrombosis）　血流缓慢、血液高凝状态、动脉粥样硬化所致的内膜粗糙不平，动脉腔变窄及动脉受损伤持续痉挛等，使血经该处的血液凝结，造成的局部动脉阻塞。表现为局部疼痛，皮肤苍白、发凉、麻木，运动障碍，远端动脉搏动减弱或消失等肢体缺血现象。可做多普勒超声动脉造影明确诊断。治疗：一般先采用药物，抗凝血、解痉、祛聚、溶栓等；有些可行血管重建手术；若肢体已坏死，需行截肢。

周围动脉硬化性闭塞症（peripheral arteriosclerosis obliterans）　多是全身性疾病，但好发于腹主动脉末端和下肢动脉。病变多呈节段性。多见于50～70岁男性。症状分为：第一期肢体仅有轻度冷感、麻木和易疲劳；第二期为间歇性跛行期，常出现腰酸痛、坐骨神经痛、足部疼痛等；第三期为静息痛期，在休息时尤其晚间疼痛更重，时可发生肢端坏死。多普勒超声检查明确诊断。治疗：控制原发疾病。行动脉重建手术、经皮球囊扩张术、血栓内膜剥除术、旁路移植术等。

周围淋巴结结核（tuberculosis of peripheral lymphnode）　结核分枝杆菌侵及周围淋巴结引起的病变，以颈淋巴结结核为最常见，多发于儿童和青年。初期受累的淋巴结肿大，质硬、无痛，可推动。进而淋巴结相互粘连，与皮肤和深部组织黏着，不能推动。晚期，淋巴结干酪样坏死和液化，形成寒性脓肿，溃破后形成经久不愈的窦道。治疗：全身疗法，注意营养和休息，给予抗结核药物；出现寒性脓肿，可抽尽脓液，注入异烟肼和链霉素溶液冲洗；形成窦道时，可行病灶刮除术。

周围淋巴[样]器官（peripheral lymphoid organ, secondary lymphoid organ）　其他名称：次级淋巴[样]器官。成熟的B淋巴细胞和T淋巴细胞接触抗原并启动免疫应答的场所，包括淋巴结、脾脏、扁桃体和肠道相关淋巴组织。周围淋巴[样]器官是免疫活性细胞定居和增殖的场所。也是免疫应答的重要部位。

周围免疫器官（peripheral immune organ）　见外周免疫器官。

周围神经（peripheral nerve）　中枢神经以外的神经组织。包括脑神经、脊神经和自主神经，以及神经干、神经丛、神经节及神经末梢。与脑和脊髓相连，又与各种器官和组织相连，实现中枢神经对人体各种功能活动的调节和控制。每一

条周围神经都是由大量平行排列的神经纤维集合而成。许多神经纤维先组成粗细不等的神经纤维束,外包裹着一层结缔组织构成的神经束膜。许多神经束再组成神经,外面再被有血管、淋巴管和脂肪细胞的神经外膜所包裹。周围神经按其功能可分为运动(传出)神经、感觉(传入)神经和混合神经(兼有传入和传出纤维)。

周围神经病 (peripheral nervous disease, peripheral neuritis) 其他名称:周围神经炎。从脑发出的脑神经和从脊髓发出的脊神经的病变。实际上除麻风是由麻风杆菌所引起的炎症外,其余并非炎症,所以现在已统称周围神经病。

周围神经节 (peripheral neuroganglion) 周围神经系统中神经元胞体集聚的部位。包括脑神经节和自主神经节。主要由被膜和大量神经细胞构成。

周围神经卡压综合征 (peripheral entrapment nuropathies) 周围神经通过肌肉的腱性起点处,穿过肌肉处,绕过骨性隆起或行经纤维骨性管鞘处等所致神经损害而产生的一组症候群。如胸廓出口综合征、腕管综合征、腕尺管综合征、梨状肌综合征、腓总神经压迫综合征、跗管综合征等。多需手术治疗。

周围神经系统 (peripheral nervous system, PNS) 脑和脊髓以外的所有神经结构。包括脊神经、脑神经和内脏神经。它们一方面与脑和脊髓相连,另一方面与各种器官和组织相连,实现中枢神经系统对全身的控制。

周围突 (peripheral branch of peudounipolar neuron) 假单极神经细胞分布到外周的突起。可感受刺激,将冲动传向神经细胞胞体。相当于树突。

周围型肺癌 (peripheral type of carcinoma of lung) 起源于肺段支气管以远部位的肺癌,位置在肺的周围部分者。此类型肺癌以腺癌为多,常无明显症状,不易被早期发现。

周围性多发性神经病综合征 (peripheral multiple neuropathy syndrome) 全身各处周围神经对称性损害而引起的一种综合征。典型的临床表现为四肢远端呈手套、袜子式分布的感觉障碍,下运动神经元瘫和营养障碍。治疗:病因和对症处理。

周围性发绀 (peripheral cyanosis) 由于周围循环障碍而引起皮肤和黏膜的发绀。特点是:①常见于肢体末梢和下垂部分;②按摩、加温可使发绀消失;③有心包炎或右心衰竭的病史和体征;④动脉血氧饱和度高于85%。周围性发绀可分为两大类:①淤血性周围性发绀;②缺血性周围性发绀。

周围性呼吸衰竭 (peripheral respiratory failure) 呼吸器官和呼吸肌病变引起的呼吸衰竭。主要特点为先有呼吸困难,伴呼吸肌辅助动作三凹征等。呼吸困难的性质则视疾病而异,若上呼吸道阻塞,则以吸气性呼吸困难为主;下呼吸道梗阻,则以呼气性呼吸困难为主;如肺内病变严重,则出现混合性呼吸困难。呼吸肌麻痹者,呼吸幅度变浅,呼吸无力,但呼吸节律整齐。严重时,呼吸由浅速减慢到8~10次/min,并呈点头样、鱼口样呼吸,预后不良。

周围性甲状腺功能减退症 (peripheral hypothyroidism) 其他名称:受体性甲状腺功能减退症。是甲状腺功能减退症按病变部位分类的一个类型。由于家族遗传性缺陷,周围靶细胞虽能摄取激素,但细胞核内受体功能障碍或阙如引起激素生物效应减低。故血中甲状腺素(T_4)、三碘甲状腺原氨酸(T_3)虽正常甚至增高,但病人呈甲状腺功能减退症候群。较罕见。

周围性面神经麻痹 (peripheral facial paralysis) 见周围性面瘫。

周围性面瘫 (peripheral facial paralysis) 其他名称:周围性面神经麻痹、核下瘫。面神经病变所致的面肌麻痹。健侧向上歪斜,患侧口角下垂,饮水、鼓腮、吹气功能障碍。上眼睑不能完全下垂,呈"口眼歪斜"。前额皱纹消失,不能蹙眉。治疗:针刺与按摩疗法有助于麻痹肌的兴奋。可服用维生素B_1、血管扩张药及拟胆碱药,如呋喃硫胺、烟酸、地巴唑等。

周围性舌下神经瘫 (peripheral hypoglossal nerve paralysis) 舌下神经核或舌下神经的病变时,出现周围性舌下神经瘫痪的症状。其特点是伸舌偏向侧正是病变侧,并可见舌肌萎缩。在舌下神经核受累时还会出现舌的肌束震颤。

周围性瘫痪 (peripheral paralysis) 多脑神经运动核及其发出的脑神经受累时出现的脑神经瘫。

周围血管创伤性动静脉瘘 (traumatic peripheral arterio-venous fistula) 外伤引起的动、静脉之间异常交通。表现为肢体肿胀、疼痛、麻木、乏力、运动功能障碍;颈部病变可出现头痛、头晕、轰鸣音及记忆力减退等。在瘘的部位可打得震颤,听诊时有"机器隆隆声",心脏收缩期增强。靠近心脏的大动静脉瘘,可导致充血性心力衰竭、肺水肿而死亡。治疗:尽早手术。

周围循环衰竭 (peripheral circulatory failure) 心功能正常,而血管舒缩功能失常或循环血量不足引起的循环障碍。因大量出血、严重失水等引起有效血液循环容量减少,或剧烈疼痛、严重急性感染等引起动脉张力减弱,血管容量增加,致使回流入心的血量减少,因而心脏排出血量亦减少,血压低,组织缺血。随情况的轻重和持续时间长短而出现虚脱或休克症状。治疗:去除病因,应予输血、输液,血管活性药物。

周细胞 (pericyte) 血管内皮细胞与基膜之间散在的一种扁平并有突起的细胞。功能不清。有人认为它是一种未分化的细胞,在血管生长或再生时能分化为平滑肌细胞或其他结缔组织细胞。

轴浆流 (axoplasmic flow) 轴突内轴浆的流动。有运输物质的作用,具有双向性。可分为快速运输和慢速运输两种。

轴浆运输 (axoplasmic transport) 在神经元的胞体内合成的物质借轴浆的流动,由轴突近端逐渐向其远端移动的过程。可分为快速运输和慢速运输两种。前者见于含有递质的囊泡的运输,速度为50~410mm/d;后者见于蛋白质所构成的微管和微丝等的运输,速度为1~12mm/d。

轴旁中胚层 (paraxial mesoderm) 胚盘中轴线两侧的中胚层细胞增生而形成的两条增厚的中胚层细胞带。它起初为纵行的胞索,随后横裂为块状细胞团形成体节。体节是形成脊柱、肌肉及真皮的原基。

轴-树突触 (axo-dendritic synapse) 神经元的轴突终末与另一个神经元树突构成的突触。

轴-体突触 (axo-somatic synapse) 神经元的轴突终末与另一个神经元胞体构成的突触。

轴突 (axon, axis cylinder) 神经元发出的一条细长且粗细均匀的突起。可传递神经冲动。每个神经元只有一个轴突。胞体发出轴突的部位呈圆锥形,称轴丘。轴突发出后,直径均一,表面平滑,分支较少,但常伸出与轴突成直角的侧支。轴突末端分支较多,形成轴突终末,与其他神经元或效应细胞相接触。轴突表面的细胞膜,称为轴膜。膜内有轴浆,内含线粒体、微丝和微管。物质在轴浆内的流动为轴浆流,根据流动方向分为顺行运输和逆行运输,均为快速运输,起物质运输作用。轴丘和轴突内无嗜染质(尼氏体)。轴突终末端含有突触小泡。轴突主要功能是将冲动由胞体传至其他神经元或效应细胞。

轴性远视 (axial hyperopia) 远视眼的一种。眼轴较正视眼的眼轴短,但眼球折光力正常。高度远视大多数属于这一类型。

轴-轴突触 (axoaxonal synapse) 神经元的轴突终末与另一个神经元轴突构成的突触。

肘关节 (elbow joint, cubital joint) 由肱骨下端和桡、尺骨上端构成的复关节。包括肱骨滑车与尺骨滑车切迹形成的肱尺关节,肱骨小头与桡骨关节凹形成的肱桡关节和尺桡近侧关节3个关节。肘关节运动主要是屈伸动作。其中桡尺近侧关节与桡尺骨远端的桡尺远侧关节联合运动,可使前臂旋前和旋后。

肘关节成形术 (arthroplasty of elbow) 骨科手术之一。特点是将组成肘关节的肱骨远端及尺、桡骨近端切除,用游离阔筋膜包绕(或不用阔筋膜,但需早期活动)形成假关节,使关节恢复活动功能。用于治疗风湿、外伤、化脓性感染等引起的肘关节非功能性强直。

肘关节结核（tuberculosis of elbow joint）　肘关节的结核性感染。多见于青壮年。主要表现为肿痛、功能障碍等。X线片检查可协助诊断。可采用抗结核药物或手术方法治疗。

肘关节切除术（arthrectomy of elbow）　骨科手术之一。特点是将组成肘关节的肱骨下端及尺、桡骨上端切除，形成假关节，以期消除病灶，改善关节功能。用于治疗关节严重破坏或后遗强直的肘关节结核，陈旧性肘关节骨折、脱位、化脓性炎症等。

肘关节融合术（fusion of elbow joint）　骨科手术之一。特点是切除肱骨尺骨鹰嘴关节面软骨和桡骨头，取功能位，于后侧作嵌入植骨融合肘关节。适用于肘关节已破坏或强直而不宜做关节成形术或关节切除术者。

肘关节脱位（dislocation of elbow joint）　常见关节脱位之一。在暴力作用下，组成肘关节各骨的关节面失去正常的对合关系。肘关节可以发生前脱位，也可发生后脱位。后者多见，多为青少年。病人肘部肿痛，呈45°屈曲位，肘后三角关系紊乱，X线片可以确诊。单纯脱位，伤后及时手法整复，肘部保持90°屈曲位7～10日后开始自主活动。

肘管综合征（cubital tunnel syndrome）　尺神经在肘部受压后出现的一组综合征。成年男性好发，表现为尺神经分布区恒定的感觉减退、异常，手部无力、不灵活，小鱼际肌萎缩。治疗：手术，理疗，激素封闭。

肘后三角（posterior cubital triangle）　屈肘时肱骨内上髁、外上髁和尺骨鹰嘴之间形成的一个等腰三角形区。肘关节脱位时，此三角的关系发生改变。

肘后三角失常（abnormality of posterior cubital triangle）　其他名称：修特三角失常。肘关节屈曲90°，可触到一个由肱骨外、内上髁和鹰嘴3个骨性突起组成的等腰三角形。如失去此等腰三角形关系即为此征。可见于肱骨内、外上髁骺离骨折或骨折移位，还可见于肘关节脱位和鹰嘴骨折后移位。

肘淋巴结（cubital lymph node）　是上肢淋巴结中的一群。分浅、深两群，分别位于肱骨内上髁上方和肘窝深血管周围，引流手尺侧半和前臂尺侧半淋巴的淋巴结。其输出淋巴管注入腋淋巴结。

肘内翻（cubitus varus）　肘关节完全伸直，前臂旋后位时，前臂与上臂呈5°～15°的外翻角，如果此角度小于5°，即为肘内翻，常见于肱骨髁上骨折错位愈合或骨骺损伤等。严重者待稳定后可手术矫形。

肘浅淋巴结（superficial cubital lymph node）　其他名称：滑车上淋巴结。位于肱骨内上髁的上方，贵要静脉内侧，引流手尺侧半和前臂尺侧半淋巴的淋巴结。其输出淋巴管注入肱淋巴结或者腋淋巴结外侧群。

肘深淋巴结（deep cubital lymph node）　位于肱动脉末端和尺动脉、桡动脉起始段周围的淋巴结。引流手部和前臂深层结构的淋巴，其输出淋巴管注入肱淋巴结或腋淋巴结外侧群。

肘外翻（cubitus valgus）　肘关节完全伸直，前臂旋后位时，前臂与上臂呈5°～15°的外翻角，如果此角度大于15°，即为肘外翻。常见于肱骨髁上骨折错位愈合或骨骺损伤等。影响功能者可手术治疗。

肘窝（cubital fossa）　位于肘关节前面的三角形凹窝。外侧界：肱桡肌；内侧界：旋前圆肌；上界：肱骨内、外上髁的连线。窝内主要结构自外向内有肱二头肌腱、肱动脉及其分支、正中神经等。

肘正中静脉（median cubital vein）　上肢的浅静脉之一。在肘窝处，粗而短，变异多，连接贵要静脉和头静脉。此静脉常被选作静脉穿刺，进行药物注射、输血或采血的部位。

肘直线（cubital straight line）　其他名称：修特线。正常人肘关节伸直时，肱骨内上髁、外上髁和尺骨鹰嘴突三点形成的一条直线。肘关节脱位时，此直线关系改变。

昼夜尿比重试验（urinary specific gravity test for twenty four hours, Mosenthal test, concentration-dilution test）　其他名称：莫氏试验、稀释功能试验。参考值：24h尿量1 000～2 000ml；昼夜尿量比为3：1～4：1；12h夜尿不超过750ml；夜尿最高比重在1.020以上；最高比重与最低比重之差不应小于0.009。少尿高比重尿见于血容量不足引起

的肾前性少尿；多尿、低比重尿、夜尿增多，或比重固定在1.010，表明肾小管浓缩功能差，见于慢性肾炎、慢性肾盂肾炎、急性肾衰竭多尿期等。

朱砂（cinnabaris）　其他名称：丹砂、辰砂。中医药名。天然的辰砂矿石，组成：硫化汞（HgS）。甘，微寒，有小毒归心经。功能清心定惊、安神、解毒。适用于心火亢盛之神志不安、心悸怔忡、胸中烦热，以及癫痫发狂等症。外用可治疮疡肿毒、口舌生疮、咽喉肿痛等。外用适量。不宜过量和久服。忌用火煅，以防汞中毒。

朱砂安神丸（zhusha anshen wan）　其他名称：黄连安神丸、安神丸。中医成药名。安神剂。组成：朱砂、黄连、地黄、当归、甘草。功能镇心安神、清热养血。用于胸中烦热、心悸不宁、失眠多梦、舌红、脉细数。服药期间不宜与碘、溴化物并用。

朱砂掌（cinnabar palm）　其他名称：肝掌。中医症状名。手掌大、小鱼际部位出现密集红色小斑点，颜色鲜红或暗红如朱砂，甚则融合成片，压之可以暂时褪色。由血络瘀阻所致。朱砂掌与胸颈部的蜘蛛痣，较常见于臌胀病。

侏儒症（dwarfism）　身材特别矮小，成人身长不到120cm，小儿身长低于同年龄平均数的30%以上者。可由不同原因引起：①发育前起病的脑垂体前叶功能不全，是最常见的原因。病人肢体和躯干呈匀称性短小，性发育障碍，停留于发病时年龄的水平，但智力大多正常。治疗：去除病因（如血吸虫病性侏儒症应及早彻底治疗血吸虫病）外，可试用人绒毛膜促性腺激素和人类生长激素等。②内分泌功能不全，如婴幼儿时期患的甲状腺功能不全所致的地方性克汀病（又称呆小病）、性早熟性骨骺过早融合等。③营养或代谢紊乱，如严重营养不良、严重佝偻病、各种严重慢性病影响生长发育。④原发性侏儒症，与遗传有关，病人生长缓慢，智力正常，性发育也正常。⑤其他，如软骨发育障碍、某些脑缺陷等。治疗：去除病因，对症治疗。

珠蛋白（globin）　血红蛋白和肌红蛋白中的蛋白质组分。血红蛋白分子由2对不同的珠蛋白组成四聚体，而肌红蛋白只有1条珠蛋白多肽链。

珠蛋白生成障碍性贫血（thalassemia, thalassanemia）　其他名称：地中海贫血、海洋性贫血。由于血红蛋白的珠蛋白链合成障碍或速率降低，血红蛋白产量减少所引起的一组遗传性溶血性贫血。是一组遗传异质性疾病。临床有重要意义的主要为α-珠蛋白及β-珠蛋白生成障碍性贫血。主要是血红蛋白中珠蛋白的肽链合成障碍，使血红蛋白的成分、结构发生改变，导致红细胞寿命缩短，而引起慢性溶血。本病常有特殊面容，肝脾大，呈小细胞低色素性贫血，红细胞脆性减低，血涂片可见靶形红细胞及有核红细胞等特点。无特殊疗法，辅以输血等对症治疗。

β-珠蛋白生成障碍性贫血（β-thalassemia）　其他名称：β-地中海贫血。珠蛋白生成障碍性贫血的一种，系血红蛋白β-肽链合成障碍所致的遗传性先天性溶血性疾病。轻型可无症状；重型表现为贫血、黄疸、肌张力松弛、发热、肝脾大、发育障碍、体形矮小等。检查呈小细胞低色素性贫血。治疗：输血或输纯红细胞；脾切除；可用去铁胺、羟基脲等；骨髓移植可治愈本病。

珠蛋白锌胰岛素（globin zinc insulin）　是由血球蛋白和胰岛素结合后再加入适量氯化锌而制成的中效胰岛素（每100单位中含珠蛋白3.6～4mg，锌0.25～0.35mg），其降血糖作用较缓慢而持久，一次给药有效时间能持续18～24h以上。适用于轻、中型糖尿病。其他与胰岛素同。

珠黄散（zhuhuang san）　中医成药名。清热解毒剂。组成：珍珠、牛黄。功能清热、解毒、止痛。用于咽喉肿痛糜烂、口腔溃疡久不收敛。用法：取药少许吹患处。

诸虫（parasitic diseases）　其他名称：虫证。中医病证名。泛指人体各种寄生虫病。多指肠道寄生虫。分别有不同的症状。但头面可有虫征。唇内白点，面上白斑，巩膜蓝斑，舌上红点，可协助诊断。治宜驱虫为主，佐以健脾理气化湿。

诸阳之会（convergence of all yang-energy）　中医术语。指头面部。人体清阳之气皆上注于头面；十二经脉中，手三阳的

经脉从手走向头部，足三阳的经脉是从头走向足部，手足三阳经皆会聚于头面，故称诸阳之会。《灵枢·邪气脏腑病形》："诸阳之会，皆在于面。"

猪蛔虫幼虫移行症（larva migrans of Ascaris suis）　人进食被猪蛔虫卵污染的红薯、胡萝卜等块根食物后，虫卵在小肠内孵出幼虫，穿过肠壁、侵入肝脏，移行至肺部，引起炎症和过敏反应。表现为刺激性咳嗽、胸闷、哮喘，呼吸困难和发绀。血中嗜酸性粒细胞显著增多。治疗：以对症疗法为主，应用解痉、镇咳等药物；气急发绀者吸氧，静脉滴注氢化可的松。

猪巨吻棘头虫（Macracanthorhychus hirudinaceus）　寄生于猪的小肠，偶然寄生于人体的少见寄生虫。成虫乳白色或淡红色，前部稍粗大，向后逐渐细小，尾端钝圆，前端有一可伸缩的尖球形的吻突，周围有 5～6 排透明而尖锐的吻钩，呈螺旋状排列。雌虫长 20～65cm，雄虫长 5～10cm。虫卵深褐色，椭圆形，壳厚，成熟卵内含具小钩的棘头蚴。通过鞘翅目昆虫（天牛或金龟子）传播。

猪巨吻棘头虫病（Macracanthorhychus hirudinaceus disease）　猪巨吻棘头虫所致的肠道寄生虫病。猪是主要传染源。成虫寄生于猪、犬、猫等动物小肠，卵排出后被甲虫的幼虫吞噬，并发育为感染期棘头体，猪食入含有棘头体的甲虫而感染。如人吃了含棘头体的甲虫也可感染，但人不是棘头虫的适宜宿主，因此虫体很少发育成熟。人感染后早期症状为食欲减退、消化不良和乏力，随后表现为腹痛、发热、腹胀、腹部包块和腹膜刺激征等。严重者可发生肠穿孔、腹腔脓肿。因粪便中很少能查见虫卵，故诊断主要依据流行病学史及临床症状。早期可服用阿苯达唑（丙硫咪唑）治疗。有肠穿孔及脓肿者应采取手术治疗。

猪苓（polyporus, zhuling）　其他名称：枫苓、野猪粪。中医药名。多孔菌科植物猪苓的菌核。甘、淡、平。归脾、肾、膀胱经。功能利水渗湿。适用于水湿停滞的小便不利、水肿等症。湿热带下或湿热淋痛亦可用之。

猪苓多糖注射液（zhuling duotang zhusheye）　中医成药名。肿瘤放疗、化疗辅助用药。组成：猪苓。对慢性肝炎、肿瘤有一定疗效。与肿瘤化疗药物合用，可增强疗效，减轻不良反应。不可静脉注射。

猪苓散（zhuling san）　中医方剂。利水渗湿剂。出自《伤寒论》。组成：猪苓、茯苓、泽泻、阿胶、滑石。功能滋阴清热、利水。用于水热互结，内热伤阴，发热口渴，小便不利，心烦失眠或血淋、尿血属阴虚有热者。可用于泌尿系感染、肾炎。

猪苓汤（Polyporus Umbellatus decoction）　中医方剂。《伤寒论》方。组成：猪苓、茯苓、泽泻、阿胶、滑石。功能利水、清热、养阴。治水热互结，兼有阴虚，症见小便不利、发热心烦、口渴欲饮、呕恶下利者。

猪囊尾蚴（Cysticercus cellulosae）　寄生于猪体肌肉内的猪带绦虫的幼虫。也可寄生于人体。常见于皮下、肌肉、脑、眼、心等处。囊尾蚴似米粒或黄豆，为半透明囊状体，含囊液及头节。人食半熟米猪肉感染猪带绦虫而患病。误食猪带绦虫的虫卵而感染囊尾蚴，则患囊虫病。

猪带绦虫（Taenia solium）　其他名称：有钩绦虫、链状带绦虫、猪肉绦虫。绦虫属寄生虫。体长 2～3m，宽 7～8mm，共有 800～900 个节片，后端的各节片长约 10mm。头节圆珠形，直径约 1mm，有 4 个吸盘，并有顶突和两圈小钩。人是唯一的终宿主，寄生于小肠内。中间宿主是猪，其幼虫又称猪囊尾蚴，多寄生在肌肉、肝脏和脑组织中。含有囊尾蚴的猪肉，俗称米猪肉，人因食未熟的米猪肉而感染。猪囊尾蚴也可寄生于人体皮下、肌肉、脑、眼等处，引起囊虫病。

猪带绦虫病（swine taeniasis）　由猪带绦虫所致的一种最常见的绦虫病。我国南方多于北方，青年患病最多。摄入含有猪囊虫的猪肉感染。成虫寄生于小肠，常为一条，寿命数年至数十年。症状与牛带绦虫病相同，常随大便排出节片被发觉。少数病人可经自身感染而引起囊虫病。治疗：主要为驱虫，用吡喹酮、甲苯达唑，或南瓜子、槟榔合并用。

蛛毒中毒（arachnidism）　其他名称：蛛咬伤。常见毒蛛有致命红斑蛛（又名黑寡妇蛛）和棕色毒蛛。其毒液中含有蛛毒溶血素和类似神经毒的毒蛋白。轻者局部红肿、疼痛；重者精神不振、乏力、头昏、头痛、恶心、呕吐、恶寒、发热、手足与肌肉痉挛、呼吸困难，甚至导致休克与呼吸中枢麻痹而死亡。治疗：咬伤部近心端扎止血带；充分吸出毒液，用南通蛇药敷伤口周围。

蛛网膜（arachnoid mater）　脑脊髓表面 3 层被膜的中层膜。是薄而半透明的结缔组织膜，无血管，有小梁与软膜相连。其缺乏血管和神经，除大脑纵裂和大脑横裂处以外，均越过脑与脊髓的沟裂。蛛网膜与硬膜之间有蛛网膜下腔，内含脑脊液。

蛛网膜粒（arachnoid granulations）　脑脊液经蛛网膜与静脉相通的部位。蛛网膜在硬脑膜窦附近，特别是在上矢状窦两侧，形成许多绒毛状突起，突入上矢状窦内而形成。脑脊液经蛛网膜粒渗入上矢状窦，进入静脉血液中。

蛛网膜下腔（subarachnoid cavity）　其他名称：蛛网膜下隙。蛛网膜与软膜之间的间隙。内有脑脊液和行于脑表面的较大的血管，脑与脊髓的蛛网膜下腔相通。此腔在某些部位扩大成池，称为蛛网膜下池。

蛛网膜下腔出血（subarachnoid hemorrhage, SAH）　颅内血管破裂后，血液流入蛛网膜下腔。临床上分为外伤性和非外伤性（又称自发性）蛛网膜下腔出血两类。颅内出血的一种。主要表现为起病急骤，突然发生剧烈头痛、呕吐，并伴有程度不同的意识障碍，颈项强直、克尼格征阳性及脑脊液为血性。病因多为颅内动脉瘤、脑血管畸形和动脉粥样硬化。病人应绝对卧床休息，给予止血、止痛和降低颅内压力的药物。治疗：经脑血管造影诊断为动脉瘤或血管畸形者，为预防再次出血须行外科手术。

蛛网膜下腔阻滞［麻醉］（subarachnoid anesthesia）　其他名称：脊椎麻醉、腰麻。将局部麻醉药注入蛛网膜下腔，被药物波及的脊神经根受到阻滞后，使脊神经所支配的相应区域产生麻醉作用。麻醉简便，效果确实，肌肉松弛良好，但维持时间有限。适应证：2～3h 以内的下腹、下肢及会阴部手术。禁忌证：休克、中枢神经疾患、败血症、穿刺部位感染、脊椎肿瘤及不合作的小儿。不良反应有血压下降、呼吸抑制和恶心呕吐等。麻醉后并发症有头痛、尿潴留、下肢瘫痪、脑神经麻痹及蛛网膜下腔感染等。

蛛形纲（Arachnida）　属节肢动物门中常见的一类昆虫。与人类疾病关系密切。其特征是：头与胸愈合成躯体，体前端为颚体，无触角，有足 4 对，腹部附肢退化，用囊肺或气管呼吸。大多陆生。常见危害人体的有蜱、蜘蛛和蝎子等。可传播森林脑炎、落基山斑疹热、蜱媒回归热及 Q 热等。

竹节状脊椎（bamboo-spine）　强直性脊柱炎的 X 线表现。脊椎骨质疏松，小关节模糊或消失，其周围软组织钙化，椎体上、下缘骨质破坏，椎间盘纤维环钙化，椎间隙由线条状骨桥连结似竹节。病因未肯定。

竹沥（bamboo juice）　其他名称：竹汁、竹油、竹沥油。中医药名。清热化痰药。禾本科植物淡竹的茎用火烤灼而流出的液汁。药材以色泽透明者为佳。甘、寒。归心、肝、肺经。功能清热滑痰、定惊利窍。用于中风痰迷、肺热痰壅、惊风、癫痫、肢体麻木、壮热烦渴。寒嗽及脾虚便秘者忌服。竹沥加白矾水混合为竹沥水。

竹茹（bamboo shavings, Caulis Bambusae in Taeniam）　其他名称：竹皮、竹二青、青秆竹。中医药名。禾本科植物淡竹或青秆竹、大头典竹的竿除去外皮后刮下的中间层。甘、凉。归肺、胃、胆经。功能清热化痰、除烦止呕。主治①肺热咳嗽，痰黄而稠。②胆火挟痰、犯肺扰心所致的胸闷痰多、心烦不眠。③胃热呕吐、呃逆。

竹筒罐（bamboo jar）　其他名称：竹罐。中医拔罐器具。是用直径 3～5cm，坚固无损的竹子制成 6～10cm 长竹筒，一端留节作底，另一端做罐口，用力削去外皮及内膜，制成形如腰鼓的圆筒，用砂纸磨光，使罐口光滑平整。该罐优点是取材方便，制作容易，较轻、价廉，还可用水煮法拔罐。缺点是易爆裂。

竹叶石膏汤（zhuye shigao tang, decoction of Herba Lophatheri and Gypsum Fibrosum）　中医方剂。《伤寒论》方。组成：竹叶、石膏、半夏、麦冬、人参、炙甘草、粳米。功能清热生津、益气和胃。治热病之后、余热未清，气津两伤，症见身热多汗、烦渴喜饮、口干少气、舌红干、脉虚数者。

逐水（treating edema with potent purgatives）　中医治法。下法之一。属寒下法。使用泻水作用峻烈的药物如牵牛、甘遂、芫花、大戟、商陆等。治疗腹水、胸胁积水等实证。孕妇和体弱者禁用。

主导风向（prevailing wind direction）　某区域在一定时间内所观测到的次数最多的风向。按观测时间分为年、季、月和日主导风向。是城市功能分区和环境监测中必要的基础数据。

主动脉（aorta）　体循环的动脉主干。从左心室出发，先向上后弯曲作弓形向左右，沿脊柱下降，穿膈的主动脉裂孔入腹腔，在第4腰椎体下缘处分为左、右髂总动脉。根据其行程可分为三部：升主动脉、主动脉弓和降主动脉。

主动脉瓣（aortic valve）　左心室流出道出口周缘的纤维环上附着的三个半月形袋状瓣膜。瓣膜大而坚韧，按瓣膜的方位分为左半月瓣、右半月瓣和后半月瓣。

主动脉瓣闭锁（aortic atresia）　一种少见的先天性心脏病。表现为明显发绀，肺静脉淤血，易发生肺水肿，病儿常在生后1周出现心力衰竭。X线、心电图、超声心动图有助于诊断，右心导管检查和选择性心血管造影可以确诊。治疗：对症；手术效果不佳。

主动脉瓣关闭不全（aortic insufficiency）　风湿性心脏病累及主动脉瓣膜，使之不能紧靠闭合。心脏瓣膜病之一。主动脉瓣发生关闭不全时，在舒张期，左心室除接受左心房流入的血液外，还要接受来自主动脉逆流的血液，故左心室负荷过重，可致心力衰竭、顽固性心绞痛。体征为在主动脉听诊区有吹风样舒张期杂音，舒张压降低和脉压增大等。病因有风湿、梅毒、高血压和动脉粥样硬化以及心内膜炎时瓣膜穿孔等。临床表现主要有心悸、呼吸困难、胸痛、晕厥等。治疗：内科治疗不满意，须考虑瓣膜置换术。

主动脉瓣膜替换术（replacement of aortic valve）　主动脉瓣膜病的手术治疗方法。机械瓣和生物瓣均可使用。适用于重度主动脉瓣狭窄、钙化性主动脉瓣狭窄和绝大多数主动脉瓣关闭不全的病例。手术疗效较好。

主动脉瓣区（aortic valve area）　位于胸骨右缘第2肋间，相当于升主动脉的位置。

主动脉瓣上狭窄综合征（supravalvular aortic stenosis syndrome）　与遗传有关的心血管畸形。有特殊的丑陋面容，胸骨右上缘可扪及收缩期震颤和闻及粗糙的收缩期杂音，合并高血压、智力低下、声音嘶哑。

主动脉瓣舒张期杂音（aortic diastolic murmur）　主动脉瓣关闭不全时，在主动脉瓣区听到的舒张期杂音。为叹气样，递减型，可传至胸骨下端左侧或心尖部。此音在主动脉瓣第二听诊区听得较清楚，前倾坐位、呼气末屏住呼吸时更易听到。

主动脉瓣狭窄（aortic stenosis）　瓣膜开口狭小的一种主动脉瓣病变。风湿病累及主动脉瓣的一种病理变化。由风湿热的后遗症、先天性狭窄或老年性主动脉钙化所造成。由于狭窄使左心室排血受阻。临床上可呈现心绞痛、晕厥或心力衰竭。治疗：尽早手术。

主动脉瓣下狭窄（subvalvular aortic stenosis）　其他名称：肌性主动脉瓣狭窄。以室间隔肥厚为主的常染色体遗传性疾病。肥厚的肌部可梗阻左心室流出道，造成左心室和主动脉瓣之间的显著压力差。临床上宜与主动脉瓣下的膜性狭窄和主动脉瓣性狭窄相鉴别。常有顽固性心绞痛、晕厥等症状。治疗：部分病人可行手术切除肥厚部。

主动脉搏动增强（aortic pulsation enhancement）　在透视时见到主动脉搏动振幅增大。以主动脉结处较易观察。见于主动脉瓣关闭不全、主动脉狭窄和高血压等。

主动脉窗（aortic window）　X线影像。心脏左前斜位拍片时存在于左心后缘、主动脉弓下方的透明区。其前下缘为左心房、左心室。

主动脉窦（aortic sinus）　其他名称：瓦氏窦（Valsalva antrum）。主动脉瓣相对的动脉壁向外膨出，瓣膜与主动脉壁之间的腔隙。

主动脉窦动脉瘤（aortic sinus aneurysm）　主动脉壁中层先天性缺损形成动脉瘤。在我国是并不少见的先天性畸形。不破裂一般无症状。多突然发生破裂，破入右心房（室），形成主动脉-心脏瘘。表现为胸前剧痛，乃至猝死。胸骨左缘第3、4肋间可触及震颤，可听到连续性杂音。超声心动图和主动脉造影可确诊。治疗：紧急手术修补。

主动脉窦动脉瘤破裂（rupture of aortic sinus aneurysm, rupture of aneurysms of sinuses of Valsalva）　其他名称：瓦氏窦动脉瘤破裂、主动脉-心脏瘘。主动脉窦动脉瘤不断膨胀，薄弱部分越加变薄，在主动脉压力突然增加时破裂，形成主动脉窦动脉瘤破裂。最常见的病因是梅毒性主动脉炎、细菌性心内膜炎和血管内膜炎。主动脉窦动脉瘤破裂多发生在右冠状动脉窦和无冠状动脉窦。瘤破裂后主要病理生理改变是左向右分流，肺循环血流量增加，致左心衰竭，而右心负荷增加致肺动脉高压和右心衰竭。少数破入右房时病变发展迅速，右心房明显增大，上下腔静脉血液回流受阻，出现明显右心衰竭。窦瘤破裂入心包腔，致急性心脏压塞，可突然死亡。

主动脉-肺动脉窗综合征（aortic-pulmonary window syndrome, Elliotson syndrome）　先天性主动脉与肺动脉之间存在圆形或卵圆形窗孔所致。表现为无发绀，体格发育差，存在动脉导管未闭。胸骨左缘第3肋间可闻及响亮收缩期杂音，脉搏洪大。治疗：手术修补。

主动脉肺动脉间隔缺损（aortopulmonary septal defect）　其他名称：主肺动脉窗。少见的先天性心血管病。表现为心悸、气喘、咳嗽、发育不良，肺动脉高压晚期出现右向左分流时表现为发绀。听诊胸骨左缘3、4肋间连续性机器声样杂音。选择性主动脉造影可确诊。治疗：修补术。

主动脉干永存（persistent truncus arteriosus）　见永存动脉干。

主动脉根部内径（inside diameter of aortic root）　在超声心动图主动脉根部曲线上测量得到的主动脉根部内径值。正常人主动脉根部前后径23～26mm，冠心病者明显增宽，多在30mm以上。马方综合征病人主动脉根部向前向后高度扩张，其内径男性（44.83±10.09）mm，女性（37.37±3.18）mm。

主动脉弓（aortic arch）　升主动脉的延续，自右侧第2肋胸关节高度由左后呈弧形弯曲，移行为主动脉弓，跨过左肺根，在第4胸椎体下缘移行为降主动脉。从弓的凸侧由右向左依次发出头臂干、左颈总动脉和左锁骨下动脉。主动脉弓壁内有压力感受器，具有调节血压的作用。主动脉弓下方有2～3个粟粒状小体，叫主动脉小球，同颈动脉小球一样属于化学感受器，感受血液中二氧化碳浓度的变化。

主动脉弓闭锁（aortic arch atresia）　罕见的先天性血管畸形。主动脉弓和胸主动脉之间的连续中断。中断部位可不同。可伴有室间隔缺损、大血管错位、永存动脉干等畸形。临床上出现下肢发绀。确诊靠心血管造影。多于出生后1个月死亡，手术常难以施行。

主动脉弓闭锁综合征（aortic arch locked-in syndrome, Steidele syndrome）　以主动脉弓完全阻断为主的先天性畸形疾病。当伴动脉导管未闭和室间隔缺损时，多在生后1个月内发生心力衰竭和死亡。当不伴其他心脏畸形时，多在青年期发生呼吸困难，头痛，上、下肢动脉搏动不同。治疗：手术。

主动脉弓部环形血管（vascular ring of aortic arch）　胚胎期主动脉弓部及其分支发育缺陷所致的先天性畸形。特征为形成血管环或由血管及韧带成环，包绕并压迫气管、食管，而产生相应症状和体征。治疗：症状明显者应手术。

主动脉弓离断（interruption of aortic arch）　一种少见的先天性心血管畸形。主动脉弓和胸主动脉之间的连续中断，降动脉血由右心室经未闭的动脉导管供给。临床表现为早年发生心力衰竭，下肢发绀明显。选择性心血管造影可明确诊断。治疗：可行血管移植或旁路移植手术。

主动脉弓综合征（aortic arch syndrome） 大动脉炎的一型。因动脉粥样硬化或炎症侵犯主动脉弓引起动脉部分阻塞的症状群。表现为脑部及上臂缺血（如无脉症）等。治疗：对症治疗，必要时手术处理。

主动脉-冠状动脉搭桥术（aorto-coronary bypass） 其他名称：主动脉-冠状动脉旁路移植术。一种恢复冠状动脉血流的手术。适用于心绞痛、药物治疗无效以及冠状动脉造影显示阻塞部位在冠状动脉近端，其管腔阻塞大于50%，阻塞远端血管通畅，直径大于1mm，左心室功能良好者。方法为取一段自体大隐静脉（或乳房内动脉）与升主动脉和狭窄远端的冠状动脉分别做端侧吻合，沟通升主动脉与冠状动脉之间的血流通路，以改善心肌血液供应。左心功能损害及合并糖尿病、肾脏病人不宜手术。

主动脉-冠状动脉旁路移植术（coronary artery bypass grafting） 见主动脉-冠状动脉搭桥术。

主动脉夹层动脉瘤（aortic dissecting aneurysm） 曾称主动脉夹层血肿、主动脉夹层分离。简称主动脉夹层。主动脉腔内的血液通过内膜的破口进入主动脉壁中层而形成的血肿。不是主动脉壁的扩张。是一种极为严重的血管疾病。基本病变为囊性中层坏死。病因未肯定，可能是动脉中层有囊性变性，也有人认为是主动脉壁对血流动力的应激性改变，症见突然发生的剧烈持续性、撕裂样胸前痛或腹痛，伴有血压下降乃至休克。B超、CT与MRI结合诊断。本病应与急性心肌梗死、急性心包炎、肺梗死等鉴别。预后严重。治疗：急性期严格卧床休息，镇静、止痛，抗休克，必要时手术。

主动脉瘤（aortic aneurysm） 由于主动脉中层的平滑肌和弹力组织坏死，主动脉壁失去弹性，致使病变部位主动脉呈局限性或弥漫性异常扩张。可因动脉粥样硬化、感染（以梅毒为显著）、囊性中层坏死、外伤、先天性（以主动脉窦瘤为主）、其他（含巨细胞性动脉炎、白塞综合征、多发性大动脉炎等）引起。如压迫邻近器官可产生症状，若破裂可引起猝死。治疗：手术。

主动脉瘤下腔静脉瘘综合征（aneurysm of aorta and inferior vena cava fistula syndrome） 动脉粥样硬化性主动脉瘤穿破入下腔静脉所致。多见于50～70岁男性。表现为休克、体温升高、腹及腿疼痛、躯干及腿肿胀、腹部搏动性肿块、腹部连续性杂音。治疗：急诊手术。

主动脉瘤综合征（aorta aneurysm syndrome） 主动脉中层破裂、坏死所致的一系列临床表现。表现为胸前剧烈疼痛，放散至背、颈、头部，出现休克、昏迷、偏瘫、脉弱、血尿、腹部包块等。治疗：对症处理，手术。

主动脉内球囊反搏仪（intra-aortic balloon counterpulsation apparatus, IAB counterpulsation apparatus） 辅助恢复心脏功能的仪器。在心脏功能不全、冠状动脉灌流不足时使用。原理是将一支装有气囊的漂浮导管经股动脉导入升主动脉，气囊的充气和放气和心电信号同步，于舒张早期快速充气、收缩早期放气。舒张期充气增加了动脉对心脏的灌流压，收缩期放气减少了主动脉对心室射血的阻力。进行气囊反搏的主要目的是：①减少冠状动脉的工作负荷；②减少心脏的需氧量；③改善冠状动脉的灌流。

主动脉球（aortic bulb） 升主动脉起始部的膨大处。其内壁有三个半月形的主动脉瓣附着。为化学感受器，对血中的氧浓度降低、二氧化碳浓度增高和酸碱度下降甚敏感。

主动脉区（aortic area） 从左侧第3肋间近胸骨处，向右跨越胸骨扩展至胸骨右缘第1、2、3肋间，甚至包括右胸锁关节及胸骨上切迹的范围。此区不仅包括主动脉口本身，而且也包括主动脉根部和升主动脉部位。在此区域可听到与主动脉瓣有关的心音和杂音。

主动脉三角（aortic triangle） 心脏左前斜位上主动脉弓之上的透明三角区。前缘为左锁骨下动脉，下缘为主动脉弓，后缘为脊柱。

主动脉缩窄（coarctation of aorta） 较常见的先天性心血管畸形。多见于男性。主动脉发生局限性缩窄，缩窄部位绝大多数在主动脉弓左锁骨下动脉开口的远端靠近动脉导管连接处。心电图显示左心室肥厚伴劳损，儿童病人亦可呈正常心电图，年长者可有左束支传导阻滞或心房颤动。

主动脉吞咽征（aortic swallowing sign） 当颈部处于正常位置吞咽时出现的主动脉上移的征象。正常情况下主动脉与气管、左支气管附着松弛，并不随吞咽而上升。当主动脉与气管粘连时，则出现此征。见于缩窄性心包炎、梅毒性主动脉炎、动脉瘤、纵隔肿瘤及粘连性纵隔炎等。

主动脉峡（aortic isthmus） 主动脉的狭窄部。胚胎时期的主动脉囊与背主动脉连接处的狭细部分。位于左锁骨下动脉起始处与动脉导管附着处之间。出生后，肺开始呼吸，动脉导管闭锁，由主动脉弓流入降主动脉的血量增加，峡因此逐渐扩大增粗，生后3～4个月峡部消失。

主动脉狭窄（coarctation of the aorta） 发生于主动脉中层的血管畸形。可分为两类：一为婴儿型导管前型。常伴有动脉导管未闭，缩窄范围较广泛。患儿生后不久即有气促、喂养困难，因上、下肢血液供应来源不同，上肢色泽正常，下肢青紫，胸骨左缘可闻及二尖瓣反流性收缩期杂音，多有充血性心力衰竭体征，预后差。二为成人型导管后型。缩窄局限，常在接近动脉导管处。主要体征为下肢较细瘦，股动脉、足背动脉搏动摸不到，上肢血压高过下肢，胸骨左缘第2、3肋间可闻及收缩中期杂音。治疗：手术。

主动脉型（aortic configuration） X线检查时所呈现的心脏变形。主动脉球隆凸、心腰凹陷，左心室弓向左隆凸等现象。多见于高血压、主动脉瓣病变等。

主动脉型心脏（aortic type of heart, heart of aortic configuration） 为左心室增大的表现。心在浊音界向左、向下扩大，心腰部由正常的钝角变为近似直角，使心脏浊音区呈靴形。因最常见于主动脉瓣关闭不全，故称为主动脉型心脏。亦可见于高血压心脏病。

主动脉造影（aortography） 将导管插入主动脉注入对比剂以显示主动脉功能活动的X线检查方法。适用于诊断主动脉瓣闭锁不全、动脉导管未闭、主动脉瘤、主动脉缩窄等。

主动免疫（active immunity） 其他名称：自动免疫。机体对抗原刺激产生特异性应答所建立的免疫。

主动性异位搏动（active ectopic beat） 见主动性异位心律。

主动性异位心律（active ectopic rhythm） 某种原因使异位起搏点的自律性强度超过正位起搏点，从而抢先发放兴奋，以致暂时和永久地控制心脏的节律活动。若产生一两个此类异位兴奋称主动性异位搏动（自发性异位搏动）；若产生长短不一的快速异位兴奋，则称主动性异位心律（自发性异位心律）。

主动转运（active transport） 其他名称：主动运输。细胞膜物质转运的重要方式。特异性运输蛋白消耗能量使离子或小分子逆浓度梯度穿膜的运输方式。Na^+、K^+、Ca^{2+}、H^+、Cl^-、I^-和尿酸等离子以及葡萄糖和氨基酸是由细胞膜主动转运的。

主觉屈光检查法（method of subjective refraction, subjective trial of lens） 凭借被检者视力的改变为依据的一种屈光检查方法。必须取得病人的合作。否则不能完成检查。常见的主觉屈光检查法有直接试镜片法、雾视法及散光表检查法。

主诉（chief complaint, CC） 病人就诊时感受最主要的疾苦或最明显的症状。主诉应用一两句话加以概括，并同时注明主诉自发生到就诊的时间。记述要简明，有显著的意向性，尽可能用病人自己的言辞，而不是医生对病人的诊断用语。对于病程长、病情比较复杂的病例，还需结合病史分析加以选择出确切的主诉。

主题统觉测验（thematic apperception test, TAT） 心理学名词。要求被试者就许多含义不清的图片写出故事的一种投射测验。故事的内容可揭示无意识动机。此测验也用来测量成就动机。

主体部向量（body vectors R） 其他名称：R向量。心电向量用语。心电向量图QRS环继起始向量之后的环体部向量，指向左侧。

主细胞（chief cell） 其他名称：胃酶细胞、胃液细胞。位于胃底腺的体部和底部的细胞。呈锥体形或柱状，核圆，近基部，胞质嗜碱性，顶部胞质含有小泡。电镜下，细胞基部有

Z

粗面内质网和游离核糖体，顶部胞质内有很多有胞膜的颗粒。主细胞分泌胃蛋白酶原。

主药（basic remedy, remedium cardinale）　其他名称：君药。中医名词。方剂中对主证起主要治疗作用的药物。

主要起搏点（staple pacemaker）　见有效起搏点。

主要组织相容性复合体（major histocompatibility complex, MHC）　在组织移植过程中，与其排斥反应有关的基因群，称主要组织相容性复合体。它的编码产物主要分布于细胞表面，称组织相容性抗原，在正常免疫应答中起重要作用。各种哺乳动物均有 MHC 系统。人类 MHC 位于人体细胞的第 6 对染色体短臂，6p21.3 区。全长 4 000kb，含 100 多个已知基因。人类 MHC 分为 3 区，分别为 I、II 和 III 类区，它们分别负责编码 I、II 类抗原和补体系统抗原等。

主要组织相容性复合体 II 类分子缺陷（major histocompatibility complex class II deficiency, MHC class II deficiency）　表现为婴儿腹泻、生长停滞的一种常染色体隐性遗传综合征。

主缢痕（primary constriction）　中期染色体着丝粒所处的凹缩区域。染色体以此为界线分为两条臂。可作为染色体分型和鉴别的标志。

主支气管（main bronchus）　呼吸道的组成部分。是气管下端在胸骨角平面的分支。分为左、右主支气管。其下方形成 65°～80° 夹角。左主支气管细而长，趋向水平，平均长度男性为 4.8cm，女性为 4.5cm。而右主支气管粗而短，近于垂直，平均长度男性为 2.1cm，女性为 1.9cm。通常气管异物容易坠入右支气管就是由于右主支气管的这一解剖特点。

煮沸法（boil）　将水煮沸 100℃，经 5min 能杀死细菌的繁殖体，1～2h 可杀死芽孢的灭菌方法。本法主要用于饮用水、食具和一般手术器械如刀、剪、注射器的消毒。若水中加入 1%～2% 碳酸氢钠，可提高沸点到 105℃，不仅能增强杀菌效果，还可防止金属器械生锈。

煮沸灭菌（sterilization by boiling）　其他名称：湿热灭菌法。在水内煮沸灭菌。亦可在常压下用 100℃ 流通蒸气灭菌法代替。凡能加热发生蒸气，并在器中冷凝回流时增加压力的各种容器均可作灭菌器。一般需 30～60min。带芽孢细菌需 1h 以上，高原地区气压低，沸点低，应延长灭菌时间。

助行器（walker）　具有四individual脚或轮子的辅助用具，常用于一脚或双脚无法完全负重者。病人在行走时可提起助行器随步伐向前移动，或推着它向前滑行。

助流剂（glidant）　能增加固体粉末流动性的物质。压片过程必须加助流剂以保持颗粒的流动性恒定，减少颗粒间的摩擦。常用的有：微分硅胶、氢氧化铝凝胶等。

助滤剂（filter aid）　过滤辅助物质。有助于滤液澄清。为不溶性的粉状物质，可沉积于过滤的支体（滤纸、滤布等）上形成一薄层滤材（渣）。助滤剂应有适当的细度，易分散，不因压力而变形，可形成多孔滤层，化学性质稳定，不溶于液体等性质。常用的有滤纸纤维、木炭粉等。

助凝剂（coagulant）　其他名称：混凝剂。具有提高混凝效果的物质。它通过调节或改善混凝条件，改善絮凝体结构来加速混凝过程，提高混凝效果，减少混凝剂用量。常用的助凝剂有石灰、苏打、聚丙烯酰胺、活性硅胶等。

助视器（viewing-aid）　供视力障碍的人使用的电子装置。可使盲人有视觉感，能安全行动，并可以阅读文字。

助听器（audiphone, otaphone, hearing aid）　供有听力障碍的人改善听力的小型携带式声音放大装置。由传声器、放大器、耳机和电池组成。传声器把接收到的声音（声信号）变成电信号送到放大器放大，然后放大器将放大的电信号送到耳机，经耳机又把电信号变成声信号送入人耳。对传音性耳聋，气导型、骨导型助听器均可；对感音性耳聋和混合性耳聋，通常配用气导型助听器。助听器的型式有：盒式、眼镜式、耳背式、耳内式、耳道式等。初戴助听器音量调到能听清自己说话为宜，要有一个适应和习惯的过程。

助消化药（digestant）　增强消化功能，促进食欲的药物。分为消化酶类和酸类，常用的有胃蛋白酶、胰酶、淀粉酶、稀盐酸等。

助悬剂（suspending agent）　能增加混悬液介质黏度、降低药物微粒沉降速度的物质。如明胶、羧甲基纤维素钠、阿拉伯

胶等。能被微粒表面吸附，形成机械性或电性的保护膜，可防止和减少微粒之间的相互吸引和絮凝。

住院接生率（midwifery rate in hospital）　一定时期内每百次接产妇中，实际住院分娩的接产次数。住院接生率＝住院分娩的接产次数/期内接产总次数×100%。

住院率（hospitalization rate）　病人有病经医生诊断实际住院的例数与应住院例数之比。住院率＝实际住院例数/应住院例数×100%。住院率的高低反映了住院服务利用情况，结合未住院率和住院率指标可以对人群住院需要量做出比较全面的评价。

贮存库（storage depot）　指机体内某些生理"惰性"组织。作为某些化学物长期大量贮存而又不表现出明显毒作用的场所。常见的有骨骼、脂肪组织和血浆蛋白等。贮存库对于机体利弊参半：在化学物短时间大量进入机体时，它们的存在可降低靶器官中化学物的浓度，使其免受或少受损伤，起到了保护作用；但当机体受到某些因素（应激、疲劳和酗酒等）影响时，贮存库中的化学物会大量释放入血，引起毒效应。贮存库是慢性中毒的物质基础。

贮脂细胞（fat-storing cell, Ito cell）　其他名称：伊藤细胞。附于肝窦内皮细胞外表面、肝细胞表面或相邻肝细胞间的细胞。形态不规则，胞质有突起。电镜下胞质内含有许多脂滴、滑面内质网、高尔基复合体等。能贮存维生素 A，并能形成结缔组织的纤维和基质。

注射法（injection）　用注射器将灭菌的药液注入体内的方法的统称。常用的有 6 种：①皮内注射：将极小量药物注入皮内组织，常用注射部位为前臂屈面。②皮下注射：将药液注入皮下组织，常用注射部位是上臂和股外侧。③肌内注射：将药液注入肌内，常用注射部位为臀部外上方或上臂三角肌。④静脉注射：将药液注入静脉中，注射部位常为前臂和踝部表浅静脉。⑤动脉注射：主要用作输血，适用于危急病情。注射部位常用桡动脉、肱动脉。⑥鞘内注射：将药液注入蛛网膜下腔内，作为治疗脑脊髓膜炎或脊髓麻醉之用。

注射剂（Injectio）　其他名称：针剂。不经胃肠道而直接注入人体组织或血液等部位的灭菌制剂。包括溶液、混悬液或乳浊液以及临用时配用的无菌粉末等型。习惯上将静脉用的大剂量一百至数千毫升的注射剂，称为输液；量小并密封在安瓿或胶塞玻璃瓶内的注射液，称为针剂。

注射用氨苄西林钠（ampicillin sodium for injection）　抗生素类药。组成：氨苄西林钠、无热原、无菌、无臭、味苦的白色细微结晶性粉末。用于大肠埃希菌、沙门菌、痢疾杆菌、变形杆菌、产气荚膜梭菌、流感嗜血杆菌和肺炎球菌、脑膜炎球菌的感染。对青霉素类过敏者忌用。

注射用苯巴比妥钠（phenobarbital sodium for injection）　其他名称：注射用鲁米那。镇静、催眠及抗惊厥药。组成：灭菌的白色结晶或粉末状苯巴比妥钠。用于镇静、抗惊厥、抗癫痫、麻醉前给药。严重肝、肾功能不全及过敏体质者忌用。

注射用苯妥英钠（phenytoin sodium for injection）　抗癫痫、抗心律失常药。组成：灭菌苯妥英钠和无水碳酸钠的白色、无臭、味苦粉末。用于癫痫大发作和精神运动性发作及快速型室性心律失常，尤其适用于洋地黄中毒时的室性心动过速，亦用于三叉神经和坐骨神经痛。

注射用苄星青霉素（benzathine benzylpenicillin for injection）　其他名称：长效青霉素。抗生素类药。组成：青霉素的二苄基乙二胺盐，与适宜缓冲剂及悬浮剂混合制得的、无热原无菌的白色结晶性粉末。作用与青霉素钠盐相同，血中有效浓度维持较久。用于风湿性心脏病的防治及预防链球菌的感染。注射前须做皮内试验。

注射用对氨基水杨酸钠（sodium aminosalicylate for injection）　其他名称：PAS 粉剂。抗结核病药。组成：灭菌对氨基水杨酸钠的白色或类白色结晶或结晶性粉末。用于各种结核病。肝、肾功能不全者慎用。

注射用放线菌素 D（dactinomycin for injection）　抗肿瘤药。组成：无热原灭菌的放线菌素 D 和适量蔗糖作赋形剂制成的淡橙红色结晶性粉末。有引湿性，遇光不稳定。用于恶性淋巴瘤、肾母细胞瘤、绒毛膜上皮癌和恶性水泡状胎块。

注射用辅酶 A（coenzyme A for injection）　参与体内物质代谢过程的辅酶制剂。组成：无热原无菌辅酶 A 粉，适量葡萄

糖酸钙、水解明胶、盐酸半胱氨酸等附加剂的白色或类白色的冻压块或粉末。参与体内乙酰化反应，有利于糖、脂肪、蛋白质的代谢。用于白细胞减少症、原发性血小板减少性紫癜及功能性低热等。

注射用甲氨蝶呤（methotrexate for injection）　抗肿瘤药。组成：甲氨蝶呤钠盐与氯化钠适量，经冷冻干燥制得的黄色疏松块状或粉末状的无菌制品。用于急性白血病及绒毛膜上皮癌，也可用作免疫抑制剂。肝、肾功能不全者及孕妇忌用。

注射用咖啡酸胺（etamfeate for injection）　其他名称：注射用血凝酸胺。止血、升高白细胞和血小板药。组成：咖啡酸胺的淡黄色颗粒状结晶或结晶性灭菌粉末。用于手术前后预防出血以及各科出血性疾患的止血；并可用于白细胞或血小板减少症。

注射用链激酶（streptokinase for injection）　其他名称：注射用溶栓酶。溶血栓药。组成：冻干灭菌的链激酶，白色或类白色无定形粉末，易溶于水，能使血栓内部崩解和表面溶解。用于深静脉、周围动静脉血栓形成或血栓栓塞等。可能有出血性倾向及感冒样寒战、发热等不良反应。出血性疾病、严重高血压、糖尿病、心内膜炎、消化性溃疡病人和孕妇忌用。

注射用硫喷妥钠（thiopental sodium for injection）　其他名称：戊硫巴比妥钠。全身麻醉药。组成：硫喷妥钠与适量的无水碳酸钠的淡黄色的灭菌粉末。作用迅速，镇静作用强。用于静脉麻醉、诱导麻醉和基础麻醉，也用于抗惊厥。对循环及呼吸系统有抑制作用。婴幼儿、严重肝功能不全、支气管哮喘、低血压、心脏病病人忌用或慎用。

注射用硫酸多黏菌素 B（polymyxin B sulfate for injection）　抗生素类药。组成：硫酸多黏菌素 B、无热原灭菌的白色粉末。易溶于水。用于志贺菌、铜绿假单胞菌及其他革兰氏阴性杆菌的感染。

注射用硫酸多黏菌素 E（polymyxin E sulfate for injection）　其他名称：注射用硫酸抗敌素。抗生素类药。组成：白色或微带黄色块状或结晶性粉末的灭菌的多黏菌素 E 硫酸盐。用于铜绿假单胞菌、大肠埃希菌等革兰氏阴性杆菌引起的败血症、腹膜炎及呼吸道、胆道、尿路、烧伤创口、眼角膜等的感染。肾功能不全者慎用。

注射用硫酸链霉素（streptomycin sulfate for injection）　抗生素类药。组成：硫酸链霉素的灭菌的白色或类白色粉末。对大多数革兰氏阳性菌和阴性菌都有抗菌的作用。用于治疗结核分枝杆菌及革兰氏阴性菌的感染。长期应用有头晕、麻木感、耳鸣、耳聋等毒性反应。

注射用硫酸醛基长春新碱（oncovin sulfate for injection）　其他名称：注射用长春新碱、VCR 粉针。抗肿瘤药。组成：灭菌长春新碱和乳糖的白色或类白色疏松状或无定形的冻干固体。用于急性白血病及恶性淋巴瘤，也用于绒毛膜上皮癌、乳腺癌及肺癌等。

注射用灭菌粉剂（sterile solids for injection）　用于注射的粉末剂型。分为两种：一种是将原药精制成无菌粉末并在无菌条件下分装；另一种是将原药制成无菌水溶液，无菌灌装后，经冷冻干燥并在无菌条件下密封。通常用于遇热或水不稳定，以及一些具有特殊用途的药物。这类药物不能预先配成水性注射液，也不能加热灭菌，只能用时临时加溶剂溶解。

注射用灭菌蒸馏水（sterile water for injection）　其他名称：灭菌注射用水、注射用水。经灭菌处理的无热原的稀释或溶解注射用药物的二次蒸馏水。可用蒸馏法及反渗透法制得。pH 值为 $5.0\sim7.0$，氯离子（Cl^-）含量应低于 0.5ppm，50ml 样品中残留的不挥发物应在 1mg 以下，并应符合药典规定的其他质量标准。使用时应用其新鲜品，如需储存应储放于硬质耐酸碱的中性玻璃瓶中，以磨砂玻璃塞密盖，用塑料布扎紧，在温度 $2\sim10℃$ 下储放，时间不应超过 24h。

注射用普鲁卡因青霉素（procaine benzylpenicillin for injection）　抗生素类药。组成：普鲁卡因青霉素与青霉素钠（钾），无热原无菌的白色微晶性粉末。作用、用途、抗菌谱等均与青霉素相同。溶解度小，在体内吸收与排泄均慢，作用较缓慢而持久，对普鲁卡因过敏者忌用。

注射用强力霉素（deoxycycline for injection）　其他名称：注射用［盐酸］脱氧土霉素。抗生素类药。组成：无热原灭菌的

盐酸脱氧土霉素的淡黄色结晶性粉末。用于革兰氏阳性杆菌和阴性杆菌引起的呼吸道、胆道和尿路感染，也用于立克次体的感染及阿米巴感染。

注射用青霉素钾（benzylpenicillin potassium for injection）　其他名称：注射用苄青霉素钾。抗生素类药。组成：灭菌青霉素钾盐的白色或微黄色的结晶或粉末。用于葡萄球菌、链球菌、肺炎球菌、脑膜炎球菌、白喉棒状杆菌、破伤风梭菌、产气荚膜梭菌、放线菌及螺旋体等的感染。用前须做皮试。

注射用乳糖酸红霉素（erythromycin lactobionate for injection）　抗生素类药。组成：无菌乳糖酸红霉素的白色或类白色结晶或粉末。用于对青霉素耐药的葡萄球菌的感染；也用于链球菌、肺炎球菌感染及白喉带菌者。

注射用三磷酸腺苷二钠（adenosine disodium triphosphate for injection）　辅酶类药。组成：无热原灭菌的三磷酸腺苷二钠和 L-精氨酸、乙二胺四乙酸二钠的白色冷冻干块或粉末。有引湿性，易溶于水。有改善机体代谢和供给能量的作用。用于进行性肌萎缩、脑出血后遗症、心功能不全、心肌疾病及肝炎等。心肌梗死和脑出血病人，在发病 $2\sim3$ 周后才可使用。

注射用水（water for injection）　见注射用灭菌蒸馏水。

注射用硝普钠（sodium nitroprusside for injection）　血管扩张剂。组成：冻干、灭菌、无热原的硝普钠的暗赤色、具光泽的棱柱状结晶或粉红色结晶性粉末。遇光、水分不稳定。能扩张血管、降低外周阻力，使血压下降。作用迅速，给药 5min 即生效。用于高血压危象、急慢性心力衰竭、心源性休克等的抢救。代偿性高血压、肾功能不全、甲状腺功能减退者慎用。孕妇忌用。

注射用新生霉素钠（novobiocin sodium salt for injection）　抗生素类药。组成：新生霉素钠的白色或黄白色、无热原、无菌的结晶性粉末或块状物。用于葡萄球菌、链球菌、肺炎球菌、脑膜炎奈瑟菌等的感染。静脉注射可引起静脉炎。

注射用盐酸金霉素（chlortetracycline hydrochloride for injection）　抗生素类药。组成：无热原灭菌盐酸金霉素的金黄色或黄色结晶性粉末。用于革兰氏阳性球菌和阴性杆菌、立克次体的感染。长期使用能引起二重感染及肝脏损害。

注射用盐酸柔红霉素（daunorubicin hydrochloride for injection）　抗肿瘤药。组成：无热原无菌的盐酸柔红霉素，加甘露醇和依地酸二钠等适量，经冷冻干燥制成的红色结晶性或无定形粉末。用于急性白血病及慢性淋巴细胞白血病，也用于恶性淋巴肉瘤等。肝功能不全、心脏病及血小板减少者慎用。

注射用盐酸土霉素（oxytetracycline hydrochloride for injection）　抗生素类药。组成：灭菌、无热原的盐酸土霉素与维生素 C 的白色混有黄色的粉末。用于革兰氏阳性球菌和阴性杆菌的感染，也用于立克次体感染，对阿米巴痢疾及非典型病原体肺炎也有效。长期应用可引起二重感染及肝脏损害。

注射用盐酸万古霉素（vancomycin hydrochloride for intra venous）　其他名称：注射用凡可霉素。抗生素类药。组成：无热原灭菌的盐酸万古霉素的淡棕色粉末。对革兰氏阳性菌有抗菌作用。用于耐青霉素的葡萄球菌的感染。能引起听力的减损。肾功能不全者忌用。

注射用乙胺硫脲（antiradon for injection）　其他名称：注射用克脑迷、抗利痛、溴氨乙基硫脲。中枢兴奋药。组成：灭菌乙胺硫脲的白色针状结晶性粉末。具有促进脑细胞代谢和对抗中枢抑制药的作用。用于外伤性昏迷、脑缺氧、巴比妥类及安定类药中毒，以及其他脑昏迷。孕妇、产妇及严重冠心病者忌用。

注射用异戊巴比妥钠（amobarbital sodium for injection）　其他名称：注射用阿米妥。催眠、抗惊厥药。组成：灭菌异戊巴比妥钠的白色颗粒或粉末。用作基础麻醉，也用于抗惊厥。久用能成瘾。肝功能严重不全者忌用。

注射用异烟肼（isoniazid for injection）　其他名称：注射用雷米封。抗结核病药。组成：灭菌异烟肼的无臭、味苦的无色结晶或白色至类白色结晶性粉末。用于各种结核病。肝、肾功能不全者和有精神病史、癫痫病史者慎用。

注射用油（oil for injection）　制备注射液用的脂肪油溶剂。如麻油、花生油、茶油等。应无异臭，无酸败味，色泽不深于

药典规定的标准比色液，在10℃时应保持澄明，皂化价为185～200，酸价不大于0.56，碘化价为78～128。

注意（attention）　心理活动对一定对象的指向和集中。指向和集中是同一注意状态下的两个方面，二者不可分割。指向性和集中性是注意的基本特性。注意的对象可以是外界的客观事物，也可以是人体自身的行为和观念。注意由主客观两方面的因素所引起。主观因素主要是对当前活动的态度、知识经验、需要、兴趣、精神状态等；客观因素是事物本身的特点，鲜明的、强烈的、反复的、活动的刺激更容易引起人的注意。在一定条件下，主观因素对注意的指向与集中有决定作用。注意不是孤立的心理过程，而是存在于感知、记忆、思维等心理过程中的一种共同的特征。注意是人适应环境、掌握知识、从事实践活动的必要条件。

注意缺陷多动障碍（attention deficit/hyperactivity disorder, ADHD）　其他名称：儿童多动症、脑功能轻微失调。智力基本正常的小儿，表现出具有与年龄不相称的注意力不集中，不分场合的过度活动、情绪冲动，并可有认知障碍和学习困难的综合征。

注意障碍（disturbance of attention）　注意在稳定性、集中性及程度等方面的改变。为脑器质性病变或功能失调破坏了精神活动对一定事物的指向性的结果。主要包括注意增强或减弱（程度方面的障碍）；注意缓慢、注意狭窄（集中性方面的障碍）；注意固定、注意涣散、注意转移（稳定性方面的障碍）。

柱层析（column chromatography）　将吸附剂、离子交换剂、凝胶或其他载体装于（玻璃、金属、塑料等）管内成一层析柱，在层析柱上进行的层析方法。按分离机制（根据吸附、两相间分配的差别、交换反应进行的难易和按照分子量大小的选择阻）可分为吸附、分配、离子交换、凝胶过滤柱层析。

柱状构造（columnar organization）　大脑皮质内各层神经细胞纵向柱状排列所构成的大脑皮质最基本的功能单位。直径约为200～500μm，垂直走向脑表面，贯穿整个皮质。同一柱状构造内的神经元具有同种功能。可分为感觉柱和运动柱两种。前者存在于感觉皮质，后者存在于运动皮质。

痄夏（summer non-acclimation）　其他名称：注夏。中医病名。中医温病之一。指有明显夏令季节发病特点的一种病证。夏令发病，多发于儿童。症见身热食少、心烦自汗、眩晕头痛、疲倦乏力等。治宜清暑益气，可用清暑益气汤。

铸工热（foundryman's fever）　见铸造热。

铸造热（casting fever）　其他名称：铸工热、金属烟尘热。锌、锑、铜、钴、镉等金属加热氧化生成的烟雾吸入人体所引起的一种发热反应。先觉全身乏力、头痛、口渴、口有金属味、胸闷，继有寒战、高热、恶心、肌肉和关节酸痛，亦可有咳嗽、呕吐和腹痛。发热可持续3～6h或更长。出大汗后，体温恢复正常，但尚有头昏、乏力、食欲减退等。治疗：经休息和服解热镇痛药即可恢复。

铸造术（cast technique）　口腔镶复技术之一。将熔化后的金属注入铸模中，以制作金属修复体，如嵌体、冠桥或义齿的支架等。

抓痕（excoriation）　其他名称：表皮擦破、表皮剥蚀。是搔抓引起的表皮或伴有部分真皮的缺损。轻者仅见鳞屑，重者有渗出、出血或形成血痂。

专性需氧菌（obligate aerobe）　具有完善的呼吸酶系统，能进行需氧呼吸，需要分子氧作为受氢体以完成氧化呼吸作用的一类细菌。在无游离氧的环境下不能生长。如结核分枝杆菌、霍乱弧菌等。

专性厌氧菌（obligate anaerobe）　只能在无氧条件下进行发酵的细菌。因其缺乏完善的呼吸酶系统，只能利用氧之外的物质作为受氧体。有游离氧存在时，不但不能利用，反而受其毒害，甚至死亡，如破伤风梭菌和脆弱类杆菌等。

专用服（special clothes）　劳动保护用品。保护皮肤不受损害的个人防护用具。有防热、防酸、防碱、防辐射等不同种类。

专用计算机（special-purpose computer）　为解算某一类特殊问题而设计的计算机。例如专门用来分析心电图或脑电图等的计算机。大多数专用计算机都根据固定的存储程序而工作。

转氨基作用（transamination）　由转氨酶催化的反应。在转氨酶催化下，氨基酸的α-氨基转移到另外的α-酮酸的酮基上，而其本身变成相应的α-酮酸，原来的α-酮酸变成相应的α-氨基酸的脱氨基方式。为氨基酸分解代谢的途径之一。常见的转氨酶如谷丙转氨酶及谷草转氨酶等。

转氨甲酰酶（transcarbamylase）　见氨甲酰基转移酶。

转氨酶（transaminase）　全称氨基转移酶（aminotransferase）。催化将氨基酸的氨基转移给酮酸的反应，从而产生相应的酮酸与氨基酸对的酶，需磷酸吡哆醛作为辅基。反应后得到一对化合物是酮酸和氨基酸。转氨酶需要维生素 B_6 的衍生物作为辅酶。

转胞（dysuria due to compress of fetus）　其他名称：胞转、转脬。中医病名。妊娠小便不通之证。因中气不足，胎元下坠压迫膀胱，致小便不通、脐下急痛者，治宜补中益气。因忍尿疾走、忍尿行房、饱食忍尿或因寒热、惊恐、暴怒气迫膀胱，致使膀胱屈戾不舒者，治宜滑利疏导。

转导（transduction）　以噬菌体为媒介将供体细菌的遗传物质转移到受体细菌，并使后者的遗传性状发生相应改变。这是微生物获得遗传性状重组的一种普遍方式。最早在沙门菌中发现，例如让寄生在有鞭毛菌株的噬菌体感染无鞭毛的细菌，可使后者转变为有鞭毛型。

转钴蛋白（transcobalamine）　血浆中能与吸收入血的维生素 B_{12} 结合并将其运输至组织细胞的一种R结合蛋白。

转化（transformation）　一个细菌品系由于吸收从另一个细菌品系分离得来的脱氧核糖核酸（或转化因子）而发生遗传性状定向改变的现象。如用从肺炎球菌有毒品系中提出的脱氧核糖核酸处理无毒品系的细菌，可使后者转变为有毒型。转化一般发生在同一物种或相近物种之间。

转化糖注射液（invert sugar injection）　葡萄糖注射液代用品。组成：蔗糖水解所得的等量葡萄糖（右旋）和果糖（左旋）（统称为转化糖）的无色或微黄色澄明的无热原灭菌水溶液。具有补充体液和营养全身的作用。用于顽固性呕吐、饥饿、胰岛素致血糖过低、高热、中毒症、尿毒症及酸中毒等，也用作注射用尿素的溶剂。

转换（transition）　基因突变的一种。某些诱导剂引起脱氧核糖核酸序列中发生碱基取代，取代时为嘌呤取代嘌呤或嘧啶取代嘧啶。

转换率（turnover rate）　①底物被酶作用的速率。②在恒态下，物质进出代谢库，相当于其总量时所需要的时间。

转基因（transgene）　在转基因生物中表达的外源基因。基因在完全不相关的机体间的传递、储存、转录及代谢功能表达的过程。

转基因动物（transgenic animals）　利用基因工程和胚胎工程技术，改变动物遗传性状的新方法，将外援基因导入动物的受精卵，再将受精卵植入代孕动物的输卵管或子宫中培养的动物。转基因动物能够创造医学研究需要的动物模型、改变动物品质、培育动物新品种等。现已建立转基因小鼠、羊、大鼠等多种动物模型。

转基因技术（transgenic technology）　其他名称：基因转殖。将一种生物的基因转入另一种生物基因的染色体，使形成可遗传新性状的生物技术。不仅可以在细胞水平进行基因转移，而且可以使目的基因整合入精卵细胞或胚胎干细胞，然后将细胞导入动物子宫，使之发育成个体。

转基因生物（transgenic organism）　用基因工程技术导入外源基因的动植物，且外源基因能通过繁殖而传代。

转基因食品（genetically modified food，transgenic food）　其他名称：基因改造食品。用已被基因工程技术改变了基因组构成的动物、植物和微生物来生产的食品及食品添加剂。包括转基因动植物、微生物产品，转基因动植物、微生物直接加工品，以转基因动植物、微生物或者其直接加工品为原料生产的食品和食品添加剂。

转基因植物（transgenic plant）　应用转基因技术培育成功的携带外源基因并能稳定遗传的植物。

转甲基酶（transmethylase）　见甲基转移酶。

转硫酸基作用（transsulfation）　体内的活性硫酸根由硫酸转移酶催化，参与激素或外源性酚类化合物形成硫酸酯的一类反应。例如，类固醇激素可形成硫酸酯而被灭活，一些外源性酚类化合物也可以形成硫酸酯而排出体外。

转磷酸酶（transphosphorylase, phosphotransferase）　其他名称：磷酸变位酶。将 ATP 或某底物的磷酸残基转给另一底物生成磷酸化合物的酶。

转录（transcription）　DNA 的遗传信息被拷贝成 RNA 的遗传信息的过程。是遗传信息表达的第一步。即以 DNA 为模板，在依赖 DNA 的 RNA 聚合酶作用下，由 4 种核糖核苷三磷酸合成 RNA 转录所得的 RNA 链与原 DNA 链上的碱基互补。DNA 分子中一个转录单位包括启动基因、操纵基因和一个或多个结构基因。现已证明，不含遗传信息的结构基因间的间隔顺序和结构基因内的插入顺序同时被转录，因而转录的直接产物是 RNA 前体，然后通过加工得到成熟的 RNA。

转录单位（transcript unit）　从 RNA 聚合酶识别的转录起始点至转录终止区的一段核苷酸序列。真核生物与原核生物均有转录单位。

转录后调控（post-transcriptional control）　信使 RNA 选择性翻译时对基因表达的调控。

转录后修饰（post-transcriptional modification）　在遗传中心法则中以某一基因 DNA 序列中的外显子为模板转录为 mRNA 前体后，再经有关酶的参与，对该前体进行剪接、编辑等步骤，最终形成 mRNA 的过程。

转录酶（transcriptase）　其他名称：依赖于 DNA 的 RNA 聚合酶。以 DNA 为模板合成 RNA（rRNA、tRNA 和 mRNA）的聚合酶。

转录调节因子（transcript regulating factor）　促进转录的蛋白质因子。它们能与病毒基因的脱氧核糖核酸（DNA）结合形成稳定的转录起始复合体，再与核糖核酸（RNA）聚合酶结合，启动转录过程。

转录信号（transcriptional signal）　DNA 上那些与转录有关的特殊部位（包括启动子、调节信号和增强子等）的总称。

转录因子ⅡS（transcription factor ⅡS, TFⅡS）　一种分子量为 38kD，能提高 RNA polⅡ转录活性的蛋白质因子。有 3 个结构域：Ser/Thr 磷酸化结构域、RNA polⅡ结合结构域、转录激活结构域。TFⅡS 在病毒及细胞基因中分布甚广，在转录延长水平上对基因表达进行调控。

转录子（transcripton, scripton）　生物学术语。由 2 个以上紧密连锁并共同转录在同一个信息核糖核酸（mRNA）中的结构基因所构成的复合单位。可转录成为多顺反子 mRNA，相当于操纵子中的信息区。这种结构只存在于原核生物的操纵子结构中。

转脒基酶（transamidinase, amidinotransferase）　催化精氨酸脒基中的脒基部分转给甘氨酸生成 L-鸟氨酸和胍乙酸的酶。

转葡糖苷酶（transglucosidase）　将以苷式结合的葡萄糖残基转到受体分子上去的酶。底物为糊精时，可将 1,4-葡糖苷键转为 1,6-葡糖苷键。

转氢酶（transhydrogenase）　催化 $NAD^+ + NADPH$ $NADH + NADP^+$ 反应的线粒体酶。由于结合在 NADPH（还原型辅酶Ⅱ）上的氢和结合在 NADH（还原型辅酶Ⅰ）上的氢的代谢途径不同，所以借此酶的作用可将 NADPH 的氢转给 NAD^+（氧化型辅酶Ⅰ）以供能，也可将 NADH 的氢转给 $NADP^+$（氧化型辅酶Ⅱ）用于合成作用。

转醛醇酶（transaldolase）　其他名称：转二羟丙酮基酶。催化将 7-磷酸景天庚酮糖的二羟丙酮基向 3-磷酸甘油醛上第一个碳原子转移，产生 D-赤藓糖-4-磷酸和 D-果糖-6-磷酸的酶。

转染（transfection）　以噬菌体为载体将外源基因导入细胞以改变某些性状的转导过程，是基因工程中重组 DNA 等入受体菌的方式之一。

转肽酶（transpeptidase）　在蛋白质合成过程中，催化给位上的氨基酰-tRNA 转移到受位并和新进入的氨基酰-tRNA 所携带的氨基酰形成肽键的酶。

转糖苷酶（transglycosidase）　把一个糖苷结合的残基转到另一个糖的羟基上去的酶。糖原和支链淀粉的合成和分解需要此酶。

转酮醇酶（transketolase）　将连接在 L-构型酮糖第 3 碳原子上的二碳片段转移给另一醛糖第 1 个碳原子上的酶。如二碳片段的供体为木酮糖-5-碳酸、羟基丙酮酸，辅基为硫胺素焦磷酸，受体为醛糖，产物属果糖构型。

转位因子（transposition factor）　其他名称：转座因子、可移动基因。为可移动的基因成分，即某能够在一个脱氧核糖核酸（DNA）分子内部或两个 DNA 分子之间移动的 DNA 分子片段。转位的结果是，原来位置上的转位因子仍然留在原位，而把一个新合成的 DNA 复本插入到另外一个位点上去。

转相（phase inversion）　药剂学术语。乳浊液类型的改变。如从油/水型到水/油型。是衡量乳浊液是否稳定的重要现象。它可以有利，也可以有害。

转续宿主（paratenic host）　含有处于滞育状态的寄生虫幼虫寄生的非适宜宿主。感染期的寄生虫进入非适宜的宿主体内则处于滞育状态，一旦进入适宜的宿主体内，又能继续发育为成虫。如猪、鼠等为棘颚口线虫的转续宿主，猫、狗等则为其适宜的宿主。

转移（metastasis）　恶性肿瘤细胞从原发部位侵入淋巴管、血管或体腔而被带到他处形成与原发瘤同样的肿瘤。继发的肿瘤称为转移瘤或继发瘤。

转移 DNA（transfer DNA, tDNA）　转移 RNA 编码的所有顺反子。

转移 RNA（transfer RNA, tRNA）　见转移核糖核酸。

转移核糖核酸（transfer ribonucleic acid, transfer RNA, tRNA）　简称转移 RNA。将胞液中的氨基酸，转运到核糖体上去的核糖核酸。由 75～90 核苷酸组成的小分子 RNA。每种转移核糖核酸（tRNA）可在氨酰 tRNA 合成酶催化下与特定的氨基酸共价连接生成氨酰 tRNA，进入核糖体通过其中的反密码子与信使核糖核酸的密码子相互作用，参与蛋白质生物合成，还有许多其他生物功能。

转移性低钾血症（transfer hypokalemia）　钾由细胞外转入细胞内所致低钾血症，其特点是血钾降低而总钾不低。常见于应用胰岛素治疗时，糖进入细胞，钾也进入细胞；碱中毒时细胞内 H^+ 进入外液，K^+ 进入细胞内；家族性低血钾性周期性麻痹；低钾血症性软病。

转移性肝癌（metastatic cancer of liver）　继发性肝癌。由其他脏器的癌瘤转移至肝脏的肿瘤。如胃癌、结肠癌、胆囊癌、胰腺癌、子宫癌和卵巢癌等转移到肝脏。其他如乳腺、肺、肾、鼻咽等部位的癌肿亦可转移至肝脏。临床表现多以肝外原发癌引起的症状为主。血清甲胎蛋白检测多为阴性。治疗：治肝本身病变外，还应对原发癌进行治疗。对已不能手术的，可选用放疗、化疗、免疫治疗和中医药治疗，以及综合治疗。

转移性输卵管癌（metastatic carcinoma of fallopian tube）　继发于卵巢癌、子宫内膜癌，对侧输卵管癌或乳腺、胃肠道的癌肿。表现视原发癌而异，常以腹胀、腹部包块就诊。妇科检查可触及附件包块，大小不等，单侧或双侧，有时伴腹水及恶病质。治疗应按原发癌的处理原则进行。因系晚期，预后不良。

转移因子（transfer factor, TF）　免疫调节剂之一。其化学本质是一种低分子多核苷酸和多肽。用淋巴细胞冻融后的易透析物或超滤物制成。本身无抗原性但有种属特异性，能特异地将供体的细胞免疫能力转移给受者，故能增强机体的免疫功能。目前用于治疗细胞免疫功能低下的疾病，如细胞免疫缺陷病、恶性肿瘤、病毒或细菌引起的慢性感染等。

转译（translation）　见翻译。

转诊（transfer to hospital）　一种诊疗制度。目的是使一部分难以在本单位确定诊断的病人及早确诊，使一部分难以在本单位得到有效治疗的病人得到治疗。转诊的原则，既要有利于充分利用本单位的卫生资源，方便群众就医，减轻病人经济负担和减少对生产的影响，又应尽力避免延误诊断、影响治疗、增加病人痛苦。

转座酶（transposase）　参与转座子易位整合的酶，它通常能特异地识别转座子两端的 DNA 序列。转座酶由转座因子的插入序列（反向重复序列）所编码。

转座因子介导耐药性（transposable element-mediated resistance）　转座子常带有耐药基因，转座子转移位置插入某一基因时，使细菌产生耐药性。

转座元件（transposition element）　其他名称：转座因子。在真核细胞基因组中，有一些序列元件可在染色体之间进行转换，即这些 DNA 序列在染色体上座位不是固定不变的，而是可以在一系列的靶位点之间插入或移出，由此被称为转座元件。起到调控基因表达的作用。

转座子（transposon，Tn）　一类在细菌的染色体、质粒或噬菌体之间自行移动的遗传成分。

转筋（spasm）　俗称抽筋。中医病证名。多指腓肠肌痉挛。多由脱水、受凉引起。如属脱水引起者，治疗当补液；如属受凉引起者，治疗当温经、散寒、通络。

转子综合征（trochanteric syndrome）　是大转子区域的慢性软组织炎性病变所致的一组病征。表现为局部疼痛，放射至大腿后外侧。X 线：软组织钙化。治疗：多采用综合性保守治疗。

桩蛋白（paxillin）　一种黏着蛋白，与黏着斑蛋白结合。在对一些刺激做出应答时，被磷酸化，随后与黏着斑结合，被固定在质膜内侧，还与钙黏蛋白依赖性的细胞-细胞接触和细胞铺展有关。

桩冠（post crown）　其他名称：钉冠。口腔牙修补术修复体之一。利用金属桩插入根管内固定的人造冠。形态和牙色较谐调美观。固位好。有简单桩冠、铸造全基底桩冠和多桩桩冠。用于牙冠大部分破损或作固定桥的固位体。

装盒术（flasking technique）　口腔科修复技术之一。修复体的蜡型完成后，需用塑料替换者，应将带有蜡型的模型或只将蜡型装入型盒中，以便充填塑料和进行热处理。装盒术有直接法、翻装法、混装法 3 种。

装配（assembly）　病毒装配。新合成的病毒核酸与蛋白质在感染细胞内聚集组装成有特定结构的完整病毒体的过程。脱氧核糖核酸（DNA）病毒（除痘类病毒外）均在细胞核内装配。核糖核酸（RNA）病毒与痘类病毒则在细胞质内装配。有包膜的病毒还需在核衣壳外附加一层包膜。

装配与释放（assembly and release）　是病毒复制的一个阶段。新合成的病毒核酸和病毒蛋白质，在被感染细胞内组合成病毒颗粒的过程，称为装配。病毒装配成熟后，从被感染细胞内转移到外界的过程称为释放。大多数 DNA 病毒在细胞核内合成 DNA，在细胞质内合成蛋白质，在细胞核内进行装配。RNA 病毒大多数在细胞质内合成蛋白质和核酸，亦在细胞质内装配。有囊膜的病毒往往从细胞膜上获得囊膜。

壮骨伸筋胶囊（zhuanggu shenjin jiaonang）　中医成药名。补益肝肾剂。组成：淫羊藿、熟地黄、鹿衔草、骨碎补（炙）、肉苁蓉、鸡血藤、红参、洋金花等。用于肝肾两虚、寒湿阻络所致的颈椎病。高血压、心脏病病人慎用，青光眼病人和孕妇禁服。因含洋金花，不宜超量服用。

壮火（sthenic fire）　中医术语。指过亢的、能耗损人体正气的火。过于亢盛的阳气，阳气过亢，便是邪火，能消蚀人体的精气。通常表现为各种病态的功能亢进。

壮腰健肾丸（zhuangyao jianshen wan）　中医成药名。祛湿剂（补肝益肾、祛风除湿通痹）。组成：狗脊、金樱子、黑老虎根、桑寄生、鸡血藤、千斤拔、牛大力、菟丝子、女贞子。用于肾亏腰痛、风湿骨痛、膝软无力、神经衰弱、小便频数、遗精梦泄。感冒发热者忌服。

状态反射（attitudinal reflex）　头部在空间位置的变化所引起的肌肉（尤其是四肢伸肌）紧张度改变的反射。主要包括迷路紧张反射和颈紧张反射两种。前者是指内耳迷路位觉砂（椭圆囊和球囊）的传入冲动对四肢伸肌紧张度的调节反射，其反射中枢是前庭核。后者是指颈部扭动时，颈椎关节韧带或肌肉受刺激后，对四肢伸肌紧张度的调节反射，其反射中枢在颈髓部位。

追风透骨丸（zhuifeng tougu wan）　中医成药名。祛湿剂（散寒除湿通痹）。组成：川乌、白芷、草乌、香附、甘草、白术、没药、赤茯苓、川芎、乳香、秦艽、地龙、当归、茯苓、桑寄生、羌活、天麻、赤芍、细辛、防风、天南星、桂枝、甘松、朱砂。用于风寒湿痹、肢节疼痛、肢体麻木。不宜久服，属热痹者及孕妇忌服。

追赶性生长（run after growth）　生活条件的改善使因生活条件不良而生长发育暂时落后的儿童少年加快发育速度并达到应有的发育水平的现象。在双生儿、早产儿、急慢性传染病痊愈后等，也可见到此种现象。群体儿童在战争、饥荒之后几年内的生长发育亦属此类。

椎板切除术（laminectomy）　手术切除椎骨的椎板。该手术可以解除脊髓受肿瘤、突出的椎间盘或椎体骨折所致的压迫症状，亦可同时探查脊髓，整复骨折或固定脊柱。

椎动脉（vertebral artery）　锁骨下动脉近端发出的分支。向上穿过上 6 个颈椎的横突孔经枕骨大孔入颅腔，行经枕骨斜坡在脑桥下端左右椎动脉汇合成一条基底动脉。主要营养脑干、小脑及大脑后部。

椎动脉型颈椎病（vertebral artery type of cervical spondylosis）　椎间关节退变压迫并刺激椎动脉痉挛引起的临床症状。典型症状：①猝倒，转头时突然发生，但意识清楚。②眩晕，头部活动时诱发。③头痛、枕部痛。④视觉障碍，突发性失明、复视，短期可恢复。行保守治疗。

椎弓（vertebral arch）　椎骨椎体后方两侧发出的弓形骨板。由椎弓根、椎弓板组成。颈、胸、腰部椎体附件处有小关节，上下各一对，在维持椎体整体稳定的同时，允许椎体在一定范围内活动。与椎体围成椎孔。

椎弓崩裂（spondyloschisis）　X 线诊断。指椎弓峡部的先天性纤维性连接情况。X 线表现为椎弓峡部骨性缺损呈带状裂隙影，常伴有轻度硬化及椎弓变细等先天性发育缺陷，亦可伴有椎体不稳滑脱。

椎骨（vertebra）　其他名称：脊椎。构成脊柱的不规则骨。由前方短圆柱形的椎体和后方板状的椎弓组成。幼年时为 32 块或 33 块，成年后骶、尾椎各融合成一块骶骨和尾骨，共 26 块。椎骨的主要部分是椎体背侧由椎弓围成的椎孔，椎孔连成椎管，内有脊髓。椎弓向背方伸出一个棘突，向两侧伸出两个横突，有肌肉附着，另有关节突，与相邻的两椎骨连接。椎骨连以椎间软骨盘和韧带相连接，构成一条纵贯身体的脊柱。

椎管（vertebral canal）　由游离椎骨的椎孔和骶骨的骶管连接而成。上接枕骨大孔与颅腔相通，下达骶管裂孔而终。其内容有脊髓、脊髓被膜、脊神经根、血管及少量结缔组织等。

椎管内麻醉（intraspinal anesthesia）　将局部药注入椎管内的不同腔隙，被药物波及的脊神经根受到阻滞或暂时麻痹，使脊神经所支配的相应区域产生麻醉作用。主要包括蛛网膜下腔阻滞麻醉、硬脊膜外腔阻滞麻醉及骶管阻滞麻醉等。在椎管内麻醉下病人意识清醒，镇痛及肌肉松弛良好，但对呼吸循环功能有所影响，注意并发症的发生。

椎管内肿瘤（intraspinal tumor）　包括生长于脊髓本身的新生物、椎管内的各种肿瘤及从身体其他部位转移至脊髓的转移瘤。以良性肿瘤神经鞘瘤和脊膜瘤最多见。可发生在任何年龄，但以 20～50 岁为发病高峰。除脊膜瘤以女性为多外，其他肿瘤都以男性稍多。分布以胸段最多，颈段次之，其余为腰骶段及马尾。根据肿瘤与脊膜脊髓的关系可分为：髓外硬膜内肿瘤、硬脊膜外肿瘤及髓内肿瘤。临床症状的产生，是由于肿瘤进行性压迫脊髓及其神经根所致。按脊髓受压的进程可分为：神经根刺激期，脊髓部分受压期和脊髓麻痹期。确诊后，手术切除肿瘤是最有效的治疗方法。

椎管狭窄症（spinal stenosis）　椎管狭窄压迫脊髓及脊神经根引起相应的神经功能障碍的疾病。分为：①颈椎椎管狭窄症。常由椎间盘退行性变、黄韧带肥厚、骨质增生等导致脊髓及神经根损害，表现为头、颈、肩、上臂、前臂和手指疼痛，严重者有相应的感觉和运动障碍。②腰椎椎管狭窄症。常由上腰、骶椎骨关节肥大所致。典型病史为开始行走或行走一段距离后即出现一侧或双侧下肢疼痛、麻木，常伴有下腰部疼痛。X 线片所见：颈椎椎管前后径小于 14mm，腰椎椎管前后径小于 15mm 者即可诊断。治疗：轻者按摩、理疗，重者手术。

椎管造影（myelography）　见脊髓造影。

椎基底动脉闭塞（vertebrobasilar occlusion）　神经科疾病。椎基底动脉主干闭塞，病人四肢瘫、延髓麻痹、昏迷，可迅速死亡。其分支闭塞，依其部位可出现复视、眩晕、面瘫、展神经瘫、共济失调、吞咽及构音障碍、肢瘫等。诊断主要靠脑干型运动障碍或脑干型感觉障碍的症状和体征来确定。磁共振成像（MRI）对诊断脑干血管病有确定性意义。

椎基底动脉缺血（vertebrobasilar ischemia）　指椎基底动脉系的短暂性脑缺血发作。常见症状是突然的眩晕、复视、言语不清或构音障碍、共济失调、四肢无力、吞咽障碍等。

椎间孔（intervertebral foramen）　由相邻椎骨的椎上切迹和椎下切迹围成，有脊神经和血管通过，并容纳脊神经节和脂肪。椎间孔上、下壁分别为椎上切迹和椎下切迹，前壁为椎体和椎间盘，后壁为黄韧带和关节突关节。椎间孔周界的病变，如骨质增生和椎间盘脱出，可压迫脊神经。

椎间盘（intervertebral disc）　连接相邻两个椎体的纤维软骨盘。盘中央为胶样物质髓核，周围为多层纤维软骨环按向心圆排列的纤维环。成人有 23 个椎间盘。具有承受压力，吸收震荡、缓和冲击、保护脊髓的作用。某些外伤可形成椎间盘突出。

椎间盘切除术（removal of intervertebral disc）　显露切除椎间盘的手术。术式有后路开窗式、全椎板切除、前路髓核切除 3 种。适用于腰或颈椎间盘突出症经保守治疗无效者。

椎间盘突出症（protrusion intervertebral disc）　一种脊柱损伤。急性扭伤或慢性劳损可使脊椎间纤维环软弱或破裂，髓核即由裂口突出（一般是向后外侧突出）。可压迫脊柱旁的脊髓神经根，产生下肢疼痛、麻木以及脊柱活动受限等症状。较多发生于腰椎部。治疗：一般采用手法复位、推拿、理疗、卧硬板床休息等法，可用介入疗法，必要时手术治疗。

椎孔（vertebral foramen）　椎体后方，由椎体和椎弓共同围成。椎孔连成一管，容纳和保护脊髓及其被膜。

椎旁脓肿（paravertebral abscess）　病灶所产生的脓液汇集于椎旁的骨膜下形成脓肿。严重时亦可将正常椎体的骨膜掀起形成广泛性椎旁脓肿。如压力继续增加穿破骨膜沿筋膜间隙蔓延，在远离病灶的部位形成流柱脓肿。或穿破皮肤形成窦道或穿破空腔脏器形成内瘘。

椎前间隙（prevertebral space）　位于脊柱颈部与椎前筋膜之间的间隙。该间隙的脓肿破溃后，可经咽后间隙向下蔓延至后纵隔。

椎实螺科（Lymnaeidae）　腹足纲、肺螺亚纲的一个科。螺壳中等大小，壳薄，稍透明，外形呈耳状、卵圆形或椭圆形，壳面黄褐色，无屑，雌雄同体，卵生。如萝卜螺、土蜗螺是肝片吸虫的中间宿主，也是兽类及禽类血吸虫的中间宿主。

椎体（vertebral body）　位于椎体前方，是椎骨负重的主要部分，呈短圆柱状。内部充满松质，表面密质较薄，上、下面皆粗糙，借椎间盘与相邻椎骨相接。

锥虫（trypanosome）　引起锥虫病的病原体。寄生于人体的锥虫主要有 3 种：即冈比亚锥虫、罗德西亚锥虫和美洲锥虫（枯氏锥虫），通过昆虫传播，后者属于人体粪源性锥虫，通过粪便污染经口传播。

锥虫病（trypanosomiasis, trypanosomosis, trypanosomatosis）　锥虫引起的传染性疾病。主要分布于南美和非洲。是热带和亚热带地区严重危害人类健康的疾病之一。锥虫病包括冈比亚锥虫病、罗德西亚锥虫病和美洲锥虫病。前两者又称睡眠病；后者亦称夏科病。

锥虫属（Trypanosoma）　锥虫科的一属。体呈梭形，动基体位于核之后，体侧有波动膜。一根鞭毛，从体后部发出，沿波动膜的边缘向前伸并在虫体前端游离。寄生于人体的有冈比亚锥虫、罗德西亚锥虫和美洲锥虫。前二者是睡眠病的病原体，由舌蝇传播，流行于非洲。后者是夏科（Chagas）病的病原体，由锥蝽传播，流行于南美洲。

锥蝽属（Panstrongylus）　猎蝽科锥蝽亚科大型昆虫。色褐，头呈锥状，复眼明显。翅两对，前翅基部革状，端部膜状，后翅全部膜状。夜间刺吸人或脊椎动物的血，能传播由美洲锥虫所引起的夏科病，该病流行于美洲。

锥体交叉（decussation of pyramid）　延髓锥体是由大脑皮质运动区发出的锥体束构成的，此束纤维大部分在锥体下部左右构成交叉，称锥体交叉。

锥体束（pyramidal tract）　运动传导路的主要组成部分。是管理骨骼肌的随意运动的传导路。一般由两级神经元组成。大脑皮质运动区的锥体细胞为第一级神经元。其轴突构成皮质核束和皮质脊髓束。皮质核束经内囊下行，在脑干陆续交叉到对侧的脑神经运动核。而皮质脊髓束经内囊后肢和脑干腹

侧下行，到延髓锥体下部。其大多数纤维交叉到对侧，下降入脊髓的外侧索成为皮质脊髓侧束达前角；小部分纤维成为皮质脊髓前束。第二级神经元为脑神经运动核和脊髓前角运动神经元。它的轴突形成脑、脊神经分布于全身骨骼肌。

锥体束征（pyramidal sign）　锥体系受损时的临床表现。包括肌张力增强、腱反射亢进和巴宾斯基征阳性等。

锥体外束（extrapyramidal tract）　锥体系外的运动神经通路。它是多神经元结构，其主要组成部分是纹状体、苍白球系统，也包括小脑和丘脑。锥体外系损害表现为肌张力变化和不随意运动。苍白球损害时引起肌张力增强-运动减少综合征，或不随意运动，即特殊性的震颤（帕金森病）。纹状体损害时可引起与苍白球受损时相反的症状，即张力减退-运动过多综合征，如舞蹈症。

锥体外系反应（response of extrapyramidal system）　抗精神病药物治疗最常见的神经系统副作用。主要表现为急性肌张力障碍、静坐不能、类帕金森病和迟发性运动障碍。以类帕金森病最为常见，表现为肌张力增高、面容呆板、动作缓慢、肌肉震颤、流涎等。可用苯海索等药物缓解。

锥体外系统（extrapyramidal system）　除锥体系统外所有从大脑皮质发出途经基底神经节、红核、黑质、脑干网状结构和小脑而后下达脊髓前角运动神经元的神经联络系统。功能是调节肌紧张，维持一定的姿势和完成肌群之间的协调活动。它与锥体系统互相配合，进行复杂而精确的随意运动。

锥体系统（pyramidal system）　从大脑皮质运动区下行，能直接到达中脑、延髓和脊髓运动神经元，控制少量，甚至个别肌肉的收缩，完成精细的肌肉动作的神经联系路径。这些由大脑皮质下行的神经纤维集合成束，称为锥体束，因此这个系统称为锥体系统。

坠积性淤血（hypostatic congestion）　长期卧床不起的病人，在躯体或脏器较低的部位发生的静脉性充血。治疗：经常更换卧位，热水浴后按摩，促进局部血液循环。

坠落伤（injury by falling）　其他名称：高坠伤。人体自高处坠落撞击地面或其他物体形成的损伤。性质与综合性钝器伤近似。有时体表损伤较轻，而体内骨骼系统、颅脑、胸腔、腹腔和盆腔内的脏器损伤却很严重。多系自杀或意外事故造成。偶有作为谋杀手段，或自高处抛尸伪装自杀者。

坠痛（bearing-down pain）　疼痛的一种。子宫收缩痛伴有伸展和下坠性疼痛。常发生在分娩的第二产程。

缀法（repair of soft tissue with hair ashes）　中医术语。古代中医伤科用于连接断裂组织的一种方法。取头发若干，放置于瓦罐内，盐泥密封罐口，以火煅成发灰备用。用时乘新伤急蘸发灰于创口内，对好断裂组织，以干净纱布敷盖，绷带包扎。主要用于耳鼻等处撕裂或断离伤。

缀合蛋白质（conjugated protein）　其他名称：结合蛋白质。一类含有非肽链成分的蛋白质。非肽链的成分可能是金属离子、脂质、糖类或核酸，可松散或紧密地与多肽链相结合。将缀合蛋白质中的非氨基酸组成部分称为辅基。缀合蛋白质中的蛋白部分称为脱辅基蛋白质。常见的缀合蛋白质有糖蛋白、核蛋白、脂蛋白和磷蛋白等。

准确度（accuracy）　测量值与真值接近的程度。测量值与真值愈接近，测量值的误差愈小，测量就愈准确。测量的准确度表示测量的可靠性。

准直器（collimator）　显像装置探头前方附加的用以使探测射线限定在探头前方空间一定区域内的射线的附加器。通常用铅或钨合金铸成，内有一个或若干个准直孔，使射线沿准直孔方向通过。

卓-艾综合征（Zollinger-Ellison syndrome）　见佐林格-埃利森综合征。

灼伤（burn, scald）　其他名称：烧伤。由于接触热水、热液、火焰、强热、强酸、强碱、电流、放射线及有毒气体等所致的皮肤等组织损伤。按皮肤损坏深浅可分为 3 度：仅皮肤发红的表皮为Ⅰ度；皮肤起水疱的表皮真皮伤为Ⅱ度（其中真皮浅层伤为浅Ⅱ度，真皮深层伤为深Ⅱ度）；伤达皮肤全层或更深组织、形成苍白或棕黑色的焦痂者为Ⅲ度。治疗：防治休克（对中、大面积灼伤），防治感染，创面处理。

灼烧试验（ignition test）　以有机物在受热后或燃烧时出现的现象来初步判断样品性质。

灼痛（causalgia，burning pain）　见灼性神经痛。

灼性神经痛（causalgia）　其他名称：灼痛。是四肢较大的神经损伤后产生的一种难以忍受的烧灼样疼痛。疼痛常与受损神经分布范围一致，可由任何外界刺激和情绪改变而加剧。伤肢常有痛、触觉过敏、皮肤发凉、颜色苍白或发绀。久病后可发生肢体失用性肌萎缩。治疗：药物治疗；交感神经封闭术。

浊闭（coma caused by turbid yin）　中医病证名。由浊阴上逆、蒙蔽清窍引起的昏迷。昏不知人，症见面色灰滞、腹胀呕吐、浮肿尿少、舌淡胖、苔白腻、脉沉迟。治宜温通脾阳、泄浊开窍，可用温脾汤合苏合丸。

浊音（dullness）　叩诊被少量含气组织覆盖的实质脏器时，所产生的音调较高、音响较弱、振动持续时间较短的音响。如心脏或肝脏被肺组织边缘所覆盖的部分的叩诊音。也见于肺炎时，因肺组织含气量减少而呈浊音。

着床（nidation）　约在受精后第7天，受精卵发育成的胚泡植入子宫内膜中的过程。

着床前诊断（pre-implantation diagnosis）　着床前对人胚卵进行诊断的技术。方法是：在受精卵期取极体；在卵裂期取1～2个卵裂球；在胚泡期取10～20个滋养层细胞，然后通过细胞遗传学或分子遗传学的方法对胚卵进行先天性畸形和其他出生缺陷方面的诊断。

着肤灸（direct moxibustion）　其他名称：明灸、直接灸。中医术语。艾炷灸的一种。是把艾炷直接放在穴位皮肤上施灸的方法。根据灸量的大小及机体反应的不同，可分为化脓灸和非化脓灸两种。若艾灸处皮肤出现化脓（起疱）或致瘢痕者，称化脓灸或瘢痕灸。局部充血不起疱，不留瘢痕者，称非化脓灸或无瘢痕灸。

着色剂（coloring agent）　用以改变药剂色泽、增加美感或以资区别的染料。分为合成色素和天然色素。前者尽管有很多优点（如着色力强、成本低、来源广等），但多数毒性较大，故少用。后者毒性较低或无毒性，且较稳定，广泛应用于食品及制药工业，常用的有胭脂红、柠檬黄、靛蓝等。

着色性干皮病（xeroderma pigmentosum）　常染色体隐性遗传病。主要临床表现为皮肤对紫外线敏感。受到阳光照射部位，皮肤可发生色素沉着、红斑、水疱、结瘢等病变，最后，可发展为基底细胞癌或鳞状上皮癌，也常发生恶性黑色素瘤等，病人常在儿童期发生恶性肿瘤，并死于癌转移。防治：防晒、搽防光剂、戴墨镜护眼，及时处理肿瘤。

着色性口周红斑（erythrose peribuccale pigmentaire）　其他名称：色素性口周红斑。口周部位的红斑和弥漫性褐色色素沉着。皮损部分与唇红部之间有一条狭窄的正常皮肤。皮损边缘清晰、分布对称、范围局限。病因不清，可能与局部物质接触（如化妆品）引起光毒反应有关。

着色真菌（chromomyces）　一般是腐生菌。人类若感染于暴露部位，其病损皮肤变黑色。引起此病的真菌有裴氏、紧密、卡氏、皮炎和疣状着色真菌5种。着色真菌主要侵犯肢体皮肤，早期皮肤患处发生丘疹、结节，后融合成疣状或菜花状。以后老病灶逐渐愈合，四周又发生新病灶，日久瘢痕扩大，淋巴回流受阻，形成肢体象皮肿。如免疫力低下时可侵犯中枢神经或经血行播散。镜检结合临床症状可初步诊断，必要时分离培养和鉴定。

着色真菌病（chromomycosis）　其他名称：皮肤着色真菌病。由裴氏着色真菌、疣状着色真菌、紧密着色真菌、皮炎着色真菌等含有色素真菌所致的疾病。本病散发于世界各地。感染者多为赤脚从事农业生产的人。病原体通过皮肤损伤而侵入。病变主要累及皮肤和皮下组织。临床表现为肢体上初起丘疹或小结节，逐渐发展成疣状、菜花状、片块状或肿瘤状，有些表面可形成溃疡，有少量脓液渗出，最后愈合结瘢，亦有经久不愈者。取皮肤组织及渗出液涂片或活组织病理检查，见成群厚壁孢子可诊断。治疗除局部手术切除外，慢性广泛性病变可选用氟胞嘧啶、两性霉素B等药物治疗。

咨询心理学（counseling psychology）　应用心理学的一个分支。主要研究人类在个人、社会、教育、职业等方面遇到的心理障碍，并向个人或团体提供应对这些问题的系统理论和科学方法，以帮助人们消除心理障碍，恢复正常。

姿势反射（postural reflex，attitudinal reflexes）　控制调节动物颈部肌肉和四肢肌肉（尤其是抗地心引力的肌肉）的紧张性收缩，以维持身体平衡及正常姿势的反射。姿势反射的主要感受器是内耳前庭器官、肌肉的肌梭和腱器官。主要中枢在小脑、延髓和中脑。姿势反射包括简单的牵张反射、对侧伸肌反射。比较复杂的有状态反射、翻正反射、直线和旋转加速运动反射等。

滋水制火（increasing body fluid to suppress fire）　中医治法。补肾法之一。采用滋补肾阴的药物，以抑制阴虚火旺的治法。例如肾阴不足，虚火上炎，症见头晕目眩、腰酸足软、咽燥，骨蒸酸痛时，可用六味地黄丸之类。

滋心阴口服液（zixinyin koufuye）　中医成药名。扶正剂（滋补心肺的滋阴剂）。组成：麦冬、赤芍、北沙参、三七。用于心阴不足，胸痹心痛、心悸、失眠、五心烦热及冠心病、心绞痛见上述证候者。

滋养层（trophoblast）　包绕胚泡腔的一层扁平细胞。胚泡通过这层细胞从子宫腔吸取营养物质。胚泡中的内细胞群一端的滋养层称极端滋养层。极端滋养层首先侵入子宫内膜上皮，随后滋养层增殖分化为2层，内层称细胞滋养层，外层称合体滋养层。由滋养层产生胚外中胚层。滋养层以后演变为绒毛膜。

滋养层疾病（trophoblastic disease）　一组由胚胎滋养细胞发生变化引起的疾病，包括水泡状胎块、侵蚀性水泡状胎块及绒毛膜癌。滋养层疾病大部分继发于妊娠，又称妊娠期滋养层疾病。恶性滋养层疾病又称为滋养层细胞肿瘤。治疗：以化疗为主、手术及放疗。

滋养层甲状腺功能亢进症（trophoblastic hyperthyroidism）　良性水泡状胎块或绒毛膜上皮细胞癌以及睾丸滋养层肿瘤引起的甲亢。由于病变的滋养层组织能分泌一种刺激甲状腺的异常物质，与人绒毛膜促性腺激素相关，从而引起甲亢。治疗：及早手术根治肿瘤，积极治疗甲亢。

滋养层细胞（trophoblast cell）　由桑椹胚中位于周边的细胞分化而来，呈扁平状，单层排列，环绕在胚泡腔和内细胞群外周的细胞。具有从子宫腔吸取营养的功能。

滋养层细胞肿瘤（trophoblastic tumor）　绒毛膜滋养层细胞过度增生所致的肿瘤。按其增生程度、有无绒毛结构、侵蚀力大小及其他生物学特性分为良性水泡状胎块、恶性水泡状胎块、绒毛膜癌。3种疾病间有一定关系，可由良性变恶性，但非必然。治疗：以化疗为主配合手术、放疗。

滋养肝肾（nourishing the liver and kidney）　中医治法。①其他名称：滋水涵木法。补法之一。用滋肾阴以养肝阴来治疗肾阴亏而肝阳亢的方法。如症见头目眩晕、眼干发涩、耳鸣颧红、口干、五心烦热、腰膝酸软、男子遗精、妇女月经不调、苔少而舌质红、脉细弦数，可用干地黄、山茱萸、枸杞子、玄参、龟甲、女贞子、何首乌等药。②治疗肝肾阴虚的方法。病人表现为头晕、面红升火、眼花耳鸣、腰部酸痛、咽干、夜卧不安，或有盗汗、尿少色黄、舌红苔少、脉弦细，用杞菊地黄丸。

滋养体（trophozoite）　原生动物生活史中的一个阶段。如溶组织内阿米巴的活跃、生长期，与包囊期相比，此期它能游走，并可吞噬食物。如疟原虫，它是环状体和成熟的裂殖体之间的无性期，即营养期。

滋阴（nourishing yin）　其他名称：育阴、养阴、补阴、益阴。中医治法。补法之一。治疗阴虚证的基本方法，如症见干咳咯血、潮热盗汗、口干咽燥、腰酸遗精、头晕目眩、手足烦热，可选用天冬、麦冬、石斛、沙参、玉竹、百合、旱莲草、女贞子、龟甲、鳖甲等。

滋阴利水（nourishing yin to promote diuresis）　其他名称：滋阴利湿。中医治法。祛湿法之一。治疗湿热伤阴小便不利的方法。症见口渴饮水、小便不利、咳嗽、呕恶、心烦不寐。用猪苓汤。

子代 DNA（daughter DNA）　以亲代 DNA 双链分子中的某一单链为模板合成的与亲代 DNA 分子完全相同的 DNA 分子。

子痘（daughter pox）　其他名称：副痘。种痘并发症。是种痘后6～9日在原发痘周围附近3～5cm处出现的小痘，数目不定，多数在2周内消退。

子烦（restlessness during pregnancy）　其他名称：妊娠心烦。中医病名。妇女怀孕后因血聚养胎、阴血不足，或素有痰饮，复因郁怒忧思，致使火热乘心、神志不宁，出现心惊胆怯、烦闷不安的病症。阴虚者，兼见五心烦热、口干，宜清热养阴、除烦，用人参麦冬散；痰火者，兼见头晕脘闷、恶心呕吐、多痰，宜清热涤痰，用竹沥汤加减；肝郁者，兼见两胁胀痛，宜疏肝解郁、除烦，用逍遥散加减。

子宫（uterus） 孕育胎儿的肌性器官。壁厚腔小，呈前后略扁的倒梨形，可分为底、体、颈三部。后者伸入阴道，为癌肿的好发部位。成年女子的子宫内膜具有周期性变化。怀孕后内膜和肌层均逐渐增厚，分娩后，又逐渐恢复。子宫的正常位置靠子宫的韧带和盆底肌维持。如上述结构薄弱或损伤，可致子宫位置异常或脱垂。

子宫不完全破裂（incomplete rupture of uterus） 妊娠子宫肌全层或部分断裂而浆膜层仍保持完整的现象。多发生于子宫下段。胎儿仍留在宫腔内。分娩前不易诊断。胎儿娩出后，子宫壁破裂部有限局性压痛。如阔韧带内有血肿，子宫可偏向一侧，其旁可触及逐渐增大的肿块。治疗：多行修补术，不能修补者可切除子宫。

子宫残角妊娠（pregnancy in rudimentary horn） 其他名称：残角子宫妊娠。孕卵在子宫残角内着床和发育。子宫残角是由于一侧副中肾管发育不全所致的先天发育畸形。残角以纤维束与另一侧发育完全的子宫相连，但两者宫腔不相沟通。由于残角壁发育不良，不能承受胎儿生长发育，故多于中期妊娠或以后发生残角破裂，引起严重失血。偶有妊娠足月者，因不能经阴道分娩，胎儿往往在临产后死亡。确诊后应及早手术，切除子宫残角。如为活胎，应先行剖宫产后切除子宫残角。

子宫出血（metrorrhagia） 血液从宫颈或宫腔溢出。育龄妇女除月经外，多种原因可引起子宫出血。①内分泌因素：分为无排卵性子宫出血、排卵性子宫出血。排卵性子宫出血可因雌激素、避孕药使用不当所致。②妊娠并发症：如流产、异位妊娠、水泡状胎块、绒毛膜癌、前置胎盘、胎盘早期剥离、产后宫缩乏力、胎盘滞留、子宫复旧不全。③肿瘤引起的子宫出血：如子宫肌瘤、子宫颈癌、子宫体癌、子宫肉瘤、子宫颈葡萄状肉瘤、卵巢颗粒状细胞瘤。④炎症性出血：见于急性子宫颈炎、子宫颈溃疡、子宫内膜炎、急慢性盆腔炎。⑤外伤性子宫出血。⑥全身性疾病引起的子宫出血：如再生障碍性贫血、血小板减少性紫癜、白血病等。

子宫穿孔（perforation of uterus） 人工流产术中手术器械穿透子宫肌壁。多发生在子宫体部或颈部。原因为术前子宫位置检查不准确，手术操作粗暴。穿孔位于子宫的无血管区除轻微腹痛外可完全无自觉症状；如穿孔较大或伤及子宫大血管时，可出现剧烈腹痛及内出血、休克等征象。治疗：抢救休克同时进行子宫修补术。无症状者可行保守治疗。

子宫底（fundus of uterus） 子宫上端的钝圆隆起。位于两侧输卵管子宫口以上的部分。成年女子，整个子宫向前倾斜，子宫长轴与阴道成向前开放的钝角。当人体直立时，子宫伏于膀胱上。妊娠时子宫增大，测量自耻骨联合上缘至子宫底最高点高度，能间接反映胎儿生长发育状况，为最常用的胎儿生长发育监护方法。

子宫骶韧带（uterosacral ligaments） 牵引子宫颈的带状结构。由平滑肌和结缔组织构成。起自子宫颈后方，向后绕过直肠两侧，止于骶骨前面。此韧带可牵引子宫颈向后、向上。

子宫动脉（uterine artery） 发自髂内动脉的内侧壁，进入子宫阔韧带两层之间，沿子宫的外侧缘分布至子宫及其邻近结构，在子宫颈外侧约 2cm 处跨越输尿管前上方的动脉。主要分布于子宫及阴道上段。在子宫切除术中要注意其与输尿管的交叉关系，以免损伤。

子宫动脉栓塞综合征（uterine arteries embolization syndrome） 子宫动脉栓塞后，由于局部和周围组织缺血、缺氧而引起的一组病征。表现为局部疼痛、发热、恶心、呕吐、不规则阴道流血等。治疗：对症处理。

子宫发育不全（uterine hypoplasia） 其他名称：幼稚子宫。子宫小于正常。有时极度前屈或后屈，子宫颈阴道部分呈圆锥形，子宫颈相对较长，宫颈和宫体之比为 1∶1 或 3∶2。临床表现为月经初潮晚、月经量少、不孕、孕后易流产。可采用雌激素、孕激素序贯疗法等。

子宫发育异常（malformation of uterus） 由于胚胎期双侧副中肾管发育或会合不全所致的子宫发育不全或重复性发育。前者有：先天性无子宫、始基子宫、实性子宫及幼稚子宫。病人可无月经或月经稀少，不孕。后者包括：双子宫、双角子宫、单角子宫、残角子宫及纵隔子宫等。病人无症状，偶有病理妊娠，应根据情况处理。

子宫翻出（inversion of uterus） 见子宫内翻。

子宫翻出复位术（replacement of uterine inversion） 采用手法或手术使翻出的子宫恢复原来的状态。子宫腔由里向外翻出，多发生在产后，胎盘尚未剥离时用暴力牵拉脐带或用力挤压子宫底所造成。翻出时间不超过 30min 时可采取手法复位；如不成功或翻出时间过久，应进行阴式或腹式子宫切开复位术；已有感染坏死者，应做子宫切除术。

子宫翻出用手复位术（replacement of uterine inversion with hands） 妇科手术。最好用全身麻醉，或肌内注射哌替啶 100mg 及阿托品 0.5mg，促进宫颈松弛。消毒、导尿后，术者一手在阴道外托住已翻出的宫底，手指放在其周围，逐渐将子宫推送到阴道内，再经宫颈外口继续向上复位。将宫体推入宫颈后，内诊手指进入颈管与翻出的宫体之间，改用手指用力沿颈管腔的周围将剩余的翻出部分从四周慢慢向上推送，另一手在下腹部协助。当宫体推过宫颈后，内诊手改成握拳式向上沿骨盆轴方向推顶宫底，使之完全复位。

子宫复旧（involution of uterus） 产后子宫恢复到孕前状态的过程。是胎盘激素突然撤退，子宫肌急骤萎缩的结果。一般子宫内膜 10 日内修复，胎盘附着处需 6 周复原；子宫体 6 周恢复到正常大小；宫颈 7～10 日内关闭，4 周恢复到正常大小，子宫口变为横裂。

子宫复旧不全（subinvolution of uterus） 产后 6～8 周子宫未恢复到孕前状态。原因：部分胎盘或胎膜残留，蜕膜脱落不全，子宫内膜炎，子宫壁间肌瘤，子宫后倾。表现为血性恶露持续存在，偶有大量流血、腰痛、下腹坠胀。子宫大而软，有压痛。治疗：宫缩剂及抗炎治疗。无效时可行刮宫术并送病理检查。

子宫混合性中胚层肉瘤（mixed mesodermal sarcoma of uterus） 源于米勒管衍生物中分化最差的子宫内膜基质组织的恶性肿瘤。临床表现有不规则的阴道流血，伴有血性或臭味白带，下腹不适或疼痛，晚期出现腹胀、腹水和恶病质。妇科检查子宫增大、软，子宫口有息肉样物突出。可向周围及远处转移。宫腔吸液涂片、子宫内膜及组织活检可以确诊。治疗：以手术为主，放、化疗亦有一定效果。

子宫肌瘤（hysteromyoma, uterine myoma） 由子宫平滑肌组织增生形成的良性肿瘤，其中含有少量纤维结缔组织。多见于中年妇女，大小不一，个数不等，可发生于子宫肌壁间、浆膜下、黏膜下。大多数病人无明显症状，部分病人可表现为月经周期缩短，经量增多，经期延长，导致继发性贫血。有的病人发生尿频或排尿困难，也有的病人下腹坠胀或疼痛。妇科检查可触及子宫增大变硬、形不整，较大的肌瘤在腹部即可摸到，有蒂的黏膜下肌瘤可突出在阴道内，造成不规则阴道流血或白带增多。B 超、宫腔镜检查诊断。恶变率不超过 0.5%，因此，无症状的小肌瘤不必治疗；肌瘤较大、症状明显，引起腹痛、流血者则需手术切除。

子宫肌瘤红色变性（hysteromyoma with red change） 子宫肌瘤继发性变的一种。多发生于妊娠或产褥期。肌瘤因血管栓塞、组织坏死，内有出血及溶血，血红蛋白渗入肌瘤中使其染成红色，故名。病人高热，腹痛，肿瘤迅速增大。治疗：抗感染，手术切除。

子宫肌瘤肉瘤变性（hysteromyoma with sarcomatous change） 子宫肌瘤恶变为肉瘤。仅占肌瘤病人的 0.5%。多见于年龄大，生长较快的肌瘤。肿瘤切面灰黄色，质软，生鱼肉样，无包膜。病人自觉肌瘤迅速增大，腹痛及不规则阴道出血，量多。治疗：全子宫及双侧附件切除术，术后化疗或放疗。

子宫肌瘤剔出术（hysteromyomectomy, hysteromyomectomia） 仅剔出子宫肌瘤而保留子宫的一种手术。适用于因子宫肌瘤而不孕或流产的年轻妇女，年龄在 35 岁以下者。

子宫肌瘤退行性变（hysteromyoma with degeneration） 子宫肌瘤因生长过缓、中心部分缺血所致的退行性改变。包括：水肿、玻璃样变、血肿形成、坏死、囊性变、脂肪样变、钙化及感染等。治疗：手术切除。

子宫肌炎（myometritis）　产褥感染中较常见而严重的类型。病原菌侵入子宫肌层引起的急性化脓性炎症。临床表现有全身突然高热、寒战、头痛、嗜睡、白细胞显著增高、子宫复旧延迟，但压痛有轻有重，恶露也不一定很多，大量脓性分泌物及臭味也不一定出现。子宫腔标本细菌培养有助于诊断且为抗菌药物治疗提供依据。治疗：一般疗法及应用抗菌药物。

子宫结核（tuberculosis of uterus）　结核病的一种，主要由输卵管结核下行波及子宫而来。临床表现有月经不调、白带增多、下腹坠痛、不孕及午后发热或随月经周期发热等。查体下腹部柔韧感、压痛、包块等。实验室检查血沉快。X线可发现其他部位结核。子宫内膜病理检查可确诊。治疗：以一般疗法（如休息、加强营养等）及抗结核药物治疗为主，必要时手术。

子宫颈（cervix, neck of uterus）　子宫下段长而狭细的部分。长约 2.5～3cm，是炎症和癌肿的好发部位。子宫颈下端伸入阴道内的部分，称为子宫颈阴道部，阴道以上的部分称为子宫颈阴道上部。

子宫颈癌（cancer of cervix uteri）　见宫颈癌。

子宫颈癌根治术（radical operation for carcinoma of cervix）治疗早期子宫颈浸润癌的腹部手术。切除范围较全子宫切除术广。阴道上段及子宫旁组织至少切除 3cm 以上，并清扫盆腔淋巴结，包括子宫颈旁、闭孔、髂内、髂外及髂总淋巴结。

子宫颈癌前病变（precancerous lesion of cervix）　有潜在恶性的宫颈病变。宫颈鳞状上皮非典型增生或间变，可进展为原位癌及浸润癌。未恶变前相当长时间内可逆转，进入原位癌后仍可多年无症状。对宫颈炎应做宫颈细胞刮片和活体组织检查，经活检得出诊断。治疗：轻度者治疗宫颈炎、阴道炎，重度者应行宫颈切除或全子宫切除。

子宫颈避孕（cervical contraception）　采用某些措施，在子宫颈管处破坏精子或阻止精子在宫颈黏液中穿透的避孕方法。包括免疫、酶的抑制剂和药物制剂等。属局部避孕，很少或不改变全身的其他生理和代谢过程，比较理想。

子宫颈变白（white cervix）　宫颈白斑的主要特征。子宫颈黏膜呈片状或弥漫性变白，不透明，发白区域形态大小不一，一般较小，边缘多整齐。常由体内雌激素水平较高，导致宫颈上皮角化增厚及慢性炎症刺激所致。应早期活检排除早期癌的可能。

子宫颈部分切除术及阴道前后壁修补术（partial resection of cervix and anterior/posterior wall colporrhaphy）　其他名称：曼彻斯特手术。适用于治疗轻度的一、二度子宫脱垂，主要是宫颈延长而子宫底及峡部的位置无明显下降，并发明显的膀胱膨出者。手术的要点是切除部分宫颈，保留子宫，缩短主韧带，同时进行阴道前后壁及会阴修补术。有生育能力的妇女，如术后妊娠有发生流产、早产的可能，如妊娠达足月，最好做剖宫产术。

子宫颈残端癌（cancer of remained end of cervix）　子宫次全切除后残存的宫颈发生的浸润癌。治疗：早期可行手术切除。因前次手术粘连不易根治者可行放疗或化疗。故临床上对多产及家族中有患有恶性肿瘤者，施行子宫切除术时最好行全子宫切除，以防子宫颈残端癌变。

子宫颈触痛（cervical tenderness）　其他名称：子宫颈移动痛、子宫颈抬举痛。阴道检查上下、左右移动子宫颈时的疼痛。常见于：①炎症性疾患，如子宫颈周围组织炎、盆腔炎、盆腔脓肿、阑炎；②子宫内膜异位症（异位于卵巢或阴道后穹窿等处）；③异位妊娠破裂后引起内出血；④外伤，如子宫穿孔、卵巢破裂；⑤盆腔肿瘤、卵巢囊肿蒂扭转及破裂。

子宫颈肥大（hypertrophy of cervix）　见宫颈肥大。

子宫颈管（canal of cervix of uterus）　子宫颈内的内腔。内口通子宫腔，外口通阴道。子宫颈的内腔很狭窄，分为上下两部。上部在子宫体内，称为子宫腔。下部在子宫颈内，称为子宫颈管，呈梭形，其上口向上通子宫腔，下口通阴道，称为子宫口。

子宫颈坚硬（rigidity of cervix uteri）　分娩中的软产道异常。宫颈组织缺乏弹性，或因精神紧张发生痉挛性收缩。可给静脉注射地西泮或放阴道栓剂，亦可局部注射阿托品。若仍无

效，出现产程延长、胎儿窘迫、胎膜早破等，根据具体情况亦可采用剖宫产术。

子宫颈浸润癌（invasive carcinoma of cervix）　宫颈癌细胞穿透上皮基底膜侵入间质超过 5mm 者。分为鳞癌、腺癌及腺鳞癌。早期多无症状，晚期有恶臭白带、阴道出血、发热、下腹痛、大小便困难及恶病质等。治疗：Ⅰ期、Ⅱa 期可行宫颈癌根治手术及盆腔淋巴结清扫或放疗，晚期仅能采用姑息疗法。

子宫颈扩张（dilatation of cervix）　临产后由于宫体收缩及缩复作用而使宫颈外口由指尖大小逐渐扩大至胎儿可以通过的程度。扩张直径以 cm 表示。潜伏期宫口为 3cm 以下，约每 2～3h 扩张 1cm；活跃期宫口由 3cm 扩大至 9cm，约每 1h 扩张 1cm；减速期宫口由 9cm 至开全（10cm），约需 1h。

子宫颈裂伤（cervical laceration）　见宫颈裂伤。

子宫颈鳞状上皮化（squamous metaplasia of cervix）　见宫颈鳞状上皮化。

子宫颈妊娠（cervical pregnancy）　见宫颈妊娠。

子宫颈微小型浸润癌（microinvasive carcinoma of cervix uteri）见宫颈微小型浸润癌。

子宫颈息肉切除术（removal of polyp of cervix）　消毒宫颈及阴道，用阴道窥器暴露宫颈，小息肉可用活检钳夹取，较大的息肉可用剪刀从根部剪除，创面用纱布压迫止血，24h 后取出。如息肉附着在宫颈深部，可先扩张宫颈，然后剪除或用止血钳扭断。息肉组织送病理检查。

子宫颈腺体囊肿（Naboth cyst）　见宫颈腺体囊肿。

子宫颈消退（cervical effacement）　宫颈于临产前及第一产程中短缩变薄的过程。是宫颈成熟的标志。宫颈因子宫肌复缩被牵引加之胎儿先露部下降而变短直至消失。宫颈消退以百分数表示之。完全未消退者为 0%，宫颈厚度小于 0.25cm 者称 100% 消退。

子宫颈隐蔽性浸润癌（latent invasive carcinoma of cervix）　经宫颈大型楔形活检或锥形切除术并连续切片发现的明显间质浸润癌。浸润深度可达 5～10mm。治疗：子宫颈癌根治术和盆腔淋巴结清扫术，放射治疗，均可根治。

子宫颈原位癌（carcinoma in situ of cervix）　其他名称：子宫颈上皮内癌。病变未穿透基底膜，无间质浸润的子宫颈鳞状上皮细胞癌。如越过鳞-柱交界而延伸到颈管内进入腺体，而未破坏基底膜称为原位癌累及腺体。治疗：宫颈锥形切除术，全子宫切除术。

子宫痉挛性狭窄环（constriction ring of uterus）　分娩时子宫壁某一部分肌肉痉挛性不协调收缩所形成的环状狭窄。多发生于破膜之后，局部受强刺激所致。可出现于子宫任何部位，以围绕胎体较小部分最常见。治疗：镇静解痉剂缓解。

子宫阔韧带（broad ligament of uterus）　子宫侧缘向外侧延展到达骨盆侧壁的双层腹膜皱襞。近似四方形，上缘游离，内含输卵管；外侧缘附着于骨盆；下缘附着于盆底。子宫阔韧带可限制子宫向两侧移位。

子宫内翻（inversion of uterus）　其他名称：子宫翻出。子宫内膜面向宫腔外翻出。因翻出程度不同，分为不完全性子宫内翻、完全性子宫内翻和内翻子宫脱垂 3 种。急性子宫内翻表现为胎儿娩出后突然下腹剧痛、多量阴道流血及休克。偶见症状并不严重，仅有下坠感或排尿困难，但时间长者可发生子宫坏死感染或形成慢性子宫内翻。治疗：抗休克；经阴道或经腹手术复位；控制感染。

子宫内感染（intrauterine infection）　妊娠开始到出生这一段时间内胎儿由微生物、原虫、细菌或病毒引起的感染。常见的有风疹病毒、巨细胞病毒感染、弓形虫、乙型肝炎病毒以及其他细菌感染。可造成围生期死亡率增高，存活者常有先天性畸形。有时这些感染可延至婴儿期、儿童期发病，影响小儿健康成长。治疗：对症治疗。继发细菌感染用抗生素，合并真菌感染用制霉菌素。

子宫[内]镜（hysteroscope）　检查子宫腔病变和避孕环在宫内的情况的光学器械。

子宫[内]镜检查（hysteroscopy, metroscopy）　其他名称：宫腔镜检查。用内镜检查子宫腔。扩宫后注入介质液体或气体充盈宫腔，利用纤维光学放大镜或宫腔显微镜直接观察子宫内膜的形态及颜色，发现异常区域可直接取材做活体组织

检查。适用于探查异常子宫出血、原发或继发不孕的子宫内病因以及宫内节育器的定位与取出、输卵管黏堵、宫腔粘连的定位和分离等。禁忌证有：活动性子宫出血，急性或亚急性生殖道炎症，近期子宫穿孔或手术史，希望继续妊娠，宫颈难以扩张，恶性宫颈肿瘤等。

子宫内膜（endometrium）　其他名称：子宫黏膜。子宫壁的内层结构。由单层柱状上皮和固有层组成。成人子宫内膜随月经周期而变化。上皮由内分泌细胞和纤毛细胞组成，固有层的结缔组织细胞多呈梭形成以突起相连，称基质细胞。此细胞随子宫内膜的周期性变化而增生与分化。固有层含有丰富的子宫腺与螺旋动脉等血管。子宫内膜在功能上又可分为基底层和功能层两部分。功能层可发生周期性剥脱而形成月经。基底层则无周期性变化，行经时不脱落，有增生和修复功能。妊娠时子宫内膜转化为蜕膜。

子宫内膜癌（endometrial carcinoma）　其他名称：子宫体癌。发生在子宫体内膜上皮的癌肿。分为腺癌、腺棘癌及腺鳞癌。腺棘癌恶性程度较低，腺癌和腺鳞癌同时并存者恶性度较高。多发生于绝经后或更年期妇女，常见症状有阴道出血、排臭液、腹痛、子宫大而软。治疗：子宫全切除，辅以放疗及孕激素。

子宫内膜抽吸法（endometrial aspiration）　一种简易的清除宫腔内容物的方法。用一可弯曲的小塑料管接上50ml针筒，将宫腔内容物抽出。适用于妊娠6周内的极早期人工流产，也可用于子宫内膜活检及治疗不全流产。

子宫内膜非典型增生（atypical hyperplasia of endometrium）子宫内膜的癌前病变。特征：内膜腺上皮增生活跃，形状不规则，出现复层或向腺腔凸出形成乳头。腺体背靠背但其间仍有一定量间质。细胞核增大，胞质红染。临床症状难与内膜癌鉴别，应以组织学诊断为准。治疗：手术切除子宫以防癌变。年轻妇女需保留生育功能者可用孕酮类药物治疗，定期随访观察。

子宫内膜分泌期（secretory phase of endometrium）指月经周期第15～28天。此期，在黄体分泌的雌激素和孕激素作用下，子宫内膜继续增生变厚达5～7mm；子宫腺进一步变长，更弯曲，腺腔扩大，糖原由腺细胞排入腺腔，腺腔内充满含糖原等营养物质黏稠液体。螺旋动脉更弯曲，伸入内膜浅层。基底细胞发育为前蜕膜细胞。妊娠时，此细胞发育为蜕膜细胞。未妊娠，黄体萎缩转入月经期。

子宫内膜基质肉瘤（endometrial stromal sarcoma）　来自子宫内膜基质的恶性肿瘤。平均发病年龄45岁。最常见的症状为不规则阴道流血，有时伴有腹痛或腰痛。妇科检查发现子宫增大、质软，有时有息肉样物凸出于子宫口外，其表面有溃疡、坏死和出血。早期局部浸润或直接蔓延，晚期则沿血管或/及淋巴管转移。靠活组织病理检查确诊。治疗：以手术为主，放、化疗亦有一定效果。

子宫内膜结核（tuberculosis of endometrium）　输卵管结核直接蔓延至子宫内膜。早期内膜腺体可正常，间质内仅见散在结核结节；晚期内膜被破坏，累及肌层形成干酪样溃疡；最后瘢痕形成，以致宫腔粘连变形、萎缩。治疗：支持疗法与抗结核药物；无效者手术疗法。

子宫内膜去除-输卵管绝育术后综合征（post-ablation-tubal sterilization syndrome）　输卵管绝育术后子宫镜下行子宫内膜去除术后，一侧或双侧输卵管近端肿胀和积血。表现为腹痛、阴道点滴状出血。治疗：术后4个月做超声检查，及时发现并排出宫腔积血、切除残余内膜，无效者切除子宫及输卵管。

子宫内膜息肉（endometrial polyp）　子宫内膜局限性增生，在宫腔内形成息肉样样突起。单发或多发，圆形、长圆形，大小不一，大多有蒂，呈粉红色。少数可恶变。表现为月经量增多、经期延长或有少量不规则阴道流血。息肉脱垂于阴道内者，常发生感染、坏死。白带明显增多，可呈血性并有恶臭。治疗：刮宫将息肉刮除，或行全子宫切除术。

子宫内膜炎（endometritis）　在分娩、流产后或在其他情况下，细菌进入子宫腔内所引起的内膜炎症。急性子宫内膜炎往往伴发子宫肌炎，常见的致病菌有链球菌、葡萄球菌和大肠埃希菌。其症状随致病菌的类别和体质强弱而异。常有下腹痛、畏寒、发热，并有脓性、血性或伴有臭味的阴道排出

液。慢性子宫内膜炎常为结核分枝杆菌感染而引起。治疗：采用中西药抗炎治疗或抗结核。

子宫内膜异位症（endometriosis）　妇科常见病。具有功能的子宫内膜组织出现在子宫腔外（如卵巢、子宫骶骨韧带等处）的病症。绝大多数局限在卵巢、子宫骶骨韧带、盆腔腹膜等部位，称为盆腔子宫内膜异位症。当子宫内膜异位在子宫肌层，但未扩散至子宫浆膜层时，称为子宫腺肌病。子宫内膜异位症的发病率有明显升高。为良性病变，但具有远处转移和种植能力，发病原因有多种学说。临床表现为痛经、月经失调、不孕为主，妇科检查可触及子宫后壁不平有小结节，确诊需腹腔镜检查或剖腹探查。可采用孕激素、雄激素或手术治疗。

子宫内膜异位症假绝经疗法（pseudo-menopausal treatment of endometriosis）　口服达那唑暂时减少卵巢激素的分泌，使子宫内膜萎缩，导致短暂绝经。是目前治疗子宫内膜异位症最有效的非手术疗法之一。适用于病变轻度和中度、痛经、不孕的病人，亦可用于保守性手术前的药物准备，以缩小手术范围。剂量为每日400～800mg，在月经第一日开始，持续服用6个月，不能间断，如术前用药可服12～14周。停药后4～6月内月经恢复，但子宫内膜仍不健全，不宜受孕，应在月经完全正常2～3次后受孕较好。

子宫内膜月经期（menstrual phase of endometrium）　为周期的第1～4天。由于卵巢黄体退化，血中雌、孕激素水平骤然下降，导致螺旋动脉收缩，内膜缺血，功能层发生萎缩坏死。血管破裂，血液流出与剥落的内膜一起经阴道排出，即为月经，历经4天。卵巢又有新的原始卵泡生长、发育，子宫内膜开始修复增生，转入增生期。

子宫内膜增生过长（hyperplasia of endometrium）　见子宫内膜增殖症。

子宫内膜增生期（proliferative phase of endometrium）　月经周期的第5～14天。此时，在生长卵泡分泌的雌激素作用下，子宫内膜由基底层增生修补，逐渐增厚达2～4mm；固有层内的基底细胞分裂增殖，产生大量的纤维与基质，子宫腺逐渐增多、增长、弯曲，腺细胞胞质中细胞器增多，晚期顶部有分泌颗粒，核下区有糖原聚集，腺腔变宽。螺旋动脉也伸长，弯曲。排卵后转入分泌期。

子宫内膜增殖症（hyperplasia of endometrium）　其他名称：子宫内膜增生过长。无排卵型子宫出血。多见于更年期及青春期。病人先有短期停经，继而阴道大量出血或少量淋漓不断。子宫大小正常，基础体温单相。治疗：更年期病人调整月经周期，青年病人止血后用人绒毛膜促性腺激素促使卵巢恢复排卵功能。多次复发者可手术切除子宫。

子宫内膜周期（cycle of uterine endometrium）　见月经周期。

子宫内胎血取样（fetal blood sampling in uterus）　妊娠18～22周时经胎儿镜检查或经胎盘抽吸的少量胎儿血液。主要用于有关的遗传性疾病如血红蛋白病、血友病、先天性免疫缺陷等产前诊断。宫内胎血取样技术正在发展，胎儿血样在产前诊断中的应用范围也正在扩大。

子宫扭转（distortion of uterus）　子宫体沿纵轴旋转，但子宫颈固定不转。常发生于峡部变软的妊娠期、子宫肿瘤、卵巢肿瘤的挤压等。急性扭转时产生急性腹痛、呕吐等腹膜刺激症状，甚至休克。是由于子宫血管扭曲、血液循环受阻的结果。

子宫平滑肌瘤（leiomyoma of uterus）　发生于子宫的一种常见肿瘤。常见于中年妇女，尤以不孕者多见。其发生可能与长期过度的雌激素刺激有关。多发生于子宫壁内（壁内肌瘤），部分位于黏膜下（黏膜下肌瘤）和浆膜下（浆膜下肌瘤）。可单发或多发，大小不一。肿块质地较硬，境界分明，但无明显包膜。镜下可见瘤细胞似正常子宫平滑肌细胞，但核密集，常排列成纵横交错的不规则束状，形成编织状图像。临床上常表现为月经过多，下腹部不适和局部包块，肿块较大时可引起局部压迫症状。肌瘤发生退行性变伴继发感染时，病人可出现发热、白细胞数增多、血沉加速，甚或败血症征象。

子宫平滑肌肉瘤（leiomyosarcoma of uterus）　子宫平滑肌或平滑肌瘤恶变而来的子宫恶性肿瘤。多见于绝经期前后的妇女。临床可有阴道不规则流血、腹部不适、尿频、腹痛、下

腹包块且生长迅速。也可转移至盆腔及腹腔各脏器，出现相应症状。妇科检查可发现子宫肿块，呈结节状或光滑，偶尔有蒂的肿瘤可凸出于子宫颈。子宫内膜及宫口瘤组织活检，B超及CT扫描有助于诊断。治疗：以手术为主，配合放疗、化疗。

子宫破裂（rupture of uterus，metrorrhexis，hysterorrhexis）极其严重的产科并发症。多发生于分娩期或妊娠晚期，如不及时处理，可引起母儿死亡。由胎先露下降受阻，子宫壁病变，阴道手术不当或粗暴及产程中滥用缩宫素等原因引起子宫黏膜层、肌层及浆膜层全部破裂，腹腔和子宫腔相通（完全破裂）和子宫肌层部分或全部裂开而浆膜层尚保持完整，宫腔与腹腔不相通，胎儿及其附属物仍留在宫腔内（不完全破裂）。子宫破裂时产妇突感剧烈腹痛，宫缩停止，胎动消失，阴道流血，迅速休克。发现先兆破裂时，应立即控制宫缩，尽快行剖宫产。对子宫已破裂者，应补充血容量，纠正酸中毒，抗休克，尽速行剖宫手术，根据不同情况行破裂口缝合修补术，或行子宫上段切除，以达确切止血。并抗感染治疗。

子宫破裂修补术（repair of ruptured uterus）将已破裂的子宫修补缝合后保留。子宫破裂是威胁母儿生命安全最严重的产科并发症之一。由于围生保健工作的加强，它很少发生，应加强预防。发生后应积极进行开腹手术抢救，根据产妇的一般状态、阴道手术的时间以及子宫破裂的局部情况，可选用子宫切除术或子宫破裂修补术。子宫破裂修补术适用于破裂时间短（一般不超过24h）、无感染体征、无严重休克、破裂局部有修补可能的年轻无子女产妇。应注意纠正贫血、控制感染；术后应避孕2年。

子宫腔（cavity of uterus）子宫体内的腔。呈前后略扁的倒三角形，两端通输卵管，尖端向下通子宫颈管。女性生殖器官的一部分，是子宫内胎儿发育生长的场所。

子宫腔粘连综合征（Asherman syndrome）见宫颈宫腔粘连。

子宫切除术（hysterectomy，uterectomy）妇科最常采用的一种手术。子宫容易发生各种良性或恶性疾病，常需切除子宫；子宫虽无病变，但因受附件肿瘤或炎症等疾病的影响，而不宜保留子宫时，常连同子宫一起切除。从切除范围上分有全子宫切除术和次全子宫切除术，保留附件及切除附件之别；手术途径有经腹与经阴道两种。

[子宫]绒[毛膜上皮]癌（choriocarcinoma of uterus）高度恶性的滋养层肿瘤。常侵犯子宫肌层及血管，经血道转移到其他脏器。表现：于水泡状胎块、流产、正常产或宫外孕之后，阴道不规则流血，子宫增大而软，尿妊娠试验持续阳性。晚期者X线胸片可见肺转移阴影，或外阴、阴道有紫蓝色转移结节。治疗：化疗。子宫穿孔或无法控制阴道大出血者应切除子宫及附件后再化疗。

子宫肉瘤（sarcoma of uterus）发生于子宫的恶性肿瘤。分为子宫平滑肌肉瘤、子宫内膜间质肉瘤及混合性中胚叶瘤。表现：腹部可扪及肿块或原有肌瘤迅速增大，伴腹痛、阴道出血、排臭液、贫血、低热及恶病质。阴道细胞学检查及诊刮病理学检查可确诊。治疗：子宫及双侧附件切除术，术后放疗或化疗。

子宫收缩乏力（inertia of uterus，uterine inertia）分娩中子宫收缩无力。分为协调性和不协调性两种。前者子宫收缩有正常的节律性、对称性和极性，但宫缩力弱，持续时间短，间歇期长。后者宫缩对称性失调，极性倒置。两者均导致产程延长。产妇体力严重消耗，软产道受压时间过长致组织水肿或坏死，形成生殖道瘘。且手术助产、产后出血、感染率、胎儿窘迫、新生儿死亡率均增高。应加强孕期保健，对高危因素应及早有效处理。加强产时监护，排除假临产。在产程的不同阶段给予适当处理。

子宫收缩过强（metrypercinesia，metryperkinesis）难产的一种。①子宫全部肌肉呈痉挛性不协调收缩，即不协调性子宫收缩过强，子宫呈板状硬。如于胎盘早期剥离，子宫已破裂，如子宫局部肌肉呈痉挛性不协调收缩，则形成子宫痉挛性狭窄环。多因不恰当的产科处理及滥用宫缩剂所致，多发生在子宫上、下段交界处及宫颈外口。故应减少刺激，镇静解痉。当出现胎儿窘迫时，应行剖宫产。②协调性子宫收缩过强，若头盆相称，常发生急产，如头盆不称，则可发生先兆子宫破裂导致母儿危险。

子宫收缩药（uterotonic）能选择性地兴奋子宫平滑肌，引起子宫节律性收缩或强直性收缩的药物。常用的有垂体后叶素、缩宫素、麦角新碱和地诺前列酮等。

子宫输卵管造影（hysterosalpingography）注入对比剂后所进行的子宫及输卵管X线摄影术。月经后3～7日内，于无菌条件下将导管经阴道插入宫腔。在透视下将对比剂后立即或在10～15min、24h后摄片。可显示子宫、输卵管的解剖结构，是检查、诊断子宫病变、输卵管畅通与否的方法。

子宫松弛药（uterotonic）抑制子宫平滑肌收缩，用于延长妊娠和防止早产的药物。如利托君。

子宫胎盘卒中（uteroplacental apoplexy）胎盘后积血可侵入子宫肌层，使肌纤维分离、断裂、变性，甚至浸润子宫浆膜层，子宫表面出现紫色瘀斑，尤其在胎盘附着处特别显著，称为子宫胎盘卒中。分娩前可有持续性腹痛及出血，胎心音听不到，子宫比妊娠月份大，有压痛；分娩后子宫收缩不良及严重子宫出血。治疗：纠正出血及休克；以剖宫产结束分娩；对大剂量宫缩剂、子宫按摩、输新鲜血无效者，可手术切除子宫。

子宫体（uterine body，body of uterus）子宫的主要结构，子宫底与子宫颈之间的部分。子宫略像倒置的梨形，上端圆凸的部分为子宫底，下端狭窄的部分为子宫颈。其壁由浆膜层、肌肉层和黏膜层组成。浆膜层由覆盖在子宫外面的腹膜组成；肌层由大量平滑肌、少量弹力纤维与胶原纤维组成；黏膜层位于宫腔面，即子宫内膜，是一层薄而淡红的绒样膜。

子宫体癌（carcinoma of uterine body）见子宫内膜癌。

子宫体剖宫产术（corporeal cesarean section）在子宫体部中线纵行切开。手术比较简单和安全，无损伤子宫动脉的危险；但术中出血多，伤口愈合不如子宫下段切口，术后伤口易与肠管及大网膜发生粘连。目前已被子宫下段剖宫产或腹膜外剖宫产所代替，仅适用于前置胎盘或胎盘位于子宫下段前壁、横位、胎儿严重窒息须急速分娩、第二次剖宫产粘连严重者。

子宫托（pessary，hysterophore）治疗子宫脱垂的工具，多为塑料制品。我国常用的子宫托有喇叭形、环状、球形。适用于Ⅰ度和Ⅱ度子宫脱垂，体弱或其他原因不能手术的病人。患有生殖道急、慢性炎症或宫颈有恶变可疑时禁用。子宫托大小应适宜，并每晚取出洗净次晨放入。上托后于1、3、6个月各复查一次，根据复查情况更换型号，以免造成不良后果。

子宫脱垂（prolapse of uterus，uterine prolapse，hysteroptosis）子宫位置下降，甚至全部脱出于阴道口外。常伴发阴道前、后壁膨出，与分娩损伤、营养不良及腹压增加有关。分为3度：Ⅰ度为子宫颈距处女膜缘少于4cm，但未脱出阴道口；Ⅱ度为子宫颈及部分宫体已脱出阴道口；Ⅲ度为子宫颈及宫体全部脱出阴道口外。病人走路困难，影响劳动。应积极防治，轻度可采用子宫托等法保守治疗，Ⅱ度和Ⅲ度子宫脱垂可根据年龄、生育要求及全身健康情况择用适当的手术治疗。

子宫脱垂合并妊娠（hysteroptosis with pregnancy）子宫脱垂只要能够还纳，并不影响性交，因而也有可能妊娠。处理上应卧床休息，取头低臀高位；每天定时采取胸膝卧式以助子宫颈管的还纳；颈管湿敷以消肿；做好胎儿监测，争取自然分娩，一旦分娩受阻，出现胎儿窘迫现象者，应及时行剖宫产结束分娩。产褥期应适当应用抗菌药物防止感染；加强缩肛运动，锻炼肛提肌；子宫脱垂需手术者应于月经来潮后施行。

子宫脱垂前腹壁固定术（anterior abdominal wall fixation of uterine prolapse）妇科手术。适用于治疗Ⅱ、Ⅲ度子宫脱垂。对并发重度膀胱膨出及直肠膨出者，需同时做阴道前后壁修补术。手术要点是切开腹壁，将子宫体前壁缝合固定在腹直肌前鞘背面。优点是手术简单，局麻可做。但不适用于腹壁松弛、要求生育及子宫萎缩的病人。

子宫脱垂全腹式固定术（total abdominal fixation of uterine prolapse）妇科手术。适用于治疗Ⅱ、Ⅲ度子宫脱垂，并发严重的膀胱膨出及尿道膨出者。手术要点是开腹将子宫体缝

Z

合固定在骶骨，同时将阴道角缝合固定在耻骨梳韧带。优点是术后可保持正常的阴道长度，性生活不受影响。但不适用于要求保留生育能力的年轻妇女及子宫颈过度延长的病人。

子宫外子宫内膜异位症（endometriosis externa） 子宫内膜异位症类型之一。子宫内膜可以异位于子宫外的许多器官和组织，如卵巢、子宫浆膜、输卵管、子宫韧带，以及腹部手术瘢痕等。是由于经期中脱落的子宫内膜从输卵管逆流种植，或通过淋巴道、血行转移至上述各部位所致。其中以卵巢子宫内膜异位症最为多见，且多为囊肿性。在异位子宫内膜随月经周期而反复发生出血，致使其成为充满陈旧咖啡色血液的囊肿（称巧克力囊肿）。囊肿可继续增大甚至穿破，引起腹腔内出血和附近组织粘连。

子宫下段剖宫产术（low-segment cesarean section, cervical cesarean section） 经腹膜切开子宫下段取出胎儿及其附属物。为剖宫产术中最常用的一种手术方法。其优点是子宫切口在膀胱返折腹膜下面，能避免创面与盆腔脏器粘连，减少术后并发症。

子宫腺肌病（adenomyosis of uterus） 子宫内膜直接侵入子宫肌壁内引起子宫肌纤维增生。表现为子宫均匀性增大，质硬韧，月经量多，伴有逐渐加重的痛经。治疗：严重者行子宫切除术。

子宫性闭经（uterine amenorrhea, amenorrhea due to uterine lesion） 月经调节功能正常，卵巢虽有功能，但子宫内膜对卵巢不能产生正常的反应所造成的闭经。常见病因：子宫发育不良、子宫内膜炎，特别是结核性子宫内膜炎、子宫切除或放射治疗后、宫腔粘连综合征等。

子宫穴（zigong, extra） 中医经外奇穴。位于脐下4寸，旁开3寸处。主治子宫脱垂、月经不调、不孕等。直刺1～1.5寸。艾炷灸5～7壮，或艾条灸10～15min。

子宫血管瘤（uterine hemangioma） 子宫血管的良性肿瘤。按其形态分为毛细血管瘤、海绵状血管瘤、硬化性血管瘤3类。临床大多无症状，也可有阴道不规则流血、接触性出血等表现。双合诊检查子宫体增大、柔软。一般应手术治疗。

子宫血管外皮［细胞］瘤（uterine hemangiopericytoma） 罕见的子宫血管低度恶性肿瘤。表现为子宫结节性增大，并出现压迫症状及阴道不规则流血。一般直径5～25cm。病理检查可以确诊。以手术治疗为主。

子宫阴道积水综合征（hydrometrocolpos syndrome） 女婴由于阴道不通畅，受母体雌激素的刺激，引起子宫颈腺体过度分泌并积潴在阴道所引起的一组病征。表现为生后哭闹不止、尿潴留、腹部囊性肿块。外阴可见有向外膨胀的薄膜。治疗：手术。

子宫圆韧带（round ligament of uterus） 结缔组织和平滑肌纤维组成的圆索。起于子宫体前面上外侧，在阔韧带前叶的覆盖下向前外侧弯行，穿经腹股沟管，止于阴阜和大阴唇皮下，功能是维持子宫前倾。

子宫造影（hysterography） 协助肿瘤定位，了解肿瘤的体积、肌层受侵程度，以及排除子宫增大的其他原因的检查法。应选择水溶性对比剂，注射时压力不宜过高；每推注1ml对比剂后，即拍片一张，作连续动态观察。

子宫主韧带（cardinal ligament of uterus） 子宫阔韧带下部两层腹膜间的平滑肌和结缔组织，由子宫颈连于盆腔侧壁。此韧带有固定子宫颈、阻止子宫下垂的作用。

子淋（stranguria during pregnancy） 其他名称：妊娠小便淋痛。中医病名。妊娠期出现小便淋漓疼痛的病证。孕妇因阴虚、实热、湿热、气虚等原因，致使膀胱气化不行，出现小便频数、点滴而下、淋沥疼痛的病症。阴虚者，为阴亏肾火不足，脬为火灼，津液涩少，故小便淋痛，兼见两颧潮红、心烦不宁，治宜清热滋阴通淋，用知柏地黄丸；实热者，为心移热于小肠，传入膀胱，灼伤津液，兼见口苦、口渴、口舌生疮，治宜清热泻火通淋，用导赤散；湿热者，为湿热下注、蕴结膀胱、气化不利，兼见肢体倦怠、小便涩痛，治宜清热利湿通淋，用五淋散；气虚者，因中气素虚、胎长膀胱受迫、气虚不能约制其水，兼见小便不能约制、溺后痛甚，治宜益气止淋，用益气止淋汤。

子冒（eclampsia gravidarum） 其他名称：子痫。中医病名。指妊娠期间突然倒仆，昏不识人，四肢抽搐，少时自醒，醒后复发的病证。多因平素肝肾阴虚、孕后阴血益虚、阴虚则阳亢，导致肝风内扰、虚火上炎，引动心火，风火相扇所致。治宜平肝潜阳、滋阴清热。若痰涎壅盛、喉中痰鸣、目吊口噤者，治宜清热涤痰。若抽搐不止、昏不识人者，配合针灸急救，抽搐不止，针曲池、承山、太冲；昏不识人，针人中、内关、百会、风池、涌泉；牙关紧闭，针下关、颊车。

子嗽（intractable cough during pregnancy） 其他名称：子呛、妊娠咳嗽。中医病名。妊娠期的咳嗽病症。多因孕后血聚养胎、阴虚火动，或痰饮上逆、外感风寒等，气极不畅，发为咳嗽。阴虚火动者，兼见潮热颧红、短气乏力，宜滋阴清热，用麦味地黄丸加减；痰饮上逆者，咳嗽痰多、胸闷心烦，宜理气化痰，用二陈汤加减；外感风寒者，兼见鼻塞流涕、发热恶寒，宜解表宣肺，用杏苏散。

子午流注（ziwuliuzhu, midnight-noon ebb-flow） 中医术语。古代针灸取穴的一种学说。认为人体气血的循行随着时间的变化而有盛衰开阖的不同。主张以五输穴为基础，配合阴阳、五行、天干、地支等理论分日按时取穴的方法。

子痫（eclampsia） 妊娠期高血压疾病的最严重阶段。特点为全身间断性抽搐，继之昏迷。分娩后一般可好转，但亦有因抽搐不止而死亡者。死因有颅内出血、脑血栓、脑疝、抽搐缺氧致脏器损伤，并发心力衰竭、肾衰竭、肺水肿等。治疗：一旦控制抽搐，即考虑迅速结束分娩。

子悬（chest fullness during pregnancy） 其他名称：妊娠胸胁胀满、妊娠胸胁支满、胎气上逆、胎上逼心。中医病名。指孕后胎气上逼，出现胸膈胀满。多因平素阴虚不足、肝失所养，孕后阴亏于下、气浮于上、冲逆心胸，以致胸膈胀满，甚至胁痛。若胎气上逆迫肺者，兼见喘促；肾阴不足、心火亢盛者，兼见烦躁不安等，治宜理气安胎。用紫苏饮。喘加桑白皮，烦躁不安加黄芩。

子瘖（aphonia gravida） 其他名称：身重瘖哑、哑胎、妊娠不语。中医病名。指妊娠期间出现声音嘶哑，或不能发声的一种病证。因孕至八九个月，胎儿长大，阻绝胞中之络脉，胞脉受阻，肾阴不能上荣于本，以致逐渐或突然不能发声。一般不需治疗，待十月子生，胞脉复通，可自然恢复。亦可滋肾益阴，用六味地黄丸加沙参、麦冬以生其津，津足则荣于本，自能发声。

子痈（orchitis and epididymitis） 中医外科病名。睾丸的疮痈。急性者患侧阴囊焮红灼热、睾丸肿硬剧痛、溃后脓稠易敛。治宜清解利湿、泻火解毒。慢性者患侧睾丸肿大硬结、微痛，溃后流稀脓，缠绵难愈。治宜滋阴除湿、化气通络。

子肿（edema during pregnancy） 俗称琉璃胎。中医病名。指孕至五六个月，胎体渐长，由于脾肾阳虚、运化输布失职，以致水湿泛溢、流于四末。症见两足浮肿，遍及下肢，渐至周身，头面俱肿，小便短少。脾虚者，兼见倦怠无力、脘腹胀闷，治宜健脾行水，方用全生白术散；肾虚者，兼见腰膝酸软、手足不温，治宜温阳化气行水，方用五苓散；若兼胸闷胁胀，上方可加陈皮。

籽骨（sesamoid bone; daughter bone） ①发生在某些肌腱内的扁圆形小骨。如髌骨和第1跖骨头下的籽骨。②X线诊断。成年人骨骼靠近关节附近的肌腱中出现光滑的骨块影。以手和足部多见。籽骨有完整的骨皮质及中心部松质骨结构，但缺少骨膜结构。

姊妹染色单体（sister chromatid） 见姐妹染色单体。

姊妹染色单体交换试验（sister chromatid exchange test） 见姐妹染色单体交换试验。

紫斑性苔藓（purpuric lichen） 皮肤上弥漫性或点状紫斑、褐色斑。多发生于小腿及足背等处。压之不褪色，多为扁平的多角丘疹及扩张的毛细血管样改变。见于紫斑性苔藓样皮炎。

紫草（Radix Arnebiae seu Lithospermi） 其他名称：山紫草、红石根。中医药名。紫草科植物新疆假紫草、紫草等的根。苦，寒。归心、肝经。功能凉血活血、解毒透疹。主治①麻疹或其他热病，由于热毒炽盛而斑疹透发不畅或斑疹紫暗者。②外用可治疮疡肿痛、湿疹、烫伤等症。

紫草素（shikonin） 从紫草科植物紫草或新疆紫草中分离出的紫色片状结晶。对大肠埃希菌、伤寒沙门菌、痢疾杆菌及多种病毒有抑制作用。用于急、慢性肝炎。亦可治疗扁平疣。

紫草油（zicao you）　中医成药名。清热解毒剂。组成：紫草、冰片、忍冬藤、白芷。用于烫伤。外用，涂搽患处。

紫癜（purpura）　血细胞从毛细血管内向外流出进入皮肤或皮下组织引起的损害的统称。皮肤、黏膜出现紫色点或斑块，压之不褪色，与肤面平或稍隆起。颜色因发病迟早与部位深浅不同而异。一般可归纳为血管系统病变和凝血机制障碍两大类。前者多为血管壁受损或其渗透性、脆性增高所致。如过敏性紫癜、自体红细胞敏感症、非过敏所致的瘙痒性紫癜、淤积性紫癜、感染并发的紫癜、维生素缺乏或细菌毒素、化学毒品所致的紫癜；后者由各种原因引起的血小板量或质的异常，凝血致活酶、凝血酶生成障碍，凝血酶原减少等因素所致。治疗：去除病因，对症治疗。

紫河车（Placenta Hominis）　其他名称：混沌衣、人胞。中医药名。组成：健康产妇的胎盘。甘、咸、温。归肝、肺、肾经。功能补肾益精、益气养血。主治：①肾气不足、精血衰少的不育不孕、阳痿遗精、耳鸣头昏。②气血不足的虚损羸瘦、体倦乏力或产后缺乳。③肺痨喘咳，脾虚食少。④肝肾亏损的骨蒸潮热。

紫花地丁（Herba Violae）　其他名称：地丁草、箭头草、堇花地丁。中医药名。堇菜科植物紫花地丁的全草。苦、寒。归心、肝经。功能清热、解毒、消肿。主治：①疔疮、乳痈、肠痈、丹毒、瘰疬、毒蛇咬伤。②目赤肿痛、咽炎、黄疸性肝炎、肠炎、痢疾。

紫花杜鹃片（zihua dujuan pian）　中医成药名。止咳平喘剂。出自《中华人民共和国药典》。组成：紫花杜鹃。功能止咳祛痰。用于慢性支气管炎所致的咳嗽、痰多、气喘，用于跌打肿痛。治口腔炎。紫花杜鹃含5种黄酮类化合物，其中两种和挥发油有明显止咳祛痰作用，并对肺炎球菌等有抑制作用。

紫金锭（zijin troches, zijin ding）　其他名称：紫金散。中医成药名。主要成分：山慈菇、红大戟、千金子霜、五倍子、麝香、朱砂、雄黄。口服，外用醋磨调敷患处。辟瘟解毒、祛痰开窍、消肿止痛。内服多用于中暑、脘腹胀痛、恶心呕吐、痢疾泄泻、小儿痰厥惊风等病症。外治多用于疮疡肿毒。

紫金锭软膏（zijinding ruangao）　中医成药名。清热利湿剂。组成：山慈菇、红大戟、五倍子、千金子霜、朱砂、雄黄、麝香、凡士林、液体石蜡。外用治疗痈疽疔疮、肿核结毒等症。适量涂于患处。

紫杉醇（paclitaxel）　其他名称：紫素、泰素、安素泰。植物来源的抗肿瘤药。主要用于卵巢癌和乳腺癌，也可用于肺癌、食管癌、大肠癌、黑色素瘤、头颈部癌、膀胱癌、淋巴瘤和脑瘤。制剂：注射剂。有过敏史及白细胞和血小板低下者慎用。

紫舌胀（bloody blister of tongue）　其他名称：垂痈。中医病证名。多见于婴儿。由风毒邪热搏于血气而发。症见其舌紫胀肿满、疼痛强硬不语、心中烦闷等。治宜清心凉血或祛风解毒，或用生蒲黄末蜜调涂患处。

紫苏（perilla）　辛温解表药。唇形科植物紫苏的全草。辛、温。归脾、胃、肺经。功能解表散寒、和胃止呕、理气宽中。用于外感风寒、胸脘满闷、恶心呕吐、食少、肝气郁结。气虚或表虚自汗者忌用。有抑菌作用。

紫苏叶（perilla leaf, Folium Perillae）　其他名称：苏叶。中医药名。唇形科植物紫苏或尖紫苏的叶。辛、温。归肺、脾经。功能发表散寒、行气宽中、解鱼蟹毒。主治：①感冒风寒，尤宜于兼有气滞胸闷者。②脾胃气滞，症见胸闷呕吐者；并能行气安胎，用于妊娠恶阻（多用紫苏梗）。③因食鱼蟹而致腹痛吐泻者。

紫苏子（perilla fruit, Fructus Perillae）　其他名称：苏子、黑苏子。中医药名。唇形科植物紫苏或尖紫苏等的果实。辛、温。归肺、大肠经。功能降气消痰、止咳平喘。用于痰涎壅盛、肺气失降的喘咳上气、胸膈满闷。

紫外辐射（ultraviolet radiation）　位于电磁波谱紫色光之外，波长从100nm到400nm的辐射线。波长200～320nm的紫外线可被眼睛角膜和皮肤的上皮质吸收，引起皮肤红斑、光敏感作用和眼角膜结膜炎。在生产环境中凡是物体的温度达

1 200℃以上时，辐射光谱中即可出现紫外线。随着温度升高，紫外线的波长变短，其强度也增大。生产条件下常见的紫外线源有：电焊、气焊、氩弧焊、等离子焊接及切割等，此外，从事碳弧灯、水银灯制版或摄影、紫外线灯消毒等工作亦可受到过量紫外线照射。紫外线的穿透能力小，防护眼镜、服装、油膏等均有较好的防护效果。

紫外辐射损害（ultraviolet radiation injury）　由紫外辐射所致的人体组织的伤害和变化。日光、水银蒸气灯以及强烈光线可散发这种辐射。有直接作用和间接作用。前者限于皮肤表面，包括皮肤红变、色素沉着；亦可有灼伤、水疱、肿胀、渗流以及表皮脱落；后者是紫外线皮肤反应的继发性全身变化，如受损皮肤释放出组胺引起支气管炎和肺炎；胃分泌物酸度增加引起内壁发炎或溃疡、血压降低等。对人和动物一般不致命。治疗：停止照射，对症处理。

紫外光谱法（ultraviolet spectrometry）　根据紫外光谱的峰位和峰强度与物质浓度之间的关系进行定性、定量和结构分析的方法。物质的分子在同紫外辐射相作用时，吸收入射辐射中的特定波长部分，分子的价电子发生跃迁而产生的分子吸收光谱称为紫外吸收光谱。又称电子光谱。紫外辐射（电磁辐射的紫外区）是从X线的末端至可见光区之间的波长区域。

紫外线疗法（ultra-violet therapy）　应用人工紫外线照射人体来防治疾病。作用有：抗炎、镇痛、抗伤倦病、脱敏作用等。紫外线小剂量照射可促使组织再生、创面愈合；大剂量照射可控制感染，使坏死组织分离、脱落，达到清洁创面的作用。紫外线照射后可出现皮肤色素沉着。

紫外线杀菌法（ultraviolet sterilization）　用波长240～300nm的紫外线（包括日光中的紫外线）灭菌的方法。其中以260～266nm最强。紫外线主要作用于DNA，使一条DNA链上两个相邻的胸腺嘧啶以共价键结合，形成二聚体，干扰DNA的复制与转录，导致细菌的变异或死亡。紫外线不仅可杀灭DNA病毒，也能杀灭RNA病毒，如对SARS病毒有灭活作用。紫外线穿透力较弱，一般用于手术室、传染病房、无菌实验室的空气消毒，或用于不耐热物品的表面消毒。

紫外线治疗灯（ultraviolet therapy unit）　其他名称：太阳灯。辐射短波紫外线的光疗设备。可治疗疾病、消毒杀菌，强健肌体，对细菌引起的皮肤创伤感染有疗效。适用于口腔、耳鼻咽、支气管、淋巴管、静脉等炎症和结核病、黏膜炎、风湿痛、烧伤疾病作紫外线灭菌治疗。也可为矿工进行日光浴保健治疗。

紫外线治疗仪（ultraviolet therapeutic equipments）　利用紫外线（180～400nm）发出的电磁辐射来进行物理治疗的仪器。按不同的治疗功能，大致可分为3个波长：315～400nm、280～315nm、280nm以下。仪器通常是将高压汞弧灯装在灯箱内，灯箱上开一个石英窗进行投照，有时也利用荧光灯（产生在紫外区发出的光）。主要用于皮肤病、结核、溃疡、风湿和某些儿童疾病的治疗。经紫外线照射皮肤会促进维生素D的生成，利用此效应可治疗儿童佝偻病。标准剂量是最小的产热量，利用这个剂量治疗24h后皮肤显示稍微发红。

紫雪（zixue）　见紫雪丹。

紫雪丹（zixue, zixue powder）　其他名称：紫雪。中医成药名。开窍剂。组成：寒水石、煅磁石、滑石、石膏、玄明粉、硝石、玄参、升麻、羚羊角、青木香、犀角、甘草、沉香、飞朱砂、公丁香、麝香、黄金（原方内用黄金煎水）。药呈霜紫色。功能清热解毒、开窍镇痉。用于脚气、毒遍内外、烦热、口生疮、狂叫走，以及诸热烦毒、发热卒黄、瘴疫毒等。用于邪热内陷证，见壮热烦躁、昏狂谵语、抽搐痉厥、口渴唇焦、尿赤、便闭及小儿热甚痉厥。可用于流行性乙型脑炎、流行性脑膜炎、猩红热等属急性热证者。紫雪丹以镇痉息风为优。

紫菀（Radix Asterig）　其他名称：小辫儿、夹板菜、驴耳朵菜。中医药名。菊科植物紫菀的根及根茎。苦、温。归肺经。功能润肺下气、化痰止咳。主治：①外感久咳不愈，咳痰不爽；②肺虚久咳，痰中带血。

紫珠草（callicarpae）　其他名称：紫珠、止血草。中医药名。

止血药。马鞭草科植物落叶灌木紫珠的叶及嫩枝。苦、涩、寒，归肺、肝、胃、大肠经。功能凉血止血、清热解热。用于吐血、咯血、鼻衄、便血、崩漏、创伤出血、痈疽肿毒、喉痹、毒蛇咬伤。有收缩毛细血管作用，故能止血，并有抗菌作用。

紫珠草溶液（Liquor Callicarpae） 其他名称：止血草溶液。止血药。组成：紫珠草叶的棕褐色微有沉淀的溶液。功能收敛、止血、清热解毒。治肺结核或支气管扩张引起的咯血、消化道出血和外伤出血等。

自变量（independent variable） 不依赖其他变量而可自己变化的量。回归方程中的自变量常用 X 表示。直线回归方程 $y=a+bX$，当截距 a 和回归系数 b 确定后，根据因变量 y 的值就可通过自变量推算。

自搏性结性心律（idionodal rhythm） 见自搏性心室律。

自搏性心室律（idioventricular rhythm） 其他名称：心室自主心律、室性自身心律。心室起搏点在心室内的低位三度房室传导阻滞的心室激动。心电图表现为 QRS 波明显增宽，室率≤35 次/min。对于心室激动起搏点在希氏束近端的高位三度房室传导阻滞的心室激动称为自搏性结性心律或连接性心律。后者 QRS 波各不增宽。

自持隔离服（self-sustained isolating suit） 本身带有生命维持系统的隔离服。

自动动作电位（automatic action potential） 心脏自律细胞无静息状态，在动作电位 4 期能自动发生去极化，当膜电位达到阈电位时可激发产生一个新的动作电位。

自动过敏反应（active anaphylaxis reaction） 动物实验性过敏反应中的一种类型。首先进行致敏注射：将少量抗原（1：10 稀释液马血清 0.1ml）注射于动物（豚鼠腹腔），经 10～14 日潜伏期，动物产生抗体而致敏。然后再作决定性注射：大剂量抗原（1～2ml）静脉或心腔内注射，1～3min 后动物就会出现过敏反应症状，如支气管平滑肌痉挛而引起呼吸困难、窒息乃至死亡。

自动节律性（automatic rhythmicity, auto-rhythmicity） 简称自律性。组织细胞在没有外来刺激的条件下，自动地产生节律性兴奋的特性。具有此种特性的组织细胞有心脏传导系统中的自律细胞和胃肠道中的平滑肌细胞等。前者自律性较高而规则，后者自律性较低且不规则。心脏自律细胞自律性的高低与最大复极电位水平、阈电位水平、4 期自动去极化速度有密切关系。

自动免疫（active immunization） 其他名称：主动免疫。通过自然感染或人工接种法，激发人体产生免疫能力。分为：①自然自动免疫，即机体经感染后所获得的免疫，此种免疫力可以保持很久，甚至终身。②人工自动免疫，即人体经预防接种后所获得的免疫，免疫时期可持续几个月至几年，对传染病预防起很大的作用。

自动生化分析仪（automatic biochemical analyzer） 对人体体液或其他样品作生化自动分析的仪器。能将样品进行恒温反应和比色测定，分析结果由数字显示并打印报告。可用于光度分析、反应动态分析、程序自动加液、同位素或其他物质定量稀释实验等。

自动体位（active posture） 病人身体活动自如，不受限制。见于轻病或疾病早期。

自动血细胞计数仪（automatic blood cell counter） 其他名称：血液分析仪。是采用电子技术自动测定血液细胞数目并进行计算处理分析的仪器。通常可测定的参数有：红细胞数、白细胞数、颗粒细胞百分比、淋巴细胞百分比等。有的机型还可测定血小板、血红蛋白、血细胞比容，经演算可得出平均红细胞体积、平均红细胞血红蛋白含量、平均红细胞血红蛋白浓度，绘制出红细胞容积分布宽度图等。测定原理类型有两种：①容积阻抗法，当血液的细胞成分流经一个装有电极的孔径时阻抗发生变化，阻抗变化的幅度与细胞容积成正比。②光散射技术，血细胞通过检测光照射的流动池时，光折射发生改变，光强度与细胞容积成正比。仪器可使用静脉采血和毛细管采血，但有的仪器不能使用毛细管采血，应根据情况进行选择。

自动组织脱水机（automatic tissue hydroextractor） 将人体或动、植物组织块自动按程序浸入各种溶剂中进行脱水和浸蜡处理的设备。具有定时脱水转换的定时钟和自动恒温浸蜡装置。

自发动作（spontaneous activity） 不依赖外部刺激，仅由自身内部的刺激或状态所引起的动作。如自言自语等。

自发肌电活动（spontaneous electric activity of muscle） 肌肉在无外界刺激，也未作随意收缩时，自发产生的生物电活动。自发电活动种类繁多，各具有一定的诊断价值。

自发突变（spontaneous mutation） DNA 复制时碱基偶然错误配对而引起的基因突变。

自发性腹膜炎（spontaneous peritonitis） 见原发性腹膜炎。

自发性脑内出血（spontaneous intracerebral hemorrhage） 指非外伤性脑实质内出血，大多为大脑半球内出血，其余为幕下的小脑和脑桥出血。引起脑出血最常见的原因为高血压，其出血部位常为壳核、丘脑和脑桥；非高血压原因的出血常为脑叶皮质下白质和小脑。

自发性脾破裂（non-traumatic rupture of spleen） 无明显创伤诱因的脾破裂。发生于病理性肿大的脾脏，如肝硬化、疟疾、血吸虫病或造血和淋巴系统恶性疾病时。可能有腹压骤增的诱因如打喷嚏、呕吐，但也可无任何诱因。

自发性气胸（spontaneous pneumothorax） 由于肺组织及脏胸膜破裂，或者靠近肺表面的肺大疱、细小气肿泡自行破裂，空气进入胸膜腔所致。多数病人起病甚急，突然胸痛和呼吸困难，但有 10% 的病人无自觉症状，仅在常规胸透时发现。X 线检查可明确诊断，张力性气胸或肺萎缩较多的病人急需排气治疗。

自发性食管破裂（spontaneous rupture of esophagus） 见食管自发性破裂。

自发性心绞痛（spontaneous angina） 不稳定型心绞痛。心绞痛发作与心肌需氧量的增加无明显关系，持续时间较长，程度较重，不易被硝酸甘油缓解，无血清酶的变化；心电图 S-T 段压低或 T 波改变。应进低热量、低脂饮食，有高血压者少吃盐，超体重者应减少热量；不吸烟；控制高血压及血糖在正常范围。治疗：抗心绞痛药物。

自发性血气胸（spontaneous hemopneumothorax） 无明显原因引起的胸腔内积血、积气。多为青壮年男性。发病急骤。表现为持续性胸痛、胸闷、气急，同时伴有头昏、面色苍白、脉细速、低血压等。胸穿抽出血液及 X 线胸部平片显示液气胸即可诊断。治疗：少量血气胸采用穿刺或胸腔引流；大量血气胸应剖胸或胸腔镜下彻底治疗。

自发性异位搏动（active ectopic beat） 见主动性异位心律。

自发性异位心律（active ectopic rhythm） 见主动性异位心律。

自发性主动脉-腔静脉瘘综合征（spontaneous aortocaval fistula syndrome） 主动脉瘤破裂入腔静脉而引起的一组病征。仅见于男性。主要症状为腹背部疼痛、休克、肝大、腹水、下肢水肿、少尿、血尿、血便。病人腹部有血管杂音，股静脉压增高，出现静脉搏动。治疗：抗休克，手术。

自汗（spontaneous sweating） 中医病证名。以不因劳累、不因天热及穿衣过暖和服用发散药等因素而自然出汗为主要表现的汗证。有 3 型：因营卫不和引起，可时时寒时热、周身酸楚、汗出恶风、脉浮缓，治宜调和营卫，用桂枝汤；因肺气虚引起，有气短、乏力等肺虚证候，治宜益气固表，用玉屏风散；因热淫于内引起，有身热口渴、舌红、脉洪大等里热证，治宜清里泄热，用白虎汤。

自截肾（autonephrectomy） 其他名称：肾自截。因先天性或后天性病变，造成肾脏萎缩、钙化或纤维化及功能完全丧失。可手术治疗。

自净作用（self-purification） 在自然环境条件下受污染的环境经物理、化学过程以及在生物的参与下不断消除污染、恢复环境原来状态的能力。如毒气在大气中经过稀释、扩散或被植物吸收，其浓度可逐渐自行下降。但污染物的数量如超过环境的自净能力时，就会造成污染，如某些金属毒物及有机氯农药严重污染农田，仅依靠自净作用则有其完全消除。

自力霉素（mitomycin, mutamycin, MMC） 见丝裂霉素。

自律细胞（autonomic cell） 具有自动产生节律性兴奋能力的心肌细胞。包括 P 细胞和浦肯野细胞两大类。由它们组成心脏的特殊传导系统。具有兴奋性和传导性，但收缩能力基本丧失。

自律性房性心动过速（automatic atrial tachycardia，AAT） 其他名称：异位灶性房速。心房内异位起搏点自律性增高所致的心动过速，比较少见。心电图特征：房速频率在 100～250 次/min，P′-P′间期常不规则；房速无需期前收缩诱发；P′波形态始终一致；房速开始频率渐快，直至稳定；如有期前收缩插入非但不能终止房速，反使心率加速；不能被心脏调搏终止或诱发；可伴不同程度房室传导阻滞；刺激迷走神经不能终止房速。

自律性强度（automatic intensity） 用兴奋的频率快慢表示自律性强度。其大小主要取决于自律细胞舒张期自动去极化的速度，速度快则自律性高。一般说来，自律点部位愈低自律性愈低，自律性最高的部位是窦房结。

自律性室性期前收缩（automatic ventricular premature beat） 室性异位起搏点自律性增高引起的期前收缩。其配对时间不固定，而折返性室性期前收缩的配对时间常是固定的。

自衄（spontaneous epistaxis） 其他名称：红汗。中医病证名。指急性热病在高热无汗的情况下，未发汗而忽然鼻衄不止，衄后反热退身凉，起到了汗出而解的同样作用。

自然保护（nature conservation） 维护和协调人与自然界相互关系的活动。主要是保护自然环境和自然资源，包括合理开发利用自然资源和维护可更新资源的增殖；保护水源的涵养；保护乡土景观和野外休养及娱乐场所；维护环境净化能力；保护自然生态系统平衡和生物多样性；在自然灾害发生时保护国家资源不受危害。其目的是为当代人和后代人建立适宜的环境条件。

自然保护区（nature reserve） 国家为保护自然环境和自然资源，对具有代表性的自然地带的环境和生态系统，珍稀濒危生物及自然历史遗迹、重要水源地等划定的予以特殊保护的自然地域。也有人认为，是指以保护特殊生态系统进行科学研究为主要目的而划定的自然区域，其意义在于保留自然本底，储备物种资源，保留自然界美学价值，并提供科研、教学基地等。

自然避孕（natural family planning，NFP） 预测排卵的时间以便在排卵日前后的几日内采用各种方法避孕。预测方法包括晨尿雌酮-3-葡糖醛酸酯和雌三醇-16α-葡糖醛酸酯的测定及生理测算等。优点是对健康没有任何危害。

自然的窦房结恢复时间（nature sinus nodal recovery time） 阵发性室上性心动过速突停，由折返心律恢复窦性心律时，窦房结需经过一段"温醒"的时间。如果此时间过长，病人可能发生晕厥，表明窦房结功能不佳。

自然地方性疾病（natural endemic disease） 存在于一定地区且与该地区自然条件有密切关系的疾病。如主要分布在长江以南的血吸虫病和主要分布在长江以北的黑热病均属此种疾病。有些慢性病也与自然条件有依存关系，如高氟地区的斑釉牙和氟骨症以及低氟地区的龋齿等。

自然对比（natural contrast） X线检查时组织和器官在荧光屏上呈现的明暗不同，或在 X 线片上显示出黑白之分的影像。原因为组织密度、厚度不同，因而吸收 X 线系数不同。

自然发生说（abiogenesis） 其他名称：无生源说。认为生物是从无生命物质自然发生的。即所谓"腐草为萤，白石化羊"，把生命说成可以随时随地发生。与进化论有本质区别。

自然分类法（natural classification） 就动植物的形态、构造、功能以至在个体发育和系统发育等方面进行综合研究后制定的分类法。19 世纪开始，逐渐发展。能在一定程度上反映生物进化的客观情况，但各家意见不一。

自然环境（natural environment） 影响人类生产及生活的自然物质和能量的总体。由大气、水、生物、土壤、岩石及太阳辐射等环境要素组成。按环境要求不同，可分为大气环境、水环境、生物环境、土壤环境等。按受人类活动影响的程度不同，可分为原生环境和次生环境等。

自然界噪声（noise in nature） 非人类活动产生而使人厌烦的声音。包括火山爆发、地震、雪崩和滑坡等自然现象产生的空气声、地声和水声，以及潮汐声、雷声、瀑布声、风声、陨石进入大气层的轰鸣声和动物发出的声音等。

自然杀伤细胞（natural killer cell，NK cell） 抗感染免疫中较早出现的一种非特异性免疫细胞。无需抗原预先刺激，不受主要组织相容性复合体（MHC）限制，就可直接杀伤病毒感染的靶细胞和肿瘤细胞，在早期抗感染免疫和免疫监视中起重要作用。γ 干扰素等细胞因子可激活、促进和增强其杀伤作用。

自然通风（natural ventilation） 利用风压和热压所产生的空气对流作用进行的换气。当风吹向厂房时，作用于厂房迎风面的压力高于大气压，称为正压，背风面的压力低于大气压称为负压，这样所形成的正、负压差称为风压。风的正压使空气经门窗进入室内，风的负压使空气经门窗排出室外，造成空气的自然流动。风压越大，通风效果越好。热压是由于室内外气温差引起的，有热源的车间内空气由于受热密度变小而上升，并从上部窗口排出，室外冷而比重较大的空气从低处侧窗或门进入，也形成了空气的自然流动。热压越大自然通风效果也越好。风压与热压往往同时并存，共同起作用。合理安排门窗、天窗对自然通风有很大意义。

自然突变（natural mutation） 其他名称：自发突变。在自然条件下产生的突变。在动、植物中，常有突变个体的出现。宇宙线、温度的极端变化等可能是发生自然突变的原因。也有人认为体内或细胞内代谢过程中产生的物质也可引起自然突变。

自然脱痂（natural decrustation） 待Ⅲ度焦痂感染、溶解、液化，最后脱落，基底生长出肉芽组织的疗法。包括药物脱痂和浸浴脱痂，并辅以手术扩创，这样可以分批分期地脱痂、植皮。脱痂后的创面，经过短时间的准备，尽快植皮封闭创面以减少病人的危险性。一般大面积烧伤病人的治疗应以手术疗法为主，自然脱痂为辅。

自然选择（natural selection） 生物界适者生存、不适者淘汰的现象。由达尔文首先提出。认为生物进化主要通过自然选择。生物在外界条件影响下不断地发生变异，有利于生存的变异逐代累积加强，不利于生存的变异逐渐被淘汰。同时认为自然选择可用来说明物种的形成、生物的适应性和生物界的多样性。

自然疫源地（natural infection focus） 自然疫源性感染所在的地区。某些野生动物疾病的病原体，只适于在该类动物体内生存繁殖，并借某些特定的传播媒介，在相应的易感动物中传播以繁衍其种属，造成疾病流行。人类通常不参与这一流行过程，只是因某些原因进入该地区而受到感染。

自然疫源性疾病（disease of natural infections） 以野生动物为主要传染源的地方性传染病。如流行性出血热、钩端螺旋体病、鼠疫、鼠咬热、虫媒病毒性脑炎、流行性乙型脑炎、森林脑炎等。本类疾病的传播方式可多种多样：有直接接触带病原体的动物及其排泄物传播；有吃了被动物排出带病原体所污染食品经消化道传播；亦有经动物咬伤或经媒介昆虫叮咬而感染等。多数自然疫源性疾病有明显的地方性及季节性，而病后或感染后均可获得一定的免疫力。

自然照度系数（coefficient of natural illumination） 在同一时间内，室内水平面上的散射光的照度与室外接受整个天空散射光的旷无遮光物的地方水平照度的比值。用百分数表示：自然照度系数=室内水平照度/室外水平照度×100%。是评价自然采光比较全面的指标。各室的最小自然照度系数可以不同，如居室不小于 0.5，教室不小于 1.0。

自溶（autolysis） 其他名称：自体分解。人死后，组织细胞由其本身酶的作用发生分解，因而使器官变软和液化的现象。以胰腺发生最快，一昼夜间细胞结构即可完全消失。肝、脾、肾等自溶，表现为质地变软，结构模糊，细胞核甚至细胞体都溶解消失。自溶过程同细菌无关。

自杀（suicide） 自愿并主动采取结束自己生命的行为。国际上将自杀分三类：成功自杀、自杀未遂、自杀意念。自杀是社会文化因素、精神障碍、遗传因素、其他生物学因素、心理应激因素相互作用的结果。自杀者常常露出以下线索：语言线索、行为线索、环境线索、综合征线索。治疗抑郁障碍，心理治疗是必要和重要的。

自杀死亡（suicide death） 系指死者本人用机械或理化性手段加害自身而导致死亡。自杀的原因多种，根据自杀者死前心理精神状态可分析其原因。判断是自杀还是他杀，必须结合情况调查及仔细检查损伤特征和所用凶器，进行全面综合才能正确做出结论。

自杀性忧郁（suicidal melancholia） 有明显自杀企图的抑郁

症。病人在心境极为恶劣的情况下自杀，当时多体验到无助、无望和无用的三联征。自杀意念和行为作为抑郁情绪的一个重要指标而被列入诊断标准中。国外统计，未明原因的自杀者中约半数为原发性抑郁症病人。

自杀意念（suicidal ideation）　确实有伤害自己的意愿，但没有形成自杀的计划，没有行动准备，更没有实际伤害自己行动的心理状态。

自身对照（auto-control）　以同一例病人作治疗前后的比较。也就是把治疗前作为对照，观察治疗后的疗效。

自身感染（autoinfection）　见内源性感染。

自身红细胞致敏性紫癜（erythrocyte autosensitized purpura）　病人被自身的红细胞致敏，使血管的通透性增加，而出现的紫癜。一类血管性出血性疾病。特点是自发性触痛性瘀斑。仅见于中年女性，常有损伤史。用病人自身的血红蛋白做皮试，可呈阳性反应。好发于情绪紧张及精神异常时。予对症处理和精神治疗。

自身抗原（autoantigen）　引起自身免疫系统发生免疫应答反应的自身组织成分。一般自身组织成分对机体自身没有抗原性，但在外伤、感染、药物等影响下，可以发生分子结构的变化，成为自身抗原而产生免疫反应。例如外伤使原来与免疫系统隔绝的结晶体蛋白入血，服用的磺胺等药物吸附于白细胞，病毒感染使机体细胞具有抗原性等均可形成自身抗原，导致自身免疫反应，引发自身免疫病。

自身连接（self-ligation）　DNA连接酶使限制性酶切片段的两末端自身相互连接的过程。

自身玫瑰花结（autorosette）　T细胞与自身红细胞或同系红细胞发生反应而形成的玫瑰花结。其特点是：①可同时结合自身和绵羊红细胞；②抗Ig不能抑制其形成；③有丝分裂原刺激的T淋巴母细胞更易形成。

自身免疫（autoimmunity）　机体对自身抗原产生免疫应答的现象。由于某种原因，宿主对自身组织抗原的识别能力或对自身成分的免疫耐受性发生改变，以致产生自身抗体或致敏淋巴细胞。

自身免疫病（autoimmune disease）　其他名称：自体免疫病、自身免疫性疾病。以自身免疫应答反应导致组织器官损伤和相应功能障碍为主要发病机制的一类疾病。病因不十分清楚。自身免疫病分为器官特异性和非器官特异性（全身性）2大类。前者如桥本甲状腺炎、重症肌无力、干燥综合征等；后者如类风湿性关节炎、系统性红斑狼疮等。

自身免疫甲状腺炎（autoimmune thyroiditis）　见慢性淋巴细胞性甲状腺炎。

自身免疫性低血糖（autoimmune hypoglycemia）　由自身抗体作用而引起的空腹或反应性低血糖。它不是独立性疾病，常合并有其他自身免疫病。发病机制尚未完全阐明，可能与遗传免疫缺陷有关。病人有严重的空腹低血糖，有的病人低血糖与高血糖交替发作。诊断可根据血胰岛素抗体及胰岛素受体抗体测定结果，特别是有抗胰岛素受体抗体出现，可确诊。糖皮质激素可缓解和治疗自身免疫低血糖发作。

自身免疫性多内分泌腺病伴念珠菌病和外胚层发育不全（autoimmune polyendocrinopathy with candidiasis and ectodermal dystrophy，APECED）　常染色体隐性遗传，编码胸腺自身耐受所必需的转录调节蛋白的自身免疫调节基因（AIRE）缺陷。临床表现为自身免疫病，尤其累及甲状腺、肾上腺和其他内分泌器官，伴有念珠菌病、牙釉质发育不全和其他畸形。

自身免疫性多内分泌腺综合征（autoimmune multiple endocrine syndrome）　自身免疫性多内分泌腺综合征分为Ⅰ型和Ⅱ型（包括Ⅱa和Ⅱb型）。Ⅰ型曾称为念珠菌病-内分泌病综合征，先以慢性黏膜皮肤念珠菌病变为先发病，继之伴甲状旁腺功能减退，再出现艾迪生病与性腺功能减退。儿童期发病，女性稍多见。Ⅱ型为以下病变组合：艾迪生病、自身免疫性甲状腺炎、1型糖尿病和性腺功能减退。其中若只有甲状腺病变（为主）与1型糖尿病（为次）为Ⅱb型；Ⅱa型甚罕见。

自身免疫性肝病（autoimmune liver disease，AILD）　一类病因尚不十分明确，但均具有一定的自身免疫基础的非化脓性炎症性肝病。分为两大类：肝细胞受累的自身免疫性肝炎、

胆管细胞受累的自身免疫性胆管病。自身免疫性胆管病有胆汁淤积的表现，包括原发性胆汁性肝硬化、原发性硬化性胆管炎和自身免疫性胆管炎等。遗传易感性是自身免疫性肝病的主要因素，病毒感染、药物和环境因素可能是促发因素。

自身免疫性肝炎（autoimmune hepatitis，AIH）　其他名称：狼疮样肝炎。机体对肝细胞产生自身抗体及自身反应性T细胞致肝脏炎症性病变。人体内的自身免疫病。除由乙型肝炎病毒所致外，还可由慢性活动性肝炎的其他病因引起。好发于青年女性。具有慢性活动性肝炎的临床表现，如肝大、黄疸、蜘蛛痣、肝功能异常、抗核抗体阳性、γ球蛋白升高等，血中找到狼疮细胞；多伴有皮肤损害、胸膜炎、关节炎等多系统损害。治疗常选用肾上腺皮质激素、巯嘌呤（6-巯基嘌呤）、青霉胺、环磷酰胺、氯喹等药物。

自身免疫性淋巴增殖综合征（autoimmune lymphoproliferative syndrome，ALPS）　由不同基因突变所致，分为：1a型，CD95缺陷，常染色体显性遗传；1b型，CD95L缺陷，常染色体显性或隐性遗传；2a型，Caspase10缺陷，常染色体显性遗传；2b型，Caspase8缺陷，常染色体显性遗传；N-Ras型，GTP结合蛋白缺陷。这些缺陷导致淋巴细胞凋亡障碍。临床表现主要为脾大、淋巴结肿大、自身免疫性血细胞减少，淋巴瘤风险增高。并发症主要与严重的自身免疫病有关。治疗可保守的药物治疗，也可进行骨髓移植。

自身免疫性溶血性贫血（autoimmune hemolytic anemia，AIHA）　B淋巴细胞功能异常亢进，产生抗红细胞自身抗体，与红细胞膜表面的抗原结合，然后活化补体，激活巨噬细胞，使红细胞破坏加速；或是自身抗体促进补体与红细胞结合，使红细胞寿命缩短，从而引起获得性溶血性贫血的一组疾病。AIHA以温抗体型所致溶血贫血为最多见，可分为原发性和继发性两种。后者继发于结缔组织病、淋巴瘤等或由药物引起。大部分病人血抗球蛋白试验阳性。绝大部分病人对激素及免疫抑制药物反应良好。

自身免疫性胰腺炎（autoimmune pancreatitis，AIP）　由自身免疫介导，以胰腺和主胰管结构改变（胰腺肿大和胰管不规则狭窄）为特征的一种特殊类型的慢性胰腺炎。老年人好发。病理特征为淋巴浆细胞浸润伴胰腺纤维化、免疫组织化学染色有大量免疫球蛋白G4（IgG4）阳性细胞浸润。部分病人尚可合并胆管炎、涎腺炎、淋巴结肿大、腹膜后纤维化、间质性肾炎、肺间质纤维化等。自身免疫性胰腺炎的发病与机体免疫相关。临床可表现为无痛性梗阻性黄疸，不同程度的腹痛、后背痛、乏力、体重下降。诊断依据：影像学表现为胰腺弥漫性或局灶性肿大，主胰管节段性或弥漫性不规则狭窄；实验室检查血清IgG4升高，或自身抗体阳性；组织检查见淋巴细胞、浆细胞浸润和胰腺组织纤维化；并发其他自身免疫病，或累及其他脏器；皮质激素治疗有效，常用泼尼松治疗，或可对症治疗。

自身溶血试验及纠正试验（autohemolysis and correction test）　用于检测红细胞膜或酶缺陷的溶血试验。观察不加纠正物和加纠正物（葡萄糖或ATP）的红细胞在自身血浆中的溶血度。参考值：正常人孵育48h后溶血度＜3.5%；加葡萄糖和加ATP孵育，溶血度均＜1%。本实验可用作遗传性球形红细胞增多症和先天性非球形红细胞溶血性贫血的鉴别诊断。

自身识别（self recognition）　免疫细胞对自身抗原形成的免疫耐受过程。目前认为，在胚胎时期机体的自身抗原与免疫细胞表面受体接触后，可使这些细胞失活而处于受抑制状态，从而阻止了对自身抗原的识别和致敏作用。

自身调节（autoregulation）　环境变化时人体组织或细胞不依赖于神经或体液调节而产生的适应性反应。如动脉血压在一定范围内升降时，脑血管可相应地收缩或舒张，使脑血流量保持相对恒定。本调节幅度小，不十分灵敏，但仍有一定生理意义。

自身性心动过速（self tachycardia）　由异位起搏点发出的冲动频率增快，超过了窦房结的频率而引起的一种异位性心动过速。

自［身］氧化还原反应（self-redox reaction）　其他名称：歧化反应。反应过程中同一元素的一部分原子（或离子）被氧化而另一部分原子（或离子）被还原。例：$2H_2O_2 \rightleftharpoons$

$2H_2O+O_2$。

自身疫苗（autogenous vaccine）　其他名称：自体菌苗。用从病人病灶中分离出的病原菌制成的疫苗。给原病人皮下注射后，常可使感染终止。主要用于葡萄球菌引起的反复发作的慢性化脓性感染和大肠埃希菌的尿路感染。其机制可能是特异性免疫应答的强化和脱敏作用。

自身 DNA 致敏性紫癜（DNA autosensitized purpura）　病人对自身的白细胞、自身或异体的脱氧核糖核酸（DNA）产生过敏，引起血管壁异常及皮肤的紫癜。一类血管性出血性疾病。用小剂量 DNA 作皮内试验可见典型的皮损和紫癜。见于女性。病损先出在四肢，表现为皮肤疼痛性硬结和瘀斑，迅速增大和变硬。四肢、面部及躯干可有瘙痒。治疗：氯喹有良效，精神治疗有一定疗效。

自噬（autophagy）　其他名称：自溶作用。溶酶体将细胞内破损或衰亡的细胞或细胞器碎片溶解并消除。女性卵巢内黄体的退化及蝌蚪尾部的逐渐消失等均是生理性自噬的结果。

自体骨髓移植（autotransplantation of bone marrow）　自体骨髓移植与异基因骨髓移植的治疗原则及程序基本相同。即先将病人自体骨髓于完全缓解期取出保存于液氮中（−196℃）或 4℃。然后进行大剂量化疗、放疗，尽可能地杀灭体内肿瘤细胞，再回输病人的自体骨髓，以使造血、免疫功能重建。优点是不存在寻找组织配型的问题，植活率高，移植后不发生移植物抗宿主病、感染等严重并发症。缺点是不能全部消除掉骨髓中肿瘤细胞，移植后易复发。

自体过敏性皮炎（autogenous allergic dermatitis）　人体对自身组织的病变产物所形成的抗原过敏而发生的皮炎。例如小腿湿疹的产物进入血液循环后，产生全身性广泛性湿疹样皮炎。

自体静脉移植术（autogenous venous grafting）　将病人自身的静脉，移植到损伤、阻塞或缺失的动脉或静脉上以维持正常的血液供应，常用同侧或对侧大隐静脉为移植材料。

自体菌苗（autogenous bacterine）　见自身疫苗。

自体脾移植（autotransplantation of spleen）　适用于外伤性脾破裂需行全脾切除者。将自体脾组织薄片，分散移植于大网膜前后叶夹层间供血较丰富的部位。移植的脾组织量应不少于原脾总量的 1/3；移植后约 6 个月恢复功能。

自体肾移植（autotransplantation of kidney）　将病人自体的肾脏移植于适当的位置。是用于治疗肾动脉狭窄、肾畸形的一种方法。多将病变肾移植于自体盆腔内血供好的大血管部位。

自体输血（autotransfusion, autoreinfusion）　指收集自体血液再输还自己。常用于术中自体失血回输，如肝破裂时收集腹腔内积血，过滤后再经静脉输还自体，其次还有血液稀释回输和预存自体库血。

自体消化（autodigestion）　人死后胃肠壁除自溶外，因胃肠消化液作用而发生的溶解。常见于低下部位的胃黏膜。表现为黏膜肿胀、松软、皱襞消失，呈污秽土色。胃底部常见褐色血管网，间或见死后出血点。有时胃壁因自体消化而破裂，但无炎症反应，可与生前破裂相鉴别。剖检时应防止将胃的自体消化误认为中毒或其他病变；在组织切片显微镜检查时应与组织细胞变性或坏死相鉴别。

自体移植（autograft）　手术切取病人自己健康的组织和器官移植到有缺陷或缺损的部位，进行整形、修复和充填。这种移植可避免受者对移植物的排斥应答和移植物抗宿主应答。如烧伤植皮、用足趾代替缺损的拇指等。

自体移植物（autotransplantation）　指移植物取自受体自身，例如烧伤病人的自体皮肤移植。这种移植可避免受者对移植物的排斥应答和移植物抗宿主应答，在临床上成功的病例颇多。

自体造血干细胞移植（auto-hematopoietic stem cell transplantation）　从自体取出造血干细胞，最大限度地杀伤肿瘤细胞，再用自身的造血干细胞重建受化疗和放疗破坏的造血与免疫系统的一种治疗方法。适用于白血病和多种恶性肿瘤的治疗。干细胞可用自身骨髓或从外周血采集，经体外净化后方可使用。

自慰（masturbation）　旧称手淫。用手摩擦自己的外生殖器，以获得性快感的行为。

自我保健（self-care）　用自己掌握的知识，按医学科学要求处理好自己或其他家庭成员健康问题和一些小伤小病。这是提高人们医学文化水平的结果，也是开展健康教育的最终目的。由于不良的生活方式和行为可成为致病因素，因此在开展"三级"预防和防治慢性疾病中，要强调实行自我保健。

自我监测（self-monitoring）　病人将自己行为的全部过程进行记载和报告。其最大的优点就是能使医护人员或帮助者掌握病人在做什么。该方法主要用于家庭中血压的监护和体重测量，是提高诊断效果的有效措施。

自我觉知（self-awareness）　认识或觉知个人经历的事件，产生一种个人历史感和认同感。

自我评价（self-estimation）　其他名称：自我保健评价。是自己对自我保健措施的效果作出分析评估。如对体质锻炼、营养平衡、睡眠与休息、情绪的自我控制、心理刺激的预防、不良行为的纠治等自我保健措施的效果不断进行分析研究与改进。

自我诊断（autodiagnosis, autognosis）　在求医行为之前对自身健康状况的判断。一是自己能感觉或意识到的异常，临床上称之为症状，如发热、头痛、咳嗽、呼吸困难等；二是常在无意中观察到身上的客观表现，如面色苍白、眼球突出、乳房摸到肿块等。应该加强健康教育，普及医学知识，做到早期诊断、早期治疗。

自限性室性心动过速（ventricular tachycardia of self-limitation）　自行发作，短暂后又自行停止的一种阵发性室性心动过速。

自旋回波序列（spin echo sequence）　为获取组织的磁共振信号及具有磁共振特性的信息，射频脉冲可以不同方式组成，即不同脉冲序列。自旋回波序列应用最广。它的组成为先给一个 90°脉冲，使与静磁场方向一致的自旋质子偏转 90°，脉冲暂停时，在该平面上运动的质子的合磁矩迅速趋于零，难以收到磁共振信号。为了获取不同点的磁共振信号，需多次重复 90°、180°脉冲。两次 90°脉冲间的时间为射频重复时间（TR）。从 90°脉冲到回波信号产生的时间为回波时间（TE）。

自血疗法（autohemotherapy）　皮肤病的非特异性刺激疗法。对机体有脱敏和增强免疫作用。适用于慢性湿疹、慢性荨麻疹、慢性疖肿及其他化脓性皮肤病等。抽取自身静脉血，立即肌内注射。如在抽取静脉血中加入等量灭菌蒸馏水，待溶血后肌内注射则为溶血疗法。

自养菌（autotrophic bacteria）　其他名称：自营菌。可利用简单的无机碳化物（CO_2、HCO_3、CO_3^- 等）、无机氮化物（NH_3、NO_3^-、NH_2-R 等）作为自身营养的细菌。合成能力强，能合成复杂的原生质等化合物。有光能自养菌与化能自养菌之分。

自养生物（autotroph）　以无机物（二氧化碳、水和无机盐）合成复杂的有机物，供给自身生长发育需要的生物。如硝化细菌、硫化细菌等。

自营菌（autotrophic bacteria）　见自养菌。

自由组合定律（law of independent assortment, Mendel second law）　其他名称：独立分配定律、孟德尔第二定律。位于不同染色体上的两对或两对以上非等位基因，当配子形成时，同一对基因各自独立地分离，分别进入不同的配子，不同对的基因可自由组合的遗传规律。杂交实验表明，两种性状自由组合比例等于一种性状分离比例与另一种性状分离比例相乘积的比例，即两对基因的可能组合的配子类型为 $2^2=4$。依此类推，3 对基因可组合的配子类型为 $2^3=8$。人类 23 对染色体自由组合可形成 $2^{23}=8\,388\,608$ 种配子类型，这还不包括染色体交换。由此可见，基因的自由组合能增加生物界的变异类型，是生物进化的基础。

自知力（introspective ability）　其他名称：内省力。病人对自己精神疾病的认识和判断能力。精神分裂症的病人对自己精神状态不能做出正确的认识和判断，否认自己有病，不主动求医，此时称为自知力丧失。神经官能症的病人，能认识到自己有病，能主动求医，此时称自知力完整。自知力完整与否可作为精神分裂症与神经官能症的鉴别要点之一，也是判断精神病临床治疗效果的重要指标。

自主呼吸丧失（loss of automatic respiration）　病人不能发生自主呼吸。病人在清醒时，有意识地进行随意呼吸运动以维持生命，入睡时则呼吸停止。见于延髓受压、自主节律受损。脊髓灰质炎、孤束核、疑核或后疑核受损，也会发生自主呼吸丧失。也见于延髓呼吸神经元、网状结构的下传运动纤维受损的病人。

自主神经（autonomic nerve）　其他名称：植物神经（vegetative nerve）、内脏神经（visceral nerve）。周围神经的一部分。与脑干、脊髓和自主神经节相连，含有内脏运动神经纤维的周围神经。包括交感神经和副交感神经。调节内脏、心血管的运动和腺体的分泌，参与人体的新陈代谢活动，且人的意志难以控制。

自主神经递质（autonomic nervous neurotransmitter）　胆碱能纤维末梢释放乙酰胆碱（Ach），包括交感和副交感神经节前纤维、副交感神经节后纤维、支配汗腺的交感神经节后纤维及骨骼肌血管的交感舒血管纤维。肾上腺素能纤维末梢释放去甲肾上腺素（NE），包括大部分交感神经节后纤维。肽能纤维末梢释放多肽类物质。

自主神经系统（autonomic nervous system）　其他名称：植物神经系统、内脏神经系统。包括中枢部和周围部，中枢部位于脑和脊髓，周围部包括传入部和传出部，传出部由交感神经和副交感神经组成。在大脑皮质和皮质下自主神经中枢的控制下，管理各种器官的平滑肌、心肌以及腺体和内脏器官的活动，调节机体新陈代谢的进行。

自主神经症（autonomic neurosis）　一组自主神经功能失调的疾病。包括神经节神经症、胃肠神经症、心因性过度换气综合征和呃逆等类型。表现有心悸、出汗、潮红、震颤等，并伴有转瞬即逝的疼痛、烧灼、沉重、紧束感和膨胀感。病人常认定某器官或系统存在疾病，但检查却不能发现患病的证据。治疗：一般心理治疗及对症处理。

自主神经中枢（autonomic nervous center）　中枢神经系统各级水平都有调节自主神经活动的中枢。脊髓可完成血管张力、发汗、排尿、排便和勃起等反射；延髓有呼吸中枢、心血管中枢、呕吐中枢；脑桥有呼吸调整中枢；中脑是瞳孔反射中枢，中脑有参与调节内脏活动的神经元；下丘脑是调节内脏活动的较高级中枢，并有对各系统的整合作用；边缘系统有"内脏脑"之称；小脑、纹状体等部位也影响内脏活动。大脑皮质对自主神经活动也有调节作用。

自主性高功能甲状腺结节（autonomous hyperfunctional thyroid nodule）　甲亢的一种类型。分为单结节性高功能性甲状腺肿和自主高功能（毒性）多结节甲状腺肿 2 种类型。甲状腺结节生长缓慢，当结节达 3～4cm³ 以上时开始出现甲亢症状，表现轻，不突眼，131I 摄取率及 T_3、T_4 轻度增高。治疗：手术切除或予放射性131I 治疗。

自主性功能亢进性甲状腺腺瘤（autonomous hyperfunctioning thyroid adenoma）　其他名称：普拉默病、普卢默病综合征、单结节性高功能性甲状腺肿。一种伴有甲亢的腺瘤样甲状腺肿病。腺体内有单个或多个自主性高功能结节，甲状腺扫描呈"热结节"图形。因不受促甲状腺激素的调节，故系自动性功能亢进。结节周围的甲状腺组织呈萎缩变化。显微镜下结节可呈腺瘤改变。扫描时摄131I 功能减退。病人有甲亢症状，但无突眼。手术治疗。

眦部睑缘炎（blepharitis angularis）　睑缘炎的一种。多因莫-阿（Morax-Axenfeld）双杆菌感染所致或与维生素 B_2 缺乏有关。主要侵犯外眦部睑缘的慢性炎症。其特征为眼晴内外眦部睑缘和附近皮肤充血、糜烂，常伴有眦部性角膜炎。病人有干燥、刺痒和异物感，尤以晚间为重。在治疗上，主要以滴用 0.5% 硫酸锌溶液为主，适当服用维生素 B_2 或复合维生素 B 片。伴有慢性结膜炎或沙眼时，给予对症治疗。

眦帷赤烂（blepharitis angularis）　其他名称：眦赤烂、目眦溃烂。中医病名。眼弦赤烂于两眦部。即眦部睑缘炎。症见两眦糜烂起痂，痒痛，甚则眦帷出血，睫毛脱落。

宗气（initial energy）　中医术语。饮食水谷所化生的营卫之气和吸入的大气相合而积于胸中的气。是一身之气运行输布的出发点。上出于喉咙而行呼吸，关系到言语、声音、呼吸的强弱；贯注心脉而行气血。宗气之盛衰与人体的气血运行、

寒温调节、肢体活动及呼吸、声音的强弱均有关。

综合防制（integrated control）　对疾病和传播媒介采取的系统防制措施。如综合防制日本血吸虫病应包括：治疗病人、病畜，消灭钉螺，管水管粪。灭蚊包括消灭滋生地、杀死成蚊，保护健康人等。

综合心电向量（resultant vector）　心脏兴奋的每一瞬间各双极体的综合电变化。心脏是一个形状不规则的空腔肌肉器官，它的肌纤维走行方向不一，兴奋在心肌内各个方向传布的过程中，每一瞬间形成很多双极体，其方向、大小各不一样。所以无论何时在容积导体中记录到的心电位变化都是心脏各双极体的综合电变化在探查电极上的反映。综合心电向量可按一般力学中由分力求合力的原则来处理：向量方向相同则相加，方向相反则相减；向量方向互成一定角度，则用平行四边形法则求得。

综合性保健（comprehensive health care）　全科医疗的一个特征。该保健服务对象不分性别、年龄，不管疾病属于什么类型；服务内容包括治疗、预防和健康促进；服务范围包括个人、家庭和社区；服务层面包括生物、心理和社会 3 方面。

综合征（syndrome）　同时出现的一群症状。代表一些相互关联的器官病变或功能紊乱，但还不能确定其为一种独立的疾病，且常可出现几种疾病或由于几种不同原因的病所引起。

A-V 综合征（A-V syndrome）　以水平肌为主的眼外肌共济失调所致的症候群。水平性斜视在向上或向下注视时产生集合（眼球内转）或分散（眼球外转）增加的现象。

$S_1S_2S_3$ 综合征（$S_1S_2S_3$ syndrome）　心电图的 3 个标准导联上都出现 S 波的综合征。可为正常变异，见于无心脏病证据的年轻人；也可为病理现象，见于右心室肥厚、肺气肿、心脏极度顺钟向转位、心肌梗死、直背综合征。

X 综合征（X syndrome）　指有心绞痛发作而冠状动脉造影正常的心肌缺血综合征。2/3 为女性，有典型心绞痛发作，甚至因冠状动脉供血不足而发生心肌梗死，休息或运动时心电图上均可有 S-T 段压低，T 波平坦或倒置。

XYY 综合征（XYY syndrome）　精子形成过程中第二次减数分裂，Y 染色体不分离导致 XYY 核型的综合征。患者精液分析多呈严重的少精或无精。

棕色脂肪（brown fat）　见褐色脂肪。

总补体溶血活性检测（determination of total hemolytic complement activity）　主要反映补体传统途径活化的活性程度。溶血程度与补体量呈正相关。一般以 50% 溶血作为检测终点。参考值：试管法为 50～100kU/L。增高：见于急性炎症、组织损伤和某些恶性肿瘤；减低：见于各种免疫复合物性疾病、重症营养不良和遗传性补体成分缺乏症等。

总氮（total nitrogen）　水中有机氮、氨氮、亚硝酸盐氮、硝酸盐氮的总和。以每升水中含氮毫克数计量。总氮量增加，会造成水体富营养化。

总动脉干（truncus arteriosus）　先天性心血管畸形。胚胎发育时主动脉与肺动脉未分化而保留的一根总干。此动脉干跨在高位的室间隔缺损上，主动脉瓣 2～4 个，肺动脉由总动脉干分出或无肺动脉。症状取决于流进肺的血量，如肺动脉存在，则一般无明显发绀，有气促、发育不良，在肺动脉高压时则发绀明显。若无肺动脉，靠侧支循环，则发绀严重，出现杵状指（趾），胸骨左或右缘第 2 肋间听到连续性机械样杂音。X 线：左右心室均扩大，肺动脉段凹陷。外科手术疗效不佳。

总固体（total solid）　其他名称：蒸发总残留物。水中溶解性和悬浮性固体物质的总量。是在规定条件下，水样蒸发烘干至恒重时残留物质的量，折算为每升水所含残留物的毫克数计量。水中总固体量增加，会导致水体浑浊、异味和耗氧量增加，是反映水体污染程度的指标之一。

总和（summation）　由 2 个或 2 个以上的阈下刺激在同一个细胞上所引起的 2 个或 2 个以上的局部电位的叠加，使膜电位降低至阈电位水平而引起动作电位的现象。分为时间性总和与空间性总和 2 种。前者是指在第 1 下刺激引起的局部电位尚未消失之前，与紧接着产生的第 2 个局部电位产生的总和；后者是指在互相邻近的细胞膜上 2 处同时受到 2 个阈下刺激所产生的总和。总和在接受多处信号输入的神经元细胞体和树突膜处是十分重要而普遍存在的现象。

总和电位（summating potential）　内耳接受中等或较强的声音刺激时，毛细胞所产生的直流电变化。它的阈值较高，无不应期，无潜伏期，不易疲劳和适应。分为正与负两种。

总恢复时间（total recovery time，TRT）　停止起搏至基本窦性节律恢复所需要的时间。正常值小于5s。如果超过5s，则提示窦房结疾患。但敏感性较差。

总恢复心搏数（total recovery beat，TRB）　停止起搏至基本窦性节律恢复所需的心搏数。正常约4～6个心搏。其临床意义同总恢复时间。

总量监测（total quantity monitoring）　其他名称：污染物总量控制监测。为核定污染源排放的污染物的总量，在污染源排放口对污染物进行连续测定的过程。是为环境管理实行污染物总量控制服务的监测活动。

总磷（total phosphorus）　水样经消解后将各种形态的磷均转变成正磷酸盐后的测定结果。以每升水样含磷毫克数计量。总磷增加，会造成水体富营养化。

总溶解固体（total dissolved solid，TDS）　水中溶解性固体的总量。是在规定条件下，水样过滤后得到的溶液经蒸发至干所提取到的残留物的量，折算为每升水中所含残留物的毫克数计量，记为TDS。溶解性固体主要是一些盐类及溶于水中的有机物，也包括一些能通过滤器的胶粒和微生物。是反映水体污染程度的指标之一。

总体（totality，universe）　性质相同的所有观察单位某种变量值的集合。由有限个单位组成的集合称为有限总体，由无限个单位组成的集合称为无限总体。如研究高血压病人用某药治疗血压的情况，是设想用该药治疗的所有高血压病人，其观察单位是不确定的、无限的，称为无限总体。医学研究中，要直接研究总体的情况是不可能的，有时也是不必要的，在实际工作中，常是从总体中随机抽取有代表性的一部分构成样本，用样本信息来推论总体特征。

总悬浮颗粒物（total suspended particulate，TSP，total suspended particulate matter）　其他名称：总悬浮物。悬浮在大气中的各种不同粒径的固体或液体颗粒物的总称。在我国颁布的《环境空气质量标准》中，总悬浮颗粒物（或悬浮微粒）指空气动力学当量直径$100\mu m$以下的颗粒物。其浓度是反映大气环境质量优劣的重要指标。

总有机碳（total organic carbon，TOC）　溶解于水中有机物含碳的总量。折合为碳含量计量，记为TOC。测定方法是将水样在900℃高温下，在铂催化下气化燃烧，测定气体中二氧化碳含量，得水样中碳元素总量。用后者减去水样中碳酸盐等无机碳元素含量，即为总有机碳。是反映水中有机物含量的综合性指标，但不能反映水中有机物的种类和组成，也不能反映总有机碳相同所造成的不同污染后果。

总余氯（total residual chlorine）　水加氯消毒处理后，其中存在的仍具有氧化性能的氯。余氯量反映水的消毒处理效果和水中氯的持续消毒能力。

总增益（total gain）　其他名称：整机增益。超声诊断学术语。可把所显示的全部回声的幅度一律予以增大，从而对总增益不仅会增加回声的幅度，还能根据信号的微分情况，程度不等地延长回声的时间或宽度。总增益增加后，使弱回声得以显示并有效地增加声束宽度。总增益的增加，使弱回声能力增加，但分辨力可能降低。

纵波（longitudinal wave）　超声在介质中传播时，介质质点振动方向与波的传播方向相平行的波。介质各点发生周期性的稀疏和稠密，使振动得以传播，因为纵波的传播是因其体变弹性的性质决定的，所以凡具有体变弹性的介质，都能使纵波得以传播，固体、液体和气体介质均有体变弹性，纵波在这3种介质中都可传播。纵波在传播时，介质只发生体变变化。

纵隔（mediastinum）　左右纵隔胸膜之间的器官、结构和结缔组织的总称。纵隔呈矢状位，位于胸腔正中偏左，上窄下宽，前短后长。纵隔的前界为胸骨，后界为脊柱，两侧为纵隔胸膜，上界为胸廓上口，下界为膈。以胸骨角至第4胸椎体下缘的平面分界，分上下两部。上部为上纵隔，有胸腺、出入心脏的大血管、气管、食管等。下部又分为3部分，心脏及心包占据的区域称为中纵隔；胸骨与心包之间的部分为前纵隔；心包后方与胸椎之间的部分为后纵隔。后纵隔内有

气管、支气管、食管、胸主动脉、迷走神经、奇静脉等。胸膜粘连、肺萎陷、胸水、气胸时纵隔可移位。

纵隔摆动征（Holzknecht-Jacobson phenomenon）　呼吸时胸腔两侧压力变化不平衡使纵隔来回摆动。先移向压力低的一侧，而后又回复。见于气管下端或一侧主支气管内异物堵塞等。

纵隔充气造影（pneumomediastinography）　将气体注入纵隔内再进行摄像的X线检查方法。用于诊断纵隔内各器官或相邻组织的疾病。并可与其他造影如食管造影、支气管造影、心血管造影等相结合，以提高诊断质量。

纵隔镜检（mediastinoscopy）　一种内镜检查。明确纵隔病变及其性质的检查方法。用于肺癌病人，可直接观察气管前、气管隆嵴下及两侧支气管区淋巴结情况，并可采取组织做病理切片检查，明确肺癌是否转移至肺门和纵隔淋巴结，以指导治疗。

纵隔淋巴结肿大（mediastinal lymph node enlargement）　一种纵隔疾病。少数为原发于纵隔的淋巴瘤或霍奇金病，大多数继发于其他脏器疾病，常见者为纵隔淋巴结恶性肿瘤转移和纵隔淋巴结结核。临床表现可无特征症状，可压迫食管产生吞咽困难，压迫气管产生呼吸困难，压迫上腔静脉产生上腔静脉阻塞综合征。出现纵隔压迫症状以恶性肿瘤为多，为晚期表现。治疗：手术效果不佳，可根据原发性肿瘤的病理进行化疗或放疗。对结核性淋巴结肿大以抗结核治疗为主。

纵隔淋巴肉瘤（mediastinal lymphosarcoma）　纵隔内原发于淋巴网状组织的恶性肿瘤。好发于年轻人。可为单个或多个淋巴结肿大，很少侵蚀周围组织，多位于中纵隔内。一般对化疗、放疗敏感，但预后不好。

纵隔脓肿（abscess of mediastinum）　脓液积聚于纵隔内。多继发于食管穿孔、纵隔炎等疾病。病人呈高热、脉快、气短、白细胞计数升高等中毒征象。治疗上应行引流或手术治疗原发病，同时全身应用抗生素。

纵隔扑动（mediastinal flutter）　纵隔来回摆动。原因：①开放性气胸，双侧胸膜腔在呼吸时压力不平衡；②多根多处肋骨骨折出现大块胸壁软化，患侧胸壁呼吸运动不良，肺呼气量、吸气量均低于健侧，使纵隔在偏于健侧的范围内左右摆动。严重时影响静脉血回流，造成体内缺氧或二氧化碳潴留而出现呼吸和循环衰竭。

纵隔气肿（mediastinal emphysema）　指纵隔内气体聚积，是肺泡外积气的一种形式。纵隔气肿为各种原因引起的气体进入纵隔内，通常是肺泡破裂；也可来自上呼吸道、胸腔内气道或消化道逸出的气体，以及脏器间隙细菌感染产生的气体；手术和创伤亦可将气体带入纵隔内。常见症状为胸痛、呼吸困难。临床症状程度与积气量、压力高低及其发生速度有关。常见皮下气肿，相应部位有握雪感，听诊有皮下捻发音。严重者出现呼吸急促、青紫、颈静脉怒张。最典型的体征是阿曼（Hamman）征，即在心前区闻及与心搏一致的摩擦音和咔嗒音，以吸气和左侧卧位最清晰。根据诱发纵隔气肿的原发疾病、临床症状和呼吸困难体征等，以及胸部X线检查发现纵隔两侧透亮带，可诊断。症状不明显可不必治疗，但应对原发性疾病积极处理。合并气胸时应行胸腔闭式引流，纵隔气肿压迫气管或大血管出现呼吸窘迫应抽出气体，于颈后做一切口放置引流。

纵隔气肿征象（mediastinal emphysema sign）　气体进入纵隔的X线征象。表现为纵隔两旁有平行于纵隔的气带影，在心影两旁特别明显，纵隔胸膜被推向外，呈线条状影；侧位片见气体位于胸骨后，将纵隔胸膜向后推移，呈线条状影。主要见于张力性气胸及外伤性纵隔气肿。

纵隔前淋巴结（anterior mediastinal lymph node）　胸腔脏器淋巴结群之一。位于上纵隔前部和前纵隔内的淋巴结。引流胸腺、心和纵隔胸膜的淋巴，并收纳膈上淋巴结外侧群，参与合成支气管纵隔干，右侧注入右淋巴导管、左侧注入胸

纵隔疝（hernia of mediastinum）　肺组织和纵隔胸膜通过纵隔的生理薄弱点疝入对侧胸腔。多由一侧胸腔压力明显高于对侧所致。多伴纵隔向对侧移位。X线表现可见纵隔、心脏、大血管向对侧移位，在对侧胸腔的近脊柱边缘处可见疝入的肺组织或胸膜影像。常见于张力性气胸，也可见于外伤性纵

隔气肿。

纵隔神经源性肿瘤（mediastinal neurogenic tumor）　起源于神经组织的纵隔肿瘤。大多数位于后纵隔的脊柱旁沟，少见于前纵隔。因肿瘤来源及发生部位不同，可有胸痛、呼吸困难、高血压、腹泻等症状。治疗：以手术切除为主。

纵隔形态异常征象（abnormal sign of mediastinal form）　纵隔异常的X线表现之一。主要为纵隔增宽和纵隔变窄。局限性向一侧或两侧凸出的纵隔增宽可表现为各种形态的肿块影，多见于纵隔肿瘤。纵隔普遍性向两侧增宽、边缘模糊主要见于纵隔的急慢性炎症。纵隔变窄主要见于两肺慢性弥漫性肺气肿。

纵隔炎（mediastinitis）　发生于纵隔部位的炎症。常由于纵隔内器官破裂、胸内器官感染、颈部术后感染或纵隔切开后感染引起。病人多表现为高热、寒战、虚脱或休克、胸骨后剧痛、呼吸困难、心律增快等的严重中毒症状。需紧急治疗，可采取全身抗感染，局部早期手术引流、灌洗等综合措施。

纵隔移位（mediastinal displacement）　由于胸腔积液、自发性气胸、肺气肿、肺内肿瘤或其他原因致使纵隔内器官或组织偏离原来的位置。严重的移位可造成呼吸和循环功能障碍。治疗上应根治原发病。

纵隔阴影增宽（widened mediastinal shadow）　由各种原因所致的纵隔阴影扩大的X线征象。正常纵隔阴影可随体位、呼吸等而有所改变，卧位、呼气时增宽。小儿则多见于气管、支气管淋巴结肿大时。纵隔内肿瘤、炎症、主动脉瘤等可使纵隔阴影一侧或双侧增宽。

纵隔肿瘤（mediastinal tumors）　发生于纵隔部位的肿瘤。分为良性和恶性肿瘤。以良性多见。除少数外，大多各有其好发部位：前上纵隔以胸内甲状腺肿和胸腺瘤多见；前纵隔以畸胎瘤多见；后纵隔以神经源性肿瘤多见。恶性肿瘤除个别外，多为继发性，即系其他部位的原发肿瘤经淋巴或血行转移而来。病人可有胸闷、胸痛及相应的压迫症状。X线检查有助于诊断。良性肿瘤需及早手术切除。

纵隔子宫（uterus septus）　为双侧中肾旁管融合后，纵隔吸收受阻所形成的子宫。分两类：①完全纵隔子宫（纵隔由宫底至子宫颈内口下）；②不全纵隔子宫（纵隔终止于子宫颈内口上）。

纵管（longitudinal tubule）　见肌质网。

纵切面（longitudinal section）　其他名称：矢状面。按解剖学标准姿势，所作的与身体或器官长轴平行的切面。

纵向分辨率（axial resolution）　其他名称：轴向分辨率。沿声束轴线上能把前后相邻两个病灶区分开来的最小距离。通常用这两个相邻病灶之间的距离来表示。纵向分辨率与脉冲宽度有关，脉冲宽度越窄，纵向分辨率越好。

纵向研究（longitudinal studies）　其他名称：纵向群组研究。与横断研究相对应的一种研究方法。选一组人群，在若干年内定期作随访，在此期间内调查的目的可以改变，即在相互重叠的调查中，可以同时研究不同的题目。

纵行优先传导（longitudinal preferential conduction）　见优先传导现象。

走黄（carbuncle complicated by septicemia）　中医病名。外科疾病之一。由疔疮火毒炽盛，走散入血，内攻脏腑所致，症见原发病灶处忽然疮顶陷黑无脓，肿势散漫，迅速向四周扩散，皮色暗红，出现寒战、高热、头痛、烦躁不安等。或伴恶心呕吐、口渴喜饮、便秘腹胀或腹泻；或伴肢体拘急、骨节肌肉疼痛；或伴发附骨疽、流注等；或伴身发瘀斑、风疹块、黄疸等；甚至伴神昏谵语、呃语谵妄、咳嗽气喘、胁痛、痰红、发痉发厥等。相当于败血症、毒血症、脓血症。

走马疳（cancrum oris；noma）　①其他名称：口颊坏疽。口腔病之一。厌氧菌和其他细菌混合感染所致口颊坏死性病变，最初局部为紫黑色硬结，继而坏死脱落。唇颊部可发生穿孔，牙齿松动或脱落，有特殊臭味。病程发展迅速，宜尽早治疗。治疗中应用大量抗生素，除去局部坏死组织。治愈后遗留的软组织缺损可用成形术修补。②其他名称：走马牙疳。中医病名。以牙龈腐烂、口气臭秽、潮热、进食困难、齿缝出血、牙齿松动、齿色紫黑，甚则下痢脓血、阴部湿痒生疮为主要表现的疳证。发病急速，势如走马。多因病后或时行疫疠之邪，余毒未清，复感外邪，积毒上攻齿龈所致。

多见于小儿。治宜解毒、清热、祛腐。方用芦荟消疳饮。

走纸速度（paper driving rate）　心电图纸运行的速度。通常用25mm/s和50mm/s两档，误差为±2%～5%。一般情况常用25mm/s，则心电图纸每小格宽度正好等于0.04s，每大格则为0.20s。

足背动脉（dorsal artery of foot）　胫前动脉至内、外踝连线中点的下方更名为足背动脉。分布于足与趾的动脉。向前下方经足背内侧至第1跖骨间隙近侧分为足底深支与第1跖背动脉两终支。在内、外踝前面连线的中点可触及其搏动，是为止血点，足背出血，压迫此处可止血。此动脉营养足背，并发出足底深支穿第1跖骨间隙至足底，与足底外侧的动脉吻合形成足底弓。

足背动脉搏动消失（absent pulsation of dorsal artery of foot）　体征学术语。检查者于病人足背内外踝连线的中点与第1、2足趾趾蹼之连线上所扣及的动脉搏动为足背动脉搏动。若不能扣及即为足背动脉搏动消失。为下肢中小型动脉闭塞的表现。最多见于血栓闭塞性脉管炎，偶见于动脉硬化性闭塞、特发性血栓形成、雷诺病、结节性动脉周围炎等。

足部截肢（foot amputation）　足截肢平面的选择。跖趾关节离断、跖骨间截肢和跗跖关节离断，不装假肢可以行走，但快步及跑步时会出现跛行。Boyd截肢在距骨及跟骨前方截肢，将距骨切除，跟骨前移，将跟骨与胫骨融合，可保持下肢长度，不安假肢。

足臭（podobromidrosis）　为足底和趾间发出的臭味，常同时与局部多汗并存。是由于小汗腺分泌的汗液软化角层为细菌分解而产生。治疗：若是多汗症引起的，首先治疗多汗症。足臭可用1∶5 000高锰酸钾溶液每日浸泡半小时，连续数周。

足蹬法（restoration by treading）　其他名称：足搴（音 jiān）法。中医伤科整复手法之一。用于肩、髋关节脱位。以左肩关节脱位为例，令病人仰卧，医生面对病人坐于伤侧，将左足跟置于患侧腋窝内，双手握左腕，配合足蹬进行对抗拔伸，使其复位。余类推。

足底弓（plantar arch）　位于足底深层、紧贴跖骨底及骨间肌的弓形动脉。由足底外侧动脉与足背动脉的足底深支吻合形成，吻合部位多在第1跖骨间隙近端处。由足底弓发出数支跖底动脉，再分支分布于足趾。

足底内侧动脉（medial plantar artery）　胫后动脉较细的终支。在展肌起端深面分出，前行于踇展肌与趾短屈肌之间，发支至两肌。在第1跖骨间隙处，发支与第1跖背动脉交通，向远端与第1跖底动脉吻合。沿途分支至踇趾侧诸肌和足底内侧皮肤。

足底外侧动脉（lateral plantar artery）　胫后动脉较粗大的终支。在同名神经的外侧行向前外，经足底方肌与趾短屈肌之间，至第5跖骨底处发出小趾足底固有动脉后，转向内侧经踇收肌斜头与第2至第4骨间肌之间，至第1跖骨间隙近端与足背动脉的足底深支构成足底弓。

足跟触耳征（heel to ear manoeuvre sign）　判断胎龄的神经系征。婴儿仰卧位，任其自然，不加压力，将其两足拉至头部，观察足与头部之间的距离。成熟新生儿足跟不可触耳；妊娠不足32周新生儿足跟极易触耳。

足弓（arch of foot）　跗骨和跖骨以及足底的韧带、肌腱构成的凸向上方的弓。可分为纵弓及横弓。纵弓又分为内侧纵弓、外侧纵弓。内侧纵弓由跟骨、距骨、足舟骨、3块楔骨以及内侧3块跖骨联结构成；外侧纵弓由跟骨、骰骨和外侧2块跖骨联结构成；横弓由骰骨、3块楔骨和跖骨构成。主要功能是保证直立的稳固性，使足底压力分散并起缓冲作用，还可使足底的血管和神经免受压迫。

足关节（articulations pedis）　距小腿关节（踝关节）、跗骨间关节、跗跖关节、跖骨间关节、跖趾关节及趾骨间关节的总称。距小腿关节主要做背屈、跖屈运动，当足跖屈内翻时，能做轻微的侧方运动，较易损伤。跗骨间关节的联合运动可使足做内翻、外翻运动。

足厥阴肝经（jueyin liver channel of foot, jueyin liver meridian of foot）　中医术语。十二经脉之一。本经起于足大趾爪甲后丛毛处，向上沿足背至内踝前1寸处，向上沿胫骨内缘，在内踝上8寸处交出足太阴脾经之后，上行过膝内侧，沿大腿内侧中线进入阴毛中，绕阴器，至小腹，夹胃两旁，属肝，络胆，向上穿过膈肌，分布于胁肋部。沿喉咙的后边，向上进入鼻咽部，上行连接目系，出于额，上行与督脉会于头顶部。其分支从肝分出，穿过膈肌，向上注入肺，经气由此处与手太阴肺经相接。本经病变表现为腰痛、疝气、少腹肿胀、咽干、胸闷、泄泻、遗尿或尿闭等。主治肝病、妇科病、前阴病和经脉循行部位的其他病证如腰痛、胸满、呃逆、遗尿、小便不利、疝气、少腹肿等。

足菌肿（mycetoma）　其他名称：马杜拉足、马杜拉菌病。皮肤和皮下组织的一种慢性化脓性肉芽肿性疾病。多发于热带、亚热带、潮湿和多雨的地区及季节，病人多有外伤和习惯赤足行走史。根据病原菌的不同，足菌肿分为放线菌性足菌肿和真菌性足菌肿两大类。初为小丘疹、脓疱、小结节或硬块，表面可有水疱，亦可形成脓肿，逐渐侵犯深部呈暗红色至暗褐色。脓肿溃破后形成瘘管，排出浆液血性或油样脓液，内含多数微小的颗粒。进而发生骨坏死、关节畸形等。脓液中颗粒培养可确定菌种，病理可查见真菌颗粒。真菌性足菌肿用抗真菌药物治疗，放线菌性足菌肿则用抗菌药。手术切除和X线照射可作为辅助治疗。

足临泣（zulinqi, GB 41）　原名：临泣。中医经穴名。属足少阳胆经。输（木）穴。八脉交会穴之一。通带脉。位于足背外侧，第4、5跖骨结合部前方，小趾伸肌腱外侧凹陷中。主治偏头痛、耳鸣耳聋、目赤肿痛、胁肋疼痛、月经不调、遗尿、乳痈、瘰疬、疟疾、足跗肿痛等。直刺0.3～0.5寸。艾炷灸3壮，或艾条灸5～10min。

足窍阴（zuqiaoyin, GB 44）　原名：窍阴。中医经穴名。属足少阳胆经。井（金）穴。位于第4趾末节外侧，距爪甲根角0.1寸处。主治偏头痛、目眩、目赤痛、耳鸣耳聋、胸胁痛等。斜刺0.1～0.2寸，或点刺出血。艾炷灸1～3壮，或艾条灸5～10min。

足三关节固定术（triple arthrodesis of foot）　骨科手术之一。特点是将跟距、跟骰和距舟3个关节面及部分骨质融合，以矫正足部畸形。用于治疗先天性或麻痹性马蹄内翻足，并有负重疼痛的陈旧性跗骨骨折脱位。

足三里（zusanli, ST 36）　原名：三里、下陵。其他名称：鬼邪、下三里。中医经穴名。属足阳明胃经。合（土）穴。位于小腿前外侧，外膝眼（犊鼻穴）下3寸，胫骨前缘外一横指处。主治胃痛、腹胀、呕吐、肠鸣、消化不良、下肢痿痹、泄泻、便秘、痢疾、疳积、癫狂、中风、脚气、水肿、下肢不遂、心悸、气短、虚劳羸瘦等病证。且具有保健作用。直刺1～1.5寸。艾炷灸5～10壮，或艾条灸10～30min。

足三阳经（three yang channels of foot, three yang meridians of foot）　足阳明胃经、足太阳膀胱经和足少阳胆经的合称。十二经脉中循行于下肢前、外、后侧的3条经脉。它们的循行方向均由头部经项、背及下肢抵达足部。

足三阴经（three yin channels of hand, three yin meridians of hand）　十二经脉中循行于下肢内侧的3条经脉，即足太阴脾经、足少阴肾经、足厥阴肝经。它们的循行方向均由足部经下肢及腹部抵达胸部。

足少阳胆经（shaoyang gallbladder channel of foot, shaoyang gallbladder meridian of foot）　中医术语。十二经脉之一。本经起于目外眦瞳子髎穴，上至头角，向下到耳后，再折向上行，经额部至眉上，又向后折至枕部，沿颈下行至肩上，左右交会并与督脉相会于大椎穴，前行入缺盆。其分支：从目外眦分出，下行至大迎穴，行至目眶下，分支经过下颌角部下行至颈部，入缺盆后，深入体腔，穿过膈肌，络肝，属胆，沿胁里浅出气街，绕毛际，横向至环跳穴处。直行主干从缺盆下行腋部，沿体侧，过季肋，下行至环跳穴处与前ма会合，再向下沿大腿外侧、膝关节外缘，行于腓骨前面，直下至腓骨下端，浅出外踝之前，沿足背出于足第四趾外侧端窍阴穴。其分支从足背分出，前行出足大趾外侧端，折回穿过趾甲，分布于足大趾爪甲后丛毛内，经气由此处与足厥阴肝经相接。本经病变表现为口苦、胁痛、头痛、目痛、耳聋、颌痛、寒热、疟疾、瘰疬及经脉所过处的骨节疼痛等。主治侧头、目、耳、咽喉病和神志病、热病，以及经脉循行部位的其他病证如口苦、目疾、疟疾、头痛、颌痛、目外眦痛、缺盆部肿痛、腋下肿、胸胁股及下肢外侧痛、足外侧痛、足外侧发热等。

足少阴肾经（shaoyin kidney channel of foot, shaoyin kidney meridian of foot）　中医术语。十二经脉之一。本经起于足小趾下，斜行于足心涌泉穴，出行于舟骨粗隆之下，沿内踝后，分出进入足跟，向上沿小腿内侧后缘，至腘内侧，上股内侧后缘入脊内，穿过脊柱，属肾，络膀胱。其直行主干从肾分出，上行，穿过肝和膈肌，进入肺，沿喉咙，到舌根两旁。其分支从肺中分出，络心，注于胸中，经气于此处与手厥阴心包经相接。本经病变表现为咳血、气喘、咽喉肿痛、口热舌干、面黑、目不明、恐惧、心烦、肌肉萎缩等。主治妇科、前阴病和肾、肺、咽喉病，以及经脉循行部位的其他病证如咳血、气喘、舌干、咽喉肿痛、水肿、大便秘结、泄泻、腰痛、下肢内后侧痛、痿弱无力、足心热等。

足太阳膀胱经（taiyang bladder channel of foot, taiyang bladder meridian of foot）　中医术语。十二经脉之一。本经起于目内眦睛明穴，向上至额部，左右交会并与督脉相会于头顶部百会穴。直行主干从头顶部分别向后行至枕骨处，进入颅腔，络脑，回出至后项部左右分开向下。一支沿肩胛内侧，脊柱两旁旁开1.5寸，到达腰部，进入脊柱两旁的肌肉，深入体腔，络肾，属膀胱。另一支经肩胛内侧，从附分穴挟脊旁开3寸下行至髀枢，经大腿后侧至腘窝中，然后下行穿过腓肠肌，出走于足外踝后，沿足背外侧缘至小趾外侧端，经气于至阴穴与足少阴肾经相接。本经病变表现为头痛、目痛、项强、腰背痛、腘痛、痔疮、疟疾、癫狂等。主治头、项、目、背、腰、下肢等病证及脏腑、神志病如小便不通、遗尿、癫狂、疟疾、目痛、迎风流泪、鼻塞多涕、鼻衄、头痛，以及项、背、股、臀部和下肢后侧本经循行部位疼痛等。

足太阴脾经（taiyin spleen channel of foot, taiyin spleen meridian of foot）　中医术语。十二经脉之一。本经起于足大趾内侧端隐白穴，沿内侧赤白肉际上行，过内踝的前缘，沿小腿内侧正中线上行，在内踝上8寸处，交出足厥阴肝经之前，上行沿大腿内侧前缘，进入腹部，属脾，络胃。向上穿过膈肌，沿食管两旁，连舌本，散舌下。其分支从胃别出，上行通过膈肌，注入心中，经气于此与手少阴心经相接。本经病变表现为舌体僵硬疼痛、呕吐、胃脘痛、腹胀、食不下、便溏或泄泻、心烦、水肿、黄疸及经脉所过部位不适。主治脾胃病、妇科病、前阴病和经脉循行部位的其他病证如胃脘痛、食则呕、嗳气、腹胀便溏、黄疸、身重无力、舌根强痛、下肢内侧肿胀、厥冷等。

足托（踏）板（foot board）　木制板材覆盖一层麻布，立于床尾，可以依据身高调整足托板使足跟刚好紧贴住板面，与踝关节呈90°，适于长期卧床的病人防止足下垂的发生。

足细胞（podocyte）　构成肾小囊脏层的高度特化的上皮细胞。其胞体较大，由胞体伸出若干大的初级突起，每个初级突起又分出许多指状的次级突起。这些突起互相穿插，紧贴在毛细血管基底膜外面。突起间的孔隙称裂孔，孔上覆有一层薄膜，称裂孔膜。该膜是滤过膜的3层结构之一。

足癣（tinea pedis, Hongkong foot）　发生于足部的真菌病。一种最常见的传染性皮肤病，致病菌主要为红色毛癣菌和表皮癣菌。足多汗，气候湿热，鞋不透气易导致发病或加重。临床主要表现为患部出现鳞屑，呈点状、鱼鳞状或大片形，不断发生及脱落，亦可有水疱，重者发生浸渍糜烂，继发细菌感染，长期不愈可发展为皮肤过度角化、增厚，呈湿疹样改变。可根据不同的类型，分别选用水杨酸、苯甲酸、克霉唑软膏、特比萘芬霜、硼酸水湿敷等。对外用药效果不好者，可口服抗真菌药物，如伊曲康唑或特比萘芬。继发细菌感染应用抗生素。

足阳明胃经（yangming stomach channel of foot, yangming stomach meridian of foot）　中医术语。十二经脉之一。本经起于鼻翼两旁迎香穴，夹鼻上行，至鼻根部，与足太阳膀胱经相交于目内眦，向下沿鼻外侧，从人上齿中，挟口两旁，环绕嘴唇，在颏唇沟承浆穴处左右相交，退回沿下颌骨下后缘经下颌角上行过耳前，沿发际，到额前神庭穴。其下行支脉沿喉咙向下后行，左右交会并与督脉在大椎穴处相会，折向前行，入缺盆，深入体腔，下行穿过膈肌，属胃，

Z

络脉。其直行主干从缺盆出体表，沿乳中线下行，夹脐两旁旁开2寸，下行至腹股沟处的气街穴，沿大腿前侧，至膝膑，沿下肢胫骨前缘下行至足背，入足第二趾外侧端厉兑穴。另一分支从足背上冲阳穴分出，前行入足大趾内侧端，经气于隐白穴与足太阴脾经相接。本经病变表现为癫狂、鼻血、口角歪斜、颈肿、喉痹、水肿、膝痛及经脉所过处疼痛等。主治胃肠病和头面、目、鼻、口齿病和神志病，以及经脉循行部位的其他病证如肠鸣腹胀、水肿、胃痛、呕吐或消谷善饥、口渴、咽喉肿痛、鼻衄、胸及膝膑等本经循行部位热痛，热病、发狂等。

足月儿（term infant）　其他名称：足月新生儿。指出生时胎龄满37～42周，体重在2500g以上（通常约3000g），身长在47cm以上（约50cm）的新生儿。正常足月儿皮肤红润、胎毛少，头发可多可少。耳壳软骨发育良好，乳晕清楚，乳头突起，乳房可摸到结节，四肢屈曲状，整个足底已有较深的足纹，男婴睾丸下降，女婴大阴唇完全遮蔽小阴唇。能高声啼哭，四肢运动活泼，肌张力发达，已有强烈的吸吮反射、觅食反射。

足月妊娠（term pregnancy）　胎儿在母体内发育成熟的妊娠。需时37～42周。诊断可参考末次月经、宫底高度、宫颈成熟情况、X线胎儿骨化中心和超声波图像、胎头双顶径测量。双顶径8.5cm以上，提示胎儿成熟，妊娠足月。

足月小样儿（small for date infant）　胎龄已足月（37～42周），但出生体重在2500g以下的新生儿。主要是宫内发育迟缓引起。常见的原因有胎盘功能不全、血运不足、胎儿的氧气及营养物质缺乏，外因是母亲妊娠期患病或双胎多胎等。另外，胎儿有宫内感染、畸形或遗传代谢病等是影响胎儿生长发育的内因。足月小样儿生后易发生低血糖及红细胞增多等疾病。

足月新生儿（full term infant）　见足月儿。

阻断折返起搏（block reentry pacing）　超前给予心房或心室以起搏脉冲的作用方式和程序，以阻断过速型心律失常的兴奋折返现象，从而达到防治目的。

阻遏表达（repression expression）　在特定环境信号刺激下，有些基因的表达为关闭或下降，这种表达方式称为阻遏表达。

阻遏蛋白（repressor）　见阻遏物。

阻遏物（repressor）　其他名称：阻遏蛋白。与基因的调控序列结合的调控蛋白质。与调控序列结合，对基因的表现起阻遏（抑制）作用，它能专一地与操纵基因结合，从而"关闭"它，使核糖核酸聚合酶不能通过，抑制结构基因转录生成信使核糖核酸，从而阻止蛋白质或酶的合成。如果阻遏物被一个效应物或诱导物结合，即失去阻遏活性，而使操纵基因"开放"，结构基因又开始转录信使核糖核酸，合成蛋白质或酶。

阻抗测听法（impedance audiometry）　客观测听法之一。当声波抵达鼓膜时，一部分声能被吸收并传导，一部分被反射回来。中耳声阻抗越大，声顺越小，则传导的也越少，反射的越多，从反射回来的声能可以了解到中耳传音功能的情况。根据测得的曲线可以诊断中耳、内耳、听神经、面神经以及声阻变。

阻抗容积图（impedance plethysmogram）　利用电阻抗变化所描记的容积图。当搏动式的血流通过血管时，血管容积即发生周期性变化。通过血管的电流恒定时，血管容积变化和它的电阻抗变化成正比，阻抗容积图根据此原理测得。它是一种无创伤的生物物理学检查诊断方法。应用于心功能评价、心搏量及心输出量、心肌收缩力、左室舒张功能、左房收缩功能、心脏时相分析以及波形动态变化。用于肺水肿、冠状动脉功能的诊断。用于末梢循环功能的判定。

阻尼（damping）　通过材料的黏滞效应或摩擦作用阻碍物体做的相对运动，并把运动的能量转变为热能而耗散的措施。阻尼技术广泛用于振动和噪声控制。

阻塞（obstruction）　空腔器官内正常内容物或分泌物流通不畅或不能通过的一种病理状态。可发生于消化、泌尿、生殖、呼吸道和循环系统的任何空腔器官，以及脑子和各种腺体的导管等。

阻塞型睡眠呼吸暂停综合征（obstructive sleep apnea syn-

drome, OSAS）　睡眠中存在胸腹呼吸运动时，上呼吸道无气流通过的时间超过10s，每小时累积超过5次，每晚6h超过30次的成人睡眠呼吸紊乱疾病。临床表现为睡眠打鼾、憋醒、白日困倦等。常伴有肥胖及心血管疾病。治疗：减肥、吸氧、戒酒等，经鼻持续性气道正压呼吸，手术治疗。

阻塞性胆汁性肝硬化（obstructive biliary cirrhosis of liver）　其他名称：继发性胆汁性肝硬化。由各种原因长期持续压迫肝外胆管造成的肝硬化。应与原发性胆汁性肝硬化相鉴别。常继发于胆总管结石、胆囊切除后胆管狭窄、胰头癌、壶腹癌、胰腺囊肿、先天性胆道闭锁等。临床上具有慢性阻塞性黄疸、瘙痒、皮肤粗糙、出血倾向等。治疗：应尽早解除梗阻，对症治疗。

阻塞性肺气肿（obstructive pulmonary emphysema）　支气管慢性炎症或其他原因逐渐引起的细支气管狭窄，气道阻力增加，终末细支气管远端管腔过度膨胀、充气，伴气腔壁破坏而导致的肺组织弹力减退和容积增大。慢性支气管炎最常见的并发症，也是肺气肿中最常见的一种。临床表现为在慢性咳嗽、咳痰基础上逐渐出现气急、胸闷，严重者出现呼吸衰竭及右心功能障碍。检查可见呼气延长、桶状胸。叩诊呈过清音、心浊音界缩小或消失。听诊呼吸音减弱，两肺干、湿啰音。X线两肺透亮增强。治疗：避免寒冷、烟雾、尘埃等刺激因素；控制上呼吸道及肺内感染；改善呼吸功能；予营养及康复治疗。

阻塞性肺炎（obstructive pneumonia）　支气管腔内阻塞或腔外压迫常造成支气管排出不畅而导致肺组织气体减少、通气不良，并发感染。可有发热、胸闷、气短等症状，X线片可见被阻塞的区段有点片状影像，进一步发展可出现肺不张。

阻塞性黄疸（obstructive jaundice）　其他名称：梗阻性黄疸。因胆道系统梗阻胆汁排泄障碍所致的黄疸。可分为肝内和肝外梗阻，其程度有完全性和不完全性。病因有胆石症、胆管炎、胆管癌、胆道寄生虫及胰头癌等。临床表现为：皮肤呈暗黄色或绿褐色；粪色变淡或呈陶土色；尿色加深，尿胆红素阳性，尿胆原减少或消失；血清胆红素明显增高，血清碱性磷酸酶、γ-谷氨酰转移酶、胆固醇、胆汁酸等均有显著增高。尚可出现脂肪泻、出血倾向。X线、B超、MRCP检查，经内镜逆行胆胰管成像和经皮穿刺肝胆道成像，均有助于诊断。大多需手术治疗。

阻塞性脑积水（non-communicating hydrocephalus）　见非交通性脑积水。

阻塞性通气不足（obstructive hypoventilation）　由于呼吸道狭窄或阻塞，使呼吸道阻力增高而引起的肺泡通气不足。最常见于气管异物、喉头水肿、慢性支气管炎、阻塞性肺气肿和支气管哮喘。其肺残气量、功能残气量增加，肺总量可不变，而最大通气量，尤其是时间肺活量相对百分比则明显降低，与限制性通气不足有明显不同。

阻塞性通气功能障碍（obstructive ventilatory disturbance）　气道阻塞引起的通气障碍。肺功能改变为：①通气功能降低，表现为肺活量、最大通气量和用力呼气中期流速降低；②残气，功能残气和肺总量增加；③只有当相当数量气道阻塞后才能出现肺活量的降低；肺活量的降低也可由残气量的增加所导致。

阻生牙（impacted tooth）　因位置不正或因周围存在阻力，不能正常萌出的牙。只有牙冠部分萌出的称部分阻生，埋藏在软组织或颌骨内的称为埋伏阻生。根据具体情况，阻生牙可拔除，亦可保留。

阻生牙拔除术（extraction of impacted tooth）　用手术拔除阻生牙。牙齿在颌骨内因位置不当，不能萌出至正常咬合位置者，称为阻生牙。最常见于下颌第3磨牙，其次是上颌第3磨牙和上颌尖牙。

阻滞剂（retardant）　药剂附加剂。制备长效制剂中采用的一类辅助材料。用来延缓药物在体内的吸收、分配、代谢以延长药物的作用时间。常用的有脂质、蜡类等物质。

阻滞性传导延缓（blocked conduction delay）　当兴奋传至病变细胞时，不应期发生病理性延长而对兴奋反应迟缓，从而使兴奋传导延缓。可发生在传导系统的任何部位。心电图表现为传导时间延长而无漏搏。其实质是一度传导阻滞。

阻滞性传导中断（blocked conduction interruption）　当兴奋传

至病变细胞时，因其不应期发生病理性延长而对兴奋不起反应，从而使兴奋传导中断。可发生在传导系统任何部位，连接区多见。心电图表现为心房或心室不同比例的漏搏，实质是指二、三度传导阻滞。

阻滞性房性期前收缩（blocked atrial premature beat）　见被阻滞房性期前收缩。

组氨酸（histidine，His）　其他名称：氨基咪唑丙酸。20 种蛋白质氨基酸之一。半必需氨基酸。婴儿生长发育必需的一种氨基酸，成人则非必需。为生长与修复组织所必需。在体内合成速度慢，须由食物供应。在大肠内细菌所含的氨基酸脱羧酶作用下可形成有毒的组胺。动物性蛋白质中组氨酸较多，尤其是核蛋白、球蛋白、珠蛋白中多见，可由血红蛋白分解生成。婴儿需要量每天为 33mg/kg。

组氨酸血症（histidinemia）　组氨酸酶缺陷引起的氨基酸代谢障碍病，较常见的常染色体隐性遗传病。表现为智力低下、语言障碍、惊厥、共济失调。实验室检查血、尿中组氨酸浓度增高，尿三氯化铁反应阳性。治疗：低组氨酸饮食。

组胺（histamine）　由组氨酸在体内脱羧而生成的胺。有促进毛细血管舒张和胃液分泌等功能。体内许多组织的肥大细胞及嗜碱性细胞在某些情况下（如过敏反应或创伤时）可产生组胺。它是一种强血管扩张剂，可引起血管扩张和毛细血管通透性增加，导致血压下降，甚至休克，还可使平滑肌收缩，引起支气管痉挛，发生哮喘，也有促进胃黏膜细胞分泌胃蛋白酶及胃酸的作用。

组胺刺激试验（histamine stimulation test）　检查胃酸分泌的方法。组胺是一种强有力的胃液分泌刺激剂。小剂量磷酸组胺法：皮下注射 0.01mg/kg，仅能刺激部分壁细胞分泌盐酸，故不能真正反映胃液分泌状态；增大剂量磷酸组胺法：皮下注射 0.04mg/kg，可刺激全部壁细胞分泌盐酸。经组胺注射后，仍无游离酸分泌，称为真性胃酸缺乏症。但在增大剂量时，往往病人不能耐受，故少用。有哮喘史、孕妇和过敏史者禁用。

组胺激发试验（histamine challenge test）　诊断嗜铬细胞瘤的一种方法。仅适用于阵发性发作间期或血压正常的病人。取组胺 0.025～0.05mg 加生理盐水至 0.5ml，静脉注入后，每 30s 测血压 1 次，连续 2～3min，以后每 30s～1min 测 1 次，直至 15min。可促使血压升高>45/25mmHg。试前准备酚妥拉明 5mg 以便激发血压过高时立即静脉注入。

组胺受体拮抗药（histamine receptor antagonist）　能拮抗组胺 H_1 受体在人体内的某些作用，特别是超敏反应作用的药物。常用于治疗花粉症、瘙痒症、鼻炎、荨麻疹及其他相关超敏性疾病。

组胺中毒（histamine poisoning）　食物中毒。组胺是蛋白质的分解产物，如鱼受细菌污染后，组氨酸在细菌脱羧酶作用下脱去羧基可产生组胺。能大量产生组胺的海鱼有鲐鱼、鲱鱼、鲹鱼等。食后 2～3h 内发病，典型的组胺反应为面红、头痛、头晕、口干、咽部烧灼感、心跳加快、全身皮肤出现荨麻疹，重者有支气管痉挛、呼吸困难和血压下降。治疗可用抗组胺类药物。预防：加强鱼类管理，防止细菌污染，延长贮调期加热时间，加醋或分两次蒸煮且去汤可防止中毒。

组蛋白（histone）　一组进化上非常保守的碱性蛋白质，其中碱性氨基酸（Arg、Lys）约占 25%，存在于真核生物染色质，分为 5 种类型（H1、H2A、H2B、H3、H4），后 4 种各 2 个形成组蛋白八聚体，构成核小体的核心，占核小体质量的一半。为核内蛋白的主要成分。在细胞核内组蛋白带正电荷，可借静电引力与 DNA 结合，形成染色质。组蛋白和 DNA 一样，也是在 S 期合成的，DNA 的复制一旦停止，组蛋白的合成也立刻结束。

组合多样化学说（combinative diversities theory）　抗体多样化的遗传控制学说之一。认为基因节段的组合可以成倍地增长。任一轻链基因与任一重链基因随机组合的可能性至少不低于 $1.6×10^7$，加以基因节段切断和连接常出现衔接上的差错，造成了组合上的千变万化。

组合式基因调控（combined gene regulation）　几种方式作用因子，组合起来共同发挥对基因表达进行的调控作用。

组织（tissue）　形态和功能相同或相似的细胞与细胞外基质一起构成并具有一定形态结构和生理功能的细胞群体。高等动物和人类具有四大基本组织，即上皮组织、结缔组织、肌肉组织和神经组织。

组织胞浆菌病（histoplasmosis）　其他名称：荚膜组织胞浆菌病、网状内皮细胞真菌病、达林病。由荚膜组织胞浆菌所致深部真菌病。人与动物共患疾病。致病菌为荚膜组织胞浆菌。致病菌存在于含鸟类、蝙蝠及其他动物粪便的土壤中，通过呼吸道感染，波及网状内皮组织系统。肺为原发感染病灶器官。临床上分为 4 型：①急性肺型组织胞浆菌病。仅有 1/4 病人有流感样表现，极少数有发热、头痛、肌痛、咳嗽、胸痛等，X 线见局部浸润或结节状阴影，肺门淋巴结肿大，病灶愈合后留下大小均匀的钙化点。②慢性肺型组织胞浆菌病。临床表现与肺结核相似。③播散型组织胞浆菌病。临床表现及 X 线所见与急性粟粒型肺结核相似。④皮肤型组织胞浆菌病。表现为皮肤结节，坏死性丘疹、溃疡或脓肿，淋巴结明显肿大，常有液化、坏死。确诊依靠各种体液或病变组织涂片、病理检查和培养发现病原体。治疗与深部真菌病相同。

组织蛋白酶（cathepsin）　一类在大多数动物组织中存在的细胞内肽键水解酶。包括组织蛋白酶 B、组织蛋白酶 D、组织蛋白酶 L 等。组织蛋白酶 B 与组织蛋白酶 L 是溶酶体半胱氨基酸蛋白酶，前者的特异性与木瓜蛋白酶相似；后者的表达及分泌受恶性转化、生长因子和促癌剂的诱导。组织蛋白酶 D 是天冬氨酸蛋白酶，特异性与胃蛋白酶相似。

组织多肽抗原（tissue polypeptide antigen，TPA）　存在于胎盘和大部分肿瘤组织细胞膜和细胞质中的一种单链多肽。参考值：酶联免疫吸附测定为<130U/L。增高见于恶性肿瘤；经治疗好转后 TPA 降低，若肿瘤复发 TPA 再次升高；TPA 和癌胚抗原同时检测有利于恶性与非恶性乳腺病的鉴别诊断；急性肝炎、胰腺炎、肺炎、妊娠后 3 个月都可升高。

组织多肽特异性抗原（tissue polypeptide specific antigen，TP-SA）　分子量约为 40kU 的蛋白质。主要存在于胎盘和大部分肿瘤组织中。在恶性肿瘤病人血清中检出率可高达 70% 以上，但它的增高与肿瘤发生部位、组织类型均无相关性。血清参考值>130U/L（RIA 法）。肿瘤病人经治疗好转后，若 TPA 再次升高提示肿瘤复发。

组织化学方法（histochemistry method）　在组织切片上加一定试剂与组织中的物质起化学反应，用以测定细胞内存在的各种酶、核酸、糖原等化学物质成分改变的方法。借以阐明疾病的病理变化本质，或确定肿瘤的组织来源和组织代谢变化等。

组织间液（interstitial fluid）　见组织液。

组织凝血活酶（tissue thromboplastin）　其他名称：凝血因子Ⅲ、组织因子。是一种脂蛋白复合物。正常时基本不存在于血浆中而存在于组织中，特别以脑、肺、胎盘、血管壁中含量最多。组织损伤后可释放出来，它的蛋白部分与凝血因子Ⅶ结合后可激活因子Ⅹ，而磷脂部分的活性与血小板第 3 因子相同。

组织培养（tissue culture）　将组织或细胞用适宜的培养基在体外培养的方法。以观察生活细胞的形态、功能、代谢和细胞病变的发生发展等。组织培养亦来研究病理学，还可从细胞和分子水平上为了解疾病的病因、发病和治疗机制及结局提供依据。是研究细胞生物学、亚细胞成分和结构以及分子生物学的重要手段。

组织切片（tissue slice）　其他名称：切片。将动植物组织切成一定厚度可供光学或电子显微镜观察的薄片。将采取的组织块标本经过固定、脱水、透明、包埋（石蜡或火棉胶）或直接低温冷冻，用切片机切成薄片，染成各种颜色，并用树胶将其封固于玻片间。通常厚度 5～10μm 的薄片，可供光学显微镜观察用；如用环氧树脂或甲基丙烯酸包埋，制成厚度为 20～50nm 的超薄切片，则可供电子显微镜观察用。

组织切片机（tissue microtome）　制作人体或动、植物组织切片的专用设备。配备冷冻装置后可做冷冻切片。冷冻切片功能为将组织块迅速冻结、切片，为及时诊断赢得时间。

组织细胞（histiocyte，histocyte）　结缔组织中铺附于胶原纤维周围的巨噬细胞。细胞呈扁平梭形或多角形，核较小，深染。当有外物入侵或炎症时，则转化为活跃的游离巨噬细胞，参与机体的防御功能。

Z

组织细胞增生症（histiocytosis） 一组病因未明并不伴有任何已知的感染因素及脂代谢异常的组织细胞增生异常的疾病。本症分为3种类型：①勒-雪病；②汉-许-克病；③嗜酸性肉芽肿。前两者为全身性，后者为局限性。勒-雪病为急性型，余两者为慢性型。三者可互相演变，重叠不能截然分开，但又各有其特殊性。因受侵器官多少或部位不同，其临床表现亦多样化。如发热、皮疹、贫血、肝脾淋巴结肿大及骨质缺损。肺部X线摄影可见弥散的网状或网点状阴影。皮疹活检和病灶活检是诊断本症的依据。本症年龄越小、受损器官越多、预后越差。治疗可采用皮质激素或免疫抑制剂等。

组织相容性（histocompatibility） 个体接受异种、同种异体和自体移植物的能力。在进行细胞、组织或器官移植时，供者的移植物被受者接受而不出现排斥现象，移植物存活并表现出原有功能及特性，称为两者组织相容。若移植物被排斥，则称为两者组织不相容。这种特性是由供者与受者的遗传性所决定的。

组织相容性抗原（histocompatibility antigen） 其他名称：移植抗原。由组织相容性基因编码，代表个体特异性的同种抗原。非自身组织相容性抗原可被免疫系统识别，引起表达该抗原的移植物被排斥。其中起主要作用的是人的白细胞表面抗原，除单卵双胎外，人的这种抗原都不完全相同，因此移植别人的皮肤或其他器官时，由于引起免疫应答所以移植的组织器官遭到排斥，而不能长期存活。

组织芯片（tissue chip） 一种芯片技术。即将大量组织（或细胞、微生物蛋白质、RNA）样品有序地组合在一个微小基片表面，借助免疫组织化学、原位杂交、原位PCR等方法进行检测。

组织型纤溶酶原激活物活性测定（activity determination of tissue type of plasminogen activator） 一种纤维蛋白溶解检测。采用发光底物法。参考值0.3～0.6IU/ml。增高：见于纤溶活性亢进，如原发性纤溶症和继发性纤溶症（DIC等）；减低：见于纤溶活性减弱，如动脉血栓形成、高脂血症、深静脉血栓形成、缺血性脑卒中、口服避孕药等。

组织性蛋白尿（histoid proteinuria） 肾小管代谢产生的蛋白质和肾组织破坏分解的蛋白质，以及由于炎症或药物刺激泌尿系统分泌的蛋白质出现在尿中。正常人每日排出量约20mg。在肾脏疾病如炎症、中毒时排出增多，易成为管型的基质和结石的核心。

组织移植（tissue transplantation） 移植一种组织（如皮肤、角膜、骨骼、血管、神经等）以修复同一类组织的缺损，达到恢复功能目的的手术。利用自体的组织进行移植的称为自体移植；将一个人的组织移植到另一个人的，称异体同种移植；有的且可利用动物的组织移植于人，则被称为异种移植。

组织液（tissue fluid） 其他名称：组织间液。是体液的一部分，约占体液的15%～20%，存于组织间隙中，是组织细胞和血液间物质交换的中间环节。分布于胸、腹、心包及关节腔中的组织液呈液态。组织液是血浆通过毛细血管滤过形成的，故蛋白含量远低于血浆。组织液是机体内环境，组织液的理化特性相对稳定是细胞进行正常生命活动的必需条件。

组织再生（tissue regeneration） 构成生物体的组织不断进行更新，即老的细胞死亡，新的细胞产生；或组织遭受损伤后，所进行的修复过程。组织不断进行更新的过程，称为生理性再生。如表皮的脱落和更替、血细胞的死亡和补充、毛发的脱落和生长等；组织遭受损伤后进行的修复过程，则称为病理性再生，如皮肤受创伤后或肝脏某部切除后所进行的再生过程。组织再生是生物的特征之一，为机体修复损伤的必要过程。

组织脂酶（tissue lipase） 其他名称：酸性脂酶。使溶酶体内甘油三酯和胆固醇酯水解成反应的酶。参与各种组织中的脂肪水解作用。该酶的最适pH值偏酸。

组织中毒性低氧（tissue intoxicant hypoxia） 由于细胞内生物氧化过程发生障碍，氧化磷酸化和组织利用氧的能力减弱所致的低氧为组织中毒性低氧，如氰化物中毒引起细胞色素氧化酶丧失活性以致呼吸链中断。此类低氧时，动脉血氧分压、氧容量、氧含量、血氧饱和度可在正常范围内，因组织不能利用氧，故动、静脉血氧差减小。

组织［中毒］性缺氧（histotoxic anoxia） 组织细胞利用氧异常所引起的组织缺氧。动脉血氧分压及氧含量正常，动静脉氧含量差减小，原有组织中毒、组织水肿和组织需氧过多等。如氰化物、硫化氢等可引起组织中毒，其中最典型的是氰化物中毒。氰化物进入体内后迅速与氧化型细胞色素氧化酶中的三价铁结合为氰化高铁细胞色素氧化酶，使之不能还原，以致呼吸链中断，组织不能利用氧；组织间液和细胞内液的异常增多，使气体弥散距离增大而致内呼吸障碍；冠状动脉硬化的病人运动或激动时，心肌耗氧量增加可诱发心绞痛。

组织转化带（looser transformation zone） 疲劳骨折病理性修复的X线征。在管状骨骨折区出现横线形透明带。由于缺钙致使骨折区仅由板状骨充填造成。见于长途行军、佝偻病等情况。

祖德克综合征（Sudeck syndrome） 在创伤或其他疾病的基础上，发生肢体的骨骼或软组织代谢障碍而出现的一系列临床症候群。多发生于老年人和妇女中。常在急性损伤或急性疾病后发作，愈后可遗留永久性骨质疏松，故可将本征看作是骨质疏松的早期阶段。治疗：镇痛，理疗，皮质激素。

祖师麻（zushima, Cortex Daphnis） 其他名称：大救驾、祖司麻。中医药名。祛湿剂（补肝益肾、祛风除湿通痹）。瑞香科植物黄瑞香的根皮或茎皮。辛、苦，温。有小毒。归心、肝经。功能祛风除湿、行瘀止痛。适用于风寒湿痹、筋骨疼痛、肢体麻木，以及跌打损伤、胃痛及各种神经痛等。还用于痰核流注、疔疮发背、皮肤痒症。

祖司麻（Cortex Daphnis） 见祖师麻。

［最］初剂量（initial dose） 能使药物迅速达到理想体内量的首次投药量。以后的剂量则称维持量。

最大耗氧量（maximal oxygen consumption，VO$_{2max}$） 是指人体大量肌肉群参与的激烈运动中，达到极量运动时的每分钟耗氧量。是综合评价人体有氧代谢的主要指标。正常参考值：50ml/（kg·min）。临床用最大耗氧量评估胸外科手术的安全性，VO$_{2max}$<15ml/（kg·min）者手术风险极大。

最大呼气流量（peak expiratory flow，PEF） 其他名称：峰值呼气流速。指用力肺活量测定过程中，呼气流速最快的瞬间流速。主要反映呼吸肌的力量及气道有无阻塞。正常人一日内不同时间点的PEF值可有差异，称为日变异率或昼夜波动率，更能反映气道阻塞情况。正常<20%，≥20%对支气管哮喘有诊断意义。也可作为哮喘病人病情的监测指标。

最大呼气中段流量（maximal mid-expiratory flow，MMEF，MMF） 根据用力肺活量曲线而计算得出用力呼出25%～75%的平均流量。正常成人男性约为（3 452±1 160）ml/s，女性约为（2 836±946）ml/s。可作为评价早期小气道阻塞的指标。

最大QRS宽度（maximal QRS width） 定量分析心电向量图的指标之一。是与最大QRS向量相垂直的QRS环两侧交点的最远距离。

最大耐受剂量（maximal tolerated dose，maximum tolerated concentration） 其他名称：最大耐受浓度、最大致死剂量。化学物质急性毒性实验中，不引起实验动物出现死亡的最高剂量。根据90天毒性实验确定。该剂量所造成的中毒症状或病理损害，应使动物体重减轻不超过对照动物的10%，但不引起死亡，也不致缩短寿命。

最大容许浓度（maximal allowance concentration） 有害物质在水或空气中允许达到和不可超过的极限值。以该物质在每升水或每立方米空气中不容许超过的毫克为单位。

最大通气量（maximal voluntary ventilation，MVV） 见最大自主通气量。

最大无作用剂量（maximal noneffective dose） 在毒理实验中，不使动物发生任何毒效应的最大剂量。以mg/kg表示。最大无作用剂量是制定卫生标准的主要依据。一次染毒所得的值为急性最大无作用剂量。亚急性或慢性实验所得的为亚急性或慢性最大无作用剂量。

最大向量（maximal vector） 自心电向量环的原点至全环中离原点最远点的幅度。

最大 QRS 向量（maximal QRS vector） 心电向量图自 QRS 环零点至 QRS 环弯度最大处的连线。测量最大 QRS 向量时，不仅测其大小，还需测其角度。

最大 ST/ HR 斜率（maximal ST/HR slope function） 最大 ST 段压低和心率增加之间的相关关系。多应用最大 ST/HR 斜率作为心电图运动试验判断心肌缺血的一项指标，比单纯 ST 段压低在诊断心肌缺血方面更为准确。

最大预激（maximal preexcitation） 表示预激程度的术语。如果房内和房室结的传导是正常的，房室旁道或接近窦房结；或传导较快，心室完全被旁道下传的兴奋所激动，且逆传至希氏束处和正常下传的冲动相遇而相互抵消，产生最大预激。心电图表现为 P-R 段消失，P 波和预激波重叠，QRS 波群最宽。预激程度反映通过房室旁道兴奋心室肌的数量。

最大致死剂量（maximal lethal dose, maximal lethal concentration） 其他名称：最大致死浓度。代号 LD_0、LC_0。某化学物质不引起实验动物死亡的最大剂量或浓度。以 mg/kg 或 mg/m^3 表示。由于动物对毒物的感受性有很大的个体差异，可能出现个别敏感动物而使最大致死剂量或浓度下降。由于该指标变化较大，不宜用作两种毒物的毒性比较。

最大自主通气量（maximal voluntary ventilation, MVV） 其他名称：最大通气量。1min 内以最大的呼吸幅度和最快的呼吸频率呼吸所得的通气量。参考值：男性约（104±2.71）L；女性约（82.5±2.17）L；实测值占预计值＞80％。MVV 降低见于：①骨骼系统活动障碍，如类风湿性脊柱炎；②呼吸肌力量减弱或消失，如脊髓灰质炎、重症肌无力；③气道阻力增加，如支气管哮喘、梗阻性肺气肿；④肺组织变硬或活动受限，如肺间质纤维化等；⑤神经肌内力量不协调。MVV 又可作为通气储备能力的考核指标。以通气储量％表示。正常值＞95％，＜86％提示通气储备不足。

最低肺泡有效浓度（minimal alveolar concentration, MAC） 挥发性麻醉药和纯氧同时吸入，在达到 50％的病人对手术刺激不会发生摇头、四肢运动等反应时肺泡内挥发性麻醉药的浓度。可用来衡量麻醉药的强度，MAC 越小麻醉强度越大。MAC 与挥发性麻醉药物油/气分配系数有关，即油/气分配系数越大，MAC 越小，而麻醉强度越大。

最低检出浓度（minimal detectable concentration） 利用某一反应，在一定条件下可以检出的某一离子的最低浓度。如一份重量的被检离子，溶于 G 份重量的水中，该物质还能被检出，而在水量多于 G 份时就不能被检出，则比值 1∶G 就是这一反应的最低检出浓度。

最低检出限量（minimal detectable limit） 利用某一反应，在一定条件下可以检出的某一离子的最小重量。它的单位是微克（μg）。如用生成 AgCl 沉淀的反应检出 Cl^- 时，Cl^- 的量不能少于 0.05μg，这个反应的最低检出限量就是 0.05μg。

最高容许浓度（maximal permissible concentration） 从保护人体健康的角度出发，对生产环境中有害化学物质所规定的限量。即在多次有代表性的采样测定中均不应超过的数值。此数值是指工人在该浓度下长期进行生产劳动，不引起急性或慢性职业性危害的浓度。它是衡量车间空气污染程度的卫生标准和制定防毒措施及鉴定其效果的依据。

最高容许生物浓度（maximal allowable biologic concentration, MABC） 根据最高容许浓度原理制定的在生物组织（血液、头发等）及生物材料（粪、尿、呼出气等）中所含有的有害物质或其代谢产物的限量值。它反映出容许某一有害物质通过各种途径侵入机体的总量。因不受空气中毒物浓度突然波动的影响，可作为对作业环境进行生物学监测的尺度，是环境监测的重要补充。但对于不溶性或易分解的物质、刺激性气体、具有致敏或致癌效应的物质，则不能制订最高生物容许浓度。

最佳控制（optimizing control） 以目标函数达到极值作为品质指标的控制。最优指标分为静态最优和动态最优。静态最优要求保证使对象能到最优的操作状态，动态最优则要求系统在动态过程中不偏离最优操作状态。

最强心尖搏动点（point of maximal impulse） 胸壁上左心室搏动最强的一点。正常在乳头线内侧第 5 肋间隙处。

最适 pH 值（optimal pH value） 在一定条件下，酶表现出最大活力的 pH 值。取决于酶的一定的解离状态。

最适前负荷（optimal preload） 使肌肉收缩时能产生最好效果的前负荷。通常用肌肉的最适初长度表示。骨骼肌在体内所处的自然长度即为最适初长度。

最适温度（optimal temperature） 在一定条件下酶表现出最大活力的温度。是化学反应的速度随温度增高而加快，与酶（蛋白质）因温度增高而变性失活的矛盾统一。

最小抑菌浓度（minimal inhibitory concentration, MIC） 抑制细菌生长的最低药物浓度。测定原则是在培养基中加入不同浓度的抗菌药物，然后接种一定量待试菌液，置 35℃孵育 24h 后，以不出现肉眼可见细菌生长的最低药物浓度为该菌的最小抑菌浓度。

最小预激（minimal preexcitation） 表示预激程度的术语。如果经正常房室通道下传较快，且其逆传冲动能和旁道下传冲动在未抵达心室前相遇而互相抵消，此时无预激的表现而呈最小预激。

最小致死剂量（minimal lethal dose, minimal lethal concentration） 其他名称：最小致死浓度、最小耐受剂量、最小耐受浓度。代号 MLD、MLC。在毒理学实验中，出现个别动物死亡的最小剂量或浓度。以 mg/kg 或 mg/m^3 表示。由于动物对毒物的感受性有很大的个体差异，故随着使用动物数目增加，最小致死剂量可能下降，因此很难在实验中重复，故比较两种毒物的毒性一般不用最小致死剂量来比较。

最小中毒量（minimum toxic dose） 化学物质在受试对象中引起毒性反应的最小剂量。

罪恶妄想（delusion of sin, delusion of guilt） 病人毫无根据地或因为某些小事情认为犯了严重的错误，触犯了法律。认为自己罪行难饶，应受处罚，以致到司法机关要求给予判刑、处死，或拒食自杀。常见于抑郁症、精神分裂症和更年期抑郁症。

醉酒步态（drunken gait） 行路时躯干重心不稳，步态紊乱不准确如醉酒状。见于小脑疾患、乙醇中毒或巴比妥中毒。

左半肝切除术（left hemihepatectomy） 适用于病变（如癌肿）局限在左半肝的肝切除术。先游离左半肝，然后可采用肝门血流暂时阻断法或肝门解剖、肝外血管结扎法切除左半肝。切断线距正中裂左侧 1cm，先切开肝包膜，再钝性分离肝组织，遇到的血管、胆管均切断结扎，移除左半肝。断后两缘对拢缝合，附近置乳胶管引流。

左半结肠切除术（left hemicolectomy） 系切除乙状结肠、降结肠、横结肠脾曲、左半横结肠及其系膜的手术。然后行乙状结肠保留端与横结肠切断端的端端吻合。如为癌肿，为达到根治目的，要清除所属淋巴结。本术式适于乙状结肠、降结肠及结肠脾曲癌；已发生坏死的乙状结肠扭转；乙状结肠及降结肠的多发性憩室，尤其是合并憩室炎、出血及梗阻者。

左侧上腔静脉永存（persistent left superior vena cava） 见永存左上腔静脉。

左侧心前区导联（left precordial leads） V_5 和 V_6 导联，一种反映左心室外壁电活动的间接导联。该种导联心电图呈 qR、qRs 或 Rs 型。

左侧胸导 R 波递增不良（poor R wave progression in left chest leads） 左侧胸导 V_4、V_5、V_6 均呈 Rs 型，但 R 波渐小，且 $R_{V_4}>R_{V_5、V_6}$，S 波渐深。有时甚至 V_5、V_6 导联呈 rs 或 rS 型。这种情况可见于右室肥厚、右束支传导阻滞及预激综合征等。

左房室瓣（left atrioventricular valve） 其他名称：二尖瓣、僧帽瓣。附于左房室口周缘的两片近似三角形的瓣膜。借腱索连于乳头肌。按其所在位置分为前［尖］瓣、后［尖］瓣。其边缘和室间有腱索连于乳头肌。有阻止左心室的血液反流回左心房的作用。狭窄或闭锁不全，可引起循环障碍。

左房室瓣关闭不全（left atrioventricular valve insufficiency） 大多属风湿性，有半数以上合并左房室瓣狭窄。男多于女。在心尖区有响亮、高调、粗糙、Ⅲ级以上吹风样全收缩期杂音，向左腋下传导，同时有左心房、左心室增大，结合风湿病史，易于诊断。注意预防风湿热和感染性心内膜炎。治疗：洋地黄类药物对负荷过度的左心室有效；严重的需行人

Z

造瓣膜替换术。

左房室瓣脱垂综合征（left atrioventricular valve prolapse syndrome） 指左房室瓣在心缩期向左心房脱垂，伴有或不伴有左房室瓣关闭不全。常见症状有疲乏和呼吸困难、胸痛、心悸、眩晕。体型常为无力型。有收缩中-晚期喀喇音伴有或不伴有收缩晚期杂音。预防感染性心内膜炎。治疗：对症处理；重度宜进行瓣膜置换术。

左房室瓣狭窄（left atrioventricular valve stenosis） 大多属风湿性，明显左房室瓣狭窄多在风湿热后 2～10 年出现。多见于女性。诊断主要根据心尖区舒张期隆隆样杂音或伴舒张期震颤、第一心音亢进和肺动脉瓣区第二心音亢进。X线检查呈梨形心影。心电图出现左房室瓣型 P 波。既往如有风湿史更有助于确定诊断。预防风湿活动复发，或手术治疗。

左房心律（left atrial rhythm，LAR） 曾认为是起源于左房的房室交界处逸搏心律的特殊类型，现统称为房室交界处心律。起源于左心房内的异位心律。心电图特征性改变是 V₆（有时 V₅）导联房性 P′波倒置。如果起搏点在左房上部，则 Ⅱ、Ⅲ、aVF 的房性 P′波直立；在左房下部则 Ⅱ、Ⅲ、aVF 房性 P′波倒置；在左房后部，则 V₁ 导联 P′波呈圆顶尖峰型；在右房前部，则 V₁～V₆ 导联 P′波全部倒置。根据其自律性的不同，还可分别诊断为：过缓的左房逸搏或逸搏心律、左房逸搏、加速的左房逸搏等。左房心律多见于各种器质性心脏病。

左房型房内传导阻滞（left atrial block） 房间束发生的传导阻滞。

左房/主动脉比率（left atrium to aorta ratio） 正常人在超声心动图上此比率正常值为 0.99。马方综合征病人因主动脉根部明显增宽，此比率为 0.52 ± 0.12，较正常人明显减小。

左肺尖半月征（meniscus sign of apex of left lung） 在左上叶实变的背景下，肺尖出现半月形含气肺组织即为此征。是左上叶体积缩小的征象。

左冠状动脉（left coronary artery） 发自左主动脉窦的一条冠状动脉。较右冠状动脉短粗。经肺动脉起始部和左心耳之间，沿冠状沟向左前方行 5～10mm 后，分为前室间支和旋支。主要营养左、右心室前壁的一部分，室中隔前上 2/3，左心房、左心室外侧壁及后壁的一部分。其分支的闭塞可引起相应部位的心肌梗死。

左归丸（zuogui wan） 中医方剂。扶正剂（滋补肾阴的滋阴剂）。出自《景岳全书》。组成：熟地黄、山药、山茱萸、鹿角胶、龟甲胶、枸杞子、菟丝子、牛膝。功能补益肾阴。用于真阴不足、腰酸膝软、盗汗遗精、神疲口燥。脾虚便溏、胃弱痰多者慎用。

左归饮（zuogui decoction） 中医方剂名。《景岳全书》方。组成：熟地、山药、枸杞子、炙甘草、茯苓、山茱萸。功能补益肾阴。治真阴不足，症见腰酸遗泄、盗汗、口燥咽干、口渴欲饮、舌光红、脉细数者。

左后底房肌-室肌短路（posterior basal left atrio-ventricular pathway） 其他名称：奥纳尔束。房肌-室肌短路的一种。联系左心房后底部房肌与左心室底部室肌的纤维束，绕过房室结及室内传导系统。

左后分支传导阻滞（left posterior hemiblock，LPH） 左后分支传导阻滞后，激动首先从左前分支上使左心室前侧壁去极化，然后通过浦肯野纤维吻合支转向左下传到后分支区域，使左心室下壁去极化，造成偏向右下后方的最大向量。左后分支较粗，血供也丰富，不易出现传导阻滞，如发生，表示病变严重。

左加右束支传导中断（conductive interruption of left and right bundle branch） 心室漏搏的形式之一。心电图 P 波之后未能继发 QRS-T 波，若伴有逸搏，常为室性逸搏。希氏束电图显示 A 后有 H，但无 V，逸搏仅有 V，其前无 H，或 H-V 缩短。

左甲氧异丁嗪（methotrimeprazine） 见甲氧异丁嗪。

左甲状腺素（levothyroxine） 其他名称：优甲乐。人工合成的甲状腺激素类药物。用于克汀病、黏液性水肿、甲状腺素替代治疗。制剂：片剂。甲状腺毒症和对任何组成成分高敏感的病人禁用；糖尿病、心功能不全、有心肌病变者慎用。

左结肠动脉（left colic artery） 肠系膜下动脉供应结肠的分

支。发自肠系膜下动脉近端左侧壁，沿腹后壁左行，随即分为升、降二支，分布至横结肠右 1/3、结肠左曲和降结肠。

左金丸（zuojin wan） 其他名称：回令丸、黄连丸、回金丸。中医方剂。出自《丹溪心法》。疏肝和胃剂。组成：黄连、吴茱萸。功能清泻肝火、降逆止呕。用于肝火犯胃、脘胁疼痛、口苦嘈杂、呕吐酸水、不喜热饮。

左卡巴斯汀（levocabastine） 其他名称：立复汀。抗变态反应药（H₁ 受体阻断药）。用于季节性过敏性结膜炎和过敏性鼻炎。制剂：鼻喷剂。轻微头痛、鼻腔刺痛或烧灼感、嗜睡及口干等。过敏者禁用。孕妇避免使用。肾功能不全者慎用。

左利手（left handedness） 惯用左手。从事各项活动时，惯用左手的人远少于惯用右手的人。利手的起因很多，但基本上不外两类：遗传决定论和环境因素决定论。临床观察发现，左利手者比右利手者怀孕期更长并且分娩较困难，颅脑产伤可能同左利手关系密切。人们常把利手当作脑优势的外部标志，即左利手者语言优势脑是右半球，右利手者则是左半球。但近来发现，左利手者左脑语言优势的也占多数。所以利手同大脑两半球功能专门化的关系尚待研究。

左美丙嗪（levomepromazine，levoprome） 其他名称：甲氧异丁嗪、左甲氧异丁嗪。为吩噻嗪类衍生物。属镇痛药。镇痛作用为吗啡的 1/3，并有安定作用，无精神上及生理上的依赖性。适用于癌症、胆囊炎、骨折等疾病及手术后止痛。老人及心脏病病人慎用。早产病人禁用。

左前分支传导阻滞（left anterior hemiblock，LAH） 激动传入左束支时不能传入左前分支，仅沿左后分支下传，产生向下偏右前的初始向量，然后激动同时向右心室、左心室下壁和心尖部传导，综合向量指向左下方，最后通过浦肯野纤维网的吻合支逆行传向左前分支分布区，造成了最后的指向左上后方的最大向量。心向量图示额面向量逆钟向运行。

左室电图（left ventricular electrogram） 心室电图的一种。V 波振幅很大，多呈 QS 型，T 波大多倒置。是左室的去极化和复极化向量方向完全背着探查电极所致。

左室梗死（left ventricular infarction） 一般所称的"心肌梗死"。

左室支架硬化症（Lev disease） 其他名称：列夫病。指室内传导束附近的左室支架（包括中心纤维体、室间隔膜部、室间隔肌部的顶部、二尖瓣环、主动脉瓣环）的纤维化或钙化。由于纤维化或钙化的支架组织压迫附近的传导束，以致产生各种类型的心室内传导阻滞。

左束支传导阻滞（left bundle-branch block，LBBB） 从房室束下传的激动不能传入左束支，仅沿右束支下传，然后缓慢地通过室间隔（约需 0.04s）激动左侧室间隔和左心室，使间隔激动与正常方向相反。同时，左心室外壁激动延迟。诊断主要依靠心电图，临床可有第二心音的反常分裂或有收缩期前奔马律。治疗：处理病因。

左外侧导联（left exterior side leads，left group leads） 其他名称：左组导联。即对向左室侧壁及心尖的导联。包括额面的 Ⅰ、Ⅱ导联及横面的 V₅、V₆ 导联。

左位心（levocardia） 心脏转位的病人，有的心脏仍在左胸，心尖也仍指向左侧，心腔间关系可与正常者相同，也可形成右旋性右位心的镜中像。无需治疗。

左心发育不全综合征（hypoplastic left heart syndrome） 一组先天性心脏病。特点为左心腔狭小，主动脉口或二尖瓣口狭小或闭锁，有的可伴有升主动脉变小，也可并发其他畸形。多数于出生后数小时至数日即可发生心力衰竭，绝大多数在生后 3 个月内死亡。

左心房（left atrium） 位于右心房的左后方的心腔。构成心底的大部，是 4 个心腔最靠后的部分。其前方有升主动脉和肺动脉，后方隔着心包与食管相毗邻。有一个向前的锥形突出为左心耳。后部两侧各有 2 个肺静脉口，接受肺静脉含氧的血液。在左右心房之间有房间隔，如有缺损，则左右心房直接沟通，造成动、静脉血混合。

左心房肥大（left atrial hypertrophy） 左心房压力或容量负荷过重引起的左心房肥大、扩张及兴奋传导障碍。心电图特征是：①P 波增宽，常在 Ⅰ、Ⅱ、aVR、aVL 导联 P 波 ≥0.12s；②P 波多呈双峰，第 2 峰大于第 1 峰，峰间距 >0.04s；③V₁ 导联 P 波终末向量（Ptf V₁）负值增大；

④常伴有右室肥厚；⑤常伴发房性快速心律失常。上述 P 波改变有时称二尖瓣型 P 波。

左心房黏液瘤（left atrial myxoma）　最常见的左心房原发性肿瘤之一。临床常因体位变动肿瘤阻塞二尖瓣口，引起间歇性二尖瓣口狭窄的症状和体征，重者有晕厥，甚至猝死。松脆的黏液瘤脱落可反复发生周围动脉或脑血管栓塞。超声心动图、放射性核素血池显像等有助于诊断。手术治疗效果良好。

左心房黏液瘤摘除术（myxoma enucleation from left atrium）　在低温及体外循环下切开左心房，随后切除黏液瘤的手术。黏液瘤取出后须反复冲洗左心房腔，以避免黏液瘤块进入体循环引起栓塞。

左心房心律（left atrial rhythm）　起源于左心房的特殊传导纤维的异位心律。临床上少见。见左房心律。

左心房增大的食管受压征象（esophageal compression sign of right atrial dilatation）　左心房增大时的主要 X 线征象之一。大多数情况下食管向右后方或后方移位。食管受压程度与左心房增大程度成正比。常按严重程度分为 3 度。Ⅰ度：左心房轻度增大时在充满钡剂的食管上仅见其前壁受压。Ⅱ度：左心房中度增大时食管前后壁均受压并向后移位。Ⅲ度：左心房重度增大时食管明显后移，且部分与脊柱重叠。

左心房大征象（left atrial enlargement）　放射性征象。左心房增大的主要原因是：风湿性心脏病二尖瓣狭窄、先天性心脏病动脉导管未闭、室间隔缺损及左心室衰竭等。左心房增大的顺序依次是向后、右、左、上等 4 个方向增大，并引起食管向后受压移位，心右缘双弓影，心缘左心耳突出构成第三心弓以及左主支气管受压抬高等征象。

左心室（ventriculus sinister cordis）　位于右心室左后下方的心室。壁比右心室厚，腔呈圆锥形，底部有左房室口和主动脉口。在房室口周缘有左房室瓣（二尖瓣），可防止血液逆流回左心房，主动脉口周缘有 3 个半月形的主动脉瓣，能防止血液逆流回左心室。在左右心室之间有室间隔，互不相通，如有缺损，则左心室的血液直接进入右心室，扰乱正常血液循环。

左心室波形（left ventricular wave form）　对向左心室壁侧的 V_5、V_6 导联所呈现的 qR、qRs 及 Rs 型波。

左心室肥厚（left ventricular hypertrophy，LVH）　左心室壁包括室间隔因负荷过重引起的肥厚扩张。心电向量图上，QRS 环体增大，增大的部位主要向左后方，QRS 时间略有延长。心电图特征是 QRS 波群电压增高；心电轴左偏；QRS 波群及室壁激动的时间延长；ST-T 改变等。

左心室肥厚劳损（left ventricular hypertrophy and strain）　当左心室肥厚不仅有 QRS 波群电压增高，而且有 ST-T 改变时，称为左心室肥厚劳损。多见于左心室收缩期负荷过重。

左心室高电压（high voltage from left ventricle）　心电图检查的一种征象。无左心室肥大病因，仅在心电图的 V_5、V_6、Ⅰ、aVL 导联上，出现 QRS 波群电压增高，且无 ST-T 改变者。临床上病人多无症状。

左心室劳损（left ventricular strain）　以 ST-T 变化为特征的心电图改变。心电图表现为Ⅰ、aVL 及 V_5、V_6 导联呈凸面向上的 ST 段下降，T 波正、负双相，ST-T 二者融合似波浪形，左侧心前区导联无异常增高的 R 波，也无 QRS 波群时间及室壁激动时间的延长。上述导联中，若 T 波直立，其高度<1/10R，也可判断为左心室劳损。

左心室射血时间（left ventricular ejection time，LVET）　通过记录颈动脉搏搏图方法测得的从颈动脉内压力升高开始至降中峡之前的时间。

左心室收缩期负荷过重（left ventricular systolic overload）　其他名称：左心室压力负荷过重。由于左心室射血阻力增高所致的收缩期负荷过重。心电图表现为 V_5、V_6 导联 R 波异常增高，Q 波通常<0.2mV，并伴有 ST 段下移与 T 波低平或倒置，这种图形相当于左心室肥厚伴劳损。常见于主动脉瓣狭窄及高血压心脏病等。

左心室舒张期负荷过重（left ventricular diastolic overload，left ventricular pressure overload，left ventricular capacitance overload）　其他名称：左心室容量负荷过重、左心室压力过重。因左心室回流血量多，使其舒张期血容量明显增加，

而使左心室显著扩大。心电图表现为 V_5、V_6 导联 R 波电压增高，ST 段上移，T 波高耸直立及室壁激动时间延长。见于主动脉瓣关闭不全、二尖瓣关闭不全、室间隔缺损及动脉导管未闭等疾病。

左心室条束（cords of left ventricle）　左心室腔内的一些非附着于瓣膜的纤维条索样结构。心脏超声检查是其无创性检查的特异性手段，高质量的二维超声可提示其起始部位、走向和数目等情况。左心室条束与室性期前收缩的发生有密切关系。有人认为其存在部位与室性期前收缩的频度有关。其引起期前收缩的机制可能是舒张晚期对左心室的牵拉作用使左心室变形，刺激心室肌而引起期前收缩。

左心室-右心房沟通（left ventricular-right atrial communication）　少见的先天性心脏病。实为特殊类型的室间隔缺损。表现有发育不良、心悸、气短、咳嗽、乏力、肺部感染等症状；晚期出现发绀。听诊胸骨左缘 2、3 肋间有响亮收缩期杂音。选择性左心室造影可确立诊断。治疗：直视下修补术。

左心衰竭（left heart failure）　其他名称：左心功能不全。由左心功能不全、排血量不能满足器官及组织代谢需要以及小循环淤血而出现的综合征。表现为心慌气急、端坐呼吸、咳粉红色泡沫样痰、两肺呈干湿性啰音等。多见于高血压、冠心病、中毒性心肌炎。治疗见心力衰竭。

左旋多巴（levodopa，L-dopa）　其他名称：左多巴。抗震颤麻痹药。用于原发性帕金森病、脑炎后及动脉粥样硬化性帕金森综合征、肝性脑病。制剂：片剂。治疗初期多数病人有恶心、呕吐、厌食；用药 3 个月后出现不安、失眠、幻觉、焦虑、噩梦、躁狂及妄想；尚有直立性低血压、心律失常；口、舌、唇部不自主异常运动；尿频、尿潴留、尿失禁。消化性溃疡、高血压、精神病、糖尿病、心律失常及闭角型青光眼病人禁用。严重肝、肾、心血管及肺部疾患病人慎用。哺乳期妇女不宜用，孕妇避免应用。

左旋氯甲箭毒（L-curine methiodide）　其他名称：氯二甲箭毒。肌松剂。防己科植物海南轮环藤中提出的左旋箭毒碱经氯甲基化而成的季胺生物碱。淡黄色结晶性粉末，味苦，易溶于水。具有较强的肌松作用。用于手术需要充分肌肉松弛或控制呼吸的病人。

左旋咪唑（levamisole，levasole，L-tetramisol）　①驱肠虫药。用于驱蛔虫、钩虫、蛲虫等，也用于丝虫病。制剂：盐酸左旋咪唑片剂。偶见流感样症状及头晕、恶心、呕吐、食欲减退、腹痛、发热嗜睡、乏力、皮疹、发痒等。个别病人可出现白细胞减少、剥脱性皮炎及肝功能障碍。肝肾功能不全、肝炎活动期病人慎用；妊娠早期病人禁用。②免疫增强剂。可用于各种病原体引起的复发性和慢性感染、原发性免疫缺陷病及类风湿性关节炎、红斑狼疮等自身免疫病，也可用于恶性肿瘤的辅助治疗。对肺癌、乳腺癌、急性髓性白血病有效，在手术、化疗、放疗后用药，可巩固疗效，减少复发。

左旋心（levoverted heart）　心脏的主要部分及心尖在左胸，其长轴指向左下，而内脏有部分或完全的反位或异位。

左氧氟沙星（levofloxacin）　其他名称：奥维丽、可乐必妥、来立信。合成的第 4 代喹诺酮类抗菌药（细菌 DNA 促旋酶抑制剂）。用于呼吸道、尿路、生殖器、肠道、外伤、皮肤软组织、妇科、耳鼻喉、口腔等感染。制剂：片剂、注射剂。个别可出现血尿素氮、血清转氨酶、总胆红素上升等；有时还可出现恶心、呕吐、腹部不适、食欲减退等症状。过敏者、孕妇禁用。肾功能不全、老年人慎用。

佐恩综合征（Zoon syndrome）　病理可见浆细胞浸润和含铁血黄素沉着的一种慢性非特异性龟头炎。中老年男性常见。表现为龟头无痛性斑块，表面平滑发亮、潮湿，有红辣椒粉样点彩。可应用地塞米松软膏治疗。

佐剂（adjuvant）　其他名称：免疫佐剂。同抗原一起或预先注射到机体，能增强机体对该抗原的免疫应答或改变免疫应答类型的物质。种类很多，主要有明矾、氢氧化铝、卡介苗死菌等。由石蜡油与羊毛脂组成的弗氏佐剂用于动物实验。佐剂改变了抗原的物理性状，延长了抗原的作用时间，使其易被巨噬细胞吞噬，对巨噬细胞、淋巴细胞有刺激作用。佐剂可提高抗原物质免疫原性，因而可提高免疫应答反应，增

加抗体滴度。②协助主药起作用的药物。

佐林格-埃利森综合征（Zollinger-Ellison syndrome）　其他名称：卓-艾综合征、胃泌素瘤-胰源性溃疡综合征。是由 δ 细胞所组成而不产生胰岛素的胰岛细胞瘤，同时伴有顽固性胃、十二指肠溃疡。病人胃液分泌过多，空腹胃液量常达 2～3L，胃酸浓度也增高。部分病人还伴有腹泻、脑垂体、肾上腺、甲状腺瘤或增生。治疗：对症处理；手术切除胃泌素瘤。

佐藤吉综合征（Satoyoshi syndrome）　其他名称：进行性肌痉挛-脱毛-腹泻综合征。病因未明的以全身肌痉挛、全身脱毛、腹泻为典型表现的综合征。6～15 岁发病，女性多见。除上述典型表现外，还可出现闭经、腹痛、糖代谢障碍等异常，X 线见骨骺线被破坏。治疗：对症处理，丹曲林疗效尚可。

佐细胞（accessory cell）　在免疫应答过程中辅佐 T、B 细胞产生抗体和致敏 T 细胞的一类免疫细胞，这类细胞表面有丰富的主要组织相容性复合体（MHC）Ⅱ类抗原表达是其特征。它们的主要功能是向 T 细胞呈递抗原。这类细胞包括单核细胞、巨噬细胞、树突状细胞、皮肤的朗格汉斯细胞等。

作业疗法（occupational therapy，OT）　一种主动的功能锻炼，通过选用有适当难度的、有目的或有实用意义的活动进行系统练习，以恢复残疾人的实用活动功能。方法有：日常生活活动能力训练、家务活动训练、职业技巧训练、工艺、园艺、文艺治疗、教育性活动等。

作业能力（work capacity，WC）　劳动者在从事各项生产劳动过程中完成该项工作的能力，也就是在不改变作业的质量指标的条件下，尽可能长时间地维持一定作业水平的能力。在以体力劳动为主的作业中，作业能力可用劳动生产率来表示。目前除采用产量和持续时间作衡量的指标外，还应以产品的质量来加以衡量。在以脑力劳动为主的工作中，尚未找到能确切表示其作业能力的具体指标。

坐板疮（furuncle at buttock）　生于臀部的疖疮。治疗：外敷硫磺鱼石脂软膏、三圣散。脓肿形成后可切开排脓。病情较重或有发热者全身用磺胺药或抗生素。

坐高（sitting height）　指由头顶至坐骨结节的长度。坐高的增长代表头头长和脊柱的增长情况。3 岁以下小儿用卧量床测坐高（称为顶臀长）。3 岁以上小儿坐于坐高计凳上，大腿靠拢紧贴凳面与躯干成直角，两脚平放，移下头板与头顶接触，读数。因学龄期尤其是青春期的增高主要是下肢增长，所以坐高占身高的百分数随年龄增加而降低。

坐骨（ischium）　位于髋骨的后下部，可分为坐骨体和坐骨支两部分。坐骨体构成髋臼的后下段，坐骨支与耻骨上下支围成闭孔。

坐骨肛门窝（ischioanal fossa，ischiorectal fossa）　位于肛管的两侧，略似尖朝上、底朝下的锥形间隙。窝尖由盆膈下筋膜与闭孔筋膜会合而成，窝底为肛门三角区的浅筋膜及皮肤。窝内充满脂肪，此窝为肛门周围脓肿的好发部位。

坐骨肛门窝脓肿（ischiorectal abscess）　肛管直肠周围脓肿。由肛腺感染扩散到坐骨直肠间窝而成。脓肿范围深而广。患侧持续性疼痛，坐立不安，也可有发热、寒战、反射性排尿困难。直肠指检，有压痛性肿块，有波动感。如不及时切开，脓肿多向下穿入肛管周围间隙，再由皮肤穿出，形成高位肛瘘。治疗：早期手术。先穿刺抽出脓液后，在该处切开排脓。

坐骨结节骨折（fracture of ischial tuberosity）　多为撕脱性骨折。常见于跨栏、撑竿跳及杂技演员进行剧烈运动时，坐骨结节被腘绳肌（股二头肌、半腱肌、半膜肌）所撕脱，并向下、前、外侧移位。坐位、活动时疼痛；坐骨结节部压痛，

屈髋伸膝时疼痛加重，屈位时则减轻。X 线检查可确诊。治疗：屈膝、髋伸直、外旋或轻度外展位卧床 3～4 周；不愈者可考虑手术治疗。

坐骨结节滑囊炎（synovitis of ischiac tubercle）　坐骨结节滑囊积液、肿胀和炎症反应。可由创伤、感染、化学刺激等引起。主要临床表现为坐下时疼痛，臀肌收缩时也可产生疼痛并放射至臀部。有的出现坐骨神经痛症状。坐骨结节部肿胀、压痛明显。治疗：①创伤性急性期应休息，减少压力，理疗或穿刺放液并注入康安奈德；慢性期影响功能者手术治疗。②化脓性应用抗生素及切开引流。③结核性者抗结核，行滑囊切除术。

坐骨结节间径（intertuberous diameter）　两侧坐骨结节内侧面的距离。为骨盆出口横径。平均长约 9cm。如小于 8cm，正常足月胎儿娩出时头须后移，故必须加测出口后矢状径。二者之和必须超过 15cm。

坐骨神经（sciatic nerve）　骶丛最大的分支。经梨状肌下孔出骨盆，于坐骨结节和大转子间下行，发支分布于大腿后群肌后，近腘窝上角处分为胫神经和腓总神经，分布于小腿和足部肌及皮肤。坐骨神经支配股后部肌群。胫神经的肌支支配小腿后面浅、深层的屈肌和足底肌，皮支分布于小腿后面和足底的皮肤。腓总神经的肌支支配小腿前群、外侧群和足背肌，皮支分布于小腿外侧、足背及趾背的皮肤。

坐骨神经麻痹（ischioparalysis，sciatic nerve paralysis，paralysis of the sciatica）　由于坐骨神经损伤所导致的肌肉运动障碍。多由外伤所致。在其高位损伤时，表现为大腿不能外旋，膝关节不能屈曲，同时伴有胫神经、腓总神经麻痹的症状。

坐骨神经损伤（injury of ischiadic nerve，injury of sciatic nerve）　由坐骨神经受损引起的神经功能障碍。可出现大腿外旋困难、膝关节屈曲障碍，以及足和足趾的运动障碍，足呈轻度下垂，大腿后部、小腿及足部诸肌出现肌萎缩等。可出现大腿后面感觉减低或丧失，小腿外侧、足背、足趾及足跖部的感觉障碍等。

坐骨神经痛（sciatica，ischialgia，sciatic neuralgia）　指沿坐骨神经分布的从腰、臀部经大腿后、小腿外侧引至足部外侧的疼痛。分为根性和干性坐骨神经痛。痛往往自腰部开始，沿坐骨神经分布放射，臀部和大腿后部最明显。直腿抬高试验阳性。根据疼痛的部位和性质、疼痛加剧和缓解因素，压痛点、牵引痛及跟腱反射减弱或消失等可诊断。应从病因和病症两方面进行治疗。

坐骨神经阻滞（sciatic nerve block）　将麻醉药注射于坐骨神经干周围，从而麻醉该神经分布区。方法为：于股骨大转子及髂后上棘作一连线，在此线中点向下，作一 3cm 长垂线，其终点相当于坐骨神经走行处，于该点穿刺寻觅到下肢异感后，即注入局麻药。适用于大腿后面及足部手术。

坐卧体位试验（sitting-horizontal postural test）　一种心电图负荷试验。受检者反复交替做平卧及起坐运动 10min 后查心电图。最显著的变化是Ⅰ、Ⅲ、aVF 导联 ST 段下降，T 波倒置，V_5～V_7 也可有明显改变。可作为运动、缺氧负荷或饱餐等试验的辅助诊断方法。

坐珠达西（zuozhu daxi）　藏药名。疏肝、健胃、清热、消肿剂。组成：寒水石、石灰华、天竺黄、船形乌头、西红花、肉豆蔻、草果、熊胆、牛黄、麝香等。用于"木布"病迁延不愈，胃脘嘈杂、灼痛，肝热痛，消化不良，呃逆，吐泻胆汁、坏血和烟汁样物，急腹痛，黄水病，脏腑痞瘤，食物中毒以及陈旧内科疾病，浮肿等。服药期间忌用酸、腐、生冷、油腻食物。

座位（locus）　见基因座。

英中文索引

炎 400

acute suppurative esophagitis 急性化脓性食管炎 401

acute suppurative gastritis 急性化脓性胃炎 401

acute suppurative tenosynovitis 急性化脓性腱鞘炎 400

acute suppurative thyroiditis 急性化脓性甲状腺炎 400

acute suppurative tonsillitis 急性化脓性扁桃体炎 400

acute thrombosis of deep vein of lower limb 急性下肢深静脉血栓形成 404

acute thrombosis of deep vein of upper limb 急性上肢深静脉血栓形成 403

acute thyroiditis 急性甲状腺炎 401

acute toluene poisoning 急性甲苯中毒 401

acute tonsillitis 急性扁桃体炎 397

acute toxic bacillary dysentery 急性中毒型细菌性痢疾 406

acute toxic encephalopathy 急性中毒性脑病 406

acute toxicity test 急性毒性试验 398

acute toxic test of drug 药物急性毒性试验 1038

acute tracheobronchitis 急性气管-支气管炎 402

acute transformation phase of chronic granulocytic leukemia 慢性粒细胞白血病急变期 575

acute transient psychosis 急性一过性精神病 406

acute ulcer of vulva 急性外阴溃疡 404

acute upper respiratory tract infection 急性上呼吸道感染 403

acute urinary retention 急性尿潴留 402

acute viral infection 急性病毒感染 397

acyanotic congenital cardiovascular disease 无发绀型先天性心血管病 899

acyl carrier protein 酰基载脂蛋白 933

acyl CoA synthetase 脂酰辅酶 A 合成酶 1137

acyl coenzyme A cholesterol acyl transferase 脂酰辅酶 A 胆固醇脂酰转移酶 1137

acyl-coenzyme A dehydrogenase 脂酰辅酶 A 脱氢酶 1137

acyl-coenzyme A synthetase 脂酰辅酶 A 合成酶 1137

N-acylsphingosine deacylase N-脂酰鞘氨醇酶 1137

acyl transferase 脂酰转移酶 1137

AD 阿尔茨海默病 1
常染色体显性遗传病 97

adalat 心痛定 964

adamantinoma of long bone 长骨釉质瘤 91

Adams-Stokes syndrome 奥-斯综合征 16

adaptation 适应 798

adaptation level 适应水平 798

adaptive enzyme 适应酶 798

adaptive hypertrophy 适应性肥大 798

adaptive immunity 适应性免疫 799

ADCC 抗体依赖细胞介导的细胞毒作用 492

addiction 成瘾 104

Addis count 艾迪斯计数 8

Addison disease 阿狄森病 1
艾迪生病 7

Addison face 艾迪生面容 7

Addison planes 艾迪生平面 8

Addison point 艾迪生点 7

Addison test 艾迪生试验 8

additional loop 附加环 257

additive 附加剂 257

additive effect 相加作用 939

adductor canal 收肌管 802

adductor longus 长收肌 91

adductor magnus 大收肌 137

ADEM 急性播散性脑脊髓炎 397

ademetionine 腺苷蛋氨酸 937

adenine 腺嘌呤 938

adenine phosphate 维生素 B_4 880

adenine phosphoribosyl transferase 腺嘌呤磷酸核糖转移酶 938

adenocarcinoma 腺癌 937

adenocarcinoma of appendix 阑尾腺癌 511

adenocarcinoma of the salivary gland 涎腺腺癌 934

adenofibroma of breast 乳房纤维腺瘤 723

adenohypophysis 腺垂体 937

adenoid cystic carcinoma of the salivary gland 涎腺腺样囊性癌 934

adenoid face 腺样体面容 938
增殖体面容 1119

adenoid hypertrophy 腺样体肥大 938

adenoiditis 腺样体炎 938
增殖体炎 1119

adenoid vegetation 腺样体增殖 938

adenolymphoma of the salivary gland 涎腺淋巴瘤 934

adenoma 腺瘤 938

adenoma canceration 腺瘤癌变 938

adenoma of larynx 喉腺瘤 350

adenoma of liver 肝腺瘤 280

adenoma of stomach 胃腺瘤 892

adenoma sebaceum 皮脂腺瘤 657

adenomatoid odontogenictumor 牙源性腺瘤样瘤 1014

adenomyoma 腺肌瘤 938

adenomyosis of uterus 子宫腺肌病 1178

adenosine 腺苷 937

adenosine disodium triphosphate for injection 注射用三磷酸腺苷二钠 1168

adenosine kinase 腺苷激酶 937

adenosine phosphate 双丁酰环磷腺苷 813

adenosine triphosphatase 腺苷三磷酸酶 937

adenosine triphosphate 三磷酸腺苷 735
腺苷三磷酸 937

adenosis of colon 大肠腺瘤 133

adenosis of vagina 阴道腺病 1070

adenosquamous carcinoma 腺鳞癌 938

adenoviral pneumonia 腺病毒性肺炎 937

adenovirus 腺病毒 937

adenoviruses infection 腺病毒感染 937

adenovirus gastroenteritis 腺病毒胃肠炎 937

adenylate cyclase 腺苷酸环化酶 938

adenylosuccinate 腺苷酸基琥珀酸 938

adenylosuccinate synthetase 腺苷酸代琥珀酸合成酶 937

adenylosuccinate lyase 腺苷酸代琥珀酸裂解酶 938

adenylosuccinic acid 腺苷酸代琥珀酸 937

adenylyl kinase 腺苷酰激酶 938

adenylyl transferase 腺苷酰转移酶 938

adequate stimulus 适宜刺激 798

ADH 抗利尿激素 491

ADHD 注意缺陷多动障碍 1169

adhesion 粘连 1120

adhesion of cervical and uterine cavity 宫颈宫腔粘连 304

adhesion of nasal mucosa 鼻腔黏膜粘连 47

adhesion of tendon 肌腱粘连 387

adhesive intestinal obstruction 粘连性肠梗阻 1120

adhesive placenta 胎盘粘连 835

adhesive plaster 橡皮膏 941

adhesive plaster agent 橡皮膏剂 941

adhesive rehmannia 地黄 165

adhesive tympanitis 粘连性中耳炎 1120

ADI 每日允许摄入量 585

Adie syndrome 艾迪综合征 8

adiphenine 阿地芬宁 1

adipheninum 解痉素 455

adipocere 尸蜡 778

adipocyte 脂肪细胞 1137

adipokinetic action 脂肪动员作用 1136

adiponectin 脂连蛋白 767

adipose cell 脂肪细胞 1137

adipose gynism 女性特征肥胖症 641

adipose pad of buccal mucosa in newborn 蟾蜍子 842

adipose tissue 脂肪组织 1137

adiposis dolorosa 痛性肥胖病 857

adiposuria 脂肪尿 1136

adjunctive respiratory muscle 辅助呼吸肌 256

adjusting the finger position 布指 81

adjustment disorder 适应障碍 799

adjuvant 佐剂 1193

administration by gavage 灌胃法 325

admittance cardiogram 心导纳图 953

adolescence 青春期 690

adolescent 少年 747

adolescent growth delay 青春期性发育延迟 690

adolescent hypothalamus syndrome 青春期下丘脑综合征 690

Adolf Schmidt syndrome 施密特(A)综合征 780

adoniside 冰凉花苷 63

adonis poisoning 福寿草中毒 255

adoptive immunity 过继免疫 330

adoptive immunotherapy 免疫过继疗法 595

ADPKD 常染色体显性遗传多囊肾病 97
成人型多囊肾病 103

ADR 药物不良反应 1037

adrenal cortex 肾上腺皮质 762

adrenal cortical hormone 肾上腺皮质[激]素 762

adrenal cortical hyperplasia 肾上腺皮质增生症 762

adrenal crisis 肾上腺危象 763

adrenal cyst syndrome 肾上腺囊肿综合征 762

adrenal gland 肾上腺 762

adrenal incidentaloma 肾上腺偶发瘤 762

adrenaline 肾上腺素 762

adrenal medulla 肾上腺髓质 763

adrenal medulla hormone 肾上腺髓质激素 763

adrenal tumor of ovary 卵巢肾上腺样细胞瘤 556

adrenergic 拟肾上腺素药 622

adrenergic dependent LQTS 肾上腺素能依赖性长 Q-T 间期综合征 763

adrenergic nerve 肾上腺素能神经 762

adrenergic receptor 肾上腺素能受体 762

adrenobazone 肾上腺色腙 762

adrenoceptor 肾上腺素受体 763

adrenocortical carcinoma 肾上腺皮质癌 762

adrenocortical hormones 肾上腺皮质激素类

762

adrenocortical hyperfunction 肾上腺皮质功能亢进症 762

adrenocortical hyperplasia 肾上腺皮质增生症 762

adrenocorticotropic hormone 促肾上腺皮质激素 127

adrenogenital syndrome
肾上腺生殖综合征 762
肾上腺性征综合征 763

adrenoleukodystrophy 肾上腺脑白质营养不良 762

adrenomimetic poisoning 拟肾上腺素药物中毒 623

adrenoreceptor blocker 肾上腺素受体阻滞药 763

adrenosen 安特诺新 10

adriamycin 阿霉素 2

adrogeron 烟胺羟丙茶碱 1019

Adson sign 埃德松征 5

Adson test 爱德生试验 9
斜角肌压迫试验 951

adsorbed blood purifier 吸附型血液净化器 909

adsorbed cholera vaccine 吸附霍乱菌苗 909

adsorbed purified diphtheria toxoid 吸附精制白喉类毒素 909

adsorbed purified tetanus toxoid 吸附精制破伤风类毒素 909

adsorption 吸附 908

adult acute laryngitis 成人急性喉炎 103

adult adenohypophyseal hypofunction 成年人腺垂体功能减退症 103

adult amyosthenia 成年肌无力 103

adult hypertrophic pylorostenosis 成人肥厚性幽门狭窄 103

adult hypothyroidism 成年型甲状腺功能减退症 103

adult onset Still disease 成人[起病]斯蒂尔病 103

adult respiratory distress syndrome
成人呼吸窘迫综合征 103
成人呼吸窘迫综合征 103

adult T cell leukemia/lymphoma 成人T细胞白血病/淋巴瘤 103

advanced A-V block 高度房室传导阻滞 28

advanced life support 高级生命支持 288

advanced schistosomiasis 晚期血吸虫病 873

adverse drug reaction 药物不良反应 1037

adverse rise of chong channel 冲气 109

adverse rise of visceral energy 678

adverse rising of lung energy 上气 745

adverse rising of stomach energy due to fluid retention 水逆 818

AECOPD 慢性阻塞性肺疾病急性加重期 578

Aedes 伊蚊[属] 1045

Aëdes aegypti 埃及伊蚊 6

Aedes albopictus 白纹伊蚊 24

AEP 急性嗜酸性粒细胞性肺炎 403

aeration 曝气法 672

aerobe 需氧菌 986
需氧生物 986

aerobic bacteria 需氧菌 986

aerobic dehydrogenases 需氧脱氢酶 986

aerobic exercise 有氧运动 1092

aerobic glycolysis 有氧糖酵解 1092

Aeromonas hydrophila 亲水气单胞菌 689

aero otitis media 航空性中耳炎 336

aerosol 气雾剂 678

aerosol immunization 气雾免疫 678

Aerosol Isoprenalini Compsoitum 愈喘气雾剂 1101

aerosol of microorganism 微生物气溶胶 877

Aerosolum Isoprenalini Compositum 复方异丙肾上腺素气雾剂 263

Aerosolum Isoprenalini Hydrochloridi 〔盐酸〕异丙肾上腺素气雾剂 1023

Aerosolum Olei Argyi 艾叶油气雾剂 8

Aerosolum Olei Cymbopogonis 芸香草油气雾剂 1110

Aerosolum Physochlainae 华山参雾剂 362

aerotitis media 航空性中耳炎 336

AES 原子发射光谱法 1107

aescine 七叶皂苷 673

aestates 晒斑 741

aesthetic feeling 美感 585

aesthetic medicine 美容医学 586
医学美容学 1046

aesthetic therapy by cupping 拔罐美容 21

aesthetic therapy by moxa stick 艾条灸美容 8

aethylis chloridum 氯乙烷 555

affection 情感 693

affection of kidney by cold dampness 肾著 767

affective disorder 情感疾病 694
情感障碍 694

affective psychosis 情感性精神病 694

afferent limb 向心支 940

afferent loop syndrome 输入袢综合征 809

afferent neuron 传入神经元 118

affinity chromatography 亲和层析 689

afforestation 绿化 551

aflatoxin 黄曲霉毒素 372

aflatoxin poisoning 黄曲霉[毒]素中毒 373

AFP 甲胎蛋白 423

African trypanosomiasis 非洲锥虫病 228

after cataract 后发性白内障 351

afterimage 后像 352

after load 后负荷 351

after loader 后装治疗机 352

afterloading system for intracavitary radiotherapy 腔内放射治疗后装机 685

after pains 儿枕 203

afterpains 产后痛 89

after potential 后电位 351

AG 阴离子隙 1072

Ag 抗原 493

AgⅡ 血管紧张素Ⅱ 991

AGA 变应性肉芽肿性血管炎 58

agalactia 缺乳 701

agammaglobulinemia 丙种球蛋白缺乏症 65

age adjustment 年龄调整 624

agenesis 生育功能障碍 775

agent 因子 1067

age stage of child 儿童年龄分期 202

age staging of childhood 小儿年龄分期 946

agglomeration 附聚[作用] 257

agglutination 凝集反应 635

agglutinin 凝集素 635

agglutinogen 凝集原 635

aggressive NK cell leukemia 侵袭性NK细胞白血病 689

aging 衰老 812

agitated depression 激越性抑郁症 395

agonal electrocardiogram 濒死心电图 63

agonal stage 濒死期 62

agonal trauma 濒死伤 63

agonal ventricular beat 濒死性室性心搏 63

agonist 激动剂 394
兴奋剂 974

agony 濒死期 62

agoraphobia 广场恐惧症 327

agranulocyte 无粒白细胞 901

agranulocytosis 粒细胞缺乏症 527

agraphia 失写[症] 779

A/G ratio 血清白蛋白/球蛋白比值 997

agricultural chemical 化学农药 360

agricultural chemical pollution 农药污染 638

agricultural environmental pollution 农业环境污染 638

agricultural environmental protection 农业环境保护 638

agricultural pollution source 农业污染源 639

agricultural waste 农业废弃物 638

agricultural waste water 农业污水 639

agrimophol 鹤草酚 342

agrypnocoma 睁眼昏迷 1129

agyria 无脑回畸形 901

AHG 凝血因子Ⅷ 636

AHNE 急性出血性坏死性肠炎 398

AHVS 肺泡低通气综合征 236
肺泡通气不足综合征 237

ahylysantinfarctase 蝮蛇抗栓酶 270

AI 禽流感 690

AIA 阿司匹林哮喘 4

aicamin 阿卡明 1
奥拉米特 15

Aidi zhusheye 爱迪注射液 9

AIDP 急性炎症性脱髓鞘性多发性神经病 405

AIDS 艾滋病 8
获得性免疫缺陷综合征 382

AIDS of ear-nose-throat 耳鼻咽喉艾滋病 203

AIDS-related complex 艾滋病相关综合征 8

aifu nuangong wan 艾附暖宫丸 8

AIH 自身免疫性肝炎 1182

AIHA 自身免疫性溶血性贫血 1182

AILD 自身免疫性肝病 1182

AIMAH 促肾上腺皮质激素非依赖性双侧肾上腺大结节增生 127

aim of oxygen therapy 氧疗目标 1034

AIN 骨间掌侧神经受压综合征 313
急性间质性肾炎 401

ainhum 箍趾病 308

AIP 自身免疫性胰腺炎 1182

air and droplet transmission 空气飞沫传播 499

air borne transmission 经空气传播 462

air bronchogram 空气支气管征 499

air conditioning 空气调节 499

air conduction 空气传导 499
气导 676

air embolism 空气栓塞 499
气体栓塞 678

air environment 大气环境 136

airflow noise 气流噪声 676

air pollutant 大气污染物 137

air pollution 大气污染 137
空气污染 499

air pollution chemistry 大气污染化学 137

air pollution control engineering 大气污染防治工程 137

air pollution forecasting 空气污染预报 499

air pollution index 空气污染指数 499

air pollution monitoring 大气污染监测 137

air purification by plants 植物净化 1142

Batchelor osteotomy　贝氏截骨术　39

batch number　批号　653

Bateri qiweiwan　巴特日七味丸　20

Batiston sign　巴季斯通征　19

batroxobin　巴曲酶　20

Batten-Mayou syndrome　少年型家族性黑矇性痴呆　747

Batten-Turner muscular dystrophy syndrome　巴-特肌营养不良　20

battered buttocks syndrome　击臀综合征　385

Battle sign　巴特尔征　20

batyl alcohol　鲨肝醇　741

Bauer sign　鲍尔征　36

Bauer test　鲍尔试验　36

baxie　八邪　18

bazhen decoction　八珍汤　18

bazheng heji　八正合剂　18

bazheng mixture　八正合剂　18

bazheng powder　八正散　18

bazhen keli　八珍颗粒　18

bazhen yimu pills　八珍益母丸　18

bazhen yimu wan　八珍益母丸　18

Bazin disease　巴赞病　21

BBB　束支传导阻滞　811
　　　血脑屏障　997

B bile　胆囊胆汁　149

B blood group substance　B血型物质　1005

BBT　基础体温　390

BC　骨髓衍生淋巴细胞　316

BCG　卡介苗　486

αB-crystallin　αB-晶体蛋白　465

BCS　巴德-基亚里综合征　19
　　　布-加综合征　80

beading nodule　串珠状结节　119

beading nodules of spermatic duct　输精管串珠状硬结　807

beading of ribs　佝偻病串珠　307
　　　肋骨串珠　517

Bean syndrome　比恩综合征　49

bear gall　熊胆　983

bearing-down pain　坠痛　1172

beat knee syndrome　膝部冲击综合征　912

Bechterew disease　别赫捷列夫病　62

Becker nevus　贝克痣　39

Becker phenomenon　贝克尔现象　39

Beckwith-Wiedemann syndrome
　　　贝-维综合征　39
　　　新生儿低血糖伴巨内脏巨舌小头综合征　970

beclometasone　倍氯米松　40

beclometasone dipropionate
　　　丙酸倍氯米松　64
　　　二丙酸氯地米松　205
　　　氯地美松双丙酸酯　552

becquerel　贝克　39

bedbug　臭虫　112

bedside card　床边卡片　120

bedsore　褥疮　728

beef tapeworm　牛肉绦虫　637

beefy tongue　牛肉样舌　637

bee sting　蜂蜇伤　250

behavior　行为　975

behavioral and psychological symptoms of dementia　痴呆的行为和精神症状　105

behavioral genetics　行为遗传学　975

behavioral thermoregulation　行为性体温调节　975

behavior disorder　行为障碍　975

behaviorism　行为主义　975

behavior modification　行为矫正　975

behavior therapy　行为疗法　975

行为治疗　975

Behçet syndrome　白塞综合征　24
　　　贝赫切特综合征　38

Behring law　贝林格定律　39

beimu gualou powder　贝母瓜蒌散　39

being of vitality　得神　157

beiol　脉通　569

belb　疱疹　649

belief　信念　974

belladonna　颠茄　168

belladonna poisoning　颠茄中毒　168

Bell palsy　贝尔麻痹　38
　　　贝尔面瘫　38

Bell sign　贝尔征　38

Bell syndrome　贝尔面瘫　38
　　　贝尔综合征　38

below-knee amputation　膝下截肢　913

belt vessel　带脉　141

bemegride　贝美格　39
　　　美解眠　585

benactyzine　贝那替嗪　39
　　　苯钠嗪　43

benactyzine methobromide　甲溴贝那替秦　424
　　　溴甲乙胺痉平　985

Ben-Asher sign　本-阿征　41

benazepril　贝那普利　39

Bence-Jones protein　本斯·琼斯蛋白　41
　　　本周蛋白　42

bendazol　地巴唑　164

bending of needle　弯针　871

bendrofluazide　苄氟噻嗪　55

bendroflumethiazide　苄氟噻嗪　55

Benedikt syndrome　贝内迪克特综合征　39

benefiting qi　补气　75
　　　益气　1065

benign duodenal stasis　良性十二指肠淤滞症　531

benign epidemic nerve myasthenia　良性流行性神经肌无力　530

benign esophageal stenosis　食管良性狭窄　789

benign exocrine tumor syndrome　良性外分泌瘤综合征　531

benign familiar hematuria　良性家族性血尿　530

benign febrile convulsions　良性热性惊厥　531

benign flora　良性菌丛　530

benign hypertrophy of the salivary gland　涎腺良性肥大　933

benign intracranial hypertension
　　　假脑瘤　429
　　　良性颅内高压症　530

benign juvenile melanoma　良性幼年黑色素瘤　531

benign mucosal pemphigoid　良性黏膜类天疱疮　530

benign neoplasm of bronchus and lung　支气管和肺脏良性肿瘤　1132

benign oral mucosal hyperkeratosis　口腔黏膜良性过度角化病　503

benign pancreatictumor　胰腺良性肿瘤　1051

benign premature beat　良性期前收缩　531

benign recurrent cholestasis syndrome　良性反复性胆汁淤积综合征　530

benign recurrent hematuria　良性再发性血尿　531

benign recurrent hematuria syndrome　良性反复血尿综合征　530

benign stricture of esophagus　食管良性狭窄　789

benign teratoma　良性畸胎瘤　530

benign tumor　良性瘤　530
　　　良性肿瘤　531

benign tumor of bile duct　胆管良性肿瘤　148

benign tumor of bladder　膀胱良性肿瘤　647

benign tumor of colon　结肠良性肿瘤　449

benign tumor of fallopian tube　输卵管良性肿瘤　808

benign tumor of gallbladder　胆囊良性肿瘤　149

benign tumor of kidney　肾良性肿瘤　761

benign tumor of large intestine　大肠良性肿瘤　133

benign tumor of paraurethral gland　尿道旁腺良性肿瘤　628

benign tumor of scrotum　阴囊良性肿瘤　1072

benign tumor of small intestine　小肠良性肿瘤　944

benign tumor of stomach　胃良性肿瘤　889

benign tumor of urethra　尿道良性肿瘤　628

benign tumor of vagina　阴道良性肿瘤　1069

benign tumor of vulva　外阴良性肿瘤　869

benign tumors of lung and bronchi　肺及支气管良性肿瘤　233

benign ulcer of the esophagus　食管良性溃疡　789

benign ventricular arrhythmia　良性室性心律失常　531

benign ventricular premature beat　良性室性期前收缩　531

Benjamin syndrome　本杰明综合征　41

Bennett fracture　贝内特骨折　39

Bennett syndrome　贝内特综合征　39

benproperine　苯丙哌林　42

benserazide　苄丝肼　55

Benzadon sign　邦贝顿征　34

benzafibrate　苯扎贝特　44

benzalkonium bromide　苯扎溴铵　44
　　　新洁尔灭　969

benzathine benzylpenicillin　苄星青霉素　55

benzathine benzylpenicillin for injection　注射用苄星青霉素　1167

benzatropine　苯扎托品　44
　　　苄托品　55

benzazoline　苄唑啉　55

benzbromarone　苯溴马隆　43

benzene hexachloride　六六六　545

benzene poisoning　苯中毒　44

benzhexol　安坦　10

benzidine　联苯胺　528

benzocaine　苯佐卡因　44

benzodiazepines poisoning　苯二氮䓬类药物中毒　42

benzoic acid　安息香酸　10
　　　苯甲酸　43

Benzoinum　安息香　10

3,4-benzopyrene　3,4-苯并芘　42

benzoyl peroxide　过氧苯甲酰　331

benztropine　苄托品　55

benzyl alcohol　苯甲醇　43

benzyl benzoate lotion　苯甲酸苄酯洗剂　43

benzylpenicillin　青霉素　691

benzylpenicillin potassium for injection　注射用青霉素钾　1168

bepridil　苯丙洛　55
　　　苄普地尔　55

Berardinelli syndrome　贝拉迪尼尔综合征　39

berberine　黄连素　372
　　　小檗碱　944

berberine hydrochloride　盐酸小檗碱　1023

berberine tannate　无味黄连素　902

bergenin　岩白菜素　1021

Berger disease　贝格尔病　38

Berger sign　贝格尔征　38

Bergmann sign　贝格曼征　38

beriberi　脚气　447

脚气病　447

维生素 B₁ 缺乏症　881

beriberi cardiopathy　脚气病性心脏病　447

Berlin syndorme　贝尔林综合征　38

Berman sign　贝尔曼征　38

Bernard-Horner syndrome　贝-霍综合征　38

Bernard-Soulier syndrome　贝-苏综合征　39

Bernard syndrome　贝尔纳德综合征　38

Bernard therapy　贝尔纳德电疗法　38

Bernhardt-Roth syndrome　伯-罗综合征　73

Bernoulli equation　伯努利方程　73

Berry sign　贝利征　39

Berschtein sign　贝尔施泰因征　38

Bertolotti syndrome　贝托洛蒂综合征　39

beryllium deposition　铍沉积病　658

beryllium poisoning　铍中毒　658

Besnier-Böeck-Schaumann syndrome　贝-伯-肖综合征　38

beta hemolytic streptococcal infection　乙型溶血性链球菌感染　1058

betahistine　倍他司汀　40

甲胺乙吡啶　420

培他啶　651

betain　甜菜碱　850

betamethasone　倍他米松　40

beta particle　乙种射线（粒子）　1058

betazole　氨乙吡唑　13

倍他唑　40

Bettendorff reagent　白田道夫试剂　24

bezoar　牛黄　637

bezoar of stomach　暴癥　37

bezoars in stomach　胃内毛粪石　889

Bezold sign　贝措尔德征　38

Bezold syndrome　贝措尔德综合征　38

Bezold triad　贝措尔德三征　38

BFH　良性家族性血尿　530

BG　支气管中心性肉芽肿病　1134

BHA　叔丁对羟基茴香醚　806

BHC　六六六　545

BHT　2,6-二叔丁基对甲酚　209

BI　巴塞尔指数　20

Bianchi syndrome　比昂基综合征　49

顶叶综合征　176

biaoxu ganmao keli　表虚感冒颗粒　62

bicarbonate buffer system　碳酸氢盐缓冲系统　840

biceps brachii　肱二头肌　302

biceps femoris　股二头肌　310

biceps reflex　肱二头肌反射　303

bicipital tenosynovitis syndrome　二头肌腱鞘炎综合征　209

bicornate uterus　双角子宫　814

bicuspid aortic valve　二叶式主动脉瓣　210

bicuspid teeth　双尖牙　814

bicuspid valve prolapse　二尖瓣脱垂　207

bidirectional block　双向传导阻滞　815

bidirectional conduction　双向传导　815

bidirectional method　双向法　815

bidirectional tachycardia　双向性心动过速　815

bi disease　痹病　52

bi disease with general pain　周痹　1161

bidouyan koufuye　鼻窦炎口服液　45

biejiajian pills　鳖甲煎丸　62

Bielschowsky sign　比尔绍斯基征　49

Biermer change of sound　比尔默征　49

Biermer sign　比尔默征　49

Biesenberger sign　比森贝格征　50

bifascicular block　双支阻滞　816

bifendate　联苯双酯　528

bifid nose　鼻裂　46

Bifidobacterium　双歧杆菌属　814

bifonazole　联苯苄唑　528

bifurcation of trachea　气管杈　677

bifurcation of urination　尿流分叉　631

bigeminy　二联律　208

bigeminy in pacing capture　起搏夺获二联律　676

biguan　髀关　53

Bikele sign　毕克征　50

bilateral breast cancer　双侧乳腺癌　812

bilateral homonymous hemianopsia　双眼同侧性偏盲　816

bilateral intra-wall block　双侧壁内阻滞　812

bilateral renal agenesis syndrome　双侧肾不发育综合征　812

bilateral superior vena cava　双侧上腔静脉　812

bile　胆汁　150

bile acid　胆汁酸　151

bile acid salt　胆汁酸盐　151

bile pigment　胆色素　150

bile pigment urine　胆色素尿　150

bile reflux gastritis　胆汁反流性胃炎　150

bile salt　胆盐　150

biliary atresia　胆管闭锁　148

biliary cirrhosis　胆汁性肝硬化　151

biliary duct　胆管　150

biliary duct system　胆道系统　147

biliary ductuli　胆小管　150

biliary dyskinesia　胆道功能紊乱　147

biliary exudate　胆汁性渗出液　151

biliary peritonitis　胆汁性腹膜炎　151

biliary tract　胆道　147

biliary tract development　胆道显像　147

biliary tract dyskinesis syndrome　胆道功能障碍综合征　147

biliary tract system examination of LUS　腹腔镜超声胆道系统检查　269

bilineurine　胆碱　148

bilirubin　胆红素　148

bilirubin diglucuronide　胆红素二葡萄糖醛酸酯　148

bilirubin encephalopathy　胆红素脑病　148

bilirubin glucuronide　葡糖醛酸胆红素　668

bilirubin monoglucuronide　胆红素单葡糖醛酸酯　148

bilirubinometer　胆红素计　148

bilirubinuria　胆红素尿　148

biliverdin　胆绿素　149

bimalleolar fracture　双踝骨折　813

bimanual examination　双合诊检查　813

bimanual palpation　双手触诊法　814

bimaxillary protrusion　双颌前凸　813

bimodal P wave　双峰 P 波　813

bimodal T wave　双峰 T 波　813

bimolane　乙双吗啉　1056

binao　臂臑　53

bindin　结合蛋白　451

binding site　结合部位　451

binge eating syndrome　闹饮作乐进食综合征　616

binghuang fule ruangao　冰黄肤乐软膏　63

bingpeng powder　冰硼散　63

bingpeng san　冰硼散　63

Bing test　宾氏试验　62

binocular diplopia　双眼复视　815

binocular indirect ophthalmoscope　双目间接检眼镜　814

binocular vision　双眼视觉　815

binominal nomenclature　二名法　208

双名法　814

binovular twins　双卵孪生　814

bioaccumulation　生物积累　773

生物蓄积　775

bioassay　生物测定　772

生物检定　773

bioavailability　生物利用度　773

生物有效性　775

biocenosis　生物群落　774

bioceramic　生物陶瓷　774

biochemical oxygen demand　生化需氧量　769

biochemical toxicology　生化毒理学　769

biochemistry　生物化学　773

biochip　生物芯片　774

bioconcentration　生物浓缩　774

biocybernetics　生物控制论　773

biodegradation　生物降解　773

biodiversity　生物多样性　772

bioelectricity　生物电　772

bioequivalent　生物等效　772

biofeedback　生物反馈　772

biofeedback apparatus　生物反馈仪　773

biofeedback therapy　生物反馈疗法　772

biogenesis　有生源说　1091

biogenic amine　生物胺　772

biohelminth　生物源性蠕虫　775

bioinformation detection　生物信息检测　774

bioinformation processing　生物信息处理　774

bioinorganic chemistry　生物无机化学　774

biological assessment　生物评价　774

biological chip technique　生物芯片技术　774

biological classification　生物分类　773

biological clock　生物钟　775

biological contamination of food　食品生物污染　792

biological control　生物防治　773

biological death　生物学死亡　775

biological death period　生物学死亡期　775

biological effect of laser　激光生物效应　394

biological engineering　生物工程　773

biological expansion　生物性胖听　775

biological film　生物膜　774

biological gradient　生物学梯阶　775

biological half-life　生物半衰期　772

biological incubator　生物培养箱　774

biological indicator　生物指标　775

指示生物　1144

biological indicators of environmental pollution　环境污染指示生物　366

biological invasion　生物入侵　774

biological membrane　生物膜　774

biological missile　生物导弹　775

biological monitoring　生物监测　773

biological oxidation　生物氧化　775

biological pathogen meningitis　生物病原性脑膜炎　772

biological pollution　生物污染　774

biological pollution of atmosphere　大气生物污染　136

biological pollution of soil　土壤生物污染　861

biological pollution of water body　水体生物污染　818

biological product　生物制品　775

cinnabaris 辰砂 101
　　　　朱砂 1163
cinnabar palm 朱砂掌 1163
cinnabar palm 肝掌 282
cinnamon oil 桂皮油 329
cinnarizine 桂利嗪 328
　　　　脑益嗪 616
ciprofloxacin 环丙沙星 364
circadian fluctuation 日周期波动 718
circle absorption system 循环吸收系统 1008
circular dichroism 圆二色性 1108
circular genetic map 环状基因图谱 369
circulating granulocyte pool 循环粒细胞池 1008
circulating immune complex 循环免疫复合物 1008
circulation mechanics 循环力学 1008
circulation of cerebrospinal fluid 脑脊液循环 612
circulation time 循环时间 1008
circulatory activation 循环激动 1008
circulatory collapse 循环性虚脱 1009
circulatory hypoxia 循环性缺氧 1009
circulatory system 循环系统 1008
circulus arteriosus cerebri 大脑动脉环 135
circumference of chest 胸围 982
circumference of leg 小腿围 949
circumflex branch 旋支 988
circumoval precipitin test 环卵沉淀试验 368
circumstantiality 病理性赘述 69
circumvallate placenta 轮廓胎盘 559
circus movement 环行运动 368
cis-acting elements 顺式作用元件 821
cisapride 西沙比利 908
cisplatin 顺铂 821
cisternal puncture 小脑延髓池穿刺 948
cis-/trans-fatty acid 顺式/反式脂肪酸 821
cistron 顺反子 821
citrate lyase 柠檬酸裂合酶 635
citrate pyruvate cycle 柠檬酸-丙酮酸循环 635
citrate synthase 柠檬酸合酶 635
citreoviridin 黄绿青霉素 372
citreoviridin poisoning 黄绿青霉素中毒病 372
citric acid 柠檬酸 635
citric acid cycle 柠檬酸循环 635
citron fruit 香橼 940
citrulline 瓜氨酸 320
city noise 城市噪声 104
city-wall shape change 城墙样改变 104
ciwujia 刺五加 125
ciwujia pian 刺五加片 125
ciwujia zhusheye 刺五加注射液 125
ci zhu wan 磁朱丸 124
CJD 克-雅病 498
CKD 慢性肾脏病 576
CL 皮肤利什曼病 654
Clara cell 澄清 496
clarification 澄清 105
　　　　澄清法 105
clarithromycin 克拉霉素 496
clarity 澄清度 105
clarity separating from turbidity 泌别清浊 592
Clarke-Hadfield syndrome 克-哈综合征 496
Clarke phenomenon 克拉克现象 496
Clark sign 克拉克征 496
Clark syndrome 卵巢静脉-肾盂肾炎综合征 556
classical angina pectoris 典型心绞痛 169

classical conditioning 经典条件反射 462
classical electrocardiogram 典型心电图 169
classical hepatic lobule 经典肝小叶 461
classical parasystole 经典的并行心律 461
classical pathway 经典途径 462
classical preexcitation syndrome 典型预激综合征 169
classical Wenckebach phenomenon 典型文氏现象 169
classical Wenckebach's sinoatrial block 典型文氏型窦房传导阻滞 169
classification of cerebal palsy 脑瘫分型 615
classification of deformity 残疾分类 83
classification of disease 疾病分类 407
classification of leucocytes 白细胞分类 25
classification of psychotropic drugs 精神药物的分类 467
classification of sudden death 猝死的分类 128
classification of thyroid disease 甲状腺疾病分类 426
classification of toxicity 毒性分级 184
classification of tumor marker 肿瘤标志物分类 1156
classify of chemical warfare agents 化学战剂分类 361
Claude syndrome 克洛德综合征 497
claudication distance 跛行距离 74
claudication time 跛行时间 74
clavicle 锁骨 832
clavus 鸡眼 389
　　　　肉刺 721
claw foot 弓形足 301
claw hand 爪形手 1122
clay shoveller syndrome 铲泥工综合征 90
CLE 皮肤型红斑狼疮 655
cleaning enema 清洁灌肠法 692
clearance 清除 692
clear cell acanthoma 透明细胞棘皮瘤 859
clear cell adenocarcinoma of the vagina 阴道透明细胞腺癌 1069
clear cell hidradenoma 透明细胞汗腺瘤 859
clear cell tumor of ovary 卵巢透明细胞肿瘤 557
clear fluid 津 458
clearing away heart-fire 清心 693
clearing away heat and promoting diuresis 清热利湿 693
clearing away heat from qifen 清气 693
clearing away heat from yingfen 清营 693
clearing heat and removing toxicity 清热解毒 693
clearing method 清法 692
clearing summer-beat 清热解暑 693
clear liquid diet 清流质饮食 693
Cleeman sign 克莱曼征 496
cleft foot 裂足 532
cleft lip 唇裂 122
cleft lip repair by Millard rotation advancement flap technique 唇裂旋转推进瓣修复术 123
cleft lip repair by quadrilateral lip flap technique 唇裂矩形［唇］瓣修复术 122
cleft lip repair by triangular lip flap technique 唇裂三角［唇］瓣修复术 122
cleft nose 鼻裂 46
cleft palate 腭裂 201
Cleland reagent 二硫苏糖醇 208
clematis root 威灵仙 876

clenbuterol 氨哮素 12
　　　　克喘素 496
　　　　克仑特罗 497
　　　　双氯醇胺 814
CLIA 化学发光免疫测定 360
client-centered therapy 当事人中心疗法 155
　　　　询者中心疗法 1008
climacteric 绝经期 483
climacteric care 更年期保健 299
climacteric melancholia 更年期忧郁症 299
climacteric syndrome 更年期综合征 299
climacterium 更年期 299
climbing fibers 攀缘纤维 646
clindamycin 克林霉素 497
Clindamycinum 氯洁霉素 554
clinical application of magnetic resonance imaging 磁共振成像临床应用 123
clinical cardiac electrophysiological study 临床心脏电生理检查 533
clinical cytology 临床细胞学 533
clinical death 临床死亡 533
clinical death period 临床死亡期 533
clinical epidemiology 临床流行病学 533
clinical equivalent 临床等效 533
clinical evaluation of new drugs 新药临床评价 973
clinical geriatrics 老年临床医学 513
clinical gradation of organophosphorus pesticide poisoning 有机磷农药中毒临床分级 1090
clinical immunology 临床免疫学 533
clinical monitoring for shock 休克临床监测 983
clinical pathological conference 临床病理讨论会 533
clinical pathology 临床病理学 533
clinical psychology 临床心理学 533
clinical stage of thyroid cancer 甲状腺癌的临床分期 425
clinical staging of primary hepatic carcinoma 原发性肝癌的临床分期 1103
clinical thermometer 体温计 847
clinical typing of primary hepatic carcinoma 原发性肝癌的临床分型 1103
clinical union of bone 骨折临床愈合 317
clinic hypertension 白大衣高血压 21
clinostatic P-R interval prolongation 卧位性P-R间期延长 897
clioquinol 消虫痢 941
clioquinol cream 氯碘喹啉乳膏 552
clitoridauxe 阴蒂肥大 1070
clitoris 阴蒂 1070
CLL 慢性淋巴细胞白血病 575
cloaca 泄殖腔 951
cloacal membrane 泄殖腔膜 951
clobetasol 氯倍他索 552
clock rotation 钟向转位 1156
clockwise rotation 顺钟向运行 821
clofazimine 氯法齐明 552
clofenamic acid 氯芬那酸 553
　　　　氯灭酸 554
clofibrate 氯贝丁酯 552
　　　　氯苯丁酯 552
Cloguet hernia 克洛凯疝 497
Cloguet lymph node 克洛凯淋巴结 497
clomifene 氯米芬 554
clomipramine 氯米帕明 554
clonal defect 克隆缺失 497
clonazepam 氯硝安定 555
　　　　氯硝西泮 555

coelome　体腔　846

coenurosis　多头蚴病　195

coenzyme　辅酶　255

coenzyme Ⅰ　辅酶Ⅰ　255

coenzyme Ⅱ　辅酶Ⅱ　255

coenzyme A　辅酶A　255

coenzyme A for injection　注射用辅酶A　1167

coenzyme Q₁₀　辅酶Q₁₀　255

coenzyme vitamin B₁₂　辅酶维生素B₁₂　255

coferment　辅酶　255

Cogan Ⅰ syndrome　科根Ⅰ型综合征　494

Cogan Ⅱ syndrome　科根Ⅱ型综合征　494

cognition　认知　715

cognitive disorder　认知障碍　715

cognitive psychology　认知心理学　715

cognitive psychotherapy　认知领悟心理疗法　715

cognitive therapy　认知疗法　715

cogon grass rhizome　白茅根　23

cogwheel rigidity　齿轮样强直　107

Cohen fracture　科恩骨折　494

cohort life table　队列生命表　188

cohort study　定群研究　177

　　　　队列研究　188

coil　腔内线圈　685

coin sign　硬币征　1084

coitus　交媾　442

　　　性交　977

coix seed　薏苡仁　1067

colchiceinamide　秋裂胺　695

colchicine　秋水仙碱　695

cold　寒　334

cold abscess　寒性脓肿　335

　　　　冷脓肿　522

cold acclimatization　冷习服　522

cold against cold　寒无犯寒　335

cold agglutination test　冷凝集试验　522

cold and heat　寒热　334

cold and heat therapy　冷热疗法　522

cold chain　冷链　521

cold compress　冷敷[法]　521

cold-damp diarrhea　寒湿泄泻　335

cold-damp dysentery　寒湿痢　335

cold-dampness　寒湿　335

cold drink　清凉饮料　692

cold drink food　冷饮食品　522

cold drink food stuffs　冷饮食品　522

cold extremities due to heat-evil　热厥　706

cold hemagglutinemia　冷凝集素血症　522

cold hemagglutinin　冷血凝素　522

cold hemoglobinuria　冷性血红蛋白尿　522

cold hemolytic test　冷溶血试验　522

cold-hot hemolytic test　冷热双相溶血试验　522

cold in blood　血寒　994

cold in both exterior and interior　表里俱寒　61

cold injury　低温损伤　161

　　　　冷伤　522

coldness of extremities due to visceral hypofunction　脏厥　1115

coldness of extremities varying with the virulence of heat-evil　热深厥深　706

cold nodule　冷结节　521

cold pack　冷敷[法]　521

cold pathogen　寒邪　335

cold sterilization　冷灭菌　522

cold storage of food　食品冷藏　791

cold-stroke syndrome of taiyang channel　太阳伤寒　837

cold sweating　冷汗　521

cold-syncope syndrome　寒厥　334

cold syndrome　寒证　335

cold syndrome in newborns　脐寒泻　675

　　　　脏寒　1115

cold syndrome in upper part and heat syndrome in lower　上寒下热　744

cold syndrome should be treated with warm-natured drugs　寒者热之　335

cold syndrome with pseudo-heat symptoms　真寒假热　1124

cold therapy　冷疗　521

cold type asthma　冷哮　522

cold type constipation　冷秘　521

cold type of constipation　寒结　334

cold type of cough　寒咳　334

cold type of diarrhea　寒泻　335

cold type of diarrhea-vomiting syndrome　寒霍乱　334

cold type stranguria　冷淋　521

cold water test　冷水试验　522

Coleoptera　鞘翅目　688

colestyramine　考来烯胺　493

　　　　消胆胺　941

colibacillosis in pregnancy syndrome　妊娠大肠埃希菌血症综合征　715

colibacillus enteritis　大肠埃希菌肠炎　132

colibacillus food poisoning　大肠埃希菌食物中毒　133

colibacillus meningitis　大肠埃希菌脑膜炎　133

colibacillus septicemia　大肠埃希菌败血症　132

colic bands　结肠带　449

colicky pains　绞痛　446

colic lymph nodes　结肠淋巴结　449

coliform group　大肠埃希菌群　133

coli-index　大肠菌指数　133

colipase　辅脂酶　256

colitis　结肠炎　450

colititre　大肠菌值　133

Colla Corii Asini　阿胶　198

Colla Corii Asini and Vitellus Ovi Galli decoction　阿胶鸡子黄汤　198

collagen　胶原　115

　　　　胶原蛋白　443

collagen fiber　胶原纤维　443

collagen fibril　胶原原纤维　444

collagen microfoam panniculus　胶原微泡沫膜　443

collapse　气脱　678

　　　　虚脱　986

collapse of lung　肺萎陷　239

collapse of middle-warmer energy　中气下陷　1152

collapse of nostrils　鼻翼塌陷症　48

collapse-syndrome　脱证　864

collateral activating pill　活络丹　380

collateral circulation　侧支循环　86

collateral circulation of portal system　门静脉侧支循环　587

collateral hyperemia　侧支性充血　86

collaterals　络脉　561

collecting lymph duct　集合淋巴管　408

collecting tubule　集合小管　408

collecting water supply system　集中式给水　409

collection of routine sputum specimen　常规痰标本采集　97

collection of routine stool specimen　常规便标本采集　96

collection of sputum specimen for culture　痰培养标本采集　839

collection of throat swab specimen　咽拭子标本采集　1019

collective dose equivalent　集体剂量当量　409

Colles fracture　科利斯断片　494

Collet-Sicard syndrome　科-西综合征　494

Collet syndrome　科莱综合征　494

collimator　准直器　1172

colliquative and cavitary type　病灶液化空洞型　70

colliquative necrosis　液化坏死　1042

collision of heads of twins　双胎双头碰撞　815

collodiaphyseal angle　颈干角　469

colloidal bismuth pectin　胶体果胶铋　443

colloidal bismuth subcitrate　得乐　157

　　　　胶体次枸橼酸铋　443

colloidal gold test　胶体金试验　443

colloidal mill　胶体磨　443

colloidal solution　胶体溶液　443

colloid carcinoma　胶样癌　443

colloid goiter　胶样甲状腺肿　443

colloid milium　胶样粟丘疹　443

colloid osmotic pressure　胶体渗透压　443

coloboma of choroid　脉络膜缺损　569

coloboma of iris　虹膜缺损　348

coloboma of macula　黄斑缺陷　371

coloboma of uvea　葡萄膜缺损　668

coloboma palpebrae　眼睑缺损　1025

colon　结肠　449

colon ascendens　升结肠　768

colonia variation　菌落变异　484

colonic aganglionosis　结肠无神经细胞症　450

colonic constipation　结肠性便秘　450

colonic dialysis　结肠透析　450

colonic hat sign　结肠帽征　449

colonic injury　结肠损伤　450

colonic polyp　结肠息肉　450

colon-rectal precancerosis　结直肠癌前病变　454

colony　集落　408

　　　　菌落　484

colony forming unit in spleen　脾集落形成细胞　659

colony stimulating factor　集落刺激因子　408

color abnormality of urine　尿色异常　632

Colorado encephalitis　科罗拉多脑炎　494

color amblyopia　色弱　739

color blindness　色盲　739

color blindness book　色盲表　739

color blindness card　色盲表　739

color confusion　视物易色　798

colorectal cancer　结直肠癌　454

colorectal carcinoma　大肠癌　133

colorectal polyp　结肠直肠息肉　450

colored fur　染苔　704

colorimetric analysis　比色分析　49

colorimetric method　比色法　49

color index　血色指数　1001

coloring agent　着色剂　1173

color polymerase chain reaction　彩色聚合酶链反应　83

color reaction　显色反应　934

color vision　辨色力　58

　　　　色觉　738

colostomy　结肠造瘘(口)术　450

colostrum　初乳　113

colpatresia　阴道闭锁　1068

colpomycosis　真菌性阴道炎　1125

926

congenital laryngeal web　先天性喉蹼　926

congenital leucoma　先天性角膜白斑　927

congenital lobar emphysema　先天性肺叶气肿　926

congenital lung cyst　先天性肺囊肿　925

congenital lymphedema　先天性淋巴水肿　928

congenital macrocornea　先天性大角膜　924

congenital malaria　先天性疟疾　928

congenital malformation of auricle　先天性耳郭畸形　925

congenital malformation of Eustachian tube　先天性咽鼓管畸形　930

congenital malformation of inner ear　先天性内耳畸形　928

congenital malformation of middle ear　先天性中耳畸形　931

congenital malformation of penis　先天性阴茎发育异常　930

congenital malformation ofscrotum　先天性阴囊发育异常　930

congenital malformation of the ear　先天性耳畸形　925

congenital malrotation of intestine　先天性肠旋转不良　924

congenital megacolon　先天性巨结肠　927

congenital megacystis　先天性巨膀胱症　927

congenital megalo-ureter　先天性巨输尿管　928

congenital methemoglobinemia　先天性高铁血红蛋白血症　926

congenital microcornea　先天性小角膜　930

congenital micrognathia　先天性小颌　930

congenital mitral insufficiency　先天性左房室瓣关闭不全　931

congenital mitral stenosis　先天性左房室瓣狭窄　931

congenital multiple amniotic band malformation　先天性多发性羊膜束带畸形　925

congenital multiple arthrogryposis　先天性多发性关节挛缩症　925
　　　先天性多关节挛缩　925

congenital myasthenia gravis　先天性重症肌无力　931

congenital nephrosis　先天性肾病　929

congenital nephrotic syndrome　先天性肾病综合征　929

congenital nonhemolytic jaundice　先天性非溶血性黄疸　925

congenital ovarian agenesis　先天性卵巢发育不全症　928

congenital ovarian hypoplasia　先天性卵巢发育不全症　928

congenital pachyonychia　先天性厚甲症　927

congenital pericardial defect　先天性心包缺损　930

congenital phenylketonuria　先天性苯丙酮尿症　924

congenital polycystic syndrome　先天性多囊病综合征　925

congenital polydactyly　先天性多指　925

congenital preauricular fistula　先天性耳前瘘管　925

congenital pseudoarthrosis of tibia　先天性胫骨假关节　927

congenital ptosis of upper eyelid　先天性上睑下垂　929

congenital pulmonary aneurysm　先天性肺动脉瘤　925

congenital pulmonary aplasia　先天性肺发育不全　925

congenital pulmonary arteriovenous fistula　先天性肺动静脉瘘　925

congenital pulmonary arteriovenous malformation　先天性肺动静脉畸形　925

congenital pulmonary hypoplasia　先天性肺发育不良　925

congenital pulmonary insufficiency　先天性肺动脉瓣关闭不全　925

congenital pulmonary lymphangiectasis　先天性肺淋巴管扩张症　925

congenital P wave　先天性 P 波　924

congenital rachitis　先天性佝偻病　926

congenital radio-ulnar synosteosis　先天性尺桡骨骨性连接　924

congenital renal developmental anomaly　先天肾发育异常　929

congenital rickets　先天性佝偻病　926

congenital rubella syndrome　先天性风疹综合征　926

congenital scoliosis　先天性脊柱侧凸　927

congenital seminiferous inability syndrome　先天性生精不能综合征　926

congenital seminiferous tubule dysgenesis　先天性睾丸发育不全　926

congenital seminiferous tubule dysgenesis syndorme　先天性曲细精管发育不全综合征　929

congenital septum of vagina　先天性阴隔　930

congenital short esophagus　先天性食管过短　929

congenital short finger　先天性短指　925

congenital short neck　先天性短颈　925

congenital stenosis of meatus urinarius　先天性尿道口狭窄　928

congenital stricture of urethra　先天性尿道狭窄　928

congenital syndactilism　先天性并指　924

congenital syndactyly　先天性并指　924

congenital synostosis of elbow　先天性肘关节骨性连接　931

congenital syphilis　胎传梅毒　833
　　　先天性梅毒　928

congenital syphilis of inner ear　先天性内耳梅毒　928

congenital talipes equinovarus　先天性马蹄内翻足　928

congenital testicular hypoplasia　先天性睾丸发育不全　926

congenital thymic hypoplasia　先天性胸腺发育不全症　930

congenital thyroglossal cyst　先天性舌根囊肿　929

congenital thyroglossal fistula and cyst　先天性甲状舌管瘘管及囊肿　927

congenital torticollis　先天性斜颈　930

congenital toxoplasmosis　先天性弓形虫病　926

congenital tricuspid insufficiency　先天性右房室瓣关闭不全　930

congenital tricuspid stenosis　先天性右房室瓣狭窄　930

congenital vertebral dysplasia　先天性脊椎发育不全　927

congestive cardiopathy　充血性心肌病　108

congestive edema stage　充血水肿期　108

congestive heart failure　充血性心力衰竭　108

congestive splenomegaly　充血性脾大　108

conical cornea　圆锥角膜　1108

Conium maculatum poisoning　野芹中毒　1041

conjoined twins　联体双胎　529

conjugated antigen　结合抗原　451

conjugated bile acid　结合型胆汁酸　451

conjugated bilirubin　结合胆红素　451

conjugated estrogens　结合雌激素　451

conjugated estrogens and medroxyprogesterone　结合雌激素/醋酸甲羟孕酮　451

conjugated hyperbilirubinemia　结合性高胆红素血症　451

conjugated linoleic acid　共轭亚油酸　306

conjugated protein　结合蛋白质　451
　　　缀合蛋白质　1172

conjugated strength　结合强度　451

conjugating agent and conjugates　结合剂及结合物　451

conjugation　接合　448

conjugation of bacterium　细菌接合　918

conjunctiva　结膜　453

conjunctival angioma　结膜血管瘤　454

conjunctival concretion　结膜结石　453

conjunctival dermoid cyst　结膜皮样囊肿　453

conjunctival fornix　结膜穹窿　453

conjunctival scar　结膜瘢痕　453

conjunctival thelaziasis　结膜吸吮线虫病　454

conjunctive injury　结膜外伤　454

conjunctivitis　结膜炎　454

connectin　肌巨蛋白　387

connecting manipulation　接法　448

connective tissue　结缔组织　450

connective tissue disease　结缔组织病　450

Conn syndrome　康恩综合征　489
　　　原发性醛固酮增多症　1104

consciousness　意识　1066

consciousness impairment　意识障碍　1066

consensual light reflex　互感性对光反射　356

conservation-oriented society　节约型社会　449

consistency　稠度　112

constant fraction tubular reabsorption　［肾］小管定比重吸收　764

constipation　便秘　58

constipation due to heat in the large intestine　大肠热结　133

constipation due to pathogenic wind　风秘　248

constituent ratio　构成比　308

constitution　体质　848

constitutional jaundice　体质性黄疸　848

constitutional obesity　体质性肥胖症　848

constitutive heterochromatin　结构性异染色质　450

constriction of external genitalia　阴缩　1073

constriction ring of uterus　子宫痉挛性狭窄环　1175

constrictive endocarditis　缩窄性心内膜炎　832

constrictive pains　缩窄性痛　832

constrictive pericarditis　缩窄性心包炎　832

construction noise　施工噪声　780

consumption of blood is contraindicated in case with excessive sweating　夺汗者无血　196

consumption of body fluid　伤津　743

consumptive disease　虚劳　986

consumptive lung disease　肺痿　235

consumptive thirst　消渴　942

contact　接触者　448

contact　接触　447

contact cheilitis　接触性唇炎　448

contact dermatitis　接触性皮炎　448

contact factor　接触因子　448

446

corneal reflex 角膜反射 445

corneal sensation examination 角膜知觉测验法 446

corneal squamous cell carcinoma 角膜鳞状细胞癌 445

corneal staphyloma 角膜葡萄肿 445

corneal surface examination 角膜表面照影法 445

corneal tuberculosis 角膜结核 445

corneal tumor 角膜肿瘤 446

cornea turbidity 角膜混浊 445

Cornelia de Lange syndrome
阿姆斯特丹型侏儒征 3
科妮莉亚·德朗格综合征 494

cornual pregnancy 宫角妊娠 304

Cornu Bubali 水牛角 818

Cornu Cervi Pantotrichum 鹿茸 551

cornu rhinoceri pill 犀黄丸 911

cornu rhinoceri pill for resuscitation 神犀丹 758

Cornu Rhinocerotis 犀角 911

Cornu Saigae Tataricae 羚羊角 539

coronal axis 冠状轴 324

coronal scan 冠状扫查 324

coronary angiography 冠状动脉造影[术] 324

coronary artery 冠状动脉 323

coronary artery angiopathy of post-transplantation heart 移植心脏冠状动脉血管病 1052

coronary artery bypass grafting 主动脉-冠状动脉旁路移植术 1166

coronary artery calcification triangle 冠状动脉钙化三角 324

coronary artery steal syndrome 冠状动脉窃血综合征 324

coronary arteriovenous fistula 冠状动静脉瘘 323

coronary atherosclerotic heart disease 冠状动脉粥样硬化性心脏病 324

coronary cataract 冠状白内障 323
花冠状白内障 357

coronary circulation 冠脉循环 323

coronary-coronary reflection 冠-冠反射 323

coronary embolism 冠状动脉栓塞 324

coronary flow reserve 冠状动脉血流储备 324

coronary heart disease
冠心病 323
冠状动脉性心脏病 324

coronary insufficiency 冠状动脉功能不全 324

coronary sinus electrogram 冠状窦电图 324

coronary sinus rhythm 冠状窦心律 324

coronary steal phenomenon 冠状动脉"盗血"现象 324

coronary thrombosis 冠状动脉血栓形成 324

coronary thrombus 冠状动脉内血栓 324

coronary T wave 冠状T波 323

coronary vessel receptor 冠状血管受体 324

coronavirus 冠状病毒 323

coronavirus antibody and RNA assay of server acute respiratory syndrome 严重急性呼吸综合征冠状病毒抗体及RNA测定 1021

coronavirus infection 冠状病毒感染 323

corotrope 米力农 591
米利酮 591

corporeal cesarean section 子宫体剖宫产术 1177

cor pulmonale 肺源性心脏病 241

corpus albicans 白体 24

corpus callosum 胼胝体 662

corpus callosum degeneration 胼胝体变性 662

corpus cavernosum radiography 海绵体造影 333

corpus ciliary body 睫状体 455

corpus luteum 黄体 373

corpus luteum cyst 黄体囊肿 373

corpus luteum menstruation 月经黄体 1109

corpus luteum of menstruation 月经黄体 1109

corpus luteum of pregnancy 妊娠黄体 716

corrected index of insulin release 胰岛素释放修正指数 1049

corrected transposition of great vessels
矫正型大血管错位 447
纠正型大血管错位 474

correction of ectropion 睑外翻矫正 435

correction of ptosis of upper eyelid 上睑下垂矫正术 744

Correction on Errors in Medical Classics 医林改错 1046

corrective exercise 矫正体操 447

correlational variations 相关变异 939

correlation coefficient 相关系数 939

correlative aplastic anemia of virus hepatitis 病毒性肝炎相关性再生障碍性贫血 66

correlative regression of assessment of growth and development 发育相关回归评价法 212

correspondence between human body and natural environment 天人相应 849

corresponding point 相应点 939

Corrigan respiration 科里根呼吸 494

corrosive lesion of esophagus 食管腐蚀伤 788

cortactin 皮动蛋白 653

Cortex Acanthopanacis Radicis 南五加皮 608
五加皮 904

Cortex Albiziae 合欢皮 337

Cortex Cinnamomi 桂皮 328
肉桂 721

Cortex Daphnis 祖师麻 1190
祖司麻 1190

Cortex Eucommiae 杜仲 186

Cortex Fraxini 秦皮 690

Cortex Hibisci 木槿皮 605

Cortex Lycii Radicis 地骨皮 165

Cortex Magnoliae Officinalis 厚朴 352

Cortex Meliae 苦楝皮 504

Cortex Mori 桑白皮 737

Cortex Moutan Radicis 牡丹皮 604

Cortex Phellodendri Chinensis 黄柏 371

cortex renalis 肾皮质 761

cortical cataract 皮质性白内障 658

cortical deafness 皮质聋 657

cortical dyskinesia 皮质型运动障碍 658

cortical motor disturbance 皮质型运动障碍 658

cortical nephron 皮质肾单位 658

cortical sensory disturbance 皮质型感觉障碍 658

corticobasal degeneration 皮质基底节变性

657

corticocerebellar system 皮质-小脑系 658

corticoid 肾上腺皮质[激]素 762

corticoliberin
促肾上腺皮质激素释放激素 127
促肾上腺皮质素释放素 127

corticonuclear tract 皮质核束 657

corticospinal tract 皮质脊髓束 657

corticosteroid-binding globulin 皮质类固醇结合球蛋白 657

corticosteroid glaucoma 皮质类固醇性青光眼 657

corticosterone 皮质酮 658

corticostriate system 皮质-纹状体系 658

cortico-striato-spinal degeneration 皮质-纹状体-脊髓变性 658

corticotroph 促肾上腺皮质激素细胞 127

corticotropin 促皮质素 127

corticotropin releasing hormone
促肾上腺皮质激素释放激素 127
促肾上腺皮质素释放素 127

cortin 皮质素 658

Corti organ 科蒂器 494

cortisol 皮质醇 657

cortisone 可的松 495

cortisone glucose tolerance test 皮质素葡萄糖耐量试验 658

cor triatriatum 三房心 733

cor triatriatum syndrome 三房心综合征 733

cor villosum 绒毛心 718

Corynebacterium 棒状杆菌属 34

Corynebacterium diphtheriae
白喉棒状杆菌 22
白喉杆菌 22

Corynebacterium parvum vaccine [短]小棒[状]杆菌苗 187

cosmetic medicine 医学美容学 1046

cosmetic paint dermatitis 演员油彩皮炎 1028

cosmetic tattooing 美容文刺术 586

cosmic environment 宇宙环境 1099

cosmid 黏粒 624

co-solvency 潜溶性(度) 684

costal arch 肋弓 517

costal bone 肋骨 517

costal chondritis 肋软骨炎 518

costazia bone 海浮石 332

Costen syndrome 科斯腾综合征 494

costochondralgia 肋软骨痛 518

costochondritis 肋软骨增生肥大 518

costoclavicular syndrome 肋锁综合征 518

costodiaphragmatic recess 肋膈窦 517

cost of medical treatment 医疗成本 1045

costophrenic groove 肋膈沟 517

costotransversectomy 肋骨横突切除术 518

costovertebral joint syndrome 肋脊关节综合征 518

CO_2 surgical laser 二氧化碳激光[手术]器 209

cotton seed poisoning 棉籽中毒 594

cough 咳嗽 495

cough defibrillation 咳嗽除颤 495

cough due to adverse rise of lung-energy 咳逆上气 495

cough due to dryness-heat 燥热咳嗽 1118

cough due to hyperactivity of liver-fire 肝火咳嗽 276

cough due to indigestion 食咳 790

cough due to lung deficiency 肺虚咳嗽 240

参附汤 753

decoction of Radix Glycyrrhizae Praeparata 炙甘草汤 1145

decoction of Radix Salviae Miltiorrhizae 丹参饮 142

decoction of Radix Scutellariae and Talcum 黄芩滑石汤 372

decoction of red halloysite and limonite 赤石脂禹余粮汤 108

decoction of rhinoceros horn and rehmannia 犀角地黄汤 911

decoction of Rhizoma Belamcandae and Herba Ephedrae 射干麻黄汤 222

decoction of Rhizoma Cimicifugae and Radix Puerariae 升麻葛根汤 768

decoction of Rhizoma et Radix Notopterygii for expelling dampness 羌活胜湿汤 685

decoction of Rhizoma Gastrodiae and Ramulus Uncariae 天麻钩藤饮 849

decoction of SemenLepidii seu Descurainiae and Fructus Ziziphi Jujubae for expelling phlegm 葶苈大枣泻肺汤 852

decoction of smaller amount of Rhizoma Pinelliae 小半夏汤 944

decoding site 解码部位 455

decompression sickness 减压病 434

decontamination of feces 粪便无害化处理 247

decorticate state 去大脑皮质状态 698

decortication 去皮质状态 698

decortication of a fibrous pleura 胸膜纤维板剥脱术 980

decortication syndrome 去大脑皮质综合征 698

decotion for clearing away heat from yingfen 清营汤 693

decoupling agent 解偶联剂 455

decrease of intraocular pressure 眼压降低 1028

decremental conduction 递减传导 166

decubital ulcer 褥疮 728

decussation lemniscorum 丘系交叉 694

decussation of pyramid 锥体交叉 1172

dedifferential chondrosarcoma 反分化软骨肉瘤 215

dedusting by filtration 过滤除尘法 330

deep brachial artery 肱深动脉 304

deep carbuncle 无头疽 902

deep coma 深昏迷 754
尸厥 778

deep cubital lymph node 肘深淋巴结 1163

deepening operation of labial buccal groove 唇颊沟加深术 122

deep femoral artery 股深动脉 311

deep ground water 深层地下水 753

deep infective fungus 深部感染真菌 753

deep inguinal ring 腹股沟管深环 267

deep keratitis 深层角膜炎 753

deep lateral cervical lymph node 颈外侧深淋巴结 470

deep mycosis 深部真菌病 753

deep palmar arch 掌深弓 1122

deep partial thickness burn 深Ⅱ度烧伤 753

deep phlebothrombosis 深部静脉血栓形成 753

deep pulse 沉脉 102

deep-reaching decoction 达原饮 132

deep-rooted carbuncle 疽 477

deep second degree burn 深Ⅱ度烧伤 753

deep sensory pathway 深感觉传导路 754

deep-sited pulse 伏脉 252

deep slipping palpation 深部滑行触诊法 753

deep venous hyperalimentation therapy 深静脉高营养疗法 754

deep well water 深层地下水 753

deer penis and testes 鹿肾 551

defecation 澄清 105
排便 644

defecation reflex 排便反射 644

defective inhibition mutant 缺陷型干扰突变株 701

defective virus 缺陷病毒 701

defect of finger tip 指端缺损 1143

defect of the visual field 视野缺损 798

defect of vertebral column 脊柱弯曲异常 413

defects in memory 记忆缺损 414

defects of the IL-12/IFN-γ signaling pathway IL-12/IFN-γ信号通路分子缺陷 974

defence wound 防卫伤 218

defense reaction 防御反应 218

defensin 防御素 218

defensive qi 卫气 884

deferent duct 输精管 807

deferoxamine 去铁胺 698

defibrillator 心脏除颤器 966

defibrination syndrome 去纤维蛋白综合征 698

deficiency 虚 985

deficiency and excess 虚实 986

deficiency of both lung and kidney 肺肾两虚 238

deficiency of both qi and blood 气血两虚 679

deficiency of either yin or yang 阴阳偏衰 1074

deficiency of gallbladder energy 胆气虚 150

deficiency of healthy energy and sthenia of evil 正虚邪实 1131

deficiency of heart blood 心血虚 964

deficiency of heart energy 心气虚 962

deficiency of heart yang 心阳虚 965

deficiency of heart yin 心阴虚 965

deficiency of kidney qi 肾气虚 761

deficiency of kidney yang 肾阳虚 766

deficiency of kidney yin 肾阴虚 766

deficiency of liver blood 肝血虚 280

deficiency of liver qi 肝气虚 278

deficiency of liver yang 肝阳虚 281

deficiency of liver yin 肝阴虚 281

deficiency of liver yin and kidney yin 肝肾亏损 279

deficiency of lung yin 肺阴虚 241

deficiency of middle-warmer yang 中阳不振 1155

deficiency of spleen qi 脾气虚 659

deficiency of spleen yang 脾阳虚 660

deficiency of spleen yin 脾阴虚 660

deficiency of stomach yin 胃阴虚 892

deficiency of spleen yin and stomach yin 脾胃阴虚 660

deficiency of yang affecting yin 阳损及阴 1031

deficiency of yin affecting yang 阴损及阳 1073

deficient dyspnea 虚喘 985

deficient jaundice 虚黄 986

deficient malaria 虚疟 986

deflected nose 歪鼻 865

deflection of nasal septum 鼻中隔偏曲 49

deformation 变形 56

deformation of phalangeal joint of hand 指关节变形 1143

deforming skull 变形颅 56

deformity 残疾 83
畸形 393

deformity of area of foramen occipitale magnum 枕骨大孔区先天畸形 1127

deformity of pelvis 畸形骨盆 393

deformity of the pupil 瞳孔畸形 856

degeneracy 简并 435

degeneracy of code 密码简并 593

degeneration 退化 862

degeneration 变性 56

degeneration of nerve fiber 神经纤维的溃变 756

degenerative disease 变性疾病 57

degenerative joint disease 退行性关节病 862

deglutition 吞咽 862

degree of comminution 粉碎度 247

degree of odontoseisis 牙齿松动度 1011

degrees of nasoseptal deviation 鼻中隔偏曲的分度 49

de Grouchy-Royer-Salmon-Lamy syndrome 德-罗-萨-兰综合征 157

dehumidifier 除湿器 114

dehydratase 脱水酶 864

dehydration 失水 779
脱水 863

dehydration fever of newborn 新生儿脱水热 972

dehydrocholic acid 去氢胆酸 698

dehydrogenase 脱氢酶 863

Deininger sign 戴尼格征 141

Dejans syndrome 德詹斯综合征 157

deja vu 似曾相识症 826

Dejerine cord injury syndrome 德热里纳型脊髓损伤综合征 157

Dejerine-Klumpke paralyse 德-克麻痹 157

Dejerine-Roussay syndrome 代-罗二氏综合征 139
德-罗综合征 157

Dejerine-Sottas syndrome 德热里纳-索塔斯综合征 157
肥大性周围神经病 228

Dejerine syndrome 德热里纳综合征 157

de Jussieu syndrome 德朱西厄综合征 157

delalutin 羟孕酮己酸酯 687

delayed after-depolarization 延迟后去极化[作用] 1020

delayed allergy 迟发型变态反应 105

delayed complication after acute viral infection 急性病毒感染迟发并发症 397

delayed dominance 延迟显性 1020

delayed hypersensitivity skin test 迟发型超敏皮肤试验 105

delayed menstrual period 经行后期 464

delayed mountain reaction 迁延性高山反应 681

delayed neurotoxicity 迟发性神经毒性 105

delayed neurotoxicity test 迟发性神经毒性实验 105

delayed postmortem phenomena 晚期尸体现象 873

delayed preexcitation syndrome 延缓性预激综合征 1020

delayed puberty 青春期延迟 690

delayed silicosis 晚发性硅沉着病 873

delayed suture 延期缝合 1020

delayed type of hypersensitivity T cell 迟发型变态反应T细胞 105

delayed union of fracture 骨折迟缓愈合

tack 伤寒如疟 743
exogenous infection 外源性传染 870
exogenous pyrogen 外源性致热原 870
exogenous wind syndrome 外风证 866
exon 外显子 868
exonuclease 核酸外切酶 339
exonuclease Ⅲ 核酸外切酶Ⅲ 339
exonuclease Ⅳ 核酸外切酶Ⅳ 340
exonuclease Ⅴ 核酸外切酶Ⅴ 340
exopathic cold 外寒 866
exopathic dampness 外湿 868
exopeptidase 肽链端解酶 837
exophthalmic degree 眼球突出度 1027
exophthalmic goiter 突眼性甲状腺肿 860
exophthalmic myxedematous osteoperiotitis syn-
drome 突眼黏液性水肿骨病综合征 860
exophthalmos 眼球突出 1027
exophytic growth 外生性生长 868
exostosis of external auditory meatus 外耳道
骨疣 866
exotic disease 外来性疾病 867
exotoxin 外毒素 866
expander of skin 皮肤扩张器 654
expanding cell 扩展型细胞 508
expansive growth 膨胀性生长 653
expectancy 期望 674
expectancy effect 期望效应 674
expected date of childbirth count 预产期计算
1100
expected date of confinement 预产期 1100
expectorant 祛痰药 697
expectorant therapy 祛痰 697
expectoration 咳痰 495
expelling evils from the body surface with ac-
rid-cool drugs 辛凉解表 968
expelling from within material 内托 619
expelling intestinal parasites method 驱虫法
696
expelling pathogenic factors from both exterior
and interior of the body 表里双解 61
expelling phlegm method 祛痰法 697
expelling wind 疏风 807
expelling wind and dampness 祛风除湿 697
expelling wind and nourishing blood 祛风养
血 697
experimental diabetes 实验性糖尿病 787
experimental epidemiology 实验流行病学 787
experimental local anaphylaxis 实验性局部
过敏反应 787
experimental method 实验法 787
experimental population 实验人群 787
experimental psychology 实验心理学 787
experimental studies 实验研究 787
experimental studies on prevention and treat-
ment 防治实验研究 218
experimentum obductionis 遮盖试验 1122
expiration date 失效期 779
expiratory air 呼出气 352
expiratory capacity in one minute 每分钟呼
气量 585
expiratory center 呼气中枢 352
expiratory dyspnea 呼气性呼吸困难 352
expiratory reserve volume 补呼气量 75
expiry date 有效期 1092
explicit memory 外显记忆 868
exploratory laparotomy 剖腹探查 667
exploratory thoracotomy 剖胸探查 667
explosion deafness 爆震性[耳]聋 38
explosion injury 爆炸伤 37
exposure 接触 447

显露 934
exposure group 暴露组 37
exposure keratitis 暴露性角膜炎 37
exposure of toxicant in dynamic system 动式
染毒 179
exposure ratio 暴露比 37
exposure therapy 暴露疗法 37
暴露治疗 37
exposure therapy of burn 烧伤暴露疗法 746
exposure to toxicant in static system 静式染
毒 474
expression vector 表达载体 60
expressive aphasia 表达性失语[症] 60
expressivity 表现度 62
expulsion of yin-yang 阴阳格拒 1074
exstrophy of bladder 膀胱外翻 648
extended radical mastectomy 乳腺癌扩大根
治切除术 727
extension 引申 1076
extensive anterior myocardial infarction 广泛
性前壁心肌梗死 327
extensive inferior myocardial infarction 广泛
性下壁心肌梗死 327
extensive myocardial damage 广泛性心肌损
伤 327
extensive posterior myocardial infarction 广
泛性后壁心肌梗死 327
exterior cold and interior heat 表寒里热 60
exterior cold syndrome 表寒 60
exterior cold syndrome caused by yang defi-
ciency 阳虚外寒 1031
exterior deficiency and interior excess 表虚里
实 62
exterior diseases invading interior 表邪内陷
62
exterior excess and interior deficiency 表实里
虚 62
exterior heat and interior cold 表热里寒 62
exterior heat syndrome 表热 62
exterior heat syndrome caused by yang exces-
siveness 阳盛外热 1031
exterior syndrome involving interior 表证入
里 62
exterior syndrome of excess 表实 62
exterior syndrome relieved but interior-syn-
drome unrelieved 表解里未和 60
external acoustic meatus 外耳道 866
external asphyxia 外窒息 870
external carotid artery 颈外动脉 470
external conjugate diameter 骶耻外径 163
external drainage of pulmonary bullae 肺大
疱外引流术 231
external ear 外耳 866
external environment 外环境 866
external examination 四步触诊 825
external fertilization 体外受精 847
external fixation of fracture 骨折外固定 318
external genital organs of female 女性外生殖
器 641
external hemorrhage 外出血 865
external hemorrhoids 外痔 870
external humeral epicondylitis 肱骨外上髁炎
303
external iliac artery 髂外动脉 680
external indwelling artificial bladder 体外留
置型人工膀胱 847
external inhibition 外抑制 868
external injury 外伤 867
external irradiation 外照射 870
external jugular vein 颈外静脉 470

external nose 外鼻 865
external oculopathy 外障 870
external pelvic measurement 骨盆外测量 315
external respiration 外呼吸 866
external rotation 外旋转 868
external standardization 外标法 865
external treatment 外治法 870
external version 外倒转术 866
exteroceptor 外感受器 866
extra-articular adhesion of knee in extension
伸膝装置粘连 752
extra-articular arthrodesis 关节外固定术 322
extracapillary proliferative glomerulonephritis
毛细血管外增生性肾炎 581
extracapsular extraction of cataract 白内障
囊外摘除术 23
extra cardiac sound 额外心音 198
extra cellular digestion 细胞外消化 917
extracellular ferrum 细胞外铁 917
extracellular fluid 细胞外液 917
extracellular matrix 细胞外基质 917
extra-coronal retainer 冠外固位体 323
extracorporeal circulation 体外循环 847
extracorporeal heart 体外心脏 847
extracorporeal membrane oxygenater 体外
膜氧合器 847
extracorporeal retrograde beat unit 体外反搏
装置 847
extracorporeal shock wave lithotripsy 体外
冲击波碎石术 847
extracranial-intracranial vessel bridging 颅
外-颅内血管架桥术 550
extraction 萃取 129
extraction gravimetric method 萃取重量法
130
extraction of dental root 牙根拔除术 1011
extraction of impacted tooth 阻生牙拔除术
1188
extraction of nail 拔甲术 21
extraction of sebocystoma 皮脂腺囊肿摘除
术 657
extraction of tooth 拔牙 21
牙拔除术 1011
extract of ginkgo biloba leaf 银杏叶提取物
1076
extractor 浸渍器 461
extracts 浸膏剂 460
extract tablet 浸膏片 460
Extractum Folii Eriobotryae Inspissmatum
枇杷叶膏 658
Extractum Glycyrrhizae Liquidum 甘草流浸
膏 274
Extractum Leonuri Liquidum 益母草流浸膏
1065
Extractum Polygalae Liquidum 远志流浸膏
1108
extradural abscess 硬脑膜外脓肿 1085
extradural tumor 硬脊膜外肿瘤 1085
extradural tumor of spinal cord 硬脊膜外肿
瘤 1085
extraembryonic coelom 胚外体腔 650
extraembryonic mesoderm 胚外中胚层 650
extra-esophageal compression 食管外受压
789
extraglomerular mesangial cell
极垫细胞 396
球外系膜细胞 695
extrahepatic biliary benign tumor 肝外胆管

filling defect of gastrointestinal tract　胃肠道充盈缺损　887

filling defect of urinary tract　泌尿道充盈缺损　592

filling medicine therapy　灌注药物治疗　325

filling phase　充盈期(相)　109

filling point　充盈点　108

fill nitrogen preservation　充氮保藏法　108

film　膜剂　601

film and petechial hemorrhage　薄膜现象及点状出血现象　74

film badge　胶片剂量盒　443

film coating　薄膜包衣　74

film evaporator　薄膜蒸发器　74

Filmum Diphenoxylatis Compositae　复方地芬诺酯膜剂　260

filter　滤菌器　555

filter aid　助滤剂　1167

filtering operation　滤过性手术　555

filter membrane sampler　滤膜采样器　555

filth　秽浊　378

filtration membrane　滤过膜　555

fimbriae of uterine tube　输卵管伞　808

final host　终末宿主　1155
　　　　终宿主　1156

finasteride　非那雄胺　225

fine action　细动作　918

fine granular cast　细颗粒管型　919

fine particulate　细颗粒物　919

fine structure　微细结构　877

fine wave type of atrial fibrillation　细波型房颤　918

4-finger-breadth measurement　横指同身寸　344

finger citron　佛手　250

fingernail-pressure needle inserting　指切进针法　1144

finger-nose test　指鼻试验　1143

finger-pressure therapy　指针疗法　1145

finger print　指纹　1144

finger reconstitution　手指重建　804
　　　　手指再造　804

finger tendon sheath　手指腱鞘　804

Finnish bath　桑拿浴　738

Finstever sign　芬斯特弗征　246

fire　火　381

fire-arm injury　火器伤　381

fire needling　火针疗法　382

fire of excess type　实火　786

fire pathogen　火邪　382

fire stagnancy treated with expellens or repellens　火郁发之　382

fire stagnation　火郁　382

fire syndrome　火证　382

fire-toxin　火毒　381

firing needle　火针　382

first-aid kit　急救箱　396

first arch syndrome　第一弓综合征　167

first degree atrioventricular block　一度房室传导阻滞　1043

first degree burn　Ⅰ度烧伤　186
　　　　一度烧伤　1043

first degree of conduction block　一度传导阻滞　1043

first degree of relative　一级亲属　1044

first heart sound　第一心音　167

first heart sound accentuation　第一心音增强　167

first heart sound attenuation　第一心音减弱　167

first hepatic portal　第一肝门　167

first infectious disease　甲类传染病　422

first line of antituberculotics　第一线抗结核药　167

first messengers　第一信使　168

first onset of rejection　初次排斥反应　113

first pass elimination　首过消除　805

first rank of symptom　一级症状　1044

first sex characters　第一性征　168

first signal　第一信号　167

first signal system　第一信号系统　167

first stage of hypertension　一级高血压　1044

first stage of labor　第一产程　167

first supernormal period　第一超常期　167

first thoracic rib syndrome　第1肋骨综合征　166

fish bile intoxication　鱼胆中毒　1098

Fisher-Evans syndrome　费-伊综合征　242

fish liver poisoning　鱼肝中毒　1098

fission product　核裂变产物　339

fissure cavity of retina　视网膜裂孔　797

fissured tongue　沟纹舌　307
　　　　裂纹舌　532
　　　　舌裂　748

fissure of nipple　乳头皲裂　726

fistula　瘘管　547

fistula of female genital organs　女性生殖器官瘘　641

fistula of parotid duct　腮腺导管瘘　731

fistulography　瘘管造影　547

Fitz-Hugh-Curtis syndrome　菲-休-柯综合征　228

Fitz rule　菲兹相律　228

five-day fever　五日热　904

five elements　五行　905

five elements theory　五行学说　905

five evolutive phases-wood, fire, earth, metal, water　五行　905

five kinds of exhaustion　五夺　903

five kinds of flaccidity　五硬　905

five kinds of flavor-acrid, sweet, sour, bitter and salty　五味　905

five kinds of impairment　五劳　904

five kinds of maldevelopment　五迟　903

five kinds of masses　五积　904

five kinds of stiffness　五硬　905

fiveleaf gynostemma herb　绞股蓝　446

five mimic-animal exercise　五禽戏　904

five moods　五志　905

five orbiculi　五轮　904

five seeds alcohol　五仁醇　904

five shu points　五输穴　904

five types of edema　五水　904

five types of flaccidity in infants　五软　904

five types of infantile malnutrition　五疳　903

five types of masculine sterility　五不男　903

five viscera　五脏　905

five wheels and eight regions　五轮八廓　904

five years survival rate　五年生存率　904

fixation　固着　320

fixation by main and accessory splints　正副夹缚法　1130

fixation by pressure on three points　三点加压法　733

fixation by pressure on two points　两点加压法　531

fixation of fracture　骨折固定　317

fixed acid　固定酸　319

fixed corpse　固定尸体　319

fixed drug eruption　固定性药疹　320

fixed hyperphoria　戴眼　141

fixed partial denture　固定局部义齿　320

fixed prosthesis　固定局部义齿　320

fixed-rate pacemaker　固定频率型起搏器　319

fixed scoliosis　固定性脊柱侧凸　319

fixed traction　固定牵引　319

flaccid bladder　弛缓性膀胱　105

flaccidity disease　痿病　883

flaccidity syndrome　痿证　883

flaccidity syndrome due to asthenia of spleen　脾虚痿证　660

flaccidity syndrome due to dampness-heat　湿热痿证　781

flaccidity-syndrome due to hypofunction of liver and kidney　肝肾亏虚痿证　279

flaccidity syndrome due to lung-heat　肺热痿躄　237

flaccid paralysis　弛缓性瘫痪　105

flaccid tongue　舌痿　749

flagellar antibody　鞭毛抗体　54

flagellar antigen　鞭毛抗原　54

flagellata　鞭毛虫类　54

flagellin　鞭毛蛋白　54

flagellum　鞭毛　54

flagyl　灭滴灵　600

flame color test　焰色试验　1029

flame photometer　火焰光度计　382

flame photometric detector　火焰光度检测器　382

flame photometry　火焰光度法　382

flame sterilization　火焰灭菌法　382

flaming up of asthenic fire　虚火上炎　986

flaming up of heart fire　心火上炎　956

flap　皮瓣　653

flaring ear　招风耳　1122

flash blindness　闪光盲　742

flash burn　闪光烧伤　742

flasking technique　装盒术　1171

flask-shaped heart　烧瓶型心脏　746

flat activity　平坦活动　665

flat chest　扁平胸　55

flat foot　扁平足　55
　　　　平足症　666

flat hand　扁平手　54

flat nose　低鼻　159

flat note　实音　787

flat pelvis　扁平骨盆　54

flat shoulder　平肩畸形　665

flat sour putrefaction　平酸腐败　665

flatstem milkvetch seed　沙苑子　741

flattened vesicle　扁平小泡　55

flatulence　肠胀气　96
　　　　膜胀　101

flatus vaginalis　阴吹　1068

flat wart　扁平疣　55

flavescent sophora〔root〕　苦参　504

flavin adenine dinucleotide　黄素腺嘌呤二核苷酸　373

flavin mononucleotide　黄素单核苷酸　373

Flavobacterium　黄杆菌属　371

flavobacterium infection　黄杆菌属感染　371

flavoenzyme　黄素酶　373

flavonoids　黄酮类化合物　373

flavoring agent　矫味剂　446

flavoxate　黄酮哌酯　373

flaxedil　加拉碘胺　417

flea　跳蚤　851
　　　　蚤　1116

flea effect　跳蚤效应　851

impacted tooth　阻生牙　1188

impact injury　冲击伤　109

impaired environmental interpretation syndrome　认识环境受损综合征　715

impaired glucose tolerance　葡萄糖耐量减低　669

impaired management of home maintenance　持家能力障碍　106

impaired memory　记忆受损　414

impaired social interaction　社交障碍　751

impaired swallowing　吞咽障碍　862

impaired verbal communication　语言沟通障碍　1099

impairment　病损　69

impairment of chong and ren channels　冲任损伤　109

impairment of purifying and descending function of the lung　肺失清肃　238

impairment of yang　伤阳　744

impairment of yin　伤阴　744

IMP dehydrogenase　次黄嘌呤核苷酸脱氢酶　124

impedance audiometry　阻抗测听法　1188

impedance plethysmogram　阻抗容积图　1188

impending myocardial infarction　濒临性心肌梗死　62

imperative auditory hallucination　命令性幻听　601

imperforate hymen　处女膜闭锁　114
　　　　处女膜无孔　114
　　　　无孔处女膜　901

imperial academy of medicine　太医院　837

imperial medical academy　太医署　837

impetigo　火赤疮　381
　　　　脓疱病(疮)　639

impilation　红细胞缗钱形成　346

implant　植入剂　1142

implantable cardioverter defibrillator　植入型心律转复除颤器　1142

implantation　植入　1142

implantation iris cyst　植入性虹膜囊肿　1142

implantation metastasis　种植性转移　1159

implantation metastasis of brain tumor　脑肿瘤种植性转移　616

implantation of artificial lens　人工晶状体植入术　709

implantation of carcinoma of bladder　膀胱癌种植现象　647

implantation of urethral stent　尿道金属支架置入术　627

implant denture　植入义齿　1142

implantodontics　口腔种植学　503

implant supported denture　种植义齿　1159

implant tablet　植入片　1142

implicit memory　内隐记忆　620

impression compound　印模胶　1079

impression plaster　印模石膏　1079

improving eyesight　明目　600

impulse　神经冲动　754

impulse oscillometry system　脉冲振荡技术　568

impulsive behavior　冲动行为　109

impulsive noise　脉冲噪声　568

impulsive personality disorder　冲动型人格障碍　109

impure atrial fibrillation　不纯性心房颤动　76

impure atrial flutter　不纯性心房扑动　76

impure ventricular flutter　不纯性心室扑动　76

impurity test　杂质检查　1113

imuran　依木兰　1048

113mIn　113m铟　1075

inability to suck milk　不乳　77

inactivated vaccine　不活化疫苗　77
　　　　灭活疫苗　600

inapparent ventricular premature beat　不显型室性期前收缩　79

inborn metabolic error　先天性代谢缺陷　924

inbreeding　近交　460

inbreeding coefficient　近亲系数　460

incapacitating agents　失能性毒剂　779

incarcerated abdominal hernia　嵌顿性腹部疝　685

incarcerated placenta　胎盘嵌顿　835

incentive　诱因　1097

incidence　发病率　211

incidence of nosocomial infection　院内感染发生率　1109

incidence prediction of infectious disease　疫情预测　1065

incidence studies　发病研究　211

incidental adrenocortical nodular　偶发性肾上腺皮质结节　643

incidental pigmented cortical nodule　偶发性色素性皮质结节　643

incident angle　入射角　728

incineration　焚烧法　246

incised notopterygium rhizome and root　羌活　685

incised wound　切割伤　689

incised wound of larynx　喉切伤　350

incision　切创　688

incisional biopsy　切取活检　689

incisional hernia　切口疝　689

incision and drainage　切开引流　689

incision and drainage of abscess　脓肿切开引流术　640

incision and drainage of acute osteomyelitis　急性骨髓炎切开引流术　399

incision and drainage of breast abscess　乳房脓肿切开引流术　723

incision and drainage of hepatic abscess　肝脓肿切开引流[术]　278

incision and drainage of joint　关节切开引流术　322

incision and drainage of oral and maxillofacial abscess　口腔颌面部脓肿切开引流术　501

incision and drainage of posterior vaginal fornix　阴道后穹窿切开引流术　1068

incision and drainage of subphrenic abscess　膈下脓肿切开引流术　297

incision drainage of perirenal abscess　肾周围脓肿切开引流术　767

incision of carbuncle　痈切开术　1086

incision of longitudinal vaginal septum　阴道纵隔切开术　1070

incision of urethral internal orifice　尿道内口切开术　628

incision of vaginal cicatricial stenosis　阴道瘢痕狭窄切开术　1068

incisor teeth　切牙　689

inclination of pelvis　骨盆倾斜度　315

inclusion body　包涵体　34

inclusion body myositis　包涵体肌炎　34

inclusion conjunctivitis chlamydiae　包涵体结膜炎衣原体　34

inclusion cyst of vulva　外阴包涵囊肿　868

inclusive cyst of vagina　阴道包涵囊肿　1068

incoherence of thought　破裂性思维　666

incompatibility of drugs in prescription　配伍禁忌　651

incompetence of internal orifice of cervix　宫颈内口松弛症　304

incompetent urethral closer mechanism　尿道关闭不全机制　627

incomplete abortion　不全流产　77

incomplete amputation　不完全离断　78

incomplete antibody　不完全抗体　78

incomplete antigen　半抗原　32

incomplete atrioventricular block　不完全性房室传导阻滞　78

incomplete bilateral bundle branch block　不完全性双侧束支传导阻滞　78

incomplete bladder emptying　尿不尽　626

incomplete breech presentation　不完全臀先露　78

incomplete bundle branch block　不完全性束支传导阻滞　78

incomplete cleft lip　不完全性唇裂　78

incomplete compensatory pause　不完全性代偿间歇　78

incomplete dominance　不完全显性　78

incomplete dominant inheritance　不完全显性遗传　78

incomplete duplication of ureter　不完全性重复输尿管　78

incomplete fracture　不完全骨折　77

incomplete interference dissociation　不完全性干扰性脱节　78

incomplete intraatrial block　不完全性房内传导阻滞　78

incomplete left and right bundle branch block　不完全性左加右束支传导阻滞　78

incomplete left anterior fascicular block　不完全性左前分支传导阻滞　78

incomplete left bundle branch block　不完全性左束支传导阻滞　78

incomplete left posterior fascicular block　不完全性左后分支传导阻滞　78

incomplete metamorphosis　不[完]全变态　77

incomplete myocardial infarction　不完全性心肌梗死　78

incomplete phagocytosis　不完全吞噬　78

incomplete precocious puberty　不完全性性早熟　78

incomplete protective mechanism　不完全保护机制　77

incomplete protein　不完全蛋白质　77

incomplete recovery　不完全恢复健康　77

incomplete regeneration　不完全再生　78

incomplete right bundle branch block　不完全性右束支传导阻滞　78

incomplete rupture of uterus　子宫不完全破裂　1174

incomplete spinal cord injury　不完全性脊髓损伤　78

incomplete tetanic contraction　不完全强直收缩　78

incomplete ventricular capture　不完全性心室夺获　78

incontinence injection therapy　尿失禁注射疗法　632

incontinentia pigmenti　色素失调症　739

incoordinated uterine inertia　不协调性子宫收缩　79

incoordination between liver and stomach　肝

injury of extrahepatic biliary tract 肝外胆道损伤 279

injury of eyelid 眼睑损伤 1025

injury of hypothalamus 下丘脑损伤 922

injury of ischiadic nerve 坐骨神经损伤 1194

injury of kidney 肾损伤 764

injury of laryngeal catheterization 喉插管损伤 348

injury of lateral collateral ligament of knee joint 膝关节外侧副韧带损伤 912

injury of long thoracic nerve 胸长神经损害 979

injury of mastoid process 乳突损伤 726

injury of medial collateral ligament of knee joint 膝关节内侧副韧带损伤 912

injury of median nerve 正中神经损害 1131

injury of musculocutaneous nerve 肌皮神经损害 387

injury of neck 颈部损伤 468

injury of obturator nerve 闭孔神经损害 52

injury of oculomotor nerve 动眼神经损伤 180

injury of olfactory nerve 嗅神经损伤 984

injury of optic chiasm 视交叉损伤 795

injury of optic nerve 视神经损伤 796

injury of rectum 直肠损伤 1139

injury of sciatic nerve 坐骨神经损伤 1194

injury of single nerve 单神经损害 145

injury of small intestine 小肠损伤 944

injury of soft tissues 伤筋 743

injury of spinal cord 脊髓损伤 411

injury of spinal nerve roots 脊神经根损伤 410

injury of stomach 胃损伤 892

injury of supraclavicular nerve 肩胛上神经损害 432

injury of tendons 筋伤 458

injury of trigeminal nerve 三叉神经损伤 732

injury of ulnar nerve 尺神经损害 107

injury of ureter 输尿管损伤 809

injury of urethra 尿道损伤 629

injury of vulva and vagina 外阴及阴道损伤 869

in labor 临产 533

inlay 嵌体 685

inlet of thorax 胸廓上口 980

innate immunity 非特异性免疫 226
固有免疫 226

Inner Canon of Huangdi 黄帝内经 371
内经 618

Inner Canon of Yellow Emperor 内经 618

inner cell mass 内细胞群 619

inner membrane of chicken gizzard 鸡内金 389

innominate vein 无名静脉 901

inocor 氨吡酮 10
氨力农 10

inolin 喘速宁 118
曲托喹酚 696

inorganic acid cutaneoustrauma 无机酸皮肤损伤 900

inorganic alkaline cutaneoustrauma 无机碱皮肤损伤 900

inorganic analysis 无机分析 900

inorganic compound of plasma 血浆无机物 996

inorganic dust 无机粉尘 900

inorganic phosphorus 无机磷 900

inorganic pollutant 无机污染物 900

inorganic salts 无机盐 900

inose 肌糖 388

inosine 肌苷 386

inosinic acid 次黄嘌呤核苷酸 124

inosinic acid sodium 肌苷酸钠 386

inositol 肌醇 386
肌糖 388

inositol nicotinate 肌醇烟酸酯 386
烟酸肌醇酯 1020

inovoril 依那普利 1048

INQ 营养质量指数 1083

inquiry 问诊 896

inquisition 问诊 896

Insecta 昆虫纲 507

insect bite poisoning 虫螫中毒 110

insect-borne disease 虫媒病 109

insect-borne infectious disease 虫媒传染病 110

insecticide 杀虫剂 740

insect vector 病媒昆虫 69

insensible evaporation 不感蒸发 77

inserting needle with fingers stretching skin 舒张进针法 806

insertion activity 插入活动 86

insertional inactivation 插入失活 86

insertion obstacle 插入障碍 87

insertion of intrauterine device 宫内节育器放置术 305

insertion of IUD 宫内节育器放置术 305

insertion sequence 插入序列 87

inside diameter of aortic root 主动脉根部内径 1165

insight 顿悟 189

insolation 日射病 718

insomnia 不寐 77
失眠 779

inspection 望诊 875

inspection of body statue and movements 望形态 875

inspection of color 望色 875

inspection of signal orifices 审苗窍 758

inspection of spirit 望神 875

inspective hypothesis 检验假设 434

inspiration 灵感 539
吸气 909

inspiratory capacity 深吸气量 754

inspiratory center 吸气中枢 909

inspiratory dyspnea 吸气性呼吸困难 909

inspiratory reservevolume 补吸气量 75

inspissated bile syndrome 胆汁黏稠综合征 151

instantaneous vector 瞬时心电向量 821

instant electrocardiogram 即刻心电图 396

instillation treatment of bladder cancer 膀胱癌灌注疗法 647

instinct 本能 41

instructive theory 诱导学说 1096

instrumental analysis 仪器分析 1049

instrument causing trauma 致伤物 1147

insufficiency of lung qi 肺气虚 237

insufflation 吹入剂 120

insufflation anesthesia 吹入麻醉 120

insufflation pituitarii posterioris 垂体后叶粉鼻吸入剂 121

insufflation posterior pituitary 尿崩停 626

insular lobe 岛叶 156

insulin 胰岛素 1049

insulin antibody 胰岛素抗体 1049

insulin coma 胰岛素昏迷 1049

insulin-dependent diabetes mellitus 胰岛素依赖型糖尿病 1050

insulin-like growth factor 胰岛素样生长因子 1050

insulinoma 胰岛素瘤 1049

insulin receptor 胰岛素受体 1050

insulin release index 胰岛素释放指数 1050

insulin release test 胰岛素释放试验 1049

insulin-shock treatment 胰岛素休克疗法 1050

integral dental treatment unit 牙科综合治疗台 1012

integral indicator of toxicity 毒性反应的整体指标 184

integrated control 综合防制 1184

integrated hygienic rating of harmful substances 有害物质的综合卫生学标准 1090

intellective factor 智力因子 1149

intellectual disorder 智力障碍 1149

intellectual skill 智力技能 1149

intelligence 智力 1148

intelligence quotient 智商 1149

intelligence test 智力测验 1149

intensifying screen 增感屏 1119

intensity division of noise 噪声强度分级 1117

intensity of illumination 光照度 326

intensity of radioactivity 放射性强度 221

intensive immunity 加强免疫 417

intention 动机 177

intentional memorization 有意识记 1092

intention tremor 意向性震颤 1066

interaction 交互影响 442

interatrial bundle block 房间束传导阻滞 218

intercalated disk 闰盘 730

inter cardiodiaphragmatic part 膏肓 293

intercellular substance 细胞间质 915

inter-condylar fracture of femur 股骨髁间骨折 310

intercondylar fracture of humerus 肱骨髁间骨折 303

interconnection of zang-fu viscera 脏腑相合 1115

intercostale externi 肋间外肌 518

intercostal lymph nodes 肋间淋巴结 518

intercostal nerve block 肋间神经阻滞 518

intercostal nerves 肋间神经 518

intercostal neuralgia 肋间神经痛 518

intercrestal diameter 髂嵴间径 680

interdependence between yin and yang 阴阳互根 1074

interdisciplinary science 交叉学科 441

interest 兴趣 976

interference 干扰 273

interference current apparatus 干扰电流治疗仪 273

interferential atrioventricular dissociation 干扰性房室脱节 273

interferential conduction disturbance 干扰性传导障碍 273

interferential dissociation 干扰性脱节 273

interferential long P-R interval 干扰性 P-R 间期延长 273

interferon 干扰素 273

α-interferon α 干扰素 273

interferon-like factor 干扰素样因子 273

intergration gene 整合基因 1129

interilio-abdominal amputation 髂腹间截肢术 680

interintestinal abscess 肠间脓肿 94

interior asthenia 里虚 524

interior cold 里寒 523

interior cold syndrome caused by yin excessive-

late pregnancy　孕晚期　1110

lateral abdominal flap　侧腹部皮瓣　85

lateral displacement　侧方移位　85

lateral femoral circumflex artery　旋股外侧动脉　988

lateral femoral cutaneous neuropathy　股外侧皮神经病　311

lateral geniculate body　外侧膝状体　865

laterality　一侧优势　1043

lateral malleolus　外踝　866

lateral mesoderm　侧中胚层　86

lateral myocardial infarction　侧壁心肌梗死　85

lateral pharyngitis　咽侧炎　1018

lateral plantar artery　足底外侧动脉　1186

lateral projection of nasal bone　鼻骨侧位　45

lateral thoracic artery　胸外侧动脉　982

lateral thoracic flap　侧胸部皮瓣　86

lateral ventricle　侧脑室　85

lateral wall of pharynx local eminence　咽侧壁局部隆起　1018

late receptor potential　晚感受器电位　873

lateropharyngeal abscess　咽旁脓肿　1019

late stage of septicemia　晚期败血症　873

late sudden cardiac death　晚发性心源性猝死　873

late syphilis　晚期梅毒　873

late vitamin K deficiency bleeding　迟发维生素 K 缺乏性出血　105

latex test　胶乳试验　443

latissimus dorsi　背阔肌　40

LATS　长效甲状腺刺激素　92

Launois-Bensaude syndrome　洛-本综合征　561

Launois syndrome　洛努伊斯综合征　561

Laurence-Moon-Biedl syndrome　劳-穆-比综合征　513

遗传性肥胖发育不全综合征　1053

lavage of colostomy　结肠造口灌洗法　450

lavation by arthroscope　关节镜灌洗术　322

law of independent assortment　自由组合定律　1183

law of pressure equilibrium　压力平衡规律　1010

law of rate preponderance control　频率优势控制规律　663

law of segregation　分离定律　243

Lawrence-Seip syndrome　劳-塞综合征　513

laxative　轻泻药　692

layer flow　层流　86

layering of cerebral cortex　大脑皮质分层　135

lazy ant effect　懒蚂蚁效应　511

lazy junction pacemaker　懒惰连接处起搏点　511

lazy leukocyte syndrome　迟钝白细胞症　105

惰性白细胞综合征　197

懒惰白细胞综合征　511

lazy sinus node function　懒惰性窦房结功能　511

LBBB　左束支传导阻滞　1192

LCAT　卵磷脂胆固醇脂酰转移酶　558

LCH　朗格汉斯细胞组织细胞增生症　512

LCM　淋巴细胞[性]脉络丛脑膜炎　535

LCN　轻链肾病　692

LCT fat emulsion　长链脂肪乳　91

L-curine methiodide　左旋氯甲箭毒　1193

LD$_{50}$　半数致死量　32

LDH　乳酸脱氢酶　725

LDL　低密度脂蛋白　160

LDL-ch　低密度脂蛋白胆固醇　160

L-dopa　左旋多巴　1193

LE　红斑狼疮　344

lead　导联　155

铅　681

lead axis　导联轴　156

lead colic　铅绞痛　681

lead in blood　血铅　997

lead in urine　尿铅　631

lead paralysis　铅中毒性麻痹　681

lead-pipe rigidity　铅管样强直　681

lead poisoning　铅中毒　681

lead separated line　导联分割线　156

leads for monitoring　心电监护导联　953

Leafless tree sign　枯树枝征　504

leaking duodenal stump syndrome　十二指肠残端漏综合征　782

lealgin　苯哌利定　43

learning　学习　990

learning disorder　学习障碍　990

learning work capacity　学习作业能力　990

leather bottle stomach　革囊胃　294

皮革样胃　656

皮革状胃　656

桶状胃　856

lecithin　卵磷脂　558

lecithin cholesterol acyl transferase　卵磷脂胆固醇脂酰转移酶　558

lecithin cholesterol acyltransferase deficiency　血浆卵磷脂-胆固醇酰基转移酶缺乏症　995

lecithin phosphatidyl-cholesterol acyltransferase　卵磷脂磷脂酰基-胆固醇酯酰转移酶　558

lecithin/sphingomyelin ratio　卵磷脂/鞘磷脂（比值）测定　558

lectin　凝集素　635

leech　水蛭　820

leech bite　蚂蟥叮咬　567

水蛭叮咬　820

le Fort operation　阴道中隔形成术　1070

left anterior fascicular block associated with pulmonary emphysema　伴有肺气肿的左前分支传导阻滞　1192

left anterior hemiblock　左前分支传导阻滞　1192

left atrial block　左房型房内传导阻滞　1192

left atrial enlargement　左心房增大征象　1193

left atrial hypertrophy　左心房肥大　1192

left atrial myxoma　左心房黏液瘤　1193

left atrial rhythm　左房心律　1192

左心房心律　1193

left atrioventricular valve　僧帽瓣　739

左房室瓣　1191

left atrioventricular valve insufficiency　左房室瓣关闭不全　1191

left atrioventricular valve prolapse syndrome　左房室瓣脱垂综合征　1192

left atrioventricular valve stenosis　左房室瓣狭窄　1192

left atrium　左心房　1192

left atrium to aorta ratio　左房/主动脉比率　1192

left bundle-branch block　左束支传导阻滞　1192

left bundle branch block complicated by V$_5$ lead q wave　伴有 V$_5$ 导 q 波的左束支传导阻滞　33

left colic artery　左结肠动脉　1192

left coronary artery　左冠状动脉　1192

left exterior side leads　左外侧导联　1192

left gastric artery　胃左动脉　893

left gastric vein　胃左静脉　893

left gastroepiploic artery　胃网膜左动脉　892

left group leads　左外侧导联　1192

left handedness　左利手　1192

left heart failure　左心衰竭　1193

left hemibepatectomy　左半肝切除术　1191

left hemicolectomy　左半结肠切除术　1191

left lateral lobectomy of liver　肝左外侧叶切除术　282

left posterior hemiblock　左后分支传导阻滞　1192

left precordial leads　左侧心前区导联　1191

left ventricular capacitance overload　左心室舒张期负荷过重　1193

left ventricular diastolic overload　左心室舒张期负荷过重　1193

left ventricular ejection time　左心室射血时间　1193

left ventricular electrogram　左室电图　1192

left ventricular hypertrophy　左心室肥厚　1193

left ventricular hypertrophy and strain　左心室肥厚劳损　1193

left ventricular infarction　左室梗死　1192

left ventricular pressure overload　左心室舒张期负荷过重　1193

left ventricular-right atrial communication　左心室-右心房沟通　1193

left ventricular strain　左心室劳损　1193

left ventricular systolic overload　左心室收缩期负荷过重　1193

left ventricular wave form　左心室波形　1193

legal medicine　法医学　214

legal psychology　法律心理学　213

Legg-Calvé-Perthes disease　莱格-卡尔夫-佩尔特斯病　510

Legionella pneumonia　军团菌肺炎　484

Legionella pneumophila　嗜肺军团菌　800

legionnaires disease　军团病　484

legionnaires pneumonia　军团菌肺炎　484

legitimate fertility rate　已婚妇女生育率　1059

Lehmann sign　勒曼征　516

leigongteng pian　雷公藤片　516

leiomyoma　平滑肌瘤　664

leiomyoma and leiomyosarcoma of colon　结肠平滑肌瘤和平滑肌肉瘤　450

leiomyoma of bladder　膀胱平滑肌瘤　648

leiomyoma of esophagus　食管平滑肌瘤　789

leiomyoma of uterus　子宫平滑肌瘤　1176

leiomyoma of vulva　外阴平滑肌瘤　869

leiomyosarcoma　平滑肌肉瘤　664

leiomyosarcoma of small intestine　小肠平滑肌肉瘤　944

leiomyosarcoma of stomach　胃平滑肌肉瘤　890

leiomyosarcoma of uterus　子宫平滑肌肉瘤　1176

leiomyosarcoma of vagina　阴道平滑肌肉瘤　1069

Leishmania　利什曼原虫　526

Leishmania donovani　杜氏利什曼原虫　186

黑热病原虫　343

Leishmania tropica　热带利什曼原虫　705

lemai keli　乐脉颗粒　516

Lemmel syndrome　莱梅尔综合征　510

lemmocyte　神经膜细胞　755

lemon chrome　柠檬黄　634

Lenew sign　列日涅夫征　532

lengthening of tendon　肌腱延长术　387

281

malignant tumor of nasal cavity and paranasal sinus　鼻腔及鼻窦恶性肿瘤　47

malignant tumor of paraurethral gland　尿道旁腺恶性肿瘤　628

malignant tumor of penile shaft　阴茎体恶性肿瘤　1071

malignant tumor of penis　阴茎恶性肿瘤　1071

malignant tumor of scrotum　阴囊恶性肿瘤　1072

malignant tumor of stomach　胃恶性肿瘤　888

malignant tumor of tonsil　扁桃体恶性肿瘤　55

malignant tumor of urethra　尿道恶性肿瘤　627

malignant tumor of vulva　外阴恶性肿瘤　868

malignant ulcer　恶性溃疡　200

malignant ventricular premature beat　恶性室性期前收缩　200

malinger　诈(装)病者　1120

malingering hearing loss　伪聋　882

malleoidosis　类鼻疽　519

mallet toe　锤状趾　122

Mallory-Weiss syndrome
　马洛里-魏斯综合征　565
　食管-贲门黏膜撕裂综合征　788

Mall space　门管周间隙　587

malnutrition　营养不良　1082

malnutrition due to parasitic infestation　虫积　109

malnutrition-related diabetes mellitus　营养不良相关糖尿病　1082

malnutrition secondary to intake of ji ru　继病　414

malnutrition stone　营养不良性结石　1082

malodor　恶臭　199

malonyl coenzyme A　丙二酸单酰辅酶 A　64
　丙二酰辅酶 A　64

malonyl transferase　丙二酰基转移酶　64

malposition of heart　心脏异位　968

malpresentation　胎先露异常　836

malrotation of intestine　肠旋转不良　96

maltoryzine　麦芽米曲霉素　568

maltose　麦芽糖　568
　怡糖　1049

malunion of fracture　骨折畸形愈合　317

mamma　乳房　723

mammalia　哺乳纲　76

mammary abscess　乳房脓肿　723
　乳痈　727

mammary aesthetic surgery　乳房美容外科　723

mammary cancer　乳癌　722

mammary cancer-oophoroma syndrome　乳腺癌-卵巢瘤综合征　727

mammary dysplasia　乳腺结构不良　727

mammary gland　乳腺　726

mammary line　乳线　726

mammary orange-peel sign　乳房橘皮征　723

mammary ridge　乳腺嵴　727

mammary stagnation cyst　乳汁潴留囊肿　727

mammillary ducts　乳头管　725

mammitis　乳腺炎　727

mammography　乳腺摄影　727

mammotomy with drainage of abscess　乳房脓肿切开引流术　723

management of operating room　手术室管理　804

managerial psychology　管理心理学　324

Manchester operation　曼彻斯特手术　569

mandelurine　孟德立胺　589

mandible　下颌骨　921

mandibular angles ostectomy　下颌角截骨术　921

mandibular foramen　下颌孔　921

mandibular nerve　下颌神经　921

mandibular prognathism　下颌前突　921

mandibular protrusion　下颌前突　921

mandibular retrognathia　下颌后移　921

mandibular teeth　下颌牙　921

manganese　锰　588

manganese contrast agent　锰对比剂　588

manganese pneumonia　锰毒性肺炎　588

manganese poisoning　锰中毒　589

manganese toxic parkinsonism　锰中毒性帕金森病　589

manganese welding rod　锰焊条　588

mania
　躁狂　1118
　躁狂症　1118

manic-depressive psychosis　癫狂病　168
　躁狂抑郁性精神病　1118

manic psychosis　狂　506

manifest atrial fibrillation　显性心房颤动　935

manifest pacemaker　显性起搏点　935

manihot utilissima poisoning　木薯中毒　605

manipulating the needle to promote qi(needling sensation)　行针催气　975

man-made environment　人工环境　709

Mann(John D. Mann)sign　曼氏征　570

Mann-Gurevitch sign　曼-古征　570

mannite　甘露醇　274

mannose　甘露糖　274

mansonella perstans infection　常现丝虫病　97

mansonella streptocerca　链尾丝虫病　530

Mansonelliasis ozzardi　欧氏丝虫病　643

Manson schistosomiasis　曼氏血吸虫病　570

mantis egg-case　桑螵蛸　738

manual reduction of fracture　骨折手法复位　318

manual removal of placenta　人工剥离胎盘　709

manual ventilation　手法通气　803

MAO　单胺氧化酶　142

maple syrup urine disease　槭树汁尿症　674

mapping electrocardiogram　标测心电图　59

mapping probe　标测棒　59

mapping ring　标测环　59

maprotiline　马普替林　566
　麦普替林　568

Marable syndrome　马拉布尔综合征　565

Marburg hemorrhagic fever　马尔堡出血热　565

Marchand(EJ)syndrome　马尔尚(EJ)综合征　565

Marchesani syndrome　马切桑尼综合征　566

march hemoglobinuria　行军性血红蛋白尿症　975

Marchiafava-Bignami disease　马-比二氏病　564

Marchiafava-Micheli syndrome　马-米综合征　565

maren jiaonang　麻仁胶囊　563

maren runchang wan　麻仁润肠丸　563

maren zipi wan　麻仁滋脾丸　563

Marfan syndrome　马方综合征　565
　蜘蛛指(趾)综合征　1138

margarite　珍珠　1123

marginal gingivitis　边缘性龈炎　54
　缘龈炎　1108

marginal zone　边缘区　53

Marguis solution　马奎斯溶液　565

Marie-Bamberger syndrome　马-班二氏综合征　564

Marie-Kahler sign　马-卡震颤　565

Marie-Kahler tremor　马-卡震颤　565

Marie-Sainton syndrome　马-塞综合征　566

Marie syndrome　马里综合征　565

marine environment　海洋环境　333

marine pollution　海洋污染　333

Marinesco-Sjögren syndrome　马里内斯科-舍格伦综合征　565

marine self-purification　海洋自净　333

Marion syndrome　马里恩综合征　565

marital history　婚姻史　378

Marjolin syndrome　马齐林综合征　566

marker chromosome　标记染色体　59

marker gene　标记基因　59

marker vaccine　标记疫苗　59

mark of gray scale　灰标　375

marrow　髓　829

marrow tumor of skull　颅骨骨髓瘤　548

Marshall-Marchetti test　膀胱颈抬举试验　647

Martin-Albright syndrome　马-奥综合征　564

Martin-Bell syndrome　马-贝综合征　564

Martin Benno Schmidt syndrome　施密特(MB)综合征　780

masculine sign　男性化征象　607

masked depression　隐匿性抑郁症　1078

masked mastoiditis　隐蔽性乳突炎　1077

masking　[声音的]掩蔽　778

mask-like face　面具面容　599

mask oxygenic therapy　面罩给氧法　600

Masloff sign　马斯洛夫征　566

Maslow hierarchy of needs　马斯洛需要层次论　566

masochism　受虐症　805

masqueraded bifascicular block　伪装性束支传导阻滞　882

masqueraded bundle branch block　伪装性束支传导阻滞　882

massage　按摩　13

massage cream　按摩膏　13

massage for children　小儿按摩　945

Massa Medicata Fermentata　六曲　545
　神曲　758

masseter　咬肌　1037

masseteric hypertrophy syndrome　咬肌肥大综合征　1037

mass injury incident　群体伤害事件　702

mass in scrotum　阴囊内肿块　1072

mass in the abdomen　癥瘕积聚　1129

massive amniotic fluid aspiration syndrome　大量羊水吸入综合征　135

massive osteolysis syndrome　巨大溶骨综合征　480

mass of abdominal sausage pattern　腹部香肠型肿块　266

mass of neck　颈部肿块　468

mass of renal region　肾区肿块　761

mass of right hypochondrium　息贲　911

mass of upper abdomen　伏梁　252

mass over hypochondriac of umbilical region　痞癖　987

mass peristalsis　集团蠕动　409

mass spectrograph　质谱仪　1145

mass spectrometry　质谱法　1145

mass survey　普查　670

mastadenitis　乳腺炎　727

mastauxe　乳房肥大　723

mast cell　肥大细胞　228

mastication　咀嚼　479

masticator space infection　嚼肌间隙感染　484

masticatory muscle　咀嚼肌　479

mastitis　乳腺炎　727

mastitis during pregnancy　内吹乳痈　616

mastocarcinoma　乳癌　722

mastocarcinoma gene　乳腺癌基因　726

mastocytosis　肥大细胞增多症　228

mastoid　乳突　726

mastoid cells　乳突小房　726

mastoidectomy　乳突手术　726

mastoid fontanelle　乳突囟　726

mastoiditis　乳突炎　726

mastoid process　乳突　726

mastopexy　乳房固定术　723

mastoptosis　乳房下垂　723

masturbation　手淫　804

　　习惯性阴部摩擦　913

　　自慰　1183

match control　配比对照　651

material accumulation　物质蓄积　906

material cycle　物质循环　906

material evidence　物证　906

materia medica　药物　1037

　　药物学　1039

maternal-fetal blood group incompatibility　母儿血型不合　604

maternal health care　妇女保健　257

maternal mortality rate　产妇死亡率　88

　　孕产妇死亡率　1110

maternal obesity syndrome　母性肥胖综合征　604

maternal pathology of pregnancy　妊娠病理　715

maternal smoking　妊娠期吸烟　716

maternal transmission　母婴传播　604

Mathieu sign　马提厄征　566

Matthew effect　马太效应　566

mature follicle　成熟卵泡　104

mature teratoma of ovary　卵巢成熟畸胎瘤　555

maturity-onset diabetes mellitus　成年型糖尿病　103

Maurer dots　茂氏小点　582

maxilla　上颌骨　744

maxillary artery　上颌动脉　744

maxillary nerve　上颌神经　744

maxillary osteomyelitis of infant　婴幼儿上颌骨骨髓炎　1081

maxillary sinus　上颌窦　744

maxillary sinusitis　上颌窦炎　744

maxillary teeth　上颌牙　744

maximal allowable biologic concentration　最高容许生物浓度　1191

maximal allowance concentration　最大容许浓度　1190

maximal dose　极量　396

maximal lethal concentration　最大致死剂量　1191

maximal lethal dose　最大致死剂量　1191

maximal mid-expiratory flow　最大呼气中段流量　1190

maximal noneffective dose　最大无作用剂量　1190

maximal output of gastric acid　胃酸最大排出量　892

maximal oxygen consumption　最大耗氧量　1190

maximal oxygen uptake　氧上限　1034

maximal permissible concentration　最高容许

浓度　1191

maximal preexcitation　最大预激　1191

maximal QRS vector　最大 QRS 向量　1191

maximal QRS width　最大 QRS 宽度　1190

maximal ST/HR slope function　最大 ST/HR 斜率　1191

maximal tolerated dose　最大耐受剂量　1190

maximal vector　最大向量　1190

maximal voluntary ventilation　最大通气量　1190

　　最大自主通气量　1191

maximum tolerated concentration　最大耐受剂量　1190

Mayer reagent　迈野试剂　567

mayinglong babao yangao　马应龙八宝眼膏　566

mayinglong shexiang zhichuang gao　马应龙麝香痔疮膏　566

Mayo-Robson sign　梅-罗征　583

Mayo sign　梅欧征　583

maziren pills　麻子仁丸　563

maziren wan　麻子仁丸　563

MBD　脑功能轻微失调　611

MC　显微镜下结肠炎　934

McArdle disease　麦卡德尔病　567

　　糖原贮积症 V 型　842

McArdle syndrome　麦卡德尔综合征　567

McBurney incision　麦克伯尼切口　567

McBurney point　麦克伯尼点　567

McBurney point tenderness　麦氏点压痛　568

McBurney sign　麦克伯尼征　567

McClintock sign　麦克林托克征　567

McCune-Albright syndrome　纤维性骨营养不良综合征　933

MCD　肾髓质囊性病　763

　　微小病变型肾病　877

McDonald sign　麦唐纳征　568

MCG　心机械图　957

MCH　平均红细胞血红蛋白量　665

MCHC　平均红细胞血红蛋白浓度　665

MCLS　皮肤黏膜淋巴结综合征　654

McMurray sign　麦克默里征　567

M component　M 蛋白　152

MCTD　混合性结缔组织病　379

MCT/LCT fat emulsion　中长链脂肪乳　1149

MCV　平均红细胞容积　665

McVay repair　马克威修补术　565

MD　肌营养不良　389

MDF　心肌抑制因子　958

mdm 2 gene　mdm 2 基因　391

MDS　骨髓增生异常综合征　316

　　机械可脱式钨丝弹簧圈　385

MDS/MPN,U　骨髓增生异常/骨髓增殖性肿瘤,不能分类　316

MEA　多内分泌腺瘤病　193

mean　均数　484

　　平均数　665

mean arterial pressure　平均动脉压　665

mean circulatory filling pressure　循环系统平均充盈压　1008

mean corpuscular hemoglobin　平均红细胞血红蛋白量　665

mean corpuscular hemoglobin concentration　平均红细胞血红蛋白浓度　665

mean corpuscular volume　平均红细胞容积　665

meaningful memorization　意义记识　1066

mean platelet volume　血小板平均容积　1004

mean skin temperature　平均皮肤温度　665

mean systemic pressure　体循环平均血压　848

mean vector　平均向量　665

Meares-Stamey test　尿四杯试验　632

measles　麻疹　563

measles pneumonia　麻疹病毒肺炎　563

measles virus　麻疹病毒　563

measles with complication　麻毒内陷（攻）　562

measurement data　计量资料　413

measurement of body temperature　体温测量　847

measurement of central venous pressure　中心静脉压测定　1153

measurement of circumference of extremities　肢体周径测量　1135

measurement of length of extremities　肢体长度测量　1135

measurement of nerve conduction velocity　神经传导速度测定　754

meat factor　肉类因子　721

meat-fish-poultry factors　肉类因子　721

meatoplasty　尿道口成形术　627

meatotomy　尿道外口切开术　629

mebendazole　甲苯达唑　421

　　甲苯咪唑　421

mebron　嘧吡唑　594

　　依匹唑　1048

mecamylamine　美加明　585

　　美卡拉明　585

me-CCNU　司莫司汀　821

mechanical artificial respiration　机械人工呼吸［法］　385

mechanical asphyxia　机械性窒息　386

mechanical control　物理防制　906

mechanical detachable spirale　机械可脱式钨丝弹簧圈　385

mechanical digestion　机械性消化　386

mechanical heart pacemaker　人工心脏起搏器　710

mechanical hemolytic anemia　机械性溶血性贫血　386

mechanical injury　机械性损伤　386

mechanical intestinal obstruction　机械性肠梗阻　385

mechanically-gated ion channel　机械门控离子通道　385

mechanical obstruction megaureter　机械梗阻性巨输尿管症　385

mechanical obstruction of urinary tract　机械性尿路梗阻　385

mechanical sampling　机械抽样　385

mechanical sterilization　机械灭菌法　385

mechanical transmission　机械性传播　385

mechanical traumatic cataract　机械性外伤性白内障　386

mechanical ventilation　机械通气　385

mechanism of blood coagulation　凝血机制　635

mechanism of labor　分娩机制　244

mechanism of transmission　传播机制　116

mechanocardiogram　心机械图　957

mecholyl test　乙酰甲胆碱试验　1057

mecillinam　美西林　586

Meckel cartilage　梅克尔软骨　583

Meckel diverticulum　梅克尔憩室　583

Meckel-Gruber syndrome　梅克尔-格鲁贝尔综合征　583

meclizine　美克洛嗪　585

　　敏可静　600

mulberry leaf　桑叶　738

mulberry silkworm sign　桑蚕征　737

mulberry twig　桑枝　738

muli san　牡蛎散　604

Müllerian duct　米勒管　591

multicategory arrhythmia　多类性心律不齐　193

multi category rhythm　多类性心律　193

multicategory wandering rhythm　多类性游走心律　193

multicentric giant cell reticulohistiocytosis　多中心巨细胞网状细胞组织细胞增生症　196

multicentric tumor　多中心性肿瘤　196

multicolored glaucoma　五风内障　903

multicomponent vaccine　多成分疫苗　190

multicopy sequence　多拷贝序列　192

multielectrode　多极针电极　192

multienzyme complex　多酶体系　193

multienzyme system　多酶体系　193

multienzyme tablets　多酶片　193

multifidus triangle syndrome　多裂肌三角综合征　193

multifocal arrhythmia　多源性心律不齐　196

multifocal atrial premature beat　多源性房性期前收缩　196

multifocal atrial premature beat with phasic aberrant ventricular conduction　多源性房性期前收缩伴时相性室内差异性传导　196

multifocal bacterial nephritis　多灶性细菌性肾炎　196

multifocal extrasystole　多灶性期前收缩　196

multifocal motor neuropathy　多灶性运动神经病　196

multifocal rhythm　多源性心律　196

multifocal ventricular premature beat　多源性室性期前收缩　196

multiforme glioblastoma　多形性成胶质细胞瘤　195

multifunctional enzyme　多功能酶　192

multi-infarct dementia　多发脑梗死性痴呆　190

multi-infarct vascular dementia　多发性脑梗死性血管性痴呆　191

multilayer compressed tablet　多层片　190

multilead electrocardiograph　多导心电图机　190

multilead magnetic tape recording instrument　多导磁带记录仪　190

multilocular hydatidosis　多房棘球蚴病　192　多房性包虫病　192

multinodular goiter with hyperthyroidism　多结节性甲状腺肿伴甲亢　192

multiparity　多胎产　195

multiple abscess　流注　542

multiple abscess of sweat gland　多发性汗腺脓肿　190

multiple allele　复等位基因　258

multiple bypass　多旁道　194

multiple cranial nerve disease　多脑神经疾病　193

multiple electronic acupunctoscope　多用电子穴位测定治疗仪　196

multiple endocrine adenomatosis　多内分泌腺瘤病　193

multiple endocrine neoplasia　多发性内分泌腺瘤病　191

multiple endocrine neoplasia-Ⅰ　多发性内分泌腺瘤病Ⅰ型　191

multiple endocrine neoplasia-Ⅱa　多发性内分泌腺瘤病Ⅱa型　191

multiple epiphyseal dysplasia　多发性骨骺发育异常　190

multiple exostosesmental retardation syndrome　多发性外生骨疣智力低下综合征　191

multiple fracture of ribs　多根多处肋骨骨折　192

multiple gingival abscess　多发性龈脓肿　191

multiple hematopoietic stem cell　多能造血干细胞　193

multiple hemorrhage　大衄　136

multiple hypoendocrinism syndrome　多发性内分泌腺功能减退综合征　191

multiple idiopathic hemorrhagic sarcoma　多发性特发性出血性肉瘤　191

multiple intracranial hematomas　多发性颅内血肿　191

multiple mononeuritis　多数性单神经炎　195

multiple mucosal neuroma　多发性黏膜神经瘤　191

multiple mutation　多点突变　190

multiple myeloma　多发性骨髓瘤　190

multiple myeloma nephropathy　多发性骨髓瘤性肾病　190

multiple myocardial infarction　多发性心肌梗死　191

multiple myositis　多肌炎　192

multiple neurofibroma　多发性神经纤维瘤病　191

multiple organ dysfunction syndrome　多器官功能障碍综合征　194

multiple PCR　多重聚合酶链反应　190

multiple peripheral neuropathy　多发性周围神经病　191

multiple personality　多重人格　190

multiple polymerase chain reaction　多重聚合酶链反应　190

multiple polyps of intestine　肠道多发性息肉病　93

multiple progressive angioma syndrome　多发性进展性血管瘤综合征　191

multiple resistance　多重耐药性　190

multiple sclerosis　多发性硬化　191

multiple system atrophy　多系统萎缩　195

multiplicity reactivation　多重复活　190

multipolar neuron　多极神经元　192

multipotential stem-cell　多潜能干细胞　194

multi radionuclide scanning　多核素扫描术　192

multirooted tooth　多根牙　192

multi-stage sampling　多级抽样　192

multivesicular alveolar syndrome　多泡性肺泡综合征　194

multivitaminum et glucosum　多维葡萄糖　195

mummification of pulp　干髓术　273

mummy　干尸　273　木乃伊　605

mumps　蛤蟆瘟　332　流行性腮腺炎　542　痄腮　1120

mumps meningoencephalitis　腮腺炎脑膜脑炎　731

mumps virus　腮腺炎病毒　731

mumps virus encephalitis　流行性腮腺炎病毒脑炎　542

Münchausen syndrome　明肖森综合征　601

municipal solid waste　城市垃圾　104

Munk disease　脂性肾病　1137

mupirocin　莫匹罗星　603

mu points　募穴　605

Murdoek-Walker syndrome　默-沃综合征　603

Murley sign　莫勒征　603

murmur　杂音　1113

Murphy law　莫菲定律　603　墨菲定律　603

Murphy renal angle punch test　墨菲肾角急击试验　603

Murphy sign　墨菲征　603

Murray valley encephalitis　墨累山谷脑炎　603

Musca　家蝇属　419

Musca domestica vicina　舍蝇　751

muscae volitantes　飞蝇症　223

muscarine　毒蕈碱　185

muscarinic action　毒蕈碱样作用　185

muscarinic receptor　毒蕈碱型受体　185

muscle　肌　386

muscle cell　肌细胞　389

muscle fiber　肌纤维　389

muscle grafting　肌肉移植　388

muscle-like goiter　肉瘿　722

muscle of abdomen　腹肌　267

muscle of back　背肌　39

muscle of head　头肌　858

muscle of thorax　胸肌　979

muscle of upper limb　上肢肌　746

muscle satellite cell　肌卫星细胞　389

muscles of leg　小腿肌　948

muscles of tongue atrophy sign　舌肌萎缩征　748

muscle spasm　肌肉痉挛　388

muscle spindle　肌梭　388

muscle tendon　肌腱　387

muscle-tendon grafting　肌腱移植术　387

muscle tension　肌紧张　387

muscle tissue　肌组织　389

muscone　麝香酮　752

Muscovitum　云母　1110

muscular artery　肌性动脉　389

muscular atrophy　肌肉萎缩　388

muscular dystonia　肌张力障碍　389

muscular dystrophy　肌营养不良　389

muscular flaccidity-syndrome　肉痿　721

muscular hernia　肌疝　388

muscular hypertrophy　肌肉肥大　388

muscular hypertrophy in newborn　胎肥　834

muscular relaxants　肌肉松弛药　388

muscular relaxation　肌肉松弛　388

muscular rheumatism　纤维织炎　933

muscular rupture　肌肉断裂　388

muscular tension　肌张力　389

muscular tissue　肌肉组织　389

muscular tone　肌张力　389

muscular twitching and cramp　筋惕肉瞤　458

musculi colli　颈肌　469

musculi faciales　面肌　599

musculi infrahyoidei　舌骨下肌　748

musculi intercostales interni　肋间内肌　518

musculi interossei　骨间肌　313

musculi linguae　舌肌　748

musculi lumbricales　蚓状肌　1077

musculi membri inferioris　下肢肌　923

musculi skeleti relaxant　骨骼肌松弛药　312

musculi suprahyoidei　舌骨上肌　748

musculoaponeurotic fibromatosis syndrome　肌腱膜纤维瘤病综合征　387

musculocutaneous nerve　肌皮神经　387

musculotubal canal　肌咽鼓管　387

musculus extensor digitorum　指伸肌　1144

musculus iliopsoas　髂腰肌　680

Nachlass sign 纳赫拉斯征 606

NAD 烟酰胺腺嘌呤二核苷酸 1020

NADH-ubiquinone reductase complex NADH-泛醌还原酶复合物 217

NADP 辅酶Ⅱ 255
烟酰胺腺嘌呤二核苷酸磷酸 1020

Naegeli syndrome 内格利综合征 618

Naegleria 耐格里原虫属 606

nafcillin 萘夫西林 607
乙氧萘青霉素 1058

Naffziger syndrome 纳夫齐格综合征 606

NAFLD 非酒精性脂肪性肝病 225

NAG 尿 *N*-乙酰-β-葡萄糖苷酶 633

Nägel rule 内格累规律 618

nail 甲 420

nail bed injury 甲床损伤 421

nail bitting 啃指甲癖 498

nail matrix 甲基质 422

nail of finger 指甲 1144

nail-patella syndrome 甲-髌综合征 421
指甲-髌骨综合征 1144

nail-pinching manipulation 掐法 680

naked nucleus from megakaryocyte 巨核细胞裸核 480

naked tablet 素片 827

nalidixic acid 萘啶酸 607

nalidixin 萘啶酸 607

nalorphine 烯丙吗啡 911

naloxone 纳洛酮 606

NANA *N*-乙酰神经氨酸 1057

nandrolone phenylpropionate
苯丙酸诺龙 42
诺龙苯丙酸酯 642

nanocapsule 毫微囊 337

naoan jiaonang 脑安胶囊 609

naohui 膈会 616

naoliqing 脑立清 612

naoliqing jiaonang 脑立清胶囊 612

naoliqing wan 脑立清丸 612

naoshu 膈俞 616

naoxuekang jiaonang 脑血康胶囊 615

nape sores 摄领疮 752

naphazoline 萘甲唑啉 607
萘唑啉 607

α-naphthylthiourea poisoning 安妥中毒 10

napiform spiral shell 萝卜螺[属] 560

napkin psoriasis 尿布疹 626

naproxen 萘普生 607

Narath sign 纳腊特征 606

narcolepsy 发作性睡病 213
睡眠发作 820

narcotic 麻醉药品 564

narcotic analgesics 麻醉性镇痛药 564

narcotine 那可丁 606

Naristillae Diphenhydramini Compositae 复方苯海拉明滴鼻液 259

Naristillae Ephedrini Hydrochloridi 盐酸麻黄碱滴鼻液 1022

Naristillae Furacillini Compositae 复方呋喃西林滴鼻液 260

Naristillae Furacillini et Ephedrini Hydrochloridi 呋喃西林盐酸麻黄碱滴鼻液 250

Naristillae Mentholis Compositae 复方薄荷脑滴鼻液 259

Naristillae Naphazolini Hydrochloridi 盐酸萘甲唑啉滴鼻液 1023

Naristillae Neomycini et Ephedrini 新麻滴鼻液 969

Naristillae Prednisoloni Compositae 复方泼尼松龙滴鼻液 262

Naristillae Streptomycini Compositae 复方链霉素滴鼻液 261

narrow QRS complex tachycardia 窄 QRS 波群心动过速 1120

narrow QRS complex ventricular tachycardia 窄 QRS 波群室性心动过速 1120

nasal angioma 鼻血管瘤 47

nasal benign tumor 鼻部良性肿瘤 45

nasal bone 鼻骨 47

nasal cannula oxygenic therapy 鼻导管给氧法 45

nasal cavity 鼻腔 46

nasal cavity scab 鼻腔内结痂 47

nasal chondroma 鼻软骨瘤 47

nasal diphtheria 鼻白喉 44

nasal drop 滴鼻液 162

nasal eczema 鼻痔疮 45

nasal feeding 鼻饲法 47

nasal furuncle 鼻疖 46

nasal giant celltumor 鼻巨细胞瘤 46

nasal index 鼻指数 49

nasal instillation test 鼻内滴入试验 46

nasal insufflation 搐鼻法 114

nasal malnutrition 鼻疳 45

nasal meningoencephalocele 鼻脑膜脑膨出 46

nasal mucosa drying 鼻腔黏膜干燥 47

nasal mucosa tumefaction 鼻腔黏膜肿胀 47

nasal obstruction 鼻阻(堵)塞 49

nasal papilloma 鼻乳头状瘤 47

nasal part of pharynx 鼻咽 47

nasal polyp 鼻息肉 47
鼻痔 49

nasal septal abscess 鼻中隔脓肿 49

nasal septal ulcer 鼻中隔溃疡 49

nasal septum 鼻中隔 49

nasal sinus endoscope 鼻窦内镜 45

nasal stuffiness 鼻阻(堵)塞 49

nasal syphilis 鼻梅毒 46

nasal test 鼻试验 47

nasal tip defect 鼻尖缺损 46

nasal tooth 鼻腔牙 47

nasal vestibular cyst 鼻前庭囊肿 46

nasal vestibule 鼻前庭 46

nasal vestibulitis 鼻前庭炎 46

nascent polypeptide chain 初生多肽链 113

nascent potential 新生电位 969

nasolabial reflex 鼻唇反射 45

nasolacrimal duct 鼻泪管 46

nasolacrimal groove 鼻泪沟 46

naso-ocular facial cleft 鼻眼裂 48

nasopharyngeal adhesion 鼻咽粘连 48

nasopharyngeal angiofibroma 鼻咽血管纤维瘤 48

nasopharyngeal atresia 鼻咽闭锁 48

nasopharyngeal carcinoma 鼻咽癌 48

nasopharyngeal tumor 鼻咽部肿块 48

naso-pharyngoscopy of nasopharyngeal cancer 鼻咽癌的鼻腔镜诊断 48

nasopharynx 鼻咽 47
颃颡 337

nasopharynxography 鼻咽腔造影 48

nasosinusography 鼻窦造影 45

natimortality 死产率 824

γ-natrii hydroxybutyras γ-羟基丁酸钠 687

Natrii Sulfas 芒硝 578

Natrii Sulfas Exsiccatus 玄明粉 987

natrium 钠 606

natrium pool 钠池 606

natural active immunity 天然自动免疫 849

natural antibody 天然抗体 849

natural antigen 天然抗原 849

natural classification 自然分类法 1181

natural contrast 自然对比 1181

natural decrustation 自然脱痂 1181

natural endemic disease 自然地方性疾病 1181

natural environment 自然环境 1181

natural family planning 自然避孕 1181

natural history of disease 疾病自然史 407

natural immunity 非特异性免疫 226
固有免疫 320
天然免疫 849

natural increase rate of population 人口自然增加率 711

natural infection focus 自然疫源地 1181

natural killer cell 自然杀伤细胞 1181

natural killer cell lymphoblastic leukemia/lymphoma NK 淋巴母细胞白血病/淋巴瘤 535

natural mutation 自然突变 1181

natural passive immunity 天然被动免疫 849

natural selection 自然选择 1181

natural T cell 天然 T 细胞 849

natural ventilation 自然通风 1181

nature and flavour 性味 978

nature conservation 自然保护 1181

nature reserve 自然保护区 1181

nature sinus nodal recovery time 自然的窦房结恢复时间 1181

nausea 恶心 199

navicular bone of hand 手舟骨 805

navidrex 环戊噻嗪 368

NDGA 降二氢愈创酸 440

NE 胡桃夹食管 355

nearby bleeding 近血 460

near phase 近期 460

near point 近点 460

near point of vision 视觉近点 795

near response 近反应 460

nebula 翳 1067

nebula of cornea 角膜翳 446

nebulous urine 混浊尿 380

Necator americanus 美洲板口线虫 586
美洲钩虫 586

neck flexors sign 屈颈征 697

necklace sign 项圈征 940

necklet sign 项圈征 940

neck of uterus 子宫颈 1175

neck rigidity 颈强直 470

neck-shaft angle 颈干角 469

necrobiosis lipoidica 类脂质渐进性坏死 521
脂质渐进性坏死 1138

necrosis 坏死 363

necrosis sign of bone 骨质坏死征 318

necrotic fasciitis 坏死性筋膜炎 363

necrotic gingivitis 坏死性龈炎 363

necrotic plaque 坏死斑 363

necrotizing external otitis 坏死性外耳道炎 363

necrotizing lymphadenitis 坏死性淋巴结炎 363

necrotizing renal papillitis 坏死性肾乳头炎 363

necrotizing sarcoid granulomatosis 坏死性结节病样肉芽肿病 363

need 需要 986

needle biopsy 针吸活检 1123

needle conveying 行针 975

needle holder 持针器 107

needle transmission 行针 975

nursing moral 护理道德原则 357

nursing psychology 护理心理学 357

nutcracker esophagus 胡桃夹食管 355

nutcracker syndrome 胡桃夹综合征 355

nutmeg liver 槟榔肝 62

nutrient 营养素 1083

nutrient culture medium 营养培养基 1083

nutriology 营养卫生学 1083
营养学 1083

nutrition 营养 1082

nutritional anemia of premature infant 早产儿营养性贫血 1115

nutritional competition 营养竞争 1083

nutritional deficiency disease 营养缺乏病 1083

nutritional lunch 营养午餐 1083

nutritional magaloblastic anemia 营养性巨幼红细胞贫血 1083

nutritional marasmus 营养不良性消瘦 1082

nutritional pathway 营养通路 1083

nutritional science 营养学 1083

nutritional surveillance 营养监测 1083

nutritional survey 营养调查 1083

nutrition chemistry 营养化学 1083

nutrition support therapy 营养支持疗法 1083

nutritive mix fluid 全营养混合液 700

nutritive value 营养价值 1083

nutriture estimation 营养状况评价 1083

nux-vomica seed 马钱子 566

nyctalopia 夜盲症 1042

nymecromone 胆通 150

nymphomania 女性色情狂 641

nysfungin 制霉素 1145

nystagmograph 眼球震颤仪 1027

nystagmography 眼震描记法 1028

nystagmus 眼球震颤 1027

nystatin 制霉菌素 1145

O

O 氧 1032

O_3 臭氧 112

OA 骨关节炎 312

O-acetyl carnitine O-乙酰肉碱 1057

O antigen 菌体抗原 484

oat cell 燕麦细胞 1029

obedience automatism 服从自动症 252

Oberlin procedure 部分尺神经移位术 81

obesity 肥胖 229
肥胖症 229

obesity degree 肥胖度 229

obesity-hypoventilation syndrome 肥胖低通气综合征 229

obesity in children 小儿肥胖症 945

obidoxime 双复磷 813

objective audiometry 客观测听[法] 498

obligate aerobe 专性需氧菌 1169

obligate anaerobe 专性厌氧菌 1169

oblique[indirect] inguinal hernia 腹股沟斜疝 267

oblique fracture 斜骨折 951

oblique insertion 斜刺 951

oblique needling 斜刺 951

oblique plate test 斜板试验 950

oblique septum of vagina 阴道斜隔 1070

oblique shoulder phenomenon 斜肩现象 951

obliquus internus abdominis 腹内斜肌 268

obliterative cardiomyopathy 闭塞性心肌病 52

obliterative ischemia 闭塞性缺血 52

Obraztsow sign 奥布拉兹佐夫征 15

observation 观察 323

observational method 观察法 323

observational studies 观察研究 323

observation of complexion 色诊 739

observation of eyes 察目 87

observation of hip syndrome 观察髋综合征 323

observation of superficial venule of index finger 诊指纹 1126

observation of superficial venules 辨络脉 58

obsession obsessive-compulsive disorder 强迫症 688

obsessive-compulsive personality disorder 强迫型人格障碍 688

obsessive idea 强迫观念 688

obsessive thought 思维云集 823

obsolete dislocation 陈旧[性]脱位 102

obstetrical anesthesia 产科麻醉 89

obstetrical shock 产科休克 89

obstetric conjugate 产科结合径 89

obstetric crush syndrome 妇产科疾病挤压综合征 256

obstetric forceps 产钳 89

obstetric table 产床 89

obstinate heart failure 难治性心力衰竭 608

obstruction 阻塞 1188

obstruction of eustachian tube 咽鼓管阻塞 1018

obstruction of retinal central artery 视网膜中央动脉阻塞 798

obstruction of retinal central vein 视网膜中央静脉阻塞 798

obstruction sign of fallopian tube 输卵管闭塞征象 807

obstructive biliary cirrhosis of liver 阻塞性胆汁性肝硬化 1188

obstructive gallbladder enlargement 梗阻性胆囊肿大 299

obstructive hypoventilation 阻塞性通气不足 1188

obstructive jaundice 梗阻性黄疸 300
阻塞性黄疸 1188

obstructive nephropathy 梗阻性肾病 300

obstructive pneumonia 阻塞性肺炎 1188

obstructive pulmonary emphysema 阻塞性肺气肿 1188

obstructive sleep apnea syndrome 阻塞型睡眠呼吸暂停综合征 1188

obstructive uropathy 尿路梗阻性疾病 631

obstructive ventilatory disturbance 阻塞性通气功能障碍 1188

obturator artery 闭孔动脉 51

obturator hernia 闭孔疝 52

obturator nerve 闭孔神经 52

obturator neurotomy 闭孔神经切断术 52

obturator test 闭孔肌试验 51

obvious emaciation and muscular atrophy 大肉陷下 137

occipital bone 枕骨 1127

occipital isolated slow wave 后头部孤立性慢波 352

occipital lobe 枕叶 1127

occipitofrontal diameter 枕额径 1127

occlusal adjustment 𬌗改正术 341

occlusal disturbance 𬌗紊乱 341
咬合错乱 1036

occlusal position 闭合位置 51

occlusal splint 𬌗夹板 341

occlusal traumatism 𬌗创伤症 341

occlusion of anterior cerebral artery 大脑前动脉闭塞 136

occlusion of middle cerebral artery 大脑中动脉闭塞 136

occult blood test 潜血试验 684

occult breast cancer 隐性乳腺癌 1079

occult edema 隐性水肿 1079

occult P wave 隐没的 P 波 1078

occult vascular malformation 隐性血管畸形 1079

occupational asthma 职业性哮喘 1141

occupational carcinogenic factor 职业性致癌因素 1141

occupational cataract 职业性白内障 1141

occupational characteristic 职业特征 1141

occupational contraindication 职业禁忌证 1141

occupational dermatosis 职业性皮肤病 1141

occupational dermatosis of mines 煤矿业皮肤病 584

occupational hazard factor 职业危害因素 1141

occupational intoxication 职业中毒 1141

occupational laryngitis 职业性喉炎 1141

occupational therapy 作业疗法 1194

occupational tumor 职业性肿瘤 1141

occupation disease 职业病 1141

occupation recreational therapy 工娱疗法 301

occurrence and development 发生与发育 212

OCD 强迫症 688

Ochlentum Hydrargyri Oxidi Flavi 黄氧化汞眼膏 374

Ochoa syndrome 奥乔亚综合征 16

Ochra Haematitum 代赭石 140

ochronosis 褐黄病 341

Ochsner-Mahorner test 奥-迈试验 15

OCT 催产素激惹试验 128
鸟氨酸氨酰基转移酶 626

octadecanoic acid 硬脂酸 1086

octamylamine 戊胺庚烷 905
辛戊胺 968
新握克丁 973

octave 倍频程 40

OCTD 重叠结缔组织病 110

octin 握克丁 897

octin D 戊胺庚烷 905

octopamine 章鱼胺 1121

octreotide 奥曲肽 16

ocular chalcosis 眼铜质沉着症 1027

ocular cysticercosis 眼囊尾蚴病 1026

ocular gymnastics 眼保健操 1024

ocular hypertelorism syndrome 双眼距过宽综合征 815

ocular hypertension 高眼压症 292

ocular muscles 眼球外肌 1027

ocular myiasis 眼蝇蛆病 1028

ocular perforating injury 眼球穿孔伤 1026

ocular prosthesis 假眼 431

ocular siderosis 眼铁质沉着症 1027

ocular sparganosis 眼裂头蚴病 1026

ocular torticollis 眼性斜视 1028

ocular toxoplasmosis 眼弓形虫病 1025

Oculentum Atropini Sulfatis 硫酸阿托品眼膏 543

Oculentum Hydrargyri Aminochloridi 氯化氨基汞眼膏 553

Oculentum Prednisoni Acetatis 醋酸泼尼松眼膏 128

Oculentum Tetracyclini et Cortisoni 四环素可的松眼膏 825

oculocardiac reflex 眼心反射 1027

oculo-cerebro-renal syndrome 眼-脑-肾综合

征 1026

Oculoguttae Hydrocortisoni 醋酸氢化可的松滴眼液 128

oculomotorius-trochleator-abducens paralysis 动眼-滑车-展神经麻痹 180

oculomotor nerve 动眼神经 180

oculomotor paralysis 动眼神经麻痹 180

oculo-oral-genital syndrome 眼-口-生殖器综合征 1026

oculopharyngeal muscular disease 眼咽肌病 1028

oculovagal reflex 眼迷走神经反射 1026

oculus 眼 1023

Ocustillae Anti-Inflammationis 消炎眼药水 943

Ocustillae Moroxydini Hydrochloridi 盐酸吗啉胍滴眼液 1023

Ocustillae Sulfacetamidi Natrici 磺胺醋酰钠滴眼液 374

Oddi syndrome 奥迪综合征 15

odontalgia 牙痛 1013

odontal prosthesis 牙体修复 1013

odontoclasis 牙折 1014

odontogenic cysts 牙源性囊肿 1014

odontogenic keratocyst 牙源性角化囊肿 1014

odontogenic maxillary sinusitis 牙源性上颌窦炎 1014

odontoma 牙瘤 1012

odontoseisis 牙齿松动 1011

odor 恶臭 199

odor monitoring 恶臭监测 199

odor of sweaty feet syndrome 汗足臭综合征 336

odor smelling 嗅气味 984

Oefelin sign 埃费林征 5

Oehler symptom 厄勒症状 199

Oelecker sign 奥勒克征 15

oestriol 雌三醇 124

oestrogen 雌激素 124

Oestrus ovis 羊狂蝇 1029

offensive odor 恶臭 199

officinal magnolia bark 厚朴 352

ofloxacin 氧氟沙星 1032

OH 直立性低血压 1140

Ohm sign 欧姆征 643

OHOF 黄氧化汞眼膏 374

oil for injection 注射用油 1168

oil of negundo chastetree 牡荆油 604

oil pullution 石油污染 785

oily skin 油性皮肤 1088

ointment 软膏剂 728

ointment therapy 药膏疗法 1037

olanzapine 奥氮平 15

old age 老年期 513

old ectopic pregnancy 陈旧性输卵管妊娠 102

older adults with comorbidity 老年人共病 514

old fracture 陈旧性骨折 102

old laceration of cervix uteri 宫颈旧裂伤 304

old people 老年人 514

old perineal laceration 陈旧性会阴裂伤 102

old phase 陈旧期 102

old tuberculin 旧结核菌素 476

oleander poisoning 夹竹桃中毒 418

oleandrism 夹竹桃中毒 418

oleanolic acid 齐墩果酸 674

olecranal fracture 尺骨鹰嘴骨折 107

oleptan 胺酰苯吗啉 13

福米诺苯 255

Oleum Allii 大蒜油 137

Oleum Bismuthi Subcarbonatis 次碳酸铋油 125

Oleum Curcumae 莪术油 198

Oleum Linderae 香果脂 939

Oleum Ricini Aromaticum 芳香蓖麻油 217

Oleum Terebinthinae 松节油 827

Oleum Viticis Negundo 牡荆油 604

Oleum Zinci Oxydi 氧化锌油 1033

olfactory epithelium 嗅上皮 984

olfactory examination 嗅诊 984

olfactory-genital dysplasia 嗅神经-性发育不全综合征 984

olfactory groove meningioma 嗅沟脑膜瘤 984

olfactory hallucination 幻嗅 370

嗅幻觉 984

olfactory nerve 嗅神经 984

olfactory neuroblastoma 成嗅神经细胞瘤 104

嗅神经母细胞瘤 984

olfactory organ 嗅觉器官 984

Olibanum 乳香 727

oligoamnios 羊水过少 1030

oligodendrocyte 少突胶质细胞 747

oligodendroglioma 少突胶质细胞瘤 747

少支胶质瘤 747

oligogalactia 缺乳 701

oligohydramnios 羊水过少 1030

oligomenorrhea 月经稀发 1109

oligomeric enzyme 寡聚酶 321

oligonucleotide probe 寡核苷酸探针 321

oligophrenia 精神发育不全 466

精神幼稚症 467

oligopnea 呼吸迟缓 353

oligosaccharide 低聚糖 159

寡糖 321

oligospermia 少精子症 747

oliguria 少尿 747

olive 橄榄[体] 285

Oliver sign 奥利弗征 15

olivopontocerebellar atrophy 橄榄体脑桥小脑萎缩 285

Ollier law 奥利尔定律 15

OLP 口腔红斑狼疮 502

Olshanetzki sign 奥利沙涅茨基征 15

omentum 小网膜 949

omentum adhesion syndrome 大网膜粘连综合征 138

omeprazole 奥美拉唑 15

omohyoid muscle syndrome 肩胛舌骨肌综合征 432

Omphalia 雷丸 517

omphalitis 脐炎 675

omphalocele 脐膨出 675

omphalomesenteric fistula 脐肠瘘 674

omphalorrhagia 脐带出血 675

Omsk hemorrhagic fever 鄂木斯克出血热 201

ON 视神经炎 796

onanism 手淫 804

onchocercosis [盘]尾丝虫病 646

oncocytic examination of hydrothorax 胸水瘤细胞检查 981

oncogene 癌基因 6

oncogene and antioncogene 癌基因与抑癌因 6

oncogene family 癌基因家族 6

oncology 肿瘤学 1157

oncomelania 钉螺 176

oncornavirus 致癌 RNA 病毒 1146

oncovin sulfate for injection 注射用硫酸醛基长春新碱 1168

ondansetron 昂丹司琼 14

one-and-a-half syndrome 一个半综合征 1043

one carbon unit 一碳单位 1044

one dimension rocket immunoelectrophoresis 单向火箭免疫电泳 146

one-second liver biopsy 肝活体组织快速穿刺 276

one-way conduction 单向传递 146

onion-skinlike periosteal reaction 葱皮样骨膜反应 125

On Plague Diseases 温疫论 895

ontogeny 个体发育 297

onychoatrophy 甲萎缩 423

onychocryptosis 嵌甲 685

onychogryphosis 钩甲 308

onychomadesis 脱甲病 863

onychomycosis 甲癣 424

onychorrhexis 脆甲症 129

Onysikiw sign 奥内西基夫征 15

OOC 出口梗阻型便秘 112

oogamy 卵式生殖 558

oogensis 卵子发生 558

ookinete 动合子 177

oophoroma 卵巢癌 555

oophoroma folliculare 卵巢纤维上皮瘤 557

Oötheca theca Mantidis 桑螵蛸 738

Oötheca Mantidis powder 桑螵蛸散 738

OP-1 成骨蛋白-1 103

opaque shadow 不透明阴影 77

OPCA 橄榄体脑桥小脑萎缩 285

open amputation 开放性截肢术 487

open anesthesia 开放式麻醉 487

open artificial pancreas 开路人工胰 488

open bite 开𬌗 488

open cerebral injury 开放性颅脑损伤 487

Openchovski sign 奥片霍夫斯基征 16

open-circular DNA 开环 DNA 488

open dislocation 开放性脱位 488

open drainage of pleural cavity 胸腔开放引流术 981

open drip method of inhalational anesthesia 吸入麻醉开放点滴法 909

open fracture 开放性骨折 487

open fracture of skull 颅骨开放性骨折 548

opening snap 二尖瓣开瓣音 207

open injury 开放性损伤 488

open injury of abdomen 腹部开放性损伤 266

open pneumothorax 开放性气胸 488

open reduction and internal fixation with intramedullary nailing 切开复位髓内钉内固定术 689

open reduction and internal fixation with Kirschner's wire 切开复位克氏针内固定术 689

open reduction and internal fixation with plate and screws 切开复位钢板螺丝钉内固定术 689

open reduction and internal fixation with screws 切开复位螺丝钉内固定术 689

open reduction and internal fixation with trifan 开放复位三棱钉内固定术 487

open reduction and internal fixation with wires 切开复位钢丝内固定术 689

open reduction of fracture 骨折切开复位术 318

open-roofed skull 颅裂 549

open tuberculosis 开放性肺结核 487

open urethral exploration 尿道切开探查术 628

operant behavior modification 操作性行为改造 84

operant conditioning 操作性条件反射 84
工具性条件反射 300

operating room 手术室 804

operating shadowless light 手术无影灯 804

operation microscope 手术显微镜 804

operation within a definite time 限期手术 935

operative delivery rate 手术产率 803

operative treatment of patent arterial duct 动脉导管未闭手术治疗 178

operative treatment of tumors 肿瘤手术治疗 1157

operator 操纵基因 84

operator gene 操纵基因 84

operon 操纵子 84

ophicalcite 花蕊石 357

Ophicalcitum 花蕊石 357

ophiopogon decoction 麦门冬汤 568

ophthalmalgia 眼痛 1027

ophthalmic artery 眼动脉 1024

ophthalmic health 用眼卫生 1087

ophthalmic hypotony 低眼压 162

ophthalmic nerve 眼神经 1027

ophthalmic solution 眼用溶液 1028

ophthalmofiberscope 纤维导光检眼镜 932

ophthalmomyiasis 眼蝇蛆病 1028

ophthalmoscope 检眼镜 434
眼底镜 1024

ophthalmoscopy 眼底检查 1024

ophthalmotonometer 眼压计 1028

ophthalmus 眼 1023

opioid 阿片类物质 3

opioid use disorder 阿片类物质使用障碍 3

opiram 哌迷清 645
匹莫齐特 661

opisthorchiasis 后睾吸虫病 351

Opisthorchis felineus 猫后睾吸虫 579

Opisthorchis felineus disease 猫后睾吸虫病 579

opisthotonos 角弓反张 444

Opitz(E) syndrome 奥皮茨(E)综合征 16

Opitz-Ramines sign 奥皮茨-腊米内斯征 16

Opitz syndrome 奥皮茨综合征 16

opium 鸦片 1010

opium poisoning 阿片类药物中毒 3

Opokin sign 奥波金征 15

Oppel sign 奥佩尔征 15

Oppel test 奥佩尔试验 15

Oppenheimers(A) syndrome 奥本海默(A)综合征 14

Oppenheim sign 奥本海姆征 14

Oppolzer sign 奥波耳泽征 14

opponent color theory 对立色学说 188

opportunistic infection 机会性感染 385

opportunistic microorganism 条件性致病微生物 850

opportunistic pathogen 条件致病菌 850

oppression of heart 心脏压迫感 968

oppressive feeling and dizziness 郁冒 1099

opsin 视蛋白 794

opsonin 调理素 851

opsonization 调理作用 851

optical accommodation 眼的调节 1024

optical activity 旋光性 988

optical environment 光环境 326

optic atrophy 青盲 691

视神经萎缩 796

optic chiasm 视交叉 795

optic cup 视杯 794
眼杯 1024

optic disc 视[神经]盘 796

optic nerve 视神经 796

optic nerve glioma 视神经胶质瘤 796

optic nerve meningioma 视神经脑膜瘤 796

optic nerve tuberculosis 视神经结核 796

optic neuritis 视神经炎 796

optichiasmatic lesion 视交叉病变 795

optichiasmatic pathologic change 视交叉病变 795

optic stalk 眼蒂 1024

optic tract lesion 视束损害 796

optic vesicle 眼泡 1026

optimal child-bearing age 适龄生育 798

optimal pH value 最适 pH 值 1191

optimal preload 最适前负荷 1191

optimal temperature 最适温度 1191

optimizing control 最佳控制 1191

optimum pondus hydrogenii of enzyme 酶最适 pH 值 585

optimum temperature of enzyme 酶最适温度 585

optometry 视力检查 795

oral administration 口服给药 500

oral and maxillofacial precancerous lesion 口腔颌面部癌前病变 501

oral and maxillofacial surgery 口腔颌面外科学 502

oral cancer 口腔癌 501

oral candidiasis 口腔念珠菌病 503

oral cavity 口腔 501

oral cholecystography 口服胆囊造影 500

oral ecology 口腔生态学 503

oral ecosystem dynamics 口腔生态系动力学 503

oral epidemiology 口腔流行病学 502

oral erythroplakia 口腔红斑 502

oral-facial-digital syndrome 口-面-指综合征 501

oral focal infection 口腔病灶感染 501

oral gan disease 口疳 500

oral habit 口腔不良习惯 501

oral health 口腔预防保健 503

oral histology and embryology 口腔组织胚胎学 504

oral hygiene 口腔卫生 503

oral leukoplakia 口腔白斑 501
口腔黏膜白斑 502

oral lichen planus 口腔扁平苔藓 501

oral lupus erythematosus 口腔红斑狼疮 502

oral-mandibular-auricular syndrome 口-下颌-外耳综合征 502

oral medicine 口腔内科学 502

oral microbial ecology 口腔微生物生态学 503

oral mucosa disease 口腔黏膜病 502

oral mucosal hematoma 口腔黏膜血疱 503

oral mucous membrane 口腔黏膜 502

oral mucous membrane bullosa 口腔黏膜大疱类疾病 503

oral nursing-psychology 口腔护理心理学 502

oral prophylaxis 洁治术 449

oral prosthetics 口腔矫形学 502

oral radiation sickness 口腔放射病 501

oral rehydration solution 口服补液 500

oral streptococci 口腔链球菌 502

oral syphilis 口腔梅毒 502

oral temperature measurement 口温测量法 504

oral tuberculosis 口腔结核 502

oral ulcer 口疮 500
口腔溃疡 502

orange fruit 枳壳 1143

orange peel appearance 橘皮样变 479

orazamide 阿卡明 1

orbicularis oculi 眼轮匝肌 1026

orbicularis oris 口轮匝肌 501

Orbinsky syndrome 奥宾斯基综合征 14

orbital apex syndrome 眶尖综合征 507

orbital cellulitis [眼]眶蜂窝织炎 1026

orbital floor fracture syndrome 眶底骨折综合征 507

orbital hypertelorism 眶距增宽症 507

orbital injury 眼眶损伤 1026

orbital injury by sharp instrument 眼眶锐器伤 1026

orbital osteomyelitis 眶骨骨髓炎 507

orbital pseudotumor 眼眶假瘤 1026

orbital tumor 眼眶肿瘤 1026

orchitis 睾丸炎 293

orchitis and epididymitis 子痈 1178

orciprenaline 奥西那林 16
异丙喘宁 1059

ordinary sterilization at home 家庭常用消毒法 418

Orem self-care theory 奥瑞姆自护理论 16

orf 羊痘 1029

organ 器官 680

organa genitalia 生殖器 777

organelle 细胞器 916

organic activity ability 机体活动能力 385

organic agriculture 有机农业 1091

organic analysis 有机分析 1090

organic chemistry 有机化学 1090

organic compound 有机化合物 1090

organic disease 器质性疾病 680

organic dust 有机粉尘 1090
有机性粉尘 1091

organic fertilizer of methane-generating tank 沼气肥 1122

organic food 有机食品 1091

organic mental disorder 器质性精神障碍 680

organic nitrogen pesticide poisoning 有机氮农药中毒 1090

organic phosphorous poisoning 有机磷中毒 1091

organic pollutant 有机污染物 1091

organic premature beat 器质性期前收缩 680

organic waste 有机废弃物 1090

organ imaging 器官显影 680

organism 机体 385

organism adaptation 机体适应性 385

organism-borne transmission 经生物媒介传播 464

organization 机化 385

organization of medical care 医疗机构 1045

organization of thrombus 血栓机化 1001

organized natural ventilation 有组织的自然通风 1092

organized pneumonia 机化性肺炎 385

organoarsenic germicide poisoning　有机砷杀菌剂中毒 1091

organochlorine pesticide　有机氯杀虫剂 1091

organochlorine pesticide poisoning　有机氯杀虫剂中毒 1091

organ of Corti　螺旋器 560

organofluorine pesticide poisoning　有机氟农药中毒 1090

organoleptic character of food　食品感官性状 791

organomercurial poisoning　有机汞中毒 1090

organomercury pesticide poisoning　有机汞农药中毒 1090

organon visus　视器 795

organophosphorus intoxication　有机磷农药中毒 1090

organophosphorus pesticide　有机磷农药 1090

organosulfur germicide poisoning　有机硫杀菌剂中毒 1091

organotherapeutic medicament　脏器制剂 1115

organotin germicide poisoning　有机锡杀菌剂中毒 1091

organ specific autoimmune disease　器官特异性自身免疫性疾病 680

organ transplantation　器官移植 680

oriental stephania root　白药子 27

oriental wormwood　茵陈 1075

orientational force　定向力 177

oriented pharmaceutical preparation　定向药物制剂 177

origin of life　生命起源 770

Ormond syndrome　奥蒙德综合征 15

Ornatski sign　奥尔纳茨基征 15

ornithine　鸟氨酸 626

ornithine carbamoyl transferase　鸟氨酸氨甲酰基转移酶 626

ornithine cycle　鸟氨酸循环 626

Ornithodorus papillipes　乳突钝缘蜱 726

oroantral fistula　口腔上颌窦瘘 503

oropharynx　口咽部 1018

Oropsylla silantiewi　谢氏山蚤 951

orotic acid　乳清酸 725

orotic aciduria　乳清酸尿症 725

5′-orotidylic acid　5′-乳清酸核苷酸 725

orotracheal intubation　经口气管插管术 462

orrhology　血清学 1000

orthochromatic normoblast　晚幼红细胞 873

orthodontics　口腔正畸学 503

orthogonal lead　正交导联 1130

orthogonal lead system　直角正交导联体系 1139

orthopedics　矫形外科学 446

orthopedic shoes　病理鞋 68
　　矫形鞋 446

orthopnea　端坐呼吸 186

orthosis　矫形器 446

orthostatic hypertension　体位性高血压 847

orthostatic hypotension　直立性低血压 1140

orthostatic lines　体位性皱纹 847

orthostatic T wave change
　　立位性 T 波改变 525
　　直立性 T 波改变 1140

orthotic device　矫形器 446

Ortner-Setcofsky sign　奥-西征 16

Ortner sign　奥特纳征 16

Ortner syndrome　奥特纳综合征 16

Ortolani sign　奥托拉尼征 16

oryzanol　谷维素 309

Orzechowski sign　奥热霍乌斯基征 16

OS　二尖瓣开瓣音 207

OSAS　阻塞型睡眠呼吸暂停综合征 1188

oscillation　振动 1127

oscillatory bolting machine　振动筛粉机 1128

os coccygis　尾骨 883

Os Costaziae　海浮石 332

Os Draconis　龙骨 545

os ethmoid bone　筛骨 741

Osgood-Schlatter disease　奥斯古德-施拉特病 16

Os Leopardi　豹骨 36

Osler node　奥斯勒结节 16
　　奥斯勒小结 16

Osler sign　奥斯勒征 16

Osler(W) syndrome　奥斯勒(W)综合征 16

Osler-Weber-Rendu disease　奥斯勒-韦伯-朗迪病 16

osmidrosis　腋臭 1042

osmometer　渗透压计 768

osmoreceptor　渗透压感受器 768

osmotic diarrhea　渗透性腹泻 768

osmotic diuresis　渗透性利尿 768

osmotic minipump　微型渗透泵 878

osmotic pressure　渗透压 768

osmotic receptor　渗透压感受器 768

os naviculare manus　手舟骨 805

ospolot　磺斯安 375
　　舒噻美 806

ossa cranii　颅骨 547

ossa membri inferioris　下肢骨 923

ossa sphenoidal-cavernous sinus syndrome　蝶骨-海绵窦综合征 175

osseous tissue　骨组织 318

ossicula auditus　听小骨 852

ossification center　骨化中心 313

ossified fibroma　骨化性纤维瘤 313

ossifying fibroma of jaw　颌骨纤维骨瘤 341

osteitis condensans ilium　致密性髂骨炎 1147

osteitis deformans of jaw　颌骨畸形性骨炎 341

osteoarthritis　骨关节炎 312
　　骨性关节炎 317

osteoarthritis deformans endemica　大骨节病 134

osteoarthritis of hip joint　髋关节骨关节炎 506

osteoarthritis of shoulder joint　肩凝风 433

osteoarticular retrograde affection　骨关节退行性病变 312

osteoarticular tuberculosis　骨关节结核 312

osteoblast　成骨细胞 103

osteoblast dysplasia　成骨细胞发育不全 103

osteoblastoma　成骨细胞瘤 103

osteochondritis dissecans　剥脱性骨软骨炎 72

osteochondroma　骨软骨瘤 315

osteochondrosis　骨软骨病 315

osteochondrosis of capitular epiphysis of femur　股骨头骺骨软骨病 310

osteochondrosis of the tibial tuberosity　胫骨结节骨软骨炎 471

osteochondrosis of vertebral epiphysis　脊椎骨骺骨软骨病 413

osteoclast　破骨细胞 666

osteocyte　骨细胞 317

osteoepiphysis　骨骺 313

osteofibrosis　骨质纤维化 318

osteogenesis imperfecta　成骨不全[症] 103

osteogenesis imperfecta congenita　先天性成
　　骨不全 924

osteogenic protein-1　成骨蛋白-1 103

osteoid osteoma　骨样骨瘤 317

osteolysis　骨质溶解 318
　　溶骨性反应 719

osteoma　骨瘤 314

osteomalacia　骨软化症 315

osteoma of jaw　颌骨骨瘤 341

osteoma of nasal sinus　鼻[窦]骨瘤 45

osteoma of skull　颅骨骨瘤 548

osteomyelitis　骨髓炎 316

osteomyelitis of ilium　髂骨骨髓炎 680

osteomyelitis of jaw　颌骨骨髓炎 341

osteomyelitis of superior maxilla in infant　婴幼儿急性上颌窦骨髓炎 1081

osteon　骨单位 312

osteonecrosis　骨坏死 313

osteopetrosis　骨硬化症 317

osteoplastic craniotomy　骨成形开颅术 311

osteopoikilosis　脆弱性骨硬化 129

osteopontin　骨桥蛋白 315

osteoporosis　骨质疏松[症] 318

osteoradionecrosis of jaw　放射性颌骨坏死 221

osteosarcoma　骨肉瘤 315

osteosclerosis　骨硬化 317

osteotomy　截骨术 455

Os Tigris　虎骨 356

ostium pharyngeum tubae auditivae　咽鼓管咽口 1018

Ostrovski sign　奥斯特洛夫斯基征 16

OT　旧结核菌素 476
　　作业疗法 1194

otalgia　耳痛 204

otaphone　助听器 1167

otic barotrauma　耳气压损伤 204

otic ganglion　耳神经节 204

otic vesicle　听泡 852

otitis externa mycotica　真菌性外耳道炎 1125

otitis media　耵耳 176
　　中耳炎 1150

otitis media cholesteatomatica　胆脂瘤型中耳炎 151

otitis meningitis　耳源性脑膜炎 205

otogenic brain abscess　耳源性脑脓肿 205

otogenic extradural abscess　耳源性硬脑膜外脓肿 205

otogenic facial paralysis　耳源性面瘫 205

otogenic intracranial abscess　耳源性颅内脓肿 205

otogenic intracranial complication　耳源性颅内并发症 205

otogenic meningitis　耳源性脑膜炎 205

otogenic subdural abscess　耳源性硬脑膜下脓肿 205

otolith function test　耳石功能检查[法] 204

otopiesis　鼓膜内陷 319

otopoint　耳穴 205

otorrhagia　耳衄 204

otorrhea　耳漏 204

otosclerosis　耳硬化[症] 205

otoscopy　耳镜检查[法] 204

Otto-Chrobak syndrome　奥-克综合征 15

Otto sign　奥托征 16

Otto syndrome　奥托综合征 16

Ott sign　奥特征 16

outbreak　暴发 37

outbreak survey　暴发调查 37

outflow tract of right ventricle to left atrial diameter ratio　右室流出道与左房内径比值

percussion 叩诊 504

percussion of urinary bladder 膀胱叩诊 647

percussion test of calcaneus 跟骨叩击试验 299

percussor 叩诊锤 504

percutaneous balloon mitral valvuloplasty 经皮球囊二尖瓣成形术 463

percutaneous balloon pulmonary valvuloplasty 经皮球囊肺动脉瓣成形术 463

percutaneous catheter balloon valvuloplasty 经皮球囊导管瓣膜成形术 463

percutaneous laser myocardial revascularization 经皮激光心肌血管成形术 463

percutaneous nephrography 肾穿刺造影术 759

percutaneous nephrolithotomy 经皮肾镜取石术 463

percutaneous nephroscopy 经皮肾镜检查 463

percutaneous puncture biopsy 经皮穿刺活组织检查 463

percutaneous radiofrequency thermocoagulation therapy of facial nerve 经皮射频热凝面神经治疗 463

percutaneous renal needle biopsy 经皮肾穿刺活检术 463

percutaneous transhepatic cholangiography 经皮穿刺肝胆道成像 463

percutaneous transhepatic embolization 经皮经肝栓塞术 463

percutaneous transluminal angioplasty 经皮腔内血管成形术 463

percutaneous transluminal balloon aortic valvuloplasty 经皮腔内球囊主动脉瓣成形术 463

percutaneous transluminal coronary angioplasty 经皮腔内冠状动脉成形术 463

perfluoroisobutylene poisoning 八氟异丁烯中毒 18

perforating appendicitis 穿孔性阑尾炎 115

perforating artery 穿动脉 115

perforating ulcer 穿通性溃疡 116

perforating wound 贯通伤 325

perforation of cornea 真睛破损 1124

perforation of esophagus 食管穿孔 788

perforation of intestine 肠穿孔 92

perforation of nasal septum 鼻中隔穿孔 49

perforation of the tympanic membrane 鼓膜穿孔 319

perforation of uterus 子宫穿孔 1174

perforation of ventricular septum 心室间隔穿孔 962

perforation procedure 穿孔术 115

perforin 穿孔素 115

perfume ingredient 香精单体 939

perfusion in seminal passage for sterilization 精道内灌注绝育法 466

pergolide 培高利特 650

perhexiline 哌克昔林 645

perhexiline 双环己哌啶 813

periadenitis mucosa necrotica recurrens 复发性坏死性黏膜腺周围炎 258

perianal abscess 肛周脓肿 286

perianal and perirectal abscess 肛管直肠周围脓肿 285

peri-apex cordis myocardial infarction 心尖周围部心肌梗死 959

periapical periodontitis originated from dental pulp 牙髓源性根尖周炎 1013
牙源性根尖周炎 1014

periappendicular abscess 阑尾周围脓肿 511

periarterial lymphatic sheath 动脉周围淋巴鞘 179

periarthritis of shoulder 肩关节周围炎 432
肩周炎 433

peribronchitis 支气管周炎 1134

pericardiac adhesion 心包粘连 953

pericardiac cyst 心包囊肿 952

pericardiac recession sign 心脏牵缩征 967

pericardial cyst 心包囊肿 952

pericardial effusion 心包积液 952

pericardial friction rub 心包摩擦感 952
心包摩擦音 952

pericardial friction sound 心包摩擦音 952

pericardial knock 心包叩击音 952

pericardial tumor 心包肿瘤 953

pericardiocentesis 心包穿刺 952

pericardio-myocarditis 心包心肌炎 953

pericardiopuncture 心包穿刺 952

pericarditis 心包炎 953

pericardium 心包 952
心包[络] 952

Pericarpium Arecae 大腹皮 134

Pericarpium Citri Reticulatae 陈皮 102

Pericarpium Citri Reticulatae Viride 青皮 691

Pericarpium Granati 石榴皮 785

Pericarpium Zanthoxyli 花椒 357

pericoronitis 冠周炎 323

pericoronitis of the third molar of the mandible 下颌第3磨牙冠周炎 921

pericoronitis of wisdom tooth 智齿冠周炎 1149

pericyte 周细胞 1162

periderm 周皮 1161

perifolliculitis capitis 头部毛囊周围炎 858

peri-infarction block of inferior wall 下壁梗死周围阻滞 920

perilla 紫苏 1179

perilla fruit 紫苏子 1179

perilla leaf 紫苏叶 1179

perilymph 外淋巴 867

perimeter 视野计 798
周边视野计 1161

perimyocarditis 心包心肌炎 953

perinatal cardiopathy 围生期心脏病 879

perinatal care 围生期保健 879

perinatal monitoring 围生期监护 879

perinatal period 围生期 879

perinatal pharmacology 围生期药理学 879

perindopril 培哚普利 650

perineal body 会阴体 377

perineal fascia 会阴筋膜 377

perineal urethrostomy 尿道会阴造口术 627

perineonate 围生儿 879

perinephric abscess 肾周围脓肿 767

perinephritis 肾周围炎 767

perineum 篡 128
会阴 377

perineum drop syndrome 会阴下降综合征 378

perinuclear cataract 绕核性白内障 705

periodic breathing 周期性呼吸 1161

periodic episcleritis 周期性巩膜外层炎 1161

periodic fever 周期热 1161

periodicity 周期性 1161

periodic paralysis 周期性瘫痪 1161

periodic psychosis 周期性精神病 1161

period of apparent manifestation 症状明显期

1132

period of contraction 收缩期 802

period of isovolumic contraction 等容收缩期 158

period of relaxation 舒张期 806

periodontal abscess 牙周脓肿 1014

periodontal atrophy 牙周萎缩 1014

periodontal bone grafting 牙周植骨术 1014

periodontal cyst 牙周囊肿 1014

periodontal disease 牙周病 1014

periodontal dressing 牙周塞治术 1014

periodontal membrane 牙周膜 1014

periodontal pack 牙周塞治术 1014

periodontal pocket 牙周袋 1014

periodontitis 牙周炎 1014

periodontium 牙周膜 1014

periodontosis 牙周变性 1014

perioral dermatitis 口周皮炎 504

perioral rosacea 口周皮炎 504

periorbititis 眶骨膜炎 507

periosteal reaction 骨膜反应 314

periosteal reflex 骨膜反射 314

periosteum 骨膜 314

periostracum cicadae 蝉蜕 87

Periostracum Serpentis 蛇蜕 750

peripapill blurring 视乳头边缘模糊 796

peripartal heart disease 分娩前后心脏病 244

peripatellapexor 抱膝器 36

peripheral anesthesia 末梢型感觉障碍 602

peripheral arterial aneurysm 周围动脉瘤 1161

peripheral arterial embolism 周围动脉栓塞 1161

peripheral arterial thrombosis 周围动脉血栓形成 1161

peripheral arteriosclerosis obliterans 周围动脉硬化性闭塞症 1161

peripheral arteriosclerosis obliteration 闭塞性周围动脉粥样硬化 52

peripheral branch of peudounipolar neuron 周围突 1162

peripheral chemoreceptor 外周化学感受器 870

peripheral chondroma 外周性软骨瘤 871

peripheral circulatory failure 周围循环衰竭 1162

peripheral cyanosis 周围性发绀 1162

peripheral entrapment nuropathies 周围神经卡压综合征 1162

peripheral facial paralysis 面神经周围性瘫痪 600
周围性面神经麻痹 1162
周围性面瘫 1162

peripheral hypoglossal nerve paralysis 周围性舌下神经瘫 1162

peripheral hypothyroidism 周围性甲状腺功能减退症 1162

peripheral immune organ 外周免疫器官 871
周围免疫器官 1161

peripheral iridectomy 虹膜周边切除术 348

peripheral lymphoid organ 周围淋巴[样]器官 1161

peripheral multiple neuropathy syndrome 周围性多发性神经病综合征 1162

peripheral nerve 周围神经 1162

peripheral nervous disease 周围神经病 1162

peripheral nervous system 周围神经系统 1162

peripheral neuritis 周围神经病 1162

peripheral neuroganglion 周围神经节 1162

primary T wave changes　原发性 T 波改变 1102

primary T wave inversion　原发性 T 波倒置 1102

primary ulcer of small intestine　原发性小肠溃疡 1105

primary unorgan-specific autoimmune disease　原发性非器官特异的自身免疫性疾病 1102

primary uterine atony　原发性子宫收缩乏力 1106

primary vaginal squamous cell carcinoma　原发性阴道鳞状细胞癌 1106

primary vasculitis　原发性血管炎 1105

primary ventricular fibrillation　原发性室颤 1105

primates　灵长目 539

primer　引物 1077

primidone　扑米酮 667
　　　　　　扑痫酮 668

primitive gut　原肠 1101

primitive node　原结 1106

primitive pit　原窝 1107

primitive streak　原条 1107

primordial absorption spectrum　原始吸收光谱法 1107

primordial energy　原气 1107

primordial follicle　原始卵泡 1107

primordial qi　元气 1101
　　　　　　原气 1107

primordial uterus　始基子宫 794

primordial uteruscornis　始基角子宫 793

principal and secondary aspects　标本 59

principle of liquid pressure　液体压强原理 1042

principle of treatment　治则 1146

principle of treatment of urinary fistula operation　尿瘘手术治疗原则 631

principle of use of atropine during organophosphorus poisoning　有机磷中毒阿托品应用原则 1091

Prinzmetal syndrome　普林兹梅特尔综合征 670

prion　朊病毒 728
　　　朊毒体 728

prion disease　朊病毒病 728

prion protein　朊蛋白 728

Pro　脯氨酸 256

proarrhythmia　前心律失常 684
　　　　　　致心律失常作用 1148

proarrhythmia of antiarrhythmic drugs　抗心律失常药物的致心律失常作用 492

proarrhythmic event　心律失常前反应 960

proarrhythmic response　心律失常前反应 960

probability　概率 272

probability unit　概率单位 272

probalan　羧苯磺胺 831

proband　先证者 931

probanthine　普鲁本辛 670
　　　　　　溴丙胺太林 984

probe　探针 839

probenecid　丙磺舒 64
　　　　　　羧苯磺胺 831

probit　概率单位 272

problem child　问题儿童 896

problem drinking　问题饮酒 896

procainamide　普鲁卡因胺 670

procaine　普鲁卡因 64

procaine benzylpenicillin　普鲁卡因青霉素 671

procaine benzylpenicillin for injection　注射用

普鲁卡因青霉素 1168

procaine hypersensitive test　普鲁卡因过敏试验 671

procaine intravenous combined anesthesia　普鲁卡因静脉复合麻醉 671

procarbazine　丙卡巴肼 64

procaryote　原核生物 1106

procaterol　丙卡特罗 64

processed gene　被加工基因 41

processed with oil　油制 1088

processing　炮制 649

processing with vinegar　醋制 128

processing with wine　酒制 476

proctocolpoplasty　直肠阴道瘘修补术 1139

proctogenous constipation　直肠性便秘 1139

proctoscopy　直肠镜检查 1138

proctosigmoidoscopy　直肠乙状结肠镜检查术 1139

prodromal stage　前驱期 683

producer gene　生产基因 768

producing strain　产生菌 90

product of calcium and phosphorus　钙磷乘积 271

proelastin　弹性蛋白原 838

proenzyme　酶原 584

proerythroblast　原红细胞 1106

profession distribution　职业分布 1141

Profichet syndrome　普罗菲歇综合征 671

proficiency　熟练 810

profound mental retardation　极重度精神发育迟缓 396

profuse lentiginosis syndrome　弥漫性雀斑综合征 589

profuse perspiration　漏汗 546

progenital inspection　外阴视诊 869

progeria syndrome　早老症 1116

progesterone　黄体酮 373
　　　　　　孕酮 1110

progesterone test　孕酮试验 1110

progestogen　孕激素 1110

progestogens　孕激素类 1110

proglumide　丙谷胺 64

prognathia　上颌前突 744

programmed cardiac stimulator　程控心脏刺激器 105

programmed control pacemaker　程控起搏器 105

programmed delivery　计划分娩 413

programmed electrical stimulation　程控刺激 104

programmed pacing　程控起搏 105

progressive amnesia　进行性遗忘 460

progressive angina　进行型心绞痛 459

progressive bulbar paralysis　进行性延髓麻痹 460

progressive diaphyseal dysplasia　进行性骨干发育不全 459

progressive dysphagia　进行性吞咽困难 459

progressive hemothorax　进行性血胸 460

progressive idiopathic atrophoderma　进行性特发性皮肤萎缩 459

progressive multifocal leukoencephalitis　进行性多灶性白质脑病 459

progressive muscular dystrophy　进行性肌营养不良 459

progressive neuronal degeneration of childhood　婴儿进行性脑灰质营养不良 1080

progressive ossifying myositis　进行性骨化性肌炎 459

progressive pigmentary dermatosis　进行性色

素性皮肤病 459

progressive spinal muscular atrophy　进行性脊髓性肌萎缩 459

progressive supranuclear palsy　进行性核上性麻痹 459

progressive systemic sclerosis　进行性系统性硬化症 460

projection　投射 858

projection effect　投射效应 859

projective fiber of cerebral cortex　大脑皮质投射纤维 136

prokaryocyte　原核细胞 1106

prokaryon　原核生物 1106

prokaryote microorganism　原核细胞型微生物 1106

prokaryotic cell　原核细胞 1106

prolactin　催乳素 129
　　　　　生乳素 771

prolactinoma　催乳素瘤 129

prolactin release inhibiting factor　催乳素释放抑制因子 129

prolactin releasing factor　催乳素释放因子 129

prolamin　醇溶蛋白 123

prolapse of cord　脐带脱垂 675

prolapse of gastric mucosa　胃黏膜脱垂症 889

prolapse of laryngeal ventricle　喉室脱垂 350

prolapse of lumbar intervertebral disc　腰椎间盘突出症 1036

prolapse of rectum　直肠脱垂 1139

prolapse of uterus　子宫脱垂 1177

proliferating trichilemmoma　增殖性毛外根鞘瘤 1119

proliferation　增生 1119

proliferative cell line　传代细胞系 116

proliferative lesion　增殖性病变 1119

proliferative myositis　增生性肌炎 1119

proliferative nephritis　增殖性肾炎 1119

proliferative nephritis with diffused half-moon formation　增殖性肾炎伴广泛新月形病变 1119

proliferative phase of endometrium　子宫内膜增生期 1176

proliferous inflammation　增生性炎 1119

proline　脯氨酸 256

prolonged effect　延效 1021

prolonged erection of penis with spontaneous emission　强中 686

prolonged labor　产程延长 88
　　　　　　滞产 1149

prolonged pregnancy　过期妊娠 331

prolonged pulmonary eosinophilia　迁延性肺嗜酸性粒细胞浸润症 681

prolonium iodide　普罗碘铵 671

prolymphocyte　幼淋巴细胞 1095

prolymphocytic leukemia　幼淋巴细胞白血病 1095

PROM　胎膜早破 835

promegakaryoblast　幼巨核细胞 1095

promethazine　异丙嗪 1059

prominent anterior [QRS] forces　前向电力增大 684

prominent ear　招风耳 1122

prominent mandibular angles hypertrophy　下颌角肥大 921

promonocyte　幼单核细胞 1095

promontorium ossis sacri　骶岬 163

promoter　启动子 675

promoter insertion　启动子插入 675

Pu 嘌呤 663

pubertal syndrome 青春期综合征 690

puberty gingivitis 青春期龈炎 690

pubescent holly root 毛冬青 579

pubic arch 耻骨弓 107

pubic louse 耻阴虱 108
　　　　　阴虱 1073

pubic symphysis 耻骨联合 107

pubis 耻骨 107

public nuisance 公害 301

public nuisance disease 公害病 301

public nutriology 公共营养学 301

puborectalis syndrome 耻骨直肠肌综合征 108

pudendal coldness 阴冷 1072

pudendum muliebre 女阴 641

puerarin 葛根素 296

puerperal cold 产褥期感冒 90

puerperal fever 产褥热 90

puerperal heat-stroke 产褥期中暑 90
　　　　　　　　产褥中暑 90

puerperal hygiene 产褥期保健 90

puerperal infection 产褥感染 90

puerperal perspiration 褥汗 728

puerperium 产褥期 90

PUFA 多不饱和脂肪酸 190

pulean jiaonang 普乐安胶囊 670

Pulex irritans 人蚤 715
　　　　　致痒蚤 1148

pull-through operation of urethra 尿道拖入术 629

pulmonary abscess 肺脓肿 236
　　　　　　肺痈 241

pulmonary actinomycosis 肺放线菌病 232

pulmonary air embolism 肺空气栓塞症 234

pulmonary allergic disease 肺部变态反应性疾病 230

pulmonary alveolar microlithiasis 肺泡微结石症 237

pulmonary alveolar proteinosis 肺泡蛋白沉积症 236

pulmonary alveoli 肺泡 236

pulmonary amebiasis 肺阿米巴病 230

pulmonary angiography 肺血管造影 240

pulmonary angioma 肺血管瘤 240

pulmonary anthrax 肺炭疽 238

pulmonary aplasia 肺发育不全 232

pulmonary area 肺动脉瓣区 232

pulmonary arterial hypertension 肺动脉高压 232

pulmonary arterial pressure 肺动脉压 232

pulmonary arterial wedge pressure measurement 肺动脉楔压测量法 232

pulmonary arteriovenous fistula 肺动静脉瘘 231

pulmonary arteriovenous hypertension 肺动静脉高压征象 231

pulmonary artery 肺动脉 231

pulmonary artery electrogram 肺动脉电图 232

pulmonary asbestosis 石棉肺 785

pulmonary aspergillosis 肺曲霉病 237

pulmonary atelectasis 肺不张 230

pulmonary atresia 肺动脉瓣闭锁 232

pulmonary A-V blood admixture perfusion 肺动静脉血混合灌流 231

pulmonary blastoma 肺母细胞瘤 235

pulmonary blood flow 肺血流量 240

pulmonary blood flow resistance 肺血流阻力

240

pulmonary candidiasis 肺念珠菌病 236

pulmonary capillary wedged pressure 肺毛细血管楔压 235

pulmonary carcinoma 肺癌 230

pulmonary cavitation 肺空洞形成 234

pulmonary chemodectoma 肺化学感受器瘤 233

pulmonary circulation 肺循环 240

pulmonary closing volume 肺闭合气量 230

pulmonary collapse 肺萎陷 239

pulmonary congestion 肺充血 231

pulmonary cryptococcosis 肺隐球菌病 241

pulmonary cyst 肺囊肿 235

pulmonary cystic fibrosis 肺囊性纤维化 235

pulmonary diffusion capacity 肺扩散容量 234

pulmonary dyspnea 肺源性呼吸困难 241

pulmonary edema 肺水肿 238

pulmonary edema after lung reexpansion 复张性肺水肿 264

pulmonary edema due to drowning 淹溺性肺水肿 1020

pulmonary edema due to occupational poisoning 职业中毒性肺水肿 1141

pulmonary embolism 肺动脉栓塞 232
　　　　　　　肺栓塞 238

pulmonary emphysema 肺气肿 237

pulmonary encephalopathy 肺性脑病 239

pulmonary eosinophilia 肺嗜酸性粒细胞增多症 238

pulmonary eosinophilic granuloma 肺嗜酸细胞肉芽肿 238

pulmonary eosinophilic granulomatosis with polyangiitis 肺嗜酸性肉芽肿性多血管炎 238

pulmonary eosinophilosis 肺嗜酸性粒细胞增多症 238

pulmonary fat embolism 肺脂肪栓塞症 242

pulmonary fibroma 肺纤维瘤 239

pulmonary fibrosis 肺纤维化 239

pulmonary functional alveolar-air measuring apparatus 肺功能残气量测定仪 233

pulmonary function test 肺功能试验 233

pulmonary function test apparatus 肺功能测定器 233

pulmonary globular focus 肺部球形病灶 231

pulmonary hamartoma 肺错构瘤 231

pulmonary hemorrhage in newborn 新生儿肺出血 970

pulmonary hemosiderosis 肺含铁血黄素沉着症 233

pulmonary hilar angle 肺门角 235

pulmonary histocytosis X 肺组织细胞增生症 X 242

pulmonary histoplasmosis 肺组织胞浆菌病 242

pulmonary hydatidosis 肺包虫病 230

pulmonary hypertension sign 肺动脉高压征象 232

pulmonary hypoplasia 肺发育不良 232

pulmonary infarction 肺梗死 233

pulmonary infiltration with eosinophilia 肺嗜酸性粒细胞浸润症 238

pulmonary inflammatory pseudotumor 肺炎性假瘤 240

pulmonary insufficiency 肺动脉瓣关闭不全 232

pulmonary interstitial pathologic change 肺间质性病变 234

pulmonary leiomyosarcoma 肺平滑肌肉瘤 237

pulmonary lipoma 肺脂肪瘤 242

pulmonary lobe 肺叶 241

pulmonary lobectomy 肺叶切除术 241

pulmonary lobule 肺小叶 239

pulmonary locked-in syndrome 肺闭锁综合征 230

pulmonary lymphangioleiomymatosis 肺淋巴管平滑肌瘤病 235

pulmonary lymphoma 肺原发性淋巴瘤 241

pulmonary maturity degree 肺成熟度 231

pulmonary mucormycosis 肺毛霉[菌]病 235

pulmonary mycosis 肺部真菌病 231

pulmonary myxoma 肺黏液瘤 235

pulmonary nocardiosis 肺诺卡菌病 236

pulmonary osteoarthropathy 肺性骨关节病 239

pulmonary paragonimiasis 肺型肺吸虫病 239

pulmonary porta block 肺门阻滞 235

pulmonary pseudolymphoma 肺假性淋巴瘤 233

pulmonary P wave 肺型 P 波 239

pulmonary resection 肺切除术 237

pulmonary resistance to ventilation 肺通气阻力 239

pulmonary scanning 肺扫描 237

pulmonary schistosomiasis 肺型血吸虫病 239

pulmonary segmentectomy 肺段切除术 232

pulmonary sequestration 肺隔离症 232

pulmonary stenosis 肺动脉瓣狭窄 232

pulmonary stenosis-patent foramen ovale syndrome 肺动脉狭窄-卵圆孔未闭综合征 232

pulmonary stretch reflex 肺牵张反射 237
　　　　　　　　黑-伯反射 342

pulmonary subvalvular stenosis syndrome 肺动脉瓣下狭窄综合征 232

pulmonary sulcus tumor 肺上沟瘤 237

pulmonary surfactant 肺泡表面活性物质 236

pulmonary thromboembolism 肺血栓栓塞症 240

pulmonary toxoplasmosis 肺弓形虫病 233

pulmonary tuberculosis 肺结核[病] 234
　　　　　　　　肺痨 234

pulmonary tuberculous cavity 肺结核空洞 234

pulmonary vein 肺静脉 234

pulmonary venous hypertension 肺静脉高压 234

pulmonary ventilation 肺通气 239

pulmonary ventilation volume 肺通气量 239

pulmonary wedge resection 楔形肺切除术 950

pulp amputation 牙髓切断术 1012

pulp calcification 牙髓钙化 1012

pulp capping 盖髓 272

pulp degeneration 牙髓变性 1012

pulpectomy 牙髓摘除术 1013

pulp gangrene 牙髓坏疽 1012

pulpiform nucleus impression 髓核压迹 830

pulpitis 牙髓炎 1012

pulp necrosis 牙髓坏死 1012

pulposus syndrome 髓核综合征 830

pulpotomy 牙髓切断术 1012

pulp stone 髓石 830

pulsating exophthalmos 搏动性突眼 74

pyrexial malaria　温疟　894

pyribenzamin　苄吡二胺　55

pyricarbates　吡卡酯　50
　　血脉宁　997

pyridocarbates　血脉宁　997

pyridostigmine　吡啶斯的明　50

pyridostigmine bromide　溴吡斯的明　984

pyridostigmine bromidum　溴化吡啶斯的明　984

pyridoxal phosphate　磷酸吡哆醛　536

pyridoxine　维生素 B_6　880

pyridoxine deficiency　维生素 B_6 缺乏症　881

pyridoxine dependency　维生素 B_6 依赖症　882

pyriformis syndrome　梨状肌综合征　523

pyrimethamine　息疟定　911
　　乙胺嘧啶　1055

pyrimidine　嘧啶碱　594

pyrimidine-5′-nucleotidase deficiency　红细胞嘧啶-5′-核苷酸酶缺乏症　346

pyrimidine nucleotide　嘧啶核苷酸　594

pyrimidine nucleotide degradation　嘧啶核苷酸的分解代谢　594

pyrimidine nucleotide salvage synthesis pathway　嘧啶核苷酸的补救合成　594

pyrithioxine　脑复新　611

pyritinol　吡硫醇　50
　　脑复新　611

pyrogen　热原　707
　　致热原　1147

pyrogenic action　致热作用　1147

pyrogenic exotoxin　致热外毒素　1147

pyrogen test　热原检查　707

pyroglutamic acid　焦谷氨酸　444

pyrophosphate　焦磷酸盐　444

pyrophosphate arthropathy　焦磷酸盐关节病　444

pyrophosphorylase　焦磷酸化酶　444

pyroxylin and collodion　火棉及火棉胶剂　381

pyrozoline　常咯啉　97

pyrroline carboxylic acid　二氢吡咯羧酸　208

pyrrosia leaf　石韦　785

pyruvate kinase deficiency　丙酮酸激酶缺乏症　64

pyruvic acid　丙酮酸　64

pyrvinium embonate　恩波吡维铵　201
　　扑蛲灵　667

pyrvinium pamoate　吡维氯胺　52
　　恩波吡维铵　201
　　扑蛲灵　667

pyuria　脓尿　639

Q

Q fever　Q热　705

qi　气　676

qianbai biyan pian　千柏鼻炎片　681

qianghuo shengshi tang　羌活胜湿汤　685

qiangli pipa lu　强力枇杷露　686

qianlian shuan　前列安栓　682

qianlietong pian　前列通片　682

qianzheng, extra　牵正　681

qianzheng san　牵正散　681

qichong　气冲　676

qi deficiency　气虚　679

qi depression　气郁　679

qifen syndrome　气分证　677

qihai　气海　677

qi huang　歧黄　674

qiju dihuang pills　杞菊地黄丸　675

qili jiaonang　七厘胶囊　673

qili powder　七厘散　673

qili san　七厘散　673

qimen　期门　673

qingdai powder　青黛散　691

qingdai wan　青黛丸　691

qingfeng zhiyang keli　清风止痒颗粒　692

qinggan jiuwei wan　清感九味丸　692

qinggu san　清骨散　692

qinghao biejia tang　青蒿鳖甲汤　691

qingkailing keli　清开灵颗粒　692

qingliang oil　清凉油　692

qingluo yin　清络饮　693

qingnao fushen koufuye　清脑复神口服液　693

qingnao jiangya pian　清脑降压片　693

qingpeng gaoji　青鹏膏剂　691

qingqi huatan wan　清气化痰丸　693

qingre bawei san　清热八味散　693

qingre jiedu jiaonang　清热解毒胶囊　693

qingre tonglin jiaonang　清热通淋胶囊　693

qingshenre shiwei san　清肾热十味散　693

qingshu yiqi tang　清暑益气汤　693

qingwei san　清胃散　693

qingxin chenxiang bawei wan　清心沉香八味丸　693

qingyan diwan　清咽滴丸　693

qingyan runhou wan　清咽润喉丸　693

qingying tang　清营汤　693

qingyin pian　清音片　693

qingzao jiufei tang　清燥救肺汤　693

qingzhiling zhusheye　清痔灵注射液　693

qinjiao alkaloids　秦艽碱　690

qipi wan　启脾丸　675

qi stagnation　气郁　679
　　气滞　679

qi transformation　气化　677

qi-typed constipation　气秘　678

qi-type of goiter　气瘿　679

qiuhou　球后　695

qiwei honghua shusheng wan　七味红花殊胜丸　673

qizhi weitong granules　气滞胃痛颗粒　679

qizhi xiangfu pills　七制香附丸　673

QMI　Q波心肌梗死　71

QRS-T angle　QRS-T 夹角　418

18q-syndrome　18-长臂缺失综合征　91

21q-syndrome　21-长臂缺失综合征　91

Q-T prolongation syndrome　Q-T 间期延长综合征　438

quadrant of vectorcardiogram　心电向量图象限　954

quadratus lumborum　腰方肌　1035

quadriceps femoris　股四头肌　311

quadrigeminal pulse　四联脉　825

quadrilateral foramen　四边孔　825

quadrilateral space syndrome　四边孔综合征　825

quadruple rhythm　四音律　826

qualification rate of food hygiene　食品卫生合格率　792

qualitative analysis　定性分析　177

quantianma jiaonang　全天麻胶囊　700

quantitative analysis　定量分析　177

quantitative character　数量性状　811

quantitative diagnosis　计量诊断　413

quantity of heat dissipation in workshop　车间散热量　101

quantum biology　量子生物学　532

quantum pharmacology　量子药学　532

quantum release　量子式释放　532

quarantine　检疫　434
　　留验　539

quartan malaria　三阴疟　737

quarterly menstruation　居经　476

quarternary structure　四级结构　825

quartile　四分位数　825

quchi　曲池　696

Queckenstedt test　奎肯施泰特试验　507
　　压颈试验　1010

quench　淬灭　129

quercetin　槲皮素　355

Queyrat erythroplasia　凯拉增生性红斑　488

qufu shengji san　去腐生肌散　698

quickening　胎动初感　833

quingestanol acetate　醋炔醚　128

quinidine　奎尼丁　507

quinidine syncope　奎尼丁晕厥　507

quinine　奎宁　507

quinone　醌　507

quinone cycle　醌循环　507

quisqualis indica poisoning　使君子中毒　793

qutan zhike keli　祛痰止咳颗粒　697

Q-wave myocardial infarction　Q 波心肌梗死　71

R

R　伦琴(伦)　558

RA　类风湿性关节炎　520

Ra　镭　517

rabbit ear type RR′ wave group　兔耳型 RR′ 波群　861

rabbit fever　兔热病　861

rabic encephalitis　狂犬病毒脑炎　506

rabies　狂犬病　506

rabies vaccine　狂犬病疫苗　506

rabies virus　狂犬病病毒　506

race　人种　715

racemase　消旋酶　943

racemate　外消旋体　868

racemization　外消旋化　868

racemose hemangioma　蔓状血管瘤　570

rachischisis　脊柱裂　412

rachitic chest　佝偻病胸　307

rachitic rosary　佝偻病串珠　307
　　肋串珠　517
　　肋骨串珠　517

rachitic wristlet　佝偻病手镯　307

rad　拉德　509

radectomy　截根术　455

radial artery　桡动脉　704

radial keratotomy　放射状角膜切开术　222

radial line measurement of sella turcica　蝶鞍径线测量　175

radial nerve　桡神经　705

radial nerve injury　桡神经损害　705

radial periosteal reflex　桡骨膜反射　704

radial tunnel syndrome　桡管综合征　705

radiating pain　放射痛　220

radiation　辐射　254

radiation cataract　辐射性白内障　255

radiation damage　辐射损伤　254

radiation disease　放射病　220

radiation enteritis　放射性肠炎　220

radiation esophagitis　放射性食管炎　221

radiation genetics　辐射遗传学　255

radiation-induced cystitis　放射性膀胱炎　221

radiation nephritis　放射性肾炎　221

radiation pneumonitis　放射性肺炎　220

radiation protection　辐射防护　254

single fiber electromyography 单纤维肌电图 146

single foot erect attitude 单足站立姿势 147

single-gene disease 单基因病 145

single kind of arrest 单类停搏 145

single leg standing test 单腿站立试验 146

single nucleotide polymorphism 单核苷酸多态性 144

single-ovum twins transfusion syndrome 单卵双胎输血综合征 145

single parasystole 单一的并行心律 146

single photon emission computerized tomography 单光子发射计算机体层摄影 144

single rooted tooth 单根牙 144

single-strand binding protein 单链结合蛋白 145

single-stranded DNA 单链 DNA 145

single-stranded RNA 单链 RNA 145

single twitch 单收缩 145

single ventricle 单心室 146

sini decoction 四逆汤 826

sinigrin 芥子苷 456

sini powder 四逆散 825

sini tang 四逆汤 826

sink 汇 377

sino-atrial block 窦房传导阻滞 181

sino-atrial competition phenomenon 窦-房竞争现象 182

sino-atrial efferent interruption 窦房传出中断 181

sino-atrial interference 窦房干扰 181

sino-atrial wandering rhythm 窦-房游走心律 182

sino-junctional recovery time 窦-连接区恢复时间 182

sino-junctional wandering rhythm 窦-连接游走心律 182

sinomin 新诺明 969

sino-ventricular competition phenomenon 窦-室竞争现象 182

sino-ventricular conduction 窦-室传导 182

sintered glass filter 垂熔玻璃滤器 120

sintrom 新抗凝 969

sinuatrial node 窦房结 182

sinus arrest 窦性静止 183
　　　　　窦性停搏 183

sinus arrhythmia 窦性心律不齐 183

sinus barotrauma 鼻窦气压伤 45

sinus bigeminy 窦性二联律 182

sinus bradycardia 窦性心动过缓 183

sinus calcium ion effect 窦房结的钙离子效应 182

sinus capture 窦性夺获 182

sinus cardiac arrhythmia 窦性心律失常 183

sinus costodiaphragmaticus 肋膈窦 517

sinus cycle 窦性周期 183

sinus functional excitation test 窦房结功能激发试验 182

sinus function moved time 窦房结功能变动时间 182

sinusitis 鼻窦炎 45

sinusitis in children 儿童鼻窦炎 201

sinus maxillaris puncture 上颌窦穿刺 744

sinus node dysfunction 窦房结功能不全 182

sinus node electrogram 窦房结电图 182

sinus node electrophysiologic examination 窦房结电生理检查 182

sinus node functional examination 窦房结功能检查 182

sinus node reentrant tachycardia 窦房结内折返性心动过速 182

sinus node reentry 窦房结折返 182

sinus of dura mater 硬膜窦 1085
　　　　　硬脑膜窦 1085

sinusoid 血窦 991

sinus paranasales 鼻旁窦 46

sinus pause 窦性间歇 183

sinus pericranii 颅骨骨膜窦 548

sinus piriformis 梨状窝 523

sinus P wave 窦性 P 波 182

sinus rate 窦性心率 183

sinus reciprocal beat 窦性反复搏动 182

sinus reentrant tachycardia 窦性折返性心动过速 183

sinus rhythm 窦性节律 183
　　　　　窦性心律 183

sinus rhythmic postpone 窦性节律顺延 183

sinus tachycardia 窦性心动过速 183

sinus tract 窦道 181

sinus wandering pacemaker 窦房结内游走心律 182

sion-auricular block 窦房阻滞 182

Siphonaptera 蚤目 1117

Siphunculata 虱目 780

Sipple syndrome 西普勒综合征 908

SIRS 全身炎症反应综合征 700

sisheng wan 四生丸 826

sishen wan 四神丸 826

sisomicin 西索米星 908

sister chromatid 姐妹染色单体 455
　　　　　姊妹染色单体 1178

sister chromatid exchange test 姐妹染色单体交换试验 455
　　　　　姊妹染色单体交换试验 1178

site area emergency 场区应急 97

site-directed mutagenesis 基因定点诱变 392

β-sitosterol β-谷甾醇 310

sitosterol 谷固醇 309

sitting height 坐高 1194

sitting-horizontal postural test 坐卧体位试验 1194

sitting in meditation 打坐 132

sitting position 端坐位 186

situational impotence 处境性阳痿 114

situational inhibited orgasm 处境性性高潮抑制 114

siwu tang 四物汤 826

six channels 六经 544

six climatic exopathogens 六淫 545

six equivalency phenomenon 六相等现象 545

six fu viscera 六腑 544

sixiao wan 四消丸 826

six kinds of natural factors 六气 545

sizhukong 丝竹空 822

SJ 1 关冲 321

SJ 2 液门 1042

SJ 3 中渚 1155

SJ 4 阳池 1030

SJ 5 外关 866

SJ 6 支沟 1132

SJ 7 会宗 378

SJ 13 臑会 616

SJ 14 肩髎 433

SJ 17 翳风 1067

SJ 20 角孙 446

SJ 21 耳门 204

SJ 23 丝竹空 822

Sjögren-Larsson syndrome 舍-拉综合征 750

Sjögren syndrome 干燥综合征 273
　　　　　舍格伦综合征 750

SJRT 窦-连接区恢复时间 182

skeletal age 骨骼年龄 312

skeletal muscle 骨骼肌 312

skeletal traction 骨牵引术 315

skeletal traction through olecranon of ulna 尺骨鹰嘴骨牵引术 107

skeletal traction through supracondyle of femur 股骨髁上骨牵引术 310

skeletal traction through tibial tubercle 胫骨结节骨牵引术 471

skeletization 白骨化 22

skew distribution 偏态分布 661

skill 技能 414

skim milk 脱脂奶 864

skin 皮肤 653

skin and hair 皮毛 656

skin areas of twelve channels 十二皮部 782

skin bank 皮库 656

skin disinfection of operative field 手术区皮肤消毒法 804

skin flap 皮瓣 653

skin flap grafting 皮瓣移植术 653

skin grafting 植皮术 1142

skin grafting for burn 烧伤植皮术 746

skin in intermediate thickness 中厚皮片 1150

Skinner line 斯金纳线 823

skin nodule 皮肤结节 654

skin nursing 皮肤护理 653

skin pigmentation 皮肤色素沉着 655

skin reaction factor 皮肤反应因子 653

skin sclerosis 皮肤硬化 655

skin soft tissue expansion 皮肤软组织扩张术 654

skin telangiectasia 皮肤毛细血管扩张 654

skin temperature 皮肤温度 655

skin test 皮肤试验 655

skin test of immediate hypersensitivity 速发型超敏反应皮肤试验 828

skin traction 皮肤牵引 654
　　　　　皮牵引术 656

skin ulcer 皮肤溃疡 654

skipped P wave 被跨越的 P 波 41

skips threshold effect 登门槛效应 158

SK-SD 双链酶 814

skull 颅 547

skull base fracture 颅底骨折 547

skull defects 颅骨缺损 548

skull osteomyelitis 颅骨骨髓炎 548

skull traction 颅骨牵引术 548

skull trauma 颅骨损伤 548

slant-pulling manipulation 斜扳法 950

SLE 全身性红斑狼疮 699
　　　　　系统性红斑狼疮 914

sleep 睡眠 820

sleep apnea 睡眠呼吸暂停 820

sleep apnea hypopnea syndrome 睡眠呼吸暂停低通气综合征 821

sleep paralysis 睡眠麻痹 821
　　　　　睡眠瘫痪 821

sleep paroxysm 睡眠发作 820

sleep pattern disturbance 睡眠型态紊乱 821

sleep talking 梦语症 589

sleep walking 睡行症 821

sleeve resection of bronchus 支气管袖状切除术 1134

sleeve sign 袖口征 984

SL endonuclease 核酸内切酶 SL 339

附　　录

附录一　临床检验参考值

一、血液检查

（一）血液一般检查

血红蛋白（Hgb）	男性 120～160g/L
	女性 110～150g/L
	新生儿 170～200g/L
红细胞（RBC）	男性（4.0～5.5）×10^{12}/L
	女性（3.5～5.0）×10^{12}/L
	新生儿（6.0～7.0）×10^{12}/L
白细胞（WBC）	成人（4.0～10.0）×10^9/L
	新生儿（15.0～20.0）×10^9/L
	6 个月至 2 岁（11.0～12.0）×10^9/L

白细胞分类计数

百分率	中性杆状核粒细胞 0.00～0.05（0～5%）
	中性分叶核粒细胞 0.50～0.70（50%～70%）
	嗜酸性粒细胞 0.005～0.05（0.5%～5%）
	嗜碱性粒细胞 0.00～0.01（0～1%）
	淋巴细胞 0.20～0.40（20%～40%）
	单核细胞 0.03～0.08（3%～8%）
绝对值	中性杆状核粒细胞（0.04～0.05）×10^9/L
	中性分叶核粒细胞（2.0～7.0）×10^9/L
	嗜酸性粒细胞（0.05～0.5）×10^9/L
	嗜碱性粒细胞（0～0.1）×10^9/L
	淋巴细胞（0.8～4.0）×10^9/L
	单核细胞（0.12～0.8）×10^9/L
点彩红细胞	百分率＜0.000 1（0.01%）
	绝对值＜300/10^6 红细胞
嗜多色性红细胞	＜0.01（1%）

（二）红细胞的其他检查

网织红细胞（Ret）

百分数	成人及儿童 0.005～0.015（0.5%～1.5%）
	新生儿 0.03～0.06（3%～6%）
绝对值	（24～84）×10^9/L
网织红细胞生成指数（RPI）	2
红细胞沉降率（ESR）	Westergren 法：男性 0～15mm/h
	女性 0～20mm/h

红细胞平均直径 6～9μm（平均 7.5μm）

红细胞厚度	边缘部 2μm，中央部 1μm
血细胞比容（Hct）	微量法：男性（0.467±0.039）L/L
	女性（0.421±0.054）L/L
	温氏法：男性 0.40～0.50L/L，平均 0.45L/L
	女性 0.37～0.48L/L，平均 0.40L/L
平均血细胞容积（MCV）	手工法：82～92fl
	血细胞分析仪法：80～100fl
平均红细胞血红蛋白（MCH）	手工法：21～73pg
	血细胞分析仪法：27～34pg
平均红细胞血红蛋白浓度（MCHC）	320～360g/L（32%～36%）
红细胞体积分布宽度（RDW）	RDW-CV 11.5%～14.5%
红细胞半衰期（$T_{1/2}$）	25～32 天
红细胞内游离原卟啉（FEP）	男性 0.56～1.00μmol/L

	女性 $0.68\sim1.32\mu\mathrm{mol/L}$
血浆游离血红蛋白	$<0.05\mathrm{g/L}(1\sim5\mathrm{mg/dl})$
血清结合珠蛋白	$0.7\sim1.5\mathrm{g/L}(70\sim150\mathrm{mg/dl})$
血浆高铁血红素清蛋白	电泳法:阴性
红细胞渗透脆性试验	开始溶血 $4.2\sim4.6\mathrm{g/L}$ NaCl 溶液
	完全溶血 $2.8\sim3.4\mathrm{g/L}$ NaCl 溶液
自身溶血试验	溶血度 $<3.5\%(37℃孵育48h)$
酸化溶血试验(Ham 试验)	阴性
蔗糖溶血试验	阴性
抗球蛋白试验(Coombs 试验)	直接与间接均为阴性;抗体效价 $<1:160$
冷热溶血试验(Donath-Landsteiner 试验)	阴性
变性珠蛋白(Heinz)小体生成试验	$<0.30(30\%)$
高铁血红蛋白还原试验	还原率 $>0.75(75\%)$
氰化物-抗坏血酸盐试验	4h 以上变棕色
红细胞 G6PD 活性测定	$(4.97\pm1.43)\mathrm{U/gHb}$
血红蛋白 F 测定(碱性变性试验)	1 岁后至成人 $<2\%$
血红蛋白 F 酸洗脱法测定	成人 $<0.01(1\%)$
	新生儿 $0.55\sim0.85(55\%\sim85\%)$
	1 岁后幼儿 $<0.02(2\%)$
血红蛋白 A_2 测定	成人 $0.01\sim0.032(1\%\sim3.2\%)$
血红蛋白 H 包涵体生成试验	$<0.01(1\%)$
异丙醇沉淀试验	阴性
硫化血红蛋白定性试验	阴性
硫氧血红蛋白	不吸烟者 $0\sim0.023\mathrm{g/L}(0\sim2.3\mathrm{mg/dl})$
	吸烟者 $0.021\sim0.042\mathrm{g/L}(2.1\sim4.2\mathrm{mg/dl})$
一氧化碳血红蛋白	定性:阴性
	定量:不吸烟者 $<0.02(2\%)$
	吸烟者 $<0.10(10\%)$
红细胞镰变试验	阴性

(三) 血栓与止血的检查

束臂试验(毛细血管脆性试验)	5cm 直径的圆圈内新的出血点
	成年男性 <5 个
	儿童和成年女性 <10 个
出血时间(BT)	$(6.9\pm2.1)\mathrm{min}$,超过 9min 为异常
血管性血友病因子抗原(vWF:Ag)	免疫火箭电泳法:$94.1\%\pm32.5\%$
	ELISA 法:$70\%\sim150\%$
血管性血友病因子活性(vWF:A)	O 型血正常人 $38\%\sim125.2\%$
	其他血型正常人 $49.2\%\sim169.7\%$
血浆 6-酮-前列腺素 $F_{1\alpha}$(6-Keto-PGF$_{1\alpha}$)	酶联法:$(22.9\pm6.3)\mathrm{g/L}$
血浆血栓调节蛋白抗原(TM:Ag)	RIA 法:$20\sim35\mu\mathrm{g/L}$
血浆内皮素-1(ET-1)	ELISA 法 $<5\mathrm{ng/L}$
血小板计数	$(100\sim300)\times10^9\mathrm{/L}$
血小板平均容积(MPV)	$7\sim11\mathrm{fl}$
血小板分布宽度(PDW)	$15\%\sim17\%$
血小板相关免疫球蛋白(PAIg)	ELISA 法:PAIgG $0\sim78.8\mathrm{ng}/10^7$ 血小板
	PAIgM $0\sim7.0\mathrm{ng}/10^7$ 血小板
	PAIgA $0\sim2.0\mathrm{ng}/10^7$ 血小板
血小板黏附试验(PAdT)	血小板黏附率 $62.5\%\pm8.61\%$
血小板聚集试验(PAgT)	

聚集剂	浓度	2min/%	4min/%	最大聚集率/%
ADP	0.5mmol/L	31.6 ± 11.5	34.6 ± 15.3	37.4 ± 14.3
	1.0mmol/L	52.7 ± 14.5	60.7 ± 17.8	62.7 ± 16.1
肾上腺素	0.4mg/L	37.0 ± 12.9	61.0 ± 18.9	67.8 ± 17.8
胶原	3mg/L	43.5 ± 19.4	70.9 ± 19.6	71.7 ± 19.3
瑞斯拖霉素	1.5g/L	73.8 ± 17.0	87.5 ± 11.4	87.5 ± 11.4

血浆血小板球蛋白(β-TG)	ELISA 法:$(16.4\pm9.8)\mu\mathrm{g/L}$
血浆血小板第 4 因子(PF4)	ELISA 法:$(3.2\pm2.3)\mu\mathrm{g/L}$
血浆血小板 P-选择素	酶标法:血小板膜表面 P-选择素含量为 (780 ± 490) 分子数/血小板;血浆

	中 P-选择素含量为 $(1.61\pm0.72)\times10^{10}$ 分子数/ml
血小板第3因子有效性(PF3aT)	复钙时间:Ⅰ组较Ⅱ组延长<5s
血块收缩试验(CRT)	凝块法:血块收缩率(65.8±11.0)%
	血块收缩时间:2h开始收缩,18~24h完全收缩
血浆血栓烷 B_2(TXB$_2$)	ELISA法:(76.3±48.1)ng/L
凝血时间(CT)	试管法:6~12min
	硅管法:15~32min
活化部分凝血时间(APTT)	手工法:30~42s(延长超过10s以上为异常)
血浆凝血酶原时间(PT)	11~14s(超过对照值3s为延长)
凝血酶原比值(PTR)	1.0±0.05
血浆纤维蛋白原(Fg)	Clauss法(凝血酶比浊法):2~4g/L
简易凝血酶生成试验(STGT)	最短凝固时间<15s(10~14s)
血浆因子Ⅷ促凝活性(FⅧ:C)	103%±25.7%
血浆因子Ⅸ促凝活性(FⅨ:C)	98.1%±30.4%
血浆因子Ⅺ促凝活性(FⅪ:C)	100%±18.4%
血浆因子Ⅻ促凝活性(FⅫ:C)	92.4%±20.7%
血浆因子Ⅱ促凝活性(FⅡ:C)	97.7%±16.7%
血浆因子Ⅴ促凝活性(FⅤ:C)	102.4%±30.9%
血浆因子Ⅶ促凝活性(FⅦ:C)	103%±17.3%
血浆因子Ⅹ促凝活性(FⅩ:C)	103%±19.0%
血浆因子ⅩⅢ定性试验	凝块溶解法:24h内纤维蛋白原凝块不溶解
血浆因子ⅩⅢ亚基抗原	(FⅩⅢα:Ag)100.4%±12.9%
	(FⅩⅢβ:Ag)98.8%±12.5%
血浆凝血酶片段1+2(F1+2)	(0.67±0.19)nmol/L
血浆纤维蛋白肽 A(FPA)	不吸烟男性(1.83±0.61)μg/L
	不吸烟女性(2.22±1.04)μg/L
可溶性纤维蛋白单体复合物(SFMC)	胶乳凝集法:阴性
	ELISA法:(48.5±15.6)mg/L
	RIA法:(50.5±26.1)mg/L
组织因子(TF)	双抗体夹心法:30~220ng/L
血浆抗凝血酶Ⅲ活性(AT-Ⅲα:A)	108.5%±5.3%
血浆抗凝血酶Ⅲ抗原(AT-Ⅲβ:Ag)	免疫火箭电泳法:(0.29±0.06)g/L
血浆蛋白 C 抗原(PC:Ag)	免疫火箭电泳法:102.5%±20.1%
血浆游离蛋白 S(FPS)	凝固法:100.9%±29.1%
血浆组织因子途径抑制物(TFPT)	ELISA法:(97.5±26.6)μg/L
血浆凝血酶-抗凝血酶复合物(TAT)	酶标法:(1.45±0.4)μg/L
血浆肝素定量	0.005~0.01IU/ml
狼疮抗凝物质	Lupo试验Ⅱ 31~44s
	Lucor试验 30~38s
	Lupo试验/Lucor试验比值 1.0~1.2
优球蛋白溶解时间(ELT)	加钙法:(129.8±41.1)min
	加酶法:(157.5±59.1)min
血浆组织型纤溶酶原激活物活性(t-PA:A)	发色底物法:0.3~0.6 活化单位/ml
血浆纤溶酶原活性(PLG:A)	发色底物法:75%~140%
血浆纤溶酶原激活物抑制物-1活性(PAI-1:A)	发色底物法:0.1~1.0 抑制单位/ml
血浆 α$_2$-纤溶酶原抑制物活性(α$_2$PI:A)	0.8~1.2 抑制单位/ml
血浆硫酸鱼精蛋白副凝固试验(3P试验)	阴性
血浆凝血酶原时间(TT)	16~18s(超过对照值3s为延长)
血浆纤溶酶-抗纤溶酶复合物(PAP或PIC)	0~150mg/L
血浆纤维蛋白(原)降解产物(FDP)	胶乳凝集法:<5mg/L
血浆 D-二聚体(D-D)	胶乳凝集法:阴性
	ELISA法:<0.256mg/L
血浆纤维蛋白肽 B β$_{1-42}$	0.74~2.24nmol/L
血浆纤维蛋白肽 B β$_{15-42}$	(1.56±1.20)nmol/L
全血比黏度(ηb)	男性 3.43~5.07
	女性 3.01~4.29
血浆比黏度(ηp)	1.46~1.82
血清比黏度(ηs)	1.38~1.66
全血还原比黏度	5.9~8.9
红细胞变形性	红细胞滤过指数 0.29±0.10
红细胞电泳时间	自身血浆电泳时间 16.5±0.85s

(四) 血液生化检查

血清总蛋白(TP)	60~80g/L
	双缩脲法:新生儿 46~70g/L

	7个月～1周岁	51～73g/L
	1～2周岁	56～75g/L
	＞3周岁	62～76g/L
血清清蛋白(A)	40～55g/L	
	溴甲酚绿法:新生儿	28～44g/L
	＜14岁	38～54g/L
	＞60岁	34～48g/L
血清球蛋白(G)	20～30g/L	
清蛋白/球蛋白比值(A/G)	1.5～2.5∶1	
血清蛋白电泳(醋酸纤维膜法)	清蛋白	0.62～0.71(62%～71%)
	球蛋白 α_1	0.03～0.04(3%～4%)
	球蛋白 α_2	0.06～0.10(6%～10%)
	球蛋白 β	0.07～0.11(7%～11%)
	球蛋白 γ	0.09～0.18(9%～18%)
血清前清蛋白	1岁	100mg/L
	1～3岁	168～281mg/L
	成人	280～360mg/L
血糖(空腹)	葡萄糖氧化酶法:3.9～6.1mmol/L	
	邻甲苯胺法:3.9～6.4mmol/L	
口服葡萄糖耐量试验(OGTT)		
	空腹血糖	3.9～6.1mmol/L
	服糖后0.5～1h	升至高峰7.8～9.0mmol/L
	服糖后2h	血糖＜7.8mmol/L
	服糖后3h	血糖恢复至空腹水平
尿糖	阴性	
血清胰岛素(空腹)		10～20mU/L(10～20μU/ml)
胰岛素(μU/ml)/血糖(mg/dl)比值		＜0.3
血清胰岛素C肽(空腹)		265～1 324pmol/L
胰岛素C肽释放试验		
	服糖后1h	胰岛素及C肽均上升至高峰
	服糖后3h	两者均下降至空腹水平
糖化血红蛋白(GHb)(按GHb占血红蛋白的百分比计算)		
	电泳法:5.6%～7.5%	
	微柱法:4.1%～6.8%	
	比色法:(1.41±0.11)nnmol/mg Hb	
血酮体	定性:阴性	
	定量(以丙酮计):0.34～0.68mmol/L	
血浆乳酸	0.44～1.78mmol/L	
血清总脂	成人4～7g/L	
	儿童3～6g/L	
血清游离脂肪酸	0.2～0.6mmol/L	
血清总胆固醇(TC)	成人2.9～6.0mmol/L	
	儿童3.12～5.2mmol/L	
血清游离胆固醇	1.3～2.08mmol/L	
胆固醇酯	2.34～3.38mmol/L	
胆固醇酯/游离胆固醇比值	3∶1	
血清阻塞性脂蛋白X(LP-X)	阴性	
血清三酰甘油(TG)	0.56～1.7mmol/L	
血清磷脂	1.4～2.7mmol/L	
脂蛋白(LP)电泳	乳糜微粒(CM)阴性	
	高密度脂蛋白(HDL)0.30～0.40(30%～40%)	
	低密度脂蛋白(LDL)0.50～0.60(50%～60%)	
	极低密度脂蛋白(VLDL)0.13～0.25(13%～25%)	
α脂蛋白	男性(517±106)mg/L	
	女性(547±125)mg/L	
高密度脂蛋白胆固醇(HDL-C)	沉淀法:0.94～2.0mmol/L(老年人偏高)	
低密度脂蛋白胆固醇(LDL-C)	沉淀法:2.07～3.12mmol/L(老年人偏高)	
脂蛋白(a)[LP(a)]	ELISA法:＜300mg/L	
载脂蛋白 A_1(Apo-A_1)	ELISA法:男性(1.42±0.17)g/L	
	女性(1.45±0.14)g/L	
载脂蛋白B(Apo-B)	ELISA法:男性(1.01±0.21)g/L	
	女性(1.07±0.23)g/L	
载脂蛋白A/B	1.0～2.0	
血清钾	3.5～5.5mmol/L	
血清钠	135～145mmol/L	

血清氯(以氯化钠计)	95～105mmol/L
血清钙	总钙(比色法)2.25～2.58mmol/L
	离子钙(离子选择电极法)1.10～1.34mmol/L
血清无机磷	成人 0.97～1.61mmol/L
	儿童 1.29～1.94mmol/L
血清镁	成人 0.8～1.2mmol/L
	儿童 0.56～0.76mmol/L
血清锌	7.65～22.95μmol/L
血清铜	11.0～22.0μmol/L
血清锰	728μmol/L
血清铁	男性 10.6～36.7μmol/L
	女性 7.8～32.2μmol/L
	儿童 9.0～22.0μmol/L
血清铁蛋白(SF)	ELISA 法或 RIA 法:男性 15～200μg/L
	女性 12～150μg/L
血清总铁结合力(TIBC)	男性 50～77μmol/L
	女性 54～77μmol/L
未饱和铁结合力	25.2～50.4μmol/L
转铁蛋白(Tf)	免疫比浊法:28.6～51.9μmol/L(2.5～4.4g/L)
转铁蛋白饱和度(Ts)	33%～55%
维生素 A	血清荧光分光光度法 0.52～2.20μmol/L
维生素 B_6	血清荧光分光光度法 14.6～72.8nmol/L
维生素 B_{12}	RIA 法 148～738pmol/L
叶酸	微生物测定法 13.5～47.5μmol/L
	(6～21μg/mL)
维生素 C	化学比色法(还原性维生素 C)血清 34～114μmol/L
维生素 D	比色法(1,25-二羟维生素 D_3)65～156pmol/L
维生素 E	化学比色法 11.6～46.4μmol/L
维生素 K	化学比色法 1.1～4.4nmol/L
血清肌钙蛋白 T(cTnT)	ELISA 法:0.02～0.13μg/L
血清肌红蛋白(Mb)	ELISA 法:50～85μg/L
	RIA 法:6～85μg/L
血清铜蓝蛋白	成人 0.2～0.6g/L
血清甲胎蛋白(AFP)	定性:阴性
	定量:成人<25μg/L(25ng/ml)
	小儿(3 周～6 个月)<39μg/L(39ng/ml)
碱性胎儿蛋白	7.4～115μg/L(平均 47.6μg/L)
异常凝血酶原	<20μg/L
β_2-微球蛋白(β_2-M)	成人 1～2mg/L
血氨	18～72μmol/L
血清总胆红素(STB)	成人 3.4～17.1μmol/L
	新生儿 0～1 天 34～103μmol/L
	新生儿 1～2 天 103～171μmol/L
	新生儿 3～5 天 68～137μmol/L
血清结合胆红素(CB)	0～6.8μmol/L
血清非结合胆红素(UCB)	1.7～10.2μmol/L
胆汁酸(BA)	总胆汁酸(酶法)0～10μmol/L
	胆酸(气-液相色谱法)0.08～0.91μmol/L
	鹅脱氧胆酸(气-液相色谱法)0～1.61μmol/L
	甘氨胆酸(气-液相色谱法)0.05～1.0μmol/L
	脱氧胆酸(气-液相色谱法)0.23～0.89μmol/L
尿素氮	成人 3.2～7.1mmol/L
	儿童 1.8～6.5mmol/L
肌酐	全血:88.4～176.8μmol/L
	血清或血浆:男性 53～106μmol/L
	女性 44～97μmol/L
尿酸	磷钨酸盐法:男性 268～488μmol/L
	女性 178～387μmol/L
	酶法:男性 208～428μmol/L
	女性 155～357μmol/L
	儿童 119～327μmol/L
丙氨酸转氨酶(ALT)	速率法(37℃):5～40U/L
	(赖氏法)终点法:5～25 卡门单位
天冬氨酸转氨酶(AST)	(37℃)速率法:8～40U/L
	(赖氏法)终点法:8～28 卡门单位

ALT/AST 比值　　≤1

天冬氨酸转氨酶同工酶　　<5U

血清碱性磷酸酶(ALP)　　男性 45～125U/L

女性 20～49 岁 30～100U/L

女性 50～79 岁 50～135U/L

碱性磷酸酶同工酶(ALPiso)

成人	ALP$_1$	阴性
	ALP$_2$	0.90(90%)
	ALP$_3$	少量
	ALP$_4$	阴性,妊娠晚期增多,占 0.40～0.65(40%～65%)
	ALP$_5$	B 型或 O 型血者微量
	ALP$_6$	阴性
儿童	ALP$_3$	>0.60(60%)
	ALP$_2$	少量
其余		阴性

γ-谷氨酰转移酶(GGT)　　男性 11～50U/L

女性 7～32U/L

血清酸性磷酸酶(ACP)　　化学法:0.9～1.9U/L

乳酸脱氢酶(LD 或 LDH)　　速率法:120～250U/L

乳酸脱氢酶同工酶(LDiso)

圆盘电泳法　　LD$_1$　0.327±0.046(32.7%±4.6%)

LD$_2$　0.451±0.035 3(45.1%±3.53%)

LD$_3$　0.185±0.029 6(18.5%±2.96%)

LD$_4$　0.029±0.008 9(2.9%±0.89%)

LD$_5$　0.008 5±0.005 5(0.85%±0.55%)

醋酸膜电泳法　　LD$_1$　0.24～0.34(24%～34%)

LD$_2$　0.35～0.44(35%～44%)

LD$_3$　0.19～0.27(19%～27%)

LD$_4$　0～0.05(0～5%)

LD$_5$　0～0.02(0～2%)

单胺氧化酶(MAO)　　速率法(37℃):0～3U/L

脯氨酸羟化酶(PH)　　(39.5±11.87)μg/L

5'-核苷酸酶　　速率法(37℃):1～11U/L

肌酸激酶(CK)　　酶偶联法:37℃　男性　38～174U/L

女性　26～140U/L

30℃　男性　15～105U/L

女性　10～80U/L

肌酸显色法:男性　15～163U/L

女性　3～135U/L

速率法:男性　50～310U/L

女性　40～200U/L

肌酸激酶同工酶(CKiso)　　CK-MB　<0.05(5%)

CK-MM　0.94～0.96(94%～96%)

CK-BB　阴性或微量

肌酸激酶异型(CK-MB)　　CK-MB$_1$　<0.71U/L

CK-MB$_2$　<1.01U/L

MB$_1$/MB$_2$ 比值　<1.4

醛缩酶　　3～8U(平均 5.4U)

血清淀粉酶(AMY)　　麦芽七糖法:血液 35～135U/L

尿液(随机)80～300U/L

24h 尿液<1 000U/L

血清脂肪酶(APS)　　比色法:0～79U/L

浊度法:0～160U/L

滴度法:<1 500U/L

胆碱酯酶(ChE)

全血胆碱酯酶(AChE)　　比色法:80 000～12 000U/L

连续监测法:为血清 ChE 的 1.5～2.5 倍

血清胆碱酯酶(SChE)　　比色法:30 000～80 000U/L

连续监测法:620～1 370U/L

胆碱酯酶活性　　0.80～1.00(80%～100%)

超氧化物歧化酶(SOD)　　比色法:555～633μg/g·Hb

血清Ⅲ型前胶原氨基末端肽(PⅢP)　　均值为 100ng/L

吲哚菁绿滞留率(ICGR)　　15min 滞留率 0～10%

（五）血清学与免疫学检测

免疫球蛋白	
IgG	单向免疫扩散法:7.0～16.6g/L
IgA	单向免疫扩散法:血清型 0.7～3.5g/L
	分泌型(SIgA)唾液 0.3g/L
	泪液 30～80g/L
	初乳 5.06g/L
	粪便 1.3g/L
IgM	单向免疫扩散法:0.5～2.6g/L
IgD	ELISA 法:0.6～1.2mg/L
IgE	ELISA 法:0.1～0.9mg/L
血清 M 蛋白	阴性
总补体活性(CH50)	试管法:50～100kU/ml
补体旁路途径溶血活性(AP-H50)	试管法:(21.7±5.4)U/ml
补体 C1q	ELISA 法:180～190mg/L
	免疫比浊法:0.025～0.05g/L
补体 C3	成人 0.8～1.5g/L
补体 C4	成人 0.20～0.60g/L
补体 C3 裂解物(C3SP)	$C3_C < 94mg/L$
补体旁路 B 因子(BF)	单向免疫扩散法:0.1～0.4g/L
T 细胞花结形成试验(E-RFT)	
T 细胞总花结形成细胞(EtRFC)	0.644±0.067(64.4%±6.7%)
活化 T 细胞花结形成试验(EaRFT)	0.236±0.035(23.6%±3.5%)
稳定 T 细胞花结形成细胞(EsRFT)	0.033±0.026(3.3%±2.6%)
T 细胞转化试验(LTT)	形态学法:转化率 0.601±0.076(60.1%±7.6%)
	^{3}H-TdR 掺入法:刺激指数(SI)<2
T 细胞分化抗原	
CD3	免疫荧光法:63.1%±10.8%
	流式细胞术:61%～85%
CD4(TH)	免疫荧光法:42.8%±9.5%
	流式细胞术:28%～58%
CD8(TS)	免疫荧光法:19.6%±5.9%
	流式细胞术:19%～48%
CD4/CD8	免疫荧光法:2.2±0.7
	流式细胞术:0.9～2.1
B 细胞膜表面免疫球蛋白(SmIg)	
	免疫荧光法:SmIg 阳性细胞　21%
	SmIgM 阳性细胞　8.9%(7%～13%)
	SmIgA 阳性细胞　2.2%(1%～4%)
	SmIgD 阳性细胞　6.2%(5%～8%)
	SmIgE 阳性细胞　0.9%(1%～1.5%)
	SmIgG 阳性细胞　7.1%(4%～13%)
红细胞-抗体-补体花结形成试验(EA-RFT)	
	B 细胞 EA 花结形成试验(EA-RFC)8%～12%
	B 细胞 EA-补体花结形成试验(EAC-RFC)8%～12%
	B 细胞鼠红细胞花结形成试验(M-RCT)8.5%±2.8%
B 细胞分化抗原	$CD19^+$　流式细胞术:11.74%±3.37%
自然杀伤细胞活性(NK)	
	^{51}Cr 释放法:自然释放率<10%～15%
	自然杀伤率47.6%～76.8%
	^{51}Cr 利用率 6.5%～47.8%
	酶释放法:细胞毒指数 27.5%～52.5%
	流式细胞术:13.8%±5.9%
抗体依赖细胞介导的细胞毒作用(ADCC)	^{51}Cr 释放法:<10%为阴性
白细胞介素 2 活性(IL-2)	^{3}H-TdR 掺入法:5～15kU/L
白细胞介素 2 受体(IL-2R)	ELISA 法:<200U/ml
肿瘤坏死因子(TNF)	ELISA 法:(4.3±2.8)μg/L
干扰素(INF)	ELISA 法:1～4kU/L
类风湿因子(RF)	乳胶凝集法/浊度分析法:<20U/ml
	免疫比浊法:阴性
C 反应蛋白(CRP)	单向免疫扩散法:<8mg/L
抗核抗体(ANA)	免疫荧光法:阴性
	血清滴度>1:40 为阳性
抗双链脱氧核糖核酸抗体(抗 ds-DNA)	阴性

抗可提取性核抗原(ENA)抗体谱	
抗核糖核蛋白抗体(抗 RNP)	阴性
抗酸性核蛋白抗体(抗 Smith,Sm)	阴性
抗干燥综合征 A 抗体(抗 SSA)	阴性
抗干燥综合征 B 抗体(抗 SSB)	阴性
抗系统性硬化症抗体(抗 Scl-70)	阴性
抗线粒体抗体(AMA)	阴性
抗平滑肌抗体(ASMA)	阴性
抗甲状腺球蛋白抗体(抗 TG)	间接血凝法:滴度≤1:32
	ELISA 法、放射免疫分析法(RIA):阴性
抗甲状腺微粒体抗体(抗 TM)	间接凝集法、ELISA 法、PIA 法均为阴性
抗乙酰胆碱受体抗体(AchRA)	ELISA 法或 RIA 法:阴性或≤0.3nmol/L
循环免疫复合物(CIC)	
	聚乙二醇(PEG)沉淀法:低于正常对照值+2SD 或 A 值≤0.12
	微量抗补体法:阴性
	C1q 结合法:低于正常对照组+2SD 或 A 值<0.12
冷球蛋白(CG)	阴性或<80mg/L
甲型肝炎病毒抗原(HAVAg)	ELISA 法:阴性
甲型肝炎病毒 RNA(HAV-RNA)	RT-PCR 法:阴性
甲型肝炎病毒抗体(HAVAb)	ELISA 法:HAVIgM　　阳性
	HAVIgA　　阴性
	HAVIgG　　部分老年人可见阳性
乙型肝炎病毒表面抗原(HBsAg)	ELISA 法:阴性(S/CO≤2.1)
	RIA 法:阴性
乙型肝炎病毒表面抗体(HBsAb)	ELISA 法:阴性(S/CO≤2.1)
	RIA 法:阴性
乙型肝炎病毒 e 抗原(HBeAg)	ELISA 法:阴性(S/CO≤2.1)
	RIA 法:阴性
乙型肝炎病毒 e 抗体(HBeAb)	ELISA 法:阴性(S/CO≤2.1)
	RIA 法:阴性
乙型肝炎病毒核心抗原(HBcAg)	ELISA 法:阴性(S/CO≤2.1)
	RIA 法:阴性
乙型肝炎病毒核心抗体(抗 HBc)	ELISA 法:阴性(S/CO≤2.1)
	RIA 法:阴性
乙型肝炎病毒表面抗原蛋白前 S2(Pre-S2)	ELISA 法或 RIA 法:阴性
乙型肝炎病毒表面抗原蛋白前 S2 抗体(抗 Pre-S2)	ELISA 法或 RIA 法:阴性
乙型肝炎病毒 DNA(HBV-DNA)	斑点杂交试验:阴性
	聚合酶链反应:阴性
丙型肝炎病毒 RNA(HCV-RNA)	斑点杂交试验:阴性
	RT-PCR 法:阴性
丙型肝炎病毒抗体 IgM(抗 HCV IgM)	ELISA 法、RIA 法:阴性
丙型肝炎病毒抗体 IgG(抗 HCV IgG)	ELISA 法、RIA 法:阴性
丁型肝炎病毒抗原(HDV Ag)	IFA、RIA、ELISA 法:阴性
丁型肝炎病毒抗体(抗 HDV)	IFA、RIA、ELISA 法:阴性
丁型肝炎病毒 RNA(HDV-RNA)	RT-PCR 法:阴性
戊型肝炎病毒抗体(抗 HEV IgG 和抗 HEV IgM)	RIA、ELISA 法:阴性
庚型肝炎病毒抗体(抗 HGV)	RIA、ELISA 法:阴性
抗链球菌溶血素"O"(ASO)	滴度低于1:400
Widal 反应	直接凝集法:"O"低于1:80
	"H"低于1:160
	"A"低于1:80
	"B"低于1:80
	"C"低于1:80
伤寒沙门菌抗体 IgM	酶联免疫试验:阴性或滴度低于1:20
伤寒沙门菌可溶性抗原	乳胶凝集法:阴性
斑疹伤寒血清反应(Weil-Felix 反应)	阴性或低于1:40
流行性脑脊髓膜炎免疫测定	抗体、抗原测定均为阴性
布鲁氏菌凝集试验	阴性或滴度低于1:25
结核分枝杆菌抗体(TB-Ab)	胶体金法或 ELISA 法:阴性
结核分枝杆菌 DNA	PCR 法:阴性
幽门螺旋杆菌抗体(Hp-Ab)	金标免疫斑点法:阴性
出血热病毒抗体 IgM	ELISA 法:阴性
流行性乙型脑炎病毒抗体 IgM	ELISA 法:阴性
人巨细胞病毒(HCMV)抗体 IgM 和 IgG	IFA 法或 ELISA 法:阴性
人巨细胞病毒 DNA(MCMV-DNA)	阴性

柯萨奇病毒(Cox)抗体 IgM 和 IgG	IFA 法或 ELISA 法阴性
柯萨奇病毒 RNA(Cox-RNA)	阴性
轮状病毒抗体和 RNA	阴性
嗜异性凝集试验	红细胞凝集法:阴性或凝集效价≤1∶7
弓形虫抗体和 DNA	阴性
日本血吸虫抗体	环卵沉淀法:阴性
	ELISA 法:IgE 0～5IU/L,IgM、IgG 阴性
囊虫抗体(CSA)	ELISA 法:血清低于 1∶64,脑脊液低于 1∶8
	间接血凝法:血清低于 1∶128,脑脊液低于 1∶8
疟原虫抗体和抗原	IFA 法和 ELISA 法测定抗体阴性
	免疫印迹法测定抗原阴性
沙眼衣原体(CT)抗体 IgM 和 IgG	IFA 法:CT-IgM 效价≤1∶32
	CT-IgG 效价≤1∶512
梅毒螺旋体抗体	
定性试验(非特异性抗体)	快速血浆反应素试验(RPR):阴性
	不加热血浆反应素试验(SRU):阴性
	性病研究实验室试验(VDRL):阴性
确诊试验(特异性抗体)	梅毒螺旋体血凝试验(TPTA):阴性
	荧光螺旋体抗体吸收实验(FTA-ABS):阴性
人类免疫缺陷病毒抗体(抗 HIV)	
筛选实验	ELISA 法和快速蛋白印迹法:阴性
确诊试验(测 HIV-RNA)	蛋白印迹法和 RT-PCR 法:阴性
钩端螺旋体抗体	补体结合实验和 ELISA 法:阴性(滴度<1∶10)
	间接血凝试验:阴性(滴度<1∶60)
	凝集溶解实验:阴性(滴度<1∶400)
甲胎蛋白(AFP,αFP)	对流免疫电泳法:阴性
	RIA、CLIA、ELISA 法:血清<25μg/L
癌胚抗原(CEA)	RIA、CLIA、ELISA 法:血清<5μg/L
癌胚抗原 125(CA125)	RIA、CLIA、ELISA 法:血清<3.5 万 U/L
组织多肽抗原(TPA)	ELISA 法:血清<130U/L
癌抗原 153(CA153)	RIA、CLIA、ELISA 法:血清<2.5 万 U/L
前列腺特异性抗原(PSA)	RIA、CLIA、ELISA 法:血清 t-PSA<4μg/L
	血清 f-PSA<0.8μg/L
	血清 f-PSA/t-PSA>0.2
鳞状上皮癌抗原(SCC)	RIA、CLIA 法:血清<1.5μg/L
癌抗原 50(CA50)	固相放射免疫分析(IRMA)法、CLIA 法:血清<2.0 万 U/L
癌抗原 724(CA724)	RIA、CLIA、ELISA 法:血清<6.7μg/L
糖链抗原 199(CA199)	RIA、CLIA、ELISA 法:血清<3.7 万 U/L
癌抗原 242(CA242)	ELISA 法:血清<20kU/L
前列腺酸性磷酸酶(PAP)	RIA 法、CLIA 法:≤2.0μg/L
神经元特异性烯醇化酶(NSE)	RIA 法、ELISA 法:血清<15μg/L
血 α-L-岩藻糖苷酶(AFU)	ELISA 法:234～414μmol/L

二、骨髓检查

有核细胞计数	$(40～180)×10^9/L$
增生程度	增生活跃(即成熟红细胞与有核红细胞之比约为 20∶1)
粒/红(G/E)	(2.67±0.87)∶1
粒系细胞总数	约占 0.50～0.60(50%～60%)
粒系细胞分类	原始粒细胞 0～0.018(0～1.8%)
	早幼粒细胞 0.004～0.039(0.4%～3.9%)
	中性中幼粒细胞 0.022～0.122(2.2%～12.2%)
	中性晚幼粒细胞 0.035～0.132(3.5%～13.2%)
	中性杆状核粒细胞 0.164～0.321(16.4%～32.1%)
	中性分叶核粒细胞 0.042～0.212(4.2%～21.2%)
	嗜酸性中幼粒细胞 0～0.014(0～1.4%)
	嗜酸性晚幼粒细胞 0～0.018(0～1.8%)
	嗜酸性杆状核粒细胞 0.002～0.039(0.2%～3.9%)
	嗜酸性分叶核粒细胞 0～0.42(0～4.2%)
	嗜碱性中幼粒细胞 0～0.002(0～0.2%)
	嗜碱性晚幼粒细胞 0～0.003(0～0.3%)
	嗜碱性杆状核粒细胞 0～0.004(0～0.4%)
	嗜碱性分叶核粒细胞 0～0.002(0～0.2%)
红系细胞总数	约占 0.15～0.25(15%～25%)
红系细胞分类	原始红细胞 0～0.019(0～1.9%)
	早幼红细胞 0.002～0.026(0.2%～2.6%)

	中幼红细胞 0.026～0.107(2.6%～10.7%)
	晚幼红细胞 0.052～0.175(5.2%～17.5%)
淋巴细胞分类	原始淋巴细胞 0～0.004(0～0.4%)
	幼稚淋巴细胞 0～0.021(0～2.1%)
	淋巴细胞 0.107～0.431(10.7%～43.1%)
单核细胞分类	原始单核细胞 0～0.003(0～0.3%)
	幼稚单核细胞 0～0.006(0～0.6%)
	单核细胞 0～0.062(0～6.2%)
浆细胞分类	原始浆细胞 0～0.001(0～0.1%)
	幼稚浆细胞 0～0.007(0～0.7%)
	浆细胞 0～0.021(0～2.1%)
巨核细胞	0～0.003(0～0.3%)
巨核细胞分类	原始巨核细胞 0～0.05(0～5%)
	幼稚巨核细胞 0～0.10(0～10%)
	颗粒型巨核细胞 0.10～0.50(10%～50%)
	产血小板型巨核细胞 0.20～0.70(20%～70%)
	裸核 0～0.30(0～30%)
	变性巨核细胞 0.02(2%)
网状细胞	0～0.01(0～1%)
内皮细胞	0～0.004(0～0.4%)
组织嗜碱细胞	0～0.005(0～0.5%)
组织嗜酸细胞	0～0.002(0～0.2%)
吞噬细胞	0～0.004(0～0.4%)
脂肪细胞	0～0.001(0～0.1%)
分类不明细胞	0～0.001(0～0.1%)
过氧化物酶(POX)染色	粒系(除原粒)细胞　　　强阳性
	单核系细胞　　　　　弱阳性或阴性
	淋巴系细胞　　　　　阴性
苏丹黑 B(SB)染色	结果与 POX 染色大致相同
中性粒细胞碱性磷酸酶(NAP)染色	阳性率 0.1～0.4(10%～40%)
	积分值 40～80(分)
酸性磷酸酶(ACP)染色	T 淋巴细胞、多毛细胞、Gaucher 细胞　阳性
	B 淋巴细胞、单核细胞、组织细胞、巨核细胞　阴性
氧化醋酸 AS-D 萘酚酯酶(AS-D NCE)染色	中性粒细胞　强阳性
	单核及淋巴系细胞　阴性
α-醋酸萘酚酯酶(α-NAE)染色(非特异性酯酶,NSE)	粒系细胞阴性或弱阳性(不被氟化钠抑制)
	单核系细胞阳性(可被氟化钠抑制)
糖原染色(PAS 反应)	原粒细胞阴性,早幼粒至分叶核粒细胞阳性
	单核细胞弱阳性
	淋巴细胞阴性,少数弱阳性
	巨核细胞阳性
铁染色(普鲁士蓝反应)	细胞外铁＋～＋＋
	细胞内铁(铁粒幼细胞)20%～90%(平均 65%)

三、排泄物、分泌液及体液检查

（一）尿液检查

尿量	1 000～2 000ml/24h
外观	透明,淡黄色
酸碱反应	弱酸性,晨尿 pH 约 6.5
比重	1.015～1.025
蛋白质	定性:阴性
	定量:0～80mg/24h
葡萄糖	定性:阴性
	定量:0.56～5.0mmol/24h
酮体	定性:阴性
尿胆原	定性:阴性或弱阳性
	定量:≤10mg/L
尿胆素定性试验	阴性
胆红素	定性:阴性
	定量:≤2mg/L
尿卟啉	0～36nmol/24h
尿隐血试验	阴性
尿含铁血黄素试验(Rous 试验)	阴性
Bence-Jones 蛋白	阴性

$β_2$-微球蛋白	<0.3mg/L 或以尿肌酐校正<0.2mg/g 肌酐
$α_1$-微球蛋白	0~15mg/24h 尿或<10mg/g 肌酐
肌红蛋白定量	<4mg/L
乳糜尿试验	阴性
总氮	<857mmol/L
肌酐	男性　7~18mmol/24h
	女性　5.3~16mmol/24h
尿素氮	357~535mmol/24h
尿酸	2.4~5.9mmol/24h
肌酸	男性　0~304$μ$mol/24h
	女性　0~456$μ$mol/24h
氯化物	170~255mmol/24h
钠	130~260mmol/24h
钾	51~102mmol/24h
钙	2.5~7.5mmol/24h
磷	22~48mmol/24h
铅	<0.48$μ$mol/24h
汞	<250nmol/24h
镁	2.1~8.2mmol/24h
铁	<179$μ$mol/24h
铜	0.24~0.48$μ$mol/24h
锌	2.3~0.48$μ$mol/24h
尿 N-乙酰-β-D 氨基葡萄糖酐酶(NAG)	<18.5U/L
尿淀粉酶	Somogyi 法<1 000U
纤维蛋白降解产物	<0.25mg/L
黏蛋白	100~150mg/24h
免疫球蛋白	阴性
补体 C3	阴性
尿清蛋白排泄率(UAE)	5~30mg/24h
尿沉渣检查	白细胞<5 个/HPF
	红细胞<3 个/HPF(0~偶见)
	扁平或大圆上皮细胞少许/HPF
	透明管型偶见/HPF
12h 尿沉渣计数	红细胞<50 万
	白细胞<100 万
	透明管型<5 000 个
1h 细胞排泄率	红细胞　男性<3 万/h
	女性<4 万/h
	白细胞　男性<7 万/h
	女性<14 万/h
中段尿细菌培养计数	<10^6 菌落/L(10^3 菌落/ml)

(二) 粪便检查

量	100~300g/24h
颜色	黄褐色
胆红素	阴性
粪胆原定量	75~350mg/100g 粪(68~473$μ$mol/24h)
粪胆素	阳性
蛋白质定量	极少
粪便脂肪测定(平衡试验)	<6g/24h
隐血试验	阴性
细胞	上皮细胞或白细胞无或偶/HPF
余物残渣	少量植物细胞、淀粉颗粒及肌纤维等

(三) 胃液检查

胃液分泌总量	1.5~2.5L/24h(含盐酸 160mmol/L)
比重	1.003~1.006
pH	1.3~1.8
空腹胃液量	0.01~0.10L(平均 0.05L)
胃液性状	清晰无色,清度酸味,含少量黏液
五肽胃泌素试验	基础胃液量 0.01~0.10L
基础泌酸量(BAO)	(3.9±1.98)mmol/h,很少超过 5mmol/h
最大泌酸量(MAO)	3~23mmol/h
高峰泌酸量(PAO)	(20.26±8.77)mmol/h
BAO/MAO	0.2

乳酸测定	定性试验:阴性
隐血试验	阴性
细胞	白细胞与上皮细胞少许
细菌	阴性

(四) 十二指肠引流液检查

量与颜色	A 胆液　10～20ml,无色,灰色或黄色
	B 胆液　10～20ml,橙黄色
	C 胆液　30～60ml,深褐色
	D 胆液　量不定,随引流时间而异,金黄色或淡黄色
透明度	透明或加碱性液体后透明
黏稠度	B 胆液黏稠,A,C 胆液略黏稠,D 液较稀薄
比重	A 胆液　1.009～1.013
	B 胆液　1.026～1.032
	C 胆液　1.007～1.010
pH	A 胆液　7.0
	B 胆液　6.8
	C 胆液　7.4
	D 胆液　7.6
淀粉酶	$(43～326)\times10^4$ Somogyi 单位/全标本
胰蛋白酶	0.35～1.60(35%～160%)
促胰酶素-促胰液素试验(P-S 试验)	
	胰液流出量　70～230ml/h
	最高碳酸氢盐浓度　70～125mmol/h
	淀粉酶排出量　880～7 400 Somogyi 单位/kg 体重

(五) 脑脊液检查

性状	无色,清晰透明
压力(卧位)	成人 80～180mmH$_2$O
	儿童 40～100mmH$_2$O
蛋白	定性(Pandy)试验:阴性
	定量:腰椎穿刺　0.20～0.40g/L
	小脑延髓池穿刺　0.10～0.25g/L
	脑室穿刺　　　　0.05～0.15g/L
比重	1.006～1.008g/L
清蛋白	0.1～0.3g/L
蛋白电泳	前清蛋白　0.02～0.07(2%～7%)
	清蛋白　0.56～0.76(56%～76%)
	α$_1$ 球蛋白　0.02～0.07(2%～7%)
	α$_2$ 球蛋白　0.04～0.12(4%～12%)
	β 球蛋白　0.08～0.18(8%～18%)
	γ 球蛋白　0.03～0.12(3%～12%)
葡萄糖	2.5～4.4mmol/L
氯化物(以氯化钠计)	成人 120～130mmol/L
	儿童 111～123mmol/L
免疫球蛋白	IgG　0.01～0.04g/L
	IgA　0.001～0.006g/L
	IgM　0.000 11～0.000 22g/L
胆红素	阴性
色氨酸试验	阴性
乳酸脱氢酶(LDH)	8～32U/L
肌酸激酶(CK)同工酶	0～8IU/L;比色法:(0.94 ± 0.25)U/L
溶菌酶(LZM)	阴性或微量
天冬氨酸转氨酶(AST)	5～20U/L
细胞计数	成人$(0～8)\times10^6$/L
	儿童$(0～15)\times10^6$/L
细胞分类	淋巴细胞占 0.70(70%),单核细胞占 0.30(30%)

(六) 精液检查

量	一次排精液量 1.5～6.0ml
色	灰白色或乳白色,久未排精者可淡黄色
黏稠度	呈胶冻状,30min 后完全液化呈半透明状
pH	7.2～8.0(平均 7.8)
比重	1.033
精子浓度	$\geqslant15\times10^9$/L

一次排精子总数	$39×10^6$/次
精子活动率	射精 30～60min 内精子活动率 0.80～0.90(80%～90%),至少>60%
正常形态精子	>4%
白细胞	<5 个/HPF

（七）前列腺液检查

性状	淡乳白色,半透明,稀薄液状
pH	6.3～6.5
磷脂酰胆碱小体	多量或布满视野
上皮细胞	少量
红细胞	<5 个/HPF
白细胞	<10 个/HPF
淀粉样小体	老年人易见到,约为白细胞的 10 倍
细菌	阴性

四、肾功能检查

菊粉清除率(Cin)	2.0～2.3ml/(s・1.73m^2)(120～140ml/min)
内生肌酐清除率(Ccr)	1.3～2.0ml/(s・1.73m^2)(80～120ml/min)(以 1.73m^2 标准体表面积校正)
肾小球滤过滤(GFR)	总 GFR(100±20)ml/min
昼夜尿比重试验(Mosenthal)	浓缩和稀释功能试验
	24h 尿总量 1 000～2 000ml
	夜尿量<750ml
	昼尿量/夜尿量比值(3～4):1
	尿最高比重>1.020
	最高比重与最低比重之差>0.009
尿渗量(尿渗透压)测定(Uosm)	
禁饮后尿渗量	600～1 000mOsm/(kg・H$_2$O)
血浆渗量(Posm)	275～305mOsm/(kg・H$_2$O)[平均 300mOsm/(kg・H$_2$O)]
尿渗量与血浆渗量比值	(3.0～4.5):1
渗透溶质清除率(空腹)	0.33～0.5ml/s(2～3ml/min)
肾小管葡萄糖最大重吸收量(TmG)	成人平均(340±18.2)mg/min
	男性 300～450mg/min
	女性 250～350mg/min
对氨马尿酸最大排泄量(TmPAH)	60～90mg/min[(80.9±11.3)mg/(min・1.73m^2)]
尿酸化功能试验	尿 HCO$_3^-$<30mmol/L
	可滴定酸>10mmol/L
	NH$_4^+$>20mmol/L
有效肾血浆流量(ERBF)	600～800ml/min
肾全血流量(RBF)	1 200～1 400ml/min
肾小管酸中毒试验	
氯化铵负荷(酸负荷)试验	尿 pH<5.5
碳酸氢离子重吸收排泄(碱负荷)试验	HCO$_3^-$排泄率≤1%

五、内分泌激素检查

血甲状腺素(T$_4$)	放免法:65～155nmol/L
血游离甲状腺素(FT$_4$)	放免法:10.3～25.7pmol/L
血三碘甲腺原氨酸(T$_3$)	放免法:1.6～3.0nmol/L
血游离三碘甲腺原氨酸(FT$_3$)	放免法:6.0～11.4pmol/L
血反三碘甲腺原氨酸(rT$_3$)	放免法:0.2～0.8nmol/L
^{125}I-T$_3$ 摄取试验(^{125}I-T$_3$RUR)	25%～35%
甲状腺摄^{131}I率	3h　0.057～0.245(5.7%～24.5%)
	24h　0.151～0.471(15.1%～47.1%)
基础代谢率(BMR)	-0.10～+0.10(-10%～+10%)
血甲状旁腺激素(PTH)	免疫化学发光法:1～10pmol/L
	放免:氨基端(活性端)230～630ng/L
	羧基端(无活性端)430～1 860ng/L
血降钙素(CT)	<100ng/L
尿 17 羟皮质激素(17-OHCS,17-OH)	男性 13.8～41.4μmol/24h
	女性 11.0～27.6μmol/24h
尿 17 酮皮质激素(17-KS)	男性 34.7～69.4μmol/24h
	女性 17.5～52.5μmol/24h
血皮质醇	上午 8 时　140～630nmol/L
	下午 4 时　80～410nmol/L

	晚上 8 时　小于上午 8 时的 50%
	午夜 2 时　55~165nmol/L
	昼/夜皮质醇比值>2
24h 尿游离皮质醇	放免法:30~276nmol/24h
血醛固酮(Ald)	放免法:普通饮食(早 6 时):卧位(238±104)pmol/L
	立位(418±245)pmol/L
	低钠饮食:卧位(646.6±333.4)pmol/L
	立位(945.6±491)pmol/L
尿醛固酮	普通饮食:(21.36±7.2)nmol/24h(9.4~35.2nmol/L)
尿儿茶酚胺(CA)	微柱法:71.0~229.5nmol/24h
尿香草扁桃酸(VMA)	比色法:5~45μmol/24h
血游离儿茶酚胺	多巴胺<888pmol/L
	去甲肾上腺素 615~3 240pmol/L
	肾上腺素<480pmol/L
血浆睾酮(T)	放免法:男性　青春后期 100~200ng/L
	成人 300~1 000μg/L
	女性　青春后期 100~200ng/L
	成人 200~800ng/L
	绝经后 80~350ng/L
血浆雌二醇(E2)	放免法:男性　青春前期 7.3~56.7pmol/L
	成人 50~200pmol/L
	女性　青春前期 7.3~28.7pmol/L
	卵泡期 94~433pmol/L
	黄体期 499~1 580pmol/L
	排卵期 704~2 200pmol/L
	绝经期 40~100pmol/L
血浆孕酮	放免法:非孕妇女　卵泡期(早)(0.7±0.1)μg/L
	卵泡期(晚)(0.4±0.1)μg/L
	排卵期(1.6±0.2)μg/L
	黄体期(早)(11.6±1.5)μg/L
	黄体期(晚)(5.7±1.1)μg/L
血促甲状腺激素(TSH)	放免法:2~10mU/L
血促肾上腺皮质激素(ACTH)	放免法:上午 8 时　25~100mg/L
	下午 6 时　10~80ng/L
血生长激素(GH)	放免法:男性成人<2.0μg/L
	女性成人<10.0μg/L
	儿童<20μg/L
血抗利尿激素(ADH)	放免法:1.4~5.6pmol/L
尿抗利尿激素	放免法:11~30μU/24h(平均 28.9μU/24h)

六、肺功能检查

潮气量(TC)	500ml(成人)
深吸气量(IC)	男性 2 600ml
	女性 1 900ml
补呼气容积(ERV)	男性 910ml
	女性 560ml
肺活量(VC)	男性 3 470ml
	女性 2 440ml
功能残气量(FRC)	男性(2 270±809)ml
	女性(1 858±552)ml
残气容积(RV)	男性(1 380±631)ml
	女性(1 301±486)ml
静息通气量(VE)	男性(6 663±200)ml/min
	女性(4 217±160)ml/min
最大通气量(MVV)	男性(104±2.71)L/min
	女性(82.5±2.17)L/min
肺泡潮气量(VA)	4L/min
肺血流量	5L/min
通气/血流(V/Q)比值	0.8
无效腔气/潮气容积(VD/VT)	0.3~0.4
弥散功能(CO 吸入法)	198.5~276.9ml(kPa・min)
气道阻力	1~3cmH$_2$O/(L・s)
动脉血氧分压(PaO$_2$)	12.6~13.3kPa(95~100mmHg)
动脉血二氧化碳分压(PaCO$_2$)	4.7~6.0kPa(35~45mmHg)
混合静脉血氧分压(PvO$_2$)	4.7~6.0kPa(35~45mmHg)

动脉血与混合静脉血氧分压差	8.0kPa(60mmHg)
肺泡-动脉血氧分压差	正常青年人约 2～2.7kPa(15～20mmHg)，随年龄增加而增大，最大不超过 4.0kPa(30mmHg)
动脉血氧饱和度(SaO$_2$)	0.95～0.98(95％～98％)
静脉血氧饱和度	0.64～0.88(64％～88％)
动脉血氧含量(CaO$_2$)	8.55～9.45mmol/L(19～21ml/dl)
静脉血氧含量	6.3～6.75mmol/L(14～15ml/dl)
血液酸碱度(pH 值)	7.35～7.45(平均 7.40)
血液氢离子浓度	35～45mmol/L(平均 40mmol/L)
碳酸氢盐(标准或实际)	22～27mmol/L(平均 24mmol/L)
动脉血浆二氧化碳含量(T-CO$_2$)	25.2mmol/L(25.2 vol/％)
二氧化碳结合力(CO$_2$-CP)	22～31mmol/L(50～70 vol/％)
全血缓冲碱(BB)	45～55mmol/L(平均 50mmol/L)
碱剩余(BE)	成人(0±2.3)mmol/L
	儿童(－4～＋2)mmol/L

主要参考资料

1. 陈文彬,潘祥林. 诊断学. 6 版. 北京:人民卫生出版社,2005
2. 胡成进,张世国,王金鹏. 检验结果临床解读. 北京:人民军医出版社,2005
3. 王鸿利. 实验诊断学. 北京:人民卫生出版社,2005
4. 万学红,卢雪峰. 诊断学. 9 版. 北京:人民卫生出版社,2018

附录二　人体系统解剖图

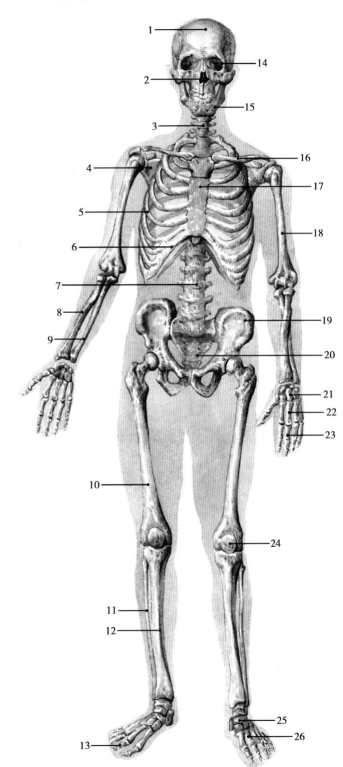

1. 额骨 frontal bone
2. 骨性鼻腔 bony nasal cavity
3. 颈椎 cervical vertebrae
4. 肩胛骨 scapula
5. 肋骨 rib
6. 肋弓 costal arch
7. 腰椎 lumbar vertebrae
8. 桡骨 radius
9. 尺骨 ulna
10. 股骨 femur
11. 腓骨 fibula
12. 胫骨 tibia
13. 趾骨 phalanges of toes
14. 眶腔 orbital cavity
15. 下颌骨 mandible
16. 锁骨 clavicle
17. 胸骨 sternum
18. 肱骨 humerus
19. 髋骨 hip bone
20. 骶骨 sacrum
21. 腕骨 carpal bones
22. 掌骨 metacarpal bones
23. 指骨 phalanges of fingers
24. 髌骨 patella
25. 跗骨 tarsal bones
26. 跖骨 metatarsal bones

1. 人体骨骼(前面观)
The human skeleton(anterior aspect)

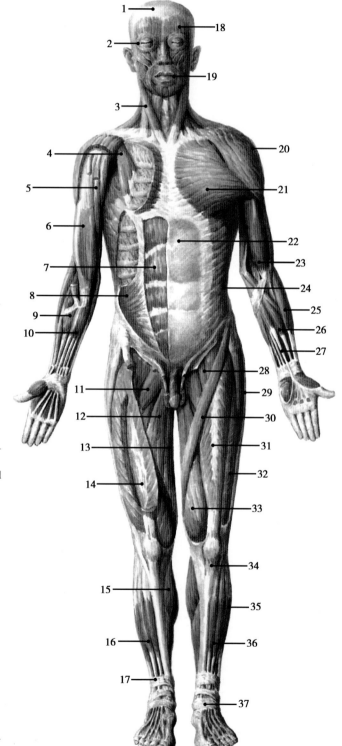

1. 帽状腱膜 galea aponeurotica
2. 眼轮匝肌 orbicularis oculi
3. 胸锁乳突肌 sternocleidomastoid
4. 胸小肌 pectoralis minor
5. 喙肱肌 coracobrachialis
6. 肱肌 brachialis
7. 腹直肌 rectus abdominis
8. 腹内斜肌 obliquus internus abdominis
9. 拇长屈肌 flexor pollicis longus
10. 指深屈肌 flexor digitorum profundus
11. 耻骨肌 pectineus
12. 长收肌 adductor longus
13. 大收肌 adductor magnus
14. 股中间肌 vastus intermedius
15. 腓肠肌 gastrocnemius
16. 趾长伸肌 extensor digitorum longus
17. 伸肌上支持带 superior extensor reti-
　　　naculum
18. 枕额肌(额腹)occipitofrontalis(frontal
　　　belly)
19. 口轮匝肌 orbicularis oris
20. 三角肌 deltoid
21. 胸大肌 pectoralis major
22. 腹直肌鞘 sheath of rectus abdominis
23. 肱二头肌 biceps
24. 腹外斜肌 obliquus externus abdominis
25. 肱桡肌 brachioradialis
26. 桡侧腕屈肌 flexor carpi radialis
27. 掌长肌腱 tendon of palmaris longus
28. 髂腰肌 iliopsoas
29. 阔筋膜张肌 tensor fasciae latae
30. 缝匠肌 sartorius
31. 股直肌 rectus femoris
32. 股外侧肌 vastus lateralis
33. 股内侧肌 vastus medialis
34. 髌韧带 patellar ligament
35. 腓骨长肌 peroneus longus
36. 胫骨前肌 tibialis anterior
37. 伸肌下支持带 inferior extensor reti-
　　　naculum

2. 全身肌肉(前面观)
Muscles of the whole body(anterior aspect)

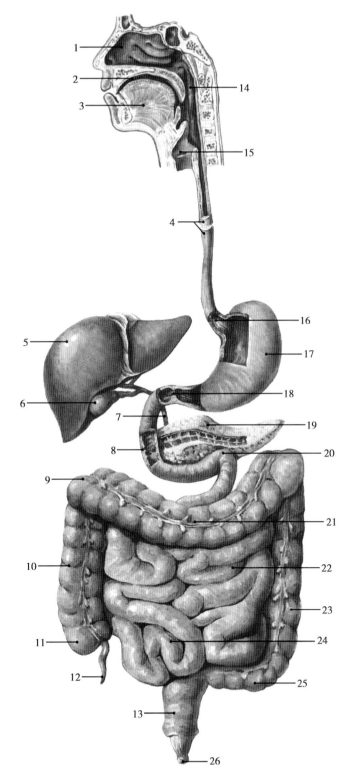

1. 鼻腔 nasal cavity
2. 口腔 oral cavity
3. 舌 tongue
4. 食管 esophagus
5. 肝 liver
6. 胆囊 gallbladder
7. 胆总管 common bile duct
8. 十二指肠 duodenum
9. 结肠右曲 right colic flexure
10. 升结肠 ascending colon
11. 盲肠 cecum
12. 阑尾 vermiform appendix
13. 直肠 rectum
14. 咽 pharynx
15. 喉 larynx
16. 贲门 cardiac orifice
17. 胃 stomach
18. 幽门 pyloric orifice
19. 胰 pancreas
20. 十二指肠空肠曲 duodenojejunal flexure
21. 横结肠 transverse colon
22. 空肠 jejunum
23. 降结肠 descending colon
24. 回肠 ileum
25. 乙状结肠 sigmoid colon
26. 肛门 anus

3. 消化系统全貌
General arrangement of the alimentary system

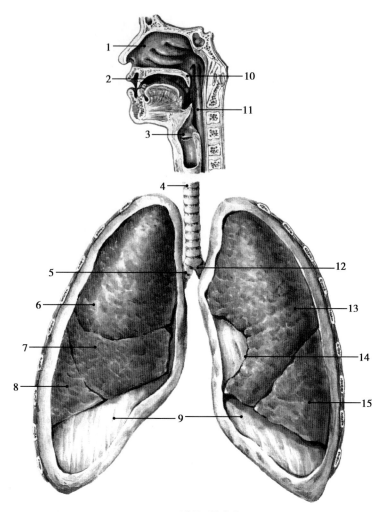

4. 呼吸系统全貌
General arrangement of respiratory system

1. 鼻腔 nasal cavity
2. 口腔 oral cavity
3. 喉 larynx
4. 气管 trachea
5. 右主支气管 right principal bronchus
6. 右肺上叶 superior lobe of right lung
7. 右肺中叶 middle lobe of right lung
8. 右肺下叶 inferior lobe of right lung
9. 膈 diaphragm
10. 软腭 soft palate
11. 咽 pharynx
12. 左主支气管 left principal bronchus
13. 左肺上叶 superior lobe of left lung
14. 心切迹 cardiac impression
15. 左肺下叶 inferior lobe of left lung

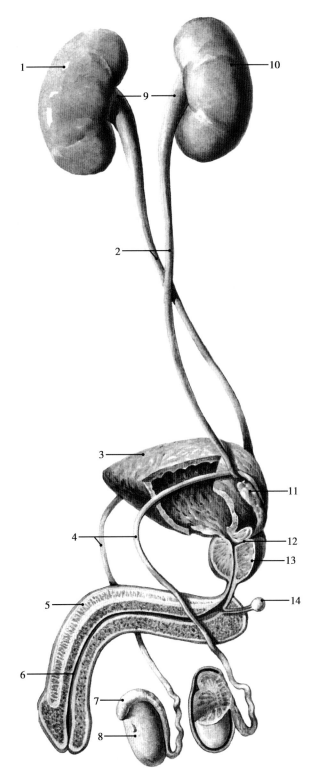

1. 右肾 right kidney
2. 输尿管 ureter
3. 膀胱 urinary bladder
4. 输精管 deferent duct
5. 阴茎 penis
6. 尿道 urethra
7. 附睾 epididymis
8. 睾丸 testis
9. 肾盂 renal pelvis
10. 左肾 left kidney
11. 精囊 seminal vesicle
12. 射精管 ejaculatory duct
13. 前列腺 prostate
14. 尿道球腺 bulbourethral gland

5. 男性泌尿生殖系统全貌
General arrangement of the male urogenital system

1. 颞浅动、静脉 superficial temporal artery and vein
2. 颈外静脉 external jugular vein
3. 颈内静脉 internal jugular vein
4. 锁骨下动、静脉 subclavian artery and vein
5. 主动脉弓 aortic arch
6. 上腔静脉 superior vena cava
7. 头静脉 cephalic vein
8. 右心房 right atrium
9. 右心室 right ventricle
10. 下腔静脉 inferior vena cava
11. 肝门静脉 hepatic portal vein
12. 贵要静脉 basilic vein
13. 肘正中静脉 median cubital vein
14. 前臂正中静脉 median vein of forearm
15. 髂内动、静脉 internal iliac artery and vein
16. 大隐静脉 great saphenous vein
17. 足背静脉弓 dorsal venous arch of foot
18. 小隐静脉 small saphenous vein
19. 面动脉 facial artery
20. 颈总动脉 common carotid artery
21. 头臂静脉 brachiocephalic vein
22. 腋动、静脉 axillary artery and vein
23. 肺动脉干 pulmonary trunk
24. 左心房 left atrium
25. 左心室 left ventricle
26. 胸主动脉 thoracic aorta
27. 肱动、静脉 brachial artery and vein
28. 腹腔干 celiac trunk
29. 腹主动脉 abdominal aorta
30. 髂总动、静脉 common iliac artery and vein
31. 桡动、静脉 radial artery and vein
32. 尺动、静脉 ulnar artery and vein
33. 髂外动、静脉 external iliac artery and vein
34. 股动、静脉 femoral artery and vein
35. 掌深弓 deep palmar arch
36. 掌浅弓 superficial palmar arch
37. 腘动、静脉 popliteal artery and vein
38. 胫后动、静脉 posterial tibial artery and vein
39. 胫前动、静脉 anterial tibial artery and vein
40. 足背动脉 dorsal artery of foot

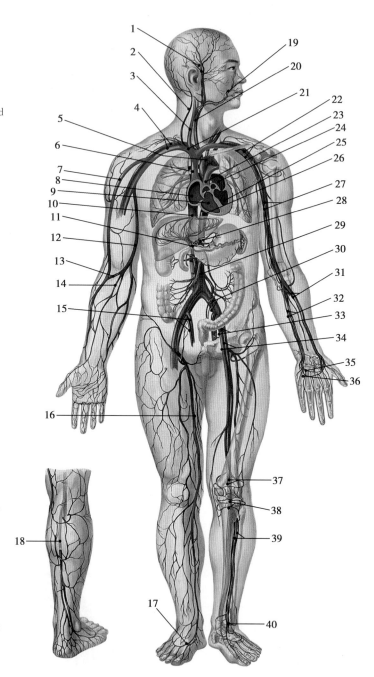

6. 心血管系统概观
General view of the cardiovascular system

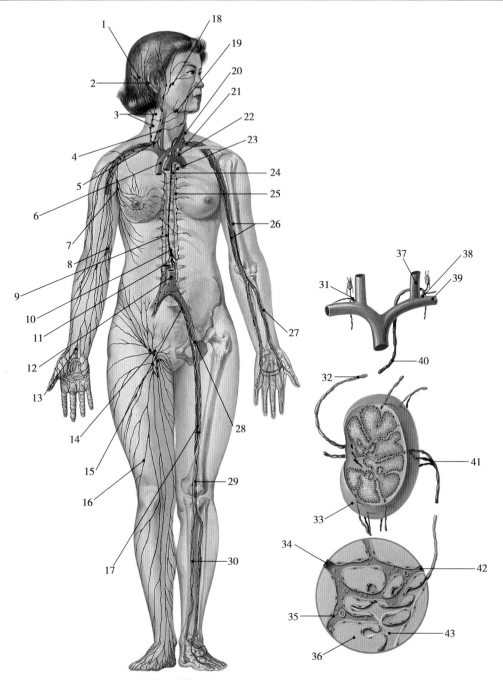

7. 淋巴系统概观 General view of the lymphatic system

1. 枕淋巴结 occipital lymph node　2. 乳突淋巴结 mastoid lymph node　3. 颈外侧浅淋巴结 superficial lateral cervical lymph node　4. 颈外侧深淋巴结 deep lateral cervical lymph node　5. 右淋巴导管 right lymphatic duct　6. 上腔静脉 superior vena cava　7. 腋淋巴结 axillary lymph node　8. 肘淋巴结 cubital lymph node　9. 奇静脉 azygos vein　10. 乳糜池 cisterna chyli　11. 腰干 lumbar trunk　12. 腰淋巴结 lumbar lymph node　13. 浅淋巴管 superficial lymphatic vessel　14. 腹股沟浅淋巴结 superficial inguinal lymph node　15. 髂外淋巴结 external iliac lymph node　16. 浅淋巴管 superficial lymphatic vessel　17. 股动、静脉 femoral artery and vein　18. 腮腺淋巴结 parotid lymph node　19. 下颌下淋巴结 submandibular lymph node　20. 颈内静脉 internal jugular vein　21. 锁骨下静脉 subclavian vein　22. 主动脉弓 aorta arch　23. 肋间淋巴结 intercostal lymph node　24. 胸导管 thoracic duct　25. 半奇静脉 hemiazygos vein　26. 肱动、静脉 brachial artery and vein　27. 深淋巴管 deep lymphatic vessel　28. 腹股沟深淋巴结 deep inguinal lymph node　29. 腘淋巴结 popliteal lymph node　30. 深淋巴管 deep lymphatic vessel　31. 右淋巴导管 right lymphatic duct　32. 输出淋巴管 efferent lymphatic vessel　33. 淋巴结 lymph node　34. 小动脉 small artery　35. 毛细血管 capillary　36. 组织液 tissue fluid　37. 颈内静脉 internal jugular vein　38. 左静脉角 left venous angle　39. 锁骨下静脉 subclavian vein　40. 胸导管 thoracic duct　41. 输入淋巴管 afferent lymphatic vessel　42. 小静脉 small vein　43. 毛细淋巴管 lymphatic capillary

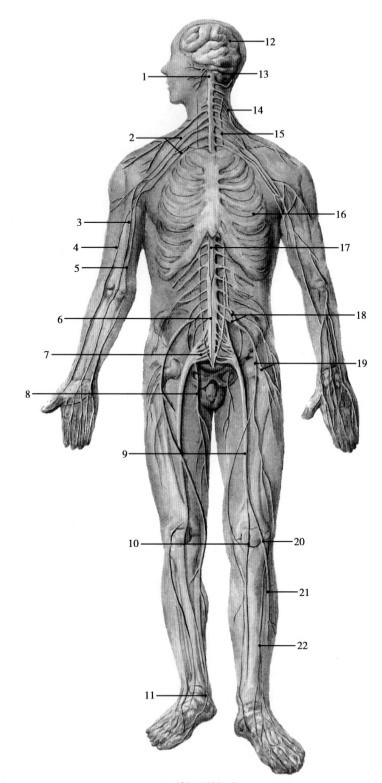

1. 脑干 brain stem
2. 臂丛 brachial plexus
3. 正中神经 median nerve
4. 桡神经 radial nerve
5. 尺神经 ulnar nerve
6. 终丝 terminal filaments
7. 骶丛 sacral plexus
8. 闭孔神经 obturator nerve
9. 坐骨神经 sciatic nerve
10. 胫神经 tibial nerve
11. 隐神经 saphenous nerve
12. 大脑 cerebrum
13. 小脑 cerebellum
14. 颈丛 cervical plexus
15. 交感干 sympathetic trunk
16. 肋间神经 intercostal nerve
17. 脊髓 spinal cord
18. 腰丛 lumbar plexus
19. 股神经 femoral nerve
20. 腓总神经 common peroneal
           nerve
21. 腓浅神经 superficial peroneal
           nerve
22. 腓深神经 deep peroneal nerve

8. 神经系统概观
General view of the nervous system

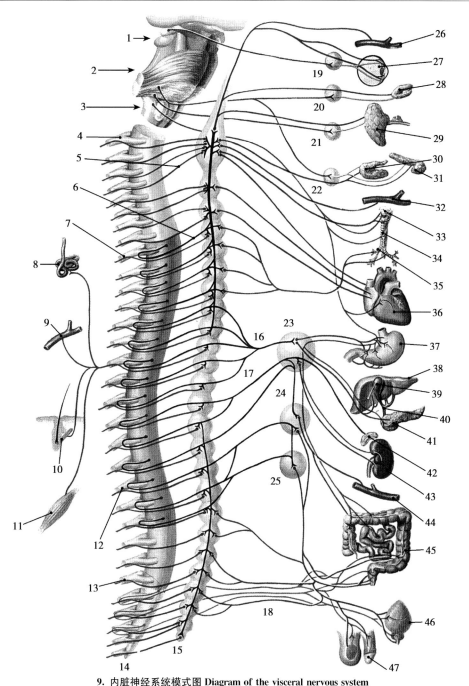

9. 内脏神经系统模式图 Diagram of the visceral nervous system

1. 中脑 midbrain　2. 脑桥 pons　3. 延髓 medulla oblongata　4. 第 1 颈神经 first cervical nerve　5. 灰交通支 grey communicating branches　6. 白交通支 white communicating branches　7. 第 1 胸神经 first thoracic nerve　8. 汗腺 sweat gland　9. 周围血管 peripheral vessels　10. 竖毛肌 arrector pilli[muscle]　11. 骨骼肌 skeletal muscle　12. 第 1 腰神经 first lumbar nerve　13. 第 1 骶神经 first sacral nerve　14. 脊髓 spinal cord　15. 交感干 sympathetic trunk　16. 内脏大神经 greater splanchnic nerve　17. 内脏小神经 lesser splanchnic nerve　18. 盆内脏神经 pelvic splanchnic nerves　19. 睫状神经节 ciliary ganglion　20. 翼腭神经节 pterygopalatine ganglion　21. 耳神经节 otic ganglion　22. 下颌下神经节 submandibular ganglion　23. 腹腔神经节 celiac ganglia　24. 肠系膜上神经节 superior mesenteric ganglia　25. 肠系膜下神经节 inferior mesenteric ganglia　26. 颅内血管 intracranial vessels　27. 眼 eye　28. 泪腺 lacrimal gland　29. 腮腺 parotid gland　30. 下颌下腺 submandibular gland　31. 舌下腺 sublingual gland　32. 头部表面血管 peripheral vessels of head　33. 喉 larynx　34. 气管 trachea　35. 支气管 bronchi　36. 心 heart　37. 胃 stomach　38. 肝 liver　39. 胆囊 gall bladder　40. 胆总管 common bile duct　41. 胰 pancreas　42. 肾上腺 suprarenal gland　43. 肾 kidney　44. 腹部血管 abdominal vessels　45. 肠 intestine　46. 膀胱 urinary bladder　47. 男性外生殖器 male external genital organs

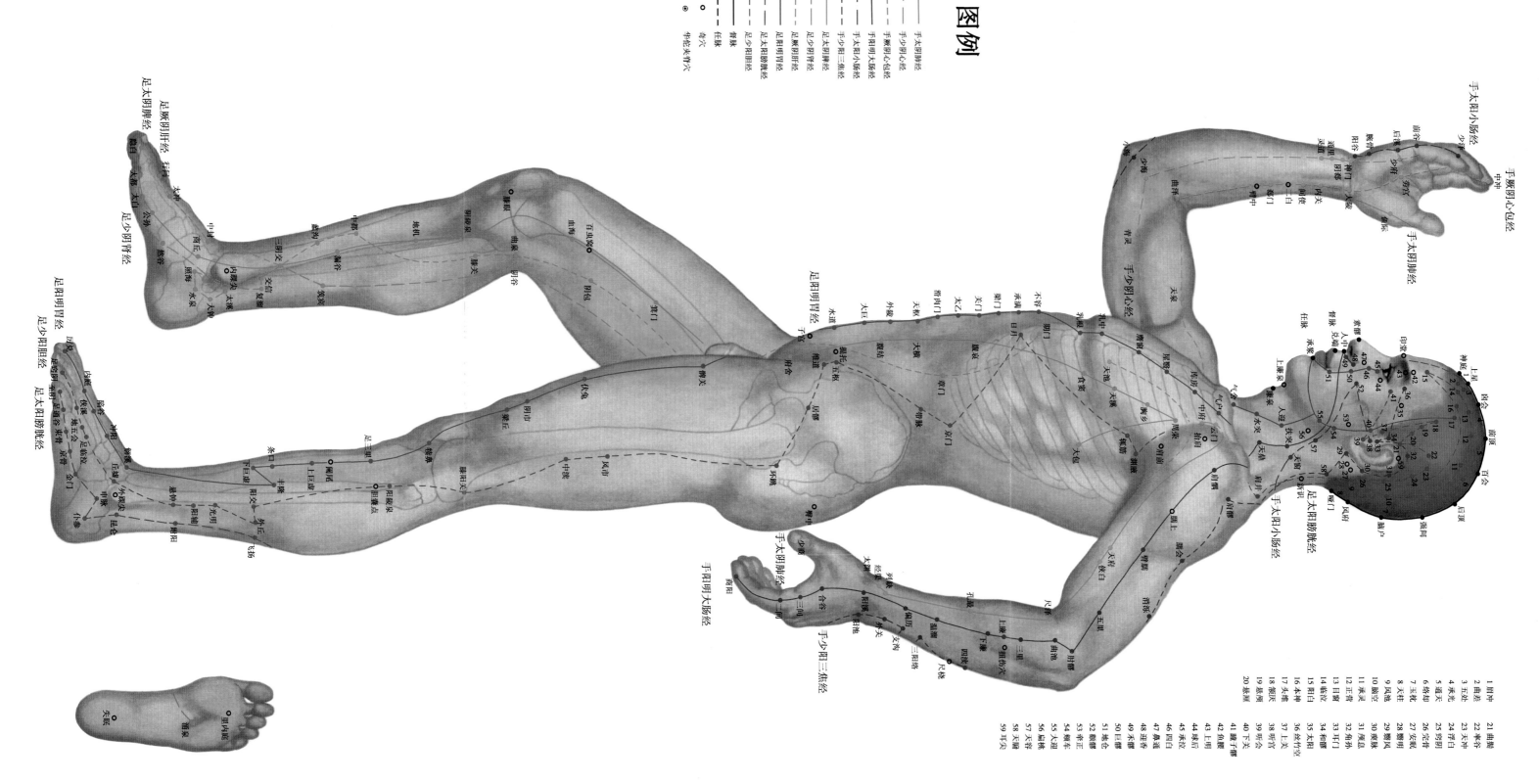

附录三　针灸经穴名

一、十四经穴

1. **手太阴肺经**　中府　云门　天府　侠白　尺泽　孔最　列缺　经渠　太渊　鱼际　少商
2. **手阳明大肠经**：商阳　二间　三间　合谷　阳溪　偏历　温溜　下廉　上廉　手三里　曲池　肘髎　手五里　臂臑　肩髃　巨骨　天鼎　扶突　口禾髎　迎香
3. **足阳明胃经**　承泣　四白　巨髎　地仓　大迎　颊车　下关　头维　人迎　水突　气舍　缺盆　气户　库房　屋翳　膺窗　乳中　乳根　不容　承满　梁门　关门　太乙　滑肉门　天枢　外陵　大巨　水道　归来　气冲　髀关　伏兔　阴市　梁丘　犊鼻　足三里　上巨虚　条口　下巨虚　丰隆　解溪　冲阳　陷谷　内庭　厉兑
4. **足太阴脾经**　隐白　大都　太白　公孙　商丘　三阴交　漏谷　地机　阴陵泉　血海　箕门　冲门　府舍　腹结　大横　腹哀　食窦　天溪　胸乡　周荣　大包
5. **手少阴心经**　极泉　青灵　少海　灵道　通里　阴郄　神门　少府　少冲
6. **手太阳小肠经**　少泽　前谷　后溪　腕骨　阳谷　养老　支正　小海　肩贞　臑俞　天宗　秉风　曲垣　肩外俞　肩中俞　天窗　天容　颧髎　听宫
7. **足太阳膀胱经**　睛明　攒竹　眉冲　曲差　五处　承光　通天　络却　玉枕　天柱　大杼　风门　肺俞　厥阴俞　心俞　督俞　膈俞　肝俞　胆俞　脾俞　胃俞　三焦俞　肾俞　气海俞　大肠俞　关元俞　小肠俞　膀胱俞　中膂俞　白环俞　上髎　次髎　中髎　下髎　会阳　承扶　殷门　浮郄　委阳　委中　附分　魄户　膏肓　神堂　譩譆　膈关　魂门　阳纲　意舍　胃仓　肓门　志室　胞肓　秩边　合阳　承筋　承山　飞扬　跗阳　昆仑　仆参　申脉　金门　京骨　束骨　足通谷　至阴
8. **足少阴肾经**　涌泉　然谷　太溪　大钟　水泉　照海　复溜　交信　筑宾　阴谷　横骨　大赫　气穴　四满　中注　肓俞　商曲　石关　阴都　腹通谷　幽门　步廊　神封　灵墟　神藏　彧中　俞府
9. **手厥阴心包经**　天池　天泉　曲泽　郄门　间使　内关　大陵　劳宫　中冲
10. **手少阳三焦经**　关冲　液门　中渚　阳池　外关　支沟　会宗　三阳络　四渎　天井　清冷渊　消泺　臑会　肩髎　天髎　天牖　翳风　瘈脉　颅息　角孙　耳门　耳和髎　丝竹空
11. **足少阳胆经**　瞳子髎　听会　上关　颔厌　悬颅　悬厘　曲鬓　率谷　天冲　浮白　头窍阴　完骨　本神　阳白　头临泣　目窗　正营　承灵　脑空　风池　肩井　渊腋　辄筋　日月　京门　带脉　五枢　维道　居髎　环跳　风市　中渎　膝阳关　阳陵泉　阳交　外丘　光明　阳辅　悬钟(绝骨)　丘墟　足临泣　地五会　侠溪　足窍阴
12. **足厥阴肝经**　大敦　行间　太冲　中封　蠡沟　中都　膝关　曲泉　阴包　足五里　阴廉　急脉　章门　期门
13. **督脉**　长强　腰俞　腰阳关　命门　悬枢　脊中　中枢　筋缩　至阳　灵台　神道　身柱　陶道　大椎　哑门　风府　脑户　强间　后顶　百会　前顶　囟会　上星　神庭　素髎　水沟(人中)　兑端　龈交
14. **任脉**　会阴　曲骨　中极　关元　石门　气海　阴交　神阙(脐中)　水分　下脘　建里　中脘　上脘　巨阙　鸠尾　中庭　膻中　玉堂　紫宫　华盖　璇玑　天突　廉泉　承浆

二、经外奇穴

四神聪　印堂　鱼腰　上明　球后　太阳　鼻通　耳尖　耳后静脉三条　翳明　安眠　牵正　上廉泉　金津、玉液　颊内　扁桃　新识　崇骨　止泻　提托　维胞　子宫　定喘　结核穴　八华　胰俞　痞根　腰眼　十七椎下　腰奇　臀中　环中　华佗夹脊　十宣　四缝　中魁　八邪　落枕　腰痛　二白　臂中　尺桡　扭伤穴　抬肩　臑上　肩三针　里内庭　失眠　八风　内踝尖　膝眼　外踝尖　阑尾　胆囊点　四强　百虫窝

三、常用耳穴

膈　直肠下段　尿道　外生殖器　耳尖　指　腕　肘　肩　肩关节　锁骨　趾　跟　踝　膝　腰痛点　臀　坐骨神经　交感　腹　胸　颈　脊椎　子宫　肝炎点　神门　盆腔　外鼻　咽喉　内鼻　屏尖　肾上腺　高血压点　脑干　脑点　平喘　皮质下　睾丸(卵巢)　枕　额　太阳　目1　目2　内分泌　食道　贲门　胃　十二指肠　小肠　大肠　阑尾　前列腺　膀胱　输尿管　肾　胰胆　肝　脾　腹水　口　心　肺　气管　三焦　牙痛点1　牙痛点2　舌　上颌　下颌　眼　面颊　内耳　扁桃体　降压沟　上耳背　中耳背　下耳背　耳迷根

四、手针穴位

腰腿点　踝点　胸点　眼点　肩点　前头点　头顶点　偏头点　会阴点　后头点　脊柱点　坐骨神经点　咽喉点　颈项点　胃肠点　咳喘点　夜尿点　足跟点

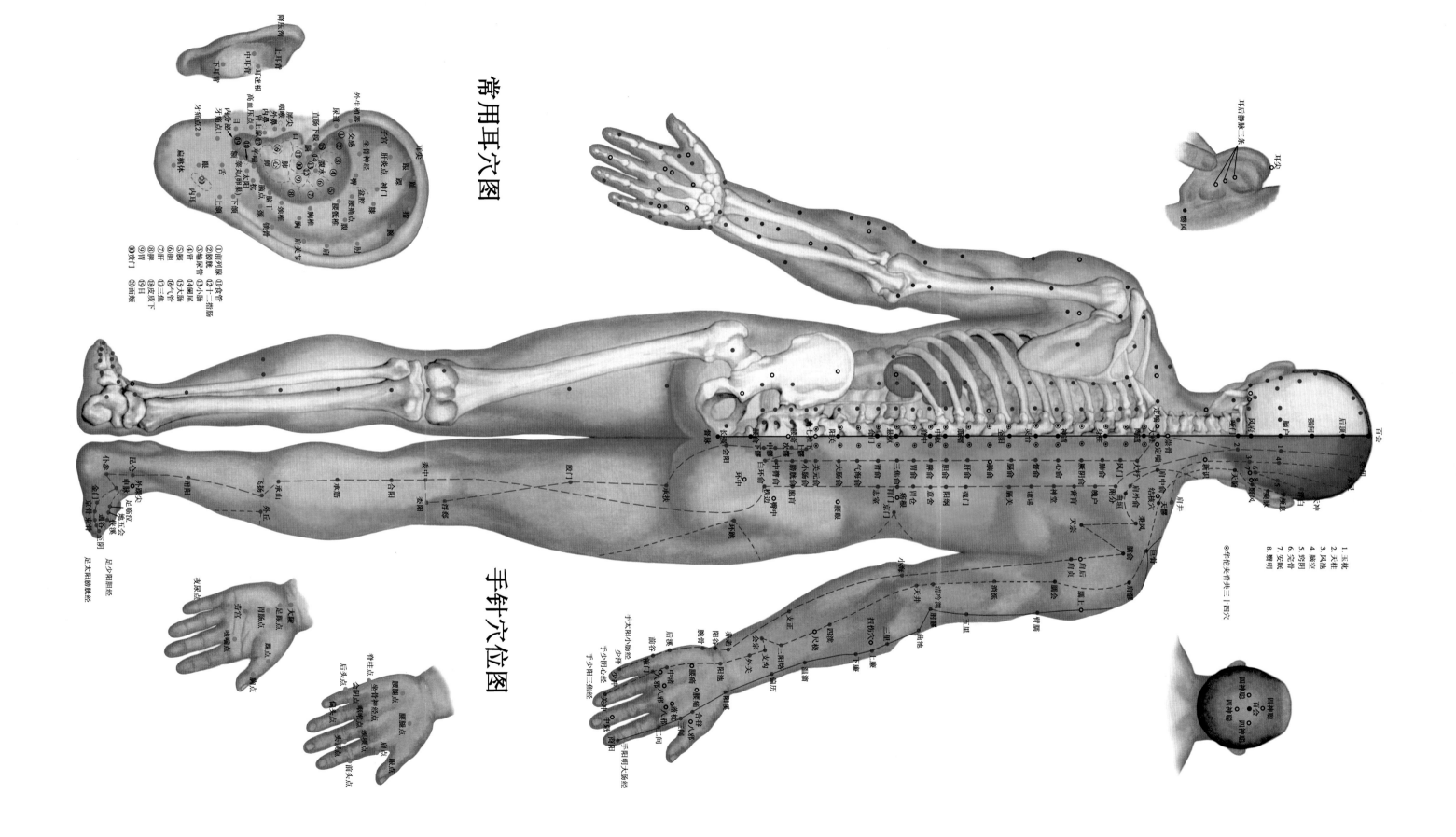

常用耳穴图

手针穴位图

1425

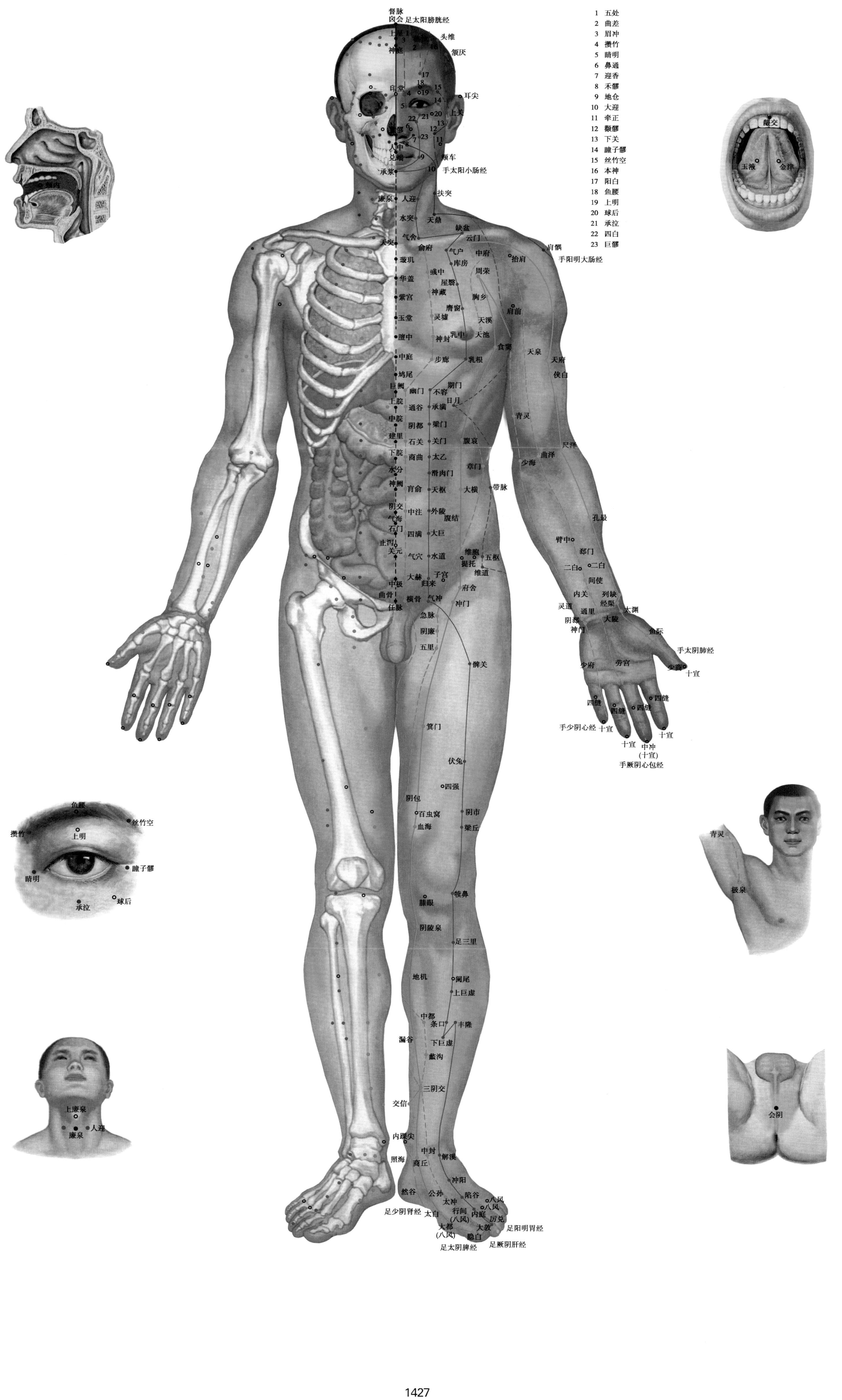
督脉
囟会
足太阳膀胱经
上星
神庭
头维
颔厌
印堂
耳尖
上关
人中
兑端
颊车
承浆
手太阳小肠经
廉泉
人迎
扶突
水突
天鼎
缺盆
气舍
云门
天突
俞府
气户
中府
肩髃
璇玑
彧中
库房
周荣
手阳明大肠经
华盖
屋翳
紫宫
神藏
胸乡
玉堂
膺窗
灵墟
天溪
膻中
神封
乳中
天池
中庭
步廊
乳根
食窦
天泉
天府
侠白
鸠尾
巨阙
幽门
不容
期门
上脘
通谷
承满
日月
青灵
中脘
阴都
梁门
建里
石关
关门
腹哀
尺泽
下脘
商曲
太乙
曲泽
少海
水分
滑肉门
章门
神阙
肓俞
天枢
大横
带脉
阴交
中注
外陵
腹结
气海
石门
四满
大巨
孔最
关元
气穴
水道
维胞
五枢
臂中
郄门
提托
维道
二白
间使
中极
大赫
子宫
归来
府舍
内关
列缺
曲骨
横骨
气冲
冲门
灵道
经渠
太渊
任脉
急脉
通里
阴郄
大陵
鱼际
神门
阴廉
手太阴肺经
五里
少府
劳宫
少商
髀关
十宣
四缝
箕门
手少阴心经
中冲
(十宣)
手厥阴心包经
伏兔
四强
阴包
百虫窝
阴市
血海
梁丘
犊鼻
膝眼
阴陵泉
足三里
地机
阑尾
上巨虚
中都
条口
丰隆
漏谷
下巨虚
蠡沟
三阴交
交信
内踝尖
中封
照海
解溪
商丘
冲阳
然谷
公孙
陷谷
太冲
八风
足少阴肾经
太白
行间
(八风)
内庭
厉兑
足阳明胃经
太都
大敦
(八风)
隐白
足太阴脾经
足厥阴肝经
龈交
玉液
金津
鱼腰
丝竹空
攒竹
上明
瞳子髎
睛明
承泣
球后
青灵
极泉
上廉泉
人迎
廉泉
会阴
1 五处
2 曲差
3 眉冲
4 攒竹
5 睛明
6 鼻通
7 迎香
8 禾髎
9 地仓
10 大迎
11 牵正
12 颧髎
13 下关
14 瞳子髎
15 丝竹空
16 本神
17 阳白
18 鱼腰
19 上明
20 球后
21 承泣
22 四白
23 巨髎